Das Werk, das die Naturheilkunde
zur Klassischen Naturheilkunde reformiert
und sie für die eigene Behandlung anwendbar macht:

Franz Konz
Der GROSSE GESUNDHEITS-KONZ
mit seiner finalen Lehre

»So tragen wir dazu bei, die Erde für unsere Kinder und Kindeskinder zu retten«

Seit 15 Jahren führt der Verfasser immer wieder als Nummer Eins die Sachbuch-Bestsellerlisten an. Bislang 6 Millionen seiner Leser schätzen seine frischen Stil und seine Kompetenz. Dreimal wurden seine Bücher bereits beschlagnahmt. Seit 1985 wird dieses Buch laufend mit Verboten durch Gerichte und Regierungspräsidenten belegt. Auch ab dem Jahre 2000 kämpft die Chemie-Ärzteschaft erbittert gegen das Lebenswerk des Verfassers, sein »Heilbuch der sanften Medizin«.

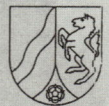

41 O 5/2000

LANDGERICHT AACHEN

BESCHLUSS

gegen
den BUND FÜR GESUNDHEIT e.V., vertreten
durch den Vorstand
Franz Konz, Talstr.36, 52525 Heinsberg,
wird im Wege der einstweiligen Verfügung angeordnet:

Dem Antragsgegner wird unter Androhung eines
Ordnungsgeldes bis zu 500.000,00 DM - im
Nichtbeitreibungsfall Ordnungshaft bis zu
sechs Monaten - für jeden Fall der Zuwiderhandlung
untersagt, zu werben mit der Aussage:
„Urmedizin besiegt Krebs, Rheuma, Fettsucht,
Allergien, Herz u.a. chronische Leiden und hält
für immer fit, schlank und gesund"

Und: "Dr.med.univers. Leonhard Hochenegg
An den Bund für Gesundheit
Ihr Buch ist die Spitze unseres Heilwissens.
Ich drücke es all meinen klugen Patienten in die
Hand und sage ihnen: "Ich kann Euch nur für eine
gewisse Zeit helfen. Wenn Ihr wirklich für immer
gesund werden wollt, so handelt danach."

12.Januar 2000,
Landgericht, 1. Kammer für Handelssachen

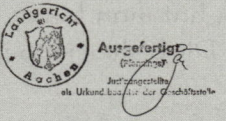

(Auszug aus o.a. Beschluß.)

Wer weiß, wie lange das Werk noch erhältlich sein wird. Sei froh, daß Du es noch lesen kannst... (→Rz 9978ff)

solltest Du Dich als Mensch in die vom Schöpfer vollkommen gescha... Einheit von Kosmos, Erde und belebter Natur. Kein anderer als van Go... vermochte es, deren Verwobensein so künstlerisch zu gestalten, daß Dich bei seinen Werken unendliche Sehnsucht nach glückhafter Harmonie überfallen kann:

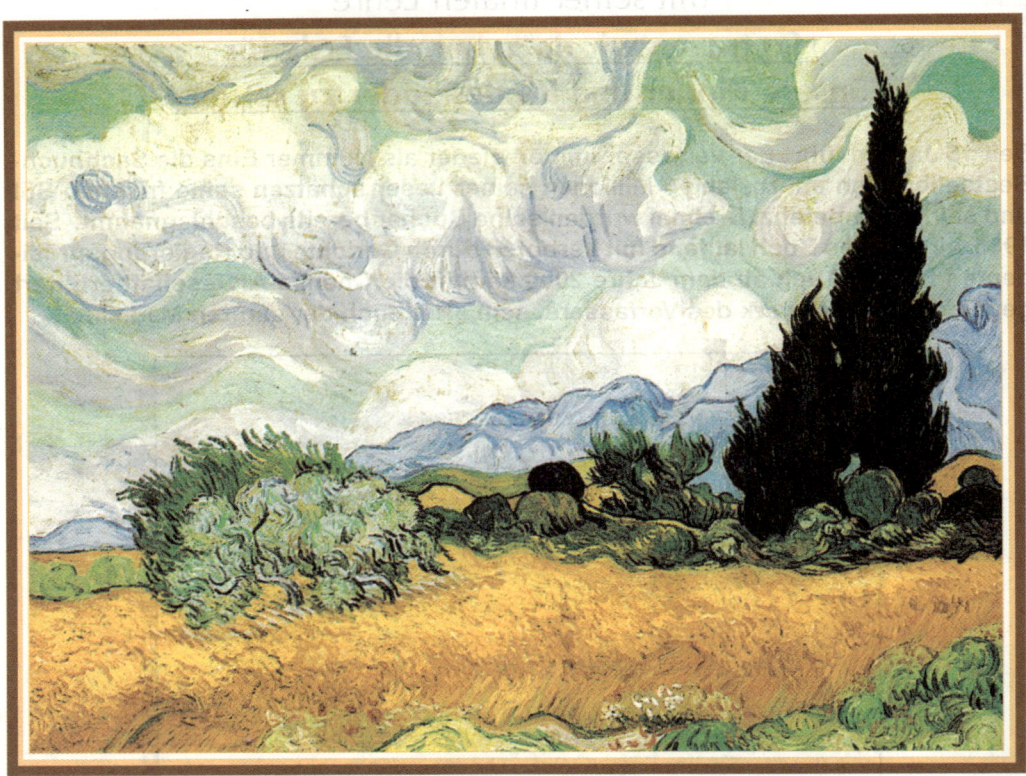

Dich,
liebe Leserin, lieber Leser, Dich möchte ich mit diesem Buch wieder in die Geborgenheit der Natur zurückführen, wenn Du magst, und wenn Du es willst.

Dich,
Dich ganz allein will ich ermutigen, endlich das Gesetz des Handelns in Deine eigenen Hände zu nehmen. Dich hat man lange genug zum Narren gehalten. Laß Dir hier zeigen, wie übel Dir bisher mitgespielt wurde.

Dich,
Dich ganz persönlich möchte ich aufrufen, nun die Verantwortung für Deinen Körper, Deine Gesundheit und Deine Zukunft selbst zu übernehmen.

DER GROSSE GESUNDHEITS-KONZ

mit seiner finalen Lehre
»So tragen wir dazu bei, die Erde für unsere Kinder und Kindeskinder zu retten«

Wildkräuter
UrMedizin
gegen
Krebs, Asthma, Rheuma, Fettsucht,
Allergie, Multiple Sklerose,
Herz- und anderen chronische Leiden

*Das Lehr- und Selbstheilungswerk
der Klassischen Naturheilkunde
mit der sanften
Ganzheitsbehandlung
von Körper, Seele u. Geist*

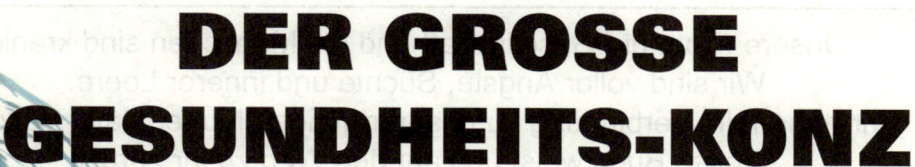

Nun
stehst Du
vor der Quelle
eines gesunden,
besseren Lebens!

> Unsere Erde, die Gesellschaft und die Menschen sind krank.
> Wir sind voller Ängste, Süchte und innerer Leere.
> Wir haben die Verbindung zu unserer gütigen Mutter Natur verloren.
> Dieses Buch weist uns auf den Weg zu ihr zurück.
> Wir müssen diesem Weg folgen, wenn wir uns wieder wohlfühlen
> und unseren Nachkommen die Zukunft erhalten wollen.
> Der Ruf zur Natur und Natürlichkeit schlummert in jedem von uns.
> Erwecken wir ihn wieder. Mit diesem Buch!

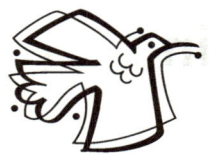

1. bis 16. Kleinauflage 1980 - 1994
1. Großauflage   Juli 1995
2. Großauflage   August 1996
3. Großauflage   Januar 1998
4. Großauflage   April 1999
5. Großauflage   Oktober 2000
(stark stilistisch u. inhaltlich verbessert,
bildmäßig erweitert und aktualisiert)

© 1995 by Universitas Verlag in
F. A. Herbig Verlagsbuchhandlung GmbH, München
Alle Rechte vorbehalten
Gedruckt auf chlorfreiem, ungebleichten Papier
Medizinische Bearbeitung: Priv.Doz.Dr.med. Horst Krüger
Naturheilkundliche u. ernährungsphysiologische Beratung: Prof.Dr.Dr. Otto Rutan
Juristische Beratung: RAe. Beiten, Burkhardt, Mittl & Wegener, München
Einbandgestaltung: Walter Haehn / Franz Konz
Fotos: vom Verfasser, soweit nicht anders angegeben
Foto Titel: Verfasser
Titelbild: Delia Konz
Zeichnungen: Walter Haehn und Frank H. Netter, M.D
Ideen für die Zeichnungen: Franz Konz
Layout: Achim Konz, Heinsberg
Druck: Jos. C. Huber KG, Dießen
Binden: Großbuchbinderei Monheim GmbH, 86653 Monheim
Printed in Germany
ISBN: 3-8004-1314-0

Dieses Buch widme ich meinem Sohn Achim

Leser, die aufgrund dieses Werks Zuschriften an den Verfasser richten, erteilen damit die Erlaubnis, diese ganz oder gekürzt zu veröffentlichen. Alle hier in diesem Buch aufgeführten Informationen sind lediglich Empfehlungen an den Leser. Diese wurden vom Verfasser nach bestem Wissen und Gewissen mit fachlicher Sorgfalt eruiert und zusammengestellt.

Dieses Werk wird durch eine Vielzahl von Quellenhinweisen belegt, vorzugsweise durch medizinische Fachbücher und Fachzeitschriften. Gleichwohl kann eine Garantie für die Ratschläge nicht übernommen werden. Eine Haftung des Autors oder des Verlages ist ausgeschlossen.

UNIVERSITAS   **BUND FÜR GESUNDHEIT**

Jedem Hauptkapitel dieses Werks wurde ein Lehrsatz des Hippokrates vorangestellt, auf dessen Grundsätze die Ärzte ihren Eid leisten.

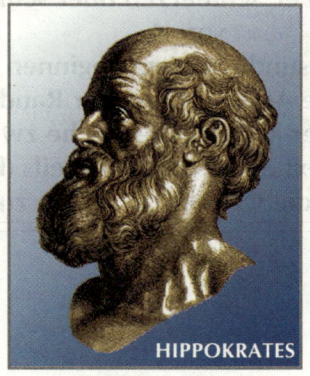

Der Verfasser leistet seinen Eid auf Hippokrates wie folgt:

*Ich will mit diesem Buch das Leiden in unserer Welt lindern
und gelobe hierdurch
gegenüber allen Kranken und gesunden Menschen,
dazu mein Bestes zu geben,
nur die volle Wahrheit zu sagen und die Wahrheit
hinter dem schönen Augenschein zu suchen,
der uns bislang von der Schulmedizin vorgemacht wird.
Auch will ich damit den Verrat wieder gutmachen,
den die heutigen Ärzte an Dir begehen, edler Hippokrates.*

***

*Ich gelobe, mit diesem Buch zu versuchen,
die Menschen zu mehr Ehrfurcht vor der Schöpfung hinzuführen,
damit der blaue Planet unseren Kindern, Kindeskindern
und unseren Tierbrüdern und -schwestern erhalten bleibt.*

***

*Ich will dabei anstreben, die Menschen zu einer einfachen,
zufriedenmachenden, weitgehendst auf die Naturgesetze
gegründete Betrachtungsweise ihres Lebens
nach dem gesunden Menschenverstand hinzuführen.*

***

*Ich gelobe weiter, den Kranken die besten natürlichen Heilweisen
zu offenbaren, damit sie sich ohne Nebenschäden von ihren Leiden
befreien können und will in gleicher Weise
die Gesunden vor Krankheiten bewahren,
sofern sie den Erkenntnissen dieses Buches folgen.*

franz Konz

Wer wegen starker Schmerzen oder schlimmen Leidensdrucks
<u>sofort</u>
mit seiner Gesundmachung beginnen möchte,
der befolge vorab nur die Anweisungen der Randziffern 634 bis 644.
Danach hat er wegen der körperlichen Ruhe zwei bis drei Wochen
genügend Zeit, sich dem Text des ersten Buchteils (bis Rz 999) zu widmen
und sich über die UrMedizin schlau zu machen.

Lobend heben die Kritiker bei Besprechungen von Sachbüchern hervor, welch zarten und feinfühlenden Umgang der Autor doch mit seinen Lesern pflege, und daß von einem erhobenen Zeigefinger nichts bei ihm zu bemerken sei.
Ich mache diesen Seich nicht mit. Ich will mit diesem Buch Betroffenheit auslösen. Durch säuselnde, die Leute in ihrem Tun belassende und bestätigende Reden bewegt sich nichts.

<u>Mit nichtssagenden Worten ist den Kranken nicht zu helfen, mit unverbindlichem Gerede die Erde nicht vor ihrer Zerstörung zu retten.</u>

Die Zeit, Streicheleinheiten an alle zu verteilen, muß endlich vorbei sein: Ich will und werde wachrütteln. Ich will den Menschen die Augen öffnen, will Sie wieder hören machen. Ich erhebe nicht einen, sondern alle zwei Zeigefinger gegen die Dummheit. Ich will nicht mit wattierten, sondern mit klaren und harten Worten zum Aktivwerden aufrufen.

Und damit die kranken Menschen wie die kranke Erde vor weiterem Leid bewahren.

Klassische Naturheilkunde kontra Schulmedizin

Inhaltsverzeichnis

+ Erste Hilfe → Rz 998 und LV 9897ff

Abkürzungen: Rz = Randziffer, LV = Literatur-Verzeichnis

Durch die laufende Aktualisierung können Randziffern entfallen oder müssen ergänzt werden. Sie sind daher nicht immer fortlaufend.

Kapitel		Randziffer	Seite
	EINFÜHRUNG		
0	**So wirst Du völlig gesund**		
0.1	Nur Du selbst kannst Dir helfen, gesund zu werden	1	7
0.2	Eine Medizin, die Dich 100%ig gesund macht: die UrMedizin	5	8
0.3	Was heilt die UrMedizin alles?	6	9
0.4	Die UrMedizin schlucken - das wird eine harte Nuß für Dich	9	10
	»DIE GESCHICHTE«		
0.5	Die wahre Geschichte der Medizin: ein einziger großer Betrug am kranken Menschen	15	14
0.51	Dämonen waren angeblich die ersten Schuldigen an den Krankheiten der Menschen	18	14
0.52	Erde: vielleicht das erste und einzige Heilmittel	23	16
0.53	Wie es zu den allzeit modischen Kräutertees für Kranke kam	24	17
0.54	Was logisch klingt, muß nicht unbedingt richtig sein!	35	23
0.55	Die Schulmediziner haben dem edlen hippokratischen Denken in der Medizin den Garaus gemacht	41	25
0.56	Heilmittel müssen schädigen, um wirksam zu sein?	46	27
0.57	Zuerst waren es die Weisen Frauen, welche die sanfte Medizin ausübten	52	32
0.58	Die Tricks, natürliche Vorgänge in Krankheiten umzustülpen	58	36
0.59	Diese unglaubliche Niederträchtigkeit der Schulmedizin!	68	47
0.6	Bis auf eins waren die Menschen bereit, alles gegen das Kranksein zu tun	77	58
0.7	Krankheiten unbehandelt lassen ist das Beste!	80	63
0.71	Die Menschen sind stets nur auf Roßtäuscher hereingefallen?	85	67
0.8	Die Wahrheit: Impfungen erhöhten die Krankheits- und Todesraten	87	70
0.9	Warum es sinnlos ist, Diagnosen zu stellen	98	78
	»DIE AUFKLÄRUNG«		
1	**Klarsehen: Es gibt keine Krankheiten**		
1.1	Krankheiten sind kein Schicksal!	100	81
1.2	Es gibt keine Heilmittel! Oder die Entmystifizierung der Schulmedizin	101	82

Kapitel		Randziffer	Seite
1.3	Nur Du selbst kannst Dich gesund machen	110	87
1.4	Krebs ist kein örtlicher Prozeß - der ganze Körper ist verkrebst!	119	91
1.41	Ernsthafte Professorenvorschläge: zur Vorsorge die Brüste amputieren	128	95
1.42	Angebliche Medizinersiege über den Krebs: das Nonplusultra des Für-Dumm-Verkaufens	141	108
1.43	Die angeblich heilbare Leukämie näher unter die Lupe genommen: ein Blendungsmanöver	147	114
1.44	Eine Lanze für die guten Ärzte	155	119
1.45	Freiheit der Lehre in der Medizin? Welch eine Farce!	159	123
1.46	Der Blender-Trick, mit dem Schulmediziner Krebsheilungen vortäuschen	161	124
1.47	Du stehst unter ständigem Suggestivbeschuß	165	130
1.48	Über die angebliche Tapferkeit der Krebskranken	172	140
1.49	Das tust Du als erstes, um gesund zu werden	173	142
1.5	Die heutigen Behandlungsformen der Medizin schädigen Dich nur und bringen Dich vorzeitig ins Grab	181	147
1.51	Chemie macht unsere Erde kaputt - und Dich ebenfalls	188	153
1.6	Warum Du aus der Tierverbrechens-Medizin stammenden Medikamenten nie vertrauen darfst	203	166
1.61	Die Homöopathie aus Sicht der UrTherapie	213	172
1.62	Die Klassische Naturheilkunde und der Hokuspokus von esoterischen und alternativen Heilweisen	215	176
1.7	Paß gut auf Dich auf, wenn Du Dir ein Baby wünschst	216	181
1.8	Mißtraue am meisten von allen Menschen den Ärzten	220	187
1.81	Kurz unter die Lupe genommen: die Vitamine	222	189
1.82	Näher betrachtet: die Enzyme	228	191
1.83	Diese Schulmedizin des Grauens baut sich auf milliardenfachen Tierfolterungen auf	235	193
1.84	Wie sich die Mediziner beim Rheuma immer wieder an der Wahrheit auf Kosten der Kranken vorbeidrücken	237	196
2	**Lerne aus der schlimmen Pfuscherei der Ärzte**		
2.1	Ratschläge der Mediziner sind keinen Pfifferling wert	240	199
2.11	Operationen sind gefährlich und bringen bei Krankheiten nur Schaden statt Nutzen	241	202
2.2	Laß Dich nie ins gesundheitsfeindliche Krankenhaus einweisen, wenn Du krank bist oder ein Baby bekommst	247	205
2.3	Das ist der wahre Grund für die vielfachen Leiden der Menschheit	257	213
2.31	Befreie Dich reuelos von der nur schwächenden und schädigenden ärztlichen Behandlung	263	217
2.32	Auf Deine Wunde gehört weder ein Verband noch ein Pflaster!	278	221
2.4	Selbst schwere Verletzungen heilen oft besser, wenn Du die Ärzte nicht ranläßt	281	223
2.5	Es gibt kaum vernünftige medizinische Maßnahmen bei Krankheiten	284	225
2.51	Was ist dran an den ärztlichen Sprüchen?	289	227
2.52	Überprüfe auch das Geringste, was die Schulmedizin behauptet. Du kannst ihr nichts abnehmen!	292	229
2.6	Wie? Krankheiten könnten einen Sinn haben?	297	231

Kapitel		Randziffer	Seite
3	**Fühle Dich verantwortlich für Deine Leiden**		
3.1	Warum eine Behandlung durch den Arzt nur schaden kann	303	237
3.2	Kannst Du wenigstens zum Heilpraktiker gehen?	310	239
3.3	Die Ärzte sind mit ihrem System der Allopathie überfordert	321	244
3.4	Verhalte Dich dumm u. laß Dich von den Ärzten erst recht krank machen!	328	250
3.5	Was tun, wenn Du kurz vor dem Herzinfarkt stehst?	338	259
3.6	So kündigt sich ein Herzinfarkt an	343	262
3.61	Diese Chemieärzte verschreiben Dir bedenkenlos Rattenvernichtungsmittel als Medikament	350	265
3.7	So wirst Du als Versuchskaninchen mißbraucht!	355	268
3.8	Ausblick in die medizinische Zukunft: noch mehr Schwindel, noch mehr Betrug!	360	271
3.9	Letzter Rat für alle Schwerkranken, die das Sterben der UrTherapie vorziehen	362	274
3.91	Kopfgeldjäger unter den Kinderärzten!	365	276
3.92	Der Gipfel medizinischer Perfidie: Erzwingen der Behandlung mit dem Kampfgas des 1.Weltkriegs	367	277

»DIE LEHRE«

4	**Lerne: von den Tieren der Wildnis und den Menschen der Urzeit**		
4.1	Warum die UrMedizin die Mutter aller Medizinen ist	374	283
4.11	Das ist sie nun: die UrMedizin	375	284
4.12	Warum mit der UrMedizin fast allen Kranken geholfen wird	380	285
4.2	Warum sind Wildtiere so gut drauf?	382	287
4.3	Lege Deine Hochnäsigkeit als Mensch ab	384	290
4.4	Was haben wir unter der Urzeit zu verstehen?	401	303
4.5	Wie haben unsere urzeitlichen Vorfahren gelebt?	405	304
4.6	Das falsche Bild, das uns über unsere Ahnen vermittelt wird	407	305
4.7	Die Zahnärzte haben als löbliche Ausnahme mal keine Schelte verdient – trotzdem sind die meisten üble Beutelschneider!	422	311
4.71	Die Löcher einfach in den Zähnen lassen?	432	317
4.72	Laß Dich auch beim Zahnarzt möglichst nie röntgen!	443	321
4.73	Wie Du den Arzt bei Pfusch am besten verklagst	451	326
4.8	Keiner stirbt an AIDS - wenn er die UrMedizin nicht gar zu spät nimmt	453	328
4.81	Die Natur gibt alles, was Du zum Gesundwerden brauchst	459	330
4.82	Schadenwollende Mikroorganismen existieren nur in der profiterstrebenden Zweckfantasie der Mediziner, Forscher und Pharmazeuten	462	333
4.83	Antwort der Natur auf widernatürliche Lebensweisen	481	344
4.84	Ist Dein gesunder Menschenverstand noch intakt?	487	346
4.85	Zuerst muß Dein Denken gesunden	495	352
4.86	Die Hoffnungsmache bei AIDS, um den Geldstrom für die Ärzte-Pharma-Kumpanei nie versiegen zu lassen	511	356

Kapitel		Randziffer	Seite
4.87	Was also soll ein AIDS- oder chronisch Kranker tun?	512	359
4.88	Wie Dein krankes Kind sofort gesund und nie wieder krank wird	522	363
4.9	Kann der Arzt auch mal zu etwas gut sein?	532	367
4.91	Hormone sind doch soo nützlich...	538	372
4.92	Schulmediziner: 's sind viele Wölfe im Schafspelz darunter	548	377
4.93	Die Nebenwirkungen der UrMedizin sind nur positiv	567	384
4.94	Sieh mich an! Sieh mich an!	570	387
4.95	Also doch: Brustkrebs durch die Pille	570	388

Nur mit UrMedizin heilst Du Krebs, Rheuma, Asthma

5 Finde den Weg zur besten Ernährung für Dich: zur Urkost

5.0	»So ungesund lebe ich doch gar nicht!«	572	389
5.1	So wirst Du dumme Gewohnheiten los	574	390
5.11	Rohes Sauerkraut soll ungesund sein?	600	403
5.12	Die große Mär vom Knoblauch: Schwindel, wohin Du auch blickst	605	405
5.13	Es ist doch alles verseucht!	609	408
5.14	Wissenschaftsgläubigkeit: die selbstbetrügerische Form von Dummheit	612	409
5.2	Die Klugheit hält Dich hoffentlich vom Essen dieses Giftstoffs ab	619	414
5.21	Zu wenig Jod als Schilddrüsenkranker? Lächerlich!	621	416
5.3	Was einen völlig neuen Menschen aus Dir macht	622	418
5.31	Mal für 'ne Zeitlang nichts essen?	625	420
5.32	Beim Erdfasten mußt Du tüchtig trinken	635	425
5.33	Das beste Großreinemachen Deines verschlammten und verschlackten Körpers, das Dir geboten wird	642	429
5.34	Wann ist Erdfasten besonders erfolgreich?	645	432
5.35	Warum lehnen die Ärzte das Fasten bei Krebs ab?	646	436
5.36	Wer sollte mit dem Erdfasten etwas vorsichtig sein?	647	438
5.37	Wo und wann erdfastet es sich am besten?	647	441
5.38	Was Medizinforscher so alles an Unsinn verzapfen	649	442
5.4	Erde essen gehört zur UrzeitTherapie	655	446
5.5.	»Was meinst Du, wie ich danach reinhauen werde!«	664	451
5.6.	Laß Dir dieses Fleisch gut schmecken!	669	453
5.61	Diese Mediziner sind mehr als verachtenswert	688	462
5.62	Die geschickten Tricks, Vitaminpillen an den Mann zu bringen	694	465
5.7	Warum bei Süß kein Kompromiß drin ist	697	467
5.8	Diese wunderbaren Topinambur!	700	468
5.81	Der größte Gauner- und Verdummungstrick: Ärzte empfehlen eine ausgewogene, nicht einseitige Ernährung	705	473
5.82	Vollwertkost ist Nullwertkost, ist vollwertige Falschkost!	709	478
5.83	Und was gibt's Schönes zu trinken?	715	482
5.9	UrKost ist keine Rohkost, keine Sonnenkost, keine Instinktokost!	723	488
5.91	Wie kommst Du an echte biologische Nahrung u. Urkost?	727	492

Kapitel		Randziffer	Seite
5.92	Der einfachste und schnellste Weg, sich Rauchen und Süffeln abzugewöhnen	739	498
5.93	Das wisse, wenn Du süchtig bist	740	503
5.94	So wirst Du aller Süchte schnellstens Herr	741	505
5.95	So erkennst Du, ob Dein Kind süchtig ist	746	509
5.96	Wie gehst Du mit einem süchtigen Angehörigen am besten um?	747	510
5.97	Wer behandelt Dich besser: der Mediziner oder Gott?	748	512
5.98	Es gibt zum Glück auch noch aufrichtige, aufgeschlossene und mit weitem Horizont versehene Ärzte:	748	513

»DIE PRAXIS«

6	**Einfach essen: wie in der Urzeit**		
6.1	Du folgst bei der UrTherapie nur den Gestzen der Natur!	749	515
6.11	Die Lebenskräfte der Wildpflanzen sind denen der Kulturpflanzen haushoch überlegen!	750	516
6.12	Vergleich der Lebensstoffe von Kultur- und Wildpflanzen	753	519
6.13	Kleiner Vergleich der Vitamin- u. Mineralstoffgehalte der Urpflanzen mit den Kulturpflanzen	754	520
6.2	Iß, um zu leben - aber lebe nicht, um zu essen	755	521
6.21	Wann soll der UrKöstler Nüsse essen?	757	524
6.22	Einzelheiten zur UrKost, die Du wissen solltest	760	528
6.23	Gute Ratschläge zur UrKost aus der praktischen Erfahrung	765	532
6.24	Ein Forschungsergebnis, das die Ganzheitsthese der UrTherapie bestätigt	769	537
6.25	Welche Stufe an Lebensqualität willst Du für Dich erreichen?	770	539
6.3	Wie bereitest Du Dir Deine UrKost richtig zu?	771	542
6.31	Die UrKost bewahrt Dich vor dem Massenmenschen-Dasein	779	549
6.4	Unwohlgefühle nach der UrKost: ein kurzes Fegefeuer	783	553
6.5	Deine Entschuldigungen durchschau' ich längst	788	556
6.6	Mahlzeitenvorschläge für all die unbeschwerten Tage, die jetzt auf Dich zukommen	789	557
6.61	Wie nähre ich denn mein Baby richtig?	793	561
6.62	Leitmengen für die Ernährung der Säuglinge mit Urzeit-Ersatzmuttermilch	793	562
6.63	Lerne wieder das einfache Denken!	793	564
6.7	Sammeln, Waschen, Keimen,Lagern, Babynahrung	794	565
6.71	Tropenfrüchte sind als UrNahrung unverzichtbar!	801	571
6.72	Warum fällt es mir nur so schwer, nur bei der UrKost zu bleiben?	802	573
6.8	Die Technik des langsamen Umsteigens auf bessere Lebensweisen	806	575
6.81	Du tust gut daran, zeitig umzusatteln	810	577
6.82	Rückfälle sind unvermeidbar	811	578
6.9	Was Du wenigstens tun solltest, wenn Du die UrzeitTherapie nicht aufgreifst	816	582
6.91	Mein eigenes Leben nach der UrMethodik	818	584

Kapitel		Randziffer	Seite
7	**Lerne: Dir endlich selbst zu helfen**		
7.0	Der Verfasser: kein einsamer Rufer in der Wüste...	822	589
7.1	Pflanzen der Urzeit bilden die Grundsubstanz der UrMedizin	824	591
7.2	So werden Wildpflanzen richtig von der Hand gegessen	827	593
7.21	Was ist unter wahrer, Klassischer Naturheilkunde zu verstehen?	830	595
7.3	Schreckliche Gefahren beim Essen von UrKost?	831	598
7.4	Wie? Dein Befinden bessert sich nicht trotz UrTherapie?	840	604
7.5	Später zurück zur Zivilisationskost?	845	608
7.6	Hilfe, ich bin freßsüchtig und werde nicht von der UrKost satt!	849	611
7.61	Gegen den Hunger Disziplin einsetzen?	856	615
7.7	Ist die UrTherapie überhaupt einem Kranken zumutbar?	862	621
7.8	Beschreibung der wichtigsten Urpflanzen Europas	867	623
7.81	Gefährliche Pflanzenarten in Europa	867	624
7.82	Weit verbreitete, eßbare Urpflanzen	867	625
7.9	Mach Dir viele dieser Gedanken für Deine Lebensführung zu eigen	868	627
7.91	So wird Dein Körper in den einzelnen Lebensabschnitten beschaffen sein:	868	630
7.92	Das wolltest Du eigentlich schon immer wissen, hast aber nie danach zu fragen gewagt: Wie forscht man nach neuen Medikamenten?	868	632
8	**Lerne, Dich wieder richtig bewegen: urzeitgemäß!**		
8.1	Sorge nicht nur für Deine inneren Organe - auch Dein Aussehen ist wichtig	869	633
8.2.	Der äußere Körper muß den inneren unterstützen!	872	635
8.3	So sitzt Du, ohne Dir einen steifen Rücken zu holen	894	647
8.4	So gewinnst Du wieder eine gute Haltung und ein gelöstes Gehen	897	649
8.5	Steigere als Frau Deine Empfindungen und die Deines Partners	898	651
8.6	Was tun, wenn Du den Harn nicht halten kannst?	899	653
8.7	Nur diese UrBewegungen besitzen die alte Fähigkeit, Körperschäden wieder schnell gutzumachen, die Drüsen zu reinigen, die inneren Organligaturen zu stärken und die Lymphe fließen zu lassen.	900	655
8.8	Wann sind Massagen angebracht und nützlich?	928	706
8.9	So wirst Du alt und bleibst trotzdem beweglich	930	707
8.91	Zeichnerische Übersicht über die nötigsten UrBewegungen	933	711
8.92	Mit diesem Zusatztraining kriegst Du Deine Rückenschmerzen in den Griff	934	714
9	**Lerne zufrieden zu leben: einfach und urzeitnah**		
9.1	Durch Erwecken der menschlichen Urgefühle gesundet Deine Seele	935	717
9.2	Entgifte Deine Gefühle, so wie Du Deinen Körper entgiftet hast!	936	719
9.3	UrMethodiker haben nicht die Fülle, sondern den Mangel an Sonne zu fürchten	943	725
9.4	Wohlbefinden ist das Wichtigste für Dein Leben	946	727
9.41	Bring Dein Liebesleben in Ordnung!	948	730
9.42	Führe Deine Gefühle über den Körper zum Wohlbefinden	951	732
9.43	Gib Raum für die in Dir schlummernden Urgefühle	953	734
9.44	Kann Dir eine Psychotherapie nutzen?	956	737
9.45	Brülle Dir den ganzen Frust der Zivilisation aus dem Leib!	959	739

Kapitel		Randziffer	Seite
9.46	Arbeite aktiv an Deiner Gesundheit - auch im Bereich der Gefühle	960	740
9.47	UrMedizin für die Seele: Singen und Musik	961	742
9.48	Bereichere und vervollkomme Deine Seele mit dem höchsten Kick: der Poesie	963	747
9.5	Die UrTherapie hilft insbesondere dazu, unsere schöne Erde - mit ihren, die Herrlichkeit des Schöpfers preisenden Geschöpfen - zu retten!	964	748
9.6	Wann solltest Du als kluger Mensch damit anfangen, gesund zu leben?	964	753
9.61	Bücher zur weiteren Vertiefung für sich weiter bilden Wollende	965	755
9.62	Patienten-Testament	968	764
9.63	Operationsbescheinigung	968	765
9.64	Impf-Bescheinigung	968	766
9.65	Patienten-Willenserklärung	968	767
9.66	Verschaff Dir durch das Unterbewußtsein stärkere Kräfte!	969	768
9.67	Schau Dich mal ganz objektiv im Spiegel an	969	773
9.68	Nachwort	973	775

»DIE VERTIEFUNG«

9.7	Argumente des Verfassers zur Beweisführung	974	778
9.71	Referenzen zur UrTherapie	974	774
9.72	Empfehlungen zur Heilerdebehandlung und Parcours-Errichtung	975	794
9.73	Urgesundheits-Selbsthilfegruppen	976	798
9.74	Das erleichtert es Dir, die UrTherapie durchzuhalten	978	800
9.75	Lesenswerte Mediziner- u. Alternativzeitschriften	979	801
9.76	Wichtige Adressen zur Durchführung der UrMedizin	980	805
9.77	Ärzte, die sich bemühen, im Sinn der UrTherapie zu behandeln	981	808
9.78	Empfehlenswerte Aktivitäten	982	812
9.79	Wer hilft Dir bei Ärztepfusch und Nikotinsucht?	983	816
9.8	Lebensstoffe unserer Nahrung	987	817
9.81	Bislang bekannte Hauptlebensstoffe der Urpflanzen	987	817
9.82	Bislang bekannte Hauptlebensstoffe der Tropenfrüchte	988	818
9.83	Reifungs- und Lagerliste von Tropenfrüchten	988	819
9.84	Bislang bekannte Hauptlebensstoffe der Kulturpflanzen	989	820
9.85	Bislang bekannte Hauptlebensstoffe der Früchte	990	821
9.86	Bislang bekannte Lebensstoffe der Nüsse	991	822
9.87	Anregungen zu Urzeitgerichten	991	823
9.88	Chemiefreie Zusatztherapie für den Zappelphillip	994	827
9.89	Die komplikationslose, sanfte Geburt nach der UrMethode	995	828
9.90	Sieh hier nach, woher Deine Leiden kommen	998	843
9.91	Diese Schäden sind durch Labortests aufzudecken	998	857

»DIE LITERATUR«

9.92	**Quellen- u. Literaturverzeichnis** mit Zitaten und Autoren-Anmerkungen dazu		861

Kapitel		LV-Ziffer	Seite
9.92	Einführung		
9.92	Allgemeines	0000	862
9.92	Geschichte der Medizin		
9.92	bis Mittelalter	0500	862
9.92	ab Mittelalter	0550	864
9.92	bis zur Neuzeit	0600	869
9.92	Impfungen, allgemeines	0700	882
9.92	Schäden durch Impfung	0750	888
9.92	Statistiken	0800	894
9.92	Krankheiten		
9.92	Krankheiten im Vormarsch	1000	896
9.92	Krebs, allgemein	1050	899
9.92	Krebs wird durch was verursacht?	1100	902
9.92	Vorsorgeuntersuchungen	1150	907
9.92	Brustkrebs	1200	910
9.92	Gehirntumor	1250	918
9.92	Sonstige Krebsarten	1270	918
9.92	Leukämie	1300	919
9.92	Sinnlose Therapien	1350	920
9.92	Nebenschäden von Therapien	1400	924
9.92	Zweitkrebs	1450	930
9.92	Therapie-Tod	1500	932
9.92	Umstrittene Krebs-Therapien	1550	934
9.92	Neue Krebstherapien	1600	940
9.92	Bakterien/Viren/Keime	1640	945
9.92	Fälschung, Wissenschaftlicher Wahnsinn, Zahnwurzel- und Wundbehandlung, AIDS	1700	952
9.92	Kontroverse Wissenschaft bei AIDS	1750	959
9.92	Gesang	1780	965
9.92	Behandlungsversuche	1800	967
9.92	Heilung von AIDS ist möglich	1850	971
9.92	Andere Krankheiten und meine Zahnerkenntnisse	1900	973
9.92	Ärzte / Operation / Bestrahlung / Fälschung		
9.92	Ärzte, allgemeines	2000	976
9.92	Ärzte: Ihre Ausbildung ist unter aller Kanone!	2025	980
9.92	Ärzte schaden nur	2050	983
9.92	Allopathie - der schlimme Triumph der Schadensbehandlung durch Vertuschen	2090	987
9.92	Ethik	2120	991
9.92	Die Halbgötter vom Olymp geholt	2160	998
9.92	Wo stecken nun wirklich die Scharlatane?	2180	1000
9.92	Pfusch der Ärzte	2220	1005
9.92	Betrug durch Mediziner	2280	1013
9.92	Profitmaximierung	2290	1016

Kapitel		LV-Ziffer	Seite
9.92	Gekaufte Forschung	2350	1025
9.92	Diagnostik	2380	1027
9.92	Ärztliche Kollegenkritik an der Schulmedizin	2450	1035
9.92	Ärzte und Pharmaindustrie	2500	1043
9.92	Zahnärzte - allgemeines	2600	1047
9.92	Zahnärzte-Pfusch	2620	1050
9.92	Behandlungsarten	2640	1050
9.92	Werkstoffe der Zahnärzte	2660	1054
9.92	Kinderärzte	2690	1060
9.92	Operationen, allgemein	2700	1062
9.92	Wirksamkeit von Operationen	2730	1068
9.92	Willkürliche Operationen	2750	1071
9.92	Schönheitsoperationen	2770	1073
9.92	Kosmetik	2780	1075
9.92	Bestrahlungen	2800	1077
9.92	Fälschungen der Wissenschaftler	2900	1083
9.92	Wissenschaftliche Verblödungsversuche	2950	1086
9.92	Patienten / Medikamente / Prothesen		
9.92	Patienten, allgemein	3000	1088
9.92	Der Patient als Versuchsobjekt	3100	1091
9.92	Schaden und Tod nach Behandlung	3200	1094
9.92	Patienten und Arzt	3300	1102
9.92	Die feinen Zwangsmittel der Ärzte	3400	1107
9.92	Medikamente, allgemein	3490	1109
9.92	Giftige Medikamente	3600	1117
9.92	Antibiotika und Hormone	3650	1121
9.92	Schäden durch Medikamente sind unausbleiblich	3700	1125
9.92	Tod verursachende Medikamente	3800	1137
9.92	Zurückgezogene Medikamente	3850	1141
9.92	Genetik	3875	1142
9.92	Prothesenillusionen	3900	1149
9.92	Verletzungen	3950	1150
9.92	Hominiden		
9.92	Primaten, allgemein	4000	1151
9.92	Bonobo (Zwergschimpanse)	4100	1154
9.92	Schimpanse	4200	1154
9.92	Gorilla	4300	1157
9.92	Orang-Utan	4400	1159
9.92	Durch Ärzte des Grauens gefolterte Tiere	4500	1160
9.92	Süchte		
9.92	Süchte, allgemein	5000	1162
9.92	Abhängigkeit auf Rezept	5100	1164
9.92	Abläufe im Körper	5200	1166
9.92	Rauchen	5300	1166

Kapitel		LV-Ziffer	Seite
9.92	Alkohol	5400	1170
9.92	Psychopharmaka	5500	1172
9.92	Ernährung		
9.92	Ernährung, allgemein	6000	1175
9.92	Grundlagen richtiger Ernährung	6100	1184
9.92	Falsche Ernährung	6200	1191
9.92	Folgen schlechter Nahrung	6300	1200
9.92	Richtige Ernährung	6400	1210
9.92	Gesundmachende Ernährung	6500	1213
9.92	Ärztliche Empfehlungen zur Ernährung	6600	1218
9.92	Wogegen Ärzte sind	6700	1227
9.92	Naturheilmittel - was ist davon zu halten?	6800	1230
9.92	Belastete Nahrung	6900	1236
9.92	Vitamine - Mineralien	6950	1242
9.92	Wildpflanzen	7000	1243
9.92	Bewegung		
9.92	Bewegung, allgemein	8000	1252
9.92	Welche sportliche Aktivitäten sind zu empfehlen?	8100	1256
9.92	Andere Heiltherapien unter der Lupe	8200	1261
9.92	Naturheilkunde	8300	1271
9.92	Seele / Ratschläge / Empfehlungen / Nachträge		
9.92	Seele / Seelenwohlgefühle erwecken	9000	1282
9.92	Geburt / Kind	9100	1290
9.92	Nette Briefe von den Lesern - Konz'sches böse Antworten	9200	1299
9.92	Forschung und Wissenschaft auf den Zahn gefühlt	9400	1301
9.92	Gefälschte Statistiken - die Regel in der Medizin	9500	1324
9.92	Körperliche Abläufe und Funktionen	9600	1331
9.92	Wohnung / Haus / Werkstoffe	9630	1340
9.92	Literatur	9690	1348
9.92	Ratschläge, Aufklärungen u. Erste Hilfe-Tips	9850	1364
9.92	Umwelt / Natur	9950	1385
9.95	Sachwortverzeichnis nach Randziffern u. Literaturverzeichnis-Nummern	--	1396

»Glanzbildteil«

9.96	Abbildungen: weit verbreitete, meist gutschmeckende Wildkräuter		1425
9.97	Abbildungen: ungenießbare, dem Menschen nicht zugedachte Wildpflanzen		1441
9.98	Sei auch Du Dein eigener Zahnarzt		1447
9.99	Abbildungen: Anregungen zu UrKostgerichten		1448
	Myriams NaturTraining mit Mama und Papa		1453
	Checkliste / Wenn Dir die Klassische Naturheilkunde nicht geholfen hat		1454

Dieses Werk begründet erstmals für Kranke und Gesunde
eine Ganzheitsbehandlung von Körper, Geist und Seele:

die KLASSISCHE NATURHEILKUNDE

Sie basiert in Form der UrTherapie auf vier Säulen:

GEIST
Im Hinführen zu einer gefestigten, in sich selbst ruhenden, autarken Persönlichkeit, die sich von allen chemischen Medikamenten der erstarrten Schulmedizin und deren Ärzten im Krankheitsfalle befreit.

INNERER LEIB
Im Zusichnehmen wertvollster Lebens- und Immunkräftestoffe aus frischen Urheilkräutern: der »UrMedizin«.

ÄUSSERER KÖRPER
Im Wiederaufnehmen der Bewegungsarten, welche Urzeitmenschen zum Bewältigen ihres Lebens ausübten und damit den Körper über die Blut- und Lymphbahnen ständig entgifteten.

SEELE
Im Rückführen seelischer Fehlhaltungen zu Urgefühlen, die, zufolge ihrer genetischen Programmierung auf das Natürliche, sodann Wohlbefinden auslösen und psychische Leiden auslöschen.

Es werden *nur* die Lehren der Natur zur Selbstheilung und Vorbeugung von Krankheiten zugrunde gelegt. Sie sind in den Gesundheitsgesetzen dieses Buches im einzelnen dargestellt. Die Maxime der hier reformierten Klassischen Naturheilkunde lautet:

Der Geist sei frei, die Seele voll guter Gefühle, der Körper ohne Schmerz, allzeit beweglich und stets in bester Verfassung

Neues entdeckt nur, wer die eingefahrenen Wege des Denkens und Handelns verläßt. »Ich hab' das immer so gemacht«, ist der Grundsatz der Bequemen.
»Ich will es besser und vor allem richtig machen«, das sei Deine Antwort.

So sicher heilt die Klassische Naturheilkunde. (Ein Nachweis vorab. Hundert weitere auf Seiten 778-794):

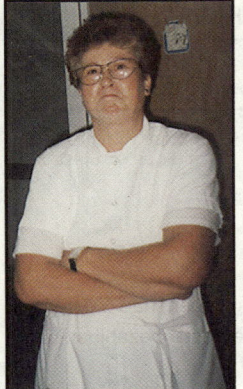

Vor
der Selbstbehandlung
mit UrMedizin:
dem Tode geweiht

Maria Namyslo
Munscheidstr 52
45529 Hattingen

Lieber Herr Konz,
für die Ärzte war es unfaßbar, wie rasch ich mich mit UrMedizin von fortschreitendem Brustkrebs, Fettleber, Polyarthritis und Herzklappenfehler geheilt hatte.
Für immer schlank geworden beginnt das Leben jetzt ohne Depressionen neu für mich.

Maria Namyslo

Radiologische Praxis Dr. Plewka 44787 Bochum, Rechenerstr. 4
Gutachten Frau Namyslo, geb. 9.7.39
(...) Mammae von rundlichen Fleckenschatten durchsetzt. Weitere Nester in einem breiteren Areal (...) Walnußgroßer Herd mit allen Zeichen der Malignität in der caudalen Hälfte (...) Röntgenologischer und sonographischer Befund: Mamma-Carzinom (...) Feinzystisch fibröse Mastopathie. (Auszug)

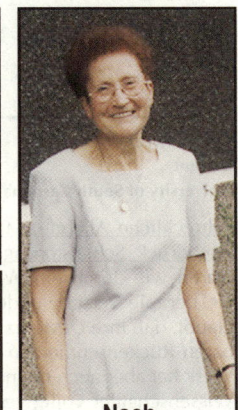

Nach
acht Monaten UrMedizin:
geheilt und
wieder lebensfroh

Hier gibt's keine Fantasienamen - hinter jeder Adresse steckt ein geheilter Mensch!

Wenn nicht mehr Zahlen und Figuren
Sind Schlüssel aller Kreaturen,
Wenn die, so singen oder küssen,
Mehr als die Tiefgelehrten wissen,
Wenn sich die Welt ins freie Leben
Und in die Welt wird zurückbegeben,

Wenn dann sich wieder Licht und Schatten
Zu echter Klarheit werden gatten,
Und man in Märchen und Gedichten
Erkennt die wahren Weltgeschichten,
Dann fliegt vor einem geheimen Wort
Das ganze verkehrte Wesen fort.

Novalis

Diese Klassische Naturheilkunde durchzusetzen ist nicht einfach. Aber was hat das für einen Wert, was Dir in den Schoß fällt...

(Der Verfasser)

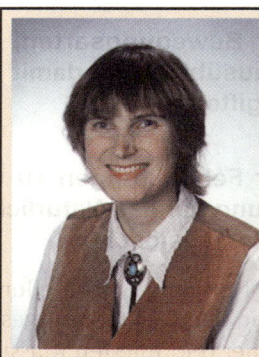

Im Frühjahr 1997 hatte ich noch drei Krankheitsschübe, ließ mich aber nicht mehr mit Kortison behandeln.
Nach der neuen Lebensweise bin ich jetzt gesund und sehe mich als leuchtendes Beispiel für die Klassische Naturheilkunde
*Astrid Gliemann,
Dr.-Hanns-Georgi-Weg 8,
01855 Sebnitz*

Sächsiches Krankenhaus für Neurologie, Arnsdorf
Die Beschwerden der Patn., die neurologischen Befunde, die Befunde der Liquordiagnostik und das MRT des Schädels sprechen für das Vorliegen einer Multiplen Sklerose. Nach Angaben der Patn. könnte es sich um den dritten Schub dieser Erkrankung handeln. Dr. med. Elke Reißig
Chefärztin

Dr. YUKIO OKU Schützenstr.25
Dozent 21244 Buchholz
University of South Carolina

Schreckliche Allergie, Magenschmerzen, Bluthochdruck, Schlafstörungen
waren wie durch ein Wunder kurz nach der UrTherapie verschwunden. Nie hätte ich geglaubt, daß Ihre UrMedizin sogar meine furchtbaren Rückenschmerzen beseitigen könnte. Ihr Werk hat aber auch meine Weltanschauung als Wissenschaftler völlig verändert. Bei der zahlreichen von mir durchgearbeiteten Literatur habe ich immer wieder festgestellt, daß Ihre Lehre unübertreffbar ist.

Yukio Oku

DR. GEORG MEINECKE 50668 KÖLN
RECHTSANWALT RIEHLER STRASSE 28

Sehr geehrter Herr Konz!
Es ist mir ein Bedürfnis, Ihnen zu sagen, daß Existenz und Inhalt Ihres einzigartigen Werkes unbezahlbar ist.
Ein Meisterwerk par excellence!
Mit freundlichen Grüßen

(Dr. Meinecke ist der Nestor der deutschen Patientenanwälte.)

So urteilt die Presse über dieses Buch:

- **Keiner nimmt sich so beseelt des Lesers an wie Franz Konz** DIE ZEIT
- Spannender als ein Krimi - jeder Heilpraktiker kann nur daraus lernen
  NATURHEILPRAXIS
- **Das zu wissen sollte einem Gesundheit und Leben wert sein** raum & zeit
- Der Todesstoß für die Schulmedizin DIE WELTWOCHE, Zürich
- Sollte Pflichtlektüre für alle Mediziner sein. DER FREIE ARZT
- **Das Größte, was je in der Medizin geschrieben wurde.**
  NATURHEILKUNDE - Zeitschrift der Heilpraktiker
- Ein epochemachendes Werk der Gesundheitsliteratur
  Europäisches Vegetarier Unions-Journal, Prof. Hebbelink, Meerelaan 10 in 1150 Brüssel
- **Schenkt den Kranken wieder ein lebenswertes Leben und verlängert es um viele Jahrzehnte!** BIO Magazin

So urteilen die Ärzte über dieses Buch:

- **Gebührt der Nobelpreis**
  Prof.Dr.med.habil.Dr.Dr. Karl Probst, 87724 Ottobeuren, Mozartstr. 20
- **Konz schreibt aus aufrichtigem Engagement, hat klare Vorstellungen, setzt viel in Bewegung, ist praxisbezogen.
  Wer diesen Konz liest, wird angeregt, wenn nicht durchgerüttelt**
  Prof.Dr.med. Michael Lukas Moeller, Universität Frankfurt, Sandhofstr. 74
- Der Zeit um Jahrzehnte voraus - die wahre Gesundheitsreform!
  Dr.med. Hannes Buggle, 31547 Rehburg, Düsselburger Str. 58
- **Die Spitze allen Heilwissens**
  Dr.med.univers. Leonhard Hochenegg, A-5060 Hall in Tirol, Eugenstr. 1
- Ich habe durch dieses Werk mehr gelernt als während des Universitätsstudiums und meiner praktischen Zeit
  Dr.med. Petra Bracht, 60489 Frankfurt, Am Hopfengarten 15

So urteilen die Leser über dieses Buch:

- Sie begründen nicht nur die Naturheilkunde neu, Sie revolutionieren die ganze Welt!
<u>Noch nie in der Geschichte der Medizin hat ein Autor den Menschen derart die Augen geöffnet!</u>

Heilpraktiker H.D. Bach, 48291 Telgte, Ritterstr. 30 (Verfasser der Bücher »Äußere Kennzeichen innerer Krankheiten« und »Zungendiagnostik«, Ritter Verlag.)

Ferdinand Luther
Bundesbankdirektor

DER GROSSE GESUNDHEITS-KONZ

Sehr geehrter Herr Konz,
mit großem Interesse habe ich Ihr oben genanntes Werk intensiv gelesen.
Der Erwerb des Buches war die beste Investition, die ich auf dem Gebiet Gesundheit gemacht habe.
Mit freundlichen Grüßen

- **Der Stein des Weisen liegt darin verewigt !**
  Rechtsanwalt Dr. Georg Meinecke, 50668 Köln, Riehlerstr. 28

- **<u>Habe mich von meiner Multiplen-Sklerose für immer geheilt!</u>**
  Aus Dankbarkeit möchte ich allen MS-Kranken beistehen, diese Selbstheilmethode ohne Arzt durchzuführen und wieder so gesund zu werden wie ich. Schreibt mir !   *Astrid Gliemann, 01855 Sebnitz, Dr. Hanns-Georgi-Weg 8*

- Nach diesem Buch habe ich ein Leben lang gesucht. <u>Eine Schatztruhe!</u>
  Dr. med. Jutta Siegwart, Ch-8048 Zürich, Rudenzweg 50

- **Nach der UrTherapie geht es mir geradezu göttlich!**
  Friedrich von Morgenrot, 97080 Würzburg, Brückenstr. 4

- **Die kopernikanische Wende für die Schulmedizin und Naturheilkunde!** *Dr. phil. Kurt Peter Rhein, 53881 Euskirchen, Pfarrer-Dr.-Kurthen-Str. 5*

- **<u>Das mit Abstand Beste und Sinnvollste, was je auf die Menschheit und unsere Erde losgelassen wurde</u>**
  Ulrike & Martin Wiedemann, 70771 Leinfelden-Echterdingen, Im Riedenberg 11

- **Das wertvollste Buch aller Bücher!**
  Familie Dr. Vosika, 88131 Lindau, Uferweg 3

- <u>Das Buch hat mir das Leben gerettet!</u> *Fritz Draing, 64347 Griesheim, Flughafenstr. 1c*

Klassische Naturheilkunde kontra Chemie-Schulmedizin

Empfehlung zum *richtigen* Lesen dieses Werks

GELEITWORT

Liebe Leserin, lieber Leser,

der Du mir die Ehre gibst, Dich mit meiner Lehre in diesem Buch zu befassen: Es ist in zwei Teile gegliedert - in den Schnellese-Teil und den Literaturverzeichnis-Teil. Zuerst lese den schnellen Teil. Bist Du davon angetan, dann nimmst Du Dir die besonders interessanten Themen nochmals vor und informierst Dich mit Hilfe der hochgestellten kleinen Nummern über die Quellen meiner Behauptungen und Recherchen im Literaturverzeichnis-Teil. Liegt Dir ein Thema besonders am Herzen (vielleicht, weil Du gerade mit diesem speziellen Leiden zu tun hast), so sieh im Sachwortverzeichnis nach, an welchen Stellen Du noch mehr darüber findest. Auf diese Weise kannst Du Dich dann noch sachkundiger als die Ärzte machen, weil ich dort die besten internationalen Koryphäen der Medizin sprechen lasse.

Viele meiner Leser sagen, das Buch lese sich wie ein Krimi. Deshalb scheue Dich nicht vor seinem Umfang. Bewahre Dir die Spannung und sieh nicht sofort irgendwo hinten nach, um zu wissen, wie nun die UrMedizin zuzubereiten ist. Schrieb mir einer: Durch die einleitenden Vorkapitel kommt eine ganz besonders starke, brisante Spannung Motivation auf, mehr über die UrMedizin zu erfahren und die UrTherapie durchzusetzen.

So ist es: Du mußt *vorher* wissen, warum und wieso Dir die UrTherapie die Gesundheit bringen wird. Wenn Du nicht *vorher* vollkommen von deren gesundmachender Wirkung überzeugt bist, wirst Du - so ist meine Erfahrung - keinen Erfolg haben. Nimm Dir diese Hinführung dazu nicht!

Dieses Buch wurde von mir hauptsächlich für die chronisch Leidenden und Schwerkranken geschrieben. Ich als früherer schwer Krebskranker, der sich allein mit der UrMedizin vor 30 Jahren geheilt hat (Rz 9917a) war einst einer von ihnen und weiß um deren Leid, deren Qualen, deren stille Verzweiflung. Und deren sehnlichstes Begehren, davon erlöst zu werden. So ist es für Dich als *nicht* leidender, noch gesunder Leser viel schwerer, Zugang zu diesem Werk zu finden.

In ihm wirst Du lernen, was das einzig Richtige ist, Deine Krankheiten selbst zu heilen und bis an Dein Lebensende gesund zu bleiben.

Ich mute Dir aber als halbwegs oder völlig gesundem Menschen nicht im geringsten zu, die nicht einfachen Ratschläge der hier dargelegten UrTherapie zu verwirklichen, oder gar die mindestens fünfmal täglich einzunehmende, anfangs wirklich widerlich schmeckende UrMedizin zu schlucken. Ich suche keine Anhänger für meine neue Lehre, sondern biete sie einfach dar. Greifst Du sie auf, ist das schön für Dich. Tust Du es nicht, dann läßt Du es halt. Das alles bleibt Dir frei überlassen.

Wenn Du Dich für gesund hältst, dann bitte ich Dich nur, beim Studium dieses Buches (was heißt Studium – das liest sich für Dich wie ein Krimi!) zu versuchen, Dich in einen Krebskranken oder einen von schwerstem Rheuma geplagten Menschen hineinzuversetzen, der schon bei der kleinsten Bewegung aufschreit, dessen Finger so versteift sind, daß er sich nicht mal einen Salat zurechtmachen kann.

Oder denk nur an einen schwer an Asthma Leidenden, der ständig von Erstickungsanfällen gepeinigt wird! Ja, stell es Dir richtig vor, keine Luft mehr zu bekommen! Bei diesen Ärmsten brechen dann die meisten der von ihnen aufgebauten Zukunftspläne und Luftschlösser zusammen: Ein gesellschaftlicher Aufstieg, ein Fortschritt in der Karriere, Einkommenszuwachs, Bau eines eigenen Hauses, das Ideal langer Attraktivität und Gesundheit, das Vorbildsein gegenüber den Kindern - alles geht für sie verloren.

Du als Gesunder stehst nicht unter dem ungeheuren Leidensdruck eines chronisch Leidenden, der als Folgeerscheinung seiner Krankheit zu allem meist auch noch das verliert, was ihm bislang die meiste Freude bereitete: sein Sexualleben. Für ihn besitzt das Wiedererlangen seiner Gesundheit einen ganz anderen Stellenwert als für jemanden, der noch keine schweren Krankheiten kennt.

Unter diesem Gesichtspunkt wirst Du meine Gesundmachungs-Ratschläge dann schon ganz anders ansehen, besser verstehen und Deine vielen, für mich begreiflichen Vorurteile, zu minder bereit sein. Trotzdem lohnt es sich auch für Dich als gesunder Mensch, dieses Buch zu lesen, um davon zu profitieren. Dann nämlich, wenn Du - das kann schneller passieren als es Dir lieb sein mag - krank werden solltest, zum Arzt oder zum Zahnarzt mußt. Oder wenn Du Dir eine Verletzung zuziehst. Oder vor einer Operation stehst. Dann wirst Du sicherlich froh sein, auf den großen Erfahrungsschatz dieses Werks zurückgreifen und Dich bestens und seriös über alles informieren zu können.

Als kluger Mensch wirst Du Dir jedoch sagen: Ich schluck' die UrMedizin schon gleich - dann werd' ich erst gar nicht krank! Und verliere nicht weiter meine mir so wertvollen Zähne. Und rieche nicht mehr aus dem Mund. Und habe vor allem stets eine tolle Verdauung. Und brauch kein Viagra. Und, und, und...

Wenn hier schon mal harte Worte gegen die Schulmediziner fallen, dann meine ich damit nur die routinemäßig und mit Chemie behandelnden, ausschließlich an ihren Profit denkenden Mediziner, die keine guten Ärzte sind.

Aber auch Dir, kranker Leser, wird nicht alles zusagen, was ich Dir im folgenden nahebringe. Bedauerlicherweise kann die Wahrheit aber nun mal nicht jedem gefallen. Eines aber, so hoffe ich, erhältst Du mit Sicherheit aus diesem Buch: Klarsichtigkeit darüber, was im Leben eigentlich gespielt wird. Ich will Dich das Leben begreifen und richtig zu leben lehren. Wenn mir das nicht gelingen sollte, so hoffe ich, Dich mit diesem Werk wenigstens doch zum Nachdenken angeregt zu haben...

Wenn Du allerdings gewillt bist, beim Lesen voll Deine fünf Sinne zu gebrauchen, dann liegst Du bei mir richtig. Ich verspreche Dir nicht zuviel:

Wenn Du diese Wahrheiten verinnerlichst und ihnen folgen solltest, dann wird Dein Leben wieder licht und voller Freude sein.

Übrigens, ich rede Dich hier deshalb mit dem freundschaftlichen »Du« an, weil es mir menschlicher erscheint als das kalte »Sie«. Unter dem Entzug von Zuwendung und Anteilnahme leidest Du als Kranker ja besonders stark bei der heutigen Apparatemedizin und den kaum Zeit für Dich habenden Schulmedizinern. Ratgebende Bücher sind wie Briefe an gute Freunde, schon gleich zu Beginn sieht man Dich als Freund an.

Franz Konz

Ich habe meinen besonderen Dank auszusprechen
Herrn Prof. Dr. Claus Leitzmann vom Institut für Ernährungswissenschaft der Justus-Liebig-Universität Gießen, der die erste Studie über Physiologie und Psyche der unbehandelte Nahrung Essenden aufgenommen hat; Prof. Dr. Michael Lukas Moeller, den unsere Gesundheitsbewegung früher aktiv fördernden, jetzt aus Feigheit vor dem Establishment sie verleugnenden Ordinarius der Goethe-Universität Frankfurt am Main; der Professorin Dr. Williamson, University of Stirling, die mich, wie auch die Professorin Jane Goodall, mit speziellem Material aus ihren Feldforschungen über die Primaten ausstatteten; Prof. Dr. Fritz Popp, Leiter des Instituts für Biophysikalische Zellforschung in Kaiserslautern für das liebenswerte Zurverfügungstellen seines immensen Fachwissens nebst Bildmaterials zur Biophotonen-Analyse. Weiterhin Herrn Prof. Frans B.M. de Waal, Emority University Atlanta, für seine Unterstützung und Überlassung der Bonobo-Fotos und letztlich Prof. Dr. Sabater Pi, Universität de Barcelona, der mir bei meinen Ausführungen über das Verhalten der Affenmenschen zur Seite stand und durch seine neue Expedition auf die Insel Ferdinand Póo mit gezielter Primaten-Verhaltensforschung dazu beitragen will, noch offene Fragen für die UrTherapie zu klären. Diese Ergebnisse werde ich in dieses Werk aufnehmen, sobald sie vorliegen.

»Die Natur ist die Heilerin der Krankheiten« (Hippokrates)

0. Kapitel
So wirst Du völlig gesund

0.1 Nur Du selbst kannst Dir helfen, gesund zu werden

Du wirst in diesem Buch viel an Betroffenheit herunterzuschlucken haben. Denn der Verfasser besaß den Ehrgeiz, Dich nur mit noch nie Gehörtem oder Gelesenem zu konfrontieren. So wirst Du im folgenden keine einzige Seite lesen, die Dich nicht überraschend trifft oder nicht zum Nachdenken zwingt.

Ich wende mich mit diesem Buch einer anderen Art von Krankenbehandlung zu: der Klassischen Naturheilkunde als Widersacherin der Chemie-Schulmedizin. Weil erstere nur von ehrenhaften, nicht geldgierigen Menschen vertreten wurde, blieb sie zwangsläufig wenig bekannt. Zudem ist sie nicht so bequem zu handhaben wie ihre gewichtige Gegenspielerin, der hier erstmals der Fehdehandschuh hingeworfen wird. Einmal, weil man bei der Naturheilkunde mitdenken muß, während Du bei der Schulmedizin andere für Dich denken läßt.

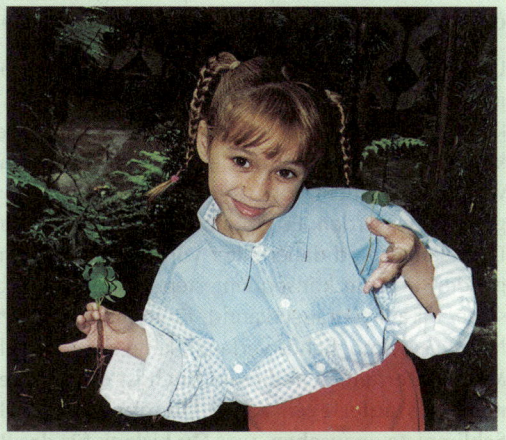

Das ist der große, seit 2500 Jahren bestehende Unterschied zwischen beiden: Die eine behandelt, die andere ruft *Dich* zum Handeln auf.

Hallo, liebe Lesetante und lieber Leseonkel,

hier hab' ich ein vierblättriges Waldkleeblatt für Dich gepflückt. Es wird Dir Glück beim beim Gesundwerden bringen.
Ich bin Papas Myriam und werd Dich ab und zu was aufmuntern beim Gesundmachen, jah, und war auch noch nie bei so einem dummen Onkel Doktor. Und Du wirst ihn auch bald nie, nie, nie mehr brauchen, glaub mir!

Deine Myriam

Wenn Du gesund werden und bleiben willst, dann kannst Du nicht länger mit der Masse trotten; 1 denn die ist unkritisch, denkt nicht, lauscht am liebsten ihren Verführern und sucht ihr Unvermögen und ihre Nöte stets zu verbergen[1006]. Ich bin aus dieser Masse früh ausgeschert. Als ich als Krebskranker immer schrecklicher litt, war ich es eines Tages satt, mich in Fragen meines eigenen Körpers von anderen bevormunden zu lassen. Ich habe mich gefragt, was wohl wäre, wenn es keine Medikamente, keine Ärzte und keine Spitäler gäbe - so wie das vor Urzeiten bei unseren Ahnen einmal war. Und wie sich die Menschen da geholfen haben mögen, wenn sie krank waren. Ich forschte nach und kam dabei zu dieser Erkenntnis:

Gesundheitsgesetz der Natur:
Nur Du selbst kannst Dir helfen, gesund zu werden. Jede Fremdhilfe ist von Übel. 2
Heilung heißt aktiv werden, heißt: selbst handeln im Sinne der Natur - nicht gegen sie.
Wer nur behandelt werden will, dem kann dieses Buch nicht helfen.

Als Moses die Steintafeln der Zehn Gebote den Berg Sinai hinunter schleppte, ließ er einige oben liegen, die ihm zu schwer waren. Ich habe sie geistig wiedergefunden und offenbare sie Dir hier als »Gesundheitsgebote der Natur«.

Dieses Buch ist der Zeit um vielleicht 100 Jahre voraus. Es erweckt daher heftigste Proteste in Dir. 3 Nun: Du bist frei, das neue Gedankengut, das ich Dir hier vortrage, zu nutzen oder zu verwerfen. Das ist Deine ureigenste Entscheidung. Vielleicht fühlst Du auch, daß Du Dich jetzt noch nicht meinem, Dein bisheriges Weltbild umwerfenden Vortrag zu öffnen vermagst. Vielleicht reift aber der in Dich getragene Samen eines späteren Tages. Dann laß Dir Zeit damit und greife, wenn Du dessen nötiger bedarfst, später noch einmal zu diesem Buch.

4   Gesundheitsgesetz der Natur:

Es ist Dein Verstand, besser, Dein gesunder Menschenverstand, der sich der Krankheiten Deines Körpers entledigt.

Überdies bringt die UrTherapie Dich auf einen positiven Lebensweg mit neuem Wohlgefühl. Weil ich dieses Buch aber nicht in der Form üblicher medizinischer Sachbücher, sondern ganz für den kranken Leser und, so hoffe ich, etwas spannender als einen Beipackzettel für Valium verfaßt habe, könntest Du trotzdem mit der Zeit daran Spaß haben. Vor allem muß ich Dir klarmachen, daß Du, wenn krank, nicht von einer einzigen Methode - nämlich der Schulmedizin - abhängig bist, um gesund zu werden. Es gibt noch eine andere, bessere Methode, nämlich die der Naturmedizin, die Dich sanfter und dauerhafter von Deinen Krankheiten befreien kann. Und diese vertritt das vorliegende Buch am konsequentesten und ohne Duldung von Halbheiten. Das ist der Grund, daß Du sicher darauf vertrauen kannst, für immer gesund zu werden.

Nur wer Unmögliches verlangt, kann das Mögliche erreichen.

Mein Unterfangen in diesem Buch ist das schwierigste, was man sich auferlegen kann: Dich zu lehren, das für das Schlimmste anzusehen, was Du bislang für das Beste gehalten hast ...

»Warum bezeichnest Du die UrTherapie als „Klassische Naturheilkunde"? «

Ich bezeichne sie deshalb als KLASSISCHE NATURHEILKUNDE, weil die griechische und römische Klassik im 5. bis zum 4. Jahrhundert v.Chr. ihren Höhepunkt erreichte - in der Zeit, in der auch Hippokrates lebte. Auf dieser ethisch fundierten Tradition des unentgeltlichen Daseins für die Kranken baute ich sie auf. Hier suchte man nach Harmonie und Einklang zwischen dem Leiblichen und dem Geistig-Seelischen. Was sich in einer zeitlosen Kunst, einer klarsichtigen Literatur und reinem Schönheitsempfinden ausdrückte.

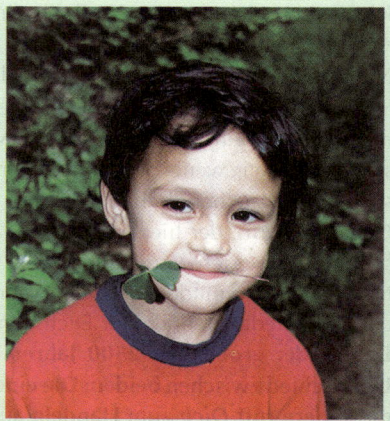

Und ich bin Papas Florian und eß' das Kleeblatt gleich auf - schmeckt so schön säuerlich, haha! Sauer macht lustig!

<u>**Klassisch bedeutet: für immer mustergültig, grundlegend und wahrhaftig.**</u>

0.2 Eine Medizin, die Dich 100%ig gesund macht: die UrMedizin

Ich habe zuerst eine Frage an Dich: Wenn Du genau wüßtest, daß Du durch eine ganz bestimmte Medizin, die völlig frei von schädlichen Nebenwirkungen und fünfmal täglich einzunehmen ist, nie im Leben krebskrank werden könntest - würdest Du eine solche Medizin regelmäßig nehmen? »Aber ja. Darauf kannst Du Dich verlassen«, antwortest Du.

5   Das freut mich zu hören. Immerhin sterben inzwischen 33% der Menschen bei uns an Krebs. Und wenn Du genau wüßtest, daß Du durch eine Medizin nie ein Herzleiden, einen Herzinfarkt ein Kreislaufleiden oder dergleichen bekämest, würdest Du auch eine solche Medizin nehmen? Auch wenn sie ziemlich bitter für Dich wäre? Und würdest Du sie hundertprozentig genau nach meinen Anweisungen einnehmen?

»Aber klar doch!«

Das ist gut zu wissen. Immerhin sterben bei uns 60% aller Menschen an den zuletzt genannten Leiden. Und wenn ich Dir noch eine weitere Medizin zu nennen wüßte, die Dich von Rheuma, Arthritis, Arthrose, Krampfadern, offenen Beinen und Durchblutungsstörungen heilte und Dich ein Leben lang davon freihielte, dann würdest Du auch diese Medizin ganz sicher zu Dir nehmen, nicht wahr? Immerhin leiden 25% aller zivilisierten Menschen daran. Würdest Du auch all diese Medizinen

auf einmal nehmen? Selbst wenn es sich um alte, längst vergessene und längst aufgegebene handelte?
»Nichts, was ich lieber täte! So könnte ich ja so gut wie immer gesund bleiben. Her mit dieser Wundermedizin«, sagst Du.
Dann sei froh, daß Du dieses Buch in Händen hältst. Darin beschreibe ich sie Dir! Nur ist es keine chemische Medizin, sondern eine ganz schlichte, einfache.

Es handelt sich um eine Medizin aus der Urzeit der Menschen, die gemeinsam mit einer Methode aus der Urzeit der Menschen angewandt wird.

Du wirst sehen: Die schlimmsten Krankheiten verschwinden oder werden erträglich. Du wirst erleben: Du wirst so gesund, daß Deine Freunde und Bekannten gar nicht mehr wissen, über was sie sich mit Dir noch unterhalten sollen.
»Trotzdem - ich kann mir gar nicht vorstellen, daß schwere Leiden so leicht zu heilen sind, wie Du sagst. Nimm doch nur einmal einen stark gichtkranken Menschen, dessen Hände schon von harten Knoten gezeichnet sind. Wie soll das noch mal weggehen?«

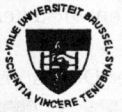

FREIE UNIVERSITÄT BRÜSSEL
»Sie haben ein eindruckvolles „Opus magnum" geschrieben.«
Prof.em.Dr.Dr.h.c. Hebbelinck
Pleinlaan 2, Brüssel

Simplex sigillum verum
(Das Einfache ist das Gütezeichen des Wahren)

0.3   Was heilt die UrMedizin alles?

Es geht weg, verlaß Dich drauf! Es verschwinden dicke Knoten, es erneuert sich das Gewebe, es heilen jahrelang offene Wunden, es kräftigen sich halbtote Organe, es festigen sich auflösende Knochen und Gelenke, es verschwinden Krebswucherungen. Herz-, Magen- und andere Leiden werden auskuriert. Aber auch Arthritis, Neurodermitis und Allergien werden durch die UrMedizin behoben.
Sie befreit Dich von Deinen Wechseljahres-Beschwerden, von Kopfschmerz, Migräne, Heuschnupfen, Allergien, Schlaflosigkeit, Parodontose, Kreislaufschwäche, krankhafter Blutdruck, Verstopfung, Impotenz, Akne, Prostatabeschwerden, Wund- und Gürtelrose, eitriger Mittelohrentzündung, Anämie, Wasser in den Beinen - Asthma, Herpes, AIDS, Angina pectoris - einerlei ob sie von Herzmuskelentartung oder Kranzarterienverstopfung herrühren, selbst Mukoviszidose (MLF) u. Lupuserythematodes herrühren - müssen nicht länger Schicksal sein. Leukämie und Diabetes brauchen allerdings manchmal neun Monate, bis sie endgültig überwunden sind. Und bei manchen Krebsarten muß man oftmals ein Jahr Geduld haben, bis die Wucherungsinformation umgeleitet ist. Aber, diese Einschränkungen Deiner Genesungsmöglichkeit will ich deutlich herausstellen:
Geheilt werden kann nur das, was noch nicht zerstört, was noch vorhanden ist. Eine vom Alkohol oder von Medikamentengiften ruinierte Leber, ein vom Star völlig zerstörter Sehnerv, ein vom Krebs zerfressener Darm kann nicht geheilt werden. Wohl aber ein sich im Anfangsstadium auflösender Hüftknochen, ein offenes Bein, Krampfadern, Asthma, Bronchitis oder schwindende Bandscheiben. Vor allem verschwinden bald alle Schmerzen.
Aber: Ich kann Dir nur Heilung von Krankheiten versprechen, soweit die Zustände, welche die Krankheit hinterlassen haben, noch behebbar sind. Hat die multiple Sklerose bereits die Markscheiden der Nervenzellen völlig zerstört, ist keine völlige Heilung, sondern nur noch Stillstand der Krankheit zu erwarten.
Die UrMedizin kann leider nur selten und dann auch nur langsam Hämorrhoiden kurieren, wenn die sich erst einmal bei Dir gebildet haben. Sie verhütet aber, daß sie Dich weiter plagen. Sie hilft auch nicht gegen bereits eingelagerte Altersflecke. Sieh zu, daß sich diese erst gar nicht bei Dir bilden können. Wie, das erfährst Du bald. Deshalb verstehe das Gesagte so:

Gesundheitsgesetz

Die UrMedizin heilt bei Organstörung und bessert bei Organzerstörung.
Auch ein nur zur Hälfte zerstörtes Organ kann, nach meinen Erfahrungen mit den Kranken, es manchmal nicht mehr schaffen. Ich stecke in keinem drin, weiß nicht mal bei mir selbst, wie lange mein halb vom Krebs zerfressener Magen mich noch meiner Familie erhält.
Die UrMedizin wirkt als Ganzheitsmedizin: Auf die Art der Krankheit kommt es nicht an! Was Du auch für ein Leiden hast - es ist völlig gleichgültig! Auch Depressionen, Schizophrenie und gewisse Geisteskrankheiten sind besserungsfähig.
»Das wäre ja schon ein Wunder!« antwortest Du.

Das ist kein Wunder, es ist ein ganz normaler Vorgang, daß ein Körper wieder zu seinem normalen, gesunden Zustand und zur Schmerzlosigkeit zurückkehrt - wenn er der zerstörenden Chemiemedizin entsagt, und er der Natur wieder zu ihrem Recht verhilft.
Und: Nicht zu helfen ist den Menschen, die jede Verantwortung für ihr Tun ablehnen, die Hilfe nur von anderen erwarten, oder nur Alibis für ihre Entschlußlosigkeit suchen und ständig Worte im Mund führen wie: »Was würde ich nur tun, wenn ich Dich nicht hätte!« Oder: »Sie sind meine einzige Rettung, Herr Doktor!« Oder: »Ich setze meine ganze Hoffnung auf die neu entwickelten Medikamente/Geräte/Verfahren...« Oder: »Kein Mensch hat mehr Mitleid mit mir!«
Entweder Du übst Selbsterkenntnis und stellst abrupt dieses kindliche Denken ein oder Du klappst gleich das Buch zu.

8 Und ich muß Dich darauf hinweisen, daß alle meine Aussagen nur dann zutreffen, wenn Du strengstens und peinlichst genau meine Anweisungen befolgst, die mit dem Einnehmen der UrMedizin verbunden sind. So ganz allein mit dem Herunterschlucken ist es nämlich nicht getan.

»Kann ich mir denken«, sagst Du, »das ist doch bei jeder Medizin so. Die beste nutzt nichts, wenn ich die dazu gegebenen Vorschriften mißachte. Schließlich wünsche ich mir nichts sehnlicher, als geheilt zu werden«, sagst Du.

Dieser Entschluß freut mich natürlich. Denn nun steht Deinem völligen Gesundwerden nicht mehr viel im Wege.
Trotzdem:

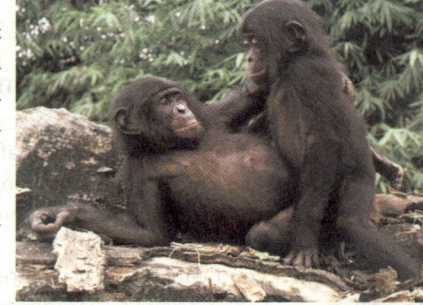

So ähnlich sahen wohl unsere Urahnen aus - und so harmonisch ging's sicher auch bei ihnen zu...   Bild: Prof. F. de Waal

> **Unser medizinisches System ist größte Gefahr für unsere Gesundheit**
> **DER SPIEGEL 5/2000**

0.4 Die UrMedizin schlucken - das wird eine harte Nuß für Dich

Glaube nicht, Du kannst nun einfach die UrMedizin nehmen und alles käme wieder in Ordnung, so wie Du das von jedem anderen Medikament auch erwartest.
Die UrMedizin ist eine Weltanschauung mit möglicherweise gesellschaftsveränderndem Potential.

Für viele wird das sogar die schwerste Aufgabe ihres Lebens. Das kostet schon allerhand Überwindung, sich diese bittere Medizin einzuverleiben. Und damit allein ist es ja nicht getan. Es kommt noch einiges hinzu, bis alle Bedingungen erfüllt sind, welche die UrTherapie zur Heilung aller Leiden an Dich stellt. Letztere gesellt sich zur UrMedizin. Und dazu tritt noch die Erschwernis, von anderen, ja selbst vom Lebenspartner, ein paar Monate lang für verrückt gehalten zu werden, weil Du Deine Heilung selbst in die Hand genommen hast.

9 Ich will Dir sagen, warum Dich die anderen nur ein paar Monate scheel ansehen: Weil danach eine derartige Wandlung mit Dir vorgegangen sein wird, daß auch diejenigen, die nicht gerne die Wahrheit sehen wollen, an Deiner plötzlich wiedergekehrten Gesundheit, Deinem frischen Lachen, Deinem Wohlergehen, Deiner neu erwachten Lebenslust, Deinem unwahrscheinlichen

Tätigkeitsdrang, Deinem aus Dir strahlenden Glück nicht mehr länger vorbeiblicken können und erkennen müssen, daß es nicht Verrücktheit von Dir war, was Dich zu den in ihren Augen abwegigen, unzeitgemäßen urzeitgemäßen Methoden trieb, sondern ein einsichtiger, klar denkender Verstand, gepaart mit etwas Kraft und Ausdauer. Sicher wird es schwer für Dich, wenn Du keine andere Unterstützung hast als mein Buch oder die Urzeit-Selbsthilfegruppen. Aber am schwersten wird es für die, welche ihre Vorurteile gegen einfache Wahrheiten nicht ablegen können oder wollen.

»Wenn ich zu dieser Gruppe Menschen gehören sollte - warum mutest Du mir dann noch zu, mich mit diesem Buch befassen?«

Aus keinem anderen Grund als der Tatsache, daß die UrMedizin die einzige Medizin ist, die Dich ohne Nebenschäden völlig gesund machen wird. Und weil Du früher oder später doch auf sie angewiesen sein wirst - willst Du nicht frühzeitig ins Gras beißen oder elendiglich an Deinen Krankheiten und Schmerzen eingehen...

> Was wär ein Gott, der nur von außen stieße;
> das All im Kreis am Finger laufen ließe!
> Ihm ziehmt's, die Welt im Innern zu bewegen;
> Natur in sich, sich in Natur zu hegen;
> so daß, was in ihm lebt und webt und ist,
> nie seine Kraft, nie seinen Geist vermißt. *Goethe*

Merke:
Um gesund zu werden und zu bleiben, brauchst Du nichts anderes als die Bereitschaft, umzudenken. Dieses Denken in neuen Kategorien kommt Dir letztlich voll zu Gute. Du gewinnst doch sehr damit, wenn sich Dein Horizont weitet und Du das Tun der Menschen einmal aus einem anderen Blickwinkel siehst, und Du Dich dabei schon mal in Frage zu stellen hast.

»Na, da bin ich ja mal gespannt. Woher kommt die UrMedizin eigentlich ?« fragst Du.

Es gibt heutzutage über 200.000 verschiedene moderne Medizinformen und Medikamente in der Welt. Bei uns allein sind es über 60.000. Die UrMedizin aber ist so alt, daß niemand sie aufzeichnen konnte, weil die Menschen zu jener Zeit noch keine Schrift kannten. Sie stammt aus der Urzeit. Also der reinsten Natur!

> Ob bei uns oder in China: „... die meisten Ärzte sind Halsabschneider. Kaum ein Berufsstand ist so unmoralisch."
> Aus der chinesischen Jugendzeitschrift Qingnianbao (DER SPIEGEL NR. 18/2000)

»Und wie bist Du daran gekommen?«

Ich hab' sie mit meinem gesunden Menschenverstand entdeckt. Obwohl sie so alt ist, stellt sie doch etwas völlig Neues für uns heutige Menschen dar. Denn bisher ist noch niemand auf die Idee gekommen, sie für Gesundungs- und Heilzwecke einzusetzen.

»Und wann kann ich mit den ersten Gesundungszeichen rechnen, wenn ich sie einnehme?«

Im allgemeinen nach zwölf Wochen. Das ist so ein Mittelwert. Doch ich möchte dazu ein Wort sagen: Von leichten Krankheiten bist Du oft schon befreit, wenn Du die ersten vier Wochen hinter Dir hast. Mittelschwere Krankheiten sind vielfach schon nach acht Wochen UrTherapie verschwunden. Bei den schweren Krankheiten sieht es unterschiedlich aus. Je nach Stadium und Alter machen selbst Allergien und Rheuma dem Körper nach zwölf Wochen UrMedizin keine Schwierigkeiten mehr. Bei Knochenerkrankungen dauert es meist etwas länger. Ein sich auflösendes Hüftgelenk benötigt meist 40 Wochen bis zur Festigung. Bei den gefährlichen Gehirntumoren liegen mir keine Erkenntnisse vor. Bei Drogensucht, AIDS und bereits metastasierendem Krebs habe ich weniger Erfahrungen sammeln können, bin aber gewiß, daß auch hier ein längerer Weg bis zur Gesundung vor den Kranken liegt. Es kommt auf die Ursachen an. Lungenkrebs, der durch Rauchen entstanden ist, oder Krebs, der durch Benzol, Röntgen oder andere Chemie verursacht wurde, ist nur in seltenen Ausnahmefällen kurierbar. Verkrebsung, an der eine Fehlernährung die Schuld trägt, ist in ca. zwei Jahren aus dem Körper zu bringen. Das gilt nicht, wenn durch eine Chemotherapie, bzw. eine radioaktive Bestrahlung, das Immunsystem des Körpers kaputtgemacht wurde.

Dies sind Durchschnittszahlen aus meiner Erfahrung. Jeder spricht anders an. Jeder hat eine andere Konstitution, eine bessere oder eine schlechtere Erbmasse. Der eine fühlt sich bereits nach vier Wochen gesund, der andere braucht ein Jahr dafür. Besonders Kranke, die als Kind wenig Liebe empfingen, tun sich mit der UrTherapie wegen mangelnden Selbstvertrauens schwer...

Die Heilung erschweren kann es ebenfalls, wenn die Mediziner Dir die Gaumen- und Rachenmandeln weggenommen haben, oder wenn Du langfristig mit Medikamenten behandelt worden bist - vielleicht wegen vermuteter Epilepsie, wegen Diabetes, wegen Hyperaktivität oder anderer Leiden. Und wer zigjahrelang Asbest-Nachtspeicheröfenstaub atmete und Quecksilber im Mund trug wie z.B. ich, dem kann auch nicht gesagt werden, was deshalb noch alles auf ihn zukommt. Denn: **Ich bin nicht der liebe Gott. Ich weiß nicht, wie sehr Deine Organe bereits geschädigt oder gar zerstört sind. Und jeder hat seine ihm eigenen, mehr oder weniger stark oder schnell reagierenden Heilkräfte. Bei dem einen ist der Lebensmotor gut reparabel, beim anderen weniger.**

Ich weiß ja leider nicht, wie irreparabel schwer die ärztlicherseits verordneten Gifte (Medikamente, Spritzen, Chemotherapien, Amalgamfüllungen in Zähnen) Deinen Körper bereits zerstört haben; besonders, wenn wegen Krebs bestrahlt wurde. Dadurch wird gesundes Zellgewebe aufs stärkste geschädigt und das Abwehrsystem des Körpers weitgehend für sehr lange Zeit, wenn nicht gar für immer, lahmgelegt: UrMedizin heilt nur zuverlässig, wenn sie früh genug genommen wird!

Der durch die Alzheimersche Krankheit bedingte Zerfall von Gehirnzellen ist auch durch die UrMedizin nicht wieder reversibel zu machen.[3674] Denn für diese Therapie braucht man einen intakten Geist. (Weshalb Du Dir möglichst schnell die UrMedizin einverleiben solltest!) Wer jahrelang Kopfschmerz- oder Beruhigungstabletten eingenommen und sich damit die Nieren zerstört hat, der kann sie durch die UrMedizin nicht wieder in Hochform bringen. Auch derjenige, dem die Ärzte Antibiotika verordnet haben, hat es schwerer damit, daß die UrMedizin sofort bei ihm anschlägt. Deren schlimme Spätfolgen sind schwer aus dem Körper zu bringen.

> **10 Jahre Leid unter Colitis ulcerosa**
> Durch Anwenden der UrTherapie habe ich nach 10 langen Jahren schweren Leidens unter chronischer Dickdarmentzündung meine Gesundheit und volle Lebensqualität wiedererlangt.
> (Dieter Lohse, 09120 Chemnitz, Altchemnitzer Str.22, Tel. 0371-5612450)

13 Aber verlange von der UrMedizin nichts Unmögliches.[9923] Sie kann keine Querschnittgelähmten wieder gehend machen, keine 90jährigen vom Totenbett holen, keinen zerstörten Sehnerv und kein impfgeschädigtes Kind wiederherstellen, keine vererbten Defekte ausheilen oder mongoloide Kinder in normale zurückverwandeln. Und wenn Dein Krebs dadurch verursacht wurde, daß Deine Mutter Medikamente (z.B. das Hormon Stylböstrol) schluckte oder Du zu viel Glas- oder Mineralwollefasern oder Holzschutzmittel-Giftdämpfe mitbekamst, dann kann auch die UrMethode Dir nicht mehr helfen.

Und mit der UrMedizin den Tod aufzuhalten versuchen, wenn durch Asbest- oder radioaktive Verseuchung verursachter Krebs bei Dir ausgebrochen ist, das ist leider auch nicht drin. Und wenn ein Kind seine Leukämie durch das Benzol der Autos erlitt, weil Du in oder an einer stark befahrenen Straße wohnst, dann kann Dir die UrMedizin natürlich nicht so gut helfen, falls Du Dir nicht schnellstens eine andere Wohnung - möglichst auf dem Land suchst. Aber schon bei einem jüngeren Menschen, der an Multipler Sklerose leidet, bestehen gute Aussichten, wenn das Leiden nicht bereits zu viele Körperfunktionen lahmgelegt hat. Vor allem: Den beiden Kranken, dem Querschnittgelähmten und dem an Multipler Sklerose Leidenden, wird es bei gewissenhafter Einnahme dieser Medizin auf jeden Fall viel wohler als bisher ergehen. Weil allein die durch die Lähmung bedingten körperlichen Mißstände durch ein besseres Allgemeinbefinden und wieder funktionierende Verdauung leichter zu ertragen sind. Und weil die bei solchen Krankheiten leicht aufkommenden zusätzlichen Leiden vorbeugend ausgeschaltet werden.

»Daß Multiple Sklerose zu heilen ist, das kann ich Dir nicht abnehmen. Immerhin werden durch diese Krankheit die Nervenzellen zerstört - und die lassen sich nicht mehr regenerieren.«

Nicht durch die chemischen Medikamente der Schulmedizin! Doch in der UrMedizin sind alle bekannten (und sogar die bisher noch nicht entdeckten Lebensstoffe und Vitamine) in der richtigen Menge und in der richtigen Zusammensetzung vorhanden. Das ist entscheidend!

Durch die Vitamine der B-Gruppe (B_1, B_6, B_{12}) werden sogar *Schmerzen* als nicht so schlimm empfunden und können beschädigte Nervenzellen in ihrem Aufbau unterstützen. (Und jetzt schau mal schnell unter **LV 9983** nach – da hast Du's schwarz auf weiß.) Und auch diese Vitamine vermittelt Dir die UrMedizin schnellstens - und es sind keine künstlich hergestellten, sondern rein natürliche!
Aber ich will Dir noch etwas mehr darüber sagen, wie ich diese UrMedizin entdeckt habe:
<u>Mir half dabei diese Erkenntnis: Wenn die Menschen trotz angeblich bester und fortschrittlichster Medizin immer kränker werden - inzwischen suchen bereits 98,9% in den Zivilisationsstaaten meist laufend Ärzte auf, bei uns zusätzlich jährlich 40.000 Kranke wegen medizinisch verursachten Schäden -, dann müssen alle vorangegangenen Medizinarten besser gewesen sein als die neuen. Und am besten mußte die älteste Medizin für die Menschen gewesen sein! Und nach der forsche ich dann.</u>

»Und warum ist die UrMedizin allen anderen Mitteln überlegen?«
- **Weil sie vor Gebrauch frisch zubereitet wird.**
- **Weil sie die Ur-Wirkstoffe des Lebens lebend in sich trägt.**
- **Weil sie *reine* Natur ist.**

»Und aus was setzt sie sich zusammen?« fragst Du.

> Dein Seminar hat mich noch mehr von der UrTherapie überzeugt. Man spürt, daß es Dir nicht ums Geld, sondern um die Verbreitung der Wahrheit geht.
>
> Prof. Dr. E. Bächle, Grabenstraße 7 in 77723 Gengenbach

Gemach, gemach. So weit sind wir noch nicht.
Die kannst Du nicht so einfach mit ein paar Schluck einnehmen. Sie muß immer neu und immer ganz frisch zubereitet werden. Und darauf mußt Du Dich zuerst gründlich geistig und gefühlsmäßig vorbereiten, damit Du völlig davon überzeugt bist, daß Du das einzig Richtige gegen Deine Leiden tust.
Sonst nimmst Du die UrMedizin höchstens ein paar mal und hältst nicht durch. Oder siehst deren Notwendigkeit nicht ein. Sie ist ja keine gewöhnliche Medizin von einem Arzt, die Du nach einiger Zeit wieder aufgibst. Die UrTherapie soll Dich Dein Leben lang als treue Gefährtin begleiten. Meine Aufgabe ist es, Dich darauf einzustimmen.
<u>Weshalb Du Dir einen sehr schlechten Dienst erweist, wenn Du dieses Buch nicht Seite für Seite liest. Denn der Druck der meist neidischen Gesellschaft um Dich herum ist nur dann zu überwinden, wenn Du stabile Überzeugungen in Dir aufbaust. Laß mich also dafür zuerst einmal sorgen und Dich fest an die Hand nehmen.</u>

»Warum soll ich Neider zu fürchten haben, wenn ich mit diesem Buch gesund werden oder gesund leben will?« fragst Du.

Weil Du Dich ihnen gegenüber überlegen zeigst. Du erweist Dich bald als viel stärker als sie, weil Du nicht mehr mit der von Ärzten abhängigen Masse trottest, sondern selbst aktiv wirst.
Zu dieser Einstimmung auf die UrMedizin gehört vor allem ein kleiner, vergangenheitsbezogener Überblick, wieso es eigentlich dazu kommen konnte, daß wir heute zu bange sind, uns selbst gesund zu machen und das Heil nur bei uns völlig fremden Menschen suchen: den Medizinern. Die auch noch darauf abgestimmt sind, möglichst viel Geld an kranken Menschen zu verdienen.

Zum nebenstehendem Bild: Schon immer haben Ärzte liebend gerne kranke Menschen verbrannt (→ Bild der Rz 58 u. 164).
Das hat sich – wie fast alles in der ärztlichen Kunst – bis heute nicht gewandelt. Es wurde nur kaschiert mit »kalten« Verbrennungen, wie Röntgenbestrahlungen oder radioaktiven Krebsbestrahlungen, die schwerste innere Verbrennungen und Gewebezerstörungen bewirken.

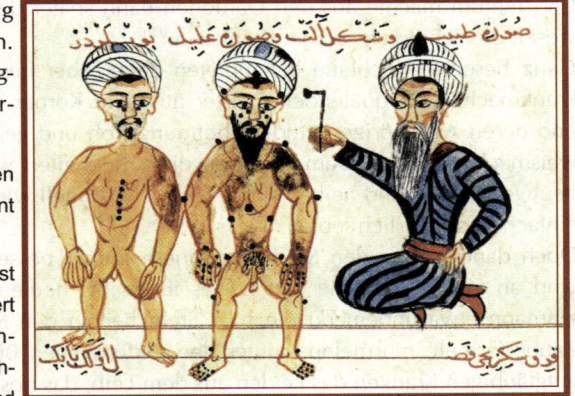

Behandlung mit dem Brenneisen, die bei »kalten« und »feuchten« Krankheiten angewandt wurde (osmanische Handschrift nach Abulcasis, 15. Jh.)

DIE GESCHICHTE

0.5 Die wahre Geschichte der Medizin: ein einziger großer Betrug am kranken Menschen, [0560]

Das nimmst Du mir noch nicht ab - aber es ist so!

15 **Früher wie heute: Kranke Menschen wurden schon immer beschwindelt und ausgebeutet[0500,0501]: Denn Kranke kommen in einem Zustand der körperlichen Schwäche zu den Ärzten. Körperlich Geschwächte sind auch seelisch und geistig geschwächt und äußerst hilfsbedürftig - daher leicht und schnell ausnutzbar.**

16 Der Mensch bewegt sich seit Jahrmillionen auf dieser Erde und lebte wie ein Tier mit den Tieren, bis er vor etwa 10.000 Jahren das urzeitliche Leben in der Natur aufgab, sich über Gebühr vermehrte, plötzlich seine eigenen Artgenossen bekämpfte und daneben immer mehr auch noch seine Brüder: die Tiere. Und es wird nicht mehr lange dauern, bis er sie alle - bis vielleicht auf Schweine und Kühe - ausgerottet haben wird.

Aus Kampf und Seßhaftigkeit wuchsen Haß und Gier in ihm. Ein den Urzeitmenschen unbekannter Begriff, nämlich der des persönlichen Eigentums, kam auf. Doch das Empfinden für eigenen Besitz hatte nie Eingang in seine Gene gefunden. Damit kam und kommt er bis heute noch nicht zurecht. Stets waren die Menschen frei. Niemand war Sklave oder Herr oder König. Jeder erhielt von der Natur ohne Arbeit stets genug zu essen. Nun erklärte man gefundenes Gold oder Edelsteine als eigenen Besitz, schuf Schmuck und behängte sich mit Fellen oder Stoffen, züchtete Kulturpflanzen und hielt sich Haustiere.

17 Plötzlich war die Natur dem Menschen nicht mehr gut genug![3118] Jetzt lebte er nicht mehr wie früher nur mit und von der Natur, sondern mehr und mehr gegen sie. Erste Krankheiten schlichen sich so in seinen Körper ein. Und da er zuvor (wie alle wildlebenden Tiere) nie von Leiden geplagt worden war, wurde er davon besonders hart betroffen. Wenn dann einer so hilflos daliegt und niemand von seinen noch halb steinzeitlichen Gefährten weiß, was man da tun soll - wie ist dann das Unerklärliche zu erklären?

Man gibt Geistern die Schuld.

0.51 Dämonen waren angeblich die ersten Schuldigen an den Krankheiten der Menschen

18 Die Schuld für ihre Qualen bei sich zu suchen, das fiel den Menschen schon immer schwer. Da Gott oder die Götter allgemein als gute Wesen galten, konnte das also nur etwas Böses sein, das den Menschen Unwohlsein und Schmerzen brachte. Ein Dämon! Oder mehrere Dämonen. Das Christentum machte aus den Dämonen dann später den Teufel. Schließlich gab man auch Geistwesen die Schuld an seinem Kranksein.[0502, 0507, 9602]

Ganz besonders Schlaue behaupteten dann, über besondere Kräfte zu verfügen, womit sie die krankmachenden quälenden Geister aus dem Körper vertreiben könnten. Was sich die Kranken und deren Angehörige natürlich hoffnungsfroh und gegen Zahlung eines guten Entgelts zu gerne weismachen ließen. Damals waren die Krankheiten wohl auch noch nicht so schlimm wie die heutigen Leiden und heilten sicherlich recht schnell wieder aus, weil die Menschen noch ziemlich einfach und natürlich lebten.

19 Doch dann kamen den Medizinmännern immer bessere Ideen, die Menschen zu verschaukeln. Und an Einfällen solcher Art hat es ihnen bis heute nie gemangelt. So steckte sich der Medizinmann etwa unbemerkt ein paar Steinchen in den Mund, nahm ein Rohr und saugte - einige Zauberformeln murmelnd - unter den ehrfürchtigen Blicken aller dem damals wie heute immer gutgläubigen Kranken das Leiden aus dem Leib, das böse Dämonen dort hineingetragen hatten.[0553]

»Seltsam, die alten Tricks bringt man von Zeit zu Zeit immer mal wieder an den Mann!«

Du spielst auf die Wunderheiler in Südostasien an, die mit bloßen Fingern aus dem Bauch des Kranken blutige Gewächse hervorholen, die angeblich die Krankheit des Patienten verursachten. Wo dann anschließend nicht mehr das geringste vom Eingriff zu sehen ist. Nun - das kann oft sogar segensreich sein. Besonders bei eingebildeten Krankheiten. Und das wenigstens für eine kurze Zeit. Ein alter Hut übrigens, schon die hippokratische Schrift »Epidemien« ereifert sich über Kurpfuscher, die einen Wattebausch in der hohlen Hand verbergen und dann glauben machen, ihn aus dem Ohr des Patienten zu entfernen, um seine Ohrenschmerzen zu heilen. Allerdings sind die Asiaten nicht so naiv dabei wie wir es uns vorstellen: Weder Patient noch Arzt glauben an die Echtheit des extrahierten Objekts.

Damit die symbolische Handlung vollkommen ist, muß nur die Zauberaktion fehlerfrei ausgeführt werden; d. h. der Fremdkörper mußte unsichtbar beim Heiler versteckt gewesen sein. Keiner durfte die Manipulation bemerken, damit eine Placebowirkung eventuell eintreten konnte[0650, 3491]. Doch die Tricks verbrauchten sich schnell, und so mußte man immer wieder neue erfinden.

Gab es keine äußerlich erkennbaren Anzeichen von Kranksein, dann nahmen die römischen Ärzte früher an, daß dies nur von stinkenden Gasen im Kopfinnern herrühren könnte. Bei den Maya-Ärztepriestern waren die Dämonen dafür verantwortlich. Und um diese entweichen zu lassen, meißelten die Ärzte den Kranken große Löcher in die Schädeldecke schon wenn einer mal über Kopfschmerzen klagte. Den australischen Eingeborenen machte ihr Koradgee[0635] weis, jede Krankheit, jeder Schmerz sei auf den bösen Einfluß eines Feindes zurückzuführen, und nur er als Medizinmann habe die Macht, mittels Nierenfett, Menschenkot und Bergkristall davor zu schützen. Allenfalls konnten auch so für die späteren Heilverfahren ach so beliebte Mäuse helfen: Plinius der Jüngere empfahl als Heilmittel gegen Erkältung jedenfalls das haarige Schnäuzlein einer Maus zu küssen.

Früher wie heute stand immer die handwerkliche Geschicklichkeit im Vordergrund der chirurgisch tätigen Medizinmänner - niemals die Gesundung des Kranken. Halte das mal gut im Gedächtnis: Überlebte der Patient, so war's der Arzt. Starb er, so war's das unabänderliche Schicksal. Oder die gar zu große Macht der Dämonen, der Geister, des Teufels. Oder später, als sich mit dem Verbreiten von Glaubenslehren ein feines Leben ohne körperliches Arbeiten führen ließ, der Wille Gottes, Jehovas oder Allahs. **Die Mediziner des Mittelalters dagegen hielten von Löchern im Kopf nicht so viel. War doch zu befürchten, daß dann auch die von Gott eingehauchte Seele daraus entfliehen könnte. Weshalb man den Teufel, der damals noch für viele Krankheiten den Schuldigen darstellte, lieber mit viel Weihwasser und Beschwörungen austrieb.**

> Gegen Rachenverschleimung und rheumatische Versteifungen empfahl der berühmteste arabische Arzt Avicenna jeweils zwei *dirham* der folgenden Zutaten zusammenzumischen: Castoreum, Galbanum aus Isfahan, übelriechende Asafötida, Selleriesamen, Griechisches Heu, Galban, Sterndistel, Harmelrautensamen, Gummiharz, Gartenrautenharz und geschälte Kürbiskerne.

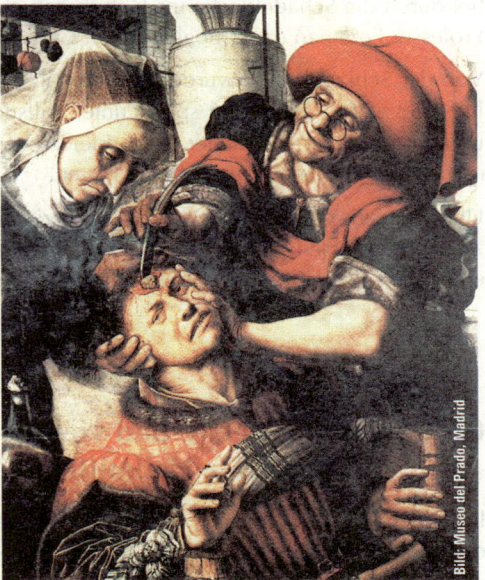

Bild: Museo del Prado, Madrid

Hier wird jemandem der »Narrenstein« entfernt. Das wurde in Europa noch alles ohne Betäubung den »Hirnkranken« zugemutet. Während die Araber bereits zur Schmerzlinderung mit in Gerstenwasser eingeweichtem Hanf, mit Bilsenkraut, Opium und Wolfsmilch eine betäubende Vergiftung zustande brachten. Bei den Persern wurde reines Opium und Muskat zermahlen, zusammen ausgekocht und das Ganze vierzig Tage in altem Wein ziehengelassen; die Flasche stets in die Sonne gestellt. Bald entstand eine Paste, aus der sich Pillen drehen ließen, die empfindungslos machen sollten. Die Ärzte fanden immer Vorwände, sich durch nutzlose, schwierige-Eingriffe viel Geld zu verschaffen.[0550] Früher aus »dämonischen«, heute aus »wissenschaftlichen« Gründen.[0633, 337] Vor kurzem wurden Blinddärme zwecks Studium der Jungärzte meist grundlos operiert. Heute sind es die Gebärmütter, die zumeist sinnlos mit Genugtuung nur zum Zwecke des Geldverdienens unseren Frauen herausgesäbelt werden. (Gleicher Wahnsinn →Rz 337)

Nun vermag man auch heute den einfältigen Menschen - besonders den kranken - noch immer weiszumachen, daß Gott für ihre Leiden verantwortlich sei: alles liege in Gottes Hand oder im unerfindlichen Ratschluß des Allmächtigen. Doch so stark ist der Glaube an die Möglichkeit des Entweichens von Gottes eingehauchter Seele aus einem lebenden Körper zur Zeit nicht mehr. So können es sich die Ärzte von heute wieder erlauben, diese bestens bezahlte, aber selbst von ihren Kollegen als grober Unfug bezeichnete Meißelarbeit am Kopf, erneut aufzunehmen. Um dieser Tätigkeit unter dem besser klingenden, modernen Namen »Neurochirurgie« ungestraft nachzugehen. Dir fällt ein solcher Irrwitz - der des Herumstocherns in Deinem Gehirn - nur nicht mehr auf, weil man Dir statt eines Dämons eine wissenschaftlich klingende Bezeichnung als Grund für den Eingriff nennt. Und statt eiserner Haken nunmehr mit einem beeindruckenden Laserstrahl Gehirngewebe verdampft, statt es wie früher herauszupuhlen. (→Rz 337) Was aber auf dasselbe herauskommt, ist doch klar.

Es war der englische Professor Walter Jackson Freeman, auch genannt »Jack the Brainslasher«, der - stets in chronischen Geldnöten befindlich - damit wieder anfing, nachdem der Glaube an die beflügelte Seele für einige Jahrhunderte die Kopfaufhämmerer um ihr Salär gebracht hatte. Und dem dazu folgende hilfreiche Idee kam: nämlich zu behaupten, bei Schizophrenen genau die Stelle im Gehirn bezeichnen zu können, welche ebendiese Krankheit verursache. Anschließend wurde diesen dann über dem Auge ein keilförmiges, einem Eispickel ähnliches Instrument sieben Zentimeter tief durch die Schädeldecke ins Gehirn getrieben. Durch Kreisbewegung seines Leukotoms suchte Professor Freeman dann möglichst viel Gehirngewebe zu zerstören.

22 Von der Schizophrenie wurde zwar damals wie heute niemand geheilt. Doch, wie berichtet wird, litten 53% der Operierten später unter Fallsucht, der Rest ging, um einige Gramm Gehirnmasse und einen Beutel voll echter Taler erleichtert, wieder nach Hause. Wenn sie nicht gleich im Operationsstuhl ihr Leben ausgehaucht hatten.

Übrigens, aus der Tatsache daß die Mediziner den Menschen mehr Schaden zufügten als Nutzen, zog bereits Perserkönig Kyros I. 550 v.Chr. seine Konsequenzen: Er befahl, daß alle seine Ärzte die ersten zwanzig Jahre ihres Berufslebens in einem feindlichen Land zu praktizieren hätten...

0.52 Erde: das erste und vielleicht einzige Heilmittel

Nichts ist leichter als sich selbst zu betrügen. Denn Du glaubst nur allzugerne, was Du erwartest.

23 In Griechenland gab es die Priester-Heiler. Sie verstanden sich als Mittler, als Medium zwischen dem Gott Asklepios und den Patienten. Von ihnen wollten Kranke und ihre Angehörigen keine genauen Diagnosen, sondern nur Prognosen, also Voraussagen über Heilmöglichkeiten. »Von oben«, also von den Göttern, kam dann die Inspiration, die Eingebung für die jeweils notwendige Therapie. Verantwortung für ihre Behandlung mußten die Priester-Ärzte nicht übernehmen. Sie konnten sich ja auf Asklepios berufen. Das war der Stand der Heilkunst *vor* Hippokrates.

Die frühen griechischen Ärzte waren zum Glück für ihre Patienten noch nicht so verbildet und arrogant, daß sie einen Blick in die Natur oder zu den Tieren unter ihrer Würde fanden. Sie hatten z. B. die Vorliebe des Viehs für Erde beobachtet. Sie wußten, daß viele Tiere ihre Wunden und Schwären in feuchtem Erdreich wälzten. Sie bekamen auch Kunde davon, daß die Ägypter die fette Erde vom Schwemmland des Nils zu Schlammbädern gegen Rheuma nutzten. Bekannt war ihnen auch, daß die Erde von Lennos gegen Pest, Schlangenbisse sowie bei Knochenbrüchen angewandt wurde. Homer besang die Heilkraft dieser Erde später sogar in seinen Epen. Doch da der griechische Priesterarzt Hippokrates - im Gegensatz zu seinen Epigonen von heute - mehr auf die Selbstheilungskraft des Körpers setzte, die er durch Diäten zu unterstützen suchte, verordnete er nur sparsam die Einnahme von Erde. Doch dann wurde das plötzlich modern, und deshalb verschrieben die nachfolgenden Ärzte immer mehr das Einnehmen von Erde.

Warum? Nun, man hatte inzwischen eine Möglichkeit entdeckt, die Erde in eine Art Medikament zu verwandeln, die sie in den Augen der Kranken als etwas Besonderes und gar Wundersames erscheinen ließ: Wenn man die Erde auf einem Porphyr zerrieb und danach mit Wasser vermengte, erhielt man eine feine, schleimige Masse, die sich gut in Förmchen füllen ließ. Deckte man sie mit Leinen ab und ließ sie an der Luft trocknen, so konnte man nach einigen Stunden darauf sogar ein aus Holz geschnitztes Stempelzeichen einprägen.

Und wenn mystische Formen, Wappen und später Muttergottesreliefs in die Erdklümpchen eingedrückt wurden, dann war das nun keine einfache Erde mehr, sondern eine Zauber-Arznei von höchst heilungsphysiologischem Wert. Und wenn sich der Medizinmann dann aus grüner Vulkanerde dreieckige Stückchen mit Runen und aus roter Erde runde Kugeln mit dem Malteserkreuz fertigen ließ, dann konnte er seinen Patienten sagen, daß diese Erdarten aus fernen Landen auf verschlungenen Pfaden unter großen Gefahren zu ihm gebracht worden seien und wahre Heilwunder vollbringen würden. Oder er konnte in christlicheren Zeiten behaupten, daß es sich z. B. bei der Terra Sigilata Hierosolymitica um die vielgepriesene »Marienmilch-Erde« aus der Höhle von Bethlehem handele, in der die Heilige Mutter Gottes höchstselbst ihren Sohn genährt und dabei Tropfen ihrer Milch in den Boden ebendieser Höhle vergossen habe.

So waren nicht nur die Kranken beeindruckt, es war auch damit ein erkleckliches Honorar zu erzielen - für nichts anderes als bloße Erde! Das war der Ursprung der ersten Tabletten und, in Rundform gepreßt, der ersten Pillen. Versteht sich, daß sie später noch mit Kräutern, Gold, Mineralien, Rosenöl, Essig, Wein usw. gemixt und verkauft wurden. Bis später der Anteil der Erde immer mehr zurückging und die Tabletten sich dem jeweiligen Trend der Zeit anpaßten. Was jeweils »in« war, das wurde so lange angeboten, wie es verkäuflich blieb. Zwar hätten damals die Menschen sich auch irgendwo ein Loch graben und einfach die reinliche Erde daraus essen können - aber fürs »In-Sein« gab man ja schon immer gerne Geld her. Doch die Erde als ein Heilmittel und Medikament wurde dann vergessen: Mineralien, Öle, Gold und Kräuter spielten sich immer mehr in den Vordergrund.

<u>Als im späten Mittelalter die ersten Lehrstühle für Medizin eingerichtet wurden, wollten sich die neuen Professoren natürlich profilieren und sich von den bis dahin üblichen Heilmitteln und der Volksmedizin abgrenzen. Und wieder kam es zu neuen »Entdeckungen« im Sektor »Heilmittel der orthodoxen Medizin«: tierische Exkremente, Fette, Knochen - vor allem aber Gifte.</u>

Jedenfalls wollen wir festhalten: Die Menschen von damals waren mit Erde noch nicht mal so sehr betrogen. Denn einmal half sie wirklich ein wenig und erzeugte ein gewisses Wohlgefühl - vor allem aber schädigte sie die Kranken in keiner Weise. Denn es handelte sich ja um nichts anderes als um etwas rein Natürliches. Und da der Körper bekanntlich das stärkste Vermögen zur Heilung in sich selbst besitzt, wurden die Menschen damals auch meist rasch wieder gesund.

»Aber Erde ist doch voller Bakterien!«

Eben! Gerade die brauchen wir doch für unsere Gesundheit!

Gäbe es die nicht mehr, käme sofort alles Leben zum Erlöschen.

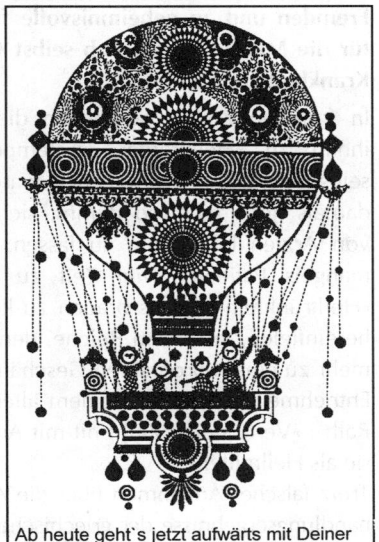

Ab heute geht`s jetzt aufwärts mit Deiner Gesundheit und Deinem Leben!

0.53   Wie es zu den allzeit modischen Kräutertees für Kranke kam

24   Die schlauen Mediziner bemerkten auch, daß bei den Menschen das Wissen um die Wildpflanzen immer mehr zurückging. Was man an Pflanzlichem aß, das wurde meist in Gärten gezogen. Aus Wäldern und Hainen erntete man höchstens noch wohlschmeckende Beeren. Die Wildpflanzen kannte daher kaum jemand. Nur noch die alten Kräuterweiblein wußten davon und die sich mit der Heilkunde befassenden Mönche. Die damals begannen, die Pflanzen in dicke Folianten einzuzeichnen.
Früher wie heute ging es den Medizinern darum, der Allgemeinheit kaum bekannte Stoffe oder geheimnisvoll anmutende Mischungen seltener Pflanzen, Mineralien usw. zu finden, um sie dann als »Heilmittel« den zu allen Zeiten gläubig-zutraulichen Kranken andrehen zu können.[0501] Nun kann aber kein einzelnes Pflänzlein allein jemanden von schwerer Krankheit heilen. Aber es bewirkt wenigstens das: Der Kranke wird von ihm nicht geschädigt!

»Und wie kam es zu den heute wieder in Mode kommenden Kräutern?«

Das funktionierte für die an so was verdienen Wollenden einfach: Wenn man zerstampften Senfsamen auf die Haut legt, dann brennt die bestrichene Hautstelle ein wenig und rötet sich stark, und wenn man eine Handvoll Sennesblätter mit Wasser übergießt und das nach ein paar Stunden trinkt, dann rumort es kurz darauf ganz gewaltig im Bauch, und man kommt von der Toilette kaum noch runter. Mit sowas vermochte man damals als Arzt einen Kranken doch sehr zu beeindrucken. Besonders, wenn man ihm weismachte, seine Krankheit säße im Darm. Und in der Tat: Wer verstopft ist, den erleichtert ein Abführtee sogar sehr. Nur gesund macht er ihn nicht. Im Gegenteil. Der Darm wird immer schwächer, immer ausgelaugter durch den Sennesblätter-Naturtee! Was aber das wichtigste ist: Dem Patienten kann man damit das Gefühl geben, ihm werde geholfen!

Und wenn andere Kräuter nicht stark wirkten, dann genügte und genügt zur Selbstberuhigung vieler deren Duft, deren bitterer Geschmack oder deren bloße Empfehlung in einem Käseblättchen, mit diesem Mittel etwas gegen das Kranksein getan zu haben.

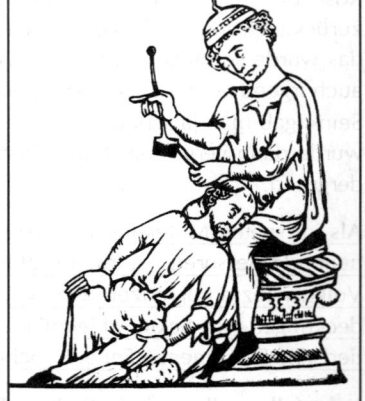

Bild: Chronik der Medizin
Aus einer engl. Handschrift des 13.Jh., Cambridge, Trinity College: Mittelalterlicher Arzt bei der Schädelöffnung. Die von päpstlicher Hirnrissigkeit weniger religiös beeindruckbaren Engländer glaubten nicht an ein Entfliehen der Seele aus dem Loch im Kopf...

<u>So wurde es bis heute Brauch, den Menschen getrocknete, seltene Pflanzenarten zu verschreiben, um sich daraus heiße Brühen zuzubereiten, die man schlürfen mußte.</u>

25   **Früher wie heute war der Glaube an die Hilfe durch einen Fremden und an geheimnisvolle fremde Mittel angenehmer für die Menschen, als sich selbst Gedanken über die eigene Krankheit zu machen.**

26   In früheren Zeiten sammelten die Medizinmänner die von ihnen zu »Heilkräuter« gestempelten Wildpflanzen noch selbst, denn zu ihrem Glück waren die meisten Menschen damals noch nicht so dumm, sich wegen ihrer Krankheiten von Ärzten behandeln zu lassen: So blieb den Medizinern mangels Patienten viel Zeit zu Spaziergängen und zum Sammeln. Um dann später ihre »Heiltrünklein« daraus brauen zu können. Das wuchs sich - je mehr Menschen auf die Doctores hereinfielen, vor allem Reiche, denen es nichts ausmachte, Geld für Unsinn auszugeben - immer mehr zu einem profitablen Geschäft für sie aus, was anderen klugen Leuten nicht unbekannt blieb. Entnehme ich doch aus einem älteren Traktat »Über die kluge Lebensweihse« den »vortrefflichen Rath«: »Vertu deine Zeiht nit mit Arbeith, geh lieber in den Wald und sammle Krüter und verkauff sie als Heilmittel.«

Trotz falscher Annahmen über die Arbeitsweisen von Herz, Gehirn, Leber und Milz waren die Behandlungsergebnisse der griechischen Ärzte besser als die heutiger Mediziner. Denn ihre Vier-Säfte-Theorie war einfach, und sie standen der Natur und so dem Heilen weitaus näher als die heutigen.

Die Methode der hippokratischen Ärzte spiegelte ihre Grundeinstellung zum Leben wieder: Den ganzen Körper, nicht aber einzelne Teile davon zu behandeln.[0583, 3016]

Wovon, wie Du aus der ärztlichen Behandlung am eigenen Leibe sicher schon erfahren hast, die heutige Schulmedizin früher wie heute nichts hält.[0577, 0601] Vor lauter überkandidelter Gelehrsamkeit erkennt sie nicht das, was sich jedem unbebrillten Auge zeigt: daß der Körper ein zusammenhängendes organisches Gebilde ist. Die Doctores aber behandeln ihn als eine Disk-Sammlung, bei der jede Platte ihre eigene Musik abgibt. Damit nicht genug, sind sie heute vom Körper selbst bald völlig abgekommen und versenken sich fast nur noch ins Studium von Kleinstlebewesen, die sich in ihm befinden. Und sie vergessen beim Entdecken und Bekämpfen neuer Bakterien oder Viren darüber völlig den Menschen.

Vor allem waren die hippokratischen, sich ethisch verpflichtet fühlenden Wanderärzte der Meinung, die Natur in ihrem Heilprozeß unterstützen, nicht aber ihr Gewalt antun zu müssen.[2205] Bei kranken Menschen war die Säftemischung im Körper nicht mehr harmonisch - so nahmen sie an - und nun versuchte die Natur selbst, die Heilung wiederherzustellen. Was die alten Ärzte dann mit einer Diät unterstützten.[0566]

»Das war tatsächlich vernünftig.«

Das waren damals die Ärzte auch noch. Weil sie weniger wußten, aber um so mehr erkannten und alles einfacher sahen. Hippokratischer Grundsatz war: Der Arzt sei nur der Unterstützer der Natur, der Patient selbst aber der Arzt. Zudem erließ er das strikte Gebot, Unheilbare nicht zu behandeln.
[0503, 0567, 9455]

»Heißt Du das etwa gut? Hilflose Kranke einfach ihrem Schicksal zu überlassen!«

Gewöhne Dir hier ganz schnell ab, moderne Ansichten für besser oder richtiger als alte zu halten.

Gesundheitsgesetz der Natur:
Durch das Behandeln von unheilbaren Krankheiten verschlimmern die Ärzte das Leiden des Patienten und schädigen ihn nur. [2194]

Würden Ärzte von heute doch nur das einleuchtende Gesetz ihres angeblichen Lehrmeisters Hippokrates achten: Nichts tun, wo nicht zu helfen ist. Sonst werden unerfüllbare, unwahre Hoffnungen erweckt.[9455] Denn heute gibt es keine Medikamente mehr ohne schädliche Nebenwirkungen. Also: Wenn nicht zu heilen ist mit der Schulmedizinmethode - warum dann noch zusätzlich gequält, geschädigt und später noch schlimmer krankgemacht zu werden?[170, 194]

Der Grundsatz des Hippokrates - primum non nocere (Vor allem schadet nicht!) - wird heute von den Medizinern mit Füßen getreten. Im Kapitel der Krebsbehandlung durch die heutigen Ärzte werde ich Dich das noch klarer sehen lassen.

Hippokrates übernahm damit ein Prinzip der alten ägyptischen Medizin mit ihren klugen Diagnosen, die der Arzt vor der Behandlung festzustellen hatte:
1. Handelt es sich um eine heilbare Krankheit?   2. Ist der Ausgang zweifelhaft?   Oder: 3. Ist die Krankheit unheilbar?

So ging er kaum Risiken in der Therapie oder den Verlust seines Ansehens ein, wenn er bei den ersten beiden Diagnosen behandelte und bei der letzten jedes Behandeln zur Schädenvermeidung ablehnte. Hippokrates weigerte sich auch zu recht, Krankheiten irgendwo zu lokalisieren oder den Sitz der Krankheit gar dort zu suchen, wo sich Schmerzen oder körperliche Veränderungen auftun. Er (besser gesagt seine Jünger, die seine Gedanken niederlegten) schrieb im Corpus Hippocraticum, daß der Kranke als ganzer Mensch krank sei. Weshalb er es als sinnlos ansah, spezifische Einzelkrankheiten zu erforschen und abzugrenzen. Zu seiner Zeit, um 500 v.Chr., galten die Körpersäfte als Träger von Gesundheit und Krankheit. Kranksein wurde als die Folge einer Verderbnis der »Humores«, als einer Verschiebung im Säftegleichgewicht angesehen. Daß diese Ansicht völlig verkehrt war, wie wir heute wissen, das machte nicht die Bohne. Im Gegenteil, es wirkte sich nur zum Vorteil des Kranken aus, die Behandlung blieb somit allgemeiner, sanfter, menschenzugewandter.

Das einzelne Organ wurde damals überhaupt nicht in die medizinischen Überlegungen einbezogen. Das war eine wirkliche Ganzheitstherapie, der die Schulmedizin heute nur nachtrauern kann.
Die UrTherapie folgt konsequent diesem Gedanken und sieht sich so als wahre Nachfolgerin hippokratischen Geistes an, während die heutige Schulmedizin, trotz hippokratischer Eidesleistung, diesen Geist schon sehr früh verriet. Für Hippokrates besaß jeder Mensch also seine ihm eigene Krankheit, die kein anderer ganz genau so haben konnte. Fast alles, was bis dahin Gültigkeit hatte, warf er über Bord. Die Heiltherapie »von oben« mit ihren magischen oder religiösen Elementen erklärte er erstmals für Humbug und entwickelte eine solche, die auf Beobachtung und Erfahrung aufbaute. Er brach völlig mit der von den Knidiern stammenden Ansicht, daß es sich bei den Krankheiten um unbeeinflußbare Mächte oder Dämonen handelte. Weshalb es auf den Menschen dabei gar nicht ankomme. Es gelte nur, die Dämonen auszutreiben oder unschädlich zu machen. Und genauso halten es die Ärzte von heute auch: Deine Krankheit halten sie nicht für Deine Sache, sondern nur für ihre und die ihrer Medikamente. Dazu muß der Kranke dumm gehalten werden.
Du erkennst: Die Schulmedizin von heute hat längst die hippokratische Lehre verleugnet.
Das hängt damit zusammen, daß Hippokrates in der Hauptsache ein Priester war, der lediglich Spenden erhielt, aber keine Drachme für seine Behandlung verlangte. Er wurde also erst bezahlt - und das aus Dankbarkeit - wenn seine Ratschläge geholfen hatten. Das war ehrlich und recht. Die späteren Ärzte folgten seinen natürlichen Lehren jedoch nicht mehr und konnten deshalb keinen Erfolg bei ihren Patienten verbuchen. Sie waren daher gezwungen - um dennoch den Kranken Geld abluchsen zu können - ihren Lohn *vor* der Heilung zu verlangen. Machte man nun fremde Mächte für die Krankheiten verantwortlich, dann enthob man den Kranken seiner Verantwortung für sein Kranksein, und er selbst mußte keinen Finger rühren, um gesund zu werden. Was überaus bequem war.
Und was zudem eingänglicher war als die Lehre des Hippokrates. Daß nämlich der Arzt nicht heilen, sondern nur helfen könne. Und daß Gesundwerden die alleinige Aufgabe des Kranken sei.[0581]
So teilten sich die Ärzte damals in zwei Gruppen: in die koischen und die knidischen Ärzte. Den letzteren wandten sich diejenigen Ärzte zu, die mehr ihren Vorteil, denn den ihrer Kranken im Auge hatten. Während die koischen Ärzte ihre edle Gesinnung beibehielten, entgeltlos zu helfen. Denn Hippokrates verlangte von seinen Anhängern außerdem, sich in der Kunst der Prognostik zu üben: um dadurch in der Lage zu sein, diejenigen Kranken abzuweisen, welche von ihnen nicht gesundzumachen waren.

„Schreibt Papa auch so lustig, wie er mit mir rum macht?"

Das war für die nach Reichtum und Anerkennung strebende Ärzte jedoch nicht akzeptabel. Denn jemanden abzuweisen und nicht zu behandeln, das hieß nichts anderes für sie, als viele, fast schon auf dem Wege ins Säckel befindliche Goldstücke wieder entwischen zu lassen. Und dazu den Kranken noch das Eingeständnis zu liefern, daß man nicht zu Heilen imstande war. Sicher - man kann nicht von jedem menschliche Größe und Demut verlangen, wie dies die hippokratischen Wanderärzte nach ihrer Lehre praktizierten. Aber wir sollten uns darüber klar werden - und das wird uns für das tiefere Verstehen der UrTherapie hilfreich sein - worauf sich Wissen und Ideale der heutigen Schulmedizin gründen: auf Verachtung der Menschen als integrale Persönlichkeiten und Nacheifern der profitorientierten knidischen Krankheitsauffassung - dabei täuschend vorgebend, sich der edlen hippokratischen Lehre zu bedienen.
»Das ist mir ein bißchen zu abstrakt«, sagt Du.
Nun, nach der naturwissenschaftlich-klinischen Lehrmeinung der Schulmedizin handelt es sich z.B. bei Krebs um ein exakt abgegrenztes Geschehen. Und der Mensch ist für sie nichts anderes als ein Tumorträger. Hippokrates hätte sich dieser Auffassung - und damit der praktischen Lehre, wie Krebs zu heilen sei - energisch widersetzt und statt dessen von einem krebskranken Menschen ge-

sprochen. Weil der Krebs nicht nur einen Teil, sondern den ganzen Menschen befällt. Und er hätte dementsprechend den ganzen Menschen behandelt und nicht nur den Tumor. Wenn überhaupt! Denn Unheilbares behandelte er ja nicht. Und die Heilmethode mit UrMedizin war ihm, wie allen Ärzten, noch nicht bekannt.

150 Jahre nach Beginn der Zeitrechnung trat dann der römische Arzt Galen[0566] auf, der die angeblich »Wissenschaftliche Medizin« begründete. Doch bis heute blieb sie eine reine Pseudowissenschaft - allenfalls eine Kunst mit meist schlechten Künstlern, wie wir noch sehen werden.

Die von ihm in ein umfassendes Prinzip gebrachte und von Avicenna, auch Abu Ali al-Husain ibn Abdullah ibn Sina benannt, lehrbuchmäßig erfaßte Humoralpathologie wurde bis ins 19. Jahrhundert mit dem »Canon des Avicenna« als die Grundlage der Medizin angesehen. Seine Theorie prägt zum Teil auch heute noch die Ärzte. Sie beruht auf dem Prinzip des contraria contrariis curantur. Das meint: dem Körper Stoffe (Arzneien) zuzuführen, die der Krankheit entgegengesetzt sind. Leider bestimmt seine edle Denkweise nicht mehr die heutigen, nur ihre Methoden für richtig haltenden und sie auf alle Fälle bei ihren Patienten durchsetzen wollenden Mediziner: Ibn Sina lag die Suche nach Erkenntnis mehr am Herzen als seine eigene Unfehlbarkeit. Seine oft seltsamen Arzneien übergab er stets mit den Worten: »Wenn Allah es will, ist es wirksam.«

Was tat der Grieche Galen so Besonderes? Er sezierte und verschaffte sich und den anderen Ärzten mehr Wissen über den menschlichen Körper.

> Das einzige Lebewesen der Schöpfung, welches die Schönheit und Harmonie der Natur nicht aushält, ist der Mensch.

»Das war doch gut und fortschrittlich«, meinst Du.

Trotzdem zog er falsche Schlüsse. So lehrte er zum Beispiel, daß die Nährstoffe vom Gedärm in die Leber fließen, die sie in Blut verwandeln würde. In seinen Heiltheorien stützte er sich auf die Zweckgerichtetheit jeder Entwicklung im Universum, an die er glaubte. Nun - Galen war wenigstens ein um die Wahrheit bemühter Mensch. Allerdings fand er sie nicht für die Medizin, wohl aber für die Wissenschaftler von damals und heute. Schrieb er in seinem Werk Methodos medendi: »Niemand sucht die Wahrheit selbst, sondern nur ihren Schein...«

Die Folge: Je tiefer die Ärzte in die körperlichen Abläufe eindrangen, desto leichter irrten sie, und umso mehr falsche Diagnosen wurden möglich.[0551, 2405, 2408, 2414ff,]

Zur Zeit Galens kam man darauf, aus Mineralstoffen Derivate zu gewinnen. So aus Kupfer Grünspan, Ustum, Los, Verugo oder Vitriol. Aus Blei ließ sich Psimmythium, Bleiweitz und Bleiglätte ausfällen. Das war für die Menschen damals etwas ganz Neues. Und allem, was bislang unbekannt war, haftet die Glorie des Fremden, des Besseren, des Geheimnisvollen an.

Das ließ sich in der Medizin bestens verkaufen. Damit ließen sich Könige, Fürsten, Reiche und Arme, Dumme und Schlaue hereinlegen. Damals wie heute.

Das Treiben seiner Kollegen wurde selbst Galen zuviel, und so klagte er scheinheilig: »Warum ist unter den Ärzten keiner mehr zu finden wie Hippokrates! Man kann nicht gleichzeitig Geschäfte machen und die Heilkunst ausüben.«

»Warum scheinheilig?« fragst Du.

Weil die Ärzte von der Art seiner Beutelschneiderei so viel gelernt hatten, daß damals der mittelalterliche Spruch umging: »Pat Galenus Opes« (Galenische Heilkunst bringt das große Geld).[0620] Und so gelang es dem pfiffigen Galen damals, wissend, wieviel Hoffnung in kranken Menschen auf Erfüllung wartet, Metalle und deren Verbindungen als »Heilmittel« teuer zu verkaufen. Die er in seinem Werk »De simplicium medicamentorum temperamentis et facultatibus« neben pflanzlichen und tierischen Medikamenten beschrieb. Galen selbst war damals einer der reichsten Männer seiner Zeit.

Die Mediziner waren schon zu seiner Zeit soweit kommerzialisiert, daß auf dem Markt der Weltstadt Rom gefälschter Krokodilskot - der als Heilmittel ersten Ranges angepriesen wurde - blühenden Umsatz erbringen konnte.

Solche »Medikamente« und die damals praktizierten Behandlungsmethoden waren allerdings weitgehend harmloser Art, wie Aderlaß, Schröpfen, Klistiere. Noch immer aber waren die Kranken bei Galen verhältnismäßig gut aufgehoben, da er der Ansicht war, daß Vorbeugen dem Behandeln vorzuziehen sei. Und er empfahl dazu Bäder, Massagen und Kuren in frischer Luft, wobei er sich auf die Heilkraft der Natur berief. Jedoch fing die Arroganz des ärztlichen Berufsstandes mit ihm an. Galen bildete sich tatsächlich ein, daß er als Arzt ein Viertel aller Krankheiten zu heilen imstande sei. Er meinte:

»Der beste Arzt ist die Natur, denn sie heilt drei Viertel aller Krankheiten und sagt nie etwas Böses über den Kollegen...« Heute, da die Natur bei den Ärzten nichts mehr gilt, bilden sich unsere Mediziner ein, 99% aller Krankheiten heilen zu können. Entsprechend hoch ist der Stand ihrer Arroganz. Anzunehmen ist, daß dies von den Alchimisten her rührt, die durch eine Feuerbehandlung »das Unreine zum Reinen bringen« wollten. Mit Alchimie führe man Unvollendetes zur Vollendung - weshalb die so gewonnenen Mittel durch die damit vollzogene »Läuterung« am besten für Kranke wären... Du erkennst am vermessenen Ausspruch: Die von Gott erschaffene Natur ist für Kranke unvollkommen und kann nur durch Alchimie verbessert werden

Die humanen, diätetischen und hygienischen Vorschriften des Hippokrates wurden von Jahrzehnt zu Jahrzehnt seltener angewandt. Eine neue Klasse von Scharlatan-Ärzten trat auf. Und die war nicht mehr idealistisch gesinnt wie Hippokrates, der zu einfacher, frugaler Kost und Reinlichkeit geraten hatte. Einige Heilungsgrundsätze des Hippokrates habe ich hier im Buch und im Literaturverzeichnis verstreut. Du wirst erkennen, daß sie einfach und klar[0571-0573] und nicht auf persönlichen Profit für ihn oder die Ärzte ausgerichtet waren.

Doch die Ärzte wollten an den Kranken verdienen, mußten deshalb den Kranken etwas vorheucheln und mußten ihnen schön tun, mußten Heilweisen anbieten, die angeblich nur sie beherrschten oder durchführen konnten. Sie mußten das Heilen als *ihr* Verdienst herausstellen, mußten die Menschen glauben machen, daß sie im Besitz spezieller Mittel dafür seien und für jede Krankheit ein anderes dieser speziellen Mittelchen nötig und erfolgreich sei, und daß dies nur der Arzt richtig zu beurteilen und anzuwenden wisse.

Und daß Ärzte somit stets zu studieren, zu forschen, lebendige Tiere zu martern und tote Menschen zu sezieren hätten, um Krankheiten fachgerecht behandeln zu können. Der klardenkende Hippokrates hatte für diesen faulen Zauber und Schwindel der Ärzte nichts übrig.

34 <u>Doch die Menschen bis hinauf zu den Fürsten und Herrschern glaubten - und das ist bis heute so geblieben - nun mal lieber an Wundermittel und an Versprechungen angeblicher Koryphäen als an sich selbst und ihren eigenen Verstand. Ich möchte sogar behaupten, daß unser halbes Leben ein beständiges Hereinfallen auf falsche Versprechungen anderer Menschen darstellt...</u>

»Im frühen 16. Jahrhundert brachte dann der berühmte Paracelsus (1493 - 1541) frischen Wind in die Medizin, nicht wahr? Er soll seine Tätigkeit als Professor der Medizin bekanntlich damit begonnen haben, die Bücher von Galen öffentlich zu verbrennen«, sagt Du.

Nun, auch die Bücher des Theophrastus Paracelsus Bombastus von Hohenheim stecken aus heutiger Sicht voll Größenwahn, Prahlerei, Unsinn, übergossen mit einer Soße schwärmerischer Religiosität. Paracelsus sah die Krankheiten von Geistern, Sylphen und Nymphen beeinflußt. Doch ein Gedanke in seiner ansonsten konfusen Ideenwelt gibt Anlaß zum Nachdenken: Paracelsus verachtete die sachliche menschliche Vernunft: Diese zersetze und wolle nur die Macht der Natur brechen. Weil die anmaßenden Menschen glaubten, letztere sich aneignen zu können... Exakt auf mein Buch hier paßt jedoch sein Spruch: »Behandelt aber den Geist - dann wird der Leib gesunden.«

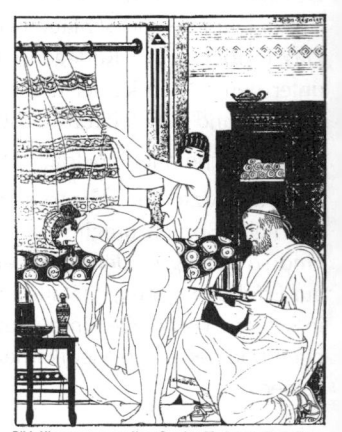

Bild: Hippocrate complète, Goerke, Medizin u. Technik
Hippokrates sah noch vernünftige ärztliche Maßnahmen vor, wie z.B. die Darmreinigung mit Wasser.

0.54 Was logisch klingt, muß nicht unbedingt richtig sein!

Was die Heilkräuter betraf, so war die Lehre des Paracelsus dazu sehr einfältig. Aber es war wohl ein wenig zu einfach, wenn er sagte: Schöllkraut heilt wegen seines gelben Saftes Gelbsucht. Paracelsus nahm auch an, daß Gott durch die Gestaltung und Farben der Pflanzen einen Hinweis auf bestimmte Organe und Leiden gegeben habe. An diese sog. Signaturlehre glaubten damals die Ärzte und deren Patienten so felsenfest wie heute an die Lehre der Schulmedizin. Du krankst an einem Umläufer am Finger, der wie ein Wurm aussieht? Also binde man einen Regenwurm darauf... So etwa verordnete Paracelsus Walnüsse gegen Gehirnkrankheiten, Johanniskraut (weil dessen Blätter lanzettförmig aussehen) gegen Stichwunden. Gegen Knochenerweichung empfahl er den Sud ausgekochter Schweineknochen, bei einem schwachen Herz riet er, Kälberherzen zu essen, und bei Augenleiden wurde ein Sud aus dem augenförmigen Pflänzlein Augentrost verabreicht.

»Hat man ihm diesen einfältigen Unsinn abgenommen?«

Nimmt man heutzutage Professoren etwa nicht alles ab, was sie so von sich geben? Die heutigen drücken sich nur wissenschaftlich verbrämter aus. Was wegen deren nebulösen Verschwommenheit nur schwerer als hohles, nichtssagendes Geschwafel zu erkennen ist. Wogegen der Bombastus von Hohenheim keine lateinischen Ausdrücke gebrauchte und nur in Deutsch an den Universitäten lehrte.

»Ja, heute! Heute wissen die aber viel mehr als früher«, meinst Du.

Ja, wissen tun sie *mehr*, aber wissen die Mediziner auch das Richtige? Denn doch nur darauf kommt es schließlich an, oder? Wenn im Mittelalter die Ärzte einem Kranken weiße Pflanzensäfte eintrichterten, weil er bleichsüchtig war, dann konnte ihm das kaum schaden. Wenn aber heute ein Professor die sofortige Operation befiehlt, wenn ein Patient an Krebs leidet, dann kann das dessen Leidensvergrößerung oder Todesurteil sein: weil er damit den Krebs auszustreuen hilft. Wenn Dir heute ein moderner Medizinmann ein Chemiegift gegen hohen Blutdruck verschreibt, dann kriegst Du den vielleicht etwas gesenkt, aber gleichzeitig damit einen Mühlstein von 200 Nebenschäden später an den Hals gehängt. Und später noch Krebs obendrein. Wenn Dir heute die Neurochirurgen Hirn eines Toten einspritzen, dann bedeutet das nichts anderes, als die einfältigen Therapien des Mittelalters (mit diesmal wissenschaftlich klingenden Scheinargumenten) in modern aufgemachter Form zu wiederholen. Und das wird von modern denkenden Menschen den modern behandelnden Professoren genau so selbstverständlich wie früher abgenommen.[2050+, 2090+] Denn nun steht ja kein ewig nach Fusel stinkender und in meist verdreckter Bekleidung auftretender Paracelsus wie früher vor ihnen, sondern ein sehr gepflegter, sich sehr gewählt und unverständlich ausdrückender Gott in Weiß. **Dem zum Glück für Deine Gesundheit erstmals dieses Buch nachweist, daß dessen Therapien und Medikamentionen noch unlogischer, noch unbegründeteer als die des Mittelalters (weil schädigender) sind.**

Paracelsus nahm die altarabische Medizinerpraxis wieder auf, erkrankte menschliche Organe durch den Verzehr entsprechender Innereien eines Tieres zu behandeln. Das fand in den deutschen und französischen Landen soviel Anklang, daß alle, die es sich leisten konnten, damals die Innereien von Tieren schon vorsorgehalber in großen Mengen verzehrten. So haben wir den verhängnisvollen Fleischverzehr (denk an BSE!) letztlich den Medizinern zu verdanken!

Der bei leichtgläubigen Menschen so pfiffige Gedanke des Paracelsus, daß Ähnliches das Ähnliche heilen könne, diente später dann in bekannter Form wiederum der Homöopathie als Basis ihrer Lehre. Was Dich erkennen läßt, wie sich Glaubensdummheit von Generation zu Generation fortpflanzen läßt. Später bekam Paracelsus Krach mit seinen Medizinerkollegen, weil er ihnen vorwarf, daß sie zu viele Mittel zusammenmixten:

»Was aber ist es dem Kranken nütz, daß ihr schrejet, ihr hättit ein gewiss Rezept, so doch nur Rezept uhnd Methodus böser geflicket ist, denn eines Bettlers Rock. Ich will ein schlicht Gewandt für den Kranken, darin er heil wird. Die Experianz tuets und nit das Summieren und Addieren von 40 und 50 Simplicia, daß die Ougen übergohn - fuellet üech aber den Büttel voll.«

Dann stieß er seine Kollegen noch nachdrücklicher vor den Kopf (ich übersetze ins Hochdeutsche): »Nur derjenige, der seine Erfahrungen aus der Natur erhält, ist ein Arzt, und nicht jener, der mit dem Kopf und mit erklügelten Gedanken wider die Natur und ihre Eigenart schreibt, redet und handelt.« Leider hielt er diesen Grundsatz später selbst nicht ein. Zuerst behandelte er noch sehr einfach: Gegen fehlende Manneskräfte gab's Urin vom Stier. Gegen entzündete Augen verordnete er das Einblasen von zerstäubtem Zebethum Occidentale, auch Menschenkot benannt. In seinem „Artzneybüchlein" meint er: »*Ich gelobe zu widersprechen aller falschen Arzeney und Lehre; keine Hoffnung auf die Meynungen der Hohen Schule zu setzen, noch auf die Doctor-Baretleins, auch denselben keinen Glauben zu geben.*« Der hatte seine betrügerischen Kollegen schon früh erkannt...

Die humanen, diätetischen und hygienischen medizinischen Vorschriften des Hippokrates wurden jedenfalls von Jahrzehnt zu Jahrzehnt weniger angewandt, gerieten immer mehr in Vergessenheit.

38 **Für Hippokrates war noch »die Natur der beste Arzt der Kranken, und man erzielt nur dann einigen Erfolg, wenn man ihre Wirkungen bevorzugt in Anspruch nimmt«; und: »Der Körper ist ein harmonisches Ganzes, dessen Teile sich in gegenseitiger Abhängigkeit halten und dessen Bewegungen aufeinander abgestimmt sind. Man kann unmöglich das Wesen der Krankheiten kennenlernen, wenn man nicht die Natur selbst und den in ihrer Entwicklung sich manifestierenden Urgrund kennt«.**

39 Doch mit solcher Lehre waren für die Mediziner keine Goldsäckel zu füllen, weshalb die neue Ärztegeneration ihre Heilkünste mittels magischer Sprüche, astrologischer Weissagungen, dem Verkauf von Amuletten und dem Werfen von Steinen[0553/5] darbot. Das war populärer, als Mithilfe und Engagement vom Patienten zu verlangen und ihm seine Eigenverantwortung beim Bekämpfen seiner Leiden klarzumachen. Da man die hygienischen Lehren des koischen (von Kos stammenden) Hippokrates später auch noch als Aberglaube verleumdete, hatte man so leichtes Spiel.

Aber - im Gegensatz zu heute erkannte Hippokrates noch richtig, daß Krankheiten nicht von außen durch unheimliche Miasmen, böse Viren, schädliche Bakterien verursacht werden, sondern daß sie im Inneren des Körpers durch schlechte Säfte (Lymphe, Blut) entstehen. Dies war der Grund für die meisten frühen Ärzte, besonderen Wert auf die Brech- und Abführmittel zu legen, weil man dadurch eine Reinigung des Körpers erzielen wollte: »*Fehlt es über dem Zwerchfell, so gib ein Brechmittel. Fehlt es unter dem Zwerchfell, gib ein Abführmittel*«.

Avicenna führte alsbald die Schwefelsäure, das Glaubersalz, Ätzkali, das Salmiak und das Sublimat, das rote Präzipitat, das Königswasser und die Salpetersäure in die Krankenbehandlung ein.

40 Paracelsus war übrigens auch einer von den Medizinern - arabische Ärzte hatten damit angefangen - der mit den giftigen Metallen Quecksilber, Wismut, Antimon, Kupfervitriol, Arsen, Blei und ihren Verbindungen sowie den Harzen Mastix, Kampfer, Colofonium usw. behandelte. Mit seiner Bauernschläue hatte er erkannt, daß nach einer solchen Behandlung die Patienten immer weiter zu ihm kommen mußten. Weil sie dann an den Folgen der ihnen verordneten giftigen Mittel litten...

Erkenne: Das hat sich bis heute nicht im geringsten geändert! Allein in Deutschland sterben jährlich 40.000 durch das Röntgen, weitere 60.000 Patienten müssen wegen der ihnen verabreichten Medikamente und erlittenen Operationen erneut ins Krankenhaus.[2851]

Bei Galen begann bereits durch die für Geld tätig werdenden Mediziner das »Anti-Denken« der Medizin durch dessen Humoralpathologie. Was hieß: Den Körper mit Gegensätzlichem zu behandeln. War der Körper warm, sollte das Mittel kalt sein. War der Körper kalt, sollte das Mittel warm sein. (Opium wurde z.B. als im vierten Grad kalt, Pfeffer als im zweiten Grad warm eingeteilt.) Paracelsus, der als erster giftige Substanzen in großem Umfang gegen die »ursächlichen Krankheitssamen« verwandte, setzte diese Ansichten mit seiner iatrochemischen Lehre fort. Diese sah die Krankheit als eine Vergiftung des Körpers an - was zutreffend war - die man mit einem Gegengift - was Wahnsinn war! - ausmerzen könne. Das hat sich - man kann es kaum glauben! - bis heute erhalten. Man hat ihr nur einen »wissenschaftlichen« Namen gegeben: Man nennt sie heute: Allopathie oder Schulmedizin:

Eine einzigartige Gaunerei, Menschen zu behandeln, um sie mit Giften auch in späterer Zeit krank und zu ständigen Patienten zu machen.

Besonders beliebt war es - selbstverständlich nur bei der reichen Klientel und in Fürstenhäusern -, feine Goldplättchen in Tinkturen zu geben - gewiß ein Placebo ersten Ranges [0556, 2000], aber ein dazu schädliches obendrein, das sich bis heute noch in der Rheumabehandlung erhalten hat.[3251, 3606, 9744]

Zum großen Glück für sie selbst verlachten die einfachen Menschen damals mehr oder weniger das Tun und Treiben der Ärzte. Im Mittelalter und selbst danach betrachtete man Krankheit immer noch als Strafe Gottes. Um geheilt zu werden, mußte man sich folglich an Gott wenden. Gebete, Beschwörungen und die Berührung von Reliquien standen deshalb in größerem Ruf als der medizinische Kokulores. Schließlich waren die Ärzte gezwungen, wollten sie ihr Brot aus behandelnder Tätigkeit weiter verdienen, sich nur an Reiche heranzumachen oder in Fürstenhöfe einzuschleichen. Im Gegensatz zu dem Leitsatz der hippokratischen oder chinesischen Ärzte, erst zu kassieren, wenn sie den Kranken gesund gemacht hatten, wurde dabei zu ihrem Grundsatz: »Cum dolet accipe, post morbum medicus olet« (Nimm, solange er Schmerzen hat, nach der Krankheit stinkt der Arzt). Oder wie es das Flos Medicinae Salernitanum aus dem elften Jahrhundert beschreibt:»Nicht umsonst hab ich studiert, während noch der weise Hippokras' / seine Kranken auf der Straß / ohne jeden Lohn kuriert.«

Damals wie heute war auch das Tun und Lassen des ärztlichen Konkurrenten jedem Mediziner ein Dorn im Auge. Für sie wurde das »Figulus figulum odit« (Ein Töpfer haßt den anderen) als Sprichwort vom Volk gebraucht. Aber schon Plato hatte sich seinerzeit im Kriton gefragt, ob die Ärzte mehr zum Geldverdienen oder zum Behandeln da seien...

> Lebe in Frieden mit Dir selbst und mische Dich nicht in das ein, was andere angeht. *(Der Verfasser)*

0.55 Die Schulmediziner haben dem edlen hippokratischen Denken in der Medizin den Garaus gemacht

Im Jahre 1215 verbot das IV. Lateranische Konzil den kirchlichen Ärzten, chirurgische Eingriffe vorzunehmen, weil dies ein blutiges Schächerhandwerk sei. Man überließ dies deshalb denjenigen, die weder Gelehrte waren noch als feine Herren galten, nämlich den Barbieren oder Zahnziehern, die sich viel später doch noch Magistri in chirurgia nennen durften. Andere Länder, andere Sitten: Friedrich II. von Hohenstaufen, seines Zeichens römisch-deutscher Kaiser, war den knidischen Scharlatan-Ärzten mehr zugetan. Die brachten ihm schließlich wegen des hohen Abkassierens von den Kranken tüchtig Steuern ein, statt der nur gegen milde Gaben tätig werdenden »Barfußärzte«. Die dennoch ihre einträglichen medizinischen Geschäfte durch die hippokratischen Heiler weiter bedroht sahen. Doch schafften es die knidischen Quacksalber-Ärzte durch Verleumdungen, daß der Kaiser ein Edikt erließ, wonach nur *den* Ärzten die Heilbehandlung erlaubt sei, welche eine »Approbation« dazu besitzen würden. Da diese an die Erben weitergegeben werden konnte, verbreitete sich so „die herrschende Schule" immer mehr. Suchte der Kranke wegen des Nichtkönnens des einen nun einen anderen Mediziner auf, so kam er, ohne es zu wissen, vom Regen in die Traufe. Nämlich zu einem ähnlichen Pfuscher.

Damit begann die unheilvolle Entwicklung, daß sich plötzlich der Kaiser (und später dann der Staat) in die Heilbehandlung einmischte. Wobei - dank des kaiserlichen Ansehens in der Bevölkerung als Vertreter Gottes auf Erden - die Kurpfuscher-Ärzte immer mehr Einfluß auf die Menschen auszuüben vermochten und wegen ihrer eindrucksvollen, aber letztlich nur schadenden Mittelchen und Gifte als die echten, die seriösen Mediziner angesehen wurden.[0557,0561]

»Wie konnte das Schlechte gegenüber dem Guten so leicht triumphieren?« fragst Du.

Nun, die koischen, idealistisch behandelnden Barfußärzte waren arm und nicht in der Lage, Bestechungsgelder für die bessere Wirksamkeit ihrer auf Hippokrates begründeten Lehre aufzubringen. Nun war es – das damals nur religiös geprägte Denken nutzend - für die Vermarktung der Heilmittel sehr nützlich, den Pflanzen damit verbundene Namen zu geben, wie etwa Teufelskralle,

Hexenkraut, Mandragora, Tausendgüldenkraut, Teufelsabbiß, Teufelsbart, Teufelsauge, Lungenkraut, Milzkraut, Gottesgnadenkraut.

42 Das italienische Rezept (um 1500) für die Herstellung von Hexensalbe z. B. bestand aus Eisenhut, Pappellaub, Ruß, Fledermausblut, Fliegenpilz, Urin und Bilsenkraut. Und die wirkte so:
Das Akonitin aus der Wurzel des Eisenhuts verursachte ein feines Kribbeln nebst einem pelzigen Gefühl auf der Haut. Und das zu Sinnestäuschungen führende Hyoseyamin des Bilsenkrauts ließ den Kranken sich einbilden, ihm wüchsen Federn und Flügel, so daß er sich zum Fliegen befähigt fühlte. Wenn so ein Kranker des 16. Jahrhunderts also zu fliegen meinte - ja das war doch eine fantastische Wirkung der Medizin! Zwar wurde man davon nicht gesund - aber man konnte so Krankheit und Schmerzen wenigstens für eine Weile in den Wolken der Fantasie vergessen...
Auch aus der Alraune - sie war damals besonders beliebt - wurden sog. »Dolltränke« hergestellt. Hexensalben waren am wirksamsten, so raunte man sich zu, wenn die dazu verwandten Pflanzen bei Vollmond ausgegraben, unter einem Galgen gelegt, mit Eulenblut gedüngt oder auf dem Friedhof gesammelt wurden. Auch selten zu findende Moosarten wurden mit düsterem Flair versehen. Wie etwa das an Hexentänze erinnern sollende Besen-Gabelzahnmoos, die Tannen-Teufelskralle oder die Jesus-Christ-Wurz, unser Adlerfarn. Weil man bei einem Schnitt quer durch den unteren Stengelteil ein »J.C.« (oder auch einen Adler) zu erkennen glaubt.

43 Ungeheuer gefragt waren ägyptische Mumien[0504] zur Arzneizubereitung sowie Bezoarsteine, die zur Mode wurden, was eine wahre Abmetzelei von Stachelschweinen und anderen Tieren auslöste, denn Bezoarsteine waren die Konkremente aus Magen, Darm oder Galle dieser Tiere. Doch das verschliß sich. So langsam war kein Mensch mehr zum Glauben zu bewegen, wenn er dieses Mittel einnähme oder auf seine Schwären gäbe, würde er damit zu heilen sein. Da mußten sich die Mediziner einen neuen Trick einfallen lassen, die Heilkraft ihrer Mittel den Menschen weiszumachen. Das geschah, indem sie ihren Medikamenten lateinische oder Fantasienamen gaben, wie etwa Salvarsan oder Bepanthen...

Diesem wahnwitzigen Denken, rücksichtslos alles für Heilzwecke zu nehmen, von dem man ihn glauben macht, er könne damit seine Leiden heilen, ist der Mensch noch immer verhaftet. Er würde bedenkenlos alle deutschen Eichen vernichten, sagte man ihm, daß deren Saft Krebs heilen könnte.

»Nein - so verrückt sind wir heute doch nicht mehr«, sagst Du.

Na, na, 1992 wurde dieser Vorschlag bei den Eiben gemacht, deren nicht synthetisch herstellbarer Wirkstoff bei Krebs wirksam sein soll. Heute ist es bereits als neues Krebsmedikament unter dem Namen Taxol auf dem Markt. Um die Eibenwälder Kanadas dürfte es also bald geschehen sein...

Doch nicht nur den Mittelchen, die man einnehmen mußte, wurde eine Heilung zugeschrieben - auch anderes Treiben, das geheimnisvoll anmutete und vor allem von Patienten nicht nachprüfbar war, sollte zu einer Genesung beitragen: Handauflegen, Hypnose, religiöses Besprechen oder das Tragen von Amuletten und Edelsteinen, das sich Beträufeln mit Ölen, das Riechen an Blumen, das Denken an nichts, um nur einiges zu nennen.

Bild: H.v.Gersdorff, Feldtbuch der Wundartzney, Straßburg 1517
Dreibeiniges Instrument zur Entfernung von Bruchstücken der Schädelkapsel

44 Vom 15. bis zum 17. Jahrhundert wurde allen Ernstes geglaubt, daß die Farbe Rot das Fieber senken und Krankheiten heilen könnte. Deshalb steckten damals die französischen Ärzte ihre Patienten in rote Nachthemden und stellten möglichst viele rote Gegenstände und Blumen in deren Zimmer. Diesen Unsinn griffen vor kurzem ein paar englische Wissenschaftler wieder auf, behaupteten aber diesmal, daß blaue Farben am besten auf die Heilung einwirkten - und ließen in Hospitälern Krankenzimmer blau anstreichen. Und ganz modern ist heute wieder eine andere Art von Farbentherapie (→Rz 215). Vor 150 Jahren wurde in Amerika das Ketchup erfunden. Das war eine Neuheit! Und wie sieht das bei jeder Neuheit aus? Richtig - auch die wurde

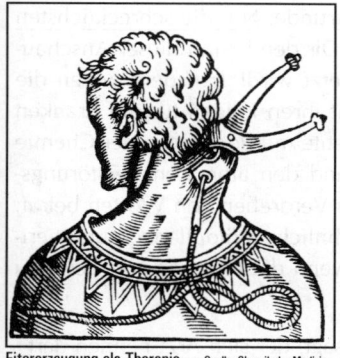

zuerst als Medizin gegen Magenleiden unter dem Namen »Dr. Miles' Tomatenextraktmischung« verwendet.

Was man mit den Kranken anstellte wurde immer verrückter, die auszuhaltenden Torturen waren immer schlimmer. Im Jahre 1641 wurde eigens eine Zange zum Verlegen eines Haarseils unter die Nackenhaut zwecks therapeutischer Eiterung hergestellt. Dem Herausquellen von Eiter aus dem Körper wurde eine große Heilwirkung zugesprochen - sollten so die »schlechten Säfte« des Kranken »heraussuppen«. (→Rz64) Üblich ist die Methode auch heute noch als Zugpflaster oder Zugsalbe bei Geschwüren.

Eitererzeugung als Therapie Quelle: Chronik der Medizin

Das 17. Jahrhundert endlich war das Zeitalter der geheimnisvollen Pülverchen, der magnetischen und astrologischen Heilversuche und der Suche der Panazee, dem Vorgänger der UrMedizin.[0555] Medizinische Systeme stiegen empor und gingen nieder in einer Vielfalt wie nie zuvor. Je verrückter sie waren, je mehr Dukaten brachten sie. Und eine verhängnisvolle halbwissenschaftliche Ansicht breitete sich aus, die sich bis in die Gegenwart hält und für den Mißerfolg der heutigen Schulmedizin ursächlich ist:

Nicht den Grundursachen der Phänomene, sondern greifbaren Einzeltatsachen sei nachzugehen. 45 Sichtbare Erscheinungen und unmittelbare Wirkungen werden seither von der Wissenschaft für allein wichtig gehalten. Und natürlich auch von der Medizin!

»Aber das ist doch gut so, damit entledigt sie sich allem Geheimnisvollen und Unbeweisbaren!«

Denkst Du! Es führt dazu, Kleinstlebewesen und Insekten mit Gift (und damit die Schöpfung selbst) zu bekämpfen - weil man sie vordergründig als Schädlinge ansieht und sie dann auch so bezeichnet. Und ihnen damit die Schuld für das naturwidrige Verhalten *des Menschen* zuschiebt. Denn alle Tiere und alle Kleinstlebewesen halten sich ja strikt an die Gesetze der Natur - nur der Mensch nicht. Dieses Denken führt in der Medizin vor allem dazu, einem Gallenkranken die steingefüllte Galle, einem Kind die geschwollenen Mandeln und einem Krebskranken die wuchernde Geschwulst wegzuschneiden! Weil die Anschauung gilt, krankes Gewebe als unmittelbare Ursache des Leidens anzusehen. Es also zu bekämpfen, zu entfernen oder zu zerstören. Mittels Medikament, Stahl oder Strahl. Reine Äußerlichkeiten, aber kein »Auf-die-wirkliche-Ursachen-Zurückgehen« beherrschen somit auch heute noch immer das Denken der Mediziner unserer Zeit!

0.56 Heilmittel müssen schädigen, um wirksam zu sein!

> Laß Dir von den alles besser wissenden Eierkopf-Quatschern die einfachsten Dinge Deines Lebens wie Essen und Bewegen nie auf die intellektuelle Ebene hochheben.

Wie konnte es nur zu dieser unsinnigen Anschauung der Mediziner kommen? Wie konnte nur dieser jeder Vernunft zuwiderlaufende, jeder Logik des Denkens Hohn sprechende Satz den Menschen beigebracht werden, Medizin und Medikamente müßten schaden, um zu wirken?

Gehen wir diesem Wahnsinn, der auch heute noch völlig ernsthaft gelehrt wird, einmal auf den Grund. Am Anfang und am Ende des Mittelalters brachen über Europa zwei große Pestwellen herein.[0617] 46 Die Magistri in Physica versuchten, diese zuerst durch Büßen, später durch Magie zu bekämpfen. Da trug man nicht mehr bloß Amulette mit magischen Zeichen, Abraxaskameen, Arsenikbeutel oder Bezoare um den Hals, sondern griff zu drastischeren Mitteln. Als besonders zauberkräftig galt das Schlucken von Krötenhaut, weil schon ihr Name (bufo) sie der Pestbeule (bubo) ähnlich machte (Ähnliches heilt Ähnliches!). Als Gegengift verordneten die Ärzte zusätzlich gerne Menschenkot. Andere Mediziner machten gesundheitsbewusste, aber sich vor der Pest ängstigenden Menschen weis, wenn sie und ihre Angehörigen abgelagerten Buboneneiter, das Sekret der Pestbeulen, trinken würden, könnte ihnen der schwarze Tod nichts anhaben. 500 Jahre später griff die Medizin unserer Tage dieses Tun wieder auf und führte die Schluckimpfung mit ähnlichem Fremdeiweiß ein.

Diesen Anwendungen lag damals der medizinische Wahlspruch zugrunde: <u>Nur die schrecklichsten Mittel können gegen eine schreckliche Krankheit helfen.</u> Überlege Dir den Irrsinn dieser Anschauung, die auch heute noch (z.B. bei der Chemotherapie) durchgesetzt wird! Trotzdem waren die allerschlimmsten Mittel, die zu dieser Zeit angewandt wurden, mit ihren Folgen für die Kranken nicht so verheerend wie die furchtbaren Mittel, welche die Ärzte heute mit den Giften der Chemie (den Kranken gegenüber verharmlosend Medikamente benannt) und den atomaren Zerstörungsstrahlen der Röntgenapparate ihren Patienten aufzwingen. Was das Verdrehen von Worten betraf, so waren die Mediziner von früh auf darin bestens geschult. Gewöhnliche Wildpflanzen und tierische Fette wurden in »Heilkräuter« und »Heilsalben« umbenannt, wenn die Pflanzen schwierig zu finden oder die Tiere selten waren. Es ist unfaßbar.

<u>Aber ein Kranker glaubt - wird es ihm nur von einem Menschen gesagt, der sich Arzt nennen darf - nur zu gerne alles, was ihm Heilung verspricht.</u> Sofern es nicht gerade alltäglichen Charakter besitzt.

Sagt man einem Leidenden, er solle jeden Tag seine offenen Beine mit gekautem Weißbrot bestreichen, dann würde der Patient nicht viel davon halten. Gibt man ihm aber etwas, das er selbst nicht herstellen kann, etwa eine Zinksalbe[2148], dann schmiert er sich getreulich mit dem Zeug ein. So kam es plötzlich zur Salbenbehandlung, als man feststellte, daß sich geschmolzenes Tierfett längere Zeit aufbewahren ließ. Und man begann, Dachsfett gegen Schorf, Hirschtalg gegen Zipperlein und Gicht oder Hundefett gegen schwärende Wunden zu verschreiben. Damals wurden dann die Körperbeschmierideen immer mehr ausgebaut. Man gab pulverisierte Kräuter, Farben, Metallstäube oder Öle hinzu, bis man fand, daß man durch Wollfett, vermischt mit weiteren Mitteln, die Salben noch länger haltbar machen konnte. Wodurch man sich ein noch größeres Geschäft erschloß, indem man die Menschen glauben machte, sie wären in der Lage, sich Jugend und Schönheit zu erhalten, wenn sie damit ihre Haut bestreichen und so ihre Poren verkleben würden... Zahnbrecher[0616], Starstecher, Olitäten- und Theriakhändler,[0552] Steinschneider, Harnbeschauer - die fahrenden Ärzte tummelten sich damals auf Marktplätzen und vor den Häusern der Huren, um ihre Schau mit Taschenspielertricks abzuziehen. Heute bewerkstelligen sie gleiches mit beeindruckenden riesigen Apparaturen und technischen Spielereien. Die aber genauso heilungsunfähig sind, wie Du noch erfahren wirst.

47 **Dann brachte man den Menschen den Aberglauben bei, um Mitternacht Frösche und Kröten zu Brei zu zerstampfen, Schwänze von Mäusen und Ratten und Füße von Maulwürfen zu zerhacken und dem Fett räudiger Hunde, dem Kot brütender Eulen und den Nasenhaaren 13 Tage toter Fledermäuse und dem Urin kalbender Kühe als Heilmittel beizugeben. Kellerasseln schätzte man als harntreibend, Lapislazuli gegen Augenleiden, den Heliotrop gegen Gicht. Fledermausblut, pulverisierte Viper, nach faulen Eiern stinkender Schwefel, das alles wurde genommen. Und der Glaube an die Heilwirkung der ersten Arzneien wuchs um so mehr, je schrecklicher sie schmeckten, und je widerlicher sie rochen. Weshalb man sich immer scheußlichere Zusammenstellungen einfallen ließ. Aber auch das wurde - wie alles, was die Mediziner ihren Patienten glauben machen - mit der Zeit unmodern.**

»Mäuse- und Rattenschwänze hat man geschluckt? Das glaube ich nun doch nicht!«[0618, 0627]

Ja! Und genauso mit Essig angemachte Kopfläuse als Gegenmittel für das Bauchgrimmen. Darüber schüttelst Du jetzt den Kopf. Und doch ist das Eingeben von Tierleichenteilen in den Körper von Kranken auch heute noch gang und gäbe bei den Medizinmännern. Oder meinst Du, es ist etwas anderes, wenn man sie Dir heute mit einer Spritze in den Hintern reinhaut? Die frischen Zellen von Lämmern oder zerschnippelte Thymusdrüsen von Kälbern oder fein zerstampfte Rinderknochen (Gelantine) gegen Gelenkverschleiß oder getrocknetes Schweineblut. Aber reg Dich über die alten Methoden der Krankenbehandlung nicht auf - die von heute sind noch schlimmer. Was meinst Du, in wievielen Medikamenten die Hirnhäute menschlicher Leichen noch enthalten sind! Fein pulverisiert, feinstens verpackt, noch feiner parfümiert und dehydriert. Damit's zu Hause bei

Dir nicht nach Verwesung stinkt. [2141a-c] Im Gegensatz zu heute konnte da ein früher durchaus vernünftiger Sinn drinstecken: beim Patienten einfach eine starke, psychosomatisch äußerst wirksame Ekelreaktion hervorzurufen, um damit den immunologischen Abwehrkräften im Körper einen Anreiz zu verschaffen, sich zu neuem Aufbäumen gegen die Krankheit aufzuraffen...
Es ist höchstens 40 Jahre her, da empfahlen berühmte Professoren den Kranken, halb ausgebrütete Hühnerküken im Ei zu schlucken. (Auf den Philippinen schätzt man sie unter dem Namen Balut als Delikatesse.) Und die Gauner, die damals mit der »Erneuerungskraft ungeborenen Lebens« warben, verdienten nicht schlecht dabei! Es gibt nichts, was der kranke Mensch nicht tun würde: sein Leiden loswerden, solange es für ihn bequem ist. Während der französischen Revolution empfahlen die Ärzte, gegen die damals verbreiteten Lungenkrankheiten Brotstückchen in die warmen Blutlachen frisch Geköpfter zu tunken und zu essen.[0566, 0668] Was auch gut gegen Blutungsbeschwerden der Frauen sein sollte... Und das wurde so selbstverständlich befolgt, wie sie sich heute zuhauf die Gebärmutter deswegen rausmetzgern lassen und totunglücklich dadurch werden.

Was wurde seinerzeit von den Ärzten nicht für ein Hokuspokus um die Wurzeln der Alraune gemacht! Wegen ihrer gespaltenen Wurzel, in der sich leicht eine menschliche Gestalt erblicken ließ, war die Mandragora über Jahrhunderte von Mythen und Aberglauben umwoben. Besonders im Mittelalter wurde sie gerne als Betäubungsmittel bei Operationen verwendet, zugleich aber wegen ihrer unkontrollierbaren Giftwirkung gefürchtet und verdammt.

Zimperlich waren die Ärzte nie mit ihren Methoden. Das hat sich bis heute nicht geändert, wenn Du an die Brustabsäbelung bei unseren armen Frauen denkst. Nebenstehend im Bild erkennst Du einen mit dem Betäubungsgift Mandragora gefüllten Schwamm des Doktors. Entweder starb der Patient daran oder an der Amputation selbst.[0574ff] Immerhin versprach ihm der nebenstehende Priester, daß er wenigstens sündenlos in die ewigen Jagdgründe eingehen würde. (Trost und Beistand, bei oder nach Operationen, von den geistlichen Herren bei Kranken gibt's jetzt nicht mehr. Wird ihnen doch heute viel bequemer das Geld der Steuerzahler direkt aufs Konto überwiesen.)

Glaube nicht, daß dies in fernen Ländern anders war. Die ägyptischen Ärzte behandelten bereits früh mit allerlei möglichen Giften. Und die dann von Brechreiz und Halluzinationen heimgesuchten Patienten nahmen an, daß es sich um einen Teil des Heilungsprozesses

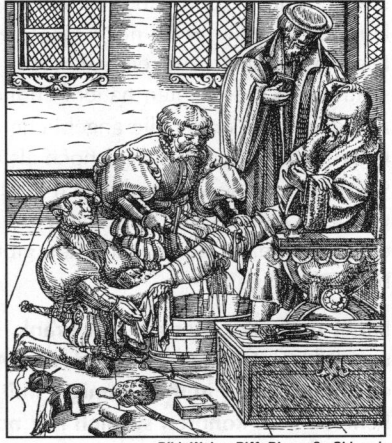

Bild: Walter Riff, Die große Chirurgie

handele, während sie in Wirklichkeit immer schwächer wurden - genauso wie die heutigen Krebs- oder AIDS-behandelten. Denn die Gifte der ägyptischen Ärzte waren Kupfer-(Malachit), Alabasterpulver, Staub von mumifizierten Leichen, Bleiglanz, Ruß, Magnesium (heute wieder ganz groß in Mode), Schwefel, Salpeter, Vitriol oder giftiger Spießglanz (Antimon).

Die Mayaärzte hängten ihre Kranken über offene Feuer und ließen sie deren Rauch einatmen, wovon sie sich Heilung versprachen. Diese Tradition finden wir bei uns wieder: wenn wir Kamillendampfbäder gegen den Schnupfen anwenden - was die Schleimhäute dann noch mehr aufweicht und die Viren nur zu größerer Vermehrung befähigt. Du staunst? Prüfe auch Du – wie ich hier in diesem Buch alles kritisch mit Deinem gesunden Menschenverstand!

Die Hebräer waren dagegen mit ihren Behandlungen zurückhaltender. Sie gaben damals bei allen Krankheiten ihren Patienten den Uterus einer Kuh zu essen und die klassischen Drogen Thapsiaharz und Sagapengummi.

Die Pharaonen scheinen übrigens von vielen Ärzten umgebene und geduldige Patienten gewesen zu sein. Da gab es z. B. einen »Hüter der königlichen Darmöffnung«, der mit einem stumpfen Rinderhorn Ochsengalle, Fette und eine Vielzahl von Drogen in den geheiligten Pharaoafter gab.

Damit solcherart Arznei von dort zum Herzen seines Gottes fließe. Das Rheuma des sumerischen Königs Asarhaddon behandelte sein Arzt Arad-Nana mit Salbungen und Zaubersprüchen, die er gegen den Wind schrie, später mit Süßholz. Doch es half nicht, und er klagte darob auf einer großen, uns erhalten gebliebenen Tontafel: »Fortwährend spricht mein Herr und König, du erkennst nicht die Beschaffenheit meiner Krankheit und bewirkst nicht ihre Heilung!«

Erheben sich heute, 2000 Jahre später nicht die gleichen Klagen? Natürlich nur im stillen, falls Du einer aus dem Millionenheer chronisch Kranker bist. Nur Könige und Fürsten wagten es damals, Fraktur mit den Ärzten zu reden. Heute wagen selbst die es nicht mehr...

49 Die Ärzte litten in vergangenen Jahrhunderten sehr darunter, den Krankheiten keine Namen geben zu können. (Was sie - wie heute noch - auszugleichen versuchten, indem sie ihren Medikamenten um so fantasievollere, unbegreifbarere Etikettenbezeichnungen verpaßten).[0620] Bisher hatte man sich mit den Bezeichnungen »Fieber« und »Pest« zufriedengegeben. Fauliges, bösartiges, schleichendes oder nervöses Fieber, das waren typische Bezeichnungen für die Leiden der damaligen Zeit. Man begann deshalb - getreu dem ärztlichen Grundsatz, Einzelfeststellungen zu treffen, statt Einheit und Gesamtheit des menschlichen Körpers und seiner Seele zu sehen -, nach Äußerlichkeiten zu fahnden und nach spezielleren Krankheitsnamen zu suchen. Bald hieß es statt »fauligem Fieber« »Fleckfieber«, weil man die Flecken in den Vordergrund rückte. Und statt »schleichendem Fieber« nun »Typhus abdominalis« (weil's im Darm so schlimm schmerzte) und so weiter. Jetzt konnten sich die Ärzte noch gelehrter zeigen: sie konnten nunmehr so etwas Ähnliches wie eine Diagnose stellen. Auf einmal waren sie in der Lage, den Leuten anzudichten, was sie alles an schlimmen Krankheiten hätten! Endlich war da etwas, was nur sie allein vermochten: Zwar nicht zu heilen, dafür aber die angebliche Erkenntnis bestimmter Leiden mit bestimmten Namen zu belegen. Hatte Hippokrates es noch als Unsinn erklärt, Stücke des Menschen als krank anzusehen, so ward auch diese Lehre plötzlich vergessen. Womit gleichzeitig der Weg des einfachen, klaren logischen Denkens von der Medizin verlassen wurde. Die sich hätte sagen müssen: Wenn es nur *eine* Gesundheit beim Menschen gibt, dann kann es auch nur eine Krankheit beim Menschen geben! Die Folge:

Nicht mehr der Mensch war krank, sondern seine Adern, seine Leber, sein Magen. Und konnte man sich mit dessen Leber, dessen Adern oder dessen Magen unterhalten? Nein. Folglich sprachen die Ärzte immer weniger mit den Menschen und immer gelehrter, immer unverständlicher... Bald konnten sie sich nur noch unter sich verständlich machen. Was sie auch wollten - der Kranke war längst nur lästig und wurde nur der Taler wegen empfangen... Was durch ein stetiges zur Schau getragenes Lächeln bis heute geschickt vertuscht wird.

<u>So waren Krankheiten plötzlich Leiden mit feinen Namen, die nicht mehr im geringsten an ihre wahre Ursache und die Schuld des Patienten an seinem Leiden erinnerten.</u>

Hatte man früher gesagt: »Er ist an Völlerei krepieret«, so hieß es jetzt: »Er hat einen Herzfluß erlitten«. Sagte man damals: »Er hat sich zu Tode gesoffen«, so diagnostizierte man nun eine Leberzirrhose. Und ganz neuzeitlich heißt es: Er ist alkoholkrank. Und bevor Du jetzt weiterliest, rate ich Dir dringlich, das Buch zuzuklappen und eine Viertelstunde über die drei letzten Sätze nachzudenken. — Nachdenken, nicht weiterlesen! Was ich eben sagte, das ist zu wichtig! Du wirst noch sehen warum. Ein damals berühmter Lehrmeister der Medizin, Villanovanus, schrieb zur Frage der Diagnose: »Weißt du bei Betrachtung des Urins nichts zu finden, so sage, es sei eine Obstruktion der Leber gegeben. Sagt nun der Kranke, er leide an Kopfschmerzen, so mußt du sagen, sie stammen aus der Leber. Besonders aber gebrauche das Wort Obstruktion, weil sie so nicht wissen, wovon man spricht.«

»Also waren früher die Mediziner ehrlicher, als sie noch keine Diagnose kannten.«

Waren sie nicht! Denn auch deren Heilmittel waren nichts anderes als Betrugsmittel.

Seitdem es Geld in der Welt gibt, wird dafür gelogen und betrogen, werden dafür Kriege geführt. Und Menschen umgebracht. Die meisten durch die Ärzte. Vor dreihundert Jahren verschrieben die Ärzte den Pestkranken Ölbäder, die sich dadurch Linderung von den schwärenden Eiterbeulen erhofften - und verschacherten das Öl anschließend an ehrbare Kaufleute, die es den Bürgern zum Backen weiterverkauften.[0566] So wie heute Ärzte den Toten ihre Herzschrittmacher aus dem Leib schneiden, um sie dem nächsten Kranken nochmals teuer einzupflanzen. Oder wie sie zur Zeit die Plazenta der Gebärenden an die Kosmetikfabriken verscherbeln, damit Cremes daraus hergestellt werden können. Oder Hirnhäute von Toten an Pharmaziefabriken zur Herstellung von Medikamenten heimlich ausliefern.[2141ff]

»Soviel hat sich also gegen heute gar nicht geändert«, meinst Du nachdenklich, »nur daß die Anzahl der von den Ärzten verwendeten, unverständlichen Worte größer geworden ist.«[2384]

Die Annahme der Ärzte von heute, zu einer genauen Diagnose mit einer speziellen Bezeichnung des Leidens fähig und genötigt zu sein, zwingt sie dazu, nur einen einzelnen Teil Deines Körpers zu behandeln statt Deines gesamten Körpers und Deiner Persönlichkeit. Für sie bist Du nun nicht mehr der heilungsuchende Herr Adams oder die bemitleidenswerte Frau Zeisig, sondern der Bauchspeicheldrüsenkrebs von Zimmer 131 oder die Gallenblase von gestern. Verstehe: Es geht nur um Deine Organe, nicht mehr um Dich als Mensch!

Aber trotz des mangelnden Wissens, trotz betrügerischer Heilmittel standen die frühen Ärzte der Wahrheit, nämlich den wahren Ursachen der Krankheiten, viel näher. Ich werde Dir immer wieder beweisen, wie sehr vermehrtes medizinisches Wissen in die Irre führt. Wenn die Ärzte früher sagten: »Der hat das böse Fieber!« oder: »Der ist vom Teufel besessen«, dann trafen sie damit den wirklichen Krankheitszustand viel genauer als die heutigen Spezialisten.

Denn sie bezeichneten so den ganzen Körper als krank, während die heutigen Mediziner das immer nur von einem bestimmten Teil (einem Organ, dem Blut, dem Körpergewebe usw.) behaupten.

> Ich, der Verfasser, bin weder Theoretiker noch Akademiker. Die Universität an der ich gelernt habe, das war die Natur und der ganze, lebende Mensch.

Noch der große Luther sah das so. Schrieb er 1532 an den Markgrafen Georg von Ansbach:[0562]
»Das die ertzt solcher Dinge mit ertzneyen lindern, geschicht aus dem, das sy nit wissen, was die teufel für grosse kraft und macht haben. Ueber das ist kein zweifel, das pestilentz vnd fiber vnd ander schwer krankheyten nichts andes sein, denn der teufel werkhe.«[0563]

Im 16. Jahrhundert schließlich strebten die Ärzte mit aller Macht danach, endlich seßhaft zu werden, um nicht länger als ein Haufen fahrender Gesellen durch die Lande ziehen zu müssen. Ihre Überlegung: Wenn die Kranken zu ihnen kommen müßten - statt umgekehrt, wenn ihr niederes Ansehen durch Professionalisierung und staatliche Anerkennung tüchtig aufgewertet würde, war man in der Lage, mehr Geld für die Behandlung zu verlangen. Und weiter konnte man durch die so erhaltene erhöhte Autorität erreichen, daß die verordneten krankmachenden und krankhaltenden Arzneien auch eingenommen wurden. Was dann eine feste und ständig wachsende Krankenklientel verschaffte und somit Höchstprofit gewährleistete.[2300ff]
Ein Ziel, das der Medizinerkomplott inzwischen voll erreicht hat: Bei uns gibt es kaum jemanden, der noch nie einen Arzt in Anspruch genommen hat.

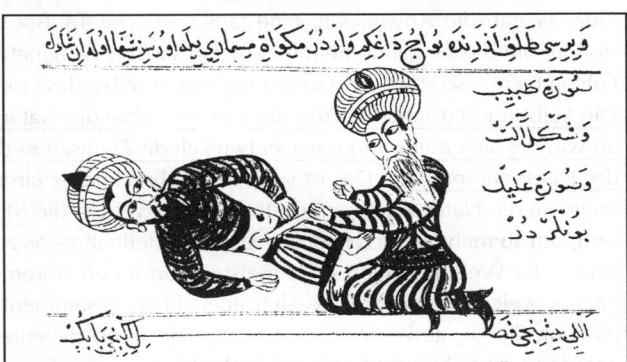

Die Weisheit des Körpers bildet Wasser bei Schäden. Die Ärzte (wie hier bereits die arabischen) meinen, sie müssen es mittels Kanülen beseitigen. Bis heute fragen sie sich noch nicht, warum handelt der innere weisere Arzt wohl so? So müssen sie falsch behandeln!

0.57 Zuerst waren es die Weisen Frauen, welche die sanfte Medizin ausübten

> »Ihr müßt lernen, unbequem zu leben auf dieser Erde, sonst zerstört ihr sie und euch.«
> *(Archie Fire Lame Deer, Medizinmann der Sioux)*

52 »Im späten Mittelalter lag das Verarzten kranker Menschen doch hauptsächlich bei den sogenannten Weisen Frauen.[0569] Warum haben die sich das eigentlich aus der Hand nehmen lassen?« fragst Du.

Die Kirche betrachtete das Tun der Weisen Frauen damals schon lange argwöhnisch. Daß Frauen mehr als nur untergeordnete Tätigkeiten ausüben sollten, das wußten die katholischen Kirchenmänner stets gut zu verhindern. Hatte es ihnen doch bereits der heilige Apostel Paulus mit seinen geheiligten Worten aufgetragen: »Frauen haben in der Kirche zu schweigen«. So erließ 1497 Bischof Georg von Passau die Verordnung, daß weder Barfußärzte noch Weiber Arzneikunst ausüben dürften. Tatsächlich stand die Arbeitsweise der Weisen Frauen auch mehr in Verbindung zu den Urreligionen als zu dem, was die Kirche als wahres Christentum durchzusetzen bestrebt war. Nämlich: Weg aus herrlichen Naturdomen der Wälder, rein in die Dome aus Stein und Heuchelei. Die Weisen Frauen sahen die Natur als beseelt an und waren enger mit ihr verbunden als mit dem kirchlichen Glauben an Himmel und Hölle und ein besseres Jenseits. Damit es den Gläubigen leichter fallen würde, auf ein gutes Leben auf der Erde zu verzichten. So daß sie leichter auszubeuten waren von denen, welche die Macht besaßen: der Staat, die Kirche, die Herren Mediziner.

Die von ihnen benötigten heilenden Pflanzen sammelten die Weisen Frauen selbst. Sie fügten den Wundauflagen aus Erde und ihren Tränklein aus frischen Pflanzen nur das zu, was voll mit der Natur in Einklang stand. Nichts davon konnte Mensch oder Tier Schaden zufügen.

»Dann übten die Weisen Frauen also eine sehr sanfte Art der Medizin aus«, wirfst Du ein.

Sie lebten im Austausch mit den Naturkräften, pflegten ihr uraltes Erfahrungswissen und gaben es von Generation zu Generation weiter. Doch das widersprach immer mehr dem verschrobenen Gelehrtendenken in den Klöstern und scholastischen Studierstuben. Der dortigen Meinung nach war das Leben auf das Jenseits auszurichten, und Verehrung gebührte allein dem Herrn Jesu im Himmel. Nur der Geist war wichtig, der Körper nur dessen unbedeutendes Gefäß, das - wie die Natur und das Getier - nicht viel galt.

So forderten die Gottesmänner auch von den Weisen Frauen striktes Einhalten der kirchlichen Gebote. Und wie immer und überall, wenn religiöse Überzeugungen dem Mitgefühl und gesundem Menschenverstand gegenüberstehen, dann unterliegt letzteres. Nahm ein Priester in jenen Zeiten[0626] von einer Gebärenden an, sie werde die Geburt des Kindes nicht überleben, so befahl er der Weisen Frau, deren Mund mit einem Holzkeil zu öffnen und dann festzubinden: damit das Kind Luft bekomme, bis es - damals gab es noch keine Narkose - herausgeschnitten und getauft sei. Oder er gab die Anweisung, eine lange, eiserne Taufspritze in den Bauch der Schwangeren zu stoßen, um das Ungeborene mit heiligem Wasser zu benetzen. Weigerte sich die Weise Frau - was Folgen hatte - ,so stach der Gottesmann auch selbst das Eisen in die Schwangere hinein.

<u>Die Leib- und Lustfeindlichkeit der Kirche suchte die Natürlichkeit des Menschen zu unterbinden. So wie die sich mehr und mehr entwickelnde Zivilisation die Natur verdrängte und die Menschen der Natur entfremdete.</u> Das ist schon ein schrecklicher circulus vitiosus in den wir geraten sind: Je mehr sie die Natur zerstören, desto kaputter werden die Menschen. Je denaturierter die Menschen sind, um so mehr Naturzerstörung lassen sie teilnahmslos zu.

Wenn die Weisen Frauen - die meisten von ihnen waren Hebammen - damals doch nur geahnt hätten, welch dunkle Wolken sich über ihnen zusammenbrauten! Wenn sie nur ein bißchen anpassungsfähiger gewesen wären! Hätten sie ihren Patienten doch weniger Zeit für deren Körper geopfert und sich mehr für deren Seelenleben zuständig gefühlt... Hätten sie doch - wie es die gewitzten Pfaffen später nach ihnen mit dem Kriegsgerät hielten - ihre Heilkräuter wenigstens mit Weihwasser besprengen und gegen eine bescheidene Münze absegnen lassen![3495] Hätten sie doch, statt an die Schwangeren den Ratschlag zu erteilen, kurz vor der Entbindung sieben Lorbeeren

einzunehmen, sieben geistliche Herren zur Einnahme eines kleinen Umtrunks eingeladen...[0626]
Schließlich ging es den Doctores medicinae auch gegen den Strich, daß die Weisen Frauen den
Kranken nur dann einen Obolus abverlangten, wenn letztere gesund geworden waren. So sahen
die zwei bedeutendsten Institutionen der damaligen Gesellschaft - Klerus und Ärzteschaft - ihre
Interessen mehr und mehr gefährdet [2301, 8334]:. Das Ziel war, Sündige und Hexen zum Ablenken für
die bittere Not des Volkes zu finden. Das Ziel der Ärzte war es, endlich die Frauen aus den letzten
Positionen des Gesundheitswesens zu verdrängen, um sie selbst einzunehmen und damit bessere
Pfründe zu ergattern. Und um die Frauen in ihren untergeordnete Stellen als Pflegerinnen, Krankenschwestern und Krankmacherhaus-Putzfrauen besser ausbeuten zu können. Weshalb die Kirche ihre Lehre, daß die Heilkunst eine Gabe des Heiligen Geistes sei, die nur begnadeten Personen von Gott verliehen (Korintherbrief I/12, Act. Apost. VIII/20), und die nicht um Geld feil sein
dürfe, schlichtweg »vergaß«.
Zugunsten der Liaison mit den Herren Magistri in medicinis verschwand sie kurzfristig aus dem
Gedächtnis der hohen geistlichen Herrn, um dafür mit ersteren ein Gegengeschäft vereinbaren zu
können: »*Die Ertzte sollen die kranken zuvoderst ermanen, die Ertzte der sele, das sind die
beychtvaetern, bei sich zu fordern*«.[0626]
Vergessen war auch, daß man als Kirchenfürst mit verteufelten Personen eigentlich keinen Umgang haben sollte. Hatte es doch schon Kaiser Sigmund damals auf der Kirchenversammlung 1496
in Basel den Kirchenlehrern recht deutlich gemacht: »... dienen doch die hohen Meister in Physica
niemandem umsonst, darum fahren sie in die Höll.«
Wenn damals Kaiser und Päpste Kriege vom Zaun brachen oder sich anschickten, mittels heiligen
Kreuzzügen Gold, Silber und Juwelen aus fernen Ländern zu rauben, dann gab es dafür immer den
gleichen geschickten Schachzug. Man wühlte die religiösen oder niederen Gefühle und Instinkte
derjenigen auf, welche die feinen Herren fürs Ausüben der Raubzüge brauchten: indem man einfach die anderen Menschen als ungläubige Schurken, schlimme Heiden, grausame Feinde, nichtsnutzige Untermenschen oder rassig minderwertige Gruppen verschrie und verunglimpfte, deren
Ausrottung eine heilige, eine kirchliche, eine vaterländische oder eine ehrenvolle Pflicht sei.
Das wirkte immer. In jenen Zeiten sah die Kirche ihre Feudalherrschaft mehr und mehr schwinden, und wollte deshalb noch ein Schauspiel vorhandener Macht bieten. So kam es zu einem geradezu teuflischen Plan. Teuflisch auch deshalb, weil dem Teufel,

> Wie heute gegen die Seuche Krebs, so waren die Ärzte damals machtlos gegen die Pest: „Die Pest wird vertrieben durch die drei kleinen Worte: Schnell, weit und spät, von jedwedem Orte.
> Mach schnell, dass du wegkommst, so weit es nur geht,
> Und verschieb deine Rückkehr auf möglichst spät."
> (Medicus Rhazes)

der damals als schlimmster Bösewicht und Verderber
der treuen Kirchengänger galt, darin eine besondere Rolle zukam. Und der als wirklich existent
angesehen und - nach Pech und Schwefel stinkend - von den Menschen damals so gefürchtet wurde, wie heute das für teuflisch gehaltene HI-Virus... Jedenfalls von denen so gefürchtet, die dem
christlichen Glauben anhingen. So begann man also, den Weisen Frauen an den Kragen zu gehen,
und schürte mehr und mehr das Feuer gegen sie, bis bald die ersten Scheiterhaufen von ihnen als
Wahrzeichen christlicher Kultur, Nächstenliebe und Barmherzigkeit auflodderten.[0569, 0634]
Immer lauter fragte man, warum die Weisen Frauen mit ihren Heilkünsten denn so viel erfolgreicher als die ausschließlich männlichen Ärzte seien? Das konnte doch nicht mit rechten Dingen
zugehen, da diese nicht Medizin studieren durften! So konnten sie ihr Wissen doch wohl nur vom
Teufel haben. Und wieso gingen diese Weiber denn so allein bei Vollmond zum Heilpflanzenpflücken nach draußen, wo gerechte Christenmenschen längst in ihren Federbetten schliefen und vor dem Teufel Türen und Fensterläden fest verschlossen hielten? Und die Besen, die zum
Laub- und Schneefegen vor deren Türen so einladend standen - konnten die nicht genausogut zum
Reiten in der Luft genutzt werden? Hatte man als Kind nicht auch Besen zu Reiterspielen benutzt?
Dann konnten diese Teufelsbuhlen in die Lüfte entschwinden und schnell mit ihren okkulten Kräften zum Blocksberg gelangen, um dort die schlimmsten Liebesspiele zu treiben, denen man als
anständiger Christenmensch leider zu entsagen hatte. Oh, diese Huren! Es war geradezu zu ahnen,

zu welchen Liebesstellungen man im Zustand der Schwerelosigkeit fähig war! Pfui Teufel, diese Oberhuren, diese - Hexen!

So trieben die geistlichen Herrn das Getuschel immer stärker an. Es gab allerdings noch Andersdenkende, die sich erdreisteten, die Macht der heiligen Kirche zu gefährden: die Katharer, Albigenser, Waldenser, Gnostiker, Templer, Rosenkreuzler. Aber mit denen wurde die Kirche leicht fertig. Man erklärte sie einfach ebenfalls zu Hexen... Vor allem aber Hebammen wurden bezichtigt, die Kinder, denen sie auf die Welt geholfen hatten, heimlich dem Teufel zu weihen. So ein Geschmeiß gehörte vor ein Gericht gestellt und gnadenlos abgeurteilt. Am einfachsten vor ein kirchliches, denn das wußte am besten, wie man mit Hexen und Ketzern fertig wurde: Die Inquisition war geboren. So erklärte die Kirche kurzerhand: Wenn eine Frau, ohne studiert zu haben, zu kurieren wagte, sei sie eine Hexe und müsse sterben - aus christlicher Gnade jedoch vorher mit den Weihen der hl. Römisch-Katholischen Kirche zu versehen.

Die krankhaften Auswüchse zweier Monstergehirne, in dem Buch »Malleus maleficarum«, (Hammer gegen Schadenszauberinnen) niedergelegt, wurden zum Strafgesetz erklärt. Und mindestens sechs Millionen Frauen, Ketzer und Kinder, schrien nach vorheriger Folter auf dem Scheiterhaufen, des ob seiner Kultur so stolzen Abendlandes, ihre unsägliche Qual in den gnadenlosen Himmel des Christen-Gottes. So wurden dann die Weisen Frauen im Namen Jesu und seiner hl. Kirche ausgerottet. Die letzte verbrannte im Jahre des Herrn 1775. [0585]

Was aber weder die Vertreter Gottes auf Erden, die Päpste in Rom noch die Kirchenfürsten im geringsten störte. Schließlich waren sie nach deren göttlich inspirierten Meinung ja Wesen, die keine Seele besaßen... (Tief drunter sitzt das noch heute bei denen drin. Weshalb ein Priester auch nicht eine Seelenlose heiraten und die Frau kein kirchliches Amt bei den Katholiken innehalten darf).

55 Danach war für die Frauen für mehr als ein Jahrhundert die heilende Tätigkeit vorbei. Die Herren der Schöpfung hatten erreicht was sie wollten. Als einige aus der neuen Generation es trotzdem versuchten, scheiterten sie kläglich. Von Stund an gab es keine Chance mehr gegen die Wissenschaftler, die den Ärzten beistehend argumentierten: »*Es will aber auch noch zu allem Überfluß sogar das weibliche Geschlecht in diese löbliche Arztnei-Wissenschaft ganz fürwitzig sich mit einmischen. Ist doch bekannt, was große unzulässige Stümperei dieses Geschlecht in bedeutender Arztnei-Kunst sich unterfange.*«[0630, 2483] (→ LV 0581)

Für die beteiligten Kreise ein erfreuliches Ergebnis: Die Kirche gewann wieder Macht und Einfluß und auf diese christliche Weise jetzt allein das Monopol auf das Seelenleben der kranken Menschen. Und konnte so weiterhin die Armen, Schwachen und Einfältigen auf das bessere Jenseits hoffen lehren. Während die Kirchenfürsten derweil von deren Scherflein, Spenden und Ablaßgeldern in Saus und Braus das irdische Leben vorher bestens zu genießen vermochten.

Nun schritt die Zeit aber weiter und die Menschen nahmen den Kirchen immer weniger die Märchen und den Aberglauben ab, den sie den Gläubigen auftischten. Und da man den Teufel auch noch nie leibhaftig gesehen hatte, kam dieser als Krankheitsursache so allmählich aus der Mode. Was aber nicht weiter schlimm für die Mediziner war:

Sie erklärten statt des Teufels nun die Krankheit zum bösartigen Wesen, das man niederknüppeln, ausbluten, ausschneiden und vergiften müsse. Und weil die Krankheit im Körper sitzt, erklärten und erklären sie bis zum heutigen Tag dem Körper ihrer Patienten den Krieg, wenn sie Deine Krankheiten behandeln! Bedenke nur, begreife: Diese Dir so fürsorglich tuenden Ärzte führen in Wirklichkeit Krieg gegen Dich. Mit allen Tricks und Lügen.[1644ff, 1650ff]

Die starken Mittel, mit denen Dein Körper von ihnen bekämpft wurde (und noch heute wird) bezeichneten sie als »heroische« Medikationen. Die auf diesen Grundsätzen basierende Behandlungsart wurde Allopathie (das heißt: *gegen* ein Leiden gerichtet) genannt - was dem kriegerischen Denken der damaligen Zeit geschickt entgegen kam und so deren großen Erfolg - für die Ärzte, nicht für die Kranken! - auch psychologisch erklärt. Während die »Naturopathie« (d. Verf.) des Hippokrates auf der Strecke blieb.

Das starre Denkschema der Allopathie läßt den Ärzten daher keine andere Wahl, als immer nur einen einzelnen Teil des Körpers zu behandeln, statt den ganzen Menschen. Das ist ihr Dilemma: Die Schulmedizin hat sich in ihrer eigenen Falle gefangen! Kein Wunder, daß die Menschheit immer kränker wird.

Den Ärzten liefen nun endlich mehr Patienten zu - darüber hinaus konnten sie jetzt ihre Geschäfte auch noch auf die Geburtshilfe ausdehnen und den Frauen einreden, sie bedürften dazu unbedingt des Beistandes eines Mediziners. Noch ein Aberglaube, den man bis heute mittels Apparaturen und Angstmacherei bestens pflegt, obschon Milliarden Frauen der dritten Welt in Feld und Wald, in Hütten oder Zelten oder bei uns in Taxen, Toiletten und Flugzeugen ihre Kinder weitaus problemloser allein gebären. Und das ohne angeblich nötige Damm- oder Kaiserschnitte und ohne ärztliche Schreckenseinmischung.

Dabei war es mit der Kunst der Ärzte des 17. Jahrhunderts in dieser Beziehung wahrlich nicht weit her. Sie war mit höchsten Risiken für die Frau verbunden. Bei Blutungen etwa verschrieb man einen Trank aus Schweinekot und Krötenasche und Pessare aus den gleichen Materialien, die in die Gebärmutter eingeführt wurden.[0646] Der Wunsch des Mannes nach Ausübung der Macht über die Frau - versinnbildlicht durch das Eindringen in die Vagina - war nun auch auf dem für ihn bislang unter Tabu stehenden Gebiet erfüllt.

Nur: Das An-sich-Reißen eines so natürlichen Vorgangs wie der Geburt durch die männlichen Ärzte zeigte ungeahnte Folgen. Dauerte es den Ärzten zu lange (Zeit war für sie immer gleich Geld), so holte man den Accoucheur, der mit seinen eisernen Zangen das zarte Wesen aus dem Mutterleib zu reissen hatte. Und dabei natürlich die schlimmsten inneren Blutungen verursachte, an denen die Frauen elendiglich zugrunde gingen. (Heute gibt man mit etwa gleichem Effekt Weheneinleitungschemie, die zu schweren Komplikationen führen kann.) Hauptsache, man bekam das Kind lebend heraus: ob verkrüppelt oder verblödet, das war dem »Geburtshelfer« schließlich egal. Er mußte dafür später ja nicht sorgen...

Überhaupt galten die neuen Geburtshelfer als Ärzte des Todes. Wenn nichts mehr half oder der Fötus tot war, nahm die männliche Hebamme eine Embryotomie vor und bohrte Nadeln oder Scherenspitzen in den Kopf des Kindes. Der Schädel wurde zerdrückt und der Fötus Stück für Stück mit den Scherengriffen oder mit speziellen Haken herausgeholt. Mütter starben zu Beginn des 17. Jahrhunderts wie die Fliegen, mehr und mehr Kinder wurden tot geboren und von den neugeborenen Babys hauchte eine Vielzahl vorzeitig ihr Leben aus. Über 200 Jahre dauerte es, bis endlich ein Semmelweis die Ärzte eines Besseren belehren konnte.

Obwohl völlig erfolglos in ihrer angeblichen Kunst, vermochten die Ärzte nunmehr sogar durchzusetzen, daß die Medizin an den Universitäten gelehrt wurde. Und die Universitäten als Hort des Männlichkeitswahns gestatteten nur den Herren der Schöpfung den Zutritt.

Dort folgte man also dem typisch gefühllosen männlichen Verstand und versuchte sofort, das Heilen rationalem und logischem Denken zu unterwerfen. Um damit alles gefühlsmäßige Empfinden (einschließlich der »unzuverlässigen« Natur) auszuschalten und, wie man sich einbildete, nach streng wissenschaftlichen Kriterien die Kranken zu behandeln.

Wobei es dem männlichen Naturell bestens entspricht, sich Feinde zu schaffen, die man bekämpfen kann. Wodurch es dann möglich wird, sich bei solchen Feldzügen mit Ruhm und Ehre zu bedecken: Je mehr Feind, je mehr Ehr'.

Dem Kranksein, welches die Weisen Frauen noch richtig als beginnenden Heilvorgang angesehen hatten, was man mit milden Kräuterauszügen unterstützte, erklärte man den Krieg. Kranksein wurde nun als rein materielles Geschehen gesehen, das in die Tiefe forschen hieß - wo sich dann immer mehr Feinde entdecken ließen, die es auszurotten galt.

Ausmerzen: die heimtückischen Bazillen, Viren. Wegsäbeln: die wuchernden Geschwülste, Tumore. Verbrennen: das faulende Gewebe, die unerwünscht sich ausbreitenden Metastasen. Vergiften: die unerklärbaren Krankheitszeichen im Körper. Zerstrahlen: die angeblichen Krankheitssitze in den Organen oder sonstwo.

So ließ sich männliche Aggressivität prächtig in die Medizin einbringen. Und mit Hilfe klügelnder Denkweisen als »wissenschaftlich« und damit als immer berechtigt und folglich, weil eben das »Böse« und »Heimtückische« im Körper bekämpfende, als richtige Theorie darstellen. So wandte man sich von der sanften Heilmethode der Weisen Frauen und der sanften Geburt durch die Hebammen unter den Weisen Frauen ab - und damit auch immer mehr vom Heilen. Und gelangte so zwangsläufig zum Behandeln bloßer Symptome. [2480, 9773]

57 Gesundheitsgesetz
Wer wegschneidet, wer vergiftet, wer verbrennt, der gesteht seine Ohnmacht ein, nicht heilen zu können.

Dem Arzt geht es schlecht, wenn es niemandem schlecht geht. (Paracelsus)

Denn Heilen heißt nichts anderes, als durch Krankheit Verändertes wieder in seinen ursprünglichen, zweckhaften, von Gott bzw. der Natur bestimmten Zustand zurückzuversetzen. Unfähig dazu, gelang es den Medizinern dennoch, die Menschen mit ihrer Krankhaltungskunst zu beeindrucken: Sie gaben sich dran, immer neue Arten von Leiden den Patienten anzudichten: Dem Armenhaus »Heilung« stand so bald der Fürstenpalast »Diagnose« gegenüber.

Wie sagte der Evangelist Markus bereits über eine unter Blutungen leidende Frau: »Sie war von vielen Ärzten behandelt worden und hatte ihr ganzes Vermögen dafür ausgegeben. Aber ihr Zustand ist immer schlimmer geworden.« Die Habgier der Ärzte ist bereits in den Fabeln von Äsop beschrieben worden.

Halten wir fest: Mit der Vernichtung der Weisen Frauen hatten die knidischen Scharlatan-Ärzte die Alleinmacht über die Kranken gewonnen. Später duldeten sie nur noch einige ältere Frauen als »Kräuterweiblein« und Zuträgerinnen neben sich, von denen aber keine Gefahr mehr für das Ärzteeinkommen ausging: Die Macht der Ärzte war endlich gefestigt - die Frauen zu bloßen Hilfskräften degradiert - just so, wie wir sie heute noch als Krankenschwestern, Pflegerinnen oder angestellte Hebammenschwestern kennen.

0.58 Die Tricks der Ärzte, natürliche Vorgänge in Krankheiten umzustülpen

> Die unüberwindlichste Hürde im Wettlauf um die Erkenntnis stellst Du Dir selbst auf: etwas zu verwerfen, ohne zuvor darüber gründlich nachgedacht zu haben.

Zwar gab es seinerzeit auch schon vereinzelt Hackethal-Mediziner, welche die Wahrheit sagten. Etwa der Anatom und spätere Bischof Stensen (1638-1686), bei dem wir lesen können: »So lernen wir in der Medizin nichts anderes als Worte herzusagen, die, einzeln genommen, manchmal nicht übel klingen, zusammen aber keinen eigentlichen Sinn ergeben.«

Die männlichen Mediziner machten den Müttern nunmehr weis, sie könnten ihnen helfen, die Geburt schneller hinter sich zu bringen, als dies bei den Hebammen früher möglich war. Und daß Gebären eine höchst risikoreiche Angelegenheit sei, wobei nur die Fertigkeiten und das Wissen der Ärzte sie vor schrecklichen Gefahren bewahren könnten.

Da kreuzten also im 16. Jahrhundert zuerst die Chamberlain-Brüder, zwei ehemalige Bader, also Friseur-Chirurgen, mit einer riesigen Holzkiste bei ängstlichen Frauen auf, schickten alle aus dem Raum und verbanden auch noch der Gebärenden die Augen. Lange hielt man geheim, was man als schnelle und die Geburt abkürzende Hilfe ansah: In der Kiste befanden sich große Zangen, mit denen man das Kind dann meist verstümmelt aus dem Mutterleib zog...

Doch bald vermieden es die Ärzte mehr und mehr, zu den Schwangeren ins Haus zu gehen. Angeblich, weil dort die hygienischen Verhältnisse nicht optimal wären, genauer gesagt, weil es dort nicht so stark nach Lysol stank und die Frauen dort mehr eigenen Willen aufbrachten, sich gegen die Eingriffe in ein natürliches Geschehen zu wehren. Denn die Ärzte glauben ja stets, sie müßten etwas tun, können nie ruhig dasitzen und abwarten - wie wollen sie sonst auch guten Gewissens ein Honorar verlangen? So zog man sich die Geburten allmählich ins Krankenhaus und konnte dort einen normalen Lebensvorgang zu einem gefahrvollen Krankheitszustand umgestalten.

Im Krankenhaus gab es schließlich spezielles Untersuchungsgerät, gab es Hörrohre, Vaginallöffel, später Ultraschallgeräte, Wehenschreiber und Herztöneabhorchapparate, die aus kleinen unbedeutenden Abweichungen gleich Risikoschwangerschaften machen konnten. Wo man dann besonders schnell mit Kaiserschnitten zur Hand sein kann, die Krankenhaus und Chefarzt das große Geld brachten und bringen.[2472, 2477]

In einer so beeindruckenden Umgebung kann man sich auch die eigentliche Herrin der Geburt zur gefügigen Sklavin und abhängig von Maschinen machen, ihr tausend Ängste einjagen, sie schwächen, sie zwingen, gegen ihren natürlich angeborenes Triebverhalten zu handeln. Um schließlich das intimste und höchste Erlebnis einer Frau durch Männer in weißen Kitteln in einen sterilen Gruselakt zu verwandeln. Und das eigene Kind der Mutter oft für immer zu entfremden.

Daß aber nun - gleich nachdem die Geburtshilfe zu einer Domäne der Ärzte wurde - plötzlich Kinder und Mütter wie die Fliegen wegstarben, das bemerkte damals noch kein Mensch! Man erkannte die erhöhte Sterblichkeit allerdings nur deshalb nicht, weil niemand daran dachte, die Ärzte zu verdächtigen. [58]

Wie auch noch heute im Traum niemand auf die Idee kommt, daß der Arzt gefährlicher als die Geburt sein könnte. Da wünschst Du Dir schon lange ein Kind, junge Mutter, und als es endlich so weit ist, was tust Du? Anstatt Dich darauf zu freuen, zu singen, zu springen, zu tanzen, Dich mit angenehmen Gedanken zu füllen, an Deinen Partner zu schmiegen und Dir Kraft aus der Ruhe und Stille der Natur zu holen und Deine Gesundheit zu pflegen - was tust Du?

Es ist nicht zu fassen: Du siehst das göttliche Wunder des Wachsens und Gedeihens unter Deinem Herzen als eine Krankheit an - und rennst zum Arzt! Rennst zu einem Menschen, der tagtäglich mit nichts anderem als mit Krankheiten beschäftigt ist und Dich auch gleich so behandelt und an seine krankheitsuntersuchenden für Dich und Dein Kind äußerst gefährlichen Apparaturen anschließt.
(→Rz995 [1-40])

Du mußt verrückt sein, junge Mutter, und nicht mehr ganz bei Trost, wenn Du von nun an das werdende Leben in Dir von schädlichen und weitgehend unerforschten Schallwellen durchjagen läßt. Vom ersten Tag Deines Arztbesuches an wirst Du, statt Freude zu erleben, nur noch mit Befürchtungen, Sorgen und Ängsten konfrontiert. Und statt durch leichtes Jogging und viel natürliche Gymnastik die Haltebänder der Gebärmutter zu kräftigen, sitzt oder liegst Du wertvolle Zeit beim, für Dich und Dein Baby, z.Zt. gefährlichsten Menschen herum.

Doch zurück in die Semmelweis-Zeiten:[0640, 3305/6, 3319]
So konnten also den Medizinern die Mütter und Kinder unter den Händen wegsterben – doch die Frauen wandten sich mehr und mehr an die sie beeindruckenden Ärzte und weg von den Hebammen. Die bisher mit fleißigen Fingern den Damm der Scheide vor einer Geburt geölt und gedehnt und bei Schwierigkeiten Geduld zu bewahren gelernt hatten. Die aber nun mal keine unverständlichen lateinischen Ausdrücke kannten, dafür aber über um so mehr Erfahrung ihres alten Berufsstandes verfügten. [58]

Um möglichst Eindruck bei den Patienten zu schinden und gelehrt zu erscheinen, gingen die Ärzte dazu über, die Krankheiten und Verfahren mit lateinischen und griechischen Ausdrücken zu belegen.
Das Volk begann darauf, Gelehrtheit mit Klugheit und Können gleichzusetzen. So konnten sich die Ärzte immer mehr fehlerhaftes Tun leisten, ohne daß es zu einem Vertrauensverlust führte oder man gar ihre Kunst in Zweifel zog. Dir wird klar: Hinter unverständlichem Reden läßt sich am besten Nichtkönnen und mangelnde Anteilnahme verbergen.

37

»Wie kannst Du nur sagen, die benutzen ihr Latein nur deshalb, um uns zu verdummen?! Das sind studierte Leute, die haben das doch nicht nötig!« meinst Du.

Die haben schließlich auch gutes Deutsch in der Schule beigebracht bekommen. Erkläre *ich* Dir denn nicht in diesem Buch die kompliziertesten Sachverhalte so einfach, daß Du sie ohne weiteres verstehen kannst? Muß ich Dir denn für das Beurteilen von Krankheitsbehandlungen mit Latein kommen?

Nun - ich habe die dahinterstehenden Wahrheiten nicht zu fürchten - ich kann Dir deshalb Klarsicht verschaffen. Das aber fürchten die Ärzte wie die Streuner das Waschen. Geh doch mal zu einem ihrer Kongresse und hör dir das dort an.

Da geht es nur darum, sich mit komplizierten Ausdrücken gegenseitig zu übertreffen: damit einfache Leute nicht in deren hochheilige Reservate einzudringen vermögen. Bereits dem wahrheitsliebenden Mönch Abraham à Sancta Clara war das ein Greuel.[0620] (Obschon dies in älterer Zeit im Verkehr der Ärzte miteinander wegen der internationalen Verständigung schon einen gewissen Sinn haben konnte).

Bemerke bei nebenstehender Darstellung vor allem, wie schon damals die Ärzte ihre Patienten täuschten und bei der Heraussäbelungsaktion ohne Narkose ein gleichgültig dreinschauendes Frauenbildnis darstellten, während die solcherart Gefolterte in Wirklichkeit wahnsinnig vor Schmerzen kilometerweit brüllend zu hören war. Das letzte Bild zeigt das »Schließen« der Blutgefäße mittels eines glühenden Kautereisens:[0638]

58 Die Angewohnheit, mit lateinischen Brocken zu beeindrucken, greift inzwischen schon auf die Patienten über. So wurde mein Freund, ein marschier- und naturliebender Landarzt, bei einem seiner Besuche wegen des langen Anmarschweges teilnahmsvoll von einem kranken Schweinemäster gefragt: »Aber warum sind sie denn nicht per penis apostulorum gekommen?«

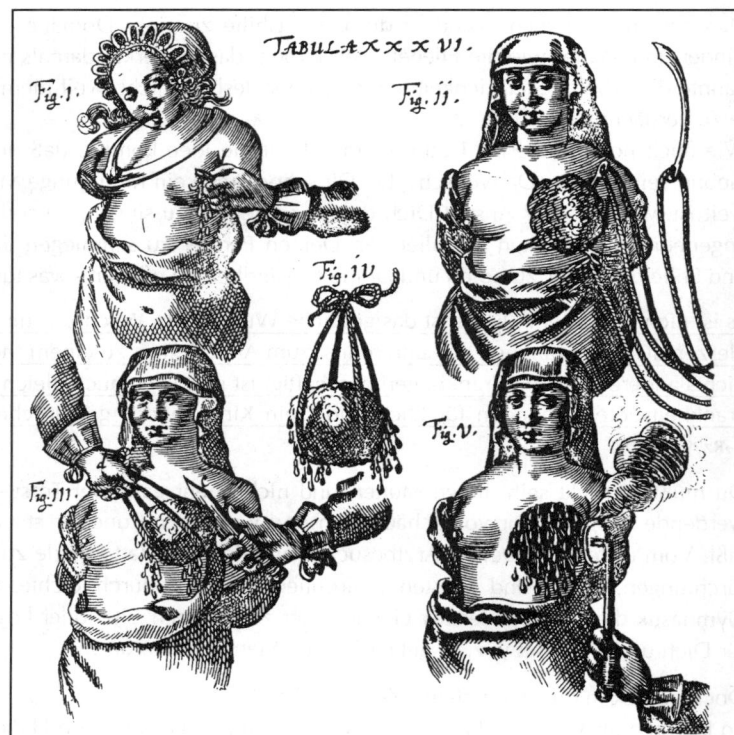

(Quelle: SCULTETUS, D.J., Wundt-Artzneyisches Zeughaus, Ulm 1666)[2204]
Hier begann bereits die erste, bis heute in gleicher Weise andauernde Schändung der Frauen durch die Ärzte, an der sich bis heute nichts geändert hat: der Frau wird ihre Weiblichkeit genommen! (→Bild Rz 14 u. 164)

Die Geschichtsschreiber waren bald des Lobes voll über die Fortschritte der Ärzte im Zerschneiden von Leichnamen und den daraus gewonnenen Einsichten über den menschlichen Körperbau und die Arbeitsweise der Organe. Genau so, wie sich heute die Medien voller Bewunderung über »erfolgreiche« Operationen auslassen. Obwohl es doch für den Menschen eine Schmach ohnegleichen ist, seinen Körper so verkommen lassen zu haben, daß ihm davon verdorbene, versteinte oder verkrebste Teile weggeschnitten werden. Oder ihm das Organ einer Leiche eingepflanzt wird, welches nur durch Unmengen von eingeschleustem Gift vom Abstoßen abgehalten werden kann. Mal ganz abgesehen davon, wie sehr man die Ethik dabei mit Füßen tritt. Und dabei Leichenfledderei nebst Leichenschändung den Menschen als etwas Normales und immer mehr als angebliche Pflicht einredet, das sie auch noch unterstützen und sogar bei sich gutheißen sollen.

Als die Ärzte mit der ihnen vom König oder den Behörden bald überall gestatteten Leichenmetzelei [2122,] immer besser über das Blutgefäßsystem Bescheid wußten, nutzten sie das sogleich, um auch daraus ein Geschäft zu fabrizieren. Sie machten den früher wie heute bekanntlich ja alles den Medizinern glaubenden Kranken weis, daß es ihr schlechtes Blut sei, welches ihre Leiden oder ihr Alter verursache - es müsse also »junges Blut« her, um sie gesund zu machen. Ich weiß, woran Du jetzt denkst, aber das kam ihnen als Behandlung nicht in den Sinn. Sie konnten schließlich nichts daran verdienen, junge Mädchen in die Krankenbetten oder zu den Alten zu stecken - die Goldstücke dafür hätten die Jungfräuleins sicherlich selbst eingestrichen.

> Jede Arznei ist ein Gift. Während es eine Sache gut macht, verdirbt es eine andere. Seht, das ist der eigentliche Betrug der Medizin. *(Paracelsus)*

„Ein Mensch, dem das Hirn durch Trockenheit leer ist, und der daher im Kopf schwach wird, koche die Walnüsse in Wasser ohne Zusatz. Er soll sie oft vor und nach dem Essen nehmen und sein Gehirn wächst und wird wieder gefüllt und seine Nerven werden stark."
Vom Heiligen Geist eingegeben worden, sagt die Heilige Hildegard von Bingen von solchen Ratschlägen.

Aber sie kamen darauf, von jungen Lämmern das Blut in die Venen der Kranken einzuleiten und durch Herausspritzenlassen des alten, »schlechten« Blutes aus einer Ader den Patienten Heilung von ihren Leiden zu versprechen. Das war natürlich eine ziemliche Schweinerei, heute geht das bei einer Blutübertragung wesentlich sauberer zu. Was nichts daran ändert, daß sie genau so risikoreich wie früher ist. Nur die Geschäftemacherei der Ärzte ist heute dabei größer, wie die Skandale der letzten Jahre darüber gezeigt haben... [3732, 3823, 3826]

Die Bibel verbietet alles Verwenden von Blut (3. Mose 7: 26, 27). Aber wenn es darum ging, Geld zu verdienen, vergaß man selbst im frommen Mittelalter sein Christentum:

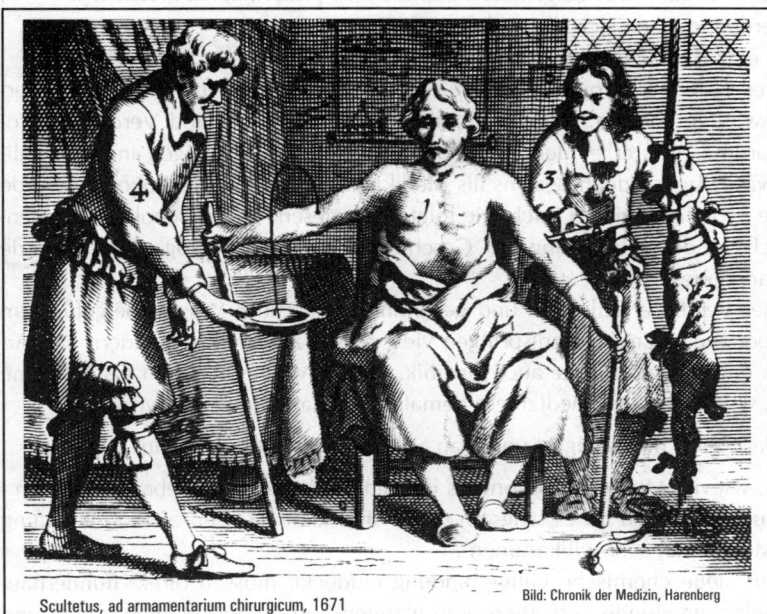

Wie war das möglich, trotzdem damals nur Tote auf der Strecke blieben? Einfach! Viele Pfaffen waren zugleich Ärzte. So wurde verkündet: Alles, was der Priester billigt, ist Gott wohlgetan.

Die Ärzte erkannten bald immer genauer den Sinn und die Aufgaben der einzelnen Organe und Körperteile, die man mehr und mehr zu beachten

Scultetus, ad armamentarium chirurgicum, 1671   Bild: Chronik der Medizin, Harenberg

begann als den Kranken selbst. Jetzt konnte man endlich eine Schule für Ärzte aufmachen und Studenten lehren, welchen Zweck die einzelnen Körperteile besaßen. Immer was Neues mußte her:

Noch heute lassen sich die Menschen z. B. vom Namen der heiligen Hildegard von Bingen beeinflussen, die mit solch haarsträubenden Heilrezepten ihren Glanz begründete:

59
> »Koche einen Ameisenhaufen mitsamt den Ameisen in Wasser und bereite daraus ein Bad für den ganzen Körper, außer für den Kopf. Häufige Bäder in solchem Wasser vertreiben die Gicht.« Und sie verordnete in der Hauptsache Urin, würzigen Wein, scharf gebratenes Schweinefleisch und Zucker. Das hielt sie vom weißen Gift Zucker: »Er reinigt den Körper und ist bekömmlich für Brust, Nieren und Blase. Er ist nützlich für die Lungen, indem er alle feuchten Stellen abtrocknet; urinam provocat. Er erzeugt gutes Blut und ist gesund für alte Menschen.«[0615]

Diese Heilige war ein hochintelligentes Weibchen! Die wußte genau, wie man schnellstens zu Geld kommt und verehrt wird. Und dann ein sorgenfreies Leben in Luxus vollbringen kann. Wenn man sich schlau mit den Mächten von oben – wie es die Pfaffen und Mediziner ja auch noch heute so halten (→ Rz 284) – in Verbindung setzt. Nachdem das Märchen von der samenlosen Empfängnis durch einen heiligen Geist bereits bei der Frau von Joseph bewirkte, daß man vor deren Bildern auf die Knie fällt und Lichter anzündet. Später machten es ihr viele andere gewitzte Frauen nach, wie z.B. die Bernadette von Lourdes. Und wurden berühmt, ohne studiert zu haben...

»Aber sind die Mediziner von heute nicht auch intelligent, oft klug und manchmal sogar sehr belesene Leute?« fragst Du.

Klar doch! Das ist ja der Grund dafür, daß wir immer wieder auf sie hereinfallen! Wenn irgendein neuer Stoff eine bestimmte Wirkung auf den menschlichen Organismus zeigt oder neue technische Geräte erfunden werden, denken sich diese klugen Profiteure schnell etwas aus, wie man das auch gegen Krankheiten einsetzen kann:[1666, 2489, 6664, 2037, 2728]

Sieh nur, wie sie sich von oben göttlich Heiligen Geist unter die beeindruckende Nonnenhaube einfließen läßt, (in ein von ihr selbst gemaltes Bild) und nun das von Gott eingegebene Rezept niederschreibt ...

60
Als im 18. Jahrhundert der Kaffee in Europa auftauchte, wurde er zuerst als Heilmittel gegen Nervenfieber, Kopfweh, Schwindel, Asthma, Trunksucht, Wechselfieber, Gicht und Verdauungsstörungen verordnet.[6320] Warum? Weil er eindeutig belebende, neuartige *Wirkungen* im menschlichen Körper zeigte. So was läßt sich doch bestens als Medikament verkaufen! Schokolade wurde 1775 als Mittel gegen die Syphilis in einem Buch wie folgt angepriesen: »Liebesschokolade, ebenso angenehm wie nützlich bei der Behandlung von Geschlechtskrankheiten«. Sogar Tabak wurde lange Zeit als Heilmittel angepriesen.[0633]

Bald wurde Arsenikwasser der Liste heilsamer und gesundheitsfördernder Wasser beigefügt. Im südlichen Teil von Cumberland in England entspringen viele Flüsse zwischen den Adern von Arsenikkobalt. Demzufolge enthält das Wasser auch Arsenik. Dieses Wasser, in dem Fische keine zwei Minuten überleben, wurde von den Medizinern damals gegen fast alle Leiden verkauft.

»Aber jeder weiß doch, daß Arsen hochgiftig ist und man Menschen damit töten kann«, rufst Du.

Klar, und was meinst Du, wieviel Menschen besonders im Mittelalter damit umgebracht wurden – besonders an den Fürstenhöfen. Doch da es langsam wirkt, sind kleine Dosen zur Krankhaltung ihrer Patienten nun den Medizinern sehr willkommen...

Wird heute irgendwo eine neue chemische Giftverbindung entdeckt, müssen direkt hunderttausende Ratten, Mäuse, Kaninchen, Hunde und Affen dran glauben, um herauszufinden, wozu und wie sich diese am besten medizinisch gebrauchen läßt.

Trotz all des großen Unsinns, den der Baseler Quacksalber-Professor Paracelsus Bombastus von Hohenstein von sich gab, hatte und hat heute noch sein Name einen beeindruckenden Klang.

Wohl dank seiner Geschicklichkeit, für sich die Werbetrompete zu blasen. Und weil er für die Ärzte einen heute noch von ihnen für wahr gehaltenen wissenschaftlichen Grundsatz aufstellte. Der, solange sie diesen den Kranken noch weiter weismachen können, stets eine Quelle risikolosen Geldscheffelns bleiben wird. Dieser so beeindruckende Grundsatz des Paracelsus - Hippokrates würde sich im Grabe umgedreht haben, hätte er je davon erfahren! - lautete:
Die gefährlichsten Gifte verwandeln sich in die wirksamsten Heilmittel, wenn sie aufgrund einer ärztlichen Verordnung verabreicht werden: Die Dosis macht's, ob ein Ding ein Gift sei.

Wurde das - obschon man sich öffentlich vom (doch wohl ein bißchen für seine ärztlichen Kollegen zu bombastisch auftretenden) Bombastus distanzierte - eine Goldgrube für die Mediziner! Damit war man endlich in der Lage, jede Entdeckung neuer Giftstoffe als Triumph der Wissenschaft darzustellen, welche nun in immer größerer Zahl erforscht und den Kranken angedreht wurden.

Nun war es unbesorgt und ungestraft möglich, immer neue Gifte an die alten zu reihen und die früheren - zwar nicht helfenden, aber auch nicht sonderlich schadenden Heilkräuter als »weniger wirksam« zu erklären. Und so die früher hochgehaltenen Meinungen über »dero vortreffliche Wirkungen« damals als »überwundene These« (Terminologie um 1850) oder heute mit »als nicht mehr auf dem letzten Stand der wissenschaftlichen Forschung stehend« oder als »obsolet« zu bezeichnen. Der Weg war durch Paracelsus nun endlich frei, immer neue »Heilgiftmittel« zu erfinden, und mit diesen ständig hoffnungsvollere Erwartungen zu schüren. Denn niemand - selbst der größte Religionsfanatiker nicht - , ist von einer so großen Gläubigkeit an Autoritätenbehauptungen erfüllt wie ein kranker Mensch. .

War das ein Fressen! Verabreichten die Doctores jetzt also gegen eine harmlose Krankheit ein Medizintrunklein mit neuem »Heilgift«, so heilte der Körper wohl die erste Krankheit vielleicht noch selbst. Aber er war machtlos gegen die zweite, nämlich die durch das Gift verursachte Krankheit, die ihn bald darauf zu quälen begann und die durch stetig »weiter notwendig werdende« Verabreichungen immer neuer »Heilmittel«-Gifte immer längere Behandlungen erforderlich machten. So vermochten sich die Ärzte bald wie die Kaninchen zu vermehren. Während früher auf 20 Millionen Deutsche etwa 2.000 Ärzte kamen, sind es heute bei etwa 80 Millionen nicht analog 8.000, sondern sage und schreibe 320.000 Mediziner. Eine Meute im Schaffell, die Dir mit unnötiger Krankheitskostenmache die Penunzen aus der Gehaltsabrechnung stiehlt.

Um Gesunde in langjährige Patienten zu verwandeln, kam ärztliche Hinterlist auf zwei besonders dafür geeignete Gifte, die angeblich in geringer Dosis »heilten«. Tatsächlich wirkt eine kleine Dosis Quecksilber nicht tödlich, sondern erzeugt nur neue, schleichende Krankheiten. Wie z.B. das Amalgam, das als einnahmeförderndes Giftgeschenk von den damaligen Zahnklempnern und heutigen Zahnärzten als gewinnträchtiger Behandlungsgrund für ihre ärztlichen Kollegen (unwissentlich zwar, aber immerhin) in die Zähne gepreßt wurde.

Auf diese Weise gewannen die Mediziner dann ihre treuesten Patienten... Und eine größere Portion Arsen bringt sehr schnell jemanden ins Grab. Von feiner dosierten Gaben über längere Zeit hinweg, wie früher bei den ärztlichen Verschreibungen üblich, wird man halt nur siech, kann aber trotzdem alt damit werden. Und sehr lange damit ein äußerst einträglicher Patient für den Arzt bleiben... Denn wisse: Gift bleibt Gift! Auch allergeringste Menge davon schwächt Deine Immunkraft und macht den Weg frei für andere Leiden.

Mach Dir das jetzt völlig klar, denn es wird entscheidend sein für Dein ganzes zukünftiges Verhalten gegenüber der Schulmedizin und den Ärzten: Paracelsus hatte entdeckt, daß sich mit mineralischen Stoffen und Giften Krankheiten unterdrücken oder in spätere, andere Krankheitssymptome umwandeln ließen. Das zeitweise Verschwinden der ursprünglichen Krankheit gaben die Ärzte sodann als Heilung aus, und die Menschen glaubten ihnen. Die infolge der giftigen Mittel aufkommenden schlimmeren Leiden gaben die Mediziner sodann als *neue Krankheiten* aus, die man folglich wieder zu behandeln hatte. Womit sie dann erneut daran verdienen konnten.[2303]

Als dann in unserer Zeit die Patienten ein klein wenig klüger wurden und bemerkten, daß es die ärztlichen Mittel waren, die ihnen Folgeschäden einbrachten, ja wie reagierten denn diese schlauen Burschen auf eine solche wahrheitsgemäße, nicht mehr abstreitbare Tatsache? Mit einer Behauptung, die derart dreist war, daß sie noch heute von allen Menschen geglaubt wird. Sie sagten: Ja, das müßt ihr in Kauf nehmen, sonst werdet ihr am Ende nicht gesund - denn nur schädliche Mittel können heilen! Versteckt im ärztlichen Standardsatz: Ein Mittel ohne Nebenschäden wirkt nicht.

Ich will Dir sagen, wieso man die Menschen mit dem Versprechen von Heilung durch besondere Mittelchen so leicht drankriegen kann:
Der Mensch ist genetisch nicht geprägt, Schmerzen durch *Krankheit* zu spüren. Der menschliche Körper ist nicht darauf eingestellt, weil er während seiner biologischen Entwicklung nie Krankheiten kennengelernt hat. Deshalb haben es Ärzte so leicht mit ihm:
Wenn er Schmerzen erleidet, greift er hilflos, blindlings zu dem, was ihm Hilfe verspricht. Denn – schon gewußt? – der Mensch wird nicht von seinem Verstand geleitet, sondern von seinen Gefühlen. Und der liebe Onkel Doktor, der meint es doch so gut!

Als die Mediziner der alten Zeit entdeckten, daß Pflanzenextrakte ganz bestimmte Wirkungen zeigten, wenn sie in einen lebenden Organismus gelangten, konnten sie das bestens verwerten: Der Extrakt der Tollkirsche z. B. vergrößerte die Pupille - die Frauen wirkten dadurch verführerischer, und so träufelte man ihnen als Schönheitselixier den Saft in die Augen - was den Arzt bei allen Damen sehr beliebt machte. Und wer sympathisch wirkt, dem nimmt man auch gerne seine Arzneien ab...

61 Der Extrakt des Fingerhuts ließ das Herz kräftiger schlagen - und so konnte man den Leuten einreden, das sei gut für die durch Bewegungsmangel bedingten Herzbeschwerden. Und als man in China entdeckte, daß der Extrakt aus der Weidenbaumrinde (woraus man später Salizylsäure herstellte) so sehr betäubte, daß man Kopfschmerzen für einige Zeit nicht mehr wahrnahm, da waren die Ärzte nicht mehr auf den bloßen Glauben der Patienten an ihre Heilkünste angewiesen, sondern konnten selbst zweifelnden oder kritischen Kranken vorführen, daß die angewandten Mittel etwas bei ihnen bewirkten. Als schließlich auch ein flüssiges Metall, das Quecksilber, entdeckt wurde, lag es nahe - wie bei allen neuen Stoffen -, auch dies bei den Kranken auszuprobieren.
Und - o Wunder! - F. Magendie[0586] fand um 1840 als erster heraus, daß sich damit öfter ein bestehendes Leiden kurzzeitig unterdrücken, in ein anderes verwandeln oder (durch eine infolge des Giftes neu entstehende Krankheit) überdecken ließ. Nun war man endlich in der Lage, einem Kranken weiszumachen, bei ihm sei ein »Heilerfolg« erzielt worden!
Und Magendie wurde seitdem von den Ärzten (in *deren* Geschichtsbüchern) als Begründer der experimentellen Pharmakologie hoch geehrt. Kein Wunder, denn nun konnte für alle sich als Heiler Aufspielende, in Wirklichkeit aber als bis heute unerkannte Krankmacher-Tätige der große Rubel rollen. Die Giftmischerei hörte nicht auf. Schließlich war jeder Alchimist - ihre Nachfolger sind die Chemiker und Pharmazeuten von heute - nun in der Lage, sich eine goldene Nase zu verdienen. Denn was da alles zusammengemixt wurde, das mußte nie offengelegt oder verantwortet werden. Nur als Geheimnis, machten die Ärzte den Kranken weis, konnten die Mittelchen wirken.[0610, 0611]
Lediglich für eine kurze Zeit, als der gesunde Menschenverstand bei den Menschen im 16. Jahrhundert noch lebendig und ihnen noch keinen Heiligenschein verliehen und dauernde Amnestie für ihr falsches Doppelspiel zuteil geworden war, hatten es die Mediziner nicht so leicht wie heute:

»Weil er denn die Leut betrogen, wird er nun hinaufgezogen und gehenket ohne Gunst...«, sang man 1574, wenn ein Höhergestellter durch sie zu Schaden kam.

Damals wurden sie noch hart bestraft, heute werden die Giftmischer hochgeehrt - die Tradition von Geheimnistuerei und Verdummung hat immer besser und erfolgreicher überlebt.[2303]

62 **Das war - der Neid muß es den Ärzten wirklich lassen - ein geradezu klassisches Meisterstück und einer der geschicktesten Tricks der Doktorenzunft: Aufbauend auf dem schlagkräftigen Satz**

des Paracelsus bringt man es bis heute fertig, die Menschen nach und nach zu vergiften - schön langsam, daß man sie lange als Patienten behält - und ihnen in ihrer Not einzureden, daß dieses verordnete Gift nötig sei, die Krankheit »abzutöten«.

Daß nun niemand auf die Idee käme, daß Gift nichts anderes als Gift sei, das schufen sie bis heute durch einen weiteren Trick: indem sie die durch die Gifte hervorgerufenen Wirkungen aufteilten in gute und etwas weniger gute. Und von einer *Hauptwirkung* gegen Deine Krankheit sprechen und von einer unerwünschten(!) *Nebenwirkung* in Deinem *ihnen* nicht wichtigen, bekriegten Körper. Doch ob Hauptwirkung oder Nebenwirkung: *Beide* sind *Giftwirkungen* und *beide* sind schädlich für Deine Gesundheit! Selbst wenn die Hauptwirkung eine Zeitlang Deine Krankheit zu unterdrücken, zu betäuben oder zu ersticken vermag.

Doch dieser grandiose Trick, durch Verabreichen von Gift die harmlosere Krankheit für einige Zeit zu vertuschen, das machte aus den damals zumeist verlachten Quacksalbern nach und nach die heute hoch angesehenen Ärzte. So bekamen die vormals armen Schlucker plötzlich wider Erwarten immer mehr Zulauf.

Zum Begründer der »chemiatrischen Schule«, Franz de le Boe, seinerzeit Professor in Leyden, strömten im 17. Jahrhundert aus ganz Europa die Studenten »wegen seiner dialektischen Gewandtheit, der Kühnheit in der Hypothese und der Willkürlichkeit in deren Bedeutung«, so ein Geschichtsschreiber. Auch damals schon waren die jungen Mediziner nur auf das Neueste erpicht, insgeheim alles Alte verachtend. Nicht anders als auch heute, wie mir kürzlich ein weitsichtiger Medizinprofessor erklärte: »Die jungen Studenten interessieren sich weder für Patienten noch für ärztliche Ethik, sie haben nur noch Auge und Ohr für die Apparaturen und den High-tech bei uns. Und im Krankenhaus natürlich für die hübschesten Schwestern und Patientinnen...«.

Im Gegensatz zu alten Zeiten hat sich bei der Heilmittelverschreibung von heute durch die Mediziner nur eins geändert: Die Nebenschäden sind bei den Chemiepräparaten noch heimtückischer und größer geworden: Durch ein »Heilmittel« zum Senken des Blutdrucks kannst Du Dir z.B. an die 200 verschiedene Krankheiten zuziehen.[9608]

Gifte in »Heilmittel« umzudrehen - das ist schon ein tolles Bubenstück! Nicht zu fassen, wie leicht sich damals (und heute genauso), die Menschen in Krankheitsnot betrügen lassen.

Nicht anders war es beim Opium. Tatsächlich war es noch im vergangenen Jahrhundert als »Heilmittel« weit verbreitet. Besonders Laudanum, eine Opiumtinktur, galt als Medikament gegen alles mögliche, besonders aber gegen Darmbeschwerden. Gewonnen wurde Laudanum durch Auslaugen von Opium, Safran, Nelken und Zimt in Weingeist, ein den Magenbitter-Rezepturen sehr ähnliches Verfahren. Bei Verletzungen hieß es: »Man nehme ausgezupfte Leinwandfäden und stopfe damit die Wunde aus. Kommt es trotz der Behandlung zu keiner Eiterung, wird die Wunde erneut gereizt und die Prozedur beginnt von neuem, bis der Eiter herzhaft quillt...«. (→Bild Rz44) So behandelten die Wundärzte selbst harmloseste Verletzungen und hielten damit auf lange Zeit den Geldbeutel ihrer Klienten offen. Um eine »Faulung« zu verhindern, - nachdem die Eitererzeugung nicht mehr in Mode war -, ging man später zum Ausbrennen und Ausbrühen über. Brenneisen und siedendes Öl fehlten in keiner Wundarztpraxis. Besonders bei Schußverletzungen galt letzteres - kochend in das Wundloch geschüttet - als Mittel erster Wahl.[0622] Und eine Leichentinktur diente schließlich zur Endbehandlung.[0647]

Du glaubst nicht, wie man die Leute hochlobte, die im 18. Jahrhundert Geräte zum Blutdruck- oder Temperaturmessen erfanden! Merke es gut: Schon damals ging alles darum, Krankheits*wirkungen* bestimmen und ermitteln zu können - die Kunst des Krankheits*heilens* stand stets weit, weit im Hintergrund. Jedenfalls - all das Hantieren mit den blitzenden Geräten und die immer stärker um sich greifende Unsitte, statt der Muttersprache lateinische Worte zu benutzen, all das führte dazu, daß die Ärzte immer mehr Einlaß in die höhere Gesellschaft fanden. Kurz zuvor hatten sie noch zum fahrenden Volk gehört. An den Fürstenhöfen blieben sie jedoch noch lange verpönt. Selbst Unteroffiziere hatten eher Zutritt als Ärzte. Wahrscheinlich beruhte das auf alter Tradition.

Schon im 13. Jahrhundert hatte Nikolaus von Polen die Ärzte als »Pillenjesuiten und Giftmischer« beschimpft und gefordert, sie abzuschaffen: »Denn sie sind erfolglos und taugen nichts«. Jedenfalls forderten die Heilmittel des 18. Jahrhunderts schon ein ziemliches Maß an Heldentum von dem, der sich diesen damals üblichen medizinischen Torturen à la Dr. Eysenbarth[0612] unterwarf und sich mit all den Laxantien, Purgantien, Expectorantien, Tonica, Reizmitteln oder Vescantien behandeln ließ...

Überdies: Der Patient hatte es stets mit Medizinern zu tun, die glaubten, daß sie allein die richtige Behandlungsform beherrschen und daß die beste Medizin erst vor kurzem und just zu ihrer Zeit erforscht und gefunden worden wäre. Und jeder von ihnen gab sich stets überzeugt, die nicht heilbaren Krankheiten der jeweiligen Zeit bald endgültig kurieren zu können - bliebe man nur lange genug in seiner Behandlung. Die man natürlich in klingender Münze *vor* der Heilung zu bezahlen hatte..

<u>Genau diesen Eindruck vermittelt man dem Kranken auch jetzt: Ausgerechnet in der heutigen Zeit würden in Kürze alle Krankheitsprobleme gelöst. Damit der Glaube an den Arzt nur nie ins Wanken geraten kann. Und der Kranke vor allem davon abgehalten wird, sich besseren Heilweisen zuzuwenden.</u>

65 1670 entdeckte der Linsenschleifer van Leeuwenhoek[0554] erstmals Protozoen in einem Tropfen Wasser, später im Speichel die ersten Mikroorganismen in seinem Okular. Die Medizin-Chronisten jubeln in ihren Selbstbelobigungsschwarten: Er stieß damit die Tür zum Mikrokosmos auf, so trompeteten sie. Ich sehe das völlig anders. Und Du wirst das später vielleicht auch so erkennen: Leeuwenhoek stieß die Tür zum Reichtum für Forscher und Mediziner auf.
Und nicht nur das: Er stieß die Tür für die Möglichkeit der Kranken auf, daran glauben zu können, daß diesmal keine Dämonen an ihren Leiden die Schuld trügen, sondern real existierende kleine Biester. Von nun an konnte man einen Teil dieser Kleinstlebewesen zu den schrecklichsten Feinden der Menschheit erklären. Und die einfältige Menschheit nahm es ihnen ab. Wie alles. Bis heute. Bis zu diesem Tag, wo dieses Buch vielleicht ein Umdenken zuwege bringt. (Junge, wenn ich mir da nicht zuviel verspreche.)

Viel anderer Art waren die ärztlichen Methoden nirgendwo: Die Chinesen verordneten damals gegen alle Leiden Markklößchen, die in das Blut hingerichteter Verbrecher getaucht wurden. In England legte man eine zappelnde Forelle auf die Brust des Patienten oder wickelte seinen Körper in Felle frisch gehäuteter Katzen, wobei gleichzeitig ein Stück Fleisch, beträufelt mit dem Urin des Kranken, an einen Hund verfüttert werden mußte. Allgemein allerdings bürgerte sich in ganz Europa der Aderlaß als probates Mittel für alle Arten von Leiden immer mehr ein.[0607]

Und dann die vielen Brechmittel, die da in Mode gekommen waren! Weißt Du, wie einen so etwas mitnehmen kann? Die Ärzte glaubten früher halt, die Krankheiten säßen in Blut, Magen oder Darm. Und sie könnten sie auf diese Weise nach außen befördern. So wie man heute von vielen Leiden annimmt, sie säßen in den Krebsgeschwülsten oder den Gebärmuttermyomen.
Wenn sich einer damals ob der von Dr. Eysenbarth und Kollegen verordneten »Heilmittel« dann die Seele aus dem Leib gekotzt hatte, dann fühlte er sich danach bestimmt erleichtert, oder ihm war für eine lange Zeit nicht mehr danach zumute, an seine Krankheit zu denken.

Und wenn Du schon mal was über die Eysenbarthschen Methoden gelesen hast, dann weißt Du, daß auch die Ärzte jener Zeit im Verschreiben alles andere als zimperlich waren. Zwar kamen sie immer mehr der schrecklichen Giftigkeit des Quecksilbers auf die Spur - andererseits sah man es auch als richtig an, daß für die schlimmen Lüstlinge, die an der Syphilis erkrankten, nur das Schlimmste angebracht war.
Angebliches Lustseuchengift im Körper mußte mit gräßlichstem Gegengift ausgetrieben werden - ein ärztlicher Behandlungsgrundsatz, der auch in unserem angeblich aufgeklärten Jahrhundert bei den Medizinern in voller Blüte steht!

44

Du zweifelst? Dir ist davon nichts bekannt? Nun dann denk nur daran, was den AIDS-Kranken für schreckliches Gift gespritzt wird, um sie mit noch größerer Qual ein paar Wochen länger vom erlösenden Tod abzuhalten.[1700ff]

Und so trieb man es denn diesen Lustmolchen aus: bis deren Zähne zuerst schwarz wurden, sie endlich ausfielen und ihr Körper ein einziges Sammelsurium von Schmerz und Leid war. Einem Doktor kam dann der Einfall zu sagen: Wenn man einem Kranken verschwindend kleine Mengen eines giftigen Mittels eingibt, das in hoher Dosis genau die gleichen Wirkungen seiner Krankheit zeigt, dann heilt dieses Mittel besagtes Leiden. So entstand der berühmte Satz: »Similia similibus curentur« (Ähnliches wird durch Ähnliches geheilt).

Als wenn man mit einer kleineren Giftgabe überhaupt eine Krankheit mit ihren gesamten inneren und äußeren Wirkungen erzeugen und dann auch noch heilen könnte! Ich kenne kein Gift, das auch im entferntesten so etwas Ähnliches wie einen Schnupfen erzeugt!

Um 1800 ließen die Herren Doctores den Menschen glauben, ungekochte Früchte und Gemüse würden ihn krank machen. Und wer krank war oder es nicht werden wollte, dürfe sich auf keinen Fall frischer Luft und hellem Licht aussetzen.[0637, 0639, 6035, 8304] Wodurch sie eine neue Krankheit in Marsch setzten: die Tuberkulose. (Heute ist sie nur noch auf den Philippinen verbreitet, weil nach der Ami-Besetzung die wunderschön samtbraunen Mädchen sich den Fimmel als Schönheitsideal in den Kopf gesetzt haben, auch so käsig-weiß zu werden. Und jedem Sonnenstrahl ausweichen wie ein Massenmensch vor der Natur. Und sich dazu noch mit bleihaltigen Bleichcremes einschmieren...

Du mußt wissen, daß die Ärzteschaft so langsam immer mehr Einfluß in der Gesellschaft erlangte. Denn sie hatten - wie die Handwerker - eine Zunft gebildet, die Richtlinien für deren Auftreten, Bekleidung und Wortgebrauch gab und ihnen nunmehr das Praktizieren auf Jahrmärkten untersagte. Nun hatten sie in Räumen - bestückt mit Totenschädeln, dicken Folianten und Mikroskopen - ihre Kranken zu malträtieren. Das beeindruckte die Menschen damals ungemein.

Die Ärzte waren so mit einem Male so eine Art Gelehrte geworden. Und denen vertraut man - wie Biedermann dem Brandstifter. Nun hatten sie es geschafft, endlich anerkannt zu werden. Nun waren sie in der Lage, in großem Maßstab die Menschen krank zu machen und krank zu halten. Dem ärztlichen Rat also folgend verkrochen sich jetzt viele Menschen furchtsam vor Licht und Luft in ihre Behausungen, mieden Rohes wie der Teufel das Weihwasser und zerkochten auch noch die letzten Vitamine aus Gemüse und Obst: Wodurch weitere iatrogene, durch Ärzte geschaffene Krankheiten, wie Rachitis und andere Vitaminmangelkrankheiten entstanden.[0637]

Selbst die Mode der Zeit wurde von ärztlichen Ratschlägen geprägt: Vornehme Blässe ward gefragt und getragen. Ein besonders kluger Arzt, ein Dr. Peter Eguel aus Hameln, zog unmittelbare Konsequenzen aus seinen und der Kollegen Ratschlägen: Er gab schnellstens seinen Medizinerberuf auf, kaufte eine Regenschirmfabrik, bespannte die Gestelle mit dünneren, bunten Stoffen und verkaufte »Sonnenschirme« zum Schutz vor den »schädlichen« Lichtstrahlen. Und war bald ein gemachter Mann! Die Ärzte vermochten es selbst kaum zu fassen: Binnen 50 Jahren hatten sie sich von ehemaligen Jahrmarktausschreiern zu angesehenen Leuten gemausert.

1886 braute ein morphiumsüchtiger Apotheker namens Pemberton aus dem Extrakt von Coca-Blättern, Koffein, Rotwein und 99% Zuckerwasser eine Medizin gegen Impotenz, Frauenleiden, Kopfschmerz und Neurosen. Die Medizin half so gut gegen die genannten Leiden, daß sie heute noch in der ganzen Welt eingenommen wird! Es sind pro Sekunde 40.000 Flaschen des immer noch leicht nach Medizin schmeckenden Gesöffs, das sich Coca Cola nennt.[3524] Sogar Ketchup wurde ursprünglich als Heilmittel gegen Sodbrennen eingeführt.

Ein gewitzter Schweizer Professor fragte sich, was die Ärzte denn bis dato noch nie an Spektakulärem ausprobiert hatten. Und kam zu dem Ergebnis, daß die Drüsen von Schafen fein zerhackt bislang noch keinem Kranken eingespritzt worden waren. Gutachter waren schnell gefunden, und so wurde die Zelltherapie populär gemacht. Die berühmtesten Menschen - wie Papst Paul II, Konrad Adenauer, Herbert v. Karajan - ließen sich von Professor Niehans weismachen, daß zerhackte

Tierleichenteile in ihren Körper und nicht tief in die Erde vergraben gehörten.

Der Extrakt aus Schafhoden besaß allerdings den Nachteil, manche Patienten unmittelbar nach der Einspritzung tot umfallen zu lassen. Das war jedoch, so muß man zu Ehren der Spritzsanatorien schon sagen, nicht gewollt. Denn der ureigenste Zweck aller ärztlichen Heilmittel und Behandlungsmethoden war ein zeitweise Sich-von-Krankheitsgefühlen-Erholen, beileibe doch nicht Für-immer-Liegenbleiben.

So wurde diese Verjüngungstherapie nach vielen Jahren denn auch nur halbherzig verboten und nur zum Schlucken. Was andere dann auf die Idee brachte, statt Hoden den Extrakt aus Thymusdrüsen den allzeit glaubenseifrigen Kranken zu verkaufen. Und das ist bis heute noch nicht untersagt. Noch eindrucksvoller schien es in unseren Tagen einem italienischen Hersteller, die Furcht vor der Todesursache Nummer Eins, dem Herzinfarkt, mit einem Extrakt aus Rindergehirnen und Natriumsalzen seinem Geldbeutel nutzbar zu machen. War der Einfall, seinem Heilmittel als Namen die sportliche Autoformel GM 1 zu verpassen, nicht

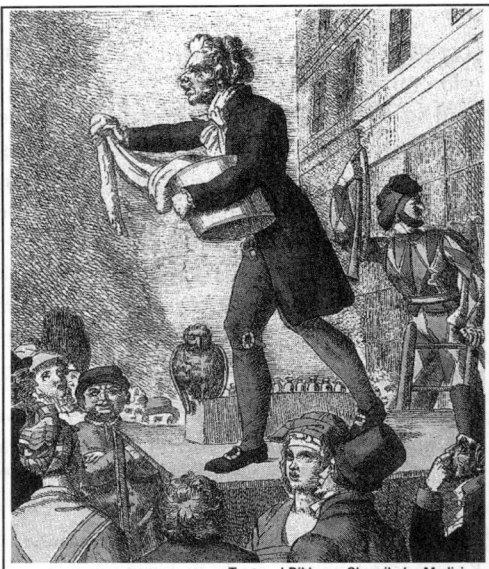

Text und Bild aus: Chronik der Medizin
Karikatur auf die Reklame- und Gewinnsucht der Ärzte: Der Scharlatan zeigt auf einem Podest triumphierend die Haut des letzten Menschen vor, den er glänzend und ganz radikal kuriert hat. Er will die hinter ihm stehenden Medikamente an das Publikum verkaufen, das ein Gaukler mit seiner Trompete herbeigelockt hat.

klassisch? Auf den nicht ausrottbaren Primitivglauben von Arzneizulassungsstellen, Ärzten und ihren Patienten setzend, daß Steaks Kraft und Hoden Jugend bedeuten und prickelndes Ameisengift Rheumaschmerzen beseitigen kann, sagte sich der Italiener: Beim Schlaganfall weiß jeder, daß hier Nervenzellen des menschlichen Hirns abgetötet werden.

Sollen die Ärzte dem Kranken doch die Extrakte aus den Hirnzellen des Rindviehs spritzen, wenn ich in altbewährter Manier behaupte (und diese Behauptung von ein paar käuflichen Wissenschafts-Gutachtern als richtig erkennen lasse), daß diese Rinderhirnzellen genau an die zerstörten menschlichen Gehirnzellen da oben hinwandern und sie auf wundersame Weise reparieren... Ein seltener Einzelfall?[3706]

Das vor 400 Jahren existierende Paracelsus-Denken hältst Du für längst passé? Das ist auch in unserer Zeit nicht totzukriegen. Kam jetzt doch ein Pharmazeut darauf, messerscharf zu schließen: An Durchblutungsstörungen leiden meist ältere Menschen - also haben sie altes Blut in ihren Adern. Verschaff' ich denen statt Rinderzellen einfach junges Blut von Kälbern... Das kriege ich für ein paar Mark billig in jeder Schlachthof-Freibank nachgeworfen. Wenn ich das trockne und in Tabletten presse, dem einen wissenschaftlichen Namen gebe (Nycomed), dann haben die Ärzte mal wieder was Neues ihren Kranken zu bieten, die da an peripheren (vom Herzzentrum entfernten) Durchblutungsstörungen leiden. Und da Blut auch gut für Wunden sein könnte oder für Verbrennungs- und andere Gewebeschäden, übersehen ich, meine bezahlten Gutachter und die Ärzte geflissentlich, daß es längst älter ist, als das sich immer wieder erneuernde Blut der Patienten, und melde es als ein umfassendes Heilmittel an. Gesagt getan.

Und ob Du's glaubst oder nicht: Actovegin wurde eines der am meisten verkauften Mittel und brachte dem Paracelsus-Imitator (Gelenkschmerzen heilt man mit Gelenkknochensud von Schweinen) jährlich 30 Millionen Mark auf's Konto.[3550ff, 3812] Da kannst Du direkt neidisch werden, was? Brauchste nur nachzumachen - auf die paar Leutchen, die das Buch hier lesen und nicht mehr auf sowas reinfallen - was noch nicht mal so sicher ist wegen der vielen Arztserien in den Fernsehprogrammen - kannste gut verzichten...

Wir haben zur Zeit 320.000 Ärzte und Medizin-Professoren, 40.000 Apotheker und 20.000 Heilpraktiker in diesem unserem Lande, aber nur einer von ihnen sah klar und hatte auch noch den Mut, die Wahrheit zu sagen und das »Heilmittel« als das zu bezeichnen, was es war: »Blutwurst auf Rezept«.[3554] Du fragst Dich, wie die über unsere Gesundheit angeblich so ängstlich und sorgsam wachenden Gesundheitsbehörden so was überhaupt zulassen? - Das frage ich mich auch...

Gesundheitsgesetz

Ärzte sind nicht die Lösung des Problems Krankheit - sie sind das Problem.

> "Der Krieg gegen den Krebs ist größtenteils ein Betrug."
> (Linus Pauling, zweifacher Nobelpreisträger)

0.59 Diese unglaubliche Niederträchtigkeit der Schulmedizin!

Als sich im 15. Jahrhundert die Syphilis in Europa ausbreitete, standen die damaligen Ärzte genau so ratlos da, wie unsere heutigen bei AIDS. Doch sie dachten damals wie heute nie daran, dem Gebot ihres angeblichen Lehrmeisters Hippokrates, Unheilbares nicht zu behandeln, zu folgen. Um 1500 bedankte sich der französische Arzt Thierry de Hery in der Kirche St. Denis am Grab Karls VIII. mit den Worten: »... er hat eine Krankheit nach Frankreich eingeschleppt, die mir zu einem Vermögen verholfen hat - zum Dank will ich für sein Seelenheil beten.«

Im Jahre 1502 kam dann der Arzt Carpensic auf die Idee, es einmal mit Quecksilbersublimat zu versuchen, das bisher nur bei chronischen Entzündungen und Drüsengeschwülsten, rheumatischen und gichtischen Beschwerden, Ischias, Eingeweidewürmern und äußerlich gegen Krätze angewandt worden war. Wurde es innerlich genommen, so sollte es am Anfang in kleinen, dann langsam steigenden Gaben verabreicht werden. Schäden an den Lungen mit Bluthusten, Magenkrämpfe, Erbrechen, Koliken, Durchfälle und Fieberanfälle waren wegen der angeblich tötlichen Krankheit in Kauf zu nehmen.

Natürlich blieb das ohne jeden Erfolg. Trotzdem wurden die Bemühungen der Ärzte immer krampfhafter, die Mengen des Giftes immer größer. Bis ihnen schließlich so viele junge Männer unter den Händen wegstarben, daß die Fürsten und Könige befürchteten, eines Tages keine Soldaten mehr für ihre Kriegsspiele zum Anhäufen von Leid und Leichen zu haben. Weshalb sie endlich jeden Arzt darauf vereidigten, unter keinen Umständen mehr Quecksilber zu verordnen.

Auch der heilige Mann in Rom erließ eine Verordnung: Wonach jeder Liebesakt in einer schwarzen Kutte, versehen vorne mit einem kleinen Löchlein zu vollziehen sei.

In der Mitte des 19. Jahrhunderts konnte der englische Arzt Hutchinson Quecksilber jedoch wieder durch die Hintertür einbringen: indem er es mit Jodid mischte und es nun für ungefährlich - weil nicht mehr so schnell tödlich wirkend – und nur in kleiner Dosis darin verwendet, ausgab. Vor einem heißen Ofen wurden nun die Kranken zweimal täglich damit eingerieben, »bis der Speichel troff«, hieß es. Oder sie wurden in einen Ausräucherungsschrank gesperrt und darin den Quecksilberdämpfen ausgesetzt.[0669] Nur Geisteskranken wurde eine andere Art der Anwendung zuteil: Man behandelte sie mit einer besonders starken Quecksilberkur, die den Ärmsten Kopfhaut und Schädeldecke wegätzte: »Damit das Hirn darunter mit frischer Luft versorget werde«, so ließen die Herren Mediziner verlauten.

Da jedoch die Pusteln und Blattern aus den Gesichtern nicht verschwinden wollten, mußte ein zusätzliches Heilmittel ran, nämlich Holz! Damit die Kranken auch daran glaubten und dafür zu zahlen bereit waren (Krankenversicherung gab's damals nicht), verbreitete man Gerüchte, die ihm

Wunderheilungen zuschrieben. Natürlich durfte das kein Holz aus der näheren Umgebung sein, das sich jeder Syphilitiker selbst hätte schlagen können, nein, es mußte sich schon um eins aus fernen, geheimnisvollen Ländern handeln. Da wuchs in Jamaika ein Holz, das äußerst schwer zu zerkleinern war, vor allem nicht mit gewöhnlichen Messern, was ein weiterer Vorteil war. Man importierte also das Guajakholz, und die Fugger scheffelten sich damit einen Teil ihres unermeßlichen Vermögens zusammen. Das schwarzbraune, äußerst harte Holz ließ man von Strafgefangenen schnitzeln und einweichen, und es wurde sodann abgekocht den Kranken eingetrichtert. Hartes Holz gegen harten Schanker - das war die Denkweise. Zerstörerische Zytostatika gegen zerstörerischen Krebs, das ist die von heute.

Damals als Wundermittel gepriesen (wie vor ein paar Jahren das Krebsmittel Laetrile oder Interferon), wurde daraus ein furchterregender Sud zubereitet, den die Syphilitiker dreimal täglich nach dem Essen viertelliterweise heiß hinunterzuwürgen hatten. Aber die Folgen waren nicht gar so schlimm - Holz ist schließlich ein Naturprodukt[0582] - wie die von Quecksilber.

69 Man sollte glauben, daß deshalb dieses schreckliche Gift Quecksilber in die tiefsten Tiefen der Erde versenkt worden wäre![0669, 3253] Aber nein! Die Menschen vergessen ja so schnell. Hundert Jahre später wagten es die gerissenen Hasadeure der Medizin erneut, den Menschen Quecksilbervergiftungen beizubringen, damit die guten Geschäfte der Ärzte nie zu Ende gehen. Jetzt waren sie aber doch etwas geschickter geworden und ließen das in Verruf geratene Wort Quecksilber außen vor. Nun versteckten sie das Gift zwischen einer Mixtur aus dem harmlosen Edelmetall Silber und den Metallen Zink und Kupfer, verpaßten ihm einen beschönigend-täuschenden Namen - weit her, aus dem Arabischen - , nämlich »erweichende Salbe« und stopften es als »Amalgam« in die Zahnlöcher der Menschen. Und keiner kam dahinter, wieso immer mehr Menschen so oft müde waren und an unerklärlichen Krankheiten litten. [2676]

Es dauerte mal wieder viele Jahrzehnte, bis furchtlose Alternative trotz Bedrohung durch die Medizinmafia immer stärker mit der Tatsache an die Öffentlichkeit drangen, daß die Ärzte es mal wieder wie früher fertiggebracht hatten, schön langsam ihre Patienten mit Quecksilber zu vergiften... Nicht glaubhaft, aber es ist noch heute bei uns in Hunderten von Medikamenten und Kosmetika vorhanden. So verkauft man es Asiatinnen und Afrikanerinnen z. B. als Schönheitscreme zum Aufhellen ihrer Haut. Deren Eitelkeit und Wunsch, der weißen Frau zu gleichen, bezahlen sie später dann teuer mit Vergiftungsleiden - aber das gibt dann ja wieder neue Gründe zur Medikamentenverschreibung...

Doch wie erklärt man nur dem blind den Ärzten des 19. Jahrhunderts vertrauenden Volk, daß man es statt zu heilen - vergiftet? Wie täuscht man es, wenn nach vielen Jahren das heimtückische Metall Quecksilber[0558] seine verheerende Wirkung im Körper der damit Behandelten offenbart? Wie bringt man es fertig abzuwenden, daß die Verarzteten nicht die Ärzte schuldig an ihren schrecklichen Qualen sprechen, die eine Syphilis-Quecksilberbehandlung verursacht? Wie rettet man sich davor, daß das Volk Knüppel ergreift und auf die Verstümmelungsmediziner losgeht? Wie wäscht man seine Hände in Unschuld?

Der Trick ist so raffiniert, so atemberaubend kühn von den Medizinern eingefädelt, daß selbst mir die Spucke wegblieb, als ich dahinter kam. Und daß Du und die gesamte Fachwelt es mir auch noch nicht in 50 Jahren abnehmen werden, was die Mediziner damals für eine Spitzenleistung, bis heute unbemerkt gebliebenen Verarschens der Menschheit, fertigbrachten: Sie behaupteten, frech wie zu dieser Zeit die Läuse im Grind, als nach langjähriger Behandlung das »Syphilisleiden« immer unerträglicher für ihre Patienten wurde, diese schrecklichen Symptome seien das sogenannte dritte Stadium der Krankheit Syphilis. Und verschwiegen den Kranken und der Welt, daß es überhaupt kein drittes Stadium gibt! <u>Und daß es sich bei diesem angeblichen Krankheitsstadium um nichts anderes als um die schrecklichen Spätschäden der vorausgegangenen Syphilisbehandlung handelte.</u>[9493]

Damit diese viel Moneten bringende Quecksilberbehandlung weiter fortgesetzt werden konnte, *erfand* man also einfach ein *drittes Stadium der Syphilis*. Das angeblich nach 10, 20, oder 30 Jahren wie ein Deus ex machina auftritt. Denn bei verschiedenen Arten der Lues (außer der Syphilis decapitata) kommt es nach dem Primäreffekt (Geschwür an der Lippe oder am Penis, auch harter Schanker benannt), tatsächlich erst in acht bis zwölf Wochen zu der eigentlichen Krankheit. Zu Lymphknotenschwellungen, Hautausschlägen, Knochen-, Gelenk-, Leber-, Milz-, Schleimhaut- und Augenschäden, auch zu Kopfschmerzen und Fieber, Unwohlsein, Appetitlosigkeit, Gelbsucht und Anämie.

Diese Krankheitssymptome nannten die Ärzte das Sekundärstadium. Um damit ihren Täuschungstrick glaubhafter zu machen, es könne nach vielen Jahren angeblich noch ein Tertiärstadium aufkommen. Tatsächlich aber ist nach ein bis zwei Jahren die Krankheit Syphilis ausgestanden. <u>Wenn, ja wenn sie die Ärzte nicht mit Quecksilber behandelt hatten.</u> Denn danach kommt es unausweichlich bei jedem zu Vergiftungsschäden.[9408]

Wenn es dann im angeblichen (achte auch hier darauf, wie Ärzte das geschickt formulierten und damit glaubhaft zu machen vermochten) *Latenzstadium* nach 10, 20, oder 30 Jahren zu infektiösen, wuchernden und nässenden Papeln, zu Geschwüren, zu Herz- und Kreislaufleiden, Mund-, Zungen-, Zahnfleisch- und Schleimhautentzündungen oder den typischen Lues-connata-Zeichen - etwa der Hutchinson Trias mit Sattelnase, Säbelscheidentibia und halbmondförmigen Mola kam, dann konnte man schon die Menschen glauben machen, daß die Syphilis in verschiedenen Zeitabständen auftrat.

»Es ist nicht zu fassen«, rufst Du.

Sei vorsichtig in Deinem Vertrauen. Die Welt ist voller List und Tücke.

Aber ja. Bedenke doch, daß die Ärzte noch kurz vorher als fahrendes Volk und Gaukler gearbeitet hatten. Da lernt man doch alle Tricks des geschickten Verdummens. Und ein paar Jahre später stolzierten sie bereits als Gelehrte umher. So nahm man ihnen wie selbstverständlich das »Dritte Stadium« dieser Krankheit ab. Klang es schließlich nicht ganz logisch? Gab es nicht auch eine Dreifaltigkeit? Waren nicht aller guten Dinge drei, und hatte nicht auch dreimal der Hahn in der Bibel gekräht? Und bis zum heutigen Tag übersah die medizinerhörige Welt, daß keine andere der 40.000 bekannten Krankheiten die Eigenschaft besaß - war sie denn erst einmal ausgebrochen -, plötzlich jäh zu verschwinden. Um dann überraschend nach vielen Jahren (wie ein Werwolf in völlig veränderter Gestalt) mit gänzlich anderen Krankheitszeichen wieder aufzutauchen.

Und das mit ziemlich genau den schrecklichen Symptomen, die Zigtausende Japaner vor etwa 40 Jahren nach und nach erlitten, als sie die aus der quecksilberverseuchten Minimata-Meeresbucht gefangenen Fische verspeist hatten...

Die Behandlung der Syphilis mit Quecksilber wurde vom Leibarzt Maria Theresias, Gerard van Swieten eingeführt. Warum läßt die Syphilis, die übrigens wie alle Seuchen zufolge veränderter Lebensweisen inzwischen fast verschwunden ist, heute plötzlich ein drittes Stadium vermissen - nachdem man sie statt mit Quecksilber nur mit dem etwas weniger schädlichen Penicillin behandelte? Warum ist dieses Leiden plötzlich wohl so schnell zu kurieren? Trägt die Spirochaete Treponema pallidum doch nicht so viel Schuld an den Krankheitssymptomen der Syphilis? Ähnlich dem HIV-Virus bei AIDS? Wir werden noch darauf zu sprechen kommen.

Warum unterstützten und unterstützen die Ärzte *nie* die Heilkräfte des Körpers? Deshalb:

1. Beim Bekämpfen wurde sofort etwas unternommen. Das imponierte dem Kranken, der ja nur das eine Ziel kennt: schnellstens seine Schmerzen loszuwerden, um möglichst morgen schon wieder gesund zu sein.

2. Der Eingriff des allopathisch handelnden Arztes zeigte sogleich eine Wirkung. Der Patient mißverstand dies als Heileinleitung durch das ärztliche Tun bzw. durch das Medikament. So ließ der Aderlaß »schlechtes« Blut abfließen und erbrachte erleichternde Müdigkeit. Die Schröpfköpfe auf

dem Rücken, die das Blut in die Haut saugten, schmerzten, und wenn man sie wegnahm, fühlte man sich besser. Oder man gab ein Medikament wie Gold gegen Rheuma. Das wirkte allein wegen seines Namens schon. Gegen Syphilis verordnete man nun Quecksilber, weil sich der Körper dieses Giftes schnellstens zu entledigen und es über den Speichel auszuschwemmen suchte. Dem Kranken troff dann alsbald der Speichel nur so aus dem Mund. Und das war so schon leicht als Heilvorgang (miß)zuverstehen, den der Arzt in Bewegung gesetzt hatte. Denn wer hätte damals zu denken gewagt, daß ihm der Arzt statt eines Heilmittels, das die Krankheit vertreiben sollte, ein Gift verschrieb! Das schnellstens den Organismus so in Wallung brachte, daß er es sich durch heftige Entwässerungsversuche zu entledigen suchte! So wurden mit Salvarsan, allein des Wortes wegen, immer mehr Leiden behandelt - von Scharlach über die Multiple Sklerose bis zur Schuppenflechte.

3. Der Kranke konnte bei der Quecksilbertherapie bequem passiv verbleiben. Der Arzt hatte etwas getan. Für seine Leistung konnte er nun ein Entgelt fordern. Hätte der Arzt etwa zu Spaziergängen in frischer Luft oder zur Mäßigung im Essen und Trinken geraten - wie hätte er da Forderungen stellen können? Wo in diesem Falle doch nur sein Patient etwas geleistet hätte!

»Aber wieso glaubten denn die Menschen eigentlich an die Heilkräfte von Quecksilber?«

Weil sie den Ärzten, wie heute, alles abnehmen, egal, welchen Sand die ihnen in die Augen streuten. Denn Ärzte waren gebildet, wußten daher ihr geschmiertes Mundwerk bestens zu gebrauchen und zudem so geschickt einzusetzen, daß keiner merkte, was sie alles den Kranken vorflunkerten. Und - mein Gott, hab' ich lange recherchieren müssen, um das rauszubekommen: <u>Weil sie die Syphilis-Kranken glauben machten, mit dem vielen Speichel würde die Syphilis aus dem Körper fließen. Wie auf einer glatten Steinplatte ein Tropfen Quecksilber massenhaft in kleine und kleinste Kügelchen zerspringe, so würde das flüssige Silber drinnen im Körper sich überall verteilen, die Krankheit in sich aufsaugen und dann mit dem vielen Speichel den Körper verlassen...</u>
Heute können die Mediziner uns noch einfacher für dumm verkaufen, weil sich Unsinn in einer wissenschaftlichen Ausdrucksweise weitaus geschickter verstecken läßt[2950]

Aber vielleicht war das Volk damals doch nicht ganz so dumm und den Ärzten ein wenig auf die Schliche gekommen. Denn der Volksmund leitete aus dem ständig von den Ärzten mißbrauchten Quecksilber (quicksilver) das Wort Quacksalber ab. Der Ansehensverlust durch dieses häßlich klingende Wort wurde den Ärzten schließlich zuviel. Dem halfen sie dadurch ab, daß sie bei jeder sich bietenden Gelegenheit die Kräuterheilkundigen, die nie mit Quecksilber behandelt hatten, als Quacksalber verunglimpften. So wurde dann die tödliche Quecksilbertherapie »obsolet«, und nun wurde schnell zu Wismut und Kaliumjodid übergegangen. Aber dies führte ebenfalls bald zu Magenleiden, Nervenlähmungen, Nierenversagen, Koliken und zur Zerstörung der roten Blutkörperchen. Da mußte erneut schnell geschaltet werden, und man besann sich wieder auf das »altbewährte« Arsen, dessen Behandlung dann zu Ekzemen, Gürtelrose, Hirnschäden und vorzeitigem Tod führte.

Bis zur Mitte des 19. Jahrhunderts bewegte sich das naturphilosophisch bestimmte Denken der Medizin in Europa zu einem mehr und mehr naturwissenschaftlichen hin. Dieses war von dem Jesuiten und Mathematiker René Descartes[3334] ausgelöst worden. Dem ein sicheres Wahrheitskriterium für alles Erkennen (cognito ergo sum - ich denke, also bin ich) vorschwebte. Er sah den Körper der Lebewesen mehr als bloße Maschine an und verbannte die Seele aus dem Leib - eine Anschauung, die später der berühmte Arzt Virchow in die heutige Schulmedizin einführte. Nach welcher der Arzt sich nicht mehr dem Patienten, sondern den Krankheiten widmen soll. Die bis dahin noch allgemein anerkannte Lehre der Wiener Schule, Krankheiten steckten in kranken Teilen des Körpers, wurde nun durch die Lehre Virchows ersetzt, der behauptete - merke, wie man immer tiefer in die menschlichen Gewebe eindringt! - die Krankheiten hätten ihren Sitz in den Körperzellen. Genauer: daß jede Krankheit auf zellularpathologische Veränderungen zurückzuführen sei. Seine Stellung und seine Macht im damaligen Medizinbetrieb war derart groß, daß sich alle anderen Mediziner seiner Meinung anschlossen. (Nicht , weil es nicht andere, bessere Köpfe unter ihnen gegeben

hätte, sondern weil sie einsahen, daß sich diese Meinung am besten zur Sicherung ihres Einkommens vermarkten ließ.) Waren die Ärzte doch nunmehr in der Lage zu sagen, daß jede Krankheit ihren festen Platz im Körper habe und an diesen bestimmten Ort gebunden sei. Nur so nämlich sahen sich die Ärzte jetzt fähig, teure Diagnoseverfahren und entsprechend immer teurer werdende Apparaturen dafür einzuführen. Die ihnen von den Bürgern durch immer höher werdende Krankenkassenbeiträge doppelt und dreifach mehr wieder bezahlt wurden.
Nicht die ihnen damit und mit ihren Methoden unmögliche Heilung, sondern auch ihre stets falschen, ich wiederhole bewußt: *stets falschen* **Diagnosen mußten nun zusätzlich bezahlt werden.**
Um - nein, nicht die Krankheit, sondern deren Symptome einzukreisen, zu orten und sie dann gezielt »auszuräumen« oder »behandeln« zu können. So wurde aus der bloßen Zellular-Hypothese ein Dekret, an dem man bis heute mit Zähnen und Klauen festhält. Und welches zudem den Vorzug besitzt, gut verteidigt werden zu können - weil die Kranken nur zu gerne daran glauben, daß man mit den Symptomen auch ihre Krankheiten einfach wegschneiden oder wegmedikamentieren kann. Die Allopathie, der Kampf gegen den eigenen Körper, gilt schließlich als wissenschaftlich. Richtiger: Das allopathische Denken (»allo« = anomal!) erfuhr durch Virchow seine Überspitzung. Er selbst brachte es sogar fertig, die »Lebenskraft im Menschen« abzustreiten. Nach seiner »Cellularpathologie« bestehe das Leben ausschließlich aus physikalischen und chemischen Aktivitäten. So schuf er die nachträgliche Rechtfertigung für den Glauben an Gifte als Heilmittel. Denn Virchow besaß einen blendenden Geist und vermochte bestechend und beeindruckend zu formulieren (Was ja dadurch nicht richtiger wohl aber leichter geglaubt wird). Wer von Virchow und seinen Ärzten ethisches Handeln abforderte, dem antwortete er: »Immer wenn ich andere von Moral reden höre, weiß ich, daß sie nicht bezahlen wollen.« Die anderen waren platt - und den Medizinern fielen seit dieser Zeit horrende Honorarerhöhungen leicht.
Inzwischen sind die Menschen derart berauscht und fasziniert von dieser Annahme - millionenfach bestärkt durch die glorifizierenden Berichte über chirurgische Wegschneide- und Verstümmelungsgroßtaten und beeindruckende Diagnoseapparaturen - daß es selbst dem gesunden Menschenverstand fast unmöglich wird, die These Virchows anzuzweifeln. Die auf der Denkweise des Rationalismus aufbauend, alle Erkenntnis auf »die reine Vernunft« beschränkte.
Woher kam die fast als Sucht zu bezeichnende Lust der Ärzte, den Menschen Organe herauszuschneiden? Diese Perversität begann schon um 1850, als Thomas Spencer Wells seine Lehre verbreitete, die Eierstöcke der Frau seien der Grund für alle Frauenleiden. Für diese Erkenntnis wurde er dann geadelt und die »Eierstockexstirpation« zur Vorsorge gegen »Weiberkrankheiten« nach Sir Wells wurde zur großen Mode dieser Zeit. Legionen von Frauen wurden sie so »vorsorglich« weggemetzgert - die Hälfte starb gleich auf dem Operationstisch ... Wurden nun daraus Lehren gezogen? Natürlich nicht. Schließlich können die Mediziner anführen, bei den heute modern gewordenen Gebärmutterausschlachtungsaktionen (die häufigste Operation inzwischen bei uns!) stürben nur noch wenige daran. Trotzdem sind unsere Frauen ihre Weiblichkeit los.[3217ff]

»Waren die Ärzte auch früher schon so von sich eingenommen?« fragst Du.[2160+, 3309]

Nicht alle sind so - aber kaum einer ist unter ihnen, der sich nicht für äußerst wichtig und unersetzlich und seine Anweisungen für bedeutsamer als die zehn Gebote hält.[3330] Bis zum 19. Jahrhundert lag jegliches Berühren eines kranken Menschen unter seiner Würde. Das Ohr an einen kranken Kunden legen? - um Gotteswillen - da hätte man sich ja auf die Stufe mit einem Chirurgen, dem damaligen Bader, gestellt! Als es nun immer moderner wurde, besser: als sich die Ärzte immer mehr anmaßten, genaue Diagnosen stellen zu wollen, mußten auch beeindruckendere Geräte her. So entstand um 1800 als erstes das Stethoskop, das Geräusche aus dem Körperinnern des Kranken offenbarte - zugleich aber auch einen gerade noch erträglichen Abstand zwischen ärztlicher Würde und krankem Fleisch beließ.[0628] Was wohl auch der Grund für den Spottvers der damaligen Zeit war: »Hab'n manches gelernt durch viel Studir'n. Und können alles, nur nit - kurir'n.« Hier aber nehme ich die Mediziner in Schutz: Niemand kann eine Kranken kurieren – das muß er selbst tun!

70 Sogar eines der größten Genies der Welt haben die Ärzte auf dem Gewissen: Mozart. Was würde er uns noch für wunderbare Musik hinterlassen haben, hätte er mal den damals berühmtesten Arzt Salzburgs, diesen Dr. Closet mit seinen ständigen Aderlässen und diesem Spruch „Die bösen Säfte müssen mit dem Blut weg!" dahin gejagt haben, wohin er gehörte: zur Hölle. [0607, 0608f, 0623, 0669]
Mozart brachten die Mediziner mit 35 Jahren um - Franz Schubert mit ihrer Quecksilberbehandlung bereits mit 31 Jahren. Wenn ich bei seinen Liedern manchmal heulen muß, dann weiß ich oft nicht, ob es der überirdischen Schönheit seiner Musik zu danken ist (Beethoven über ihn: »Der hat den göttlichen Funken!«) oder der Wut über die Schandtaten der Ärzte, uns die größten Musikgenies hinzurichten. Was hätten sie uns noch alles an Beglückung schenken können!
Ähnlich ging es Lord Byron, den sie, vor allem durch Aderlassen,[0651] bereits mit 36 Jahren ins Grab brachten. Er spürte zwar, daß ihm die Behandlung das Leben kosten würde (»Ihr Ärzte bringt mit euren Lanzetten mehr Menschen um als die Soldaten mit ihren Lanzen!«, so rief er verzweifelt vor ihnen aus), brachte aber mangels einer Alternative auch nicht den Mut auf, sie zum Teufel zu schicken.

»Sag mal, so wie Du hat mir noch keiner medizinische Geschichte dargelegt. Die anderen stellen sie mit der Verherrlichung menschlichen Forschungsgeistes stets eine Entwicklung zu etwas Verehrungswürdigem dar. Du weist mir nach, daß es sich eigentlich genau um das Gegenteil handelte.« So sagst Du, endlich ziemlich wachgeworden.

<u>Weil bisher nur Ärzte die Geschichte der Medizin geschrieben haben! Damit sie ihren Heiligenschein noch heller strahlen lassen können! Und um uns die Mär von der »unaufhörlichen Sorge um das Wohl der Patienten und des nimmermüden Kampfes gegen die schrecklichen Feinde der Menschheit« (Dämonen, Teufel, Bakterien) um so nachhaltiger einzutrichtern!</u>
Wenn Du eine Biographie Deiner eigenen Vorfahren zu schreiben hättest, dann würde aus Deinem versoffenen Großvater bestimmt doch auch ein feinsinniger alter Herr, der einen edlen Tropfen zu schätzen wußte, oder? Als weibliche Patientin dürftest Du wohl schon öfter bemerkt haben, daß Ärzte nicht allzuviel um das geben, was *Du* sagst und empfindest. Kein Wunder, der Macho-Geist des Begründers der »wissenschaftlichen« Schulmedizin floß in sie alle ein. So definierte es für sie Virchow: »Die Frau ist ein Paar von Eierstöcken, an denen ein Mensch dran hängt. Der Mann dagegen ist ein Mensch, der über ein Paar Hoden verfügt.«

71 Wenn Journalisten, Autoren oder Fernsehdrehbuchschreiber über Ärzte schreiben, kommt stets ein allerhöchst positives Bild dabei heraus. Keiner kann es sich erlauben, gegen Götter anzuschreiben, ohne sich den Zorn der Massen zuzuziehen – er würde wegen Erfolglosigkeit des Werks bald am Hungertuch nagen. Nur ich kann mir das als Bestseller-Autor, und daher nicht auf Geld Angewiesener, erlauben. Und leiste es mir - der Wahrheit zuliebe. Die Menschen haben gelernt, den Arzt als edel, selbstlos, gütig und weise zu betrachten und möchten sich dieses Bild nicht verderben lassen. Der geachtetste Mann im Volk ist nun mal der Arzt, dann der Zahnarzt. Erst viel später kommen Anwälte, Universitätsprofessoren, Priester - am Ende die Lehrer und Politiker...

72 Nun, die Quecksilberbehandlung machte bald darauf anderen Methoden Platz. Ein Herr von Jauregg setzte die erfolgreiche, von Magendie 1840 begründete Medizinertradition fort: Mit künstlichem Erzeugen anderer Krankheiten und Leiden die ursprüngliche Krankheit zu überdecken und so einen scheinbaren Behandlungserfolg zu erzielen, der eine Honorarzahlung rechtfertigte. Er impfte die an Syphilis Erkrankten mit Malariaerregern. 1927 erhielt das Schlitzohr dafür den Nobelpreis!
Das Arsen wurde schließlich »obsolet«. So vornehm drücken sich heute die Ärzte noch immer aus, wenn sie durch eines ihrer Mittel wieder mal zu viele Menschen zu Wracks, Krüppeln oder zu Leichen gemacht haben. Also mußte wieder etwas Neues her, mit dem man Kranke zu beeindrucken vermochte. Hatte man da nicht noch ein neues Element entdeckt, an das ein normaler Mensch nicht herankam? Aber ja: das Antimon! Also her damit, die auf alles Neue hoffenden, weil von alten Mitteln stets betrogenen Kranken würden es schon schlucken! So wurde es dann üblich,

das Gift Antimon, ein dem Arsen ähnliches Element, für viele Leiden besonders bei Atembeschwerden zu verabreichen.[3603] Das als »wirksames Mittel« alsdann Erbrechen, Reiswasserstühle und unregelmäßige Atmung erbrachte. Die Ärzte erklärten dies in heute wohlbekannter Manier, »das Mittel zeige damit seine Effektivität«, und der Kranke werde dadurch bald gesund sein. Wenn sein Körper dann eine so robuste Konstitution besaß, daß er trotz des Mittels wieder auf die Beine kam, wurde der Arzt gelobt, starb der Kranke wegen des schlimmen Giftmittels, war die schlimme Krankheit schuld, gegen die der Arzt vergeblich gekämpft habe.[0613]

»Wieso gibt es Arsen heute nicht mehr?« fragst Du.

„Jedes Jahr werden 150 000 heimliche Menschenversuche in Kliniken und Arztpraxen durchgeführt", Büchel in „Der letzte Schrei" Pro 1 Verlag.

Auch das wird heimlich noch verwendet. Die Ärzte sagen zwar, dafür gibt es jetzt bessere Mittel. Doch das ist unrichtig. Denn ein besseres Mittel könnte nur ein natürliches Mittel sein. Die heutigen Chemie-Gifte sind nicht weniger schlimm - dafür um so heimtückischer. Das hochgiftige Arsen war bereits zwei Jahrhunderte vor Christus bekannt. Bis ins einzelne wurde die Giftwirkung von arabischen Ärzten im 9. Jahrhundert n. Chr. durch eine Darstellung gewürdigt, die so schloß: »Der Arsenik ist sehr tödlich, und von seinen nachteiligen Folgen kann man nicht errettet werden.«[3604, 3614] Trotzdem wurde dieses schwere Gift um 1650 zum Senken des Fiebers verabreicht. Der Liquor kalii arsenicosi (Fowler-Lösung) wurde dann 1776 gegen Malaria angewandt, später sogar gegen Anämie. Im 20. Jahrhundert wurde die Arsenlösung mit Äthanol und Lavendelöl - höre und staune! - sogar als »Stärkungsmittel« den Kranken eingeflößt. Daneben diente es noch dazu, die Krätze (Schuppenflechte), Ausschlag, Wasserblasensucht und später dann die Syphilis bei den Kranken zu verschlimmern. Erst Anfang des 20. Jahrhunderts kam man drauf, daß Arsen neben den bekannten Schäden auch noch Krebs in Lunge und Leber sowie Hautkarzinome verursacht. Dieser Nachweis hat über 2.000 Jahre auf sich warten lassen. (Das Medikamentengift, das Du derzeit schluckst, hat derartige Entdeckungen noch vor sich...) Arsen hat vieles mit den heutigen Chemie-Medikamenten gemeinsam: Es ist absolut geruch- und geschmacklos. Außerdem ist eine Vergiftung schwer nachweisbar, die aber schon bei 0,1 g bald tödlich endet.[3603]
Trotz aller Vertuschungsversuche der Mediziner kommt es doch schon mal ans Licht der Sonne, daß Gift nur schadet statt zu helfen. Und daß chemisch hergestellte Medikamente nur Ausgeburten teuflisch-habgieriger Gehirne sind, angefangen vom Salvarsan bis zum Contergan.[0669] **Nach einer solchen Aufdeckung werden sie, nein - nicht verboten, sondern - man hat es ja mit einer vornehmen Kaste und angeblich nicht mit Schädlingen oder White-collar-Verbrechern zu tun – heimlich, still und leise vom hiesigen Arzneimittelmarkt »genommen«. Die Volksvergifter bestrafen? So feine Leute?**
Und damit keine öffentliche Unruhe entsteht (rechtlich ist man ja bestens abgesichert, schließlich wurde auf Risiken und Nebenwirkungen ja hingewiesen), oder gar die Leute ihr blindes Vertrauen zu den Medizinern verlieren könnten, legt man sodann schnell einen tieferen Gang ein: Man geht zu einer »schonenderen Behandlung« über. Das z. B. wurde auch höchste Zeit, als um die Jahrhundertwende die Schäden durch die Arsenbehandlung immer offensichtlicher wurden und Arsen in den Ruf kam, ein gefährliches Gift zu sein. Molière riet den Ärzten damals dringlich, sich nicht auf bloße Versprechungen zu verlassen, sondern den Lohn einzufordern, solange der Kranke noch Schmerzen habe und lebe. So kam es dann von der Quecksilber- über die Wismut-, Kaliumjodid- und die Arsenbehandlung zu einer scheinbaren Mäßigung:
1910 gelang Paul Ehrlich, dem Meistergiftmischer der Schulmedizin mit seriösem Anstrich, erstmal ganz offiziell, was bisher nur dem Gottessohn zugeschrieben wurde: die wundersame Wandlung von - nein, nicht von Wasser in Wein, sondern von Chemie in ein Heilmittel. Er nahm einige weniger schwerwirkende Gifte, mixte sie mit chemischen Ingredienzen und einem geringeren Anteil von Arsen zusammen und gab der Mixtur einen - einfältige Herzen gleich höher schlagen lassenden – Namen: *Salvarsan*. Was etwa bedeutet: Der Erlöser höchstselbst macht Dich mit diesem Gift gesund. Nun lies hier nicht einfach weiter, lieber Leser! Genieße doch mal so recht diesen einmalig genialen Schachzug des Chemiegiftherstellers Hoechst in Frankfurt: eines der heimtückischsten Gifte auf der Welt, das Arsen, womit Könige ihre Rivalen und Jungbauern ihre Alten reihenweise

ins Jenseits befördert hatten, durch geschickte Wortverdrehung als »heilendes Ars(e)an« auszugeben. (Die Schweizer Medikamentenfabrik Hoffmann-La Roche machte es Hoechst z.B. nach mit der völlig wirkungslosen Salbe Bepanthen, was soviel heißt wie allgöttliches Beryllium. Und analog heißt es nicht Erdvergiftungs-, sondern Pflanzen*schutz*mittel.)

Nun, mit Salvarsan wurde Hoechst reich und Ehrlich berühmt und als Begründer der modernen Chemotherapie für das Hervorrufen von millionenfach nutzlosem Leid mit einem 300.000 Mark Nobelpreis fürstlich belohnt. Auf den alten 200-DM-Scheinen wurde diesem schlimmen, uns Chemie als »Heilmittel« weismachenden Menschenvergifter sogar öffentliche Ehre durch Abbilden seines Konterfeis zuteil.

Der Widerhall war ein geradezu triumphaler; nicht nur die medizinische Fachwelt, auch die Tagespresse in aller Welt feierte Ehrlich als den Überwinder der Syphilis. Bis man langsam merkte - ohne das natürlich jemals öffentlich zuzugeben - daß Arsen auch in der Verdünnung ein Gift blieb, an dem die Kranken noch früher als an der (unbehandelt meist nach einiger Zeit von selbst abheilenden) Syphilis eingingen. Doch je schrecklicher sich das Giftgebräu bei den damit behandelten Patienten auswirkte, desto besser ging's Ehrlich. Er war ja Professor. Und niemand wagte ihm zu entgegnen: Das beliebteste Mittel – nicht nur bei den Borgias – war früher Arsen, das man in kleinen Portionen ein paar Wochen dem Essen der Ungeliebten beigab. Sie tun ja genau dasselbe mit ihrem Salvarsan. Sie sind ein Dreckschwein, ein Verbrecher, der dem Gericht zu übergeben und an dem höchsten Ast aufgeknüpft gehört. Statt dessen erhielt er aus den Salvarsan-Gewinnen bis zu seinem Tod etwa sieben Millionen Goldmark - ein damals unermeßliches Vermögen, mit dem er – ehrlich! - halb Deutschland aufkaufen konnte.[9703, 2800a]

Bald aber war mal wieder ein neues Mittel fällig, als man so langsam spitz bekam, daß Ehrlichs »Heilendes Arsen« im Körper zu Arsenoxyd oxydierte und zu schwersten Schädigungen der Haut, der Leber und der weißen Blutkörperchen führte. Da war man es den Kranken doch einfach schuldig, ihnen wieder eine »schonendere« Behandlung angedeihen zu lassen und sie glauben zu machen, jetzt werde eine neue (und somit immer eine bessere als die vorherige) Substanz die Wunderheilung vollbringen. Weshalb man wieder etwas mixte und dem neuen erlösenden Pülverchen den verkaufsfördernden Namen Neosalvarsan gab. Und propagierte, nun habe man eine »schonendere Behandlung« als mit dem vorherigen Salvarsan zu erwarten... Und dann setzte man, höchst werbewirksam, weil so unverständlich, aber so geheimnisvoll am lichten Tag und beeindruckend »wissenschaftlich« zu lesen, noch eins drauf: Und ließ erstmals die Zusammensetzung eines Medikaments auf die Packung drucken: Diamino-dihydroxy-arsenobenzol-N-Methansulfinsaures Na mit 19,5% AS.

74   Ehrlich befand sich mit einem anderen, noch geschäftstüchtigeren Giftmischer im Wettstreit, nämlich mit Emil von Behring, dessen »Diphterieheilserum« anfangs noch nicht genügend Gift enthielt, um die Diphterie durch ein anderes Leiden zu ersetzen. Weil jeder das meiste Geld der erstmals vom königlichen Medizinaldirektor Althoff im großen Rahmen eingeführten »öffentlichen Großmittelvergabe für Forschungszwecke« beanspruchte. Seit 1896 ist das überall in der Welt bis heute so üblich: Der Steuerzahler wird geschröpft und der mittelvergebende Bürokrat und der Forscher können sich beide bald geachtet und hochgeehrt in eine schöne Villa zurückziehen und sich von dem Geld ein feines Leben machen. Wenn sie sich davor hüten, selbst zu schlucken, was sie erfunden, als empfehlenswert einstuften und anschließend den Kranken als »Heilmittel« verkauft haben...

Und dann entdeckte man Substanzen und Mittel, die sogar speziellen Schmerz oder die Fehlfunktionen von Organen zeitweise zu beheben vermochten. Wie Aspirin, Bromsalze, Kortikoide, Nitroglycerin, Beta- und Omega-Blocker, Protonenpumpen-Hemmer, Hormone. Welche imstande waren, zuerst positiv wirksamen Einfluß auf die inneren körperlichen Funktionen auszuüben.

Endlich also hatten es die Ärzte fertiggebracht, daß sich die Einnahme von nicht natürlichen Stoffen in kleinen Dosen so fest einbürgerte, daß es allen Menschen völlig selbstverständlich und richtig erscheint, für einen scheinbaren Anfangserfolg spätere Vergiftungen und schlimmere Schäden in Kauf zu nehmen. Und damit einen so blinden Glauben an die Ärzte aufzubauen, daß ihnen immer wieder aufs neue vertraut wird.

Hauptsache war, der Kranke merkte eine Wirkung! Das genügte vollauf! Konnte er sich doch so einbilden, das würde ihn heilen.

Das verhängnisvollste Jahr für die kranken Menschen und das profitreichste für die Ärzte brach 75
1864 an. Louis Pasteur entdeckte, daß sich bestimmte Mikroorganismen (Keime) in der Milch infolge der Milchsäuregärung nach einer gewissen Zeit des Lagerns stark entwickelten: was durch Erhitzen eingedämmt werden konnte.
Nun war es möglich, unter Verlust von Frische und wichtigen Lebensstoffen - gegen den Willen der Natur - Lebensmittel länger haltbar zu machen. Was man dann »Pasteurisieren« nannte.
Weil Mikroben die Milch zum Verderben brachten, zog Pasteur den (falschen) Schluß, sie würden auch Verderben über die Menschen bringen, Krankheiten würden durch die von ihm entdeckten Kleinstlebewesen in Gang gesetzt.(Sicher sind sie an Krankheiten beteiligt, aber nicht Ursache für diese.) Er gelangte deshalb zu diesem für die Ärzte so profitablen, für die Kranken aber so verhängnisvollen Schluß, weil die Bakterien die Lebensmittel »verderblich« machten. Der Chemiker Bernard unterstützte Pasteurs Arbeiten zunächst, kam aber dann zu der Auffassung, was krank mache, sei der schlechte Allgemeinzustand des Körpers als »Nährboden« für die Bakterien. Der Gelehrte Bechamp dagegen meinte, die Mikroben würden jeweils vom *Nährboden gebildet*, und zwar je nach dessen Art in unterschiedlichen Formen. (Womit er aber ebenfalls falsch lag.) Die UrMedizin entwickelt dazu eine völlig neue These:
Die Mikroben profitieren von uns, wie wir von ihnen. Das gesamte Geschehen in unserem Körper besteht grundsätzlich in einem friedlichen Miteinander. Harmonie herrscht allerorten. Wenn, ja wenn der Mensch diese nicht durch eine widernatürliche Lebensweise zerstört. So beeinflußt z.B. eine ungesunde Essensweise die Gesundheit der Gewebe nachteilig, auf denen die Kleinstlebewesen leben. Da sie seit 30 Millionen Jahren aber gewohnt sind, nur auf *gesundem Gewebe* ihre Arbeit bestens zu verrichten, gelingt ihnen das auf erkranktem Gewebe nicht mehr. Sie müssen sich deshalb über Gebühr vermehren: Weil sie dann hoffen können, ihre ihnen von der Natur aufgetragenen Pflichten trotzdem noch zu erfüllen. Bessert sich ihre »Arbeitsgrundlage« nicht, dann erkranken sie ebenfalls. Und müssen dadurch ihr gutes Wirken in ein dem Menschen abträgliches Tun umwandeln.[1647]

| Leiden ist einfacher als Handeln |

Gesundheitsgesetz der Natur:
Wer die Menschen gesundmachen will, muß das göttliche Prinzip der Harmonie und der Koexistenz aller Kleinstlebewesen für seine Therapien strengstens beachten. Nur unter diesem Naturgesetz wird eine echte Heilung ermöglicht.
Doch als Robert Koch herausfand, daß sich eine weitere Art von Kleinstlebewesen besonders oft im Lungengewebe von Kranken befanden, die an der sogenannten »Auszehrung« litten, die später auch Schwindsucht benannt wurde. Schwindsucht - was war das für ein Name! Das bezeichnete ja nur völlig vage eine Art des Krankseins. Was an sich schon verständlich war, denn man wußte ja nichts über die Ursache dieser Krankheit und weshalb sie die Menschen auszehrte. Aber jetzt glaubte Koch endlich klar zu sehen. Und bildete sich wie Pasteur ein, der Ursache dieser Krankheit auf die Spur gekommen zu sein: die winzigen Kleinstlebewesen! Er nannte die kleinen Stäbchengebilde, die er unter dem Okular seines Mikroskops entdeckt hatte, »Bazillen«, und dieses Wort läßt noch heute die Menschen erschauern. Stell Dir vor, dieser Robert Koch hätte sie nur »kleine Stäbchen« statt des lateinischen »Bazillus« genannt. Das hätte doch viel zu harmlos für diese todbringenden Biester geklungen, wegen derer er sich so mühsam jahrelang die Nächte um die Ohren geschlagen hatte. Die sich um die Bazillen bildenden Knötchen nannte Koch dann »Tuberkel«.
Heureka! Es ward geschafft! Nun war die Medizin keine Kurpfuscherei mehr. Wirklich existierende, schlimme Feinde des Menschen waren vorhanden! Und die galt es mit allen Mitteln, koste es was es wolle, zu bekämpfen. Lützows wilde, verwegene Jagd auf das Unsichtbare wurde eröffnet. Anstelle des mephistophelischen Denkens in Bezug auf die Krankheiten, hatte sich endlich etwas dingfest machen lassen. Und so jagten sie dann - ermöglicht durch die Erfindung des Mikroskops - den Kleinstlebewesen nach - und den Menschen die schlimmsten Ängste vor den Mikroorganismen ein. Robert Kochs Bekämpfungsmittel gegen die Tuberkulose - das Tuberkulin - brachte dann

nur Verderben über die Behandelten: Es half nicht und führte zu schrecklichen Nebenschäden.[0655,] [0751ff,0753, 0773, 3775] Allein in Wien starben unmittelbar nach der Impfung mit Tuberkulin über 1.800 Menschen. Natürlich wurden und werden solche Schäden öffentlich nicht bekannt gemacht. Man durfte und darf schließlich die allgemeine »Impfmoral« nicht gefährden.
Doch Professor Koch gab seiner Mikrobenjagd nicht den Namen, der ihr zugestanden hätte, nämlich »Krankenverdummungsmasche«, sondern nannte sie genügend hochtrabend »Bakteriologie«. Unter diesem beeindruckenden Namen ist sie inzwischen in das allgemeine Bewußtsein zutiefst eingedrungen und hat im Gesundheitsverhalten der Menschen einen so beherrschenden Platz gewonnen, daß sie fast pseudoreligiöse Züge annimmt. Mikrobenfurcht und Sauberkeitsfanatismus mit ihren Desinfektionsriten, wie man sie in hochentwickelten Industriegesellschaften, besonders in den USA, beobachten kann, ersetzen heute die Furcht vor Dämonen und vor kultischer Befleckung, wie etwa in den entsprechenden Beschwörungs- und Reinigungsriten bei Naturvölkern und in den alten Hochkulturen.

Wie konnte es nur zu einer solch riesigen, zweiten Verdummungswelle durch die Ärzte auf der ganzen Welt kommen? Das war der Grund: Durch Pasteur und Koch wurde das Antidenken der Mediziner scheinbar »wissenschaftlich« begründet. Man mußte nun nicht mehr an den Teufel glauben, nein, man sah sie nun leibhaftig vor sich, rötlich auf grau gefärbt, durch die Mikroskope der Wissenschaftler: diese schlimmsten Feinde der Menschheit. Nur an eines mußte man glauben, und das geschieht bis heute noch: daß diese Bakterien Krankheiten verursachen.

»Aber das ist schließlich ganz klar. Bei Nichttuberkulösen findet man die Tuberkelbazillen doch nicht in dieser Anzahl vor. Noch sehe ich nicht ganz, auf was Du hinaus willst, aber erklär mir vorher noch schnell, worin die erste Verdummung für uns Menschen bestanden haben soll«, sagst Du.

<u>Das war die Erfindung der Religionen. Auch hier soll man an die Hirngespinste und Märchen anderer Menschen glauben. Obwohl jedes verständige Denken dagegen spricht. Damit das dennoch möglich wird, benutzen die Manager der Religionen und die Medizinmänner zwei beeindruckende Worte: die einen das Wort »göttlich«, die anderen das Wort »wissenschaftlich«. Was man dafür ausgab, das fand und findet bei den meisten Menschen blindgläubige, anbetungswürdige Verehrung.</u>
Halte im Gedächtnis: Bis 1906 jedenfalls, als man Robert Kochs jahrelanges Starren ins Mikroskop mit dem Nobelpreis (heutiger Wert: 150.000.000 Mark) honorierte, hat sich im Prinzip nichts geändert. Nur der alte Fuchs Virchow spottete über die »Bakterienhysterie« seines Kollegen und erkannte schon damals deren Unsinn. Einmal aus Gespür, zum anderen auch aus Furcht, seine (genau so unsinnige) Cellularpathologie würde nicht mehr so im Mittelpunkt der Medizin stehen.

75 So besaß der Kulturkämpfer Virchow die richtige Nase für den mit dem Mikroskop arbeitenden Robert Koch und dessen Tuberkulosebazillen-Theorie. Virchow erklärte, er halte nicht das geringste von der Lehre, daß die Bakterien es wären, welche die Menschen krankmachen würden. Ist auch klar. Hätte Robert Koch die Bazillen und Bakterien nicht verteufelt, hätte man sie höchstens als interessant empfunden. Und Robert Koch wäre ein armer, unbedeutender Landarzt geblieben. So aber setzte er eine weltumfassende Bewegung in Gang, welche dem Denken der Menschen - die immer weniger an Dämonen und Teufel glaubten - zutiefst entgegenkam: daß nicht sie selbst, sondern nun böse Bakterien und Viren für ihre Krankheiten verantwortlich wären.[9841]
Daß ausgerechnet Kleinstlebewesen - wie alle anderen Tiere und Tierlein - im Grunde genommen völlig unschuldig an Krankheiten von Menschen sind, das werde ich Dir später noch eindeutig zeigen, obwohl auch die Ärzte schon längst hätten darauf stoßen müssen. Denn dieser Louis Pasteur besaß ja seinen großen Gegenspieler, den Biologen Claude Bernard. Die beiden stritten sich ihr ganzes Leben lang, worauf es bei einer Erkrankung mehr ankomme: auf das »Milieu«, in dem die Bakterien leben (wie in der Milch oder im menschlichen Darm) oder auf deren eigenen Kraft als Krankheitserreger. Erst als er im Sterben lag, gab Pasteur zu, daß Bernard recht gehabt hatte: »Es ist

das Milieu, auf das es ankommt«, erklärte er. Gustav Liebig ging es ebenso. [0655]
Wie siehst Du denn heute den Medizinforscher John M. Crous M.D.? Der 1806 in New York einen Preis von eintausend Dollar - das entspricht einem heutigen Wert von etwa 60.000 Dollar - für die Entdeckung des ersten Heilmittels in Tablettenform erhielt, das aus dem pulverisierten Kieferknochen eines Hundes, der getrockneten Zunge eines neugeborenen Fohlens und dem abgeriebenem Kupferstaub eines englischen Pennies aus der Regierungszeit George I. bestand?

»Einem Scharlatan so viele Moneten für besseren Dreck zukommen zu lassen? Unmöglich!« antwortest Du.

> Dieses Werk gibt Dir die besten Aussichten durch bessere Einsichten zu besseren Ansichten und so zur besten Sicht Deines Lebens zu gelangen. [76]

Wieso Scharlatan? Die Leute damals glaubten genauso an die Mittel ihrer Gelehrten, wie Du an die Mittel der Gelehrten von heute glaubst.[2170] **Die ärztliche Scharlatanerie übertrifft heute die von früher sogar um ein Vielfaches, wie ich es Dir bald beweisen werde. Nur verstehen es die Mediziner jetzt noch besser, sie zu vertuschen, Dich für dumm und sich selbst als die großen Helfer der Menschheit zu verkaufen.**
Dieser Schlaumeier hatte seinen Medical Doctor genauso vom Staat erhalten wie ein Promovierter von heute. Aber: Der John M. Crous M.D. richtete kaum so großen Schaden mit seinem wenig chemiehaltigen Pülverchen an wie, der für das meiste Leid der Kranken schuldige, als Begründer der Chemotherapie verehrte Paul Ehrlich. Dem wir den Chemiedreck von heute verdanken.

Nehmen wir mal den Medizinforscher Paul Müller, dem 1948 in Stockholm der Nobelpreis in Höhe von 550.000 Kronen für das Insektizid DDT verliehen wurde, mit dem er die halbe Welt vergiftete. 25 Jahre später mußte das Gift wegen der schweren Schäden, die es auf der Erde an Tier und Mensch verursacht hatte, verboten werden. Hat man ihm etwa den Nobelpreis wieder aberkannt? Hat man ihn als Verbrecher gegen die Menschheit gebrandmarkt? Hat man ihm und seiner Erfindung jetzt abgeschworen, und stellt kein Gift mehr für die Landwirtschaft her, und setzt statt dessen die Wirtschaftsflüchtlinge, Arbeitslosen, Sozialempfangsnassauer und Asylanten bei uns zum Jäten ein? Wie werden die Menschen in 200 Jahren das damals als »kommender Sieg über die Malaria« (die wieder stark ansteigt) gefeierte DDT wohl ansehen? Schimpf und Schande in 200 Jahren auch über Justus Liebig, der den Kunstdünger erfand, der unser Wasser vergiftet und unsere Erde verseucht. Und mit ihm über sämtliche Chemie-Nobelpreisträger, die all die anderen Gifte erfanden und damit unseren herrlichen Erdenstern langsam aber sicher zu Tode bringen! Noch bewundert die Welt diese Giftmischer, noch sind allerorts die Straßen nach ihnen benannt... Ein neues Denken ist angesagt!

Gesundheitsgesetz der Natur
Je mehr die Menschen wissen, je genauer sie sich in die komplizierten, letztlich unergründlichen biologischen Abläufe hineinzusetzen versuchen, desto mehr Fehlerquellen erschließen sich ihnen. Hatte es Haydn nicht in seiner „Schöpfung" so wunderbar und klarsichtig vertont?: „Und hütet euch, mehr zu wissen, als ihr sollt!"

Diese Erkenntnis ist nicht auf die Medizin beschränkt. Denk nur an den Atomwahnsinn: Je mehr die Menschen können, desto größere Dummheiten machen sie. Tödliche Dummheiten!

Nachdem nun immer mehr neue Metall-Legierungen erfunden wurden, konnte man jetzt auch diese als neues Heilverfahren den Kranken andienen. Die um die Mitte des 18. Jahrhunderts vom englischen Arzt Elisha Perkins eingeführte Heiltherapie mit Metallgabeln, die angeblich die aufgestaute »animalische Elektrizität« in den erkrankten Stellen entlädt, nannte man Perkinismus:

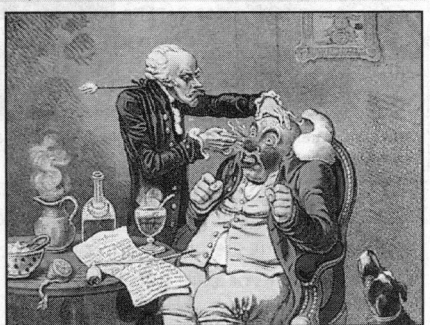

Ausleitung animalischer Elektrizität, die beliebteste Diagnose damals.
Quelle: Chronik der Medizin

0.6. Bis auf eins waren die Menschen bereit, alles gegen das Kranksein zu tun

> Medizin kuriert nicht. Reichtum schützt nicht!
> (Charles Dickens)

»Mit solchen Elektrizitätsspielchen konnte man doch nur früher beeindrucken - als die Menschen noch nicht so aufgeklärt waren wie heute«, wendest Du ein.

Du hast nur noch nicht die Geschäftsmethoden der Ärzteschaft - dem größten Unternehmen mit Heiligenschein auf unserem Erdball - durchschaut! Die Mediziner von heute haben sich nur angepaßt und auf unsere moderne Zeit eingestellt. In ihren Praxen riecht es nicht mehr nach verwesenden Rattenschwänzen und Salpetersäure, sondern angenehm nach desinfizerender Chemie. Alles entspricht dem Ruf der Zeit nach Keimfreiheit und Bakterienabwesenheit.[0591]

Die Doctores streifen sich heute für jeden Patienten neue Kunststoffhandschuhe über. Sie tragen keine eiterverschmierten schwarzen Gehröcke mehr, sondern stets frische weiße Kittel. In ihren Räumen blickst Du nicht mehr auf einen alten Totenkopf oder Knochenskelette, sondern auf beeindruckende, blitzende Apparaturen, und, und, und. Sie haben sich den hygienischen Vorstellungen von heute angepaßt und werden sich morgen genau so anpassen, wenn die stärker werdenden Wünsche der Patienten nach mehr sanfter Natur und persönlicher Zuwendung durch Rüschenvorhänge, Biedermeiermöbel oder Altärchen mit brennenden Weihrauchstäbchen nebst Abbildungen von Heilkräutern symbolisiert und Handauflegen und Besprechungen wieder »in« sein werden.

77 Nimm als ein Beispiel für meine Behauptung die durch Elektrizität gespeiste Bestrahlungstherapie, die sich im Gegensatz zu den ständig neuen und wechselnden Medikamententherapien schon einige Jahrzehnte hält.

Nachdem das von Alternativ-Gesundheitslehrern entdeckte Immunsystem und seine Funktion seit den Organübertragungen auch von den Schulmedizinern nicht mehr länger zu leugnen war, fällt es ihnen mit der Zeit immer schwerer, diese die Immunkräfte zerstörende Wirkung der Bestrahlungen zu vertuschen. Deshalb lenkt die Medizin geschickt ab und wirft den nach medizinischen Sensationen hechelnden Medien auch hier mal wieder etwas Neues zum Fraß vor. Da heißt es dann:

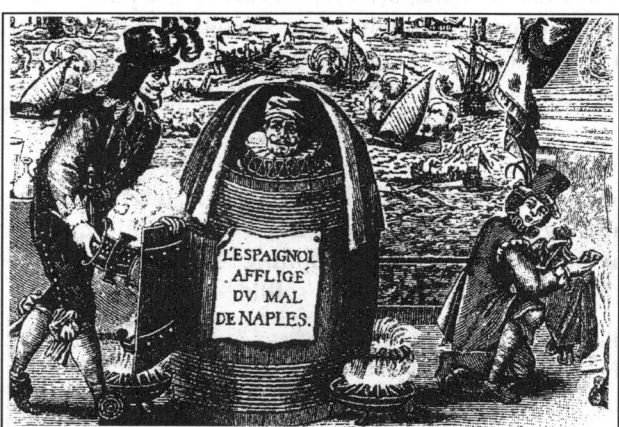

Behandlung der Syphilis mit hochgiftigen Quecksilberdämpfen
Bild: Weltgesundheitsorganisation.

Ich öffne Dir mal die Augen, lieber Leser:
Beim Salvarsan (→Rz74) hast Du schon von »schonenderer Behandlung« im Gegensatz zu der mit Quecksilber gehört. Etwas wirklich Neues anstelle der Strahlentherapie ist noch nicht herausgekommen. Da es mehrfach in die Öffentlichkeit durchsickerte, daß es zu schwersten Schäden, Verbrennungen und Bewegungseinschränkungen durch die Strahlen und deren Vernarbungen kam, (→Rz164) wird nun als etwas Neuartiges »die schonende Strahlentherapie« angeboten.

Fragt sich einer, warum denn - wie bei den jetzt plötzlich möglichen »brusterhaltenden Krebsoperationen« - nicht gleich schon vor Jahrzehnten die Kranken »schonend« bestrahlt und somit Millionen Menschen vor Leid und frühem Tod bewahrt wurden?[1361]

Fragt sich einer, was »schonender« daran ist, wenn man einmal am Tag eine Dosis oder zweimal am Tag eine halbe Dosis an Bestrahlung verpaßt bekommt?

Fragt sich einer, warum man nicht gleich schonend den Tumor aus der Brust operierte, statt 200 Jahre lang den Frauen die ganze Brust abzusäbeln?

Wenn letzteres früher zur Heilung angeblich immer erforderlich war, wie stets versichert wurde, ja wieso ist das heute - nur weil die Frauen sich mehr dagegen wehren - auf einmal nicht mehr nötig? Handelt es sich bei der orthodoxen Medizin um eine exakte, unbeeinflußbare Wissenschaft, oder handelt es sich bei ihr um billigen Opportunismus? Dreimal darfst Du raten.

»Was mich noch interessieren würde: Seit wann und wie bekämpfen die Ärzte eigentlich den Krebs, und wie haben sie ihn früher behandelt?«

Hör mal, Du darfst Dir die damalige Zeit nicht so wie heute vorstellen, wo es selbstverständlich für fast jeden Bürger geworden ist, einen Arzt aufzusuchen, der ihn krankzuhalten vermag. Früher, als die Menschen noch mehr gesunden Menschenverstand besaßen, hatte man allenfalls auf Jahrmärkten seinen Ulk mit ihnen und kaufte ihnen mehr aus Barmherzigkeit ihre Arzneien ab, die sie in einem Bauchladen vor sich trugen. Die meisten Leute konnten sich nie im Leben einen Arzt leisten - zu ihrem Glück! Nur die Fürsten und Reichen gaben Geld dafür aus. Und gegen Krebs wurden halt genau die Mittel eingegeben, die bei anderen Leiden üblich waren.

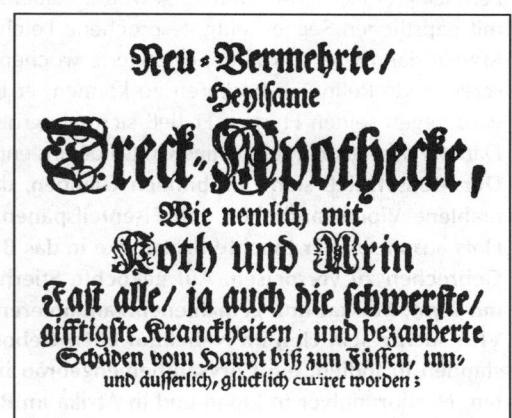

78

1743 hat der italienische Arzt Bernardino Ramazzini in Carpi bei Bologna das gehäufte Auftreten von Brustkrebs bei Nonnen beschrieben. 1761 fiel erstmals ein Zusammenhang von Tabakschnupfen und Nasenkrebs auf. 1775 beschrieb der englische Chirurg Percival Pott das Krankheitsbild des Skrotalkrebses bei Schornsteinfegern; er empfahl als einzig mögliche Therapie die Amputation des Hodensackes - mit der lapidaren Rechtfertigung: »The scrotum is no vital organ«, also: Der Hoden ist kein lebenswichtiges Organ.

Eine der Wurzeln dieser arroganten Haltung der Ärzte, die Geschlechtsteile nebst anderen Organen *anderer* Menschen als relativ wertlos anzusehen, wurde hier erstmals im Schrifttum offenbar. Es setzt sich bis heute fort in den Ansichten deutscher und englischer Ärzte über die Brüste der Frau. (→Rz.134) [1207]

Laß die ärztlichen Behandlungsarten von damals und diejenigen von heute Revue passieren und vergleiche, ob sich da im Grundsätzlichen etwas gewandelt hat.[0633]

Und erkenne:

Der Mensch unternahm im Lauf der Zivilisation fast alle von den Medizinern empfohlene Verrücktheiten und Narreteien, um sich seiner Krankheiten zu entledigen. Er ließ sich in Jauche und in Morast stecken, er ließ sich aufschlitzen und schröpfen, er ließ sich mit heißem Wasser verbrühen und mit kalten Strahlen verseuchen,

Wundarzt um 1700 (Früher mußten sie sich noch derart verrückt aufmachen, um die Kranken zu beeindrucken. Heute genügt ihnen bereits ein weißer Kittel...)

er ließ sich Feuerhölzchen auf seinem Hintern anzünden und spitze Nadeln ins Fleisch stoßen. Er ließ sich Punkt Mitternacht mit dem Fett erwürgter Ratten und dem Saft zerquetschter Spinnen bepinseln. Er ließ sich von Blutegeln aussaugen und schluckte zerriebene Regenwürmer, gepökelten Hirschphallus, Salamandergenitalien, Elefantensperma, Mumienleichenkügelchen und die hochgiftige Spanische Fliege.

Er verschlang den Kot von Krokodilen und Hunden, er küßte die Schnauze von Mäusen, er trank gegen Schlaflosigkeit Hasengalle in Wein, er ließ sich mit dem Blauem Galizenstein die Wunden verschwefeln, er schluckte bereitwilligst Arsen und Quecksilber und Gold und Schwefel, er würgte zerhackte Eidechsenschwänze, geweihte Rattenzehen und verfaulte Fischaugen hinunter, ließ sich mit päpstlichen Segen heilig gesprochene Leichenknochen auf seine Schwären legen, die andere Kranke dann wieder küßten, er pilgerte wochenlang über Stock und Stein, um berühmte, heilversprechende Reliquien berühren zu können, er betete und fluchte und nahm das Walrat des Pottwals gegen seinen Husten. Er ließ sich talergroße Löcher in den Kopf bohren, damit daraus giftige Dämpfe oder gar der leibhaftige Gottseibeiuns entweichen konnte.

Der Mensch ließ sich - im blinden Glauben, dadurch seine Gesundheit wiederzuerlangen - gemahlene Vipern andrehen, mit Eisenfeilspänen den Darm ausfegen und mit Schweinegülle den Hals auspinseln. Er tauchte Brotstücke in das Blut frisch Geköpfter[0562], um es zur Heilung seiner Gebrechen zu verspeisen. Auf gekochte Stierhoden, vier an der Zahl und blutfrisch, vermengt mit Zimt, Muskat und gemahlenen Lammnieren, schwor Papst Pius V., sein Vorgänger Innozenz VIII. suchte sein Heil im Nabelblut eben Geborener und Blut zehnjähriger Knaben. Spatzeneier standen in Indien, ein Chrysanthemengebräu in China, die Galle von Schakalen im alten Ägypten, Nashornpulver in Japan und in Afrika im Ruf, das Leben zu verlängern und die Manneskraft zu stärken. Noch heute schwören die Chinesen zur Potenzstärkung auf die Heilkräfte von Tigerknochen und -penis, die Mongolen auf Vogeleier.[0500-0509]

79   Noch vor kurzem verschlang der Mensch halb ausgebrütete Küken, schluckte in Wasser aufgelöste Kuhdungfladen wie Papst Pius der XII., er soff seine eigene Pisse[0677, 2316, 6828, 9834] oder den einer Kuh wie die indischen Präsidenten Nehru und Desai. Er ließ bei sich den krankheitsverursachenden Teufel austreiben oder sich Stanniolkügelchen gegen seine Krankheiten von Gesundbetern andrehen.[0568] Er schluckte, in dem Wahn, damit seine Leiden zu mildern, lebende Regenwürmer in gespaltenen Pflaumen, ließ Schnecken über Warzen und Schuppenflechten kriechen und stopfte Ameiseneier in sich rein, wenn die heilige Hildegard es ihm empfahl. Er ließ (in Schottland bei Keuchhusten) noch vor 100 Jahren seine Kinder tote Mäuse schlucken und ließ sich weißglühende Eisen von den Ärzten in die zischende Haut des Rückens, zwecks Heilung seiner Gebresten, pressen.[0631]

Heute läßt er sich fremdes Blut einspritzen oder das Sperma von Ochsen (selbst Hackethal praktizierte das noch vor 15 Jahren) oder das Gift der Bienen einreiben und streicht sich selbst mit dem Fett toter Nerze, Murmeltiere oder chemischen Ölen ein. Er riecht gläubig an Blütenessenzen oder läßt sich in Moorbäder stecken. Er hängt sich Amulette, Magnete oder Kupferringe um oder legt sich hoffnungsvoll Edelsteine auf den Bauch oder um den Hals, er läßt sich mit Elektrodrähten oder Laserstrahlen Gehirnteile verbrennen, Elektroschocks verpassen und bemüht sich darum, daß man ihm zerhackte Drüsen von Schafen oder Kälbern ins Gesäß jagt.

Er läßt sich Elektrogeräte einpflanzen oder Ozongas ins Blut einblasen oder seinen Körper mit den todbringenden Strahlen der Beta-, Gammatron- und Kobaltbomben verseuchen. Er läßt sich (bei Rheuma) in minus 120 Grad kalte Gefrierschränke einsperren oder (bei Krebs) sein Blut auf 41 Grad aufheizen. Er trinkt schwefelhaltiges, stinkendes Kur-Wässerlein oder läßt sich in dumpfe Minenstollen einfahren, um sich dem Radon-Gas auszusetzen. Er schreckt nicht einmal vor gesellschaftsfähig gemachtem Kannibalismus zurück, sich Leichenteile fremder Menschen in seinen Körper einpflanzen zu lassen oder die Hirnrinde von Leichen, in Kapseln eingefüllt, zu sich zu nehmen.[2139ff]

Es gibt wirklich keine Verrücktheiten, zu dem ein Mensch nicht fähig wäre, wenn ihn Krankheit plagt. Nur das einzig Vernünftige was es gibt, nämlich zum Begegnen und Beseitigen seiner Krankheiten damit anzufangen gesund zu leben, das kommt und will ihm nicht in den Sinn.

Statt dessen läßt er sich lieber mit Nadeln die Haut bespicken und heißes (Ayurveda-)Öl über den Schädel schütten oder wabbelt flüssige Butter im Mund herum und steckt sich brennende, indische Kerzen ins Ohr - nur weil ihm jemand weismacht, daß so ein Unsinn ihn heilen soll.

Er schluckt lieber Eisen und Kalk pur und gefährlichste Medikamente und läßt sich ohne nachzufragen den schwerstens schädigenden Dreck der chemischen Giftindustrie in die Venen hineinspritzen, wenn es jemand tut, der sich einen weißen Kittel übergestreift hat. Oder wenn es ihm jemand rät, der als Filmstar oder Sportler ein bißchen prominent ist. Und das Unglaubliche:

> Suchst Du das Höchste, das Größte?
> Die Pflanze kann es Dich lehren. (Schiller)

Nichts, aber überhaupt nichts von alledem hat ihm je geholfen, hat ihn je von einer schweren Krankheit befreit! Und das bereits seit 2.000 Jahren.

Und doch ist der Mensch nie klüger geworden. Sein Diabetes macht ihm mehr und mehr zu schaffen, sein Blutdruck steigt weiter, seine Multiplen Sklerose-Schübe kommen immer häufiger, sein Krebs frißt sich immer tiefer in ihn, seine Rheumaknoten lassen ihn immer mehr steif werden...

Kurz: Der Mensch ließ und läßt widerspruchslos alles mit sich machen, er vertraute und vertraut blind allem, was ihm die Ärzte abverlangen.[2164] Nie dachte er daran, daß es doch viel einfacher wäre, sich selbst zu helfen, selbst das Heft in die Hand zu nehmen. Und eines machte er nie, und kein Arzt verlangte es ihm je ab: das Einfachste und Folgerichtigste zu tun:

Das einzige zu tun, was ihn wirklich wieder gesund machen kann und was all seine Krankheiten verschwinden läßt. Nämlich den auch nach Jahrmillionen stets gleichbleibenden und gültigen Gesetzen der Natur zu folgen und nicht den alle paar Jahrzehnte sich wandelnden Behandlungsarten der Mediziner.

Dagegen ist der Mensch wohl aber bereit, jede, aber auch jede ihm angebotene Wundermedizin bei sich anzuwenden und an ärztliche Hoffnungsmache zu glauben. Und das immer wieder und immer wieder aufs Neue, solange die ärztlichen Scharlatane seiner Bequemlichkeit entgegenkommen.

»Ein bißchen nachdenklich hast Du mich ja schon gemacht«, sagst Du. »Vielleicht war das ja auch Deine Absicht. Nun haben die Menschen aber doch vor 2.000 Jahren den gleichen Verstand wie heute gehabt. Das Gehirn war kein bißchen kleiner und sie dachten und empfanden kaum anders als wir Heutigen. Ich frage mich nur, was eigentlich in die Menschen gefahren war, daß sie sich damals den schlimmsten Dreck andrehen ließen, um gesund zu werden.«

Sieh das so: Mumien, Leichenteile, Krokodilskot, Blütenessenzen, Giftpflanzenverdünnungen, Nieren- und Gallensteine, Bezoare, Reliquienknochen, Magnete, Edelsteine, Pillen und Pülverchen besitzen etwas Mystisches, zumindest Geheimnisvolles. Zudem sind sie nicht so ohne weiteres zu beschaffen und daher den Dummen als Heilmittel leicht aufschwatzbar. Kommen dann noch kluge Sprüche von prominenten Personen hinzu, dann läßt sich damit jede vernünftige Überlegung ausschalten. Den ersten Freibrief für die Ärzte gab ein Evangelist, der zur Gesundheit wie folgt Stellung nahm: »Nicht das, was in des Menschen Leib eingeht, sondern das, was aus ihm herauskommt, verunreinigt ihn.« (Markus 7,15)

Demnach konnten die Mediziner den Menschen also alles zu Heilzwecken in den Mund stecken, was es an Scheußlichkeiten gab, es konnte der größte Dreck sein - es verunreinigte ihn ja nicht...

»Zum Glück hat die moderne Medizin heute mit so was Schluß gemacht«, atmest Du auf.

Da bist Du aber schief gewickelt. Nun überleg mal: Du hast eine Krankheit, und das Medikament dagegen verschafft Dir möglicherweise nach seiner Einnahme so nach und nach 66 verschiedene andere Krankheiten. Was so oder ähnlich für alle Chemie-»Heil«mittel gilt. Meinst Du, das wäre was Besseres als Dreck?

79 Die heutigen Unheilmethoden der Medizin sind in ihrer Unlogik und in ihrem System die gleichen wie die von Anno Tobak, haben sich um kein Jota verändert. Sie haben sich nur der derzeitigen Mode und den derzeitigen Denkweisen, sprich Vorurteilen, angepaßt. Wie z. B. die Heilmittel fein zu verpacken, sie als »wissenschaftlich geprüft« zu bezeichnen, sie mit lateinischen Worten unverständlich und damit geheimnisvoll zu machen, einen eventuell scheußlichen Geschmack durch In-Kapseln-Füllen zu unterbinden, ihre Giftigkeit durch bunte Farbgebung zu überspielen, um harmlose Bonboneffekte für verderbenbringendes Chemiegift zu suggerieren.[3877]

79 Das, genau das, ist die heutige moderne Form, den Menschen Heilmittelschund und Gift anzudienen - und damit als Pharmafürst oder Halbgott Arzt auch noch steinreich und angesehen zu werden. Du bekommst also den im Mörser zerstoßenen, getrockneten Krokodilskot nicht mehr aus einem schmierigen Holzlöffel gleich in den Mund gesteckt, sondern in Chemiepulver umgewandelt, hygienisch einwandfrei in Folie verschweißt, zum bequemen Schlucken angedreht. Wobei Du wissen solltest, daß Krokodilskot in Deinem Körper kaum großen Schaden anrichtet, der Chemiedreck aber einen umso schrecklicheren.

Als 1850 die Induktionselektrizität von Faraday entdeckt wurde, was geschah?
Richtig, da war wieder was Neues aufgekommen, und schon konnte man den Kranken weismachen, das wäre nun das Beste gegen Hautschäden, Nervenleiden, gelähmte Glieder, Schmerzen aller Art, Schizophrenie und, und, und. Über seine angeblichen »Heilerfolge durch Elektrizität« schrieb der Arzt Duchenne (Bild rechts) ein dickes Buch. Daraus entwickelte sich die Elektroschock-Therapie, die jetzt wieder bei Nervenleiden in Mode kommt, nachdem sie von 1950 bis 1990 noch als »nutzlose Grausamkeit« verbannt worden war.[0651]

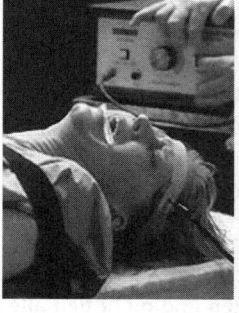

Moderne Elektroschockbehandlung, die Millionen von Hirnzellen tötet

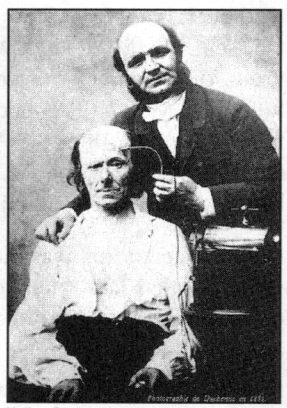

Voller Stolz zeigt der ärztliche Scharlatan und Betrüger Duchenne seinen von ihm mit Elektroschocks blöd gemachten Patienten den ersten Fotografen.
Quelle: Chronik der Medizin

Die UrTherapie macht mit all diesem Wahnsinn Schluß. Sie mutet Dir nicht mehr zu, Dich von stets neuen, nie von Grund auf heilenden Behandlungsarten der Medizinmänner überfahren zu lassen, weil Du ihnen kein besseres Wissen entgegensetzen kannst. Über jede Krankheit erhältst Du mit diesem Buch ein Wissen, welches das Fachwissen jeden Mediziners übersteigt. Als natürliche Selbstbehandlungsmethode erreicht die UrTherapie deshalb, was der Schulmedizin bislang versagt blieb: Freisein von Krankheit durch eigenes, einfaches Denken und eine darauf folgende Selbstbehandlung.

Ich habe Dir den großen Wahnsinn früherer ärztlicher Behandlungsmethoden auch deshalb hier so ausführlich geschildert, damit Du erkennst, daß die heutigen keinen Deut besser sein können. Weil sie sich nicht im geringsten geändert haben. Und Du siehst, daß alle alten sogenannten »Heilbehandlungen« stets aufs Neue heute wiederkehren. Nur halt in zeitgemäßer Aufmachung - in feinerer Verpackung, modernem Gewand oder mit »wissenschaftlichen Gutachten« versehen...
Heute sind die Schulmediziner gerade dabei, die Homöopathen zu bestehlen und nun in ihren chemieverseuchten Praxen die uralte Krankheitsbehandlung mit Kräutleins wieder aufleben zu lassen...[8300, 8334] Weil immer mehr Menschen zur sanften Medizin übergehen und sie so geschäftliche Einbußen fürchten. Die Machoart der Ärzte und ihre Habgier, alles an sich zu reißen und anderen ihr Brot zu nehmen, entstand gegen Ende des 18.Jahrhunderts. Da sahen die Chirurgen - die damaligen Bader - eine Chance, die kleinen Einkommen der Hebammen zu entwenden. Sie brachten die unmöglichsten Gerüchte in Umlauf. Daß viele von ihnen den bösen Blick hätten, ja oft mit dem Teufel im Bunde ständen und nur die Geburt unter ihrer Obhut und mittels ihrer Accoucheurzangen gewähre Sicherheit, sollte das Baby steckenbleiben... Und das blieb es dann oft genug.

0.7 Krankheiten unbehandelt lassen ist das Beste!

> Bloß das Gegenteil von dem tun, was Dir ein Schulmediziner sagt - schon liegst Du richtig! Dieses Buch weist es nach!

Seitdem der Mensch die Sprache besitzt, hört er nun mal gerne auf lockende Versprechungen. Nicht nur auf dem Gebiet der Medizin. Die Verkaufszahlen der Illustrierten steigen bei Schlagzeilen wie »Neues Heilserum gegen Krebs!« noch stärker, als wenn von der Titelseite ein besonders hübsches nacktes Mädchen herablächelt.

Aber es gab gegen Ende des 19. Jahrhunderts dann auch Ärzte, die den Mut zur Wahrheit besaßen. Es waren die der »Wiener Schule«, welche aufgrund vieler eingehender, vergleichender Versuche bei ihren Patienten zu dem Resultat gelangten, das ich Dir vorstelle als

Gesundheitsgesetz

Es ist besser, bei Krankheit jedwede Behandlung zu unterlassen, als die zur Verfügung stehenden medizinischen Methoden anzuwenden.[2218]

»Das ist wohl nicht möglich! Nichtbehandeln soll besser als Behandeln sein? Nie und nimmer«, entrüstest Du Dich.

Und ob! Diese Ärzte der Wiener Schule bewiesen es sogar! Sie nannten sich damals die »Therapeutischen Nihilisten«.[0505, 0642, 0653] Und erst vor kurzem erbrachte - und damit sind wir bei der Gegenwart der Medizin angekommen -, wiederum in einer großen Wiener Krankenanstalt, eine Studie das gleiche Ergebnis. Der Leiter der Klinik hatte dafür sein Haus in linke und rechte Flurseiten gegliedert. Die Kranken der linken Seite wurden mit Scheinmedikamenten, die der rechten mit echten Medikamenten behandelt. Und am Ende der Versuchszeit gab es nicht den geringsten Unterschied zwischen beiden Seiten: weder in der Aufenthaltsdauer, der Anzahl der Todesfälle, noch im Befinden der Patienten bei der Entlassung. Leider hat der um Objektivität bemühte Wiener Arzt versäumt, die Entlassenen auch später noch im Auge zu behalten. Du willst wissen warum? Weil er dann hätte feststellen können, daß seine scheinbehandelten Patienten weniger krank und anfällig waren als die durch seine Ärzte behandelten, die sich mit den Spätschäden der bei ihnen angewandten Medikamente herumzuplagen hatten.

Es gab aber auch noch andere Ärzte, die nicht medizinisch behandelten, sondern es nur wissen wollten: Dr. Abramowski war 1908 im Distrikt-Hospital Mildura beschäftigt, als eine Typhusepidemie ausbrach. Als geborener Experimentator teilte er seine Patienten in zwei Gruppen. Eine erhielt die normale Diät mit passiertem Fleisch, Milch, Eiern und weißem Brot. Die andere Gruppe erhielt täglich nur drei Pfund Obst. Die erste Gruppe zeigte die üblichen Komplikationen und Todesfälle, während diese bei der anderen ausblieben und die Kranken sich schnell wieder erholten.

Gesundheitsgesetz

Das Behandeln von Krankheiten durch Ärzte kann nur schaden, aber nie nutzen.

Warum? Weil Ärzte früher wie heute die Selbstreinigung des Körpers (Krankheit genannt) durch die Verabreichung von Giften (das sind alle medizinisch angewandten Medikamente für den natürlichen Körper) unterbinden. Durch deren Scheinheilung wächst der Giftspeicher im Körper des Kranken nur noch stärker an. Die Ärzteschaft wiederum gewinnt so, auf diese hinterhältige Art, immer mehr Abhängige und Süchtige, die ohne deren Drogen nicht mehr auskommen können.

Wie auch Du durch einfaches Beobachten von Tatsachen und unkompliziertem Daraus-Schlüsse-Ziehen zu richtigen Erkenntnissen gelangen kannst - was Dir dieses Buch hier so ganz nebenbei zu vermitteln gedenkt - das hat Dir ein mit klarem Kopf versehener Arzt (die gibt es ja auch - nur werden sie von ihren Kollegen deswegen niedergemacht) bereits einmal vorgemacht: Ignaz Semmelweis.

81 Laß mich deshalb noch ein paar Worte über zwei Wiener Geburtshilfekliniken sagen, an denen er beschäftigt war. Der stellte dort mit Erstaunen fest: In der zweiten Klinik lag die Sterblichkeitsziffer der gebärenden Frauen dreimal niedriger als in der ersten. Semmelweis ging dem nach und bewies schließlich, daß die hohe Todesrate an Kindbettfieber in der ersten Klinik durch die verunreinigten Hände der Medizinstudenten, welche die Frauen untersuchten, verursacht worden war. Und zwar untersuchten sie diese, nachdem sie zuvor Leichen in der nahen Universitätspathologie geöffnet hatten. Und er wies weiter nach, daß Wundfieber die gleiche Ursache hatte wie Kindbettfieber: unsaubere Hände der Ärzte. Übrigens: Gründliche Sauberkeit haben die Ärzte noch immer nicht gelernt.[0605]

Als Ursache des Kindbettfiebers erklärten die Mediziner, Einflüsse atmosphärischer, kosmischer und tellurischer Art, den »*Genius epidemicus*«, der sich über weite Landstriche ausdehnen oder sich auf einen engeren Bezirk, etwa eine Stadt, beschränken konnte. Daneben nahm man auch ein Miasma an.

»Würde es nicht diese widerlichen Erreger des Kindbettfiebers geben...«, sagst Du.

Hätte es nicht diese sich die Schwangerschaftseingriffe anmaßenden Ärzte gegeben! Die mit dem gleichen verschmierten Holzlöffel in den Scheiden gesunder, schwangerer Frauen herumfuchtelten, um dort das Kind herauszuholen, mit dem sie kurz zuvor Leichen untersucht hatten! Und schimpf' Du mir ja nicht auf die Erregerbakterien! Denn an ihrem Platz in den Leichen haben Sie von der Schöpfung die Aufgabe zugewiesen bekommen, den toten Menschen schnellstens zu zersetzen und zu Staub zu machen. Deshalb sind sie von der Natur mit besonders viel Aggressivität ausgestattet. Bringen die Ärzte sie mit ihren Händen an einen Ort, wo sie nicht für vorgesehen sind, so tragen diese Staphylokokken daran keine Schuld. Sie tun nur ihr Werk.

»Doch sicher haben die Mediziner zugestehen müssen, daß es in der Abteilung, in welcher die Studenten die Schwangeren untersuchten, zehnmal mehr Tote als sonst gab«, meinst Du.

Natürlich. Das lag ja klar auf der Hand.

»Was haben die Mediziner denn darauf getan?«

> Nicht das, was Du bereits weißt, steht in diesem Buch, sondern all das, was Du bisher noch nicht weißt - aber wissen solltest!

81 Die Leute für dumm verkauft. Sie erklärten die zehnfach höhere Sterblichkeit damit, daß die Kräfte der Frauen gegen das Kindbettfieber deshalb geschwächt würden, <u>weil es nur einfache Studenten und nicht die Ärzte gewesen wären</u>, die sie untersucht und damit ihr Schamgefühl verletzt hätten... Eine lächerliche Ausrede für durch sie verursachte Behandlungsschäden. Die aber gleichzeitig so raffiniert war, daß sie einem sich daraufhin neu bildenden Ärztezweig (die Psychotherapeuten) ermöglichte, sich mit einer Praxis zu etablieren, in der als Behandlungsinstrument für den Kranken nichts anderes zu finden war als - ein altes Sofa. So kam aber die Mär von den rein seelisch bedingten Krankheiten in die Welt und schuf psychologisch tätigen Ärzten erneut Gelegenheiten, durch bloßes Zuhören und ein bißchen Reden an das Geld der Mitmenschen zu kommen und ihre Macht über sie auszudehnen.[9429, 9740]

»Willst Du damit sagen, daß es keine seelischen Leiden gibt?«, fragst Du.

Ja! Die Seele ist viel zu eng mit dem Körper verbunden, daß sie allein für sich erkranken könnte. Aus Schamgefühl krank werden! Was ein Unsinn! Was wohl existiert, das sind körperlich-seelische Leiden - aber darauf kommen wir beide noch zu sprechen.

Das Kindbettfieber war übrigens überall in Europa verbreitet. Natürlich holten es sich die Frauen nur dann, wenn sie sich darauf einließen, ein unter ärztlicher Obhut stehendes Gebärhaus aufzusuchen. Denn bei einer Hausgeburt konnte kein Doktor an ihnen mit schmierigem Geburtslöffel oder Händen herummanipulieren, da er – welch ein Glück auch heute noch! – nicht bei einer Geburt anwesend war.

»Nun ordneten die Ärzte daraufhin an, daß zukünftig keine Studenten mehr die Schwangeren untersuchen durften«, schließt Du.

Wo denkst Du hin! Dann würde sich ja herausgestellt haben, daß Semmelweis im Recht war und es weniger Tote gegeben hätte - schließlich besaßen die Ärzte ja auch ihren Stolz. Und würden

durch Händewaschen diesem verachteten Juden noch die Hände gereicht und ihn anerkannt haben. »Wurde der Semmelweis für seine Entdeckung später wenigstens hoch dekoriert?«
Du scheinst die Arroganz der Ärzte zu unterschätzen. Sie antworteten auf die Frage: »Was halten sie vom Vorschlag des Kollegen Semmelweis, sich nach jeder Leichenöffnung die Hände mit Chlorlösung zu waschen, wenn man anschließend Geburtshilfe vornimmt?« so: »Es ist unverschämt, einem Arzt zu unterstellen, jemals unsaubere Finger zu haben.« Semmelweis wurde gefeuert, weil er anderer Meinung als die damals herrschende Lehrmeinung war. Denn wehe! So was darf sich kein Arzt je erlauben! Das ist bei denen noch schlimmer als in einer politischen Partei. Auch heute noch! Kein Wunder, daß immer mehr Menschen krank werden. Und immer mehr Verdrossenheit über die Politik aufkommt.

> **Die bisherige Geschichte der Menschheit war ein pures Wahnsinnstreiben.**
> **Wie sollte die Geschichte der Medizin anders gewesen sein!**

Semmelweis starb elendig! Er wurde im Hof einer psychiatrischen Klinik von drei Wärtern vor den Augen von zwei seiner ärztlichen Kollegen, die ihm einen Erholungsurlaub vorgetäuscht hatten, erschlagen. Man kann sie ja verstehen, die Mediziner. Hatte dieser Dr. Semmelweis doch noch kurz vor seinem Tod in Pest (heute Budapest) Plakate an die Mauern geklebt. Worin er die Frauen warnte, sich von einem Arzt entbinden zulassen, da ihnen dann der Tod gewiß sei. Außerdem bezichtigte er seine unsauberen Kollegen des Mordes und forderte unablässig öffentlich, daß der Mord an den Frauen endlich aufhören müsse.[2252] Semmelweis brachte mit dem Nachweis, daß seine Ärztekollegen den zigtausendfachen Tod der Gebärenden verursachten, größte Schuld über sie. Sie war so ungeheuerlich, daß sie diese trotz klarer Beweise nicht auf sich nehmen konnten, wollten die Mediziner nicht ihr Gesicht verlieren.[0640]

So ist das nun mal in der Welt der Mächtigen. Die sind zu allem bereit, nur damit sie nicht in die Gefahr geraten, ihr hohes Einkommen verlieren. Das ist so wie beim Staat; weist da einer auf unhaltbare Zustände hin, dann werden diese nicht geändert, sondern derjenige, der darauf aufmerksam macht, wird diffamiert und verfolgt. Wer sich als Herr fühlt, wie heute unsere Beamten, der wird sich doch von Untergebenen nichts sagen lassen! Hier handelt es sich ebenfalls um ein Semmelweis-Syndrom:[2160f]
Eine bewiesene klare Tatsache zu ächten, wenn sie dem jeweiligen Establishment nicht in den Kram paßt, deren Entdecker totzuschweigen und ihn unbemerkt von der Öffentlichkeit mit stillem Haß bis zu seiner Vernichtung verfolgen - so ging es nicht nur Semmelweis. (→Rz.965).
Es dauerte übrigens noch lange, lange Jahre, bis sich die Ärzte vor Eingriffen die Hände desinfizierten. Und es mußten deswegen noch viele Tausende von Frauen und Kinder ihr Leben lassen. Was sicherlich auch die Kindersterblichkeitsstatistik dieser Zeit so hoch trieb. Doch selbst das vermögen diese Füchse zu ihrem Vorteil zu drehen: Indem sie das Warum verschweigen und bei jeder Gelegenheit anführen, die moderne Medizin habe die Kindersterblichkeit von früher beseitigt...

<u>Als die Ärzte überhaupt noch nicht in den Unterleibern der Frauen wühlten und schnitten, war die Sterblichkeit der Mütter und Kinder kaum nennenswert. Erst als die Ärzte die Geburtshilfe an sich rissen, begann das große Sterben der Mütter in den Städten. Nachdem die Ärzte sich nach langem Zögern endlich die Hände und Instrumente in Chlorlösung wuschen, gingen die Todesraten wieder zurück, blieben aber immer noch über denen der Vergangenheit. Sie lagen also immer noch höher als in jenen Zeiten, in denen man das Gebären den Frauen und Hebammen überließ.</u>

Bis zum 17. Jahrhundert war es ausschließlich Sache der Weisen Frauen gewesen, bei der Geburt zu helfen. Bis zu dieser Zeit gebaren alle Frauen ihre Kinder in aufrechter Position, oftmals mit Hilfe eines schmalen Gebärschemels. Für vornehme Damen wurde eigens ein Gebärstuhl eingerichtet, wobei die Schwangere ein langes Gebärkleid für die Geburt zu tragen hatte. In dieser geraden Haltung - stell Dir das genau vor - sah sich die Gebärende als das Zepter über ihre Geburt führend an. Was ihrer Selbstsicherheit sehr dienlich war. Die anderen hatten zu ihren Füßen zu knien und ihren Anweisungen zu folgen, die sie nach ihrem körperlichen Befinden selbst gab. Das sollte sich etwa um 1670 n. Chr. ändern, als Ludwig der XIV. (l'état - c'est moi!) [0606, 9100ff] die Herrschaft über das damals kulturell hochstehende und die Regeln der Zivilisation bestimmende Frankreich ausübte. Dem Sonnenkönig verschaffte es nämlich die köstlichsten Lustgefühle, wenn er, hinter einem Vorhang versteckt, die sich bei einer Geburt immer mehr ausdehnende Scheide einer jungen Gebärenden beobachten konnte. Hockte eine seiner schönen Hofdamen dabei jedoch auf einem Gebärstuhl, dann gab es nichts für ihn zu sehen.[0590] Deshalb ordnete er an, daß die Geburt in liegender Position auf einem besonders die Vulva freilegenden, neu geschaffenen *Geburts-Bett* mit entblößtem Unterleib stattzufinden habe und nur männliche Geburtshelfer zugegen sein sollten.

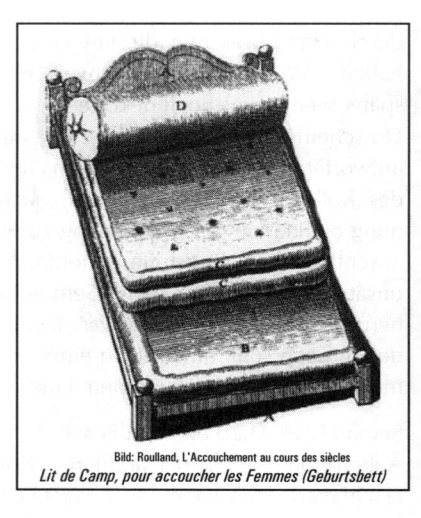

Bild: Roulland, L'Accouchement au cours des siècles
Lit de Camp, pour accoucher les Femmes (Geburtsbett)

83 Nun, was im Hause des Königs üblich war, das wurde so schnell zur Mode wie die Kleider, die aus Paris kamen. Zuerst waren es die Aristokraten, welche nach Ärzten bei der Geburt verlangte. Und letztere forderten von den Gebärenden die Rückenlage mit weit gespreizten Beinen - andernfalls sie nicht erscheinen würden. Mode und männliche Geilheit hatten die Gebieterin der Geburt entthront und in ein passiv duldendes, hilflos auf dem Rücken liegendes Lamm verwandeln können - bis heute!

Kannst Du es fassen, daß den Ärzten damals immer mehr Mütter und Babys unter den Fingern wegstarben und die schwangeren Frauen sich trotzdem mehr und mehr von den Hebammen ab- und den männlichen Doctores zuwandten? Ich nicht! Inzwischen haben es die Mediziner fertiggebracht, den gesamten Berufsstand der freien Hebammen auszumerzen. (Und als nächstes haben sie die Heilpraktiker auf dem Programm.) Mit der Begründung: Weil es angeblich in den Häusern der Schwangeren nicht sauber genug zuging, sollten Mütter und Kinder deswegen gefährdet sein. Im Krankenhaus, bekanntlich ein Keimnest schlimmster Art, wo durch dort geholte Infektionen jährlich allein bei uns 40.000 Menschen sterben! - dagegen nicht.[1667, 1676, 2530]

»Na, heute überträgt wohl kein Arzt mehr Keime auf andere. Sieh Dir die doch mal an, wie vermummt sie sind und wie steril alles zugeht«, meinst Du. »Jedenfalls glaube ich: Die Ärzte verursachen nicht mehr so viele Infektionen wie früher«, sagst Du. »Und die Zeiten sind gottlob vorbei, daß Schwangere oder Gebärende jetzt noch an Kindbettfieber sterben!«

Und nun denkst Du, Du kannst Dich wenigstens als Schwangere getrost in die Hände eines Arztes begeben. Weit gefehlt! Jetzt fahren sie nicht mehr mit durch Leichengift infizierten Händen in Deine Vagina, sondern mit desinfizierten, talkumbestäubten Handschuhen. Und die Frauen lassen es in blauäugigem Vertrauen wie vor 150 Jahren zu. Worauf viele nun wieder andere Gesundheitsprobleme bekommen.[3903]

Gesundheitsgesetz

Alles, was nicht natürlich ist, das schädigt Dich. Da die Ärzte der Schulmedizin nur mit Nichtnatürlichem umgehen, ist Schaden als Folge fast jeder Behandlung zwangsläufig. Schon vor einer Berührung von Ihnen hast Du Dich zu fürchten! Selbst - und oft auch gerade deshalb, weil dies so vollkommen hygienisch geschieht.

84 <u>Zu Semmelweis' Zeiten haben sie die Frauen mit Kindbettfieber infiziert. Heute schwemmen sie mit dem Abtasten der Brüste und der Prostata, mit den Krebsoperationen, Probeentnahmen und Punktionen die Tumore in den Körpern ihrer Patienten aus und führen sie durch die dadurch entstehenden Krebsansiedlungen dem schnellen Tod zu.</u>[1123ff, 1150ff]

Entnehme als Lehre aus der Medizingeschichte:
Ärztliches Behandeln im Krankheitsfall - nicht bei Unfällen und bei Zahnschmerzen - hat noch niemals einen Menschen heilen können. Man schwätzt den Menschen als Heilmittel immer nur das an Mitteln und Behandlung auf, was neu ist oder größeren Profit verspricht.[6800ff] 84

»Warum mußte es immer was Neues sein? Wenn ein Heilmittel hilft, könnte es doch eigentlich noch in tausend Jahren angewandt werden.«

Das hast Du gut erkannt. Aber bisher gab es unter den hunderttausenden Arzneien nicht eine einzige, die einen Kranken heilen konnte. So war der Patient nach einiger Zeit stets davon enttäuscht. Da mußte der Arzt schnell wieder mit einem neuen »Heilmittel« dem Kranken Hoffnung machen. Heute sind die chemischen Gifte das Neueste. Und nun werden sie eingenommen. Und da einige der neuen Stoffe sogar eindrucksvolle Wirkung zeigen, wie Kinderkriegen vermeiden, für eine Zeit das Schmerzempfinden betäuben oder das Fieber senken, deshalb glaubt man nur zu gerne, daß sie auch Krankheiten zu heilen vermöchten.

Und die Menschen nehmen wie selbstverständlich Gifte ein, weil es halt alle tun. Weil alle mit der Zeit gehen oder mit der allgemeinen Meinung Schritt halten wollen. Weil keiner »rückständig« sein will. Weil die meisten keine Persönlichkeit mehr besitzen. (→Rz967 [3])

> Lieber Herr Konz, dank Ihrer UrMedizin sind meine seit acht Jahren offenen Beine wieder zu und die Neurodermitis meiner Tochter, unter der sie seit 16 Jahren litt, endlich, endlich abgeheilt.
> Günter Amelung, 35042 Kaufungen, Am Wolfsberg 16

0.71 Die Menschen sind stets nur auf Roßtäuscher hereingefallen

Ja. Selbst die Intelligenten, selbst die Herrscher und Könige - außer einem: dem alten Fritz. Der schmiß die Ärzte schnellstens aus Preußen raus.[0625] Aber alle anderen waren deren Gaunerstückchen nie gewachsen. Deshalb solltest Du einmal, um zu erkennen, ob Dir wirklich die Augen aufgegangen sind, die Geschichte der Medizin, wie ich sie Dir erzählt habe, in Jahrhundertscheiben aufteilen und Dich fragen, was die Behandlung durch die Ärzte den Kranken bisher erbrachte und ob sie das Geld wert war, das sie dafür bislang hinausgeworfen haben.

Also - wärst Du mit der ärztlichen Behandlung im Jahre 1190 mit Bleiweiß, 1290 mit Ätzkali, 1390 mit Glaubersalz, 1490 mit Pestbeuleneiter, 1590 mit Salamanderschwänzen einverstanden gewesen? Oder mit der von 1690, als man gegen Krankheiten zerstampfte Mäuse verordnete? Hättest Du Dir um diese Zeit einen Blasenstein in der Art entfernen lassen, daß der Pferdedoktor Dir eine Hand in den Mastdarm schob, um den Stein gegen den Blasengrund zu drücken und Dir mit der anderen zwischen After und Skrotum durch den Darm ein Messer in die Blase zu stoßen, das Messer herauszuziehen um erneut mit der bloßen Hand in die schrecklich blutende Wunde zu fahren, nach dem Stein grapschend?[0631]

»Nein, nein, um Gottes Willen!« antwortest Du.

Oder würdest Du mit der Therapie des Jahres 1790 einverstanden gewesen sein, als man mit 85 Brechmitteln gegen alles vorging? Und die Doctores den jungen Mozart mit Bruchstücken ägyptischer Mumien und einer Medikamentenkomposition aus Korallen, Elfenbein, Hirschhornspitzen, Salpeter, Goldblättern und rigorosen Aderlässen zu Tode quälten?[0607, 0608] Oder hättest Du Dich ihnen unterworfen, als die Ärzte gegen Rückenleiden mit weißglühenden Brandeisen in die zischende Nacken- und Rückenmuskulatur sogenannte »Ableitungen« eindrückten? Oder 1890, als man mit Quecksilber und Arsen die Kranken malträtierte? Oder hättest Du Dir lieber vor 100 Jahren von den Ärzten gerne vorschreiben lassen, Dein Baby völlig bewegungsunfähig - Arme und Beine eingeschlossen - mit endlos langen Wickelbinden wie eine Mumie einzuwickeln? Und Dir sogar das Schmusen mit Deinem Kind von den Ärzten verbieten lassen, weil sie den Leuten einreden, dadurch würden Krankheitskeime übertragen. Na, bist Du noch immer nicht für eine ihrer Behandlungsarten?

Dann hättest Du Dir wohl lieber vor etwa 80 Jahren die Erkältung Deines Babys ärztlich behandeln lassen, als die Actiengesellschaft Farbenfabriken vormals Friedrich Bayer & Co. das Warenzeichen »Heroin« unter Nr.31650F2456 gesetzlich schützen ließ und als vorzügliches Beruhigungsmittel mit spezifisch hustenstillender Wirkung, besonders für Kinder, anpries? Das dann für Rekordumsätze als »Hustensaft« bezeichnet, in aller Welt sorgte. Noch 1926 stellte die IG Farben 1,8 Tonnen Heroin jährlich für die Jugend her ... Vielleicht aber hättest Du Dein leukämiekrankes Kind vor 60 Jahren gerne von den Ärzten mit einem der heimtückischsten Krebsverursacher malträtiert gesehen: dem Benzol.[1100] Das damals als bestes Heilmittel gegen den Blutkrebs galt...

85 Oder würdest Du vor etwa 50 Jahren gerne bei einem Durchfall mit dem Medikament Clioquinol verarztet worden sein? Zigtausende blieben davon zeitlebens gelähmt oder erblindeten! Oder wäre es Dir recht gewesen, Dich vor 25 Jahren bei einem Herzinfarkt mit Clofibrat behandelt zu sehen? Gallensteine, Muskelschwäche und schnellen Tod trugen die meisten davon.[3819] Oder wäre es Dir recht gewesen, als Herzkranker vor zehn Jahren das den Herztakt stabilisierende Medikament Tambocor verordnet zu bekommen? Zigtausende brachte es vorzeitig ins Grab.[3802, 9508] Aber vielleicht wäre es Dir angenehm gewesen, vor vier Jahren wegen Brustkrebs behandelt worden zu sein, wo man Dir selbst bei kleinsten Knötchen die ganze Brust absäbelte? Was Dir heute jedoch noch genau so passieren kann, wenn davon nur ein einziges Krebsfädchen weiter gewachsen ist als 1½ cm.
Vielleicht hast Du Dir sogar schon im vorigen Jahr mit dem Wundermittel und Protonenhemmer Omeprazol[3793] Deine Gastritis oder Dein Magengeschwür behandeln lassen: Vielen Menschen macht der Magen nun keinen Kummer mehr. Dafür leiden sie jetzt unter Ödemen, Geschmacksveränderungen, Schleiersehen oder sind blind.
Aber ausgerechnet für heute – nachdem die Mediziner über 2000 Jahre lang stets die falschen Mittelchen verordneten - nimmst Du an, daß die Ärzte alles bestens machen und Du die richtigen gegen Dein Leiden bekommst, wenn Du morgen wieder zum Doktor gehst. Zweifel kommen allenfalls bei Dir auf, wenn Du an die Behandlungsmittel vor einigen Jahren denkst - doch die gibt es ja heute nicht mehr, sagst Du Dir. Daß aber *jedes* chemische Mittel - auch das von heute und das von morgen und das genetische von übermorgen schädlich, ja tödlich gefährlich für Dich ist, daß will Dir partout nicht einleuchten.[2170] **Sag mal: Tickst Du da noch richtig?**
Oder glaubst Du denn, daß ein objektiver Betrachter des Jahres 2110 das ärztliche Tun bei Krankheiten der heutigen Zeit, also etwa in den Jahren 2000 bis 2010, als richtig und erfolgreich ansehen wird? So geistig blind wirst Du doch nicht sein!

Und trotzdem bist Du damit einverstanden, was Dein Arzt Dir heute alles verordnet, spritzt oder als notwendige Operation vorgaukelt.

| Morbus Crohn, Colitis ulcerosa, chronische Darmkrankheiten entstehen durch Masernimpfung! (→LV 0809a) |

Vor etwa dreitausend Jahren wurden die ägyptischen Medizinmänner der Wurmkrankheit und Lepra nicht Herr. Vor zweitausend Jahren kämpften die hellenistischen Heiler vergeblich gegen Fisteln, Geschwüre, Entzündungen und Hämorrhoiden an. Vor 1500 Jahren richteten die römischen Ärzte so gut wie nichts gegen die Malaria, das Blutspucken und den Typhus aus. Im Mittelalter blieben die Mediziner machtlos gegen den Skorbut und die Pest. Während der Renaissance waren die Doctores medicinae ohnmächtig gegen den Englischen Schweiß und die Pocken. Im 17. Jahrhundert standen die Magistri in medicinis hilflos vor den vielen Epidemien, dem mesentrischen Kindbettfieber, dem Zipperlein und der Schwindsucht. Und in diesem Jahrhundert behandeln die weißen Götter ohne jeden Erfolg Krebs, Herz- und Kreislaufleiden, Rheuma, Asthma, Arthritis, Multiple Sklerose, AIDS und so weiter und so weiter - von Schnupfen und Akne mal ganz zu schweigen.[2186, 2441, 2447/8] Erkenne schon jetzt:

Je mehr die Ärzte über den menschlichen Körper wußten und über die Krankheiten erforschten, je stärker wuchsen letztere an.
Und trotzdem ist Dein Glaube an diese Scharlatane noch immer ungebrochen? Nein - für so unklug kann ich Dich wirklich nicht halten! Denn wenn diese Burschen wirklich was könnten oder

soviel Positives vollbringen würden, wie es Dir in den vielen Fernsehfilmen durchschnittlich acht Millionen Lieschen Müllers weisgemacht wird, dann müßten die Mediziner ja doch älter werden und weitaus gesünder sein als die übrigen Menschen.[3304, 3307, 3310f, 3314, 3320/21] Aber nix da! Im Gegenteil, sie sterben durchweg früher und sind kränker[2002].

Früher wurden Krankheiten von den Ärzten mystifiziert. Heute werden sie verwissenschaftlicht. Was heißt, mit immer mehr Wissen behandelt. Was keinen Unterschied macht. Es geschieht nur alles, um zu vernebeln. Damit die Menschen nicht erkennen, was die wirklichen Ursachen ihrer Krankheit sind. Und daß es die Ärzte sind, die bei Krankheit die größte Gefahr für sie bedeuten.

Halt, ich vergaß eine alte aber ungefährliche Therapie, die viele noch heute über sich ergehen lassen (siehe Bild). Von der aber niemand weiß, wozu sie gut sein soll und wie sie wirkt, obschon sie schon vor 400 Jahren üblich war: das Schröpfen.

Beenden wir das Kapitel über die Geschichte der Medizin. Es zeigte sich, daß sie nichts anderes war als ein grandioser Betrug am kranken Menschen. Erkenne: Das Immermehr-Wissen der Mediziner hat nie etwas genutzt, hat nie geholfen. Mit dem Wissen ist es nun mal wie mit dem Fisch: Bald verdorben und nicht mehr zu gebrauchen.

»Vielleicht magst Du in vielem recht haben - aber eins mußt Du doch der Medizin lassen: Sie hat die Seuchen und die ansteckenden Krankheiten ausgerottet! Und: Es gibt dank der Impfungen keine Pocken mehr und auch keine Diphtherie und Kinderlähmung«, sagt Du.

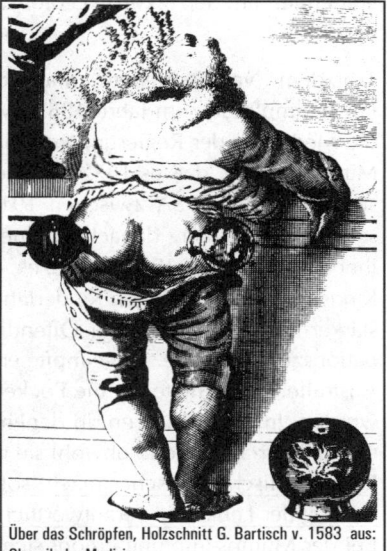

Über das Schröpfen, Holzschnitt G. Bartisch v. 1583 aus: Chronik der Medizin

Du wirst in diesem Buch immer klarer bewiesen bekommen: Ein Arzt kann eine Krankheit für Dich weder vorbeugend verhindern noch nachträglich heilen! Jede Zeit hat die ihr eigenen Krankheiten. Die Pest wütete in Europa nur eine bestimmte Zeit und kommt heute so gut wie nicht mehr vor, *ohne* daß die Medizin dagegen je ein Heilserum oder einen Impfstoff angewandt hätte!

Sie ist verschwunden, seitdem die Menschen nicht mehr so eng mit Tieren zusammenleben und die Ratten bei ihnen ein- und ausgehen. Seuchen kommen und gehen - aber sie gehen nicht, weil das dem Verdienst der Medizinen oder Mediziner zuzuschreiben wäre. Sie verschwinden dann, wenn die Menschen wieder halbwegs natürliche Zustände herstellen. So verschwand die Cholera, als das exkrementenverseuchte Wasser aus den Brunnen wieder sauber bzw. durch Leitungswasser ersetzt wurde.

Die Tuberkulose ging zurück, nachdem vornehme Blässe nicht mehr gefragt war, und sich die Menschen mehr außerhalb ihrer Wohnungen bewegten und mehr Frisches aßen. Die Diphtherie tritt kaum noch auf, weil die Mütter so vernünftig geworden sind, ihren Kindern auch ab und zu mal Vitamine

> So war es z.B. nur eine hygienisch-technisch-zivilisatorische Leistung, die ab 1901 den Rückgang aller Infektionskrankheiten in Hamburg bewirkte. Nämlich die Verbesserung der Trinkwasser-Qualität durch Einführung der sogenannten Sand-Filtration des aus der Elbe entnommenen Trinkwassers. Warum sollen die Rückgänge bei anderen Infektionskrankheiten eine andere Ursache haben? Dr. med. Buchwald in »Der Gesundheitsberater«, Juni 1997

in Form von Obst in die Hand zu drücken - statt ihnen, wie damals üblich, nur in Milch gerührtes Mehl als Nahrung zu verabreichen. Medizinische Maßnahmen hatten darauf nicht den geringsten Einfluß. Zudem waren die Menschen damals so arm, daß sich nur wenige Reiche deren, wie wir gesehen haben, nur schädliche Behandlung leisten konnten.

Untersuchen wir, was es tatsächlich mit dem Impfen auf sich hat, auf das sich die Mediziner von heute so viel einbilden, und mit dem man auch AIDS einmal zu begegnen gedenkt:

0.8 Die Wahrheit: Impfungen erhöhten die Krankheits- und Todesraten [0700-0810, 9515]

87 Als in Deutschland 1939 die Kinder das erste Mal gegen Diphtherie geimpft wurden, schoß die bislang niedrige Krankheitsrate auf 150.000 Fälle empor, während sie vorher bei etwa 11.400 kranken Kindern lag. 1796 fing man in England damit an, gegen die Pocken zu impfen. Statt daß es die Pockenerkrankungen minderte, kam es 1839 zu einer wahren Pockenepidemie, an der 22081 Leute starben.[0707f]

Kinderlähmunserkrankungen
von 1961 bis 1970 NRW, Gesamt: 1183 untersuchte Kinder
Davon geimpfte Kinder: 709, erkrankt: 58, Todesfälle: 7
Nicht geimpfte Kinder: 474, erkrankt: 0, Todesfälle: 0
(Amtliche Impfstatistik NRW)

Trotzdem verabschiedete man das Pockenimpfgesetz im Jahre 1853, weil die Mediziner der Regierung weismachten, die Bevölkerung müßte 100%ig durchgeimpft werden. Mit dem Erfolg, daß es 1872 zu einer noch schlimmeren Epidemie kam, an der 44.840 Menschen starben. Als die USA zwischen 1917 und 1919 eine Pockenimpfung auf den Philippinen durchsetzten, kam es kurz danach zu einer Epidemie, an der 162.503 Menschen erkrankten, 71.453 von ihnen starben. Erst 1948 gelang es, dieses Gesetz abzuschaffen.[0800] Als es 1958 Pflicht wurde, die Kinder in den USA gegen Kinderlähmung impfen zu lassen, stiegen die Polio-Erkrankungen um so stärker an![0802] Was man der Öffentlichkeit verschwieg: Es erkrankten und starben nur in der Inkubationszeit Geimpfte. Ungeimpfte erkrankten nicht. [0707ff]
Australien verzichtete auf die Pockenimpfung, nachdem zu viele Kinder durch die Impfung getötet wurden. In den 10 Jahren, in denen Japan die Impfung zur Pflicht machte, waren es 29.979 Japaner, die durch Pocken - obwohl sie geimpft waren - umkamen.

88 Ein australischer Forscher macht sogar die Schluckimpfung gegen Kinderlähmung für den starken Anstieg der Leukämie verantwortlich! [0768ff]
Bei der Mumps-Impfung *erhöht* sich besonders das Risiko, später tatsächlich an Mumps zu erkranken! [0777] Zudem bist Du nie sicher, ob Kinder beim Impfen nur als Versuchskaninchen dienen. [0784]
Du gehst ins Ausland und läßt dich vorher impfen? Gegen die üblichen Malariamittel sind die Malariaerreger inzwischen resistent - diese nutzen also schon mal nichts! Daß die Impfung gegen die Cholera einen Schutz darstellen soll - an das Märchen glauben die erfahrenen Tropenärzte inzwischen selbst nicht mehr. Sehr zu denken geben sollten Dir auch die Berichte verschiedener Forscher, welche Multiple-Sklerose-Fälle auf Impfungen gegen Polio, Pocken, Typhus, Tetanus, Tollwut und Tuberkulose zurückführen.[9804]

89 Ja, warum meinst Du wohl, daß die Ärzte ihre Kinder nicht impfen lassen?[0710] Die Herren wissen aus ihren Fachzeitschriften, daß man danach binnen 24 Stunden bis sechs Monaten gelähmt zurückbleiben oder später krebskrank werden, daß sich in vier Jahren Blindheit oder ein Gehirnschaden, Herzkrankheiten in zehn und Tuberkulose in zwanzig Jahren danach entwickeln kann. Merke: Masern, Mumps, Keuchhusten usw. heilen wieder aus - ein Impfschaden aber nie![0700ff]

»Und was geschah mit dem Salk-Kinderlähmungs-Mittel, das eingespritzt wurde?«

90 Das wurde in den USA vom Markt genommen. Die einzigen Fälle von Polio waren nur die, welche durch die Impfung selbst verursacht worden sind. [0760, 0800ff]

Krebserregender Polio-Impfstoff
Mehrere Millionen Kinder, Jugendliche und Erwachsene in Europa, der Sowjetunion und den USA sind (...) infiziert. DER SPIEGEL 8/1999

Sagte ich Dir nicht, daß die »Heilmittel« vor ein paar hundert Jahren harmloser waren, wie etwa Mäusekot oder Eulenfett?

> (...) Da SV40 offenbar eine wichtige Rolle im Tumorgeschehen spielt, so spekulieren nun einige Virologen, könnte es aber auch sinnvoll und möglich sein, das Virus gezielt zu bekämpfen – mit Medikamenten oder wiederum mit einer Impfung (...) „Ein Virus, das im Zusammenhang mit verseuchtem Impfstoff entdeckt wurde, wird nun selbst Kandidat für die Entwicklung eines neuen Impfstoffes." DER SPIEGEL 8/1999

9.000 Menschen erlitten allein bei uns in Deutschland in den letzten 30 Jahren einen Impfschaden - soll etwa Dein Kind das nächste Opfer sein? Keine geringere als die Weltgesundheitsorganisation (WHO) nannte die von den Ärzten als ihren Verdienst angesehene Pockenschutzimpfung eine »Unethische Maßnahme«![9515] (Die Tiere sind dem Staat schon wichtiger, da verbietet er jetzt das Impfen gegen die Maul- und Klauenseuche[0763]). Und wenn es nur wenige Kinder sind, die durch eine Impfung schwerste Schädigungen für ihr Leben erleiden:

<u>Der gesunde Menschenverstand muß Dir sagen, daß etwas für Dein Kind nicht gut sein kann, was einem anderen schadet!</u>
Die Keuchhustenimpfung ist am verhängnisvollsten![0705]

Wie ist das z. B. mit den Impfungen gegen die Grippe? Wenn die Ärzte glauben, daß die so einen guten Schutz darstellen, warum warnen dann die Beipackzettel davor, sie Kranken zu spritzen, die etwas an der Lunge oder an den Nieren oder am Herzen haben?[0769, 0759] Jahr für Jahr wird geimpft und Jahr für Jahr kehrt die Grippe in schlimmerer Form wieder. Und die vorgebrachten medizinischen Argumente sind nur hohl: „Die Viren ändern sich halt..." Und warum ist das Impfen fehlindiziert bei Leuten, die an Krebs oder Anämie leiden? Frag Dich mal, wenn's doch so gefahrlos ist!

<u>Und wenn Du z. B. noch nicht weißt, ob Du an Krebs leidest, weil sich die Anzeichen erst viel später bemerkbar machen? Dann genügt das eingeimpfte Chemiegift oft schon, die Krankheit zum Ausbruch zu bringen.</u>
Im Beipackzettel heißt es bereits vorher, daß dieses Serum nur für *einen* Grippestamm geeignet sei - es gebe jedoch mehrere davon![0704] Genau: Es gibt über hundert verschiedene Grippestämme. Wenn Du also keine Grippe nach dem Impfen bekommst, dann verdankst Du es dem Mittel und wenn Du sie bekommst, dann war es leider ein fremder Grippestamm...[0759, 0769]

Sieh Dir im Literaturverzeichnis[0801/3/5] die statistischen Kurven an, wie sich Antibiotika und Diphtherieimpfung sogar nachteilig in England auf Keuchhusten, Scharlach, Masern und Diphtherie ausgewirkt haben und wie die Krankheitskurve bei Tb und Typhus verläuft - wobei Du im Auge behalten mußt, daß in den USA und England dagegen nie geimpft wurde. Erkenne auch klar den *Anstieg* der (bereits im Abklingen begriffenen Krankheit) Diphtherie, als in Deutschland mit dem Impfen begonnen wurde.[9515]

Deine Dir im Gesicht stehende Frage will ich Dir beantworten: Du weißt das deshalb nicht, weil Du von der mächtigen, medienbeherrschenden Mediziner- und Pharmalobby nur mit Erfolgsmeldungen überschüttet wirst und deren Fachliteratur nicht kennst, die ich Dir hier darlege.

Jeder normal Gesunde hat sein eigenes von der Natur ihm eingebautes Immunsystem, das alle nötigen Funktionen selbsttätig reguliert, solange ihm keine Gifte zugeführt werden.

Impfstoffe unterbrechen dieses, von der weisen Schöpfung jedem eingepflanztes Selbstheilungssystem, weil der Giftstoff direkt in den Blutstrom gegeben wird. Das gibt den eigenen Abwehrkräften keine Zeit und keine Chance, diese körperfremden Gifte zu beseitigen. So werden diese sofort zu den Zellen, Drüsen und Organen getragen, wo sie sich in Minutenschnelle festsetzen und ihr verderbliches Werk beginnen und beständig fortsetzen können. Können, sage ich. Bei den meisten werden sie ja zum Glück (!) wieder ausgeschieden. Wenn dagegen Giftstoffe auf dem normalen Weg durch den Mund und die Nase in den Körper gelangen, kann das Giftabwehrsystem des Körpers meist noch reagieren, kann die Giftstoffe im Magen zerstören, in Leber und Nieren filtrieren, sie durch Verflüssigung weniger schädlich machen oder mittels Durchfalls schneller hinausbefördern. Weshalb es nach der Schluckimpfung nicht mehr so viel schlimme Impfschäden gab.[0711]

»Wie erklärst Du es denn, daß die schlimmen Infektionskrankheiten, außer AIDS, so kontinuierlich zurückgingen?«

Worauf dann die nicht übertragbaren Krankheiten wie Krebs, Rheuma, Asthma, Allergien so stark ansteigen! Ich bin doch kein Hellseher und kann nicht hinter alles kommen: geheimnisvoll am lichten Tag... Jedenfalls - eins weiß ich sicher: Es liegt am Mißachten der Naturgesetze. Aber was weiß ich, was wissen wir alle schon! Diese Erklärung ist vorstellbar: Das Gros der Menschheit hatte bis vor kurzem immer gehungert. Weil sie die ihnen von der Natur zugedachte Nahrung verschmähten. Was nicht kultiviert angebaut oder gezüchtet war, das wurde von den Menschen seit etwa 10000 Jahren als nicht eßbar angesehen. So war - außer bei den Fürsten und wenigen Reichen - meist Schmalhans Küchenmeister. Die Menschen waren geschwächt - und damit anfälliger. Das wurde anders, als die billig zu habende Kartoffel eingeführt wurde und sie sich so mehr Gmüse und Obst erlauben konnten. Der Körper vermag nicht genügend Immunkräfte aufzubauen, wenn er hungert oder vitaminlos ernährt wird.

In unserer Zeit dehnt sich der Handel mehr und mehr aus. Für die Menschen in unseren Wohlstandsländern ist Essen sogar im Überfluß vorhanden. Dadurch sind die Menschen gegen schwere Infektionen weniger anfällig. Doch nun übertreiben sie in die andere Richtung und schaufeln sich mit überhäuften Gabeln und mit den zu viel Fleisch schneidenden Messern Krankheiten in den Leib. Tauschen somit die früheren infektiösen Hungerkrankheiten gegen die heutigen Wohlstandsleiden ein.

93 »Warum impft man denn überhaupt gegen Kinderkrankheiten?[070ff] Waren die Ärzte früher nicht der Meinung, die Kinderkrankheiten seien für ein Kind wichtig, weil sie dessen Abwehrkräfte stärken würden?[0730] Wieso tun sie heute das direkte Gegenteil von dem, was sie vor wenigen Jahrzehnten als richtig erachteten?«

Klar doch: Das schadenträchtige Impfen bekommen sie heute bestens bezahlt, das immunstärkende Unterlassen des Impfens nicht. Dabei braucht das Kind gerade in seiner Jugend die Auseinandersetzung mit Viren und Bakterien, um seine Immunkräfte zu stärken! Geschieht das erst im Alter, wirkt die Krankheit viel gefährlicher, wie etwa bei den Röteln.[0715] In den USA hat man angeblich herausgefunden, daß harmlose Kinderkrankheiten in spätere lebensbedrohliche Erwachsenenleiden umgewandelt werden können und nimmt deshalb zweimal die MMR-Impfung (Maser, Mumps, Röteln) vor. Ein Wahnsinn! [0702, 9839] Und wieso? Impfstoffproduzenten besitzen riesige, viele Millionen verschlungen habende Produktionsanlagen, die sich bezahlt machen müssen. Und dann werden profitgeile, bestechliche Doktoren und Professoren um Artikel für die Medien gebeten, wonach »alte Infektionskrankheiten« wieder im Kommen seien... [0731/2]

<u>Warum mußt Du beim Arzt unterschreiben, man hätte Dich über die Impfschäden aufgeklärt, wenn die wirklich so selten vorkommen oder halb so schlimm sind?</u> [0703]

Wenn Du schon glaubst, Dich oder Dein Kind impfen lassen zu müssen, dann laß Dir wenigstens vorher eine genaueste Analyse des Impfstoffes geben! Soviel Verantwortung wirst Du Deinem Kind gegenüber doch wohl noch aufbringen: zu wissen - was da an Chemie in das kleine Körperchen reingepumpt wird. In vielen steckt sogar heute noch das heimtückische Gift Quecksilber!
Tja, wer weiß das schon! In über 300 anderen Medikamenten und Cremes ist es ebenfalls noch vorhanden, wie z. B. in den heute gebräuchlichen Desinfektionsmitteln, Rheumapräparaten, Hautsalben, Kontaktlinsenflüssigkeiten, Nasen-Mund-Rachenmitteln usw.[3608f]

Erinnere Dich daran, wie Kinder in panischer Angst vor der Spritze weglaufen oder es wenigstens möchten! Es ist die Urangst und Urabwehr der Lebewesen vor etwas, das ihnen Gefahr bringt. Respektiere dieses feine Gefühl Deines Kindes gegenüber Deinem von Schule und Massenmedien verbogenen Verstand. Dein Kind fühlt es besser, als Du es zu wissen glaubst!

94 Mit einem Kostenaufwand von jährlich 50 Millionen Mark für den Steuerzahler setzten die Ämter seit 1950 die Impfungen gegen Maul- und Klauenseuche durch, <u>obschon diese nicht, wie behauptet, die Seuche verhinderten, sondern sie im Gegenteil verursachten</u>. Und sie darüber hinaus noch in die seuchenfreien Länder Europas, wo nicht geimpft worden war, hineintrugen.[0763] Erst kürzlich,

als sich die anderen Staaten darüber immer stärker beschwerten, stellte man das Impfen ein. Genügt das eigentlich nicht als Beweis für Schädlichkeit und Gefahr des Impfens?[9961]

Mit modernsten psychologischen Werbetricks arbeitet die Ärzt-Pharma-Maria heute: So wird nicht mehr zu einer nochmaligen Impfung aufgerufen, sondern man lanciert ein neues Wort in die Medien ein, das die Wahrheit zwar konterkariert, dafür aber plötzlich dem Giftsaft aus den Chemiewerken eine positive Wendung verleiht. Indem man von einer »Auffrischungsimpfung«[0729] spricht und damit den Menschen suggeriert, Impfungen seien so harmlos wie eisgekühltes Mineralwassers. Nun, wer möchte sich (oder seinem Kind) nicht gerne eine »Auffrischung« gönnen? Wie z.B. bei der Tetanusimpfung.[0762] Zumal die ja anscheinend umsonst zu haben ist ... Damit wird eine altbewährte Taktik fortgesetzt, die Impfflüssigkeit nicht der Wahrheit gemäß als »verdünnten Eiter« aus verseuchten Tierleibern, sondern als »Heilserum« zu benennen.

Und dann: Wie vergeßlich sind die Menschen! Vergessen z.B. ist, daß der 1924 als Vorsorge gegen Tuberkulose gegebene Impfstoff Bacille Calmette Guérin bei von 250 in Lübeck geimpften Kindern allein 63 Kindern den Tod, 125 die Tuberkulose und 48 Kindern eine Tuberkulin-Allergie brachte. Das Vertrauen ins Impfen war danach zwar perdu, aber die Ärzte ließen nicht nach, immer wieder das Impfen zu fordern. Und bekamen nach und nach die Menschen dafür wieder weich. Heute das gleiche Spiel: Alle paar Wochen gibt's in den Ärztezeitschriften Ratschläge darüber, wie man der Impfmüdigkeit in der Bevölkerung begegnen sollte.[0703] Und die Medien helfen fleißig mit dabei.

»Wie mischen die denn eigentlich so einen Impfstoff an?«[0708, 0751]

Es war sehr schwer, etwas darüber zu erfahren, denn die Pharmaindustrie läßt sich nicht gern in die Karten gucken. Ich bin Mauern von Schweigen begegnet. Das geht so: Zuerst entnimmt man kranken Tieren oder Menschen Eiter oder Lymphe und spritzt das in kleinen Mengen in Eier. Dann wartet man ab, bis sich die Bakterien oder Viren darin genügend vermehrt haben und kippt sodann den Inhalt in ein Gefäß. Die stinkende Brühe wird mit Karbolsäure vermischt - ein ganz schlimmes Gift - um die Kraft der Mikroben abzuschwächen. Manchmal kommen auch noch Antibiotika hinzu. Dann wird diese Dreckmischung durch noch feinere Siebe getrieben, die schmutzige Farbe herausgebleicht und mit Formaldehyd haltbar gemacht. (Ja, Du hörst recht, genau das gleiche Formaldehyd, das man erst vor kurzem als so stark giftig erkannte, und was uns und unsere Kinder aus Schulwänden, Möbeln, Kunststoffteppichböden und Deckenplatten vergiftet). Als letztes setzt man dann noch Glyzerin und Chloroform hinzu und nennt das Giftgebräu dann stolz »Serum«. Und was sagt der eigene Körper dazu? Z.B. zur Masernimpfung?

Gegen das eingeimpfte Fremdeiweiß sucht er sich durch Verhärten seiner Zellwände zu schützen. Dadurch wird der Stoffwechsel gestört, die Schlacken werden durch Rückstau festgehalten, der Weg für andere Krankheiten wird geöffnet.

Beim nicht geimpften Kind dagegen können die Viren ungehindert in die Zellmembranen dringen. Sie lösen Antikörper aus und sterben ab, wenn sie auf ein gesundes Gewebe treffen. Stoßen sie auf ein weniger gesundes oder durch Vorimpfung der Mutter erblich belastetes Milieu, dann veranlaßt die Weisheit des Körpers mit Hilfe der Viren eine gründliche Reinigung: Indem er 1. Viren und Schadstoffe weg von den wichtigen inneren Organen an die Peripherie (durch Pustelbildung) verbringt. Was selbigen zufolge der diesmal nicht verhärtet verbliebenen, offenen Zellmembranen leicht fällt.   2. Indem er diese durch Anschwellen der Nasenschleimhäute dort ansammelt, um sie besser nach außen oder in die Leber abzuleiten, 3. Indem er diesen Vorgang durch Beschleunigen des Blutkreislaufs vorantreibt, welche zwangsläufig das Erhöhen der Körpertemperatur einleitet. Die wiederum bezweckt, die hitzeempfindlichen Viren abzutöten. Denn letztere haben inzwischen ihre von der weisen Schöpfung (Gott) übertragene Aufgabe erfüllt, den Körper von vererbten und durch die heutige Fehlernährung aufgenommenen Schadstoffen zu befreien.

Daß diese Reinigung nach einer Impfung nicht mehr geschehen kann, das ist der eigentliche und schlimmste Schaden! [1648]

Die Spätschäden des Impfstoffs, die Glycerin und Chloroform verursachen, sind: Blutungen, Blutunterdruck, Leberschäden, Nierenschäden, Lungenschäden, Harnblasenschwierigkeiten, Gehirnentzündungen (die am meisten bei Kindern nach dem Impfen vorkommen), Fieberschübe, Magenschleimhautentzündungen, Gewebeschäden, Neuritis, Aufbrausen, Überempfindlichkeitsreaktionen...
Ja, ich weiß schon: Du hast die Bilder aus den Pharmaziefabriken im Sinn, wo behandschuhte junge Frauen mit weißen Kitteln, Kopfhauben und mit weißem Mundschutz an blendend weißen Tischen in vor Sauberkeit spiegelnden Glasbehältern die Impfflüssigkeiten aufbereiten. Da hast Du in Deinem Kopf gespeichert: Von dort kann keine Gefahr drohen! In diesen sorgsamst sterilisierten Ampullen kann doch kein gefährlicher Dreck drin sein! Wisse:
Gewöhnlicher Dreck ist ungefährlicher als die Stoffe von heute, die sich Medikamente nennen.
Nämlich die feinen Fasern des über der Decke des Zubereitungsraumes gespritzten Asbests, der langsam aus den Ritzen quillt. Oder die feinen Härchen der Glaswolle oder des langsam zerbröselnden Schaumstoffs. Mit denen die vielen Rohrleitungen ummantelt sind und die sich mit der Luft im Raum vermischen. Oder die abgetrocknet aufwirbelnden Giftstoffe der chemischen Reinigungs- und Desinfektionsmittel des Laborpersonals, die sich mit den Impf- bzw. Medikamenteneinzelstoffen verbinden. 3505, 3509

Impfen ist nichts als eine betrügerische Masche der Pharmazie und Mediziner, ihren Reichtum zu mehren.

Erkenne die Gefahren denen Dein Kind unterliegt:
Eine Vielzahl gegen Grippe geimpfter Kinder wird später zuckerkrank
(KARVONEN, M. et al.: Brit. Med. J. 318 (1999),1169
CLASSEN, J. B., Brit.Med. J. 319 (1999), 1133)

Hättest Du gedacht, daß Impfstoffgifte Rheuma auslösen können? Oder Mumps?[0756f] Darüber schweigen die Ärzte Dir gegenüber still. Wär ja möglich, daß Du auf die Idee kämst, einen Schadenersatzprozeß deswegen zu führen. Merke:

Amerikanische Ärzte sind wahrheitsliebender:
DPT Impfung war nicht in der Lage Keuchhusten zu stoppen.
(Journal of American Medicine Annuals, 1998; 280:635-7

Impfungen sind die größten Volksverdummungs- und Vergiftungsaktionen der Welt.
Auch wenn keine virulenten Erreger im *Impfstoff* enthalten sind: Immer handelt es sich bei Impfstoffen um *Fremdproteine*, die vom menschlichen Organismus stets als Fremdkörper aufgefaßt werden, sofern die ins Blut gelangen. Das kann lebensbedrohende Allergien auslösen. Zur Malaria: Menschen in den malariaverseuchten Regionen bilden Antikörper gegen die Erreger und besitzen deshalb, falls gesund, genügend Immunität. Bei Europäern fehlt dieser Schutz, den aber auch Malariamittel nicht geben können. Kein Wirkstoff vermag die Malariaerreger in allen Stadien ihrer fortwährenden Verwandlung zu erfassen.[0725]
Dafür macht der vorbeugende Malariapillenkonsum die Erreger zunehmend resistent.
Erst dieser Tage haben Forscher ihren vorläufig jüngsten Abwehrtrick entdeckt: die Einzeller befördern die Gifte, bevor sie wirken können, mit einer Art »biochemischer Pumpe« aus ihrem Innern hinaus.
Glaub mir: Für jeden, der nur ein bißchen gesund lebt, sind die Bedrohungen, die hinter einer Impfung stehen, weitaus schlimmer als die Gefahren, die von der Krankheit zu erwarten sind.

Eine Genmutation, die vor Malaria schützt, haben Tübinger Forscher entdeckt. Aber nur bei Afrikanern, Bei Deutschen kommt sie nicht vor.
(Kölner Stadt-Anzeiger, 4.2.1999)

Richtige Forschungsergebnisse bestätigen stets die Erkenntnisse dieses Buches: Die Natur hat für die Menschen keine Krankheiten vorgesehen. Nur die nach Afrika nicht hingehörenden Weissen laufen Gefahr, von dort krank zurückzukehren...

»Warum warnen die Behörden denn nicht die Menschen?«[0706, 0720, 0725]

Der Staat muß die Wirtschaft doch am Laufen halten! Und wären dann nicht auch Arbeitsplätze in Gefahr? Man will die Bevölkerung doch um Himmelswillen nicht beunruhigen! Es ist nicht mal möglich, in einer kinderärztlichen Fachzeitschrift über Impfschäden zu berichten. Diese Arbeiten werden von den (meist ärztlichen) Redakteuren nicht angenommen.
Fachzeitschriften leben halt auch von den Anzeigen der Pharmazeuten. Und was nicht in den Fachzeitschriften steht, das kann auch nicht in Tageszeitungen veröffentlicht werden - und Du hast deshalb noch nie was von der UrMedizin gehört.

Hepatitis-A-Impfstoff (HAVRIX)
548 Störwirkungsberichte zur Hepatitis-A-Vakzine (HAVRIX) erhielt das britische Committee on Safety of Medicines in den ersten zwei Jahren nach Markteinführung.(...)
Ein praktischer Arzt aus Nordrhein-Westfalen berichtet über einen 26jährigen Studenten, der trotz zweimaliger Impfung an Hepatitis A erkrankt. Ein 54jähriger Arzt reagiert nach der zweiten Injektion mit ausgeprägter Parese (Lähmung) von Oberarmmuskeln und Musculus pectoralis major links. Ein 29jähriger erleidet nach der zweiten Injektion einen anaphylaktischen Schock (Kapillarlähmung, Herz-Atemstillstand)
arznei-telegramm 2/1995

Neuerdings gehen einige Ärzte sogar zu Erpressungen über. Sie drohen Eltern, ihre nichtgeimpften Kinder (bislang zwar nur vereinzelt, aber immerhin!) aus den Kindergärten zu werfen. Heimlich hoffend, daß die Eltern ihnen schnell ihre Chipkarten nebst Kindern überbringen, um sie nachträglich impfen zu lassen...[0776]

Impfopfer Kirstin Brebeck, Starnberg leidet unter andauernden Krampfanfällen.

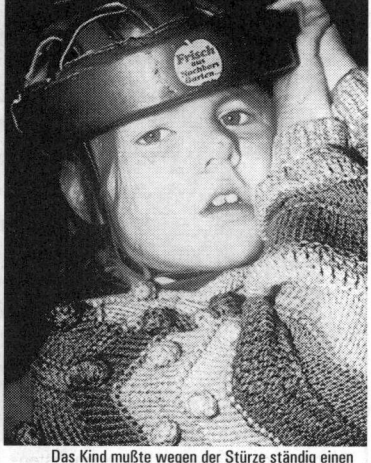

Das Kind mußte wegen der Stürze ständig einen Kopfschutz tragen und ist geistig völlig verwirrt.

Von der Medizin gegen Krankheiten eingesetzte Mittel »wirken« deshalb dann erst - was sich die Medizin unberechtigt als ihren Erfolg anrechnet -, wenn eine Krankheits- oder Seuchenart (z. B. wegen verbesserter Hygiene oder besserer Lebensumstände) bereits sowieso im Abklingen begriffen ist! Die Mittel der Medizin selbst besitzen jedoch keinerlei Einfluß auf den Rückgang der betreffenden Krankheit - wohl aber oft auf deren Anstieg. Denn sie enthalten ja meist - wenn auch in abgeschwächter Form - die Keime, vor denen sie zu schützen vorgeben. Aber viele abwehrgeschwächten Menschen sind natürlich dafür anfällig und werden dann schlimmstens krank. (siehe Literaturverzeichnis [LV] 0801ff)

Kirstin Brebeck

Sehr geehrter Herr Konz,   26.8.1996
(...) Wichtig ist für mich, daß es Menschen gibt, die Mut besitzen und versuchen, der »Impfmafia« das Handwerk zu legen! Hoffentlich kann man durch Ihre Mitarbeit ein ähnliches Schicksal wie das Meinige anderen Kindern ersparen. (...) Für mich selbst sind die ständigen schweren Verletzungen durch die Krampfanfälle weitaus besorgender, als »nur« eine geistige Behinderung! Schon mehrmals hatte meine impfgeschädigte Tochter einen Status epilepticus, eine Medikamentenvergiftung und Bewußtseinsträbung, sowie ständig schwerste Schädelverletzungen! Manchmal weiß ich kaum noch, woher ich Kraft schöpfen kann. Meine Tochter wird gefüttert, gewindelt und hat totalen Sprachverlust. Sie ist, durch ihre Anfälle bedingt, keine Minute ohne Aufsicht. Und für die nächtliche Ruhe ist eine Fixierung notwendig! Gerne möchte ich auch noch Ihre Fragen beantworten, Bislang hat der für den schweren Impfschaden verantwortliche Kinderarzt in keiner Form Anteil genommen. Im Gegenteil! Ich verklagte diesen auf Schadenersatz und Schmerzensgeld, doch auch hier verlor ich diesen Prozeß und somit 22.000 DM! Ansonsten möchte ich Ihnen für weitere Veröffentlichungen Mut zusprechen und mich für Ihre Mühe bedanken. Hoffentlich kann man anderen ein solch hartes Schicksal ersparen!
Mit ganz lieben Grüßen   Heike Brebeck, Starnberg, Sauermannweg

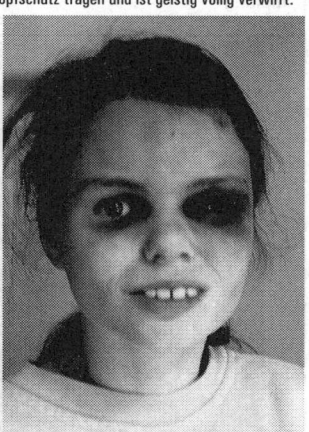

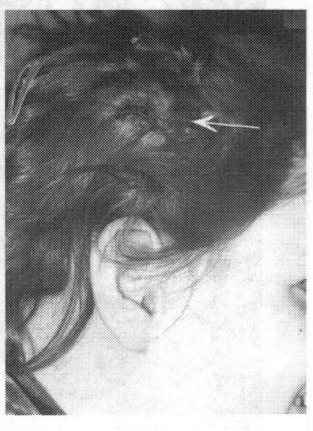

Ich stelle fest:
<u>Für die im Ansteigen begriffenen Krankheiten (etwa AIDS, Krebs, Rheuma) gibt es *keine* wirksamen Mittel. Für die abklingenden Leiden (etwa Pocken, Kinderlähmung, Tuberkulose) gibt es angeblich wirksame Mittel. Sieh Dir zum Vergleich doch mal kurz im Literaturverzeichnis die Kurvenverläufe der Tuberkulose oder Diphtherie zu der Entwicklung von Krebs an, und Du erkennst es deutlich. Welch bessere Beweise willst Du für die Richtigkeit des Vorgenannten noch fordern?</u>[0803-6]

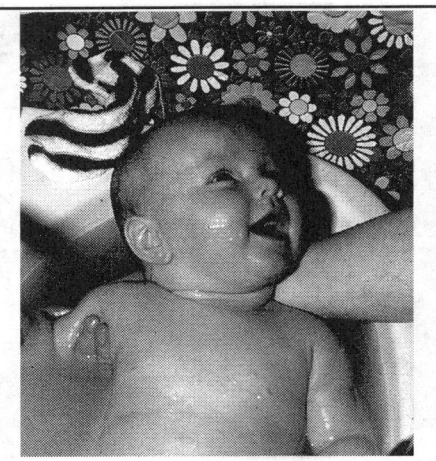

Ein gesundes Baby vor der Keuchhusten-Impfung

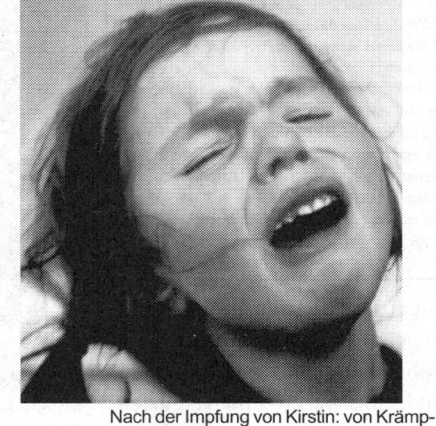

Nach der Impfung von Kirstin: von Krämpfen geschüttelt, schwachsinnig, ständig pflegebedürftig

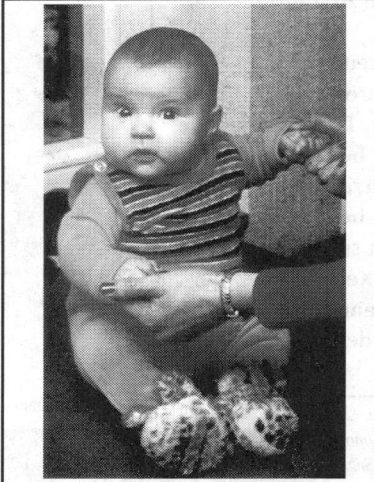

Daniela E. vor der Keuchhusten-Impfung

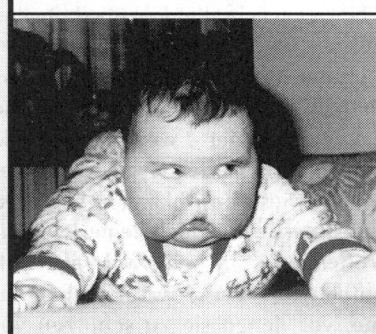

Daniela E.: Hirnschädigung mit Krampfanfällen. Durch Cortison dann zum Cushing-Syndrom.

Dein gesunder Menschenverstand ist gefragt:
Mach Dir mal klar, was "Impfen" bedeutet: Es ist eigentlich unfaßbar, für einen, der noch seine fünf Sinne zusammen hat: <u>Man macht einen gesunden Menschen nur aus Gründen des Profits krank, damit er später nicht krank werden soll!</u>
Lies das zwei- und dreimal, zurückgreifend auf Deinen gesunden Menschenverstand. Damit Du klar siehst: Daß wir den Medizinern bis heute solch einen Widersinn abnehmen, beweist, daß wir nur deren Gehirnwäsche und dem durch nichts berechtigten Glauben an den Gott im weißen Kittel erlegen sind.

Wie kann für andere Kinder gut sein, was bei diesen Kindern solch schreckliche Schäden anrichtete?

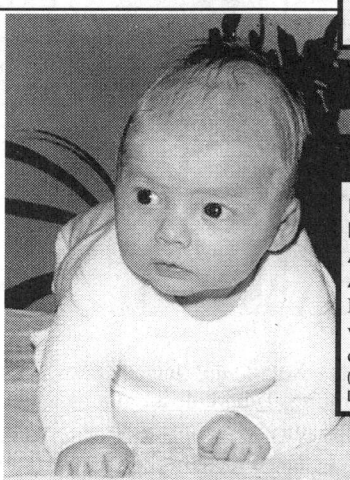

Klaus R. vor der Impfung

Höre nicht auf das Verharmlosungsgerede Deines Arztes, sondern auf seriöse Aussagen:
Eine Impfung kann schwerwiegende Probleme verursachen.
(Merkblatt zur Masernimpfung aus den USA, Der SPIEGEL, Nr.34/2000)

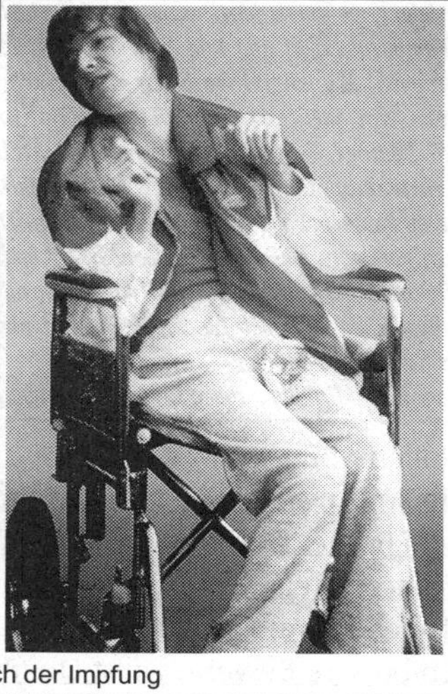

Klaus R. nach der Impfung

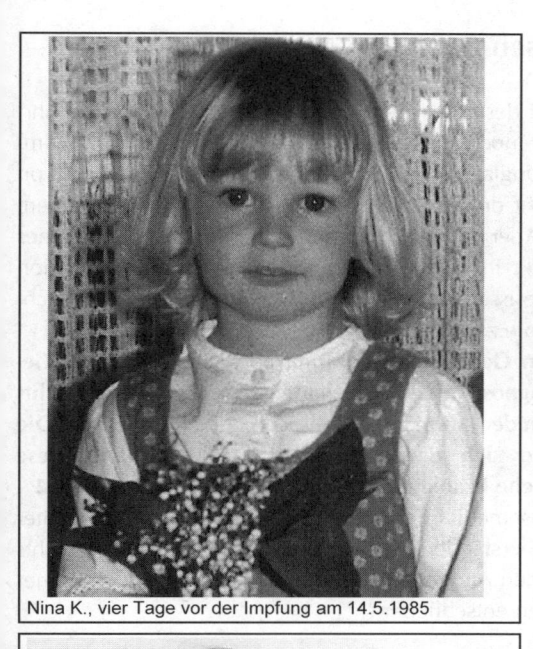

Nina K., vier Tage vor der Impfung am 14.5.1985

Nina K., danach.
Das erschreckende Bild der bis auf die Knochen abgemagerten unbekleideten Tochter wollten die Eltern hier nicht mehr veröffentlicht sehen.[0706]

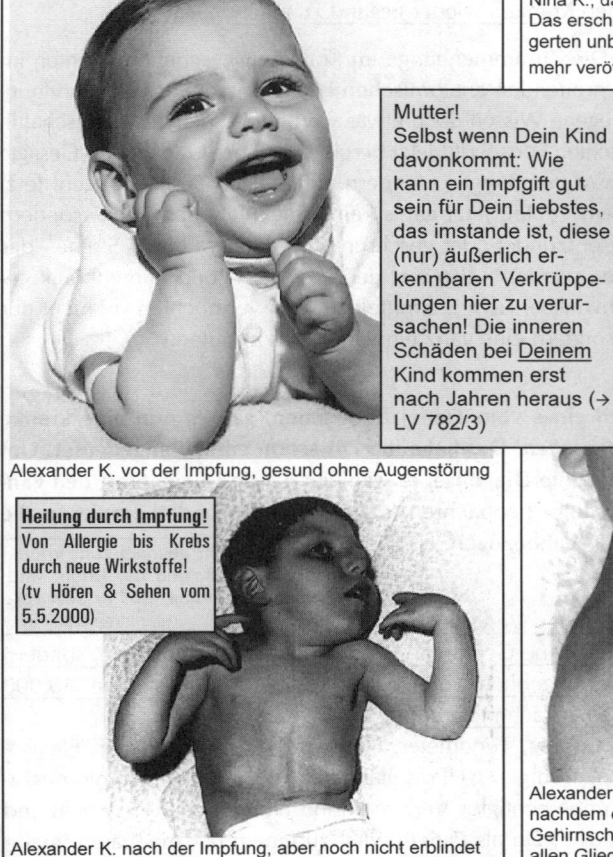

Alexander K. vor der Impfung, gesund ohne Augenstörung

Mutter!
Selbst wenn Dein Kind davonkommt: Wie kann ein Impfgift gut sein für Dein Liebstes, das imstande ist, diese (nur) äußerlich erkennbaren Verkrüppelungen hier zu verursachen! Die inneren Schäden bei Deinem Kind kommen erst nach Jahren heraus (→ LV 782/3)

Heilung durch Impfung!
Von Allergie bis Krebs durch neue Wirkstoffe!
(tv Hören & Sehen vom 5.5.2000)

Alexander K. nach der Impfung, aber noch nicht erblindet

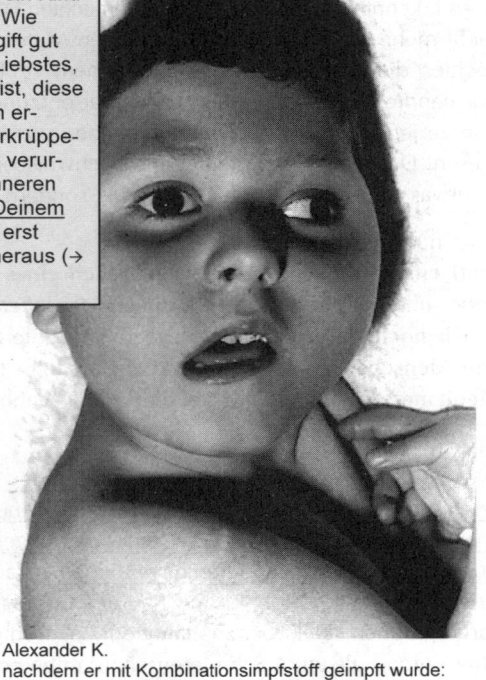

Alexander K.
nachdem er mit Kombinationsimpfstoff geimpft wurde: Gehirnschädigung, blind, verkrampfende Lähmungen in allen Gliedmaßen, nicht mehr ansprechbares Kind.

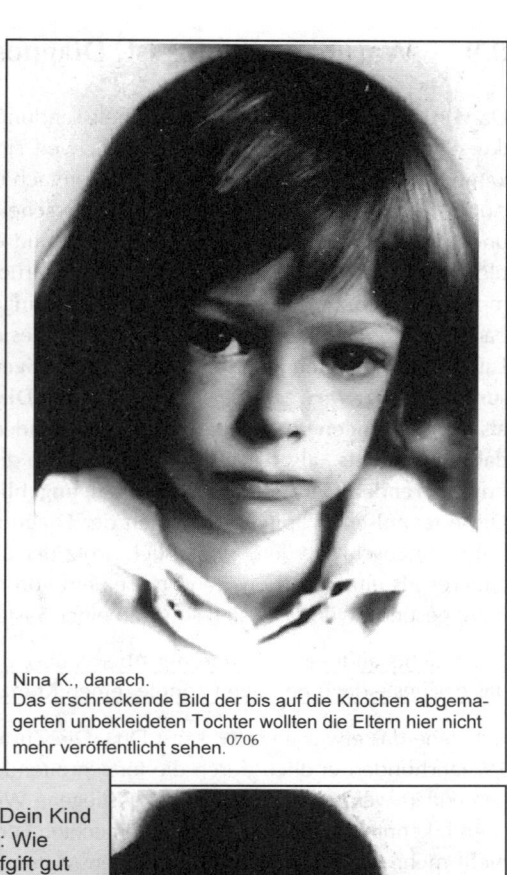

Quelle: Herrn Dr.med. Buchwald danke ich für die Überlassung der erschütternden Bilder aus seinem Archiv. Sonderdrucke seiner bisherigen Veröffentlichungen kannst Du anfordern: Am Wolfsbühl 28 in 95138 Bad Steben. Tel: 09288-8328

0.9 Warum es sinnlos ist, Diagnosen zu stellen

98 Da wird in einer bekannten Gesundheitssendung des Fernsehens voller Stolz eine Frau vorgeführt (kurz vor ihrer 54. Operation stehend), weil sie noch immer lebt. Da zwängen sich Mikrofilmkameras durch einen Körper und liefern einfach unglaubliche Aufnahmen von dessen Inneren, von Adern, Därmen und Herzkammern. Da erscheint dreidimensional das Bild des Schädelinneren, und winzige Kameras fahren durch Organe und Adern. Da wird vorher nie für möglich Gehaltenes plötzlich zur Wirklichkeit! Und Du sitzt erdrückt im Sessel vor dieser imposanten Präsentation moderner medizinischer Technik. Und bist hingerissen von dem, was alles in der Medizin machbar ist und noch machbar sein wird, wie man es nie zu sagen vergißt.

Laß Dich nicht blenden! Denn diese großartigen Geräte und Apparaturen dienen nicht der Gesundmachung. Verwechsele Du mir nicht die Diagnose mit einer Heilung! Diese Geräte sind nichts als die glänzenden und beeindruckenden Fassaden der Jahrmarktschaubuden der Schulmedizin. Die dahinter nichts als Desillusionierung für die sich darauf Einlassenden bereithält! Diese imponierenden Geräte dienen nur dazu, angebliche Krankheiten aufzuspüren – sonst zu nichts!

Diese technischen Spitzenleistungen der Diagnosemedizin erwecken nur Erwartungen, die später bitter enttäuscht werden. Schließlich, trotz der überstandenen 53 Operationen ist jene Frau nichts anderes als ein Häufchen Elend mit einem von den Ärzten verpfuschten Leben. Und noch immer nicht gesund - würde sie sich sonst zu einer 54sten entschließen?

<u>Es ist nichts anderes als moderner Aberglaube, daß die genaue Diagnose einer Krankheit auch nur das geringste dazu beitragen könnte, einen Kranken wieder gesund zu machen.</u>

»Ich sehe das etwas anders«, sagst Du. »Die Zusammenhänge im Krankheitsgeschehen konnten im 19. Jahrhundert endlich durch die fortschreitenden anatomischen Erkenntnisse und Leichenöffnungen erklärt werden. Mithin war das gestiegene Wissen doch etwas wert. Diese neuen wissenschaftlichen Erkenntnisse brachten auch einen echten Fortschritt! Jetzt beruhte das über Krankheiten Gesagte nicht mehr allein auf allerlei möglichen Mutmaßungen, sondern auf exakten Feststellungen! Jetzt suchten die Ärzte nicht mehr nach einem Teufel. Jetzt gab's keine Spekulationen mehr, sondern nur handfeste Tatsachen! Die Leber war entzündet oder geschrumpft, die Niere besaß Steine - das konnte jetzt genau an Leichen verglichen werden - also war der Tote leber- oder nierenkrank gewesen! Das war nun eindeutig und nachweisbar richtig ermittelbar. Nun vermochten sie nicht nur so etwas Ähnliches wie eine Diagnose, sondern eine ganz einwandfreie zu stellen.«

Aber nur die eines *toten* Menschen!

Statt eines Kranken, meinetwegen auch eines vom Teufel Besessenen, gab es nun eine kranke *Leber* und nicht mehr einen kranken *Menschen*! Das habe ich Dir schon einmal angedeutet. Um es Dir noch klarer zu machen: Je genauer die Diagnose, je weniger richtig ist sie. Statt den ganzen Menschen zu sehen und zu behandeln, beobachten, diagnostizieren und therapieren die Mediziner nur noch lokal-, zellulär- und organbezogen.

Mach es Dir klar:

> Die Wahrheit wird nicht deshalb zum Irrtum, weil niemand sie sieht, und der Irrtum wird nicht deshalb zur Wahrheit, weil er sich verbreitet und vermehrt. (Mahatma Gandhi)

98 <u>Was da so beeindruckend auf Dich wirken und Vertrauen in die Mediziner schaffen soll, das sind keine Geräte die Dich wieder gesund machen, sondern schädigende Apparaturen, um eine der angeblich von den Medizinern festgestellten 40.000 Krankheiten, aber nicht deren eigentlichen Ursachen zu entdecken.</u>

Was das auch sei: Kobalt- und Radiumbomben, Tonometer, Hämometer und Ergometer, Elektrokardiographen, Elektroenzephalographen, Röntgen-, Ultraschalldiagnostik und Kernspintomographie - nichts als teure Schmierenschau, unberechtigtes Vertrauen und Hoffnung zu erwecken und Eindruck zu schinden! Du wirst getütet! Und: Du als Patient wirst zu einem nur meßbaren, manipulierbaren Objekt degradiert. Und ärztliches Handeln wird nur noch auf ein Organ zentriert statt auf Dich als ganzheitliche Persönlichkeit.

»Bist Du denn wirklich so kurzsichtig? Erkennst Du nicht, daß man erst feststellen muß, was einer für eine Krankheit hat, um ihn heilen zu können? Erst wenn die Ärzte das genau wissen, erst dann können sie das geeignete Mittel dagegen verschreiben«, so argumentierst Du.

Dazu muß die Diagnose doch erstmal richtig gestellt worden sein! Du hättest vollkommen recht damit, und ich wäre nicht im geringsten berechtigt, die Diagnose der Mediziner in Grund und Boden zu verdammen, wenn die geschwollene oder geschrumpfte Leber, die verkalkte Arterie, die sich verkrebsenden Zellen oder der entzündete Blinddarm die *wirkliche* mittels Diagnose festgestellte Ursache der betreffenden Krankheit wäre! Wenn es sich hierbei *nicht nur* um die erkennbaren Symptome einer für die Ärzte bis heute nicht erkennbaren bzw. nicht akzeptierten Krankheitsursache handeln würde! Um diese Ursache zu erkennen, muß sich die Ärzteschaft doch vor allem einmal fragen, *wovon* das betreffende Organ geschwollen, entzündet oder verkalkt ist. Und genau diese Frage *wollen* sich die Mediziner nicht stellen. Mit einer Diagnose drücken sie Dir bloß den Stempel eines von ihnen selbst erfundenen Namens auf, den Du so leicht nicht mehr los wirst! Und der Dich damit zwangsläufig in die von ihnen verwalteten Chemiehäuser führt...

Nur aus einem Grund stimme ich einer Diagnose zu: Wenn sie Dir z.B. durch die Aussage „Krebs!" einen solchen Schrecken versetzt, daß Du gleich in der nächsten Stunde mit der UrMedizin beginnst.

Das alles geschieht im Namen der Schulmedizin, um die Menschen krank zu halten!
(→ Kap. 9.95) **Das Leid der von Ärzten geschundenen Kreatur schreit gen Himmel:**

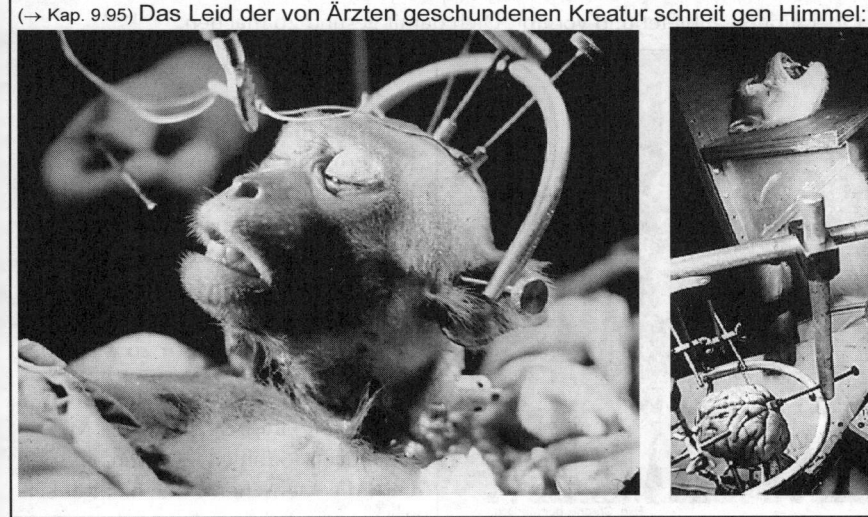

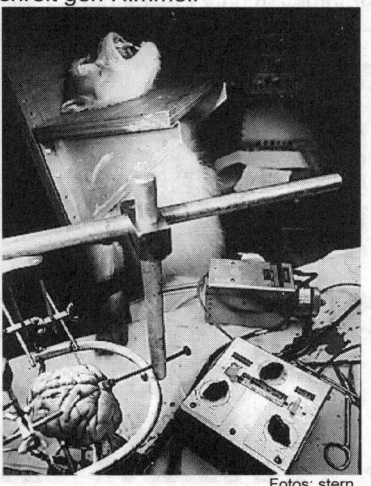

Fotos: stern

Unter diesem Gesichtspunkt betrachtet wirst Du zugeben müssen, daß es sinnlos ist, mit einem Medikament die Leber reinigen oder die Arterien erweitern zu wollen, wenn die wahren Ursachen nicht bekannt sind und nicht angegangen werden: nämlich die tiefliegenden Ursachen, welche weiter und weiter bewirken, daß sich die Leber immer neu entzündet und die Arterien ständig aufs neue verstopfen.

»Und was ist mit den Antibiotika, die schnellstens Entzündungen aus einem kranken Körper vertreiben? Ein wahrer Segen doch!«

Was Du als Segen ansiehst, das bezeichne ich als großen Fluch für die Menschheit - wie übrigens so gut wie alle anderen Entdeckungen auf der Schmierenbühne der krankheitsbehandelnden Schulmedizin.

Denn unter den Schäden, die die Antibiotika (wie alle chemischen Medikamente) verursachen, sind die schlimmsten die, daß sie das Immunsystem zum Erlahmen bringen und die Abwehrkräfte des Körpers entscheidend schwächen.

Es gibt keine echten Heilerfolge durch die Schulmedizin.
99 **Es gibt kein einziges Medikament, das auf Dauer helfen könnte. Es gibt keine einzige Krankheitsbehandlung der Medizin, die ein Leiden wirklich auf Dauer zu kurieren vermag!**[2060, 3509, 3508, 0665]

Es werden nur ständig neue Hoffnungen geweckt. Durch die Apparaturen, durch beeindruckende Filme, durch Presseverherrlichung von neuen Diagnosegeräten bzw. Spitzenärzten.

Jedenfalls war den früheren Ärzten noch stark bewußt, was die heutigen Ärzte bewußt vergessen: was das Wort Medikament eigentlich besagt. Es stammt von medica mentus, was nichts anderes bedeutet als: Heilen durch den Geist.

Es gibt keine stofflichen Mittel zum Heilen. Das einzige medica mente, was anzuwenden Erfolg verspricht: sich an die Einsicht des Kranken zu wenden - ihn erkennen zu machen, daß nur er selbst sich helfen kann. Nur seine geistige Erkenntnis darüber, warum er krank geworden ist kann ihn heilen. Deshalb mache ich Dir hier das alles so klar. Denn:

Der Arzt ist schlimmer als die Krankheit. (Alte Volksweisheit) [1611]

Jetzt lächelst Du und denkst: ja, ja, so alte Sprüche. Und es geht Dir bereits schon wieder zum anderen Ohr hinaus. Damit es sich aber mal da oben bei Dir im Oberstübchen festsetzt, werde ich Dir bald die Beweise für dieses Gesundheitsgesetz erbringen. Jedenfalls: Drei Sorten von Menschen kannst Du nie etwas abnehmen von dem, was sie versprechen:
• einem Politiker, • einem, der Dich um Geld anpumpt, • einem, der Dir Medikamente, Bestrahlungen oder Operationen anbietet und vorgibt, Dich damit gesund zu machen.[0622, 0624]

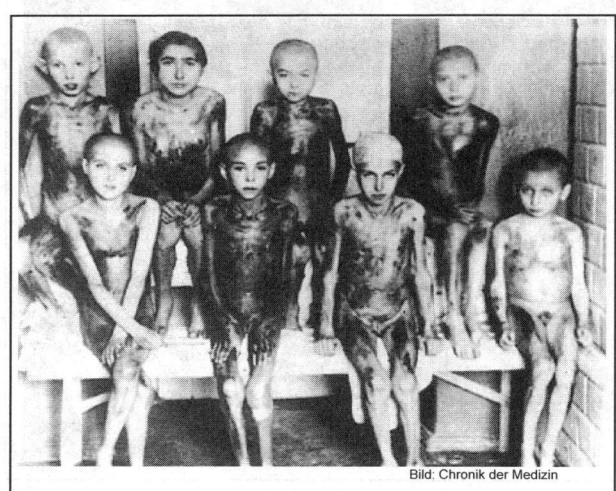

Das machten Ärzte vor nicht mehr als 60 Jahren: Sie brachten im KZ Dachau halbverhungerten kleinen Kindern mit Lötkolben großflächige Brandwunden bei, um die Wirkung der verschiedenen Brandsalben »im Interesse der deutschen Rasse« zu studieren und darüber ihre Habilitationsarbeiten zu schreiben. Einer der Wege, Medizinprofessor zu werden...

Zu so etwas waren nur deutsche[0632] Mediziner fähig? Nein, nein: Mit radioaktiven Strahlen wurden in den USA die Menschen zwar nicht äußerlich, dafür aber innerlich verbrannt:

Bild: Chronik der Medizin

Menschenversuche
AP Nashville - vor rund 50 Jahren wurden mehr als 800 schwangere Frauen von der Vanderbilt-Universität ohne ihr Wissen zu Menschenversuchen eingesetzt: Um zu erfahren, wie Schwangere Eisen aufnehmen können, wurde den Frauen zwischen 1945 und 1946 von Ärzten radioaktiv verstrahltes Metall in die Nahrung gemischt. Viele Frauen starben oder erkrankten schwer. (Die Welt, 3.2.1994/10)

Was meinst Du, was sie heute mit den Patienten in den Universitätskliniken der Wohlstandsländer (→Rz164, 2134) und besonders in den Entwicklungsländern alles anstellen?! Nur: Das wird geschickter eingefädelt. Dann ist nämlich später nicht mehr festzustellen, ob die Kranken an den Medikamentengiften oder an der Krankheit eingegangen sind. Denn: Nicht der Mensch, das wissenschaftliche Erforschen der Krankheit ist wichtig!

Merke: Mediziner sind zu allem fähig! Sie betrachten die Patienten nicht als hilfsbedürftige Menschen, sondern als billig zu habende Objekte zum Experimentieren.

DIE AUFKLÄRUNG

> *»Krankheiten befallen uns nicht aus heiterem Himmel,
> sondern entwickeln sich aus täglichen Sünden wider die Natur.
> Wenn sie sich gehäuft haben, brechen sie scheinbar auf einmal hervor.«*
>
> Hippokrates

1. Kapitel

Klarsehen: Es gibt keine Krankheiten [2017]

1.1 Krankheiten sind kein Schicksal!

Ich zitiere mal aus den Leserbriefen einer Elternzeitschrift (Rubrik: Fragen an den Kinderarzt):

„Suchen Sie weiter. Der Patient muß irgendwo sein!" [100]

»Seit ein paar Monaten reiht sich bei unserem jetzt 17 Monate alten Sohn ein Infekt an den anderen. Dauernd hat er Schnupfen. Sein Husten hält mich ständig nachts wach. Nach einer Angina bekam er eine Nasen-Rachen-Entzündung, dann folgten Stirnhöhlenvereiterung und Krupp (das ist eine Kehlkopfschleimhautentzündung) danach eine Lungenentzündung. Ein Test beim Hals-Nasen-Ohren-Arzt ergab, daß Gregors Hörfähigkeit um 20% herabgesetzt ist als Folge eines Ergusses hinter dem Trommelfell. Wenn dieser nicht bald weggehe, sagte der Arzt, müsse er das Kind operieren, sonst könne es taub werden!
Uwe erhält regelmäßig seine Mahlzeiten, zweimal frisch gekocht, und nur das Beste und was er am liebsten mag. Wenn ich mit ihm nach draußen gehe, packe ich ihn dick warm ein - trotzdem läuft ihm der gelbe Schleim nur so aus der Nase. Wissen Sie kein gutes Medikament für mich?«

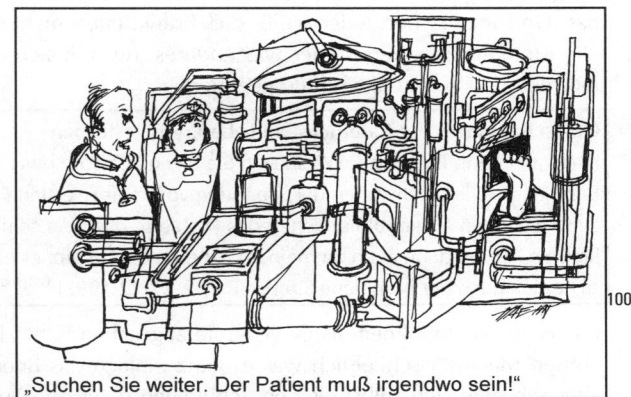

Zwar haben kleine Kinder heute ständig was, aber solch schwerwiegende Krankheitsanhäufungen sind sehr bezeichnend dafür, wie die Eltern heute zu den Leiden ihrer Kinder stehen. Nämlich, sich nicht zu fragen, was sie selbst falsch machen, und ob Fehler nicht in Zukunft zu vermeiden sind. Die Menschen stehen heute den Krankheiten immer hilfloser gegenüber. So unsicher haben die Mediziner sie schon gemacht! Warum sagen sich die Leute nicht:

Wenn ich vor 10.000 Jahren geboren wäre oder vor 100.000 Jahren noch im Urwald gelebt hätte, dann könnte ich ja auch nicht ein paar Ärzte oder ärztliche Ratgeber in Zeitschriften fragen.

»Dann müßte ich mir oder meinem Kind ja auch bei einer schweren Krankheit selber helfen! Das ist doch lächerlich. Die Leute leben nun mal heute! Und warum sollten sie nicht einen Fachmann zusätzlich befragen, der schließlich mehr Erfahrung besitzt als sie selbst?«

Weil das ihre Unsicherheit noch mehr vergrößert.

> Den Wahnsinn der Wissenschaftler erkennst Du schon daran, daß sie allen Ernstes vorhaben, mittels Spiegeln die Sonne auch nachts scheinen zu lassen! [100]

Gesundheitsgesetz der Natur:

Allein das Wissen, daß es einen - zudem noch höchst angesehenen - Berufsstand gibt, der sich für Krankheiten zuständig hält, [2010] **allein dieses Bewußtsein verstärkt das Gefühl von Hilflosigkeit dem eigenen Körper gegenüber und stellt einen Grund dar, sich einzureden, man selbst sei zu dumm dazu, sich von Krankheiten zu heilen.**

»Natürlich, wenn ich viel rauche oder saufe, dann weiß ich genau, daß ich davon schwer krank werde - aber ansonsten sind wir den Krankheiten doch mehr oder weniger schicksalhaft ausgeliefert. Es bedarf dann doch eines Spezialisten, damit der einen genau nach den schwierigen Regeln seiner Kunst behandelt.«

Genau diese Meinung ist es, von der ich Dich in diesem Buch abbringen möchte. Erkenne, mit welchen Ausreden - und das sogar im Angesicht des Todes - sogar intelligente, mit beiden Beinen im Leben stehende prominente Menschen sich von der Eigenverantwortung für ihre Gesundheit freisprechen, auch wenn sie genau wissen, daß man sich seinen Leberkrebs vom Saufen geholt hat. Und inzwischen jeder weiß, daß Krankheiten nicht so einfach vom Himmel fallen. Aber fast alle Kranken sprechen immer was anderes, nur nie sich selbst für ihre Leiden schuldig. Hier wird indirekt der Ehefrau die Schuld gegeben:

> **Guido Baumann, der Ratefuchs, an Leberkrebs gestorben**
> Frage an Guido Baumann: Wieso sind Sie eigentlich so schwer erkrankt? Gibt es dafür einen Grund?
> Baumann: »Die Nachwehen der Trennung von meiner ersten Frau habe ich nicht so ganz weggesteckt. Das äußerte sich in Magenblutungen. Jedes Problem, das man schluckt, äußert sich meistens durch eine Krankheit. So kam es dann auch zu meinem Leberkrebs. Da gibt es einen psychosomatischen Auslöser. Dazu kam sicherlich auch der berufliche Streß.« (BamS, 27.12.1992)[1005, 1009ff] Baumann starb ein Jahr später.

Früher wurde Krankheit als Gottesstrafe angesehen.[1104a+b] Dann waren deren Ursache irgendwelche „bösen Mächte", schließlich war es ganz einfach das unergründliche Schicksal, das einen traf. Nie aber sah man sich selbst als den Schuldigen dafür an. Du erkennst das z.B. deutlich an dem alten Namen für eine verbreitete Krankheit: die Influenza. Die wurde deshalb so genannt, weil der Einfluß (englisch 'influence') des Bösen einer Grippe als Ursache zugeschrieben wurde. Dieses Böse wurde auch als Wurzel der Plagen und Pestilenzen der damaligen Zeit betrachtet, wie ich es Dir im Vorkapitel zeigen konnte. Wenn Krankheit wirklich Schicksal wäre, dann müßtest Du Dir sagen, daß auch ein Arzt daran nichts zu ändern vermag. Und somit jeder Gang zu ihm sinnlos sei.

In diesem Buch nimmst Du endgültig Abschied vom Begriff »Krankheit«, so wie Du ihn bisher zu sehen gewohnt warst. Nun lernst Du das Wort »Krankheit« in einem ganz anderen, neuen Licht zu sehen.

Ich billige nicht alles was Du sagst - aber ich werde immer für die Freiheit eintreten, dass Du alles sagen darfst. (Voltaire)

1.2 Es gibt keine Heilmittel – oder: die Entmystifizierung der Schulmedizin

»Heilung von Krebs, Rheuma, Asthma, Herz- und anderen chronischen Leiden wurde mir versprochen. Und bis jetzt nehme ich es Dir noch immer nicht ab, daß ausgerechnet Du unheilbare Krankheiten heilen kannst!«[2013]

101 Da hast Du recht - das kann ich auch nicht.

»Und trotzdem behauptest Du es schon zu Anfang des Buches! Hast Du mich hereingelegt?«

Nein, ich lege keinen herein! Glaub mir, kein Gesundheitsbuch meint es ehrlicher mit Dir als dieses hier. Die meisten Bücher dieser Art sind von Medizinern geschrieben, die nur das Wohl der Ärzte und Pharmazieunternehmen, aber nicht das Wohl der Kranken im Auge haben. Sie werden Dich deshalb von schwerer Krankheit nie gesund machen.

Ich weiß, wovon ich spreche, denn ich habe mich selbst von Krebs geheilt und bin heute noch gesund wie ein Fisch im (unverseuchten) Wasser.

> **Kein Mensch hat je einen Menschen erschaffen**
> Deshalb kann auch kein Mensch einen anderen heilen. Das vermag ausschließlich unser Schöpfer selbst. Und dessen Kräfte nutzt nur die UrTherapie (→Rz 748)

102 Gesundheitsgesetz der Natur:

Du mußt wissen, daß es keine Krankheiten gibt. Wenn es keine Krankheiten gibt, dann gibt es auch keine Mittel gegen sie.

Wer behauptet, er besitze ein Mittel gegen eine Krankheit, der betrügt. Ja: Laß alle Medikamente, Medizinen und Spritzen Revue passieren - es gibt nichts, das wirklich heilen kann.
Es gibt allenfalls Mittel gegen die äußeren Erscheinungen und Wirkungen dessen, was die Menschen »Krankheit« nennen. Und es gibt einige Tricks, diese und die damit verbundenen Schmerzen durch sie betäubende Mittel zeitweise zum Verschwinden zu bringen. Das ist alles. Krankheit hieß bei Dir bisher immer: Mich hat's erwischt! Bakterien oder Viren sind heimtückisch in mich eingedrungen. Ich liege flach. Es zwingt mich etwas aufs Krankenlager, für das ich nichts kann. Ich möchte zwar aufstehen, aber das andere ist nun mal stärker, weil es mich von außen angegriffen hat. In Form einer Infektion hat es mich von außen, durch Ansteckung oder Schadstoffe aus der zerstörten Umwelt, angefallen. Die UrTherapie sagt Dir: Nimm Abschied von dieser Auffassung. Du trägst allein die Schuld daran, wenn Du krank wirst.

Gesundheitsgesetz der Natur:

Es gibt, auf all Deine Leiden bezogen, keine Krankheiten, sondern nur Folgen auf Dein eigenes unrichtiges Verhalten in Deiner Lebensführung.[6135] **Es gibt nur zwei Lebewesen auf der Welt, die Deiner Gesundheit schaden können: der Arzt und Du selbst!**

Gesundheitsgesetz der Natur:

Du mußt Dein Fehlverhalten ablegen, dann wird es auch keine Folgeerscheinungen (»Krankheiten«) für Dich mehr geben. Und dann hast Du auch keine »Heilmittel« nötig! Meist werden die bestehenden Schäden verschwinden. Vorausgesetzt, Dein Fehlverhalten währte nicht zu lange, und Dein Körper ist nicht zu schwer geschädigt, so daß er nicht mehr zum ursprünglichen, normalen und gesunden Zustand zurückfinden kann.

»Wenn das, was Du eben sagst, richtig ist, dann wäre es ja unlogisch, Krankheitserscheinungen zu bekämpfen. Dann würde ja etwas bekämpft, das unschuldig am Kranksein und nicht ursächlich dafür ist.«

Natürlich: Das Behandeln von Symptomen von »Krankheiten« ist unsinnig! (Hier solltest Du unbedingt mal einen Blick ins LV 9488c auf den letzten Abschnitt werfen.) Aber da diese Symptome den Kranken nun mal äußerst unangenehm sind und sie oft genug schlimme Schmerzen bereiten, fragen die Kranken meist nicht groß nach den Ursachen, sondern wollen nur schnellstens die äußeren Wirkungen ihrer »Krankheit« los sein: ihren Husten, ihre Migräne, ihr Sodbrennen.

Doch, ich gebe zu, ein Umdenken ist hier für Dich nicht einfach. Es ist schwierig, sich von Voreingenommenheiten zu trennen. Besonders, wenn man diese Anschauungen von Lebensprozessen von Kindheit an als selbstverständlich ansah.

Die allopathische, nur Folgen bekämpfende Behandlung durch die Ärzte verhindert, daß der Körper die ihn stärkende Krankheitsabwehr auslebt. Wenn es Dir schlecht wird, bekommst Du ein Mittel gegen Übelkeit. Wenn Du Schmerzen hast, kriegst Du ein Mittel gegen Schmerzen. Wenn Du krank bist, erhältst Du ein Mittel gegen die Krankheit - aber nie etwas für die Gesundheit.

Goethe hat schon recht, wenn er im "Faust" sagt: »Der Geist der Medizin ist leicht zu fassen.« Und genau so leicht machen es sich die krankheitsbehandelnden Ärzte. Zu leicht - sie denken nicht ein bißchen weiter, als ihre Schul- und Uniweisheit reicht.

Die Ärzte bekämpfen etwas, sie wollen also etwas zerstören. Und da dasjenige, was sie bekämpfen und zerstören wollen, sich in Deinem Körper befindet, bekämpfen sie Deinen Körper und zerstören ihn damit immer mehr.[2072, 2444, 3326]

Denk um: Die Krankheit ist nichts anderes als der Versuch Deines Körpers, sich von seinen Fremdstoffen, Schlacken und Giften zu befreien.[2466] Dieses Tun muß man unterstützen, nicht bekämpfen, wie das die Schulmedizin hält. Die nicht das Dem-Körper-Helfen, sondern nur den Kampf gegen ihn kennt. Auf jeden Fall Anti: Antiallergika, Antirheumatika, Antibiotika, Antidepressiva.

Auf der Fahne der alternativen Medizin steht genau das Gegenteil: sanftes Handeln!

Da die Schulmedizin die körperlichen, natürlichen Abläufe stört und zerstört, Deinen Körper bekämpft und vergiftet oder verstümmelt, bekämpft sie in Wahrheit nicht Deine Krankheit, sondern Deine Gesundheit!

Das genaue Gegenteil ist richtig: Laß Dich nicht auf einen Kampf gegen den eigenen Körper ein, der auf lange Sicht sinnlos ist und erfolglos bleiben muß.

Nein, setze besser Deinen Körper als Partner ein, der mithilft, gesund zu werden, auf dessen Selbstheilkraft Du vertraust und auch voll vertrauen kannst, wenn Du ihn richtig unterstützt und genügend kräftigst.

105 **Die Ärzte schaffen nicht die eigentlichen Krankheitsursachen aus der Welt, sondern hoffen lediglich darauf, daß sie mit ihren Mitteln die Folgen der Krankheiten zum Verschwinden bringen.**

Und das gelingt manchmal auch scheinbar, denn der Körper hat stets das Bestreben, wieder normal zu arbeiten. In vielen Fällen gelingt das nicht. Deshalb gibt es die Millionenheere chronisch Leidender.[1911]

Gesundheitsgesetz der Natur:

> Der Leitende Staatsanwalt ermittelt inzwischen gegen die Operateure, die Düsseldorfer Augenärzte Ernst P. und Joachim Z., sowie drei ihrer Assistenten wegen vorsätzlicher Körperverletzung in mindestens 1300 Fällen. FOCUS NR. 16/2000

Befreie Dich ein für allemal von diesem widernatürlichen, schulmedizinischen Denken. Das Symptom ist nichts anderes als ein Hinweis darauf, daß wir etwas in unserem Leben falsch machen. Wird dieser Hinweis beseitigt, so wird nicht die Krankheit, sondern nur der Hinweis wegoperiert, unterdrückt oder überdeckt. [1609]

Die Ärzte sehen Dich als geheilt an, wenn sie den Zustand wiederherstellen, der bei Dir vor dem Auftreten des Symptoms bestand. Vollkommen unlogisch, denn der alte Zustand Deines Körpers trug schließlich die Schuld daran, daß sich Krankheit in Dir entwickeln und Leidenssymptome bilden konnte. Wisse:

Gesundwerden kannst Du nur, wenn die verlorene UrHarmonie in Körper, Geist und Seele wiederhergestellt wird.

Träume nicht von einem besseren Leben, sondern erfülle Dir Deinen Traum durch die UrKraft der UrMedizin!

Und da nur in der Natur Harmonie herrscht, ist ein echtes Gesundwerden nur mit und durch die Natur möglich.

106 Mit Gewalt und Antimitteln kann und darf Deine Krankheit nicht bekämpft werden. Nur sanfte Methoden haben auf Dauer Erfolg. Sieh das Geschehen in dieser wahnsinnigen Welt als ein Gleichnis: Gewalt gegen die »Pflanzenschädlinge« (Bakterien, Pilze, Unkräuter) vergiftet Boden und Wasser und zerstört die Menschheit später selbst. Gewalt gegen Menschen in Kriegen zerstört die Häuser, die Ordnung, das Leben. Gewalt gegen Krankheit bringt immer nur größere Leiden und schlimmere Krankheiten hervor. Je mehr Gewalt, desto mehr Schaden. Vom Holzspeer zum Säbel, vom Gewehr zur Atombombe. Vom Heilkräutlein zum Krokodilskot, zum Quecksilber, zur Chemotherapie, zur radioaktiven Bestrahlung. Erkenne:

Wenn es keine Krankheiten gibt, wie ich es behaupte, ist ein Bekämpfen von Krankheiten unsinnig. Deshalb ist die UrTherapie, mit der Dich dieses Buch bekanntmachen wird, keine Behandlung gegen Deine Krankheiten, sondern eine für das Wiedererstarken Deiner Gesundheit.

Haben die »kämpfenden« Ärzte schon einmal darüber nachgedacht? Betrachtet man seine Krankheit als Feind, dann wird man die wahren Verhaltensgründe dieses angeblichen »Feindes« nie begreifen lernen. Man will nicht die Wahrheit über jemanden wissen, den man niederzukämpfen trachtet. Ärzte geben Dir ihre Anweisungen nur aus Sicht der von ihnen (meist sogar noch falsch) ermittelten Krankheit. Die UrTherapie gibt sie Dir nur aus Sicht der Gesundheit. Du wirst sehen, was für einen gewaltigen Unterschied das bedeutet! Wie kann ein einzelner, Dir nett und hilfreich erscheinender Arzt auf Dauer gut für Dich sein, dessen Behandlungsgrundlage das schädigende System der Allopathie ist!

»Dann mußt Du mir also auch von den Homöopathen, Naturärzten und Heilkundigen abraten. Denn sie behandeln ja ebenfalls Krankheiten, die sie zuvor genau ermitteln. Sie legen Hand an mich, sie spritzen Ozon in den Körper, sie nadeln, sie behandeln mit Eigenblut, mit Thymusextrakt, sie schröpfen mich...«

Nun - im letzteren sind die Schulmediziner größere Meister - nur merkst Du es wegen der Chipkartenregelung nicht. Aber Du hast recht: Auch Naturärzte brauchst Du nicht.

Gesundheitsgesetz der Natur:

Nur Du allein kannst, sollst Dir helfen! Jeder andere, der dabei mithilft, ist nichts als ein Störenfried. Denn: Wenn der Arzt etwas an Dir tut, dann tust Du um so weniger für Dich.

Je älter die Menschen werden, je schlechter fühlen sie sich.
Je älter Du wirst, je besser fühlst Du Dich unter UrMedizin!

»Trotzdem meine ich, ich sollte nicht nur Deine Meinung hören, sondern auch noch die von anderen Spezialisten, auf jeden Fall dann, wenn ich schwer krank bin«, sagst Du.

Du möchtest am liebsten die Meinung der berühmtesten Professoren, der bedeutendsten Hochschullehrer, der erstrangigsten Spezialisten zu Deinem Leiden wissen? Gut. Die schreiben, um sich einen Namen zu machen, nur in ärztlichen Fachzeitschriften wie »Medical Tribune«, »The Lancet«, »Deutsches Ärzteblatt«, »Ärzte Zeitung«, »Ärztliche Praxis« usw.

Wie willst Du als normaler Patient schon an diese erlauchtesten Geister der heutigen Medizin kommen? Von denen Du annimmst, sie sie allein vermöchten Dir die genauesten Diagnosen und besten Ratschläge zu Deinem Leiden zu geben. Bei mir findest Du sie alle versammelt! Ich habe deren Wissen peinlichst genau ausgewertet und teile Dir deren ermittelte Krankheitsauffassungen in konzentrierter Form hier mit. Wenn Dich also ein hier angeschnittenes Thema bzw. eine Krankheit besonders interessiert, siehst Du bei der hier im Text hochgestellten Nummer gleich im Literatur-Verzeichnis nach. Und wenn Du auch den dort von mir aufgeführten Angaben nicht traust (ja, manches ist einfach kaum zu glauben, was ich dort an Beweisen versammelt habe!), dann machst Du Dich einfach - wie ich es 40 Jahre lang hielt - auf den Weg in die nächste Universität oder Universitätsklinik und schlägst in deren Bücherei noch mal nach. Da die Autoren darin stets noch andere Quellenhinweise geben, bist Du bald besser informiert, als der berühmteste Professor, der für so etwas meist kaum Zeit findet.[2003] Halten wir also fest:

Gesundheitsgesetz der Natur:

Krankheiten sind Folge von Fehlverhalten. In Ausnahmefällen: Folge von Fehlverhalten der Vorfahren. In der Hauptsache aber Vergiftungsfolgen durch Ärzte und eine falsche Lebensweise.

Es gibt noch einen Grund, der Dich davon abhalten sollte, auf ärztliche Mittel und Hilfe zu vertrauen: Dein gesunder Menschenverstand. Du siehst doch bei Deinen Bekannten, Verwandten oder Freunden, daß es gerade die Kränksten sind, die am meisten zu den Ärzten rennen. Und daß die, welche die meisten Medikamente schlucken und am häufigsten operiert werden, am elendsten dran sind.

Aber die wollen einfach nicht begreifen, daß es der Doktor ist, der sie immer kränker macht.

Wäre die ärztliche Kunst so hochstehend wie sie vorgibt, dann müßten sich doch gerade die am häufigsten Behandelten am besten fühlen und nach einem ärztlichen Eingriff nie mehr zu einem Arzt gehen. Oder? Bist Du denn blind, daß Du nicht wahrnimmst, wie wenig das alles nutzt? (Nein, Du bist nicht so blind, sonst hättest Du ja nicht zu diesem Alternativbuch gegriffen!)

Wenn die Mediziner also etwas verschreiben, das auf Dauer gesehen nur kränker macht, wenn man immer öfter zu ihnen in Behandlung muß - ja, dann meidet man sie doch am besten wie der Teufel das Weihwasser. Denn:

Soll ausgerechnet in Deinem Körper der Ablauf ein anderer sein als bei den anderen, die sich durch die modernen Medikamente immer schlechter fühlen? Bildest Du Dir ein, nur weil *Dir* zu Anfang solch ein Mittelchen oder so eine Spritze mal etwas Erleichterung verschaffte, das ginge stets gut? Oder das sei gar einem Heilprozeß gleichzusetzen?

109 Wenn ich mir im klaren darüber bin (jeder Beipackzettel beweist es), daß die Medikamente - und was anderes verschreiben sie Dir ja nicht! - auf Dauer eingenommen nur schädlich sind, ja, dann kann ich mir doch nicht einbilden, daß sie für eine kurze Zeit nützlich sein sollen!³⁷¹⁸, ³⁷⁷⁶

»*Was ihr dem geringsten meiner Geschöpfe antut, das habt ihr Mir angetan*«

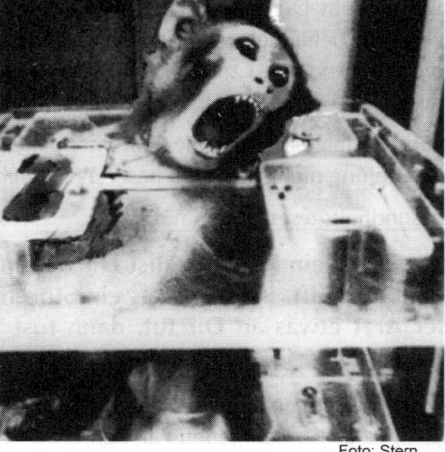

Foto: Stern
Traust Du einer Medizin und einer Ärzteschaft, die aus dem Geist solchen Grauens ihren Profit zieht?

Und wenn ich mir darüber klar bin, dann lasse ich doch am besten gleich die Finger davon! Was ja tatsächlich oft sehr schwerfällt. Denn die Pharmabranche arbeitet mit feinsten psychologischen Tricks, um auch das geringste Aufkommen etwaigen Widerwillens gegen den Chemiedreck auszuschließen: ²⁵¹⁰ **Alles ist fein für sich einzeln verpackt und weiß eingefärbt. Das wirkt hygienisch, sauber, steril, soll Dir sagen: wir sind harmlos, unschuldig. Die bunten Kapseln signalisieren Dir ins Unbewußte: lustig wie Gummibärchen. Und doch handelt es sich um Gift. Um schlimmstes Dir nur schadendes Gift. Doch davon später.**

Merk Dir gut: Wäre ein »Heilmittel« gegen eine Krankheit wirklich eines, das heilen würde, so müßte es ja für alle Zeiten eins bleiben. Du findest von all den Hunderttausenden, die es bis vor etwa 50 Jahren gab, heute kein einziges mehr vor. (Außer dem Aspirin. Und das ist kein Heil-, sondern ein bloßes Betäubungsmittel.)
Deshalb werden die »Forscher« wie verrückt getrieben, immer neue »Heilmittel« zu erfinden. Weil die alten stets nie etwas getaugt haben und am Ende nur größeren Schaden verursachten. Deshalb müssen ständig neue Chemiewaffen an die Front des Krieges gegen die Patienten gekarrt werden.
„Aber die Wissenschaftler geben sich doch so viel Mühe, immer bessere Heilmittel zu suchen..."
Haha. Du Naivling! Die geben sich Mühe, immer mehr Geld zu verdienen – wie Du! Was nützt überdies die Mühe, wenn es keine Heilmittel gibt!
Wirst Du nun einmal nur mittels Deines gesunden Menschenverstandes mitdenken? Ja?

Sich in ein und derselben Ausgabe zu widersprechen, das kann den klugen Spiegelredakteuren wohl nur bei der Schulmedizin passieren (die gleichfalls ein Widerspruch in sich ist):

Um rund 30 Prozent, würde die Zahl der Brust- oder Darmkrebstoten sinken, wenn alle Frauen und Männer zu den von den Kassen bezahlten Vorsorgeuntersuchungen gingen. Auch beim Hautkrebs oder bei den Tumoren des Rachens und der Mundhöhle lasse sich die Sterberate durch Früherkennung dramatisch verringern. **(Der Spiegel 38/1999).**

Sieben Jahre lang waren 600000 Frauen, alle zwischen 50 und 69, regelmäßig zur Mammografie (Vorsorgeuntersuchung) erschienen. Doch die Zahl der Brustkrebs-Todesfälle war im letzten Jahr der Studie nicht, wie vorausberechnet, um 29 Prozent gesunken; sie lag trotz lückenloser Vorsorge nur ein Prozent niedriger als bei der übrigen weiblichen Bevölkerung – ein medizinischer Flop zum Preis von rund 250 Millionen Mark.

(Der Spiegel 38/1999).

1.3 Nur Du selbst kannst Dich gesund machen

Wenn Du jetzt erkannt hast, daß es sich seit den Anfängen der Medizin vor etwa 10000 Jahren bis, na sagen wir mal zu Rudolf Virchow im Jahre 1860 bei den Ärzten um nichts anderes handelte als um schlimmste Kurpfuscher und größte Scharlatane – ja, wie kann Dich dieser Nachweis denn annehmen lassen, sie seien das heute nicht mehr?

»Trotzdem habe ich schon eine Reihe von Krankheiten hinter mir, von denen mich die Ärzte geheilt haben«, sagst Du.[2014]

Das bildest Du Dir nur ein. Bei Allerweltskrankheiten hilft sich der Körper selbst. Und ohne die Dir verpaßten ärztlichen Medikamente wärst Du in vielen Fällen noch schneller gesund geworden, glaub es mir.

Geheilt wurdest Du nicht vom Arzt, sondern von der Natur in Dir und von der Zeit, die Dein Körper brauchte, um mit der »Krankheit« fertig zu werden - richtig: um sich in seine Normalität wiedereinzufinden. Das scheinst Du vergessen zu haben. In jedem Körper steckt der Drang, zu seinem gewohnten Zustand zurückzukehren und der Trieb zu ...

»Zu einer Selbstheilung?« unterbrichst Du.

Nein, nicht zur »Selbstheilung«. Das ist so nicht richtig gesagt. Wenn es keine »Krankheit« gibt, dann kann es auch keine »Heilung« geben. Wenn ich die Worte »Krankheit« und »Heilung« hier im Buch trotzdem weiter benutze, dann nur deshalb, weil sie sich so sehr eingebürgert haben. Und das Wort »Selbstheilung« wollen wir künftig ebenfalls nur im Sinn von »Rückkehr des Körpers zum Normalzustand« verstehen.

Von »Heilung« kannst Du nur sprechen, wenn Du Dir z.B. an Dornen die Haut aufgerissen hast, die dann zuheilt. Eine solche Heilung bedeutet, daß keine Einwirkung von außen, sondern die Wiedergutmachung eines Schadens zum alten Zustand hin stattfindet: allein durch unseren Körper initiiert. Merke:

»Heilung« bedeutet nur dann etwas Selbstverständliches, wenn Du vom unrichtigen Verhalten zum richtigen zurückkehrst.

Gesundheitsgesetz der Natur:

> Der Weg zur Wahrheit führt nicht über einen bequemen Boulevard, den die Menge geht. (Der Verfasser).

Der menschliche Körper ist seit Jahrmillionen geprägt, normal und unkompliziert zu arbeiten, wenn er erhält, was die Urprägung für ihn vorgesehen hat. Das ist nur Natürliches. Das ist nicht Chemie - was Mediziner ihm eingeben, die Krankheit studiert haben. Die studieren, was es überhaupt nicht gibt: »Krankheit«! Deshalb haben sie beim Behandeln von Krankheiten keinen Erfolg und verursachen nur mehr Schäden bei Dir – die von ihnen vorerst gut vertuscht – dann erst einige Zeit später erneut behandelt werden.

Nochmals: Es gibt keine »Krankheiten«. Es gibt nur naturgesetzliche Folgen für Fehlverhalten in Deiner Lebensführung!

Zu seinem urgeprägten Zustand strebt jeder Körper zurück, solange ein Funke Leben in ihm steckt. Und er ist normalerweise bestrebt, sich selbst zu helfen, um zu seinem beschwerdefreien Normalzustand zurückzukommen. Er treibt den Schnupfen in acht Tagen von den Schleimhäuten; er bringt Geschwüre wieder zum Verschwinden; er stellt durch Schmerz und Wasseransammlungen ein verstauchtes Glied ruhig und gibt es wieder frei, wenn er es für gebrauchsfähig erachtet; er läßt nach einer Weile auch die ärgsten Schmerzen, die er Dir als Warnung schickt, wieder abklingen.

Der Körper veranlaßt also alles, um seine Zellen in der von ihm als angemessen erachteten, kürzestmöglichen Zeit wieder in einen lebenstüchtigen Zustand zu versetzen. Solange er die Kräfte und erforderlichen Lebensstoffe dazu besitzt.

Dazu tut er von sich aus sein Bestes zu seiner Wiederherstellung. Sogar sein Allerbestes! Und wie jeder, der sein Bestes gibt, läßt er sich nicht gerne dazwischenfunken. Und nun bricht da der Arzt mit seinen Medikamenten störend in dieses Bemühen hinein, beeinflußt jetzt nachteilig die sich gerade aufbauende Eigenhilfe. Bei empfindsamen Menschen kann das sogar zum Schock und Tod führen. Es stimmt nicht, daß eine Erkältung unbehandelt zwei Wochen dauert und behandelt vierzehn Tage. Die behandelten Hustenpatienten husten nämlich meist noch nach zwei Monaten und sind selbst im kommenden Sommer noch anfällig für Erkältungen. Auch meine Nachbarin klagt darüber: „Herr Konz, gestern haben sie bei mir eine Bronchitis festgestellt. Heute ist auch noch ein Husten dazugekommen!"

112 Das kommt daher, daß die Medikamente die »Heil«reaktion unterdrücken, statt sie wirken zu lassen. Da das Immunsystem des Körpers die (harmloseren) Schnupfenviren innerhalb von drei Tagen unschädlich macht, schwächen die gegen die nicht mehr vorhandenen Viren angewandten Mittel unser Immunsystem, so daß es zu einer Gegenreaktion des Körpers kommt - dem sogenannten Medikamentenschnupfen. Dieser aber schädigt den Körper, während der unbehandelte Schnupfen ihn durch das Bilden von Antikörpern kräftigt. Die Erkältung ist Basis allen ärztlichen Wohlstands, zugleich Beweis ihrer völligen Unfähigkeit im Behandeln von Krankheiten.[3492]

Wird ein Infekt unterdrückend behandelt, dann bleibt eine Immunkörperbildung aus, und man handelt sich langanhaltende Blutbildveränderungen ein.

Gesundheitsgesetz der Natur:

Alle bisherigen, alle heutigen und alle kommenden Medikamente verursachen am Ende schlimmere Krankheiten als die, wogegen sie von den Ärzten verordnet wurden.

»Aber harmlose Pflanzenpräparate oder Pflanzenöle darf ich bei Erkältungen doch inhalieren. Bisher hab' ich mich immer an alte Hausmittelchen gehalten - niemals zu Tabletten gegriffen!«

Wenn's was genützt hat, dann verrat es mir für meine Leser.

»Gern: Ich hab' mich bei einer Erkältung mit 'ner Flasche Wodka ins Bett begeben und schon nach einer Stunde war sie weg!«

Die Erkältung?

»Nö - die Flasche Wodka.«

> Nimm das Honorar, solange es noch weh tut!
> (Paracelsus)

Du bist vielleicht ein Schlawiner! Aber wieder im Ernst: Alkohol ist mit das Schlechteste bei einer Erkältung. Alles Unnatürliche ist schlecht für den Gesunden, besonders schlecht aber für einen Kranken. Die Lunge ist 30 Millionen Jahre auf das Einatmen von sauberer Luft gedrillt. Sie ist ein Atmungsorgan - kein Verdauungsorgan. Alle pflanzlichen Wirkstoffe gehören in den Magen. Dampfbäder weichen die Schleimhäute nur auf und schwächen sie nur noch mehr!

113 Sehen wir uns einmal den Unterschied zwischen der medizinischen Behandlung und der Behandlung nach der UrTherapie beim Bluthochdruck an.[2404, 2479, 9608] Die Schulmedizin wie die UrTherapie vermögen ihn zu senken. Beide haben also den gleichen Erfolg: der Blutdruck sinkt!

»Die Behandlung mit Chemie ist also berechtigt!« rufst Du.

Nein: Der Patient fühlt sich nach der chemischen Behandlung in seinem Gesamtbefinden deutlich schlechter. Der Körper paßt - chemisch unbehandelt - seinen Blutdruck den bestehenden Verhältnissen (also dem verkleinerten, verstopften Aderninnern) an, um das Blut trotz dieser Behinderung in alle lebenswichtigen Gefäße pressen zu können. Die chemischen Präparate senken nun diesen nötigen Druck - arbeiten also dem körperlichen Wollen entgegen. Ergebnis: Der Druck sinkt - aber der Kranke fühlt sich wegen der Tablettennebenwirkungen weiter schlecht. Daß er zum Arzt marschierte, um sich eine Diagnose machen zu lassen, war ein Fehler. Denn der Arzt glaubt, erhöhter Blutdruck sei sein Leiden. Er geht ja der »Krankheit« nicht auf den Grund. Er fragt nicht weiter, er hat ja nur gelernt, mit welchen Chemietricks der hohe Druck zu senken ist.

Daß der Patient dann immer müder und matter wird, in Depressionen verfällt, daß er nicht mehr richtig arbeiten kann und langsam zum Invaliden wird (allein über 200 der schlimmsten Nebenschäden verursachen Blutsenkungsmedikamente!) - dafür macht der dann wiederum seine Sorgen, seine Kinder, seine schwere Jugend oder seine Arbeitsstelle verantwortlich.[2404, 9608]

Die UrTherapie dagegen senkt den Druck, indem sie die nicht natürlichen Widerstände in seinem Kreislauf beseitigt, also den Kalk und das Cholesterin in den Adern auflöst. Und dadurch einen erhöhten Druck zwecklos macht. Sie unterstützt die Heilkraft des Körpers und kämpft nicht gegen ihn an. Ergebnis: Nachdem die UrTherapie dem Körper seine Kräfte wiedergegeben und dazu die nötigen Vitalstoffe vermittelt hat, fühlt er sich - weil er in die Geleise seiner Urprägung zurückgeführt wird - wieder wohl. Natürlich wohl.

»Stimmt es wirklich, daß mein Körper so exakt den Blutdruck erhöht - es ist doch keiner da, der das veranlaßt.«

> Bertold Brecht: Morgen schon bereust Du, was Du Dir heute von Ärzten antun ließest – und verreckst daran. Früher oder später.

Natürlich ist etwas da: seine Urprogrammierung. Nach der er alles tut, was zweckmäßig für ihn und seine Fortpflanzung ist: Und er reagiert genau so bei Gesundheit. Jemand, der seinem Verwandten eine Niere spendet, ist sicher nicht krank - und trotzdem erhöht sein Organismus sofort den Blutdruck.

<u>Die UrTherapie verzichtet auf jeden Kampf gegen die »Krankheit«. Für sie bedeutet die »Krankheit« eine bereits eingeleitete Abwehrmaßnahme des Körpers zum Gesundwerden. Die UrTherapie unterstützt und aktiviert also das in jedem Lebewesen vorhandene Streben nach Wiederherstellung der Gesundheit.</u>

»Die UrTherapie handelt demnach der Schulmedizin genau entgegengesetzt?«

So ist es. Deshalb wirkt sie so erfolgreich. Wenn Du unter den Fittichen der Schulmedizin gesund wirst, dann nur deshalb, weil sich Dein Körper zu Deinem großen Glück am Ende stärker erwies als deren künstlichen Eingriffe. Und weil Dein Organismus sein Streben nach Rückkehr zum normalen (gesunden) Zustand trotz der ärztlichen Behandlung durchsetzen konnte. Ist er aber zu schwach, dann wird die Selbstwiederherstellungskraft Deines Körpers durch die ärztlichen Kampfmaßnahmen zerstört, und Du wirst langsam aber sicher zu einem Wrack gemacht! Wie es z.B. die schulmedizinische Behandlung der AIDS-Kranken beweist.

Jeder Körper eines Lebewesens besitzt das natürliche Bestreben, sich gegen in ihn Eingedrungenes, das er nicht nutzen kann, von sich aus und ohne fremde Hilfe zu wehren.

Darauf ist er eingestellt, und zwar seit Jahrmillionen. Eingestellt auf alleiniges Hinausbefördern oder Unschädlichmachen von allem, was nicht natürlicher Art ist. Wenn er nun in diesem Bemühen durch Strahlen, Medikamente, Spritzen oder Operationen gestört wird, dann scheitert sein seit Millionen Jahren ihm einprogrammiertes Abwehrsystem.

Gesundheitsgesetz der Natur: [114]

Der Körper ist seit Urzeiten gewohnt, daß Bakterien, Bazillen und Viren aller Art in ihn gelangen. Wobei er die guten nutzt und in sich wirken läßt und die gefahrvollen - aber ebenfalls für ihn zum Stärken seiner Abwehrkräfte und zum Trainieren seines Immunsystems unbedingt nötigen Mikroorganismen - kleinhält.

»Du willst sagen, daß er diesen Kampf braucht, um intakt zu bleiben?«

Kampf? Das ist kein Kampf! Das ist ein eingespieltes, normales Zusammenwirken von innen und [115] außen. Das muß so sein, dieses Spiel braucht er; für seine Abwehr, für das Vorbeugen, für das Immunmachen. Zum Bilden und Stärken z.B. seiner Freßzellen im Blut, die im gesunden Zustand alles unschädlich machen, was nicht in ihn hineingehört. Aber um noch mal auf den zu hohen Blutdruck zurückzukommen: Vertraust Du etwa darauf, daß der Doktor Dich gemäß lege artis behandelt? Natürlich tust Du das, sonst gingst Du ja nicht zu ihm. Doch da täuschst Du Dich gewaltig! Es herrscht totales Chaos in Diagnostik und Therapie![1682/3, 2231] Es verursachen gerade diese blutdrucksenkenden Medikamente die schlimmsten Schäden, die Du Dir denken kannst.

Oder hoffst Du vielleicht, weil im Beipackzettel steht: »Folgende Nebenwirkungen sind möglich...«, diese würden Dich nicht treffen? Das geschehe nur anderen? Spielst Du etwa Russisch Roulette mit Deiner Gesundheit? Damit Du's weißt: Ich stehe auch nicht auf dem Standpunkt, daß der erhöhte Blutdruck seelisch bedingt ist. Einer meiner Leser schrieb mir, er habe mit dem Arzt über dieses Buch gesprochen. Der habe ihm dann gesagt: »Wie können Sie denn von ihrem hohen Blutdruck runterkommen, wenn Sie so was lesen!«... Ich kann mir nicht helfen, aber ich seh' die Ärzte immer übers Wasser gehen.

Gesundheitsgesetz der Natur:

> Wisse: Diese Welt ist voller Betrug und Gemeinheit. Suche deshalb mit Bedacht die Menschen, die nach Idealen streben.

Kranksein heißt, von der Natur eine Warnung zu empfangen. Nämlich die: Du bist vergiftet, Du mußt Deine Lebensweise verbessern!

»Wenn es keine Krankheiten gibt, kann es auch kein Kranksein geben«, sagst Du.

Gut aufgepaßt! Dein Körper warnt Dich durch Unwohlgefühle »Krankheit« bedeutet nichts anderes als einen ersten Wiederherstellungsversuch Deines Organismus, sich wieder in die alte Ordnung zu versetzen. Bringt dieser die Gifte trotz ärztlicher Intervention halbwegs wieder heraus, hast Du Glück gehabt, und es geht weiter. Schafft er es nicht, bleiben sie auf Dauer drin, dann wirst Du nach und nach chronisch krank! Aber:

116 Auch wenn Du nichts Unangenehmes mehr spürst, nachdem es Dir wieder gut geht, mußt Du noch lange nicht gesund sein! Das ist das Verhängnisvolle an der Schulmedizin: *vorzutäuschen*, sie habe Dich gesund gemacht. Dabei sind von ihr - falls es der Körper von selbst nicht fertigbrachte - nur für einige Zeit die äußeren Zeichen der Krankheit beseitigt worden. Innerlich aber ist nichts ausgestanden. Da bohrt es weiter und geht - bei dem einen langsamer, bei dem anderen schneller - auf Schlimmeres zu. Da bereiten sich im stillen Zellwucherungen vor, da lagern sich mehr und mehr Giftstoffe in den Adern, im Gewebe oder in den Gelenken ab, da wird unmerklich der Organismus immer nachhaltiger geschwächt. Und dann kriegst Du ständig stärkere Gefühle von Unwohlsein, mehr Beschwerden, Operationen werden nötig, immer mehr Ärzte doktern an Dir rum - oder es heißt schließlich in der Todesanzeige: »...wurde unerwartet mitten aus dem Leben gerissen«.

117 **Die Medikamente stiften nur Unheil, indem sie gewaltsam in die geheimnisvoll verwobenen Naturvorgänge einbrechen und in die kunstvoll geknüpften, seit Jahrmillionen erprobten, zweckmäßigen Verbindungen eindringen und deren Harmonie auseinanderreißen.**[2846]
Chemische Medikamente werden nicht für die Gesundheit geschaffen, sondern allein gegen die Symptome Deiner Krankheit - und das bedeutet etwas völlig anderes. Die UrMedizin wirkt gegen die Ursachen der Krankheit, indem sie nur Deine Gesundheit fördert.

118 Bei der UrTherapie wird »Krankheit« nicht behandelt. Ihr sind deren bislang ermittelten 40.000 Arten völlig gleichgültig. Es wird allein versucht, Dein Verhalten stärker der Urzeit anzunähern - worauf alles in Körper und Seele geprägt ist. Millionen Jahre lang bereits.

Es handelt sich also um eine Therapie aus der Urzeit der Menschheit. Wer die Methode halbherzig anfängt, der hat keinen Erfolg. Hier gibt es keinen Kompromiß. Wo es um Leben und Tod, um Gesundheit oder um Siechtum geht, da darf nicht gehudelt werden. Und niemand - besonders kein Arzt! - darf dazwischenpfuschen!

»Daß es keine Krankheiten und keine Heilung durch Heilmittel gibt - also das muß ich erst mal verdauen«, sinnst Du. »Doch wenn es keine heilenden Medizinen gibt, dann muß das ja konsequenterweise auch...«

Natürlich gilt das auch für die UrMedizin. Die heilt ebenfalls nicht!

»Aber Du behauptetest es doch: sie heilt mich von meinen Leiden!«

Das rechne ich mir als eine verzeihliche, nur bis zu diesem Abschnitt irreführende, Petitesse hier an. Denn ich mußte ja erst dazu kommen, Dir zu erklären, daß es ein »Heilen« gar nicht gibt. Wie Dich die UrMedizin trotzdem gesund kriegt und gesund hält - das kann ich Dir allerdings jetzt noch nicht verraten. Du würdest es nicht verstehen, solange noch typisch medizinisch beeinflußtes Gedankengut in Deinem Kopf herumspukt. Davon muß ich Dich zuerst einmal befreien. Merke:

Das Wort UrMedizin steht als Begriff für eine völlig neue Methodik in der Krankheitsbehandlung. Einer Behandlung, die eindeutig im Gegensatz zur Schulmedizin und Homöopathie steht und mit beiden nichts gemeinsam hat. UrMedizin, oder genauer die UrTherapie, stellt den Gipfel der alten, seriösen Gesundheitslehren dar. Nicht nur, weil es so viel Ausdauer und Mühe bedeutet, den steinigen Pfad zum Gipfel zu gehen. Sondern besonders deshalb, weil Dir oben mit Sicherheit das Heil immerwährende Gesundheit zufällt.

"Das Teil kann nur vom Ganzen her geheilt werden."
(Hippokrates)

1.4 Krebs ist kein örtlicher Prozeß - der ganze Körper ist verkrebst!

»Kann man eigentlich sagen, daß Krebs in der Familie liegt?«[3889]

Die Anfälligkeit für Krebs in einer Familie ist nicht erwiesen, wohl aber die Anfälligkeit für schlechte Lebensgewohnheiten, die nur an dieser Krankheit Schuld tragen. Trotzdem ist anzunehmen, daß genetisch bedingte Schwachstellen vererbt werden.

Es meinen viele Kranke, die Entdeckung eines Heilmittels dafür stehe kurz bevor. Bis dahin müsse man nur noch durchhalten. Die meisten Menschen machen sich nun mal gerne etwas vor, um sich die schmerzliche Wahrheit nicht eingestehen zu müssen. Nämlich die, daß alle Ärzte und alle Präparate dieser Welt dagegen nichts gegen Krebs und alle anderen chronischen Leiden tun können. Trotzdem bilden sich viele ein, ausgerechnet bei ihnen würde ein Wunder geschehen, ausgerechnet in den nächsten Jahren würde ein Heilmittel dagegen gefunden, ausgerechnet bei ihnen würden die erwiesenermaßen seit 2000 Jahren unwirksamen Behandlungsmethoden, Spritzen, Medikamente oder Bestrahlungen wirksam. Oder das Schlimmste - schreckliche Schmerzen und ein qualvoller Tod - würde ausgerechnet bei ihnen nicht eintreffen. Aber:

Während bei der heute üblichen Behandlungstortur Chemotherapeutika und Radioaktivität in den alten Krebszellen Zerstörungsprozesse bewirken sollen, beginnen ausgerechnet diese »Heilmittel« langsam damit, in den noch gesunden Zellen weiteren Krebs auszulösen! [1057f, 1128, 1460, 1565]

Und trotzdem lassen sich die Kranken weiter auf so fragwürdige und schädigende Horrorbehandlungen ein, wie sie die Mediziner ihnen aufdrängen, ob sie nun verkrebst sind oder andere unheilbare Krankheiten mit sich herumschleppen.[9476]

Wisse: Unzählige medizinische Behandlungen wecken meist gerade einen schlafenden Krebs auf und veranlassen ihn, sich schneller auszubreiten, als wenn nicht an ihm herumgedoktert oder herumgeschnitten wird. Ein operierter Krebs ist hundertmal gefährlicher als ein unberührter: weil dadurch die Krebszellen im Körper verstreut werden. Doch ist das nicht die Konsequenz?: <u>Wenn die Schulmediziner schon von sich aus zugestehen, daß ihnen bei zwei Drittel aller Krankheiten – unter anderem bei Krebs und Rheuma - keine Heilung möglich ist, dann muß auch bei anderen Krankheiten angezweifelt werden, ob sie diese zu heilen vermögen. Entweder sie können heilen - dann alles, oder sie können nicht heilen.</u>

Du tust mithin gut daran, Deinen Ärzten stärkstens zu mißtrauen und Dir die Worte des Züricher Krebspapstes Prof. G. Martz durch den Kopf gehen zu lassen: »Die heutige Form der Krebsbehandlung besitzt weitgehend experimentellen Charakter.« Mit anderen Worten:

Die Behandlungsarten sind seit dem Mittelalter – mal abgesehen von den heute sauberen weißen Laken - gleich geblieben. Gleich unseriös - weil allesamt ohne jegliche Heilungschance.[7014f] **Nichts als ständige Experimente: auf Deine Kosten. Auf Kosten Deiner noch vielleicht spärlich verbliebenen Immunkräfte.**

An die hundert verschiedenartige Krebserkrankungen sind bekannt, und niemand kann genau sagen, wie gefährlich die eine oder andere ist. Weil man, trotz einer genauen Diagnose, nie sicher ist, wie sie bei dem einen oder dem anderen verläuft. Und: Auf künstliche Behandlungsarten reagiert jeder Mensch individuell.

Es gibt so viele unterschiedliche Krebsarten wie Krebskranke dahinvegetieren. Kein Krankheitsbild ist mit einem anderen vergleichbar. Jeder hat seinen persönlichen Krebs - und jegliches Schielen auf Hoffnung ist bei wirklichem Verkrebstsein vergebens.

Wenn es wenigstens noch ein untrügliches, sicheres Kennzeichen dafür gäbe, wie Krebs im Gewebe ausschaut![1165] Jeder, der vor dem Mikroskop sitzt, kann den Schnellschnitt aus der Gewebeprobe eines Verkrebsten anders deuten. (Schnellschnitt ist das Verfahren, bei dem die entnommene Gewebeprobe durch Einfrieren schnittfest gehärtet und sofort untersucht wird. Es dauert von der Entnahme bis zur Ergebnismitteilung etwa eine halbe Stunde). Das Bild kann verdächtig sein, wenn sich die Zellen übereinander schieben oder von gewohnten Formen abweichen, aber der Grad von Bösartigkeit ist niemals festzustellen. Ein gutartiger Krebs kann einem gefährlichen ganz genau gleichen. Nicht mal das Vorhandensein von Zellen in den Lymphbahnen oder das Hineinragen in anderes Gewebe läßt eine verläßliche Aussage zu. Weil so viele Krebse gar keine echten, bösartigen sind, ist das der willkommene Anlaß für die Ärzte, von »Krebsheilung« zu sprechen, wenn der von einem gutartigen Tumor Befallene später am Leben bleibt. Und genau so kommen die angeblichen 70% Heilungsraten zustande, mit denen sie Kranke täuschen und unter ihre Messer locken. Es ist für jeden Patienten deshalb leichtsinnig und unverantwortlich, sein Schicksal von einer mikroskopischen Betrachtung oder einer anderen medizinischen Diagnose abhängig zu machen.[1070]

122 Für die Ärzte bedeutet der Tumor die Krankheit, die sich urplötzlich – von wo wissen sie immer noch nicht! – in einem gesunden Gewebe einnistet. Die man chemotherapeutisch angeht, bestrahlt oder herausschneidet.[3015] <u>Doch der Tumor ist nicht die Krankheit.</u> Er stellt nichts anderes dar, als die empor steigenden Luftbläschen einen tief im Meer schwimmenden Fisches. Die anzeigen: Ich bin da, aber Du kannst mich nicht orten. Schneiden Chirurgen also in das wuchernde Gewebe einer Krebsgeschwulst hinein, so schneiden sie tatsächlich ins Blinde hinein! Ich denke mir diese Krankheit mehr als eine Art beflügelter Krake (mit den Eigenschaften einer Hydra) in vielen stofflichen Variationen, der im Gewebe, im Blut und in der Lymphe sein Unwesen treibt. Und wenn er ein winziges Ende seiner Tentakeln in Form einer Wucherung sichtbar macht, so ist es nichts als blanke Einbildung, daß auch nur das geringste erreicht werden könnte, wenn man davon etwas wegschneidet. Krebs ist kein Holzbock oder Parasit, der am oder im Körper sitzt und bei dem man aufatmet, wenn er weg ist.[1462] Deshalb benutzte ich hier auch immer wieder das präzisere Wort »Verkrebstsein«. Damit Du von den Medizinern nicht mehr getäuscht werden kannst. Wenn Du nicht mir, sondern lieber der These der Mediziner über den Krebs als einer Erkrankung der Zelle folgen möchtest, dann frag doch mal einen Verkrebsten, dem man den Tumor entfernt hat, ob er sich nach der Operation weniger chronisch müde oder weniger krank und lustlos fühle als zuvor.[1066, 1071, 1106, 1566] Präge es Dir ein für allemal fest ein und laß Dich von behandlungswütigen Ärzten nie davon abbringen:

<u>Der Krebs besitzt Flügel. Er ist wie ein Krähenschwarm. Von einem Platz verjagt, läßt er sich bald an einer anderen Stelle nieder und hackt solange zu, bis er vollbracht hat, was ihm von der Natur befohlen ist zu tun. Zu tun an denen, welche die Gesetze der Gesundheit nicht achten.</u>

Die Ärzte wollen ihrerseits selbstverständlich alles dafür tun, ihre These aufrechtzuerhalten, daß der Krebs eine nur an einer Stelle sitzende Krankheit darstellt. Deshalb machen sie Dir weis, daß er von *dort* Metastasen an anderen Stellen bilde. Das ist Unsinn und durch nichts jemals bewiesen. Metastasen sind weitere Tentakel des Kraken Krebs, die er vorschiebt, und die sich aus einem krebsverseuchten Körper heraus bilden.[8330, 1173, 1627]

Im übrigen bedenke: Selbst die belesensten Mediziner befassen sich nur mit dem ihnen eigenen Fachgebiet. Und das ist bei Krebs kaum zu überblicken. *Über* diesen Horizont hinaus habe ich bis heute noch keinen blicken sehen. Dabei wäre das aber äußerst wichtig für das Wohl der ihnen anvertrauten Kranken. Denn: Die Kraken-Hydra erweist sich durch den Verlust eines Stückchens von ihrem Gewebe so sehr gereizt, daß sie sich nun an anderer Stelle nach einer kurzen Zeit noch gefährlicher entwickelt. Und so noch stärkere Giftstoffe im Körper verbreitet. Und an anderen Orten für einen weggeschnittenen oft zwei neue Köpfe bildet, die sich immer schneller vermehren. Nun kann sie ihre Vernichtungsarbeit noch schneller fortsetzen. Immer vorausgesetzt, es handelt sich um echten Krebs. Was von den Ärzten auch noch deshalb nicht genau diagnostiziert werden kann - weil sich bislang gutmütige Tumore, Myome und Gewächse von heute auf morgen in bösartige verwandeln können.

Seit über 1000 Jahren behandeln Ärzte die Krebskranken als leichte Beute für ihren Spitzenlebensstandard mit immer neu erfundenen Bekämpfungsarten und Giftmitteln. Ob Interferon I oder II, ob Zytostatika alpha, beta bis omega, ob Chemo, Bestrahlung oder Geneinschleusung: ein Mittel ist unwirksamer und schlimmer als das andere![1066, 3735, 3763ff, 3792].

Vor einem Jahrzehnt war es noch jeder fünfte Wohlstandsbürger, der an diesem Leiden starb,[1053, 1077, 1224, 1505, 8330] und zwar ungeheilt - gleich ob er von den Ärzten deswegen behandelt, operiert oder bestrahlt worden ist. Überlege nur den »Triumph der modernen Medizin«: Von 100 Menschen starben an Krebs • 1900 jeder Dreißigste • 1930 jeder Zwanzigste • 1950 jeder Zehnte • 1990 jeder Vierte • 1997 jeder Dritte. 82% der behandelten Krebsfälle sterben innerhalb von 10 Jahren, und in dieser Zeit werden die meist durch Ausstreuen des Krebses ins Blut oder die Lymphbahnen verursachten, todbringenden Metastasen gebildet. Haben sie sich nicht gebildet, dann hattest Du keinen echten Krebs und die Operation war sinnwidrig und nur verstümmelnd. Ein Test in den USA ist bezeichnend: Man übergab Tumor-Gewebeproben eines Patienten an sechs verschiedene Labore zur Untersuchung. Ergebnis: 3 Labore stellten Krebs fest, 3 Labore stellten keinen Krebs fest

Als echter Krebsleidender solltest Du deshalb wissen: Entweder Du befolgst voll und ganz meine Ratschläge oder Du gehst elendiglich vor die Hunde! Die Entscheidung liegt nur bei Dir. Bei Dir ganz allein.

Jetzt schlucken manche Zartbesaitete wohl gleich ein Valium nach diesem Schock. Doch Krebs ist nun mal die gefährlichste Krankheit, die Du haben kannst. Ich folge nur meinem Gewissen und meiner Erfahrung. Ich bin kein Polizist, der auf Dich aufpaßt. Du bist frei. Du kannst wählen.

»Trotzdem: Mußt Du das Deinen Lesern so kalt und hart vor die Stirn sagen?«

Wie anders soll ich die leidenden Schwerkranken wachrütteln? Besser *ich* sag's ihnen als daß der baldige Tod zu ihnen spricht, der da jetzt so schnell auf sie zukommt. Bei dem geht es um vieles kälter zu. Ich weiß, wovon ich spreche. Ich habe mich mit den Prinzipien der UrMedizin selbst vom in mir wuchernden Krebs geheilt.

Da erzählte mir mein 44jähriger Freund voller Freude, daß die Lähmungserscheinungen in seinem linken Arm völlig verschwunden wären, seitdem ihm sein Hirntumor wegoperiert worden ist. »Was wäre wohl, wenn ich auf Dich gehört und Deine UrTherapie angefangen hätte?« Ich konnte ihm doch nicht sagen: »Wenn Du den Ärzten den kleinen Finger reichst, wird Dich der Tod bald an die ganze Hand nehmen!« -

Als ich ein halbes Jahr später an seinem Grab stand - eine zweite Gehirnoperation hatte er nicht überstanden - ging mir dieser Satz immer wieder durch den Kopf, weil bereits vor einem Jahr eine gute Bekannte ebenfalls an einem Gehirntumor verstorben war.

126 Ich wußte zu dieser Zeit noch nicht so viel über Gehirntumore[1127] und über die Tatsache, daß die an diesem Tumor Operierten nicht mehr als sechs bis acht Monate zu leben haben, falls es sich auch hier wiederum um eine echte Krebsgeschwulst handelt. [1250f]

Trotzdem versuchen sich Ärzte immer wieder an den Maya-Zauber-Gehirnoperationen, die zudem äußerst gefährlich sind und machen die Angehörigen auch noch glauben, die Operation sei gut verlaufen.

Handball-Star nach Operation gelähmt - Göppingen - Handball-Star Axel Rottler (23) von Frischauf Göppingen ist verzweifelt. Erst entdeckten die Ärzte in seinem Kopf einen Tumor. Nach der Operation die nächste Schreckensnachricht: Der linke Fuß und der linke Arm gehorchen Rottler nicht mehr. Auch Sprechen fällt schwer. Vater Berthold: »Er hatte die sechsstündige Operation ganz gut überstanden - dann diese schreckliche Nachricht!«   (BILD 3.1.1992)

Erkennst Du den absoluten Wahnwitz ärztlichen Handelns bei Krebs? Glaubst Du, mein Freund und meine Bekannte hätten sich operieren lassen, wenn man ihnen gesagt hätte, danach lebten sie nur noch sechs bis acht Monate? So etwas wird den Patienten wohlweislich verschwiegen. Wer von ihnen liest auch schon eine ärztliche Fachzeitschrift? Zugleich ist dieser Bericht[1250ff] eine anschauliche Einführung in die Kunst ärztlicher Rhetorik. (Behandlung verbessert - aber noch kein Durchbruch - aber man arbeitet hart daran - und: bla bla bla).

Wenn Du dieses Buch bald völlig verinnerlicht hast, dann wird Dir klar, daß beim Gehirntumor - wenn es dafür nicht bereits zu spät ist - nur eins helfen kann: die UrTherapie. Wer also erste Anzeichen bei sich feststellt, der darf keinen einzigen Tag zögern, mit ihr zu beginnen, falls er noch eine Chance haben will, den bereits neben ihm stehenden Sensenmann noch in die Flucht zu schlagen.

127 **So öffnet die Punktion den Weg für die Krebsaustragung in andere Körperteile:**

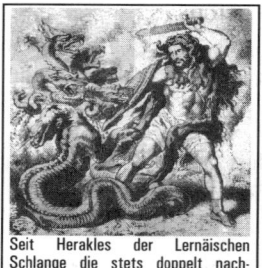

Seit Herakles der Lernäischen Schlange die stets doppelt nachwachsenden Köpfe vergeblich abschlug, spukt in den Köpfen der Mediziner der Gedanke, wie Jolaos die Schnittstellen auszubrennen. Früher mit Kautereisen. Heute mit Atomfeuerbestrahlung oder photodynamischer Therapie (→Rz 146 + 164).

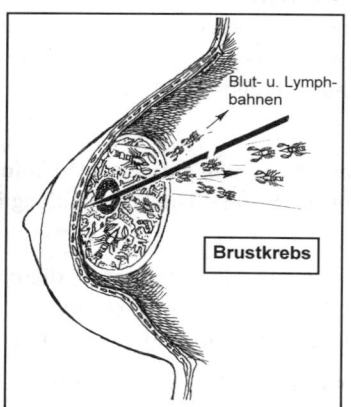

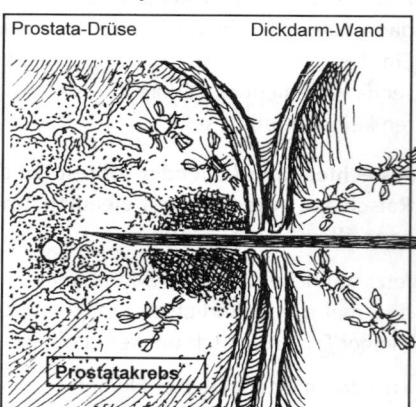

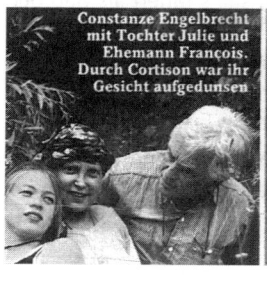

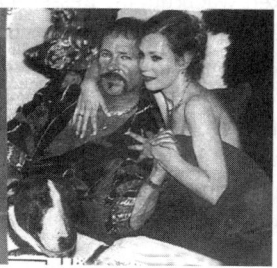

Brustkrebs

Prostata-Drüse   Dickdarm-Wand
Prostatakrebs

Constanze Engelbrecht mit Tochter Julie und Ehemann François. Durch Cortison war ihr Gesicht aufgedunsen

Die berühmte Filmschauspielerin

Constanze Engelbrecht

Operationen, ständige Chemotherapien, viele Bestrahlungen über zwei Jahre – nichts half! 18 Tumore im Kopf bildeten sich dabei!

Neue Post 27.7.2000

Erste Anzeichen eines Gehirntumors

- Schwäche einer Körperseite, Fallneigung nach einer Seite
- Kopfschmerzen, Schwindelgefühl, Atypische Anfälle
- Wesensänderung (Apathie, Reizbarkeit)
- Halbseitige Lähmungserscheinungen (an Gliedmaßen und Körperteilen)
- Erbrechen
- Sehverschlechterung, Doppeltsehen
- Bewußtseinstrübung (Verwirrtheit)
- Störungen beim Sprechen, Geruchsausfälle
- Einseitig herabgesetzte Empfindungen bei Berührungen
- Bewegungsunsicherheiten (Bewegungen können nur zögernd, falsch oder unvollständig ausgeführt werden)
- Hörverschlechterung, Zischgeräusche im Ohr
- Neigung, viel zu trinken
- Verlust des Musikverständnisses

Vorzeichen eines Brustkrebses

- Knoten in der Brust
- Unterschiedl. Stand der Höhe der Brustwarzen bei hängenden od. gleichmäßig erhobenen Armen
- Unterschiedliche Beweglichkeit der Brüste, wenn Du die Arme gleichzeitig erhebst
- Eingezogene Brustwarzen
- Bei häng. oder erhob. Armen zieht sich die Haut über einem Brustbereich ein
- Entzündliche, ekzemartige oder geschwürige Veränderungen im Bereich der Brustwarze (Spät-Zeichen!)
- Unregelmäßig begrenzte Verhärtungen der Brustdrüse
- Vergrößerte Lymphknoten am Rande des Brustmuskels oder in der Achselhöhle
- Blutige oder fleischfarbene Sekretion aus einer Brustwarze

1.41 Ernsthafte Professorenvorschläge: zur Vorsorge die Brüste amputieren

> Das Studium soll freies Denken fördern: Es ist das Verhängnis unserer Zeit, daß die universitäre Erziehung zum Arzt diese zu lauter Ignoranten und Nachbetern heranbildet. Die sich später Ärzte nennen. (Der Verfasser)

Die Mediziner täuschen in der Öffentlichkeit vor, der Krebs sei nicht so schlimm, wenn man ihn nur früh genug erkennen würde. Du dagegen merke Dir:
Jeder Krebs ist anders! Wenn er sich nicht oder nur langsam weiterentwickelt, dann handelt es sich um eine harmlosere Art! Oder um keinen echten Krebs. Aber daß dieser Dich dann nicht so schnell unter die Erde bringt, das ist nicht dem Verdienst des Früherkennens des Arztes oder der Wirksamkeit eines Medikaments zuzuschreiben. In einem solchen Fall wirkt sich diese spezielle Art von Krebs bei Dir nur nicht ganz so schlimm aus wie bei den anderen.
Nüchterne Zahlen beweisen: Es spielt überhaupt keine Rolle, ob nicht behandelt oder schulmedizinisch behandelt wurde - echte Krebskranke - gleich ob Brust-, Magen-, Lungen-, Kehlkopf-, Blut- oder Knochenkrebs - sind nach zeitlich feststehenden Prozentsätzen zum frühen Tode verurteilt! [1221, 1351, 1510, 3605, 8330, 9705, 9742, 9799, 9833, 9967]
Sehr, sehr oft kommt es vor, daß unnütz zerschnitten, medikamentös ruiniert oder bestrahlt wird.[9833] Meiner Ansicht nach ist eine medizinisch-technische Assistentin total damit überfordert, bei der Gewebeuntersuchung die verschiedenen Zellarten nach Organart, Alter, Entwicklungsstadium, Personenbezogenheit, Entartungszustand und Grad der Bösartigkeit zu unterscheiden, es sei denn, sie hat einen Gebärmutterhalskrebs vor sich, den man leichter zu bestimmen vermag. Aber dieser Krebs ist lediglich einer von über hundert anderen. Zudem ist der Übergang zwischen »gutartig« und »bösartig« fließend...[2409ff, 2430/2, 2437ff] Da wird man also im Zweifel - und da bestehen sehr viele! - lieber ins Untersuchungsergebnis schreiben, daß es sich um Krebs handelt. Zumal's ja niemand nachprüft. Deshalb:
Besinne Dich auf Deinen gesunden Menschenverstand! Der Dir sagt: Ich bin krebskrank, mein ganzer Körper ist krank, ist verkrebst. Krebskrank ist mein Blut, das die auslösenden Krankheitsstoffe in die Gewebeteile hineinbringt, krebskrank sind meine Lymphdrüsen, die sich nicht als genügend abwehrkräftig für abgeschwemmte Krebszellen erweisen, krebskrank sind meine Körperzellen, die plötzlich entartetes Gewebe bilden, krebsgeschädigt sind Leber und Nieren, die nicht fähig sind, Giftstoffe auszuscheiden - kurz, mein ganzer Körper ist von der Krebskrankheit erfaßt.

Und weiter:

Dieses Gewächs ist nur ein nach Erlösung rufender Aufschrei: Tu Du endlich was für mich! Schaff schnellstens all den Dreck aus mir und nicht noch immer mehr hinein: Medikamente, Fabrikationsfraß, Alkohol und, und, und. Wenn der Tumor beseitigt wird - worauf man so drängt - dann besitze ich nach wie vor eine abwehrschwache Lymphe, zu lahme Freßzellen im Blut, eine zu wenig entgiftende Leber, schlecht arbeitende Nieren, ein anfälliges Gewebe, ein durch mangelnde Bewegung zu wenig sauerstoffhaltiges Blut, ein ... genug!

Die Ärzteschaft argumentiert so: »Krebs ist eine örtliche Erkrankung. Wäre das nicht der Fall, wäre jeder chirurgische Eingriff sinnlos.«

Nur: Wie erklären sie es sich, daß der Krebs bei so vielen Operierten (wenn sie denn wirklich an Krebs gelitten haben!) trotzdem an der gleichen Stelle wiederkehrt? Oder daß er an anderer Stelle oder in einer anderen Form beim Operierten wieder auftaucht - auch wenn der Krebs angeblich restlos ausgeräumt wurde?[1120, 1453f] In der Brust bildet er sich dann vielleicht (!) nicht wieder, dafür in Organen, die weitaus lebenswichtiger sind: im Schädel, im Gehirn, in Lunge, Nieren, Leber, Eierstöcken, in der Wirbelsäule und im Becken.

Sie erklären es sich nicht, die Herren Mediziner. So einfach ist das für sie. Sie quälen lieber ihre Patienten, obschon sie wissen, daß sie es damit nur noch um so schlimmer machen und für eine verjagte Krähe viele andere nachkommen.[9783, 1052] Das sollten sie sich fragen:

Woher kommen eigentlich die schlechten Stoffe, die den Krebs weiter wachsen lassen? Ja, woher kommen sie, wenn nicht aus dem Körper? Und hätte der Krebs sich überhaupt einnisten können, wenn der Platz, an dem er nun erkennbar sitzt, vorher gesund gewesen wäre?

Und wieso bestreiten die Ärzte bis heute die Tatsache, daß niemand Krebs bekommt, dessen Leber nicht schon vorher geschädigt - also erkrankt war? Wieso tun sie das alles als vollkommen lächerlich ab? Und warum versuchen sie nicht, auch nur ein einziges, ganz bescheidenes Mal, ihren gesunden Menschenverstand zu gebrauchen, statt ihres sturen vorgetragenen Prof. Virchow-Denkens von Anno Tobak, Krebs sei eine rein örtliche Krankheit?

<u>Weil ihr Wirken zur Farce gerinnen würde, verleugnen die Mediziner ihre Erkenntnisse vom menschlichen Körper: daß in einem Organismus keine Krankheit entstehen kann, ohne daß der ganze Körper daran beteiligt ist - auch wenn sich deren Wirkung nur an einem Ort offenbart. Je weiter Du in diesem Buch liest, je mehr wirst Du erkennen, daß sich der heile Heiligenschein über den Köpfen der Mediziner in dunkle Scheuklappen verwandelt.</u>

Und wenn aus Rechtfertigungsgründen für ihre Säbeleien in verkrebsten Körpern von den Ärzten gebetsmühlenartig das Gegenteil behauptet wird - ich stelle klar fest:

Krebs ist kein örtlicher Prozeß. Krebs ist eine Erkrankung des ganzen Körpers! Nochmals: Ein Krebskranker ist nicht nur ein bißchen verkrebst - so wie Du nicht nur ein bißchen tot sein kannst, wenn Dich die Mediziner auf ihren Intensivstationen kaputt gemartert haben - nein, er ist durch und durch verkrebst.

> Ängstige Dich nicht länger, liebe Leserin! Unter der Klassischen Naturheilkunde behältst Du Deinen Busen und verlierst Deinen Brustkrebs!

Gesundheitsgesetz der Natur:

Eine Krankheit läßt sich nicht aus einem Körper herausschneiden! Der Gedanke, dies sei möglich, ist nicht mehr als Glaube an Zauberei! Finsteres Mittelalter!

Laß deshalb die heute üblichen Metzeleien der Mediziner *an Dir* nicht zu!
Wenn Krankheit so einfach herausschneidbar wäre, warum schneidet man dann nicht Morbus Crohn, Akne oder Rheuma ebenfalls heraus? Wirklich - die Menschen lassen sich viel weismachen. Auch heute noch, wie Du siehst, im angeblich aufgeklärten Zeitalter. Erinnere Dich an die Medizingeschichte: nichts hat sich geändert! Die Mediziner sind die gleichen wie früher geblieben. Ebenfalls ihre Methoden.

Aber hier rede ich leider meist gegen taube Ohren, ich weiß! Wenn in Dir irgendwo ein Tumor heranwächst, dann steigt panische Angst hoch, und die Ärzte haben leichtes Spiel mit Dir. Schnellstens raus mit diesem unheimlichen Gewächs. Und hast Du einmal A gesagt, dann wirst Du auch B sagen - also zu Bestrahlungen und zu Chemotherapien, zu Nachoperation, zu Siechtum, zu frühem Tod. Ich wiederhole, damit es tief in Dich dringt:
Es bleibt sich völlig gleich, ob Krebs operiert, bestrahlt oder chemotherapiert wird - Du lebst keinen Tag länger bei allem, was die auch mit Dir anstellen. Im Gegenteil: sie verkürzen Dir das Leben. Und machen es Dir überdies noch zur Hölle!
Wach auf, Verkrebster, lies es zweimal, damit Du erkennst, daß die noch immer nicht von der Menschheit durchschauten Scharlatane auf Kosten Deines Körpers in geradezu unverantwortlicher Weise ihrem Beruf nachgehen.[1053, 1068]
Das sind die Tatsachen:

> Eine vom Nationalen Krebsinstitut der USA begonnene Untersuchung mit insgesamt 2.200 Frauen verglich die Ergebnisse von drei Therapiemöglichkeiten: Einem Drittel der Patientinnen - alle mit noch sehr kleinen Tumoren - wurde die Brust amputiert, bei einem weiteren Drittel entfernten die Ärzte nur den Knoten selbst, die dritte Gruppe wurde nach diesem kleinräumigen Eingriff zusätzlich bestrahlt.
> »Ob Sie bestrahlen oder nicht, ob Sie nur den Knoten oder gleich die ganze Brust entfernen«, so Fisher auf einem Ärztekongreß in Montreal, »es macht keinen wesentlichen Unterschied.«[9833]
> (DER SPIEGEL 51/84)

O doch, behaupte ich als Verfasser nach 40jährigem intensivsten Studium des ärztlichen Wahnsinnstreibens in dieser Welt, o doch! Es macht schon einen großen Unterschied. Denn:

- Wenn Du nicht operiert wirst, kann Dir kein Chirurg den Krebs in den Körper ausstreuen und damit Deinen schnellen Tod herbeiführen.
- Wenn Du nicht mit Gewebezerstörungs-Atomkanonen bestrahlt oder mit Kaputtmachungs-Chemie vergiftet wirst, bleiben Dir wenigstens Deine durch nichts zu ersetzenden eigenen Abwehrkräfte im Körper erhalten.[9783]
- Wenn Du es fertigbringst, den Dich unnötig quälenden, aus reinem Eigennutz tätigen Behandlungsfetischisten Dein »Nein!« entgegenzusetzen, dann kannst Du Dir wenigstens für den Rest Deines verkrebsten Lebens noch ein paar schöne Monate oder Jahre verschaffen.

Vor allem übersehen die Mediziner eines (oder sage ich wieder besser, *wollen* übersehen, damit sie behandeln können?): Daß der Krebs auch *nicht* wuchernde, sich *nicht* teilende Krebszellen in Blut und Gewebe absondert. Die dort schlummern und später für die meisten Verkrebsten die eigentliche Todesursache darstellen!
Die Chemotherapie[1352, 1379] aber kann nur sich teilende Krebszellen zerstören - nicht aber die ruhenden! Zwei Fragen können Dir die Ärzte nicht beantworten, frag sie mal ruhig danach:
Wie kann eine Krankheit streuen, wenn es sich nur um einen örtlichen Prozeß handelt? Wie können sich Tochtergeschwülste bilden, wenn der Krebs nur einen einzigen Platz haben soll, an dem er sitzt? Welche Art von Logik ist den Ärzten eigentlich eigen? Ahnst Du allmählich, daß die Scharlatanerie gerade bei denen zu finden ist, die andere damit bezichtigen?
Selbstverständlich bestreiten die Ärzte, daß sie mit der Operation den Krebs ausstreuen und so den ganzen Körper viel schneller verseuchen, als wenn sie nicht operieren würden. »Wir machen das sehr vorsichtig« sagen sie Dir. Die ehrlichen unter ihnen geben es zwar notgedrungenermaßen zu, haben trotzdem einen Trick gefunden, das zu verharmlosen: »Klar, der Krebs breitet sich schon dadurch aus, aber der übrige Körper hat ja keinen Krebs und kann das verkraften. Der scheidet das wieder aus. Der wird damit ohne weiteres fertig!«
Heilige Einfalt! Wenn Dein Körper mit dem Krebs fertig werden könnte, hätte er sich da erst bei Dir einnisten können?

Frage: Haben die das auch nachgeprüft?[2225ff] Woher wissen sie, daß ausgerechnet *Dein* Körper es verkraftet? Sie wissen es nicht! Sie sagen es einfach so zu Deiner Beruhigung. Und ich entgegne nochmals: Wenn Dein Körper die paar Krebszellen verkraften könnte, wieso haben die dann den Krebs überhaupt vorher verursachen können, den sie bei Dir operiert haben?

Sei wach! Hellwach! Und wisse: Spätere Folgen einer Operation interessieren Mediziner nicht - für die zählt nur der Erfolg des ersten Augenscheins.

Wenn Du es überleben solltest, geht es manchen nach Operationen tatsächlich ein wenig besser als vorher. Klar, was da drückte und Dir unheimlich war, ist ja zunächst einmal weg. Aber das dicke Ende folgt. Das wissen auch die Ärzte. Ich erwecke in Dir nochmals das Bild eines Schwarms Winterkrähen. Ihr Krächzen, ihr schwarzes Gefieder ruft in Dir Todesahnungen wach. Und hast Du sie aufgescheucht, so lassen sie sich bald darauf an anderer Stelle auf dem Leichentuch der winterlichen Erde nieder.

Merke: Du kannst Deinen Krebs nicht verjagen. Der ist nun mal in Dir. Und versuchst Du es, dann frißt er eben an anderer Stelle doppelt so schnell wieder weiter. Der will, wie die Krähen, doch satt werden![1057] Schon 1764 war einem Londoner Krebsarzt aufgefallen, daß Operationen den Krebs schneller ausbreiteten.[1050] Heute vertuscht man es nur geschickter...

<u>Ja, ja, die wissen das schon über 125 Jahre, aber operieren sie deshalb etwa weniger? Ganz im Gegenteil! Und genau das ist der Grund, warum Krebsoperationen den sonst üblichen kontrollierten klinischen Versuchen nicht unterworfen werden - obwohl die Mediziner das von der Naturmedizin ja für jeden harmlosen Natur-Tee verlangen.</u>

Hörst Du dies von Deinem Arzt, wenn er Dich untersucht?:[2453] "Jedes Herausschneiden von krebsverdächtigem Gewebe, jede Punktion und selbstverständlich jede Operation, ja selbst ein kräftiges Abtasten der Brust läßt die Zahl der ins Blut abgegebenen Tumorzellen sprunghaft ansteigen."[1057] Nein - Du hörst es nicht. Denn sie wollen ja ihre teuren Apparate von Dir finanziert haben. Aber das sagt nicht der Verfasser, das sagte der berühmteste Krebsspezialist und Krebspapst Krokowski. Doch zum Glück: Immer stärker entwickelt sich bei uns ein inneres Aufbegehren der von den Ärzten geschundenen Menschen gegen die Chemie.

132 Die gewöhnliche Chemotherapie dürfte deshalb bald am Ende sein.[3019] Aber schon haben sich die Burschen etwas Neues ausgedacht, bevor sie die (noch zu sehr in den Kinderschuhen steckende) Gentherapie anwenden werden. Sie wollen den sich in Richtung Medizin-Mekka stets verbeugenden, glaubensfürchtigen Patienten eine neue Heilsbotschaft verkünden: die Elektrochemotherapie[0662, 1600] und die Molekulartechnologie...[1236] Vielleicht solltest Du Dir auch dies überlegen: Lange Jahre entwickelt sich der Krebs in einem Menschen, bevor er entdeckt wird.[1568] Deshalb ist es so schwer, etwas dagegen zu unternehmen. Und meist ist es dafür zu spät.[1224, 9480] Wer auf die Schulmedizin hört.

Gesundheitsgesetz der Natur:

Bei Krebs ist jede Behandlung - ob Stahl, Strahl oder Chemie - weil er eben durch die Schulmedizin unheilbar ist, eine Fehlbehandlung, ein Kunstfehler![1068, 1600+, 8106, 9967]

»Dies müßten Ärzte den brustkrebskranken Frauen[2380] doch sagen, wenn ich Dich nach dem Gehörten richtig interpretiere«, meinst Du: >Hört mal her, wenn Ihr einen Knoten in der Brust habt, der kann sich zu einem Krebs auswachsen oder auch nicht. Der kann zu Tochtergeschwülsten führen oder auch nicht. Der kann jahrelang ungefährlich bleiben oder auch nicht. Den können wir im Augenblick als gutartig ansehen und doch kann er später bösartig werden. Ihr könnt in Kürze daran sterben oder noch längere Zeit damit leben. All das kann eintreten - ob wir nun operieren oder nicht! Wenn wir operieren, so verschaffen wir Euch Frauen nur das Gefühl, die Krankheit herausgeschnitten zu haben. Das läßt Euch meist aufatmen - aber einen Grund dazu hat niemand. Bei 20% von Euch verkrebst später auch die zweite Brust. Wir müßten Euch auch ehrlicherweise sagen, daß 95% aller brustamputierten Frauen später kein vollwertiges Sexualleben mehr führen können und orgasmusunfähig werden.<[1200ff] Hab' ich recht?«

Das ist unbedingt richtig. Nur - so sprechen die Ärzte vielleicht zu ihren eigenen Frauen und Töchtern - aber nicht zu den Patientinnen. Erkenne bereits hier: Die Schulmedizin behandelt Dich kalt und berechnend, gnadenlos. Versuch nur mal im Krankenhaus, eine Behandlung abzulehnen, eine Spritze, ein Giftmedikament nicht zu nehmen. Schon machen sie Dich fertig... Im Gegensatz zur KNHK. Die Dir mit dem Herzen, nicht mit berechnend kühlem, wissensüberfrachtetem Verstand erklärt, was und warum ihre Therapie das Richtige für alle Krankheiten ist. Gibt sich ein Arzt diese Mühe? Merke: Nur wer von Herzen zu Deinem Herzen spricht, nur der meint es ohne jedes Arg gut mit Dir! Spürst Du nicht, dass ich dieses Buch mit meinem Herzblut geschrieben habe?

Erinnere Dich an die früher bei jedem kleinen Bauchweh ausgeführten Blinddarmoperationen,[8328] [133] wo völlig grundlos drauflosgeschnitten wurde! Nur weil jeder angehende Chirurg davon zehn oder zwölf hinter sich gebracht haben mußte, bevor er den Segen seiner Kammer erhielt. Das war der Grund, jedem halbwegs Verdächtigen den Bauch aufzuschneiden. Was erst nachließ, als die Leute bei uns erfuhren, daß in den USA Blinddarmoperationen eine große Seltenheit waren.[2406, 2436, 2445ff, 2721]

»Na ja, der Blinddarmfortsatz ist ja kein wichtiges Organ. Einfach so'n Darmanhängsel...«[1129, 9847f]

Eben nicht! Erst jetzt kommt man langsam dahinter, daß der Blinddarm das Immunsystem ganz wesentlich stärkt und sogar vor Schäden durch radioaktive Strahlen schützt. (Am widerstandsfähigsten gegen die Folgen der Atombombenstrahlung von Hiroshima und Nagasaki zeigten sich die Japaner, die noch ihren Blinddarm besaßen!) Doch der Einnahmeausfall aus der zurückgegangenen Blinddarm-Operationswut mußte natürlich ausgeglichen werden.[134] Und so fielen den Messerhelden dann vermehrt die Brüste der Frauen zum Opfer. Und nur der verstärkte Widerstand dagegen ließ sie langsam nur widerwillig einlenken. Plötzlich genügte es, nicht mehr radikal die Brust nebst der Achsellymphdrüse, sondern nur noch den Knoten zu entfernen.[1217]

Wenn Du mal gelernt hast, darauf zu achten, wirst Du feststellen: Medizin ist ein Geschäft. Das größte und profitabelste auf diesem Erdenball. Ein Geschäft, das anbietet, was gerade »in« ist. Die Doctores machen sich überhaupt keine tiefergehenden Gedanken darüber, was für Dich als Patient das Beste wäre. Die richten sich - wie die Bekleidungsindustrie - nur danach, was gerade die Mode befiehlt.[2305] Du erkennst es daran, daß sie immer genau das tun, was der jeweilige Medizin-Modezar-Professor als zur Zeit am besten verkäuflich ansieht:[1568] Die gesamte Brust abschneiden, das muß sein, hieß es bis 1990. Warum? Weil man gründlich sein will! Die kleine Exzision des Tumorknotens war um 1995 »in«. Warum? Weil man »schonender« behandeln möchte. (→Rz74, 77)

<u>Jetzt, nach der Jahrtausendwende wird wieder „gründlich ausgeräumt" Mein Gott, laß Dir in einer Uni doch mal das Material darüber vorlegen. Damit Du mit eigenen Augen deren Hilflosigkeit erkennst. Alle fünf Jahre ein Wechsel! Und denen willst Du Dich anvertrauen?</u>

»Wie merke ich denn eigentlich als Frau, daß ich Brustkrebs habe? Bekomme ich da Schmerzen?«

Brustschmerzen sind fast nie das Vorzeichen eines Mammakarzinoms; leider ist die bösartige Geschwulst nur im Endstadium der Erkrankung schmerzhaft. Verdächtig sind dagegen kleine, harte, höckrige, in der Brustdrüse unverschiebbare, nicht druckempfindliche Knoten, die besonders häufig in den oberen, äußeren Abschnitten der Brust sitzen. Das solltest Du als Frau wissen:
Man hat beobachtet, daß besonders junge Frauen, die nicht gestillt haben oder von den Medizinern chemisch abgestillt worden sind, häufiger an Brustkrebs erkranken.[9127]

»Sobald ich so was ertaste, sollte ich also schnellstens zum Doktor...?«
Nein, eben nicht! Du solltest schnellstens die UrTherapie aufnehmen! Denn der Tod sitzt bereits in Dir. (Und Vorsicht beim Abtasten! Du hast doch die Rz.131 aufmerksam gelesen, oder?)
Du kannst Dir dadurch viel Weinen ersparen. Was geht wohl in Dir vor, wenn Du bei den Worten: »Wir müssen Ihnen leider die Brust abnehmen« in Tränen ausbrichst und Du darauf zu hören bekommst: »Sie werden doch wegen so einem dummen Stückchen Fleisch nicht heulen!«[1218] So Prof. Dr. Schwarzenberg, Paris, erste Kapazität für Krebs. Kapazität? Über etwas, das er nicht versteht, nicht heilen kann?

> **Leserbrief**
> Für meinen Mann bin ich nach der Brustabnahme gestorben. Kein nettes Wort, kein lieber Blick mehr. Er sucht sich andere Frauen, bei denen er immer öfter über Nacht bleibt. Verstehen Sie meine Verzweiflung? Ich bin noch jung, aber mein Leben ist zu Ende. Gaby H., Recklinghausen (NEUE WELT, 24/90)

Ich sehe noch das Bild in einem Ärzteblatt vor mir, wo ein stolzer Chirurg der Presse einen operierten Menschen vorstellte, der nur noch aus Kopf und Rumpf bestand!

134 Statt Medizin sollten die zuerst einmal Menschlichkeit studieren. Es ist nicht zu fassen, daß sich eine Frau mit einem Rest von Verstand in die Hände solcher Schlächtergesellen[1200, 1205] gibt! Den meisten sagt man, wir werden nur den kleinen Knoten entfernen - und wenn sie aus der Narkose erwachen, sind sie ihre ganze Brust los! Weil das »nötig war« und die Geschwulst doch »schon zu groß gewesen« sein soll.[9810] Was sagt der Anatom Professor Dr. med. Dr. phil. Herbert Lippert von der Medizinischen Hochschule Hannover? Das:

»**Die Brustdrüse der Frau ist überflüssig geworden, und wir könnten sie zur Vorbeugung gegen Brustkrebs schon vorsorglich beim Mädchen entfernen.**«[1207]

Das ist eine Entgleisung? Ein Einzelfall? So denken nicht die meisten Ärzte, die doch so hilfreich und nett sind, meinst Du? Weißt Du denn, wieviel Heuchelei in dieser verrotteten Welt steckt? Die meisten Mediziner fühlen sich – bedingt durch die Kriecherei der Patienten vor ihnen, als Herrenmenschen. Aber Herrenmenschen sind in der Regel weder Herren noch Menschen.

Den Vorschlag des Herrn Lippert griff später sein englischer Herrenkollege Prof. Drife auf, mit der Forderung nach optimaler Krebsvorsorge:

> Originalschlagzeile der Ärzte-Fachzeitschrift Medical Tribune vom 16.4.1999
>
> **Brüste opfern bewahrt vor Krebs**
>
> (...) In Deutschland ist die prophylaktische Mastektomie (Brustausräumung) bisher zwar noch eine Rarität, doch das dürfte sich in Zukunft ändern, prophezeit Professor Dr. Manfred Kaufmann, Frankfurt. (...)
> Das ist die totale Bankrotterklärung der Schulmedizin. Wenn die obige Behauptung wenigstens richtig, wenn das Brüste opfern, was vor einigen Jahren praktiziert wurde, zweckvoll wäre! Das nachzuprüfen, hatten die Burschen ja überhaupt keine Zeit!

„**Schneiden wir ihnen doch einfach prophylaktisch die Brüste ab, meine Herren. Um mehr als nicht mehr gebrauchte Fettanhängsel handelt es sich dabei ja wohl nicht.**"[1207]

Nur verlangt es dieser ärztliche Schlächtermeister »besänftigend« diesmal nur von den Frauen, die sich keine Babys mehr wünschen. Zuerst also die jungen Mädchen, und später, wenn es eine geschafft haben sollte, den Herren Absäbelungsspezialisten zu entkommen, die nicht mehr gebärwilligen Frauen.

Sind die Ärzte in grenzenloser Überschätzung der Möglichkeiten ihrer Heilkünste einer solchen Hybris verfallen, daß sie jegliche Ehrfurcht vor Frauenschönheit verloren haben? Denn wer geglaubt hat, daß sich darob nun ein Sturm der Entrüstung bei den Ärzten und Lesern der allseits anerkannten Medical Tribune erhoben hätte, der hat sich getäuscht. Keine entsetzten Briefe, keine Gegendarstellungen, kein Aufschrei in den Medien - nichts! Ein einziger Leserbrief von einem Nichtarzt - und der kam von mir. (Medical Tribune 30/24.7.1992/2)

Sind die Mediziner auf dem besten Wege, aller Ethik, Humanität und Achtung vor ihren Patienten verlustig zu gehen? Sehen sie vor lauter toten Apparaturen und Geldverdienen nur noch kranke Körperteile und nicht mehr Menschen? Menschen, die prophylaktisch zu Krüppeln operiert und ihrer weiblichen Persönlichkeit beraubt, nach »erfolgreicher Operation« ihrer späteren Qual allein überlassen bleiben? Und was, wenn Du gar an einen solchen Chirurgen gerätst:

»Jede dritte Frau mit einem in einer Brust entdeckten Krebsherd hat auch in der anderen Brust Krebs. Ich schlage deshalb vor, allgemein durchzuführen, was ich selbst bereits oft praktiziert habe: vorsorglich immer auch die zweite Brust zu amputieren.« (Prof. Dr. med. Beller, Ordinarius für Gynäkologie an der Universität Münster)[1200]

Warum mißachten diese Mediziner, was ihnen ihr Vorbild Hippokrates ins Gewissen schrieb? Zuerst suche mit dem Wort zu heilen. Wenn das nicht hilft, mit der Diät. Und ganz zuletzt greife zum Messer. Und das auch nur, wenn Du völlig sicher bist, die Krankheit heilen zu können.

Haben die Mediziner, die da in dieser oder ähnlicher Weise ihre Worte wie Weihwasser segenbringend über die sie so verehrende Frauenwelt verspritzen, vielleicht einmal ihre Frauen oder OP-Schwestern zu ihren Vorschlägen gehört? Die wüßten schon ein bißchen mehr darüber zu sagen, was von solchen masochistischen Austobungsgelüsten ihrer Machos zu halten wäre.

Vielleicht sollten sie zur Vorbeugung eines diabetischen, fressenden Geschwürs uns vorzeitig alle Zehen amputieren, vielleicht zur Vorbeugung einer Struma die Schilddrüse entfernen, vielleicht allen, die Angst vor einem Arm- oder Beinbruch haben, vorsorglich ihre Extremitäten absägen, vielleicht zur Vorbeugung der Migräne den Menschen das Gehirn herausschälen - die meisten Weiße-Götter-Anbetenden bei uns würden ihnen auch wohl dann noch mit unverminderter Inbrunst die Füße küssen...[3316]

Vielleicht aber sollten sich die noch menschlich empfindenden Ärzte baldigst dafür einsetzen, in den medizinischen Fakultäten einiges zu ändern, deren Ordinarien letztlich dafür verantwortlich sind, daß solches Gedankengut entstehen kann.

Weiter regt der Verfasser an, die beim Sezieren üblichen Späße zu unterbinden, damit die Achtung vor toten Menschen möglicherweise die spätere Mißachtung lebender Patienten verhindert.

»Unsere Ablatio mammae-Fälle (Brustabsäbelungsopfer der Ärzte) <u>können die paar Jahre, die ihnen noch bleiben(!!) auch ohne Brüste leben - wir Chirurgen aber nicht!</u> Haha - die Lanzette mit gerieftem Heft her!«
(Chirurg zu einer nicht namentlich genannt werden wollender OP-Krankenschwester im Krankenhaus Köln-Hohenlind)

Inzwischen wirst Du wohl bemerkt haben, daß ich hier keinen Arztroman schreibe, der Jungmädchenherzen heftiger und alte Jungfernherzen seliger schlagen läßt. Wie soll ein Mediziner viel um menschliches Leiden geben, wenn er bereits im Rahmen seines Studiums das mutwillige Töten von hilflosen Lebewesen lernt:

Zweimal im Jahr werden in den Universitäten Tausenden von Fröschen ohne Betäubung mit einer Schere die Köpfe abgeschnitten, damit den künftigen Ärzten beim Behandeln ihrer Patienten nur ja keine ethischen Bedenken über das »Wie« aufsteigen.[2013/8, 4503] Danach schlitzt der Student den kleinen Körper auf und probiert, wie die freigelegten Muskeln und Nerven auf Säure und Salz reagieren. Unter anderem müssen selbst Studentinnen mit ansehen, wie Hunde auf langsames Ausbluten und Meerschweinchen auf Ersticken reagieren.

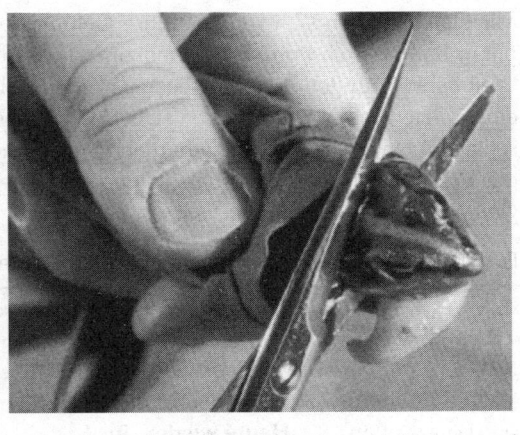

Ein Grund, warum die Götter in Weiß die tote Sprache Latein so hochschätzen:[9915]

Stell Dir vor, sie wiesen ihren Studenten an: »Jetzt schneiden wir mal ein paar hundert Fröschen die Köpfe lebendigen Leibs ohne Betäubung ab«. Deren Gänsehaut vermeiden sie dadurch, daß man ihnen als Professor sagt: »Schreiten wir jetzt zur Dekapitation unserer wissenschaftlichen Versuchsobjekte...«

> Krebskranke: Laßt alle Hoffnung auf die Schulmedizin fahren:
>
> **KREBS: Düstere Bilanz**
>
> Unter der Überschrift »**Unbesiegter Krebs**« hat jetzt einer der führenden Biostatistiker der USA, John Bailar von der University of Chicago, im New England Journal of Medicine Bilanz gezogen: **Keine echte Heilung, steigende Todesraten.**
>
> (DER SPIEGEL 25 / 1997 / 195)

135 Wie kannst Du einem wildfremden Menschen vertrauen, der hilflosen kleinen Fröschen die Köpfe abschneidet? Oder ohne jede Erfolgsaussicht bei einer jungen Frau die Brust raussäbelt?

Es ist nicht zu fassen, daß es jemand straflos wagen kann, einer Frau die Brust abzuschneiden! Und wider besseren Wissens behauptet, diese Schändung sei nötig gewesen. Die amtliche Statistik weist klar auf, daß die Todesrate bei Brustkrebs trotz aller medizinischer Eingriffe immer weiter steigt.[1203ff, 1200-1229] Soziales Gewissen ist bei Medizinern etwa so stark ausgeprägt wie das eines Industrie-Roboters, der Autoteile zusammenschweißt.[1227] Außerdem:

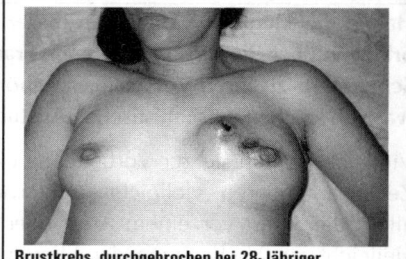

Brustkrebs, durchgebrochen bei 28-Jähriger

Wenn sie Dir die Brust weggeschnitten haben, dann herrscht eine trügerische Ruhe im Körper, und Du verdrängst und glaubst, alles kann so weitergehen wie bisher. Während Du vorher den Krebs noch in der Brust spüren konntest, und er Dir täglich bewußt wurde - und damit auch der Wille, etwas dagegen zu tun - schleicht er sich nun an alle möglichen Orte und bildet überall seine Metastasen - und plötzlich ist es zu spät. Und auch zu spät für die UrMedizin.

Eine meiner Leserinnen schrieb mir: »Neben meiner Amputationsnarbe siedeln sich neue Krebsknoten an. Was soll ich tun?«...[1450, 1458] Was hindert Dich daran, in eine der Krebs-Selbsthilfegruppen zu gehen und dort erst mal Erfahrungen zu gewinnen? Vergiß nicht, Dich nach den trotz Operation inzwischen Verstorbenen der Gruppe zu erkundigen.[1450ff, 1500+] Und wenn Du dann davon die Nase voll hast zu sagen: Die tun ja nix! Die kämpfen kein bißchen! Jetzt bin ich reif für die aktiv handelnde Klassische Naturheilkunde!

<u>Mir bleibt bei den sich sonst auf ihre Gefühle so verlassen könnenden Frauen einfach der Mund offen, daß sie sich von dieser Mediziner-Todesschwadron so ergeben die Brüste und damit ihre Weiblichkeit guillotinieren lassen - statt ihnen ob dieser Zumutung schon beim ersten des dafür eingesetzten heuchlerischsüßen Überredungsgeschwafels platsch! ins lügnerische Gesicht zu schlagen! Um dann endlich nicht mehr länger eine liebe Patientin zu sein, die sich bereitwilligst in die Wünsche ihres Arztes fügt, in dessen Hinterkopf teuflische Gnadenlosigkeit und nichts als Geldgier lauern.</u>

Es geht den Ärzten nicht um Deinen Busen, sondern um ihre Grundsätze:

> »Mit Abscheu muß man jene Operationen zurückweisen, bei denen nur der Knoten aus der Brust entfernt wird. Bei der Behandlung des Mammakarzinoms, mag es noch so klein sein, geht es in erster Linie um die Befolgung onkologischer Grundsätze, denen gegenüber alle psychologischen und kosmetischen Argumente zurücktreten müssen. « (Der Freiburger Professor Max Schwaiger auf einem Fortbildungsforum der Bundesärztekammer 1991) **Heute wieder »in«!**

Wieder nur die traurige Entgleisung eines einzelnen? Ich muß Dich enttäuschen. Das schreibt das offizielle Organ der Ärzte:

> »Die Brust ist fast zum Fetisch der Weiblichkeit schlechthin geworden. In unserer Zeit der Äußerlichkeiten ist die Identität mancher Frauen übertrieben abhängig von ihrem Äußeren, speziell von ihren Brüsten.[1222]«
> (Deutsches Ärzteblatt Nr. 45 vom 08.11.1990)

Das grausame, unsinnige, nichts helfende Absäbeln der fraulichen Brust setzt die alte Tradition der [136] Frauenverachtung und der Erniedrigungswünsche der hehren Mediziner-Männlichkeit fort, deren letzter Ausdruck sich in der Klitorisektomie kundtat.

Dieser Wahnsinn des Schamlippen-Absäbelns wurde noch um 1830 in Europa wie selbstverständlich von den Herren Doctores praktiziert, wenn der Ehemann oder der Arzt befanden, die Frau sei sexuell übererregbar, neurotisch, unkontrollierbar oder befriedige sich möglicherweise selbst. Masturbation, »das einsame Laster«, galt damals als schreckliche, Krankheit, die mit allen Mitteln, die Entfernung der Eierstöcke eingeschlossen, »geheilt« werden mußte. Bei Männern, bei denen sie ebenfalls als Krankheit galt, begnügte man sich mit Ermahnungen.

An verstümmelnde chirurgische Eingriffe am Penis hätte man sich nie gewagt. Als Zeichen der Macht über die Frauen wurde er vielmehr in den steil aufragenden Siegessäulen und Monumenten versinnbildlicht.

»Warum nimmt man so vielen Frauen auch noch die Lymphdrüse unter dem Arm weg, wenn man deren Brust ausräumt?«

Ein altes Ritual, welches dem Operateur ein beträchtliches Mehrhonorar erbringt. Als die Operation um 1890 aufgebracht wurde, war völlig unbekannt, daß sich Krebs nicht nur über die Lymphbahnen, sondern auch über das Blut verbreitet, wenn operiert wird. Das Herausschälen der Lymphknoten - was übrigens zu den häßlichsten und schmerzlichsten Narben führt (Rz146) - ist nicht nur unnötig, sondern zerstört auch die Lebensqualität. Diese Lymphknoten sind zudem unverzichtbar, wenn sich der Körper wohlfühlen soll.

Trotzdem: Operieren gilt heute immer noch als selbstverständlich, wenn es nur ein Weißkittel verlangt. Beispiel Kaiserschnitte: 80% aller Kaiserschnitte sind völlig unangebracht, der Rest fraglich.[2751]

»Warum eigentlich sind denn Lymphknoten so wichtig?«

Weil unser Lymphsystem die vom Körper gebildeten Gewebeflüssigkeiten abzutransportieren und durch die Phagozytose zu reinigen hat. Vor allem bildet es Lymphozyten, die Abwehrzellen für unser Immunsystem. Daneben sammelt die Lymphe alle Schlacken und Abfallstoffe im Körper auf und entsorgt sie: abgestorbene Bakterien und Keime, zerfallene Zellen, Pilze, Krebszellen, Gewebetrümmer, Toxine usw.

> **Ionenstrahlen lösen den heimtückischen Gehirnkrebs auf.**
> Eine neue Waffe gegen den Krebs – entwickelt von dem Physiker Dr. Haberer - macht der für die Sparte Medizin zuständige BILD-Redakteur Dr. Fischer seinen treugläubigen Lesern weis. Und suggeriert ihnen sogar, der gefährlichste und gnadenloseste aller Krebse könne geheilt werden.[1127, 1250 ff, 1258]

Wie die Venen, so durchziehen auch die Lymphgefäße alle Teile des Körpergewebes. Sie besitzen allerdings keinen zentralen Muskel, der die Lymphe am Fließen hält. Dafür sind die über 300 Lymphknoten zuständig, die zugleich auch Filterstationen sind. Diese Knoten wollen aber – wie alle Drüsen – gepreßt und wieder gedehnt sein, um den Strom der Lymphe durch den Körper zu treiben.

»Da hätte ich aber viel zu tun, wenn ich ständig an mir herumdrücken müßte«, lachst Du.

Das verlangt auch niemand von Dir. Die Natur hat das viel einfacher eingerichtet. Durch ein vielfältiges *Bewegen* geschieht das automatisch. Beim Laufen und Gehen werden die in der Leiste sitzenden, durch Bücken die um die Hüfte lagernden, und durch Armstrecken und -beugen die in den Achseln befindlichen Lymphknoten stets gepreßt und damit bei Lust und Laune gehalten. Bewegst Du Dich also natürlich und tüchtig, so bringen die Lymphgefäße viele Abfallstoffe aus dem Körper, bist Du eher ein fauler Sack, so verbleibt mehr Dreck aus der Nahrung drin. Zwar besitzen die Lymphbahnen auch eine kleine Muskelschicht, die sich rhythmisch zusammenzieht, aber die mischt mehr die Lymphe auf. Schließlich sind da noch die feinen Lymphklappen. Kleine

Ventile, die für den Weiterfluß sorgen. Und die ebenfalls nur durch starke körperliche Bewegung ihrer Aufgabe nachkommen können. (Wie Du die effektiv und richtig machst, das zeig' ich Dir in Kapitel 8). Doch zurück zum Krebs.

»Und wenn sich der bei mir immer weiter ausdehnt?« fragst Du.

137 Laß ihn ruhig weiter wachsen. Glaube an die Kraft der Natur in Dir. Du kannst auf sie bauen, weil Du ja mit der UrTherapie zu ihr zurückkehrst. Plötzlich bricht die immer stärker wachsende Abwehrkraft auch bei Dir durch. Wenn der Krebs trotz UrMedizin weiter wächst sagen viele: Wäre ich doch gleich zum Arzt gegangen, als er noch kleiner war! Da hätte man ihn noch wegschneiden können! Klar: Wenn sich Dein Krebs hartnäckig zeigen sollte, wenn er sich, statt zurückzuziehen, noch aufbäumt und weiter wächst, dann gerätst Du leicht in Sorge, zweifelst an der UrTherapie und neigst dazu, Dich wieder medizinisch behandeln zu lassen. Tu's nicht! Zig Jahre lang hast Du die Gifte der Zivilisation geschluckt, hast Deinen Körper sträflich vernachlässigt - da braucht die Natur halt längere Zeit, bis sie den Durchbruch erzielt und die eigenen Abwehrkräfte endlich so gestärkt sind, daß der Körper wieder gesundet.

> In höchster Krebsgefahr schwebst Du, wenn Krebs bereits in Deiner Familie vorkommt. (The Journal of Urology, 157/4/1997/206)

»Und wenn Brustkrebs nach außen durchbricht?«[1210]

138 Ja, dann kriegen die meisten das große Heulen, geben auf und flüchten Hals über Kopf in die Arme der Ärzte zurück. Und die nutzen die Situation gleich schnellstens für sich aus und sagen:

> „Die **Standardbehandlung von Brustkrebs** ist bis zum heutigen Tage die Halsted'sche Brustamputation (Radikalektomie). Sie wurde von einem Sonderausschuß des NCI unter dem Vorsitz von Dr. Bernard Fisher, Professor der Chirurgie an der Universität Pittsburgh, als »**Schlachtmethode**« bezeichnet, die auf einer Fehlkonzeption aus dem 19. Jahrhundert beruht."

„Haben wir es Ihnen denn nicht gesagt, daß die Natur allein nicht hilft?! Jetzt müssen Sie aber schnellstens operiert werden. Ich lege gleich für morgen einen Termin fest!"

Nein und nochmals nein - Du mußt *nicht* operiert werden![1213,2705]

Sei doch froh, daß der Krebs nach außen durchbricht und so die Giftstoffe im Körper ausstößt. Was Besseres, so könnte man fast sagen, wenn Du ärztehörig bist, kann Dir gar nicht passieren! Denn Brustkrebs wird im Gegensatz dazu nur dann so schrecklich gefährlich, wenn er, wie bei den meisten, ins Skelett hineinwuchert und Metastasen im Knochenmark bildet. (→LV 2466)

Das ist so wie mit einem offenen Bein. Dein Körper ist klüger als tausend Ärzte, die den offenen Schmutzkanal mit Zinksalben zukleistern und daran mit Medikamententricks herumdoktern. Na, und wenn der Abfluß in Deiner Toilette verstopft ist, was machst Du denn da? Zementierst Du den etwa zu?

Auf meine zwingende Folgerung ist bis heute noch kein Medizinprofessor gekommen:

Der Körper sucht sich seiner durch Fleisch-Fabrikationskost aufgespeicherten Gifte durch die bequemsten Ausgänge zu entledigen: Da bieten sich vor allem die nach außen führenden Milchgänge in der Brust einer Frau an – das ist der Grund, weshalb es bei Frauen so oft zum Brustkrebs kommt.

Wenn der Krebs durchbricht, bekommst Du keine Verwachsungen an einer Operationsnarbe und keine Ausstreuung von Krebszellen in den Körper. Die Wunde wird schrecklich aussehen, aber die schließt sich auch eines Tages wieder. Vorausgesetzt, Du nimmst fleißig Deine UrMedizin. Aber nehmen wir mal an, Du leidest an Magenkrebs. Was raten die Ärzte da?

> **Magenkrebs-Operationen: oft nicht radikal genug!**
> 40 Prozent aller Operationen wegen Magenkrebs an der II. Medizinischen Klinik der TU München sind Nachoperationen. Und an kleineren Krankenhäusern ist der Prozentsatz noch größer. Die meisten wären gar nicht erforderlich, wenn Ärzte beim ersten Eingriff nicht so zurückhaltend vorgehen würden. Diese Kritik stammt von Professor Dr. med. Jörg Rüdiger Siewert (50) vom Klinikum Rechts der Isar in München. Seine Forderung: Nicht so vorsichtig wie möglich, sondern so radikal wie möglich operieren! (DIE ZEIT Nr. 28/1990)

Einmal schonend, ein andermal das Gegenteil: radikal operieren.

Und wieso soll man auf einmal bei den Magenkrebskranken noch radikaler operieren? Bei den Brustkrebsen der Frauen aber nun wieder schonender? Verstehst Du das? Nein? Aber ich! Ich verstehe die großen Meister des Skalpells schon:

Über die Brust der Frau regt sich die Presse leichter auf. (Die Frauen natürlich auch, aber die sind ja Nebensache!) Ein Magen liegt tief im Körper drin. Den sieht ja keiner. Wenn der radikal weggeschnitten wird, kommt keiner mehr so schnell daher und beklagt sich. Die Presse greift's nicht auf, also kann sich die Medizinergesellschaft tüchtig weiter kassieren. Je größer und schwerwiegender die Operation, je heftiger klingelt's in der Kasse.

Hämmere es Dir ein:

Wenn Du Krebs hast, dann gibt es nichts »auszuräumen«. Wenn sie Dir Brust und Lymphdrüse wegschneiden, stößt ein anderer Krakenarm des Untiers Krebs in Deinen Körper vor.

Was denn, wenn Du es zwar nie offiziell erfährst, es Dir aber so geht wie erst kürzlich einer Leserin von mir, der man gesagt hatte: »Muß noch heute operiert werden - wir halten sie gleich hier!«, um nur erst keinen Widerstand aufkommen zu lassen. Und bei der ein paar Tage, nachdem ihr Brust und Lymphdrüse weggenommen waren - plötzlich der Chefarzt am Bett erscheint und freudestrahlend berichtet: »Sie hatten Glück, Frau Köhler - Sie müssen doch nicht operiert werden. Die Biopsie hat ergeben: Die Sache ist harmlos!«

Das erlebst Du doch immer wieder: Kaum kommt der Befund vom Labor zurück, und ist positiv, dann heißt es sofort: »Keinen Tag länger warten! Der Krebs muß sofort raus. Wir geben Ihnen für morgen eine Einweisung ins Krankenhaus«. Und kopflos wie Du bist, voller Angst und Furcht, jeder Tag könnte nun Dein letzter sein, gehorchst Du seiner Angstmache, wobei es seine verdammte Pflicht und Schuldigkeit wäre sich nicht auf diese histologischen (geweblichen) Befunde allein zu verlassen. Denn die können überhaupt nichts über die tatsächliche Aktivität des Mammakarzinoms aussagen. <u>Dazu bedarf es weiterer, äußerst subtiler Laborbefunde und präziser Ermittlung der Blut- bzw. Serumwerte, ob auch diese Tests als abnormal anzusehen sind. Und es bedürfte einer längeren Beobachtung und Beurteilung dessen, wie sich der Tumor über einen gewissen Zeitraum hinweg entwickelt. Das kann nicht auf dem Operationstisch beobachtet werden, sondern immer nur nach ausgedehnten Zeitabschnitten.</u>

Die Anordnung einer sofortigen Operation ist deshalb ein schwerwiegender unverzeihbarer Kunstfehler![1214]

Das wird Dir von Ärzten weis gemacht: [139]

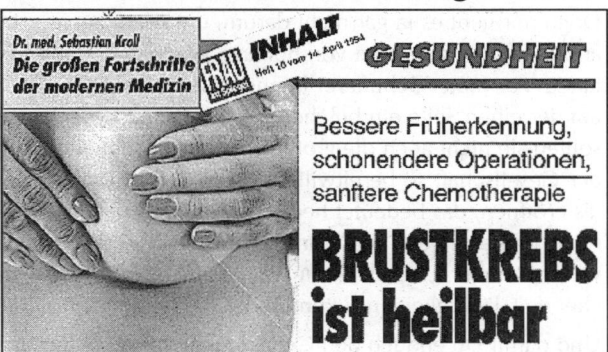

Die neue
Krebskanone
schmilzt den Krebs einfach weg!
(BILD v. 12.1.2000)

Dr. med. Sebastian Kroll
Die großen Fortschritte der modernen Medizin

INHALT Heft 10 vom 14. April 1994

GESUNDHEIT

Bessere Früherkennung, schonendere Operationen, sanftere Chemotherapie

BRUSTKREBS ist heilbar

Und vergiß das nie, wenn die Mediziner mit dem Wort „heilbar" Dir trägerische Hoffnungen unterjubeln: Für die bist Du „geheilt" wenn Du deren Torturen fünf Jahre überstehen konntest, selbst wenn Du dann bereits voller Metastasen steckst.

Das sind die Tatsachen:

Der Krebs ist unbesiegbar!
Krebsspezialist Prof. Bailar   (Der Spiegel 25/2000)

Brustkrebs mit 30
Ob operiert oder nicht:
Nach 5 Jahren: jede dritte Frau tot, jede vierte hat ein Rezidiv
(Ärztliche Praxis 41/22.5.1993)

Früherkennung: Wirkungslos
Todesfälle sind gleich bei Späterkennung oder Früherkennung
(The Lancet, 349/1997/S.779) → LV 1239b

Und nach 10 Jahren lebt keine mehr, wenn's echter Krebs war. (→ z.B. Rz 759 Anna Grönemeyer)

Und dann höre und staune: Da sprechen die Onkologen in ihren Fachzeitschriften auch noch über einen »Wechsel der Malignität bei Krebs«.

Was schlicht bedeutet, daß ein als Krebs bestimmter Tumor später auch in ein gutartiges Gewächs umschlagen kann. Die können überhaupt nicht feststellen, ob sich ein Krebs bösartig entwickelt oder nicht. Oder später nicht wieder gutartig wird.[1554, 1561] Und das wollen die auch nicht, sonst könnte ihnen ja der Kunde durch die Lappen gehen!

Sie schmeißen somit zwangsläufig gutartige und bösartige in einen Topf, behandeln also die gutartigen und kommen damit zu positiven Ergebnissen. Wenn sie dann noch zusätzlich, wie wir gesehen haben, die kurz vor dem Tod stehenden bösartigen Fälle schnell nach Hause abschieben, lassen sich so für die Statistiken beste »Heilerfolge« zurechtzimmern.

Für Dich als Patient heißt das aber auch, wenn Du an einem Krebs leidest, der später einmal gutartig wird, daß Du mit schlimmster Chemie für nichts und wieder nichts mißhandelt und kaputtgemacht wurdest.

139 **Verhaltener Vorwurf**
des Dortmunder Pathologen Prof. Dr. H. Otto an seine Kollegen auf einem Fortbildungskongreß der Bundesärztekammer, es mit dem Abschneiden der Frauenbrüste nicht so zu übertreiben:
»(...) bekomme ich doch relativ häufig von Ihnen abgetrennte Brustexzisionen zur Untersuchung vorgelegt - nebst einem Paket auffälliger axillarer Lymphknoten - die nicht im geringsten von Krebs befallen sind.«

Warum geben sie ihre Unzulänglichkeit, ihre Unfähigkeit in Sachen Krankheitsheilung nicht zu und verweigern z.B. bei Krebs die Behandlung, wie das früher die Ärzte auch hielten. Warum? Weil unsere Zeit immer unehrlicher wird - und die Ärzte beherrschen das besonders gut, da sie als zweitälteste Berufsgruppe so viel Erfahrung im Vorheucheln und Menschen-für-dumm-Verkaufen zu sammeln vermochten. (→Rz.0-99)

140 Doch mir geht es ja gar nicht darum, die Ärzte zu verurteilen. Die kleinen Praktiker sind doch nur arme Hamster in einem von höherer Warte gedrehten Laufrad, das kein seitliches Abweichen gestattet. Vor lauter Schufterei können die überhaupt nicht richtig klarsehen. Fast bemitleide ich sie auf der einen Seite ein bißchen... Und dann: Sie sind so gut und schlecht wie wir alle. Und warum sollten sie nicht auch die große Chance des schnellen Geldverdienens nutzen, wenn sie ihnen von der Gesellschaft so bereitwillig geboten wird. Wir würden ja genau so handeln. Eine Facharztpraxis eröffnen, das bedeutet heute, trotz allen Geschreis über die sie ruinierende Gesundheitsreform, noch immer eine Einbahnstraße zum Sechser im Lotto, und wer von uns wollte das nicht auch wahrnehmen? Ich will ihnen nur den Heiligenschein nehmen, damit Du endlich die blindmachende Gläubigkeit an sie und ihre Chemie aufgibst.

Und damit Du endlich den Gedanken zu fassen wagst, daß Du Dir selbst helfen mußt, weil Du Dir nur selbst helfen kannst! Damit Du erkennen lernst, daß der Ärztestand keine wohltätige, ja nicht einmal eine gute Einrichtung für die Kranken bedeutet.

Die Seiten, die Forscher und Mediziner bisher über das Thema Krebs zusammengeschrieben haben, reichen aufeinandergelegt weit über die Spitze des Kölner Doms - doch was sie wirklich davon wissen, das läßt sich auf einen einzigen kleinen Notizzettel schreiben: nichts.[1067]

Nun ist aber im Jahr der Medizin 1992 ein Wunder geschehen:
Bis dato erwiesen alle Einzelstudien über die Behandlung von Brustkrebs: Nichtbehandelte lebten länger oder es war gleich, ob behandelt wurde oder nicht.

1992 aber faßten die doppelblinden Onkologen »in weltweiter Zusammenarbeit« diese randomisierten, klinischen Studien zusammen und - abracadabra - ergab sich, daß die Chemo- und Hormontherapie bei Brustkrebs plötzlich doch »erfolgreich« sein sollte. Noch nach 10 Jahren sei die Sterberate deutlich reduziert.[1200ff, 1424, 1428] Das wird nun all den brustkrebskranken Frauen, die sich da trauen nachzufragen, vor die Stirn gehauen. Du aber wirst Dich auch hier nicht blenden lassen, sondern erneut fragen: »Aber Herr Doktor! Können Sie mir mal erklären, wie das für einen Mann wie Sie, der sich wissenschaftlich gebildet nennt, glaubhaft ist, wenn aus 100 plus 100 plötzlich 300 wird?«

Daß Deine Hoffnungsillusionen nie enden:

Sensationelle Forschungserfolge
Krebs ist bald heilbar
Neue Revue, 17.4.1992

Wenn bisher jede Studie als einzelne genommen keinen Erfolg zeigte, wie können dann alle Studien zusammen plötzlich einen Erfolg aufweisen?

Diese Verdummung können sich die Mediziner nur erlauben, weil sich ihre weltumspannende Betrugsclique hermetisch in ihren Organisationsformen mit Standesrecht, Wissenschaftsgesellschaften, Berufsverbänden, Schweigepflichtgeboten usw. von allen anderen Instanzen äußerst geschickt abzuschotten verstanden hat.

Und so verhindert, daß man auch nur irgend etwas kontrollieren kann. Und es ist zu vermuten, daß das, was sich hier offenbart, nur die Spitze eines - allerdings recht schmutzigen - Eisbergs darstellt.

Merke Dir als Frau: Treffe beste Vorsorge, daß Dich niemand zu einer Vorsorgeuntersuchung animieren kann! (→Rz 143 und 759 Anna Grönemeyer)
Je eher sie den Krebs aufspüren, je eher stechen oder schneiden die Edelbarbiere Dir da hinein und verbreiten ihn über Deinen ganzen Körper. Sie selbst bezeichnen das Mammakarzinom als »Krebs der Tränen«. Du wirst noch erkennen: Wahrlich nicht ohne Grund. Selbst eine angeblich harmlose Ultraschall-Vorsorgeuntersuchung bedeutet eine Gefahr für Dich. [1357, 1419, 1423ff, 9105b]

Sie haben bisher noch keinen einzigen Versuch, keine einzige Untersuchung darüber unternommen, ob sich ein Krebsherd nicht auch wie bei der Tuberkulose abkapselt und damit harmlos sein kann. Keine einzige Studie besteht darüber, ob kleinere Krebsherde nicht sogar für Antikörperbildung nötig sind, um größere Krebsbildungen zu verhüten.[1052] Es gibt nur vereinzelte Beobachtungen sorgsamer Praktiker, die feststellten, daß nach einer positiven Krebsgewebeprobe bei Patienten, die sich nicht operieren ließen, eine viel später gemachte negativ war.

Die schier unglaubliche medizinische Sensation:
Gen verhungert Krebsgeschwür
Gefäßwachstum gestoppt – die Krebszelle stirbt ab! (BILD 15.2.2000 S. 9)

»Jetzt bin ich aber platt. Warum forschen die denn darüber nicht gründlich nach?« Weil die Habgier nur nach Profitvergrößerung sucht. Überlege doch mal, was das für einen Einbruch in das Geschäft der Krebschirurgen nach sich ziehen würde, wenn sich meine Erkenntnisse in einem größeren Kreis rundsprechen würden! [9985ff]

Doch das sind die bitteren Wahrheiten:

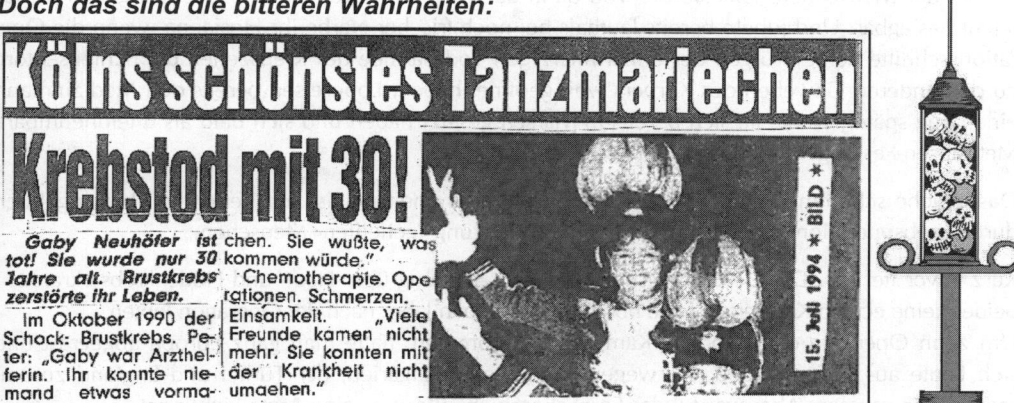

Kölns schönstes Tanzmariechen
Krebstod mit 30!

Gaby Neuhöfer ist tot! Sie wurde nur 30 Jahre alt. Brustkrebs zerstörte ihr Leben.
Im Oktober 1990 der Schock: Brustkrebs. Peter: „Gaby war Arzthelferin. Ihr konnte niemand etwas vormachen. Sie wußte, was kommen würde." ...rationen. Schmerzen. Einsamkeit. „Viele Freunde kamen nicht mehr. Sie konnten mit der Krankheit nicht umgehen."

15. Juli 1994 * BILD *

Wo liegen die tieferen Gründe dafür, daß sich Frauen nicht mehr auf sich selbst besinnen, sich Angst und Schrecken einjagen lassen und sich von einem Mann ihrer Schönheit und sexuellen Empfindungsfähigkeit berauben und den Busen absäbeln oder aushöhlen lassen? Daß sie vor einem völlig fremden Kerl auf kaltem Chromgestell die Beine auseinanderspreizen und sich ihre Weiblichkeit durch eine Gebärmutterausräumung aus dem Leib nehmen lassen? Das alles gegen ihr tiefes, feines Empfinden? Ist es die Gleichstellung des Arztes mit Gott als unbedingter Autoritätsperson? Von dem man annimmt, er würde nur das Gute wollen und es auch tun?

Wann werden die sehr beeindruckbaren Frauen zu einer kritischeren Wertung der Männer und deren Männlichkeitswahn fähig sein bei denen, die ihre Körper schänden?

Ich meine: Höchste Zeit, daß die Mediziner von den hohen Rössern heruntergeholt werden. Und lernen demütig zu werden. Jagen wir doch die Schlächter und Chemiedreckverschreiber wieder dahin, wo sie hergekommen sind: in die Schaubuden der Jahrmärkte (→Rz 67 u. 78). Kommen wir zu einem weiteren, üblen Trick der Schulmedizin. Ein Trick, der in seiner Raffinesse nur schwer durchschaubar ist.

Ionenbestrahlung gegen Krebs:
Großes Echo auf die BILD-Berichte über eine neue Ionenbestrahlung gegen Krebs. Viele BILD-Leser riefen an, wollten mehr über die neue Krebsbehandlung wissen.
(BILD vom 16.3.2000)

»Ich habe den Krebs besiegt«
Zu BILD sagte Fernsehstar Elke Kast: »Bei einer Routineuntersuchung wurde die Geschwulst entdeckt. Gott sei Dank rechtzeitig. Mein Arzt sagte mir, ich sei wieder ganz gesund.« (BILD vom 16.9. 1991)

15 Monate später war Elke Kast elendiglich krepiert (→Rz 143).

1.42 Angebliche Medizinersiege über den Krebs: Nonplusultra des Für-Dumm-Verkaufens

141 Der Satz »Ich habe den Krebs besiegt!« springt uns heute immer öfter als Schlagzeile der Presse ins Gesicht. Besonders dann, wenn es sich um Prominente handelt. Für Boulevard-Zeitungen sind solche, von den Medizinern ihren zerschnittenen, verunstalteten Patienten in den Mund gelegten Sprüche ein gefundenes Fressen, um den Lesern freudige Hoffnung zu machen. Denn das steigert die Umsätze - nicht nur die der Zeitung.

Einer prominenten Kranken zu erklären, sie sei geheilt, unmittelbar nachdem eine Krebsgeschwulst entfernt wurde, ist nicht unseriös, es ist eine unerhörte Gemeinheit. Und eine noch größere, es in der auflagenstärksten Zeitung bei uns aufzutischen. Nun glauben viele Frauen, der unheilbare Krebs sei plötzlich so ohne weiteres durch eine »kleine« Operation zu beseitigen. Und halten die Geißel der Menschheit, falls sie der Tod dann auch einmal gegen sie selbst schwingen wird, für leicht besiegbar. Und jubeln bereits lauthals bei noch frischer Narbe ihr Hosianna, wenn die Operationsschnitte der Chirurgen der unbarmherzigen Todesarmee der Krebszellen die Schleusentore zu den anderen Geweben des Körpers weit geöffnet haben. Lobpreisen bereits den Medizinmann einen Tag später, wenn sie sich bereits in Marsch gesetzt haben und sich bald als uneinnehmbare Metastasen-Festungen im Körper einnisten werden.

Das gleiche schlimme Spiel treibt die Sendung »Gesundheitspraxis« mit Berichten über angeblich durch Krebsoperationen oder mittels Organverpflanzung »geheilten« Menschen.
Kurz zuvor lief im ZDF (Gesundheitsmagazin) eine Sendung über Haut- und Hodenkrebserkrankte - beides keine echten Krebsarten! - die noch fünf bis sieben Jahre nach der Operation lebten.
Um zehn Operierte dafür vor die Kamera zu bekommen, hatte man ganz Europa abgegrast und sich Leute aus Italien, Irland, Norwegen, Dänemark, Bulgarien, der Türkei und England zusammensuchen müssen. Aber was tut das Fernsehen nicht alles für seine Ärzte-Lieblinge!

Nun, wir wissen: Der eine stirbt früher an Krebs, der andere später. Solche Sendungen sollen Dich dazu bringen, die Leistungen von Wissenschaftlern und Ärzten zu bewundern, damit Du all das von ihnen Erdachte auch schön in Anspruch nimmst und ihnen immer größere Profite verschaffst. Die wissen genau: Der Bewunderung folgt sodann die Ehrfurcht vor denen, die da angeblich unheilbare Krankheiten besiegen können. Das Grundgefühl von Ehrfurcht ist aber der Glaube an den Mächtigen, den Hochstudierten, den Spezialisten, den zum weißen Gott hochstilisierten Herrn Professor, der alle Weisheit dieser Welt gepachtet zu haben scheint. Und die wissen weiter:
<u>Wer andere bewundert, verliert seine Skepsis, seine Kritikfähigkeit, sein Zutrauen zu sich selbst.</u> Wer ist man denn schon! Man hat Angst, Fehler zu machen, Angst, selbst Verantwortung zu übernehmen. Das soll doch der tun, der es da angeblich so viel besser weiß. Und wenn es dann schiefgeht, ist eben auch der schuld. Dann kann man auf ihn schimpfen. Dann zieht die Entschuldigung: Ich bin ja kein Fachmann, ich habe mich ja nur so verhalten, wie es alle tun.

So stärkt ein Magazin auf unseriöse Weise die Hoffnungsmache bei einer unheilbaren Krankheit. Denn der „stern" weiß zu genau: Es gibt keine Erfolge bei Krebs:

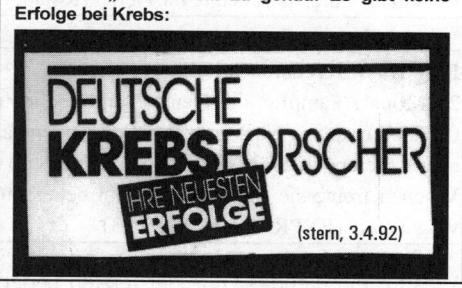

DEUTSCHE KREBSFORSCHER IHRE NEUESTEN ERFOLGE

(stern, 3.4.92)

141

Es ist deshalb an Infamität nicht zu überbieten, wenn man jetzt behauptet - nachdem man die zahlenden Schafe nicht in gewünschter Vielzahl zu den mit viel Propaganda angepriesenen Vorsorgeuntersuchungen hinkarren kann,[1072f, 1150ff] daß sich Krebskranke bereits durch die Operation als geheilt ansehen dürften und man so die »Fünf-Jahres-Heilgrenze« (ORz.162ff), nach welcher bisher die Mediziner von einer »erfolgreichen Krebsbehandlung« sprachen, auf die »Ein-Tages-Heilgrenze« reduziert. Unter dem Motto: Krebsoperation überlebt, Patient geheilt.[1512] Du erkennst, wie in der Medizin die Ehrlichkeit immer mehr verkommt, immer mehr die Sitten verwildern, die Seriosität auf der Strecke bleibt. Was sage ich da: Die Medizin war bis heute zu keinem Zeitpunkt jemals seriös.

Hinter den Sinn derartiger Aussagen kommst Du aber erst, wenn Du im Inneren der BILD-Zeitung weiterliest, wie überglücklich die Krebsbesiegerin ist und daher all ihren Freundinnen und Bekannten - und somit chipkartenversessene fünf Millionen Bild-Lesern - empfiehlt, sofort und regelmäßig und brav zu den Vorsorgeuntersuchungen zu eilen - sie sei ja dadurch schließlich gesund geworden! Denn der rettende Held, der strahlende chipkartenversessene Herr Doktor, der hatte es ihr doch klar und deutlich einen Tag nach der Operation gesagt!

142

Aber auch klügere und kritischere Patientinnen als die gutgläubige Prominententochter, wissen die Herren Mediziner auf ihre Frage: »Aber was wird später aus mir?« zu überzeugen: »Machen Sie sich doch darüber keine Gedanken! Jetzt sind sie erst mal gesund! Ein Später gibt es nicht! Sie können vom Auto überfahren werden, einen Herzinfarkt bekommen, und, und, und. Also: Denken sie mal nicht so viel...« Das ist die Wahrheit: [1060, 1276, 1306, 1410, 1452, 1457]

143

Innerhalb weniger Tage verlor Liederstar Herbert Grönemeyer Frau und Bruder durch Krebs. ✟ (BILD, 26.11.1998)

Bronson-Ehefrau liegt im Sterben ✟

Fünf Jahre hat sie verzweifelt gekämpft, doch jetzt hat Jill Ireland (53) den Kampf gegen den Krebs verloren. Die Ehefrau von Charles Bronson (66) liegt im Sterben. Nach einer Herzoperation in der Krebsklinik Arlington (Texas) kann sie ihr Krankenbett nicht mehr verlassen. Der Krebs hat mittlerweile Brust, Lungen, Hüften und die Beinknochen zerfressen. Jill wiegt nur noch 82 Pfund. Ehemann Charles erweist seiner Frau einen letzten Liebesdienst: er will ihr beim Sterben zur Seite stehen. (BILD, 28.6.1991)

> **Der Krebs ließ sie nicht los** ✞
> Lee Remick, deren beste Freundin Jill Ireland an Krebs starb, kämpfte mit neuen Behandlungsmethoden dagegen an. Vor einem Jahr galt sie als geheilt. Eine trügerische Hoffnung: Die tückische Krankheit brach wieder aus. Schlimmer als zuvor. (EXPRESS 4.7.1991)

> **Melina Mercouri: Qualvoller Krebstod** (Express, 7.3.1994) ✞

> **Carolin van Bergen, Krebs mit 26** ✞
> Bei einem Eingriff versagte ihr Herz. (Kölner Stadt-Anzeiger, 24.10.90)

143
> **Elke Kast: Krebstod mit 47** ✞
> 28 Monate kämpfte sie. Deutschlands beliebteste TV-Ansagerin wurde operiert. Es folgten qualvolle Chemotherapien, Nächte voller Schmerzen, aber auch Tage voller Hoffnung. Regelmäßig wurde sie chemotherapeutisch behandelt. Sie nahm Kilo um Kilo ab - aber ihr Lebensmut nahm zu. Vor wenigen Wochen freute sie sich, daß sich ein neuer Tumor zurückgebildet hatte, ein paar Tage später war alles vergebens. (EXPRESS, 07.01.1993)

Was für ein elendes Ende der letzten Lebenszeit: täglich qualvolles Gift in den Körper. Willst Du das auch mit Dir machen lassen? Willst Du auch so früh draufgehen:

Wieder ein Fernseh-Star Krebs mit 27 Schock beim Frauenarzt
ZDF-Star Inka Victoria Groetschel (27) hat Unterleibs-Krebs.

> Fragst Du Dich denn nicht, wieso es noch immer Krebs auf der Welt gibt? Und immer mehr daran erkranken, wo die so erfolgreichen Schulmediziner ihn schon seit so vielen Jahren ständig zerstört und seine Tumore auflöst? (→Rz 145)

> **Ionenstrahlen lösen Tumor auf!**
> Der Physiker, der Ionenstrahlen in Krebsgeschwüre lenkt: Dr. Thomas Haberer (38). BILD 17.9.1998

144 Deutschlands Krebsforscher Nummer Eins - so von den Illustrierten genannt -, der Leiter des Deutschen Krebsforschungszentrums in Heidelberg, glaubt ebenfalls, mit der zweiseitigen Illustriertenschlagzeile »U n s e r e   S i e g e   g e g e n   d e n   K r e b s« das totale Versagen der Medizin in einen Triumph seines Instituts ummünzen zu können.[1513]

Wie raffiniert diese Maschen gestrickt sind, das solltest Du wissen, willst Du die Ärzte und die Pharmaindustrie richtig durchschauen und Dir darüber klar werden, daß Dir als Schwerkranker gar nichts anderes übrig bleibt als Dir selbst zu helfen.

Da ist als erstes die psychologisch äußerst geschickte Erhebung eines unbekannten Jubilars auf das Podest eines Olympiasiegers - indem man ihn zur »Nummer Eins« deklariert. Illustriertenleser, so weiß man, sehen sich in jedem Fall die Bilder und Schlagzeilen einer Illustrierten an. Wenn's hochkommt noch die größeren Überschriften. Das Kleinergedruckte wirkt nur noch auf sie, wenn es unmittelbar unter einem Bild steht, wie in diesem Artikel unter dem imposanten Bau des Krebsforschungsinstituts im berühmten Heidelberg mit 1.500 Mitarbeitern und 100 Millionen Mark jährlichen Kosten.

»Mein Gott«, so denkst Du unwillkürlich, so viel Geld und so viele Menschen, die allein bei uns in Deutschland den Krebs bekämpfen - da müssen schließlich Siege herauskommen....

Und da es fast jede Woche ähnliche Medizin-Triumph-Meldungen in der Regenbogenpresse oder den Fernsehsendungen hagelt nebst penetranter Ratschläge, mit jedem Wehwehchen auf jeden Fall den Arzt aufzusuchen, setzt es sich im Unterbewußtsein bei vielen fast unausrottbar fest, daß man bei Krankheit wie selbstverständlich zum Arzt oder ins Krankenhaus geht.
Sehen wir uns näher an, wie das Spielchen von der Schulmedizin so trefflich gespielt wird, denn für Dich hängt vielleicht einmal Dein Leben davon ab! Da heißt es in der Illustrierten:

»Im Keller des Deutschen-Krebsforschungszentrums stehen seit einigen Jahren gewaltige Geräte, die mit Hilfe von Strahlung dem Krebs auf der Spur sind: Röntgenstrahlen machen beim Computer-Tomogramm (CT) Scheibenaufnahmen vom Körper und spüren Tumore auf.
Der letzte Schrei der Strahlenforscher heißt PET (Positronen-Emmissions-Tomographie). Mit diesem Zaubergerät kann nun sogar der Stoffwechsel im lebenden Gewebe, beispielsweise in einem Tumor, sichtbar gemacht werden. Rechtzeitig mit PET entdeckt, kann der erneute Darmtumor <u>erfolgreich operiert</u> werden.«

1975: Atomstrahlen zerstören Krebszellen NEUE REVUE S.16

Jetzt laß Dir mal beibringen, Dich nicht von Professorentiteln und imposanten oder geheimnisvollen Apparaturen beeindrucken zu lassen und statt dessen zu denken: Das sind alles Äußerlichkeiten, von klugen Köpfen erdacht, um an das ganz große Geld zu kommen!
Mach Dir nun den Kopf frei und nimm auch den letzten Satz der »Krebs-Besieger« richtig auf. Der ist zwar völlig korrekt. Das Wort »erfolgreich« wirkt jedoch auf Dich wie eine Verheißung, Du müßtest bei Tumoren keine Sorgen mehr haben.[9506] **Es besagt in Wirklichkeit aber nur: Der Krebskranke kann nicht geheilt werden; er kann von den Ärzten nur erfolgreich *operiert* werden. Das bedeutet nicht mehr und nicht weniger, als daß er nach der Operation nicht gleich in der Leichenkammer des Krankenhauses landet.**
<u>Und die protzige Aufzählung der »gewaltigen« Geräte des Strahlungstodes wie Kernspin-Tomograph, Zaubergerät Positronen-Emissions-Tomograph, will nur bewirken, mit technischer Leistung und mit weithin unverständlichen Fachausdrücken zu bemänteln, daß es sich hierbei um nichts anderes als um eine bloße Diagnosegigantomanie, jedoch nicht um die Heilung von Krebskrankheiten handelt.</u> Lesen wir kritisch weiter:
»In den vergangenen fünfundzwanzig Jahren sind wir gut vorangekommen. Heute haben wir zum Beispiel klare Vorstellungen darüber, wie Krebs entsteht: auf der Basis von Schäden am Erbmaterial der Zellen. Das war vor fünfundzwanzig Jahren noch absolut unklar.
Die Hoffnungen der Wissenschaftler ruhen auf einem neuen Zweig der Krebsbehandlung, der sogenannten Immuntherapie. Professor Volker Schirrmacher hat dazu eine möglicherweise erfolgversprechende Methode entwickelt: Die »Impfung« gegen Krebs.«

2000: Die neue Krebskanone — Die rettende Strahlentherapie (BUNTE, Nr. 2, 7.1.2000)
Junge, Junge, seitdem die heilige Hildegard mit ihren (himmlischen) Strahlungen zu heilen anfing, (→Rz 59) und sie der Arzt Mesmer vom Mond herzauberte, (→Rz 171) haben es die Mediziner mit den Strahlen... Solch alte Betrugsmaschen halten Jahrhunderte!

Plötzlich ist nicht mehr vom »Siegen«, sondern nur noch von »Hoffnungen« die Rede und von »möglicherweise erfolgversprechenden« (nicht mehr wie oben erfolgreichen) Methoden ...
Und weshalb man die »Impfung« ins Spiel bringt, das ist Dir auch klar, nachdem Du Kapitel 0 bereits gelesen hast: Impfungen sind im Gedächtnis der Menschen fest als Erfolge der Medizin verankert.
Da aber angeblich das Impfen nur gegen Viren und Bakterien helfen kann, ist mit dieser Hoffnungsmache ein weiterer Gipfel der Täuschungen durch Professor Schirrmacher bestiegen worden: Weil Krebs nicht von Viren oder Bakterien verursacht wird. Wie will er gegen etwas immun machen, das es nicht gibt! Und was sagt die »Nummer Eins« der Krebsforschung zum Schluß, wenn

der möglicherweise gründlichere Leser, vom Fachgeschwafel leicht ermüdet, das Blatt sinken läßt? Um zwar angebliche Siege zu vermelden, damit er seinen dummen, hinters Licht geführten, edlen Spendern ein angebliches Äquivalent vermitteln kann, um weiterhin die Spendenmilliarden am Sprudeln zu halten? Das sagt er wörtlich:

»**Unser Kampf gegen den Krebs ist ein zäher Prozeß, der sich noch über viele Jahre hinziehen wird. Und er führt nicht, wie in der Öffentlichkeit vielfach erwartet, schnell zu großen Erfolgen.**«

Endlich, ganz zum Ende, kommt er dann mit der vollen Wahrheit heraus, aber wer kriegt das nach den großartigen Siegesmeldungen so spät noch mit?:

»**Trotz aller Erfolge - die herkömmlichen Strategien gegen Krebs (Operation, Bestrahlung, Chemotherapie) scheinen ausgereizt. Im Augenblick gibt es keine konkreten Aussichten, die Heilungsraten bei Krebs entscheidend zu verbessern**«, [2842ff] gesteht schließlich Deutschlands Krebsforscher Nummer Eins. Du aber, mein Leser, erkennst: Die »Nummer Eins« hat sich als »Nr. Null« des Marathonrennens um die Krebsheilung

»Gen-Taxis« gegen Krebszellen
Der Arzt, der mit »Gen-Taxis« Krebszellen töten will: Prof. Uwe Haberkorn (39). BILD, 14.9.1998

ausweisen müssen, nachdem er sogar »gesteht«, daß es in Wirklichkeit statt der Siege nur Niederlagen gegeben hat. Trotz des gewaltigen Krebsforschungsgebäudes. Trotz der 1500 Wissenschaftler darin. Trotz der über 100 Millionen dafür hinausgeschmissenen harten DM. Jährlich! Doch selbst in seinem Geständnis am Ende des Berichts versucht es die »Nummer Null« noch, die Leser (und späteren Spender) zu täuschen. Nummer Null beliebt nämlich von »Heilungsraten« zu sprechen. Und die habe ich trotz vierzigjährigen, intensiven Studiums einschlägiger Fachzeitschriften und trotz Durchsicht der gesamten medizinischen Nomenklatur bislang noch nirgendwo angegeben gefunden. Was es dagegen gibt, und was er gemeint hat, das sind die »Todesraten« bei Krebs, welche die Statistiker erfaßt haben. Und die steigen trotz aller »Siege« ständig an... [0805]

Es gibt weder Heilungsraten - noch Heilungsaussichten - seit 600 Jahren bei Krebs. Nicht bei der Schulmedizin. [7014f] Die gibt es nur in der UrMedizin.

Für die Klassische Naturheilkunde gibt es keine unheilbaren Krankheiten. Es gibt für sie nur unheilbare Menschen. Menschen, die sich nicht belehren lassen und ihre Gesundung nicht zulassen wollen. Dummheit ist als bestätigende Ausnahme die einzige unheilbare Krankheit.

146 Mir verschlug es die Sprache, als der gleiche Mann (im Fernsehkolleg des SWF vom 2.9.90) das Geschehen auf den Kopf stellte und es den »überragenden Ergebnissen der Schulmedizin« zuschrieb, daß Kindbettfieber nicht mehr existiere. Was, wie Du weißt, nicht der Verdienst der Schulmedizin, sondern der von Semmelweis eingeführten hygienischen Maßnahmen war. Das Kindbettfieber war nämlich von den Ärzten durch Unsauberkeit verursacht worden!

Am 7.9.1994, 21^{00} Uhr, im Gesundheitsmagazin Praxis äußerte sich der Krebsherr zu Hausen in der ARD-Sendung allerdings etwas differenzierter:

»Die Ursachenforschung hat nicht Schritt gehalten mit der Krebsdiagnose. Das geplante Krebsregister und die kommende Gentherapie wird da einen wesentlichen Fortschritt für die jährlich 35.000 Krebs-Neuerkrankungen bei uns erbringen...«

Die Hoffnungsmache hat er vom ersten, als Pionier moderner Krebsforschung hochgelobten Begründer seines Instituts bestens gelernt!

Vor 80 Jahren gab sein Vorgänger von sich: »Ich glaube, daß man in einem Krebsinstitut nicht allein unheilbare Carcinome und Sarkome aufnehmen soll, sondern daß auch zweifelhafte Fälle, gutartige Tumoren, aber namentlich noch heilbare Anfangsformen des Krebses hineingehören.«

Das glaube ich auch, denn nur so sind Erfolgsstatistiken für die Ärzte machbar! Nur so kann man öffentliche Gelder und Zuschüsse kassieren und sich bequemste und höchstdotierteste Pöstchen für ewige Zeiten sichern. Und weiter meinte er:

»(...) damit die Anstalt nicht zu ausschließlich den Charakter einer Siechenanstalt aufgeprägt erhält. Denn es darf nicht vergessen werden, wie deprimierend und lähmend auf die Ärzte und Krankenpfleger ein Saal voll sterbender Todeskandidaten einwirkt.«

Warum ist die deutsche Krebsmedizin jetzt so erfolgreich? Prof. Harald zur Hausen (62), selbst weltweit anerkannter Krebsspezialist: »Der Erfolg ist das Ergebnis jahrelanger, oft mühsamer Grundlagenforschung: Viel Arbeit, keine schnellen Ergebnisse – diese Forschung wurde bei uns Gott sei Dank immer gefördert.« (BILD 9.10.1998) → Rz 141	Von Jahr zu Jahr fordert der Krebs immer mehr Tote Doch von Jahr zu Jahr meldet der Chef des Krebsforschungslügen-Instituts immer mehr »Erfolge«. Laß Dir mal die nebenstehenden, nichts aussagenden und doch Erfolg vortäuschende Worte der BILD-Journalisten auf der Zunge zergehen: »Weltweit anerkannt«. Für was? Dafür, daß der weltweit Anerkannte nach wie vor dem Krebs völlig hilflos gegenübersteht? Weil er ein Fachmann der Menschenverdummung und Rattenfänger für die Geldvermehrung seiner Kollegen und seines Instituts ist? Der Baron von Münchhausen für solch gemeine Hoffnungsmache bei Kranken:

146

Lies genau, wie raffiniert die Journaille das mal wieder formuliert und suggeriert, daß »Krebs-Forschung« in Dir die Gedankenverbindung als »Krebsheilung« erregt. Denn »Weltspitze«, das wird ja nur positiv gedacht. Wahrheitsgemäß hätte es lauten müssen: »Deutsche wieder Weltspitze <u>im Mißerfolg</u> bei dem Krebsheilversuchen der Schulmedizin«.

Krebs-Forschung: Deutsche wieder Weltspitze
(BILD 15.10.1998)

Laser strahlt Mammakarzinom weg!
(Ärzte Zeitung 229/17.12.1992/14)

Gen verändert Blutadern – Krebsgeschwür verhungert!
(BILD über Studie des Memorial-Sloun-Ketterring-Krebs-Zentrum NY vom 15.1.2000 S. 9)

Da kann man beim Anblick dieses Fotos nur sagen - und wie!

Da wurde dieser brustkrebskranken Patientin nun von den Ärzten die eine Brust ausgeschlachtet, danach die Haut darüber mit Röntgen-Rasterstrahlung verbrannt - und was ist das Ergebnis des medizinischen Quälungsterrors: schwarze Metastasen, die rapide wachsen und in Kürze aufbrechen werden. Danach werden sich die jetzt noch kleinen, roten Erhebungen immer dunkler färben, die Haut zerfressen und sie in eine einzige Schreckensszene verwandeln. (→Rz58)

Bis es dann am Ende so aussieht:

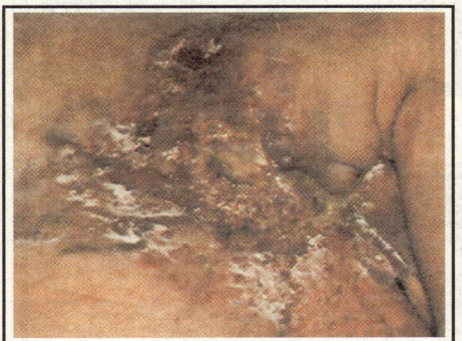

Geschwüriger Zerfall der zerschnittenen Brust nach Bestrahlung

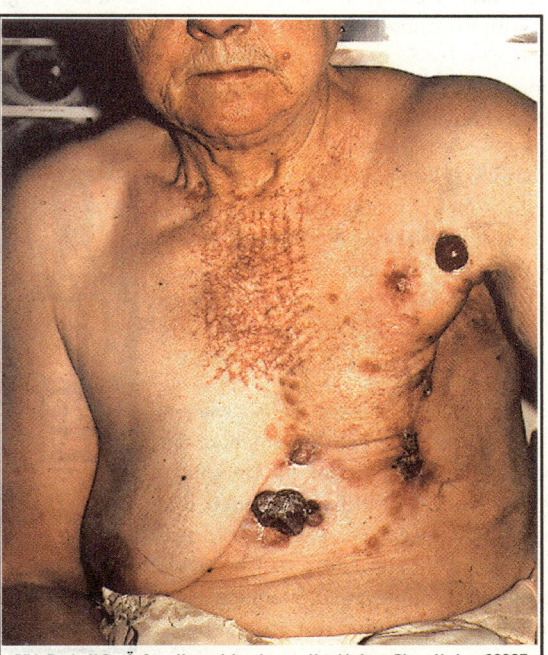

Bild: Bach, H.D., Äußere Kennzeichen innerer Krankheiten, Ritter Verlag, 82327 Tutzing, Tel. 08158-8021, Fax 7142. Sehr empfehlenswert!

Aber nicht nur unsere bemitleidenswerten Frauen sind von solchem schulmedizinischen Wahnsinn in aller Welt betroffen, auch Männer sind so dumm, auf ärztliche Sprüche, wie von »Chancen auf Heilung« hereinzufallen.

> Es ist zweifellos das zweckmäßigste für den Patienten, ihn in einem Dauerzustand der Therapie zu halten... Natürlich auch für den Arzt. (Lachen im Auditorium.)
> Prof.C. Niemeg, Universitätsklinik Köln (dpa 4.1.2000)

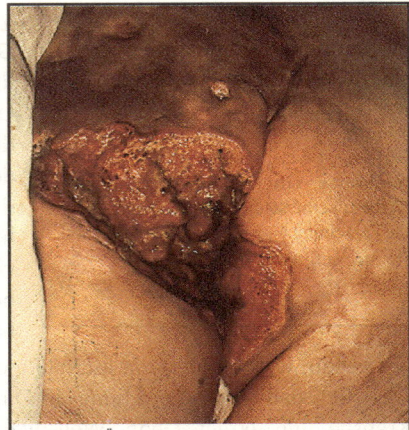

Bild: H.D. Bach, Äußere Kennzeichen innerer Krankheiten, Ritter Verlag, 82327 Tutzing, Tel. 08158-8021, Fax 7142. Sehr empfehlenswert! Basalzellkrebs (Basaliom), der trotz Bestrahlung den gesamten After mit Schließmuskel, sowie Teile des Enddarms weggefressen hat.

1.43 Die angeblich »heilbare« Leukämie: nichts anderes als ein Blendungsmanöver

Dein Kind hat Leukämie?
Dann frage Dich, ob Du es hast impfen lassen: In die Körper ungeimpfter Kinder sind keine auf Krebszellen gezüchteten Fremdeiweiße hineingekommen, und deshalb erkranken ungeimpfte Kinder nicht an Blutkrebs. (Impfpapst Dr. med Buchwald in „Gesundheitsberater 3/1998")

147 Die »Heilbarkeit« der Leukämie wird besonders laut hinausposaunt.[1615, 3104, 9510] Das soll dann für die Behandlung anderer Krebsarten Vertrauen erwecken. Da solltest Du zuerst wissen, daß der sogenannte »Blutkrebs« überhaupt kein Krebs ist. Man bezeichnet ihn nur so, weil man das Nichtausreifen der weißen Blutkörperchen eine Zeitlang angeblichen »Krebsviren« (HTLV I) in die Schuhe schob. Bis heute ist die angebliche »Heilung« noch vor keiner unabhängigen Stelle bewiesen worden. Die Herren Mediziner sind da ganz unter sich. Und wie in den Statistiken von ihnen getrickst wird, das kannst Du den Literaturverzeichnisbelegen entnehmen.[9502/9, 9521/2, 9702, 9838] (→Rz.151)

Was die Mediziner an Statistiken verfassen, das drehen und wenden sie nämlich so lange, bis es zu ihrem Vorteil gereicht. Keiner ist da, der das kontrolliert oder kontrollieren kann. Jeder Kaufmann würde wegen Bilanzfälschung oder Wirtschaftskriminalität hinter Schloß und Riegel wandern, wenn er ähnliches fabrizierte![9505/7, 9511]

Ist doch klar, sie müssen so etwas sagen, sonst würde keiner sein Kind mehr in diese Folterwerkstätten geben. Sie sollten mal meinen Vorschlag aufgreifen und drei Stationen in einem Kinderkrebskrankenhaus aufmachen: eine wie bisher mit Chemie und Bestrahlung, eine, auf der die Kinder nur mit Scheinmedikamenten behandelt werden, und eine dritte, in welcher die UrTherapie praktiziert wird. Dann hätte man sofort die Beweise erbracht, was schnellstens und auf Dauer gesund macht.

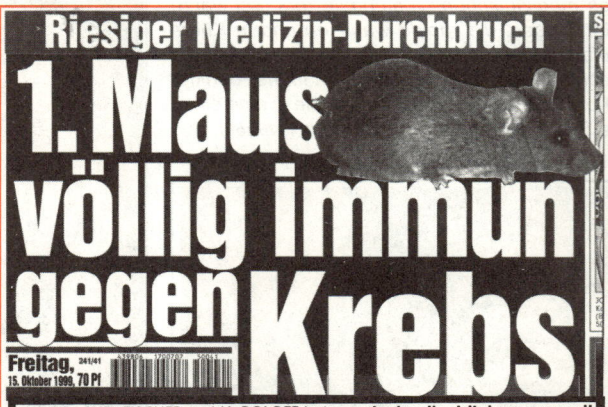

Riesiger Medizin-Durchbruch
1. Maus völlig immun gegen Krebs
Freitag, 15. Oktober 1999. 70 Pf

Von DR. CHR. FISCHER und H. ROLOFF
Welt-Sensation in der Krebsforschung!
Erstmals gelang es jetzt amerikanischen Genexperten, Mäuse erfolgreich **gegen Krebsgeschwüre zu panzern.**
In Laborversuchen spritzten die Forscher den Mäusen Krebszellen ein – doch alle blieben gesund!
„Ein Riesenfortschritt in der Krebsforschung", sagt Dr. Robert Benezra aus New York. Er hat die Wunder-Mäuse gezüchtet.
Warum sind die Tiere gegen Krebs immun? Was bedeutet dieser medizinische Durchbruch für Menschen? Seite 9.

Der Mann, der sich hier mal wieder entblödet, die Hoffnung der Verkrebsten auf Mäuse zu richten, ist der Redaktionsarzt der BILD-Zeitung. Sollte er wirklich nicht wissen, daß es einen Unterschied macht, Krebszellen an eine Stelle bei Mäusen einzuspritzen? Oder wenn sich diese bei Menschen durch zigjahrelanges Essen von Fabrikationskost selbst bilden? Der in 60 Billionen Zellen des Körpers sitzt? Medizin-Sensationen steigern die Auflage!

Da die Krankenhumanmedizin nicht mehr zu einer humanen Medizin zurückfinden kann, sollten wir sie schnellstens in die Katakomben jagen und uns von ihren Glaubenslehren befreien. Einfach dadurch, daß wir sie nie mehr in Anspruch nehmen!
Aber nicht mal die UrMedizin wird bei den folgenden Ursachen von Leukämie helfen können:

Garten ohne Unkraut - Kind mit Leukämie
Wer in seiner Wohnung oder im Garten Pestizide und Herbizide verwendet, setzt seine Kinder einer Leukämiegefahr aus. Der Beruf der Eltern allein stellt schon einen Risikofaktor dar: Kinder von Werktätigen, die mit chlorierten Lösungen, Sprüh- und Industriefarben hantierten, zeigten ein auffallend erhöhtes Leukämierisiko. Die Gifte werden zu Hause über die Atemluft und die Arbeitskleidung auf die Kinder übertragen.« (Science 1569/1987/29)

»In den USA sind kindliche Leukämien, die als Folge von medizinischen Strahlenschäden anzusehen sind, häufiger als Infektionskrankheiten. Ein Arzt hatte ein Sanatorium, wo er radioaktives Thorium einspritzt mit dem Erfolg, daß 20 Prozent der behandelten Kinder Sarkome bekamen.« (Blüchel »Das Milliardengeschäft mit der Krankheit«)

Frag Dich zu diesen Meldungen mit Deinem gesunden Menschenverstand:
Da sind Kinder durch diese schrecklichen chemischen Gifte schwer erkrankt und sollen durch noch schrecklichere Chemiegifte »geheilt« werden können?!
Die Illustrierten riefen damals - veranlaßt durch die Ärzte - sogar noch zu Spendenaktionen für die kranken Kinder aus Tschernobyl zwecks Chemotherapie und Bestrahlung auf. Noch mehr Radioaktivität auf die kleinen Körper drauf, noch mehr Chemie in sie rein, das soll Schäden wegen Radioaktivstrahlung beseitigen! Ja, warum faßt sich da kein Leser an den Kopf? Warum fällt das keinem auf, der sich noch etwas gesunden Menschenverstand bewahrt hat? (Der *Dir* hier ja tüchtig wieder aufgefrischt wird!) Ist die ganze Menschheit bereits blind und erstarrt gegenüber dem Treiben ihrer Medizinmänner geworden - geblendet vom Erstrahlen der über ihnen gesehenen Heiligenscheine?
Ja - in der Presse wird ständig geredet über »Heilung von Leukämie«, und Dir gegenüber wird der Arzt auch davon sprechen, daß Leukämie, insbesondere bei Kindern, »heilbar« sei.[1303]
Nun - ich bin auch hier der Sache auf den Grund gegangen und stellte mit Erstaunen fest, daß englische und amerikanische Mediziner in ihren internen Berichten über die Leukämiebehandlung ganz andere Töne anschlagen.[1302] Vor allem hüten sie sich wohlweislich, von »Heilung« zu sprechen. Was man dort bei der akuten lymphoblastischen Leukämie des Kindes erzielt, das sind höchstens »Remissionen«. Auf deutsch: vorübergehende Rückgänge von Krankheitserscheinungen...
Also, einmal nahmen die Mediziner die Leukämie deshalb vor einiger Zeit unter die Krebskrankheiten - Tumore, Sarkome, Karzinome - auf, weil sie leicht von selbst ausheilt und sich damit für sie »Heilungsraten« erzielen ließen. Ein einfacher Trick genügte. Man nannte sie nicht mehr Leukose, sondern Blutkrebs.[1307] Nun konnten sich die Roßtäuscher Lorbeerkränze gegenseitig aufs Haupt drücken. Und den ihnen alles abnehmenden Menschen - weil niemand außer den Medizinern medizinische Behauptungen nachprüfen kann - stolz verkünden, sie könnten Krebs heilen. Es war immer schon so: Etwa ein Viertel der Kinder starb früher an der Leukämie. Dreiviertel von ihnen überwanden sie, falls die Eltern so klug (oder zu arm) waren, sie den Ärzten nicht in die Hände zu geben. (Lies jetzt unbedingt unter LV 1100 b nach.) Daß heute nach Ausklammern der Ärztetricks (→Rz161) und deren Statistikfälschungen tatsächlich nur höchstens 30% der Kleinen überleben, geht auf die Chemo-Behandlung zurück.
Unbehandelt würden auch heute noch 75%, mit UrMedizin 99% bei Leukämie mit dem Leben davonkommen.
»Wie kommt es denn eigentlich zur Leukämie?«[9712]
Weil zu viele Gift- und Schlechtstoffe im Körper sind, bildet er im Übermaß Leukozyten. Hier baut der Körper einen anderen Reinigungsversuch auf, im Gegensatz zu den Ausscheidungsversuchen über die Niere oder Leber. Das ist durch die Verschiedenartigkeit der Menschen und ihrer heutigen Lebensweisen bedingt.

»Wie man hört, sollen sie das schlimme Erbrechen bei der Chemo-Behandlung der Leukämie jetzt durch ein weiteres Mittel (Ondansetron) reduzieren können«, sagt Du.

Das heißt aber nichts anderes als neuen, zusätzlichen Chemiedreck in den kleinen Körper eines Kindes zu geben. Mütter, die Ihr da mitleiden müßt, teilt mir doch mal Eure diesbezüglichen Erfahrungen mit. Und wie die Jahre nach der Chemo bei Euren Kindern verlaufen.

> Trotz Knochenmarkspende gegen Leukämie:
> **TV-Star Grönemeyers Bruder tot**
> (Kölner Stadt Anzeiger 1.11.1998)

149 »Gegen Leukämie - so hört man doch immer wieder - ist die Transplantation von Knochenmark sehr erfolgreich«, meinst Du.

> Knochenmarktransplantation überstanden:
> **Und schon lauert der zweite Krebs!**
> (New England Journal of Medicine, Vol.336, 13/97, 897ff u.349ff)

In den Illustriertenberichten. Doch zum Glück gibt es ja noch hier und da Mediziner, die den angeblich erfolgreicheren ihrer Sippe auf die Finger schauen. Und die haben festgestellt, daß die solcherart Transplantierten sich kurz danach eine Koagulopathie, ein hämolytisch-urämisches Syndrom, eine Arteriosklerose und eine Endothelzellenschädigung einhandeln.
Mit anderen Worten: Die leiden nicht mehr so sehr an Leukämie, dafür aber später an inneren oder äußeren Blutungen, an Nierenversagen oder Kleinarterienverschlüssen.[1300, 1307ff] (José Carrera leidet daran.) Nehmen wir an, die Chemie- und Bestrahlungssymptombehandlung der Leukämie hat tatsächlich im Blut die Vermehrung der weißen Blutkörperchen stoppen können: »Aber um welchen Preis?« fragt selbst die ärztliche Fachzeitschrift Medical Tribune am 10.07.1992.
Die Qual, die Dein Kind bereits erlitten hat,[1362] **hört nämlich nicht auf: das Risiko, an anderer Stelle einen Tumor zu entwickeln, ist um mehr als das 15fache erhöht. Meist sind es die gefährlichen Hirntumore, auch Morbus Hodgin (bösartige Lymphogranulomatose) und Schilddrüsen-Karzinome. Oft kommt es auch zur akuten myeloischen Leukämie nach der »Heilung«. Und die ist dann nicht mehr »heilbar«... Glaubst Du wirklich, die Natur läßt sich betrügen? Mit Chemie?**
Mit diesem Mensch und Erde verseuchendem Giftzeug?! Allerdings fand ich in einer englischen medizinischen Fachzeitschrift einen Bericht über echte Erfolge bei der Leukämiebehandlung (»Erstaunlich schnelles Verschwinden von leukämiekranken Zellen im Rückenmark im Vergleich zu Kontrollgruppen«) - aber dem geht kein Krankenhaus bei uns nach. Was Wunder, denn die Erfolge beruhten ja auf nichts anderem als einer proteinarmen Diät mit alkalischen Flüssigkeiten...[9770]
Nehmen wir mal an, Du bist leukämiekrank und Du nimmst der Schulmedizin ab, daß Du eine 62%ige Chance hast, mehr als fünf Jahre zu überleben. Während die Nichtbehandelten angeblich nur eine 50%ige Chance haben sollen.[1303, 1300] Nehmen wir an, Dein Glaube an die weißen Götter ist so stark, daß Du selbst vor der amtlichen Krebsstatistik blind bist, die Dir zeigt, daß die Todesraten bei den Krebskrankheiten ansteigend sind.

150 **Nehmen wir auch noch an, Du bist derart vertrauensselig und der Medizin so hörig, daß Du auch um die Ermittlungen des amerikanischen Prof. Jones**[9514] **nichts gibst, der aufdeckte, daß die herausposaunten Heilungsraten bei Krebs auf betrügerischen Manipulationen beruhen.**
Nun, dann solltest Du Dir wenigstens sagen:
Alle statistischen Erfolge der Medizin sind für mein Kind und mich als einzelnen Krebskranken völlig wertlos! Denn mein Krebs oder der meines Kindes kann mit dem eines anderen Krebskranken nicht verglichen werden! Gehöre ich zur Gruppe, bei denen der Krebs schnell zum Tode führt, dann nützt mir auch eine erfolgreiche Statistik nicht das geringste.
Ich kann dem Tod nur noch dann von der Schippe springen, wenn ich selbst zu denken und selbst zu handeln anfange: Auf statistische Sandkastenspiele gründe ich jedenfalls nicht eine so verhängnisvolle Entscheidung wie die zur Chemotherapie, Strahlenbehandlung oder Operation![1350ff]
Selbst wenn Du den Medizinern entgegen all den hier angeführten gegenteiligen Nachweisen abnimmst, daß sie wenigstens in 70% aller Fälle eine (!) Art der Leukämie für fünf Jahre heilen können, dann sagt Dir immer noch keiner der Chemotherapeutikerhasardeure, was Dich (oder

Dein leukämiekrankes Kind) danach erwartet und welch guter Kunde Du für die Pharmaindustrie später immer bleiben wirst.[1301, 1305, 1416]

Mit der Statistik ist das so: Dein Doktor verdient netto 25.000 im Monat, und Du kommst mit Deinen 4.000 Mark hinten und vorne nicht zurecht - obschon Ihr beide, Du und der Doktor zusammen - im Durchschnitt doch 14.500 Mark im Monat habt...

»Und wenn Du nichts von Statistiken der Ärzte hältst, wieso erregt die amtliche Krebsstatistik[1505] nicht Deinen Argwohn?«

Weil die Medizinmänner darin nicht schummeln können. Hier werden sie

> **Entscheide Dich!**
> Willst Du weiter die Gifte der Medikamente in Dich schlauchen und Dir die letzten Reste Deiner Abwehrkräfte zerstören lassen, oder willst Du endlich damit anfangen, gesund zu leben? Am besten urgesund! Ja? Dann lies hier weiter.

nämlich in etwa von anderen kontrolliert, die nicht zu ihrem Berufsstand gehören. Würden die Ärzte beim Ausstellen der Todesscheine statt »Tod durch Lungenkrebs« etwa »Tod durch Herzinfarkt« schreiben, dann würden die Angehörigen doch aufmerken. Für so was will der Doktor doch nicht sein Prestige aufs Spiel setzen!

Überlege deshalb nach dem Studium meiner Dir hier dargebotenen Literatur selbst, ob Du Dein Kind zu einer Leukämiechemo-Terrorbehandlung gibst oder ob Du nicht vorher die UrTherapie selbst völlig gefahrlos zu Hause anwenden willst.

Ein Elfjähriger sagte nach dem zweiten Rückfall zum Arzt, als der meinte, daß er sterben könne, wenn er sich gegen die erneute Behandlung sträuben würde: »Ja - sterben ist schwer - aber 'ne Chemo ist noch schwerer...«[1305, 1400ff] Das ist die Wirklichkeit - früher wie heute:

> **Auch dem Kind des Ministerpräsidenten war nicht zu helfen!**
> Eva-Benita, 11 Jahre, Tochter des Ministerpräsidenten, hatte trotz der mörderischen Chemo- und Strahlentherapie ihr wunderschönes Haar behalten. Die Eltern waren überzeugt: Das ist ein gutes Zeichen für die starken Widerstandskräfte ihres geliebten Kindes, das sich nun schon drei Jahre in Behandlung wegen Leukämie befand. Ihr Hoffen war vergebens. Eva-Benita schloß am 31. Januar für immer die Augen.
> (BILD, 15.2.86)

Und wenn ein Kind die Behandlung überlebt: immer wieder Rückfälle! Und: Kaum ein Chemokind wird älter als 18 Jahre! Selbst wenn die Chemotherapie bei manchen nutzen sollte: Warum diese Torturen dem Kind zumuten, wenn's doch die UrMedizin gibt! Die es nicht mit 70%iger, sondern mit 99%iger Sicherheit - und ohne Schäden - gesund macht![1304, 1409, 1359]

»Mir fällt ebenfalls noch etwas Wichtiges zum Thema Krebs ein: Was denn, wenn einer nur deshalb an Krebs erkrankt, weil er vielleicht als Arbeiter ständig mit Giftstaub oder giftigen Dämpfen zu schaffen hat? Du wirst doch zugeben müssen, daß solch ein Krebskranker auch von Deiner UrMedizin nicht gesund werden kann.«

Da hast Du vielleicht recht. Doch ich bin mir ziemlich sicher, daß durch die abwehrkraftstärkende UrMedizin er erheblich widerstandsfähiger gegen sein Leiden wird.

> **Potenz und Spermien vermindert im Alter bei Chemotherapierten**
> (Kinderheilkunde, 148.Bd., Heft 4-2000, S. 416-417)

Andererseits halte ich Dich auch nicht für so dumm - wenn Du ansonsten nach meinem Buch lebst und seinen Sinn verstanden haben wirst - daß Du nicht von selbst auf den Gedanken kommen solltest, Deinen Beruf und Deine Umgebung auf deren Krebsgefährlichkeit kritisch unter die Lupe zu nehmen.

Wer in einer Chemiefabrik seine Brötchen verdient, der weiß schließlich, daß für ihn allein die Gefahr, an Blasenkrebs[1556] zu erkranken, vierzigmal höher liegt als bei anderen Menschen. Wer als Lkw-Fahrer ständig auf den Straßen herumfährt und die Auspuffgase und den Staub schluckt, wer von den Tabletten und Pillen der pharmazeutischen Industrie nicht loskommt, wer unter einem Asbest, Eternit oder steinwollisoliertem Dach lebt, wer in seiner Wohnung fleißig Spanplatten verarbeitet und Möbel aus dem gleichen Material herumstehen hat, die das Kleber-Gift der Chemiefabriken ausschwitzen, wer seine Holzbalken und Zäune so wirksam mit Holzschutzmenschenschadensmitteln gestrichen hat, daß er zwanzig Jahre lang beim Rasenmähen von Krebsgiften eingenebelt wird, wer zur Wärmedämmung tüchtig Glaswolle verarbeitete, deren abbröckelnde Teilchen sich wie kleine Speerspitzen in seine Lunge spießen, und wer in seiner Wohnung Insektenvertilgungsmittel versprüht anstatt die Fliegenklatsche oder den Staubsauger zu benutzen, der begibt sich nicht nur in höchste Gefahr, sondern wird auch durch diese Chemie um viele Jahre vorzeitig altern und elend werden.

Wer als Kellner in Diskotheken bedient und doppelt und dreifach dem Zigarettenqualm der Lärmfetischisten ausgesetzt ist, wer in der Nähe einer Fabrik wohnt, die mit Blei und Cadmium die Landschaft verseucht, wer beim Ansinnen der Ärzte, ihm mit Röntgenstrahlen Krebs zu verschaffen nicht nein sagen kann, oder wer in einem Bergwerk im Steinstaub schuftet oder in der Nähe einer Atomverseuchungsanlage oder Hochspannungsmasten wohnt - ja, der weiß doch, wie gefährlich er lebt! Spätestens aber dann, nachdem er dieses Buch gelesen hat.

Wie die Ärzte zu bluffen verstehen:

> **Unter Chemo sterben mehr Kinder an Leukämie**
> Die Überlebensrate, die heute iatrogen (durch ärztliches Eingreifen) oder judicogen (durch juristisches Eingreifen, Zwangs-Chemotherapie) nur 10-15% beträgt, betrug damals 95%!
> Die Patienten waren damals ein paar Monate müde und schlapp (sog. „verschleppte Grippe"), danach waren sie wieder munter wie zuvor. Das heißt im Klartext: Wenn früher 5% der Patienten starben und heute 85% iatrogen und judicogen, dann sterben heute 80% zuviel, die eigentlich nicht hätten sterben müssen, sondern eben iatrogen und judicogen durch Pseudo-Therapie zu Tode gebracht wurden.
> (...) Vieles was als Brustkrebs behandelt wird, ist nämlich gar keiner. Besonders die Suche nach Knoten in der Brust sorgt oft für eine vorschnelle „Krebs"-Diagnose. Knoten allein machen noch keinen Krebs, selbst wenn sie sich verändern. In einer amerikanischen Studie hat man die Leichen von vielen Verstorbenen (Tod durch Unfall, Altersschwäche oder irgendwelche Krankheiten) nach Krebsknoten untersucht: 99% hatten solche Knoten, ohne deswegen Krebs zu haben.
> JÜRGENSOHN, J. „Die lukrativen Lügen der Wissenschaft", EWERT VERLAG

> **7 von 10 Patienten geheilt - aber Zweittumorengefahr**
> Bösartige Krankheiten sind längst nicht mehr unheilbar. Der Morbus Hodgkin ist das beste Beispiel: 1960 hatte diese Erkrankung noch eine infauste (tödliche) Prognose, heute werden 7 von 10 Patienten geheilt. Der Erfolg ist indes teuer erkauft, so das Fazit beim 32. Bayerischen Internistenkongress: Noch 20 Jahre später weisen ehemalige Hodgkin-Patienten eine im Vergleich zur Normalbevölkerung 2 - 3 mal so hohe Sterblichkeit auf! (Ärztliche Praxis 5/16. Januar 1993)[1427, 1451,1455/6]

154 Ich rechne das mal mit dem gesunden Menschenverstand durch:
Von zehn Lymphdrüsen-Verkrebsten werden sieben angeblich geheilt und wenn ich den bekannten Fälschungsfaktor[9511] mal ganz gering mit nur einem Toten mehr und das vorzeitige Zum-Sterben-nach-Hause-Schicken[2412] mit einem weiteren, in der Statistik wegfallenden Toten in Rechnung stelle, dann überleben die medizinische Tortur tatsächlich ganze fünf Patienten, also 50%, die nach diesen fünf Jahren erneut unter den Begriff »Krebskranke« fallen. Nun wird im Tenor des oben angeführten Berichts dargelegt, daß früher die Prognose (Vorhersage) für diese Kranken infaust (zum-Tode-führend) hieß. Was meint: Die bis 1969 Erkrankten starben nicht gleich nach dem Tag, an dem ärztlicherseits die Erstdiagnose gestellt worden war, sondern es starb der eine früher, der andere später daran.
Von den zehn Kranken, die an Morbus Hodgkin litten, starben also damals *ohne* Chemobehandlung binnen fünf Jahren noch ebenfalls fünf Kranke, also 50 Prozent.[9516f]

154 **Die Angabe von oben, bösartige Krankheiten seien längst nicht mehr unheilbar, erweist sich damit als ein nur hoffnungsmachendes, aber aus ihrer Sicht nötiges, wenn auch betrügerisches Argument der Mediziner, die Patienten nicht an die Naturheiler zu verlieren.**[1223, 9506]
Da kannst Du doch nur noch im Zorn zurückblicken auf Rz 135, was dort oben im Kasten steht: Keine Heilung bei Krebs!
<u>Erhalte Dir die Kraft Deines gesunden Menschenverstands.
Denn nur er kann Dich vor schlimmen Schäden und Reinfällen bei der Medizinermafia bewahren.</u>

> Hier wird geschickt sogar den Ärzten einsuggeriert, diese »Heilungsraten« würden für Patienten gelten, damit sie ihnen nur weiter die Gifte einspritzen:
>
> # Hohe Krebsheilungsrate erzielt
>
> (...) eine Behandlung mit monoklonalen Antikörpern war bereits erfolgreich bei Mäusen und Ratten. (Ärzte Zeitschrift 144/8. 1993/10)

Nun wird aber weiter in dem Artikel der Fachzeitschrift gesagt:

> Auch Infertilität (Unfruchtbarkeit) und Hypothyreose (verstecktes Schilddrüsenleiden) drohen durch Chemotherapie bei Leukämie.[1565]
> Aber auch zahlreiche andere Probleme können als Auswirkungen der aggressiven Therapie auftreten:
> * Störungen der Fertilität (Fruchtbarkeit), Amenorrhö, Azoospermie (Unfruchtbarkeit)
> * Hypothyreose Schilddrüsenunterfunktion mit allen Folgen wie Muskelkrämpfen, Verstopfung, Kälteempfinden, Herzbeschwerden, Schwerhörigkeit, Ermüdung, Fettwerden, Schwäche
> * Herzinfarkt - allerdings läßt sich das früher 3fach erhöhte Risiko vermutlich durch moderne Bestrahlungsverfahren minimieren, * Pneumokokken- Sepsis. Folgt das Interview mit dem Spezialisten:
> ÄP: Patienten mit M. Hodgkin (Lymphogranulomatose, bösartige Krebsform) haben nach erfolgreicher Behandlung vermutlich ihr Leben lang ein erhöhtes Risiko, solide Tumoren zu entwickeln. Welche Organe sind dabei am häufigsten betroffen? Prof. Meter: Besonders oft sehen wir Weichteilsarkome, Tumoren der Atemwege und Mammakarzinome. Daneben finden sich jedoch in praktisch allen Organen gehäufte Malignome. (Ärztliche Praxis 5/ 16.1.1993)

Was also eine »erfolgreiche« Behandlung nach dem Medizinerlatein in Wirklichkeit bedeutet: Die Krähe Morbus Hodgkin ist vertrieben - die Geier kommen dafür jetzt in Form solider Tumore angeflogen.[1460] Lies das aufmerksam - das sagt Dir doch wohl genug:

> Kinder, die eine Krebserkrankung überstanden haben, unterliegen einem höheren Risiko für einen Zweittumor als Erwachsene. **Besonders in den ersten zehn Jahren ist das Krebsrisiko erhöht.**
> Kinder mit Krebs haben ein deutlich höheres Risiko, sekundäre Tumoren zu entwickeln, als Erwachsene. Besonders bei Knochen- und Schilddrüsenmalignomen bei Kindern im Alter unter fünf Jahren steigt die Häufigkeit bösartiger Neoplasien, wenn die kleinen Patienten die Behandlung ihres ersten Tumors überleben: Das Risiko ist mehr als 20mal so hoch.
> Zum anderen habe die nordische Studie eine deutliche Korrelation zwischen der Zunahme der Häufigkeit sekundärer Tumoren und der Intensivierung der Chemotherapie ergeben.
> (Ugeskriftlaeger 156, 1994, 4565) (Ärzte Zeitung 161/12.9.1994 - Unterstreichung vom Verfasser)

Erkenne: Die Schulmedizin wandelt die weniger gefahrvolle Leukämie in gefährliche Tumore um!

Liest Du als Krebskranker medizinische Fachzeitschriften? Nein? Das solltest Du vielleicht. Denn auch ab dem Jahre 2000 wird sich am Tun der feinen Betrügergesellschaft nicht ein Yota ändern: Schreibt die Medical Tribune von Nr. 15 v. 14.4.2000 Seite 19 unter der Überschrift

> Zwischen Betrug und Hoffnung (...) daß die riskante Hochdosis-Chemotherapie des Prof. Bezwoda bei den Krebskranken schon breit eingesetzt würde, weil diese, bei seinen Studien, signifikante Behandlungserfolge erbracht hätten! Aber jetzt habe der Kollege eingestehen müssen, daß alles gefälscht worden sei.

Und? Kommt der Kerl vor Gericht weil er schlimmste Schmerzen und Schäden den Kranken beibrachte und viele vorzeitig mit Unmengen von Krebsgift umbrachte? I wo – der Mann ist doch ein berühmter Mediziner!

1.44 Eine Lanze für die guten Ärzte

> Ein Mensch geht zum Doktor. Dieser notiert ihm ein Rezept. Der Arzt muß schließlich auch leben. Der Mensch geht zum Apotheker, der verkauft ihm die Medizin. Der Apotheker will schließlich auch leben. Der Mensch geht heim und wirft die Medizin weg. Der Mensch will schließlich auch leben.

»Nur komme ich einfach nicht von dem Eindruck los, daß Du zu scharf mit den Ärzten ins Gericht gehst. Der Arzt hat's auch nicht leicht, wenn er mitten in der Nacht zu einem Säufer gerufen wird, dessen Kumpan ihm mit Mord droht, wenn er ihn nicht sofort aufsuche. Oder wenn er zu einem Asthmatiker kommen soll, der an einem komplizierten Atemnotsyndrom leidet. Ich kenne da einen recht jungen Arzt, der ist so lieb, so aufopfernd. Der findet sogar noch Zeit für ein persönliches Gespräch mit mir. Er entspricht nicht im geringsten dem Bild, das Du von ihnen zeichnest«, sagst Du. »Dazu ist er kein bißchen hochnäsig! Meist läuft er in Jeans herum. Ich bekomme von ihm das Gefühl vermittelt, daß er nur das Beste für mich will!«

Das Beste, was ein Arzt für Dich bei einer Krankheit tun kann, das ist: sofort seine Behandlung an Dir einzustellen!

155 Nichts ist ohne sein Gegenteil wahr. Und es dürfte auch zutreffen, daß mindestens der größte Teil der jungen Ärzte aus lauteren, ideellen Gründen ihre Zukunft nicht als Beruf, sondern als Berufung ansehen.[2473] Sie wollen helfen und Gutes tun. Sie wähnen, Samariterdienste leisten zu können. Sie glauben fest an die Richtigkeit der Schulmedizin.

»Ich faß nie mehr irgendeine Literatur an, die nach Medizin riecht, wenn ich die Ausbildung hinter mir habe«, sagte mir ein Jungmediziner. In der Tat: Nach dem Studium sind die so geschlaucht vom Büffeln all des nutzlosen Krams, daß sie - ausgenommen von einigen Strebern - die Nase gestrichen voll von Theorie haben und nun auch nichts von alternativen Methoden wissen wollen.[2003, 2183]

Die jungen Mediziner werden nämlich durch ihre Ausbildung vom Selbst-Denken abgeschottet. Sie bekommen nur das einseitige Wissen ihrer Professoren mit, die alle anders gearteten Lehr- und Denkweisen von ihnen abhalten, damit sie nur die Interessen der Zunft vertreten. Genau so wie der Papst und die mächtigen Kardinäle der Kirche es mit ihren Priestern halten.[9726]

Ja, es gibt sie, die Ärzte, die ihren Beruf als ethische Lebensaufgabe[2485] ansehen, denen nichts zuviel wird, die ohne Klagen tagelang hintereinander Nachtdienst schieben, die nichts wollen, als anderen zu helfen, die den nahen Kontakt mit den Kranken als beglückend empfinden, die davon überzeugt sind, als Ärzte eine Aufgabe zu erfüllen. Unbedingt zu begrüßen sind auch die dankenswerten Versuche einiger Ärzte, sogenannte Balintgruppen zu bilden, um dort die Interaktionen mit ihrer Klientel auf Funktionalität und Effizienz zu hinterfragen, um die Kommensurabilität des späteren Procedere mit -

»Sag mal, fängst Du jetzt auch schon mit denen zu spinnen an? Ich denke, ich hab' mir 'nen KONZ geholt. Von dem ich gewohnt bin, daß er so redet, daß ich nicht lange drüber nachdenken muß, was eigentlich gemeint ist.«

'Tschuldige. War nur ein Test, um zu sehen, ob Du ein aufmerksamer Gesprächspartner für mich bist.

Hut ab also vor jenen noblen Ärzten, die sich vom Geist der Burschenschaftsmediziner nicht unterbuttern ließen und öffentlich gegen den Atomwahnsinn aufgetreten sind. Und eine Verbeugung vor denen, die sogar einen Bund gegen Tierversuche gründeten. Oder in armen Drittländern helfen wollen. Ja, es gibt sie noch, die Ärzte, die aus rein ethischen Gründen tätig sind.[2454/7/9, 2486, 3302, 3308, 4503]

Zu achten ist ihr Fleiß, ihr Wissen, ihr Ehrgeiz, die Menschen gesund machen zu wollen mit einem untauglichen, aggressiven, nutzlosen, sinnlosen, naturverachtenden Allopathie-Chemie-System. Wenn ihre Patienten immer kränker werden, dann bemühen sie sich aus Mitleid doppelt stark und glauben allen Ernstes, mit noch mehr Giften helfen zu können. Hut ab vor ihrer Einstellung! Aber nicht Hut ab vor der Tatsache, daß sie trotzdem die Patienten immer mehr schädigen. Kommt hinzu, daß durch die Wahnsinnsbürokratie mittlerweile der Arzt gezwungen ist, mehr Zeit für die Auswahl der richtigen Gebührenordnungsnummern und erlaubten Medikamente aufzuwenden als für die richtige Diagnose und Therapie in der Betreuung seiner Patienten.[3321]

Und dann die Unfallärzte, die Tag und Nacht ihren schweren Dienst verrichten, um die zuckenden, blutenden Bündel Fleisch wieder zurechtzuflicken. Und die ihr Fach auch meist beherrschen. Bewunderungswürdig auch die Techniken, den Kindern mit einem Vogelgesicht wieder ein normales Aussehen zu verleihen. Alle Hochachtung vor deren Geschick und Einsatz. Und: Wie müssen sich Krankenhausärzte oft verrückt um kollabierende Kranke machen, hetzen, rennen, sich stressen lassen. Und sich den Hintern naß schwitzen, Essen und Schlaf vergessen, um vielleicht Alkoholiker, Kettenraucher und Fixer in ihr selbst verpfuschtes Leben zurückzuholen! Nein, so fleißige, hilfsbereite und gute Menschen kann und will ich nicht schelten. Sie finden meine volle Anerkennung und Hochachtung.

Merke: Alle Attacken gegen die Schulmedizin von mir richten sich nicht gegen das Verarzten von Not- und Unfällen sondern nur gegen die schädigenden Formen der Behandlung von *Krankheiten*. Und nicht gegen den kleinen Arzt, der Dich sicherlich auch nicht *bewußt* krankhalten will. Aber: Es läuft eben alles darauf aus, daß Du tatsächlich bei schulmedizinischer Behandlung krank bleibst und geschädigt wirst.

Die meisten Ärzte müssen sich über die Non-Compliance (Nichtbefolgen ihrer Anweisungen) der Patienten ärgern, müssen Persönliches hintanstellen, ihre Freizeit opfern. Zudem werden die Allgemeinärzte von den Fach- und Klinikärzten nur als Dummköpfe angesehen - das ist hart. Trotzdem sind sich viele nicht zu schade dafür, nach Dienstschluß im Hospital den Eltern krebskranker Kinder noch die Behandlungsaussichten mit Zytostatika mühsam zu erklären. Oder sich das Gerede dummer, eingebildeter, vom Anspruchsdenken verdorbener Patienten (geduldig wie Gastwirte das Gequatsche benebelter Alkoholiker) anzuhören. 156

Sie müssen oft ihre Nachtruhe opfern, sich mit Prozessen und dem besserwisserischen Denken halbbelesener Kranker herumschlagen, müssen auf ein beschauliches Familienleben verzichten und können genau so pleite gehen, wie jeder andere Geschäftsmann auch. Folge: Der Anteil der Alkoholiker[5402] und Selbstmörder liegt bei ihnen deutlich über dem Durchschnitt der Bevölkerung. An der Spitze liegen sie im Konsum der »uppers« und »downers«.[2002, 3310] Warum denkst Du, daß bei ihnen so viel daneben geht? Doch wir wollen daraus keinen Vorwurf herleiten und glauben, wir - Du und ich nicht im geringsten ausgenommen - seien auch nur einen Deut besser! Wer ist schon so tugendhaft und gut, wie er sein sollte?

»Und der hohen geistigen Leistung des Arztes, dem langen unbezahlten Studium, schließlich der Erringung des Doktorhuts - zollst Du dem auch keinen Respekt?«[2025ff]

Was weißt Du denn als Außenseiter schon von den Interna eines Defraudanten-Berufstandes?[2280ff] Inscribiert und nicht krepiert ist promoviert, so heißt es bei den Medizinern. Der Dr. med.-Titel gilt bei anderen Akademikern sowieso nichts, weil man auch die medizinische Doktorarbeit kaufen bzw. erringen kann mit einer Anstrengung, für die man bei der Semesterabschlußarbeit in einem anderen Studienfach nicht mal ein »ausreichend« erhielte. Die Doktorarbeit gibt's überall für 10 bis 20.000 Mark.[2168, 2299] Und die Professorentitel werden wie mit einem Weihwasserwedel vergeben.[9528] Aber keine Frage: Wer von den Ärzten viel verdient, der arbeitet meist hart und schwer. Der muß früh raus und kommt abends geschafft nach Hause. Da ist nun der größte Traum eines schönen und gebildeten Mädchens in Erfüllung gegangen - sie hat sich einen Arzt angeln können, und nun stellt sie fest, daß sie ein mit sich unzufriedenes Arbeitstier ohne Zeit für sie geheiratet hat. 157

In letzter Zeit kommt es zudem knüppeldick auf die Ärzte. Ihre ständigen Klagen über zu wenig Verdienst und ihre immer anspruchsvolleren Honorarforderungen sind durch die Gesundheitsreform erst mal gedeckelt. Mit dem einfachen Drauflosmedikamentieren und -chirurgieren scheint es auch vorbei zu sein. Nachdem nun auch die deutschen Gerichte immer mehr Schadensersatzansprüche der von ihnen zu Krüppeln gemachten Patienten anerkennen - trotz der Krähen-Gutachter. Jetzt will man sogar, daß die Doctores noch mal die Schulbank drücken. Um ihr Medizinwissen auf den neuesten wissenschaftlichen Unsinnsstand zu bringen. Und um es zu vervielfältigen. Was praktisch heißt: Negatives Wissen um noch schlimmeres Negativwissen vermehren. Der Mathematiklehrsatz »Minus mal Minus = Plus« erweist sich hier leider als nicht anwendbar...

Zu allem drängen nun auch noch immer mehr Studenten in die Medizinerlaufbahn, sich gegenseitig das Geschäft wegnehmen wollend - obschon mehr Konkurrenz ihrem einseitigen Chemiedenken ganz gut bekäme. Aber: <u>Wenn die Jungärzte mal vierzig Jahre alt sind und dann noch nicht aufbegehrt oder nicht eingesehen haben, wie nutzlos und schädlich das System ihrer Schulmedizin ist, verfallen auch sie dem Zynismus aller Mediziner. »Wir können das Leid nur verkraften, wenn wir abstumpfen«</u> sagen sie.

So werden aus den Idealisten dann meistens Zyniker. Der ehrliche Mediziner Hackethal meinte dazu: »Jeder Arzt, der genügend nachdenkt, muß spätestens wenige Tage nach seiner staatlichen Bestallung die Amoralität und Illegalität erkennen, mit denen der Medizinerberuf zum großen Teil ausgeübt wird.« (Nachoperationen, Ullstein Verlag)

157 Das ist doch klar: Wer Arzt werden will, der weiß genau, wie sehr er damit an Prestige, Macht und Privilegiertsein gewinnt: solange er mitläuft. Die Angst vor dem Geächtetsein hält ihn bei der Stange der Chemie. Unter seinesgleichen fühlt man sich wohl - besonders dann, wenn es sich um eine angesehene Kaste handelt. Die anderen - die Patienten - kommen da erst ganz zum Schluß, schließlich dienen sie ja nur dazu, um Geld zu verdienen. Wie die Hure auch nichts um ihre Freier gibt – gleichwohl ihnen schöntut. Warum da noch Kraft und Mut aufbringen, sich mit den mächtigen Professoren anzulegen? Wieviel einfacher ist es doch da - selbst gegen bessere Einsicht - das zu glauben und zu tun, was die päpstliche Bulle zu Denken vorgibt. Doch natürlich gibt es da auch noch andere, ehrliche Ärzte, deren Horizont weiter reicht als der Blick, der zum Geldzählen erforderlich ist. Die sich wehren, wenn Professoren der Schulmedizin z.B. die sanfteren Heilweisen als »alles für die Katz« herunterputzen (Prof. H. Arnold in Ärztliche Praxis Nr. 25/1992/5). Aber die sind sehr sehr dünn gesät.[2185, 2194, Rz 748]

Und manche, die in den Ärztezeitschriften vehement Stellung beziehen gegen ihre chemiebesessenen Kollegen.[3851]

Schließlich sind da noch die an jedem kranken Menschen echt Anteil nehmenden, von ihrer Arbeit besessenen und auf sich selbst keine Rücksicht kennenden Ärzte. Die mit heißem Herzen ihren Beruf ernst nehmen. Die nicht so schnell den Rezeptwünschen ihrer Patienten nachkommen, sondern hinterfragen und sich oft auch sperren. Und die nicht gleich jeden Chemiedreck leichtfertig verschreiben. Zumeist sind es die jüngeren Ärzte auf den Krankenstationen der Hospitäler oder in einer kleinen Praxis. Ich kenne auch sie und achte sie so wie Du. Sie sind mir lieb und teuer. Ich möchte diese feinen Kerle nicht in meine Schelte einbeziehen und bin traurig, daß sie nur diese elendige allopathische Methode statt der Klassischen Naturheilkunde kennengelernt haben.

Leihe einem solchen Arzt ruhig einmal dieses Buch zum Lesen. Vielleicht erkennt er die Zeichen der Zeit und schwenkt um ... Denn es wird den wahren, echten Ärzten, denen mit hippokratischem Blut, wahrlich sehr, sehr schwer gemacht, bessere Erkenntnisse zu gewinnen.

Ich kenne nur drei große Ärzte der letzten 2000 Jahre, die sich nicht kleinkriegen ließen, beharrlich ihrem Gewissen folgten und die Kranken voll im Sinn von Hippokrates behandelten - auch wenn ihnen die Kollegen das Leben noch so schwer machten: S. Hahnemann, Bircher-Benner und Hackethal. Hut ab vor diesen Männern, welche die Schulmedizin als Lug und Trug erkannten und - dies auch offen zu sagen wagten.

158 »Und was ist mit unserem großen Nobelpreisträger Werner Forßmann, der sich als erster Mensch einen Katheter ins Herz schob? Weißt Du, was für ein Mut dazu gehört! Der hat die Innenfotografie der Adern und Ballondilatation schließlich ermöglicht!« wendest Du ein.

Tut mir leid, wenn ich Dich wieder desillusionieren muß: Der Forßmann hat das an hunderten Affen vorher geübt und dann nach deren Tod seine Katheterschläuche immer wieder verbessert. Als endlich die letzten Affen überlebten, wagte er sich auch daran. Daß die so Dilatierten dadurch viel eher sterben als Nicht-Dilatierte, hat man erst 60 Jahre später ermittelt. An den Affen hatte der nobele Herr Professor das schon vorher spitzgekriegt. Aber hätte er das wahrheitsgemäß gesagt, wäre er da berühmt und reich geworden? Medizynikern und Generälen kommt es auf ein paar zigtausend Tote nicht an...[2730b] Und ein letztes:

Müßten sich nicht eigentlich *alle* der angeblich für die Gesundheit der Menschen zuständigen Ärzte mit ihrer ganzen Macht und Lobby dafür einsetzen, daß alternative Landwirtschaft betrieben und Pestizide, Herbizide und alle erdzerstörenden Gifte verboten werden?

1.45 Freiheit der Lehre in der Medizin? Welch eine Farce! [1855]

Welche Chancen besitzen denn heute junge Mediziner, ihre Sicht zu weiten, ihr Tun kritisch zu hinterfragen? Keine! Die haben zwar schon mal etwas über Naturmedizin gehört, aber, mein Gott, die Leute, die sie vertreten, haben doch meist nicht studiert - die kann doch keiner für voll nehmen! Die Lehrprogramme von Schulen, Hochschulen, Universitäten und ärztlicher Pflichtfortbildung werden von den Kultusministerien bestimmt. Diese Minister sind führende Mitglieder politischer Parteien. Letztere werden von der Wirtschaft und Industrie mitfinanziert.

Nach wessen Interessen glaubst Du also, werden die Minister z.B. die medizinischen Lehrprogramme wohl ausrichten?
Wollen die Lehrer oder Professoren von diesem vorgegebenen Lehrplan für ihr Fach abweichen, werden sie schnellstens zur Ordnung gerufen. Nützt das nichts, wird es für sie schwer, Beruf und Lehramt zu behalten oder gutbezahlte Gutachten zu erstellen. Freiheit der Lehre? Zu schön, um wahr zu sein! [9422, 9492] Die jungen Menschen, die gerne Ärzte werden möchten, werden somit nur auf die »anerkannte Medizin« indoktriniert und zu einer Medizin geführt, für die nicht die Ganzheit des Menschen Grundlage des Wissens und Therapierens ist, sondern die Zellularpathologie Virchows. Die sich für die Ärzte als so lukrativ erwiesen hat, daß man trotz ihrer inzwischen erkannten Widersinnigkeit weiter daran festhält. Wonach die Patienten als Massenware nach der Methode der einarmigen Banditen in den Spielsalons minutenschnell abzufertigen sind: ein Ruck, ein Zug - und das Geld im Kasten klingt. Denn nach Virchow besteht der Chipkarteninhaber nur aus zu inspizierenden Einzelteilen. Wie sagte er doch seinen Studenten: »Ich habe Tausende von Menschen seziert - aber nie eine Seele gefunden.«

So konzentriert sich denn der genehmigte Lehrplan nur auf technisch-pharmakologische Schemata. Und deshalb wird auch das Fach Ernährung nicht in die Lehrprogramme aufgenommen. 's wär' ja noch schöner, wenn da später ein Doktor Eier und Fleisch aus deutschen Landen verunglimpfen müßte!

Damit diese so programmierten Mediziner nicht auf Patienten stoßen, die naturgemäß leben und behandelt werden wollen, beginnt die Indoktrination zukünftiger Klienten schon im Kindergarten: täglich Fluorid-Tabletten! Eltern, die sich dagegen stellen, werden sogleich verunglimpft, ihre Kinder innerhalb der Kindergärten und Grund- und Hauptschulen »sozial« auszugrenzen. Sind die Kleinen mal etwas unruhig, werden sie gleich mit Psychopharmakatabletten gefüttert. Chemie, Tabletten und Pillen werden so zur selbstverständlichen Einnehmens-Gewohnheit gemacht. Im Krankenhaus wird der junge Arzt dann von den Chefs wie ein dummer Junge behandelt. Macht er sich schließlich selbständig, muß er mit den Kassenärztlichen Vereinigungen vorgedruckte Verträge abschließen, wo ihm verbindlich vorgeschrieben wird, w e l c h e Behandlungen erlaubt sind. Und das sind nur »anerkannte« Heilweisen!

Ärzte, die versuchen, naturnahe oder naturheilkundliche Behandlungen anzuwenden, geraten unweigerlich in die fein ausgeklügelte Disziplinierungsmaschinerie: Prüf-, Regress-, Disziplinar-, Kassenentzugs- und Strafverfahren, Berufsverbot. Denn verheimlichen läßt sich eine »berufsfremde« Behandlung nicht - alles muß ja abgerechnet werden.

Dieses System ist so perfekt und gnadenlos, daß *kein* Arzt oder Zahnarzt es durchhält, andere als die vertraglich vereinbarten »anerkannten« Behandlungsmethoden anzuwenden. Es sei denn, er gibt seine Kassenzulassung ab und behandelt nur privat. Ein großes Risiko für ihn!

Aber wenn Du nun denkst, da hätte er endlich die große ärztliche Freiheit, dann irrst Du. Denn *alle* Ärzte und Zahnärzte *müssen* laut Gesetz den Kammern angehören. Dort sind sie an eine Berufsordnung gebunden. Diese wird zwar von den Kammerversammlungen verabschiedet - kann aber nur nach vorheriger Genehmigung durch den zuständigen Minister in Kraft gesetzt werden. Klar, daß auch darin wiederum nur die (von uns als falsch erkannte) »anerkannte Lehre« festge-

123

schrieben ist. Daß außerhalb dieser einzig genehmigten Lehre »Allopathie« die wahre Heilkunde überhaupt erst anfängt, merkt keiner. So haben die Mediziner das alles wasserdicht bei sich abgeschottet. Damit nur kein Patient auf Dauer gesund bleiben kann und der Selbstbedienungsladen für alle Schulmediziner bestens am Laufen bleibt. Da ist es mit dem Idealismus eines ehrlichen Arztes, der sein Herz rein halten möchte, bald schnell vorbei...

So ist es schon für uns verständlich, daß wenig charakterstarke Mediziner nur von oben »genehmigte« Behandlungsmethoden für die einzig wirksame Heilbehandlung ansehen. Wer will sich schon selbst unnötig Schwierigkeiten machen, wenn's nicht nötig ist? (Ich selbst bin wohl eine der wenigen Ausnahmen darin.) Sie haben in ihren Lehrjahren und in ihren Fortbildungskursen zudem nie etwas anderes gehört. Und fast nichts anderes getan, als fleißig Krankheitsmerkmale und Chemieformeln gepaukt. Witzeln die Studenten anderer Fächer: Was macht ein Medizinstudent als erstes, wenn er in einer Telefonzelle ist? Er lernt das Telefonbuch auswendig! Will ein Mediziner eine akademische Karriere machen - was bedeutet, Einfluß zu erlangen -, kann er das nicht ohne Hochschullehrer-Verband, in den er eintreten muß. Keine Frage: Auch dieser ist fest auf »anerkannte« Methoden der Heilkunst eingeschworen. Wer davon abweicht, kann seine Laufbahn vergessen. Erst im hohen Alter wagen es daher Lehrstuhlinhaber schon einmal, mit dem herauszukommen, was sie als Wahrheit erkannt haben. Nur: Das verändert nichts. Denn Lehrstühle haben sie dann nicht mehr. Die Fachzeitungen bleiben ihnen für Artikel verschlossen. Und auf Kongressen kommen sie nicht mehr zu Wort.

Setzt sich nun trotzdem ein wissender Arzt über alles hinweg, behandelt er nach seinen mittlerweile gemachten Erfahrungen ohne Chemie und hilft den Kranken mit natürlichen Mitteln wirklich gesund zu werden, so muß er diesmal fürchten, von einem Patienten oder Kollegen wegen (zur Zeit) »nicht anerkannter« Behandlungsmethoden angezeigt zu werden. Bei Gericht stößt er sodann auf Gutachter, die natürlich wiederum nur der (zur Zeit) »anerkannten« Lehre anhängen...

Junge - da hab' ich's als medizinischer Fachschriftsteller, Privatgelehrter und Gesundheitsreformer doch besser und kann mit reinem Gewissen den Kranken ehrlich Rat geben.[9978] Wenn auch unter ständigen Bedrohungen und schlimmen Streß (→Seite 1 Verbot Landgericht Köln, LV 9978, Verbot Amtsgericht Bergisch Gladbach, LV 9980 Verbot Regierungspräsident Köln, LV 9951, Verbot Finanzamt Bergisch Gladbach, um nur einige zu nennen).

1.46 Der Blendertrick, mit dem Schulmediziner Krebsheilungen vortäuschen

161 Bei klinischen Tests von neuen Heilmitteln wurde ein Fünftel der beteiligten Ärzte unsittlicher Praktiken, Unterlagenfälschungen und falscher Verabreichungen überführt.[9502, 9515, 9702] In 33% der untersuchten Behauptungen waren die angeführten, angeblich zugrundeliegenden klinischen Tests überhaupt nie gemacht, bei weiteren 33% waren die Versuchsbedingungen nicht eingehalten worden!

Fazit der Untersuchungskommission wörtlich: »Eine ausgemachte Schweinerei!«[9509, 9511, 9512]

Internationale, über die ganze Welt hin geführte Untersuchungen an 26.000 Patienten erwiesen: Hatten die Ärzte bislang von Fortschritten oder gar von Erfolgen in der Krebstherapie oder (noch vermessener) von »erhöhten Heilungsraten« gesprochen, dann war dies niemals auf die Art, die Qualität oder die Sorgfalt ihrer Behandlung oder auf neue »Heilmittel« zurückzuführen, sondern einzig und allein darauf, daß sie sich vorher für ihre Studien und Statistiken Patienten ausgesucht hatten, deren Prognosen von vornherein sehr günstig waren, oder sie hatten diejenigen ihrer Patienten, die vor dem Exitus standen, einfach vorher nach Hause geschickt. Und konnten so deren Tod in der Statistik weglassen.[9509, 9512ff, 9838]

162 Doch ich wette: Wenn Du morgen in einer Illustrierten wieder einen neuen Artikel über die Heilung mittels Gen-Einschleusung liest, bist Du mal wieder voller Hoffnung...[1601, 9426] Die finden

aber auch immer wieder neue Schliche, steigende Mißerfolge in großartige Erfolge umzudrehen. Sieh jetzt mal unter LV2283 b nach. Du verstehst unter dem Begriff »Heilung« schlicht und einfach, daß Du nach der ärztlichen Behandlung wieder völlig gesund bist. Stellen wir mal die beiden (für die Schulmedizin unheilbaren) Krankheiten Rheuma und Krebs gegenüber. Hier weißt Du, daß die erste Krankheit den Kranken ständig quält, während die zweite meist schleichend und - abgesehen vom Endstadium - schmerzlos abläuft. Diese anfängliche Schmerzfreiheit bei Krebs machen sich die Medizinwissenschaftler auf folgende Weise zunutze: Sie geben dem Wort »Heilung« für sich selbst, für die medizinische Disziplin und für die Argumentation innerhalb ihrer Disziplin einen anderen Sinn. Diesen:
Heilung hat nichts mit Gesundwerden zu tun. Heilung bedeutet für die Krebsschulmedizin das Überleben nach einer ärztlichen Behandlung um mehr als fünf Jahre. 163
Selbst wenn Du nur einen Tag später stirbst oder schon an allen Ecken und Enden von Metastasen verseucht bist - für die Wissenschaft und die ärztlichen Statistiken bist Du »geheilt«, wenn Du diese Torturen der Krebsbehandlung auch nur einen Tag länger als 1825 Tage überstanden hast.
Nun stell Dir mal eine Krebspatientin vor, die nach der Bestrahlung oder Krebsoperation nach einer gewissen Zeit bemerkt, daß der Krebs an der alten Stelle weiterwuchert, oder daß er an einer anderen Stelle neu erscheint, oder daß plötzlich überall Metastasen auftreten. Ja, was meinst Du, was die unternimmt?
Sie ist todunglücklich und kehrt doch nie und nimmer in das Haus zurück, in dem ihr durch Operation, Bestrahlung und Chemotherapie soviel unnützes Leid zugefügt worden ist. Die bleibt doch lieber in der Obhut ihres praktischen Arztes, der ihr wenigstens noch ein bißchen Trost zu spenden vermag. So, und nun liegen diese Karteikarten über die Operation, die Chemo, die Bestrahlungen usw. der ersten Klinik zur statistischen Auswertung vor. Irgendeine Angestellte, die damit beauftragt ist, blättert nun Karte für Karte um.
<u>Und bei allen Patienten, die sich innerhalb von fünf Jahren nicht mehr gemeldet haben, macht sie ein Kreuz in die Spalte »geheilt«. Was heißt, daß alle, die sich in besagtem Hospital nicht mehr haben blicken lassen, für die ärztliche Statistik als »geheilte Fälle« gelten.</u>
»Und was ist mit den Patienten, die inzwischen gestorben sind?«
Ja, meinst Du denn, daß sich da ein Arzt die Mühe bei seiner Arbeitsüberlastung macht, das zu ermitteln oder daß gar bei den Einwohnermeldeämtern nachgefragt wird, um zu erfahren, wo der ehemalige Patient jetzt wohnt, bzw. ob und woran er gestorben ist? Welcher Angestellte oder Beamte macht sich schon groß Arbeit bei einer Statistik! Die prüft sowieso kein Vorgesetzter nach! Da hält man lieber seine Schwätzchen und haut die Statistik anschließend schnell zusammen. Tot ist für das Krankenhaus nur der Kranke, der in dem Krankenhaus verstorben ist, wo er mal behandelt wurde. Und der dann auf der Karteikarte seinen Todesvermerk bekommen hat.
Sollte man aber durch einen dummen Zufall vom Fortschreiten des Krebsprozesses bei einem ehemaligen Patienten *nach* den besagten fünf Jahren erfahren - daß also ein erfolgsstatistisch als »geheilt« erfaßter Krebskranker seinen Krebs nicht losgeworden ist -, dann schmälert dies keineswegs die erhöhte Heilungsrate der Statistik, o nein!
»Und wieso nicht?«
Weil der Patient »geheilt« *war*! Weil er die fünf Jahre überstanden hat! Und danach ist er offiziell *neu* an Krebs erkrankt. In die alte Statistik gehören »neue« Krebsfälle aber nicht herein. So wird das gemacht! <u>Und Du weißt jetzt, daß die Zahlen der Mediziner gleich deren Behandlungsmethoden sind: ohne jeden Wert. Eingehüllt in gefälligen Wahnsinn unvertretbarer Hoffnungsmache - das ist ärztliches Behandeln!</u>
Weil aber auch jede Klinik zur Gewinnung neuer Krankengläubigen mit ihren eigenen Erfolgsquoten-Statistiken angeben will, fürchtet man sterbende Patienten im eigenen Haus! Man hat ja genügend Erfahrungen damit, wenn es mit einem zu Ende geht. Und nun weißt Du auch, weshalb man so viele Todkranke dann als »austherapiert« nach Hause schickt. Obschon man auch hier, würde man der üblichen Wortverdreherei entsagen, richtiger »zu-Tode-therapiert« sagen müßte.

164 Was Dich nach einer Bestrahlung bei Krebs an Zusatzschäden erwartet, kannst Du im Literaturverzeichnis[2803,1621] nur mit kalten Rückenschauern erfahren. Hier die gewöhnlichen:

A. Brust:
Die Strahlen vernichten Deine Abwehrkräfte. Sie können nicht hinter dem Krebsgebiet »abgeschnitten« werden, sondern treffen auch gesundes Gewebe und gesunde Organe wie Lunge und Herz, die im Muskelgewebe und an seinem Reizleitungssystem - oft mit tödlichen Folgen - geschädigt werden. Beim nachfolgenden Strahlenkater kommt es zu vielen Schwächeanfällen, die oft mit dem Tod enden. Wurden Bauch und Unterleib bestrahlt, sind chronische Nierenentzündungen oft die Folge. Es liegt im Belieben des Strahlentherapeuten, wie stark und wie lang die Bestrahlung ausfällt. So bilden sich leicht Narben in der Achselhöhle, deren Spannung das Armgelenk in eine Fehlhaltung bringen. Das sich in der Achselhöhle vermehrende Bindegewebe läßt Gewebeflüssigkeit und die aus Adern und Venen austretenden Eiweiße nicht mehr wegfließen. Folge: Dein Arm wird so dick, daß oft nicht mal mehr die Hand zu bewegen ist. Spannungsschmerzen steigern sich bis zur Wahnsinnsgrenze. Stärkste Schmerzmittel werden nötig und bringen zusätzliche Schäden. Das Narbengewebe platzt auf, die kleinste Wunde führt zu ausgebreiteten Entzündungen, die monsterhaft anschwellen und unerträglich schmerzen.

B. Darm/Unterleib:
Fisteln bilden sich zwischen Dick- und Dünndarm, zwischen Mastdarm und Scheide. Totaler Darmverschluß mit Todesfolge ist nicht selten. Darmveränderungen bei Gebärmutterbestrahlung sind die Regel. Neue Operationen werden nötig - oft genug enden sie mit künstlichem Darmausgang. 70% der Frauen, 80% der Männer werden nach der Darmbestrahlung unfruchtbar[9129] oder impotent.

> **Untragbare Nervenschmerzen**
> Es handelt sich hier um eine wohlbekannte Spätfolge der Bestrahlung, die ich als Spezialistin für Lymphödemprobleme relativ häufig, vor allem bei Frauen nach Brustkrebsoperationen und Radiation im Bereich der Achselhöhle sehe. Es handelt sich um eine fortschreitende, bindegewebige Umwandlung des Nervengewebes. Wenn man Glück hat, hat man „nur" Lähmungserscheinungen, wenn man Pech hat, kommen schwer zu beeinflussende Nervenschmerzen hinzu. Eine sinnvolle Therapie ist mir nicht bekannt. Versuche bei Armplexusparese (häufige Arm-Nervengeflechts-Lähmung nach Brustkrebs) durch operative Muskel-Nerv-„Verpflanzungstechniken" eine Besserung der Handfunktion zu erreichen waren nicht befriedigend.
> (Medical Tribune 16 /18.9.97/30)

164 C. Lunge:
Atemnöte bekommst Du in jedem Fall. Nach einem halben Jahr kommt es zu Gewebeveränderungen und Vernarbungen - auch dort, wo die Strahlen nicht hinkamen, selbst im Herzmuskel. Bei Kindern wird das Wachstum einseitig gehemmt, werden Gelenke deformiert oder bleiben unterentwickelt. Intelligenz, Denkvermögen und Gedächtnisleistungen gehen zurück. Reizbarkeit und Depressivität entstehen.

D. Allgemeine Folgen:
Deine Haut wird trocken, schuppig, geschwürig, Gewebeteile sterben ab, Blasen bilden sich, die Haare verlieren die Farbe und fallen aus, an den Speicheldrüsen bilden sich Ödeme, metallische Teile in oder an den Zähnen strahlen weiter ab, die Knochen neigen zu Verkrümmungen, Du bekommst Schluckbeschwerden; Knochenmark, Herz und Gefäße erleiden nicht mehr rückgängig zu machende Schäden; das Nervensystem wird unwiderruflich beeinträchtigt. Am empfindlichsten reagiert die Lunge, deren Gewebe sich verhärtet. Entzündungen entstehen, Husten und Thoraxschmerzen stellen sich ein. Daneben stark in Mitleidenschaft gezogen werden Magen, Bauchspeicheldrüse, Dünndarm, Dickdarm, Speiseröhre, Leber, Nieren, Harnblase und nicht zuletzt die Keimdrüsen. Kein Wunder, daß Dein eigenes Abwehr- und Immunsystem danach nicht mehr viel wert ist und Du so äußerst anfällig für unzählbare andere Leiden wirst.

Noch nach Jahren können strahlen- und zytostatikabedingte Spätschäden auftreten. Mit degenerativen Veränderungen an Haut, Organsystemen (Fibrose, Stenose) sowie mit neoplastischen Veränderungen (Osteosarkom, akute myeloische Leukämie) ist zu rechnen. [2800, 2805, 2824-2840]

164 Es gibt schnell wachsende und langsam wachsende Tumore, weil der eine Körper diesem Wachstum - da noch gesünder - mehr, der andere weniger Widerstand entgegensetzen kann. Und mehr

als die Hälfte der Wucherungen wird meist erst 20 Jahre, nachdem sie entdeckt wurden, bösartig. Ein anderer Teil wird überhaupt nicht bösartig und siedelt auch keine Metastasen ab. Es sei denn, Du läßt Dich schulmedizinisch behandeln. Mindestens die Hälfte der betroffenen Frauen erlebt das bösartige Stadium zudem nicht, weil sie schon vorher sterben. Durch die Vorsorgeuntersuchungen zur Früherkennung erfaßt man nun mit Hilfe der modernen Mammographie[1163] aber auch immer mehr dieser harmlosen Tumore und ist damit einmal in der Lage, durch Scheinerfolge bei Scheinbrustkrebskranken »Heilungen« vorzutäuschen. Die nur auf dem Papier stehen - allerdings in die Erfolgsstatistiken Einlaß finden.[1208] Das verhängnisvolle: Es werden dadurch die Frauen noch früher in eine Überwachung und Chemiebehandlung gepreßt, wird die Hydra Krebs noch eher gereizt, werden die Krebszellen nun in alle Richtungen zerstreut, falls sie bösartig sind. Glaub mir: Denn sie wissen, was sie und warum sie es tun!

Vorsorgeuntersuchung bedeutet letztlich nur: für den Profit der Ärzte und Pharmazeuten vorzeitig ins Gras beißen. Und davor noch unnötig mit tausend Ängsten geplagt zu sein, die Dich Tag und Nacht verfolgen und Deinen Gesundheitszustand noch mehr schädigen - meistens auch noch so schwächen, daß nun der Krebs erst recht verrückt spielt.

Damit ihnen nur ja die Tausende nicht durch die Lappen gehen, die sie an einer Krebstherapie verdienen und Du nicht zum Luftschnappen kommst, es Dir noch anders zu überlegen, drängen sie nach einem sogenannten »positiven Befund« darauf, schnellstens den Knoten wegschneiden zu lassen: »Solange er noch so klein ist«.
Die Presse bestätigt nur zu gerne die gesuchten Entschuldigungen der Verkrebsten für ihre Krankheit. Jetzt soll schon seelischer Kummer den Krebs bewirken - und nicht das üppige Leben der Jackie Kennedy! Wieviel Leid hatten die Menschen in den Kriegsjahren 1939 - 1945 zu tragen - aber da gab es so gut wie keinen Krebs.[0806] Macht Dich das jetzt nicht nachdenklich?
„Vorsorge" heißt hier: Die Mediziner-Pharmamafia sorgt nicht vor, daß Du nicht krebskrank wirst, sondern sie sorgt hier mit einem Täuschungstrick und -wort dafür vor, daß ihre zukünftigen Profite noch schneller wachsen: Damit vermag sie nun sogar Gesunde zu den Ärzten zu karren. Die kriegen zu hören: „Sie haben zwar keinen Krebs, aber ihre Herztöne gefallen mir gar nicht..."

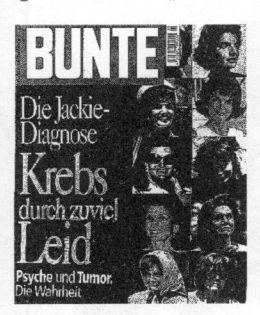

BUNTE – Die Jackie-Diagnose: Krebs durch zuviel Leid. Psyche und Tumor. Die Wahrheit	Ohne Vorwarnung kroch respektlos in die frühere First Lady der USA. Lymphdrüsenkrebs. Ein hinterhältiges Leiden. Ärzte behandeln sie mit Chemotherapie. Sie leidet Schmerzen, Streß und Todesangst. Vor ein paar Tagen hielt ihr Körper nicht mehr stand: Ein Magengeschwür platzte, sie kam mit Blaulicht ins New York Hospital. Notaufnahme, Infusion, furchtbare Gerüchte. Dann die Erlösung: Sie lebt, ist wieder zu Hause. Die First Lady weint nie. Ihr Tag beginnt und endet mit stummen Fragen: <u>Warum ich? Was habe ich falsch gemacht?</u> Jackie hatte immer panische Angst vor Krankheit - besonders vor Alzheimer. (BUNTE, 22.4.1994)

Erkenne die Wortverfälschung »kroch in«. Richtig: »kroch aus« ihren – durch Genußgifte verseuchten - Geweben in die Lymphgefäße.

Gesundheitsgesetz der Natur:

Alle »Krankheiten« sind in Wirklichkeit eine einzige große »Krankheit«. Eine einzige Krankheit deshalb, weil man sie alle auf eine einzige Ursache zurückführen kann: nämlich auf eine falsche, nämlich ungesunde Lebensführung.

Diese falsche Lebensweise meine ich, wenn ich von »unrichtigem Verhalten« oder »Fehlverhalten« sprach und spreche.

> **Ein schwacher Mensch und schlechter Arzt ist der, welcher dem Kranken erlaubt, auf dem Weg weiterzuleben, der ihn in die Krankheit gebracht hat.**
> (Platon)

Gesundheitsgesetz der Natur:

Deine Lebensführung ist falsch, wenn Du nicht gesund bist oder Dich nicht wohlfühlst.

164 So beginnen die Brustabsäbelungs-Spezialisten ihr blutiges Handwerk an den auf deren Hoffnungsmache hereingefallenen Frauen: sinnlos, nutzlos, hoffnungslos für die ihnen gläubig Vertrauenden.

<u>Was heißt, durch Wegschneiden dem Kranken vorzugaukeln, nun sei die Krankheit beseitigt, die Gefahr vorüber. Operation einer Krankheit bedeutet nichts anderes, als den Kranken zu betrügen.</u>

Ob weggesäbelt oder nicht: der Krebs sitzt im Körper drin und läßt sich nicht wegschneiden. Du wirst nicht gesund durch Operation!

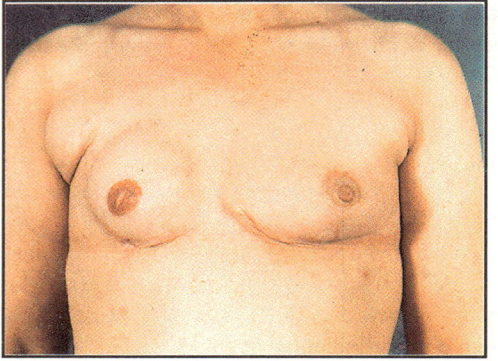

Foto: Jenny Wolf

Dieses Ergebnis gilt als normal! Foto: Jenny Wolf

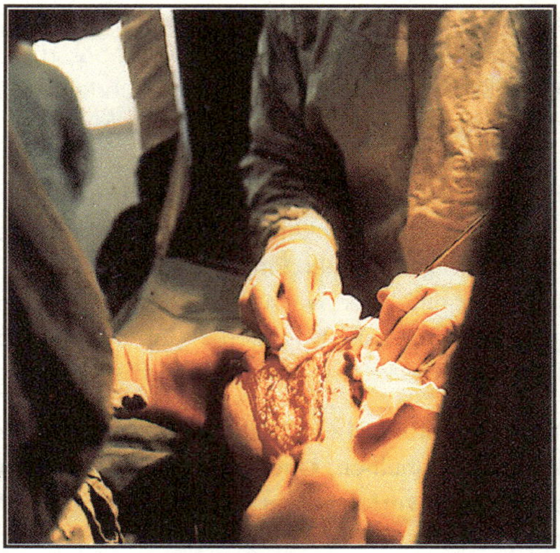

Du glaubst, man kann eine schöne Brustplastik danach machen? Auch zig Operationen nutzen nichts, und das Ergebnis sieht dann wie obenstehend aus - und da operierte sogar ein Spitzenmann für plastische Chirurgie!

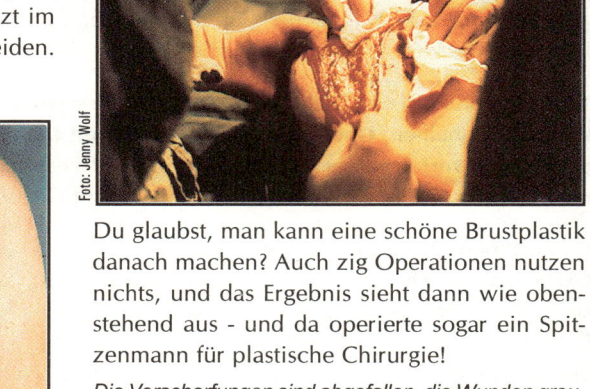

Die Verschorfungen sind abgefallen, die Wunden grausig vernarbend »geheilt«. Die inneren Strahlungsschäden werden dieser erbarmungswürdigen Frau bald die Tage und Nächte in eine Hölle verwandeln. Wie für die Narbenwülste jede kleinste Berührung zum Aufschrei führen wird:

Deutlich erkennbar die dunkle Rasterung durch die Zerstörungsbestrahlung der PDT-Methode der Brustkrebsbehandlung.
Der Wahnsinn begann mit dem Kautereisen (→Rz58), setzte sich über die

Laserbestrahlung weg (→Rz146) und endet zur Zeit mit der Photodynamischen-Therapie. Was die Frauen in Zukunft für einen Verstümmelungswahnsinn erwartet, hängt von ihnen und dieser Aufklärung hier im Buch ab.

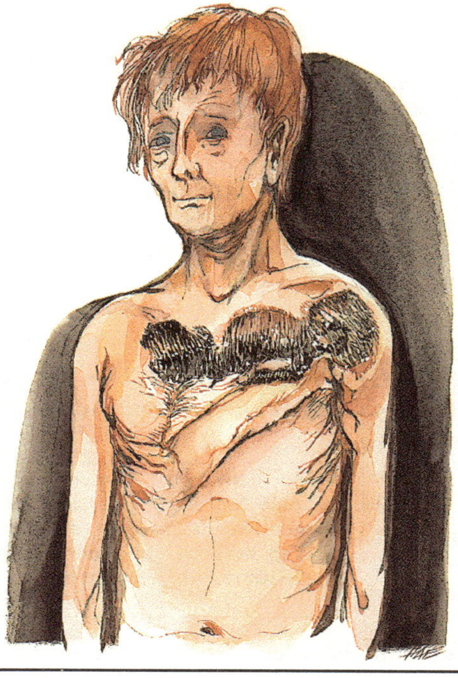

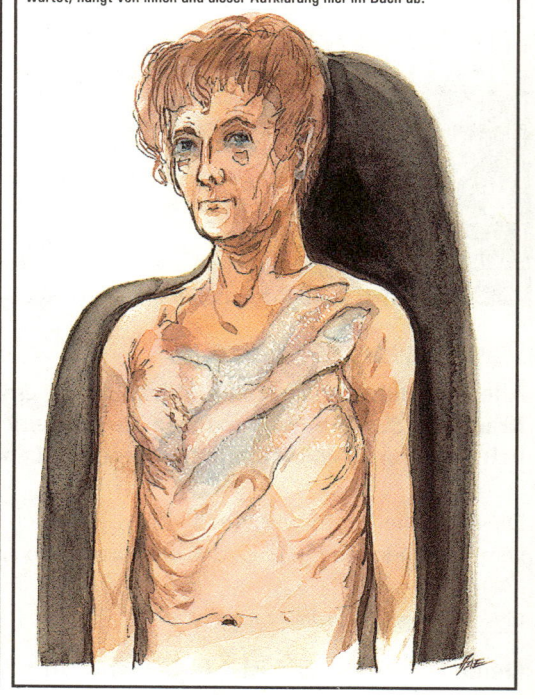

So wie ich hunderte Autoren zum Nachdruck ihrer Fotos oder Buchauszüge gegen Honorar gebeten und deren Genehmigung auch erhalten habe (→Literaturverzeichnis), so bat ich auch Herrn Prof. Schlag von der Rudolf-Virchow-Universität darum. Er verweigerte den Nachdruck seiner Originalfotos. Wenn Du diese siehst, weißt Du warum. Ich habe sie deshalb hier auf der Vorseite zeichnerisch wiedergegeben. Als beweisführendes Zeugnis für die grausamen Auswüchse heutiger schulmedizinischer Denk- und Anwendungsweisen.[3015] Fragt sich, worauf der Herr Professor mehr stolz sein kann: auf seine Photodynamische Therapie (klingt so wunderbar positiv) oder den Namen Rudolf Virchow des Universitäts-Klinikums Berlin, wo er seiner Bestrahlungsausbrenntherapie nachgeht.

Vielleicht blätterst Du jetzt mal schnell zurück und siehst Dir die Brustkrebsbehandlung im Mittelalter nochmal an (→Rz.58)... Na, sagte ich Dir nicht, daß sich in der Medizin im Grunde nichts, geändert hat?[164]

Am 21.3.1997 greift sie in der Medical Tribune der Frauenquäler Prof. Schmid aus der Uniklinik Bonn wieder auf und nennt sie nun Photodynamische Lasertherapie. Dort führt er uns eine seiner nach Chemo, Radikaloperation und Atombestrahlung gemarterten Patientinnen in Fotos vor. Zwar: die Narben sind auf beiden weggesäbelten Brüsten nicht mehr gar so schlimm. Für ihn hat sich Folterung gelohnt. Für die Patientin auch, behauptet er stolz:»Der Erfolg hielt immerhin sieben Monate an.« (Medical Tribune 12/1997/S.12:»Unbeherrschbarer Brustkrebs?«)

Nun stürmt noch mehr Neues, Ungehörtes in den Folgekapiteln auf Dich ein: Deshalb schon vorab meine kleine Warnung: Es wird hart für den, der unter Vorurteilen leidet.

Das war das Verbrechen der Menschen an Jesus, dem Sohn Gottes:

Das sind die Verbrechen der Mediziner an Millionen unschuldiger Kinder Gottes:

Ecce animal

Ecce homo

Kreuzigung: Isenheimer Altar

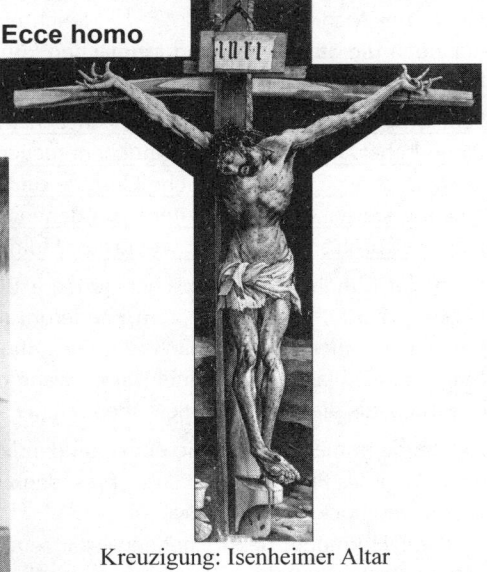

Solange noch Menschen Tiere essen,
werden sie ihre unschuldigen Opfer
zu Tode quälen: zu Hunderttausenden
in den Labors und Massenzuchtanstalten,
zu Millionen in den Schlachthöfen der Städte,
zu Myriaden in den Weltmeeren.
Ihr Blutstrom darf nicht länger mehr
als Nahrung dienen, Ihr Leib nicht länger
mehr Rohstoff, ihr Leben nicht länger mehr
als Lebensmittel für uns Menschen.
Verbiete uns, Herr, das tägliche Fleisch.
(Eugen. Drewermann, aufrechter Streiter gegen die Heuchelei und Verachtung der Tiere Gottes durch die katholische Kirche)

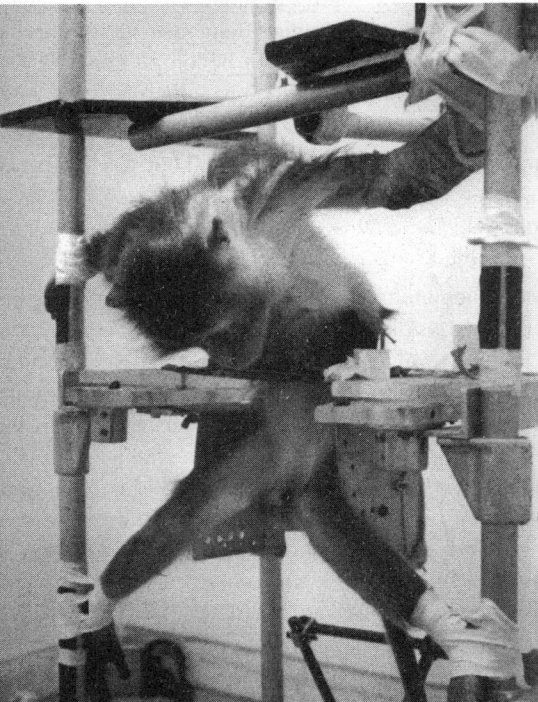

Kreuzigung: »Altar« der Schulmedizin

> Erkenne: Die Ärzte amputieren Dir zuerst Dein Gehirn. Dann haben sie es um so einfacher, danach Deine Brust oder andere Körperteile zu amputieren.

1.47 Du stehst unter ständigem Suggestivbeschuß

Am liebsten würdest Du vor Deinem Leiden die Augen verschließen. Es ist schon so: Das eigene Denken wird zugekleistert mit der raffiniertesten Werbung, die es je gegeben hat, die Dir nachhaltig und ständig aus allen Medien täglich mindestens einmal unter die Haut gebracht wird:

165 »Fragen Sie Ihren Arzt« - »Gehen Sie vorher zum Arzt« - »Sie sollten das Ihrem Arzt vortragen« - »Für diese Dinge ist der Arzt zuständig« - »Das ist Sache des Arztes« - »Das kann nur Ihr Arzt entscheiden« - »Unternehmen Sie nichts, ohne vorher Ihren Arzt zu fragen«.[2303]

Kommt hinzu: Die haben Dir von Kind an eingefleischt, den Arzt aufzusuchen, wenn Du auch nur geringste Wehwehchen hattest. Deinen gesunden Menschenverstand, Dein selbständiges, unabhängiges Denken hat man früh genug auf Sparflamme gebracht. Es ist schwer für mich, diese Erfahrungen zu neutralisieren. Die Ärzte behandeln Dich wie ein Kind, erwarten stets völlige Unterordnung, empfinden alles Nachfragen als lästig, jeden Zweifel als Beleidigung ihrer Göttlichkeit. Sie unterbinden jede selbständige Handlung Deinerseits durch fein dosierte Angstmacherei. Einmal in ihre Fänge gefallen, bleibst Du für immer verunsichert und abhängig. Und glaubst: Wer krank ist, der *muß* zum Doktor!

Und es kümmert die Ärzte nicht, aus ihrem Alleinherrschaftsanspruch heraus sogar ihre Naturärztekollegen schlechtzumachen: »Wie - zu solch einem Scharlatan tragen Sie das sauer verdiente Geld Ihres Mannes?!«[6700, 6702, 6701, 6703] Solch eine Suggestion setzt sich so tief in Dir fest, daß sich nur noch die Stärksten davon freimachen können. Und das weißt Du selbst: als kranker Mensch bist Du gerade das nicht. Du bist dann zutiefst verängstigt, unsicher und schwach.

Seit etwa 10.000 Jahren drängen sich Schamanen, Medizinmänner, Alchimisten, Kräuterhexen, Pillendreher, Salbenstreicher, Knochenbrecher und Weißkittel den Menschen auf. Ja, sie bringen es sogar so weit, daß öffentliche Gesetze sie heute als einzig zuständige Behandler für alle Krankheiten erklären. Für Krankheiten, von denen sie selbst zugeben, sie nicht heilen zu können! Wie z.B. alle chronischen Leiden, wie Krebs, Multiple Sklerose, Asthma, Rheuma, Schnupfen...

Kann die Blindheit der Menschen größere Blüten treiben? Es gibt Krebsmittel, von denen eine Packung 2.500,- DM kostet, vom Interferon und Mitteln für Bluter (jährlich 60.000 DM) ganz zu schweigen! Allein für den nach wie vor unheilbaren Krebs setzt die Pharmaindustrie jährlich 18 Milliarden Dollar an »Heilmitteln« um - wenn das kein Geschäft ist! »Heilmittel«, die nichts anderes bewirken, als die daran Profitierenden reicher - und die Kranken kränker zu machen!

Ich staune immer wieder, wie effektvoll den Menschen Hoffnungen vorgegaukelt werden können. Einmal sind es Pflanzensäfte, dann Tees, dann Öle, dann Alkoholauszüge von Beeren, mal Hitze – mal Kälteschocks, dann Bestrahlungen,[3522, 3616] dann Metallverbindungen, dann Tierleichenextrakte, dann Hormone, dann Chemiesubstanzen. Jetzt mehr und mehr - weil das in Mode kommt - »Biosubstanzen«. Bald werden es genetische Stoffe sein, welche die Menschen erneut zu den höchsten Gefühlen von Bewunderung für diese ewig betrugsbereite Schulmediziner-Kamarilla hinreißen. Zu dieser wahrhaft teuflischen Chemie- und kommenden, noch gefährlicheren Gentechmedizin. Die letztere schon jetzt von den Medien blind angebetet und verehrt wird. Und das, obschon sie nur Mißerfolge zu verzeichnen hat. Und für die Schäden in kommenden Jahren an den Menschen nie geprüft wurde. So wie das mit dem Röntgen, dem Contergan, dem Amalgam bereits war. Doch daß sie daraus Lehren ziehen: bei denen ist das nicht drin!

166 Die Schulmedizin setzt dazu ihre bestens geschmierte Propagandamaschinerie ein. Aus zigtausenden Beispielen führe ich im folgenden einmal einige an. So spritzt die Hoffnungsmache der von den Medizinern ebenfalls getäuschten oder von ihnen eingenommenen Journalisten wie süßes Gift über die ganzen Lande:

Das karten uns die Falschspieler der Schulmedizin für die Zukunft auf:

Für das Jahr 2020
- **Auftreten der Alzheimerschen Krankheit um 95% verringert. AIDS bereits im Jahr 2003 besiegt.** (Express, 5.4.1993)
- **Krebserkrankungen insgesamt sind um 80% verringert, deren Todesrate ist um 90% zurückgegangen.** (Express, 5.4.1993)
- **Die Gentechnik hat alle Krankheiten ausgerottet und die Kulturpflanzen unangreifbar für Insekten und Schädlinge gemacht.** (siehe Rz 361) (Express, 5.4.1993)

Für das Jahr 2025
- **Lungenkrebshäufigkeit um 80%, deren Todesrate um 90% zurückgegangen.** (Express, 5.4.1993)
- **Menschen wird routinemäßig Organersatz zur Verfügung gestellt. Abgenutzte Körperteile sind einfach durch neue zu ersetzen.** (Express, 5.4.1993)

Für das Jahr 2030
- **Koronare Herzkrankheiten und Krebs sind praktisch ausgerottet und so selten, daß sie Schlagzeilen machen. Tragbare Kunstherzen sind üblich.** (Wozu, wenn Herzleiden ausgerottet sind?) (Express, 5.4.1993)
- **Maximale Lebenserwartung wird auf 150 Jahre gesteigert.** (Express, 5.4.1993)[9807]

FISHER/J.EFFREY: »Die Medizin von Morgen und den in Gesundheitsmagazin Praxis am 8.12.1993 besprochenen Delphi-Bericht: Die Ursachen (!) des Rheumas werden im Jahr 2005 ermittelt sein. Im Jahr 2010 kann man Tumore und Karzinome beliebig stoppen, 2013 alle Erbleiden genetisch vorhersagen sowie heilen. Antikörpertherapie besiegt alle Krankheiten

Erkenne, welch schlimme Gauklerriege Du mit den Medizinern vor Dir hast. Sogar der seriöse Spiegel stimmt in diese betrügerische Hoffnungsmache ein: »Zukunft ohne Krankheiten« heißt die Headline in Nr. 37 vom 7.9.1998/280. Merke:
Lügnerische Erfolgsmeldungen und Hoffnungsmache sind die Köder an den Angeln der Schulmedizin:

Das wurde kranken Menschen vor kurzem von den Ärzten weisgemacht: (Alles Originalschlagzeilen)

- **Die neue Krebskanone** schmilzt den Krebs einfach weg! (BILD, 12.1.2000)
- **Gen läßt Krebsgeschwür verhungern!** BILD, 15.10.1999)
- Neue Waffe gegen Krebs **Angiogenese-Hemmer hungert Tumor aus** (Medical Tribune Nr. 42 /16.10.1998)
- **Brustkrebs: Die neue Wunderwaffe** (BUNTE Nr. 25/1998)
- **Krebstherapie vor dem Durchbruch! Neu: Tumor-Stopper aus dem Gen-Labor** (BamS, 20.7.1998)
- **Ende des Sterbens / Das AIDS-Wunder** (DER SPIEGEL 2/6.1.1997/Titel)
- **Erste Erfolge mit einer Impfung gegen Krebs...** (DER SPIEGEL 23/1996/5)
- **Wunderwaffe gegen Rheuma** (Ärztliche Praxis Nr.13/12.2.1996)
- **Das Gen »KAI 1« unterdrückt die Bildung von Metastasen** (BUNTE Nr.4/1996) → Rz 361
- **Gentherapie ist eine Chance, Krebs an seiner Wurzel zu packen** (Prof.Dr. Harald zur Hausen in Ärztliche Allgemeine 9/1995/33) → Rz 361
- **Neue Methode bremst das Krebswachstum** (...) wurde ein harmloser Retrovirus als »Taxi« benutzt, um einen Stoff gezielt in bestimmte Zellen einzuschließen. (Wissenschaftsmagazin »Nature«, Nr. 6462, S. 554)

»Rattentest zeigt Gesundheitsschäden von Gen-Food; Gen-Kartoffel bremst Wachstum«. Arpad Pusztai, Forscher am schottischen Rowett Institute und Auslöser dieser alarmierenden Berichte, wurde daraufhin kurzerhand in den Ruhestand versetzt. (Die Woche, 21.8.1998)

- **Impfung gegen Krebs** Anfangerfolge... erstmals begründete Hoffnung. (DIE ZEIT, 3.8.2000)
- **Gen kann Cholesterin senken** Fortschritt im Kampf gegen Herzinfarkt und Schlaganfall (dpa, 28.3.2000) → Rz 361
- **Impfstoff löst Tumor auf** Nie dagewesener Fortschritt (Medical Tribune Nr. 11 v. 17.3.2000)
- **Brustkrebs: endlich Hoffnung** (BILD, 2.6.95)
- Die Gentherapie wird immer mehr zu einem Hoffnungsträger für die Medizin. (Münchener Medizinische Wochenschrift 14.5.1993)
- **Sieg über den Schlaganfall** (Der Spiegel 13/1994)
- **Gen Therapie – das Ende der großen Volkskrankheiten** (TV Hören + Sehen, 19.6.1998)
- **Laser strahlt Mammakarzinom-Metastasen weg** (Ärzte Zeitung Nr. 229/17.12.1992/14)
- **Computer mit Zielfernrohr zerstrahlt Krebszellen!** Bei 90 Prozent der Behandelten kam das Tumorwachstum zum Stillstand! (BUNTE Nr. 42/1991) Nur den Krebstod nicht ...
- **Stromstöße knacken die Krebszellen** (Medical Tribune, 17/24.4.1992/4) Dr. Steve Rosenberg, der beste Krebsspezialist der Welt, kündigt an:
- **»Es gibt bald eine Impfung gegen Hautkrebs«.** (BUNTE,12.11.91)
- **Zur Gentherapie: Morgendämmerung eines neuen Zeitalters der Krebstherapie**[1601] (The Lancet, Nr. 339/1992)
- **Deutscher Professor: Killerzellen heilen Krebs** (Goldene Gesundheit Nr. 7/1991)

- **Die monoklonalen Spürhunde hatten Erfolg!**
  Wirksame **Antischnupfensprays** kommen Anfang der 90er Jahre auf dem Markt. (Dr. G. Scangos Forschungsteam Molecular Therapeutics, Scientist 37/1989/374-375)
- **Strahlentherapie stoppt Diabetes!**
  Bestrahlung mit einem Linearbeschleuniger bringt Diabetes zum Stillstand! (Neue Post Nr. 2/1990)
- **Wir besiegen den Herzinfarkt!**
  Internationale Herzforscher sind sich einig. (Goldene Gesundheit 9/89)
- **In der Kölner Uniklinik werden Mäuse dazu benutzt, krebskranke Kinder zu heilen.**
  Als Nebenwirkung hat Professor Berthold bisher »nur« starke Schmerzen bei seinen kleinen Patienten festgestellt. (Stern vom 12.7.1990)
  Hatte man im Mittelalter nicht auch bereits Mäuseschwänze zum »Heilen« benutzt?
- **Impfstoff gegen Krebs**
  In fünf Jahren Forschungsarbeit fand ein Team (University of Cambridge) den Impfstoff gegen Gebärmutterhalskrebs. (Neue Revue, 5.10.1990)
- **Endlich sicheren Schutz vor Malaria**
  haben jetzt Wissenschaftler in Marburg mit Hilfe der Gentechnik entdeckt. In Tierversuchen mit Mäusen hat es schon funktioniert. (Stern Nr. 42/1988)
  Ärztliche Praxis Nr.35 vom 12.8.1993: Malaria wieder weltweit im Anstieg begriffen!
- **Monoklonale Antikörper: Wunderwaffe gegen Rheuma**
  Ärztliche Praxis 13 vom 13.2.1996/16→LV 8324)
- **Neutronenstrahlen zerstören Krebszellen**
  (The Lancet 317 (1998) S. 1176)

Ich bin der Doctor Eysenbarth, kurier' die Leuth auf meine Art. Kann machen, dahs die Blinden sehn und machen, dahs die Lahmen gehn. (Aus einem alten Song)

Das wurde Dir vor 15 bis 25 Jahren weisgemacht:

- **Interleukin (1 g kostet 60.000,- DM) heilt Krebs!** [3765]
  Dr. Rosenberg und sein Team sind sicher, bald auch Erfolge bei Menschen vorweisen zu können. Im Tierversuch hat die neue Krebswaffe schon perfekt funktioniert. (Bunte vom 2.10.86)
- **Ich stoppe den Krebs, ich mache ihn mit Suprefact klein!**
  (Prof. Hackethal in Bild vom 11. Februar 1986)
- **Endlich ein wirksames Heilmittel gegen Krebs: Bumfalin** (Vital Nr. 37/86)
- **Laetrile heilt Brustkrebs!**
  Endlich können unsere Frauen aufatmen! Das Mittel Laetrile, aus Aprikosenkernen hergestellt, löst Krebsknoten zuverlässig auf! (QUICK NR. 51/1974)
- **Anti-Krebs-Tropfen von Dr. Béres:**
  endlich wirksame Heilmethode bei Krebs! (Bunte, 14.11.1984)
- **Endlich! Sieg über den Schnupfen in Sicht**
  (BamS 12.11.1989)
- **Mistel hilft gegen Krebs**
  Derzeit prominentester Mistelpatient in der Nachbehandlungsphase: Show-Master Hans Rosenthal. (Goldene Gesundheit 12/1981)
- **Wissenschaftliche Sensation: Diese 19 Gene verhindern Krebs!**
  Uni Mainz entdeckt krebsunterdrückende Gene. Zum ersten Mal in der Geschichte der Medizin ist eine Heilmethode gegen Krebs wissenschaftlich bestätigt. (Prod. Dr. med. Gateff u. Dr. Mechler) (Neue Revue vom 14.7.1989)
- **Extrakt aus fleischfressender Pflanze Carnivora heilt Krebskranke!**
  44 Patienten bereits gesund! Carnivora! (QUICK Nr. 12/87)
- **Atomstrahlen zerstören Krebszellen** (Neue Revue vom 4.2.89)

Solche Hoffnungen wurden Menschen vor 30 bis 40 Jahren in den Kopf gesetzt:

- **Neoblastin - das Krebswunder: Die ersten sind bereits geheilt!** (QUICK Nr.37/1969)
- **CH-23 stoppt den Krebs**
  (Neue Illustrierte Nr. 14/1961)
- **Dr. R. Balas Serum heilt alle von Krebs**
  Tausende pilgern nach Beirut. (QUICK 44/1973)
- **Der Myokardinfarkt (Herzinfarkt) verliert seinen Schrecken!**
  Neues Mittel bereits im Tierversuch erfolgreich. (Medical Tribune, 15.3.1962)
- **Endlich: Bamfolin siegt über den Krebs!**
  (Bunte, 13.6.1964 - die Berichte erbrachten eine Auflagesteigerung um 150.000 Exemplare)

Damit wurden alle Kranken vor 40 bis 50 Jahren bei der Stange gehalten:

- **Krebs ist heilbar**
  »Krebs ist heilbar, wenn Sie rechtzeitig zum Arzt gehen.« (Neue Illustrierte Nr. 16/1946)
- **Biologisches Heilmittel gegen Krebs.**
  Mit dem biologischen Heilmittel A.F.2 wurden innerhalb von drei Monaten zwölftausend Krebskranke behandelt, von denen 15 v.H. eine merkliche Besserung und 78 v.H. eine günstige Entwicklung erkennen ließen. Bei zwei Prozent der Fälle sind die Geschwulste völlig zurückgegangen. Die chemische Zusammensetzung von A.F.2 beruht auf einem Extrakt von Lammleber. (Neue Illustrierte vom 8.8.1947)
- **Heilmittel gegen Parodontose:**
  Die Entdeckung des Erregers der als Parodontose bezeichneten bösartigen Erkrankung des Zahnbettes, einer Zahnfleischentzündung, die zum völligen Verlust der Zähne führen kann, wird neue Wege in

der Zahnheilkunde weisen. Prof. Dr. H. A. Gins vom Robert-Koch-Institut Berlin hat aber nicht allein die Krankheitserreger festgestellt, sondern auch ein Heilmittel zur Abtötung dieser Sprillen genannten Bakterien gefunden und einen Impfstoff hergestellt, der auch bei schweren Fällen wirksam ist. (Neue Illustrierte 1.11.46)

Das wurde den Menschen vor 90 Jahren eingeredet:

- **Schutz gegen Erkältungen und die meisten Krankheiten**
bietet Formamint, weil es Bakterien in Mund und Rachen vernichtet, so daß sie nicht ins Körperinnere gelangen können. Mehr als 10.000 Ärzte haben seine vorbeugende Wirkung bestätigt. Wissenschaftlich erwiesene Wirkung! (Berliner Illustrierte Zeitung vom 24.12.1916, Nr. 52/1916)
[Formamint war Formalin mit Pfefferminzgeschmack: Giftiges Formaldehyd!]

- **Dr. Wohlthat's Chinin, vielfach bewährt, heilt jedes Fieber, alle Schmerzen nebst Infectionen**
In Röllchen à 20 Stück 25 Pfg. Berliner Illustrierte Zeitung vom 2.3.1909 (Anm. d. Verf.: Chinin unterdrückte nur die Anfälle, wurde hochgelobt, konnte als Malariamittel weder vor der Seuche schützen noch sie verhindern - führte dagegen zu Ohrensausen, Kopfschmerzen, Ekzemen, Erbrechen, geistigem Verwirrtsein, Schwerhörigkeit, Delirium und Erblinden - also zu schlimmeren Schäden als die Malaria selbst. Deswegen vom Markt genommen wie Tausende anderer Heilmittel auch.)

- **Neue bedeuthende Erfindung: Salvarsan**
Keine gefürchteten Folgen mehr beim Besuch gewisser Etablissements, falls prophylaktisch appliziert! (Medizin-Landbote für die Ärzteschaft Nr. 26/1.4.1911/25)

- **Dr. Darus erfand das absolute Heilmittel gegen Akne! Verschwindet sofort mit Garantie. Duparase gegen die Schadstoffe im vergällten Blut**
Die Feinde der Schönheit sind die Krankheiten der Haut. Wissenschaftlich hergestellt unterscheidet es sich von allen anderen Heilmitteln. Es neutralisiert die Schmerzen, regt die Zirkulation an, dringt sofort tief in das Blut und reinigt es. Die Heilung wird garantiert bei Pickeln, Akne, Exzemen, Schuppenflechte usw. 1 Franc die Flasche. (Petit Journal, Suppl. ill., 1.12.1912)

- **BAYER-Medizin-Werbung um 1899: Nie mehr Kopfschmerzen!**
(...) Schliesslich führen wir noch an, dass infolge seiner langsamen Spaltung das Aspirin bei seiner Anwendung *fast gar kein Ohrensausen* hervorruft, welch' letzterer Uebelstand in hervorragendem Masse bei den Salicylaten beobachtet wird.
Wir bitten Sie, dem Aspirin, welches sich zweifellos einen hervorragenden Platz in dem Arzneischatz erwerben wird, Ihre Aufmerksamkeit zu schenken und empfehlen uns Ihnen hochachtungsvoll! Farbenfabriken vorm. Friedr. Bayer & Co. (Pharmazeutische Zeitung, 25.1.1911)

Das war vor etwa 150 Jahren das Wunderheilmittel schlechthin:

Etwas von dem medicinischen Gebrauch und Nutzen des Salis mirabilis Glauberi, oder Glauberischen Wundersalzes. (Mit Approbation des Herzogl. Braunschw. Lüneb. Ober Sanitäts Collegii.)

In eine reine gläserne Flasche schütte man so viel Guth von unserm Glauberischen Wundersalze, als die Flasche Pfund oder Löffel Wasser fassen kann: und gieße hierauf die Flasche ganz voll gutes Quell- oder Brunnenwasser.

Sobald nun jemand einen Mangel an seinen Gesundheitsumständen wahrnimmt, so bediene er sich des aufgelösten Salzes, wie folgt: Man nehme sogleich ein ganzes, und nachher alle Stunden ein halbes Weinglas voll davon. Gewöhnlich empfindet man bey diesem Gebrauche eine rauschende Bewegung innerhalb dem Magen und den Gedärmen; welche Empfindung aber mit keinem Schmerzen verbunden, oder auf andere Weise unangenehm ist. Hierauf folgt ein merkliches, gleichfalls nicht unangenehmes Treiben des Urines. Und endlich verursacht das Salz ein gelindes Laxiren. Man kann keine gewisse Zeit bestimmen, wie bald die zuletzt gedachte Wirkung sich hervor thun muß; sie findet sich vielmehr, nach Beschaffenheit der Umstände des Körpers, bald früh, bald spät ein. Man fahre also nur mit dem vorgeschriebenen Gebrauche fort, bis sich das Laxiren einstellet; bis hierher haben wir wenigstens noch kein Beyspiel, daß es zurück geblieben wäre. - Nachdem sich die laxierende Kraft des Salzes geäussert hat, setze man die Anwendung nicht gänzlich aus: sondern man schränke selbige nur dergestalt ein, daß man von der gedachten Zeit an nur alle zwey Stunden ein halbvolles Weinglas von dem aufgelösten Salze nimmt. Man wird bald auch bei der Fortsetzung des jetzt beschriebenen Gebrauches, die vorhin erwähnte rauschende Bewegung innerhalb dem Körper nicht weiter bewirken. Sehr oft wird sodann zugleich der kränkliche Umstand, weßwegen man das Salz angewendet hat, aufgehöret haben.

Ein nur gelinder offener Leib muß, so lange die Krankheit dauert, erhalten werden, und nach diesem Kennzeichen muß man die Anwendung unseres Salzes bald vermehren, bald vermindern, und bald gänzlich weglassen.

> **Das wurde die Menschen vor 220 Jahren glauben gemacht:**
>
> **Kraft und Würkung des Balsami Stiptici & Sanguinem sistensis Universalis**

166 Dieser Balsam ist in allen Verwundungen ein auserlesenes Sanguinem sistensis, oder Universal-Blutstillung, wenn man solchen in die Wunden lasset oder einspritzet. Es hat dieser Balsam eine solche adstringirende Kraft, daß die Herren Chirurgi oder Wund-Aerzte, so sich dessen bishers bedienet, fast Wunder damit gethan haben.
Medicina Universalis omnibus Intermittentibus, oder Universal-Medicin in allen und jeden Wechsel-Fiebern, innerhalb 9.Tagen mit 9 Morsellen zu vertreiben. Pillulae Bezoardico Universales Antiscorbaticae, oder schweißtreibende und blutreinigende Magen- und Natur-stärkende Pillen.
Spiritus Balsamicus Memoriae retentivae Universalis, welcher wider alle Schwachheiten des Gedächtnisses, sowohl curative als praeservative außerordentliche Hülfe und Würkung schaffet, <u>und zwar nicht wie die sonst gebräuchlichen Memorien-stärkende Mittel, die zwar anfänglich einige Linderung verschaffen, hernach desto mehr schwächen.</u>*)
Aqua mirabilis solaris, oder wunderbares Gold-Wasser, welches in allen innerlichen Krankheiten, sonderlich auch des weiblichen Geschlechts ausserordentliche Hülfe schaffet, das Gläslein à 22. und einen halben Kr.
Damit wegen dieser Medicin kein Unterschleif geschehen möge, so habe ich dieses Signet auf ein jegliches Gläslein gedruckt, und das Gläslein mit meinem Pettschaft versiegelt ist. (1780)

*) Das hatten die schlitzohrigen Medikamentenhersteller also schon damals herausbekommen, daß ihre »Heilmittel« die Leiden verschlimmerten. Nur waren sie noch nicht auf die Idee gekommen, dies verdummend als angebliche »Nebenwirkung« zu erklären.

> **Das waren die ersten Verdummungsrezepturen für die Wunderwirkung eines Medikaments vor etwa 300 Jahren:**
>
> **Von der wunderlichen Tugendt und Proprietät deß uffrichtigen Orvietano Romano**
> Französischen Operatorem und Medicum.

Dieses weitberühmte Antidotum, dienet vor allen Gifft im Leibe / wie lang ihn der Mensch auch bey sich getragen hat / wen Gott über die Menschen verhengt durch gifftige Nebel oder Lufft / die jezt in vil Länder regieret / oder so der Mensch durch böser Leute Haß und Neyd oder sonst vo unreinem essen und trincken was böses bekommen hett / das deß Menschen Leib erzittert vom Gifft oder sol alßbald dises herzliche Antidotum einer Bonen groß im warmen Wein oder Essig einnehmen / eine Stund darauff schwitzen / es wird mit Gottes hülff bald besser mit ihm werden. So aber in einer Statt oder Ortt die gifftige Lufft regieret / soll der Mensch ehe er auß dem Hauss geht / einer Bonen groß nüchtern einnehmen / er wird mit Gottes hülff befreüet sein / da durch wird deß Menschen Herz vor aller Ohnmacht sicher erhalten werden. Stöst ihn auch ein Fieber an / so soll er eines Quentleins schwer im Brandtewein oder Cordobenedictenwasser einnehmen / vnd sich warm zudecken. Alte Leut / Mans vnd Weibspersonen / die Husten vnd kurzen Athem haben / sollen alle Morgen einer Bonen groß essen / den es stärckt die kalte Natur / vnd macht frisch Geblüt. Es dienet auch den erbarn Frawen zu erkalten vnd verschleimten Halss / wenn abents vnd morgens einer Bonen groß in warmen Wein oder also trucken gebraucht. Item / dises herzliche Antidotum dienet auch vor mehr Kranckheiten vnd Gebrechen / die zu lang zu beschreiben sind.

Zurück in unsere Zeit:

> **Das Neueste gegen Krebs: High-Tech aus dem Weltall**
>
> (BUNTE Nr. 48, 25.11.1997)

Sagte ich Dir nicht bereits, daß bislang alles Neue sogleich auch für eine Krebsheilung von den Medizinern für die angebliche Krebsheilung gut war? Damit die Menschheit – verrückt nach allem was gerade en vogue ist – nur nicht der Glaube an ihre weißen Götter und deren Forschungen abhanden kommt...

> <u>Nur das wäre zulässig:</u>
> Pressekodex des Presserats: „Bei Berichten über medizinische Themen ist eine unangemessene sensationelle Darstellung zu vermeiden", die „bei Kranken und deren Angehörigen unbegründete und mit dem tatsächlichen Stand der medizinischen Forschung nicht in Einklang stehende Hoffnungen auf Heilung in absehbarer Zeit erweckt".

Merke: Wir lesen es täglich, diese Werbungen der Hoffnungsmache, aber wir werden uns nicht über deren betrügerischen Charakter klar. Es setzt sich immer tiefer in uns fest. Und bald sind wir so darauf geeicht, daß wir schließlich glauben, nur die gierigen Schulmediziner seien unsere einzige Chance zum Gesundwerden.
Das hatte man bisher noch nicht versucht:

Die neue Waffe gegen Krankheiten: das Gift von Meeres-Organismen (PM Nr.5/2000 S.11)
Korallen sollen Brustkrebs heilen, Schwämme Malaria, Seescheiden Tumore und Geschwulste. Wie weit die Gehirnwäsche durch das Mediziner-Pharma-Komplott gediehen ist: Selbst der intelligente PM-Leser nimmt wie selbstverständlich an, daß Gift ein Heilmittel ist. Bald werden sie überall die Korallenbänke und mit ihnen die herrliche Meeresfauna vernichten, um an nicht existenten Krankheiten ihren Profit zu machen.

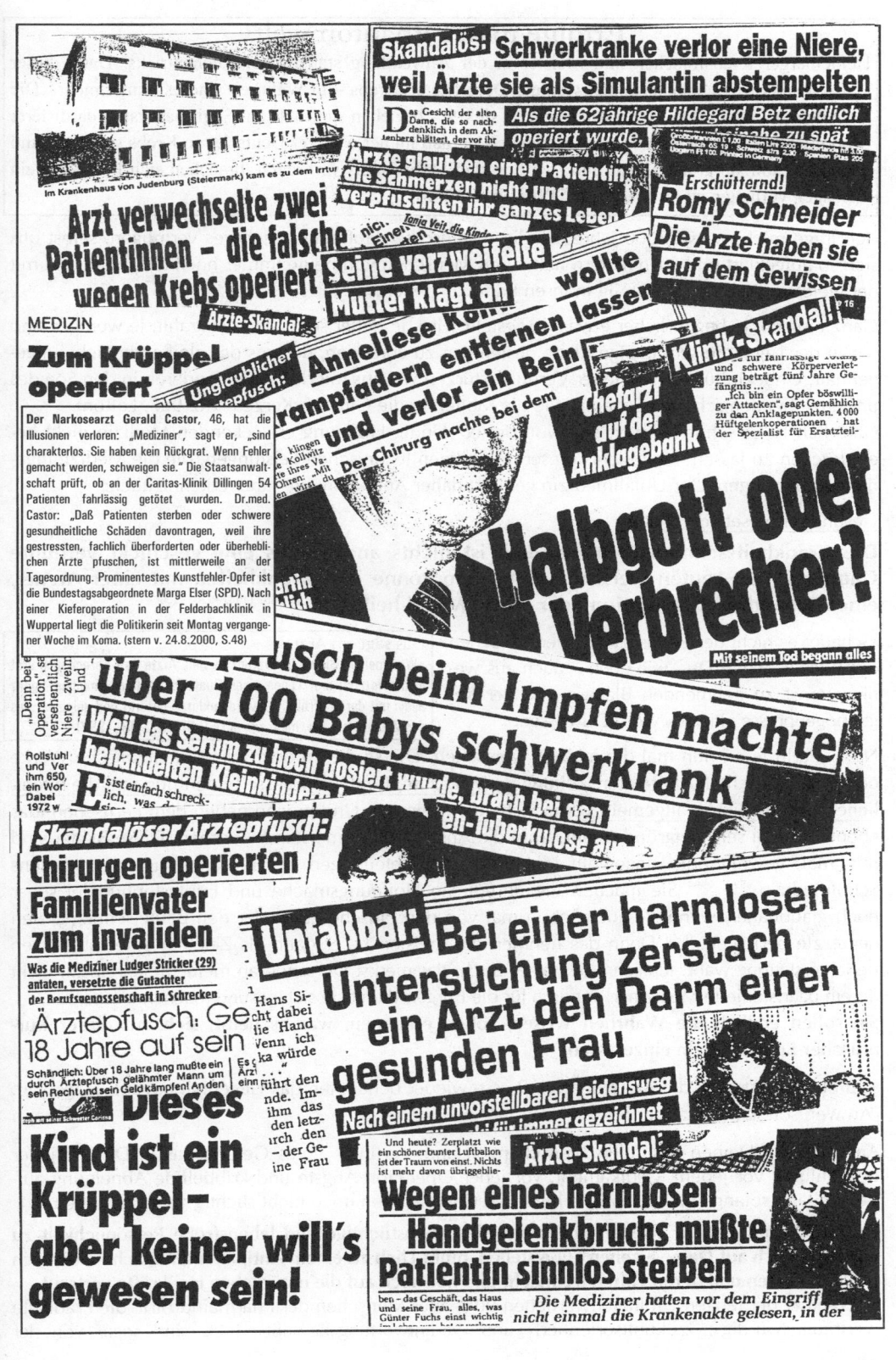

Skandalös: Schwerkranke verlor eine Niere, weil Ärzte sie als Simulantin abstempelten

Als die 62jährige Hildegard Betz endlich operiert wurde,

Im Krankenhaus von Judenburg (Steiermark) kam es zu dem Irrtum

Arzt verwechselte zwei Patientinnen – die falsche wegen Krebs operiert

Ärzte glaubten einer Patientin die Schmerzen nicht und verpfuschten ihr ganzes Leben

Erschütternd! Romy Schneider Die Ärzte haben sie auf dem Gewissen

Ärzte-Skandal

Seine verzweifelte Mutter klagt an

Anneliese K... wollte ...rampfadern entfernen lassen und verlor ein Bein

Der Chirurg machte bei dem

Chefarzt auf der Anklagebank

Klinik-Skandal!

MEDIZIN

Zum Krüppel operiert

Unglaublicher ...tepfusch:

Der Narkosearzt Gerald Castor, 46, hat die Illusionen verloren: „Mediziner", sagt er, „sind charakterlos. Sie haben kein Rückgrat. Wenn Fehler gemacht werden, schweigen sie." Die Staatsanwaltschaft prüft, ob an der Caritas-Klinik Dillingen 54 Patienten fahrlässig getötet wurden. Dr.med. Castor: „Daß Patienten sterben oder schwere gesundheitliche Schäden davontragen, weil ihre gestressten, fachlich überforderten oder überheblichen Ärzte pfuschen, ist mittlerweile an der Tagesordnung. Prominentestes Kunstfehler-Opfer ist die Bundestagsabgeordnete Marga Elser (SPD). Nach einer Kieferoperation in der Felderbachklinik in Wuppertal liegt die Politikerin seit Montag vergangener Woche im Koma. (stern v. 24.8.2000, S.48)

Halbgott oder Verbrecher?

Mit seinem Tod begann alles

...usch beim Impfen machte über 100 Babys schwerkrank

Weil das Serum zu hoch dosiert wurde, brach bei den behandelten Kleinkindern ...en-Tuberkulose au...

Skandalöser Ärztepfusch: Chirurgen operierten Familienvater zum Invaliden

Was die Mediziner Ludger Stricker (29) antaten, versetzte die Gutachter der Berufsgenossenschaft in Schrecken

Ärztepfusch: Ge... 18 Jahre auf sein...

Schändlich: Über 18 Jahre lang mußte ein durch Ärztepfusch gelähmter Mann um sein Recht und sein Geld kämpfen An den

Unfaßbar! Bei einer harmlosen Untersuchung zerstach ein Arzt den Darm einer gesunden Frau

Nach einem unvorstellbaren Leidensweg

Dieses Kind ist ein Krüppel – aber keiner will's gewesen sein!

Ärzte-Skandal: Wegen eines harmlosen Handgelenkbruchs mußte Patientin sinnlos sterben

Die Mediziner hatten vor dem Eingriff nicht einmal die Krankenakte gelesen, in der

> **Erfolge in der Phantomwelt**
> Heidelberger Krebsforscher sind Meister in der Anwendung statistischer Rechentricks. Dank dieser Gaukelei sterben scheinbar immer weniger Deutsche an Krebs – in Wahrheit sind es immer mehr. Die Heidelberger Jubelrufe - »Krebssterblichkeit sinkt!« - beziehen sich stets auf Segis »altersstandardisierte Mortalitätsraten«. Doch die Mitteilung suggeriert, daß immer weniger Deutsche an Krebs sterben – und genau das soll sie ja auch. Nur dort, wo Forscher Optimismus verbreiten, brauchen sich Politiker kein Versagen vorhalten zu lassen. (DER SPIEGEL 6/1998)

»Ich frage mich, wieso 2000 Jahre ständig enttäuschter Hoffnungsmache es vermögen, selbst uns sich so aufgeklärt und für nüchtern haltenden Menschen von heute immer noch aufs neue und mit der gleichen Masche so 100%ig in ihren Bann zu ziehen.«

Ganz einfach: Je begehrlicher etwas dargestellt wird, je heller sein Glanz erstrahlt, je weniger sind wir in der Lage, die schmutzige Klaue desjenigen zu erkennen, der uns das gleißende Licht entgegenhält. Unbeeinflußbar von jeder Vernunft stürzen wir uns mit den vielen anderen in den Sog des uns anziehenden schönen Scheins: wie die Motten in die Glut der Kerze (→Rz.967, LeBon).

Natürlich ist es schon schwer, sich von dieser ständig Hoffnung erweckenden Medizin nicht beeindrucken zu lassen - angesichts dieser großartigen technischen Leistungen, die die Medizinigenieure vollbringen. Der Unfallmedizin gebührt daher Anerkennung - aber erkenne auch:

167 Gesundheitsgesetz der Natur:
Die Krankheitsschulmedizin war und ist nichts anderes als eine geschickt verhüllte Gaunerei, den Leuten weiszumachen, man könne ihre Krankheiten mit einer Arznei, einer Behandlung, Operation oder einem Mittel heilen.[2060, 2500ff, 3494, 3526, 3806f]

»Schadet es nicht der Seriosität und dem Ansehen des Buches, wenn Du - wie eben – auch aus weniger ernst zu nehmenden Blättern und der Regenbogenpresse zitierst?« willst Du wissen.

> Das sagt ein Arzt:
> »Was meinen Sie wohl, warum so viele Ärzte ihre Abrechnung erst in den letzten drei Tagen eines Quartals zu Hause machen - ganz allein mit der Ehefrau... Da wird geklotzt, getürkt und gelogen, was das Zeug hält!« (Dr. med. xxx in DER SPIEGEL 30 /1997)

168 Nun - darin lesen nun mal die meisten Menschen. Die studieren doch nicht medizinische Werke oder medizinische Fachliteratur. <u>Zeitungen, Magazine, Boulevardpresse bilden nun mal die öffentliche - und damit die allgemein vorherrschende Meinung.</u> Und prägen neben dem Fernsehen (das ebenfalls nicht sehr tiefgründig sein kann) die Ansichten der meisten Menschen. Diese Blätter sind nun mal, gewollt oder ungewollt, die Propagandaabteilungen des Riesenbetrugsunternehmens Schulmedizin.[9527, 9964] Sie machen die unredliche Hoffnungsmache und Erfolgslobhudelei sogar noch glaubhafter, wenn sie auch schon mal von den Pfuschereien oder den Beutelschneidereien der Ärzte berichten.[2004ff] Denn das nehmen die meisten Leser dann als Zeichen einer objektiven Berichterstattung wahr. Ich schreibe dieses Buch, das merkst Du schon an meinem Schreibstil, nicht für ein paar studierte Mediziner, sondern für die Bürger, damit sie sich gesund machen können.
Sie sollen endlich die Wahrheit wissen, sollen erkennen, was es heißt, sich mit dieser Kurpfuscher-Schulmedizin einzulassen.

»Du behauptest dies, die Ärzte und die Presse wieder behaupten das Gegenteil davon!« klagst Du. »An wen soll ich da glauben?«[2060]

169 An Dich! An Deinen gesunden Menschenverstand! An Dein gutes Gefühl, das in Dir vor jeder Bestrahlung, vor jedem Medikament, vor jeder Operation Ängste und kribbelnde Abneigung aufsteigen läßt, solange Dich die Ärzte mit ihren Chemiegiften noch nicht süchtig gemacht haben.
Du mußt - um aus Dir wieder eine kraftvolle, lebenstüchtige und lebensfrohe Persönlichkeit zu machen - Dich auf Deine eigenen Füße stellen, mußt Dich zu einem Antipatienten machen, der sich von den Ärzten und deren Giften freimacht und nur noch auf die natürlichen Heilkräfte vertraut.
Nach einer der letzten Umfragen verliehen 90% aller Menschen der Pharmaindustrie die Prädikate »vertrauenswürdig«, »zukunftsorientiert« und »verantwortungsbewußt«. 94% sind sogar von der

»Wirksamkeit des Medizinangebots restlos überzeugt«.
So geschickt kann man mit der Macht der Medien die Menschen verdummen! [3309, 3324 3747]

»Hm. Du meinst also, ich wäre leichtgläubig?«
Wie wurden doch Atophan und Butazolidin gegen Rheuma gepriesen![3883] Wie Pyramidon gegen Schmerzzustände jeder Art. Sie stellten sich als tödliche Leber- und Blutgifte heraus, nachdem sie viele Jahrzehnte geschluckt worden waren!
Jahrelang gepriesen wurden die Medikamente gegen Herzinfarkt und Angina pectoris. Mit ihnen hätten Arzt und Patient teil am »weltweiten Erfolg im Kampf gegen Verkalkung und koronare Herzkrankheit«. Und was war die Wahrheit?
Die Medikamente halfen den Herzkranken nicht die Spur, verschafften ihnen dafür zusätzlich Gallensteine, Erbrechen, Durchfall, Muskelzittern, Impotenz und Krebs. Sicher - alle für ihr ganzes Leben lang Metamizol-Clofibrat- und Phenacetin-Geschädigten kriegt kein Mensch zu Gesicht, alle Toten, die Menocil auf dem Gewissen hat, sind längst vergessen - und man übersieht schon geflissentlich die Contergan-Jugendlichen mit ihren verstümmelten Gliedmaßen. Selbst so harmlos klingende Mittel wie »Hustensaft«[3730, 3778] oder Pinimenthol oder das Einreibemittel Wick-Vaporub sind vielfach schädlich und können zu Allergien oder Krebs führen. Die Abwehrkräfte schwächen sie Deinen Kindern und Dir auf jeden Fall.

Merke: Sie machen in jedem Fall Deine Abwehrkräfte kaputt! Mach doch die Probe aufs Exempel: Behandele Deinen Husten einmal mit Hustensaft. Dann hast Du statt eines Leidens plötzlich drei: juckende Quaddeln am Körper, Durchfall und am nächsten Tag, weil Du den Saft vor lauter Angst nicht mehr trinkst, wieder Deinen Husten...[3556, 3723, 3744]

Die Karriere von »Posicor« endete abrupt, nicht einmal ein Jahr nachdem sein Hersteller Roche das neue Medikament auf den Markt gebracht hatte. Die Mediziner wurden gebeten keine Rezepte mehr auszustellen, die Patienten aufgerufen, ihre Tabletten zurückzugeben. (stern, 28/1999)	**Blutdruckmittel gestoppt** [170] Der Bluthochdruckpille Cerate wurde jetzt vom Bundesinstitut für Arzneimittel die Zulassung entzogen. Grund: Der Wirkstoff Mibefradil soll angeblich schwere Herzrhythmusstörungen verursachen. (Bild, 27.8.1998)

Wie warb kürzlich noch die Pharmaindustrie mit ihren Mitteln Coxigon, Amuno Gits und Osmogit? Von ihnen ginge »neue Hoffnung für die Rheumakranken« aus, »ein erster Schritt in Richtung Kausaltherapie« ward getan, ja mit dem letzten Mittel »brach sogar eine neue Ära in der Rheumabehandlung« an. Bis sie alle sang- und klanglos vom Markt gezogen werden mußten, als von den ersten Schwerstschäden und Todesfällen der Rheumatiker berichtet wurde, die sich dieses Gift von ihren Ärzten hatten verschreiben lassen.

Wenn du aber noch immer der Hoffnungsmache erliegst, wenn Du aber noch immer auf diese Chemie-Schulmediziner-Kamarilla schwörst, nimm wenigstens einen guten Rat von mir mit, falls sie Dir den Krebs rausschneiden wollen: Verpflichte den Arzt, das Biopsiepräparat an mindestens drei Institute zur Begutachtung zu senden und deren Gutachten Dir zu zeigen. Besser: Laß Dir die Adressen von diesen Instituten geben und schick sie selbst ab.

Das sind die harten Tatsachen:

WHO legt in Genf Jahresbericht vor: **Verdoppelung der Krebsfälle vorausgesagt** (dpa 14.1.2000)	Die Krebsspezialisten konstatieren: (→LV 1136) **Der Krebs ist unbesiegbar** (Der Spiegel Nr. 34/1997)

Aber es gibt Menschen, die wollen das alles nicht wissen. Sie sehen sich nicht mal die Angaben auf den Packungen an, was da alles an giftigen und fremdartigen, künstlichen Stoffen drin ist.[3601] »Soll ich mir damit den Appetit verderben?« so denken sie.
Nachdem sie älter geworden sind und ihren Professor in der Tasche haben, geben ehrliche Mediziner Obiges von sich und können sich erst dann erlauben, die volle Wahrheit zu sagen: »Ich bin überzeugt, daß die ganze materia medica auf dem Boden des Meeres versenkt werden könnte. Das wäre viel [170] besser für die Menschheit und desto schlimmer für die Fische.« (Prof. Dr. O. W. Holmes, Harvard University)

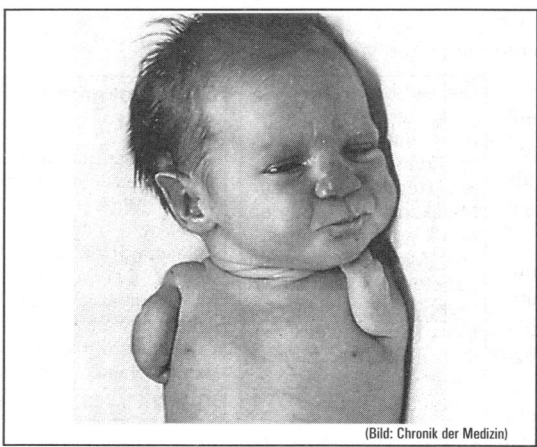

(Bild: Chronik der Medizin)

Einer der schlimmsten Killer in den Industriestaaten sind die Nebenwirkungen der medizinischen Medikamente. (Süddeutsche Zeitung zitiert in „raum & zeit" Nr. 94/1998)

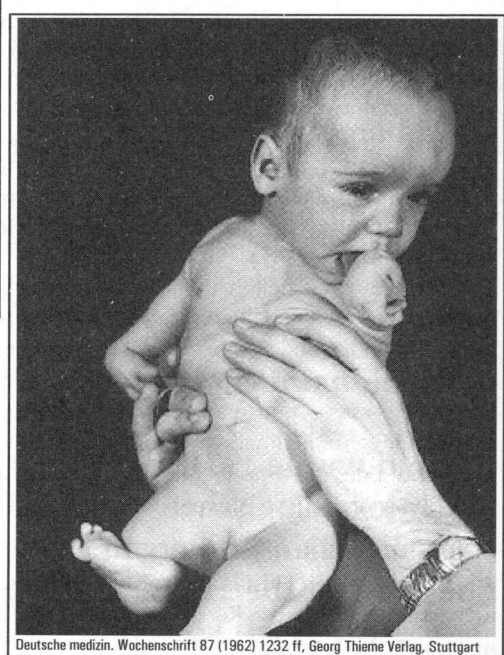

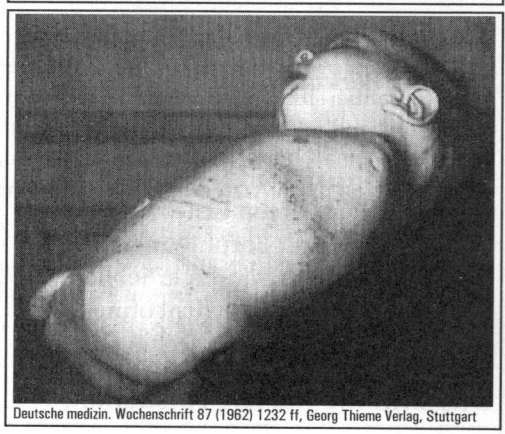

Deutsche medizin. Wochenschrift 87 (1962) 1232 ff, Georg Thieme Verlag, Stuttgart

Deutsche medizin. Wochenschrift 87 (1962) 1232 ff, Georg Thieme Verlag, Stuttgart

Diese erbarmungswürdigen Kinder, viele mit Armen, aber einer fehlenden Hand, wurden neuerdings seit 1991 wieder vermehrt in Irland, England und bei uns geboren.

Nach den letzten Meldungen sind die von Ärzten vorgenommenen Schwangerschaftsuntersuchungen daran schuld.

Nur zu, Ihr Mütter, vertraut nicht mehr Euch, nicht mehr Gott, nicht mehr der Natur um Euch und in Euch, betet lieber weiter die weißen Kittel an, glaubt weiter deren Beteuerungen, das sei das beste für Euch und Eure Babys. Vielleicht merkt Ihr irgendwann mal in einer klaren Stunde, daß man Menschen, Giftmedikamentenherstellern und Institutionen nicht glauben und Medizinern nie vertrauen darf. Und kommt so darauf, wem Ihr Euer so kaputtgemachtes Leben zu verdanken habt...

Jetzt hör mir mal zu, schwangere Mutti, die Du ein Baby in Deinem Bäuchlein trägst: Wenn Du so etwas liest, wie kannst Du es da noch in Verantwortung um Dein eigen Fleisch und Blut fertigbringen, jemals wieder einen einzigen Schritt über die Schwelle eines Frauen- oder Kinderarztes zu setzen? Wie kannst Du Dir jemals auch nur eine einzige Eisen- oder Kalziumtablette verschreiben zu lassen? Willst Du Dir Deine jungen Jahre durch Spießrutenlaufen mit einem verkrüppeltem Kind zur Qual machen lassen?

Der alte Indianer Sparkled Wings sitzt neben seiner Tochter im alten Chevrolet. Es regnet in Strömen. Im Licht der Scheinwerfer tauchen plötzlich hunderte, die Straße überquerende Kröten auf. Der Vater legt die Hand auf den Arm seiner Tochter. „Wenn wir rechtzeitig ans Ziel ankommen wollen, müssen wir einfach drüberfahren", meint diese. Sparkled Wings sagt nur: „Diese Tiere haben auch ein Ziel. Vielleicht ein wichtigeres als wir!" Steigt aus und schaufelt mit seinen Händen die Straße von den geblendeten Fröschen frei. Völlig durchnäßt steigt er wieder ein: „Nun fahre Du zu unserem Ziel, Tochter."

Denke mal genau nach: der Arzt ist Spezialist für Krankheiten - Du bist aber nicht krank, sondern schwanger. Und wenn Du Dich an die Richtlinien der UrTherapie und -Geburt auch nur ein bißchen während der Schwangerschaft hältst, dann hast Du keine Komplikationen zu befürchten und kannst bald ein urgesundes Baby in Deinen Armen wiegen. Du willst aber mit Deinem Dickkopf vorher schon wissen, ob das Kind auch gesund oder ob's ein Junge oder ein Mädchen ist? Ja, warum denn eigentlich? Da kannst Du ja doch nichts dran ändern. Oder würdest Du Dich gar für die Ruhmsüchtigkeit eines Arztes hergeben, der eine Operation Deines Babys durch Deinen Bauch mit Hilfe der Dein Kind noch mehr schädigenden Röntgenstrahlung durchführen will? Natürlich würdest Du so dumm sein! Wenn Du zu den glaubensbereiten Personen gehörst, die Autoritäten alles abnehmen. Die Ärzte-Fernsehserien wirken doch auch zu vertrauenerweckend...

Schwachstrom schmilzt den Krebs weg!

Mit elektrischem Schwachstrom von zehn Volt Spannung »schmilzt« der schwedische Arzt Dr. Björn W.E. Nordenström Krebs-Geschwülste in Lunge und Brust. Elf Patienten, bei denen alle herkömmlichen Behandlungen keinerlei Erfolg mehr versprachen, überleben bereits mindestens drei bis fünf Jahre mit der neuen Schwachstrom-Therapie. Berichtet das Ärzteblatt »Medical Tribune«. (GONG Nr. 37/87)

Das kann ich Dir nicht oft genug sagen: Du wirst auch heute noch mit vorsintflutartigen Verfahren behandelt. Du merkst es nur nicht, weil alles dem heutigen Denken bestens angepaßt und modern aufgemotzt wird: Die Energie wird nicht mehr so weit her, sondern von sehr nahe hergeholt...

Es hat sich gegenüber früher nichts geändert. Damals, um 1790, holte man sich die Strahlen vom Mond, heute aus den modernen Apparaten, um die Menschen zu beschwatzen, man könne sie damit heilen. Damals wie heute half es nichts. Der einzige Unterschied: Damals schadete es den so Behandelten nicht. Heute werden sie von der jetzt üblichen radioaktiven Atomfeuerbestrahlung äußerlich verunstaltet, es fallen ihnen die Haare aus, das Immunsystem wird schwerstens geschädigt, und es werden Grundlagen zu neuen Leiden gelegt.

Hier nebenstehend »heilt« Dr. Mesmer,[0619] Begründer des animalischen Magnetismus, durch vom Mond hergeleitete und durch eine Trompete verstärkte Magnetstrahlung eine »hysterische« Frau. (Die heilige Hildegard nahm die Strahlung gleich vom Vater des Jesus, aus etwas weiterer Entfernung auf.) Unten „heilt" der moderne Arzt die Kopfschmerzen (nur etwas profaner) aus der Steckdose mit einem 8000 Ampere-Elektromagneten.

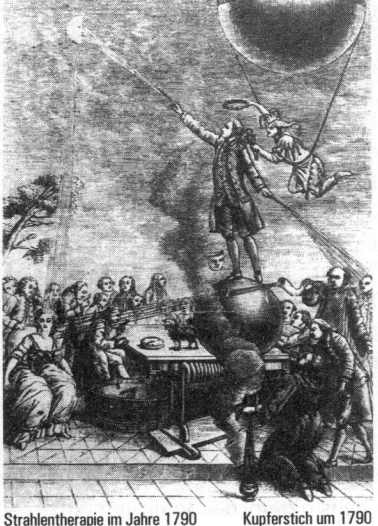

Strahlentherapie im Jahre 1790   Kupferstich um 1790

Strahlentherapie im Jahre 2000

Elektromagnetische Strahlentherapie   aus: DER SPIEGEL 53/28.12.98

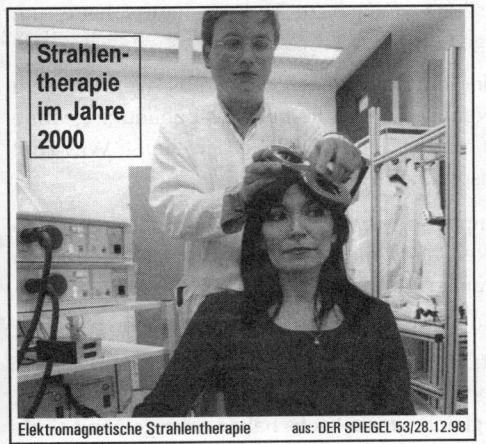

Erkenne, wenn Du keine Tomaten auf den Augen hast:

Auch heute flicht man den Göttern in Weiß Lorbeerkränze, halten die Menschen ihren größten Verdummern die Treue, legen schützend ihre Gunst über deren Häupter, verehren sie innig und selbst die mickrigsten ihres Standes werden von den meisten Frauen angehimmelt und heiß begehrt...

Der gleiche Aberglaube an die Heilkraft des Magnetismus feiert über 200jähriger Totenstarre just heute wieder freudige Auferstehung aus der Gruft unerschöpflichen medizinischen Aberglaubens.

1.48 Über die angebliche Tapferkeit der Krebskranken

172 **Jasmin nimmt tapfer den Kampf mit dem Krebs auf**
(...) Breitspektrum-Antibiotika, Fiebersaft und Zäpfchen, Tabletten gegen Pilzbefall, Wundheilsalbe, Saft gegen bakterielle Erkrankungen, Desinfektionsflüssigkeit für die Mundschleimhaut, weitere Tabletten, Sirup, Säfte und Flüssigkeiten. Die Kontraindikationen können einen erschauern lassen: Fast kein Organ, das durch diese Mittel nicht geschädigt werden kann. Da ist von Übelkeit, Juckreiz, Durchfall und Kopfschmerzen die Rede, von Leberschädigungen und fruchtschädigenden Wirkungen bei Schwangerschaft, von Nierenfunktionsstörungen und Blutbildveränderungen. So gravierende Nebenwirkungen haben allein die Begleitpräparate der Chemotherapie. Freitag, so sagt sie, litt Jasmin wieder besonders unter dem Injektionsautomaten. Sie krümmte sich wie ein Embryo und suchte Schutz bei der Mutter, wollte in sie hineinkriechen und jene Geborgenheit verspüren, die sich wohl unauslöschlich in das Unterbewußtsein jedes Menschen eingegraben hat, als er noch im Mutterleib heranwuchs. (Auszug F.J. Klee »Jasmin K. Diagnose Krebs« Auflage Februar 2000, Moewig-Verlag, Rastatt)

Die 5. Operation! Wieviel Tapferkeit wird vom krebskranken Tagesschausprecher Köpke noch abverlangt? (Kölner Stadt-Anzeiger 3.2.1994)

Die ungeheure Tapferkeit der First Lady ist bewundernswert
»Es ist eine Tragödie«, sagte Vilmar zu Quick, »aber ich bin zuversichtlich, daß ihre dem Leben zugewandte, tapfere Art sich auch in diesen schweren Tagen bewähren wird.« Ebenso wie ihr Mann gilt Mildred Scheel als Frohnatur. Sie ißt gern und gut, sie genießt gern trockenen Wein und andere Freuden des Lebens. Warum gerade ich? Eine Frage, die jeden Krebspatienten martert. Doch Mildred Scheel ließ sich von der Verzweiflung nicht die Kraft rauben, obwohl sie seit vielen Monaten gewußt hat, daß die erste Operation nicht das Ende war. (Quick Nr. 25/1985)

Rosenthals tapferer Kampf gegen den Krebs
Operation im Klinikum Steglitz: Magen und Milz kamen raus und ein Drittel der Speiseröhre. Hans Rosenthal deutet auf die Magengegend: „Ich lebe jetzt mit einem Stück Dünndarm, der die Aufgaben des Magens übernehmen soll. Das ist heut kein Problem mehr, sagen die Ärzte. Wenn man aber dann immer weiter abnimmt, kommt trotz aller Zuversicht die Angst. (Neue Post Nr. 14/1973)

Dieser Kampf war zu schwer für ihn
Die schwere Herzkrankheit Harry Blums – auch die besten Ärzte konnten sie nicht heilen. Professor Ernst Rainer de Vivie: „Er war ein Kämpfer, aber dieser Kampf war zu schwer für ihn."
(Express 18.3.2000)

Das sagt dieser Terrormediziner, seines Zeichens Chef der Herzchirurgie in der Kölner Universitätsklinik, nachdem er den Oberbürgermeister von Köln zuvor mit Operationen und den Schreckensmitteln der Intensivmedizin sowie einem Kunstherz vielfach zu Tode gemartert hatte, um möglichst hohen Profit aus Sterbenden herauszuschlagen.

Denk doch mal darüber kurz nach: Kämpft einer wirklich tapfer gegen den Krebs, wenn er dem Ansinnen seiner Ärzte passiv und ergeben folgt? Wenn er deren Schreckens-Behandlung ohne eigenes Zutun einfach über sich ergehen läßt? Kampf, das ist doch Aktiv-Werden, heißt: Was-Tun! Doch nicht faul im Bett zu liegen und andere zu beanspruchen!

172 Nun ja, diese Tapferkeitserklärungen der Regenbogenpresse, wenn verkrebste Filmstars oder kleine Kinder vorgestellt werden, bedeuten in Wirklichkeit nicht mehr als eine oberflächliche Form von Mitleid angesichts des traurigen Schicksals der Kranken.[1500ff]

Kämpfen heißt doch: Verantwortung übernehmen, und nicht, sie an andere wegzugeben.

Das verstehe ich unter Kämpfen und echter Tapferkeit:

173 **Selbst aktiv sein gegen seine Leiden und sich nicht von den Ärzten dumm und klein halten lassen. So machen es klar denkende Menschen - und da ist es gleich, ob sie Krebs haben oder gelähmt sind.**

Und hier hast Du ein Beispiel dafür, wie man wirklich tapfer kämpft:

> **Siegesfahrt gegen den Krebs. Extremer Sport statt Selbstaufgabe.**
> Mit beinhartem Training und strenger Diät kämpft eine Amerikanerin erfolgreich gegen ihre tödliche Krankheit: Täglich verausgabt sich Ruth auf dem Fahrrad, beim Laufen, beim Schwimmen(...) Für Lebensmittel braucht sie knapp 60 Dollar im Monat; sie ißt kein Fleisch, keine Milchprodukte und kein Fett. Ihre Kleidung besteht fast ausschließlich aus Sportanzügen. (stern vom 24.8.1990)

172

Doch ich will Dich hier auf einen feinen Unterschied aufmerksam machen: Diese Frau "kämpft nicht gegen ihre tödliche Krankheit!" Sie bekämpft den Krebs in ihrem Körper nicht mit Chemiegiften, nicht mit Atombestrahlung, nicht durch ins eigene Fleisch schneidende Skalpelle.
Sie kämpft nicht gegen ihren Körper - statt dessen kämpft sie für ihre Gesundheit.
Die stärkt sie. Und das genau ist ein Bemühen, welches sich die Klassische Naturheilkunde auf ihre Fahnen geschrieben hat. Und wenn Du klug bist, dann schließt Du Dich solchem positiven Tun besonders als Kranker schnellstens an. Wer wirklich um seine Gesundheit kämpfen will, der lasse alle Gifte und Messer beiseite. Der rappele sich auf und tue etwas dafür.
Was Du am besten dafür tust, das werde ich Dir hier so nach und nach verklickern.

»Gehört das Trinken von Eigenurin auch dazu?« fragst Du.

> Und wenn Du hundert Knoten knüpfst,
> das Seil bleibt eines.
> Dscheal-Du-Din-Rumi (1207 – 1273)

Urin ist ein Abfallprodukt des Stoffwechsels, was nach draußen gehört. Schreibt ein von mir früher mal geschätzter Naturheilarzt:
»Nach dem Eigenharntrinken ist die Monilla (Candidose) üblicherweise ab der dritten Woche nicht mehr im Darm nachzuweisen. Ich habe noch keinen einzigen Versager gesehen.« (Abele, J. "Eigenurinbehandlung", Haug) Merke:

Selbst „Naturheilärzte" kommen nie (!) von der widernatürlichen medizinischen Denkweise los, die ihnen auf der Uni eingebläut wurde.

Die Klassische Naturheilkunde beschränkt sich nicht auf oberflächliche Reparaturmethoden, sie sieht die Wurzel allen Übels und aller Krankheit in der Gier der Menschen nach Süchten, Macht und Geld und in der Verblendung der Menschen durch eine zerstörerische Wissenschaft.

> Die Zukunft hat schon begonnen
> ## Die neuen Methoden der Gen-Medizin
> **Jetzt verlieren Herzinfarkt, Krebs und Infektionen ihren Schrecken: Mäuse wandeln kranke menschliche Gene in gesunde um!** TV Hören+Sehen, 10.4.2000

Mäusekadaver-Proteingewinnung zur Arzneiherstellung

Im Jahre 1595

Seit 1995 und in Zukunft

Ende vergangenen Jahres ließ das PAUL-EHRLICH-Institut nach wenigen Monaten Prüfzeit den aus Zellen der Maus gewonnenen monoklonalen Antikörper 17-1A (PANOREX) auf der Basis vorläufiger, spärlicher Daten für die postoperative adjuvante Behandlung des Dickdarm- und Mastdarm-Karzinoms im Stadium Dukes C zu. (arznei-telegramm Nr. 3/2000)

Nichts anderes als die im linken Bild gewonnene Medizin kriegst du hier oben geistig untergebuttert - nur wissenschaftlich formuliert!

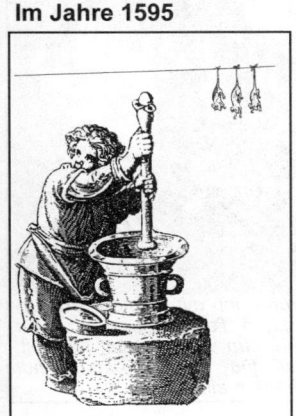

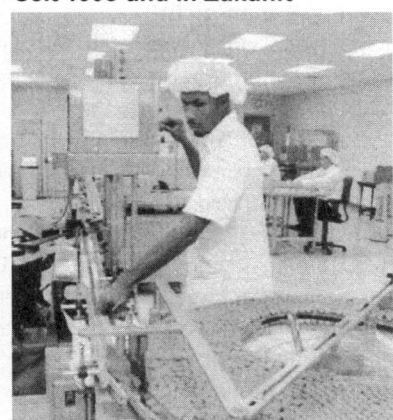

Bild: Arznei-Archiv

Wenn Du von den mit den Geldern der Steuerzahler wie Maden im Speck lebenden Medizinforschern liest: »Im Mäuseversuch hat es schon geklappt«, dann weißt Du: Das ist nur die betrügerische Hoffnungmache für den ebenso sicher wie das Amen in der Kirche kommenden späteren Mißerfolg bei den Kranken.[1713, 1769]
Unter sich lachen sich die Medizinforscher über die Dummheit der Medien und der Masse ins Fäustchen und witzeln bereits: „Ohne Mäuse keine Mäuse!"

1.49 Das tust Du als erstes, um gesund zu werden

173 Du lebst wie alle normalen Leute - und die leben heute nicht mehr wie die Menschen der Urzeit. Die Menschen haben sich früher zumeist im Freien aufgehalten. Das ist normal! Sie haben nur das gegessen, was ihnen die Natur bot. Das ist normal! Sie mußten sich viel bewegen, um an ihre Nahrung zu gelangen. Das ist normal!

Gesundheitsgesetz der Natur:

Früher lebten die Menschen natürlich. Heute leben sie überwiegend unnatürlich. Lebe wieder weitgehend natürlich. Nur das macht und hält Dich gesund!

Diese Tatsache sollte Dir zu denken geben:
Insgesamt zeige der Bericht des Wiesbadener Bundesamtes, daß die Deutschen keine Gesundheitsapostel seien. Obwohl 40 Prozent der Menschen stark auf die Gesundheit achten und an gesunder Ernährung interessiert sind, leben nur vier Prozent auch wirklich konsequent gesundheitsbewußt. Nur knappe die Hälfte der Menschen zwischen 20 und 50 Jahren z.B. halten regelmäßigen Sport für notwendig. **Gehörst Du zu ihnen?**

»Und jetzt soll ich meine Arbeit aufgeben, nur damit ich nur noch spazierengehen soll?«

Aber nein! Der Alltag erfordert Zugeständnisse. Doch wenn Du schon Deine Gröschelchen in einem Betonklotz verdienen mußt, dann kannst Du Dich doch in den Pausen und nach der Arbeit für eine Zeit im Freien aufhalten.

174 »Ausgerechnet dann, wenn im Fernsehen die wichtigen Sendungen laufen!«

Eben deshalb! Es wird höchste Zeit, daß Du Dich diesem Einfluß entziehst: **Das Fernsehen lehrt Dich, *was* - aber es lehrt Dich nicht, *wie* Du zu denken hast!**

175 Nichts, gar nichts, was die Menschen in den 30 Millionen Jahren ihrer Geschichte hervorbrachten, war so passiv, verdummend, so suchtfördernd, so gesundheitsschadend. Nichts was der Entwicklung ihres Selbst so sehr zuwider läuft. Bitte vergiß es nicht: Du bist krank. Konzentriere Dich nur darauf! Alles andere ist unwichtig.

Wenn Du erst einmal erkannt hast, was Dir das Abschalten von all der Unruhe und all dem Trubel für einen wohligen Frieden vermittelt und was die Hinwendung zur Natur für ein Glück in Deine Seele hineinträgt, dann kannst Du vielleicht sogar Deiner Krankheit Dankbarkeit entgegenbringen. Dank dafür, daß sie Dich auf einen besseren Weg und ein sorgenfreies Leben brachte. „Besonders wenn Männer mal vor dem Fernseher sitzen, sind die kaum noch hochzukriegen", sagt mir eine Seminarteilnehmerin: „Ich versteck immer die Fernbedienung. Dann läuft er wie verrückt im Zimmer herum, kriecht unter die Couch, zieht sich am Schrank hoch..."

Gesundheitsgesetz der Natur:

Erkenne: Die Krankheit ist Dein Freund. Einen Freund bekämpft man nicht!

»Und wenn ein anderer, der sein Leben so führt, wie ich es bisher getan habe - also kein bißchen natürlich - dabei trotzdem nicht krank ist oder wird? Widerlegt das nicht Deine reichlich allgemeine Behauptung?«

Nein. Vielleicht erklärt es sich aus einem Tierversuch:

Forscher ernährten einen Wurf gesunder Ratten mit einer alle Mineralstoffe, Vitamine, Spurenelemente, Eiweiß und Kohlehydrate enthaltenden Nahrung. Die Tiere zeigten sich quicklebendig und freßlustig. Dann entwerteten sie die Nahrung durch Entzug einiger Vitamine. In der zweiten und dritten Generation blieben die Ratten gesund; erst in der vierten Generation traten die ersten gesundheitlichen Schäden auf. Als man die Kost wieder normal aufwertete, blieben die Tiere in der zweiten und dritten Generation krank und die Wiedergesundung trat erst in der vierten Generation ein.[3000ff] Erkenne:

„Hier rühre ich mit meinem Brüderchen einen Teil der UrMedizin für Dich an. Um was es sich handelt, erfährst Du bald – mußt nur aufmerksam alles lesen."

176 **Dem einen hat die Natur einen besser anpassungsfähigeren Körper mitgegeben als den anderen. Der eine ist robuster als der andere! Der eine besitzt ein widerstandsfähiges Erbgut - der andere ein schwaches und ist anfällig für den kleinsten Luftzug.**

Was weißt Du denn, inwieweit Deine Vorfahren selbst sich bereits mit Exzessen zerstört und damit schlechtes Genmaterial an Dich weitergegeben haben? So daß Deine Erbsubstanz bereits geschädigt und Deine Vitalität nur noch gering ist, Deine Abwehrkräfte schon erheblich geschwächt sind, weshalb Du weniger verkraftest als andere!

Bei dem einen macht der Körper schon sehr früh, oft im Kindesalter, die ungesunde zivilisatorische Lebensweise nicht mit und es kommt zu Neurodermitis, Allergien, Asthma, Fettleibigkeit, Krebs. Der andere kann Steine fressen und es macht ihm, so scheint es - gar nichts.

Über 80 Millionen Einwohner leben in der BRD. Um das 50ste Lebensjahr herum sind es nur wenige Ausnahmefälle, die so was Ähnliches wie gesund sind. Sieh mal auf der Folgeseite, an was die Menschen alles leiden!	Jedes fünfte Kind leidet schon unter Kopfschmerzen und Migräne (dpa 22.4.2000)

Du kannst froh sein, daß Du Dein Kranksein spürst und so noch was dafür tun kannst. Bei denen, die Du so beneidest, braut sich vielleicht schon etwas unter der Oberfläche zusammen: verschlackter Darm, dann tödlicher Darmverschluß, Verkalkung usw. Beim ersten ist es das Herz, beim zweiten der Magen, beim dritten sind es die Adern, beim vierten die Nieren. Arteriosklerose, Krebs, Schrumpfniere und Leberzirrhose sind es, die weder Schmerzen bereiten noch in irgendeiner Weise vor dem kommenden Desaster warnen.

Das ist eben die große Selbsttäuschung der Menschen: zu glauben, gesund zu sein, wenn sie unter keinen bekannten Krankheiten oder Schmerzen leiden. Aber sind die Impotenz, die Unlust zur Liebe, die bleierne Müdigkeit, die Schlaflosigkeit, der Haarausfall, das Gereiztsein, das Nicht-Wasserlassen-Können, Völlegefühle, Zahnzerfall, Migräne, Periodenschwierigkeiten, das ständige Erkältetsein, sind Beklemmungsgefühle, Kurzatmigkeit oder Krampfadern keine Krankheiten? Viele merken auch nichts vom sich langsam anbahnenden Herzinfarkt, der sie plötzlich mit 40 Jahren wie einen Baum fällt.

So kann man vielleicht schließen: Urgroß- und Großeltern, die noch einfach und in etwa gesund lebten, gaben ihren Kindern und Enkeln einen erheblichen Schutz an Immunkräften und Gesundheit mit, die den Schäden durch die immer künstlicher werdende Lebensweise einen gewissen Ausgleich entgegensetzen können, der sich aber nun immer mehr erschöpft.

Doch selbst oberflächlich lebende Menschen wissen schon, welche Gefahren ihnen drohen. Aber die Gedanken daran werden schnellstens wieder verdrängt. Wie das so trefflich der Jugend gelingt, die da annimmt, nie so gebrechlich werden zu können wie die kranken Menschen, denen sie täglich begegnen. Ja, ja, ich weiß:

Dir kann das alles nicht passieren, nicht wahr, es trifft immer nur die anderen, so bildest Du Dir ein. Und Du glaubst vielleicht auf ewig, zu den 2% Gesundbleibenden zu gehören, während 98% aller Menschen spätestens mit Fünfzig laufend zu den Ärzten rennen und chronisch krank sind.

Und den Medizinern jedes ihrer Versprechen abnehmen: In spätestens soundsoviel Jahren werden durch unsere Forschungen alle Krankheitsprobleme gelöst sein.[166] Keine Sorge, wir schaffen das schon. Doch dafür müssen wir euch nur noch was mehr zur Ader lassen...[3101] Was alle nur zu gern glauben. Seit 10.000 Jahren. Und immer wieder aufs neue. Wisse:

Diese geistige Haltung des Mir-passiert-schon-Nichts, wie sie sich bei den Noch-Gesunden da ausdrückt, ist in unseren Genen verankert. Denn in der Urzeit mußten sich die Menschen nie Sorgen um etwaige Krankheiten, ihre Zukunft und ihr Leben machen. Alles war von der Schöpfung so einzigartig eingerichtet, daß keiner krank oder elend werden konnte.

Doch wisse: Jeder zahlt eines Tages für sein Fehlverhalten. Der eine früher, der andere später. Die Natur ist gerecht und unbestechlich.

Du fühlst noch keine Krankheit in Dir? Sei Dir mal nicht so sicher, ob das so bleibt. Du lebst in Deutschland? Trotzdem 240000 Ärzte[9428, 9918] bei uns 700 Millionen Medikamentenrezepte jährlich verschreiben:

- 5 Millionen ältere Menschen verkalken, verwahrlosen und verlottern viele Jahre vor ihrem Tod an Demenz und Alzheimer Krankheit - mit stark ansteigender Tendenz,
- 7 Millionen können ihren Harn nicht halten,
- 8 Millionen werden halb verrückt wegen ständiger Ohrgeräusche,
- 7 Millionen haben chronische Schmerzen: *Rückenschmerzen sind in Deutschland die Ursache für 165 Millionen Arbeitsunfähigkeitstage,*
- 35 Millionen sind verfettet, bleiben deshalb ungeliebt und sterben früh,
- 20 Millionen Männer sind impotent,
- 26 Millionen bekommen brüchige Knochen, werden krumm,
- 37 Millionen schleppen sich mit Allergien herum (+8% jährlicher Zuwachs),
- 18 Millionen leiden an Rheuma und 9 Millionen an Asthma (1 Million davon sind Kinder), 8 Millionen haben Diabetes (jährlich plus 45%)
- 4 Millionen werden langsam taub,
- 35 Millionen sind von chronischer Verstopfung geplagt,
- 40 Millionen quälen sich mit Hämorrhoiden,
- 40 Millionen aller über 50jährigen Männer bekommen Prostatakrebs,
- 29 Millionen sterben vorzeitig an Krebs,
- 23 Millionen leiden unter Kopfschmerzen und Migräne,
- 28 Millionen leiden unter Schlaflosigkeit, 14 Mio. unter ständiger Müdigkeit
- 15 Millionen leiden unter Candidose (Pilzbefall),
- 27 Millionen sterben frühzeitig an Herz- und Kreislaufleiden,
  Daneben: 10 Millionen Trinker und Trinkerinnen und ½ Million alkoholabhängige Kinder. Jedes zehnte Kind ist Asthmatiker.
- 60.000 sterben jährlich an durch Krankenhäuser verursachten Lungenentzündungen trotz oder wegen Antibiotikagabe. [1675]
- 40% aller Kinder haben Kreislaufprobleme, 30% Haltungsfehler, 20% Allergien.
- Die Hälfte aller 80jährigen besitzen kein Geruchsempfinden mehr. In wenigen Jahren werden weltweit 300 Millionen an Diabetes leiden.

Lärmschwerhörigkeit
zählt zu den unheilbaren Krankheiten, und die Folgen der Behinderung sind weitreichend. Der Betroffene kann bei starken Hintergrund- oder Begleitgeräuschen Gesprächen kaum noch folgen. Er versteht Anweisungen nicht oder verpaßt die Pointe eines Witzes. Und da »im Volksmund taub und dumm nicht weit auseinanderliegen«, wird der Lärmschwerhörige, »häufig als dumm verkauft«.
DER SPIEGEL 8/1995

Und Du junger Mann, der Du ohne Walkman, die ohrenbetäubende Klangwelt der Terror-Rockmusik oder den hämmernden Technosound nicht auszukommen glaubst, wirst bald zu den Tauben gehören, die mit UrMedizin aber leider nicht mehr von ihrer Schwerhörigkeit zu befreien sind.

Usw. usw. - ich könnte seitenlang aufzählen. (Die hohe Gesamtzahl ergibt sich, weil die meisten an mehreren der genannten Krankheiten leiden).
Das ist leider ein Dilemma dieses Buches: Wer sich einigermaßen gesund fühlt, der findet keine Verbindung zu meinen Worten. Denn er kann es sich einfach nicht vorstellen, ihn könne es auch einmal treffen. Aber:
Jetzt hast Du vielleicht nur einen Heuschnupfen. Mit 45 entwickelt sich daraus meist ein böses Asthma.[2514] **Jetzt hast Du hinten nur etwas lichtes Haar. Mit 45 ist's `ne Glatze. (Unter UrMedizin beginnt eine Platte höchstens so langsam mit 70 Jahren.)**

179 Wenn ich darüber nachdenke, profitierst Du als noch gesunder Leser am meisten. Denn wenn Du - obschon es Dir noch nicht nötig erscheint - meine Ratschläge schon jetzt aufgreifst, ersparst Du Dir viel Leid. Allein schon an Deinen Zähnen.(→Rz422ff) Oder einen plötzlichen Schlaganfall. Oder im Alter den schlimmen Oberschenkelhalsbruch. Oder was dann, wenn Du mit 40 bereits einen Tinnitus[3721, 3951] kriegst, der Dir Tag und nacht in Deinem Ohr das Leben zur Hölle macht und Dich mit Stimmen aus dem Nichts an den Rand des Wahnsinns bringt?![2057] Oder der Kummer mit dem Abgewiesenwerden durch einen Partner, dem Du zu häßlich oder zu fett erscheinst? Oder die Angst, Brust- oder Prostata-Krebs zu bekommen.

Selbst wenn du noch nie einen Arzt nötig hattest: Meinst Du nicht, es ist besser, wenn du <u>vor</u> der Behandlung gründlich über Dein Gesundbleiben nachdenkst als danach? Und die UrTherapie mal ein bißchen ins Kalkül ziehst? Und wenn Du das als Noch-Gesunder nicht schaffst: Ich hab' dafür viel Verständnis, ich weiß doch am besten, wie schwer sie für Dich ist. Vielleicht ist Deine Zeit dafür noch nicht gekommen. Mir als Autor genügt zu wissen: Ich habe ein Samenkorn in Dich gesetzt. Und eines Tages kann es aufgehen und fruchten. Laß Dir mal diesen Satz durch den Kopf gehen:
<u>Der Clevere löst seine Probleme nach und nach, der Kluge vermeidet sie, bevor sie auftauchen können.</u>

Wer also klug ist, der sagt sich: Wenn früher jeder fünfte, heute bereits jeder vierte und in wenigen Jahren jeder dritte von Krebs zerfressen wird, dann ist die Wahrscheinlichkeit sehr groß, daß es mich ebenfalls frühzeitig trifft. Und da sich der Krebs ja langsam über 20 bis 30 Jahre, unsichtbar und ohne mich vorher durch Schmerzen zu warnen, in den Körper schleicht und sich dort immer fester krallt, ist es dann oft zu spät, etwas dagegen zu unternehmen. Im übrigen: Sind die Menschen wirklich so gesund, wie sie vorgeben, wenn sie bei uns im Jahr 18 Millionen Tonnen an Kopfschmerzmitteln schlucken?

Mit solchen Bildern halten sie sich ihre wegzufliegen drohenden Heiligenscheine fest, die Ärzte auf den Krebsstationen der Kinderkrankenhäuser. Womit man den geschlagenen Eltern zu suggerieren sucht:

● Seht doch nur, wie besorgt wir um Dein bald von uns für später schwerstens geschädigtes Kleines sind, und uns eigens für dessen Pflege einen hygienischen Mundschutz aufsetzen!

● Seht doch, wie lieb die fürsorgliche Krankenschwester Deinem lockenberaubten, chemieverseuchten Glatzkopf Märchen vorliest.

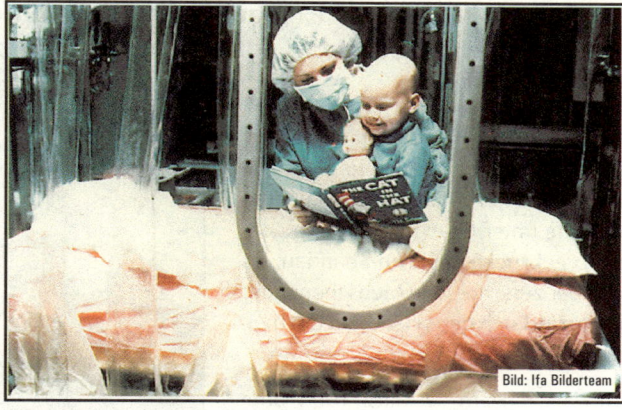

Bild: Ifa Bilderteam

● Und seht: Sogar ein Kuschelpüppchen voller Bakterien darf Dein Kindchen mit unter sein steriles, giftausdünstendes Polyäthylenzelt nehmen, so daß es Papi und Mami mal für ein paar Minuten nicht vermissen muß.

● Ja, und seht doch nur, wie der süße kleine Kahlkopf noch herzig lächeln kann - nach den vielen Stunden der Qual und Not, da man ihm das Gift der Chemie in die zarten Äderchen spritzte. (Um was für ein Gift es sich dabei handelt, liebe Eltern, das erzähl' ich Euch im 3. Kapitel.)

Wie sich bei Dir als gesundem Menschen schleichende Krankheiten bemerkbar machen, das solltest Du schon wissen.

Nicht auf das, was geistreich, sondern auf das was wahr ist, kommt es an. (Albert Schweizer)

Ernsthafte Leiden kündigen sich Dir wie folgt an:

Allgemeine Leiden:	durch Schwierigkeiten mit dem Einschlafen und Aufwachen, Haarausfall und verrottende Zähne - Unerklärliches Müdesein, Schmerzen an vielen Körperteilen
	Gedächtnisschwäche und Depressionen
	Ständige Erkältungen, Husten und Anfälligkeit gegen Infektionen,
Stirn:	Abschuppung und leichte Rötung der Haut: Blase arbeitet nicht gut
	Leicht gerötet: Dünndarm nicht in Ordnung
Haut:	Blaß oder rötlich nach üppigem Mahl: Vorsicht, das Herz! Kreislaufstörung, Bluthochdruck
	Leichte Schwellung und feine Schuppen am Nasenansatz: Leber erkrankt
	Neben Nase leicht geschwollen: Dickdarm funktioniert nicht einwandfrei
	Hautunreinheiten oder braungraue Haut: der Unterleib macht Kummer
	Grünlicher Unterton: Leber, Galle sind angegriffen. Zuviel Fett im Essen, Alkohol?
	Gelblicher Teint: Schwierigkeiten mit Magen und Bauchspeicheldrüse
	Gräulich: Probleme mit Nieren und Blase
	Weiß: Lungen- oder Dickdarmschwäche (bei rundlichem Gesicht mehr Dickdarm)
Gesicht:	Tränensäcke und starke Schwellungen um die Augen: Nieren erkrankt
	Wangen leicht geschwollen und graue Haut: Magenleiden entsteht
	Falten von Nasenflügeln zum Kinn vertiefen sich: Magenkrebsgefahr
Schwitzen auf der Oberlippe:	Vorsicht. Das Herz ist extrem gefährdet
Schluckbeschwerden, Kloßgefühl, ins Ohr strahlende Schmerzen, Husten, Heiserkeit:	Du kriegst Kehlkopfkrebs. Jeder 10. Mann bekommt ihn bereits.
Tief eingeprägte Falten neben Kinn:	Die Lunge macht Probleme

180

Weißt Du, wie sich Dein Körper einmal dafür bedankt, weil Du jahrelang seine Forderungen unbeachtet gelassen und um seine Gesundheit nichts gegeben hast?

Es ist unglaublich, welche Mengen Mitleid ein kranker Mann vertragen kann.

Alkohol erhöht die Gefahr
Schon zwei Gläser Bier, Wein oder Schnaps täglich erhöhen das Risiko, an Brustkrebs zu erkranken, um über 40 Prozent. Das ergab eine Studie der Harvard School of Public Health in den USA 1998.

Ein Besuch bei meiner Ex-Frau, kurz vor deren qualvollem Tod, die mir nach unserer Scheidung sagte: »Endlich brauch' ich jetzt nicht mehr so streng gesund zu leben!«

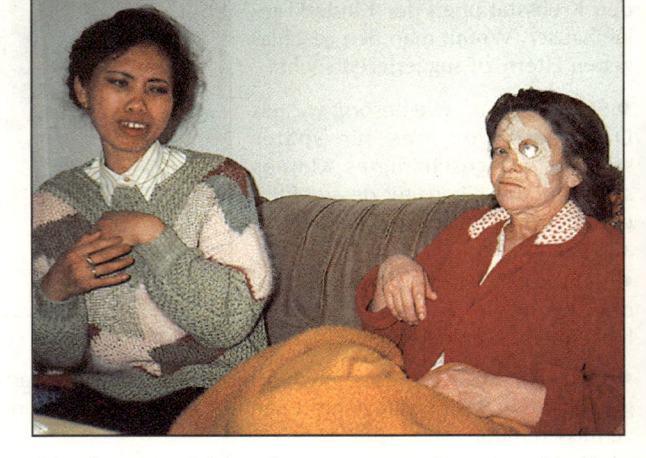

Zwei Erlebnisse haben sich mir unauslöschbar in die Seele eingegraben: Mein Horror-Lauf am 5. Mai 1944 über die unter Granatbeschuß liegende Spreebrücke in Berlin-Spandau, als ich über zerschossene Menschenleiber hetzte und sich deren Gedärm um meine Füße schlang.

Und als ich am 7. März 1994 eine ehemals geliebte Frau an mich drückte und die rund um ihren Leib liegenden harten, fast hühnereigroßen Tumor-Metastasen des grausigen Krebskraken an meiner Brust und unter meinen Händen, von tiefstem Entsetzen gepackt, spürte. Und ich meinen Blick nur für kurze Momente auf dem völlig entstellten Gesicht zu ruhen lassen vermochte, hinter dessen linkem Auge ein weiterer Krakenarm seinen Saugnapf angesetzt hatte, um es langsam aus dem Körper herauszudrücken. Was die Ärzte mit Klebepflaster zu vermeiden suchten.

Beide Erlebnisse haben in mir für immer den Vorsatz ausgelöst, dem Haß gegen andere Völker, den Gedanken an Krieg und allem was dazu dient, einen solchen zu führen, mit all meinen Kräften entgegenzutreten. Und zum anderen, nie in meinem Bestreben nachzulassen, von den Menschen das Leid ihrer Krankheiten zu nehmen. Und anstelle einer hilflosen Schulmedizin die einzigartige Heilkraft der Natur, gebündelt in der UrTherapie, dagegen zu setzen.

> **Medizinische Gelehrsamkeit: aus einem Buch in einen leeren Schädel geschüttelter Staub** (A. Bierce)

Das sind die Zeichen für beginnenden Krebs:

Kopf	langsam wachsende, geschwürige Knoten
Mund	weißliche Färbung, Verdickung der Schleimhaut, schmerzlose Geschwüre auf Lippe und Zunge, ständige Erkältungen, Husten und Anfälligkeit gegen Infektionen,
Speiseröhre	Heiserkeit, Schluckbeschwerden, Fremdkörpergefühl
Brust	Verhärtungen, Knoten, Dellen
Lunge, Bronchien	Husten, blutiger Schleim
Magen, Galle	Druckgefühl, Appetitlosigkeit, Ekel gegen Fleisch, Abmagerung
Gebärmutter, Eierstöcke	Unregelmäßige Blutungen
Blase	Blutiger Urin, häufiger Harndrang
Darm	Durchfall, Verstopfung, Blutspuren im Stuhl
Haut	Größer werdende Muttermale

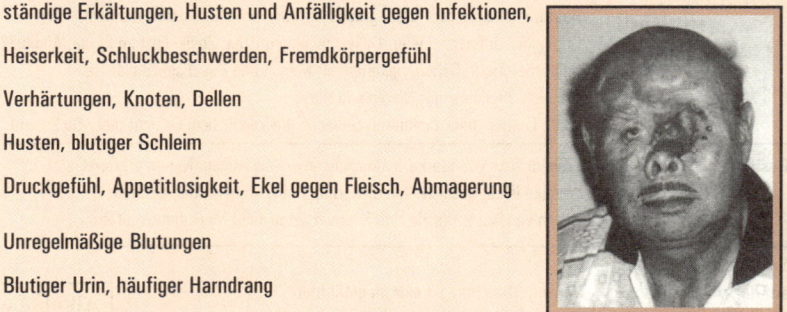

Junge, Junge, jetzt wird's aber höchste Zeit für die UrMedizin, um dem drohenden Tod noch mal von der Schippe zu springen - na, was meinst Du?

Solche Endstadien Millionen Verkrebster verbergen die Angehörigen stets vor anderen. Stirnhöhlenkrebs wie bei meiner Frau: Auge bereits weggefressen.

1.5 Die heutigen Behandlungsformen der Medizin schädigen Dich nur und bringen Dich vorzeitig ins Grab

Wenn es bei jemandem zu einem Leiden gekommen ist, dann greift die Schulmedizin mit ihren giftigen, immer schädlichen Arzneimitteln gezielt in das Gefüge des Körpers ein, um ein Organ, eine Funktion, einen Nerv zu beeinflussen oder um den Mangel an einer Körpersubstanz auszugleichen.[3737] Leider jedoch trifft so ein Medikament nicht nur das gewünschte Ziel, sondern stets mehrere, meist sogar viele Stellen im Körper, die gerade für dieses Medikament anfällig sind. Nimm doch aus irgendeiner Arzneimittelschachtel mal den Beipackzettel heraus.[3502, 3557, 9892] Da steht: »Nebenwirkungen, Begleiterscheinungen, Unverträglichkeit und Risiken.«

Du findest dann eine Menge von Schäden aufgeführt. Doch bilde Dir nicht ein, daß die Firmen hier alles angeben! Da steht nur das Allernotwendigste. Was meinst Du, wie viele Nebenschäden unter den Tisch gekehrt worden sind! Und wenn's in der Fernsehwerbung heißt: »Zu Risiken und Nebenwirkungen fragen Sie Ihren Arzt oder Apotheker«, dann sollte wahrheitsgemäß hinzugefügt werden: Wenn der zuvor an einen Lügendetektor angeschlossen wurde.

Und wenn da steht, in vereinzelten Fällen können folgende Nebenschäden auftreten, dann darfst Du sicher sein, daß Du auch davon betroffen wirst. Denn die wenigen Schäden, die angegeben sind, treffen auch die widerstandsfähigsten Kranken - die schwächsten trifft's noch schlimmer!

Was ein Wahnsinn von den Ärzten, einen Schaden durch einen anderen zu ersetzen, nur weil der etwas später auftritt. Nur um sagen zu können, wir haben wenigstens den Schaden behoben, wegen dem Sie gekommen sind...

Außerdem sind dort nur Nebenschäden aufgeführt, die bereits eingetreten und bekannt sind. Du hast also stets die Chance, mal berühmt zu werden und der Nachwelt einen *neuen* Nebenschaden des eingenommenen Medikamentes zu hinterlassen. Leider gehst Du nicht mit Deinem Namen in die glorreichen Annalen der Medizin ein, sondern nur der Arzt, der darauf gestoßen ist.

Solltest Du, nachdem Dir Dein Arzt das Krankheitenverlagerungs-Medikament verschrieben hat, ihn später mal auf die »Nebenwirkungen« ansprechen, dann wird er Dir sagen: »Tja, lieber Herr Unbedarft, sie haben da ein hochwirksames Mittel gegen ihr Leiden erhalten - eine gute Medizin ohne Nebenwirkungen gibt es nun mal nicht.«[8300ff]

In Kürze wirst Du kontern können: »Sie haben mich nach Strich und Faden belogen. Ich nehme seit längerem die UrMedizin. Und statt Nebenschäden bringt sie mir nur Nebenfreuden!«

Den Ausdruck »Nebenwirkungen« münzen sie mit einem rabulistischen Kunstgriff neuerdings in »unerwünschte Wirkungen« um. So wissenschaftlich exakt ist das Tun der Mediziner: die behandeln Dich mit Giften und *wünschen* sich, daß sie in gewisser Hinsicht nicht wirken! Laß Dir das durch den Kopf gehen, was es für Dich bedeutet, daß die Medizin den von Dir so verehrten Begriff »wissenschaftlich« nicht von »Wissen« herleitet, sondern von »Wunschdenken«...

Statt »Nebenwirkung« muß es korrekt lauten: heimtückische, körperschädigende und krankheitsverursachende spätere Nebenschäden.[3617]

»Ein Medikament, das keine Nebenschäden verursacht, ist unwirksam!«, so argumentieren die Ärzte.

> Lieber Franz Konz,
> laß Dir die Heilerfolge Deiner UrTherapie berichten: 25 kg abgenommen, Wirbelsäulenschmerzen alle verloren, Hepatitis überwunden, Herzrhytmusstörungen, Hitzewallungen, Schweißausbrüche, Schlafstörungen, Bluthochdruck, Gastritis wie von Wunderhand weggewischt.
> *Barbara Kirchner, 12437 Berlin, Neue Krugallee 104*

Ein und dasselbe Argument dient also nicht nur der Beschwichtigung der Kranken, dem Verleugnen der Folgen schwerer Behandlungsschäden und den Todesfällen durch Medikamentengift-Behandlung, sondern auch noch der Verunglimpfung der Naturheilmittel.

Denn die ärztlichen Medikamente wirken nach der wahnsinnig-unlogischen Ansicht: <u>Was nicht Schäden anrichtet, das heilt auch nicht!</u> Deshalb können sie die UrMedizin der Klassischen Naturheilkunde »wissenschaftlich« nicht anerkennen - selbst wenn sie wirksam ist und die Menschen gesund macht. Denn sie verursacht ja keine Schäden - *muß* deshalb ja unwirksam sein!

Der letzte Satz diente dem Direktor des Heidelberger Krebsforschungszentrums gutachterlich zur Ablehnung der Kostenerstattung für ein Naturpräparat durch die Krankenkassen. Weil - so sagte er wörtlich: »...der geistig-philosophische Hintergrund, der Anlaß zu dessen Entwicklung gab, naturwissenschaftlich und medizinisch unbegründet war.«[2517, 8303] (Das Gericht lehnte die Kostenerstattung ab).

Das ist schon ein tolles Argument, mit dem sie uns da alle tüten wollen: Wenn ein Heilmittel keine unerwünschten Nebenwirkungen hat (wie z.B. die pflanzlichen Heilmittel), dann kann es auch keine erwünschten Wirkungen auf die Krankheit haben! Überlege Dir diesen Irrsinn! Es ist nicht zu fassen, daß an der Schwelle des 21. Jahrhunderts es die angesehensten Professoren immer wieder vor den Fernsehkameras von sich geben, studierte Herren, die ernst genommen werden wollen! Unwidersprochen vor den gewiß nicht dummen Medizinjournalisten! Unwidersprochen vor der ganzen Welt dürfen die uns den schlimmsten Nonsens weismachen! Unbegreifbar! Es versagt vor der Ehrfurcht des Wortes »Medizinprofessor« jeglicher gesunde Menschenverstand! Es genügt, eine von ihnen mit heiligem Ernst vorgetragene Widersinnigkeit, unser Denken abzuschalten. Wenn erst einmal die Vorurteile für die Integrität und die gottähnliche Ausstrahlung genügend durch die Schulmedizin-Scharlatane und deren Helfershelfer aufgebaut und in den Menschen verfestigt sind! Denk an Hitler. Das gleiche Spiel! Was der »Führer« von sich gab, wurde blind angenommen. Mach es Dir ganz klar: <u>Ein Heilmittel muß dem Körper an einer gesunden Stelle Schaden zufügen, um an einer kranken Stelle gesund zu wirken.</u>

Wobei hinzukommt, daß durch die »Heilmittel« der Schulmedizin nie etwas gesund gemacht wird. Richtig ist, daß diese meist chemischen »Heilmittel« nicht heilen, sondern nur äußere Symptome eine Zeitlang unterdrücken und den Kranken für kurze Zeit eine Heilung vortäuschen. Und daß sie später nicht nur Nebenschäden hervorbringen, sondern anschließend auch noch das Ursprungsleiden weiter verschlimmern. Denk nur an die Medikamente gegen Kopfschmerzen, Magenleiden und Verdauungsprobleme.

Das alles wissen die Mediziner und noch viel mehr und Schlimmeres. Zu dumm, das zu sehen, sind die Herren ja nicht. Nur: <u>Es fällt weit weniger schwer, die Wahrheit zu erkennen, als sie zu bekennen.</u>

Am häufigsten kommt es beim Schilddrüsenkrebs vor, daß nach Heraussäbeln der Schilddrüse dahinter der Krebs weiter wuchert. (ARD-Sendung „Fliege" 22.2.2000)

Aber: Jetzt, da ihnen die Patienten den Chemiedreck immer weniger abnehmen, behaupten sie in den Ärzte-Zeitschriften, gute Heilerfolge mit Pflanzenpräparaten festgestellt zu haben.[6608 ff]

»Also sind die pflanzlichen Medizinen doch wirksam!« sagt Du.

<u>Natürlich nicht! Warum? Weil auch diese Mittel *nicht* im harmonischen Zusammenhang mit der *ganzen* Pflanze stehen, weil sie nicht frisch, nicht im Besitz der vollen Lebenskräfte, sondern extrahiert, destilliert, alkoholversetzt, potenziert usw. sind.</u> Aber die Mediziner wollen schließlich weiter verdienen, sagen sich: O.k. Wenn die Kranken keine schädigenden Medikamente mehr wollen, bekommen sie eben die nichtschädigenden mit Placebowirkung. Was kümmert uns das!

182 **Das hat die Lobby der Mediziner fertiggebracht: Der Arzt muß nicht mehr gesundmachen - er muß sich nur auf das berufen, was als zur Zeit gültige »Wissenschaft« erklärt wird.**[2951,3532] **Das allein genügt, damit die Kranken an ihn wie an einen Wundertäter glauben. Und er mit ihnen anstellen kann, was er will. Was meint: anstellen mit ihnen, was seinem Geldbeutel am zuträglichsten ist.**

<u>Das für diese Clique so erfreuliche Ergebnis: Du läßt Dir weismachen, daß irgendein chemisches Mittel heilen kann. Obschon es Dich später krank macht und noch mehr schädigt als die eigentliche Krankheit. Denn Dein Körper ist eine Schöpfung Gottes. Und nicht eine aus menschlicher Kunst oder Technik. Weshalb er nur allein durch die Natur und nicht durch Chemie zu heilen ist.</u>

In den Krankenhäusern werden bereits nahezu die Hälfte aller Kranken allein wegen Medikamentenschäden behandelt. Welch ein Geschäft! Solch eine Masche können sich nur diejenigen erlauben, die mit dummgemachten Kranken zu tun haben. Oder würdest Du einem Händler, der Dir faule Tomaten verkaufte, die Ersatzlieferung erneut teuer bezahlen?

Was wird hier mit dem Menschen, einem Naturwesen, gemacht: Da wird mittels künstlicher Stoffe, also chemisch entwickelter Medikamente, der Blutdruck gesenkt oder gehoben, der Herzschlag vermehrt oder vermindert, die Kranzgefäße geöffnet - oder manchmal auch unabsichtlich verengt, da werden die Absonderungen der Nasenschleimhaut gebremst, da wird der Hustenreiz unterdrückt, der Schleim verflüssigt. Bakterien werden abgetötet, wo immer man sie findet. Der Darm wird gezwungen, vermehrt Verdauungssaft zu geben. Da werden Hormone innerlich und äußerlich angewendet, das Blut verdünnt, der Fluß der Lymphen chemisch verstärkt oder geschwächt. Das alles ist möglich und noch vieles mehr. Und all diese künstlichen Eingriffe geschehen gegen den Willen Deines Körpers! Der doch nicht ohne Grund Deinen Blutdruck hochgetrieben oder den Herzschlag vermindert hat. Als älterer Mensch darfst Du überhaupt keine Medikamente nehmen, das wissen zwar die Ärzte - tun aber genau das Gegenteil.[9853]

Wie meinte eine wirklich besorgte Apothekerin zu einer kranken Frau, als sie ihr den Beipackzettel [183] des verlangten Medikaments in die Hand drückte und den Schachtelinhalt in den Abfallkübel warf: »Ich nehme an, daß Sie damit einverstanden sind, diese Tabletten gleich zu entsorgen, wenn Sie erst mal die Angaben über alle Nebenschäden gelesen haben...«. Leider sagte sie das nur in einem meiner Träume...

Gesundheitsgesetz der Natur:
So gut wie alle Medikamente lähmen und beeinträchtigen die körpereigene Abwehr, machen den Organismus schutzlos gegen Infektionen und schwächen ihn damit.[1407, 1554, 1562, 3490+, 3510, 3531, 3551]

Daraus ist zu folgern: jedes Medikament verstärkt das Kranksein des Körpers, selbst wenn es die äußeren Symptome zeitweise zu verdecken vermag. In jedem Falle aber macht es den Körper anfälliger für weitere Krankheiten.[3602, 3705, 3726, 3755f]

Somit ist es unausbleiblich: Die so gepriesenen Mittel der Chemie führen später zu weitaus schlimmeren Krankheiten als die, welche sie zu bekämpfen oder zu unterdrücken vorgeben.[3708, 3710, 3720]

Weil heute jeder Patient sofortige Hilfe haben will, kommt der Arzt gar nicht umhin, gefahrvolle, schnelle Linderung erbringende und echte Heilung nur vortäuschende Mittel zu verschreiben, die bald darauf zu Superschäden führen. Denn er weiß, daß ihm sonst der Patient wegläuft, in der Hoffnung, ein anderer Arzt wüßte ein besseres Medikament.[3508] Manche Medikamente müssen nach herrschender Schulmeinung jahrelang oder gar lebenslang genommen werden, zum Beispiel Herzmittel, Gerinnungshemmer oder Schilddrüsenhormone.[2180]

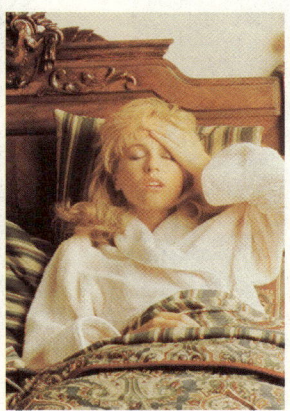

Wahnsinn: Statt geheilt, ein Dukatenesel der Ärzte-Pharma-Mafia zu werden!

Andere Medikamente wieder sind sogar so heimtückisch, daß sie nach einiger Zeit der Schmerzerleichterung oder Besserung der Beschwerden genau das Leiden verstärken, das sie zu beheben vorgeben.[3777]

»Glaub' ich nicht!«

Aber: Von den Kopfschmerztabletten weißt Du es doch bereits! Genauso ist das aber auch bei Ohrentropfen, Asthmasprays,[3801] Herzmitteln, Impfstoffen[0702] und noch vielen anderen[5002] Mitteln der Medizin. Besonders deutlich bei den Antiarrhythmika: Sie lösen später selbst Rhythmusstörungen des Herzens aus - wie jeder Arzt aus Erfahrung weiß. Aber es Dir natürlich nicht sagt.

Dieser Aktionären zugedachte Satz kursiert in Medizinerkreisen: »Patienten sind dumm und frech. Dumm, weil sie an uns Ärzte glauben. Und frech, weil sie von unseren Medikamenten auch noch Gesundheit erwarten.« Jetzt hat es die Pharmalobby durchgebracht, die Ärzte sogar Chemiegifte spritzen zu lassen, die nicht einmal auf Nebenschäden hin überprüft worden sind![1814, 3528]

Nun ja, was ist eine Prüfung auch wert, wenn jährlich 400 dieser Mittel trotz vorheriger Prüfung später wieder verboten werden müssen?[3787]

»Warum nur krieg' ich trotz des gepriesenen Aspirins und vom Arzt gepriesenen Imigran nur immer öfter meine Migräne? Hätte ich die Medikamente doch nur aus dem Fenster geworfen!«
Um Himmelswillen, Mädchen! Willst Du am Vogelsterben draußen schuld sein?

184 Vor allem: Die meisten Medikamente schwächen die Peristaltik des Darms. Besonders Psychopharmaka und Anticholinergika (Hemmungs-/Blockademedikamente) sind dafür bekannt. Nun sag mir nur: Wie kannst Du gesünder werden, wenn die Dir die Verdauung kaputtmachen? Wenn Du Dich nicht mehr regelmäßig von den Abfallstoffen Deines Körpers befreien kannst? Willst Du Dir nicht bald mal ein paar Gedanken darüber machen, was da mit Dir gespielt wird? Du erkennst immer mehr:

Medikamente helfen weniger dem Kranken, aber um so mehr den Ärzten. Fände sich doch endlich eins gegen deren Hybris und Profitstreben![1422]

> Die schlachten Dir die Brust weg und Du hast gar keinen Krebs:
> Bei einer Frau, die sich zwischen dem 40. und 70. Lebensjahr zweimal pro Jahr untersuchen läßt, wird bis zu 60 mal ein falscher Brustkrebsverdacht festgestellt. (New England J.Medicine 1998;338: 1089-1096)

Bei Rheuma werden z.B. anfänglich noch die Schmerzen damit ganz gut in Schach gehalten - aber nur, solange der Körper noch selbst etwas regulieren kann. Dann geht's anschließend in Behandlung zu den mehr als gefährlichen Kortisonpräparaten.[3516, 3520]

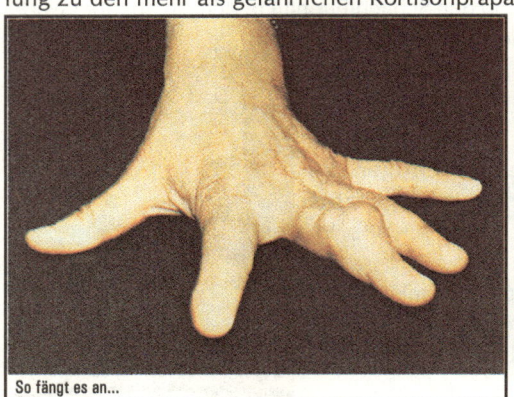

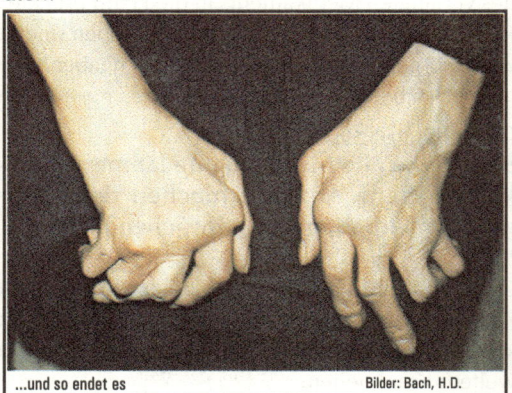

So fängt es an... ...und so endet es   Bilder: Bach, H.D.

Auch Asthma behandeln sie mit Medikamenten - obschon sie nicht wissen, was dessen eigentliche Ursache ist. Deshalb wollen sie jetzt noch mehr Medikamente dagegen einsetzen.[2514, 3805, 5303, 6349]

Finde Dich nicht länger ab mit dem ärztlichen Unvermögen zu heilen und dem fein ausgedachten Ratschlag: »Sie müssen eben lernen, mit Ihrer Krankheit zu leben.« Nein! Du mußt lernen, ohne Deine Krankheit zu leben. Ich zeige Dir wie!

Was nicht alles geforscht wurde, um bessere Schlafmittel herstellen zu können! Und wie weiter dafür geforscht wird! Und doch erbrachte das alles nur Schadensmittel, welche Schlaf vortäuschen. Diese betäuben nur den Organismus, genauso wie der Alkohol. Dadurch werden die Traumphasen übersprungen und Aggressionen und Ängste stauen sich auf. [9858, 9871, 9920, 9932, 9947/9]

185 Welch schädliche Mittel Du schluckst, erweist schon allein die Tatsache, daß eine Überdosis tödlich wirkt. Schlafmittel legen bestimmte Körperabläufe für eine gewisse Zeit lahm.[3747] Die Folgen des künstlich erzeugten Tablettenschlafs: Du wachst nicht erholt auf, kannst Dich tagsüber schlecht konzentrieren, bist reizbar und weniger leistungsfähig. Und nach längerer Einnahme wehrt sich der Körper dagegen - wie gegen alle Fremdstoffe!

Und: Das Medikament wirkt bald in der bisherigen Menge nicht mehr. Du mußt die Dosis erhöhen, um die gleiche Wirkung weiter zu erzielen. Und so setzt sich das fort. Bis Du völlig fertig bist. Übrigens, ein englischer Arzt, der 400 Leute untersuchte, die sich durch nächtliche Stürze die Knochen gebrochen hatten, stellte fest, daß 93% davon vorher Schlafmittel genommen hatten. Auf eine Formel gebracht: Kurzfristiger Erfolg für Dich. Langfristige Einnahmequelle für die Ärzte. Welch grandioser Trick!

186 Und dann: Seit Jahrtausenden schmieren die Scharlatane der Schulmedizinden Menschen mit Salben ihre offenen Beine, Geschwüre und Pickel zu.[3499, 3515b, 9904] Nicht zu fassen! Da hat sich der Körper mit Mühe ein Loch geschaffen, um sich seiner Gifte endlich zu entledigen, die er übers Verdauungssystem nicht mehr wegschaffen kann, da fällt den Medizinern nichts anderes ein, als dieses Loch

zuzukleistern und mit künstlichen Mitteln schnellstens zum Schließen zu stimulieren. Und wenn noch so viel Dreck raus will! Schnell zumachen, damit der Patient sagen kann: Oh, da haben Sie mir aber eine gute Salbe verschrieben, Herr Doktor![3515, 6843]

Dafür wandern jetzt Giftstoffe in die anderen Körperteile. Diesmal aber in schwerer erreichbare Organe, dort schlimmere Beschwerden - diesmal zur Freude der Onkologen oder Chirurgen - verursachend.

> Man sollte die Mediziner das Denken lehren - und nicht das Gedachte. (Der Verfasser)

Leuchtet Dir ein, wie irrsinnig es ist, ein Bein zu behandeln und zu vergessen, woran es hängt!

»Und was bewirken Weckmittel oder Muntermacher? Das Gegenteil der Schlafmittel?«

Amphetamine oder Aufputschmittel, auch viele Schlankheitsmittel, enthalten Stoffe, die auf das Gehirn wirken und einen überdrehten Wachzustand erzeugen. Du glaubst, Bäume ausreißen zu können. Aber der Eindruck täuscht. Läßt die Wirkung nach, so fühlst Du Dich um so matter und energieloser.

Greifst Du dann erneut zu dem Medikament, mußt Du die Dosis erhöhen, da sich der Körper sehr schnell an das Mittel gewöhnt. Du brauchst immer mehr Tabletten, um fit zu sein. Holst Du aus dem Körper ständig das Letzte heraus, reagiert er schließlich negativ, weil das Gehirn durch diese Aufputschmittel nur künstlich angetrieben wird. Und weil lebensnotwendige Erholungsphasen verhindert werden, erschöpft sich der Körper und arbeitet immer fehlerhafter. Aufputschmittel erzeugen deshalb nach längerer Einnahme genau diejenigen schwermütigen Stimmungen und Gefühle der Abgespanntheit und Erschöpfung, gegen die sie ursprünglich eingenommen wurden.

Meine frühere Schwiegermutter war Schluckerin von etwa 15 verschiedenen Medikamenten täglich und pendelte somit seit Jahren ständig zwischen häufig wechselnden Allgemeinmedizinern, Fachärzten, Homöopathen, Kurheimen und Krankenhäusern hin und her. Einmal fand sie dazwischen Zeit, um sich zusätzlich meines naturheilkundlichen Rats zu versichern.

»Zuerst mußt Du mir aber mal sagen, was Du so alles an Tabletten schluckst«, wollte ich wissen. Mit Mühe kam sie auf zwei Namen und sagte dann: »Gegen mein schlechtes Gedächtnis nehme ich auch noch ein paar ein - aber meinst Du, ich könnte mich daran erinnern?«

Mit 45 Jahren fuhr sie unter Opiumrausch für immer in ihren Medikamentenhimmel ein...

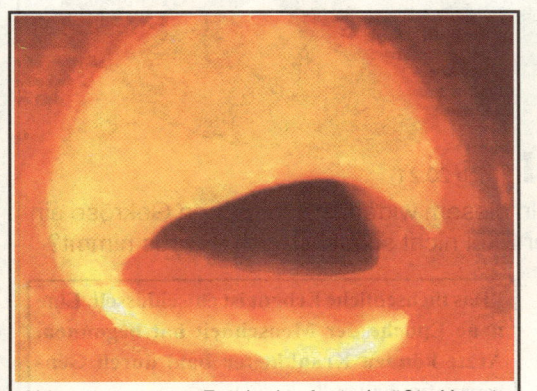

Tödlicher Pfusch
Die Zahl von Kunstfehlern in Praxen und Krankenhäusern steigt. Schuld sind überforderte oder geldgierige Ärzte. DER SPIEGEL, Nr.5/2000

Ablagerungen von Fett in der Aorta (größte Hauptschlagader des Körpers) Bald wird es zu einer Ausbuchtung mit anschließender Thrombosierung oder zum Aortenverschluß kommen: Der Sensenmann wartet in solchen Fällen nicht mehr lange... Bild: AKH-press

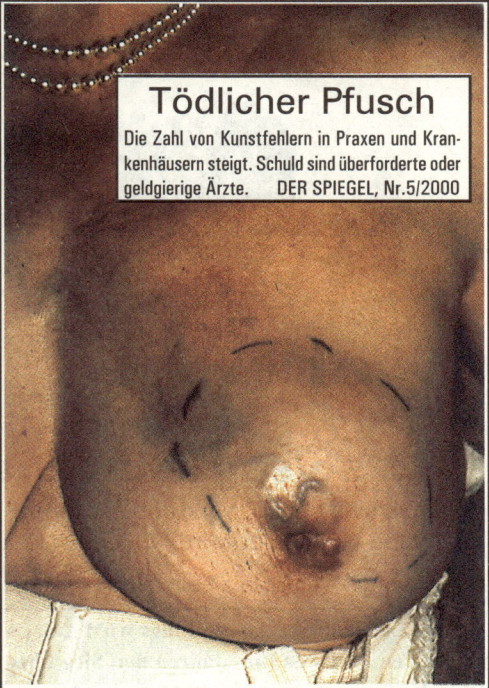

Die beiden erhabenen Rötungen links neben der Mamille sind Metastasen des fortgeschrittenen Brustkrebs.
Bildquelle: BACH, H.D., Äußere Kennzeichen innerer Erkrankungen, Ritter Verlag, 82327 Tutzing, Tel. 08158-8021. Sehr empfehlenswert!

Dein Körper soll der Tempel Gottes sein ...

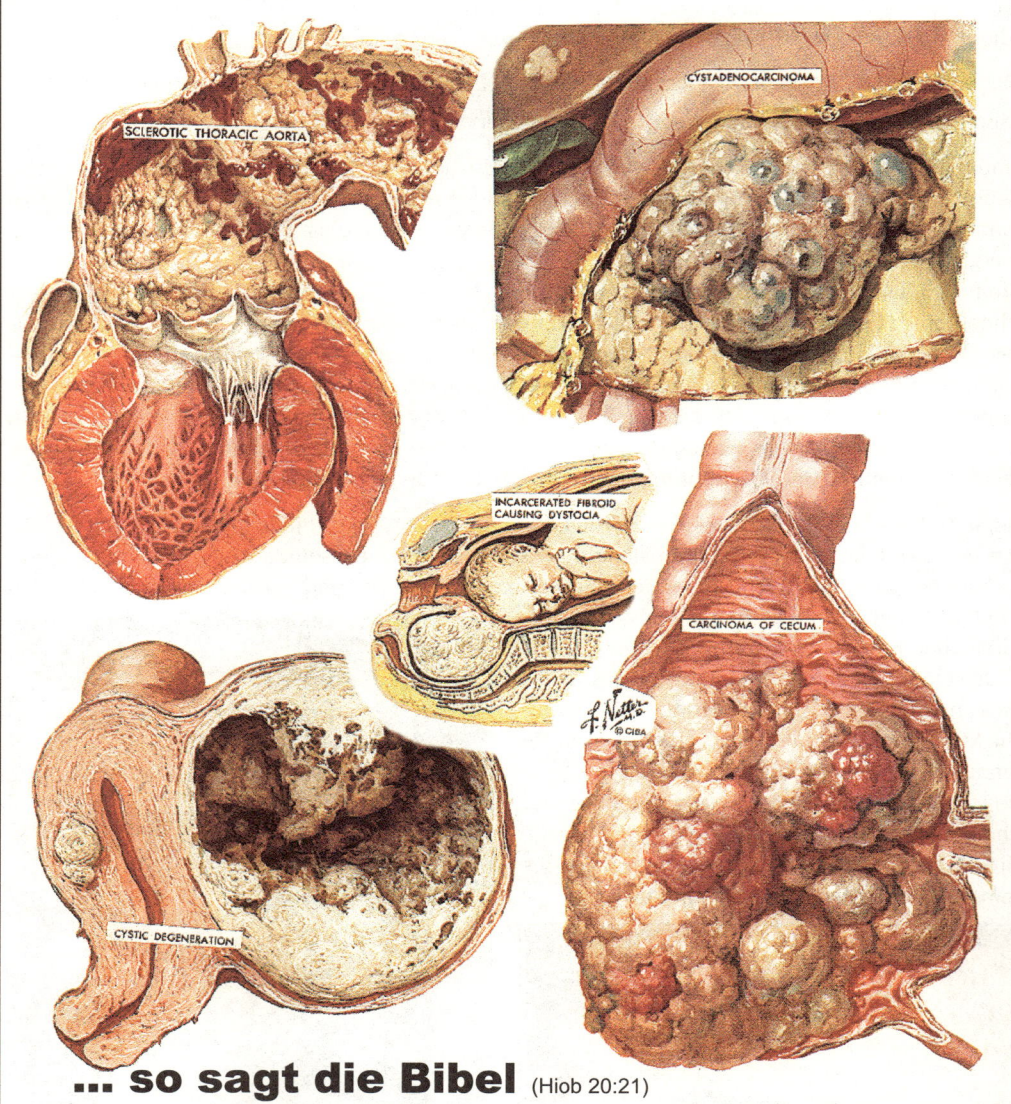

... so sagt die Bibel (Hiob 20:21)

Ob sich bei Dir, verkrebster Mensch, in diesem widerlich-teuflischen Gekröse ein Gott wohlfühlen wird? Oder vor lauter Ekel nicht schnellstens Reißaus nimmt?

Große Worte von Medizinern und Politikern:

"Dem Erfolg dieses Apollo-Flugs wird Amerika in den nächsten fünf Jahren den Sieg über den Krebs und dessen vollkommene Ausrottung anfügen." (John F. Kennedy am 14.6.1961)

"Das menschliche Erbgut ist entschlüsselt. Eine neue Epoche der Menschheit hat begonnen. Ärzte können Krankheiten bald durch Genreparatur heilen."
(Bill Clinton vor dem Kongreß am 2.7.2000)

Aber nichts dahinter! Die Verkrebsten nehmen auf der ganzen Weilt immer mehr zu. Wie schützt Du Dich davor?

1.51 Chemie macht unsere Erde kaputt - und Dich ebenfalls

»Den Zuckerkranken[1002f, 3001/3] hat die Chemie aber echte Hilfe gebracht: das Insulin.«[3323]

Ja meinst Du denn, man könnte sich ein Leben lang Insulin spritzen? Im Laufe der Zeit wehrt sich der Körper dagegen oder er reagiert nicht mehr richtig darauf.[1902, 3746, 3752]

»Ah - deshalb müssen die Zuckerkranken so streng Diät einhalten.«

Diabetes macht auch lungenkrank
(Universitätsklinik Gießen: Diabetes und Stoffwechsel, Bd.6, Suppl.1-1999, S.18)

Anzunehmen. Doch wenn die Diät aus minderwertiger Zivilisationskost besteht,[6914] stellt sie nur was Halbes dar. Ich habe noch keinen Zuckerkranken gesehen, der nicht schnell schwitzte, sich nicht schnell unwohl fühlte - trotz dieses Mittels.

Dieser Giftdreck macht Dich nach dem Zu-Ende-Lesen dieses Buches nicht mehr kaputt!

Klaus Distler aus Rheine, ein junger Zuckerkranker, schrieb mir empört: »Ich bin sehr froh, daß es das gute Insulin gibt - was mir ein normales Leben in Wohlstand und feinem Essen ermöglicht. Ihre Attacke gegen die künstlichen Heilmittel ist völlig ungerechtfertigt.«

Na, woher soll so ein junger Mensch denn auch wissen, was da alles auf ihn zukommt. Der studiert doch keine medizinischen Fachzeitschriften und -bücher. Und kein Arzt sagt ihm das, was hier steht. Die sind froh, einen lebenslangen Chipkartenbringer in der Praxis zu haben. Und in jungen Jahren denkt man ja auch nicht daran, einen alten Zuckerkranken mal zu fragen, welch schreckliche Folgen diese Krankheit mit sich bringt.

Die älteren Zuckerkranken sagen mir: Unter dem Einfluß dieses künstlichen Hormons fühlen wir uns immer unwohl - unser Leben ist ein ständiger Seiltanz zwischen Schock und Koma. Und so ist es: Sie sterben wesentlich früher als andere,[9435] sie bekommen früh Krebs, sind Sklaven der Waage, ihre Wunden heilen nicht. Frauen kommen nicht zum Orgasmus, der Samenausstoß bei Männern versiegt bald, tröpfelt nur, Impotenz ist zwangsläufig, viele werden im Alter blind[3752], fast alle werden schwer depressiv[3746, 3752]. Sie leiden unter koronarer Herzkrankheit, eine narbige Phimose stellt sich schon früh ein und läßt Sex, wenn er überhaupt möglich ist, zur Qual werden.

Und wenn sie dann noch rauchen, sind auch kaputte Nieren vorprogrammiert. 75% der Diabetiker bekommen ein Nervenleiden (diabetische Polyneuropathie), das sich zuerst durch ein Taubheitsgefühl in den Beinen, dann in schlimmen, eine Amputation erfordernden Beinschmerzen bemerkbar macht. Überdies leiden sie an Völlegefühl, Verstopfung, Durchfällen, Sehstörungen, Urinierschwierigkeiten, Synkopen, Dysregulationen, rezidivierender Zystitis, Blasenatonie und, und, und. Und auch die nichtrauchenden kommen alle eines Tages an die Dialyseapparate, um daran langsam aber elendiglich zu krepieren. Ob die Nerven bereits geschädigt sind, läßt sich einfach daran feststellen, ob ein Diabetiker das Vibrieren einer am großen Zeh angesetzten Stimmgabel noch bemerkt.

Der Körper ist normal auf genauestens die Menge Insulin eingestellt, die er just zu seiner Verdauungsarbeit braucht. Die Insulininjektion oder -Kapsel gibt dem Kranken aber immer stur die gleiche Menge ins Blut - gleich, ob er viel oder wenig Insulin nötig hat.

»Immerhin: wenn es das Insulin nicht gäbe, müßten sie sterben!« sagst Du.

<u>Nun, das will die Natur ja, das ist ja ebenfalls Sinn gefährlicher Krankheiten - soll die Welt in ein paar hundert Jahren nur aus Zuckerkranken und Insulinfabriken bestehen? Du weißt wohl auch, daß Diabetes erblich ist.</u>

»Sicher, aber Du würdest wohl genau so wenig an die nachkommenden Generationen denken wie die Zuckerkranken, wenn Du vor der Entscheidung stündest, schreckliche komatöse Anfälle zu erleiden, und früh ins Gras zu beißen. Oder Insulin zu spritzen.«

Da bist Du aber schief gewickelt! Ich würde mein Leben doch nicht von einem Tier- oder Chemieprodukt abhängig machen![9915] Es sind Fremdstoffe, die da in einen gelangen, die ständig Antikörper erzeugen. Das verkraftet auf Dauer kein Körper! Ich würde meine Selbstbehandlung mit der

UrMedizin aufnehmen, weil ich weiß, dann kommt alles von selbst ins Lot. Nein, wir dürfen einfach nicht so kurzsichtig sein und nur an uns denken! Und vergessen, was wir unseren Nachkommen für Lasten aufbürden, wenn wir Krankheiten und schlechte Gene im Erbgut weiterreichen. Dann wird bald ein Gesunder zehn Kranke zu pflegen haben. Die UrMedizin behebt dagegen die Leiden von Grund auf, macht Insulingaben überflüssig. Gesunde Menschen geben gesunde Gene weiter.

Bei Kindern mit Diabetes ist mir noch nicht bekannt, ob die UrMedizin in der Lage ist, die insulinproduzierenden Betazellen in der Bauchspeicheldrüse wieder aufleben zu lassen. Sicher ist aber, daß die noch intakten nicht weiter absterben. Weshalb es hier besonders wichtig ist, die UrTherapie sofort aufzunehmen! Dann geht man daran, nach und nach das Insulin langsam abzusetzen, bis der Körper dessen Produktion wieder voll aufgenommen hat. Es ist durchaus damit zu rechnen, daß die verbliebenen Betazellen unter der sie stärkenden UrMedizin vermehrt das Hormon Insulin ausschütten, um den Stoffwechsel der nun nicht mehr belastenden Kohlenhydrate zu steuern.

Aber laß uns wieder auf Dich zurückkommen. Wie wäre es denn, wenn Du - auch bei anderen Krankheiten, an denen Du laborierst - Deinem Arzt in einem solchen Falle so oder ähnlich sagen würdest: »Was? Mein Körper erzeugt für mich zu wenig Insulin? Ja, dann sollten Sie doch zusehen, daß er seine Produktion wieder stärker aufnimmt, statt ihm billigen Ersatz und später schlimmste Leiden verursachenden dafür zu geben! Heißt das Verabreichen von Hormonen denn nicht, daß dann die Bauchspeicheldrüse von Tag zu Tag *weniger* arbeitet statt mehr? Ja - was sind Sie denn für ein Arzt? Wollen Sie mich heilen oder kränker machen? Das wäre ja dasselbe, als würden sie einem Kind Vitamin D verschreiben und damit seine körpereigene Vitaminproduktion abwürgen.«

Gesundheitsgesetz der Natur:

Behandlung mit chemischen Medikamenten oder nicht im eigenen Körper gebildeten Hormonen bedeutet nur scheinbare Hilfe - in Wirklichkeit folgen früher oder später Schäden für den Patienten und oft auch für dessen Nachkommen.

190 Am deutlichsten kann ich es Dir an den Fieberzäpfchen klarmachen, um die besorgte Mütter die Ärzte oft bitten, statt ihre Kinder abzuhärten:[3749] Diese heilen nicht die Krankheit, an der das Kind leidet. Die Fiebermittel senken nur das Fieber und machen dem Körper die bereits eingeleitete Gesundungsaktion durch Überhitzen (und eine dadurch bedingte Bakterienbegrenzung) unmöglich.
Und es ist zu vermuten, daß es den reaktionsdämpfenden schulmedizinischen Therapien zuzuschreiben ist, wenn vor hundert Jahren die chronischen Krankheiten zu den akuten im Verhältnis 1:9 standen, während das heute genau umgekehrt ist. Erst Temperaturen über 40.5 Grad oder wochenlanges Fieber bedeuten eine echte Gefahr.[8307]

Fieber aktiviert alle Enzyme, bringt die Organe zur Höchstleistung, beschleunigt alle vitalen Reaktionen, steigert die Immunkräfte ins Grandiose - und diese Ignoranten wollen es austreiben! Nicht mal Omas naßkalte Fußwickel sollst Du anlegen, um es zu senken versuchen!

Gesundheitsgesetz der Natur:

Fieber ist keine Krankheit. Fieber bedeutet beginnende Gesundheit.[8307]

Macht man die Mediziner kalt, wird jeder 100 Jahre alt.
(Alter Spruch)

Nur hier und beim Fasten ist der Grundsatz der UrTherapie des Nichttrinkens aufgehoben: Hier darf klares Wasser aus unverseuchten Gebieten getrunken werden.

Die Unterdrückung des Fiebers durch Medikamente verhindert weiter, daß körpereigenes Interferon ausgeschüttet wird und daß sich die Immunabwehr bei Deinem Kind stärkt. Und es so immer mehr zu einem kränkelnden, anfälligen Kind wird, mit dem Du ewig zum Arzt laufen mußt. Der gesundheitswidrig tätige Arzt sieht das natürlich gern, aber willst Du das?

Warum halten sich die heutigen Ärzte nicht mehr daran, was sich schon 500 Jahre v. Chr. Parmenides so sehnlichst wünschte: »Gebt mir ein Fieber, und ich heile jede Krankheit«. Weil er wie Hippokrates mit der Natur dachte - die Mediziner von heute aber denken und handeln alle gegen sie.
Noch meine Mutter hat mich früher bei einer Grippe ins Bett gesteckt und mittels ein paar feuchter Laken und vieler Decken zum Schwitzen und damit zu einem künstlichen Fieber gebracht und mir so zu einer gesteigerten Abwehrkraft und Körperreinigung von Innen verholfen.
Und wenn denn Viren Schuld an Erkältungen, Kinderlähmung oder Geschlechtskrankheiten haben: Sollten die Mediziner nicht wissen, daß diese bei Temperaturen über 40 Grad abzusterben beginnen? Ein Fieber, das schnell mittels Antibiotika weggefegt wird, macht das Kind erst recht krank und anfällig für andere Krankheiten und legt den Grundstein für chronische Leiden.[8307]
Wenn schließlich das Lug- und Truggebäude der Medikamentenmedizin zusammengebrochen ist, dann wird operiert, werden Gelenke durch Prothesen ersetzt, Nervenstränge durchtrennt, Organe ganz entfernt, wird transplantiert oder an Maschinen angeschlossen. Besonders »gelungen« ist die Idee, einen Teil des Darmes zu entfernen, um Fettsucht zu behandeln! Denk noch mal gründlich darüber nach: Die Ärzte schneiden einfach in Deinen Körper hinein, entfernen wegen angeblicher Notwendigkeit Teile aus ihm. Teile, die für Deinen Leib und den Lebenstakt in ihm unbedingt nötig sind. Sie tun so, als hätten sie den Menschen selbst gebaut. Die Natur hat Millionen Jahre dazu gebraucht, diesen vollkommenen Organismus zu schaffen, an dem nichts zu viel oder zu wenig ist. Und dieser Körper funktioniert vollkommen und problemlos, wenn der Mensch sich nur natürlich verhält.
Es ist vergebliche Liebesmüh, sich mit einem Medikament von einer Krankheit heilen zu wollen. Oder zu glauben, eine Operation würde gesünder machen können. Damit ist höchstens eine Krankheitswirkung für einige Zeit zu unterdrücken. Und das ist ein großer Unterschied zu einer Ausheilung, nicht wahr!

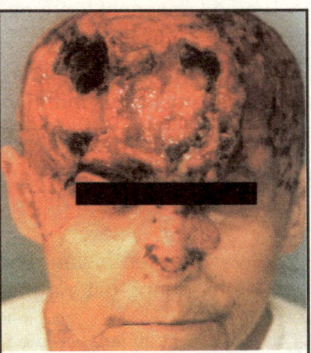

»Na, na - jetzt muß ich Dir aber widersprechen«, sagst Du. »Immerhin helfen moderne Medikamente unseren Sportlern. Eine Spritze - und schmerzgeplagte Spitzenfußballer können weiterspielen! Das ist doch fabelhaft, oder?«
Und wie wirkt sich das Gift einmal später aus, wenn der Körper zu altern beginnt? Dann setzt es vielleicht den Krebs in Gang oder den frühen Herztod. Und denk mal an die Todesfälle nach Doping bei Leichtathleten und Radfahrern. Und die ständigen »grippalen Infekte« bei den Spitzensportlern.

<u>Gesundheitsgesetz der Natur:</u>

191

Das Basaliom hat sich bis auf Augenhöhe und bis zum Gehirn durchgefressen.

Niemand kann ungestraft seinem Körper chemische Fremdstoffe eingeben! [1135] **Vollkommen natürlich belassene Nahrung ist für den kranken Menschen Lebensnahrung und <u>notwendig</u>. Medikamente sind, wie jeder erfährt, der sie nimmt, <u>nicht notwendig</u>. Denn sie wenden seine Not nicht, sondern verschlimmern sie mehr und mehr – sie sind notvorantreibend. Nur die UrTherapie führt eine echte Wende herbei.**

»Daß es sich bei der Pille aber um ein wahres Meisterstück der medizinischen Forschung handelt, das willst Du doch nicht abstreiten.«

Auch deren Folgen sind längst noch nicht alle erforscht. Bisher weiß man nur, hier liegt

192

- nach neuesten Forschungen das Brustkrebsrisiko für die Minipille doppelt hoch[3513, 3673]
- das Herzanfall-Todesrisiko bei über 30 - 40jährigen fünffach höher,
- das Risiko des zu hohen Blutdrucks sechsfach höher. Zudem kommt es zu Depressionen,[3666, 3669] Kopfschmerzen, Krebs, Thrombose-Embolien und Schlaganfällen.
- die Lust an Sex und Liebe auf Eis. Und somit die Gefahr von weiterem Leid, wenn der Mann deswegen fremdgeht oder sich von seiner lustlosen Partnerin trennt. (Ursache übrigens für Reizbarkeit, Verlust der Zeugungsfähigkeit, Schlaflosigkeit und viele andere Störungen sollen die durch sie zerstörten Folate im Körper sein, die für den Stoffwechsel lebensnotwendig sind.[3650]) Als letztes wurden jetzt vermehrt Lebertumore bei Pillenfrauen ermittelt. Nimm auch zur Verhütung keine Chemie! Der Körper nimmt die Fremdstoffe der Zäpfchen und der spermienabtötenden Gels alle auf!

Eingeführte Naturschwämmchen, die in Obstessig oder leicht verdünnten Zitronensaft plus etwas Öl getaucht werden, verhüten genau so gut und schädigen zudem nicht die empfindsame Scheidenflora.

193 Und wenn es einen auf einer Reise stürmisch übermannt oder überfraut hat und aller Schutz vergessen wurde, dann kann man sich danach immer noch mit diesem Trick helfen: Die Herzensdame huscht schnell zum Kühlschrank, entnimmt ihm eines der kleinen Gingertonic-Fläschchen, öffnet es und begibt sich damit in die Badewanne, Kopf tief auf den Boden, Beine über den Wannenrand zwecks einer kleinen Intimspülung.

Zu den Breitbandantibiotika: Diese können trotz stärkerer Immunität der Keime, oft noch eine Lungenentzündung niederdrücken.

> **Die wußten sich früher auch ohne Pille, vor allem aber unschädlich zu helfen:**
>
> Richtige Lage des Wattebausches — Falsche Lage des Wattebausches
>
> Das einfachste Schutzmittel, das sich jede Frau in der Not anfertigen kann: den Wattebausch, der möglichst hoch hinaufgeschoben wird. Es muß dabei beachtet werden, daß er möglichst ausgebreitet über den Muttermund zu liegen kommt. Das Öl wirkt hemmend, indem die Spermazellen darin hängen bleiben.
>
> A. FISCHER-DÜCKELMANN; Die Frau als Hausärztin.

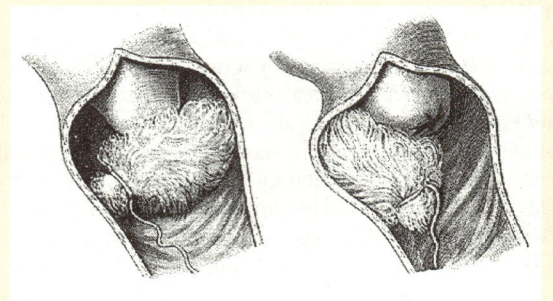

Aber das würde durch eine sofort aufgenommene UrTherapie genau so gut und ungefährlicher geschehen. Ich sehe bei diesen Worten die Ärzte schon lächeln. Wie kann man ein so hochwirksames Medikament nur mit einer UrMedizin aus grünen Urpflänzlein vergleichen![1684f]

> ☠ **Viagra-Hersteller warnt alle Notärzte**
>
> Weltweit wurden bislang 123 Todesfälle im Zusammenhang mit Viagra registriert.
> (arznei-telegramm 1/2000)
> Das läßt bereits ahnen, was die Schlucker mal alles an Spätschäden erleiden werden!

Das laß Dir sagen: Aus den grünen Pflanzen bildet der Körper genau so viel Penicillin, wie er es für gut befindet. Das Penicillin, als Medikament gegeben, tötet jedoch nicht nur die an der Entzündung beteiligten, sondern auch noch viele andere, für den menschlichen Stoffwechsel unentbehrliche Darmbakterienstämme ab. Es bringt so den Körper in Unordnung - und das für lange Zeit.[3651, 3661, 3656]

Weil es nicht im Verbund mit harmonisierenden, in der Pflanze vorhandenen Enzymen und Lebens- bzw. Faserstoffen von den Medizinern, sondern solo, also künstlich eingegeben wird. Was der Körper seit 30 Millionen Jahren nie erlebte. Der muß doch zwangsläufig protestieren. Von all diesen Darmbakterien hängt es aber ab, ob er seine Abwehrkräfte aufrecht erhalten kann oder nicht. Sind die Kleinstlebewesen einmal vernichtet, so nehmen Fäulnis- und Gärungsprozesse im Darm überhand und setzen schädliche Stoffe frei, die dann zu Leberschäden, Migränen, Allergien, Depressionen und Krebs führen können. Dadurch kann es zu Allergien und zu schweren Schocks kommen. Tetracycline verursachen bei Kindern zudem oft große Zahnschäden.

Ich hab' allein schon deshalb eine gewaltige Abneigung gegen das Penizillin, egal, ob das nun Depot-Penizillin, Oralpenicillin, Ampicillin, Amoxcillin, Ciclacillin, Carbenicillin, Ticarcillin, Mezlocillin oder Azlocillin ist, weil man das Baby meiner Freundin Jessika 14 Tage nach der Geburt wegen angeblicher Knochenmarkentzündung von der Brust wegnahm und damit behandelte. Und das wochenlang! Das Baby erlitt daraufhin einen Schock [3651] und kann heute weder gehen noch stehen, noch sprechen noch denken... Das ist nun ein paar Jahre her - aber manche Ärzte können es sich noch immer nicht verkneifen, Babys Medikamentengift zu geben. Das Wort Antibiotika steht ja auch in so hohem Ansehen, daß der Glaube daran so wenig auszurotten ist, wie der an das wertvolle tierische Eiweiß oder das »wissenschaftlich nachgewiesen«. [3665]

»Sein Husten will gar nicht aufhören, sie müssen was tun!« drängt die Mutter den Arzt, vergessend, daß *sie* die Verantwortung für Leben und Gesundheit trägt und *sie* es ist, die was tun muß.

»Das werden wir schnell hinter uns haben«, meint beflissen der Kinderdoktor - ein Mann oder eine Frau aus einer Medizinergruppe, die am gefährlichsten, weil am scheinheiligsten für die Menschheit ihr Vergiftungshandwerk betreibt. Die alle längst auf den Mond hätten geschossen werden sollen. Noch hier unten auf der Erde können sie aber, der die Gefahr nicht ahnenden Mutter, immer wieder Antibiotikapräparate und Drogen aus der Giftküche der Chemie für ihr Kind verschreiben.

»Wieso? Ist die Antibiotika-Gabe bedenklich?« fragst Du.

Aber ja! Weil sich die gesunden Bakterien der Darmflora durch den ungewohnten Angriff auf übertrieben wehren müssen. Denn die Antibiotikapilze geben sich daran, deren Wände aufzubrechen.

> Du hattest einen Herzinfarkt? Frage Dich, ob Du einmal Antibiotika genommen hast:
> **Antibiotika nagen am Herzen**
> Medical Tribune 17.11.1998/12

<u>Deren Gene ändern sich, ihre Ausscheidungen werden giftig. Die können nun wiederum schädigend in die Darmzellen eindringen. Die das nicht ertragen und die Invasoren wieder loswerden wollen.</u>
Wozu sie sich entzünden müssen. Entzündungen bringen Fieber, Darmkrämpfe und Durchfall - ein schweres, gnadenloses Leiden: Colitis ulcerosa und Morbus Crohn nehmen ihren Anfang. Aber selbst wenn Du dem Arzt die verschriebenen Antibiotika vor die Füße wirfst, kannst Du Dir eine antibiotika-ähnliche Darmerkrankung holen: Wenn Du nämlich den Dreck der Fleischindustrie aus der Mastviehtierzucht in Dich reinschlauchst: die mit Antibiotika vollgepumpten, mit widernatürlichen, artfremden Fischabfällen gefütterten und so halbvergifteten und verseuchten Schnitzel, Steaks, Hühner, Hähnchen, Hamburger, Wurstaufschnitte und, und, und... [3660, 3662, 3667]

Den Husten des Kindes und das Fieber haben die Antibiotika (übersetzt: gegen das Leben gerichtet!) zwar fürs erste verdrängen können. Warum? Weil sich der Körper der schlimmeren Gefahr zuwenden mußte: die für die Verdauung lebenswichtige Darmbakterienflora aufrechtzuerhalten. Und den Abwehrkampf in den Bronchien vorerst einzustellen, um alle Abwehrkräfte an die wichtigere Darmfront zu beordern.

Husten und Fieber wären nach drei Obsttagen wieder von selbst verschwunden. Jetzt entwickelt das immer kränker werdende Kind langsam eine Darm- oder eine andere Krankheit. Der Husten kommt, von Mal zu Mal hartnäckiger werdend, schließlich auch wieder hinzu.[3663] Die Mutter rennt erneut zum Doktor. Und der verpaßt immer stärkeres Antibiotikagift, und, und, und. Das Kind wird so für viele Jahre zur schweren Bürde für die Familie. Überlege nur den Wahnsinn der Medizinermafia: Kranksein bedeutet Gift im Körper. Der will das mit aller Macht im Auswurf loswerden. Und die unterdrücken das und schütten neuen Dreck dazu!

Halte Dein Kind nicht für dumm oder uneinsichtig, wenn es sich vor dem Arzt fürchtet. Es spürt mit seinem überaus feinen Empfinden, daß ihm von dessen Seite mehr Gefahr als Gutes droht.

Meine arztgläubige Nachbarin, Frau Köster, belustigte sich über die Worte ihres ständig verschleimten, sechsjährigen Gerd, als sie mir erzählte: »Heult der Junge doch tatsächlich auf der Straße nochmal los, nachdem der Arzt ihm eine Spritze gesetzt hat: „Zu so einem dummen Doktor gehn wir aber nie mehr wieder hin!" Dann faßte er sich an seinen Hals und sagte: „Hier tut es mir weh, und" - dann zeigte er auf seinen Po - „hier spritzt er rein!"«

Das ist die Spätwirkung des »guten Insulins«

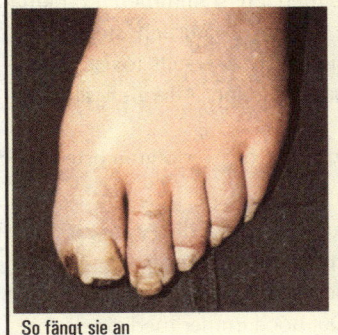

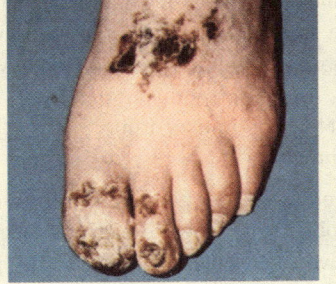

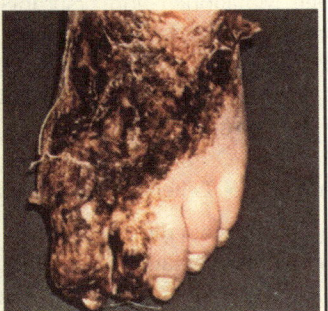

So fängt sie an … so geht es weiter … bis sie die Wolfsklaue absägen… Aber bald geht's nach oben weiter…

Antibiotika bringen das Fieber weg und unterdrücken damit die größte Kraft im Selbstheilungsbestreben des Körpers. So passiert es, daß eine einfache Angina in wenigen Tagen abgespritzt ist. Dafür aber kommt es dann in fünf Wochen zu einer schweren Nierenentzündung.[3654] Oder, daß eine in wenigen Tagen kurierte Lungenentzündung dank Antibiotika sich in spätere Asthmaanfälle wandelt. Oder sich eine behandelte Grippe zu einem schweren Herzleiden ausartet. Oder, daß Antibiotikagaben gegen Schnupfen bei Kindern in wenigen Monaten den Grauen Star hervorrufen.[3655ff] Warum meinst Du denn, daß sich Erkältungen oder Husten heute bei Kindern über Monate hinziehen, die früher mit einem Halswickel in ein paar Tagen abklangen!
Das angebliche Wunderheilmittel Antibiotika nehmen heißt: die eigenen Abwehrkräfte schwächen und sich in Zukunft für die damit bekämpfte Krankheit noch anfälliger machen. [9479]

194   Ich zitiere Prof. Scholfhol vom Bundesverband der Pharmazeutischen Industrie: »Jeder Patient muß sich klarmachen, daß er bei der Medikamenteneinnahme *immer* ein Risiko eingeht, und daß ohne Nebenschäden kein Medikament wirkt.« [3501, 3531, 3715/9]

Dich armseligen Patientenschwein kriegt die Macht des weißen Kittels nebst eines seiner wirksamsten 2000jährigen Tricks in Nullkommanix dazu, den gegen Dein Leben gerichteten synthetisch gezeugten Chemiedreck zu schlucken! Wie? Indem er so oder ähnlich mit todernst geheuchelter Miene Dir flüstert: »Ist Ihnen klar, daß Sie sich in höchster Lebensgefahr befinden? Wenn Sie schon jetzt sterben wollen, dann bleiben sie weiter stur und weigern sich...«
Und schon bist Du schwach und sogar noch Deinem Vergifter dankbar! Statt Dir schnell aus der Natur einen Schluck UrMedizin zu holen! <u>Ja - wenn Du vom höchsten Chef und informiertesten Mann unserer Medikamentenindustrie gehört hast, daß Du *immer* von Medikamenten geschädigt wirst,[3748] dann mußt Du doch wirklich nicht mehr ganz bei Trost sein, wenn Du ein wirkliches Gesundungsmittel, daß Dich *niemals* schädigen kann, nicht der Chemie vorziehst: UrMedizin!</u>

Wo Dir außerdem hier nachgewiesen wird, daß die Nebenschäden all der Giftpillen und –spritzen ohne auch nur eine einzige Ausnahme stets schlimmer sind als die eigentliche Krankheit, für die man sie Dir verschrieben hat.

»Was geschieht durch die künstlichen Breitband-Antibiotika?«

ÄRZTE-PFUSCH
Reine Routine, hieß es vor der Operation. Gert Korinth verlor dabei sein linkes Auge. (FOCUS Nr. 16/2000)

Dieses: Die Mikroorganismen in Deinem Körper werden in unglaublichen Mengen gekillt. Aktive, sich fröhlich tummelnde und fleißig ihre von der Natur zugewiesenen Arbeiten verrichtende kleinste Lebewesen fallen plötzlich tot zusammen. In Massen liegen nun deren Leichen überall in Deinem Körper herum. Darüber freuen sich am meisten die Pilze, die sich als Saprophyten (Fäulnisverzehrer) von totem Gewebe ernähren können. Was für ein großes Fressen für sie! Nur: Pilze können sich im Handumdrehen vermehren und dann den ganzen Körper überschwemmen. Das vom Antibiotikabombardement der Ärzte gedüngte Bakterienschlachtfeld (auch wenn dies viele Jahre zurückliegt!) ist nun vor allem ein idealer Boden für die Candida-Pilze.[3659, 3668] Die sich ob der durch die Medikamente geschaffenen, unnatürlichen Gegebenheiten nun rasend schnell ausbreiten können. Und sich durch die ihnen nun möglich werdenden Mutationen von ursprünglich harmlosen und friedlichen Keimen zu schlimmen Krankmachungserregern wandeln. Die allen Vernichtungsmitteln künftig trotzen. Natürlich sterben die Pilzzellen auch einmal - doch sie setzen bei ihrem Zerfall dann wiederum ihrerseits toxische Substanzen frei, die hohe Histaminausschüttungen veranlassen. Wodurch dann Allergien aller Art hervorgerufen werden.
Na, hast Du als Allergiker oder Neurodermitiker früher nicht schon mal das »erfolgreichste Heilmittel aller Zeiten« verpaßt bekommen?

Man hat es auf die Philosophen gemünzt, aber glaub mir, es trifft noch mehr auf die Ärzte zu:
Mediziner versuchen ständig, Probleme zu lösen, die es ohne sie nicht geben würde.

195   »Hältst Du denn wenigstens was von der Chelat-Therapie, mit welcher die Adern entkalkt werden oder den anderen Lyseverfahren? Das ist doch fantastisch!« So sagst Du, noch immer medizingläubig.

Chelate wählen nicht aus. Sie fangen nicht nur Kalzium, sondern auch Magnesium, Zink und Eisen ein. Damit ist diese Behandlung keine gezielte Therapie zur Verminderung des Kalziums, sondern sie zerstört darüber hinaus noch deren Gleichgewicht und bewirkt oft Herzstillstand.

»Und wenn ich mich zur allgemeinen Auffrischung zu den Radon-Stollen von Bad Gastein[2815, 2833] [196] aufmache und dort dieses belebende Gas einatme?«

Und warum? Weil das irgendein bedeutender Professor untersucht und angeblich herausfand, es habe eine vorzügliche Wirkung auf Krankheiten? Während sein Auftraggeber, der kluge Kurdirektion, nur nach einem Trick suchte, die Hotels auch im umsatzschwachen Frühjahr und Herbst zu füllen. Und nicht vergaß, dem Professor das Gutachten fürstlich zu honorieren...

Und nun liegen sie denn da, den weißen Göttern ergeben, atmen in Liegestühlen verseuchte Radonluft oder künstlichen Sauerstoff, lassen sich das Chelat oder das nächstens modern werdende Gift in die Adern einflößen, diese einfältigen Menschen, und warten auf die nie eintretenden Wunder, die ihnen eine Hängeflasche voll Chemie oder ein Kubikmeter Giftgas versprechen.

Warten, warten, warten ... Eine Stunde Waldlauf, eine Wanderung auf den Stubnerkogel in der klaren Bergluft, um dort Waldbeeren oder Preiselbeeren voller Vitamine und Naturmineralien zu pflücken, würde ihnen hundertmal besser tun! Ohne all die Spätschäden durch Chelate, Lysen, Sauerstoff. Oder Schwefelwässerlein in Bad Aachen, Natriumtrinkkuren in Bad Soden, Salinenbäder in Reichenhall oder eben durch Radongas in Bad Gastein auszulösen!

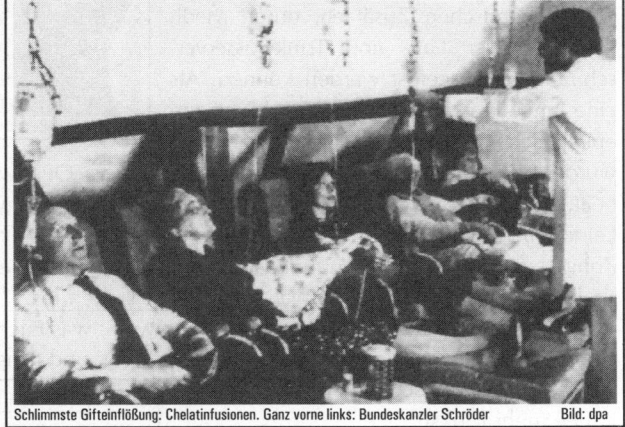

Schlimmste Gifteinflößung: Chelatinfusionen. Ganz vorne links: Bundeskanzler Schröder   Bild: dpa

Das sagt ein Arzt:
»Die heutigen Kassenärzte sind gierige Ratten.« (Dr. med. xxx in DER SPIEGEL 30 /1997)

Gesundheitsgesetz der Natur:

Millionen um Millionen Jahre hat die Natur getestet und immer wieder getestet. Bis sie das Beste für die Lebewesen der Erde hinsichtlich deren Lebensweisen, deren Ernährung und deren Bewegungsweisen beim Menschen herausfand. Nur eine, so weit als möglich gehende, Rückkehr zum natürlichen Verhalten kann allein alle, alle Deine körperlichen und seelischen Krankheiten besiegen.

Und nun kommen da so ein paar nur mit Chemiewissen überfütterte Medizinmänner im weißen Kittel (von Natur auch nicht die geringste Spur im überfrachteten Hirn), auf Dich zu und wollen Dir weismachen, daß Du diese toten Mittel aus den Giftküchen der Chemie - die Medikamente - nötig hast.

Ich finde, wenn Du die Natur als Gottes Schöpfung ansiehst, dann ist *das* ist die schlimmste Form von Gotteslästerung: Wenn Du an künstlich hergestellten Chemiedreck - der von Menschen gemacht wurde, die nur an Profit denken - mehr glaubst, als an die vom Schöpfer dazu geschaffenen Naturstoffe und -kräfte. Du kannst auch, (wenn Du an einen Gott nicht glaubst) statt Blasphemie, Naturmißachtung sagen.

Chemie-Medikamente u. Radongas sind beides Gifte. Der Körper reagiert schnellstens darauf. Seine ganzen Kräfte wenden sich gegen das für ihn Fremde: raus damit! Er erhöht das Atemvolumen, damit das Gas schneller aus dem Körper gelangt. Und der Patient jubelt: Mir geht's ja schon viel besser! Der Kurarzt streicht die Scheinchein ein - weil's Vergiften Mode ist in Bad Gastein.

Doch es gibt nicht nur Negatives über Ärzte und Medizinforscher zu berichten: Manchmal gelangen auch die zu Ergebnissen, welche die neuen Erkenntnisse dieses Buches in bester Weise bestätigen.[3529] Da befaßte man sich kürzlich auf einem Ärztekongreß mit dem starken Zuwachs von Allergien. Die psychiatrische Abteilung eines englischen Krankenhauses scheute sich nicht - höre und staune! -

einen der Schulmedizin völlig widersprechenden Vorschlag zu machen. Nämlich den, mit nichts anderem zu behandeln, als mit reiner Luft und reinem Wasser.

»Hatten die den Pfarrer Kneipp mit seinen Wasserkuren studiert?«[8203]

197 Sicher nicht. Die wollten nur testen, inwieweit Überempfindlichkeitsreaktionen durch Zivilisationseinflüsse, Nahrungsmittel nebst deren chemischen Zusätzen, durch Medikamente oder Luft- und Trinkwasserverschmutzung ausgelöst werden können. Als eine junge Frau mit schweren und häufigen epileptischen Anfällen[9404, 3607] eingeliefert wurde, war sie nach fünftägigem Fasten bei reinem Quellwasser in unverschmutzter Luft völlig geheilt. Und bei einer anderen Epileptikerin wurde nach langwierigen Versuchen als Grund für deren Leiden nichts anderes als das Trinken von Pulverkaffee ermittelt: zwei Tropfen Pulverkaffee, unter die Zunge gegeben, lösten nach fünf Minuten einen epileptischen Anfall mit Bewußtseinsverlust aus. Als sie keinen Kaffee mehr trank, war sie auch ihr Leiden los.[9794] Tja, Ihr Kaffeetanten, da staunt ihr und wünscht mich auf den Blocksberg. Aber wer weiß, was Euch der heißgeliebte Kaffee an Leiden alles noch einbringen wird... Übrigens: Beklemmung und Angstgefühle verschwinden ebenfalls auf wundersame Weise, wenn Du keinen Kaffee mehr trinkst![3797, 6410]

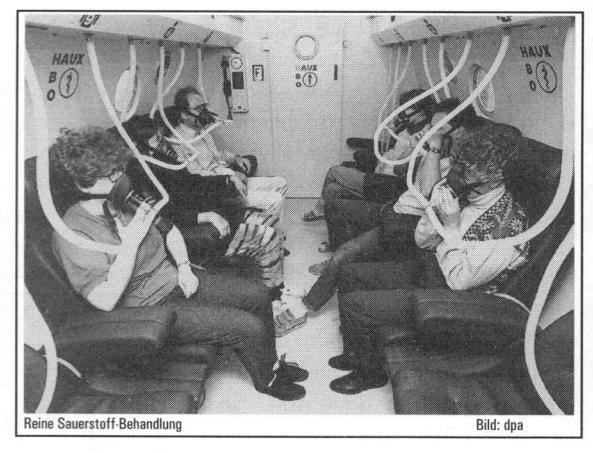

„Und Du kennst keine Ängste?" fragst Du.

Eine Angst hab' ich: Zu sterben und dabei einem Arzt in die Hände zu fallen.

Die wichtigste Erkenntnis dieser Außenseiter der Medizin, die wir uns hier ruhig zu eigen machen können:

Gesundheitsgesetz der Natur:

Reine Sauerstoff-Behandlung   Bild: dpa

Beurteile meine Feststellung nur einmal mit Deinem so langsam jetzt wohl erwachenden gesundem Menschenverstand. Dann weißt Du, wo die Wahrheit liegt. Beim Doktor oder hier:
Wie soll ein Kranker gesund werden mit Medikamenten, die einen Gesunden krank machen!

Ständiger Genuß beliebter, nicht naturbelassener Nahrungsmittel und Getränke können (ebenso wie Alkohol und Rauschgift) zur Sucht führen und ebenso zerstörerisch wie krankmachend wirken.

198 Aber bleiben wir einmal bei den allergischen Reaktionen. Du weißt ja selbst, daß immer mehr Menschen an Allergien und Neurodermitis leiden. Daran sind, wie man inzwischen weiß, vor allem Antibiotika u.a. Medikamente, sowie Schadstoffe in Nahrung und Umwelt schuld. [2695, 3818, 6128, 8212, 8232 9525f, 9943]

Wenn Du Dein Kind der UrMethodik zuführst, mußt Du Dich nicht mehr mit diesen schrecklich belastenden Krankheiten herumschlagen: Die UrMedizin besitzt derzeit den geringsten Schadstoffgehalt.

»Gegen Allergien kann man sich aber auch desensibilisieren lassen.«[3814]

Viele Menschen gehen bei Allergien zum Arzt und lassen sich desensibilisieren, damit sie wieder alles vertragen. Ich sehe das anders und betrachte die Reaktion Deines Körpers als einen deutlichen Hinweis auf etwas, das Dir nicht zuträglich ist und was Du deshalb nicht essen solltest. Für diese Hilfe solltest Du ihm dankbar sein, statt seine Reaktion vertuschen zu lassen.

Allergien zeigen an, daß die Abwehrkräfte des Körpers zu schwach sind. Dagegen helfen keine Tricks. Wenn Dir ein Arzt dies vorschlägt, dann verlange von ihm die Namen von mindestens zehn Patienten, denen er damit angeblich geholfen hat. (Tja - da sperrst Du die Augen auf. So einfach macht man das, sich von anderen nicht für dumm verkaufen zu lassen!) Denn so gut wie immer ist auch hier außer Spesen nichts gewesen. Und sieh Dir dann die desensibilisierten Patienten an. Und Du wirst feststellen: kein Erfolg, dafür aber oft schlimme Nebenschäden. Von heftigen allergischen Reaktionen bis zum Schock mit Todesfolge.

Willst Du nur deshalb nächstens mit Deinem Wagen in den Tod rasen, weil Du Dir gegen eine »harmlose Allergie« vom Doktor ein paar »gut verträgliche« Tabletten hast verschreiben lassen? Deine Reaktionszeit verlängert sich um mehr als das Doppelte, wie man erst kürzlich feststellte.

Und was die gegen Allergien[3702] und Neurodermitis[9926] verschriebenen Salben angeht: Fragen die Ärzte sich bei nässenden Entzündungen überhaupt, wie die angeblich »guten« Wirkstoffe an die angeblich beeinflußbaren Stellen gelangen sollen, wenn die Salbe auf dem Gewebewasser schwimmt? Merkst Du endlich, wie Du überall verarscht wirst?! Schließlich tanzen die Mediziner dann mit dem „Wundermittel" Kortison an und schmieren es den Erbarmungswürdigen auf die Haut, die dann immer dünner und pergamentpapierähnlicher wird.

Was meinst Du, was man hinsichtlich chemischer Medikamente noch alles entdecken wird! Die Gefährlichkeit der Spraydosengase für die Atmosphäre erkannte man auch erst nach Jahrzehnten! Willst Du die Allergietabletten nur deshalb weiter schlucken, weil deren Schädigungseffekte noch keiner rausfand?

> Lieber Franz,
> Du hast mit fast allem recht, was Du gegen „die Ärzte" sagst, aber – es sind gar nicht so wenige, wie Du denkst, die Alternativen suchen. Danke, daß Du mir die Augen geöffnet hast! Deine Seminarteilnehmerin Gabriele Hornung, Ärztin, Stephan-Ankenbrand-Str. 2, 97464 Niederwerrn/O.
>
> Der Verfasser weiß, daß viele Ärzte ihr Tätigsein nicht als Beruf, sondern als Berufung ansehen. Wie sonst sollten sie dem Superstreß auch standhalten, dem sie unterliegen. Alle Ihr aufrichtige Jungärztinnen und -ärzte: Treibt das Umdenken von unten an – von oben habt Ihr nichts zu erwarten.

Gesundheitsgesetz der Natur:

Ein »Heilmittel«, das nicht imstande ist, Krankheiten zu verhüten, kann allein aus diesem Grunde keine Krankheiten heilen![3814]

Wir haben bisher nur über Arten von Medikamenten gesprochen, die nicht als direkte Gifte zu bezeichnen sind. Bei den giftigen ist die vermeintliche »Heilwirkung« anders gelagert. Verschreibt Dir der Arzt Hormone, so wirken sie anfänglich noch ganz gut und werden nicht als feindlich erkannt, weil sie in ihrer Struktur den vom Körper selbst erzeugten Hormonen sehr ähnlich sind. Erst später zeigt sich dann der Pferdefuß. Bei den körperfremden, giftigen Medikamenten erkennt der Organismus dagegen sofort die Gefahr. Und er unterbricht sogleich den bereits laufenden, von ihm selbst eingeleiteten Stör- und Aufschreckprozeß, den Du und die Ärzte fälschlich als »Krankheit« bezeichnen.

Das kann warten, schlimmer für mich ist dieses Medikamentengift, so sagt sich Dein Körper. Er stellt sich also um. Womit die Erscheinungen und Probleme der »Krankheit« erstmal zurückgedrängt werden. Du fühlst Dich dadurch erleichtert und meinst, das giftige Mittel heile nun Dein Erstleiden.

In Wirklichkeit ist Dein Körper dabei - das braucht natürlich seine Zeit - gegen das neue Gift seine Abwehrmaßnahmen zu treffen, um es schnellstens aus dem Körper zu treiben oder Abwehrstoffe dagegen zu bilden.

Aber da Gift nun mal Gift bleibt, auch wenn es in kleinen Mengen eingeschleust wird, kann ihm das nicht so schnell gelingen. Und so setzen die Gifte langsam eine neue Krankheit in Gang, während die alte, unterdrückte Krankheit erst langsam später wieder aufkommt. Nun müssen die Abwehrkräfte des Körpers sogar zwei Arten von »Krankheiten« bekämpfen: das ursprüngliche Leiden und die durch das neue Gift verursachten Moläste.

Daß diese Schwächung nicht gutgehen kann, leuchtet *Dir* sicher ein. Nur - das ist den Ärzten nicht klarzumachen. Sie besitzen ja nicht das geringste Wissen über die natürlichen Zusammenhänge, wie da eins ins andere webt. Sie sind nur darauf aus, Hackholz aus allem zu machen, was störend anfällt. Ohne den Menschen als ganzheitliches Lebewesen, als eine Einheit anzusehen. Auf den Beilagenzetteln liest Du bei vielen Medikamenten: "Nur auf Verordnung einzunehmen, wenn nach ärztlicher Meinung die Vorteile die Risiken überwiegen." Wieso und woher weiß Dein Doktor, ob für Dich der Nutzen die Gefahr überwiegt? Wenn im stillen er doch genau weiß, daß giftige Chemie nie von Nutzen sein kann. Merkst Du auch, daß nach Deiner Meinung niemand fragt? So arrogant und über allem erhaben können sie sich bereits aufspielen, diese Schweinepriester:

Gift ist Gift! Gift bleibt Gift!
Gift wirkt nicht weniger giftig, wenn du es als kranker Mensch einnimmst. Ganz im Gegenteil: Denn Dein geschwächter Körper ist ja nicht mehr so abwehrkräftig, daß er sich des schädlichen Stoffs so einfach zu erwehren vermöchte. Noch ein weiteres Paradoxon, das Du jetzt klar erkennen solltest: Nicht den Gesunden, die vielleicht damit noch fertig würden, verabreichen die Ärzte das Gift, sondern den Kranken.

> *Rezept:*
> *Eine Vermutung des Arztes, wie der Zustand eines Patienten mit dem geringsten Schaden aufrechtzuerhalten ist.*
> (A. Bierce)

Nun sieh mal, wo ich Dich hingeführt habe! Ich hoffe, Du steigst jetzt besser dahinter, was für ein Wahnsinn ärztliches Behandeln bedeutet und weshalb ich mich so bemühe, Dich davor zu bewahren.

Das ist der Grund, daß die UrTherapie strikt alle genetisch fremde, künstliche und ungewohnte Stoffe oder Behandlungen ablehnt und nichts darauf gibt, was Menschen Dir zur Krankheitsbeseitigung aus Gründen ihres Lebensunterhalts weismachen und verordnen wollen.

Und weshalb diese neue, klassische Naturheilkunde, die UrTherapie, nicht nach »Heilmitteln« sucht oder solche empfiehlt, sondern nur krankmachende Lebensweisen richtigzustellen trachtet.

Gesundheitsgesetz der Natur:

Ein »Heilmittel« kann nur nützlich sein, wenn es der Organismus verwerten kann. Alle fremden und ungewohnten Stoffe, mit denen der Körper noch niemals in Berührung kam, oder die er weder einmal verstoffwechselt, noch in sein Blut integriert hatte, können ihm nicht helfen. Sie müssen ihm zwangsläufig immer nur schaden.

Du erkennst weiter: Der Mediziner, der die Krankheitswarnsignale Schmerz, Beschwerden und andere Symptome unterdrückt, ist mit einem Zugführer zu vergleichen, der einen mit roter Laterne auf den Gleisen Winkenden nicht sehen will und den vollbesetzten Zug in die eingestürzte Brücke rasen läßt. Lerne vor allem auch aus solch kleinen, sich Deinem Unterbewußtsein als »Alles-halb-so-Schlimm« einprägenden Meldungen:[9609, 9964]

> **Bei Akne kein Verzicht auf Süßes nötig**[3709]
> Aknepatienten brauchen auf Süßigkeiten wie Bonbons und Schokolade nicht zu verzichten. Eine Verschlechterung des Leidens ist nach Ansicht der Aachener Professorin Dr. Elke-Ingrid Grußendorf-Conen durch die Näscherei nicht zu erwarten. (DAS GOLDENE BLATT 2.2.1990, BUNTE Nr.16/90)

Erkenne die Maske der geistig führenden Schulmediziner und Medizinprofessoren, die mit solchen Presseerklärungen die Zukunft ihrer Kaste finanziell absichern wollen![9527] **Den kleinen, hart arbeitenden Doktor erkennen wir jetzt als weniger schuldig.**

Ich frage mich, wie sich eine solche »Spezialistin« habilitieren konnte! Wenn das Gesicht durch essen von Süßem mit Pusteln übersät ist, kann es natürlich nicht noch schlechter werden, klar. Doch steigen wir hinter deren Worte: Einmal gibt die mit Nullkenntnissen über Gesundheit ausgestattete Dame zu erkennen, daß ihre Giftchemieapotheke nichts dafür parat hält, eine einfache Akne zu heilen. Zum anderen wählt sie ganz geschickt das Wort »verzichten«. Denn wer von unserer heutigen Jugend will schon auf irgendwas, und dann auch noch auf Cola und Süßigkeiten, verzichten! So rät die Gesundheit unserer Kinder schlimmstens mißachtende und sie zerstörende Frau Professor raffiniert indirekt dazu, sich weiter mit dem Zuckerdreck der Süßwarenindustrie die Knochen entmineralisieren und die Zähne kaputtmachen zu lassen.

Wird Dir deutlicher, warum ich hier ab und zu derartige Ausschnitte aus vielgelesenen Presseorganen und Käseblättchen bringe? Da denkst Du doch: Na ja, alles halb so schlimm, was der Konz da über Zucker sagt. Eine Professorin muß es schließlich wissen. Nun weißt Du es besser: Die Fratze des Profits versteckt sich hinter allem, was vom Menschen kommt.

Der größte Schadstoff für den menschlichen Körper ist der Zucker, das weiß inzwischen auch der Dümmste. (Ich bewerte Zucker und Salz als »die weißen Gifte«.)

Heute schon sind so gut wie alle Kinder bereits süchtig nach Süßigkeiten. Zudem: Überaktivität, Aggressivität und Lernschwäche und Kopfschmerzen bei Kindern können nachweislich durch Zucker und künstliche Farb- und Aromastoffe in industriell produzierten Nahrungsmitteln verursacht werden. Und: Die Hauptauslöser von Dickdarmgeschwüren sind: Kuhmilch und ihre Produkte, danach Weizenmehl und weißer Zucker, Hühner und Eier aus Käfig-Hühnerfarmen, Kaffee und schwarzer Tee. Dazu solltest Du wissen: »Dickdarmgeschwüre«, das hört sich harmlos an. In Wirklichkeit heißt die Antwort der Ärzte auf eine solche Diagnose: Der Dickdarm muß meist entfernt und ein künstlicher Darmausgang angelegt werden.[6715] Du weißt was das heißt...

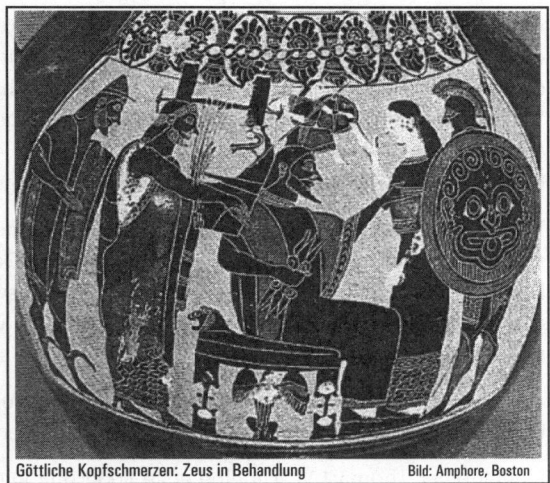

Göttliche Kopfschmerzen: Zeus in Behandlung — Bild: Amphore, Boston

" Sie wissen nichts und können nichts, nur auf die Thaler sind sie gierig wie Wölfe auf Lämmer. "
(Paracelsus über die Ärzte)

Gesundheitsgesetz der Natur:
Es sind unnatürliche Stoffe, die körperliche Störungen bewirken und »Krankheiten« verursachen. Wenn wir uns unsere Nahrung durch Fabriken, Bäcker oder Köche herstellen lassen, dann machen wir aus natürlichen Lebensmitteln unnatürliche Stoffe. Antilebensstoffe, die von der Schöpfung für uns noch nicht auf ihr Geeignetsein für den von ihr geschaffenen Organismus getestet und für gut befunden wurden.

Ein Schritt in eine ärztliche Praxis - nachdem Du dieses Buch gelesen hast -, und Du erliegst erneut betörenden Sirenenklängen. Nach der ersten Behandlung mußt Du immer wiederkommen, weil der Doktor dann die Probleme zu behandeln hat, die Du ohne ihn nicht bekommen hättest.
Aber deshalb mit einem Mediziner zu streiten ist zwecklos, weil sie sich in einem scheinbar rationalen System eingelebt haben und Glaubenszweifel an ihren orthodoxen Maximen bereits als Gotteslästerung ansehen. Die Ärzte wollen allein entscheiden, wollen sich nicht dreinreden lassen, die Initiative der Patienten wird bewußt kleingehalten. So wird Dir Dein Selbstbehauptungswille ausgetrieben. Und gerade der ist beim Kranksein am nötigsten!
Wisse: Du machst Dich allein damit schon fast gesund, wenn Du um Ärzte in Zukunft einen weiten Bogen schlägst.[2206]

»**Metastasen entstehen in der Regel erst dann, wenn der Krebskranke zum erstenmal ärztlich behandelt wurde.**«
(Prof. Manfred von Ardenne, berühmtester deutscher Forscher der Jetztzeit † 1997
(Kölner Stadt-Anzeiger 121/ 1997 → LV 2499))

Deren Motto lautet nämlich: Was weiß der denn schon! Hab' ich studiert oder der? Dabei sind ihre Ratschläge so dumm, daß ich mich fast dafür schäme, sie hier wiederzugeben. Aber das wirst Du wohl oft genug schon selbst gemerkt haben. In dieser Art etwa reden sie dann:

● Zu einem Freund von mir, der unter Nierenschmerzen stöhnt: »Warten Sie nur ruhig ab, bis sich ein Stein gebildet hat, dann können wir Sie operieren und dann wird alles gut.«

● Zu einem Schwerkranken mit beidseitig schwerer Hüftgelenkarthrose: »Warten Sie, bis Sie 65 sind, dann können wir Ihnen künstliche Hüftgelenke einsetzen«.[2131, 2145, 2149]

● Im Kreisspital Oberengadin Samedan, als ich mit einer Gehirnerschütterung wegen eines Skiunfalls in jungen Jahren kunstfehlerhaft mit Kortison behandelt wurde, sagte mir der behandelnde Professor: »Daß Sie so lange brauchen um wieder gesund zu werden, kommt nur dadurch, daß Sie dauernd das Fenster offen haben - sogar des Nachts!«

»So dumme Vorwürfe habe ich schon selbst erlebt«, sagst Du, »man muß für den Doktor dann nur die richtige Antwort parat haben: Als der mir ziemlich forsch an den Kopf warf, mir fehle im Grunde überhaupt nichts, ich sei nur zu schwergewichtig und nervös, gab ich ihm trocken zurück: "Jetzt übersetzen Sie mir das schnell in ihr Medizinerlatein und schreiben es auf die gelbe Arbeitsunfähigkeits-Bescheinigung. Dann kann ich mal wieder zwei Wochen krankfeiern. Trotzdem: Ein Professor sollte nicht solch einfältige Reden schwingen«, meinst Du.

Wann begreifst Du? Vom Staat verliehene Titel sind keine Garantie gegen Dummheit oder Arroganz - vor allem heilen Titel keine Krankheiten. Das kannst nur Du! Du allein - nicht mal Gott kann es, den Du vielleicht schon manches Mal deswegen angefleht haben magst. Mal abgesehen davon, daß er das auch gar nicht wollen dürfte, wenn er seine Schöpfung nicht hintertreiben will...

202 »Wenn Du mir noch genau erklären könntest, warum Medikamentengifte bei Krankheiten keinen Erfolg bringen, wäre ich eher geneigt, sie aufzugeben«, sagst Du.

Ungläubiger Thomas! War meine erste Erklärung Dir nicht gut genug? Aber ich will es Dir zuliebe noch mal andersherum deutlich zu machen versuchen:
Das, was die Ärzte als Krankheit bezeichnen - die Symptome einer vergiftenden Lebensweise - stellt nach der nur auf die wirkliche Ursache ausgerichtete klassische Naturheillehre bereits einen Gesundungsprozeß dar. Der Körper bekämpft die Giftstoffe. Und deren Ausscheidungsprozesse zeigen sich in den Krankheitssymptomen, z.B. Schmerzen oder Gewebeaufbrüche. Medikamentengift - meist chemische Fremdstoffe - ist wesentlich gefahrvoller für den Körper. Denn der ist ja noch niemals in seiner 30 Millionen jahrelangen Geschichte damit in Berührung gekommen. Da muß er besonders rasch reagieren, um diese ungewohnte, weil neuartige und für ihn Lebensgefahr bedeutende Vergiftung auszuschalten. Also tut er was?
Er veranlaßt die Abwehrzellen, den Ausscheidungsprozeß gegen die zuerst aufgekommene »Schlechtkostkrankheit« einzustellen. Deren Symptome gehen dadurch plötzlich oder nach und nach zurück. Die dadurch bedingten unangenehmen Krankheitsempfinden vermindern sich gleichzeitig. Die gesamte Abwehr läßt nun von den leichteren Giften aus der Nahrung ab - und wendet sich der Verteidigung gegen das gefährlichere Chemiegift zu. Der Patient sagt: »Herr Doktor, Ihr Mittel hat mir gut geholfen!«. Ihm bleibt vorerst unbekannt, daß sich bereits im stillen Schlimmeres in seinem Körperinneren anbahnt.
Sind die Medikamentengifte dann fürs erste abgelagert oder egalisiert, so wendet sich der Organismus wieder der ursprünglichen »Krankheit« zu, deren Symptome sich erneut in ihm bemerkbar machen. Der Doktor sagt: »Sie haben einen Rückfall!«
Oder: Der Körper wertet das neue, vom Arzt verordnete Gift, als nicht so gefährlich für ihn wie das alte. Beachtet es also vorerst nicht. Und bleibt bei seinem Bemühen, die ursprüngliche Schlechtkostvergiftung auszutreiben. Was der Arzt so ausdeutet: »Das Mittel hilft nicht. Sie sprechen nicht darauf an. Wir müssen es mal mit einem stärkeren oder einer höheren Dosis (Gift) probieren.«
»Ah - jetzt ist mir alles richtig klar geworden« rufst Du.
Na, Gott sei Dank. Das ist auch wichtig für Dich, damit Du weißt, wie Dich das Pharma-Ärzte-Komplott drankriegt und Dir wirklich klar wird, daß Du von denen keine wirkliche Hilfe bei Krankheiten erwarten kannst. Sonst denk mal an Deine eigene Arbeitsweise: Wenn Du einen Erpresser- oder Drohbrief erhältst, überlagert die unmittelbare Gefahr doch im gleichen Augenblick Dein ganzes bisheriges Denken. Du rennst sofort zur Polizei oder Du tust schnellstens alles, um diese Gefahr von Dir abzuwenden. Und reparierst nicht erst vorher noch die defekte Schnur des Bügeleisens. Und die Polizei? Auch sie stellt alle leichten Fälle zurück und sammelt ihre Kräfte um gegen einen gefährlichen Frauenmörder vorzugehen, der eine Stadt in Aufruhr versetzt. Willst Du noch einen weiteren Beweis? In immer kürzeren Abständen und immer höheren Dosen muß ein Medikamentengiftschaum über die weiter schmorende alte Krankheit gesprüht werden, damit

diese vorerst nicht aufflammen kann. Bis sie sich dann mit einem Mal vielleicht in einer Explosion Luft verschafft und sich und ihren Träger ganz auslöscht.

Was immer auf Dich zukommt: Chemiegifte sind heimtückisch. Bei dem einen schneller, beim anderen weniger schnell bringen sie nach und nach die organischen Abläufe, die ganze Körperharmonie durcheinander oder behindern sie. Dann rennst Du wieder zum Arzt oder mußt ins Krankmachungshaus. Du bekommst immer mehr Gifte verordnet - und wenn die dann ihre Giftigkeit offenbaren, dann hat das Krankhaltungskartell der stets ihre Hände in Unschuld waschenden Mediziner-Pharma-Kongregation ihr erstrebtes Ziel erreicht: Dich zu einem ihrer treuesten Anhänger zu formen. Merke:

202

Die Herren Professoren u. Doktoren der Schulmedizin in der Tierversuchsforschung: Nichts anderes als gemeinster Abschaum sadistischen, herzlosen Lumpenpacks, dem derzeit auf unserem Erdenball noch kein Prozess gemacht wird und längst in die Käfige bei Wasser und Brot gehört, in welchem sie ihre unschuldigen Opfern martern.

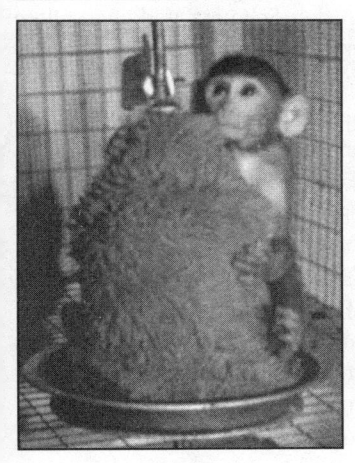

Zur Erzeugung von Psychosen werden kleine Affen von ihren Müttern getrennt. Danach bekommen sie künstliche »Ersatzmütter«, <u>die mit Nägeln gespickt sind.</u> Am Anfang der Experimente rennen die kleinen Äffchen zu den Ersatzmüttern hin und nehmen bei der Umarmung Schmerzen in Kauf. Nachdem sie sich immer wieder an den Nägeln verletzen, werden sie immer verzweifelter, bis sie sich nur noch ständig zitternd in eine Ecke des 80x80x80cm großen Gitterkerkers zusammenkauern.

(KROTH, E., Das Tierbuch, 2001 Verlag)

Wie lange willst Du noch den aus solchen Tun psychiatrischer Unmenschenmediziner gewonnenen „wissenschaftlichen Erkenntnissen" Glauben schenken?

Und von den Medizinforschungs-Ärzten, die sich solches ausdenken können, die es dann auch noch in die Tat umsetzen, von solch gemeinen Kreaturen des absoluten Bösen erwartest Du, daß sie Dich mit ihren, aus solch mitleidlosen, unbarmherzigen, jahrelangen Beobachtungen des Grauens gewonnenen Medikamenten und psychologischen Behandlungsschemata heilen?

Du machst Dich mit diesen Tierverbrechern gemein, wenn Du Deine Medikamente nicht baldigst absetzt! Und nie mehr welche nimmst! Die UrMedizin wird Dir alle ersetzen!

Mein Kind ist so oft erkältet. Ist das normal, oder muß ich mir Sorgen machen?
(BUNTE, am 4.8.1994) Prof. Dietrich Reinhardt, Kinderarzt, antwortet u.a.:
Bei Kleinkindern sind etwa sechs bis acht Erkältungen, bei Schülern drei bis fünf pro Jahr normal.
(Folgt das übliche Blabla)

Aus Erfahrung mit Krankheiten der Kinder weiß der Universitätsprofessor, daß die Kids heute von einer Erkältung in die andere fallen. Was ihm deshalb »normal« scheint. Für die UrzeitTherapie bedeutet das aber Alarmstufe Eins. Denn für sie ist höchstens alle drei Jahre mal ein Schnupfen oder Husten für drei Tage »normal«. <u>Sechs bis acht jährliche Erkältungen, die Kinder wie Eltern nerven, das bedeutet: Ein solches Kind besitzt zu wenig Immunkraft. Die im Körper befindlichen Giftstoffe suchen sich mit aller Gewalt über die Schleimhäute herauszudrängen. Doch bald werden schwere Schäden verursacht sein, denn allein mit Erkältungen schafft der Körper das nicht.</u>

Das war ein Beispiel dafür, wie das Tun der Ärzte, aus Krankheitszuständen Schlüsse zu ziehen, nur als fortschreitende Gehirnerweichung[0667] zu bezeichnen ist. Die UrzeitTherapie geht nur von der *natürlichen* Gesundheit aus und folgert von dieser Basis. Sie kann Dich deshalb richtig unterweisen.

165

1.6 Warum Du aus der Tierverbrechens-Medizin stammenden Medikamenten nie vertrauen darfst

203 Nicht mal den geringfügigen Krankheiten - wie dem Schnupfen - haben die Ärzte etwas entgegenzusetzen.[3492] Gegen die größten und gefährlichsten - wie Krebs, Rheuma, AIDS, Asthma - sowieso nicht. Willst Du also darauf vertrauen, daß sie etwas dauerhaft Heilendes gegen die mittelschweren Krankheiten einzusetzen haben? Darüber hast Du Dir im ganzen Leben wohl noch nie Gedanken gemacht. In Deinen Augen kann Dir ja nur ein Doktor helfen. Er ist noch immer ein halber Gott für Dich! Das ist der Grund weshalb niemand dessen Entmystifizierung wünscht. Die ich hier gnadenlos zu Deinem Wohl betreibe.

»Aber die Mediziner haben endlich Mittel gegen den schlimmsten Teil der meisten Krankheiten: gegen den Schmerz!« sagst Du. So leicht willst Du Dich von mir nun doch nicht unterkriegen lassen.

<u>Doch zu welchem Preis! Daß die Mediziner der Neuzeit gegen den Schmerz wirkungsvollere Betäubungsmittel fanden, das war für kranke Menschen das Folgenschwerste und Schlimmste, das ihnen passieren konnte!</u>[5003ff, 5104]

»Du mußt nicht ganz bei Trost sein! Wenn Du mal so richtige Schmerzen gehabt hättest - Du würdest doch auch zum ersten besten Mittel greifen, damit Du die schnellstens wieder los wirst!«
Da bist Du wieder mal auf dem falschen Dampfer, lieber Leser-Freund, liebe Lese-Freundin! Ich würde doch heute nicht mehr etwas nehmen, von dem ich im vorhinein bereits weiß, daß es mir schadet. Und das tut schließlich jedes schulmedizinische Medikament. Deshalb würde ich zu den Mitteln der anderen Fakultät greifen - der Natur. Und deren Mittel gegen Schmerz lautet: fasten!

204 **Schmerzstillende Mittel sind vor allem deshalb ein Fluch, weil die Menschen sich einbilden, wenn der Schmerz verschwunden sei, habe sich auch die Krankheit in Luft aufgelöst. So sehen sie keinen Grund mehr, selbst etwas gegen ihr Kranksein zu unternehmen. Sie zeigen sich deswegen geneigt, die alten Fehler fortzusetzen, welche zu den Schmerzen geführt haben!**
Sie denken: Was soll's! Nehm' ich einfach 'ne Tablette, und weg ist's. Schmerzstillende Mittel führen dazu, daß kranke Menschen Ärzten und Chemiefabrikanten unberechtigtes Vertrauen schenken und sie noch als ihre Wohltäter ansehen. Anstatt ihnen mit äußerstem Mißtrauen zu begegnen. Anstatt ihnen aus dem Weg zu gehen, wie gefährlichen Rabauken.[3724, 3761, 9856]
Denn tatsächlich wird der Schmerz durch das Mittel nichts anderes als nur betäubt - bald meldet er sich wieder, und das doppelt stark; bald ist man an das Medikament gewöhnt und hat sich dann auch noch mit den dadurch hervorgerufenen Schäden herumzuschlagen.[3813, 3854] Da eine schwerwiegende Krankheit nebst Schmerz wegen der nicht beseitigten Ursache auf Dauer nicht wegzubringen ist, greift der Kranke dann immer öfter nach dem Betäubungsmittel. Bis er letzten Endes neben seiner Krankheit auch noch süchtig ist. Und dann: Weil das Ausschalten von Schmerz operative Eingriffe in den Körper zuläßt, werden sie auch ausgeführt! Wenn die erkrankte Galle einfach herausgeschnitten wird, statt sie solange zu behandeln, bis sie gesund ist, so kann man sich nur fragen, wie ein vernünftiger Mensch dies einem Chirurgen gestatten kann.
Was glaubst Du denn, was die Tabletten, die Du danach nehmen mußt, weil Dir eigene Gallenflüssigkeit jetzt fehlt, alles in Deinem Körper anrichten?! Logisch also:
Wenn alle Medizinen, Medikamente, Spritzen, »Heilmittel« und Operationen erhebliche Gefahren und schädliche Nebenwirkungen heraufbeschwören[3820] **- dann ist es nur zu vernünftig, sich einer Heilmethode zuzuwenden, die so etwas mit Sicherheit vermeidet.**

205 »Also: alle Medikamente, alle Spritzen auf den Müll?«[3534]
Nicht mal dahin darf man sie geben, so giftig sind sie! Sie müssen speziell entsorgt werden. Siehst Du endlich, was die sogenannten Heilmittel in Wirklichkeit sind? Nehmen wir aber wirklich einmal an, daß irgend ein Medikament existiert oder entdeckt werden sollte, das frei von schädlichen (die Mediziner sprechen von „unerwünschten") Nebenwirkungen wäre - ja, selbst dann muß ich als verantwortungsbewußter Gesundheitsreformer davon abraten, es zu nehmen.

»Das ist mir zu hoch!«
Ein solches Mittel würde zukünftig die Fähigkeit Deines Körpers vermindern, sich aus eigener Kraft zu helfen. Wirst Du z.B. mit Steroiden behandelt, dann hört Dein Körper auf, selbst Steroide aufzubauen. Wenn Du ihm künstlich Vitamine zuführst, wird er bald die Kraft verlieren, diese selbst aus der Nahrung herauszuziehen, da er sich auf die künstliche Zufuhr einstellt. Und sich darauf verläßt, sie bereits fixfertig extrahiert, bequemer zu erhalten. Gibst Du ihm Kopfschmerzmittel, dann produzieren Deine Drüsen immer weniger schmerzstillende Endorphine und Deine Schmerzen werden schon allein deshalb immer stärker. Nun weißt Du auch - hast Du einmal mit dem Dreck der Chemie angefangen - warum es immer schlimmer für Dich kommt. Und Du immer mehr und immer öfter zu Deinem weißbekittelten Giftgeber rennen mußt. Merke gut:

»Die Mehrzahl der bedeutsamen Krankheiten ist mit den Mitteln der Schulmedizin nicht oder nur unvollkommen zu bekämpfen!« Und sein Vertreter ergänzte: *»Therapieschäden sind die häufigste Krankheitsursache.«* (Der Präsident des ehem. Bundesgesundheitsamtes)

Als Frauen gegen drohende Fehlgeburten das chemische Hormon DES (Diäthylstilböstrol) verschrieben wurde, stellte sich bei deren Töchtern - 25 Jahre danach (!) - Vaginalkrebs ein. Bedenke: bei deren Kindern! Laß es in Deinen Kopf rein: Nach 25 Jahren bekommen *die Kinder* medikamentenbehandelter Frauen Krebs! Das ist Chemie! Das ist Wissenschaft! [1102, 1115, 1118f]
Wie kann, wie darf Wissenschaft überhaupt „unerwünschte Wirkungen" hervorrufen?!
Ist es noch Wissenschaft, wenn sie sich ihres Tuns nicht sicher ist? Und deren Ergebnisse nicht exakt vorhersagbar sind? Ist das Wissenschaft, wenn man sich Schäden durch ihre Anwendung nicht „wünscht"? Ja, da ist mir die Klassische Naturheilkunde doch wohl lieber, die erst gar keine Schäden aufkommen läßt. Die mir nur Erwünschtes erbringt! Tatsächlich erbringt.

»Das DES gibt es heute ja Gott sei Dank nicht mehr«, atmest Du auf.

Aber immer noch genügend Dummköpfe, die sich mit dafür neu auf den Markt geworfenen Ersatzmedikamenten[3751, 3758] oder anderem Gift füttern lassen. Bei denen die sich giftigen Auswirkungen erst in ein paar Jahren offenbaren werden.
Eine unbestrittene Tatsache: **In jedem kranken Körper wohnt eine äußerst gesunde Pharmaindustrie!**

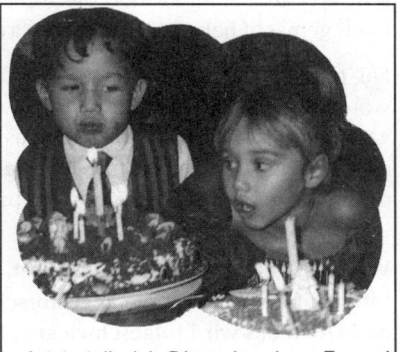

»Jetzt stelle ich Dir mal meinen Freund Kevin vor. Ist immer gaanz schick angezogen. Ist er nicht süß? Nur'n bißchen doof...«

»Nun ja, bei dem Medikament DES handelt es sich nur um einen einmaligen Fall, Du kannst doch deshalb nicht alle Chemie verdammen!«
Deine Blauäugigkeit in Ehren, aber recherchiere *ich* das alles, oder Du? Wo und wie hast *Du* Dich denn sachkundig gemacht?[1115, 1118] Aus tausenden bekanntgewordener Fälle nur zwei:

- Dir als Frau schwellen plötzlich die Brüste wie Ballons an und schmerzen wie verrückt? Dann bist Du in jungen Jahren sicher mit Penicillamin behandelt worden.
- Du ißt kein Fleisch und bekommst mit 40 Jahren trotzdem mit Gelenkrheuma zu tun? Dann deshalb, weil Du früher eine Injektionsimpfung gegen Kinderlähmung erhalten hast.

Denn was Dir da jetzt als »unbedenkliche Ersatzmittel« oder als ein nach neuesten wissenschaftlichen Erkenntnissen hergestelltes modernes Heilmittel verkauft wird, das ist nur deshalb unbedenklich, weil dessen schlimm schädigenden Auswirkungen mangels Prüfung am Menschen noch nicht ans Tageslicht gekommen sind.

Glaub mir: Für jedes geschluckte chemische Krankheitsverlagerungs-Medikament vom Arzt zahlst Du eines Tages bitter![3773] Was meinst Du denn, wieviel von ebendieser verantwortungslosen, profitgierigen „Wissenschaft" diesbezüglich alles unter den Tisch gekehrt wird! Die Amerikaner sind da schon mal offener:

»Viele Millionen sind mit der Poliovakzine geimpft worden, die den krebserregenden Virus SV-40 enthielten, der in Affennieren vorhanden ist. Es ist deshalb wahrscheinlich, daß erst in 20 Jahren die schädlichen Folgen sichtbar werden.« (Prof. Dr. Med. Clausen/Universität Odensa/USA.)

Willst Du genau wissen, warum überall auf der Welt auf Teufel komm raus gegen immer mehr angebliche Krankheiten geimpft wird? Zum Wohl und zum Schutz der süßen Kleinen? Du ahnst es nicht:

Deshalb, weil es so nicht ans Licht der Sonne kommt, daß ungeimpfte Kinder gesund bleiben, während geimpfte krank werden. Und die meisten davon für ihr ganzes Leben viel anfälliger für Krankheiten sind!

Die Eingabe von Antikörpern auf natürlichem Wege halte ich dagegen mit großen Vorbehalten für akzeptabel - wenn auch bei gesunder Lebensweise für völlig unnötig. Bei den Füchsen z.B. werden gegen Tollwut Hühnerköpfe ausgelegt, bei der Schluckimpfung gelangt der Impfstoff, also die körperfremden Eiweißstoffe bzw. das Impfserum, auf natürliche Weise in den Körper und nicht sofort in die Blutbahn.

Sieh den Zusammenhang: Jahre hat es gedauert, bis man Formaldehyd, Holzschutzmittel und Asbest als giftig erkannte, und bedenkenlos haben Fabrikanten wegen des damit verbundenen hohen Profits selbst Schulkinder mit dem Giftdreck verseucht. Merke: Medikamentenhersteller sind Fabrikanten. Zu Deinem großen Glück wirst Du Dich zukünftig mit Medikamenten sowieso etwas schwerer tun: Allein schon die (sehr berechtigte) Angst, die ich Dir vor deren Einnahme hier im Buch gemacht habe, steigert die auftretenden Nebenschäden um ein Vielfaches. [3508f]

208 Du mußt Dich endlich von der Illusion befreien, daß Dir nicht nahestehende Menschen stets wohlgesinnt seien, nur Dein Bestes wollten und Dich ehrlich behandeln würden. Warum die Ärzte gar nicht daran denken, für Dich das Beste zu tun? Weil sie *nie* ein Netzwerk gegenseitiger Erfahrungen aufgebaut haben, mit dem sie hätten feststellen können, daß z.B. bisher noch kein stets nur rohe Kost essender Mensch an Krebs, AIDS, Rheuma, Multipler Sklerose, Allergie und was auch immer erkrankte.

Wären sie nicht ethisch verpflichtet, das zu veröffentlichen, nämlich daß unter Milliarden Krebstoten auf dieser Welt die Krebsforscher keinen einzigen fanden, der Rohkost zu sich genommen hat! Doch das wird totgeschwiegen. Das nennt sich wertfreie, objektive Wissenschaft!

Nur Du selbst kannst etwas für Dich tun. Deshalb unterbreite ich Dir hier diese Selbstbehandlungsmethode UrTherapie. Wenn Ärzte das Wort »Selbstbehandlung« nur schon hören, sträuben sich ihnen die Haare![2136, 2138] Klar: Denn da geht's bei denen ja ans Eingemachte!

209 »Und wenn gar kein Gift in den Medikamenten drin war, sondern nur etwas, das dem Körper dringend fehlte, wie etwa Kalk, Selen, Magnesium?«

Bei jedem Menschen wirkt eine Krankheit anders. Weil die Menschen nicht auf Krankheit genetisch programmiert sind, weil der eine noch gutes, der andere bereits schlechtes Erbgut besitzt. Weil sie schwache oder starke Widerstandskräfte besitzen. Weil dabei alle mitbetroffenen Organe verschiedenartig stark erkrankt oder geschwächt sein können, da jeder Mensch seinen Körper anders behandelt hat. Du bist also nie sicher, ob eine Verordnung - vor allem eine ärztliche - Deinem Krankheitszustand genau angemessen und ob eine Dosis nicht zu hoch oder zu niedrig angesetzt ist. Etwas zu viel vom Kalk und er stärkt nicht mehr, wie von den Medizinern erhofft, Deine Knochen, sondern lagert sich an Deinen Aderwänden ab. Etwas zuviel Vitamin - und es bilden sich Harnsteine oder Dir fällt die Haut in Fetzen ab, wie z.B. bei den B-Vitaminen..

Gesundheitsgesetz der Natur:

Der menschliche Körper reagiert auf Künstliches unvorhersehbar und verschieden. Nur auf Natürliches reagieren alle Menschen gleich positiv.

Es ist nicht im geringsten damit getan, dem Körper etwas Fehlendes - nicht mal für Hormone gilt das! - zuzuführen. Das Fehlende ist abgetrennt und aus seinem natürlichen Zusammenhang gerissen. Der Körper dagegen ist gewohnt, es in einer für ihn richtigen, ihm bekannten und gewohnten Form und Zusammensetzung vorzufinden und aufzunehmen. Wird ihm etwas einzeln für sich angeboten, so nimmt er den zugeführten Stoff nur schlecht (oft gar nicht) auf. Oder er lagert ihn in nicht dafür vorgesehene Depots ab, weil diese Stoffe nicht im lebendigen Zusammenhang mit natürlicher Nahrung angeboten werden..

Das sagt ein Arzt:
»Existenzregel Nr. 1: Einmal beim Urologen - immer beim Urologen!«
(Dr. med. xxx in DER SPIEGEL Nr. 30 /1997)

Gesundheitsgesetz der Natur:

Der Körper ist seit Millionen von Jahren darauf eingestellt, Sauerstoff, Vitamine und Mineralien nicht pur, sondern in inniger Verbindung mit anderen Lebensstoffen zu empfangen. Und zwar in zu deren Stoffwechsel unentbehrlichen, seit seiner Evolution gewohnten, *natürlichen* Mischungs- und Zusammensetzungsverhältnissen.

Weiter: Der Körper muß in der Lage sein, das Richtige in seiner richtigen Zusammensetzung auch richtig aufnehmen zu können. Besser gesagt: Er muß die rechte »Aufsaugkraft« dafür besitzen. Kein Arzt weiß, ob sein Patient die besitzt.

Wird Dein Körper nicht genügend bewegt, ist Dein Blut nicht in der Lage, ihn genügend zu versorgen. Seine Zellen besitzen zu wenig Sauerstoff, um das bei der bequemen Lebensweise von heute nebenbei Zugeführte aufzunehmen oder richtig verarbeiten zu können. Selbst wenn er genügend bewegt wird, dürfen im Körper selbst keine Hindernisse bestehen, welche die erforderliche Sogwirkung verhüten. Etwa, daß seine Adern zu viel Ablagerungen, seine Gewebe zu viele Fettstoffe enthalten. Oder daß seine Organe durch eine unnatürliche Lebensweise ganz oder teilweise bereits gestört oder zerstört sind.

Bedenke: Wenn Du als Kranker nur ein bißchen Kaffee oder Tee täglich trinkst, dann verhindern 210 diese Genußmittel allein schon, daß Dein Darm Eisen voll aufnehmen kann:[5200, 6309ff] 50% davon gehen durch die darin enthaltenen Gerbstoffe dem Körper verlustig. Ißt Du dazu noch Wurst, Fleisch oder andere phosphatsalzhaltige Lebensmittel, dann wird das Eisen so gebunden, daß es Dein Organismus nur als Belastung für sich zu ertragen vermag.)[6300, 6304, 6336, 6348]

Frisches Naturvitamin C in Beeren, Früchten und Pflanzen bringt es dagegen fertig, daß das vorhandene Eisen in Deiner Nahrung bis zu 100% verwertet wird.[7002, 7006] Bei nur dreitägiger Lagerung in der Speisekammer verliert Vitamin-C-haltiges Gemüse bereits *zwei Drittel seiner Wirkstoffe*, beim Kochen bis zu *70 Prozent*. Und künstliche Vitamine sind Fremdstoffe, voller heimlicher Gefahren, wie Du schon weißt. Merke:

Auch das Denken muß mitspielen. Der Mensch muß einen gesunden Körper wollen, er muß den echten Willen zur Heilung aufbringen, ja, er muß zutiefst davon überzeugt sein, daß er das einzig Wahre dafür tut! Deshalb mein längeres Ins-Thema-Einführen hier in diesem Buch: Nur, um Dich einsichtig zu machen. Um so mehr stärkt es Dich, das Notwendige auch zu tun.
Nur nicht künstliche Mittel schädigen Dich auf Dauer nicht. Nur natürliche, von der Natur für den Menschen bestimmte Mittel sind ungefährlich. Die großen Profiteure der Menschheit haben uns von Kind an einer Gehirnwäsche unterzogen, die bestens funktioniert:

Jetzt bringen die wahnsinnigen Mediziner schon kleine Atomanlagen ins Krankenhaus:
Vom (Atom-)Reaktor in die Klinik
Neutronenstrahlen zerstören Krebszellen
Mit Neutronenstrahlen will eine britische Klinik demnächst Hirntumore und andere Malignome angehen. Die Kollegen dort injizieren dem Patienten eine borhaltige Substanz, die selektiv von den Krebszellen aufgenommen wird. Anschließend beschießt man den Tumor mit niederenergetischen Elektronenstrahlen, die mit dem Bor reagieren und so die Malignomzellen abtöten   The Lancet, Vol. 317 (1998), S. 1176
Die hl. Hildegard und Dr. Mesmer lassen grüßen! (→Rz 59, 67)

- Man geht zum Doktor, wenn man krank ist!
- Man ißt, was die Menschen feilbieten und verkaufen.
- Man akzeptiert, was gelehrte Herren der Wissenschaft als richtig verkünden.
- Man glaubt, was die Doctores wollen, daß wir es glauben - und widerspräche das noch so sehr dem gesunden Menschenverstand!

Das sitzt so tief, daß jeder Andersdenkende für leicht verrückt gehalten oder mit tiefstem Mißtrauen beäugt wird, wenn er diese Vorurteile brechen will.

<u>Wie war das noch, was das Krankheitsamt bekannt gab: Therapieschäden der Schulmedizin sind die häufigste Krankheitsursache. Dann also laß Dir sagen: Deine Gesundheit ist ein zu kostbares Gut, um sie einem Arzt zu überantworten! Nimm sie in Deine eigenen Hände!</u>

211 Täglich gehen bei den Staatsanwaltschaften an die 50 Strafanzeigen gegen die Ärzte in der Bundesrepublik wegen schlimmster Kunstfehler ein. Doch ist anzunehmen, daß mindestens hundertmal so viele Menschen schwerstens geschädigt werden, die sich scheuen, deswegen gegen die Mediziner vorzugehen. (Wer bekommt schon gegen die recht!) Und tausendmal so viele Kranke werden es sein, die geschädigt sind, aber nicht erkennen, daß sie ihre Krankheiten ärztlicher Behandlung verdanken. Und millionenmal so viele Kranke gibt es, die nach Jahren aufgrund der vorher eingenommenen Mittel erkranken und deswegen qualvoll oder frühzeitig sterben.[3821, 3759]

212 **Vor unser aller Augen verseucht die Chemie mehr und mehr die Erde, lösen chemische Gase die Schutzschicht der Erde auf, lassen chemische Verbindungen aus Schornsteinen und Automotoren die Wälder sterben (und lösen Katastrophen größten Ausmaßes aus), machen chemische Drogen süchtig. Und Du glaubst noch immer, daß Dich die Chemie gesundmachen kann?** [3518, 3786, 3828, 3731, 3852]

Ja - es dürfte doch niemand mehr krank sein, wenn die Medikamente so gut wären wie man sie anpreist! Oder wie siehst Du das? Und doch ist der Glaube an das Gift nicht ausrottbar.

»Aber die Nahrung besteht doch ebenfalls nur aus chemischen Verbindungen.«

Richtig. Aber es ist ein Unterschied, ein grenzenlos großer Unterschied, ob die Nahrung von Menschen des Profits wegen produziert wird, oder ob sie aus der Natur - Du magst auch sagen von Gott - stammt. Zwischen der göttlich eingehauchten Chemie und der vom irrenden Menschen gemachten besteht ein Unterschied wie zwischen einem gesunden Weidenbaum und einer Aspirintablette.

Dich müssen jetzt allein schon tausend Schauer überlaufen, wenn Du nur das Wort Chemie hörst.

Mach Dir angesichts der durch Medikamente verursachten Schäden klar: Hier handelt es sich nur um die Spitze eines Eisbergs! Vergiß nicht, daß das Medikament Contergan[3523] die Kinder im Mutterleib verkrüppelte. (Die Skrupellosigkeit der Pharmaindustrie sprengt jede Dimension des Denkbaren: Heute wird Contergan den Ärmsten der Dritten Welt verkauft. Als Lepra-Heilmittel.) Vergiß nicht das Antidepressivum Normud, das schreckliche Entstellungen bewirkte. Vergiß nicht den Appetitzügler Menocil, der viele Einnehmende an primärem Lungenhochdruck erkranken ließ, was meist zu lebenslangem Siechtum und frühem Tod führte. Vergiß nicht, wie das Rheumabehandlungsmittel Coxigon vielen Menschen den Tod brachte und unzähligen anderen irreparabel Knochenmark, Leber, Galle und Nieren schädigte. Vergiß nicht, wie durch das Durchfallmittel Mexaform tausende Menschen erblindeten, gelähmt wurden und zu Tode kamen! Vergiß nicht die vielen Toten bei den Rheumamitteln Butazolidin und Tanderil. Vergiß nicht -[3800ff]

»Komm, hör schon auf«, unterbrichst Du. »Schreckensnachrichten höre ich täglich genug.«

Na schön, wie Du willst. Und wenn wieder so ein Chemiepräparat Hunderttausenden Kranken für das ganze Leben einen Mühlstein von Leid und Schmerz angehängt und ihnen die Freude am Leben genommen hat – dann wird das von den Verursachern nicht etwa finanziell wieder gutgemacht oder entschädigt, iwo, das läßt diese Malefizbande völlig kalt. Es folgt nicht mal 'ne Entschuldigung.

Wisse:
Weltweit sind es über 220.000 verschiedene Medikamentenarten, die Dich schädigen und Dir frühen Tod bringen. [3800ff]

Kleine Bröckchen aus den Leichenteilen von ägyptischen Mumien verwandten die Ärzte des Mittelalters für die Krankenmedizin. Die schwierige Art des Beschaffens, der lange Transportweg, die seltene Art der Arznei und der durch den Glauben an sie hochgeputschten Hoffnung wurde zu einem gewinnbringenden, blühenden Geschäft für alle Beteiligten – natürlich außer den kranken Menschen.

Die obige Mumie ist bereits stark ausgeweidet. Kein Wunder, es handelte sich um einen Amon-Priester, dessen Verwesungsreste besonders große Heilwirkung versprach... Das vertrocknete Leichen- und Verbandsgewebe dieser Mumien wurde den damaligen Artzeneyen für teures Geld beigemengt.

»Puh, wie abscheulich! Da bin ich froh, damals nicht Patient gewesen zu sein«, sagst Du.

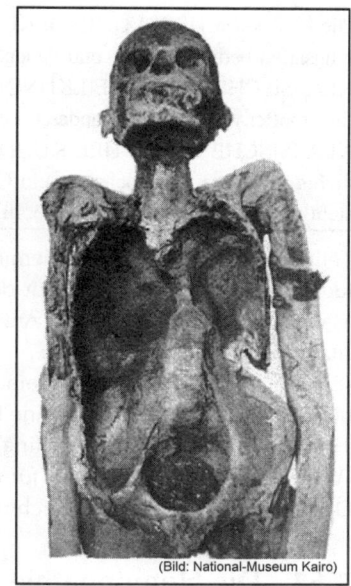

(Bild: National-Museum Kairo)

Wie naiv Du noch immer bist: Heute werden z.B. Hirnhäute von Leichen genau so zu Medizin verarbeitet und Patienten verschrieben! **Nur ist das kannibalische Stinkzeug jetzt so fein verkapselt, daß Du nicht mehr riechst, von welchem vielleicht an Krebs, Tuberkulose oder AIDS verstorbenen Krankenhauspatienten es stammen könnte.**[2315]

Die Teile der in unserer Zeit gefledderten Leichen sind nur etwas frischer und zufolge der kräftigeren Leichgiftaktivität doppelt so gefährlich für Dich. Du erkennst erneut: In der schulmedizinischen Krankheitsbehandlung hat nicht der geringste Fortschritt stattgefunden! Nichts hat sich geändert.

»Damit aber kein Ekel oder Widerspruch beim dummen Volk bzw. der auf Seiten der Schulmediziner stehenden Journalisten aufkommt«, so sagten sich die deutschen Ärzte, »sprechen wir in Zukunft nicht von Leichenfledderei, sondern von "Leichenteilentnahme"«. Und die amerikanischen Ärzte prägten einen noch schöner verharmlosenden Begriff dafür: Leichenteil-Ernte... Was die Kranken dann ernten, das werden sie später erleben...

> **Schwunghafter Handel mit Leichenteilen**
> zu medizinischen Zwecken für die Medikamentenzubereitung (Kölner Stadtanzeiger, Nr.45, 23.2.1994)

Bald wird man ihnen versichern, daß es sich bei den heutigen medikamentös verarbeiteten menschlichen Kadavern um garantiert biologisch wertvolle, gepflegte und sorgsamst desinfizierte Leichenteile handele, die man pietätvollerweise jedoch eingerührt in schwarzen Kaffee zu sich nehmen solle.[2291, 2315, 2529] Unter Garantie: Auch das würde geschlürft - stammt es doch von der am höchsten angesehenen, göttergleichen Kaste auf dieser Erde: den Ärzten der Schulmedizin.

Und sollte dieser dezente Kannibalismus von heute in ein paar Jahren seine Mystik und auch die Chemiegifte ihre Anziehungskräfte verloren haben - dann werden wieder Krokodilskot (falls wir die Tierart Großechsen nicht bis dahin ausgerottet haben) und Mäuseschwänze als Medizin genommen werden. Natürlich auch diese feinstens extrahiert, püriert, pulverisiert, keimfrei hergestellt. Zweifach hygienisch verpackt, vierfach eingeschweißt in Goldfolie, bestens versehen mit Garantiegutachten der renommiertesten Professoren. Wissenschaftlich einwandfrei in ihrer Heilwirkung bestätigt durch multizentrische, superrandomisierte Dreifach-Blindstudien...

> Die KLASSISCHE NATURHEILKUNDE gehört nicht zu den Alternativ-Medizin-Verfahren. Diese Behandlungsarten bedingen alle – und Patienten erwarten das vor allem - die Therapie durch einen Therapeuten. Die KLASSISCHE NATURHEILKUNDE sieht dagegen eine Heilung der Kranken in größter Gefahr, wenn ein fehlerhafter Mensch einen anderen behandelt und sich dafür vor einer Heilung bezahlen läßt. So wurzelt die KLASSISCHE NATURHEILKUNDE in der Tradition des Priesterarztes Hippokrates, der für seine Hilfe nichts verlangte und höchstens ein Geschenk dann annahm, wenn er erfolgreich gewesen war. Sehr nahe steht sie der buddhistischen Lehre: In allem was ihr tut, seid achtsam! Respektiert alles Leben auf der Erde!

Teilnehmend frage ich eine Seminaristin, die mit dick verbundenem Arm im schwarzen Dreiecktuch vor mir sitzt: »Wie klappt das denn morgens mit dem Anziehen? Hättest Du doch Deinen Mann mal mitgebracht!« Die Antwort wird ihr von der sehr jungen und sehr schönen hinter ihr sitzenden Petra abgenommen:

»So was schaffen wir auch allein, lieber Franz – so hilflos sind wir Frauen heute nicht mehr! Im übrigen können die Männer eine Frau sowieso stets besser auszuziehen als anziehen!« Erst als meine Tischgruppe laut zu lachen anfing, überflog ein zartes Rot ihr Gesicht.

»Wir danken Dir, liebe Petra, für den aufschlußreichen Ratschlag aus Deinen Erfahrungen«, schloß ich das Lachen.

> Die Wahrheit ist das einzige, was die Menschen nicht glauben (G.B.Shaw)

1.61 Die Homöopathie aus Sicht der UrTherapie

213 »Dann kann ich zu den homöopathischen Heilmitteln also unbedenklich greifen? Die sind ja meist nicht künstlich hergestellt.«[2058, 8213, 8229]

Diese Medizinen, deren angeblichen Heilstoffe so weit verdünnt sind, daß oft nicht mal mehr ein einziges Molekül von ihnen im Wasser der Medizin vorhanden ist, schaden Dir sicher nicht. Sie vermögen es vielleicht auch, als Einbildungsmedizin[3514, 3525] mittels Selbsttäuschungseffekt - falls der stark genug ist – ein harmloseres Leiden eine Zeit zu unterdrücken.[3491] Erklärt wird die angebliche Wirkung mit »einer Art Übertragung von Energieschwingungen im feinstofflichen Bereich«. Also eine harmlose Spinnerei.[6704] Weil ich von dieser Medizinart nicht allzuviel halte möchte ich mich deshalb über sie auch nur in homöopathischer Dosierung verbreiten. Ich bin allein aber schon deshalb für die Handauflger, Geistheiler und Homöopathen, weil sie Dich vor allem vor den wirklich Schäden verursachenden Schulmedizinern fernhalten. Und immerhin bist Du hier bei den Praktizierern der »Sprechenden Medizin«, während Du Dich bei den Ärzten - wie bekannt - bei den Anhängern der »Sprachlosen Medizin« befindest. Ich hoffe, Du hast inzwischen erkannt:

Prahlen und nichts dahinter

Mein Gott, war das ein Spektakel, als Robert Koch den angeblichen Tuberkuloseerreger entdeckt hatte und damit die Lehre der Infektionskrankheiten begründete! „Nun sind in Kürze alle Seuchen heilbar, Pest, Tuberkulose, Syphilis, Cholera, Grippe. Nun beginnt der glorreiche Vernichtungskrieg gegen alle Parasiten und das gesamte Microgesindel und die Infektionskrankheiten", so schrien die Professoren damals. So wie sie heute verkünden: Mit der Entdeckung aller menschlichen Genome werden in Zukunft alle Krankheiten heilbar. Und wer das auch nur bezweifelt, der wird von ihnen als „Miesmacher, Bedenkenszwerg oder Fortschrittsfeind" niedergeknüppelt. Erkenne: Alles Dumme wiederholt sich – nur in jeweils anderer Aufmachung. Die Infektionskrankheiten gehören heute zu den häufigsten Todesursachen.

Auch bei den Genen nehmen die Fachidioten wiederum einen einseitigen Bezug zwischen Keim und Krankheit an. Sind nicht in der Lage, die multidimensionalen Korrelationen zwischen Genen und dem Genträger zu erkennen (oder zuzugeben).

Medicina vinciri fata non possunt. (Durch Medikamente kann das Schicksal nicht besiegt werden.)

Wenn Du Dir aber mit einer unschädlichen Placebomedizin[9411, 9450] für 'ne Weile für Deine Krankheit Hoffnung holen willst - ich hab nichts dagegen. Ich glaube nämlich, daß dieser Samuel Hahnemann, der Erfinder homöopathischer »Heilmittel« im stillen ein ganz schlauer und trotzdem gütiger

Menschenfreund war, ein sich selbst gegenüber ehrlicher Arzt und guter Kenner der menschlichen Seele. Ich möchte ihn hier nicht dem gleichen Gelächter ausliefern, wie das die Schulmedizin (noch!) praktiziert. Von der er sagte, daß »diese unter dem Mantel des Schafes wie ein tollwütiger Wolf unter den Kranken wütet«.Der - um die hilflosen Kranken vor ihr zu retten - statt dessen eine ungefährliche Suggestivmedizin schuf. Eben jene Homöopathie, die auf harmlose Art das durch keine Niederlagen und Enttäuschungen kleinzukriegende Sehnen der Kranken nach heiltätigen Wundermedizinen zu erfüllen vermochte.[2181/4/9, 2190]

Samuel Hahnemann (1755 bis 1843) hat - wenn ich sein Werk recht verstehe - das Simile-Prinzip nie als ehernes Naturgesetz verstanden, mit dem er alle Krankheiten heilen könnte. Es bedeutete ihm mehr eine Alternative zur sich gerade entwickelnden Allopathie, die damals neben den in Kauf zu nehmenden Schäden auch noch mit dem Erdulden schlimmster Schmerzen verbunden war. Hahnemann verfeinerte die Theorie von Brown, der kurz zuvor gelehrt hatte, Krankheit entstünde durch Hemmung oder Überreizung.

Doch er griff auf die alte Signaturlehre des Paracelsus zurück - nur nahm er statt Pflanzen Extrakte, verdünnte Auszüge von Alkohol oder Opium, mit denen er Heilbehandlungen vorschlug. Was auch viele Ärzte der Schulmedizin um die Hälfte des 18. Jahrhunderts freudig als Lehre annahmen und weiter verbreiteten. Brachte es ihnen doch viel Zulauf. Selbst von Nichtkranken, die sich eigens dafür als krank ausgaben, um an die neuesten, so angenehmen Heilmittel zu gelangen. Die Ärzte sahen so ihre guten Pfründe in Gefahr und verbreiteten, daß diese Therapie mehr Menschenleben gekostet hätte als die Französische Revolution und die Napoleonischen Kriege zusammen. Doch Hahnemann wußte: Der Kranke kann sich durch den Glauben an einen Arzt, an eine Methode oder eine Pille für eine Zeit tatsächlich gesunder fühlen. Und bei der Homöopathie kann er sich der Selbsttäuschung besonders lange hingeben, da diese keine unerwünschten Nebenwirkungen in ihm hervorruft. Weil deren Mittelchen zu 99% harmlos sind.

In Wahrheit wird er auf diese Art natürlich nie gesund werden. Im Gegensatz zur UrTherapie, die den Kranken nicht täuschen will, sondern tatsächlich für immer gesund macht.

Bereits einzelne Wörter der Schulmediziner sind Lug und Trug:
Aufbauspritzen
nennen sie es. Doch ist der schlimmste synthetische Abbau- und Krankhaltungsdreck drin!

Diejenigen, die dem Hahnemann nachgeforscht haben, wollen wissen, daß er - wie die meisten Ärzte heute auch - bald wußte, wie schädlich die damals üblichen Medikamente für seine Patienten waren.
<u>Er habe aber ein hohes Maß an Verantwortungsbewußtsein besessen und verdünnte deshalb die Mittel so sehr, daß diese seinen Patienten die Leiden weder verlängerten noch neue schufen.</u>
Und sie so mit der Zeit von selbst wieder gesund wurden. Für die verblendete Arroganz der Schulmediziner sind jedoch Naturheilärzte und Homöopathen nur »Unwissende, die es unausrottbar kitzelt, sich als Ärzte zu versuchen.«

Wenn es Dir nach einem Besuch beim Chemiedoktor besser ging, dann wisse: Das war entweder der Placebowirkung »Doktor« zuzuschreiben oder aber der 'vis medicatrix naturae'. Also entweder Deinem Glauben, der Arzt könne Dir helfen, oder aber der Stärke des »Medikaments« Natur in Dir, welche die meisten Wehwehchen nach einiger Zeit von selbst zum Verschwinden bringt.

Ein kluger Arzt rechnet mit seiner eigenen guten Placebo (ich werde gefallen)-Wirkung. Ein dummer Arzt rechnet mit der guten Wirkung des von ihm verschriebenen Medikaments. Unter den amerikanischen Medizinern kursiert dieser Witz:

»Haben Sie schon gehört, Herr Kollege, daß Dr. Jones seine Praxis aufgegeben hat?«

»Nein, wie kam das denn?« Antwort:

»Er war ziemlich lange in den Ferien. Als er zurückkam, waren all seine Patienten gesund.«

Du solltest wissen, daß dieser Witz sogar völlig erwiesenen Tatsachen entspricht. Streiken in einer Stadt die Ärzte, gehen dort sofort die Sterbefälle zurück. (Überzeuge Dich im LV 2063, 2701.)
Die Wirkung der Homöopathie beruht auf ihrer Nichtwirkung. Das ist kein Paradoxon: Weil diese mit ihren Kleinstmengen an Medizinextrakten und Noxen nicht schädigt, können sich die eigenen Heilkräfte des Körpers besser entfalten und brauchen sich nicht auf die Nebenschäden der eingegebenen Giftstoffe zu konzentrieren. Jedenfalls versucht sie nicht, die Symptome, durch die der Körper seine Abwehr gegen die Krankheit kundtut, mit Medikamenten zu unterdrücken. Hahnemann gab vielmehr dem Kranken ein Mittel, das die spezifischen Abwehrzeichen des Patienten verstärkte und meinte, so die Selbstheilkräfte anregen zu können: Similia similibus curentur.

»Aber dieser Gedanke ist doch gar nicht so schlecht«, rufst Du, »das kann doch nur in Deinem Sinne sein: sich den Teufel um die Krankheitskeime scheren und der Natur das Heilen überlassen.«

Das hast Du schon gut erfaßt. Aber vergiß nicht: Die UrTherapie bestreitet das Vorhandensein von Krankheit. Wenn der Körper vergiftet ist, muß das Gift raus. Und später darf kein neues mehr rein! Und auch Heilmittelchen für das Immunsystem gibt es nicht. Es läuft immer wieder auf eins raus, willst Du wirklich gesund werden oder es bleiben: Kein Mittel und kein Mensch kann Dir helfen. **Du selbst mußt die Sache angehen! So hat es die Natur für alle 600.000 Lebewesen seit Millionen Jahren eingerichtet. So will sie es! Und so muß es auch sein, soll das Schlechte nicht über das Gute siegen.**

»Und was hältst Du z.B. von der Kneipptherapie [8203ff], die mit Wassergüssen Heilung verspricht?«

Es gibt keine bequemen Wege zur Gesundheit. Andererseits: Bei einer solch harmlosen und unschädlichen Therapie habe ich nichts dagegen, wenn Du sie ausprobierst. Kneipp als Naturapostel, lieferte einen kleinen Baustein zum großen Gebäude der UrTherapie, die Abhärtung und »Raus aus der Stadt« und »Rein in die Natur« fordert!

Aber am Ende wirst Du als chronisch Kranker um die UrMethode nicht herumkommen! Nicht sehr viel halte ich dagegen von den vielen esoterischen Zirkeln. Die verwirren mehr, als Dir Geistesklarheit zu verschaffen. Bleib Du mit beiden Beinen fest auf der Erde!

Gesundheitsgesetz der Natur:

Kinder, Frauen und Kranke lassen sich leicht an der Nase herumführen. (MONTAJGNE)

Die UrTherapie stellt die höchste Stufe aller gesundheitlichen Erkenntnis dar. Sie erspart es Dir, daß Du Dich noch mit anderen Theorien befassen mußt. Denn sie ist der Gipfel aller Heilmethoden.

215a Aderlaß, Baunscheidtieren, Schröpfen,[3210] Mayr-Kur,[8332] Ozontherapie, Neuraltherapie, Cantharidin-Pflaster und was es sonst noch an sogenannten alternativen Methoden gibt, das kannst Du alles vergessen - es bringt allein nicht viel.[8220] Die Neuraltherapie mit dem Spritzen von Procain soll manchmal blitzartig helfen, aber leider meist nicht bei Dir. Kneippen ist aber immer gesund.[6820] [8200ff] denn es härtet Dich ab und bringt Dein Immunsystem auf Trab. Allerdings stimmt es gar nicht, daß Kneipp die Eisdecke eines Flusses aufgeschlagen habe, um dann in den Fluß einzutauchen. So verrückt war der Kneipp nun doch wieder nicht. Derart martialisch ging es bei ihm gar nicht zu. In der Kneipp-Biographie von Eugen Ortner heißt es: »*Der Schnee fiel in dicken Ballen leise, leise auf die Erde. Nun schob sich der Fluß gelbgrau unter ihm hin, und die Schneeflocken schwammen wie weiße Blasen auf den dunklen Wassern. Nun trat er ins Wasser. Noch einen Schritt, noch einen.*« *(S.52)* Von Eis keine Spur, aber ganz schön kalt war das Flußwasser wohl doch... Der Aderlaß bürgert sich langsam wieder bei den Ärzten ein. Das Baunscheidt-Verfahren magst Du von mir aus mal probieren, es ist ungefährlich.[8221] Chiropraktik und Akupunktur kann helfen - aber es müssen die besten sein, die Du deswegen konsultierst. [9879] Ärzte kannst Du vergessen - die machen 'nen Wochenendkurs und locken damit Patienten.

»Und was hältst Du von der Bach-Blüten-Therapie, der Ajurveda-Medizin, Reiki und Moxa-Therapie?«

Die erstere holst Du Dir mit der UrTherapie, wenn Du wieder in Wald und Flur hinauswanderst. Süße Düfte streifen ahnungsvoll das Land... Ich ziehe sie dort als reinen Naturduft so tief in mich ein, daß mir schwindlig wird. Ich hoffe, Du tust das auch, wenn Du Dir noch ein bißchen Herz für die Natur bewahrt hast. Denk daran, wie viele Blüten für diese Essenzen den Insekten genommen werden, wieviel Natur zerstört wird, um sie herzustellen, falls das ehrliche Ölhersteller tun...
Aber wir wollen das nicht kleinlich sehen: Die UrMethode lehnt nichts ab, was den Menschen der Natur und dem Natürlichsein zuführt und ihm das Eigenverantwortlichsein für seine Leiden und sein Dasein bewußter macht. Die UrTherapie ist weit gespannt. Unter ihrer Kuppel finden alle sanften Naturthesen Platz. Doch was Ajurveda betrifft, frag Dich doch selbst:
Was sollen frische Heilkräuter auf den Gelenken? Die gehören höchstens in den Mund! Was soll warmes Öl, über Deine Stirn rinnend, bewirken? Und letztlich: Was soll die Zauberformel Nehana - Entgiften - mit dem Essen von Butter zu tun haben? Als wenn Du nicht schon genug schädliches Cholesterin vom tierischen Fett im Körper hättest!
Die Begründer dieser Heilweisen wissen, daß sie damit nur Erfolg haben, wenn sie es den Kranken möglichst bequem machen - genau wie die Schulmediziner das auch halten: Pillen schlucken, in den Schlaf versetzen und operieren. Oder an Essenzen riechen. Oder: Hinlegen und warmes Öl auf sich tropfen lassen, oder mit letzterem ein Viertelstündchen den Mund spülen. Und wenn Du Dich nicht nur auf das Wirken der kosmischen Energie verläßt, habe ich auch nichts gegen Reiki. Nur - besser, Du öffnest Dich dem Energietanken in der freien Natur, statt Dir von anderen die Hände auflegen zu lassen.
Bei der Moxa-Therapie, bei der eine »Moxa-Zigarre« über bestimmte Hautstellen gehalten wird, na, da kannst Du ja wohl selbst dran fühlen, daß die nur was für gutgläubige Dumme sein kann. Genau so wie das Hopi-Räucherkerzen ins Ohr stecken. Nicht zu glauben, auf was die Kranken so alles hereinfallen...

»Und Naturheilärzte?«

Oje - wer einmal Medizin studiert hat, ist dem salvatorischen Denken mit Haut und Haar verfallen. Und ist von dem Aberglauben nicht abzubringen, man könne einem Kranken durch Manipulationen wie Eigenblutspritzerei, Prokaininjektionen, Sauerstoff-Einatmen oder Ozon-ins-Blut-Mixen die angesammelten Abfälle und Gifte aus dem Körper entfernen, damit der wieder normal arbeiten und so gesunden kann.

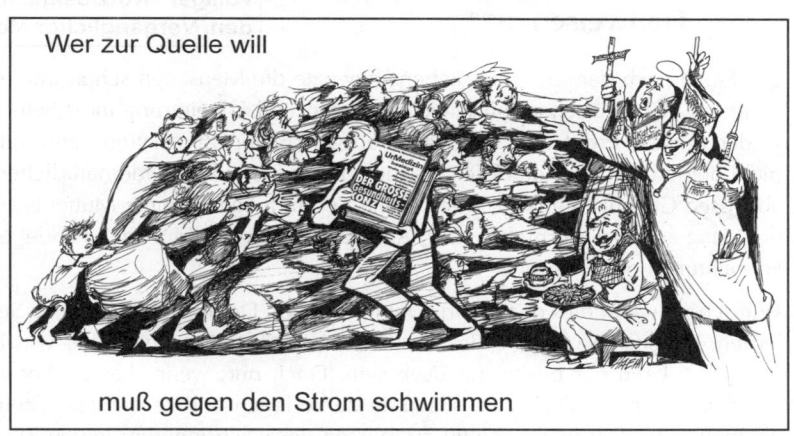

Wer zur Quelle will muß gegen den Strom schwimmen

Die UrTherapie als Nachfolgerin und Verwirklicherin der wahren Klassischen Naturheilkunde lehnt alles Unbewiesene und Spekulative zur Heilung von Menschen ab - sie baut allein auf exaktes Beobachten der Natur und der natürlich verbliebenen Lebewesen. Woraus sie dann die entsprechenden Schlüsse zieht. Sie zieht aber auch alles von der Wissenschaft (zumeist nur scheinbar) Bewiesenes kritisch ins Kalkül, da der Irrtum des Menschen beständigster Begleiter ist.
Die UrMedizin löst im Gegensatz zu chemischen Medizinen keine anderen Schäden oder spätere Krankheiten aus! Denn sie ist nichts als unverfälschte, reine, unbehandelte Natur.
Warum ich Dir jetzt noch immer nicht das Rezept der UrMedizin verrate? Das ist wie mit einem Turmspringer: Bevor er zu seinem kunstvollen Sprung ins kalte Wasser ansetzt, muß er die Dre-

hungen erst geistig vollzogen und bewältigt haben, wenn er keinen Bauchklatscher machen will.
»Und wieso hältst Du vom Einatmen reinen Sauerstoffs nichts? Der ist doch ein Bestandteil der Luft! Etwas ganz Natürliches!«

Hast Du den schon jemals da draußen in der Natur pur eingeatmet? Was ein Wahnsinn! Du sollst *Luft* **einatmen, keinen Sauerstoff! Auf die ist Deine Lunge eingestellt. Und wenn Sauerstoff im Übermaß in den Körper gelangt, bedeutet er nichts anderes als ein schweres Gift. Das ist so, als wolltest Du einem Durstigen den Durst stillen, indem Du ihn unter Wasser tauchst. Früher sind Frühgeburten erblindet, wenn man sie ins Sauerstoffzelt legte. Was sie bei der »schonenderen« Sauerstoffbehandlung von heute an Spätschäden erleiden, das wird sich wieder mal erst in den kommenden Jahren herausstellen...**

»Und was sagst Du zur anthroposophischen Krankenbehandlung im Sinne Rudolf Steiners?«

Das ist eine gesamte Philosophie für sich! Mir geht sie zu sehr ins Transzendentale. Wenn Du meiner Meinung - Ärzte seien Scharlatane - nicht folgen willst, dann bist Du allerdings in einem anthroposophischen Krankenhaus noch am besten aufgehoben, z.B. in Witten-Herdecke.

Hüte Dich auch vor den sogenannten alternativen Heilversprechen, die da mit Sensoren, Bio-Antennen, Pendelei, Energie-Ruten, Elektroakupunktur sogenannte Diagnostik und Heilung betreiben. Und alles was auf Gesundheitskongressen, Paracelsusmessen an esoterischen Hilfsmitteln angeboten wird, solltest Du links liegen lassen wie Talismane, Heilsteine, Klangmassagen...

1.62 Die Klassische Naturheilkunde und der Hokuspokus esoterischer und alternativer Heilweisen [2159b 9715]

Für idiotische Behandlungsspielchen von Spinnern für Spinner hab' ich nichts übrig. Auch wenn inzwischen Millionen von Büchern in dieser verrückten Welt darüber verbreitet und von spiritistisch angehauchten Seelchen mit großem Entzücken bei völliger Nutzlosigkeit verschlungen werden. Vergänglicher Modefirlefanz...

[215c] Die Frage nach dem Sinn des Lebens bewegte die Menschen schon immer. Sie suchen nach Orientierung, Gemeinschaft mit Gleichgesinnten und Erweiterung ihres Selbst. Die Kälte des Lebens in der nur auf Profit und Materielles ausgerichteten Zivilisation kann auf Dauer den Menschen nicht befriedigen oder glücklich machen. Es mußte ihn zu widernatürlichen Verhaltensweisen und abstrusen Gedanken führen, wenn er die Verbindung mit seiner Mutter Erde verliert. So erklärt sich der Hang zum Paranormalen, nach Andacht und Meditation, nach Pendel und Wünschelrute, nach Erleuchtung und Sinnsuche.

Wie schön, wenn dies dazu führt, Deinen Körper, Deine Gefühle, Deine Seele besser verstehen zu lernen. Ich begrüße solch stilles Suchen nach Selbsterkenntnis. Alles was Dir hilft, Dich zu verinnerlichen, kann nur positiv für Dich sein: Doch nur, wenn dies zu Konsequenzen führt. Es darf nicht dazu führen, Dich zum Träumen zu verleiten und esoterische Themen nur deshalb aufzunehmen, um nicht wahrnehmen zu müssen, in welch innerem leeren Zustand Du lebst. **Deshalb will Dich die Klassische Naturheilkunde hier in diesem Buch vor einer Flucht in alles Okkulte, Nichtbewiesene, Unfaßbare und jeden Glaubensfanatismus zu bewahren versuchen.** Mit allem Transzendenten hat sie nichts am Hut. Sie steht mit beiden Beinen fest auf dem Boden der Tatsachen.

»Du spielst da auf die *Reinkarnation* als tragende Säule der Esoterik an...«[9835], meinst Du.

Genau. Natürlich entsteht neues Leben aus altem Leben, das ist nun mal der Kreislauf in der Natur. Aber lohnt es der Mühe, das auszuspinnen, um mit Rebirthing in frühere Entwicklungsstufen zurückzukehren? Das Geburtserlebnis als Vertreibung aus dem Paradies wiederzuerleben, körperliche Beeinflussung durch Beziehungs- und Übertragungsdynamik mittels Atemtechniken, Hyperventilation und Hypnose zu erfahren – das ist zu hoch, zu unnatürlich, um davon einen Gesundungseffekt zu erwarten. Mit solcher Spökenkiekerei verlierst Du nur wertvolle Zeit.[9035]

»Wenn Du der bioenergetischen Strahlung positiv gegenüberstehst, dann wirst Du aber wohl *Reiki* als *Radiance-Technik* und bekanntestes Heilverfahren des New Age ebenfalls positiv sehen, auch wenn es inzwischen nicht mehr so gefragt ist«, meinst Du.

Überlege doch mal: Wie kann eine Therapie positiv sein, die angeblich weder gelehrt noch gelernt, sondern nur von einem Meister an seine Schüler weitergegeben werden kann? So soll in zwei rituellen Einweihungsverfahren der Körper des Schülers für die Aufnahme kosmischer Energie geöffnet und anschließend wieder so versiegelt werden, daß die aufgenommene Energie ständig verfügbar bleibt. Durch diese Strahlungsenergie soll der Schüler fähig sein, besonders die emotionalen und mentalen Probleme von Kranken durch Handauflegen zu heilen. Sogar fernbehandeln soll er können. Schließlich kann er sich in Grad III zum Meister weihen lassen und hat dann die Befugnis, seinerseits Grad I und II zu verleihen. Das natürlich alles gegen klingende Münze: Grad I kostet ca. 100 DM, Grad II kostet ca. 400 DM, Grad III kostet ca. 10.000 - 25.000 DM.
Für diese Preise kann man sich schon einbilden, ein Auserwählter zu sein, durch den »göttliche« Energie fließt.

Auf die *elektromagnetische Polaritäts- und Kristalltherapie* der heiligen Hildegard von Bingen will ich erst gar nicht eingehen. Das ist Menschen mit gesundem Menschenverstand wirklich zu dumm. Ebenso gilt das für die Bioresonanztherapie und der Matrixregenerationstherapie.

Reizvoller scheint mir da der *Feuerlauf* zu sein, der Dich »spirituell« reinigen soll. Über heiße Kohlen laufen, soll einen »transformatorischen Wandel« und eine »geistige Läuterung« bewirken. Wie neugeboren sollst Du Dich durch die Glut des Feuers fühlen. Dazu wird im Freien ein Scheiterhaufen errichtet und während eines Rituals entzündet, es werden Meditationsformeln rezitiert oder es wird gesungen. Dabei wird rhythmisch in die Hände geklatscht und auf den Boden gestampft. Nun schreibt jeder seine Probleme auf einen Zettel, der dann - siebenmal gefaltet - ins Feuer geworfen wird. Die nachglühenden Kohlen des abgebrannten Feuers werden zu einem Teppich von etwa sechs Meter Länge auseinandergebreitet. Mit einem »Mantra« auf den Lippen laufen dann die Teilnehmer in vier oder fünf Schritten über die Glut. Nur:

Wieso die Überwindung der eigenen Angst vor den glühenden Kohlen irgendwelche Heilwirkungen besitzen soll, ist für mich nicht nachvollziehbar. Als spannende Abendbelustigung mag das ganz nett sein, aber mehr...? Aber vielleicht ist es möglich, daß Du dadurch die Scheu verlierst, vor Ärzten die Meinung der besseren Naturheilkunde zu vertreten...

Übrigens: Befürchtungen, Dich zu verbrennen mußt Du dabei nicht haben. Jeder Fuß berührt höchstens dreimal für Sekundenbruchteile die unter einer oberen Ascheschicht liegende ca. 500 bis 700 Grad heiße Glut - es kommt dabei zum sogenannten Leidenfrost-Phänomen, wobei der schwitzende Fuß die Kohleschicht abkühlt.

Da scheint mir die bei psychischen und psychosomatischen Störungen »segensreich« wirken sollende *Bach-Blüten-Therapie* schon vielversprechender zu sein. Nach Bach sind negative Gedanken und Gefühle in Harmonie zu bringen, um wieder zu gesunden. Die Blüten werden nur kurze Zeit - allerdings unter rituellem Brimbamborium - in Wasser gelegt, das sich dann mit »feinstofflicher« Pflanzenenergie füllen soll. Für Bach gibt es keine Störung oder Erkrankung, die nicht einer geeigneten Essenz zugänglich wäre. Die Blütenessenzen sind tropfenweise zu nehmen, sollen aber auch heilen, wenn man ein Fläschchen davon bei sich trägt oder neben sich ans Bett stellt. Ach ja! Bach war Homöopath, dessen Theorien sich gut für die esoterische Placebobehandlung eigneten. Vor allem aber der Name der Therapie klingt so schön. Sich mit Blütendüften behandeln zu lassen oder zu behandeln - wie angenehm, wie bequem! Und außerdem: So vornehm gegen entsetzliche Krankheiten vorgehen zu können - das löst bei feinst- bis nullstofflichen Seelchen schon einen gewissen seligen Augen-zum-Himmel-Hebeeffekt aus... Nur gesund werden kannst Du durchs Riechen nicht. Und auch nicht schlank. (→LV 6927.)

Ähnlich steht's mit der *Aromatherapie*[3498] des Chemikers Gattefosse, der gewisse Pflanzen zu »höheren Wesen« erklärte und sie damit gottähnlich machte. Wodurch man Einfältige glauben machen kann, daß durch Auftragen der »göttlichen Pflanzenseele« Heilwirkungen zu erzielen sind. Dir werden dabei verschiedene Pflanzenöle einmassiert. Nach den Regeln von Akupunktur oder Shiatsu. Der Duft der Öle soll - was immer das heißen mag - auf »feinstofflicher« Ebene wirksam werden und in Sekundenschnelle Depressionen, Ängste und Spannungen vertreiben. Kostet natürlich was. Verschwiegen wird dem Klienten nur, daß die Öle nicht von den »höheren pflanzlichen Wesen« stammen, sondern aus den Tiefen chemischer Tiegel. Überhaupt: So gut wie alle angebotenen Pflanzenöle sind synthetischer Art. Die aus echten »höheren« Pflanzen wären auch schlicht unbezahlbar. Aber das finde ich für das Behandeln leicht Abgehobener gut so - müßten sonst zur Befriedigung menschlicher Einbildungskräfte tausende Bienenvölker und Schmetterlinge verhungern.

215e »Etwas ernster zu nehmen ist aber wohl die *Farbtherapie*«, sagst Du.[8230]

Mit Farben hat man schon immer zu heilen versucht. In der ajurvedischen Heilkunde Indiens setzt man Wasser unter farbigem Glas dem Sonnenlicht aus. Wobei die Farbe dann Energie erzeugen, das Wasser damit aufladen und so die Krankheiten heilen soll. Auch die anthroposophische Medizin von Rudolph Steiner glaubt, daß Farben bei bestimmten Erkrankungen einen Heileffekt ausüben. So soll die Farbe rot Blutkrankheiten, blau Schmerzen und grün AIDS aus dem Körper treiben. Bei psychischen Störungen und Krankheiten ist angeblich die Farbtherapie besonders wichtig. (Des Bombastus Paracelsus Signaturlehre läßt schön grüßen...).

Hier in Europa mußt Du kein klares Farbwasser trinken, da bekommst Du mit einer Art Taschenlampe eine Heillicht-Dusche verpaßt. Oder es wird durch Pendelei festgestellt, welche Farbe Du zum Heilen Deiner Krankheit brauchst. Andere Farbheiler versuchen phototechnisch zu ermitteln, welche Tasse, äh Farbe, im Oberschrank bei Dir fehlt. Die »Heillichtdusche« aus der Handlampe wird etwa zwanzigmal wiederholt. Was zwanzigmal auch das Öffnen Deines Geldbeutels erfordert...

Die »*Esogetische Farbpunktur*« des Heilpraktikers Peter Mandel vollführt einen noch beeindruckenderen Medizinmann-Feuertanz um die Farbentherapie auf. Er bestrahlt gleich mit vielerlei Farben seine Kranken. Und wohin? Nein, nicht auf die Stirn, damit sich heilige Einfalt in aufgehendes Licht verwandele - er bestrahlt die Energiepunkte und Meridiane, welche aus dem Zauberschrein der chinesischen Medizin bei uns zu Ehren gekommen sind. Übrigens: Die Farbtherapeuten berufen sich auf den Schweizer Max Lüscher, der mit seinem Lüscher-Test vor Jahren Aufmerksamkeit erregte. Sicher: die Wirkung von Farben auf Stimmungen ist nicht abzustreiten. Aber das hat mit Heilwirkung doch nur ganz am Rande was zu tun. Ich wiederhole:

> **Giftiges TBT (eine der giftigsten Chemikalien) in Fußpilzmittel Incidin von Henkel** (Öko-Test Nr. 6/2000)

Nicht durch *Aufbringung* von Licht, Hand oder Öl, sondern nur durch *Ausscheidung* von Giftstoffen können sich die Menschen von ihren Krankheiten befreien.

Die *New Age-Bewegung* aus den Staaten mit ihren Holistik-Health Ideen gab der Alternativ-Medizin auch bei uns erheblichen Auftrieb.[0666] Deren Verdienst: Endlich besann man sich auf den Menschen als eine Ganzheit. Wenn auch die spirituellen Dimensionen zu sehr überbetont wurden. Die Bewegung zersplitterte sich mit parapsychologisch und esoterisch arbeitenden Zirkeln immer stärker, ohne daß dem einzelnen genaue und umfassende Anweisungen zuteil werden, wie er sich selbst in *allen* Lebenslagen am besten helfen kann. Und so irrt der Esoteriker von Lehre zu Lehre, um schließlich festzustellen, daß nicht die Erkenntnis, sondern die Leere in ihm zunimmt.

Gesundheitsgesetz der Natur:

Von Menschen erdachte Theorien sind nicht in der Lage, Glück, Geborgenheit und Gesundheit zu schaffen. Dafür ist allein der Schöpfer bzw. die von ihm geschaffene Natur zuständig.

Die UrTherapie sieht sich am Ende eines Weges im Aufbegehren gegen die rein naturwissenschaftlich agierende Schulmedizin und die Phantastereien der Esoterik. Sie macht den Menschen autark und gibt ihm seine Selbstbestimmung zurück. Der ihr Folgende weiß, wie er sein Leben auf Dauer bestens zu führen vermag. [215f]
Wer sich ganz für die sie entscheidet, der kann voller Vertrauen zur Natur sagen: Nun nimm denn meine Hände und führe mich.
Alle anderen Heilweisen sind nicht mehr wert als der Kaffeesatz, aus dem Abergläubische die Zukunft lesen: hochpotenzierter Hokuspokus. Wie Aderlaß, Aura-Soma, Blutegel-Setzen, Angewandte Kinesiologie, Atemtherapie, Ayurveda, Bioresonanz-Therapie,[8343] Cantharidenpflastertherapie, Channel, Chirophonetik, Edelsteintherapie (1583 in einem Buch gegen Nymphomanie eingesetzt: »Chrystall lescht böse lüst«.), Elektroschock-Therapie,[0675] Hochfrequenzwärmetherapie, Elektro-Stimulationsakupunktur, Elektrolytersatztherapie, Diäten-Therapie, Eutonie, Farbpunktur, Geistiges Heilen (seltsamerweise durch die britische Ärztekammer anerkannt), Heißdusch-Therapie, Höhlentherapie, Laser-Therapie, Magnetfeldtherapie, Meerwasser-Auftriebs-Therapie, Meridiantherapie, Metalltherapie, Mikrobiologische Therapie, Misteltherapie, Molekulartherapie, Moxibution (Räucherstäbe auf die Haut setzen), Myofunktionelle Therapie, Nasale Reflextherapie, Neuraltherapie, Öldispersionsbad, Phytotherapie, Radiästhet, Sauerstofftherapie, Schüsslers Biochemie, Schröpfen, Skoliosetherapie, Spagyrik, Tantra, Transkutane Elektro-Nervenstimulation, Transpersonale Atemtherapie, Thalassis-Behandlung, Überwärmungstherapie, Zilgrei-Therapie und wie sie sonst noch heißen.[9494]

»Wie war das nur möglich, daß es heute zu einer solchen Inflation neuartiger Heilweisen gekommen ist?«, fragst Du.

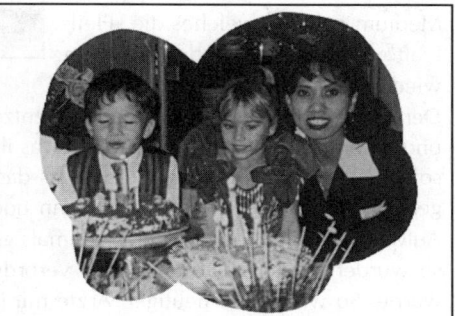

„Klar, daß wir auch Geburtstage und Weihnachten feiern, statt Zimtsterne und Anisplätzchen gibt's eine leckere Obsttorte."

Die Menschen spüren langsam, daß sie das rein wissenschaftliche Denken in die Irre führt.[8234,][8316] Bloßes materielles Behandeln der Krankheit und Wegschneiden kranker Teile hinterläßt im Menschen ein Vakuum, das er als gefühlsbetontes Wesen ihm entgegenkommenden, sanften Heilweisen auszufüllen trachtet; eben mit esoterischen. Selbst wenn er im stillen vielleicht weiß, daß sie genau so wenig nutzen wie die Schulmedizin. Aber wenn er sich schon nutzlos behandeln läßt, dann will er das wenigstens ohne Schädigung und mit menschlicher Zuwendung tun.

Mit anderen Worten: Wir werden der Rationalität überdrüssig. Die geistige Haltung der Menschen entfernt sich vom sachlich-materiellen Denken. Ein Glück. So kann man hoffen, die wissenschaftlichen Eierköpfe mit ihrem menschenverachtenden, erdzerstörerischen Tun eines Tages los zu sein. Doch will ich auf zwei dieser Heilverfahren noch zum Schärfen Deines Erkenntnisvermögens eingehen:

1. Die *Metalltherapie*, die mit Auflegen von verschiedenen Metallen den Kranken Heilung verspricht. Besonders Armreifen aus Kupfer waren vor Jahren als Heilmittel sehr beliebt. Gegen Rheuma werden heute Metalle in Knieeinlagen eingearbeitet. Gold wird nach wie vor bei Gicht verschrieben, obwohl es Leber und Nieren kaputt macht und schwerste Depressionen hervorruft. Und nun erinnere Dich: Diese Metalltherapie gab's um 1750 schon mal[0556] (→Rz.76). Bekannt unter dem Namen Perkinismus. Nur sprechen die heutigen esoterischen Metalltherapie-Anwender nicht mehr von »auszutreibender animalischer Elektrizität«, sondern von einer Heilwirkung der Metalle als »irdische Entsprechungen einer kosmischen Ordnung«... Na, krieg' ich Deinen gesunden Menschenverstand mehr und mehr auf Trab?

2. Die *Elektrotherapie*, die mit Hilfe von Stromüberflutung des Körpers Heileffekte hervorrufen oder mittels Elektroinfrarot oder schwachem Kribbelstrom Schmerzen lindern soll. [215g]

Die gab's auch schon mal. Um 1780 ging es genau so effektvoll zu wie heute mit den riesigen elektrizitätsgespeisten Bestrahlungsapparaten, um die Kranken zu beeindrucken:

Zu schweren Elektroschocks war sie damals zwar noch nicht in der Lage, auf den Wahnsinn ist man erst heute gekommen. Damals drehte man ein großes Schwungrad, was eine mit Schwefel bestrichene Kugel in Drehung versetzt. Der Arzt, ganz links im Bild, hält seine »heilenden Hände« dagegen.

Die so durch Reibung erzeugte Elektrizität wird mittels einer Seidenschnur in das auf einem Brett über der Heilmaschine liegende Medium geleitet, welches die »Heilkraft« in den Körper der Patientin wiederum abstrahlt...

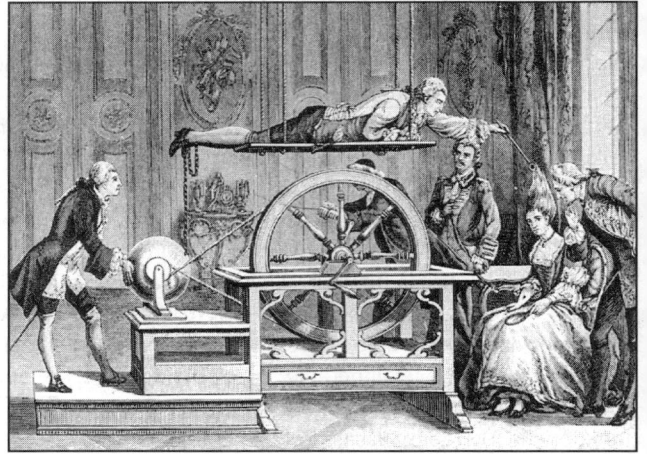

(Bild: Archiv für Kunst und Geschichte, Berlin)

Der Gatte (ganz rechts) kann höchst entzückt das so beeindruckende Haarknistern wahrnehmen und an einen Heilvorgang glauben. Was ihn eher bereit macht, seine Börse zu zücken. Bis zu 150 solcher Heilbehandlungen wurden als das mindeste angesehen, bis sich »erste Wirksamkeit« zeigen sollte. War der Ehemann es dann noch nicht leid oder durch das bei diesem eindrucksvollen Aufwand bedingt hohe Honorar - damals gab es noch keine Krankenversicherungen - nicht ruiniert, so wurden weitere 150 Sitzungen verordnet. Bis endlich die Patientin für »austherapiert« erklärt wurde. So wie es die heutigen Ärzte mit ihren Schwerstkranken tun, wenn sie die mit ihren Chemikalien bis oben vollgestopft haben. Na, hat sich was geändert in dieser Betrugsbranche?

Merke: Ärzte sind Mediziner, die bei Stromausfall keine Ärzte mehr sein können, sondern nur noch hilflose Dummköpfe.

3. Die *„Clean-me-out"-Therapie* zur kompletten Darmreinigung. Da hat ein R. Anderson MD das Buch „Cleanse & Purify Thyself" geschrieben. Dessen dumme, aber daher umso mehr beachteten Ratschläge in Kursen über die ganze Welt gelehrt und praktiziert werden. Dazu mußt Du Dir bis vier Wochen lang Dir ein bis zwei Einläufe täglich verpassen, Mineralien, Bentonite, Flohsamenschalen, Bakterien und Abführ-Chomper einnehmen. Dieses tote Zeug zu schlucken ekelt einen schon vorher an. Die Wirkung ist ensprechend. Teuer bezahlen mußt Du das alles dann auch noch... Die UrMedizin kostet Dich keinen Pfennig! Aber die reinigt und fegt Dir wirklich allen Dreck aus dem Darm. Erkenne:

Auch die jetzt so in Mode kommenden Alternativ-Heilweisen[2159b] sind nichts als Schwindel und fauler Zauber. Statt der Mediziner - die aber auch schon darauf abfahren - versucht jetzt eine andere Menschengruppe den Kranken ihre Mätzchen anzudrehen und sich an ihnen eine goldene Nase zu verdienen. Diese Komplementärmedizin ist nichts anderes als eine etwas liebevollere Schwester der Schulmedizin – aber aus dem gleichen materiell-technischen Gedankengut geboren wie diese.

Nun gaukelt sie den Menschen Heilung vor. Und wir haben gesehen, wie leicht Kranke in ihrer Not und Hilflosigkeit vom größten Unsinn zu überzeugen sind. Damit Dich auch diese Schalmeitöne der Schulmedizin-Loreley nicht stranden lassen, nimmt der Verfasser das Steuer Deines Lebensschiffes für eine Weile als Lotse in die Hände. Ihm kannst Du Dich guten Gewissens anvertrauen.

Esoterisch Angehauchte und Spinner à la Dahlke/Dethlefsen werden sich mit der einfachen Wahrheit der Klassischen Naturheilkunde schwer tun. Denn die ist nicht verzwickt und hochgestochen genug, um in intellektuelle Verzückungen ausbrechen zu können.

1.7 Paß gut auf Dich auf, wenn Du Dir ein Baby wünschst

Hat Dir je ein Frauenarzt gesagt, daß selbst von so einem einfachen elektrischen Gerät wie einem Heizkissen höchste Gefahr für Dein Baby ausgeht? Daß es für viele Fehlgeburten verantwortlich ist? Nein? Und warum nicht? Mag ja sein, daß er es nicht weiß. Doch das sollte er eigentlich wissen, nicht wahr? Oder vergißt er es deshalb, weil Du ihn sonst danach fragen könntest, ob sein nach etwa gleichem Prinzip wie ein Mikrowellengerät[9105, 9112, 9655f] arbeitendes Ultraschallgerät[9487] nicht ebenfalls unfruchtbar machen könnte? Frage ihn auf alle Fälle, ob er Dir sein »Nein« schriftlich mit der Zusicherung von Ersatz allen Schadens in die Hand gäbe! (Verwende dazu die Erklärung unter Kap. 9.62ff). Vor 50 Jahren machte sich auch niemand Gedanken über Asbest. Inzwischen haben Hunderttausende davon Krebs bekommen.[3829] Heute wiederum macht sich niemand Gedanken über widernatürliche Geräte u.a. Chemiegifte. Nun, ich als Verfasser dieses Gesundheitsbuches mache mir Gedanken.

Was ist das überhaupt für ein Gel, daß Dir der Chemiedoktor auf den Bauch aufstreicht, und dessen Gift da langsam in Dich und über die Plazenta in Dein Kind eindringt? Sei mal etwas kritischer und frag nach der Zusammensetzung! Hat er Dich auch darüber beraten, daß eine elektrische Wärmedecke das Risiko einer schwangeren Mutter um das Vierfache erhöht, daß ihr Kind später einen (unheilbaren) Hirntumor bekommt? Wußtest Du, daß innerhalb der letzten Jahre in den Staaten die Zahl der Multiplen Sklerotiker von 230.000 auf 760.000 anstieg? Was der intensiven Nutzung der Mikrowellen[9679ff] zugeschrieben wird.

Ach ja, *Dir* kann das nicht passieren, an einem so schlimmen Leiden zu erkranken!
<u>Worauf begründest Du eigentlich Deine Zuversicht? Bei all dem Widernatürlichen, dem Du Dich ständig aussetzt!</u>
Erkenne: Die ganzen Apparaturen der Ärzte bedeuten nichts anderes als eine riesige Beeindruckungsschau, damit Du zu ihnen rennst: Wie Du heute mit Computertomographen oder Ultraschallsichtgeräten[9650ff] durch Technik beeindruckt wirst, so dienten dazu früher Abbildungen der Ärzte im Brustformat in feinstem Samt, kunstvoll gelockten Perücken, umgeben von Mörsern, Salbenschalen, Schröpfgläsern und Tinkturflaschen, die von Seidenbändern umrankt waren mit der verheißungsvollen Aufschrift »Aqua vitae« oder »Aqua sapientiae«. Obgleich die Ärzte schon immer mehr Tod als Leben und mehr Dummheit denn Weisheit in ihrem Repertoire besaßen.

Doch auch Du selbst kannst schuld daran haben, daß Du statt eines süßen Babys ein geschädigtes Kind auf die Welt bringst.[3817] Sieh hin, sieh ruhig genau hin, auf die nächsten Seiten, werdende Mutter! Sieh diese Mißgeburten an, die Mütter geboren haben, die der Chemie-Schulmedizin[9123] blindes Vertrauen schenkten. Oder auf die Genußgifte der Zivilisation trotz des werdenden Lebens in ihnen nicht verzichten wollt. Wie die qualmende, (für was?) bewunderte Prinzessin Caroline von Monaco. Nach der Schätzung des USA-Gesundheitsministeriums sind:[9103]

61% aller Mißbildungen bei Kindern und 80% aller Tot- und Frühgeburten die Folge von Arzneimittel-Nebenwirkungen (auch Röntgen gehört dazu). Nikotin, Suchtdrogen, Alkohol und Fehlnährung stellen den Rest. Besonders gefährlich für das werdende Leben sind:

- Antibiotika   - Blutgerinnungshemmer   - Kunstvitamine[3552] - Schlafmittel - Alkohol, Nikotin
- Grippemittel   - Geschlechtshormone   - Psychopharmaka   - Sulfonamide   - mütterliche Fettsucht

Noch eher ist es drin, trotz aller anderslautender Beteuerungen, ein verkrüppeltes Kind in die Welt zu setzen, wenn Du in ein Haus für Kranke eilst, um dort gebären zu wollen.[3262, 9106ff]

Was da nicht alles passiert - mit der Schilderung solcher Tatbestände könnte ich Bände füllen. Die Geburtenzahl geistig und körperlich behinderter Kinder ist nach dem Krieg bei uns um das 166fache gestiegen! Stolz verkünden die Mediziner: Die Sterberate bei Geburten sinkt immer mehr. Klar, wenn sonst nicht lebensfähige, lebenswürdige Geschöpfe künstlich durchgebracht werden. Und die Ärzte damit den Eltern ihr ganzes künftiges Leben in einen einzigen Sorgenpfuhl verwandeln.

Originalüberschrit der medizinischen Fachzeitschrift Medical Tribune vom 16.2.2000:

Rauchen in der Schwangerschaft

Macht aus Kindern kleine Monster!

Seelische Monster! Selbst wer nur passiv raucht bekommt es ein Leben lang mit einem Schreckens-Kind zu tun, das

- äußerst schwer erziehbar ist,
- ständig ohne Grund trotzig ist,
- nicht unter Kontrolle gebracht werden kann,
- immer wieder in ein unverständliches, impulsives Verhalten ausbricht,
- meist dumm bleibt,
- in der Schule viele Probleme hat,
- sich selbst schädigende Risiken eingeht,
- vielfach auf eine kriminelle Schiene gerät,

(Untersuchung in Archives of Pediatrics & Adolescent Medicine Nr. April 2000 S. 381 ff.)

Die Natur ist hart – aber gerecht!
Jeder Verstoß gegen ihre hier niedergelegten Gesetze bestraft sie. Früher oder später.

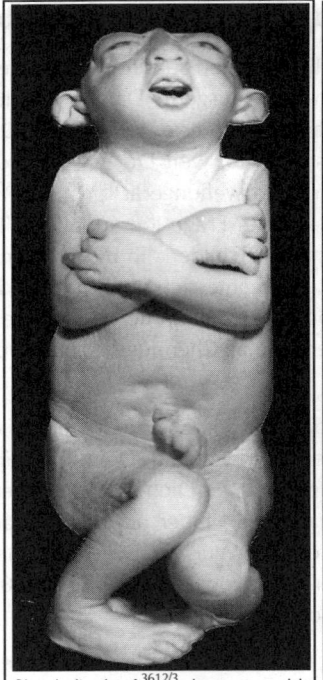

Chemievitamin $A^{3612/3}$ kann zu solch „unerwünschten Nebenwirkungen" führen.
Fotos durch Verfasser, Haus der Natur, Salzburg

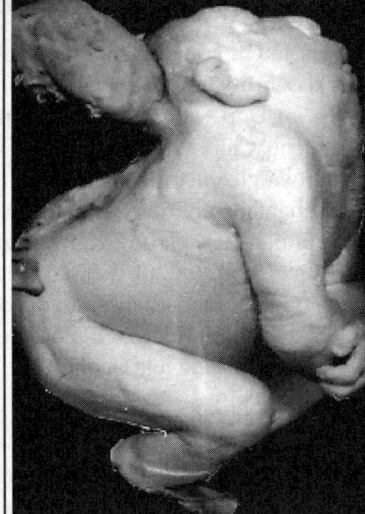

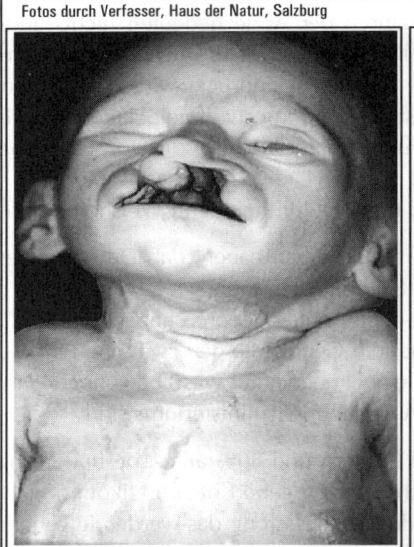

Die Mutter dieses Kindes bekam Röteln[3613] wegen Schlechtnahrung und vergiftete so ihr Baby, das mit einer Gehirnschädigung (Enzephalo pathologie) nicht lebensfähig war. Aber auch zu dicke Schwangere können solche Mißgeburten in die Welt setzen (LV 9135). Ob Du dann immer noch stolz auf jedes Kilo Fett bist, das Du zuviel auf Deinen Hüften mit Dir rumschleppst?

Der Mutter dieses Babys war der Alkohol wichtiger als ihr Kind.

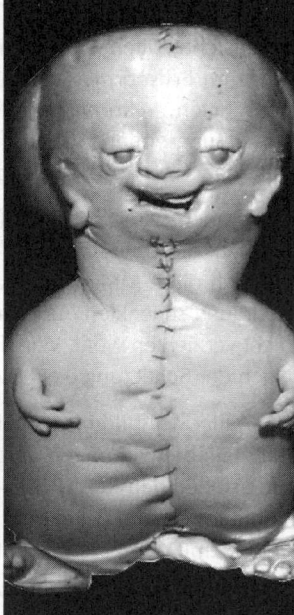

Mit diesem Buch nehme ich Dir alle Lebensängste, alle Schmerzen, alle Leiden

Die Mutter vertraute auf ein „wisenschaftlich streng geprüftes Medikament: Thalidomit.

... falls Du Dich darauf einläßt. (Der Verfasser)

Der weiteste Umweg lohnt sich, wenn Du nach Süden fährst: Besuche das HAUS DER NATUR in Salzburg. Alle Lebewesen der Erde findest Du dort versammelt. Von dort stammen die Bilder.

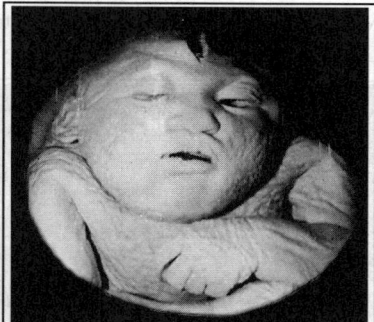

Hustensäfte sind vom transparenztelegramm angeklagt, Mißbildungen und frühkindlichen Krebs zu verursachen. [3616]

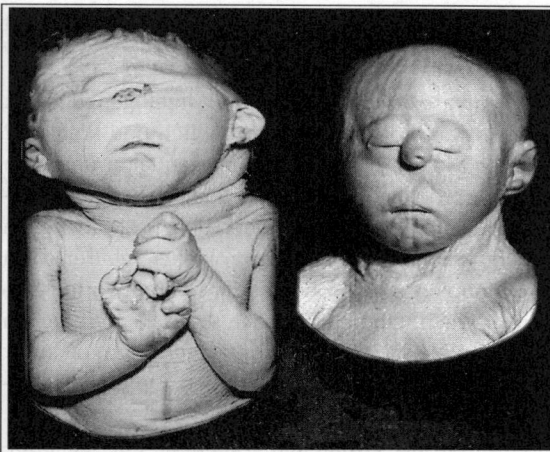

Linkes Bild: Diese Mutti hat unter Umständen zu viel Salz zu sich genommen. (→Rz 621 u. Rz 961ff) So entstand eine Schilddrüsenunterfunktion der Hormone T3 und T4. Die zu Mißbildungen an Skelett und den Nerven führt.
Rechtes Bild: Diese Mütter könnten Thrombosemittel genommen haben, die für die Fehlentwicklungen der Nase verantwortlich gemacht werden. [3616]

»Schon wieder solch schreckliche Bilder!« sagst Du. Ja, schon wieder! Ich will Dich betroffen machen, aus Deiner dösigen Ruhe aufschrecken, irritieren, Dich mit der ungeschminkten Wahrheit über die »Heilmittel«-Medikamentenbehandlung und Heilbestrahlung der Mediziner konfrontieren.

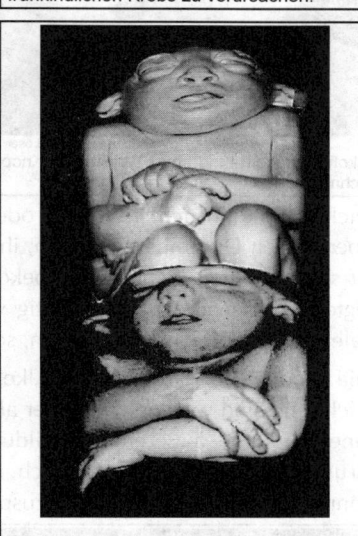

Und Gott schuf den Menschen zum Bilde Gottes. (Genesis 1.27)

Doch der Mensch schuf die Chemie und die Medikamente - statt sich dem Werk Gottes, seiner Natur, zu bedienen, sie zu achten, zu ehren, zu schützen.

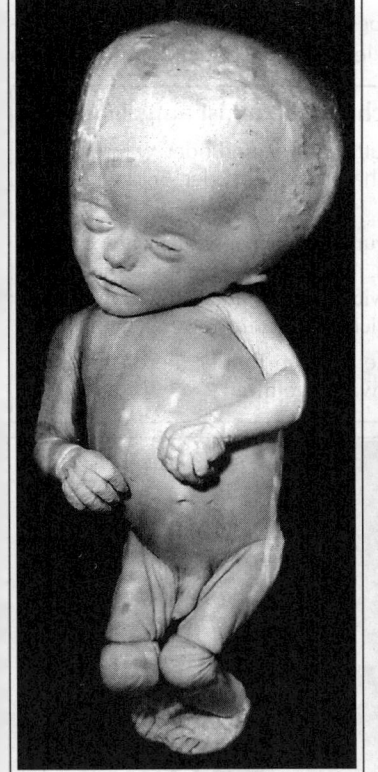

Du willst unbedingt ein Baby mit Hilfe der Chemie? Die »Mütter« dieser Babys haben es wahrscheinlich mit einem den Eisprung auslösenden Chemiepräparat versucht. Frosch- und Krötenköpfe sind dafür typisch... [3616]

Gleiches gilt von Psychopharmaka gegen Depressionen [3616]

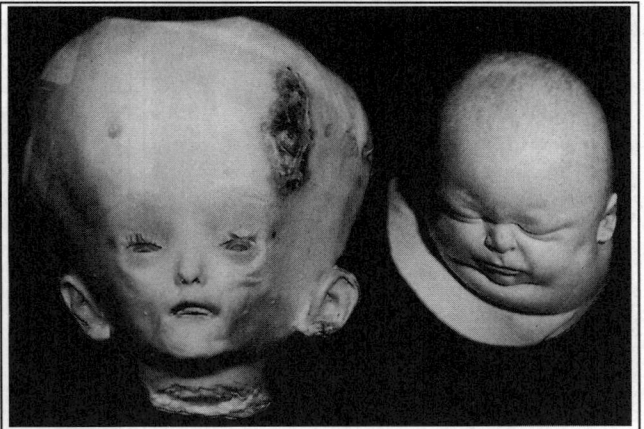

Medikamente gegen Eileiterentzündung könnten diese Mütter von den Ärzten verschrieben bekommen haben, die verdächtigt werden, Wasserkopf- und Wasserhalsfeten zum unfreudigen Ereignis werden zu lassen. [3616]

Mißgebildete, bedauernswerte Contergan-Menschen mit ihren verstümmelten Gliedmaßen kannst Du als Chemiegroßtaten noch heute auf unseren Straßen finden.

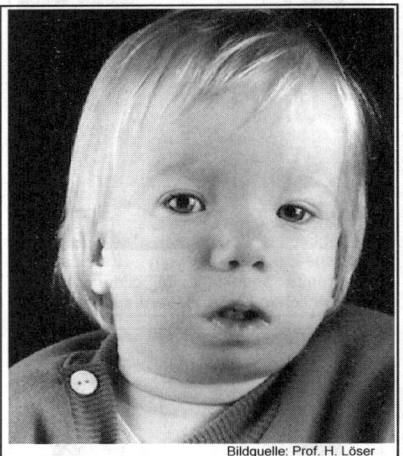

Abgeplattete Nase, weite Augen und Intelligenzdefekte: Willst Du ein Kind, das dumm und häßlich und krank ist? Nur zu junge Mutter, nur lustig weiter gequalmt und dem Alkohol zugesprochen. Kinder von Säufer- und Raucher-Pärchen (es genügt, wenn nur einer dem fröhnt!) halten nachts durch Schnarchen, immer wieder auftretenden Husten, Schnupfen und Bronchitis ihre verantwortungslosen Erzeuger wach. Und erinnern sie so an ihr Verbrechen gegen ihr eigen Fleisch und Blut: Sie zu gestörten, oft sogar noch der Gesellschaft zur Last fallenden Opfern der Genußsüchtigen gemacht zu haben.

Das waren die bisher ermittelten Ergebnisse über Alkohol- und Raucherkinder: Als man im Jahr 2000 diese Kinder mit denen von Nichtrauchereltern verglich - siehe da - auch das Intelligenzniveau der Sargnägel-Kinder lag deutlich niedriger als das der Kinder von Nichtrauchern. Willst Du Dich als nikotinsüchtige Mutter oder als qualmender Vater eines Schniefkinds auch noch ständig über dessen Dummheit aufregen, ihm ständig Nachhilfeunterricht geben, es später als Drogendealer sehen, weil es keinen Beruf bekommen kann, weil Du ihm die Suchtgrundlagen bereits ins Blut legtest? Dann nur zu und tüchtig weiter Lungenzüge in Dich reingezogen und im Gluck-gluck gelebt! Versau Dir nicht nur Dein, sondern auch noch das Leben Deines Kindes!

Die Kinder von Rauchen und Alkohol zusprechenden Eltern besitzen stets ein vermindertes Gewicht und sind wesentlich kleiner als andere Neugeborene. Sie leiden an Herzfehlern und anderen inneren und äußeren Mißbildungen. Ein Grund für die Säufereltern, nach der Geburt dann noch mehr der Flasche zuzusprechen...

Bildquelle: Prof. H. Löser
Alkoholikereltern-Kind mit typischem Knopflochmund

Der plötzliche Kindstod ist aufgeklärt:

Die feine Mutti hat vor und/oder während der Schwangerschaft gesüffelt oder Schmerzmittel geschluckt.

Eine Schädigung kindlicher Glutamatrezeptoren ist der Grund. Von diesen Rezeptoren hängt die normale Entwicklung des fötalen Atemwegssystems maßgeblich ab. (The Lancet, Vol.355, No.9216, 2000)

Übrigens: Die meisten Kinder die da so plötzlich starben, waren geimpft!

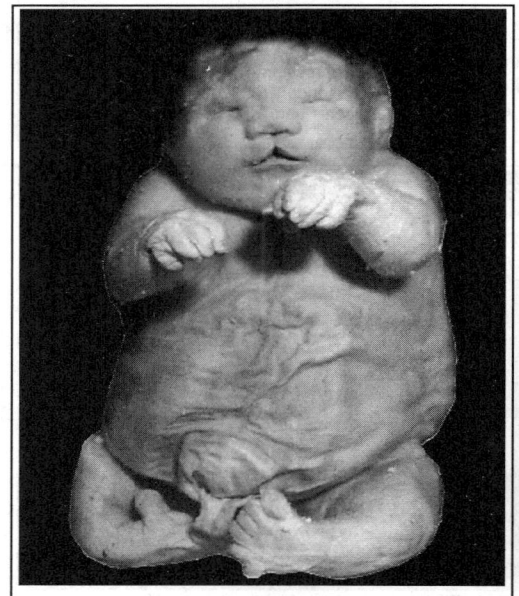

Chemiepräparate gegen Pickel können zu solchen Mißbildungen führen. (Die gleiche Wirkung kann eintreten durch Antibiotika und vorausgegangene Chemo.)

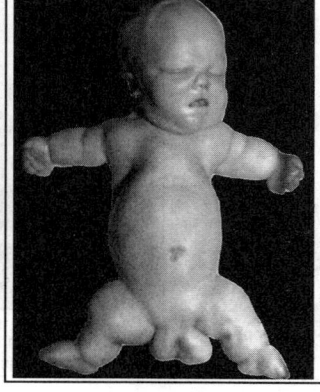

Röntgenstrahlung führt zu solchen Mißbildungen. Aber auch Schlafmittel der Chemie brachten solche Monster zustande. Die Mutter dieses Babys hier hatte ein »Heilmittel« der Chemie gegen ihre Schuppenflechte[3613] eingenommen.

Welch ein Glück: Dich können solche Kinder nicht ein Leben lang in Deinen Träume verfolgen. Denn Du deckst ja wohl ab heute Deinen Vitamin-A bis Z-Bedarf nur aus natürlich gewachsenen Pflanzen und Früchten - und nicht mehr aus Kunstvitaminen der Pharmaindustrie.

»Aber das chemische Vitamin ist doch völlig identisch mit dem natürlichen«, sagt Du.

Ja, den Aussagen der Wissenschaftler und den chemischen Formeln nach... Glaub nur blauäugig alles, was die von sich geben. Um 166% stiegen die Mißbildungen in den letzten fünf Jahren an! Um 75% stieg gleichzeitig der Medikamentenverbrauch von Frauen an Tranquilizern, Neuroleptika und Antidepressiva an, um 20% der Anteil rauchender Frauen... [5201, 5303]

218

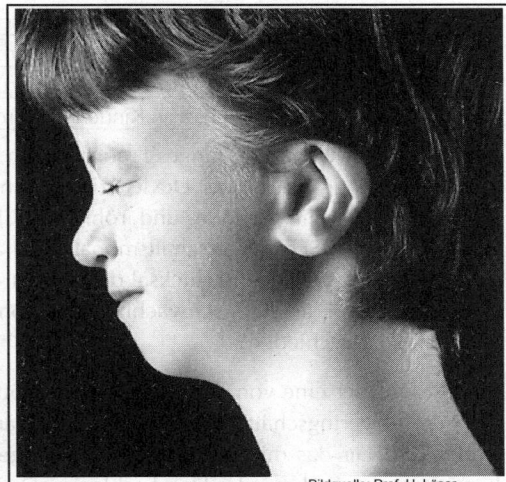

Bildquelle: Prof. H. Löser
Beachte das zurückfliehende Kinn und die Ohrmuschel! Je weniger ausgeprägt, je dümmer das Kind rauchender und vor allem trinkender Eltern.

Erkenne den Zusammenhang, werdende Mutti, Du wirst sonst Deines Lebens nicht mehr froh.

Nicht nur, weil Du für viele Jahre nichts anderes mehr als ein Sklave für ein aus dem Leib entsprungenes behindertes oder mißgebildetes Kind sein wirst. Das Leben wird Dir zusätzlich zur Hölle, weil Du Dir beständig Selbstvorwürfe machst und für Dich jeder Gang nach draußen zu einem Spießrutenlaufen durch entsetzte oder mitleidige Blicke wird. (Übrigens: Nach einer Studie des John-Hopkins-Instituts in den USA lag die Gefahr, ein mongoloides Baby zu bekommen, bei röntgenbestrahlten Müttern um das Siebenfache höher als bei nicht bestrahlten!)[2834]

Da ist es nur ein schwacher Trost, daß konsequente UrTherapie wenigstens dazu verhilft, daß sich Nasenform, Haut und Knochen verbessern und sie geistig so weit gelangen, den Sprung in eine Normalschule zu schaffen.[5200b]

Halt Dich also immer nur schön brav an das, was Dir die Mediziner und die von ihnen geistesgeimpften einfältigen Frauen nach Krebsoperationen in Boulevardzeitschriften empfehlen: zur Vorsorgeuntersuchung gehen, fleißig die Brüste röntgen lassen.

Den Chemieprodukten gleich ist dieses weiße Kunstpulver, das einem Kind die Muttermilch ersetzen soll. Laß es Dir von den Ärzten oder Krankenhausschwestern nie andrehen und gestatte nicht, daß sie Deinem Baby davon auch nur ein einziges Fläschchen geben. (Je mehr sie Dir von diesem wertlosen Zeug andienen, je höher ist ihre Provision.) Und laß Dich vor allem nicht dazu bewegen, das Stillen aufzugeben.

»Mein Gott, ich komm' da nicht drüber, wie konntest Du nur diese entsetzlichen Fotos hier veröffentlichen«, sagt Du.

Weil ich mir bewußt bin, wie wenig ich mit meinem Reden allein ausrichte.

Ein Bild sagt mehr als tausend Worte! So wird sich die kluge werdende Mutter dann hoffentlich sagen: Wenn die chemischen Medikamente, künstlichen Vitamine und Bestrahlungen solche Schreckensbabys hervorrufen können, dann hab' ich heute zum letzten Mal so etwas geschluckt. Denn dann können auch die anderen Mittel der Chemiegiftmischer nicht viel besser sein. Eingeschlossen deren Apparaturen! Ich laß mir von den Weißkitteln doch nicht trotz aller Fernsehserien, wie »Schwarzwaldklinik« »Dr. Frank, dem die Frauen vertrauen«, »Der Landarzt«, »Der Bergdoktor« und wie die kommenden Tränenserien noch alle heißen mögen, meinen Verstand vernebeln und mir im Glauben an Schauspielerschönlinge mein Leben kaputtmachen.

Und vielleicht bringt das dann auch die Menschen zur Umkehr, welche die Mediziner mit ihren Medikamenten krank und süchtig halten wollen. Und die Bauern hören endlich damit auf, Chemie zu benutzen, um sich selbst und uns leidend zu machen. Und gehen zu ökologisch-biologischem Landbau über, um uns und unseren Kindern die Erde zu erhalten und die Gewässer nicht zu vergiften.

Bedenke auch, wenn Du, junges Frauchen, ein gesundes Kind haben willst, solltest Du spätestens am Tag der Zeugung mit der UrMedizin beginnen, am besten noch vorher! Denn nur unter deren Einnahme ist Dir ein gesundes und fröhliches Kind sicher. Wisse:
Ende des dritten Schwangerschaftsmonats sind alle entscheidenden Entwicklungen Deines Kindes abgeschlossen, das Lebensschicksal des Kindes - ob es intelligent, gesund, krank, schön oder ob es schwachsinnig, kränklich, schwächlich und von bemitleidenswerter Häßlichkeit werden wird - ist weitgehend entschieden.

219 Solltest Du aber eine von den kommenden Müttern sein, die das hier Gesagte nicht einsehen wollen oder es geringschätzig abtun, na schön, dann ist das Deine Sache. Ich kann nicht neben Dir stehen und Dir das mit irgendeinem Alkoholgetränk gefüllte Glas, die Zigaretten oder die Medikamentenschachtel aus der Hand schlagen. Das sollte Dein Partner tun, wenn Du nicht einsichtig zu kriegen bist oder Dich schnellstens verlassen. Denn nicht nur Du allein wirst ja nun - Du mußt einsehen zu Recht - mit einem solchen Kind für mindestens 20 Jahre Deines kommenden Lebens - und oft noch viel, viel länger - bestraft. Dein Partner muß ja auch, wie Du, die mitleidigen oder auch abwertenden Blicke seiner Kollegen, Freunde und Nachbarn ob des Kindes ertragen, sowie Dein ewiges Spektakel mit Deinem Kind, wenn es lange Jahre das Bett einnäßt. Und Kinder von Alkoholiker- oder Rauchereltern bleiben meist viele Jahre Bettnässer...

Wie, Du kannst keine Kinder kriegen?
Vielleicht liegt's am von einem Chirurg leichtfertig operierten Blinddarm. Wie wär's denn, wenn Du mal den Kaffee wegläßt?[9100/3] Die Chance, ein Baby zu bekommen, vermindert sich bei Kaffeetrinkern um die Hälfte. Hast Du dann noch immer Schwierigkeiten, ein Baby zu bekommen, dann speck mal zuerst mit der UrTherapie ab. Die Chancen steigen um 70%. [9825] Und wenn es noch immer nicht klappt, so sorge für Reinheit in den Eierstöcken und Tuben durch Einnehmen der UrMedizin!

Oft kriegst Du auch deshalb keine Kinder, weil Du tagsüber kein Sonnen- oder Tageslicht mitbekommst. Sonne regt über die Sehnerven und die Zirbeldrüse das Bilden von entsprechenden Hormonen an. Du mußt Dir nichts vormachen: Genetische Gründe sind äußerst selten dafür, daß Du unfruchtbar bleibst. Und zu einer Fehlgeburt können schon eine Zahnfleischentzündung bzw. Deine täglichen drei Tassen Kaffee führen. [9103, 9126]

Diese wunderbare, unfaßbare Weisheit Deines Körpers, die Dich immer wieder zum gewohnten, unbeschwerten Normalzustand zurückführen möchte: Nimm einmal an, Du hast Dir den Arm gebrochen. Während sonst Dein Blut alle zwei Tage für den Erhalt Deiner Knochensubstanz Aufbauzellen bildet, geschieht das jetzt schon in zwei Stunden. Und zwar bei der Blutung, welche an der Bruchstelle entstanden ist. Mit Kallus verdickt sie sogar den Knochen, damit der gebrochene Teil nicht noch einmal brechen kann. Dann wäre eine erneute Reparatur nämlich nicht mehr so leicht möglich. Ist nach einem ¾ Jahr alles bestens abgesichert, schickt der Körper durch sein Blut „Schleiferzellen" an den noch leicht verdickten Teil des Knochens. Die schleifen und formen den Knochen in einem Vierteljahr so, daß er wieder seine alte Form besitzt, die er vor dem Bruch hatte.
Nimm nur diese göttliche Weisheit in Deinem Körper zur Hilfe. Nicht die von Menschen!

„Du wirst doch jetzt nicht mehr so dumm sein, zu einem Medizinmann zu gehen, um noch kränker gemacht zu werden!"

1.8 Mißtraue am meisten von allen Menschen den Ärzten [2290, 9523]

Du mußt Dir selbst helfen! Weil Du nur Dir allein vertrauen, und weil Du Dir nur allein helfen kannst!

Wenn Du einmal die Lebensgeschichte von wirklich alt gewordenen Menschen ansiehst, so haben [220] alle eins gemeinsam: sie haben stets einen großen Bogen um jede Arztpraxis gemacht!

Der Arzt sagt sich: Die Leiden der Patienten entstehen in der Hauptsache dadurch, daß sich etwas Krankhaftes oder Fremdartiges im Körper eingenistet hat. Das muß ich unbedingt heraustreiben oder bekämpfen. Oder er glaubt, daß Krankheiten durch einen Mangel entstehen. Dem Körper fehle etwas Wesentliches, was eigentlich in ihn hineingehöre. Also führe ich ihm das Fehlende zu. Nehmen wir mal den bekannten Eisenmangel, unter dem besonders Frauen leiden, weil sie während ihrer Regel Blut verlieren. Das fehlende Blut wird sich zwar mit der Zeit wieder auffüllen, aber das genügt nicht! Der Körper braucht für sein Kreislaufsystem sofort nach dem Menstruationsblutverlust die fehlende Flüssigkeit, und die nimmt er sich dann aus dem Gewebe. Gewebewasser ist aber kein Blut und so wird das Blut bei nicht ganz gesunden Frauen verdünnt und dadurch in seiner Qualität gemindert. Weil die roten Blutkörperchen einen Eisenkern benötigen, um aus der Lunge den dort abgegebenen Sauerstoff zu den einzelnen Körperteilen führen zu können.

»Ah - deshalb sehen viele Menschen so blaß und leichenhaft aus! Das zu schwach eisenhaltige [221] Blut kann nicht genug Sauerstoff transportieren. Nun - dann ist es doch logisch und richtig, wenn der Arzt ihnen ein Eisenpräparat verschreibt.«[3530, 6409]

Es ist völlig verkehrt, so zu denken: Dem Menschen fehlen diese oder jene Vitamine, also verschreiben wir Vitamine.

Simplify
(David Henry Thoreau)

Dem fehlt Kalzium, also kriegt er davon. Dem mangelt es an Eisen - deshalb führen wir es ihm künstlich zu. Denn:
Eisen ist nicht gleich Eisen. Das in einer Pflanze gespeicherte Eisen wirkt ganz anders als das Eisen der Nägel, mit denen die Bretter zusammengeklopft sind, die allopathische Ärzte vor dem Kopf tragen, wenn's um von der Schulmedizin abweichende, Erkenntnisse geht.

<u>Wie will der Arzt denn einen Eisenmangel *korrekt* ausgleichen? Wie will er nachprüfen, wieviel genau dem Körper dieses einen Patienten fehlt? Denn deren Richtzahlen in den Vergleichstabellen sind ja meist von halbkranken Menschen ermittelt. Und schon die kleinste Menge zuviel oder zuwenig davon kann verhängnisvoll sein!</u>

Die sagen zwar, daß Eisen der Klasse III von Deinem Körper aufgenommen würde - na schön, das mag ja stimmen. Nur nutzen tut es dort nicht. Das jedoch nur dann, wenn Dein Körper genügend natürliche Vitamine besitzt und laufend erhält - sonst kann das Eisen nämlich gar nicht richtig verwertet werden! Doch die Mediziner haben ja auch nicht den Hauch einer Ahnung von den Zusammenhängen des Gesundseins. Das hat sie keiner gelehrt und in den Fachzeitschriften, die kaum einer von ihnen liest, steht darüber nichts. (So ist es dem Organismus z.B. nur mit Vitamin D_3 möglich, das organische Kalzium aus der UrNahrung in Deine Knochen einzubauen.)

Und Eisen als Medikament dem nur auf Natürliches geeichten Organismus zuzuführen, das ist nicht natürlich, und deshalb ist davon nichts zu halten. Weil es der Körper nicht naturgerecht verarbeiten kann, es falsch ablagert oder Geschwulste bildet, wenn er ein bißchen zuviel davon erhält. (Die Frauen mit Geschwülsten haben meist Eisenpräparate bekommen!) Das ist so ähnlich wie bei einer Auster zu verstehen, die um eine Mineralablagerung in ihrem Organismus eine (Perlen-) Geschwulst bildet.

Künstliche Monozufuhr von Mineralien kann nie sonderlich wirksam sein. <u>Der Körper war 30 Millionen Jahre gezwungen, sich aus der natürlichen Pflanzennahrung die richtige Menge »naturgewachsenes« Eisen herauszufiltern.</u> Ja, der Körper hat direkt einen Eisensog bei organisch gebundenem Eisens aus Pflanzen entwickelt. Mit all den anderen Stoffen und Mineralien, die heute noch unbekannt, aber dennoch unverzichtbar, dem Körper wirksam auf diese allein mögliche Weise zugeführt werden müssen. Was wissen wir denn schon vom Eisen III, das in einem Labor hergestellt wird? Für unseren Organismus sind eigentlich nur solche Mineralien verwertbar, die an organische Stoffe, wie zum Beispiel an Aminosäuren, gebunden sind (und nur die Photosynthese der Pflanzen kann diese Mineralstoffverbindung herstellen). Die Giftmischer haben dieses Problem seit einiger Zeit berücksichtigt und binden die Mineralien deshalb an organische Stoffe wie Citrat, Gluconat, Orotat usw. Dadurch kann nach deren Ansicht die sogenannte Bioverfügbarkeit der Mineralien wesentlich gesteigert werden. Bioverfügbarkeit besagt aber nur, daß ein zugeführter Stoff auch im Gewebe bzw. im Organismus nachgewiesen werden kann. <u>Auch wieder eins der geschickt benutzten Suggestivwörter, um uns weiszumachen, Medikamente könnten etwas Gutes sein.</u> Denn: Nicht im lebenden Verbund mit Pflanzen stehende Mineralsalze sind für unseren Organismus praktisch nicht verwertbar, sie sind sogar eine Belastung. Sie lagern sich nämlich z.B. an Cholesterinkristalle an und bilden dann in den Gefäßen fleckweise Verhärtungen und Verengungen, genannt arteriosklerotische Plaques.

Du meinst vielleicht: Je mehr ich von den Mineralien im Leib habe, desto besser für mich. Setz Dich ab von dieser Denkweise. Je mehr Wäsche Du in Deine Schränke stopfst, je weniger Luft kriegt sie. Sie wird stickig, fleckig und fällt den Motten zum Fraß. Zudem:

Eisenwerte werden in Nanogramm (0,0001 Milligramm) gemessen. Aber im Blut, wo sie ständig schwanken, sagen sie nichts über ihren Gehalt im Gewebe aus! Jedoch nur im Blut wird es von den Medizinern gemessen.

221 **Von der Natur aber wissen wir mit Sicherheit, daß sie ihren Geschöpfen seit deren Entwicklung die richtige und beste Nahrung bereitstellt. Wie sonst hätte sich diese herrliche Schöpfung, diese Harmonie ohnegleichen - wenn wir Menschen nicht dazwischenfunken - in solcher Vollkommenheit entwickeln können?**

Denk auch mal darüber nach, daß Dein Kind in wenigen Stunden infolge Leberstoffwechselstörung sterben wird, wenn es die von Dir offen herumliegen gelassenen Eisentabletten versehentlich schlucken sollte. Soll Dir etwa guttun, was Dein Kind ins Grab bringt? Auch daran ist erkennbar: Der Körper will kein gesondertes, nicht im Lebensverbund stehendes Eisen. Er sieht es in dieser ihm ungewohnten Form mehr als Schadstoff an, will es über die Leber entgiften und aus dem Organismus herausbringen. Merke Dir besonders: Wenn Du zu wenig Eisen im Blut haben solltest, dann kann das sehr leicht einen Tumor bedeuten, der dieses Eisen zu seiner Entwicklung verbraucht.[6952] Und laß Dir sagen:

<u>UrMedizin kannst Du in rauhen Mengen bei Dir rumstehen lassen, in riesigen Mengen zu Dir nehmen. Und wenn Dein Kind davon schluckt, wird es nur - gesünder!</u> [6100] Ja: Je mehr davon, desto besser wird's ihm gehen!

Gesundheitsgesetz der Natur:

Was Schulmediziner heute als Wahrheiten verkünden, sind nichts anderes als Lügen, die noch der Aufdeckung harren.
(Siehe nebenstehenden Kasten→)

Leider weiß ich aber auch, daß die Menschheit sich nur schwer von ihren Medizinern trennen wird... Wie sagt schon Kafka in seiner Erzählung "Ein Landarzt": »Der Arzt ist euch ins Bett gelegt.«

Wisse - das gilt besonders für das kommende Kapitel: <u>Die UrTherapie sieht keine künstlichen Zusatzstoffe vor, unterdrückt keine Symptome, normalisiert nicht künstlich, bekämpft nicht, steuert nicht gegen körperliche Abläufe an, starrt nicht verbissen auf Symptome!</u>

Sie behandelt den Gesamtkomplex Mensch.

Die Zeitschrift „Ärztliche Praxis" Nr. 12/1998 empfiehlt, das den Patienten zu vermitteln.

Fleisch essen! Denn es ist so viel drin!

Fleisch ist reich an Eiweiß, Vitamin B, Eisen, Zink und Selen.

Der Verfasser: Ja, u.a. viel drin sind Dir Leiden bringende Antibiotika und todbringende Wachstumshormone aus den Spritzen der Tierärzte! Fleisch bringt Dir Krankheit.

Eisen, Zink, Selen ca. 30-35% des Tagesbedarfes werden aus Fleisch- und Wurstwaren gedeckt. Beim Eisen ist zu beachten, daß es wegen seiner guten Bioverfügbarkeit aus Fleisch etwa 41% des Tagesbedarfs der Frau und 48% von dem des Mannes deckt. Prof. Kluthe: Fleisch ist eben mehr als „nur" eine hochwertige und reichhaltige Eiweißquelle. In seiner Rolle als Vitamin-B-Komplex- und Mineralstofflieferant – insbesondere der Spurenelemente Eisen, Zink und Selen – bleibt Fleisch im Rahmen einer ausgewogenen Ernährung unumstritten.

Das ist besonders für Ärzte wichtig, da sich inzwischen Hinweise mehren, daß ein weiterer Rückgang des Fleischkonsums zu einer kritischen Versorgung mit einigen lebenswichtigen Nährstoffen führen könnte, vor allem bei jungen Frauen, Kindern und bei der älteren Bevölkerung.

(Centrale Marketing Gesellschaft der deutschen Agrarwirtschaft mbH, Koblenzer Straße 148, 53177 Bonn)

1.81 Kurz unter die Lupe genommen: die Vitamine

Ratten können Vitamin C noch selbst in ihrem Körper herstellen - wir nicht. Weil Vitamin C sehr licht- und sauerstoffempfindlich reagiert, besteht bei den meisten Menschen ein ständiger Vitamin-C-Mangel. Rohnahrung bildet dagegen im Darm kaum Sauerstoff.

»Viel Vitamin C soll besonders bei Krebs so wirksam sein! Der zweifache Nobelpreisträger Linus Pauling schwört darauf, das viele von ihm geschluckte Vitamin C habe ihn so alt werden lassen!«

Gerade, wenn Autoritäten etwas behaupten, mußt Du besonders wachsam sein. Denn sie bekräftigen meist den Status quo - und beharren auf den von ihnen selbst aufgestellten Grundsätzen. Bisher sind aber alle Auffassungen der Medizin innerhalb von Jahrzehnten durch andere überholt worden. Warum ich mir so unverschämt sicher bin, daß der Linus Pauling kein künstliches Vitamin C geschluckt hat? Weil zuviel künstliches Vitamin C das Vitamin B_{12} im Körper zerstört.[3796] Und ohne letzteres wäre der alte Fuchs nicht so alt geworden! Überlege doch:

Der Körper ist nicht im geringsten darauf vorbereitet, plötzlich in einer größeren Menge Vitamine pur oder Mineralien zu erhalten, die nicht in Pflanzen eingebunden sind. Bedenke: In den Pflanzen gibt es mindestens 10 000 verschiedene Inhaltsstoffe. Davon kennt man vielleicht 4000. Und wie alle zusammen in der Natur funktionieren, das haben die Forscher bei Ihrem heutigen noch als primitiv zu nennenden Stand der Wissenschaft überhaupt noch nicht verstanden. Zudem wird das kaum untersucht. Denn das bringt ihnen weder Profit noch Ruhm.

Menschen, Affenmenschen und Meerschweinchen sind einige der wenigen Säugetiere, die kein Vitamin C bilden können. Sie sind deshalb immer auf frisches Grün und Obst angewiesen.

»Weil sich bei ihnen bereits Degenerationserscheinungen bemerkbar machen?«

Nein, das dürfte genetisch codiert sein. Die Affenmenschen brauchen ebenfalls Vitamin C von außen. Und die wirst Du kaum als degeneriert bezeichnen wollen...

Wisse: Falls Du längere Zeit künstliche Vitamine[3780/1] zu Dir nimmst, dann kann der Körper aus der Nahrung kein Eisen mehr aufnehmen! Weiß das Dein Doktor, wenn er Dir fleißig Vitamindrops verschreibt? Sagt er Dir, daß Dein Erbgut dadurch geschädigt wird und sich Dein Krebsrisiko erhöht?[6018, 9460] Denn: Der Stoffwechsel einzelner Vitamine ist von dem anderer Lebensstoffe nicht einfach abtrennbar. Das gilt auch für die Enzyme. Bis heute kennt man 80 Enzyme - aber wenn die insbesondere der Mineralien entarmte, gutbürgerliche Totkost kein Zink enthält, wirken sie alle nicht richtig. UrMedizin enthält es!

Halt es Dir ständig vor Augen, weil die Werbung für künstliche Mineralien, Nahrungsergänzungsstoffe, Algen und Zusatzvitamine höchste Wellen schlägt: Synthetische »Vitamine« sind Pseudovitamine. Sie sind ohne Wert. Sie puschen zuerst etwas auf, dann lagern sie sich ab und schaden später nur. Du weißt warum!

Wenn allerdings das Blut in der Lunge, wo es Sauerstoff tanken will, infolge Zigarettenqualmens oder Kaffeetrinkens noch mit Kohlenmonoxid, Nikotin, Teer und anderen Giftstoffen beladen wird, dann kann es diesen natürlichen Eigensog, von dem wir bereits sprachen, nicht vollbringen. Bei Rauchern ist überdies die Kalziumaufnahme gestört. Sie bekommen später also sehr schnell brüchige Knochen - die verhängnisvolle Osteoporose.

»Also könnte man auch mit dem Einnehmen von Kalk dem Knochenschwund bei älteren Menschen nicht entgegenwirken, oder?« fragst Du.

Man kann nicht:

> Studie der Verbraucherzentrale Hessen: Von 22 Mitteln mit Vitamin A (Beta-Carotin), Vitamin C und E waren 21 überdosiert. Für Vitamin A wurde der Höchstwert, das heißt das Dreifache der empfohlenen Tagesdosis, um bis zu 500 Prozent überschritten (dpa 14.4.2000)

Dieser Kalk geht in die Weichteile - und nicht in die Knochen. Und deshalb bessert sich die Osteoporose der Kranken nicht - sie werden nur noch steifer. Und vergreisen noch schneller! Dank der Kalktabletten! Ohne den Gegenpart Magnesium - der Körper kann es nur aus organischen Stoffen, also Pflanzen, entnehmen - ist Kalzium allein nur schädigend!

Es gibt noch einen Grund, warum sich Kalzium (Kalk) an nicht gewünschten Plätzen ablagert, selbst wenn der Organismus genug davon durch Milch, Käse und Tabletten zugeführt bekommt: Weil dieses

Kalzium nicht im Verbund mit lebenden Organismen (Pflanzen) steht. Weshalb er es für den Erhalt der Knochen und Zähne nicht nutzen kann. Er lagert es deshalb zum Großteil ab, am liebsten in den Adern.

226 Warum? Weil es ihm dort, in diesem mehr als viermal den Erdumfang umfassenden Netz am ungefährlichsten erscheint. Immerhin ist deren Netz 160.000 Kilometer lang. Man spricht bei gesondert zugeführten Mineralien gerne von anorganischen. Korrekt ist das nicht. Denn es gibt eigentlich keine »organischen« Mineralien. Es gibt nur im natürlichen Lebensverbund mit lebenden Organismen stehende anorganische Mineralien. Und im Gegensatz dazu unbelebte Mineralien, die allein für sich vorkommen. Kochen löst z.B. die im organischen Verbund mit den Pflanzen stehenden Mineralien. Daß die infolge dessen nicht mehr so ideal vom Körper aufgenommen werden können, darüber brauchen wir wohl kaum zu streiten. Denn die Eichung des Stoffwechsels durch die Schöpfung lautete allein auf rohe Nahrung.[6102, 6104]

Das Einnehmen künstlicher Vitamine, Mineralien, Geriatrika usw. ist nichts anderes als eine Selbstschädigung für Leute, die über zu wenig gesunden Menschenverstand, aber zu viel Geld verfügen. Vor kurzem war Selen und Weihrauchmittel, dann war es Teebaumöl, dann grüner Klee, dann war Magnesium in aller Munde. Zur Zeit werden grüner Tee und Grapefruitkerne wie wild gekauft. [3547/8, 6611] **(Wenn nicht organisch, durch Pflanzen aufgenommen, kann z.B. Selen schnell zu Erbrechen, Haarausfall und brüchigen Nägeln führen)**

»Ist das also Unsinn, wenn die Ärzte und Ernährungswissenschaftler sagen, wir brauchen Magnesium, um z.B. nach einem Herzinfarkt besser wegzukommen«, sagst Du.

Natürlich brauchen wir Magnesium - es enthält ja ein Molekül des grünen Blutfarbstoffs Chlorophyll als Zentralatom. Aber nur in seiner eßbaren Form, also im Pflanzenblatt kann es uns dienlich sein. Nimmst Du es als Pulver ein, so ist das oft schon zuviel. Und schon geringe Übermengen davon führen zur Schlaffheit bis hin zur Lähmung der Skelettmuskulatur. Und kein Arzt sagt Dir, daß selbst in der Schlechtkost genug Magnesium vorhanden ist. Dessen Mangel im Organismus allein auf einen verkoteten, unsauberen Darm zurückzuführen ist, der ein Überführen des Nahrungsmagnesiums durch die Darmzotten unmöglich macht.

<u>Nicht nur das: Ißt Du zuviel Fett, Salz und Zucker, kann der Körper ebenfalls das Magnesium nicht nutzen. Das gleiche gilt auch für die anderen Mineralien.[3549] Ich hoffe, so langsam geht es Dir ein, daß Dir nur die reine Natur helfen kann, ohne spätere Probleme auszulösen.</u>

227 Nur weil man vor einigen Jahrzehnten die Vitaminsäuren zu bestimmen vermochte, konnten die Vitaminhersteller daraus Profit schlagen. 1992 wurde das Sulforaphan entdeckt, das die Zellen anregt, Enzyme zu produzieren, die krebsauslösende Substanzen unschädlich machen.

Was denn, wenn Dir gerade eines der noch nicht analysierten Vitamine, Enzyme oder Lebensstoffe fehlt, weswegen Du vielleicht jetzt so krank bist?

Das Vitamin B_{15} (Pangamsäure) z.B. wurde erst vor kurzem entdeckt.[6950] Vielleicht entdeckt man in 50 Jahren, dass die ätherischen Öle oder die Hormonstoffe in der Rohnahrung noch wichtiger als die Vitamine sind - dann wissen die Vitaminpillenschlucker endlich, warum ihnen die Kunstvitamine nicht geholfen, sondern sie im Gegenteil langsam krank gemacht haben. Die Wissenschaft schätzt die noch nicht entdeckten Vitamine auf etwa 60 Stück. Die Kunstvitaminproduzenten können sie Dir noch nicht verkaufen - aber in der UrMedizin kriegst du sie bereits alle umsonst in Deinen – wegen der genetischen Prägung – sich begierig danach sehnenden Körper. Mitsamt all den anderen zigtausend noch nicht entdeckten Lebensstoffe. Vor kurzem sprach alles von Enzymen, den Zündfunken des Lebens. Weißt Du, daß dies Miniverbindungen von Vitaminen und Proteinen (Eiweiß) sind, die im Körper Maxi-Wirkung erzielen? Und daß Enzyme hitzeempfindlich sind (sie sterben bei 50 Grad)? In der UrMedizin befinden sich neben voll aufnahmefähigem Eisen alle Enzyme, die wenigen entdeckten, wie die vielen unentdeckten! Sie regt darüber hinaus sogar noch Deinen Körper an, Eigenenzyme zu bilden!

1.82 Näher betrachtet: die Enzyme

Schon vor Jahrzehnten wurde ein vitaminähnlicher Vitalstoff analysiert, der in allen Lebewesen und Pflanzen steckt, also auch reichlich in uns Menschen. Trotzdem war es bis vor Kurzem noch ein toller Verkaufs-Gag: Q10.[2304, 3493, 9474]
Die Japaner schlagen es massenweise in sich rein. Ein Mangel daran soll angeblich entstehen, wenn man älter wird. Weil dann der Körper zu wenig davon produziere... Jetzt versucht ein Buch, das Q10 bei uns noch populärer zu machen.[2520] Damit die Pharmaindustrie wieder ein gigantisches Geschäft verbuchen kann. Der Trick: Man preist es als »Herzwunder« an. Deshalb analysieren die Forscher so gerne: Man kann sagen, das gibt es alles in den Nahrungsmitteln - um dann später festzustellen, daß man das unbedingt brauche. Weil es in der kaputtgemachten Nahrung von heute nicht mehr in genügender Menge vorhanden sei. Nun müsse man es sich eben zusätzlich kaufen. Für teures Geld. Hergestellt in einer Pharmaziefabrik. Zu deren Profit, zu Deinem Schaden. Zur Zeit läuft dasselbe mit Melatonin...

»Klärst Du mich auch noch über die Enzyme aus Deiner Sicht auf?«

Merke: Bei den Enzymen handelt es sich um mehr als nur um Katalysatoren, die nur einfache Mineralstoffe sind. Ein Enzym ist eine organisch lösliche Substanz, die eine biochemische Reaktion auslöst oder beschleunigt. Die Enzyme sind biologische Lebenselemente. Die Katalysatoren reagieren chemisch, die Enzyme chemisch *und* biologisch, da sie aus der Natur stammen.

Ein Teil der Enzyme kommt in lebendfrischer, roher Nahrung vor. Sie sind äußerst hitzeempfindlich. Bereits bei 50°C zerfallen sie. Einen anderen Teil synthetisiert der Körper selbst aus Vitaminen und Spurenelementen. Sie sind die eigentlichen Lebensträger und Lebensspender in unserem Körper. Als sie 1940 von E. Howell[6504, 6505, 6516] entdeckt wurden, schwieg man sie tot - im Gegensatz zu den Vitaminen. Jetzt, wo man sie synthetisch herzustellen vermag, werden sie durch die Werbung hochgepuscht. Weil man sich von ihnen mal wieder ein weiteres tolles Geschäft verspricht, wie seinerzeit mit dem Enzym Q10.[3618] Wisse aber:
Die Enzyme können nicht ihre volle Wirksamkeit entfalten, wenn der Körper übersäuert ist.

In diesem Fall bewirkt die Azidose, daß sich das Bindegewebe zwischen den Zellen der Organe, das Interstitium, verdickt. Was heißt, die Zellen werden unterernährt, schreien nach mehr Nahrung. Der Körper wirft nun einen zusätzlichen Motor an und baut seine Glucose zu energiereicher Milchsäure ab. Die wiederum vermehrt die Gewebeversäuerung. Zur Auspufferung entnimmt der Körper dann den Zähnen und Knochen Kalziumsalze, die sich um die Gelenke setzen, oder sie verbleiben in den Blut- und Nervenbahnen und lagern sich dort ab. So entsteht die Adernverkalkung und möglicherweise auch die Multiple Sklerose.

Sind zu wenig Enzyme vorhanden, dann werden die Nahrungsbestandteile nicht mehr genügend aufgespalten. Und fehlt dann noch Vitamin E, so werden laufend freie Radikale in den Organismus ausgetrieben, die dann schnell Krebs entstehen lassen.[6200]

<u>Das führt dazu, daß zu große Eiweißmoleküle in das Blut gelangen und diese dort als Fremdkörper betrachtet werden. Können Moleküle aber nicht verstoffwechselt werden, so reagiert der Körper auf bestimmte Nahrungsmittel besonders empfindlich. Was die Chemie-Ärzte als Allergie bezeichnen.</u> Ignorant bis zum Steinerweichen, wie sie nun mal auf dem Gebiet der Ernährung sind. Doch gleichzeitig wird durch einen so verursachten langen Abwehrkampf das eigene Immunsystem mehr und mehr geschwächt. So wird der Körper auch für andere Krankheiten immer anfälliger - bis hin zur Entartung der Drüsen. Denn durch das Vermeiden bestimmter Nahrungsbestandteile, mit dem Ärzte hin und wieder dem begegnen wollen, wird die Übersäuerung des Gewebes ja nicht aufgehoben.

So entgleisen dann die Funktion der Keimdrüsen (Impotenz), der Prostata (Krebs, Wucherungen), der Bauchspeicheldrüse (Diabetes), der Schilddrüse[1903, 1914, 9520] (Kropf, Froschaugen), der Thymusdrüse (Immundefekte, Beklemmungsgefühle, Atemnot, Bronchitis, plötzlicher Kindstod).

Und: Bist Du sauer, dann ist Deine Seele sauer! Und damit sind auch Deine Gefühle nicht mehr in Ordnung.

Denn auch die Neurotransmitter erfüllen ihre Aufgabe nur dann zufriedenstellend, wenn das Gesamtmilieu des Körpers im basischen Bereich liegt. Launen, Depressionen, Neurosen und andere Krankheiten bis hin zur Schizophrenie sind deshalb nur im sauren Zustand des Organismus möglich. „Bin ich sauer!"

Sieh immer gleich die Zusammenhänge: Was sich schädlich für Deinen Körper auswirkt, wirkt sich auch auf Dein Gefühlsleben und Deinen seelischen Zustand schädlich aus.

Foto: Das Tierbuch, 2001 Verlag
Millionen Mäuse werden von der medizinischen Forschung in dieser und ähnlicher Form geschändet, gefoltert, vergiftet, begast, mit neuen Genen verseucht. Auch Mäuse sind Geschöpfe Gottes!

233 Kürzlich erzählte mir eine Freundin, wie sie sich mit Abscheu von einem Fernsehbericht abgewandt hatte, als dort die jungen Männer eines primitiven Stammes in Indien der Reihe nach den alten Männern ins Essen spuckten.

Wir sollten auf weniger zivilisierte Menschen nicht herabsehen. Ich halte es eher für ein Erfahrungswissen, wonach die schwache Verdauung der Alten durch die in der Spucke stärker vorhandenen Enzyme und Fermente möglicherweise angeregt wird. Eine Mutter praktiziert gleiches, wenn sie ihrem Baby die Nahrung vorkaut und von Mund zu Mund weiterreicht.

234 Gesundheitsgesetz der Natur:

Medikamente für den menschlichen Körper sind wie künstliche Düngemittel für die Erde: kurzfristig übertrieben wirksam, zuerst hoffnungsfroh stimmend. Jedoch die natürliche Harmonie vernichtend, die Lebensgrundlagen (Bodengare) zerstörend, und so immer mehr künstliche Eingriffe und mehr schädliche Mittel erfordernd.

Das ist immer das gleiche Trauerspiel, wenn Du erst einmal mit widernatürlichen, toten Chemiestoffen angefangen hast: Du brauchst immer mehr oder immer länger davon! Und wie bei einem Kopfschmerzmittel, daß Dir die Nieren zerfrißt: Du und die Erde sind die Dummen. Mediziner und Chemielandwirt lachen sich ins Fäustchen. Bis es schließlich zum vorzeitigen Umkippen und Zusammenbruch kommt. Beide Täter profitieren voneinander:

Der Bauer spritzt die Felder ein - dem Doktor bringt's den Kranken rein.

Hinter diesen Tier-KZ-Stacheldrahtzäunen geschehen, gut verschanzt, die Verbrechen der Tierschänder-Mediziner, welche sie nach wie vor für »unverzichtbar« halten. Und all diese Ruchlosigkeit nur für den Profit der Herren mit den weißen Westen, der Pharmazeuten und Ärzte.

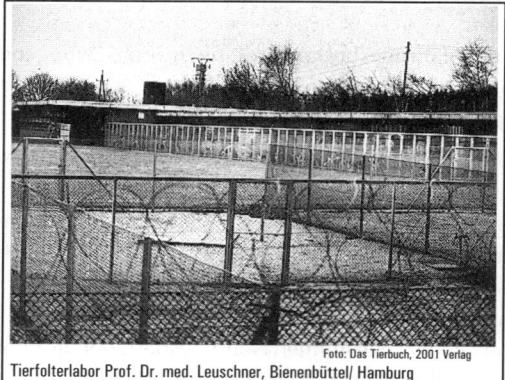

Foto: Das Tierbuch, 2001 Verlag
Tierfolterlabor Prof. Dr. med. Leuschner, Bienenbüttel/ Hamburg

Foto: Das Tierbuch, 2001 Verlag
Crime-Hazleton Laboratories, Münster

»Warum gehst Du so auf die Barrikaden für Tiere? Die christlichen Kirchen regt das kein bißchen auf. Denn die Tiere haben schließlich keine Seele«, wendest Du vielleicht ein.

Du scheinst wenig die Tiere zu kennen: Sonst würdest Du spüren, daß sie wie Du eine Seele, ich meine sogar eine bessere wie wir Menschen, besitzen. Nur: Dir ist sie bewußt – dem Tier nicht.

1.83 Diese Schulmedizin baut auf milliardenfacher Tierfolterung auf

Im Chor der Hoffnungsmache der Ärzte und Forscher zwecks weiterem Erhalt von Geldmitteln 235 erklingt immer wieder der Satz, daß sich dieses oder jenes angekündigte Wundermittel im Tierversuch bereits als erfolgreich erwiesen habe. Dabei muß jedem der gesunde Menschenverstand sagen, daß eine künstlich in ein Tier eingebrachte Krankheit eine gänzlich andere ist, als eine, die sich in einem Menschen aufgrund seiner Lebensweise, seines seelischen Zustands und seiner eigenen Erbanlagen entwickelte.

Nur wenn niemand mehr Tabletten schluckt und chemisch-kosmetische Artikel braucht, enden diese Qualen für unsere Tierbrüder. Alle, die den Fabrikanten diesen Dreck abnehmen, machen sich mitschuldig am milliardenfachen Leid der Tiere, die in den Labors nach unendlicher Tortur getötet werden.[2027, 2031/8, 4500, 9822]

Denke auch hier in gesamtheitlichen Kategorien: **Nur das dient dem Wohl der Menschen, was auch dem Wohl der Tiere dient.**

Es sind durch eine medizinische Ausbildung gegangene Spitzenmediziner und Medizinprofessoren, die mitleidlos die Tierfolterungen[9488] veranlassen und ohne Rührung zusehen, sich immer Neues an Quälereien ausdenkend.[4501f] Glaubst Du denn, die empfinden auch nur eine Spur von Mitgefühl mit diesen armen Geschöpfen? Damit aber niemand ihre vom Blut unschuldiger Tiere bespritzten Kittel sieht, damit niemand hinter den glatten Stirnen dieser Schlächtergesellen deren Scheußlichkeiten erkennt, und ihr schandbares Tun erkannt werden kann, streifen sie sich schwarze Talare über, lassen sich Bundesverdienstkreuze nebst Fluten von Professorentiteln verleihen und krönen sich gegenseitig jährlich mit Dutzenden von Preisen.[2130ff] So der Öffentlichkeit und den Medien vorgaukelnd, wie ehrenwert und vertrauenswürdig sie doch wären: diese an Unbarmherzigkeit, Heuchelei, und Gemeinheit kaum zu überbietenden Herren Mediziner...Wisse aber:

Die Milliarden gefolterter Tiere nehmen gottlob - und das bezeichne ich mit Befriedigung als ausgleichende Gerechtigkeit - über ihren grausamen Tod hinaus Vergeltung: Die aus deren unendlichem Leid gewonnenen Medikamente bringen nach und nach Qual, Verderben und frühen Tod:
Über alle, die sie einnehmen, und über deren Kinder und Kindeskinder! (→RZ 361)

Hast Du denn nicht damals im Fernsehen die voller Furcht geweiteten Augen des kleinen Rhesusäffchen gesehen, sein hilfloses Umklammern der Gitterstäbe seines 30 x 40 cm Käfigs, als man es ins Versuchslabor zu seinen wissenschaftlichen Folterknechten schob, vor deren Gefühlskälte einem der Speichel im Mund zum Ausspucken gefriert? Oh - dieses abscheuliche Untier Mensch!

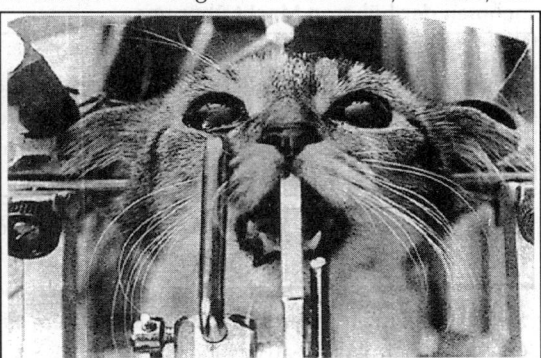

Was ihr den geringsten meiner Brüder antut, das habt ihr Mir angetan!

Das Kätzchen steckt im · von den Medizinern so benannten · »Bändigungsapparat«. Damit dieser den Kopf für die Folterung auch eisern festzuhalten in der Lage ist, werden dem Geschöpf Gottes die Augen ausgestochen und die unteren Vorderzähne ausgebrochen. Wegen ihres zähen Lebens sind Katzen die beliebtesten Tiere für neurologische Experimente der Tierschänder: Viele Monate beläßt man sie in einem solchen Zustand. Wisse: Deine Spende an die Krebshilfe in Heidelberg finanziert die Tierfolterung in deren Krebsforschungszentrum mit...

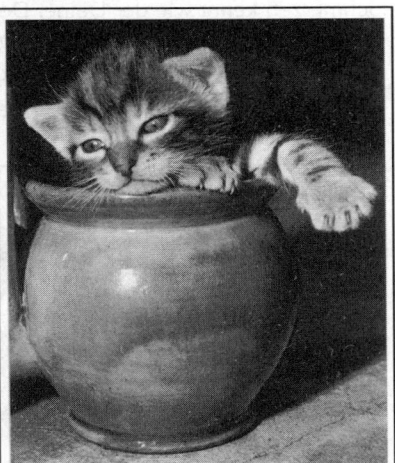

Und Du, tierliebender Mitmensch!? Der Dir ein unschuldiges Kätzchen so lieber ist als in der obigen Folterapparatur eines Mediziners – willst Du nicht durch Verbreitung dieses Buches dazu beitragen, daß sich endlich mehr Widerstand gegen diese Schulmedizin des Grauens regt und das unendliche Leid der gepeinigten Kreatur denen ins Herz dringt, die solches abzuschaffen in der Lage sind?

Ich wiederhole, damit es sich tief in Dir verankert: Die Qual, die man diesen unschuldigen, liebenswerten Geschöpfen Gottes antut, zieht (und ich weiß hier wirklich nicht, ob ich »zum Glück« oder »zum Unglück« sagen soll) in alle die ein, welche die aus den gräßlichen Torturen unserer Brüder entwickelten Medikamente gedankenlos und ohne Skrupel einnehmen. Denn nun übertragen sich Ängste und Leiden der gemarterten Tiere in sie selbst als ausgleichendes Rachenehmen der höheren Macht über uns.

> **Heute werden 23.000 Tiere getötet.**
> In deutschen Versuchslabors werden heute, wie durchschnittlich jeden Tag, 23.000 Hunde, Katzen, Schafe, Hamster, Ratten, Mäuse, Kaninchen, Hasen und Frösche getötet. Dies geht aus einer neuen Statistik der pharmazeutischen Industrie hervor. Tierschutzorganisationen schätzen, daß tatsächlich fast dreimal so viele Tiere sterben müssen. (Kölner Stadt-Anzeiger/B, 22.4.1993)

236 Ich will den heute durch die Mediziner wieder getöteten Kreaturen Stimme verleihen:
»Was hab' ich Dir getan, o Mensch? Was zwingst Du mich, der ich die Freiheit, das Draußensein, das Herumtollen mit Dir so liebte, der ich mich meines kleinen Lebens auf der Erde so freute, was zwingst Du mich in dieses Gestell aus kaltem Eisen und schneidenden Ledergurten, die meine Glieder unbarmherzig auseinanderziehen?
Was hab' ich Dir getan, o Mensch? Erkennst Du nicht, daß mir der Schöpfer ein Gesicht wie Deines gegeben hat?
Wie bringst Du es über Dich, meinen kleinen Mund mit einem Eisenstab für lange Monate aufzusperren? Weißt Du nicht, daß er nach Minuten völlig ausgetrocknet ist? Was hab' ich Dir getan, o Mensch, daß Du mir nicht mal jetzt einen Schluck einfachen Wassers gönnst? Gleich wirst Du mir Deine Stahlstifte, Deine Sonden, Deine Messer tief in mein Körperchen treiben. Wirst sie in meinen lebendigen Leib stechen, in einen weichen Leib, der die gleichen Organe, die gleichen Schmerzen kennt wie der Deine. Dem Du nicht mal erleichternde Schmerzensschreie zuläßt, weil Du mir meine Stimmbänder herausgeschnitten hast. Anderen meiner Schmerzensbrüder nähst Du die Münder zu, wenn Dich auch noch deren Wimmern und Stöhnen stört. Und ist Dir unser hilfloses Zucken noch zu viel, dann bringst Du es gar fertig, uns in einem Panzer aus Gips zu lebendigen Mumien erstarren zu lassen.

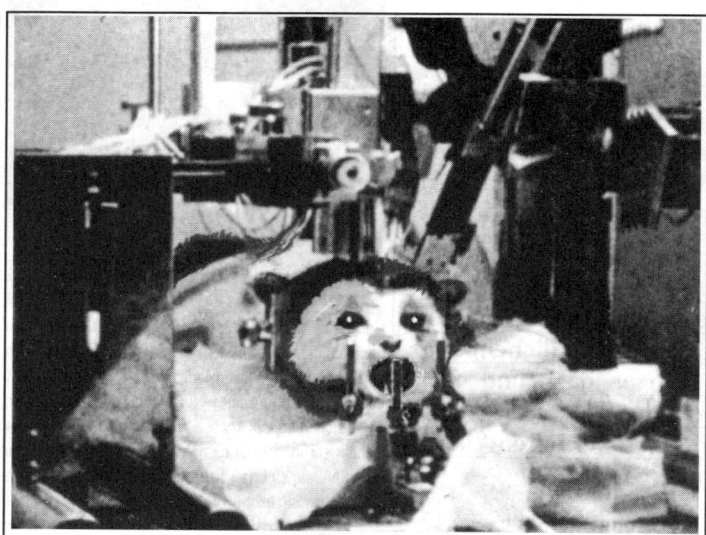

> Bei diesen Tierchen sollen sich mittels laufendem Intubieren von Ätzmitteln in seinem Magen Geschwüre bilden, um neue Mittel zu testen. Es muß monatelang in dieser Stellung bei vollem Bewußtsein verharren. Wisse: Medikamente sind unter UrMedizin unnötig. Jedem, der sie schluckt, gehört ein Schild um den Hals: „Ich fördere Tierquälerei!"

»Was hab' ich Dir getan, o Mensch, daß Dir keine Folter zu grausam, keine Scheußlichkeit zu schrecklich für mich und meine Brüder scheint?

Mit Gasen verätzt Du unsere Bronchien und Lungen, daß selbst jeder Atemzug zu einem Messerstich wird. Du jagst stärkste Stöße von Strom durch unsere Leiber, die Du verbrennst, vergiftest, ertränkst.

Und das ohne die Gnade eines Schmerzmittels.

Weil dies angeblich die Ergebnisse für die Medizinforschung verfälschen könnte. 1.700 Jahre lang forschst Du bereits zwecklos an den Reak-

tionen auf unsere Folterungen. Mit dem Ergebnis, daß Du immer mehr von Krankheiten heimgesucht wirst. Mit Nervengiften rufst Du in uns die schrecklichsten Krämpfe hervor, ins Gehirn einzementierte Elektroden treiben uns in den Wahnsinn.(→Rz 570) Durch chemische Mittel erzeugst Du die schlimmsten Leiden in uns, stichst uns die Augen aus, wenn Dich einer dafür bezahlt. Du steckst uns in Gefrierschränke, unseren langdauernden Erfrierungstod beobachtend, setzt uns auf glühende Platten - gnadenlos zusehend, wie wir uns in Schmerzenstänzen winden, unsere Pfoten der roten Glut zu entziehen suchen. Mit Apparaturen aus Stahl zerbrichst Du unsere Knochen oder zertrümmerst sie uns mit eigener Hand durch mitleidlose Hammerschläge. Was haben wir Dir getan, o Mensch? Was haben wir Dir getan?« [4504ff]

Dir, mein lieber Leser, der Du vielleicht für diese Stimme der geschundenen Kreatur kein Ohr hast, laß Dir trotzdem sagen:

Wie kannst Du widerspruchslos dulden, daß man quält, was ein Gesicht hat! Boykottiere allein aus diesem Grund die Ärzte, die Dir Medikamente verschreiben wollen. Für Tierexperimente zugelassen sind heute alle Chemiepräparate und Kosmetika und die kommenden genetischen, noch heimtückischeren »Heilmittel.«

Kämpfe dafür, daß diese Folterungen ein Ende finden und daß diese Mediziner-Tierschänderbande ihrer gerechten Strafe zugeführt wird. Wir müssen von Tag zu Tag mehr erkennen, daß Tiere die besseren Menschen sind:

Tiere quälen nicht einander, Tiere beschießen sich nicht, Tiere rotten keine Menschen aus, Tiere zerstören nicht unsere aller gemeinsame Mutter Erde.

Setz Dich, wo auch immer für die Gleichstellung aller Säuge- und Wirbeltiere mit dem Menschen ein, und unterstütze die entsprechenden Hilfsorganisationen. [4000ff]

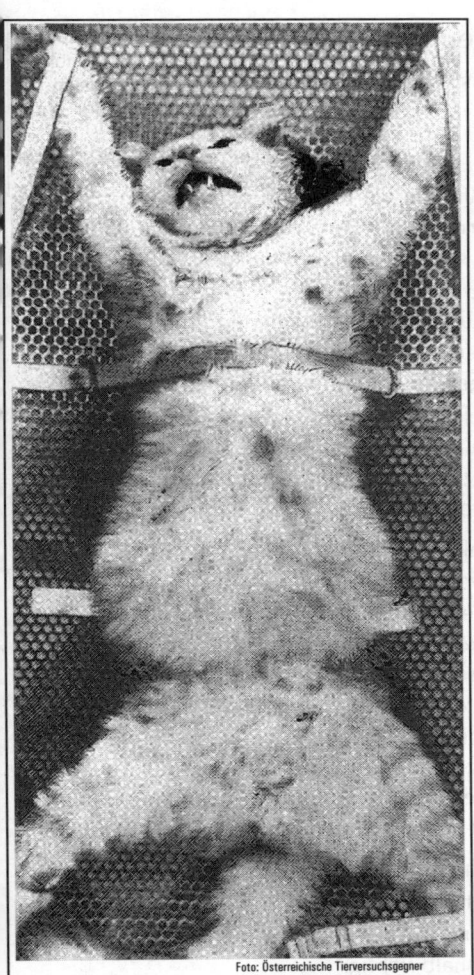

Foto: Österreichische Tierversuchsgegner

An dieser Katze in ihrer »Bändigungsapparatur« proben die Herren Mediziner und beamteten Tierquäler der Universitätsinstitute, »in welcher Zeit Schlagstockhiebe mittlerer Stärke zum Bewußtseinsverlust des Versuchsobjekts führen und durch welche intravenösen Medikamentengaben bzw. Glucoseinfusionen verschiedener Lösungsverhältnisse sich dieser Bewußtseinsverlust nach zeitlicher Bestimmung wieder aufheben läßt.«

Natürlich ist den Versuchstierforschern ganz klar bewußt, daß ihre Tierquälereien sinn- und zwecklos sind und einer Nachprüfung nicht standhalten. Das sind ja keine Dummköpfe.
<u>Aus diesem Grund und unter dem Aspekt, was für ein feines Schweinegeld damit in ihre Taschen wandert, bestreiten sie einfach vorsorglich den Sachverstand derer, die keine Ärzte sind und die keine Tierversuche machen.</u> So einfach ist das für die (und alle anderen Mediziner), die da jetzt in den großen Anstalten und Laboren fest im Sattel sitzen... Dieses Wissen um ihre Macht ist es, das sie so überheblich werden läßt. Und sie auf Einwände und Argumente erst gar nicht eingehen: Wundert's Dich, da ihnen bewußt das Wissen um Ethik, Natur, Natürlichkeit und Tierliebe oder wenigstens Achtung vor den Geschöpfen Gottes durch ihre Universitätsprofessoren nicht gelehrt wurde?

Weil man sich keinen denkenden, sondern nur gut parierenden Nachwuchs heranziehen will. Der das alte, für alle so profitbringende Tun, weiter ohne Gewissensbisse fortführt ...

1.84 Wie sich die Mediziner beim Rheuma immer wieder an der Wahrheit auf Kosten der Kranken vorbeidrücken

> Je mehr die Forschungsgläubigkeit als Luftblase zerplatzt, werden sich die Menschen wieder der Natur zuwenden. Warum willst Du Das nicht gleich tun?

237 Wenden wir uns mal der großen Krankheit Rheuma zu.³⁷⁴¹ Tatsache ist, daß die moderne Schulmedizin es bisher nicht geschafft hat, die Rheumakrankheitsstatistik auch nur geringfügig zu verbessern.³⁵²⁷, ³⁷²² Trotz aller neuen Mittel, die ständig auf den Markt geworfen werden. Trotz Milliarden sinnlos gequälter Versuchstiere, trotz Milliarden an Mitteln für Forschungszwecke.¹⁰⁰⁸, ⁹⁴⁶¹

Dabei ist vollkommen klar: Die besonders in Fleisch und Fisch gespeicherten Purine, - die beim Stoffwechsel in Harnsäure und in andere Abfallprodukte verwandelt werden⁶⁰⁰⁷ - sind eines Tages nicht mehr über die Nieren auszuscheiden. Sie gelangen so in Form von kleinsten scharfkantigen Kristallen an die Gelenke und Sehnenscheiden. Folge: Diese schwellen an und entzünden sich. Es entstehen schmerzhafte Knoten, besonders bei der Hauptform des Rheumas, der Gicht. Für rheumatische Kinder hat man bei uns sogar schon eine eigene Klinik einrichten müssen, weil gedankenlose Eltern ihr Kind mit tierischen Produkten vollstopfen.

Doch denke nicht, die Kinder würden in der Rheumaklinik etwa geheilt! Sie werden bloß besser behandelt. Sie werden

> Medikamente blockieren die regulierenden Lebensprozesse, statt sie zu unterstützen und zu fördern.

zwar zu Krüppeln, doch nicht zu gar so schlimmen. Weil diese Ärzte ein bißchen mehr von Bewegung halten und ihnen diesbezüglich etwas mehr Gewandtheit beibringen. Aber vom Einfluß des Essens auf die Krankheit halten sie nichts - weil die Wissenschaft angeblich noch keinen eindeutigen Zusammenhang zwischen Ernährung und Krankheit feststellen konnte.⁶⁰³⁷

238 So stellt, laut einem Merkblatt der Deutschen Rheumahilfe, der Chefarzt der Rheumaklinik Tegernsee, Dr. J. M. Engel, dazu das Dümmste fest, was es dazu zu sagen gibt:
Weil es so gut wie nie einen unmittelbaren Einfluß der Ernährung auf die Entstehung rheumatischer Krankheiten gibt, kann es auch keine Rheumadiät geben, mit der sich Rheuma heilen ließe.

Weil also niemand nach einem Sauerbraten (also unmittelbar nach dem Essen) einen Rheumaanfall kriegt, kann er das den Einfältigen weismachen. Kriegt der Rheumatiker die Schmerzen ein paar Stunden später, so ist für diesen Dummkopf von Chefarzt (und die Rheumakranken sowieso) kein »unmittelbarer Einfluß« mehr zu erkennen. Ich stelle deshalb richtig:

Weil es aber immer einen *mittelbaren* Einfluß auf das Entstehen der rheumatischen Krankheiten durch falsche Ernährung gibt, kann Rheuma *nur* durch eine gesunde Diät geheilt werden.²¹¹⁶, ⁸³²⁶

»Aber, aber«, sagt Du, »so ein bedeutender Mann kann doch kein Dummkopf sein!«

Natürlich ist er das nicht! Ganz im Gegenteil! Was er da über die Ursache Rheuma sagt ist zwar dummes Zeug, aber das weiß er natürlich ganz genau. Denn er sagt die Unwahrheit ja ganz bewußt und unter dem sehr klugen Hintergedanken: Gebe ich zu, daß die Ernährung sogar einen erheblichen Einfluß auf das Entstehen und Verschwinden von Rheuma und Gicht besitzt, dann bin ich gezwungen, in meiner Klinik gesunde Ernährung aufzutischen. Und da die kaum einer essen mag, und ich weder Zeit, noch Lust, noch Interesse dafür habe, meine Patienten von deren Notwendigkeit zu überzeugen, würde mich bald eine menschenleere Klinik und die vorwurfsvollen Blicke des Personals anstarren - von den vernichtenden Blicken meiner Frau ganz zu schweigen...

Was Dich, lieber Leser, zu der ernüchternden Erkenntnis führt, daß ein Arzt niemals,⁹⁴⁶³ wohl aber ein Patient stets als Dummkopf auf der Strecke bleibt. Und somit der Rat, Dich nie zu einem Patienten machen zu lassen.

Eigentlich solltest Du nach all den Fleischskandalen (die man immer geschickter vertuschen kann) selbst wissen, was das »wertvolle tierische Eiweiß« in Wirklichkeit ist: in Verwesung befindlicher (weil gut abgehangener), verseuchter (weil mit Chemie vollgestopfter und mit Fischköpfen, Haaren und Hufmehl gefütterter) Kadaver artfremden Eiweißes.

»Wieso bekommen denn Kinder überhaupt Gelenkrheuma? Bei älteren Menschen ist das noch zu verstehen, weil sich bei denen die Harnsäurekristalle mehr und mehr absetzen konnten.«

Die neuesten Vermutungen gehen dahin, daß es sich um eine Abwehrreaktion des jungen Körpers [239] gegen fremdes Eiweiß handelt, das bei den einen Mehlschorf-Allergien und Asthma-Neurodermitis, bei den anderen Rheuma (wodurch die Gelenkschleimhäute geschädigt werden) oder sogar Krebs hervorrufen kann. Die UrTherapie kennt keine »Vermutungen« über Krankheitsursachen! Sie weiß um die genauen und eigentlichen Krankheitsursachen und kann sie eindeutig beweisen, wie Du später sehen wirst.

Das erste unverträgliche Fremdeiweiß, das Du Deinem Kind gibst, ist der Milchpulver-Stillersatz [240] und die Kuhmilch. Später dann das fremde Eiweiß von Ei und Fleisch. Gib Deinem Kind nur verträgliches, arteigenes Eiweiß: Deine Muttermilch! Und danach nur pflanzliches Eiweiß. Denn nur darauf ist der Körper programmiert.[9108, 9116] Dann bist Du schon mal die Hauptsorge los, später ein allergieanfälliges Kind zu bekommen.

Laß Dich deshalb nicht vom Stillen abbringen. Sonst bezahlst Du das in den folgenden fünfzehn Jahren doppelt und dreifach mit Leid. Und bekommst ein stark anfälliges, ständig erkältetes, meist krankes Kind, das sich und Dir das Leben zur Qual machen wird.[9104, 9110/9]

»Und wieso kriegen so viele andere Kinder keine Allergien? Trotz Kuhmilch!« fragst Du.

Jede Mutter weiß, wie schwer sich ihr Baby mit dem Verdauen tut, wenn es keine Muttermilch bekommt und mit Brei (Gluten!), Milch und Zwieback gefüttert wird. Aber die Abwehrkräfte der meisten Babys hören nach einiger Zeit auf, sich gegen das artfremde Protein zu wehren. Sie tolerieren das Zeug.[6204, 6344]

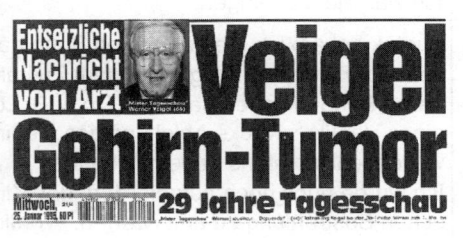

»Bei diesen Kindern gewöhnt sich der Organismus also nur schneller an das naturfremde Eiweiß?« Nein - der Körper gewöhnt sich nie daran: Er wehrt sich nur (vorerst) nicht mehr gegen die ihm aufgezwungene, an sich für ihn unverträgliche Fehlkost. So vermag sich dann das körperfremde Eiweiß überall im Körper festzusetzen. Um irgendwann - bei dem einen früher, bei dem anderen später - Krankheiten oder vorzeitigen Tod auszulösen.

Das hast Du als Rheumakranker von einer Medizinbehandlung zu erwarten:[1008, 1119, 3759, 3821] Akne, Gelenkbeschwerden, Grüner Star, und vor allem das Cushing-Syndrom, eine schwere Stoffwechselstörung, verbunden mit Vollmondgesicht und Fettsucht des Leibes bei dünnen Gliedmaßen, Knochenschwund, Zuckerkrankheit, Hornhautgeschwüren und Sehnervschädigungen.

Gesundheitsgesetz der Natur:

Was Du in der Krankenbehandlungs-Schulmedizin heute noch als richtig ansiehst, wird sich gegen Ende Deines Lebens alles als falsch erwiesen haben.[2953, 3004] **Nur mit der Natur behandelst Du Dich bis zum St. Nimmerleinstag gesunderhaltend.**

Grausiger Verdacht bestätigte sich:

300 Essener Frauen wurde die Brust amputiert, obwohl sie gar keinen Krebs hatten

(Süddeutsche 2tg. v. 22.2.2000)

Der Wunsch des Verfassers an Dich, lieber Leser: **Sapere aude!** Prüfe alles hier Gesagte kritisch auf seine Widerlegbarkeit und Logik. Liege ich falsch mit meiner Aussage, so verwirf sie sofort. Und suche an anderen Orten nach einer besseren Erkenntnis. (Das Literaturverzeichnis bietet Dir genügend Hinweise dazu.) Akzeptiere nicht etwas deshalb, weil es hier schwarz auf weiß gedruckt steht, oder weil ich Bestseller-Autor bin. Laß Dich nie beeindrucken von dem, was gelehrt klingt oder rhetorisch beeindruckend formuliert wird. Verwechsele nicht die Beeindruckungskraft und sympathische Wirkung einer Persönlichkeit mit der Wahrheit. Laß besser die Wahrheit beeindruckend auf Dich wirken.

Kristina Engelmann   Fichtenweg 25, 27726 Worpswede

Sehr geehrter Herr Konz,

Ich muß mir Ihnen gegenüber einfach einmal mein Leid von der Seele schreiben, was mir von den Ärzten angetan wurde.
Ein Leid, das mir Tag und Nacht keine Ruhe läßt.

Bei meinem herzallerliebsten zehnjährigen Kind wurden Ende 1994 drei Gehirntumore sowie Metastasen im Rücken diagnostiziert.
Für mich brach eine Welt zusammen als mir der Arzt sagte, so einen verkrebsten Kopf habe er noch nie untersucht. Er müßte sofort operiert werden.
Ich wehrte mich heftig angesichts dieser offensichtlichen Hoffnungslosigkeit. Wenn ich meinen Jungen schon verlieren sollte, dann wollte ich ihn seine letzte Lebenszeit auf Erden doch wenigstens glücklich und unbeschwert erleben lassen. Mein Widerstand wurde aber mit einem Schlag durch die Drohung des Arztes im Kinderkrankenhaus Bremen gebrochen:
»Wenn Sie nicht zustimmen, werden wir Ihnen das Sorgerecht für Ihr Kind entziehen lassen!«
Ich war wie erschlagen.

Zurück bekam ich meinen armen Sohn halb gelähmt, mehr tot als lebendig und ohne Sprechvermögen in erbarmungswürdigem Zustand von den Neurochirurgen zurück, die ihn mit unfaßbaren Behandlungen nach der Op (z.B. Lochausstanzung in der Bauchdecke zum Anbringen eines Ventils, zwecks Ableitung des Gehirnwassers in den Bauchraum mittels Schläuchen) weiter schlimmstens gepeinigt hatten.
Ich wurde auch noch aufgefordert, das Kind einer zusätzlichen Chemotherapie und radiologischen Bestrahlung zu unterwerfen. Wörtlich sagte der Stationsarzt der Prof. Hess-Kinderklinik in Bremen, der meinem Söhnchen nur noch eine Überlebenschance von zwei bis drei Monaten gegeben hatte:
"Wir möchten Ulf noch radioaktiv bestrahlen - auf den Intelligenzquotienten kommt es jetzt ohnehin nicht mehr an."

Vier Monate später nahm der Herrgott Ulf, mein liebes Kind, nach diesem Qualenterror durch die Ärzte zu sich...

Sehr traurig bin ich
Ihre

Anmerkung des Verfassers: »Die Würde der Person hat Vorrang vor gesellschaftlichen Interessen. Medizinische Eingriffe dürfen nur mit Zustimmung des Patienten vorgenommen werden.« (Europäische Menschenrechtskommission) Erkenne, was wirklich gespielt wird!.

Die immer größer werdende Macht der Mediziner über Kranke, Behörden, Amts- ja sogar über Landgerichte bedarf der Revision! Erkenne, mit welch schandbaren Mitteln die Ärzte ihre Macht- und Profitgier immer stärker durchsetzen. Erkenne, wie sie mehr und mehr die Menschen zu krankmachenden Medikamenten (→LV 9458, 9998 u. Rz 365) und sinnlosen Operationen mit Autoritätsgebaren und indirekter Gewaltanwendung zwingen!

Die Konsequenz: Wir sind es in Verantwortung vor unseren Kindern in Zukunft schuldig, sie nie mehr bei Krankheit den Ärzten vorzustellen. Bemerkt dieses hinterhältige Herrenvolk, daß Du Dein Kind mit gesundmachender Ernährung versorgst, schon verpfeifen sie Dich beim Jugendamt. Und kannst Dich dann mit den sturen Beamtinnen, die besser als dieses Buch wissen wollen was gesund ist, herumschlagen. Arztgeheimnis? Laß Dich auslachen! Nur kranke Menschen bringen Ärzten und Pharmazeuten das große Geld!

Wir sollten das Liebste, das wir besitzen - unsere Kinder - , wie wertvolle Perlen schützen, die man nicht vor die Säulen der Ärztetempel wirft.

DIE AUFKLÄRUNG

2. Kapitel

Lerne aus der schlimmen Pfuscherei der Ärzte

»Suchet die Ursache der Ursache!« (Hippokrates)

2.1 Ratschläge der Mediziner sind keinen Pfifferling wert

Die Mediziner sind heute völlig unfähig, Krankheiten ohne Chemie zu heilen. Und: Verderbnis [240] bringende Anordnungen der Schulmediziner sind leider nicht die Ausnahme, sondern die Regel.[2953] Hier will ich Dir den Weg zeigen, sie mit dem gesunden Menschenverstand erkennen zu lernen. Auf die üblichen verderbenbringenden Ratschläge gehe ich jetzt noch nicht ein, wie z. B. nach einer Operation: »Jetzt müssen Sie sich besonders schonen«, oder: »Nachdem der Tumor weggeschnitten ist, dürfen Sie jetzt wieder alles essen, was ihnen schmeckt!«. Wenn Dir als chronisch Kranker oder Krebsleidender aber Deine verbleibenden Lebenstage noch etwas wert sind, so höre um Himmelswillen nicht auf scheinbar logische Ratschläge medizinischer Dummköpfe und pekuniärer Schlaumeier, die es da anscheinend so gut und fürsorglich mit Dir meinen:

»Sie werden mir zu dünn, Herr Gutgläubig! Wenn Sie weiter so abnehmen, verhungern Sie mir noch. Sie müssen nicht auf den Unsinn der Alternativen hereinfallen, die da von ballaststoffreicher Kost reden. Was Sie jetzt brauchen, das ist doch offensichtlich: viel kalorienreiche, hochwertige Nahrung! Sie sollten richtig schlemmen. Lassen Sie sich Eis, Süßspeisen, Schokolade, Kuchen und Pralinen jeden Tag nach Herzenslust schmecken. Besonders viel Fleisch müssen Sie essen. Wenn das auch den Tumor nährt, so ist das zur Stärkung Ihres Immunsystems aber unbedingt nötig!«[6004, 6010, 6019, 6030] So wirst Du es in Zukunft noch oft von manchen Ärzten hören, nachdem es ihnen ihre bekannteste und meist gelesenste Fachzeitschrift vorgebetet hat.

»Mir scheint das aber gar nicht so abwegig zu sein«, meinst Du.

Besinne Dich auf den weisesten aller Ärzte, auf Hippokrates, der 400 Jahre v. Chr. unumstößlich festschrieb, daß zur Erhaltung der Gesundheit und Bekämpfung der Krankheit eine gesunde Lebensführung - vor allem das Maßhalten beim Essen - die oberste Maxime des Gesundseins wäre.

<u>Und daß nur einfachste Speise bei genügend Bewegung, Reinlichkeit und Schlaf garantiere, daß die Krankheit heilen könne. Was zugleich dem Idealbild der griechischen Naturphilosophie und dem optimalen Leben eines gebildeten Menschen entspräche.</u>

Hippokrates hat in seinen Schriften ausdrücklich angeordnet, daß die Ärzte unheilbare Kranke nicht behandeln dürfen.[6017, 6605]

> Ich öffne hier auch Dir die Augen. Nun halt sie auch weit offen und laß sie Dir von all den vielen selbsternannten Kapazitäten nie wieder verkleben!

Das haben die allopathisch tätigen Ärzte heute vergessen. Richtiger: Sie wollen es einfach nicht mehr wissen! Zu welcher »Heil«-Behandlung sind sie heute verkommen, wenn sie ihren krebskranken Patienten das Schlemmen empfehlen? Wo sie doch wenigstens längst wissen müßten, daß gerade Krebs durch zu vieles und zu fettes Essen entsteht. Und dabei auch noch das Gegenteil zu tun empfehlen, was ihnen der Lehrmeister aller Ärzte, Hippokrates, vorschrieb:

Bei Krankheit ist zu fasten, später ist einfache Speise zu sich zu nehmen.

Für derartige krankhaltenwollende Ratschläge der Chemiemediziner gibt es Gründe.

Der erste: Die Ärzte erweisen sich als zu ängstlich oder zu einfältig (was noch schlimmer für einen Mediziner wäre!), den Krebskranken die ungeschminkte Wahrheit zu sagen: *Euren Krebs habt ihr euch angetrunken, angefressen, angeschlemmt! Im Ausnahmefall durch Giftstoffe in der Wohnung, im Betrieb oder auf der Straße eingefangen.*

Was dann vielleicht bei den Verkrebsten zur Erkenntnis führen und damit auch heilsam sein könnte.

Der zweite: Das Wissen, daß sich mit schulmedizinischem Instrumentarium nichts gegen den Krebs ausrichten läßt, stürzt die Ärzte in Unsicherheit. Lassen sie doch stets Zweifel an der eigenen Allmacht und ihrem Können nicht zu. Sie fühlen sich hier wie auf glatter, abschüssiger Piste und agieren aus Furchtsamkeit falsch: Sie lehnen sich zurück. Statt sich bewußt nach vorne, in den gefährlich scheinenden Hang zu beugen - und fallen auf den Allerwertesten![6025]

> *Krebspatienten:*
> ## Schlemmen gegen das Verhungern
> *Kalorienzufuhr mit allen Tricks steigern*
> (Medical Tribune Nr.6, 11.2.1994.S.26)

241 Richtig ist: 20% bis 30% der Krebskranken im fortgeschrittenen Stadium magern ab. Wenn ein Krebskranker in diesem Stadium nun aus Angst oder auf Anweisung des Arztes damit beginnt, übermäßig Kalorien in sich hineinzuschlingen, so wird dies, bedingt durch das Mehr an Salz, die Kraft der Nieren stark beeinträchtigen, Natrium auszuscheiden. Was sogar eine Bauchwassersucht auszulösen vermag.(→Rz.974 [36])

Wegen der Gefahr eventuellen Verhungerns den Krebspatienten das Schlemmen zu empfehlen, bedeutet nichts anderes, als eine Schnellvollstreckung des für jeden Verkrebsten bereits ausgestellten Todesurteils.[6630, 6020ff]

Denn das weiß heute auch der Dümmste: zuviele, zu fette und tote Nahrung macht krank.

Du entlarvst solch ärztliches Unsinnsgerede, indem Du den Vergleich mit einem anderen Krebserreger heranziehst. Und Deinen evtl. ebenfalls Schlemmerkost empfehlenden Arzt um Stellungnahme zu diesem Rat in dieser analogen Fassung aufforderst:

Zur Heilung eines Asbestverkrebsten wird empfohlen, reichlich Asbestfasern einzuatmen.

Natürlich kann der Arzt argumentieren: Besser der Verkrebste frißt sich tot, als daß er Hungers stirbt. Doch in Wirklichkeit verhungert der Verkrebste ja nicht! Seine Eßorgane wollen nur nicht mehr wie gewohnt. Es ist ein letztes Aufbäumen des darniederliegenden Immunsystems, das den Körper in seinem Heilbestreben veranlaßt, sich keine krankmachende Kost mehr einzuverleiben, ja zu hungern und nur wenig zu essen, um dem Körper noch eine Gelegenheit zu geben, sich seiner aufgenommenen Gifte auf diese Weise zu entledigen. Denn nur durch Fasten greift er seine Gifte an und baut sie ab.

Krebskranke sind überdies im Stadium hoher Gewichtseinbußen kaum in der Lage, sich vollzustopfen. Die Kranken sprechen auf eine kalorienreiche Nahrung mit noch so viel Zucker, Sahne und fettem Fleisch nicht mehr an. Sie magern immer mehr ab, selbst bei hochkalorischer Astronautenkost, wie jeder Praktiker weiß. Oder wissen müßte.

Der dritte Grund: Fast allen allopathisch tätigen Chemiärzten geht leider jedes Verständnis für eine gesundheiterhaltende Ernährung ab. Einmal, weil sie nie etwas darüber lernten. Zum anderen, weil sie sich nie mit Gesundheitsfragen, sondern nur mit Krankheitsfragen beschäftigen.

Bei der Frage, welche Ernährung sich nun als krankmachend erweist, gibt es für einen verständigen Menschen eigentlich kaum Zweifel:

Krankmachend kann nur die Ernährung sein, welche heute von den meisten Menschen als sogenannte »gutbürgerliche Kost« verzehrt wird.

Chemiärzte mit dem Behandeln und Bekämpfen von Krankheiten zu beauftragen heißt, ihnen ausgeliefert sein, heißt, in Abhängigkeit zu ihnen zu geraten. Heißt: Seine Eigenachtung und sein Selbstbewußtsein zu verlieren. Vor einem Fremden den Kotau machen: „Helfen Sie mir Herr Doktor!" Wie erbärmlich! Wie selbsterniedrigend! Wie selbstaufgebend! *Du* mußt Dir helfen! Denn nur Du kannst es! Unter der UrTherapie ist es so einfach mit ein bißchen Willenskraft.

Welche Essensweise ist nun gesünder als die normale Kost? Dazu sollten den Ärzten der Schulmedizin zuerst einmal die Vegetarier einfallen. Hier hat eine Studie des Heidelberger Krebsforschungszentrums[6400ff, 6412f] ergeben, daß Vegetarier, Veganer und Rohköstler weitaus weniger von Krebs befallen werden als ihre nach Fleisch und tierischen Produkten wie Eier, Milch und Käse lechzenden Zeitgenossen. Und daß diese Esser außerdem weniger unter den vielen anderen Krankheiten zu leiden haben.[3753, 6022ff, 6510ff] Noch positiver fiel eine Studie der Universität Gießen über Rohköstler aus. Du kannst sie beim dortigen Institut für Ernährungswissenschaft (Dr. Strasser) kostenlos anfordern.[6534b u. 6409б]

Nun, solange dieser Schlemmer-Artikel unter der schulärztlichen Mischpoke verbleiben würde,[241] wäre das alles ja noch halb so schlimm. Weil einmal so gut wie niemand von dieser Kaste pharmaziehöriger Apologeten auch nur den blassesten Schimmer davon hat, wie man die Menschen mittels einer gesunden Ernährung gesund macht und gesund erhält. Zum anderen, weil sie - sollten sie wenigstens etwas Abglanz von diesem Schimmer besitzen - alle Gespräche über die Lebensführung mit ihren Kranken ängstlich vermeiden. Um nur ja keinem Patienten auf den Fuß zu treten und in Gefahr zu geraten, einen Krankenbesuch einzubüßen.

Und ihn nur ja nicht fragen zu machen, woher das denn komme, was ihm seine Krankheit brachte.

Schlimm, wenn dann solche, schon als kriminell zu bewertenden ärztlichen Empfehlungen in die Öffentlichkeit gelangen.[9726] Und genau das geschieht ja laufend! In der größten Zeitung Deutschlands heißt es zu einem weiteren Schlemmerartikel:

Diät falsch - viel essen gut [6233]
»Wer Krebs hat, muß essen wie ein Schwerstarbeiter«, rät Dr. Hildburg Goeke vom Klinikum Fürth. Empfehlung: mindestens 3.000 Kalorien pro Tag. Davon 50 bis 60 Prozent Zucker, 20 bis 30 Prozent Fett, 15 bis 20 Prozent Eiweiß. Besonders viel Fleisch essen. Die Ärztin: »Das nährt zwar auch den Tumor, aber zur Stärkung des Immunsystems muß man diesen Effekt hinnehmen.« Diät ist nach ihren Untersuchungen absolut falsch. (BILD am SONNTAG, 3./4. April 1994)[6606f, 6614, 6630/3]

Nun werden schon Millionen schwerkranke Menschen belogen und vor Rettung bewahrt. Und am darauffolgenden Montag wird es dann an den Krankenbetten, Biertheken und in den Kaffeekränzchen bei den restlichen Bürgern und Krebskranken breitgetreten.[6603/9, 6610/3] Der chemieverdorbenen Schulmedizin geht einfach nicht ein, was einem gesundheitsbewußten, nicht von allopathischem Fehldenken beeinflußten Menschen ohne weiteres einleuchtet:

<u>Nur das, was gesund erhält, kann auch gegen Krankheit helfen. Jeder, der den menschlichen Körper als eine Ganzheit ansieht, wird sich sagen müssen: Was gesunden Menschen Krankheit bringt, das kann auch für krebskranke Menschen nicht gut oder gar förderlich sein.</u>[6623f]

Und wenn Du bis jetzt noch kein Auge ins Literaturverzeichnis geworfen hast: Gönne Dir nun mal einen kurzen Blick da hinein, und zwar auf die Nr. 0805. Um ganz einfach zu erkennen, daß zu den Zeiten, wo die Menschen noch nicht schlemmen konnten, so gut wie kein Krebs (außer den berufsbedingten) existierte. Während er in gleicher Weise anstieg, wie das Schlemmen immer mehr möglich wurde. Die Ärzte müßten doch darüber orientiert sein, daß nach ihrer eigenen Statistik (→Rz 243) 35% der von ihnen behandelten Krankheiten auf Überernährung (also auf Schlemmen, von mittelhochdeutsch: slampen = verschlammen) zurückzuführen sind? (In Wirklichkeit sind es 98%. Wobei die ja ebenfalls ungesund essenden Raucher noch ein bißchen früher an allem Möglichen erkranken und erbärmlicher die Kurve kratzen.) Sollte nicht die oben aufgeführte Tabelle, die auch bestens geeignet wäre, das

Anspruchsdenken gewisser Patienten zu begrenzen und zu einer Selbstbesinnung zu führen, in jedem Wartezimmer ausgehängt sein? Das Fazit für Dich:
Wenn Du den Krebs im Leib hast, dann füttere ihn nicht weiter mit dem, was ihn Dir sehr wahrscheinlich gebracht hat. Füttere ihn nur mit dem, was Dir zweifelsfrei keinen Krebs bringen kann: Und das ist einzig und allein die UrMedizin!.
Und dann bedenke auch: In vielen Fällen zerstört Krebs intaktes Körpergewebe für immer. Auch die UrMedizin kann das nicht alles wieder neu aufbauen. Mir selbst hat der Krebs die Magenschleimhaut zum großen Teil so zerfressen, daß etwa 3/4 funktionsuntüchtiges, erosives Narbengewebe vorhanden ist. Mir zahlen es die Erinnyen gleich heim, wenn ich nur einen halben Finger breit vom UrMedizin-Weg abweiche.[9917] Glaubst Du, die würden jemals schlau? Sechs Jahre später veröffentlichen sie denselben Käse – diesmal sollen's die AIDS-Kranken beherzigen:

> Originalschlagzeile:
> **HIV-Patienten dürfen schlemmen!**
> (Nur Tiramisu und Sushi verboten)
> (Medical Tribune v. 28.4.2000)
> Und von wem hat die erste ärztliche Fachzeitschrift Europas ihren Aufruf? Von dem Nahrungsmittel-Fabrikantenverein Deutsche Gesellschaft für Ernährung! So hält man seine dummen Schäfchen weiter schwer krank und medikamentenbedürftig! Alles klar, jetzt?

2.11 Operationen sind gefährlich und bringen bei Krankheiten nur Schaden

Zum Teufel auch – wann erkennst Du? Selbst den schwerstkranken Fixern wird der Rat zum krankhaltenden Schlemmen gegeben: Die wollen keine gesunden Menschen, die wollen scheffeln was das Zeug hält! Deshalb lassen sie auch die Werbung für dieses Buch verbieten! (→erste Seite)
Diesen Satz des Hippokrates »Suchet die Ursache der Ursache« hat sich die UrTherapie bis ins kleinste Detail zu eigen gemacht. Das wäre allein schon ein Grund, daß Du ihr blind vertrauen könntest, da sie sich nicht mit vordergründigen Scheinargumenten zufriedengibt. Das erspare ich Dir. Das hast Du bislang ja stets bei den Medizinern erlebt. Und wurdest um so schmerzlicher enttäuscht.[9716] Deshalb hast Du nun als Kranker zu diesem Naturheilbuch gegriffen, das Dich auffordert, nicht unbegründet zu vertrauen, sondern *vorher* die Behandlung auf deren Berechtigung und deren Richtigkeit gründlichst abzuklopfen.

241 Wie ist das z.B., wenn viele Operationen von den Krankenkassen - nachdem diese Eingriffe bislang nicht als erstattungsfähig angesehen wurden - plötzlich den Ärzten bezahlt werden? Da schnellt mit einem Male deren Anzahl so hoch, als wären sie von einem Tag auf den anderen bei den meisten der Kranken notwendig geworden. Die Krankenkasse honoriert vor allem nur den quantitativen Aufwand des Arztes, nicht aber den qualitativen Erfolg. Belohnt wird, wer möglichst viele Spritzen in möglichst kurzer Zeit verabreicht. Nicht, wer einem Patienten hilft oder sich Mühe gibt, daß er mit weniger Spritzen und Medikamenten auszukommen weiß.[2290ff]
Merke: Operationen läßt man nicht einfach zu! Viele gehen daneben.[3211f, 3228, 3241] Millionen Operierte leiden an den Nachwirkungen![3209] Bei so manchen bleibst Du zeitlebens von Medikamenten und Hormongaben abhängig, zum Beispiel auch bei der Wegnahme der Eierstöcke, der Galle, des Magens, der Schilddrüse, bei Implantationen usw.
»Was soll ich denn etwa tun, wenn wegen der schlimmen Schmerzen meine Gallenblase weg muß?«[3239]
Die Gallenblase speichert die von der Leber gebildeten Verdauungssäfte. Wenn sie Dir die Gallenblase wegschneiden, fließen diese Säfte laufend in Deinen Darm. Dir ist ständig übel und Du mußt oft erbrechen. Daß Du nach der Operation meist schlimmer dran sein wirst, erzählen Dir die Ärzte *vorher* jedoch nicht.
Damit die Leber nicht zu viel der für die Galle bestimmten Verdauungssäfte bildet, mußt Du nach der Gallenentnahme fettarm und mindestens sechsmal täglich essen - letzteres schlägt Dir die

UrTherapie von Anfang an vor. Warum willst Du Dich deshalb also noch vorher operieren lassen?[2110, 2342, 3249] Und dann: Du kannst Dir nie sicher sein, daß neben Deinen Gallensteinen nicht auch schon Krebs in Deiner Galle wuchert. Dann operieren sie. Die Folge: Du bist Deine Steine zwar los - aber auch in kürzester Zeit wegen der Krebsausstreuung unter der Erde.[1122]

»Hör mal, ich wäre doch verrückt, wenn ich mir nicht mit Hilfe von Stoßwellen meine Gallensteine zertrümmern lassen würde. Statt sie mit der UrMedizin in Gott–weiß-wie-langer-Zeit mühsam in meinem Körper auflösen zu lassen.«

Ja, weißt Du denn nicht, daß nur die Steine zertrümmert werden können, die aus Cholesterin bestehen? Und das trifft nur bei 15% der Kranken zu. Außerdem mußt Du vor der Stoßwellen-Lithotrypsie (und sogar noch Monate danach) eine äußerst schädliche Behandlung mit krebsverdächtigen Gallensäuremedikamenten über Dich ergehen lassen. Und dann kann es trotzdem noch passieren, daß sich die Mediziner irren oder sich die Steine hartnäckiger als erwartet zeigen, so daß Du dann also doch noch unters Messer mußt - wie alle anderen 85% der Gallensteinerkrankten.

Aber bilde Dir um Himmelswillen nicht ein, daß Du von nun an gesund bist. Denn es wurde Dir ja nur *ein Schmerzherd* entfernt. Du bist meist sogar noch kränker und immungeschwächter nach diesen Torturen. (Beruhigungs- und Narkosespritzen sind ebenfalls schädliche Gifte!) Denn der *Krankheitsherd*, der Dir diese Steine bescherte, steckt ja immer noch in Deinem Körper!

»Und wie sieht es mit der Zertrümmerung von Harnsteinen aus?«

Denk nicht, daß die Zertrümmerung dieser Steine mit Stoßwellen einfacher wäre. Was ist, wenn der Stein nicht vollständig zertrümmert werden kann? Laß Dir nichts vormachen. Stell Dir das mal richtig vor und

Krebsursachen	(in Prozent)
Überernährung	35
Tabak	30
Andere (angeblich)	35

Quelle: DOLL, R.; PETO, R..; HENSCHLER, D.: Daten Report 1993/94, Fischer alternativ

fall nicht immer wieder auf »die großen Fortschritte der Medizin« oder auf »neue und bessere Verfahren« herein. Der Stein wird also *zertrümmert*, was heißt, ein großer, leicht faßbarer Stein platzt mit großer Gewalt in viele kleine Splitter auseinander, die dadurch noch viel tiefer in die umliegenden Gewebe (mit ihren eventuell vorhandenen Krebszellen) eingetrieben werden. Deine Galle sieht danach aus wie ein gespickter Hasenrücken, Deine Blase wie ein umgekehrter Igelpelz. Und die Steinsplitter verursachen nicht nur mehr Schaden als vorher, sie sind auch viel mühseliger zu entfernen, wenn sie Koliken verursachen. Und was viel Chirurgengeschnetzel in Galle, Blase und Niere anrichtet, kannst Du Dir wohl ausmalen. Sicher, ein kleiner Teil des Gallensteins zerfällt auch in kleineres Gebrösel und kann - meist unter schweren Koliken - von selbst abgehen. **Was denn, wenn kleine Bruchstücke den Harnleiter verstopfen? Was denn, wenn sich dadurch der Urin aufstaut und die Blase zu platzen droht?**[9772] **Passiert immer wieder! Dann müssen sie Dich trotzdem aufschneiden!** Und da das dann in höchster Not geschieht, kannst Du Dir denken, wie leicht dabei gepfuscht wird.[2211, 2740]

»Aber es bleibt ja immer noch die Steinentfernung mittels einer Harnleiterschlinge«, sagt Du.

Steinzertrümmerungsfolgen:
Harnstauung, massive Koliken, zugrundegerichtete Niere binnen zwei Stunden.
(Medical Tribune 43, 25.10.1996/7)

Du vergißt, daß dabei sehr, sehr leicht der Harnleiter perforiert werden kann und dann alles noch komplizierter wird. Und offene chirurgische Steinentfernungen sind häufig mit Nachblutungen verbunden. Auch kann dadurch Urin aus dem Harnleiter in die umgebenden Gewebe abtropfen oder auslaufen, was oft kaum bemerkt wird, und was Dir erst später die schlimmsten Schäden bringt. Die meisten Mediziner sind bei so schwierigen Zuständen meist leider nicht in der Lage, lege artis zu behandeln.

Mein Gott: Warum willst Du denn nicht die sanfte Methode der Natur für Dich wählen? Da kann nichts schiefgehen. Dann können sich auch keine neuen Steine mehr bilden. Begreife:

Gesundheitsgesetz der Natur:
Das Natürliche ist allein das Beste für Dich!
Die Ärzte leben nicht davon, daß Du gesund, sondern daß Du krank bist.

245 Einfach rausschneiden, wo sich was Unangenehmes zeigt? Haben Ärzte auch hier wieder die Worte ihres Lehrmeisters Hippokrates vergessen, der ihnen klar sagt: »Wo auch immer der ursprüngliche Krankheitsherd sein mag, die verschiedenen Körperpartien geben ihn untereinander weiter.«[0566]
Und wenn Du vor der Entscheidung stehst, ob Du Dich operieren lassen sollst oder nicht, dann solltest Du Dir nicht nur Sorgen machen: O Gott, wie gefährlich wird das für mich? Sondern: Mein Gott, was hab' ich mit meinem Körper nur angestellt, dass man Teile davon wegschneiden muß, weil sie so verdreckt sind!
Dann erkundige Dich zuerst nach allen anderen Möglichkeiten, ob es nicht einen Weg daran vorbei gibt.[2702ff] Und wenn es scheint, daß dies nicht drin ist, und wenn Du die UrTherapie nicht aufnehmen willst, dann fordere von den Ärzten wenigstens Einblick in die *internen* Berichte über die (wie Du ja weißt nur kurzfristigen) Erfolge und Mißerfolge der betreffenden Operation. Jede gute Klinik hat so was in ihren Schränken. Wenn nicht, leih sie Dir in einer Uni-Bibliothek aus.[2220ff, 2730ff, 3200ff, 3243]
»Es werden aber immer bessere Techniken entwickelt!«
Das weißt Du doch: Je mehr Technik, um so mehr Fehlerquellen erschließen sich, um so mehr menschliches Versagen kommt zustande. Das Einfachste ist das Beste! Englische Ärzte entdeckten z.B. auf den Fidji-Inseln bei Notoperationen, daß mit Kokosnußfasern genähte Operationsschnitte wesentlich schneller und komplikationsloser verheilten, als wenn dies mit Catgut geschehen wäre. Doch benutzt heute ein Arzt deshalb Kokosfasern, also natürliches Material? Wo das doch wirklich angebracht wäre, wenn er das Beste für seine Patienten will.
Wenn Dich die Ärzte verdorben haben, bist Du auch noch Dein restliches Leben lang von ihnen abhängig. Es wird geschätzt, daß jede dritte Operation nicht gelingt. Und zudem weißt Du nicht, ob es nicht gerade der junge Assistenzarzt ist, der sie ausführt, und der an Dir lernen soll.[2708]
Wenn Du wenigstens diese Reinfälle als Lehrgeld dafür benutzen würdest, Dich künftig von den Burschen fernzuhalten! Doch wie hast Du Dich bisher verhalten? Du bist dann zum nächsten Doktor gerannt im Glauben, der wüßte es besser! Pustekuchen! Begreife es doch endlich: Die haben alle die gleiche miese, unnatürliche Schulung hinter sich, haben nichts anderes als die völlig widersinnige Allopathie gelernt. Der eine kann nicht mehr taugen als der andere - soweit sie Krankheiten, nicht Unfälle oder Chirurgie, als Fach betreiben. Die Krankheitsbekämpfungs-Chemiedoktoren-Scharlatane verlassen sich alle auf Chemie oder andere Heilmätzchen!

246 Meinen alten Freund Dr. Blessiner haben sie nach einer Hodenkrebsoperation bestrahlt, wonach sich dann seine beiden Blasenleiter verklebten, was wiederum die Nieren schädigte. Daraufhin setzte man ihm einen künstlichen Blasenleiter ein. Und damit sich der nicht entzündet, mußte er laufend Antibiotika schlucken, was auch nicht half. Nun ist wieder die nächste Operation fällig.[1550ff]
Und wie erklären die Ärzte das, wenn sich als völlig falsch herausstellt, was bisher praktiziert wurde? Gesteht man die Fehler ein? Klopft man sich reuevoll auf die Brust für den Mist, den man da fabriziert hat? Daß die Medikamente zu schlimmsten Schäden führten oder die Krebsoperationen nur sinnlos verstümmelten?[1352ff, 1405, 2101/3, 3117, 3211]
Nein - in solchen Fällen hat man angeblich für kommende Operationen »durch fortführendes Praxisstudium neue wissenschaftliche Erkenntnisse gewonnen«. Denn die Wissenschaft und der Staat - man weiß es - haben eins gemeinsam: sie irren nie. Das zugeben, das könnte ja zu einem Autoritätsverlust führen. Und die Menschen könnten womöglich darauf kommen, daß sie von diesen Institutionen nur für die Zwecke der Mächtigen ausgenutzt werden. Merke:
Jägerlatein unterscheidet sich vom Medizinerlatein dadurch, daß die Mediziner *nicht* von den Böcken reden, die sie geschossen haben.[2233]

> Aktuelle Studie alarmiert: Jeder 6. Klinik-Arzt ist rauschgift-abhängig. Vor allem Chirurgen sind es.
> (Medical Tribune 34/8.9.1995)

2.2 Laß Dich nie ins gesundheitsfeindliche Krankenhaus einweisen, wenn Du krank bist oder ein Baby bekommst

Da holen Dich die Pharisäer in ihre Tempel, und schon erliegst Du ihren zweifelhaften Segnungen und dem ganzen Brimbamborium. Wie psychologisch überaus klug und wirkungsvoll: Zuerst mal stecken sie Dich ins Bett. Damit der Halbgott wie zu einem Kind sprechen kann.

Da erzählt mir mein Rechtsanwalt: »Wenn ich abends mit meinem Freund, einem Chirurgen, bis zwei Uhr nachts gebechert habe, dann weiß ich nicht, ob der am nächsten Tag seine Patienten so schlecht operiert, wie ich die Akten meiner Mandanten bearbeite... Ich habe ihn mal danach gefragt - doch der meinte leichthin: »Was willst Du - wir machen sowieso zu 80% nur Pfuscharbeit...«[2230, 2238, 2245, 2254]

Doch seien wir ehrlich: Nicht der Konsum der Chirurgen an Alkohol, sondern der ihrer Patienten gefährdet am meisten die Gesundheit der Menschen. Nach einer schwedischen Untersuchung drohen beim Trinken von etwa 60 Gramm Alkohol (etwa eine Flasche Wein oder drei Flaschen Bier) pro Tag bei einer Operation vor allem lebensgefährliche Blutungen, schwere Infektionen im Bauchraum und Herzversagen. Mein Rat: Laß Dir vor jeder Operation schriftlich bestätigen, welcher Arzt sie eigenhändig ausführen wird. (→Rz.968-970) [3100]

Oder willst Du lieber unter der Fummelei frisch approbierter Ärzte verpfuscht werden und nicht mehr aufwachen? Aber auch wenn Dich der Chef selbst oder ein erfahrener Arzt unter dem Messer hat, weißt Du immer noch nicht, ob Du nicht eines der Opfer bist, an dem neuartige Techniken eingeübt werden.

Seit den alten Römern ist das nicht anders: Man lernt das Rasieren am Kinn eines Dummkopfs.[2030/2/6, 2055/6] So hieß es jedenfalls bei denen.

Und wie behandeln die Götter in Weiß die Leute, die deren Unsinn nicht mitmachen? Selbst ihrem Nobelpreisträger Linus Pauling verweigerte die Schulmedizin die Mittel, als er nachweisen wollte, daß Vitamin C für Krebskranke hilfreicher wäre als Chemie.[2201]

»Wie ich gehört habe, schluckt er jeden Tag sogar das Zehnfache der angeratenen Vitamin-C-Pillen-Menge«, sagst Du. »Und vor der Presse führte er darauf auch sein hohes Alter von über 90 Jahren zurück. Und das, wo Du doch behauptest, künstliche Vitamine seien nichts wert.«

Na, na. Wenn Du an dessen Stelle und so ein alter Fuchs wärst wie der Pauling, und noch ständig von der Presse als berühmter Mann interviewt würdest, ja, und wenn Du dazu noch verrückt hinter schönen jungen Mädchen her sein würdest, die einen im Alter viel Geld kosten, und wenn Du ständig an den sonnigsten Plätzen der Welt in den feinsten Hotels Ferien machen möchtest, die 360.000 Mark Nobelpreis aber längst verjubelt hättest, ja, was würdest Du da wohl tun? Vielleicht würdest Du doch dann mit den Vitamin-Herstellern so eine kleine Vereinbarung treffen...[2530/1/2]

Und Du, lieber Leser, der Du dieses Buch liest und noch Mitgefühl aufbringen kannst: Hole vor allem Deinen sterbenden Angehörigen heraus aus diesem Horrormaschinenhaus, das sich Krankenhaus nennt. Und das nicht mal einen würdigen Tod zuläßt.

Morphiumspritzen kannst Du Deinem Angehörigen auch selbst setzen, wenn man Dir's erklärt, falls es nötig sein sollte. Dein Partner, Deine Mutter, Dein Vater, die ein Leben lang für die Familie sorgten, haben verdammt noch mal ein Recht darauf, im Kreise ihrer Familie in Würde und Frieden zu sterben. Und Du solltest Dich schämen, ihnen das persönliche Erlebnis des Todes für ein nur zum Zwecke des höheren Profits hinhaltendes Sterben im Krankenhaus einzutauschen. Die Profitsucht der Schulmedizin stiehlt den jungen Müttern das intime Geburtserlebnis und den Alten sogar den eigenen Tod. Meinst Du nicht, daß es auch für Dich seelisch viel bedeutet, wenn Du die letzten Tage an der Seite des Sterbenden weilst? Das solltest Du tun, statt ihn abzuschieben: ihm die letzten Wünsche erfüllen, ihm von schönen Stunden erzählen. Wenn es geht, gemeinsam mit ihm singen oder ihm seine Lieblingsmusik vorspielen, ihm Gedichte vorlesen und nicht müde werden, ihn zu streicheln und liebzuhalten. (Wie ich höre, soll Hasch-Rauchen besser gegen die Schmerzen sein als Opium...)

Wenn bei Dir nun eine Behandlung im Krankenhaus oder beim Arzt glimpflich ausfiel, so muß das nicht meinen Thesen widersprechen. Denn Du weißt noch lange nicht, was die in Dich gesetzten medikamentösen Vergiftungen, was Dich die Organentfernung und die gesetzten Narbenstörfelder usw. noch später an Leid und Leiden erwarten lassen...[1133, 1153, 2710/2/8, 2720f, 3259] Du bist ein Wunderwerk der Schöpfung! Von ihr erschaffen und nicht von den Gaunern der Medizin! Halte Dich an deren Natur!

Merke: Nicht zu den medizinischen Krankheitsunterdrückern und nicht ins Krankenhaus gehen heißt auch, unserem Staatswesen die jedes Maß übersteigenden Krankheitskosten ersparen helfen![2312]

»Mit 'ner Harnröhre aus Bronze oder mit der UrMedizin hättest Du mit dem Pinkeln jedenfalls so wenig Probleme wie ich«, meint Männeken Piß.

Das allererste, was Du vor einer evtl. Krankenhausbehandlung sagst:
Bevor Sie mich an einen Tropf anschließen oder mir Medikamente spritzen oder geben, händigen Sie mir stets die entsprechenden Beipackzettel der mir verpaßten Mittel aus. Danach entscheide ich, ob ich die Körperverletzung an mir zulasse oder nicht!
Weigern die sich, dann weißt Du gleich, was Dir da blüht und packst schnellstens Deine Siebensachen zusammen und beglückwünschst Dich, so vor noch größerem Schaden bewahrt worden zu sein, als es Deine Krankheit bereits ist. Das gleiche verlange bei Deinem Kind! (Das Recht dazu ist zu entnehmen aus: OLG Hamm v. 11.1.1998 und OLG Oldenburg v. 20.1.1984)
Du willst Dich in einem Krankmachungshaus wegen Deiner Prostatabeschwerden operieren lassen? Da sieh lieber zuerst mal im Literaturverzeichnis nach, was da drin steht.[1121, 1401f, 1550ff, 1908, 2732, 9719]

Prostatawachstum bedeutet meist Krebs. Hier kann die UrMedizin nur langsam in das wuchernde Gewebe einwirken. Du mußt also Geduld aufbringen. Das Beste ist hierfür: Viel zu lieben - es schränkt die Gefahr von Prostatakrebs ein - aber nur bei Nichtrauchern. Übrigens: Du schaffst es, bis ins hohe Alter liebesfähig zu bleiben, wenn Du der UrMedizin treu bleibst.
So kündigt sich Prostatakrebs an:

1. Wenn Du während des Urinierens das Gefühl hattest, daß sich Deine Blase nicht ganz entleerte.
2. Wenn Du in weniger als zwei Stunden ein zweites Mal Wasser lassen mußtest.
3. Wenn Du mehrmals aufhören und wieder neu mit dem Wasserlassen beginnen mußtest.
4. Wenn Du Schwierigkeiten hattest, das Wasserlassen hinauszuzögern.
5. Wenn sich nur ein schwacher Strahl beim Wasserlassen zeigte.
6. Wenn Du pressen oder Dich anstrengen mußtest, um mit dem Wasserlassen zu beginnen.

»Gegen Prostatabeschwerden sollen doch Kürbiskerne und Blütenpollen helfen.«

Helfen können Dir hier nur bestimmte Muskelkontraktionen (→Kap. 8) (Und dazu natürlich die volle Kraft der UrMedizin!). Die Prostataprobleme beginnen mit einer Drüsenvergrößerung. Dieser Vergrößerung soll eine verringerte Hormonproduktion zugrundeliegen, die während des Alterungsprozesses entsteht. Diesen Rückgang versucht der Körper zu kompensieren, indem er zusätzliches Drüsengewebe wachsen läßt.

Was kein Handwerker, Unternehmer oder Steuerberater sich erlauben darf – die können es:
„Das Risiko einer gescheiterten Intervention trägt der Patient"
(Der Medizinsoziologe Bernhard Badura in DIE ZEIT 22/27.5.1999/41)

Weil Kürbissamen, Brennesselwurzeln und Blütenpollen Spuren eben dieser Hormone aufweisen, die normalerweise von der Prostata produziert werden, bildet sich inzwischen auch die Schulmedizin ein, diese Samen könnten helfen, den Hormonmangel auszugleichen. Und dadurch das zusätzliche Wachstum des Drüsengewebes einzudämmen. Kürbissamen enthalten auch noch zwei andere Wirkstoffe, die für die Gesundheit der Prostata entscheidend sein sollen: Zink - ein Spurenmineral - und Vitamin F. Das alles nutzt aber nichts, wenn keine UrTherapie aufgenommen wird!

Gesundheitsgesetz der Natur

Nur die Gesamtheit dessen, was Gott uns an natürlicher Nahrung bestimmte, kann gegen Krebs helfen, nicht einzeln ausgewählte und zugeführte Bestandteile daraus.

Ist Dir klar, daß Du vor jeder Operation als 50jähriger geröntgt wirst? Angeblich, weil das wegen der Narkose wichtig ist, obschon das gar nicht stimmt. Und daß dann vielleicht genau das für Dich ertragbare Maß an Atombestrahlung und Elektromagnetismus voll macht. Und den Prostata- oder Brustkrebs erst recht wild macht.

> Das Brustgewebe junger Frauen ist strahlenempfindlicher als das älterer Frauen. Das Risiko für strahleninduzierten Brustkrebs ist bei Strahlenbelastung im Alter zwischen 20 und 29 Jahren etwa doppelt so hoch wie im Alter zwischen 40 und 49 Jahren und etwa zehnmal so hoch wie für Frauen nach dem 50. Lebensjahr. Das tritt 10 bis 20 Jahre später auf.
> (Sonderbeilage arznei-telegramm 10/99)

Einmal operiert, und Du bist für immer verdammt, Sklave der Ärzte zu sein: [2804, 2810ff, 2841ff, 9782]

> Es begann mit Prostatabeschwerden. Köpcke wurde ins Hamburger Krankenhaus eingeliefert und operiert. Und damit begann ein Martyrium, das alle privaten, aber auch alle beruflichen Pläne des vielumworbenen Tagesschau-Mannes zerstörte: Elfmal mußte er nach der ersten Operation erneut ins Krankenhaus, elfmal wurde die Unterleibsoperation wiederholt, um Beschwerden zu beheben, die durch Wucherungen immer wieder auftraten. (Express 15/1994)

Schlagen wir auch dazu wieder mal bei Hippokrates nach: *»Die Medizin soll heilen - nicht schneiden.«*

Erkenne: **Die Schulmedizin kann Menschen, die denken können, nicht überzeugen - sie ist nur eine Medizin für die Dummen - eine Hilfsschulmedizin.**[1614] [250]

Deshalb setzt die UrTherapie an die Stelle des Behandeltwerdens das eigene Handeln. Früher ließest Du die größten Dummheiten passiv über Dich ergehen. Jetzt übernimmst Du die Initiative! Zieh dieses positive Prinzip nun konsequent durch: Auf daß es Dir wohl ergehe und Du lange lebest auf Erden!

Mach Dein Leben nicht von den irrenden Erkenntnissen eines Arztes, das Leben Deines Kindes nicht von den derzeitigen medizinischen Ansichten eines noch so lieben aber mit der Chemie im Bunde stehenden Kinderarztes abhängig. Denn Du mußt für deren Schadensbehandlung später den Kopf hinhalten. Ärzte behandeln sicherlich nicht aus Bosheit falsch. Aber dies zu wissen nutzt Dir nichts, wenn Dein Kind erst einmal von deren Giften kaputt gemacht ist. Vergiß es nie!

Wie sagte er doch: „Das Risiko einer gescheiterten Intervention trägt der Patient" (Der Medizinsoziologe Bernhard Badura in DIE ZEIT 22/27.5.1999/41)

Aber wenn Du nun glaubst, Du würdest hier mit Wundermittelchen zum schnellen Gesundwerden beglückt, bist Du schief gewickelt. Nur echtes Tun bringt echte Erfolge.

»Da gibt es doch jetzt ein ganz neues Verfahren, genannt Hyperthermie, das ohne Operation Prostatakarzinome und -adenome heilt«, sagst Du.

O je, wie oft soll ich es Dir noch klarmachen, daß alles Neue in der Medizin nur Schwindel und immer neue betrügerische Hoffnungsmache darstellt. Wenn Du bereits Schwierigkeiten mit dem Wasserlassen hast, sind medizinische Maßnahmen nur Pfusch.[1550, 3664] Sagt Dir das ein Arzt?

Merke: Hinter schönen, hehren oder edlen Worten verbergen die gesundheitsunwissenden Schulmediziner ihre wahren Absichten.[2756]

So lautete die Meldung:

> **5 fremde Organe: Tabathas kleines Herz gab auf...**
> Ein halbes Jahr kämpfte die dreijährige Tabatha Foster tapfer um ihr Leben. Dann transplantierten die Ärzte in Pittsburgh dem kranken Mädchen einen Dünndarm, eine Leber, eine Bauspeicheldrüse. Teile eines Magens und einen Grimmdarm. Doch jetzt brach der gesamte Organismus des Kindes zusammen. Die Eltern baten die Ärzte, auf Wiederbelebungsmaßnahmen zu verzichten. (EXPRESS vom 14.5.88) (Veraltete Meldung? Nein! Jetzt in 1999 wurde erneut eine fast gleiche Operation gemacht!)

So hätte sie lauten müssen:

> **Kind zu Tode operiert!** [3116, 9698, 3007, 3620]
> Ruhmsüchtige und profitgierige Ärzte (je mehr Organe operiert werden, je mehr wird daran verdient!) machten am 1. November 1987 die kleine Tabatha zu einem Spielball ihrer Experimentiersüchte. Insgeheim wissend, daß sie das dreijährige Kind nur quälen würden, implantierten sie ihm fünf fremde Organe ein und folterten anschließend den kleinen Körper durch Unmengen chemischer Präparate ein halbes Jahr lang zu Tode. Selbst als die Kleine endlich von ihrem Leiden erlöst war, wollten sie ihr Opfer unter neuen Qualen ins längst verpfuschte Leben zurückvergewaltigen.

Weder in der Ausbildung noch auf den Universitäten, weder in den Krankenhäusern noch in den Praxen, weder in der Pharmawerbung noch in den Ärztezeitschriften wird vom kranken Menschen, seinen Sorgen und seinen Nöten gesprochen.[3224, 9726] Da wird über Krankheiten fachgesimpelt und welche Chemie in Verbindung mit welch anderer Chemie, die vertrieben werden soll, damit die geballte Chemie wieder neue Krankheiten erbringe, die man behandeln und woran man erneut verdienen kann.[2507, 2511ff]. Da werden immer wieder Ratschläge erteilt, wie man zu vielen Punkten bei der Abrechnung kommt, oder dafür sorgt, daß die Ehefrau sich mit ein paar Brosamen nach einer Scheidung abfinden muß.

Noch mehr wird geschrieben über Betriebskosten, Gewinn nach Steuern, Bettenzahlen, Budgets, Praxisfinanzierung, wie man sich vor Schadenersatzforderungen drückt, bei der Steuer alles herausholt und zu mehr Chipkarten kommt. Ständig wird laut gejammert über die schlimme Gefahr, das Hunderttausende betragende Einkommen könne sich, statt weiter ins Unermeßliche zu steigen, durch neue Bestimmungen zur Krankheitskostenbegrenzung um ein paar Mark mindern, könnten zu viele junge Ärzte den alten Geldfüchsen Konkurrenz machen. Über all das wird ständig palavert, aber kein Wort darüber, was man für das Wohl der Patienten tun könnte. Die immer schlechter werdende Volksgesundheit interessiert die nicht die Bohne - nur um den eigenen Reibach geht es, wenn ich da mal Bilanz ziehen will.[2061/3, 2120ff, 2758ff]

„Was ist der tiefere Sinn, was steckt denn dahinter, dass die schulmedizinisch tätigen Ärzte so wenig um den Patienten als Menschen geben? Daß ihnen sein Schicksal so gleichgültig ist, und sie ihn mit schädlichen Krankheitsverlagerungs-Medikamenten behandeln?" fragst Du.

251 Ich sehe das so: Vor Christi Geburt war es selbstverständlich, den Arzt erst dann zu bezahlen, wenn feststand, daß er wirklich geholfen hatte. Was nicht mehr als recht und billig war. Erst die Ware, dann die Marie. Oder es wie die Chinesen zu halten, die den Arzt auspeitschen ließen, wenn sie krank wurden. Nachdem die Mediziner es aber fertiggebracht hatten, ausbezahlt zu werden, bevor man völlig gesund war, nutzten die cleveren Burschen das gründlich aus. Was mit den Patienten passierte, wurde mehr und mehr für sie uninteressant. So oder so erhielten sie ja ihr Geld.[2330ff] Wem die Gesellschaft solche Privilegien zubilligt, dem mußte das ja zwangsläufig zu Kopf steigen.[2349] So fühlten sie sich nur noch »zu Höherem berufen« - nachdem allein bloßes Arztsein so gut war, wie eine amtliche Gelddruckmaschine zu besitzen.[2318] Für die Mediziner gilt jetzt:
Es ist das höchste Ziel, der ärztlichen Wissenschaft zu dienen und nicht den Kranken.[9726] Der Kranke habe für den Arzt da zu sein. Als Studienobjekt. Als Büttel der wichtigeren Wissenschaft. Als Versuchskaninchen.[3100ff] Als Chipkartengeber. Nicht bei jedem Arzt zum Glück, aber dies immer in den Universitätskliniken und Krankenhäusern.

Und weil jeder Arzt dort gelernt hat, steckt diese schändliche Betrachtungsweise noch tief in ihm drin![3101] Natürlich ist kein Arzt so dumm, das seinen Patienten zu offenbaren, aber seine ganze Schulung lief ja darauf hinaus: Er studierte Reaktionen, Krankheitsverläufe, Chemie - aber der kranke *Mensch* stand nicht auf dem Programm.

Selbst als Multiple-Sklerose-Kranker darfst Du nie in eine Spezialklinik oder ein Krankenhaus gehen.[1912, 8331] Dort glaubt man - und Du kannst Dir denken, warum - daß Schonung und Liegekuren die richtigen Heilmittel für Dich seien. Nur: Es gibt von der Schulmedizin keine Heilmittel für die Multiple Sklerose, was genauso für alle anderen Krankheiten zutrifft. Logisch wäre es, dem Körper viel zu seinem Gesundwerden nötigen Sauerstoff zu verschaffen, statt weniger! Du kannst auch mit UrMedizin Deiner Multiplen Sklerose davonlaufen. (→Rz974 [8]) [3762, 8014, 8008, 8226f, 9983]

Bei Krankheit ins Krankenhaus zu gehen oder zu Hause im Bett liegen zu bleiben ist wirklich das Verkehrteste, was Du tun kannst. Wie soll die reinigende Lymphe da fließen, die doch so auf Deine tägliche Bewegung angewiesen ist! (→Rz910, 897, LV 9612)

Eine Ausnahme sind natürlich Grippe und schlimmere Leiden, wo Dir der Körper sagt, daß er nichts als Ruhe haben will. Aber schon bei einer Verletzung wie einem Bein- oder Armbruch solltest Du alle bewegungsfähigen Glieder nebst Deines Körpers in ständiger Bewegung halten!

»Angenommen: Ich bin schwer krank geworden, habe blutigen Stuhlgang oder es bahnt sich eine Lungenentzündung[2064] an. Oder der Arzt sagt: Der Blinddarm muß schnellstens raus! Da muß ich doch einfach ins Krankenhaus!«

Um Dich dort in noch größere Gefahr zu begeben? So etwas bekommst Du schnell in den Griff, wenn Du sofort
● Erde schluckst - das Mittel des Hippokrates,
● das Essen für 14 Tage einstellst und anschließend,
● UrMedizin für mindestens 12 Wochen zu Dir nimmst.
So einfach ist das!

<u>Warum Du meinem Rat doch nicht folgen wirst? Weil Du zu ängstlich bist. Weil uns die Ärzte zu lauter Angsthasen gemacht und uns weisgemacht haben, wir kämen ohne sie nicht mehr aus. Klar, ich weiß, daß Du nicht viel um meine diesbezüglichen, vielleicht auch hier etwas übertriebenen Darstellungen gibst und ins Krankenhaus gehst. Du mußt halt Deine eigenen Erfahrungen machen - ich wünsche für Dich, sie sind nicht gar so schlimm! Doch!</u>

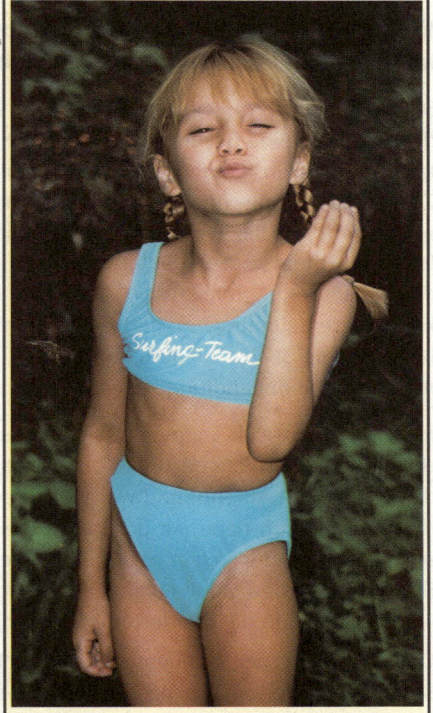

"So ein süßes Küßchen kannst Du Dir bei mir in Hoffnungsthal abholen, wenn Du »Nein!« zur Krankmachungshaus-Einweisung gesagt hast. Bleib schön cool!"

Die Krankenhäuser geben nicht viel um Deine Gesundheit, das sollte Dir klarwerden, wenn Du dort nur ein bißchen die Augen offenhältst. Denn dort wirkt nicht nur ein Arzt, dort wirken gleich mehrere! Die Gefahren für Dich sind deshalb auch mehrfach größer![2051/3, 2061/6, 2104f, 2111, 2462ff]

Jeder Krankenhausarzt erkennt auf den ersten Blick die durch Bewegungsfaulheit entstandenen Schäden und Krankheiten. Findest Du aber auch nur ein einziges Standfahrrad, ein Rudergerät oder gar einen Muskeltrainer dort, um die Kranken wieder fit zu machen? Gibt es da etwa Moorbäder, eine Sauna[1757b] oder wenigstens immunstärkende Kaltwasseranwendungen nach Kneipp? Gibt es auf dem Gelände wenigstens einen kleinen Trimmpfad oder ein Hinweisschild, wo Du Jogging treiben kannst? Milliarden werden rausgeschmissen für die schädigenden, unsinnigen Diagnosegeräte. Aber ein paar Tausender herausrücken für etwas wirklich Gesundmachendes, daran sind die Herren Ärzte nicht interessiert. Du weißt warum. Und dann dieser Fraß dort:

253 Verarbeitet die Krankenhausküche etwa frisches Gemüse von ungespritzten, naturbelassenen Böden und biologisches Vollwertgetreide? Und kommt das bißchen Obst wenigstens täglich frisch vom Biobauern? Nein - fast alles kriegst Du dick gezuckert aus Büchsen. Das meiste wird in großen Dampfkesseln zerkocht. Wo gibt es so oft billigstes Schweinefleisch? Wo krankes Kalbfleisch von im Pferch gehaltenen, gequälten Tieren? Wo die stärkstens denaturierte Nahrung? Wo lappiges, totes Weißbrot? Wo Zuckermarmelade? Im Anti-Gesundheitshaus Hospital! [6227] Du erkennst: Denen liegt nicht allzuviel an Dir. Denen geht's, wie überall, ums große Geld und Anhäufung neuen, unsinnigen Wissens. Aber das merkst Du nicht. Zu gut ist das alles vertuscht. Zu geschickt hat man Dich, Dir jegliche Eigenverantwortung austreibend, darauf eingeschworen: Für Deine Gesundheit sind nur wir Ärzte zuständig.

> Wenn Du eine hilfreiche Hand brauchst, so suche sie am Ende Deines eigenen Armes.
> (Orientalisches Sprichwort)

Gesundheitsgesetz der Natur:

Wenn ein Gesunder von Zivilisationsnahrung schon krank wird, kann einem Kranken mit der noch ungesunderen Krankenhauskost nur geschadet werden.

Solltest Du Dich also gegen meinen Rat bei einer Krankheit oder Geburt ins Krankenhaus legen, dann weise Deine Besucher auf alle Fälle an, Dir statt pestizidverseuchter Rosen aus dem Blumenladen einen selbstgepflückten Wiesenblumenstrauß mitzubringen. So verschaffst Du Dir noch 'ne Zusatzbehandlung mit der Bach-Blütentherapie... Andererseits: Wenn das Essen dort besser schmecken würde, wolltest Du möglicherweise noch länger in diesem Seuchenkasten bleiben. Jeder Tag mehr dort bedeutet: größere Gefahr! Oder willst Du bald zu denen gehören, die sich dort handfeste Infektionen holen? Allein 800.000 Wundinfektionen (davon 270.000 Harnwegsentzündungen) sind es jährlich! 30 - 40.000 sterben daran. Inzwischen sind von zehn Betten allein sechs mit Kranken belegt, die sich schwerste Schädigungen durch eine vorherige medizinische Behandlung zugezogen haben. [1662ff, 1690, 2052, 2253ff, 2711]

254 Ich bin schon früh in meiner Jugend von einem Krankenhaus zum anderen gewandert, habe dutzendemal Schläuche und Kontrastbreie geschluckt, mußte Biopsien über mich ergehen und den Magen mit Alkohol und wer weiß was noch alles nach dem Gusto der Ärzte spülen lassen. An mir und anderen habe ich das ganze Elend dort kennengelernt, mir macht keiner was vor. Doch ein Licht ging mir erst auf, als einer meiner Bettnachbarn im Alter von 30 Jahren mit leichten Herzbeschwerden fidel eingeliefert und am Ende der »Behandlung« als Frühinvalide entlassen wurde. So hatten die ihn dort mit Spritzen, Infusionen, Sauerstoffbegasungen fertig gemacht. [2256]

Und der Blitz der Erleuchtung schlug bei mir ein, als die Krankenschwester einen anderen Bettnachbar, der am Abend bereits selig schnarchte, wachrütteln wollte, um ihm die verordneten Schlaftabletten zu verpassen. Ich rief ihr zu: »Hören Sie auf damit, sehen Sie nicht, daß der schon tief schläft?!« Sie ging und kam in zwei Minuten zurück: »Tut mir leid, Herr Konz, ich muß ihn doch wecken. Der Arzt sagte mir, ich habe *seine* Anordnungen zu befolgen. Und nicht die eines Patienten, der Sie sind.«

Als Anhänger der UrTherapie brauchst Du keine Desinfektion mehr - denn Du kriegst bei regelmäßiger Einnahme der UrMedizin keine Entzündungen. Weder am Körper noch im Körper. (Wer die nicht nimmt, für den kann es schon besser sein, wenn er seine Wunden desinfiziert, seine Abwehrkräfte sind dann nicht viel wert - auch wenn die Wunde dadurch noch schlechter heilt.)

Impotenz: Männer können wieder lieben [9128f]
Spezialisten der Urologischen Klinik in Aachen schaffen kleine Wunder - vor allem mit Hilfe der Mikrochirurgie und mit Injektionen. Gegen Impotenz helfen auch Injektionen von Papaverin und Phentolamin, die einem unwilligen Glied wieder zu Kraft verhelfen. [9446] (STERN 12.1.91)

Mit allen Tricks bringen es die Schulmediziner fertig, die Leute ins Krankenhaus zu lotsen. Wenn ein impotenter Mann obenstehenden Artikel in einer großen Illustrierten liest, dann sagen sich

210

viele sofort: Menschenskind, was die Ärzte heute nicht alles können! Nix wie hin in die futuristische Monsterklinik nach Aachen. Man hört zwar öfter, daß die Mediziner so manchen verpfuschen. Nun ja, das werden halt nur seltene Ausnahmefälle sein - bei mir geht das schon gut.
Immerhin kannst Du bei solchen Entscheidungen noch froh sein, daß Du im Krankmachungshaus für körperlich Kranke landest. In einem Krankhaltungshaus für geistig Kranke hättest Du überhaupt keine Chance.

Viagra: Vorsicht, Impotenz droht!
Jungen Männern, die das Potenzmittel Viagra nehmen, ohne es zu benötigen, droht Impotenz. Davor warnte ein britischer Mediziner. BILD, 1.2.1999

In der Psychiatrie werden gesunde Menschen, die sich nur vorübergehend abweichend verhalten, leichtfertig eingesperrt, gequält, erniedrigt, unmündig gemacht, und müssen auch noch ihre endgültige geistige und körperliche Vernichtung befürchten. [9458, 9891]

Erkenne die bei vielen Giftmedikamenten gleiche Endwirkung: Sie verstärken am Ende was sie verhüten sollen! Ob Kopfschmerz-,Impotenz- oder Depressionsdrogen (Rz743).

Im vorstehenden Artikel ist die Rede davon, daß die Impotenz[3791, 9129] nicht mehr wie bisher von den Medizinern angenommen zu 90% seelisch, sondern jetzt zu 80% organisch bedingt sei. (Da wird plötzlich wieder einmal einfach das Gegenteil der früheren Schulmeinung behauptet, ohne für den plötzlichen Sinneswandel Beweise anzuführen.)
»Ich denke, die Mediziner dürften nicht straflos von den Lehrmeinungen abweichen?«
Im allgemeinen nicht. Aber wenn es den Interessen der Chirurgenschaft dienlicher ist, dann schon. Ist doch klar. Du denkst ja auch immer wieder daran, wie Du zu mehr Penunzen kommst. Nun also soll mit Hilfe der neuen Mikrochirurgie die Durchblutung des Penis zu verbessern sein. Und wie? Indem man eine Bauchwandarterie durchtrennt, die bisher den Oberkörper mit Blut versorgte, und sie in das Juwel des Mannes umleitet. Oder einfach die Venen im Penis verschmort, damit nicht mehr so viel Blut aus ihnen abfließen kann. Oder Schwellkörper-Injektionen macht...
Statt über die »fantastischen Leistungen der modernen Chirurgie« mal wieder achtungsvoll erstaunt zu sein, solltest Du Dich lieber fragen: Wieso ist es Klinikchirurgen eigentlich erlaubt, neue Behandlungsmethoden, über die man noch keinerlei Langzeit-Erfahrungen sammeln konnte, einfach so auszuführen?[3261] Wo man schon bei den Bypass-Operationen nachweisen konnte, daß sich in der neuen Zuleitung verstärkt die Schlacken ablagern und diese schnell wieder zusetzen. Abgesehen von der anderweitigen Nutzlosigkeit des Bypasses.[2736/9, 2755/7] Und dann, welch ein Wahnsinn: Venenverlötung am Penis! Das ahnt man schon als Laie, wie das ausgeht. Und wie stimulierend für Deinen Partner, wenn Du Dir kurz vor dem Liebesakt 'ne Spritze in Deinen Schniedelwutz jagst. Bei meinem Sportskollegen Helmut blieb sein Glied unter den größten Schmerzen steif und konnte erst nach Wochen zum Erschlaffen gebracht werden.
Ach ja, und wieso sind denen neue unerprobte Methoden erlaubt? Hm? Aber ja: Die Herren haben Kurierfreiheit!
Tierische Produkte und Fleisch führen in den jungen Jahren zu einer übersteigerten Sexualität. Im Alter führen die dadurch bedingten Ablagerungen in den Gefäßen zu Impotenz.[9129] Bei dem einen früher, bei dem anderen später. Leben ohne lieben zu können - was ist das für ein Leben!

Ich würde mich nie damit abfinden! Anderen scheint es weniger auszumachen. Als ich auf unserem letzten, mit über 1.300 Teilnehmern gut besuchten Gesundheitskongreß in München einen Workshop über die UrTherapie gab, erhob sich in einer der hinteren Reihen ein Teilnehmer in meinem Alter. Zur Beantwortung seiner Frage ging ich auf ihn zu und bemerkte mit gewisser Erheiterung, daß sein Hosenlatz auseinanderklaffte und ein Stück seines kleinen Zipfels zu erkennen war. Bei einer klugen Frage wenden sich die meisten in ihren Stühlen dann zu dem Fragenden hin. So auch hier. Ich bewegte verzweifelt meine rechte Hand nach oben im Sinne des Reißverschlußzuziehens, aber der ältere Herr reagierte nicht. Als dann auch noch die neben ihm sitzende jüngere Dame loskicherte, rief ich ihm zu: »Darf ich Sie unterbrechen: Ihre Hose steht offen!« Statt rot zu werden sah er ruhig an sich herunter, knöpfte das offene Teil zu und sagte laut ins Publikum: »Keine Aufregung! Wo ein Toter liegt, kann ruhig die Tür offenstehen - der tut keinem mehr was! Aber vielleicht verhilft ihm die Konz'sche UrMedizin ja eines Tages zur Auferstehung!«

256 Tja, Impotenz ist kein einfaches Thema bei Vorträgen. So frei wie mein Offener-Hosenlatz-Teilnehmer sein Nicht-mehr-Können einzugestehen vermochte, habe ich bisher nie jemanden sprechen hören. (Und Frauen beteiligen sich nicht mal an der Diskussion, wenn das Thema Frigidität zur Sprache kommt.)

Ich möchte den soviel Lebensfreude missenden, liebesschwachen Menschen nur helfen, wenn ich sie offen frage: »Wer von den anwesenden Männern ist impotent?« Wenn sich darauf niemand meldet - und bis heute habe ich das noch nie erlebt - entspanne ich die entstehende, leicht verlegene Stille mit der impertinenten Conférenciersfeststellung: »Na, den Arm kriegen die auch schon nicht mehr hoch...« Und habe so wenigstens die Damen als Lacher auf meiner Seite.

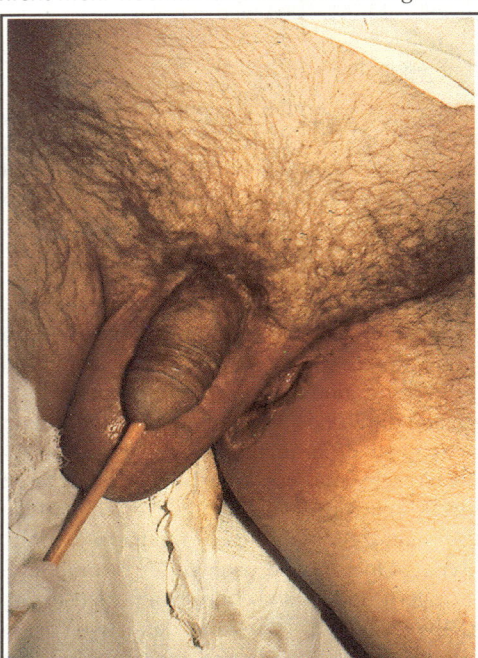

Bild: BACH, H.-D., Äußere Kennzeichen innerer Erkrankungen, Ritter Verlag, 82327 Tutzing, Tel. 08158-8021, Fax 7142. Für jeden Kranken zur Selbstdiagnose zu empfehlen.

Meist treten diese Tumore im Körperinneren auf. Sieh genau hin, sie liegen hier einmal auf dem Fußrücken und wurden bereits dreimal operiert. Mit dem Erfolg, daß sie sich immer größer danach neu bildeten. Du glaubst, *Dir* kann das nicht passieren?

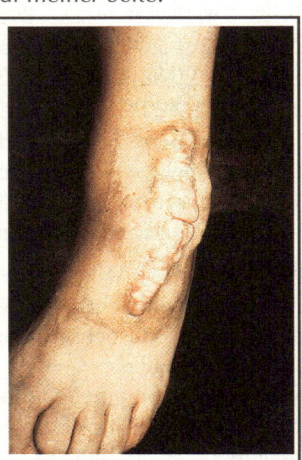

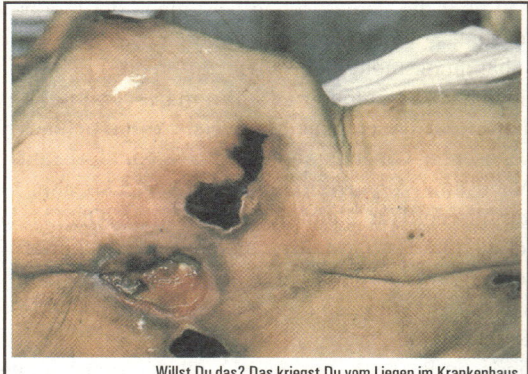

Bild: BACH, H.-D., Äußere Kennzeichen innerer Erkrankungen, Ritter Verlag, 82327 Tutzing, Tel. 08158-8021, Fax 7142.

Willst Du das mitmachen: Daß sich die Geschwulst von hinten (→Rz146 Gesäßfoto) nach vorne durchfrißt (gleich links neben dem Hodensack)? Und bei dem nötigen Katheter folgt dann sicher durch aufsteigende Keime - was letzteren nur durch diese unnatürliche ärztliche, aber dennoch notwendige Maßnahme ermöglicht wird - eine baldige Entzündung der Harnwege, der Blase, bis hinauf zum Nierenbecken und zur Niere.

Willst Du das? Das kriegst Du vom Liegen im Krankenhaus

Krebs-Tumore sind möglicherweise nur Hilfsmaßnahmen Deines Körpers, Gift- und Schlechtstoffe aus Deiner langjährigen Fabrikkost aufzunehmen und abzukapseln. Um den augenblicklichen Schaden so gering wie möglich zu halten. Je mehr Du davon weiter zu Dir nimmst, je eher wächst die Geschwulst weiter. Gegen diese Schutzmaßnahme körperlicher Weisheit mit Chemiegiften und Bestrahlungen anzugehen ist genau das Dümmste, was Du machen kannst.

Merke: Es ist sicherlich sehr schwierig für Dich einzusehen, nichts *gegen* Krebs zu unternehmen. Du mußt aber lernen: Das ist das einzig Richtige! Es entspricht dem tieferen Sinn der Anweisung von Hippokrates an alle Ärzte, Unheilbares nicht zu behandeln. Denn Hippokrates wußte - und im Literaturverzeichnis dieses Werks wird es hundertfach nachgewiesen: Behandelt hier der Arzt, dann macht er zwangsläufig mehr verkehrt als richtig. Er wird dann dem höchsten Gebot für einen Arzt - dem Patienten keinen Schaden zuzufügen - nicht mehr folgen können. Denn er kann in diesem Falle nur Symptome, aber keine Ursachen behandeln.

2.3 Das ist der wahre Grund für die vielfachen Leiden der Menschheit

Gesundheitsgesetz der Natur:
Körperliche Beschwerden und Leiden der Menschen werden verursacht durch:
- **alle schulmedizinischen Behandlungen und radioaktiven Bestrahlungen (insbesondere durch Medikamente, die in die natürlichen Abläufe des Körpers eingreifen),**
- **Ausstreuen von Gewebepartikelchen und Störfelderschaffung bei Operationsschnitten, Entfernung notwendiger Organe und Nervtötung von Zähnen,**
- **bei Operationen vergessene Instrumente, Folgen der Skalpelleinschnitte oder sonstige Kunstfehler der Ärzte und Umweltgifte**
- **eigenes Fehlverhalten in der Lebensführung. Und das verursacht 98% aller Leiden!**

Zum Nachweis meiner ersten Behauptung könnte ich Dir Gott weiß wieviele Fälle anführen, die tausend, hundert oder zehn Jahre zurückliegen und die sich alle als schlimme Schädigungen durch Medikamente erwiesen haben. Aber da Du ja nur an das Neueste glaubst: Sieh bei Rz 998 nach.

Du mußt nicht denken, daß in einem Medikament nur der eigentliche Wirkstoff enthalten ist, der Dir angeblich helfen soll. Da ist alles mögliche an Dreck mit drin, wie ich Dir schon bei den Impfstoffen klarmachte. Was Du an Fremdstoffen aus Filteranlagen, Filtrier- und Reinigungsstoffen schluckst, kann meist noch größtenteils über den Darm ausgeschieden werden. Wenn Dir aber (meist mit Asbest und Silizium) verseuchte Medikamente, Vitamine oder Hormone in die Blutbahn oder ins Fleisch gespritzt werden, bekommst Du sie im allgemeinen nie mehr aus dem Körper heraus. Sind die Mütter also dumm genug, in einem Krankenhaus zu entbinden, wird dem Neugeborenen z.B. meist eine Vitamin K-Spritze verpaßt (Konakion).[3600]

Das Fraunhofer Institut in Hannover stellte fest, daß eine einzige Ampulle allein 436 Asbestfasern[9684] enthielt! Nun lagern sich die bei dem Säugling an alle möglichen Organe ab und verursachen irgendwo früher oder später Krebs - der dann auch nicht mehr durch die UrTherapie wegzubringen ist. Denn diese Kunstfasern (auch Steinwolle, Glaswolle usw.) sind die schrecklichsten und tödlichsten Kampfstoffe der Chemiewerke gegen den Menschen. So werden Krankheiten immer mehr auf dieser Welt verbreitet. Die Zukunft der Ärzte ist somit voll gesichert.

Siehst Du: Nicht die von der Natur in die Welt gesetzten, unsichtbaren Viren und Bakterien sind Deine heimtückischsten Feinde! Nein, es sind die von Menschenhand geschaffenen, von Dir nicht erkennbaren Fremdstoffe! Einige davon werden nun nicht mehr wie früher als Giftgas in eine bestimmte feindliche Richtung geblasen, sondern vom Wind aus den Fabriken und Häusern (als Verwitterungs- und Zerfallsprodukte, wodurch sie feiner und damit noch gefährlicher werden) in alle Richtungen getragen...[9662, 9675] Ich glaube zwar, daß die Menschen eines Tages aufwachen und mit Spitzhacken und Vorschlaghämmern bewaffnet Atomkraft- und Chemiewerke dem Erdboden gleichmachen - aber nicht mal das ist mehr ungefährlich möglich...

Ich sehe allmählich, daß ein Noch-Gesunder von meinem Buch mehr profitieren kann als ein Kranker: Der nämlich wird hier - so gründlich wie sonst nirgendwo - über die wie ein Damoklesschwert über ihm hängenden Gefahren aufgeklärt und so zu vermeiden wissen, sich den Giften der Chemie oder den Behandlungen von Medizinern auszusetzen.

Allein schon wegen der im Körper entstehenden tiefen Narben solltest Du Dich möglichst auf keine Operation einlassen. Ganz schlimm sind zweite Eingriffe. Jede erneute Operation führt zu weiteren Vernarbungen. Diese Vernarbungen beeinträchtigen dann in erster Linie die nervalen Strukturen bis ins Rückenmark.

Das unter der oberen Haut gelegene Gewebe ist seit den Jahrmillionen der Urzeit nur von Rissen, Prellungen und Stößen betroffen worden, die dann auch problemlos wieder ausheilten. Daher sind

Oberhaut- und Unterhautgewebe bei natürlichen Verletzungen - wie etwa Schürfwunden nach einem Sturz - auf ein komplikationsloses Wiederherstellen des Normalzustandes eingestellt. Da bei einer Operation der Einschnitt des Arztes jedoch auch in die tieferen Schichten gelangt - die normalerweise im Verlauf der Menschheitsentwicklung von einer Verletzung nie betroffen wurden -, schließen sich zwar derartige Wunden. Aber es verbleibt im Körper eine ungewohnte Verletzung, auf die er mit seiner genetischen Programmierung durch die Schöpfung nicht eingestellt ist. Er tut sich deshalb schwer, die gewohnten früheren Abläufe wiederzufinden.

Die in den tieferen Innenbereichen des Körpers verlaufenden elektrischen Ströme, die Durchblutungsgefäße, die Lymphflüsse und andere Ströme, vor allem auch die Biophotonenstrahlungen von Zelle zu Zelle,[769, 942] von denen wir noch wenig oder nichts wissen, werden durch Narben erheblich gestört. Was auch für die möglicherweise existenten Flüsse Yin und Yang gilt, an welche die chirurgische Schulmedizin nicht glaubt.

Oder aber es entstehen Verwachsungen unter den Narben, die oft chronisch entzündet bleiben, ohne daß es bemerkt wird. Solche kleinen, aber beständigen Entzündungsherde streuen Schmerzen und Unpäßlichkeiten zu völlig anderen Körperstellen aus. Oder blockieren das Sich-wieder-Normalisieren anderer Krankheiten.

261 Zudem führen die Verwachsungen häufig zu Narben-, Gewebe- oder Bauchwandbrüchen. Die wiederum sind oft die Ursache für Darmverschlüsse, die Dich das Leben kosten können. Außerdem werden Dir nicht nur äußere, sondern auch innere Narben beigebracht. Und die sind widerum die Ursache für Schmerzen, Unwohlsein und Kränkeln nach einer Operation.

Mit derartigen Beschwerden hast Du Dich meist jahrelang herumzuschlagen. Auch deshalb, weil sie bei Diagnosen von den Ärzten meist nicht erkannt werden. Und wenn doch, ist wieder 'ne neue Operation fällig - mit neuen Risiken, mit neuen Beschwerden...[2735/7, 2743ff, 2750ff]

Vor allen Dingen solltest Du wissen: Bei Narbenschmerzen helfen keine Tabletten. Du mußt Dir das so vorstellen: Narben bestehen aus zähem Fasergewebe, von dem Spannungen, Druck und Blockierungen ausgehen und worauf Schmerzmittel kaum Einfluß gewinnen - genau wie bei Bandscheiben, wenn die wegen Mangelernährung aus Schlechtkost langsam zerfallen und rausrutschen.

»Wäre es denn besser, wenn die Ärzte die Einschnitte nicht mit einem Messer, sondern mit einem langen Naturdorn ausführten?«

262 Was die Oberhaut betrifft: ja. Die unteren Gewebeteile vertragen es jedoch grundsätzlich nicht, daß man in sie hineinschneidet oder hineinritzt. Doch jetzt weißt Du auch, weshalb Wunden durch ein Messer so lange brauchen, ehe sie zugeheilt sind, während ein längerer Riß am Arm oder Bein - verursacht etwa durch eine Brombeerranke - im Nu wieder verheilt. Laß Dich auch hier wieder erinnern: 30 Millionen Jahre hat sich unser Körper auf naturbedingte Oberhautrisse eingestellt. Nicht aber auf tiefe Schnitte.

Wobei man oft nicht einmal merkt, daß die Haut verletzt wurde, so wenig schmerzhaft geht der ins Fleisch. So als wollten die ebenfalls von der Urzeit her geprägten Schmerznerven dem Menschen melden: nichts Gefährliches! Und auch später bleibt die Wunde so gut wie schmerzlos. Also: Laß keine Operationen bei Dir zu![9737] Es sei denn, Du mußt nach einem Unfall wieder zusammengeflickt werden.

»Jetzt gibt es aber die schonenden Operationen mittels eines Sehrohrs und Scheren in einem dünnen Schlauch. Da ist nicht mal mehr die so belastende Narkose nötig!« meinst Du.

Du meinst die Endoskopie, Laparoskopie und Pelviskopie.[2478, 2717, 3246, 3247, 3248, 3255, 2709, 9651]

Hast Du denn noch immer nicht begriffen, daß jeder Fortschritt ein Rückschritt ist? Das ist so, als würde Dir der Zahnarzt Deine Zähne durch die Nase plombieren. Oder der Kfz-Mechaniker verrußte Zündkerzen durchs Auspuffrohr auswechseln.

Das ist die Wirklichkeit:

So sehen Frauen nach der eleganten Schlüssellochoperation dann aus:

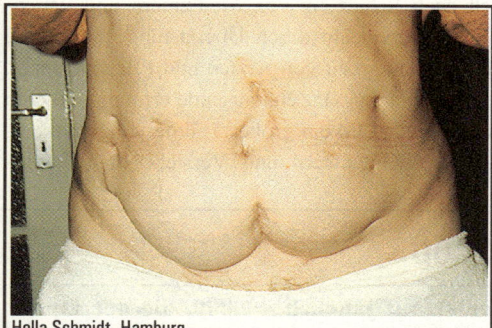

Hella Schmidt, Hamburg

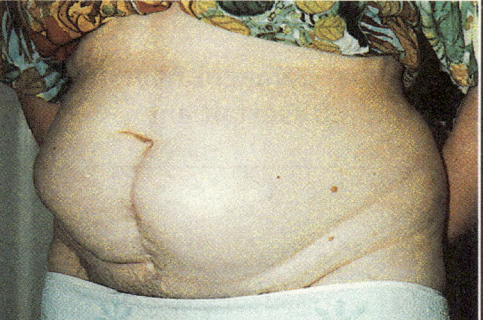

Ilse Konietzki, Bremen

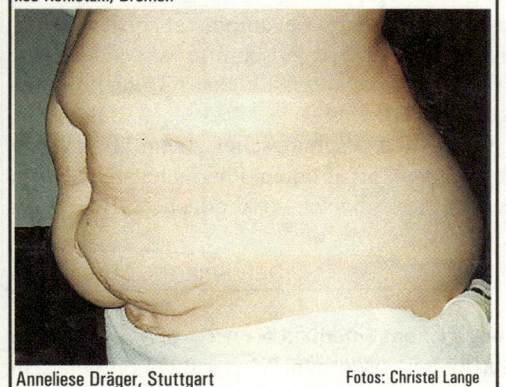

Anneliese Dräger, Stuttgart

Fotos: Christel Lange

Immer wieder neue Eingriffe, auch ein Bauchschnitt, zur Beseitigung von Verwachsungen[2709, 2717] oder sogar die Entfernung der Gebärmutter wurden erforderlich. Viele Frauen, die eine Bauchspiegelung hinter sich haben, leiden unter starken Verdauungsstörungen mit erheblichem Blähbauch. Sie klagen über starke Schmerzen in Unterleib, Bauch, Becken, Rücken, den Leisten und in den Beinen. Es entstehen chronische Blasenentzündungen. Sie können schlecht gehen, sitzen und stehen. Sie fühlen sich stark leistungsgemindert und chronisch müde. (Christel Lange 24109 Kiel Helsinkistr. 68, Selbsthilfegruppe chronisch schmerzkranker Frauen nach Bauchspiegelung (Pelviskopie, Laparoskopie, Endoskopie).

Was noch sonst alles darüber herausgekommen ist: siehe LV 2717b

Leistenbruchoperation: nie laparoskopisch!
Prof. Schumpelick (Klinikum Aachen) etwa schließt Leistenbrüche nur noch konventionell mit Nadel und Faden. Der Eingriff dauert etwa 30 Minuten und kann bei örtlicher Betäubung vorgenommen werden. Die Laparoskopie ist ungleich komplizierter. Dabei wird ein Kunststoff- oder Metallnetz von innen an die Bauchpforte geheftet.

> Patientenanwalt Funke: "kann sich ein Arzt an seinen Fehlern auch noch dumm und dämlich verdienen".
> (Der Spiegel Nr.5/2000)

»Der Patient muß den Rest seines Lebens mit diesem Fremdmaterial in seinem Körper leben. Die langfristigen Folgen sind völlig unbekannt«, stellt Schumpelick fest.
»Wie ein Müllplatz« sehe der Bauch eines Patienten nach einer laparoskopischen Darmoperation aus. Nicht zuletzt wird die neue Methode immer dann gefährlich, wenn Krebs im Spiel ist. Schon bei offenen Tumoroperationen besteht die Gefahr, durch den Eingriff die Bildung von Metastasen zu verursachen. (ÖkoTest 1/1994) [2729]

Damit wirst Du der nächste Zuckerkranke:
Wenn sich solche scharfbegrenzten rote Flecke an Deinen Unterschenkeln zeigen (Necrobiosis lipoidica).

Dafür gibt's

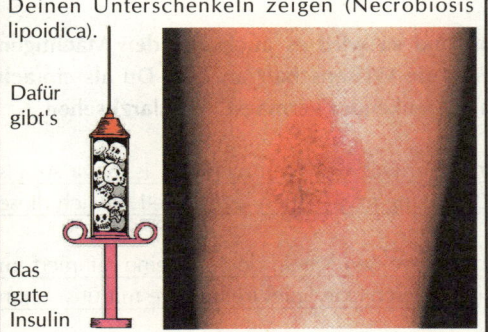

das gute Insulin

Schlüsselloch-Op. bringt Unheil
(Medical Tribune Nr.43 vom 20.10.1999)

Dieses Buch will Dir nichts verkaufen. Es will Dich nur selbständiges Denken lehren.
Merke Dir gut den großen Unterschied: Die Pillendreher Vitamin- und Algenhersteller wollen ein Geschäft mit Dir machen! Die sind an Deiner Gesundheit nicht die Bohne interessiert, die sind an Deinem Geld interessiert, an sonst nichts! Die wissen genau, dass Dein Körper erst viel später unter dem Dreckszeug leidet. Die haben im voraus ihr Geld eingesetzt und wollen es jetzt mit Profit von Dir wiederhaben. Du begibst Dich in die Gemeinschaft mit Krämern – wo Du Dich in die von Gott begeben solltest.

Bericht 1993

Rund 100.000 ärztliche Kunstfehler[2460/3/8] ereignen sich nach Schätzung von Medizinern und Patientenschutz-Organisationen jedes Jahr in der Bundesrepublik; verursacht durch Überlastung, mangelnde Qualifikation und Schlamperei, vielfach aber auch durch Fahrlässigkeit von Ärzten und Pflegepersonal. 25.000 Opfer überleben nach Ansicht von Experten die Folgen nicht(...). Zehntausende erfahren ohnehin nie, daß ihr Schaden durch einen ärztlichen Fehler entstanden ist. Und ein großer Teil derjenigen, die es wissen, glauben gegen die Allmacht von Ärzten, Kliniken, Gutachtern und Versicherungen nichts ausrichten zu können.[9893] (Stern 33/1993)

Bericht 2000

Inzwischen ist die Zahl der ärztlichen Kunstfehler auf jährlich 400000, die der Opfer dieser nicht überlebenden Opfer auf 60000 angewachsen   (Der Spiegel Nr. 5 v. 10.2.2000)

Krankheiten behandeln, bevor sie sich bemerkbar gemacht haben: Der Traum der Mediziner-Pharmazie-Mafia nimmt Gestalt an!

BIOTECHNIK

»Glücklich wie kleine Kinder«

Hochstimmung im Lager der Molekularbiologen: Neue Diagnosetechniken mit Hilfe sogenannter DNS-Chips erlauben es, Krankheiten wie Krebs und Aids schon lange vor Ausbruch zu erkennen und mit neuen Medikamenten wirksamer zu bekämpfen als bisher.

Aus Tausenden verdächtiger Gene ließe sich dann jenes Dutzend Abschnitte aussondern, die als Hauptverantwortliche angesehen werden. Gegen diese mutmaßlichen Täter könnten Wirkstoffe zielgenau entwickelt, getestet und eingesetzt werden.

Nach Ansicht von Jürgen Drews, dem scheidenden Forschungschef beim Schweizer Pharmagiganten Hoffmann-LaRoche, müßten die weltweit 50 größten Pharmahersteller vom Jahre 2000 an ihren jährlichen Ausstoß von neuen Medikamenten verdreifachen. Bisheriger Weltjahresumsatz: 180 Milliarden Dollar.

(DER SPIEGEL 21/1997/210)

Nun können diese Profitgeier den Menschen sogar noch Chemiemedizin als nötig und vorbeugend andrehen, ohne daß sich diese im geringsten krank fühlen. (Wie dann deren Befunde gefälscht werden siehe LV 2900ff u. 9500ff.)
Bald werden wir nur noch arbeiten, um dieser Ausbeuterbande von Gaunern zu einem feisten Leben auf unsere Kosten zu verhelfen... Erkenne:

Ist's Wahnsinn auch, so wird doch dran geglaubt, und so wird es auch von den Mächtigen durchgezogen. Denn Journalisten und Politiker beten die Wissenschaft an. Nur Du als einfach und schlicht mit Deinem gesunden Menschenverstand Denkender vermagst hier klarzusehen.

Der medizinische Wahnsinn bricht sich immer mehr Bahn. Das was man hier will, ist etwa so, als wolle man allen Fußgängern die Beine gegen teure Zuzahlung in Schienen legen, weil sie sich diese irgendwann einmal brechen könnten...
Junge, Junge, was diese feinen, vornehmen Herren in den weißen Kitteln doch für eine raffiniert im stillen wirkende Bande ist. Alle Hochachtung! Und dieses geschickte Spiel treiben die mit uns schon seit 2500 Jahren...

2.31 Befreie Dich reuelos von der nur schwächenden und schädigenden ärztlichen Behandlung

> »Keiner will frei sein, denn keiner will die Wahrheit wissen.« *Weißer Bär, Hopi*

»Zum Glück sind Blinddarmoperationen wohl kaum so gefährlich«, meinst Du.[9849]

Gewiß. Aber sich erkundigen lohnt trotzdem. Hättest Du gedacht, daß die Blinddarmoperation bei Älteren in 20%, bei Blutern in 25% aller Fälle direkt ins Grab führt?[2062] Durch Blinddarmwegnahme kann sogar Hodgkinsche Krankheit entstehen. Du mußt schon eine gehörige Portion Todessehnsucht in Dir tragen, wenn Du Dich heute ins Krankenhaus einweisen läßt.[1129, 2229, 2462]

»Ich teile Dein Streben nicht so ganz, mich im Krankheitsfall unabhängig von Ärzten zu machen. Ich jedenfalls möchte nicht ohne Arzt dastehen, wenn bei meinem Kind die Diagnose Blinddarmentzündung gestellt wird.«

Du solltest wissen, was nur Spezialisten wissen: Meistens ist der Blinddarm gar nicht entzündet.[2259, 8328, 9423] Doch wenn man das feststellt, und den Leib schon eben mal aufgeschnitten hat, schnipselt man ihn gleich weg. Angeblich, damit er in Zukunft keinen Schaden mehr anrichten kann. Und man die Operation gut bezahlt kriegt.[2751ff]

»Wenn's aber tatsächlich ein echt entzündeter Blinddarm war, der kurz vor dem Aufplatzen stand?«

Warum sollte der aufplatzen, wenn Du's richtig machst?

»Da gibt's nichts richtig oder falsch zu machen: da gehört man schnellstens in die Hände der Ärzte, auf den Operationstisch.«

Merke grundsätzlich: Schwer Unfallverletzte gehören sofort in einen Operationssaal. Nicht dagegen Krankheitsfälle.

Gesundheitsgesetz der Natur:

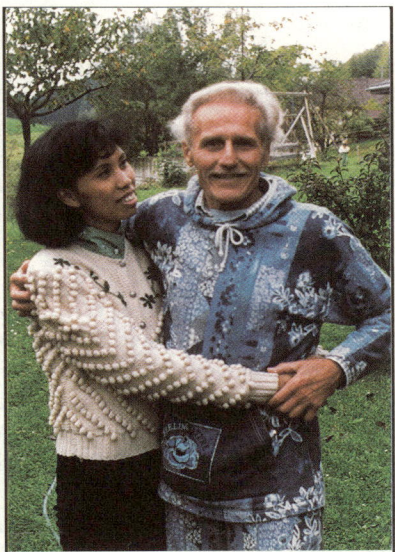

Mach es dem Verfasser und seiner Frau nach: Gib den Ärzten keine Chance, Dich zu vergiften!

Ob es sich um Dich oder Dein Kind handelt - iß bei allen Schmerzzuständen[9925] **zuerst etwas Erde (Lehm, Ton oder Vulkanerde) und dann einige Tage nichts mehr. Reinige sofort gründlich Deinen Darm** (→Rz644, 980) **Faste mindestens zwei Tage länger als die Schmerzen andauern. Und trinke in dieser Zeit nur noch klares Bergquell-Wasser.**

»Willst Du mich zum Narren halten? Fasten soll allein genügen, daß der Blinddarm nicht platzt und die Schmerzen verschwinden?« fragst Du erstaunt.

Vollauf. Der Wurmfortsatz wird nicht mehr durch vorbeifließende Nahrung gereizt. Das Fasten entgiftet und ermöglicht die nötige Konzentration der Abwehrkräfte des Körpers auf das kluge körperliche Bestreben, jede Entzündung bald wegzubringen.

Merke Dir: Nach so manch einer Operation wird jedem Dritten mit der nötigen ernsten oder besorgten Miene sehr effektvoll in wenigen Worten mit auf den Weg gegeben: »Wären sie drei (zwölf oder sechs) Stunden später gekommen, hätten wir Ihnen nicht mehr helfen können!« Und der Operierte nimmt das mit schuldvoll dankbarem Blick und innerer Erleichterung auf. Ja, ja, so leicht lassen sich von den Medizinern Gefolgsleute gewinnen...! Die Ihnen auch dann noch die Stange halten, wenn sie dabei völlig verpfuscht worden sind. Was wissen Mediziner denn schon von den Heilkräften der Natur? Und von Urzeitheilweisen haben die nie was läuten gehört. Und von richtiger Ernährung verstehen sie soviel wie ein Eunuch vom Kinderzeugen.

Man sollte ihnen die Traktate ihres Lehrmeisters Hippokrates, auf den sie sich so gerne berufen, dutzende Male um die Ohren schlagen, der schrieb: »Man kann unmöglich das Wesen der Krankheiten kennenlernen, das doch den Forschungsgegenstand unserer Kunst bildet, wenn man nicht die Natur selbst und den in ihrer Entwicklung sich manifestierenden Urgrund kennt.«[0572]

Und hat Dir ein Mediziner je nach einer Blinddarmoperation gesagt, ob sie überhaupt nötig war? In 99% aller Fälle ist diese Operation nämlich meiner Ansicht nach überflüssig!
264 Und wenn sie nötig gewesen sein sollte: Hat man Dir gesagt, warum sich bei Dir der Blinddarm überhaupt entzünden konnte?

»Sicher, weil da ein Kirsch- oder Apfelkern hereingerutscht ist.«

Und warum soll sich der Blinddarm deswegen entzünden? Hast Du schon mal einen Affen sich den Bauch vor Schmerzen halten sehen? Was meinst Du, wieviel Kerne der in seinem Leben schluckt! Natürliche Nahrung wird natürlich, schmerzfrei und entzündungslos im Körper verdaut. Tierische Nahrung dagegen verfault, bildet Gift- und Schlackenstoffe, die sich an den Darmwänden ablagern, sich dort nicht mehr lösen können und so ständig Herde für Entzündungen darstellen. Oft werden diese Schlacken steinhart. Man nennt sie Koprolithen. Im Blinddarm setzen sich die faulenden Nahrungsreste dann leicht ab, bilden Konkremente, die dann zu einer Entzündung in der so geschwächten Darmwand führen können. Warum solltest Du mit allen Mitteln darauf aufpassen, daß Du Deinen Blinddarm dort behältst, wo er hingehört, nämlich in Deinem Bauch? Weil Dich der Blinddarm mit seinen von ihm abgesonderten Sekreten nicht nur vor Strahlungsschäden schützt, sondern auch vor Krebs! Und vor noch wer weiß nicht alles an sonstigen Schäden, was man vielleicht erst in den kommenden Jahren feststellen wird. Wenn sich die Mediziner mal endlich drangeben, ihre Forschungen im Sinne der UrzeitTherapie zu betreiben: Unter Schaffung und Respektierung natürlicher Gegebenheiten. Sagt Dir das ein Arzt, wenn er nach kurzer Diagnose Deines Kindes kategorisch erklärt: »Der Blinddarm muß schnellstens raus.« Diesmal kannst Du ihm dienen, indem Du ihm sagst: Das steht im "GROSSEN GESUNDHEITS-KONZ" aber anders, Herr Doktor. Wenn sich der Zeigefinger entzündet und es zu einem Umläufer kommt, schneiden Sie da meinem Kind auch gleich den Zeigefinger ab? Oder sollten wir nicht zuerst versuchen, den Blinddarm zu retten und die Entzündung zu beseitigen? Oder wollen Sie mir später die Sorgen abnehmen, wenn mein Kind deswegen Dickdarmkrebs bekommt? Vielleicht informieren Sie sich mal vorher über die diesbezüglichen Literaturberichte... (An Kinderlähmung erkrankten früher meist diejenigen, welchen die Chirurgen den Wurmfortsatz weggeschnitten hatten.) [2016-2018] Merke Dir:

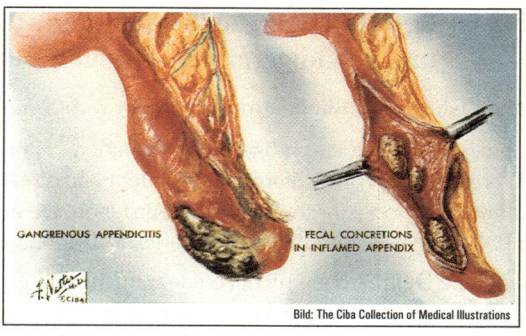

Der Blinddarm ist ein Lymphorgan, das im Dickdarm befindliche Gifte neutralisiert!
Den Blinddarm zu verlieren ist ein schwerer Verlust, der zudem oft zu Aufgeblähtsein und/oder Verstopfung führt.
Fremdkörper sind so gut wie nie ein Grund für die Entzündung des Wurmfortsatzes. Es sind vielmehr die Schwellungen der Darmlymphknoten, die durch Darmverstopfung entstehen.
Die schlechte Verdauung ist es meist, die dem Darm entzündliche Prozesse bringt. Wenn man jemanden, der über Bauch- bzw. Blinddarmschmerzen klagt, nach seiner Verdauung befragt, wird er meist ein schiefes Gesicht ziehen. Eine längere Verstopfung staut die Abgabe der von der Schleimhaut des Blinddarms produzierten und mit Antikörpern und Immunstimulantien versehenen Sekrete. Sie können dann nicht mehr richtig abfließen.
Weiß das ein Doktor? Frag mal einen! Die selbstverständlichsten Zusammenhänge lernen die nicht! Das hat ja auch was mit Gesundheit zu tun. Davon will man nicht viel wissen.
Im Darm des Menschen verblieb 30 Millionen Jahre - wegen des hohen Faserstoffgehaltes der damals fast ausschließlich von den Urmenschen gefutterten Früchte und Wildpflanzen - der Darminhalt nie länger als 12 Stunden. Geschieht dies dennoch, so reagiert heute wie früher der Darm sofort mit Warnzeichen. Er schickt dem Menschen Unwohlgefühle und Kopfschmerzen. Nutzt das nichts, dann tritt seine Polizeitruppe in Aktion: die Bakterien. Die entzünden die Darmschleimhaut

oder den Wurmfortsatz und bringen Bauchschmerzen. Schafft der Mensch auch dann noch keine Abhilfe, dann schickt er für manche den Tod. Die Entzündung führt zum Platzen des Blinddarms, der Eiter tritt in die Bauchhöhle. Und das ist so böse, daß selbst ich als strikter Messergegner in diesem Notfall - auch Hippokrates hätte so gedacht! - für eine Operation plädiere, falls der Betroffene kein UrKöstler ist. (Aber die kennen natürlich keine Blinddarmprobleme... Oder es kommt zu dem noch gefährlicheren Darmverschluß.

»Sagst *Du* mir die wirkliche Ursache für die Blinddarmentzündung?«, fragst Du.

Hier ist sie: Du allein trägst die Schuld an Deiner Appendizitis. Du, der die Entzündung in seinem Körperinneren durch seine falsche Lebensweise verursacht hat!

Vor der neuen Methode, den Blinddarm mit einem Sehrohr entfernen zu lassen, möchte ich Dich besonders warnen. Dabei ist es nicht möglich, den entzündeten Teil kurz genug abzuschneiden, so daß sich der verbliebene Rest des Blinddarms, der Blinddarmstumpf, erneut entzünden kann. Diese Entzündungen werden später leicht übersehen und falsch behandelt. Das aber kann für Dich dann lebensbedrohlich werden.

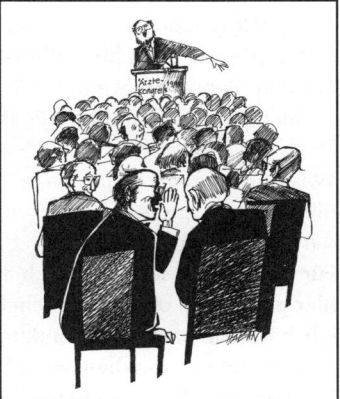

„Das beste an diesem Medizin-Kongreß war eigentlich die Brass-Ente an Salbeisoße mit Kroketten:"

Übrigens: Wenn Dich Dein Hausarzt wegen eines Blinddarms ins Krankenhaus einweist, so wirst Du mit ziemlicher Sicherheit auch operiert - obwohl das sogar nach Meinung ärztlicher Experten bei 80% der Blinddarmfälle nicht erforderlich ist.[1129, 8328] Nötig wäre das bei Kochköstlern nur, wenn sie die Beine nicht mehr richtig anziehen können. Denn das ist ein sicheres Zeichen für einen geplatzten Blinddarm.[2217]

»Aber die meisten Ärzte meinen es doch sicherlich gut mit ihren Patienten«

Da kann ich Dir nur mit Gottfried Benn - ein mit Widerwillen praktizierender Dichter-Arzt - antworten:
Das Gegenteil von gut ist nicht schlecht, sondern gut gemeint. Übrigens: Die Mär von den Kirschsteinen, die an der Blinddarmentzündung schuld sein sollen, geht auf einen Hörfehler zurück: Es waren Kotsteine.

Der Gesundheitslehrer wurde gegen seinen Willen mit einem durchgebrochenem Blinddarm ins Hospital eingeliefert. Er verweigerte strikt jede Operation: „Als Veganer habe ich kein tierisches Gift im Körper. Deshalb kann der allein damit fertigwerden." Die Ärzte verbrachten ihn ins Sterbezimmer, wo B. fastete und sich nach vier Tagen gesund entlassen ließ!
(Quelle: Meine treue Seele, Wildpflanzenführerin Leni Dörr, ein Düsseldörper Mädche)

Würdest Du Angsthase das auch fertigbringen?

Wie sagte mir mal bei meinen Recherchen der Chefarzt eines großen Hauses: »Wir können es uns nicht leisten, den überweisenden Arzt zu blamieren oder gar zu kränken und ihn in den Augen des Patienten so bloßzustellen, als würde er festsitzende Blähungen nicht von einer Blinddarmentzündung zu unterscheiden vermögen.« So ist das.[2406, 2721] Wenn Du schon so blauäugig bist, Dich im Krankheitsfall operieren zu lassen, dann verlange auf jeden Fall vorher eine Sicherheitsgarantie (→Kapitel 9.63, Rz 969). Noch besser: Kontrolliere selbst – falls Du nicht sofort die Entzündung durch Fasten beseitigen willst – ob Du's überhaupt am Blinddarm hast: Denk Dir um Deinen Nabel einen Kreis bis zum Geschlechtsteil und teile ihn in Viertel auf: Besteht kein Druckschmerz im unteren rechten Teil? Handelt es sich nicht um einen Loslaßschmerz? Wandert er nicht nachh rechts unten? Dauert er nicht ständig an? Mußt Du zwei dieser Fragen verneinen, ist es meist keine Blinddarmentzündung.

Und dann mußt Du nicht glauben, die schneiden Dir - wie beim Brustkrebs statt des angeblich »kleinen Knotens« die ganze Brust - immer nur das eigentlich Erkrankte heraus. Falls Du Dich als

Frau zu einer Operation mißbrauchen lassen willst, so bereite deshalb einen Zettel vor, den Du Dir auf den Bauch unter das Operationshemd legst. Darauf schreibst Du: Lieber Herr Operateur, ich bin erst ... Jahre alt, möchte gerne noch etwas älter werden und mich dabei wohl fühlen. Ich habe Kinder, die eine gesunde Mutti brauchen, habe einen Mann, der ohne mich auf den Hund kommen würde. Entfernen Sie also nur die Zyste und lassen Sie sonst alles bei mir im Bauch drin! Danke!

267 **Von jedem Mediziner wird angenommen, daß er aus ethischen Gründen sein Handwerk betreibt. Ich streite gar nicht ab, daß fast alle Ärzte nur das Beste für die Kranken wollen. Nur - was nutzt das den Menschen, wenn tatsächlich an ihnen nur das Unsinnige getan wird, wenn die Methoden schlecht sind, wenn die Basis Ihres Handelns, die Allopathie, völlig auf Sand gebaut ist?** [2125, 2123, 2228, 2234/6, 2426, 2243/7, **9971**]

Was nützen guter Wille, beste Absichten und die hingabevolle Berufsauffassung eines Kfz-Mechanikers, wenn er die Schäden am Getriebe so repariert, daß es Dir bei der nächsten Gelegenheit um die Ohren fliegt?

Für viele Ärzte sehe ich mich außerdem gezwungen, eine Ehrenerklärung abzugeben: Wenn Du hier manchmal ob meines Scheltens über alle Schulmediziner dieser Erde den Eindruck gewinnst, ich hätte sie samt und sonders gefressen, dann täuschst Du Dich. Vollgestopft mit unnützem, verwirrenden Krankheitswissen sind sie nur leider zu einer geistigen Auseinandersetzung über ihr Tun und Lassen einfach unfähig. Es liegt bei den in nicht führender Position stehenden Medizinern keinerlei Niedertracht gegen die Menschen vor. Die glauben tatsächlich (nebst dem Stolz und der Einbildung auf ihr Wissen) daran, sie könnten mit all ihrem widernatürlichen Behandeln und ihrer Chemie Krankheiten beseitigen. Doch soll ich Mißstände nicht anprangern weil Ignoranz dahinter steht? Soll ich allein deswegen zusehen, wie die kranken Menschen immer mehr unter den medizinischen Nebenschäden leiden und kaputtgemacht werden?

Was man in der Jugend einmal aufgenommen hat, das sitzt zutiefst im Menschen drin. Dir hat man beigebracht, jeden Tag müsse man ein warmes Essen zu sich nehmen. Den Ärzten haben ihre die Richtung bestimmenden Ordinarien beigebracht, nur Feindbilder in allen Krankheiten zu sehen. Am meisten gebraucht sind »Anti-Mittel«: Antirheumatika, Antiallergika, Antiphlogistika, Antitussiva, Antibiotika usw.[3712ff, 3733, 3815] Daß man Krankheiten nicht bekämpfen darf, daß sie bereits eine Gesundungseinleitung des Körpers darstellen - wie wollen sie mit dieser Wahrheit der Klassischen Naturheilkunde klarkommen? Und die wenigen, die es begreifen, können es nicht nutzen, weil die Arztfunktionäre und Universitätsprofessoren sie sogleich wirtschaftlich vernichten würden.

»Wäre es trotzdem nicht vielversprechender gewesen, mit Ärzten und Pharmazeuten zusammenzuarbeiten, sie zu einer Annäherung der Standpunkte zu bewegen, statt so scharf auf Konfrontationskurs zu gehen?«

<u>So fragst nicht nur Du, so fragen mich auch Lektoren, Verleger und Journalisten. Klar - vielversprechender wäre das schon gewesen - für die Geschäfte der Krankmachungs-Allianz. Aber nicht für Dich, lieber kranker Leser.</u> Du hast es verdient, daß man Dir endlich die volle Wahrheit sagt, denn Du bist der Leidtragende. Doch alle Ihr aufgeschlossenen Ärzte, die Ihr noch nicht den Profit, sondern die Ethik auf Eure Fahnen geschrieben habt, und die Ihr Euch innerlich längst von dieser inhumanen Chemie-Schulmedizin getrennt, aber zu entsprechenden Konsequenzen noch nicht gefunden habt: Ich bitte Euch um Verzeihung, wenn ich Euch hier oft in einen Topf mit den anderen werfen muß. [9975]

Auf Euch Gutwillige setze ich meine Hoffnungen, reiche Euch die Hand, damit etwas von den Grundsätzen der sanften UrMedizin in Eure künftigen Behandlungen der Euch weiter vertrauenden Patienten einfließen möge. Damit so alle Kranken am guten Willen von uns teilhaben können.

Mir ist schließlich klar: Nur die starken Menschen können auf die Ärzte verzichten, die schwachen brauchen sie - und deshalb bleiben Ärzte nötig, werden wohl immer gebraucht werden.

2.32 Auf Deine Wunde gehört weder ein Verband noch ein Pflaster!

»Ich glaube, Deine Ablehnung der Medizin geht sogar so weit, daß Du Dir nicht mal ein Wundpflaster aufkleben würdest, wenn Du Dich irgendwo verletzt hast, was?«[3956, 9906] 278

Richtig! Besäßen die Urzeitmenschen vielleicht etwas, um es sich auf ihre Wehwehchen zu tun?

»Trotzdem, ein Arzt kann doch heute keinen verletzten Menschen mehr mit einer offenen Wunde herumlaufen lassen!«

Da bin ich anderer Meinung.

> Warum ist Dein Körper so weise, weiser als jeder Arzt?
> Weil er göttlichen Ursprungs ist!

»Wenn die Urzeitmenschen vielleicht auch nicht ihre Wunden verbunden haben - bestimmt legten sie sich blutstillende, entzündungshemmende und heilende Kräuter darauf«, sagst Du. »Und wenn ich dann infolge einer offenen Wunde - es fliegen doch so viel Keime in der Luft! - 'ne schlimme Entzündung da rein bekomme? Dann guckst Du aber schön dumm...«, raunzt Du.[8222, 8305, 1726]

Wer natürlich lebt, dessen Blut besitzt die Fähigkeit, in kürzester Zeit durch bloßes Fließen eine Wunde zu reinigen, sich sodann durch Verdicken selbst zu stillen und durch Verkrusten den besten Verband zu bilden, den man sich denken kann. Und der genau zum richtigen Zeitpunkt von der neu gebildeten Haut abfällt. Weshalb man sie niemals vorzeitig abpiddeln soll.[8305]
12 Wochen nach dem Aufnehmen der UrMedizin in Dein Leben benötigst Du für Wunden keine Desinfektion und für Entzündungen keine Antibiotika[3650+] mehr. Die UrTherapie vernichtet alle bei einer Krankheit vermehrt auftretenden Keime und wirkt höchst entzündungswidrig.

> Deus sive natura (Spinoza)
> Die Natur ist Gott

Warum übrigens hast Du keine Geduld mit Deiner Entzündung, 279 warum willst Du sie schneller weghaben als es Dein Körper für richtig befindet?

Eben hörtest Du noch von mir wie fantastisch ja wie an ein Wunder grenzend Dein Körper das alles ganz von allein regelt. Du hast irgendeine Entzündung im Körper? Wie einfach ist die doch mit einer Antibiotika-Gabe in Griff zu kriegen, wie die Ärzte so schön sagen... Klar, die bricht schnellstens den Infekt gegen den Körperwillen ab. Leider tut sie noch etwas mehr:
Eine solche Krankheitsblockade hat böse Nebenwirkungen. Die Krankheit wird jetzt nämlich nicht ausgeheilt, die Gifte werden nicht mehr durch erhöhte Schweißabsonderung ausgeschwemmt; sie werden auch nicht über beschleunigten Stuhlgang oder durch Abhusten ausgeschieden. Nein - nun bleiben sie im Körper und werden dort eingelagert. Und solche Depots von Giften nach Krankheitsabbrüchen sieht man nicht. Die Ablagerungen der Giftstoffe im Unterhautgewebe bewirken über einen längeren Zeitraum dann chronische Erkrankungen. Außerdem kann Dein Körper nach einer Antibiotika-Behandlung[3651, 3661, 3656] sofort wieder erkranken, sogar an den gleichen Symptomen. Ja, Du Naivling, warum denkst Du denn, daß dieses Zeug bei allen Ärzten so beliebt ist?! Denn er hat ja keine eigene Abwehrkraft bilden können. Was er unbeeinflußt durch Medikamente aber durchaus zustande bringt.

> Die Krankheit bedeutet noch keine Gefahr - wohl aber deren Therapie.

»Du meinst also im Ernst, es sei nicht richtig, die Wunde zusätzlich mit einem Verband zu schützen?«

Nein - das hält sie ja feucht! Die soll doch trocknen, damit sich schnell eine neue Haut unter der schützenden Blutkruste bilden kann. Selbst auf größere Wunden würde ich keinen Verband geben. Und laß Dir wegen der sonst beträchtlichen Narbenbildung die Wunde nur mit speziellen Adhäsions-Clips schließen und nicht mehr klammern.

Gesundheitsgesetz der Natur:

**Alle offen bleibenden Wunden heilen schneller natürlich:
ohne Verband, Puder, Jod, Zink, Spray oder irgendwelche Pflanzensäfte.**

Versuche auch nicht - abgesehen von Arterienverletzungen - den Blutfluß zu stoppen. Je mehr Blut an die Wunde strömt, um so mehr weiße Blutkörperchen können möglicherweise eingedrungene Fremdkörper ausschalten. Vertraue darauf:

Der Körper schickt genau die richtige Menge Blut an eine offene Wunde, die er benötigt. Was aber nur auf natürlich entstandene Wunden zutrifft, wie etwa kleine Platzwunden, Abschürfungen oder Dornenrisse. Die dann einsetzende Granulation wird durch den nächsten Verbandswechsel sofort wieder beeinträchtigt - eine kurzfristige Heilung damit verzögert. Ich spreche selbstverständlich nicht von langen, unnatürlichen Operationsschnitten, von Messerstich- und Schnittverletzungen oder vom Bluten einer Schlagader nach einem Unfall; da muß (was aber auch von Medizinern teilweise bestritten wird) wohl doch abgebunden und behandelt werden, weil es eine Zivilisationsverletzung darstellt, also eine Verletzungsart, die in der Urzeit nicht passieren konnte und deren richtige Behandlung sich daher nicht in die Reparaturbefehlszentralen des menschlichen Körpers einzuprägen vermochte.

Ganz sicher bin ich mir aber hier nicht. Es gab Kriegsverletzte, denen man beide Beine abgeschossen hatte; und die nach Tagen noch ohne Hilfe und ohne Blutübertragung[3822/26] mit dem Leben davonkamen.

Es ist kurzsichtig, das augenblickliche Handhaben einer medizinischen Lehre als das Beste für einen Kranken anzusehen. Ohne wenigstens zu prüfen oder zu fragen, ob nicht bereits früher erfolgreichere Behandlungsarten bestanden haben. Wie etwa die klassische Naturheilkunde. Aber Bertold Brecht sprach ja schon vom Einfachen, das so schwer zu machen ist.

280 »Und wie sieht's mit Bestrahlungen bei Muskelschmerzen,[9908] Verstauchungen oder Prellungen aus, wenn damit die Durchblutung gefördert werden soll?«

Ob kurze Wellen (Mikrowellen) oder Langwellen: lehne alles ab. Auch Deine Gesundung bei Verletzungen soll nicht schneller vonstatten gehen als es Dein Körper will! Warum denkst Du, fallen so viele unserer Fußballspieler ohne Gegnereinwirkung plötzlich mit gerissenen Sehnen oder Bändern um? Warum leiden sie ständig an Erkältungen, Sommergrippen, unbekannten Viren? Sapere aude! Die kriegen das alles an den Hals, weil sie zu den Ärzten rennen. Die sie »fit« spritzen. Oder sie sonstwie widernatürlich behandeln. Die wollen ja möglichst schnell wieder auf dem Damm sein - gegen den Willen der weisen inneren Körpergenesungskraft, die das genauestens zeitlich aufeinander abstimmt. Wie oft muß ich es noch wiederholen:

<u>Nichts, nichts, rein gar nichts, was die schulmedizinisch tätigen Ärzte in ihrem gesundheitsfeindlichen Repertoire haben, kann was nutzen, helfen oder gar heilen. Nicht mal ein paar einfache Schuheinlagen oder ein simples Bruchband! Und bei allen Verletzungsbeschwerden der Glieder folge nie dem Rat des Arztes, das Glied ruhig zu stellen – außer in der ersten Zeit eines Bruchs, eines Sehnenrisses oder bei zu starkem Bewegungsschmerz.</u>

Handele auch hier nur natürlich! Sobald die Erstschmerzen weg sind, fange mit dem langsamen Dehnen der für einige Zeit stillgelegten Muskeln, Sehnen und Bänder an. Du kannst dabei bis zur Grenze der Dehnfähigkeit gehen. Eine Schadensreaktion des Muskels bleibt aus, wenn Du behutsam, aber beharrlich bleibst. Du kannst Dehnungsübungen auch bei bereits bestehenden Verletzungen anwenden, das fördert sogar die Heilung. Jetzt hat man sogar herausgefunden, daß die übliche Behandlung mit Eis bei Blutergüssen und Beinprellungen der Fußballspieler mehr schadet als nützt...[3950, 3954, 9415ff, 9430, 9440, 9453, 9922] Du prägst Dir ein:

Gesundheitsgesetz:

Dein Körper besitzt ein besseres und vorausschauenderes Heilungsvermögen als das Chemiedoktorlein, der das Ganzheitsprinzip beim Menschen nicht versteht!

Laß Dich von den Ärzten nicht einfach länger als kleines Würstchen[0657 b] behandeln und fertigmachen! Natürlich, das kann noch ganz anderen passieren, aber *Du* mußt es ja nicht länger ertragen! Kündige der Schulmedizin-Ausbeuter-Bagage die Freundschaft, die in Wahrheit den Menschen nie freund war, sondern sie immer nur übers Ohr zu hauen suchte.

2.4 Selbst schwere Verletzungen heilen oft besser, wenn Du die Ärzte nicht ranläßt

> Wer ist klüger - Der Arzt oder der Dieb? Der Dieb weiß wenigstens, was den Leuten fehlt...

Da las ich vor einiger Zeit einen Bericht über einen schweren Unfall in einer gebirgigen Gegend: 281 Eine Anhalterin war bei einem schweren Unfall aus dem Auto geschleudert und innerlich schwerverletzt worden, einen kleinen Abhang hinuntergerollt und in einer uneinsehbaren Mulde liegengeblieben, während der Fahrer tot hinter dem Steuer lag. Durch Zufall wurde sie 21 Tage nach dem Unfall lebend entdeckt. Und siehe da: Die erzwungene Fastenkur (Sie hatte ihren Durst nur durch das neben ihr wachsende Grün gestillt.) hatte ihr geholfen, daß sich der Körper ganz auf die Heilung konzentrieren konnte:

Der Schmutz in ihren Wunden hatte ihr weder Wundstarrkrampf noch Entzündungen gebracht, die schweren Fleischverletzungen waren, ohne genäht worden zu sein, bestens verheilt, und die gebrochenen Knochen ihres Armes waren ohne Komplikationen zusammengewachsen. - Sicherlich, das mag ein glücklicher Zufall gewesen sein, denn ich würde niemandem raten, sich nach einem Unfall ins Grüne zu legen, um dort auf eine glückliche Heilung zu warten.[9788] Aber:

Das Verhängnisvolle bei einer mit Verband verschlossenen Wunde ist die Tatsache, daß es dadurch Luft und Licht unmöglich gemacht wird, an die Wunde zu gelangen. Dieses Verbandanlegen ist allein deshalb schlecht, weil der Körper Millionen Jahre lang bei Verletzungen an einen einzigen Ablauf gewöhnt war. Nämlich: Licht und Luft an seinen Wunden zu empfangen.

Öffne niemals eine Brandblase!
Sie versorgt nachwachsende Hautzellen mit Nähr- und Sauerstoff und sorgt dafür, dass kleine Blutgefäße schnell in die Wunde einwachsen.

»Dunkelheit, Feuchtigkeit, Wärme, da läuft das Zerstörungswerk von Bakterien auf Höchsttouren, was ja ganz normal ist«, gestehst Du zu.

Nun ja - die Kraft des schnellstens zum Normalzustand zurückkehrenwollenden Körpers erweist sich sicherlich meist als stärker als die Arbeit der Bakterien. Aber dadurch dauert der Gesundungsprozeß viel länger. Doch tun die Ärzte, was richtig nur und allzu logisch wäre? Lassen sie zu, daß ihre Patienten ihre Wunden Luft, Licht und Sonne aussetzen?

Selbst bei einer der gefährlichsten Verletzungsfolgen, nämlich dem Gasgangrän, besserte sich (nach von mir in den Tiefen der Universitätsbibliotheken ausgegrabenen, vergilbten Berichten) die gärende Wunde und der lebensgefährliche Zustand des Verletzten sofort, nachdem man sie trockengelegt hatte und Luft dranließ. Gleichzeitig fiel die Temperatur ab, verschwand der eitrige Geruch.

Selbst bei Erfrierungen bewährte sich das Nichtstun.[3952] Die erfrorenen Körperteile wurden einfach 282 an die kalte Luft gelegt, statt sie zu amputieren. So ließen sich die ausgetrockneten Teile später problemlos abtrennen, wobei die nicht geschädigten bestens abheilten.

Siehst Du, das sind ältere medizinische Erfahrungsberichte.[9873] Die man auch bei den heutigen Unfällen anwenden sollte. Doch diese Behandlungsformen läßt man in der Versenkung verschwinden. Und warum wohl? Weil ein früherer Schulmediziner mal arglos etwas veröffentlichte, das nicht unter den Glorienschein des Arztes passte. Nämlich: nichts zu tun, der Natur einfach ihren Lauf lassen. Die weiß es am besten. Merk Dir gut: Irren ist ärztlich!

»Wenn ich demnächst wegen einer Verletzung ins Krankenhaus muß, dann werde ich dem Arzt also sagen: Runter mit dem Mummenschanz! Kein Puder! Keine Salben! Fahren Sie mich raus an die frische Luft, und decken Sie dort meine Wunden auf - mehr will ich nicht. Na, was hältst Du davon?«

Ich bin stolz auf Dich, daß Du soviel Mut aufbringst, den Ärzten mal Kontra zu geben. Aber was meinst Du, was Du zu hören kriegst?

Ich weiß es aus eigener Erfahrung, als ich noch am folgenden Tag nach meiner Meniskusoperation den Verband von meiner Operationswunde nahm und mich damit auf dem Balkon in die Sonne legte:

Die Schwester kreischt in höchsten Tönen und rennt zum Assistenzarzt. Der sagt, das sei einfach unmöglich - das habe noch nie einer gemacht, und er könne sich denken, wie schlimm das wegen Infektionsgefahr sei. Bestehst Du weiter auf frischer Luft an Deiner Wunde und schmierst Dir, vielleicht, weil sie noch etwas näßt, noch Erde drauf, so kommt als nächster der Stationsarzt und macht Dir klar, wie geschwächt Du seist, was es doch für verantwortungslose Literatur gerade auf dem Gebiet der Medizin gebe, von der man sicher solche Weisheiten beziehe. Und daß er schließlich eine große Verantwortung für seinen Patienten trage: »Glauben Sie - wenn das besser wäre, wir würden es längst selbst anwenden.« Bist Du dann noch immer fest entschlossen, das richtig Erkannte für Dich zu wollen, dann tritt schließlich der Chefarzt auf den Plan, diesmal ohne freundlichen Händedruck und mit finsterer Miene: »Das muß ich Ihnen jetzt mal ganz deutlich sagen: Hier in diesem Haus bestimmen wir Ärzte nun mal die Form der Behandlung. Wenn Sie sich nicht nach unseren Anweisungen richten wollen, dann müssen Sie leider gehn und sich ein Haus suchen, das solch einen Unsinn mitmacht.«

Du kannst dann antworten: »Sie stellen doch so oft heimliche Versuche mit ihren Patienten an. Testen Sie das doch auch mal! Ich stelle mich gerne für derart neue wissenschaftliche Forschungen zur Verfügung...« Natürlich wird er nicht mitmachen. Stell Dir vor, welche Blamage für ihn, wenn Du recht hättest und Deine Wunde schneller als die der anderen Operierten vom gleichen Tag verheilt! Und Du kannst noch zu bedenken geben: »Was nützt es, wenn sich mein Körper innerlich gegen Ihre Vermummungs-Behandlungsmethoden sträubt? Das verzögert aus autosuggestiven Gründen doch nur den Heilungsprozeß...« Du kannst aber auch sagen: »Bitte legen Sie mich Erster Klasse!« Und darfst dann wahrscheinlich mit wesentlich mehr Verständnis rechnen... Doch warum eigentlich willst Du Dich nicht nach Hause schicken lassen? Wo das doch das Beste für Dich ist! Dort legst Du ungestört Deine Wunde soviel an die Luft wie Du kannst. Meine Meniskus-OP-Wunde war jedenfalls im Null-Komma nichts zu. (Übrigens haben einige Ärzte bereits aus dem kleinen Vor-Buch zu dieser Neuauflage gelernt und lassen bei Schnittverletzungen die Wunde offen, legen nur eine kleine Stütznaht an. Verlang das also!)

Um Mißverständnissen vorzubeugen nochmals: Verletzungen, die Du bei einem (angenommenen) Leben in der Urzeit nie erleiden konntest, solltest Du - so sparsam wie möglich - zivilisationsgemäß behandeln lassen: sehr tiefe Wunden zum Beispiel durch Vernähen, (besser: durch Klammern), Brüche durch Nageln, unter die Haut getriebene Steinchen oder Schmutz durch Aufschneiden.[9418] Verbinden solltest Du sie nur, wenn Du damit ausgehen willst.

Mach Dich von dem Wahn frei, nur das Neueste in der Medizin müßte das Richtige sein. Aus unserer, von brutalstem Egoismus beherrschten, nur nach Profit strebenden Zeit kann nicht Gutes für die Menschen und Tiere dieser Erde kommen. Ob aus der Pharmazie, ob aus der Nahrungsindustrie, ob aus der Chemie oder von den Medizinern...

283 »Soll ich mir bei einer verschmutzten Wunde nicht schnell eine Tetanus-Spritze geben lassen?«
Lieber nicht! Die Schulmediziner setzen die für jede Kleinigkeit. Bei Hautwunden schadet das mehr als es nutzt. Und wenn eine tiefgehende Wunde blutet, kann auch nichts passieren. Im Krieg konnten Tetanusspritzen vielleicht einen Sinn gehabt haben. Weil kleine Granatsplitter so tief in den Körper eindrangen, daß eine Blutung nach außen nicht erfolgte. Außerdem ist die Einspritzung des Tetanus-Toxoids *nach* einer Verletzung zwecklos, weil sich Tetanus-Antikörper erst sehr viel später dadurch bilden, wenn überhaupt! [0734]

Wenn Du großflächige Verbrennungen erlitten hast, mußt Du natürlich in das beste Krankenhaus.[9935] Aber: Laß Dich nie mit Salben behandeln! Verlange Schweinehautabdeckung oder einen biologischen Verband bei zweitgradigen Schäden. Berufe Dich auf die Medical Tribune 12/25.3.1994/33, darin sollen die behandelnden Ärzte mal nachschlagen.

Nicht lebensgefährliche, kleinere Brandwunden behandelst Du selbst, indem Du kaltes Wasser darüber laufen läßt. Und zwar so lange bis der Schmerz nachläßt – aber nicht länger als 15 Minuten, bei Kindern fünf, bei Kleinkindern 3 Minuten. Sind mehr als 20% der Körperoberfläche verbrannt: ab ins Unfall-Krankenhaus. Danach trägst Du Lehm auf. Nur der ist in der Lage, die bei Verbrennungen entstehenden Giftstoffe aufzusaugen und unschädlich zu machen. Sollten sich Stücke der Kleidung mit der vorhergehenden Wasseranwendung nicht herausgelöst worden sein, so beläßt Du sie auf der Haut. Dann wird feuchte Erde fingerdick auf 30-40 cm große Gazestücke aufgetragen, so auf die verbrannten Hautflächen gelegt und nach einer Stunde abgehoben. Wenn das Abheben schwergeht, befeuchte die Erde von oben mit Wasser und warte einige Minuten. Sollte die Gaze ebenfalls festkleben, belasse sie auf den Wunden und wechsele lediglich die Erde. Die alte Erde ersetze dann wieder durch frische.

2.5 Es gibt keine vernünftigen, medizinischen Maßnahmen bei Krankheiten

»Du wirst aber zugeben, daß die Möglichkeit, Blut zu übertragen, eine nützliche Entdeckung zum Wohle der Menschheit war.« Und: Sie vermag auch Blutkrebskranken das Leben verlängern.«[2319]

> **Jetzt bitte ich Dich:** Vergiß mal alles, was Du bisher geglaubt und von medizinischem Denken eingetrichtert bekommen hast, schaff mal Stille in Dir und denke mit mir und nur ganz »cool« mit Deinem gesunden Menschenverstand: Die Mediziner bringen Deinen Körper mit ihren Medikamenten in Disharmonie. Der aber wurde nur auf Natur und Natürliches von der Schöpfung programmiert und nicht auf chemische Giftstoffe. Die ihm so völlig wesensfremd sind, daß er darauf mit weiteren, oft schlimmeren Krankheiten reagieren muß. Was Dir durch die vielen Nebenschäden auch noch klar bewiesen wird:
> 1. Du stellst sie an Dir selbst fest,
> 2. Sie sind sogar auf dem Beipackzettel vermerkt. Das irrsinnige Prinzip der Schulmedizin lautet also, auf den Punkt gebracht: <u>Wir machen Dich mit vielen Krankheiten krank, um zu versuchen, Dich von einer Krankheit für eine kurze Zeit zu befreien.</u>
> Das gleiche Prinzip hast Du beim Kapitel über das Impfen gehört: Wir bringen Dir abgeschwächte Krankheitsstoffe in den Körper, um Dich vor möglicherweise auf Dich zukommende Krankheiten zu schützen. Z.B.: Viagra zeigt Wirkung – aber kein natürliches Stärken der Potenz. Es puscht für den Augenblick künstlich auf – die schlimmen, verhängnisvollen Folgen bekommst Du von Deinem falsch strapazierten Körper später todsicher heimgezahlt.

Im Gegenteil: Denn dadurch setzen die Blutkrebskranken alle Hoffnung auf die Blutübertragungsmethoden und werden davon abgehalten, so zu leben, daß ihre Krankheit von selbst verschwindet. Allein die Tatsache, daß Blutkrebs durch noch so viele Blutübertragungen nicht zu heilen ist, müßte Dich überzeugen.

So fing der Wahnsinn des Blutübertragens an, der Hunderttausenden Menschen das Leben kostete:

Heilungsversuch an einer Tuberkuloseerkrankten durch Transfusion von Ziegenblut (1891; Bibliothèque des Arts décoratifs, Paris; aus: Chronik der Medizin. Damals vermummten sie sich noch nicht und trugen ehrlicherweise Metzgerschürzen vorm Bauch.

Aus dem Blut von jährlich zwei Millionen Rinderföten gewinnt die Pharmaindustrie Nährlösungen, in denen Zellen, Impfstoffe und Medikamente wachsen. Billigserum, womöglich mit Seuchenerregern verunreinigt, schwemmt illegal nach Deutschland. (DER SPIEGEL 4/1993): Kadaver-Leichengift für die Kranken!

Schon damals stellten die Medien diese ärztlichen Scharlatane ins beste Licht: weiße Kittel, ehrwürdige Häupter und natürlich ein hübsches Mädchen, das man mit Tierbluteinschleusung gerade umbringt...

Gesundheitsgesetz der Natur:
Krankheit steckt nicht in bestimmten Teilen des Körpers - der ganze Mensch erkrankt. Deshalb ist es widersinnig und falsch, nur einen Teil von ihm zu behandeln. Wie etwa sein *Blut* mit Chemie zu verseuchen oder ihm fremdes einzuschleusen[2319] oder seine *Brust* mit Zerstörungsstrahlen zu beschießen oder *einzelne Organe* wegzuschneiden.
Wie heißt es bei Platon: Dem Ganzen sollten wir unsere Sorge zuwenden, denn dort, wo ein Teil sich übel befindet, kann unmöglich das Ganze gesund sein.

Und dann solltest Du nicht vergessen, daß eine Übertragung von Spenderblut auch mit einer ganzen Reihe größter Risiken behaftet ist, die man erst in den letzten Jahren erkannt hat.[1514] Eine der Hauptgefahren besteht darin, daß mit dem fremden Blut viele Erreger, vor allem solche der Hepatitis, in den Körper gelangen können. Allein in Deutschland werden jährlich 17.000 infektiöse Leberentzündungen durch Blutkonserven übertragen. Mancherorts wird schon mit jeder zehnten Blutübertragung auch Hepatitis eingeschleust. Die - weil gegen sie nicht die geringste Abwehrkraft vorliegt - lebenslange Schäden und oft den Tod zur Folge haben. Denke daran, wie oft Blutern verseuchtes Fremdblut übertragen wurde. [3823,3732/4]

286 **Immer wieder werden später und immer zu spät Nachteile medizinischer Behandlungsarten festgestellt. Die Schulmedizin verübt skrupellos und ungestraft die schlimmsten Taten gegen das körperliche Wohl der Menschen und hat auch noch die Stirn, den Heilpraktikern einen einzigen unglücklichen Todesfall bei einer Ozonspritze vorzuwerfen und das als Grund zu benutzen, deren ansonsten wirklich sanfte Kunst verbieten zu wollen.**

287 Ich selbst habe bisher immer Achtung vor der konsequenten Haltung der Zeugen Jehovas gehabt, sich und ihren Kindern kein Blut übertragen zu lassen. Wer weiß, wieviel Krankheit sie sich damit in ihren Reihen erspart haben. [3002] Doch auch bei Unfällen, bei denen die Verletzten häufig unter Schockzuständen leiden, kann eine Blutübertragung ausgesprochen ungünstig sein. Die dadurch bedingten Störungen in der Sauerstoffversorgung der Gewebe und der Kleinstzirkulation in den feinen Äderchen werden durch eine Blutübertragung nicht behoben, sondern verstärkt. Sie operierten Zeugen Jehovas nach schweren Unfällen selbst bei Abfall auf 3/10 komplikationslos, ohne eine zuvor für unbedingt erforderlich gehaltene Bluttransfusion. Selbst eine Eigenblutübertragung schädigt Dich.[2467, 2008]

»Ich denke immer wieder an Kranke kurz vor einer Operation. Ich jedenfalls halte es für einen Segen - daß wir Mittel besitzen, welche die Menschen schmerzfrei halten und den Blutverlust ausgleichen können, wenn sie operiert werden. Wie sollte man sonst einen Eingriff vornehmen können?

288 Na ja, auch wenn es von einem mir unbekannten Fremden stammt, so ist Blut doch immer noch ein natürlicher Saft, der mir da verabreicht wird.«

Nicht mal das ist es! Auch da pfuschen sie heimlich Chemiegift rein. Damit es nicht so schnell verklumpen und gerinnen kann. Und: Es weiß kein Arzt, wieviel an Fremdblut ein Patient vertragen kann! Das ist bei jedem Menschen verschieden. Da sich bei der Übertragung Fremd- und Eigenblut mischen, kann nun auch Dein eigenes Blut seine Fähigkeit einbüßen, zu gerinnen. Welche Gefahren und schwerste Leiden Dir da blühen können, kannst Du Dir wohl denken. Menschliches oder tierisches Fremdeiweiß in den Blutkreislauf eingeführt, das bedeutet für den Organismus einen derart unnatürlichen Eingriff, daß sein Immunsystem bis zur Funktionslosigkeit geschwächt wird. [3823ff]

> **Das ist Fakt:**
> **Immer mehr Krebs-Kranke**
> Tumorerkrankungen sind in Deutschland neben Herz- und Kreislauferkrankungen die Krankheit Nr.1. In jedem Jahr kommen etwa 340.000 neu an Krebs erkrankte Patienten dazu.
> (BILD 12.2.1999)
> Alle angeblichen Erfolge, alle Hoffnungsmache: nichts als Lug und Trug!

Übrigens: Die Profitgeier bei den Chemiemedizinern gibt's überall. Selbst auf den armen Philippinen mästen sie sich auf Kosten der Ärmsten.

Einer Bekannten meiner Frau machten sie weis, sie vermöchten ihr an einem Hirntumor erkranktes Kind mit »besonders teuren Medikamenten« zu retten. Die Familie verkaufte nach und nach ihr bißchen Gut, am Ende gar ihr Häuschen. Schließlich nahmen sie Schulden auf, um den Forderungen der Ärzte nachkommen zu können. Heute sind sie völlig verarmt, hausen in den Slums und waren nicht mal mehr in der Lage, für ihr Kind den Sarg zu bezahlen...

Ein alter Chirurgenspruch lautet: »Über Gräber vorwärts!«

Natürlich, der ist nur scherzhaft gemeint. Und wird z.B. als Trinkzuspruch am ärztlichen Stammtisch oder bei den Mediziner-Burschenschafts-Saufabenden auch nur als billiger Aufmöbelungsscherz benutzt. Doch es dauert nicht lange, bis der blutige Ernst den faden Humor ablöst...

2.51 Was ist dran an den ärztlichen Sprüchen?

Nicht viel! Da quält sich eine Leserin schon seit Jahren mit einer äußerst schmerzenden Gesichtsrose herum, die ihr Doktor durch keines seiner Gifte wegbekommt. Und was für einen Nonsens sagt er - weil ihm der Begriff von der Ganzheit des Menschen ein Fremdwort geblieben ist: »Sie sind <u>sonst</u> vollkommen gesund!« Was ich Dir wünsche, das ist: Nicht so blind dem Arzt zu vertrauen, der da von allgemeinen »Verschleißerscheinungen« des Hüftgelenks spricht. Ich würde mich fragen, warum denn meine nächsten Verwandten, die Affenmenschen, nicht unter solchen Verschleißerscheinungen leiden. Dabei würde ich erkennen, daß sie naturgemäß leben. Und dann würde ich mich bemühen, auch ein bißchen natürlicher zu leben.

<u>Es gibt keinen Knochenschwund oder »natürlichen Verschleiß« bei den natürlich lebenden Lebewesen dieser Erde!</u>

Gesundheitsgesetz der Natur:

Bis zur Stunde ihres Todes hat die Natur für alle Körperteile und Organe vorgesehen, daß sie allen an sie gestellten Anforderungen voll gewachsen und ohne Fremdhilfe bis zum Lebensende ständig funktionsfähig bleiben - sofern man natürlich lebt.

Wäre das anders, hätte die Schöpfung, hätte Gott nur halbe Arbeit geleistet. Ein »Verschleiß« ist nur möglich, wenn dem Körper unnatürlich Strapazen zugemutet werden: wenn sich z.B. ein Fußballspieler auch nach dem zweiten Bänder- bzw. Kreuzbandriß nicht belehren läßt, daß Fußballspielen nun mal kein natürliches Bewegen für ihn ist.

<u>Wenn ein Hüftgelenk sich aufzulösen beginnt, so handelt es sich um nichts anderes als um eine Entmineralisierung des Knochengerüstes (mit zusätzlicher Neigung zu Oberschenkelhalsbruch und Witwenbuckel) durch falsche Ernährung.</u> »Verschleiß« gibt es nur, wenn das Gelenk von Geburt schief oder ein Bein zu kurz ist. Oder eine übermäßige und widernatürliche Beanspruchung vorliegt, wie etwa bei Spitzensportlern.

Kunstgelenk - und jetzt Schmerzen
Im vergangenen Sommer wurde mir ein künstliches Hüftgelenk eingepflanzt. Sieben Wochen nach der Operation bekam ich starke Schmerzen in beiden Füßen, auch im Kniebereich. Die Hüfte selbst ist völlig schmerzfrei. Damit ich nachts schlafen kann, nehme ich ständig Schmerztabletten. Wie werde ich die Schmerzen los? BamS, 5.6.2000

Nach dem vierzigsten Lebensjahr hört allgemein das Wachstum der Knochen auf. Die Osteoporose entwickelt sich sehr langsam. Über Jahre hinweg verlieren die Knochen unbemerkt an Substanz. Bis sie bei ungesund Lebenden manchmal schon bei normalen Belastungen oder einem kleinen Sturz brechen. Diesen Abbau kannst Du verlangsamen, indem Du Dich möglichst viel in Licht, Luft und Sonne unbekleidet aufhältst und genügend bewegst. Denn nur das Sonnenlicht sorgt für die Umwandlung des Provitamins D in das für den Knochenstoffwechsel so wichtige Vitamin D. Knochen haben übrigens die Hauptaufgabe, Phosphate als Energiereserven für den Stoffwechsel zu speichern und das Säure-Basen-Gleichgewicht dadurch aufrechtzuerhalten, indem sie entstehende Säuren neutralisieren.

Wenn Du solche Berichte liest - von den Schulmedizinern geschickt in die Tageszeitungen lanciert - dann weißt Du, daß sich seit Paracelsus (gelben Schöllkrautsaft gegen Gelbsucht) in den Denkansätzen der Schulmedizin nichts, aber auch gar nichts verändert oder verbessert hat:

Brühe aus Kalbsknochen hilft gegen morsche Gelenke
Arthrose ist längst nicht mehr nur eine Beschwerde der älteren Generation: jeder 10. der 20jährigen leidet unter Verschleißerscheinungen an den Gelenken! Diese Tips der Ärzte helfen: Oft Brühe aus Kalbsknochen trinken oder zerstoßene Gelatine (aus Knochen von Altrindern) unter den Joghurt rühren: Beides enthält Eiweißbausteine, die den Knorpel aufbauen. Vom Arzt Knorpel-Knochenmark-Extrakt spritzen lassen. (EXPRESS 12.1.1990)Schau unbedingt mal ins LV Nr. 6926.

Ja - wie blind sind die Kranken gegenüber solchen Werbe-Maschen der Medizin-Pharma-Mafia? Aus abgestorbenen Knochen läßt sich kein organischer Kalk, höchstens noch der letzte Rest Harnsäure nebst Knochengewebewasser und BSE-Prioneneiweissen herauskochen. Ein Extrakt, den man auch als »wäßrigen Urin« bezeichnen kann.

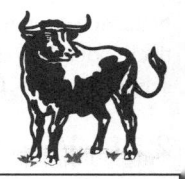

> Da war jahrelang in den Gazetten ein Stier zu sehen: »Die Ur-Kraft des Stiers in Deine Gelenke« hieß die Werbung für trinkfertiges Knochenmehl, angeblich von Stieren der Pampas, in Wirklichkeit von notgeschlachteten, britischen BSE-Kühen. Die Firma verdiente sich doof und dusselig an dem Kadaverdreck, den sie für einen Groschen einkaufte, für ein paar Pfennige mit Aromastoff versah und für 90 Mark als Kurpackung und Heilmittel für Rheumatiker u. a. Doofis anbot. (→LV 6926) Dazu kann ich in meiner Muttersprache nur den Kommentar sagen: Dommheit dun mich nit verlohsse - söns ben ich janz allein. (Dummheit verlaß mich nicht, sonst bin ich ganz einsam.)

Im Jahr 2000 erscheint sie nicht mehr. Nun denkt sich der Betrügerpharmazeut eine neue Idee aus, die Menschen zu leimen...

Und wer weiß, wie vielen Menschen mit diesem Trinkgelatine-Kadaverprodukt die sich später irgendwann bemerkbar machende BSE-Rinderwahnsinns-Jacob-Creutzfeldt-Erkrankung und Alzheimer-Demenz (beides Gehirnschrumpfung) an den Hals gehängt wurde.

291 Gesundheitsgesetz der Natur:

Der Mensch ist nicht vom Menschen erschaffen worden, sondern in millionenjahrelanger Entwicklung von der Natur. Von ihr wurde er so vollkommen geschaffen, daß es an ihm nichts zu reparieren gibt. Sein ganzer Körper ist bestimmt, ihm ohne Schäden bis an sein Lebensende zu dienen.

Der menschliche Körper nutzt sich nicht ab, ganz im Gegenteil: er bleibt nur durch viel Benutzung, durch viel Bewegung gelenkig. Die Zellen werden ja dauernd erneuert, wenn ihnen durch lebendige Nahrung die Bausteine dazu geliefert werden und alles vermieden wird, was sich darin ablagert und die Blut- und Lymphgefäße versteift und verstopft. Der natürliche Alterstod tritt durch gleichmäßiges Nachlassen der Kräfte, dem Erlöschen der Körperelektrizität, ein, ohne vorheriges langes Leiden. Die Knochen schleifen sich ab, weil die (bei Gesundkost reichlich erzeugte) Gelenkschmiere fehlt. Und nicht deshalb, weil sie viel bewegt und gebraucht werden.

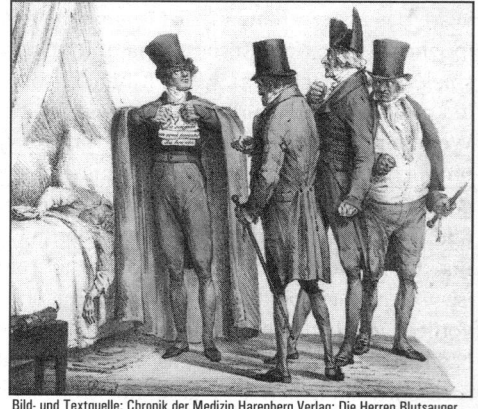

Bild- und Textquelle: Chronik der Medizin, Harenberg Verlag: Die Herren Blutsauger

»Die Herren Blutsauger - Konsultation der Ärzte« - Karikatur auf Habgier der Ärzte (1820); im Vergleich zu früher wird die Blutegeltherapie in der Zeit nach der Französischen Revolution immer beliebter. Viele Mediziner verdienen nun ihren Lebensunterhalt allein mit Blutegelsetzen. Einige Jahre vorher hatten sie noch fast ausschließlich durch Abführmittel, Klistiere und Aderlässe die Patienten um Körpersäfte und Geld erleichtert.«

Aber die Herren Mediziner tun so, als sei der Mensch nach ihrem Gutdünken geschaffen worden und sie könnten ihn so behandeln, wie es ihrem begrenzten Verstand paßt. Sie gehen – welch eine Anmaßung! – immer davon aus, daß nur ihre Behandlung, ihre Medikamente das einzig Mögliche, daß einzig Richtige sei. Tief innen aber sind sie hilflos, weil sie die wirklichen Ursachen einer Krankheit nicht zugeben wollen. Was sie nicht verstehen – und deshalb auch nicht heilen können, verwandeln sie dann einfach in ein „Syndrom". Oder eine „Insuffizienz". Oder führen es auf „natürlichen Verschleiß" oder das „Älterwerden" zurück.

Merke:

In der klassischen Naturheilkunde existiert keine Hilflosigkeit, kein Erklärungsnotstand. Sie gibt auf jede Frage, auf jedes Problem eine klare, wahre und vor allem richtige Antwort: Wie Du im folgenden erkennen wirst.

2.52 Überprüfe auch das Geringste, was die Schulmedizin behauptet: Du kannst ihr nichts abnehmen!

Nach einem halben Jahr UrTherapie kannst Du Dich bei Hüftgelenkproblemen noch immer anders besinnen - sollte sie Dir nicht geholfen haben - und Dich als älterer Mensch für eine Operation entscheiden, die Dir dann vielleicht für ein paar Jahre das Gehen erleichtern kann. Falls Du die eindeutig feststehende Tatsache ignorierst, daß bereits drei Jahre nach dem Einbau der stark entzündungsverursachenden und lockerungsgefährdeten Prothese jeder Sechste mit seinem künstlichen Gelenk nicht zufrieden ist, daß er hinkt und stärkere Beschwerden und Schmerzen hat als vorher. Nach fünf bis sieben Jahren macht sogar jeder Vierte schlimme Erfahrungen. [3900, 3905]

Wenn's bei Dir anstehen sollte, erkundige Dich bei einigen älteren Hüftprothesenträgern, wie es ihnen geht. Aber richtig: Meine Versicherungsvertreterin, die in meiner Nachbarschaft wohnt, antwortete mir stets auf meine Frage, wie es um ihr neues Hüftgelenk steht: »Alles bestens! Wunderbar!« Als ich jetzt den Ehemann allein traf, kam die ganze Qual heraus: »Und jetzt steht sie vor ihrer siebenten Operation«, schloß er bekümmert. »Wieder bei dem gleichen berühmten Professor?« fragte ich. »Nein - diesmal versucht sie es bei einem anderen ...«

Genau so unsinnig ist es, wenn sie von einer »degenerierten Wirbelsäule« bei Rückenschmerzen sprechen. Was denken sich die Ärzte eigentlich dabei? Haben sie außer chemischen Formeln auch gelernt, daß sie mit solchen Worten beim Patienten das Leiden erst recht verfestigen,

> **Willst Du das auch mitmachen?**
> **Kaputte Hüfte:** Der Präsident von Fortuna Köln, Jan Löring, hat höllische Schmerzen, kann kaum aufstehen und keine Verhandlungen mehr führen. (BILD, 23.3.2000)

seine Schmerzen fördern und Inaktivität bei ihm hervorrufen? Weil er sich jetzt bei der kleinsten Anstrengung auf seine kaputten Wirbel beruft und sich davor drücken kann.
Wenn die Menschen der Urzeit nicht krank oder einem »Verschleiß« unterworfen waren - und wir wissen, daß sie es nicht waren! - dann verdanken sie es der UrMedizin, die sie ein Leben lang zu sich nahmen.

»Aber Du bist doch wenigstens dafür, daß die Ärzte unseren kranken Kindern die vereiterten Mandeln ausschälen[9618] und die Polypen[9844] aus der Nase schneiden, oder?«

Statt Dich zu fragen, woher ein Kind denn die Entzündungen und Schmerzen bekommt und diese Ursache beiseite zu schaffen, denkst Du mit den Medizinern: Weg, was sich nicht so verhält, wie Du es Dir wünschst. Niere weg - kein Nierenkoliken mehr, Brust weg - keine Tumore mehr darin, Gebärmutter weg - keine Beschwerden mehr damit. (Wußtest Du, daß an vereiterten Mandeln allein die Mutter schuld hat, die ihr Kind verkehrt füttert, wogegen sich die Erstkontrollinstanz des Körpers - und das sind die Mandeln! - wehrt.)

Hat man Dir auch gesagt, daß 16% der mandeloperierten Kinder mit lebenslangen Schäden durch die Operation zu tun haben - verursacht durch Nachblutungen und Einsaugen von Blut in Luftröhre und Lunge?
Kinderärzte, die ihre kleinen Patienten ja meist etwas länger im Auge behalten als die Chirurgen, haben jedenfalls festgestellt, daß viele Kinder, nachdem ihre Mandeln entfernt wurden, seelisch gestört und verhaltensgeschädigt zurückbleiben und Mädchen dadurch später frigide werden.[3234]

So wie man heute bedenkenlos den Frauen die Gebärmutter[9737] aus dem Leib schneidet, so bedenkenlos hat man früher den Kindern die Mandeln herausgenommen. Aber kein Arzt hat es gewußt oder Dir sagen können, daß ein mandeloperiertes Kind ein dreifach erhöhtes Risiko hat, später an Kinderlähmung zu erkranken und gar ein vierfaches, unter der Krebsart Morbus Hodgkin[3233, 3234] zu leiden. Obwohl die Ärzte das heute alles wissen, werden in den Staaten immer noch jährlich an die 250.000 Mandeloperationen vorgenommen und die Kinder ihres wichtigsten Abwehrzentrums beraubt. Besonders groß ist die von toten Zähnen ausgehende Gefahr einer Schädigung, wenn Du der Mandeln ledig bist. Diese dienen u. a. als Filterstation für krankhafte Herde in den Zahnwurzeln und Kiefern, aber auch bei Stirnhöhlenentzündungen. **Besonders aber Metall-Plomben in den Zähnen können dann bei Dir eines Tages die schrecklichsten Leiden auslösen!**

Deshalb dürfen Mandeln nie entfernt werden - auch wenn der HNO-Arzt darauf drängt, weil sie »total vereitert« seien. Laß Dich nicht davon beeindrucken: In den Buchten der Gaumenmandeln läßt sich das Deckgewebe zwar durch Druck ausquetschen, aber dieser Pfropfen ist kein Eiter, sondern Lymphe, und deshalb müssen die Mandeln noch lange nicht krank sein. Es handelt sich höchstens um ein Störfeld, das sich durch richtige Ernährung - bei Kindern oft allein schon durch Weglassen von Milch, Käse und Yoghurt - wieder selbst in Ordnung bringt.

Marcel (6): Tod nach Mandeloperation
Ärzte pfuschten – Eltern erstatteten Strafanzeige

Nach schier endlosen Qualen starb Marcel 8 Tage später in der Uniklinik. Seine Mutter Brigitte B. hat das Sterben ihres Sohnes dokumentiert:
- Nach der Operation starkes Nachbluten
- Drei Tage später hat er Fieber, spuckt Blutkugeln aus. Die Ärzte:» Alles in Ordnung.«
- Marcel fällt ins Koma. Ärzte machen eine Herzmassage und vergessen dabei ein Brett unterzulegen.

Ärzte versuchen, einen Zugang (zur künstlichen Beatmung) zu legen. Geht nicht, weil kein Anschluß im Zimmer ist. (Express 16.7.1994)

294 Was die Polypen betrifft: Hier sind die Ärzte noch schneller bei der Hand, sie chirurgisch zu entfernen. Laß es nicht zu. Das Wachsen der Polypen, die sich bei konsequenter UrTherapie wieder zurückbilden, hat seinen Ursprung in einem sterilen Darm, in welchem die Darmflora nicht intakt ist.
Eine gute baut sich beim Säugling nur durch die Muttermilch auf - nicht durch künstliche Produkte! Der Darm kann nur wieder in Ordnung gebracht werden durch das volle Programm mit UrMedizin. Und floriert der Darm im wörtlichen Sinne, dann ziehen sich auch die Polypen wieder zurück.
Die Ärzte sagen zwar: Polypen haben ein Dogma: sie bilden sich nie zurück. In gewissem Sinne haben sie da recht. Denn eine Rückbildung haben sie ja bei *ihren* Kranken noch nie erlebt. Und Gesunde stellen sich ihnen wohl auch kaum vor, wenn sie ihre Polypen - allein durch UrMedizin - wieder quitt oder ihre Mandeln wieder normal geworden sind.

Einzig bei Ausfluß[9109, 9872, 9903] kannst Du als Frau versuchen, die gestörte Flora aufzufrischen. Sauge dazu mit einem Scheidenspül-Gummibällchen eine Mischung von einem Teelöffel (in 4 Eßlöffel Wasser aufgelöster) grüner Heilerde auf und spritze sie Dir ein.[9755] Was natürlich nur dann helfen kann, wenn der Körper keine weiteren Schmutzstoffe in die Scheide abgibt – also mittels UrMedizin gesund gemacht wurde. Weißfluß heißt jetzt bakterielle Vaginose. So kann man wieder Bakterien schuldig machen. Anstelle der ungesunden Lebensweise der vom Ausfluß Geplagten...
Halte Dir vor Augen:

Jede Operation im Krankheitsfalle bedeutet ein Risiko. Jede Operation ist hundertmal zu überlegen! Was Du hast, das weißt Du. Was Du durch eine Operation bekommst, das weißt Du nicht.
[2700ff, 2714ff, 2731/4, 3233, 9746, 2409] Merke:
<u>Die UrTherapie wirkt wie eine sanfte Operation, deren Kräfte langsam und sicher ein Gewächs von innen her auflösen - gleich, ob dieses gut- oder bösartig ist.</u>

295 »Das glaubst Du wohl selbst nicht! Wie soll die UrTherapie etwa bei Frauen wirken, die wegen eines Gewächses oder eines anderen Leidens im Unterleib unbedingt operiert werden müssen? Weißt Du nicht, daß 40% aller Frauen vor dem 40. Lebensjahr ein Myom bekommen? Es ist doch einfach unmöglich, daß Deine UrTherapie das Messer des Chirurgen ersetzen kann«, sagst Du.
Auch bei den sogenannten Frauenleiden handelt es sich nicht um durch die Wechseljahre bedingte oder »normale Krankheiten«. Glaubst Du denn im Ernst, die Natur hätte die Frauen an diesen Organen empfindlicher als an den anderen ausgestattet? Doch weil diese für so vielfältige

Aufgaben vorgesehen sind, wirkt es sich hier besonders folgeträchtig aus, wenn ausgerechnet dieses Gebiet schlechter durchblutet wird, als ein natürliches Leben es dafür vorgesehen hat.

»Mit der UrTherapie dauert das doch viel zu lange! Wenn da aber alles schnellstens an Wucherungen im Unterleib heraus ist, hat man für immer Ruhe!«

Das bildest Du Dir auch nur ein. Ich kenne viele Frauen, die nach der Operation erst recht Schwierigkeiten bekamen. Du bist und bleibst ein Krüppel, wenn Dir innere, wichtige Organe fehlen,[9737] glaub es mir. Denn oft genug sitzt das Gewächs, der Tumor, so kompliziert, daß die ganze Gebärmutter raus muß.[1018] Und danach leiden 70% an Depressionen, die ihnen das Leben zu einer einzigen Qual machen! 296

Wird die Gebärmutter aus dem Leib geschnitten, werden so viele Adern gekappt, daß fortan die Eierstöcke nicht mehr richtig mit Blut versorgt werden. Nun kümmern auch sie dahin und können nicht mehr genug Hormone produzieren. Da die Chirurgen bei der totalen Ausräumung oft auch die Nervengeflechte im Becken wegoperieren, muß sich die derart Verstümmelte mit ständiger Verstopfung im künftigen Leben abquälen.[2208, 2245] Und auch der sogenannte Witwenbuckel kann in der Gebärmutterentfernung eine seiner Ursachen haben und dann die Osteoporose bewirken. Aber - sagt der Chirurg einer Frau so etwas vorher? Sagt er ihr, daß sie später ständig auf Hormonpräparate angewiesen ist, die ihrerseits wieder andere Beschwerden erbringen? Und glaube auch nicht, daß eine Sterilisation immer so glatt abläuft! Was da so alles passieren kann... Sieh mal nur ins Literaturverzeichnis: [2727, 2764, 3215ff, 3227, 3236f] Merke:
Die Krankheits-Schulmedizin stellt eine einzige Zumutung an den gesunden Menschenverstand dar.

2.6 Wie? Krankheiten könnten einen Sinn haben?

> Gallensteine kann man herausspülen mit einem Liter naturtrübem Apfelsaft täglich bis zum Abend des siebten Tages. Dann eine Tasse Olivenöl und in Linksseitenlage schlafen (The Lancet Vol. 354/9196/1999/2171).
>
> Sagt die medizinische Fachzeitschrift! Um zu zeigen, daß die Ärzte auf einmal ebenfalls auf der Naturwelle schwimmen können. Nur: Das hilft bei den Kranken nicht! Apfelsaft gegen Gallensteine - das ist lächerliches Beginnen! Aber die Brüder nehmen das jetzt auf, um nur ja keinen Kunden zu verlieren...

»Aber wenn sich jemand vor Schmerzen mit seinen Gallen-, Blasen- oder Nierensteinen[6038] wie ein Wurm am Boden windet? Dann muß der Stein doch wegoperiert werden, wenn's mit Schallzertrümmerung[1910, 2740] nicht zu machen ist«, sagt Du. 297

Dann soll er es trotzdem vorher grundsätzlich mit natürlichen Mitteln versuchen.

»Aber man kann dem Kranken nicht garantieren, daß er seine Steine verliert, während er sie bei einer Operation mit Sicherheit los sein wird.«

Und sie mit mindestens 90%iger Gewißheit wiederbekommen wird.

Denn er hat ja an den Ursachen, die zur Entstehung seiner Steine führten, nichts geändert. Und zusätzlich hat er nun einen zerschnittenen Leib und Narbenstörfelder.

Bekommt er keine Steine mehr, weil sich im vernarbten Gewebe keine mehr festsetzen können, vergrießt das Gewebe und deshalb soll er mit der UrTherapie beginnen, weil sich durch das dadurch im Körper gebildete alkalischen Milieu z.B. Nierensteine auflösen können. Selbst Ärzte wenden diese Methode der Steinauflösung an, allerdings mit chemischen, alkalisierenden Medikamenten. Mit Sicherheit kriegt er mit der UrMedizin keine neuen Steine mehr - wenn das keine sanfte Methode ist!

»Trotzdem möchte ich zu Deinem Rat, sich möglichst nicht operieren zu lassen, noch etwas sagen: Ein guter Bekannter von mir hatte ständig grausame Schmerzen durch seinen Magenkrebs. Seitdem er operiert ist, kann er wieder alles essen und seine Schmerzen sind wie weggeblasen!« 298

Ich glaube zwar, daß Dein Bekannter jetzt keine Schmerzen mehr hat. Ich glaube aber nicht, daß ein Chirurg bei Krebs etwas Gutes tun kann, wenn er einem Menschen zwei Drittel des Magens wegnimmt und einen neuen Magenausgang anlegt. Wenn der Operateur einem Fußballer die Kreuzbänder näht oder eine zersplitterte Kniescheibe operiert, dann stellt er einen ursprünglich gegebenen Zustand wieder her, und in diesem Fall bin ich für den Chirurgen. Aber bei Deinem Bekannten hat er wesentliche Körperteile weggeschnitten - nicht aber die Krankheit!

299 »Wie siehst Du das denn, wenn sich der Krebs aus rein psychischen Gründen in die Magen- oder Zwölffingerdarmwände eingefressen hätten, was heute ja oft behauptet wird...?«[2471, 9003, 9029]

Meinst Du vielleicht, der Chirurg würde Deinen Bekannten jetzt durch diese Schnitte von seinem ursächlichen Leiden befreit haben? Bei Magenleiden nimmt man an, daß ihre Ursache vielfach in Überaktivität, einem Streben nach äußerer Anerkennung und Besitzenwollen zu suchen ist.[9740]

»Natürlich kann man eine seelische Krankheit nicht wegoperieren.«

Ach, was sagst Du denn da? Auf einmal siehst Du ein, daß man »Krankheiten« nicht wegschneiden kann, nur weil ich Dir hier ein besonders deutliches, erkenntnisbringendes Beispiel angeführt habe. Jetzt müßte Dein gesunder Menschenverstand doch eigentlich sagen: Entweder man kann Krankheit chirurgisch entfernen oder man kann es nicht!

»Aber ist es nicht ein großer Erfolg, wenn der Mann jetzt schmerzfrei ist?!«

<u>Es gibt niemals Erfolg bei naturwidriger Behandlung!</u> Die Schmerzen hatten ja einen Sinn: sie sollten ihn dazu anhalten, ein weniger anstrengendes, schonenderes, ausgeglicheneres Leben zu führen, wenn denn die psychologisch orientierten Ärzte mit der Annahme der rein seelisch bedingten Magenleiden richtig liegen sollten. Die Operation hält ihn dazu nicht an. Im Gegenteil. Die hilft ihm, auch weiter so gehetzt oder arbeitswütig oder habenwollend leben zu können und sich falsch zu ernähren. Mit anderen Worten: so zu tun, als sei er nie krank gewesen.

Zum »Sinn einer Krankheit« muß ich Dir aber noch etwas flüstern: Im Zuge der Verwissenschaftlichung und des Kompliziertmachens einfachster Tatbestände haben Psychologen mit toller Phantasie (wie z.B. die Autoren Dethlefsen und Dahlke, die jedem quersitzenden Furz einen psychologischen Sinn unterlegen), den einzelnen Krankheiten heute eine Menge seelischer Ursachen angedichtet. Und dies in einem Maße, daß viele der Kranken selbst oft nur ehrfürchtig zu staunen vermögen über ihr ausgeprägtes Seelenleben.

Da, wie Du weißt, es aber nur eine Krankheit gibt, kann eine solche Sinngebung für »Krankheiten« nicht viel mehr als faszinierend aufgemachter Humbug sein.

<u>Aber: Die Kranken kaufen derartig »Krankheiten« erklärende Bücher nur deshalb so gern, weil diese es ihnen so bequem machen, etwas gegen ihr Leiden zu tun: Man muß nur bequem im Sessel sitzen, sich nicht mehr ärgern, sich nicht mehr so viel aufregen, man darf weiter rauchen, seine Schokolade futtern, sein Likörchen und Bierchen trinken, man braucht nicht mal seine modernen engen Schuhe in breitere zu tauschen, wenn man seine Hühneraugen weg haben will - man muß nur dasitzen und sich fragen: ›Wer steht mir auf den Zehen? Bin ich es vielleicht selbst? Und: Wo stoße ich schmerzhaft an Grenzen?‹</u>
(DAHLKE: »Krankheit als Sprache der Seele«, S.385).[9429]

Die psychosomatische Medizin macht den Träger einer Krankheit zwar zu einem sich selbst äußerst bedeutsam und wichtig vorkommenden Menschen - beläßt es dabei aber auch. Der Casus Knaxus liegt darin:

- Wenn Du unbewußten und früheren seelischen Ereignissen Schuld an Deinen Leiden zusprechen kannst, dann sind die wirklichen Krankheitsursachen nicht mehr vom Verstand einzusehen.
- Wenn Du Dir sagen kannst, ich bin selber nicht schuld an meiner Krankheit, was kann ich schon dafür, was meine Seele tut, dann flößt man sich eine abwartend-angenehme Passivität ein.

- Es wirkt alles so wunderbar plausibel, was die Psychologen an den Mann bringen, Du wirst wohlig eingelullt ins süße Nichtstun. So besitzt alles Gesagte vor allem eins: keinen praktischen Wert! Denn mehr als die Vermutung, daß sich Körper und Seele irgendwie gegenseitig beeinflussen können, besitzt die Wissenschaft von heute nicht.

Überdies: Dein Bekannter muß nicht unbedingt die Wahrheit sagen, wie er sich wirklich nach der Operation fühlt. Das sagen sowieso die wenigsten. Die meisten antworten wie Du, wenn man Dich nach Deinem Befinden fragt: Gut, gut - danke! Wer gibt schon gerne zu, daß es ihm dreckig geht, daß er sein Leben nicht zu meistern im Stande ist, daß er keinen Mumm besitzt, es zu ändern, daß er am liebsten gleich losheulen möchte, weil er seine Probleme nicht in den Griff bekommt. Heute hat man doch - wie in der Werbung vorgemacht und als Leitbild aufgenommen - nur zu strahlen und zu lachen. Da muß man doch das Gesicht wahren. Keiner sagt, daß er sich und den Chirurg fast täglich verflucht, weil's ihm so furchtbar mies geht. Ich habe da mehr Erfahrung mit Kranken als Du und weiß, wie es innerlich bei ihnen aussieht. Überdies: Ein Viertel all der magenoperierten Kranken leidet später an Magenkrebs. Ein anderer Teil unter Rheuma. Viele bekommen Tuberkulose. Denn die Abläufe im Körper des Operierten sind jetzt mehr als empfindlich für immer gestört.[1008, 1054, 1061f, 1560, 1906, 2414, 3240, 3771, 9740]

Alter Spruch von Chirurg zu Chirurg:
Kleine Operationen – große Komplikationen.

Neuer Spruch von mir:
Keine Operationen - keine Komplikationen.

»Da müssen wir eine Spiegelung machen!« So hörst Du oft bei einer Untersuchung. Laß Dich nicht so schnell darauf ein! Der Chirurg ist stets sehr geneigt, eine Verwachsung, einen Bulbus, eine Erosion oder sonstwas festzustellen, und die gleich wegzuschneiden. Du kriegst dann die Komplikationen - der Arzt aber ein vierfach höheres Honorar, weil er nicht nur gespiegelt, sondern auch noch geschnitten hat! (Na, wer von meinen weiblichen Lesern erinnert sich an diesen Trick und ärgert sich jetzt nachträglich?) Kurz nach der Operation scheint alles prima. Aber das dicke Ende folgt schnell. Und schließlich muß dann der Magenkrebs erneut operiert werden. Dem Magenkrebsleidenden wird sodann - falls man es früh genug entdeckt - der ganze Magen weggenommen und ein Stück vom Dünndarm dafür eingesetzt.

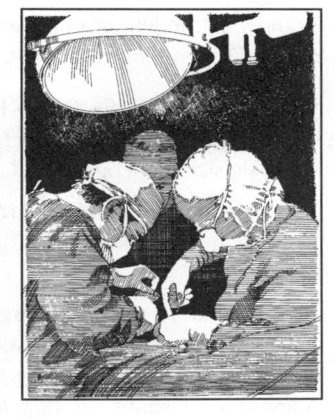

Bei einem solcherart Operierten brauchst Du dann nicht mehr zu fragen, wie es ihm geht - dem Ärmsten siehst Du es schon von weitem an, wie elend er daherkommt. Sieh das ganz klar: Dein Bekannter ist für den kargen Rest seines Lebens zum Krüppel geworden! Denn jetzt kann er kaum noch richtig verdauen. Neue Entzündungen, Wucherungen oder Geschwüre an der Operationsnarbe im Darm entstehen. Die Leber streikt mehr und mehr. Er magert ab, wird immer anfälliger wegen seiner am Boden liegenden Abwehrkräfte:
Denn der Chirurg hat nicht das echte Übel beseitigt, sondern ihn verstümmelt und seinen Organismus für immer in eine nicht mehr auszugleichende Disharmonie gebracht. Nun ist er wirklich unheilbar krank – gemacht!
Was sagt da der Herr Prof. Wassermann, Chirurg, in der Sendung des Deutschlandfunks (4.7.92):
»Wer chronisch mit Magengeschwüren zu tun hat, ist gut beraten, wenn er sich seinen Magen herausnehmen läßt - weil die ständigen chemischen Umbildungen ihn der Gefahr aussetzen, Magenkrebs zu bekommen.«

»Du bringst diese Aussage doch nicht ohne Grund«, sagt Du.

Genau das Gegenteil ist wieder mal richtig. Gerade die Magenoperation führt zu Krebs. Ist ja auch klar. Werden doch dabei die meisten Krebszellen ausgestreut! Natürlich nicht mehr im Magen - davon ist ja nichts mehr da. Doch im übrigen Körper gibt es ja noch so viele Plätze für ihn...

»Aber ein berühmter Professor wird doch nicht vor einem Millionen-Fernsehpublikum was Falsches sagen, nee, das nehm' ich Dir nicht ab«, sagst Du.

Na dann schau mal schnell ins Literaturverzeichnis [3240, 2280+] und überzeuge Dich. Der Mann ist Chirurg. Und tut alles, um seine Chirurgenzunft zu unterstützen. Dem ist als gewieften Routinier bestens bekannt, wie einfach es ist, die Kranken für dumm zu verkaufen! Wer weiß denn schon etwas Genaues über die Hintergründe von Magenoperationen! Zwar ist allen Ärzten bekannt, daß Magenoperierte 25 mal häufiger an Krebs erkranken als Nichtoperierte, doch meinst Du, die würden sich gegenüber einem so berühmten Professor den Mund verbrennen? Der spricht überdies im wohlverstandenen finanziellen Interesse aller Kollegen, nicht wahr?

Als vor etwa 100 Jahren der alte Billroth sich erstmals erkühnte, 2/3 des Magens der über Magenschmerzen klagenden Patienten abzusäbeln, schuf er einen neuen Modetrend, der sich bis vor ein paar Jahren erhalten hat. Obwohl die durch die Operation nach »Billroth II« Verstümmelten danach ihres Lebens nie mehr froh wurden. Doch der Wahrheit zuliebe muß ich sagen, daß der Magenmetzger Millionen Menschen zwar Schlimmes, aber als Kenner der Szene auch etwas Gutes, weil Wahres, tat. Indem er offenbarte: »Die Medizinalstatistik ist wie ein Weib: nach außen ein Spiegel reinster Tugend und Wahrheit, aber eine Metze für jeden Arzt: zu allem zu gebrauchen.«

Wäre ein Professor für innere Krankheiten zum Thema Magen interviewt worden, so würde der für sein Fachgebiet so oder ähnlich gesprochen haben: »Kranke mit Magengeschwüren sind gut beraten, wenn sie sich nicht operieren lassen...« [1106, 2414, 3240, 3771]

301 »Ich höre, daß es für Magenkranke besonders gut sein soll, viel Milch zu trinken.[6222, 6339, 6341] Vielleicht hätte er sich damit...«

> Zu allen Zeiten glaubten die Ärzte, alles zu wissen. Heute wissen Sie, daß die Komplexität des Lebens bei weitem das übersteigt, was sie jemals wissen werden. Trotzdem verhalten sie sich weiterhin so als ob sie alles wüßten..
> (Guy-Claude Burger, „Instincto-Therapie" Heyne)

Seit eh und je raten die Ärzte krankhaltungshalber den Magengeschwürkranken dazu, viel Milch zu trinken. Dabei erzeugt diese einen noch größeren Salzsäureausstoß als Alkohol - ist somit für den Magenleidenden das Schädlichste, was getrunken werden kann. Frag doch mal dumm, wieso Milch so gut für den Magen sein soll. Wenn der Maulheld dann nicht bloß herumstottert, dann wird er Dir - Paracelsus eingedenkend - etwas davon vorfaseln, daß Milch doch sahnig wäre, cremig also, und sich das Milchfett wie eine Schutzschicht über die Magenwände legen würde. Obwohl wir hier erst im Kapitel 2 sind, halte ich Dich bereits für fähig, Dir vorzustellen, wie sich das im Magen bei den ständig Verdauungssäfte ausstoßenden Schleimhäuten abwickeln sollte.

»Du selbst siehst Dich aber auch nicht imstande, hier zu helfen. Denn Deine UrMedizin kann den Magenkranken nicht heilen, weil möglicherweise ja auch seelische Gründe dabei beteiligt sein können, die solche Menschen weiterhin krank halten.«

Die UrTherapie ist eine Ganzheitsbehandlung, die auch das seelische Leben des Kranken richtigstellt - vorausgesetzt, er folgt ihr. Die Klassische Naturheilkunde gibt sich nicht mit Halbheiten ab! Sie gestattet dem Kranken auch nicht den kleinsten Kompromiß im Angehen seiner Krankheit. Deshalb ist sie so schwer durchzuführen. Bei ihr mußt Du Dich schon dafür anstrengen, um gesund zu werden. Es sind immer seelisch-körperliche Gründe, die zum Kranksein führen, wie ich Dir später noch klarmachen werde.

> Es gibt Menschen, die sich in ihre Krankheit flüchten, wie in eine Religion. Ich hoffe, Du gehörst nicht zu ihnen ...

302 Gesundheitsgesetz der Natur:

Die äußere Lebensweise hat stärksten Einfluß nach innen auf das seelische Befinden. Und damit auch auf psychisch mitbewirkte Leiden.

Zuletzt sagte mir einer: »Ist doch egal, woran ich kaputtgehe - wir müssen alle mal sterben...«.

Wie oft meinst Du, daß ich höre: »Lieber ein kurzes Leben in Saus und Braus als ein langes, langweiliges.« Wir beide fühlen aber doch gleich, wie dumm solche Reden sind. Damit wollen sich primitive Menschen nur weismachen, daß Rauchen, Saufen und Sich-Vollfressen die alleinige Seligkeit bedeutet. Und es für sie keine anderen Werte im Leben gibt.

»Natürlich weiß ich das auch. So landet man nur in der Gosse.«

Genau. Eine solche Haltung läuft ja nur darauf hinaus, sich schon vor dem Rentenalter kaputtzumachen. Da haben sie bis dahin gesorgt und gerackert und ausgerechnet dann, wenn sie die Früchte ihrer Mühen ernten und in Ruhe genießen könnten, wollen sie eingehen. Wer so spricht, der muß sich sagen lassen, daß er sich selbst nicht achtet. Er leidet unter Minderwertigkeitskomplexen, die er mit solchen Sprüchen überspielen möchte. Sich in ein Wolkenkuckucksheim verkriechen - da kann man bald schön hart auf dem Boden aufschlagen.

Ärztliche Tierfolterung:

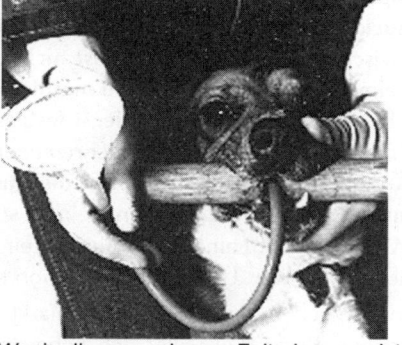

Wer in dieser modernen Folterkammer ist denn hier die Bestie?

Dem Schäferhund wurde kurz zuvor ein Zahn ausgerissen, damit der Knüppel in seinen Mund besser reinzuwürgen ist. Nun wird er lange Wochen so gefoltert, um durch ständiges Einführen des Magenmittels Omeprazol (Antra) festzustellen, wieviel Säure in wieviel Stunden blockiert wird. Raus und rein, rein und raus. Auch nachts bleibt der Hund in dieser Folterapparatur.

(Foto: Krebsforschungsinstitut Heidelberg)

Aber wenn Du es Dir mal recht überlegst: Meinst Du nicht, ein einfacheres, weniger gehetztes Leben sei schöner und begehrenswerter als Dein stressiges von heute? Dein ganzes Denken wandelt sich, wird gelassener, friedlicher, klarer. Warte es nur mal ab. Aus diesem Grunde bin ich für so viel Konsequenz in der UrTherapie und lasse - aus weiser Erfahrung - alle Halbheiten als nutzlos fallen.

Glaub mir: Ich habe das alles sorgsam und gründlich erwogen und bedacht, was ich Dir hier zumute. Und am eigenen Leibe erprobt und tue das noch heute. Schau Dir dieses Bild an:

Da glaubst Du nun, in Ruhe Dein Leben aushauchen zu können, die glücklichen Momente noch einmal an Dir vorbeiziehen zu lassen, möchtest endlich ins Reich Gottes, die ewigen Jagdgründe oder in die Reinkarnation eingehen und wünschst Dir nichts sehnlicher, als in Frieden zu entschlafen.[3011]

Ärztliche Menschenfolterung:

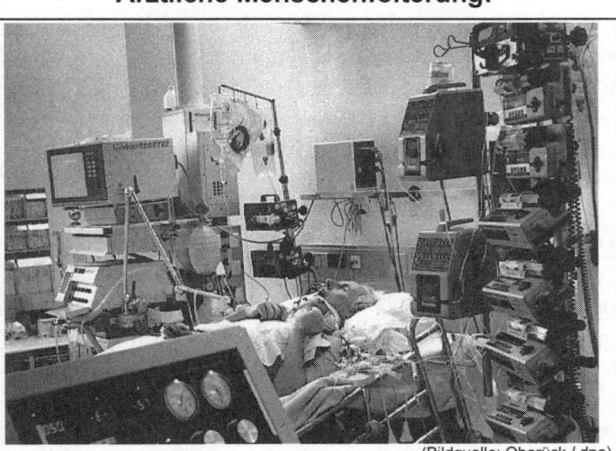

(Bildquelle: Oberück / dpa)

Doch diese grausamen Hightech-Profiteure des Sterbens bereiten Dir statt eines beseligten Dahinscheidens einen qualvollen Horrortrip: Sie stechen Dir dicke Nadeln in die Venen, um Deinem Blut giftige Katecholamine und Diuretika zuzuführen, sie schieben Dir Infusionsschläuche durch Deine Nase in den Magen, obwohl es fast ein Verbrechen ist, einem schwerkranken Menschen noch Nahrung zu geben. Aber man verdient ja so gut an den Nährlösungen.

Sie schließen Dutzende elektrischer Drähte an Deinen Körper, die ein Kraftfeld über Dir erzeugen, das Deine nervlichen Funktionen irritiert und fehlleitet.

302   Sie stoßen Dir rücksichtslos einen Tubus[3102] in den Schlund bis tief in die Luftröhre. Und eine Maschine mit Blasebalg, die nicht fühlt, ob Du überhaupt noch atmen willst, pumpt Dir - ohne Rücksicht darauf, wieviel Du nötig hast oder verträgst - wuhh, wuhh, wuhh, wuhh - die Preßluft zwischen die Rippen. Du willst nicht, Du erträgst es nicht, Du willst sterben, Deine Arme und Beine sind bereits eiskalt und marmoriert, alles in Dir wehrt sich gegen den gnadenlosen Zwang. - Doch das ist nutzlos, Du liegst festgeschnallt, festgezurrt auf dem kalten Gummituch. Auf Dich und Deine nach Erlösung schreienden Augen blickt keiner. Weder die Schwestern noch die Ärzte. Alle starren sie nur auf die Pumpen, die piepsenden Monitore, auf die Kanülen, ob sie auch noch alle fest genug in Deinem still schreienden Fleisch stecken...

War das noch eine freundliche Zeit, als wir Menschen sterben konnten, wenn unsere Zeit abgelaufen war. Und wir friedlich von Kindern und Enkeln umgeben einzuschlafen vermochten.

Mein nach dem zweiten Herzinfarkt verstorbener Freund Wolfgang offenbarte mir nach dem ersten: „Franz, Du weißt, ich habe den Kampf um Stalingrad und die russische Gefangenschaft durchgemacht und gedacht, Schlimmeres kannst Du nie erleben. Aber diese vielen schrecklichen Jahre sind nichts gewesen gegen die Wahnsinnsqualen in der Intensivstation nach meinem Infarkt..."

»Hast Du denn gar kein Mitleid mit den fleißigen Hausärzten, die sich oft so hilfreich um die Patienten bemühen, und von denen meist nur Undank erfahren?«

Nimm doch mal an, Du hast für die Tage Deines Krankseins als Hilfe in Deinem Haus einen ganz lieben Menschen angestellt, der fleißig arbeitet, der aber, um nicht entlassen zu werden, Dir heimlich Gift ins Essen gibt, damit Du möglichst lange marod und auf seine Hilfe angewiesen bleibst, ja würdest Du den weiter beschäftigen, wenn Du hinter dessen Tun gestiegen bist? Darüber wollen wir uns doch klar sein: Auch die liebsten Ärzte wissen, was durch Verschreiben des Chemiegifts[3600ff] bewirkt wird: Denn sie wissen was sie tun. Und sicher ist auch: Die meisten Ärzte sind fleißige und achtungsvolle, wertvolle Menschen. Sie schuften sich in ihrer Praxis und im Krankenhaus wirklich ab, finden kaum Zeit für ihre Familie. Aber Du tust das und ich auch. Doch ist das ein Grund, zu ihnen zu gehen und sich von ihnen schädigen zu lassen?

Wenn Du persönlich für einen Arzt schwärmst, warum nicht? Vielleicht kriegst Du ihn im Sinne der UrMedizin eher gewandelt, als er Dich für seine Schulmedizin erwärmen kann...

Ich richte meine Schelte ja nicht gegen den netten Hausarzt, der da von unmaßvollen Ansprüchen vieler Patienten geschlaucht des Abends in die Federn kriecht.

<u>Er ist leider auch nur ein kleiner, einflußloser Untergeordneter unter der riesigen Tarantel Schulmedizin. Welche die Wahrheit mit tausenden kleinen Fäden umsponnen in ihrem Netz gefangenhält. Und die giftig zubeißt, wenn man sich anschickt, diese Wahrheit zu befreien.</u>

Merke: Wenn Du noch einmal zum Arzt gehen solltest: Prüfe, ob Dein Selbstbestimmungsvermögen noch intakt ist. Wenn Du vom Arzt kommen solltest: Prüfe, ob Du Deinen gesunden Menschenverstand behalten hast:

»Leb natürlich, sei geduldig und verjag die Ärzte! Dem Tod entgehst Du nur einmal - während sie ihn Dir täglich ins Gedächtnis rufen, und ihre Windbeutelei Dir das Leben vergällt.«

(Der französische Philosoph Jean Jaques Rousseau)

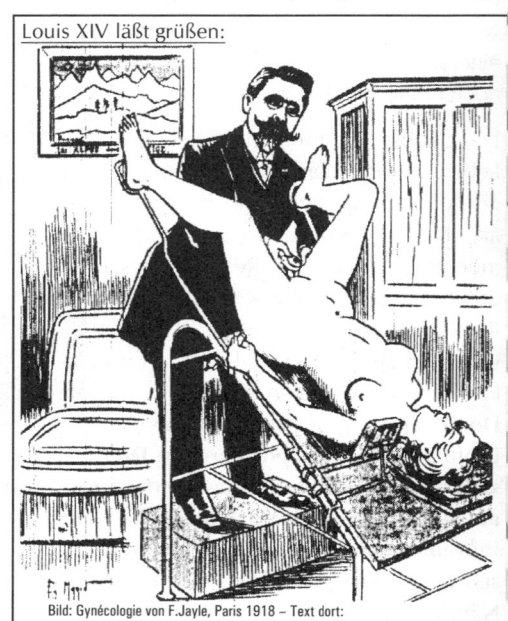

Louis XIV läßt grüßen:

Bild: Gynécologie von F.Jayle, Paris 1918 – Text dort:
Die Frau: »Lieber Herr Doktor, was sehen Sie bei dieser Speziallagerung?«
Der Gynäkologe: »Bis in den Grund Ihrer Seele, liebe gnädige Frau!«
(beiseite): »Tota mulier in utero.« (Das ganze Weib ist nur Unterleib)

DIE AUFKLÄRUNG

»Die Natur sei der Arzt und der Arzt der Diener der Natur« (Hippokrates)

3. Kapitel

Fühle Dich verantwortlich für Deine Leiden!

3.1 Warum eine Behandlung durch den Arzt nur schaden kann

> Das sagt nicht der Autor sondern eine Ärztin, die einmal das olympische Feuer entzündete:
>
> **Schulmediziner sind Verbrecher**
>
> Heidi Schüller, Ärztin und Ex-Leichtathletin, kritisiert die Ärzte im deutschen Sport: »Wenn ein Sportmediziner ein Kind mit einem Infekt, der Herzklappenfehler nach sich ziehen kann, zum Start überredet, dann ist das für mich ein Verbrecher.« Eine Form von Zuhälterei sei die Vermarktung von Turnerinnen als Kindfrauen. Unter Funktionären herrsche eine »spießige Taubenzüchtermentalität«. (Wuppertaler Allgem. Zeitung 31.10.1994)

Nicht durch andere Menschen behandeln lassen, das bedeutet im Sinne der UrTherapie keinesfalls: untätig sein. Während von schulmedizinisch tätigen Ärzten behandelt werden ja stets heißt: passiv sein! Therapie über sich ergehen lassen.

Du weißt aus der ärztlichen Geschichte, daß es sich erst sehr spät im Laufe der Zivilisation bei den Ärzten einbürgerte, Diagnosen zu stellen. Und das geschah nur deshalb, weil sich dadurch der Umsatz verdoppeln ließ. Denn nun waren drei Handlungen zu bezahlen:
1. die Diagnose, 2. die eigentliche Behandlung, 3. die nach einiger Zeit unausweichlich anfallenden Behandlungsschäden wegen der vorherigen Therapien. Neuerdings hat man sogar eine vierte hinzugetrickst: die Nachsorgebehandlung der Folgeschäden.

Laß Dir mal durch den Kopf gehen, ob es irgendein Berufszweig verstanden hat, seine Kunden trotz ständiger Mehrschädenzufügung so gut bei der Stange zu halten und weiter so auszunehmen... Wo es in dieser profitorientiertesten aller Geschäftsbranchen auch nicht die Spur hieb- und stichfester Beweise für Krankheitsheilungen durch sie gibt, während an Hypothesen und Mutmaßungen darüber üppiger Reichtum herrscht.

(Das Literaturverzeichnis steht Dir als Nachweis dafür offen.)

»Ich wundere mich, daß Du anerkennst, daß die Ärzte gewissenhaft arbeiten. Wieso Gründlichkeit und Sorgfalt aber fehlerhaft sein können, das mußt Du mir erst mal klarmachen«, sagst Du. »Man hat den Ärzten sicher schon viele Vorwürfe gemacht - aber das, glaube ich, hat noch niemand zu sagen gewagt.«

Und doch ist es sehr einfach zu erkennen: Wenn Dich ein Arzt gründlich untersucht, dann will er eigentlich - was?

> Laß dich nicht bluffen, wenn Dir die hohen Herren der Medizin hoch zu Roß kommen. Und es besser wissen wollen, als Du es tief in Deinem Inneren bemerkst und mit Deinem Gefühl spürst...

»Er sucht nach dem Sitz der Krankheit. Meiner speziellen Krankheit.«

Ich möchte, daß Du Dir bildlich ganz klar vor Augen holst, was der Arzt eigentlich sucht, wenn er Dich untersucht. Wenn er Deinen Blutdruck mißt, ein EKG macht, eine Sonde in den Magen schickt, Dich röntgt oder Dein Blut analysieren läßt.

»Nun - er sucht nach dem Sitz der Krankheit - und schließlich findet er etwas das, was mir Beschwerden macht.«

Aber ist das auch der *Grund* Deiner Krankheit? Ist etwa die verengte Ader die Ursache des zu hohen Blutdrucks, oder ist sie nur die erkennbare Wirkung Deines Krankseins? Und ich sage bewußt nicht Krankheit, denn ich meine: <u>Wenn Du krank bist, dann ist es stets Dein ganzer Körper, der leidet und der sich krank fühlt und nicht nur ein einzelner Teil.</u>

»Eigentlich ja. Denn wenn ich einen Herzanfall bekomme, schmerzt nicht nur die verengte Ader, nicht nur mein Herz. Ich habe auch weiche Knie, der Schmerz strahlt oft in die Beine, die Kehle

wird trocken, ich vermag nicht mehr klar zu denken, ich japse nach Luft und -«.
Also müßten diese Körperteile doch ebenfalls behandelt werden, wenn man schon behandeln will. Sonst ist das doch offensichtlich nur etwas Halbes. Gehört da nicht der ganze Leib behandelt?

306 »Na schön - aber wenn mir ein Medikament hilft und der Druck und die Schmerzen gehen weg...«.
Lies das zweimal, lieber Leser, die Anmerkung des Lehrmeisters der Ärzte, des weisen Hippokrates: **Medica mente non medicamente - heile Dich mit Verstand, nicht mit Medikamenten!**
Und dann weißt Du, was Du zu tun hast! Mag sein, daß ein ärztliches Medikament Dir für einige Zeit hilft. Da ist es klar, daß Du Dich sehr erleichtert fühlst, wenn plötzlich Beschwerden und Schmerzen aufgehört haben. Und nun bist Du um so leichter geneigt zu glauben, die Ärzte könnten Dir helfen. Dabei gerätst Du tatsächlich immer tiefer in den Strudel der Abhängigkeit von ihnen.[1007]
Die künstlichen Eingriffe der Ärzte lähmen mit der Zeit Deine natürliche Widerstandskraft. Dein Körper vermag sich dadurch immer weniger selbst zu helfen. Und bald bist Du einer von den vielen in ihrem endlosen Heer der chronisch Kranken.
Zuerst bekommen die Kranken Mittel, die ihre Schmerzen dämpfen. Beglückt werden diese geschluckt, voll Dankbarkeit gegenüber dem Doktor. Dann streiken die Nieren wegen dieser Medikamente. Jetzt geht's zum nächsten Arzt, der eine Nierenmaschine bedient. Von der sie so abhängig werden, daß man sie nur noch als arme Schweine bezeichnen kann. Bald steht dann der nächste Arzt bereit: der Chirurg, der die Spenderniere einpflanzt.[3222f,3245] Danach landen sie wieder beim Hausarzt, der ihnen mit abwehrschwächenden Medikamenten weitere Organe kaputtmacht...
Warum? Weil die Ärzte nur Krankheiten sehen, aber keine kranken Menschen. Ihre Praxen sind längst zu Computerzentren mutiert. Es existieren keine positiven Ausnahmen unter den Chemie-Krankheits-Schulmedizinern. Merke Dir ein für allemal: Einer taugt so viel wie der andere. Nichts!

307 Wie kann ein Arzt heute noch eigene Urteilskraft aufbringen, wenn er nicht mehr mit den Patienten, sondern nur noch mit Aufnahmen, Gewebeschnitten und Zahlenwerten in Berührung kommt.[3006] Und Du als Patient machst das mit. Willst beim kleinsten Kopfschmerz gleich eine Computertomographie. Wie lange willst Du Dich noch total entmündigen lassen? Wie lange willst Du es noch dulden, daß zweifelhafte Meßwerte statt Deiner selbst ernstgenommen werden?[2450] Wann willst Du dich endlich auch und gerade diesen Dich für dumm verkaufenden Ärzten gegenüber emanzipieren?[3113, 3325]

Die besser daran täten, den Patienten zu kennen, der ein Leiden hat, statt das Leiden zu kennen, das ein Patient hat.

Wie (un)gesund leben Ärzte?
Sport treibt nur jeder zweite, doch jeder zweite trinkt gern Alkohol, jeder dritte hat Übergewicht und jeder vierte raucht – die Mehrheit lebt nach eigenem Eingeständnis nicht gesundheitsbewußt.
(Medical Tribune Nr. 43 vom 23.10.1992/48)

Die Ärzte von heute folgen nicht mehr dem Grundsatz »causa tollitur« des Hippokrates (behebe die Ursache), sondern sie beabsichtigen mit ihrer sehr fragwürdigen Hilfe lediglich, die Symptome und Auswirkungen des Krankseins zu beheben, seit Virchow das hippokratische Gedankengut einer ganzheitlichen Heilweise in die Abfallgrube des Vergessens beförderte.

308 Die Ärzte sollten sich endlich die Worte ihres Lehrherrn hinter die Ohren schreiben, damit sie es ein für allemal begreifen: Wo auch immer der ursprüngliche Krankheitsherd sein mag, die verschiedenen Körperpartien und alle Körperzellen geben ihn untereinander weiter. (→Rz.769)
Auf den klaren, natürlich denkenden Hippokrates schwören sie einen Meineid - ihren wahren Eid auf diesen, nicht die Natur in das Behandeln einbeziehenden, kalten Intellektuellen[2026] Rudolf Virchow (Sitz der Krankheit ist die Zelle[69]). Von ihm haben sie die von ihnen bis

Diesen Gaunern willst Du Dich in die Hände geben?
- In Handschellen wurden die Koblenzer Radiologen Dr. D. M. und Dr. S. Z. sowie der Wiesbadener Rechtsanwalt T. M. zum Prozeßauftakt in den Gerichtssaal geführt. Sie sollen um über 12 Mio. DM betrogen haben. (Medical Tribune 24 v. 24.6.2000)

heute noch vertretene Basis ihrer Behandlung: daß die Ursache einer Krankheit in der einzelnen Zelle zu suchen <u>und auch dort zu kurieren sei.</u>
Um es leicht abgewandelt noch mal mit Lichtenberg zu sagen: **Wer nichts als Medizin versteht, versteht auch die nicht richtig.** Ältergewordene Ärzte ahnen das schon längst. Aber die jungen, hochgradig bemühten Medizinertypen sind fast alle für einfaches Denken nicht aufgeschlossen. (→Rz. 974[36]) Sie sind voll der Hochnäsigkeit junger Menschen - wie das so oft bei Überforderten der Fall ist.

»Wenn die Schulmedizin die Ursachen wirklich nicht angeht, wieso konnte sie bislang so angesehen sein? Und wieso wurde sie nicht längst gekippt oder wenigstens reformiert? Es ist doch die Elite der Völker, die sie studiert. Die müßten doch selbst auf all die Ungereimtheiten stoßen, die Du hier aufweist«, sagst Du.

Was meinst Du, wie lange ich gebraucht habe, um dahinter zu steigen, welch ungeheures Lügengebäude Generationen von Medizingleisner so geschickt aufgebaut haben! Ich war doch genauso beeindruckt von dieser riesigen Institution, dem unglaublichen Wissen, den beeindruckenden Apparaturen, den götterähnlichen Gestalten... 309

Mir fiel das plötzlich wie eine Jalousie von den Augen: nichts als Schwindel!

Jeder andere ist den weißen Göttern gegenüber doch blauäugig. Da wagt keiner, das Grundsätzliche in Frage zu stellen! Besonders nicht, wenn man als junger Mensch das begehrte Ziel »Arzt« erreichen will. Da lehnt man sich doch nicht auf, stellt etwas in Frage oder zweifelt gar an dem, was Autoritäten sagen. Im Gegenteil, man sucht nach allem, was die orthodoxen Theorien bestätigt. Das heißt, man versucht, möglichst mit den Ansichten der Professoren übereinzustimmen. Die darüber entscheiden, ob man sein Arztpatent erhält oder nicht. Zudem fehlt die Erfahrung, und man hat stets die Souveränität der Kathederfürsten in Erinnerung. Und mit jeder Veröffentlichung sucht der Jungarzt die Thesen der Kapazitäten zu stützen. Andere Auffassungen würden die Lektoren und Ärztedoktoren der Medizinverlage und Fachzeitschriften gar nicht zulassen.

Das offizielle Dogma bleibt stets unangetastet. (→Rz.159) Keiner, vor allem die Medien haben ein Interesse daran, die aus Lüge und Betrug aufgebaute Fassade der Schulmedizin einzustürzen. Sie stünden ja mit leeren Händen da, nicht mehr in der Lage, ihre Leser und Hörer weiter mit den schönen falschen Hoffnungen zu füttern...

Doch langsam wacht wenigstens ein Teil der unverbildeten Menschen auf:

Das Wort »Schulmedizin« wird immer mehr zu einem Menetekel ärztlicher Verständnislosigkeit bei kranken Menschen. Und wenn Du einer von den seltenen Ausnahmen bist, der chemische Medikamente schluckt und sich dabei auch später noch wohl fühlt (was ich keinem abnehme, denn warum schluckt er sie immer weiter?), dann fühlt er sich nicht wegen, sondern trotz der Medikamente (noch!) wohl.

Gesundheitsgesetz der Natur:

Die Schulmediziner schaden mehr, als daß Dir gut tun. Ihr intensives, meist genaues und eingehendes, gründliches Befassen mit Deinen Leiden wächst sich stets zu Deinem Nachteil aus.[0665, 1611, 9614]

3.2   Kannst Du wenigstens zum Heilpraktiker gehen?

»Wenn ich mich von Heilpraktikern behandeln lassen würde, wäre das wohl keinesfalls so gefährlich, was meinst Du?«[2481, 3322, 6823, 9879, 8300ff] 310

Jedes Behandeln durch andere Menschen ist abzulehnen! Es sei denn, der Fremde versucht, Dich so selbständig zu machen, daß Du Dein Leiden selbst angehen kannst. Und das auf natürliche, einfache Art und Weise. Nur wenige Heilpraktiker tun das. Keiner behandelt bis jetzt nach der Klassischen Naturheilkunde. Kein anderer kann soviel Interesse an Dir haben als Du selbst! Dazu diese Selbsterniedrigung: Vor einem wildfremden Menschen im weißen Kittel Kratzfüsse machen zu müssen: „Herr Doktor mir geht es ja so schlecht... helfen Sie mir!" Dieses Aufgeben der Selbstverantwortung über Dich und Deinen Körper – ja, wie kannst Du Dich dazu nur bereit finden! Wo ist denn Dein Stolz?, Deine Selbstachtung?

Wenn Dich einer nur mit Pillchen, homöopathischen Wässerchen, Thymusdrüsenspritzen und Sauerstofftherapie behandeln will, ohne Dich zu einer Grundreinigung und natürlicheren Lebensführung hinzuführen, dann vergiß ihn. Da die meisten Heilpraktiker aber positiv arbeiten, bin ich mit Einschränkung dafür, wenn Du sie als unselbständiger, sich selbst nichts zutrauender Mensch mal konsultierst. Aber er sollte zumindest die UrMedizin kennen. Wenn Du Dich als Kranker allein zu schwach für die UrTherapie fühlst, mußt Du Dich einer Gruppe Gleichgesinnter anschließen (Verzeichnis der Selbsthilfe- und Gesprächsgruppen, Rz 976). Und wenn sich keine in Deiner Nähe befindet, solltest Du halt selbst eine UrTherapie-Selbsthilfegruppe gründen. Aber nie einen Mediziner in die Gruppe dazunehmen. Nie! Oder komm in eines meiner Seminare.

Ein erfahrener Heilpraktiker kann Dir möglicherweise helfen, wenn Du z.B. schwer gestürzt bist und danach Schmerzen in den Gliedern, Schultern oder im Rücken oder eingeschlafene Finger hast. Hier lohnt sich oft der Versuch bei einem Chiropraktiker, Dich wieder »einzurenken«.[9879]

311 Der Chiropraktiker kann Dich jedoch nicht heilen, wenn Du z.B. anfällig für Wirbelverschiebungen bist. Heilen muß Du Dich selbst: Dein Gewebe entschlacken, Dich mittels der UrMedizin entgiften und Deiner Wirbelsäule durch Stärkung der Rückenmuskulatur den nötigen Halt geben.

»Verschreibt mir der Heilpraktiker zur Anregung der Verdauung und Entgiftung des Körpers sowie zur Blutreinigung einen Sennesblättertee, erhöht sich die Nieren- und Darmausscheidung doch gewaltig, das willst Du doch nicht abstreiten«, sagst Du.»Und daß dies besser ist, als wenn mir ein Schulmediziner - um den gleichen Effekt zu erzielen - ein Präparat aus der chemischen Giftküche verschreibt, das wirst Du wohl auch zugeben.«[3707]

Keinesfalls. Denn in beider Tun liegt weder Sinn noch Logik. Der einzige Unterschied: Der Heilpraktiker bringt weniger Schädliches in Deinen Körper als der Arzt. Seriös ist er nur, wenn er die klassischen Naturheilverfahren Licht, Luft, Wasser, Diät, Gesprächstherapie und zuvor ein Entgiften im Sinne der UrTherapie anwendet.

»Also wäre auch der Tee des Naturheilkundigen nichts Gutes für mich. Du treibst es wirklich zu weit, alles, aber auch alles zu bekritteln, was andere für mich tun wollen.«[1131, 6907]

Bedenke: Mehr als Dich geistig darin zu unterstützen, Dir selbst aus eigener Anstrengung im Krankheitsfalle zu helfen, kann auch ein Heilpraktiker nicht tun. Kürzlich noch hörte ich im Radio, wie sich ein Bundesverfassungsrichter darüber beklagte, daß seine Kollegen nicht selbst denken würden, sondern sich nur an Vorgedachtem orientierten, wie etwa den aktuellen Meinungsströmen, den Presseberichten und den Parteienwünschen. Höre: Dort sitzen nun die höchsten Richter der Republik, die intelligentesten Köpfe Deutschlands! Du siehst, daß eigenes Denken nichts mit geistigen Fähigkeiten zu tun hat.

In der Tat ist das »Naturheilmittel Sennesblättertee« ausscheidungsanregend. Aber nicht weil es heilt, sondern weil es als unnatürlicher Auszug einer Pflanze in konzentrierter Form für Niere und Darm ein leichtes Gift darstellt. Dessen sich Niere und Darm schnellstens zu entledigen trachten. Sie bewirken vermehrte Ausscheidung (meinst Du, das wäre gut?) - aber kein Aufheben der eigentlichen Gründe Deines ständigen Verstopftseins.

Der Beweis: Die Verstopfung ist gleich wieder da, wenn Du mit dem Trinken des Sennesblättertees aufhörst. Wenn Niere und Darm trotzdem später wieder in Ordnung kommen, dann war das nur der geringen Giftigkeit des Heilpraktikermittels und der Fähigkeit Deines Körpers zur Selbstregulierung zu danken. Bei einem Chemiepräparat dagegen kriegst Du Schäden fürs ganze Leben mit! Wisse:

312 **Damit Dein Körper nicht krank wird, sucht er, ihm nicht bekommene Stoffe - in diesem Falle den ungewohnten, weil nie erhaltenen, genetisch nie erfahrenen, schöpfungsgewollt nie beabsichtigten, unnatürlich konzentrierten Auszug aus Sennesblättern - schnellstens auszuscheiden.** (Wie lächerlich daher, von seiten der Homöopathie zu behaupten, daß der gesunde Körper gesunde Stoffe, der kranke Körper aber krankmachende Stoffe - wenn auch in geringer Menge - benötige...) Ebenso streiken muß doch Dein gesunder Menschenverstand, wenn Du im Begründungswerk zur Homöopathie des Samuel Hahnemann sein Bekenntnis lesen kannst: Die wahren Ursachen einer Krankheit sind nie zu erkennen. Welch ein Eingeständnis eigener Unfähigkeit!

Was ist von einer Heilmethode zu halten, die so erklärtermaßen ins Blaue behandelt? Sie kann höchstens schonender, aber auch nicht viel besser und wirksamer sein, als die Schulmedizin.[8213 a-c]

Mach doch die Probe aufs Exempel: Gib einem gesunden Kind und einer verstopften Frau am Abend einen kalt angesetzten Becher Tee aus Sennesblättern: *Beide* werden sich anderentags unter Weh und Ach eines breiigflüssigen Darminhalts entledigen... Nur mach das nicht längere Zeit, sonst holen sich Gesunde wie Kranke eine Darmentzündung - ja, von diesem pflanzlichen Mittel!

Warum es also *kein* natürliches Mittel (wie angepriesen) ist, überlaß' ich Dir festzustellen.
<u>Genau so verhält's sich mit dem Kombucha-Pilz-Tee. Der ist naturwidrig, er enthält 1% Alkohol,
zudem unnatürliche Süße (das weiße Gift Zucker) und Säuren.</u>

»Warum verlangsamt der Darm denn eigentlich den Transport der normalen Schlechtkost, in der Deiner Meinung nach so viele Giftstoffe stecken? Die müßte doch eigentlich viel schneller ausgeschieden werden als die Gesundkost!«

Weil sich Dein Verdauungsapparat längst an die *Nahrungs*gifte gewöhnt hat und sich nicht mehr dafür kaputtmachen will. Bei den in eingedickter Form eingenommenen pflanzlichen Abführmitteln mit deren hohen Gehalt an Anthranoiden[3951f] erregt sich der Darm wieder neu. Bis er sich auch darauf einstellt, um nicht so viele Kräfte zu verlieren. Was Dich dann wiederum veranlaßt, die bisherige Portion des Abführmittels zu erhöhen. Oder nach einem neuen Mittel zu greifen. Der Darm wehrt sich nun bald nicht mehr gegen die erschwerte Tätigkeit durch die zu weiche, unnatürliche, nur ungenügend die Peristaltik in Gang setzende, schlechte Kost. So werden die empfindlichen Schleimhaut- und Blutgefäße geschädigt, und es bilden sich Hämorrhoiden. Die Dir durch immer stärker werdende Schmerzen sagen: Deine jetzige Nahrung wollen wir nicht! Ändere sie schleunigst! Eine Schädigung des Darms und seiner Nerven, Müdigkeit, Muskelerschlaffung (und bei aloehaltigen Mitteln auch Nierenblutungen) sind später die Folge.

Laxantien sind nach den Schmerzmitteln die am zweithäufigsten selbstverordneten Medikamente. Frauen schlucken sie dreimal öfter als Männer. 25 bis 30 Prozent greifen zu diesen Präparaten. Und nicht wenige nehmen sie jahrzehntelang zu sich.

»Und was meinst Du zur Irisdiagnose der Heilpraktiker? Die ist doch überhaupt nicht gefährlich!« [313]

<u>Was soll auch hier eine Diagnose, wenn Du nur auf eine einzige Art gesund werden kannst: indem Du gesund lebst! Was heißt: vor allem ohne Chemie.</u> Das tun, was die Natur für Dich bestimmt hat. Was der Irisdiagnostiker auch feststellen mag: Es existiert doch nur ein einziges, hörst Du!, nur ein einziges Mittel, was Dir bei schwerem Kranksein für immer helfen kann: die UrMedizin!

Was hat denn die (für Ärzte!) sehr gewinnbringende Überbewertung der Diagnosetätigkeit den Patienten gebracht? Daß sich die Kranken davon haben anstecken lassen und ängstlich fragen »Was fehlt mir denn, Herr Doktor?« Und nicht mehr: »Wie wollen Sie mich gesund machen?«

Durch die immer größere Anzahl neuer und verbesserter Diagnosegeräte schafft man es vor allem, immer mehr Krankheiten, und »Befunde« darzustellen und damit dem Arzt und den Krankenhäusern Möglichkeiten des Behandelns und den Pharmafabriken zum Entwickeln, Herstellen und Verkaufen von wiederum neuen und »besseren« Medikamenten zu geben.

<u>Man kann schon sagen, daß neben dem Menschenwahnsinn, dem Füttern seiner pflanzenfressenden Haustiere Rinder, Schweine, Geflügel mit artfremder, verseuchter Kadavernahrung, noch ein anderer existiert: der Diagnosewahnsinn der Ärzte mit seiner Treibjagd auf die Kranken.</u>

»Laß mich nun aber hören, was Du über die von den Heilpraktikern angewandten Methoden sagst. Die der Schulmedizin hast Du in Grund und Boden gedonnert.«

Modern ist heute bei ihnen die Akupunktur,[8208ff, 8219] die Eigenblutbehandlung, die Ozontherapie, [314] Wärmebrause-Therapie, Stutenmilchtrinken, Misteltherapie, Kurzwellendurchflutung. Oft auch Organ-Thymusdrüsen- und Frischzelleninjektionen. Hier schlachtet der »Natur«-Heiler Lämmer, zermanscht bestimmte Innereien und spritzt sie ein in der Hoffnung, daß die Leichenstückchen so intelligent, beweglich und pfadfinderisch geschickt sind, an die kaputten Organe seines Patienten zu schwimmen, sich daselbst einzunisten, sie und sich selbst wundersamst wieder zum Leben zu erwecken und die sich so allmählich zum Sterben anschickenden Organe um 40 Jahre zu verjüngen. Wobei dem Naturkurpfuscher die Dunkelheit zugute kommt, in der die Organe liegen. Denn so kann niemand diese Verjüngung nachprüfen. Gesichertes Wissen ist jedoch, daß die injizierten Zellen von Lämmern oder Kälbern, hingegen die an die Ärzte gezahlten Honorare von Rindviechern stammen. Was letzteres übrigens für alle Injektionen gilt...[2108, 6803, 6827/9, 6834ff]

Du hast doch noch aus meiner Medizingeschichte die Behandlungsvorschrift der heiligen Hildegard von Bingen (→Rz 59,215) im Gedächtnis, z.B. gegen schmutzige Fingernägel den Sud von beim Vesperläuten gepflücktem Fingerkraut zu trinken. So verordnen heute gestandene Schulmediziner gegen Knochenmetastasen bei Krebs ein Medikament, das aus Pulver von Haifischzähnen besteht. Mit der Begründung, daß den Haifischen ja auch abgebrochene Zähne nachwachsen...[9766]

Erkennst Du, daß ich recht habe, alles Neue in der Krankenbehandlung (außer bei Unfällen) abzulehnen, was seit dem Ableben des großen Hippokrates je modern wurde? Ich schwöre auf die älteste Methode, die es gibt, um gesund zu werden. Gegen ein paar Nadelstiche habe ich nichts. Das ist schließlich ungefährlich und ohne Schaden für Dich. Gegen Kopfschmerzen, Migräne und Nikotinsucht helfen die sogar sehr oft eine gewisse Zeit. Ich nehme an, daß durch die Akupunktur Nervenverbindungen zeitweise gelähmt oder angeregt werden - was der Sache alles Geheimnisvolle von Yin und Yang nähme.[8209/10/11] Oder daß Nadelstiche irgendwo hin körpereigene Nervenhormone aktivieren, welche die Schmerzen lindern und Entspannungen bewirken.

Nur: Wenn Akupunktur vom Herrgott bestimmt wäre, den Menschen auf Dauer was Gutes zu tun, dann hätte er sicher statt Kirschen Akupunkturnadeln wachsen lassen.

„Manchen Menschen hat Akupunktur aber gegen Kopfschmerzen geholfen", sagt Du.

Und wenn die seelische Ursachen haben? Wohin sticht der Akupunkteur? In die Luft über dem Solarplexus? Sapere aude. Ruf Deinen gesunden Menschenverstand in Dir wach:
Eine Gruppe der Stechheiler nennt sich die „Davos-Pikser". Die stechen einfach dahin, wo's weh tut. Bei denen fühlten sich die Patienten danach auch viel besser als bei den Meridianen-Piksern. (Medical Tribune Nr. 16 vom 20.4.2000, S. 33)

„Ich staune!" sagt Du.

Das Setzen von Quaddeln soll Allergien erleichtern. Nun, wer nicht von meinem Ganzheitsdenken überzeugt ist, der versuche es ruhig mal damit. Ist ja schließlich keine Chemie. In den homöopathischen Zeitschriften werden oft Erfolge mit Akupunktur bei asthmatischen Kindern besprochen. Es würde ihnen das Leiden erträglich machen. Na, wenn Du Deinem Kind das Leid nicht mit der UrMedizin ganz und für immer wegnehmen willst, dann geh lieber zu einem Akupunkteur, dann bekommt es wenigstens kein Kortison!

Aber die Ozontherapie [2059, 6848] ist abzulehnen. Ich kann nur abraten, sich dieses Super-Gasgemisch spritzen zu lassen. Die Gefahren sind zu groß. Eine falsche Dosis, ein zu schnelles Spritzen, ein unbedachtes oder zu frühes Aufstehen - und schon kann das Gas die Blutzufuhr blockieren.

Warum willst Du Dir nicht durch natürliche Eigenbewegung den Sauerstoff ohne Gefahr und in der altgewohnten Art und Weise durch viel Gehen und Laufen in Deinen Körper holen? Baunscheidtieren ist dagegen ungefährlich.[9400] Bringt aber auch nicht den alten Dreck aus dem Körper.

315 Und Stutenmilch trinken? Die kann ich mir höchstens als besseren Muttermilchersatz für Babys anstelle der Kuhmilch vorstellen.

»Daß mir diese lieben, bescheidenen und wenig schadenden Heilpraktiker auch nicht beistehen können...«, sinnst Du.

316 Sei froh, das zu erkennen. Du weißt doch nie, an welchen Du gerätst. Die Kleinen wollen helfen, aber es fehlt ihnen das Wissen oder das Können dazu. Und wenn Dir einer empfohlen wird oder von einem Bekannten gesagt wird: <Mir hat der gut geholfen>, dann glaube davon nur ein Zehntelchen[8334].
Und die großen? Der seinerzeit prominenteste - Dr. Köhnlechner - war auch der schlimmste Beutelschneider und verlangte ein Behandlungshonorar um die 1.000 DM pro Stunde. Er empfahl hilflosen Rheumakranken zur Heilung ein Stück Plastik mit Batterie für 78,- DM. (Herstellungskosten seines »Biogenerators« 1,- DM)[9403]. Und hielt nichts von gesunder Ernährung: Du weißt warum.

Aber ob Du nicht nächstens selbst wieder einem mit neuen Mittelchen und noch besser vorgetragenen Versprechungen agierenden, sich Doktor oder Professor nennenden Scharlatan aufsitzt - ich weiß es nicht. Jeder muß schließlich seine eigenen Erfahrungen sammeln, bis er klug geworden ist. Dabei könnte er doch so einfach von meinem hier im Buch Dargebotenen lernen. Aber lernen wollen heute nur noch die wenigsten. Besonders wenn sie ihr gutes Leben, ihre Gemütlichkeit oder Lebensqualität - was immer sie darunter verstanden wissen wollen - gefährdet sehen. Nur der Kluge ist begierig, bis an sein Lebensende zu lernen...

Was deren Ernährungswissen angeht: Die meisten Homöopathie-Studierenden gehen in Abendkurse. Und dort hat man kaum Zeit für so was. Man muß das einpauken, was die Prüfungskommissionen bei den Gesundheitsämtern hören wollen: Anatomie, Krankheiten, Seuchen.

Bei den Ärzten für Naturheilkunde sieht es noch schlechter aus: Die schauen mal kurz bei einem Kollegen rein, absolvieren 'nen Zweiwochen-Kurs über Homöopathie und dürfen sich anschließend »Facharzt für Naturheilkunde« nennen. Aber Ahnung von der Natur? Nicht die Spur!

»Dann mußt Du ja auch zustimmen, wenn bei uns - wie beabsichtigt - viele Naturheilmittel durch das Gesundheitsministerium verboten werden, deren Heilwirkung nicht nachzuweisen ist.«

Aber ja. Nichts Besseres könnte den Menschen passieren, damit sie endlich den Glauben an »Heilmittel« verlieren. Doch wäre zu fordern, daß zuvor stets alle chemischen und immer schädigenden medizinischen »Heilmittel« - die Medikamente - verboten werden.

Was natürliche Heilmittel betrifft, so laß Dir von der Werbung aber auch hier nichts vormachen: Sobald etwas verflüssigt, extrahiert, potenziert oder getrocknet wurde, ist es nicht mehr natürlich, bekommt dadurch Giftcharakter oder wird zum Fremdstoff für Deinen Körper - kann Dir deshalb nicht auf Dauer helfen.[3556, 3780, 6951/7] Wenn Du Dir die Auffassung der daran Verdienenden aber zu eigen machen willst, daß es »Heilpflanzenmittel« geben sollte, dann mußt Du auch logisch folgern: <u>Die Pflanze ist in ihrer Gesamtheit etwas anderes als ein daraus isolierter, behandelter und abgelagerter Teil. Die Natur stattet die Heilpflanzen mit Begleitstoffen aus, welche ihre Wirkstoffe nebenwirkungsfrei und verträglich machen.</u> Jegliche Bearbeitung macht sie unverträglicher und unwirksamer. **Soll eine Heilpflanze also wirken, dann kann sie das nur dann, wenn sie lebensfrisch und unmanipuliert genutzt wird.**

Eine Pflanze ist mehr als die Summe ihrer chemisch-physikalischen Partikel. Sie weist Eigenschaften auf, die sich aus der Zahl und Kenntnis ihrer Einzelbestandteile allein nicht ergeben.

Denk selbst über diese Ungereimtheiten der sogenannten „Ärzte für Naturheilverfahren" nach: Weißdorn [6817, 6824, 6833, 7019] stärkt das Herz - angeblich. Wie Du Dich doch vergackeiern läßt! Wie soll der das denn fertigbringen? Haben die auf der Uni nicht mitgekriegt, daß unser Herz ein Muskel ist. Nur harte *Bewegung* stärkt Dein Herz. Denn dann muß es härter arbeiten, muß es mehr leisten. Aber auch eine giftige Pflanze wie der rote Fingerhut kann den Herzmuskel nicht stärken oder kräftigen - ihn wohl heftiger schlagen lassen. Und warum schlägt er wohl heftiger nach dem Einnehmen der »Heilpflanze« Digitalis purpurea? Weil sich das Herz bemüht, das in den Blutkreislauf eingedrungene Gift schnellstens aus dem Körper zu bringen... Begreifst Du nun? Denk an die Wirkung des Sennesblättertees: das gleiche Prinzip. Zudem: Naturheilmittel unterliegen wie die Behandlungsmittel der Schulmedizin ebenfalls der Mode.

Bislang war es die Mistel,[0648/9, 6834, 6844, 7018] plötzlich soll die Pflanze Sonnenhut ein Krebsheilmittel sein. Da hat irgendein Eierkopf letztere vor kurzem untersucht, und „besonders hohe Wirkstoffanteile" darin gefunden. Vor kurzem war es Eleutherokokk, dann waren es die Extrakte des Gingko-Baumes, die ewige Jugend versprach. Und nach der Schulmedizin soll nun Selen, nach der Alternativmedizin Schwarzkümmelöl bei Krebs helfen.[6852] Der vorletzte Schrei: Dehydroepiandrosteron (DHEA) - gefragt, seitdem BILD damit ewige Jugend versprach. Auch Umfaller und Abschreiber Helmut Wandmaker fiel auf die Propaganda herein und pries ungetestet diesen Chemiedreck. Ebenso rasch vergessen war dann der Tomatenfarbstoff Lycopin, dem „echte Krebsheilungen" möglich sein sollten. Wie mit grünem Tee ... Der letzte Schrei war Apfelessig, mit dem man am Tag ½ kg abnehmen soll. Warum dazu frische, vitamin- und enzymreiche knackige Äpfel zuerst in ein den Mund zusammenziehendes Gesöff verwandelt werden sollen, das begreife mal einer... Du merkst: Im Sich-für-dumm-verkaufen-Lassen ist die Menschheit nicht schlauer als im tiefsten Mittelalter geworden. Ganz spannend wurde es um die Anti-Fett-Pille „Xenical" mit dem Wirkstoff Orlistat gemacht. (→ LV 3808) Und dann die Medienschau mit VIAGRA! [7025]

Werden nun die alten Mittelchen nicht mehr gekauft, weil sie wie immer nicht geholfen und mehr krank gemacht haben, so wird flugs von den Fabrikanten neue Wunderchemie mit Hilfe neuer wissenschaftlicher Gutachten offeriert - damit der Rubel schön weiter am rollen bleibt.[3521, 3316/7]

»Aber vielleicht sollte ich zur Vorbeugung gegen den Krebs doch ein Mistelpräparat nehmen – schaden kann das als reines Naturpräparat doch wohl nicht ...« meinst Du. Und ob das Dir schadet! Nicht so sehr körperlich, aber geistig: <u>Es macht Dich glauben, es gäbe spezielle Heilmittel und man könne mit einem Teechen oder einer Mistelextrakttablette eine so tiefgreifende Krankheit wie Krebs angehen.</u>

320 Seit Jahr und Tag werfen Mediziner den Heilpraktikern einen Todesfall vor, der vor langer Zeit einem beim Ozonspritzen unterlaufen ist. Da wird die halbe Menschheit durch Chemie vergiftet, da werden tausende Kleinkinder durch Psychopharmaka süchtig gemacht, [2691f, 3536, 5500ff] da stirbt bereits jeder 25. Patient in den Krankenhäusern am verabreichten Medikamentgift, da werden Menschen zu Tausenden zu Krüppeln operiert - und der Homöopathie wird ein einzelner Unglücksfall vorgehalten. Wirklich: Schlimmere Heuchler und Giftwortspritzer als die Funktionäre der Weißkittel gibt es nicht.

Die Heilpraktiker versuchen meist wenigstens, Dich einsichtig dafür zu machen, daß Du selbst etwas dafür tun mußt, um gesund zu werden. Schade, daß sie – liest man ihre Fachzeitschriften – anstatt sich zu ihrer Andersartigkeit zu bekennen, emsig darum bemüht sind, es den Medizinern nachzutun. Im „wissenschaftlichen" Argumentieren, im Gebrauchen von lateinischen Ausdrücken, in der dummen eitlen Sucht nach Anerkennung ihrer Diagnoseverfahren und Therapien durch die Schulmedizin.

3.3 Die Ärzte sind mit ihrem System der Allopathie überfordert

Die Mediziner werfen den Naturheilkundlern ständig vor, deren Heilmittel seien wissenschaftlich nicht untersucht. Aber: **80% aller medizinischen Verfahren sind bis heute noch nie getestet worden!**[6700] (→New Scientist 17.9.94/23) Die sollen sich gefälligst an ihre eigene Nase packen! Oder ihre Fachliteratur gründlicher studieren. Und nicht vertuschen, was ihnen nicht in den Kram paßt!

»Ich kann's einfach nicht begreifen, daß Du die Diagnosen als wertlos hinstellst.«

321 **Wenn es keine Krankheiten gibt, sind auch keine Diagnosen zu deren Ermittlung erforderlich!** Sinnvolle Behandlungen aufgrund einer Diagnose gibt es höchstens für die Unfall- aber nicht für die Krankheitsmedizin.[1172]
Der Doktor findet ja doch nicht die wahre Ursache für Dein Leiden - von einem Loch im Kopf mal abgesehen. Er findet nur eine der vielen möglichen *Vor*ursachen. Verinnerliche tief:

<u>Die wirkliche Ursache will er aus offensichtlichen Gründen nicht finden, weil er dann fürchtet, Dich als Patienten zu verlieren, würde er sie Dir benennen.</u>[1911] Und Du willst sie meist auch gar nicht hören. Weil Du fürchtest, er könnte einen Finger auf eine offene Wunde bei Dir legen, oder eine bittere Wahrheit würde sich Dir auftun. Und um das zu vermeiden, macht Dir der Arzt vor, er könne Dich heilen. Und Du machst ihm vor, daran zu glauben... Zudem: Diagnosen erhöhen oft Deine Leidensanfälligkeit. Im übrigen sind sie nicht ganz so zuverlässig wie Wahrsagen aus dem Kaffeesatz.

322 »Ach ja? Und wieso kann eine Diagnose die Krankheit verschlimmern?«[2380ff] fragst Du. »Mal abgesehen von der schädlichen Thorotrast-Kontrastmittel-Einspritzung [2433], an der früher so viele Menschen gestorben sind?«

244

Weil es heute - beim teuergemachten Suchen nach den Pseudoursachen - zu viele schädigende Verfahren gibt. So kann jede Vorsorgeuntersuchung und fast jedes Diagnoseverfahren - mal abgesehen von einer Blutentnahme oder Urinprobe - zu gefäßschädigenden Geschwüren, Lungenembolie, Nierenschock oder Krebs führen.[1164, 1415]

Hinzu kommt, daß die Ärzte sicherheitshalber lieber eine harmlose Krankheit gefährlicher darstellen - und deshalb auch gefährliche Medikamente verschreiben und Spritzen verpassen, die dann wieder zu neuen, schlimmeren Krankheiten führen.

Es ist Unsinn, Maschinen und Reagenzgläserpröbchen darüber entscheiden zu lassen, wie der Zustand eines Menschen zu beurteilen ist. Bei 18% aller völlig normalen Menschen weist das EKG Störungen ihrer Herztätigkeit aus! Fatale Behandlungen werden dann angeordnet, obschon die Betreffenden überhaupt nicht krank sind. Verhängnisvoll ist es, wenn daraufhin angeblich herzgeschädigten Kindern verboten wird, am Gymnastikunterricht teilzunehmen oder Sport zu betreiben. Anstatt das Herz zu trimmen, daß es kräftig wird, wird das »arme Kind« nun geschont und zu einem Fettkloß und steifem Gockel herangezogen. Mindestens 27% aller Labortests sind zudem falsch, der Rest Betrug um Geld zu machen.[2400ff, 2405, 2421, 2424]

Millionen Frauen haben ihre Brüste für nichts und wieder nichts eingebüßt und werden es weiter tun, nur weil die medizintechnischen Assistentinnen sich lieber für »bösartig« entscheiden als für »gutartig«, damit man ihnen später keinen Vorwurf machen kann.[2401, 2407, 2420, 2421b] [323]

Zudem: Der Mammograph verursacht Krebs - seine Strahlungen sind karzinogen.[1163f, 1230] Auch dies solltest Du Dir vor Augen halten! Dreimal Krebsvorsorgeuntersuchung - dann zeigt der Apparat beim vierten Male vielleicht schon die ersten Krebsknoten: Nun sag nur noch, Diagnosen seien ungefährlich! Das schlimmste für Dich an der Diagnose ist aber: Sie dient dem Arzt als Grundlage, eine Dich schädigende Behandlung einzuleiten: mit giftigen, schädigenden Medikamenten, mit zerstörender, radioaktiver Atombestrahlung, mit Krebszellen ausstreuenden Skalpellschnitten oder Gewebe-Punktionen.

Gesundheits-Gesetz: **Je früher die Diagnose, je eher wirst Du von den Medizinern geschädigt und wirklich krank gemacht!**[2383]

Mach Dir das ganz klar: Je eingehender die Ärzteschaft ihre zu 50% falschen Diagnosen[2381] an Dir [323] vollzieht, desto schlimmer ist das Ergebnis für Dich. Auch hier wieder: Je gewissenhafter der Arzt ist, desto kränker wirst Du gemacht. [2069, 2400/3, 2412f]

»Ah - sind die deshalb so scharf darauf, Vorsorgeuntersuchungen zu machen? Je mehr krank, desto mehr Chipkarten?«

Das Laborsystem ist total zerfressen von Betrügereien. (raum + zeit 94/1998)

Aber auch: Wird der Krebs zwei Jahre früher entdeckt, ist die Wahrscheinlichkeit größer, daß der oder die Betroffene in 5 Jahren noch lebt und man so sagen kann, daß immer mehr von Krebs geheilt würden. Obschon die amtlichen Zahlen genau das Gegenteil nachweisen.

Eine Vorsorgeuntersuchung ist auch keine Vorsorge, sie ist nichts anderes als eine Nachschau, ob sich bei Dir der Krebs bereits eingenistet hat. Sie dient insbesondere nicht dazu, einer Krebserkrankung vorzubeugen.

Die Früherkennung von Krebs durch eine Vorsorgeuntersuchung wäre nur dann sinnvoll und zu empfehlen, wenn Du danach bereit bist, Dich von jedem Arzt sofort fernzuhalten und voll auf die UrzeitTherapie einzusteigen.

Eine Vorsorgeuntersuchung bringt Dir sonst nichts anderes als frühe Sorge, verfrühte seelische Belastung, Zwang zur Untätigkeit, Erstarrung. Dazu unnütze Ängste vor jeder neuen Untersuchung und ständig zermürbende, vergebliche Hoffnung auf neue Forschungsergebnisse, die später in Enttäuschung und Verbitterung umschlagen. Und zusätzlich frühe Krankheit und Schädigung Deiner Immunkräfte durch die giftigen Medikamente, welche Ärzte anzuwenden nunmehr für richtig halten.[2001, 1154]

Nach der Arndt-Schultzschen Regel rufen schwache Reize eine Reaktion hervor, die derjenigen starker Reize genau entgegengesetzt ist.

Diese Regel gilt auch für die Röntgenstrahlen. Kleinste Mengen erzeugen Krebs, große verbrennen erkennbares Krebsgewebe, was dann Metastasen auszustreuen beginnt, also Dir unrettbar den Tod bringt. *Zwei derartige Untersuchungen erhöhen Deine Krebsanfälligkeit um das Doppelte.* Laß sie bei Dir nicht zu! *Schütze Deine Gesundheit vor den Ärzten, die sie Dir gezielt so schädigen, daß sie Dich Dein Leben lang als Sklaven halten können.*

»Ich brauche den Vorschlägen des Arztes ja nicht zu folgen und kann seine Medikamente ungeschluckt lassen. Hauptsache, ich weiß was ich habe!«

Das wäre für Dein Leben nicht gerade das Beste! Um ein schweres Leiden zu wissen und gar nichts dagegen zu unternehmen, das würde Dich allein schon seelisch kaputtmachen. Und dann muß ich Dir nochmals ins Gedächtnis rufen: 50%, die Hälfte aller von den Ärzten festgestellten Krankheitsscheinursachen sind - wie man in Tests feststellte - völlig unzutreffend! [2401f, 2420, 2424ff, 9822]

Natürlich erfährt davon kein Außenstehender, denn Ärzte halten bekanntlich wie Pech und Schwefel zusammen und verraten sich gegenseitig nicht.[2162] Nur unter sich kalauern sie: Von hundert Hustern hat einer Tbc oder Krebs - aber welcher? Und die Patienten verhalten sich ja meist alle wie die Lämmer. Nur einmal haben es bisher gut 200 Arztkunden in Hamburg gewagt, gegen einen Chirurgen öffentlich vorzugehen, der sie alle zu Krüppeln operiert hatte. Ständig mußten die Ärzte in der Umgebung des betreffenden Hamburger Krankenhauses nachoperieren. Und sogar verkehrt herum einzementierte Gelenke wieder herausmeißeln - aber keiner der Mediziner machte den Mund auf, nur weil der Pfuscher einen Professorentitel vor dem Namen trug. Ich hab' hier mal einen von den ständig wiederkehrenden Skandalen in Erinnerung gerufen, die nicht mehr vertuscht werden konnten. Wenn ich alle aufführen wollte, die es in dieser Beziehung gegeben hat, dann könnte ich weitere zehn Bücher damit vollkriegen, ohne die darzustellen, die nicht bekannt wurden - und die in die Millionen gehen. Aber von diesen Dingen hast Du ja wohl selbst zur Genüge gehört. Ich möchte das nicht besonders hochspielen, da ich mir sage, daß es in jedem Beruf Murkser und Pfuscher gibt, und daß man das hinnehmen muß. Nur: In keinem anderen Beruf gibt es mehr davon.

Da die meisten Patienten aber nun mal gerne aufgeklärt darüber sein wollen, wie es um sie steht, hab' ich nichts gegen eine ungefährliche Diagnoseuntersuchung, z.B. der Blut- und Leberwerte. (Da gibt es durch Speziallabore z.B. den Blutsedimentations-Kombitest (→LV 2382a). Nach zwölf Wochen UrTherapie kannst Du sie dann wiederholen lassen. Und Dich dabei am dummguckenden Gesicht des Chemiearztes weiden, weil alle Werte urplötzlich top geworden sind. Wenn Du ihm dann noch sagst: »Herr Doktor – und all ihre Medikamente habe ich in dieser Zeit in die Sondermüll-Gifttonne geworfen«, so nimmst Du wenigstens ein bißchen Rache dafür, daß er Dir jahrelang nur Schaden zugefügt hat.

325 »Meine Blutwerte sind aber bestens in Ordnung!«

Sei Dir da nicht ganz so sicher. Denk mal etwas tiefer nach. All diese sogenannten Normalwerte sind sämtlich an *kranken* und

> Ein Leben über das man nicht nachdenkt, verdient es nicht, gelebt zu werden. (Aristoteles)

nicht an gesunden Menschen ermittelt worden. Denn das ist doch klar: Die angeblich Gesunden sind genauso krank wie die Leidenden. Bei denen ist das Kranksein nur noch nicht ausgebrochen. Die Giftkostschlacken lagern noch in den Blutgefäßen, im Gewebe, in den Organen: Bei dem einen brechen sie nur früher, beim anderen später aus. Na, mach' ich Dich jetzt schon etwas nachdenklicher?

Zur Diagnose gehört bereits das Fiebermessen! Sobald das ein bißchen höher klettert, schlagen alle besorgten Mütter die Hände über dem Kopf zusammen und schreien nach dem Doktor und dessen Giften. Nicht zu fassen! Lassen sich verrückt machen, anstatt sich zu freuen, daß die Hochtemperatur das Kind gesund macht! Du erkennst: *Jede Diagnose beunruhigt.* Schon deshalb ist auch hier das Einschalten des Arztes ein unnötiges Sich-selbst-Verrücktmachen: Denn es untergräbt Dein Vertrauen an die von der Natur in jeden Menschen eingelegten Kräfte, sich ohne einen dummen Menschen wieder in Ordnung zu bringen.

325 So viele sagen: »Warum sollte ich mir Gedanken um meine Gesundheit machen? Ich bin 42 Jahre alt und mein Leben lang nie krank gewesen, kenne keine Kopfschmerzen, habe keine Rückenschmerzen. Ja, ich kriege nicht mal Schnupfen, wenn allen anderen die Nase läuft. Ich trinke ohne Beschwerden meine Bierchen, rauche mit Genuß meine zwei Schachteln Zigaretten am Tag und muß nicht mal davon husten.«

Dann sei Dir darüber klar, daß Dein Körper so voller Dreck steckt, daß er nicht mal mehr in der Lage ist, mit Krankheitszeichen zu reagieren. Das heißt: Du bist äußerst gefährdet! [9918]

Aber weiter mit all den verschiedenen Phantasiekrankheiten, die Dir die Ärzte andichten. Überlege Dir mal mit dem gesunden Menschenverstand: Vor 5.000 Jahren kannte man nur eine, vor 2.000 Jahren nur zwei, vor 1.000 Jahren nur fünf Krankheiten. Vor 20 Jahren präsentierte die Schulmedizin ihren abergläubigen Anhängern noch 39.000 verschiedene Arten von Krankheiten, jetzt sind es schon über 40.000! Welch ein gigantischer Trick: aus einem einzigen Krankheitsgeschehen 40.000 verschiedene Krankheiten herauszuzaubern!

Schon deshalb sind die Ärzte einfach überfordert mit ihrem Beruf und ihren angeblich 40.000 verschiedenen Krankheiten! Bildest Du Dir ein, ein Mensch könnte die alle im Kopf haben? Mathematikgenies gibt's nur ein paar auf der Welt. Daher rührt auch der 50%ige Falschanteil bei diesen Scheinursachenfeststellungen, den Diagnosen.[2381, 2400ff] Andererseits:

Dieses bienenfleißige Suchen nach stets neuen Arten hat folgenden Sinn: Es hilft der Schulmedizin, zufolge der mittels neuer Apparaturen immer spezielleren Symptombeschreibungen den Anstrich von Wissenschaftlichkeit zu erhalten. Und der vor so viel Fachwissen ehrfürchtig staunenden Menschheit den Glauben an die Notwendigkeit zu vermitteln, jede spezielle Krankheit bedürfe auch eines speziellen Mittels.

Was wiederum den Chemikern und Forscherärzten zum Herstellen und Erfinden von neuen Giftmixturen beste Gelegenheiten gibt - womit sich diese ihr Einkommen sichern und ihren Arbeitgebern, den Pharmagiftproduzenten, zu Höchstprofiten verhelfen. Ein wunderschöner Reigen, der sich da zum Wohl der Ärzte und der Pharmazie dreht:

Je mehr verschiedene Krankheiten, je mehr verschiedene Giftmittelchen kann man den Menschen für nötig erklären! Dann gibt man den „neu entdeckten Krankheiten" den Namen einer toten Sprache, damit er den Kranken auch genügend geheimnisvoll und fremdartig erscheine. Damit sie glauben, nur die klugen Schulmediziner könnten ihnen helfen. Und nicht die einfachen Mittel, welche die Klassische Naturheilkunde gegen diesen Namensschrecken Mukoviszidose beispielsweise anbietet.

»Das ist doch Wahnsinn!« sagst Du.

Ja - aber er hat Methode. Denn damit kann sich eine sonst unbekannte graue Maus unter den Medizinern für die Nachwelt mumifizieren und Preise einheimsen, damit niemand erkennt, daß es sich nur um ein unnützes, aufgeblasenes Nichts handelt, das er zum Schaden der Menschen entdeckt hat. Und er bekommt auf diese Weise leicht einen Professorentitel, und damit mehr Gutachten auf seinem Fachgebiet zugeschanzt und somit mehr Pinkepinke. (→LV 2010, 9726, 2171)

> **Die sollen Dich gesund machen?**
> Er war einer der bekanntesten Herzspezialisten. Sein „Kölner Modell" half in 50 Koronargruppen Herzkranken und Infarktgeschädigten. Doch sich selbst konnte Herzpapst Prof. Dr. Richard Rost nicht helfen. Er starb qualvoll an Magenkrebs – mit 58 Jahren.   (BILD, 3.1.1999)

Eine letzte Aufwertung erfahren die immer über den wirklichen Ursachen seiltanzenden Mediziner dann, indem man ihnen das Bundesverdienstblechkreuz anhängt. Welches, nach den Beamten, die es zur Aufwertung allerdings auch nötig haben, am meisten den Medizinern verliehen wird. Und alle Welt ist nun vollends davon überzeugt, daß der tolle Hecht da eine Großtat gegen das Leid und für das Menschengeschlecht vollbracht hat. Dabei hat er nur mal wieder erneut die den Staat so belastenden Krankheitskosten hochgepuscht und ihn somit geschädigt! Tja, nun kannst Du Deinen offenen Mund zuklappen, nachdem ich Dir mal wieder den Vorhang von diesem Schmierentheater der Medizin um ein Zipfelchen gelüftet und, so hoffe ich, Dich über das Wahnsinnstreiben der Menschen in dieser Welt ein wenig nachdenklich gemacht habe...

Gesundheitsgesetz der Natur:

Es gibt auf dieser Erde nichts Besseres zu entdecken als das, was die Natur geschaffen hat und nichts Besseres zu tun, als der Natur zu folgen - aber niemals den Menschen!

Bei erwiesenen 50% Falschdiagnosen muß man auch noch damit rechnen, daß die Ärzte bei aller modernen Diagnosetechnik nichts finden. Dann nehmen sie an, der Patient wolle ihnen etwas vorschwindeln und man behält ihn zur Beobachtung da.

Bis dann die Nachtschwester dem Arzt am Morgen mitteilt: Übrigens, der Simulant von Zimmer 401 ist gestorben... (Ich finde den Zynismus dieses alten Medizinerwitzes allerdings nur wenig zum Lachen.)

Nun frage Dich doch mal: Wenn es nur _eine_ Gesundheit gibt, wie soll es da denn 40.000 verschiedene Krankheiten geben? Steigst Du allmählich mehr und mehr hinter die Unlogik und schon zur selbstverständlich gewordenen Volksverdummungsmasche der Falschmünzerwerkstatt Schulmedizin?

326 Eine dieser Krankheiten bezeichnen die Ärzte als Iatrophobie (Angst vor Ärzten). Das ist die einzige Krankheit, gegen die Du nichts unternehmen, die Du hätscheln und für immer pflegen solltest. Und ich will gerne das meinige dabei tun, daß sie größte Ausmaße bei Dir annimmt... Es ist schließlich das einzige Leiden, das Dich um so gesünder macht, je mehr Du ihm anheimfällst.

Wie sehr meine Annahme berechtigt ist, daß aus leicht veränderten Essensweisen verschiedene Leiden entstehen können, erkennst Du daraus: Die Japaner erkranken zehnmal so oft an Magenkrebs wie die Amerikaner. Die Amerikaner dagegen erkranken zwanzigmal häufiger an Darm- und Brustkrebs als die Japaner. Der Grund: Die Japaner essen sehr salzig, aber sehr wenig fettes Fleisch. Die Amerikaner essen sehr viel fettes Fleisch - aber nicht so scharf gesalzen.[6414]

Ziehen die Japaner aber nach Amerika (und nehmen dann so langsam die dortigen Lebensgewohnheiten an), so haben sie schon ab der zweiten Generation genau so viel mit Darmkrebs und weniger mit Magenkrebs zu tun wie die USA-Bürger![1101]

Und dann: Mit jeder banalen, bei der Diagnose festgestellten Blutveränderung können sie Dir irgendeine Krankheit andrehen, und Dich so zum ständigen Kunden ihrer Praxen heranziehen. Da ist ein Wert zu hoch, ein anderer zu niedrig, bei dem einen Mineral zu viel beim anderen eins zu wenig drin...

> Kranker Mensch: Versauere nicht in Deinem Leid! Nimm Dein Problem endlich selbst aktiv in die Hand. Erkenne Deine Sünden aus der Vergangenheit und bügle sie aus. Jetzt!

Und wenn Du ihnen glücklich entronnen zu sein glaubst, weil Du die (krebsausstreuende) körperliche Untersuchung (z.B. bei Prostata) verweigertest, kommen sie Dir plötzlich hinten herum und sagen Dir, der Bluttest- oder Leberwerte hätten aber ergeben... Und Du kriegst darauf Medikamente verpaßt, die Dich wirklich krebskrank machen!

»Deine Abneigung gegen die Medizin ist ja schon krankhaft! Du reißt alles nieder, was die Mediziner sich so mühsam erarbeitet haben«, meinst Du entrüstet.

Zu Deinem Glück wagt das endlich mal einer. Und zugegeben: Mein Mißtrauen und meine Animosität gegen die Chemieschulmediziner mag leicht halbpathologische Züge tragen - aber sie hat mir immerhin das Leben gerettet. Und mich davor bewahrt, einen frühen Krebstod zu erleiden. Und wenn ich Dir von dieser gesundheitsbringenden Abneigung gegen die Schulmediziner hier ein bißchen zu Deinem Heil (gefahrlos) einzuimpfen vermag, würde ich mich freuen.

Zudem: Ich kritisiere die Schulmedizin nicht ein einziges Mal, wo ich nicht Besseres entgegenzusetzen weiß, wie Du später erkennen wirst. Bei Dir sitzt meine wichtigste Erkenntnis noch immer nicht tief genug, die ich Dir jetzt noch einprägsamer präzisiere mit folgendem

Gesundheitsgesetz der Natur:
Es gibt nur eine einzige Krankheit, und das ist die unnatürliche Lebensführung!

»Solltest Du der menschlichen Lebensführung gegenüber nicht eine etwas tolerantere Haltung einnehmen?«

326 In belanglosen Dingen, klar. Aber in Sachen Krankheit bedeutet zu viel Toleranz eine Preisgabe der Gesundheitsgrundsätze zu Deinem Nachteil. Diese müssen vor Dir stehen wie die zehn Gebote. Wenn Du dagegen verstoßen willst, o.k., da bin ich tolerant genug, das zu akzeptieren. Aber Du mußt dann auch bereit sein, die Folgen zu tragen.

»Und was machst Du, wenn Du mal wirklich einen Arzt nötig hast?«

Ich laß es erst gar nicht soweit kommen, daß ich lebensgefährlich oder überhaupt erkranke. Und unter dem Bewußtsein, daß es keine Krankheiten gibt, kann das jeder fertigbringen und deshalb sind Ärzte - außer für das heutige Unfallgeschehen und für die kaputten Zähne - auch für Dich nicht nötig. Im übrigen:

Das ist mir eine schöne Leistung: 40.000 angeblich verschiedene Krankheiten zu ermitteln und sich die Köpfe darüber heiß zu reden, wenn es nur eine einzige Krankheit auf dieser Welt gibt!

»Stop! Wie kann *eine* Krankheit zu 40.000 anderen führen? Du gibst mir Rätsel auf!«

Die bislang ermittelten 40.000 Krankheitsarten, denen nur eine Ursache zugrundeliegt, kommen deshalb zustande, weil menschliche Erbmassen und Lebensweisen verschiedenartig sind.

Weil der eine nicht wie der andere lebt! Weil sich kein Mensch dem anderen genau gleich verhält! Und weil die Menschen in vielen verschiedenen Abstufungen nicht mehr natürlich leben: Der eine raucht und trinkt nicht - der andere raucht und säuft. Der eine schluckt Medikamente und ißt schon mal etwas Natürliches wie Obst oder Möhren aus dem eigenen Garten - der andere nimmt keine Medikamente und sitzt dafür den ganzen Tag in seinem Sessel. Der eine bewegt sich viel und ernährt sich fast nur von Fleisch - der andere läuft so viel herum, jedoch nur in der gifterfüllten Luft einer Großstadt und ißt gern und viel Bratkartoffeln. Der eine hat gutes, widerstandsfähiges Erbgut - der andere schon stark geschädigtes in die Wiege gelegt bekommen und leidet seelisch unter einem grobschlächtigen Partner. Der eine ist liebevoll mit Muttermilch - der andere lieblos mit weißem Kunstmilchpulver groß geworden. Der eine liebt einfache, nur wenig verseuchte Kost - der andere ißt nur in Imbißstuben oder Gaststätten. Der eine lebt viel im Freien und schätzt polierten Reis - der andere lebt ständig in Betonwaben und atmet Formaldehyd aus seinen billigen Kunststoffmöbeln und ernährt sich fast nur von Spaghetti. Na, ich will Dich nicht weiter langweilen, aber so könnte ich lange fortfahren.

»Trotzdem: das mag erklären, weshalb es einige wenige, auf der Verschiedenartigkeit der Lebensführung beruhende Krankheiten gibt, aber doch nicht 40.000!« wendest Du ein.

Ich habe Dir jetzt nur sechzehn Arten verschiedener Lebensweisen aufgezählt. Aber wenn ich allein acht der sechzehn miteinander rechnerisch kombiniere, komme ich schon auf über 40.000 verschiedene Möglichkeiten des Krankseins! Daß bei der Kombination von *sechzehn* Elementen gar eine Zahl herausspringt, die kaum benennbar ist, bedeutet, daß es rein mathematisch noch mehr als die bislang festgestellten 40.000 »Krankheiten« geben kann. Das erklärt sich einmal damit, daß es mehr Einzelkrankheiten gibt, denen man aber nur einen einzigen Namen gegeben hat. Ich denke da etwa an den Krebs, der in mehr als hundert verschieden Arten medizinisch klassifiziert wurde.

So blind sind die Menschen hinsichtlich der Ursachen ihrer Krankheiten: Verkrebste geben die Schuld daran der Umweltverschmutzung. Herzkranke nennen als Ursache den Streß, dem sie unterliegen [9020], Nierenkranke unter Dialyse machen die Fehler und Versäumnisse der Mediziner für ihr Leiden verantwortlich. [9780] Niemand aber sich selbst... Und so kommt es, daß den Ärzten immer ausgefuchstere Argumentationen gelingen, mit denen sie die Menschen krank halten. Und sich so nie versiegende, hohe Einkommen und ihrem heimlichen Arbeitgeber Pharmazie Höchstprofite sichern können. So schildert es mir eine Seminarteilnehmerin: »Ich pflege meine fast bewegungsunfähige, an chronischer Polyarthritis erkrankte Mutter und sehe, wie schrecklich sie leidet. Als ich bei mir die ersten Anzeichen der gleichen Krankheit, Kribbeln und Anschwellen von Hand-, Zehen- und Ellenbogengelenken wahrnehme und entsetzt meinen Arzt frage, was ich dagegen jetzt tun kann, antwortet der kühl: gar nichts! Sie sehen doch, das liegt in ihrer Familie. Das kommt eben auf sie zu. Aber mit Kortison können sie es ganz gut ertragen...«

Du erkennst - gleich in welcher Zeit Du lebst - in immer wieder neuen Kostümierungen finden die Ärzte Zugänge zu der Menschen Einfältigkeit, sie mit dem schönen Schein der Hoffnungsmache übers Ohr zu hauen.

Das Wohlwollen Deines Arztes Dir als krankem Menschen gegenüber kannst Du daran prüfen, ob er Dir nach einer solchen Frage antworteten würde: »O ja, Sie können viel dazu tun, Ihrem bevorstehenden Leid zu entgehen. Wenn Sie nach den Anweisungen des GROSSEN GESUNDHEITSKONZ leben. Den ich mir selbstverständlich auch erworben habe, weil ich mich über neue Heilverfahren als guter Arzt stets orientieren muß. Dann kann der bittere Kelch an Ihnen vorübergehen. Einfach ist das nicht. Aber Sie haben ja ständig Ihre Mutter vor Augen...«

3.4 Verhalte Dich dumm und laß Dich von den Medizinern krank machen!

> Das, was wir lieben, wird uns umbringen. (A. Huxley)
> (Ob Huxley dabei an die Götter in Weiß gedacht hat ...?)

328 »Was denkst Du, ist der Grund, daß die Menschen glauben, alles andere nur nicht sie selbst trügen die Schuld an ihren Leiden? Und daß die Ärzte meinen, sich allein dafür zuständig zu halten, Krankheiten zu heilen?« fragst Du.

Warum glaubte man so lange daran, daß sich die Sonne um die Erde drehen würde? Doch nur, weil der Mensch sich als das Wichtigste in der Welt ansah (und leider noch immer ansieht). Noch wichtiger als Gott (die Natur), denn der hatte das ja angeblich alles nur für *ihn*, den Menschen, geschaffen. Und dieser Glaube hat sich bis heute keinen Deut geändert. (Weshalb die Religionen, die das predigen, als die Hauptverantwortlichen der sich abzeichnenden Erdzerstörung anzusehen sind. Und in der Tat sind die christlichen und islamischen die aggressivsten, kriegerischsten, tier- und naturverachtendsten Religionen.) Und: weil nicht sein konnte, was nicht sein durfte! Es durfte doch nicht sein, daß sich nicht alles um die Erde drehte, auf der es diesen herrlichen Menschen, diese Ebenbilder Gottes, gab! Genauer gesagt: <u>Wo es diese, sich ihres Wissens stets so sicher fühlenden, ehrwürdigen und hochweisen Wissenschaftler, Mediziner und Kirchenlehrer gab. Und:</u>

Die Schulmediziner bilden sich ein, allein im Besitze der Wahrheit über die Krankheiten zu sein. Und so verhalten sie sich. Und weil sie mit ihrer Omnipotenz so protzen, nimmt man es ihnen auch wie selbstverständlich ab.

329 »Warum sehen die Mediziner diese ganzen Dinge nicht ebenfalls so einfach wie Du?«

Sie leben nun mal davon, daß dem Kranken ihr Tun geheimnisvoll und unendlich schwierig erscheint. Das Bestreben, die Dinge möglichst kompliziert erscheinen zu lassen, wird den jungen Assistenzärzten schon zu Beginn ihres praktischen Tätigseins im Krankenhaus eingeimpft. Gib mein Buch doch nur mal einem der geleerten Medizinstudenten. Der blickt nur mal kurz herein und gibt es Dir schnell mit spitzen Fingern und den Worten zurück: „Als wenn das alles so einfach wäre... nicht mal von einem Mediziner geschrieben...."

»Aber normale Menschen benutzen doch Ihren Verstand, um die Dinge einfach zu sehen – nicht, um sie kompliziert zu machen«, sagst Du.

Aber das ganze Brimbamborium ist für die Einträglichkeit der Medizin unendlich wichtig. Vor dem Patienten muß unbedingt der Eindruck erzeugt werden, nur sie, die Herren Mediziner, wären in der Lage, Krankheiten zu begegnen.

Natürlich bin ich nicht der einzige, der von medizinischen Praktiken nichts hält. Ebenfalls klar sahen bereits Jean Jaques Rousseau, der Philosoph des gesunden Menschenverstandes und des »Zurück zur Natur«, sowie Bernhard Shaw. Letzterer goß seinen Spott schon damals zum Entzücken aller über die Ärzte aus. Ich erinnere mich noch gut daran, wie ich, als ich einen erkrankten Freund besuchte, die Visite in der Dermatologieabteilung des St. Agatha Hospitals miterlebte. Der Chefarzt fragte gönnerhaft einen kleinen Assistenzarzt: »Nun Herr Kollege, wie würden *Sie* denn die Diagnose stellen?«

»Hm«, ließ sich der vernehmen. »Na, was für eine Krankheit hat – nach Ihrer Meinung – dieser Patient?« drängte der Chefarzt. Der Assistenzarzt besah sich den Mann nochmals genau und sagte dann laut: »Der hat Pickel!«

Also, so schnell war wohl noch nie eine Visite wieder vor der Tür. Ich öffnete diese einen Spalt, um mitzuhören, wie der Chefarzt draußen loslegte: »Hat Pickel! Pickel! Mein Gott, hat man schon so was gehört! Ich denke im Krankenzimmer, mich trifft der Schlag! Pickel! Pickel! Der Patient hat eine Primär-Effloreszenz verbunden mit Pruritis cum materia! Daß er Pickel hat, das sieht der Mann doch selbst. Selbst wenn er Kopfläuse hätte: Für uns wäre das ein Fall von Pediculosis capitis!« [2384]

Schon früh ließ sich der Arzt als Gott feiern: (→Rz 59)

Der Arzt als Gott (Christus medicus) mit Harnglas und Salbengefäß. Hier nahm der Glaube an den weißen Gott seinen Anfang und nimmt kein Ende... (Kupferstich von Goltzius, um 1580)

Aber dann prustete er doch noch vor Lachen los, und der ganze Stab lachte befreit mit. Dennoch wollte er sichergehen: »Und wenn Sie einen Patienten demnächst unterkriegen, der Fußpilz hat - was diagnostizieren Sie dann?« - »Natürlich eine Interdigitalmykose.« - »Und was bei Sodbrennen?« - »Selbstverständlich eine Refluxösophagitis mit Kardiainsuffizienz.« »Richtig. Und wer mit Schwindel zu tun hat, der leidet unter einer vegetativen Dystonie und auch beim banalsten Schnupfen diagnostizieren Sie zukünftig eine Sinusitis«, meinte der Professor, »merken Sie sich das für Ihr ganzes Arztleben: Je weniger die Patienten verstehen, desto weniger lehnen sie sich gegen Ihre Anordnungen auf.«

Wenn ich den guten alten Lichtenberg leicht abwandeln darf:»Die meisten Menschen glauben, es sei zu ihrem Besten, wenn einer unverständlich mit ihnen redet.«

Und so bleibt die Medizin bis auf den heutigen Tag eine memphistische Geheimlehre...

»Warum eigentlich sind für die Mediziner Fremdwörter so wichtig?« fragst Du.

Der Grund, einfache Tatbestände kompliziert, also in Latinismen oder Gräzismen auszudrücken, gibt nicht nur den Anschein von Gelehrsamkeit und Überlegensein gegenüber dem liegenden Kranken, sondern erzeugt zugleich den Eindruck, man wisse damit auch so viel über die Krankheit, daß man deshalb auch sicher sei, wie dagegen richtig zu behandeln wäre.

Du aber entdecke immer die Wirklichkeit hinter hochtrabenden oder Dich beeindrucken wollenden Worten. Sobald Du ein erstes Wort im Mediziner-Latein hörst - selbst wenn Du es verstehen solltest -, unterbrich sofort mit einem: »Sind wir plötzlich in Babylon, Herr Doktor? Wollen Sie hier nicht lieber auf gut deutsch mit mir reden?« Das holt den Burschen schon mal von seinem hohen Roß auf die Erde runter. Und zudem weiß er dann möglicherweise auch, daß Du mein Buch kennst, und er Dir nichts vormachen kann. Ist das nicht verrückt: Im Studium müssen sie mühsam lernen, die deutschen Krankheitsbezeichnungen in lateinische umzubenennen.

Wenn man die von Dir geschilderten Beschwerden sogleich mit einem lateinischen Namen zu versehen mag, können die jungen Fatzken Dich als ungebildet und als nicht ihresgleichen klassifizieren und stehen so hoch überlegen vor Dir.

»Aber auch sonst drücken die sich so schrecklich kompliziert aus, daß man sie auch nach mehrmaligem Lesen oder Hören noch immer nicht recht versteht.« meinst Du.[9915]

329 Hinter diesem intellektuellen Imponiergehabe der Wissenschaftler und dem nicht mehr reden wollen, wie einem der Schnabel gewachsen ist steckt die Furcht, sich zu blamieren. Die Angst etwas zu sagen, was vielleicht von anderer Seite bereits widerlegt sein könnte. Je unverständlicher man sich dann ausdrückt, desto unangreifbarer wird man. Je mehr Aussagen das Gesagte zuläßt, desto bedeutungsschwerer klingt es. Sich so ausdrücken, daß es alles heißen kann, aber nicht viel aussagt, das ist die Kunst, die einen heute weiterbringt. Als Wissenschaftler, Mediziner wie als Politiker.

Und wenn es überhaupt nichts aussagt, hat man nach heutigen Maßstäben die höchste Gelehrsamkeit erreicht. (Unbedingt ansehen: LV 6030). Das weckt in einem blassen Gelehrtenweißwürstchen das schöne Gefühl, sich mit ehrenvollem Senf zu bestreichen. Und es erhält zudem den gewünschten Status quo: Nur nichts verändern, wo doch alles so gut für die Wissenschaft läuft: Jeder glaubt daran, gleich welchen

Medikamentenverursachte Krankheiten und Todesfälle in den USA
Jährlich 2 Millionen tragen schwere Schäden davon. Jährlich 106.000 sterben dadurch. Jährlich an Herzleiden sterben 743.000 Menschen, an Krebs 530.900, an Gehirnschlag 150.000, an Medikamenteneinwirkung 106.000, an Lungenentzündung 90.000, an Diabetes 80.000. (Journal of American Medical Association – Study / Health Science 1/2 1999/4)

Unsinn die von sich gibt. Und jeder, selbst der Staat, ist bereit, sich von ihr ausplündern zu lassen. Die Studiosi der medizinischen Wissenschaft eifern so schnell ihren Vorbildern nach, daß sie deren Denken - besser gesagt deren Nichtdenken - oft sogar voraus sind.
Besondere Glaubhaftigkeit gewinnt der ganze allopathische Wahnsinn durch häufige Wiederholungen z.B. in deren Prüfungs- oder Doktorarbeiten durch die so beliebten Wendungen wie: »Bekanntlich lehrt Virchow bereits ...«, oder: »Die neuentwickelte Genforschung geht davon aus ...«, oder: »...wird diese Ansicht jedoch in einzelnen Disziplinen kontrovers diskutiert...«
Und das fasse mal mit Deinem gesundem Menschenverstand: Alles was da an Jauche aus allen Rohren fließt, das alles wird sich in längstens 30 Jahren als überholt oder falsch herausgestellt haben wie ich Dir nachgewiesen habe. Was aber dann niemandem mehr auffällt, weil es von der Flut unendlich vieler Neuveröffentlichungen wieder überspült worden ist.

Wann weigerst Du Dich endlich, die von den Herren im weißen Kittel verbreiteten »wissenschaftlich« nachgewiesenen Sinnlosigkeiten als der Weisheit letzter Schluß anzusehen?
Wann beginnst Du endlich damit, einmal alles kritisch zu hinterfragen, was Dir »hochstehende Persönlichkeiten« alles an klug klingendem Geschwafel auftischen.

Glaub mir, ich weiß wovon ich spreche. Ich habe über 40 Jahre lang studiert, was die Studierten als Ergebnisse ihres Fleißes veröffentlichen. Und weil ich mich ständig schwarz darüber ärgern mußte, mich durch deren Hirnlabyrinthe durchzuackern, habe ich mir vorgenommen, diesen immer schlimmer werdenden Trend anderer Autoren zu durchbrechen. Und versuche deshalb nicht, durch vielfältigen Gebrauch von Fachausdrücken oder Fremdworten dieses Buch »wissenschaftlich« aufzumotzen. Denn nur das Verworrene wird heute für anbetungswürdig und das Unverständliche für tiefsinnig gehalten.[9981ff] Und ihm so mehr Bedeutsamkeit zu verschaffen. Weil ich nichts zu sagen, aber viel zu reden hätte.

Medizinstudium
Drei Wochen lang, sieben Tage pro Woche, mindestens acht Sunden am Tag büffelte Mona für ihr Physikum. Sie kämpfte sich durch Tausende von Multiple-Choice-Fragen und prägte sich Unmengen von Fakten ein (...). Das stupide Faktenlernen führt nur selten dazu, daß die Studierenden größte Zusammenhänge begreifen. Stattdessen quälen sie ihr Gedächtnis mit Ballast... (Kölner Stadt-Anzeiger, Nr.195, 23.8.2000-A2)

Ich fasse das Wesen der Schulmedizin hiermit zusammen: Wer sich auf sie einläßt, an dem wird falsch gemacht, was auch nur falsch zu behandeln ist.

330 »Warum machen Ärzte im Gespräch mit Heilpraktikern eigentlich so eine schlechte Figur?«, fragst Du.

Ist Dir das auch schon im Fernsehen aufgefallen, wie sich die Schulmediziner dann da drehen und winden, wenn sie ihre allopathischen Giftverschreibungen, Röntgenbestrahlungen und Chemotherapien gegenüber den Naturheilverfahren rechtfertigen sollen? Wenn Du im WDR III die Sendung »Der wahre Konz« über die UrMedizin gesehen hast, dann wirst Du es mitbekommen haben, was der Arzt der Bundesärztekammer für einen Schiet dazu von sich gab.

Tja, da merkst Du, wie unsicher die sich wegen der ständigen Erfolglosigkeit ihres Tuns innerlich fühlen und wie sie sofort ausweichen, wenn es eine Redaktion wagt die sanftere Medizin zu präsentieren.

Gesundheitsgesetz der Natur:

> Jürgen Fliege zeigt in seiner ARD-Sendung mehr Mumm und läßt auch die Heilverfahren zu Wort kommen, die (noch) nicht »wissenschaftlich bewiesen« sind. Die Menschen können ihm und seiner Redaktion nicht dankbar genug dafür sein.

331

Wissenschaftler wie Ärzte meinen, das Ziel liege vor ihnen, im Fortschritt. Dabei liegt das Ziel im Rückschritt: der Wiederannäherung an die Zustände der Urzeit. Wahrer Fortschritt, Gesundung des Menschen und der Erde liegen im »Zurück zur Natur«.[2951]

Die Ärzte müssen sich zurückbesinnen, statt nach vorne stolpern. Müssen die Menschen wieder zu einem natürlichen Leben führen. Aber das können sie nicht mehr, denn sie haben sich von Hippokrates abgewandt und die Kranken zu lange glauben gemacht, daß es bequeme Heilmittel für sie gäbe. Sie waren und sind ihren Patienten gegenüber unehrlich. Sie machten ihnen weis, daß es nur in ihrer Hand läge, sie gesund zu machen. Natürlich, zu verstehen ist das schon: Wer schmeißt schon gerne seine geliebten chromblitzenden Instrumente, sein ganzes, mühsam gepauktes Wissen so einfach weg auf den Müll, wenn man derart glorifiziert wird?

»Du brauchtest nichts wegzuwerfen«, fragst Du, »um das Rechte zu finden?«

Doch: meine Eitelkeit. Ich mußte mich ganz klein machen, mußte meine Nichtigkeit einsehen. Durfte vor allem nicht denken, daß ich mit meinen bescheidenen menschlichen Verstandeskräften allein einen Weg finden könnte, die Menschen von ihren Leiden zu befreien. Mir half dabei, daß ich mich ganz zum Geschöpf machte und mich nicht klüger als der Schöpfer dünkte.

Ich sagte mir: So wie es gemacht war, bevor der Mensch vermessen und größenwahnsinnig wurde, so war es gut. Weshalb er, um gesund zu werden und zu bleiben nur eins zu tun und zu lassen hat: aufnehmen, was gesund ist - weglassen, was ungesund ist. Ungesund ist das Nichtnatürliche. Gesund ist das Natürliche. Urgesund ist das Urzeitliche. Gesundheitsgesetz der Natur:

332

Die von der Schöpfung ins Leben gerufene Natur wurde vollkommen erschaffen. Vollkommenes konnte keine Krankheiten kennen, die Schöpfung hätte sich selbst widersprochen.

Deshalb versuche ich hier, Dir nichts anderes als die Meinung der Schöpfung zu vermitteln. Und meine eigenen Ansichten bezüglich Deiner Leiden ganz zurückzustellen. Trotzdem werden meine Darlegungen immer ein wenig persönlich gefärbt sein. Deshalb solltest Du selbst zu erkennen suchen, ob das von mir Gesagte richtig ist - für Dich und die Menschheit. Was meint, ob mein Sagen und das dadurch in Dir angeregte Denken dem Sinn der Schöpfung am nächsten kommt. Und wenn Du an einen Gott glaubst, so kannst Du dies nur, wenn Du überzeugt bist, er habe nichts Halbes in diese Welt hineingesetzt. Ein Gott, der Unvollkommenes schafft? Nie und nimmer! Undenkbar! Nur die Menschen erschaffen und fördern das Leid, das Schwache, das Unvollkommene, das Kranke. Deshalb sieh im Arzt nur den Menschen, nicht den weißen Gott, der Wunder wirken kann. Und auch:

333

Sieh im Arzt keinen Übermenschen, der schaffen kann, was Du zu tun versäumst.

Er ist es nicht. Deine Unbescheidenheit, Dein Anspruchsdenken trägt letztlich mit dazu bei, daß er die kranken Menschen als unselbständige Schwächlinge ansieht, sie entsprechend behandelt und... sie damit noch weiter schwächt.[2160/1/6/9, 2173]

»Dann kann man nur sagen: Wohl dem, der beim Arzt nicht schwach wird!«

Dann habe ich Dich ja da, wo ich Dich haben möchte. Du brauchst Dich also nur noch nach den Empfehlungen meines Buches zu richten - und Du wirst bald stark sein!

<u>Die Natur will Dich stark und gesund sehen. Deshalb hilft Dir die Natur ja auch so sicher, Dich gesund zu machen. Aber Du mußt ihr auch folgen.</u>

Privatpatienten glauben, durch diese Privatversicherungsform eine bessere Versorgungsqualität der ärztlichen Leistungen für wenig Geld gekauft zu haben. Von Ärzten werden sie aber eher als einträgliche Einnahme-quelle angesehen. Generell werden Privatpatienten eher aggressiven, schwierigen Therapien unterzogen, als sie sinnvoll und zurückhaltend zu behandeln. (Ärztliche Praxis 52/30.6.1995)

334 Wenn bei Dir nun eine Behandlung im Krankenhaus oder beim Arzt glimpflich ausfiel, so muß das nicht meinen Thesen widersprechen. Denn Du weißt nicht, was die in Dich gesetzten medikamentösen Vergiftungen (die sich in Deinem Körper ablagern), was die Organentfernung, was die gesetzten Narbenstörfelder usw. Dir noch alles an Leid bringen werden...[337, 2730, 2741/6]

335 Aber auch wenn Du Dich *nicht* nach den Empfehlungen des Buches richten willst, so möchte ich dennoch, daß es sich für Dich bezahlt macht, selbst wenn Du weiterhin die Ärzte konsultierst. Da rate ich: Gehe einer Diagnose und den darauf beabsichtigten Maßnahmen auf den Grund, *bevor* sie Dich deswegen behandeln wollen! Schütze Dich! Laß Dir nichts mehr vormachen!

Frage, welches Labor sie ausgeführt hat. Laß Dir diesen Laborbericht zeigen. Laß Dir die Namen des dafür verantwortlichen Mitarbeiters nennen. Laß eine Gegenprobe bei einem anderen Labor machen. Frage bei einer Operation nach, welcher Chirurg die Operation bei Dir ausführen soll. Laß Dir von diesem schriftlich bestätigen, daß er diese auch persönlich ausführt. Frage ihn, wie Dein seelischer und körperlicher Zustand nach dieser Operation sein wird, und was nach seiner Ansicht passiert, wenn Du die Operation nicht ausführen läßt, Du aber ab sofort gesund lebst. Frage ihn, ob die Operation Deinen Zustand und Dein Befinden verbessern wird und sie zu keinen Nebenwirkungen führt, die eventuell noch schlimmer sind als das, was behoben werden soll. Frage ihn nach den wissenschaftlichen Untersuchungen, die seine Aussagen dazu belegen und nach solchen, die gegenteiliger Ansicht sind. Laß Dir die genauen Fundstellen angeben und sagen, wo Du alle diese Unterlagen einsehen kannst (Hospital-Bücherei, Universitäts-Bibliothek, medizinische Fachzeitschriftenstelle).

336 Und dann bewaffne Dich mit einem medizinischen Wörterbuch und studiere alle Berichte und Bücher über diese Deine Krankheit. Vor allem die, welche der von Dir darob Befragte nicht benannt hat... Die findest Du aber glücklicherweise im Literaturteil dieses Buches. Deshalb bewahre ihn gut auf. Als ungesund Lebender könntest Du früher darauf angewiesen sein, als Du zur Zeit annimmst... Frage ihn weiter, wie hoch die allgemeine Todesrate bei der Operation ist, die an Dir ausgeführt werden soll. Frage ihn, wie hoch seine eigene Todesrate bei dieser Operation war. Wird er über diese Fragen ärgerlich, dann darfst Du annehmen, daß er schlechter ist als der Durchschnitt der Chirurgen. Und Du hast allen Grund, einen anderen aufzusuchen.

Frage ihn auch, *wieviele* Operationen dieser Art er schon gemacht hat und ob er - käme er selbst in Deine Lage - diese Operation auch an sich, an seiner Frau oder seinen Kindern ausführen lassen würde.

Dann gehst Du zu einem zweiten Chirurgen und sagst ihm, Du hättest nur gerne einen Rat von ihm. Du möchtest nicht von ihm operiert werden, aber doch seine wertvolle Meinung als Spezialist hören. Natürlich wirst Du so klug sein, ihm nicht zu verraten, was Dir der erste Arzt gesagt hat. Danach suchst Du erneut die medizinische Bibliothek der nächsten Universitätsklinik auf und läßt Dich von dem Auskunftsbeamten informieren, wo Du Berichte darüber findest, was der zweite Arzt Dir erklärte. Und dann wirst Du sehen, was von allem noch übrigbleibt. Das ist Gründlichkeit. (So arbeite ich auch!) <u>In diesem Falle: überlebenswichtige Gründlichkeit für Dich!</u> Doch sei Dir darüber klar, daß auch die Bücher- und Berichteschreiber Ärzte sind und lieber mit Erfolgen prahlen als Mißerfolge zuzugeben. Genau so wie Du das in Deinem Beruf und Deinem Privatleben tust. Und vergiß nicht, Dir aus dem Literaturverzeichnisteil des GROSSEN GESUNDHEITS-KONZ die allerwichtigsten Aussagen über Deine Krankheit zu holen.

Wenn Du Dich dann immer noch operieren lassen, statt die UrTherapie aufnehmen willst, dann bitte: Es ist Dein Leben. Weißt Du, daß die Chinesen - bestimmt keine dummen Menschen - bis vor kurzem noch jegliches Operieren ablehnten? Sie hielten es für klüger, eine Krankheit durchzustehen und das erkrankte Organ wieder funktionsfähig zu machen, statt es zu entfernen. Und erachteten es überdies ihren Ahnen gegenüber für pietätlos, den von ihnen erhaltenen Körper zerschneiden zu lassen.

Was ich überhaupt nicht lächerlich finde. Wer weiß denn, was Operierte (→Rz 769) für eine Qualität an Erbgut weitergeben, wenn Sie noch Kinder zeugen? Das hat noch kein Wissenschaftler geprüft... Wieso kommen denn so viele geschädigte Kinder auf die Welt? (Loch im Herz, allergiekrank, leukämisch und, und, und) Natürlich trägt die heutige Kunsternährung die Hauptschuld daran. Aber: Was wissen wir schon!

Gesundheitsgesetz der Natur:

Nicht nur meine Leser können dumm fragen:
Ich suche auf flehentliche Bitte einer Leserin deren schwer leidende Mutter auf, damit ich sie von der UrMedizin überzeuge. Die alte Dame sieht sich im Fernsehen aus dem Bett gerade ein Formel-1-Rennen an. Leutselig versuche ich mich – mein Kommen war vorher avisiert worden! – bei ihr einzuführen: „Na, führt der Michael Schumacher schon?" Die knappe Antwort, ohne mich anzusehen: „Weiß ich nicht!" Ich frage weiter, so tuend, als spüre ich ihre Ablehnung nicht: „Wer liegt den vorne?" Die klare Antwort von ihr: „Der Erste!"

Wende nur eine Medizin an, die alles, was im Körper nicht stimmt, ohne schädigende Nebenwirkungen in Ordnung bringt. Die UrMedizin - und nur sie! - ist eine solche Medizin. Sie ist der Zündfunke für das Ingangsetzen aller Abwehrkräfte und Heilbestrebungen Deines Körpers.

Denk' mal, daß es an die fünfzig verschiedene Ursachen allein für Kopfschmerzen geben kann![3803, 9421, 9635] Bis der Arzt mit allem durch ist, woran es liegen könnte, vergehen Monate um Monate. Noch länger dauert's, wenn Allergietests gemacht werden. Und dann helfen am Ende die verschriebenen Medikamente und ausgeführten Operationen doch nicht, weil - ja, das stimmt tatsächlich, - die Kopfschmerzen vielleicht vom zu eng sitzenden Büstenhalter herrühren... Die Tabletten machen Dich nur süchtig und kränker. Jedes zehnte Kind bei uns leidet schon an Migräneanfällen![3881] Ohne Nebenwirkung hilft sofort für eine Weile: eine heiße Wärmflasche auf die schmerzende Kopfseite zu legen.[1909] Bei Migräne verschreiben sie Dir Migran. (Das verschiebt zwar den Anfall um 5-24 Stunden aber Herzbeklemmung, Leberfunktionsstörungen, Schwindel, hoher Blutdruck folgen auf dem Fuß.)

»Meinst Du, auch ein Bandscheibenvorfall sei mit der UrMedizin zu kurieren? Wenn ein Nerv [337] eingeklemmt ist oder sich ein Wirbel verschoben hat, dann ist doch damit nichts zu wollen.« [9877]

Du verkennst, daß Du es hier nicht allein mit der UrMedizin, sondern mit einer Ganzheitstherapie zu tun hast. Und daß diese Behandlungsart die einzige ist, mit welcher Du Leiden nebenschädenfrei und bestmöglichst wegbekommen kannst.

Klingt wenig wahrscheinlich – es ist aber so: Bandscheibenschäden haben weniger mit körperlicher Überbelastung oder einem »eingeklemmten Nerv« als mit der Selbstvergiftung durch die Nahrung zu tun, die das Gewebe dafür anfällig macht. Auch Alkohol kann dabei eine bedeutende Rolle spielen.

Deshalb kann - durch falsche Ernährung und mangelnde Bewegung verursacht - Bandscheibengewebe durch den Knorpelring nach außen brechen. Eine Operation vermag auch hier, wie überall, nur das Symptom beseitigen. Nach kurzer Zeit treten die gleichen Schmerzen wieder auf oder erscheinen an anderer Stelle. Durch die Operation verliert die Wirbelsäule zudem an Stabilität. Und wenn Du ausnahmsweise Glück mit der Bandscheibenoperation hast und Deine Schmerzen fürs erste verschwunden sind: Glaub nicht, daß dies so bleibt. Die Natur läßt sich nicht betrügen. Auch nicht von noch so großem Können der Chirurgen. Denn nach einem Jahr etwa fangen die durch die Skalpelle gesetzten Narben naturgemäß an zu schrumpfen und »zementieren« dabei die Nervenwurzel langsam aber sicher noch fester ein. So daß die Schmerzen noch schlimmer als vorher werden.

Haha! Während Dir dann auch das leckerste Essen nicht mehr schmeckt und Du halb verrückt im Kopf wirst und weder denken noch lieben kannst, da knabbere ich lieber an frischen Topinambur, lauf jeden Tag im duftigen Wald, kann gute Bücher lesen, mich an Gottes Natur erfreuen und lieb mit meinem Frauchen schmusen. Also: Da kräftigst Du doch besser das Gewebe mittels der UrMedizin und beginnst langsam mit den natürlichen UrBewegungen, hm? Ist es bereits zu Lähmungen oder unerträglichen Schmerzen wegen des Drucks auf die Nerven gekommen [9723], so solltest Du sofort, also gleich in der nächsten Stunde, das UrTraining aufnehmen. In Kapitel 8 findest Du es. Wenn Du Dich trotzdem unters Messer legen willst, dann geb' ich Dir den guten Rat: nie bei der Orthopädie, sondern nur bei der Neurochirurgie! Die metzgern wenigstens mit einer Gesichtslupe an Dir rum und sind erfahrener.

337 Wenn Du Deinen Rücken noch nicht mit UrBewegung gestärkt und mittels UrMedizin zum Knorpelaufbau und besserer Durchblutung beigetragen hast, dann kannst Du Dir bei einem Hexenschuß oft schnell damit helfen, daß Du durch eine Unterkühlung das Blut zu der verspannten Stelle bringst. Dazu legst Du Dir einen Eisbeutel auf, und zwar in Gürtelhöhe. Das soll schnell helfen. Aber da ich solchen Ratschlägen nicht traue, schimpf mich nicht aus dafür, wenn's nicht hilft...

Ach, noch lächelt er stolz über seinen Reißverschluß nach der eben überstandenen Bypass-Operation. Woher soll er auch wissen, daß sie völlig sinnlos war? Ärzte erzählen ihm so was ja nicht. Genau so wenig weiß er davon, daß solch riesige Narben (am Bein hat er nun auch welche!) die Energieströme im Körper zerstören und den Zellinformationsaustausch zum Nachteil eines intakten Immunsystems behindern werden. (→Rz.767-769)

Und was weiß dieser einfältig an die medizinische Wissenschaft Glaubende überhaupt von sich, seinem Körper da drinnen? Doch nichts. Nicht mal Ahnung hat er davon, was so eine Operation in seinem Lymphsystem anrichtet. Und wenn ich nichts weiß, dann erkundige ich mich doch wohl zuerst einmal, nicht wahr? Und verlaß mich nicht auf den Rat von Betrügern, die gerade hier die meisten Dummen finden. Dann gehe ich zumindest in eine Bücherei und mach mich über die schulmedizinische und naturheilkundliche Seite schlau. Und dann erst entscheide mich. Nicht nötig ist das nur für den, der dieses Buch gelesen hat... Doch nun überlege mal mit Deinem gesunden Menschenverstand: Du hast in Deinem Körper ein Adernetz von 80.000 km Länge, das Du durch Deine unachtsame Lebensweise verdreckt hast! Und da soll es Dir auf Dauer helfen und gut gehen, wenn Dir die Chirurgen ein Stückchen von 80 cm weniger verengter Ader einsetzen? Was willst Du Dir von denen noch alles weis machen lassen?

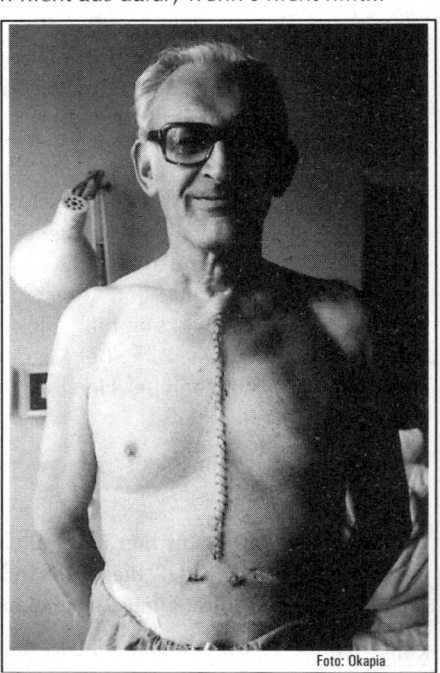

Foto: Okapia

Der nächste Dummkopf (Bild Nr. 7 übernächste Seite) ließ sich doch tatsächlich von den Medizinern weichmachen, sich sein ganzes Schädeldach absägen und sein Gehirn freilegen zu lassen.[9845] Damit ein »Wunderstrahl-Laser« eine Stelle darin verschmoren kann. Von der die faulen Zauberer in grüner Verkleidung annehmen, sie sei für seine Krankheit ursächlich ... Noch nie seit 2000 Jahren haben die mit diesem Wahnsinn auch nur den geringsten Erfolg nachweisen können. Und Du weißt, ich verfolge akribisch das gesamte Tun in der Medizin. Das ist schließlich so, als würdest Du mit einem spitzen Stecken in einem trüben Teich herumstochernd, Stichlinge fangen wollen... Dabei nach oben rufend: „Herr Jesus hilf! Und vermehre sie schnell!"

❶ Da liegt er nun, so ein junger Kerl, hat sich durch Rauchen und Fast Food den stärksten Muskel des Körpers kaputtgemacht:

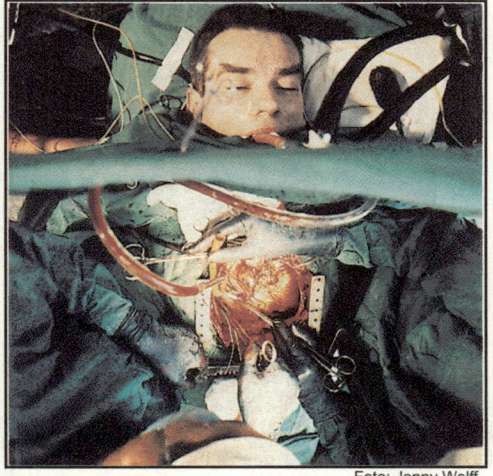

Foto: Jenny Wolff

❸ Sieh Dir aber erst mal dieses völlig verfettete Herz an! Kein Wunder, daß dies ein Herz erdrückt und krank macht:

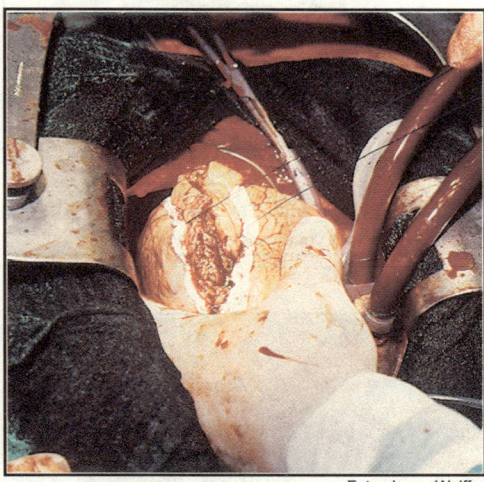

Foto: Jenny Wolff

> Ständig gibt es neue Medikamente in der Medizin. Weil es das große Geld bringt. Die Klassische Naturheilkunde kennt nichts Neues, läßt nichts Neues zu. Sie ist nicht auf Neues programmiert, sondern nur auf Altbewährtes. Auf die altbewährte 2 Milliarden Jahre alte Natur.

❷ Und kriegt jetzt eine künstliche Herzklappe reingepackt. Wonach er sich einbilden darf, weiter wie bisher so drauflosleben zu können. Wie lange das gutgeht, kannst Du Dir denken:

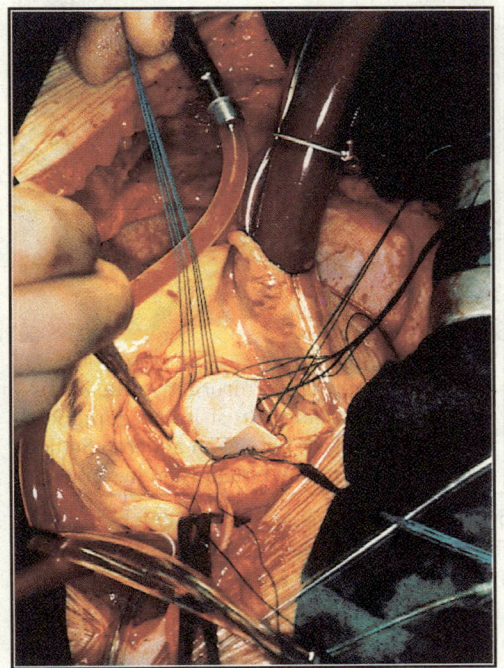

❹ Nun haben die Chirurgen es aufgeschnitten und wollen das kranke Gewebe wegschneiden. Genau wissend, daß in kurzer Zeit alles wieder beim alten ist:

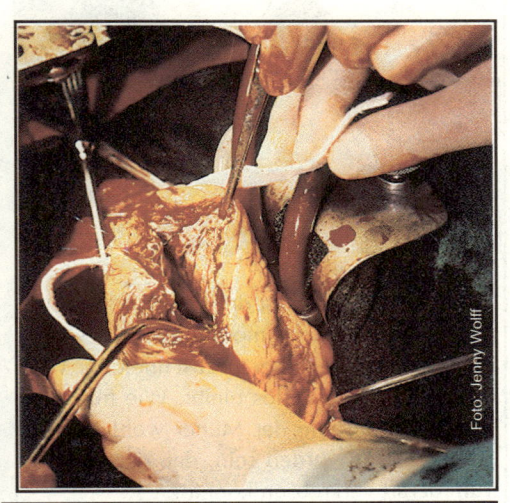

Foto: Jenny Wolff

> Die von Dir praktizierte Klassische Naturheilkunde duldet keine Halbheiten, wenn es um Dein Wohl geht. Unter deren Schutz und Schirm mußt Du keine gewagten Operationen mitmachen.

> ***Ehe der Arzt einen heilt, hat er hundert umgebracht. (Polnischer Spruch)***

Foto: Jenny Wolff

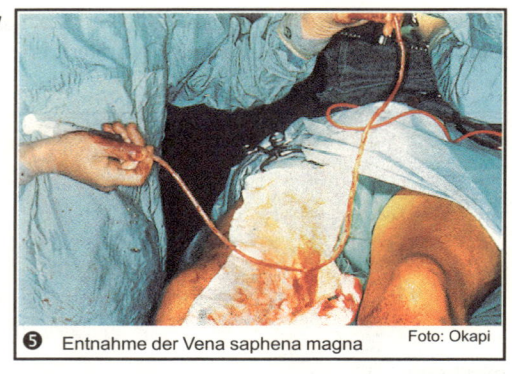

❺ Entnahme der Vena saphena magna Foto: Okapi

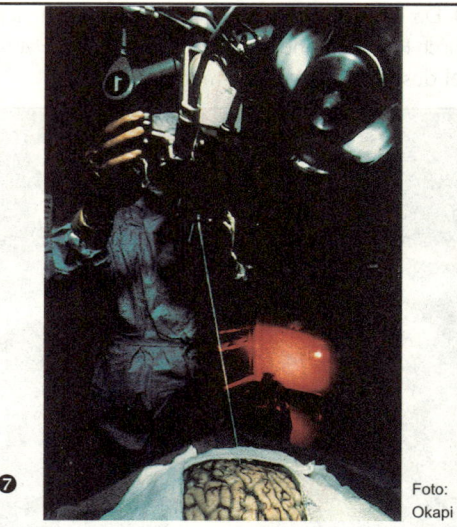

❼ Foto: Okapi

Hier wird der Narrenstein auf modernste Art »entfernt«. Mit einem Laser das Gehirn eines Menschen wegen Krankheit (z.B. Schizophrenie) zu verschmoren: Sinnlos, nutzlos - aber den schlimmsten Kurpfuschern unter den Ärzten, den Neurochirurgen, unglaubliches Geld bringend... Die Dummen bringen es ihnen. Wie vor Anno Tobak (→Rz 21)

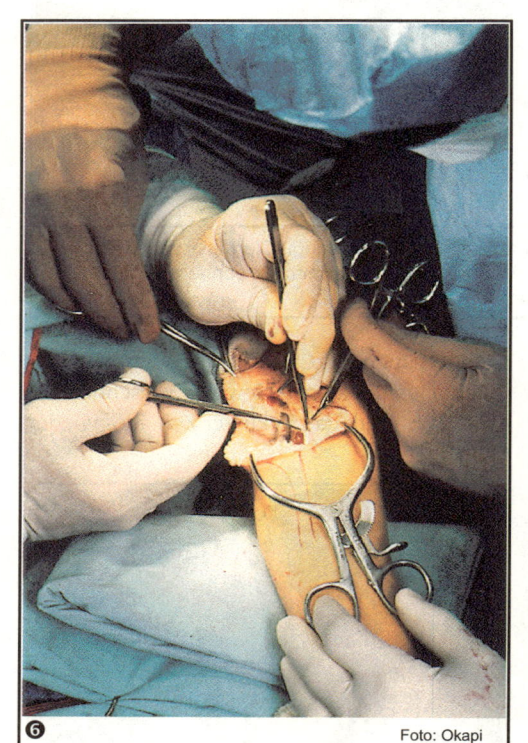

❻ Foto: Okapi

Was Du hier siehst, ist der Versuch der Chirurgen, den Knochentumor im Bein eines dreijährigen Mädchens herauszuschneiden. Was natürlich völlig nutzlos bleibt. Wie mag dieses arme Kind von der Mutter wohl genährt oder gefüttert worden sein, daß es schon so früh derart verkrebsen konnte?:

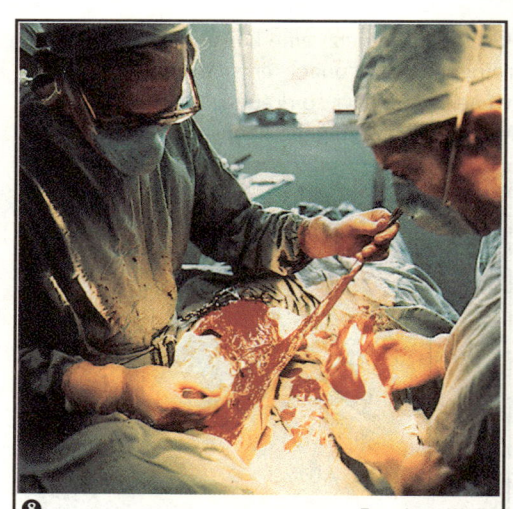

❽ Foto: Jenny Wolff

Hier versuchen die Chirurgen, alle Krebsmetastasen aus einer Brust herauszupuhlen, während diese sich bereits an anderen Stellen infolge der Operation einzunisten beginnen...

Interessiert Dich als halbwegs Gesunder überhaupt das schwere aber unnötige Schicksal dieses Mädchens? Wahrscheinlich nicht, wenn Du ehrlich bist. Als halbwegs Gesunder kannst Du Dir auch gar nicht vorstellen, was es für ein lebenslustiges Kind bedeutet, ein verkrüppeltes Bein zu haben. Ich als ehemals Schwerkranker vermag mich da schon etwas mehr einzufühlen. Weshalb ich dieses Buch so ehrlich und mit Herzblut schrieb. Damit möglichst vielen Kranken ihr schweres Schicksal erspart bleibt. Verstehst Du den Verfasser jetzt etwas besser?

3.5 Was tun, wenn Du kurz vor dem Herzinfarkt stehst?

»Du magst ja recht haben, daß wir in vielen Dingen falsch leben. Aber es ist nun nicht mehr rückgängig zu machen. Und wenn ein Mensch dadurch so stark geschädigt ist, daß er unbedingt operiert werden muß, weil er sonst in Kürze sterben würde, dann wäre es doch unverantwortlich, auf eine sofortige Operation zu verzichten und statt dessen zu sagen, er sollte es mit der UrTherapie versuchen. Ich kann mir vorstellen, daß die nur sehr langsam anschlägt. Du wirst nicht abstreiten, daß so manche Kranke früher sterben als nötig, weil es nicht genügend hochspezialisierte Kliniken gibt. So müssen viele, die nach einem Herzinfarkt nur noch durch eine Operation auf ein längeres Überleben hoffen können, oft länger als ein Jahr warten.«[2094, 2070, 3226, 3250]

Je länger sie warten, desto besser: die Aussichten für die Herzinfarktleidenden sind, so behaupte ich, hundertmal besser. Selbst dann, wenn sie's nicht mit der UrTherapie versuchen sollten.

Mit dem Ansinnen: »Das muß sofort operiert werden!« macht man Dir nur Angst. Und wenn man den Menschen Angst macht, kann man von ihnen alles haben. Dem Dich bedrohenden Verbrecher übergibst Du bereitwilligst Deine Juwelen und Dein Geld, dem Dich ängstigenden Arzt übergibst Du bereitwilligst Dein klares Denken und Deinen Körper. Deshalb: Geh erst gar nicht hin zu denen, die Dir Angst machen.

»Was redest Du denn da, Franz Konz? Besprechen wir doch mal den eben von Dir vorgestellten Fall des stark an Angina-pectoris-Leidenden. Dem aus einer Beinader die Umleitung für die verengte Arterienstelle am Herzen geschaffen wird. Dem wird doch das Leben verlängert!«

Das wird von den Bauernfängern der Schulmedizin doch nur behauptet![2742] Nach einem Jahr sind bereits 3/4 der Umleitungen wieder verschlossen. 30% aller Operierten müssen innerhalb der ersten zehn Jahre erneut (und das mit erheblich größerem Risiko) operiert werden.[2070]
Die meisten Ärzte raten reichen Patienten sogar, eine vorbeugende Bypass-Operation machen zu lassen, wenn sich bei einer Herzuntersuchung irgendwo eine kleine Verengung (haben die meisten Leute und werden trotzdem alt damit) erkennen läßt. Daß solch operierte Scheinkranke länger überleben, das schönt die (übrigens nie gegenkontrollierten) Erfolgsstatistiken der Medizinmänner bestens.[2739, 2757]

Die frühere Medizin war bescheiden und bot noch Alternativen, ließ es dem Kranken frei, sie anzunehmen. Die heutige Medizin aber tritt mit der Vermessenheit auf, außer ihr gäbe es keinen anderen Weg, gesund zu werden.

Immer wieder wird diese Bypaß-Operation als Wundermittel gegen den Herzinfarkt angepriesen.[2070] Solch eine chirurgische Umleitung des Blutes wirkt insbesondere auf die amerikanische Prominenz wie eine Seuche. Auch bei uns werden viele Herzkranke, die ich als »Krankheit der Müden und Bequemen« bezeichne, zu dieser Operation gedrängt.
Und das zumeist - schließlich handelt es sich um eine neue Methode, wenn auch eine sehr teure - auf Grund leichtfertiger Diagnosen. Oder durch ein wenig Nötigung. So wurde schon vielen Ärztekunden erklärt, es handele sich um eine Routinemaßnahme - obwohl der Eingriff höchste Risiken birgt und in bis zu fünf Prozent der Fälle tödlich endet.

»Der Bypass ist heute schon so harmlos wie eine Blinddarmoperation...« - sagt man dem wundergläubigen Kranken. Wer noch immer schwankt, der wird durch die Koronarografie gefügig gemacht - eine Methode von eindringlicher Überzeugungskraft: Durch ein biegsames Röhrchen, das von der Armvene ins Herz vorgeschoben wird, spritzt man einen verheerend schädlichen Kontraststoff in die Herzkranzgefäße, so daß diese auf dem Röntgenbild sichtbar werden. Zeigen sich dabei Schmalstellen oder Verengungen, dann lassen sich meist auch noch zögernde Kranke zu einer Bypass-Operation überreden. Eine wirklich eindrucksvolle Demonstration. Besonders für den Laien, der nichts von solchen Aufnahmen versteht. Sie hat nur einen Nachteil: der Schein trügt.

Denn das Gefäßnetz in einem lebenden Organismus ist nicht so primitiv konstruiert wie etwa das Rohrnetz der Wasserleitung. Da kann der Arzt dann auf höchst schreckenerregende Weise dem von Tuten und Blasen keinerlei Ahnung habenden Schulmedizinkunden am Bild den vollständigen Verschluß zweier Herzkranzgefäße zeigen. Und der Kranke meint nun, daß er jeden Tag sterben könnte... Dabei sind andere, nicht sichtbar gemachte Adern, hinter den Verschlußstellen prall mit Blut gefüllt. Und haben längst die Verengung ausgeglichen.

Das ist möglich wegen der Umleitungsgefäße, die sich in einem solchen Notfall als »Blutbrücken« für eine ausreichende Durchblutung des Herzmuskels bilden, so daß selbst ein vollkommener Gefäßverschluß ohne Folgen bleibt. Trotzdem kann der ach so um den Kranken bemühte Doktor sein »Wir behalten Sie gleich für die Operation hier« loswerden.

»Der ist also gesund und soll trotzdem operiert werden?« staunst Du.

Nein - der ist natürlich nicht gesund! Daß es da schon mal Beschwerden gibt, wenn das Blut einen anderen Weg zu gehen gezwungen ist, das kannst Du Dir doch vorstellen. Aber eine Operation ist weder sinnvoll noch nötig. Was nötig ist, das wäre tüchtige, langsam ansteigende Bewegung unter der UrMedizin, die immer härter werden muß, bis sich die zugesetzten Gefäße durch die stärkere Sauerstoffzufuhr wieder öffnen.

So wirkt die UrMedizin auch als sanfte Operation, die sanfteste Medizin ist sie allemal.

Aber: Der wissenschaftsgläubige Schulmediziner von heute mißachtet nichts so sehr wie den hippokratischen Grundsatz »natura sanat - medicus curat« (Die Natur heilt - der Mediziner quacksalbert.)
<u>Der Arzt sieht sich als über natürlichen Gesetzen stehend und ist doch nur ein stümperhafter Hineinpfuscher in das weise Walten der Natur.</u>

> **Kurzatmig durch Herzoperation**
> Nach einer Bypass-Operation wurde ich wochenlang künstlich beatmet. Danach blieb eine Kurzatmigkeit. Was kann ich tun? Arthur W., Singen
> (Neue Post, 9. März 2000)

341 »Heute können sie doch auch den Infarkt dadurch verhindern, daß sie einen Katheter mit Ballon an der Spitze in das verengte Herzkranzgefäß einführen, dort aufblasen, und so das Gefäß wieder erweitern.«

Die Chirurgen spielen dabei herunter, daß durch das Auseinanderpressen der von Kalk und Zivilisationskost schlackenverstopften und verhärteten Arterie sehr leicht deren Wand einreißt. Das aktiviert die Blutplättchen, sich später erneut dort zusammenzuballen und just das entstehen zu lassen, was man verhindern wollte: einen Thrombus. Dann muß auf die Schnelle eine gefährliche Herzoperation gemacht werden. Du wolltest eine möglichst schonende Behandlung und plötzlich hängst Du im schlimmsten Schlamassel.[3206] Wie beim Brustkrebs: Sie beruhigen Dich mit »nur ein kleiner Einschnitt« und wenn Du wach wirst, ist die ganze Brust weg. Merke: im Vertuschen von Gefahren und Fehlern sind die Ärzte reinste Triebtäter.

Doch auch eine gut verlaufene Ballondilation nutzt nichts, denn kurz darauf hat sich in 36% der Fälle eine andere Herzkranz-Arterie wieder zugesetzt...[3205] Du wirst mittels der Dilation zwar für eine kurze Zeit schmerzlos, aber Du mußt diese schwere Operation mitmachen und lebst doch kein bißchen länger als andere mit gleichen Engstellen in den Herzkranzgefäßen.[3207] Außerdem wird durch das Aufspreizen des Ballons das Gefäß stark geschädigt. Das Todesrisiko danach ist dramatisch hoch! [9752] Nach ein paar Monaten setzt sich die erweiterte Arterie wieder zu, weil die Ursache nicht angegangen wurde! So verschafft man sich ständig neue, toll bezahlte Operationen - und das gefährliche Spiel kann von neuem losgehen...

Statt der Erweiterung mit Ballon setzen die Ärzte an vielen verstopften Leitungen des Körpers auch Röhrchen aus Kunststoff oder Metall (Stents) ein. Das geht mal wieder solange, bis sich auch hier die Mißerfolge rumsprechen.[1051, 2725ff, 3201f, 3115] Doch bis dahin ist denen schon wieder was Neues, Tolles eingefallen, auf das Du dann erneut hereinfällst. Wenn Du 10 cm dieser 160.000 Kilometer langen Kanäle reinigst oder mit einem Ballon auseinanderdrückst - ja, was soll das denn nutzen? Da leb' ich doch lieber ein bißchen vernünftiger und halt meine Blutgefäße sauber...

Wo ist Dein gesunder Menschenverstand?

Um noch mal zum Schluß auf das Argument der Ärzte zurückzukommen, das Legen eines Bypass' sei harmlos wie eine Blinddarmoperation - da spukt in Deinem Kopf jetzt vielleicht der Gedanke: Na schön, wenn's nichts nutzt, dann schadet es ja nach der gängigen Medizintheorie auch nichts. Und vielleicht profitiere ich doch etwas von der auch bei Operationen wirksamen Placebowirkung, daß ich mich besser fühle.

Laß Dir sagen: Früher oder später wirkt sich *jede* Operation nachteilig in Deinem Körper aus. Weißt Du, den Blutgefäßen machen die Schnitte der Skalpelle nicht mal so viel aus, derer sind so viele, die finden wieder zusammen. Aber da existiert ja auch noch ein anderes, viel empfindlicheres System im Körper! Das der Lymphgefäße. Und wenn die Lymphbahnen durchtrennt werden - darauf nehmen die flinken Schneidegesellen keine Rücksicht, können das auch gar nicht, - das bedeutet schon was ganz anderes! Die wachsen nie mehr richtig zusammen, enden plötzlich irgendwo im Fleisch. Der Körper kann keine neuen mehr bilden und die Lymphozytenproduktion bleibt dabei teilweise auf der Strecke. Du merkst es an den langen Verhärtungen um die Narbe und dem Verlust an Abwehrkraft: Alle Naslang geht's Dir dreckiger.

Doch die Herrschaften wollen mit aller Macht Geld machen. Ständig stöhnen Sie: »Das GSG bringt uns auf den Hund. Zum Beispiel: Wir bekommen für einen Hausbesuch lächerliche 25 Mark - der Schornsteinfeger steckt dafür schon an die 100 Mark ein!«

Dabei vergessen sie nur, daß dazu noch die Kilometerpauschale kommt, das Honorar für eine Beratung, eine Untersuchung, die Blutdruckmessung, die Urinuntersuchung, die Rezeptgebühr und, und, und. So kassieren sie in Wirklichkeit beim Hausbesuch das Doppelte von dem im krebsverursachenden Ruß auf dem Dach hart arbeitenden Kaminkehrer... (→LV 2290)

Aber alle diese Sorgen mußt Du Dir nicht machen, wenn Du ab heute schon so langsam mit der UrTherapie beginnst. Du stehst kurz vor dem Kapitel, das es Dir ermöglicht!

Du willst doch sicher nicht Deinen Partner oder Deine Partnerin so das Fürchten lehren, wie mir eine ältere Dame das in meinem Seminar erzählte: »Mein Mann konnte leider nicht mitkommen - der ist vor zwei Wochen trotz einer vorhergegangenen Ballondilatation gestorben!« Ich sage: „Ogott, der Ärmste!" Sie: „Du solltest besser mich bedauern! Was meinst Du, was ich für einen Schreck von dem Krach bekommen habe, als der Dickwanst plötzlich mit lautem Getöse die Treppe herunterrasselte und die Augen verdrehte.«

> »Mein Beruf hat mich innerlich nie beschäftigt. Es ist kein Leben, dieses tägliche Schmieren und Spritzen und Quacksalbern...«
> Dr. med. Gottfried Benn, Arzt und Dichter

Dein Kreislauf ist als über 40jähriger intakt, Du bist nur ein wenig kurzatmig? Verschaffe Dir mittels der UrzeitBewegung schnellstens mehr Atemvolumen, denn binnen 7 Jahren bist Du doppelt so stark gefährdet, einen Herzinfarkt zu erleiden wie nicht kurzatmige Menschen. Über Dich möchte ich nicht gesagt bekommen, daß Du Dein Leben nur zur Hälfte des möglichen leben konntest. Du weißt gar nicht, wie vergnüglich das Alter sein kann, wenn man topfit ist.

Wisse über Deine eigene Heilkraft:
Wenn es auch keine Heilmittel gibt, so können wir doch einer Heilkraft sicher sein. Einer echten Kraft des Körpers, die mit unglaublicher Macht alles wieder reguliert, wenn der Kranke die Tatkraft dazu aufbringt und dem Organismus die Lebensstoffe verschafft, die er dazu braucht.

Dieser Heilungskraft bedient sich die UrTherapie. Sie besteht seit Urgedenken. Sie besteht, seitdem der Mensch besteht. Was wissen die nur auf Chemie setzenden Ärzte schon davon? Nichts!

Frage Dich: Wie lange besteht das chemische Medikament, was ich da als Heilmittel einnehmen soll? Zwei Jahre, fünf Jahre? Wenn's hoch kommt, mal eben fünfzehn Jahre... Und wie lange schon bestehen die körperlichen Heilkräfte der Menschheit? Wem willst du mehr vertrauen! Was sich in Äonen von Jahren bewährte, oder dem, was in wenigen Jahren wieder vom Tisch ist?

3.6   So kündigt sich ein Herzinfarkt an: [2070]

343   Jeder zweite stirbt daran oder einem ähnlichen Herz- bzw. Kreislaufleiden. Lang andauernde Schmerzen im Brustkorb, den Armen, Bauch und Unterkiefer, Schmerzen im Hals oder Oberbauch. Blasse, fahle Gesichtsfarbe, kalter Schweiß auf Stirn und Oberlippe oder auch im ganzen Gesicht. Starkes Engegefühl oder heftiger Druck im Brustkorb, Luftnot - flache Atmung. Plötzlicher Kreislaufzusammenbruch - Kollaps ohne Bewußtlosigkeit. Dann ist der Kranke sofort mit angehobenem Oberkörper hinzulegen und beengende Kleidung zu öffnen.
Wird er plötzlich bewußtlos - Kopf fällt auf die Seite, schnarchende Atmung - zieht man ihn auf den Boden, lagert ihn flach und schlägt mit der Faust kräftig auf den unteren Teil des Brustbeins. Dann setzt man Wiederbelebungsmaßnahmen ein. (→Rz 999)

> Für jedes Heilpflänzlein verlangt die Schulmedizin Wirksamkeitsprüfung. Aber: Nur die Hälfte der 45000 auf dem Markt befindlichen Arzneimittel ist offiziell zugelassen, also hinsichtlich Qualität, Wirksamkeit und Unbedenklichkeit geprüft. *Der Spiegel Nr.*

Das ist die Vorbotschaft zu frühem Tod:
Dein Sehvermögen wird plötzlich kurz auf einem Auge (höchstens für etwa eine Stunde) eingeschränkt. Plötzlich schiebt sich ein Vorhang oder Nebel von oben oder unten in das Gesichtsfeld eines Auges. Dazu können sich dunkle Flecken oder eine Art Spinnennetz in den Nebel oder über die dunklen Flecke einschieben. Um sicher zu sein, daß es sich um die gefährliche Ankündigung handelt, mußt Du sofort ein Auge abdecken, um festzustellen, ob der Sehverlust einseitig ist.

> **Viagra: 522 tödliche Zwischenfälle**
> Neue Schockbilanz über die Potenzpille Viagra: Schwere Gesundheitsstörungen mit Todesfolge.
> (dpa, 1.6.2000)

344   Wenn Du die ersten obengenannten Anzeichen eines Infarkts an Dir wahrnimmst, dann schlucke schnellstens eine Strophantinpille. Nur Strophantin kommt so schnell und wirksam am Herzmuskel an, daß Du große Chancen hast, noch mal davonzukommen. Hast Du mit dem Herzen zu tun, halte sie immer bei Dir!

Doch wisse: Strophantin kann nur für eine kurze Zeit wirken. Es heilt ja nicht - es putscht nur kurz auf. Nur mit der UrTherapie schaltest Du alle Gefahr aus, daß je ein Infarkt auf Dich zukommt.[2068]

(Digitalispräparate sind zwar »Naturheilmittel«, führen aber später zu erheblichen Herzrhythmusstörungen, die dann die bekannten Herzschrittmacher und ständige Betreuung erforderlich machen.)

»Stop! Es ist doch selbstverständlich, daß man den Arzt ruft, wenn sich ein Schlaganfall ereignet hat. Und nicht selbst daran herumdoktert«, meinst Du aufgebracht.

> Sehr geehrter Herr Konz,
> ...habe ich meine eigenen Leiden und vor allem das chronische Asthma meines Sohnes, an dem er über kurz oder lang jung gestorben wäre, mit Ihrer UrTherapie überwinden können.
> Hannelore Griessl, Steuerberater, 74177 Friedrichshall, Sonnenbergstr. 20

Hör mal, bevor der Arzt in der Tür steht, kann längst alles zu spät sein, und zudem: Ein Infarkt ist schlimm, ein schulmedizinisch tätiger Arzt dabei ist aber das Schlimmste, was Dir passieren kann. 90% dessen, was der dann unternimmt, ist verkehrt, kann Deinen Tod bedeuten.

»Das ist doch Unsinn und rührt nur aus Deiner Abneigung gegen alles Medizinische her.«

Ich rede nicht leichtfertig dahin, sondern recherchiere sorgfältig, bevor ich Behauptungen aufstelle. Überleg doch, welche Verantwortung ich hier in diesem Buch kranken Menschen gegenüber trage! Das z.B. sagt der erste Herzspezialist dazu:

> Nach einem Herzinfarkt besitzt der Betroffene bessere Überlebenschancen, wenn er schlicht zu Hause bleibt, anstatt in eine Klinik - und gar noch in eine Intensivstation eingewiesen zu werden.   (Prof. Archibald Cochrane, Cardiff)

»Kann die UrMedizin auch nach einem Schlaganfall noch helfen«, fragst Du, »wenn man schon - wie das vielen geht - teilweise gelähmt wurde?«

Aber ja! Nur die UrMedizin allein macht es nicht. Die ganze UrTherapie muß es schon sein. Wichtig ist: Nach dem Herzinfarkt[1904] mußt Du Dich vor allem - egal ob 40 oder 80 Jahre alt - bewegen, bewegen, bewegen. Und das immer mehr, bis zum Ende Deines Lebens, sonst geht's ab mit Dir in die Holzkiste. Am besten schon nach zwei Tagen im Bett, falls Du Dich etwas besser fühlst. [8011] Langsam anfangen, aber stetig immer mehr UrzeitBewegung! (→Kap. 8)

Die Mediziner behaupten zwar, daß sich einmal zerstörtes Nervengewebe nicht mehr regenerieren lasse - aber was haben sie nicht schon alles behauptet! Daß sich kaputtes Nervengewebe nicht mit Chemie wiederbeleben läßt, das ist wohl klar - aber die gesundmachende Urkraft der UrMedizin hat bisher auch noch kein Arzt einem Kranken je verschrieben!

Mach es Dir bewußt: Alle glauben stets, das Letzte, das Neueste müsse immer das Beste sein. Aber für den medizinischen Bereich trifft es nie zu! Denn mit den neuen Medikamenten und Behandlungsformen haben die Ärzte die wenigsten Erfahrungen gemacht. Bedenke: Deren schwere Nebenschäden offenbaren sich ja erst viele Jahre später. Die meisten erst dann, wenn die Medikamente längst wieder vom Markt sind!

»Für immer gelähmt«, sagten die Ärzte.

Was gegen deren versteinerte Grundsätze geht, das wollen Mediziner weder wissen noch wahrhaben: Lieber erklären Sie dich für verrückt, als daß sie, die unfehlbaren Halbgötter, sich belehren lassen:

»Akzeptieren Sie endlich, daß sie gelähmt sind, und es bleiben werden. Richten Sie sich auf dieses Leben ein!« Louisanne bekam diese Philosophie, die eine spätere Enttäuschung verhindern will, bald im Krankenhaus zu spüren: »Hier, nehmen Sie diese Pillen, die werden Ihnen gut tun.« Täglich trainierte sie. Die Finger an der linken Hand blieben stumm. Die rechten reagierten mehr und mehr. Meilensteine auf dem Weg vom »ich will« zum »ich kann«. Der Professor: »Werten Sie das nicht so hoch. Sie werden nicht weiterkommen!« Sie kam weiter. Als Louisanne das rechte Bein bewegen konnte, sagte die Stationsärztin: »Alles nur Täuschung. Das sind irgendwelche muskulären Kontraktionen - willentlich können Sie gar nichts machen.« Täglich arbeitet das zarte Persönchen mit dem eisernen Willen an ihrem Körper. Seit ein paar Wochen kann Louisanne sogar Treppensteigen. Für deutsche »Spezialisten« hat sie nur noch ein spöttisches Lächeln übrig. Als sie kürzlich bei einem »Querschnitt-Papst« ihre Fortschritte vorführte, sagte der beleidigt: »Was, Sie laufen? Ist das eine Ideologie? Was soll der Quatsch?!« (QUICK Nr. 37/1989)[6522]

»Sicherlich nur ein einmaliger Fall«, sagt Du.

Aber nur deshalb einmalig, weil Louisanne das erste gelähmte Mädchen war, das sich um die Meinung der hochgelehrten Professoren einen Dreck scherte und sich auf sich selbst verließ! Lies hier nicht drüber weg! Nimm das tief in Dich auf: Du selbst, ja Du(!) mußt aktiv werden. Geistig und körperlich.

Gesundheitsgesetz der Natur:

Beharren auf frühere, falsche Vorurteile sind die Hauptursache eines Leidensweges.

Merke:

Die UrTherapie befreit auch Deinen Geist von Schlacken und vermittelt ihm Klarsichtigkeit. Je mehr Du sie praktizierst, je schärfer wirst Du die hier gegebenen Wahrheiten zu erfassen mögen und Dich auf Dein eigenes Urteil verlassen können.

Was Herzkranke gesundmachen kann, zeigt dieser Bericht:

Warum Sportarzt herzkranke Frauen harten Sport treiben läßt: Weil sie ständig an Herzbeschwerden litt, vermied die Hausfrau Ina Wester aus Solingen jahrelang jede körperliche Anstrengung. Ein Sportarzt riet: »Sie müssen regelmäßig laufen, dann werden Sie gesund«. Ina Wester lief zuerst nur kurze Strecken und hatte dabei Angst um ihr krankes Herz. Aber heute betreibt sie Marathonlauf. Für sie ist nur eines wichtig: Seit sie regelmäßig Langlauf betreibt, sind ihre Herz-Rhythmus-Störungen verschwunden. (stern 15/91)

Die vernünftigsten Ärzte findest Du unter den Sportärzten - wenn sie nicht gerade die Athleten dopen oder mit Chemie kaputtspritzen. Aus meiner persönlichen Erfahrung mit Herzleiden: Meine frühere Frau griff sich auch immer ans Herz, wenn sie die Treppe hochgekommen war. Nach zwei harten Bergsteigtouren mit ihr war das nie mehr nötig...

»Und wieviele meiner bis jetzt unbedingt nötigen Pillen für meine Herzschwäche soll ich zukünftig dann davon nehmen, wenn ich Deine Therapie aufgreife?«

Eine Woche lang jeden Tag eine weniger. Und dann verstreue sie dreimal täglich auf einer Wiese und sammele sie dann in der Hocke oder im Vierfüßlergang wieder auf. Danach brauchst Du keine mehr - dann bist Du Deine Herzschwäche los.

347 Wenn die Ärzte nur nicht so auf die Operation drängen und sie als einzige Rettung darstellen würden,[9445, 9737] wie das so oft nach größeren Untersuchungen gemacht wird! Denn das ist das Schwerste für den Naturvertrauenden: diesen unwahrscheinlichen Einfluß der weißen Kittel zu überwinden. Und der Doktor sagt's oft sogar mit gutem Gewissen: denn er kennt die UrMethode ja nicht. Höchstens vom Hörensagen. Und ist sofort voreingenommen, denn es handelt sich ja nicht um eine Methode seiner vom Staat (also Bürokratenbetonköpfen) anerkannten Schulmedizin. Er wird sagen: »Das können Sie bei einem Schnupfen probieren - aber nicht bei Ihrem schlimmen Leiden!« Doch das ist dann wieder mal Heuchelei pur. Denn insgeheim wissen die ganz genau, daß ihre allopathische Chemiemedizin einen Dreck wert ist.

<u>Ich aber sage Dir: Laß Dich nicht verrückt machen! Seine Worte: »Nur noch eine Operation kann Sie retten!« nehmen Dir doch jeden Mut! Woher will er das denn wissen? Kann der in Dich reinsehen? Du bist stärker als Du denkst! Also faß Dir ein Herz und dann nichts wie ran! Hoch mit Dir! Raus aus dem apathisch machenden Krankenbett! Raus aus dem bequemen Fernsehsessel, erhebe Dich, Du schwacher Geist!</u>

Mut verloren - alles verloren - der wäre besser nicht geboren! Untätig daliegen und auf eine Operation warten?! Mach doch Deine Adern mit der UrMedizin frei von all dem Müll! Du wirst schon sehen, wie schnell Du wieder gesund bist! Ich krieg's zuviel, wenn ich nur an all die Millionen unnützer Operationen denke.

348 »Da ist doch Aspirin (ASS)[3727b] zur Zeit in aller Munde! Schon 1/2 Tablette täglich verhütet Herzinfarkt, so las ich es neulich!«, sagst Du. »Wenn ich das regelmäßig einnehme...«[9501]

Nun, dann auf zum großen Schlucken von Chemie, damit Bayer, Hoechst und Schering, Sandoz, Lilli und Konsorten kräftig Dividenden ausschütten können. Übrigens: Aspirin hindert den Körper, genügend lebenswichtiges Vitamin C aus der Nahrung aufzunehmen.[3729] Sagt Dir das Dein Medizinmann? Oder entnimmst Du auch die kritischen, nicht für eine frohe Hoffnungsmache zu gebrauchenden Untersuchungen ehrlicherer Ärzte aus den Ärztefachzeitschriften? Ist doch gut, daß ich es für Dich tue und Dich so vor Schlimmerem bewahre. Und Dir handfeste Beweise vorlegen kann, wie die medizinische Wissenschaft fälscht, Dich belügt und betrügt.[2500] Übrigens wird jetzt von den Frauenärzten allen Schwangeren 1/2 Tablette Aspirin empfohlen, wenn sie zuvor geringgewichtige Babys geboren hatten. Nach Aspirin sollen die im Durchschnitt 225 g schwerer werden. Auf, ihr werdenden Mütter, schluckt fleißig, was der Onkel Doktor rät.[3717, 3727/8, 3738/9, 3750] Der hält ja so viel gute Medikamente für Euch parat. Nur sieh Dir vorher noch mal die Fotos unter Rz 217 gut an. Wenn Du Dir die zum zweitenmal eingeprägt hast, wirst Du Dir vielleicht für alle Zukunft schwören, ein für allemal auf dieses Chemiezeug zu verzichten. Und auf den Doktor hoffentlich auch. Merke: Eine Katze hat sieben Leben. Gib ihr zwei Aspirin und sie hat keines mehr.

Ich rate Dir:

Nie mehr Medikamente! Schlag dem Chemiearzt die Spritze aus der Hand, die er Dir setzen will.[3328]

»Alle Medikamente weg! Du hast gut reden. Ohne meine Herzmittel und mein Aspirin kann ich nicht auskommen«, sagst Du.[2180]

> Eine Katze hat sieben Leben. Gib ihr zwei Aspirin und sie hat nach sieben Tagen keines mehr.

Papperlapapp. Oder glaubst Du, daß Du deshalb Herzschmerzen hast, weil Dein Körper unter einem Mangel von Herzmedikamenten leidet? Oder daß Du deshalb Kopfschmerzen hast, weil Du zuvor zu wenig Aspirin zu Dir genommen hast?

Alle unnatürlichen Fremdstoffe führen zu diesem Glauben. Gleich ob das Salz, Zucker, Nikotin oder ein Herzmittel ist. Alles Unnatürliche, was Du in den Mund steckst, macht mit der Zeit süchtig. Ich kann mein Versprechen - Dich gesund zu machen - nicht halten, wenn Du weiter Gifte in Deinen Körper bringst. »Du redest stets von Giften - ich komm' da immer noch nicht richtig mit. Da sind doch alles wertvolle Ingredienzien drin.« Haha!

3.61 Diese Chemieärzte verschreiben Dir bedenkenlos Rattenvernichtungsmittel als Medikament

»Du bist wahnsinnig!«
Doch nicht ich. Du bist es. Wenn Du z.B. nach einer Herzklappenoperation zur Vorbeugung gegen Herzinfarkt oder nach einem solchen zum Vermeiden eines zweiten Herzinfarkts oder zur Einstellung des Quick-Werts (Blutgerinnungszeit) Cumarin-Antikoagulantien schluckst, die Dir der Arzt unter dem Namen Marcumar, Coumaral, Falithrom, Sintrom, Warfarin, Coumadin verpaßt hat. All diese "Heilmittel" enthalten das schreckliche Gift zur Rattenvertilgung: Cumarin.[3701, 3613]

> »Ich erwarte den größten Fortschritt von einer Individualisierung der Medikamente. Jeder hat seinen ganz speziellen Stoffwechsel.« Das meint Prof. Roots (stern 3.9.1998). Nur: Die Profite der Pharmazie verhundertfachten sich, wenn jeder Kranke sein besonders auf ihn zugeschnittenes Medikament verschrieben bekäme.
> Das gleiche Leiden präsentiert sich bei verschiedenen Menschen nie auf gleiche Weise. Die Beschwerden variieren, die Stärke ist anders, die Reaktionen sind verschieden. Der eine braucht viel von einer Substanz, einem Hormon, der andere kaum etwas... Und da es diese individuellen Medikamente noch nicht gibt, wärest Du doch ein Dummkopf, wenn Du Dir auch nur eines der jetzigen, für Dich stets falschen Giftmittel verschreiben lassen würdest.
> **Erkenne dagegen die gewaltige, fast unglaubliche Überlegenheit der UrMedizin: Trotz der menschlichen Verschiedenartigkeit muß sie niemals variiert werden. Sie heilt alle Leiden in der stets gleichen Zusammensetzung.**

Und kein Röntgen mehr! Das alles schädigt Dich aufs Schwerste und hemmt nur Deinen Körper, sich aus eigener Kraft gegen Deine jetzige und gegen kommende Krankheiten zu wehren.

Und Du hilfst überdies, das Volksvermögen nicht kaputtzumachen und die Volksgesundheit zu stärken. Kürzlich stellten die Ärzte für die 30monatige Behandlung eines Bluters der Krankenkasse einen Betrag von 23,9 Millionen Mark in Rechnung! Etwa 1/10 davon entfiel auf das Arzthonorar. Die streichen in ein paar Wochen ein, was Du im ganzen Leben nicht verdienst. [2302, 2307, 2309, 2312]

Merke: Die Schulmediziner röntgen Dich für jeden kleinen Dreck![2801] Klar, daß ein komplizierter Trümmerbruch des Beins zu röntgen ist - aber die fühlen nicht mehr bei einer kleinen Quetschung Deinen Finger ab, ob der vielleicht gebrochen ist - nein, direkt unter den Röntgenapparat damit. Nicht einmal, nein, gleich von allen Seiten wird da geröntgt.

Schrei also beim nächsten Besuch dem Unfallarzt gleich die Praxis zusammen: »Haben Sie denn keine Augen im Kopf?! Ich fühl' es und ein Blinder sieht es, daß da nichts gebrochen ist! Diese Röntgenaufnahmen, die Sie mir da verpassen wollen, lösen vielleicht den Krebs bei mir aus. Ich komme doch nicht hierher, um mir bei Ihnen den Tod zu holen!« So solltest Du endlich mit diesen Beutelschneidern umgehen, damit denen so gezeigt wird, daß Du auch als Leidender noch den Mund aufmachen kannst.

Und dann erst beim Zahnarzt! Der weiß genau, daß der tote Zahn raus muß, der (Dich zu Deinem Glück!) vorzeitig quält - aber vorher wird geröntgt! Und dann müssen die Nachbarzähne ebenfalls... es könnte ja sein, daß..: Zur Sicherheit machen wir schnell noch eine Aufnahme. Ein Röntgengerät darf nie kalt werden, sonst amortisiert es sich nicht, macht der Schulmediziner-Arzt seinen Helferinnen klar. Zu Dir aber sagt er: »Ich würde Ihnen das ja wohl nicht empfehlen, wenn es irgendwie schädlich wäre! Oder?« Und: »Mit den modernen Geräten ist das Risiko sehr minimal.« Und: »Auf der ganzen Erde gibt es Radioaktivität, mit der leben wir doch bisher ganz gut.«

Was heißt schon, das Risiko ist gering! Der Arzt soll Dich gesund machen, aber nicht einem Risiko aussetzen, das Dich schädigt.[3736, 3809] Die Wirkung der Strahlen ist keinesfalls gering, wohl aber äußerst gering erforscht. Und jeder Arzt ist ein Heuchler, der Dir sagt, er würde nichts Schädliches empfehlen. Denn alles, was er empfiehlt, ist in irgendeiner Weise für Dich schädlich - selbst seine Worte sind Gift für Dich! Glaub mir: Dein Körper vergißt kein einziges Millirad, das auf ihn geschossen wurde.[2807ff, 2814] Du weißt doch: Zigtausende Jahre dauert es, bis sich Radioaktivität verflüchtigt. Und da soll das Dir nichts tun, weil industriebestochene Professoren uns »unschädliche Minidosen« weismachen? Du und Deine Kinder sind es, die sich später mit den Schäden herumschlagen, nicht Dein von Dir so hochgeschätzter, das Geld dafür kassierender Herr Doktor. Sapere aude! Befreie Dich aus den geistigen Fesseln von ihnen.

> Wer sich gegen seinen Schöpfer versündigt, der soll in die Hände eines Mediziners fallen.
> (Ecclesiasticus, 38:15)

351 Gesundheitsgesetz der Natur:

Allein eine einzige Barium-Röntgen-Untersuchung der Verdauungsorgane birgt ein Krebsrisiko, das dem täglichen Rauchen von 20 Zigaretten über ein Jahr lang entspricht. Eine einfache Aufnahme Deiner Zähne beim Zahnarzt schädigt Dich so stark, als habest Du ein Jahr lang täglich eine halbe Zigarette geraucht. [2806, 2816] **Scheue jegliche Röntgenuntersuchung wie die Katze das Wasser. Jede Röntgenaufnahme kostet Dich ein paar Wochen Deines Lebens. Bei Kindern kann Röntgen Leukämie und Tod bedeuten.** [2802/3, 2806, 2834] **Die Bestrahlung richtet vor allem genetische Schäden an, indem sie bestimmte Moleküle in der Zelle auflädt bzw. ionisiert. Diese Moleküle werden zu sogenannten freien Radikalen: sie laufen später ständig Amok in Deinem Körper. Zehn kurze Bestrahlungen beim Zahnarzt - und Deine Schilddrüse kann schon nicht mehr richtig arbeiten!** [1914]

»Zum Glück ist die Strahlendosis bei einer Computertomographie ja nur sehr gering... «

Hast Du noch immer nicht die Nase voll von dieser Schulmediziner-Comorra? Laß Dir doch nichts weismachen! Die Computertomographie unterscheidet sich von den üblichen Röntgenaufnahmen vor allem dadurch, daß der Körper dabei »scheibchenweise« durchleuchtet wird. Die Strahlendosis, die für eine einzelne Aufnahme notwendig ist, liegt deutlich unter der für eine normale Aufnahme. Aber: Es wird »vergessen zu sagen«, daß für ein dreidimensionales Bild oft 20 und mehr Aufnahmen erforderlich sind, so daß die Strahlendosis letztlich sogar höher als beim üblichen Röntgen liegt.

Wisse: Eine Computertomographie macht soviel aus, als würden auf einmal 400 Röntgenaufnahmen von Dir gemacht. Ein Techniker im Atomkraftwerk darf nicht mehr als 30 millirem im Jahr mitbekommen. Bei einer einzigen Mammographie bekommt die Frau damit bereits 4000 millirem verpaßt. Was Wunder, wenn Babys nur schon durch die Muttermilch erkranken. (Brit. Medical Journal 320/7235/1.5.2000/S. 593).

Nach all den Jahren, da den damaligen Röntgenärzten die Hände wegfaulten (weil sie beim Durchleuchten ihrer Patienten die Finger schon mal vor eine der schlimmsten Ausgeburten menschlichen Erfindungsgeistes steckten), weiß man immer noch nicht, ab welcher Dosis und nach welcher Häufigkeit Krebs beim Bestrahlten entsteht. Bei dem einen kann's länger dauern, beim anderen kann schon eine einzige Bestrahlung Krebs auslösen. Dutzende Fehler können den

Ärzten dabei unterlaufen. Vielleicht hat einer bis spät in die Nacht gezecht, der anderentags am Bestrahlungsknopf mit zitternden Händen fummelt. Ein Strichlein zu weit und Du kannst auf einmal beim Duschen an Deinen Beinen nicht mehr unterscheiden, ob das Wasser heiß oder kalt ist. Nach ein paar Wochen werden Deine Kniegelenke immer steifer, nach ein paar Monaten bist auf den Rollstuhl angewiesen. **Und warum? Weil das Bestrahlungsgerät nicht genau eingestellt war oder sich die Bestrahlungsfelder überlappten. Dann bekommt vielleicht das Rückenmark plötzlich eine doppelte Strahlenmenge ab und verödet. Dein ganzes Leben verödet mit.**[2806] **Die Röntgenlaborärzte machst Du zu vielfachen Millionären und Dich zum baldigen Todeskandidaten oder zum Krüppel. Überlege doch nur mit dem gesunden Menschenverstand: Die Arzthelferin muß aus dem Atomstrahlzimmer, wenn sie die Todesstrahlen anknipst und Du bleibst ruhigen Blutes darin liegen!**

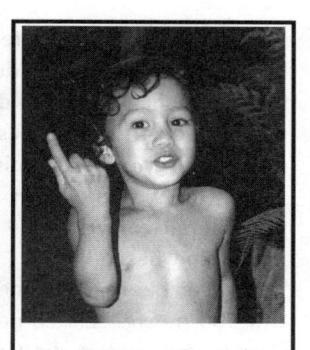

„Aufgepaßt Leute! Gar nicht erst zu den Burschen hingehen!"

In meinem Wanderverein weiß natürlich jeder, wie sehr ich mich mit Gesundheit befasse. Bei einem gemeinsamen Ausflug mit Kind und Kegel stolpert das kleine Söhnchen meiner Gesangsschwester Kathi und kann vor Schmerz nicht mehr weiter, weil sein Fuß dabei umgeschlagen ist. Ich soll als Experte mal untersuchen, ob da nichts gebrochen sei, und man ihn nicht ins nächste Krankenhaus zum Röntgen bringen müsse. Kathi öffnet ihrem achtjährigen Uwe vorsichtig den Schuh und meint vorsorglich zu mir: »Ich hoffe, daß er sich heute morgen auch gut gewaschen hat, weißt Du, er neigt nämlich etwas zum Schweißfuß.« Ehe ich antworten kann, meint Klein-Uwe trotzig zu ihr: »Du bist mal wieder echt ätzend. Der soll den Fuß doch nur befühlen, aber nicht beriechen!« Nachdem wir auf meinen Rat sofort mit dem leicht untergehakten Uwe ein kleines Stück weitermarschierten, waren seine Schmerzen übrigens wie weggeblasen und dem Arzt 150 DM Röntgenhonorar entgangen...

Merke: Wenn ich Dir hier in diesem Buch nachweise, daß bisher so gut wie *jede* schulmedizinische Behandlung bei Krankheit schädigend war, so bist Du gut beraten, Dich auch allen Behandlungen zu enthalten, die Dir *heute* noch als ungefährlich aufgedrängt werden.[9406, 9413, 9432] Alles, aber auch alles, was der Mensch in seiner zivilisatorischen Entwicklung hervorbrachte, schadet ihm oder der Erde, wenn nicht sofort, dann irgendwann mal später. Die Mühlen der Natur mahlen langsam, aber um so sicherer.

Deshalb tu Dir das nicht an und begib Dich jemals wieder (Not- und Unfälle ausgenommen) wegen einer Krankheit in die Hände eines Mediziners. Schon das Schild vor der Tür ist eine Lüge: Du kommst nicht zur Sprechstunde, sondern zur Verschreibminute. Du erwartest eine sprechende und findest eine sprachlose Medizin vor. Wie sagte Mahatma Gandhi: „Ich brauche keinen Arzt. Ich will mir meine Gesundheit erhalten." Nur bei Einwendungen erweisen sich die Ärzte als wahre Profis. Die, wie Politiker, die Menschen bestens zu bluffen vermögen:

»Aber Herr X, liebe Frau Y, was glauben Sie denn! Unsere Medizin macht doch Fortschritte! Was da in diesem »Gesundheits-Konz« beschrieben wird, ist doch längst überholt! Wir haben heute viel schonendere Methoden. Jetzt wandern die Chemogifte nur noch gezielt zu den kranken Zellen!« Oder: »Nun pfropfen wir die Wirkstoffe den Genen auf. Das ist eine ganz andere Wirkweise! Nicht mehr zu vergleichen mit...« Oder: »Jetzt arbeiten wir mit der viel besseren, natürlichen Molekularbiologie«. Und, und, und...

Ich hoffe, Du weißt, was Du davon zu halten hast; ich hoffe es sehr für Dich. Natürlich gibt es auch einige ehrliche und furchtlose Ärzte, die sich nicht scheuen, deutlich und laut zu sagen, wie wenig die Mediziner taugen. Ein großes Warnschild »VORSICHT! ARZT!« anstelle des Namensschildes ist vor jeder Praxis nötig. Und vor jedem Krankenhaus mindestens 10 Stück davon![2010]

Aber: Solange Du das Literaturverzeichnis des GROSSEN GESUNDHEITS-KONZ nicht gelesen hast, nimmst Du es mir doch ernstlich nicht ab, daß wir die Ärzte bei Krankheiten nicht nur nicht brauchen - sondern daß sie sogar gefährlicher als die Leiden selbst sind. Wie die Medizinmänner von früher, so besitzen sie auch heute noch so viel Einfluß, Ansehen und Macht, daß man dieser Murkserorganisation nachsagen kann, was man will - einfältige Menschen glauben weiter, die weißen Götter könnten ihnen schenken, was sich jeder selbst - so ist das Leben nun mal überall eingerichtet - aus eigener Kraft und mit zusammengebissenen Zähnen erarbeiten muß: seine Gesundheit!

Wer gegen das Massen- und Modedenken angeht, der hat's besonders schwer. [2452/5/6, 2469, 2470]

Um 900 n. Chr. schrieb der leitende Arzt des Krankenhauses Bagdad eine Studie mit dem Titel: »Der Grund, warum die Unwissenden bei der Behandlung gewisser Krankheiten mehr Erfolg haben als die Männer der Wissenschaft.« [2382, 9786] Er wurde daraufhin gesteinigt.

354 Schulmedizinisch tätige, orthodoxe Ärzte müssen bei sich jede bessere Einsicht ablehnen. Selbst wenn ein Arzt seine Patienten nicht mehr schädigen möchte, wird er von den Kardinälen der Schulmedizin dazu gezwungen. *Die* nämlich bestimmen die Richtung wo's langgeht. Und das ist die, welche den Kardinälen wie den Ärzten das meiste Geld und nicht die, welche den Kranken die beste Gesundheit bringt. So ist das Leben, begreife es. Und wenn die Ärzte das nicht im Auge halten, kriegen sie von der Führung Zunder:

»Die Maßnahmen zur Maßregelung Andersdenkender sind vielfältig. Als der Münchener Arzt und Giftexperte Max Daunderer neue Messungen über die Gefährlichkeit des Zahnarzt-Amalgams vorlegte, wurden nicht nur Gegengutachten bestellt, sondern der unbotmäßige Forscher wurde sogar vor ein Tribunal zitiert.« (BUNTE v. 25.1.1990 [1977ff])

Finde Du Dich nicht ab mit Deinem Leiden. Mit einem kranken Körper kannst Du nichts genießen: weder Liebe noch Geld, noch Essen. Und Du, der Du annimmst Du bist gesund und dieses Buch und die Klassische Naturheilkunde nicht nötig zu haben glaubst: Was <u>wirkliche Gesundheit</u> ist, das weißt Du noch gar nicht. Den euphorischen Zustand einer echten <u>Urgesundheit</u> erlebst Du erst nach ein paar Monaten unter UrTherapie.

3.7 So wirst Du als Versuchskaninchen mißbraucht! [2198, 3107, 3109f]

355 Eine geldgierige Schulmedizinerin führte einen dreimonatigen Versuch mit dem neuen Medikament Ciamexin bei vielen Patienten durch, u.a. auch mit einer rheumakranken Frau, die daraufhin fast ein Jahr lang eine Qual sondergleichen auf der Intensivstation des Krankenhauses München-Großhadern durchmachte. Hatte doch dieses neue Mittel ihre Leber in kürzester Frist ruiniert. Danach wurde noch eine Lebertransplantation nötig; seitdem ist sie gelähmt. Die Staatsanwaltschaft fand es nicht nötig, ein Verfahren gegen die Ärztin einzuleiten. Wie die Reporterin[3109] berichtete, »paßte der Tätertyp nicht...« Auf die Frage, wieviel Geld sie pro Versuchsperson von der Pharmafirma Boehringer erhalten habe (die zahlen zwischen DM 2.000,- bis DM 5.000,- für jeden Versuchspatienten), empörte sich die Ärztin mit medizinbekannter Arroganz: »Geld ins Spiel zu bringen ist unseriös!«

Ich meine: Menschen das Leben wegen der braunen Scheine zur Hölle zu machen und zu verkürzen - das ist unseriös. Ja, nicht nur das, es ist verbrecherisch.[2124, 2468, 3103]

Du kannst Dich beglückwünschen, wenn vor Dir ein echter Krimineller mit übergezogener Pudelmütze statt eines Chemiemediziners mit übergestreiftem weißen Kittel steht. Der eine stiehlt Dir Deinen Schmuck - aber den kannst Du wieder ersetzen.

<u>Der andere stiehlt Dir Deine Gesundheit - und die kannst Du durch nichts ersetzen!</u>

Daß wir uns recht verstehen: Die Ärzte sind selbständige Unternehmer mit vollem Risiko des Pleitegehens. Sie müssen gut verdienen, denn die Patienten verlangen nach viel technischem Schnickschnack und immer nach dem Neuesten. Sie müssen lange und hart arbeiten. Sie leisten an einem Montagvormittag mehr als ein Amtsarzt die ganze Woche. Nur darf das Streben nach Gewinn nicht derart gestaltet werden, daß das höchste Gut eines Menschen, seine Gesundheit, dadurch zerstört wird.

»Dein Bestreben, mich unbedingt von einem Schulmediziner abzuhalten, ist mir unverständlich. Das wirkt auf mich so, als fürchtetest Du, ein solcher könnte Deine Thesen widerlegen!«

Die Natur kann niemand widerlegen. Aber selbst der einsichtigste Arzt will über Dir stehen. Will 356 Dir gegenüber eine Leistung erbringen. Will dich belehren. Glaubt, es besser zu wissen, weil er so hart studiert oder viel Erfahrung gesammelt hat. Aber nichts weiß er besser! Denn studiert hat er was es nicht gibt. Und Erfahrung gesammelt hat er an kranken Menschen. Nicht aber an Gesunden. Er wird Dich also weiter schwach halten.

Ich aber will Dich nicht weiter schwach wissen! Ich will Dich stark und unabhängig sehen. Schwache Menschen sind ängstlich, wagen nicht, sich von Ärzten oder falschen Lebensgewohnheiten zu lösen, und werden deshalb überall untergebuttert. Schon Nietzsche sprach vom »Kleinmut als Wurmfraß bei allen Kranken«.[9791] **Der Konz sagt es noch deutlicher: Ich spreche von ihrer Beschissenheit vor den Ärzten, von ihrer Feigheit, ein urgesundes Leben zu wagen.**

Die Mediziner und Behörden halten das Testen ihrer alle paar Jahre neu auf dem Markt geworfenen Versuchsmedikamente »unter klinischen Bedingungen« für vertretbar. Das heißt nichts anderes, als daß es den Ärzten gestattet ist, Dich in ihren Krankmachungshäusern als Versuchskaninchen zu mißbrauchen. Sie sollen den Test erst dann abbrechen, wenn es gefährlich wird. Wann es gefährlich wird, das zu entscheiden ist den Herren Medizinern allein überlassen...[3108, 3111]

In einem Krankenhaus bist Du kein Mensch mehr, sondern ein »Fall«, bist Rohmaterial zur Verarbeitung in Händen ärztlicher Alleinherrscher. Hier intrigieren Ärzte, Schwestern und ganze Abteilungen gegeneinander und untereinander. Du als Patient bleibst dabei auf der Strecke. Ich kann Dir nur sagen: Pack noch in diesem Augenblick Deine Siebensachen zusammen. Besonders wenn Du in einem Uni-Krankenhaus liegst! Hau ab, so schnell Dich Deine Füße tragen. So wie ich es damals machte. Und sollst Du dort hinein, so wehre Dich mit Händen und Füßen dagegen! Denn ständig werden hier die sogenannten Doppel-Blindversuchskaninchen-Todesspielchen mit den dort liegenden Patienten durchgeführt und »Studien« mit Losauswahl. Das bedeutet: 50 bekommen das Medikament, 50 nur ein Scheinmedikament, 50 Patienten überhaupt keine Medikation. Genauso werden die Versuche mit Ratten gemacht...

> Die fein geschmierte, vornehm oder fürsorglich klingende Rede ist dem Mediziner gegeben, um zu verbergen, daß es ihm nur um sein Wohl geht.

Meinst Du nicht, die genetische Programmierung Deines Körpers auf Selbstheilung sei mehr wert als das nur auf sofortigen Erfolg bedachte Denken eines Mediziners, der einen Fußballspieler schnell wieder fitspritzt oder Dich möglichst bald wieder von dem lästigen Kranksein erlösen soll? Ja, was meinst Du denn, warum diese Sportler ständig Grippe, Infektionen, Rücken-Leistenbeschwerden u.a. Krankheiten haben?

Wenn Du aber nicht zu belehren bist, und Du auch weiterhin Chemiemedikamente in Empfang 357 nehmen willst, so horche wenigstens auf, wenn Dir gesagt wird: »Wir haben da etwas Neues, das sehr gut wirken soll«. Werde hellhörig und laß Dich nicht mißbrauchen.[3005, 3101/7] Hilfe hast Du nicht zu erwarten, nicht mal vom Staat. Als ein Assistenzarzt an einer großen Klinik den Chef anzeigte, weil dieser laufend ältere Patienten mit ungetesteten und nicht zugelassenen Arzneimitteln kaputtmachte, verschleppte die Staatsanwaltschaft den Fall jahrelang, weil sie der Ansicht war (so sagte der Staatsanwalt dem Fernsehteam): »Wir berücksichtigen natürlich auch, wer das ist, der da anzeigt. Wenn so ein junger Assistenzarzt sieht, daß sein Oberarzt mit solchen Versuchsmedikamenten monatlich DM 20.000,- zusätzlich verdient, dann kann man natürlich verstehen, wenn er neidisch wird und sich diese Geldquelle auch gerne erschließen möchte...«[3105]

»Warum zahlt eigentlich die Pharmaindustrie den Ärzten so hohe Honorare, wenn die ihren Versuchspersonen nur ein paar neue Testpillen unterjubeln?«

Du weißt doch, daß an einem neuen Medikament Milliarden zu verdienen sind. Doch bevor es zugelassen wird, verlangt das Gesundheitsministerium sogenannte »Studien«.[3114] Diese Studien sollen nur an freiwillig sich dafür zur Verfügung stellenden Studenten oder Gefängnisinsassen oder aber sich damit einverstanden erklärenden Normalpatienten durchgeführt werden. Wenn es sich dann ergibt, daß dieses neue Medikament nicht gerade innerhalb weniger Wochen zum Tode führt, wird es meist zugelassen. Der Fernsehreport [3107] behauptete auch, daß es sich meist um (von den Ärzten) getürkte »Studien« handele...

358 Jetzt weißt Du, was eine »wissenschaftliche Prüfung« bedeutet. Und was der Grund dafür ist, daß jährlich allein bei uns 400 Medikamente vom Markt genommen werden müssen. Medikamente, die vorher Millionen vertrauensvoll geschluckt haben, weil sie auf den Slogan »wissenschaftlich geprüft« hereinfielen und sich beeindrucken ließen.

359 **Als UrMethodiker und strikter Medikamentendeserteur bist Du dagegen stets putzmunter und hast viele lange Jahre ein feines Leben vor Dir, wenn sich die anderen bereits am Stock fortschleppen. Du kannst Deine Rente wenigstens lange und beschwerdefrei genießen!**

Und mußt Dich bei den Gedanken an einen frühen Tod durch Deine Krankheit nicht mit dem Weiterleben im Himmel trösten lassen. Von denen, die davon in Prunk und Gold ein feines, bequemes Leben führen.[9732b]

Die UrMethode befaßt sich mit der Wirklichkeit und will Dir das Leben *vor dem Tod lebenswert* gestalten.

Raus mit euch, zu Sport und Spiel! Nur tüchtige Bewegung verhindert, daß ihr später nicht mal so ein wackliges Knochengerüst bekommt, wie das auf der Folgeseite. Nur noch 45% der Kinder spielen im Freien. Sie können nur in der Natur ihre Sinne schärfen. Darauf sind sie genetisch geprägt. Willst Du Dir kleine Doofis großziehen?

Natürlich haben es viele mit dem Glauben an ein besseres Leben im Himmel und an einen gütigen Gott viel einfacher als mit dem Wissenwollen. Wenn ich den anderen einfach gläubig - weil mich der weiße Kittel oder die goldenen Tiara beeindruckt - alles abnehme, was sie aus eigennützigen Motiven (es gibt keine anderen!) behaupten, dann kann ich mir das oft weh tuende Denken ersparen.

Glauben besitzt gegenüber dem Denken erhebliche Vorzüge. Beim Denken-Wollenden erwacht - wenn er sich die Wahrheit erarbeitet hat - sein Pflichtgefühl gegenüber sich selbst und sein Verantwortungsbewußtsein gegenüber seinen Angehörigen und Mitmenschen. Während der Gläubige bei seinem Lemming-Lauf mit der Masse gedankenlos weitertrotten kann.[9732]

Aber: Es gibt auch eine ganz andere Art von Gläubigen - es sind die großen Ausnahmen - die aus ihrem Glauben an einen persönlichen Gott stark werden. Die sagen: Wie froh bin ich, daß ich von Gott zu diesem Buch und einem von Dir, mein Schöpfer, gewolltem natürlichen Leben geführt wurde. Du warst es, der mir die lichten Augenblicke schenkte, die dargestellten Wahrheiten zu erkennen. Du stellst mich hier auf die Waage. Und ich will nicht als zu leicht befunden werden. Nun weiß ich, daß Du mir auch die Kraft gibst, das richtig Erkannte in die Tat umzusetzen.

Diese Gläubigen erarbeiten sich dieses Buch. Das sind keine Schwächlinge, die es nur lesen und wieder weglegen und den lieben Gott einen guten Mann sein lassen. Die sich nur allein auf die Hilfe von oben verlassen - selbst aber nichts dazu beitragen wollen. Diese gläubigen Menschen sagen zwar: Sei Du mein Stab und Stecken. Aber sie machen sich auch auf den Weg.

Wie dem auch sei: Die meisten Menschen kommen mit dem Tod nicht zurecht. Wollen nicht annehmen, daß sie Geschöpfe wie Trillionen von Lebewesen und Pflanzen zur Endlichkeit bestimmt sind. So schufen sie sich Religionen, um sich kultisch zu erhöhen. Und um sich etwas vormachen zu können.

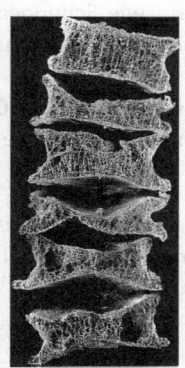

So schauen die Wirbel eines Menschen aus, der an Knochenschwund leidet. Die dadurch bedingten Schmerzen kannst Du Dir vorstellen!

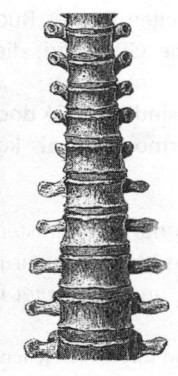

Und so sieht eine durch viel Bewegung und entsprechende Ernährung gesund erhaltene Wirbelsäule aus.

Was kann am achtjährigen Studium der Medizin dran sein, wenn ein Briefträger 1½ Jahre unerkannt im Krankenhaus Patienten behandelt und sogar Oberarzt wird? Was muß an Medizinern dran sein, die 1½ Jahre nicht merken, daß ihr Oberarzt (!) nicht studiert, kein Abitur noch Doktordiplom hat und keinerlei Fachkenntnisse besitzt?

Falscher Arzt in Sachsens Klinik Zschdraß
Der gelernte Postbote, der sich als »Dr. Dr. Clemens Bartholdy« bereits in Flensburg zum Amtsarzt hochgemogelt hatte und damals zu einem Jahr auf Bewährung verurteilt worden war, versuchte die Betrugstour erneut: Als »Oberarzt Dr. Postel« im staatlichen Krankenhaus Zschdraß (Sachsen). Eineinhalb Jahre konnte er alle täuschen. (...) Postel, schritt im Gefolge seiner Assistenzärzte würdevoll zur Visite. (BILD 13.7.1997)

Grinse nicht! Frage Dich lieber, was kann eine Krankenbehandlung wert sein, die ein Briefträger ausführen und sogar befehlen kann...

Wie schön, daß Du einen Glauben in Dir erwecken kannst. Aber dann richte ihn nicht gegen den Himmel, sondern in Dein tiefstes Inneres. Damit er Dir dort Kraft geben kann.

3.8 Ausblick in die medizinische Zukunft: noch mehr Schwindel, noch mehr Betrug!

Der Medizin-Spalte der BUNTE entnehme ich folgende Meldung:[9788]

Ein auf die Haut geklebtes Testpflaster kann Krebsleiden schon dann sichtbar machen, wenn die Wucherungen durch Röntgenaufnahmen oder in Gewebeproben von Brust, Lunge, Bauchspeicheldrüse und Blase noch nicht erkennbar sind. Mit der Pflastermethode ist ein Krebs so extrem früh erkennbar, daß die körpereigene Abwehr mit Medikamenten angefeuert werden kann. Und zwar speziell gegen die gerade entstehende Krebsart. Das Karzinom tritt klinisch gar nicht erst in Erscheinung, erklärt Professor Georg F. Springer: »Der Patient wird geheilt, bevor er irgend etwas von der Krankheit spürt.« [2187, 2204]

Vor diesem höchst raffinierten Einfall unermüdlicher ärztlicher Profitmacher könnten einen, selbst im heißesten Sommer, Schüttelfrost überlaufen. Wenn wir es dieser Gaunerbande nicht bald zeigen, dann bringt es die Schulmedizin über kurz oder lang fertig, uns Menschen unablässig mit Chemiegift zu nudeln. Und das *bevor* wir irgend etwas vom Kranksein an uns bemerken! Weil sie uns doch so fürsorglich und wohltätig, nur unser Bestes wollend, gesinnt sind.

„Krankheiten behandeln *vor* deren Ausbruch", auch das ist ein alter Trick![9493b] Abgeguckt von diesem Chemieverbrecher Paul Ehrlich aus den Hoechst Werken in Frankfurt. Dessen mit Höchstpreisen verkauftes Arsengift Salvarsan er der ganzen Menschheit als *Vorbeugung* gegen die Syphilis zur täglichen Anwendung eindringlichst empfahl.

Das heimliche Bestreben der Pharmaproduzenten und Schulmediziner erfüllt sich: Tausende neuer Chemiefabriken werden entstehen, um die Medikamentennachfrage befriedigen zu können. Tag- und Nachtbehandlung für alle, denen aufgeklebte Teststreifen aufweisen, an was für Krankheiten sie täglich leiden. Da die eingegebene Chemie sodann ständig weitere Krankheiten und Nebenschäden entwickelt, wird sich die Verordnung neuer Mittel bei jedem Kranken bald potenzieren. Geradezu unglaublich, unverfroren und kriminell ist aber die Behauptung dieses Kurpfuscher-Professors, der Patient werde (von der gerade entstehenden Krebsart) geheilt! Es wurde noch bei keinem einzigen Medikament nachgewiesen, daß eines von ihnen bei Krebs Heilung bewirkte. Chemische Medikamente betäuben und unterdrücken nur Symptome, sonst nichts! Werden in 20 Jahren die Menschen mit großen Pflastern oder angeschnallten Computern herumlaufen, die den Ärzten zeigen, was sie täglich an Chemiegiften einzugeben haben?

Gesundheitsgesetz der Natur:

Jedes Krankheitszeichen ist nichts als ein Aufschrei des Körpers: in mir steckt Gift! Gift aus der Nahrung oder aus der Chemie. Befreie mich davon!

»Und wenn es den Menschen plötzlich - möglicherweise wegen Deines Buches - wie Schuppen von den Augen fällt, daß Medikamente nichts als chemische Gifte sind, die sie nur schädigen? Dann sind die Mediziner aber arm dran!« meinst Du.

361 **Du weißt gar nicht, wie anpassungsfähig diese Medikaster sind! Wo sie doch schon seit 10.000 Jahren die Menschen mit ihren Tricks zu beeindrucken vermochten, als könnten sie deren Lebenssünden ungeschehen machen.**

Daß die Chemie nichts nützt und nie etwas genutzt, sondern nur schlimmstens geschadet hat, das wird auch den Dümmsten immer bewußter. Und so sorgt die Medizinerbetrugsmafia für den Fall, daß ihnen niemand mehr die Gifte abkauft, jetzt schon vor, und behauptet frech wie Dreck: [0751, 2331, 3875ff, 3894ff, 2157, 2192]

Mit dem Siegeszug der Gentechnik kommt die Forschung mehr und mehr auch jenen genetischen Veränderungen auf die Spur, die der Hypertonie oder der Arteriosklerose zugrunde liegen.

(Schlagzeilen aus dem Wissenschaftsjournal Forschung und Praxis 186, Oktober 1994)

»Und wenn auch die sich als schädlich erweist... in vielleicht 50 Jahren? Weil etwa die Kinder der mit Gen-Medikamenten behandelten Eltern alle kleine Monster wurden?« fragst Du. [1115, 1118, 3877ff]

Daß Gentech sich noch schädlicher als die Chemie erweisen wird, das spüren weise Menschen schon jetzt. Und unbestechliche Forschungen erweisen :

Das ist die medizinische Hoffnungsmache:

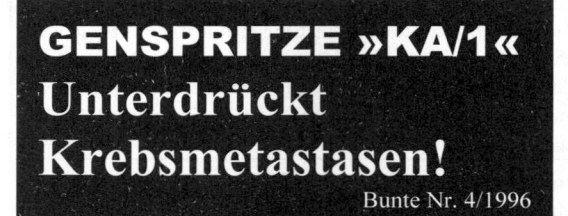

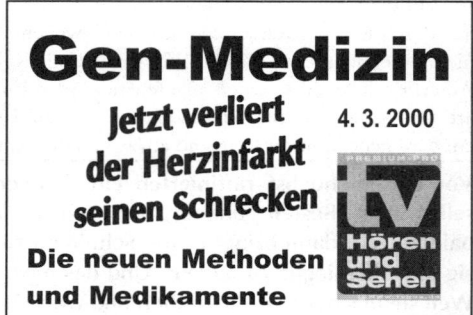

GENSPRITZE »KA/1«
Unterdrückt
Krebsmetastasen!
Bunte Nr. 4/1996

Gen-Medizin
Jetzt verliert 4. 3. 2000
der Herzinfarkt
seinen Schrecken
Die neuen Methoden und Medikamente
tv Hören und Sehen

Das ist die Wirklichkeit:

Tod durch Gentherapie
Der 18-Jährige starb an mehrfachem Organversagen, nachdem ihm die Ärzte in Philadelphia Schnupfenviren mit dem korrigierenden Gen in die Leber gespritzt hatten. Wie erst später bekannt wurde, hatte die Gentherapie bereits einmal zuvor bei Affen zum gleichen fatalen Ausgang geführt.
(Spiegel Online 23.1.2000)

Sollte auch Gentech unmodern werden, dann wird zu der nächsten Erfindung aus profitgeilen Wissenschaftsgehirnen - zur Molekularbiologie übergewechselt. Dann ist das kein Gentech mehr, dann handelt es sich um »menschlich artverwandte Hormone«, die nur zu schlucken oder einzuspritzen sind.[9406, 9413] Auf diese Weise bringen die Ärzte dann auch Menschlichkeit in ihre Behandlung...

So wird diese Gaunerclique den Menschen immer wieder neue Flöhe ins Ohr und neue Hoffnungssandsäcke auf die Augen für eine mal wieder neue Art »bequemer Heilung« legen.

Glaub mir, die verstehen ihr Geschäft der Verdummung bestens - schließlich sind die seit 10.000 Jahren darin Profis:

Schon jetzt bereiten sie darauf vor - ohne es auch nur erst probiert zu haben:

Molekulargenetische Verfahren eröffnen bessere Heilungschancen gegen Hirntumore (Ärzte Zeitung 47/12.3.1996/24)

»Mich geht das alles nichts an! Hauptsache, mir schmeckt's!«

»Gesund ist was schmeckt!«
(stern Nr. 2/2000)

»Sie haben zu wenig Eisen im Blut! Essen Sie vielleicht nicht genug Fleisch?« fragt der Doktor und verschreibt Dir gleich ein Eisenpräparat. Das schluckst Du willig. Eisen, das hört sich positiv an, ist keine Chemie.
So bekommt der Arzt bald einen Herzpatienten mehr:
"Eisen ist ein potentes Oxidans, das die Oxidation von LDL-Cholesterin fördert und auf diese Weise zur Atherogenese (fördert arteriosklerotische Gefäßveränderungen) beiträgt, sagt Dr. Tomi-Pekka Tuomainen, Uni Kuopio, Finnland, nach einer Studie mit 99 Patienten.

Wie lange noch, lieber Freund

glaubst Du, kannst Du es Dir erlauben, diese tote Nahrung weiter in Dich reinzuschlingen?

Wenn erst mal der Lippenkrebs (Todesmelanom) anfängt,

dann solltest Du wohl besser zur Urnahrung übergehen. Denn was nutzt Dir noch Deine Lust auf Fleisch.

wenn Du nur noch, wie dieser Ärmste mit dem Krebsloch im Hals, künstlich ernährt werden kannst...?

Und auch das nur für wenige Monate - bis Du es geschafft hast, Dich zu Tode zu fressen, zu saufen, zu rauchen, zu faulenzen.

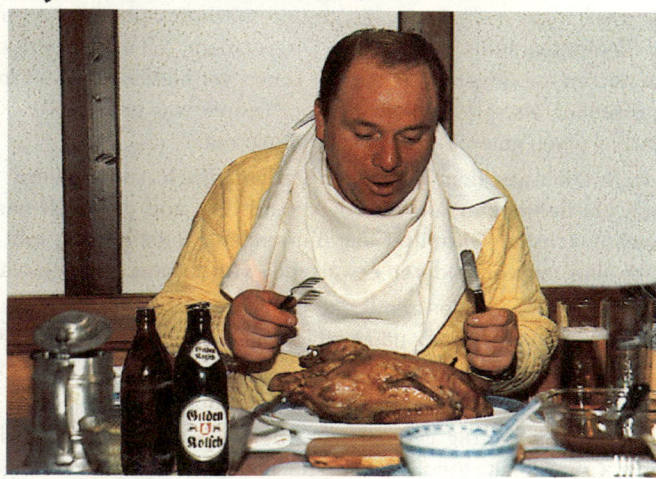

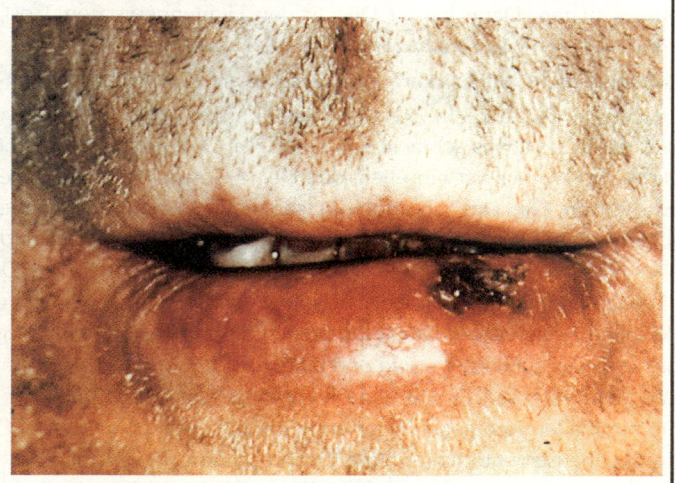

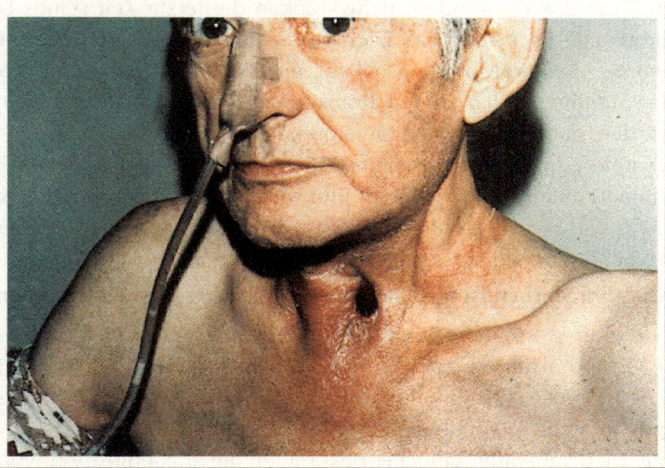

3.9 Letzter Rat für alle Schwerkranken, die das Sterben der UrzeitTherapie vorziehen

Wenn Du mit der Prostata zu tun hast: Nur der kleinste Bissen Gekochtes, und Du kannst die Uhr darauf stellen, wie es am nächsten Tag gleich schlimmer bei Dir wird! (Das nur aus meiner langen Erfahrung mit Tausenden von Prostatageplagten.)

Alle Zweifel daran, daß Dich die Schulmediziner als Schwerkranken tatsächlich mehr krank als gesund machen, habe ich ja nun wirklich ausgeräumt.³⁰¹² Sagst Du Dir trotzdem, ich will lieber vor Schmerzen kaputtgehen, mir mein Leben vermiesen und früh ins Gras beißen als selbst mittels der UrTherapie was gegen mein Kranksein zu tun, dann nimm wenigstens einen guten Rat aus diesem Buch mit:

Befreie Dich aus dem bisherigen Patientenjoch, sonst bleibst Du den Rest Deines Lebens nur noch ein bedrückter, unzufriedener, mit Dir und der Welt hadernder Mensch, der sich an die jeweils nächsten Giftmittel der bluffenden Medizin noch mit absterbenden Fingern klammern wird: alles nur von anderen erwartend - von Ärzten, von den Nächsten, vom lieben Gott.

Bewahre Dich als willensschwacher Schlappschwanz davor, mehr und mehr unter der Last nutzloser Behandlungen zu stöhnen und letztlich auf einer Intensivstation Dein Schreckensende zu erleben.

An Schläuche angeschlossen, an einer Maschine sterben, die Dir das Blut oder den Atem für ein paar Tage länger durch Deinen erbarmungswürdigen Körper jagt, das willst Du Dir sicher ersparen. Menschenwürdig ist, was allen Befolgern der Ratschläge dieses Buches ermöglicht wird: in voller Gesundheit, friedlich und still an Altersschwäche im eigenen Bett im Kreis seiner Lieben einzuschlafen. Dann kannst Du Dir den Lichtenbergschen Trost selbst geben: "Wie gut, daß der liebe Gott den Tod so ganz ans Ende des Lebens gesetzt hat".⁹⁴⁴⁴

Laß Dich nicht länger »verarzten« und damit zwingen, nur noch ans Kranksein zu denken.
Und wenn Du auch ein ziemlich von Dir selbst eingenommener, den Ärzten nicht unähnlicher Typ bist, der es zu etwas gebracht hat: Einer, der Geld genug hat, sich die besten Spezialisten leisten - da kannst Du nur schwer einsehen, daß Deine Gesundheit nicht so reparierbar sein soll wie Dein Auto. So sagst Du Dir: Das muß doch machbar sein! Ich bezahle schließlich genug dafür! Daß es immer schlimmer mit Dir wird, empfindest Du wie Hohn, schimpfst auf die Dich behandelnden Mediziner: alles Nichtskönner! - und rennst doch erneut zum nächsten, der Dich kurieren soll. In voller Absicht habe ich Dir hier immer wieder Beispiele vom schmerzgepeinigten, elendigen Krepieren prominenter Personen aufgewiesen. Damit Du begreifst: Schönheit, Reichtum, großer Name – die Naturgesetze – hier erstmals aufgelistet – sind unerbittlich!

Wie dem auch sei: Denke dann nicht länger an Dein Kranksein. ⁹⁶⁹⁹ Unternimm folgendes, wenn Du nicht allergisch gegen Schmerzmittel bist, was ich Dir weiß Gott nicht wünsche: Verschiedene Krankenhäuser unterhalten eine Hospiz-Station, in der man an hoffnungslosen Fällen nicht mehr groß rumdoktert, sondern dem Kranken die letzte Zeit seines Lebens erträglich machen will. An die wende Dich. Und laß Dich auf Schmerzfreiheit einstellen. Dann erhältst Du - evtl. zum Mitnehmen - einen Morphin-Cocktail, eine Retard Tablette oder Kodein, das Du etwa alle vier Stunden nimmst. Willst Du im Krankenhaus nicht ständig an Deinen bevorstehenden Tod erinnert werden, dann laß Dir eine Opiatpumpe implantieren.

So treten Angst, Verkrampfung und übermächtige Schmerzen erst gar nicht auf, weil sich die Schmerzmittel gleichmäßig im Blut verteilen. In einem solchen Stadium kannst Du dann wieder so etwas wie Freude empfinden, selbst wenn Du weißt, daß der Sensenmann dann mit um so größeren Schritten auf Dich zukommt. Du erkennst:

Nur zum Sterben ist die Chemie zu was nütze - nicht zum Leben!

Was eine Morphiumbehandlung an Folgen erbringt und ob Du sie zu tragen bereit bist – das Kacken wird als erstes zum großen Problem - darüber erkundige Dich eventuell in einer medizinischen Universitätsbibliothek. Merkst Du, daß ständiges Betäubtsein nicht Deinem Lebensstil entspricht, magst Du auch eine Selbsttötung ins Auge fassen.⁹⁶⁹⁹

Alle Medikamentenschlucker bekommen die gnadenlose Antwort der Natur.

Alle Medikamenten-
schlucker bekom-
men die gnadenlose
Antwort der Natur.

Die mit 24 Jahren: ▷

Freitag, 8. Mai 1987 — EXPRESS — 1987
Starb Siebenkämpferin an Schmerzmittel Metamizol? Vater Hermann Dressel klagt an:
„Birgit Opfer der Pharma-Industrie"
Mainzer Staatsanwaltschaft ermittelt immer noch

Die mit 38 Jahren: ▷

Florence Griffith-Joyner: **1998**
Tod durch Hormonmedikamente?

Wenn Du es gar nicht mehr aushältst: Der Selbstmord durch Ersticken mit einem übergestülpten Plastikbeutel (unten zugebunden) soll der angenehmste sein!

Die 100- und 200-m-Weltrekordlerin war in der Nacht zum Montag in Los Angeles offenbar einem Schlaganfall oder einem Herzversagen erlegen.
Lorna Boothe (43), ehemalige Trainingspartnerin Griffith-Joyners: »Im Jahre 1987 habe ich dann eine Krankenschwester getroffen, die mir bestätigte, daß Flo-Jo regelmäßig mit anabolen Steroiden und Testosteron behandelt wurde.«
(Kölner Stadt-Anzeiger, 23. 9.1998/25)

Der mit 42 Jahren: ▷ **Radfahrer Albertelli fällt tot um: Gedopt!**
(Kölner Stadt-Anzeiger, 2.12.1998)

Doch, mein Freund, leg nicht zu früh Hand an Dich selbst. Das erzählte mir meine alte Freundin Rosemarie Augusiak, Krankenpflegerin im Pflegeheim Hoffnungsthal:

»Wenn es mit einem zu Ende geht, höre ich meistens von unserem Arzt: „Der/die hat nicht mehr lange, lassen Sie jetzt mal alle Medikamente weg." Was meinst Du - dann werden die auf einmal wieder gesund!«

Sei doch ehrlich, wenn Du spürst, daß Du bald auf den Wagen aufsteigen mußt, wo statt der Peitsche die Hippe geschwungen wird (das spürt jeder!), was willst Du da noch vorher auf der Intensivstation? Vielleicht weil Du glaubst, so wie Du vielleicht im Leben gefeilscht hast, könntest Du es auch mit dem Gevatter Hein halten? Erspare Dir, daß die Torturmaschinen der Mediziner Deinen Tod zu einem Horrortrip gestalten. [1013, 2073, 9444, 9690]

Vielleicht findest Du es aber auch einer Überlegung wert, mit dem Tod so umzugehen, wie ich mir das vorgenommen habe: Wenn ich ihn eines Tages in mir spüre, werde ich einfach nichts mehr essen. In diesem Falle scheidest Du geruchlos - weil Du nichts unter Dir abgehen lassen mußt - friedlich, gefaßt, mit Dir zufrieden und klaren Sinnes aus der Welt. Wie einfach, wie bequem, wie schön! Du entschläfst wirklich im doppelten Sinne des Wortes: Weil Du immer müder, immer mü..., imm.... wirst.

Das will ich Dir nicht vorenthalten zu sagen, was die Angehörigen von Verstorbenen mir bestätigen, wenn auch die UrMedizin keine Rettung mehr für einen vom Tod bedrohten Kranken wegen zu weit fortgeschrittener Organzerstörung oder z.B. nicht aus dem Körper ausscheidbarer Fremdstoffe (Asbestfasern, Chemogifte, zuviel geröngt, Amalgam im Mund, usw.) bringen kann:

Unter der leichten Gabe von UrMedizin stirbt man ohne Schmerzen und ohne Klagen - bis der seinen Tod Spürende alles Speisen aufgibt und so sein selig' Ende findet.

Du magst Dich also auch hier entscheiden, wenn der schwarze Gevatter in Deiner Tür steht:
Für das Vernageln Deines Kopfes mit einem Suchtmittel - oder seinem Öffnen zur Klarsichtigkeit für das Beenden Deiner Lebenszeit auf der Erde unter der UrMedizin. Mit offenen Augen und guten, in der Erinnerung Deiner Lieben fest haftenden letzten Worte an sie.

Nimm die Naturgesetze als selbstverständlich hin:
Du stirbst gelassen und leicht, wenn Du den Tod als eine Rückkehr in Deine Urheimat - in die Natur - ansiehst. Und Dir sagst: Mein Tod ist der Preis dafür, daß ich auf dieser schönen Erde eine Zeit weilen durfte.

3.91 Kopfgeldjäger unter den Kinderärzten!

So werden Dir die Schulmediziner bei den bald immer mehr auf den Markt kommenden Genmedikamenten sagen: Die können sie ganz beruhigt nehmen, das sind ja körpereigene Stoffe, die ich verordne.
Absolut unwahr! Die Genhormone sind künstlich hergestellt und noch gefährlicher als die chemischen. Denn mit denen hat man noch nicht die geringsten Erfahrungen.

365 Viele gewissenlose Schulmediziner nehmen jede Schädigung ihres »Patientenguts« - ja, so bezeichnen sie unter sich ihre Kranken! - in Kauf, wenn's dafür reichlich Pinke-Pinke zu kassieren gibt. Der Räuber schlägt eine alte Oma für ein paar Hunderter tot, die Kinderärztin aus Hannover spritzte bedenkenlos gesunde, aber von ihr willkürlich als wachstumsgehemmt gestempelte Kinder kaputt, weil sie dafür vom Gendreckhersteller ein Kopfgeld von 900 DM für jede »Anwendungsbeobachtung« einstreichen konnte. Damit ihr auch kein Kopfgeld der von ihr gnadenlos gejagten Kinder verlorenging, schaltete sie das Jugendamt ein, das dann den Eltern drohte, man werde ihnen das Sorgerecht entziehen, falls sie die Ärztin nicht weiter spritzen ließen.[3405]

Das haben wir davon, daß wir eine Menschengruppe zu Halbgöttern hochstilisiert haben. Dann kann man sich ungestraft alles erlauben. Wie meinte noch der Staatsanwalt: »Die stammen doch nicht aus dem Verbrechermilieu...«

366 Ein Einzelfall, diese Kinderärztin? Wo denkst Du hin? Das sind nur die Spitzen Hunderter ähnlicher Eisberge. Denn bei jeglichem neuen Pharmagiftmittel, das man einführen will, wird über Leichen gegangen, ist eine »Anwendungsbeobachtung« Usus. Das ist für die Pharmazie-Ärztekumpanei ein tolles Geschäft: Die Kinder mit Wachstumsstörungen - was auch immer die Mediziner unter diesem pflaumenweichen Begriff verstehen wollen - werden etwa 5 - 10 Jahre lang wie Kälber mit diesen Genhormonen abgespritzt. Dafür streicht man durchschnittlich - pro Jahresbehandlung 50.000 DM mal 7,5 Jahre = 375.000 DM, bei 1.000 Kindern sind das 375.000.000 DM - ein.
Du liest richtig: 375 Millionen. Und auch hier ist das Endergebnis wie das bei den Kopfschmerz erzeugenden Kopfschmerztabletten. Die Kinder können kleiner bleiben, dadurch zucker- oder leukämiekrank werden oder Hirntumore bekommen. Sagte ich nicht: Schlage jedem Arzt die Spritze aus der Hand?! Noch entschlossener aber, wenn er sich damit an Dein Kind ranmachen will!
Noch schlimmer ist es, wenn Du mit Deinem Kind zum Arzt gehst, nehmen wir mal an, weil Dein Baby nachts immer schreit. Kinderärzte tun - ob Frauen oder Männer - immer sehr fürsorglich. Da sie jedoch am wenigsten von allen Ärzten verdienen, sind sie stets bestrebt, besonders viele »Leistungen« zu vollbringen und viel zu verschreiben - und noch mehr zu untersuchen. Da haben sie dann ganz schnell Deinem Kind was angedichtet und aus dem kleinsten Husten die Gefahr einer lebensbedrohenden Lungenentzündung gezaubert.
Zu Deinem kleinen Schreihälschen zurück, das sich da die Lunge aus dem Hals brüllt, weil es völlig übermüdet ist. Es aber deshalb nicht zum Schlaf kommt, weil seine Mutter sogar noch in der Stillzeit auf ihren Kaffee nicht verzichten will. Und weil sie nicht bedenkt, daß dessen Koffein auch in die Muttermilch einfließt und so den kleinen Schreier wachhält. Weil die Natur für die Babys aller Säugetiere nun mal nur Milch, aber keinen Milchkaffee als Ernährung vorgesehen hat. Die Tiermütter halten sich schließlich auch daran. Nur die Menschentiermutter glaubt, sie könne es sich erlauben, gegen die Gesetze der Natur zu verstoßen und zur Giftbrühe Kaffee vielleicht auch noch mit der zur Tasse Kaffee üblichen Giftnudel dem Baby zusätzlich aufputschendes Nikotin zu verpassen. Vielleicht steckt sie ihr Kind auch in ein Bett für sich allein und will nicht begreifen, daß Babys seit 30 Millionen Jahren seitens der Schöpfung, also von Gott, darauf programmiert sind, immer ihre Mutter neben sich zu spüren. Und daß sie durch Schreien anzeigen, daß sie nur das und nichts anderes wünschen: ständig den Duft und die Biophotonenabstrahlung (→Rz.760) der Mutter in sich aufzunehmen, um so Urvertrauen zu ihr und der Welt zu gewinnen.

Was verstehen Kinder/Ärzte von diesen evolutionsgeschichtlichen Zusammenhängen! Die haben nur Krankheiten bis zum Erbrechen studiert und sonst gar nichts.

»Aber wenn das Kind tatsächlich nur schreit, weil es krank ist, vielleicht wegen schwerer Verdauung Bauchschmerzen hat?«

Dann kann auch ein Arzt das nur auf natürliche Weise in Ordnung bringen. Was er aber nicht tut. [366] Der verpaßt dem Kind nämlich nur Chemie!

Stelle also das Kind sofort auf UrMedizin mit dem Umweg über Dich um, die Du als stillende Mutter dann selbst zu nehmen hast. Damit deren Urkräfte Deine Muttermilch zur allerbesten für Dein Kind aufmöbelt. Dir bleibt ja sowieso nichts anderes übrig, wenn du Dein Kind liebst und ihm (und Dir) das nervenzerfetzende Schreien ersparen möchtest. Warum willst Du Dich also der Gefahr erst aussetzen, vom nur kompliziert denkenden Kinderarzt gegen Deine Gefühle doof und dusselig geredet und zu einem Tun veranlaßt zu werden, daß Du später nur zu bereuen hast!

Was kannst Du schon von Schulmedizinern erwarten, die - sollte Dein Kind mal an Leukämie erkranken - es innerlich unbeteiligt und kaltherzig zur unbarmherzigen Chemotherapie in ein Krankmachungshaus einweisen wird! Sieh Dir die folgenden Fotos mal genau an. Sieh Dir an, welcher Verbrechen am Liebsten was wir besitzen, diese kaltschnäuzige, nur nach Profit strebende Medizinerbande, offen unter unseren Augen, nachgehen darf: Ich will Dir das sagen:

Seit Hippokrates ist der Beruf des Arztes keine Berufung mehr: er ist unehrenhaft geworden.

3.92 Gipfel medizinischer Perfidie: Erzwingen medizinischer Behandlung mit dem Kampfgas des 1. Weltkriegs

An den einen Zwang der Mediziner hast Du Dich schon protestlos gewöhnt: an die sogenannten »Scheckhefte«. Wo genau vorgeschriebene Untersuchungen für jedes neugeborene Kind vorgegeben sind und woran die Gesundheitsämter meist laufend erinnern. Auch bei werdenden Müttern ist so ein System eingeführt, um die »Compliance« zu fördern, was meint, schön brav das zu tun, was die Vollstrecker der Pharmaindustrie in deren Interesse von Dir wollen.[3402, 3511f]

[367]

Leere Augen starren Dich an, mit toter Tütenkost noch kränker, in elektroverseuchten Betonräumen, durch schlimmstes Chemogift todmüde und inaktiv gemacht: die unschuldigen Opfer der Chemiemafia-Verbrecher.
Bild: Deutsche Leukämie-Forschungsgifthilfe e.V. Bonn

Nun hieß es zum Antrag eines Mediziners auf eine Zwangstherapie mit Chemotherapie vom Gericht:

»Auch der uneinsichtige Patient hat ein Recht auf Behandlung! In diesen Fällen wird die Einrichtung einer Pflegschaft als rechtliche Voraussetzung einer Behandlung ohne Aufklärung (und deshalb ohne Einwilligung) oder gegen den Willen des Patienten in Frage kommen.«[2159, 3404, 9750]

Ist das nicht toll? Wie die Mediziner es verstehen, sich ihre Pfründe zu sichern? Diese überzeugende und wie selbstverständlich scheinende Argumentation!

In dieser Art haben die Mächtigen stets die Menschen für ihre Zwecke geschunden, mißbraucht, in den von ihnen angezettelten Kriegen bluten oder in Prozessen umbringen lassen: Sie ist zwar eine uneinsichtige Hexe, aber sie hat ein Recht auf Folter und Verbrennung, damit sie sich des Teufels und ihrer Sünden auf dem Scheiterhaufen entledigen und in das Reich Gottes eintreten kann. So begründeten die Richter des Mittelalters ihre Urteile gegen die Weisen Frauen. Du glaubst, diese Zeit der Finsternis ist vorbei? Du meinst: Ohne Deine Einwilligung darf kein Arzt tätig werden?

368 Da kennst Du diese Ärzteclique mit ihren Tricks aber schlecht, die dann später vor Gericht einfach so argumentiert: Es kann schon sein, daß er unsere Behandlung ablehnte. Aber die Sache war äußerst dringend. Wir konnten keine Zeit verlieren. Und: Kein normaler Mensch wird doch in einem solchen Falle uns die Genehmigung für den Eingriff verweigern. Ja, ganz im Gegenteil, alle sind froh, wenn wir ihnen helfen. So mußten wir annehmen, daß der/die Kranke so geschwächt, oder aufgeregt, oder geschockt war, daß er/sie in dieser Zeit anormal reagierte. Und wir - seine Interessen durch uns für ihn wahrend - ihn entsprechend behandeln mußten. Das gebot uns unsere ärztliche, ethische Pflicht, alles in unserer Macht stehende bestens für ihn zu tun. Bla bla bla... [3412]

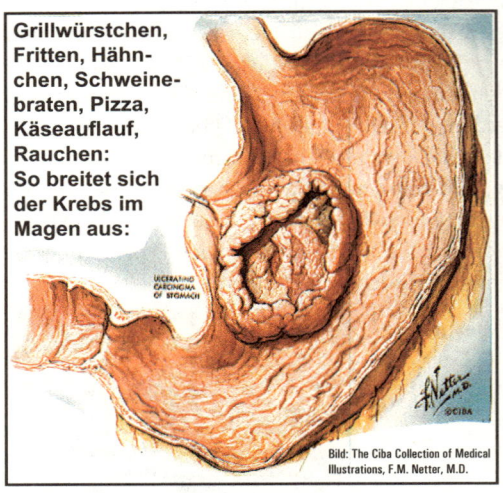

Grillwürstchen, Fritten, Hähnchen, Schweinebraten, Pizza, Käseauflauf, Rauchen: So breitet sich der Krebs im Magen aus:

Bild: The Ciba Collection of Medical Illustrations, F.M. Netter, M.D.

Wehr Dich, Du seit eh und je für dumm verkaufter Kranker. Wehr Dich! Sei ihnen nicht länger Patient, nicht länger der geduldig alles Mitmachende! Laß es nicht zu. Dein Körper gehört Dir![9831]

Willst Du Dir solch ein krebsiges Magengeschwür anfressen, das sich zum Krebs auswächst und Dir unerträgliche Schmerzen bereitet? Das durch Blocker vielleicht abgedrängt werden kann, das aber damit nur an andere Plätze vertrieben wird und dessen Metastasen dann Deinen ganzen Leib verseuchen? Meist ist nicht einmal das möglich - und wenn dann Dein Magen einmal so hoffnungslos verkrebst ist wie dieser, bist Du schnell unter der Erde! Wähle deshalb möglichst bald!

Verbrecher nehmen in Banken Geiseln, um an viel Geld zu kommen. Schulmediziner tun das gleiche - aber ungestraft.[3400ff] Und sogar noch vom Staat unterstützt. Da fordern dänische Mediziner von den Eltern eines von ihnen behandelten Kindes die Einwilligung zum Einspritzen von gefährlichen Kontrastmittelgiften, zur anschließenden Amputation der Nieren und einer danach geplanten Chemotherapie.

Als die Eltern dem nicht folgten, sondern statt dieser Folter eine gesunde Diätkur bei ihrem Kind unternehmen wollten, setzten die Ärzte eine Polizeiaktion größten Ausmaßes in Bewegung. Die Familie wurde durch halb Dänemark verfolgt und gejagt, bis es ihr endlich gelang, nach Schweden zu flüchten. Nach 1½ Jahren Rohkost war der Tumor nach den Diagnosen des Rigshospitals aufgelöst. Das Kind war gesund - statt chemisch und chirurgisch von den Ärzten zum Krüppel gemacht. [3407]

Wenn Du erst gar nicht zu den Ärzten gehst, kann Dir das nicht passieren: 1990 nahm das Kammergericht Berlin einer Mutter ihr Kind weg, weil sie dessen Husten nicht durch ärztlicherseits verordnete, schwerstschädigende Antibiotika und Kortikoide behandeln ließ, sondern es statt dessen gesünder ernähren wollte.[3400]

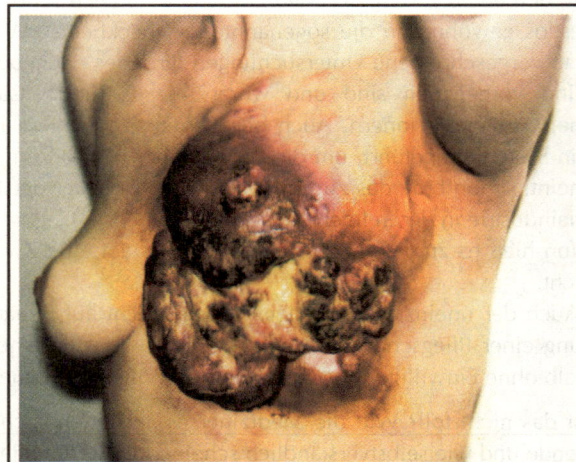

Drei Jahre nach Absäbelns der Brust machte sich der Krebs an der gleichen Stelle wieder an die Arbeit. Thoraxwand, Brustwand, drei Rippen: alles zerfressen! Sagte ich denn nicht, daß ein einmal angeschnittener Krebs wild und schneller zum Mörderkrebs wird? Die Mediziner wissen das. Erkenne: Sie treiben bewußte Körperverletzung an Dir - des schnöden Geldes wegen.

In England zeichnet sich gleiches ab: Minderjährige Patienten in Großbritannien haben nicht das Recht, ärztliche Hilfe abzulehnen. Das entschied ein Londoner Berufungsgericht. [3403]
Das Jugendamt Reutlingen beantragte auf Betreiben von Ärzten beim Vormundschaftsgericht, einer Mutter die beiden Kinder wegzunehmen, allein deshalb, weil sie sich und ihre dadurch gesund gewordenen Söhne Marco und Marcel ohne übliche, tote Kochkost ernährte. [3409]
Ende 1992 zwang ein Erlanger Professor eine tote Mutter, als Nährlösung für ihr ungeborenes Kind zu dienen, um seine Ruhmsucht zu befriedigen. Hier wollten sich die Ärzte als Machos und Götter zugleich aufspielen und vergewaltigten einen weiblichen Körper, um sich selbst in den Medien bewundert zu sehen.
Wie weit sind heutige Ärzte gekommen? Oder sollte man besser sagen: verkommen? Ein Jahr darauf stellt erneut ein Arzt aus Memmingen den Antrag, den Eltern eines kranken Kindes das Sorgerecht entziehen zu lassen, um es mit der Chemiekeule zu behandeln und aus der Behandlung einer Ärztin für Naturheilweisen zu entziehen. [3401/9]

Was ist von der vielgepriesenen Ethik eigentlich noch verblieben, deren sich zu rühmen sie nicht müde werden?[2123, 2138] Sind die Ärzte für Naturheilverfahren für die Doctores der Schulmedizin ein Dreck? Heißt eine naturheilärztliche Praxis führen Freiwild sein für die Arroganz der orthodoxen Medizin? Haben die Ärzte für Naturheilverfahren etwa nicht studiert? Haben sie keine medizinischen Prüfungen abgelegt? Haben sie sich nicht dem hippokratischen Eid unterworfen? Haben sie nicht langjährige Erfahrungen mit den sanfteren Formen der Heilkunst sammeln können?[3408]
Sehen sich die Ärzte der harten Schulmedizin allein im Vollbesitz des Wissens? Gedenken sie nicht der unzähligen chronischen und unheilbaren Krankheiten, vor denen sie selbst tagtäglich versagen?

Vertraue Du der Klassischen Naturheilkunde, in die ich Dich hier langsam, aber gründlichst einführe. Und die Dich gesundmachen wird!

Da läßt es die gesamte Ärzteschaft tatsächlich unwidersprochen zu, daß man über ihre Kollegen, die nicht ganz ihrer Meinung sind, verächtlich spricht und ihnen unterstellt, ohne Gewissen und Kompetenz ihren Beruf auszuüben, wenn die Ulmer Kliniker die Naturheilärzte als Hanswurste abtun. Nur weil diese sich mehr der Natur denn der Chemie verpflichtet fühlen. Nutzt die Schulmedizin nicht auch unzählige Medizinen aus der Natur? Sagte nicht schon Hippokrates, daß nicht der Arzt, sondern allein die Natur heile? Sollten die mit der Chemiekeule arbeitenden Mediziner ihr Denken vielleicht nicht etwas bescheidener einrichten? Angesichts der Tatsache, daß sich alle ihre bisherigen medizinischen Methoden seit 2000 Jahren als fehlerhaft herausstellten?
Sollten sich die Schulmediziner nicht fragen, wie ihre Kollegen in fünfzig Jahren (vielleicht auch schon in zwanzig Jahren - zeichnet es sich nicht bereits jetzt schon ab?) über diese Folter-Chemomethode der modernen Medizin urteilen werden?

Wäre es nicht angebracht, wenn die auf eine Chemo schwörenden Mediziner sich an eine Umfrage in den USA erinnerten, wonach über 80% der Ärzte ihre eigenen Angehörigen und sich selbst niemals einer Chemotherapie unterwerfen würden?[6800, 1564g, 2338] (→Rz.458)

Viele Ärzte für Naturheilverfahren sehen - das muß man ihnen zugestehen - ihr Bemühen darin, die Patienten fragen zu machen, woher denn ihre und die Krankheiten ihrer Kinder eigentlich kommen. Felix, qui potuit rerum cognoscere causas - glücklich, wer die Ursache kennt. Und halten dann zu einer entsprechenden Änderung der fehlerhaften, ungesunden Verhaltensweisen an. Was sicherlich dem Grundsatz höchster ärztlicher Verantwortung, nämlich dem, vor allem nicht zu schaden, am nächsten kommt. Allerdings: Das ist ein wenig beschwerlicher, als eine Anzeige an das Jugendamt zwecks Vorführung zur Zwangsbehandlung eines Kindes.

Den Patienten wollte man zwar der Naturheilärztin weg-, aber nicht in Kauf nehmen, was darauf folgte: »Daß die Presse informiert wurde, das war alles nicht in unserem Sinne.« So beklagten sich die giftverabreichenden Universitätskliniker am 13.2.1992 indigniert in der Medical Tribune. An ihren Worten soll man sie erkennen: Wenn verantwortlich ausgeübtes ärztliches Tun so das Licht der Öffentlichkeit scheut, dann muß erlaubt sein, daß man hinterfragt. Und daß sich alle um die Gesundheit der Menschen Bemühenden fragen:

Was ist von Medizinern und einer Medizin zu halten, die sich gegenseitig per Gerichtsbeschluß Patienten abjagt, weil sich deren Sparte Schulmedizin anmaßt zu wissen, was exakt zu tun, unumstößlich richtig und am besten für den Patienten ist?
Ist das medizinische Wissen nicht ein Tropfen, deren Nichtwissen ein Ozean?

Haben diese Mediziner überhaupt schon einmal etwas über die psychischen Wirkungen von medizinischen Behandlungsmethoden und Medikamenten gehört? Besitzen sie keine Vorstellungen darüber, wie heilfähig letztere wohl sind, wenn sie unter Zwang und Abwehr und mit der Überzeugung eingenommen werden, daß sie nur Schaden anrichten? Was sie im Falle der Chemotherapie ja auch in der Tat und im Übermaß tun.

<u>Der Arzt kann nur erfolgreich handeln - wenn überhaupt! - wenn ihm Vertrauen geschenkt wird. Der Arzt wird immer noch vom Patienten gerufen. Nicht umgekehrt. Der Arzt kann Therapien und Operationen vorschlagen - er darf sie aber nicht anordnen oder anordnen lassen. Sonst müßte *er* dafür zahlen - und nicht der Patient!</u>

Würde die geübte Handlungsweise der Ulmer Halbgötter in Weiß richtig und moralisch einwandfrei sein, dann müßten sie die Vorlage aller Patientenkarteien der Naturheilärzte erzwingen, um nachzuprüfen, ob nicht die dort behandelten Kranken einer anderen, von ihnen für richtiger gehaltenen Behandlungsart oder gar einer (immerhin sehr kosten- und damit umsatz- und profitintensiven) Chemotherapie bedürften.

Noch offensichtlicher ist die Hinwendung zum Totalitären bei der angeblich unheilbaren Krankheit AIDS. Hier erfinden Medizinwissenschaftler sogar eine Krankheit, um sich selbst Forschungsgelder und der Pharmaindustrie Umsätze zu verschaffen.[1700-1800]

Hat George Orwell die Zukunft richtig vorhergesehen? Zumindest für die Ärzteschaft? Dann will ich zuvor hier aufdecken, was diese Gilde der Weißkittel bisher so geschickt zu verbergen

> »Mit jedem Patienten den ich behandele, verliere ich einen Teil meines Gewissens.«
> (F. Sauerbruch, berühmter Arzt)

wußte: Die Chemohorrortherapie wird mit einem »Stoff« der besonderen Art von der medizinischen Giftkampftruppe bei unseren Kleinen im Krankmachungshaus durchexerziert. Dieses »Heilmittel« besitzt eine Vorgeschichte:

371 Es waren deutsche Offiziere und intelligente, gebildete Menschen, die im ersten Weltkrieg damit begannen, den Russen, Engländern und Franzosen ein mörderisches Giftgas[9696] in die Schützengräben zu blasen. Wer es einatmete, der starb daran unter den schrecklichsten Qualen. Und man nannte den Todesstoff »Gelbkreuz«. Weil sich aus der von den Chemiewerken Bayer (bekannt unter dem Firmenzeichen Bayerkreuz) gelieferten Flüssigkeit mit Namen »Lost«[1365] todbringende gelbe Dämpfe entwickelten. Wobei das Wort »Kreuz« den Tod und nicht das Bayerkreuz versinnbildlichen sollte.

Die Leichenaufschneider fanden später heraus, daß dieses Lost[3832] Lymphgefäße und Knochenmark zerstört hatte. Und weil darin die (bei Leukämie wuchernden) weißen Blutkörperchen gebildet werden, kamen und kommen noch heute die Ärzte auf die wahnsinnige Idee, dieses Giftgas des Todes in Verbindung mit Stickstoff den Krebskranken in verflüssigter Form einzuspritzen.

Und sie versuchen, die Menschen glauben zu machen, daß dieses Gift, nachdem es in Gestalt von Artilleriegeschossen bereits hohe Kriegsgewinne eingefahren hatte, nun ein »Heilmittel« sei, um so die damalige Erfindung des Sterbens unter Todesqualen ein zweites Mal zum Erdulden einer »Heil«-weise unter Todesqualen für den Profit der Ärzte-Pharma-Todesschwadron zu nutzen.

So wird also Dein Kind - wenn es dann einmal an Leukämie erkranken sollte, was ich Dir nie wünsche - mit dem Kampfgas »Gelbkreuz« des ersten Weltkriegs abgespritzt. Getreu nach der

Maxime des Phantasten Paracelsus - die Dosis macht's, ob es ein Gift sei - so abgespritzt, daß es davon zwar nicht sofort stirbt, aber die Folter des ehemaligen Giftkriegs gegen Soldaten nochmals zu durchleben vermag.
<u>Ich frage mich: Wie können Eltern diesem Verbrechen an ihrem eigenen Fleisch und Blut da zusehen, ohne ihrem gemarterten Liebling die Kanüle aus seinem Arm zu reißen und das verflüssigte Kampfgas mitsamt dem Ständer durchs Fenster zu feuern, das Kind auf den Arm zu nehmen und fluchtartig das Vergiftungshaus zu verlassen?!</u> Glaub mir, was diese Bande von Giftabspritzerärzten betrifft, das ist so unfaßbar, daß man immer wieder nur sagen kann: Denn sie *wissen*, was sie tun!

»Aber im zweiten Weltkrieg hat Hitler trotz seiner Besessenheit dieses Gas nicht eingesetzt!«
Richtig. Nicht gegen Soldaten. Dafür aber in noch größerer Menge gegen die Millionen unschuldiger Juden mitsamt deren Kinder, die er mit Gelb- und Grünkreuz vergasen ließ.
Das alles hat schließlich Tradition bei den ärztlichen Giftverabreichern: Im Jahre 1643 wurde Ludwig XIV von seinen Ärzten mit Brechmitteln und Einläufen zu Tode traktiert. Danach Mozart. Sodann Schubert. Und all die Millionen anderer Namenloser...

> „Nur ein toter Arzt ist ein guter Arzt." (Dr. H. Albrecht im Spiegel Nr. 38/1999 S. 182)

»Wie ist solch eine blinde Vertrauensseligkeit heute noch möglich? Ich bin ja wie vor den Kopf geschlagen«, sagst Du.
<u>Ja, wie hat diese, wie Bluthunde nach Kranken hetzende Medizinermeute, den gesunden Menschenverstand so nachdrücklich aus den Köpfen der Menschen vertreiben können? Es sind die Kranken selbst, die die Ärzte auch dann noch anhimmeln, wenn sie verpfuscht, zerschnitten und von ihnen vergiftet wurden.</u> Weil die Mediziner nun an die Stelle der Pfaffen (derzeit etwas weniger gefragt) getreten und hochstilisiert worden sind. So fühlen sie sich nun als die Herren über Leben und Tod und sind von der Richtigkeit der schulmedizinischen, göttlichen Thesen so überzeugt,[2213ff] daß sie ein geradezu apostolisches Sendungsbewußtsein entwickelten und immer mehr nach Macht, Einfluß und Vergötterung gieren. Doch die Menschen sind nicht schuldlos an dieser Apotheose...

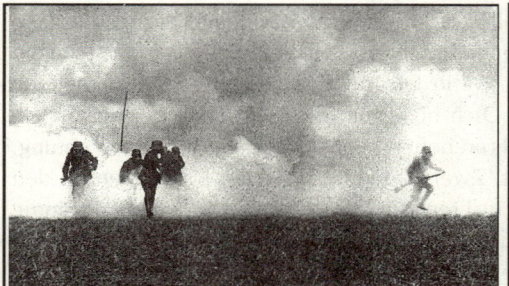

Bild: Archiv f. Kunst & Geschichte, I.Weltkrieg, Giftgaseinsatz vor Verdun
Die Gespenster-Soldaten trugen Gasmasken. Dieses Kind hier rechts im Bild wurde dem Kampfgas Lost schutzlos ausgesetzt...

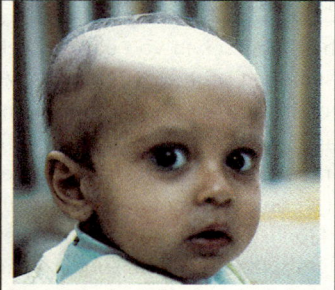

Deutsche Leukämie Forschungshilfe, Bonn, (Spendenkonto Nr. XYZ)
Wer dort einzahlt, fördert das Verbrechen an Kindern!

Da blickt Dich die Angst vor der nächsten Giftinfusion aus weiten Augen an. Die Lippen der kleinen Sandra sind bereits bläulich verfärbt, nur noch Flaum das einst so prächtige Haar, das Kampfgas zeichnet sich bereits durch die Haut ab. Da hat dieses arme Würmchen monatelang seine unbeschwerte Kinderzeit durch das Verdikt der mitleidlosen Ärzte gegen deren lange Terrortherapie eintauschen müssen - um dann doch am 10.8.1992 sein Leben in den Armen der seelisch mitgequälten Mutter meiner früheren, nicht von ihrer Ärztehörigkeit zu befreiende, unselbständig verbliebener Freundin Renate auszuhauchen:
Der Arzt darf nicht darüber entscheiden, ob der Patient nur ein Bündel Zellen ist, oder ob er ein menschliches Lebewesen vor sich hat, dem man niemals Horror zufügen darf. Doch was sagt einer von der Sorte zu fürchtender Ärzte: »*Ob er auch noch ein Mensch ist, das ist mir gleichgültig.*« (Prof. Rudolf Zenker, Spitzenchirurg, der eine eigene Chirurgieschule gründete.)

Oh Mutter! Wie haben diese Chemie-Ärzte Deine Gefühle so verderben und irreleiten können, daß Du nur zaghaft Dein sich in seinem Schmerz über das einlaufende Kampfgas-Gift sich windende Kind an den Kopf zu fassen wagst!

373 Statt Dich mit Deinem Körper schützend über Dein Fleisch und Blut zu werfen, um diese Einspritzungen zu verhüten! Aber Du tust es nicht! Die süß kitschig-verlogenen, jeglicher Wirklichkeit Hohn sprechenden Ärzte-Fernsehfilme über die ach so gütigen, so besorgt um ihre Patienten bemühten, nur Gutes erweisenden Samariter der Menschheit haben Dir dieses romantisch-veredelte Bild mit Hilfe fotogener Filmschauspieler so teuflisch tief ins Fleisch und Unterbewußtsein eingegraben, daß Dir nur noch zum Heulen beim Mitleiden mit Deinem Kind zumute ist. Wie übrigens mir auch...

Wehrt sich denn nicht alles in Dir, Dein Verstand, Dein Gefühl, Deine Seele, Dein mütterliches Mitempfinden gegen diesen Wahnsinn? Wie kannst Du das nur zulassen?! Diese Qualen einer Dein Liebstes vergiftenden Chemo:

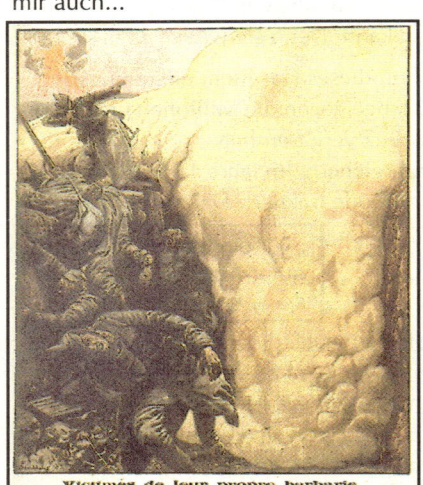

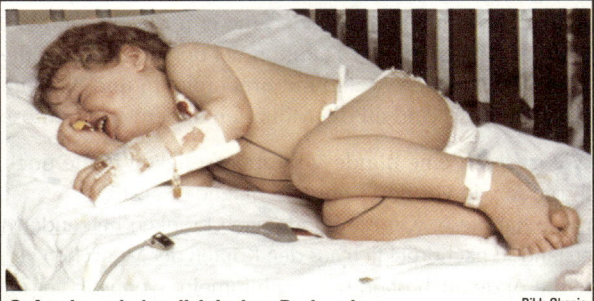

Opfer der eigenen Barbarei:
Der Wind weht das gegen die Russen gefeuerte Gas in die deutschen Schützengräben zurück.

Opfer der schulmedizinischen Barbarei:
Chemotherapie · Terror gegen Dein Kind. Sinnlos, chancenlos: (→Rz 1409, 1563 u.a.)

»Warum bist Du so gegen die Schulmediziner? Sollen wir ihnen nicht lieber Brücken zur Naturheilung bauen, statt die Gräben zu vertiefen?«, fragst Du.

Hab' ich alles längst versucht. Aber leider strotzt diese ehrenwerte Gesellschaft, abgesehen von einigen liebenswerten, mit mir befreundeten, klarsichtigen und ehrlichen Ausnahmen, nur so vor Arroganz. Wenn Du nicht deren, nur zur Krankhaltung führende Schulmedizin studiert hast, nimmt man Dich nicht für voll, sieht Dich nur abschätzig über die Schulter an. Und das ist nicht alles. Um ihren hohen Wohlstand (tolle Praxiseinrichtung, Villa, Ferienhaus in der Schweiz, dicker Mercedes, Zweitwagen für die Frau, Drittwagen für den Sohnemann, Yacht in einem Mittelmeerhafen) zu wahren, sind die Gierigen unter ihnen ständig vom Gedanken an Höchstprofit beherrscht und behandeln nicht nach dem Prinzip, ihre Patienten gesund zu machen, sondern wie die ihnen die meisten Punkte für die Honorarabrechnung erbringen können.[2612] Erkenne und nimm dazu Deine goldene Ehrfurchtsbrille vor weißen Kitteln von der Nase:
Schulmedizinisch tätige Ärzte schwächen die Kranken, durch welche Maßnahme auch immer, statt sie durch Verantwortungsübertragung stark zu machen.
Siehst Du, die müssen etwas tun, um Geld zu machen. Während die UrzeitTherapie lehrt, daß nicht der Arzt etwas tun muß, sondern Du, Du ganz allein!
Ach, könnte ich doch die gutwilligen Ärzten dazu bringen, ihrer Klientel wenigstens einen Teil des hier gebotenen Gedankenguts weiter zu vermitteln!

Und Du, mein lieber Leser wisse: Nur einer einzigen orthodoxen Ärztegruppe, nämlich der hier zuletzt genannten, kannst Du laut folgender ärztlichen Selbsterkenntnis Vertrauen schenken:

Der Psychiater weiß nichts und kann nichts. **Der Chirurg weiß nichts, kann aber alles.**
Der Internist weiß alles, kann aber nichts. **Der Pathologe weiß alles und kann alles!**

Nur, dann ist es für Dich zu spät zum Vertrauenschenken, mein Freund... Halten wir fest:
Solange die Schulmedizin die Schöpfungsgesetze mißachtet und die hier niedergelegten Gesundheitsgesetze ihren Patienten nicht vermittelt, wird sie Menschen immer nur kränker machen!

DIE LEHRE

4. Kapitel *Die Natur kann von keinem belehrt werden, sie weiß immer das Richtige.*
(Hippokrates)

Lerne: von den Tieren der Wildnis und den Menschen der Urzeit

Du hast manchmal eine sehr harte Art, mit den Menschen umzugehen... sagst Du.
Ich habe doch hier hauptsächlich mit kranken Menschen zu tun! Bemitleidet werden die genug von den Ärzten und Verwandten. Ich habe ihnen aber versprochen, sie mit der harten Methode „UrTherapie" wieder gesund zu machen. Deshalb muß ich sie hart anpacken und aufrütteln. Oder würdest Du bei Deinem schlafenden Nachbarn auch zart anklopfen, wenn sein Haus in Flammen steht?

4.1 Warum die UrMedizin die Mutter aller Medizinen ist

Deshalb, weil Sie den Menschen in alten Zeiten stets das Kranksein ersparte. Und wer sie zur Vorbeugung nahm, der wurde nie krank! Das kann sonst keine Medizin.

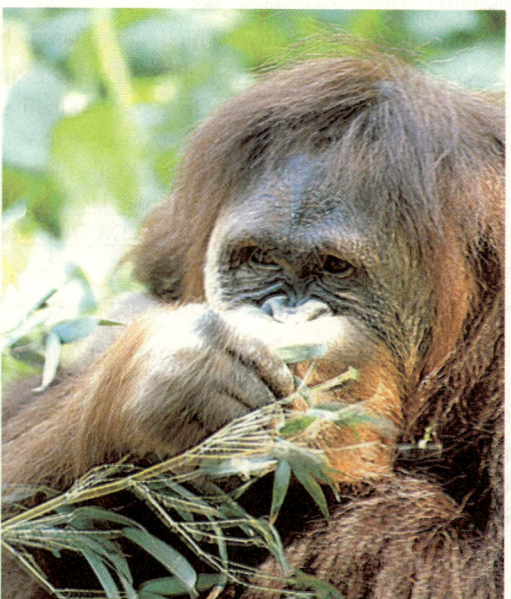

"Seht Ihr lieben Menschenvettern denn nicht, was wir für gutmütige, sanfte Burschen sind? Gönnt uns doch auch ein Plätzchen auf der Erde."

»Gibt es dafür Beweise?«
Der erste: Wir Menschen wären gar nicht bis in die Gegenwart vorgedrungen, wenn Seuchen, vererbbare Leiden und schwere Krankheiten, so wie sie heute die Menschheit schwächen, uns bereits vor ein paar Millionen Jahren statt erst vor ein paar tausend Jahren heimgesucht hätten.

Der zweite: Tiere, die sich in der Wildnis aufhalten - sie ist der Urzeit ja noch ziemlich vergleichbar - kennen so gut wie keine Krankheiten. Weil sie - wie die Menschen aus der Urzeit - täglich frisch ihre UrMedizin zu sich nehmen.

Die UrMedizin ist deshalb so vielseitig wirksam, weil sie alle Stoffe enthält, die ein kranker Körper - gleich welches Leiden auch immer er hat - zum Gesundwerden benötigt. Und dazu noch alle erforderlichen Faserstoffe für einen schnellen Darmdurchlauf. Die allen Medikamente der Mediziner und Homöopathen bekanntlich ja fehlen. Weshalb deren Kapseln, Pillen, Tabletten und Tropfen nie erforderlich sein können.

Gesundheitsgesetz der Natur:

Die UrMedizin - ständig eingenommen - besiegt nicht nur bestehende Krankheiten. Ihre Kraft ist so groß, daß sie die Krankheiten gar nicht erst zum Ausbruch kommen läßt! Die UrMedizin, als Hauptbestandteil der UrTherapie, ist deshalb die wirksamste und bestmögliche Medizin für alle Deine Leiden.

Warum?
Weil das, was gesund erhält, auch gesund macht. Merke:

Du legst mit der UrMethodik den bestmöglichen Damm vor die Flut der noch auf Dich zukommender Leiden. Und glaub mir, die treffen auch Dich. Den einen früher, den anderen später. Daher kann ich Dir nur empfehlen, frühzeitig vorzubeugen. Jetzt ist es noch einfach für Dich. Wie sagt der Kölner: Leever vörbeuje als op de Schohn pinkele.

4.11 Das ist sie nun: die UrMedizin! Erlange jetzt Urgesundheit mit ihr!

375 Es handelt sich um eine Medizin, die in vielen Ernährungsstoffen steckt. Aber nur in Ernährungsstoffen, die aus der Urzeit der damals noch voll natürlich lebenden und gesunden Menschheit stammen! Aus der Urnahrung also.

»Demnach ein Gemisch verschiedener pflanzlicher Wirkstoffe.«

> Wer gegen die Gesetze der Vernunft verstößt, wird unglücklich und krank.
> (Kant)

Ja. Nur: Man kann diese Wirkstoffe nicht herausfiltern. Denn dann blieben sie wirkungslos. Deshalb ist diese Medizin etwas umständlich einzunehmen. Vor allem muß sie ganz frisch sein. Weiter kommt hinzu, daß man nichts zusätzlich essen darf, was die gesundheitsbringenden Kräfte dieser Urzeitnahrungsstoffe zunichte machen könnte.

Die gesundheitauslösenden Stoffe der UrMedizin können nur dann wirken, wenn sie nicht durch schädliche Stoffe behindert werden. Da Dich aber fast alles, was Du heute ißt, krankmacht, mußt Du in Zukunft darauf verzichten.

»Du erwartest doch nicht, daß ich nur Deine Medizin einnehme und ansonsten von der Luft lebe.«

Doch. Das geht recht gut. Du nimmst einfach - statt der aus der Urnahrung gewonnenen Medizin - die Urnahrung im ganzen zu Dir. Dann wirst Du satt und hast die Medizin obendrein:

376 Gesundheitsgesetz der Natur:
Pflanzliche Wirkstoffe in extrahierter Form können nicht gesundheitsfördernd wirken, weil die körperlichen Funktionen nie darauf eingestellt waren, deren tote Ingredienzien in dieser konzentrierten Art zu erhalten.

Wenn Du nun die Urnahrung im ganzen zu Dir nimmst, dann erhält der Körper die für die Gesundheit nötigen Stoffe als zusätzlichen Vorteil in ihrem besten Zustand: stets frisch und in der körperwirksamsten Zusammensetzung. Die so schädlichen Nebenwirkungen aller von Ärzten verordneten Medizinen entfallen zudem.

377 »Eigentlich ein fieser Kunstgriff, mir eine neue, sicher nicht einfache Ernährungsform - die UrNahrung - schmackhaft zu machen...«

Na wenn schon! Hauptsache, Du wirst wieder gesund. Das ist es doch, worum es Dir geht, nicht wahr? Und dann weiß ich aus meiner langen Erfahrung mit schwachen Menschen - und das sind nun mal alle Kranken - daß ich die Wahrheit bei ihnen nur mit Tricks an den Mann kann. Und wir erfüllen damit die Forderung des weisesten aller Ärzte, Hippokrates: Die Nahrung soll euer Heilmittel sein.

»Trotzdem fühle ich mich irgendwie nicht so wohl bei dem Gedanken, allein durchs Essen gesund zu werden. Denn: Ernährung ist nun mal keine Medizin.« [6337]

378 Sie ist die beste, die es auf der Erde gibt! Du nimmst etwas ein, das kein anderer Pharmazeut herstellen kann: eine faserstofferweiterte Medizin! Und Du nimmst damit eine zu Dir, die unmittelbar von Deinem Schöpfer stammt. Wenn Du gläubig bist, kannst Du auch sagen: von Gott.

»Entschuldige - aber sprich jetzt nicht mehr weiter von UrMedizin, denn unter Medizin verstehe ich etwas ganz anderes: Ein paar Tropfen, die ich auf ein Stück Zucker träufele oder eine Pille oder eine Kapsel - also etwas, das ich schnell und einfach herunterschlucken kann. Nichts, das so umständlich zu beschaffen und außerdem noch besonders zuzubereiten ist...«

Aber gerade dieses etwas umständliche Beschaffen der UrMedizin, sprich UrKost, macht Dir immer mehr echte Freude, wie Du später noch sehen wirst. Denn dazu mußt Du hinaus in die Natur und Dich mit ihr befassen. Und das gehört mit zur UrTherapie, wie Du noch sehen wirst.

»Verstehe mich: da ist sicher 'ne Menge zu beachten und vorzubereiten. Das kostet doch alles viel Zeit. Und die habe ich so gut wie nicht! So eine fertige Pille ist einfacher zu handhaben!«

Aber sie kann allein deshalb nicht wirken, weil es in der Urzeit keine Pillen gab! Dein Körper ist nicht auf Pillen eingestellt! Die Schöpfung hat ihn nicht auf Pillen, sondern auf feste Nahrung programmiert. Doch was meinst Du, worum es sich bei der UrNahrung eigentlich handelt?

»Na, ein großer Kupferkessel Pfifferlinge mit 'ner saftigen Bärentatze, frisch vom Lagerfeuer«, lachst Du endlich wieder, »und natürlich 'nen Krug Met dazu.«

Ich verstehe darunter ganz einfach Speisen, die sich aus den Bestandteilen zusammensetzen, welche die Menschen in der Urzeit vorfanden.

> Die UrMedizin ist nichts anderes als das, was die Urmenschen ihrem Körper eingegeben haben und was sie 100%ig gesund hielt: Schlichte, unbehandelte frische Nahrung der Urzeit: Früchte, Wildpflanzen, Wurzeln, Nüsse, Erde.

Mit Bärentatze ist es also nichts. Tut mir leid! Die wollte schließlich erjagt sein. Und das Jagen war nicht möglich, da die Urzeitmenschen - nicht zu verwechseln mit den alten Germanen oder Neandertalern - vor Millionen Jahren noch keine Waffen kannten. Einer Bärentatze mit dem Bär daran ohne diese habhaft zu werden - man hätte sich nach diesem Versuch wohl schwerlich noch an der Tatze erquicken können... Zudem: Auch das Feuer kannten die Urzeitmenschen zu jener Zeit noch nicht.

Nach einer rohen, kalten Bärentatze hätte sich wohl kaum einer die Finger abgeschleckt...

Seit 10.000 Jahren entglitt den Menschen die Tatsache, daß ihnen Baumblätter, Baumfrüchte und Wildpflanzen als eigentliche Nahrung von der Schöpfung zugedacht worden war. Sie gelangten danach immer mehr zu dem Trugschluß, daß alles, was sie nicht selbst an pflanzlicher Nahrung angebaut, angepflanzt oder gezüchtet hatten, nicht für sie eßbar bzw. nur für die Tiere bestimmt sei war. Und daß solches zu essen für einen Menschen unwürdig sei.

»Aber wie soll eine einzige Medizin für alle großen Krankheiten wirksam sein?«

Gestatte mir die Gegenfrage: Wieso setzt die Schulmedizin gegen den kranken Körper ihre etwa 120.000 verschiedenen Medikamente ein, wo wir doch nur einen Körper besitzen?

4.12 Warum die UrKraft der UrMedizin alle Krankheiten besiegt

> Du kannst es mir abnehmen: Die Industrie macht aus allen Lebensmitteln Leidensmittel.

Ich will erklären, warum die UrMedizin – also die Urnahrung – z.B. auf Krebs wirkt: Weil mit ihr alle Chemiestoffe aus Deiner heutigen Ernährung verbannt sind. Und weil Dein Körper aus ihr genau die für ihn und seine spezielle Krankheit geeigneten, gesundmachenden Stoffe entnimmt. So daß die unnatürlichen, mehr als hundert verschiedenen Arten von Zellwucherungen aufhören und schließlich in einen Normalzustand übergehen.

Dein Rheuma - welches von den 450 verschiedenen Arten des Rheumakreises es auch sei - wird verschwinden, weil die UrMedizin in der Urnahrung keine tierischen Nahrungsstoffe für Dich vorsieht und sich somit keine neuen Ablagerungen an Harnsäure zu bilden vermögen. Während die alten Purine durch die den Stoffwechsel normalisierenden Bestandteile der in der Urnahrung enthaltenen Kombinationsmedizin schnell und sicher ausgeschieden werden.

Das künftige Ausschalten der Gifte aus der Nahrung und der Gifte aus dem Pandorafüllhorn der Ärzte läßt die eigene Immunabwehr wieder aufleben und sich regulieren. Das gilt auch für die Schalter und Rezeptoren, die sich in den Mastzellen des Blutes und in der Haut als Empfangsstationen für Botenstoffe befinden. Damit wird der besonders bei Neurodermitikern und Allergikern gestörten Adrenalinausschüttung und den ständigen Entzündungen der Haut entgegengesteuert.

Dein Diabetes wird wirksam angegangen, weil keine Stoffe mehr zugeführt werden, welche die Bauchspeicheldrüse krank halten und weil die UrNahrung in Verbindung mit der UrBewegung Dich schnellstens zu Deinem Idealgewicht führt.[6314, 8329, 9472] Womit die nur auf einen Normalkörper abgestimmte Erzeugung von Insulin dann wieder ausreichend werden wird, falls die Bauchspeicheldrüse durch die bisherigen synthetischen Insulingaben nicht völlig abgetötet wurde und deshalb durch die Wirkstoffe der UrMedizin nicht mehr zu neuer Tätigkeit angeregt werden kann.

Deine Magen- und Darmkrankheiten werden geheilt, weil die zu verdauende UrNahrung keine Über- oder Untersäuerung oder andere Fehlverdauung aufkommen läßt. Und dies deshalb, weil Magen und Darm ihrem Aufbau gemäß an die UrNahrung - und nur an diese! - seit Menschwerdung angepaßt ist. Du kannst auch sagen: Sie haben sich durch das ständig gleiche „Hereinbekommen" der immer gleichen Pflanzennahrung zu dieser Form und Funktionsweise so entwickelt, wie wir sie heute kennen.

Deinem Kreislauf- und Herzleiden[8013, 8019] sowie Deinem Bluthochdruck wird wirksam begegnet, weil Dir die Selbstbehandlungsmethode der UrTherapie ein tägliches Bewegungsprogramm - als Nebenzweck der UrMethodik – abfordert. Wobei Dir die leichte UrKost in Verbindung mit Deinem abgespeckten Körper dieses Training einfach macht. Zusätzlich beseitigt diese Gesundnahrung allmählich sämtliche alten Ablagerungen in Deinem gesamten Adersystem. Die UrKost wirkt wie ein sanfter Besenin Deinen Adern...

380 Deine Impotenz[9930] wird beseitigt, weil sich die in der UrNahrung enthaltenen natürlichen Sexualwirkstoffe und Vitamine bei einem entschlackten und schlanken Körper voll auswirken können. Die feinen Blutgefäße im Penis können sich, jetzt freigemacht, wieder mit genügend Blut füllen.

Die UrMedizin führt also alle Organe wieder zu einem normalen Verhalten. Sie baut daher mangelnde Potenz wieder auf - gibt dem verstopften Ofen wieder Luft! Vermindert aber auch - weil ihr die Überreizungsstoffe der Zivilisationsnahrung fehlen - einen aufgeputschten und übersteigerten Sexualtrieb.

381 Das kann im Alter dazu führen, daß nur noch wenige Male im Monat das Verlangen nach körperlicher Vereinigung mit dem Partner aufsteigt. Wem das zuwenig ist, der mag sich damit helfen, denjenigen Mahlzeiten, die er mit Avocados und Nüssen zubereitest, stets etwas gemahlenen Ginseng zuzugeben. Es ist eine Wurzel, die als einzige Nahrung die Potenz und Vitalität unschädlich stärkt.[800, 6001, 9898] Erhält der Körper eines normal-triebstarken Mannes Kochkost und nicht artgerechte Fleischnahrung, so ist sein Sexualtrieb durch die darin enthaltenen Reizstoffe ständig zu stark erregt, während die weiter darin befindlichen Schadensstoffe seine Blutgefäße immer stärker zusetzen und seine Potenz mehr und mehr schwächen.

Kein Fleischessen mehr, keine Totkost mehr: Die Bevölkerungsexplosion fiele natürlich in sich zusammen und Vergewaltigungen – im Tierreich unbekannt - würden kaum noch auftreten.

Na, was denkst Du denn, wieso es den Tieren der Wildnis gelingt, daß deren Nachkommenschaft nie ihren Lebensraum oder die Natur gefährdend überhand nimmt? Daher die starke Onanie im Jugendalter. Willst Du keine Flecken mehr im Bett Deines Jungen sehen, dann bewahre ihn mal gut vor McDonalds Hamburgern.[6015]

Gesundheitsgesetz:

Nur die ursprüngliche Nahrung führt zum ursprünglichen Verhalten zurück.

„Ich habe zuletzt noch gelesen, daß ein Erpel eine Ente fast zu Tode vergewaltigt hat!"

So was kann nur in den Parks der Städte mit ihrer zu langen Beleuchtung und den unnatürlichen Zufütterungen von Butterbroten usw. vorkommen – nie aber in der freien Natur.

Es war in einem großen Beet des Frühlings-Scharbockkrauts auf einem Wildpflanzenseminar Anfang Mai. Meinen naturliebenden und deshalb auch natürlichen und geradeaussprechenden Teilnehmern erklärte ich die Herkunft des Namens und die unglaublichen Kräfte einer Wildpflanze. Und wie sich die Mannschaft des Kolumbus angeblich sofort nach ihrer Ankunft darauf gestürzt habe und so im Nu ihren »Scharbock« losgeworden seien. (Womit man die schlimmen Zahnfleischblutungen und losen Zähne bezeichnete, die durch einseitige Fleisch- und Mehlnahrung auf den Schiffen verursacht wurde.) Daß jedoch die Ableitung des Namens aus dem mittellateinischen scorbutus fraglich sei und sich eher vom Althochdeutschen »ein scharff Bockskraut« herleite. Weil sich die Männer nach alten Sagen zu einem schar(b)ffen Bock entwickeln würden, wenn sie die Pflanze in ziemlicher Menge zu sich nehmen würden. Kaum waren diese Worte meinem Mund entwichen, rief spontan und laut eine Teilnehmerin: »Nun schnell Herbert, pflücke unseren Korb ganz voll damit! Die nächsten Wochen kriegst Du jedenfalls nichts anderes zu essen!« Ich nahm sie beiseite und sagte leise zu ihr: »Und solltest Du danach noch immer unzufrieden mit Deinem Mann sein, dann stelle ich mal für 'ne Weile die strengen Regeln der UrMedizin für diesen Phall zurück und rate Dir: »Gib in seinen Wildsalat stets ein paar Tropfen Weizenkeim- oder Selleriesamenöl. Das holst Du Dir aus dem Reformhaus.« [9885] Sie lachte: »Ich glaube, da kaufe ich am besten gleich die beiden Öle mit Ginseng zusammen ein!«

Merke: Wenn eine einzige Medizin - die UrMedizin - in der Lage ist, alle Krankheiten zu besiegen, so stellt das einen eindeutigen Beweis dafür dar, daß es keine 40.000, sondern nur eine einzige Krankheit gibt. Und präge Dir fest ein: Urgesund werden kannst Du nur mit UrMedizin!

4.2 Warum sind Wildtiere so gut drauf?

Hier bei diesen Ausführungen rufe ich bei manchen Lesern, besonders bei denen, welche dem biblischen Schöpfungsbericht nahestehen, zwiespältige Gefühle hervor. Ich entschuldige mich, kann aber als ein der Wahrheit und dem gesunden Menschenverstand sich verpflichtend fühlender Autor leider keine Rücksicht darauf nehmen, ob die Wahrheit meinen Lesern schmeichelt oder nicht.

Was meinst Du wohl: Warum sehen alle Wildtiere immer gut aus, sind stets fit und tragen kein Gramm Fett zuviel auf dem Körper? Warum sollen wir nicht von ihnen lernen, da doch noch die ganze, unverfälschte Weisheit der Natur in ihnen steckt. Hast Du Dich das schon mal gefragt?

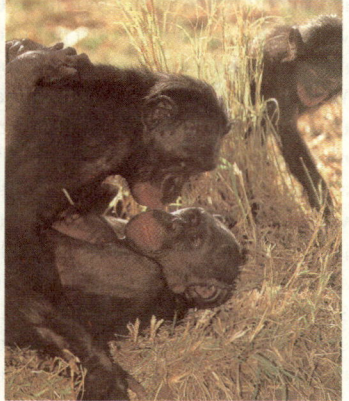

382
"Auch wenn die noch so schrecklich stöhnen - es muß ja wohl was Schönes sein, was die da treiben..."
Bild: Prof. F. de Waal
Die Welt stürzt nicht ein, wenn Dein Kind so etwas mal mitbekommt.

»Nee - warum sollte ich auch? Es geht doch um Menschen, es geht um mich«, antwortest Du.

Auch wir Menschen sind Tiere: Säugetiere. Und gehören mit den Affenmenschen zum Zweig der Primaten. Bis auf winzige Kleinigkeiten sind unsere Knochen, unsere Zähne und unsere Blutgruppen denen der Bonobos völlig gleich. Wir sind zoologisch gesehen nichts anderes als Primatentiere.

»Du vielleicht, nicht ich!« wiederholst Du einen alten Gemeinplatz.

Deine Antwort kann ich nur so deuten, daß Du glaubst, einen anderen Schöpfer als den zu haben, der auch die Affen schuf. Wenn Du das aber verneinst, was liegt da näher, als sich zu fragen: Warum sind die meisten Tiere stets gesund und munter und wir Menschen so oft krank?

»Na - so gesund sind die Tiere aber auch wieder nicht. Die Schweine kriegen oft den Rotlauf, die Schweinepest, Kühe die Maul- und Klauenseuche, Hunde die Räude...«

Was Du gerade gesagt hast, müßte Dich darauf bringen, wie meine Frage zu beantworten ist. Nämlich, daß es nur die Tiere der Wildnis sind, die sich bester Gesundheit erfreuen.

Gesundheitsgesetz der Natur: 383
Nur die Lebewesen leiden, die in der Zivilisation leben. Das gilt für Tier und Mensch.

»Hm - ich kenne aber auch Tiere, die nicht als Haustiere leben und trotzdem schlimm erkranken. Nimm mal die Kaninchen, die an dieser häßlichen Augenkrankheit eingehen. In den Parks kann man sie manchmal sehen.«

Ist das die Wildnis? Nicht mal so etwas Ähnliches. Ja, wie sollen denn da die Tiere in der ihnen von uns zugemuteten Unnatur ohne Schäden davonkommen?

»Warum sollen die Wildkaninchen in einem Park nicht genauso gesund bleiben wie in einem vom Menschen unberührten Gebiet?«

Weil die Natur dort so durcheinander gebracht wurde, daß die Tiere nicht mehr, wie urzeitlich gewohnt, ihr Leben führen können.

»Etwa weil die Parkverwaltung das Unkraut unter den Sträuchern nicht mehr von der Hand, sondern durch die Giftspritze zum Verschwinden bringt?«

383 Ich glaube eher, es ist durch die heute fehlenden Hegetiere bedingt - die früher Jagd auf die Kaninchen machten -, daß man so viele kranke Kaninchen sieht. Wären diese noch da, würden kranke Tiere nicht nur schneller ausgemerzt, es würden auch viel weniger Kaninchen da sein. Du weißt sicher, daß ein zu dichtes Aufeinanderhocken von Lebewesen zu Streß oder Seuchen führt. So halte ich mich an den in der Wildnis verbliebenen Menschenaffen. [4002ff] Und aus Ehrfurcht und Achtung vor diesen edlen und unschuldigen Tieren möchte ich deshalb hier im folgenden nur von Affenmenschen oder Halbmenschen sprechen, die höchstens mal einen kleinen Schnupfen kriegen.

Wenn Du später einmal trotz einer vielleicht etwas urzeitlich angenäherten Lebensweise noch ab und zu mal mit einer Erkältung zu tun hast, dann ärgere Dich nicht oder denke, das kann doch nicht sein, wo ich derart gesund lebe. Sieh Erkältungen als ein kleines Reinemachen des Körpers an, das vielleicht nötig ist, damit Du von Krebs verschont bleibst oder um Deine Abwehrkräfte wieder auf Vordermann zu bringen. Unter UrMedizin verschwinden sie zudem in drei Tagen.

Jeder Grippeanfall ist unter UrMedizin in einem Tag überwunden - ich verbürge mich dafür. Ich weiß aber auch nicht, ob ich heute nicht trotz UrMedizin deshalb alle paar Jahre mal einen leichten Schnupfen bekomme,[1648] weil man mir als Kind die Mandeln »geschält« hat. (Beruhigende, früher übliche Wortverfälschung der Ärzte für deren Entfernen.) Und auf diese Weise einen wichtigen Schutzmechanismus bei mir ausschaltete. Oder ob's daran liegt, daß ich zufolge der Luftverschmutzung auch nicht ganz giftfrei leben kann. Und bei Dir weiß ich genauso wenig, ob die UrMedizin gleich anschlägt, weil man Dir vielleicht durch vorhergegangene Operationen aus den Lymphbahnen ein Schlachtfeld machte. Oder ob Reste von Gift-Medikamenten in Deinem Körper eine Gesundung noch einige Zeit behindern. Wisse:

<u>Beim Befragen von Krebspatienten stellte sich heraus, daß sie nur selten unter Erkältungen und Fieber litten. Das läßt den Schluß zu, daß der Körper bei jedem Schnupfen die Eigenabwehr so stärkt, daß damit auch der Krebsentstehung vorgebeugt wird.</u>[9859]

Ich persönlich finde es nur dumm, daß die meisten Kranken zum Arzt - aber ausgerechnet die Erkälteten ins Konzert und Theater gehen... Um es korrekt zu sagen: Wir (die Menschen und Affenmenschen) stammen von einem Uraffen ab. Diese Einsicht hat sich seit Charles Darwin langsam durchgesetzt, im Juni 1987 sogar in den USA. Da hat der Oberste Gerichtshof verboten, daß in amerikanischen Schulen statt Darwins Evolutionstheorie nur die wörtlich verstandene Schöpfungsgeschichte der Bibel gelehrt wird.

Noch nicht durchgesetzt hat sich bei uns die Ansicht, daß wir von unseren Brüdern, den Halbmenschen, lernen können. Ich meine sogar, daß wir *alles* von ihnen lernen können und sollten.

»Ich soll von den Tieren etwas lernen können?« sagst Du, halb belustigt, halb empört.

Natürlich - sie sind viel klüger als wir Menschen!

»Das sehe ich aber anders! Wenn ich da an Peter, meinen Kater hier neben mir auf der Couch denke - der macht nur, zu was er Lust hat. Von wegen klug! Selbständig kann der überhaupt nichts mehr tun. Ich habe dauernd seine Haare von Couch und Teppich zu saugen, seine Pfoten abzuwischen, wenn er von draußen aus dem Regen kommt, und sein Katzenklo säubere ich auch zweimal

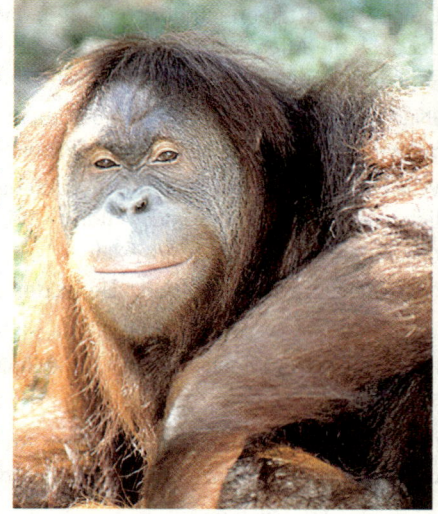

»Ob ich gut drauf bin? Na wärst Du das nicht, wenn Du Dir keine Sorgen machen mußt und immer nur Urlaub machen kannst?«

am Tag. Dann muß ich sein Essen für ihn einkaufen, ihm die Dosen öffnen, alles fein in sein Schüsselchen tun - also, ich bediene ihn sozusagen den ganzen Tag, während er nur faul herumliegt und seine "Köstlichen Fleischstückchen in feiner Sahnesoße" schmatzt.«

Na, da siehst Du doch, wie klug Deine Katze ist...!
Aber im Ernst: Das den Menschen völlig überlegene Verhalten eines Tieres ist allein daran zu erkennen, daß es ohne die geringste Hilfe, nachdem es aus der mütterlichen Sphäre entlassen wird, draußen in der Wildnis ganz allein zurecht kommt. Während Du schon nach ein paar Wochen dort elendiglich umkommen würdest. Weil Du vor lauter Angst die Fülle an Nahrung um Dich herum nicht in den Mund zu stecken wagtest. Selbst wenn die Affen im Zoo in Gefangenschaft leben, kannst Du von ihnen noch lernen. Falls Du sie achtsam und zum Erfahren aufgeschlossen beobachtest. Und Dich bereit und willig zeigst, das Beobachtete mit unserem Menschsein zu vergleichen, um es dann kritisch, aber einfach zu hinterfragen:
Bei meinem letzten Besuch im Frankfurter Zoo hatte sich vier Monate vorher ganz süßer Nachwuchs bei den Bonobos, das sind die Zwergschimpansen, eingestellt. Das innige Verhältnis von Mutter und Kind faszinierte mich lange. Plötzlich wurde mir bewußt:
Die Mutter ließ ihr Baby keinen Moment aus den Augen. Die beiden waren immer eine Einheit.
Was das Kleine auch unternahm: stets war eine Hand der Mutter sorgsam schützend dabei. Und zu keiner Zeit, wann immer ich dort war, habe ich je ein Affenmenschenbaby weinen hören.
Die Erkenntnis überfiel mich schlagartig: Würden es die menschlichen Mütter doch wie die äffischen halten: es keine Sekunde aus den Augen und Armen lassen! Alle hätten glückliche, zufriedene, nicht schreiende und liebevolle Kinder. Kein totes Spielzeug, keine Zuckerdreck, kein Nuckel, kein Kindertee wären nötig, ein Kind zu beruhigen. Gestärkt durch meine Affenmenschenerfahrungen will ich es noch deutlicher sagen: Gesundheitsgesetz der Natur:

Dem seelischen Wohl eines Kleinkindes ist am besten damit gedient, wenn die Mutter stets dicht bei ihm ist und es möglich nah (und wenigstens nachts stets nackt bis auf die Windel) an sich hält. Nur wenn das Baby tagsüber schläft - möglichst draußen in frischer Luft und wenig zugedeckt, damit es leicht strampeln kann -, sollte sie sich Zeit für ihre Besorgungen nehmen.

Und noch etwas gibt es zu lernen: Sind die Kinder erwachsen, dann lassen die Affenmenschenmütter ihre Kinder los und mischen sich weder in deren Leben ein noch beladen sie sich mit deren Problemen. Und überlassen die Enkelkinder voll und ganz wieder *deren* Mütter. Ohne Kinder zu verhätscheln, zu verwöhnen, zu nudeln und alles besser wissen zu wollen...

Gesundheitsgesetz der Natur:

Sind die Kinder erwachsen, so ist es für die Kinder wie für die Mütter das Beste, wenn sie sich möglichst für sich halten und ihr eigenes Leben führen.

Und wenn sie mal heimlich bei der Liebe zusehen – ist's auch kein Grund, sich ein Bein deswegen auszureißen.
Bei den Affenkindern gibt's kein »Ich mag nicht« oder »Ich eß' lieber ...« Die Mutter

Wenn der Menschenmann erregt ist, ist bei Schlechtkostessern leicht eine Vergewaltigung möglich, so unbedingt will er eindringen. Wenn ein Affenweibchen nicht will, läßt das Männchen sofort von ihr ab, auch wenn es schon aufgesetzt hat. Dieses Verhalten liegt in unseren Genen ebenfalls verankert, wie UrKöstler immer bestätigen.
Diese Studie bestätigt es:

Diät im Gefängnis senkt Gewaltbereitschaft
Wenig Fleisch, viel Früchte und Gemüse
(Deutschlandfunk am 26.11.96 in der Reihe „Wissenschaft am Morgen")

reicht dem Kind, was sie selbst ißt - und das Kind ißt wie selbstverständlich, was ihm geboten wird.[4100, 4201] Und falls Du die erwachsenen Schimpansen genau bei ihren Bewegungen beobachtest, dann vermagst Du auch mich noch auf etwas hinzuweisen, was ich im Kap. 8 vergessen habe anzuführen: daß den Affen eine UrBewegung besonders viel Freude zu machen scheint: mit einer Hand am Ast hängend, sich im Schultergelenk etwa 180 Grad um sich selbst zu drehen ...

4.3 Lege Deine Hochnäsigkeit als Mensch ab | Einfachheit ist das Resultat der Reife (Friedr. Schiller)

384 »Du willst mir also in gewisser Weise Affen als Vorbild hinstellen«, sagst Du. [4003ff, 4101, 4009f, 4102]

Auf jeden Fall können wir viel von ihnen lernen, wenn wir sie aus einem neuen, ehrfürchtigen Gesichtswinkel anschauen. Vor allem, daß kein Affe zu einem höherrangigen Affen rennt, um ihm sein Wehwehchen zu klagen und diesen darum bittet, ihn zu behandeln, wenn er mal von einem anderen Affen gebissen wurde. Wenn der Affenmensch verwundet wird, leckt er selbst seine Wunden. Und da uns jedes Gefühl für ein natürliches Verhalten durch die sich bis in wahnsinnige Exzesse steigernde Zivilisation ausgetrieben wurde, müssen wir uns an die Tiere halten. Um im Sinne der UrTherapie noch genauer aus dem Verhalten der Affen zu lernen, haben Prof. Moeller und ich uns an einem Feldprojekt der Universität Barcelona unter dem bekannten Primatenforscher Prof. Sabater Pi beteiligt. Die Präambel zu diesem Forschungsvorhaben mag Dir erklären (und Dir Dein Unbehagen darüber nehmen), daß ich Dir in diesem Buch die Affenmenschen als unsere Lehrmeister darstelle:

385 *»Die Mechanismen, die das menschliche Verhalten beherrschen, seine evolutionären, Naturanpassungs- und Lernprozesse, kann man nur noch im Verhalten unserer äffischen Verwandten erkennen. Sie erschließen uns den einzig wissenschaftlichen Weg, objektiv herauszufinden, welchen Basismodellen der Mensch unterliegt.«* Sabater Pi

Also, nun stell mal allen Stolz und alle Vorurteile zurück und denk daran, wie lächerlich Du es heute findest, daß Kopernikus sein Buch 20 Jahre in der Schublade versteckte. Weil er das von ihm begründete heliozentrische Weltsystem den Menschen nicht zumuten konnte oder durfte. Welche die Erde - hoffärtig wie sie waren - als einzigen Nabel der Welt ansahen. Auch Darwin[4511] überlegte lange, ob er seine Selektionstheorie der Abstammung von Menschen und Affenmenschen von einem gemeinsamen Vorfahren veröffentlichen sollte. Heute ist das schon alles selbstverständlich geworden. Wenn ich nun hier die praktischen Folgerungen aus den Erkenntnissen ziehe, daß sich eben nicht die Sonne um die Erde dreht und wir deshalb keinen Grund haben, auf uns eingebildet zu sein, und wir von den in der Natur verbliebenen Tieren lernen können, dann ist das doch eigentlich nur folgerichtig. Oder? Ich jedenfalls scheue keinen Vergleich mit Tieren - ich liebe nämlich Tiere! Durch näheres Erforschen der Affenmenschen lernen wir unsere Impulse, Antriebe - vielleicht sogar unsere Bestimmung näher erkennen. Ich meine:

Wir können vor allem das von ihnen lernen: Bescheidenheit, Genügsamkeit und einsichtiges Verhalten der Natur gegenüber. Die sie nicht zerstören, sondern ihr nur das entnehmen, was sie an Nahrung für sie vorgesehen hat. Wir können dadurch lernen, daß es nichts als menschliche Überheblichkeit ist, die uns glauben machen will, wir wären im Gegensatz zu den anderen Lebewesen Ausnahmegeschöpfe. Und dürften uns u.a. anmaßen, unsere Nahrung nach unserem Gutdünken zusammenzustellen, oder nur das auszuwählen und so herzurichten, wie es uns gefällt und schmeckt.[4007]

Darüber hinaus möchte ich z.B. von der Forschungsexpedition gerne erfahren, ob die Affenmütter ihre Babys im Schlafnest auf den Bauch legen, weil die Ärzte annehmen, die Bauchlage sei für den plötzlichen Kindstod verantwortlich. Ich möchte wissen, ob und welche Pilze und giftige Blüten sie essen, wie lange sie ihre Jungen säugen und, und, und. Das alles läßt wichtige Rückschlüsse auf so manch dummes Tun bei uns Menschen zu. Sehen wir uns deshalb die Lebensweise der uns am nächsten stehenden Affenmenschen mal etwas genauer an: der Gorillas und der Schimpansen, der Zwergschimpansen (Bonobos) und Orang-Utans:[4001, 4400f]

Nur ganz selten nehmen unsere Vettern Wasser pur zu sich. Dann tunken sie Blätter in hohle Baumstümpfe und lutschen nach einem Regen daran und lecken sie dann ab.[4014, 4302f]

Beim Essen machen sie uns etwas vor: Sie unterhalten sich dabei nicht untereinander, sondern konzentrieren sich voll auf die sorgsamst von ihnen ausgewählte Nahrung. Wobei sie alle faulen oder unschönen Teile abtrennen, um sie dann sehr ausgiebig zu kauen.

Nur die Mütter dulden ihr Kind neben sich, das sich ebenfalls seine Nahrung nach dem Beispiel der Mutter zu suchen und eigenständig dem Mäulchen zuzuführen hat. So lernt das Kleine, daß immer genug an Essen vorhanden ist, wenn es sich darum bemüht und gewinnt so schnell das Urvertrauen in die es versorgende Natur. Es wird sich deshalb nie ängstigen, daß es mal Sorge um seinen Lebensunterhalt haben oder gar dafür arbeiten müsse.

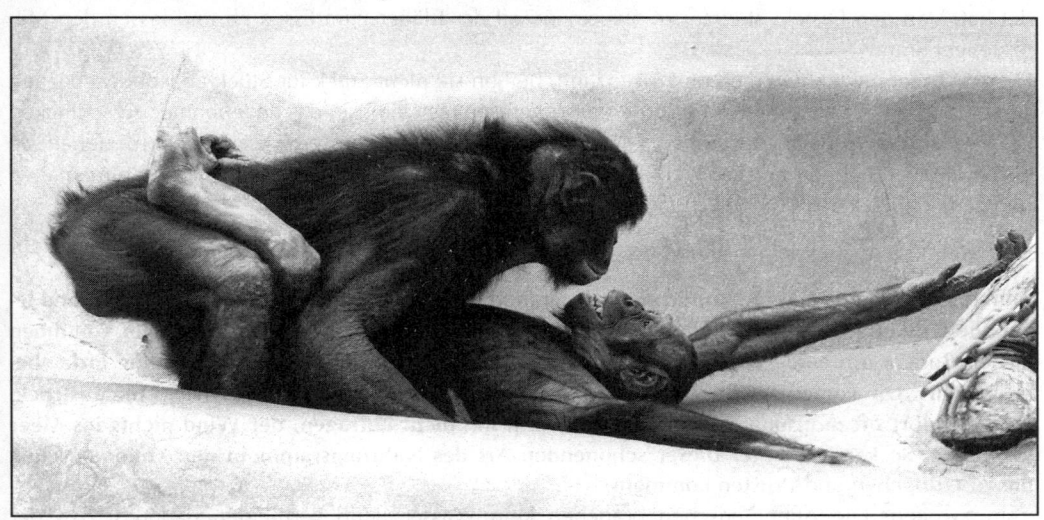

»Hach - wie verführerisch-verwegen Du Dir heute Dein Haar über die Stirn gestrichen hast!«   Foto: Prof. de Waal, Emory University

Die Grundnahrung für die Affenmenschen besteht aus [4008, 4206f, 4304f]

- Wildem Sellerie- vergleichbar unserem Giersch (12)
- Galium (in Afrika so saftig, daß sein Saft vom abgebrochenen Stengel hervorschießt.
- Verschiedenen Nesselarten
- Disteln - vergleichbar unseren Kohlgänsedisteln (53)
- Bodenkräutern, die jeweils einander abwechseln
- Bambussprossen – vergleichbar unseren Möhren
- Brombeerblüten, -blätter und frischen Beeren

Die Affenmenschen lieben so wie wir Abwechslung im Geschmack. (Tja, irgendwo müssen wir Menschen das ja herbekommen haben!) Haben sie fünf Minuten von einer Pflanzenart gefuttert, geht's zur nächsten über. Auch beim »Wie-es-Essen« können wir für die UrKost etwas lernen: Die geliebten Selleriearten werden nämlich von ihnen nicht einfach ausgerissen und in den Mund gesteckt, sondern es wird sorgfältig, ohne die Wurzel zu beschädigen, jeweils ein Teil der oberen Pflanze abgezupft, die vergilbten und verdorrten Teile ausgelesen. Dann brechen unsere Vettern die saftigen Stengel so, daß sich gleich die ersten zähen Hautteile davon abziehen lassen. Ein zweites Brechen -

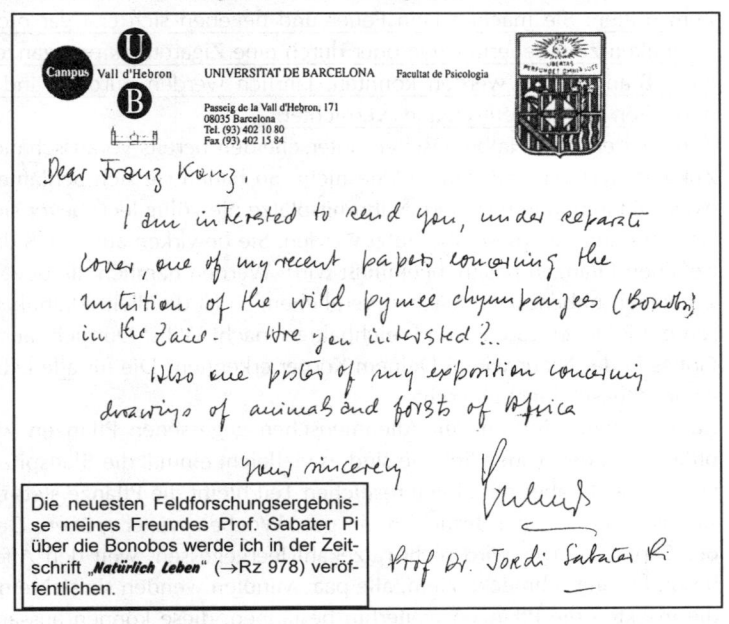

> Die neuesten Feldforschungsergebnisse meines Freundes Prof. Sabater Pi über die Bonobos werde ich in der Zeitschrift „Natürlich Leben" (→Rz 978) veröffentlichen.

Campus Vall d'Hebron   UNIVERSITAT DE BARCELONA   Facultat de Psicologia
Passeig de la Vall d'Hebron, 171
08035 Barcelona
Tel. (93) 402 10 80
Fax (93) 402 15 84

Dear Franz Konz,

I am interested to send you, under separate cover, one of my recent papers concerning the nutrition of the wild pygmee chimpanzees (Bonobos) in the Zaïre. Are you interested?...

Also one poster of my expedition concerning drawings of animals and forests of Africa

Yours sincerely

Prof. Dr. Jordi Sabater Pi

und nun können sie die zähen Fäden in der Gegenrichtung abreißen. Probiere mal Deine Geschicklichkeit bei unserem potenzkräftigenden Wiesen-Bärenklau (Kap.9.97, Abb.4), der auch, wie der Rhabarber, diese zähen Oberhautteile besitzt.

Das Labkraut ballen sie sich zu Knäuelchen zurecht (wie ich Dir das bereits beim Gras vorgeschlagen habe) und schieben es so in den Mund, es nur leicht ankauend, bis sich genug Speichel gebildet hat. Von den Disteln streifen sie nur einen Teil der Blätter zum Essen ab und lassen den Mittelstengel dran.

Harte Wurzeln, wie etwa die von Löwenzahn, beißen sie nicht Stück für Stück ab, sondern ziehen sie durch die Zähne und gewinnen so eine Art geraspeltes Gemüse, das angenehmer zu schlucken ist. Die Blätter von sich rankenden Pflanzen, vergleichbar mit unseren Zaunwinden, ziehen sie durch die Hand ab. So entsteht ein kleiner Strauß zwischen den Fingern, den sie zusammenfalten und gemächlich kauend in den Mund schieben.

385 Und nun höre noch, wie die »dummen Affen« mit ihrem kleinen Lebensraum umgehen.

Zum ersten: Sie essen keine Kulturpflanzen, graben deshalb nicht das unterste nach oben und legen die Erde ohne ihre lebensschützende Schicht blank. Ab und zu geht mal ein Finger von ihnen in den Boden, um eine Wurzel zu lockern, das ist auch schon alles, wodurch sie die Erde »beschädigen«. Die Folge: Der Boden kann so durch die unbarmherzige Sonne Afrikas nie austrocknen, der dort oft monsunartig starke Regen kann ihn nicht abtragen, der Wind nichts ins Meer verwehen. So kann es unter dieser schonenden Art des Nahrungssammeln der Affenmenschen nie zu Ödflächen und Wüsten kommen.

Zum zweiten: Die Affenmenschen brauchen kein Wasser. Und vermeiden dadurch, daß der Grundwasserspiegel ihres Lebensraumes sinkt und damit eine baum- und grünlose Steppe entsteht. Angenommen, sie würden mit dem in Afrika so knappen Wasser so verschwenderisch umgehen wie wir. (Nur wenn es geregnet hat, zerkauen sie schon mal ein paar Blätter und tauchen sie als »Schwamm« ins Wasser eines Baumstumpfes und saugen es aus.)

<u>Zum dritten: Sie machen kein Feuer und begeben sich erst gar nicht in die Gefahr, daß mittels Techniken zum Feuermachen oder durch eine Zigarettenkippe ganze Wälder Opfer von Flammen einer Brandstiftung werden könnten. Jährlich werden durch Brände in der Welt Wälder in der doppelten Größe Deutschlands vernichtet.</u>

Zum vierten: Die Halbmenschen unterscheiden bereits vorausschauend, welche Pflanzen für ihre Zukunft wertvoll sind und welche nicht. So bauen sie sich Schlafnester nie aus Pflanzen, die sie essen. Zudem futtern sie ihre Nahrungsplätze nie völlig leer, bevor sie weiterziehen. So verhindern sie nicht nur, daß diese übernutzt werden. Sie bewirken auch, daß dadurch das Wachstum der betroffenen Pflanzen positiv beeinflußt wird. Werden nämlich die bevorzugten Eßregionen mit nahegelegenen unbenutzten Flächen verglichen, so ist deutlich erkennbar: wo gegessen wurde, wachsen die Pflanzen rascher und reichhaltiger nach! Willst Du nicht auch die vorausschauende Hand Gottes in der Natur wie in Deinem Körper erkennen? Die für <u>alle</u> Lebewesen sorgend plant. Solange der Mensch nicht eingreift.

Zum fünften: Die von den Affenmenschen gegessenen Pflanzen werden stets nur teilweise gepflückt. Bei der wilden Sellerie sind es vielleicht einmal die Blattspitzen, ein anderes Mal ein Stück vom Stengel - aber mit einem restlichen Teil bleibt die Pflanze stets dem Boden erhalten - so kann sie bis zum nächsten Besuch in ein paar Wochen weiter grünen. Dem dient auch das Behandeln des Eßplatzes: Der wird nicht ratzekahl leergegessen, weil den Affenmenschen eine Pflanzenart besonders gut schmeckt. Nein, alle paar Minuten wenden sie sich einer anderen Art zu. So können die Insekten die Pflanzen weiterhin bestäuben, diese können aussamen und stets reichlich nachwachsen. Während wir Menschen im Gegensatz dazu ohne Rücksicht auf den Erhalt unserer Erde vor allem nur einer Nahrungsart den Vorzug geben: dem Fleisch von Tieren. Für die wir die Wälder niederholzen, um Weideland zu schaffen und für die wir Pestizide bedingende Monokulturen von Mais und anderen Futterpflanzen anbauen, um sie zu füttern.

Wußtest Du das schon?:
Die Orang-Utans bauen sich aus Zweigen ein Nest gegen den Regen und flechten sich einen Hut aus Laub, den sie sich über den Kopf legen. Pfadfinder könnten es nicht besser machen.

»Wie groß ist der immunologische Abstand zwischen Mensch, Schimpanse und Gorilla?«

Die Frage sollte eher lauten, wie gering ist er; denn das genetische Material dieser drei Arten ist fast identisch. Das heißt, wir sind mit beiden Arten näher verwandt, als Zebra mit Pferd oder Hund mit Fuchs! Die Menschenaffen stehen uns Menschen blutmäßig so nahe, daß wir bezüglich der Körpersäfte nicht voneinander zu unterscheiden sind.[9692] Genau 98,4% unserer Gene teilen wir mit den Schimpansen - doch der äußere Unterschied läßt uns dessen nicht so bewußt werden. Es ist wahrscheinlich daß nur das durch eine kleine genetische Mutation ausgelöste Sprechvermögen uns Menschen zu dem machte, was wir heute sind. Alle übrigen Anlagen dazu sind auch bei den Menschenaffen genauso vorhanden.

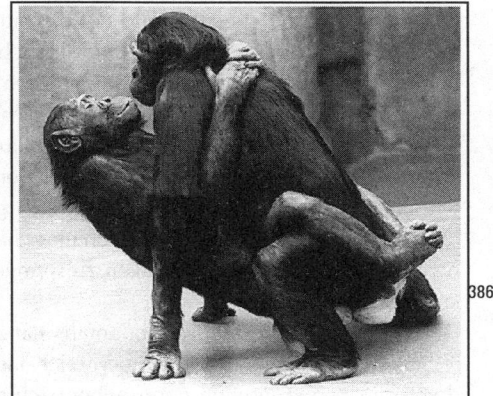

»Keine Sorge, Liebling, für Dich ist mir keine Anstrengung zu viel.« Foto: Prof. de Waal, Emory University[9692]

Die Verwandtschaft ist also so eng, daß unsere Babys noch immer den kräftigen Greifreflex in den Händchen besitzen, mit dem sie sich vor Millionen Jahren in den Haaren ihrer äffischen Mütter festgekrallt haben.

»Aber wir sind keine Gorillas! Da ist es doch durchaus anzunehmen, daß wir Menschen uns in dieser langen Zeit auch genetisch etwas verändert haben. Darauf weist unter anderem doch hin, daß Säugetiere im allgemeinen siebenmal so alt werden wie ihre Reifezeit. Die Reife beim Gorilla liegt zwischen 7 und 10, beim Menschen aber bei 15 bis 18 Jahren. Das normale Lebensalter der Gorillas liegt also zwischen 50 und 70 Jahren, das der Menschen mithin bei 100 bis 125 Jahren.«
Aber an einem können wir nicht rütteln:
Wir besitzen bis auf die kleineren Eckzähne fast das gleiche Gebiß wie die Gorillas und Schimpansen. Das bedeutet: Wir sind von der Natur für das gleiche Essen vorgesehen! Selbst die feinen Höcker und Kerben auf den Backenzähnen gleichen sich wie ein Ei dem anderen.
Und nimm zur Kenntnis, daß die anthropoiden Affen das gleiche Blut wie die Menschen besitzen - was kein Beweis für die gemeinsame Abstammung sein muß - wohl aber für die Pflanzenessereigenschaft des Menschen.

»Halt! Die Menschen unterscheiden sich auch noch von den anderen Tieren und besonders den Affen dadurch, daß sie sich nicht nur von hinten begatten.«

<u>Da bist Du nicht vollständig informiert: Die Zwergschimpansen lieben sich von Gesicht zu Gesicht - was sie nach Meinung der Forscher so besonders vergleichbar mit den Menschen macht. Und die Weibchen beginnen schon mit acht Jahren, sich begatten zu lassen.[4203]</u>
Vielleicht solltest Du mal hören, wie die Bibel das fein beobachtet hat:
Denn es gehet dem Menschen wie dem Tier / Wie dieses stirbt, so stirbt er auch - / Und alle haben einen Odem / Der Mensch hat nichts mehr denn das Tier, denn alles ist eitel. / Es fähret alles an einen Ort, es ist alles aus Staub gemacht und wird wieder zu Staub. (Prediger 3,19)

Gorillas z.B. essen über 100 verschiedene Pflanzenarten[4308], darunter etwa ein Drittel bitter schmeckende. In der Hauptsache aber: wilder Sellerie (Giersch), wilde Möhren, Nesseln, Bambussprossen, Baumknospen, oft Blätter, junger Farn, die unteren Stengel von Gras (Seggen), dessen Samen oder das innere Mark von Lobelien oder Bananenstauden, das ziemlich bitter schmeckt.

Noch im Zoo sind sie ganz wild auf die bitteren Eichenzweige nebst den Blättern. Sie essen auch die Rinde von den Fichtenästen und die Fichtennadeln. Daneben Wurzeln, Stengel und Blätter von Disteln, Schößlinge und Farn. Und natürlich Früchte und Beeren.

Stille Lebensfreude kannst Du übrigens auch von ihnen lernen.

Wenn Du etwas von den Affenmenschen für Dein Leben gewinnen willst, dann laß Dir mal kurz schildern, wie z. B. die Gorillas morgens den Tag beginnen. Wobei Du Dich daran erinnern magst, wie das so bei Dir vielleicht heute morgen gewesen ist, als Dich Dein Wecker aus dem Schlaf herausgerissen hat. Und Du schon nach einer halben Stunde noch schnell im Stehen Deine Tasse Kaffee heruntergespültest, um in den Wagen zu springen und Dir vom Stau auf den Straßen die ersten Nervenkräfte rauben zu lassen.

Die Gorillas gehen den Tag jedenfalls ganz gemütlich an, recken und strecken sich ausgiebigst, reiben sich die Augen aus, säubern sich langsam, gehen mit dem Finger, noch liegend, sorgsam durch die Zähne, greifen dann neben sich zu den ersten eßbaren Blättern, die Mütter stillen ihre Babys, die größeren Halbmenschen pflegen ihr Fell, und wenn der Rangälteste dann seinen Schlafplatz verläßt, bricht man gemeinsam zum Wandern auf. Was ich damit sagen will:

Sieh zu, daß auch Du Deinen Tag ohne Hektik beginnen kannst.

»Kaffeetrinken im Bett - das kann ich mir höchstens sonntags erlauben«, meinst Du.

Du hast doch bereits gehört: Die Affenmenschen trinken so gut wie nie!

»Was sagst Du? In dieser Affenhitze in Afrika quält sie kein Durst?«

> Lieber Franz Konz,
> nach dem Aufnehmen der UrMedizin hat sich mein Nierenstein schon seit vier Jahren nicht mehr gemeldet. *Thomas Klein, 01157 Dresden, Hebbelstr. 19*

388 Nein. Pflanzen und Früchte enthalten im allgemeinen genug Wasser, um ihn zu stillen: Vorausgesetzt, man ißt sie in ihrem Naturzustand und nimmt kein Salz dazu. Das Salz in Deinem Körper ist es, das Dich Zivilisationsmensch nach Trinken verlangen läßt.

Nach dem Frühstück ziehen die Affenmenschen für einige Zeit durch die Gegend - nie weiter voneinander entfernt als auf Rufweite. Hierbei suchen sie meist nach besonderen Leckerbissen.

»Also fette Würmer, Vogeleier, knackige Käferchen oder saftige Kröten... brr!«

Nein - so etwas führt sie überhaupt nicht in Versuchung. Die Gorillas z.B. lassen andere Tiere vollkommen in Ruhe! Selbst wenn sie dicht an einer Taube vorbeilaufen, die in ihrem Nest hockt. Als Leckerbissen betrachten sie Früchte und Beeren. Und das Mark von Veronien nebst Blüten.

Eier lassen sie völlig kalt. Gegen Mittag nehmen sie sich Zeit, gemeinsam mit den anderen ein ausgedehntes Ruhepäuschen einzulegen. Man döst, schläft, läßt sich von der Sonne wärmen, die Jungen auf sich herumspielen, tollt mit ihnen herum oder man pflegt einander Haare und Haut. Der Anführer bestimmt schließlich, wann wieder aufgebrochen wird. Dann klettern alle Babys ihren Müttern auf den Rücken und der Trupp setzt sich wieder in Marsch. Im Wald gehen sie meist hintereinander. Haben sie ein neues Plätzchen erreicht, wo sich's gut speisen läßt, dann wird wieder geschmaust, bis es dämmrig wird. Wenn der Gruppenführer - meist ein auf dem Rücken silbrig behaarter Gorillamann - damit beginnt, Zweige aus dem Geäst zu brechen, folgen bald alle seinem Beispiel und bauen sich ihre Schlafnester zurecht. Sie dösen oder schlafen etwa 13 Stunden - von Sonnenuntergang bis Sonnenaufgang und laufen durchschnittlich 15 Kilometer täglich. Die Gorillas essen am liebsten Blätter. Im Zoo erhalten sie im Sommer das Laub von Platanen, Ahorn und Eiche. Blätter essen sie so gern, daß sie auch die von Holundersträuchern nehmen, die selbst von den auf Laub versessenen Giraffen verschmäht werden.

»Scheint ja eine recht friedliche Gesellschaft zu sein,[4307] Deine Halbmenschen«, meinst Du, »und wurden doch bis vor kurzem noch gnadenlos abgeknallt.«

389 Nur wenige Hundert dieser edlen Tiere haben überlebt. Ihre Tage sind gezählt. Eine Schande für das Untier Mensch! Nach Ges. Gesetz

Gesundheitsgesetz der Natur:

Tiere in der freien Natur machen keine Fehler! Deshalb ist es ratsam, sich nach ihnen und nicht den Menschen zu richten.

»Sag mir auch mal, was die Schimpansen zu sich nehmen«, sagt Du.

Ich will Dich mit der Aufzählung all der vielen Arten von Wildpflanzen, Blättern von Bäumen und afrikanischen Früchten hier nicht langweilen. Ich habe deshalb die Ergebnisse der Feldforschungen mal kurz gefaßt unten in Gruppen zusammengestellt.

Bei der Nahrungssuche legen sie täglich etwa eine 30 km-Wegstrecke zurück. Sie essen dabei über 200 verschiedene, meist bitter schmeckende Pflanzenarten.

Die Zwergschimpansen[4102] sind noch flinker und leichter als die Schimpansen und essen etwas mehr Früchte als Blätter, weil es ihnen möglich ist, auch in die hohen Bäume zu klettern. Vor allem essen sie von den grünen Wildpflanzen am liebsten die Kletterpflanzen. In den südlichen Ländern sind die meisten Blätter recht hart. Aber z.B. die Trichterwinden - unserer Zaunwinde ähnlich - besitzen weiche und sehr saftige Blätter und Blüten. Verschiedene Forscher sehen die Bonobos als die uns Menschen morphologisch und biochemisch am nächsten stehende Affenart an, wenn sie auch den größten Teil des Tages in den Bäumen verbringen.[4205]

Ab und zu greifen sie mal zu einem Erdwurm oder einer Raupe. Außerdem laufen sie als einzige Affenmenschenart auch längere Strecken sicher auf zwei Beinen.[9692]

Bonobo-Halbmenschen — Foto: Prof. de Waal, Emory University
»Hm, so schön wie ein Mannequin bin ich nicht - dafür brauch' ich aber nicht so affig gekleidet auf Laufstegen mit den...«

Auch Tiere haben eine Seele
Wenn es auch die Wissenschaft abstreitet. Das es so ist, weiß jeder, der einen Hund hat.

Erstaunlich ist aber, daß Mütter in der Rangfolge oft über männlichen Bonobos stehen - was bei den großen Schimpansen nie vorkommt. Bei letzteren steht auch der niederstrangige Mann immer noch über einem Weibchen. Das könnte zum Nachdenken anregen: Wie bei allen Affenarten, so gibt es auch bei den Bonobos (Zwergschimpansen) keine Homosexualität.

Im Gegensatz zu den Menschenfrauen verkehren die Schimpansenfrauen nur um die Zeit, in der sie empfängnisbereit sind - etwa sechs Tage lang -, dann aber jeden Tag. Da ein Männchen stets eine kleine Gruppe von Damen führt, ist er an diesen Tagen ganz schön gefordert.

Ich stelle Dir nun nach Gruppen zusammen, was die uns am nächsten stehenden Affenmenschen durchschnittlich zu sich nehmen und gliedere dies in Prozentzahlen nach Gewichtsanteilen auf:

Nahrungszusammensetzung der Menschenaffen	Tropenfrüchte Beeren	Sprossen Blätter Wildpflanzen	Wurzeln Samen	Gallen Rinden	Blüten	Kleingetier
Zwergschimpanse	80%	18,5%	(bisher keine Beobachtung möglich)			1%
Schimpanse	58%	21%	9%	5%	4%	1,6%
Gorilla	20%	70%	4%	0,5%	5%	0%
Orang-Utan	50%	30%	5%	5%	10%	0%
Durchschnitt	52%	35%	4%	3%	5%	0,6%

391 Siehst Du, da erkunden nun die Affenforscher präzise und pingeligst all diese Daten und Verhaltensweisen der Affenmenschen[4004ff]. Aber ist es einem von ihnen bis heute eingefallen, daraus Schlüsse für uns Menschen zu ziehen? Warum ist es keinem Wissenschaftler gegeben, über sein Wissenschaftsgebiet hinaus zu denken? Und gar mal für einen Tag genau das zu essen, was der Bruder Affenmensch vorißt und dann zu sehen, ob man ebenfalls davon satt wird! Nein, das fiel bis heute keinem ein. Man kostet höchstens mal etwas, um festzustellen, was die Pflanze für einen Geschmack hat, und spuckt es danach schnellstens wieder aus. Sinnlich etwas zu erfahren, das lassen die Forscher bei sich niemals zu. Nur hinsichtlich des sozialen Verhaltens der Affenmenschen deutet man schon einmal vorsichtig an, daß menschliches Verhalten in gewissen Beziehungen dazu stehen könnte. Was war das für ein Aufschrei der Eitelkeit! Seinerzeit, als Darwin die enge Verwandtschaft zwischen Affenmenschen und Menschen aufwies.

Was meinst Du, was ich bei Wildpflanzenwanderungen für Schwierigkeiten habe, die Menschen dahin zu bringen, nur probeweise von einer Wildpflanze ein Stückchen abzubeißen: »Kann man das auch wirklich?« Was hat die Zivilisation nur für verängstigte, lebensschwache Geschöpfe aus uns gemacht!

Ist doch klar: Wenn die Affenmenschen so essen, dann ist es klar, daß die Schöpfung für uns in etwa die gleiche Nahrung (und diese auch in den gleichen Anteilen) für uns bestimmt hat.

Nach vorstehender Tabelle wären dies: 50% Früchte und Beeren, 35% Wildpflanzen, Blätter, Sprossen, 14% frische Nüsse, frische Samen, Wurzeln, 1% tierische Nahrung (ein Anteil, der so gering ist, daß Du ihn getrost vergessen kannst.

Wenn wir zu diesem erforschten Zahlenmaterial nun noch unseren gesunden Menschenverstand hinzunehmen - wie wir das bislang mit bestem Erfolg hier in diesem Buch bisher gehalten haben und halten sollten -, dann müssen wir uns sagen: Wir stehen bezüglich der Intelligenz und dem Äußeren nach, nur der Gruppe der Schimpansen näher als der Gruppe der Orang-Utans und Gorillas. Die Schimpansen und Bonobos essen aber nur so um die 20% Blätter und Wildpflanzen. Weshalb ich folgende Anteile für erstrebenswert halte:

391 | **Das etwa ist die Dir von der Natur (und somit von Gott) grundsätzlich bestimmte Nahrung:**
etwa	75%	Früchte (möglichst mit großem Anteil aus den Tropen) und Beeren, roh (→Rz 801)
etwa	20%	Blätter, Wildpflanzen, Sprossen, Blüten, roh
etwa	4,5%	frische Samen, frische Nüsse, frische Wurzeln, roh
etwa	0,5%	Insekten, roh *) →

*) Wenn unsere Affenvettern (bis heute) und unsere Urahnen seit 30 Millionen Jahren ab und zu mit Insekten mit Genuß gefuttert haben, so, könnte man sagen: unsere Verstoffwechselung bedarf ihrer. Sicher, der Anteil ist so unwesentlich, daß die ob solchen Sagens Bestürzten getrost darauf verzichten können. Aber in 100 Jahren könnte vielleicht jemand darauf kommen, wie viele wichtige Lebensstoffe im Chitinpanzer der Insekten vorhanden sind.[6021, 6140, 9108, 9490a, 6139]
Und daß ausgerechnet diese feinen, aber höchst wirksamen Stoffe es sind, die Dir den letzten Kick zum schnellen Gesundwerden zukommen lassen...

Das gilt jedoch nur, wenn wir Wildpflanzen als Teil unserer Nahrung wählen. Nehmen wir Kulturpflanzen (Salate und Gemüse) an deren Stelle, so sollte dieser 20%ige Anteil - wegen der viel geringeren Lebensstoffe darin - wesentlich höher liegen. Das Essen von Fleisch lasse ich bewußt außen vor, weil ich gewichtige Gründe dafür habe, anzunehmen, daß die Schimpansen von den Forschern dazu animiert worden sind. (Siehe unbedingt LV 4207) Und auch den Insektenanteil magst Du unbeschadet weglassen, wenn Du genügend Blätter und Wildpflanzen möglichst ungewaschen, also mit allen Mikroben und allen Absonderungen von Kleinlebewesen darauf ißt.[6139 a+b] Werdende Vegetarier-Mütter mögen sich zur Auffüllung des Vitamin B_{12}-Bestandes zwecks Beruhigung ihrer Ärzte ab und zu von ein paar Waldameisen die Säure auf einen dünnen Strohhalm spritzen lassen und ihn dann ablutschen.[6139]

Und weil Deine urzeitlichen Vorfahren Jahrmillionen nach etwa diesem Schema gefuttert haben, bist Du darauf ebenfalls so geeicht, daß es Dir bei dieser Art der Ernährung am besten geht.

392 Ich schließe zurück auf den Menschen: Der war aufgrund geringfügiger körperlicher Veränderungen im Verlauf seiner Absplitterung vom Uraffenstammvater Proconsul (aufrechter Gang, verkürzte Armlänge, einwärts gedrehter Daumen) nicht mehr so geschickt in den Baumwipfeln wie Zwergschimpanse,

Schimpanse und Orang-Utan. Das beweist auch unser Fuß, der weitgehend seine Funktion zum Festhalten im Geäst eingebüßt und sich voll dem Laufen auf ebenen, aber welligen Flächen angepaßt hat. So sind wir Menschen im Laufe der Evolution mehr zum Leben auf dem Boden übergegangen. Infolgedessen wendeten wir uns wahrscheinlich auch mehr den Pflanzen des Erdbodens zu. Wir waren möglicherweise auch nicht mehr zur Jagd behende genug: Falls es jemals Gewohnheit bei den Primaten gewesen sein sollte, gelegentlich flinken Paviankindern mit Eßgelüsten nachzustellen. Dem Gorilla ist dies aufgrund seines schweren Körpers sowieso nicht möglich.

So war der Homo erectus nicht mehr fähig, sich so viele Früchte im Baumwerk zu holen wie diese 393 Primatenarten. Vielleicht war er auch beweglicher als der noch behäbigere Gorilla, der für seine Größe und umfangreiche Körpermasse besonders viel des in den Wildpflanzen vorhandenen höchstwertigsten Eiweißes unter allen Proteinen bedarf. Ich schließe also, daß wir uns hinsichtlich unserer Ernährungsweise richtig und natürlich verhalten, wenn wir uns in etwa an die vorseitig aufgestellten Werte halten. Was nun nicht heißen soll, alles so ganz genau zu nehmen. Es macht gar nichts, wenn der eine oder andere Teil der drei Nahrungsarten mal niedriger oder höher ausfällt. Es geht nur darum, daß die Richtung allgemein stimmt.

Die Forscher haben auch ermittelt, daß die Gorillas in der Hauptsache bittere Pflanzen futtern. Auch daraus sollten wir tunlichst Schlüsse ziehen und fragen: Aus welchem Grunde tun sie es wohl? Oder: Aus welchem Grunde bringt die Erde so viel bitteres Grün hervor? Vielleicht, weil es die Bitterstoffe sind, die zur reichlichen Enzymabgabe und damit den Darm zur wirksameren Verdauung reizen. Was Du von einem laschen Kopfsalat natürlich nicht zu erwarten hast... (Bitter schmeckende Wildpflanzen sind z. B.: Löwenzahn, Schafgarbe, Bibernelle, Kamille, Wegwarte, Eichenblätter, Beifuß, Wermut).

Nun besitzt Du also endlich eine sichere, unerschütterliche Basis für das Gesundwerden und 394 **-bleiben. Nun weißt Du genau, was die einzig richtige Ernährung für Dich ist. Mit dieser Erkenntnis kannst Du nun Dein ganzes Leben meistern und in ständigem Wohlbefinden verbringen.**

»Und die Affenmenschen leiden unter keinen Krankheiten?«

Gorillas und Schimpansen husten schon mal und es läuft ihnen auch die Nase, wenn sie erkältet sind. Davon haben frühere Forscher nie etwas berichtet. Es ist möglich, daß das langjährige, ziemlich enge Zusammensein der Forscher mit den Tieren die Schnupfenviren auf die dagegen nicht immunen Affenmenschen übertragen und sie deshalb sogar mehr als wir Menschen darunter zu leiden haben. [4204] Spanische Eroberer übertrugen seinerzeit Masern auf die Eingeborenen, die so schrecklich unter dieser an sich harmlosen Ansteckung litten, daß sie fast ausgerottet wurden. Falls die Spanier die Mayas nicht einfach gleich niedergemetzelt haben.

Wie dem auch sei, halten wir mal fest: Das Einschleusen von einigen Bakterienarten in andere Kontinente konnte von der Natur nicht vorausgeahnt werden. Weshalb sie keine Antikörper dafür vorsah. Die Bakterien oder Viren tragen selbst deshalb keine Schuld daran, daß sie krankmachend wirken.

Vielleicht bedeutet dies auch ein Hinweis darauf, daß der Schnupfen keine Krankheit, sondern 394 mehr eine ab und zu erforderliche Reinigungsaktion des Körpers darstellt. Schließlich nehmen die Halbmenschen, wie wir auch, trotz ihrer urzeitnahen Lebensweise selbst dann noch unvermeidbare Gifte in sich auf. Ich denke an die Auto- und Flugzeugabgase oder die Rauchschwaden, die aus zigmillionen Kochstellen und Industrieanlagen der Afrikaner hochsteigen.

Als in einem afrikanischen Distrikt (nahe des Schimpansen-Reservats) bei den Eingeborenen Kinderlähmung ausbrach, wurden auch einige Affen angesteckt. Da sie niemals Antikörper gegen die Polio bilden konnten, waren sie dieser ziemlich schutzlos preisgegeben. Bis zum Alter von drei Jahren zeigen sich bei den Schimpansen auch schon einmal Pickel um Nase und Mund. Eine Schimpansin wurde von der bei Afrikanern vorherrschenden Pilukrankheit angesteckt, die ihr eine dick angeschwollene Nase bescherte. Manchmal ist auch ihr Kot dünnflüssiger als üblich, besonders wenn die Affen, wie bei uns auch, zuviel von bestimmten Früchten essen - so berichten jedenfalls die Forscher.

»Na schön - Deine ganzen Beweiserhebungen in dieser Sache sind anerkennenswert«, meinst Du. »Aber das muß ja nicht bedeuten, daß es in der Urzeit auch so war. Vielleicht herrschten damals wirklich paradiesische Zeiten. Wo einem zwar nicht die gebratenen Tauben ins Maul flogen, wohl aber die schönsten Früchte von den Bäumen entgegenlachten und wir nicht nur zu den bitter schmeckenden Blättern und Wildpflanzen greifen müßten, um satt zu werden.«

394 Hab' ich mir auch gedacht. Und habe zusammen mit dem Tierpfleger des Frankfurter Zoos das Experiment gemacht: Bei gleichem Angebot von frischen Grünpflanzen und Obst griffen Schimpansen wie Gorillas einmal zuerst nach Blättern, ein anderes Mal zuerst nach Früchten. Im Winter griffen sie zuerst nach Obst - und wenn das gegessen war, nach den dargebotenen schlappen Salaten - die bekanntlich nach nichts schmecken. Was verständlich ist, denn die Affenmenschen essen in der freien Natur ja mit Vorliebe die ganz bitteren Blätter.

> Nicht mal die bekannte Menschenaffenforscherin Dr. Williamson besitzt genaue Kenntnis über die Menge der Nahrung, welche Affen essen. Ist das nötig zu wissen? Die Affenmenschen essen soviel, bis sie satt sind.

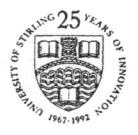

UNIVERSITY OF STIRLING
STIRLING FK9 4LA SCOTLAND
TELEPHONE 0786 473171
DEPARTMENT OF PSYCHOLOGY
Facsimile 0786 467641

Dear Mr. Konz
I am not aware of good data from chimpanzees or pygmies. And at present there is much more detailed research going on to get better estimates of the quantities of fruits which gorillas consume and disperse. But until good, uninterrupted observation of individuals is possible, we will not have good data on intake. This is even more true for the herbaceous foods which gorillas eat.
I enclose an article of gorilla diet, which I hope is of interest. It describes the diet quality only, and not quantity.
yours sincerely
Dr. E. Williamson

»He, Sohnemann, sag Mutti, sie soll wieder friedlich sein. Ich hab' ihr auch einen Strauß besonders zarter Blätter gepflückt.« Welcher Menschenmann übt sich auch heute noch in solchen Nettigkeiten und bringt der Partnerin gesunde Futterage mit? Christoph Lichtenberg formulierte es hoffnungsfroh: »Der Mensch kommt unter allen Tieren der Welt dem Affen am nächsten.«

Sobald sie im Frühjahr draußen sind, verlangen sie vorwiegend danach. Auch gegen die im Mund so stechenden Brennesseln zeigen sie sich völlig unempfindlich. Weshalb ich meine, daß auch wir sie als kleine Nahrungsquelle zu uns nehmen können.

»Stinken die Affen eigentlich nicht, wenn sie sich nie waschen?«

Nein - überhaupt nicht. Raubtiere und fleischessende Menschen stinken und ihr Schweiß riecht unangenehm, weil sie Fleisch essen, das im Darm Fäulnisstoffe erzeugt. (Die im Darm der Hegetiere aber unschädlich sind.)

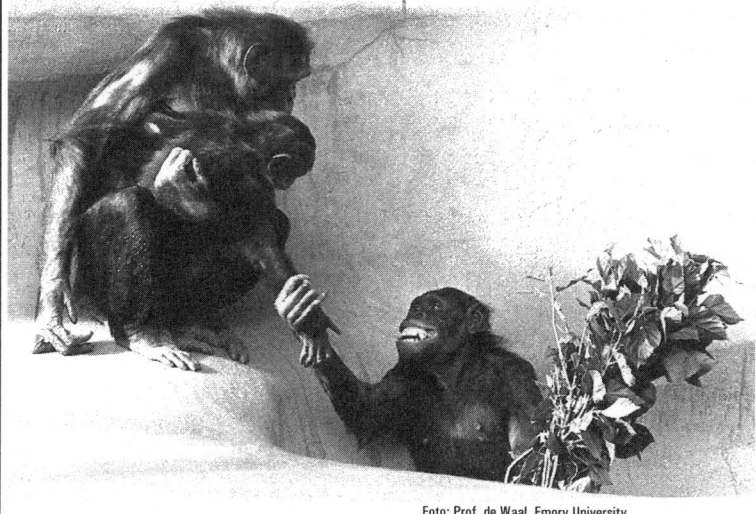

Foto: Prof. de Waal, Emory University

Ich bin dem Ameisenessen übrigens mal nachgegangen. Im chinesischen Nankin wurde ich fündig. Da gibt ein als Ameisenexperte bekannter Professor allen Menschen den Rat, viel Ameisen zu verzehren, wenn sie älter als 100 Jahre werden wollen. Der hohe Proteingehalt der Insekten schütze vor Krankheit und frühzeitigem Altern. Du mußt nur die erste Scheu davor überwinden, mal eine zu knabbern. Sie schmecken angenehm knackig und nach Zitrone. Sobald man eine (vorher zerdrückt) gekostet hat, ist die Scheu vorbei! [6139, 9108c] Sogar das Wachstum von Kindern lasse sich durch regelmäßige Ameisengerichte auf dem Speisezettel beschleunigen. Der Mann untermauert seine Thesen mit seinen Untersuchungen. So enthielten Ameisen zehnmal soviel Zink wie Sojabohnen und dreimal soviel wie das schon verhältnismäßig mineralreiche Schweinefleisch.

Und noch etwas: Affen essen meist nie gemeinsam. Sie futtern nur immer für sich allein! Jeder setzt sich in gebührendem Abstand zum anderen hin. (Falls Forscher ihnen kein Fleisch hinwerfen.) Sie können sich so in voller Ruhe auf das konzentrieren, was sie essen. Ablenkung durch dummes Gerede, unruhige Kinder, Musik oder Fernsehen vermeide also beim Essen - auch das magst Du von unserer liebenswerten Verwandtschaft lernen...

Und wenn Du Dich mal mit Freunden über dieses Thema unterhalten solltest, dann kriegst Du garantiert zu hören: »Na schön, dann stammst Du eben von den Affen ab - ich jedenfalls nicht...«. In diesem Falle konterst Du gleich: »Klar, Du hast recht. Von solch natürlichen, die Gesetze der Schöpfung gehorsam und klaglos befolgenden und friedlichen Tieren können Menschen Deines Schlags auch kaum abstammen...« [4208]

»Bekommen die Affenmenschen in der Regenzeit denn kein Rheuma?« fragst Du.

Nein, denn Gorillas und Orang-Utans nehmen niemals Fleisch zu sich. Deshalb können sie auch (wegen der nicht aufgenommenen Harnsäure) kein Rheuma bekommen. Du weißt doch inzwischen, daß die Nässe nichts mit Rheuma zu tun hat.

Forscher sahen im Gombe-Distrikt die Schimpansen manchmal auch Fleisch verzehren. Ich führe das darauf zurück, daß die Forscher Futterplätze für die Schimpansen einrichteten und Ihnen nicht nur Bananen, sondern auch Fleisch fütterten. Sie machten dies, damit sie die Affenmenschen besser beobachten konnten. Die Szene eines Films von J. Goodall offenbarte dies deutlich: Rund um das kleine Haus der Forscherstation saßen Schimpansen friedlich versammelt, jedes Tier ein etwa gleich großes Stück bereits enthäutetes Fleisch friedlich verzehrend. [4207, 4310, 4312]

Das stellt ein völlig untypisches Verhalten für gemeinsames Jagen dar! Ganz klar: Die Szenen waren gestellt, das zuvor geschossene Tier war an die Affen verteilt worden. So wurden sie an das für sie bis dahin unbekannte Fleischessen gewöhnt. Und suchten so hin und wieder, es selbst zu ergattern.

Wenn wir bedenken, daß die mit uns verwandten Affenmenschen Orang-Utan und Gorilla auch dann niemals Fleisch zu sich nehmen, wenn sie es angeboten bekommen, so ist es offensichtlich, daß uns Menschen Fleisch nicht von der Schöpfung zugedacht wurde. Wollen wir von der Natur wirklich lernen, wollen wir ihre Gesetze und die des Schöpfers bzw. Gottes wirklich befolgen und respektieren, dann sollten wir diese Schlußfolgerungen ziehen:

> »Zwischen mir und dem kleinsten Tier liegt der Unterschied nur in der Erscheinungsform, im Prinzip sind wir das gleiche, das Tier ist mein Bruder und besitzt die gleiche Seele wie ich. Dieser Gedanke der Gleichheit ist der größte, den Indien lehrte. Das Wort von der Bruderschaft des Menschen wird in Indien zum Gedanken der universalen Verbrüderung allen Lebens, aller Lebewesen bis herunter zum winzigsten Tierchen.« (Vivekananda)

Die Primatengruppe Mensch dürfte seit ihrer Entwicklung vor etwa 30 Millionen Jahren bis vielleicht um 100.000 vor der Zeitrechnung keinen Tieren nachgestellt haben. Denn: Unsere Eckzähne zum Zupacken haben sich verkleinert. In den Bäumen sind wir nicht schnell genug zum Jagen, weil sich unser Daumen nach innen dreht und auch die Füße im Astwerk nicht gut greifen können. Für eine Jagd im Walddickicht, fehlt uns wegen unserer aufrechten Haltung die Schnelligkeit. Den

Menschen wurde erst dann das Jagen möglich, als sie sich vor 100.000 Jahren Speere und vor 50.000 Jahren Bogen und Pfeil als Hilfsmittel dazu schufen. Und das auch nur in begrenzten Teilen von Afrika und später in Europa. Was nichts anderes heißt als:
Genetisch sind wir Menschen nicht auf tierische Nahrung programmiert.

397 Gesundheitsgesetz der Natur:
Wenn es richtig ist, daß unsere von der Zivilisation unberührt gebliebenen, wildlebenden nächsten Verwandten - die Affenmenschen - weder Krebs, noch Rheuma, noch andere schwerwiegende Krankheiten kennen, dann brauche ich bei einem Leiden nur zu versuchen, in etwa so zu leben wie sie. Und ein paar Wochen abzuwarten, was sich dann bei mir ändert. Geht es erfolgreich aus, so halte ich, wenn ich klug bin, weitgehendst an dieser leicht veränderten Lebensweise fest. Bin ich unklug, so kehre ich zur alten zurück.

Tue ich letzteres, und mein altes Leiden bricht daraufhin erneut wieder aus, bin ich in diesem Falle 100%ig von der UrTherapie überzeugt. Ich werde für immer auf sie schwören, was auch immer Wissenschaftler und Ärzte dagegen einzuwenden versuchen. Ich werde mich auch dann nicht durch verbildete, hochnäsige und besserwisserische Menschen davon abbringen lassen, wenn sie Tabellen, Analysen und Untersuchungen vorweisen, um mir die Schäden auszumalen, die entstehen, wenn ich mich nicht nach deren ausgeklügelten Tabellensystem ernähre. Siehst Du, das nenn' ich gesunden Menschenverstand!

398 Beobachte, was da fleucht und kreucht. Du bist religiös? Die Bibel (Hiob 12,7) sagte es schon: »Frage doch das Getier, das wird's dich lehren...« Sieh nur, wie die Tiere ihre Kinder behandeln, wie verständig und liebevoll! Hast Du sie jemals ärgerlich werden oder sie gar nach ihnen schlagen sehen? Na? Meinst Du nicht doch, daß uns Tiere in vielem Vorbild sein können? Männer die ihre Frauen schlagen sind mit Problemen überfordert. Ihre Gewalttätigkeit sucht keinen Gegner, sondern ein Opfer. Wenn frau sich entschlossen darauf vorbereitet, sich nicht schlagen zu lassen, wird es ihr auch nicht geschehen.
<u>Die UrTherapie wendet sich nur an den gesunden Menschenverstand. Und der sagt uns, daß alles, was gesund erhält, auch gesund macht.</u>
»Ich meine, wir können uns deshalb nicht nach den Affenmenschen richten, weil die doch nicht so alt wie wir Menschen werden!«
Ein gewichtiger Einwand. Nur: Wir sind keine Affen! Wir sind Primaten. Wir besitzen zwar einen gemeinsamen Stammbaum – haben aber doch verschiedene Entwicklungen durchgemacht. Wir besitzen ein größeres Gehirn und können uns angepaßter verhalten. Stehen in der Entwicklung höher als die auf allen Vieren laufenden Halbaffen, Affen und Affenmenschen. Auch was deren Körperhöhe betrifft. Jetzt machten Forscher darauf aufmerksam, daß die kleinen Primaten nur kurz leben. Und die am längsten leben, die als Lebewesenart hoch gewachsen sind. (→ „Aging: animal history" Ricklefs/Finch 1995, Scientific American Library) (Ein System, das auch nicht ohne Ausnahmen auskommt.)

399 Gesundheitsgesetz der Natur:
Alle wild lebenden Tiere - die heute ja noch wie in der Urzeit leben – erkranken so gut wie nie, wenn ihnen die Menschen nicht zu nahe kommen. Damit ist offenkundig, daß die Menschen der Urzeit, die damals genau so wie die Tiere natürlich lebten, ebenfalls keine Krankheiten kannten.

<u>Wir erkennen: Krankheiten sind von der Schöpfung (von Gott!) nicht gewollt, nicht in die Welt gesetzt, sondern vom Menschen allein verursacht. Und zwar allein durch ihre, seit der Zivilisation unnatürliche, Lebensweise.</u>
Weshalb es auch wenig Sinn und Zweck hat, wegen einer Krankheit Gott anzurufen, Dir zu helfen, oder Dich bei ihm darob zu beklagen, weshalb er ausgerechnet Dich, Dich doch so herzensguten Menschen, der nie jemandem etwas Böses angetan hat, so leiden läßt. Gott gibt Dir jedoch seine Antwort durch seine Schöpfung: die Natur. Und Du wirst ihre Stimme wahrnehmen, wenn Du Dir nur ein wenig Mühe gibst, sie zu verstehen und dann auf sie zu hören. Ich helfe Dir dabei.

Merke Dir:
Unter den harten Bedingungen der Natur wird alles Krankhafte ausgemerzt, und das schnellstens. Daher ist es als gesichert anzusehen, daß die Menschen der Urzeit sich bester Gesundheit erfreuten. Wenn wir nun herausfinden können, *wie* sich die Urmenschen damals verhielten, um gesund zu bleiben, dann schöpfen wir aus dem tiefsten Quell, der uns für das richtige Verhalten auf dieser Erde zur Verfügung steht. Mir liegt deshalb in Deinem Interesse daran, Dich der Urzeit des Menschen wieder ein wenig nahezubringen und Dich für die Stimme der Natur aufzuschließen.

»Die Nahrung der Affenmenschen sozusagen als Vorbild für unsere Nahrung hinzustellen, das scheint mir noch immer nicht ganz geheuer«, sagst Du, »denk mal nur daran, was z.B. die Gorillas für Unmengen vertilgen müssen, wenn die den ganzen Tag Blätter essen. Da sind doch kaum Kalorien drin! Ich hörte, daß so ein Gorilla 25 kg an Blättern, Früchten und Wurzeln verputzt. Nun stell Dir mal vor, wir wollten da mithalten! Wir sind doch keine Freßmaschinen!«

Dein Einwand zeigt, daß Du vortrefflich mitdenkst. Das freut mich immer besonders. Versuchen wir mal, hinter dieses Mysterium zu kommen. Aus der Literatur und meinen Recherchen im Frankfurter Zoo habe ich dazu das in der Tabelle folgende Zahlenmaterial gewonnen.

Nun leben wir nicht in der Wildnis, wir kühlen nachts unter einer warmen Decke auch nicht so ab wie ein in den kalten Tropennächten im Freien schlafender Gorilla. Der benötigt schon eine dickere Fettschicht als ein Mensch der Zivilisation. Auch bewegen wir uns nicht den ganzen Tag draußen, klettern nicht enorm kräftezehrend in den Bäumen herum, ziehen nicht 30 km täglich durch die Wildnis und brauchen deshalb wohl weniger Nahrung. Wir können also das Eßquantum der Wildnis-Gorillas weiter kürzen, wenn wir sie in Bezug zum Menschen sehen wollen. So können wir die Vergleichs-Eßmenge der 220-kg-Gorillas um etwa 1/3 vermindern. Dabei ist zu berücksichtigen: Die Forscher besitzen in der Wildnis keinerlei Möglichkeit, das Gewicht der verzehrten Grünpflanzen festzustellen. Verglichen mit der tatsächlich abgewogenen Zoo-Eßmenge an Laub von 5 kg scheinen die angeblichen 17,5 kg an grünen Wildpflanzen und Blättern in der Wildnis stark überschätzt.

Zudem können wir das Obst besser auswählen und dabei sehr kalorienreiche und sättigende Früchte wie Avocados, Durian, Nüsse, Feigen und Datteln essen. So kann man sich vorstellen, daß unser Grünpflanzen-Soll bei einem 20%igen Anteil an der Gesamtnahrung (→letzte Tabelle Rz.391) nicht mehr als 800 g betragen muß, um unseren Bedarf an Grün zu decken.

Du siehst: Wir können uns durchaus auch in den Eßmengen einem Vergleich mit den Affenmenschen unterziehen. Ein Schimpanse ißt bei einem Gewicht von ca. 70 kg täglich ca. 1,5 kg Obst und Grün im Zoo. Das kann sich mit den Eßmengen von Urköstlern durchaus vergleichen lassen. Wir können uns also guten Gewissens bei der gesamten Ernährung an die Affenmenschen und die Urmenschen halten, die in etwa gleicher Weise gefuttert haben dürften.

Die ungefähre Eßmenge (in kg) eines erwachsenen Gorillamännchens, bei einem normalen Gewicht von 220kg beträgt			
im Zoo bzw. Zivilisationsbedingungen			in der Wildnis
	mit Getränk	ohne Getränk	
Äpfel, Birnen, Kiwis, Pflaumen, Tomaten, Nüsse, Wurzeln u.a.	4	5	2,5
Orangen	1 1/2	2	
Bananen	1/2	1	
Wildfrüchte u.a.	---	---	5
Laub (Eichen, Buchen, Birken u.a.)	4	5	17,5
insgesamt	**10**	**13**	**25**
Vergleichs-Eßmengen für einen Menschen mit 70 kg Gewicht:			
ca. 1/3 =	3	4	8
davon 20% Grünanteil	0,6	0,8	1,6

(Da im Zoo auch noch andere Zusatznahrung gefüttert wird, weil die großen Blättermengen nicht immer beschaffbar sind, hatte ich die ausschließliche Fütterung mit rohem Obst und Blättern für einige Tage im dortigen Gehege veranlaßt.)

Warum die vorhergehende Enthüllung über die richtige menschliche Eßweise so wichtig ist: Wir werden immer kränker, degenerierter, anfälliger wegen der Sünden unserer Vorväter. Wir vertragen immer weniger die Zustände der Zivilisation und die immer schlechter werdende Zivilisationskost. Verstandesmäßige Überlegungen, uns davon abzuhalten, ziehen nicht.

<u>Schließlich besitzen wir im Hinblick auf unsere Affenbrüder nur ein zusätzliches Stückchen Knorpel an unseren Stimmbändern und ein paar Windungen mehr in dem Organ unseres Körpers, in dem angeblich ein Verstand beheimatet sein soll. Und dieses bißchen Mehr an Gehirnwindung benutzen wir nicht dazu, uns und unsere Kinder vor Krankheiten und uns vor der abzusehenden Erdzerstörung zu bewahren. Nein, wir nutzen sie hauptsächlich dazu, unsere Mitmenschen zu belügen und zu betrügen, unsere Mitgeschöpfe, die Tiere, zu foltern, auszurotten und gegen unsere Natur, ja sogar gegen den Willen Gottes zu töten und viele dieser Tiere als Nahrung zu mißbrauchen.</u>

Willst Du wirklich behaupten, es sei verständiges und verständliches Handeln, wenn wir diese herrliche Schöpfung Gottes in tote Wüsten und Müllhalden verwandeln?

»Findest Du nicht selbst, daß Deine Tierliebe manchmal übertrieben erscheint? Du würdest sicher nicht mal einer Fliege was zuleide tun! Und wenn abends so ein dicker Brummer ständig an der Fensterscheibe surrt und Dich nervt, was tust Du da?«

Dann hol' ich mir 'ne leere Streichholzschachtel, stülpe sie über den Störenfried und mache sie langsam wieder zu. Ich öffne das Fenster und laß ihn raus, damit er auch noch andere Leute ärgern kann, besonders solche, die mir mit unbewiesenen Behauptungen kommen und mir zumuten, ich sei so dumm, mir die Mühe zu machen, zerquetschte Fliegenleiber von der Fensterscheibe zu kratzen, wenn man es sich mit einer einfachen Methode ersparen kann...

Damit auch kein einziger Schrei der gefolterten Tiere nach draußen dringt, baut man große Betonbunker, durch die auch elektronische Lauschangriffe nicht möglich sind. Hier können dann die Herren Medizin- und Tierforscher ihrem mörderischen Handwerk nachgehen, um den Menschen erst richtig krankmachende »Heilmittel« von den Ärzten verordnen zu lassen.

Die Affen, die man in diesen Bunker verbringt, diese lebensfrohen, springlebendigen Tiere, begreifen nicht, welche Unmenschlichkeit hier am Werke ist, die sie auf kalte Gitterroste in Käfige zwingt, in denen sie sich gerade noch umdrehen können. Um dann jahrelangem Terror und Folter ausgesetzt zu sein. Hier drin:

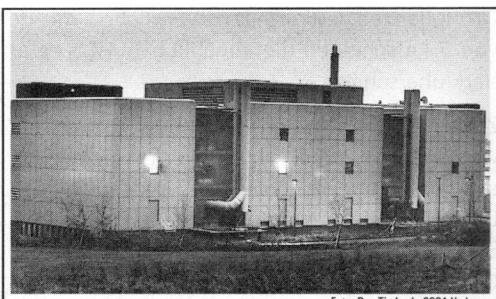

Foto: Das Tierbuch, 2001 Verlag
Deutsches Primatenfolterzentrum Göttingen. Mit Steuergeldern finanziert. Baukosten: 46 Millionen Mark. Unterhalt jährlich 8 Millionen Mark.

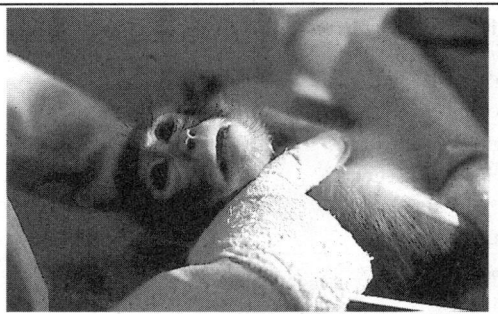

Bild: Deutscher Tierschutzbund, Baumschulallee 15, 53115 Bonn
Wieviel gräßliche Stromschläge in den Hals erträgt der kleine Körper wohl in acht Monaten bis das Äffchen vor Schmerzen krepiert ist? Aber was macht das schon?! Bestellen wir einfach eine neue Sendung aus dem Urwald!

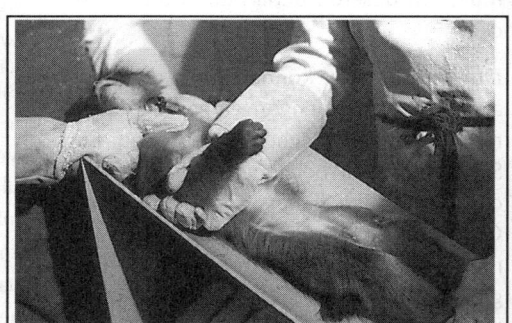

Bild: Deutscher Tierschutzbund, Baumschulallee 15, 53115 Bonn
Zweihundert? Dreihundert? Vierhundert? Hurra! Es sind 683. Wieder mal ist eine tolle wissenschaftliche Leistung erbracht worden. Jetzt noch einen Bericht darüber in Fachchinesisch und der Tierverbrecher steht kurz vor dem Nobelpreis...

4.4 Was haben wir unter der Urzeit zu verstehen?

Ich möchte dieses Buch nicht davon betroffen sehen, daß seine Lehre das Schicksal aller bisherigen Lehrmeinungen der Medizin teilt und sich als Irrtum auf dem letzten Stand des Wissens erweist. Deshalb gehe ich für die UrTherapie auf die Zeit zurück, in der es noch keine Wissenschaft gab: in die Urzeit. In die Urzeit der Lebewesen, in der die Natur noch in Ordnung und Krankheit nicht bekannt war. Die Urzeit der Menschen endet dort, wo die Zivilisation des Menschen beginnt.

»Also vor etwa 10.000 Jahren, als die Menschen erstmals mit dem Ackerbau begannen?«

Nein, ich meine, dass möglicherweise schon der Gebrauch von Steinwerkzeugen, vor etwa 100.000 Jahren, zu den Anfängen der Zivilisation gezählt werden kann. Aber das auch nur in wenigen Regionenen der Erde.

Beginnen sehe ich die menschliche Urzeit vor etwa 30 1/2 Millionen Jahren, als die ersten Stammväter von Affenmenschen und Menschen völlig natürlich ihr Leben führten. Ab da bis vor 100.000 Jahren liegt für mich die Urzeit der Menschen. Und ich behaupte: 30 Millionen Jahre lang waren die Stammväter der Menschen und vier Millionen Jahre lang die Menschen immer mit dem zufrieden, was ihnen die Natur bot.

»Du würdest besser sagen, »mußten zufrieden sein« - das träfe die Sache genauer«, meinst Du.

Nein, das sage ich bewußt nicht!

> Daß ich mich hier in diesem Buch so oft auf Analogien von uns Menschen auf die Tiere beziehe, bezweckt keinesfalls, Dich mit diesen gleichzustellen. Ich möchte damit nur klarmachen, daß viele Verhaltensarten bei Tier und Mensch von der Schöpfung in einen gemeinsamen Rahmen eingebettet sind und sich auf gemeinsame biologische Abläufe der Vergangenheit beziehen lassen. Ich möchte Dich so einer tieferen Sichtweise und größerem Verstehen allen Lebens auf der Erde näherbringen.

Gesundheitsgesetz der Natur:

Wenn die Menschen Millionen Jahre nichts anderes als ein natürliches Leben kannten, dann hat sich ihr ganzes Empfinden von Wohlgefühl auf ein solches Leben eingestellt und wurde davon geprägt.

Und zwar ein für allemal geprägt! Um dann mit den Genen für die zukünftigen Generationenen, unveränderbar und unbeeinflußbar weitergegeben zu werden. Der gesunde Menschenverstand muß Dir sagen, daß die Menschen damals voll zufrieden und glücklich waren - eben weil sie nie etwas anderes kennenlernten, als das, was da war: die einfache Natur.

Gesundheitsgesetz der Natur:

Vormensch und Mensch haben 30 Millionen Jahre lang immer einfach und immer in der Natur gelebt. Es hat sich deshalb bei ihm alles - vom Gehirn bis zur Erbmasse, von den Sinnen bis zu den Organen - auf ein solches Leben so sehr eingestellt, daß er sich an das völlig andere, wider seine Natur gerichtete Leben, wie das der Zivilisation, niemals richtig gewöhnen kann. Er vermißt im Unterbewußtsein und in seinen Genen ständig das alte, natürliche, Leben: dessen Sorglosigkeit, die Ruhe, das Grün um sich herum...

Der Zivilisationsmensch ist deshalb stets unzufrieden. Sein Streben nach immer mehr bedeutet somit eigentlich nichts anderes als gemäß seiner genetischen Prägung die stetige Suche nach Unbelastetsein, Friede, Natur und Natürlichsein.

Halte Deinen Blick fest auf den ruhigen Strom der urzeitlichen Lehre gerichtet, wenn die Töne der Zivilisations-Loreley allzu lieblich zu Dir dringen. Laß Dich nicht irre machen vom betörenden, verführerischen Harfenspiel, von falschem Glanz und Glitter.

Du weißt es zutiefst in Deinem Herzen, weil Du ein Teil von ihr bist: Nur die Mutter Natur schenkt Gesundheit und volles Wohlbefinden. Du darfst nicht annehmen, für Dich seien Extrawüste gebraten.

4.5 Wie haben unsere urzeitlichen Vorfahren gelebt?

405 »Das wissen wir doch überhaupt nicht«.
Wie anders sollen sie denn gelebt haben als vollkommen natürlich? Sag es mir, wenn Du meinst, es besser zu wissen. Die vor 30 Millionen Jahren entstandenen Urahnen der Menschen und der Affenmenschen können nicht anders gelebt haben, wie heute noch die Affen in der Wildnis leben. Dann spaltete sich der Urstamm der Menschen in Affenmenschen und Menschen. Man nimmt an, daß dies vor vier Millionen Jahren der Fall war. Und auch von dieser Zeit an bis zum Gebrauch der ersten von ihnen hergestellten Waffen vor 100.000 Jahren haben sie nicht anders gelebt als vorher. Sie konnten, wie die anderen Lebewesen auch, von nichts anderem leben als von dem, was die Natur ihnen bot: Kräuter, Blätter, Früchte, Wurzeln, Sprossen.
Bedenke, was für ein ungeheuer langer Zeitraum 30 Millionen Jahre Urzeitleben darstellt! Und wie verschwindend gering, ja wie einfach lächerlich und unbedeutend die Zeit auf die Gene der Menschheit gewirkt hat, in der sie plötzlich so gänzlich andere Lebensweisen aufnahm, wie z.B. zu fahren statt zu laufen, sich mit Giften einzunebeln oder sich eine völlig veränderte Nahrung einzuverleiben. Du mußt Dir die vergangene Zeit von 30 Millionen Jahren ungefähr so vorstellen, als wolltest Du dazu antreten, von einem Ende des Ozeans zum anderen zu schwimmen: Du machst ein paar Schritte ins seichte Wasser, es reicht Dir jetzt bis zu den Knien, Du blickst Dich noch einmal zum Ufer um und - genau die paar Meter, die jetzt hinter Dir liegen, entsprechen der Zeit, seit welcher der Mensch in größerem Ausmaß naturfremde Nahrungs- und Verhaltensweisen aufnahm. Und nun blickst Du wieder nach vorne auf die unendliche Weite des vor Dir liegenden Ozeans. Du erschauerst und kannst Dir doch keinen rechten Begriff davon machen, daß dieses nicht endenwollende Meer die vergangene Urzeit des Menschengeschlechts versinnbildlichen soll.
Sicher ist jedenfalls, daß der Mensch oder seine unmittelbaren Vorfahren Millionen Jahre lang einfach gelebt haben. Und daß sich das einfache Naturleben ihm tief eingrub und ihn genetisch dafür prägte.

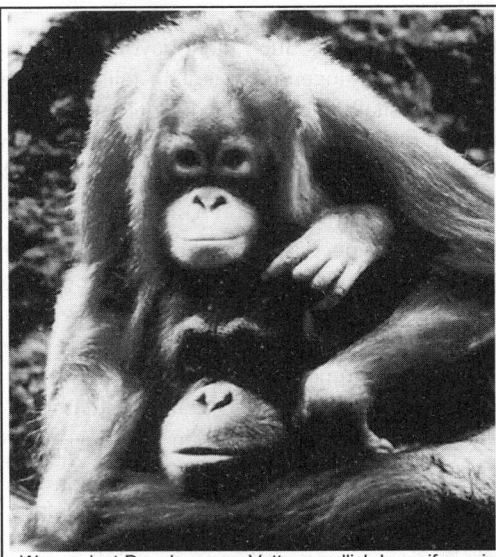

»Was meinst Du, ob unsere Vettern endlich begreifen, wie gut es uns unter UrKost geht? Und wieviel zufriedener wir als sie sind...? Die sich den Krebs anfressen und sich in Neid, Haß und Kriegen gegenseitig zerfleischen.« Foto: Okapia

406 Gesundheitsgesetz der Natur:

Nur um 0,5% kann sich die angelegte genetische Prägung alle 2.5 Millionen Jahre ändern. (The New Scientist, 458/7/2000, S. 767ff)

Zufolge der millionenjahrelangen Urzeit, in welcher der Mensch sich nur in der Natur aufhielt und nur von Pflanzen lebte, haben sich alle Organe und Abläufe im menschlichen Körper so sehr auf das urzeitlich gewohnte Tun eingestellt, daß sich der heutige Abkömmling vom Urstammvater der Primaten nicht wirklich wohl fühlt und nicht gesund bleibt, wenn den Organen nicht genau die gleichen Lebensstoffe wie die der Urzeit zugeführt werden. Und gleiches gilt, wenn Körper und Seele nichts mehr von der früheren Lebensweise erfahren. Die voll der Natur zugewandt war.

Das und nichts anderes ist der Grund dafür, daß wir trotz allen äußeren Wohlstands innerlich so zerrissen, unzufrieden, neidisch, unruhig, nervös, reizbar, launisch, aggressiv oder depressiv sind.
Sieh Dir mal all die unzähligen dicken Wälzer an, die man seit Römerzeiten bis in die Gegenwart über die Potentaten und Helden schrieb, die nichts anderes im Sinn hatten als zu brennen, zu sengen, zu morden und Leid zu verbreiten, um auf Kosten der einfachen, von ihnen unterjochten Menschen berühmt zu werden.

Wie wenig ist dagegen über die Urzeit des Menschen veröffentlicht! Und das Wenige ist meist noch unrichtig wie z.B. die Behauptung, unsere Vorfahren seien allesamt Jäger und Sammler gewesen. Das wurden sie erst, als die Degeneration des Menschen durch sein Unzufriedensein mit der ihm von Gott zugewiesenen Nahrung begann. Und das wurden sie auch nur in einem kleinem Distrikt auf dieser Erde, was die Forscher völlig überbewerten und verkehrt erkennen.
Klar - die sehen ja ebenfalls nur sich und wollen mit ihren Entdeckungen berühmt werden und Geld machen.

4.6   Das falsche Bild, das uns über unsere Ahnen vermittelt wird

> In Tibet ersparte man es sich früher aus religiösen Gründen, Verbrecher durch einen Menschen hinzurichten. So gab man ihnen nur Fleisch zu essen.
> In drei Monaten spätestens waren sie tot.

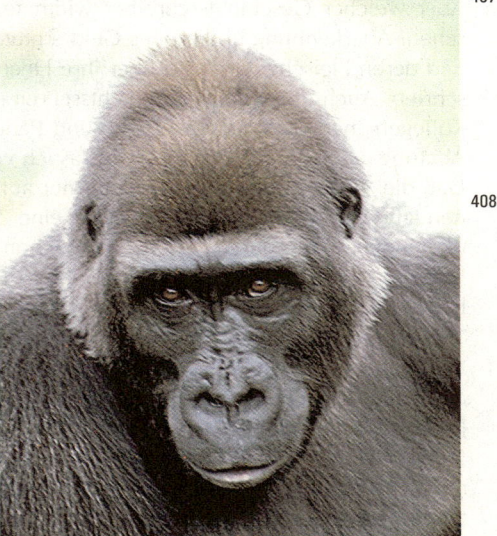

407

»Waren unsere Ahnen etwa keine Jäger und Sammler?« fragst Du.

Weißt Du nicht, daß die überaus gesunden Hunsa noch nie etwas vom Tier gegessen haben? Sollte Dir entgangen sein, daß in Indien bis vor nicht allzulanger Zeit Fleisch, Milch und Käse niemals angerührt worden sind? Ein riesiges Reich, in dem man nichts vom Tier aß und das viele Tiere als heilig verehrte!
Die streng vegetarisch lebenden Hindus z.B. sind davon überzeugt, daß die Geisteshaltung auch durch die Art der Ernährung geformt wird, und daß Fleischnahrung die Menschen verroht.[6109, 6111] Und dies scheint keineswegs so abwegig, wenn Du unsere Gesellschaft einmal so recht durchschaut hast. Nach der Hindu-Philosophie machen sich nicht nur diejenigen schuldig, die Lebewesen persönlich töten, sondern auch alle, welche sie durch andere töten lassen und andere ermutigen zu töten. Also auch die, welche Fleisch essen oder kaufen.

408

»Ich jedenfalls bin stolz auf unseren gemeinsamen urigen Ahn mit dem Menschen. Vielleicht war der mir sogar ähnlicher, als den Menschen, die ja nicht mal mehr genug Haare haben...«

Die Brahmanen essen sogar weder Knoblauch noch Zwiebel.[6404, 6806] Das allein deshalb nicht, weil diese helfen, den Geschmack von Fleisch zu verbessern. Mal abgesehen vom Ethischen - ich glaube schon, daß die ältesten und größten Hochreligionen der Menschen auch handfeste und auf langer Erfahrung beruhende Gründe hatten, ihren Anhängern vom Fleischgenuß abzuraten.[9475]

Immer weise ich Dich hier auf die Blindheit der Wissenschaftler hin, die sich in ihr Fach regelrecht verrennen. Die Ernährungsspezialisten haben sich so dichte Scheuklappen neben die Augen gehängt, daß sie nicht mal wahrhaben wollen, daß die Menschen ganzer Kontinente von Beginn ihrer Geschichte an bis vor etwa hundert Jahren niemals Fleisch zu sich genommen haben.[6121]
Selbst die Japaner im Landesinnern ernährten sich bis vor 200 Jahren nur von Pflanzen, weil das Land zu karg für die Viehhaltung war und die Fische (ohne Eiskühlung) längst verdorben wären, bevor sie dort eintrafen. (Viele Millionen Buddhisten und Adventisten auf der Welt leben aber auch heute noch fleischlos und haben erwiesenermaßen weniger mit Krebs und anderen Krankheiten zu tun als die Fleischesser.)
Und bei uns? Hier haben die Ernährungsfachleute »übersehen«, daß sich Fleischgenuß früher nur die Herrschenden und der reiche Klerus erlauben konnten. Daß auch in Europa beim einfachen Volk nur einmal im Jahr, im November, Fleisch auf den Tisch kam - wenn ein Schlachtfest gefeiert wurde.[0604]

»Ja, wie kann aber denn so etwas durchaus Bekanntes wie die fleischlos lebenden Völker den Forschern entgehen? Wie können die denn so verallgemeinernd annehmen, die Menschen hätten früher alle Fleisch gegessen! Ein Forscher spricht sogar von Menschen als »Raubaffen«.[9749]

Wie können die mir denn ständig etwas vom lebensnotwendigen tierischen Eiweiß vorfaseln, wenn man weiß, daß ganze Kontinente Jahrmillionen auch ohne Fleisch ausgekommen sind? Wie können sie denn der <u>gesamten</u> Vormenschheit das Siegel der „Jäger und Sammler" aufdrücken?« fragst Du.

409 Weil ihr aufgestapeltes Wissen so belastend für sie ist, daß sie vor lauter Bäumen den Wald nicht mehr sehen. Weil deren Spezialwissen das Denken in großen Zusammenhängen nicht mehr möglich. Weil es ihnen letzten Endes den gesunden Menschenverstand raubt.[9954] Weil die sich fast alle dumm studiert haben!
Und weil die Wissenschaftler und Forscher viel zu gerne selbst Fleisch essen, um vor sich und den anderen zuzugeben, daß es die meisten Menschen bis vor ein paar hundert Jahren auch in unserem Kulturkreis nur als große Ausnahme kannten.[9954]

410 Aber welcher Geschichtsschreiber widmete damals sein Augenmerk schon den einfachen Menschen! Anerkennung und großes Geld erntete man, wenn man über die hohen Herren und Fürsten und deren Fleischgelage und über ihre Heereszüge zur Vernichtung der Menschen und der Natur schrieb. Auch die Medizingeschichtsschreiber stellen immer nur die »großartigen Leistungen ihrer Kollegen« heraus. Was der Kranke und Patient mitmachen muß - Kein Wort, kein Mitleid, keine Achtung, keine Beachtung für ihn. Was ich vor allem nicht verstehe:
Daß die Anthropologen wie gebannt nur auf die Zeit der Menschwerdung, also vor etwa 5 Millionen Jahren bis 50.000 v.Chr., blicken, eine Zeit, wo sich die ersten Zeichen des Jagens in Mittelafrika finden. In Nordafrika sah das aber schon anders aus.
Herodot und Origines berichten z.B. über die Ägypter, daß sie nur Früchte und Gemüse aßen und lieber zu sterben vorziehen würden, als sich des Verbrechens schuldig zu machen, Fleisch von Tieren zu essen. (So berichtete auch Plinius der Ältere.)

411 Nun haben sich natürlich irgendwann in Afrika und Europa einige Stämme vor etwa 50.000 Jahren ans Jagen gemacht. Das ergibt sich aus den Höhlenzeichnungen.
Jedenfalls ist es absurd anzunehmen, daß evolutionsgeschichtlich ein solch kurzer Zeitraum von 50.000 Jahren Fleischessens (und das auch nur bei einigen wenigen Menschengruppen) ausgereicht hätte, bei der <u>gesamten</u> Menschheit eine Änderung der festgeprägten natürlichen Verhaltensweisen zu bewirken, geschweige denn, in den körperlichen Vorgängen oder Organen auch nur die Spur einer Anpassung auszulösen. Glaubst Du, daß sich Dein Auto mit der Zeit an Coca Cola anpassen würde, wenn Du das statt Benzin tanken würdest? Das will sagen:
Nach wie vor sind beim Menschen die Darmlänge, die Lebergröße, die Zahnform, die Lauffähigkeit so geblieben, wie sie sich vor 30½ Millionen Jahren herausgebildet hatten. Weil sie 30 Millionen Jahre nur Pflanzen essen konnten. Und sie später (in der Zeit von 3 Millionen bis 50.000 Jahren v. Chr.) wegen des angewöhnten aufrechten Gehens und der damit veränderten Fußform zu steif dafür waren, sich im Geäst und auf dem Boden Tiere zu erjagen. [6303, 6602] **Das heißt: Fleischessen muß allein deshalb von Übel sein, weil es in die Verstoffwechselung von Mensch und Affenmensch genetisch nicht eingefügt werden konnte.**

412 Vergiß nicht, daß z.B. auch das Absondern der Verdauungssäfte und der stärkespaltenden Enzyme nicht mehr an die heute übliche zerkochte und degenerierte Fabriknahrung anzupassen war.[6112] Die sind nach wie vor auf das Verdauen von reiner Pflanzennahrung abgestimmt und weisen eindeutig auf die physiologische Verwandtschaft zu den pflanzenessenden Tieren hin. So ist die im Fleisch befindliche Harnsäure nur dann gut abbaubar, wenn die Verdauungsorgane ein dafür bestimmtes Enzym (Urikase) produzieren. Dieses aber erzeugt der Mensch nicht - im Gegensatz zu den Raubtieren. So vermag sich bei ihm die Harnsäure teilweise im Körper abzulagern und damit ihr Zerstörungswerk langsam in Gang zu setzen.
Denk auch mal darüber nach, wieso Du eine Fleisch- oder Fischvergiftung[6229] **bekommen kannst, aber nie eine Obstvergiftung. Und warum so viele nach Eierverzehr an Salmonellenvergiftung sterben, aber niemand nach dem Essen von Gemüse. Und frage Dich auch, wieso sich Raubtiere nie an Fleisch vergiften können...** [6203, 6218, 6311/3, 6325ff, 6350ff]

Die Hegetiere (fälschlicherweise Raubtiere genannt) besitzen nämlich gegenüber dem als »Friedtier« geplanten Mensch einen siebenmal kürzeren Darm. Sie sind deshalb mit kurzem Darm ausgestattet, weil Fleisch nicht so lange im Darm verweilen und deshalb auch keine Fäulnisgifte entstehen lassen kann. Pflanzennahrung wird im Dünndarm verdaut, das Hähnchen, das Du vertilgst, wird im Dickdarm von Fäulnisbakterien abgebaut. Weil der Hitzeprozeß beim Braten dessen Eiweiß denaturierte und eine normale und einwandfreie Verdauung nicht mehr ermöglicht. Zudem: Fäulnisbakterien sind in Millionen Jahren nicht in Deinen Körper gekommen: in einem einzigen Gramm Schweinefleisch befinden sich davon 2,9 Millionen. Im Fisch sind es 120 Millionen! Deshalb ist die Fischvergiftung um so vieles gefährlicher. Gärungsbakterien verursachen keine Giftstoffe!

Als Fleischverächter befindest Du Dich in besserer Gesellschaft als diejenigen, denen ein Steak die höchste Seligkeit bedeutet: z.B. zusammen mit Buddha, Konfuzius, Sokrates, Lessing. Diese wußten zwar noch nichts von unseren jetzigen Erkenntnissen, ahnten aber richtig: **Tierisches und Alkohol beschmutzen den klaren und reinen Geist. Oder zerstören allmählich das Gehirn durch das Verschlingen von Rinderwahnsinns-Fleisch. Wer weiß, wieviel sie Dir schon heimlich davon untergejubelt haben... Vor dem völligem Zerfressenwerden des Gehirns können Dich dann höchstens noch die Urkräfte der UrMedizin bewahren.**

Behörden ist alles wurscht
Noch immer ist jede zweite Wurst mit Rinderwahnsinnsgehirn verseucht!
(dpa 16.6.2000)

Es gibt noch einen bedeutenden Grund dafür, warum unsere Vorfahren Früchte und Pflanzenesser waren: Weil wir Menschen uns lieber vorsichtig als risikofreudig verhalten und alle zur Bequemlichkeit neigen. Na, und da ist's doch viel einfacher sich an Wildpflanzen heranzuschleichen als an Wildschweine...

Kinder und Jugendliche besitzen noch tiefere Gefühle für die Mitlebewesen, besonders wenn ein Tier im Hause ist. Als Lehrer würde ich sie diesen Spruch lehren:

Sag Deinen Eltern ins Gesicht: Meine Freunde eß' ich nicht!

»Wie ist das eigentlich vorstellbar, daß der Körper nach Fleisch süchtig ist? Hier ist doch gar kein Suchtstoff vorhanden!« sagt Du.

Nun, im Magen wird, um eine Fleischmahlzeit überhaupt verdauen zu können, eine Salzsäure-Pepsin-Mischung produziert,

> Dir fällt es schwer, vom Fleischessen loszukommen? Dann besuche – nach Voranmeldung ist das möglich – mal einen Schlachthof und schau, höre und rieche scharf hin. Danach wird es Dir unter Garantie leichter fallen...

welche im Raubtiermagen genbestimmt vorhanden ist. Ist die Synthese eines solchen Verdauungssaftes erst einmal eingeleitet, so sammelt sich im Magen diese Verdauungsmischung auch dann, wenn eine fleisch*lose* Mahlzeit eingenommen wird. Das Vorhandensein der Salzsäure-Pepsin-Mischung wird an das Gehirn weitergegeben, so daß Du immer wieder nach Tierischem gierst. Willst Du diese Sucht überwinden, so ist eine gewisse Zeit der Entwöhnung notwendig, bis jene fleischlösenden Säfte im Magen nicht mehr produziert werden und Deinen Gaumen nicht mehr reizen. Dann verliert sich später auch Dein Gefühl des Noch-nicht-zufrieden-Seins und das leise pochende Ungesättigtsein nach den ersten UrKostmahlzeiten.

»Allmählich schwant mir, daß ich besser mehr über die Urzeit als über die Neuzeit wissen sollte.«

Die Urzeit ist von einem solch großen Einfluß auf den Menschen, daß man sich deren Bedeutung nicht oft genug vor Augen halten kann. Präge Dir unauslöschbar ein: 30 Millionen Jahre hat die Urzeit den Menschen in ihrem Griff gehabt, hat sie seinen Körper und Geist, sein Sinnen und Trachten, sein Denken und Handeln, sein Essen und seine Bewegungen völlig und ausschließlich auf urzeitliche Verhältnisse und eine rein natürliche Umwelt eingestellt.

In der Urzeit liegen die Wurzeln unseres Menschseins begraben – und hier sollten wir nach ihnen forschen. Es ist auch entwicklungsgeschichtlich klar, daß der Mensch Millionen Jahren nicht an tierische Nahrung gelangt sein kann: Stell es Dir doch selbst mal vor, wie schnell Du verhungert wärst, wolltest Du mit Deinen bloßen Händen ein Pavian erbeuten. Oder ein Reh oder Kaninchen.

Da wendest Du Dich doch lieber dem zu, was um Dich herum in Hülle und Fülle und ohne große Anstrengung zu haben ist: Grünpflanzen. Deshalb halte ich Fleisch für eine nicht dem Menschen bestimmte Nahrung.

414 »Eigentlich müßte sich jede kleinste Faser meines Körpers nach dieser Urzeit sehnen, doch warum merke ich nichts davon?« fragst Du.

Dein Kopf ist zu überladen mit Vorstellungen, Ängsten, Vorurteilen. Eigentlich funktionierst Du ja nur noch. Lediglich manchmal blitzt Klarheit und ein Sehnen danach in Dir auf: Wenn Du den ganzen Zivilisationskrempel am liebsten hinschmeißen möchtest. Wenn Du dieses öde Leben, dieses »Sich-Abmühen-Wofür« mal wieder gründlich satt hast. Wenn Du auf die berühmte einsame Insel entfliehen und nichts mehr hören und sehen möchtest.

»Woher willst Du wirklich so genau wissen, daß die Urzeitmenschen glücklicher und gesünder waren als wir heute? Vielleicht bildest Du Dir das auch nur ein...«

Der Verfasser in der ARD-Sendung „Fliege" mit TV-Pfarrer Jürgen Fliege. Dem einzigen Moderator, der sich für die Naturheilkunde einsetzt. (27.3.2000) Die schalte ein! Und beherzige seinen Rat: "Passen Sie gut auf sich auf!" Und meist meint er damit die Gesundheit.

Ja - ich weiß das tatsächlich nicht sicher. Aber ich schließe es aus meinem langen Studium der Natur und meinen eigenen Erfahrungen aus einem naturverbundenen Leben. Doch gehen wir ruhig einmal etwas näher darauf ein. Laß Dich fragen, ob Du Dich bei allem, was die Zivilisation zu bieten vermag, wirklich von innen glücklich und zufrieden fühlst. Denke mal ein paar Minuten
415 darüber nach...

Tragen wir nicht fast alle mehr oder weniger die lächelnde Maske des zivilisierten Menschen vor dem Gesicht? Innerlich voller Lebensangst, zerfressen von der Gier nach immer mehr, zugestopft mit Frustrationen, Sorgen, Leid, Kummer und Unverstandensein? Und erfüllt von immer mehr Unbehagen an dieser Welt. Natürlich, nach außen - und oft auch vor uns selbst! - setzen wir diese Schau der Freundlichkeit auf, bei oft nur mühsam zurückgehaltener Aggressivität. Die heutige Zivilisation starrt vor Gewalt, Lüge, Boshaftigkeit und Unmenschlichkeit - und das nur deshalb, weil es in den einzelnen Menschen nicht anders aussieht. Und Aggression ist nichts anderes als eine Folge von Frustration. Diese Zivilisation frustriert uns! Und das mehr, als sie uns darin wohlfühlen läßt. Der Schluß ist zwingend: **Weil es vor Millionen Jahren keine Zivilisation auf der Erde gab, war den Urzeitmenschen zumindest Boshaftigkeit, Gewalt, Lebensangst und Leid fremd.**

Und schon deshalb waren sie glücklicher als wir - weil den Urzeitmenschen Unmenschlichkeit, so wie wir dieser jetzt allerorts begegnen - fremd war. Du fühlst Dich heute doch nur für kurze Augenblicke glücklich. Aber für die hundertfache Dauer an Zeit läßt Dich diese Zivilisation nicht zum Glücklichsein kommen. Weil Du dafür hart arbeitest und die Freiheit verlierst, zu tun und zu lassen, was Du willst. Und das war den Urzeitmenschen fremd. Denn sie vermißten keine Spülmaschinen, weil sie frisch aus der Natur ihre Nahrung nahmen und die Reste der Natur wieder zurückgaben. Sie besaßen weder Haus noch Wohnung - höchstens eine Schilfhütte oder Höhle. Doch sie waren dafür frei von Sorgen und Streß, weil weder Mieten noch Hypothekenzinsen noch Reparaturarbeiten fällig wurden. Gut - sie hatten keinen Komfort, und Genußmittel waren ihnen fremd.

Doch beides vermißten sie nicht, weil sie es nie kennengelernt hatten.

Sie nahmen nur das, was ihnen die Natur gab - und waren damit zufrieden, wie jedes freilebende Tier es ebenfalls ist. Sie lebten, wie die Menschenaffen in den Savannen und Urwäldern heute noch leben: im Einklang mit der Schöpfung - und damit mit dem göttlichen Willen, falls man daran glauben will. Und die Forscher, die mit den Affenmenschen jahrzehntelang zusammenlebten, waren fasziniert von diesen Geschöpfen, von ihrem sozialen Verhalten, ihrem zärtlichen Umgang miteinander. Ihnen erschienen diese uns am nächsten stehenden Tiere nie gehetzt, unwirsch, krank, nervös, getrieben, selbstsüchtig, gierig, quengelig, unleidlich. Sie wirkten zu jeder Tageszeit zufrieden mit sich und der Welt. Und ich glaube daraus schließen zu dürfen, daß ständiges Zufriedensein ein Zustand hohen Glücks bedeutet, von dem wir heutigen Menschen nur träumen können.

> **Alte Weisheit:**
> „Alle Wünsche werden klein, gegen den, gesund zu sein."

Natürlich waren sie mehr von Zecken geplagt als wir. Doch dafür saßen sie gemütlich in der Runde zusammen und kratzten sich diese gegenseitig aus dem Fell - ein höchst befriedigendes Tun für jeden der Beteiligten...

Sie waren auch nicht von tausenderlei anderen Interessen abgelenkt oder in Anspruch genommen und von hunderten Gedanken und Meinungen anderer Menschen in ihrem Verhalten hin und her gerissen. Sie waren jederzeit für ihre Partner und Kinder da und konnten sich ihnen voll widmen. Sie besaßen Zeit füreinander - und erschlossen sich damit eine Quelle ständigen und beständigen innigen Glücks.

Nun - sie konnten nicht Beethovens Neunte oder Mozarts Zauberflöte genießen. Aber ihnen sangen noch alle Vögel des Himmels. Sag nur, da könnte man nicht etwas wehmütig werden...

»Meinst Du ernstlich, die Urzeitmenschen wären so gesund gewesen? Ich hörte da von ägyptischen Mumien, an denen man schon Karies und Tuberkulose festgestellt hat.«

Damals wurden sicherlich nur höchstgestellte Persönlichkeiten einbalsamiert. Und daß die nicht so schlicht und einfach aßen wie das gewöhnliche Volk, das kannst Du Dir denken. Die hatten sich dem urzeitlichen Verhalten - also dem einfachen Leben - längst entfremdet. So wie heute das Denken der Bürokratenklasse von den Sorgen der einfachen Bürger.

Den teilweise als Göttern verehrten Pharaonen setzte man nur das Feinste vom Feinen vor. Und daß dies gerade für die Menschen das Schlechteste ist, werde ich Dir später noch klarmachen. Wer - wie die Pharaonen - nur von für Insekten bestimmtem Honig, Honigkuchen und Honigwein lebt, darf sich nicht wundern, wenn er krank wird. Honig ist fast noch schädlicher für die Zähne als Zucker. Und es nagt manchen Menschen an der Seele, daß sie trotz ausgezeichneter medizinischer Versorgung, trotz der weichen Betten, schönen Wohnungen, pompösen Karossen und gaumenverwöhnenden Speisen heute schlechter mit ihrer Gesundheit dran sind als primitiver lebende Menschen, wie die Buschmänner oder Hunsa. Doch wie einfach ist die Antwort:

Da die Urmenschen vor Millionen Jahren nicht in der Zivilisation lebten, plagten sie auch keine Zivilisationskrankheiten!

Und wenn Du Dir über so etwas Gedanken machen solltest, dann wirst Du bemerkt haben, daß die Mediziner zwar oft von den »Zivilisationskrankheiten« sprechen, aber nie von »Urzeitkrankheiten«! Das können sie auch gar nicht, da man bis heute noch keine Urzeitkrankheiten an Mensch und Tier entdeckt hat - trotz vieler alter Knochenfunde. Wie sollten die Urzeitmenschen aber auch überhaupt Krankheiten gehabt haben, da ...

»Moment mal«, wirfst Du ein, »die hatten doch bestimmt alle Rheuma, wo sie ständig in den feuchten Höhlen hausen mußten!«

Nein - Rheuma hat nicht das geringste mit Feuchtigkeit und Kälte zu tun. Sonst würden z.B. die Wasserratten und Fischotter nicht so flink auf den Beinen sein. Sie sind ja Säugetiere wie wir.

420

O Bruder Mensch! Siehst Du uns nicht lieber so?

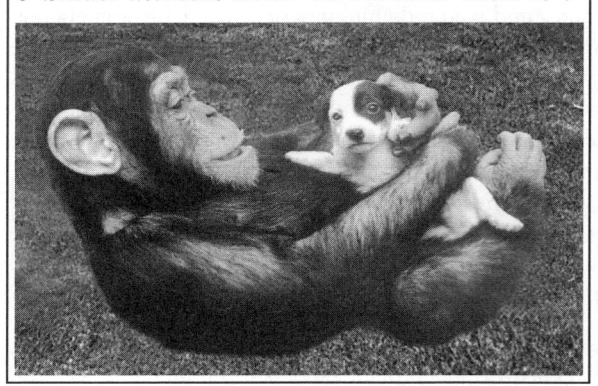

Und von Krebs und Arterienverkalkung blieben die Urzeitmenschen ebenfalls verschont, weil sie keine industriell gefertigten, cholesterinhaltigen Nahrungsstoffe zu sich nahmen: Milch, Käse, Brot, Kuchen, Wurst, Eier. Und weil die Urzeitmenschen weder Tabak noch Alkohol noch andere Genußgifte kannten, bekamen sie auch keine Herz- und Kreislaufkrankheiten.

So mußten sie, wenn ein Bär auf sie zukam, auch nicht fürchten, vor lauter Herzschmerzen nicht rechtzeitig auf einen Baum zu kommen!

Und weil sie auf weißes Mehl und Zuckerwaren - zwangsläufig - verzichten mußten, litten sie auch nicht an Diabetes und sonstigen Krankheiten. Doch stell Dir vor, sie hätten daran gelitten und es ihren Nachkommen weiter vererbt! Uns gäbe es dann heute nicht, denn zu Urzeiten merzte die Natur alles Kranke im Auftrag Gottes schnellstens aus. Nur das Gesunde konnte überleben, denn die ganze Schöpfung ist darauf abgestimmt, daß nur starkes Erbgut weitergegeben werden soll.

Liebe <u>deinen Nächsten</u> wie Dich selbst. (Biblische Lehre)
Liebe <u>jedes lebende Wesen</u> wie Dich selbst. Denn derselbe Geist wohnt in allen. (Hinduistische Lehre)

421 »Für die Kriegsforschung werden Hunde, Katzen, Schweine, Schafe, Ziegen und Nagetiere von der Bundeswehr verbrannt, zerschossen, vergast, verstrahlt, vergiftet usw.
50 Milliarden Mark kostet sie jedes Jahr. Jede Steuerzahlerin und jeder Steuerzahler zahlt diesen mächtigen Apparat der Zerstörung mit und finanziert so die Gewalt an Tieren. Jede Erkenntnis ist dazu da, um auch an Menschen angewendet zu werden. An der Bundeswehrakademie in München wurden jahrelang Beagle-Hunde mit Blausäure, den Nervengiften Lost und Soman vergiftet. Mäuse werden Neutronenstrahlen ausgesetzt, Hunde mit Gasbrandbazillen infiziert, Hunde und Schweine beschossen und nicht behandelt, um den Verlauf der Entzündungen bis zum Tod zu beobachten.«

Als so schrecklich gequält?

»Ein anderes »wissenschaftliches« Experiment: <u>Ein junges Äffchen wird bis zu sechs Wochen allein in eine verschlossene Kiste mit nach innen schräg abfallenden Seitenwänden aus rostfreiem Stahl eingesperrt.</u> »Grube der Verzweiflung« wird dieser Kasten genannt. Daß die Tierchen nach wenigen Monaten darüber an seelischem Kummer eingehen, zeigt, daß sie eine noch empfindlichere Seele als wir, die sie mordenden Menschen, besitzen.« (Aus: Das Tierbuch, 2001 Verlag)

»Wir opferten täglich 1 - 2 Hunde neben Kaninchen und anderen Tieren. Der Gedanke an das "Wohl der Menschheit" kam überhaupt nicht in Frage; man hätte darüber gelacht. <u>Das große Ziel bestand darin, mit seinen wissenschaftlichen Zeitgenossen Schritt zu halten oder sie gar zu überflügeln, sogar um den Preis eines unermeßlichen Maßes an Folter, die unnötiger- und ungerechterweise den armen Tieren zugefügt wurde.</u>« Dr. med. Hoggan (Assistent des Vivisektors Prof. L. Cl.) (→LV9488)

Für einen guten und edlen Menschen ist nicht nur die Liebe des Nächsten eine heilige Pflicht, sondern auch die Barmherzigkeit gegen vernunftlose Geschöpfe!

(Isaac Newton)

> Das ist die beste Nachricht dieses Sommers: Eßt mehr Eis und ihr bleibt gesund! Arzt und Ernährungswissenschaftler Professor Ueli Stauffer aus Zürich: »Es gibt kaum ein Nahrungsmittel von so hohem Wert wie das Speiseeis, das von Kindern begeistert verzehrt wird.« Moderne Kinderärzte sagen, was sich auch Erwachsene zu Herzen nehmen können: Wer keine Milch mag, sollte Eis essen. Denn Eis ist ein Milcherzeugnis und liefert daher alle die Stoffe, die in der Milch wertvoll sind.
> (GOLDENE GESUNDHEIT Nr. 7/1987)

4.7 Die Zahnärzte haben als löbliche Ausnahme mal keine Schelte verdient – trotzdem sind viele üble Beutelschneider!

Wußtest Du schon, daß Männer wie Homer, Aristoteles, Sokrates, Seneca, Laotse, Konfuzius oder der heilige Augustinus ihre enormen geistigen Werke eigentlich gar nicht hätten vollbringen können?
Weil sie ohne Zucker im Kopf keine Leistungsfähigkeit besäßen... Ein deutscher neunmalkluger Professor zwingt uns diesen Schluß auf, weil er behauptet, geistige Leistungsfähigkeit könne nur mittels Fabrikzucker erreicht werden. Der Mann ist Ernährungswissenschaftler. Er sollte eigentlich wissen, daß der Körper sich seinen Blutzucker aus der Nahrung selbst bildet und den knochenzerstörenden Fabrikzucker überhaupt nicht nötig hat.[6622, 2604/6, 6318]

Speiseeis (85% Zucker!) zerstört nachweislich u.a. Zähne, Knochen und Abwehrkräfte (Richtiger: nicht der Zucker selbst, sondern dessen Säureprodukte die sich bereits im Mund bilden). Das steckt hinter der Maske Schulmedizin: Krankheitsschaffendes Verhalten zu propagieren, damit zukünftiger Profit gesichert bleibt.[6116]
Denke: Wenn die Menschen vom Brot-, Kuchen- und Süßigkeitenessen Diabetes, kaputte Knochen und faule Zähne bekommen – ja, wie kann das dann für Dich als kluger Mensch noch weiterhin eßbar sein?
Die Zahnärzte predigten vor einem Jahrzehnt wirklich heftig in den Zeitungen gegen die Gefahren des Zuckers für die Zähne.[2508, 2645] Das tun heute manche gutmeinende Zahnärzte in Aufklärungsgesprächen besonders mit jüngeren Patienten auch noch. Das ist zu loben, auch wenn es denen von einem Ohr durchs andere geht.

<u>Aber: Haben uns die Zahnärzte nicht in den letzten Jahrzehnten die Zähne mit Amalgam vollgepumpt? Haben sie Dir nicht die Zahnwurzeln abgetötet, so daß Dir die dort unerkannt schlummernden Entzündungsherde alle möglichen Gelenkschmerzen und Krankheiten brachten? Was denen übrigens schon seit Jahrzehnten langst bekannt war![2680, 2645]</u> Zahnärzte, die nach den Regeln der Kunst arbeiten, sind dünn gesät.

Das solltest Du wissen: Die meiste Zahnsubstanz fressen nicht die Kariesbakterien, sondern die Turbinenbohrer der Ärzte. Das Quecksilber im Mund schuf zudem ein Speichelmilieu, das der Kariesverbreitung besonders förderlich war.

Doch was nützt Verzicht auf Zucker, wenn die Zahnärzte infolge Unkenntnis nichts darüber sagen können, daß Mehlspeisen und weiches Brot die gleiche Wirkung besitzen? Mal davon abgesehen: Sie tragen keine Schuld daran – im Gegensatz zu den Ärzten, die mit krankmachenden Medikamenten ihre Patienten behandeln – daß sie sich vor unseren unästhetischen, faulenden Gebissen in mühsamer, höchste Konzentration und Leistung abfordernder Arbeit den Rücken krummachen müssen. Und sie treten auch nicht mit dem Anspruch an ihre Kunden heran, sie zu heilen.

Der Verfasser macht's seinen Seminarteilnehmern im Sonnenhaus von Elke Neu aufs Genaueste vor: Rechts das Wildkraut, links die Banane und dann - zubeißen! Und Wildpflanzen mindestens hundertmal kauen, kauen, kauen, bis sie von selbst nach unten rutschen.

424 Klar - auch denen mußt Du auf die Finger sehen, daß sie Dir nicht leichtfertig statt des früheren Amalgams jetzt andere giftige Kunststoffe in die Löcher geben.[2670] Was Du da für ein Gift im Leibe hattest, das wird Dir erst klar, wenn Du hörst, daß zwei Geisteskranke aus einer geschlossenen Heilanstalt als »geheilt« entlassen werden konnten, nachdem man ihnen das Amalgam aus den Zähnen entfernt hatte. [2667/8, 2675/7] Übrigens wurde auf die zerstörerische Giftigkeit der Amalgam-Füllungen bereits 1968 in Fachzeitschriften hingewiesen - aber keiner unternahm etwas! [9790] (Nun hat man sogar festgestellt, daß Computer und Monitore durch ihre Abstrahlung ebenfalls giftige Quecksilberdämpfe freisetzen.)[9660] Die Quecksilber-Amalgamvergiftung führt zu einer Unzahl von verschiedenen Krankheiten, weil sie das Immunsystem des Menschen auf das schwerste schädigt. Der eine erleidet Depressionen oder Rheuma, der andere Apathie, Muskelzucken, Schuppenflechte. Der dritte Multiple Sklerose, Nierenfunktionsstörungen, Hautkrebs. Der vierte Gedächtnisschwäche oder Geisteskrankheit. [9102] Der fünfte Migräne und, und, und... Aber das hat sich ja inzwischen schon rumgesprochen.

425 Sieh Dir alle Füllungen genauestens mit dem kleinen Spiegel an. Sie müssen exakt dem Zahn angepaßt sein, nichts darf überstehen! 50% der Zahnärzte schlampen hier und machen Pfusch bei Brücken usw.[3010]
Zu den alten Amalgamfüllungen, die Du noch im Mund hast, würde ich am liebsten sagen: raus damit! Wenn es wirklich nicht zu schweren Krankheiten bei Dir führen sollte - es schwächt jedenfalls ganz erheblich Deine Immunabwehr, und Du erliegst dann leichter anderen Krankheiten. Das giftige Quecksilber verdampft schon bei Zimmertemperatur, also auch bei Körpertemperatur. Es strömt ständig aus den Amalgamfüllungen und wird Tag und Nacht eingeatmet. Und gelangt über den sauren Speichel und die Nahrung in den Körper.

426 So lange Du eine Metallfüllung im Mund hast, findet immer eine elektrolytische Zersetzung statt. Besonders stark wirkt sie bei Amalgam, weil dieser Stoff eine Mischung verschiedener unedler Metalle ist (20% Silber, 16% Zinn, 12% Kupfer, 53% Quecksilber, 2% Zink). Im feuchten, elektrisch leitfähigen Milieu des Speichels beginnt an der Oberfläche einer solchen Metallfüllung die elektrolytische Zersetzung, ähnlich wie in einer Taschenlampenbatterie. Bei Amalgam entstehen elektrische Spannungen von 200 bis 600 mV, also etwa ein halbes Volt. Das ist wesentlich mehr, als der Körper zur Weitergabe von Nervenreizen oder bei Denkprozessen einsetzt. Vor allem das schlimme Zinn löst sich schnell. Wie bei jeder elektrolytischen Zersetzung entstehen an den beiden Polen basische und saure Reaktionen. Man hat ermittelt, daß unterhalb 60% der Amalgamfüllungen wieder Zahnkaries am Werk ist. Dies rührt möglicherweise daher, daß bei einer solchen Füllung an den vielen kleinen Polen mit saurer Reaktion die Zahnhartsubstanz geschädigt wird.
Solange Du noch irgendeine Metallfüllung (Gold ist weniger schlimm!) in den Zähnen hast, bleibst Du immer gift- und kariesgefährdet. Der Speichel wird durch die UrMedizin zwar alkalisch, die Mundbakterienflora nimmt natürlichere Zustände an, aber die elektrolytische Zersetzung bleibt.

Die Zahnärzte waren früher schnell dabei, Dir die Zähne zu ziehen - kein Wunder, denn der dadurch bedingte Zahnersatz wurde (und wird) besser bezahlt als Zahnerhalt. Jetzt sind die Entgelte etwas angeglichen, aber weißt Du, was der einzelne Arzt sich dabei denkt, wenn er in Deinen Mund hereinsieht und den stetig fortschreitenden Verfall mitbekommt? Daß viele nicht allzuviel Lust daran haben, die durch Deine Schlechtkostschlemmerei selbst verursachte Zahnzerstörung bzw. Parodontose sorgsam zu bearbeiten, kann ich gut verstehen:
»Da geb' ich mir so viel Mühe und nächstes Jahr ist wieder alles kaputt und muß neu gemacht werden«, sagen sich viele im stillen. Doch wisse:
Jeder gezogene Zahn leitet mehr und mehr den Gebißverfall ein. Im Hinterkopf haben viele Zahnärzte den Satz aus ihrer Lehrzeit: Lücke bringt Brücke - Brücke bringt Mücke.[2622]
Kämpfe deshalb wie ein Berserker um jeden Zahn, den man Dir ziehen will. Denn:
Beim ersten Zahn, den Du verlierst, wird der darüberliegende schon länger. Aber er wächst nicht, sondern schiebt sich wegen des nun ständig fehlenden Gegendrucks immer mehr aus seinem

Zahnbett, wenn Du zu lange mit einem Lückenschluß wartest. Nun läßt Du vom Zahnarzt eine Brücke bauen, wobei die unteren, neben der Lücke stehenden Zähne beschliffen werden, und das tut denen nicht gut. Sie werden schneller krank. Dann muß die Brücke vergrößert werden und neue Zähne verlieren an Lebenskraft, entzünden sich an der Wurzel, bekommen Karies. Hier dreht sich der gleiche Reigen wie bei den Ärzten. Obschon die Zahnärzte keine Schuld daran tragen, sondern nur Du, der hier durch Schaden nicht klug werden will.

Der Volksmund bezeichnete früher nicht zu Unrecht den letzten Zahn, der Dir gezogen wird als »Potenzzahn«...

Da machten uns die Gesundheitsämter und Wissenschaftler jahrelang weis, Amalgam verursache [427] keine Schäden in Deinem Körper, wenn es langsam durch Kauen abgerieben und im aggressiven Milieu der Mundhöhle chemisch gelöst wird. Aber sie wiesen die Zahnärzte an, Amalgamabscheider in ihre Praxis zu installieren, damit es das Grundwasser nicht vergiftet! Deinen Mund und Körper durfte man vergiften, das war gesetzlich zulässig. Übrigens: Amalgam wurde bereits dreimal seit seiner ersten Anwendung 1839 verboten, in Rußland 1985 und auch in Japan und Schweden, nur nicht bei uns. Die Lobby war mal wieder zu stark.

»Soll ich deshalb das Amalgam durch ein Goldinlay ersetzen lassen?« willst Du wissen.[2665]

Das wäre der zweitbeste und zudem ein sehr teurer Weg. Und wer weiß, was man über die Verträglichkeit eines Goldinlays noch feststellt, wenn man es erst mal richtig untersucht wird? Denn das ist kein reines Gold. Wie auch die angeblichen »Goldkronen« nichts anderes als eine Mischung aus bis zu 10 verschiedenen Metallen sind, die nur nach Gold aussehen. Darin findet sich auf jeden Fall einmal Platin. Und wer sich ein bißchen mit den Auto-Katalysatoren beschäftigt hat, der weiß, wie hochgiftig und krebserzeugend dieses Metall ist.

An giftigen Metallen können weiter in minderwertigen Goldlegierungen drin sein: Indium und Iridium, die beide radioaktiv abstrahlen. Auch Gallium, das für Leuchtziffern verwendet wird, kannst Du finden. (Sensitive Menschen können leuchtzifferstrahlende Uhren nicht mal am Handgelenk vertragen.) Weiter finden sich hochgiftiges Thallium und Kobalt in der Goldinlaymixtur.

Das allerbeste ist eine gehämmerte, polierte Füllung aus reinstem, 24karätigem Gold. [428]

Wenn Du den Zahnarzt fragst, dann wird er Dir sicher klarmachen, daß man Gold alleine nicht gebrauchen könne, da es zu weich sei. Das ist eine dumme Ausrede, weil die meisten damit nicht zurechtkommen. Und wer es beherrscht, dem ist es zu zeitaufwendig. Du mußt dem Könner also schon - wenn die Helferin mal nicht dabei ist - einen Briefumschlag mit genügend blauen Scheinen zustecken. Und ihm sagen: »...für das Mehr an Mühe.«[2665b] Wenn Du erst mal ein Gebiß nötig haben solltest, o je, welches auch der beste Zahnarzt nicht so hinkriegt, daß es Dir nicht ab und zu ins Essen fällt, dann machst Du Dir heimlich die schlimmsten Vorwürfe, nicht hier das Beste gemacht haben zu lassen. denn hier wird vorher kein giftiger Zahnzement eingefüllt. Würden den Menschen schon beim ersten Zuckerkontakt alle Oberzähne ausfallen, sähe das anders aus. Und kein Zahnarzt hätte meiner Freundin Gerda auf ihre Frage: „Wieso haben Sie mir heute bereits den dritten Zahn gezogen?", ohne zu erröten geantwortet: „Auf diese Weise rücke ich an den kranken Zahn immer näher heran."

Das Amalgam-Entfernen treibt - was auch bei Anwenden größter Vorsichtsmaßnahmen nie ganz zu vermeiden ist - viel vom Quecksilbergift durch Zahnfleischgewebe und die Kieferknochenhäute in den Körper. (Frage: Hat Dein Zahnarzt dabei z.B. die Kiefer abgedeckt, werden die Dämpfe abgesaugt, gibt er einen Atemschutz über Deine Nase und benutzt er einen Spezialbohrer, der wenig Staub verursacht?) Beim Herausbohren einer alten Amalgam-Füllung atmet ein Patient etwa 1.000 Mikrogramm Quecksilber pro Kubikmeter Luft ein - was einer neuen, schweren Vergiftung gleichkommt. (Daß die Zahnärzte sich dadurch ebenfalls schädigen und trotzdem ihre Arbeit tun, muß ihnen hoch angerechnet werden.)

Auf diese Weise kann es so trotz aller Vorsichtsmaßnahmen erneut auch als Urzeitköstler zu schlimmsten Vergiftungserscheinungen kommen. Weshalb Du zur Entgiftung danach besonders viele Wildkräuter, Mandeln und Nüsse essen solltest. Denn dazu braucht der Körper vermehrt Eiweiß. Möglich halte ich es auch, daß der Arzt mit neu gelegten Füllungen - auch unter nicht gehämmertes Gold kommt ein festabschließender Zement - eine kurz vor der Entzündung stehende oder tote Pulpa so abgedichtet hat, daß sie ihre Abbaustoffe nicht auf dem dafür vorgesehenen Weg an die Blut- und Lymphbahnen abzugeben vermag. Und so der Entzündungsherd durch Biophotoneninformation in den bereits geschädigten Zellteilen des Organismus schmerzende Warnsignale auslöst.

429 Wußtest Du schon, daß Karies bei Deinem Kind (erkennbar durch Gelbbraunfärbung der Milchzähne) auch durch Tetracycline, einem Antibiotikum, verursacht werden kann? Oder bei Dir selbst durch Hormonpräparate oder die Pille? Es ist schon schwierig! Aber es gibt keine Kompromißlösung: <u>Alle Amalgamfüllungen sofort herausnehmen und ersetzen lassen. Selbst wenn Gefahr besteht, daß Zahnwände beim Herausschleifen zusammenbrechen. (In diesem Falle die Lücke mit dem abgebrochenen Zahn drin so belassen oder einen Stiftzahn einbauen. Warum? Weil Du Glück haben kannst und das Amalgam hat die Pulpa noch nicht angegriffen und der Zahn kann weiterleben. Ja - wer weiß das schon, daß Amalgam auch nach und nach den Zahn zerstört? Einzelheiten dazu siehe LV 2660b.</u>

430 Eines ist noch ganz wichtig: Gib Deinem Kind niemals »D-Fluoretten«! $^{2668/9,\ 2672/4,\ 6310}$ Und paß' wie ein Höllenhund auf, daß ihm diese im Krankenhaus oder Kindergarten nicht untergeschoben werden. Diese Tabletten enthalten Natriumfluorid, und das ist schwerstes Enzym-Gift, vor allem mit heimtückischer Wirkung bei langfristiger Einwirkung bekannt - es ist zweieinhalbmal giftiger als Arsen! Es behindert die Zellteilung, ist kanzerogen, schädigt Herz, Hirn und Nieren. Ich halte es für den Mitverursacher des kindlichen Hirntumors. Betrachte jeden Weißkittel als schlimmsten Feind:

431 **Du achtest als »gute«, leider bedenkenlos den Dreck der Chemie entgegennehmende Mutter darauf, daß sich Dein Kind regelmäßig die Zähne mit Himbeer-Zahnpasta oder Ähnlichem putzt? Dann wundere Dich nicht, wenn es seine für ein starkes Immunsystem so wichtigen Darmbakterien einbüßt und mehr und mehr für Allergien, Erkältungen und andere Krankheiten anfällig wird.** $^{2603,\ 2678,\ 6103}$ **Denn mit dem Speichel gelangt immer von dem lebenstötenden Pasta-Chemiemix in den Darm. Einen noch schlimmeren Vernichtungsfeldzug führt die weiße Giftpaste gegen die Gesundhaltungsbakterien der Mund- und Rachenhöhle! Sogar Leukämie kann sie verursachen.** (→LV 2674ff)

Warum überhaupt das Zähneputzen völlig sinnlos ist, das steht unter LV2684. Schmeiß deshalb nicht gleich Deine Zahnbürste weg. Den grauen Belag willst Du ja schließlich weghaben! Dazu nimmst Du etwas grüne Ton- oder Lavaerde auf die Bürste. (→Rz 975 u. 980(1))

»Dem Versiegeln der Zähne mit einer feinen Kunststoffschicht wirst Du aber sicher zustimmen«, meinst Du, »das hilft schließlich, die Karies zu vermeiden!«

Ich werde einen Dreck tun, auch nur ein einziges Mal einem unnatürlichen Tun zuzustimmen! Und Du wirst - eingedenk des bislang hier in dem Buch bereits Gehörten - hoffentlich nie einem Mediziner abnehmen, er würde jemals etwas zum Vorteil eines Patienten tun. Denn bei den Kräften, die sich im Mund abspielen, ist wirklich naiv anzunehmen, ein dünner Kunststoffilm wäre in der Lage, dem Zentnerdruck beim Zermalmen der Nahrung länger als ein paar Monate standzuhalten. Du mußt also danach ständig zum Zahnarzt, um den Überzug reparieren zu lassen. Dabei werden die Chemiedämpfe auch noch eingeatmet und gelangen in die Lungen. Während das Kunststoffgift selbst im Körper Deiner Kinder oder bei Dir durch den ständigen Abrieb bzw. die chemischen Prozesse im Mund, wie beim Amalgam, abgebaut werden. Um dann - wie beim Asbest - die Basis zum schönsten Krebs in Deinem Körper zu legen. Dazu können die Mineralstoffe aus der Nahrung – die ihn durch die feinen Dentin Kanälchen stärken sollen – nicht mehr eindringen! (→LV 2684)

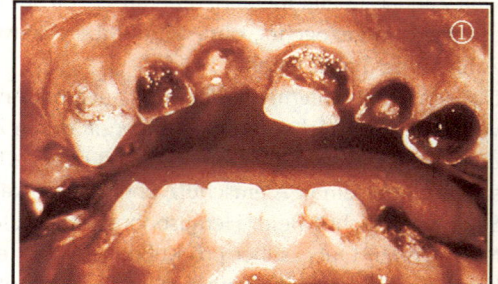

Bild: Zahnärztliche Vereinigung
Nur eine kleine Nachlässigkeit des Zahnarztes, und Du hast bald schwerste Leiden am Hals und fragst Dich dann, wieso. Wo Du doch weißt, - weißt Du es wirklich ganz genau? - daß Du soo gesund lebst. Lebst Du wirklich gesund, wenn Dein Kind von Deinem Essen solche Zähne bekommt?

»Sieh mich doch mal an, Mutti!
Und Du, Vati, hast Du denn keinen mitfühlenden Blick für Dein Kind?

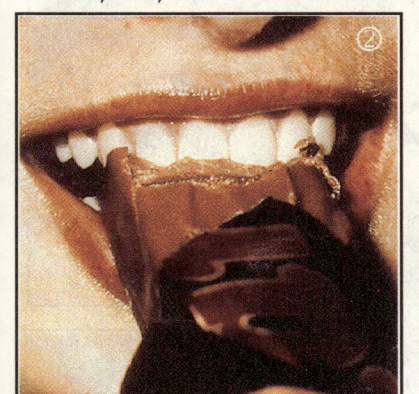

Ich kann nicht mal mehr in einen knackigen Apfel beißen, muß mich nur mit Brei und Süppchen füttern lassen. Wißt Ihr denn nicht, daß kranke Zähne ein krankes Kind machen?! Wißt Ihr denn nicht, daß ich wegen meiner faulen Zähne ständig ausgelacht werde? Seht Ihr denn nicht, daß ich mich als Erwachsener einmal schämen muß, meinen Mund zum Sprechen aufzumachen? Begreift Ihr nicht, daß ich später keinen ansehnlichen Partner wegen meiner schlechten Zähne finden kann? ①

> Gute Zähne bis ins hohe Alter?
> Wie war das noch mit dem Skelett, daß sich beim Zahnarzt untersuchen ließ?
> Wo es hörte: »Ihre Zähne sind o.k. - nur am Zahnfleisch hapert es...«

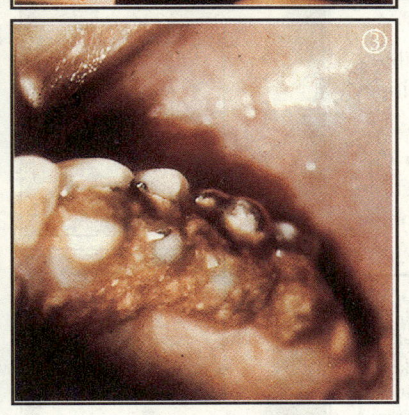

Wo habt Ihr denn die Verantwortung gelassen, Euer Kind gesund und lebenstüchtig zu erziehen und Euch durchzusetzen, wenn ich Unvernünftiges will? Wenn ich mal älter und vernünftiger bin, werde ich Euch verwünschen und verfluchen: Weil Ihr meinen dummen Wünschen nach Cola und Gummibärchen achtlos nachgegeben habt, weil Ihr meinen Gelüsten nach Kuchen, nach Weißbrot, Chips und Nutella und nach den pappigen Hamburgern nichts Vernünftiges entgegen zu setzen wußtest!«

Genauso verkleben die Zähne beim Essen von Brot, Kuchen, Süßwaren, Gebäck und Mehlspeisen. Nach dem Biß in einen Schokoriegel ② klebt nach einer Minute noch soviel Süßmasse an meinen Zähnen: ③

Sogar nach acht Minuten sitzt der Zuckerdreck immer noch an meinem Gebiß fest und bewirkt einen Schwächeschock bis ins innerste Mark der Zähne - so deren Abwehrkräfte mehr und mehr erlahmen lassen. ④

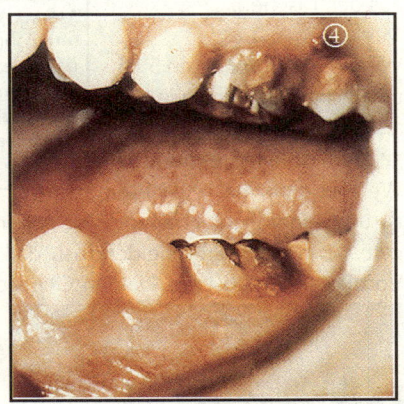

Bildquellen: Zahnärztliche Vereinigung

Ganz anders sieht es in meinem Mund doch aus, wenn Ihr mich dazu anhaltet, statt dem Süßkram einen Apfel zu essen: Oder eine Möhre oder eine Topinamburwurzel:

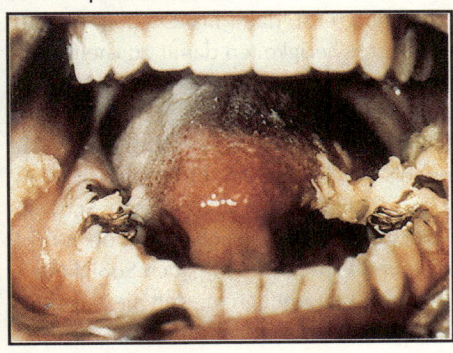

Da bleibt nichts kleben. Da müssen die wachsamen Karies-bakterien mir keine Schmerzen durch Löcher machen!

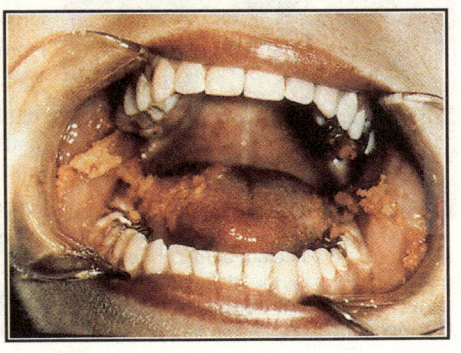

431 Selbst wenn ich meine Zähne nach jedem Essen, nach jedem Bonbon, nach jedem Snack putze, kann ich diese, den Zahn sofort bis ins Mark schokkende Erstberührung mit dem Chemiestoff Glucose nicht vermeiden.[2608/9, 6117]

Ein zerstörtes Milchgebiß führt später zu den schlimmsten Zweitzähnen:
Seht Euch das an, von außen ist kaum etwas von Karies zu sehen. Zwei solcher bereits gezogenen Zähne sind hier aufgeschnitten zu sehen. Innen sind sie bereits völlig zerfressen:

Diesmal enthalte ich mich dazu eines Kommentars und lasse stattdessen einen erkenntnisreicheren Schriftsteller sprechen:
Es ist unendlich schwer, einen Menschen davon zu überzeugen, daß ein Übel ein Übel sei. (G.B. Shaw)

»Hast Du überhaupt schon mal Kinder großgezogen? Dann wüßtest Du doch, wie das einen nervt, wenn so ein Blag ständig nach einem Eis quengelt, wenn ich mit ihm zusammen einkaufen gehe.«

Mein Sohnemann hat nie gequengelt, denn er kannte den Geschmack von Eis erst gar nicht. Und als er ihn später in der Schule kennenlernte und dann beim Einkaufen darum bat, holten meine Frau oder ich ihm stets einen eigens dazu bereitgehaltenen Apfel aus der Tasche...
Merke:
Wenn Du selbst keinen Süchten nachgehst, wird Dein Kind auch nie deswegen in Gefahr geraten, solange es jung ist.

Merke: Wenn Du Dich auf einen toten Zahn mit Wurzelfüllung einläßt, dann verlange eine schriftliche Erklärung von Deinem Arzt, daß er Dir kein giftiges, cadmiumverseuchtes Guttapercha reinpreßt. Das ist krebserregend und macht Dir Deine Nieren kaputt.

Wenn es dann mal erwachsen ist und einen schlechteren Weg gehen will, besitzt es aber eine gute Grundlage. Entscheidend ist, daß Du und Dein Partner ihm Vorbild sind. Gibst Du Deinen Gelüsten nach, dann trainierst Du

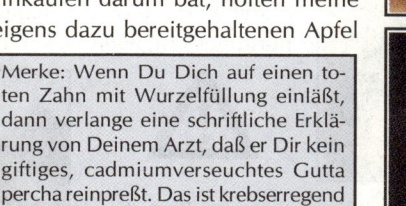

Bildquellen: Zahnärztliche Vereinigung

ihm damit sein Suchtverhalten geradezu an. Und wenn die Omi das Enkelchen für einige Wochen nicht mehr sehen darf, wenn sie ihm trotz Deines Verbots Schokolade zusteckt statt vielleicht einer Dattel, dann erziehst Du auch nachträglich Deine Mutter noch ein bißchen mit.

Natürlich, wenn Du selbst bei Problemen oder ein bißchen Unwohlsein zu Tabletten greifst, dann bist Du auch bereit, Deinem Kind bei Schulschwierigkeiten damit zu »helfen«. <u>Statt dem Kind beizubringen, Enttäuschungen und Unangenehmes durchzustehen und Konflikte austragen zu lernen.</u> Statt sie mittels Alkohol zu dämpfen suchen. Oder statt sich mit Hilfe von Cannabis zu entspannen. Oder statt sich mit Ecstasy aufzuputschen... Mit anderen Worten: Vor Schwierigkeiten sich in Scheinwelten zurückziehen und der Wirklichkeit mittels Sucht- und Genußmitteln (auch Süßigkeiten gehören in diese Gruppe) zu entfliehen, statt sie tatkräftig anzupacken, das ist der falsche Weg.

Bild: Prof. F. de Waal
»Na, muß ich vielleicht zum Zahnarzt wegen der UrMedizin, die ich futtere? <u>Und sieh genau hin: Ich habe das gleiche Gebiß wie Du, Mensch!</u>«

4.71 Die Löcher einfach in den Zähnen lassen?

Ich behaupte, daß es das beste ist, wenn Du die Löcher leer läßt! Allen Ernstes, wenn es nicht gerade die Frontzähne sind.[2641]
Ich sage dies deshalb, weil alle Arbeit des Zahnarztes - besonders bei Füllungen - mehr zerstört als gutmacht.[2610] Aber wir müssen sie ja alle mehr oder weniger aus kosmetischen Gründen bei uns vornehmen lassen. Doch das einfachste, nämlich die Löcher drin zu lassen, wäre vielleicht hier das Richtige.[2640]
Warum? Nicht nur wegen der Zahnärzte, sondern weil anzunehmen ist, daß bei den neuen Composite-Füllungen anstelle des Amalgams keine genügend haltbare Phosphatzement-Unterfüllung vorgenommen werden kann und wird. Was zu schweren degenerativen Schäden durch Entwässerung des Zahnmarkgewebes und allergischen Reaktionen führen kann. Auch sind alle auf Kunststoffbasis aufgebauten Füllungen nicht abriebfest, und es kommt zu Störungen im Bißschluß. Durch ihre Elastizität sind sie schwierig einzufügen, noch schwerer zu entfernen (und nie ohne erheblichen Zahnsubstanzverlust!). Und es bilden sich weiter leicht und schnell Spalten, die zu einer Sekundärkaries führen.

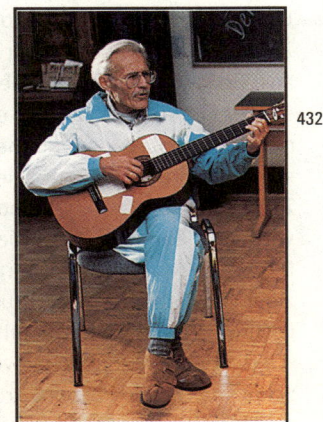

432

Wenn der Verfasser das Singen seiner Seminarteilnehmer mit der Gitarre begleitet, macht es allen noch einmal so viel Spaß! Na, wann greifst Du zu einem Instrument?

Kommt hinzu: Kunststoffbelastungen sind schwieriger auszuleiten als Belastungen aus Werkstoffen, die in der Natur vorkommen, weil unser Organismus in der Evolutionskette mit ersteren noch keine Bekanntschaft gemacht hat. Bei Sparlegierungen kommt es meist zu Stromeffekten. Und letztlich zerreißen die modernen hochtourigen Turbinen beim Bohren die Knochenbildungszellfortsätze. Nur: Wer die Löcher in den Zähnen läßt, der muß sich auch sicher sein, zukünftig nur noch UrKost zu essen. Die Zivilisationskost beschert ihm sonst darin noch schneller wieder Karies. Wer also die Amalgamfüllungen drin läßt, der sollte sich mit der UrMedizin eine »Reinigungsbürste« im Körper schaffen. Als UrKöstler bekommst Du von den Wildpflanzen aus unbearbeiteten Naturböden nämlich stets genügend Selen und Vitamin E in den Körper. Selen verbindet sich mit dem Quecksilber zu weniger giftigen Molekülen, die besser aus dem Körper ausgeschieden werden können. Aber auch Vitamin E schützt vor den Auswirkungen des Quecksilbers. Deshalb gewährleistet eine Selen/Vitamin-E-Kombination möglicherweise einen ziemlich guten Vergiftungsschutz.

433

Der Schlüsselgedanke dieses Werks

Verinnerliche es, denke bei Gelegenheit immer wieder darüber nach: 30 Millionen Jahre hat die Natur daran gefeilt, uns aus einem sprachlosen Uraffen zu einem vollkommenen Wesen zu machen! Und wie vollkommen ist es geschaffen!
Das muß in Deinen gesunden Menschenverstand: Was die Schöpfung, was die Natur auch tut: Es war immer alles auf die Natur ausgerichtet! Die Augen auf das Sehen von grünen Pflanzen, das Gebiß auf das Essen von Blättern und Kräutern, die Finger zum Pflücken von Früchten, die Nase zum Riechen von Blütendüften, die Ohren zum Hören von Bachgemurmel und Vogelzwitschern, die Füße zum Gehen über Wiesen- und Waldboden, der Körper zum Empfangen von Sonne, Licht und kosmischen Energiestrahlen, die Seele zum Aufnehmen der Biophotonenabstrahlung der Bäume, Sträucher und Gräser, der Rücken zum Schlafen auf harter Unterlage... Ich könnte stundenlang weiter aufzählen.
Werden diese genetisch eingeprägten Empfindungen daran nicht wieder aufgerufen, bleibt etwas in uns unerfüllt, bleiben wir leer und ewig unbefriedigt. Wir suchen und suchen nach Zufriedensein und Glück (jeder Mensch strebt danach) - finden es aber nicht. Warum? Weil wir an den falschen Plätzen suchen! In der Unnatur, bei technischen Apparaten in behämmerndem Lärm, in betäubenden Sinnlosigkeiten.

»Doch da gibt es jetzt die neuen Dental-Laser, die ein völlig schmerzloses Bohren ermöglichen!«

Bilde Dir nicht ein, daß irgend etwas Neues erfunden wird, was ohne Pferdefuß wäre. Das ist bei den Medikamenten so, das ist bei allen Kosmetika oder „Hautpflegemitteln" und bei den medizinischen Geräten ebenso. Immer mehr Künstliches, Verseuchtes, wird Dir angedreht!

Die Schmerzfreiheit erkaufst Du Dir sehr teuer mit dem langsamen Zerfall des durch den Laserstrahl behandelten Zahns, dessen Nerv, Pulpa und Gefäße durch die überstarke Hitze meist einen Schaden davontragen.[2643] Bei ihm wie bei allen Bohrungen passiert nämlich das: In die Knochenkanälchen werden Knochenmarksmutterzellen eingesaugt, wo sie dann gequetscht verwesen. So denaturieren die Knochenbildungs-Mutterzellen und bilden giftige chemische Verbindungen und Antigene, die auf das Mark einwirken.

434

435 Um so eine Füllung einzugeben, bohrt der Zahnarzt nicht nur die kariösen Stellen heraus! Er muß auch noch eine Höhle in das gesunde Dentin des Zahns einlassen, um sie richtig verankern zu können. Je mehr Substanz verlorengeht, desto tiefer muß sich das Zahnmark zurückziehen und desto schwächer wird der Zahn. In den Kiefer eingepflanzte Prothesen können bald herauseitern und ihn zerstören. Und für eine Brücke werden zwei gesunde Zähne geschwächt!

»Und wie sieht das aus, wenn ich mir zum Schutz der Zähne Porzellankronen aufsetzen lasse? Dann kann Karies - wenigstens bei den Frontzähnen - nichts mehr zerstören und den Zahn unschön machen!« sagst Du. Merk Dir das mal:
Du kannst bei vielem Tricks anwenden - nur nicht bei der Natur.

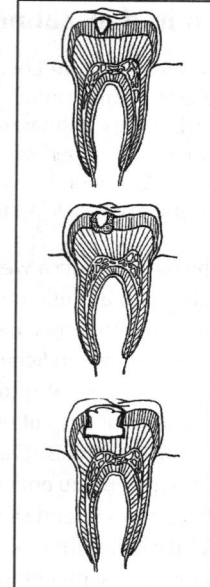

Noch ist der Defekt gering, die Pulpa über den Dentinkanälchen kann jedoch bereits infiziert sein. Nur Gesundkost kann den Schaden durch Wiederherstellung der Immunkräfte noch ganz beheben.

Durch sofortigen Übergang auf UrMedizin bildet sich um die Zahnwunde eine Schutzschicht.
(Dein Zahnarzt befürchtet dann, daß diese Schutzschicht sich über den bereits vorhandenen krankhaften Prozeß bildet und alles noch schlimmer mache, wenn er nicht eingreifen würde. Aber der weiß natürlich nichts von der Urkraft der UrMedizin...)

Gehst Du zum Zahnarzt, dann nimmt der - wie bei einer Krebsoperation »großzügig im Gesunden schneidend« - Dir einen Großteil bester Zahnsubstanz weg. Wozu er gezwungen ist, um der Füllung eine Verankerung zu geben, damit sie nicht herausfällt.
(Leider hat mein Zeichner den Schnitt durch den Zahn nicht ganz korrekt aufs Papier gebracht - ich hab' nicht so genau aufgepaßt -'tschuldige.)

436 Du denkst genau so wie alle anderen: Es muß doch eine bequeme Lösung geben. Und Du treibst nur den Teufel mit dem Beelzebub aus. Will sagen: Bei Zahnkronen nimmt die Vitalität der turbinenbeschliffenen Zähne bereits vom zweiten Jahr an über laufende Entzündungen bis zur totalen Degeneration immer mehr ab. Und der Zahn kann von außen keine für ihn wichtigen Mineralien aufnehmen! Schöne Aussichten für Deine teuren Porzellanbeißerchen...[9817]

Was nun die Löcher betrifft, so ist der neue Kunststoff Occlusin »in«, der angeblich bessere Ergebnisse verspricht - bis sich auch da später zeigt, welche Schäden er bringt. Gut zuträglich ist meines Erachtens Glaskeramik. Aber das ist teurer als Gold und nur Spitzenärzte können es verarbeiten. Einfacher und genauso gut m.E. die Goldhämmerfüllung, weil sie nicht unterfüttert werden muß.[2665b] Wenn Du sie nicht leer lassen willst: Laß Dir nichts anderes in die Löcher geben als Steinzement. Dieser hält zwar nicht lange, aber wenn der mal rausfällt, bist Du hoffentlich schon UrMethodiker und hast somit keine Probleme mehr mit den Zähnen.
Dein Zahnarzt wird sagen: Zahnzement bedeutet Gefahr für die Pulpa. Recht hat er! Alles ärztliche Tun bedeutet Gefahr für einen Patienten. Was sag' ich: höchste Gefahr! Nur: Wenn dem so ist, wieso hat er den denn schon so viele Jahrzehnte zusammen mit dem Amalgam seinen Patienten in die Zahnwunden reingepackt?

437 Du mußt Dir das so vorstellen: Meist lösen sich die Zementfüllungen langsam auf, oder es brechen kleine Stücke heraus und geben einen Teil Deiner alten Zahnwunde wieder frei. Diese Stellen werden dann plötzlich kälteempfindlich. Du hast Schmerzen, wenn Du Wasser trinkst. Das ist ein gutes Zeichen, denn dieser Zahn ist noch gesund! Am nächsten Morgen sind meist die Beschwerden weg, denn das gebildete Zahnoberhäutchen hat die Zahnkanälchen bereits verschlossen, so daß der betreffende Zahn wieder schmerzfrei bleibt. Sage Dir doch:
<u>Wenn das Loch in meinen Zähnen keine Schmerzen macht, warum es dann mit dem minderwertigen Ersatzzeug Zahnzement oder was weiß ich noch alles füllen? Und mit „Was weiß ich noch alles Füllen meine ich die modernen Kunststoffe, die sie jetzt anstelle des Amalgams einfüllen, die langsam Eir die Knochen zerstören und muthe und kanzerogen sind.</u>

Merke: Das Gebiß des Gesunden verfügt über ein Reparatursystem, welches u.a. die Abnutzung von Zahnschmelz (härter als Stahl!) verhindert. Im gesunden Speichel befinden sich Mineralien, die zusammen mit absterbenden, normalen Mundbakterien ein etwa zweitausendstel Millimeter dickes Zahnoberhäutchen bilden, wenn Du Deinen Zahnreißer nicht mehr an Dich ranläßt mit Desinfektionschemieflüssigkeit oder seinen Bohrer. Dieses ist ebenso hart wie der Zahnschmelz - vorausgesetzt, Du wendest Dich ihr wieder zu.

»Und die Speisereste, die sich da hineinsetzen und später in Verwesung übergehen?«
Nur Fleisch geht in Verwesung über und schafft Fäulnis, ebenso Zucker und weißes Mehl. Doch da Du so etwas hoffentlich nicht mehr ißt und nur noch UrKost Deinen Mund passiert, kann sich auch keine Karies mehr bilden: UrMedizin, die zwischen den Zähnen verbleibt, schadet nicht!
Es ist zudem zumeist nur Fleisch, was in den Zähnen hängen bleibt, auch wenn sie intakt sind. Woran Du auch erkennst, daß Fleisch nicht für das Gebiß des Menschen bestimmt ist, sondern nur für die weit auseinanderstehenden Zähne der Raubtiere. Früchte und Grün verwesen nicht, sie vergären nur - und in diesem Milieu vermehren sich keine Kariesbakterien.

Über den großen Pfusch der Zahnärzte an ihren Patienten zu sprechen, das erspare ich mir hier, denn [438] dafür gibt's ja auch »gute« Gründe seitens der Zahnärzte, die an Deiner Karies nicht schuld sind. [2620ff] Scheue Dich nicht zu reklamieren. Jeder Handwerker, der fehler- oder stümperhaft arbeitet, ist zur Nachbesserung verpflichtet oder muß auf Bezahlung verzichten. Warum werden auch Zahnärzte nicht erst dann honoriert, wenn sie ihre Arbeit nachweislich gut und erfolgreich ausgeführt haben? Bislang wird Pfusch ebenso von den Kassen bezahlt wie die meist teurere Nachbesserung durch einen anderen Arzt. Da kann man sich seinen Teil schon dabei denken...

Was nutzt es, wenn die UrMedizin alle Voraussetzungen für eine gute Verdauung in Dir schafft, [439] und Du putzt weiter die Zähne mit einer Zahnpasta aus den Giftküchen der Chemie! Weil Du deren Werbesprüchen genauso erliegst wie denen der Herren Mediziner! Die in den Pasten enthaltenen Tenside machen mit der Zeit Deine Mundschleimhaut kaputt und bereiten das Bett für die Paradontose. Und die ach so angenehmen ach so erfrischenden Schaumbildner darin zerstören einen Teil der verdauungswichtigen Mundflora und bringen sie aus dem Gleichgewicht. Weiter kann das in ihr befindliche Natriumlaurysulfat Allergien auslösen. Die Karies fördert es allemal. Der gleiche Effekt also wie bei den chemischen Medikamenten: statt Hilfe nur Zerstörung! [9820]
Hast Du gewußt, daß Du alle Mikrolebewesen in einer Regenwassertonne abtöten kannst, wenn Du den Rest Deines Zahnputzschaumes dort reinspuckst?[2672]
Du kannst doch nicht bei Trost sein, wenn sich auf Deinem Waschtischtablar noch irgendeine Zahnpastatube erblicken läßt, die noch nicht in den Sondermüll gelandet ist! Deine Mundhöhle ist doch kein Chemielabor! Und sollte sich dunkler Belag auf Deine Zähne absetzen, dann etwas von der weichen grünen Tonerde zum Wegputzen.(Meine Frau liebt allerdings die Frische aus dem Mund nach dem Zähneputzen mit Zahnpaste. Daß ich mir davon nur etwas in mein Oberlippenbärtchen einstreiche, hat sie noch nicht gemerkt...)
Ich las jetzt, daß dank entsprechender Werbung der chemischen Industrie die Mundspülwässerchen immer beliebter werden. Ich bin diesem Unsinn, seinen eigenen Mund einer Chemotherapie zu unterziehen, mal nachgegangen. Nein, die Haare fallen Dir danach nicht direkt aus, dafür zerstörst Du Dir damit Äonen wichtigster Mundbakterien sowie wichtigster Enzyme. Und schaffst Dir ein verdauungsfeindliches saures Milieu im Gaumen. Was ein Ausscheiden von Quecksilber in eventuell noch vorhandenen Amalgamplomben fördert.

»Wenn ich nach jedem Essen meine Zähne ohne Pasta putze, kann mir der eventuell in den Spei- [440] sen enthaltene Zucker doch nicht schaden, oder? Ich frag' nur interessehalber...« sagst Du.
Du meinst, an den Zähnen kann er nicht schaden - und bedenkst nicht, daß sich auch im Körper Knochensubstanz befindet und der Zucker langsam Dein Hüftgelenk abbaut. Das kannst Du auch mit dem Zähneputzen nicht verhindern. (Und vom Süßstoff rate ich ebenfalls dringend ab.) [2605, 6225, 6323] Außerdem: Die Zuckermoleküle, diese dem Zahnbein völlig fremden chemischen Verbindungen, wirken sofort wie ein chemischer Keulenschlag bis ins Zahnbein hinein, sobald sie die Zähne auch nur kurz berühren. Sofort! Blitzschnell! Bei der UrMedizin geschieht genau das Gegenteil! Da werden die feinen Zahnkanälchen gleich zum Aufbau und zu seiner Stärkung von vielfältigen Naturlebensstoffen und organischen Mineralienmolekülen durchdrungen. Welch eine Wohltat für ihn!
Vergiß nicht: Der wie Säure wirkende Zucker wird vom Magen mit dem Speichel immer wieder (bis zu seiner endgültigen Verdauung) an die Zähne hochgetragen und kann sie so noch lange umspülen.

440 **Zucker entkalkt nicht nur die Knochen und das Zahnbein. Er läßt Zähne faulen und das Zahnbett schwinden, schadet der Haut, begünstigt Diabetes, säuert Magen, Darm und Blut, behindert den Stoffwechsel, mindert die Potenz.**

Ob gegen Gehirnerweichung von Ernährungswissenschaftlern vielleicht Kalbsbries im Sinne von Paracelsus helfen könnte? Damit Du es weißt:
Nicht allein die zuckerhaltigen Süßigkeiten fressen Löcher in die Zähne - auch Bonbons, die mit dem bisher als zahnfreundlich eingestuften Zucker-Ersatz Sorbit gesüßt sind, können Karies verursachen. Der Grund: Die Bakterien im Mundbereich verwandeln den süßen Ersatzstoff genauso wie Zucker in aggressive Säuren, die den Zahnschmelz angreifen.

Nur pflanzliche Süße ist völlig unschädlich. Obschon das Süßgras Stevia z. B. 15 mal stärker süßt als Zucker. Du kannst es sogar selbst ziehen auf dem Fensterbrett. Allen Süßmäulern ist hier jetzt ein toller Ersatzt möglich. Du kriegst es im Naturladen auch als Pulver. (☐Rz 980 (13))

UrNahrung schützt die Zähne so, daß Du nicht mal mehr eine Zahnbürste zum Putzen brauchst. Denn die Urzeitmenschen putzten sich nicht die Zähne und kannten weder Parodontose noch Karies bis ins höchste Alter hinein. Doch aus Geruchs- und hygienischen Gründen möchte ich allen raten, besonders denen mit offenen Löchern im Mund, sich die Zähne zu putzen, und zwar schonend! Im Oberkiefer von oben nach unten und im Unterkiefer umgekehrt. Selbstverständlich ohne jede Zahnpasta. Und stets nur bei UrMedizin entgegen allen Empfehlungen zwei Stunden *nach* dem Essen [2602c] Natürlich wirst Du nicht Deinen Zahnarzt befragen, ob er was dagegen einwende, die Löcher offen zu lassen, nachdem er seine giftigen Füllungen wieder rausgepult hat. Sonst wird der Dir was von schlimmsten Infektionsherden mit drohender Kiefervereiterung erzählen. Doch Du weißt es besser: ein Zahn kann wie jedes andere Körperteil eine Wunde haben. Wenn der Körper gesund ist, schirmt er sie irgendwie ab. Vorausgesetzt, der Zahn ist vom Zahnarzt noch nicht abgetötet worden. Wenn die innere Abwehr steht - und bei der UrMedizin steht die wie eine Eins - kann von außen nichts Zerstörerisches eindringen! Wenn Du mit zunehmendem Alter erlebst, wie wenig Dir die Zahnärzte helfen können - egal ob sie gut oder schlampig arbeiten -, dann sagst Du Dir: Hätte ich doch nur gesünder gelebt!

441 **Merke: Dein Loch im Zahn ist eine Wunde! Du steckst doch auch keinen Pflock in das Loch Deines Fußes, wenn Du in einen Nagel getreten bist! Zähne mit darin verbliebenen Löchern halten viel länger als behandelte. (Weil beim Kauen die Füllungen nicht gegen die Zahnwände drücken!) Du wirst es sehen! Immer vorausgesetzt, Du ißt nur UrKost, welche dem Zahnloch immer mehr härtende Mineralien zuführt.**

Ist die Wurzel eines Zahns vereitert, dann ruiniert das oft die Pulpa. Aber: Die Pulpa der anderen Zahnwurzel kann durchaus noch in Ordnung sein. Schlampige Zahnärzte prüfen das dann nicht mit Kältereflexen ab und nehmen einfach eine Gesamtwurzelbehandlung vor. Wehr Dich dagegen und belaß es nur beim Aufbohren des Zahnes, damit die Gase nicht mehr schmerzend auf die Nerven pressen und die Giftstoffe abfließen können, damit Du so den Schmerz erstmal los wirst. Und dann faste sofort, damit die Entzündung schnell verschwindet. Oft genug erholt sich dann die angegriffene Pulpa wieder. Und anschließend führst Du mittels der UrMedizin Deinem Blut die nötigen Lebens- und Gesundungsstoffe wieder zu. Das Füllen von Zahnlöchern schädigt deshalb:

442 **Weil sich die Füllsubstanz mit dem Zahn niemals so innig vereinigt, daß sie eine Wärmeeinheit bildet. Sie dehnt sich bei Wärme- oder Kältebelastung unterschiedlich aus. Wer es sehr heiß liebt - zum Beispiel Suppen - oder auch kalt - zum Beispiel Eis -, der bringt schon nach kurzer Zeit Spalten zwischen den Zahn und seine Füllung: Karies kann wieder eindringen. Das versuchen die Zahnärzte mit sogenanntem Zahnzement auszugleichen. Es dient als Pufferung gegen die Temperaturunterschiede und -spannungen von Metall und Zahnbein bzw. des Sekundär-Dentins, ist aber auch nur was Halbes. Bei jedem Menschen ist die Härte seiner Zähne verschieden.**

Daher kann die Flicksubstanz niemals genau angepaßt werden. Selbst bei einem Goldinlay sind die thermophysikalischen Eigenschaften nicht ausgeglichen. Zudem wäscht sich der Zement bei einer minderwertigen Goldfüllung langsam aus, in den man es legen muß.
Die Bohrer schaffen frische Wunden im Zahn. Werden darauf dann die Haft- oder Ätzmittel eingebracht, so werden dem Zahn wiederum neue Schäden zugefügt. [9815]
Bei den Milchzähnen haben sie sich jetzt was Neues einfallen lassen: Sie flicken mit dem Zement Vitremer, das sich angeblich mit dem Zahn fest verbinden soll. Aber meinst Du, die könnten es lassen, auch da wieder mit Gift zu arbeiten? Diesem Zahnzement mischen sie nun das Chemiegift Fluorid unter. Das angeblich die Kinderzähne härten soll. In 60 Jahren wird die Wissenschaft dann feststellen, daß Fluorid die Grundlage für Krebs oder irgendeine andere scheußliche Krankheit in diesen Kindern gelegt hat - genau so, wie die Schädlichkeit des Amalgams erst jetzt nach 60 Jahren wissenschaftlich nachgewiesen wurde... (→Rz 967(10))

> Sehr geehrter Herr Konz,
> meiner 87-jährigen Schwester Lore stand der Tod in den Augen als mir der Chef- sowie der Oberarzt des Krankenhauses erklärten: "Wir müssen operieren". Heimlich kam der Stationsarzt ans Bett zurück, tat so, als untersuche er meine Schwester nochmals und flüsterte mir leise zu: "Lassen Sie es nicht machen!"
> Aber der Oberarzt drängte mit allen möglichen Argumenten auf meine Einverständniserklärung. Als er dann noch meinte: "Wollen Sie den Tod Ihrer Schwester auf dem Gewissen haben?" war ich mit meinen Kräften am Ende und unterschrieb. Innerhalb von Tagen wurde meine Schwester zweimal operiert. Am vierten Tage starb sie qualvoll. *E. Hinrichsen*
> (Elfriede Hinrichsen, Olpener Str.25, Köln)

Verlange also fluoridfreien Zement für Dein Kind, wenn Du mir und der Natur mehr Glauben schenkst, als den Ärzten. Nur: Auch der härtendste Chemiestoff kann den Schmelz nicht so widerstandsfähig machen, daß er (→Rz 431) dem Zucker in Eis, Kuchen, Schokolade, Nußriegeln, Keksen, Ketchup, Fanta, Sprite und Cola widerstehen kann, den Du Deinem Kind möglicherweise selbst noch nach dem Lesen dieses Buches zu essen erlaubst...
Neu ist auch die klebende Kunststoffplombe für Erwachsene: Spezialkleber soll zahnfarbene Kunststoffüllungen fest mit dem Zahn verbinden - das Loch ist dicht, man sieht's nicht mehr. Tja: Drin ist die Chemie schnell - aber was, wenn der giftabsondernde Kleber später wieder raus soll? Übrigens: Nicht nur dem Zahnarzt, auch dem Verfasser wurden schon mal die Zähne gezeigt!
Eine Seminarteilnehmerin will mich allein sprechen. »Franz, ich hab' so Schwierigkeiten mit meinen Zähnen. Ich weiß nicht, ob der Zahnarzt was dran machen kann oder nicht.« Ich sage: »Dann mach mal den Mund auf und zeig mir, wo's Dir weh tut. Vielleicht finde ich was.« Statt mir ihren Mund zu zeigen, dreht sie sich ab, ich vernehme einige seltsame Geräusche, dann wendet sie sich wieder mir zu und legt zu meiner Überraschung mit größter Selbstverständlichkeit ihr speicheltriefendes Gebiß - zweiteilig - in meine Hände.

4.72   Laß Dich auch beim Zahnarzt möglichst nie röntgen!

Bei Zahnschmerzen hast Du zu unterscheiden:
● Treten diese durch Karies oder Parodontose bei vom Zahnarzt unbehandelten Zähnen auf, dann vermag sich der Körper ohne weiteres selbst zu helfen, wenn Du gegen mäßigen Schmerz feuchte Heilerde vermischt mit Nelkenöl für längere Zeit an die schmerzende Stelle gibst. (Bei schlimmen Schmerzen mußt Du natürlich zum Zahnarzt.) Ist der Schmerz verflogen, haben Karies bzw. Parodontose keine Chance mehr, weiteres Unheil anzurichten, wenn Du ab sofort nur noch UrKost zu Dir nimmst. Der Körper sendet dann an die kariösen und parodontösen Zähne die richtigen (weil jetzt in ihm vorhandenen) Lebensstoffe und Mineralien, die gerade Dein Zahn braucht.

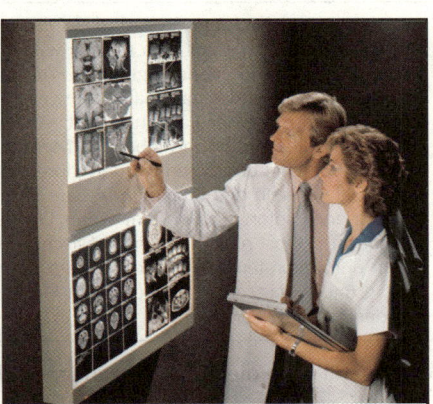

»Und wenn das noch so schöne Röntgenaufnahmen sind, Herr Doktor, das geht bei mir nur über meine Leiche. Denn ich weiß aus dem Gesundheits-Konz: Mit einer einzigen können Sie bei mir den Krebs auslösen - gerade deshalb, weil die so wenig rem hat!«, sagst Du ihm hoffentlich demnächst.

Welche die Kariesbakterien dann an der weiteren Zerstörung hindern und die Wunde im Zahn abkapseln oder das Zahnfleisch wieder kräftigen. Die weichen, von Karies befallenen Stellen durch eine Füllung schließen zu lassen, würde alles schlimmer machen.

● Wenn Dich die Zahnschmerzen an einem vom Arzt behandelten Zahn quälen, dann weißt Du: **Der konnte Dein Loch nur mit Behelfsmitteln flicken. So fein, daß keine durch Zucker oder feines Mehl entstehenden ätzenden Säuren mehr eindringen können, das war und ist ihm nie möglich.**
Es handelt sich also zwangsläufig um eine immer nur mit Behelf auszuführende symptomatische Behandlungsweise, die Du verschuldet hast. Oder er hat Dir den Zahnnerv abgetötet und statt der Pulpa Zement oder sonstwas bis in die Zahnwurzel eingefüllt. Je tiefer aber Fremdstoffe ins Zahnknochenmark dringen, desto mehr wehrt sich der Körper dagegen. So versucht der Zahn, das Nichtnatürliche in ihm abzustoßen und entzündet sich. Schleichende Entzündungen strahlen in andere Körperteile aus und machen Dich krank. Oder: Sich weiter ausbreitende Karies unter den Plomben führt zu Gasen, die nicht entweichen können und die Dir dann diese wahnsinnigen Schmerzen verursachen. Oder es ist Eiter, der nicht abfließen kann, weil die Plombe keine Luft an die Zahnwunde läßt.

444 In diesem Falle wirst Du es vor Schmerzen nicht mehr aushalten, weshalb Dir der Zahnarzt einen kleinen Kanal bohren soll, damit Eiter abfließen oder die Gase ausströmen können. Und dann packst Du auch hier um den Zahn grüne Heilerde, die Du mit etwas Nelkenöl vermischt hast. Damit kannst Du's auch bei nicht so schlimmen Schmerzen versuchen. Ich sage »versuchen«, denn ich kann keine Garantie darauf geben. Auf jeden Fall mußt Du zum Zahnarzt, wenn Du noch solche totgelegten Zähne im Mund hast! Eigentlich sollte jeder Zahnarzt, der so was macht, wegen Körperverletzung und wegen der unweigerlich folgenden Schädigung an anderen Organen auf Schmerzensgeld verklagt werden.[9893] Eine klinische Untersuchung bei 5.000 Patienten mit chronischen bzw. unklaren Leiden ergab, daß 85% von ihnen tote Zähne im Gebiß hatten. Gehirnschäden und absterbende Gewebe waren die Folge davon![2645] Wenn Du meinem Rat folgst, kannst Du Dich auch meist davor bewahren, im Alter einmal diesen schrecklichen Tinnitus[2057] zu kriegen, bei dem Du ständig 'ne Lokomotive pfeifen hörst, obwohl weit und breit kein Zug zu sehen ist. (80% dieser Leidenden besaßen tote Zähne und Kieferentzündungen!) Obwohl ich mich dafür einsetze, wenn irgendmöglich, jeden Zahn im Mund zu halten: Hat der Zahnarzt den Kunstfehler gemacht, einen Zahnnerv abzutöten, so muß meistens später dieser Zahn heraus! Weil 99% schlunzig behandelt wurden! (→LV 2057b)

»Hoffentlich begehst Du keinen Kunstfehler, weil Du mir soviel Früchte zu essen empfiehlst, deren Säuregehalt - «

> Wenn Du irgendwo gelesen hast, daß Obst wegen der Fruchtsäure für die Zähne schädlich sei, dann kam es zu dieser Beurteilung auf dem typisch wissenschaftlichen Forschungsweg: Ein Labor besorgt sich von Zahnärzten ausgezogene Zähne, legt die in Fruchtsäure und schiebt sie in gewissen Zeitabständen unter ein Elektronenmikroskop und schaut nach, wieweit Schmelz und Dentin angegriffen werden. Und veröffentlicht das Ergebnis dann in einer Fachzeitschrift, von wo es in die Zeitungen gelangt. Nur vergessen die Labormenschen, daß dies bei gesund lebenden Menschen ganz anders aussieht: da dann die lebenden Zähne von basischem Speichel umflossen werden, durch welchen selbst die starke Säure einer Zitrone nicht dringt und sie zudem gleich von den Enzymen in eine Base verwandelt wird. Mit einem pH-Säure-Meßstreifen kannst Du das übrigens sofort nachprüfen, wenn Du diesen in den Mund steckst, nachdem Du eine Zitrone ausgelutscht hast. Obst reagiert immer basisch, wenn es richtig gegessen wird. Sauer reagiert Obst, wenn es gekocht oder gebraten wird oder wenn es zu anderer Zivilisationskost gegessen wird, statt zusammen mit rohen, grünen Pflanzen.[2603] Oder wenn Du es aus einem Supermarkt (wie üblich) ungereift ißt. Dann kann's Dir den Schmelz zerstören.

445 »Mein Gott, sind diese hochbezahlten Fachkräfte dumm?« fragst Du.

Nein, nur kurzsichtig im Denken. Die glauben nur an das, was sie da ermitteln - sehen aber nicht weiter und können sich nicht vorstellen, daß die Schöpfung alles bestens für den Menschen eingerichtet hat - wenn er sich an sie hält und nicht auf andere Menschen - und vor allem nicht auf Wissenschaftler - hört.
Wieso es zu den ständigen Irrtümern in der Wissenschaft kommt, erklärt sich dadurch: Die Wissenschaftler bekommen den Auftrag, »die Schädlichkeit der verschiedenen Zitrusfrüchte auf die

Zähne zu untersuchen« - und genau das tun sie. Und Zähne sind für sie nun mal Zähne! Auch tote Zähne (aus Leichen herausgebrochen) sind halt eben Zähne. Erkenne daraus:
Medizinische Forschungsarbeit hat meist mit dem Leben nichts zu tun. Vor allem hat sie nichts mit dem natürlichen, früheren, urzeitlichen Leben zu tun. Denn heute lebt keiner mehr natürlich. Würde er es tun, wäre er nie krank: Ein Mediziner bekäme ihn nie zu Gesicht. Und Forschungsarbeit am kranken Menschen kann keinerlei Aufschlüsse geben.[2354ff] **Sie muß irreführend ausfallen, da Krankheiten außergewöhnliche, dem echten Leben und der Natur entfremdete Vorgänge darstellen.**[2602]

Und wenn Du meine Darstellungsweise darauf beziehst, daß es in Wirklichkeit keine Krankheiten gibt - dann wird Dir auch klar, daß sich »Krankheits«forschung im unwirklichen, realitätsfernen Raum abspielt - also immer erfolglos bleiben muß. Und Du erkennst, was medizinische Auszeichnungen und Nobelpreise für Medizin für einen Wert haben... Geh zu keinem Zahnarzt, der Dich röntgen will, um Störfelder und Entzündungen festzustellen. Mit Infrarot-Punktmessung und Zahn-EKG (harmlosere Methoden) ist das auch machbar. Doch wenn Du Dich dem Röntgen aussetzen willst: Legt man Dir auch eine zusätzliche Blei-Halskrause um? Meinst Du, es tut Deiner Schilddrüse gut, wenn sie ohne eine solche zum Verkrebsen angeregt wird?

Merke: Willst Du Dir billig und gut ein neues Gebiß machen lassen, dann fliege nach Singapur, dort bekommst Du Porzellan äußerst preiswert.[2601] Ungarns und Rumäniens Zahnärzte sind noch billiger, liegen näher bei uns, sind aber vielleicht noch schlechter als die in Singapur. Was allerdings bei Gebissen ziemlich egal ist.

Worüber ich noch keine Erfahrung sammeln konnte, sind implantierte dritte Zähne, die meist auf eingeschraubte Titanstifte gesetzt werden. Soll jetzt in einem Tag gemacht werden können. Ich bitte Dich, lieber Leser, solltest Du so etwas im Mund haben, so berichte mir zum Nutzen Deiner Mitmenschen ausführlich, welches System gewählt wurde, wie lange Du sie besitzt, ob sich der Knochenabbau des Kiefers damit aufhalten ließ und vor allem, wie zufrieden Du damit nach einigen Jahren bist. Denken könnte ich mir allerdings, daß ein Fremdkörper in Deinem Fleisch von Deinem (unter Ur-Medizin besonders wachen) Immunsystem nicht allzu lange geduldet wird. (So löst ein Hüftgelenk aus Titan den Knochen langsam auf!) Immerhin bedeutet das Implantat ein Loch im Kiefer. An diesen Stellen ist stets Unruhe vorhanden. Störungen müßten eigentlich zwangsläufig sein...

Es wäre jedenfalls auch der erste Fall, daß man etwas Positives über eine ärztliche Krankheitsbehandlung sagen könnte. Mißtrauisch hat mich gemacht, daß kein Implantationsarzt bereit ist, Referenzen anzugeben.[2644, 9884]

Übrigens: Wenn Du nur UrKost ißt, also in Zukunft nichts Warmes mehr in Deinen Mund gelangt, dann halten Deine Zahnfüllungen besser und Karies zerstört die plombierten Zähne nicht so schnell: Weil Zahnzement und Füllung sich nur bei warmen Speisen ausdehnen...

»Und wenn mein Kind zu einer kieferorthopädischen Behandlung muß?« fragst Du.

Dann solltest Du vor diesem jahrelangen Theater, das Ihr beide dann mitzumachen habt, Dich erst aus einem Fachbuch sachkundig machen! [2620, 2674d]

Der Knochenschwund stellt sich als zwangsläufiges Geschehen heraus, wenn die Zivilisationskost die Zähne zerstört hat. Hier kann auch UrKost nicht mehr helfen. Der Kieferknochen bleibt nur intakt, wenn er ständigem starkem Druck ausgesetzt ist. So hat ihn die Natur eingerichtet. Fehlen die Zähne, die mit aufgehängten Muskeln diesen Druck weiterleiten, so fehlen dem darum- und darunterliegenden Knochengewebe die Impulse, die es erhalten und erneuern. Das gilt auch dann,

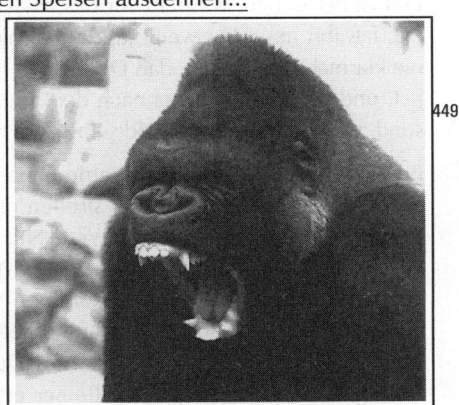

»Gähn · was erzählt der KONZ da für einen langweiligen Quatsch! Hab' ich vielleicht Karies oder Zahnprobleme?«
Foto: Okapia

wenn noch Zähne vorhanden sind - denn diese (und der darunterliegende Kiefer) werden durch Lücken ebenfalls in Mitleidenschaft gezogen. Schon ein einziger fehlender Zahn führt so - wenn auch langsam - zum Verfall des gesamten Gebisses. Und wer es mitmacht, weiß, welche Qual das bedeutet! Wir können unseren Kindern dies ersparen, wenn wir sie so früh wie möglich auf UrKost umstellen - so schwer dies auch heute sein mag.

449 **Das Schlimme: Kein Zahnarzt bereitet einen Patienten darauf vor, was da auf ihn zukommt. Es ist nicht mal der körperliche Schmerz, es ist der seelische. Wenn Du älter bist, merkst Du, daß die Zahnwurzelnerven bis tief in das Sonnengeflecht reichen und von dort mit schlimmstem Weh aus ihrer Geborgenheit gerissen werden. Wie ein in höchster Not schreiendes Kind, das man seiner Mutter wegnehmen will. Am schlimmsten, wenn die Zahnärzte gleich mehrere Zähne drannehmen.**

Du bist oft für Wochen und Monate wie gelähmt durch den Verlust dieser Vitalitätssymbole, bist anfällig für Krankheiten, weil das Immunsystem dadurch geschwächt wird und es lange dauert - meist verbunden mit Depressionen - bis Dein Körper sich damit abgefunden hat.

Was die Zahnbürsten angeht, so haben die UrMethodiker sie nicht nötig, um sich ihre Zähne zu erhalten. Ich bin trotzdem dafür, daß man sich die Zähne putzt. Wegen Deines Partners, wegen der nicht so schön ausschauenden Speisereste in den Zähnen und dann: Auch die UrMedizin setzt ihren Belag darauf ab. Der natürlich keine Karies bringt. Denn in einem ernährungsbedingten basischen Milieu können die Kariesbakterien keine zersetzenden Säuren bilden. Die Plaque stellt sogar einen Schutz für die Zähne dar. Jetzt sag das mal einem Zahnarzt oder Zahnforscher. Der schlägt die Hände über dem Kopf zusammen. Warum? Weil er nur die Plaques von Normalköstlern untersucht. In dem sich natürlich Mengen an zersetzenden Säuren bilden.

»Ich ahne schon, was kommt«, sagst Du, »Du willst mir eine Zahnbürste mit reinen Naturborsten empfehlen, nicht wahr? Weil es in der Urzeit noch keine Kunststoffborsten gab.«

So ganz hundertprozentig scheint bei Dir meine Sicht des Natürlichen noch nicht zu sitzen: Es genügt nicht, daß ein Ding natürlich sei, es muß auch natürlich angewandt werden. Also, zurück-marsch-marsch in die Urzeit. Die Urzeitmenschen haben sich bestimmt keinen Dachs gefangen, um sich mit einem Stück seines Fells die Zähne zu putzen. Doch in der Tat: Naturborstenzahnbürsten tun den Verbindungsstellen von Zahnfleisch und Zahn weniger Harm als Borsten aus Kunststoff, die bei Empfindlichen das Zahnfleisch entzünden können. Besser sind da Stückchen von Niswan-Holz. Die Türken, die es gern benutzen, nennen es Meem. Man kaut dessen Rinde ein Stückchen ab und hat dann eine kleine, echte Naturzahnbürste zur Hand. Dein Zahnarzt wird wieder nicht enddurchdacht protestieren: »Diese feinen Natur(Dachs)haar-Zahnbürsten sind Brutstätten von Keimen und Bakterien... Das ist der Grund, weshalb wir das wissenschaftlich abgesichert nicht unseren Patienten empfehlen!« Na, laß ihn mal - Du weißt ja, der hat nichts anderes (z.Zt.) gelernt. Dem wirst Du auf die Schnelle nie klarmachen können, daß Dein Darm Unmengen dieser Keime und Bakterien zum Verdauen nötig hat, und sie Dein Speichel nach dort trägt. Je mehr je besser. Denn Deine Mikroben sind ja so urgesund, wie Du hoffentlich bald selbst sein wirst. Durch die UrMedizin. Hm?

Betrachten wir in diesem Zusammenhang noch schnell die pH-Werte: Steck Deinem normal essenden Kind mal so einen Teststreifen in den Mund, dann wirst Du mindestens 6,4 ablesen. Beim Vegetarier-Kind den gleichen Wert. Nur beim UrKost Essenden findest Du Werte um 7,0 pH und mehr. Da Wasser oft einen hohen pH-Wert hat, spülen sich 150%ige mit Volvic den Mund aus. Wer jetzt Angst vor allem bekommen hat, der nimmt statt der Zahnbürste seinen Zeigefinger. Wenn die Zähne sauber sind, dann quietscht es...

Bei den alten Menschenaffen kannst Du, wenn Du genau hinsiehst, bis auf die Hälfte ihrer ursprünglichen Höhe abgekaute Beißer erkennen. Man hat sie untersucht und festgestellt, daß sich deren Pulpa in die Tiefe zurückgezogen und sich auf den Kauflächen ein Sekundär-Dentin gebildet hatte. Auch hier erkennst Du: Der Körper hilft sich selbst am besten.

»Da muß ich widersprechen«, meinst Du, »als bei mir die Weisheitszähne durchkamen, wuchsen die so schief, daß sie die nebenstehenden Backenzähne herausdrückten. Ich mußte sie deshalb auf Anraten meines Zahnarztes ziehen lassen - was übrigens 'ne schlimme Prozedur war...«

Mein Gott, da hast Du also noch ein paar Zähne dazu bekommen, nur hast Du leider nicht gewartet, bis sie die Weisheit in Deinen Verstand weiterzuleiten vermochten. Da hat Dein Zahnarzt mal wieder schnell einen Dummen gefunden. Meinst Du, die Schöpfung hat das Wachstum Deiner Zähne so schlecht programmiert (falls Deine Eltern keine Alkoholiker oder Drogensüchtige waren, die Dir Erbschäden mitgaben), daß sie sich gegenseitig zerstören? Schiefwachsen können sie schon mal, aber ein Weisheitszahn hört einfach zu wachsen auf, wenn er an seinen Nachbarn anstößt. Manche machen schon mal Schmerzen, wenn die darüber liegende Mundschleimhaut zu fest drüber liegt. Wenn Du - weil Du meinem Rat nicht folgst und weiter Zuckerzeug, Brot und Mehlspeisen ißt - in späteren Jahren einen Zahn nach dem anderen verloren hast, dann wärest Du froh, noch einen der starken Weisheitszähne behalten zu haben. An denen kann dann ein Gebiß wenigstens noch ein bißchen Halt finden - wogegen es Dir sonst im Munde herumklappert...

Ein Zahnarzt verrät seine Tricks

Das meiste Geld kannst Du verdienen, wenn Du nur Prothetik machst...

Normalerweise machst Du ihm eine Füllung. Wenn Du aber privat sehr hohe Ansprüche hast, dann sagst Du dem Patienten: Hier hält keine Füllung mehr, da machen wir eine schöne Krone. Das ist für Dich als Zahnarzt viel günstiger. Oder Du sagst, den Zahn müssen wir ziehen. <u>Dann braucht der Patient eine Brücke, das lohnt sich für Dich noch mehr.</u> Du ziehst den Zahn, bearbeitest noch die beiden Nachbarzähne, und für das Schließen der Lücke kriegst Du eine zusätzliche Gebühr (...)

Beim Beschleifen werden die Nachbarzähne natürlich verletzt, und das führt oft dazu, daß sich dort nach einigen Jahren die Wurzeln entzünden. Dann kommt der Patient wieder. Eine Wurzelbehandlung macht aber wahnsinnig viel Arbeit und bringt kaum was ein. Als Zahnarzt hast Du schon an der Uni gelernt, wenn ein Zahn entzündet ist, muß er raus. <u>Richtig wäre es aber in so einem Falle die Wurzelspitzen unten zu kappen,</u> dann hat der Zahn eine gute Chance. Aber dazu müßtest Du ein bißchen schneiden. Das wäre dann schon Kieferchirurgie, und darin bist Du nicht genügend ausgebildet worden. Außerdem bringt es Dir finanziell wenig. Also ziehst Du den Zahn und machst wieder eine teure Brücke (...)

Da fährt Dir dann die Mutter sofort in die Parade und sagt, das kann nicht sein, die Kleine putzt immer und ißt auch kaum Süßigkeiten. Du mußt also im Grunde Mutter und Kind erziehen. Aber das macht keiner, weil das nichts einbringt. Also bekommt das Kind jedes halbe Jahr eine neue Füllung, später dann die erste Krone. Und wenn das alles nicht weh tut, bist Du für Mutter und Kind ein guter Zahnarzt (...)

Die Ärzte haben natürlich gesehen, daß sie ihr Geld schneller gar nicht verdienen können: Ein dreijähriger Junge war vor dem Kaufhaus vom Schaukelpferd gefallen. Dabei ist ihm vorne ein Milchzahn in den Kiefer reingedrückt worden. Die Mutter ist mit dem Kind in eine große kieferchirurgische Praxis gegangen. Dort hat man ihr gesagt, der Zahn müsse operativ entfernt werden, und dann brauche das Kind vorne eine Prothese, bis die bleibenden Zähne kommen. So was kostet tausende von Mark. <u>Was jeder Zahnarzt wissen muß: daß man nämlich in so einem Fall gar nichts macht.</u> Der Zahn kommt von selbst wieder raus. Nach drei Wochen war er auch tatsächlich da. Fortsetzung: [2622]   (Rüdiger Jungbluth /CR stern 3/1993)

Lieber Franz!
Stelle Dir vor: Beim Weihnachtsfest habe ich es als Krebskranke nach langer UrKostzeit wieder mitgeschmaust. Habe gedacht, einmal ist keinmal. In der Nacht konnte ich schon nicht mehr schlafen und am nächsten Tag fühlte ich mich bereits totkrank. Habe ich jetzt wieder alles verdorben?
Esther Dittmann, 97799 Zeitlofs, Stockbergweg 6

Liebe Esther,
nein, hast Du nicht, wenn's bei einem Male bleibt. (Ich hoffe Du hast aber gleich ein paar Löffel Heilerde zur Nachentgiftung geschluckt.) Die sofortige Reaktion Deines Körpers ist das beste Zeichen dafür, daß Du wieder gesund werden kannst. Denn: <u>Wer Suchkost verträgt ist krank!</u> (Wenn er dies in den meisten Fällen auch noch nicht bemerkt...) Wer sie nicht mehr verträgt ist gesund! Bleib mir schön bei der Stange.
Dein Alter Quälgeist Franz

4.73 Wie Du den Arzt bei Pfusch am besten verklagst

> *Arztes Arznei tötet den, dem vom Schicksal noch nicht zu sterben bestimmt ist.*
> (Chinesischer Spruch)

451 Bei Schäden durch ärztliche Behandlung und Kunstfehler rate ich Dir, zivilrechtlich gegen die betreffenden Ärzte zu prozessieren,[2220f] damit Du wenigstens eine kleine Genugtuung und einen finanziellen Ausgleich erhältst.[2248] Viele patientenfreundliche Urteile sind inzwischen ergangen. Nimm aber nur die besten Anwälte zum Durchsetzen Deiner Ansprüche [9893, 2708]. Du mußt auch zusehen, daß Du einem Gutachter der Gegenseite einen objektiven Mann gegenüberstellst.

»Aber das hat sich doch inzwischen rumgesprochen, daß man gegen Mediziner keinen Blumentopf gewinnen kann. Die Gutachter stehen doch stets auf Seite der Herren Kollegen...«

Alle nicht. Du mußt Dir eben zu helfen wissen: Bei Kunstfehlern hat Dich zumeist wohl der Arzt nicht genügend über die Risiken seiner Therapie aufgeklärt. Denn er wollte ja daran verdienen. Dich als Patienten zu behalten, das wäre ihm nicht gelungen, wenn Du um alle Gefahren gewußt hättest. Dann würdest Du sicherlich seiner Giftbehandlung nicht zugestimmt haben. Deshalb - Kunstgriff eins - klage zuallererst auf mangelnde Sachaufklärung. (Beweis z.B.: Vor der Behandlung hast Du mit einem Freund über die mangelnde Aufklärung gesprochen.)

Das Gute: Du bist hier nicht beweispflichtig, sondern der Arzt! [2708]

452 »Warum wehren sich die Ärzte eigentlich so mit Händen und Füßen dagegen, für ihre Fehler und Schäden einzustehen, wie das jedem anderen Bürger auch obliegt? Schließlich sind die doch alle dagegen versichert. Denen kann es doch gleich sein, ob der Patient zu seinem Recht kommt!«[2222]

O nein! Der Arzt hat noch mehr Interesse daran, daß der geschädigte Patient *nicht* zu seinem Recht gelangt als die Versicherung: Letztere kann die bei einem Schadensfall - wie bei der Autoversicherung - sofort kündigen, was praktisch Berufsverbot für den Arzt bedeutet - da ihn andere Haftpflichtversicherer auch nicht mehr aufnehmen. Laß Dir aber dazu von einem in diesen Dingen erfahrenen alten Hasen raten: Prozesse gegen Ärzte, bei denen es oft um ihre Existenz geht wie Du hier siehst, dauern meist Jahrzehnte, kosten Dich viel Zeit, viele Nerven, viel Geld, kurz, sie zermürben Dich. Wenn es nicht um Hunderttausende geht, laß die Finger davon oder such einen schnellen Vergleich.

Und wenn Du gar nicht erst die Klinke zu einer Schulmediziner-Ärztetür in die Hand nimmst, entgehst Du dem und noch schlimmeren Sorgen. Nimm Dir fest vor, Dir nicht mehr von scheinbar Wissenden die Verantwortung abnehmen zu lassen. Nimm Dir vor, die Ärzte zu meiden wie die Pest.

Selbst bei Gallensteinen hast Du keinen von denen nötig. Wenn Du wieder naturgewollt lebst und vor allem das schlechte cholesterinbildende Fett aus der Nahrung wegläßt. Denn Gallensteine entstehen durch zuviel Cholesterin, das aus der Leber in die Galle ausgeschieden wird. Cholesterin bildet dann Kristalle, die sich mit anderen Substanzen zu Steinen ausformen. Es kann aber auch sein, daß die Gallenblase nicht ausreichend kontrahiert und die cholesterinhaltige Gallenflüssigkeit zu lasch in den Dünndarm auspreßt. Aus Gallenrückständen entstehen dann Steine. Rund 80 Prozent aller Gallensteine sind Cholesterin-Steine.

1. Sagt Dir der Arzt auch ehrlich -

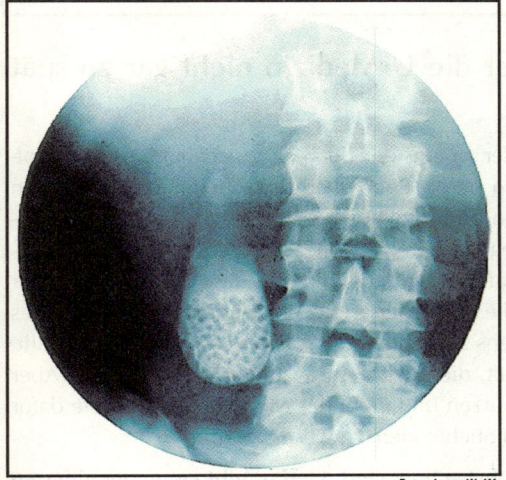

Foto: Jenny Wolff

daß es sich bei diesem prall gefüllten Säckchen in Deinem Körper eigentlich nicht um Gallensteine handelt, sondern um schlimmste Schlackenreste aus Deiner Schlechtnahrung?

2. Sagt Dir der Chirurg ehrlich -

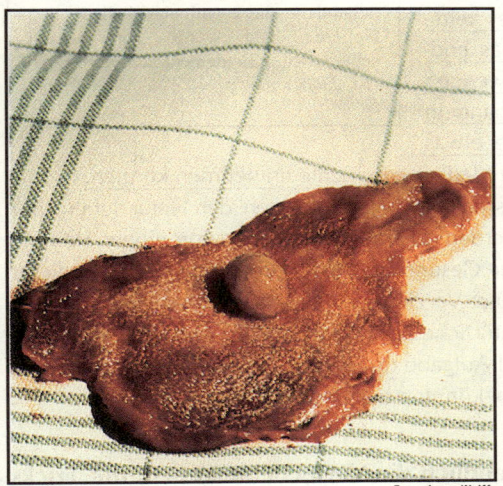

Foto: Jenny Wolff

daß er diesen Gallenstein auch hätte herausoperieren können, anstatt gleich die ganze Galle rauszusäbeln? Vielleicht sah der Chirurg auch alles doppelt, weil er vorher zuviel gebechert hatte ...

Feiger Gedanken	Allen Gewalten
Bängliches Schwanken,	Zum Trutz sich erhalten;
Weibisches Zagen,	Nimmer sich beugen,
Ängstliches Klagen	Kräftig sich zeigen,
Wendet kein Elend,	Rufet die Arme
Macht Dich nicht frei.	Der Götter herbei. (Goethe)

3. Denn für gewöhnlich finden sich bei den Operierten etwa so viele Steine ein:

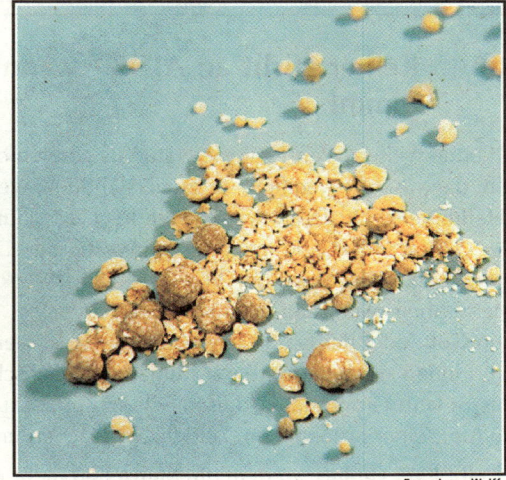

452

Foto: Jenny Wolff

Vielleicht hatte ihm die OP-Schwester auch statt Deiner Röntgenaufnahme eine falsche an den Leuchtschirm geheftet. Glaub mir: ist alles drin! Möglich wär's auch gewesen, daß sich ein Assistent, der sich seine ersten Sporen in der Chirurgie verdienen wollte, über Deine Gallenblase hermachte. Der sich aber für eine ordentliche Operation noch nicht sicher fühlte und lieber gleich die ganze Gallenblase exstirpierte. Der Medizin sind schließlich in der Berufsausübung keine Grenzen gesetzt ...

4. Natürlich, wenn der Nierenstein solch einen Umfang hat wie der hier unten, muß die ganze Niere raus. Und weil in der zweiten Niere meist auch schon Gries und Steine sitzen, geht's dann ab mit Dir mindestens einmal die Woche an den Blutreinigungsapparat im Krankenhaus, zur Dialyse.

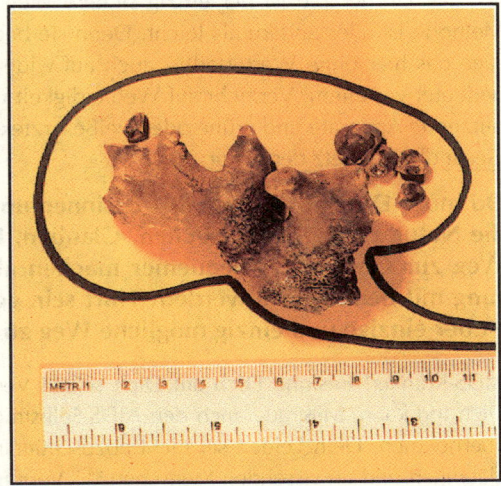

Foto: Jenny Wolff

Willst Du Dir das nicht lieber ersparen? Dein Leben von einer Apparatur abhängig zu machen? Alle Freiheit einzubüßen?

327

> *Lieber Leser, die folgenden Kapitel solltest Du auch dann lesen, wenn Du nicht an AIDS erkrankt bist. Dir werden die Augen aufgehen wie nie zuvor.*

4.8 Keiner stirbt an AIDS - wenn er die UrMedizin nicht gar zu spät nimmt

453 Erkenne weiter: Wenn wir die Natur als göttlich oder wenigstens doch als zweckhaft ansehen wollen, dann ist es eigentlich nur zu verständlich, wenn sie die Suche der Menschen nach künstlichen »Heilmitteln« für deren Krankheiten ins Leere laufen und erfolglos bleiben läßt! Weil die Natur (oder Gott) damit das Kranke, das Schwache und Degenerierte an seiner Verbreitung und Fortpflanzung begünstigen würde! Wo es allein zweckhaft und notwendig für das Wohlergehen der Menschheit wäre, alles Kranke, alles Schwache, alles Degenerierte schnell aus dem Kreislauf des von Gott (oder der Natur) gewollten *gesunden* Lebens zu nehmen. Das anderen nicht zur Last fällt. Nun leben wir heute in einer humanen Gesellschaft, die auch geschwächtes Leben schützt. Aber das ist kein Grund dafür, diesen Schutz nur auszunutzen und nicht das Menschenmöglichste dafür zu tun, seiner Krankheiten, Leiden, Schwächen und Süchte Herr zu werden. Denn:

Es gibt kein Leiden, an dem die Menschen nicht selbst schuld sind. Und es gibt keine unheilbaren Krankheiten. Es gibt nicht einmal Krankheiten! Mithin gibt es auch kein unheilbares AIDS![9484]

»Weißt Du, ich finde es unverantwortlich, daß Du den AIDS-Kranken so einfach Heilung versprichst. Du weißt doch genau, daß bis heute davon noch niemand geheilt werden konnte.«

Und Du hast meine These wieder vergessen, daß es keine Heilmittel gibt. Und keine Heilungen. Begreife das endlich! Deshalb kann von der Suche oder dem Anwenden von Heilmitteln nichts erwartet werden. Das Behandeln mit »Heilmitteln« hat seit 10.000 Jahren noch nie etwas

> **Blutendes Hautekzem**
> Ich wies die Kortisonspritze zurück. Da meinte die Ärztin wütend, so etwas sei ihr noch nie in ihrer Praxis passiert. Ich behandelte mich mit UrMedizin und Heilerde, und wurde von diesem schrecklichen Leiden endlich befreit.
> H.J. Flügge, Rebhuhnstr. 23, 62301 Frankfurt/M. 80

gebracht. Du hast es doch aus dem Kapitel über die Medizingeschichte entnehmen können. Die AIDS-Kranken müssen ihr Leben ändern, müssen nach den Gesetzen der Natur leben, nur dann haben sie eine Chance, wieder gesund zu werden. Die kommt niemals von einem Heilmittel: Die UrTherapie ist der einzig sichere Weg zur Gesundung. Nur: Die Verwirklichung dieser Methode ist alles andere als leicht. Denn sie bedeutet Verzicht. Verzicht auf widernatürliche - ich sage das hier ohne Werturteil! – auch auf widernatürliche sexuelle Praktiken und auf Drogen. Es bedeutet vor allem: Verzicht auf Wehleidigkeit und Aufgabe des Irrglaubens, bunte Medikamente, blitzende Apparate und grüne oder weiße Ärztekittel könnten helfen oder gar heilen!

454 Gesundheitsgesetz der Natur:

Du mußt Dich auf Dich selbst besinnen und endlich die Versuche aufgeben, mit Tricks die Natur zu überlisten suchen. Glauben, Du wüßtest es besser oder könntest Dir den Weg zur Gesundheit bequemer machen als mein ehrlicher Rat aus 40 jähriger Erfahrung mit dem Gesundwerden? Hart sein gegen Dich selbst und die Süchte in Dir - das ist der einzige und einzig mögliche Weg zu Deiner Gesundheit.

455 AIDS-Kranker! Besinne Dich auf Dich selbst! Vertraue Dich nicht einer Medizin an, die nichts für Dich tun kann. Mißtraue auch den AIDS-Selbsthilfegruppen, die nur die Meinung der Schulmedizin übernehmen, Dein Leiden sei nicht abzuschütteln. Wende Dich ab von vorurteilsbeladenen, kleingläubigen und unwissenden Menschen.[9470] Vertraue nur der Natur und Dir selbst.[9840] Wenn AIDS eine Schwäche des eigenen Abwehrsystems darstellt, dann ist es nur allzu logisch, dieses zu stärken und nicht mit schlimmsten, das Immunsystem nur schwächenden Medikamenten,[1664, 1767f, 1803/7/9, 3760] Fremdblutübertragungen oder anderen chemischen Mitteln weiter zu entkräften.

Nur durch natürliche Mittel ist es zu kräftigen: denn das Immunsystem ist eine von der Natur geschaffene Einrichtung im Körper aller Lebewesen und kann deshalb nur durch die Natur geheilt werden.

Wie Ärzte sich selbst behandeln
Mediziner nehmen Naturheilmittel, wenn es um die eigene Gesundheit geht. (Studie des Instituts für Sozialmedizin Universität Graz. BUNTE vom 21.1.1988)[2338,3300]

Gesundheitsgesetz der Natur:

Je mehr Natur, desto besser. Nur Natur - und die Gesundheit wird wiederhergestellt, falls die Schäden nicht bereits allzu gravierend sind.

Alles ist so einfach, wenn Du nur das wissenschaftliche Denken, alles kompliziert zu machen, beiseiteschiebst. Das nur den einzigen Zweck verfolgt: Geld zu machen. Geld und nochmals Geld, mit allen Mitteln und ohne Rücksicht auf das Wohlergehen der Menschen. Besonders ohne Rücksicht auf die Kranken, die am leichtesten zu übertölpeln sind.

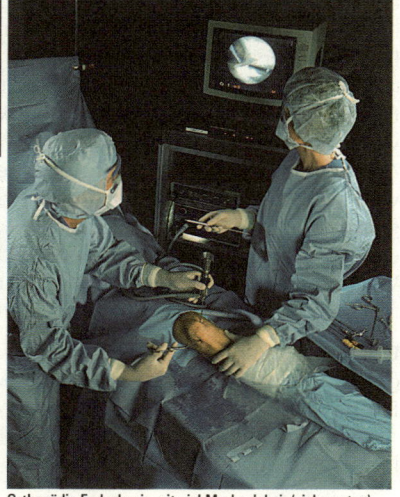

456
Orthopädie-Endoskopie mit viel Murks dabei (siehe unten)

»Man forscht doch ganz gewaltig nach einem Heilmittel für AIDS und es soll ja in wenigen Jahren auch gefunden sein«, sagst Du.[1806, 1707, 1717]
Du weißt doch, daß man schon seit 600 Jahren nach einem Heilmittel für Krebs forscht.[2952] Und nach einem gegen Schnupfen. Auch eine Krankheit, an der Viren die Schuld tragen.[3492]
AIDS widerlegt klar und deutlich die Arroganz der Ärztekaste, sich als Heiler aufzuspielen. Und widerlegt Deinen blinden Glauben an den Mythos der Schulmedizin, sie hätte über vorhergegangene Seuchen gesiegt und würde in Kürze der letzten Krankheiten Herr sein.[2952]
Und warum gerade bei AIDS der in der Schulmedizin übliche Weg einer medikamentösen, den Körper bekämpfenden Behandlung versagen muß, das ist einfach zu begreifen: Medikamente dieser Art sind darauf angelegt, die Wirkung von Viren zunichte zu machen. Sie bringen damit das gesamte körperliche Geschehen außer Harmonie und stören und zerstören damit noch mehr das feinstens aufeinander abgestimmte Immunsystem - was es doch eigentlich wiederherzustellen gilt.

457

Gesundheitsgesetz der Natur:

Die Kleinstlebewesen (Bakterien und Viren) haben den Zweck, das Leben auf der Erde so zu erhalten, wie es die Naturgesetze vorschreiben: nämlich das Lebensstarke zu kräftigen, das Lebensschwache schnellstens zu Tode zu befördern und das Abgestorbene nach dessen Zersetzung in den Lebenskreislauf wieder einzugliedern.

Von der Warte der Natur aus tun diese Lebewesen also nur Gutes, auch wenn es für den Kranken höchst bitter zu wissen ist, daß in seinem Leib Kräfte wirksam sind, die ihn ins Grab zu bringen suchen.
Des Körpers eigene Abwehrkraft ist von der Schöpfung in jedes Lebewesen integriert und wird ständig durch Erfüllen der natürlichen Lebensgesetze aufrechterhalten. Sie ist genetisch programmiert und als Kraft der Natur nicht künstlich beeinflußbar. Für jeden einleuchtend - nur nicht für die Mediziner, die dazu Chemiestoffe einsetzen.

458

Wie Orthopäden sich behandeln lassen würden,
wären sie selbst Patient, das erfragte eine Heidelberger Arbeitsgruppe. Das Ergebnis: Nicht einmal jeder zweite Facharzt würde bei den meisten typischen orthopädischen Eingriffen einwilligen. (Medical Tribune 50, 16.12.1994/34) Siehe Bild oben: Gefährliche Schlüsselloch-OP, LV 9651 u.a.

| **Bei Arztkindern bleiben die Mandeln drin** (Ärztliche Praxis 97/ 5.12.95/1) |

Erwachst Du spätestens jetzt aus Deinen rosigen Träumen von nur edel denkenden und das Beste für ihre Patienten wollenden Ärzten, wenn Du das gelesen hast? Oder muß ich Dir das erst in klares Deutsch übersetzen, wie das meine Art ist - und wie sich das kein Journalist erlauben kann, will er nicht Gefahr laufen, seine Leserschaft (und seinen Job) zu verlieren? Ich aber sage es hier frei heraus:
Dir verschreiben die meisten ortodoxen Ärzte Chemiedreck - sie selbst nehmen Naturmedizin, wenn sie krank sind!
An Dir nimmt er die gefährlichsten Operationen vor - bei sich kneift er!²³³⁸ Dir mutet er die dadurch verursachten Schäden unbekümmert zu. Sich selbst und seiner Familie will er sie ersparen. Nicht gerade die feine englische Art, nicht wahr? Doch wem nun mal ein Heiligenschein verpaßt wurde, der darf strafbeschützt anderen Menschen Schaden zufügen. Und selbst wenn er Dir auf Deinen Wunsch hin homöopathische oder pflanzliche Extraktstoffe verordnet, so gehen die mangels Lebensfrische Dein Leiden nicht ursächlich an..

Doch nun sag mir, mein kritischer Leser, wenn Du das jetzt alles weißt: Warum, zum Kuckuck, rennst Du das nächste Mal doch wieder zu den Chemie-Ärzten? Eigentlich halte ich alle, die sich dieses Buch leisten, für kluge Menschen...

4.81 Die Natur gibt alles, was Du zum Gesundwerden brauchst

⁴⁵⁹ Wer die Natur und Schöpfung nur ein bißchen versteht, der weiß, daß bei 600.000 Lebewesenarten mitleidlos das Lebensunwerte vernichtet wird. Um das Leben auf dieser Erde harmonisch und gerecht für alle lebenswert zu fördern und zu erhalten. Das Leben ist ein Geschenk der Natur. Wer es nicht achtet, wer sein Leben (das ist sein Körper - darin wohnt es!) verkommen läßt, der ist dieses Geschenk nicht wert, und die Natur fordert es mit Recht schneller zurück

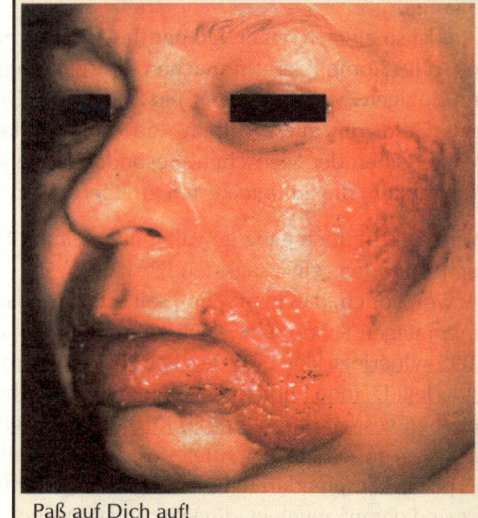

Paß auf Dich auf!
Auf Herpes folgt Krebs: (Medical Tribune 33, 13.8.2000/40)

als von denen, die sich dem Geschenk des Lebens wert erweisen.
Kleine Sünden vergibt sie und beläßt dem Kranken die Heilkräfte seines eigenen Körpers. Während sie denjenigen, die es zu schlimm getrieben haben, die Selbstgesundungskräfte völlig entzieht. Der Kranke hat sich so gegenüber der Natur entwertet, daß sie ihn fallenläßt - frühzeitig wie einen wurmstichigen Apfel.

Gesundheitsgesetz der Natur:

Die Natur (Gott) wäre unvollkommen und ungerecht, würde sie dem Lebewesen, das seine Gesundheit zu Lasten anderer Lebewesen aufs Spiel setzt, genau so fair behandeln wie eines, das diese achtet und sich zu erhalten sucht.

Als AIDS-Positiver wirst Du besonders über dieses Gesetz nachzudenken haben, willst Du Dich wirklich wieder mit Hilfe der UrTherapie gesund machen. Denn das ist möglich!⁹⁸⁴⁰
Die Natur stellt keine Gesetze auf, welche die Lebewesen nicht einhalten und befolgen können!

⁴⁶⁰ Gesundheitsgesetz der Natur:

Das einzig wirksame Tun zur Stärkung der körperlichen Abwehr ist der Einsatz der UrMethodik, die im Grunde nichts anderes darstellt als eine geballte Eingabe von Abwehrkräften in den Körper - unter Auslassung aller Stoffe, Nahrungsmittel oder Medikamente, die den Körper weiter schwächen, ihn durch Nebenwirkungen zusätzlich schädigen und in seine harmonisch eingespielten Abläufe störend eingreifen.

Stärken kann man sich aber nur mit natürlichen Methoden und Lebensstoffen, niemals mit körperfremden, mithin das Immunsystem schwächenden Mitteln und Medikamenten. Und vor allem nicht dadurch, daß man sich als AIDS-Leidender ins Krankhaltungshaus legt und sich von den Medizinmännern weismachen läßt, ein heimtückischer Virus habe sich bei ihm eingenistet.[1704]

Wenn über 90% der AIDS-Kranken drogenabhängig oder Bluter sind, dann ist es klar, daß deren Immunsystem aufs schwerste vorgeschädigt ist.[1706] Und daß die Schädigung erst recht fortschreitet, wenn sich diese Kranken in ärztliche Behandlung begeben, um mit noch mehr Chemie vollgepumpt zu werden.

Selbst wenn es wahr sein sollte, daß das AIDS-Mittel Retrovir das Leben um einige Monate verlängert, dann wird den AIDS-Kranken durch dieses eingegebene Gift mit seinen schrecklichen Nebenwirkungen das Sterben nur viel leidvoller gemacht.

> Wann wird den Ärzten die Ethik vor der Monetik gehen?

Bakterien und Viren sind nicht fähig zur Heimtücke und Hinterlist. Das wollen uns die Wissenschaftler auch vom HI-Virus nur deshalb weismachen, um sich ins strahlende Licht verdienstvoller Helden im Kampf für die kranke Menschheit zu stellen.[9466, 9473]

Allein der Mensch ist abgefeimt gegenüber seinen Mitmenschen, hinterhältig und heimtückisch gegen die anderen unschuldigen Lebewesen, wenn er Netze nach Fischen auswirft, Drahtschlingen für Tiere legt oder sie aus dem Hinterhalt abschießt. Nicht die Tiere oder Kleinstlebewesen sind es.

Denk an die unberührte Natur, denk an die wundervolle Schöpfung, wo sie der Mensch noch nicht zerstört hat, denk daran, wie dort eins ins andere webt in wundervoller Harmonie - und alles feinstens darauf abgestimmt ist, dieses Wunderwerk lebensfähig, lebenskräftig und lebensgesund und sich völlig selbstregulierend zu erhalten. Und da denkst Du, diese Schöpfung schuf Heimtückisches, Übelwollendes für ihre Geschöpfe? Wenn Gott sich in allem offenbart, wenn er in den kleinsten Dingen sichtbar und wirksam ist, dann auch in den Bakterien und Viren.

Kannst Du Dir Gott vorstellen, der heimtückische Wesen erschafft? Somit selbst heimtückisch ist? Wir alle haben uns verrückt machen lassen von diesem Feinddenken, das uns die Medizinwissenschaftler eingeredet haben und glauben machen wollen. Um sich damit vor Beschäftigungslosigkeit zu schützen und ihr hohes Einkommen für sich und die gesamte daran hängende Branche auf immer zu sichern.

Gesundheitsgesetz der Natur:
Keime, Bakterien, Pilze und Viren trainieren das Immunsystem. So bleibt es auf Draht und stets einsatzfähig. Statt die Mikrolebewesen zu bekämpfen haben wir ihnen dankbar zu sein. Wie alles, was aus der Schöpfung und nicht aus den Retorten der Chemie stammt.

4.82 Schadenwollende Mikroorganismen existieren nur in der profiterstrebenden Zweckfantasie der Mediziner, Forscher und Pharmazeuten

Und natürlich auch in der Phantasie ihrer Gläubigen. 87% der Menschen in der westlichen Welt sind der festen Meinung, daß z.B. Krebs eine heimtückische Krankheit sei, die völlig unerwartet in das »normale« Leben einbricht und man Pech gehabt habe, wenn es einen treffe. Und daß Bakterien und Viren genau so hinterlistige, uns schadenwollende Biester seien...

Wuchernde Krebszellen, Bakterien und Viren aber fassen keine gemeinsamen Pläne, treiben keine Konspiration oder verabreden sich zu Attacken.[9473] Sie können nicht denken und besitzen keine »Killerinstinkte«.[9420] Ja, Viren besitzen nicht einmal ein eigenes Leben. Kleinstlebewesen folgen nur den ihnen von der Natur gesetzten Aufgaben.

- **Zucker zaubert...**
- **Salz braucht jeder !**
- **Fleisch gibt Lebenskraft...**

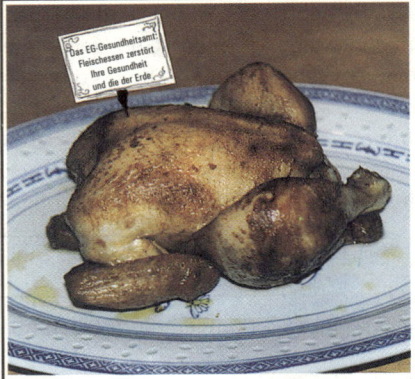

Knochenkrebs

Das Ergebnis der drei Hauptzerstörer Deiner Gesundheit - Zucker, Salz, Fleisch - kann dann später äußerlich so aussehen:

Nur weil sich bei Dir und den meisten das Verfaulen bei lebendigem Leib aber innerlich abspielt, bist Du leider geneigt, weiter dem Dreck der Fabrikanten zuzusprechen... Findest Du das klug von Dir?

Zungenkrebs

Hautkrebs

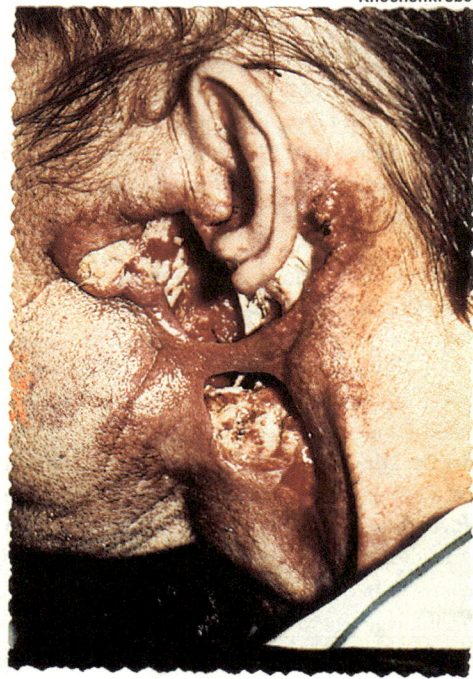

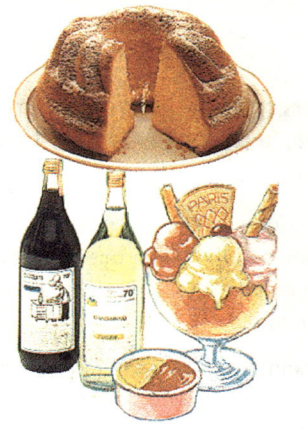

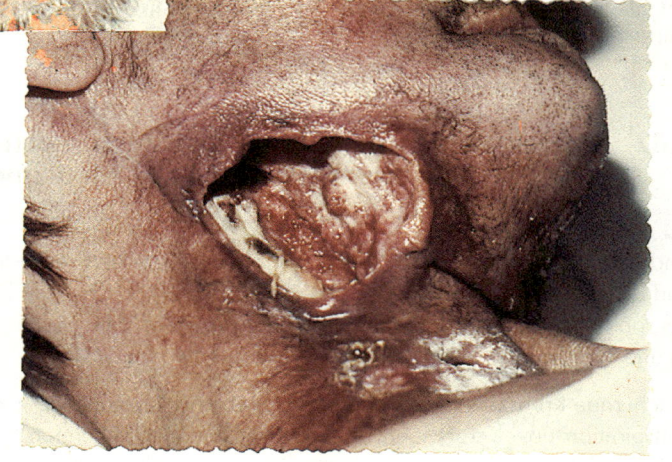

Wie's drinnen aussieht, zeigen Dir z.B. die Abbildungen unter Rz 187, 284, 452, 644, 649, 759

Und diese Kleinstlebewesen sind es, welche die Verdauung in Gang und den Körper intakt halten, sie bilden für ihn Vitamine, setzen die Baustoffe des Lebens (die Aminosäuren) zusammen, bauen die Immunabwehr in ihm auf, schützen ihn vor Pilzinfektionen und, und, und... Allein in unseren Därmen siedeln hundertmal mehr Bakterien als wir Zellen im Körper haben - und alle sind bitter nötig für uns! Sie trainieren das Immunsystem in jeder Sekunde unseres Daseins.

Warum, meinst Du wohl, nimmt ein kleines Baby alles sofort in den Mund und belutscht es? Weil seine Urprogrammierung es zur Aufnahme von Viren und Bakterien aufruft!

Das aber nur, wenn der von ihnen besiedelte Körper ihnen normale, d.h. natürliche Lebensumstände schafft. Tut er das nicht, dann kann, wie die Forscher wissen, eine bisher gutartige Bakterienart plötzlich »bösartig« werden, kann ins Gegenteil ihrer bisher guten Aufgaben umschlagen, können sich sonst harmlose Bakterien und Viren mit einem Male explosionsartig vermehren und am Zerfall von Zellen und Gewebe beteiligt sein.[2666, 6103]

Yersinia-Stämme können z.B. so aggressiv wirken, daß sie einen Pestkranken zu Tode bringen oder aber so zahm bleiben, daß ihr Träger nichts von ihnen merkt oder lediglich etwas Durchfall bekommt.[1647, 1681, 1755]

Warum sollen Dich ausgerechnet die Lebewesen krank machen, welche die Schöpfung so klein 463 **geschaffen hat, daß man sie nicht erkennen kann, folglich nicht beachten soll? Die Lebewesen, die sich bei uns für die größten halten, die sind es, die Deine Gesundheit kaputtmachen. Fürchte Dich vor diesen! Auch wenn sie sich mit weißen Kitteln der Unschuld tarnen.**[2607, 9473]

Es ist genau umgekehrt: Dein von Dir innerlich unsauber gehaltener Körper ändert die Lebensbedingungen für die Mikroorganismen so sehr, daß sie sich über Gebühr vermehren *müssen*. Bietet das Körpergewebe ihnen eine normale Menge Abfallstoffe, dann werden sie damit stets gut fertig. Werden die Bakterien aber mit Belastungsstoffen überhäuft, dann müssen sie sich stärker als sonst vermehren, um damit fertig zu werden. Darauf sind sie genetisch aber nicht programmiert. Sie können in einem solchen Falle ihre Vermehrung nicht mehr stoppen und greifen dann - um ihren »Hunger« zu stillen - gesunde Zellen an und zerstören sie. Siehst Du: Das ist einfaches Denken, Denken mit gesundem Menschenverstand. Dazu möchte ich Dich auch bringen. Auf daß Dir keiner mehr etwas vortäuschen kann. So wenig wie eine Jungfrau ohne Mann ein Kind gebären kann, so wenig kann eine gesunde Zelle von Kleinstlebewesen befallen werden.

Seitdem 1849 Aloys Pollender den Erreger des Milzbrandes entdeckte, seitdem Pasteur mit seinen Gärungsversuchen die Jagd auf die Mikroben eröffnet hatte und Schafe mit Milzbranderregern impfte, wird in den Wissenschaftlern die Gier erweckt, es Pasteur nachzutun und damit zu Ruhm, Ansehen und großem Geld zu kommen. Wurde doch der Gerbersohn Pasteur zum Mitglied der Académie française mit Worten wie: »Ihre wissenschaftliche Arbeit zieht eine leuchtende Spur durch die dunkle Nacht des unendlich Kleinen« in einer Lobeshymne ohnegleichen berufen und mit einer hohen Leibrente vom Staat nebst einem eigenen Institutsgebäude ausgestattet, erhielt von vielen Universitäten Ehrendoktordiplome und lebt heute noch in dem Wort »pasteurisiert« fort. Kein Wunder, daß er der damaligen Medizin wie gerufen kam, die darauf mehr und mehr zur Bakteriologie wurde. Um bei jeder Krankheit nach den angeblichen »Verursachern« dieser Krankheit im Unsichtbaren zu suchen.[1650ff]

Auf daß es für alle Ewigkeit in den Patientenhirnen eingetrichtert bleibt, alles andere, nur sie selbst nicht, trügen die Schuld an ihren Leiden... Weshalb auch nur ein Doktor helfen könne!

Welch ungeahnte Aussichten also für den unbekannten kleinen Doktor, plötzlich als Held dazustehen, als Retter der Menschheit vor der bösewollenden Natur mit ihren hinterlistigen Kleinstlebewesen, die da den so hoch über allen Niedrigkeiten des Lebens stehenden Menschen mit solch schrecklichen Widerlichkeiten zu behelligen trachtet. Welch zu gewinnende Ehren für die Ärzteschaft: Immer mehr Feinde aufzuspüren, gegen die - natürlich unter entsprechenden Honoraren - man in den Leibern der Menschen »kämpfen« konnte! Immer stärkere Mikroskope mußten also her,

um immer mehr von den bösen, schadenwollenden Mikroben zu entdecken. Um diese mit einer Krankheit in Verbindung zu bringen, und dann dem von der Schöpfung zur Aufrechterhaltung ihrer göttlichen Ordnung geschaffenen zweckhaften Werk die Schuld zu geben.
Man mußte diese Mikroben nur mittels immer neuer Tests und Mischungen zu finden wissen und sie dann durch Färbungen dem staunenden Volk sichtbar machen. Um dann anschließend ein Gift zu finden, sie unschädlich zu machen. Und das gefundene Gift sich patentieren oder sich mit dem Hersteller dieses Giftes an dessen Verkauf beteiligen lassen. So wurde denn aus dem kleinen Landarzt Robert Koch der kaiserliche Regierungsrat, der Professor für Hygiene, der Direktor des Preußischen Instituts für Infektionskrankheiten, der von der britischen Regierung berufene Genius zur Bekämpfung der Rinderpest, und schließlich der Nobelpreisträger von 1905, mit einer Prämie von 65.000 Goldmark, einem zur damaligen Zeit unermeßlichen Vermögen. Daß sein Tuberkulin gegen die Tuberkulose die Menschen umbrachte, statt sie gesund zu machen, wer fragt schon danach, wenn die Menschheit immer wieder Helden verehren, bewundern und mit ihrem Heil und „Sieg Heil" beschreien will!

Und so wird auch noch heute ein kleiner Angestellter in einer Chemiefabrik plötzlich ein in der ganzen Welt beachteter und berühmter Mann mit einer herrlichen Villa in Hollywood, Dutzenden Bediensteten, einer Yacht vor der Rückseite des Hauses und einem Rolls Royce vor der Vorderseite. Seine angebliche Entdeckung: das HI-Virus. Sein Name: Robert Gallo. Sein todbringendes Gegenmittel: AZT Todes Retrovir. Sein Verdienst: Den Liebenden in dieser traurigen Welt auch noch die Freuden der Liebe durch Kondomnötigung sinnlos zu verderben.

Bekleidungsähnlichkeit, das sinnlose Treiben der Mediziner:

Pest-Seuchenarzt um 1450
(Bild: Chronik der Medizin)

Seuchenarzt 1995
(Bild: stern 11/1995)

»Aber die Cholera-Bakterien bringen doch die Menschen zu Tode.«

Doch vornehmlich nur die Armen in den Städten, die durch Junkfood und Alkohol Geschwächten. Die erliegen bereits kleinsten Erregerkolonien der Cholera.[1681]

Daß es aber nicht allein an der Mikrobe liegt, hat uns der Arzt Pettenkofer schon 1892 vorgeführt, als er vor einer glotzenden Meute ein Milliliter Kot von einer Cholera-Leiche in ein Glas Wasser rührte und austrank. Zum Ärger von Robert Koch, der seinen Tod vorausgesagt hatte, blieb er am Leben.

464 Gesundheitsgesetz der Natur:

Nicht die Bakterien sind schädigend. Es ist umgekehrt: Der ungesund, wider die Naturgesetze lebende Mensch wirkt schädigend auf die Bakterien ein. Und das so stark, daß sie außer Kontrolle geraten. Das ist eine Möglichkeit. Die andere: Der Mensch hat sein Gewebe mit Giftstoffen angefüllt - die Bakterien erscheinen, müssen sich, um das vergiftete Gewebe abzubauen, stark vermehren.[2919] (→Rz.75)

Du erkennst: Medikamente gegen deren Wirken darf es gar nicht geben. Sie sind gegen den Willen einer weiseren Macht gerichtet! Und weil diese Macht - die Natur oder Gott - sich letztlich stets stärker als das Menschlein erweist, erweisen sich die naturwidrigen Mittel stets als schädigend.

Die Mikroben können sogar ihre Form wandeln, wenn sich der Gewebeuntergrund, auf dem sie leben, durch die verschiedenen Arten der Schlechtnahrung krankhaft verändert. Dann treten sie selbst als Bakterien, Pilze oder Viren auf, um ihre Aufgabe im Sinne der Natur zu erfüllen.[1680]

Bakterienvermehrung bei einem Leiden ist das Ergebnis der Krankheit, die Folge von Krankheitsstoffen, nicht deren Grund.

Sie bauen ab, was krank ist und reizen den Körper zur Gegenwehr. Sie zersetzen, was tot ist, und reizen nicht mehr - aber sie sind genauso wenig die eigentliche Ursache für das Kranksein, als die

Ursache für den Tod einer Pflanze, eines Tieres oder eines Menschen.
Würde die Schulmedizin solch offensichtliche Wahrheit eingestehen, wäre sie nicht mehr fähig, den Menschen »Heilmittel« gegen die Bakterien zu verkaufen. Deshalb sucht sie immer aufs neue, uns Kleinstlebewesen als die schlimmen Verbrecher auf den Richtplatz menschlicher Dummheit vors Schafott zu karren.

Wenn Du Dir klarmachst, daß gerade diese niederen Lebewesen einen Schöpfungsauftrag zu erfüllen haben, siehst Du den Kampf der Schadensärzte gegen sie mit anderen Augen an - erkennst darin deren Verachtung gegen die Schöpfung. Und Dir wird klar, daß dieser Kampf, auf Deinem Rücken ausgetragen, Dir nur Leid bringen kann und zwangsläufig zum Mißerfolg führen muß.

Überlege Dir überdies den Wahnsinn der Schulmedizin, Bakterien den Kampf anzusagen: Millionen von ihnen befinden sich auf jedem Quadratzentimeter der Haut! 100 Millionen befinden sich unter den Achseln und unter der Nase - auf jedem Quadratzentimeter! 10 Milliarden (10.000.000.000) befinden sich in Deiner Mundhöhle - auf einem Quadratzentimeter!

Aber schon geringfügigste Anteile von Lebensmittelfarbstoffen, Backaromen, Einmachhilfen oder Aromatisierungsmittel in der Zahnpasta, ein Schluck von gechlortem oder ozonangereichertem Wasser in einem Schwimmbad können die Darmbakterien degenerieren lassen. Am schlimmsten wirken sich jedoch Antibiotika und Quecksilber (Amalgam!) aus. In einer Verdünnung von 1:10 Mio. bzw. 1:2 Mio. entarten bereits die Darmkeime, die Mundflora wird unmittelbar nach der Füllung mit der Amalgamplombe geschädigt. So empfindlich sind Bakterien gegen alles Künstliche!

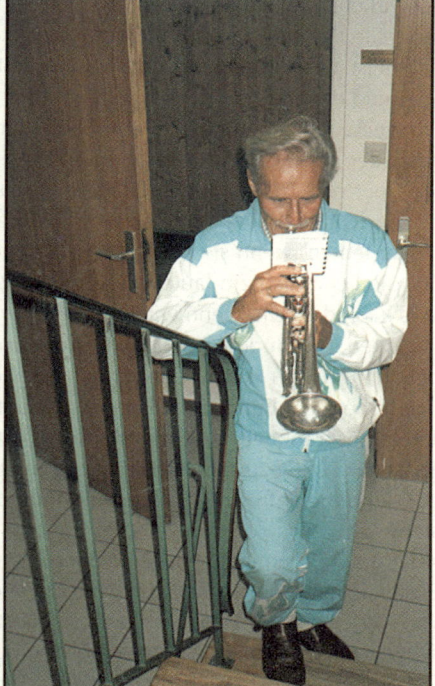

Franz Konz bläst um 22 Uhr seinen Seminarteilnehmern den Zapfenstreich.

Gesundheitsgesetz der Natur:

Genau das Gegenteil ärztlichen Tuns ist richtig und gesundheitsfördernd: Es gilt, die Bakterien in uns zu schützen, und in der genau von der Natur vorgesehenen richtigen Menge aufrecht zu erhalten, statt sie zu vernichten.

In diesem Falle halten die lebensfördernden Kleinstlebewesen die bei schlechtem Körpergewebe überhandnehmenden Zersetzungskeime im Gleichgewicht. Dann ist das Leben in Dir von einer einzigen großen Harmonie durchwebt, die nur dadurch gestört wird, wenn Du gegen diese Harmonie, also gegen die Natur lebst.

Alles hängt von Deiner Abwehrkraft ab. Du meinst, Du bist gesund und brauchst deshalb nichts dafür zu tun, kannst weitermachen so wie bisher? Weißt Du denn, ob Deine Immunkraft topfit ist? Nein - daß weiß ich nur dann, wenn ich gesund lebe! Sobald der Untergrund, auf dem die Mikroorganismen leben, durch gesunde Ernährung und genügende Sauerstoffversorgung, durch reichliche Bewegung wieder in Ordnung gebracht ist, haben die Mikroben keinen Grund mehr, zerstörerisch tätig zu sein oder sich zu vermehren: sie verringern sich auf die ihnen von der Natur zugewiesene Menge von selbst.

Und verzichtest Du in Zukunft darauf, eine Nahrung zu Dir zu nehmen, auf welche die in Deinem Körper vorhandenen Bakterien nicht von der Schöpfung programmiert wurden, dann kann es bei ihnen nicht zu Chromosomenbrüchen kommen. Und sie sind nicht gezwungen, ihre Erbsubstanz zu verändern, sich über Gebühr in Dir zu vermehren. Und damit zu einer Gefahr für Dich zu werden.

Nur unter UrMedizin halten vor allem die Darmsymbionten Deine Darmwandzellen widerstandsfähig, verhüten Austrocknung und Einrisse. Dadurch wird anderen, normalerweise unschädlichen Pilzen und Viren das tiefere Eindringen in Körpergewebeteile verwehrt. Wo sie sich deshalb schädlich auswirken, weil sie an diese Orte nicht hingehören und bei gesunden Menschen nie dort hinkommen: Sie treffen nämlich hinter den Deckzellen auf das Lymphsystem, welches darauf nicht eingerichtet ist. Letzteres kann nur schöpfungsbestimmt arbeiten, wenn keine Mikroorganismen eindringen, während der Darm ohne sie nicht auskommen kann.

466 Du weißt, ich geb' nicht viel um die Berichte medizinischer Forscher. Sie müssen immer wieder am gesunden Menschenverstand gemessen werden. Doch da man ihnen nach meiner bisherigen Erfahrung nur das sie Belastende unbesehen glauben kann, sollte Dich als vielleicht AIDS-Verdächtigen ein Bericht nachdenklich machen, daß die bereits vom Kaposi-Sarkom gezeichneten Kranken viel länger lebten, wenn sie sich geweigert hatten, sich behandeln zu lassen.

Für die Schulmedizin lautet die Gleichung: Infektionskrankheit ./. Infektionserreger = Gesundheit. Wie kann das sein, wenn wir doch heute wissen, daß z.B. die Erreger der Lungenentzündung (Streptokokken, Pneumokokken, Staphylokokken, Coli-Bakterien usw.) sich in jedem gesunden Menschen befinden? Wenn wir für diesen Fall einmal den von der UrTherapie nicht akzeptierten Krankheitsbegriff der Schulmedizin zulassen, so müßte die Gleichung richtig lauten:

Infektionskrankheit + Immunstärkung = Gesundheit.[3653]

So ist das richtig zu sehen! Übrigens: Weißt Du, was die Schulmedizin unter einer Immuntherapie versteht?

»Klar doch: Vitamingaben, Mineralien...«

Pustekuchen! Das ist eine Spritze mit Organextrakten von Tierleichen! Im Mittelalter gab's zerhackte Mäuseschwänze - heute verflüssigtes Kalbshirn oder deren Drüsengewebe. Sagte ich Dir nicht, es hat sich nichts geändert - nur etwas mehr Technik ist dazu gekommen. Und statt des sichtbaren Mäuse- und Rattenschwänzebreis ein geruchlos mit Formaldehyd gebeizter Extrakt aus den Kadaverstückchen.[0636, 3877]

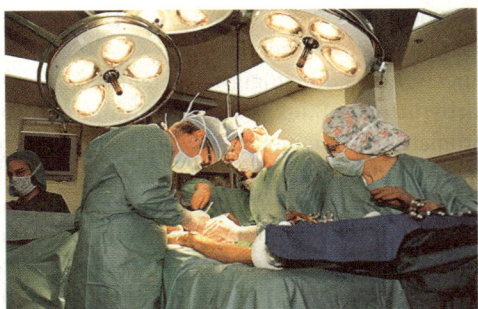

Menschen, die ihr Gesicht vermummen, sich mit Messern über Deinen Körper hermachen und das Geld aus Deinen Taschen holen, ja, die kennst Du auch schon aus nächtlichen einsamen Parks...

467 Das ist jetzt mit AIDS wie früher bei den Hexen! Dieser Aberglaube damals an die Teufel, und heute dieser Aberglaube an die teuflischen, heimtückischen VI-Killer-Bakterien! Da begehen Menschen Selbstmord, nur weil sie sich infiziert haben oder durchzittern tausende Nächte voller Angst: vor Viren! Erinnere Dich: Zuerst waren es die Dämonen, dann der Teufel, dann die Hexen, dann die Tb-Bazillen, nun die Viren, denen man das Kranksein in die Schuhe schiebt... Stell Dir das nur mal aus einer anderen Perspektive vor:

Die sogenannte Krone der Schöpfung, der Bezwinger der Meere und Eroberer der Lüfte, der Besitzer von Atombomben fürchtet sich vor unsichtbaren Bakterien-Winzlingen und noch winzigeren Viren! Fürchtet sich vor Unsichtbarem! Es wäre wahrlich zum Lachen, wenn diese Angst der Menschen nicht von hinterhältigen Medizinprofessoren in alle Welt verbreitet worden wäre.

Dieser selbsternannte Herr der Schöpfung sieht die ohne Verstand ausgestatteten, ein Seelen- und Innenleben entbehrenden Kleinstorganismen als heimtückisch an! Wirft ihnen hinterlistiges Einschleichen in *gesunde* Wirtszellen vor! Todesviren sollen es sein, die den guten, unschuldigen Menschen nach dem Leben trachten! Ja, woher wissen denn die klugen Wissenschaftler, daß sich diese Viren bei den AIDS-Anfälligen in wirklich *gesunde* Wirtszellen wie Diebe in der Nacht einschleichen, wie sie behaupten?[1700, 1709, 1712, 1716, 1751ff] Völlig intakte, gesunde Zellen würden doch genug Abwehrkräfte besitzen, was meinst Du? Oder sind es nicht vielmehr schon schwache, anfällige Zellen, die von den AIDS-Viren vernichtet werden <u>müssen</u>, weil die Natur nichts Krankhaftes in ihrem Reich duldet? Vielleicht durch Drogen plus Junk-Food schwach gemachte Wirtszellen, die wie betrunkene Hausbesitzer sich gegen Einbrecher nicht zu wehren vermögen...

Aus der von Ärzten verachteten Alternativmedizin kam das Wissen über die Immunabwehr des
Körpers, die es zu stärken galt.⁹⁴⁷⁷ Bis vor kurzem spottete die Schulmedizin noch darüber. Heute
ist es in aller Munde. Warum? Weil sie erstmals anläßlich ihrer Leichenteilverpflanzungen dahinterkamen, daß es so etwas gab. Und weil es den Profitmachern bestens half, eine neue Krankheit
aus einigen altbekannten zu kreieren: die Immunschwäche-Krankheit AIDS. Leg endlich Deine
verhängnisvollste Krankheit ab: Hochgestellten Herrschaften und auf einem Podest stehenden oder
dort hingestellten Menschen mehr zu glauben als Deinem gesunden Menschenverstand. Was es
auch sei: Laß Dir nichts weismachen! Menschen wollen ihre Mitmenschen nur übervorteilen, klüger sein als sie. Geschickter, eleganter agierend als sie. Weil sie denken können mit einem durch
die Zivilisation verdorbenem Gehirn. Mikroben besitzen keins...
Welchen Schluß ziehst Du aus dieser Meldung der Medizinforschung?

Rauchen scheint eine HIV-Infektion zu begünstigen
Wie Halsey dann feststellte, hatten die Raucherinnen zwar verglichen mit den Nichtraucherinnen mehr Sexualpartner und waren seltener verheiratet. Allerdings habe sich bei einer Analyse der Zahlen ergeben, daß auch
unabhängig von anderen Risikofaktoren ein Zusammenhang zwischen HIV-Infektion und Rauchen bestehe.
(Journal of American Medical Annuals 267, 1992, 2062)

Ich ziehe diese Folgerungen:
1. Es sind die schlimmen Lebensgewohnheiten, die dem oft egoistischen, haltlosen, gierigen und
nur nach exzessiven, unnatürlichen Höchstgenüssen strebenden Homo oder Fixer eine der mit angeblich als AIDS definierten Vielzahl von Krankheitszeichen bringen - nicht die Viren. 2. Nicht die
Viren sind schuld! Sie stellen sich nur bei einem durch Drogen und Genußgifte geschädigten Körper vermehrt ein. Sie vermehren sich viel stärker im vergifteten Blut und im geschwächten Gewebe des Körpers, um mitzuhelfen, den Abfall zu beseitigen. Es sind Aasvertilger! Wenn es sein muß,
'vertilgen' sie den ganzen noch lebenden Menschen, der sich schuldhaft bereits selbst in einen Abfallkübel verwandelte. Sie haben dazu den Auftrag von Gott (= Natur) empfangen. Merke:

Manche Bakterien oder Viren werden oft
erst böse, - das ist bei Mensch und Kleinstlebewesen nicht anders - wenn der Partner
ungastlich ist, d.h. wenn er den Bakterien
eine verschmutzte, unfreundliche, ungesunde Heimstätte anbietet...

**Ist das nicht seltsam, besser sag' ich aufschlußreich? Die für Krankheiten von den
Medizinern früher für schuldig gemachten Dämonen, Teufel und heute die Bazillen und Viren waren von den Kranken nie
zu fühlen, zu hören, zu riechen.**

Doch wenn Du an die Saga von der
Schuld der Bakterien glauben solltest:
Selbst die Bakterien »Streptococcus mutans« welche die Zahnkaries bewirken sollen, sind gute Bakterien!

AIDS-Viren im Bordell / Sind manche Frauen immun?
Manche Menschen scheinen sich trotz ständiger Exposition einfach nicht mit
HIV anzustecken. Von 424 ursprünglich HIV-1-negativen Frauen serokonvertierten 239 in der Folgezeit. Da die Damen immer häufiger ungeschützten
Verkehr mit infizierten Männern hatten, sollte man annehmen, daß auch die
Ansteckungsrate von Jahr zu Jahr anstiege. Doch genau das Gegenteil war
der Fall, das Risiko sank sogar mit der Erfahrung im horizontalen Gewerbe.
Ein kleiner Teil der Huren war auch nach 10 Jahren noch virusnegativ. Unterschiede in Kondomgebrauch, Koinfektionen und Zahl der Sexualpartner
konnten dieses Phänomen ebensowenig erklären wie der Faktor Zufall. (Medical Tribune 1/2/10.1.1997/3)

Du weißt warum: Wir alle, die wir keine Drogen
schlucken, sind wie nicht fixende Prostituierte gegen
ein Überhandnehmen der HI-Viren gefeit.
**Die Thesen des gesunden Menschenverstandes bei
AIDS lauten: 1. HI-Viren sind nicht gefährlicher als
andere Viren. 2. HI-Viren vermehren sich nur in geschädigtem Gewebe, um dessen Abbau zu beschleunigen. AIDS ist für Heterosexuelle keine Sexseuche. AIDS ist eine Drogenseuche!**

»Nun höre ich Dich zum ersten Mal Unsinn reden«, sagt Du, »Bakterien, die uns die schlimmsten Löcher in die Zähne machen, die hältst
Du für edle Tierchen?! Na, weißt Du!«

Das nimmst Du mir nicht ab, nicht wahr? Doch bedenke mal: Sie bewirken auch, daß Dein von
ihnen befallener Zahn plötzlich zu schmerzen beginnt

»Und das soll gut für mich sein?« schüttelst Du den Kopf.

Aber ja! Es sollte eigentlich jeden klugen Menschen darauf hinweisen, daß er sich sagt:
Da meine Zähne nur mit der Nahrung in Berührung kommen, kann es auch nur an der Nahrung liegen, die ich zu mir nehme, wenn sie mich peinigen. Die muß folglich falsch für mich sein. Wenn diese Biester sich in deren Resten zwischen den Zähnen und dem von ihr mitgebildeten Speichel so stark vermehren können, daß sie imstande sind, Löcher in eine Substanz zu beißen, die täglich Zentnerdruckkräfte aushält und härter als Stahl ist. Weiter hat er sich zu sagen:

471 **So will ich euch denn dankbar sein, ihr meine Genossen Mundbakterien, daß ihr mich so frühzeitig darauf aufmerksam macht, daß meine Nahrung nicht die rechte für mich ist. Da kann ich mich vielleicht gerade noch rechtzeitig besinnen und meine Nahrung ändern, bevor ihr im Körper ebenfalls beginnt, mein Gebein zu zerfressen.**

Ich weiß, der Knochenfraß schreitet zwar etwas langsamer voran, aber im Alter will ich ja auch noch ohne Krücken und künstliche Gelenke laufen können. Daß ihr das durch Schmerzempfinden bewirkt, will ich euch nachsehen, denn das ist nun mal eure Sprache. Anders (und nachdrücklicher) könnt ihr euch ja mangels anderer Möglichkeiten nicht bemerkbar machen. Selbst wenn sich einmal herausstellen sollte, daß die Bakterien keine Schmerzen verursachen können, würde das nicht viel bedeuten. Dann hättest Du Dich zu fragen: Wie ist es nur möglich, daß die in jedem Mund myriadenfach vorhandenen Kariesbakterien bei den nicht Zucker und Brot essenden Affenmenschen oder Naturvölkern keine Löcher in die Zähne fressen? Könnte es nicht sein, daß die Zucker- und Weißmehlklebemoleküle den Schmelz bereits vorher aufgeweicht und zerstört haben? Und daß es *nicht* die ohne Kuchen und Eiscreme arbeitslosen Streptococcus-mutans-Kariesbakterien sind, die da zerstören? Und selbige von der Natur nur zu Abräumarbeiten für das weiche, zum Beißen nicht mehr recht geeignete Zahnbein vorgesehen sind? So sind in Wirklichkeit halt Zucker und klebriges Getreide der Grund für die Zahnschmerzen. Würdest Du statt dessen z.B. nur Früchte und Wildpflanzen essen, so würdest Du eine Menge Wirkstoffe, z.B. Tannine aufnehmen, die zusätzlich verhinderten, daß der Streptococcus mutans bei Dir überhaupt tätig werden könnte.[7002, 7006]

472 »Und wie erklärst Du Dir die immer öfter auftretenden Salmonelleninfektionen? Sind das etwa harmlose Bakterien, die uns nichts Böses wollen? Im letzten Jahr erkrankten über 90.000 Menschen daran, 102 starben allein bei uns in Deutschland![1000]
Er muß noch tiefer in Dich hinein, dieser Grundgedanke des Buches:
Nur was Gott - die Natur - tut, das ist wohlgetan!
Die den Dünndarm entzündenden Salmonellenbakterien können sich nur auf für ihr Leben geeigneten Untergründen vermehren. Sie haben nur den Auftrag zu erfüllen: schnellstens zu zersetzen, was nicht für die menschliche Ernährung - auch wegen des fortgeschrittenen Lebensmittelalters der Nahrung- bestimmt ist. Diese Untergründe sind für sie: zu alt gewordener Fisch, zu lange abgehangenes Fleisch, besonders zu lange warmer Luft ausgesetztem Hackfleisch, Geflügel, Eier, mit Eiern zubereitete Mayonnaise oder Flüssigei-Ei. Das Vermehren dauert einige Tage. Hegesäugetiere, die beim Töten der Beute Fleisch verschlingen, haben daher nichts von dieser Bakterienart zu befürchten, weil das Fleisch frisch in ihren Körper gelangt. Aasfresser, die es nach Tagen zu sich nehmen, wie Maden, Ameisen und Käfer, besitzen keinen Dünndarm. Sie benötigen die Zersetzungsarbeit der Salmonella enteritidis, die das in Verwesung übergehende Fleisch (oder die tierischen Produkte) für die Verdauungsarbeit dieser Lebewesenarten entsprechend aufbereiten. Du erkennst:
Es existiert nichts in der Natur, was unnötig wäre. Die von Dir und der heutigen Wissenschaft als böse und heimtückisch angesehenen Salmonellen haben ihren Sinn und festen Platz im Ordnungsschema der Natur. Oder sollte etwa der Wald zur stinkenden Kloake verkommen, weil nach Deinem, gegen Gottes Willen gerichtetes Wunschdenken, die Dich krankmachenden Salmonellen (oder etwa die Malariaerreger) am liebsten bekämpft und vernichtet sehen möchtest?
Warum machen die Salmonellen den Menschen krank? Jetzt ist es Dir klar: weil unser Organismus nicht auf das Verdauen von Fleisch eingerichtet ist und gegen die bei der Stoffwechselarbeit anfallenden (und dazu nötigen) Toxine keine Antikörper besitzt. Ißt Du also nichts, was die Natur (Gott)

Dir nicht zugedacht hat, tun Dir die Salmonellen nichts zuleide. Begibst Du Dich als nicht mit Antikörpern ausgestatteter Mensch aus den nördlichen Gefilden der Erde nicht in die Gebiete, die der Mücke Anopheles maculipennis vorbehalten sind, kriegst Du auch keine Malaria. So einfach ist das. Wenn Dein Denken mal so einfach geworden ist, wirst Du das Leben besser verstehen.Trotzdem gelangen aber, auch ohne daß wir Fleisch essen, Salmonellen in unser Verdauungssystem. Diese sind jedoch - falls es sich nicht um zu viele handelt - ohne Chance, eine Darmentzündung hervorzurufen, wenn unsere Immunkräfte stark genug sind. Doch durch ständiges Zusichnehmen von Schlechtkost kann sich das Essen von Fleisch oder tierischen Produkten besonders fatal bei immungeschwächten älteren Menschen auswirken.[6119, 6202]

Aber Forscher und Mediziner wollen unbedingt auch deshalb die Kleinstlebewesen verteufeln, [474] damit sie sich immer wieder Arbeit machen und sich diese gegenseitig zuschieben können - gemäß dem Peter-Gesetz wie in den Behörden. Und da noch Hunderttausende unbekannte und unerforschte kleine Mikroorganismen existieren, ist somit ihr höchstdotiertes und vom Staat und hochherzig dummen Spendern zusätzlich unterstütztes (als medizinische Wissenschaft deklariertes) Krankheitserreger-Aufdeckungs-Treiben für die nächsten Jahrhunderte voll abgesichert... Erkenne endlich: Abgesehen von den Un- und Notfallärzten dient die Schulmedizin nicht im geringsten den kranken Menschen, sondern ihrem eigenen Profiterhalt.

Früher war es der Teufel, heute sind es die Bakterien, morgen sind es die schlechten Gene, wel- [475] **che die Schuld am Kranksein haben. Und wenn man all das beim besten Willen nicht mehr schuldig machen kann, dann ist es ein von Deinem Körper gebildetes Gewächs, eine abartige Reaktion, eine Obstruktion oder ein schlimmer Streß, was da doch schuldig sein muß. Und was deshalb verteufelt und angeklagt wird.** [2352, 1673/9, 9420, 1649 - 1683/6]

»Aber heute machen die Ärzte doch nicht mehr den Teufel für eine Krankheit verantwortlich! Was redest Du denn da«, sagst Du.

Aber ja doch! Selbst das Wort »Teufel« hat sich (im übertragenen Sinne) dabei erhalten:»Helicobacter ist der Magenteufel Nummer Eins« heißt es z.B. in den Ärztezeitschriften.[0553] Die Mediziner von heute sind sich der Teuflischkeit der Kleinstlebewesen deshalb so sicher, weil sie sich ja so unbegreiflich gewaltig vermehren und den Körper überschwemmen. Gibt dann ein bisher noch nicht entdecktes Bakterium Zytotoxine, Proteasen und Ammoniak ab, um das falsch ernährte Gewebe abzubauen, dann springt der Forscher Meier vom Stuhl und sieht sich bereits im Frack mit Fliege in Schweden. Und in der Laudatio wird es dann heißen: »...erhält er für die Entdeckung des Bazillus asa foetida meieri den Nobelpreis...« Warum aber ein solcher Bazillus diese Giftstoffe abgibt - tja, das hat bislang noch kein Forscher ermittelt oder auch nur zu ermitteln versucht. Weil alle nicht weiter denken können. Oder sollte ich besser sagen: wollen? Entartete Nahrung entartet auch das Leben der Keime, Pilze, Viren, Bakterien, Organe. Ihr feines Zusammenspiel gerät aus dem Takt. Kleinstlebewesen, die auf gesundem Terrain gesunde Arbeit leisten, bewältigen den eingebrachten Schmutz nicht mehr und müssen sich immens vermehren, wollen sie weiter ihre Aufgabe wahrnehmen. Mit ein Grund dafür, daß sich bei einer Krankheit eine bestimmte Sorte von Bakterien so stark vermehrt.

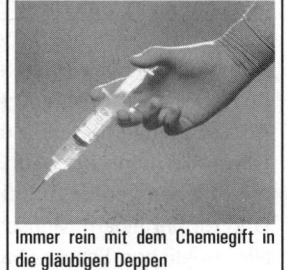

Immer rein mit dem Chemiegift in die gläubigen Deppen

Meine Frage an die für dumm gehaltenen Menschen dieser Erde: Wie lange gedenkt Ihr noch, vor dem medizinischen Aberglauben auf die Knie zu fallen und Euer Hosianna zu rufen? Wann erkennt Ihr endlich, daß die Medizinforscher von heute Bakterien-Schuld-zuschieben-Besessene sind, die man am besten in die Nervenheilanstalten zurückschickt?!

»Jedes Jahr erkranken in Deutschland etwa 40.000 Frauen an Brustkrebs. Jetzt haben Forscher eine Re- [475] gion im Erbgut entdeckt, die das Leiden auslösen kann. Schon bald werden Ärzte per Gentest Risikofrauen erkennen. Wenn der Gentest für erblich bedingten Brustkrebs erst einmal Standard geworden ist und sich dadurch mehr Risikopatienten erkennen lassen, werden die Ärzte noch öfter zum Skalpell greifen müssen. Denn eine Heilung von Tumoren in der Brust gibt es nicht.«   (stern, Nr. 4/1994, S. 22)

So bereitet man die Dummen auf die neue Behandlungsmethode vor. Bei Dir kommt, wenn Du so etwas liest, hier zumeist der Gedanke hoch: wie toll! Wie gut, daß wir diese gelehrten Leute alle haben, die so unermüdlich tätig sind, um all diese schrecklichen Krankheiten, unter denen die Menschheit zu leiden hat, von uns zu nehmen. Dir kommt bei solchen Berichten auch nicht der geringste Zweifel an Edelmut und Humanität der damit Befaßten. Und Deine Reaktion läuft zur höchsten Form von Empörung gegen mich auf, wenn ich Dir nun sage, daß es sich hier um nichts anderes handelt, als um ein neues, großangelegtes Betrugskonzept der Pharma-Ärzte-Krankheitskonspiration.[2360]

Höre erst, bevor Du urteilst: Nachdem sich jetzt die Menschen wieder mehr den natürlichen »Heilmitteln« zuwenden, müssen die Pharmazeuten und deren Forscher einen neuen Dreh finden, ihre künstlichen und deshalb Dich schädigenden Medikamente durch Quasi-Heilversprechen an den Mann zu bringen. Bei den bisherigen Krankheiten machte man den Menschen weis, sie seien durch bösartige Bakterien, Pilze oder Keime verursacht worden, die folglich nur durch Antimittel zu bekämpfen wären. Nun halten die Menschen wegen der damit gemachten bittern und leidvollen Erfahrungen inzwischen immer weniger von diesen Gegenmitteln, den chemischen Medikamenten. Weil sie im Endeffekt nur schädigen, statt zu heilen.

Damit die Kranken wieder mehr an die Mediziner gebunden werden, gehen sie in Fachzeitschriften (aus der die allgemeine Presse ja auch schöpft) immer mehr dazu über, uns weis zu machen, es gäbe Krankheiten, die im Erbgut begründet seien. Womit sie nicht ganz unrecht haben, weil diese tatsächlich auch vereinzelt gibt.

Wobei man nur richtigerweise sagen muß, daß zwar eine Veranlagung zu einer Krankheit vorhanden sein kann, daß diese aber nicht ausbrechen muß, wenn man entsprechend gesund lebt.

Durch die schleichende Vergiftung, der sich die Menschen durch die Schlechtkost und durch den Aufenthalt in der vergifteten Umwelt und in den durch Formaldehyd und andere Gifte verseuchten Betrieben und Wohnungen aussetzen, degeneriert mehr und mehr die Erbmasse der Menschen. Also setzt man nunmehr mit aller Macht auf die Erforschung der Gene.

Denn die menschlichen Gene als neue Schuldige für die Leiden der Menschen zu erklären, das bietet einen geradezu tollen Ersatz für die bösen Bazillen.

Und da bei jedem Menschen die Gene verschieden sind, kann man nun nicht nur besser als bisher alle möglichen Schein-Diagnosen vortäuschen. Die Ärzteschaft vermag damit auch - weil das einen großen Laboraufwand erfordert und erhebliche Patentlizenzen dafür zu zahlen sind - erheblich mehr zu verdienen. Kritischere Stimmen werden sofort überrollt:

Neue Hoffnung: Gen-Kur gegen Alzheimer

Millionen Alzheimer-Patienten im Frühstadium der Krankheit können neue Hoffnung schöpfen. Der Forscher Mark Tuszynski von der Universität San Diego in Kalofornien setzt darauf, daß ein körpereigener Stoff namens „Nerve Growth Factor" (NFG) verhindern kann, daß die Gehirnzellen von Alzheimer-Opfern absterben. NFG soll sogar abgebrochene Nervenverbindungen zwischen Gehirnzellen neu wachsen lassen. Tuszyskis Forschungs-Team entnimmt in der Testreihe sect Alzheimer-Kranken Hautzellen und pflanzt ihnen ein Extra-Gen ein, damit in den Zellen eine Überproduktion von NGF anläuft. Anschließend spritzt man diese Zellen direkt ins Gehirn.

(Kölner Stadt Anzeiger, 21.12.1994)

KREBS-KONGRESS
Von Gentherapie zu viel erhofft?

Etwa 2000 Menschen weltweit sind bislang mit einer Gentherapie gegen Krebs behandelt worden, doch die meisten dieser Versuche waren nicht besonders erfolgreich. Wie in Berlin berichtet wurde, liegt die Hauptschwierigkeit darin, einzelne Gene mit erwünschten Eigenschaften in jene Zellen zu bugsieren, die sie nötig haben. „Gentherapie ist bisher nur eine vage Hoffnung für die Patienten", faßte Kongreßpräsident Lothar Weißbach den Stand der Wissenschaft auf dem Kongreß zusammen. (dpa, 13.3.2000)

Medizin-Sensation! Alle Gene entschlüsselt
Es ist nur eine Frage der Zeit, bis sogar der Krebs besiegt ist!

(BILD v. 27.6.2000)

Seit über 50 Jahren verbildet das bestens informierte, oft wegen seiner guten Taten anzuerkennende Blatt in dieser Form seine Leser. Leider immer dann, wenn es um Medizinisches geht. Die anderen Zeitschriften stehen dem aber kaum nach, wenn auch mit leiseren Tönen. Mit Hoffnungsmache hält und gewinnt man Leser – aber nicht die Wahrheit...

Aber vielleicht gibt es die schulmedizinische Krebsheilung jetzt endlich im Juni 1998, nachdem die Mediziner die 50999ste Heilmedizin dafür entdeckt haben:

Seltsamerweise ist den Journalisten aber der in einer Fachzeitschrift erschienene, Hoffnung verheißende Artikel entgangen, in dem es heißt: »An Mäusen hat es schon geklappt: Genfähren transportieren geklonte Gene in die Krankheitsherde und heilen sie...«[3877] Und: »Nichtpolypöses (mehrpolypenartiges) Kolonkarzinom: Krebsgen entdeckt.«[3875]

> **Das neue Krebsmittel CGT 798787 D/ZK 222 584** [475]
> Sensationeller Erfolg bei Labormäusen (Tumore und Metastasen verschwanden), ab September im Menschentest (Freiburger Klinik für Tumorbiologie) BUNTE 35/1998

Erkenne: Diese Genwissenschaftler und Medizinforscher sind keine den Kranken helfenwollenden Samariter. Es sind die zur Zeit gerissensten, gemeingefährlichsten Hochstapler auf dieser von allen guten Geistern verlassenen Erde, die nur schnell ans große Geld und die ersehnte Millionärsvilla mittels ans Kriminelle grenzender Methoden durch noch gefahrvollere Gentech-Mittel kommen wollen. Unter dem Deckmäntelchen, die Kranken mit neuen Tricks heilen und die Schöpfung verbessern zu wollen, lassen sie sich ihre die Welt noch kränker machenden genetischen Erfindungen patentieren und vermögen es so, diesen Wahnsinn Gott zu spielen.

Das ist für sie überlebensnotwendig, weil die Kranken schon jetzt 2/3 der verschriebenen Chemie in den Abfall werfen. Da muß also schnell was Neues her, womit man die Menschheit mal wieder blenden und verblenden kann. Um ihnen dann um so besser das neue teuflische Blendwerk mühe-loser Krankheitsbeseitigung andienen zu können:

> Sensationelle Entdeckung einer Forscherin: Wer dick ist, kann nichts dafür. Es ist Veranlagung. Es liegt an einem Gen, ob jemand zunimmt oder schlank bleibt. Sie arbeitet bereits an einem Anti-Gen.[361]
> (BamS, 1.8.1993)

Und so manche Frau, die vom Schlanksein träumt, schöpft mal wieder Hoffnung, um ganz bequem ihre Pfunde, diesmal aber ganz, ganz sicher durch Einpflanzen eines Antigens loszuwerden. Um sich, schlank und rank, ihren Traummann zu ergattern oder ihn an sich binden zu können.

Doch zurück zu den von der heutigen ethikverlassenen, zur zu jeder Gemeinheit fähigen Medizinwissenschaft und der von ihnen verteufelten, von Gott geschaffenen Mikrofauna:

Molekularbiologie stützt Schadens-Bakterien-Hypothese des Morbus Crohn durch Masernviren
Immer mehr Untersuchungen belegen die Bedeutung von Infektionen für die Pathogenese (Krankheitsentstehung) chronisch entzündlicher Darmerkrankungen. So schienen Masernvirus und Mycobacterium tuberculosis immunmodulierende Eigenschaften zu besitzen, die die Entwicklung eines Morbus Crohn begünstigen. (Ärztliche Praxis 41/21.5.1994)

> **★ MAGAZIN**
> **MEDIZIN**
> # Kampf den Keimen
> Forscher erproben neue Waffen gegen krankmachende Bakterien
> STERN 20/98
>
> Doch die Euphorie von damals ist mittlerweile in Besorgnis umgeschlagen. Die Krankheitserreger sind für neue Attacken gerüstet, immer mehr werden resistent.
>
> Doch jetzt blasen die Pharmahersteller wieder zum Gegenangriff. Mit den neuesten Werkzeugen der Molekularbiologie wollen sie Medikamente entwickeln, mit denen sich die Mikroben wieder in die Defensive drängen lassen. Auf dem Kongreß »Molekulare Medizin«, der diese Woche in Berlin stattfindet, berichten Forscher von ihren Erfolgen.

Man sollte meinen, daß doch wenigstens die Biologie als Lehre vom Leben längst begriffen haben müßte, welche Aufgabe Viren und Bakterien im Kreislauf des Lebens von der Schöpfung zugewiesen wurde. Aber anstatt selbständig zu denken, stützen die Biologen lieber die These ihrer Medizinerkollegen. Was natürlich einfacher für beide Wissenschaftsrichtungen ist. Denn wenn die Wissenschaftler nichts geheimes Neues finden würden, was für die Menschen schädlich wäre, wäre ja alles wissenschaftliche Erforschen nicht erforderlich. Und die Herren Wissenschaftler und Erdzerstörer dazu! Du jedoch als vielleicht künftiger, im Besitz der Wahrheit und klarer Erkenntnis befindlicher UrMethodiker ahnst schon jetzt: Gott hat mit seiner Schöpfung nichts geschaffen, was seinen Lebewesen abträglich sein könnte. Er schuf nichts, was auszutreiben, zu bekämpfen oder zu vernichten wäre.

Damit sich solches Erkennen nicht durchsetzt, schufen die damaligen Wissenschaftler der Konfessionen (die Schriftgelehrten) den Teufel und die Sünden. Auf daß man sie und ihre priesterlichen Konfraters nötig habe für den Einsatz gegen den Satan. Und für die Sündenläuterung und -vergebung in den Kirchen - gegen klingende Münze natürlich. Und die naturwissenschaftlichen Gelehrten schufen die These von der Gefährlichkeit der Kleinstlebewesen als modernen Ersatz für den Teufel, weil die Religion ihre hypnotischen Kräfte auf die meisten Menschen inzwischen verlor. Auf daß man nun Mediziner und Wissenschaftler rufe, mit Giften und Chemie gegen die neuen diabolischen Mächte anzukämpfen. Du erkennst: Seit dem Altertum ist das Sinnen und Handeln der Menschen gleich geblieben - nur die Bezeichnungen für das Böse haben sich geändert. Machen wir uns klar:

476 **Folgt der Mensch nicht dem Mahnruf der Krankheit, sich zu entgiften, häuft er immer weiter Unrat in sich an, dann haben die Mikroorganismen die Aufgabe von der Natur (also von Gott, der sie schuf) zugeteilt bekommen, diesen Unrat zugleich mit den ungesunden Zellen wegzuschaffen; oder den Organismus, der sich nicht der natürlichen Ordnung einfügen will, zum Tode zu führen. Umgekehrt: Bakterien können sich nur unangemessen vermehren, wenn das durch die unnatürliche, schädigende Lebensweise des Menschen von ihm vergiftete Körpergewebe im   Übermaß Fäulnisstoffe absondert. Welche die Bakterien, als Auftragserledigung gemäß Verfügung Gottes (also der Schöpfung), zu beseitigen haben.**

Mach doch endlich selbst die Augen auf! Erkenne die so einfache, klare Wahrheit: Wie die Mücken in die Sümpfe, so zieht es gewisse Arten von Bakterien und Viren an die kranken Plätze in den Menschen. Warum? Weil sie dort die besten Lebensbedingungen für sich vorfinden. Weil sie sich da am besten vermehren können! Wenn Du keinen Unrat in Deinem Körper aufhäufst, wenn Du nicht durch Drogen Deine Gewebe schwächst und in Abfallhaufen verwandelst, verschwinden sie von ganz allein. Wenn Du aber durch Giftstoffe der Ärzte noch mehr Zersetzungspotential in Dir schaffst, zwingst Du (Du!) die Kleinstlebewesen zu einer Dich schädigenden Aktion.

Gewisse Arten (für die Forscher und Mediziner von heute »schädlicher« Bakterien und Viren), machen sich nur über Abfall her - wenn es welchen gibt. Zum Beispiel die Fäulnisbakterien, die schnellstens tote Lebewesen - gleich, ob sie sich draußen in der freien Natur oder in Deinem Bauch befinden - zersetzen und so der Erde wieder zuführen. Die HI-Viren erscheinen bei Menschen nur deshalb als Vorboten (und entwickeln sich später darum immer stärker), weil sich in den besonders extrem gegen die Natur Lebenden zu viel Abfälle der Drogen- und der Junkfood-Gifte in Blut und Gewebe abgelagert haben. Und: Beständiger Analverkehr zwischen oft wechselnden männlichen Partnern wird von keiner Lebewesenart betrieben. Er ist naturwidrig. Die feinen, durchlässigen Schleimhäute des Penis könnten so zu viele bereits abbauaktivierte Darmbakterien aufnehmen, welche auf diese Weise in den Körper eindringen und - nunmehr an von der Schöpfung nicht vorgesehenen Orten Disharmonie im Körper und im Stoffwechselgeschehen hervorrufen. Und dessen Immunabwehrkräfte nach und nach schwächen, so daß sich alle möglichen anderen Krankheiten ausbreiten können.

477 Denke selbst, AIDS-kranker Leser! Denk nur ein einziges Mal richtig nach. Laß nicht die Ärzte für Dich denken. Und wenn Du Dir sagst, da stört, da schmerzt doch was, dann kannst Du Dir das so erklären:

478 **Was ich da spüre an Unwohlsein, Hitze, Schüttelfrösten, Schmerzen, Durchfall, Erbrechen, Wucherungen und anderen Zeichen, das ist keine Krankheit - das ist das Arbeiten des Körpers, der die Krankheit wieder loszuwerden trachtet. Der Körper wehrt sich, es wurde ihm zuviel. Er will sich seiner Giftstoffe entledigen. (Und er will keine neuen zusätzlich!)**

Bei dem einen auf diese, bei dem anderen auf jene Weise, nämlich in Form irgendeiner der bislang ermittelten 40.000 (im Jahr 2050 sicherlich auf 50.000 angewachsenen) Krankheitsarten. Bei Dir also in Form von angeblichem AIDS. Und jetzt solltest Du das Reinemachen Deines Körpers unterstützen - und Dir nicht noch mehr Unrat (Medikamente!) von den Ärzten dazugeben lassen.

Bei AIDS kommt eine Zeiterscheinung der Gehirnwäsche von Medizingaunern und Presse entgegen: Daß natürliches und gesundes Verhalten heute nicht mehr gefragt ist.[9458] Deshalb wagt es - zur Freude der Drogen- und Medizinhersteller - auch keiner mehr zu sagen: **Es ist die widernatürliche Lebensweise, der ständige Wechsel (bei vielen mit jährlich über 50 verschiedene Partnern oder Strichjungen), das Spritzen und Einnehmen von Drogen die Ursache dieses Mehrfachleidens. Nicht das HI-Virus!**

»Und wieso meinst Du, hat man den Begriff AIDS für so viele Leiden geprägt?«

Der Trick ist nicht neu, einige altbekannte Leiden zusammenfassen und dafür einen »neuen« Erreger zu erfinden, der das »neue« Leiden dann »verursacht«. So etwas ist der Stolz jedes wissenschaftlichen Mediziners. Die neue Krankheit ist geboren, sobald seine Kollegen alles akzeptieren. (Siehe auch Lit. Verz. Nr. 1712 und Kapitel 4.83 über AIDS). SCHWARTZ, J./BAUM. G., »The History of Histoplasmosis« (Oberbegriff für viele Krankheiten, die man ebenfalls untereinen Begriff zusammengefaßt hat, wie Geschwüre, Anämie, Fieber, Lungenveränderungen, Leukozytenarmut usw.), New England Journal of Medicine 1957/256.)

> BILD am SONNTAG, 12. März 2000
> **Herr Professor, bitte helfen Sie mir!**
> ## Nach Operation ein Loch in der Nasenscheidewand
> Professor Dr. Ulrich Koch, Direktor der Universitäts-HNO-Klinik in Hamburg: Eine Operation der Nasenscheidewand ist die häufigste Ursache für ein Loch.

479

Und: Die Begriffsprägung geschah vor allem deshalb, weil man sich so an den HIV-Untersuchungen, den daraufhin verabreichten Pseudo-»Heilmitteln« und bei der von vornherein vergeblichen Suche nach einem Impfstoff an Forschungs- und Spendengeldern eine goldene Nase verdienen konnte.

Hier hast Du erneut ein Beispiel dafür, wie die Medizingauner uralte Tricks wieder (modern umgemodelt) hervorkramen und ihren Patienten weis machen, das könnte sie nunmehr, weil modern aufgemotzt, von ihren Leiden befreien:

Heilung von Krebs in den Jahren
um 1650   um 2000

Heilung im heißen Ofen

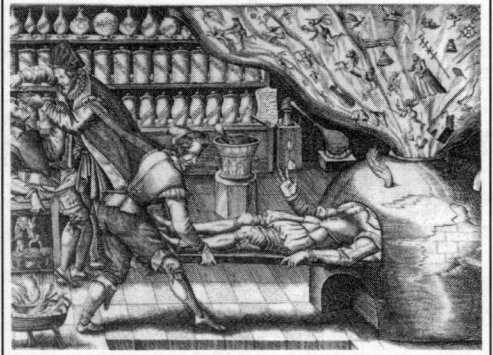

Schau Dir an, wie all die bösen Krebsgeister aus dem Ofenloch in die Lüfte durch die tüchtigen Ärzte vertrieben werden...
(Archiv der Medizin, Berlin)

Heilung im heißen Rohr

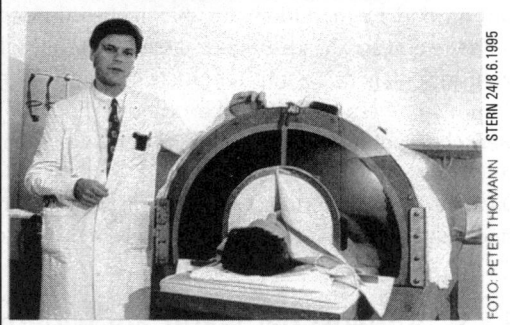

STERN 24/8.6.1995   FOTO: PETER THOMANN

Dr. Wiedemann am Hyperthermiegerät:
Bei Hitze schädigen Zellgifte den Tumor stärker

Schau Dir an, wie durch Hyperthermie die Zellgifte des Krebstumors von dem genialen Arzt zerstört werden.. Lug und Trug – damals wie heute.

Nach einem einzigen Impfstoff gegen die tatsächlichen Krankheiten der Homosexuellen und Fixer zu suchen, nämlich gegen Lungenentzündung, Hautgeschwüre, Durchfall, Abmagerung, Entzündung des Rachenraums, Kaposi-Sarkom usw., das wäre als lächerlich angesehen worden. Da hätte sich selbst Dein Laienverstand gewehrt, an so was zu glauben! Impfen gegen Durchfälle oder Magersucht! So aber schob der weiße Fuchs Gallo in altbewährter Manier *einem einzigen* Virus für alle(!) diese Krankheiten die Schuld zu - und schon konnten die Mediziner begründen, daß die

Suche nach einem neuen Impfstoff gegen diesen einen Bösewicht das Dringlichste heutzutage auf der Welt sei... Und alle waren mal wieder bereit, mit vielen, vielen Milliarden diese aussichtslose Suche zu unterstützen.[1810/1] Wobei Du Dir denken kannst, daß ein Großteil der Gelder in die Privattaschen der Forscher und beteiligten Ärzte floß. Und in die wie die Pilze aus dem Boden geschossenen AIDS–Hilfegruppen. Bestehend aus lauter Süchtigen und Faulenzern aus der Szene. Zur Betreuung der armen, leidenden Leidensgenossen: ihre alten Rammler- und Fixergenossen.

[480] »Du willst mit der UrMethode also die Abwehrkräfte stärken, nicht wahr? Weißt Du denn auch, wie gefährlich das bei den AIDS-Kranken ist? Da hörte ich neulich in einer wissenschaftlichen Diskussion, die Immunstimulation sei deshalb so risikoreich, weil sie ebenfalls ein Eingriff in das körperliche Geschehen sei, und sie könne das Leiden erheblich verschlimmern! Denn dadurch stimuliere man nicht nur die Abwehrkräfte, sondern auch das AIDS!«

Eine dümmere Argumentation ist schlechterdings kaum möglich! Das Stärken der Abwehrkräfte hilft doch dem Körper seine eigene Immunschwäche zu überwinden. Wie soll das Leiden da stärker werden können? Doch ganz so unrecht haben die nicht, wenn sie auch selbst nicht begreifen: Weil die Mediziner für diese Stärkung künstliche oder chemische Mittel verwenden! Und so muß sich der Organismus auf das Wiederheraustreiben der Chemiegifte konzentrieren und kann somit keine Immunkräfte gegen die Krankheit aufbauen.

Das ist doch klar: Auf Spritzen und Tabletten war der menschliche Körper 30 Millionen Jahre lang nie eingestellt. Deshalb kann er sie nicht richtig verarbeiten, besonders wenn die angeblich immunstärkenden Medikamente bereits durch einen Fabrikationsprozeß gegangen oder gar chemisch synthetisiert worden sind. Aber was rede ich da, wenn die Menschen nicht nur süchtig von, sondern darüber hinaus auch noch süchtig nach »Heilmitteln« sind. Wie heißt es doch im Volksmund zu recht: Gegen Dummheit kämpfen Götter selbst vergebens. In meiner Muttersprache heißt es: Alles küt an en Jrenz - nor nit de Dommheit vun de Minsche. Die Dummheit mancher Menschen ist so gewaltig, daß sie sich, ihre Partner und Kinder sogar um die letzten Ersparnisse bringen, sich darüber hinaus noch bis über die Ohren verschulden, nur um an ein besonders »wirksames Heilmittel« zu kommen. [1612a] Zigtausende zahlen sie z.B. seit 1994 bis 2000 (und werden es weiter tun) an den Dr.med.Klehr für ihr eigenes (in dessen Backofen erhitztes) Blut. Ja, nicht nur das auch viele Leser dieses Buches lassen sich den schon fanatischen Glauben an »Heilmittel« von mir nicht totschlagen, so sehr ich auch hier das Gegenteil beweise. Ja, sie lassen sich lieber von den Schulmedizinern um die Ecke bringen, nur um mit aller Gewalt »Heilung« von einem anderen Menschen oder irgendein Mittel oder irgendeinem verpaßt zu bekommen. (54 Beispiele dafür sind im LV unter 3800-3855 aufgeführt.)

Da wären sie hundertmal besser damit bedient, an den lieben Gott zu glauben. An die Kraft, die er ihnen zum Überstehen ihres Leidens geben kann oder an die Ergebenheit darein. (→ LV 9047)

4.83 Antwort der Natur auf widernatürliche Lebensweisen

> Das Krankheitsschulmediziner–Pharmazie–Syndikat ist die größte Verbrecherorganisation mit weißer Weste.

Erwache und handele - schwerkranker Mensch!

29 verschiedenen Krankheitsarten hat der Geldmacher und Menschheitsverdummer Gallo unter dem Namen AIDS zusammengefaßt und dann die Welt mit der Irrsinnsthese verhext, das HI-Virus könne 29 voneinander unabhängige Krankheiten, die miteinander nichts zu tun haben, verursachen. Sonst nüchterne, denkende Menschen fragen nicht mal mehr, wie so etwas durch ein einziges Virus möglich sein soll.[1704]

Die Natur wünscht keine abwehrschwachen Geschöpfe. Sie hat den Menschen auf ein naturgemäßes Leben ausgerichtet, auf ein Leben, das sich Millionen Jahre in der Urzeit völlig natürlich eingespielt hat.

Und wenn sich heute die Menschen erdreisten, aus einer sich potenzierenden Degeneration heraus ihr Leben wesentlich vom urzeitlichen Leben abweichen zu lassen, dann antwortet die Natur zuerst mit Krankheit. Und wenn der Mensch dadurch nicht schlau wird, antwortet sie durch frühen Tod.

Ich pflege manch herzlichen Kontakt mit Homosexuellen, diesen meist so liebenswerten und vielfach wertvollen Menschen. Wieviel künstlerisch großartige Leistungen haben sie schon der Menschheit erbracht und wieviel Unrecht ist ihnen früher angetan worden. Aber: Gewissheit ist nun mal: Sie sind am stärksten von Krankheiten betroffen. Ebenso war es eine uns vorenthaltene Tatsache: Sie litten schon immer sehr stark und ständig unter den 29 Leiden, die ich eben andeutete. Nur will man das jetzt natürlich (es geht um viel Geld!) nicht mehr wahrhaben und unterdrückt dieses Wissen. Doch es ist ausgeschlossen, daß es im urzeitlichen Leben Homosexuelle oder Bluter gab. Weil es die auch nicht bei den Menschenaffen gibt. Die männlichen Affen setzen zwar auch hin und wieder einmal gegenseitig auf, lassen aber dann meist erschreckt voneinander ab.

Gesundheitsgesetz der Natur:
Kein Säugetier vereint sich geschlechtlich mit einem Partner seines Geschlechts.
Die Aktivität der Keimdrüsen ist eng mit der Funktion der Thymusdrüse verbunden, von der aber auch die Immunabwehr gesteuert wird. Wenn meine Annahme richtig ist, daß körperliche Abläufe und Verhaltensweisen der Homosexuellen außerhalb der Norm liegen (woran sie selbst sicher nicht die geringste Schuld tragen), dann könnte auch die Thymusdrüse der Homosexuellen leichter zur Schwäche neigen als bei anderen. Oder letztere Drüse wird von der bei Schwulen besonders ausgeprägt exzessiven, genuß- und drogensüchtigen Lebensweise so stark geschädigt, daß sich die vielen Krankheiten, die Gallo als AIDS deklariert hat, eher als bei anderen einstellen können.

Sieh auch das: Du als Schwuler reagierst aus dem Bewußtsein einer anormalen Veranlagung besonders empfindlich auf Äußerungen, die sich auf Deine persönliche Lebensgestaltung beziehen. Und empfindest es eher als anmaßend, wenn ich hier Vorschläge mache, wie Du Dich besser verhalten kannst. Nur: Versetz Dich auch mal in meine Lage, in die also eines Gesundheitreformers. Ich will doch Dein Bestes. Ich will Dich gesundmachen! Mehr noch! Ich will Dich als jungen Menschen vor einem baldigen Tod retten. Ich vermag meiner hier gestellten Aufgabe nicht nachzukommen, wenn ich aus Rücksicht auf die sehr verletzbaren Gefühle der Homosexuellen meine Ratschläge nicht wahrheitsgemäß und offen äußere. Deshalb sieh das unter diesem Gesichtspunkt, wenn ich Dir als Schwulen oder Fixer sage: Du lebst im Widerspruch zur Natur. Sie kann es einfach nicht tolerieren, wenn der Grundgedanke der Schöpfung, nur gesundes Leben weiterzutragen, auf den Kopf gestellt werden soll. Deshalb müssen Fixer aufhören, Drogen zu spritzen, deshalb ist drogen- oder medikamentensüchtigen Schwulen anzuraten, nicht mehr alle Augenblicke den Partner zu wechseln oder sich ständig bei Strichjungen mit Analverkehr zu bedienen.

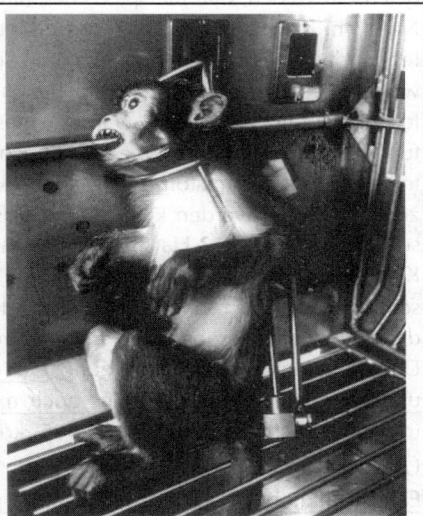

Nur so bringen abgefeimte Schulmediziner ein Äffchen dazu, sich medikamentös »behandeln« zu lassen. Bei Dir, Mensch, müssen sie sich nur einen weißen Kittel überstreifen- und schon schluckst Du das chemische schadenvolle Dreckszeug in Dich hinein.

Inzwischen wissen wir auch, daß <u>jeder von uns</u> in den Lymphgefäßen HI-Viren in sich trägt. Und daß sogar bei vielen Infizierten, die bereits 10 Jahre HIV-Antikörper im Blut tragen, die sogenannte AIDS-Krankheit nicht ausbricht. Daß AIDS-Kranke unwiderruflich dem Tod geweiht wären, das haben die beiden Gauner Gallo und Montaigner den Journalisten nur deshalb weis gemacht, um mit Angstverbreitung schnellstens Geld locker zu machen. Grünaffen z.B. besitzen die HI-Viren in Massen in ihrem Körper. Aber sie machen denen überhaupt nichts!

345

486 Merke: Es können nicht nur einige Menschen das Virus mit ihrem Immunsystem besiegen, sondern alle, die ihr Immunsystem wieder in Ordnung bringen. Jeder HIV-Träger kann es. Wenn er es nur fest genug will! [9982]

Um ihre Profite am AZT-Spritzen nicht zu gefährden,[1816] sagen die Mediziner in ihrer menschenverachtenden Gesinnung den Betroffenen nicht, daß etwa ein Drittel der HI-Virenträger überhaupt nicht krank wird. Für diese Tatsache haben sie sich eine geschickte Erklärung, dieses von Ihnen so bezeichneten »Phänomens« ausgedacht. Es gäbe halt auch weniger aggressive HIV-Stämme.[1721]

> **Deutscher Professor vor dem Durchbruch**
>
> Professor Kurth ist kurz davor, das Molekül zu isolieren, mit der sich die Affen erfolgreich gegen diese Viren zur Wehr setzen - eine möglicherweise bahnbrechende Entdeckung, so das Urteil der »National Academy of Sciences of the USA«.
> (Medical Tribune 33/, 19.8.1994/17)

Also, ich muß diese Burschen im stillen immer wieder bewundern, wie geschickt sie es stets zu deichseln wissen, daß die späte Erkenntnis von Louis Pasteur nicht ins Denken der Menschen gerät. Nämlich, daß Bakterien, Pilze oder Viren bedeutungslos sind und nur das Gewebe, auf dem sie leben, dafür ausschlaggebend sei, daß sie sich anormal vermehren können oder daß ihr normalerweise gutes Wirken in ein gefährliches umschlägt.[1678, 1715, 9982]

Ich melde mich unter dem Namen eines befreundeten Arztes öfter auf Ärztekongressen an. So erfuhr ich zu meinem Erstaunen dort auch - da die ganze Elite der Forscher, die ja wie verrückt hinter einem AIDS-Impfstoff herjagt -, daß kein Impfstoff - für was auch immer gespritzt - hundertprozentig wirksam werden könne. Und daß man schon mit 80-90%igem Schutz zufrieden sein müsse'.[0722, 0805] Wie das? Hat man Dich bisher nicht immer wieder glauben gemacht, Du oder Dein Kind sei nach einer Impfung gegen die Keime gefeit? Worauf zielte die Bemerkung? Du begreifst schneller, wenn ich noch eine weitere der Kapazitäten mit seinen Worten von dort anführe: »...daß davor gewarnt werden muß, die kommenden AIDS-Impfstoffe zu Wunderdrogen zu stilisieren«. Dahinter steht die alte Überlegung: Um das Geschäft zu machen, halten wir uns ein Türchen offen und vermögen es so, die Leute auch mit einem unwirksamen Impfstoff zu impfen. Eine Statistik über angebliche Heilerfolge von 50% kriegen wir dann in altbewährter Manier schon hin...[9511 ff]

Überleg Dir den Wahnsinn:
Eine Krankheit, die es überhaupt nicht gibt, wird mit Mitteln behandelt, die nicht helfen, sondern den Behandelten nur noch mehr vergiften[3834]

> **Größenwahnsinn**
> (...) so daß es für jede Unterart einer Krankheit auch ein spezielles Arzneimittel geben wird. Je exakter die genetischen Defekte bekannt würden, die zu einer Erkrankung führen, meint Humangenetiker Bartram, desto genauer ließen sich Substanzen herstellen, die diese Defekte wieder wettmachen.
> (Der Spiegel Nr. 15/2000)

Die britische Firma Wellcome hat bislang über eine Milliarde Dollar mit dem AIDS-Mittel AZT verdient, obwohl noch kein einziger Mensch damit geheilt wurde. Vielmehr hat dieses Medikament so viele Nebenwirkungen, daß selbst ein kerngesunder Mensch innerhalb weniger Monate an ihnen sterben würde. Es tötet nämlich sämtliche schnellwachsenden Zellen, also gerade diejenigen, die dem Körper die Kraft zur Immunabwehr und Selbstheilung geben. In den ersten Behandlungsmonaten erreichen sie damit zwar eine scheinbare Besserung. Nach der anfänglichen Besserung tritt aber dann das langsame und qualvolle Sterben ein. Damit die Profite der Pharmaverbrecher aber noch mehr wachsen, werden seit 1998 noch zusätzlich zwei weitere Gifte den AIDS-Leuten eingespritzt. Natürlich sind die genauso sinn- und wirkungslos. Gleichwohl suggerieren sie den Leidenden: Die Mediziner tun was für uns. Nur die sind kompetent. Und wenn da einer mit einem Gesundheitsbuch kommt und vom gesunden Menschenverstand spricht, nun, da hör' ich doch erst gar nicht zu...

4.84 Ist Dein gesunder Menschenverstand noch intakt?

487 Du glaubst mir nicht, daß AIDS so einfach zu heilen ist? Du nimmst es mir nicht ab, daß dieser schreckliche Drache, der angeblich die Menschen zu verschlingen droht, ungefährlicher ist als ein Wurm, den man mit dem Fuß zertreten kann? Dann lies mal, was da ermittelt wurde - und das ist schon einige Jahre her – aber es gilt, da es ja nur eine einzige „Krankheit" gibt–auch für alle Leiden:

> Denn das muntere kleine Mädchen war schon vom Tode gezeichnet, hatte von Geburt an Aids. Ärzte vom Robert-Koch-Institut hatten damals gesagt: »Sie wird innerhalb von zwei Jahren sterben. Mit einer Vitaminkur können sie ihr Leben ein wenig verlängern.« Die Mutter: »Ich gab Tina täglich zwei Kiwis, zwei geriebene Äpfel mit Zitronensaft, Zwieback und den Saft von drei Orangen. So hatten es die Ärzte gesagt.« Alle zwei Monate brachte sie Tina in die Kinderklinik zur Untersuchung. Tage zwischen Hoffen und Verzweiflung(...) Nach der letzten Untersuchung klingelte bei Claudia das Telefon. Eine Ärztin war dran, sagte: »Das Aids-Virus kann bei ihrem Kind nicht mehr nachgewiesen werden, es ist gesund.« Claudia weinte vor Glück...
> (BILD, 24.11.1986)

Ich greife auch hier noch einmal auf die Berichte aus Tageszeitungen zurück - die ärztlichen Fachzeitschriften bringen das natürlich nicht, um sich und ihre hochqualifizierten Fachleute nicht zu blamieren bzw. zu düpieren.[9896]

Denn in der Öffentlichkeit muß ja mit allen Mitteln die Meinung aufrechterhalten werden, daß nur Medizinprofessoren der Krankheiten Herr zu werden vermögen, und es ohne sie nicht ginge.[9130] Einfach oder mit dem gesunden Menschenverstand dürfen Krankheiten heute unter der Fahne der allgemeinen Wissenschaftsvergötterung nicht angegangen werden! Und das Wissen dazu wird mit allen Mitteln und Gemeinheiten zurückgehalten und unterdrückt. Und wer solches (→Rz.965ff) verbreitet, der wird lächerlich gemacht, mit Prozessen fertiggemacht und bis aufs Messer bekämpft.[9985] Nur eins darf unters Volk: Krankheit ist was wahnsinnig Kompliziertes. Sie kann nur durch einen akadämlich studierten Medizyniker mit teuersten Giften, kostspieligsten Operationen, aufwendigsten Bestrahlungen und höchsten Behandlungshonoraren bekämpft (leider jedoch nie geheilt) werden.

Aber, sagt sich einer der so hoch angesehenen Medizin-Professoren oder AIDS-Forscher, sollte er sich nicht zu gelehrt dünken, einen Blick mal in dieses Buch zu werfen: Mein Gott - was war ich doch blind! Was ein Unsinn, nach den Milliarden kostenden Seren zu forschen, wenn's ein paar Früchte so einfach tun! Mein Gewissen sagt mir, sofort die riesigen Spenden und Staatsgelder wieder zurückzugeben, denn sie sind ja vergeudet. Sagt einer der von Dir doch zumindest als verantwortungsbewußt geschätzten Oberärzten, Klinik-Direktoren oder Chefmediziner: Wenn ich wirklich nur das Wohl meiner AIDS Patienten im Auge haben will, so müßte ich ihnen nach dieser Meldung jetzt sofort raten, es dieser Mutter nachzumachen... (Denn ich mit meinem Heiligenschein habe ja vielmehr Aussicht darauf, daß meine Ratschläge befolgt werden als die von einfältigen Menschen immer noch etwas scheel angesehene Naturheilkunde)[2360, 383] Sagt er: [488]

Und wenn's bei so einem schweren Leiden hilft, dann helfen Früchte ganz bestimmt auch bei den anderen Krankheiten!! Nein! Sagt er nicht! Weil damit seine ganze so geschickt aufgebaute Virentheorie im Eimer wäre. Und weil sie diese angeblich neue Krankheit als z. Zt. unheilbar und als schlimmste Bedrohung der Menschheit dargestellt haben und darstellen mußten, um die Milliarden über Milliarden an Spenden und Staatsmitteln für sich locker zu machen.[9963] Das wäre ja noch schöner, wenn ein Patient die von uns so schrecklich aufgemotzte Krankheit so einfach selbst zu heilen vermöchte! Wir verlören ja jegliche Autorität. Deshalb auf, alle ihr Hunderttausende Medizinforscher: Macht das alles nur ja schrecklich verwickelt! Schreibt verworrene Berichte in den Fachjournalen. Alle mit dem Ziel: <u>Eine Krankheit darf nur äußerst kompliziert heilbar sein!</u> Und trichtert das den Menschen über die Medien iimer wieder aufs neue ein! Wer glaubt denn dann einem so kleinen Pinscher wie dem Franz Konz. Nicht mal die Presse kommt hinter diese Taschenspielertricks, weil sie dies nur zwielichtigen Ganoven, aber nicht gebildeten, habilitierten Professoren mit prominenten Namen zutraut. Drei Jahre zuvor war etwas Ähnliches zu lesen: [489]

> **EIN WUNDER! Obst und Salate machten Nina gesund!**
> »(...)litt an einem Krebstumor und sollte operiert werden. Ein Bekannter riet, es vorher einmal mit Obst zu versuchen. So fütterte Mutter Meves ihr Kind nur mit Obst, Salaten und etwas gemahlenem Getreide. Nach drei Monaten war der Tumor verschwunden. Ninas Mutter weinte vor Freude!«
> (BILD vom 12. Juni 1983)

490 Hast Du je gehört, daß irgendeiner unserer verantwortungsbewußten Mediziner dem nachgegangen wäre? Daß er solches mit seinen eigenen Patienten versucht hat? Oder daß eine Kinderklinik oder einer der lieben Kinderärzte oder -ärztinnen ihre todkranken Anbefohlenen mit dieser einfachen Methode beglückt haben? Na schön, das kann keiner erwarten, das bringt denen ja kein Monni. Aber Du hast auch nichts davon gehört, daß einer der Millionen von Bildlesern das aufgegriffen hat, um seinen Krebs oder den seines Kindes zu heilen. So sehr sitzt in den Menschen das Vorurteil in den Knochen: Nicht ich, nur der Arzt ist für meine Krankheiten - und die meines Kindes - zuständig.

Zehn Jahre später gibt's wieder in einer Boulevard-Zeitung eine etwa gleichartige Meldung:

491 **Mit Rohkost den Krebs besiegt**
(...) Im Frühjahr 1991 wurde bei Anke Dürkopp Brustkrebs diagnostiziert. Als nach der Operation Metastasen festgestellt wurden, wurde der Mutter von drei Kindern eine Chemotherapie verordnet. Doch sie lehnte ab (...) Anke Dürrkopp begann sich fast ausschließlich von Rohkost, Nüssen, Samen und gekeimten Körnern zu ernähren. Die Metastasen verschwanden. Die Frau fühlt sich »so fit wie nie«. Mit Gleichgesinnten hat sie inzwischen eine »Offene Rohkostgruppe« gegründet. (Heim + Welt, 14.7.1993)

Ist nun dieses Telefon von den Millionen Krebskranken belagert worden? Ist die kleine Gruppe sprunghaft gewachsen in Tausende, die mitmachen wollen? Iwo! Nicht die Bohne!

Ja, müßtest Du Dir nicht wenigstens jetzt sagen, wenn bloße Rohkost schon den angeblich unheilbaren Krebs klein kriegt - um wieviel schneller und wirksamer muß deren Potenzierung - die UrMedizin - damit und mit allen anderen Leiden fertig werden?!

Zugegeben: die Mediziner würden vom Schmäh ihrer Kollegen überschüttet, wollten sie der diesmal so wertvollen Meldung einer BILD-Zeitung nachgehen - aber Du mußt Dir diese bekannte Hybris der Ärzte ja nicht zu eigen machen - Du brauchst ja nur zu testen! Brauchst nur mal auszuprobieren! Aber: Wir wollen den Ärzten ihre sprichwörtlich gewordene Hochnäsigkeit nicht zu sehr vorwerfen. Sie müssen sich bei der miesen, längst überholten Theorie Virchows, die statt Heilung nur Mehrschäden erbringt, ja ständig mit Ängsten und Minderwertigkeitsgefühlen herumquälen. Deshalb bedeutet Arroganz bei ihnen nichts anderes als Selbstschutz, als aggressives Mittel zum Vertuschen des Unvermögens ihres schulmedizinischen Krankheitssystems.

492 **Also auf! Stürzen wir die Götter des (Un)Heils von ihren Thronen. Schlagen wir der Wahrheit eine Gasse! Befreien wir uns in Krankheitsfällen von diesen Heuchlern, Krankhaltern, Lügnern.**

Von den HIV-Positiven ist es ja weniger zu erwarten, daß sie sich sagen: Das könnte auch meine Rettung sein! Ich verzichte einfach auf alle Gifte und mache es dem kleinen Mädchen nach!

<u>Ich aber sage Dir: Wenn selbst Obst mit Fruchtsaft und etwas Zwieback die Kraft besitzt, AIDS in einigen Monaten auszulöschen, dann mußt Du nicht den geringsten Zweifel mehr hegen, daß die UrMedizin Deine Krankheit in noch kürzerer Zeit besiegen wird. Falls Du damit beginnst, bevor Dein Körper total verseucht oder von der Chemie kaputt gemacht ist. Für jede schwere Krankheit gibt es einen point of no return.</u>

»Wenn ich aber an andere Bakterien denke, wie z.B. den Kommabazillus, dann leidet Deine Theorie gewaltigen Schiffbruch. Du kannst nämlich noch so ein gesundes Gewebe und ein noch so gesundes Milieu im Darm besitzen: Wenn dort der Krankheitserreger Vibrio cholerae dank seines Geißelantriebs durch die Schleimhaut des Dünndarms dringt und sich in den Oberflächen der Darmwandzellen festsetzt, kann er sich darin unglaublich schnell vermehren und entzünden. Während sodann die Ausscheidungsgifte der Bazillen in den Stoffwechsel der Darmzellen eingreifen und sie dazu zwingen, Wasser und Elektrolyte freizusetzen. Und dies in einem solch unglaublich hohen Maße, daß durch ständige Brech-Durchfälle der Körper meist zu Tode führend entwässert wird. Mehr als zehn Liter am Tag verlieren die Cholerakranken oft an Wasser und wichtigen Mineralstoffen. Wodurch das Immunsystem so stark geschwächt wird, daß es kaum Antikörper bilden kann.«

Woher willst Du denn wissen, daß die Gewebegesundheit hier keine Rolle spielt?

»Weil bei der Cholera immer alle Menschen sterben, die mit Fäkalien verseuchtes Wasser getrunken haben. Gleich, ob sie gesund waren oder nicht«, sagst Du.

Das stimmt nicht! Wird nur behauptet! Längst nicht alle Infizierten sterben. Die meisten (ca. 2/3) überleben sogar. Also muß der eine doch mehr Widerstandskraft besitzen als der andere. Und dann: Wer lebt schon so gesund, wie ich es Dir hier zeige! Noch niemand hat festgestellt, daß ein UrKöstler je an Cholera erkrankt ist. Nachgewiesen ist auch, daß in der Hauptsache nur *die* Menschen für die Cholera anfällig sind, die der Blutgruppe Null angehören.[9751b]
Und hast Du nicht von dem alten Gelehrtenstreit des Robert Koch mit dem Geheimrat Pettenkofer gehört, der die Cholera als von Miasmen ausgelöst erklärte, obschon Koch längst den Cholera-Bazillus identifiziert hatte? Und der sogar eine ganze Reinkultur gezüchteter Cholera-Bazillen schluckte, um Koch mit diesem Selbstversuch deren Harmlosigkeit nachzuweisen.

Bis heute verstehen es die Wissenschaftler nicht, wieso Pettenkofer mit einer solchen Ladung im Leib nicht elendig an Cholera eingegangen ist.

»Und? Verstehst Du es vielleicht?« fragst Du.

Mit der UrMethodik sind wir in der Lage, die kompliziertesten Fragen der Medizin (und oft auch die aus anderen wissenschaftlichen Disziplinen) zu lösen. Und zwar so: Die Homoniden sind von Natur aus keine zum Trinken bestimmten Lebewesen. Die Cholerakranken holten sich den Bazillus aus verseuchten Wasserleitungen und Brunnen in ihren Dünndarm. Aber bloßes Wasser wird nicht im Magen verdaut, sondern fließt gleich in den Zwölffingerdarm weiter, wenn es für sich in den Magen gelangt. Würde es verdaut werden, würde also der Magen seine Verdauungssäfte abzusondern gezwungen sein, so wie dies bei fester Nahrung der Fall ist, dann würden die Bazillen das saure Verdauungsmilieu des Magens nicht überstehen. Auch nicht die vom Stamm der Vibrio cholerae. Die Lösung, warum Pettenkofer unbeschadet davonkam: Der Herr Geheimrat hatte kurz zuvor gegessen, als er das Glas mit den Bazillen trank! Damit hatte er die Wächterfunktion des Magens gegenüber dem Organismus gefährlich werden könnenden Bakterien genutzt. (→Rz979 Bericht der Brigitte Rau über ihre Afrikareise)

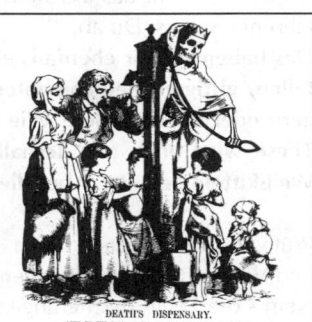

493

In England erkannte man zuerst, daß die Cholera durch Trinken von Wasser verursacht wurde, wie die um 1866 entstandene Zeichnung zeigt. Der aus dem großen Zinnlöffel trinkende junge Mann dürfte wohl gleich umgekommen sein, während seiner Frau das zur Essenzubereitung verwendete Wasser nicht schaden konnte.

Das wissenschaftliche Magazin „P.M." titelt in seiner Ausgabe vom Mai 2000 S. 11 groß:

Die neue Waffe gegen Krankheiten: das Gift von Meeres-Organismen

Immer wieder muß was Neues zur Hoffnungsmache her. Jetzt können wir Menschen neuerdings sehr tief ins Meer hinab. Und schon machen die Mediziner den Kranken weis – ohne auch nur den geringsten Anhaltspunkt dafür zu haben, - da unten liege nun das Heil für sie!
Mal abgesehen von der Hoffnung, mal abgesehen von bislang noch nie gegen menschliche Krankheiten verwendetes Gift von Meeresbewohnern – erkenne:
Eine unbegreifliche Hypnose durch die Mediziner-Pharmamafia hat es fertiggebracht, daß die Menschen Gift als Heilmittel gegen Krankheiten ansehen – wo immer es auch nur ausfindig gemacht wird. Ein moderner Aberglaube, der um nichts denen des 14. und 16. Jahrhunderts nachsteht. Wie konnte so etwas nur geschehen? Auch hier sehen wir, daß es nichts als ein moderner Massenwahn ist, den die davon Profitierenden zu ihrem Vorteil den Dummen ohne Angabe von Gründen wie den Intellektuellen mit bloßer Angabe eines einzigen Wortes: Wissenschaft! aufzupropfen imstande waren.
Von der gleichen Machart wie die Verdummung durch die Staatsführer, ihren Untertanen einzureden, andere Menschen als ihre Feinde anzusehen. Und da meinst Du, wir hätten das finstere mittelalterliche Denken längst verlassen... Da bist Du mit Deinem langsam hier wieder aufgemöbelten gesunden Menschenverstand besser dran!

Wenn Dich als HIV-»Befallener« diese Schulmediziner schon zum Todeskandidaten erklären und damit grundlos und immunkräftezerstörend Angst und Schrecken in Dir erzeugen, ja zum Teufel, was hast Du eigentlich zu verlieren? Welches Risiko gehst Du dann noch ein, meinen vernünftigen Ratschlägen zu folgen? Und Du diese - anstelle denjenigen der selbst von ihnen eingestandenen erfolglosen Wissenschaft einsetzt? Und wenn Du endlich die Scheuklappen vor den Augen abnimmst, wenn Du den Krebs im Leib hast, dann mußt Du Dir doch sagen:

Jetzt füttere ich ihn nicht weiter mit dem, was ihn mir gebracht hat. Jetzt füttere ich ihn nur mit dem, was mir zweifelsfrei keinen Krebs gebracht hätte! Also mit UrMedizin!

Und die UrMedizin hat bisher noch keinem wildlebenden Tier oder Menschen, die diese zu sich nehmen, Krebs gebracht!

494 »Ist's denn nicht das Verdienst der Schulmedizin, daß wir heute alle älter werden als unsere Vorfahren?«, wehrst Du ab.[9843]

494 **Das haben sie Dir ebenfalls eingeredet, und alle Welt glaubt es. Wie sollte man mit giftigen Metallen, giftigen Medikamenten oder künstlich synthetisierten Stoffen natürliches Leben verlängern oder älter werden? Wie einfach man die Menschen doch verdummen kann! Diese unwahre These wird doch nur deshalb immer wieder aufgetischt, damit Du weiter Vertrauen zu den Weißkitteln behältst. Aber die Mediziner lügen was das Zeug hält!.** [0776, 1434, 1764/9, 1808, 1562, 1601ff, 1607]

Prüfe doch wenigstens nach, wenn nicht bereits Dein gesunder Menschenverstand Dich Lügen und Verleumdungen erkennen läßt. [9500ff, 9843]

Nein - die Leute der herangezogenen Vergleichsgruppen aus den früheren Jahrhunderten wurden deshalb nicht so alt, weil sie noch weniger natürlich lebten als wir heute: Die meisten in dunklen Mietskasernen auf einem kleinen Zimmerchen mit der ganzen Familie hockend, die Öfen strömten ständig das damals noch nicht als giftig erkannte Kohlenmonoxid in den Raum, und es gab nur Mehlsüppchen, schlechtes Brot und ab und zu mal 'nen Hering. Südfrüchte und frisches Gemüse, Licht, Luft, Sonne und Sport - das war alles weitgehend unbekannt. Und die Babys starben wie die Fliegen damals, und die Tuberkulose wütete.

Das aber floß in diese Statistik ein, mit deren Falschzahlen sich heute die Mediziner schmücken. Und die Tuberkulose ging hier bei uns in Europa deshalb so stark zurück, weil sich die Lebensweisen änderten.[9508] Nicht wegen des von Robert Koch verabreichten Tuberkulins.

Wenn Du der Sache auf den Grund gehst, wirst Du feststellen, daß es nur die Diabetiker, die Nierendialysepatienten, die Transplantationsempfänger und Frühchen sind, die mit Hilfe der modernen Medizin ihr Leben verlängern können - aber zu welchem Preis!

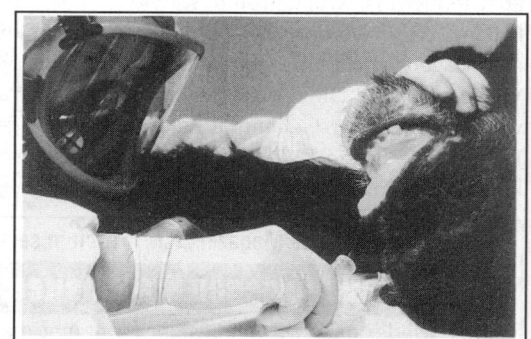

Bild: Steve Winter, aus AIDS-Research Center Archiv Christoph&Mayer GmbH
Labor für experimentelle Medizin an Primaten, Lemsip, Tuxedo, NY
Höchstgewinn versprechende Schimpansenversuche mit einem neuen Quecksilbersublimat »der 2. Generation«. Bis das der Speichel trieft (→Rz 68). Um dem Schrei nach einem Heilmittel für die nicht existierende Krankheit AIDS nachzukommen. (LV2147c und 4208)
Doch unerbittlich wird Vergeltung an den Kranken geübt, welche diese Präparate nehmen. Die Natur verschafft ihnen für diesen Frevel an unseren Tierbrüdern mehr Qualen als je zuvor.

Deshalb nun die gesamte moderne Medizin als sinnlos ansehen? Nein. Das gilt nur für die krankheitsbekämpfende Schulmedizin nebst den Impfungen. Auf deren Hilfe in Notfällen (z.B. Magendurchbrüche), bei Verbrennungen oder Unfällen können wir schwerlich verzichten, solange wir noch den Wahnsinn der heutigen Zivilisation billigen, der wir die Zerstörung unseres Planeten gestatten.

Kopfschüttelnd steht das Ärzteteam am Krankenbett. Es war unbegreiflich. Vor 10 Tagen hatte man die 96jährige Greisin mit einem Magenkarzinom in die Klinik gebracht. Wenige Tage später war die Gastrektomie (Magenentfernung) planmäßig und erfolgreich durchgeführt worden. Man hatte die Patientin intensiv krankengymnastisch beübt, da sie nach der OP nicht sofort extubiert (Beatmungsschlauch-Herausnahme) werden konnte. Es war zwar eine Pneumonie aufgetreten (Lungenentzündung - kommt meist nach künstlicher Beatmung), die aber keimgerecht mit einer 3er Kombination von Antibiotika behandelt wurde. Sie hatte sogar schon angefangen zu essen, und in der Gastrographindarstellung (Magenhormonermittlungsquälerei) der Anastomosenregion (Magenreststückchenbereich) war das OP-Ergebnis nahezu ideal. Jetzt lag sie tot im Bett. Einfach so. Woran hatte es gelegen? Man hatte doch alles Erdenkliche getan.

(Dr.med. Esther Wieland in Therapiewoche, 2.1995/75)

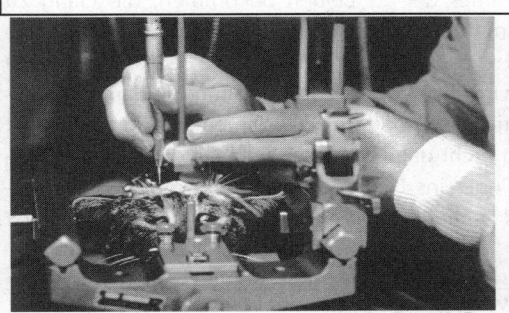

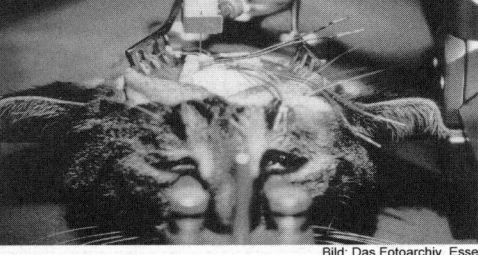

Bild: Das Fotoarchiv, Essen   Bild: Das Fotoarchiv, Essen

Der Herr Doktor, seines Zeichens Gehirnexperimentateur, sticht tief in das Hirn des unbetäubten Kätzchens hinein, um seine Elektroden festzuhaken. Bald werden sie an Elektizität angeschlossen sein. Dann werden die Stromstöße unbarmherzig in die Schmerzzentren des Tierchens gefeuert. Wieder und immer wieder. Sein kleiner Körper will sich aufbäumen. Sein noch rosiges Mäulchen sucht sich der Qualen durch Schreien ein klein wenig Luft zu machen - aber der unbarmherzige Stahl läßt nicht die geringste Zuckung zu... Und der Papst sagt ja dazu.

Wer Tiere liebt, der sollte sie auch vor der Grausamkeit der Mediziner schützen!

»Wenn die HI-Viren harmlos sind, wie erklärst Du Dir denn die Tatsache, daß sich andere Menschen mit AIDS anstecken können, wenn ihnen HI-verseuchtes Blut übertragen wird,[3013] oder wie oben, Organe von an AIDS Verstorbenen transplantiert wurden? Wenn zudem, wie Du behauptest, jeder das HI-Virus im Körper trägt, wie sollen da ein paar mehr Viren zum Tode führen?«
Die an sich harmlosen, in den Lymphdrüsen beheimateten HI-Viren wandeln sich in gefährliche, wenn die Immunkräfte der Empfänger - beispielsweise bei Blutern - darniederliegen. Oder durch Infusion ins Blut geraten. Oder die Abwehrkräfte stärkstens dadurch beeinträchtigt werden, wenn das eigene Blut plötzlich mit Fremdblut, also Fremdeiweiß, überschwemmt wird. Und bei den Transplantationsempfängern darfst Du nicht vergessen: Die hängen schließlich an ganz gefährlichen Drogen. Nämlich an denen, die sie täglich zum Niederknüppeln ihrer Immunabwehr nehmen müssen. Weil die ja eine Abstoßung des Fremdorgans verhindern sollen! Nicht nur Heroin ist eine Droge!
Und so vermag natürlich auch schnell eine der als AIDS bezeichneten Krankheiten in sie einzudringen. Und dann: Was ist zu erwarten, wenn die Schulmediziner verseuchte Organe und Knochen eines Drogensüchtigen verpflanzen? Oder eines von Medikamenten überfütterten todkranken Menschen aus dem Krankenhaus? Da bekommt der Organempfänger ja auf einmal das ganze Gift plus Leichengift in seinen Körper eingebracht. Da ist es ziemlich klar, daß schnell das Gesamtgewebe des Körpers so geschwächt wird, daß sich die Bakterien auf diesem verdorbenen Nährgrund über alle Maßen vermehren und ihre Abbauarbeit verrichten *müssen*. Ich sage *müssen*, weil die Natur die Kleinstlebewesen darauf programmiert und sie damit in die Zwangslage versetzt hat, gegen alles Unnatürliche vorzugehen! Und wenn die Bakterien das nicht schaffen, findet die Natur andere Wege, den ernsten Verstoß gegen ihre Gesetze - wozu auch die Totenruhe gehört - zu ahnden. Indem sie dem Gesetzesbrecher die alte Krankheit wiederschickt, die ihn diesmal schneller (Rezidive sind besonders bösartig) aus dem Verkehr zieht:

> **Mehr Rezidive** (Wiederkehren der alten Krankheit) **nach Bluttransfusion?** [3013]
> Krebspatienten, die während der Operation eine Bluttransfusion erhielten, erkrankten in späteren Jahren offenbar häufiger an Tumoren als Operierte ohne Transfusion. (Ärzte Zeitung 195/31.10.1994/12)

„Dann erkläre mir noch, wieso sich manchmal auch nicht fixende Ehefrauen von AIDS-Männern mit AIDS anstecken?"

Wenn AIDS wirklich nach Meinung der Ärzte eine Immunschwächekrankheit ist, dann ist es keine Seuche. Und dann kann man sich nicht damit anstecken, genau so wenig wie an Rheuma oder Kopfschmerzen.

Und: Wenn es kein AIDS gibt kann man sich damit auch nicht infizieren! Nicht mit 29 Krankheiten gleichzeitig! Die Frauen könnten höchstens also _eines_ der 29 Leiden bekommen, die Gallo zu AIDS erklärt hat. Das bedeutendste davon ist die Immunschwäche. Und wenn der drogensüchtige Partner wegen seines dünnen elften Fingers (und wie üblich bei Homos und Bisexuellen) seine Partnerin widernatürlich im After koitiert, dann wird dort von den Darmzotten die Samenflüssigkeit aufgesogen. Aber: letztere enthält stärkste Antiimmunstoffe, um die Samenfäden unbeschadet zur Eizelle gelangen zu lassen. Gerät sie an einen nicht dafür vorgesehenen Ort, wie in die Blutbahn (das Glied bringt dem Anus feine Risse bei) oder ins Gewebe, so wäre es möglich, daß dadurch eine Immunschwäche entstehen kann. Und schließlich vergiß nicht: Wenn ein Partner fixt tut's der andere auch bald.

Die Mediziner machen Dir u.a. weis, AIDS werde durch Weitergeben eines mit HI-Viren verseuchten Spritzbestecks verursacht. Was weitergegeben wird, und das weiß der Fixer am besten, wenn er sich die Wahrheit wirklich eingestehen will, das sind harte Drogen!

Ich halte fest: Inzwischen hat die Propagandamaschinerie der Schulmedizin der Welt das Wort AIDS so fest eingetrichtert, daß niemand mehr glaubt, diese „Krankheit" gäbe es nicht. Für uns Klarsichtigen ist da der Zug abgefahren...

4.85 Zuerst muß Dein Denken gesunden

495 Ich meine: Wenn mir als Häufchen Elend jemand sagen würde, in Kürze kannst Du gesund sein, ja dann würde ich doch aufhorchen, der Sache nachgehen und die Chance beim Schopf fassen. Und würde die UrMethode einfach mal für 12 Wochen ausprobieren. Und ich würde als aidskranker Todeskandidat - als man kürzlich die Meldung las, Gänseblümchen besäßen eine große virenhemmende Wirkung - sämtliche Wiesen im Umkreis von 10 Kilometern nach Gänseblümchen absuchen und sie laufend in mich reinstopfen. Statt als verkrebster oder AIDS-Kranker wie ein religiöser Fanatiker zu glauben, dieses Leiden sei ein unabänderliches Todesurteil, nur weil die Mediziner es behaupten... [1710/7, 1753/6/7] Denn was soll mir vom als Heilpflanze angesehenen Bellis Perennis schon passieren? Wogegen ich bei dem Chemiegift AZT bereits mit dem Beipackzettel gesagt bekomme, was mir alles zusätzlich bevorsteht...

496 Gesundheitsgesetz der Natur:

Die meisten Kranken leiden an ihrem Dünkel, sich zu »vornehm« für Natürliches zu fühlen, die Natur als minderwertig anzusehen, wenn sie ihnen nicht fein herausgeputzt angeboten wird. Sie leiden an ihrer Bitterkeit gegenüber den Gesunden oder an ihrer Voreingenommenheit gegen das Einfache. Das hält sie davon ab, gesund zu werden. In der Hauptsache leiden sie aber an ihrem Vorurteil, daß niemand klüger sein könne als ein studierter Mediziner - nicht mal die Schöpfung, also Gott. Das ist ihr Verhängnis.[3301]

497 Ich bilde mir noch immer hoffnungsfroh ein, über die Kranken auch die erkrankte Erde gesund zu machen, wenn sich die Kranken mit der Zurück-zur-Urzeit-Methodik von ihren Leiden befreit haben würden. Daß sie aus Dankbarkeit dafür die Natur preisen, verehren, achten und damit schützen würden. Wird es nur ein schöner Traum bleiben?

»Halt ein«, sagst Du, »faß ein bißchen Mut. Für Dein neues Gedankengut müssen die Menschen reif werden. Und für den Gesundungsprozeß muß das auch der Kranke. Er muß sich mit dem Neuen schlückchenweise mehr und mehr befassen. Warte doch mal ruhig ab, ob Deine Saat nicht bald aufgeht - alles braucht seine Zeit.«

Danke, lieber Leser, Du machst mir Hoffnung. Deshalb sage wenigstens Du: mit mir nicht! Ich laß mich nicht ins Krankmachhaus stecken! Ich gehe ins Gesundhaus, ich gehe in die Natur. Ich gehe in die Natur und lebe so, wie es mir als einem natürlichen Lebewesen von Anfang an bestimmt war. Ich lebe so, wie es alle anderen nichtmenschlichen Lebewesen auch halten und halten müssen: weitgehend natürlich!

AIDS-Selbsthilfe, Selbsthilfegruppen - schöne Worte. Nur: Die Kranken darin helfen sich nicht selbst. Und werden auch nicht von deren Initiatoren dazu ermuntert, sich selbst zu helfen. Die meisten Kranken gehen zu den Selbsthilfegruppen, nicht um sich selbst helfen zu lernen, sondern um zu quasseln. [9889 b]

Die einzige Gruppe, die sich wirklich selbst hilft, ist die der Anonymen Alkoholiker.[891] Die bringen ihren Mitgliedern bei, daß sie zukünftig nie mehr suchtbringendes Gift zu sich nehmen dürfen. Doch all die anderen Selbsthilfegruppen von Krebs, AIDS, Rheuma, Multipler Sklerose, Morbus Crohn und wie sie alle heißen, sind weiter nichts als lächerliche Kaffeekränzchen. Ich war in vielen drin und habe diese Um-den-heißen-Brei-Herumpalaververeinchen zutiefst enttäuscht kennengelernt... Noch auf eine, die der Magersüchtigen, möchte ich hinweisen (→Rz 891)

Dabei wäre es so simpel für sie: Sie brauchten nur wie die Anonymen Alkoholiker ihre Mitglieder anzuhalten, künftig kein Gift mehr zu sich zu nehmen, das der Körper nicht verträgt. Und für obige Krankengruppen bedeutet das Wort Gift: Medikamente, Nikotin, Salz, Zucker, Fleisch, Kochkost, Ärzte. So einfach ist das alles!

Ob es ein Arzt, ein Heilpraktiker oder Freund gut mit Dir meint, der Dir einen Ratschlag zu Deiner Heilung geben oder eine Heilmethode bei Dir anwenden will, das vermagst Du leicht zu überprüfen: Wenn er Dir nicht empfiehlt, den alten Dreck aus Deinem Körper zu schaffen, der die Krankheit verursachte, und wenn er nicht dazu rät, keinen neuen Dreck mehr hineinzuschaffen - dann ist es ein Profiteur, ein Scharlatan oder ein Heuchler, der Dir nur schön tut.

Der griechische Heilgott Asklepios hatte zwei Töchter: Hygieia war die Göttin der Gesundheit und Panakeia diejenige der Krankenheilung. Soweit die Ärzte der Antike der Hygieia dienten, lehrten sie die Menschen ein gesundes Leben, das die Harmonie, die Verbindung und das Gespräch mit den Göttern zur Voraussetzung hatte. Soweit sie aber im Zeichen von Panakeia tätig waren, übten sie mit Heilmitteln und chirurgischen Werkzeugen ihr Handwerk aus. Die Heilpraktiker und Naturärzte sollten sich eigentlich mehr dem Geist der Hygieia zuneigen - sollten...

Allerdings muß ich eingestehen, daß mittels der UrTherapie nur in großen Ausnahmefällen ein AIDS-Kranker gesundzumachen sein wird.

»Aha - Du schränkst also Deine Behauptung ein, daß es keine unheilbaren Krankheiten gibt«.

Keinesfalls! Nur gehören diese Kranken einer ausgeprägt extremen Menschengruppe an. Sie sind oft labil, willensschwach, genußsüchtig, gleichgültig, seelisch gestört, komplexbeladen. Wie wollen diese Menschen einer Therapie nachkommen, die Anforderungen an sie stellt? Ich habe mich persönlich so sehr darum bemüht, AIDS-Kranke durch Aufnahme in meinem Haus gesund zu machen: Niemand, wirklich niemand davon war bereit, seine verderbenbringende Lebensweise länger als einen halben Tag bei mir aufzugeben...

Lieber lassen sie sich geduldig von den Ärzten vergiften. Mit einem bereits 1964 ausrangierten Zytostatikum (AZT), und mit einem Kombipräparat, bestehend aus einem alten Lepra- und einem alten Malariamittel (Pyrimethamin/Dapson), sowie einer Antibiotika-Dauermedikation, mit Kortison und anderen immunschädigenden Präparaten.[1762/6/8, 1801/2/8, 1811]

504 Als ich vor kurzem einen »aidskranken« Schwulen auf sein wildes, nur nach ausgefallenen Genüssen gierendes Leben ansprach, hörte ich: »Ich will alles bis ins Letzte auskosten, was mir geboten wird und was ich mitnehmen kann. Wenn ich dann nach zehn Jahren kaputtgehe, genügt mir das vollkommen... Und wenn ich jemanden anstecke, ist das eben für den Schicksal.«
Ist auch eine Einstellung, nicht wahr? Doch wohl nicht für Dich, lieber Leser.

Frage Dich zuerst einmal, ob Du bei Deinem In-Saus-und-Braus-Leben wirklich echt glücklich bist. Geh in Dich! Gib Dir 'ne ehrliche Antwort. Die Psychologen der Fordham-Universität (NY) stellten fest, daß man wirkliches Glücklichsein erst nach dem 60. Lebensjahr verspürt – vorausgesetzt man ist gesund. Und ich kann das aus meiner Erfahrung heraus nur bestätigen: Für echtes Glücksempfinden und wahre Lebensfreude braucht man Reife. Sieh also zu, daß Du dieses Alter gesund erreichst!

Du mußt Dir nicht denken, ich sei mir nicht klar darüber, daß sich die meisten im stillen sagen: Mich interessiert der leckere Schweinebraten, der mich heute Abend zu Hause erwartet, mehr als ein in vielleicht zwanzig Jahren sich einstellendes Rheuma oder ein kommender Herzinfarkt. Nun ja: Mir jedenfalls ist das beständige Wohlgefühl meines Körpers mehr wert als das kurze Wohlgefühl auf der Zunge. Was Du davon hältst, das bleibt Dir ganz allein überlassen. Allerdings kann ich mir nicht verkneifen, Dich auf die Worte der alten Griechen hinzuweisen, nach denen Weisheit und Weitsicht nicht zu den besonderen Tugenden der Menschen gehören...

Du darfst Dir nicht einbilden, daß die großen technischen, wissenschaftlichen und militärischen Leistungen der Menschen, auf die viele mit einem gewissen Stolz blicken, etwas mit Weitsicht zu tun hätten. Die alten Griechen hätten sich darob vor Scham mit ihrer Tunika den Kopf verhüllt, würden sie vorausgesehen haben, was Technik und Wissenschaft heute auf der geschundenen Erde anrichten... Ich meine: Als sonst vernünftig handelnder Gesunder willst Du doch mal die Zeit Deiner Rente genießen. Dich aufs Land zurückziehen oder schöne Reisen machen. Willst Du Deine Altersversorgungsbeiträge umsonst gezahlt haben, weil Du so krank uns siech wirst, daß Du dazu nicht kommst und Deine kostbare letzte Zeit auf Erden in Wartezimmern und Krankenhäusern verbringst?

Und warum alle neu herauskommenden Wirkstoffe gegen AIDS nicht heilend wirken können, das müßtest Du, mein lieber Leser, Dir jetzt eigentlich selbst sagen können.

Gesetz der Natur:

505 **Weil alles, was der Mensch erforscht oder erfindet, für die Erde unter uns und alles Lebende auf ihr und für den Himmel über uns schädlich und vernichtend wirkt! Weil er nichts, aber auch gar nichts verbessern kann, was die Schöpfung und die Natur bereits schufen!**

Wenn Du AIDS-Kranker also lebst und ißt wie ein afrikanischer Grünaffe der voller HI (SI) – Viren steckt, dann kannst Du Billionen HI-Erreger im Blut haben und doch wird ein Leben lang kein AIDS bei Dir ausbrechen!

> Dem größten Schwindler unserer Zeit:
> **Nobelpreis für Professor Gallo!**
> (Journal of the American Medical Association 244, 221-224, 1997)

Also lebe Du AIDS-Kranker wie diese Affen: Beweg Dich genügend, iß nur noch Grün und Früchte und Wurzeln und Blüten. Und schluck wie sie keine Drogen und anderen Dreck der Zivilisation. Und Du mußt keine Angst mehr vor einem qualvollen, elendigen Tod haben. Hab' ich so unrecht, wenn ich die Affengesellschaft so vorbild- und beispielhaft für uns darstellte? Oder willst Du vor lauter Eingebildetheit, was Besseres als diese Affenmenschen zu sein, elendig krepieren?

> Werde nicht depressiv, weil keiner da ist, der Dir Streicheleinheiten verpaßt. Die da Freude am Leben finden und guter Dinge sind, haben sich nie gehen gelassen. Gehe auch Du aktiv Dein Leben an und mißgönne anderen nichts.

506 Drei Schwüre sollst Du tun und halten, um für immer gesund zu werden und zu bleiben:
1. Ich werde nie mehr wegen einer Krankheit zu einem Arzt gehen.
2. Ich werde in Zukunft selbst für meinen Körper und meine Krankheiten die Verantwortung übernehmen.
3. Ich werde alles tun, um natürlicher zu leben.

Doch von der Vernunft jetzt hin zu Wissenschaft:

> **Bald Mittel gegen Aids**
> Die Entwicklung der Substanz sei voraussichtlich in den nächsten sechs Monaten abgeschlossen, »ganz sicherlich aber in einem Jahr«. Gallo warnte jedoch davor, in der neuartigen Therapiemöglichkeit eine »Wunderdroge« zu sehen. Das Problem Aids sei zwar medizinisch lösbar, doch ein Impfstoff sei nicht in Sicht. Kölner Stadt-Anzeiger Nr. 11/1988 (siehe auch [1810,1821,1849])

Halt! Stopp, mein lieber Freund! Verweile einen kleinen Moment bei diesem letzten Satz des Wisenschaftlers Gallo. Lies nicht darüber weg: »Das Problem AIDS sei zwar medizinisch lösbar, doch ein Impfstoff sei nicht in Sicht.«

Was würdest Du von mir halten, wenn ich sagen würde: »Ich als Schriftsteller kann Dir zwar dieses Problem erklären, aber mir fehlen dafür die Worte!«
Hat die Erkenntnis von Molière (der hatte diese Ärztegilde schon früh richtig erkannt!) vor mehr als 300 Jahren auch nur einen Funken ihrer Aktualität verloren, die ich hier etwas verändert wiedergebe?

»Setzt einem einen Doktorhut auf und hängt ihm einen weißen Kittel um - und ihr werdet ihn für den größten Blödsinn, den er spricht, bewundern, verehren und ihm euer letztes Hemd geben für die Illusion, daß er euch heilen könnte...«

> *»Alles, was wir wirklich lernen, ist eine Ansammlung von Vorurteilen, mit denen wir bis 18 Jahre mit einem Breilöffel gefüttert werden!«*
> (Albert Einstein)

Doch Du mußt nicht denken, daß solche Äußerungen von den Thronen der Schulmedizin nur für medizinhörige Medien - und das sind (außer der Zeitschrift »raum und zeit«) so ziemlich alle - bestimmt sind.

Selbst in Fachzeitschriften entblödet man sich zu diesen und ähnlichen Erkenntnissen:
»Die Behandlung erweist sich als erfolgreich, doch unglücklicherweise sterben die Patienten. Die Häufigkeit der nicht tödlich endenden Herzinfarkte konnte zwar gesenkt werden, doch die Gesamt-Todesfälle in der Gruppe stiegen um 37%.« [3819] (Die angesehene Medizinerzeitschrift »The Lancet« in einer Langzeitstudie an 15.000 Personen mit dem Herzinfarktmedikament Clofibrat.)

Fragt sich nur, warum sie behandeln, wenn die Sterblichkeit davon zunimmt? Welche Logik herrscht bei Medizinprofessoren? Halt Dir das ständig vor Augen: die Behandlung ist zwar erfolgreich - doch man stirbt dadurch! Das ist das, was »Medizinische Wissenschaft« genannt wird! [3500, 3501, 3728, 3770] So kann man das vor 10.000 Jahre begonnene Spiel bis zum St. Nimmerleinstag weitertreiben - die Kranken wie die klügsten Köpfe der Erde katzbuckeln weiter vor den ehrenwerten, scheinheiligen Betrügern und heuchlerischen Scharlatanen. Aus Angst, man könnte vielleicht einmal auf sie angewiesen sein...

4.86 Stete Hoffnungsmache bei AIDS, um den Geldstrom für die Ärzte-Pharma-Kumpanei nie versiegen zu lassen

> **GESPRÄCH**
> **»Wir können Aids besiegen«**
> Vor elf Jahren entdeckte Professor Luc Montagnier das HI-Virus. Heute gilt er als heißer Kandidat für den Medizin-Nobelpreis. Der STERN sprach mit dem Forscher über neue Strategien bei der Bekämpfung der tödlichen Seuche
> stern HOROSKOP vom 2. bis 8. Oktober 1994
> Wie kann man eine Krankheit besiegen, welche künstlich erfunden wurde, um mit der ausgelösten Angst Gelder zu scheffeln?

- **Wir werden das Problem AIDS in zwei Jahren lösen.** Robert C. Gallo im Jahre 1982 (QUICK Nr. 47 vom 15.11.1984)

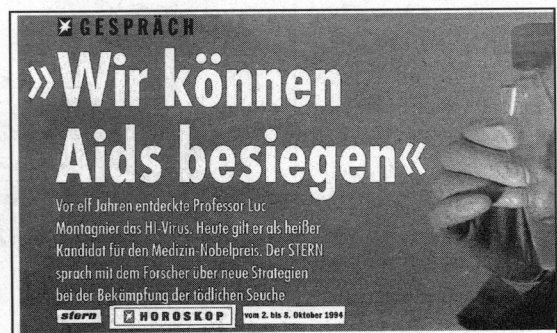

- **Einen AIDS-Impfstoff werden wir in zwei Jahren entwickelt haben.** Prof. Gallo am 23.4.1984 auf einer Pressekonferenz mit Gesundheitsminister Heckler, USA

511
- **AIDS - Deutscher Arzt fand Impfstoff!** (NEUE REVUE Nr. 40/1990)
- **Bald gibt es einen Impfstoff gegen Aids!**
  100 internationale Aidsexperten auf einer Tagung in Paris („Auf einen Blick", 11.1.90)
- **AIDS: Hoffnung auf neue Medikamente** (DER SPIEGEL 26/1991)
  Schnell reagierte auch die Londoner Börse: Wenige Stunden nach Veröffentlichung der Studie stiegen die Aktien des AZT-Herstellers Wellcome von 164 auf 673 Pence.
  (Anmerkung des Verfassers: Die Liste der schädlichen Nebenwirkungen dieses Mittels füllt zwei eng bedruckte DIN-A4-Seiten.)
- **AIDS-Konferenz**
  <u>Die Forscher glauben daran, daß in Kürze Anti-AIDS-Wirkstoffe vorliegen.</u> Sie sehen jedoch ein Problem darin, wie der sicherlich teure Impfstoff den Menschen aus armen Ländern zugänglich gemacht werden kann. (Dt. Ärzteblatt vom 25.7.91)Oh, Nachtigall ick hör' Dir trapsen!
- **4. Deutscher AIDS-Kongreß: Impfschutz ist zu erreichen!**
  Ein solcher Impfstoff sei nicht nur effektiv, sondern erscheine auch sicher. (Ärzte Zeitung 30.9.1992/4)
- **Ein Kombi-Präparat stoppt im Labortest den AIDS-Erreger.**
  Clarke: Was wir in den vergangenen 100 Jahren entwickelt haben, läßt mich hoffen, daß wir in den nächsten 100 Jahren auch die Unsterblichkeit des Menschen erreichen werden. (DIE ZEIT, 25/1993)

> Wenn Du nun auch Reichtum und Macht erringen willst, lieber Leser, so erfinde einfach eine große Gefahr (und ein aussichtsreiches Mittel dagegen) für die Menschen. Und Du wirst fürstlich belohnt werden. So hat es der AIDS-Macher Gallo den Kaisern (Konstantin: „Die Türken morden unsere Kinder") und Politikern (Hitler: „Größte Gefahr durch die russischen Untermenschen aus dem Osten") einfach nachgemacht.

- **Neue Impfstoffe erzielen Wirkungen, »die man bisher nicht für möglich gehalten hat«**
  Das Blatt für lange erfolglose Impfstoff-Forschung im Kampf gegen AIDS habe sich offenbar gewendet, erklärte der Sprecher der US-Gesundheitsbehörde, auf dem Welt-Aids-Kongreß. (KStaA Nr.6/1993)
- **AIDS: Erste Erfolge mit »passiver Immuntherapie«** (SPIEGEL 41/10.10.1994)
- **Der Durchbruch bei AIDS: Wirksamkeit der Dreier-Medikamenten-Kombination erwiesen!** (Annuals of International Mededicine, Vol. 576, No. 6 (1998) S. 387 – 389)
- **AIDS-Impfung kurz vor dem Durchbruch** (BILD 25.4.1998)
  Neu entwickelter Impfstoff erweckt die Hoffnung gegen die Seuche AIDS (Die Zeit Nr. 3/2000).

Na, wer wird denn nach diesen Versicherungen erster Kapazitäten noch an AIDS zweifeln, wenn der betrügerische Entdecker sogar noch für sein aufgeblasenes Nichts »AIDS« den Nobelpreis empfangen hat! Nicht dafür, daß er auch nur einen einzigen geheilt hat, sondern, daß er für alle Profite der Pharmazie und Mediziner todbringende Gifte einsetzt!

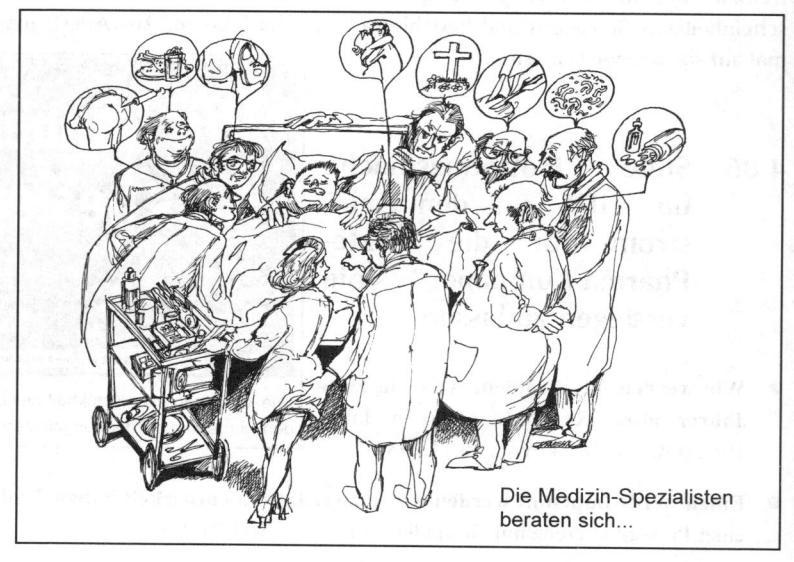

Die Medizin-Spezialisten beraten sich...

356

In der Tat, die »Krankheit AIDS« und die damit verbundene unglaublich große Geldmache ist heute von keinem mehr aus der Welt zu schaffen, nachdem Gallo, Montaigner und Genossen in einer Nacht und Nebelaktion alle an Unterernährung in Afrika Leidenden zu AIDS-Kranken stempelte!

Nochmal 100ccm ACTH zugespritzt! Wieviel verträgt der Affenmensch an Adreno-Corticotrop-Hormon bevor er krepiert? Und dem Entdecker des schrecklichen »Heilmittels« Cortison verleiht man den Nobelpreis von 600.000 DM für seinen Verdienst, viele Millionen Menschen zu Glaukomen, Vollmondgesichtern, Stammfettsucht, Hochblutdruck, Knochenschwund, Muskelschwäche und frühem Tod verholfen zu haben. O Menschheit - wie haben Dich Deine Mediziner doch verblöden können!

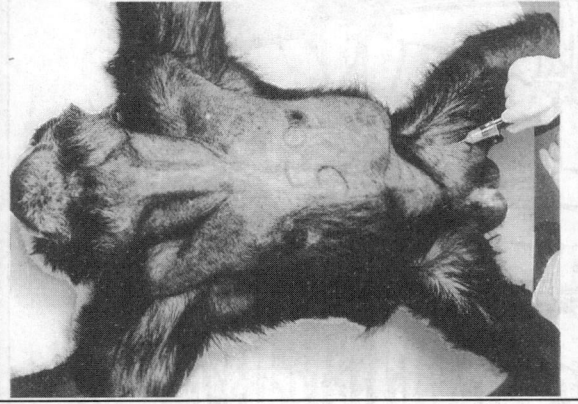

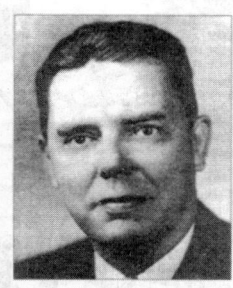

Der bekommt den Nobelpreis - Du das Cortison-Mondgesicht und kaputte Knochen:

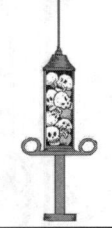

Für seine Cortison-Forschung ist der Amerikaner Philip S. Hench 1950 mit dem Nobelpreis für Medizin ausgezeichnet worden. *Foto: Lange*
Ärzte Zeitung 28. Februar 1996

Das ist die Wahrheit über „AIDS" in Afrika:
AIDS ist in Afrika keine Drogensuchtkrankheit. Die Betroffenen sehen den USA Fixerhomos deshalb so ähnlich, weil sie vor Hunger so dünn sind wie diese, weil sie wegen mangelnder Gasmasken pestizidverseucht sind, weil sie kein sauberes Wasser und die alten, hier längst verbotenen Medikamente bekommen, weil sie in den Missionskrankenhäusern als Versuchskaninchen in hoher Zahl mißbraucht und verseucht wurden, weil ihre Immunkräfte durch Austreibung, Flucht, Krieg und menschenunwürdige Lebensumstände zerstört sind. So sind sie für eine Vielzahl von Krankheiten mürbe gemacht worden. Da haben es die Mediziner leicht, zwecks Geldzusammentrommelns von AIDS zu reden.

„O Gott! Ich werde wahnsinnig!" Ecstasy-Opfer Anja
Rund eine Million Jugendliche und Erwachsene konsumieren Ecstasy. Besonders tückisch an den furchtbaren Spätfolgen ist, daß die Attacken häufig erst Wochen, Monate, machmal sogar erst Jahre nach dem Konsum auftreten. „Flashback" nennen Wissenschaftler dieses Phänomen. Für Anja hat der Begriff eine erschreckende Bedeutung gewonnen. Als das Grauen sie überfiel, hatte sie schon zwei Monate keine Pille mehr genommen... (BamS, 3.1.1999)

Ecstasy: So wirkt es im Körper
Häufigster Wirkstoff in Ecstasy-Pillen ist MDMA (Methylendioxymethamphetamin) – ein weißes, bitter schmeckendes Pulver. Es gelangt über die Schleimhaut in den Blutkreislauf und damit ins Gehirn. Dort bewirkt es eine erhöhte Ausschüttung des Botenstoffes Serotonin – ein Mangel entsteht, Nervenzellen verkümmern, Depressionen sind die Folge.

Erkenne, wie schwer es der Verfasser hat, Dich vom Glauben an Mediziner, Heilmittel oder Impfschutz zu befreien: Von Kindheit an hast Du nichts anderes gelernt, daß man sich bei Krankheit »in Behandlung« gibt. Das ist Dir inzwischen so selbstverständlich wie das Händewaschen geworden.

Du sagst: „Ich nehm' doch keine Drogen!" Aber Du nimmst vielleicht Medikamente.

Erkenne: Medikamente sind Drogen! Die ärztlich verordneten Medikamente greifen in gleicher Weise wie Ecstasy in die Verstoffwechselung ein! Das Medikament zum kurzfristigen Glücklichsein durch Kopfschmerzbefreiung bringt später schlimmste Schäden.[3759, 5004b] Das Medikament zum kurzfristigen Glücklichsein durch Befreiung von Magenschmerzen bewirkt das gleiche.[3785] Wie alle anderen Drogen (=Medikamente) auch.

357

Nicht mal von einem solchen Tag der Rache könnt ihr Tiere träumen:

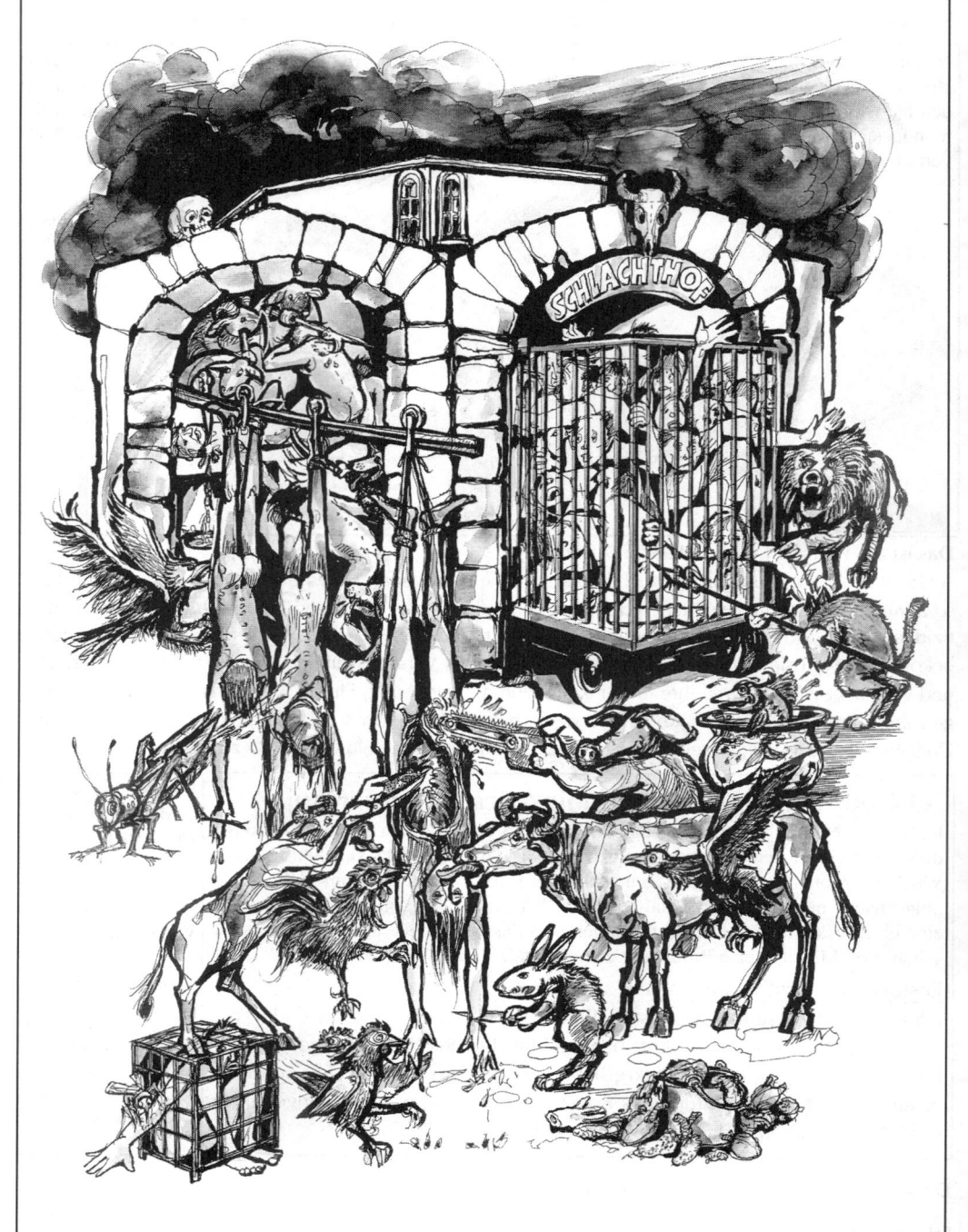

Am 28.6.2000 lehnte es der Bundestag ab, das Tierschutzgesetz in die Verfassung zu übernehmen. „Tierversuche seien unverzichtbar", so die Lobby.

4.87 Was also soll ein AIDS- oder chronisch Kranker tun?

Handeln ist angesagt. Aber nur natürliches! Nur sinnvolles! Nur aussichtsreiches. Nur solches, das Dir etwas abverlangt. Wer Gevatter Tod entkommen will, der darf nicht zu bequem dafür sein, ihm wegzulaufen. Der muß schnellstens alle Mühen auf sich zu nehmen, seinen Körper für diesen Wettlauf mit dem Tod zu kräftigen.
Merke: Die sogenannten AIDS-Experten erwecken den Eindruck, als könne AIDS ohne erkennbare Ursache bei bis dahin völlig gesunden Patienten auftreten. In Wirklichkeit handelt es sich bei »AIDS-Kranken« fast ausschließlich um sogenannte Risikopatienten, die im Kindes- oder Erwachsenenalter chronifizierende Hapatitis-Infektionen entwickelt haben oder es sind Junkies und Homos.

Gesundheitsgesetz der Natur:
Du kannst nur urgesund werden, wenn Du urgesund lebst!

Einfacher, logischer und einprägender kann ich Dir die ganze UrTherapie nicht vermitteln, und Du solltest Dir diesen Satz immer wieder durch Deinen Kopf gehen lassen. (Wie das richtige, hundertprozentige Gesundleben aussieht und wie Du es bewerkstelligst, das weise ich Dir in den folgenden Kapiteln bis zum letzten Grashälmchen auf.)

> **DIE ZEIT** 512
> Nr. 34   19.August 1994
> **Ratlosigkeit regierte auf dem Welt-AIDS-Kongreß in Japan**
> Siehst Du den Verfasser dieses Buches ratlos in der AIDS-Problematik? Wem willst Du also folgen, AIDS-Kranker - den Ärzten oder ihm?

Es muß in Dich eingehen: Wenn Du krank lebst - das tust Du ja, sonst wäre ja keine Krankheit ü- 513 ber Dich gekommen - und wenn Du Dir dazu noch zusätzliches Gift von den Ärzten einflößen läßt, dann kannst Du nur kränker werden! Und wenn Du immer kränker wirst, so wie das bei AIDS und den chronischen Krankheiten der Fall ist, dann beweist dies auch ohne wissenschaftliche Untersuchungen, daß der vom Arzt eingeschlagene Weg der falsche und zum Tode führende ist. Und wenn Dir Dein Leben wert und lieb ist, dann solltest Du den Weg der UrTherapie gehen, der zwar über einige Marterstationen führt, aber dafür auch im Himmel des Gesundseins endet.
Auch wenn Du nur zum Zweck eines kurzen, zwölfwöchigen Test das gesunde Leben nach der UrMethodik dieses Buches mal ausprobierst - falsch machen kannst Du damit ja nichts! - das weißt Du. Und das spürst Du. Und wenn Du bis jetzt noch immer nicht überzeugt bist, lies die dramatische Heilung eines AIDS-kranken Arztes durch seinen Arztfreund. Mit einer ähnlichen, aber weniger wirksamen als der hier beschriebenen Methode.[1800ff, 1850] Gib Dich nicht auf und nicht den Ärzten in die Hände, bevor Du es nicht wenigstens mit der hier von mir vorgestellten neuen, ur-alten alternativen Naturmedizin versucht hast!

Gesundheitsgesetz der Natur: 514
Die UrTherapie ist ein einziges, gewaltiges Wiederherstellen Deines Immunsystems mit natürlichen Mitteln! Nichts anderes brauchst Du als immunschwacher AIDS-Kranker, Dich wieder gesund zu machen. Und alles andere, was Du gegen das Kranksein tun läßt, ist falsch. Du siehst also, AIDS-Kranker, Du mußt überhaupt nicht auf Medikamente warten, auf die man Dich nur vergeblich hoffen macht. [5202, 3519, 9467/8, 9478]

Wenn es ehrliche Ärzte gäbe, welche derartige Feststellungen ihrer Kollegen kritisch hinterfragen wollten, wenn es Ärzte mit einem Rest gesunden Menschenverstands gäbe, dann müßten sie doch nach dieser nebenstehenden Meldung folgern:
Ei, sieh mal da: AIDS bedeutet also nicht, wie man uns bislang einredete, ein unbedingtes Todesurteil. Wenn ich AIDS mit 45 Jahren bekomme, ist es also möglich, 65 Jahre damit alt zu werden, also ein ganz normales Sterbealter zu erreichen...

> **Ohne Therapie geheilt: Aids-Junge wieder kerngesund**
> Hoffnungsschimmer für alle Aids-Kranken. Ein Junge (5) aus den USA, der als Baby einer aidskranken Mutter HIV positiv auf die Welt kam, ist wieder kerngesund.
> Der erste medizinisch dokumentierte Fall eines Aids-Kranken, der sich ohne Therapie von dem Virus befreit hat. Jetzt wird der Junge ständig untersucht. Die Wissenschaftler wollen herausfinden, welche Abwehrmechanismen sein Körper entwickelt hat. Wenn man das weiß, hofft man, völlig neue Therapien oder Impfstoffe gegen die sonst tödliche Immunschwäche entwickeln zu können.
> Dr. Bryson von der Uni von California: »Er und seine Mutter wurden nie behandelt. Er hat alles aus eigener Kraft geschafft.«
> (Express 12/6.1997)

Ei, und dann stimmt es also auch gar nicht, daß es das HIV-Todesvirus ist, das den Tod verursacht! Dann kann es doch nur an dem vom HIV Betroffenen selbst liegen, wenn er trotz des Virus alt damit werden kann... Wie wäre es dann mit einem gesunden Leben? Etwa der UrTherapie...

515 Da klagte mir ein AIDS-Schwerkranker aus einer Selbsthilfegruppe sein Leid: »Mir tut die Herzlosigkeit meiner Mitmenschen weh. Ich liege da in meinem Schmerz - und da sagt mir mein bester Freund: 'Nun laß dich doch nicht so hängen! Reiß dich mal zusammen...' So was will ich nicht hören! Ich hab's wahrhaftig schwer genug! Weiß der überhaupt, wie mir zumute ist? Ich leide, ich erwarte Verständnis und Mitgefühl. Aber keine Vorhaltungen und Ratschläge, was ich besser täte!« **Genau diese Einstellung zu Deiner Krankheit könntest Du ebenfalls im Herzen tragen! Prüfe Dich! Denk mal ernsthaft ein paar Minuten darüber nach!** [9957]
Denk darüber nach. Ob *Du*, ja nur *Du*, wirklich etwas Ernsthaftes, Seriöses, aber nicht ganz Einfaches gegen Dein Leiden unternehmen willst. Oder ob Du – welch gewaltiger Unterschied! – den Chemiemediziner etwas dagegen tun lassen willst. Vielleicht dient Dir auch Deine Krankheit dazu, jemanden zu finden, der Dich bemuttert. Kranksein kann für viele auch etwas durchaus Angenehmes sein, besonders, wenn es keine große Schmerzen verursacht. Das Wort »Krankfeiern« kommt nicht von ungefähr...

516 Als ich mit AIDS-Kranken in einer Selbsthilfegruppe zusammensaß, erkannte ich mit ungläubigem Staunen, daß sie (wie die an anderen Süchten Krankenden) ihr Leiden regelrecht *wollen*. Ja! Ich fühlte plötzlich tief im Bauch: Die wollen keine Hilfe, die wollen Mitleid. Die wollen ihre Krankheit behalten. Wollen lieber weiter darin bruzzeln, als sich etwas sagen zu lassen. Sie haben sich in den warmen Schlafsack ihres Krankseins geflüchtet und sind für die Wahrheit nicht ansprechbar. Sie haben ein feines Gefühl dafür, daß ihnen die UrTherapie Aktivsein abverlangt und hörten bereits nach den ersten Worten von mir nicht mehr richtig zu. Und die ihnen überlassenen UrMedizin-Bücher legten sie bereits nach kurzem Durchblättern kommentarlos beiseite....

517 Auf einer ihrer Versammlungen kam ich über ein paar Sätze nicht hinaus. Purer Haß sprühte mir aus ihren Augen entgegen. Der Versammlungsleiter drängte mich vom Rednerpult. Sie schrien mich an: »Wie können sie denn als einziger Mensch auf dieser Welt behaupten, AIDS wäre heilbar, wenn Zigtausende von Forschern und Ärzten das Gegenteil sagen!« Einige spuckten mich an, stießen mich gegen die Brust. Es war einfach unfaßbar. In den Krebs-Selbsthilfegruppen dagegen herrscht keinerlei Aggression. Dort sieht man mich nur mit verständnislosen, leeren Augen an... Später begriff ich, daß ich nicht allen Kranken helfen kann. Vielen von ihnen geht es gar nicht so sehr um das Gesundwerden. Sie wollen nichts als die unbedingte Anteilnahme ihrer Nächsten, wollen das Bedauertwerden, das Mitfühlen. Seht doch her: Ich bin todkrank! Ich kann doch euer Streicheln erwarten!
Nun, nach und nach kommt es dann zur bitteren Erkenntnis:

Das wurde am 10.6.1988 versprochen:
An Affen getestet AIDS in 2 Jahren heilbar! S.12 — NEUE REVUE Nr. 24, 10. Juni 1988, Printed in West Germany
Auf bequeme Heilung und Erfüllung solcher Betrugs-Hoffnungsmache warten nur Dumme und Schwache! Nicht nur bei AIDS. Bei allen Krankheiten!

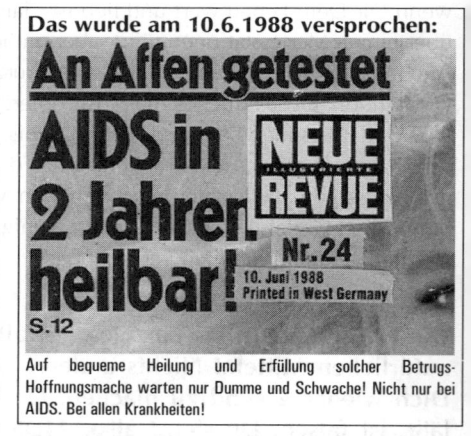

Impfstoff gegen Aids	**Das wurde am 20.3.2000 behauptet:**
Kanadische Forscher wollen ihn an 5000 Homosexuellen aus ganz Nordamerika einen Impfstoff gegen das Aids-Virus testen. Vorstudien mit 700 Freiwilligen hätten bereits ermutigende Ergebnisse gebracht, hieß es.	BILD 20.3.2000

518 **Die Menschen sind - wie die Tiere - nicht zum Mitleiden geboren. Mitmenschen vermögen nur sehr kurz für einen anderen Mitleid zu empfinden. Nach einer gewissen Zeit wird ihnen der Kranke lästig, sein Gejammere nervt sie, seine ständigen Ansprüche reiben sie auf: das angebliche Mitleid wird zur bloßen Heuchelei und zum Warten auf seinen Tod...**
Daß der Kranke dies bald merkt, das hat etwas für sich! Mitleid halte ich von Anfang an für unangebracht. Zeitbegrenztes Mitgefühl zu zeigen bewerte ich dagegen als menschlich. Aber:

Gesundheitsgesetz der Natur:

Je mehr Mitleid mit den Kranken, um so mehr hätscheln sie ihr Kranksein. Je mehr Mitgefühl mit den Kranken, desto länger dauert ihr Kranksein. Und desto mehr gesunde, aktive und lebenstüchtige Menschen werden in fremdes Leid eingebunden. Leid, an dem sie nicht schuld sind. Der Kranke darf sich nicht wohl in seiner Rolle als nunmehr sehr beachtete Persönlichkeit fühlen. Je mehr man ihn bedauert, je mehr man ihm hilft, desto mehr gibt er sich auf. Je mehr man ihn vor dem nun mal harten Leben schützt, desto mehr wird er den anderen zur Last, desto mehr läßt er sich hängen, desto weniger reißt er sich zur Selbsthilfe hoch.

So viele besorgte und liebevolle Töchter - warum keine Söhne? - schreiben mir in diesem Sinne: »Meine Mutter (mein Vater) leidet seit Jahren so schrecklich unter ihrer Krankheit. Trotzdem sie es miterlebt hat, wie ich mich mit Hilfe der UrTherapie völlig gesund gemacht habe, lehnt sie diese für sich völlig ab, weigert sich sogar, das UrMedizin-Buch zu lesen. Ich bin verzweifelt, besonders da ich sie zu pflegen habe und mit ihr leide. Was kann ich bloß tun?«

Jeder muß selbst entscheiden, wie er sein Leben führen will. Die UrMethodik ist keine Sektenlehre, die nach Anhängern strebt. Wenn eine Tochter sich ihr Leben zerstören läßt, weil die Mutter sie aus Eigennutz als ihre Magd mißbraucht, dann ist das ihre Sache. Vielleicht will die Tochter es sogar. Und wenn die Mutter ihre Chance auf Gesundwerden nicht wahrnehmen will, dann bleibt auch das deren Entscheid: Jeder ist seines Glückes Schmied. Je eher sich die Tochter von ihr zurückzieht, desto eher wird die Mutter zur Besinnung kommen. Und je mehr ist ihr mit dieser konsequenten Haltung gedient. Nur Härte bringt solche Kranken zur Besinnung und bewegt sie zur Aufgabe der für sie krankmachenden Lebensweise.

Natürlich kann ich es der Tochter nachfühlen, wenn sie aus Gefühlen der Blutsverwandtschaft dieser Haltung nicht folgen mag. Ich leide ja ebenfalls an dieser »Krankheit-des-unbedingt-Helfen-Wollens«. Und bildete mir ein, bei Nicht-Verwandten sei mehr Einsichtigkeit wegen des Fehlens eines früheren Dominanzverhältnisses zu erwarten! Mein schwer herzkranker Freund Kurt - ein Heilpraktiker - redete sich heiß: »Meine Herzklappen schließen nicht mehr richtig. Eine Entzündung hat sie an den Rändern ausgefranst. Die sind kaputt. Da ist nix mehr zu machen. Fertig! Aus für immer. Der Mensch ist keine Eidechse, dem wächst nichts nach. Da kannste Deine UrMedizin verjessen. Also, bitte, sag mir nit, wat ich tun soll.«

Nun - ich stecke nicht in seinem Körper drin. Ich kann ihm auch nicht garantieren, daß sich die Herzklappenränder wieder auffüllen, wenn die wirklich »ausgefranst« sein sollten. Ich kann ihm aber die Versicherung geben, daß es ihm mit der UrMedizin auf jeden Fall besser geht, weil sie ihm schnellstens die Entzündungsprozesse aus seinem Körper nehmen und die ständige Verschlimmerung seines Leidens beenden wird.

»Ach was, wenn's zu dick kommt, laß ich mir künstliche Herzklappen[3902f] einsetzen«, meinte er. Und winkte erneut ab, als ich ihm klarmachte, daß er dann ständig von Medikamenten mit starken Nebenwirkungen und Ärzten abhängig werde und wohl auch sein geliebtes Tennis aufgeben müsse. Und ob er so wenig Stolz habe, sich als Heilpraktiker von Medizinern behandeln zu lassen! »Du siehst zu schwarz«, meinte er nur. Nun, ich ruhte nicht, und beschaffte ihm ein Gutachten vom Fachmann. [3906] Seine Antwort auf die komplizierte Sicht des Schulmediziners: »Dann mach' ich nach der Operation halt weniger Sport und esse etwas mehr Diät, also fein gehacktes Kalbfleisch, Kartoffelpüree, Reisbrei...«

Darauf rannte ich zur Uni - es war ja mein Freund! - und brachte ihm aus Medizin-Fachzeitschriften Berichte über die Erfahrungen, welche die Ärzte beim Aortenklappenersatz gemacht hatten (die nicht in den Illustrierten erscheinen).[3244]

Selbst wenn man annimmt, daß in dieser Statistik nichts beschönigt wurde, wären diese Zahlen für mich ein Schock gewesen. Doch nicht für ihn. Er war durch nichts zu bewegen, die UrTherapie aufzunehmen. Wegen einer Lungenfibrose wurde er schließlich zu schwach für eine Operation. Dann kam sein Arzt mit dem Kortison. Ein halbes Jahr später kam Gevatter Tod mit der Sense.

Du erkennst: Niemand kann einem anderen helfen! Meine Worte bestehen zu recht:
Gesundwerden beginnt zuerst im Kopf. [8310, 9015]
Bist Du damit einverstanden, wenn wir diesen Grundsatz hier noch erweitern?
Gesundwerden beginnt zuerst im Kopf und in der Seele![8310]

Vielleicht leidest Du selbst an einer ähnlichen, *noch* harmlosen Krankheit wie mein Freund. Etwa an einem noch für ungefährlich angesehenen Leberleiden und denkst ebenfalls wie er: Ach, noch ertrag' ich es - sollte es mal schlimmer werden, kann ich mich ja immer noch auf die UrTherapie einlassen. Wenn dann bei Dir z.B. erweiterte Blutgefäße (Adern/Venen) unterbunden werden sollen - so was tritt bei jeder zweiten Leberzirrhose auf - dann sagen die nüchternen Zahlen zur Ligatur der Aorta hepatica wegen Speiseröhren-Krampfadern: Mißerfolg: 89,5%, Tod: 29,6%. Das muß Dir doch auch als größtem Zweifler einleuchten. Ist das nicht logisch?:

521 **Wenn rohe Nahrung sogar Lepra heilen kann, heilt sie auch AIDS und letztlich auch Krebs:**

»Bei unserer Lepra-Studie in Sri Lanka waren etliche leprakranke Vegetarier: diese aßen aber ihre Kost überwiegend gekocht. Als sie dieselbe Kost <u>roh</u> zu sich nahmen, setzten vier Wochen später Heilreaktionen an den Leprageschwüren ein, die dann fortschreitend abheilten.« (Brief einer afrikanischen Lepra-Station an Prof. Dr. M. L. Moeller,[6503] Ordinarius für medizinische Psychologie der Goethe-Universität, Frankfurt; weitergeleitet von ihm an mich). Was mit ein Grund dafür war, daß Prof. Moeller ebenfalls das Essen roher Nahrung aufnahm, und es bis heute noch so hält. Was ihn als überlegenen, vorurteilslosen und klarsichtigen Kopf auszeichnet. Der sich zudem nicht scheute, anläßlich der Mittagspause bei unseren Vorträgen in Bad Vilbel neben mir auf der Wiese von meinen frisch gesammelten Gänseblümchen, Löwenzahn und Geißfuß zu futtern. Leider ist er mir inzwischen untreu geworden und zur Instinktokost mit Fleischverzehr übergewechselt. Aber ich dachte mir: Ein Mann mit einem solch weiten Horizont wird die Medizinerschelte dieses Buches mit einer großzügigen Geste wegstecken und zurück zu mir, meinen guten Vorschlägen und der UrKost finden, sobald er die ersten Schäden aus der Fleischernährung an sich und den scheußlichen Geruch, den er nach dem Klogang wahrnimmt, zu hassen beginnt. Hab' ich gedacht: Inzwischen kriecht er vor der Pharmamafia genauso charakterlos zu Kreuze wie alle seine Kollegen. (→Rz 965[11] und LV 1855 Offener Brief an Prof. Moeller)

Blicken wir aber über den Tellerrand Medikamenten-Chemie einmal hinaus, wo eine andere Macht am Werk ist: die Landwirtschafts-Beamten-Politiker-Großchemiehersteller-Mafia. Wie treiben die es denn, um mit möglichst viel Pestizideinsatz unsere Erde zu vergiften, damit sie ihren Reibach machen? Diese Chemiegiganten und die von ihr gekaufte Lobby einschließlich der stets die Hände aufhaltenden Bürokraten in aller Welt, die da was zu genehmigen haben. So: Die Staats- und Chemiediener ordnen mit einer neuen Bestimmung einfach an: Gemäß §24 Absatz 4 der britischen Dasselfliegenbekämpfungs-Verordnung sind alle landwirtschaftliche Gehöftebetreiber verpflichtet, zweimal jährlich die Rinder mit der Höchstkonzentration der OP-Pestizide Phosphat, Diazinon, Piriniphos-Methyl oder Cypermethrin unter Beisein von Aufsichtsbeamten ausgiebig zu besprühen.

> Hallo, Franz Konz,
> ich wünsche mir und uns allen sehr, daß sich der Nebel in unseren Gehirnen dank Deines Wirkens bald so gelichtet haben wird, daß wir instinktiv das Richtige für unsere Gesundheit tun. Es gibt nur wenige Autoren, die ihre Leser so zum selbständigen Denken anregen und die Menschen ermutigen, ihre kläglichen Reste von Freigeist in sich zu mobilisieren.
> Manfred Baumann, 77871 Reuchen, Straßburger Str. 29

»Und nun gerät dieses Gift in die Milch und - «

Darauf will ich jetzt nicht mal hinaus. Ich möchte nur in Dein Überlegen bringen, daß auch das Rindvieh ein Immunsystem besitzt. Das selbst unter der unnatürlichen Haltung und Kadaververfütterung noch funktionierte. Das aber zusammenbrach, als die Tiere durch die Haut die Organophosphat-Pestizide nach Giftsprühung durch die Haut aufnahmen. So daß sich ein an sich völlig harmloses Virus namens BSE in den Hirnen der Tiere im Auftrag der Schöpfung so vermehren mußte, daß der Rinderwahnsinn ausbrach.

> TV-Fahnder Michael Lesch (44) – er hatte so viel Hoffnung. Auch weil 70 Prozent aller Fälle des Hodgin-Lymphdrüsenkrebses geheilt werden können.
> Lesch: „Ich hoffe so sehr darauf. Aber die Nebenwirkungen der Chemotherapie sind so schrecklich."
> Heute beginnt in einer Kölner Klinik die sechste Chemotherapie – zwei weitere folgen.
> Vor fünf Wochen hatte Michael Lesch einen Darmverschluß, mußte operiert werden.
> Lesch: „Das hat meine rechtlichen Kräfte verbraucht."
> Seitdem leidet er: „Mir tut alles weh, ich habe unerträgliche Schmerzen." (BILD vom 26.5.2000)

Warum geht dieser Prominente wie ein treuer Hund auch zum 6. Mal zu diesen ärztlichen Folterknechten. Warum tritt er sie nicht in ihre Hintern und sagt: „Mit mir nicht mehr!"

4.88 Wie Dein krankes Kind sofort gesund und nie wieder krank wird

Dein Liebstes liegt etwa im Krankmachungshaus? Wird bereits gegen Leukämie behandelt?

Dann merke Dir: Wenn Du eine gute Mutter, wenn Du Deinem Kind ein guter Vater sein willst, dann beantrage noch jetzt in dieser Stunde dessen Entlassung. Und wenn Du es zu Hause hast, dann bleibe hart, auch wenn es Dir sehr schwer fällt, und bleibe weiter hart und unbeugsam und gib ihm nicht weiter das, was es krebskrank machte: diesen Dreck der Zivilisation.

Sich durchsetzen und klares Wasser geben, wenn es Cola oder Limo haben will. Hart bleiben, wenn es nach Fritten, Chips, Milchschnitten oder Schokoriegeln aufstampft und ihm einen Apfel reichen. Und so lange warten, bis es den gegessen hat. Und ihm nichts anderes geben - und wenn es zwei Tage dauert, bis der in seinem Bäuchlein drunten ist. Und mit ihm Sport oder UrTraining bis zum Erschöpftsein betreiben. Und in die Natur mit ihm gehen, statt ihm noch ein Fernseh- oder Tonbandgerät ins Krankenzimmer zu bringen.

Und dann bereite ihm die UrMedizin zu und nimm sie gemeinsam mit Deinem sterbenskranken Kind ein. Und wie es auch zuerst spuckt, und wie immer es auch jammert: gib nicht nach!

Das gilt auch für die anderen, leidenden Kleinen.

 Versetz Dich mal in ihre Lage. Etwa in die eines an Asthma Leidenden: Halt Dir die Nase mal zu und saug mal nur drei Minuten Deine Atemluft aus einem Strohhalm ein. Dann weißt Du, was so ein Kind durchmacht und ob man dafür nicht ein Obst-mit-Grün Essen vorziehen will. Das Kind wird Dir einmal dankbar dafür sein, wenn es Dich, älter werdend, besser versteht. Sag ihm das. Sag ihm, Du müßtest im Augenblick für es entscheiden. Und Du würdest ja in Zukunft mit ihm genau dasselbe essen. Und Sport machen. Und ihm vorlesen oder Geschichten erzählen. Dann wirst Du erleben, wie Dein Kind aufblüht, wie seine Augen wieder zu leuchten beginnen.

Wie herrlich, wenn Du selbst es dem Tod entreißen kannst, der es schon in seinen Armen hielt. Ja - das nenne ich kämpfen, das nenne ich Tapferkeit! Jahrelang dauert die Krebsbehandlung in einem Krankenhaus und niemand gibt Dir Gewißheit, ob Dein Kind dieses wieder lebend verläßt. Mach diesen Versuch einmal nur 26 Wochen und laß Dich um Gotteswillen nicht von den Ärzten bequatschen, »man könne die begonnene Behandlung jetzt nicht unterbrechen«. Man kann selbst das Kortison in ein paar Tagen dosiert absetzen.[9929]

Man kann alles, man muß nur wollen! Wolle es! Du bekommst Dein Kind sonst für immer anfällig, dreckskosternährt und kaputtgemacht - oder als Leiche aus diesem Haus des Chemiewahnsinnstreibens zurück! Und Du, besorgte Mutter, die Du Dich so um das Wohl Deines Kindes mühst, Du solltest wissen, daß Dich Dein Gewissen der wissentlichen Leib- und Seelenschädigung bezichtigen müßte, wenn Du Dir von der Schulmedizin für Dein (ernährungs-) krankes Kind anstelle gesundmachender UrMedizin chemische Mittel verschreiben läßt. Dein Kind zeigt durch sein Kranksein oder seinen Zahnverfall deutlich genug, daß es die ihm von Dir zubereitete zerkochte, tote oder aus Fabrikationsprozessen stammende Nahrung nicht verträgt. Du willst doch, daß es Deinem Kind einmal gesundheitlich besser ergeht als Dir. Also handele!

524 Und dann achte mal auf das gute Gefühl Deines Kindes. Meinst Du, es will gerne ins Krankenhaus? Dein Kind ahnt genau, daß dort der schlechteste Platz auf der Welt für es ist. Willst Du seinem körperlichen noch seelisches Leid hinzufügen? Willst Du in seinen kleinen, empfindlichen Körper all die chemischen Gifte pumpen lassen? <u>Glaubst Du, der Mensch sei ein geeignetes Sammeldepot und Endlager für Giftstoffe?</u> Mach es selbst gesund! Was meinst Du wohl, wie willig es die UrMedizin schluckt, wenn Du ihm sagst, es braucht dafür auch nicht ins Krankenhaus...
Merke Dir das auch für Dich und die Erziehung Deines Kindes: Mit Reden oder gar Schreien ist nichts getan! Wahrhaftig dem Kind gegenüber sein, ihm vorleben! Kinder reagieren nicht auf Worte. Kinder reagieren auf Gefühle. Kinder ahmen nach. Nimm Dein Kind als Partner ernst.

Mein Gott, haben diese Menschen denn alle ihren gesunden Menschenverstand eingebüßt? Hören sie denn nicht, wie die Natur sie aus ihrem kranken Kind anschreit:

Ihr gebt mir die falsche Fürsorge! Ihr verweichlicht und verzärtelt mich und gebt meinen dummen, von anderen und besonders von einer schandbaren, nur auf Profit ausgerichteten Werbung aufgeschwatzten Gelüsten nach. Ihr gebt mir das Falsche zu trinken! Statt klaren Wassers laßt ihr zu, daß ich buntgefärbten Zuckersaft in mich rinnen lasse! Ihr gebt mir das Falsche zu essen! Ganz zu Anfang schon mochte ich instinktiv nicht euren zerkochten Mansch und habe ihn ausgespuckt. Dann mußte ich aber stets meinen Teller leeressen und gewöhnte mich langsam an all die Schlechtkost, die meinem Körper den Krebs brachte.

525 Einzugestehen, daß man die Schuld am Siechtum und frühen Tod seines Kindes trägt: Sicher - das ist für Dich als Vater und besonders für Dich als Mutter schwer. (Merkst Du gleichzeitig, wie sich Deine Haare bei solchen Wahrheiten gegen mich, den Autor, sträuben?) Deshalb haben es die Ärzte ja auch so einfach, wieder ihre Netze über Dich zu werfen. Fast noch schwerer wird es für Dich, wenn sie danach nur noch UrMedizin bekommen und sie dann von der Oma oder von Freunden bedauert zu sehen, mit Worten wie »Ja - was dürfen die Kleinen denn überhaupt noch essen!« Oder: »Diese armen Kinder - auf was die alles verzichten müssen!« Oder: »Solche Rabeneltern sollte man eigentlich anzeigen!« Oder: »Nicht mal ein paar harmlose Gummibärchen dürft ihr annehmen? Was habt ihr nur für grausame Eltern?« Oder: »Ein Butterbrot werdet ihr doch wohl noch essen dürfen!«

Mutter, merke Dir: <u>Wenn Dein Kind erste Anzeichen von Krebs oder Asthma oder Neurodermitis oder Multipler Sklerose empfängt, dann hast Du keine Zeit, abzuwarten! In jungen Jahren teilen sich die Zellen im Körpergewebe dreifach schneller als im Älter. Dann ist der Krebs durch nichts mehr zu stoppen - außer mit konsequenter UrTherapie.</u>

526 Wie kannst Du es als Mutter oder Vater zulassen, daß Dein Kind Cola oder Limo trinkt oder Bonbons oder Schokolade ißt? Du machst Dich der vorsätzlichen Körperverletzung an Deinem eigenen Fleisch und Blut schuldig![6115, 6201/2, 6305-6355ff] Mach das Beste aus Deinem Kind! Und denk dabei nicht nur an seinen Geist, sondern auch und besonders an seinen Körper! Auch Fernsehen sollte vor Deinem Kind völlig tabu sein. Es gehört nach draußen zu Spiel und Sport. In die feste Bindung eines Turn- oder Leichtathletik-Klubs. Und wenn es nach Hause kommt, muß es todmüde ins Bett

fallen. Wie groß muß die Dummheit und Primitivität von Eltern sein, die statt eines Fahrrades ihrem Kind ein Mofa oder Moped kaufen, damit ein schon bewegungsfaules Kind, um die Häuserblöcke knatternd, tausend Menschen den Schlaf rauben und Kohlenmonoxid in die offenen Fenster blasen darf?

Schieb die Verantwortung nicht ab, Mutter oder Vater, schieb sie nicht ab auf fremde Ärzte, die nur etwas tun um des Tuns willen. Denn es gibt auch keine echten Heilmittel für Kinderkrebs![1615] <u>Deshalb ist es in einem solchen Fall Deine verdammte Pflicht und Schuldigkeit, jetzt Rückgrat zu zeigen und erst das Unschädliche zu versuchen.</u> Denn Du begibst Dich ja nicht in die Fänge eines größenwahnsinnigen Seelenheilers wie in die des Dr. Geerd Hamer, dem die Eltern der kleinen Olivia in Wien ihr Kind anvertrauten. [8245] Du gibst es mit der UrTherapie in die wirklich heilenden Hände der über allem menschlichen Handeln stehenden Natur des Schöpfergottes. Denn nur sie allein und nicht der Arzt vermag zu heilen, wie Hippokrates schon sagt.

Und wenn der Krebsdoktor abwinkt und verächtlich meint: »Das nutzt doch nichts bei einer so schweren Krankheit, wie sie ihr Kind hat« - dann frage ihn trocken: »Woher wissen Sie das denn? Haben Sie das etwa schon probiert? Haben Sie bereits praktische Erfahrungen mit der alternativen Naturheilung gemacht oder reden Sie nur so ohne nähere Überlegung daher?«

Das ist die Wahrheit: *Es laufen - verursacht durch die Herren Doktores - genug Menschen mit schweren Schäden herum, aber keine, die Schäden erlitten hätten, weil sie natürlich lebten oder die an der Spitze der Gesundheitspyramide stehende UrTherapie bei sich angewendet hätten!*

»Das kann ich Dir jetzt schon sagen« wirfst Du ein, »mein Kind macht Terror, wenn es Deine bittere UrMedizin schlucken soll! Die spuckt es gleich wieder aus!«

Das wird es dann nicht mehr tun, sobald es richtigen Hunger kriegt.

»Es soll solange nichts zu essen bekommen, bis es UrKost ißt?«

Genau. Dir sollte es (wie mir) lieber sein, ein Kind zu haben,

> Dein Kind muß Dir wichtiger sein als der Profit eines Weißkittels: Verlasse Dich auf seine unverbrauchten, unschuldigen Gefühle. Sie spüren besser als wir all das , was uns durch unsere Vorurteile und Hochachtung vor fremden Eierköpfen verborgen bleibt.

daß drei Tage quengelt oder auch tobt, bis es sich dran gewöhnt hat. Oder auch ein paar Tage aus Trotz nichts ißt, als eines, daß sich und Dir viele Jahre seines und Deines Lebens durch nächtelanges Schreien, durch unheilbare Krankheiten oder ständiges Jucken und Weinen zur Qual macht.

Ich erinnere mich da an eine Geschichte, die der damals wegen seiner unheimlichen Flitzerei sehr bekannte Linksaußen der brasilianischen Weltmeisterelf - sein Name war so ähnlich wie Garrincia - von sich gab. Der wurde oft wegen seiner auffallend krummen Beine angeflachst. Gefragt, ob er die vom vielen Rennen bekommen habe, erzählte er, daß er an Kinderlähmung gelitten und die Ärzte seinem Vater gesagt hätten, es bestünden keine Hoffnungen, daß sein Sohn jemals wieder laufen könne. Sein Vater habe daraufhin aber keinesfalls resigniert, sondern gesagt: Das wollen wir doch mal sehen! Und dann habe er ihn auf ein kleines Dreirädchen gesetzt, seine Füße an den Pedalen festgebunden und ihn durch die Straßen seines Dorfes geschoben. Das habe er unermüdlich für lange Wochen so gemacht. Bis er, der kleine Garrincia, auf einmal selbst das Rädchen fahren und bald darauf auch wieder laufen konnte.

Du erkennst, was Tatkraft zu leisten vermag. Der Vater von Garrincia war nicht fähig zu lesen und zu schreiben. Aber er war fähig, nichts um gelehrtes Geschwätz zu geben, sondern seinen einfachen und unverbildeten Verstand zu gebrauchen.[2165]

Und genau das solltest Du - im geistig übertragenen Sinne - auch tun, wenn es um Deine Gesundheit und die Deiner Familie geht. Von so einem Vater kann sich jeder 'ne Scheibe abschneiden!

> Denn vor allem den Patienten selbst ist in der Regel kein Opfer zu groß, wenn es darum geht, die Todesdrohung durch immer neue Therapien abzuwenden. (...) Keine anderen Medikamente sind giftiger und riskanter als die gegen den Tumor eingesetzten. Einige der Zytostatika, wie beispielsweise Cyclophosphamid, können auch noch Jahre nach der *erfolgreichen* Behandlung Zweitkrebs auslösen. (DER SPIEGEL 27/1987)

Vor den Weißkitteln versagt bei allen Menschen, ob kluger Spiegelredakteur oder einfältiger Zeitgenosse, das klare Denken: Wie kann man eine Behandlung erfolgreich nennen (siehe letzter Satz des o .a. SPIEGEL-Berichts), die später Zweitkrebs auslöst!

530 Der Titel »Professor« oder der weiße Kittel blendet auch jeden von uns.[2166] So einer darf die hirnrissigsten, gegen jede Vernunft, gegen jeden gesunden Menschenverstand gerichteten Behauptungen aufstellen (wie der AIDS-Mit-Erdichter Montaignier (→Rz.511), dem der »stern« sechs Seiten für seine Münchhauseniaden öffnete.) - und er erhält keinen Widerspruch! Es ist schließlich eine anerkannte Autorität![2018ff] Und das ist den meisten Menschen auch recht so. Denn die wenigsten wollen ja selbst denken. Der alte Voodoo-Zauber hat uns noch immer im Bann! Wenn die Ehrfurcht vor dem weißen Kittel nicht wäre - jeder halbwegs wache Staatsanwalt würde bei solchen Methoden - Giftverabreichung an Menschen, die nach Jahren die unheilbare Krankheit Krebs verursacht! - Klage wegen schlimmster Körperverletzung erheben, oder wie siehst Du das?

Merke Dir, grab es fest in Dein Gedächtnis, das war früher wie heute so: Die Mediziner wissen um die Todesfurcht der Menschen. Das ist ihr bester Helfer, die Menschen für ihre kriminellen Gesundheitsschädigungen gefügig zu machen.

»Mir hat der Doktor damals aber gut mit seinen Medikamenten geholfen, mit...« widersprichst Du.

Ja, weißt Du denn, was aufgrund seiner »Hilfe« noch auf Dich zukommen wird? Wenn sich das geschluckte Chemiegift als sogenannte unerwünschte Wirkung bei Dir erst einmal in all seinen Schadensfacetten auswirkt! Meinst Du vielleicht, Du wärst schon an Schmitz' Backes vorbei, wenn Dich ein Arzt einmal in der Mache hatte? Natürlich geht's bei manchen gut, weil der Körper schon 'ne Menge mitmacht und auszuhalten vermag. Aber Du brauchst nur ein bißchen anfälliger zu sein, dann kriegst Du von ihm einen Mühlstein an Kummer für Dein Leben lang an den Hals gehängt. Und fragst Dich, woher der kommt...

Gesundheitsgesetz der Natur:

Alles was Menschen erdacht und ausgeklügelt haben, um Dir zu helfen und Dich gesund zu machen, ist auf der Grundlage angelernten, naturfremden Wissens erarbeitet worden. Du solltest den Teufel tun, es aufzugreifen!
Welcher Arzt lebt denn heute noch selbst natürlich? Wie will er da wissen, wie natürlich geheilt werden kann? Mediziner nötigen Dich oft genug zu ihren Behandlungen mit der Behauptung, Du habest dann nicht mehr lange zu leben, wenn Du ihren Anweisungen - zum Beispiel Dich bestrahlen zu lassen - nicht folgen würdest. Ich fordere allen Ernstes:

Nur immerzu raus mit deinem Kind in Wind und Wetter! Mach einen starken Menschen aus ihm, der später mit dem Leben fertig wird. Nimm es nicht für jedes Halsweh aus der Schule, um es im muffigen Zimmer zu halten. Und renn nicht für jede Schramme mit ihm zum Chemiedoktor.

531 **Berufsverbot für Schulmediziner, sobald sie sich darangeben, Krankheiten zu behandeln. Denn sie versäumen auch nicht das geringste, was gegen die Interessen ihrer Patienten gerichtet ist!**
2054, 2061/3, 2197, 2461

Diesen für die Kranken so gefährlichen und für das Staatswohl noch gefährlicheren Medizinern, die das Gesundheitswesen immer mehr in den Bankrott treiben, muß man schnellstens ihre Selbständigkeit nehmen. Sie dürften höchstens noch als mit strengsten Weisungen versehene Angestellte des Gesundheitsministeriums genauestens kontrolliert auf die Menschheit losgelassen werden. Und müßten für jede Schädigung der Kranken ersatzpflichtig sein.

»Aber das würde ja bedeuten, daß sie ihren freien Beruf...«

Na und? Die Ärzte waren ja niemals als Freiberufler tätig. Sie sind doch in den letzten hundert Jahren schon längst zu Befehlsempfängern und jeglichem eigenständigen Denken entbehrenden Sklaven der Pharmaindustrie herab gesunken. Für die würde sich also gar nichts ändern.

Kommt hinzu: Die »selbständig tätigen« Ärzte waren seit Einführung der gesetzlichen Krankenversicherung - diesem Wahnsinnswerk unnützer Ausgabenverschwendung! - so wenig freiberuflich tätig wie Ochsen vor einem Karren. Denn die haben sich ihre Moneten doch nie wie andere Selbständige hart erarbeiten müssen. Denen genügt doch ein einfaches Schild an der Tür, und die Kranken laufen zu ihnen herein. Die haben nicht mal Ausfälle, denn die Krankenkassen stehen auch noch hinter ihnen und zahlen ihnen alles, gleich welchen Mist sie fabriziert haben. Die brauchen nur eine, meist noch überzogene, Rechnung an diesen riesigen aus Zwangsabgaben bis oben gefüllten Dagobert-Duck-Goldkeller zu richten, und schon sprudeln die Dukaten hervor. Allen Beteiligten geht es dabei bestens - außer den Kranken... Und letztere wissen nicht mal, was der Doktor alles zu seinem Wohl erdichtet, was alles an Leistungen er für sie erbracht haben soll, die er der Kasse aufschreibt.

Gesundheitsgesetz der Natur:
Das Selbstbehandeln nach dem gesunden Menschenverstand ist kein Risiko. Aber die Kunst der Ärzte ist Unheilkunst in zweifacher Bedeutung dieses Wortes. Sie ist das größte Risiko, dem Du Dich je im Leben unterwerfen kannst.[2261]

| Punktieren: Haben die mal untersucht, was an Heilbeschleunigungsstoffen in diesem Gelenkwasser so alles drin steckt? Auf so was kommen die Mediziner nicht. Dafür sind sie zu verbildet! |

Selbst wenn Dich ein Arzt mit seinen talkumgepuderten Handschuhen bloß berührt, muß Du schon Schäden befürchten. [2172]

Nur wenn der Arzt seine Heilkünste aufgibt, wenn er weiß, daß er mit seinen Maßnahmen meist nur alles schlimmer macht und hinzukommt, daß er sich immer noch seine Ideale bewahrt und er nicht bei allem, was er tut, das Geld im Hinterstübchen lauern hat, dann kannst Du ihn akzeptieren: [2195/6, 2200ff]

Als die Mutter meiner ersten Frau auf dem Sterbebett lag und viel Pflege brauchte, meinte der Landarzt zu ihr: »Ich müßte Ihre Mutter jetzt eigentlich ins Krankenhaus überweisen. Aber wenn es *meine* Mutter wäre, würde ich ihr dieses Grauen ersparen. Ich weiß, die Pflege wird wahnsinnig schwer für Sie, zumal Sie noch berufstätig sind. Aber wenn Sie Ihre Mutter bei sich behalten, bin ich immer für Sie da - gleich wann Sie mich rufen... Wir quälen sie nicht mehr mit Medikamenten, geben ihr nur ein kleines Pflaster auf die Brust, daß sie es nur ein bißchen leichter mit dem Atmen hat...«
Meine Hochachtung vor solchen Ärzten, von deren Ethik und Menschlichkeit sich die Medizintechnokraten in den Städten eine Scheibe abschneiden sollten.

4.9   Kann der Arzt auch mal zu etwas gut sein?

»Ich denke: ja! Das Karpaltunnel-Syndrom - das ist eine unangenehme Sensibilitätsstörung der Hohlhand, oft verbunden mit einem Muskelschwund im Daumenballen - z.B. kriegt man nur durch eine Operation weg!« sagst Du.

Das war mal die alte Ansicht - inzwischen ist das auch wieder äußerst zweifelhaft. Seit vielen Jahren galt: Nächtliche Schmerzen und Kribbeln in den Armen bei Frauen ab 40 Jahren sind nur durch eine (meist erfolglose) Operation behandelbar. Jetzt wies man nach, daß es sich durch eine einfache Gabe von Vitamin B_6 beheben läßt. (Durch Essen von UrKost bekommst Du genügend davon in Deinen Körper!) [9806] Wer aber nicht auf die UrMedizin überwechseln will und mit Vitamin B_6 keinen Erfolg hat, der fährt bei Schmerzen durch Kalkablagerungen oder Knorpelbildungen an den Sehnen von Hand und Arm am besten mit einer ambulanten Operation bei einem Spitzen-Chirurgen.

Aber ich muß das erneut wiederholen. Die Gerichte, mit denen ich mich herumzuschlagen habe, nehmen es mir sonst nicht ab: Wir können nicht ohne Ärzte auskommen. Z. B. wenn Dir Deine Frau das Mittagessen aus Knollenblätterpilzen bereitet hat, weil Du ständig von ihr die UrKost verlangst. Was sie wegen der damit verbundenen Mühe bereits seit längerem auf die Palme brachte... Und Dir schnellstens im Krankenhaus der Magen ausgepumpt werden muß.

Hier können die Schadensursachen nicht mehr allein mit natürlichen Mitteln rückgängig gemacht werden - wie das im Gegensatz zu Krankheiten möglich ist. Hier bezwecken die medizinischen

Techniken nichts anderes, als einen vor der Verletzung intakten Körperteil - zum Beispiel durch Entfernen der nicht in ihn gehörenden Fremdkörper oder durch Zusammennähen, Hautübertragung, usw. - in seinen normalen Vorzustand rückzuversetzen.

Es kann auch durchaus zweckmäßig sein, sich operieren zu lassen. Nämlich bei allen unerwartet auftretenden Zivilisationsverletzungen. Die plastische Chirurgie leistet Erstaunliches in der Rekonstruktion nach Verbrennungen und Narben durch Expandertechnik. Hat sich bei Dir im Alter vielleicht eine beim Essen störende zu dicke Unterlippe gebildet, dann kannst Du sie Dir von einem erfahrenen Gesichtschirurgen mittels Keilexzisionen verkleinern lassen. Und warum sollst Du Dir lästige Warzen, Tätowierungen, Schmutzeinsprengungen unter der Haut nicht mit dem Rubinlaser wegätzen lassen? Und wenn Du Dir durch zu viele Bierchen eine Gurkennase (Rhinophym) geholt hast, so kannst Du Dir dieses Gewächs mit der Hochfrequenzwellentechnik heute so toll beseitigen lassen, daß sich die Damen wieder in Dich verlieben können. Eine Operation kann ich auch gutheißen, wenn dadurch Mißbildungen und Körperschäden beseitigt oder gemildert werden, wie etwa bei Unfällen und Geburtsanomalien.

Vergiß aber nie: So gut wie Spitzenchirurgen hier wirken, so grottenschlecht wirken alle anderen Ärzte bei Krankheit! Wenn Du mal fällst, brauchst Du Dir als UrMethodiker keine Sorgen zu machen - denn Dir brechen keine Knochen, wenn Du nicht gerade einen ungesunden, gefährlichen Sport betreibst, sondern Dich nach der UrMethode bewegst. Auch nicht im Alter - weil die UrKost Dein Knochengerüst eisenstark hält!

533 Die Ärzte in Anspruch nehmen mußt Du auf jeden Fall bei Schußwunden und chemischen Vergiftungen. Oder wenn Du bei starken Schmerzen keinen Harn mehr lassen kannst. Dann muß der mittels eines dicken Katheters abgelassen werden. Das Zusammennähen einer Hasenscharte in einem Spaltzentrum, das Beseitigen einer Eileiterschwangerschaft, das Entfernen eines eingewachsenen Nagels, vielleicht noch das Wegschneiden von Hämorrhoiden oder das Vernähen eines Leistenbruchs, wenn letzterer nicht durch konsequentes Stärken der Bauchmuskeldecke von selbst wegzubringen ist, muß ebenfalls von guten Ärzten gemacht werden.

Ein im Kinderspeck (laß es nie zu!) steckengebliebenes Pipimännlein, das Zunähen eines zu großen Lochs in der Herzscheidewand (Ich kenne eine 70jährige, die mit einem solchen Loch im Herzen ausgestattet war und damit bereits ihre beiden Geschwister überlebt hat), das Auspusten verstopfter Ohren, ein Metallsplitter im Auge, eine aufgebrochene Zyste, ein in der Harnröhre steckender Blasenstein, Blasenpapillome bei einer echten Leistenhernie, all das muß behandelt werden. Und wenn Du zu spät die UrzeitTherapie aufgreifst, dann ist eine Kataraktoperation nach der Clear-Cornea-Inzisionstechnik zum Beseitigen einer Augentrübung ebenfalls zu empfehlen.

Nötig sind unsere Mediziner natürlich auch bei großflächigen Brandverletzungen (kleinere dusche eine Viertelstunde kalt ab), bei einem geplatzten Blinddarm, einer vaginalen Blutung in der Schwangerschaft oder zur Plazentalösung (geht am schonendsten, und angeblich 100%ig sicher mit Akupunktur, wenn Du dich nicht bewegen willst). Wenn Du im Alter durch Süppchenkost Deinen Darm so schlapp werden ließest, daß selbiger aus dem After vorfällt, dann sollen Dir die Chirurgen ihn mit einem Vicrylband am Steißbein festknoten. Dazu genügt ein Schnitt an der Steißbeinkante. Auch wer an schwerer Skoliose leidet, dem ist eine operative Geradestellung der Wirbelsäule zu empfehlen, so schwer auch diese Operation ist. Und weil eine Erfrierung eine in Urzeiten nicht aufgekommene Verletzung darstellt und sich so der Organismus nicht darauf zu programmieren vermochte, rate ich bei Frostschäden zum Einspritzen von durchblutungsfördernden Mitteln, z.B. dem Prostacyclinderivat Iloprost, um Glieder zu retten. Gleiches gilt bei einem künstlichen Hüftgelenk,[3901] wenn die UrTherapie keinen Erfolg brachte, weil der Knochenzerfall schon zu groß war. Eine Operation ist auch erwägbar für ein bereits durch schwere Polyarthritis zerstörtes Kniegelenk und einen Schenkelhalsbruch bei einem über 65 jährigen.

Aber: erkundige Dich sorgsam, den richtigen Mann dafür zu finden. Denk an den Hamburger Professor, der an die 200 seiner Patienten zu Krüppeln operierte. Zeige Dich besonders zurückhaltend gegenüber Chirurgen bei langbestehenden Verwachsungen - so was geht ihnen meist daneben, selbst einfache Fersenspornoperationen.[9886]

Was Du hast, das weißt Du - was Du bekommst, das weißt Du bei Ärzten nie!

Nicht nur im Blut und in den Adern, auch in den Gelenken, an den Sehnen und unter der Ferse können sich giftige Säurekristalle ablagern, wenn dem Körper die Fähigkeit fehlt, diese auszuscheiden, wozu es bei allen ungesund Lebenden früher oder später kommt. Sie bilden sich aus der im Fleisch enthaltenen Harnsäure mit den im Leitungs- oder Mineralwasser enthaltenen anorganischen Mineralien Natrium, Kalzium, und Magnesium, das falsch abgelagert wird. Übrigens: Abstehende Segelohren Deines Kindes solltest Du nur im 6. Lebensjahr operieren lassen.
»Und wenn ich mir den Arm beim Skifahren ausgekugelt habe? Was ja oft passiert - da brauch' ich doch den Doktor. Oder soll ich selbst einrenken?«
Dann sagst Du zu einem beherzt aussehenden Danebenstehenden: Schieb Deinen Stiefel in meine Achselhöhle, zieh gleichmäßig kräftig meinen Arm nach außen oben. Nach spätestens drei Minuten gibt die Muskulatur nach, und der Gelenkkopf rutscht wieder rein. Das klappt immer.
»Komme ich aber bei einem Herzanfall ins Krankenhaus, so kann ich dort wenigstens künstlich beatmet werden, wenn ich nur schwer Luft kriege«, sagt Du
Um dann ein paar Wochen später an Lungenentzündung elend zu sterben! Nichts, nichts was die Schulmedizin kranken Menschen anzubieten hat, kriegst Du, ohne Schäden davonzutragen.[1675]
»Und wie ist das bei einem Meniskusriß? Heilt der von selbst oder muß er auf jeden Fall behandelt werden?«

> Zeige Dich als Dein Meister und verzichte leichten Herzens auf das, was die Masse alles für richtig ansieht zu tun und nicht zu tun [534]

Beim ersten Mal solltest Du Dich auf keinen Fall operieren lassen, sondern das Bein einige Wochen ruhigstellen. Nicht in einem Gipsverband, sondern so, daß Luft ans Bein kommt - da gibt es jetzt eine offene Schalenmethode. Hilft das nicht oder handelt es sich um eine wiederholte Verletzung, sollte sie operiert werden. Viele Ärzte wissen nicht, daß man einen abgespalteten Meniskus auch wieder zusammennähen kann. Das solltest Du fordern - sonst degeneriert das Gelenk im Alter und Du bekommst ein steifes Bein.
Nach einer Meniskusoperation, bei der die Ärzte nur Reststücke des zerfledderten Knorpels stehen gelassen haben, statt die gerissenen Teile wieder zusammen zu nähen, bekommst Du meist im Alter Arthrose im Knie. Nicht aber, wenn Du Deine UrMedizin weiter nimmst. Dann bildet der Körper weiter genügend Gelenkschmiere.

»Wenn ich mir aber beim Sport den Fuß umknicke und einen Bänderriß erleide, dann kann ich doch wohl froh sein, daß mir die heutige moderne Operationstechnik den wieder zusammennähen kann«, meinst Du.

> In den vergangenen Jahren haben Gerichte immer höhere Schadenersatzzahlungen zugesprochen. So erhielt:
> • ein 22 Jahre alter Mann nach einer misslungenen Herzoperation in Schleswig 130000 Mark zugesprochen;
> • eine 54-jährige Frau in Kassel 600000 Mark. Nach einer Wirbelsäulenoperation kann sie Beine und Arme nicht mehr bewegen;
> • Eine Frau in Oldenburg 30000 Mark, nachdem ihr vorschnell die rechte Niere entfernt worden war. (DER SPIEGEL 13.5.2000)

Auch hier heilt der Bänderriß, sofern nicht gleich beide gerissen sind, besser ohne Operation - durch einfaches Stillegen des Knöchels. Diese häufigste Sportverletzung weist durch den Bluterguß und die starke Schwellung eigentlich schon von selbst darauf hin, daß nichts angefaßt werden soll. Wenn ein oder zwei Bänder des Sprungbeins (selbst bei Leistungssportlern gilt das!) reißen, ist das Nichtoperieren die beste Lösung.[9419, 9783]
»Du vergißt, daß mein Kind unbedingt einen Zahnarzt nötig hat, wenn seine Zähne schief [535] wachsen.«
Die würden ihm nicht schief wachsen, wenn seine Mutter es immer dicht bei sich gehabt hätte. Dann würde es sich geborgen gefühlt und nicht als Ersatz dafür am Daumen gelutscht haben! Vielleicht bekam es auch zu viel Zuckerzeug, Eis oder Limonade und verlor daher seine Milchzähne

369

zu früh oder erhielt schlechte Erbanlagen von seinen sich mit viel Weißbrot und Weichkost ernährenden Eltern. Ein einfacher Zahnarzt nimmt sich einer Gebißmißbildung wegen des ungewöhnlich hohen Profits zwar liebend gern an - aber so was gehört nur in die Hände eines renommierten Kiefernspezialisten.[2620f] Und selbst die machen oft Fehler. Doch darüber habe ich zu wenig Erfahrung. Die Ärzte übrigens auch. Wer verfolgt schon nach seiner Behandlung das weitere Leben eines Patienten? Ich weiß nur, daß bei manchen solcherart Behandelten später Gaumenprobleme entstanden sind. Und ich hörte von Eltern, die eine kieferchirurgische Behandlung versäumten, daß bei ihren Kindern sich später die Zähne ganz von selbst richtig stellten.[2621]

Was man bei einem Kleinkind noch machen zu lassen verantworten kann: entstellende Feuermale zu beseitigen. Wenn, dann aber nur mit einem Pulslaser.

Wo Ärzte auch zu konsultieren sind: Bei Kindern, die nach dem dritten Lebensmonat noch schielen.[9414] Hier sollte eine Frühbehandlung eingeleitet werden. (Dabei wird das bessere Auge abgedeckt, und höhere Brechungsfehler der Linse werden durch eine Brille korrigiert.) Spontan verschwindet nur dann das Babyschielen, wenn es vom Gehirn innerhalb von Sekunden korrigiert wird. Ein Pflaster oder eine Augenklappe aufs gesunde Auge für drei Stunden am Tag (möglichst bis zum zweiten Lebensjahr) tut es aber genau so, und das Problem ist bald vergessen.

»Zwerchfellbrüche sollte man wohl auch besser operieren lassen«, meinst Du.

Sie entstehen nur durch Gewebeschwäche. Gewebeschwäche entsteht durch mangelnde Bewegung, mangelndes Training im Bauchbereich, mangelnde Muskulatur und mangelnde Frischkost. Die Ärzte haben Angst, so etwas zu operieren. Und Dir ist nicht dazu zu raten, weil es eine Großoperation ist, wobei man die Mageneingangsmanschette doppelt oder den Magen an die vordere Bauchwand anheftet. Das wird kombiniert mit einer Magennervenunterbrechung, um eine Säureblockade zu verhindern. Nutzt natürlich alles nichts! Ja, ja, es wird höchste Zeit, die UrBewegung aufzunehmen... Dann mußt Du solche und Leistenbrüche und Bruchband nicht fürchten.[9657]

Ein Überbein ist eigentlich harmlos, weil es ein mit Flüssigkeit gefüllter Hohlraum ist, der meist im Bereich von Sehnenumhüllungen auftritt. Nur wenn es arg behindert, kannst Du es entfernen lassen oder wenn es durch seine Größe schmerzhaft wird.

Heute hörst Du so oft: Das muß sofort operiert werden, selbst dann, wenn es sich um die kleinste und harmloseste Sache der Welt handelt, die dann hochgespielt und Dir klargemacht wird, daß dies einfacher sei als ein körperliches Training oder eine Umstellung der Ernährung.

536 »Und warum operiert man, wenn es nicht ernstlich nötig ist?« fragst Du.[2489]

Den ersten Grund kennst Du. Der zweite ist genau so einleuchtend:

> **Jede Operation macht Dich dümmer!**
> Fettpartikelchen gelangen dadurch ins Gehirn und zerstören Dir Deine grauen Zellen. Umso mehr, je länger die Op dauert.
> (The Lancet, Vol. 355, No. 9207 (2000), S. 903 + Medical Tribune 28.4.2000)

<u>Gesunde Menschen operiert man am einfachsten und risikolosesten.</u> [9886]

Das macht gute Statistiken. Zum Beispiel sind die Chirurgen bei verkrüppelten, eingewachsenen oder zu dicken Nägeln schnell bereit, die Nägel zu ziehen oder von der Wurzel aus wegzuschneiden.[9897, 9948] Meist aber wachsen sie genauso wieder nach, wie sie vor dem Eingriff waren. Hilfe: vom weißen Halbmond an den schlimmen Nagel ganz dünn schleifen. Dadurch verliert er seine übermäßige Spannung, wächst nicht mehr ein und schmerzt nicht mehr. Aber rät Dir das einer? Schwere Verformungen der Zehen (Hammerzehen) entstehen durch falsches Schuhwerk oder Übergewicht und damit verbundenen Senk- und Spreizfüßen. Laufe von nun an soviel wie möglich barfuß! Operationen und Einlagen bringen nichts! Keiner muß unter einem Fersensporn leiden, der hin und wieder mal barfuß über eine Wiese joggt. Keiner muß unter einem Fersensporn leiden, der öfter barfuß über eine Wiese joggt. Und bedenke auch: Bei fast jeder Operation wird genäht. Besonders bei Bändern und Sehnen kommt es dann zu örtlichen Durchblutungsstörungen und damit zu Narbenbildungen, welche das einwandfreie Funktionieren der Sehnen und Bänder später beeinträchtigen. Besser, man klebt mit Fibrin, aber da muß sechs Wochen alles ruhiggestellt bleiben.

Nur wenig gibt es aus der stets Schaden bringenden Chemiegiftküche, was man notfalls tolerieren kann:

Narkotika zum Operieren und Morphium für zu schlimme Schmerzen bei Todkranken. Oder wenn Du als Herzkranker beim Praktizieren der UrTherapie und Aufgeben der Medikamente Angst- oder Erstickungsgefühle bekommen solltest, dann nimm in Gottes Namen noch mal Nitro. Doch je mehr Deine Arterien durch die UrMedizin frei werden, desto weniger wirst Du es nötig haben.

Auch einige andere Fälle will ich Dir hier als Beispiel anführen, wo Du Dich trotz aller Bedenken besser in ein Krankenhaus (unter höchster Wachsamkeit) zur Behandlung begibst: Wenn die Schäden, die Du Dir durch eine wenig vorbildhafte Lebensweise holtest, unter UrMedizin zu beseitigen zu lange dauern würde. Wie z.B. bei furchtbaren Koliken, Nierensteinen, bei festsitzenden Steinen im Harnleiter, bei eierdicken Säckchen voller Gallensteine bis hin vielleicht zu wahnsinnig schmerzenden Hämorrhoiden und Geschwüren des Magens und Zwölffingerdarms.

Letztere bringt man heute mit einem den Magensäureausstoß mindernden Wirkstoff (Omeprazol, Pantoprazol (→LV227, 3785, 3793, 9933) zum vorzeitigen Verschwinden. Für kurze Zeit könntest Du mit dem Gedanken spielen, wegen ständiger Schmerzen das Zeug zu schlucken: Ein gütiges Schicksal möge Dich davor bewahren! Denn spätestens in zwei Jahren stirbt Dir Deine Haut lebendigen Leibes ab. Immer mehr verhornt sie, wird rissig, pergamenten: Jetzt bekommst Du die teure Quittung dafür, daß Du Dich zu dieser Wunderchemiedroge von den Medizinmännern verführen ließest: »Magengeschwüre sind heute für uns kein Problem mehr«. Kein Problem für die wunderverbringenden Kurpfuscher im weißen Kittel – wohl aber bald für Dich. So ist das, wenn man einem Mediziner sein Leid und dem Teufel seine Seele verschreibt!

Nur wenn Du Deine gläubige Rolle endlich gegenüber denjenigen ablegst, die es angeblich besser wissen, kriegst Du Dein Leben in den Griff.

Gesundheitsgesetz der Natur:

Tritt dem Leben aktiver gegenüber. Frage nicht, was der Arzt gegen Deine Krankheit tun kann. Frage, was *Du* für *Deine* Gesundheit unternehmen kannst.

Das sind die spektakulären Erfolge der Chirurgen in Wirklichkeit wert:

HAND EINES TOTEN ANGENÄHT!

„... vor der Operation war Hallom einhändig, aber gesund. Nun hat er zwei Hände – und ist doch chronisch krank. (Weil ständig unter Giftmedikamentation)
(DER SPIEGEL, Nr.16 vom 19.4.1999)

Das große Vertrauen der Menschen in die Schulmedizin basiert darauf, das sie angeblich »wissenschaftlich abgesichert« ist – der gesunde Menschenverstand aber nicht. (Welch ein großes Glück!)

Hätten z.B. die operierten Krebskranken doch nur die lebensrettende Frage an die Ärzte gestellt, als sie auf die Besorgnis ihrer Patienten sich kriminell äußerten »Sie können ruhig so weiterleben wie bisher«: Ist ihr Ratschlag auch wissenschaftlich abgesichert, Herr Doktor? Zeigen sie mir doch die randomisierten Doppelblindstudien darüber, daß dies zu meinem Vorteil ist...

Merke: Die größte Dummquatscherei auf dieser Erde entquillt den Mündern der Ärzte. Du kannst es aber nur feststellen, wenn Du ihren Behauptungen gleich nachhakst.

Fettringe um Deine Taille kündigen ein krankes Herz wie folgt an:

Wie Taillenumfang und Gesundheit zusammenhängen: Der Bauchumfang wurde in „Aktionslevel" eingeteilt. Dabei galt für Männer eine Taillenweite von 94 bis 101,9 cm als mittleres Maß, für Frauen 80 bis 87,9 cm. Probanden, deren Bauchumfang über diesen Werten lag, waren nicht nur in ihrer Lebensqualität eingeschränkt, sondern litten auch deutlich häufiger an Kurzatmigkeit beim Treppensteigen, an nichtinsulinpflichtigem Diabetes und an kardialen Risikofaktoren als ihre schlanken Mitmenschen. Pummelige Frauen wurden zudem häufiger von Kreuzschmerzen geplagt, die ihren Alltag deutlich erschwerten.
(University of Glasgow; The Lancet, Vol 351, No 9106 (1998), S. 853 – 856)

4.91 Hormone sind doch soo nützlich... ³⁷⁹⁰

538 »Gegen eine Behandlung bei Wechseljahresbeschwerden könntest Du aber eigentlich nichts haben - hier handelt es sich ja nicht um Medikamente, sondern um körpereigene Stoffe.«
Du vergißt, daß jede unnatürliche Eingabe in den Körper für Tier und Mensch nicht vorgesehen ist. Warum geht das nur so schwer in Dich, daß ich hier immer aufs neue wiederholen muß: Alles, was Du aus den Händen eines Mediziners entgegennimmst, schadet Dir. Wenn Du unbedingt Hormone willst, dann genügt es, Schweine-, Kalb- oder Rindfleisch zu essen, die Viehzüchter haben die Tiere damit vollgespritzt.³⁷⁷², ³⁷⁶⁷, ³⁶⁵⁰

Dem Körper dadurch helfen zu wollen, daß wir ihm von außen etwas (von ihm nur ungenügend Produziertes) zuführen, das ist unnatürlich und deshalb falsch. Schon allein deshalb, weil wir ihn damit schwächen. Denn so wird er ja immer weniger eigene Hormone erzeugen.³⁷⁶⁸

> Das Raffinement der Schulmedizin und der Medikamentenwerbung besteht darin, kranken Menschen weiszumachen, es sei kinderleicht, eine mißliche Lage, in die man sich selbst hineingebracht hat, auf schnellstem Wege in eine wohlige zu wandeln, ohne selbst etwas dafür tun zu müssen..

Denk doch nur mal ans Insulin. Da gibt die Bauchspeicheldrüse auch schon bald ihren Geist auf, wenn ihr Insulin künstlich zugespritzt wird! Im übrigen kann man die Hormongaben nie so genau dosieren, wie das der Körper im gesunden Zustand selbst tun würde. Was sind das nur für Frauenärzte, die ohne sich Gedanken zu machen und viel zu fragen, einfach den Zyklus verlängern, den Zyklus verkürzen, den Eisprung auslösen, den Eisprung hemmen, die Blutungen stimulieren, die Blutungen mindern! Die Geburtseinleitungen oder Wehenhemmungen vornehmen oder bis ans Lebensende Hormone noch im Alter gegen und in der Jugend Hormone zur Zyklusregulierung oder gegen Akne oder zum schnellen Abstillen verschreiben! Mit Frauen läßt sich anscheinend alles machen.
Abgeschlagenheit, Depressionen, nachlassendes Interesse an der Partnerschaftsbeziehung und eine übermäßige Gewichtszunahme, aber auch Abmagerung, Überdrehtheit und Schlaflosigkeit sind die Folge, wenn Dir die Ärzte wegen Wechseljahresbeschwerden Östrogen-Gestagen-Hormone verschreiben.³⁷⁶⁹
Du tauschst also nur Ertragbares gegen Schlimmeres. Wenn der Arzt Dir Hormone verschreibt, muß er Dich regelmäßig auf die bald auftauchenden Nebenschäden untersuchen! Tut er das überhaupt? Fragt er Dich nach starken Blutungen, nach locker werdenden Zähnen, nach unerträglichen Beinschmerzen, nach Depressionen und Selbstmordgedanken?

539 »Hormone«, das klingt so unschuldig, und doch handelt es sich um künstlich hergestellte, hochpotente Medikamente, die tief in die weibliche Biologie eingreifen und schwere bis schwerste Nebenschäden in Deinen Organen bewirken. Was Hormone aus einer Pharmafabrik anrichten können, das kannst Du unter Rz.538ff noch mal nachlesen. Bei den Hormontabletten Femovan und Minulet erhärtet sich zum Beispiel immer mehr der Verdacht, daß sie zu Thrombosen und Schlaganfällen führen. Die Hormonkombination zum Abstillen führt bei jeder vierten Patientin zu einem Blutdruckabfall. Auch Herzinfarkte und tödlich verlaufende Schlaganfälle, plötzliche Todesfälle und hirnorganische Krampfanfälle wurden nach deren Einnahme registriert.³⁴⁹⁰

540 Hast Du vergessen, daß Contergan ebenfalls ein Hormon war? Genau so wie dieses DES (Diäthylstilbestrol), von dem hier bereits geredet wurde, wie das Duogynon, welches zu Mißbildungen an Ungeborenen führte. Auch diese schrecklich schädigenden Kortisonpräparate sind künstliche Hormone.³⁷²³, ³⁷⁴²/⁴, ³⁷⁵⁷, ³⁷⁸⁸, ⁹⁵¹⁹

Wenn Du als Frau unter den Wechseljahren leidest und die UrTherapie nicht aufnehmen willst, dann kaue anstelle der künstlichen Östrogene lieber laufend Süßholzwurzeln, die angeblich mit Sexualhormonen ausgestattet sind! In der chinesischen Medizin dienen sie Männern auch als Aphrodisiakum. Du kriegst sie in Naturläden.
Wann geht das endlich in Dein von der Ärzteschaft durch geschickteste Propaganda vernebeltes Denken ein, daß von der ersten Pille, die vor 5.000 Jahren von den ägyptischen Ärzten aus Kro-

kodilkot gedreht wurde, bis zur neuesten Filmtablette von heute, die eben das Förderband verläßt, auch nicht eine einzige deshalb entwickelt wurde, um Dich gesund zu machen! Sondern um die Geldbeutel ihrer Hersteller und Vertreiber anzufüllen.[9970]

Natürliche Hormone dagegen haben ihre guten und zweckbestimmten Aufgaben zu erfüllen. So versetzen sie z.B. stillende Mütter in einen anderen Hormonzustand als Frauen, die nicht stillen. Am Anfang hat das natürlich in richtiger Menge im Körper produzierte Oxytocin die Funktion, die Gebärmutter schnellstens wieder auf den Originalzustand zu reduzieren, was bei nichtstillenden Müttern langsamer vorangeht. Enorme Quantitäten von natürlichem Prolaktin werden produziert, um Milchproduktion und den Milcheinschuß zu gewährleisten. Prolaktin bewirkt bei der Frau auf körperlicher Basis die Unterdrückung des Eisprungs, normalerweise etwa ein Jahr lang oder so lange, wie die Frau voll stillt. Die Frau ist durch dieses Hormon »gezwungen«, sich mütterlich zu verhalten. Sie geht also automatisch auf die Bedürfnisse des Kindes ein, läßt es nicht schreien, leidet, wenn sie berufstätig sein muß und, sofern sie ihrem Instinkt gehorcht, läßt das Baby bei sich schlafen: nämlich da, wo es hingehört! So kann das Kind nachts gestillt werden, die Mutter wird manchmal nicht mal richtig wach davon...- Das Baby spürt die Atembewegungen der Mutter, ihre Wärme, ihren Duft und fühlt sich wohlig geborgen. Gerade der empfindliche Körper der Frau gerät völlig aus dem Gleichgewicht, gibt der Arzt nach seinem Gutdünken Hormone.

»Doch das mußt Du zugestehen - es gibt ein gutes Hormonmittel: die Pille!« 541
Papperlapapp, was Du da sagst. Inzwischen weiß man mehr darüber, wie teuer diese Art des Verhütens von den Frauen erkauft wird.[1103, 1110, 3703/4, 3774, 3784] Die Pille schwächt in jedem Fall die Abwehrkraft der Frau. So wird es Pilzen im Körper möglich, ins Blut zu wandern und von dort die Vaginalflora mit Candida albicans zu überfluten.

Harmlos ist das auch mit kindlichen Herznebentönen, zu dicken Mandeln, Nabelbrüchen und vie- 543
len anderen sog. »Abnormitäten«. Das geht alles später von selbst weg. Wenn Du Dein Kind mit urkostgebildeter Muttermilch stillst und ihm später harte UrKost zu essen gibst, dann kriegt es die schönsten Zähne, die Du ihm wünschen kannst. Und es bleibt für immer gesund, wenn Du es nicht zum Doktor bringst, der ihm z.B. »zur Erleichterung für das arme, leidende Würmchen« ein bißchen »gut verträgliche« Chloramphenicol für den »schrecklichen Husten« oder das »schlimm geschwollene Gesichtchen« verschreibt.[3496] Was dumme Eltern vom Arzt ja auch erwarten... Und was Dich dann Jahre später (wegen seines dadurch bedingten Knochenmarksschwunds) zu ständigen Bluttransfusionen und allen möglichen anderen Behandlungen für das dann wirklich arme Würmchen zwingt und Dich und Dein Kind so zum Sklaven und unfreiwilligen Sponsoren des Medizinerkartells macht. Glaub mir: <u>Die Mediziner von heute wissen so wenig von den Spätschäden der von ihnen verschriebenen Chemiegifte wie die Ärzte vor zweihundert Jahren, als sie Quecksilber und Arsen für alle Krankheiten verordneten.</u> Wer von den gutgläubigen Eltern ahnt denn auch schon, daß der »harmlose Hustensaft« von damals als Auslöser hinter dem gräßlichen Leiden ihres Kindes von morgen steht... Merke: Dieses Dreckszeug »Hustensaft« (klingt ja schön nach Natur, nach Obstsaft, nach »Saft und Kraft«) stammt aus einer Zeit, als man noch nicht wußte, daß Silikon nur in Autos gehört, aber nicht ins Brustgewebe von Frauen. (→Rz.170)

<u>Gesundheitsgesetz</u> 544
Die Natur will ihren jungen Geschöpfen das Leben nicht »erleichtern«. Sie will sie stark, hart und widerstandsfähig für dieses Leben machen. Damit das Leben für sie später nicht unerträglich wird und sie ihren Eltern und Mitmenschen nicht zur Last fallen und zur Qual werden. Jeder hat heute genug mit sich selbst zu tun.

»Meine Kinderärztin ist so besonders lieb...«[2350, 2451, 2690ff]
Unheilbringendes schulmedizinisches Denken verträgt sich bestens mit liebenswürdigen Charaktereigenschaften. Trenne stets den Charakter eines Menschen von seinem Beruf, mit dem er sein

Geld verdient. Die das Henken durchführen, servieren dem Delinquenten vorher lächelnd sein Lieblingsgericht. So machen die ach so lieben Kinderärzte Dein Liebstes zum Gebißkrüppel:

545
> **Wasser trinken Kinder nur ungern.** Zu Recht, sagen Kinderärzte. Sie raten zu Getränken mit Geschmacksstoffen wie süßer Limo. (Neue Revue 6.6.1996) [2076] **Naschen für Kinder gesund**
> Wenn Kinder keine Gewichtsprobleme haben, sollten sie zwischen den Mahlzeiten immer mal was zu naschen bekommen - rät der amerikanische Kinderarzt Dr. Ronal Kleinmann aus Boston. (BUNTE Nr. 22/1991)

Hier erkennst Du deutlich, wie die Mediziner schon unsere Kinder krank machen wollen! Das weiße Fabrikationsgift Zucker sei gesund für sie! Wenn das Magazin „stern" solch unverantwortliche, gesundheitsschädliche Ratschläge erteilt („Gesund ist, was schmeckt!"), dann sagen sich manche: Na schön, was weiß ein Zeitungsredakteur schon darüber. Der muß schreiben, was sein Blatt gut verkauft. Bei einem Arzt aber sagen die meisten: Der muß es schließlich wissen!

546 Mit dem hier versammelten Wissen aus meiner 50 jährigen Lebensbeobachtung kannst Du selbst als nicht sonderlich gebildete Mutter Dir und vor allem Deinem Kind jede Frage richtig und seine Seele aufbauend beantworten. Denn Du beziehst Dich ja immer auf die Natur – also auf das göttliche Wirken.

Selbst so »harmlose« Mittel wie Fußpilz- und Kopfläuselösungen sind bedenklich. [1913, 3610, 9985] Viele Kinder erlitten schwere, nicht mehr behebbare Hirnschäden, nachdem ihre Eltern ihnen auf Rat der Kinderärzte insektenabwehrende Sprays oder Lotion aufgetragen hatten.[3700] Ein paar Tropfen des aus Teer gewonnenen Holz-»Schutzmittel« Karbolineum auf Deiner Haut - und 10 Jahre später wuchert irgendwo der Krebs in Dir. Statt also eines Giftes gegen Fußpilz: Geh lieber ein paar Tage barfuß oder gib Dir Heilerde zwischen die Zehen. Oder betupfe sie mit Apfelessig - dann sollst Du mal sehen, wie schnell der Fußpilz verschwunden ist. Und der Nagelpilz mit! Habe Obstessig und Heilerde bei Reisen und bei Saunabesuchen immer mit und beuge damit gleich vor.

Sieh nur mal, wie einfach es Dir die Natur macht, aus solch kleinsten Hinweisen zu erkennen, was richtig für Deine Gesundheit ist: Fußpilz fängst Du Dir nur nach einer heißen Dusche ein. Ergo - heißes Duschen ist unnatürlich. Laß es sein, dann **können Dich Pilze nie belästigen! 40% aller Hautkrankheiten sind ebenfalls nur der verweichlichenden und hautaufweichenden Warmbrause zuzuschreiben.**[8205, 3610]

Du brauchst keinen Kaffee mehr am frühen Morgen, wenn Du sofort aus dem Bett heraus kalt duschst. Nur Mut, so schlimm ist das gar nicht. Etwas Abhärtung tut Dir gut! Du mußt es nicht gerade mit Pfarrer Kneipp[8206] halten, aber mal im Winter barfuß durch den Schnee laufen - das kann sogar Spaß machen, wenn Du es mit anderen zusammen tust, und Ihr 'ne kleine Schneeballschlacht dazu einlegt. Ich bin jedenfalls schon mit 17 Jahren darauf gekommen, daß so was gar nicht so unangenehm ist: Obwohl mich seinerzeit nicht Gründe der Gesundheit - wer denkt in diesem Alter schon daran! -, sondern ganz persönliche dazu zwangen, bereits um fünf Uhr früh barfuß bis zum Hals durch den Schnee zu stapfen ... War doch damals ein junges Mädchen am späten Abend heimlich still und leise zu mir ins Bett geschlüpft, von der ich mich leider - standen doch meine sittenstrengen Eltern bereits um halb sechs auf - vorzeitig losreißen mußte, um sie auf den Nachhauseweg zu schicken.

Ich hatte die Tür bereits hinter ihr abgeschlossen und wollte mich gerade unter das noch warme Federbett verdrücken, als es mir heiß einfiel: Draußen hat es geschneit! Und auf dem kleinen Weg durch den Garten zum Törchen wären doch die zierlichen Stöckelschuhabdrücke meines nächtlichen Schätzchens meinem Vater sogleich in die Augen gefallen, wenn er zur Arbeit ging. Sollte ich nun den ganzen Weg freischaufeln, um die verräterischen Spuren zu verwischen?

Nein! Dafür war die Zeit zu kurz. Also lief ich mit meinen nackten Füßen über die zierlichen Tritte da im Schnee und auch noch ein paarmal im Garten umher... Geweckt wurde ich erneut durch die laute Stimme meines Vaters: »Eva! Eva! Komm mal schnell raus und schau Dir den Garten an.

Der Jung' ist jetzt ganz verrückt geworden! Mitten in der Nacht ist der im Schnee rumgerannt!«
Ich hatte dann schon einige Mühe, meinen Eltern klar zu machen, daß ich weder - wie meine Mutter meinte - mondsüchtig geworden sei, noch verrückt, sondern mich nur nach Pfarrer Kneipp hatte abhärten wollen...

»Halt, Du vergißt zu den guten Mitteln der Chemie die Kosmetika zu rechnen«, meinst Du, »allerdings habe ich leichte Zweifel, ob - Frauen schwören ja drauf! - die Haut immer so schmierig mit diesen Feuchtigkeitscremes gehalten werden muß.[1511, 2780ff] Du glaubst gar nicht, wie abstoßend das ist, wenn ich sie dann mal anfasse oder ihr einen Kuß geben will.«

In meinen Ratschlägen steckt oft viel vom zweiten Teil des Wortes Ratschlag. Aber wenn Du ehrlich sein willst, mußt Du zugeben, daß die manchmal nötig sind: Sich selbst den schlimmeren Schlag aber versetzen sich die, welche an sich eine Schönheitsoperation vornehmen lassen und nicht in Ehren ihr wirkliches Alter tragen möchten.[2773]

Das einfachste Verschönerungsmittel einer Frau darf ich leider nicht empfehlen, es entspricht nicht dem Sinn der UrTherapie: Es wäre eine Flasche Wein. Die ihr Begleiter getrunken hat...

Kommen wir zuerst zu den alkoholgetränkten Naßtüchlein fürs Po-Abwischen. Merk Dir: Für Deine Analhygiene ist nur klares kaltes Wasser ohne Desinfektionsmittel und Desodorantien das Beste! Und für Penis und äußere Schamlippen (aber nie für innen in der Scheide) höchstens einmal täglich Seife. Die sorgfältig abgespült werden muß, damit deren Fettsäureester die Schleimhäute nicht zusätzlich belasten.[9485, 9600] Mir ist die gründliche Nasenreinigung - besonders in der Früh und vor allem vor dem Schlafen gehen ein unverzichtbares Bedürfnis geworden. Und das sollte es Dir ebenfalls sein: dreimal kaltes Wasser einziehen und tüchtig wieder ausschnufen! Darauf willst Du nie mehr verzichten wollen, bist Du mal erst dran gewöhnt. Den Muslimen wird's sogar von ihrer Religion dreimal täglich vorgeschrieben. Öffne Dich dem Unbekannten!

Was die Parfüms betrifft: Wenn die süßesten Geschöpfe der Schöpfung doch nur wüßten, daß die meisten Männer nur so tun, als würde sie dieser Kunstgeruch um eine Frau anziehen! Jede bessere Hure weiß, daß sie sich länger bemühen muß, wenn sie ein Parfum aufgelegt hat. Und läßt es lieber weg. Nur der »Naturgeruch« einer Frau kann einen Mann so anziehen, daß er ihr manchmal allein deswegen für immer verfällt.

Kannst Du Dir etwas Fürsorglicheres vorstellen, als die weise Natur, wenn Du das Folgende liest? Und müßtest Du diese Weisheit nicht auch für alles andere annehmen, was sich in Deinem Organismus abspielt?: Warum sollst Du im Innenohr nicht zu tief mit Wattestäbchen herumfummeln? Einmal, weil dadurch nur zu leicht das Ohr verstopft wird. Würde z.B. eine Hornisse Dein Ohr mit einer Blüte verwechseln, könnte das gefährlich für Dich werden. Reflexmäßig würdest Du in den Gehörgang greifen und so den Stich auslösen. Damit das nicht passieren kann, hat die weise Schöpfung das Ohrenschmalz für Mensch und Affenmenschen entwickelt. Dieses besteht aus 120 verschiedenen Stoffen: Einer davon wirkt giftig und verscheucht sofort Kleingetier und Insekten, kann sie sogar töten... Siehst Du, deshalb ist Dir auch noch nie eine Spinne oder Mücke ins Ohr gekrabbelt.

Diesmal kein »schlag« im Ratschlag: Nimm Lavaerde statt des chemischen, flüssebelastenden Schampons für die Haare. Deren kolloidale Struktur vergrößert die Haaroberfläche außergewöhnlich und ist somit bestens geeignet, Schmutz- und Fettstoffe an sich zu binden. Du solltest sie aber einen Tag vorher mit Wasser ansetzen. Fülle also einen Teil der Erde in ein verschließbares Glas mit großer Öffnung, und wässere sie, bis sie cremig wird. Dann hast Du stets waschfertige Erde zur Verfügung. Vielleicht haben sich früher viele Menschen in Italien nur mit Lava gewaschen! Darauf deutet schon die italienische Wortverbindung lavare = abwaschen hin.

Ganz Empfindliche können sich aus Honig, Olivenöl und Lavaerde oder Lehm eine ganz milde, umweltschonende Seife selbst herstellen.

<u>So wie es der Pharmaindustrie mit Hilfe ihrer schulmedizinisch tätigen Jünger gelang, die Menschen einer allgemeinen Gehirnwäsche zu unterziehen und sie davon zu überzeugen, daß schwerste Gifte und schlimmste Chemikalien sie von ihren Leiden zu heilen vermöchten, genau so brachten die Kosmetikfabrikanten mit Hilfe der Medien und einem in die Billionen gehenden Werbe-</u>

aufwand das Kunststück fertig, allen die Hirne soweit zu verschmieren, daß ihnen kein klares Denken bezüglich Körperpflege mehr möglich wird. Mit der Behauptung nämlich, daß ein Zukleistern der nach Luft verlangenden Poren die Haut der Menschen schön machen und jung halten würde.

547 **Während normalerweise jedem klar ist, daß Feuchtigkeit in der Wohnung ungesund ist, daß sie die Tapeten schimmelig werden läßt, Modergeruch hervorruft, im Keller das Mauerwerk zerbröselt, die Holzbalken auf dem Dachboden durch Schwamm zersetzt, brachte und bringt es die Täuschungs-Propaganda der Cremeanrührer fertig, den Frauen weiszumachen, ihr fünftes Sinnesorgan brauche Feuchtigkeit. Wisse: Nur die Haut einer Leiche braucht Feuchtigkeit, damit sich diese zersetzen und von Bakterien und Würmern besser abgebaut werden kann.**

Sich mittels Feuchtigkeitscremes[9864] aber die eigenen Schweiß- und Talgdrüsen zuzuschmieren, heißt tatsächlich nichts anderes, als die nötige Hautausdünstung auf längere Zeit zu verhindern und die Haut langsam, aber sicher zu einer häßlichen, leichenähnlichen Schwarte zu verhäßlichen. Pharmazie- und Kosmetikfabrikanten treiben Werbung mit »natürlichen« Ingredienzen. (Die höchstens 0,01% ihres Chemiekleisters betragen). Wer weiß schon, daß z.B. »wertvolle Glycerinöle« die Haut in einem Jahr schuppig machen, daß »die Haut schonende Allantoine« nichts anders als ein Zwischenprodukt des Eiweißstoffwechsels zum Ausscheidungsprodukt Harnstoff darstellen. »Aber es macht die Haut geschmeidig«, sagst Du.

Was nichts anderes bedeutet, daß sie aufgeweicht wird - wie Deine Wäsche vom Waschpulver.

Und was längst abgestorbene Pflanzenmoleküle von Kamille, Echinacea oder Mentha piperita bewirken könnten, das wissen die Hersteller nicht mal selbst. Geschweige denn zu sagen, was z.B. ein Extrakt des nur als Abführ-

(...) enthält diese Tagescreme noch immer Giftstoffe, selbst eindeutig krebserzeugende Nitrosamine. (Öko-Test 10/1998)

mittel zu gebrauchenden Pflänzleins Aloe Vera oben auf der Haut soll? Genau so verrückt ist es, sich von Reformhaus- oder Naturladenkosmetik von den Worten Kollagen, Elastin oder Liposomen beeindrucken zu lassen. Liposome (Elementarmembrane aus Lecithin und Cholesterin) sind gemäß Ihrer Struktur einfach nicht dazu fähig, ihre »wertvollen Wirkstoffe« in die Haut einzuschleusen. **Wirklich wertvolle Wirkstoffe können - außer von der Sonnen-, Kosmos-, Erd- und bioenergetischen Strahlung - nur von innen an Deine Haut herangetragen werden. Wann endlich begreifen unsere lieben Damen das?!**

Die Frechheit der Lügen von Chemiefabrikanten wird nur noch von der Sehnsucht einfältiger Frauen übertroffen, die sich einbilden, Gesundheit und Schönheit seien käufliche Güter.[9600]

Was in die Haut tiefer eindringt und dort etwas bewirkt, das sind chemische Mittel: Genau wie Medikamente täuschen sie Dir zunächst einen Erfolg vor, zeigen Dir aber bald ihr wahres Gesicht. Bei den Antifaltencremes sogar schon am nächsten Tag: Abends haben sie Dir die Gesichtshaut schön gestrafft - aber am nächsten Tag siehst Du um ein paar Jahre mehr gealtert aus.

Und dann diese Schampons! Was so ein Duschgel an Chemie enthält, das will ich Dir sagen: Seifenwurzel, Natriumlaurethsulfat, Natrium (PEG-6) Cocamidocarboxylat, Dinatriumlaurethsulfosuccinat, Tridecethcarboxamid, PEG 120 Methylglucose-Dioleat, Hydrolysat, Zitronensäure Betain, Xanthan, künstliche Duftstoffe, Bindemittel, Emulgatoren, Pestizide, Fungizide.[2780, 9616, 9864] Die letzten Verschönerungs-Schreie: Warum sind sie so sinnlos oder gar schädlich? Massage: Die Elastizität des empfindlichen Bindegewebes wird nach und nach geschwächt. Die Haut wird schlaff. Du wunderst Dich, daß sie immer mehr hängt. Bodywrapping: Trugschluß. Nur kurz danach sieht's etwas besser aus. Lymphdrainage: Wäre nur sinnvoll, wenn aus allen 45000 km langen Lymphbahnen die Lymphe zu ihren Reinigungsorganen zu pressen wäre. Ultraschall: Soll Creme in die Zellkerne »hämmern«. Diese sind aber durch undurchlässige Membrane gegen körperfremde Stoffe geschützt. Cellolypolyse mit 15cm langen stromdurchleiteten Nadeln entwässern sie zwar, aber mit dem nächsten Getränk sind nach einer Woche alle Depots wieder aufgefüllt. Vitamin- u.a. Zusätze wirken nur dann unschädlich, wenn sie in fester Verbindung mit den Sekundärstoffen der frischen Pflanze stehen. Wußtest Du, daß Regenwasser die Haut am schönsten macht? Deshalb: Sammele Regenwasser, wenn Du ein Eigenheim hast oder auf dem Land wohnst. Es lohnt sich, ein

Faß aufzustellen, in dem Du Regenwasser auffangen kannst. Eine Wäsche mit Regenwasser ist das Beste, was Du für Deine Haare, Deine Kopfhaut und Deine übrige Haut tun kannst. Übrigens: Regenwasser ist auch gutes Trinkwasser, wenn es sauber ist. Jeder Häuslebauer sollte sich das Vergnügen bereiten, sich eine Zisterne oder einen Regenwasserbehälter unter dem Dach anzulegen.

Da es sich in meiner Nachbarschaft schon längst rumgesprochen hat, daß ich was von Medizin verstehe, werde ich hier und da schon mal um kleinere Hilfeleistungen angegangen. Kommt da neulich ganz aufgeregt eine stets schon von weitem nach dem schrecklichen Avon duftende Nachbarin zu mir und meint auf ihren Rücken weisend: »Da sitzt bestimmt eine Zecke, die fühlt sich ganz dick an. Können Sie mir die nicht schnell wegmachen? Mein Mann ekelt sich davor.« Ich hole meine feine Pinzette, setze sie drehend hinter dem schon tief eingegrabenen Kopf an, drehe nach rechts und vergesse, daß nur nach links richtig ist - und halte deshalb nur den Zeckenleib zwischen der Pinzettenspitze. Nun versuche ich, den Kopf des Tierchens durch leichtes Kratzen mit meinem linken Zeigefingernagel herauszupuhlen, während meine rechte Hand noch immer den Körper der Zecke hält - da meldet sich die kleinlaute Stimme meiner Nachbarin: »Sie müssen schon entschuldigen, das ging alles so schnell, aber ich hatte einfach keine Zeit, mich vorher zu waschen...«

4.92 Schulmediziner: 's sind viele Wölfe im Schafspelz darunter [2385]

Gesichtsstraffung?
Du ersparst dir viel Schmerzen und Enttäuschung, wenn Du statt Deines Gesichts Deinen Geist liftest...

»Die Ärzte und Wölfe? Ich bin zwar ziemlich ernüchtert von den Medizinern, seitdem ich das hier alles gelesen habe, aber das ist wohl doch übertrieben!«

Laß doch endlich davon ab, Dir schöne Illusionen über Menschen zu machen. Daß sie weiterhin zu essen empfehlen, was den Krebs verursacht, das zeigt die wahre Einstellung der Mediziner, falsches Mitleid vorgebend:

>»Wenn jemand bei einer Krebserkrankung ohnehin Mühe hat, sein Gewicht zu halten, ist eine schwerverdauliche kalorienarme Kost überhaupt nicht empfehlenswert. Solch ein Patient braucht hochkonzentrierte Nahrung, damit er bei Kräften bleibt. Gerade Kranke, denen gar nichts mehr schmecken will, sollten essen, was sie wollen. Wer einem durch Krankheit besonders sensiblen Patienten Angst und Schuldgefühle einflößt, weil er seinem Appetit auf Schnitzel oder Sahnetorte nachgegeben hat, kann ihn damit nur noch kränker machen.« (So eine schreckliche, unverantwortlich daherquatschende Dr. Bruntsch in »Neue Post« 6/1990)

Denen ist lieber, daß Du als Krebskranker Dein Gewicht behältst, und damit auch Deinen Krebs, der wiederum so manches Krankenhaus gesund hält. Statt daß Du dünn, aber wieder gesund wirst. Von den Medizinforschern wurde z.B. auch festgestellt, daß Vitamin D sich in der Lage zeigt, das Wachstum von bösartigen Tumoren der Brust zu hemmen.

Doch zieht nun die Schulmedizin den Schluß daraus, daß dies doch eindeutig dafür spricht, daß Krebs kein örtliches Leiden ist, sondern eine Allgemeinerkrankung des Körpers? Und stellt deshalb das Operieren, Chemotherapieren und Vernichtungsbestrahlen ein - und rät zur Sonnenbestrahlung, weil Sonne im Körper Vitamin D bildet? Im Gegenteil!

Sie versuchen nicht nur, Dich drogenabhängig und damit zum immer wiederkehrenden Kunden, sondern auch Deine Kinder[5105] zu ihren Dauerpatienten zu machen: 1,8 Million mal verschreiben Kinderärzte dieser Bundesrepublik jährlich - mit steigender Tendenz - leichtfertig, gewissenlos und ungestraft süchtig machende Psychopharmaka an unsere Kinder. Drogen reinsten Wassers, wie Dir jeder Fixer bestätigen wird. Eineinhalb Millionen schlimmster Verbrechen jährlich am liebsten und wertvollsten was wir haben: unseren Kindern. Das aber ist den ja so lieben Kinderärzten noch immer zu wenig.[2510, 5514f, 5505, 5510]

550 Mehr als die Hälfte dieser Drogen wird sogar Kindern unter sechs Jahren verschrieben. Damit so die Eltern wegen der kindlichen Nachfrage nach den Suchtstoffen gezwungen sind, nun alle naslang mit den Chipkarten zum kinderverseucher Drogenverschreiber zu rennen. Den Sohn meiner Freundin versuchte man schon vor Jahren mit der Chemiekeule zu erschlagen - nur weil der ihnen »viel zu ruhig« erschien. »Päppeln wir seine Nerven mal mit etwas Preludin auf«, machte der Kinderarzt meine Freundin ungefragt weich, »damit Sie mehr Freude an dem kleinen Kerl haben!« Was wußte die damals schon von Weckaminen! Klang doch nach Vitaminen, und wer nimmt schon an, daß der Arzt einem Kind etwas verschreibt, das den Junkies Hasch, Kokain oder Heroin ersetzen kann! Der Sohn eines meiner Gesangsfreunde war dem Kinderarzt zu unruhig. Ihm wurde klargemacht, sein Kind habe das Zappelphilippsyndrom. »Mit ein paar guten Medikamenten (gemeint waren Ritalin, Tofranil, Dexodrin, Mellaril, Cylert, Pipamperol, Promethazin, Thorazin, Haldol) haben wir das aber schnell im Griff« hieß es. Bald wieselte das Söhnchen tagsüber tatsächlich nicht mehr so herum. Dafür hatte er sich Brechanfälle, Magenkrämpfe, Schwindelgefühle und Verwirrtheitszustände eingehandelt. Und nervte nun nicht mehr tagsüber, sondern nachts seine Mutter, da er nicht mehr richtig schlafen konnte.

> Hättest Du's je vermutet? Frauen lassen noch öfter einen Pups als die Männer – Man merkt es nur nicht. Weil sie eben mehr Fleisch auf den Pobacken haben. Da schleicht es sich halt leiser heraus...

Woher sollte mein Gesangsfreund auch wissen, daß mit Drogen ähnlicher Bauart die Insassen in den Nervenheilanstalten »ruhiggestellt,« was meint seelisch abgetötet werden? Sagen die Mediziner das den Eltern? Sagen sie die Wahrheit? Nein! Noch geschickter als Politiker verstehen sie, diese zu verdrehen:

550 **Sie nennen das Süchtigmachen und Kaputtmachen unserer Kinder höchst vornehm und eindrucksvoll, ins Positive verdrehend und die Gefühle düpierend: »Eine Therapie für zerbrechliche Kinderseelen!«**[5106, 5110f]

Tut mir leid, daß ich Dir jetzt auch noch den Glauben an die Kinderärzte zerstört habe. Du magst Dich dafür mit der Feststellung trösten, daß jeder verlorene Glaube eine gefundene Wahrheit ist.

Auf einem Kongreß der Kinderärzte heizte der Hauptredner sogar den zuhörenden Medizinern ein, Psychopharmaka für Kinder seien unverzichtbar.

> Der größte Schwindler der Medizingeschichte – Robert Gallo – erhielt am 14.3.1999 den mit 120.000 Mark dotierten, nach dem ersten großen Menschenvergifter – Paul Ehrlich – benannten Preis in der Paulskirche, Frankfurt. Junge, Junge – diese Welt kann Dich das Fürchten lehren.

551 Die Schulmedizin hat das Tablettenschlucken so populär gemacht, die drogendealende Ärzteschaft hat es so eingebürgert, daß Mütter es für völlig selbstverständlich finden, ihre Kinder mit Gift zu füttern. Um damit die Grundlage für späteres Suchtverhalten, Drogen, Alkohol, Rauchen, Hasch und und und zu legen. Und ihr eigen Fleisch und Blut und sich selbst unglücklich zu machen![2534, 5010, 5100ff, 3810, 5504]

Psychopharmaka für Kinder. Nach wie vor unverzichtbar! [5513]
Prof. Martinius klagt auf dem Mediziner-Kongreß: Es wird viel zu lang damit gewartet. (Medical Tribune Nr. 46, 13.11.1992/35)

Heiliger Zorn erfaßte mich, als ich mich zu hören überwand, was Professor Martinius da den Ärzten und Kinderärzten an Rattenfängermethoden zur Nacheiferung auf den Weg in ihre Praxis mitgab. Befürchtet er doch, daß die meisten unserer hyperaktiven Kinder zur Umsatz-, Entschuldigung, der Herr Professor meinte natürlich zur Gesundheitssteigerung eine »dringend benötigte Psychopharmaka-Therapie« *nicht* erhalten würden...

Wir können nur hoffen, daß seine Befürchtungen auch weiterhin bestehen bleiben. Angesichts der Tatsache, daß bereits hunderttausende Kinder psychopharmakaverseucht und auf dem besten Weg zur Süchtigkeit sind. Es soll schließlich noch Ärzte geben, die sich nicht zu Drogendealern herabwürdigen lassen mögen, auch wenn er sie anklagt, sie warteten mit den Verschreibungen der von ihm nur als empfehlenswert dargestellten Gift-Psychodrogen »viel zu lange«.

Wie lange noch werden sich einem Rest von Moral und Ethik verpflichtet fühlende Ärzte solche 552
**ex cathedra verkündeten Aufrufe zum vermehrten Süchtigmachen unserer Jugend einfach so
hinnehmen, tolerieren oder gar befolgen? Wie lange noch wollen sie vor den Leithammeln und
Tonangebern ihrer gnadenlosen Schulmedizin stillschweigen? Wäre es nicht an der Zeit, aufzubegehren gegen den Allmachtsanspruch hybrider, chemiebesessener, mit der Pharmaindustrie
sich im Einklang befindlichen Medizinprofessoren?**
Besonders, wenn sie wie Prof. Martinius die Stirn besitzen, eine Bewertung und Diskussion ihrer
Durchsetzungswünsche von vornherein auszuschließen. Läßt er in besagtem Artikel doch wissen,
daß er anderen Kollegen nicht zutraut, sachliche Argumente vorzutragen. So qualifiziert er solche
Diskussionen bereits im voraus als »obsolete Glaubenskriege« ab. Für ihn bedeutet seine Drogenmißhandlung von Kindern »der einzige Weg zu einer echten Hilfe«.

<u>Schließlich weiß heute auch der schlechtest informierteste Hausarzt, daß Psychopharmaka für Kin-</u> 553
<u>der die klassischen Einstiegsdrogen für Hasch, Marihuana, Kokain und Heroin bedeuten. Mir wurde speiübel, als ich die Aussage dieses Chemieapologeten von München las.</u>
Gerade dieser »Spezialist des Schreckens«
in Sachen Psychiatrie sollte wissen, wie
prägend das Tun und Lassen in der Kindheit für ein ganzes Leben ist und wie fest
der Grundstein für das Selbstbild des Kindes bereits in den ersten Jahren gelegt
wird. Und wie sehr der Glaube an die alle
Probleme lösen könnende Droge und der
dadurch ausgelöste schnelle Griff zur Pille
beim Kind zur eingefahrenen Gewohnheit
und damit zur fast unauslöschbaren Programmierung wird.
Wobei diesem Süchtigmachungs-Professor
genauestens bekannt sein muß, will er zu
recht seinen Titel führen, daß diese »dringendst benötigte Therapie« in Wirklichkeit seelisches Leben und Ausleben unserer Kinder niederknüppelt, die Krankheit nur zudeckt, sie lediglich betäubt. Das mag - die Medikation dafür ist ja
fast die gleiche - für die Behandlung der Mania in einer Nerven»heil«anstalt noch hingenommen
werden. An unseren Kindern praktiziert bedeutet das Anwenden solcher Unheilmittel nichts als
frevelhaftes und amoralisches Tun - bar geringster ärztlicher Ethik.

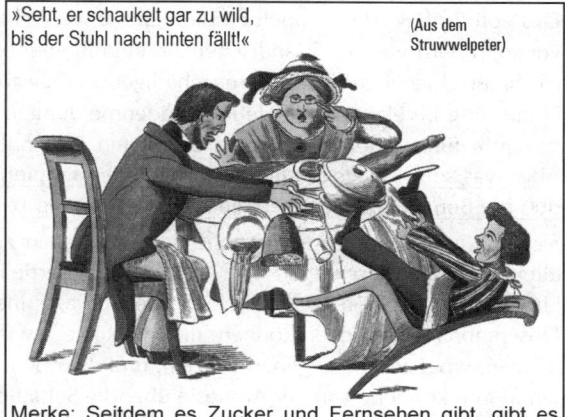

»Seht, er schaukelt gar zu wild, bis der Stuhl nach hinten fällt!« (Aus dem Struwwelpeter)

Merke: Seitdem es Zucker und Fernsehen gibt, gibt es hyperaktive Kinder...

Man hat lange geglaubt, das Zappelphilippsyndrom sei eine psychische Störung, und die Behand- 554
lung durch einen Psychotherapeuten sei das Mittel der Wahl. Neuere Untersuchungen wollen jedoch wissen, daß Stoffwechseldefizite im prämotorischen Bereich der Hirnrinde für diese Ruhelosigkeiten verantwortlich sind. Andere führen diese Stoffwechselstörungen auf den vermehrten
Phosphatverbrauch zurück. (In den letzten 30 Jahren hat sich dieser um etwa 300 Prozent erhöht.
Getreide und andere landwirtschaftliche Produkte nehmen durch die Überdüngung der Böden
heute zwölfmal soviel Phosphate auf wie früher.) Andere Studien denken auch an eine Verschlechterung des Basen-Säure-Gleichgewichts durch zuviel tierische Produkte in der Nahrung.
Der Wahrheit am nächsten dürfte eine Untersuchung der Yale Universität in New Haven stehen. 555
<u>Sie will den Hauptverantwortlichen für das Hyperkinetische Syndrom, die Minimale Zerebrale
Dysfunktion und die Aufmerksamkeits-Defizit-Störung herausgefunden haben: den Zucker. Gerade
der kindliche Körper reagiere auf dieses denaturierte Genußmittel mit einer vermehrten Ausschüttung von Adrenalin, was nicht nur zu Spannungen und Nervosität, sondern auch zu Unlust,
Schwäche und Zittern führe.</u>
Wie wäre es denn, wenn die Mediziner allen Eltern der hyperaktiven Kinder raten würden, statt
Zuckerlimo und Cola einen genau so durststillenden, frisch gepreßten Orangensaft anzubieten?

Und anstelle von Süßigkeiten das Essen von Früchten durchzusetzen. Und dem Wunsch nach einer Verschreibung von Psychopharmaka, falls er massiv vorgetragen wird, mit einem noch massiveren »Nein!« entgegenzutreten, um gleich anschließend eindringlichst zu bemerken: »Sie sind mir zu lieb dafür, daß ich Ihr Kind mit Mitteln für Geistesgestörte schädige oder in ihm den Grund zu einer späteren Leukämie lege. Glauben Sie mir: Ihr unruhiges Kind macht Ihnen heute sicherlich Sorge - aber ein süchtiges Kind bringt Ihnen später schlimmstes Leid. Und sie müssen sich ewig Vorwürfe machen, wenn Sie es mit diesen Mitteln eventuell sogar in einen frühen Tod treiben.«

556 Was erspart ein solcher Arzt dadurch den Kindern? Das: Bei den Neuroleptika die vielfältigen Nebenwirkungen, die bekanntlich Legion sind (siehe Beipackzettel). Bei den Antidepressiva[3672, 3850] die 153 bislang aufgelisteten Nebenschädigungen, von Akathisie über Erbrechen und Wachstumshemmungen bis hin zum Zungenschlundsyndrom. Beim von dem Kinderverseucher Prof. Martinius besonders herausgestellten »unverzichtbaren« Mittel Clomipramin erspart er sich selbst nicht einmal den Vorwurf eines Kunstfehlers: Die Verschreibung bei Kindern unter zwölf Jahren gilt strikt als kontraindiziert, also gegen die z.Zt. gültigen Erkenntnisse gerichtet.

557 Das von Prof. Martinius auch empfohlene, unverzichtbare, nicht trizyklische Antidepressivum Fluvoxamin wird von der isländischen Arzneimittelbehörde sogar als teratogen (zur Erinnerung: teratos heißt Ungeheuer) und nierenschädigend eingestuft. In England hat es nach nur 16monatiger Einführung bereits zu 961 Nebenschädenmeldungen (einschließlich fünf Todesfälle) geführt. Fluvoxamin führt unter anderem in der ersten Behandlungswoche zu vermehrten Angstzuständen. Aber was soll's! Dagegen gibt es ja nach den Empfehlungen des Professors wiederum eine Remedur: die Benzodiazepingabe. Die nämlich löst Angstzustände bei Kindern auf...

Sicher: Kinder haben wie Erwachsene mit Ängsten zu tun. Besonders, wenn sie von ihren Eltern allein gelassen, geschlagen oder angeschrien werden. Hier gehören allerdings in erster Linie die Eltern behandelt und nicht das Kind. Benzodiazepine sind Präparate, die bereits nach geringsten Dosen abhängig machen können, und die später - wie bei den Analgetika - die Leiden verstärkt erzeugen, wogegen sie gegeben werden, und die obendrein zu 84 verschiedenen anderen Krankheiten führen können. Von der Amnesie über die Schlaflosigkeit bis zum Zittern der Glieder...

558 **Nun wird also die Mutter nicht mehr nur tagsüber, sondern auch in der Nacht von ihrem Kind auf Trab gehalten und zusätzlich noch um ihren Schlaf gebracht! Welch ein unverzichtbarer Fortschritt! Das ist die Wirklichkeit der vom professoralen Fachspezialisten für gestörte Kinder als »bewährt« bezeichneten Drogen.**

Außerdem läßt er seine Kollegen zwar wissen, daß man Hyperaktivität »pharmakologisch nicht auflösen kann«. Doch im gleichen Atemzug teilt er mit, daß es bewährte Hilfen in Form der klassischen Neuroleptika dafür gäbe. Seiner Feststellung, dagegen sei nichts machbar, steht somit seiner Behauptung gegenüber, daß doch etwas dagegen zu machen sei. Solche Logik sollte er schon näher erklären, zumal schon nach kurzem Neuroleptika-Gebrauch von irreversiblen extrapyramidalmotorischen Schäden berichtet wird. Aber der Herr Professor vermag ja - falls eine solche Verordnung dann daneben geht - weitere Mittel für unsere Kinder anzudienen. Da empfiehlt er dann besonders die Psychodroge Naltrexon als eine »interessante Hilfe gegen autistisches Verhalten«.

559 Das ist schon wirklich interessant, von einem sich als Wissenschaftler verstehenden Mediziner solches zu vernehmen. Stellt es doch ein absolutes Novum in der neueren, sehr überraschungsreichen Medizingeschichte dar, ein gefährliches Medikament mit der Begründung für Kinder zu empfehlen - es sei »neu und interessant«.[3711, 9717] Wobei ebenfalls interessant zu wissen ist, daß dieses Mittel mit der Prüfbezeichnung MRZ 2663 nicht einmal zugelassen wurde. Da sollte wohl die nachdenkliche Frage erlaubt sein, ob die von Herrn Prof. Martinius so beklagten Horrormeldungen der Medien bezüglich der leichtfertigen Psychopharmakaverschreibungen an unsere Kinder nicht gar untertrieben gewesen sein könnten. Und ob die Ärzte ihr eigenes, an Autismus, Hyperaktivität oder Minimaler-Zerebraler-Dysfunktion leidendes Kind der Behandlung dem »Institut für Psychiatrie des Kindes- und Jugendalters« von Herrn Prof. Dr. Martinius in der Weltstadt mit Herz anver-

trauen würden? Zu deren Einweisung er alle Kollegen in Bezug auf deren Patienten durch »rasches und entschlossenes Handeln in eine dafür eingerichtete klinische Umgebung« aufzufordern sucht. Ob er damit an eine von ihm geschriebene Anzeige an das Jugendamt bei sperrigen Eltern gedacht hat? Das ist anzunehmen - klagt er doch in dem Artikel sehr darüber, es fiele zunehmend schwerer, Eltern von der Notwendigkeit einer Psychopharmakatherapie zu überzeugen. Vielleicht haben diese Eltern aber bereits so ihre eigenen Erfahrungen mit seinen für Kinder so unverzichtbaren Drogen gemacht... ‹
Ach ja, wie steht es denn tatsächlich um die medizinischen Grenzen? Etwa so, wie es - zynischer und hochmütiger geht's wahrhaftig nicht mehr - der Erlanger Uni-Klinikdirektor nach Abschluß des furchtbaren Leichenexperiments, wo eine Tote zum Brutkasten für einen Fötus mißbraucht wurde, mit den Worten präzisierte: »Die Medizin kennt ihre Grenzen - und erweitert sie ständig.«[2011]
Den ehemaligen Militärrichter und Ministerpräsident von Baden-Württemberg, Filbinger, durfte Rolf Hochhuth mit Zustimmung des Bundesgerichtshofs einen »furchtbaren Juristen« nennen. Die Ärzte als »furchtbare Mediziner« zu bezeichnen, das scheint mir eher eine Verharmlosung zu sein. Quo vadis, Schulmedizin? [2468]

Erkenne mal erneut den Wahnsinn ärztlichen Treibens: Hat Dein Kind ein paar unverträgliche Ilex-Beeren genascht und etwas Bauchgrimmen bekommen – das ist in ein paar Stunden von selbst verschwunden – verschreibt ihm Dein Medizinmann Holzkohle. Damit sie die „Vergiftung" egalisiere... Das tut sie vielleicht. Gleichzeitig wurde Deinem Kind aber eines der gefährlichsten krebserzeugenden Mittel verabreicht. Und damit ist es nun tatsächlich für sein Leben lang vergiftet.

Soweit haben die Mediziner bereits die öffentliche Meinung beeinflußt, so sehr moralische Maßstäbe verfälscht, daß man kein Baby mehr außerhalb eines Krankenhauses gebären, keinen todkranken Opa zu Hause sterben lassen oder seine eigenen Leiden selbst behandeln kann, ohne als leichtfertig oder unvernünftig angesehen zu werden. Und dies, obschon die Mediziner in der Krankenbehandlung ihren Patienten nichts als Schäden zufügen. Die alten Römer besaßen damals nicht nur viel Kunstsinn, sondern auch mehr gesunden Menschenverstand als wir. Im Rom zu Zeiten Cäsars durchschaute man sie besser und bezeichnete sie dort als »verächtliches Gesindel«.[0566]

Kinder brauchen die Ruhe und Stille mehr noch als Du, wenn sie später nicht unzufrieden werden sollen. (Zur natürlichen „Stille" gehören Blätterrauschen, Meeresbrandung, Windesheulen.) Wird ihnen durch Fernsehen und Rambomusik ständig Aufmerksamkeit aufgezwungen, so hast Du Dir bald Zappelphilipps großgezogen. Besonders, wenn die Zivilisationskost nebst Zuckergetränken dazu noch die nötigen Aufputschstoffe liefert. Kinder brauchen mehr als alles andere Kontakt mit der Natur. Und Du läßt sie in Scheinwelten leben mit Gameshows, mit PC und Fernsehen, eingepfercht zwischen Sofakissen.
Wald und Flur kennen sie höchstens aus dem Jurrassic Park. Ein wachsender Anteil von Kindern kommt bereits mit Übergewicht, Breitweichpo und Bewegungsstörungen in die Schule.

Kinder dürfen allein schon deshalb nicht fernsehen, wegen der ständigen Werbespots für Süßigkeiten. Jede Woche werden von einem Sender im Durchschnitt an die 700 Werbespots ausgestrahlt, die krankheitsverursachende, tote Nahrungsmittel anbieten. Wie soll ein Kind dieser Verführung widerstehen? So werden sie schon früh auf Fast-Food-Produkte, vitaminlose Fertiggerichte, Chips und Zucker-Riegel programmiert. Wenn Du die Ärzte fragst, wieso Dein Kind so herumzappelt, dann sagen die meisten, das sei durch einen Sauerstoffmangel während der Geburt bedingt. Heilpraktiker führen die Hyperaktivität auf eine Stoffwechselstörung oder auf die durch Impfungen zugeführten Giftkeime zurück.[9524] Du weißt aber: Es ist gleich, welche Giftstoffe fürs Zappeln verantwortlich sind. Heraus kriegst Du das Gift nur durch die UrTherapie. (Spezialtherapie →Rz 994)
»Und warum reden dann die Schulmediziner unüberlegt von einem angeblichen Sauerstoffmangel?« fragst Du.
Damit Du als Mutter glauben gemacht wirst, hierbei handele es sich um eine Art genetischer (und nicht durch Zuckerernährung) bedingte Schädigung, und Du so nur ja nicht auf die Idee kommst,

etwas anderes als die Psychopharmaka könnte das Zappeln vertreiben. Wobei sich die Ärzte auf diese Weise auch nicht der Gefahr aussetzen, Du könntest etwa versäumen, alle paar Wochen zu ihnen zu kommen. Du siehst: nicht die Bohne von Unüberlegtsein - reine Berechnung. Wie bei allen schlauen Leuten! [5506] Todsicher, daß der liebe Kinderarzt keinen Ton darüber verlauten läßt, daß sein Chemiedreck Deinem Kind Asthma und damit den Tod bringt. Entscheide selbst, ob es auch eine Kriminalität durch Verschweigen gibt... [5517]

Und das sage ich den Eltern, die es zulassen, daß Drogen für ihre Kinder verschrieben werden: Bildet Euch nicht ein, Ihr Väter und Mütter, die Ihr gestattet, daß der Arzt Euer Kind solcherart mißbraucht und schlimmer schädigt als ein Kinderschänder, Euer Kind würde deshalb besser lernen können! Das Gegenteil ist der Fall:

Seine Zappeligkeit in der Schule verschwindet zwar wundersam. Aber dafür wird es fahrig, nervös, apathisch, humorlos, unempfänglich, ist für nichts mehr zu begeistern, weint viel, kann nicht mehr gut durchschlafen, kriegt mit dem Blutdruck zu tun, wächst nicht mehr normal.

562 **Willst Du es da nicht besser mit der UrTherapie bekanntmachen? Es einem in deren Sinn gesundem Sport wie z.B. dem Schwimmen oder der Leichtathletik zuleiten? Es von dem heißen Gedröhne der Rock- und Popschreierei und dem Fernsehen wegbringen und in eine Waldorf-Schule geben, wo es mit Liebe zu einer edleren Musik und handwerklicher Tätigkeit hingeführt wird? Dort bringt man ihm bei, wie es sich sinnvoll mit sich selbst beschäftigen kann - was gute Eltern aber genau so zustande bringen können, wenn sie ihrem Kind mit ein wenig überlegter Vernunft und echter, verantwortungsvoller Liebe als Vorbild begegnen. Vielleicht bedeutet die Schreckenslärmmusik auch nichts anderes als eine Art Urschrei des Protestes gegen das ihnen zugemutete, naturwidrige und damit sinn- und hoffnungslose Leben, das wir Älteren ihnen zumuten... Andererseits soll Techno auch eine Art von Trance-Trommelei aus Afrika sein...**

Merke: Wir benötigen unter dem Gedankengut der Klassischen Naturheilkunde keine weit hergeholten psychologischen Erklärungen, um z.B. das lebensgefährliche Verhalten von Jugendlichen zu verstehen, wenn sie sich z.B. aus Zugfenstern hängen, um beim Windsurfing ihren »Kick« zu kriegen. Ist das nicht verständlich? Das programmierte Urzeitverhalten des In-den-Bäumen-Kletterns steckt in ihnen und ruft nach Erfüllung.

Eltern eines Zappelphilipps sollten sich vor allem fragen, ob der Gefühlsbereich ihres Kindes nicht überlastet wird, wenn es starr und steif ein paar Stunden auf die Glotze stiert.[9530, 9674] In der übrigen Zeit (und meist auch noch nachts) zappelt es dann rum und bringt nichts Vernünftiges zustande. Dir wird dann oft genug mit einem »Hab' keinen Bock drauf« geantwortet. Wenn Du es Dir gefallen läßt. Nein - nicht böse werden. Erwecke Freude an der Natur in Deinem Kind, an Bewegung und Spiel.

Weg also von der Glotze. Mäßige das Davorsitzen auf die paar guten Filme im Jahr. Überlaß es den dahindämmernden Alten, die nichts mehr mit sich anzufangen wissen und ein bißchen leere Unterhaltung daraus beziehen. Greife Du statt dessen nach guter Literatur und Hausmusik. Führe auch Dein Kind dazu hin.[9530, 9674]

Leite Deine Kinder so: 1. Laß davon ab, sie Tag und Nacht erziehen und beaufsichtigen zu wollen. 2. Überlege stets gut, was Du zu ihnen sagst. 3. Biedere Dich nicht bei ihnen an. Sonst ist der Respekt vor Dir schnell dahin. 4. Sei immer Vorbild: im Essen, im Musikmachen, im Körpertraining.

Wie mir von vielen Lehrern mitgeteilt wird, gehören die Zappelkinder oft zu den einfacher strukturierten Müttern, die kritiklos den angebotenen Dreck der Industrie den Regalen der Supermärkte entnehmen, die fleißig ihren Kindern Gummibärchen oder Milch-Schokolade kaufen, weil Prominente sie in der Werbung so herzig anpreisen. Oder die Junkfood in McDonald-Läden mit krankmachender, vom Vize-Präsidenten der Gesellschaft für Ernährung angepriesener Hamburgerschlechtkost und Zähne kaputtmachender Cola bevorzugen.[6234, 6347, 6600, 6617, 6632, 9027/8]

Ich glaube, daß ein ehrliches Wort des Kinderarztes über eine bessere Ernährung auch einfältige Eltern am Ende mehr beeindruckt als eine willfährige Verschreibung angeblich unverzichtbarer Mittel. Wenn Du Deinen Zappelphillipp nicht der UrTherapie zuführen willst, so biete ich Dir doch noch eine Chance unter Kap. 9.88 (Rz 984)

Hast Du Dir schon mal Gedanken darüber gemacht, was das Wort »Psychopharmaka« heißt?[5507ff] Es ist zusammengesetzt aus dem griechischen psyche = Seele und pharmakon = Gift. Willst Du also die Seele Deines Kindes auch noch vergiften, wo Du seinen Leib schon ständig mit der miesen Fabriknahrung immer krankheits- und leidensanfälliger machst?

Was ich Dir rate: Bring Deinem Kind bei zu fragen, wenn es etwas angeboten bekommt: »Ist da auch kein Zucker drin?« Und dann - was meinst Du, wie stolz es dann ist zu sagen, falls es die UrMedizin nimmt: »Schau mal in meinen Mund: Ich hab noch kein Loch in den Zähnen drin! Laß mich mal in deinen reinsehen!«

»Aber: Soll ich meinem Kind denn einimpfen, immer alles abzuschlagen, wenn es bei der Oma oder von Freunden schon mal was Süßes angeboten bekommt? Das ist doch schon beleidigend!«

Mit etwas Geschick kann aus einer solchen Situation auch eine feine Belehrung gezaubert werden. Mein Söhnchen sagte früher immer: »Danke, Omi, ich nehm's mit nach Hause. Und meine Mutti gibt mir dann was Gesundes dafür.« (→Rz815) Will die Oma sich das ersparen, dann kopiere ihr die Rz 800. Daraus möge sie für ihre Lieblinge dann was zubereiten... (Nutzt das noch immer nicht, dann kopiere ihr LV 1766)

»Nun ja, hier mag ich Dir ja noch zustimmen«, sagt Du, »aber leider gibt es ja doch einen Fall, wo um Chemie nicht herumzukommen ist. Oder rätst Du mir auch von einer Vorsorge gegen Malaria ab, wenn ich in ein von ihr verseuchtes Gebiet reisen will?«[3504, 3725, 3830]

Nun habe ich Dir schon so oft nachgewiesen, wie gut es die Natur mit den Menschen meint, wie kannst Du da noch das Wort »verseucht« in den Mund nehmen! Gestehst Du der Natur denn kein Recht zu, gewisse Gebiete allein für die Tiere und ihr Unberührtsein vom Scheusal Mensch zu reservieren? Indem sie dort so viele Mücken herumschwirren läßt, sagt sie den Menschen doch deutlich: Halte Dich hier mit Deiner Zerstörwut heraus! Denke um, wenn Du Deinen Kindern noch eine lebenswerte Zukunft wünschst:

Nicht die Natur - der Mensch verseucht die Erde. Und zwar mit seinem Dreck, seinen Giftgasen aus Fahrzeugen und Fabrikschloten, seinem Wälderverbrennen und seinem zerstörerischen Geist. Was wissen wir denn schon von einem höheren, weisen Walten der Schöpfung?

»Wie alles sich zum Ganzen webt,
Eins in dem andern wirkt und lebt!
Wie Himmelskräfte auf und nieder steigen
Und sich die goldnen Eimer reichen!
Mit segenduftenden Schwingen
Vom Himmel durch die Erde dringen,
Harmonisch all das All durchklingen!«
(Goethe, Faust I)

Jedoch: Unsere Wiege stand in Afrika. Es ist zu vermuten, daß in uns allen noch genetische Abwehrkräfte oder Antikörper gegen die Erreger der Malaria (wie gegen die Erreger der Borreliosen, Läuse und Zecken) vorhanden sind, während die Affenmenschen gegen aus unseren Breiten übertragbare Krankheiten (z.B. die Polio) nicht immun sind. Sie beschränkten klugerweise ihre Geburtenzahlen und stießen nicht in Gebiete vor, in die sie nicht gehörten. Es ist daher für uns selbst anzunehmen, daß nur solche Menschen in Gefahr sind, malariakrank zu werden, welche sich von Schlechtkost ernähren und bei denen deshalb die Antikörper nicht mehr so wirksam sein können. Wenn Du Dich also schon in die Urnatur Afrikas begibst, solltest Du dort auch UrMedizin zu Dir nehmen. Dann wäre die Gefahr äußerst gering, an Malaria zu erkranken. Aber gerade dort bist Du wegen der medizinischen »Empfehlungen« ja zu ängstlich, frische Früchte oder Salate zu verzehren, kochst selbst das Wasser zum Zähneputzen ab und schwächst Deine Abwehrkräfte mit den Chemiegiften gegen Malaria. Völlig unsinnig, weil die Anophelesmücken längst resistent geworden sind.

Dennoch kommt es auch bei den meisten Zivilisationsköstlern nicht zur Malaria, es sei denn, Du hast einen zu hohen Blut-Eisenspiegel vom Feinsten [3509]. Es sind immer nur einzelne, die sie nach

Hause mitbringen. Denke nur daran, daß die meisten Afrikaner auch keine Tabletten schlucken und malariafrei bleiben. Wenn Du Dich in Harmonie mit der Natur Afrikas fühlen willst, dann vertraue ihr auch. Das schenkt Dir überdies soviel psychische Kräfte und Furchtlosigkeit, daß Dein Immunsystem allein dadurch in Höchstform kommt. Einen Erfahrungsbericht darüber findest Du unter Rz 979 b. Ich selbst war 1997 lange im »verseuchten« Afrika: nix!

566 Sobald Du sicher bist, nach den Gesetzen der Natur zu leben, fallen alle üblichen Ängste und lächerlichen Versuche an Vorsichtsmaßnahmen von Dir ab. Die Natur läßt Dich dann nicht fallen: Sie will Dich - allerdings nach dem Ausleseprinzip - so lange erhalten, wie möglich.

Die Krankheiten werden durch die Ärzte mit Absicht in ihren Berichten darüber so kompliziert dargestellt. So fällt es Dir sehr schwer zu glauben, eine einfache Eigenbehandlung wie die UrTherapie wäre in der Lage, Dich in kürzester Zeit von Deinen Leiden zu befreien - ohne vorheriges Latein- und Medizinstudium. Ja, dieser Trick ist den Doctores so glänzend gelungen, daß fast jeder glaubt, nur Mediziner vermöchten es, Krankheiten richtig anzugehen. Nachdem Du aber nun die Ärzte und die Unlogik der allopathischen Behandlung hier zu durchschauen gelernt hast, kannst Du jetzt völlig unbeschwert das Heft in die eigene Hand nehmen.

Gesundheitsgesetz der Natur:
Vertrauen in das Natürliche muß in Dir den Glauben an das Künstliche, von Menschen Erdachte und Geschaffene ersetzen, wenn Du gesund werden willst.

4.93 Die Nebenwirkungen der UrTherapie sind nur positiv

567 Die Nebenwirkungen einer medikamentösen Therapie hast Du jetzt kennengelernt. Die Nebenwirkungen der UrTherapie stelle ich Dir nun zum Abschluß der medizinischen Kapitel vor:
- **Die Cellulitis der Frauen, die regelmäßig mit Übergewicht einhergeht, verschwindet.**[3497, 6129]
- Die Freß-Brechsucht[1917] wird völlig eingedämmt - UrKost kann man aus psychischen und physischen Gründen nicht mehr ausbrechen.
- **Üblen Mundgeruch,**[9443] auch auf Unterfunktion der Leber hinweisend, kennst Du nicht mehr. Bei den meisten hängt Mundgeruch weder mit dem Magen noch mit dem Mund zusammen. Sie atmen schlechtriechende Fettsäuren über die Lunge aus, die im Darm durch fette Soßen und tierische Ernährung entstehen. Aber auch Kaffee kann ihn verursachen oder mangelndes Chlorophyll. Schnellhilfe: Pfefferminz- oder Zitronenmelisseblätter kauen. Wegen ihres hohen Chlorophyllgehalts genügen auch Wildpflanzen.
- **Bei starken Anstrengungen und beim Laufen schwitzt Du kaum noch.**
- Dein Kopfhaarwuchs wird stark angeregt. Und zwar durch die Kieselsäure in der Heilerde. Das durch die UrMedizin ausgeschiedene Schlecht-Cholesterin läßt neuen Haarwuchs zu, solange die Kopfhaut noch nicht verschwartet ist. Im übrigen: Nimm den Verlust Deiner Haare nicht so tragisch: Tröste Dich damit, daß Du dadurch mehr an Gesicht gewinnst. Du solltest aber wissen, daß frühe Glatzenbildung auf ein erhöhtes Herzinfarkt-Risiko hindeutet.[2789]
- **Es bildet sich so viel Vitamin B_1 bei Dir, daß Dich kaum mehr Mücken plagen.** (Nur die Bremsen stechen weiter zu - doch deren Stiche blähen sich wegen Deiner Abwehrkräfte nicht mehr zu Quaddeln auf und brennen kaum noch.)
- Dein Partner muß sich nicht mehr abwenden oder sich vor der Liebe mit Dir ekeln, weil Du, wie die meisten Fleischesser, einen schrecklichen Körpergeruch ausdünstest. **Dein Schweiß riecht nicht mehr abstoßend sondern liebesanregend.** Du erkennst den Zusammenhang mit den Tieren: In der Raubtierabteilung eines Zoos herrscht scharfer, unangenehmer Geruch.
- **Du gewinnst mehr Verstandesklarheit und verlierst Ängste und Sorgen.**
- Vor Deinen Blähungen muß keiner mehr laufen gehen und kein Lebenspartner mehr aufheulen. (Ausnahme: Essen alter Nüsse und zu vieler Trockenfrüchte). Die Luft streicht nicht mehr

an alten, verfaulenden Kotresten der tierischen Nahrung vorbei - Blähungen riechen deshalb nicht mehr unangenehm. Nach dem Essen von Waldbeeren z.B. riecht es auf dem Klo wie parfümiert.

- **Du störst Deinen Partner nicht mehr durch Schnarchen.**[9434]
Aller Streß passe´, die Konzentrationsfähigkeit wächst. Als Frau wirst Du nicht mehr aus den schönsten Träumen gerissen, weil Dein Partner es mal wieder nicht aushielt und Dir seinen Lustpfriem ins noch trockene Mausi steckte. UrMedizin mäßigt übersteigerte Sexualität. Du hast mehr von seinem Sex.
- Du bleibst zukünftig von häßlichen Warzen verschont![9868, 9936]
- **Du verlierst in Zukunft keinen einzigen Zahn mehr und mußt nie mehr zum Zahnarzt!**
UrKost enthält keine faulenden Bestandteile.[7010] Es macht nichts, wenn sie wochen- oder monatelang in den Zahnzwischenräumen bleibt. Karies kann trotzdem nicht entstehen.
- Schmerzen nach Unfällen und Operationen sind nicht mehr so heftig. Sonstige Schmerzempfindungen kennst Du nicht mehr. Deine Widerstandsfähigkeit gegen kaltes Wasser wächst.
- **Du wirst von den Wechseljahr-Beschwerden verschont. Dein Denken wird klarer und logischer.**
Vielen Frauen geht es nach mehreren Monaten UrMedizin wie früher den Indianersquaws: in einer Stunde ist die Menstruation vorbei. Bei den meisten konsequenten UrMethodikerinnen verschwindet sogar nach 10 bis 12 Monaten völlig die Regel. Bei jüngeren Mädchen bis 25 Jahren kann die Periode sofort nach dem Aufnehmen der UrMedizin wegbleiben. Trotzdem bleiben sie gebärfähig. Der Eisprung wird spürbar.[9611, 9913]
Menstruation ist nur eine Degenerationserscheinung, die sich bei primitiv lebenden Völkern wie bei freilebenden Säugetieren kaum äußert. Vielleicht erklärt es die längere Lebensdauer von Frauen, daß sie - wenn die Giftstoffe von der Leber nicht mehr auszufiltern sind - ein Ventil über die Gebärmutter finden.
- Du atmest tiefer und kannst den Atem länger anhalten. **Deine Nägel werden hart und kräftig.**
- **Alle Beschwerden bei der Regel verschwinden völlig.** Das vielbeklagte PMS (Prämenstruelle Syndrom) ist für die Frau nur noch ein böser Traum. Übrigens: Starke Teetrinkerinnen (vier bis acht Tassen pro Tag) haben neunmal häufiger prämenstruelle Beschwerden. Die im schwarzen Tee enthaltene Form des Koffeins ist der Auslöser dafür.
- **Krampfadern und Hämorrhoiden**[9936] schmerzen nicht mehr - bleiben aber meist weiter sichtbar, wenn Du über die Fünfzig bist. Verödung, Stripping? Die Krampfadern bilden sich später dann woanders wieder neu. Stützstrümpfe und alle anderen Mittel, welche angeblich die Adern stärken sollen, machen sie in Wirklichkeit nur schwächer. Meist verschwinden sie bei Jüngeren, wenn sie täglich laufen, heißes Duschen aufgeben und streng die Urkost einhalten.
- **Kleinere Wunden bluten nicht mehr so schnell und so lange. Und schließen sich rasch und eiterlos.**[9912]
- Ameisen- Bienen- und Wespenstiche schmerzen nicht länger als drei Minuten und das nur leicht.[9868, 9909] **Der Stich verursacht keine Schwellung! Allein das ist ein genügender Beweis für die Güte der UrMedizin.** Für noch nicht der UrMedizin Anhängende gilt: Ein Tropfen Nelkenöl auf den frischen Mücken- oder Wespenstich lindert Schmerz und Schwellung.
- **Dein Stuhlgang ist hell- bis dunkelgrün, riecht kaum noch** und ist leicht und regelmäßig drei- bis viermal am Tage ausscheidbar. Wie schön, wenn Dein Partner nicht mehr angewidert mit zugehaltener Nase das Weite suchen muß, wenn er nach Dir auf die Toilette will...
- Du ersparst Dir viele Peinlichkeiten, Völle- und Druckgefühle durch Blähungen. Spürst Du trotzdem, daß ein Fürzlein im Anmarsch ist, dann kannst Du ja immer noch schnell Deine Familie vor die Tür schicken...
- Deine Haare verfetten nicht mehr so schnell, werden füllig. Einmal Waschen die Woch genügt.

> Hab' ich Dich bei Deinen geheimen Gedanken erwischt?
> »Der Konz mag ja ganz vernüftig reden – aber so schlimm bin ich noch nicht dran, daß ich deswegen sooo gesund leben wollte. Sicher, meine Kopfschmerzen quälen mich manchmal schlimm, und auch meine Blase will nicht immer so, wie ich es gerne sähe. Und meine Krampfadern und Zähne... Aber ich kann damit ganz gut leben. Jedenfalls sehe ich jetzt noch keinen so dringenden Grund, deswegen auf so viel Leckeres zu verzichten...« Lieber Leser: Das ist Dein Bier! Vielleicht hast Du Glück und Dein Körper hält's noch `ne Zeitlang durch...

- Deine Nase setzt sich nicht mehr zu. Deshalb atmest Du freier und mußt nachts nicht mehr mittels dicker Kissen so hoch liegen. Jetzt reicht ein kleines Nackenkissen - was wiederum zu einer waagerechten, natürlichen und unverspannten Schlafhaltung führt. So schläfst Du endlich wieder tief und fest.

- **Du bist psychisch stark belastbar, weil die UrMedizin nicht eine Medizin für einen bestimmten Körperteil ist, sondern für den gesamten Organismus - also auch für die Nerven. Deine Persönlichkeit wird selbstsicher und selbstbewußt.**

- Schmerzen und Verspannungen im Bereich der Wirbelsäule verschwinden, ebenso Schlafstörungen und Einschlafschwierigkeiten.

- 569 **Männer erkranken nicht im Alter wie üblich an Prostatakrebs. Auch ältere Frauen gebären komplikationslos und bekommen keine mongoloiden oder anderweitig geschädigten Babys.**

- Das UrTraining und regelmäßiges Laufen festigt die Gebärmutterbänder und Unterleibsmuskulatur. Es ist keine Frühgeburt zu befürchten. Wegen Deiner gleichbleibend schlanken Figur benötigst Du kaum noch neue Bekleidung. Ich kann seit 50 Jahren meine Bleyle-Sporthose tragen.

- **Sie befreit Dich - falls konsequent durchgehalten - in zwölf Wochen von jedem Verlangen nach den Genußgiften Salz, Zucker, Tee, Kaffee, Alkohol, Nikotin, Hasch, Marihuana, Kokain, Heroin, Ecstasy usw. Und allen Medikamenten.**

- Fängst Du in jungen Jahren mit UrTherapie an, **so kriegst Du bis ins hohe Alter keine Glatze.** (Sieh auf Deinen Vater, was Dir bevorsteht!)

- Zugutterletzt: Du bleibst jünger, siehst besser aus, kriegst als Mann keinen feisten Hals und dicken Bierbauch, als Frau keine plumpe Figur: Du beginnst zu leben! Und dann: Gibt es ein angenehmeres Gefühl der Selbstbestätigung, als frühere Schulkameraden/innen zu treffen, die viel älter ausschauen als man selbst auszusehen glaubt. Und man weiß, man wird sie überleben...? Du wirst wieder mehr lachen können. Denn Du hast mehr zu lachen!

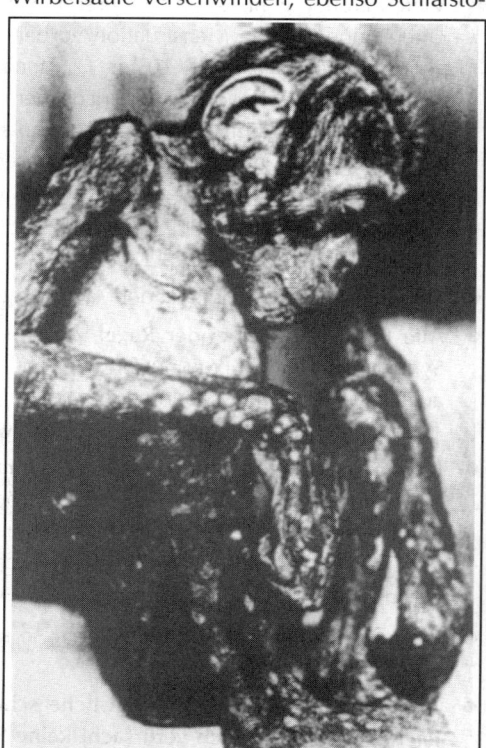

Dieses Affenmenschenkind wurde künstlich mit Syphilis infiziert, vorher wurde es mit Immunsupressiva vollgespritzt. Es kann nur unter tausend Qualen auf seinen Tod warten.
(KROTH, E., Das Tierbuch, 2001 Verlag)

Alle modernen Medikamente sind durch diese und ähnliche Tierschindereien getestet worden. Bei der nächsten Kapsel oder Tablette, die Du schluckst - fürchtest Du da nicht neben dem schlechten Schlaf, den sie Dir ja stets bringt, im Traum den Bildern von vielen Milliarden dafür geschändeter Tiere zu begegnen? Nachdem Du hier nun sehr genau die Wahrheit über die Schreckens-Schulmedizin gelesen hast

4.94 Also doch: Brustkrebs durch die Pille

Schon seit der 1980 erschienenen ersten Auflage dieses Werks warne ich die Frauen vor der Antibabypille. Weil es einfach dem gesunden Menschenverstand nicht eingängig erscheint, daß ein chemisches Hormon, besonders wenn es über längere Zeit eingenommen wird, nur mit den besagten harmlosen Nebenwirkungen behaftet sein soll.[1103, 1110, 3703ff] Endlich wird auch dieser Nachweis bei Frauen, die mehr als drei Jahrzehnte die Pille genommen hatten, geliefert: Bei Frauen, die schon als Teenager(bis 5 Jahre nach der ersten Regel) mit dem Pilleschlucken begonnen hatten, lag das Brustkrebsrisiko um 30% höher. Für Frauen von 35 oder jünger, die zehn Jahre oder länger die Pille schluckten, stieg das Risiko um 70%. (Studie des Fred-Hutchinson-Krebsforschungszentrums in Seattle, USA)

Der pharmazieverbundene Gynäkologe Prof. Oehlert beurteilt die Studie skeptisch, »der wissenschaftliche Beweis sei noch nicht erbracht«, meinte er zur BamS am 24.7.1994/15. Er nimmt mit diesen Worten leichtfertig in Kauf, daß weitere Millionen junger Mädchen die Pille nehmen und sich mit dem Brustkrebs einen qualvollen frühen Tod von den Ärzten in den Körper verschreiben lassen. Ins gleiche Horn tutet der Heidelberger Uniprofessor Runnebaum. Der gleich die Gelegenheit nimmt, die Schreckensmeldung in eine Heilsbotschaft zu verfälschen. Dies mit allen rhetorischen Raffinessen, die solch intellektuellen Koryphäen in ihren Gehirnwindungen zur Verfügung stehen. Er sagt: »Brustkrebs wird vorwiegend durch eine genetisch falsche Steuerung ausgelöst. Die Pille kann vielleicht das Wachstum bereits vorhandener Krebszellen beschleunigen. Deshalb bilden sich unter Umständen auch schneller Knoten - bevor der Krebs im Körper streuen kann: *Die Aussicht auf Heilung ist daher günstiger.*«

Tja, wenn nicht mal kluge Journalisten hinter diese verantwortungslos wahrheitswidrige Aussage steigen... ! Schließlich führt eine frühe Brustkrebserkennung noch schneller zum Tode, wie wir bereits festgestellt haben.

»Wieso verantwortungslos und wahrheitswidrig?«, fragst Du.

Weil die Schulmedizin bisher noch keinen einzigen echten Brustkrebs bei einer Frau heilen konnte... 48.000 Frauen sterben jedes Jahr bei uns kläglich daran, den der Medizinprofessor angeblich günstiger mit der Pille *heilen* kann. Kommt Dir da nicht bald wie mir die Galle hoch? Mich kommt dazu des öfteren das große Kotzen an, weil ich ja täglich deren Selbstbelobigungen, deren »erfolgreiche« und »Im -Tierversuch-hat-es-schon-geklappt-Heilungen« Dir zu Liebe durchlese. Und mich mit ihrem »Wird-noch-kontrovers-diskutiert-Gelabere«, das zu nichts führt, außer zu ständig mehr Kosten für das Volk und mehr Gewinn für diese Heuchler, auseinanderzusetzen habe. Weshalb wir uns jetzt von dieser schrecklichen Kamarilla für die nächsten Kapitel verabschieden und von dieser Sippschaft vorerst nichts mehr hören wollen.

Gesundheitsgesetz der Natur:

Alle Deine Krankheiten sind heilbar durch sechs Wörter: kein Arzt, keine Medikamente - nur Natur!

»Wenn Du doch nur nicht so fanatisch Deine Thesen hier vertreten würdest! Vielleicht würden sich die Menschen dann schon eher mit der Klassischen Naturheilkunde befassen«, sagt Du.

Den Vorwurf kann ich nicht auf mir sitzen lassen! Ich lebe demütig und getreu nach den ehernen Gesetzen der Natur. In voller Übereinstimmung mit dem Willen der Schöpfung. Willst Du Gott einen Fanatiker schelten? Wie ist das doch, wenn man mit zwei Fingern auf jemand zeigt? Weisen da nicht drei auf einen selbst?

Die Normalen sind in Wahrheit die Fanatiker! Mit welcher Hartköpfigkeit hängen sie doch unbelehrbar an ihrer Krankmachungskost. Das Schlechte wider aller Vernunft und Einsicht zu betreiben - das ist fanatisch. Das ist genau das, was die Menschen von heute tun. Du sollst nicht töten! Keinen Menschen und kein Tier! Und auch nicht töten lassen!

> Beraten sich drei Professoren im Hospital vor dem Bett einer Schwerkranken: „Das Leiden könnte viele Ursachen haben. Fragen wir die Patientin doch einfach mal, ob ihr in letzter Zeit ein Spiegel zerbrochen oder eine schwarze Katze über den Weg gelaufen ist. Oder hat gar ihre Zimmernummer am Ende eine 13?"

4.95 Sieh mich an! Sieh mich an!

[570] Blick mir in die Augen, für nur ein, zwei Minuten. Wenn Du dann noch meinen Blick erträgst, ohne dem Weinen nahe zu sein, wenn es Dich dann noch nicht in der Kehle würgt und Du Dich schuldig fühlst, dann ist auch Dir das Herz zu Stein geworden. Ich bin ein von Gott geschaffenes lebendes Wesen - so wie Du! 99% unserer Gene sind gleich - mir fehlt nur die Sprache.

Erbarmen! Erbarmen, o Bruder Mensch!
Laß es nicht länger zu! Beende mein unsagbares Leid für den Profit der Ärzte und Pharmazie. Wende Dich ab von einer Wissenschaft, die Milliarden meiner Geschwister diese Verbrechen kalten Blutes antut. Jahr für Jahr. Wie kannst Du nur glauben, eine solche Wissenschaft könnte gut für Dich und die Erde sein oder Dir selbst Vorteile bringen?

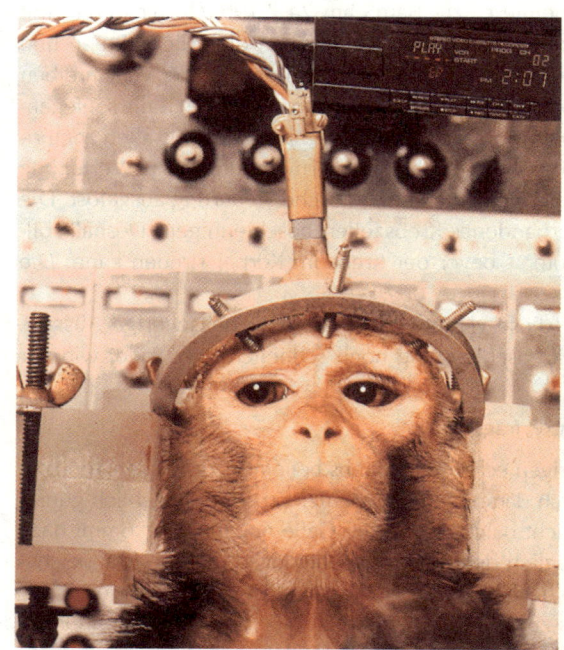

Süße Beagles, mit den großen dunklen Knopfaugen. Gefesselt, geknebelt, wehrlos mit Stromstößen traktiert, ihre Penisse gehäutet. Grausame Tierversuche für die Potenzpille Viagra, für die Lust der Männer. Viagra-Hersteller Pfizer ließ in einem Labor in England die zutraulichen kleinen Hunde quälen, um die Wirkung der Potenzpille zu testen. Am Ende waren die Beagles tot. (BILD 13.1.1999)

Natürlich ist den Versuchstierforschern ganz klar bewußt, daß ihre Tierquälereien sinn- und zwecklos sind. Damit sie aber weiter dafür Höchstgehälter in die Tasche stecken können, <u>bestreiten sie vorsorglich den Sachverstand derer, die anderer Meinung, aber keine Ärzte sind und die keine Tierversuche machen.</u>[9488 ff] So einfach ist das für alle, die da fest beamtet in den großen Anstalten im Sattel sitzen.

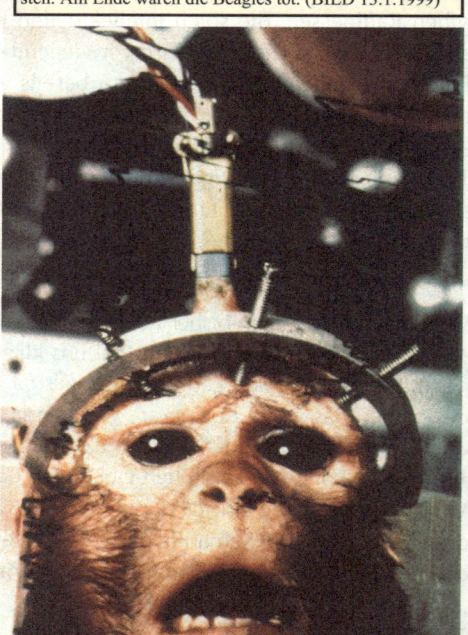

(Fotoquellen: USS, Das Fotoarchiv, Essen; Stern/Ruesch, H., Fälscher der Wissenschaft, Hirthammer und Tierbuch, 2001)

»Jede beliebige Stromstärke ist einstellbar!«
Tierverbrecher Dr.med. Schwizer (s.u.)

In den »wissenschaftlichen« Laboratorien, den Universitätsinstituten und -kliniken der Welt werden täglich weit über 300.000 Tiere von den medizinischen Massakrierern zu Tode gefoltert. Jährlich 90 Millionen in den USA, 14 Millionen in der Bundesrepublik Deutschland, 5.5 Millionen in der Schweiz. Insgesamt weit über eine Milliarde!
Wie ein unmenschliches Scheusal informiert uns dieser bestbezahlte, sehr ehrenwerte Herr Dr. Schwizer über ein solch lebendes »Präparat« in seiner Tierschändungsabteilung:

»Ich kann hier drehen und jede beliebige Stromstärke einstellen ...
Wir haben 60 Elektroden eingepflanzt, die wir etwa vier Jahre drin lassen...«
Wann endlich verfolgen Staatsanwälte Anzeigen wegen Tierfolterung?

| DIE LEHRE |

»Gesundheit, Kraft und gesunde Entwicklung kommen von richtiger Ernährung. Jeder Arzt muß deshalb ein geschickter Beobachter der Natur sein. Wenn er seine Aufgabe auf rechte Weise zu erfüllen wünscht, muß er lernen, die Verhältnisse zu erfassen und zu verstehen, die zwischen der Gesundheit des Menschen, seiner Kost und seinen Getränken bestehen.« (Hippokrates)

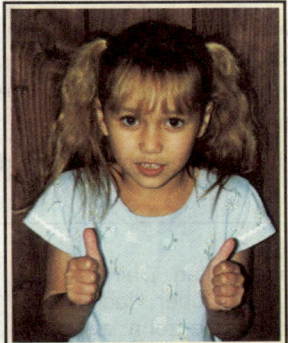

5. Kapitel

Finde den Weg zur besten Ernährung für Dich: zur UrKost

5.0 »So ungesund lebe ich doch gar nicht!«

„Jetzt wird's etwas schwer für die Leckermäulchen. Aber ich drück' Euch beide Daumen, daß Ihr es schafft!"

Du sagst: »Ich rauche nicht viel, betrinke mich nicht groß, bevorzuge ausgewogene Nahrung, nehme keine Drogen zu mir, bin sparsam mit dem Verbrauch von Fett, esse auch Fisch. Manchmal sogar Obst und gehe oft draußen spazieren...«

Du machst Dir nur was vor! Du lebst genau so wie jeder andere, der sich seiner Süchte und seinen widernatürlichen Lebensweise nicht bewußt ist oder nicht bewußt sein will.

»Na, erlaube mal: Ich mach' mir keine Büchse Suppe auf oder nehme ein Fertiggericht aus der Kühltruhe, wie das so viele andere tun, sondern kaufe mir frisches Gemüse vom Markt, welches ich selbst sorgsam zubereite! Und zu jedem Mittagessen gibt's eine Riesenschüssel Kopfsalat!«

Auf diese Weise trägst Du dazu bei, krebsverursachende oder Dich anderweitig schädigende Gifte in Deinen Körper zu bringen.[6905/6, 6910] Du nimmst Dein Essen nicht aus der Natur in Empfang, sowie es unsere noch natürlich lebenden Urahnen hielten, sondern aus einer Dir und Deinem Wohlergehen völlig gleichgültigen fremden Menschenhand. Das ist Dein großer Fehler, für den Du eines Tages zahlen mußt. Der Deiner Gesundheit dienlich sein sollende Kopf-, Bohnen-, Mais-, Paprika- oder Tomatensalat stammt von überdüngten, chemieverseuchten Feldern oder aus riesigen Gewächshäusern, deren Erde ständig mit zusätzlichem Gift desinfiziert werden muß!

»Dadurch werden doch alle Schädlinge abgetötet«, sagst Du, »das muß einfach sein.«

Wenn es keine Bakterien*schädlinge* gibt, so kann es folglich auch keine Pflanzenschädlinge geben... Um die Keime der Urkräuter – fälschlich als „*Un*kräuter" bezeichnet – nebst einiger Insektenlarven abzutöten, werden Millionen der wertvollsten Kleinstlebewesen ausgemerzt, die notwendig dafür sind, daß sich eine vitale, lebensstoffreiche Pflanze entwickeln kann. Und wenn dieses »Desinfizieren«, wie beim Kopfsalat, mit dem giftigen Methylbromid geschieht, dann kannst Du Dir denken, daß der Kopfsalat das Gift ebenfalls in sich aufnimmt. Um diesen Giftkopf dann aus dem verseuchten Boden hochzubringen, wird die Treibhauserde mit leicht löslichen Düngesalzen vollgepumpt. Wobei die schlimme Wirkung des Bromids im Salat noch durch den extrem hoch anfallenden Anteil von Nitrat verstärkt wird. Weil ein solchermaßen behandeltes Grünzeug nun anfällig gegen alle möglichen Krankheiten, besonders aber gegen Pilzbefall wird, spritzt man ihn zwischendurch mit dem Pilzgift Dithiocarbamat, das sich zum sogenannten Äthylenthioharnstoff zersetzt, der in Deinem Körper, zusammen mit Nitrat, das gefährliche Nitrit bildet. Das dann –

»Genug! Kopfsalat aus dem Geschäft streiche ich in Zukunft vom Speisezettel«, sagst Du.

» Je mehr Nahrung Du dem Menschen zuführst, je mehr schadest Du ihm« (Hippokrates)

5.1 So wirst Du dumme Gewohnheiten los

Das vorab: Man kann mit kaum einem Menschen vernünftig reden, wenn's ums Essen geht.

Es ist nichts schwerer, als die Leute von alten, lieb gewordenen Eßgewohnheiten abzubringen und zu anderen Verzehrweisen hinzuführen. Wenn mir das beim Kopfsalat bei Dir ausnahmsweise mal gelungen ist, so nur deshalb, weil Du sowieso nicht viel darum gibst.

Denn: Der Mensch ändert leichter seine Überzeugungen als seine Gewohnheiten:
Ich sage Dir, wenn etwas von Kindheit an geprägt ist, sitzt es besonders fest. Deshalb stelle ich die Ernährung bei der UrzeitTherapie in den Vordergrund aller Gesundheitsmaßnahmen und widme ihr ein paar längere Kapitel. Weil Du es mit ihr besonders schwer haben wirst. Mach Dir klar:

»Ich werde wahrscheinlich von der UrKost nicht satt werden, oder? Ich muß hart arbeiten und brauch' was zwischen die Zähne!« bemerkst du.

Aber dann bist Du gerade richtig bei mir: Du kannst viel schwerer und zugleich mit größerer Leichtigkeit arbeiten. Weil die UrKost:

- Dir Deinen dicken Bauch wegnimmt, der Dich bisher immer bei der Arbeit behinderte, weil sie
- infolge ihrer Salzlosigkeit Dir künftig jedes Schwitzen über der Arbeit erspart, und weil sie roh ist und deshalb
- infolge der problemlosen Verdaubarkeit keine Müdigkeit mehr auslöst, unter der jeder Esser von warmer Nahrung nach einer Mahlzeit zu leiden hat.

> **Über Deine Gewohnheiten**
> Du kannst alte Gepflogenheiten, Deine Art zu denken und zu leben, nicht über Nacht ablegen. Du lebst in Irrtümern, die zehn, zwanzig, dreißig, vierzig Jahre in Dir gewachsen sind. Du wirst deshalb oft wieder in sie zurückfallen, wie in eine Handbewegung, die Dir zur zweiten Natur wurde. Jede Deiner Gewohnheiten nistete sich erst in Deinem Geiste ein, ehe sie körperliches Tun nach sich zog. Hast Du aber die Gedanken der Klassischen Naturheilkunde aufgenommen, so werden sie Dich nie wieder verlassen. Deren Wahrheit wächst in Dir und ihr Wachstum löscht langsam und sicher alle früheren Irrtümer in Dir aus.

Und natürlich wirst Du von der UrKost satt. Was denkst Du denn!

»Na - dann ist doch alles in Ordnung. Davor hatte ich nämlich Angst! Jetzt, wo ich überzeugt bin, daß ich mich umstellen muß, werde ich schon damit fertig werden.«

Stell Dir das nicht so einfach vor. Du wirst manchen Rückschlag erleben. Die Lebensweisen von heute sind sehr verschieden von denen der Urzeit.

»Hör mal, ich will gesund werden! Das ist für mich das Wichtigste. Alles andere verblaßt daneben«, antwortest Du.

Das ist der wesentliche Unterschied zwischen der Essensweise in der Urzeit und der von heute:

❶ **Die Nahrung stammt nicht mehr aus der unverfälschten Natur. Sie ist künstlich gezüchtet. Sie ist deshalb um viele wichtige Lebensstoffe ärmer gemacht und degeneriert.**

❷ **Die Nahrung wird vielfach durch einen überhöhten Hitzeprozeß in ihrer Struktur zerstört.**

❸ **Die Nahrung ist mit zusätzlichen Fremdstoffen versehen, die es in der Natur nie gab.**[1007]

»Du meinst also, wenn ich nun wieder UrzeitNahrung zu mir nähme, würde ich wie der Urzeitmensch gesund und schlank?« fragst Du.

Ja. Du bist, was Du ißt! Mach mal ruhig die Probe aufs Exempel. Dann wirst Du es am eigenen Leib feststellen. Und Du wirst zusätzlich spüren, wie sehr sich Dein Körper - gleich, wie krank er auch ist - so richtig nach der UrKost gesehnt hat.

Behandle Deinen Körper also jetzt mal etwas liebevoller. Stopf nicht mehr all das ungesunde Zeug in Dich hinein, das ich Dir hier aufweisen werde. Die Wildtiere nehmen doch auch nur das Beste zu sich: reine Natur.

Gesundheitsgesetz der Natur

Deine inneren Organe können niemals dazu umerzogen werden, Nahrung richtig zu verarbeiten, an die sie nicht gewöhnt sind. Deine inneren Organe haben sich völlig auf das eingestellt, was sie Jahrmillionen lang zugeführt bekommen haben: auf UrKost!

Deine Organe empfingen 30 Millionen Jahre die gleichen natürlichen Betriebs- und Lebensstoffe. Ja, sie haben sich nach diesen stets gleichen Nahrungs- und Bewegungsweisen so gestaltet, wie sie heute gebildet sind und arbeiten.

»Wieso bekommen aber Kühe, die in einer Obstwiese den vielen abgefallenen Äpfeln zusprechen, aufgetriebene Bäuche, quälen sich entsetzlich damit ab, geben wochenlang keine Milch mehr, riechen schrecklich vergoren aus Maul und After und fressen tagelang nicht mehr? Sagtest Du nicht, man kann soviel UrKost essen wie man will - schaden könne das nicht.«

Wenn Du das Geschehen in die Wildnis verlegst, wirst Du sofort klarsehen: Dort gibt es keine Obstwiesen. Die wilden Obstbäume, die da wachsen, stehen nur vereinzelt in der Gegend. Und wenn deren kleine Früchte reif sind, werden die meisten davon durch die in Bäumen lebenden Tiere aufgefuttert. Und nur wenige fallen davon ab, während bei uns die meisten Früchte mangels Pflücker (keiner will diese Arbeit ja heute noch tun!) in großen Mengen auf dem Boden landen. Dieser von Menschen geschaffene unnatürliche Zustand ist der Grund, daß die nur auf Gras und Kräuter eingestellten Mägen und Därme der Wiederkäuer dagegen rebellieren. Deren Organe sind ebenso wenig auf die Verdauung von Obstnahrung eingestellt, wie die des Menschen auf die Verdauung von zu viel Fleischnahrung.

Du erkennst: Wenn ihnen nicht für sie bestimmte Nahrung geboten wird, handeln Tiere wie Menschen gleichermaßen unvernünftig. Früchte schmecken besser als Gras - so lassen sich die Kühe genau so verführen, wie die Menschen, denen ein saftiger Hamburger auch mehr zusagt als eine Schüssel Johannisbeeren - selbst wenn sie später darunter leiden. Was beweist:

Hinsichtlich der Nahrung gibt es keinen Instinkt weder bei Menschen noch bei Tieren, gleich ob diese Nahrung natürlicher oder künstlicher Art ist. Als Instinkt bezeichnen kann man höchstens das Ahnen der Tiere von einem harten Winter oder das Ziehen der Fische aus den Weltmeeren zu bestimmten Laichplätzen. Während das Erahnen von Erdbeben schon nicht mehr einem Instinkt zuzurechnen ist: Die empfindsamen Pfoten z.B. einer Katze spüren bereits die Vorerschütterungen eines Bebens, wie jetzt festgestellt wurde.

Das Ideale wäre, daß weder Mensch noch Tier an für sie ungeeignetes, verführerisches Essen gelangen könnten, so daß sie nehmen müßten, was die Natur für sie vorgesehen hat.
Diesen Idealzustand gab es übrigens schon: vor der Zivilisation.

Mach es Dir klar: Restlos alle Abläufe in unseren Organen, alle nervlichen Prozesse, alle Enzym-, Hormon-, Speichel-, Sekret- und Verdauungssäfteabsonderungen, alle Gewebebildungs- und Eiweißaufbereitungsvorgänge, alle Kauorgane und selbst die Darmperistaltik sind auf *die* Zeit abgestimmt und *der* Zeit angepaßt, die vor dem Beginn der zivilisatorischen Essens- und Lebensweisen vor etwa 10.000 Jahren bis in die Zeit vor etwa 30 Millionen Jahre zurückreicht.
Für ein Lebewesen, dessen Entwicklung sich über Millionen Jahre erstreckte, bedeuten 10.000 Jahre so viel wie nichts. Aus diesem Grunde konnten sich unsere inneren Organe nicht auf die heute üblichen Nahrungsmittelzubereitungen einstellen oder gar entsprechend neu anpassen. Zumal diese neu aufgenommene Zivilisationsnahrung nicht natürlicher, sondern unnatürlicher Art ist. Angefangen vom Kopfsalat bis zum Pudding: Nichts ist mehr reine Natur, nichts ist mehr ursprüngliche Nahrung.

Während die Organe es als große Wohltat empfinden, wenn sie ihre alte, immer gewohnte Ursprungsnahrung wieder verarbeiten können, sind leider zwei Organe überhaupt nicht davon angetan: Zunge und Geschmack.

Wenn Du Dir ein Stück Sauerbraten zwischen die Zähne steckst, dann rebelliert Dein gesamtes Geschmacksempfinden in Mund und Nase nicht. Im Gegenteil, es empfindet das so zubereitete Fleisch - da Dein Geschmack bereits von frühester Jugend daran gewöhnt wurde - als äußerst angenehm. Führst Du ihm nun eine nie gewohnte, ihm seit seiner Kindheit völlig fremde Nahrung zu, so wird Dein Gaumen und Deine Zunge Dir das Leben eine Zeitlang schwermachen, wenn Du Dich ihren tyrannischen Wünschen nach den üblichen Speisen nicht beugen willst. Zumal die Zunge nicht nur Geschmacks- sondern auch Tastsensoren besitzt, die an zarte Sahnepuddings gewohnt, sich mit den oft rauhen Blättern der Wildpflanzen am Anfang ziemlich schwertun...

579 »Das glaub' ich schon, aber warum soll ich es nicht mal ein paar Wochen mit der UrzeitErnährung probieren«, sagst Du, »wenn ich dadurch gesund werden kann! Vorausgesetzt, ich werde von dieser Ernährungsart tatsächlich satt! Ich glaube, das wird der springende Punkt für mich sein! Ich habe es schon mal mit einem Obsttag versucht, aber ich kann Dir sagen: Danach war ich so hungrig wie nie!«

Ich kann Dir jedoch versichern, daß Du satt wirst! Nur: Du kannst mir nicht versichern, daß Du die UrzeitKost so lange durchhältst.

»Sag mal, Du traust mir ja herzlich wenig zu«, ärgerst Du Dich, »das ist doch alles nur eine Willensfrage.«

Sicher, aber ich bin trotzdem dafür, es Deinem Willen nicht sonderlich schwer zu machen. Was denkst Du, was Du allein auszustehen hast, wenn Du plötzlich das Essen Deiner Frau ablehnst und nur noch Möhrchen knabberst oder Grün und Obst futterst! Oder wenn Du als Frau auf einmal nicht mehr mit Deinem Partner zusammen essen willst. Stell Dir das nicht zu einfach vor! Deshalb mein Rat:

> Tropenfrüchte gelüsten halt nach mehr...
> So aufgeweckt sind die Blagen von UrKöstlern:
> Zur Belohnung für sein eifriges Mitmachen beim UrTraining im Seminar reiche ich dem fünfjährigen Michael eine geöffnete, süße Rambutan. Der kleine Mann kostet sie mit einem verzückten »Hmmm...«. Die Mutter ruft ihm zu: »Nicht hmm! Was sagt man denn, wenn man etwas geschenkt bekommt?«
> Michael schaut mich prüfend an und antwortet: »Krieg' ich noch eine etwas dickere, Onkel Konz?«

580 **Nimm die UrMedizin wenigstens 12 Wochen lang, bis Du die verstockte Familie, die kopfschüttelnden Kollegen, die verständnislosen Freunde und Bekannten von Deiner wiedergewonnenen Gesundheit überzeugt hast. Und sie ebenfalls beginnen, sich ein paar Gedanken darüber zu machen, daß jemand nicht unbedingt spinnt, wenn er etwas mehr und weiter denkt als die Massenmenschen von heute.**[967[3], 9039] **Und weil er später nicht so krank werden und so elendig krepieren will, wie das den meisten von ihnen bevorsteht.**

Dann kannst Du es ruhig zugeben: Es macht Dir klammheimlichen Spaß, Deine Bekannten weiterhin von Arzt zu Arzt, von Zahnarzt zu Zahnarzt schleichen zu sehen, während Du sie mit Frische, Gesundheit und Lebenskraft anstrahlst und nie mehr in einem Krankenhaus oder bei einem Doktor zu finden sein wirst. So langsam solltest Du dann Deinen Partner davon überzeugen, mit Dir gemeinsam urige Kost zu essen! Denk daran: Steter Tropfen höhlt den Stein! Du mußt es sanft und zart und mit viel Liebe und Beständigkeit versuchen. Vielleicht sagst Du: »Wär es nicht wunderbar, mein Schatz, wenn wir beide gemeinsam ein hohes Alter ohne Sorgen erreichen würden? Und uns immer wohler dabei fühlten? Was wir da nicht alles unternehmen könnten! Komm und hör Dir nur mal an, was das Buch hier zum Knochenabbau sagt, was Dir ja am ärgsten zu schaffen macht!« So ähnlich sprichst Du dann nach und nach jeden wichtigen Buchabschnitt durch.

Der Stärkere muß eben der Motor für den anderen sein, dann wird es schon gehen. Als weibliche Leserin rate ich Dir allerdings: Ein hungriger Mann ist unberechenbar und obendrein stets streitsüchtig. Du mußt ihn erst geistig überzeugen, daß es an der Zeit ist, etwas für

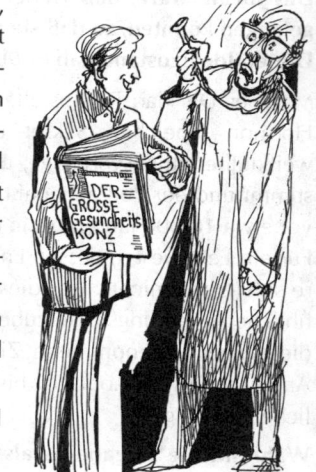

Du solltest Deinen Doktor mit diesem Buch weder erzürnen...

seine Gesundheit zu tun. Das gelingt einer aufgeweckten Frau am besten mit kleinen, gutgemeinten, harmlosen aber wirksam aufmunternden Hinweisen wie: »Eigentlich hatte ich einen Mann ohne Bauch geheiratet.« Oder: »Wenn Du weniger Fleisch ißt, ist die Liebe mit Dir weniger geruchsbeeinträchtigt.« Oder: »Bei gesünderer Kost müßtest Du nicht wie ein Nilpferd schnaufen, wenn Du die Treppe hochgekommen bist.« Stellst Du ihm die UrKost ohne solche verbalen Vorbereitungen auf den Tisch, so kann es sein, daß er Dir den Teller vor die Füße wirft.
Worauf Du dann Grund hast, für ein paar erholsame Tage ins Haus Deiner Mutter zu flüchten, [581] während sich Dein Göttergatte daraufhin doppelt so viele Eier in die Pfanne haut.

Meine männlichen Leser, die ihre Partnerin zu einer besseren Lebensweise herumkriegen möchten, werden nicht drumherum kommen, den folgenden Satz in immer wieder anderen Variationen vorzubringen:

> Die Menschen sterben nicht. Sie töten sich selbst. (Seneca)

»Schatz, ich liebe Dich ja nicht, weil Du immer so was Leckeres kochst, sondern weil Du mir so viel bedeutest.« Daneben ist ebenfalls wirksam: »Was meinst Du, wie sich Deine fetten Freundinnen schwarz ärgern, wenn ich bald wieder eine schlanke und ranke Frau habe - die ihre tolle Figur von früher jetzt für immer beibehält.«

Natürlich gibt es auch solche, die partout nicht wollen, die stur und unbeirrbar wie Krankenhausärzte ihren alten Trott beibehalten. Und an denen Dein Bemühen abprallt wie vernünftige Lösungsvorschläge an einem Bürokraten. Das sind übrigens die gleichen, schlimmen Partner, die Dich überraschend besuchen, wenn Du in Kur weilst...

Eine Leserin schrieb mir: »Es nutzte alles nichts, was Sie in Ihrem Buch vorschlugen. Bis ich es satt hatte, mich täglich der Dummheit zu beugen und mir der Kragen platzte. Ich schmiß meinem Mann und halbstarken Sohn den ganzen Küchenkrempel vor die Füße und schrie: »Wenn Ihr weiter Suchtnahrung essen wollt, dann kocht Euch die ab jetzt selbst!«

Und wenn Du schon vorher wissen möchtest, ob Dich Dein in Aussicht genommener Partner mit ständigem Kranksein zu seiner Sklavin macht oder sein Schniedelwutz durch Biertrinken immer schlapper wird, dann stell Dir die Frage:

- Wird er sich Dir zuliebe von seinem Bauch- und Hüftspeck, Alkohol und Rauchen trennen?
- Wovon nimmt er zwei auf einmal? Von den Treppenstufen oder seinen Pillen?
- Will er mit Dir überhaupt über seine Gesundheit sprechen?

Ich bewundere im stillen obige resolute Leserin, die zeigte, was in ihr steckte, und Persönlichkeit bewies. Doch ich rate nicht allgemein dazu. Ich hoffe einfach, daß meine Leser ihre Partner genug lieben, um sich bei ihnen ohne Krach und Theater durchzusetzen. Zusammen mit einem, der mitmacht, fällt Dir nämlich der Übergang zur UrzeitKost wesentlich leichter! Du darfst von einem Partner, mit dem Du lebst, aber auf jeden Fall erwarten, daß er es Dir für die erste Übergangszeit nicht zu schwer macht.

Wenn er schon nicht mitessen will, dann sollte er tunlichst schon gegessen haben, wenn Du Dich an den Tisch setzt. Wenn's zu Hause nach Topfkuchen duftet, dann kann niemand von Dir erwarten, daß Du in Ruhe Dein Obst und Grünzeug futterst. Wenn kleine Kinder da sind, so ist das kein Problem. Die essen begeistert die neue Kost mit. Bei älteren Kindern wird's schwieriger. Aber sie sind aufgeschlossener als Du denkst - vorausgesetzt, daß Du ihnen vorißt und ihre Abenteuerlust anzuheizen verstehst.

<u>Kinder sind so leicht motivierbar - wenn sich Dein Partner nicht gegen Dich stellt und das Kind ebenfalls dazu anhält, roh zu essen, statt Dir in den Rücken zu fallen.</u>

Wenn er das Buch hier gelesen hat, weiß er ja, wie gut die UrKost seinem Kind tun wird und welchen Streß er sich erspart, wenn sie urgesund bleiben!

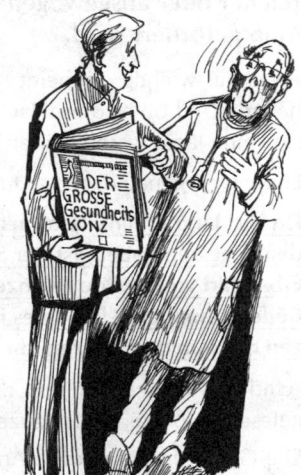

...noch solltest Du damit seinen Herzinfarkt verursachen.

Und siehe da - Du schlägst zwei Fliegen mit einer Klappe: Plötzlich hast Du auch gesunde Kinder! Und Kinder, die besser lernen. Und Kinder, die auf einmal ihre Zappeligkeit verlieren. Kinder, die nicht zu Dampfnudeln aufquellen und so ihre Chance vertun, später mal im Leben den erwünschten Partner zu gewinnen. All das hängt ganz, ganz eng mit der Ernährung zusammen.

582 Eine meiner Leserinnen schrieb mir über die Schwierigkeiten hinsichtlich der McDonald-Jugend von heute: Endlich hab' ich meinen Sohn mühsam dazu gekriegt, mit mir UrKost zu essen, da ärgert er mich auch schon damit und macht mich als Hausfrau gleich bei seinen Freunden lächerlich. Hörte ich jetzt zufälligerweise ein Gespräch mit:
»Wetten um 'nen Zehner, daß Du nie dahinter kommst, was meine Alte uns heute Abend zu essen macht?«
»Nachdem sie es auf den Tisch gestellt hat?«
»Klaro. Du kannst sogar davon probieren und errätst es nicht!«
»Die Wette gilt - einen Zehner!«

> Die Liebe der Schöpfung ist überall in der Natur spürbar. Sie gilt auch für die kleinsten und geringgeachtetsten Lebewesen.

Natürlich verlor der Freund meines Sohnes den Zehner. Obschon er sich überwand und ein kleines Tellerchen mitaß - wie wollte er aber auch ergründen, was das alles für Kräuter waren, die ich in unseren UrKostavokadobrei geschnibbelt hatte...
»Übrigens: Ich habe mich gestern noch mal mit meinem Partner darüber auseinandergesetzt, ob wir gemeinsam die UrKost bei uns aufnehmen...«
Und? Ich hoffe, Dir sind dabei nicht zu viele Haare ausgerissen worden. Wer von Euch hat die meisten Blessuren davongetragen? Na, Ihr werdet Euch schon wieder zusammenraufen. Lies jetzt mal weiter:

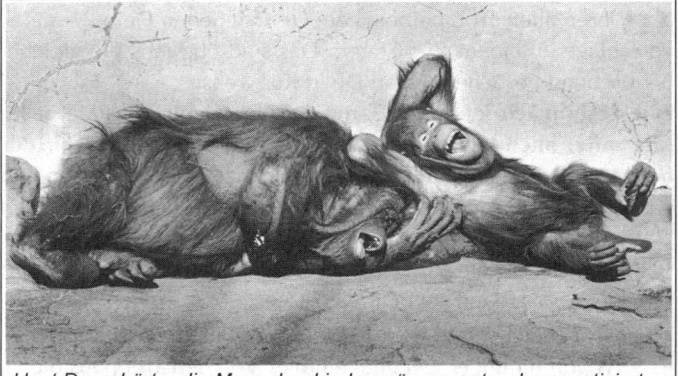

„Hast Du gehört – die Menschenkinder müssen extra dazu motiviert werden, leckere Früchte statt Leichenteile zu essen."

Gesundheitsgesetz der Natur

UrNahrung ist gesunde Kost, ist einfache Kost - genau das Gegenteil von abwechslungsreicher oder ausgewogener Kost, die von allen sog. Ernährungsexperten als unbedingtes Muß gefordert wird.

583 »Was mir wichtig erscheint: Woher willst Du wissen, was die Menschen der Urzeit alles gegessen haben? Und ob es diese Sachen heute noch alle gibt? Was haben sie bevorzugt, was nicht? Wenn sie keine Jäger waren, haben sie wohl nur zu Pflanzen und Beeren und Früchten gegriffen...«
Eben. Und genau das tust Du ab sofort auch.

Da die Urzeitmenschen niemals etwas von künstlich gedüngten und mit Giften besprühten Böden gegessen haben, ist der Schluß einfach: Du nimmst in Deinen Speisezettel möglichst viel Bio-Obst und viele wilde Pflanzen auf. Mindestens jedoch Pflanzen, die von biologisch bearbeiteten Böden stammen. Und da es in der Urzeit keine verseuchten Abgase gab, ißt Du Deine Wildpflanzen nur von den Plätzen, die weit genug von stark befahrenen Straßen entfernt liegen.

584 »Und wie schließe ich aus, daß ich mich und meine Familie nicht vergifte? Irgendwo hab' ich mal gelesen, daß alle Wildpflanzen eßbar wären. Manche aber nur einmal... «
Die Gefahr ist kaum drin. Am Buchende findest Du die Bilder der gefährlichen Pflanzenarten. Du mußt sie Dir nur gut einprägen. Vor allem die Wolfsmilch und Herbstzeitlose. Warum die von meinen Anhängern manchmal trotz Warnung gegessen werden, bleibt mir ein Rätsel. Da meldet

394

sich der Brechreiz leider auch nur nach Stunden... Ein bißchen die Augen aufmachen solltest Du schon... Du kannst Dir aber auch noch zusätzlich ein Buch über giftige Pflanzen besorgen.[7016, 7021] Solltest Du mal wirklich an eine nicht eßbare Pflanze geraten sein, wie etwa die Wolfsmilcharten, die leichten Brechreiz erzeugen, oder Holunder oder Maiglöckchen, so nimmst Du schnell ein paar Teelöffel Heilerde und die Sache ist im Nu vergessen!

Erkenne: Die Natur ist ehrlich und fördert Giftiges gleich raus. Der Mediziner ist unehrlich. Sein Gift lagert sich dauerschädigend in Dir ab.

So schmeckt giftiger Rittersporn dumpf und macht die Zungenspitze etwas taub.

Vergiften kannst Du Dich höchstens an einem einzigen Pilz.[7005] Aber da Du als UrKöstler Pilze nicht ißt, ist dieses Problem auch vom Tisch! Und fast alle anderen giftigen Pflanzen schmecken so scheußlich, so bitter oder so ätzend, daß Du sie nicht heruntergeschluckt kriegst.

Und wenn Du Dir nicht sicher bist, ob die einzige grüne Giftpflanze bei uns nach Mäusekot schmeckt, dann mußt Du nur auf deren braun gefleckten Stengel achten, weil die Fieder*blätter* des Schierlings fast genau so wie die des wilden Kerbels aussehen, aber nicht dessen Längskerbe am Stengel haben. So, und dann weißt Du: das ist Schierling. Ruhig aber ein Stückchen probieren, damit du sie am Geschmack immer wiedererkennen kannst! (→Rz825) Ein Maiglöckchenblatt trocknet Dir gleich die Schleimhäute in Mund und Rachen so aus, daß Du es sobald nicht mehr anfassen wirst.

Meine Nachbarin schickt mir ihre 17jährige Tochter. »Mir ist ganz schlecht« klagt sie, »ich hab' bestimmt 'ne Pilzvergiftung! Haben Sie nicht was dagegen?« Ich sage: »Heilerde wäre das beste - aber ich muß wissen, was das für Giftpilze waren.« Ihre Antwort: »Champignons - auf zwei großen Pizzas...«

»Pilze sind doch das Fleisch des Waldes! Ich dachte, hier hätte ich wenigstens einen kleinen Ausgleich für meinen Verzicht auf die saftigen Schnitzel finden können - und jetzt soll ich nicht mal mehr ein leckeres Pilzgericht essen dürfen? Sag, was hast Du dagegen?«

Du vergißt, daß die Urzeitmenschen kein Feuer benutzten. Wenn Du die Pilze roh essen willst - dagegen hab' ich nichts. Ich kann Dir aber sagen: die schmecken nach dem zweiten Biß schon widerlich - außer den Wiesen-Champignons. Pilze sind wohl mehr für die Kleinlebewesen des Waldes bestimmt![9433] Solltest Du ein Pilzfan sein, dann verrate ich Dir einen Trick, wenn Du Dir nicht sicher bist, ob Du einen giftigen, amanitahaltigen Pilz erwischt hast: Drücke ein Stück davon fest auf saugfähiges Zeitungspapier, so daß etwas Saft austritt. Träufele 6 bis 8ml 20%ige Salzsäure darauf. Ist der Pilz giftig, verfärbt sich das Papier nach zehn Minuten blau.

Nun gibt's auch noch einige andere Pflanzen, die stark giftig sind, die aber kaum eine Gefahr für Dich bedeuten, da sie normalerweise von Dir nicht gefunden oder gegessen werden können. Nehmen wir mal die sehr giftige (unglaublich festsitzende) Wurzel des Weißen Germer. Ich glaube kaum, daß Du auf die verrückte Idee kommst, ausgerechnet die auszugraben und zu verzehren.

»Nein - warum sollte ich!? Schmeckt die überhaupt?« fragst Du.

Wo denkst Du hin! Ich habe bis heute nur drei giftige Pflanze kennengelernt, die im Naturzustand [585] schmeckten. Die Germerwurzel beißt und betäubt bald nach dem ersten Biß die Zunge. Noch widerlicher schmeckt die Brechnuß, aus der man Strychnin gewinnt.(→LV1256) Sobald Du davon auch nur das kleinste Stückchen probierst, mußt Du sofort erbrechen. Auch die Eibe, die viele nur unter dem Namen Taxus kennen, ist giftig. Aber vielleicht magst Du die kleinen, roten Früchte, die so verführerisch aus den grünen Nadeln hervorleuchten und sehr lecker sind.

»Ich denke, nach Deiner Erfahrung gibt es kaum etwas Giftiges, das gut schmeckt.« [9695]

Laß mich ausreden: Die ganze Eibe ist giftig. Aber ausgerechnet der zum Essen verlockende, schleimige Früchtemantel nicht. Den nicht knackbaren, wiederum gifthaltigen Kern kannst Du trotzdem runterschlucken - die Verdauungssäfte vermögen ihn nicht aufzulösen und das Gift freizusetzen.

585 Ähnliches trifft auf die giftigste Pflanze zu, auf die Brechnuß. Die Schale dieser Nuß ist so etwas von hart, daß Du sie selbst mit einem Hammer nicht knacken - und Dich so mit Strychnin nicht vergiften kannst.

»Warum wachsen denn überhaupt giftige Pflanzen? Wenn die Natur wirklich vollkommen geschaffen wäre, dann dürfte sie so etwas doch gar nicht herausgebildet haben!«

Da platzt Du gleich mit einer neuen Frage heraus. Sag mal, macht Dich das kleine Naturwunder an der Eibe denn nicht für eine Weile nachdenklich? Diese unglaubliche Weisheit der Natur ihren Geschöpfen gegenüber... Wir sind immer nur gewohnt, alles nur vom Standpunkt unserer menschlichen Gattung zu sehen. Stets meinen wir, alles wäre nur für uns da. Wir verkennen ständig, daß wir nur eine unter den anderthalb Millionen uns bisher bekannten Tierarten dieser Erde sind. Jedes Säugetier - außer uns Menschen, die wir unsere Sinne dafür vernachlässigt haben - riecht oder weiß aus Erfahrung sofort, welche Pflanze zuträglich für es ist und welche nicht. Selbst bei größtem Hunger läßt es diese Pflanze unangetastet!

Gib Deinen Kindern eine Chance, die Natur und die noch schöne Erde zu lieben...

So bringe ich meinem Kind die Wildpflanzen mit Gleichnissen und Spaß nahe. Auf daß es sich später in Gottes Schöpfung einmal wohler und geborgener fühlen wird, als in den giftverräucherten Rapper-Sälen. Mit technischen Mitteln und nicht mit dem Herzen erzeugter Sounds, die sich heute Musik nennen dürfen.

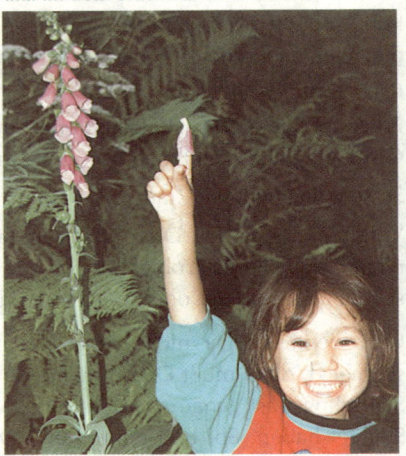

Und wenn Du ein bißchen zuviel von der Sonnenwend-Wolfsmilch ißt, bekommst Du drei Stunden lang ein fieses Brennen im Hals verpaßt. Auf daß Du nächstens besser aufpaßt.

<u>Der giftige Fingerhut ist deshalb so bitter, damit die Insekten des Waldes sich vom süßen Nektar seiner Blüten ernähren können. Auf diese Weise lassen andere Waldbewohner, wie z.B. Reh und Hase ihre Beißerchen davon. Und wie leer erschiene unserem Auge der Wald, wenn Ilex, Buschwindröschen und Maiglöckchen nicht leicht giftig wären!</u>

Das Schattenblümchen (meist ein bis zwei Blättchen) wird in allen Pflanzenführern als giftig bezeichnet. Kein Verfasser hat das aber wohl jemals ausprobiert. Außer mir. Ich eß es schon seit Jahren... Von dem die Zunge und Schleimhäute verätzenden Aronstab probiert kein Säugetier (und auch Du nicht) ein zweites Mal: So vermag er seinen wunderschönen, aber leicht faulig riechenden Blütenkolben zu entwickeln, der zweiflügeligen Insekten so angenehm in der Nase sticht. Dessen Oberfläche allerdings so fatal geölt und glatt ist, daß die ihn anfliegenden Besucher in den Blattkessel rutschen und dort ihren mitgebrachten Blütenstaub an den Narben abstreifen. Die schrumpfen darauf ein und sondern für ihre kleine Gäste Nektar ab, damit sie für die paar Tage ihrer Gefangenschaft gut bewirtet sind. Ja. Gefangenschaft! Die kommen nämlich vorerst nicht mehr da raus, weil ihnen plötzlich feine Härchen oben den Ausgang versperren. Nachdem aber die Staubbeutel ihren Blütenstaub über die Insekten ausgeschüttet haben, verwelken sie sogleich, und der Weg wird wieder frei für sie, damit sie mit dem anhaftenden Blütenstaub auch noch andere Pflänzlein bestäuben können. Wären die Blätter für andere Lebewesen eßbar, so würde die Pflanze bald ausgestorben sein... Und viele Insekten hätten das Nachsehen.

Warum, glaubst Du wohl, lassen die weidenden Tiere den leicht giftigen Scharfen Hahnenfuß und den ungiftigen, aber nicht verzehrbaren Stumpfen Ampfer als einsame Insel in den Wiesen deshalb stehen? Na, warum meinst Du wohl?

Ohne diese beiden Pflanzen würde die Wiese stets ratzekahl abgegrast. Doch das zwischen dem Scharfen Hahnenfuß stehende Gras bekommen Kühe und Pferde nicht herausgebissen! So können die darin verbliebenen, sich nicht vegetativ vermehrenden Gräser ihren Samen entwickeln und später ausstreuen. Damit auf der Erde immer junges Gras nachwächst! Oder die gelben Blüten lange unser Auge erfreuen. Den ungiftigen Stumpfen Ampfer hat die Schöpfung für uns Säugetiere so widerlich schmeckend gemacht, daß seine Blätter keiner zu sich nehmen mag - und so der zu viele Milben vertilgende Goldlaufkäfer immer genug Grün vom Stumpfen Ampfer zu essen hat.

dann mit einem harten Strahl wie ein goldig glänzender Edelstein in in die Augen. Und nun frag Dich selbst, welche Aufgabe die Käfer in der Wiese wahrnehmen. Mein Foto unter Rz.829 spricht Bände!

»Dann konnten die Urzeitmenschen eigentlich aus der Wildnis ohne Gefahr alles futtern, was sie wollten.«

Das kannst Du ebenfalls, wenn Du grundsätzlich vorher jedes unbekannte Pflänzlein probierst, welches Dir unter die Finger kommt. Dann wartest Du einen Tag ab, ob sich Beschwerden bei Dir einstellen, falls Du mal irgendwo hilflos in der Wildnis sein solltest und hungrig bist. Du weißt doch bereits: Außer dem Knollenblätterpilz ist bei uns kein obenerdiger Pflanzenteil so gefährlich, daß Du nicht davon probieren dürftest. Falls Du jedoch täglich genügend Wildpflanzen ißt, wird Dir selbst dieser tödlich giftige Pilz nicht gefährlich.

»Nun mach aber mal einen Punkt! 50 Gramm vom grünen Knollenblätterpilz genügen, um eine ganze Familie unter die Erde zu bringen!«

1. Todesfall nach Gentech-Medikament (dpa 10.2.2000)
Inzwischen mehren sich die Todesfälle nach dem Verzehr gentechnisch bearbeiteter Nahrung. (raum & zeit 3/2000)

Das stimmt! Vorausgesetzt, sie sind keine UrKöstler. Als solcher hast Du stets soviel Abwehrkräfte im Körper, daß Du auch das überstehen würdest. Besonders die Disteln tragen äußerst wirksame Stoffe in sich, welche die Entgiftungsarbeit der Leber außerordentlich unterstützen.

1981 machte ein französischer Arzt sogar einen Selbstversuch und aß 70 g vom grünen, dem gefährlichsten Knollenblätterpilz. Nahm danach den Mariendistelextrakt Legalon (Sibilin) zu sich. Und nichts ist ihm passiert![7005/16/21, 9775] Noch wirksamer wäre das Essen der Pflanze selbst gewesen! Hältst Du Dich an die am häufigsten vorkommenden einheimischen Wildpflanzen, so bist Du bestens bedient. Unter Kapitel 9.97 - 9.98 habe ich sie aufgeführt. Zum näheren Kennenlernen kannst du Dir auch einen der vielen Pflanzenführer besorgen.[7016, 7021]

Im Gegensatz zu den kälteren Klimazonen der Erde, wo uns nur wenige Arten das ganze Jahr hindurch zur Verfügung stehen, war der Speisezettel der Urzeitmenschen, was die verschiedenen Pflanzenarten betraf, zwangsläufig abwechslungsreicher.

»Welche Heilkräuter empfiehlst Du mir denn?«

Keine. Davon halte ich nichts.

»Was? Davon hältst Du nichts? Ich denke, der Herrgott hat für jede Krankheit ein Kräutlein wachsen lassen«, sagst Du.

Gesundheitsgesetz der Natur:

Allein die Tatsache, daß natürlich lebende Tiere keine Krankheiten bekommen, beweist zur Genüge: Krankheiten sind von der Natur für Lebewesen, die deren Gesetze befolgen, nicht vorgesehen.

Wann endlich wird gesunder Menschenverstand das Tun der Menschen anstelle einer herostratischen Wissenschaft leiten?

»Die GNA-produzierende Genkartoffel zeigte Wirkung: Sie ließ verschiedene Organe von Testratten schrumpfen, schon nach zehn Tagen reizten sie das Immunsystem zu Entzündungen. Solche Tests hatte es noch bei keiner der transgenen Pflanzen gegeben, die bereits zum menschlichen Verzehr freigegeben sind. Niemand hatte es für nötig befunden, wichtige Immunfunktionen und Organe zu testen.« (DIE ZEIT 9/25.2.1999/35)

Was Mediziner und Nahrungsverpfuscher-Fabrikanten am Krankmachen der Menschheit offen lassen, das bringen nun die wissenschaftlichen, gottspielenden Gentechniker fertig. Willst Du von Genfood jetzt noch einen Bissen in den Mund nehmen? Nach zwei Monaten schrumpften Leber und Nieren, der Darm entzündete sich.

„Harmlos", wie die wissenschaftshörige »ZEIT« kommentiert. Was sich aber in zwei und 20 Jahren in Deinem Körper abspielen wird, davor ist sie zu feige zu warnen. Gentec-Umbau, Zusatznahrung und -vitamine verfälschen und bringen Disharmonie in die von der Schöpfung milliardenjahrelang erprobte Vollkommenheit Deines Körpers! Und führen ins Unheil!

Das überlege nur einmal: Die genetischen Informationen im Körper sind wohl das sensibelste was die Schöpfung erschaffen hat. Die lieben es genau so wenig wie Du, wenn Du vergewaltigt wirst.

Zu welcher Denkkonsequenz muß das führen?
»Verlange nicht von mir, daß ich Dir als Leser scharfsinnige Schlüsse für Dein Buch liefere.«

Nun - ich hätte es mir gerne erspart, hier selbst die sehr enttäuschende Folgerung für alle Naturapostel, Heilkräuterteetrinker und Naturmedizinverschreiber zu ziehen:

588 **Da Krankheiten nicht in den Plan der Natur aufgenommen sind, kann Gott oder die Schöpfung auch keine »Heilkräuter« dafür entwickelt haben.** [8336]

> **Neue Gen-Therapie!**
> **Im Herzen wachsen damit Adern nach.**
> (Bild, 11.11.1998) Kann die Mediziner-Pharma-Mafia frechweg behaupten. Denn wie will man nachweisen, ob's ein altes oder neu gewachsenes Äderlein im Herz ist! Bei einer Adernlänge von 80 000 km! (→Bild Rz 777)

> Nach US-Todesfall
> **Behörde stoppt Gen-Studien**
> Kölner Stadt-Anzeiger 10.2.2000

Überlege doch nur mal, wieso eigentlich der Gedanke aufsteigen konnte, Gott habe persönlich Heilkräuter in die von ihm geschaffene Natur eingesetzt. Das konnten doch nur Menschen annehmen, die in einer Zeit lebten, in der sie sich durch ihre naturwidrigen Lebensweisen schon mit Krankheiten herumzuschlagen hatten. (Bei Tertullian, der im zweiten christlichen Jahrhundert lebte, wurde ich fündig. Der schrieb:»Gott selbst ließ die Heilkräuter aus der Erde sprießen«.)

»Nochmals - das möchte ich jetzt mal wiederholt haben: Du schreibst ein Naturheilbuch und streitest ab, daß es überhaupt Heilpflanzen auf unserer Erde gibt! Das hat bislang noch niemand auf dieser Welt zu behaupten gewagt. Sogar die Schulmedizin erkennt an, daß es Heilpflanzen gibt und benutzt sie. Denk mal an Digitalis aus dem Fingerhut, an Atropin aus der Tollkirsche. Und jetzt an das ganz modern gewordene Johanniskraut!«

Pflanzen sind zum Essen da. Und nicht um Krankheiten zu beseitigen. So und nicht anders hat es die Natur bestimmt. Das mußt Du klar sehen. Und diejenigen, welche »Heilkräuter« empfehlen, nutzen nur deren Giftwirkungen oder das durch nichts begründete, aber von Schlaumeiern aufgebrachte Renommee bestimmter Pflanzen. Um den Leuten weiszumachen, sie könnten sich damit von ihren Krankheiten oder Depressionen befreien.[8336] Wisse:
Es gibt kein einziges, einzelnes Heilkräutlein, das als Tee oder Saft gegen ein spezielles Leiden hilft! Nur die Vielzahl roh gegessener Wildpflanzen ist zum Gesundwerden wirksam. Wenn deren Kräfte vom vorher gereinigten Körper aufgenommen werden können. Dann werden sie als UrMedizin und damit alle Leiden „heilend" wegnehmen. (Affen essen über 100 Wildpflanzenarten!)

»Die Heilpflanzenverarbeiter belügen uns also auch?«

589 Na hör mal, meinst Du, sie wären Engel, nur weil sie von der Apotheke Gottes reden? Und die angeblich wilden »heilenden« Pflanzen den chemiefeindlich gesinnten, sich für naturnah haltenden Menschen andrehen? „Angeblich" sage ich deshalb, weil die Tee- und Kräutersäftefabrikanten diese kulturell vergewaltigten Wildpflanzen auf riesigen Feldern künstlich anbauen müssen. Deshalb taugen sie nichts. So oder so sind sie also nicht viel wert.[3495]

Aber immerhin stehen die chemischen »Heilmittel« zu den natürlichen etwa in einem Verhältnis wie das Fallbeil einer Guillotine zu einem Taubenschiß, der auf Dich niederfällt.

Weil dieses Wieder-Heilmachen-Können-Denken den Menschen suggeriert, ihre widernatürlichen Lebensweisen weiterführen und sich dabei einbilden zu können, deren Folgen mittels eines »Heilmittels« ungeschehen zu machen. Was die Hypnotiseurgauner der Medizin den Kranken so sympathisch macht, daß sie für diesen Betrug den Ärzten bereitwillig ihre Geldbörsen öffnen und sie verehren.

Dabei ist es schon mehr als anmaßend zu glauben, die Schöpfung stelle ausgerechnet den Menschen als ärgsten Mißachter ihrer (göttlichen bzw. natürlichen) Gebote »Heilmittel« zur Verfügung - belohne ihn also noch für seine Untaten gegen die Natur und gegen die von ihr geschaffenen und voll in ihre wundervolle Zweckmäßigkeit integrierten übrigen Lebewesen.

590 Warum außerdem nicht viel von pflanzlichen »Heilmitteln« und speziell empfohlenen einzelnen Heilpflanzen etwas zu halten ist: Man laugt sie mit Alkohol aus oder verdickt ihre Wirksubstanzen. So sind etwa die aus Sennesblättern, Faulbaumrinde oder dem Rhizinussamen hergestellten, rein pflanzlichen Abführmittel zu konzentriert und haben bei anfälligen Kranken sogar schon zu Darmentzündungen geführt. [3615, 6818]

Weißdorn soll Dein Herz stärken...!⁶⁸¹⁷ Sag mal, wie naiv bist Du eigentlich? Jetzt rückt die Naturheilkunde wieder mehr ins Licht der Medizin, weil zu viele Menschen zuviel schlechte Erfahrungen mit der Chemie machten. Und da sollen jetzt getrocknete Kräutlein helfen! Das Herz ist ein Muskel. Und wer einen Muskel stärken will, der muß ihn anstrengen!« »Ich verschreibe Ihnen da mal ein Herzstärkungsmittel«, sagt Dir Dein Arzt - und Du glaubst das! Mein Gott, wieso läßt Du Dir Dein klares Denken von diesen Medizinmännern so komplett ausschalten?²⁰²⁴ Kein Wunder, daß die alles mit Dir machen und die Pharmagauner Dir alles andrehen können: Gewisse Tees sollen Dein Blut »reinigen«. Keiner fragt sich bei solchen Behauptungen - wie bei allen anderen medizinischen Argumenten ja ebenfalls - wie das vor sich gehen soll! Diese Tees reinigen höchstens den Darm – und da gibt's kein Blut drin. Das Blut zu reinigen, dazu sind Leber und Nieren da. Und nur die können das.

> **Entwickelt vom Leibarzt des Dalai Lama**
> **Die Kraft der 5 Tibeter jetzt in Kapseln**
> BUNTE WERBUNG 15.1.2000

Schlitzohren sind und waren es: die Millionen und Abermillionen von Medizinmännern, Knochenbrechern, Geistheilern⁸³³⁷, Gesundbetern, Kräuterweiblein, Kurpfuschern, Scharlatanen, Ärzten, Pillendrehern, Apothekern, Chemiemanagern, Pharmazieunternehmern, Medizinwerbeleuten, Medizinjournalisten, Heilmittelvertretern - ich könnte seitenlang Berufe nennen, die einzig und allein davon profitieren, daß die Menschheit an das Wort »Heilmittel« glaubt. Bedenke doch:

Wenn eine Pharmafabrik wirklich ein »Heilmittel« schaffen könnte, würde sich die Nachfrage bald danach erschöpft haben, weil es nach eingetroffener Heilung ja niemand mehr nötig haben würde! Hast Du diese einfache Tatsache jetzt endlich geschnallt?

> **5 Tibeter: jetzt nur noch schlucken!**
> (BamS, 6.12.1998)
> Die fünf lächerlichen Tibeter-Yogaübungen kennt fast jeder. Damit sich die Leute aber auch für diese nicht mehr aus den Fernsehsesseln erheben müssen, soll man jetzt nur noch die Kapseln eines Obergauners schlucken und die Muskeln dadurch auf wundersame Weise anschwellen sehen.

Und was die Handauflegen oder Geistheiler betrifft: Vergiß den, der geistig zu heilen verspricht, aber materiell kassiert.

»Und wie erklärst Du Dir die Wunderheilungen von Jesus?« Ganz einfach. Der wollte als Guru wohl ein feines Rednerdasein führen. Wenn er mit seinen Jüngern vor einer Stadt lagerte, so schlich er sich vielleicht abends heimlich »zum Beten« davon und suchte sich dort einen Bettler. Dem gab er einige Münzen und versprach ihm für den folgenden Tag weitere. Er müsse sich nur auf den Marktplatz setzen und bei seiner Predigt öfter mal rufen: »O Herr, ich glaube Dir.« Sich sodann mit steif gehaltenen Beinen, nur auf die Hände stützend, auf ihn zu bewegen. Nachdem er ihm dann sage: »Steh auf, Dein Glaube hat Dich wieder gehend gemacht«, brauche er nur mit freudigem Erstaunen herumzutanzen und wieder zu verschwinden.

„Na schön, viele Theologieprofessoren stimmen Dir da zu, weil sie meinen, Wunder habe es vor 2000 Jahren ebensowenig wie heute gegeben – aber heute könnte so eine harmlose Schwindelei ja nie mehr passieren", sagst Du.

Aber heute geschieht dies doch jede Minute und tausendmal mehr als früher! Sieh Dir doch nur die ständig neu aufkreuzenden Schlankheitsmittel-Anzeigen an! (→LV 6926ff) Und die Menschen glauben daran! Der Aberglaube an eine Heilung hat sich nur auf die Wissenschaft verschoben. Das Wort allein genügt schon – und alle fallen auf die Knie. Und glauben, was sie behauptet. Gegen jede Vernunft. Oder glaubst Du etwa, die Menschen hätten in dieser Beziehung auch nur einen Deut zugelernt? Wie können Sie auch? In 2000 Jahren ist das Gehirn um keinen Millimeter größer geworden!

Aber warum willst Du es nicht probieren? Wenn Dich ein Handauflegen damit gesund macht, wie schön! Dann brauchst Du Dir die harte UrzeitTherapie doch nicht aufzuerlegen. In England führte man geistiges Heilen als voll anerkannte Therapieform ein.

Wenn Du aber dann nach einiger Zeit merkst, daß Dir auch eine Geistheilung nicht geholfen hat, dann weißt Du - hoffentlich ist es dann nicht zu spät für Dich:
Nur die eigene harte Arbeit an Dir selbst macht Dich stark, lebensfroh und wirklich gesund!

Ich will nicht ignorieren, daß der Glaube an ein Heilmittel, die Heilkraft eines Arztes oder eines Geistheilers bei vielen Menschen als Placebowirkung Krankheitszeichen durch Aufmöbeln der Immunkräfte für eine Weile zum Verschwinden bringen kann. Aber es dauert nicht allzulange und bald hat der Dreck im Körper wieder die Oberhand über die Einbildung im Kopf gewonnen. Wisse:

Nur unter der UrTherapie kannst Du mit einer Heilung von Deiner Krankheit fest rechnen. Damit tritt Dein Optimismus und Deine feste Überzeugung, daß Du wieder gesund wirst, als zusätzlicher Heilfaktor den Urkräften der Natur hinzu.

Als die UrMenschen noch wie halbe Affen auf einer paradiesischen Erde herumliefen, brauchten sie keine Heilmittel. Sie aßen Pflanzen und Früchte, wie es die Schöpfung gebot. Nur keine Pflanze, der wir den Namen Roter Fingerhut gegeben haben. (→Rz 585)

593 Da kam aber irgendein Mediziner auf der Suche nach Heiltricks plötzlich auf die Idee, sich diese mehr als bittere Pflanze hineinzuwürgen - und merkte, wie danach sein Herz stärker schlug. Und schon begann der kleine Gauner, seinen verfetteten und trägen Patienten (die über Herzschmerzen und Beklemmungsgefühle klagten) weiszumachen, er besitze ein geheimes Pflänzlein dagegen. Dieses wachse allerdings nur an einem einzigen, nur ihm bekannten Platz im finstren Forst, und es dürfe auch nur der Wirksamkeit wegen Punkt Mitternacht gepflückt werden. Aber auch nur dann, wenn eine Eule dreimal dabei krächzen würde... Und der damals wie heute nicht minder gläubige Patient nahm voll Zuversicht die als Trünklein zubereitete milde Giftpflanze Digitalis purpurea zu sich. Er durfte weiter träge sein, weil er in der Tat eine »Herzkräftigung« zufolge des verstärkten Herzklopfens zu verspüren meinte. Mit der Zeit wurde das dann zum »Heilmittel« erklärt. Leicht giftige Pflänzlein wurden zerrieben, dann gepulvert, in Alkohol aufgelöst, schließlich in bunten Pillen, sodann in Ampullen gereicht und letztlich wurden dann deren Wirkstoffe chemisch zubereitet.

»Woher aber der verstärkte Herzschlag?«

Weil unser Körper am besten weiß, was mit Gift zu geschehen hat: Er sucht durch eine verstärkte Herztätigkeit - und einen damit beschleunigten Durchlauf des Blutes durch Leber und Nieren das Gift schnellstens wieder aus dem Körper zu schaffen. Seine Weisheit ist grandios!

Der Weg zur Wahrheit ist nicht deshalb ein Irrweg, weil er nur von wenigen begangen wird und steinig ist.

Der Trick hatte bis heute Erfolg: Der Arzt gewann einen gläubigen Patienten, dem er auf Jahre hinaus »Herzheilmittel« verschreiben konnte. „Ohne meine Herzmedikamente könnte ich nicht mehr leben!" So hast Du es doch sicher schon oft gehört. Süchtig haben sie den Schlucker gemacht! Und anschließend, wenn dessen Leber und Nieren wegen des vielen zu verarbeitenden Giftes zu streiken begannen, konnte er weiter Gifte, die diesmal die Niere und Leber »stärkten«, verschreiben...

594 **Ärzte sind die Wucherer in den Tempeln angeblichen Heils: Sie helfen Dir, wie dem Schuldner, vielleicht kurzfristig mit ihren Giften aus einer Not, verstricken Dich aber immer tiefer ins dichte Schuldnernetz: das heißt in die Abhängigkeit zu ihnen. Durch stetig neues Verschaffen körperlicher Schäden mittels angeblicher »Heilmittel«.**

595 »Aber seit Jahrtausenden werden uns doch wertvolle Kräuterrezepte von den Ahnen überliefert. Und seitdem die Kunst des Buchdruckens erfunden ist, wurden sie immer wieder gedruckt. Außer der Bibel ist, glaube ich, nichts so oft gedruckt und gelesen worden wie die Kräuterheilbücher. Und selbst heute, in unserer modernen Zeit, wurde das Buch «Gesundheit aus der Apotheke Gottes» millionenfach verkauft. Wie erklärst Du Dir dies, wenn das alles nicht wirklich helfen würde?«

Ganz einfach! »Naturheilmittel« machten und machen es den Menschen genau so bequem wie der Chemiedreck des Mediziners. Dessen Verschreibungen man aber immer weniger folgen mag. Es ist doch höchst angenehm, ein Täßlein (des z. Zt. so en vogue befindlichen) grünen Tees gemütlich abends im Fernsehsessel zu schlürfen. Und sich glauben zu machen, so eine Krankheit loszuwerden oder was Gutes für sich zu tun.

»Na schön, wenn Kräuter als Tee auch nutzlos sein mögen - schaden tun sie wohl auf keinen Fall.« 596
Die gekochten Pflanzenreste schädigen Dich wohl weniger. Aber nur, falls der Extrakt nicht zu stark ist, wie beim Sennesblättertee, der neben Darmentzündungen auch noch Knochenschwund und Herzschäden verursachen kann, während Huflattichtee halb so gefährlich ist, wie man ihm nachsagte. Aber: Das heiße Wasser tut Dir mit Sicherheit nicht gut! Denn das ist Dein Körper von der Urzeit her nicht gewohnt.
»Sogar einfaches heißes Wasser soll mir schaden? Das sei der Körper nicht gewöhnt! Was ist das für eine Erklärung für einen aufgeklärten Menschen?« schüttelst Du den Kopf.
Die einfachste und verständlichste. Und damit die der Wahrheit am nächsten stehende.[6312] Die es Dir erspart, Dich mit dem (sich alle paar Jahre als fehlerhaft erweisenden „Erkenntnissen" der Wissenschaft zu befassen. Was Dich jedem Eierkopf überlegen macht. Der Dir zum Thema „heißes Wasser" sagen müßte:
Es werden Unmengen empfindlicher Verdauungsbakterien abgetötet, wenn Heißes in den Magen gelangt. Und Massen weißer Blutkörperchen strömen zusätzlich sofort schützenwollend an die Darmwände. Wach auf! Lies nicht einfach darüber weg: Die Verdauungsvorgänge in Deinem Körper laufen bereits falsch ab, wenn Du nur schon etwas Warmes ißt oder trinkst!
Und warum wohl eilen die weißen Blutkörperchen besonders schnell an die Darmwände, wenn dort eine Fleischmahlzeit ankommt? Wenn Du mich bisher aufmerksam gelesen hast, dann erkennst Du: weil dort die Alarmglocken schrillen! Weil dort die roten Lämpchen aufleuchten: Fremdeiweiß!
Die Darmwandzelle meldet sofort der Blutabwehrzelle: Gefahr! Komm! Leider leuchtet es nicht sichtbar vor Deinem Mund auf - aber spätestens im Magen und Darm erkennt der Organismus bei all dem Fabrikationsdreck, den Du in Dich schlauchst, wie bei einer Implantation, daß nicht urzeitgewohnte, sondern nur schädigende Stoffe in ihn gelangt sind. Gegen die er dann seine Abwehrbataillone einsetzt. Und das sind die weißen Blutkörperchen. (Ein Arzt verordnete seinerzeit ganz heißes Essen als Heilmittel gegen Krankheit.[9984] Du erkennst wieder, wie recht ich damit habe, Dich das Gegenteil tun zu lassen, was die Krankmachungsgilde Dir rät.)
Die Müdigkeit und Schlappheit, die Dich jedesmal nach einem warmen Essen überfällt - sie zeigt nichts anderes, als daß hier bereits ein kleiner krankhafter Prozeß abläuft. Am hellichten Tage überfällt Dich nämlich sonst nie diese bleierne Müdigkeit ohne vorhergegangene körperliche Anstrengung. Das ist ein völlig unnatürlicher Vorgang. Das wäre für viele Tiere verhängnisvoll (und für Urzeitmenschen schlimm gewesen), die ständig wach und auf dem Kien sein mußten.
»Und Du glaubst auch nicht, daß zum Beispiel Kamillentee entzündungshemmend wirkt?« 597
Das kann schon sein. Wenn's so ist, dann stellt es einen großartigen Beweis für die unglaublichen Kräfte der Natur dar, daß selbst im ausgekochten Wasser vertrockneter Pflanzen noch gesundmachende Kräfte wirksam sind. Falls es denn zutrifft: Wieviel Gesundungskräfte mag dann aber erst die lebende, in vollem Saft stehende Pflanze für Dich besitzen!
»Ein, zwei Täßchen schwarzen Tee am Abend, mein Gott, was soll das schon bedeuten!« sagst Du leichthin, »so heiß trinke ich den gar nicht...«
Immerhin enthält der Tee Tannin. Und dieses Tannin blockiert die Fähigkeit des Körpers, Eisen aufzunehmen. Was sich gerade für die gerne teetrinkenden Frauen böse auswirkt.[6308]
»Aber sicher ist es doch gut, viel zu trinken, um die Nieren zur Tätigkeit anzuregen, damit sie die Giftstoffe besser ausscheiden können - so sagen jedenfalls übereinstimmend alle Ärzte«, meinst Du.
Was für ein Unsinn! Was Dir der Arzt da rät, heißt nichts anderes, als noch mehr Kalk des Leitungswassers, der im Tee, in der Limonade, im Bier, in der Cola oder im Kaffee steckt, in den Körper zu bringen.
»Aber die Nieren sollten sich entwässern! Du hältst ja überall das Gegenteil von dem für richtig, was Ärzte raten. Das kann ja wohl doch nicht immer stimmen«
Menschenskind! Hast Du es denn immer noch nicht begriffen: Ich bin freier Schriftsteller und Gesundheitsreformer mit über 40- jährigem praktischen Studium der Gesundheit...! Ich brauche keine Rücksicht auf irgendeine Standesorganisation zu nehmen, von der meine Existenz abhängig ist. Ich

will Dich gesundmachen und -halten. Der Arzt will Dich krankhalten. Natürlich ist ihm das meist selbst nicht im geringsten bewußt. Die Schulmedizin, das Antiheilsystem Allopathie, ist derartig raffiniert von ein paar Weitsichtigen eingefädelt, daß die meisten ihrer Vertreter es nicht einmal merken oder wahrhaben wollen: Nämlich, daß sie, auf Dauer gesehen, Menschen mit ihrer Behandlung immer kränker machen. Weshalb das Gegenteil ihrer Lehren zu tun ich Dir besten Gewissens empfehlen kann. Also: überhaupt nicht trinken! Besonders bei Nieren- und Blasenleiden nicht! Doch wenn die Naturheilärzte schon annehmen, daß mittels viel Tee und noch mehr Aberglaube so ein Gesundungsvorgang einzuleiten wäre, dann aber nur mit *unschädlichem* Wasser.

Mit dem Wasser also, was die Natur für den Körper vorgesehen hat: dem kalkfreien, naturdestillierten Wasser, das nur in den Pflanzen und Früchten enthalten ist. Bedenke: Die Nieren und der Körper haben Millionen Jahre lang so gut wie nie irgendwelche Getränke pur zugeführt bekommen - das kann ihnen also, grundsätzlich betrachtet, nicht guttun.

598 **Denke im Sinne der UrzeitTherapie! Laß Dir nur von der Natur sagen, was richtig ist. Alles, wirklich restlos alles kannst Du vergessen, was Dir ein schulmedizinisch verbildeter Arzt erzählt.**

Wie kann Dir überhaupt ein Fremder sagen, was Dir fehlt! Der sitzt doch nicht in Dir! Nur Du spürst das doch. Nur Du weißt es also!

Plinius der Ältere sagte z.B. den Römern, daß in Wein gekochter Kälbermist gut gegen Blähungen sei - und alle tranken nun dieses Gesöff, weil er ein berühmter Autor, Arzt und auch noch Admiral war. Später griff der Leibarzt von Papst Pius XII das Rezept auf und flößte letzterem - der stärkeren Wirkung willen - Kuhmist mit heißem Tokaier ein. Doch diesmal als Heilmittel gegen den Krebs![0550] Nehmen wir aber noch die Melisse. Der römische Arzt Secundus empfahl sie eingebildeten Kranken oder Überspannten. Hundert Jahre später diente sie dem griechischen Arzt Dioskurides als Heilmittel gegen Ruhr, Magenleiden und Zahnweh. Im sechzehnten Jahrhundert wurde sie gegen Halsschmerzen, Niedergeschlagenheit und Gliederschmerzen angewandt. Dann diente sie als Heilmittel gegen Erkältungskrankheiten, Altersbeschwerden, Unwohlsein und, und, und. Heute ist sie mit 79%igem Alkoholanteil zu einem heimlichen Schnaps für ältere Damen geworden. Erkenne den Wandel: Früher noch ein Pflanzenextrakt, ist heute Melissengeist bereits eine kleine, zum Glück harmlose, weil nur in kleinen Mengen geschluckte Droge.[3495]

599 Glaub mir: Wenn erst heute der Alkohol erfunden worden wäre - man hätte ihn als gefährliches Rausch- und Suchtmittel verboten wie Heroin und Kokain. Und in der Tat: Er ist noch gefährlicher und verheerender als die beiden letztgenannten Drogen.[5400ff, 6307] Durch Heroin sterben jährlich ein paar Tausend. Und das sind Primitivleute, um die es uns nicht leid tun sollte. Es gibt wahrhaftig liebere und wertvollere Menschen - die wir Reichen aber verhungern lassen. Während die Medien diesen Primitivdenkern auch noch ihre Spalten öffnen. Und gewisse Länder ihnen das Gift auch noch kostenlos verfügbar machen... [9978] Am Alkohol leiden Abermillionen und mit ihnen die unschuldigen Partner und Kinder.

»Aber die moderne Pharmaforschung hat eindeutig festgestellt, daß der Melisse entzündungshemmende, antibakterielle und antiallergische Eigenschaften zukommen!«

Das glaub' ich auch...

Schließlich ist sie eine der vielen Pflanzen im Gesamtkonzept der Natur, die alle ihren Teil dazu beitragen, den Körper des Menschen gesund zu erhalten.

Merke: Wildpflanzen besitzen die gleichen Gewebe wie wir. Nimmt man die Zellulose weg, bleibt wie bei uns das Protoplasma. Gleichwohl können z.B. die antiallergischen Eigenschaften nicht *wirken*, weil nicht mehr als nur ein Hauch von ihnen in nahezu 80prozentigem Alkohol überstehen kann. Lerne hier, wie geschickt man Dich auch hier verarscht: Diese Pflanze besitzt all diese herrlichen Stoffe und Eigenschaften! Die Aussage ist richtig. Daß die Eigenschaften aber nicht wirken, weil das Gift Alkohol sie abtötet, das muß man Dir ja nicht verraten! Warum soll man Dir auch auf die Nase binden, daß die nur in einer lebenden, frischen Pflanze ihre Wirksamkeit entfalten...?

5.11 Rohes Sauerkraut soll ungesund sein?

»Könntest Du den Begriff der UrzeitKost nicht noch etwas erweitern? Dann wäre ich wenigstens ab und zu mal in der Lage, das gesunde Sauerkraut zu essen. Denn das gab's ja in der Urzeit nicht.«

> Merke Dir für die kommenden Vorschläge
> Der Verfasser ist kein Gefolgsleute suchender Sektenführer. Er will Dich nicht davon abhalten, so zu leben, wie es Dir gefällt. Er möchte Dich nur zum Nachdenken bringen, ob ein problemloseres Leben Dir nicht besser gefallen würde.

Es mag ja sein, daß Vitamine des Weißkohls darin überleben und das Kraut - wie heißt es doch so sehr uns beeindruckend »wissenschaftlich« bei den Ernährungsforschern - aus ernährungsphysiologischen Gründen für höchstwertig erklärt werden kann. Doch tatsächlich ist Sauerkraut wegen des starken Salzgehaltes mehr schädigend als dem Körper zuträglich.

Einfacher kannst Du Dir das klarmachen, wenn Du Dir sagst: Diese Nahrung ist verfälscht, sie ist keine Urzeitnahrung mehr! Merke: Alles Konservierte ist unnatürlich, ob in Fässern, Büchsen, Flaschen oder auf Eis.[6414]

»Sauerkraut soll aber so gut gegen Darmkrebs sein, sagt da eine Studie aus...«

Falls Du größere Mengen davon ißt, werden Dir die vielen Trillionen abgestorbenen Milchsäurebakterien darin aber auch eine Unmenge an Blähungen bringen. Dann kriegst Du vielleicht keinen Darmkrebs - wirst aber vielleicht sehr unter Einsamkeit leiden... Und tote Bakterien in diesem Übermaß zu essen, hm... ich weiß nicht...

»Sag mal - wenn die Urzeitmenschen keine Gefäße besaßen - da konnten die sich ja auch nichts kochen! Nun geht mir zum erstenmal auf, was das für mich bedeutet. Heißt das wirklich...?«[6232]
Ja - genau das heißt das!

»Niemals? Nicht ein einziges Mal am Tag? Das kann doch nicht Dein Ernst sein. Nie, nie, nie? Nie mehr kochen? Das halt' ich nicht aus!«
Und ich sage Dir: Du fühlst Dich dabei sauwohl! Und Schopenhauer sagt Dir:
<u>Die größte Torheit ist, seine Gesundheit für einen flüchtigen Genuß aufzuopfern.</u>

Du kannst wirklich nur froh sein, wenn ich Dich hier vom Kochtopf weglotse. Nicht nur Aluminiumtöpfe sind gefährlich![6101] Auch die Edelstahlkochtöpfe geben winzige Nickelspuren ab. Schon geringste Mengen können heftige Allergien und plötzliche Hautauschläge auslösen. So bildet beispielsweise Chromagangeschirr eine oberflächliche Oxidschicht, aus der saure Nahrungsmittel, wie Apfelkompott, lösliches Chrom freisetzen.

Vom Nickel verseucht sind auch kulturell gezüchteter Kakao und Sojabohnen sowie Linsen. Und selbstverständlich alles, was daraus hergestellt wird, einschließlich der Schokolade...

Du siehst, die UrMethodik tut gut daran, viele Kulturpflanzen aus dem Ernährungsplan zu streichen. Was meinst Du, was noch alles an nicht entdeckten Giften darin enthalten ist! Was erst in zig Jahren herauskommt!

Überleg mal, wieviel Zeit Du als Mutter für Deine Kinder gewinnst, wenn Du nicht mehr kochen, backen und braten mußt! Letzteres ist Deiner Gesundheit noch abträglicher als das Kochen: Weil dabei einfach wahnsinnig viele krebserzeugende Substanzen entstehen. Und:

Du mußt nicht mehr das Eßgeschirr heiß oder mit tensidhaltigen Spülmitteln spülen, deren Reste in Töpfen, Tassen und Tellern mitverantwortlich für den Herzinfarkt sind.[9760, 9659]

Als alleinstehender Mann mußt Du dich jetzt nicht mehr mit Kochtöpfen und Bratpfannen herumschlagen und eine Frau vermissen. Ohne großen Aufwand kannst Du jetzt einfach drauflos futtern. Möglichst Wildkräuter, biologisch gezogene Früchte, Tomaten, Salate und anderes Grün aus dem Naturladen oder von einem Bio-Bauern. Im Winter Topinambur, Grünkohl und Obst - wobei Du mit Trauben vorsichtig sein solltest, da sie zuviel gespritzt werden. Was man nicht kontrollieren kann, es sei denn, sie stammen aus Deinem eigenen Garten.

602 »Und wie denkst Du Dir das im Winter? Ich frier' mich zu Tode, wenn ich nichts Warmes mehr in den Bauch bekomme«, wendest Du ein.

Aber es ist nicht die Wärme, die dem Körper Energie vermittelt. Wärme geben nur die Kalorien, die sich in der Nahrung befinden und die der Körper »verbrennt«. Ob er die Kalorien warm oder kalt zugeführt bekommt, das spielt nicht die geringste Rolle! Es ist nichts als Einbildung zu glauben, daß warmes Essen auch wärmen würde.

Sieh doch nur in die Natur: Die Vögel wärmen sich ihr Futter im Winter auch nicht auf!

Trotz Verbots von Gottvater Jupiter brachte Prometheus den Menschen das Feuer. Hätte er seinem Namen doch mehr Ehre gemacht und vorher bedacht, was er damit bei den Menschen für ein Unheil anrichtete! Seit diese das Feuer nutzen, vermögen sie lebendige in tote Krankheitsnahrung umzuwandeln und sich selbst schlimme Leiden und schlimmes Leid zuzufügen...

Bedenke: 449 neue Fremdstoffe entstehen durch das Kochen. Diese hat unser Körper während der Menschwerdung nie kennengelernt. Unsere Gene sind nicht darauf eingestellt, sie richtig zu verarbeiten. Bis jetzt hat man 50 davon näher untersucht. Viele erweisen sich als sauerstoffvernichtend und mutagen. Sie dringen in die lebenswichtigen Vorgänge der Zellen ein und schwächen sie. Diese neuen »Derivate« nennt man übrigens »NCA« (Neue Chemische Arten). [9999d] Ebenfalls geschieht das durch Mikrowellenbestrahlung, die deshalb so gefährlich ist, weil sie sogar die Zellstrukturen verändert. Genauso schlecht ist das Tiefgefrieren und radioaktive Bestrahlen zum Haltbarmachen. Denn die Zellen werden durch die Strahlung oder den Gefrierschock anders als in der Natur vorkommend verformt. Das bringt den Organen, welche diese Nahrung zu verdauen haben, Falschinformationen. Sie erkennen die Nahrung nicht richtig und arbeiten deshalb schlechter als üblich.

»Und wieso behauptet unser Gesundheitsministerium, daß kein Kochverfahren schonender und vitaminerhaltender sei als das Garen im Mikrowellenherd?«

603 Weil die Chemiker in den Überresten der bestrahlten Nahrung auch weiterhin Eiweiß, Kohlenhydrate, Fette und Vitamine finden, die vom Kochvorgang ohne Wasser äußerlich nicht so zerfallen sind. Aber: Sie vermögen mit ihren derzeitigen Mitteln nicht festzustellen, welche <u>Qualität</u> dieselben nach der Bestrahlung noch besitzen. Für die Forscher waren schon immer Eiweiße, Kohlenhydrate, Fette und Vitamine - ob roh oder durch einen Hitzeprozeß gegangen - stets gleich. Nur:

Bei naturbelassenen Lebensstoffen bleiben Menschen und Tiere gesund, bei erhitzten werden sie krank.

Vitamin-Verluste durch Kochen:			
Vitamin A	30-40%	Vitamin B$_1$	80%
Vitamin B	40%	Vitamin B$_2$	75%
Vitamin E	55%	Vitamin B$_{12}$	30%
Vitamin K	5%	Vitamin C	100%

(Quelle: Studie Universität Baltimore)

Maximale Vitaminverluste (in %) bei der haushaltsmäßigen Lebensmittelverarbeitung			
Vitamin A	40	Nicotinamid	70
Carotin	30	Pantothensäure	50
Vitamin D	40	Vitamin B$_6$	50
Vitamin E	55	Biotin	60
Vitamin K	5	Folsäure	100
Vitamin B$_1$	80	Vitamin B$_{12}$	-
Vitamin B$_2$	75	Vitamin C	100

(Quelle: Souci/Fachmann/Kraut, Food Composition and Nutrition Tables)

Unabhängige Forscher [9796] haben inzwischen festgestellt, daß gerade wertvolle Vitamine der B-Gruppe und Folsäure im Mikrowellenherd umfassender zerstört werden als im Kochtopf. Völlig unbekannte Eiweiße entstehen im Mikroherd. In Kartoffeln bilden sich beispielsweise gefährliche Trans-Fettsäuren, und beim Gemüse werden die Zellwände völlig verformt und »plissiert«.

Stoffwechselgifte - sogenannte freie Radikale - bilden sich dabei.[9976] Diese aggressiven Elementarteilchen greifen die Aderwände von innen an, machen sie rauh und rissig. Hier können sich nun Cholesterin und Kalk festsetzen und die Adern verstopfen. Die Folge: Dein Organismus und vor allem Dein Gehirn, bekommen zu wenig Sauerstoff.

Mikrowellen verhindern überdies die so wichtige Kalzium-Verarbeitung, welche die Nerven gesund und funktionstüchtig hält. Zu allem fördert mikrowellenbestrahlte Nahrung auch noch Pilzerkrankungen. Zum Vergleich:
Die Bildschirme der Computer-Geräte strahlen ebenfalls. Das bringt Dir ein: Grauer Star, Gen-Schäden, Blutschäden, Fehl- und Mißgeburten, schlecht verheilende Wunden. Und Du kannst Dich darauf verlassen: Das sind längst nicht alle Schäden, denn das meiste ist nicht erforscht.

Aus den Händen einer profitgierigen Industrie erhältst Du nichts, was Deiner Gesundheit dienen könnte:
Kaufe nichts, wofür Werbung gemacht wird!

Was die in einem Mikrowellenherd zubereitete Nahrung oder die PC-Strahlung wirklich in Dir anrichtet, das erfährst Du vielleicht - wie beim Amalgam in Deinen Zähnen – auch erst in 80 Jahren...

> O daß Du doch heiß oder kalt wärest! So Du aber lau bist, will ich Dich ausspeien aus meinem Munde.
> (Jesus Sirach, aus dem Stamme der Essener)

Damit Du informiert bist: Mit diesen zell- und lebenszerstörenden Mikrowellen werden von den Fabrikanten heute bereits behandelt: Teigwaren, Heilkräuter, Früchtepulver, Trockengemüse in Suppen und Konserven, Brot, Fertigpizza, Fertigkuchen, vorgebackene Brötchen, aufzutauende Saftkonzentrate (was bedeutet, daß Du nicht mal mehr Orangensaft trinken kannst, wenn Du etwas um Deine Gesundheit gibst!), tiefgefrorener Fisch, Fleisch, Obst, in Beutel verpackte Lebensmittel wie Erdnußflips, Chips und Pommes Frites.

5.12 Die große Mär vom Knoblauch: Schwindel, wohin du auch blickst

> Hunde und Katzen sind Säugetiere wie wir. Doch es genügen bereits 5 bis 10 g rohe oder gekochte Zwiebeln, sie zum Erbrechen und zu Durchfällen zu bringen. Es ist auf die Giftwirkung der darin enthaltenen Disulfide zurückzuführen.
> (Bericht der Deutschen Apotheker-Zeitung Nr. 14/1999/54)

> Da laust mich doch der Affe - wie dumm diese Menschheit ist!

> Lassen sich weismachen, daß dieser widerlich stinkende Knoblauch gut für sie wäre! Ich krieg' s nicht runter!

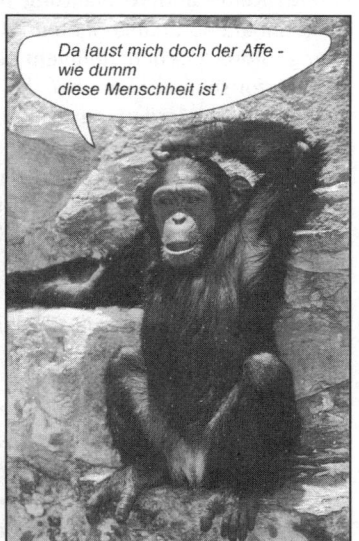

»Was hältst Du denn von natürlichen Heilmitteln? Wie Blütenpollen, Bienenköniginnen-Muttersaft, Algenpillen, Knoblauch-Kapseln?[6231, 6330/3] Meinst du nicht, daß die genügen würden, um gesund zu werden?«

Halt ein! Selbst wenn das meist durch Menschenhände gegangene und nicht mehr lebensfrische Zeug was nutzen sollte: Du kommst damit ja doch nicht um die Urzeiternährungs- und -Lebensweise herum. Wie will es denn verwertet werden - selbst wenn es sich um natürliche Mittel handelt - wenn Dein Körperofen keinen Zug bekommt? Weil er verstopft ist! Voll von nicht ausscheidbaren Abfallstoffen des Fleisches von Großtieren, voll von all den Ablagerungen, welche Chemieprodukte, Farbstoffe, Konservierungsmittel, Zucker, Medikamente usw. in Dir hinterlassen haben. Voll von all den nur schwer ausscheidbaren Giftstoffen aus verbranntem Kaffee, verbackenem Brot, gesiedetem Öl usw. Und wie soll dieser zugestopfte, vergiftete Körper etwas Gutes richtig verarbeiten, wenn er faul und träge gehalten wird? Willst Du mir mal erklären, was da ein bißchen Extrakt aus Knoblauch mehr bewirken soll, als die Taschen der ihn herstellenden Fabrikanten zu füllen.
Ich frage mich, ob Urzeitmenschen jemals in eine Knoblauchknolle oder Zwiebel hineingebissen hätten, wenn es dieses Kulturgewächs zu deren Zeit gegeben hätte! Beim ersten Biß wären die vielleicht für immer dagegen gefeit gewesen, denke ich.
Nun komm mir nicht mit den alten Bulgaren, die dank ihres Knoblauchessens 100 Jahre alt geworden sein sollen. Oder denkst Du vielleicht, bei den Knoblauchpillenfabrikanten bestünde ein Inter-

405

esse daran, die Geburtenregister nachzuprüfen? In der Tat: Wenn ich daran denke, wie Senföl unsere Oberhaut röten und sogar verbrennen kann, dann ist mir nicht ganz wohl bei dem Gedanken, wie die inneren noch empfindlicheren Schleimhäute auf Knoblauch reagieren.

Die Hauptwirkstoffe im Knoblauch sind Senföl und Allicin, wobei letzteres durch ein Lyase-Enzym in Alliin umgewandelt wird, was (in der Werbung stets positiv angepriesen) bakterienvernichtend wirken soll.[6806]

Der Körper benötigt aber nun mal - besonders für seine Darmflora - genügend Bakterien. Die Nahrung hat den Zweck, ihm diese zuzuführen, aber nicht (da es keine krankmachenden gibt), sie zu vernichten. Wenn es denn überhaupt stimmt, was so alles in den Reagenzgläsern ermittelt wird...

»Knoblauch soll ja so viele Nährstoffe enthalten, daß ich ein ganzes Jahr lang allein davon leben könnte!« sagst Du.

Dann hättest Du zum Alleinleben auch allen Grund! Keine andere Nahrung führt doch zu solch anhaltend unangenehmem Geruch.

»Wie erklärst Du Dir denn, daß sich die Giftstoffe der Schlechtkost bei uns z.B in den Adern oder Gelenken ablagern?« fragst Du.

Ganz einfach: Unser Körper ist nur auf das Ausscheiden ihm bekannter Stoffe programmiert. Plötzlich auftauchende Fremdstoffe - wie die durch den Kochvorgang chemisch veränderte Nahrung oder Medikamente - verunsichern ihn. In seiner Verwirrung lagert er sie deshalb einfach ab. Oder schafft sich nicht dafür vorgesehene Pforten: in der Haut durch Pickel, Pocken, Furunkel, in den Beinen durch offene Stellen, in den Ohren durch Eiterabfluß, in den Nieren durch Steinbildung und, und, und.

Drängt dieser Geruch vielleicht deshalb so sehr nach außen, weil sich der Körper der Stoffe Allicin und Senföl schnellstens über die Haut zu entledigen trachtet? Weil sie eine Art Gift für ihn sind, welches seine Verdauung irritiert und durcheinanderbringt? Was auch für Zwiebeln und das gepriesene Fischöl gelten könnte. Und warum tränen Dir die Augen beim Zerkleinern einer Zwiebel? Ist das etwa ein Zeichen dafür, daß Dein Körper mit dieser Art Nahrung nicht einverstanden ist? O Gott, sei nicht so schwerfällig darin, die Dir durch Werbung eingebläuten Vorurteile endlich abzulegen. Trotzdem hab' ich nichts dagegen, wenn Du dir über Deine Urzeit-Wildsalate etwas Knoblauch oder Zwiebel schneidest. Ich seh' das nicht so kleinlich - wenn's nur grundsätzlich bei Dir mit dem rohen Essen stimmt.

Ich muß Dir das Grundsätzliche gleichwohl verkasematucken, damit Du natürlich zu denken lernst.

606 »Aber die zweifelsfrei festgestellte blutdrucksenkende Wirkung des Knoblauchs!« wendest Du ein.

Eben daran erkennst Du doch dessen unnatürliche, halbgiftige Wirkung! Erinnere Dich, was ich Dir über das Beeinflussen des Blutdrucks sagte. Wenn Du *natürlich* ißt, hast Du eine Blutdrucksenkung nicht nötig, weil Du erst gar keinen hohen Blutdruck bekommst! (→Rz.113)
Und außerdem senkt jeder andere Bestandteil der UrNahrung hohen Blutdruck, falls der für Dich zu hoch sein sollte, bringt aber darüber hinaus auch das übrige krankhafte Geschehen in Deinem Körper in Ordnung. Während das alleinige Blutdrucksenken dagegen sogar höchst gefährlich ist!

Knoblauch wurde früher hauptsächlich als Abschreckmittel benutzt, um Vampire fernzuhalten. Später sollte er, drei Stück um den Fuß gebunden, vor den Kuhpocken schützen. Dann sah man ihn als gut dafür an, einen Bandwurm zu vertreiben. Verständlicher war schon das Anwenden im ersten Weltkrieg als Antiseptikum. In der Tat besitzt er starke antibakterielle Eigenschaften. Aber wir, die wir uns auf dem Weg zu gesundem Menschenverstand und UrMethodik befinden, wollen uns die Bakterien ja erhalten. Denn wer wird sonst die in uns täglich absterbenden Millionen von Körperzellen abbauen und deren Schlacken aus unserem Inneren wegschaffen?

»Aber Knoblauch wirkt erwiesenermaßen auch entzündungshemmend.«

Entzündung bewirkt mehr oder weniger Fieber. Und diesen Effekt Deines Körpers zu unterdrücken, schadet mehr als es guttut. Ein einzelnes Lebensmittel gegen Krankheit einzusetzen, das heißt allophatisch denken! Und damit widernatürlich, mithin schulmedizinisch handeln. Den Behandlungsgrundsätzen der Klassischen Naturheilkunde darf man nie untreu werden!

607 »Und wieso senkt Knoblauch den Cholesterinspiegel bei Versuchspersonen, wenn er zusammen mit Butter gegessen wird? So ermittelte es einer der letzten Forschungsberichte.«

Überschüssiges Cholesterin befindet sich im Blut, wenn viel Fett verzehrt wird. **Wie soll das Fett denn plötzlich verschwinden, wenn Du zusätzlich Knoblauch ißt und sonst fleißig ungesunde Lipide zu Dir nimmst? Glaubst Du an Wunder? Nein - aber Du läßt sie Dir weismachen.**

Fall doch nicht auf solche Behauptungen herein. Besonders wenn Du erkennst, daß die Dich krankhaltenden Mediziner plötzlich ebenfalls für Knoblauch eintreten. Das Fett bleibt natürlich weiter im Körper der Versuchspersonen. Nur - es befindet sich nicht mehr im Blut, wo es die Forscher suchen, um ihre Werte daraus zu gewinnen. Es befindet sich nun im Körpergewebe: Warum? Das Allicin im Knoblauch hat die Zellen dafür durchlässiger gemacht!

Wann entschließt Du Dich endlich, Deinem gesunden Menschenverstand und der Natur mehr zu glauben als der von Irrtum zu Irrtum drängenden Wissenschaft?[9032] Wir sind bereits im 5. Kapitel!

Knoblauch wirkt doch nicht!
Knoblauchpräparate wirken doch nicht cholesterinsenkend, haben Forscher der Bonner Uni-Klinik herausgefunden. Patienten, die einen hohen Cholesteringehalt im Blut haben, sollten sich nicht in falscher Sicherheit wiegen, warnen die Experten. (Express, 18.6.98)

Zudem solltest Du ja auch deshalb keinen natürlichen Knoblauch zu Dir nehmen, so bestätigen es die klugen Professoren in ihren mit Zigtausenden von den Knoblauchpillendrehern bezahlten Gutachten, weil die Natur nicht zuverlässig sei! (Überleg Dir nur mal diese Blasphemie und Hybris, wenn wir wie gewohnt Gott und Natur als sein Werk gleichsetzen: Gott sei nicht zuverlässig!) Die »wertvollen Inhaltsstoffe« des Knoblauchs schwankten darin zu sehr. Weshalb sie ihren Gläubigen nur die standardisierten Präparate in Kapseln und Pillen zum Kauf empfehlen... Nur wird vergessen zu erwähnen, daß dazu auch standardisierte Patienten nötig wären... Doch in Kapseln verbrachter Knoblauch wird alt - und Du sollst als Kranker nur lebensfrische Lebensmittel nehmen. Wenn Öl alt wird, schmeckt's außerdem ranzig, bedarf also chemischer Konservierungsmittel... Was wiederum heißt: In den Knoblauchpillen steckt wieder das Gift der Chemie - und Du schluckst es! Wenn ich Dich schon vom Knoblauchfimmel nicht abbringen kann, so iß ihn wenigstens frisch.

Die Werbung für die Knoblauchkapseln weist neuerdings auf »Risiken und Nebenwirkungen« hin, zu denen Ärzte und Apotheker zu befragen seien... Wenn die Ärzte jetzt Knoblauch verordnen, dann versuchen sie, das reine Naturheilverfahren mit ihren allopathischen Mätzchen zu verseuchen - nur, um Dich beim für sie so ertragreichen und bequemen Heilmittel-Denken zu halten.

»Soll ich mich da nicht lieber an den milder schmeckenden und sanfter riechenden Bärlauch halten, der ab Anfang April bis Mitte Mai bei uns an vielen Plätzen den Boden der Laubwälder bedeckt? Wenn ich davon gegessen habe, muß keiner vor mir weglaufen. Außerdem: Bärlauch hat 20 mal soviel cholesterinregulierendes Adenosin wie Knoblauch.«

Wenn Du ihn sparsam wie ein Gewürz verwendest, hab' ich nichts dagegen. Bedenke, daß auch der Bärlauch - im Gegensatz zur Knoblauchsranke als Einzelpflanze kaum herunterzubringen ist. Kein Säugetier ißt davon! Kein Reh, kein Wildschwein, kein Hase. Ich habe ihn bei meinen Läufen auch Kühen, Pferden, Ziegen, Schafen und Kaninchen vorgehalten. Nö, kein Maul schnappte zu. Aber zur Knoblauchranke, die ebenfalls nach Knoblauch schmeckt, kannst Du schon eher greifen.

Daß der Knoblauch vor Arteriosklerose, Herzinfarkt, Leberzirrhose, Nierenleiden, Schnupfen, Krebs, Altwerden und Vampiren schützt, das ist umstritten - daß er vor intimen Kontakten zu anderen Mitmenschen schützt - jedoch nicht. Deshalb empfehle ich nur einer durch Untreue gefährdeten Hausfrau tüchtig Knoblauchzehen ins Essen zu schneiden...

Allicin (im Knoblauch befindliches Gift) beeinflußt nicht nur die Bildung des Hormons Thyroxin in der Schilddrüse, es kann auch nach amerikanischen Studien zu Leukämie führen.
(Health Science Newsletter Vol. 1 Nr.: 18/1966)

Nochmals: Es gibt keine speziellen Heilpflanzen oder Heilmittel. Es gibt aber die Gier von Menschen, aus den Leiden ihrer Mitmenschen Profit zu schlagen. Und gerade dies fällt ihnen bei Kranken so leicht: Weil denen in ihrer Verzweiflung und Not das klare Überlegen abhanden gekommen ist wie bei Dir! Und sie deshalb nur zu gerne glauben, was man sie glauben macht.

5.13 Es ist doch alles verseucht!

609 »So, jetzt habe ich mir alles schön brav angehört, was Du mir da mit so viel Elan und Überzeugungskraft vorgetragen hast«, sagst Du. »Aber was nutzt all die gesunde Kost, wenn sie von oben so verseucht wird? Denn aller Dreck, der da heute aus der Luft herabkommt und den Boden vergiftet, dem kannst Du mit Deiner UrzeitKost auch nicht entgehen. Denk nur mal an den radioaktiven Abfall von Tschernobyl. Dem war alles außerhalb der Gewächshäuser Wachsende am stärksten ausgesetzt. Meinst Du, wenn der saure Regen die Bäume kaputtmacht, dann bleiben die niederen Pflanzen von dessen Gift unberührt? Vielleicht fangen die eines Tages ebenfalls an, dahinzusiechen und abzusterben.«

Ja, ja. Ohne große Bedenken kaufst Du in jedem Geschäft Salat und Gemüse. 's liegt ja auch alles so schön sauber und fein dargeboten in den Regalen. Aber direkt aus der Natur etwas zu nehmen, da fürchtest Du wunders, was da dran sein könnte.

Aber Du hast recht, ich entgehe dem Gift nicht, das auch auf die wilden Pflanzen herabsinkt. Aber ich will Dir etwas sagen: Ich entgehe dem Kranksein! Und alle werden trotz dieses sauren Regens gesund, die Wildkost zu sich nehmen und meinen Ratschlägen der Urzeit-Selbstbehandlung voll nachkommen.

Ich meine: Die immense Vitalität der Wildpflanzen besitzt mehr Wert für den Körper, als die (bisher zum Glück nur schwache) Atomstrahlung schaden kann, wenigstens bei uns und solange hier nicht ein zweites Tschernobyl passiert.

Die Tschernobyl-Opfer jedenfalls, die sich nach dem Unglück nur aus Büchsen ernährten, waren später schlechter dran als die Menschen, die bestrahlte Frischkost zu sich nahmen. Denn die Lebenskraft der Frischkost machte den Körper so immunstark, daß er die Strahlung besser überstand.

609 »In Pilzen soll die Speicherung von Radioaktivität nach dem GAU ja besonders stark gewesen sein«, sagst Du.

Mag sein. Aber Pilze sollst Du ja auch nicht zu Dir

> Eine gekochte Mahlzeit schenkt Dir eine Stunde Wohlgefühl im Mund.
> Eine rohe aber den ganzen Tag! Im ganzen Körper! Probier's nur!

nehmen. Außerdem ist festgestellt worden, daß durch Monokultur ausgelaugte, einseitig gedüngte und saure Böden auf die Aufnahme von Nukleiden besonders stark ansprechen. Bodentyp, Mineralhaushalt, pH-Wert und Humusgehalt beeinflussen nachhaltig und maßgeblich das Aufnehmen von Cäsium 137 und Strontium 90. Am geringsten speichern sich diese Stoffe in Wurzeln. Du bist also gut beraten, Topinambur in Deinem Garten zu haben. Oder sie im Naturladen zu kaufen.

Wie das beim nächsten Atom-GAU allerdings ausschaut, das weiß ich nicht zu sagen... Zur Zeit sind jedenfalls wir, die wir UrKost zu uns nehmen, immer noch im großen Vorteil gegenüber den Zivilisationskostessern. Denn diese nehmen ja nicht nur die krankmachende Kochkost und die erbgeschwächten Kulturpflanzen zu sich, sondern die weitaus gefährlicheren Gifte, mit welchen man diese Pflanzen - zusätzlich zu den Schadstoffen aus der Luft! - düngt und spritzt bis zum Gehtnichtmehr. Denn die Kulturböden werden ja nicht das erste Mal gedüngt und mit Giften verseucht, sondern schon über unzählige Jahre hinweg! Seitdem da der erdzerstörende Landwirt mit den Bleischwaden seiner Traktoren zusätzlich seine Felder eingast.

610 Klar, überall spritzt auch das Gift der Flugzeuge auf unsere urzeitliche Nahrung - aber im Verhältnis zu dem, was die Bauern mit ihrem Land anstellen, ist das Wildgrün nicht sonderlich verseucht. Verseucht ist das Fleisch von den Viehzüchtern, die es durch nicht artgerechte Fütterung mit Hormonen und Antibiotika vollpumpen. Verseucht mit Salmonellen sind die Eier durch die Fütterung der Tiere mit widernatürlichem Fischfutter und Schnellmastmitteln. Verseucht ist das Kulturgemüse mit Nitrat, Pflanzengiften und Kunstdünger. Verseucht sind Brot, Gebäck und Kuchen mit über 250 verschiedenen Backhilfsmitteln und Zusatzstoffen. Verseucht sind alle aus einer Fabrik stammenden Nahrungsmittel mit über 2.400 zugelassenen, schlimmsten Gift- und Fremdstoffen. Verseucht ist die landwirtschaftlich bebaute Erde mit Fungiziden, Pestiziden, Herbiziden und, und, und. Und alles steckt in dem, was daraus hervorwächst.

Und gelangt so auch mehr oder weniger stark in die Hirne der dies alles Essenden. Und könnte dort ein schwerfälliges Denken für alles Natürliche in Gang setzen... Glaub mir, Kulturpflanzen bekommen mehr an Giften mit, besonders wenn sie aus dem Treibhaus stammen. Ansonsten: Kopfsalat oder Weißkohl stehen länger auf dem Feld als die meist nur für kurze Zeit aufschießenden Urpflanzen, die deshalb mit viel weniger Luftschadstoffen belastet sind.

Und dann sieh mal in der Wildpflanzen-Aufstellung unter Kapitel 9.81 (→Rz.987) nach, wieviel Vitamine, Mineralien und Faserstoffe Du mehr erhältst als ein Schlechtkostesser![6034] Dein Körper wird deshalb ganz anders mit all den Giften fertig. Die Vitamine C und E hemmen z.B. die Bildung kanzerogener Nitrosamine. Die Vitamine B_1, Cystein, E und C wirken gegen aromatische Kohlenwasserstoffe und Aldehyde. Vitamin C wirkt stark der Vergiftung von Schwermetallen entgegen. Vitamin D und Kalzium wirken gegen Bleivergiftungen. Die vielen Faserstoffe in der Naturnahrung beschleunigen zusätzlich die Darmpassage auf 35 Stunden, die bei Zivilisationskost meist um die 90 Stunden dauert.[6520, 7001] Um wieviel mehr Fäulnisgifte können damit in den Organismus der Schlechtkostesser eindringen! Und:

Wildpflanzen werden nie gedüngt und wachsen stets im Freiland. Deshalb enthalten sie im Gegensatz zu Gemüse kein Nitrat. Im Gegensatz zu Getreide, Gemüse, Fleisch, Milch, Fisch, Konserven und gespritztem Obst enthalten sie auch kaum gefährliches Blei und Cadmium.[7012]

»Ihr seid solche geworden, die Milch benötigen, nicht feste Speise. Denn jeder, der Milch zu sich nimmt, ist unbewandert im Wort der Gerechtigkeit, denn er ist ein Unmündiger. Die feste Speise aber gehört reifen Menschen, denen, die ihr Wahrnehmungsvermögen durch Gebrauch geübt haben zur Unterscheidung [zwischen] Recht und Unrecht.« (Hebräer 5,12)

5.14 Wissenschafts- und Menschengläubigkeit: die selbstbetrügerischste Form von Dummheit [9032, 9402]

Nur in den grünen Blättern und Grünpflanzen ist Chlorophyll, ein Farbstoff mit zahlreichen gesundmachenden Eigenschaften, enthalten. Es fördert die Produktion und Aktivität der roten Blutzellen besser als jede Eisentherapie.[7004] Es normalisiert Atmung und Stoffwechsel des Stickstoffes im Zellgewebe, fördert die Verwertung von Eiweiß, normalisiert den Blutdruck, reduziert den Insulinverbrauch, stärkt den Kreislauf und die Schilddrüsenaktivität und läßt unangenehm riechenden Schweiß, vor allem Mundgeruch, verschwinden. Das Blattgrün stellt den Säure-Basenausgleich nach den Verbrennungsvorgängen im Körper wieder her, schneller und wirkungsvoller als irgendeine andere Maßnahme. Es enthält Magnesium und Eiweiß von extrem hohem biologischen Wert, (um mich einmal der so beeindruckenden wissenschaftlichen Argumentation zu bedienen) gegen das jedes Protein aus Fleisch- und Getreidenahrung verblaßt. Und: Es liefert überdies noch eine große Auswahl von Mineralien und Vitaminen in richtiger, weil natürlicher Zusammensetzung. [6531, 6008, 7013]

»Um Eiweiß von hohem Wert in meinen Körper zu bekommen, kann ich doch viel einfacher Milch trinken! Jeder Ernährungsexperte empfiehlt das!«
Gerade die Empfehlung von sogenannten »Ernährungswissenschaftlern« ist das deutlichste Zeichen dafür, daß die Empfehlung faul, ja oberfaul ist.[6600ff, 9470, 9490f]
Je mehr Dir eine bestimmte Nahrung empfohlen wird, desto mehr Leute verdienen daran: Die Milch empfehlenden Professoren, die Gelder aus Gutachten darüber von den Landwirtschaftlichen

Verbänden erhalten, die Landwirte, die sie herstellen, die Pudding-Joghurtfabrikanten, die sie vermarkten, die Geschäfte, die sie verkaufen, die Werbeagenten, die sie propagieren, die Zeitungen, welche deren Werbung veröffentlichen, die Ärzte, die Dich zufolge Deiner Milchtrinkerei und den dadurch hervorgerufenen Krankheiten wieder behandeln können und Deiner Chipkarte so für immer sicher sind, der Staat, der seine Steuern von allen Umsätzen mitbekommt. Wird Dir irgendwo empfohlen, Wildpflanzen zu essen? Nirgendwo auf dieser Welt - außer von mir. Verdient irgendeiner auch nur einen einzigen Pfennig an Wildpflanzen? Geht Dir nun ein Licht auf?[9425] Glaubst Du, ich als Autor dieses Buches erhalte ein Honorar von Seiten der Nahrungsmittelindustrie?

Und doch gibt es einen, der ganz gewaltig an der UrKost verdient: Du! Weil die Dich nichts zusätzlich kostet! Weil Du Dich durch die reine Natur wieder gesund machen kannst.

Doch nun zur Dich und Deine Kinder krankmachenden Milch.

Kranke sind denen unwichtig
(...), wie eitle Wissenschaftler dieser Disziplin durch Verschleierung und Fehlinformation eigene Theorien stützen und Konkurrenten austricksen. Alle sind von dem Gedanken beseelt, unsterblich zu werden.
((DER SPIEGEL Nr. 15/2000)

»Du willst doch nicht behaupten, daß die so kalzium- und eiweißreiche Milch ungesund sein könnte«, rufst Du.

Lieber Leser! Du sitzt hier vor dem ersten, bis ins letzte durchdachten und Dir die reine Wahrheit bietenden Gesundheitsbuch! Und nicht vor der Milch-Fernseh-Werbung der Industrie und Landwirtschaftsgenossenschaften:

Die Natur hat Milch nur für Kinder bis zu ihrer Zahnreife - für höchstens anderthalb Jahre also - als richtige Nahrung vorgesehen. Weil bis dahin die Mutter das Kind auf feste Nahrung umgestellt haben soll. So jedenfalls halten es die für uns vorbildhaften Affenmenschen. Erwachsene Urzeitmenschen kannten wie sie keine Milch. Jede Büffel- oder Auerochsenkuh hätte einem Urzeitmenschen einen gehörigen Tritt verpaßt, würde er auch nur den Versuch unternommen haben, an ihre Zitzen zu gelangen. Und Haustiere gab es zu dieser Zeit ja noch nicht.

Ja, ja, ich weiß, solche einfachen Begründungen sind Dir zu dumm, Du willst es wissenschaftlicher ausgedrückt haben. Aber es ist auch Sinn dieses Buches, Dich zu solch frappierend einfachen Folgerungen zu führen. Weil sie Dich fähig machen, die scheinbar unwiderlegbaren wissenschaftlichen Begründungen aus den Angeln zu heben, mit denen man Dich heute ständig für dumm verkaufen will. Der erwachsene menschliche Körper produziert zur Verdauung von Milch und Milchzucker zu wenig Renin und Laktase - deshalb verdauen viele sie auch so schlecht![8237]

Und nun sieh mal, wie wundersam klug das alles durch die Natur eingerichtet wurde: Milch, die man als Erwachsener trinkt, wirkt säurebildend und damit schädlich! Als Baby getrunken wirkt sie aber basisch! Und damit lebenskräftigend.

Warum? Nur mit dem Enzym Laktase können wir die Milch korrekt verdauen. [6341, 6521, 6130, 6212] Nach dem 3. Lebensjahr verschwinden die beiden Enzyme Lab und Laktase. Nur der Säugling besitzt sie. Lab braucht man, neben anderen Aufgaben, um Kasein in Aminosäuren und Kalzium aufzuspalten. Mangel an Lab bedeutet: Die Milch im Verdauungstrakt verfault. Mangel an Laktase bedeutet: Der Milchzucker verändert das natürliche Darmmilieu: statt zu milchsaurer Gärung kommt es zur alkoholischen Gärung und zu einer bakteriellen Fehlbesiedelung (einer Dysbiose) mit dem Fehlen der Lactobazillen. Der Endeffekt sind faulende, gärende Reste im Darm. Na, wie riecht's denn bei Dir, wenn Du als Milchtrinker vom WC-Sitz hochsteigst?

»Warum sterben die Enzyme, die Milch abbauen, nach dem Säuglingsalter plötzlich im Körper ab?«

Das sollte Dir doch klar sein: Diese Enzyme sind von der Natur aus in dieser Weise vorprogrammiert. Weil Jahrmillionen lang kein dem Babyalter entwachsenes Kind Milch getrunken hat. Daß sich der Mensch gegen den Willen der Natur Haustiere schuf und vor vielleicht 2.000 Jahren in Europa und im vorderen Afrika Milch zu trinken begann, konnte diese Enzyme nicht mehr veranlassen, sich bei der gesamten Menschheit neu zu bilden.

Die Südost-Asiaten weisen noch heute ein Glas Milch entsetzt zurück, so als würdest Du ihnen ein Glas Kuhspeichel anbieten. Ein großer Unterschied besteht ja tatsächlich auch nicht dazwischen...

Warum die Milch derart von den Ernährungsphysiologen und Professoren der Ernährungswissenschaft empfohlen wird, hat schon seinen Grund.[6118] Du weißt auch, welchen. Die Überproduktion an Milch, Butter, Käse will verkauft sein. Etwas Schlechtes verkauft sich aber schlecht. Also macht man es zu etwas Gutem. Ist doch so einfach. Doch sehen wir uns weiter genauer an, was das Gute an der »guten Milch« sein soll:
Die Milch muß wegen der fehlenden Laktase zuerst im Magen durch die Magensäure zersetzt werden. Dabei wird Phosphorsäure frei. Letztere reißt die aus der Milch frei gewordenen Kalkstoffe an sich und verbindet sich mit dem Milcheiweiß im Magen zu phosphorsaurem Kalkeiweiß. Dieser schwer lösliche Käsestoff kann vom Magensaft nicht mehr vorverdaut werden, sondern nur noch im Darm verfaulen. (Einer der Hauptgründe für die Neurodermitis der Kinder und Krankheiten der Erwachsenen, vor allem die der Verstopfung.)

»Immerhin ist die Milch ein reines Naturprodukt!« sagt Du.

Immerhin sind die Weiden für die Kühe mit viel zu viel Jauche und Chemiekalien, entsetzlich überdüngert. Nach einem Bericht der Deutschen Forschungsgemeinschaft befinden sich allein 0,2 bis 0,64 ppm chlorierte Kohlenwasserstoffe in der Milch, die Schäden des zentralen und peripheren Nervensystems hervorrufen und damit eine neuro-hormonelle Basis für die Tumorentstehung schaffen können.

> **Die Naturwissenschaftler** (sie haben mit Natur so wenig zu tun, wie ein Mediziner mit einem ehrlichen Menschen) wollen sich unbedingt eine Welt von Zahlen schaffen. In der dann ihre Dogmen und Beweise als gesichert gelten. Da ihr Tun aber nur Menschenwerk darstellte, haben sie nach einiger Zeit stets ihre „sicheren Zahlen" widerrufen müssen. [614]

Die entsetzlichen Auswirkungen des völlig artwidrigen Futters (an die nur mit ihrem Widerkäuermagen auf Grünpflanzen eingestellte Kuh) von Fischköpfen und Knochenmehl (anstelle der zuvor verfütterten Schafskadaver) will ich hier gar nicht erst anführen.

Zusätzlich spritzen die Landwirte Antibiotika und die Tierärzte Hormone, um die ständigen Euterinfektionen niederzudrücken, was allerdings nur halbwegs gelingt, da die Metalle der Melkmaschinen zu immer neuen Entzündungen der Zitzen führen und sich so ständig ein kleiner Strom gelben und grünen Eiters mit in die Milch ergießt.

Die mit Schwermetallen und PCB belastete Milch wird daraufhin mit 90° C Hitze pasteurisiert, unter 250 Bar atmosphärischem Druck homogenisiert oder 20 Minuten lang mit 110 - 140° Hitze sterilisiert. Oder durch Injizierung von überhitztem Wasserdampf als H-Milch in wasserstoffperoxid-sterilisierte Pappkartons abgefüllt.

Durch diese kunstvollen Manipulationen wird das Naturprodukt Milch vollends zu einem Kunst- und Chemieprodukt:[6914f] Das Eiweiß wird in Bruchteile zerlegt und zu Halb-Antigenen verändert, die in Verbindung mit den Chemie- und Schwermetallrückständen zu Voll-Antigenen werden.

Überdies werden die Globuline zerstört, die für den Transport von wasserunlöslichen Stoffen und bestimmten Fetten sowie für den Hormon- und Enzymtransport und die Antikörperbildung im Organismus verantwortlich sind. Auch der Luftsauerstoff, mit dem die Milch ständig in Berührung kommt, trägt zu ihrer Denaturierung bei. Warum? Weil Milch von der weisen Mutter Natur als Absaugprodukt für die Babys und nur für die geschaffen wurde. Damit die Milch *nicht* mit Luft in Berührung kommen und dadurch ihren Wert als ausschließlich für Babys konzipierte Säuglingsnahrung verlieren soll.

»Wissen die Medizinforscher das nicht?«

Vielleicht kennen die Ernährungsprofessoren diese Tatsachen auch, aber denen sind die von ihnen gefertigten, ihnen bestens bezahlten Positivgutachten von der Milchindustrie wichtiger als Deine Knochenstabilität oder die Allergien und vielen andern Hautkrankheiten von inzwischen 30% ihrer Mitbürger... Oder was meinst Du?

Ja - die Ärzte haben recht, wenn sie sagen: Milch besitzt viel Kalzium und die Knochen bestehen zum Großteil daraus.[6342/3, 6105] Nur enden ihre Überlegungen dort. Sie hätten sich zu fragen oder doch wenigstens entsprechende Versuche zu machen (was natürlich äußerst schwierig wäre), ob dieses Kalzium auch tatsächlich vom Körper zum Aufbau von Knochensubstanz verwertet wird. [615]

Doch der kann das gar nicht! Denn dazu fehlt das nötige organische Magnesium in der Milch. Und so setzt sich das für ihn untaugliche Kalzium - wenn auch nur zu einem kleinen Teil, aber immerhin schädigend im ganzen Organismus ab, wie ich Dir später noch genauer erklären werde. Es ist offensichtlich, daß wir das grobstoffliche Kaseinprotein der Kuhmilch nicht richtig aufzunehmen vermögen. Der Beweis, den die milchanpreisenden Professoren nicht anführen: 90% des darin enthaltenen Kalziums findet sich kurze Zeit später wieder im Urin.

»Wofür ist dieses Kalzium gut?« fragst Du.

615 Dafür: Ein kleines Kälbchen ist gezwungen, in kürzester Zeit ein großes Knochengerüst aufzubauen. Es muß sofort stehen können, um den mütterlichen Euter zu erreichen; es muß sofort mit der Mutter laufen können, wenn es in der Wildnis geboren wird.

Das Menschenbaby ist anders codiert: Es muß zuerst sein Gehirn aufbauen, damit sich seine Feinmotorik entwickelt und es klüger als ein Kälbchen wird und einen Wortschatz bilden kann. Es ist kein Zufall: Die Muttermilch enthält zweimal mehr Laktose als die Kuhmilch. Denn nur damit kann nötiges Myelin produziert werden, das die Nervenfasern umschließen soll. Wenn Du Deinem Kind Kuhmilch oder Kuhmilch-Ersatz-Kunstmilchpulver zu trinken gibst, trägst Du viel dazu bei, seine notwendige Entwicklung zu verschlechtern. Willst Du das?

Und noch etwas: In Kuhmilch finden wir zwar bedeutende Mengen Kalzium, doch nicht einmal im Rohzustand vermag sie unseren Bedarf zu stillen, enthält sie doch gleichzeitig den Kalzium-Antagonisten Phosphor - ebenfalls in hohen Dosen. Durch Milchkonsum kann ein Kalzium-Defizit geradezu heraufbeschworen werden.

Würde das Kalzium der Milch der Knochenentkalkung vorbeugen, dürfte es gerade in unserer Wohlstandsgesellschaft, in der (in all ihren Variationen vom Joghurt bis zum edlen Blauschimmelkäse) übermäßig viele Milchprodukte verzehrt werden, keine Knochenbeschwerden geben. Hingegen in asiatischen Länder, wo die Menschen keine oder nur sehr wenig Milch zu sich nehmen, ist Osteoporose ein Fremdwort...

Und was, wenn sich das Kalzium der Milch (das vom Doktor verschriebene) statt in den Zähnen oder in der Wirbelsäule (zum Stopp der Entkalkung) nicht nur in den Adern oder im Gewebe ablagert, sondern auch im Ohr? Und Du wirst dadurch taub oder leidest plötzlich unter ständigen Ohrgeräuschen? Weshalb die Ohrenärzte den meisten Nutzen aus den Milchempfehlungen der sich nie gründlich mit der Materie befaßt habenden Ernährungswissenschaftler gewinnen. Wie sollen sie denn auch an ein fundiertes Wissen dran gekommen sein? Die Ernährungswissenschaft hat sich erst seit 35 Jahren so langsam aus dem Nichts bei uns etabliert. Und die Akademiker, die sich damit so nebenbei ein bißchen befaßten, hatten nur Medizin studiert... Und alle waren sich zu fein dazu, das unglaublich umfangreiche Naturschrifttum aus den USA, der Schweiz und Deutschland durchzuarbeiten. Oder gar dazu ethnokulturelle Vergleiche in Betracht zu ziehen.[6237] Oder die Erkenntnisse daraus gar am eigenen Leib zu testen. Dazu meine ich:

Objektiv und richtig kann nur der über eine gesunde Ernährung urteilen, der alle Formen der Ernährung gründlich studiert und selbst an sich ausprobiert hat.

Bringen wir das Kapitel Milch aber nun zu Ende und alle sogenannten Ernährungsexperten zum Schweigen, denn wenn Du ihnen diese Seiten zu lesen gibst, sind sie baff. Da wissen nichts mehr zu sagen. Denn es ist auch mit der bestechendsten, psychologisch geschulten Mundfertigkeit durch nichts zu widerlegen, daß das Kalzium der meist erhitzten Milch aus seiner organischen Bindung gerissen (60°C genügen) und damit wertlos gemacht ist.[9132] Sagt Dir ein Mediziner etwa weiter, daß in der hitzesterilisierten Milch das darin befindliche Kalzium zusätzlich so stark an das Milcheiweiß gebunden wird, daß es nur zu einem Bruchteil verwertet werden kann? Wenn überhaupt! Wenn wir weiter bedenken, daß der Kalziumstoffwechsel von den D-Hormonen (Calzitriol) reguliert wird, dann müßten die Osteoporose behandelnden Ärzte zuerst einmal dafür sorgen, daß dieses Hormon bei den Kranken genügend vorhanden ist. Prüft das aber einer, bevor er den Rat gibt,

Milch zu trinken oder Käse zu essen? Nein. Denn keiner der Ärzte hat sich je mit Ernährungsfragen befaßt. Da Du aber jetzt weißt, daß der Körper nur D-Hormon produzieren kann, wenn er genügend Vitamin D bildet, wird Dir klar: Osteoporose ist ursächlich keine Kalziummangel-Krankheit, sondern ein Zuwenig-Licht-und-Sonne-Leiden. Denn für Calzitriol verwertbares Vitamin D kann sich nur durch die Lichtbestrahlung Deines Körpers in Dir bilden. Nun weißt Du auch, warum ich Dich draußen in der Natur Deine Wildkräuter selbst suchen lassen möchte...

Natürlich reiben sich die Ärzte alle Hände, wenn Kranke fleißig die von ihnen verordneten Kalziumtabletten schlucken. Denn so können sie demnächst ihre Patienten wegen Bluthochdruck, Arterienverkalkung und all den Folgeerscheinungen behandeln.[6123, 6634]

Wann befreist Du Dich vom Joch der Chemie-Schulmedizin?

Weißt Du überhaupt, was das für ein Zeug ist, das Du da schluckst? Es handelt sich um gemahlenes Knochenmehl von alten, verseuchten Schweinen und kranken Kälbern - voll von den Metallgiften Blei, Quecksilber, Arsen[3603/4, 3780]. Und dann ist da nicht nur Kalzium drin, sondern alle möglichen anderen schädlichen Fremdstoffe. Hier die von Biovit: Säuerungsmittel Citronensäure, Natriumhydrogencarbonat, Calciumcarbonat(19,2%), künstliche Süßstoffe Cyclamat und Saccharin, natürliche Aromastoffe, Farbstoff Riboflavin. (Ökotest 8/1993) [616]

Im unlebendigen Verbund stehend wird Kalzium überdies kaum von den Knochen aufgenommen und lagert sich dort ab, wo es nicht soll: im Blut, wo es, mit Cholesterin und Fett verbunden, die Gefäße immer mehr verengt. In den Augen, wo es sich als Grauer Star ablagert, in den Nieren als Steine. In den Gelenken, wo es sich kristallisiert und Arthrose bringt. In den Geweben, wo es diese verhärten und verspannen kann. Und: Durch das Überangebot - trinkst Du auch noch Milch oder ißt Käse zu den Kalziumtabletten - wird zudem das Aufsaugevermögen der Knochen lahmgelegt. Immer wieder: Das genaue Gegenteil der Ärztemärchen stellt sich als richtig heraus!

Kannst Du auch nicht auf Kaffee (fördert Prostata!) verzichten, dann steigert das Koffein den normalen Kalziumverlust Deiner Knochen ums Doppelte, so daß sie sogar noch schwächer werden. [617]

Ich will Dir hier mal eine wissenschaftliche Untersuchung zur Kenntnis bringen, über die Du nirgendwo etwas lesen kannst, weil sie geschickt unterdrückt wird: Und daß Milch und alle deren Produkte auch für Brustkrebs verantwortlich sein könnte. Danach geben unabhängige Forscher die Schuld an den Herzinfarkten nicht dem Cholesterin oder Nikotin, sondern dem Fett der Milch. Dieses enthält nämlich das Enzym Xanthine Oxidase und hat die Eigenschaft, Arterien zu verstopfen und Brustkrebs zu verursachen. (→LV1236) Und das kommt daher, weil die Milch heute durchweg homogenisiert wird. Dabei wird die Milch in mikroskopisch kleine Kügelchen zerlegt, wodurch es diesem Enzym möglich wird, in die Blutbahn zu gelangen und dort seine verstopfende Wirkung zu entfalten, während es normalerweise von der Magensäure abgebaut wird. [6006] Für Magenempfindliche ist Milch das schlimmste Gift, da sie einen heftigen Säureausstoß bewirkt - aber das merken die nach einiger Zeit wohl selbst. »Und Käse?« [6631]

Käse? Der ist gut für die Ohren! Und zwar deshalb: Wenn Du mal vor lauter Lärm nicht schlafen kannst, dann stopf ihn Dir dort rein. Der drückt Dich nicht und macht den Gehörgang absolut dicht! Außerdem merke Dir: Nicht nur in der Milch, besonders im Käse ist besonders viel Kalzium und jede Menge Phosphor, der die Kalziumaufnahme hemmt!

Eine Studie von achtzehnjähriger Dauer wurde in Australien durchgeführt: Sechzig Kinder amerikanischer Soldaten wuchsen ohne Impfung und Medikamente auf dem Lande auf. Sie wurden rein vegetarisch mit organisch gedüngtem Gemüse und Obst ernährt. Sie erhielten weder Milch, noch Milchprodukte, noch Käse. Sie bekamen nie Fleisch, Fisch oder Eier. Alle Ärzte, denen sie vorgestellt wurden, erklärten, sie hätten noch nie und nirgends gesündere Kinder gesehen.[6402] [618]

Wer vom Ziel nicht weiß

Wer vom Ziel nicht weiß,
kann den Weg nicht haben,
wird im selben Kreis
all sein Leben traben;
kommt am Ende hin,
wo er hingerückt,
hat der Menge Sinn
nur noch mehr zerstückt.

Wer vom Ziel nichts kennt,
kann's doch heut erfahren;
wenn es ihn nur brennt
nach dem Göttlich-Wahren;
wenn in Eitelkeit
er nicht ganz versunken.
Und vom Wein der Zeit
nicht bis oben trunken.

Denn zu fragen ist
nach den stillen Dingen,
und zu wagen ist,
will man Licht erringen;
wer nicht suchen kann,
wie nur je ein Freier,
bleibt im Trugesbann
siebenfacher Schleier

Christian Morgenstern

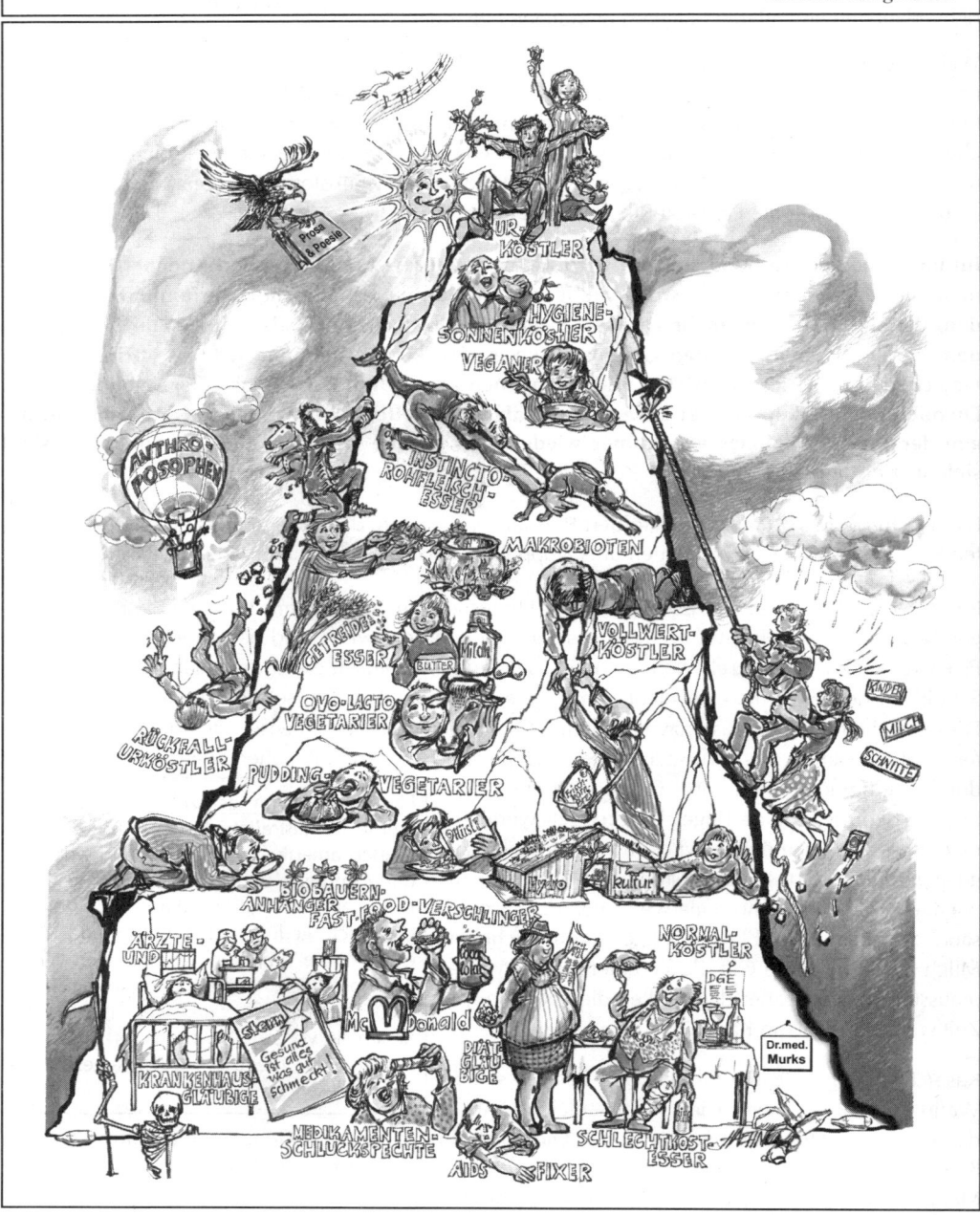

5.2 Die Klugheit hält Dich hoffentlich vom Essen dieses Giftstoffes ab

Was mehr als wichtig für Dich ist: Die Urzeitmenschen kannten kein Salz.
»Weißt Du nicht, wie alt die Lagerstätten schon sind? Die gab es in der Urzeit bestimmt schon! [619] Also ist Salz mit Sicherheit ein urzeitliches Nahrungsmittel.«
Sicher liegt Salz schon seit Urzeiten im Boden. Doch ich bestreite, daß es ein Nahrungsmittel ist. Glaubst Du denn, das hätten die Urzeitmenschen gegessen? Wie sollten sie auch drangekommen sein! So tief wie das unter der Erde versteckt liegt!? - Wenn Du meinst, Salz sei ein Nahrungsmittel, dann iß doch mal einen Teller voll zum Frühstück!
»Weißt Du denn nicht, wie fade alles ohne Salz schmeckt! Ich hab' mal an einem Diätgericht für einen kranken Bekannten probiert - puh!«
Da Du ja nichts mehr zu Dir nimmst, was gekocht ist, verlieren die Speisen der UrzeitKost nichts von ihren vielen Mineralsalzen. Jede Wildpflanze schmeckt anders! Ich erkenne die bekanntesten alle blind an ihrem Eigengeschmack! Das solltest Du auch mal fertigbringen. Weißt Du denn nicht, wie zerstörend sich Salz auf den menschlichen Körper auswirkt?
»Aber der Mensch braucht doch Salz! Täglich mindestens fünf Gramm! Alle diesbezüglichen Veröffentlichungen sind sich da einig!«

> Mir schmeckt koa Fleisch und oa koa Fisch wann's da hat koa Salz auf'm Tisch
> (Spruch aus Bayern)

[620]

Ich esse seit dreißig Jahren kein Salz und erfreue mich bester Gesundheit. Und vor vierzig Jahren war ich vielleicht noch kränker als Du heute. Aber ich habe mich nicht durch Tabletten oder ärztlichen Ratschlag, sondern allein mit Hilfe der urzeitlichen Lebensweise vollkommen gesund gemacht. So gesund, wie Du es jetzt hoffentlich auch bald werden wirst. Vorausgesetzt Du verzichtest erst einmal auf dieses schlimme Gift Salz.[6134, 9615]
»Na, wenn Du 30 Jahre ohne Salz gelebt hast, werde ich's wohl auch überstehen.«[9458]
Übrigens: Wenn kein Salz mehr in Deinem Körper überflüssiges Wasser bilden kann, verlierst Du als Frau auch Deine Orangenhaut. Du hast keine? Fein! Unter der UrMedizin kriegst Du auch keine!
Wenn die Chinesen früher Selbstmord begehen wollten, tranken sie eine halbe Flasche mit in Wasser aufgelöstem Salz. Wenn du Selbstmord in Raten begehen willst, nimmst Du täglich die ärztlicherseits empfohlenen fünf Gramm... Denk dran: immer nur das Gegenteil tun! In unserem Körper und in der Nahrung befinden sich Mineralsalze wie z.B. Natrium-, Kalium-, Kalzium- und Magnesium-Salze. Die toxische Verbindung Natriumchlorid (Natrium + Chlor), meist als Kochsalz, Speisesalz oder Salz bezeichnet, kommt in den Zellen und Körperflüssigkeiten eines Zivilisationskost essenden Menschen in 0,9%iger Lösung vor.[6353, 6349, 6326] In denen der sich mit UrKost Ernährenden dagegen überhaupt nicht! Weißt Du, was das bedeutet? Außerdem behaupte ich: Unser Körper kann den Mineralstoff Natrium nicht aus dem Speisesalz herauslösen. Jedenfalls war dies von der Natur Millionen Jahre lang für ihn nicht vorgesehen. Er versucht daher ständig, den für ihn fremden Stoff Salz loszuwerden. Über die Nieren gelingt ihm das nur sehr schwer. Und so lagert es sich im Gewebe und in den Körpersäften ab und fordert ständig Wasser zu seiner Verdünnung. Weil Salz hydrophil wirkt: Der Grund dafür, daß Du immer durstig bist und so gerne trinken magst. Doch wenn Du Dich tüchtig bewegst, dann schwitzt Du wenigstens über Dein größtes Organ, die Haut, das unbrauchbare Zeug zum Teil wieder heraus.[9458]

Und dann sagen Dir die nur vom Mikroskop bis zum Reagenzglas denkenden Wissenschaftler, [621] **Du müßtest den »Salzverlust« durch salzige Speisen, Getränke oder (an die Sportler gerichtet) durch Salztabletten wieder ausgleichen. Siehst Du nun ein, wie Wissenschaftler mit ihrem vielen Wissen vor lauter Bäumen keinen Wald mehr erkennen können? Kaum einer kann selbst denken. Vor allem kann keiner mehr einfach denken!**[9489, 6702e]

Diesen Unsinn widerlegt schon die einfache Tatsache, daß Du als UrMethodiker kaum schwitzt. Selbst bei großen Anstrengungen nicht. Das ist auch ein Grund dafür, daß Du keine Durstgefühle kennst. Wie ja auch die Affenmenschen so gut wie nie trinken.
Ich brauch' Dir ja nicht noch lange zu sagen, daß in fast allen fabrizierten Zivilisationsnahrungsmitteln Salz enthalten ist. Selbst im Brot und Gebäck und Kuchen und in Bonbons...

> **Medizinsensation!** **Deutscher verpflanzt 1. Kunstherz**
> **Bei Kälbern hat es schon funktioniert!** (BamS vom 25.4.1999)(
> Der Oberbürgermeister von Köln, Harry Blum, erhielt es nach wochenlang vorangegangenen Operationen
> Nach vier Tagen war er qualvoll verreckt.

5.21 Zu wenig Jod als Schilddrüsenkranker? Lächerlich!

621 »Stellen wir uns jetzt mal ganz dumm«, so wurden Schüler früher belehrt, um Probleme mit dem gesunden Menschenverstand anzugehen. Sehen wir die Wirkung von Salz in unserem Körper mal ohne das heute übliche wissenschaftliche Brimbamborium an, so kommen wir zu erstaunlichen Ergebnissen: Kochsalz wirkt als Reiz auf viele Organe, während Kalium, Kalzium und Magnesium dämpfend auf sie wirken. Stehen die Mineralien in einem Gleichgewicht, so läuft alles bestens. Erhalten sie aber gegen ihre millionenjahrelange Gewohnheit von einem Stoff etwas zuviel (etwa durch Milch oder Kalktabletten), dann schleichen sich Mißtöne ins harmonische Zusammenspiel Deiner Organe ein. Kochsalz wird heutzutage als Würz- und Geschmacksmittel zusätzlich fast allen Nahrungsmitteln und auch noch den Speisen beigegeben. Somit befindet sich Dein Organismus ständig in einem unausgeglichenen, gereizten Zustand. Der aber ist - ebenfalls seit Jahrmillionen - an glückliche, friedvolle und sanfte Abläufe in seinem Inneren gewohnt. (Übrigens auch mit seinen für die Außenwelt bestimmten Organen.) Das mißfällt ihm, wie allen natürlich Empfindenden moderne Musik. So sucht er krampfhaft, die gewohnten konzertierten Aktionen bei sich aufrechtzuerhalten und gibt sich daran, das Zuviel an Salz, welches er als Gift erkennt, mit dem Urin und über den Hautschweiß wieder quitt zu werden. Um nicht sofort der Salzvergiftung zu erliegen, rafft der Organismus also schnell seine Wasserreserven zusammen, damit das Gift »Kochsalz« so viel als möglich verdünnt wird. Weil sich das Salz mit der Zeit meist in der unteren Hälfte Deines Körpers ansammelt, sendet seine für Gifte zuständige Abteilung die Löschzüge mit ihren Wassertanks besonders nach dort. <u>Du hast also kein Wasser in den Beinen - Du hast zuviel zuvor geschlucktes, nicht vom Körper mehr herauszubringendes, abgelagertes Salz in dieser Region.</u> Du leidest in diesem Fall nicht an Wassersucht, sondern an »Salzsucht« - wenn Deine Nieren so verstopft oder so geschwächt sind, daß sie das Salz nicht mehr über Haut und Harn auszuscheiden vermögen. Die armen Nieren!
Die müssen ja nicht nur das überschüssige Salz ausscheiden. Sie müssen zusätzlich noch das Übermaß an Getränken (einschließlich der heute üblicherweise darin enthaltenen Giftstoffe) bezwingen, welche Du aufgrund des ständigen Durstgefühls, verursacht durch das künstlich zugeführte Salz, in Dich hineinkippst. Das bedeutet eine etwa dreifach höhere Belastung im Vergleich zu einer naturbelassenen UrKost.
Kommt hinzu, daß ein im Übergewicht befindliches Mineral wie das Salz sogar die anderen Mineralien aus den Zellen verdrängen kann. Ein Natriumüberschuß bewirkt also nicht nur, daß den Körpergeweben dauernd mehr Natrium angeboten wird: Ein solcher beraubt sie sogar der bereits aufgenommenen anderen Mineralsalze und Spurenelemente. Ja, Du liest richtig: Der Natriumüberschuß »entmineralisiert« Deine Körperzellen! Selbst wenn die Nahrung an sich genügend Kalium, Kalzium, Magnesium und Eisen enthält, um den Bedarf zu decken, so leidet Dein Körper dennoch Mangel. Denn infolge des sich überall eindrängenden Natriumüberschusses kann er die im Essen vorhandenen Mineralien nicht genügend aufnehmen und für sich nutzbar machen.
Nun wirkt erhöhter Salzgehalt des Körpers nicht allein wasserspeichernd und wasserverbrauchend. Das Salz reißt das Wasser als Lösungsmittel an sich. Salzhaltige Gewebe werden abnorm wasserreich, sie quellen auf. Befinden sich in ihrer Nachbarschaft Gewebe mit geringerem Salzgehalt, so wird ihnen von den ersteren das Wasser entzogen, sie schrumpfen. Ist also das Salz im Körper auch noch ungleichmäßig verteilt, so wandert das Wasser von den Teilen geringen Salzgehaltes zu den Teilen mit höherer Salzkonzentration.
Ein derartiges »Salzgefälle« findet sich bei Dir zwischen Blut und Arterienwand. Das übermäßig zugeführte Kochsalz wandert zuerst ins Blut und wird aus diesem nur allmählich wieder durch die

Nieren entfernt. So ist Dein Blut bei der heute so ungesunden Kost dauernd übernormal kochsalzhaltig. Bei seinem Lauf durch die Arterien kommt es in Berührung mit der Arterieninnenwand, deren Zellen einen niedrigeren Salzgehalt aufweisen. Es kommt auf der ganzen Berührungsfläche zu einem dauernden Übertritt von Wasser aus der Arterienwand ins Blut. Dadurch unterliegen die Arterienzellen einer zwar geringen, aber dauernden Schrumpfwirkung. Im Laufe der Jahrzehnte führt diese zu einer Auflockerung der Zellverbände und damit zu einem Undichtwerden der Arterienwand. Dazu kommt die ebenfalls mit der heutigen Salzkochkost verbundene Eiweißwirkung aus Fleischverzehr, die hauptsächlich den Blutdruck steigert. Was die aufgelockerte Schlagaderwände weiter überlastet.

Und nun wird Dir klar, wieso Du im Alter vielleicht einmal an Arterienverkalkung leiden wirst. Viele Gesundheitsminister lassen sich von den Medizinern bereden, das Gift Jod zusätzlich dem Gift Salz beizugeben. Welch ein Wahnsinn![621]

Kann ich mir was darauf einbilden, daß ich der erste bin, der das klar sieht? Weil er sich von der Schulmedizin nicht ins Bockshorn jagen läßt. Weil er sofort hellhörig wird, wenn er wahrnimmt, daß diese Schreckensmedizin etwas zum Schutz der Menschen vor Krankheit empfiehlt. Und er bis heute nur feststellte, daß dann genau das Gegenteil der Fall war: Hineintreiben in die Krankheit.

Es besteht nämlich kein Jodmangel! Es besteht ein Überschuß! Nein, nicht beim Jod, aber beim Kochsalz!

Und dieser Überschuß ist es, der die für uns nötigen Spurenelemente und Mineralien, u. a. das Jod, im Körper ausschwemmt. Und dadurch nach kurzsichtiger Gutachtermeinung eine künstliche Jodzufuhr nötig machen soll.

Letzte Meldung:
Jodsalz im Brot: Hoden schrumpfen, Spermienanzahl sinkt, Impotenz!

(Studie New Scientist 165/2228/2000/ 12 in Medical Tribune Nr.12/2000)

Nun weißt Du auch, warum ich so eisern an meinem Heilgrundsatz festhalte, ausschließlich die Natur wirken zu lassen: Auch der kleinste Kompromiß ist von Übel! Und führt zu immer größeren Komplikationen und Katastrophen. Die Menschheit braucht eine feste Linie, an die sie sich halten kann.

Was aber nützt es außerdem, das Element Jod im Übermaß dem Körper (mit den bekannten Nebenschäden) zuzuführen, wenn es durch die ständige Aufnahme von zu viel Kochsalz (wegen dessen immensen Wässerungsbedarf) sofort wieder ausgewaschen wird! Was sicherlich nicht bei jedem Menschen so sein muß.[9471]

Auf Fehlverhalten reagiert der menschliche Körper je nach Disposition und genetischer Ausstattung verschieden. Bei vielen macht der Körper das mit - rebelliert aber eines Tages dann doch in anderer Weise gegen Deine ständige Zumutung, ihn mit dem Gift Kochsalz zu versehen. Und die ihr hörigen Menschen merken's noch nicht einmal!

Und nun weißt Du auch, warum nur die Natur und *deren* Heilkraft (und nicht die angebliche Heilkraft von Jod) Dein Schilddrüsenleiden wieder von Dir nehmen kann. Und Du mit ärztlichen Eingriffen und Schilddrüsenmittelchen nicht auf Dauer gesund wirst.

Gleich wodurch dieses Leiden verursacht wurde: ob durch eine wegen zu viel Jod bedingte Überfunktion (Hyperthyreose, Morbus Basedow, Struma) oder durch eine zu wenig Jod bedingte Unterfunktion der Schilddrüse (Hypothyreose, Minderwuchs bei Kindern).[9615, 9489]

Wenn, ja wenn Du zu diesen Urkräften der Natur findest. Wenn Du sie, diese Urnatur, in Dir wirken läßt. Was nichts anderes heißt, als sie in Dich hineinzunehmen. Nicht in Form von Tröpfchen oder Pillchen oder Medikamenten, sondern in ihrem Urzustand! Denn nur so wirkt sie, nur so kann sie wirken! Du brauchst also weder eine Schilddrüsenoperation, noch Medikamente, noch Jod: Du brauchst nichts anderes, als - das Kochsalz aus Deiner Nahrung wegzulassen. Und Dein Schilddrüsenleiden verschwindet wie von Zauberhand. Wenn wir dazu noch dem Schwamm der Schilddrüse die angesammelten Schmutzstoffe mit den Urbewegungen unter Rz 900, 35a + 16c herauspressen. Und Du erkennst erneut das wunderbare Heilprinzip der Natur: Zwei völlig entgegengesetzte Leiden sanft durch ein einziges Heilmittel - die Natur in Dir - zu beseitigen: Das ist wahre, sanfte, Klassische Naturheilung.

5.3 Was einen völlig neuen Menschen aus Dir macht

Gesundheitsgesetz

Erdfasten ist - von einigen Außnahmen abgesehen - Vorbedingung für das Gesundwerden nach der UrzeitTherapie.
(Genaue Anweisung dazu: → Rz 634)

Ich weiß, jetzt bist Du ziemlich geschockt, wo Du doch schon zu Beginn des Buchs gejammert hast, wenn Du nur keinen Hunger ertragen müßtest. Doch ich kann Dich trösten. Ich erwarte das im Verlauf der UrzeitTherapie nur ein einziges Mal von Dir. Fasten ist halb so schrecklich wie Du Dir das ausmalst. Denn: Schon nach drei Tagen hast Du das Schlimmste hinter Dir - und verspürst nicht mehr die geringsten Hungergefühle. Ehrlich!

622 **Jahrzehntelang hast Du Dich doch nicht davor gefürchtet, allen Dreck in Dich hineinzustopfen - und jetzt fürchtest Du, Deinem Körper mal ein paar Wochen davor Ruhe zu gönnen! Was meinst Du, wie gut Dir das tut!**

»Vierzehn Tage! Und keinen einzigen mehr!«

Wenn Du natürlich nach den insgesamt vierzehn Tagen noch immer zuviel Speck auf Deinen Rippen spürst, solltest Du von Dir aus noch 'ne Zeit dranhängen. Macht ja auch nichts, weil Du nicht leidest und keinen Hunger verspürst. So schlägst Du zwei Fliegen mit einer Klappe: Du schaffst den Dreck aus dem Körper und wirst rank und schlank dabei! Aber das überlaß' ich allein Dir.
Überleg doch mal: Was sind 21 Tage Fasten gegen die kommenden 21 Jahre und mehr Leid!

Daneben schenkt Dir das Erdfasten nie gekannte Gefühle des Losgelöstseins vom Materiellen und von unendlicher Freiheit. Du fragst Dich sogar oft: Warum essen die anderen eigentlich? Das Fasten macht Dir nach diesen drei Tagen auf einmal sogar richtig Spaß! Es ist wie ein Schweben über den Wolken - ja, nach drei Tagen überkommt Dich ein Glücksgefühl ungeahnten Ausmaßes: Fasten ist wie eine Droge - aber eine, die Dich gesund macht. Am zehnten Tag ist Dein Kopf klar wie ein See im Engadin, Deine Lebenslust angefeuert wie nach dem ersten Stelldichein in Deiner Jugend.

Im übrigen kommt es immer darauf an, wie man etwas ansieht, das zu überwinden ist: Der eine sieht nur darauf, wie hoch der Berg ist, den er bezwingen soll. Der andere (und das bist Du!) sieht, wie herrlich dieser Berg ist, freut sich darauf, ihn zu besteigen und die Gipfelaussicht zu genießen.

<u>Diese drei Lungen fotografierte mir die Uni-Klinik Köln:</u>
Das ist die der Landwirtin Kathi S. (82) aus Weilerswist:

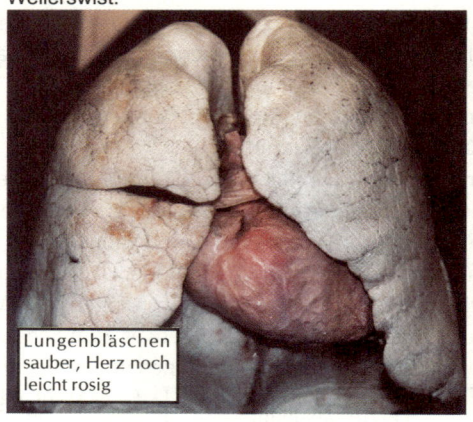

Lungenbläschen sauber, Herz noch leicht rosig

Das ist die der Schlechtkostesserin und Passiv-Raucherin, Sekretärin in einem Gemeinschaftsbüro, Hilde G. (44) aus Köln-Vingst:

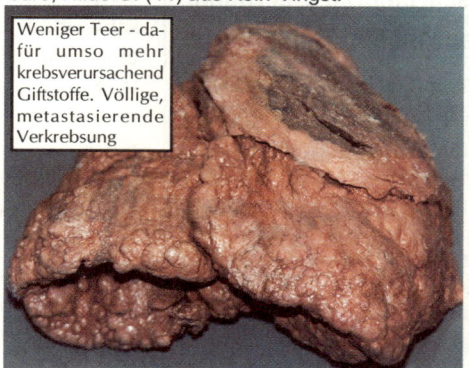

Weniger Teer - dafür umso mehr krebsverursachend Giftstoffe. Völlige, metastasierende Verkrebsung

Das ist die der Aktiv-Raucherin und um nicht selbst das Essen zuzubereiten müssenden, Junk-Food liebenden Bardame Petra M. (33) aus Hürth:

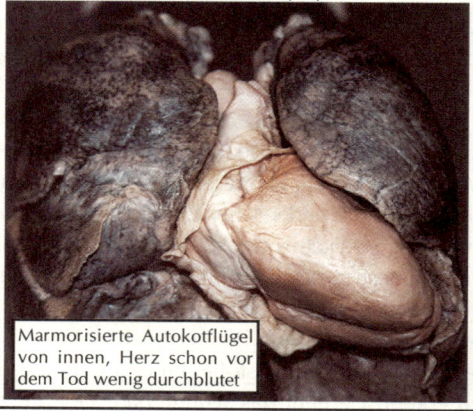

Marmorisierte Autokotflügel von innen, Herz schon vor dem Tod wenig durchblutet

Mund und auch sonst nicht so gut riechst. Und andererseits: Wer hat schon viel für einen Menschen übrig, der zeigt, daß er der stärkere Mensch ist ... Du bist zudem - trotz besten Wohlbefindens - ziemlich empfindlich. Du nimmst immer klarer Deine Umgebung wahr, findest immer stärker zu Dir selbst. Und bist vielleicht deshalb so schnell auf Hundert. Doch Du wirst sehen, Du gewinnst durch das Fasten auf breiter Ebene.

Laß Dich durch nichts vom Erdfasten abbringen. Auch nicht durch dumme Witze von Freunden und Kollegen. Du kennst sie ja in dieser Art: Mittlerweile bist Du so schmal, Du könntest in einer Straßenbahnschiene schlafen – hättest Du nicht so abstehende Ohren.

Daß Erdfasten jede Krankheit bessert, ist der dritte Beweis dafür, daß es nicht die 40.000 ermittelten und jeweils verschieden zu behandelnden Krankheiten gibt, sondern nur eine einzige Krankheit: unnatürliche Lebensführung.[2703]

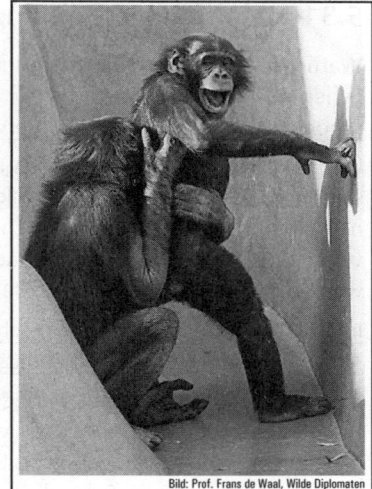

Bild: Prof. Frans de Waal, Wilde Diplomaten
»Aufgehört jetzt mit dem Kitzeln! Oder hast Du vielleicht gefastet, daß es Dir zu gut geht?!«

Die von den Ärzten mit besonders vielen Medikamenten Vergifteten haben etwas mehr zu leiden, weil die alten Lagerstätten aufbrechen und das Gift wieder in den Blutkreislauf gelangt. Daß Erdfasten sofort wirkt, kannst Du am Urin des nächsten Tages merken: er ist trübe und voll milchiger Schlackenabfallstoffe.

Und weil ich Dir versichern kann, daß Du Dich am Ende der Erdfastentage körperlich ganz toll in Form befinden wirst, erkennst Du auch, daß nicht die Nahrung das bewirkt, sondern Dein gereinigtes Gewebe und die entschlackten Lymph- und Blutgefäße.

»Trotzdem: Was hat Erdfasten mit der Urzeit zu tun?« 624

Ja - da sagst Du etwas, was mich nachdenklich macht. Vor Jahrmillionen mußten unsere in den Tropen beheimateten Ahnen sicherlich nie Hunger leiden. Denn zu dieser Zeit gab es noch keine Wüsten und Ödgebiete, in denen wegen ständiger Trockenheit nichts mehr wuchs. Heute gibt es sie dort, weil die Zivilisationsmenschen mit Feuer die Bäume rodeten, um Ackerbau und Viehzucht zu betreiben. Oder weil sie die Wälder zum Pyramiden- und Städtebau, zum Errichten von Schutzwällen bei Kriegen, für den Bau von Kriegs- und Handelsschiffen kahl schlugen. Oder weil sie die Bäume zu Brennholz machten, um sich auf Millionen über Millionen Feuerstellen ihre Nahrung totzukochen oder sie halb zu verbrennen.

Erkenne: Der Übergang der Menschen zur unnatürlichen, die Lebensstoffe abtötenden und die Strukturen verändernden Kochkost führte und führt nicht nur zu Krankheit, sondern auch zur Zerstörung der Erde.

Aber ich gebe Dir recht: Fasten zählt nicht zum urzeitlichen Verhalten.[8332]

Aber ersparen kann ich es Dir trotzdem nicht. Betrachte es von mir aus als einen leider ein wenig unnatürlichen Weg, um schnellstens zu natürlichen Verhältnissen in Deinem Körper zu gelangen. Aber als einen nötigen Weg. Denn wie anders will ich es fertigbringen, den ganzen angehäuften, krankmachenden Unrat aus Deinem Körper herauszubringen?

5.31 Mal für 'ne Zeitlang nichts essen?

Warum ich es - trotz Beziehungslosigkeit zur Urzeit - für richtig halte, daß Du stets vor dem Übergehen auf die UrTherapie fastest, das will ich Dir sagen: Weil sich so viele Kranke allein damit schon gesund gemacht haben. Vergiß nicht: Wer heilt hat recht!

625 Und: Die Urzeitmenschen waren nicht krank! In ihren Körpern konnten sich keine Schlacken ansammeln, weil sie keine Schlechtkost gegessen haben. Sie konnten sich nur aus der Natur bedienen - in und an ihnen konnten sich auch keine Fettschlacken absetzen, und ihre Adern waren nicht verstopft. Doch bei Dir ist das heute anders. Schlacken und Dreck müssen aus dem Körper heraus, wenn du gesund werden willst. Da geht nun mal kein Weg dran vorbei.

Im Moskauer Schizophrenie-Forschungsinstitut konnten sogar schizophrene Patienten nach 20- bis 40tägigem Fasten als geheilt entlassen werden.[9008, 3414]

Ich weiß, Du leidest nicht unter Schizophrenie. Aber es ist möglich, daß Dein Geist den in diesem Buch nahe gebrachten gesunden Menschenverstand noch nicht so recht aufnehmen kann. Hier ist das Fasten besonders angebracht. Denn auch das Gehirn ist ein körperliches Organ. Und in jedem Organ setzen sich die Schlacken der Zivilisation ab.[8323] Viele Menschen berichten mir, daß sie nach dem Fasten viel deutlicher erkannten, was ihnen dieses Buch vermitteln wollte. Daß ihnen erst nach dem Fasten so recht das bekannte »Licht aufging«.

Du wirst erleben, wie klar Du plötzlich alles siehst! All Deine Probleme werden Dir jetzt deutlich bewußt. Du siehst auf einmal, was Du zu tun hast, um ihrer Herr zu werden. Du selbst erlebst eine ungeheure Veränderung an Dir, in Deinem Denken, in Deinen Ansichten. Wie das Dein Selbstbewußtsein stärkt, wie das zu einer neuen Selbstachtung führt, das mußt Du erleben!

626 »Ich habe meine Eßgier überwinden können - so bin ich noch zu viel mehr fähig!«, jubelt es in Dir auf. Und Du erkennst, daß Du nicht mehr weiterhin Erdulder Deiner Lebensmißlichkeiten und Leiden sein mußt, sondern daß Du es selbst in der Hand hast, Dein Leben zu meistern. Nun fühlst Du Dich nicht mehr als Opfer der Umstände oder anderer Menschen. Du siehst plötzlich, wie dieses Leben eingerichtet und von der Natur gewollt ist: Du allein bist verantwortlich dafür! Du bist der Urheber der Lebenssituation, in welcher Du gerade steckst. Dadurch, daß Du auf Essen verzichten kannst, wird Dir endlich klar, daß Dich nicht mehr die Umstände zwingen, sondern daß Du sie zwingen kannst. Und Du das schon als Muß empfundene, gewohnte Tun zu unterbrechen und zu ändern in der Lage bist. Und daß es gar nicht so schwierig ist, sich an neuen, besseren Lebenszielen zu orientieren. Nun begegnest Du Dir zum ersten Mal selbst, und das läßt Dich zu Dir und zu Deinem Ich finden.
Was doch längst nötig war, nicht wahr?
Vor allem lernst Du, daß Du Dich von Zwängen befreien kannst, die Du bisher als unvermeidbar angesehen hast. Und vor allem quält Dich der Kitzel des Gaumens in der Erdfastenzeit mal für eine ganze Weile nicht mehr.
Doch zurück zu dem russischen Fastenexperiment mit den Schizophrenen:
Wenden nun die Ärzte in den Nervenheilanstalten dieser Welt das Fasten als Heilmethode an? Nein! Das mußt Du Dir immer klar vor Augen führen: Erfolgreiche Heilmethoden wendet die Schulmedizin nicht an! Kann sie nicht anwenden: Glaubst Du, die machen sich selbst entbehrlich? Weil man nach Fasten und UrTherapie die meisten geistig Kranken aus ihrer medizinischen Betreuung entlassen müßte - weil sie gesund geworden sind!

627 Seitdem man mittels der Chemie doppelt so dicke Kohlköpfe ernten und mit Chemie die Wirrköpfe der Nervenkranken zuzementieren kann, ist das Natürliche abgemeldet. Die ursprüngliche Natur und das, was sie lehrt, sind keine Studienobjekte mehr für die Naturwissenschaft.[0658] Der Natur zu folgen, das verspricht keine Profite und würde nur bei der Industrie und den Ärzten zu Umsatz- und Arbeitsplatzeinbußen führen. Wer will das schon in Kauf nehmen! Jeder gesund? Ganze Industriezweige brächen zusammen!

Fasten treibt vor allem die vielen Blutfettschlacken aus dem Körper. Letztere tragen nicht nur die Schuld an Schwindelanfällen, Ohrengeräuschen, Vergeßlichkeit, Gleichgewichtsstörungen, kalten und kribbelnden Händen und Beinen, Wadenkrämpfen. Bei Frauen verursachen sie auch ein trockenes Scheideninneres, das ihnen das Liebesleben oft nur unter Schmerzen ermöglicht.

Ich denke an die Kriegsjahre zurück: Wir hielten uns damals ein Schwein, das plötzlich den (meist tödlich endenden) Rotlauf - eine stark fiebrige Krankheit - bekam. Von Beginn seines Krankseins an fraß es gut zwei Wochen nichts - und war danach gesund!

> Sie mögen die Wahrheit nicht, weil sie verlieren werden, wenn sie die Wahrheit als solche anerkennen. (Goethe)

Siehst Du, da gebe ich was drum: Wenn ein so gierig fressendes Säugetier wie das Schwein nichts mehr anrührt, weil es sich krank fühlt, und wenn es nach dem Fasten sogar nach einer schweren Krankheit wieder gesund wird, ohne daß ich den Tierarzt dazu holte (oder wurde es auch deshalb gesund, weil ich ihn nicht holte?), dann kann ich durchaus das Belächeltwerden von Ärzten aushalten, daß ich so etwas für die Wirksamkeit des Fastens anführe. Ich gebe nur etwas auf den Satz: Wer heilt, hat recht! Und ich gebe nichts darauf, ob die Eierköpfe diese einzig erfolgreiche Heilmethode als „wissenschaftlich" anerkennen oder nicht. <u>Womit sich letztendlich das Schwein tatsächlich mit der von ihm angewandten einfachen Methode des Fastens klüger erweist, als das ganze Heer der Medizinprofessoren auf dieser Erde.</u> Die Chemie kann noch so sehr wissenschaftlich - weil von der Wissenschaft entdeckt - und mit Dutzenden von Nobelpreisen belobigt und verehrt worden sein: Für jeden, der klar und profitunbestechlich denken und voraussehen kann, ist sie der große Antichrist der Menschheit, der Zerstörer der Natur und damit des Menschen.[2951]

Und genau so solltest Du es auch halten und nichts um »neueste Erkenntnisse« oder »wissenschaftlich geprüft« oder »wissenschaftlich empfohlen« geben.[6236] **Weshalb Du die »wissenschaftlich ungeprüfte«, aber dafür auch nebenschädenfreie UrzeitTherapie mal konsequent für 15 Wochen probieren solltest. Überzeuge Dich selbst! Laß Dir auch von mir nichts sagen. Von anderen noch weniger. Prüfe alles selbst nach! So wie ich das immer gemacht habe. Das sollte auch zu Deinem Lebensprinzip werden. Dann geht Dir nichts mehr schief.**

Dicke Zuckerkranke, die sich noch nicht zu lange vom Insulin abhängig gemacht haben, sind oft bereits nach einer einmaligen Fastenkur wieder gesund. Das verläuft so: Beim Menschen produziert die Bauchspeicheldrüse genügend Insulin für den normalen, also den schlanken Körper. Wenn sich jemand eine Wampe zulegt, dann bildet die Bauchspeicheldrüse jetzt nicht nur eine größere Menge Insulin, sondern bleibt bei der Menge, für die sie genetisch vorprogrammiert ist.

Die UrzeitTherapie sagt: Du bist zu dick. Speck ab mit natürlichen Mitteln und bleibe schlank - dann wirst Du von selbst Deinen Diabetes los, also gesund! Denn für Deinen schlanken Körper produziert die Bauchspeicheldrüse ja genug. Die Allopathie, von den Schulmedizinern angewandt, sagt: Deine Bauchspeicheldrüse funktioniert nicht mehr - Du brauchst ab sofort mehr Insulin. Und da Deine Bauchspeicheldrüse zu wenig produziert, brauchst Du es nun von uns. So behalten meine Apostel (Ärzte, Industrien, Apotheken) zeitlebens eine bestens zu melkende Kuh. Doch Du kannst ja auch daran glauben:

<u>Krankheiten liegen nicht im Sinn der Natur! Die Natur würde, könnte sie selbst sprechen, bei vielen Leiden heute ihren kranken Geschöpfen raten: Ich will schnellstens Gesundheit in meinem Reich. Und schnellstens gesund werdet ihr bei Krankheit nur durch Fasten. Denn dabei nehmt ihr keine Fremdhilfe in Anspruch und keine widernatürlichen Mittel. Fasten liegt ganz in meinem Sinn.</u>
Denn vielen anderen Lebewesen habe ich auf zeitweises Fasten einprogrammiert: Beutelratten, Igel, Murmeltiere, Fledermäuse, Hamster, Bären... So fern der Natur liegt Fasten also nicht.
<u>So halte ich Dich also zum Erdfasten an. Und wenn Du wieder vollständig gesund bist, dann brauchst Du unter der UrzeitTherapie Dein ganzes Leben nie mehr zu fasten, das verspreche ich Dir. Es sei denn, Du willst es selbst, weil Du erfahren hast, wie wohl und froh und leicht und frei Du Dich danach fühlst.</u>

630 »Halt, ehe Du dieses Kapitel abschließt: Da lese ich gerade in der Zeitung, »Gicht durch Null-Diät! Totales Fasten führt innerhalb von drei Tagen zum Ansteigen der Harnsäurekonzentration im Blut um 50%!« Und da empfiehlst Du mir zu fasten? Soll ich krank statt gesund werden?«[8325]

Sag mal, willst Du eigentlich nicht begreifen, daß Gelehrte und Politiker am besten die Wahrheit verdrehen können? Niemand ist bestechlicher als ein Professor, der ein mit zigtausend Mark von der Industrie honoriertes Gutachten erstellt. [2515/8, 2522/7, 2313, 2341ff] Die machen das nur alles etwas geschickter als die kleinen Ganoven, die spätestens beim dritten krummen Ding der Polizei ins Garn gehen. Habe ich Dir nicht eben noch klar gemacht, wie dumm es ist, um das Wort »wissenschaftlich ermittelt« auch nur einen Pfennig zu geben? Deine Gesundheit interessiert die Medizinwissenschaftler doch am wenigsten, Dein Schicksal ist denen so gleichgültig wie Dir das Schicksal eines jeden anderen, der *Dir* fremd ist. (Du denkst ja auch nur daran, wie Du am besten über die Runden kommst: Meinst Du die Professoren hätten was anderes im Kopf?) Warum denkst Du denn, daß sie sich - abgesehen von ein paar Außenseitern - mit Händen und Füßen dagegen wehren anzuerkennen, daß Ernährung irgendeinen Einfluß auf das Kranksein habe.

Würden sie auch nur einen einzigen Grundsatz der UrzeitTherapie anerkennen, müßte ihr mühsam für die Kranken aufgebautes Kartenhaus ins Nichts zusammenbrechen. Denn dann wären sie ja unnötig. Weil sich jeder Kranke dann selbst behandeln und gesundmachen könnte.

631 So leicht gibt man doch sein Traumeinkommen nicht auf.[2612] Das kann ich ihnen auch nicht verdenken - Ärzte müssen gut verdienen und sollen das auch - so ist nun mal der Kapitalismus aufgebaut. Denn Ärzte sind Unternehmer, die wegen der übersteigerten Patientenansprüche Höchstsummen in ihre Praxis investieren und damit pleite gehen können wie jeder andere auch. Und immer mehr junge Ärzte drängen auf den Markt und machen den anderen Konkurrenz.

Die Ärzte von heute *wollen* nicht sehen, daß die natürliche Ernährung und Bewegung die Sonne ist, um die sich alles dreht - und nicht die von ihnen erdachten Lehrmeinungen und chemischen Gifte. Denn gäben sie das zu, so würde ihr Stern im gleichen Moment erlöschen.

632 Als der bekannte Schweizer Naturarzt Bircher-Benner (zu dem schon Rainer Maria Rilke, Hermann Hesse und Thomas Mann Vertrauen hatten) vor den Züricher Ärzten einen Vortrag über die Heilkraft roher Ernährung hielt, wurde ihm vorgeworfen, er habe damit die Grenze der Wissenschaft endgültig verlassen - und schlossen ihn aus der Ärzteschaft aus... [6108, 6408, 8309]

So viele Ärzte raten auch deshalb vom Rohessen ab, weil sie angeblich gehört haben, daß die meisten Kranken es nicht vertragen... Klar, wenn ein kranker Mensch das mal kurz probiert, geht das schief. Das will mit Vernunft angegangen werden: zuerst also mit Erdfasten! Merke: Gesunde Kost darf nur in einen sauberen Körper gelangen! Doch was weiß die Schulmedizin schon davon! Um mal wieder wissenschaftliches Fehldenken mit dem gesunden Menschenverstand zu widerlegen und das reine Profitdenken der Medizinmafia offenzulegen, die Dich mit allen raffinierten Mitteln davon abzuhalten suchen, daß Du selbst etwas für Dein Gesundsein tust:

Gesundheitsgesetz

Gicht bekommt man nur von der Harnsäure, die in den Körper reingekommen ist. Nicht von der, die rausgeht. Und wie schnell die durchs Fasten raus will, das beweist sich gerade daran, daß sie aus den Gelenken ins Blut schießt und dort zeitweise eine höhere, leicht unpäßlich wirkende Konzentration erreicht, als wenn nicht gefastet wird.

Ich versichere Dir: Am Ende der Erdfastenzeit wird jeder Rheumatiker vor lauter erstmaligem Wohlgefühl über solcherart dummquatschende Professoren nur lachen oder noch viel eher blanke Wut empfinden. Klar, die Schulmedizin als das erste und betrügerischste Gewerbe der Erde[9497] spürt sofort, wie gefährlich ihr und ihrem Stand eine Vielzahl von Patienten würden, die fasten, statt auf deren Krankhaltungslehren zu hören. Die wissen ja noch aus der Zeit von 1939 bis 1948, wie kläglich die Patientenbesuche bei Ihnen zurückgegangen waren, als die Deutschen wegen der kargen Kriegs- und Nachkriegsjahre so gesund waren wie nie zuvor - eben weil sie oft zu fasten hatten...

Schließlich gibt es noch einen Grund, so eine einfache Heilweise wie die Rohkost- oder Urzeit-Therapie abzulehnen: Die paßt einfach nicht in die Denkschemata kompliziert sehender Intellektueller. Mit Einfachheit läßt sich kein Monnimonni machen. Eine andere Heilmethodik darf einfach nicht besser sein, als die, welche sie selbst praktizieren. Die Taktiken, dem zu begegnen, sind immer die gleichen. Entweder man schweigt das Bessere tot, denn man weiß: Ohne Publizität kann sich heute nichts durchsetzen. Oder man verleumdet es als Scharlatanerie, weil es zu einfach ist. Oder man reißt die Theorien aus dem Zusammenhang, macht sie lächerlich, leugnet alle Tatsachen ab, brandmarkt sie als schizophren oder weist auf die angeblich immensen Gefahren hin, die mit der Abwendung von der „wissenschaftlich" bewiesenen Schulmedizin entstehen würden.[6830]

Jeder Mensch gibt nun mal ungern alte Ansichten auf. Besonders, wenn man sich mit den neuen das Leben scheinbar schwer macht, welches man sich so schön eingerichtet zu haben glaubt. Die Honorationen der Wissenschaft sehen es besonders ungern, wenn sie plötzlich dumm dastehen sollten. Und sich sagen müssen, warum sie nicht selber auf all das gekommen sind, was der fachfremde Konz da auftischt. Neue Gedanken werden nicht nach deren Wert, sondern nach Rang und Verdienst dessen bewertet, der sie vorbringt. Der einfachste Trick: Wenn man die UrTherapie totschweigt und jede Verbreitung unterdrückt (→LV 9889 b) wird auch keine vergleichende Studie mit der Schulmedizin vorgenommen. Und man kann so gut sagen: Bisher liegen über der Wirksamkeit der UrTherapie noch keine randomisierten, placebokontrollierten Beweise vor.[6713, 6923]

Die Gedanken dieses Buches sind gänzlich neu für die Wissenschaft, die bekanntlich erzkonservativ ist. Die falsche Lehre des Claudius Ptolemäus (als größter Astronom des Altertums bekannt), daß sich das Weltall um die Erde drehe, konnte sich immerhin 1200 Jahre lang halten.

»Ja, das war vor vielen Jahrhunderten vielleicht möglich. Da war die Wissenschaft noch nicht so sehr entwickelt«, meinst Du.

Und wie erklärst Du Dir, daß religiöser Aberglaube noch länger überdauert? Und selbst Offensichtliches nicht erkannt wird? Sieh Dir doch mal die ganze Erde auf einer Landkarte an. Jedem fällt auf, wie der Landvorsprung Südamerikas in die große afrikanische Bucht hineinpaßt. Und doch lehnten die Geologen 40 Jahre lang den bereits 1922 entwickelten Gedanken empört ab, die Kontinente hätten in Urzeiten eine einzige Landmasse gebildet. Warum? Weil sie angeblich keine so gewaltige Kraft kannten, durch die sich Kontinente zu verschieben vermochten. Erst vor kurzem freundeten sie sich langsam mit dem Gedanken einer Kontinentaldrift durch Konvektionsströme an, weil die Sedimentierung des Meeresbodens nun genügend Beweise dafür lieferte.

Und in unserer Zeit, in der seit 60 Jahren keine Bäche und Flüsse mehr zufrieren und Schnee auch in den Niederungen nicht mehr den ganzen Winter über liegen bleibt und sich auch der Einfältigste sagen muß, daß die Erde sich mehr und mehr erwärmt, meinten viele Klimaforscher bis ins Jahr 1994 noch immer, das sei nur auf gewohnte, auch früher vorgekommene Wetterschwankungen zurückzuführen. Nicht immer ist der Grund dafür Stupidität. Es ist vielmehr die Tatsache, daß sie sich mit den neusten Forschungen ihrer Kollegen über das deterministische Chaos nicht genügend beschäftigt haben. Wonach auch scheinbar für unbedeutend gehaltene bzw. kaum meßbare, bislang unterbliebene Fremdeinwirkungen in der Natur völlig unerwartete Abweichungen vom bisher Erforschten verursachen können. Wisse:

Die Klassische Naturheilkunde beruft sich auf Gott und sonst niemanden auf der Welt, um ein Wort von Bismarck zu variieren. Und: Die Wahrheit braucht Zeit.

»Also gut: ich stimme dem Heilfasten zu.«

<u>Jubele mir aber keine unklaren Begriffe unter: Fasten *heilt* nicht! Du fühlst Dich danach nur deshalb besser, weil der alte Dreck aus Deinem Körper verschwunden ist und damit die belastenden Giftstoffe, so daß Dein Organismus wieder besser arbeiten kann.</u>
Merke: Erdfasten schafft nur die Voraussetzung zum Wiedergesundwerden, weil es den Körper entgiftet. Mehr nicht.

Aber es freut mich, daß Deine Einsicht zu fasten stärker ist als Dein möglicherweise unbewußt schlummernder Wunsch, krank zu bleiben und bemuttert zu werden. Was sind schon 14 Tage! Bettwanzen können sich sechs Jahre aller Nahrung enthalten, verschiedene Käfer bis zu vier Jahren, Fische bis zu etwa drei Jahren, verschiedene Schlangen über zwei, einige Frösche ein Jahr und Schildkröten anderthalb Jahre. Ein Normalgewichtiger kann bis zu 40 Tagen fasten.[8327] Tröste Dich! Manche Öfter-Faster behaupten, daß es besonders bei abnehmenden Mond leichter falle, das

ERDFASTEN. Welches so abläuft:

- <u>Vorfasten.</u> **Hierbei ißt Du zwei Tage nichts anderes, als morgens um 7 Uhr einen gestrichenen Teelöffel voll feuchter Heilerde (Luvos-Heilerde→Rz975), dann um 8 Uhr etwas Obst mit fünf Kassia-Scheibchen (→980(2)), um 9 Uhr wieder einen gestrichenen Teelöffel voll Erde, um 11 Uhr frische oder eingeweichte Trockenfeigen und Obst, um 12 Uhr drei Teelöffel ungeschroteten Bio-Leinsamen (gut gekaut!) Oder Flohsamen (→Rz 980[1]) (oder auch Breitwegerich-Samen - den Du im Aug/Sept sammeln, oder in der Apotheke kaufen kannst). Weiter geht's um 13 Uhr mit Früchten, um 14 Uhr wieder Erde, um 15 Uhr Früchte mit etwas Wildgrün oder Biosalat (ohne Soße), um 16 Uhr Lein- oder Flohsamen, um 17 Uhr Obst, um 18 Uhr Feigen.**

- <u>Hauptfasten</u> **(sieben Tage bis drei Wochen), wobei Du keine Luvos-Heilerde, sondern nur noch einen Teelöffel der grünen Tonerde morgens zu Dir nimmst. Und nur mineralienfreies Naturwasser trinkst und vier Stunden leichtes Urtraining machst.** (Schlanke, nicht sehr vergiftete Menschen können dazu täglich mit dem Trinken eine Messerspitze Erde einnehmen). **Als Abschluß folgt dann das**

  > Sollten die Entgiftungserscheinungen ganz unerträglich werden – vielleicht weil Dein Urtraining unter täglich vier Stunden lag, so nimm ein Glas voll Leinsamen mit Wasser und brich das Fasten langsam unter der Technik des Vorfastens ab. Und versuche es später neu.

- <u>Nachfasten,</u> **das zwei Tage dauert. An beiden Tagen ißt Du morgens, mittags und abends nur jeweils einen Apfel oder eine andere größere Frucht. Davor je einen Teelöffel grüner französischer Tonerde. Kinder bekommen die Hälfte, Babys ab 12. Monat ¼. Abends ißt Du dazu vier Stück, zuvor einen Tag in Wasser gesteckte Feigen und fünf Teelöffel Leinsamen.**

Anschließend gehst Du langsam auf volle UrMedizin über und nimmst täglich einen Teelöffel französische grüne Tonerde, (→Rz 975). Langsam deshalb, weil sich der Körper erst wieder daran gewöhnen muß, seine Verdauungssäfte herzustellen. Tust Du Dich noch schwer mit dem Stuhlgang, so nimm 10 Scheibchen von der Cassia [8320, 9855b], zweimal am Tag dazu. Damit die Lymphbahnen die aufgewühlten Gifte abtransportieren, mußt Du Dein Bewegungspensum für eine Woche bei mindestens vier Stunden täglich belassen. Das bedeutet: Faste nicht nach einer Operation oder einem Unfall, wenn Du Dich nicht mehr bewegen kannst. Aber wenn Du Dir z.B. nur den Arm oder das Bein gebrochen hast, solltest Du im Krankenhaus die Zeit zum Fasten nutzen - statt dessen Kochfraß zu essen. Mit den heilen Körperteilen bewegst Du Dich eben etwas mehr.

Und warum auch sonst stets Erde essen?: Weil dadurch sogar die Umweltgifte gebunden werden, die Du auch als UrMethodiker noch mitbekommst. (→ Rz 975)

Wenn Du nach dem Fasten am ersten Stuhl noch schwer zu knacken hast, dann gib Deine beiden Hände hinter den Rücken, taste mit den Fingern den Sitz des Kotballens im Enddarm ab, schiebe ihn kräftig unter sukzessivem Zusammenziehen der Ringschließmuskel nach vorne und presse ihn dann langsam heraus. Klappt's auch damit nicht, so nimmst Du Dir ein Gummibällchen mit auslaufender Spitze (führt jedes Sanitätshaus), füllst es halb mit lauwarmen Wasser und spritzt es langsam unter ständig leichtem Druck in Deinen Enddarm. Dann weicht der jetzt zwangsläufig harte Kot etwas auf, und die anschließende Verdauung fällt nicht so schwer.[9857 b] Das wichtigste dabei: Du mußt dazu ganz in die Hocke (<u>auf</u> dem WC-Deckel)runter gehen. Nur in dieser Ur-Position weitet sich der Anus leicht und der Muskel kann mit ganzer Kraft das Pressen bewirken.

<u>Beim Erdfasten nimm jeden Tag einen Kaugummi (zuckerfrei oder spucke den Zuckersaft aus) und kaue darauf herum. So bleiben Deine Zähne fest und Mundgeruch kommt nicht auf!</u>

Eine Woche zurück zur Natur: Das heißt ein Seminar mit Franz Konz. (Nur für Mitglieder des BFG)

5.32 Beim Erdfasten mußt Du tüchtig trinken und Dich tüchtig bewegen

Also: Sofort trinken wann immer Du Durst hast. Nimm dazu aber weder Mineral- noch Leitungswasser. Nimm nur völlig reines Schmelzwasser von Gletschern oder Bergquellen, wie etwa das Eau de Volvic oder Vittel. Daran erkennst Du aber auch, daß Fasten nichts Natürliches oder Naturgewolltes ist: weil Du ohne zu Trinken das Fasten nie überstehen könntest. Während Du unter UrKost ganz gut auch ohne Trinken auskommen kannst.

Ohne Kaltwasser zum Waschen und Duschen jedoch nicht! Dein Körper bracht besonders beim Fasten (das oft Kältegefühle aufkommen läßt) den Abhärtungsschock und Wärmereiz des kalten Wassers. Schade nur: Die Kinder haben's nicht so besonders mit kaltem Naß: Alle Jahre besuche ich meinen Jugendfreund Dieter. Trotzdem er Professor an der Bonner Universitätsklinik ist, besitzt er genügend weiten Horizont, meine Ärzteschelte sachlich zu sehen. Als sein 6jähriger Sohn Uwe dieses Jahr vollbekleckert mit Rheinschlamm ins Haus stürmte, hörte ich ihn auf der Diele sagen: „Jetzt wasch Dich aber schnell! Onkel Konz ist zu Besuch!" Worauf ihm der antwortete: „Warum denn, Paps? Ist echt ätzend: Der kennt mich doch noch vom letzten Jahr!"

<u>Mineral- oder Leitungswasser[9630] wirst Du deshalb zum Trinken nicht mehr verwenden, weil es mittlerweile von den Pestiziden, besonders denen der Unkrautvernichtung dienenden, von den Bauern tonnenweise verspritztem Atrazin so verseucht ist, daß es fast zu einer Giftbrühe wurde - wenn Du es auch nicht schmecken kannst. Im übrigen: Kohlensäure gehört nicht in den Körper, sondern aus ihm heraus.</u>

»Warum legst Du soviel Wert auf diese besonderen Wässer?«

Denk doch mal nach! Denk an Deine verkalkten Gefäße - schon kleine Kinder haben sie heutzutage. Willst du mit kalkhaltigem Mineral- und Leitungswasser noch mehr von solchen Schlacken in Dich hineintragen? [6208] Wo wir doch jetzt gerade dabei sind, uns davon frei zu machen!

Von den Wasserwerken werden zur »Reinigung« des Trinkwassers eingesetzt: Kupfersulfat, Eisenchlorid, Schwefelsäure, Natriumsulfit, Flußwasserstoffsäure, Aluminiumwasser, Natriumthiosulfat, Aluminiumchlorid, Aluminiumsulfat, Brom, Chlorindioxid, Eisensulfat, Natriumbisulfat, Ammoniumsulfat und Chlorkalk. Merk Dir auch hier: Diese Zusätze nimmt das Wasserwerk nicht wegen der Menschen, sondern vor allem deshalb auf, damit die Maschinen keinen Schaden nehmen. (So sagt mir jedenfalls der Fachmann Prof. Hacheney.)

Da halten wir beide uns besser an die Natur. Und trinken reine Naturwässer. Weshalb Du auch ohne weiteres gereinigtes Regenwasser nehmen könntest. Ist nur schwer zu bekommen.

»Dann brauch' ich Dich ja gar nicht zu fragen, ob ich in einem Kurbad die dort angebotenen Salzwässer trinken soll.« [6904]

Du weißt es doch: Nur das Natürliche ist gut, ist richtig, hält und macht Dich gesund! Nicht mal baden solltest Du in diesem Wasser! Ich kann Dir nur das Baden in Natursseen und im Meer empfehlen. Aber ein »Bad« in Lehmerde nehmen, das ist zusammen mit einer Erdfastenkur das Nonplusultra einer sinnvollen Reinigungskur.[1688, 9876, 9409]

Genausowenig wie es »Heilmittel« gibt, so wenig gibt es »Heilwässer« oder »Heilquellen«. Nein - wie dumm und kritiklos übernehmen die Menschen alles über Tausende von Jahren, nur weil alle daran glauben. Nur weil früher geschickte Bürgermeister oder kluge Geschäftsleute in ihr Kaff geschäftiges Leben bringen und den Rubel rollen lassen wollten - was mit höheren Steuereinnahmen und damit besser bezahlten Ratsherrenpöstchen eng verbunden war - erklärten sie selbst die wie faule Eier stinkenden oder widerlich nach Meerwasser schmeckenden Schwefel- und Natriumwässerlein, deren sich die Erde entledigte, zu »Heil«-Quellen.

Und setzten vor die Namen ihrer Gemeinden die so vornehm klingende Bezeichnung »Bad«.

Wässer, welche nicht mal vor dem Verdursten stehendes Vieh säuft, Wässer, in der keine Hausfrau auch nur ein Hemd waschen würde, die schütteten nun die Kranken in sich hinein.

Und das, weil Professoren die wunderbarsten Gutachten dafür abgaben - nebst Analysen von all den »heilsamen« (unverwertbaren und auch noch schädigenden, weil nicht im natürlich-pflanzlichen Verbund stehenden) Mineralien, die sich darin befinden.

Die »mild abführend« und harntreibend wirken - aber nur deshalb, weil sie Dein Körper schnellstens wieder loswerden will, was geschickterweise dann als »Heilwirkung« interpretiert wird. Und so schlucken es also die Kranken, da sie dem medizinischen Urteil aufsaßen, verunreinigtes Wasser könne im Körper reinigend, ja sogar »blutreinigend« wirken. Während weniger begüterte, kranke Menschen dem religiösen Aberglauben erlagen, das Trinken eines Wässerleins aus einer Quelle nach einer beschwerlichen Pilgerfahrt würde gleiches bewirken können, weil sich dort die Phantastereien eines kleinen Bauernmädchens als stärker erwiesen als der gesunde Menschenverstand von vielen Millionen angeblich vernunftbegabter Menschen. Wobei ich nicht einmal abstreiten will, daß ein paar von ihnen gelegentlich vom Placebo »göttliche Erscheinung« profitierten.

Und Du schluckst auch heute noch literweise Flaschenwasser, weil darauf ein Papier aufgeklebt wurde, das einen Schnörkel mit dem Titel »Geprüft von staatlich anerkanntem Chemiker« enthält.

Und wenn Du Dich mal in einem Heilbad umsiehst, dann wirst Du feststellen, daß die bedeutendsten Gelehrten, die belesendsten Literaten, die intelligentesten Mediziner, die berühmtesten Stars dort kuren. Was zu Deiner inneren Genugtuung beweist, daß auch Intelligenz oder Prominenz Deinem jetzt hoffentlich Dir aufgegangenen gesunden Menschverstand nicht mehr das (»Heil«-) Wasser reichen kann.

637 | Ich will Dir sagen, warum eine Erdfastenkur Dein bisheriges Leben mit einem Schlag zum Guten wenden kann: Aus psychologischen Gründen: Das gewaltige Erfolgserlebnis, sie bis zum endgültigen Schlanksein durchgehalten zu haben, beflügelt Dich zu weiteren Großtaten. Und macht es Dir leicht, auf einen besseren Lebensstil überzugehen.

»Da wäre es wohl am besten, wenn ich mir ein Wasserdestilliergerät anschaffe...«

Spar Dir das Geld, auch wenn Du die UrzeitTherapie nicht aufnimmst und deshalb auf Wasser angewiesen bist. Wasser ist ein Lebenselement. Und wenn ich das künstlich verändere, wird es zur Unnatur. Destilliertes Wasser halte ich für schlecht, vor allem deshalb, weil ihm durch den technischen Destilliervorgang Sauerstoff entzogen wird.[6209, 6352]

Trinkst Du dieses technisch veränderte Wasser, ist es bestrebt, Sauerstoff an sich zu binden. Es zieht ihn möglicherweise aus Deinem Blut. Das kann nicht gut sein. Dagegen ist die Wolkenbildung, die Verdunstung von Wasser durch die Sonne, die Kondensation in der Atmosphäre und schließlich der Regen eine natürlicher Vorgang. Und er findet in Luft und Sonne statt und nicht in einer elektrischen Apparatur. Diese Geräte sind in der Regel als geschlossenes System konstruiert, und ob die Zeit der Kühlung des Destillates ausreicht, damit es genügend Sauerstoff aus der Luft aufnehmen kann, ist fraglich. Und wie sieht es mit dessen elektrischer Ladung aus? Völlig ungeprüft: Nein, wir können die Natur weder austricksen noch nachahmen!

Quellwasser oder gesäubertes Regenwasser darfst Du beim Erdfasten so viel trinken wie Du willst - aber Kaffee, Alkohol oder Frucht- und Gemüsesäfte pur oder gar Süppchen sind nicht drin, sonst bekommst Du Hungergefühle. Auch hier keine Halbheiten!

Am idealsten, leider auch am teuersten, wäre es natürlich, wenn Du den Durst während des Erdfastens mit junger Kokosmilch löschst. Wenigstens in den ersten Tagen. Denn das bringt auch noch den letzten verbliebenen Dreck aus Deinem Darm. Und vermittelt Dir überdies noch Vitamine und Mineralien. Du öffnest die Jungkokosnuß am besten an ihrem oberen Teil mit einem Sägemesser, stößt mit einem Schraubenzieher ein Loch in den weichen Teil der Schale, dort wo der Stengel saß, der sie am Baum hielt. Und läßt die Milch in ein Schüsselchen laufen. Mit einem Hammer oder Beil zertrümmerst Du dann die harte Schale in zwei Teile und gibst das Fruchtfleisch an Nichtfaster weiter, die es sich dann auslöffeln können. (→Rz.980[2])

»Aber es heißt immer: »Faste nie ohne ärztliche Überwachung!« Nicht, daß ich als Arteriosklerotiker plötzlich tot umfalle! Ich hörte, für den soll Fasten etwas Gefährliches sein.«

Auch für das Erdfasten sind Ärzte nur eine Gefahr! Fachidioten, die sich durch noch idiotischere Bemerkungen wichtig machen wollen.. Was wollen sie überhaupt dabei tun? Blutdruck messen? EKG fertigen? Alles Nonsens! Nur mal wieder eine der geschickt eingefädelten (aber verständlichen) Maschen, nichts anbrennen zu lassen, wenn's ums Geschäft geht - natürlich nur aus Sorge um das Wohl der Patienten... Jesus fastete auch ohne Arzt vierzig Tage in der Wüste. Wenn Du mal nur drei Tage gefastet hast, weißt Du allerdings, daß Du bei dieser Bibelstelle einer Wasserente aufgesessen bist: Ohne zu trinken hältst Du das Fasten nicht länger als 2 Tage aus. Aber wenn man jemanden vergöttert, so ist man meist geneigt, ihm mehr zuzutrauen als anderen, so geht's uns ja auch bei den Weißkitteln. (Und er war dort mit dem HERRN, 40 Tage und 40 Nächte; er aß weder Brot noch trank er Wasser... 2. Buch Mose 34, 28/29)

Doch die meisten anderen Religionen haben das Fasten ebenfalls in ihren Katechismus aufgenommen. Aber wer hält sich da schon dran? Was Lichtenberg schon zu seinen Zeiten mit seinem besonders scharfen gesunden Menschenverstand so kommentierte: Ist es nicht sonderbar, daß die Menschen so gerne für die Religion sterben und so ungern nach ihren Vorschriften leben?

»Ich habe aber gehört, daß Fastenärzte zum Trinken von Gemüsebrühen oder Bouillon raten, damit der Körper seine dringend benötigten Vitamine, Enzyme und Spurenelemente weiter bekommt. Und das leuchtet mir auch besser ein als ein bloßes Wasser-Erdfasten«, sagst Du.

<u>Unser Organismus benötigt diese Stoffe, um die Nahrung zu verdauen und aufzuschließen. Gibst Du ihm keine Nahrung, dann benötigt er auch nichts, um diese zu verwerten. Klar?</u>

Aber was soll's! Um solche Kleinigkeiten werden wir beide uns doch nicht streiten. Deinem Wasser etwas ausgepressten Zitronensaft hinzufügen, das halte ich für vorteilhaft, da es ihm Geschmack gibt. Aber das tust Du jetzt nicht der Vitamine wegen. Sondern weil Dein verwöhntes Mäulchen nicht mal mehr an den einfachen, erfrischenden Geschmack von erfrischendem Wasser gewöhnt ist.

»Laß mich noch etwas Wichtiges fragen: Darf ich mir bei schwerer Krankheit als leidender Patient eine so schwere Belastung wie das Fasten überhaupt zumuten?«

Erdfasten ist eine Entlastung - keine Belastung. Zumal Du dabei auch auf alles Laute verzichten wirst: Stadtlärm, Radio, Fernseher usw. Also genau das Gegenteil von dem, was Du Dir da einreden willst! Du machst Dich schließlich viel leichter damit! Seelisch und an Gewicht! Das Gegenteil - ein Festessen - wäre eine Last für Deine Organe und Deine Krankheit.

Das Erdfasten will die Gifte lösen, und der Körper gibt sie so leicht nicht frei - da kannst Du Dir denken, daß es zu stürmischen Reaktionen in Deinem Körper kommen kann. Also nochmals: Raus mit toten Zähnen und soweit es geht mit dem Gift Amalgam! (Laß einen Kältetest machen, so ist am schonendsten zu merken, wenn ein Zahn seine Lebenskraft verloren hat.)

640 Merke Dir: Beim Erdfasten baut der Körper ab. Zuerst solche Stoffe, die er nicht gebrauchen kann. Dann geht's an die überflüssigen Kohlenhydrate. Anschließend an die Eiweißstoffe, wie etwa das Speichereiweiß in den Adern und Äderchen. Aus diesem Grund solltest Du auch als schlanker Mensch vor dem Aufnehmen der UrzeitTherapie erdfasten. Manche müssen beim Erdfasten durch das gleiche Tal der Tränen, das auch Drogensüchtige durchleiden müssen. Bei vielen ist der Stoffwechsel bereits so sehr versäuert, daß alte Krankheitswirkungen nochmals hervorbrechen; schwemmen doch dabei die meisten versteckten Giftdepots aus [8321ff] - etwa bei einer Neurodermitis oder Allergie. Merke Dir vor allem:

641 Längeres Erdfasten stellt die beeinträchtigte oder zerstörte Darmflora wieder her, besser, bringt wieder die für die Verdauung notwendigen Myriaden von Bakterien und Bazillen in den Darm zurück: weil die jetzt wieder ein gesundes, unverpestetes Klima vorfinden und sich wieder vermehren können. Gleichzeitig nimmt das Erdfasten die giftbildenden Fäulnisbakterien weg, die sich durchs Essen tierischer Nahrung in Deinem Darmtrakt bilden mußten. Merke:
Bringe die Gifte der Zivilisation aus Deinem Körper heraus, oder sie bringen Dich um.

»Etwas zur Erde möchte ich aber noch gerne wissen: Die meisten bezeichnen Erde doch als Dreck. Muß man sich nicht deshalb ekeln, wenn man sie ißt?«[7022]

Da mußt Du bei der Erde aus der Apotheke oder dem Reformhaus wohl keine Sorge haben. Die LUVOS-Erde stammt aus tiefen Schichten der Erde und wird nach dem Mahlen in verschiedenen Stärken vor dem Verpacken mit 140 Grad Hitze völlig keimfrei gemacht.[8228] Aber nun gibt es auch noch eine nicht abgetötete Erde zu beziehen. Siehe dazu Rz 975.
Ich persönlich bedauere das, aber die strengen Vorschriften bei uns sehen das nun mal so vor. Wenn Du auch meiner Meinung bist, mit Bakterien sei sie besser, weil natürlicher, dann kannst Du sie Dir in einem Kiesloch auch selbst herausholen. (Französische bakterielle, weiche grüne Tonerde reinigt nicht so gut beim Fasten! (→ Rz 975)

Dir sollten jetzt eigentlich vor lauter Staunen die Augen übergehen:
<u>Daß nämlich durch einen einzigen natürlichen Vorgang zwei entgegengesetzte Gesundungsvorgänge ausgelöst und erfolgreich beendet werden: Vernichten der nicht in Dich gehörenden, erneuern der in Dich gehörenden Bakterien. Vermehrung des Guten - Verminderung des Schädlichen.</u>
Hut ab vor der Natur! Hut ab auch vor den natürlichen Methoden des Gesundmachens. Ich beuge mich tief vor diesem göttlichen Wirken, dieser Weisheit der Natur und der Schöpfung, der wir Menschen uns als so wenig würdig erweisen. Merke:
Je gesünder Dein Körper, desto lebendiger ist er, desto mehr ist er auf der Welt. (Hippokrates)

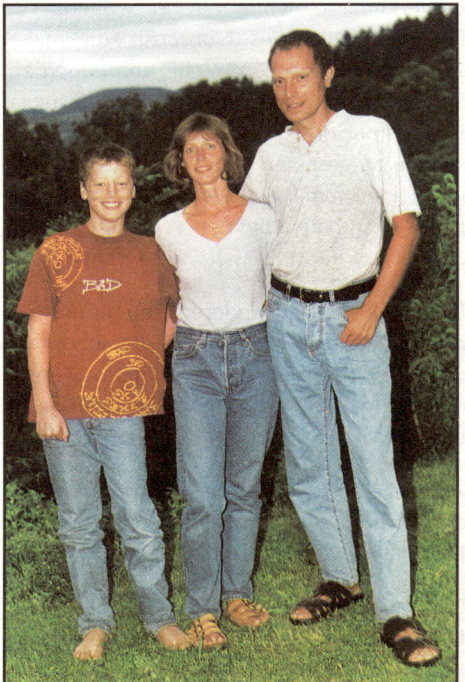

Wieder glückliche Familie durch UrTherapie-Heilung

Meine Allergie gegen Nickel und Latex, unter der ich mit offenen, blutenden Handekzemen bis fast zur Berufsaufgabe sehr gelitten habe, ist durch die UrTherapie vollkommen ausgeheilt. Die üblichen Behandlungsmöglichkeiten, wie Allergenvermeidung und medikamentöse Symptomunterdrückung brachten mir keinen dauerhaften Erfolg. Erst durch meine Besinnung auf die natürliche Ernährungs- und Lebensweise habe ich meine (Ur-) Gesundheit wieder gefunden. Die Erkrankung hat mich gelehrt, die Natur und ihre Gesetze zu achten. Jeder, der diesen Schritt gehen will, wird die heilende Kraft der Natur erleben.
Dr.med. Thomas Schleinitz, Beethovenstr.3, 90592 Schwarzenbruck

Was Du über Deine Darmflora wissen solltest:

- Deine Flora wurde davon beeinflußt, was Du als Baby zu futtern bekommen hast (auch Muttermilch!).
- Über 400 verschiedene Bakterienarten besiedeln Deinen Darm.
- Herausgeschabt würde diese Darmflora mehr als 2 kg wiegen.
- Sie verbraucht etwa ein Drittel der Nährstoffe, die Du Deinem Körper zuführst.
- Ebenfalls ein Drittel Deiner Darmentleerung besteht aus Bakterien. Verstehst Du jetzt, warum kleine Kinder und Affen schon mal etwas von ihrer Verdauung essen? Ihnen fehlen Mikroorganismen im Darm, die sie sich so wieder einverleiben.
- In Deinem Darm leben zehnmal soviele Kleinstlebewesen wie Dein Körper an Zellen besitzt - das sind zehnmal 70 Billionen. Deine Darmschleimhaut ist mit Milliarden feiner und feinster Zotten besetzt, welche in kürzester Zeit größte Mengen von Nähr- und Lebensstoffen aufnehmen und ans Blut abgeben. Da sich die Darmoberfläche mittels der Zotten auf 150 qm vergrößert, finden die Bakterien so alle ein Plätzchen für sich.
- Deine Darmflora bildet laufend Abwehrstoffe gegen Tumore. Und das um so mehr, je intakter sie gehalten wird. Tote Fabrikationskost bringt ihr keinen Nachschub!

5.33 Das beste Großreinemachen Deines verschlammten und verschlackten Körpers, das Dir geboten wird

Alte Weisheit
„Leider beugt der Mensch, der Tor, sich seiner Krankheit – als ihr vor."

Zwischen sechs bis neun Uhr geht durch den Darm eine Peitschenbewegung von rechts unten nach oben zur linken Seite. Sie wird von dem fingerdicken, auf dem Darm liegenden Muskel bewirkt. Die um den Darm liegende glatte Muskulatur zieht sich zusammen, erschlafft und strafft sich wieder - so den Nahrungsbrei mischend. Durch ständig reflektorisch gesteuerte Wellenbewegungen wird der Darminhalt dann immer weiter dem Ausgang entgegen geschoben.

Selbst die Schleimhaut des Darms, in der die Darmflora angesiedelt ist, besitzt feine und feinste Muskeln. Die wollen - wie alle anderen - stets angeregt sein, um leistungsfähig zu bleiben. Bei den äußeren Muskeln schaffst Du das durch harte körperliche UrBewegungen, bei den inneren im Darm durch die harte UrNahrung. Du kannst Dir gut denken, daß Suppen, Brötchenbrei und zermanschte Kochkost die Klein-Muskulatur dazu nicht besonders anreizen kann. Weiterhin sackt bei 80% der Zivilisationskostesser der Darm - vor allem das am Gekröse mit Muskelbändern hängende Querkolon - unter den Nabel ab.

Es fehlen diesem nämlich die von innen stimulierenden Bewegungseinflüsse. Und auch die von außen, wenn Du Dir zu wenig Bewegung verschaffst. Erschütterungen durch Laufen und Springen z.B. würden die Muskeln und Gewebe der Darmaufhängung kräftigen.

Auch der senkrecht stehende Dickdarm wird dann nach unten mitgezogen. (→Rz 981[3]) So weitet sich - besonders bei Vielessern - der Magen nach unten aus. Und die von ihm gebildete Salzsäure vermag nicht mehr völlig abzufließen - sie beeinträchtigt so langsam die Magenschleimhaut. Gastritis, Geschwüre, Krebs können entstehen.

Als weitere Folge dieses Absackens stellen sich Brüche der Bauchdecke und des Nabels ein. Das kannst Du im Liegen auf einer harten Unterlage an Dir selbst feststellen, wenn Du in Rückenlage leicht die Beine anhebst. Dann nämlich wölbt sich der Nabel hoch und die Bauchdecke fällt ein - was Du mit leicht eingekrümmten Fingern abtasten kannst.

Später drückt der (mit unverdauten Nahrungsresten aus dem Getreidebrei und seinem Darmpech nebst Kotsteinen zusätzlich viel zu sehr beschwerte) Darm immer mehr auf die Blase oder auf die Gebärmutter und die Eierstöcke. Was denen gar nicht behagt. Die Mediziner antworten mit Medikamenten, mit Hormonen, schließlich mit der Steinzertrümmerung und dem »Ausräumen«.

Und haben so mal wieder die falsche Ursache für innere Leiden verantwortlich gemacht. Würden sie doch abtasten, wie der Darm liegt! Dann könnten sie wenigstens eine Vorursache der Blasen- bzw. Eierstockentzündung, der Empfängnisschwierigkeiten oder der Gebärmuttersenkung diagnostizieren. Statt dessen kriegt man nach der Tour »Wo hast Du was - dagegen ham wir was« Antibiotika oder andere Medikamente verpaßt.

643 **Nun verschwindet die Entzündung für einige Zeit tatsächlich - aber nach vier Wochen hat diese Krankheitsverlagerung statt dessen einen schrecklichen Ausfluß bewirkt. Denn die Antibiotika haben auch die zur Pilzniederhaltung notwendigen Bakterien kaputtgemacht, nebst der Flora im schützenden Scheidenschleim.**

Als erster Pilzflor erscheint Candida albicans. Nun geht's zum Frauenarzt. Und der weiß wieder nicht allzuviel über die Funktion der Därme und verschreibt ein Antipilzmittel, was natürlich auch nichts nutzt. Dafür kann es aber den Krebs bei Dir auslösen. Nun sag selbst: Wo stecken die Scharlatane im Bereich der Krankenbehandlung? (®LV2450, Huber, Ellis, »Handeln statt schlucken«, S. 60) Ein Gesundbeter hätte Dir besser getan! Aber die werden bekanntlich von der Schulmedizin verlacht. Während Du inzwischen nicht lachen, sondern über sie weinen möchtest - oder? Wie können wir dem begegnen, bevor Du auf dem Operationstisch liegst?

Auch hier nur mit einer Wasserbehandlung: der Kolon-Hydrotherapie. Diese ist - darüber sind wir uns wohl klar - ebenfalls ein unnatürlicher Eingriff in das Körpergeschehen.

Andererseits, wenn Du dabei siehst, was so alles bei Dir aus den Tiefen Deiner Eingeweide herauskommt - das kann Dir ganz schön zu denken geben. Denn so wirst Du Dir erstmals voll darüber

644 bewußt, was die »feine« Zivilisationskost in Wirklichkeit für eine Dreckskost darstellt. Mit eigenen Augen wirst Du Dich nun überzeugen können, wie sie Deinen Körper verschlammt hat! Das meiste davon sitzt - die Pathologen können es bestätigen - in den Wülsten und Nischen Deines Enddarms. Sitzt dort fest wie Pech: schwarz und stinkend, und so auf Kot und Blähungen einwirkend! Ebenfalls noch zwischen den Darmzotten des Dünndarms, wo es durch die Erde und Flohsamenschalen weggefegt wird. Die meisten sagen bereits nach der ersten Behandlung: »Ich fühle mich wie neugeboren!« Das ist wohl klar:

Diese Altfäkalien müssen raus! Wie sollen die guten, neuen Lebensstoffe der UrKost durch die Darmwände in Deine Gewebe, Dein Blut, Deine Lymphströme, Deine Organe eindringen können, wenn die feinen Eingangskanäle dick verstopft und zugeschmiert sind?

Du hast gut lachen. Denn: Ist das nicht lustig, nachdem Du dieses Buch gelesen haben wirst?: Du als medizinisch unerfahrener Mensch kannst nun Deinen Doktor kurieren, statt er Dich! Auch dieses Verhältnis hat sich nun ins Gegenteil verkehrt.

<u>Die Ernährungslehre der Klassischen Naturheilkunde</u> beruht nicht auf sich ständig verändernden wissenschaftlichen Meinungen. Sie basiert auf unumstößlichen evolutionsgeschichtlichen Tatsachen.

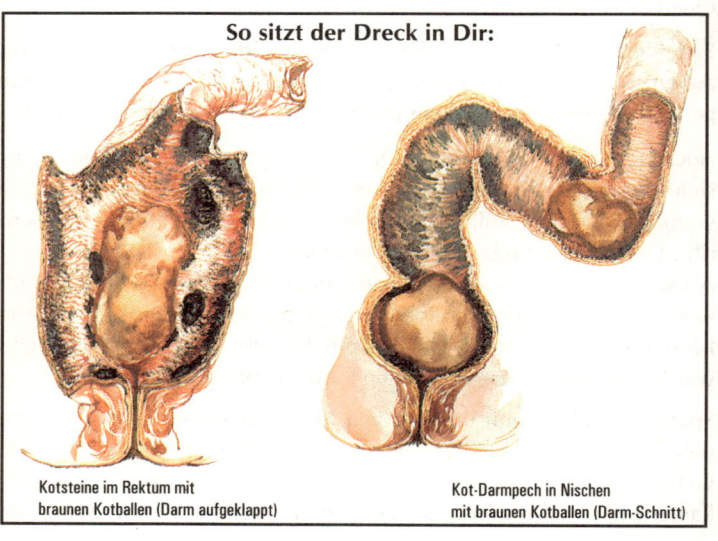

So sitzt der Dreck in Dir:

Kotsteine im Rektum mit braunen Kotballen (Darm aufgeklappt)

Kot-Darmpech in Nischen mit braunen Kotballen (Darm-Schnitt)

Im glatten Darmteil des Dünndarms selbst können sich allerdings kaum Kotsteine festsetzen, so daß ein Teil der Lebensstoffe der Drecksnahrung meist ins Blut gelangt, wenn auch längst nicht alle. (Aber durch ausgeleierte Därme entstehen Ausbuchtungen, an denen sich schleimüberzogene Abfälle einnisten können. (→Rz 967(6)) Doch ein natürlicher Ablauf der Darmtätigkeit wird durch den in Nischen sitzenden Kotdreck nicht ermöglicht. Vor allem aber können harte, alte Kotablagerungen Entzündungen, Geschwüre und Tumoren verursachen. Du tust also gut daran, sie zu beseitigen und zu vermeiden. Wie beim Zahnamalgam. Die UrTherapie hält's so:

Die Schlacken (→Rz 649) in den Organen und Geweben hinter den Därmen treiben wir durchs Erd- 644 fasten heraus. Für das Darmpech und eventuelle Kotversteinerungen brauchen wir einige zusätzliche Waschgänge. Also: **Bevor Du mit dem Fasten beginnst - bis zum zweiten, dritten und vierten Tag Deines Fastens - wirst Du Dir einige Einläufe in den Darm mit einem Irrigator oder Pumpschlauch machen.** Dazu gehst Du auf die Knie, beugst den Oberkörper nach unten (→Rz917/15e), schiebst Dir den Einlaufschlauch in den Po und drehst das Wasserhähnchen am Schlauch auf. Weniger umständlich geht es mit einem Klistierschlauch (ein Gummiball mit Ventil – aus der Apotheke) der Wasser aufsaugt, das man dann einspritzt. (Das etwa 30°C warme Wasser, in das Du zwei Teelöffel Erde gegeben hast, dringt gewöhnlich nur bis in den aufsteigenden, querliegenden Dickdarm, während der Dünndarm durch eine Muskelklappe geschützt ist.) Dann walkst Du - oder Dein Partner - Deinen Bauch mit beiden Fäusten kräftig durch. Wenn Du Dich daran gewöhnt hast, solltest Du dann auch Kaltwasser-Einläufe vornehmen. Zusammen mit den Kaltwasserreizen wirkt das wie 'ne Art von Bodybuilding für den Darm. (Je wärmer die Flüssigkeit, desto schneller wird sie von der Darmwand aufgesogen, und die Muskeln entspannen sich dadurch, was in diesem Fall kein wünschenswerter Effekt ist.) Lauwarme Flüssigkeit hält die Darmmuskulatur straff und garantiert maximale Ausscheidung. Wenn Du gegen Ende des Einlaufs das Gefühl hast, daß sich nun alle lösbaren Stücke abgelöst haben, empfiehlt es sich, einen Liter kühles Wasser nachzugeben. Das regt die Darmmuskeltätigkeit an. <u>Aber: Oft ist das Leitungswasser gechlort! Nicht viel, aber es genügt doch, große Teile der Darmflora zu zerstören. Nimm sonst also nur destilliertes Quell- oder Regenwasser dazu.</u> Sobald sich nach fünf oder zehn Minuten ein durchfallähnliches Druckgefühl meldet, verschwindest Du schnellstens aufs Klo. Was dort geschieht, ist nicht angenehm für Dich - aber es gibt Schlimmeres.

»Viele empfehlen als Einlauf kalten Kaffee oder einen Tee von Pfefferminze.«
Ich nicht. Schalte das Heilmittelchen-Denken bei Dir ab!

> Ein Phänomen: Ein kleiner Einlauf – und schon sind die Hungergefühle verschwunden!

Einfacher und für Dich etwas schonender – aber sehr viel teurer! – ist der Gang zu einem Hydro-Kolon-Therapeuten (Rz 981(3)). Normal sind sechs Spülungen.[8238] (Aber frage zuerst nach den Kosten.) **Wenn Du zwei Tage zuvor die verklebte Darmwand mit einer Leinsamen-Kassia-Kur aufweichst, kommst Du oft mit nur drei Spülungen aus.** (Einen Tag nur Obst, Grün und mindestens 48 Stunden vor dem Einlauf viel Leinsaat plus 10 bis 15 Scheibchen Kassia (→ 980 (2)) - das sind die langen runden Stangen - essen.

Einläufe verbieten sich bei einem Blutdruck von über 220:140, bei Darmentzündung, Darmblutungen und Darmgeschwüren und bis zu sechs Wochen nach einer Darmoperation. Sowie bei übergroßen Hämorrhoiden und wenn Du nach dem ersten Einlauf stärkere Durchfälle bekommst.

Nach einer Darmspülung wirst Du - erheblich erleichtert - feststellen:

- Ein erstes Wohlgefühl um die Bauchgegend. Denn keine pechversteiften Därme nebst aus unverdauten Kotresten aufsteigende Gase drücken Dich mehr.
- Die Darmperistaltik kann nun wieder tätig werden und wird Dir das Verdauen erleichtern.
- Deine Bauchmuskulatur kannst Du jetzt leicht durch entsprechendes Training stärken und Deinem Leib Halt und den zur guten Verdauung nötigen Gegendruck bieten.
- Blasen- und Eierstockentzündungen, Leibschmerzen, Unregelmäßigkeiten bei der Regelblutung und Zwischenblutungen verschwinden oft schon jetzt.
- Deine Nieren arbeiten wieder besser. Die schleichende, beständige Eigenvergiftung Deines Körpers hat ein Ende.

- Die weiche Nahrung hat bei den meisten den Darm schlaff werden lassen und vielfach ums Dreifache ausgeweitet. Fasten und der durch die Hydrokolontherapie gesetzte Reiz und die Befreiung von Kotsteinen und Darmpech läßt ihn wieder auf Normalgröße schrumpfen.

Merke: Das von mir neu in die Fastentheorie eingeführte Erdfasten erhält die Darmperistaltik ohne Kalorien zuzuführen und tritt zugleich dem entlastenden Totalfasten nicht entgegen. Und vermeidet zudem, zusätzliche Hungergefühle auszulösen.

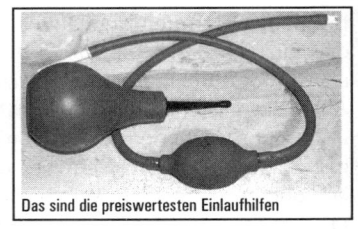

Das sind die preiswertesten Einlaufhilfen

»Stimmt es eigentlich, daß destilliertes Wasser alte Kalkablagerungen aus dem Körper fegen kann, wie das Naturärzte schreiben? [8216] Dann müßte ich doch gar nicht fasten... « sagst Du.

Wäre ja zu schön, wenn man mit dem Trinken von Wasser so einfach gesund werden könnte, hm? Denke selbst!

»Für den Kranken ist das Wenigste das Beste.« (Hippokrates)

5.34 Wann ist Erdfasten besonders erfolgreich? [8320, 0589]

645
- Bei allen Entzündungen, Paradontose, Zahn- und Kiefernentzündungen
werden die Zähne fester, Schmerzen und Eiterungen verschwinden.

- Bei Magerkeit
wird durch kurze Fastenstöße (je 3 Mal in 3 Monaten 2 Tage) der Organismus gekräftigt und der Appetit geweckt. Spätere UrKost mit Nüsse, Avokado und Urpflanzenanteil bringt die Abgemagerten dann wieder auf ein gesundes Gewicht.

- Bei Borreliose, Nierenentzündung
löst das Fasten vor allem die Verkrampfungen der zuführenden Arterien. Arbeiten die Nieren aber nicht mehr, so faste nicht.

- Bei Depressionen, Cholesterinüberschuß und vor Operationen ist Fasten *der* große Helfer.

> Dr. Bruker zum Thema Hydrokolontherapie an den Verfasser:
>
> Dr. M. O. Bruker · Taunusblick 1 - 56112 Lahnstein/Rhein
>
> 11.03.2000
>
> Dr. M. O. Bruker
> – Arzt –
> Taunusblick 1
> 56112 Lahnstein/Rhein
>
> Lieber Herr Kollege,
>
> Sie haben durchaus recht mit Ihrem Zweifel. Selbstverständlich wird durch Einläufe, auch hoher Art, kein Kalium entzogen, während alle anderen Mineralien unberührt bleiben sollen. Das Gegenteil ist ja richtig, daß vom Dickdarm aus Mineralien resorbiert werden können. Dies wissen wir doch durch Nährklistiere.
> Alles verkehrt – was sie auch bei Krankheit unternehmen:
> Über Ihre „Sympathie" zu Pudel habe ich mich recht gefreut. Man muß ihn ja „lieben".
>
> Mit freundlichen Grüßen
> Dr. Bruker

> Zirka eine Milliarde Mark werden jährlich für gefäßerweiternde Mittel bei den Indikationen Hörsturz und Tinnitus ausgegeben – Geld, das anderswo besser angelegt wäre, meint Professor Dr. Hans-Peter Zenner, HNO-Universitätsklinik Tübingen. Denn diese Therapie ist seiner Ansicht nach nicht nur nicht „evidence based medicine" –gesichert, sondern kontraindiiziert (völlig falsch).
> MEDICAL TRIBUNE 10. März 2000

- Bei Ohrensausen / Tinnitus / Schwerhörigkeit [9927] hilft längeres Fasten. Oft verschwinden die Beschwerden schon, wenn Du 14 Tage auf Kaffee oder Tee verzichtest. Allerdings: Eine Besserung ist nur möglich, wenn sich die Haarsinneszellen im Ohr noch erholen können - die Schädigung also noch nicht zu lange besteht. Wer aber lieber leidet und statt des Fastens seinen Tinnitus behalten möchte, dem vermag ich wenigstens seine Ferienzeit zu erleichtern: Wenn er sie in einem kleinen, wenig belebten Badeort direkt am Meer verbringt und in der Nacht nahe an der Meeresbrandung schläft. Dann werden die hartnäckigen Ohrgeräusche von der Brandung maskiert und nicht mehr so sehr wahrgenommen.[9927]

645
Apropos Ohrverstopfung: Du kannst sie Dir auch selbst wieder freimachen: Siehe 9927b.
Ich selbst werde schon mal um solche und ähnliche Hilfeleistungen angegangen. Als ich in unserem Gesundheitshaus einer älteren Dame, die ich zufällig mit ihrer rechten Körperseite neben ein Regal mit Büchern plaziert hatte, diese Spritze ans linke Ohr ansetzte, fragte sie mich ängstlich:»Soll ich das andere Ohr jetzt fest zuhalten?«
Leider ist Schwerhörigkeit nicht gut beeinflußbar. Wichtig ist vor allem, daß sie nicht fortschreitet, und dazu mußt Du konsequent die UrMedizin nehmen, damit die feinen Organe im

Ohr sich wenigstens im derzeitigen Zustand erhalten lassen.

- Zeckenstiche bilden keine roten Kreise. Entzündungen gehen zurück
- Bei Rheuma, Arthritis und Rückenbeschwerden
ist Erdfasten unverzichtbar! Fasten stellt eine Umstimmungskur des Körpers dar. Bei schweren Fällen von Gicht kann es jedoch dabei zu Schmerzanfällen kommen. Die einen sagen, diese Anfälle seien darauf zurückzuführen, daß sich durch das Fasten die harnsauren Salze nicht lösen würden. Die andern meinen, daß sich die Urate lösen, aber dann stauen.[9725, 8324]
- Bei Stuhlgangschwierigkeiten und Morbus Crohn
gibt es durch Erdfasten schnellste Hilfe, wenn danach die UrKost gegessen und UrBewegung nicht vergessen wird. Auch Afterjucken und Würmer wird man durch Fasten schnellstens los.
- Malaria kuriert man in kürzester Zeit mit Erdfasten aus. Was sagst Du nun?!
- Bei Neurodermitis, Allergien [9665] und anderen Hautkrankheiten
sind oft zwei Erdfastenkuren innerhalb eines Jahres erforderlich, um Erfolg zu haben. Vor allem dann, wenn danach UrKost nicht streng beibehalten wurde.
Ich will Dir dazu auch dies sagen: Ein Kind für eine kurze Zeit fasten zu lassen und anschließend auf die UrzeitKost umzustellen ist schwer, doch in drei Wochen Kampf machbar. Aber hundertmal schlimmer ist es, Dich jahrelang mit einem an Allergie oder Neurodermitis leidenden Kind abzuquälen, das sich selbst in Qualen zerfrißt, Dir Deinen Schlaf und Deine Zeit raubt, Dein Familienleben zerstört und Dir Dein Leben zur Hölle macht.
- Bei Asthma wirkt Erdfasten Wunder. Asthmaanfälle sind nur noch halb so schlimm, wenn Du kein Salz mehr zu Dir nimmst. (Salz befindet sich in allem, was »herzhaft« schmeckt.[2117, 9803]
- Bei Leber- und Bauchspeicheldrüsenleiden
stellen sich oft Übelkeit, Kopfschmerzen, Brechreiz und Schwächegefühle beim Fasten ein. Das ist ein Zeichen, daß der Körper positiv reagiert. Und daß sich die Erkrankungen bereits in diesem Erststadium der UrTherapie bessern.
- Bei Magenleiden führt Fasten oft zu Anfangsschmerzen, besonders bei Zwölffingerdarmgeschwüren. Denen begegnest Du durch zusätzliches Einnehmen von zwei Teelöffeln Luvos-Erde. Du solltest aber abbrechen, wenn Fasten zu wiederholtem Erbrechen führt.
- Bei Herzleiden und Kreislaufstörungen erreichst Du mit dem Fasten meist wohltuende Gefühle durch den dadurch entlasteten Kreislauf. Der günstige Einfluß des Fastens auf den Herzmuskel kannst Du Dir durch vergleichende EKG's nachweisen lassen.[8322]
- Bei Nieren-, Blasen- und Gallensteinen erleben die Fastenden oft, daß bereits nach einigen Fastentagen Grieß oder Steinchen abgehen.
- Bei zu hohem Blutdruck, Arteriosklerose, Angina pectoris wirkt das Fasten besonders günstig. Der Blutdruck senkt sich schnell und Herzkranke, die sonst kaum 100 Meter gehen können, sind wieder zu längeren Spaziergängen fähig.
- Bei Diabetes mellitus [6524] treten die Hungergefühle etwas stärker als bei anderen auf. Furunkel, Mundtrockenheit, Sehschwächen verschwinden aber ebenfalls oft allein durch das Fasten.
- Bei Kopfschmerzen und Migräne
bleiben während des Fastens Migräneanfälle ein paar Tage aus. Danach treten sie immer seltener und schwächer auf und bleiben später ganz weg, wenn die neue Lebensführung der UrMethodik aufgenommen wird. Die meisten sind (laut einer Studie der Fastenklinik Bad Brückenau) bereits nach drei Fastentagen migränefrei. Wenn sie nicht unter 'ner Heizdecke schlafen.[9635]

- Bei Epilepsie und Schizophrenie
werden die Anfälle seltener und leichter - oft bleiben sie für immer weg. UrKost nach dem Fasten kann auch diese Leiden für immer zum Verschwinden bringen.

- Entzündungen, besonders im Beckenraum von Frauen und Zahnbereich
gehen vielfach allein durch Erdfasten zurück. Warum Fasten z.B. bei einer Entzündung so erfolgreich ist, das will ich wissenschaftsgläubigen Lesern verraten: Nach jeder Schlechtkost-Mahlzeit sind die sogenannten Freßzellen (Makrophagen) bis zu sechs Stunden lang damit beschäftigt, alle Fett-Tröpfchen aus dem Blutplasma zu beseitigen. Damit fallen diese beim Essen von Zivilisationskost dreimal täglich für mindestens je zwei Stunden als körpereigene Abwehrkräfte gegen entzündungsverursachende Substanzen aus. Fasten bewirkt, daß sich die Makrophagen nun endlich voll dem Entgiften des Körpers widmen können.

- Bei fieberhaften Krankheiten und Glaukomen
ist Erdfasten der schnellste Weg zur Gesundung. [8311ff, 8321]

- Impotenz und Frigidität lassen sich durch Erdfasten positiv beeinflussen. Die Potenz steht oft schon während des Erdfastens »von den Toten auf«.

- Zellulitis, Akne und Blähsucht sind bestens mit Erdfasten anzugehen. Danach beseitigt UrKost und UrBewegung die letzten Unreinheiten Deiner Haut.

- Bei Schnarchen
läßt das Rasseln nach 14 bis 21 Tagen Fasten völlig nach. Ja - das hättest Du nicht gedacht! Wisse: Dünne Leute schnarchen äußerst selten!

- Multiple Sklerose [1912, 9983]
Bei den davon Betroffenen ist Erdfasten unverzichtbar. Mit einfachem Fasten sind bereits große Erfolge erzielt worden. Um wieviel schneller und besser werden sie beim Erdfasten genesen![8317, 8318] Die Schulmedizin-Medikamente sind ein Verbrechen an diesen Kranken. Noch ein schlimmeres, daß kein Chemiemediziner ihnen sagt, daß sie sich durch UrTherapie wieder gesundmachen können.

Beachte dringend!
Bei manchen Fastenden werden große Mengen chlorosierter Kohlenwasserstoffe freigesetzt und führen zu Muskelkraftverlust, Unruhe, Sehstörungen, Gehschwäche, Kollaps, Erbrechen, Weißfärbung der Haut. In diesen sehr seltenen Ausnahmefällen ist das Fasten abzubrechen mit selbstgepreßten Obstsäften und langsam ansteigender UrKost. Ein neuer Versuch ist frühestens in drei Monaten zu beginnen.

»Länger als vier Tage halte ich das Fasten nicht durch! Dann krieg' ich solche Kopfschmerzen, Schwindelanfälle, alles rumort in mir, bäumt sich auf dagegen - was Du Fegefeuer nennst, das ist für mich die reinste Hölle«, so hängen mir manche die Ohren voll.

Ja, und dann jammerst Du Dir was vor, schonst Dich noch ein bißchen mehr, legst Dich verzweifelt hin - und: Deine Lymphe, die jetzt durchs Fasten doppelt und dreifache Mengen an Giften abtransportieren soll, dickt jetzt stark ein. Klar, daß Du immer mehr in die Bredouille gerätst. Warum? Weil Du nicht wie gefordert vier Stunden Urtraining machst! (→LV 9612/21)

Merke: Das Erdfasten überstehst Du leichter, wenn Du vom Partner oder von Freunden moralisch unterstützt wirst! Vor allem, wenn der Partner ebenfalls fastet. Hin mit ihm zum einsamsten Ort, der sich finden läßt. Ohne Radio, ohne Kassettenrecorder, Fernseher, damit das Fasten mit einem Besinnen der Gefühle verbunden werden kann. Die Gefühle eines Freundes von mir tendierten in eine mir unbekannte Richtung. Ich konnte ihn einfach nicht dazu bewegen, seiner reichlich mollig gewordenen, aber mit dem rosig-hübschen Gesicht eines Puttenengels gesegneten Frau eine Erdfastenkur anzudienen. Ich sagte ihm noch zuletzt: »Sag mal, stört es Dich den gar nicht, daß Adeline schon wieder zugenommen hat?«

Seine Antwort: »Aber nein. Von einer so schönen Frau kann man doch nie zuviel bekommen...«

Ich werde wohl nie erfahren, wie ehrlich er es mit seiner Antwort meinte...

Du brauchst das Erdfasten aber noch aus einem anderen Grund: Nämlich, um Deinen Geist dieser alten und für Dich so schockierend neuen Erkenntnis der Urzeit-Gesundheitstherapie überhaupt erst richtig öffnen zu können. Damit es Dir wie Schuppen von den Augen falle: Jetzt tue ich endlich das Richtige in meinem Leben![8310]

Du kannst die Absorbierungskräfte der von Dir beim Fasten zunehmender Erde sofort selbst feststellen: Wenn Du in die Urinflasche eines Kranken vorher etwas Erde einfüllst, wird der ansonsten so schreckliche Geruch wie durch ein Wunder egalisiert und verschwindet.

»Wie kommt es nur, daß Erdfasten imstande ist, einmal einen bestehenden Mangel aufzufüllen und andererseits einen schädlichen Überfluß abzubauen?«

Ja, glaubst Du denn, ich hätte alle Geheimnisse der Natur entschlüsseln können? Wer bin ich denn schon? Goethe würde Dir hier richtig antworten: Geheimnisvoll am lichten Tag, läßt sie sich ihres Schleiers nicht berauben.

Wenn die Erde bei Dir nicht wie hier beschrieben wirkt, dann könnte es höchstens daran liegen, daß Du eine aktivere Erde brauchst, weil die LUVOS-Erde ja steril gemacht wurde. In diesem Falle probiere mal eine andere Erdsorte aus. Wie Du an diese kommst, steht in Kapitel 9.72 (→Rz.975). Wenn Du mal in den Bergen bist, dann bring Dir etwas von der grünen oder weißen Erde dort mit. Am Rande der Bergwege zum Matterhorn z.B. kannst Du sie leicht glitzern sehen. (→Rz.647) Besonders voll organischen Lebens dürfte sie sein, wenn sie von feinen Wurzeln der Bäume durchwachsen ist. Ich habe ein bißchen davon als Natur-Sahnebonbon immer an Ort und Stelle geschleckt.

Bleibt anschließend zu sagen: Weil ich das Erdfasten neu in die Naturheilbehandlung eingeführt habe, kann ich über die vielen Bedenken mancher Ärzte zum Fasten nur lachen. Weil die zusätzlich dabei geschluckte Erde wegen ihres hohen Aufsaugvermögens viele Giftstoffe aufnimmt. Diese werden dann aufgrund des sporadisch weiterlaufenden Stuhlgangs während des Fastens ausgeschieden. (Sollte trotz des Erdessens bei Dir der Stuhlgang ausbleiben, so ist das auch nicht tragisch, weil die Erde die Gifte bindet.)

»O jeh, das hätte ich bald vergessen: Ich kann doch meinem kleinen Schatz nicht zumuten zu fasten, wenn er einmal sehr krank werden würde!« rufst Du. »Nein, ich müßte mir ewig Vorwürfe machen, daß ich mein eigenes Kind habe hungern lassen!«

Das erwarte ich aber von Dir, wenn Du echte Liebe für Dein Kind empfindest und keine Affenliebe. (Wobei ich mir bewußt bin, mit dieser Bezeichnung diese liebenswerten Tiere beleidigt zu haben). Vierzigtausend Kinder sterben in unserer Welt täglich an Hunger. Und Du willst bei Deinem durch Deine eigene Schuld vielleicht viel zu sehr verzogenen, verzärtelten und verwöhnten Liebling nicht mal vierzehn Tage lang wegen Feigheit vor dem zu erwartenden Kampf das Fasten durchsetzen können, wenn Du ihm damit das Leben retten, es vor der Schmach ewigen Dickbleibens bewahren oder es vor schlimmer Krankheit schützen kannst? Da solltest Du lieber mitfasten. Und so Deinem Kind zeigen, daß Du es echt gern hast und dieses Opfer für es bringst.

Was heißt hier Opfer! Das tut Dir genau so gut wie dem erkrankten oder zu fetten Kind. Und denk immer daran, wie dankbar Dir später einmal das Kind sein kann (und vielleicht sein wird), wenn Du es ungeschädigt dem Leben erhalten hast. Denk daran, was die Folter-Ärzte in den Krebsstationen den armen Würmchen alles zumuten! Was sind dagegen zwei Fastenwochen! Und wie ansehnlich wird dadurch wieder Dein Kind, wenn die mit Ketchup-Hamburger-Fettklopse angefütterten Speckröllchen verschwinden. Und wieviel heimliche Tränen bleiben ihm erspart, wenn es nicht mehr von den anderen verächtlich gemacht wird!

Leidest Du oder Dein Kind unter Krebs? Dann frag Dich mal:

5.35 »Warum lehnen die Ärzte das Fasten bei Krebs ab?« [8319]

646 Wo es doch mittlerweile die Spatzen von den Dächern pfeifen, wie sehr das Fasten den Körper von seinen Giften befreit![8233]

Glauben die etwa, Krebskranke würden einen schlackenfreien, tadellosen Organismus ihr eigen nennen? Dann dürften sie ja eigentlich keinen Krebs bekommen haben!

Aber: Weil sich das Denken der Ärzte nur in der Einbahnstraße Richtung Krankheit bewegt, sind sie nicht fähig, es in die entgegengesetzte Richtung Gesundheit zu steuern.[8319]

Das rührt daher: Über Gesundheit wissen sie nichts. Ursachendenken dürfen sie nicht betreiben. Wenn sich Krebs entwickelt, meinen sie, müßten sie unbedingt etwas gegen den Tumor tun. Obschon ihr Lehrmeister Hippokrates sie eindeutig anweist, bei unheilbaren Krankheiten jedes Eingreifen zu unterlassen. So weit, so schlecht. Beim Fasten (und anschließender UrKost) vergrößern sich in der Tat manchmal die Tumore. Das macht den Medizinern dann sofort Angst. Sie stehen angesichts dieses ihnen so bedrohlich scheinenden Vorgangs unter der fast schon neurotischen Zwangsvorstellung, sofort etwas unternehmen zu müssen. Während die echte Naturheilkunde das ganz gelassen, weil Krebs als nicht unheilbar, ansieht. Würden die Ärzte nach dem Grund fragen, so müßte ihnen allein der gesunde Menschenverstand sagen:

<u>Krebs kann nur durch das entstehen und wachsen, was in den Körper gelangt.</u>

»Sei achtsam in allem was Du tust« Ich wünsche Dir, daß Du Dir diese buddhistische Regel stets zu eigen machen kannst. Dann muß mir um Dich nicht mehr bange sein.

Kommt keine minderwertige bzw. überhaupt keine Nahrung in den Körper - wie beim Fasten - und vergrößert sich der Tumor trotzdem, so kann das nur eins bedeuten ... na, Du weißt es, wenn Du Deinen gesunden Menschenverstand jetzt einsetzt. Du weißt es viel besser als jeder studierte Medizinprofessor! Ja, richtig:

646 **Es handelt sich bei einer solcherart entstehenden Tumorvergrößerung um einen beginnenden Wiedergesungsprozeß! Der Organismus füllt den Tumor mit Gewebewasser, dehnt ihn ödematös auf, weitet ihn und macht ihn so weicher. Und warum? Damit körperliche Heilkräfte besser in die Lage versetzt werden, einzudringen und die widernatürliche Wucherung abzubauen.**

»So so«, meinst Du, »und wie kommst Du an diese völlig neue, mal wieder alles Medizinwissen auf den Kopf stellende Erkenntnis?«

<u>Weil ich - und Du solltest das auch immer so halten - anstelle von angelerntem, sich ständig überholendem, von irrenden Menschen erzeugtem Wissen den gesunden Menschenverstand benutze. Und die Krankheit nicht als Feind - wie die Mediziner - sondern als Heilvorgang des Körpers begreife und daraus entsprechende Schlüsse ziehe. Was Du ebenfalls tun solltest.</u> Dann handelst Du im Sinne der Natur und des echten Naturheilverfahrens. Dann wird Dich die Natur unterstützen. Weil sie den Krebs ungestört heilen kann, wenn Du Deinen Körper dabei unterstützt. Und nicht die Krankheit - und damit Deinen Körper! - mit unnatürlichen Medikamenten, Chemotherapien und atomaren Bestrahlungen bekämpfst.

Weshalb Du jetzt auch zu erkennen in der Lage bist, daß dieses oder jenes Medikament oder Wundermittel, das den Tumor plötzlich rasch zum Verschwinden (in Wirklichkeit aber nur an einen anderen Platz im Körper) bringt, nicht das geringste mit Heilung zu tun haben kann.

Das bisher von der Schulmedizin infizierte »GesundheitsMagazin« Praxis zeigte sich stets bemüht, zum Aufwerten des ärztlichen Images (und Verbreitens betrügerischer Hoffnungsmache) zum Vertrauensgewinn bei Krebskranken solchen Hokuspokus zu zeigen. Der sich nach einem Jahr dann meist durch den Tod des dutzendfach geröntgten Krebskranken schnell selbst ad absurdum führte und sich als nichts anderes als ein großer Bluff erwies. Was den Fernsehzuschauern dann natürlich nicht mehr gezeigt wird...

Gesundheitsgesetz der Natur:

Gesundmachen kann und muß sich der Körper nur allein. Eine Hilfe von außen gibt es [646] **nicht. Wenn Du eine solche in Anspruch nimmst, kann sie Dir nur Schaden zufügen.**

Bei einem Bänderriß im Knie liegt der Fall analog: Es ist ein erheblicher Schaden eingetreten, der *nicht* auf eine langwierige Krankheitsentwicklung zurückzuführen ist: Der Körper veranlaßt deshalb hier den Gesundungsprozeß unmittelbar, ohne daß es zum geringsten Zeitverlust kommt. Das ist ihm deshalb möglich, weil er nichts Krankhaftes zu vertreiben hat! Wozu er dann eine längere Genesungsdauer einplanen müßte. Weil sich eine Krankheit, je nach ihrer Art, mehr oder weniger langsam in den Körper einschleicht.

Beim unerwartet eingetretenen Unfallschaden reagiert der Organismus dagegen sofort. Und tut was? **Er stellt das Gelenk durch Einbringen starker Schmerzempfindungen zuerst einmal ruhig.**

Und sichert dies noch einmal zusätzlich durch eine Unbeweglichmachung des Gelenks ab. Auf solche eigentlich selbstverständlichen Einsichten kommen kompliziert denkende Mediziner allerdings nie: Daß eine alles recht bedenkende Schöpfung und Natur - Du kannst als gläubiger Mensch auch Gott dazu sagen - durch nichts, aber auch gar nichts, vor allem nicht von mit leerem Wissen gefüllten Medizinerhirnen zu übertreffen oder gar zu verbessern ist! [8206] Die Unbeweglichmachung des Gelenks durch starke Schmerzempfindungen beim Bewegen wird - da diese später nachlassen können - deshalb von der programmierten Selbstheilkraft des Körpers zusätzlich abgesichert: Sie umgibt das Gelenk durch schnellstes Auffüllen von Gewebewasser mit einem es stillegenden und gleichzeitig schützenden Wasserballon für eine gewisse Zeit - und zwar genau für die Zeit, die sie zum Heilen für nötig erachtet.

So kann keine Bewegung mehr den Körper bei seinem eigenen Bemühen stören, das Richtige und das Beste für das Wiedergesunden seines Gelenks zu leisten.

Trägt der Organismus genügend gesunde Lebensstoffe und Vitalkräfte in sich, so vermag er eine Gesundung schnell zu vollziehen. Fehlen diese, so muß er sich mehr Zeit dafür nehmen.

Gesundheitsgesetz der Natur:

Der von Gott geschaffene Körper weiß besser als alle Ärzte dieser Welt, was er zu seiner Gesundung zu tun und zu lassen hat. Gott selbst hat ihm diese Weisheit eingepflanzt.

> Wenn Du dann nach dem Fasten schön schlank und rank geworden bist, wirst Du solche Frozzeleien Deiner Freunde gelassen hinnehmen: »Hab' gehört, Du würdest an der nächsten Olympiade teilnehmen... Als Staffelstab.«

Während Ärzte nur gelernt haben, sofort zu handeln und damit *gegen* die Natur zu handeln. Und nichts Eiligeres zu tun haben, als das Gelenk zu punktieren (wie das vor kurzem noch einer von ihnen unter der üblichen Angstmache - Versteifung droht! - an meiner Frau praktizieren wollte).

Sogar noch beim Krebs wehrt sich der Körper bei der geringsten Störung durch die (dies nie begreifen wollenden) Ärzte - sei es durch Druck, Gewebeentnahme oder Ausräumung: Die Krebshydra verstreut ihre Wucherzellen noch schneller in den ganzen Körper... (→Rz.138)

Merke Dir gut: Die Ärzte-Quacksalber wollen den Tumor beseitigen und verstreuen den Krebs, [646] **die UrTherapie will den Krebs beseitigen und sie beseitigt ihn! Und das ohne den geringsten Eingriff.**

Und wie klug, wie sofort die Situation erkennend, wie unendlich weise handelt Dein Körper bei einem Wespenstich: Da läßt er auch sofort die Umgebung anschwellen. Aber diesmal ist das Gewebe nicht weich, ist nicht für Heilsubstanzen durchgängig gemacht. Diesmal ist es fest, fast hart. Und warum wohl? Sag Du es mir.

»Na klar, weil da jetzt kein Knieband beschädigt ist, sondern weil da das Gift aus dem Wespenstich drin sitzt.«

Siehst Du. Und nun macht der Körper das umliegende Gewebe so hart, damit möglichst wenig von dem Gift in Deinen Blutkreis gelangt. Und es so die Immunkräfte in Dir langsam am Ort abbauen können. Suchst Du Gott in einem düsteren Kirchenschiff oder gar irgendwo im Weltall?

Gott und göttliches Wirken sitzt in Dir! Er leitet alles zum Besten in Deinem Körper - und Du willst Dir in sein göttliches Wirken von einem kleinen, dummen Menschenarzt hineinpfuschen lassen? Wenn Du so einfach denkst, wird alles einfach für Dich. Denke so!

Sind keine Heilsubstanzen und Heilkräfte im Körper vorhanden und werden sie ihm nicht zugeführt, so beginnt er bei einer so schweren Störung wie bei Krebs, von sich aus *nicht* mit dem Heilprozeß. Er wartet dann meist längere Zeit ab, ob der Geist des Betreffenden ihm die Chance dazu verschafft, sich selbst gesund zu machen. Genau genommen wartet er aber nicht. Er zeigt dem sich falsch verhaltenden Menschen durch weitere Krankheitssymptome, durch Appetitlosigkeit, durch Schmerzen, Müdigkeit, Unwohlsein, Depression usw. an, daß seine trotzdem weiter beibehaltene Lebensweise nicht krankheitsvermindernd ist.

So macht er den Menschen langsam bei Krebs durch Verschlimmern der Beschwerden immer beschwörender darauf aufmerksam, daß er ihm endlich gesunde Lebensstoffe zuführen soll, um sich wieder gesundmachen zu können.[9500]

Der Verfasser würde sich freuen, Dich in einem seiner Seminare mal richtig fit an Leib und Seele machen zu können:

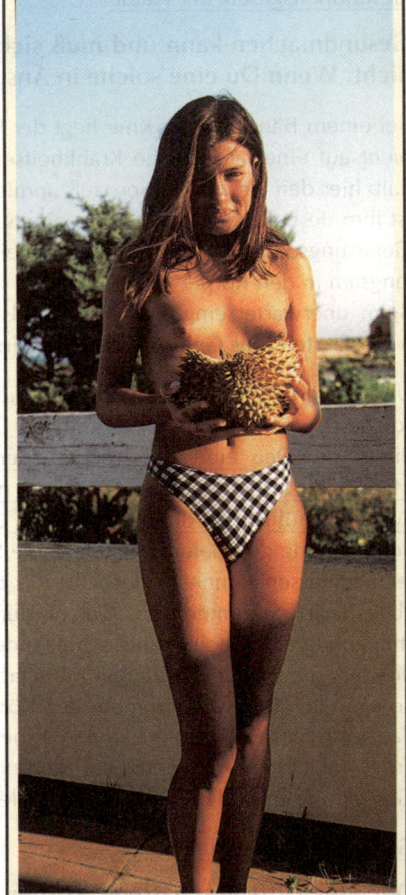

Der Schöpfer schenkt uns solch liebliche Menschenkinder und solch herrliche Früchte: die Durian. Von der nach dem Fasten zu schmausen Du Dir redlich verdient hast. Nie hattest Du etwas Köstlicheres in Deinem Gaumen gespürt.
(Bezugsquellen →Rz 980 (2))

5.36 Wer sollte mit dem Erdfasten etwas vorsichtiger sein?

Kinder
Sie können so lange an Tagen erdfasten, wie sie an Jahren alt sind. Also: Bis zu zwei Jahren zwei Tage, bis zu sechs Jahren sechs Tage, bis zu zehn Jahren zehn Tage usw. Es ist hart, aber es muß besonders dann sein, wenn sie (z.B. bei Neurodermitis mit Kortison) ärztlicherseits behandelt worden sind. Am besten fastet die ganze Familie mit. Das tut jedem gut!

[647] Schwer Herzkranke
Das Erdfasten sollte abgebrochen werden, wenn der Puls unregelmäßig wird oder starke Atemschwierigkeiten auftreten.

Ausgezehrte, stark Abgemagerte
(von Krebs Ausgezehrte,[1621] Tuberkulöse) sollten nicht länger als drei Tage fasten und danach UrKost mit viel Urpflanzenanteil nehmen. Bei Untergewichtigen regt Fasten den Stoffwechsel an, so daß sie danach besser und schneller wieder an Gewicht gewinnen.

Unter Hormondrogen Stehende
(z.B. Kortison oder Insulin) sprechen auf Erdfasten nicht so gut an. Verbunden mit UrKost sollten die Präparate langsam abgesetzt und später mit dem Fasten begonnen werden.

> Fasten wirkt auf die menschliche Natur mit stärkster Kraft und heilend ein. (Hippokrates)

Bei Schilddrüsen-Überfunktionsgestörten
verbietet sich Erdfasten über 8 Tage. Ein Fastentag wöchentlich sollte danach so lange eingehalten werden, bis das Gewicht normal ist. Danach ist sogleich auf die UrzeitErnährung überzugehen.

> Wundere Dich nicht, wenn Dich nach dem Fasten Deine Freunde im Fernsehen als Mitläufer bei einem Marathon-Wettbewerb gesehen haben wollen: »Eindeutig, das warst Du! Warst schnell zu erkennen. Mußtest doch ständig quer laufen, um nicht in die Straßengullys zu fallen...«

Nierenleidende mit Übergewicht und Dialysepatienten
sollten beim Erdfasten darauf achten, daß sie viel trinken und ihre Urinausscheidung problemlos bleibt. In Einzelfällen kann es zu Störungen kommen. Dann ist das Fasten kurz durch einen Obsttag zu unterbrechen. Nachdem einer meiner Leser gefastet und die erste Woche UrKost hinter sich gebracht hatte, brauchte er schon nicht mehr zur Dialyse! Stell Dir das vor: Die jährlich Zigtausende kostende Behandlung war durch Erdfasten und UrMedizin mit einem Mal nicht mehr nötig. Wie einfach es doch wäre, die Krankheitskosten zu senken... Herr/Frau Gesundheitsminister: Übernehmen Sie!

Multiple Sklerotiker, Nervenkranke, Parkinsonpatienten oder Emphysema-Leidende
sollten das Erdfasten einstellen, wenn sie dadurch - nach der ersten Woche möglich - in eine starke nervliche Krise geraten. Sie sollten dann gleich auf UrMedizin übergehen.

Arteriosklerotikern
wird oft vom Erdfasten abgeraten. Die dazu vorgebrachten Befürchtungen haben sich als nicht stichhaltig erwiesen.

> **Guter Rat für Fastende**
> An Teichen solltest Du dann nicht entlang spazieren: Damit Dir die Enten nicht aus Mitleid Ihre Brotstückchen zuwerfen...

Leber- und Bauchspeicheldrüsen-Verkrebste
sollen nur kurz fasten, und dann sofort auf UrMedizin übergehen.

Schwangere
Nicht erdfasten solltest Du als Schwangere ab dem zweiten Monat. Du tust gut daran, Dich vor einer Empfängnis durch Erdfasten zu reinigen. In der Schwangerschaft könnte die dadurch bedingte Ausschwemmung der Giftstoffe für das Baby schädlich sein.

Wer meint, ohne fremde Unterstützung und Hilfe nicht fasten zu können, dem bleibt als Ausweg noch das Teilnehmen an einer Fastenwanderung (→Rz 982)

Wer meint, ohne fremde Unterstützung und Hilfe nicht fasten oder keine UrNahrung essen zu können, dem bleibt als Ausweg noch das Teilnehmen an einer Fastenwanderung (→Rz982)

Alle anderen merken sich:
Ein bißchen schwindelig oder schnell ärgerlich werden, sich flau und schwach fühlen, Mißmutigsein und vor allem in den ersten drei Tagen glauben, man könne es nicht durchhalten - das erlebt jeder beim Erdfasten. Das kommt von den aufgemöbelten, in den Kreislauf zurückkehrenden Chemie-Giften. Es sind keine Gründe, aufzugeben. Da mußt Du durch! Das passiert nur wenigen, aber Du mußt Dir auch keine Sorgen machen, wenn Du nach einer Woche Erdfasten plötzlich zu

647

Foto: Steve Winter, Foto Archiv Christoph & Mayer

An wem haben wir denn bisher noch nichts verdienen können? Ach ja, da sind ja noch die Ungeborenen. Also 'ne Ladung neue Affenmenschenmütter her... Hier haben die Schlächtergesellen einem Fetus mit dem Explorativ-Laparaskop Verletzungen zugefügt und schauen sich nun das Ergebnis an. Zu wissen, wie weit sie es in Zukunft mit den Menschenfeten im Bauch unserer schwangeren Frauen treiben können. Heilig war denen ja noch nie etwas. Und wieder landet bald ein Affenmensch auf dem Müll...

blühen anfängst und selbst unter den Haaren Pusteln erscheinen. Die Haut ist das größte und beste Entgiftungsorgan des Körpers, und es funktioniert bei Dir also noch: Der ganze Ernährungsdreck wird rausgetrieben. Sei froh! Und vergiß nicht beim Erdfasten: Schaff Dir Abwechslung! Wandere, geh' zum Tanzen, treibe Sport, beweg Deine müden Glieder - so überstehst Du's leichter!

Meilenweit für 'ne Packung Sargnägel laufen?

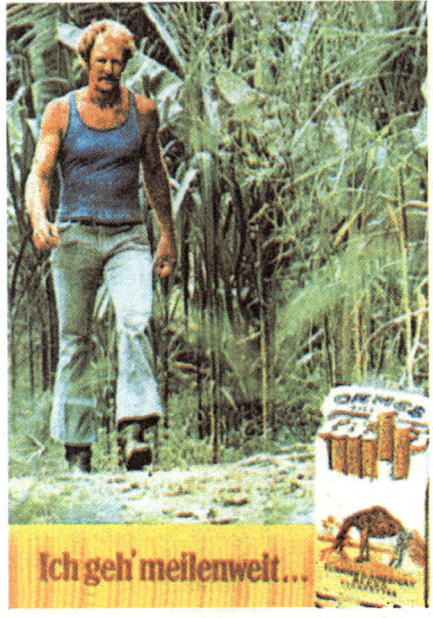

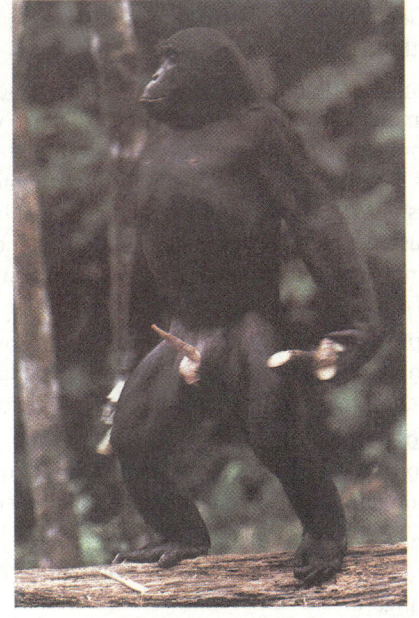

Mit Deinem Raucher-Phallus wirst Du eines Tages Deiner Partnerin nur noch mit emporsteigendem Zigarettenqualm imponieren können, während der Bonobo-Mann seine Erektionskräfte bis ans Lebensende behält. Was ziehst Du vor? Süchtigkeit oder Liebeskräfte?

Inzwischen ist der harte Bursche in die Jahre gekommen, hat längst sein Bronchialkarzinom. Vom dort faulenden Gewebe stinkt er bereits entsetzlich aus dem Hals. Neidisch hat er bei seinem Urwaldmarsch auf diesen prächtigen Naturburschen blicken müssen. Denn er selbst kriegt wegen seiner verstopften Raucher-Blutgefäße längst keinen mehr hoch.
Nun schlurft er nur noch mühsam auf Pantoffeln mit seinem brandigen, nekrotischen Raucherfuß: So sehen auch die Zehen eines mit Insulin behandelten Diabetikers am Ende aus... Trotz Insulins.

Von 1992 bis 1997 stieg die Zahl der diabetesbedingten Fuß- und Beinamputationen von 23.000 auf jährlich 25.000 in Deutschland an.
(Der Gesundheits-Berater 1/1997/12)
Im Jahre 2000 werden es (infolge der immer mehr zukommenden Raucherinnen) rd. 30.000 sein...

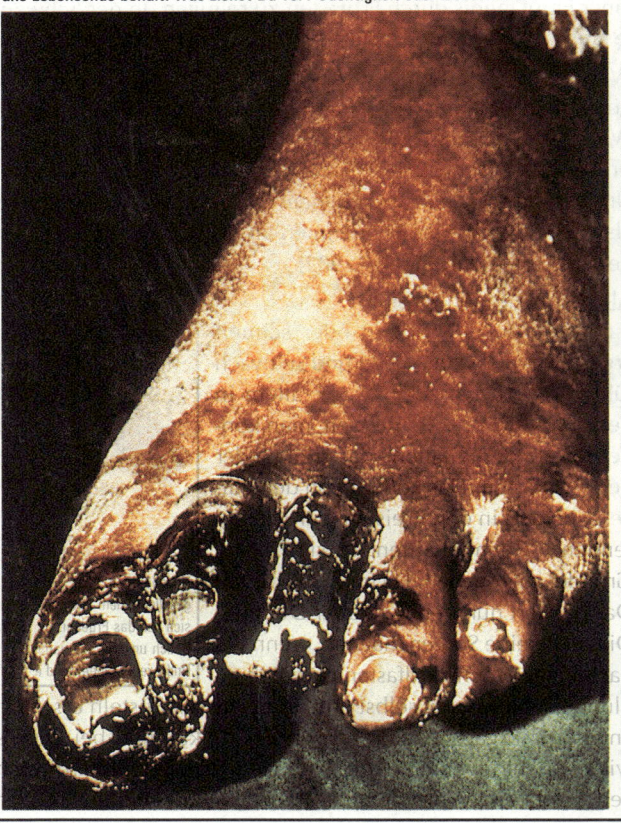

5.37 Wo und wann erdfastet es sich am besten?

Am leichtesten geht es mit anderen zusammen in einer aktiven Gruppe beim Fastenwandern.[8236] [647]
Doch vergiß dabei nicht, ein Beutelchen Heilerde mitzunehmen. (→Rz.982) Aber laß Dich dabei
nicht von Wanderführern verleiten, statt Wasser (mit höchstens etwas Zitronensaftbeigabe) irgendeine
Brühe zu trinken, weil die der Meinung sind, der Mensch müsse täglich 5g Salz zu sich
nehmen! So was kannst Du zu einem feinen Erlebnisurlaub gestalten. Etwa zu Museen, herrlichen
Landschaften, Naturseen oder Warmwasserquellen, wo Du viel Schwimmen kannst - neben dem
Wandern eine Bewegungsart, die auch Deine Körperhaltung verbessert. Als Ausnahmefall gönne
ich Dir gerne ab und zu auch mal warmes Wasser, wenn Du sonst immer kalt duschst.

Du darfst nie vergessen, daß Du dem zwangsläufigen Geschwächtwerden Deiner Muskulatur während
der Fastenzeit viel Bewegungstraining entgegensetzen mußt!
Möglich ist's auch im Fastensanatorium, in einem Zimmer bei einem verständnisvollen Freund, in
den Ferien, wenn Du ein entsprechend ruhiges, von
Verführungsstätten weit entferntes Plätzchen an der See,
auf dem Land oder in den Bergen gefunden hast.

**Am einfachsten: Erdfaste, wenn Du erkältet bist. Dann
schmeckt Dir ja sowieso nichts, und der Appetit ist dann
auch ziemlich verflogen.**
Und Du wirst sehen, was Erdfasten noch alles kann: In zwei
Tagen bist Du Deine Erkältung los!

> Unter der UrzeitMethodik und der von ihr vermittelten Klarsicht nebst dem durch sie gewonnenen Autarksein ist das Leben wieder wert, gelebt zu werden. Die dadurch gewonnenen Vitalkräfte, die Dein Leben leicht und freudig machen, strahlen auch auf andere Menschen ab und regen sie an, ebenfalls das Beste aus sich zu machen und sich Lebensgenuß ohne Reue zu verschaffen.

Mit dummen wie cleveren Entschuldigungen versuchst Du Dich meist vor dem Erdfasten zu drücken.
Ein großer kräftiger Mann in den besten Jahren, ein Kerl zum Bäumeausreißen sagte mir doch
tatsächlich: »Für's Fasten fühle ich mich wegen meiner Krankheit einfach zu schwach.«
Hast Du allerdings zu viele Gifte im Körper, die da rauswollen, so daß es Dir ziemlich mies geht
und Du Dich vor lauter Qual ständig hinlegen mußt, dann hab' ich aus meinem Erfahrungsschatz
noch zwei Tricks dazuzusetzen: 1. Wechsle vom Erd/Wasserfasten für ein paar Tage auf ein Obst-
und Kräutersaftfasten über. Dazu preßt Du frische Früchte (auch Bio-Möhren oder Rote Bete) aus
und gibst ein Schnapsgläschen frisch gepreßten Urpflanzensaft dazu. Das hilft dem ältesten Opa
dann wieder ganz schnell auf's Fahrrad und zum besseren Überstehen der Fastentage. Tu das aber
nicht von Anfang an, sondern nur als (meist nicht nötigen) Notbehelf.
2. Mach Dir beim Fasten alle zwei Tage einen Einlauf!

**Ich sage es allen, die das Erdfasten wegen schwacher
Willenskraft nicht schaffen zu können glauben: Du
kannst auf die innere Reinigung nicht verzichten!
Setz dann wenigstens das durch: Iß zwei, drei Wochen
lang nichts anderes als Beeren oder Obst. Doch im Vertrauen:
Das hältst Du noch weniger durch, da hast Du
- wie bei einer Diät - ständig Hunger im Bauch.**

Beim Essen von Erde kannst Du noch eine weitere Doppelwirkung beobachten: Sie kann einen *Mangel* von
Mineralstoffen im Körper ausgleichen und ihm diese zuführen.
Im Gegensatz zur Chemie weil sie reine Natur
ist. Und sie vermag gleichzeitig, einen *Überschuß* an
Stoffen, die dem Organismus nicht zuträglich sind, aus
dem Körper zu nehmen.[9725] Nenne mir auch nur ein
einziges »Heilmittel« der Chemie-Schulmedizin, welches
solches fertigbringt!

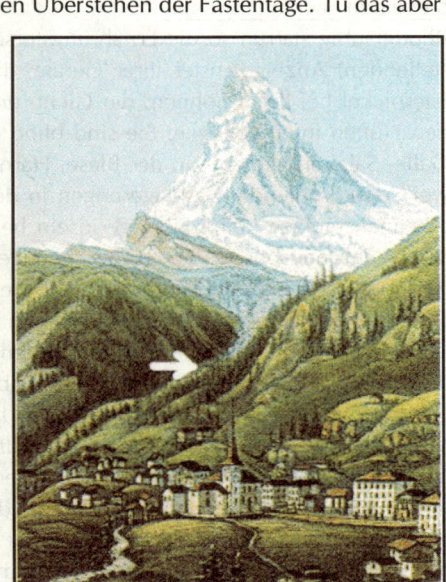

Wenn Du am Matterhorn hier(➡) hochwanderst, findest Du die vollorganische, offenliegende grüne Erde längs der Pfade und Wege.

5.38 Was Medizinforscher so alles an Unsinn verzapfen

»Nun hast Du bisher immer Berichte gebracht, die zu Deiner Theorie paßten. Erlaube mir, einmal einige Auszüge aus einer Titelgeschichte zu bringen, die Deinen Ansichten widersprechen. Lies das doch mal, was da über die Schlacken gesagt ist, die das Erdfasten aus dem Körper bringen will:

649
> Dutzendfach haben seriöse Stoffwechselforscher an Universitäten und Max-Planck-Instituten nach den Schlacken gefahndet - in Blut und Ausscheidungen, Muskeln und Gelenken. Gefunden haben sie nichts. Im menschlichen Körper gibt es keine Schlacken.
> »Schlacken? Das ist ein fürchterlicher Quatsch«, urteilt Privatdozent Karl-Martin Pirke, Hormonforscher am Münchner Max-Planck-Institut für Psychiatrie und Leiter der »Arbeitsgruppe Eßstörungen«(...) Vergeblich haben auch die Münchner Ärzte Werner Richter und Wolfgang Mohrle nach Schlacken Ausschau gehalten. »Hunderte von Fettleibigen sind durch unsere Hände gegangen«, erinnert sich Richter, Ernährungsforscher und Diätspezialist im Uni-Klinikum Großhadern. Ergebnis: Nirgendwo Schlacken gesichtet. Dozent Richter: »Ich weiß nicht, was im Körper entschlackt werden sollte.«
>
> (DER SPIEGEL Nr. 11/1988)

Ich weiß ja, wie schwer es ist, sich von diesen Ausführungen nicht beeindrucken zu lassen. Hier ein Naturapostel und UrMethodiker mit nichts als seinem gesunden Menschenverstand - dort die studierten Wissenschaftler, die Analysefanatiker, die High-Tech-Päpste und Topspezialisten mit ihren großartigen Apparaturen, die noch ein millionstel Gramm einer Substanz aufspüren, aber nur bei Schlacken nicht fündig werden...

Hier die Maxime des gesunden Menschenverstands: Wer gesundmacht, hat recht. Dort der Grundsatz: Nur wer wissenschaftlich argumentiert, liegt richtig.[2901]

Aber schon *Christian Morgenstern* meinte:
»Doch die Wissenschaft, man weiß es, sie achtet nicht des Laien Fleißes.
Sie betrachtet lieber ihre - ganz vertrackten Spezialpapiere...« Oder ihre Spezialapparaturen...

<u>Erkenne: Die Schulmedizin krümmt sich in der Schmerzhaftigkeit ihrer Widersprüche. Sie selbst ist krank. Sie wurde es, als sie jeder Krankheit eine besondere Definition gab und für jedes Spezialgebiet einen Fachmann schuf.</u>

649
Blindgläubig starren so die Ernährungsforscher auf die (ihnen den Blick vor der Wirklichkeit verstellenden) Anzeigefenster ihrer Geräte, die keine Körperschlacken analysieren, sehen nicht die Eiterpickel bei ihren Söhnen, die Gicht- und Grießknoten bei ihren Vätern, die Fettschlacken auf den Hüften ihrer Kollegen. Sie sind blind geworden für Oxalat-, Urat- und Phosphatgeröll in der Galle, Salzkonkremente in der Blase, Harnsäureniederschläge in der Niere, Kalkinfiltrationen und weiß durchscheinende Ablagerungen in den Fingerbeeren bei Knochen- oder Akrokalzinose. Sie erkennen einfach keine Fibringerinseln bei Bronchitis, den ganzen Eiweißmüll in den Geweben der Wohlstandsbürger durch die heutige Eiweißmästerei, finden nicht das aus den Fleisch-Aminosäuren stammende Amyloid, das die Gewebe verklebt, verschließen fest die Augen vor den Schlackenhalden vom Teer der Raucher in deren Lungen, den Fettdepots der Adipösen, den Lagerstätten von Cholesterin in den Adern, den verkalkten Tuberkelherden bei Tuberkulösen, die nur durch eine Selbstverdauung beim Fasten abgebaut werden können. Millionen abgestorbene Zellen werden täglich zu Schlackenstoffen und langsam ausgeschieden - aber nach wissenschaftlicher Meinung lösen die sich einfach in Luft auf... Das muß man sich vorstellen: Da finden sich jedes Jahr mehr Schwermetalle und Gifte in den Fettgeweben der Menschen, ja selbst in der Muttermilch, aber die gehören ja mittlerweile in den Körper der Menschen hinein, das wird ja zur Selbstverständlichkeit stilisiert, damit die braven Bürger nur nicht beunruhigt werden. Damit die angeblich ungefährlichen Schwellenwerte der Umweltgifte immer höher angesetzt werden können, sind auch das alles keine Schlacken[9601] Wie diese Mediziner- und Ernährungskoryphäen die Menschen doch für dumm verkaufen können!

Hätten die Herren Experten sich doch mal bei ihren Kollegen, den Chirurgen umgehört, die in 649
den Darmnischen operierter Fettleibiger Kloaken voll jahrealter Kotreste und bei über 50jährigen oft bis zu 5 kg schwarze, verhärtete, wie Pech klebende und wie Faulschlamm stinkende Vollwertgetreide- und Fleisch-Verdauungsrestschlacken im Darm vorfinden:[1063]

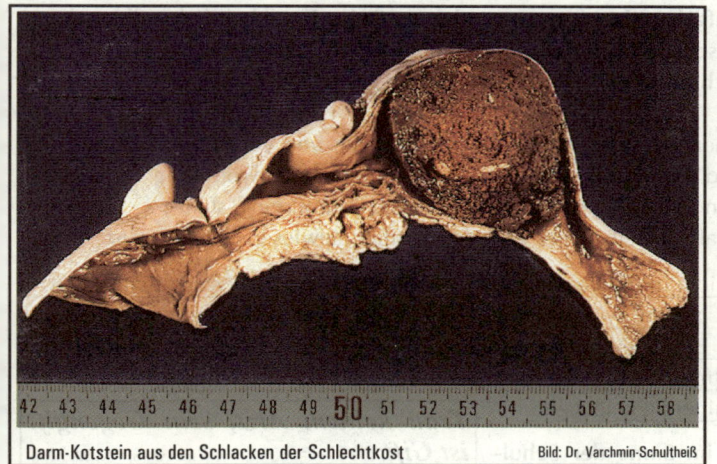

Da finden die Chirurgen bei der »akuten steinlosen Cholezystis« die Gallenblase voller Schlamm, da staunen die Obduzenten, was für Mengen an Dioxin in den Leichen gespeichert sind - aber die Ernährungswissenschaftler können selbst die gewitzten, sich bei jeder Erkältung den gelben Schleim von den schlackenausstoßenden Schleimhäuten abhustenden SPIEGEL-Leute für dumm verkaufen.

Darm-Kotstein aus den Schlacken der Schlechtkost Bild: Dr. Varchmin-Schultheiß

(Mit eigenen Augen können sie den grün-gelblichen Schlackenschleim in ihren Taschentüchern sehen - aber nicht mehr der eigene gesunde Menschenverstand, sondern der den alten, eingesessenen religiösen Aberglauben heute ersetzende Glaube an den fehlerhaften und falschen Götzen Wissenschaft herrscht in den Redaktionen vor.) Und auf diese Weise kann man ihnen und damit uns weismachen, es gäbe keine Schlacken im Körper der verkalkten, verkloakten, cadmium- und nitritbeladenen, verfetteten, benzol- und bleiverseuchten, medikamentenvergifteten, krankheitsstoffschlackenüberladenen Wohlstandsbürger!

Da sitzen diese dreimalklugen Wissenschaftler also zu Dutzenden über ihren Elektronen-Mikro- 650
skopen und sehen vor lauter Bäumen den Wald nicht mehr. Wenn es sich aber um neunmalkluge ihres Fachs handelt, sage ich besser: wollen nicht sehen. Klar, daß ihnen da die unter deren Einfluß stehenden subalternen Ärzte in nichts nachstehen wollen. So wirst Du sie nie sagen hören, in Deinen Gelenken säßen noch Harnsäurekristalle von dem Fleisch, das Du da in Dich geschlaucht hast, sondern sie sagen Dir bei Rheuma: »Es handelt sich um entzündliche Prozesse in Ihrem Körper.« Oder: »Sie haben eine besonders schwere Form von progressiv-chronischer Polyarthritis...« Merke: **Forscher sind nur auf chemisch-physikalische Vorgänge fixiert. Sie erkennen nicht, daß die Evolution ihre Geschöpfe und deren Verhaltensweisen nur auf die Lebensvorgänge und Nahrung ausrichtete, welche die Natur über viele Jahrmillionen hervorbrachte.**

Die von den Menschen künstlich in den letzten vier bis fünf Jahrzehnten produzierten Stoffe sind von der Schöpfung für sie selbst und den Mitgeschöpfen nicht vorgesehen. Sie bedeuten für den Organismus, der plötzlich mit diesen Fremdstoffen in Berührung kommt, etwas völlig Fremdes. Er kann deshalb darauf nur fremdartig reagieren.

Erkenne: Medizinwissenschaftler beweisen immer das, was die Menschen gerne hören möchten, und was deren eigene Lebensführung nicht sonderlich beeinflussen muß.

Wissenschaft kann nie wertfrei sein. Ihre Behauptungen werden stets in das derzeitige Denkgebäude und in die innere Empfindungswelt des Wissenschaftlers passen. Noch klarer:

Die Verfechter der These von der Schlackenlosigkeit müßten sich - würden sie das Gegenteil ermittelt haben *wollen* - heimlich Vorwürfe machen, selbst Schlackenträger zu sein. Und das dann auf eine vielleicht unvernünftige Lebensweise zurückführen müssen. Das wollen sie nicht wahrhaben. Niemand gesteht sich gerne Fehler ein. So werden sie durch ihr Unterbewußtsein dahin geführt, den Gegenstand ihrer Forschung so zu sehen, daß er ihnen für ihr eigenes Tun und Lassen nicht zum Vorwurf gereicht.

Siehst Du, daß wissenschaftliche Apparaturen und wissenschaftliches Denken in die Sackgasse führen müssen, weil die meisten Menschen nun mal nur sich und ihre Vorteile im Sinn haben und aus den Tiefen ihres Unterbewußtseins oft gegen den Verstand gesteuert werden. Und deshalb mit Vorurteilen behaftet sind. Willst Du noch weiter medizinwissenschaftlichem Denken - auf dem die ganze Schulmedizin aufgebaut ist - vertrauen oder gar Deine Krankheitsbehandlung davon abhängig machen, die doch so sehr in Dein zukünftiges Leben eingreift? Merke:
Wer immer nur Details betrachtet, kann auch nur Details begreifen. Wer nur Details begreift, begreift überhaupt nichts.

651 Nur noch sehr wenige Menschen in dieser Welt vermögen einfach und vorurteilsfrei zu denken, somit das Richtige zu sehen und deshalb die Wahrheit zu erkennen. Dann wurde die Masse ebenfalls an das »Kompliziert-Denken« der Wissenschaft gewöhnt und darauf »eingestellt«.
Das ist auch der Grund dafür, daß Du selbst alles »wissenschaftlich bewiesen« haben willst.

Gib's doch zu: Wäre ich hier nicht in der Lage gewesen, die angeblich wissenschaftliche Medizin mit ihren eigenen Waffen zu schlagen, würde ich mir nicht diese so ins einzelne gehende Mühe gegeben und nicht bestreitbare Beweise en masse dafür versammelt haben, sondern lediglich gesagt haben: Lebe wie ein Urzeitmensch und Du wirst gesund! - nie und nimmer hättest Du mir das abgenommen! Du hättest nur mitleidig gelächelt ...

Verankere es in Dir: Denken im Sinne der Schulmedizin ist analytisch und deshalb irreführend.[2188]
So hieß es bei Heidegger. Erkenne demnach:

Trau keinem Arzt, sein Gegengift ist Gift. (WILLIAM SHAKESPEARE)
Kluge Menschen haben diese Spitzbuben schon immer durchschaut. Du hoffentlich jetzt auch!

Denken nach der UrMethodik ist ganzheitliches, allumfassendes und globales Denken.

652 Deshalb frage Dich immer: Wer profitiert davon, was da wissenschaftlich bewiesen werden soll? Und: Von welcher Wissenschaft will ich etwas bewiesen haben? Von der Wissenschaft, die vor 25 Jahren nachwies, daß Thalidomid unschädlich sei und dann zu Tausenden die Contergan-Mißgestalteten in die Welt brachte? Von der Wissenschaft, die voriges Jahr bewies, wie unschädlich all die Medikamente waren, die dieses Jahr vierhundertfach vom Markt genommen werden mußten? Von der Wissenschaft, die Asbest erfand, als völlig harmlos deklarierte und damit Millionen elend an Lungenkrebs eingehen ließ. Und die sich die Xylamon-Holzgifte als holzveredelnd und unschädlich für Mensch und Tier von den Professoren testieren ließ und damit Millionen krankmachte?

Völlig verfehlt ist es vor allem, sich auf angeblich »wissenschaftliche Erkenntnisse und Nachweise« in der medizinischen Forschung zu verlassen. Die Schulmedizin behandelt die ganz persönlichen Leiden eines Menschen, dessen Reaktion man nie voraussagen, sondern nur wünschen und erhoffen kann. Wissenschaft wird im Gegensatz zur Medizin von dem bestimmt, was tatsächlich ist, nicht von dem, was man für wünschenswert hält oder was unerwünscht eintreten kann. Wissenschaft bedeutet seit Newton nicht einmalige, sondern exakt bestimmbare Ergebnisse, die immer gleich ausfallen, sooft sie auch überprüft oder beobachtet werden.

Wenn Du also im medizinischen Bereich die beliebte Formel »wissenschaftlich geprüft« liest, so weißt Du, daß dies nur dazu dient, unberechtigtes Vertrauen in die Chemiemedizin zu erzeugen.

Würdest Du die Mathematik als Wissenschaft bezeichnen, wenn bei uns $2 \times 2 = 4$, in England $2 \times 2 = 3$ und in Amerika $2 \times 2 = 5$ gerechnet würde?

»Nein, ich würde die Mathematik als ein Für-Dumm-Verkaufen ihrer Anhänger bezeichnen«, sagst Du.

Und als was würdest Du die ärztliche Wissenschaft bezeichnen, wenn bei unseren Medizinern der niedrige Blutdruck als Krankheit (Hypotonie) angesehen wird, gegen die jährlich 8 Millionen Rezepte verordnet werden, während er in den USA als ein besonders gutes Zeichen für robuste Gesundheit gilt?[2202]

So daß bei Blutunterdruck amerikanische Versicherungen sogar ihre Prämien senken und bei den Ärzten dort eine Therapie zur Steigerung eines angeblich zu geringen Blutdrucks als Kunstfehler gilt. In Frankreich wird die Spasmophilie seit einiger Zeit als das häufigste Leiden diagnostiziert. Bereits 14% der Franzosen leiden darunter und werden hochdosiert mit Kalziuminjektionen behandelt. Während bei uns und in England die Ärzte diese Krankheit überhaupt nicht kennen. So liegen beim Verschreiben von Medikamenten die Dosierungen in den USA oft um die Hälfte niedriger, als sie bei uns für erforderlich gehalten werden. Ich frage Dich also: Hältst Du das für eine exakte Wissenschaft? Würdest Du Dein Kind einem Lehrer zu Nachhilfestunden schicken, der es nach der Methode 2x2 = 5 unterrichten will? Nein? Aber in die Hände von Ärzten, die nur mit Giften und derart widersprechenden Methoden arbeiten, denen vertraust Du Dich und Dein Kind an...

Die Konsequenz: Gib in Zukunft nie mehr was auf »wissenschaftlich geprüfte« Medikamente, Laborbefunde oder Behandlungsmethoden. Wisse: <u>Die Natur und die natürliche Behandlung haben keine medizinische Forschung und vor allem keine Mediziner nötig.</u>

Vertraust Du nun weiter auf den apparatehörigen, reagenzglasbesessenen Analytiker, der das Fasten und Entschlacken und Entgiften eines kranken Körpers für unnötig hält, weil er keine Schlacken und Gifte darin findet? Oder vertraust Du der Jahrtausende alten Empfehlung des Fastens, die bereits solche Weisen wie Buddha, Mohammed und Jesus in ihre Lehren aufnahmen?

Sagt Dir der gesunde Menschenverstand nicht, daß Du besser daran tust, nicht allzu viel darum zu geben, sondern besser darauf zu hören, was Dir die Natur aus allen Ecken und Enden zuraunt? Wie schnell sich »wissenschaftliche Erkenntnisse«, die Du ja als sozusagen »ewige Wahrheiten« ansiehst, ins Gegenteil verkehren, dafür ein letzter Beweis: Zwei Jahre nach der heute noch von den Ernährungsverwissenschaftlern vertretenen Nichtschlackentheorie stellten andere Wissenschaftler fest, daß der Körper beim Fasten vermehrt Schlacken und Schadstoffe absondert, und zwar als Endprodukte des Stoffwechsels, die für gewöhnlich nur langsam ausgeschieden werden. In dieser Studie wurde aber noch etwas nachgewiesen: Durch das Fasten wird nur überaltertes und denaturiertes Schlacken-Eiweiß abgebaut, während die Regenerations- und Funktionstüchtigkeit der Organzellen sich stark vermehrt.[9722]

Dir ist klar, warum diese Brüder keine Schlacken finden wollen? So können sie Dir suggerieren, ihre Verkaufsförderung für ausgewogene Schlechtkost, für Mc Donald Hamburger, Medikamente, Pestizide und Herbizide verdiene volles Vertrauen.[6613/5/9] Weil all dieser Dreck und all diese Gifte ja keine Schlacken in Dir erzeugen...

Aber verlassen wir jetzt die nie im Sinne der Natur denken könnenden Laborwissenschaftler. Nicht die sind mir wichtig. Du bist es, Du, kranker Mensch. Deshalb: Treibe mit tüchtiger UrBewegung während des Fastens und danach die Schlacken auch aus den Lymphbahnen und -drüsen hinaus.

Und wenn das geschafft ist, dann schwörst Du Dir: Jetzt kommt mir kein Nahrungsdreck und kein Gift der Ärzte mehr in meinen Körper!

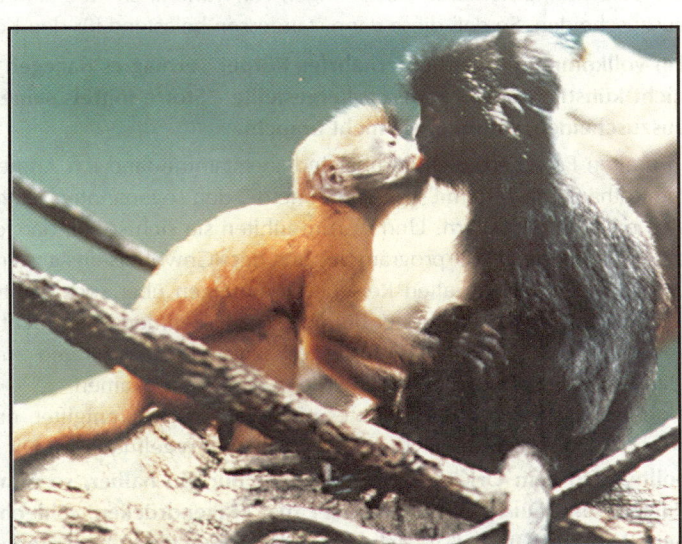

"Da hast Du noch ein liebes Busserl, Mama. Dafür, daß Du mich so gesund mit Deiner Kräutermilch gefüttert und mir gezeigt hast, wie flink ich springen und Freude haben kann, wenn ich nur Grün und Früchte esse."

5.4 Erde essen gehört zur UrzeitTherapie

655 Wichtig: Alle Erde setzt Du zwei Tage vorher mit Wasser wie Gips an und formst sie zu einem kleinen Klumpen, den Du in Deinem Mund mit Speichel umhüllst und dann gleich schluckst. So schmeckt die Erde am besten! Auf diese Weise werden die freiwerdenden Giftstoffe in Deinem Darm zum größten Teil aufge-sogen.[8314/5] Und: Das Wasser – möglich Quell-Regen oder Gletscherwasser bringt die Erde wieder zum Aufleben. So wird sie zu einer harmonischen Einheit – zu einem ganzheitlichen Lebensmittel! (Französische grüne Erde kannst Du bereits fertig mit Wasser angesetzt bekommen - ist aber teuer in der Tube).

»Wenn ich mir die gereinigte Erde kaufe, dann steht auf den deutschen Packungen stets "Heilerde". Bedeutet das in Deinen Augen nicht ein mißbräuchliches Benutzen des Wortes Heilen?«

Keine Medikamente beim Fasten! Jedes Einnehmen ist unverantwortlich! Deshalb mußt Du Dich vorher aus den Kortison- und Herzmitteln ausschleichen.

Jein! Hier kann man es ruhig so belassen, denn Erde ist ja reine Natur und wenn da nur „Erde" auf der Packung stehen würde, kaufte sie keiner.

656 Lebten wir noch in der Urzeit, so würden wir bei jedem Atemzug feine Spuren von unvergifteter Erde einatmen, welche der warme Wind in die Luft wirbelt. Und: Wenn die Halbmenschen Gorilla[4301] und Orang-Utan Erde essen, wenn viele andere Säugetiere zwangsläufig beim Essen ihrer Nahrung auch die daran haftende Erde aufnehmen, dann kann dies nur ein Hinweis darauf sein, daß dem Säugetier Mensch ebenfalls ein Anteil Erde zu seiner Nahrung bestimmt ist. Wildlebende Tiere sind so gut wie immer gesund. Ja, wenn Urzeitmenschen und Säugetiere es Millionen Jahre so gehalten haben, kann man fast sagen, daß der Organismus das Erdeessen sogar nötig hat. Mit Erde weiß der Körper umzugehen, weiß, sich darauf einzustellen. Eben weil er daran gewöhnt und aus evolutionsgeschichtlichen Gründen darauf eingestellt ist. An Chemie und gentechnisch veränderte Nahrung kann er sich nie gewöhnen!

Doch da ist ein wichtiger Vorbehalt zu machen: Das trifft nur zu, falls der Körper richtig arbeitet. Und das vermag er nur, wenn er richtig, d.h. natürlich ernährt und bewegt wird.

Es ist nicht auszuschließen, daß die sich mit ungesunden, nicht natürlichen Nahrungsmitteln ernährenden Menschen nicht in der Lage sind, möglicherweise unverwertbare, bzw. nicht in lebender Verbindung stehende Übermengen von Mineralien - die ja in der Erde vorhanden sind - wieder auszuscheiden. So daß diese dann stattdessen belastend für den Körper abgelagert werden.

Ein vollkommen urzeitlich ernährter Körper vermag es dagegen ohne weiteres, natürliche - also nicht künstlich oder chemisch hergestellte - Stoffe mittels seiner intakten Abwehrkräfte wieder auszuscheiden, sofern er sie nicht braucht.

657 In uralten Forscherberichten über Indianerstämme fand ich Anmerkungen darüber, wie sich wohl die Rothäute nach dem Essen von Tonerde, den sogenannten »Letten«, fühlten. Diese Letten fanden sich meist an Flußufern. Und warum fühlten sie sich so gut danach und verbannten ihren Hunger damit? Weil die alte Urprogrammierung des »Gewöhntseins-ans-Erdeessen« wieder in Gang gesetzt wurde. Aber auch in alten Reisebeschreibungen über sogenannte andere »Wilde Völker« las ich davon. Und da ich überzeugt bin, daß die Urzeitmenschen nicht erst lange Wasser zum Säubern gesucht haben, bevor sie sich ausgerissene, eßbare Wurzeln zu Gemüte führten, darfst Du mir glauben, daß auch die ihren Teil Erde in den Leib bekamen.

Nochmals sage ich's, damit Du es nicht vergißt: Erde entgiftet, und das ist der Hauptgrund dafür, weshalb Du sie vor dem Fasten und auch sonst regelmäßig zu Dir nehmen solltest. [6954ff, 8314/5, 9876]

Solltest Du kein UrKöstler werden oder nur ein halber, so nimm wenigstens Erde anstelle der Pillen, wenn Du Rheuma hast oder mal Magendrücken, schlechten Mundgeruch oder Sodbrennen. (Wußtest Du, daß es sich bei letzterem um einen Vorboten von Krebs handelt?) Die hilft Dir im Nu! Und Du bekommst keine Chemie in den Leib, die Dir Krebs bringt. Schon allein dieser Rat macht für Dich das ganze Buch bezahlt!

Für Neurodermitiskranke ist Erde übrigens eine Wohltat, wenn sie den mit warmem Wasser angerührten Lehm auf die kranken Hautstellen geben und ihn dort mindestens eine Stunde wirken lassen (im Gegensatz zur Gebrauchsanleitung). Dann ist er mit kaltem Wasser abzuspülen. Du kannst die Erde auch eimerweise bestellen. (→Rz.975) [9876] Noch einfacher: Du gehst auf ein unbeackertes Feld oder an einen Baggersee, gräbst Dir ein etwa 60 cm tiefes Loch und entnimmst daraus Deinen Lehm, wenn Du viel davon benötigst.

Während der ersten zwölf Wochen der UrzeitTherapie solltest Du nachts, besonders bei Haut-, Brust-, Enddarm- und Gebärmutterkrebs und -blutungen, feuchten Lehm auf oder über die betroffenen Stellen geben. Aufgetragenen Lehm bedeckst Du mit einem feuchten Tuch und gibst zwei trockene Tücher darüber.

> *Was nützt mir der ganzen Erde Geld?*
> *Kein kranker Mensch genießt die Welt.*
> JOHANN WOLFGANG VON GOETHE

Nach ein paar Wochen machst Du mit den Auftragungen von Erde mindestens 14 Tage Pause und wiederholst die Packungen nur, wenn sie Dir noch weiter guttun. Das regelmäßige Essen von Erde bei schweren Leiden wirst Du jedoch beibehalten. Zwei bis drei Teelöffel sind so das übliche und wohl natürliche Maß, über den Tag verteilt.

Du solltest auch ganz gewöhnliche, mit allen Bakterien und Lebenskeimen versehene Erde nicht vergessen: Laß Deinem Kind damit »natürliche Impfungen« zukommen, indem Du in nicht vergifteter Erde gezogene Möhren mal ein bißchen Erde dran läßt. Diese soll es ruhig mal mitfuttern. Und daß Du mir nur an seine Schürfwunden keinen Doktor ranläßt, der diese womöglich noch desinfiziert, und damit die antikörperbildenden Mikroben abtötet! Oder der ihm gar noch eine Tetanus-Spritze setzt!

Vergiß nicht: Lehmpackungen und -bäder sind nur ein Teil der UrzeitTherapie: Erde muß auch eingenommen - UrNahrung auch gegessen, UrBewegung ausgeführt und seelischer Kummer beseitigt werden.

Dr. F. X. Mayr – Fasten
Milch kauen und Brötchen. Obst verboten: eine heillose Quälerei
(Medical Tribune 19.5.2000/14, sagt sie)

Dein Leiden kann sich während der ersten Zeit, in der Du die Heilerde nimmst, auch leicht verschlimmern. Denn das im Körper befindliche Gift wird hier aus allen Ecken und Enden herausgesogen und über den eigentlichen Krankheitswirkungsherd hinaus eine kurze Zeit verbreitet. Doch Du läßt Dich davon nicht beirren. Du weißt ja: Wenn Du reine Natur zu Dir nimmst, kommt alles früher oder später wieder ins Lot. Der beste Beweis für die guten Kräfte der Erde:

Wenn Du wenig von ihr nimmst, löst sie Verstopfungen, Wenn Du mehr von ihr nimmst, stopft sie Durchfälle. Aber sieh das nun nicht auch als Wunder an wie beim Fasten, wo ein Tun in zwei verschiedene Richtungen wirkt. Die Natur vollbringt keine Wunder. Sie ordnet nur alles im besten Sinne für die Kranken. Wenn diese auf sie hören und ihr folgen!

Wir werden dieser Tatsache aber im Verlaufe dieses Buches[721] nochmals begegnen. Reine Natur kann in einem einzigen Akt zwei völlig entgegengesetzte Dinge beheben, die noch erstaunlicher sind, z.B.: UrMedizin macht mit gleicher Menge und gleichen Inhaltsstoffen dicke Menschen normalgewichtig. Und bringt zu dünne Menschen ebenfalls wieder auf ein Normalgewicht.

Erde bringt gleichzeitig auch noch ein Drittes fertig: Sie stillt Dir Dein Hungergefühl, wenn Du Dich von der UrKost einmal nicht ganz gesättigt fühlen solltest. Dann nimmst Du nur zwei Teelöffel weiße oder grüne Erde, (→Rz.975) und schon ist das wie weggeblasen!

Das war den Indianern besonders wertvoll, wenn mal bei ihnen Schmalhans Küchenmeister war. So ein »Letten« half bestens darüber hinweg. Diesem »Letten« am nächsten kommt übrigens die französische, weiße Erde, die L'argile de Haute Provence... (→Rz.975) In Ghana holen sich die Menschen noch heute Erdgesteinsbrocken tief aus dem Boden, mahlen sie und essen sie mit Genuß.

»Zu was ist Erde im Zeichen vermeidbarer Umweltverschmutzung noch weiter gut?«

Tödlicher Pfusch

Die Mischung aus Schlamperei, Pannen und absichtlicher Verdunkelung ist keine Seltenheit. Immer häufiger kursieren Schreckensberichte aus deutschen Krankenhäusern. (...)

Noch immer entstehen viele Behandlungsfehler durch Ignoranz und Überheblichkeit von Teilen einer Berufskaste, die wie kaum eine zweite ihr Standesdenken pflegt. Motto Wer einmal approbiert ist, muß nicht mehr weiter lernen. (...)

Irrtümer bei der Diagnose zählen zu den Fehlern, die Ärzten am häufigsten vorgeworfen werden. In Hamburg beispielsweise schätzt ein Arzt die Gefährlichkeit einer Zyste bei einer 59-jährigen Patientin falsch ein. Die Infektion dehnte sich immer weiter aus, schließlich waren 20 Operationen notwendig. Nun muß die Frau für den Rest ihres Lebens auf dem Bauch im Bett liegen. (...).

(...), hat auf der Basis von Veröffentlichungen renommierter Wissenschaftler errechnet, daß pro Jahr 25000 Patienten durch Ärztefehler sterben. (...)

„Unser Gesundheitssystem" sagt Christian Zimmermann, Präsident des Patientenverbandes, „ist zur größten Gefahr für unsere Gesundheit geworden." (...)

„Meine Kenntnisse zur Beurteilung der Mammographie reichen nicht aus, um aus der Betrachtung der Bilder Konsequenzen zu ziehen", gestand der Chefarzt ein. (...)

Die Patientenberatung der Verbraucherzentrale Hamburg geht von bis zu 400.000 Kunstfehlern pro Jahr aus. (...)

(Der Spiegel Nr. 17/2000)

Du wirst Dich wundern: Mit Erde kannst Du Dir chemiefrei den Kopf waschen! (→Rz. 975, 980[1])

Und mit etwas Honig und Olivenöl gemischt kannst Du sie als milde Seife benutzen, welche den Fetthaushalt der Haut im Gleichgewicht hält. Schließlich findest Du als Mutter in der Erde das beste Babypuder der Welt - was durch kein künstliches, schädliches, weißes Talkum aufzuwiegen ist! Und: Du hältst es nicht für möglich, aber Erde fördert gute und genügend Muttermilch. Da bewahrheitet sich mal wieder der alte Spruch vom Lehmpastor Felke: Erde wirkt dort, wo sie nötig ist.

»Du bist vielleicht gut! Was will sie denn bei schweren Leiden helfen? Was, wenn ich irgendwo in einem afrikanischen Land auf Reisen bin und mir eine so gefährliche Krankheit wie die Cholera an den Hals hole? Da wird's aber höchste Zeit, mich in ein Krankenhaus - «

Aber, aber! Ich nehme doch an, daß Du Dir das wichtigste Utensil bei der Reise mitgenommen hast: ein Päckchen gemahlene Erde! Mit der brauchst Du in kein Krankenhaus! Sobald es in Dir zu rumoren anfängt, nimmst Du zwei Teelöffel davon ein - und schon kannst Du die Cholera, den Typhus oder auch Montezumas-Rache vergessen.

»Und wenn ich die Erde vergessen habe? Wer belastet sich auch schon gerne auf einer Reise mit so was wie - Erde«, meinst Du.

Mir klingt das Lied in den Ohren: »Wenn der Pott aber nu en Loch hat...« Also: Leih Dir in fernen Landen einen Spaten, grab Dir weiter weg von menschlichen Siedlungen ein Loch in den Boden, bis Du an wurzelfreie Erde kommst, füll diese in ein Behältnis und dann brauchst Du nur noch einen Teelöffel, dummer Hans...

Von der in Kapseln eingefüllten Erde halte ich wegen der Kapseln aus Gelantine nicht viel, da diese aus Rinderknochen (möglicherweise BSE-verseucht) gemacht sind.

Am angenehmsten schmeckt sie so: Du nimmst ein kleines Glas mit Schraubverschluß, füllst Erde für ein paar Tage vorher ein und gibst gerade so viel Wasser dazu, daß ein zäher, dicker Brei entsteht. Davon stichst Du dann jeweils einen halben Teelöffel voll ab, speichelst den kurz ein - und schon ist er geschluckt!

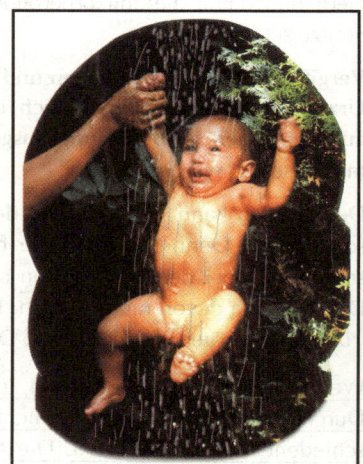

Verzärtele Dein Baby nicht! Wenn es im Erdmatsch genug gespielt hat, dann ab unter die kalte Gartendusche. Wie's hier meine Frau mit unserem Florian macht, der hier nicht weiß, ob er schreien soll oder nicht. Und auch mal nur an einem Ärmchen halten - 's gibt dann 'ne breite Männerschulter später... (→Rz 998 (19))

660 Bei folgenden äußerlichen Leiden ist braune (Lehm)Erde besonders zu empfehlen: 8224f, 8228

- Brandwunden (sie regt mit Silikaten das Bilden von Gewebe an); • Rückenschmerzen, Hexenschüsse;
- Geschwüre, Eiterungen, Pickel, Akne, Neurodermitis, chronische Entzündungen, Fußschweiß, Fußpilz, Wunden, Dermatosen; • Drüsenschwellungen und -verhärtungen, Insektenstiche und -bisse;
- Offene Beine, Hautkrebs, Tumore, Ekzeme, Schuppenflechten; • Trombosen, Blutergüsse, Verstauchungen, Zerrungen, Brüche; • Rheumatische Gelenkentzündungen, Gichtanfälle, Angina, Mundfäule; • zusätzlich zur Tonerde bei Vergiftungen.

- Hundebisse, Krampfadern(!) • Venenentzündungen • Verbrennungen
- Blutstillung Nervenschmerzen • Gürtelrose, Wundrose • Sonnenbrand
- Haarausfall (Kopfauflagen!) • Vergiftungen und Verätzungen • Ödeme
- Feuchte Erdmaske zum Erlangen zarter, reiner Haut •offene Beinen • Hexenschuß
- Übermäßiger Schweiß • Würmer • Lungenleiden

Innerlich nimmst Du sie bei allen Krankheiten, besonders bei:
- Blähungen • Morbus Crohn • Mundgeruch[6302]
- Magenkrankheiten • Colitis ulcerosa usw. • Strahlencolitis
- Gürtelrose • Fisteln • Eisenmangel
- schmerzenden Krampfadern • Verstopfung (wenig!) Durchfall(viel!)[8225]
- Vergiftungen, besonders bei Amalgamvergiftungen der Füllungen [9436]

Du kannst auch Biogarten- oder Walderde nehmen – was aber nicht so angenehm ist. Frische Erde magst Du auch in einer ausrangierten Badewanne sammeln und den ganzen Körper im Garten darin baden.

Das bringt Dich schnell aufs Thrönchen:
Auch mittels "Bauchschnellen" hilft man dem Darm auf die Sprünge: Man zieht beim Einatmen den Bauch ein und läßt ihn beim Ausatmen ruckartig nach vorn schnellen. 10mal vor jeder Stuhlentleerung praktizieren.

Noch ein Wort zu den offenen Beinen, die Dein Doktor mit Zinksalbe[3674] zuschmiert: Der Körper hat sich mit Mühe einen Abfluß geschaffen für die in ihn gebrachten Schmutz- und Giftstoffe - ja, wenn das Klo nicht mehr gut abläuft, gehst Du dann in den Keller und stopfst das Abflußrohr auch noch zusätzlich mit alten Lumpen zu?

Laß Dir bei Krampfadern übrigens keine Wickel oder Stützstrümpfe verpassen - dadurch werden die [661] Venen nur noch schlaffer.[9441, 9459] Ein Venenleiden kannst Du auch von Stiefeln bekommen. Die geben zu viel Wärme an die Venenwände ab, die dadurch schlapp werden.[9441, 9459] Denk natürlich!

»Ist denn so ein Lehmbad nicht sehr gefährlich? Ganz mit Lehm eingeschmiert kann die Haut nicht mehr atmen, und ich ersticke nach der Tötungsmethode von Goldfinger«, sagt Du.

Wirf Deinen gesunden Menschenverstand doch nicht so schnell wieder über Bord wie bei den Ärzten: Uns Säugetieren hat die Schöpfung zum Atmen vornehmlich zwei Körperöffnungen dafür mitgegeben. Wäre das anders, so könntest Du ja nicht einmal mehr schwimmen gehen! Die Hautatmung hat nur einen Anteil von 1% an der Gesamtatmung. Merke: 1 Teelöffel Lehm dreimal täglich zum Essen und Deine Verdauung klappt wieder wie am Schnürchen.

»Ist Heilerde wegen des Aluminiumanteils bedenklich?«

Ich habe verschiedene Gutachten eingeholt, die zeigen, daß Heilerde keinen Schaden verursachen kann. Wiederum erweist sich: Natürliches kann nicht schlecht für Dich sein![8228, 8312-5, 8338*]

Fazit: Wer noch nicht 100%ig UrzeitKost zu sich nimmt, kann für seine laufende Entgiftung nichts Besseres tun, als täglich einen Teelöffel noch voller Leben steckende, unerhitzte Heilerde zu essen. (→Rz975)

»Junge, Junge, da hab' ich mich auf was eingelassen. Und was passiert denn, wenn ich nicht faste und einfach so zur UrKost übergehe?«

Wie verrückt seit 1991 bei jedem Magenkranken mit Medikamenten vernichtet. Und nun ab dem Jahr 2000 diese Blamage für die Schulmedizin:	[662]
Helicobacter Bakterien ... sind gut tolerierbar – haben sogar protektive Wirkung. (→LV 9535) (Medical Tribune 45 v. 7.11.2000)	

Das hängt davon ab, wieviel Gift in Dir steckt, was da raus will. Die meisten werden nervös, bekommen Verdauungsprobleme, Muskel- und Gelenkschmerzen, Heißhunger, Geschwüre, Ausschlag, Hautreizungen, Depressionen, Entzündungen, Schwindelanfälle, Herzbeschwerden, fühlen sich schrecklich unwohl, sind den ganzen Tag müde, und und und. Ist doch klar: Die Gifte wollen raus, Du wirbelst sie durch die Urkräfte des neuen Essens auf. Und nun toben sie in Dir rum. Also, ich kann Dir als kranken Menschen nur davon abraten.

Vielleicht willst Du - einmal damit angefangen - mit dem Fasten aber auch gar nicht mehr aufhören... Einer meiner zur Ur-Lebensweise Bekehrten, einer, der voller Gelenkrheuma steckte, blühte dabei [663] richtig auf und wollte nach drei Wochen immer noch weiter fasten, weil er seine Schmerzen los war und fürchtete, die kämen beim Essen wieder auf ihn zu...

»Nicht möglich«, meinst Du, »wie lange hält man das überhaupt aus?«

663 **Das kommt auf Deine körperliche Verfassung an. Je dicker Du bist, je länger kannst Du fasten. Ich hab' folgende Erfahrungen: Eine halbe Woche genügt für Magersüchtige. Ein bis zwei Wochen reichen für Schlanke, zwei bis drei Wochen für Übergewichtige, drei bis vier Wochen für die ganz Dicken. Nach diesen Zeiten fängt meist das Krankhungern an.**

Ich will damit sagen, daß der Körper innerhalb dieser Fristen seine Gift- und Schlackenstoffe weggefastet hat und es danach an die Substanz seiner Organe und seines Gewebes geht. Doch bei ganz Gewichtigen kann das durchaus noch länger dauern: Aufhören sollst Du jedenfalls erst dann, wenn sich alle Fettpölsterchen in Nichts aufgelöst haben.

Auf einem Seminar konnte ich einen Zwei-Zentner-Klotz zwar zum Fasten, leider aber nicht zur anschließenden UrKost bewegen. Warum, das wurde mir klar, als er mir in einem Brief schrieb: »... habe ich inzwischen in unserem »Verein der Übergewichtigen« schon vielen Dein Heilerde-Fasten wärmstens empfohlen. Und das mit Erfolg, weil ich ihnen aus eigener Erfahrung bestätigen konnte, daß danach das Essen noch besser schmeckt als vorher...«

Allerdings: Im Alter solltest Du vermeiden, allzu lange zu fasten. Du verlierst mir dabei einfach zuviel Muskelmasse. Das holst Du dann später nur schwer auf. Auch daran erkennst Du, daß Fasten keine natürliche, sondern nur eine behelfsmäßige Maßnahme zum Entgiften darstellt und der Körper darauf nicht programmiert worden ist. Weil ihm ja in seiner erdgeschichtlichen Vergangenheit nie Gifte aus Schlechtnahrung oder aus Umwelt und Medikamenten zugeführt wurden.

Du tust also gut daran, frühzeitig mit dem Erdfasten und der UrzeitTherapie zu beginnen - bevor Dir das alles später immer schwerer fällt. (Genaue Anweisungen dazu → Rz 634)

Das sollten die Psychologen mal ergründen: Warum nur läßt sich der Mensch von seinen zur gleichen Zeit mit ihm lebenden Menschen so leicht und widerspruchslos weismachen, daß ausgerechnet jetzt, und das just in den letzten Monaten und ausgerechnet in der heutigen Zeit, die unumstößlichsten medizinischen Weisheiten ermittelt, die wirkungsvollsten Medikamente verkauft, und die Heilung aller Krankheiten in Kürze ermöglicht würden?

Wie war es nur möglich, wie vermochte es nur völlig in den Hintergrund unseres Denkens abgedrängt werden, daß es vor der heute so wirren und konfusen Zeit, in der die Menschen so gut wie alles verkehrt machen - einer Zeit, die nichts als größten Wahnsinn produziert - weitaus klügere Menschen gab als heute...?

»Ich sage Dir jedenfalls schon jetzt: Wenn ich das Fasten hinter mich gebracht habe:

Zeugnis

Wir, Wolfgangus, Graf von Hohenlohe, Magnat von Langenburg lassen öffentlich bekanntgeben an jedermann mit diesem Zeugnis, daß kürzlich mein wohlgeliebter Freund, Andreas Bertholdus von Oschatz mich besuchte und mir erklärte, er habe eine hochexzellente Terra Sigillata, welche nicht nur große Kraft gegen allerlei Krankheit besitze, sondern auch zweifellos gegen Gifte wirksam sei. Dies sei bewiesen und von vielen Zeugen bestätigt, was mich neugierig stimmte, dies zu überprüfen.

Zu dieser Zeit war es, daß ein Wendel von Thumblardt bei unserem Statthalter wegen bestimmter Vergehen eingesperrt ward und vor Gericht eingestand, eine große Zahl Diebstähle begangen zu haben. Deshalb sollte er hängen. Noch im Gefängnis sitzend, kommt ihm die Nachricht zu Ohr, daß es solch unübertreffliche Medizin gegen mancherlei Krankheiten gäbe und gegen die tödlichsten Gifte. So bat er denn bei Gottes Gnade unter Achtung seines jämmerlichen Lebens, daß man ihm das tödlichste aller Gifte geben möge, wobei eine Verhandlung einberufen werden sollte, um den hohen medizinischen Wert der Erde unter Beweis zu stellen.

Um so, nicht nur wegen dieser armseligen Bitte, sondern auch des Gegenstandes halber und dem Nutzen des gesamten Christentums, begnadigten wir den Straffälligen und bewilligten ihm das Leben unter dieser Bedingung. In der Gegenwart unserer Adligen und unseres Volkes erhielt der Patient einenhalb gram Quecksilbersublimat, mit Rosen Essenz vermenget, danach erhielt er umgehend ein gram Terra Sigillata, in altem Wein gelöst. Obwohl das Gift, dies bezeugt unser Gelehrter und Arzt Georg Phistor, Doktor der Physik, und Jahn Lutzen, unser Apotheker, seine Wirkung anfänglich nicht zu verfehlen schien und der Patient sich wand und quälte, siegte schließlich doch das Medikament, und der arme Kerl konnte gerettet und wieder völlig hergestellt werden. Derowegen der erstgenannte Andreas Bertholdus Euch bittet, unseren Brief des Zeugnisses als Gutachten zu nutzen.

Wolfgangus, Graf von Hohenlohe

5.5 »Was meinst Du, wie ich danach reinhauen werde!«

Um Himmels Willen, nein! Mach Dich nicht unglücklich!
Du wirst schön langsam und bedächtig mit dem Essen anfangen, hörst Du! Du wirst Dich schön an die Anweisungen des Nachfastens unter der Rz 634 halten. Dein Magen muß behutsam wieder ans Essen gewöhnt werden. So findest Du zugleich Gelegenheit, Dir gieriges oder zu schnelles Essen abzugewöhnen.

Zum Glück verspürst Du in den ersten Tagen nach Ende des Fastens keinen großen Hunger. Nutze das für ein »Zusatzfasten« aus und iß • so wenig wie möglich, • so langsam wie möglich und • kaue so viel wie möglich.

Und iß möglichst viele tropische Früchte. Denn auf sie sind wir genetisch programmiert! Damit kann sich der Körper nach dem Fastenbrechen - da ißt Du nur morgens, mittags und bis 18.00 Uhr eine mittlere Frucht (Mango, Zimtapfel, Pfirsich, zwei Hand voll Logans, Rambutan usw.) - am besten einstellen. (→Rz 980 [2]) Und iß keine alten Nüsse dazu – wegen der Blähungen.

> Meine Spitzen-Wildpflanzenführerin Leni Dörr mit ihren beiden Bartagamen (eine kleine Leguanart, und ich genießen den Sonnenuntergang über dem Böhmerwald). Eine ungebetene Seminarteilnehmerin gesellt sich zu uns: „Stimmt es, daß diese Tiere nie einen Laut von sich geben?" Leni antwortet: „Deshalb sind sie auch so angenehm, wenn man seine Ruhe haben will..." Ich bemühe mich derweil, ein menschliches Rühren leise entweichen zu lassen, was mir nicht ganz gelingt. Ruft unsere Seminaristin höchst erfreut: „Stimmt ja nicht! Eben habe ich deutlich das neben Franz liegende Tierchen brummen gehört!" 664

Gesundheitsgesetz
Die Urzeit-Ernährung macht um so satter, je langsamer, bedächtiger und ruhiger Du sie zu Dir nimmst, und je besser Du sie kaust!

Zum Gesundwerden gehört vor allem ein gesunder Darm, nicht wahr? Es gibt keine Methode, Dir 665 sicherer einen regelmäßigen Stuhlgang zurückzugewinnen, als das Fasten und die sich daran anschließende UrKost. Ist das nicht besser, als zum Doktor zu gehen und zu hören: »Verschreiben wir Ihnen mal ein harmloses Abführmittel!«
Warnt er Dich, daß 75% aller Frauen, die Abführmittel nehmen, später an Neurosen leiden, die dann mit Psychopharmaka angegangen werden? Und die dann wiederum zur Medikamentenabhängigkeit, zu Verwirrtheitszuständen, Migränen, Herzbeschwerden und, und, und führen..? [9022/8]
»Ich freue mich vor allem auf einen leichten Stuhlgang wegen meiner Hämorrhoiden! Diesen verdanke ich dann vor allem den vielen Faserstoffen. Mein Arzt hat mir noch letztlich gesagt, die wären sehr wichtig für mich. Ich solle mal Weizenkleie essen«, sagst Du. [3017, 6034, 9855]

Dein Arzt plappert mal wieder nach, was er irgendwo von einem industriebezahlten Ernährungswissenschaftler aufgeschnappt hat. Du weißt doch, daß die alle keine Ahnung von richtiger Nahrung haben, weil sie nur mit Laborwissen handeln. Für die Ernährung wissenschaftliche Richtlinien zu geben, das ist das gleiche, wie nach wissenschaftlichem Reglement zu lieben. Dann wäre Dein Partner schnell über alle Berge, was meinst Du? Die Schöpfung hat für die uns bestimmte Nahrung nichts Überflüssiges oder Belastendes, also Ballast vorgesehen. Und es ist daher keineswegs richtig zu schließen - wie es z.B. die Anhänger der amerikanischen Natural Hygiene halten - daß Früchte den Grünpflanzen vorzuziehen seien, weil sie so schnell aufgespalten und vom Körper verwertet werden können. Wogegen besonders die Wildpflanzen viel zu viele Faserstoffe enthielten, welche nur den Darm belasteten.
Wisse: Wenn die Schöpfung mit der von ihr vorgegebenen Nahrung eine Belastung des Säugetierdarmes vorgesehen hat, dann werd' ich mich doch nicht von einem irrenden Menschen anders belehren lassen!
Laß Dir gleich mal daran beweisen, wie wichtig es ist, Gesundheit studiert zu haben, und nicht 666 Krankheit. Vor allem aber, zu wissen, was Gesundheit ist, um nicht zu falschen Schlüssen zu gelangen. Ich zitiere:»Nichts ist falscher als die Mär vom täglich notwendigen Stuhlgang« behauptet da ein Medizinprofessor Winkler. Und weiter: »Der normale Schwankungsbereich liegt zwischen

451

dreimal täglich und zweimal in der Woche. Ein Mensch, der erzogen wird, täglich abführen zu müssen, und das durch intensives Pressen unterstützt, wird bei entsprechender Disposition sein Hämorrhodial-Leiden bekommen.«

Das klingt vernünftig für alle kranken Menschen und alle mit ihnen umgehenden Ärzte. Klar - sonst würde es schließlich nicht in der Ärzte Zeitung (Nr. 43, 9.3.1994/17) veröffentlicht. Und doch sollte man diesem Professor seine Habilitationsurkunde um die Ohren schlagen. Er hat Naturwissenschaft studiert, aber trotzdem von Natur keine Ahnung:

1. Als Ursache der Hämorrhoiden sieht er das zu häufige Pressen mit der Afterschließmuskulatur als verursachend an. Was unsinnig ist, denn jeder Mensch bedient sich dieser beim Stuhlgang. Sie ist schließlich zum Pressen eingerichtet.
2. Er hält eine noch zweimalige Verdauung in der Woche für normal, obschon sein geschulter Verstand zu schließen hätte, daß man als Mensch bei drei größeren Mahlzeiten auch täglich dreimal die verdaute Nahrung herauszupressen habe.

Wäre der Mann jemals einem gesunden UrMethodiker begegnet, so wüßte er darum. Dann würde er nicht von den bei allen kranken Menschen (mehr oder weniger schweren) Verdauungsschwierigkeiten auf eine ihm richtig dünkende Anzahl von WC-Besuchen schließen.
Krankhaft ist bereits, wer nur zweimal in einer Woche dazu fähig ist, auch wenn er eine Verstopfung nicht als Krankheit ansieht. Auch wenn das den heutigen Menschen schon fast selbstverständlich und normal erscheint. Richtig ist:
Es sind die Art der Nahrung und die sitzende Lebensweise, die zu Hämorrhoiden führen, welche die verdaute Schlechtkost zu harten, übergroßen Klumpen zusammenballen. Die dann nur mit Einrissen in den Schleimhäuten und unnatürlicher Weitung der Schließmuskulatur (und deren späteren Erschlaffung) unter anormalem Preßdruck herauszudrücken sind.

Und nun stell dir vor, wie aufnahmefähig Deine Organe, Deine Zellen, Deine Gewebe nach der Fastenzeit sind! Wie sich alles in Deinem Körper danach sehnt, endlich reine Lebensstoffe zugeführt zu bekommen: frisch, vitalreich, natürlich! Und wie er die aus der UrKost in sich einsaugen und Dir neue Lebenskraft und Lebensfreude schenken wird!

Denn die UrKost verdaut der Körper so gut, daß Du gar nicht schnell genug aufs Klo kommst, haha!

667 »Meinst Du, ich könnte auch noch nach dem Fasten mein vermindertes Gewicht halten und für immer schlank und rank bleiben? Wenn ich bisher mal nach einer Schlankheitskur etwas dünner war, dann hatte ich nach wenigen Wochen wieder alles drauf«, klagst Du.

Aber ja, doch Du mußt eine wichtige zusätzliche UrBewegung dafür machen!

»Laufen, auf die Bäume klettern, Gewichte stemmen?«

Nein! Den Kopf heftig nach links und rechts schütteln. Und damit gleich ablehnen, wenn man Dir Zivilisationskost anbietet. Egal wann und von wem und wie lecker auch immer.

> **Schlürfe Öl und Du wirst gesund!**
> Willst Du's ein ganzes Leben machen? Mich überkam schon beim ersten Versuch ein großes Brechgefühl. „Naturheiler" Dr. Karrach setzte eine (nur für ihn verdienstvolle) Modeerscheinung auf die hunderttausend alten Mätzchen.

Du kannst gewiß sein: Von der fettfreien UrzeitKost kannst Du so viel zu Dir nehmen wie Du willst - Du wirst nie mehr an Gewicht zunehmen, als Dein Wohlfühlgewicht sein soll. Selbst wenn Du bereits seit Deiner Jugend zuviele Fettzellen mit Dir herumschlepptest. Denn das ist wieder so eine dumme, neu aufgebrachte wissenschaftliche Theorie, die nicht stimmt. Ich war selbst als Kind 'ne dicke Nudel und könnte nach dem Umsteigen auf die UrKost heute noch immer meine alten Hosen aus den fünfziger Jahren tragen.

5.6 Laß Dir dieses Fleisch gut schmecken!

»Es wäre doch durchaus im Sinne der Urzeittheorie, wie wilde Pflanzen auch Wildfleisch zu essen. Das ist ja noch nicht mit Hormonen oder durch Fischabfallfütterung verseucht. Mein Vater sagte immer: Fleisch ist das beste Gemüse!«

Dumme Sprüche. Dann sollte es auch wirklich wild, also roh mit Haut und Haar gegessen werden. »Ich denke da eher an ein saftiges Stück vom Wildschwein oder einen fein gespickten, gut abgehangenen Rehrücken«, schwärmst Du.

Du meinst, weil das Wild sei, könnte es auch als Nahrung den in der Wildnis lebenden Urzeitmenschen gedient haben. Ich muß Dich enttäuschen: Die Urzeitmenschen und deren Vorfahren - die ich zur Prägung unserer Verhaltensweisen ebenfalls hinzurechne - besaßen mindestens 30 Millionen Jahre lang keine Mittel und Möglichkeiten, größere Tiere zu erbeuten. Sie hätten mit dem Erjagen solcher Tiere in die Aufgaben der dafür geschaffenen und mit den nötigen, schnell zuschlagenden und tödlichen Eigenwaffen ausgerüsteten Raub- und Hegetiere eingegriffen. Tierarten, die es seit Jahrmillionen verstanden, genau die nötige Anzahl von Nachkommen in die Welt zu setzen, die erforderlich war, um das vorhandene Friedwild gesund und kräftig zu erhalten.

»Und da ich glitschigen Regenwürmern, kleinen Kröten, fetten Termiten und ähnlichem Getier nichts abgewinnen kann, verzichte ich lieber ganz auf's Fleisch.«

Wie gesagt, es steht Dir frei, und ich höhne auch nicht, wenn ich sage, es würde Deiner Gesundheit nicht den geringsten Abbruch tun, hin und wieder Kleingetier in rohem Zustand zu essen. Aber größere Tiere zu essen widerspricht dem Urzeitdenken, ganz davon abgesehen, was da heutzutage für Chemikalien drin stecken. So wird in den Mastbetrieben das Kalb 8 Tage nach seiner Geburt von der Mutter getrennt, prophylaktisch mit Medikamenten aller Art vollgepumpt, einer Fütterung unterworfen, die dauerhaften entsetzlichen Durst erzeugt, der aber nicht gestillt werden darf. Und damit das Fleisch schön weiß wird, werden grausame Atembeschwerden und Kreislaufstörungen in Kauf genommen.

<u>Die älteren Schweine und Rinder sind heute alle mit Antibiotika vollgestopft, mit Hormonen zu schnellem Wachstum gezwungen, ein Dasein auf engstem Raum ohne Sonnenlicht fristend und einem Tod am Fließband unter grauenhaftem Streß entgegensehend. Was bedeutet: sauerstoffärmstes, totes Fleisch. Dazu noch »gut abgehangen«, damit es »zart« schmeckt. In Wirklichkeit meint das aber: lange gelagert, kurz vor der Fäulnis stehend.</u> Aber:

Rein vegetarisch leben nicht mal die Pferde, Zebras, Rinder, Rehe: täglich an die 150g Insekten, Raupen, Käfer und Larven essen sie mit dem Gras und den Kräutern.

»Du bist sicher ein Asket!« tippst Du.

Ach was. Ich bin ein Mensch dieser Zeit, der nur versucht, möglichst naturnah und natürlich zu leben. Asket-Sein, das halte ich für nichts Natürliches. Im übrigen:
Ich lasse mich nicht irgendeiner Masse zuordnen, mag sie groß oder klein sein. Und ich hoffe, Du auch nicht. Ich vertrete deshalb keine Massentheorien, weil sie samt und

---

668

Die geheime Kamera (daher schlechtes Bild!) einer Restaurant-Kette enthüllt:

Der Buletten-Schneuzer

Ein Koch mit Schnupfen und schlechter Laune. In der Küche schneuzt er ins Hackfleisch eines Hamburgers. (BamS, 28.1.1999)
Kann Dir bei UrKost nicht passieren!

670

Gesund unters Messer
Ein grausiger Verdacht bestätigt sich: 300 Essener Frauen wurde die Brust amputiert, obwohl sie gar keinen Krebs hatten.

Derzeit ermittelt der Staatsanwalt; zudem haben die Frauen, die ohne Grund eine Brust verloren, insgesamt 62 Strafanträge gestellt: Ein Radiologe, drei Gynäkologen und Vertreter der Ärztekammer Nordrhein müssen sich möglicherweise verantworten.
(Süddeutsche Zeitung 22. 2. 2000)

sonders falsch sind, da sie von Menschen erfunden werden. Nur Selbst-nicht-denken-Könnende spuren nach den Richtlinien einer Partei, einer Religion, eines Guru oder einer Massenansicht. Ich vertrete nur die Natur. Nur die ist frei von Fehlern. <u>Nur sie will das Beste für den Menschen - aber auch für alle anderen Lebewesen!</u> Nochmals: Ich sehe mich nur als Vermittler ihrer Sprache, welche die meisten von uns nicht mehr wahrnehmen können oder wollen. Doch auch ich kann mich dabei irren, wenn ich sie zu übersetzen suche. Deshalb paß auch bei mir gut auf! Und laß es mich möglichst wissen.

Wenn ich mich irgendwo eingliedern lasse, dann zu denen, die nicht untätig zusehen wollen, wie Tiere, (Un)Menschen und Natur von nur den Mammon als einzigen Wert anerkennenden Menschen kaputtgemacht werden. Meine Maxime: Idealismus im Herzen, Rationalismus im Hirn.

671 Natürlich kann ich als Einzelner nichts gegen diesen Wahnsinn in der Welt ausrichten, natürlich ist eine Gemeinschaft nötig, die Ideale weiterträgt. Aber diese Gemeinschaft muß die Natur voll bejahen. Die Vegetarier tun das nur halbherzig. Zwar sind sie gesünder als die Fleischesser. Aber sie essen völlig normal wie jeder andere Massenmensch - nur eben kein Fleisch, weil sie aus ethischen Gründen keine »Leichenteile« zu sich nehmen möchten.[6514, 6515, 6516]

Das meist zur Geschmacksaufbesserung von Fleisch hinzugenommene Salz ist dagegen kein natürlicher Ernährungsstoff! Und damit schädlich. Wenn Du hin und wieder mal zu rohem Fleisch greifen möchtest, dann solltest Du es salzlos essen.

»Ein Tartarhäppchen ohne Salz - das ist ja wie ein Mädchen mit Bürstenhaarschnitt«, rufst Du.

Siehst Du, da merkst Du schon: Der Mensch ist, wie die Affenmenschen, gar nicht so sehr auf Fleisch programmiert. Nur die Salzzugabe macht es ihm schmackhaft und überwindet so die innere Abneigung gegen zuviel tierische Produkte. Ab und zu mal, mehr aus Neugier als aus einem Bedürfnis heraus davon probieren - das genügte ihm seit Urgedenken. Denn Fleisch ohne Gewürze blieb was es war: ein natürlicher Ernährungs- und Lebensstoff - für Hegetiere mit Kurzdarm und Reißzähnen und Gemischtesser (wie Bären oder Vögel) bestimmt.

Und Salz, genau wie Erdöl, lag stets so tief im Schoß der Erde verborgen, daß kein urzeitliches Lebewesen je daran gelangen konnte. Daß der Mensch beides dennoch in Beschlag nahm, das wurde und wird wie alles, was er sich unberechtigt und gegen seine Naturbestimmung aneignet - zur noch immer nicht erkannten Strafe für den Frevel an unserer Mutter Erde.

Das Erdöl trieb uns in die wahnwitzige Technisierung, das Salz trieb uns dazu - weil es Gerichte so schmackhaft machte -, mehr Fleisch zu essen, als uns bestimmt war und uns guttat. Dann trieb es uns dazu, urzeitlichen Nahrungsmitteln durch Zerkochen ihren urtümlichen Geschmack zu nehmen, um diesen dann den Geschmack von verdünntem Salz zu vermitteln.

Salz ermöglichte es den Menschen auch, sich größere Fleischvorräte zuzulegen und haltbar zu machen und so wiederum mehr davon zu verbrauchen, als ihm die Natur zugestand. Es ermöglichte den Transport von Fleisch in weiter entfernte Regionen an Menschen, die es vorher als Nahrung nie gekannt hatten. Salz schuf schließlich eine so starke Nachfrage nach Fleisch, daß sich die Menschen aus Profitgründen daran machten, Nutzvieh in größeren Mengen zu züchten, als der Erde gut tat.

672 <u>Es brachte weiter die kurzsichtigen Menschen dazu, die herrlichen Wälder der Erde abzuholzen, um für ein, zwei Jahre Vieh auf dieser Erde weiden zu können und das Land danach versteppen oder verwüsten zu lassen.</u>[6000, 9648] <u>Es brachte sie dazu, das urzeitliche Grün der Erde unterzupflügen, den Boden mehr und mehr der Erosion preiszugeben, ihn mit künstlichen Giften zu verseuchen - nur um riesige Flächen mit Futterpflanzen für seine Zuchttiere anbauen zu können. Obschon zehnmal so viele Menschen von den pflanzlichen Produkten dieser Anbauflächen satt würden, wenn man sie mit Getreide bebaut oder noch besser mit Obstbäumen bepflanzt hätte.</u>

Noch genauer: Wenn die Tiere mit Getreide (meist Mais) gefüttert und dann die Tiere von den Menschen verzehrt werden, gehen jeweils neun von zehn Kalorien und vier von fünf Gramm Proteinen dem Menschen verloren:

»Wo ein Jäger leben kann, leben 10 Bauern oder 100 Gärtner.« sagte schon (Alexander von Humboldt)

»Ich glaube, ich fange allmählich an zu begreifen, daß das Fleisch der Großtiere dem Menschen nicht zur Nahrung bestimmt war«, sagst Du.[6107]

> Das Böse ist nichts anderes, als das durch den Fleischwolf der Zivilisation gedrehte Gute. (Der Verfasser).

Edle Menschen haben das schon immer und sehr früh gespürt.[0570] Roh sind die Molekülverbindungen des Fleisches aber noch natürlich. Gekocht oder gebraten sind sie jedoch völlig denaturiert und von so stark veränderter Art, daß unsere Organe nur schwer damit fertig werden. Und von Mikrowellenstrahlung zerstört, sind sie sogar erdenfremd vergiftet.[6110, 9681/3]

Vielleicht wirfst Du einen Blick auf Deine Hände, wenn Du mal ein putziges Eichhörnchen beim Aufknabbern einer Nuß beobachtest: Seine Pfötchen sind perfekt dafür geformt, eine Nuß zu halten. Aber völlig ungeeignet, den Bauch eines Kaninchens damit aufzureißen. [673]

Vor allem laß Dir in Zukunft das Schlachtfett der Tiere nicht mehr andrehen. In Gebäck jeder Art, ob Torten, Kuchen, Toastbrot, Plätzchen, Chips ist es reichlich vorhanden. Aus Schlachtabfällen wie Köpfen, Augen, Klauen und Ohren wird Gelatine gemacht. Du findest sie als Kapseln für Medikamente, in Torten und Patisserien, in Fertig-Birchermüsli, Früchtequarks, Buttermilch und Weichkäse.

»Gegen Eier von Freilandhühnern wirst Du wohl nichts einzuwenden haben.«[6108] [674]

In der Wildnis Eier aufzustöbern, das war für die Urmenschen gar nicht so einfach. Die Vögel bauen ihre Nester meist so, daß selbst leichtfüßige Tiere schwer drankommen. Sie roh auszutrinken, das find' ich auch nicht gerade als das Gelbe vom Ei.

»Junge, Junge dieses Sich-mit-Affen-Vergleichen geht ganz schön zum Nachteil eines reichhaltigen Mahles aus, fürchte ich. Aber: Wenn ich kein tierisches Eiweiß mehr zu mir nehme, fehlen mir dann nicht wertvolle Aminosäuren, wie die Ärzte und Ernährungswissenschaftler immer behaupten? Aminosäuren sind auch wesentliche Aufbaustoffe für das Gehirn.«

Bei unseren Affenmenschenvettern, die auch kein Fleisch essen, scheint trotzdem deren Gehirn bestens zu funktionieren: Weigern sie sich doch bis heute zu sprechen. So kann sie niemand zum Arbeiten bewegen und sind davor bewahrt, Blabla zu reden. [675]

Tierische Aminosäuren – angeblich so wertvoll – sind nicht artgerecht für den Körperbau des Menschen. Sie können am Ende nur Schaden zufügen. Erinnere Dich an die nicht artgerechte Fütterung der Rinder. Die dann wahnsinnig wurden.

Und wenn Dir tausendmal gesagt wird, was in gewissen Lebensmitteln alles an Wertvollem drin sein soll - das mag schon stimmen, aber:

- Es kommt nicht drauf an, was im Essen an Nötigem oder »Gutem« drin ist, sondern was der Körper davon verwerten kann!

- Zum zweiten: Es handelt sich nur um die Meinung irrender, längst der Natur und allem Natürlichen entfremdeter Menschen. Diese Meinungen sind stets profitorientiert.

Nur die Natur will das Beste für ihre Geschöpfe, nur sie kann Dir richtig raten, was Du zu tun und zu lassen hast.

Nicht raten können Dir z.B. Ernährungswissenschaftler mit solchen zwar schrecklich beeindruckend und gelehrt klingenden Worten, hinter denen nichts, aber auch gar nichts außer der Wahrheitsmanipulation und die Industrie steht:

Das Eiweiß ist ohnehin praktisch frei von Cholesterin. Grundsätzlich sollte immer bedacht werden, daß Hühnereier ein Nahrungsmittel mit höchstem ernährungsphysiologischen Wert seien, sagt Worms. Neben dem biologisch höchstwertigen Eiweiß enthalten Eier reichlich Vitamine, Mineralstoffe und Spurenelemente. (Prof. Dr. Worms in BUNTE Nr. 16/2000)

676 **Was dieser Ernährungswissenschaftler hier verantwortungslos von sich gibt, das ist kennzeichnend für die meisten Dummhaltungstechniken und das Sich-selbst-was-Vormachen angeblich kompetenter Leute. Sie sollten der bewußten Körperschädigung von Millionen Menschen angeklagt werden.**
Doch jetzt bemerke mal, wie das Wort »ernährungsphysiologisch« auf Dich wirkt.[23]

»Tja, es macht die Aussage des Professors sehr glaubhaft. Es bewirkt eigentlich, da es so bedeutsam und wissenschaftlich klingt, daß ich dieser Aussage gleich glauben will und gar nicht geneigt bin, der Sache auf den Gund zu gehen, wie Du es immer tust. Aber: Hat der Ernährungsprofessor Unrecht mit seiner Behauptung über den Vitamin-, Spurenelemente- und Mineralgehalt der Eier?« fragst Du.

677 Natürlich nicht! Glaubst Du, der läßt sich bei einer direkten Lüge erwischen?! Es ist gerade diese raffinierte, geschulte Gewandtheit in den Ausdrucksweisen der Intellektuellen, uns mit nicht angreifbaren Feststellungen für die Wahrheit blind zu machen. Wie kommen wir diesem mit allen Wassern gewaschenen Wortjongleur auf die Schliche? Indem wir seine Worte entlarven (hohl!) und seiner Aussage auf den Grund gehen und uns fragen: Für wen enthält das Ei all die »ernährungsphysiologisch« höchstwertigen Vitamine, Mineralien, Spurenelemente? Doch wohl nur für das Küken, das sich aus dem Ei entwickeln soll. Nur dafür sind die bestimmt! Doch der Ernährungswissenschaftler vertuscht das geschickt! Er will Hühnerzüchtern zu höherem Umsatz und Gewinn verhelfen. Die dafür umso höhere Gutachter-Honorare bezahlen.

> **Menschliche Samenzellen von Ratten**
> Tokio — Einem in Japan forschenden griechischen Wissenschaftler ist es nach eigenen Angaben erstmals gelungen, Ratten und Mäuse zur Produktion von menschlichen Samenzellen anzuregen. (Kölner Stadt-Anzeiger, 2.2.1999)
> Wie lange noch wollen wir diese Wissenschaftler ihr Wahnsinnstreiben fortführen lassen? Du als Mann bist unfruchtbar? Die Ratten der Forscher als Begatter Deiner Frau!

Die Gesundheit der Menschen ist ihm völlig gleich. Gesunde Menschen bezahlen ihn ja nicht. Und er sieht in seiner Hybris nur, daß schließlich alles auf dieser Erde nur für den Menschen bestimmt sei. Den wir alle immer noch als die Krone der Schöpfung ansehen.

<u>Daß inzwischen der Mensch zur Dornenkrone der Schöpfung wurde - auch dank dessen, was aufgrund wissenschaftlichen Tuns in die Tat umgesetzt wurde - wer will das schon sehen!</u>[6230]

Das Ei ist ein mit Cholesterin höchstbelastetes, schädliches Nahrungsmittel.[6009] Und doch suggeriert uns der professorale Adjunkt der Eierindustrie, daß Eier so gut wie kein Cholesterin haben, weil das *Eiweiß* darin keines besitzt. Welche Unmengen dagegen im Eigelb stecken, nebst den Salmonellen, Hormonen und anderen Giften - das unterschlägt uns dieser Krankmacher mit den geschickten Volten eines Kartenbetrügers. Und von hohem »ernährungsphysiologischem« Wert (eine wissenschaftsübliche aufgeblasene Worthülse, die nichts, aber auch gar nichts bedeutet) sind - rein nach den Inhaltsstoffen bewertet - auch Sägespäne. Nur ist das kein Grund, die in sich hineinzufuttern... Du siehst, wie man Tatsachen mit Worten genau ins Gegenteil verkehren kann.
<u>Hörige, gut geschmierte Professoren der Nahrungsindustrie</u>[2359] <u>suchen uns mit Worten wie »wertvoll«, »für die menschliche Ernährung unverzichtbar«, »höchstwertig« usw. zu täuschen und vom Essen für den Menschen wirklich wertvoller, nämlich natürlicher Nahrung abzuhalten. Damit die Industrie nur immer mehr die Natur verfälschen und ihren Dreck an die Dummen verkaufen kann.</u>

678 Siehst Du - ich erhalte von der Industrie keine Honorare für ihr gefällige Aussagen. Dafür umso mehr Hausdurchsuchungen und Gerichtsverbote. Ich will Dich nur gesund machen und gesundhalten und nicht an Dir verdienen. Deshalb kann ich es mir erlauben, die Wahrheit zu sagen, und nichts als die reine Wahrheit. Das spürst Du ja, denn ich tue Dir oft genug weh damit, oder? Die Wahrheit zu schlucken und sich seine Illusionen nehmen zu lassen, z.B. über die Ärzte oder die eigene Lebensführung, das kann für manche noch schwerer sein, als die einfache UrMedizin selbst zu nehmen.

Aus diesem kühlen Grunde werden auch etwa 30% meiner Leser das Buch vor lauter Widerwillen nicht zu Ende lesen. Weil »es leider meine Erwartungen nicht erfüllt«, so schreiben sie mir. Und meinen damit die an mich gerichteten Erwartungen, daß ich ihnen das Gesundwerden nur schön bequem gestalte, und sie von unerfreulichen Tatsachen und Fotos fernhalte, die gegen ihre „Erwartungen" verstoßen.

> Wenn Ihr es nicht fühlt, Ihr werdet es nie erjagen. (GOETHE)

Gesundheitsgesetz:
Die Menschen leiden lieber fortgesetzt und bis zu ihrem vorzeitigen Tod an allen Körperteilen, als sich der Möglichkeit auszusetzen, von ihren vorurteilsbeladenen, eingefleischten Denkweisen befreit zu werden.

Zum Teufel auch: Ich schreibe dieses Buch nicht, um Erwartungen zu erfüllen, sondern um die Menschen - und auch unsere Tierbrüder - von ihren Leiden zu befreien. Auch das ist eine Erfahrung in meinem 40 jährigen Umgang mit zigtausenden Krankheiten.

Ob aber nun die industriell erzeugten Produkte (Eier aus den Tierquäl-Käfigen gehören dazu!) oder die aus der Natur wirklich höchstwertig für Dich sind, das erkennst Du aus meinen vergleichenden Tabellen in den Kapiteln 9.81 und 9.86. (→Rz.987) Die ich nur deshalb erarbeitet habe, weil Du allein mit dem gesunden Menschenverstand ja leider nicht zu überzeugen bist...

Doch das ist noch nicht alles: Die KZ-Hühnereier enthalten ziemliche Mengen von all den Antibiotika und Medikamenten, die man den gequälten Tieren verpassen muß, damit sie den Streß der artfremden Käfighaltung gerade noch so eben überstehen. Wie *gesund* schließlich die ernährungsphysiologisch höchstwertigen Eier aus der Kadaver- und Fischmehlfütterung der Hühner sind, das verschweigt uns der Herr Professor aus sicherlich für ihn guten Gründen...

Ich meine das so: Holunderbeeren sind nach den Tabellen auch hohe Vitaminträger. Aber essen solltest Du trotzdem höchstens ein paar davon - weil sie dem menschlichen Magen nicht zuträglich und allein für die Vögel bestimmt sind. Du erkennst das an deren leicht abstoßenden Geschmack, wenn Du sie roh und ungezuckert ißt. »Ernährungsphysiologisch höchstwertig« sind die sicher Spitze – nur: Du mußt danach kotzen! (Von den dagegen Blüten kannst Du täglich etwas naschen.) Eier: ebenfalls »höchstwertig.« Natürlich! Nur kriegst Du davon Arterienverkalkung. Und die schlimmsten Krankheiten. Und ich möchte jetzt auch am liebsten kotzen. Nicht wegen gegessener Eier. Aber über gewisse gewissenlose Ernährungswissenschaftler, die sie uns empfehlen. 679

»Ist das denn wenigstens richtig gedacht: Fische kann man in klaren Bächen mit der Hand fangen - also dürfen die Urzeitmenschen doch wenigstens Fisch gegessen haben.«

Dann mach Dir doch mal den Spaß und sieh, wie lange Du dazu brauchst, einen zu erwischen. Ich meine: 'ne Handvoll Sauerklee macht Dich schneller satt! Aber wenn Du Lust darauf hast, bitte. Dann mußt Du den Fisch aber auch urzeitlich essen.

Fang also eine Forelle aus einem Bach, oder laß Dir eine aus einem Restaurant-Aquarium reichen, schlag sie tot oder laß sie lebend und beiß hinein. Guten Appetit! Ich eß lieber Früchte, die *über* dem Bach hängen, nach denen einfacher zu greifen ist, und die mir besser schmecken. Und das werden unsere urzeitlichen Vorfahren auch so gehalten haben - bevor sich der Homo erectus zum Homo faber wandelte, der u. a. die heimtückischen Netze erfand. Und der mittlerweile zum Homo disturbo degenerierte.

»Du läßt mich von einem Erstaunen ins andere fallen. Überall wird doch von den Ernährungswissenschaftlern behauptet, Fisch sei so gesund, er sichere uns das nötige Jod, enthalte wertvollste ungesättigte Fettsäuren, die so wichtig für Herz- und Kreislaufleiden sind.« 680

Warum läufst Du denn rot an, wenn Du 'ne Fischgräte verschluckst? Warum passiert Dir das nicht beim Essen von Grün? Und warum verträgst Du angefaultes Obst, bekommst aber von nicht ganz frischem Fisch oder Muscheln eine lebensgefährliche Vergiftung? Wann endlich willst Du auf diese eindeutige Sprache der Natur hören, statt auf das, was Menschen unüberlegt dahersagen oder Dir zwecks Verkaufsförderung einreden möchten? Fleisch und Fisch in frischem Zustand vergiften Deinen Körper langsam, wenn sie älter sind aber oftmals sehr schnell. [9496]

Trotzdem will ich die Fischesser nicht gerne deswegen vorzeitig die Radieschen von unten sehen lassen: Wer die Gräte nicht durch Husten aus dem Schlund herauskriegt, der esse rohes Sauerkraut oder schlucke nasse Watte. Das schlingt sich um den Fischknochen und nimmt ihn mit auf die Reise in den Magen. Mitsamt dem für einen *Fisch* sicher „höchstwertigem" Fischöl – aber auch für Dich, Säugetier Mensch?

Merke: Der Körper braucht kein »wertvolles« tierisches Eiweiß! Der Körper braucht reine, unverfälschte, natürliche (und für den Frucht- und Pflanzenesser Mensch und Affenmenschen bestimmte) Grün-, Frucht- und Wurzelnahrung.

Selbst wenn der von den Wissenschaftlern errechnete, oft wieder geänderte Eiweißbedarf stimmen sollte, dann wisse: Der mit UrKost versorgte Körper beutet das ihm zugeführte, geringer als im Fleisch vorhandene pflanzliche Eiweiß viel intensiver und vor allem nicht krankmachend aus.

Ein Tumor, gleich ob gut- oder bösartig, enthält 15 mal soviel Eiweiß wie das übrige Gewebe. Ich weiß zwar nicht, ob dies etwas mit dem Zuviel an Eiweiß in der normalen Ernährung zu tun hat - es könnte aber ein Hinweis sein!

Bedenke auch, daß Du Dein wertvolles tierisches Eiweiß bisher stets in erhitzer Form zu Dir genommen hast. Eiweißmoleküle sehen aus wie Wollfäden, sie sind alle wohl geordnet, mit vielen freien, reaktionsfähigen Zellen. Wird es über 43° erhitzt, verfilzen die Moleküle, ähnlich wie bei einem zu heiß gewaschenen Pullover. 43° C ist nicht nur die Temperatur, bei der Eiweiß denaturiert - bei ihr erlischt auch jedes menschliche Leben. So was hörst Du natürlich von den Wissenschaftlern nicht.

Du solltest versuchen, Dich ein bißchen in meine rein naturbezogene Denkweise einzufühlen, wenn Du aus diesem Buch viel gewinnen willst:

Halte Dir bei allen wissenschaftlichen Argumentationen stets vor Augen, daß sie in ein paar, spätestens in 200 Jahren als falsch erkannt werden.

681 Die augenblickliche Behauptung von ihnen, der Körper brauche tierisches Eiweiß, um seine Eiweißdepots aufzufüllen, könnte sich z.B. ebenfalls bald als unrichtig erweisen. Denn mit dem gegessenen Eiweiß werden ja nicht einfach unsere Gewebezellen aufgefüllt. Unser Verdauungsapparat zerlegt alle Nahrungsstoffe vorher. Das für den Körper erforderliche Eiweiß wird aus Aminosäuren gewonnen und aufgebaut. Und Aminosäuren gibt es im Übermaß auch in Pflanzen und Früchten.

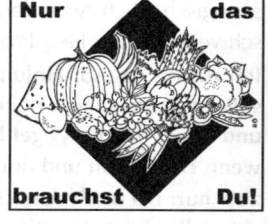

Entscheidend für die Richtigkeit einer These ist also letztlich für Dich nur die Frage: Ist mein Tun und Lassen mit dem früheren urzeitlichen Leben noch in etwa vereinbar?

Glaubst Du, daß Dein Körper aus erhitztem und damit verfilztem Eiweiß besonders gute Aminosäuren gewinnen kann? Ich streite erneut nicht ab, daß tierisches Eiweiß wertvoll ist - aber für wen? Hier doch auch nur für den, für den zu essen es vorgesehen ist. Also einmal für das Tier selbst, damit es Körpergewebe zum Leben besitzt. Und dann für die Raubtiere, die von der Schöpfung von ihrer Konstitution her für diese Art von Proteinen bestimmt sind. (→Rz412)

Du fühlst Dich alt und müde? Die UrTherapie baut Dich mit Gewißheit wieder auf! Statt Dich äußerlich verfallen und innerlich verfaulen zu lassen, fang gleich an damit. Gerade im Alter hast Du die meiste Zeit dafür! Sonst lerne durch Leiden, wenn's Dir dann an Einsicht mangelt!

Ich sehe es so: Wir Menschen brauchen als von der Natur für Wildgrün und Früchte prädestinierte Lebewesen zwar nicht sehr viel, aber doch täglich eine Mindestmenge an Eiweiß. Aber:

Gesundheitsgesetz

Des Menschen Eiweißbedarf muß und darf nicht aus »wertvollem« tierischen Eiweiß gedeckt werden, an das er so gut wie nicht gewöhnt ist. Gedeckt werden muß es aus dem ihn nicht krankmachenden Wildpflanzen- oder Blättereiweiß, auf das er genetisch eingestellt ist.

Tiereiweiß ist Fremdeiweiß - vor allem aber deshalb minderwertig, wenn es durch Kochen in seiner Struktur verändert wird. Wir sind - mit kleineren Ausnahmen - nur an pflanzliches Eiweiß gewohnt. Fremdeiweiß strapaziert deshalb ständig über die Maßen das Immunsystem und schwächt es.[9846] Und Kulturgemüse besitzt zu wenig Eiweiß und dies auch noch in einer zu schlechten Qualität. (→Rz 989) Du als UrMethodiker bekommst all diese Aminosäuren bereits fix und fertig aufbereitet in der feinsten Form. Und zwar durch das Obst, das Du ißt. Und die werden ohne Einbußen durch die Verdauung sofort Deinem Körper zugeleitet. Deshalb ist zuviel davon nur belastend. Du kannst also auf das artfremde Eiweiß vom Tier (mitsamt ihm vom Bauern verpaßten Medikamenten, Hormonen und Giften) gut und gerne verzichten. Auch aus diesem Grund:

Große Mengen von Eiweiß können Dich gereizt, unzufrieden und hektisch werden lassen. Hierfür soll der Botenstoff Serotonin, ein Gewebehormon, verantwortlich sein, das für unser seelisches Gleichgewicht zuständig ist.[6335] Kommt hinzu, daß es den so viel Tiereiweiß für die Ernährung fordernden Wissenschaftlern unbekannt geblieben zu sein scheint, was bereits in der Chemiestunde gelernt wird: daß sich Luftstickstoff im Körper mit Hilfe von Bakterien in Eiweiß umwandelt. In eventueller Not besitzt unser Körper also eine eigene kleine Aufbereitungsanlage, falls sich - mit der UrMedizin eingebracht - stets die richtigen Bakterien drin und die nicht für ihn geeigneten draußen befinden. Außerdem verwertet der Körper einen Teil der Abfallstoffe wieder zu Eiweiß. Allzuviel von diesen Vorgängen im Körper wissen die Wissenschaftler bis heute noch nicht. Das liegt alles noch ziemlich im Dunkeln. Weshalb die einzig richtige Konsequenz die ist, daß Du sagst: 682

»Ich weiß nicht, wieviel Eiweiß ich genau brauche, auch nicht wieviel Kohlenhydrate. Ich weiß nur, daß ich genau das brauche, was die Natur für mich vorgesehen hat und nicht, was sich andere Menschen für mich ausdenken und ausgedacht haben.« Klar lieber Leser?

»Aber irren denn die Forscher alle, die da behaupten, Fleisch als Proteinträger sei für den Aufbau von Muskelmasse unbedingt nötig? Das kann doch nicht wahr sein!« sagst Du. »Und hart arbeitende Menschen brauchen doch wohl auch kräftige Nahrung!«[6629] 683

Und wo nimmt dann z.B. so ein Kampfstier - vor muskulöser Kraft strotzend - sein hochwertiges Eiweiß her? Wird der etwa mit Würstchen oder Hamburgern gefüttert? Oder mit Schweinshaxen? Nein: Die Natur hat dessen Stoffwechsel mit der Fähigkeit ausgestattet, aus Gras und Kräutern seine Eiweiß-Muskelpakete aufzubauen. So wie die Natur den Menschen mit allen nötigen Stoffen versorgt aufbaut und gesund erhält, wenn er nichts anderes als Früchte, Wurzeln und Blätter zu sich nimmt.

Genau so, wie die Natur allen Gorilla Muskeln, Kraft und Gesundheit allen gibt – die nur von grünen Wildpflanzen und Früchten leben, die sie zu sich nehmen.

Warum bevorzugt man aber bei uns das Fleisch von pflanzenessenden Tieren und nicht das von Fleischfressern wie Tiger, Hund, Katze, Wolf, Geier oder Eule? Das Fleisch des letztgenannten Vogels wäre doch sehr empfehlenswert für die Einfältigen, die sich Intelligenz anessen möchten. Ähnlich den leicht zu Primitivdenken neigenden Männern, die Kraft von einem ordentlichen Stück Steak erwarten. Du sagst:

»Die Wissenschaftler empfehlen Fleisch und Innereien vor allem deshalb zu essen, weil damit der nötige Vitamin-A-Gehalt bestens zu decken sei. Tritt damit nicht die leidige Tatsache, das Fleisch heutzutage meist mit Hormonen und Schadstoffen belastet ist, weitgehend in den Hintergrund?« 684

Sehen wir uns das mal näher an. Retinol ist in folgenden Mengen z.B. in der Leber enthalten:

Vitamin-A-Gehalt in 100 g (Verlust durch Braten: ca 50%)				
Rohe Leber vom → aus Metzgerei ↓	Rind mg	Kalb mg	Schwein mg	Huhn mg
Düsseldorf	2,7	41,1	33,2	6,8
Frankfurt	25,8	29,7	67,3	10,0
Hamburg	56,2	43,7	48,7	24,7
München	41,7	35,7	45,0	31,1
Stuttgart	11,5	34,5	25,9	8,2

(Quelle: Stern 22/91)

Ist dieses Vitamin A im Fleisch (für den von der Natur zum Pflanzen- und Früchteesser bestimmten Menschen) auch in der richtigen und zuträglichen Menge enthalten? So haben wir uns zu fragen, wenn wir uns nicht schon von vorneherein sagen wollen: Fleisch ist die Nahrung der Raubtiere - und deshalb ist das Vitamin A darin nicht für uns bestimmt. Mag dieses Fleisch auch noch so viel davon besitzen!

Denn: Mit dem Fleischvitamin müssen wir ebenfalls die so schädliche Harnsäure der Tiere zu uns nehmen. Und dann: Ist das Fleischvitamin A genau so wirksam und günstig für den Pflanzenesser Mensch wie das aus Beta-Karotin gewonnene Vitamin A der Pflanzen? Vielleicht werden in 50 Jahren empfindsamere Apparaturen und Nachweismethoden erweisen, daß Vitamin A nicht gleich Vitamin A ist. Ist es nicht bedeutsam, dass nur wenige Pflanzen Vitamin A erzeugen können?

685 Da die heutigen Ernährungswissenschaftler zu solch einfachen oder vorausschauenden Gedankegängen noch nicht fähig sind und es verlernt haben, ihren eigenen gesunden Menschenverstand zu gebrauchen, muß ich mich leider noch der kompliziert beweisenden und analysierenden - und damit Irrtümern den Weg öffnenden wissenschaftlichen Begründung bedienen. Natürliche Denkweisen hintanstellend, wird von Dir aufgrund vorstehender Aufstellung gefolgert: »Fleisch ist wegen seines außerordentlich hohen Vitamin-A-Gehaltes besonders gesund für mich.«

Während die Ernährungswissenschaftler uns mit Hilfe dieser geschickten Vitamin-A-Argumentation Fleisch so gut andienen können, haben andere Wissenschaftler jedoch festgestellt: Mehr als 3 mg (je 100 g) Vitamin A täglich können vor allem bei Kindern zu erheblichen Gesundheitsstörungen und bei Föten zu schlimmen Mißbildungen führen. Was sagst Du nun?

Nur soviel aus Beta-Karotin im Körper umgewandeltes Vitamin A in folgenden Bereichsmengen sieht die Natur für Dich vor:

Und wenn Du Berge von Urpflanzen essen würdest - tätest Du es nur! -, zuviel Vitamin A bekämst

Vitamin-A-Gehalt aus Beta-Karotin in 100 g Wildpflanzen			
Gras	Sauerklee	Malve	Löwenzahn
0,15 mg	0,9 mg	0,3 mg	0,9 mg

Du mit dem Essen von Wildpflanzen nie in Deinen Organismus hinein! Viel zu wenig ist drin! So viel weniger, wie im Fleisch zu viel ist.

Erhebe Dich also über die analysierende, nur fachspezifisch bewertende und detailversessene Betrachtungsweise der deshalb stets im Irrtum befindlichen Wissenschaft.

Und dann sieh Dir mal in den Tabellen unter den Kapiteln 9.81 bis 9.86 an, wie hoch die Wildpflanzen den Kulturpflanzen mit ihrem Eiweißgehalt überlegen sind! Schon allein deshalb mußten die Forscher zu falschen Schlüssen bezüglich des Eiweißbedarfs für uns Menschen kommen. Denn sie bezogen ihre Erkenntnisse lediglich aus Kulturpflanzen. Du erkennst:

Alles wird fehlerhaft, wenn man sich von der Basis der Natur abwendet.

686 Deshalb sollte das Einwickelpapier für Fleisch mit dem Hinweis bedruckt sein: »Mit dem Genuß dieser Speise nehmen Sie zu viele und damit ihrer Gesundheit schädigende Mengen Vitamin A ein. Und außerdem ziehen Sie sich mit der in ihm enthaltenen Harnsäure Rheuma zu!« Und jede Bonbontüte und Pralinenschachtel sollte den Hinweis tragen: »Zahnzerstörender Inhalt! Vermindert Ihre Knochenmasse! Führt zu schlimmen Krankheiten.« Beipackzettel wegen der Giftstoffe für derartige Nahrung sind genau so nötig wie für Medikamente!

Gesundheitsminister: Übernehmen Sie! Erlassen Sie entsprechende Verordnungen, wenn Sie die Krankheitskosten senken und Gesundheit für die Volksgemeinschaft wirklich wollen! Statt Kratzfüße vor der Pharmaindustrie zu machen. Und Du? Schreib ihm entsprechend, wenn Feuer in Dir brennt!

Viel Schuld daran, daß die Massen heute, ausgerechnet mit dem Namen »Wissenschaft«, so zu verdummen sind, liegt in dieser Tatsache begründet: Die Menschen werden nicht mehr von innen her, durch ihren gesunden Menschenverstand, durch das Gewissen oder durch ihr eigenes Verantwortungsgefühl geleitet, sondern werden mit den raffinierten Methoden der heutigen Massenpsychologie von außen her manipuliert. Und zwar von den großen Organisationen, die sie vergeßlich und dumm halten wollen - damit sich die Mitglieder und Führer dieser Organisationen auf deren Kosten ein gesichertes, angenehmes und finanziell höchst einträgliches Leben machen können: Die Staaten für deren Politiker, die Verwaltung für ihre Bürokraten, die Kirchen für ihre Würdenträger, die Schulmedizin für ihre weißen Götter, die Gewerkschaften für ihre Bonzen, die Parteien für ihre Funktionäre, die Ernährungsgesellschaften für eine Höchstdotierung ihrer Professoren...

> »Ich glaube kaum, daß irgendein anderes Land eine solch große Anzahl von Vegetariern innerhalb seiner Bevölkerung aufweist und sich seit Generationen schon der Fleischkost enthalten hat wie das unsere. Und dieses nicht nur deshalb, weil man Fleischkost etwa für ungeeignet für den Menschen hielt, sondern weil man sie sogar als schädlich für die geistige Entwicklung ansah.« (Rajendra Prasad, ehemaliger indischer Staatspräsident)

Wenn Du als noch Gesunder dieses Buch liest, dann winke nicht gleich ab und sei nicht verärgert darüber, daß sich der Autor erdreistet, etwas von dem anzuzweifeln, was Deine Lebensfreude auszumachen und selbstverständlich für Dich scheint: Kräftig zu essen und zu trinken, Fleisch zu genießen und Genußmitteln zuzusprechen.

Gewisse Magazine, allen voran der »stern«, reagieren besonders sauertöpfisch, wenn Gesundheitslehrer auf gesundheitsbewahrendes Essen zu sprechen kommen. Davon will man nicht gerne etwas hören, weil sich keiner etwas versagen will. Am besten wird man mit solch wenig angenehmem Gedankengut fertig, wenn man es leichtfertig abtut und lächerlich macht. Als kluger Leser würde ich da doch lieber der Sache auf den Grund gehen. Mein Jugendfreund Rudi war ein liebenswerter Kerl - aber oberflächlich blieb er zeit seines Lebens. Auch er fing schon im frühen Alter damit an, sich mit Nierenschmerzen herumzuschlagen. Nach der ersten Operation, bei der er eine Niere verlor, machte ich ihn näher mit meiner Gesundheitslehre bekannt.

> [687] Wer dieser Empfehlung folgt ist in ½ Jahr ein unmäßiger Alkoholiker:
> **Alkohol ist gesund**
> München – Alkohol ist gesund! - in Maßen. Täglich zwei Bier (für Männer) oder eins (für Frauen) schützen vor Herz-Kreislauf-Erkrankungen sagt die Deutsche Gesellschaft für Ernährung. (BILD, 4. 3. 2000)
> Erkenne das Verbrechertum dieser von Fabrikanten finanzierten Institution!
> **Jeder Tropfen Alkohol ist Gift! Kann später Krebs bei Dir verursachen!**

»Wie? Ich soll alles rüh esse? Un ovends op mi Pännche Brootäppelche met Späck (Kölsch für: Bratkartoffel mit Speck) verzichte? Jo - beß de nit janz jescheit?« war seine Antwort.
Ein halbes Jahr ging es noch janz juut mit ihm und seinen leckeren »Brootäppelches«. Dann kam es zur zweiten Operation. Und die überlebte er, 43jährig, nur um einige Wochen...

Was die Gesundheit wert ist, das weiß nur der, der sie verloren hat.

Der Du als Gesunder mit völligem Unverständnis dem Aufgeben von Zungengenüssen gegenüberstehst, sieh auch dieses:
Wäre es bereits früher bekannt gewesen, daß man sich mit der UrzeitTherapie wieder völlig gesund machen kann,

- dann hätten uns Mozart, Chopin und Schumann mit viel mehr ihrer herrlichen Musik beglückt,
- dann wäre van Gogh nicht depressiv geworden und hätte uns wie Picasso viele weitere seiner herrlichen Kunstwerke geschenkt,
- dann würde uns Georg Büchner mehr als seinen »Woyzeck« hinterlassen haben. Und wer weiß, was Kafka noch alles geschaffen hätte...

> **Ein Bierchen oder Glas Wein als Schlaftrunk?**
> Du schläfst zwar gut ein, aber schon vier, fünf Stunden später bist Du wieder halbwach, wälzt Dich im Bett herum und bist morgens völlig unausgeschlafen.
> Schuld daran ist das Nervensystem, das mit fortschreitendem Alkoholabbau in der Leber überreagiert. Die Nebennieren bilden reichlich Streßhormone, die Dich wach halten und Dir Herzklopfen und Unruhe bereiten.

- dann wäre Beethoven nicht taub geworden, hätte uns Schubert mehr seiner unvergleichlichen Lieder, uns vielleicht sogar mit einer Oper beglückt,
- dann würde uns die an Multipler Sklerose verstorbene Jaqueline Dupré noch heute mit ihrem Cellospiel das Herz höher schlagen lassen ...
- dann wäre der syphiliskranke Oskar Wilde nicht von den Ärzten durch Quecksilber totbehandelt worden und wir hätten mehr seiner brillianten Stücke empfangen.

5.61 Diese Mediziner sind mehr als verachtenswert

> **Ich und meine Gesundheit**
> Besonders wichtig aber ist reichlich Salz im Essen. Bereits zum Frühstück sollten Kinder eine salzige Fleischbrühe trinken, raten der Mainzer Kinderarzt Professor Bodo-Knut Jüngst und der Hamburger Internist Professor Klaus Donat. Mit der Stabilisierung des Blutdrucks verschwinden dann auch die Kopfschmerzen. »Bedenken wegen einer krankhaften Blutdruckerhöhung durch das Kochsalz bestehen überhaupt nicht«, erklärt Professor Donat, »die Kinder brauchen das Salz für Herz und Kreislauf.«
> (Bunte Nr. 17/1987)

688 Ist es bei solch unverantwortlicher Salz-Werbung ein Wunder, daß inzwischen die Kinder fast nur noch von salzigen Pommes frites, Hamburgern und Hähnchen mit Cola großwerden?[6211, 9905] Und in Belgien Kinder bereits aufgrund des unheimlichen Frittenverbrauchs mit gespreizten Lippen zur Welt kommen? Und in den USA die Kinder schon mit starren, viereckigen Augen herumlaufen? Was uns hier bald auch noch blüht...
Darf man bei uns straflos solche Sätze mit derart verhängnisvollem Inhalt von sich geben? Darf man widerspruchslos auf diese Art und Weise bei uns Kranke züchten?
Ist es da ein Wunder, wenn die späteren Erwachsenen auch nach biologisch völlig entwerteter und versalzener Junk-food verlangen und nicht mehr zur gesunden Kost hinzuführen sind?[6316, 9905] Dafür aber zu den besten Abnehmern der von der Pharmaindustrie bereitgestellten Medikamentengifte. [2504] Wundert es Dich da, wenn Kinder schon im frühen Alter verkrebsen oder unter Rheuma leiden?

Bedenke: Es geht hier um die Gesundheit von Millionen, welche die Medizin-Professoren mit solchen Äußerungen untergraben. Habe ich zuviel verlangt, als ich Berufsverbot für sie forderte? Wird Dir allmählich klar, warum ich Dich so sehr beschwöre, einen größtmöglichsten Bogen um sie zu machen?

> Wenn ein Weg besser als der andere ist, dann ist es der Weg der Natur.
> (Aristoteles)

689 Stetig tropfen derartige Propagandasprüche der Schulmedizin auf die Menschheit, damit nur ja kein Kind seinem Schicksal entgeht, früher oder später krank und siech - und so ein ständiger Patient der Ärzte zu werden. Was ja auch so einleuchtend klingt bei dieser Überschrift:

> **Nicht einseitig ernähren!**
> Der Verzicht auf Zucker kann bei Kindern zu nicht wiedergutzumachenden Gesundheitsschäden und Wachstumsstörungen führen. Dessen Ersatz durch Süßstoffe erzeugt überdies ständige Hungergefühle, so warnt Prof. Dr. Dr. Lese vom Institut für Ernährungsforschung in Bern.[6331]
> (Goldene Gesundheit v. 3.6.1996)

Und das ist der zu Siechtum und Krankheit führende Rat - bei älteren Menschen:

> **Ärzte raten Senioren zu mehr Eiweiß**
> Bad Soden. Vor etwa 80 Medizinern aus dem In- und Ausland gaben medizinische Forscher der älteren Generation den Rat, möglichst viel Fleisch und Milchprodukte auf ihrem täglichen Speisezettel zu berücksichtigen.
> (Kölner Stadtanzeiger v. 9./10. Mai 1997)

Das Raffinierte daran:
Solche Sprüche setzen sie nicht in ihre Medizinerzeitschriften! Das würde ihnen von ihren Kollegen wohl auch übel vermerkt werden. Nein, man sorgt dafür, daß so ein Gift in den Tageszeitungen, Gesundheitsblättchen und in der Boulevardpresse veröffentlicht wird, bei wenig kritischen Lesern - bei der Masse also, die krank zu halten sich am meisten lohnt.

Wähle statt eines Mediziners einen Arzt!

»Jetzt solltest Du aber mit Deiner Schelte gegen die Mediziner aufhören. Ich kam mir manchmal vor, als hätte ich einer Strafpredigt des Abraham a Santa Clara beigewohnt.«

Das ist dann nicht mehr nötig, wenn einmal endlich das Kartell der Krankmacher auf dieser Erde zerschlagen, die Ärzteschaft entmachtet und an deren Stelle Gesundheitslehrer gesetzt worden sind. Da gibt es Milliarden Krebsleidende nur deshalb, weil sie Fleisch essen, Milliarden Rheumakranke, weil sich dessen Harnsäure in Knorpeln und Gelenken absetzt, Milliarden Arterienverkalkte auf der Erde, weil das in den Adern abgelagerte Cholesterin der Tierprodukte das Blut am Fließen hindert.

Und dann raten die Krankheitsspezialisten der zu 90% kranken Menschheit zu noch mehr tierischem Eiweiß.[6327ff] Herzlos, gnadenlos, nur auf sich selbst und auf ihre Vorteile bedacht, schaffen sie sich auf diese Weise ständig eine leidende Dauerkundschaft.

Den ältesten Nachweis dieser uralten Medizinermasche fand ich in einem überlieferten Ausspruch Buddhas (um 500 v. Chr.):

»Fast 50 Jahre ist es her, daß mir von einem Ärztekollegium versichert wurde, ich würde an Aushungerung sterben, falls ich kein Fleisch äße. Die wirkliche Strafe für fleischlose Lebensart besteht dagegen in einer Ansammlung von Energie.«

Nicht-Fleischesser sind öfter mal dem Spott ihrer Mitmenschen ausgesetzt. Kinder wissen sich da oft besser zu helfen als wir Erwachsenen: Mit den Worten »Hier, die ist im Naturdarm, die kannste essen« wurde meinem Sohn Oliver von seinen Schulkameraden ein Brötchen mit einem Stück Wurst angeboten, nur um ihn zu testen, ob er bei seinen Möhren blieb. Als Antwort darauf gab er zurück: »Freßt euren Dreck alleine. Ich esse doch nichts, wo Schweine durchgefurzt haben.«

»Ich hab das mal meinem Arzt erzählt, daß Du Salz für so ungesund, ja sogar für eine Droge hältst.[9619, 6702e] Weißt Du, was der mir geantwortet hat: Wer längere Zeit völlig salzlos lebt, kann einen gefährlichen Natriummangel erleben: Schmerzhafte Krämpfe in Armen und Beinen können die Folge sein. 5 g täglich braucht der Körper lebensnotwendig![6228] Das Natrium, das im Kochsalz enthalten ist, benötigt er für den Stoffwechsel und hier vor allem zum Abbau der säuernden Eiweißstoffe. Als Gegenspieler des Kaliums reguliert Natrium die Funktion von Nerven und Muskeln. Erhält der Körper zuwenig davon, nimmt die Leistung der Nieren ab - es stellen sich Schwäche, Erschlaffung und Muskelkrämpfe ein, wie zum Beispiel während des Urlaubs in Gegenden mit hohen Temperaturen oder bei sehr anstrengender Tätigkeit. Das sei alles wissenschaftlich erwiesen. Was sagst Du dazu?«[6604, 6616, 6626, 6627]

Ich frage mich bei solch sterilen Laborweisheiten nur, wieso alle salzlos lebenden Säugetiere dieser Erde, meine nächsten Verwandten - die Affenmenschen - und ich selbst das Leben ohne Krämpfe in Armen und Beinen und ohne erschlaffte Muskeln oder kranke Nieren überdauern...

»Du verdammst das Salz. Ich habe darüber starke Zweifel. Weil die Wildtiere, auf deren Verhalten Du so schwörst, es doch auch aufnehmen. Eigentlich müßtest Du es deshalb für etwas Natürliches halten. Es heißt doch, daß wildlebende, freie Nashörner, Buschböcke, Elefanten und Kaffernbüffel Salz an natürlichen Salzstellen vom Boden lecken - als Zusatz zu ihrer natürlichen Kost. Und warum bekommen Kühe und Pferde Salzklumpen zum Lecken aufgehängt? Und wie willst Du belegen, daß Salz eine Droge ist?«

Ganz einfach dadurch, daß Du immer wieder nach salzhaltigen Nahrungsmitteln gierst, wenn Du sie Dir eine Zeitlang versagst.

Säugetiere besitzen etwa die gleichen körperlichen Anlagen wie wir und sind deshalb genauso verführbar wie wir Menschen. Pferde nehmen uns gerne ein Stück Zucker aus der Hand, obwohl - gäbe es einen Instinkt - sie dieses für sie sehr gefährliche Naschwerk eigentlich ablehnen müßten. Salz reizt die Geschmacksnerven stark, und vielleicht kosten selbst einige Wildtierarten deshalb davon. Nur bedenke: Wie viele Salzleckstellen gibt es wohl auf der Welt? Wenn's hochkommt vielleicht zwanzig.

Und die entstanden auch nur deshalb, weil wegen der Waldzerstörung ehemalige Meeressümpfe austrocknen konnten und so das Salz bloßlegten. Bleiben überdies die Fragen: Handelt es sich überhaupt um salzhaltige Erde, wenn die Tiere irgendwo den Boden belecken? Haben die Forscher da mal selbst an der Erde geleckt? Oder an den Felsen, wo Bergziegen dran lecken? Ich hab's getan: kein bißchen von Salzartigem war da zu schmecken! Vielleicht tut das der Zunge wohl, wenn der Stein rauh ist, vielleicht geht es den Tieren auch nur um die darauf wachsenden Flechten. Noch nie ist darüber berichtet worden, daß Säugetiere zu den Meeren wanderten, um dort Salzwasser zu trinken. Und das ist auch deswegen verständlich, weil die Wildtiere keinerlei zusätzlichen anorganischen Mineralienbedarf haben - in den Wildpflanzen sind sie ja in doppelter und dreifacher Menge organisch auch für Dich vorhanden. Im Gegensatz zu den ausgelaugten Salatköpfen, die den Zootieren vorgeworfen werden. Man schätzt die Zahl der Tierarten in der Welt auf (noch) an die 1,5 Millionen. Wenn keine davon Salz zum Leben nötig hat, - glaubst Du, daß Du unbedingt 5g täglich davon brauchst? Warum meinst Du denn, daß die Natur es tief in der Erde versteckt hält?

Und nun streue Dir einen Löffel Salz auf einen Teller, lecke es mit der Zunge auf und dann weißt Du ganz genau, ob Salz für Dich ein natürliches Nahrungsmittel ist...

Überleg Dir's, Hausfrau oder Hausmann, wenn Du demnächst eine Büchse junger Erbsen aufmachst, überleg's Dir gut! Tiefgekühlte Erbsen enthalten den 100-fachen, Büchsenerbsen den 250-fachen Kochsalzgehalt von frischen Erbsen. Zuviel Natrium und nicht zu wenig, wie es Dir Dein Arzt so wissenschaftlich verkompliziert eben erzählt hat, macht Dir die Nieren kaputt!

693 Du findest das angeblich regulierende Natrium als Natriumalginat im Speiseeis, in Saucen, Puddings oder Suppen, als Natriumcitrat in Kondensmilch, Käse und Sahne. Und als Natriumphosphat in Colagetränken, Schmelzkäse, Puddings und Wurst. Natrium setzt sich in den Zellen fest und verursacht, daß Kalium abwandert. Damit wird die Zelle geschwächt und nicht mehr regulierbar: Die Verkrebsung kann beginnen.

»In einem Fernsehfilm wurde aber doch gezeigt, wie die Wildtiere an die Salzseen wandern, um darin ihre Verletzungen zu heilen«, wirfst Du ein.

Willst Du zuwarten, bis sich bei Dir Geist und Seele der UrMedizin, und damit Deiner Rettung vor frühem Verfall und Siechtum geöffnet haben? Doch nicht *Du* als kluger Mensch!

Sapere aude. Daß Tiere ins Wasser gehen, ist was ganz Gewöhnliches. Und läßt den Glotzenzuschauer kalt. Sag' ich ihm aber, die heilen dort ihre Wunden, dann ist das für den Filmer ein Gag. Und da Fernsehen nicht kritisch macht, sondern einlullt wegen der schnellen Abläufe, wird's geglaubt - wie Du es jetzt an Dir beobachten magst. Noch vor 300 Jahren wurden Seeleute bei Verfehlungen ausgepeitscht und die Wunden »gepökelt«. Also mit Salz bestreut, damit es mehr schmerzte und lange nicht heilte. Tiere sind nicht dümmer als Menschen! Ganz im Gegenteil, wie ich Dir immer wieder hier klarmache.

Die Sucht nach Salz und Zucker bedient sich bei geistigen Höhenfliegern auch gerne verstandesmäßiger Argumente. Schreibt mir ein Schwerkranker: »...habe ich festgestellt, daß es unbedingt nötig ist, offene Chakren zu haben, wenn man die Gesundheit wiederherstellen will. Jeder Zwang, egal in welcher Form, verschließt diese und führt zu einem energetischen Stau, der sich in körperlichen Leiden äußert. Würde ich also die UrzeitTherapie durchführen, stellte ich mich damit unter einen untragbaren Druck, der mich noch kränker machen würde...«

Erstaunlich, wie der verschrobene Verstand des Intellektuellen es mit solch geistigen salto mortali fertigbringt, dieses Gesundheitsbuch in ein Krankmachungsbuch zu verdrehen. Ja, ja, es ist schon toll, was Menschen sich so an Gründen zurechtdrehen, um dem aus dem Wege zu gehen, was ein bißchen schwer fällt...

5.62 Die geschickten Tricks, Vitaminpillen an den Mann zu bringen

»Sag mal, betrachtest Du eigentlich Vitamin B_{12} als wichtig für die menschliche Ernährung?«, fragst Du.

Ja, alle B_{12}-Formen braucht er: das Cyano-, das Hydroxo- und das Methylcobalamin sind lebensnotwendig für ihn und alle anderen Säugetiere.

Hier sind nicht nur Vitamine drin! Im Obst und Beeren sind Lebensstoffe drin!

»Nun, dann will ich Dir sagen, was die Wissenschaftler festgestellt haben: Daß es nämlich im Pflanzenreich kein Vitamin B_{12} gibt. Nur im Fleisch, in der Milch und in den Eiern findet es sich! Insbesondere deshalb fordern namhafte Professoren, daß man auf fleischliches Eiweiß nicht verzichten darf. Diese Berichte bringst Du nicht, wonach die Ärzte ein acht Monate fleischlos ernährtes Kind einer Vegetarierin nur unter großen Schwierigkeiten im Krankenhaus wieder auf Normalgewicht bringen konnten. Das mit 4,8 kg deutlich unterernährt und im Wachstum zurückgeblieben war.«

Wenn Du so was mit dem gesunden Menschenverstand betrachtest und an die Weisheit der Natur glaubst, dann wirst Du Dir sagen:

Bei UrKöstlern ist der Vitamin B_{12}Bedarf viel geringer als bei Normalessern!

In mein Bewußtsein ist es tief eingedrungen: Ungezählte Völker in Indonesien, Asien und Ozeanien lebten seit Jahrmillionen ohne Fleisch und Milch. Sie zeugten trotzdem viele Kinder und zogen sie groß. Da die Fruchtbarkeit des Samens ebenfalls von Vitamin B_{12} abhängt, müssen diese Völker dieses Vitamin wohl von andersher bekommen haben. Und Du wirst weiter schließen: Ich weiß auch, daß die meisten Säugetiere reine Pflanzenesser sind und daß deren Babys trotz vegetarischer Kost weder an Unterernährung noch an Wachstumsstörungen leiden.

Also glaube ich an die Wirklichkeit und an die alles richtigmachende Natur und nicht an derzeitige, sich jeweils später als falsch erweisenden Forschungsergebnisse der Wissenschaftler. Auch wurde noch nie etwas darüber bekannt, daß die fleischfrei lebenden Affenmenschen nervenkrank, an funikulärer Myelose oder gar an Depressivität oder neurasthenischen Zuständen litten. Alles Leiden, die auf einen Vitamin-B_{12}-Mangel zurückzuführen sind. Im übrigen: Die Ärzte sind immer froh darüber, wenn sich mal Vegetarier in ihre Praxis begeben. Dann vermögen sie nämlich, deren Leiden auf ihre vegetarische Lebensweise zu schieben... Während sie sonst niemals anderen Patienten dazu Vorwürfe machen.

»Schön und gut - aber damit ist die dringende Empfehlung der Ärzte, Babys mit Fleisch zu füttern,

Es wurde festgestellt, daß Fasten den Vitamin B_{12}-Spiegel im Blut erhöhte und dieser nicht wie erwartet absank. Ein Beweis dafür, daß B_{12} nicht unbedingt von außen eingebracht werden muß

noch nicht widerlegt«, wendest Du ein. »Im Fernsehen sagte noch kürzlich ein bekannter Professor der Ernährungswissenschaft, man solle seinem Kind jeden Tag ein Ei geben!«

Du erwartest, daß ich die Forschungsergebnisse ebenso wissenschaftlich widerlege, wie sie ermittelt worden sind, nicht wahr? Wenn ich solches aber jetzt nicht könnte? Oder wenn die Ärzte Dir wieder andere, angeblich unwiderlegbare Forschungsergebnisse auftischen - was dann? Jeder erzählt Dir nur, was ihm und seiner Clique - nicht Dir! - von Vorteil ist!

<u>Frag Dich doch nur, wie das Vitamin B_{12} in das Steak, in das Glas Milch oder in das Ei vom Huhn hineinkommt! Wo kriegen denn die nur Gras und Kräuter essenden Stiere und Pferde oder die nur Körner, Samen und Steinchen pickenden jungen Hühner ihr Vitamin B_{12} her?</u>

Ich will Dir sagen, woher Kühe und Hühner und Pferde und Affen und Vegetarier ihr lebenswichtiges B_{12} herbekommen: Der Körper bildet es! Richtiger, seine Bakterien im Darm tun es! [9460, 9605, 7017]

Wer die sich allerdings durch Antibiotika kaputtmachen läßt, oder wer sich nicht gegen ärztliche Spritzen und Medikamente wehrt, oder wer so wider die Natur lebt, daß sich in seinem Darm keine Bakterien bilden können - der muß allerdings mit Mangelzuständen und natürlich auch zu wenig Vitamin B_{12} rechnen.

695 »Und wie erklärst Du, daß dieses rein vegetarisch ernährte Baby nicht genügend wuchs?« fragst Du.

Vegetarische Ernährung ist eine Schlechternährung! Zwar nicht gar so schlimm wie die der Fleischesser, aber immerhin! Es ist schon viel wert, auf Fleisch und Fleischprodukte zu verzichten, aber damit ist es noch längst nicht getan - besonders dann, wenn Du ein schlechtes Erbgut hast oder leichter erkrankst als andere.

Das unterentwickelte Baby vermochte vielleicht bereits von der Mutter her (weil sie Antibiotika schluckte und deren bakterientötende Penicillin in den Kreislauf des Kindes eindrang) im Darm wegen der abgestorbenen Bakterien kein Vitamin B_{12} zu bilden.

Der Vegetarier Bund Deutschlands e.V. ist der Sache nachgegangen und ermittelte,[1686] daß dieses nur drei Wochen von der Mutter gestillte Baby (sechs Monate sind mindestens nötig), nur viermal täglich mit 70 g Saft aus gekochten Früchten, Schleim aus Auszugsmehl und Honig gefüttert wurde.

Eine solche Nahrung ist nicht nur zu wenig für einen acht Monate alten Säugling, sondern auch völlig minderwertig. Hieraus können Bakterien - selbst wenn sie vorher nicht durch Medikamente zerstört worden sind - kein Vitamin B_{12} aufbauen! Im übrigen stimmt die Behauptung nicht, nur im Fleisch befände sich Vitamin B_{12}. Es wurde auch in Pflanzen entdeckt. Besonders viel fand sich z. B. in Beinwell, Pfirsichen, wilden Passionsfrüchten, Peterli und Zitronenmelisse. Wenn die Kinder Naturkost essender Mütter Nahrung verweigern oder abmagern, so kann dies auch auf einen noch nicht ganz intakten Darm zurückzuführen sein, der die Speicher nicht aufzufüllen vermochte. Manche Entgiftung zieht sich oft sogar Jahre hin. <u>Besonders dann, wenn zuvor viel Medikamentendreck(am längsten vergiftend wirkt sich Kortison aus) geschluckt wurde.</u> Da kann sich selbst bei UrKost noch der Bauch aufblähen. Denkbar ist weiterhin, daß im Mund belassenes Amalgangift das Bilden und Aufnehmen von Vitamin B_{12} hindert ...Wer sicher sein will, daß sich bei Schwangerschaft seine Vitamin B_{12}-Speicher füllen, der esse halt etwas mehr Beinwell.

696 Denke selbst: Millionen Vegetarierkinder auf der Welt werden groß und kräftig. Sie sind allesamt gesünder als ihre nicht vegetarischen Mitmenschen, wie Studien nachweisen.[6121, 6516] Nur deswegen, weil mal ein Kind zurückbleibt, dies auf die Art der Ernährung zurückzuführen und sie deshalb zu verdammen - da hörst Du doch gleich ein Dutzend Nachtigallen trapsen. Was die Ärzte mit diesem in alle Medien verbrachten Fall bezwecken: Sich selbst als die großen Retter aufzuspielen (»...mußten wir die kleine Patientin mühsam wieder aufpäppeln.«) und das Essen von Fleisch noch populärer und die Menschen dadurch noch kränker zu machen. Und wenn Du Deine Kinder mit viel überflüssigem B_{12} aus Fleisch und Fleischprodukten vollstopfst und sie bald herzkrank, arteriosklerotisch, fettleibig, faul, müde, voller Gallensteine, Gangräne, Aneurysmen, Cholesterin[6411] usw. sehen willst, dann mußt Du nur den absatzfördernden Empfehlungen der Professoren der Ernährungswissenschaft folgen... (Cholesterintabelle der einzelnen Nahrungsmittel[6009]).

Nun denk Du wenigstens ein bißchen weiter und überlege mal, was für Folgen eine solche Empfehlung an das fernsehselige Volk hat: Alle fühlen sich im Fleischessen bestätigt. Statt dessen müßten sie wissen:

Alles, was vom Tier kommt, führt zu Krebs oder anderen schweren Krankheiten. Und frühzeitig werden dadurch die Kinder krank und schmerzgeplagt. Da sich niemand darüber klar ist oder klar sein will, weshalb so ein junger Mensch leidet, setzt man Chemie dagegen ein; was dann zu noch schlimmeren Leiden führt. Und schließlich die Eltern: Jung verheiratet, vom Leben Liebe und Zufriedenheit erwartend, bekommen plötzlich einen Mühlstein von Sorgen mit ihrem ständig kranken Kind an den Hals gehängt.

Das Schreien des Kindes, die Gänge zu den Ärzten, Fachärzten, Röntgenologen, schließlich zu den Homöopathen, die Fahrten ins Krankenhaus, die Nächte ohne Schlaf, die Tage angefüllt mit kummervollen Gedanken - das alles nur, damit sich das gewinnbringende Karussell der Allgemeinärzte, Fachärzte, Röntgenologen, Chirurgen, Krankenhäuser, Apotheker, Apparatebauer und Chemiewerke weiter und immer schneller drehen kann.

5.7 Warum bei Süß kein Kompromiß drin ist

»Sie wollen also bei uns einen Vortrag halten, wie wir uns gesundmachen können? Hat die Urzeit-Therapie was mit der Ernährung zu tun?« so fragte mich die selbst an Morbus Crohn leidende Dame einer Kölner Selbsthilfegruppe, die mir aus einer Fernseh-Krankensendung als recht gescheit aufgefallen war. Ich antwortete: »Unter anderem auch.«

»Dann können wir die Angelegenheit schon vergessen«, war die Antwort, »unsere Ärzte wünschen [697] das nicht, weil derartige Vorträge völlig unwissenschaftlich sind.«

Ich sagte: »Ich wollte Ihnen gerade vorschlagen, wie Sie ohne Ärzte auskommen und sich selbst helfen. Ist das nicht Sinn ihrer Gruppe, für die sie verantwortlich sind?«

Sie antwortete: »Wir halten engen Kontakt mit unseren Ärzten, weil wir froh sind, daß wir bei unseren unerträglichen Schmerzen oder Durchfällen jemanden haben, der uns helfen kann.[1618] Und bislang hat noch niemand den eindeutigen Beweis erbracht, daß Morbus Crohn etwas mit dem Essen zu tun haben könnte.«

»Dann erbringen *Sie* ihn doch Ihren Ärzten! Nur 12 Wochen brauchen Sie und Ihre Selbsthilfegruppe dazu, das eindeutig festzustellen«, erwiderte ich, aber meine (ihre Tafel Schokolade [6331] wohl mehr als ihr Leben schätzende) Gesprächspartnerin hatte schon eingehängt. Dummheit und Voreingenommenheit gebildeter und intelligenter Menschen übersteigt oft meine Vorstellungskraft. Würden diese Bedauernswerten doch nur einmal den Blick abwenden von dem, der ein Interesse an ihren Chipkarten hat, und in eine medizinische Fachzeitschrift schauen. Sie würden dann wissen, was ihnen bald blüht:

> **Dickdarmresektion (Verkürzung)**
> **Bei der Colitis ulcerosa verlieren bis zu 60 % der Patienten binnen 30 Jahren ihr Kolon (Dickdarm), beim Morbus Crohn sind es sogar bis zu 80 %.**
> (Medical Tribune 42/16.10.1998)

In einer anderen Gruppe diskutierte ich mit dem anwesenden Arzt über den Einfluß der Nahrung auf Magen- und Darmerkrankungen. Unter der begeisterten Zustimmung der Teilnehmer antwortete mir der Arzt: »Bis die Speise da hinten ankommt, ist sowieso alles verdaut und hat keinen Einfluß mehr auf die Enddarmkrankheit!«[6712ff, 1014,1618a/b, 3757, 5212, 5323, 6331, 6607, 6712, 8228, 9944]

Mir blieb der Mund offen vor so viel wissenschaftlich fundiertem Denken. Du aber erkenne: Diese Ärzte vergiften Dich nicht nur mit ihren Medikamenten, sondern auch mit ihren Worten. Weil sie Deine Schwäche genau kennen: Nämlich lieber den bequemen Weg zu gehen, statt den richtigen. Halte Dich von ihrem Wirkungskreis so fern Du kannst, falls Du nicht deren Opferlamm sein willst. Bleibe nicht länger der Treugläubige, der einem Tartuffe bereitwillig sein Haus öffnet.

<u>Du als Patient weißt durch dieses Buch alles über gesunde Ernährung - der Arzt weiß überhaupt nichts darüber - also frag ihn erst gar nicht danach, um ihn nicht in Verlegenheit zu bringen.</u>

»Nun, ich selbst wehre mich ja auch noch oft dagegen, Deinen Gedanken ohne jede Gegenwehr zu folgen... Außerdem hab' ich da noch etwas, was mich drückt: Ich esse nicht nur gerne Fleisch, ich bin obendrein auch noch so für Süß, wie die Morbus-Crohn-Leutchen. Weißt Du, so ein knuspriges Brötchen mit Butter und Aprikosenmarmelade - und zum Nachmittags-Kaffee ein, zwei Stück Erdbeertorte mit Sahne ... Ich weiß ja, ich brauche Dich nicht erst zu fragen, aber vielleicht kannst Du wenigstens ab und zu mal 'ne kleine Ausnahme machen ...

Ich glaube, Du weißt, warum die Überschrift dieses Kapitels gerade so und nicht anders lautete: [698] Du mußt restlos vom Geschmack des Industriezuckers weg, sonst schaffst Du es nie, die UrzeitKost durchzuhalten. Und wisse: Honig zerstört die Zähne genau so wie Zucker! Wie die Milch für das [699] Kalb, so ist der Honig nur für die Bienen bestimmt.[2600, 6919]

»Aber der enthält doch so viele äußerst wertvolle Mineralien und Vitamine...«

Ganz bestimmt. Und »ernährungsphysiologisch höchstwertige«! Die besitzt die für uns bestimmte UrzeitKost aber ebenfalls. Doch im Honig von heute befinden sich auch Reste von Chlordimeform, einem Sprühgift. Das die Imker gegen die Milben spritzen müssen, gegen die sich die Bienen aus eigener Kraft nicht mehr wehren können. Weil sie mit Zucker gefüttert werden, der ihnen ihre Abwehrkräfte kaputtmacht. Den für das Überstehen des Winters für die Bienen bestimmten Honig nimmt ihnen der Mensch ja weg. Honig besitzt überdies sechs verschiedene Säurearten, wovon wir drei nicht zu verstoffwechseln vermögen. Was bedeutet, daß sie dem Organismus nur schaden und daß der Fruchtzucker das Knochengerüst entkalkt und die Zähne zerstört. Auf Babys Schnuller und in seinem Fläschchen hat Honig ebenfalls nichts zu suchen. Das süße Naturprodukt kann nämlich gefährliche Clostridien enthalten, die bei den Kleinen den Säuglingsbotulismus auslösen. (Medical Tribune Nr. 44, 30.10.1998, S. 8) Also: Was nutzen wertvolle Inhaltsstoffe, wenn Dir das übrige den Körper ruiniert? Einfacher kannst Du Dir die Frage, ob Honig eine für die Urzeitmenschen (und damit auch für uns) bestimmte Nahrung war und ist, wie folgt beantworten: War es den Urmenschen 30 Millionen Jahre lang möglich, die Bienen zu bestehlen? Ohne Schutzhandschuhe und Schutzkleidung? Bist Du schon mal einem wilden Bienen- oder Wespennest näher als einen Meter gekommen? Und Feuer zum Ausräuchern der Nester gab's 29,7 Millionen Jahre auch noch nicht.

»Ach ja, warum habe ich nur immer so große Lust auf Süßes?«

Alles künstlich Süße reizt die Geschmacksnerven mehr als z.B. Möhren oder Salat. Der Körper sehnt sich danach, weil er süchtig gemacht wurde. Entwöhne Dich: Iß 20 Tage konsequent nichts Süßes, dann haben sich Deine Geschmacksnerven erholt.

5.8 Diese wunderbaren Topinambur (Erdbirnen)

So zerfleischt Krebs die Bauchspeicheldrüse durch Körner- und Zuckeressen

699 Um 1612 wurde bei einer Hungersnot im damaligen Nouvelle France (heute Kanada) die Sonnenblumenart Topinambur von Indianern übernommen. Sie gelangte durch Seefahrer dann nach Frankreich, wo sie am französischen Hof den Namen brasilianischer Indianer vom Stamm der »Tupi« erhielt.

Wenn Du die einmal roh gegessen hast, dann wirst Du weniger Deinen Steaks nachtrauern, glaub mir. Sie schmecken wie ein Mittelding zwischen Birne und Kartoffel - aber sehr angenehm. Du mußt sie unbedingt kennenlernen. Wo Du auch nur ein Eckchen Land zu Verfügung hast - rein in die Erde damit. Sie machen keine Arbeit, brauchen keine Pflege, benötigen keinen Dünger, werden von keinen Schädlingen befallen, sind frosthart - kurzum: ein ganz ideales Urzeitgewächs.

In den Wintermonaten von Dezember bis April futtere ich jedenfalls viel von den im Feld steckengelassenen und gut gegen die Kälte abgedeckten Roten Beten und den nicht abgedeckten Erdbirnen. Da habe ich also den ganzen Winter über ständig frische Wurzeln zur Verfügung. (Für die Zeit starken Frostes nehme ich eine kleine Menge mit der daran haftenden Erde und gebe sie in eine große Kiste mit zusätzlich feuchter Erde in den Keller oder in ein Erdloch draußen, abgedeckt mit Zweigen oder Laub - so bleiben sie den Frostmonat Januar über saftig.) Sie schmecken frisch stets fruchtig und knackig. Die Erdbirne vermag es, Dir das Einsteigen in die UrzeitKost zur Winterzeit einfacher zu machen. <u>Sie bergen in ihren Wurzelkörpern Werte, die mit Geld und Gold nicht aufgewogen werden können. Sind sie doch Garanten und Mitträger für Dein Wohlbefinden und Deine Gesundheit, in der Zeit, die dem Körper seine natürlichen Lebensfaktoren, Licht und Wärme, vorenthält.</u>

In dieser züchterisch wenig manipulierten Urpflanze sind während ihrer langen Wachstumsperiode vom zeitigen März bis zu den Herbsttagen des Novembers Heil-, Wirk- und Aufbaustoffe der Sonne (nach der sie tagsüber ihre Blüte dreht) aufgespeichert, die in unseren neuen Hochzucht-Gartengewächsen längst verloren gegangen sind.

Wertvollster Inhaltsstoff der Topinamburpflanze ist das Inulin, ein leicht süßlich schmeckender Naturzucker, der vom menschlichen Körper nicht verwertet wird. Das bedeutet: Inulin sättigt, ohne dick zu machen und ohne Dir Kilokalorien auf die Rippen zu bringen. Außerdem erhöht Inulin den Blutzuckerspiegel nicht.

»Ich kann mir nicht vorstellen, daß eine Kartoffel roh gut schmeckt, die dazu noch süßlich ist.«

Du wirst Dich wundern. Die kannst Du nicht mit unseren kunstdüngergeschwängerten Erdäpfeln vergleichen. Die Erdbirne wächst in ungedüngtem Naturboden als kleinere Sonnenblume hoch und bildet unten einen großen Wurzelstock aus, den man in Wühlmausgebieten allerdings durch unterlegte Drahtgeflechte schützen muß. Daß sie jedem so wunderbar knackig und köstlich mundet, der sie einmal gegessen hat, ist nicht alles. Dieses angenehme Gefühl, das Dich nach einer Topinamburmahlzeit von innen heraus durchströmt, ist unbeschreiblich und sonst bei keiner Pflanze wahrnehmbar! Wie Du nach diesem Essen unbeschwert aufstehst, voller Tatkraft und Unternehmungsgeist, klar im Kopf und leicht im Bauch - also, es ist nicht zu glauben. Als wenn in Dir ein Edelstein funkeln würde. Du mußt es selbst erlebt haben.[9002]

Es strahlt wirklich aus Dir richtig von innen heraus nach außen! Und weißt Du, daß Du diese Art Strahlung bereits einmal erlebt hast?

»Nee - wüßte ich nicht zu sagen«, antwortest Du.

Beim Essen von grüner Tonerde hast Du es erlebt! Erinnere Dich zurück! Es hat Dir zuerst nicht sonderlich zugesagt - aber danach: welch ein Wohlgefühl, wenn sie richtig zum Wiederaufleben zwei Tage zuvor angesetzt war!

Die Erde wirkte wie eine Topinambur in Dir: Sie strahlte genau so. Erde strahlt ein ganz feines, zartes Wohlgefühl aus dem Körperinneren ab. Obschon die Heilerde - ich habe das nachprüfen lassen - keine bioenergetische Strahlung abgibt...

Wirklich nicht? Vielleicht sind die dazu benutzten Apparaturen nicht empfindlich genug. Was ich eher annehme: Durch deren Erhitzung wurden alle lebenden Keime darin abgetötet. Vielleicht spüren wir bei der Erde auch nur die Urverbindung unseres Körpers mit der Erde wieder: Von Erde bist Du, zur Erde kehrst Du zurück...

Wir, der Klassischen Naturheilkunde Aufgeschlossenen, zum Glück noch mit gesundem Menschenverstand ausgestattet - werden uns hüten, den Wissenschaftlern von heute so alles abzunehmen, auch wenn sie noch so selbstsicher und selbstherrlich tun, als wären sie völlig sicher über alles Geschehen in Deinem Körper und in der Natur.

Die Abstrahlung der Topinambur aus Deinem Körperinneren fällt im Gegensatz zur Strahlung der Erde wesentlich kräftiger aus.

»Wenn Du recht hast, wie willst Du mir erklären, daß alle anderen Wildpflanzen von innen in meinem Körper keinerlei Strahlung nach außen abgeben, obschon das doch ebenfalls so sein müßte...?«

> Anfang August, wenn Du Ferien in den südlichen Ländern in die vollreifen Aprikosen beißt:
> Ja, da läuft Dir die Sonne in dem köstlichen Saft geradezu entgegen!

Vielleicht sind wir für die Wildpflanzenabstrahlung in unserem Körper nicht mehr feinfühlig genug, vielleicht ist die Strahlung der Erdbirne besonders stark, weil sie ja eine Sonnenblume ist, die ihre Blüte stets so dreht, daß diese den ganzen Tag über die Sonne anlacht.

So kann sie eine unglaublich große Menge von Sonnenenergie umwandeln und in ihre Wurzeln leiten, die sich dann in Dir – wo sonst als in Deinem Sonnengeflecht, dem Solarplexus – so sehr bemerkbar macht, als spürtest Du den Atem des Universums in jeder Zelle Deines Körpers. Wie dem auch sei:

Hier jedenfalls wirst Du den Zusammenhang der Nahrung mit dem körperlich-seelischen Wohlbefinden erstmals richtig am eigenen Leib erleben. Besonders die Älteren fühlen sich dabei wie neugeboren. Für Zuckerkranke sind sie ein unbedingtes Muß. Sie bewirken wahre Wunder bei ihnen.

Die Erdbirne pflanzt Du am besten selbst in Deinen Garten oder bei einem Bekannten, der einen Garten besitzt. Am besten im Februar und März, sobald es der Boden zuläßt. Topinambur blüht und gedeiht, mit keinem anderen Bedürfnis von der Mutter Natur ausgestattet, als daß man sie in Ruhe läßt. Wenn sie einmal stehen, läßt Du stets ein kleines Knöllchen beim Ernten im Boden. So gibt's später nicht noch mal Arbeit mit dem Pflanzen. Am besten setzt man sie in eine Gartenecke, an einen Zaun oder eine Mauer, da sie bis zwei Meter hoch werden und leicht umkippen. Ich spanne dann eine Schnur in 1,50 m Höhe den Zaun entlang, damit sie Halt finden. Im Dezember schneide ich das Laub ab und lasse nur noch den Stiel in 30 cm Höhe stehen. Dann weiß ich, wo ich im Winter meinen wertvollen Schatz auszubuddeln habe. Wie wär's denn, wenn Du Dir einen Schrebergarten zulegst?

»Und wenn dort was wächst, kann ich nicht mal Gemüse vom Unkraut unterscheiden!« sagst Du. Ist doch einfach: Du mußt dann nur alles rausreißen. Und was dann wieder wächst, ist Unkraut ...

701 Du kannst die Topis auch in mit Erde gefüllten Eimern (unten Löcher zum Wasserabfluß stanzen) ziehen und auf den Balkon stellen. Oder frage Deinen Hausbesitzer, ob Du irgendwo auf seinem Grund in einer Ecke ein paar Sonnenblumen hinsetzen dürftest, vielleicht vor einer häßlichen Mauer oder neben eine Garage. Oder Du pflanzt sie auf einem verlassenen Grundstück, an einem Bahndamm oder an einem Waldrand ein. Da die Pflanze so gut wie unbekannt ist, wird sie Dir keiner wegnehmen.

Erdbirnen wachsen wie Unkräuter. Wobei ich mir mal wieder bewußt bin, mit diesem Ausdruck das Wertvollste, daß es für den Menschen auf dieser Erde gibt - die edlen Urzeitpflanzen - mit dem Wort »Unkräuter« beleidigt zu haben. Und die brauchen für ihr Wachsen den Menschen und dessen Hilfe nicht. Gerade deshalb sind sie so urgesund und kräftig und tragen ihre Kraft in Dich hinein. Sie besitzen übrigens keine Haut - Du brauchst sie nur gründlich abzuwaschen.

»Und wie komm' ich an sie ran, um sie das erste Mal zu pflanzen? Wenn ich dann jeweils ein Knöllchen im Boden lasse, wie Du sagtest, dann brauche ich sie ja nur einmal anzuschaffen!«

Genau! Am schmackhaftesten sind die Sorten gelb und weiß, die Du bei einem Saatzuchtbetrieb[9882] bestellen kannst. Du kannst sie auch von November an frisch in den Naturläden erhalten, wenn Du Dir selbst keine ziehen willst. Versendet werden die Saatknollen von Mitte Februar bis Mitte April. Ist wohl klar: Die Topinamburknollen werden nicht gekocht oder gebraten! Sie schmecken roh am allerbesten.

Aus meinem Leserkreis werden mir oft überraschende Zuwendungen zuteil. Eine Bauernfrau schrieb mir, wie sie sich mit der UrKost von ihrem Rheuma befreit hatte, und schickte mir zum Dank ein Paket mit eben diesen Topinamburknollen. Im beigefügten Brieflein stand am Schluß:

»... und hatte ich neben dem Hof schon immer diese Erdbirnen stehen. So als Zierrat, wegen der schönen Sonnenblumen. Bei uns frißt die kein Schwein, doch Ihnen, lieber Herr Konz, kann ich sicher eine Freude damit machen.«

Überdies kannst Du im Winter auch Biogemüse in Deinen Blumenkästen anpflanzen und schnell großziehen. In 14 Tagen hast Du schon für ein paar Pfennige die Gartenkresse hochgezogen. Danach kommt die Kapuzinerkresse für den Sommer rein, Topinambur hast Du im Winter und so bist Du fast kostenlos mit einem Teil UrNahrung versorgt. Da Du kein Fleisch, kein Brot, keine Butter, keine Getränke usw. mehr kaufen mußt, sparst Du bei der UrKost ganz erheblich! Ich schätze so um die 400 DM im Monat lebst Du billiger, die Du dann für Reisen, Kegeln, Sportclubs usw. ausgeben kannst.

Dem Diabetiker kommt entgegen, daß die Knollen nicht im geringsten seinen Insulinspiegel beeinflussen, da sie neutral verstoffwechselt werden. Das ist dem in der Topinambur enthaltenen Inulin (nicht zu verwechseln mit Insulin) zu verdanken. Die Topinambur enthält nur wenig verwertbaren Fruchtzucker, der zudem sehr langsam und insulinunabhängig abgebaut wird. Doch nicht allein bei Diabetes mellitus zeigt Dir die Topinamburknolle ihre Vorzüge. Einmal sind reichlich Mineralsalze, z.B. Calcium, Silicium, Eisen und Natrium darin vorhanden, auch der Vitamingehalt kann sich sehen lassen (unter anderem die Vitamine A, B_1, B_6, C, D, PP=Niacin). Zum anderen sind darin bestimmte Fruchtzuckerverbindungen enthalten, welche die Darmflora günstig beeinflussen, sich somit zur Beseitigung von Darmträgheit und Verstopfung eignen. (Insbesondere das darin enthaltene Polyfruktosan *Inulin* ist ein ausgesprochener Leckerbissen für die nützliche Darmflora, z.B. für Lactobazillen und bringt damit indirekt das darmassoziierte Immunsystem auf Vordermann.

Ähnlich wirken andere Korbblütler wie Löwenzahn, Chicoree, Schwarzwurzel, die ebenfalls Inulin enthalten.) Auch besitzt die Topinambur appetithemmende Eigenschaften. Als Sattmacher (Inulin dämpft stark die Eßlust) in der kritischen Freßsuchtzeit von sechs bis zehn Uhr wirst Du sie sehr schätzen lernen. Die Knolle ist frosthart, kann also in dem für sie besten Aufbewahrungsort - der Erde - bleiben. Im Winter durch Laub und Stroh frostfrei gehalten, hast Du jederzeit Zugang dazu. Die Lagerfähigkeit (vor allem im Frühjahr und bei Wärme-Einwirkung) ist begrenzt. (→795ff) Bringe sie in Erdfühlung oder schlage sie in feuchten Torf ein. Oder lege sie in eine Plastiktüte ins Gemüsefach Deines Kühlschrankes.

Topinamburknollen schmecken nicht nur Dir, sondern auch den Wühlmäusen. Wenn die in Deiner Gegend heimisch sind, dann hast Du zwei Möglichkeiten: Ein dauerhaftes Beet aus alten Dachziegeln anzulegen, oder, was weniger Mühe macht, Torf- oder andere große und starke Kunststoffsäcke aufzuschneiden, diese mit kleinen Löchern zu versehen, damit das Wasser ablaufen kann, und dann 30cm hoch mit Erde einzufüllen. Merke: Wühlmäuse fressen nie von oben die Knollen an! Und im unteren Bild erkennst Du, wie es ausschaut, wenn die Topinambur im Oktober groß geworden sind:

Du kannst Dir auch mal Topinambur mit grob geraspelten Äpfeln zubereiten und darüber Kokosflocken oder Mohnsaat streuen. Merke: Die Knolle hat eine sehr dünne Schale und gibt rasch Feuchtigkeit an die Luft ab, fängt an zu welken. Angewelkte Knollen werden wieder frisch, wenn Du sie einige Zeit in kaltes Wasser legst. (→Rz 795)

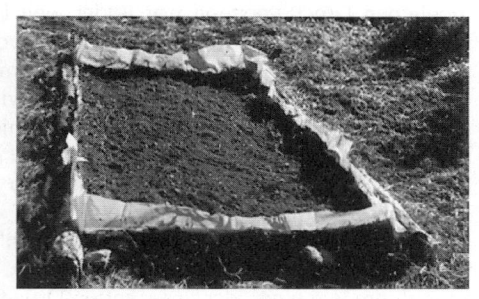

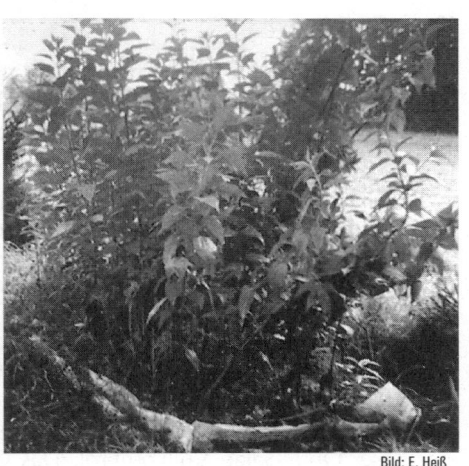

Bild: E. Heiß

Gesundheitsgesetz der Natur

Nimm möglichst nichts zu Dir, das durch irgendeinen menschlichen Fabrikationsprozeß gegangen ist und so geschädigt, entwertet oder künstlich haltbar gemacht wurde.

Hier darfst Du mal richtig böse sein:

Du ziehst das Essen von Unkraut nicht Deinem angebauten Gemüse vor, wie ich das tue? Du weißt ja, daß Pflanzen besser gedeihen, wenn Du ab und zu mal gut zu Ihnen sprichst. Dann versuch's doch mal umgekehrt und schimpf tüchtig mit dem Unkraut...

»Was soll ich denn als urzeitlichen Brotaufstrich nehmen?« fragst Du.

Nichts wirst Du dafür nehmen. Ist Dir denn noch nicht klar geworden, daß Du in Zukunft kein Brot mehr essen wirst? In der Urzeit gab's keine Backöfen, wo man den Samen von Gräsern durch Hitze hätte zerstören können. Also wirst Du ebenfalls nichts essen, was nicht seine volle Lebenskraft besitzt, wenn Du gesund werden und bleiben willst.

»Wie kann ich gesund bleiben, wenn ich morgens ohne Frühstück aus dem Haus gehen muß?«

Wer sagt das denn? Morgens gibt's in Zukunft was Leichtes, Erfrischendes! Beeren, Obst oder ein paar Blätter von Wildpflanzen. Die kannst Du auf der Fahrt ins Büro oder zur Arbeitsstelle oder auch dort einfach essen. Und so brauchst Du auch keinen Kaffee.

Im übrigen sollte Dir Dein gesunder Menschenverstand jetzt allmählich sagen, daß ein Lebensmittel nur noch eine totes Mittel ist, wenn es ein paar hundert Grad Hitze ausgesetzt war.

»Schon am frühen Morgen Früchte essen! Du hast gut reden, ich vertrage Obst nicht!«

703 Sagen wir richtiger: Du hast bisher Obst schlecht vertragen. Weil nämlich Dein Darm mit allem möglichen Dreck verstopft war. Oder weil Du das Obst zusammen mit nicht zu ihm passenden Nahrungsstoffen gegessen hast oder kurz vor oder nach einem schweren Essen. Da treffen die schnellen Verdauungsvorgänge beim Obst mit den langsamen anderer Nahrungsstoffe zusammen und stören sich gegenseitig. Überhaupt entwickeln viele Menschen grundlos eine regelrechte Antipathie gegen Obst. Sie haben meist noch nie eine bloße Obstmahlzeit gegessen. Wenn du aber nur UrKost zu Dir nimmst, so wirst Du nach einer gewissen Anpassungszeit feststellen, daß Du Früchte sehr gut vertragen kannst! Oder Du hast (aus den Zähnen?) zu viele Metallverbindungen im Körper. Die müssen durch Fasten heraus, weil das die Früchteverdauung erschwert.

Und vergiß nicht: Dein Körper leidet am Anfang stets unter Entzugserscheinungen. Ja! Unter dem Entzug der weißen Drogen Salz und Zucker. Er revoltiert, bockt, macht Probleme. Natürlich nicht so schlimm wie einer, der unter harten Drogen steht, aber immerhin:

704 Gesundheitsgesetz

Geschenkt kriegst Du die Gesundheit nicht! Wer mit der UrzeitTherapie in den Himmel der Gesundheit will, der muß durch das Fegefeuer anfänglichen Unbehagens schreiten.

Im Lateinischen wird letzteres treffend als Purgatorium bezeichnet, was »reinigen« heißt. Vor allem: Zuerst muß Dein Körper sein mieses Gewebe »abbüssen«, bevor er sich drangibt, ein besseres aufzubauen.

Du muß Dich freimachen von dem, was Ärzte und Wissenschaftler – allein profitbezogen empfehlen: die »ausgewogene Ernährung.« [6708ff]

Also eine abwechslungsreiche Kost aus Fleisch, Eiern, Käse, Obst, Salat, Vollkornbrot. Das Gegenteil ist richtig! **Je weniger vielgestaltig, desto besser ist die Kost für Dich.** Falls der Doktor glaubt, dagegen Einwände erheben zu müssen, solltest Du überhaupt

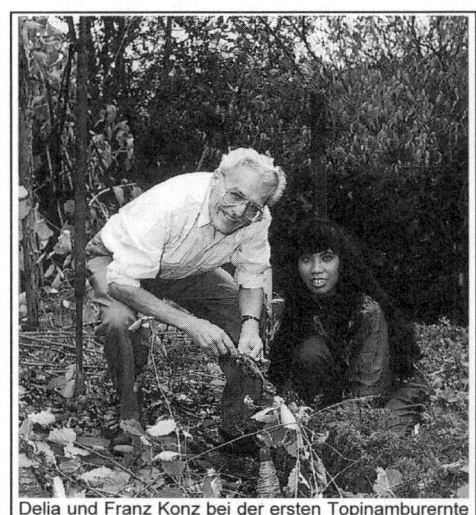

Delia und Franz Konz bei der ersten Topinamburernte im eigenen Garten (Dezember)

noch wagen, zu ihm zu pilgern, antwortest Du: »Ja, was denken Sie sich denn Herr Doktor! Glauben Sie wirklich, daß mir eine gesunde Ernährung schaden kann?!« Der wird Dir sagen: »Aber die ist äußerst einseitig! Der Körper braucht schließlich...!« Und Du konterst so: »Und mein Kopf braucht Ruhe vor dummen Reden, sonst fordere ich von Ihnen noch einen wissenschaftlichen Beweis darüber, daß reine, frische Naturnahrung Ihrer ausgewogenen Totkost unterlegen ist!«

Doch die Worte »ausgewogene, nicht einseitige Kost« klingen einfach zu gut, zu einleuchtend, zu logisch, zu selbstverständlich und zu überzeugend, daß ich ihnen noch ein eigenes Kapitel widmen muß. Denn sie suggerieren Dir, daß man sich vor „verdächtigen" Ernährungsformen wie vegan, vegetarisch, roh oder Urkost wie vor der Pest zu schützen habe. Uns das, obschon diese Schweinepriester genau wissen, daß die heutigen Krankheiten fast nur durch die bisherige »ausgewogene« Normalkost zustande kommen.

»Schließlich ist ja der Umstand, daß die Welt mitsamt den meisten Intellektuellen verrückt geworden ist, noch kein Grund, nun das Denken auch von uns aus aufzugeben.«
(Philosoph Max Horkheimer)

5.81 Der größte Gauner- und Verdummungstrick: Ärzte empfehlen eine ausgewogene, nicht einseitige Ernährung

Dieses ausgefuchste, gemeingefährliche Schlagwort der heutigen Ernährungswissenschaftler der Deutschen Gesellschaft für (krankmachende) Ernährung und krimineller Professoren in den Illustriertenspalten von der »ausgewogenen Ernährung«! Die Du bevorzugen solltest und die angeblich alles enthalte, was der Körper brauche! Und um gesund zu bleiben dürftest Du Dich vor allem »nicht einseitig« ernähren. Wie heimtückisch dieses Wort »ausgewogen« von diesem, die tote Fabrikkost und McDonald Hamburger Fastfood propagierenden Fabrikanten-Verein immer wieder der Presse und damit den Menschen eingeimpft wurde – unglaublich! Eine größere und erfolgreichere Verdummungsaktion in Sachen Ernährung gab es bisher noch nie! Auf einfachsten Nenner gebracht heißt das: Iß nicht nur von einer schlechten, krankmachenden Speise, sondern von vielen, vielen schlechten krankmachenden Nahrungsmitteln - dann tust Du das beste für Deine gesunden Ernährung. 6200ff, 6628ff, 6635ff

> Erkenne:
> Du warst lange genug blind und hast Dich von Blinden leiten lassen!

»Vielleicht glauben die Ernährungswissenschaftler selbst daran!«

Kann sein - aber dieses intellektuelle Pack soll prüfen, nicht glauben. Und nicht die Menschen rhetorisch zur Schwachsinnigkeit verleiten. Meinst Du denn, diese hinterfotzigen, gekauften Gelehrten würden nicht genauso gerne die Schlechtkost essen wie Du? Um sich vor dem Essen gesunder Kost zu drücken, finden viele Kranke stets genügend Gründe. Angefangen vom »So was kann ich meiner Familie nicht zumuten« bis zum »An irgendetwas muß man ja sterben!«

Weitere Ausreden nicht gesund leben zu wollen, welche die lustverwöhnte Zunge dem Verstand diktiert, sind: »Ich muß auf meinen Ruf achten - als Außenseiter oder Kaninchenesser lasse ich mich nicht gerne abschätzend einordnen.« Da probiert einer von mir das mit Avokado, feinen Bärlauch Stengelstückchen sowie Kümmel und Koriander angemachte Wildgemüse - und was sagt der Schwerkranke? : »Schmeckt nicht schlecht - aber von sowas krieg' ich Blähungen... «

Na, und wenn schon! Wenn er davon gesund werden kann! Mir wär's furzegal, selbst wenn sich die Leute auf der Straße die Nase zuhalten müßten - Hauptsache ich wäre wieder gesund! Ich weiß aber auch eins: Bei solchen Menschen ist der Leidensdruck durch die Krankheit noch nicht hoch genug... Und wenn's dann eines Tages so weit kommt, ist es leider meist auch für die UrTherapie zu spät...

Der Intellektuelle findet noch viel mehr Gründe, der ist ja noch fixer im Kopf. Der sagt z.B. »Ich lasse mir das Essen doch nicht auf bloße Ernährung reduzieren« Oder: »Mit den äußerst primitiven Gründen des Schreibers, uns wieder auf die Bäume zu jagen, werde ich mich nicht identifizieren.« Aber all das dient nur dazu, daß man weiter seinen Genüssen ohne die hier aufgebrachten Gewissensbisse nachgehen kann. 9965, 9966 Dabei wäre die UrTherapie für sie ein Gewinn: Denn gerade sie vermöchte Ihren Hirnen eine ungeahnte Steigerung in der Brillanz des Denkens zu erbringen ...

»Ich bin ebenfalls der Meinung, daß feines Essen eine kulturelle Errungenschaft bedeutet, die man nicht einfach durch primitive Kost beiseiteschieben sollte«, sagst Du.

Du mußt in größeren Zeiträumen denken. Was nützt unseren Kindern und Kindeskindern ein solches »Kulturgut«, wenn sie damit ihrer Zukunft (auch an Kultur!) verlustig gehen. Jeder gekochte Bissen, den Du jetzt in den Mund steckst, hat eine Vorgeschichte. Er schwächt nicht nur das genetische Erbmaterial, das wir weitergeben. Er trägt zur weiteren Vernichtung der Erde bei, wie ich Dir später noch aufweisen werde. Zu was eine Kultur ohne Zukunft? Wenn Dir das einmal richtig bewußt wird, dann verliert ein »Kulturgut« schnell seinen Glanz. Wenn Dich das feine Essen täglich mehr und mehr auf einen von Krankheiten zerfressenen Körper reduziert, werden Dir abwertende Sprüche über die uns von Gott zugedachte rein natürliche Nahrung nicht mehr so leicht über die Lippen gehen.

»Soll ich denn nicht auch deshalb möglichst abwechslungsreich und vielfältig essen, weil ich sonst von all den wichtigen Wirkstoffen, Mineralien, Aminosäuren, Fetten usw. zu wenig mitbekomme?«

Nun, die Mode schwemmt mal diese und mal jene Idee hoch. Nicht umsonst habe ich Dir so ausführlich die Geschichte der Medizin geschildert: Wie immer wieder etwas Neues, Nutzloses und heutzutage immer mehr Gefährliches entdeckt wurde, die Menschen zu beeindrucken, um an deren Geld zu kommen. Um das zu schaffen, benutzt man in unserer Zeit höchsten Raffinements solche Suggestivworte wie: »ausgewogen«, wellness, »abwechslungsreich«, »seelisch guttuend« oder »harmonisch zusammengestellte Ernährung«. Das sind positiv besetzte Worte. Aber es sind nur Worte von Menschen. Und die dürfen Dich niemals beeindrucken! Die Gelada-Paviane leben nur von Gras und deren knolligen Wurzeln und einigen spärlichen Blümchen. Mantelaffen nur von Blättern und Blüten einer bestimmten Baumart - also alles andere als abwechslungsreich.[4306ff] Coalabären futtern nur von einer einzigen, für uns angeblich giftigen Eukalyptus-Blattart. Mit flotten Fingern pflücken die Geladas Grashalme, bündeln sie zu kleinen Sträußchen und stecken sie sich in ihren Mund. Von diesen noch urzeitlich und damit gott- und schöpfungsgewollt und primatenartgerecht lebenden Verwandten lerne - nicht von schrullen Ideen der Eierköpfe in Schlips und Kragen.

706 Die Gelada-Pavianweibchen leben gewissermaßen in einem Harem mit jeweils einem männlichen Oberhaupt zusammen. Der aber muß sich der Nachwuchskonkurrenz erwehren. Hat ein Männchen, das bislang solo war, schließlich Erfolg und seinen Rivalen entthront, erleidet jedes schwangere Weibchen im Harem, das der Vorgänger noch trächtig gemacht hat, eine Fehlgeburt. Vermutlich durch plötzliche Hormonstöße. Jetzt geht's nicht mehr um die Erhaltung der Art, sondern nur noch um die Weitergabe der Gene des neuen, stärkeren Haremchefs.[4002/8]
Wie klug die Natur alles eingerichtet hat, zum Wohle aller!
Sieh es nüchtern: Da existieren zwei Arten von Lebewesen mit fast gleichem Organismus und gleichem Verdauungssystem und von gleicher Abstammung wie wir Menschen und beweisen allen Medizin-Professoren und Ernährungsspezialisten, daß keine abwechslungsreiche Nahrung, sondern nur Gras, einfaches Gras genügt, um gesund, leistungsfähig und krankheitsfrei zu leben.

Nun klingen die Worte »ausgewogen« und »abwechslungsreich« auch noch so einleuchtend richtig wie »leicht« oder »gut verdaulich«. Kein anderes Lebewesen außer dem Menschen auf der Erde aber ißt »abwechslungsreich« oder im Hinblick auf gute Verdaulichkeit.

Gesundheitsgesetz der Natur
Jede Lebewesenart ißt, was ihr zu essen bestimmt ist. Und nichts anderes. Jede Art ißt artgerecht.

Das allein ist schon Grund genug, die liebend gern als Schlagwort gebrauchte These der Ernährungswissenschaftler und Ärzte als völlig abwegig und falsch - weil unnatürlich und deshalb Dich schädigend - zu entlarven. Wer weiß schon, was »leicht« vom Körper verdaut wird. Die Ernährungswissenschaftler nehmen das von einem Kalbsfrikassee oder einem Milchsüppchen an. Und wissen nicht einmal, ob das stimmt. Nachgeprüft wurde es jedenfalls nie von ihnen. Falsch ist's zudem!
Warum Du *nicht* abwechslungsreich, sondern im Gegenteil mehr einseitig und damit *artgerecht* essen sollst, das will ich Dir sagen:
Damit Dein Verdauungssystem, nur einprogrammiert auf einfache Früchte und Pflanzennahrung - wie urzeitlich gewohnt - die dafür erforderlichen Enzyme und Säfte in richtiger Menge dem Speisebrei zufließen lassen kann. Wie soll der Körper das alles richtig verarbeiten, was ihm von einer *nicht* einseitigen Ernährung, also einem fürchterlichen Mischmasch, zugemutet wird! Denk mal nur an ein normales Mittagessen mit Vorspeisen, Hauptgängen, Nachtisch - mein Gott - was da alles in ihn reingekippt wird...

707 Dein Körper kann nur das richtig aufnehmen, was ihm in der Form dargeboten wird, die er von der Urzeit her gewohnt ist. Weil seine Organe und seine Gewebe nur auf die urzeitliche Kost eingestellt sind. Er vermag es um so weniger, notwendige Lebensstoffe artgerecht und damit körperentsprechend zu verdauen, wenn er verschlackt, verstopft und verfettet ist!

»Müßten sich die Ernährungswissenschaftler das nicht auch sagen?«, meinst Du.

Deren Interesse ist, den Status quo zu bewahren, damit die Ernährungs- und Medizinindustrie weiter fette Gewinne macht und sie ihren Teil davon abkriegen. Da ist das alles und nichts bedeuten könnende Teufelswort »ausgewogen« bestens zu geeignet. Denn es könnte ja noch Leute geben, die nur von Brot und Käse leben. Die könnten ja noch immer an Krankheitsstoffen zu wenig mitbekommen. Die sollen doch »ausgewogen« essen. Was für Chemie- und Schlechtstoffe in Brot und Käse fehlen, das kriegen dann doch wenigstens mit, wenn sie Wurst und Fleisch dazu nehmen. Noch »abwechslungsreicher« werden die Mahlzeiten, wenn dazu Bier oder Limo getrunken und später Kuchen und Schokolade verputzt wird... Naturkost ist auch ausgewogen. Allerdings nur an guten Lebensstoffen. Was in den Früchten davon fehlt, das findet sich im Grün. Heute bestimmen dumme Schlagworte das Denken des Menschen. Und wenn man die nachplappert, ist man sich allgemeiner Zustimmung sicher. Zu schnell bist Du begeistert von Worten, nur weil damit ein geschickter Hirnakrobat ausdrucksvoll zu jonglieren weiß. Deshalb fallen die Menschen auch immer wieder auf die Werbung herein und kaufen sich damit Krankheit in Raten. Und auf Sekten, auf Religionen, auf esoterisches, »feinstoffliches«. Denken

So sagt eine geschickte Propagandistin des Brückerschen Frischkornbreis nicht einfach: »Mußt Du essen, ist gut für Dich«, sondern auf die Getreidekörner bezogen: »Alles, was in den Boden gesteckt, neues Leben erwachen läßt, schenkt auch uns neues Leben!« Und da Dich das wie der Blitzstrahl der richtigen Erkenntnis trifft, können solch wohlformulierte Worte Dich sogleich begeistern und für lange Zeit an die verschleimende Körnerkost (oder an die »ausgewogene Schlechtkost«) binden. Bis aufsteigende Krankheiten Dir zeigen, daß diese Ernährungsform mal wieder nicht der wahre Jakob bedeutete. Noch ein eingängiger Satz eines den Menschen nach dem Mund Sprechenden will ich anführen: »Wir müssen so essen, daß wir stets ein schönes, rundes Bauchklima haben!« Na, daß Dir das die UrKost in den ersten Wochen nicht zu vermitteln vermag ist so klar, wie es töricht wäre, sie deshalb aufzugeben. Nur - woher weiß dieser Schwätzer, was wir für ein Gefühl im Bauch nötig haben? Läge es nicht vielmehr im Sinn der Mutter Natur, uns immer ein wenig hungrig zu halten, damit wir tagsüber öfter essen? Und wir nicht die satt und müde machenden Hauptmahlzeiten aufnehmen? Damit wir aktiv und lebendig sein können?

Was Dich aber meist hilflos bei Vorträgen und in Büchern inkonsequenter alternativer Halbwisser zurückläßt, das ist der Satz: »Jeder muß für sich selbst herausfinden, was er am besten ißt und was ihm am besten bekommt.« Ich frage mich: Was sind das für Gesundheitslehrer, die nicht mal selbst wissen, was das Beste für ihre Anhänger ist!

Und wenn so ein Professor oder Ernährungswissenschaftler wirklich den Dingen auf den Grund ginge und eigenständig denken würde, müßte er um seine gutbezahlte Stelle fürchten, ja, um das ganze Deutsche Ernährungsinstitut mit seinen Pharmazie- und Fastfooddreck-Empfehlungen, das von der Nahrungsmittelindustrie bezahlt wird. Denn wenn UrKost alle Probleme löst, gibt es ja auch für die nichts mehr zu tun und zu forschen für die! (→Rz 630)

Die Industrie will verkaufen und verdienen. Der Staat will Steuern davon. Bei den nichts kostenden Wildpflanzen bleiben bei beiden die Einnahmen aus...

Würde er die *nicht* ausgewogene Nahrung empfehlen, also z.B. Fleisch für nicht nötig erklären, dann bekäme er die Metzger auf den Hals. Würde er die Milch als das bezeichnen, was sie ist, nämlich schleichendes Gift für Erwachsene, würde ihm die Milchindustrie die Hölle heiß machen. Würde er Getreide richtigerweise verteufeln, bekäme er es mit den Landwirten und den starken Bäckerinnungen (und außerdem auch noch mit dem Dr. Bruker) zu tun. Deshalb gibt das raffinierte Bürschlein dies an die Presse:

Als »unverantwortlichen Unsinn« hat Professor Volker Pudel, Präsident der deutschen Gesellschaft für Ernährung [708] (DGE) neue Meldungen über eine schädliche Wirkung von Milch bezeichnet.
Milch und Milchprodukte sollten in jedem Fall fester Bestandteil einer ausgewogenen Ernährung sein. Individuelle Unverträglichkeiten sind kein Grund, die Milch aus dem Speiseplan von allen zu verbannen, betont die DGE.[2533, 6608]

Überall in den Institutionen sitzen sie drin: die Krankmacher-Mediziner:

> Vegetarische Ernährung - ja oder nein? Das ist für Dr. Helmut Oberritter, wissenschaftlicher Leiter der Deutschen Gesellschaft für Ernährung, Frankfurt, keine Frage: »Eine rein pflanzliche Ernährung ist für Kinder auf Dauer überhaupt nicht, für Erwachsene nur sehr eingeschränkt geeignet. Der Mensch ist auf tierische Lebensmittel angewiesen. (Frau im Spiegel Nr. 7; 11.2.'93)

708 Im Kapitel Medizingeschichte habe ich Dir schon zeigen können, wie schnell die Menschen vergessen, wie sehr sie zuvor drangekriegt worden sind. Und wie sie immer wieder als richtig annehmen und zu glauben geneigt sind, was rednerisch und rhetorisch begabte Salbader gerade jetzt, gerade heute von sich geben. Darüber gerät dann völlig in Vergessenheit, was uns die alten Weisen übermittelten, die einfach denken konnten und nur von der Wahrheitsvermittlung beseelt waren. Weil sie an Profit nicht interessiert waren.

```
INTERNATIONAL INSTITUTE OF BIOPHYSICS
BIOPHOTON RESEARCH                                    Sauerwiesen 6
Technology-Center and Technology Park II              D-67661 Kaiserslautern
Executive Directors: Prof. Dr. W. Nagl, Prof. Dr. F.A. Popp, Kaiserslautern
```

Sehr geehrter, lieber Herr Konz,

zu Ihrer Bibel möchte ich Ihnen für diese Leistung herzlich gratulieren. Sie setzen den Hebel an der richtigen Stelle an, beim Bewußtsein unserer Bevölkerung. Glückwünsche auch für die vielen guten Ratschläge, die alle aus der gleichen, einsichtstiefen Erkenntnis gewonnen wurden, daß wir auf die Stimme der Natur zu hören wieder neu lernen müssen.

(Prof. F.A. Popp)

»Und wenn ich damit anfange - sozusagen als Vorstufe zur UrzeitKost -, die moderne Vollwertkost zu essen? Die enthält doch alle Vitamine, Mineralstoffe und wird zudem noch voll biologisch hergestellt«, meinst Du.

Der volle Wert der Pflanze mag zwar im Ausgangsprodukt noch vorhanden sein - im Endprodukt ist er aber schon wieder zerstört! Sobald das Brot gebacken, sobald der grüne Reis mit dem Silberhäutchen gekocht, sobald das biologisch gezogene Gemüse im Auflauf auf 200 Grad erhitzt wurde, ist der Vollwert nur noch ein Minderwert. Sobald Salz drangegeben wird, ist es halb vergiftet. Und das Rohmüsli wird mit der hinzuzufügenden Milch wieder zu einem Mischmasch aus Proteinen, Kohlehydraten und Fetten, die das Verdauungssystem nicht bestens verdauen und aufspalten kann. Eben weil zuviel Unnatur drin ist.

Du erkennst: **Das Thema Gesundheit ist viel zu einfach, um es Spezialisten zu überlassen!**

Dein Pfeifen auf alles, was von Seiten der von Menschen gemachten Wissenschaft kommt, kann für Dich der Beginn einer überfälligen Umorientierung sein. Ein »Ja« zu Nur-Natur, ein »Nein« zu allem, wo Profitinteressen im Hintergrund stehen.

Wohin sind die Journalisten gekommen, daß sie ihren gesunden Menschenverstand vor offensichtlichem Nonsens und angenehm klingenden Gefasel einbüßen und diesen offensichtlich baren Unsinn drucken? Vielleicht weil sie glauben, einem Mc Donalds-Fast-food empfehlenden Professor (der Psychologie!) und ehemaligem Präsidenten der Deutschen Gesellschaft für Ernährung könne man unbesehen alles abnehmen, was er von sich gibt?[6028, 6615, 6637] Insbesondere aber

> **Zu wenig Fett macht dick**
> »Keine Frage, eine fettfreie Ernährung ist ungesund und damit falsch. Umstellen auf vernünftige, ausgewogene Ernährung heißt also die Devise, um überflüssige Pfunde loszuwerden. Ausgewogenheit ist das Motto. Die Kunst besteht darin, Lebensmittel nicht in „gesunde" und „ungesunde" einzuteilen, sondern alles in der richtigen Menge und Kombination zu essen.« so Prof. Pudel (BamS vom 5.12.1993)

Du weißt inzwischen, was wirklich mit solch lieblichen Schalmeitönen - Psychologie kann auch durchaus zu etwas ungut sein - bezweckt wird. Nämlich das:

Wenn kein Mensch mehr über ungesunde Nahrung nachdenkt, wenn ungesunde Nahrung als Krankheitsverursacher Nr.1 unwichtig wird, dann fällt es der davon profitierenden Industrie leicht, uns radioaktiv bestrahlte, mit Chemikalien gezüchtete, mit Pestiziden vergiftete und genetisch manipulierte Lebensmittel, aus Foltertierhaltungen gewonnene, mit Antibiotika vollgepumpte Eier, mit Hormonen vollgespritztes Fleisch und was immer sonst anzudienen.

Auf diese Weise ist es dann nur noch ein Schritt, uns Mahner und Fürsprecher für gesunde Lebensweisen und alle die sich um das Gesundsein der Menschen mühen, als Irre oder Sektierer abzustempeln. Denn:

Gesundheitsgesetz

Je klingender die Titel, je höher die Position, desto größer ist die Gläubigkeit des Massenmenschen am Geschwafel, das der Genußsucht und heutigen Anspruchshaltung entgegenkommt. Das ist in der Politik nicht anders als in der Medizin. Willst Du gesund werden und bleiben, dann mußt Du hinterfragen und Dich endlich strikt weigern, Sinnloses länger nachzubeten, wenn es Prominente behaupten. Auch wenn es noch so geschickt formuliert ist. Das Dich – und die Erde wie weiland, der Rattenfänger zu Hameln - ins Verderben führt.

Es existieren also nach der professoralen Lehrmeinung keine ungesunden, uns Leiden bringenden Lebensmittel, sondern nur solche, die man lediglich richtig aufzuteilen hat - gleich um welchen Dreck und um welches Gift es sich handelt.

Man muß schließlich nur fein »ausgewogen« essen. Ein bißchen von dem einen krankmachenden Lebensmittel, ein bißchen von dem anderen vergiftetem Zeug, und schon ist alles in bester Ordnung. Jedenfalls für alle, welche die Interessen der Nahrungsindustrie hofieren und welche die Worte »gesund« und »ungesund« als nicht mehr beachtungs- und achtungswürdig uns einzureden trachten.

Wenn Du nicht selbst denkst und Pseudo-Wissenschaftlern die geschickt formulierte Pseudo-Logik abnimmst, daß zu wenig Fett dick mache, dann solltest Du Dich wenigstens dafür interessieren, was das Fett der Nahrungsindustrie wirklich macht.[2359] Nämlich das: BRUSTKREBS

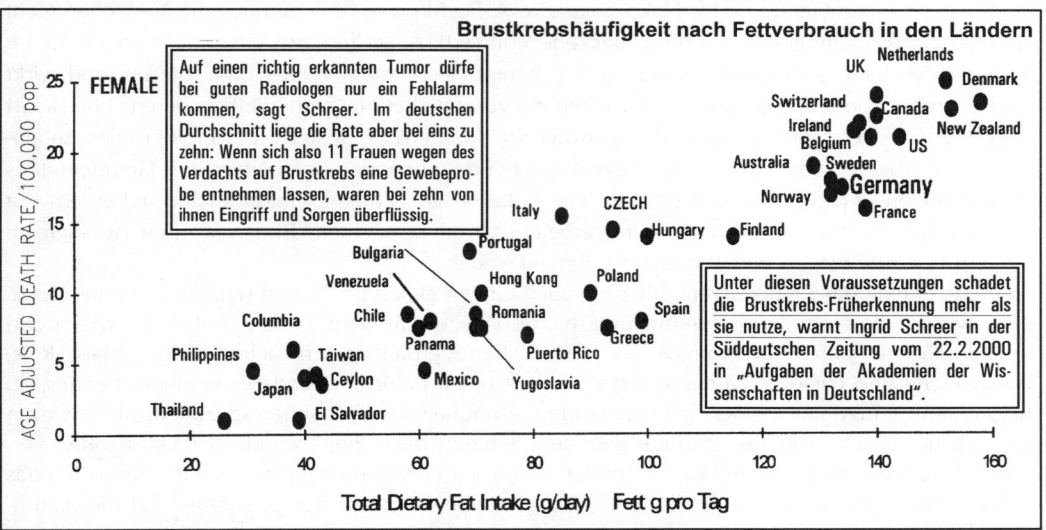

Brustkrebshäufigkeit nach Fettverbrauch in den Ländern

Auf einen richtig erkannten Tumor dürfe bei guten Radiologen nur ein Fehlalarm kommen, sagt Schreer. Im deutschen Durchschnitt liege die Rate aber bei eins zu zehn: Wenn sich also 11 Frauen wegen des Verdachts auf Brustkrebs eine Gewebeprobe entnehmen lassen, waren bei zehn von ihnen Eingriff und Sorgen überflüssig.

Unter diesen Voraussetzungen schadet die Brustkrebs-Früherkennung mehr als sie nutze, warnt Ingrid Schreer in der Süddeutschen Zeitung vom 22.2.2000 in „Aufgaben der Akademien der Wissenschaften in Deutschland".

Breast cancer mortality (age adjusted) vs per capita consumption of dietary fat, courtesy Kenneth K. Carroll, »Experimental Evidence of Dietary Factors and Hormone-dependent Cancers«, Cancer Research, Vol.35, p.3379.

»Beim Fett blicke ich ziemlich klar, doch noch nicht an dem, wo es meist dranhängt, am Tierfleisch. Nun ja, ich sehe ja schon ein, daß wir Menschen nicht gerade als Fleischesser geboren sind. Aber ab und zu mal, das kann ja wohl nicht so schlimm sein.«

Bevor wir Deine Überlegung nach den Grundsätzen des gesunden Menschenverstandes - also vor allem ohne Vorurteile untersuchen, sollte ich vielleicht zuerst mal die Bibel sprechen lassen:

> *Wahrlich, ich sage euch, tötet weder Mensch noch Tier noch die Nahrung, die durch euren Mund geht. Denn wenn ihr lebendige Nahrung eßt, wird sie euch beleben, aber wenn ihr eure Nahrung tötet, wird die tote Nahrung auch euch töten. Denn Leben kommt nur vom Leben, und Tod kommt immer vom Tod. Alles, was eure Nahrung tötet, das tötet auch euren Leib. Und alles, was euren Leib tötet, das tötet auch eure Seele. Euer Leib wird, was eure Nahrung ist, wie auch euer Geist das wird, was eure Gedanken sind.*
>
> *(Aus der Urbibel der Essener, dem Stamme Jesu)*

Das wisse:
Urgesund kannst Du nur durch lebendige, urgesunde Kost werden: durch die voller Leben steckende UrKost!

5.82 Vollwertkost ist Nullwertkost, ist vollwertige Falschkost! [6223]

»Aber selbstgebackenes Vollwertbrot aus verschiedenen Kornarten mit einer Tasse Tee - was Gesünderes kann ich mir eigentlich nicht vorstellen.«

709 Da schmierst Du doch wieder Butter oder Margarine drauf oder legst Käse drüber. Auch selbstgebacken erzeugst Du beim Backen im Inneren des Brotes eine Hitze von 95 Grad. Nur ein paar dickere Körner mehr drin, und schon heißt der Schund Vollwertbrot. Und die Margarine ist nun einmal ein künstliches Produkt, das unser Verdauungstrakt 30 Millionen Jahre nicht kennenlernte. Und selbst die Tasse Tee, die anstelle des schädlichen Kaffees getrunken wird, verdünnt die Verdauungssäfte so sehr, daß der Magen nur mit halber Kraft zu arbeiten vermag.

»Mir hat jetzt ein Arzt sogar zur Bio-Vollwertkost geraten!« sagst Du. »Die sind also nicht alle so rückständig wie Du sie hier darstellst.«

Weil's augenblicklich modern wird und sogar das Fernsehen schon Rezepte der Vollwertküche bringt. Da dürfen die Ärzte natürlich nicht rückständig erscheinen. Du hast doch genau gesehen, daß sie wie die Fraktionsangehörigen einer Partei stets ihr Mäntelchen in den Wind der gängigen Meinung hängen. Und die Spitzenfunktionäre der Ärztegilde wissen längst, daß ihnen von der Vollwertkost keine Gefahr für Ihr Einkommen droht. Dadurch werden nämlich die Menschen nicht *weniger* krank. Denn gekochte oder gebackene Vollwertkost verliert ihre Vitamine, wandelt die im lebenden Verbund stehenden Mineral- und Lebensstoffe in kaum verwertbare tote um und wirkt stark säurebildend. Für die meisten Menschen ein zusätzlicher Nachteil, weil sie bereits übersäuert sind. Getreide verstopft zudem und begünstigt Krankheiten! Es ist selbst bei biologischer Anbauweise den Abgasen der Traktoren ausgesetzt, die bei der laufenden Bearbeitung des Getreidefeldes in den Boden und die Pflanzen geraten. Die kulturell gezüchteten Getreide sind außerdem mit wenig Lebenskraft ausgestattet: Auf unbearbeitetem, unverseuchtem Boden werden sie sogleich von Urpflanzen überwuchert und erstickt. Bedenke auch: [6210, 6354, 6405]

710 Getreide enthält das Klebereiweiß Gliadin - auch Gluten genannt[6131] - und schädigt, wenn es gebacken wurde, die Dünndarmschleimhaut. Erhitzter Weizen, Roggen, Hafer, Dinkel, Grünkern und erhitzte Gerste führen für manche zur chronischen Verdauungsschwäche.[9860] (Bei Mais, Reis, Buchweizen und Hirse ist Glutenunverträglichkeit nicht, dafür aber anderes krankmachendes, zu befürchten.) Einige auf meiner Seite stehende Gesundheitsforscher sehen es zudem als erwiesen an, daß der durch erhitztes Getreide gebildete Schleim die Scheidewände der Darmzotten verstopft. Und daß - da es kaum Kalzium besitzt - der in ihm enthaltene Phosphor noch zusätzlich das Kalzium aus Knochen und Zähnen raubt. Die gezüchtete Auslese der Grassamen hat die natürlichen DNS (das sind die Lebensbausteine) in mutierte DNS verwandelt. Und an diese neuen Proteine sind unsere Gene nicht angepaßt, d.h., Getreide kann nicht bestens verstoffwechselt werden. Und wenn Du mal ganz einfach mit dem gesunden Menschenverstand überlegst, kommst Du ebenfalls darauf, daß Getreide schädlich sein muß: Das Klebereiweiß »Gluten« darin vertragen viele nicht. Kinder bekommen davon Zöliakie, Erwachsene Sprue. Führt diese Tatsache nicht zu dem ganz einfachen Schluß bei Dir: Wenn das Gluten *einige* Menschen schädigt, dann kann es auch für alle anderen nicht gut sein. Selbst wenn sich deren Darmzotten als robuster erweisen sollten.

Merke: UrKost ist stets für *sämtliche* Organe gut! Welch eine Unlogik der Vollwertköstler und Vegetarier, stolz zu sagen: In mein Brot kommt mir keine Chemie, das backe ich selbst! Sie sind wie der Teufel hinter Bio-Ware her, treiben im Garten streng dynamisch-biologischen Anbau – um dann die wertvolle Nahrung durch Kochen, Backen und Dämpfen wieder wertlos zu machen.

> Sei Herr, besser Meister Deiner selbst!

»Und wie sieht es mit der makrobiotischen Kost aus? Da schwören heute so viele drauf!« sagst Du. »Dir ist doch sicher auch bekannt, daß viele Mineralien im Getreide stecken!«

Hab' ich zuerst auch gedacht. Doch dann habe ich mir mal die Quellen etwas genauer angesehen, auf welche sich solche Behauptungen gründen. Und siehe da: Die Mineralienanalysen wurden vor langen Jahren gefertigt. Da waren die Böden von der ständigen Überdüngung und Vergiftung längst nicht so ausgelaugt. Selen ist in Kulturböden überhaupt nicht mehr zu finden. Und damit steht fest: Wenn die kultiviert bewirtschafteten Böden so gut wie keine Mineralien enthalten, dann können sie auch nicht in dem darauf gezogenen Getreide stecken. Von »Vollwert«-Kost also keine Spur. Getreide ist deshalb korrekt als unterwertig zu bezeichnen. Das ist der Grund, weshalb Vollwertköstler fast so viele Krankheiten kennen wie alle anderen. Die Urzeitmenschen kannten kein Getreide! Die aßen zwischendurch höchstens mal etwas frischen Grassamen, wie das aus den Eßgewohnheiten freilebender Affenmenschen zu schließen ist. Nur *diese* Körner sind - trotz ihrer Kargheit - als vollwertig zu klassifizieren. Weil sie so frisch und voller UrKräfte sind.

Die Menschen in einigen der früh kultivierten Gegenden der Erde - wie Ägypten und China - begannen erst vor etwa 10.000 Jahren damit, Getreide anzubauen.

Wir wollen aber möglichst so essen, wie die noch nicht von Kultur und Zivilisation beleckten Urzeitmenschen. Der Mensch hat jahrmillionenlang nur Frisches gegessen. Das ist einer der Hauptgründe, weshalb wir Getreide nur als große Ausnahme essen sollten. Denn es ist so gut wie immer abgelagert.

»Trotz allem was Du da sagst: Ich halte Getreide nicht für so ganz schädlich. Es ist der UrKost als pflanzliche Nahrung doch ziemlich verwandt. Natürlich muß es roh gegessen werden und biologisch-dynamisch angebaut worden sein«, erhebst Du Einspruch.

Die Nahrungsart der Menschen ist in seinen Genen für immer festgelegt. Und worauf? Einzig und allein auf völlig frische, natürliche Nahrung wurde sie programmiert! Ich hätte nicht so viel gegen Getreide vorzubringen, wenn Du die frischen Samen, z.B. Weizenkörner, sofort vom Halm essen würdest. Und wenn sie auf Naturböden wüchsen. Aber selbst die Bio-Bauern kommen um eine Düngung nicht herum. Wisse:

Getrocknetes Getreide enthält Enzymhemmer (Inhibine), die verhindern, daß es aufkeimt, bis günstige Bedingungen dafür geschaffen sind (entsprechende Jahreszeit, Bodenfeuchtigkeit usw.). Diese Antienzyme in den getrockneten Samenkörnern hindern nun auch unsere Verdauungsenzyme an einer wirksamen Verstoffwechselung der Samen. Abgelagerte Samenfrüchte im Körper müssen sich daher zwangsläufig auf Dauer schädlich auswirken - was schließlich auch durch die verhärteten Getreideklumpenrückstände in den Nischen des Dickdarms bei Autopsien von Vegetariern und Makrobioten bewiesen wird. Und das geschieht auch dort, wo durch vorheriges Aufweichen des Mehls und des Backens zu Brot die Inhibide verdrängt, aber dadurch auch die zugehörigen Verdauungsenzyme beeinträchtigt werden.

»Aber den Vögeln bekommen die Samenkörner ausgezeichnet«, wirfst Du ein.

Das sind auch keine Säugetiere wie wir. Sie sind nicht vergleichbar mit uns. Die von der Schöpfung als Samenesser vorgesehenen Vögel speichern den Samen in ihren Kröpfen 4 bis 17 Stunden lang. Um ihn dort verdauungsfähig zu machen und ihn erst später, wenn er genügend aufgeweicht ist, in den Magen zu überführen. Und was geschieht in den Kröpfen der Tiere? In der feuchten Wärme wird die Zellulosehaut der Stärke aufgebrochen, das die Mineralstoffaufnahme erschwerende Phytin wird so abgebaut und die Enzyminhibitoren werden langsam aufgelöst.

»Wenn die Tiere aber zu großen Hunger haben und die Nahrung sofort schlucken müssen, wie das z.B. bei eben geschlüpften Jungvögeln der Fall ist?«[9730]

714 **Siehst Du - das fällt nicht mal den Biologen und Naturforschern ein, solche Gedankenverbindungen zu knüpfen: Dann nämlich stopfen die klugen Elternvögel ihren Kindern keine Samen, sondern Raupen, Würmchen oder Insekten in die Schnäbel - also Nahrung, die sofort verdaut werden kann und die keine Antienzyme besitzt.**

»Aber wie sollen denn harte Chitinpanzer der Insekten bei den Jungen verdaut werden?« läßt Du nicht locker.

Dafür besitzen die Vögel zwei Mägen. Der Drüsenmagen arbeitet ähnlich dem unseren. Der Muskelmagen ersetzt dem Vogel die sonst die Nahrung zerbeißenden Zähne. Er zerkleinert die Nahrung mechanisch, indem die Magenwände als Reibeplatten arbeiten. Kleine Steinchen unterstützen diese Arbeit. Nur Wasservögel wie Gans, Schwan und Ente haben keinen Kropf... Die essen aber auch keine Samen, sondern Gras, Würmer, Krebse, Fische, Sumpfgewächse usw.[9606]

Wenn Du es keimen, und so die Antienzyme sich auflösen läßt, kannst Du jedoch hin und wieder auch mal ein wenig rohes Getreide zur UrKost hinzunehmen, so stur sehe ich das nicht, wenn Du das Grundsätzliche beachtest und nicht chronisch krank bist.

Es scheint mir zudem fraglich, ob der Mensch so viel Stärke, wie sich im Getreide befindet, überhaupt richtig verdauen kann. Denn das mußte er in seiner langen Vergangenheit nie. Du weißt, der Ackerbau ist erst 10.000 Jahre bekannt - und vorher gab es nur die kargen Grassamen, bevor die großen Getreidesorten gezüchtet wurden. Und der wurde (mangels Lagermöglichkeiten) auch nur frisch von den Urmenschen gegessen. Einige alternative Forscher wollen sogar mit Jodversuchen bewiesen haben, daß Stärke überhaupt nicht verdaut wird. Viele machen auch die Übersäuerung durch das Getreide für die Leiden verantwortlich. Übersäuerung entsteht nur durch das Essen von nicht basisch wirkenden Nahrungsmitteln. Basisch reagieren: Früchte, Gemüse, Wildpflanzen, wenn sie ungekocht sind. Dagegen fordert Obst eine Säureverdauung im Magen heraus, wenn es gekocht oder mit anderer Nahrung zusammengegessen wird, die unbasisch verdaut wird. Mit rohem Grün dagegen kannst Du Früchte stets zusammen essen. Doch gekochtes Grün ist wiederum säurebildend! Genau so wie Getreide - gleich ob Du es vollwertig oder ausgemahlen zu Dir nimmst. Wir kommen später nochmal darauf zu sprechen. (→Rz.763)

<u>Auf jeden Fall ist Getreide ein Nahrungsmittel zweiter Klasse. Es ist nicht wertvoll genug für Kranke, die gesund werden wollen! Es wächst nicht aus unbehandeltem, also ungeschädigtem, in voller Urkraft befindlichem Boden empor, dessen Bakterien- und Kleinlebewesenflora intakt und ungestört - weil ungepflügt und ungedüngt - belassen wurde.</u>

Daß so viele Menschen frisches Brot nicht vertragen und es ihnen oft wie Blei im Magen liegt, das weist zudem darauf hin, daß Getreide im Magen Klumpen bildet und deshalb nicht von den Magensekreten und -säften genügend aufgeschlossen und richtig verdaut werden kann.

Sei froh, daß Du davon loskommst. Im Brot gibt es die meiste Chemie. Unter anderem: Quellstärke, Emulgatoren, Schimmelverhütungsmittel, Phosphate, Ascorbinsäure, Guakamehle, Enzyme, Lezithin, Methylalkohol, Stabilisatoren, Kalziumkarbonat, Alphalyase, Farbstoffe usw.: über 250 Fremdmittel sind erlaubt!

Selbst der Getreidevollwertkostbegründer Bruker[9721] (dessen Verdienst es ist, daß sich die Menschen wieder mehr mit gesünderer Nahrung beschäftigen) muß zugeben:

»Zur Heilung von Krankheiten, vor allem wenn sie schon länger bestehen und weit fortgeschritten sind, sind spezifischere und strengere Kostformen notwendig. Zum Beispiel reine Frischkost.«
Aber dann verläßt ihn seine Logik und er meint:
»Leider wird von sehr vielen Menschen nicht unterschieden zwischen der Ernährung von Gesunden über Jahrzehnte und von Kostformen für Kranke über kurze Zeit.
Es liegt keinerlei Grund vor, Eier zu verbieten. Dasselbe gilt auch für andere tierische Eiweiße , z.B. Milch, Quark, Käse.
Es gibt natürlich eine Reihe von ernährungsbedingten Zivilisationskrankheiten, z.B. Hautausschläge, rheumatische Erkrankungen, bei denen ein Verzicht auf tierisches Eiweiß, also Milch, Käse, Quark, Eier, Wurst, Fisch und Fleisch notwendig ist.
Es liegt aber keinerlei Grund vor, bei Menschen, bei denen diese Erkrankungen nicht vorhanden sind, tierisches Eiweiß zu meiden.«[9020]

Ist das »ganzheitliche Sicht«? Bruker, der Vollwertpapst, scheut sich zu sagen, welchen Ursprung die Krankheiten haben. Wenn Eier für einen Kranken schlecht sind, wie können sie dann für einen Gesunden oder einen anderen Kranken gesund sein! Die dem einen nicht gestatteten tierischen Eiweiße führen bei dem anderen dann doch zumindest zu einer Schwächung der Abwehrkräfte gegen sein Leiden und später zu den gleichen tiereiweißbedingten Krankheiten, die nach einer gewissen Kumulation der Gifte aufbrechen.
Wenn Bruker sich schon so schwer der Logik tut, ist schon gut vorstellbar, daß seine dümmeren Kollegen noch ärmer damit gesegnet sind.
»Wenn Du wüßtest, wie sehr ich manchmal nach einem Stückchen Brot, einem knackigen Brötchen, einem zarten Blatz schmachte... «, seufzt Du.
Dir müßte eigentlich jeder Geschmack daran vergehen, wenn Du weißt, daß Du vom Bäcker noch schlimmer betrogen wirst als vom Arzt. Der einzige Unterschied: Die einen verrühren den Inhalt aus den Beuteln der Chemieindustrie als deren Handlanger mit Wasser und verkaufen es nach dem Backen als Brot. Die anderen verkaufen Dir die Chemie-Gifte aus den Laborküchen der Pharmaindustrie als Heilmittel. Mit Amylase-Präparaten wird vom Bäcker das Volumen des Brotes künstlich aufgeblasen und das Chemieerzeugnis vor dem Verschimmeln bewahrt. (Mit beruhigenden Sprüchen wird das Gift in den Spritzen und Medikamenten verharmlost und vor dem Boykott zu Recht argwöhnischer Menschen bewahrt.) Maschinenfreundlich wird dann der Teig mit Diacetylweinsäureester gehalten, mittels Kalziumkarbonat verklumpt er nicht, Monoglyceride halten ihn frisch, durch Natriumpyrophosphat quellt das bißchen Getreide in der Chemiemasse dann besser auf. Mittels Cystein wird es dann noch weicher und mundfreundlicher gesalbt. Weitere künstliche Backhilfen und Kunstbackmittel blähen es beim Backen dann auf, während der Stoff »Brotbraun«, je nach Menge, die der Chemiebäcker zugibt, Brotgeschmack vermittelt und aus einem bleichsüchtigen Laib ein dunkles Vollkornbrot zaubert.
Übrigens, weißt Du, wie Cystein hergestellt wird?

> »Aus Rußland, Lettland und dem asiatischen Raum importiert eine Firma in Süddeutschland gleich säckeweise echte Menschenhaare. Ein Teil wird an die chemische Industrie verkauft und dort weiterverarbeitet. In einem komplizierten Verfahren werden die Haare in einem Säurebad aufgelöst und zu Cystein verarbeitet.«   (BamS, 30.7.1994)

Verschiedene Gesundheitsautoren berufen sich ständig auf die Namen von Ärzten und Professoren. Um so ihre Argumente - weil so von anderen Autoritäten abgesegnet - glaubhafter zu machen und ihnen damit mehr Beweiskraft zu verleihen. Ich mache das nicht mit. Wenn mal zufällig ein bekannter Professor das gleiche wie ich geäußert hat, dann bin ich eher entsetzt und prüfe es gleich doppelt und dreifach nach. So was ist für mich ein gewichtiger Grund, dem Gesagten zu mißtrauen: Vor allem, weil es von einem Menschen stammt. Die Worte der meisten Kapazitäten der Ernährungsforschung kannst Du sowieso wegen der Verlautbarung gutklingenden, »ausgewogenen« und »höchstwertigen« Unsinns vergessen.

5.83 Und was gibt's Schönes zu trinken?

»Ich glaub', ich brauch' da nicht erst zu fragen: Was anderes als einen Hagebuttentee läßt Du wahrscheinlich doch nicht zu«, meinst Du.

715 Nicht mal Hagebuttentee! Allenfalls ein paarmal im Jahr ein Schluck klaren Quell- oder Gebirgswassers.[6915]

Selbst Mineralwasser[6816] solltest Du meiden. Auch wenn auf der Flasche dutzendweise »wertvolle« Mineralstoffe aufgeführt sind. Der Mensch braucht keine Getränke[9900] - außer er fastet -,wenn er natürlich lebt und insbesondere auf Salz und Zucker verzichtet. Auf anorganisch zugeführte Mineralien ist die Verstoffwechslung unseres organischen Systems nicht eingestellt. Neben zu viel Fett kann auch das zur Arteriosklerose beitragen. 30 Millionen Jahre haben die Primaten der Erde niemals anorganische Mineralien, also Eisen, Magnesium oder Kalzium pur in ihren Körper bekommen, immer nur eingebunden in wildem Grün oder Früchten. Denk auch mal darüber nach, wenn Du Mineralwasser trinkst, wieviel die Erde verpestende Schadstoffe Du dadurch freisetzt, weil tausende von Lastern täglich zu allen Getränkemärkten und Supermärkten unterwegs sind, um das in Deine Nähe zu bringen... Und: Fruchtsäfte ohne Frucht kennt die Natur ebenfalls nicht.

Wenn überhaupt, dann tranken die Urzeitmenschen schon mal Regen-, Quell-, Tümpel- oder Bachwasser. Da aber die salzlose UrzeitKost zu 80 bis 90 Prozent aus Wasser besteht, stellt sich dem UrMethodiker die Frage des Trinkens überhaupt nicht.

»Sag mal, das meinst Du doch nicht im Ernst. Ich muß in Zukunft nie mehr trinken?«[9900]

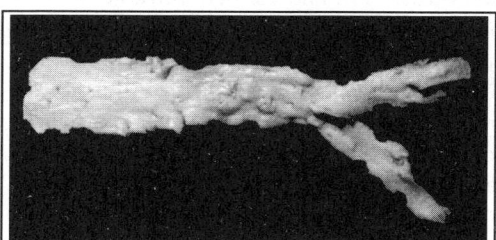

So sehen zugesetzte Arterien aus. Kein Wunder, wenn deren »Besitzer« bald mit einem Herzinfarkt umfällt.

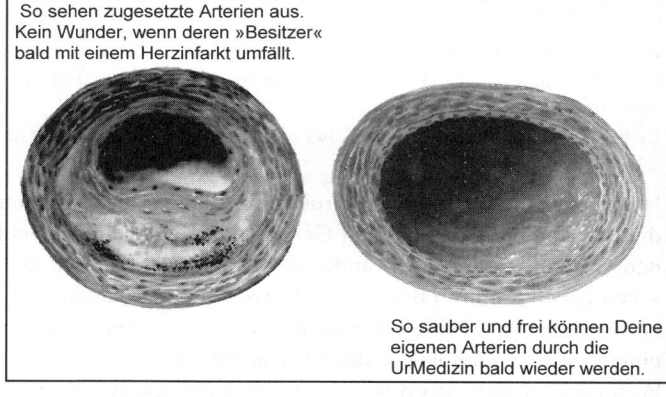

So sauber und frei können Deine eigenen Arterien durch die UrMedizin bald wieder werden.

So sehen Deine weichen rosigen Adern eines Tages bei Arterosklerose aus: total verhärtet, langsam absterbend im noch lebendigen (aber wie!) Körper.
Ist Dir das diese Dreckskost der Fabrikanten und das verseuchte Tierkadaverfleisch wert?
Du bist so jung wie es Deine Adern sind!

Es wird Dich in Erstaunen versetzen, aber warum willst Du trinken, wenn Du zukünftig so gut wie keinen Durst mehr kennst? Ahnst Du jetzt, warum UrMedizin auch für Alkoholiker das einzige und sicherste Mittel darstellt, sie vom Trinken abzubringen?

»Und Du trinkst nicht wenigstens mal ab und zu ein Gläschen Wein?«

Nein: Ich hab lieber ein Kätzchen im Bett, als einen Kater im Kopf.

»Aber frisch ausgepreßter Obstsaft!« – Nein! Da sind eben nicht mehr alle Vitamine drin enthalten! Die werden im Mixer an die Glaswand geschleudert und sie sollen doch sofort an die zarten Schleimhäute in Deinem Mund und im Verdauungstrakt gelangen und von denen aufgenommen werden. Ohne zuvor mit dem Luftsauerstoff in eine zerstörerische Verbindung geraten zu sein.

Was ich aber schon mal trinke, das ist der Saft der Kokosnuß. Für mich stellt sie das lieblichste Getränk von allen dar! Stell Dir nur vor, welche Kraft in ihr liegen muß, wenn sie es fertigbringt, einen so großen Baum aus der Erde zu stoßen. Die meiste Milch findest Du in ganz jungen Kokosnüssen, die noch ein weiches, lieblich schmeckendes Fruchtfleisch besitzen. Die bekommst Du bei speziellen Tropen-Versandfirmen. (→Rz.980 [2]) (Übrigens ist diese Kokosmilch bestens als Ersatz für Blutplasma zu verwenden - aber welcher Arzt weiß schon so was.)

Und: Aus Flaschen stammende Obstsäfte sind einfach deshalb keine natürliche Nahrung, weil sie keine lebensfrische Nahrung sind. Und das Fruchtgewebe fehlt, das der Körper mit dem Saft der Frucht stets zusammen gewohnt ist zu erhalten und zu verdauen. Er bekommt also nur etwas Halbes und das oft genug auch noch synthetisch verpfuscht.[6036] (◻Unbedingt im Literaturverzeichnis unter 3780c nachlesen!)

Du solltest überhaupt davon absehen, zum Essen etwas zu trinken: Ist doch klar, daß dann die Verdauungssäfte nicht so sehr gefordert sind und dann nur ungenügend dem Speisebrei zufließen. Du kannst es Dir nicht erlauben, Deine Verdauung ständig zu schwächen.

Im Freundeskreis oder auf Seminaren kommen immer wieder die Leute zu mir, um mich auf ihre [716] Krankheiten anzusprechen, damit ich ihnen spezielle Ratschläge gebe. Zuletzt zeigte mir einer meiner Freunde seinen »wehen« Finger und fragte: »Wat is dat denn eigentlich?« Ich sehe mir den weißgelb verfärbten weichen Nagel an und sage:»Is doch ganz klar: Dat kommt vom Pilz!« Seine vernichtende Antwort kam sofort: »Wat? Und Du willst wat von Medizin verstehen? Ich trink' doch überhaupt kein Pils - ich trink immer nur rein obergärig' Kölsch-Bier!«

»Ein Glück, daß ich mit diesem Buch erkenne, daß Du ganz ordentliche Medizinkenntnisse besitzt. Nur: Viele andere Säugetiere trinken doch auch immer wieder Wasser!«

Dann muß Du auch mal genau hinsehen, wie feinstens das die Natur für ihre Geschöpfe eingerichtet hat. Nehmen wir mal die öfter Wasser trinkenden Zebras und die weniger Flüssigkeit aufnehmenden Gnus. Die Zebras essen meist die oberen trockenen Hälften des Savannengrases, während danach die Gnus die unteren, mehr saftigeren Reststiele futtern. Die Affenmenschen sind aber nur dort beheimatet, wo es frisches Grün, sowie Beeren und Früchte gibt. Weshalb sie kein Wasser nötig haben.

»Du kannst mir noch so oft eintrichtern, daß es nur auf das Natürliche ankäme: Was das Trinken eines harmlosen Orangen- oder Grapefruchtsaftes betrifft, da streike ich! Mag ja sein, daß unsere Urahnen ihn nicht getrunken haben - aber so ein Saft scheint mir der Inbegriff von Gesundheit zu sein.«

Nichts, nichts, nichts, was nicht völlig natürlich ist, solltest Du zu Dir nehmen! Nicht nur, weil darin oft auch die begiftete Schale mit ausgepreßt wurde, sondern weil - wenn Du es von mir noch gerne wissenschaftlich hören willst - der schnell in das Blut übergehende Fruchtzucker viel zu rasch den Zuckerspiegel erhöht. Worauf die Bauchspeicheldrüse dann überstürzt Insulin produzieren muß. Doch weil unsere Organe auf nie Fruchtsäfte programmiert wurden, stellt sie davon zu viel her und baut so den Blutzuckerspiegel zu schnell wieder ab. Zum anderen fehlt Dir dann beim Essen wiederum Insulin, weil die Drüse immer eine längere Zeit für Nachschub braucht. (Das gilt natürlich nur dann, wenn Fruchtsaft- und Limotrinken zur Gewohnheit wird.) ◻LV 6854

<u>Bei genügend Wildgrün im Körper kannst Du Dir dagegen auch schon dreimal im Jahr einen frisch gepreßten Fruchtsaft zu trinken erlauben: Die basische Kraft der Urpflanze neutralisiert in diesem Fall sofort die vermehrte Fruchtsäure. Sonst aber bedenke: Trinken hält Dich vom Durststillen durch Obst ab!</u>

Und bei allem, was von den Menschen hergestellt wird, auch bei »gesunden« Säften, lasse ich mich nicht für dumm verkaufen! Ich habe da meine kleinen Spione in den Betrieben, die mir die Wahrheit berichten. Oder wußtest Du, daß neuerdings die für die Saftgewinnung bestimmten Orangen aus Arbeitsersparnis nicht mehr geschält, sondern chemisch-enzymatisch abgeätzt werden? Trink im Restaurant also lieber einen naturtrüben Apfelsaft, wenn sie Dir keine frischen Orangen auspressen können. Falls Du nicht lieber dafür einfaches Quellwasser (Vitell usw.) nehmen willst. Doch selbst wenn Du ab und zu mal Leitungswasser[6903] trinkst, macht Dir das nichts aus - so eng wollen wir das alles nicht sehen. Der Organismus vermag schon einiges auszubügeln, wenn er grundsätzlich gesundgehalten wird.

»50 Seiten vorher hast Du mir noch zur Frage des Wassertrinkens den Rat gegeben, mich zu fragen, [717] wie das denn die Urmenschen gehalten haben könnten, um die richtige Antwort zu erhalten. Und da kam durch mein Nachdenken als die simpelste Lösung heraus: Die kamen nicht an Leitungswasser. Also sollte ich auch keines trinken!« [9407]

Na siehst Du, wie einfach doch alles sein kann! Ich hatte aus meinem Kopf zwar eine andere Antwort erhalten, aber sie führte genau zum gleichen Ergebnis: Affenmenschen trinken äußerst selten Wasser - also haben das die Urzeitmenschen auch nicht getan! Und deshalb laß ich selbst auch die Finger von allem Trinkbaren und esse sofort Obst, sollte ich mal Durst bekommen. Um Dich aber auch in dieser Sache nachdenklich zu machen:

Wenn Affen schon mal Wasser trinken - auch nur mehr aus Spaß, nicht weil sie durstig sind - dann nie aus Behältnissen, die von Luft und Licht abgeschlossen sind, wie aus Brunnen. Geraten da oder in Tanks oder Wasserleitungen Fäkalien herein (die nur in unmittelbarem Kontakt mit der Erde und Luft naturgemäß abgebaut werden), so sind die Bakterien ohne UV-Licht nicht in der Lage, sie abzubauen - weshalb dieses Wasser den Menschen in einem solchen Falle auch schaden kann. Denk mal in diesem Zusammenhang an die Cholera, oder auch nur an Montezumas Rache.

<u>Die Überbelastung der Getränke und der Nahrung mit Schwermetallen, Mineralien und Salzen verstopft mit der Zeit die feinen Nierenkanälchen - die Ausscheidungskapazität des Organs sinkt und der Organismus wird übermineralisiert. Die Folge der Übermineralisierung: gefährliche Gefäßerkrankungen (Arteriosklerose mit Verkalkung) und auch Krebs.</u>

718   Eine Überladung des Organismus mit anorganischen Mineralsalzen dürfte sogar einen der Hauptfaktoren für einen zu raschen Alterungsprozeß darstellen. [9887]
Ablagerungen an anorganischen Mineralien werden auch für die Altersflecken[2783] verantwortlich gemacht. Pferde und Elefanten erhalten ihre starken Knochen auch nur über grüne Wildpflanzen und nicht von Kalziumtabletten oder Mineralwässerlein.[6104] Was die klugen Profitmacher nicht davon abhält, Mineralien, Vitamine und Hormone, was auch immer, hochzuspielen.

Vor kurzem war das Magnesium in aller Munde, weil es die verheerenden Schäden nach einem Schlaganfall lindern, die Widerstandskraft stärken und Nervenschäden, Krämpfe, Schreckhaftigkeit, Magen-Darm-Störungen und, wie man annimmt, auch Alzheimer- und Parkinson-Krankheit verhüten könnte, was wie die Kuru-Krankheit, durch das Essen von Gehirn bzw. Rindfleisch hervorgerufen wird (→LV 3335). Beide schädigen Dich bei aller Lobpreisung nur. Denn: Algen z.B. sind so winzig, sie müssen mit feinsten Sieben aus Meer und Seen gefischt und getrocknet und damit zu toter Masse für die Geldbeutel der Dummen aufbereitet werden. Bis heute ist unser Körper an die nur für Fische und Meerestiere geschaffene Nahrung nie in den menschlichen Darm gelangt, weil sie nicht zu sammeln war!. Der ist also genetisch nicht darauf programmiert! Und so findet die Pharmamafia immer wieder was Neues, die Dummen dranzukriegen.[2475, 2476, 9410, 9694, 9747, 9875]
Algen aus einem Süßwasserteich sind dagegen natürliche Nahrung.

Hallo, Herr Konz,
seit zwei Jahren kenne ich keine Kopfschmerzen und keinen Schnupfen mehr. Meine chronischen Kreuzschmerzen machen nur noch sehr selten auf sich aufmerksam. Natürlich kenne ich auch keinen Arzt mehr. Viele Jahre habe ich Säureblocker-Tabletten geschluckt, weil Sodbrennen zu mir gehörte, wie die Potenz zum Mann. Kein Arzt, bzw. kein Schwein sagte mir, daß zwischen Sodbrennen und Ernährung ein Kausalzusammenhang besteht. Gipsbrei mußte ich schlucken, geröntgt wurde ich, aber nichts von all diesen Dreck- und Schwachsinnstherapien hat geholfen. Heute kann ich mich kopfüber aushängen und nichts, aber auch gar nichts ist von Sodbrennen oder überlaufender Magensäure zu spüren.
Wäre mir vor zwei Jahren der „GROSSE GESUNDHEITS-KONZ" nicht zufällig in die Hände geraten, hätte ich mit Sicherheit Magen- oder Speiseröhrenkrebs bekommen.
Franz Konz Du bist mein Lebensretter.   Hans-Joachim Freund, Eiche 15, 99198 Büßleben

---

Du merkst es als Urköstler am leichten Benebeltsein.

»Da taucht in diesem Zusammenhang aber doch noch eine wichtige Frage bei mir auf... « sagst Du.

718   Nur zu, bei mir darf nicht das geringste offenbleiben. Du brauchst 100%ige Gewißheit, damit die gesamte Lehre der UrMedizin eine unangreifbare, logische Einheit für Dich darstellt.

»Es scheint mir, Du tendierst hier mehr dazu, Mineralien den Vorzug zu geben, die im direkten Lebenszusammenhang mit Pflanzen stehen.«

> Was erforderlich und gut für Deine Gesundheit ist, das dient auch der Gesundheit und dem Erhalt der Erde. [718]

Das ist doch klar. Ich will Dich doch lieber Pflanzen als trockenes, gepulvertes Gesteinsmehl in Tablettenform essen sehen.

»Nun - Solche Gestein- und Sandpartikel gibt's auch in der Erde, die Du mir empfiehlst. Bei der handelt es sich ja auch nicht gerade um etwas Pflanzliches«, sagst Du.

Sicher. Aber mir genügt, um Dir das zu beantworten, was Du da andeuten willst, nur dieses: Erde wird von den Affenmenschen gegessen.[4301] Die Lemuren auf Madagaskar essen sie sogar täglich! Sie kann deshalb nicht schädlich sein. Erde stellt zudem kein aus dem natürlichen Zusammenhang gerissenes Etwas dar, sondern eine in sich geschlossene, harmonische Ganzheit. Und ganz wichtig: Seit Hippokrates haben kranke Menschen nur beste Erfahrungen mit ihr gemacht. Leider wurde das bald nach seinem Tod vergessen.

Das Fatale an ihnen aber ist: Sie machen Dich glauben, jetzt etwas für Deine Gesundheit getan zu haben. Und Du nun das dazu unbedingt Nötige, aber weit aus schwierigere Tun unter den Tisch fallen lässt. Komm, gib Deine schwachen Proteste dagegen auf – ich kenn' doch meine Leser!

Ich persönlich halte zur Entgiftung die fein gemahlene Erde für besser geeignet, da sie die höchste Absorptionskraft besitzt. Durch das Ausmahlen werden ihre inneren Kristallstrukturen freigelegt und deren Bindungsgitter aufgebrochen, während zum Sättigen die weiße, und zum Auffrischen der Darmflora die grüne Erde (Argile) am besten geeignet erscheint. Und solltest Du Dich mal nach dem Essen von Erde mit der Verdauung etwas schwer tun, so ist das mit einigen Löffelchen ungemahlenen aber gut gekauten Leinsamens schnell wieder ins Lot gebracht.

Nahrungsergänzungsmittel - z.Zt. so en vogue

Als wenn die vollkommene Natur so was wie Ergänzungen nötig hätte! Wie Mineralien, Einzel-Vitamine, Algen usw. Ausgerechnet von dem Lebewesen, das sie verseucht, vergiftet, ausraubt, zerstört! Außerdem schädigen alle solche Zugaben den intermediären Stoffwechsel und das harmonische Verhältnis der einzelnen Vitalstoffe zueinander. **Das Fatale an ihnen aber ist: Die Betrugsmittel machen Dich glauben, jetzt etwas für Deine Gesundheit getan zu haben. Und Du nun das dazu unbedingt Nötige, aber weitaus schwierigere Tun unter den Tisch fallen läßt. Komm, gib Deine schwachen Proteste dagegen auf – ich kenn' doch meine Leser!** Und: Nur natürlich belassene Nahrung besitzt sämtliche Lebensstoffe – auch die bisher noch nicht erforschten und nicht bekannten.

Algen

Damit sie nicht stinken und dann nicht mehr brauchbar sind, müssen sie schnellstens ausgetrocknet werden. Dazu werden sie mit Mikrowellen bestrahlt. Jede Imbißstube macht damit Vorgebratenes wieder heiß, jedes Restaurant taut Fleisch und Fisch aus seiner Tiefkühltruhe damit auf und kocht Kartoffel damit – eine der schlimmsten Gefahren für Deinen Körper! [9679]

Übrigens: Ein Forschungsprogramm über das Essen von Erde an der Universität Gießen besagt: Heilerde bindet das schädliche Cholesterin im Essen besser als jeder andere Lipidsenker. Jedes Körnchen Erde zeigt sich in der Lage, 20% seines Eigengewichts an Cholesterin aufzunehmen. Das bedeutet für einen Eieresser, daß er sich zehn Eier in die Pfanne hauen kann und mit einem Teelöffel Heilerde das gesamte Cholesterin der Eier binden und aus dem Darm herauszubringen vermag. Was Dich trotzdem nicht mehr dazu verleiten kann, nun wieder mit dem Eieressen anzufangen. Weißt Du doch, daß viel mehr schadende Stoffe in den Eierchen sind, als das Cholesterin...

Nun, wer getreulich die übers Jahr aufwachsenden Wildpflanzen und Baumblätter ißt, dessen Körper ist mit Magnesium und auch Selen bestens versorgt. Selbst bei erbbedingten Körperschäden darfst Du hoffen, daß diese sich unter der UrMedizin bessern. [3880]

»Da gibt es aber auch Mineralientabletten aus natürlichem Seetang, die enthalten - «

Um Himmelswillen: nein! Die Menschen haben das Meer zur Müllkippe gemacht. Da stecken zwar viele Mineralien, aber noch mehr Gifte drin. Zwar habe ich Tang als unter den eßbaren Wildpflanzen aufgeführt, aber ich kann wohl voraussetzen, daß Du es nur von Stränden mit unverseuchtem Meerwasser aufnimmst. Und gut abspülst.

Nochmal, damit es Dir für immer eingeht: In den Wildkräutern sind noch alle nötigen Mineralien genügend vorhanden. Du mußt Dir - sind sie in Deinem Essen enthalten - über nichts mehr Sorgen machen. Aber: Jedesmal, wenn die Profitdenker mit ihren immer besser werdenden Apparaturen etwas Neues aus der Natur entdecken, wollen sie damit berühmt werden und es vermarkten. Finden sie bei ihren Forschungen Vitamine, so betonen sie deren Wichtigkeit für die menschliche Ernährung. Und die Leute rennen hin und holen sich den künstlichen Chemieersatz dafür. Finden sie in ihren Analysen Mineralien, dann wollen sie die an den Mann bringen.

Bedenke auch, daß Wissenschaftler meist nur die Kulturpflanzenanalysen interessieren. Daß die auf urwüchsigem Boden lebenden Wildpflanzen weitaus mehr und bessere Lebensstoffe in sich tragen, bleibt so unerwähnt und den Menschen unbekannt. Merke und behalte es fest in Deinem Kopf damit Du gefeit bist gegen Algen- und Vitaminpillen: **Die etwa 4050 Lebensstoffe in einer Wildpflanze (4000 sind nach Angabe der Biologen noch nicht entdeckt!)** stehen in einem so für die Gesundheit der Lebewesen feinst austarierten, harmonischen Verhältnis zueinander, daß jegliche Isolierung eines einzigen Stoffes diesen nutzlos und oft sogar schädlich macht. Es geht ihnen wie mit isolierten Zahnrädchen, sie sind zu nichts mehr gut!

»Wartest du auf beßre Zeiten
Wartest du mit deinem Mut
Gleich dem Tor, der Tag für Tag
An des Flusses Ufer wartet
Bis die Wasser abgeflossen
Die doch ewig fließen.«
(Wolf Biermann, Drahtharfe)

Gesundheitsgesetz

Die Wissenschaft bietet nur halbe, die Natur aber die volle Wahrheit. Willst Du Dich mit Halbheiten zufriedengeben, wenn Du das Ganze haben kannst?

719 Du brauchst Lebendiges - nichts Totes aus den Retorten der Chemie. Laß Dir noch genauer erklären: Regen, Feuchtigkeit und Sonne lösen Schichten aus Mineralien und Humus allmählich auf, die dann von den Pflanzen- und Baumwurzeln begierig zusammen mit Nährstoffen aufgesaugt werden. Die Pflanze leitet sie nun über den Stengel (oder den Baumstamm) zu den Zweigen bis hin zu den grünen Blättern, die sie sodann der Sonne darbietet. Worauf die herrliche Natur das Unglaubliche vollbringt: Die Sonnenstrahlen wandeln Nährstoffe und das feine Gestein in lebende Blätter, Blüten und Früchte um. Du hast das blasse Wort für dieses Wunder der Natur - die Photosynthese - vielleicht noch aus der Schule in Erinnerung. Die so entstandenen Elektrolyte (auch Ionen benannt) sind elektrisch geladen und können nun die lebenswichtigen Transport- und Steuerungsfunktionen in der Zelle und an der Zellmembran gemeinsam mit den Enzymen des Körpers bei Dir wahrnehmen, wenn du sie frisch und unzerstört durch Hitze zu Dir nimmst.

<u>Es ist einleuchtend, daß Du diese im lebenden Verbund stehenden Mineralstoffe nur in bester Qualität, höchstmöglicher Quantität und Vielfalt aus sonnengereiften Früchten und Nahrung beziehen kannst, die auf urwüchsigem, noch nicht von Menschen verseuchtem Boden gewachsen sind.</u>

(Die Mineralien in absterbenden Pflanzen verlieren dann wieder später mehr und mehr die organische Bindung und werden wieder anorganisch.)

720 Für die Ärzte sind Mineralien alle gleich, weil sie tote Materie, aber nicht lebende Natur studiert haben. Weil sie nicht wissen, daß außerhalb dieses Lebensverbunds stehende, in Tabletten gepreßte Mineralsalze für unseren Organismus nur schlecht verwertbar sind. Sie sind oft sogar eine Belastung. Sie lagern sich z.B. an Cholesterinkristalle an und bilden dann in den Gefäßen Verhärtungen und Engstellen - auch arteriosklerotische Plaques genannt, die im Laufe der Zeit die Funktion der Nieren beinträchtigen. Es sind nur solche Mineralien gut verwertbar, die an organische Stoffe, wie zum Beispiel an Aminosäuren, gebunden sind. Die pharmazeutische Industrie hat das auch erkannt und bindet seit einiger Zeit die Mineralien an organische Stoffe wie Citrat, Gluconat oder Zitronensäure. Aber es sind und bleiben für den Menschen ungewohnte, fremde Stoffe, welche die im Lebensverbund stehenden Mineralien nicht im entferntesten ersetzen können.

Allerdings wird auch mittels der Gabe anorganischer Mineralien (z.B. Kalzium oder Magnesium) und künstlicher Vitamine eine Wirkung erzielt. Sie werden im Körper aufgenommen und vielfach auch verwertet und können auch etwas zur zeitweiligen Besserung bei Dir führen.

Aber: Das ist nicht natürlich! Die Organe sind nur gewohnt, die Inhaltsstoffe über die Nahrung zu empfangen und sie daraus zu entnehmen. Werden sie diesen ständig als Einzelpräparate oder in künstlicher Form zugeführt, dann streßt sie das und schädigt sie auf Dauer. Vor allem aber: Der Körper wird verwöhnt, muß sich nicht mehr selbst anstrengen und wird für ein späteres Aufnehmen geschwächt. Eine ärztliche Behandlungsrichtung verschrieb sogar Überdosen von Mineralstoffen[3552, 3779] Nachuntersuchungen allerdings erwiesen deren Erfolglosigkeit.

Der stark angestiegene Verbrauch an nitritbelastetem Leitungswasser (das auch zum Herstellen von Bier, Cola, Limonaden, Kaffee, Tee usw. genutzt wird), und der noch stärker gewachsene Konsum der mit Schadstoffen und anorganischen Salzen beladenen Mineralwässer entspricht der Zunahme an Gefäßverschlußleiden, Infarkten und Durchblutungsstörungen, behaupten einige Forscher. Einem UrMethodiker kann es gleich sein - er muß nicht trinken.

Was die Kräutertees betrifft, so haben Nachforscher festgestellt, daß diese sogar krebserregend sein können. Sehr viele Gesundheitstees enthalten Tannin. Und Tannin besitzt die Eigenschaft, Proteine dauerhaft zu verändern, weshalb es die Lederhersteller auch für das Färben der Viehhäute verwenden. So soll dieser Stoff (einer 20jährigen Studie bei Gesundheitstees zufolge) zu Krebs in Magen und Speiseröhre führen. Doch wieder zurück zur Ernährung. Wo liegt Dein Hauptproblem?

»Ich kann so schlecht mit dem Essen aufhören«, sagst Du.

Warum willst Du denn mit dem Essen aufhören, solange Du Dich noch nicht satt fühlst? Das wäre doch vollkommen unnatürlich. Und UrTherapie strebt in allem Natürlichkeit an!

»Aber bei den meisten Menschen schlägt gerade das so stark an, weil sie im Essen kein Maß kennen. Den Dicken schmeckt's zu gut, das weiß man doch.«

Es gibt Tiere, die essen den ganzen Tag und werden nicht dick! Von der UrKost dürfen auch die Übergewichtigen so viel essen, wie sie wollen. Solange sie Appetit haben. Sie werden nie mehr dick - solange sie dabeibleiben.

Die UrMedizin besitzt solch eine starke, ordnende Kraft auf alle Fehlverhaltensweisen, daß Du erneut mit Erstaunen die Janusköpfigkeit der UrMedizin gewahr wirst. Es scheint fast unmöglich - aber sie ist in der Lage, Dicke dünn und Dünne dick zu machen. Das bringt außer ihr keine Therapie fertig: zwei verschiedene Ziele durch eine einzige Medizin mit gleichbleibenden Ingredienzien zu erreichen. Wobei zu sagen bleibt, daß der Dünngewordene nicht zu dünn und der Dickgewordene unter der UrMedizin nicht zu dick, sondern beide im Endergebnis körperbezogen normalgewichtig werden.

»Und wie erklärst Du das mir?«

Überhaupt nicht! Da mußt Du schon die Natur - geheimnisvoll am lichten Tag - fragen, aber bilde Dir nur ja nicht ein, daß sie sich ausgerechnet von Dir ihres Schleiers berauben lassen würde...

»Warum soll ich eigentlich auf soviel verzichten, was mir die Zivilisationskost bietet, solange es mir noch einigermaßen gut dabei geht? Auf Deine UrKost übergehen kann ich immer noch, wenn ich mal ernstlich krank werde.«

Das hört sich einleuchtend an. Deine Worte bedeuten aber nichts anderes, als der heute üblichen, leichtsinnigen Vorstellung nachzugeben, alles so weiterlaufen zu lassen wie bisher, um erst dann ernstlich zu überlegen, wenn es zu spät ist, wenn bereits zu viel zerstört ist. Denk an die Ozonlöcher, die Regenwaldvernichtung, die Bevölkerungsexplosion...

Die UrzeitTherapie kann Dir nicht mehr helfen, wenn sich bereits ein Gehirntumor bei Dir festgesetzt hat oder Dein Raucher-Lungenkrebs im Endstadium steht. Oder Dir ein Herzinfarkt kurz bevorsteht. Oder Dich die Ärzte im Krankenhaus fest in Händen haben und Dir Organe wegschneiden, bestrahlen oder Dich mit Chemie vollpumpen.

Aber daran willst Du ja nicht denken, nicht wahr? Wie war das noch? Dir passiert das ja nie! Im übrigen kannst Du auch gar nicht daran denken, die Ereignisse überrollen Dich dann nämlich einfach. Denn nicht nur Dein Körper wird durch eine schwere Krankheit geschlaucht. Dein Verstand liegt genauso schwach danieder, fühlt sich hilflos, kann sich zu einer so anstrengenden Aufgabe wie der UrzeitTherapie nicht mehr aufraffen, geschweige denn sich gegen die Macht der Krankenhausärzte aufbäumen. Ich hatte Dir bereits klargemacht, daß der Mensch genetisch nicht für Krankheitsschmerzen geprägt ist. Spürt er diese, so vermag er nicht mehr seine Eigeninteressen zu wahren. Ich erweitere diese Tatsache nun noch einmal:

722 Da die Menschen Millionen Jahre lang dank ihrer natürlichen Lebensweise keine Krankheiten kannten, konnten in ihnen auch keine Ängste vor Krankheiten einprogrammiert werden. Daß es uns selbst einmal schlimm treffen könnte, das können wir uns in der Tat gar nicht vorstellen.

> In der Einsamkeit fragte er Gott: „Herr, wie kommt es, daß manche ganz jung sterben, andere aber uralt werden? Da hörte er eine Stimme die sprach: „Gib du acht auf dich selbst; denn das sind die Ratschlüsse Gottes, und es ist dir nicht zuträglich, sie zu kennen."
> (Matthäus 19, 16 ff)

Wir würden es nie wagen, in Afrika auf einen Leoparden oder Löwen zuzugehen, um ihn zu streicheln: Aus der Urzeit eingegebene Angstempfindungen vor Raubtieren sind bis heute noch in uns wach. Aber wir alle wagen es, ohne jede Furcht all das Ungesunde zu essen, was uns Köche und Fabrikanten anbieten: Weil Befürchtungen vor der Nahrung genmäßig nicht in uns verankert sind. Sie fehlen einfach in unserem genetischen Erbmaterial. Wir konnten stets alles in den Mund stecken, was sich irgendwie kauen ließ. Es war ja immer reine Natur. Und die war immer gesund! Das ist auch der Grund, weshalb Du von diesem Abschnitt des Buches vielleicht nicht allzuviel hältst und Dir das Gesagte von einem Ohr ins andere geht...

Zum obigen Bibeltext meint der Verfasser:
Gott ist nicht irgendwo da oben. Gott ist überall – auch in Dir! Nicht nur als Geist oder Seele. Auch Geist und Seele können ohne Materie, an die sie gebunden sind, nicht existent sein. Somit spürt Gott, wo er ist. Glaubst Du, daß er sich in einem versäuerten, vergasten, mit Fleischfaulstoffen verdreckten Körper wohlfühlt? Und ihn nicht wieder früh verlassen möchte? Den sich ihm unwürdig Erweisenden gleich mitnehmend...?

5.9 UrKost ist keine Rohkost, keine Sonnenkost, keine Instinctokost!

723 Überlege: Wenn ein deutscher Krebsarzt, den die mißgünstigen Schulmediziner seinerzeit stark anfeindeten, sein Sanatorium schlossen und ihn ins Gefängnis werfen ließen, längst aufgegebenen, kurz vor dem Tod stehenden Krebskranken mit einfacher Rohkost[1069, 2007, 6416] das Leben verlängern half - um wieviel besser stehen dann die Chancen für den, der sich der UrKost mit der auf die Gesamtheit des Körpers und der Seele einwirkenden UrMethode bedient?

»Wieso? Ist Rohkost oder Sonnenkost nicht das gleiche wie UrKost?« fragst Du.[8339]

Wo denkst Du hin! Denn erstere kennt nur minderwertige Kulturpflanzen als Bestandteile ihrer Mahlzeiten. Die Rohkosttherapie sieht nur auf den Verzehr roher Nahrung ab - das ist alles. Und Rohkost ist fast immer abgealtert - sie gelangt selbst von Biohöfen erst nach vielen Stunden zu Dir. Wenn Du Wildpflanzen pflückst, sind sie lebend frisch!

Die Rohkost verschmäht auch nicht eingelegtes Sauerkraut, Yoghurt, Öle, Quark und Reformmargarine, schreckt auch nicht vor Salz zurück. Zudem toleriert sie den künstlichen braunen Zucker, der nicht im geringsten weniger schädlich ist als der weiße. Statt sechzehnmal chemisch fabrikationsmäßig bearbeitet, ist es die Melasse nur vierzehnmal. Einen ganz bedeutenden Unterschied gibt's zwischen Rohköstlern und UrzeitEssern: Der erstere mixt, hackt, schabt, raffelt, preßt und zerschneidet seine Nahrung, macht »Müsli« und schafft dadurch viel zu viele und lang dauernde Angriffsflächen für vorzeitige Oxidationsvorgänge in seiner Kost.

Die meisten der Rohköstler [8339] essen nicht immer roh, sondern gönnen sich Beilagen wie Bratlinge aus Getreide, Kochreis, Sojafleisch, Gemüsepasteten, Pellkartoffel usw. Die deutschen Sonnenköstler essen oft zuviel Obst mit einem kleinen Anteil von lebensschwachem (→Rz.769, 822, 942) Kulturgemüse, haben deshalb schon mal mit Abmagerung, Blähungen, Kältegefühlen, Schlaflosigkeit usw. zu tun.

Die Instincto-Rohköstler befürworten daneben den Verzehr von rohem Großtierfleisch. (→Rz.965)
Die Sonnenkosttherapie der Natural-Hygiene aus den USA hält nichts von Grünpflanzen wegen der »erdigen Stoffe« (siehe Literatur Shelton/Tilden →Rz.967) darin. Aber genau die sind es, die gesundmachend wirken! Welch ein verhängnisvoller Trugschluß des sonst so klar denkenden Autors der Sonnenkostlehre, Dr. Shelton. Nur von Früchten leben und so gut wie ganz auf Grünpflanzen zu verzichten - das ist falsch und meines Erachtens auch der Grund dafür, daß er 17 Jahre lang bis zu seinem Tod bettlägerig war. Doch wir müssen all diesen Pionieren dankbar sein für ihre Aktivitäten, die Menschen zum Essen roher Nahrung anzuhalten. Das müssen wir einsehen lernen:

Wir können die Prägung für gesunde, nur natürliche Nahrung durch die Evolution nicht nach unserem Gutdünken abändern.

> **Essen von Tonerde**
> Abends vor dem Schlafengehen entnehme der Tube oder Dose 1-2 cm ultrafeine grüne Tonerde Paste, stecke sie in den Mund und speichele sie gut ein, bis sie sich verflüssigt. Dann verteile sie mittels der Zunge wie ein Pflaster über Zahnfleisch und Zähne. Nachdem sie sich weiter verflüssigt hat, schlucke dieses flüssige Tonerde-Pflaster. So wirkt es die ganze Nacht über bis zur nächsten Mahlzeit auf die Schleimhäute des Verdauungstraktes. Ich selbst mach's auch so.

Wisse:
Gezüchtete, kunstgedüngte Pflanzen besitzen nicht die regulierende Kraft der UrNahrung und die urwüchsigen Bestandteile der wildwachsenden Pflanzen.

Kulturpflanzen werden, selbst wenn die Erde, in der sie wachsen, nicht mit Pestiziden verseucht 724 ist, auch beim Bio-Bauern mit scharfem Dung in einen schnellen Geilwuchs getrieben und vermögen es nicht einmal, sich selbst zu erhalten und zu vermehren. Wogegen die Wildpflanzen nur den Boden wählen, aus dem sie volle Kraft schöpfen und sich weiter fortpflanzen können. Deshalb besitzen sie die wertvollen Mineralien und Vitamine in einem so reichen Maße.

»Wie ist das eigentlich möglich, daß die übliche naturwidrige Ernährung von verhältnismäßig vielen Menschen so einigermaßen vertragen wird? Und ausgerechnet ich krank davon werde?«

Da staune ich ebenfalls. Ja - wieso kommen so viele oft bis in die Fünfziger hinein ohne Krankheiten? Als Grund dafür denke ich mir: Wenn das Baby die erste Kuhmilch oder Getreidenahrung erhält, kriegt es zuerst mal Durchfall oder kötzelt alles aus. Wenn das nachläßt, glauben die Mütter, es habe sich an diese (naturwidrige) Nahrung gewöhnt. Tatsächlich hat es der Körper aber nur aufgegeben, sich gegen das fremde Protein zu wehren, um sich nicht weiter zu schwächen. Jetzt kann das Fremdeiweiß ungehindert eindringen und wird vom Organismus vorerst akzeptiert. Bei dem einen schneller, beim anderen langsamer begehrt der Körper dann irgendwann einmal gegen die nicht für ihn bestimmte Nahrung auf.

Ja, es ist schon erstaunlich, was manche Menschen so alles in sich reinschlauchen können, ohne gleich tot davon umzufallen. Du und ich als krankheitsanfällige Menschen, wir beide gehören aber nun mal nicht dazu! Zum Glück: Denn unser Denken bleibt dafür klar!

Hin und wieder schießt es mir auch schon mal aufmuckend durch den Kopf, daß sich andere leisten können, alles zu essen was sie wollen, während ich mir so viele Einschränkungen auferlege. Aber das geht schnell vorbei, wenn ich beim nächsten Klassentreffen die maladen, zerfallenen Schulkameraden von früher sehe. Und höre, wen im vergangenen Jahr der Tod holte.

Die Folgen einer widernatürlichen, ungesunden Lebensweise kommen so sicher wie das Amen in der Kirche: chronische Leiden, vorzeitiges Altern, vorzeitiger Tod.

Nach dieser Frage »Warum trifft's gerade mich?« folgt bei vielen meist ein Vorwurf an Gott oder das Schicksal. So in dem Sinn: Ich hab' doch nie etwas Böses getan - wie kann Gott soviel Kranksein bei mir zulassen? Womit habe ich das verdient? Überhaupt, warum tut ein allmächtiger Gott nichts dagegen, daß überall Menschen so leiden müssen? (→Rz. 175 auch Rz. 723 über Kap. 5.9)

Falls Dir auch solche oder ähnliche Gefühle durch den Sinn gehen: Du solltest diese Frage nicht an jemanden richten, den Du nie gesehen und von dem Du nie etwas gehört hast. Und von dem Du von vornherein weißt, daß er Dir nie Antwort geben wird. Du drückst mit diesen Fragen auch aus, Gott oder das Schicksal ganz nahe bei Dir zu spüren - sonst würdest Du ja nicht fragen. Wenn Gott also überall ist, dann ist er auch in Dir. Also mußt Du die Frage an Dich selbst stellen. Dann gibt Gott Dir durch Deine Gedanken meist die Antwort mit einer Gegenfrage. Krame die jetzt mal aus Deinem Inneren hervor, oder dann, wenn Du Dich unglücklich fühlst. Nun?

»Irgendetwas spricht in mir: Du machst etwas verkehrt in Deinem Leben...«, kommt es Dir über die Lippen.

Na siehst Du. Da hast Du es schon: Deine Krankheit, Dein Leid, Dein Unglücklichsein schickt Dir Gott oder die Natur deshalb, um Dich unüberhörbar und hart darauf aufmerksam zu machen, daß Du tatsächlich Dein Leben falsch führst. Was nie etwas anderes heißen kann, als falsch im Sinn der allmächtigen Gesetze, die er (oder die Natur) für ein harmonisches Miteinander der Geschöpfe aufgestellt hat. Also ist Dein Leid nichts als der drängende Hinweis an Dich, Dein Leben zu ändern, es wieder seinen Urgesetzen entsprechen zu lassen.

Denk nach, sagt es in Dir, gib die bisherige alte Lebensweise auf, lebe nicht länger nach Deinen Gelüsten und dem dummen Tun der Massenmenschen, sondern nach dem Willen der Schöpfung.

Du erkennst: Hinter all dem Unglück und Leid der Menschen steht ein Sinn, der Dich und die Welt wieder auf den richtigen Weg bringen will: Auf daß es Dir wohlergehe und Du lange lebest auf Erden.

Was gehen uns aber überhaupt andere an! Um Dich geht es hier! Du fühlst Dich doch nicht gut, vielleicht sogar völlig elend - also pack Dich an die eigene Nase! Als ich mit 39 Jahren Krebs bekam, habe ich zwar genau so wie Du mit aller Welt gehadert, aber dann habe ich nicht mehr neidvoll auf die anderen geschaut, die da mit Genuß und ohne Schmerzen ihr »Pännche Brootäppelche« verputzen konnten. (→724) Ich habe nur gesagt: Das kann doch nicht der wahre Jakob sein, daß Dir die Ärzte 3/4 Deines Magens wegschneiden wollen! Und dann habe ich bei denen nachgefragt, die sie auf diese Weise verstümmelt hatten. Und danach wußte ich, was ich von der Schulmedizin zu erwarten hatte. Siehst Du, so solltest Du das auch halten. (Zu Deinem Glück wird heute diese Billroth II-Magenoperation kaum noch ausgeführt, sondern mit gefährlichen Säureblockern das Magengeschwür zum künstlichen Verschwinden gebracht.)[3526]

> Wenn's dich überkommt und Du meinst, unbedingt mal wieder was anderes essen zu müssen, sag Dir sofort: „Ich hab' keinen Hunger – ich habe nur Appetit. Und lenke Dich auf der Stelle mit UrBewegungen, einem Lauf, einem Schnellspaziergang oder Lied ab. Oder iß Tonerde.

725 Gesundheitsgesetz

Du kannst als Kranker, der Du das nun mal bist, nicht essen und trinken, was Du möchtest! Du mußt Dich auf Deine Krankheit einstellen! Dein Körper zeigt Dir schon früh, daß er die Zivilisationskost nicht verträgt. Er zeigt es Dir an durch Kranksein. Sei froh, frühzeitig eine solche Warnung zu empfangen! Andere fallen mit 40 tot um oder bekommen mit 45 einen Gehirntumor und sind dann nicht mehr zu retten. Oder der Krebs setzt sich in ihnen fest und frißt sie von innen her auf. Und sie sind so dem frühen Tod bestimmt, weil sie dieses Buch nicht besitzen. Das einzige, das Dir die Wahrheit zeigt.

Der alte Opa, der trotz Schnaps und Tabakgenuß steinalt wurde und dem alles gut geschmeckt hat, was ihm die Oma kochte, kann nicht nachahmenswert für Dein Tun und Lassen von heute sein. Aber: Damals gab's allerdings höchstens einmal in der Woche Fleisch und nur Sonntags eine Tasse Kaffee. Die heutigen Menschen sind krank und elend. Und Du gehörst eines Tages auch dazu und kaum zu den wenigen, die da Steine verputzen können und scheinbar gesund bleiben. Weil ihnen noch ein unglaublich kräftiges Gen- und Jugendkapital nebst robustester Konstitution und besserem Stoffwechsel in die Wiege gelegt wurde. Sei also froh, daß Du als Krankheitsanfälliger mit der UrMethode noch steinalt und dabei gesund und froh werden kannst - trotz Deiner schwachen Erbmasse, oder trotz Deiner Dir eigenen Körperreaktion, welche die Giftstoffe aus Deiner Schlechtkost oder Deinem Medikamentenkonsum nicht vorerst an unverfänglichen Plätzen speichert, sondern an lebenswichtige Organe ablegt. Die sich dann mittels Krankheit sofort dagegen zu wehren beginnen.[9624] Verfestige in Dir: Es gibt nun mal keinen Vorteil ohne irgendeinen Nachteil.

Er klingt ein bißchen einfältig, dieser Reim, aber es liegt ihm eine tiefe Wahrheit zugrunde: Was wirklich zählt auf dieser Welt - Du bekommst es nicht für Geld! Sein Verfasser mag an Liebe, Sympathie, Treue oder ein Kinderlachen gedacht haben - Du als Kranker aber solltest dies auf Deine Gesundheit beziehen, dann bist Du gut beraten, mein Freund.
Und verzichte nicht auf Wildpflanzen, solange sie wachsen, auch wenn sie mal etwas hart, bitter oder fad schmecken sollten!
»Kannst Du mir auch einen sachlichen Grund anführen, weshalb ich bitteres Unkraut essen soll? 726 Essen soll mir doch gut schmecken, wenn es mir bekommen soll«, meinst Du.
Da bist Du aber schief gewickelt! Was da so als besonders gutschmeckend Deine Geschmacksnerven reizt, das ist gerade das, was Dich am meisten krank macht! Die Nahrung - das ist ein Natur- und damit Gottesgesetz - soll so genommen werden, wie die Natur sie uns gibt.
Und die gibt es nun mal im Kräuterbereich meist so, ohne daß sie uns gut schmeckt. Wenigstens nach unserem heutigen Geschmacksempfinden, das ja nur durch die Gewohnheit gebildet worden ist. Jedenfalls ist die Absicht, daß dem Menschen ein Teil seiner Nahrung besonders schmackhaft sein soll, nicht im Plan der Schöpfung enthalten.
Weil eine starke Gefühlsempfindung sich für immer bei Dir einprägt, so geschieht das auch mit dem Geschmack. Dein Geschmack-Gedächtnis vergißt Dein ganzes Leben nicht mehr diese Eindrücke. (Das ist auch der Grund, weshalb man immer wieder zum deftigen, altbekannten Essen tendiert.) Aber damit müssen wir Kranken leben. Und da wir es nun wissen, können wir das auch.
Wenn Du gesund und glücklich werden willst, dann hör auf zu jammern und fang an zu handeln. Das einzige, was Dein Leben hin zum Besseren ändern kann, ist Dein Aktivwerden - in geistiger und körperlicher Hinsicht. Und Du bist der einzige, der das kann!
Sieh nicht auf andere. Die tun alle nach außen glücklich. Was sie an Molästen, Leiden und Unpäßlichkeiten heimlich in sich tragen, das läßt Dich so leicht keiner wissen...
Hör also auf mit den quälenden Fragen »Warum trifft es gerade mich?«.
Frage Dich nur: »Was habe ich jetzt zu tun?«

Meine Antwort: Fang an und zieh die Konsequenzen! Und gräme Dich nicht zu sehr. Die Köstlichkeit der Früchte entschädigt Dich bestens für die gelegentliche Bitterkeit der Urpflanzen. An die Du Dich mehr und mehr bis zum Nicht-mehr-missen-Wollen gewöhnst.

Übrigens: Du bist selbst auch deshalb ein Beweis für die absolute Wirksamkeit der UrzeitTherapie: Weil Du Dir Deine spezielle Krankheit - nachdem Dich die UrMedizin gesund gemacht hat - in kurzer Zeit zurückholen kannst, wenn Du Deine alte Lebensweise wieder aufnimmst... Merke: Essen wurde erst durch den Zivilisationsmenschen zu einem von der Natur nicht gewollten Genuß gemacht.

Ansetzen der Heilerde
Ich halte dafür stets Marmeladengläser bereit, worin ich die Erde mit Quell- oder Gletscherwasser angesetzt habe. Das erweckt die Erde schon wieder zu Leben! Und bildet zugleich aus ihr wieder ein natürliches, harmonisches, lebendiges Teil der Natur.

Ich weiß das alles, was Du jetzt sagen willst: Ein gutes Essen lenkt ab und hilft Dir, Deine unangenehmen Erlebnisse schneller zu vergessen. Essen kann Deine Frustration lindern, Dich für Erfolge und überstandene Schwierigkeiten belohnen: Wenn Du z.B. Deinen Kühlschrank des Nachts leer ißt - als Mittel gegen Deine Schlaflosigkeit oder Einsamkeit. Wenn Du Kuchen nach einer Operation oder nach einem Zahnarztbesuch schleckst oder Dich bei Liebeskummer mit Schokolade vollstopfst oder den Nikotinentzug damit besänftigst. Und welche Lust, mit Deinem Partner in einem Gourmet-Tempel oder auch nur in einem schönen Restaurant zu speisen! Essen kann also von echten Gefühlen ablenken, sie besänftigen oder so steigern, daß die Wirklichkeit nicht mehr in ihrer vollen Klarheit gesehen wird.

Nun, mit dem Erzeugen unechter Gefühle kann Dir die UrzeitKost nicht dienen. Sie stellt Dich stets auf den Boden der Wirklichkeit. Sie läßt kein Abdriften in genießerische Träume zu. Mit anderen Worten: Du läßt nicht Deine Probleme weiterschwelen, weil Du Dich darüber mit Pralinen tröstest, sondern faßt sie aktiv an und bringt hinter Dich, was getan werden muß.

Du magst Dich an Theodor Fontane halten: Alle Genüsse sind nur Einbildung.

Ich als Verfasser weiß aber auch aus meiner Erfahrung mit den Kranken von Cato, der uns wissen ließ: Es ist schwer, zum Bauch zu reden, der keine Ohren hat...

> **Jeden Tag seine grüne Heilerde zu essen**, das wird leicht vergessen...
> Mach es Dir zur Gewohnheit, Deine Gerichte, Obstsalate, Früchte und Grün leicht damit zu bestreuen oder sie unterzumischen. Die ist ja so fein – das merkt man nicht einmal. Zum Essen stelle ich sie dann noch – in ein Gewürzglas geschüttet – neben meine anderen Gewürze, die ich je nach Lust dem Essen zugebe: Brennesselsamen, Sesam, Lein, Hanf, Korinthen.

5.91 Wie kommst Du an echte biologische Nahrung und UrKost?

727 Wisse: Alle normalen Handelsobstsorten werden heute über die Zeit des Wachstums, der Reife, der Ernte und des Versands auf dem Wege bis zum Verbraucher mit den schwersten, auf das gesamte Zellensystem toxisch einwirkenden Giften (DDT-Abarten in Form von Insektiziden, Pestiziden und Konservierungsmitteln) behandelt und sind daher schon für den Gesunden schädlich, für einen chronisch Kranken aber kaum zu verkraften.

Deshalb darfst Du nur vollreif geerntete Früchte nehmen. Unreife Früchte enthalten ungebundene Säuren, die vom Organismus schwer neutralisierbar sind und ihn zellulär schädigen.

Und wenn Du nicht biologisch angepflanztes Gemüse oder Blumen kaufst, leistest Du Vorschub zur Vergiftung unserer Erde. Allein in die Erde, in der Blumen wachsen, werden monatlich pro Hektar 300 Liter Chemikalien gepumpt. Im Frühjahr werden bis zu 300 kg Insektizide pro Hektar (Parathion, Endosulfan, Dichlorpropan), außerdem Fungizide und Nematozide gegen Pilze und Würmer gesprüht, dringt auch in die Pflanzen ein. Willst Du Dich von Blumen in Deiner Wohnung vergiften lassen?

»Weiß Du, was mir Sorgen macht? Wenn ich wegen der begifteten Kulturpflanzen mehr und mehr zu Wildpflanzen greifen soll, so erscheint mir das schrecklich kompliziert. Ich kenne doch überhaupt keine.«

728 Keine Bange! Das ist einfacher, als Du denkst. Als erstes prägst Du Dir die gefährlichen Pflanzenarten am Ende des Buches ein. Fürs erste genügt es dann zu wissen, daß Du Dich im Frühjahr in der Hauptsache an das Scharbockskraut hältst, das Du ab Ende Februar in großen Flächen ausgebreitet an Feldrainen, in Waldlichtungen und an Wiesengräben findest. In sumpfigen Böden und an Wasserstellen wächst den Winter über bis Mitte Juni Milzkraut, das wunderbar saftig schmeckt und von denen ich nicht genug essen kann.

Im Sommer gibt es ja keine Probleme. Da findest Du schon von März an den Giersch, auch Geißfuß genannt, an allen Zäunen und unter Hecken. Die Leute aßen ihn früher als Spinat. Auch Löwenzahn und Sauerampfer sind dann überall stark verbreitet, und nun kannst Du auch die in der Pflanzenübersicht angegebenen Urpflanzen entdecken. (→Rz.755 u. Kap.9.97) Im Sommer und Herbst bieten sich neben den bereits genannten vor allem Beinwell, Labkraut und die vielen Weidenröschenarten an. Und an den Rändern der Feldwege findest Du immer den Wegerich. Mitte August stehen seine Samenstengel steil aufgerichtet da - die abgestreiften grünen Samenfrüchtchen schmecken ganz vorzüglich. Im Winter wird's schwerer. Aber Farn, Milzkraut, Waldsauerklee, Taubnessel, Miere, Gundermann, auch Gundelrebe genannt, sowie Disteln, Brunnenkresse, Walderdbeer- und Brombeerblätter (deren dornigen Mittenblattstiel wir entfernen) und Spitzwegerich sind an geschützten Plätzchen immer noch zu erblicken. An Beeren bleiben Sanddorn, Hagebutten und Wacholder hängen. Und da ist zu allerletzt auch noch das Moos, das Du fein geschnitten in Avocado- oder Bananencreme geben magst. Die schönen Hibiskusblüten will ich gar nicht anführen, daß sie gut schmecken - sonst gibt's bald Krach mit allen Hausbesitzern, deren Eibisch langsam verkostet wird... Dann bleiben Dir als Ausgleich vollbiologisch gezogene Erdbirnen (Topinambur), Möhren, Rote Bete oder Queckenwurzeln, eine besonders knackige Grasart.

729 »Und was mach' ich, wenn ich in einer Gegend bin, wo es keine eßbaren grünen Pflanzen gibt, wie etwa an einer Meeresküste?« fragst Du.

Es läßt sich überall eßbares Wildgrün finden - außer über 2.500 m hoch in den Bergen. Ich miete mir Mitte August am Mittelmeer, nahe Cap d'Agde, immer ein kleines Häuschen. Am Nachbarhaus rankt sich ein großer Knöterichstrauch entlang. Dessen grüne Blätter sind zwar ein bißchen hart, aber leicht zerzupft schmecken sie in Avocadocreme sehr gut und fein säuerlich.

Als mein französischer Nachbar voriges Jahr Anfang September ebenfalls eintraf, kam er gleich aufgeregt zu mir: »Est-ce que vous auriez pensé que les chevaux de Camargue s'approcheraient si près de la plage? Regardez à quel point ils ont dépouillé mes arbustes polygonum.« (»Hätten Sie gedacht, daß die Wildpferde der Camargue bis hier an den Strand vordringen? Sehen Sie doch nur, wie die meinen Knöterichstrauch kahl gefressen haben!«)

Blüten
Beim Zubereiten von UrKost werden Blüten meist zu essen vergessen. Auf deren Lebenskräfte solltest Du aber nicht verzichten! (Da darfst Du sogar die des Holunders pflücken.)

Ein Glück, daß er nicht ahnt, daß Madame et Monsieur Konz die Gewohnheit besitzen, zum Teil wie Pferde zu essen... Ein Glück aber auch, daß der Knöterich unter der Sonne Südfrankreichs schnell wieder nachwächst!

Nachdem ich aber herausgefunden habe, daß auch wilder Wein gut eßbar ist, gehe ich zu den Weinstöcken der nächsten Nachbarhäuser und nehme überall jeweils nur ein paar Blätter mit. Aber wenn Du genau auf die scheinbar vertrockneten Ödplätze schaust, erkennst Du den leckeren, saftigen Portulak, Hedderich, Melde - vor allem aber die Wegmalve. Letztere ist allerdings schrecklich verstaubt wegen des oft so starken Seewinds. Die sprühe ich dann doch mal leicht mit Wasser ab - damit mir nicht zu viele meiner draufsitzenden kleinen Freunde verlorengehen.... [730]

Mauer-Doppelsame, ein Verwandter unseres Ackersenfs findest Du viel am Mittelmeer – damit bringst Du feine Würze in Deine UrKostgerichte. Einfach 'ne Handvoll untermischen. Zarter im Geschmack ist Rosmarin, der in großen Büschen dort heimisch ist. Klemm Dir den Mittelmeer-Pflanzenführer unter den Arm und bestimme mal beim Spazierengehen, was Du so siehst.

Urgesund durch UrKost! So lautet die Devise.

Übrigens, wenn Du ein bißchen mehr in die Natur rauszwitscherst, kannst Du eher als sonst mal Stacheln, Dornen oder Splitter in die Finger oder Füße bekommen. Stecken sie tiefer drin, dann ist das Herauspuhlen oft schmerzhaft und wegen des austretenden Blutes schlecht zu bewerkstelligen. Wobei dann meist der Splitter auch noch tiefer ins Fleisch eingedrückt wird. Läßt Du Dir aber von einem Helfer die Stelle seitlich fest zusammenkneifen, so wird sie blutleer und schmerzlos, und der Splitter läßt sich leicht entfernen. Bei tiefsitzenden Splittern brauchst Du 'ne besondere Technik.[9865]

»Kann ich nicht wenigstens anstelle des Unkrautes das besser schmeckende Gemüse essen? Wenn ich es im eigenen Garten biologisch ziehe?«

Auch dann kannst Du auf Urpflanzen nicht verzichten, besonders nicht als Kranker. Aber Deine Tomaten, Möhren und Kohlrabi, Deinen Rettich und Krauskohl im Winter kannst Du Dir deshalb unbesorgt munden lassen. Aber stets solltest Du Dir möglichst Urpflanzen untermischen. Allein wegen des Chlorophylls brauchst Du das dunkle Grün!

Und da Du eine Urzeitpflanze überall und zu jeder Zeit findest, bist Du stets dazu in der Lage, den Kultursalaten wenigstens einen Teil von diesen Wildgewächsen zuzugeben. Durch diese Mischung fällt Dir auch das Essen einer Wildpflanze leicht, die besonders hart und spröde ist. Ahnst Du, was für eine Wildpflanze ich im Auge habe? Nein? Ich sag's Dir: Es ist das Gras.[7009] [731]

»Gras? Gras?« fragst Du. »Das ist aber wirklich nur was für die Rindviecher auf der Weide, die einen Zweitmagen für dessen Verdauung ihr eigen nennen!«

Vorurteile, lauter Vorurteile. Mir bekommt's ausgezeichnet. Und eine Bekannte aus der Stadt, die im Winter mit der UrMedizin anfing und keine Unkräuter mehr fand, ist danach richtig aufgelebt. Sie pflückte es am Rande der zu Schrebergärten führenden Wege, wo nicht so viel Autoverkehr herrschte.

Ich weiß nicht, was hinter Deiner Stirn vorgeht, und wie oft Du schon »der spinnt« gedacht hast. Bevor Du mir später heimlich Abbitte leisten mußt, rate ich Dir: Probier es doch erst einmal aus, ehe Du vorschnell urteilst.

»Wie bist Du nur auf diese verrückte Idee gekommen, Gras als eßbar für uns Menschen anzusehen?« fragst Du, völlig perplex.

731 **Ich sah in einem Film über ein Hungergebiet in Äthiopien, wie Mütter ihren bis auf die Knochen abgemagerten Kindern Zeitungspapier kleinschnitten und als Suppe auf dem offenen Feuer im Kochtopf zubereiteten, während ein paar Schritte weiter von ihnen das Gras wuchs... Da zündete es in mir!**

Wenn Gras eßbar wäre,[9956/9] müßten die Menschen in der dritten Welt nicht mehr Hungers sterben, dachte ich. Ich griff also zu. Und tatsächlich: Gras war zu essen und zu schlucken! Es dauerte nur etwas länger, bis es im Mund saftig wurde. Mein Gott, sagte ich mir, es ist doch nicht möglich, daß Du der erste Zivilisierte auf der Welt bist, der auf die Idee kommt, das überall in Hülle und Fülle wachsende Gras zur menschlichen Ernährung vorzuschlagen! Auf, also mal wieder in die Universitätsbücherei und nachgeforscht. Es dauerte lange, aber ich wurde fündig. Eine Studie der englischen Universität Oxford berichtete über Forschungen im ersten Weltkrieg, das Eiweiß von Gras als Nahrungsersatz zu verwenden. Alles wurde damals damit versucht: Gras wurde getrocknet, mit allen möglichen Verfahren behandelt - aber es blieb vergeblich. Nur auf eine Idee kamen die Forscher nicht, auf die einfachste: es mal in ihren Mund zu stecken. Und dann den hungernden Soldaten in den Schützengräben zu empfehlen: Eßt ruhig Gras, wenn die Gulaschkanone ausbleibt, dann habt ihr Vitamine und Eiweiß - und werdet satt! Dann ließ ich das Gras von einem Universitätslabor analysieren, weil auch darüber nichts in der Literatur zu finden war. Wenn Du die Tabellen unter Kapitel 9.81 und 9.84 vergleichst, dann erkennst Du, daß dessen Vitamine und Mineralien sogar vielfach über denen der Gemüse liegen.

Was gut und erforderlich ist für Deine Gesundheit, das ist es auch für die Erde.

»Aber Gras! Wenn ich einem Menschen erzählte, daß ich Gras esse - also, die halten mich dann wirklich für völlig übergeschnappt! Dann ißt Du ja tatsächlich wie die Hasen! «[9956/9]

Richtig: Und genau so gesund bin ich auch. Und für was Dich andere halten, das ist doch wurscht. Klar: Niemand beißt gerne ins Gras, aber wenn es Dir Deine Leiden nimmt, und das tut es, führst Du diesen Spruch ganz schnell ad absurdum. Da lachst Du Dir heimlich ins Fäustchen, wenn die Dich für übergeschnappt gehaltenen Habenden sich längst das Gras von unten ansehen müssen - während Du es Dir winters über immer noch von oben pflücken kannst. Wie ich im letzten Januar: Draußen liegt Schnee. Meine Frau ist gerade dabei, über den Obstsalat Gras und Gänseblümchenrosetten von unserer Wiese zu schneiden, als plötzlich ihre Tante Adele in der Tür steht. Mit erstaunten Augen betrachtet sie das Tun meiner Frau, sich dann selbst die Erklärung gebend: »Oh - ich wußte ja noch gar nicht, daß Du Dir auch ein Schwein hältst, für das Du Futter zu machen hast! Zeigst Du es mir mal?« Die Augen von Tante Adele hättest Du sehen müssen, als meine Frau auf mich wies: »Da steht das Schwein, für das ich das Futter mache!«
Ich kann verstehen, wenn Du vom Gras nicht viel hältst. Doch denke mal an den mächtigen Büffel und die Muskelspiele des Pferdes, wo sich Kraft mit Schönheit paaren - und das alles nur durch Gras. Dreimal darfst Du raten, warum da wohl die Vorschläge der Ernährungswissenschaftler ausbleiben, für das Säugetier Pferd eine »ausgewogene, abwechslungsreiche« Ernährung dem Bauern vorzuschlagen?

<u>Im Winter ißt Du vom Gras mehr von den unteren, weichen Stielen, oder Du schneidest Dir das obere Grün ganz klein. Ab Februar findest Du bereits ganz junges, weiches Gras, das sich gut kauen läßt. Sobald Du ein kleines Büschel zuerst nur ganz leicht zubeißend angekaut hast und es sich zu einem kleinen Klumpen im Mund zusammenballt, kaust Du kräftiger zu, bis es richtig saftig</u>

geworden ist. Dann kannst Du es problemlos und angenehm schlucken, weil es dann sogar ganz köstlich schmeckt. Die alte Urprogrammierung auf Wildgrün steigt dann nämlich langsam wieder in Dir hoch... Übrigens: Im späten Winter knospen oft schon manche Bäume, wie z.B. Ulme, Buche, Birke und Linde. Auch diese Knospen schmecken süß und angenehm.

»Ich hörte, daß es auch giftige Gräser gibt. Selbst die Kühe essen längst nicht alles auf einer Weide!«

Unsinn - es gibt keine giftigen Gräser, vielleicht halbgiftige Kräuter, die Dich aber durch ihren abstoßenden, gallig-bitteren Geschmack oder ihr Brennen vom Essen abhalten, wie ich schon andeutete. Ich will Dir gar nicht zumuten, eine Mahlzeit nur mit Gras zu bestreiten. Der Trick beim Genuß ist, es fein zu zerhacken, dann bemerkst Du es im Endivien-, Pflück-, Feld-, oder Portulaksalat, besser noch im Obstsalat oder unter Avokadocreme gemischt, nicht einmal. Ißt Du als Wohlstandsbürger Gras, dann zeigst Du den hungernden Völkern überdies, das es für sie einen Ausweg gibt. Du siehst, was Du mit der UrMethodik Gutes zu tun vermagst.[9807] Gras zu essen, wenn es sonst nichts gibt, das ist für Menschen gar nicht so abwegig, wenn sie in Not sind. Im jugoslawischen Bürgerkrieg griffen hungernde Bosnier auch dazu - soweit sie mit ihren Händen hinter die Absperrzäune ihres Gefangenenlagers greifen konnten... Doch klar:
Natürlicher ist es – denk an die Affenmenschen! – viele verschiedenartige Kräuter zu essen.

»Wenn Du sonst so auf die Natur achtest, dann meine ich eher, weil im Winter bei uns kein Grün mehr wächst, hat der Körper auch keines nötig«, meinst Du.

Du hast vergessen, daß wir Menschen aus den Tropen kommen und erst verhältnismäßig kurze [732] Zeit die kalten Zonen bevölkern. Und daß wir unberechtigt und gegen den Willen der Natur in Erdzonen eingedrungen sind, die nicht das ganze Jahr über Nahrung aus der Natur für uns bereitstellen. Wir können uns nur deshalb dort halten, weil wir uns Vorräte anlegen, uns bekleiden und unsere Häuser beheizen. Was - weil gegen den Willen der Natur - die Erdvernichtung beschleunigt. Unsere Herkunft aber liegt tief im Süden. Und da benötigt man keine Kleidung und keine Heizstoffe. Und Grün wächst da in Hülle und Fülle - solange der Mensch die Wälder dort nicht vernichtet, weil er Kriegsschiffe oder Pyramiden für Götter baut, oder um damit seine Nahrung durch Kochen und Braten kaputtzumachen.

»Und wenn ich so geschlaucht bin, daß ich nach der Arbeit wirklich nicht mehr Piep sagen und mir weit draußen Wildgrün suchen kann?«, meinst Du.

> Auch eine Reise von tausend Meilen fängt mit dem ersten Schritt an.
> (Chinesisches Sprichwort)

Larifari! Man entspannt sich nirgendwo besser als im Grünen. Dann fährst Du eben nach Büroschluß ein paar Stationen weiter mit dem Bus oder der Straßenbahn zum nächsten Park oder See, in den Englischen Garten oder in einen anderen Stadtgarten. Oder in einen Zoo. Dort findest Du viele Plätze mit Wildpflanzen. Genau so, wie an den inneren Mauern von Botanischen Gärten. Oder in einen der Grüngürtel, nimmst Deine mitgenommenen Avocados oder Bananen heraus und ißt sie gemeinsam mit den dort gesammelten frischen Blättern. Scheue Dich auch nicht, auf Friedhöfen nach Wildpflänzlein und Grün an ungepflegten Stellen zu suchen - was soll's!

»In Parks ist alles so steril und totgespritzt - von Wildkräutern nicht die Spur!« widersprichst Du.

Gespritzt wird meist nur unter Büschen, damit dort keine Wildkräuter aufkommen und alles »schön [733] ordentlich« aussieht. Die Wiesen aber werden nur gemäht. Und so kannst Du Dir dort immer die Rosetten der Gänseblümchen ausstechen. Klar, das fällt nicht so einfach, wie in der nächsten Apotheke Giftmedikamente zu kaufen. Aber *Du* willst ja auch gesund werden, nicht wahr? Und nicht kränker, wie es mit der Chemie garantiert auf Dich zukommen wird. Ich habe auch von Blättern gesprochen. Und die findest Du an Bäumen und Sträuchern. Die sind sogar als UrKost erster Klasse anzusehen. Und vergiß nicht: Gras findest Du ja wohl immer! Wenn Du die Halme mit einem Messer in ein kleines Schüsselchen kleinschneidest, kannst Du Deine Banane darin wie ein Würstchen in Senf einstippen...

Achte bei Salaten und Gemüse darauf, daß alles aus dem biologisch-dynamischen Landbau stammt. Der biologische Landbau düngt die Pflanzen mit natürlichem Dünger (was aber kaum kontrollierbar ist), der biologisch-dynamische Landbau aktiviert die Erde mehr, handelt somit urzeitnäher. Ungesund im nicht biologischen Kulturgemüse (besonders stark in Rote Bete, Sellerie und Salaten) wirkt sich vor allem der hohe Phosphorgehalt aus. Wisse: Die Blätter von Blumenkohl, Rote Bete Kohlrabi und Möhre enthalten mehr Lebensstoffe und Vitamine als die Knollen.

> Wer einen Garten hat, kann versuchen, Wildpflanzen anzupflanzen. (Viel halte ich nicht davon...) Deck ihn aber im Winter mit einer Strohmatte ab, dann bekommst Du aber laufend Deine frische UrMedizin. Übrigens: Feldsalat ist der einzige Salat, der nicht gezüchtet ist und so auch in der Natur wächst – daher ist er besonders wirkstoffreich!

734 Der Begriff »biologisch« ist leider noch nicht geschützt. Hier tummeln sich also auch Bauernfänger! In Supermärkten dürftest Du kaum unschädliche Produkte finden. Die besten Chancen, an unschädliche, natürliche Nahrung zu kommen, hast Du im Naturladen und beim Naturwarenversandhandel. (→Rz.980/2+3) Da bekommst Du Tamarinden, Durian (stinkt höllisch, schmeckt himmlisch, macht sinnlich!), Jackfruit, Rambutan, Mangos, Papayas, Leechies, Mangustans, Guaven und viele andere herrliche exotische Früchte.
Doch auch hier sind Weintrauben mit dem ebenfalls als ungefährlich eingestuften Kupfersulfat haltbar gemacht. Eine Behandlung dieser Art ist manchmal noch an den blauen Farbrückständen auf den Beeren erkennbar. Um der Mittelmeerfruchtfliege den Garaus zu machen, werden Weintrauben zum Teil auch mit Methylbromid begast, das alles andere als harmlos ist. Verantwortungsbewußte Versender führen sie deshalb erst gar nicht im Programm.
Nicht ganz so Schädliches erhältst Du auch bei einem Bio-Bauern (Adressen →Rz.980), von dem Du weißt, daß er ohne Chemie arbeitet. Schau aber vorsichtshalber mal in dessen Ställe, ob nicht dort Kunstdünger, Giftspritzzeug und große Büchsen mit Schädlingsbekämpfungsmitteln herumlagern. Sieh Dir auch die Felder an, ob zwischen dem Mais und anderen Pflanzen noch etwas Unkraut wächst, oder ob er alles kaputtgespritzt hat. Und geh ruhig mal außerhalb der Verkaufszeiten dahin, ob da Leute das Unkraut von Hand jäten oder es mit Gift totspritzen.
Auch auf dem Markt findest Du manchmal noch Obstbauern, die kleines, verschrumpeltes Obst anbieten anstelle der gelackten Giftfrüchte. Da greif zu! Dort schmecken die Cox-Orange noch knackig-fruchtig!
Dann ist es Dir möglich, in den Feinkostgeschäften oder großen Kaufhäusern Südfrüchte und frische (gekühlte) Datteln zu erhalten, die meist nicht gespritzt sind. Vergiß nicht die kleinen asiatischen Läden in den Großstädten, die noch viele unbehandelte tropische Früchte anbieten.

735 Wer einen eigenen Garten besitzt ist natürlich besser dran:
Benutze darin nur natürliche Mittel zur Schneckenbekämpfung: Um die Beete streue (auf die Wegplatten) eine Lage Sand, in einer Breite von ca. 40 cm. Das hält sie Dir von den jungen Kohlrabi- und Salatpflänzchen am naturschonendsten fern. Wenn Du Holz verbrennst, verwahre die Asche, mische sie mit Kalk und streue sie zwischen die Pflanzenreihen.

Für den Winter kannst Du Dir auch Winterportulak von einem Samenhändler besorgen lassen. Den kannst Du noch im November/Dezember aussäen und empfängst dann acht Wochen später das erste Grün. Viermal wächst es noch nach! Als Städter magst Du es auch in einer stillen Ecke des Friedhofs oder eines Parks anpflanzen - keiner wird es Dir wegnehmen! Ich sammele immer zur Reifezeit den Löwenzahn-Samen und säe ihn an stille Plätze und Wegränder aus, an denen ich vorbeilaufe - so finde ich stets genug frischen im nächsten Jahr. Doch emporwachsen tut er nur dort, wo die Natur ihm die rechten Bedingungen dafür gibt.

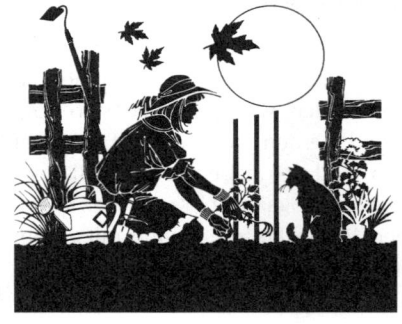

Hilf stets mit, der von den Menschen so geschändeten Erde mehr Natur zurückzugeben. Begrüne Gartenlaube und Haus, gib der Erde Abfälle, Rasenschnitt (zum Mulchen) und Laub zurück.

Wer nun mitten im Kern einer Großstadt wohnt und wirklich keine Pflänzlein Unkraut auftreiben kann - ganz nehme ich das keinem ab! -, der mag sich auf dem Balkon oder Fensterbrett wenigstens giftfreies Grün selbst ziehen. Kresse keimt schon nach 14 Tagen aus, wenn Du den Samen (vorher drei Stunden einweichen!) nicht zu tief in naturbelassene, gute und lockere Muttererde pflanzt. Sorge für eine Temperatur, die nicht unter und nicht über 25° liegt und daß die Pflanzen in nicht zu feuchter und nicht zu trockener Erde wachsen. Im Winter kannst Du fehlende Sonne durch eine Infrarotlampe ersetzen. Du kannst auch Wildpflanzensamen kaufen! Beim Sauerampfer mußt Du aber, sobald er durchbricht, den Blütenstengel abzwicken, sonst wachsen zu wenig Blätter nach. Wenn dir das zuviel Arbeit macht:

Vielen Stadtbewohnern ist es auch möglich (auf Hinterhöfen oder Flachdächern), Beete in Kübeln, Blumenkästen oder Kisten anzulegen, um dort urzeitnahe Garten- oder Kapuzinerkresse anzupflanzen, von denen man im Sommer die Samen sammeln kann. Denk daran:

Sonnenbestrahltes, chlorophyllhaltiges Grün muß täglich in Deinen Körper hinein! Wir Menschen kommen aus dem Baum. Und da Blätter und Früchte in ganz frühen Tagen des Menschwerdens die Hauptnahrungsquelle der Vormenschen darstellten, darum sind Blätter aus den Bäumen möglicherweise noch wertvoller, noch stärker gesundmachend und -erhaltend für Dich! Von Linde und Ulme schmecken sie sogar besonders gut!

„Ich will ehrlich sein", sagt mir die Seminarteilnehmerin Anke, "ich bereite hin und wieder ein UrKostgericht zu. Das garantiert mir stets ein höchst genußvolles, feudales Essen!"
»So feudal ist UrKost aber eigentlich nicht«, antworte ich.
„O doch!" sagt sie", wenn ich die dann meinem Mann vorsetze, sagt der immer: „Was? UrKost? Komm wir gehen ins 5-Sterne-Restaurant."

Mit dem Verzehr von Bananen solltest Du Dich, wenn biologisch angebaute Früchte nicht zu bekommen sind, etwas zurückhalten. In den Bananenplantagen wird sogar vom Flugzeug aus gespritzt und stark chemisch gedüngt. Die grün geernteten Früchte werden an den Schnittstellen mit Thiabendazol, die Kisten mit Fungiziden besprüht und bei uns mit Ethylen begast. (Natürlich gereifte Bananen erkennst Du an den schwarzen Samen in der Frucht.)

Naturläden und Asien-Shops führen aber viele biologisch angebaute Bananensorten. Je mehr wir sie kaufen, desto mehr unterstützen wir den biologischen Anbau und desto preiswerter sind sie später einmal zu haben. Wenn Du's Dir erlauben kannst, sieh hier nicht auf eine Mark.

Trotzdem wirst Du nicht so verrückt sein und die Bananen mit der Schale essen, wie es ein 120%iger Anhänger von mir macht! Ganz einfach deshalb nicht, weil selbst die Affen sie schälen!

Um die vorbeugende Behandlung von Zitrusfrüchten gegen Blau- und Grünschimmel mit Diphenyl, Orthophenylphenol und Thiabendazol weißt Du. Diese auf der Schale der Frucht aufgebrachten Konservierungsmittel gehen nachweislich auch ins Innere der Frucht über. Zum Import genügt es, so behandelte Früchte mit der entsprechenden E-Nummer zu kennzeichnen. Der früher übliche Zusatz »Schale nicht zum Verzehr geeignet« ist nicht mehr erforderlich. *Wisse: Der Vermerk »unbehandelt« bezieht sich lediglich auf den Zeitraum nach der Ernte.* Nur Früchte aus kontrolliert-biologischem Anbau garantieren Dir, daß auch während der Reifezeit am Baum keine Chemikalien verwendet wurden.

Bei Zitrusfrüchten wird, wie bei Bananen, zur Nachreifung der grün gepflückten Früchte eine Begasung mit Ethylen vorgenommen. Ethylen gilt bislang als ein unschädliches Gas. Solange bis ein noch nicht bestochener Professor nach Jahren erkennt, wie schädlich sich für Dich und Deine Kinder dieses Gas erwies. Deshalb: greife nur zu naturgereiftem Obst → 980/(2).

Willst Du Minderwertiges oder das Beste?
Die Wirk- und Gesundstoffe der Klassischen Naturheilkunde aus der Natur blieben seit Menschengedenken stets gleich. Sie waren und sind nicht verbesserungsfähig noch verbesserungsbedürftig, weil sie vollkommen sind. Im Gegensatz zu den künstlichen der Schulmedizin.

Die Rückstände im Boden aus früheren Düngungen und die Belastungen mit Fremdstoffen aus der Luft mußt Du auch bei biologisch arbeitenden Landwirten in Kauf nehmen. So ist beispielsweise der Leinsamen cadmiumverseucht, das Getreide mit Nitrat und die Weizenkleie arg mit Blei belastet.[6113] Auch die Nahrungsmittel aus der dritten Welt enthalten viele Pestizide, die bei uns längst verboten sind. So gelangt das Gift doch wieder an die zurück, die es nach dort verkauft haben. Und wie hat man die armen Bauern in Afrika dazu gebracht, statt wie bisher mit Kompost nun mit Chemie zu düngen und den Verbrechergiftwerken die Pestizide, Herbizide, Fungizide, Vermizide und das schreckliche Lindan abzukaufen? Gerissener geht's nicht mehr: Man macht große Werbung mit »Dawa ya mboga«. Und diese Worte heißen: »Medizin für Gemüse.« Zu ihrem gerechten Pech und als Vergeltung für die Vergiftung des Bodens schädigen sich die Landwirte selbst am stärksten mit den Giften, die sie auf ihre Felder spritzen, denn sie atmen davon ja eine Menge ein. Und die Gifte bringen ihnen Krankheit und frühen Tod. Daß Du pestizidfreie und kontrollierte Bio-Nahrung erhältst, dafür können nur die folgenden landwirtschaftlichen Verbände garantieren, deren Produkte Du am besten aus dem Naturladen (nicht Reformhaus) holst.

738

Deutschland:	ANOG, Bioland, Biokreis Oberbayern, Demeter, Naturland
Frankreich:	N & P (Nature et Progres)
Spanien:	VIDASANA
Italien:	SUOLO ESALUTE
England:	ORGANIC FARMERS & GROWERS
Holland:	EKO, CBB
USA:	MDI, FVO, IFOAM

»Deine armen Kinder dürfen wohl nicht mal ein Eis essen«, meinst Du.
Wie Du siehst, dürfen sie. Und sie schlecken genau so gerne daran (Schneeball auf einen Zweig gesteckt), wie die Sahneeis-Lutscher. Ohne sich damit ihre schönen Zähnchen in häßliche Ruinen zu verwandeln. Du siehst: so geht's auch!

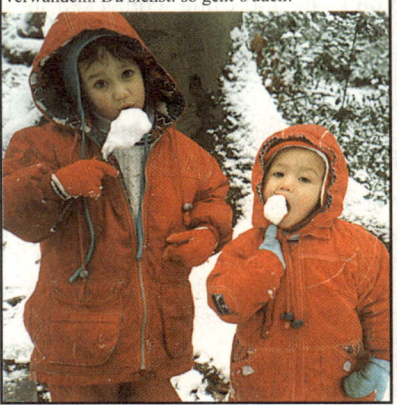

5.92 Der einfachste und schnellste Weg, sich Rauchen und Süffeln abzugewöhnen

Über den illegalen, harten Drogenmißbrauch wird völlig verkannt, daß die legalen Drogen ein viel größeres Problem darstellen: Es gibt allein bei uns
- 2 Millionen Chemiedreck-Süchtige [5000ff]
- 3 Millionen Gluck-Gluck-aus-Flaschen-Süchtige
- 25 Millionen Weiße-Sargnägel-Süchtige [5330]

Aber gerade das wird heruntergespielt, obschon sich dahinter viel mehr und schlimmeres Leid verbirgt. »Und warum?«
Du kannst es Dir selber beantworten: Daran wird zuviel verdient. Die Medikamenten-, Zigaretten- und Alkoholindustrie wird von einer einflußreichen Lobby vertreten, die sich um die von ihr verursachten Schäden einen Dreck schert. Und der Staat arbeitet ihr noch zu ...[3009]

739 »Also, das hab' ich im stillen geahnt, daß der Kelch dieses Kapitels nicht an mir vorübergehen wird! Was soll das schon - abends mal ein Gläschen Wein oder ein Bier, das kann doch wirklich nicht die Welt sein!«
Ist es auch nicht - wenn Du wieder ganz gesund bist. Doch bevor Du das bist, darf nichts die Wirkung der UrMedizin beeinträchtigen. Besonders keine Gifte dieser Art.
»Nun ja, das Rauchen muß ich wohl aufgeben. Inzwischen weiß ja jeder, was das für einen Selbstmord auf Raten bedeutet.«[5300, 9902]
Da bin ich froh, daß Du das von Dir aus schon einsiehst. Besonders für Dich als Frau ist Rauchen das Schlimmste, was Du Dir antun kannst. Und als Mann darfst Du allein schon deshalb nicht mehr rauchen, weil Du dadurch ein doppelt hohes Risiko eingehst, Prostatakrebs zu bekommen. Da 60% aller Männer über 50 darunter leiden, mußt Du als Raucher ziemlich sicher damit rechnen! Und da das Nikotin auch Deine Bandscheiben kaputt macht, solltest Du schnellstens damit Schluß machen, wenn Du bereits jetzt schon unter Rückenschmerzen leidest. Doch Dir muß jetzt nicht das Herz in die Hose fallen, weil Du Dich so manch vergeblicher Versuche erinnerst, das Rauchen aufzugeben. Mark Twain soll einmal gesagt haben, mit dem Rauchen aufzuhören sei überhaupt kein Problem und überhaupt keine Kunst. Er hätte es bereits zwanzigmal gemacht.

Unter Einnahme der UrMedizin ist das Aufgeben aller Süchte jedenfalls nur noch ein Klacks - Du wirst sehen! Also nur frischen Mut. Das ist unterstützend zu tun:

Den Rauchern empfehle ich: Schließt Euch einer Nichtrauchergruppe an.

> **Mein Raucher-Rat:**
> **Die meisten früheren Raucher sind gewohnt, was im Mund zu haben. Sie greifen dann zu Süßigkeiten und nehmen zu. <u>Kleine, saure Apfelstückchen möglichst langsam aussaugen! (Wer süß bevorzugt, nimmt Maulbeeren)</u> Dies hat zudem den Vorteil, daß es zu keinen lästigen Gewichtszunahmen, wie beim Bonbonlutschen kommt.**

Den Alkoholikern: Geht regelmäßig zu den Veranstaltungen der Anonymen Alkoholiker. Und für beide: Schließt hohe Wetten darauf ab mit Freunden, Bekannten, Kegel- und Gesangsbrüdern, daß dies die letzte Zigarette bzw. das letzte alkoholische Getränk war, das angefaßt wurde. Und so schaffst Du es bestimmt:

Nimm Urlaub und steige in einer einsamen Pension oder an einem einsamen Platz weitab von Geschäften oder Restaurants ab. Oder schlage Dir dort ein Zelt auf. Gib nur Naturlebensmittel ins Gepäck. (Früchte, Wurzeln in Erde, Mandeln, Nüsse, Feigen und Datteln. Grün pflückst Du Dir ja stets frisch!) Beschäftige Dich den ganzen Tag mit Schwimmen oder anderem Sport oder wandere in Naturschutzgebiete oder abgelegene Gegenden. Dabei faste möglichst mindestens 14 Tage.

Wisse als Noch-nicht-Raucher: **Abhängigkeit beginnt oft schon nach den ersten vier Zigaretten.** (Beim Alkohol nach 2 Jahren.) Ob »Aktive« oder »Kastrierte«, ob Krümelknaster oder Feinschnitt, ob Supermilde oder Leichte mit Klimazone, die glühende Zigarette ist ein kleines Chemiewerk, in dem bis zu 6.000 hochgiftige Stoffe vielfach wirksame und schädlichste Verbindungen eingehen. Karzinogene, Nitrosamine, DDT, Arsen, Cadmium, Benzpyren, Kohlenmonoxid, Formaldehyd, Blausäure und so fort. Allein bei uns sterben jährlich etwa 140.000 Menschen vorzeitig, weil sie Raucher waren oder den Rauch unfreiwillig mitrauchten. 25.000 sterben an Lungenkrebs weil sie rauchten, 40.000 an Herz- und Kreislaufleiden, 20.000 Menschen wird jährlich ein Bein abgesägt, weil sie rauchen.

Halte Dich anschließend konsequent stets von Trinkern und Rauchern fern. Denn die »lieben Freunde« wollen Dich auch deshalb wieder zum Rauchen verführen, weil sie sich damit besser von ihren inneren Schuldgefühlen befreien können. Was willst Du noch mit denen zu schaffen haben, die sich und andere Menschen (oft genug auch die eigenen Kinder, ja selbst ihre angeblich so geliebten Hunde!) so verantwortungslos schädigen.

Ich war früher ebenfalls ein starker Raucher. 14 Tage Streß und inneres Gejaule bei der Abstinenz – aber dann ist es doch vorbei und geschafft für immer!

Nach dem Verzicht auf die Zigarette dringt auf Dich ein unstillbarer Hunger nach Süßigkeiten ein. Auch für diese süße Sucht gilt: Sie ist nicht nur eine orale Ersatzbefriedigung, sie hat auch eine körperliche Ursache. Nikotin senkt den Insulinspiegel im Blut. Wird diese künstliche Absenkung aufgehoben, kann Dir nichts mehr süß genug sein. Befriedige diese Sucht aber nur mit natürlicher Süße: mit Feigen, Datteln, Maulbeeren oder Rosinen!

Nicht zu glauben, aber am Sich-selbst-was-Vormachen und an eleganten Ausreden für ihren Wahnsinn halten selbst Raucher fest, die genau wissen, was sie damit sich selbst und ihrer Familie antun:

Da beteiligt sich auf einem Wildpflanzen-Seminar mit mir auch ein sich alle paar Minuten räuspernder und hustender Mitfünfziger an der Diskussion. Da mich das allmählich zu nerven beginnt, vergesse ich alle Höflichkeit: »Ihr Husten klingt mir aber ganz verdächtig. Rauchen Sie etwa?« will ich wissen. Die Antwort kommt wie aus der Pistole: »Ja - aber nur rein pflanzlich...«

Du mußt nicht fürchten zuzunehmen, nachdem Du mit dem Rauchen Schluß gemacht hast, wenn Du danach täglich läufst, UrTraining vollziehst und UrKost ißt.

»Menschenskind, wenn Du wüßtest, wie oft ich's schon versucht habe, davon loszukommen!«

Glaub mir, ich weiß, wie schwer Du es hast, ich hab' früher auch wie ein Schlot gequalmt. Versuch's ruhig noch einmal. Ich habe es damals mit dem Aufhören nicht so leicht gehabt wie Du heute.

Ich wußte nichts von der tötlichen Gefahr der genußvollen Züge, und daß man die Zigaretten kaum noch vermißt, wenn man die ersten drei Tage des Erdfastens hinter sich hat. Und wenn Du anschließend keine warme Suchtkost mehr zu Dir nimmst, ist der Glimmstengel auch nicht mehr so genußreich. Am besten schmeckt er Dir doch immer nach einem schönen Essen. Mit 'ner Tasse Kaffee dabei, nicht wahr...?

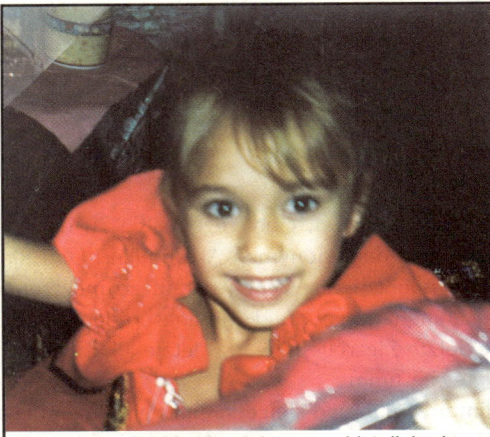

"Also, wenn Du bis hier gekommen bist, liebe Lesetante, lieber Leseonkel, freu' ich mich riesig für Dich. Dann weiß ich, daß Papi und ich Dir Spaß machen."

Wisse als Alkoholiker: Die einzige Voraussetzung dafür, daß man Dich bei den Anonymen Alkoholikern (AA) aufnimmt, ist Dein Wunsch, mit dem Trinken aufzuhören und zuzugeben, daß Du Alkoholiker bist. Die Anonymen Alkoholiker erheben keine Beiträge, beschäftigen keine Ärzte und Therapeuten, aber sie sind stets füreinander da. Die anderen dort kennen Deine Not. Du wirst angenommen und erlebst nicht, daß man Dich erniedrigt, wie etwa in der Familie oder am Arbeitsplatz. Und Du kannst Dich auch mal fallenlassen, ohne daß Du dafür Strafe fürchten mußt. Zudem erfährst Du, daß man auch anders und ohne Alkohol leben kann.

Übrigens, wenn Du noch als Raucher zu den Arztläufern zählst, verschaff Dir die nötige Motivation zum Aufgeben Deines täglichen, langsamen Selbstmordes dadurch,[5323ff] daß Du den Medizinmann einmal bittest, durch sein Stethoskop Dein eigenes und dann das Atmen eines Nichtrauchers abhören zu dürfen.

Ein guter Arzt fertigt sich überdies - besonders wenn es sich um einen Sauberkeitsfanatiker handelt, durch Zusammenschließen zweier Stethoskope, die in einem gemeinsamen Schallkopf münden, ein Doppel-Stethoskop an, um seine Patienten ihre eigenen bronchitischen, asthmoiden Atemgeräuche mithören zu lassen. Das führt meist zu einem heilsamen Schock. Für Kinder ist es direkt faszinierend, sich selbst abhören zu können, sie halten still und schreien nicht bei einer Behandlung. Denke daran, falls Du doch noch mal mit ihnen zum Doktor gehst.

> **Am Einkaufswagen erkannt, nicht am Gesicht...**
> Beim Meindl auf der Maria-Theresien-Straße in Wien versorgen wir uns tüchtig mit Obst für ein paar Tage Aufenthalt. Plötzlich tippt mir ein junger Mann auf die Schulter: "Franz Konz, net wahr! Als ich Ihren Einkaufswagen hoch voll mit Obst sah, dachte ich: Soviel Früchte ißt doch kein normaler Mensch! Das kann nur der Konz sein."

Mit der nachfolgenden Darstellung bekomme ich vielleicht mit dem einen oder anderen zartbesaiteten Leser so meine Schwierigkeiten.

Wenn Du also zu denen gehörst, die sich ihre Illusion mit dem blauen Dunst erhalten wollen, so überschlage einfach unbesehen die nächste Seite. Vielleicht besitzt Du aber auch als Raucher eine gute Portion schwarzen Humors und sagst Dir dazu: »Es gibt nichts Schlechtes, das nicht auch sein Gutes hat: Wenn's bei mir mal soweit ist, kann ich in einem Bein schon mal keine Krampfadern mehr kriegen:«

Ein Raucher-Leser schrieb mir ganz erbost: »Auch wenn das mal böse Folgen für mich haben sollte, weil ich weiter rauche, so ist das immerhin meine Entscheidung, den Genuß zu wählen.«

<u>Dieser Selbstmörder vergißt dabei eins: Nachdem ihn die Sucht einmal in den Klauen hatte, konnte er gar nicht mehr frei entscheiden! Er gehorchte nur noch der Gier in ihm.</u>

"Ich rauche gern ...

Es ist ja auch zu schön, sich blauen Dunst vorzumachen, noch hab' ich ja gesunde Lungenteile:

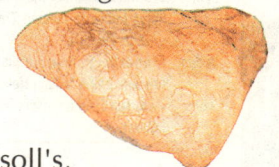

Was soll's,
wenn sie bald wie alle Raucher-
lungen aussieht - ich seh' sie ja
nicht:

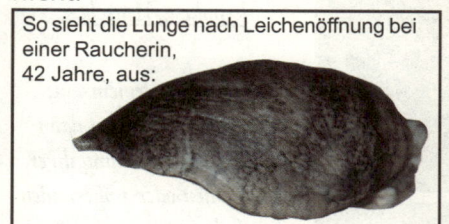

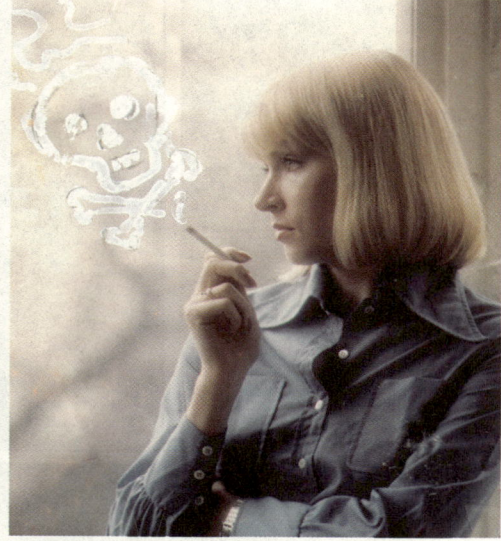

So sieht die Lunge nach Leichenöffnung bei einer Raucherin, 42 Jahre, aus:

Allerdings:

"Ich habe weniger gern ..."

wenn eines Tages mein Bein im Abfallraum eines Hospitals zu den durchschnittlich jährlich 30.000 anderen abgesäbelten Frauen- und Männerbeinen bei uns geworfen wird:

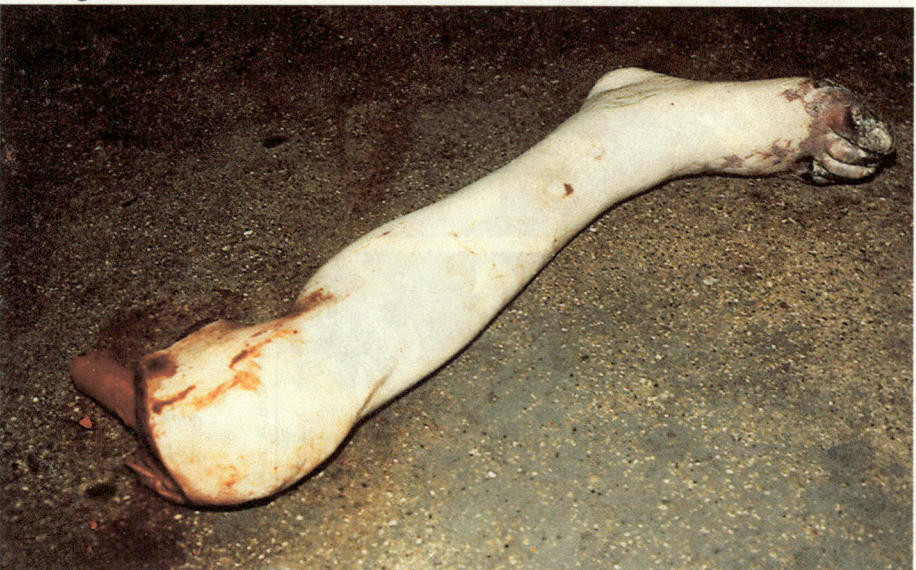

DER SPIEGEL 25/1988: Immer mehr Frauen leiden unter Raucherbeinen
DER SPIEGEL 34/1994: Die Frauen haben mit den Männern gleichgezogen
DER SPIEGEL 52/1998: Die Zahl der Beinamputationen bei Raucherinnen übersteigt die der Raucher
Deutsches Ärzteblatt Nr. 7/2000: Nikotinbedingte Herzinfarkte bei Frauen nähern sich der Männerrate

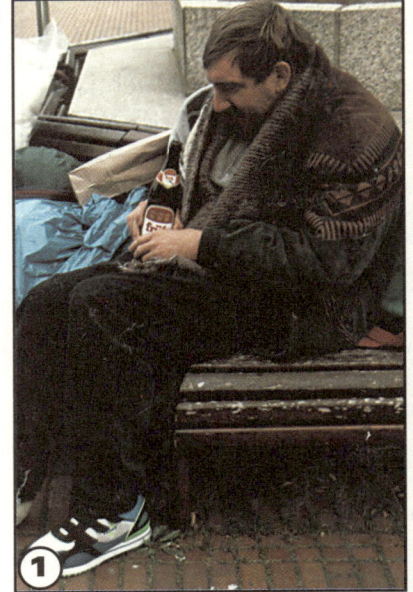

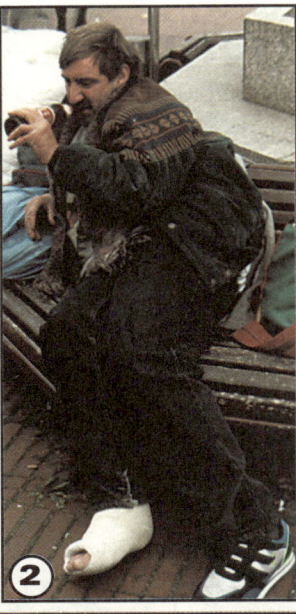

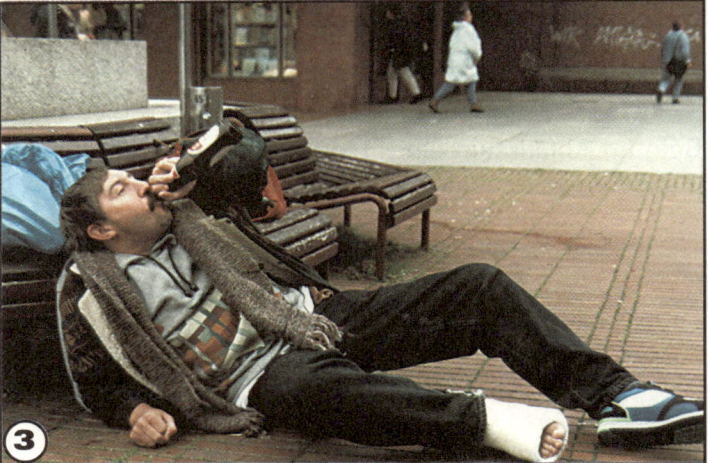

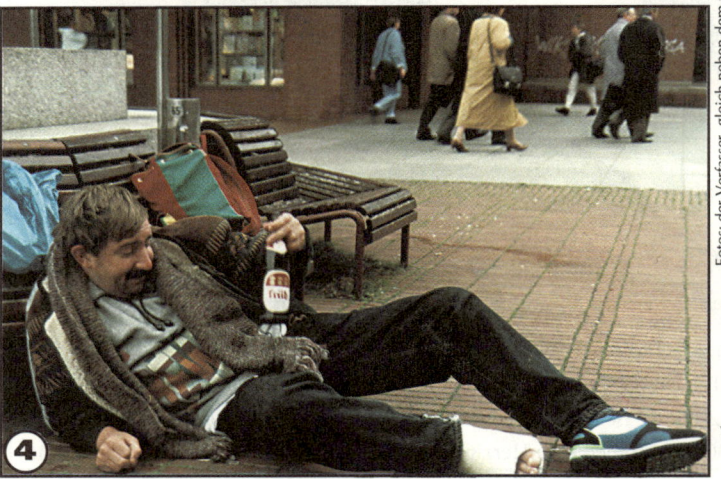

Jede	**Sekunde** verhungert ein Mensch.
Jede	**Minute** zerstören wir 30 Hektar Regenwald.
Jede	**Stunde** stirbt eine Tierart aus.
Jeden	**Tag** sterben 100 Pflanzenarten aus.
Jede	**Woche** blasen wir mehr als eine halbe Milliarde Tonnen Treibhausgase in die Luft.
Jeden	**Monat** vergrößern wir die Wüsten um eine halbe Million Hektar.
Jedes	**Jahr** wird die Ozonschicht um 2% dünner.

Aus dem Erfahrungsschatz des Verfassers:

Alkoholiker und *kranke Menschen,*

●

haben eins gemeinsam:
Sie sind meist erst dann
zu einer *Änderung* ihrer
schlimmen oder ungesunden
Lebensweisen bereit,
wenn sie immer tiefer
und

●

●

immer tiefer
absinken,
immer abgestumpfter
werden

●

●

und schliesslich
ganz tief unten

● ● ●

in der *Gosse*
oder in nicht mehr
aushaltbarem *Leid*
gelandet sind.

Aber dann ist es für viele leider zu spät für einen Neuanfang: Das nicht wiederholbare Leben ist für immer verpfuscht. Willst Du das auch für Dich so haben? [1722]

Fotos: der Verfasser, gleich neben dem mahnenden Kölner Dom

5.93 Das wisse, wenn Du süchtig bist

> Warne Dein Kind vor dem Einnehmen von LSD: Es führt zu Wunsch- und Trugbildern, Halluzinationen und Täuschungen. Wenn Dir so was gefällt: Brauchst nur zum Arzt zu gehen. 740

Es dauert lange, bis Du die Sucht in den Griff bekommst - aber: Weil die UrTherapie den Körper entgiftet, hilft sie Dir gerade dann so gut wenn Du Alkoholiker, Drogensüchtiger oder Medikamentenabhängiger bist![9830] Unter der Voraussetzung: Du mußt nur im Kopf ernstlich wollen, Dich von Deiner Sucht freizumachen. Und Du mußt Deine Sucht vor Dir und vor anderen stets eingestehen und dann die Selbstbehandlung konsequent bis ins kleinste durchsetzen. Und warum ist die UrTherapie dann so erfolgreich?

- Die UrzeitTherapie stellt keine Dich schindende Entziehungskur, sondern einen Übergang zu einem neuen, befreiten und schöneren Leben für Dich dar.
- Bei der Therapie bleiben die Entzugsqualen auf ein Mindestmaß beschränkt. Warum?
- **Durch den ersten Teil der Selbstbehandlung - das Fasten - wird das in Deinem Körper befindliche Gift größtenteils abgebaut und ausgeschieden. Dadurch wird ein Wiederaufkommen der Sucht stark eingedämmt.**
- Durch die sofort aufgenommene UrBewegung werden die in Blut und Gewebe befindlichen Fremdstoffe schnell und wirksam ausgeschwemmt, wird Dein Lebens- und Leistungswille gesteigert.
- Die Sucht nach Süß ist leicht zu befriedigen mit natürlich-süßen Nahrungsmitteln: Weinbeeren, Rosinen, Feigen, Maulbeeren, Datteln. Die Sucht nach Salz ist zu brechen durch Essen von Wurzeln: Möhren, Sellerie, Topinambur. Und dann mit Tomaten. Vor allem aber mit bitterem Wildgrün.
- Durch das fünfmalige Einnehmen der UrMedizin am Tag werden alle Organe abwehrstark, weniger aufnahmebereit für Giftstoffe und so gesund, daß ein Rückfall nicht mehr beglückend empfunden und das Begehren nach »dem Stoff« mehr und mehr ausgelöscht wird. Da die UrMedizin kein Salz zuführt oder duldet, wird aus rein körperlichen Gründen Dein Verlangen nach Getränken und Drogen weniger stark und übermächtig in Dir aufsteigen. Dein Körper ist nicht mehr so *suchtwillig* wie vorher. Wenn Du zusätzlich fünfmal täglich einen Teelöffel Erde zu Dir nimmst, entgiftest Du Dich noch stärker.
- **Vor allem als Biertrinker wirst Du überrascht sein: Du hast keinen Bock mehr darauf! Warum? Bier schmeckt nur, wenn Du Durst hast. Durst haben heißt: Salz im Körper haben. Hast Du aber unter Urkost nicht. Folge: Auf Dein »gut gewässertes Innenleben« noch Bier darauf zu kippen - nee, das schmeckt Dir nicht...** (siehe als Nachweis dazu LV.5333)
- Dehne Deinen täglichen Naturlauf auf mindestens eine Stunde aus und schließe Dich zusätzlich einem Sportklub an und der Selbsthilfegruppe 'Narcotics Anonymous Service Komiteé, Postfach 1272, 6073 Egelsbach. Dadurch stärkst Du Dein Selbstwertgefühl außerordentlich und drängst die Wünsche nach Drogen zurück. Nimm eventuell zusätzlich lindernde Akupunktur wegen des Entzugsschmerzes zu Hilfe. [9811]
- Durch Dein Hinwenden zur Natur und das Öffnen des Körpers und des Gemüts für alles Natürliche wird Dein Leben wieder sinnvoll und lebenswert. Alkohol und Drogen verlieren mehr und mehr die Macht über Dich! 740

Wie die Süchte entstehen, wo der Sitz des steten Verlangens ist, das ist noch völlig unerforscht und unklar. Ich könnte mir vorstellen: [3413]

Nach der Natur ist die Nahrung des Säuglings die Muttermilch. Nach der Natur sind Früchte und Grün die weitere Nahrung. Statt dessen kriegt der Säugling erhitzten Milch-Zucker-Grießbrei. Das bedeutet: vierfach falsche, abgetötete Ernährung. Der Säugling, seiner Natur folgend, spuckt das erst einmal aus. Sein Körper, sein Gehirn sind auf solche Nahrung nicht vorbereitet. Mit Gewalt wird es ihm mit dem Löffel immer wieder auf's Neue in den Mund geschoben. Die Süße des Zuckers aber verlockt ihn schließlich zum Runterschlucken. Was geschieht? Der Körper paßt sich bei vielen an. Er wird fürs erste fähig, solche Speisen zu verarbeiten. Wo nicht, erkrankt der Körper.

Ist er widerstandsfähiger, entwickelt er vielleicht sogar dafür veränderte oder neue, die fremde Nahrung zeitweise tolerierende Körperzellen. Oder im Gehirn bilden sich anders beeinflußte Botenstoffe, die das Verlangen nach der verfremdeten Nahrung aufrecht erhalten. Und nun suchen diese weiter nach den verfremdeten Geschmackserlebnissen Brei, Zucker und abgetöteter Nahrung, später dann auch nach tierischem Eiweiß. Noch später nach Alkohol und Nikotin, die beim ersten »Genuß« ja noch Abwehr in Dir auslösen, bis sich der Körper an diese Gifte gewöhnt hat. Das geschieht erstaunlicherweise sehr rasch. Schon nach drei Tagen wird das künstlich Neue als angenehm empfunden. Ist der Körper einmal überlistet, dann schreien die dieser Stoffe bedürftigen Zellen und Empfindungen nach mehr:

> Vermeide jedes Abhängigsein von der Masse. Von deren moralischen Ansichten, deren Glauben, deren Mode, von dem was "in" ist. Abhängigkeit bedeutet, seelisch leiden zu müssen, seine Intelligenz nicht mehr den Meinungen anderer entgegensetzen zu können.

Abhängige sind oft erst unter größtem, durch äußere Umstände erzeugten Druck (z.B. Arbeitsplatzverlust, finanzielle Notlage, Trennung von der Familie usw.) fähig, diese Hindernisse zu überwinden und ihre Situation einzugestehen. Erst wenn sie unter den Folgen ihrer Abhängigkeit mehr leiden als diese ihnen Lust oder Trost verschafft, finden sie den Willen, ihrer Sucht zu entsagen.

Gesundheitsgesetz:

Süchtig werden kannst Du nur nach naturfremden Stoffen. Nach rein natürlichen und natürlich verbliebenen Lebensstoffen entsteht niemals eine Sucht in Dir.

»Und stammen Opium oder Marihuana nicht auch aus der Natur?« gibst Du zu bedenken.

Sicher, aber sie befinden sich nicht mehr in einem natürlichen Zustand:
Du kannst noch soviel Mohnkapseln essen oder Hanfsamen in Dich hineinstopfen, ohne in Träumereien oder Wohlgefühle zu fallen. Letzterer ist übrigens ein leckerer Kartoffelchip- oder Salzerdnüsse-Ersatz. (→Rz980/11)

»Aber Fliegenpilze versetzen in einen Rauschzustand, wenn ich sie naturbelassen esse...«

Weißt Du, wie selten die im Herbst nach Regen zu finden sind! Das reicht jedenfalls nicht aus, um Dich süchtig danach zu machen. Und wenn, dann mußt Du immer ein Jahr darauf warten. Die Zeit reicht, Dich von jeder Sucht danach zu befreien!

Im vorjährigen Seminar hatte ich beiden noch gezeigt, wie fix ein UrKostgericht zubereitet werden kann. Bisher habe sie immer 30 bis 45 Minuten dafür brauchen müssen. Nach einem Jahr war der Ehemann Gilbert wieder dabei. Diesmal ohne Frau. Ich fragte ihn: "Na, wie sieht es denn jetzt mit der Zubereitungszeit aus? Wie lange braucht sie nun, Dir die UrKostgerichte zu machen?"

Gilbert: "O, ich brauche jetzt schon über ein Jahr lang nur rund 15 Minuten dazu..."

An solchen Bach- und Flußufern oder Auen findest Du die meiste UrMedizin. Nimm von allen Arten, die Du kennst. Scheue auch das Kletten-Labkraut nicht - die Affenmenschen essen es bevorzugt, obschon es kleine Widerhäkchen besitzt.

Wenn Du es zu einem Bündelchen zusammendrückst, läßt es sich, wie die Disteln, gut essen. Ihm wird nachgesagt, es könne Gallen- und Nierensteine auflösen. (WALKER, N.W., Darmgesundheit, S.149)

Du weißt: Der Verfasser hält nichts vom "wird nachgesagt". Das sind unbewiesene Heilversprechen, welche die Klassische Naturheilkunde als Ganzheitstherapie weiterhin den Scharlatanärzten der Schulmedizin überläßt.

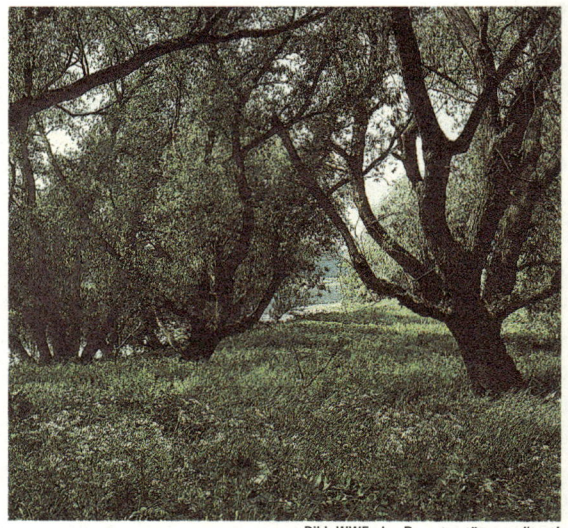

Bild: WWF, den Du unterstützen solltest!

5.94 So wirst Du aller Süchte schnellstens Herr

Daß Dir nach einer gutbürgerlichen Mahlzeit die Zigarette am besten schmeckt, das soll die Folge 741
Deines hohen Fremdcholesteringehaltes im Blut sein.[6308, 9733] (Sieh Dir ruhig mal unter →Rz.749 an,
was die Zivilisationskost an Cholesterin enthält.) Dann nämlich fordert der durch Zivilisationskost
aufgepeitschte Körper am stärksten nach Befriedigung seiner Süchte. [6207]
Cholesterin, Benzidinpyrensäure und der ebenfalls ansteigende Ammoniakspiegel im Blut reizen das zentrale Nervensystem so stark, daß der Drang zu dessen Beruhigung für den Süchtigen übermächtig wird.

> Wenn Du selbst zu den Süchtigen gehören solltest: Denk mal drüber nach, ob sie Dir wirklich das geben, was Du Dir von ihnen erhoffst...

Der wirklich günstigste, ja beste Zeitpunkt, Dich von Deinen Süchten zu befreien, beginnt daher ab dem Tag des Erdfastens mit der anschließenden völlig reizlosen UrKost.
Warum? Weil ein warmes Essen aus allen Teilen des Körpers - auch aus dem Gehirn! - vermehrt Blut entziehen muß. Die so entstandene Müdigkeit lähmt die Willenskraft, und das ausgerechnet zu dem Zeitpunkt, da sie dringend zum Widerstand gegen die Sucht benötigt wird.

Nach einer Fleischmahlzeit wirst Du besonders schlapp. Das im Fleisch enthaltene Eiweiß braucht 742
nämlich zur Verdauung sehr viel sauerstoffreiches Blut. Die Folge: Das Gehirn erhält nicht genügend davon, es kommt zu Müdigkeit und Konzentrationsstörungen. Viele Tiere werden nach einer Fleischmahlzeit so müde, daß sie sich wochenlang zum Schlafen zurückziehen, wie z. B. die Schlangen. Wenn auch nicht so lange Zeit, so brauchen auch Hunde, Katzen und Löwen viel Schlaf nach dem Essen. Doch die können unbesorgt ruhen, weil sie von niemandem etwas zu befürchten haben, während die Affen tagsüber hellwach bleiben müssen, da sie mehr gefährdet sind als Hegetiere.

Du siehst, wie die Schöpfung das alles feinstens einrichtet. Und Du als UrMethodiker tagsüber nicht müder, weil nicht widernatürlich ständig fleischessender Mensch, kannst Deine Zeit auf Erden mehr genießen und bewußter und wacher, aufgeschlossener und mit vollen Sinnen leben und erleben.

Rauchen steht in engem Zusammenhang mit Alkohol und Koffein. Auch die beiden letzten Gifte »fordern« direkt das Nikotin. Deshalb: [6321, 6307ff]

Stell am besten auch das Kaffeetrinken ein! Nach dem Fasten ist das ebenfalls am leichtesten. Da im Tee fast genau so viel Suchtstoff steckt wie im Kaffee, solltest Du auch darauf verzichten. Trotz der beim Absetzen entstehenden Entzugserscheinungen rate ich nicht zur Qualverlängerung des allmählichen Aufhörens. Kurz und schmerzhaft ist meine Devise. Die UrzeitTherapie ist nichts für Wehleidige. Tust Du es nicht, belasten Dich die Entzugserscheinungen dreimal mehr. Weil es das Koffein ist, welche letztere hauptsächlich mitverursacht. Klar: Bis Du die Sucht überwunden hast, solltest Du Dich von Bars, Wirtschaften, Gesellschaften und Parties fernhalten.

Ich hör' Dich schon protestieren:

»Was hab' ich denn noch vom Leben, wenn ich nicht mal mehr ein Täßchen Kaffee trinken darf?«, so sagst Du, »und außerdem komme ich früh morgens ohne den nicht in meine Socken.«

Dann ziehst Du halt mal strumpflos los. Aber: Es hat sich herausgestellt, daß Kaffee oder Tee auch zu Geschwulsten in der weiblichen Brust, zu Myomen und Gewächsen führt.[6308/9, 6320/1, 6235]

> **Euphoriedroge Ecstasy**
> Hochstimmung für Stunden ruft sie hervor. Ecstasy verhindert, 743
> daß ausgeschüttetes Serotonin nach getaner Arbeit wieder in die Nervenzellen zurücktransportiert wird und bewirkt auf diese Weise eine meist ekstatisch erlebte Serotoninschwemme im Gehirn. Aber dann: Es verkümmern serotoninhaltige Nervendungen mehr und mehr, und in manchen Hirnregionen herrscht ein zunehmender Mangel an dem gemütsregulierenden Botenstoff. Affektverflachung, Kontakt- und Denkstörungen, paranoide Psychosen, Depressionen, Panikattacken oder Depersonilation sind die Folge. (PSYCHOLOGIE HEUTE 4/1999)
> Wie bei allen Medikamentendrogen auch: Was ausgeschaltet werden soll, wird dann zukünftig doppelt stark erlitten.

Und als Mann denke weiter: Wenn Du auch keine weiblichen Brüste hast, aber weißt, daß Kaffee einen bösartigen Einfluß auf Drüsen besitzt, dann wirkt er sich eben bei Männern an anderen Stellen des Körpers schädlich aus, möglicherweise in Deiner Prostata. Wink nicht ab, nur weil das bisher noch nicht untersucht worden ist. Was man heute in der Medizin nicht weiß, ist so viel wie das, was man über die Sternenwelt nicht weiß, die mit unseren Fernrohren unerreichbar bleibt.[9714]

Was Du davon hast, wenn Du als letztes auch noch auf die schwarze Brühe verzichtest?
Deine absolute Freiheit! Wie herrlich, von nichts mehr abhängig zu sein! Und bedeutet es für Dich als Frau nicht auch eine große Erleichterung, in Zukunft nicht mehr ständig einen Redeschwall über andere ergießen zu müssen, so wie das früher nach dem Täßchen Kaffee immer war? Jetzt kannst Du Dich dafür ohne innere Aufgeregtheit mit einem guten Buch zurückziehen und in Ruhe lesen. So gewinnst Du doch hundertmal mehr für Dich. Du siehst: Meine Ratschläge nehmen Dir nur scheinbar was! Im Licht der Erkenntnis gesehen wirken sie sich alle zu Deinem Vorteil aus!

Merke: In Wirklichkeit bedeutet UrTherapie kein Verzicht, sondern hohen Gewinn für Dich!

»Aber nach einer Tasse Kaffee kann ich viel besser arbeiten!«

Pure Einbildung! Das nimmst Du nur wegen der zuerst dabei aufkommenden euphorischen Gefühle an. Doch das ist ja gerade das Kennzeichen der Drogen!. Nach kurzer Zeit setzt aber die Gegenwirkung ein und Du schlaffst doppelt so schnell wieder ab.[6308ff]

Hilfreich ist auch, daß Du Dich ständig an Deinen Vorsatz selbst erinnerst, Rauchen, Trinken und Kaffeesüffeln Valet zu sagen. Anstelle der Zigarettenpackungen gibst Du deshalb Kärtchen in Deine Taschen, auf die Du geschrieben hast: »Ich habe das Rauchen (das Trinken, das Fleischessen, die Einnahme von Medikamenten) für immer eingestellt - gleich, was kommt!« Mit diesen Worten beginnst Du auch den Tag und schläfst damit ein und wiederholst den gleichen Satz, sobald die Sucht in Dir hochsteigt oder sich Deine Fantasie mit Zigaretten, Drogen oder Suchtkost zu beschäftigen beginnt. Und dazu kommt es - wie beim Fasten - in den ersten drei Tagen nach Aufgabe von Genußgiften besonders stark. Am heftigsten überfällt es Dich am späten Nachmittag.

Sofortiges Laufen, Spaziergänge, Sport oder Bewegen hilft da am besten. Von mir aus steck Dir einen zuckerfreien Kaugummi in den Mund. Oder iß eine Frucht, ein paar Rosinen oder Datteln - das lenkt Dich ab. Oder geh ins Kino - nur nicht in eine Wirtschaft!

Such Deinen Mitstreiter auf oder geh mit ihm in die Natur. Sage Dir: Es ist nun mal hart, sehr hart, eine Sucht zu überwinden. Aber ich will mir jetzt endlich zeigen, wer Herr in meinem Leben ist - die Droge oder ich. Deshalb gebe ich auch nichts um die entziehungsbedingten Kreislaufbeschwerden, Kopfschmerzen, Schwindelanfälle, Herz- und Gliederschmerzen und die Schlaflosigkeit, die sich in den ersten Tagen zusätzlich einstellen werden.

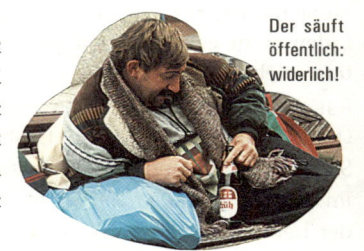

Der säuft öffentlich: widerlich!

Und ich höre endgültig damit auf, mir vorzumachen, daß mich Süchte glücklich und zufrieden machen. Oder daß ich ohne sie nichts mehr vom Leben haben würde.

Denn ich bin mir klar, daß alle Süchte, einschließlich Salz- und Zuckersucht, nur Krankheit und frühen Tod bedeuten. Ich werde nicht mehr länger vor Schwierigkeiten den Kopf in die Sucht stekken, sondern sie bewußt angehen. Ich will, und deshalb kann ich es auch! Du weißt auch: Trotz Deines äußerlichen Verklärtseins beim Befriedigen Deiner Süchte fühlst Du anders. Du fühlst süße Traurigkeit, Verzweiflung und Einsamkeit in Dir, weil Du Dich als Sklave von einer selbstzerstörerischen, Dir Dein Lebensglück raubenden Angewohnheit unterjocht siehst. Vielleicht will Dich ein guter Partner allein deshalb nicht, weil Du so ein abhängiger, willenloser Mensch bist. Denk an die vorgeschädigten Kinder, die Du zeugst, denk an den Krebs, der Dich eines Tages zerfressen kann.

747 Was ebenfalls einen starken Einfluß auf Deine Kraft besitzt, gegen die aufkommenden Entziehungserscheinungen anzugehen, ist das Vorhandensein von genügend Vitamin B_1 in Deinem Körper. So sagen es jedenfalls die Forscher der Mayo-Klinik. Die haben mal eine Versuchsgruppe auf B_1-arme Kost gesetzt, wobei sich ergab, daß fast alle neurotische Symptome bekamen. Sie wurden immer reizbarer, angriffslustiger und klagten über ein Gefühl, als würden Ameisen unter ihrer Haut laufen. Leistungsfähigkeit und Konzentration fielen radikal ab. Vor allem wurden sie hochgradig nervös, was so gut wie unfähig macht, gegen die Sucht anzugehen. Das Fehlen von Vitamin B_1 ist auch der Grund dafür, daß es viele aufgegeben haben, gegen ihre Süchte anzugehen.

Du säufst vielleicht vornehm zu Hause: vorbildhaft! Vor allem für Deine Kinder...

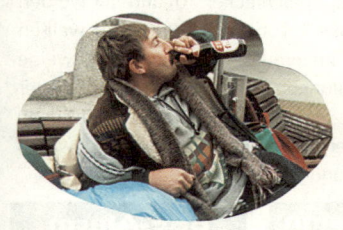

Nun mach nicht den Fehler und kauf Dir Vitamin-B-Tabletten: Wenn Du die eingenommen hast, reißt Dir die Haut ein und Du kriegst alle möglichen Beschwerden. Das ist künstlich hergestelltes Gift. Da in der UrNahrung schon allein der Vitamin-B_1-Vernichter Zukker fehlt und sich in keiner anderen Kost (auch nicht in der Sonnen-, Vital- oder Instinktokost) soviel Vitamin B_1 findet wie in der UrKost, wirst Du damit auch nach dem Fasten bestmöglichst beim Durchhalten unterstützt. Keine Suchtentzugsklinik kann Dir das bieten. Daher auch deren Mißerfolgsquoten mit mehr als 90% Rückfälligen. [745] Für viele Menschen bedeuten Alkohol und Drogen (das kann auch das Beim-Doktor-Sitzen, die Religion oder das Fernsehen sein) Ersatz für ein schönes Dasein. Abhängig werden meist diejenigen, welche glauben, bisher zu kurz gekommen zu sein. Es sind oft Lebensschwierigkeiten, welche bei ansonsten nicht haltlosen Menschen einer Sucht den Weg ebnen. Man kann auch sagen: Der Mensch hat keine Sucht - er hat Lebensprobleme.

Die UrzeitTherapie bedeutet eine Schulung zur Meisterung des Lebens und zum Erkennen des Sinnvollen darin. Deshalb vermag sie es, nicht nur den Kranken, sondern auch den Süchtigen so gut zu helfen. Weil sie den Willen stärkt. Weil sie sich nicht im Transzendentalen abspielt. Weil sie zur Erde, zur wunderbaren Natur zurückholt, die alles gutmacht. Weil sie es nicht bei der Theorie beläßt, sondern die Praxis dazu bis ins kleinste vermittelt. Aber:

Keiner verfällt einer Droge, den es nicht dazu hinzieht: Weil die meisten Süchtigen ihre Sucht wollen und auch weiterhin wollen - entgegen allen anderslautenden Beteuerungen. Die Bezeichnung »Krankheit« dafür ist völlig abwegig. Es führt dazu, daß sich die Süchtigen auch noch bedauern - um dann Zuwendung und Mitleiden von den Ärzten, vom Staat und ihren Angehörigen zu fordern. Während doch die letzteren sind, die man wegen dieser Schlaffis zu bedauern hat.

»Wenn man einmal einer Sucht verfallen war, kann man nie mehr davon loskommen«, sagst Du, »man bleibt ewig ein Süchtiger, so heißt es doch!«

<u>Das ist wahr. Weshalb man niemals mehr eine Zigarette oder etwas Alkoholhaltiges anfassen darf. Und wer klug ist, der hält das genauso mit der Suchtkost und läßt die Finger von den leichten Drogen Salz und Zucker! Dann hat er für immer seine Ruhe. Man muß seine Grenzen akzeptieren und sich nicht von Medizinern verrückt machen lassen, die da so Sprüche klopfen wie: »Jeder hat das Recht auf seinen Rausch«.</u>[5405]

Ich hab' da einen besseren Satz für Dich. Ein altes Kinderlied: ...und weiche keinen Fingerbreit - von Gottes (der Natur) Wegen ab.

»Warum sind eigentlich so viele Ärzte dafür, den Süchtigen Heroin frei zur Verfügung zu stellen, oder - wie es bereits teilweise gehandhabt wird - ihnen Ersatzdrogen zukommen zu lassen? Und damit immer mehr Süchtige zu schaffen?«

Menschenskind, das ist doch *das* Geschäft für die Drogendealer in Weiß: Da kann man doch bestens dran verdienen! Ob die Menschen darüber eingehen, das kümmert die doch nicht...

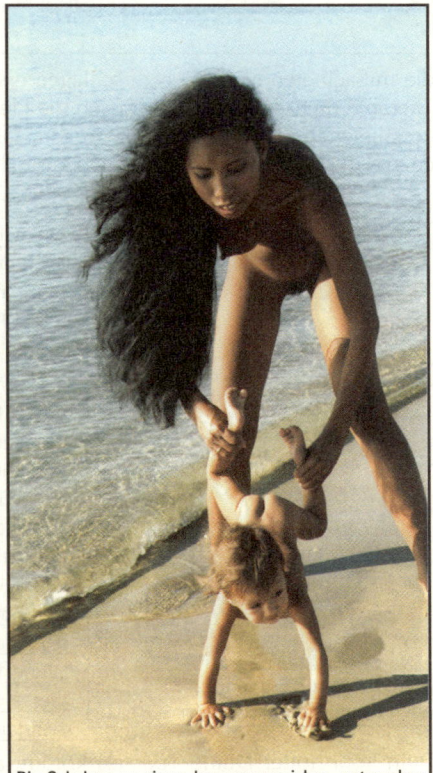

Die Schulung zu einem bewegungsreichen, naturnahen Leben sollte bereits in frühester Kindheit beginnen: Tägliches »Schubkarrefahren« erbringt meiner Myriam nicht nur Freude und Kraft, sondern auch schöne breite Schultern und eine Figur, auf die sie stolz sein kann.

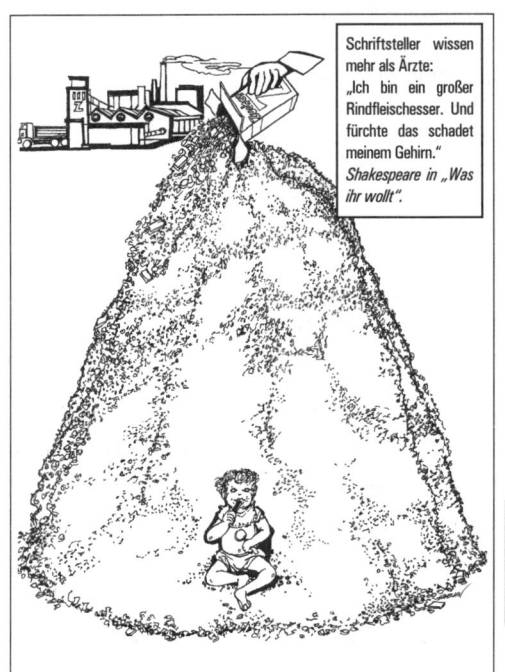

Soviel Zucker vertilgst Du im Lauf Deines Lebens - und da sollst Du nicht süchtig von werden?:

745

Schriftsteller wissen mehr als Ärzte: „Ich bin ein großer Rindfleischesser. Und fürchte das schadet meinem Gehirn." *Shakespeare in „Was ihr wollt".*

Wenn der kleine Lollipop-Schlecker 70 Jahre alt werden sollte, wird er mehr als 3 Tonnen(3200 kg) des weißen Giftes seinem Körper zugemutet und dazu 50 Schweine und 20 Rinder verschlungen haben - und mit Alzheimer Demenz, Jakob-Creutzfeld-Syndrom, Diabetes, Fettsucht, Rheuma, Krebs, oder irgendeiner anderen schweren Krankheit sich selbst und anderen zur Qual werden...

Rinderwahnsinn
Erneut hat es junge Menschen getroffen, die im Sterben liegen
(BILD 24.3.1996).

BSE-Alarm
Neue Fälle BSE-verseuchter Rinder. Diesmal in Frankreich
(BILD, 23.6.2000)

Bedarf es eines eindeutigeren Beweises der in diesen vorgetragenen Thesen über die UrKost, als das Geschehen um den Rinderwahnsinn? (→LV 9970 b)

Derzeit leben rund 800.000 Demente in Deutschland und wenn die Zahl der Greise weiter so drastisch steigt, werden es in 10, höchstens 15 Jahren schon doppelt so viele sein. Doch noch immer ist Alzheimer, die häufigste Form der Demenz, nicht heilbar. (DER SPIEGEL, 13/1996, 203)

Du als Leser dieses Buches weißt es: Die gequälte, nicht artgerecht gehaltene und gefütterte Kreatur, die mißachteten Naturgesetze schlagen erstmals deutlich zurück. Und dagegen kann auch keine Ur-Therapie mehr helfen. Nun müssen die Fleischesser das sich zugefressene Leid ertragen und mit vollgeschissenen Hosen, verglasten Augen, sabbernd und in geistiger Verwirrung dahinvegetieren. Und dazu den sie Pflegenden auch noch zusätzlichen Lebensverdruß mit täglichem Ekel aufbürden.

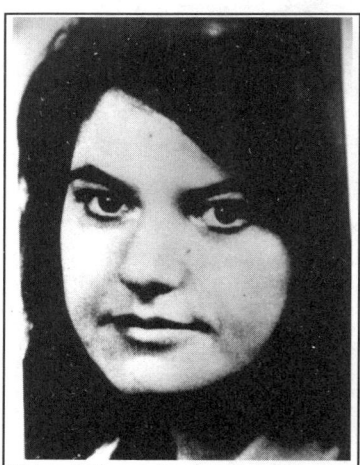

Petra Böhme, Studentin, 21 Jahre, noch drogenfrei Foto: Sattelmeyer/BILD

Du willst als junges Mädchen in fünf Jahren gleich um 30 Jahre älter werden und wie die letzte Pennerin ausschauen?

Okay, nur zu, laß Dich zu Drogen verführen. Das zweite Mal, und Du bist für immer verloren, wie diese an zig Krankheiten (angeblich AIDS) leidende, ständig kotzende und aus allen Öffnungen ihres Körpers stinkende Petra B. - die wie Du nur ein Leben hatte. Du Mutter, Du Vater hast es in der Hand, das zu verhüten: Wenn Du Dein Kind im Sinne dieses Buches natürlich aufziehst und ihm dafür Vorbild bist.

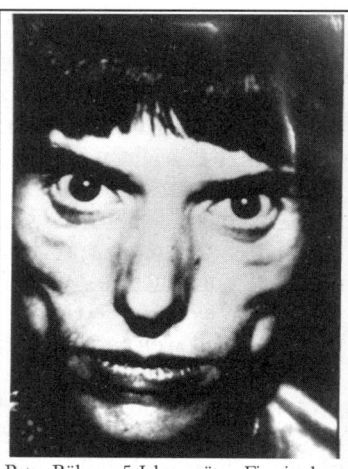

Petra Böhme, 5 Jahre später, Fixerin, kurz vor ihrem Tod im Bahnhofsklo Berlin

Dein Sohn (oder Deine Tochter) kommt auch mit tödlicher Sicherheit im doppelten Wortsinn zu den weißen Sargnägeln, wenn Du Dich abends zum »Streßabbauen« mit 'ner Flasche Bier und einer Packung Zigaretten vor dem Fernseher in den Sessel fallen läßt. Er kommt nicht dazu, wenn Du Deinen Streß abbaust, indem Du mit ihm auf einen Sportplatz gehst und ihn dort zu ein paar Wettkämpfen herausforderst. Oder mit ihm zu einem Urzeitlauf aufbrichst.

5.95 So erkennst Du, ob Dein Kind süchtig ist [9121]

- Seine Leistungen in der Schule sinken rapide, neue Freunde tauchen auf, seine Hobbys sind plötzlich uninteressant.
- Dein Kind wirkt teilnahmslos, zieht sich von Dir zurück.
- Es verkauft sein Radio, seine Uhr, sein Fahrrad, größere Beträge aus Deiner Geldbörse verschwinden. Höchste Gefahr: Dein Kind gibt das Geld wahrscheinlich für Drogen aus!
- Du hörst ganz neue Ausdrücke von Deinem Kind: feeling (Gefühl unter Drogen); stoned (voll mit Drogen) sein; shit (Haschisch); »äitsch« (Heroin).
- Dein Kind hat plötzlich keinen Appetit, stark riechenden Nachtschweiß, Gewichtsverlust, Magenkrämpfe, Gänsehaut, Gelbsucht, Blutspuren im Bett, Einstichstellen an den Unterarmen.
- Seine Pupillen sind vergrößert, scheinen riesengroß: Es nimmt Aufputschmittel. Augen gerötet: Haschisch!
- Bei winzigen Pupillen, verschleiertem Blick und einer auffällig breitgezogenen Iris: Heroin! Dein Kind ist in größter Gefahr.[9717]

Anzeichen von Haschisch-Konsum

Was hast Du zu tun in diesen Fällen? [9717]

❶ Das Kind sofort von der Schule nehmen.
❷ Sofort mit ihm in den tiefsten bayrischen Wald in ein einsames Haus in Urlaub fahren.
❸ Sich ihm dort mit viel Liebe zuwenden und mit ihm von den Suchtzentralen angefordertes Bildmaterial über sein kommendes Schicksal durcharbeiten.
❹ Mit strengster Konsequenz gemeinsam fasten und anschließend auf die UrTherapie übergehen.
❺ Danach: Deinem Kind ein glückliches Familienleben bieten.

> **Klär Deine Tochter auf:**
> Bereits *vor* der ersten Periode kann sie schwanger werden!

Frage Dich:
Darf Dein Kind alles? Läßt Du ihm alles durchgehen? Rechtfertigst Du sogar vor ihm oder im stillen sein Aufbegehren gegen eine vernünftige Erziehung?
Was sind das für Eltern, die einen Lehrer wegen Freiheitsberaubung vor Gericht bringen, weil der seine Schüler nach einer Tonklumpenschlacht eine Viertelstunde in der Klasse einschloß, um den von ihnen gemachten Saustall wieder in Ordnung bringen zu lassen?!
Wirst Du ständig schwach, wenn es angefangenes positives Tun (etwa Musikunterricht oder Sport) wieder aufgibt, weil es lieber trödelt oder vor dem Fernseher liegen will? Merke:

Anzeichen von Heroin-Konsum

- Haschisch - das sind braune, rötliche, schwarze Brocken,
- Marihuana sieht wie Tabak aus.
- LSD wird als Kapseln oder Tabletten verkauft. Es wird auf Löschpapier oder kleine Comic-Bildchen getropft oder

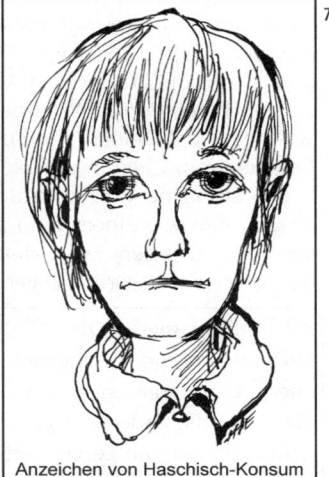

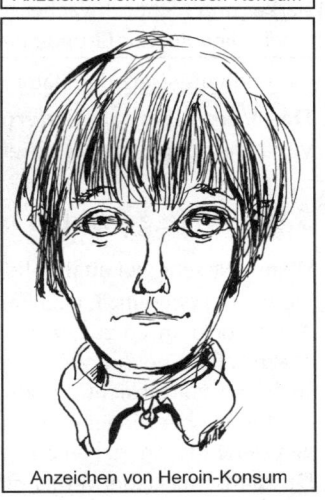

> Ecstasy bewirkt Hirnschwellungen, Halluzinationen, zeitweise Leistungssteigerung gefolgt von Depressionen, Schmerzen in Gliedmaßen, Kiefern, Lähmungen bis Schlaganfällen hin zu Koma, Gelbsucht, Leberschäden, Schüttellähmungen.

auf Zucker. Bunte Kapseln, kleine Briefchen aus Papier oder Alufolie mit synthetischen Drogen (»Designer-Drogen«) sind z.B. Amphetamine. Weißliche Klumpen »Crack«.
- Modedroge Ecstasy wird in verschieden bunten auch weißen Tablettenformen in Discos und bei Techno-Partys an den Mann gebracht.

Ein Kind, das die Suchtstoffe Salz, Zucker und Fleisch nicht kennt, gerät nie in Gefahr, härtere Drogen zu nehmen. Was denken sich Mütter, die ihre Kinder - und Omas, die ihre Enkel - mit Süßigkeiten füttern, wenn das im Zoo bei den Tieren strikt verboten ist?

Dein Kind wird nicht süchtig, weil Drogen existieren! Dein Kind entwickelt nur deshalb ein Suchtverhalten, wenn es Dich selbst süchtig sieht. Und so sein Suchtverhalten vor sich rechtfertigen kann. (»Der/die Alte will mir was sagen und hängt selbst am Sargnagel, an der Flasche oder seinen Medikamenten!«) Oder weil Dein Kind von Dir (oder Deinem Partner) gelernt hat, jede kleine Unpäßlichkeit mit aus weißem Giftpulver gepreßten Tabletten zu vertreiben. Weil es von Dir im Innersten bereit gemacht wurde, Langeweile und Frust mit irgendeinem »Stoff« wegzuspülen. Oder weil Du sogar Deinem Kind bei jedem Wehwehchen zum Doktor rennst und ihm »was« verschreiben oder ihm Chemiespritzen wie selbstverständlich verpassen läßt.

Wenn Du keine Verantwortung gegenüber Dir selbst besitzt - wie soll sie da Dein Kind erlangen! Es geht ihm wie einem Kind aus geschiedener Ehe, das später ebenfalls kaum Bedenken hat, sich scheiden zu lassen. Es ist einfach zu selbstverständlich. Genauso wie ein Kind, das von seinen Eltern geschlagen wurde, später ebenfalls meist auf seine Kinder eindrischt.

> **Alkoholiker, merke Dir:** [5400ff, 6911ff]
> Du mußt es zuerst aufgeben, anderen an Deinem Versagen Schuld zu geben: Dem Partner, den Eltern, dem Streß oder dem Beruf. Den ersten Schritt kannst Du nur gehen, wenn Du akzeptierst, daß nicht die anderen, sondern Du selbst Schuld an Deiner Sucht hast. Du mußt die Angst vor einem alkoholfreien Leben verlieren, mußt Dir bewußt machen, daß ein Leben ohne Alkohol Dich stärker und nicht schwächer macht, daß Du Dich besser und nicht schlechter fühlen wirst. Deshalb mach Dich auf zur Gruppe der Anonymen Alkoholiker - überall, in jeder Stadt findest Du sie.

Gesundheitsgesetz der Natur
Das Vergnügen an Gütern vergeht – das Vergnügen am eigenen gesunden Menschenverstand, gepaart mit einer frohen Seele, bleibt Dir für immer.

5.96 Wie gehst Du mit einem süchtigen Angehörigen am besten um?

747 Wenn Dir sehr viel an ihm liegt und wenn du den Kampf um ihn aufnehmen willst?
Du weißt ja bereits: Ein Abhängiger verdeckt seinen Zustand vor sich und anderen. Zum einen aus Angst vor dem Entzug, zum anderen, um seine Gefühle zu verdrängen, um seine Probleme wenigstens für eine Zeit zu vergessen und sich einen Rest an (Selbst-) Achtung zu erhalten. Jeden Versuch, ihn zur Einsicht zu bringen, oder ihm seine Abhängigkeit zu beweisen (z.B. indem Du ihm die Menge der eingenommenen Medikamente oder Suchtmittel vorhältst) erlebt er als Angriff gegen seine Person, gegen den er sich mit aller Kraft wehren muß. Laß dieses unsinnige Unterfangen, Du kannst nur dabei verlieren. Alkohol[6911f] ist z. B. die einzige Substanz, die glatt durch die Wände des Magens geht und direkt vom Blut aufgenommen wird und so direkt in die Gehirnregion gelangt. Du kannst also bei einem Trinker nie erwarten, daß er klar im Kopf ist. Wenn Du Dir diese Zusammenhänge vor Augen führst, kannst Du Dich dem Abhängigen gegenüber gefaßter verhalten. Kränkungen und Enttäuschungen erschüttern Dich weniger. Du kannst dann eher akzeptieren, daß Du im Kampf um das Suchtmittel immer wieder unterliegen mußt.[9899]
Sieh Deinen Angehörigen als eigenständige Person an. Übernimm nur die Verantwortung für Dein eigenes Leben und gib Deinem Partner oder Angehörigen die Verantwortung für sein Leben zurück. Sehe ihn nicht länger als Teil von Dir, für dessen Handlungen Du wie für eigene verantwortlich bist. Die Folge: Du läßt Deinen Angehörigen nun los, anstatt ihn wie bisher festzuhalten.
Höre konsequent damit auf, ihm zu helfen. Nimm ihm nicht länger Dinge ab, die er eigentlich selbst erledigen könnte. Und versuche nicht länger, seine Krankheit zu verdecken.[2306] Vergegenwärtigst Du Dir, wie oft Du schon entgegen Deinen Vorsätzen in Dein gewohntes Verhalten zurückgefallen bist, so wird Dir deutlich, wie schwer es ist, einem anderen und dazu noch einem Süchtigen zu helfen. Und wie sinnlos. Sinnloses wirst Du aber in Zukunft nicht mehr tun. Bleibe also konsequent.
<u>Was Du einmal angekündigt hast, das führst Du auch durch. Dinge, die Du nicht durchführen kannst oder willst, drohst Du auch nicht mehr an. So merkt Dein Angehöriger, daß das, was Du sagst, ernst zu nehmen ist.</u>

Er wird versuchen, Dich in Dein bisheriges Verhalten zurückzudrängen, indem er besondere Schwierigkeiten macht, Dich ängstigt, indem er mit Selbstmord oder Trennung droht. Möglich auch, daß er versucht, Dich mit Versprechungen umzustimmen.

Mit einem nun aufkommenden Kampf mußt du rechnen. Dieser ist nicht nur nutzlos, er würde Dir und dem Menschen, dem Du helfen möchtest, nur schaden. Er würde die Vertrauensbasis der Beziehung weiter unterminieren, was den Abhängigen, der mit seinen Schuld- und Schamgefühlen insgeheim mit dem Rücken zur Wand steht, dazu treiben würde, Rechtfertigungen für sein Verhalten in den Fehlern der anderen zu suchen nach dem Motto: Angriff ist die beste Verteidigung. Und: Deine Angriffe liefern ihm einen weiteren Grund, erneut beim Suchtmittel Trost zu suchen.

Solange der Abhängige mit seiner Verteidigung beschäftigt ist, wirst Du Dich mit Vorwürfen zur Zielscheibe seiner Aggressionen machen. Auf diese Weise braucht er nicht über sich selbst nachzudenken. Da Deine Gedanken ständig um das Verhalten Deines Angehörigen kreisen, bestimmen seine Höhen und Tiefen auch Dein Befinden. Sie schränken Dein eigenes Leben immer mehr ein. So wirst Du ebenfalls abhängig. Abhängig von der Sucht Deines Angehörigen oder Partners.
Du krankst nämlich bald ebenfalls an einer Sucht, nämlich an der Sucht des Unbedingt-helfen-Wollens. Und genau das ist es, was dann die Sucht des Erst-Süchtigen verlängert! Bei einem Erwachsenen ist da nach einem einzigen nicht eingehaltenen Versprechen eine sofortige Trennung das einzig richtige Tun. Wegen eines haltlosen Menschen solltest Du Dein Leben nicht wegwerfen.

Wahrhaftig: Ich möchte nicht mit Dir tauschen, wenn Du Dich nicht sofort trennst. Denn Deine Last wird Jahr für Jahr schwerer. Deine Chancen stehen 2 gegen 98, daß Du es mal schaffst. Wenn Du lernen willst, die zu hassen, die Du jetzt noch liebst, dann opfere Dich für sie auf.

Merke: Drogensüchtige sind Menschen ohne Verantwortungsgefühl sich und anderen gegenüber - die nichts anderes in ihrem Kopf haben als: »Hauptsache, ich fühl' mich gut.« [5011]

Richtig, das ist ein Penner. Und das bist Du nicht. Aber für Deinen Körper ist es gleich, ob Alkoholgift aus einer Flasche oder einem kristallenen Glas in ihn rinnt...

Nur zu, folge dem Ratschlag der Mediziner: Etwas Alkohol am Tag ist gut fürs Herz.

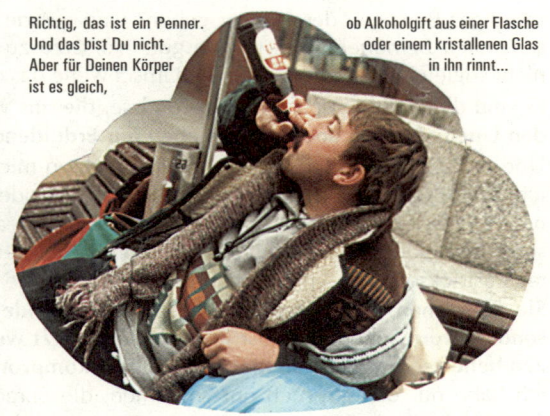

Alle Amphetamine oder Aufputschmittel, auch viele Schlankheitsmittel, enthalten Stoffe, die auf das Gehirn wirken und einen überdrehten Wachzustand erzeugen. Du glaubst, Bäume ausreißen zu können. Aber der Eindruck täuscht. Läßt die Wirkung nach, so fühlst Du Dich um so matter und energieloser. Greifst Du dann erneut zu dem Medikament, muß Du die Dosis erhöhen, da sich der Körper sehr schnell an das Mittel gewöhnt. Aufputschmittel erzeugen daher genau diejenigen schwermütigen Stimmungen und Gefühle der Abgespanntheit oder Erschöpfung, gegen die sie ursprünglich eingenommen wurden.

Unsere Jugend ist auf die Art der ihnen heute gebotenen Lebensführung nicht genetisch abgestimmt. Diese unnatürliche Welt des Scheins leert sie aus. Daher ihr ständiges Sich-künstlich-aufputschen-Wollen mit Musiklärm, mit Cola, mit Mc.Donalds Fast food, mit Krimis, mit Zerstörungswut...

»Hast Du eigentlich keine Erfahrung damit, wie ich meinen qualmenden Bruder am besten vom Rauchen loseisen kann? Raucherpflaster, Kaugummi, Akupunktur?«

Du bist doch der rauchende Schwächling, oder? Doch keine Sorge: Unter reiner UrKost vergeht Dir sogleich jede Lust auf diese Sargnägel!
Vom Kaugummi rate ich ab. Das macht einmal zu viel Appetit, zum anderen kommen zusätzlich noch tote Fremdstoffe in den Körper - selbst wenn Du zuckerfreien nimmst. Greif lieber jedesmal zu einem Apfel, wenn Du Lust auf 'ne Zigarette verspürst.

»Du gibst mir vielleicht verrückte Ratschläge! Wie soll ich täglich 40 Äpfel verputzen?!«

5.97 Wer behandelt Dich besser: der Mediziner oder Gott? (Lies das zweimal!)

747 »Ich möchte ja gerne, aber allzu viel Mühe darf ich mir deswegen nicht machen müssen. Ich habe schließlich noch was anderes zu tun als nur an meine Gesundheit zu denken«, so höre ich es ständig. Das laß Dir sagen: Für den, der unter einer schweren chronischen Krankheit leidet, sollte Tag und Nacht das Wiedergesundwerden die Gedanken beherrschen. Verpflanze den Gedanken so fest in Dein Herz, daß von dort die Erinnerung immer wieder aufsteigt: <u>Meine Gesundheit ist wiederherstellbar, wenn ich das Richtige tue!</u>

In den Tausenden von Briefen, die ich von kranken Menschen bisher erhielt, geht es zu 80% immer wieder um eins: Die Schreiber reklamieren ihr noch ermangelndes Gesundsein: *Trotzdem* sie sich doch so bemühen, *»den Ernährungsrichtlinien der UrMedizin im wesentlichen nachzukommen, soweit es in unseren Kräften steht, und es unsere Zeit zuläßt«.* Oder der Tenor lautet *»...Nun esse ich schon weitgehendst Rohkost und dennoch leide ich weiter an kalten Füßen, an Untergewicht, an Akne, an...«.* Da frage ich mich: Wie weit geht denn dieses *»weitgehendst«*? Bis zur nächsten Imbißbude? Oder doch meilenweit bis zum nächsten Zigarettenautomat? Und was heißt *»soweit es unsere Zeit zuläßt...?«* Warum läßt es denn deren die Zeit nicht zu? Bleibt man vielleicht nicht doch zu lange in einer Kneipe, einem Restaurant, bei guten Freunden oder vor der Glotze? Ich meine:

<u>Wer will, der schafft sich Zeit für das wichtigste in seinem Leben: das Gesundbleiben. Wer das nicht ernsthaft und ausdauernd will, der tut so, als sei anderer Zeitvertreib wichtiger für ihn.</u>

Und warum nie ein Wort über die Bewegung? Wenn schon für das Essen von Bio-Obst und ein paar Blättchen Wildgrün keine Zeit da ist, wie soll es da noch genug Zeit für ein mindestens zweistündiges Bewegen der Glieder geben? Und gerade das ist ja fast noch wichtiger als gesundes Essen. »Sich bemühen«, das ist wie gute Vorsätze zu Silvester fassen - es wird nichts draus, wenn nicht sogleich gehandelt und ohne Umschweife das richtig Erkannte in die Tat umgesetzt wird:

Es sind die Halbheiten und Kompromisse, die uns wieder zurückwerfen in die Masse der leidenden Unglücklichen und der das Leben nur Erduldenden. Das doch so herrlich sein kann!

Und: Weil die Schreiber sich nun persönlich an mich wenden, so erwarten sie von mir im stillen, ich hielte *eigens für sie* einen besonderen Trick oder ein spezielles Heilmittelchen bereit, was ihnen ersparen würde, den Anweisungen zur UrTherapie in diesem Buch nachzukommen. Vergessend, daß man vielleicht schon mal einen Partner, einen Kunden, die Steuer und vor allem Patienten austricksen kann - niemals aber die Natur im Menschen selbst.

Sie übersehen, daß die Klassische Naturheilkunde nicht von fehlerhaften Menschen gemacht, sondern vom Schöpfer selbst in die Welt gesetzt wurde. Und daß sein Werk von ehernen Gesetzen beherrscht wird. Von unumstößlichen, kompromißlosen Gesetzen.

Ich habe nur den Versuch unternommen, die Sprache der Schöpfung verstehen zu lernen. Und soweit mir dies gelungen ist, denen mitzuteilen, die aufgeschlossen dafür sind, sie zu hören und dazu willens, sie anzuhören. Wisse: Die gegennaturgesetzliche und nicht artgerechte Lebensweise beginnt sich bei dem einen früher, beim anderen später auszuwirken.

Die wahre Klassische Naturheilkunde ist eine Lehre aus einem Guß: Sie gibt weder ihre Gesundheitsgesetze zugunsten leichter Krankheiten auf, noch gibt sie zusätzliche Anweisungen zum Bekämpfen schwerer Leiden. Bei ihr gibt es keine Zugeständnisse! Und keine Halbheiten.

Denn es ist ja durchaus möglich, daß sich hinter einem leichten, bereits ein schwerwiegendes Leiden versteckt hält oder ankündigt. Sie handelt nicht kurzsichtig wie die schulmedizinische Heilkunde mit reiner Symptomunterdrückung, sondern weitsichtig und nur bezogen auf das immerwährende Wohlbefinden des sie Nutzenden. Sie hält für die auf sie Bauenden keine 120.000 verschiedenen Chemie- oder 60.000 verschiedenen homöopathischen Mittelchen parat. Sie besitzt nicht mal ein einziges »Heilmittel« in petto! Für's Asthma kein Kortisonspraydöschen, für Herzleiden kein Nitrit, für Depressionen kein Johanniskrautöl, für die Ängste keine Psychopharmaka.

<u>Doch den Unentschlossenen gibt sie aufmunternde Tritte in den Allerwertesten, Mutigen schnelle Heilerfolge, Armen kostenlose Heilung, Reichen und Königen die Erkenntnis, daß all ihr Geld und ihre Macht nebst den berühmtesten Professoren ihnen nicht helfen können, unter schulmedizinischer Chemiebehandlung gesund zu werden.</u>

> Nach sechs Monaten Therapie und zweimaliger Knochenübertragung in der Mayo-Klinik.
>
> **König Hussein**
>
> von den Ärzten aufgegeben.
> BUNTE, 4.2.1999

Den Schwachen, den Willenlosen, den Zögerlichen und den Schlaumeiern, die da glauben, mit Kompromissen und Raffinesse sich so halbwegs an den Naturgesetzen vorbeidrücken zu können und meinen, die Natur brate eigens für sie Extrawürste - denen bringt sie, was sie verdienen: immer mehr Schmerzen, immer mehr geistiges Beschränktsein, mehr und mehr Krankheitsleid und ein frühes Ab-in-die-Holzkiste. Das als Preis für ihr Medizinern-in-den-Hintern-Kriechen, ihren dicken Bierbauch, ihrer Tonne Speck auf den Hüften und ihr träges Dasitzen vor der stets uns mit der gleichen Kotze anspuckenden Fernseher.

Auf welchem Altar willst Du nun Dein Opfer darbringen? Auf dem der Heilmittelchen, Tröpfchen, Pillen, Diäten, Medikamenten, Kuren, Hochpotenzwässerlein, Ruten u.a. Mätzchen? Oder auf dem schweren, aber wahrhaft göttlichen Altar der Klassischen Naturheilkunde? Vor welcher Instanz willst Du Dein Knie beugen? Vor der von Menschen gemachten Schulmedizin und ihren Betrügern im weißen Kittel? Oder vor der für Dich und zu Deinem Wohl eingesetzten, ewig gültigen Instanz der göttlichen Schöpfung? Entscheide Dich! Entscheide Dich für die einzige Methodik, in der Dir eine nirgendwo sonst gebotene Ganzheitstherapie von Körper, Geist und Seele zuteil wird:

Unter der wahren Klassischen Naturheilkunde behandelt Dich Gott höchstselbst! Wer sonst wohl könnte Dich weiser und besser behandeln?

5.98 Es gibt zum Glück auch noch aufrichtige, aufgeschlossene und mit weitem Horizont versehene Ärzte:

Dr.med. Frank Müller / Arzt für Kinder- und Jugendpsychiatrie und -physiotherapie / Hohenstaufenring 4 (Barbarossaplatz) / 50674 Köln

Lieber Franz Konz,
als ich Anfang des Jahres von einer Indienreise zurückkam, hatte ich mir eine schwere akute Sarkoidose eingefangen, so daß mir hochdosiert CORTISON verordnet wurde, was meine Darmflora völlig ruinierte und mich an den Rand der Verzweiflung brachte. Ich weiß noch genau wie ich dann mit schmerzendem Bauch zufällig die Talkshow gesehen habe, in der Du Deine Erkenntnisse vorgestellt hast. Obwohl es mir am Anfang recht „spanisch" vorkam, so ergriff ich doch diesen „Strohhalm", las Dein Buch in drei Tagen, begann mit dem Heilfasten, setzte das CORTISON ab und sammelte eifrig Scharbockskraut und Löwenzahn. Innerhalb eines Monats waren alle Veränderungen im Röntgenbild verschwunden und meine Internistin zweifelte an ihren Lehrbüchern. Heute wende ich Deine Methoden bei Störungen im Kindesalter mit großem Erfolg an, was meine ärztlichen Kollegen leider mit großem Argwohn betrachten. Ich halte die Ohren steif, bei Dir habe ich da keinen Zweifel.
Mit Dankbarkeit *Frank Müller*

Annemarie Jacobs
Heilpraktikerin
van-Delden-Str.8
48529 Nordhorn

Hallo, Herr Konz, je gesünder ich die Leute mit Ihrer Medizin mache, je ärmer werde ich! Aber macht nix. Ich freue mich über jeden Erfolg! A. Jacobs

Obermedizinalrätin Dr.med. Gudrun Spitzner
Fachärztin für Neurologie und Psychiatrie

Egon-Erwin-Kisch-Weg 10
04299 Leipzig
Telefon: 0341-8782607

```
Lieber Franz,
nachdem ich nun endlich auch Dein Buch "So heilst Du Dich..."
gelesen habe, versuche ich, meinen Patienten Appetit zu machen.
Ich möchte also - anstelle eines Rezeptes - Dein Buch einigen meiner Patienten
in die Hand drücken. Interesse wird schon bekundet.
Jedoch habe ich bisher die Erfahrung gemacht, daß viele lieber
Bestrahlung und Chemotherapie usw. über sich ergehen lassen,
als ihre Ernährungs- und Lebensweise zu ändern.
Übrigens - ich habe mich zu Deinem Seminar im Haus Sanitas angemeldet
und freue mich darauf.
Eine Erfolgsmeldung kann ich aber machen: Meine Mutter, im Dezember 94 nach
Ernährungsfehler an Ikterus mit hochpathologischen Leberwerten erkrankt, ist
nach rigoroser Ernährungsumstellung nun nicht mehr gelb. Auch die Laborwerte
haben sich nahezu normalisiert.
Das war aber ein enormer Kraftakt. Ich wurde von allen Seiten wegen der
schlechten Behandlung attackiert.
Für mich selbst bedaure ich, Dein Buch nicht einige Jahre früher gelesen zu
haben. Ich hätte mich sicher nicht in das Abenteuer Niederlassung gestürzt.
Nun stecke ich tief in den Zwängen der Marktwirtschaft.
```

Dr.med. Petra Bracht
Ärztin für Naturheilverfahren

Am Hopfengarten 15
60489 Frankfurt

Lieber Herr Konz,
Sie gehen in Ihrem GROSSEN GESUNDHEITS-KONZ ja nicht gerade sanft mit uns Ärzten um. Ich mußte oft hart schlucken, aber ich habe mich zumeist nicht
davon angesprochen gefühlt, da ich schon lange zum Wohl meiner Patienten mit der Naturmedizin arbeite. Aufgrund des unglaublich hohen und wertvollen Informationsangebots in Ihrem Buch vermag ich sie nun doch um ein Vielfaches besser zu behandeln, und dafür möchte ich Ihnen ganz herzlich meinen Dank sagen.
Sie haben meinen Blick für rechtes ärztliches Handeln nochmals unendlich geweitet. Ihre Sie verehrende

Petra Bracht

Dr.med. Th. Schleinitz
Beethovenstraße 3
90592 Schwarzenbruck

Rp.

Erst durch die Besinnung auf die UrTherapie und Natur kann man seine (Ur-) Gesundheit wiederfinden.

Dr. med. Thomas Schleinitz

Dr.med. Horst Krüger
- Naturarzt -
alle Kassen
Sprechstunden nach
vorheriger Anmeldung

Rp.

1x täglich
Urbewegung
6x täglich
Urmedizin
ganztäglich
positiv
denken!

Dr. med. Horst Krüger

Gabriele Hornung
Ärztin

An Kenbrand-Str. 2
97464 Niedernwern/O

Rp.

Lieber Franz,
Du hast mein Leben verändert! Aber was ich für meine Patienten, für alle anderen Menschen aus Deinem Buch und Seminar nehme, ist noch viel kostbarer. Ich gehöre jetzt auch zu den Konzianern!

Gabriele Hornung

Prof. Dr. med. habil. Dr. Dr. K.J. Probst
praktischer Arzt
Mozartstr. 22   D-87724 Ottobeuren
Telefon 08332-93400

Rp.

Bei Ihrem schweren Leiden kann Ihnen nur eins helfen – deshalb verschreibe ich

zum intensiven Lesen
und Befolgen:
„Der Große Gesundheits-Konz"

K Probst

Dr. med. habil. Dr. Dr. K.J. Probst
praktischer Arzt

Gemeinschaftspraxis
Dr. med. Friedrich Schüssler
Allgemeinarzt - Homöopathie
Dr. med. Silke Hietkamp
Allgemeinärztin - Naturheilverfahren
Baumhofstr. 5 a · Tel. 0 93 91 / 66 81
97828 Marktheidenfeld

Lieber Franz Konz,

wir haben Dich im "Nachtcafe" im SWF durch Zufall gesehen und es sehr bedauert, daß Deine Redezeit viel zu kurz war. Den großen "Konz" haben wir gleich gekauft und die gesamten Ostern darin gelesen.
Nun zu uns: Wir sind Kassenärzte, d.h. auf Chipkarte erhält der Patient konkrete naturgemäße Hinweise zur Lebensführung und Ernährung sowie eine absolut "naturgemäße" Therapie. Auf unseren Vorträgen und Seminaren distanzieren wir uns klar von der syptomorientierten Schulmedizin und "von einer Vielzahl von Naturheilverfahren". Den größte Fehler im Leben eines Menschen bezeichnen wir den "Gang zum Kinderarzt" (weil dort Fehler gesetzt werden, die praktisch nicht wieder gutzumachen sind!). Daher ist es für uns als Ärzte äußerst wichtig, primärärztlich/kassenärztlich tätig zu sein, bei den Schwangeren zu beginnen, Tag und Nacht da zu sein, damit die Säuglinge in die "richtigen" Hände fallen. Auf diese Weise distanzieren wir uns auch von den sogenannten "Naturärzten", die ihre Anwesenheit auf vornehme Sprechzeiten in Privatpraxen reduzieren, die sich z.B. kinderreiche Familien gar nicht leisten können. Als "klarsichtige" Ärzte sind wir natürlich im Kollegenkreis unbeliebt, im Kreis der "Naturärzte" leider auch, da wir unabänderlich die dort
anzutreffende Apparatemedizin kritisieren. Als Außenseiter
hat man es ein bißchen schwerer, das wirst Du wissen.

Silke Hietkamp + F. Sch.

Ich danke all den vielen ehrlichen Ärzten für deren aufmunternde Schreiben an mich, von denen ich nur zwei weitere unter LV 0787 und LV 8339 wiedergeben kann: Sie beweisen, daß es viele edle Menschen unter ihnen gibt.

»Nach jeder Krankheit ändere Deine Ernährung!« *(Hippokrates)*

6. Kapitel

Einfach essen: wie in der Urzeit

6.1 Du folgst bei der UrTherapie nur den Gesetzen der Natur! 6900

> Die Klassische Naturheilkunde ist zwangsläufig der Wissenschaft überlegen. Denn sie gründet sich auf die ewig gültigen Gesetze der Natur. Die Wissenschaft gründet sich nur auf das begrenzte Wissen stets irrender Menschen.
> (Der Verfasser)

Treten wir doch einmal an den gedeckten Frühstückstisch einer Normalfamilie und sehen uns an, was da noch Urzeitliches auf dem Tisch steht.

Da sind erstens: Brot und Brötchen: nichts als lang gelagerter, längst entwerteter, ausgelaugter Getreidestaub von kunstgedüngten Böden, auch Mehl genannt, der mit Wasser zusammengepappt, mit Salz vermischt und mit chemischen Plusterstoffen hochgeputscht, in einer derartigen Hitze gebacken wird, daß auch das letzte bißchen Natur darin in die Binsen geht. 749

Und wenn der Bäcker dann ein paar Körner dazwischen streut oder der Fabrikant die Nudeln mittels altem, chemisch haltbar gemachtem Flüssigei etwas dunkler aussehen läßt, dann nennt das eine neue Ernährungsrichtung Vollwertkost. Und die, die es essen, sind stolz auf sich, weil sie glauben, jetzt gesünder zu leben. Ein neues Schlagwort - und schon nehmen es die Menschen auf. Nach dem uns bereits bekannten Motto: Wer glaubt, muß nicht selbst denken.

Da sind zweitens: Marmeladen und Gelees aus gefärbten Erdbeeren von Kunstdüngerkulturen, die mit zu 70% des gefährlichsten und schädlichsten Kunstproduktes der heutigen Zeit vermischt sind: dem Zucker! Ein Zivilisationserzeugnis, das man den Menschen noch immer unter der Bezeichnung Lebensmittel verkaufen darf. Das selbst die geringsten Spuren von Leben in Beeren oder Früchten so nachhaltig zu zerstören vermag, daß diese nicht einmal mehr verwesen können.

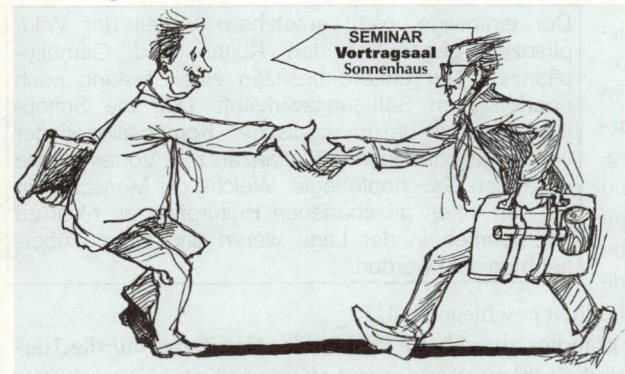

Da sind schließlich Butter und Margarine: von Menschen hergestellte Konzentrate, die zusammen mit dem weichen Mischmasch aus Brot und Zuckerpampe die Darmwände zukleistern.

<u>Gesundheitsgesetz</u>

Du folgst bei der UrMethodik den Gesetzen der Natur. Deshalb weißt Du, daß Du das Richtige tust. Vertraue auf sie - selbst wenn Dich all die lieben, es mit Dir ja ach so gutmeinenden Freunde wieder in ihre Niederungen zurückholen wollen.

»Tag, Herr Konz! Wie ich höre, sollen Sie für Ihre Hörer heute ja eine besonders wirksame Argumentation in petto haben...«

Bezüglich der Ernährung sagt der eine dies, der andere jenes. Du fragst: Wem soll ich glauben?

<u>Keinem! Keinem Menschen. Hast Du's wieder vergessen? Du kannst nur der Natur glauben. Sie allein sagt Dir die vollkommene Wahrheit, führt Dich zum richtigen Verhalten.</u>

Ich sag's Dir so lange, bis es fest in Dir verankert ist:
Die UrTherapie erkennt keine menschlichen Autoritäten an und nichts, was Menschen sich zur Heilung von Krankheiten erdacht haben. Sie akzeptiert nicht das Geringste, was von Menschen stammt - gleich, auf welche Podeste diese stehen oder gestellt wurden.

6.11 Die Lebenskräfte der Wildpflanzen sind denen der Kulturpflanzen haushoch überlegen!

750 Allen Zweiflern, die nur glauben, wenn etwas wissenschaftlich - was ja heißt: auf alten Irrtümern aufbauend, zu neuen Irrtümern führend - als erwiesen erklärt wurde, sei gesagt: Ausgegangen sind die Forscher für das Gebiet der Ernährung stets nur von Kulturpflanzen. So mußten sie zu falschen Schlüssen gelangen.

Der Chemiker Gustav Liebig, der Tabellen über die angeblich notwendigen Mengen von Eiweiß aufnahm, kam deshalb nicht zu richtigen Schlußfolgerungen, weil er nicht Menschen gesundlebender Völker untersuchte, sondern die verfetteten Saufkumpane seiner Korpsbruderschaft...

Wenn wir gegen Ende des Buches (→Kap.9.81) **den Eisengehalt und Eiweißgehalt der Wildpflanzen untersuchen, dann wird Dir auch klar, daß die Urzeitfrauen keine Sorge um gesundes Blut haben mußten und die Männer keine Gefahr liefen, an Eiweißmangel zu leiden. Die Wildpflanzen besitzen meist ein Vielfaches mehr an Lebensstoffen als die kulturell angebauten Nutzpflanzen. Hier verdeutlicht sich die große Überlegenheit der Wildpflanzen über die Kulturpflanzen.**

Und wo sie einmal weniger Lebensstoffe besitzen, darfst Du davon ausgehen, daß sich - durch schädliche Überdüngung - ein Mehr in den Kulturpflanzen nachteilig für Dich auswirkt.

Sollte es Dir nicht zu denken geben, daß sich - abgesehen von den Raubtieren (die an ihr pflanzliches Eiweiß aber ebenfalls kommen, weil sie den Darminhalt der von ihnen geschlagenen Tiere mitverschlingen) und einigen Fisch- und Vogelarten und Insekten - an die 1,4 Millionen Lebewesenarten nur von wildem Grün ernähren?

Selbst Deine Katze - sie legt ihn Dir zwar stolz vor die Tür - ißt den von ihr getöteten Maulwurf nicht. Und warum? Weil der ein Fleischfresser ist und von Engerlingen und Würmern lebt. Und kein Löwe schnappt nach einen Geier der da frech an seiner Beute teilhaben will

»Tötet die Katze den Maulwurf somit aus niederen Instinkten?«

Nein! Sie ist von der Schöpfung dazu bestimmt und folglich genetisch darauf programmiert, alles zu erjagen, was sich in einer bestimmten Größe auf der Erde bewegt. Damit diese Beutetiere stets beweglich und alert bleiben und nicht überhand nehmen. Und der Maulwurf seine ihm von der Natur zugewiesenen Aufgabe erfüllt und immer schön unter der Erde bleibt. Weshalb ihn Gott auch fast mit Blindheit geschlagen hat.

> Der einmalige, nicht ersetzbare Vorteil der Wildpflanzen gegenüber den Kultur- und Gemüsepflanzen: Nur erstere besitzen einen bislang noch unerforschten Sättigungswirkstoff. Den die Schöpfung (Gott) in die harmonischen Kompositionen der von ihr geschaffenen Wildpflanzen zum Vorteil der sie essenden Geschöpfe legte. Welche die Menschen in die von ihnen geschaffenen Kulturpflanzen nicht zu übernehmen in der Lage waren und nie zu übernehmen sein werden.

Erkenne so an einfachen Beispielen das grandios zweckhafte Wirken der Natur, das nur die Tierart Mensch nicht akzeptieren will: Wir sind als Pflanzenesser geschaffen worden!

750 Die grünen Pflanzen sind es auch, die uns darüber hinaus den Sauerstoff verschaffen, ohne den kein Leben möglich wäre. Und die laufend die Kohlensäure, die am Grunde unseres Luftmeeres immer allzu reichlich vorhanden ist, binden und in H_2O umwandeln.

Wir würden ersticken, wenn die Pflanzen dieses Kohlendioxid nicht laufend zum Aufbau der Kohlenwasserstoffe (Kohlenhydrate), von denen wir bevorzugt leben, benötigen würden.

In unserem Körper herrschen ähnliche Verhältnisse. Je geringer die Aufnahme grüner Substanz an Nahrung, desto geringer fällt auch die optimale enzymatische Bindung des Sauerstoffs aus. Erst eine Ernährung mit reichlich wildgrünen Substanzen sichert Dir eine optimale Sauerstoffbindung. Die Mißachtung des wilden Pflanzengrüns ist hauptverantwortlich für Deine Leiden.

»Wieso bist Du der erste, der uns das offenbart? Die Forscher hätten dem Menschen doch längst klarmachen müssen, wie überlegen die Natur allem von Menschenhand Erzeugten ist«, sagst Du.

Hätten sie das mal nur getan! Dann stünde die Welt heute nicht am Abgrund. Aber warum sollen sich Wissenschafter und Forscher damit befassen, die Gesundheit des Essens von Wildpflanzen zu untersuchen und zu dokumentieren? Sie erhalten schließlich keine müde Mark an Zuschüssen und Forschungsmitteln dafür. Das waren und sind keine glühenden Idealisten! Die liebten nicht die Herrlichkeit der Natur, sondern den Chemiegeruch ihres Labors. Die Industrie zahlt nur Honorare für Gutachten über Produkte, die verkäuflich sind! Wer würde denn schon Unkraut kaufen wollen!

Mach bei folgenden Übersichten mal gut die Augen auf:

Lebenskräfte der Nahrungsmittel:	
Ein französischer Forscher[9779] untersuchte die Lebenskräfte der Nahrungsmittel aufgrund der von ihnen ausgestrahlten elektromagnetischen Wellen. Danach besitzen die stärkste Strahlung z.B.	
Bananen:	8 Tage nach ihrer Ankunft bei uns, 7 Tage lang, solange sie gelb sind;
Pflaumen:	5 Tage nach dem Pflücken, für 8 Tage;
Aprikosen:	7 Tage nach dem Pflücken, für 6 Tage;
Pfirsiche:	3 Tage nach dem Pflücken, für 7 Tage;
Birnen (weiche):	2 Tage nach dem Pflücken, für 5 Tage;
Birnen (feste):	19 Tage nach dem Pflücken, für 6 Tage;
Äpfel:	5 Tage nach Abfallen/Abnehmen, für 10 Tage;
Nach 15 weiteren Tagen ist beim Obst keine Strahlung mehr festzustellen.	
Trockenfrüchte:	behalten für 9 Monate eine gleichbleibende, aber um die Hälfte geringere Abstrahlung als im frischen Zustand;
Tomaten:	30 Tage nach dem Pflücken, für 15 Tage;
Erbsen/Bohnen:	1 Tag nach dem Pflücken, für 1 Tag;
Wurst:	0 Tage (sie besitzt also nicht die geringsten Lebenskräfte);
Fleisch:	1 Tag nach dem Schlachten.

> »Die Wirksamkeit von Pflanzen ist nirgendwo erwiesen!« So tönt es von allen Seiten der Schulmedizin. Ich empfehle allen, die solches behaupten, einen tüchtigen Schluck aus der Rizinusölflasche.

Da Fleisch »zart« und »mürbe« von der Hausfrau gewünscht wird, sind seine Lebensstoffe schon halb erloschen, bevor es gegessen wird.[6121] Zusätzlich machen sich Myriaden von Zersetzungs- und Abbaubakterien darüber her, die nach dem Tod des Schlachtviehs beginnende Fäulnis weiterzutreiben. Die ihrerseits wieder Myriaden ihrer Exkremente darin hinterlassen.[6102]

Du solltest Dich glücklich schätzen, daß es so viele borniette Kranke gibt, die es unter ihrer Würde finden, »Unkräuter« zu essen. So profitierst Du als einsichtiger Mensch davon und findest heute noch genug Wildpflanzen.

Wenn sich die UrMethodik zu einer größeren Bewegung ausbreiten sollte - dank Deiner Mithilfe - dann werden von deren Anhängern die brachliegenden Wiesen und Felder der Bauern gepachtet und urzeitlich grünen und blühen gelassen, damit sie gesund leben können!

Bedenke auch: Fleisch und Fisch brätst oder kochst Du in der Regel. Was bleibt da noch übrig vom Vitamin B_{12}, welches Du zur Speicherung von Eisen benötigst? Auch die vorhandenen organischen Eisensalze, im pflanzlichen Rohzustand gut verwertbar, verlieren sich dann. Das Eisen kehrt damit ins Reich der anorganischen Mineralien zurück.

Die Menschen sehen seit etwa 8000 Jahren nur noch Kulturpflanzengrün als eßbar an. Und auch der Samen der Pflanzen als Nahrung wird nur aus Kultursaaten akzeptiert - Weizen, Mais, Hafer usw.. Vergessen sind die Samen der Gräser, des Wegerichs, die Käsepappel-Samen der Malven, der köstliche, frische Samen des Vogel-Knöterichs und anderer Wildkräuter. In meiner Jugend wurde höchstens mal am Samen des Hirtentäschel geknabbert...

Gesundheitsgesetz

Sogenannte »Unkräuter« - gleich Wildpflanzen - gilt es im Wachstum zu fördern, nicht zu unterdrücken und zu vernichten. Sie sind es, die uns zur vollen Gesundheit führen, weil sie mit Göttlichem, Du kannst auch sagen mit den Urkräften der Natur versehen sind.

Und warum sind sie mit der natürlichen Urkraft versehen? Weil sie nur an den Plätzen wachsen, die ihren Bedürfnissen entsprechen. Daher also die Höchstgehalte an Lebensstoffen. Dann gibt es noch einen wesentlichen Unterschied zwischen Wildpflanzen und Kulturpflanzen: Die ersten besitzen 10 - 22 % an Faserstoffen, die letzteren nur 8 - 16 %. Merke auch:
Es gibt keine Unkräuter - aber es gibt viele Unmenschen.

»Mein Gott, wo führst Du mich hin? Viel bleibt mir ja nun wirklich nicht mehr zum Leben. Das Rauchen hab' ich bereits aufgegeben. Das Trinken von Alkohol und Süßgetränken versage ich mir schon lange. Die Milch hast Du mir auch vermiest. Von Fleisch und Kuchen nehme ich keinen Bissen mehr zu mir! Worauf soll ich noch alles verzichten?«

Vor allem auf das Schwindeln! Ich weiß es doch von Tausenden von Schriftwechseln mit meinen Lesern: Auf alles so schnell zu verzichten - das schafft man nicht von heute auf morgen!
Klar - das rutscht Dir alles nicht so gut und glatt über die Zunge wie bisher. Doch besser, Du hast allerbeste Gesundheit in Deinem Körper als guten Geschmack in Deinem arg verwöhnten Gaumen.

"Klar, Winterfarn ist 'ne trockene Sache, aber mit den saftigen Rubinen der Granatäpfel ist auch das zu schaffen."
Das kann mein Florian zwar jetzt noch nicht sagen. Doch man kann hoffen, daß er später so denkt - weil er es nicht anders weiß.

Aber: Der Genuß beim Essen von Wildpflanzen liegt weniger im Geschmack, sondern im Gefühl zu wissen: Ich handele richtig und zum Wohl für mich und meine Familie und dem der Erde. Diese Genugtuung und innere Befriedigung schenkt Dir keine andere Kostform!

Denn: Die UrNahrung der Menschen ist voll auf alle Bedürfnisse an Lebensstoffen abgestimmt. Die einzelnen Mengen in den Früchten und Pflanzen harmonieren miteinander und ergänzten sich gegenseitig in einmaliger Weise.

<u>Selbst ein Vollwertköstler muß sich stets vor Augen halten, daß durch vermehrtes Körneressen immer mehr Naturböden und Regenwälder vernichtet werden, die danach dem Getreideanbau dienen müssen. Alles, was wir unmittelbar aus der Mutter Natur pflücken, bedeutet, das Essen und damit den Anbau der Kulturpflanzen mit deren Chemieeinsatz zu senken, naturbelastende Transporte und energieverbrauchende Verpackung zu mindern.</u>

Die folgende Tabelle solltest Du Dir besonders gut ansehen - sie wird Dir die Augen öffnen für den diesem Buch zugrunde liegenden Gedanken, daß Dir nur Wildpflanzen den Anstoß zum Gesundwerden geben: Weil sie noch große Mengen von Ur-Lebensstoffen und die genetische Prägung der Ur-Natur in sich tragen.
An Lebensstoffen sind hier die 14 bedeutensten aufgeführt. Sie sind nötig, um die Funktionen des Körpers zu erhalten. Fehlen einige, oder sind die Mengen zu niedrig, dann wird unser Körper nicht so vollkommen, wie durch die Schöpfung vorgesehen, versorgt und wird früher oder später Schaden erleiden.

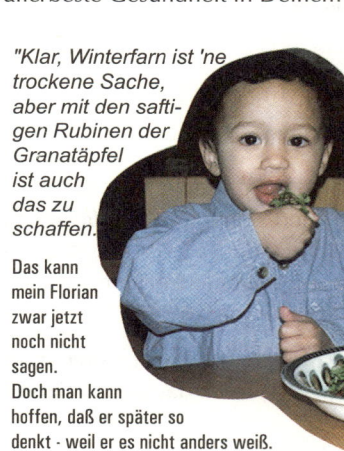

6.12 Vergleich der Lebensstoffe von Kultur- und Wildpflanzen [9613]

	Kulturpflanzen a) Kopfsalat (alle Angaben in Milligramm pro 100g Pflanze) b) Kohlrabi									Urzeitpflanzen a) Wegmalve b) Franzosenkraut	
Lebens- stoffe	Frischwerte, wenn biologisch gezogen		Nach Wertverlust bei Kunstdünger- einsatz (50%) auf ausgelaugt. Kulturäckern		Nach 25 - 40% Lager- und Transportverlust in zwei Tagen		Nach ca 20% Verlust durch Zerkleinern, Waschen oder Tiefkühlung		Nach 30-50% Verlust durch Kochen (25%bei Dämpfen) Vergleichsendwerte Kulturpflanzen		Wenn sofort roh gegessen: Vergleichsendwerte Wildpflanzen	
	Kopfsalat	Kohlrabi	Kopfsalat	Kohlrabi	Kopfsalat	Kohlrabi	Kopfsalat	Kohlrabi	Kopfsalat	Kohlrabi	Wegmalve	Franzkraut
Vitamin A	0,13	0,20	0,06	0,10	0,05	0,10	0,04	0,10	0,03	0,05	0,9	0,6
Vitamin B_1	0,62	0,48	0,30	0,30	0,30	0,30	0,30	0,30	0,10	0,10	0,9	1,0
Vitamin B_2	0,78	0,46	0,40	0,20	0,40	0,20	0,40	0,20	0,20	0,10	0,8	0,9
Vitamin C	13	66	7	33	5	29	4	26	2	13	178	125
Kalium	224	372	112	186	112	186	112	186	92	160	450	390
Phosphor	33	51	17	25	12	20	10	18	5	9	95	56
Magnesium	11	18	6	9	5	9	5	8	2	4	71	56
Calcium	37	41	19	20	19	20	19	20	14	20	200	410
Eisen	1,1	0,5	0,6	0,3	0,6	0,3	0,6	0,3	0,4	0,1	5,1	14
Eiweiß	600	2000	300	1000	300	1000	300	1000	200	500	7200	2100
Kohlenhydr.	2000	5600	1000	3000	500	200	400	200	200	100	1800	1300
Fett	200	1600	100	300	100	800	100	600	0	600	100	0
Bislang nicht entdeckte Lebensstoffe	Die Kulturpflanzen-Tabellen berücksichtigen hier nicht den durch Überdüngung und Pestizid- einsatz bis heute eingetretenen Lebensstoffverlust, der nach dem Institut für Klinische Chemie der Justus-Liebig Universität Gießen bei den Gemüsen bei Vitamine C 35%, bei Magnesium 20%, bei Kalzium durchschnittlich 15% beträgt.										++++ ++ +++	+++++ + +++
Sättigungs- stoffe											++	++
Starke Belastung mit:	Giftstoffen aus Schädlingsbekämpfungs- und »Pflanzenschutzmitteln« sowie Blei und Abgasen der die Felder bearbeitenden Traktoren. Nitrat in Blattspinat bis 3 g/kg Nitrat in Wildpflanzen 0,001 g/kg [9972]										Gering belastet mit den Luftschadstoffen. Ledig- lich Pilze sind stärker belastet mit radioak- tiven Schadstoffen.	
Merke zu +:	Lagern, Zerkleinern und Zerkochen vernichtet erheblich die Anteile der hier nicht aufgeführten Spurenelemente und Sonnenenergiestoffe, die bislang noch nicht meßbar oder entdeckt sind. (Vitamine wurden erst 1911, neue werden laufend weiter entdeckt.)											
	Beispiel für die Bedeutung z.B. des Magnesiums: Durchblutungsstörungen, Blutgerinnsel, Muskelkrämpfe, krampfartige Herzschmerzen, Herzrhythmusstörungen, Bluthochdruck. Aber auch gegen Streß, Nervosität, psychische Störungen, Allergien, Störungen der Menstruation, Verstopfung, brüchige Fingernägel, gespaltene Haare und und und. Auch die Zahl der Frühgeburten kann durch Magnesium während der Schwangerschaft deutlich gesenkt werden. Er- krankungen von Mutter und Kind und Untergewicht des Babys sind auffallend seltener.											

Die Übersichten über die Lebensstoffe der anderen Pflanzen findest Du in den Kapiteln 9.81 bis 9.86

Überlege nur einmal: Zigfach mehr Endeiweißwerte in den Wildpflanzen! Da brauchst Du doch kein gehirnzerstörendes Fleischeiweiß mehr!
»Und wie wirkt sich der tatsächlich erhebliche Unterschied bei den Bestandteilen an Lebens- und Nährstoffen zwischen Kultur- und Wildpflanzen praktisch aus?« fragst Du.

Das soll Dir eine meiner Seminarteilnehmerinnen selbst sagen:

Lieber Franz Konz,   Angela Hoffmann, Isarstr. 40, 64546 Mörf.-Walldorf
wegen meiner schweren Polyarthritis habe ich ein halbes Jahr lang Sonnenkost gegessen.
Aber ich habe auch ein halbes Jahr lang ständig Hungergefühle gehabt.
Es war wie ein großes Wunder für mich, daß ich seit dem ersten Tag, an dem Du uns das Essen der
Wildkräuter und Blätter von Birken, Linden und Vogelbeeren beibrachtest, mich wunderbar satt und
wohl um den Magen fühlte.   Liebe Grüße Angela Hoffmann

6.13 Kleiner Vergleich der Vitamin- und Mineralstoffgehalte der Urpflanzen mit den Kulturpflanzen

754

Du oder Dein Partner, Ihr schluckt künstliche Vitamine? Nur zu! Wenn Ihr erbgeschädigte Sorgenkinder haben wollt! (Pharmazie Zeitung 139/44/2370) Jetzt auch für Vitamin C –Zusätze ermittelt!

Ermitteln wir doch mal einige Mittelwerte für meine Behauptung:

Mineralstoffgehalt (in Milligramm pro 100g Pflanze)					
Kulturpflanze	Magnesium	Eisen	Wildpflanze	Magnesium	Eisen
Kopfsalat	11	1,1	Vogelmiere	39	8,4
Chicoree	13	0,7	Franzosenkraut	56	14,0
Weißkohl	23	0,5	Huflattich	58	3,8
Rotkohl	18	0,5	Schlangenknöterich	69	3,9
Blumenkohl	17	0,6	Wilde Malve	58	5,1
Mittelwerte	*16,4*	*0,68*	*Mittelwerte*	*56*	*7,04*

(Quelle: FRANKE, W., Institut für Landwirtschaftliche Botanik der Universität Bonn, Ern. Umschau 6/28/1981)

Erkenne: Überlegenheit der Wildpflanzen bei Magnesium: **3-fach**, bei Eisen: **10-fach**!

Vitamin C			Provitamin A		
(in Milligramm pro 100g Pflanze)			(Carotingehalt in Mikrogramm pro 100g Pflanze)		
Kulturpflanze		Wildpflanze	Kulturpflanze		Wildpflanze
Endiviensalat	10	Bärenklau 291	Rotkohl	2,5	Giersch, Geißfuß 114
Chicoree	10	Gr. Brennessel 333	Blumenkohl	1,73	Wiesenkerbel 119
Kopfsalat	13	Schmalbl. Weidenröschen 351	Wirsing	6,5	Brennessel 123
Bohnen, grün	20	Gr. Wiesenknopf 360	Weißkohl	7,0	Gr. Wiesenknopf 151
Spargel	21	Gänsefingerkraut 402	Chinakohl	7,83	Wilde Malwe 101
Mittelwerte	*14,8*	*347,4*		*25,56*	*608*

(Quelle: FRANKE, W., Institut für Landwirtschaftliche Botanik der Universität Bonn, Ern. Umschau 6/28/1981)

Erkenne: Überlegenheit der Wildpflanzen bei Vitamin C: **23-fach**, bei Provitamin A: **89-fach**!

Ich frage: Willst Du weiter den minderwertigen Schund der Gift-Landwirte essen?
Wolltest Du Deine nötige Tagesportion an Vitamin C von 75 mg über den Kopfsalat zu Dir nehmen, dann müßtest Du eine Menge von 600 g, ist er einen Tag alt, bereits 1000 g verzehren; während Dir bereits 20 g der Teufelskralle oder 40 g der Knoblauchrauke genügen.
Weitere Vergleichsmöglichkeiten findest Du unter den Kapiteln 9.81 bis 9.86. Über die Schäden bei Überdosierung und Mangel an Vitaminen siehe im Literaturverzeichnis [3552]. Du hast Frostbeulen? Nee! Du hast Vitaminmangel! Nach acht Wochen UrKost sind die verschwunden. Und:

Bleibe mir am Kauen! Deine Gehirnleistung steigt dadurch beträchtlich an. Menschenaffen kauen die meiste Zeit auf was rum. (Test TU München DIE ZEIT 25.3.1999/47) **Warum meinst Du wohl, daß ich Dir sechs- bis siebenmal täglich zu essen empfehle! Jetzt also keine weitere Widerrede mehr gegen die harte Wildkräuterkost.**
Du willst ohne Konservenlast die Wildnis erkunden, leicht und luftig wandern oder als Bruchpilot im Urwald bestens überleben? Werde UrzeitKöstler, da kann Dir nichts mehr passieren. Selbst `ne Schlafdecke für kühle Nächte brauchst Du nicht: Mach Dir in einer kleinen Mulde (mit Strauchwerk an den Seiten) ein Schlafplätzchen (ca. 1m mal 2,5m) zurecht und füll es mit viel Gras aus. Das wärmt Dich herrlich! Ich hab's ausprobiert! Früher hat man in einer Heukiste das Essen nachgekocht.

„Und wenn ich kein Wasser finde?" fragst Du.

Schon wieder vergessen? Unter Wildkost kriegst Du keinen Durst. Sonst rupf Dir Pflanzen oder Blätter ab, tu sie in einen Plastikbeutel, blase ihn auf und leg ihn in die Sonne: Das untere Ende füllt sich sodann mit kostbarstem Naß.

Arzt zum Patienten: »Sie leiden an einer Vitamin-C-Tabletten-Überdosis-Krankheit. Ich spritze Ihnen als Gegenmittel regelmäßig 20 Millionen Einheiten Grippe- und Schnupfenviren.«

*»Eure Heilmittel sollen Nahrungsmittel,
eure Nahrungsmittel Heilmittel sein.«*
(Hippokrates)

"Ja, bleib Du ganz nah bei Mutti, Claudia. Und jetzt teilen wir die 122 kg durch zwei..."

6.2   Iß, um zu leben - aber lebe nicht, um zu essen

Die UrKost in Gruppen
Deine rohe UrNahrung besteht in Zukunft für Dich - wenn Du völlig gesund werden und bleiben willst - möglichst aus:
1. Grüne Wildpflanzennahrung (Klasse 1) - verdaut in ca. 2 Stunden. (Eiweiß-Kohlehydrat-Fettanteile geringfügig.) Als Wildpflanzen sind hier nur die am weitest verbreiteten, häufig vorkommenden Arten aufgeführt. (—>LV 7026)
Stark chlorophyllhaltiges Grün:
Bärenklaustengel, Bärlauch (obwohl er so gut schmeckt: nur wenig davon essen! Der wildwachsende Bärlauch ist mit Knoblauch nahe verwandt. Im Zoo verweigern die Menschenaffen den Salat, wenn er mit Knoblauchwasser besprengt war - wie ich durch Versuche feststellen ließ), Bachbunge, Beinwell (wild als Comfrey), Borretsch (ist oft verwildert anzutreffen und paßt gut als Gewürz zum Löwenzahnsalat), Brennesselspitzen, Disteln (besitzen den höchsten Gehalt an Eiweiß, mehr als Soja! Pflanze sie im Garten an und gib Deinem Wildsalat täglich davon einige Blätter zu!), Farne, besonders der überall wachsende Adlerfarn (geschnitzte Arten sind Strauß- und Königsfarn, sowie Hirschzunge), Franzosenkraut, Forsythienblüten, Gänseblümchen und -blätter (im Winter), Engelwurz[7002, 7009], Farnwurzeln (im Winter), Federgras, Giersch[7010], Große Fetthenne (besonders gut schmeckend), Grassamen, frisch vom Wiesenlieschgras ab Anfang Juni schmeckt er am besten; an der Spitze festhalten, Samen mit Daumen und Zeigefinger nach unten abstreifen! Die Quecke bringt Ende Juli winzige Früchte, die einzeln gut eßbar sind. Gras im Winter (Wurzelstöcke der gemeinen Quecke sind süß)! Grassamen nach der Blüte im Juni, Huflattich, Kleeblüten, Krokus, Löwenzahn, Milzkraut (an Bächen), Melde (auch frischer Meldesamen neben Blättchen), Malve (Blätter und frischer Malvensamen), Moos, Pfennigkraut, Portulak (viel am Meer), roher Wildreis (wilder, unbehandelter; kriegst Du nicht im Laden - der ist stets geröstet), Rhabarber, Salat-Fetthenne, Rauchgras, Sauerampfer, Scharbockskraut, Schlüsselblume, große Springkrautblüten und -samen (frisch), kleines Springkraut (auch Blätter), Taubnesselblätter und -blüten, Veilchen (schmecken äußerst lieblich, aber laß sie lieber stehen, auch wenn sie nicht unter Naturschutz stehen, sie sind zu selten), Teufelskralle (sehr zart!), Vogelknöterichsamen und -blätter (frisch, ab Anfang September), Vogelmiere, wilde Herbstasterblüten, Acker- und Zaunwinde, Waldsauerklee, Waldmeister, Weideröschenblätter, Wegerichsamen (ab Mitte August frisch - die noch grünen Stengel halb abschneiden und die Samen entgegen der Wuchsrichtung zwischen den Zähnen abziehen), Wiesenknopf und andere Wildpflanzen, auch Baumblätter wie Ahorn (erst säuerlich, dann süß schmeckend), Apfelbaum (bitter), Birke, Buche, Linde (schmeckt zart, süß und lieblich), junge Fichten- und Lärchentriebe, Himbeerstrauch, Kirschbaum, Pappel, Ulme (stillt Hunger am besten), Weide, Weißdorn, wilde Möhre (wenn sie blüht, ist sie daran erkennbar, daß ein dunkles Perlchen mitten drin sitzt: der Mohr, von dem die Möhre ihren Namen hat.) Blätter von Sträuchern wie dem Knöterich (sauer) oder Wein. Im Winter: Brombeerblätter (Stacheln der Innenrippen abschaben, und dann stückchenweise abbeißen). Im Frühjahr: Kartoffelrosenblätter und junge Farnsproße, <u>keine</u> Holunderblätter; Wacholderbeeren (frisch vom Strauch zu Salaten).
<u>Wenn kein Wildgrün zu bekommen ist, greife zu Breitlauch (auch die oberen dunkelgrünen Blätter), dem Möhren- und Selleriegrün und vielen Wurzeln und Knollen. Wildbeeren, Moosbeeren, Wald- oder Heidelbeeren, Walderdbeeren, Waldhimbeeren, Vogelbeeren, Brombeeren, Beeren vom Faulbaum und der Felsenbirne, Berberitzen. Das alles nimmst Du nur, wenn es mindestens 500 m von Straßen und 1000 m von einer Autobahn entfernt wächst.</u>

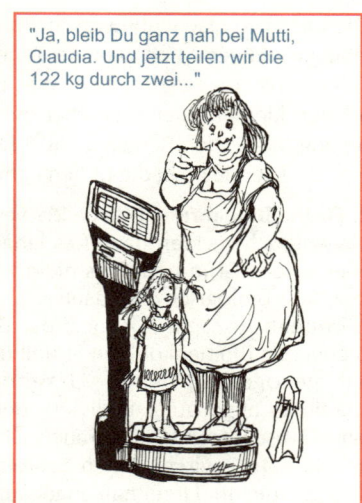

Die intensive Flächenbewirtschaftung der modernen Landwirtschaft hat bewirkt, daß die Böden an lebenswichtigen Mineralien verarmen. Daher ist es so wichtig, von Wildpflanzen mindestens einen Teil der Nahrung zuzugeben. Was nicht für einen Salat von (in den Alpen) oft massenweise erblühenden kleinen Stiefmütterchen gilt. Ein Salat nur davon ist ein Gericht für Feinschmecker. Und Anfang Mai in den Bergen glaubst Du bei einem Salat aus Krokusblüten, Engelszünglein zu verspeisen. Und vergiß nicht die Blüten vom Weißklee (weiße Köpfchen)!

2. Grüne Bionahrung (Klasse 2) - verdaut in ca. 2 ½ Stunden (bei Magengeschwächten dauert es länger). Wenn Unkräuter, Blätter oder wildes Grün und Gras nicht zu erhalten sind: nimm als Ersatz, falls biologisch angebaut:
Urzeitnah gezogene Avocados, Bambussprossen. Urzeitnah gezogenen Blumenkohl mit Strunk und Blättern. Boretsch. Urzeitnah gezogene Brokkoli. Urzeitnah angebauter Chinakohl. Urzeitnah angebauter Endivien- und Feldsalat. Urzeitnah angebaute Erbsen (sofort vom Strauch sättigen gut - getrocknete Erbsen und Linsen bewirken einen Säureüberschuß im Körper, frische dagegen nicht!). Urzeitnah angebauter Feldsalat. Urzeitnah angebaute Gurken. Urzeitnah angebaute Garten- und Brunnenkresse (keine auf Watte gezüchtete). Urzeitnah angebaute Kohlrabi. Kopfsalat (biologisch gezogen, nie aus dem Treibhaus). Urzeitnah angebauter Lattich, Okra. Urzeitnah angebaute Pflücksalat, Petersilie (am besten aus dem eigenen Garten), Radieschen (Bio, sonnengereifte). Rhabar-ber.[6407] Urzeitnah angebauter Rosenkohl. Urzeitnah angebaute Sellerie. Urzeitnah angebaute Sojasprossen (in Erde gezogen). Urzeitnah angebaute Trauben (Wein) und Weinblätter von wilden Arten. Urzeitnah angebauter Wirsing. Urzeitnah angebauter Weißkohl. Urzeitnah angebaute Zucchini und grüner Spargel (ist roh gut zu essen!). Von einem in Naturboden stehenden Weinstock die Blätter, vor allem die ersten jungen Reben.

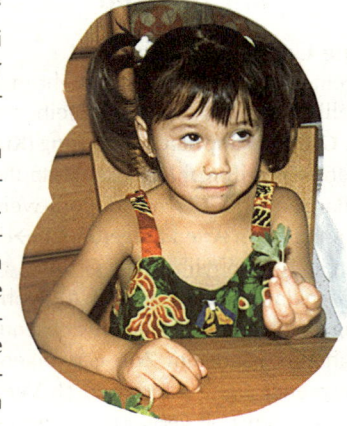

"Kann ich Hahnenfuß auch essen, Papa?"
"Nur im Winter, wenn er nicht mehr brennt."

3. Frische Früchtenahrung - verdaut in ca. 1 bis 2 ½ Stunden
Ananas, aber nur ausgereifte nehmen. (Zerteile frische Ananas nicht mit demselben Messer, mit dem sie geschält wurde. Die Schale enthält eine Säure, die Entzündungen an Mund und Lippen verursachen kann.)

> Wenn du was Herbes liebst, greif mal zu den kleinen roten Limonen. Die ißt man mit der Schale. Mutig reinbeißen. Gönne Dir für Deinen Verzicht auf Leckerkost viel Abwechslung!

Äpfel (urzeitnah angebaute), Apfelsinen, Aprikosen (urzeitnah angebaute). Bananen (kleine, biologisch angebaute aus dem Naturladen), Baumtomaten, Birnen (urzeitnah angebaute, süße, sonnengereifte), Brombeeren (reif: Mitte August bis Ende September), Cassia (das frühere Manna hilft Dir bei Stuhlverstopfung sofort - ein paar der kleinen Scheibchen genügen!), Corossol, Carambole, Cherimoya, (Tropenfrüchte versetzen Dich in den Garten Eden!), Datteln (frische und ungesüßte in Feinkostgeschäften oder Kaufhäusern - werden im Dezember bis Januar eingeflogen), Dattelpflaumen, Durian (in Asien-Shops erhältlich), Erdbeeren (urzeitnah angebaute), Faulfrüchte, frische Feigen, Granatäpfel, Grapefruits (Bioware ist schwer erhältlich, deshalb darauf verzichten), Grenadillos, Guaven, Heidelbeeren[7030], Himbeeren, Jackfrüchte, Johannisbeeren, Johannisbrot, Kaktusfeigen, Karanji, Kastanien (gerade weil sie so bitter sind!) Kartoffelrosenfrüchte, Kakis, Kirschen, Kiwis, Kumquats, Limonen, Litschis, Mandarinen, Mangos, Mangustan, Maronen, Melonen (biologisch angebaute aller Arten!), Mirabellen, Moosbeeren[7030], Papayas, Passionsfrüchte, Pfirsiche (schon 300 Jahre v. Chr. von den Chinesen kultiviert), Pflaumen, Preiselbeeren, Rambutan, Reineclauden, Stachelbeeren, Salak (Schlangenhautfrüchte), Sapotillen, Tamarinden (als Naschwerk), Tomaten [6408] (Bio), Vogelbeeren, Vogelkirschen, Weintrauben (eigengezogene im Garten und die ersten Triebe der jungen Blätter. Es gibt eine dunkle amerikanische Art, die bei uns gut reift), Weißdornbeeren, Zwetschgen.

755 »Ich würde Kakteenfrüchte ja gerne essen - fürchte aber diese schrecklichen kleinen Stacheln, die mir trotz aller Vorsicht so oft in den Fingern stecken bleiben und die so mühsam herauszupulen sind wie die Stacheln von Kakteen.«
Dann erwärme einfach etwas Wachs, streiche es flüssig 3 mm dick auf. Wenn das Wachs hart ist, ziehst Du problemlos und schmerzfrei alle aus Deiner Haut.

4. Wurzelnahrung - verdaut in ca. 3 Stunden
Fenchel (urzeitnah), Ginsengwurzel, Kürbis, urzeitnah gezogene Karotten und Rote Bete (nur Biowurzeln schmecken süß), urzeitnah gezogene Kartoffeln, Yam, Maniok, urzeitnah gezogene rohe Möhren (ich sag's nochmal, das wird immer vergessen: auch das Möhrenkraut bei Wildpflanzenmangel essen!), urzeitnah gezogene Rote Bete, Schwarzwurzeln, Topinambur. (Die kannst Du sogar im Gefrierfach unbeschadet aufbewahren, weil sie winterhart sind. Mit Grün läßt sich das nicht machen - das zerfällt sofort nach dem Auftauen. Hier werden, da von der Natur nicht für Frost eingerichtet, sofort die Gewebestrukturen zerstört.) Erdnüsse (da biologisch noch nicht angebaut - darauf verzichten), Maronen, Bio-Süßmais (frisch), stengelfrische, biologisch angebaute Maiskolben. (Letztere sowie Rote Bete und Möhren sind zwar keine Urpflanzen - ich sehe sie aber wie veredeltes Obst an, das es in der Urzeit auch noch nicht gab.) Yambean, eine saftige, köstliche asiatische Wurzel. Spargel ist nicht eßbar, so stark ist er mit Stickstoff gedüngt und mit Unkrautvernichtungsmitteln behandelt! Versuche Rote Bete draußen im Garten (gut mit Laub abgedeckt) in der Erde zu lassen, die ertragen Kälte ganz gut.

5. Fette Nahrung - verdaut in ca. 3 ½ Stunden
Wilde Avocados (vom Tropenversand →Rz.982/2) und Bio-Avocados. (Reife Avocados besitzen vorverdautes Fett, das heißt, ihre Enzyme haben es zu Glycerin abgebaut. Ferner ist ihr Eiweiß bereits auf Aminosäuren reduziert), Brennesselsamen, frische Bucheckern, frische Eicheln, frische Haselnüsse, Kokosnüsse, Leinsamen - den Du nur im Naturladen kaufen solltest, da in Biowaren der Schadstoff Cadmium nur geringfügig enthalten ist. (Leinsamen bewirkt vor allem einen weichen Stuhlgang.) Frische Mandeln, Mohn, frische Paranüsse, frische Pekannüsse, frische Sonnenblumenkerne, frische Maronen, frische Walnüsse (Bionüsse sind klein und ungeschwefelt!), frische Pinienkerne. Alles nur mit Schale bestellen wegen des Wohlgeschmacks. Cashewkerne darfst Du nur in Ausnahmefällen nehmen. Sie sind meist durch einen Hitzeprozeß gegangen, damit sie ihren sonst leicht bitteren Geschmack verlieren.

> Weiß wie Nonnenbauch, zart wie Blätterteig: Palmenherz
> Ein Feinschmecker-Hochgenuß! (980,2) Für diesen Hinweis wirst Du mir besonders vor dem Schlafengehen dankbar sein. Leichte Nahrung und doch äußerst sättigend!

He! Du! Schlaf mir nicht ein! Bist Du noch bei der Sache? Diese Seite liest sich ja nicht gerade spannend. Aber sie ist nun mal wichtig, damit Du weißt, was Du alles essen kannst.

»Deshalb brauchst Du mich aber nicht so anzufahren!«, sagst Du, halb schon eingenickt.

Ist halt manchmal nötig. Weißt Du, was ich in Mexiko erlebt habe?. Nein?
Dort versetzte ein Eseltreiber seinem burro, ehe er ihm »hü!« oder »hott!« zurief, jedesmal mit dem dicken Knüppel einen Hieb zwischen die Ohren. Auf meine Frage, warum er dies tue, antwortete der Eseltreiber: »Damit der Bursche zuerst mal überhaupt hinhört!«
Was so mancher, in seinem Kranksein eingesponnener Kränkling in leicht abgeschwächter Form auch mal nötig hätte...

> »Die vollkommenen Menschen der Vorzeit nährten sich von wildwachsender Speise auf den Fluren Ohnesorge und lebten im Küchengarten Keinepflicht«
> (Laotse)

»Willst Du mich mit diesem Essen zum Asketen machen?«

UrzeitKöstler kasteien sich nicht. Du mußt nicht wie ein Mannequin vorher abwiegen, was Du auf den Teller gibst. <u>Du hältst keine Diät! Du kannst Dich, wann immer Du willst, an UrKost satt essen</u>. Werd mir jetzt nicht miesepetrig, sondern freu Dich, daß ich Dir neue Perspektiven eröffnet habe. Du lieber Gott, auf was in alles in der Welt willst Du warten, damit anzufangen?

»Mir fehlt dazu einfach die Kraft und Energie.«

Aber nein, mein Leserfreund! Die UrMethode verschafft sie Dir ja! Unter Kraft und Energie verstehst Du wohl den geistigen Antrieb, meine Vorschläge in die Tat umzusetzen, nicht wahr?
Nachdem Du das Erdfasten geschafft hast, steckt derart viel Selbstsicherheit in Dir, daß Du Dich unbedingt weiter beweisen willst. Dein Geist ist so klar wie vorher nie, Dein Willenspotential hundertprozentig aufgeladen - kurz: Dir ist um nichts mehr bange. Zwei, drei Wochen hast Du weder Salz noch Zucker zu Dir genommen. Die Sucht danach hat bereits ihre Krallen verloren. Du

wirst wieder zum königlichen Herrscher in Deinem Körper, wenn Du das richtige Tun zu diesem Zeitpunkt nicht verpaßt: der Tag, an dem Du wieder nach dem Fasten zu essen beginnst. Dann schmeckt Dir die UrKost für immer. Sie durchzuhalten fällt jetzt leicht! Weil sie Dir nun am besten munden wird! Fasten mit einem Schweinebraten zu brechen: wie schrecklich allein schon der Gedanke! Da schüttelst Du Dich vor. Aber mit einem Apfel zu beginnen: wie köstlich!

Ach, könnte ich doch jetzt bei Dir sein und mit Dir zusammen essen - dann kämst Du schon darüber weg und würdest nicht schwach. So mußt Du es allein schaffen. Also, faß Dir jetzt einfach ein Herz und sage: Jetzt schnuppere ich einfach in die UrKost hinein.

Warum ich aber so sehr auf die anfänglich Dir gar nicht schmeckenden Wildkräuter bestehe: Weil Du ohne sie nur immer mit Hungergefühlen rumläufst. Und ich versprach Dir ja, daß Du die bei der UrMedizin nicht erleben würdest.

Bemühe Dich, Wildpflanzen kennenzulernen. Nimm Deine Kinder auf Wanderungen in die Natur mit. Sollen einmal Notzeiten über Dich hereinbrechen, müssen Du und Deine Kinder keinen Hunger leiden. Das gibt Dir Sicherheit im Leben. Du weißt: Dir kann nichts mehr passieren.

Also, auf mit Dir zu neuen Ufern. Arsch huh, Zäng usenander. Un dozwesche gestopp dat welde Gröns. Un dann zogebeße, sage ich als Kölner.

Dann wirst Du endlich die Urkraft der Natur, Dir durch die UrKost vermittelt, am eigenen Leibe spüren. Und Du spürst: Diese Urkraft der Natur schenkt mir mein Schöpfer. Sie ist göttlichen Ursprungs. Warum habe ich sie nicht schon längst von ihm angenommen?

Mach Dich mal auf Ungewohntes süchtig!
Der Körper verlangt nach jenen Lebensmitteln, die Du ihm über eine gewisse Zeit, wenn auch anfangs mit Überwindung, täglich zuführst. Du kannst das selbst testen: Wenn Du gerne Tee mit Milch trinkst, laß letztere einfach mal konsequent drei Wochen weg. Nach drei Wochen hat sich der Geschmack umgestellt. Wenn Du jetzt dem Tee wieder Milch zufügst, schmeckt er nicht mehr. Das ist die Macht der Gewohnheit! Den Test kannst Du auch mit einem Lebensmittel machen, daß Dir bislang zuwider war. Zwinge Dich drei Wochen lang konsequent dazu, überwinde Deine Abneigung, und es wird zu einem begehrten Essen, z.B der Löwenzahn. Oder morgens schon Früchte.

| Täglich sterben bis zu 130 Tier- und Pflanzenarten auf der Welt aus. (UN-Konferenz zur Sicherung der biologischen Vielfalt in Jakarta.) |

6.21 Wann soll der UrKöstler Nüsse essen? [6908f]

757 Nur dann, wenn sie noch frisch sind! Sonnenblumenkerne werden im Oktober geerntet. Im November kommen sie frisch in die Läden. Paranüsse werden Juni/Juli geerntet, Mandeln Anfang bis Mitte August. In Spanien, Italien und Südfrankreich kannst Du sie dann in der grünen Schale frisch kaufen. An frische Hasel- und Walnüsse kommst Du, falls Du sie nicht aus dem eigenen Garten erntest, indem Du bei Wanderungen die Augen offen hältst oder einen Bauern ausfindig machst, bei dem Du sie Dir im September/Oktober abholst. Damit Du sie sofort zur Lagerung in einen Kasten mit stets leicht feucht gehaltener Walderde geben kannst. Wie es die Eichhörnchen halt auch tun. Vier bis fünf Monate hast Du dann auf diese Weise frische Nüsse zur Hand! [6909]

»Das ist mir zu hoch. Nüsse sind reinste Naturkost. Und wenn sie der Herrgott in seiner Natur wachsen und lange haltbar sein läßt, warum soll ich sie nicht das ganze Jahr über essen?«

758 Weil Gott sie für den Menschen als Speise nicht vorgesehen hat, wenn sie nicht mehr frisch sind. Meinst Du, die Schöpfung sei nur auf den Menschen abgestimmt? Nüsse sind vor allem für die Eichhörnchen u.a. Nager bestimmt, die den göttlichen Auftrag erhalten haben, die Samen an entfernten Plätzen einzugraben, damit sich daraus neue Nußbäume entwickeln und die Erde grün bleibt, und andere Lebewesen mit Sauerstoff versorgt werden. Überlege natürlich: Die Urzeitmenschen fanden stets nur frische Nüsse zum Essen. Länger als ein paar Tage bleiben keine unbemerkt von anderen Tieren auf der Erde liegen... Sieh das ein bißchen tiefer, dann ahnst Du etwas mehr vom Sinn der Schöpfung.

> Hallo, Franz Konz,
> durch Deine UrKost bin ich zwar nicht wie erwartet meine Kurzsichtigkeit losgeworden, wohl aber meinen ungenießbaren Mann, der sich jetzt eine Köchin zur Frau genommen hat.
> Ich danke Dir!
> *Rita Pfaffenroth, 22179 Hamburg, Herthastr. 17*

Wer das nicht vermag, der lasse sich sagen: Nüsse und Samen sollen das Leben weitertragen. Deshalb sind viele mit einer so harten Schale versehen, daß sie die Verdauungssäfte der Lebewesen nicht angreifen und zersetzen können (wie z.B. die der Eiben, Kirschen, Schlehen, Pflaumen). Deren Kerne werden selbst dann nicht zersetzt, wenn sie mit den Früchten geschluckt werden. Andere sind so hart, daß sie ohne Nußknacker nicht aufzubrechen sind (wie z.B. Cashewkerne oder Haselnüsse). Und wieder andere Pflanzen schützen damit ihr keimendes Leben vor der Eßlust der Tiere und einem Aufkeimen zur Unzeit (etwa im Winter, wenn das zarte Pflänzlein erfrieren würde), daß sie zusätzlich ein Antiverdauungsenzym entwickeln, welches sie unverdaubar für die meisten Lebewesen macht, die auf ihre Nahrungsstoffe nicht angewiesen sind: z.B. Mensch und Affenmensch. Darauf sind bereits schon vor einem halben Jahrhundert zwei Forscher gestoßen,[6013] daß die das Leben weitertragenden Nüsse, Getreide und Samen das Antienzym Inhibin kurz nach der Reife entwickeln, welches die vorzeitige Zersetzung (hier also die Verdauung) mehr als nur erschwert.

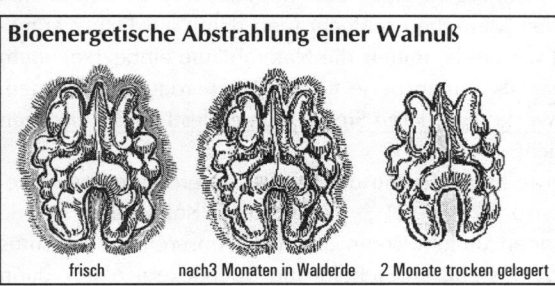

Bioenergetische Abstrahlung einer Walnuß

frisch — nach 3 Monaten in Walderde — 2 Monate trocken gelagert

Das Ptyalin im Mundspeichel schafft's jedenfalls nicht (Magensäure und Sekrete des Magens können keine Stärke spalten). Bleibt nur noch das Verdauungsenzym Amylase aus der Bauchspeicheldrüse. Doch was ist die Folge:

Die wird damit überfordert und muß sich über Gebühr anstrengen, soll die wasser- und alkoholunlösliche Stärke noch hinlänglich aufgespalten werden. Ältere Nüsse und Getreidekörner liegen deshalb zu lange im Verdauungstrakt, was auch der Grund dafür ist, daß sie so sättigend wirken. Gleichwohl aber (weil sie überdies in den Fabriken zu lange abgelagert und alt geworden) als belastende, nicht frische und somit nicht für uns bestimmte Nahrung anzusehen sind.

»Und wenn ich Nüsse länger einweiche und so die Antienzymwirkung aufhebe?«

Soweit kriegst Du Nüsse nicht (bei Mandeln geht es schon eher) - Aufkeimen, das geht nur mit kleineren Samen und Getreide. Nur die Schimpansen essen gelegentlich mal frische Nüsse, die sie sich dann mühsam mit einem Stück Ast aufschlagen. Die Schimpansenkinder hauen meist daneben und bekommen so nichts mit. Sie werden auch nicht mit von der Mutter aufgeschlagenen Nüssen gefüttert. Kein Schimpanse versucht, eine Nuß im Mund zu knacken. (Ich selbst war dumm genug es zu versuchen und verlor einen Zahn dabei.)

Also: Essen wir Nüsse und Mandeln nur im frischen Zustand - möglichst aus dem Baum oder Strauch - niemals aber dann, wenn sie über zwei Monate alt sind. Es sei denn, wir finden einen Weg, sie frisch zu halten. Die bereits Rohkost Praktizierenden werden protestieren: Dann werden wir nicht mehr satt. Nüsse enthalten viel Fett, viel Eiweiß. Ohne sie magern wir zu sehr ab! Unsinn! Magern die Orang-Utans oder Gorillas zu sehr ab? Quält sie der Hunger? Doch offensichtlich nicht. Warum nicht? Weil sie reichlich die hoch eiweißreichen, sättigenden wilden Grünpflanzen kauen. Da brauchen sie keine Nüsse.

Die Eichhörnchen verzehren zwar Nüsse auch dann, wenn sie älter sind. Ich meine: Es sind zwar Säugetiere wie wir. Aber deren Organismus ist besser darauf eingestellt als der unsere. Sie vermeiden eine Antienzymbildung mittels ihrer geschickten Lagerhaltung im Wald. Aber ich sehe die Nußfrage nicht für so wichtig an. Für die UrzeitTherapie ist die Antwort einfach: sind sie reif, sind sie nicht zu alt, dann werden sie auch bestens verdaut. Und das deshalb, weil sie dann, wie der frische Grassamen, noch keine Antienzyme enthalten.

»Die Wissenschaftler behaupten aber doch, daß auch schon frische Nüsse mit Antienzymen ausgestattet sind.«

Weißt Du, was die nicht schon alles an Unsinn gesagt haben? Ich wiederhole nochmal, daß es zutiefst in Dir sitzt:

759 Zu richtigen Ergebnissen gelangt man nur, wenn man auf der Grundlage des natürlichen Denkens Probleme vor allem unter Zuhilfenahme des gesunden Menschenverstandes angeht. Hätten die vorher so gedacht: Wieso essen die Affenmenschen frische Nüsse und

> Nußkerne von Wal- und Pecannüssen kommen heil aus der Schale, wenn Du die Nüsse 24 Stunden in handwarmes Wasser legst. Wlnüsse zerbröseln leicht beim Öffnen. Wenn ein spitzes, starkes Messer oben in den Spalt einsetzt, spaltest Du sie ganz leicht [980 (2)]

frischen Grassamen? Wenn diese, unsere Brüder, für uns in der Nahrungsfrage vorbildhaft sind, dann ist anzunehmen, daß *darin* keine, die Verdauung hindernd beeinflussenden Stoffe vorhanden sind. Ich habe deshalb meine Untersuchungen auf zwei Lebensformen der Samenspeisen (→Rz.853) zu erstrecken: erstens auf frische, zweitens auf abgelagerte. Haben sie so gehandelt? I wo! Für die Wissenschaftler sind Nüsse halt Nüsse, also abgelagerte aus dem Geschäft. Und Körner (Samen) sind Körner aus einem Sack von einer Müllerei oder Bäckerei. Also haben auch die alternativen Forscher, welche den Kollath- und Brukerfans den Nachweis dafür erbrachten, daß sie trotz ihrer Vollwertkost später so krank werden, nur zur Hälfte recht. Zur Hälfte deshalb, weil sie den Samen der Pflanzen als antienzymbeladen und für den Menschen schlecht (und damit auf Dauer krankmachend) verdaubar bezeichneten. Während wir beide, mittels die Naturabläufe einbeziehendem Denken, die *frischen* Nüsse und Samenkörner als Samenspeise für bestens verdaubar erkennen. Ein sich in die Natur und in die Schöpfungszwecke und deren Sinn einfühlendes Denken besitzen Wissenschaftler und Laborforscher nun mal nicht.

Ob Mandeln, Eicheln und Sonnenblumenkerne ebenfalls mit der Lagerung verdauungserschwerende Enzyme bilden, lasse ich zur Zeit ebenso prüfen. [9730, 6909] Doch junge Kokosnüsse sind ja stets frisch, wegen des Saftes, der sie von innen umgibt. Wenn allein die unserem Organismus nahestehenden Wildschweine im Herbst sich dusselig an Eicheln und Bucheckern essen, dann könnte mich der beste Biochemiker der Welt nicht überzeugen, daß Antienzyme in *frischen* Eicheln- und Buchenfrüchten die Nußverdauung negativ beeinflussen würden. Wenn Du in der Zeit von Mitte Juli bis Mitte August im Süden - Griechenland, Südfrankreich, Spanien - mal Ferien machst, so vergiß nicht, Dir frisch gepflückte Mandeln in der Schale zu kaufen.[6908] Herrlich! Wenn Du durch das Essen von Mandeln oder Sonnenblumenkernen nicht zuviel Blähungen bekommst, dann kannst Du jeweils ein paar davon auch dann essen, wenn sie bereits älter sind. Das verkraftet der Körper ohne weiteres, wenn Du sie zwei Tage vorher in leicht erwärmtes Regen- oder destilliertes Wasser (der besseren Affinität wegen) gegeben hast. Bei den Mandeln sprengt sich dann das braune Käppchen ab und der winzig kleine Keim wird sichtbar.

Wann solltest Du die frischen Tockenfrüchte bestellen?

	Erntezeiten:
Walnüsse, Haselnüsse	Im September (Nach Trocknung sind sie ca. Mitte bis Ende Oktober im Naturladen.
Pinienkerne, Sonnenblumenkerne	im Oktober im Oktober
Paranüsse	im Sommer
Leinsamen	September - November
Datteln	neue Ernte Anfang Dezember.

Frische Ware ist übrigens am Geschmack erkennbar, ebenfalls am Aussehen. Achtung: Mandelmark wird aus blanchierten Mandeln hergestellt und ist somit hell, andere Zusätze werden nicht beigefügt.

Von den unter Rz 980 aufgeführten Lieferanten werden keine Nüsse des Vorjahres untergemischt. (So wird mir jedenfalls bestätigt!) Alles hab' ich zu den Fragen der Ernährung auch noch nicht herausfinden können. So z.B die Wirkung der Bitterstoffe (z.B. in Beifuß, Löwenzahn, Gänsefingerkraut, Schafgarbe) auf den Stoffwechsel. Ja - auch diese haben sicherlich, so sag' ich mal aus dem Gefühl heraus, ihren Anteil daran, daß die Nahrung richtig und gut verwertet wird.

Die Forscher ahnen da so etwas - besitzen aber noch keine Meßgeräte dafür, es festzustellen. Ich kann getrost behaupten, wenn die Affen einen 70%igen bitteren Anteil bei der Auswahl der von ihnen gegessenen Wildpflanzen bevorzugen, so ist das Grund genug auch für uns, nicht darauf zu verzichten. Gut gewöhnen kannst Du Dich daran, wenn Du die bitteren mit den neutralen oder würzigen Pflanzen zusammen ißt.

Unter gesunder UrKost vermeidest Du Deinen vorzeitigen Herzinfarkt und Krebs!

So sieht ein frischer Herzinfarkt aus, bei dem Du vielleicht Dein Leben vorzeitig einbüßt - immerhin trifft es heute schon jeden fünften Suchtkostesser, weil die übliche Nahrung die Muskulatur im Herzen spröde werden läßt. Da reißen dann plötzlich die Sehnenstränge des Musculi papillares. Ich zeichne da mal einen Pfeil rein, damit Du es klar erkennst:

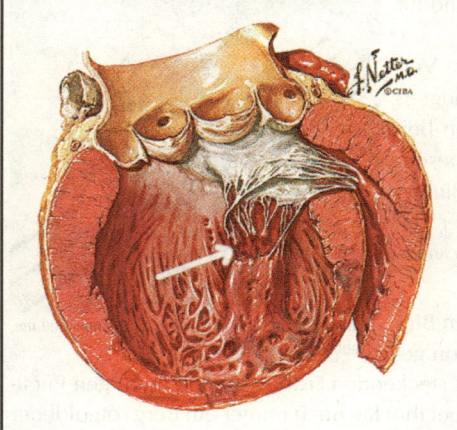

»From the Ciba Collection of Medical Illustrations« Reproduced by courtesy of CIBA-GEIGY Ltd, Basle (Switzerland) All rights reserved

Entscheide Dich: Willst Du ein entzündetes, krankhaft rotes Herz? Bei dem Du ständig in Gefahr schwebst, plötzlich tot umzufallen oder für immer halbseitig gelähmt zu sein? Dessen Muskulatur bei einem Infarkt zerreißt und Dich von heute auf morgen ins Jenseits befördern wird?

Oder willst Du ein gesundes, kräftiges, voluminöses Herz, das Dich bis ins hohe Alter leistungsfähig begleitet und Dir keine Schmerzen und Sorgen macht? Entscheide Dich!

Dann bügelt nur die UrKost die bisherigen Verhärtungen wieder aus und bald wird Dein Herz wieder von sauerstoffreichem Blut umflossen und die Herzmuskulatur dank des Urbewegungstrainigs wieder elastisch.

Entscheide Dich für das Bessere!

Das ist die lügnerische Hoffnungsmache:

»Bei Früherkennung ist Krebs heilbar!«

Das sind u.a. die das Blaue vom Himmel herunter lügenden, ach so seriös vorgetragenen Behauptungen der Herren Professoren in dieser so täuschend sich sachlich gebenden ARD-Sendung (vom 7.11.98) Ratgeber Gesundheit:

Medizin-Sensation!
Alle Gene entschlüsselt

Es ist nur eine Frage der Zeit, bis sogar der Krebs besiegt ist. (BILD, Dr.Fischer v.27.6.2000)

Das sind die Tatsachen:

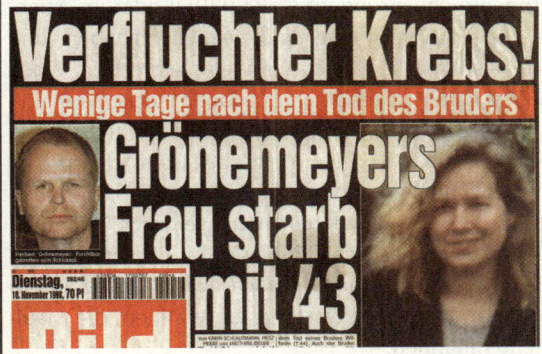

Verfluchter Krebs!
Wenige Tage nach dem Tod des Bruders
Grönemeyers Frau starb mit 43

»Vor knapp zehn Jahren der Schock. Die Ärzte stellten bei der Früherkennungsuntersuchung fest: Brustkrebs. Sie war erst Anfang 30. Anna wurde operiert. Neue Hoffnung. Die Krankheit schweißte die beiden noch enger zusammen. Immer wieder Hoffnung auf Heilung. Die Hoffnung trog.«
(BILD-Kommentar vom 18.11.1998)

6.22 Einzelheiten zur UrKost, die Du wissen solltest

760 Johannisbrot war früher einmal die Hauptnahrung in den südlichen Ländern. Die Karobe liefert neben den anderen Brotfruchtbäumen das einzige gesunde »Brot der Erde«! (Als das man die tropische Brotbaumfrucht leider nicht bezeichnen kann. Warum? Na, selbst prüfen macht schlau.) Aber den Johannisbrotbaum sollte man anbauen, und deren Früchte die Menschen wieder zu essen lehren, statt die Erde mit immer mehr Weideland für Fleischesser kaputtzumachen.

Wenn es zu hart und trocken wird, dann leg es vor dem Verzehr zwei Tage in ein feuchtes Tuch (in Wasser gelegt laugt es aus!), so kannst Du es selbst mit Deinen dritten Zähnen beißen. Es macht bestens satt! Einen weiteren Sattmacher, besonders für alle Zucker- und Leckermäuler, stellen die herrlichen Maulbeeren dar. Wer kennt die schon? Ein herrlich süßer Genuß ohne Reue, das sind auch frische Datteln, die im November / Dezember zu haben sind. (→Rz 980 c)

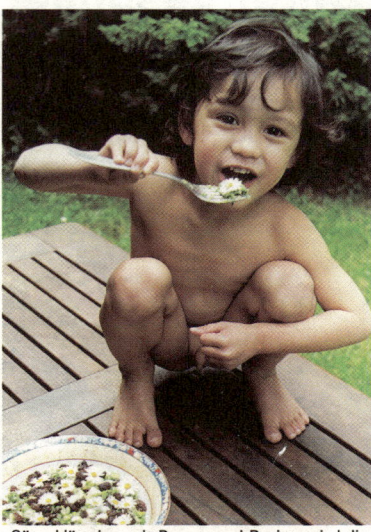

Gänseblümchen mit Banane und Rosinen sind die Lieblingsspeise des Florian Konz

Ab und zu nehme ich auf dem Markt einem zuverlässigen Bio-Bauern Früchte von seinen alten Bäumen ab. Es war schon gegen Mittag, und das meiste von den ledernen, voller Gift steckenden Erdbeeren und mehligen Pfirsichen hatten die anderen Händler bereits verkauft. Doch bei ihm lag noch immer ein Berg rotgoldener kleiner Mirabellen da. Ich probierte und wurde überwältigt von einem Wohlgeschmack und einer fruchtigen Süße, die von tausend Sonnen eingefangen schien. Ich hätte mich tot daran essen können! Da liegen sie nun, die herrlichen Naturfrüchte dem Septembers und finden keine Käufer. Der Reineclaude - der Göttin des Obstes - geht es ebenso. Zu den gespritzten, nach Tennisbällen schmeckenden Granny Smith oder Delicious-Äpfeln, greifen diese dummen Menschen von heute. Und gehen verschmähend an dem vorüber, was noch natürlich verblieben ist.

Ananas und Kiwis (genau wie Sojabohnen und »Heilkräuter« aus dem Garten Gottes) werden in großen Plantagen angebaut, deren Böden künstlich gedüngt und gegen sog. »Schädlinge« mit Gift besprüht sind. Deshalb halte Dich vom Kulturobst fern. Bevorzuge Obst aus Deinem eigenen Garten oder von Bio-Obstbauern. Oder Tropenfrüchte, die genügend Sonne bekommen und noch keinen Kunstdünger nötig haben. Gesundheitsgesetz der Natur

Die Früchte der Tropen sind die eigentlichen Urfrüchte!
Erinnere Dich: Unreifes Obst wirkt säuernd im Organismus. Kulturfrüchte werden unreif geerntet!
Merke: Nur durch die Sonne entstehen basenbildende Stoffe.

»Aber Bananen empfiehlst Du doch, obwohl die ebenfalls unreif geerntet und sogar künstlich begast und in den Plantagen ein dutzendmal gespritzt werden«, wirfst Du ein.

Auch hier kannst Du im Naturladen, bei den Tropenfruchtversendern (→Rz.980/2) oder im Asien-Shop noch ungedüngte und vor allem unbegaste erhalten. Doch immer sind die nicht zu haben - und ohne Bananen zum Grün wirst Du mir nicht satt - es ißt sich so auch um vieles schlechter. Doch wenn wirklich Spuren vom Reifegas in den von Geschäften angebotenen Bananen stecken sollten - also 100 prozentig ist heute leider überhaupt nichts zu haben. Sonst mußt Du schon im Urwald leben, und das willst Du ja nicht - und ich ebenfalls nicht. Also: Ich rate zu begasten Supermarkt-Bananen nur im Ausnahmefall! Empfehlen kann ich nur die kleinen Apfelbananen[980(2)], die auch ohne Gas bei uns reif werden. Vor allem deshalb, weil sie sich länger halten und selbst bei äußerlich schwarzer Schale innen noch schön weiß bleiben. Dann hat sich die Stärke im Fruchtfleisch in Zucker umgewandelt. Übrigens: Noch grüne Bananen reifen schneller nach, wenn Du sie in ein feuchtes Tuch wickelst und dann in Papier einschlägst. Und: Sind Dir die Naturpralinen, die Maulbeeren [980(11)], zu hart und trocken, mach das gleiche mit ihnen.

Achte stets auf Bio-Qualität, außer bei Pflaumen und Kirschen. Die werden nicht gespritzt und nicht stark gedüngt. Ich eß' übrigens der Einfachheit halber die Kirschkerne gleich mit.

»Sagtest Du nicht, Du hast einen arg lädierten Magen?« fragst Du.

Alles natürlich Harte ist für Magen und Darm doch gerade anregend für den Fermente- und Enzymausstoß. Und auch für beider Muskelbewegungen. Und lustig ist es überdies, wenn es (bei einer weichen Verdauung) im WC-Keramikbecken mit einem Mal bei Dir zu klickern anfängt...

Merke: **Nicht alles, was Vitamine hat, muß auch für den Menschen bestimmt sein! Die meisten stößt der Geschmack des äußerst vitaminreichen Holunders ab - ein Zeichen, daß diese Pflanze den Vögeln vorbehalten bleiben sollte.**

» Irgendwo habe ich gelesen, daß im Beinwell bzw. Comfrey Vitamin B$_{12}$ Alkaloide stecken sollen...«

> Koste bei Wanderungen auch mal das Harz der Bäume. Laß was davon an den Fingern und rieche ab und zu mal daran.

Nun, die sind hier nicht sehr gefährlich. Das ist eine der wenigen Pflanzen, die verhältnismäßig gut schmeckt, von der Du aber trotzdem nur wenig essen solltest. Zwei kleine Blätter alle zwei Tage mag Dir genügen. Große Mengen verursachen bei mir leichte Schwindelgefühle. Borretsch ersetzt sie gut. Die Tiere essen sie auch nur spärlich. Auch bei der im Wald wachsenden Vogelbeere, der Eberesche, solltest Du Zurückhaltung üben: wie bei allem, was nach Bittermandel (leicht blausäurehaltig) schmeckt.

Bei Trockenfrüchten solltest Du Dich etwas zurückhalten. Vielleicht mal ein paar Rosinen, Datteln 761 (nur naturgetrocknete, die glänzenden sind mit Sirup gesoßt!) oder getrocknete Mangostreifen am Abend zum Naschen. Feigen wirst Du vor dem Verzehr mindestens vier Stunden einweichen, Datteln 10 Stunden und Trockenmaronen (gibt's leider nur in der Schweiz) 56 Stunden. Dann klebt deren Fruchtzucker nicht an Deinen wertvollen Zähnen! Iß alles Trockenobst möglichst für sich allein. Nur getrocknete Bananen, Rosinen und Datteln kannst Du uneingeweicht essen.

Als Kranker vermeide möglichst alle Trockenfrüchte, da sie durch Lagern Lebenskraft eingebüßt haben. Da brauchst Du in der Hauptsache pflückfrisches Wildgrün! Beachte unbedingt:

Alle UrKost muß gründlich gekaut und solange mit den Zähnen gemahlen werden, bis der Speisebrei im Mund cremig und weich ist. Schluck ihn vorher nicht hinunter! Was äußerst wichtig ist, weil die Vorverdauung der Nahrung bereits im Mund beginnt - die bei der üblich weichen, gekochten Nahrung meist unterbleibt, weil sie zu rasch geschluckt wird. Und so die Enzym- und Speicheldrüsen mit ihrer Arbeit erst gar nicht beginnen. 20 bis 50 mal Kauen ist nicht zuviel - besonders nicht für die, welche ein künstliches Gebiß haben. Damit wird ja ein erheblicher Teil der Drüsen abgeschottet: **Und iß nie in Wut, unter Schmerz, bei Fieber und ohne Appetit.**

Durch Versuche stellte man überdies fest, daß man sich durch gründliches Kauen an die 30% der Nahrungsmenge ersparen kann. Du solltest auch wissen, daß gesunde Nahrungsmittel viel von ihrem Wert verlieren, wenn sie in modernen Wohnungen und Kunststoff-Küchen gelagert werden.

Noch etwas Bemerkenswertes erreichst Du durch gründliches Kauen: Dein Gehirn wird besser durchblutet und erhält reichliche Sauerstoffzufuhr, so daß sich Deine Denkkräfte steigern. So wundervoll hat die Natur alles eingerichtet: Du mußt Dich nur nach ihren Gesetzen richten. Und wo es geht, z. B. bei Mango, Kaki, Sapote die Obstschalen mitessen. (Warum? →LV 6142) Außerdem: Du mußt bei der Sache sein, wenn Du ißt! Keine großen Gespräche, keine Zeitung, kein Fernsehen, keine Getränke dabei. Die Nahrung wird bei guter Mundvorverdauung ganz anders aufgeschlossen und ausgewertet. Du sollst mal sehen, mit wie wenig Du dann auskommst! Ein paar Früchte, ein paar frische Nüsse, drei, vier Handvoll Wildgrün am Tag, vielleicht noch ein paar Knollen - das ist alles, was Du nötig hast - wenn Du gut kaust und langsam und in Ruhe ißt!

Bei Wassermelonen klopfe ein paarmal auf die Schale. Klingt die Frucht hohl, ist sie reif. Lagere sie 762 nicht zu lange, sonst verliert sie schnell ihre Lebenskräfte. Papayas und Mangos solltest Du nie aus dem Supermarkt holen. Reife und honigsüße gibt es nur von Spezialversandhäusern (→Rz.980/2). Bei

Papayas ist es normal, daß sie bei Zimmertemperatur nachreifen. Zum Essen müssen sie gelb sein. Wenn der erste Schimmelfleck erscheint, schmeckt sie am köstlichsten. (Der Schimmel dringt erst 14 Tage später langsam nach innen.) Zuckermelonen haben von Juni bis September Saison. Für den Export in die Supermärkte erntet man die Früchte ebenfalls meist unreif.
Zuckermelonen prüft man mit der Nase. Reife Früchte verströmen am Fruchtende einen feinen Duft. Am haltbarsten sind die glatten Sorten. Netzmelonen halten sich nicht sehr gut und Kantalupen müssen schon eine Woche nach der Ernte verzehrt werden. Danach verliert sich das Aroma. Zuckermelonen gehören nicht in den Kühlschrank. Wickele sie nur in Seidenpapier und lagere sie bei mäßiger Zimmertemperatur. Nicht zu glauben: Da sind in den heißen Sommertagen die fruchtigsten Wassermelonen zu haben - und die Mütter geben ihren Kindern Limonadenzuckerwasser! In einer einzigen Flasche Cola sind etwa 33 Zuckerstückchen aufgelöst!
Statt Plätzchen oder Bonbons rate ich allen Müttern, zum Zähnestärken ihren Kindern Kokosnußstücke zu geben und deren Saft zum Durstlöschen, solange sie noch Salz ins Essen kriegen. Und Du gönne Dir mal aus dem Naturwarenversand eine junge Kokosnuß. Wenn Du die Fasern abgehobelt und die Schale freigelegt hast, bohre Dir ein kleines Löchlein rein, halte sie hoch und laß´Dir den feinen Milchstrahl in den Mund laufen. Ich kann Dir sagen: köstlich!

»Verdauen Melonen nicht schneller als alles andere?«

Melonen verdauen zwar am schnellsten - aber ich sehe keinen Grund, sie nicht zusammen mit anderem Obst zu essen. Sie werden, wie das Obst, auch nicht im Magen »verdaut«. Sie

> Es ist nur eine Frage guten und richtigen Einspeichelns.
> Dann sind auch Blätter und Knospen von Bäumen wie Gräser leicht zu essen.

laufen da einfach in 20 bis 30 Minuten durch (Ausnahme: Bananen, Durian, Jackfruct, sowie getrocknete Feigen und Datteln). Nur solltest Du sie nicht nach den langsam verdauenden Nuß- oder Wurzelmahlzeiten zu Dir nehmen. Melone am späteren Abend sättigt *und* verdaut rasch - stört also nicht mehr Deinen Tiefschlaf. Wenn Du sie allerdings sehr spät ißt, treibt sie Dich in der Nacht oft zum WC - was übrigens alle Früchte tun, die Du nach sechs Uhr abends ißt.

763 »Bekomme ich mit dem Obst nicht zu viel *Obstsäure* in den Körper? Ärzte und Forscher behaupten auch, daß Obst nicht basisch, sondern säurebildend verdaut wird und so eine gefährliche Übersäuerung zustandekommt. Haben sie damit Unrecht?«[6011, 6124, 6126]

Jein! Aber die Forscher und Mediziner haben - ich sagte es bereits! - nur mit kranken Menschen zu tun. Und sie verkennen vor allem, daß eine Untersuchung am Kranken ein ganz anderes Ergebnis bringt als ein Test am Gesunden. Ein gastritischer Magen, ein verschlackter, verkoteter Darm, eine kapillarenverstopfte Leber sind nicht in der Lage, die Inhaltsstoffe der Früchte richtig aufzuschließen. Wenn deren Kohlenhydrate dann im Darm zu gären beginnen, entsteht eine saure Vergärung, die den ganzen Körper überflutet. Weshalb die Doctores dann tatsächlich (nur unter dieser verfälschenden Bedingung) berechtigt sind, von einer sauren Reaktion der Früchte sprechen zu können.

Wenn Du aber durch Erdfasten Deinen Körper entschlackst und ihn durch längeres Essen von UrKost in ein Säure-Basen-Gleichgewicht gebracht hast, dann kannst Du an Dir selbst nachprüfen, daß Obst bei *gesunden* Menschen basisch verdaut. Das machst Du nach einem Früchtetag, indem Du Deinen Urin-ph-Wert mit einem Streifen aus der Apotheke mißt. (Da der ph-Wert aber über den Tag schwankt, solltest Du den alle zwei Stunden messen.) Aber warum dieser Aufwand? Warum willst Du Dich von Labortüftlern in Zweifel setzen lassen an der Schöpfung, welche dem Menschen die Früchte und Wildpflanzen als Nahrung zuwies und seine Verdauung in Jahrmillionen darauf einstellte!

764 Warnung:
Du weißt: Die amerikanische Natural-Hygiene rät zu einer fast ausschließlichen Obstnahrung. Chlorophyll sei nicht nötig.[6534f, 7020] Die Praxis zeigt, daß Früchteesser zu sehr abmagern, unter Hungergefühlen, kalten Füßen und Eiweißmangel-Krankheiten leiden.

Die Natur weiß, warum sie die Früchte nicht zu jeder Zeit reifen läßt. Sie zwingt damit die nicht zu Raubtieren bestimmten Tierarten zum Essen von Blättern. Sicherlich schmecken Früchte besser als Wildgrün. Aber:

Meinst Du, den Urzeit- und Halbmenschen wären die Früchte in den Mund gewachsen? Da gab's jede Menge Mitbewerber und flinkere Tiere als Mensch und Menschenaffen. Weshalb sich letztere zwangsläufig mehr dem Grün der Blätter oder der Pflanzen zuwenden mußten - wie alle Säugetiere, von denen keine einzige Art bloß von Früchten lebt - wohl aber sehr viele vom Grün der Pflanzen. Das wilde Grün ist daher im Laufe der Jahrmillionen einfach notwendig geworden! Denn (so hast Du's ja wohl noch immer am liebsten erklärt): In Früchten befindet sich nur wenig vom lebenswichtigen Kalzium und Eiweiß, während es in grünen Wildpflanzen überreichlich vorhanden ist. Noch lebenswichtiger für Säugetiere aber ist das Chlorophyll im Grün. Es baut die Zellen auf, bildet für Menschen, Halbmenschen und Säugetiere das Hämoglobin für den Blutaufbau und die Atmungspigmente.[6100, 6533, 7006]

Aufgrund der molekularen Ähnlichkeit mit dem roten Blutfarbstoff ist Chlorophyll der beste Blutbilder. Denn das brauchst Du doch: besternährtes Blut, das durch Herz und Gehirn fließt und jedes Organ, alles Gewebe und jede Drüse mit den wichtigsten frischen Nährstoffen ausstattet. Und es muß genügend davon da sein, besonders für die männliche und weibliche Potenz und Vitalität. Nur tiefgrünes Chlorophyll bringt Dir genügend Sauerstoff in die Zellen und belebt Deine Atmung. Es sorgt für eine bessere Eiweißausschüttung, senkt den Insulinbedarf und stimuliert die Schilddrüsentätigkeit. Nur Chlorophyll harmonisiert das Säuren-Basen-Verhältnis im Körper. Sein Naturgehalt an Vitamin A, C, P, U, Folsäure und Enzymen ist weder von synthetischen Produkten zu ersetzen noch zu übertreffen. Auch das seltene Vitamin B17 ist im Chlorophyll vorhanden, das als Anti-Krebs-Vitamin (Laetril) bekannt wurde. Zudem wirkt Chlorophyll zugleich blutdrucksteigernd und blutdrucksenkend, und treibt zuviel schädliches Cholesterin aus dem Blut. Mit einem Wort: Du kannst nicht darauf verzichten. Diesen einmaligen Lebensstoff schenkt Dir die Natur aber nur in grünen Blättern, nicht in Früchten.

Merke Dir: Ohne Wildblattgrün kein gesundes Blutrot.

<u>Was für Deine Gesundheit gut ist, das gibt Dir die Natur umsonst! Dagegen kannst Du alles kaufen, was Deine Gesundheit ruiniert.</u>

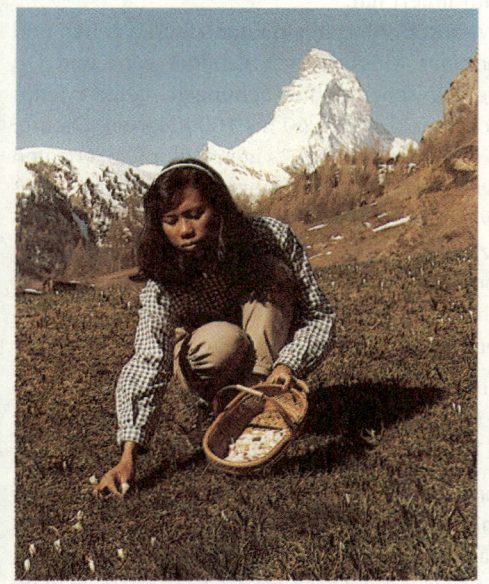

Meine Frau Delia, sonst nur aus lauter Lachen und Fröhlichkeit zusammengesetzt, ist beim Wildpflanzensammeln (hier: Krokusblüten) immer konzentriert bei der Sache. Damit nur ja nichts ins Körbchen gerät, was in der Nähe von Gemsköttelchen aufgeblüht sein könnte...

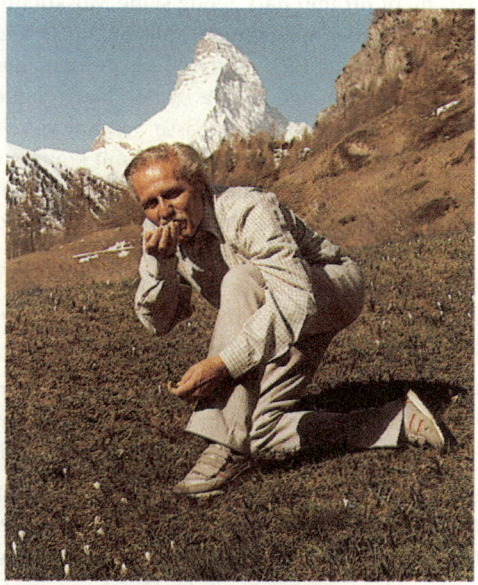

Ich bin da weniger kleinlich und schau nicht so genau hin...
Ist doch auch soo einfach, das Mittagessen in den Bergen, nicht wahr? Eventuell noch eine Avocado oder Banane dazu, und schon bist Du unbeschwert satt und kannst leichtfüßig weiterwandern.

6.23 Gute Ratschläge zur UrKost aus der praktischen Erfahrung

> Was ist das Schwerste von allem?
> Was Dir das Leichteste dünket.
> Mit den Augen zu sehn,
> Was vor den Augen Dir liegt.
> (Goethe)

»Was soll ich eigentlich essen, wenn ich im Winter Urlaub in den Bergen oder eine längere Schiffsreise mache? Da gibt es kein eßbares Grün.«

Du kannst auch ruhig mal ein paar Wochen von Früchten und (möglichst dunkelgrünem) Kulturgemüse,[6501] z. B. Sellerielauch, Möhrengrün oder Breitlauch und von Wurzeln leben. Ich nehme mir stets ein kleines Säckchen voll Topinambur mit, die ich mit feuchter Erde bestreiche. So bleiben sie den ganzen Urlaub fruchtig und wohlschmeckend - wenn man sie weiterhin feucht hält und kühl lagert.

Alles lästig, ich weiß. Wenn Du ebenfalls zum Krankwerden neigst, müssen wir uns sagen:

<u>Wir beide sind nun mal zu schweren Leiden vorbestimmte Kranke, wenn wir nicht auf unsere Gesundheit achten. Was wollen wir sonst machen als uns darauf voll und ganz einzustellen? Elend zugrunde gehen? Oder uns dessen bewußt werden? Krankheit und früher Tod fragen nicht danach, ob uns das Besorgen lebensfrischer Nahrung lästig war.</u>

»Wenn ich kein Fleisch und Fett mehr zwischen die Zähne kriege - werde ich da nicht zum Skelett abmagern?« fragst Du. »Was werden da meine - «

Also ich empfände es als Genugtuung, wenn mich meine lieben, dicken Freunde mit: »Mein Gott, wie siehst Du denn aus?! Du kommst daher wie eine wandelnde Hundehütte, in jeder Ecke ein Knochen«, empfangen würden.

Besser dünn, als dick! Besser leichtfüßig als schwerfällig. Und wer jetzt schon nur ein Schmalzrippchen ist: habt Geduld, ihr Knochigen. Greift jetzt nicht zur Sahne, zur Butter, zur Milch oder was weiß ich, um wieder zuzunehmen. Die Wirkstoffe der UrMedizin brauchen bei manchen länger, um richtig zu greifen und Euch Bohnenstangen wieder fülliger zu kriegen. Das kann ein halbes Jahr dauern, bis man wieder zunimmt. Besonders dann, wenn man während des Erdfastens nicht oft und hart genug seine Muskulatur durchtrainiert hat.[9610]

765 Um die wieder aufzubauen, solltest Du als schlanker Mensch sofort in ein Fitneß-Studio gehen und dreimal wöchentlich Bodystyling treiben, damit vermehrt Muskelfleisch gebildet wird und Du schneller normalgewichtig wirst. Nach neuen amerikanischen Untersuchungen steigert jedes Pfund zusätzliche Muskelmasse den Kalorienverbrauch angeblich um 50 bis 100 Kalorien. Darum: Kombiniere das Ausdauertraining mit kräftigem Muskeltraining. Den 20% igen Wildpflanzenanteil Deiner urigen Kost solltest Du - ich muß es immer wieder sagen – unbedingt einhalten und lieber leicht erhöhen, wenn Du merkst, daß Du zu dünn wirst. Alle Zellen Deines Körpers sind schließlich bemüht, sich in einen guten Zustand zu versetzen. Je besser die Nahrung ist, die Du ihnen zuführst, desto besser gelingt ihnen das - und bald fordern die Zellen immer weniger: Weil sie zuvor zuviel forderten, um aus der großen Menge Schlechtnahrung wenigstens einen kleinen Teil verwertbarer Lebensstoffesäfte herausfiltern zu können.

Wir müßten uns aber überhaupt keine Gedanken über so etwas machen, wenn wir bloß unsere Augen offenhalten und in die Natur schauen würden. Sind die Gorillas etwa zu mager? Der Hauptbestandteil ihrer Nahrung besteht aus wildem Grün. Sagt Dir das nicht genug?

Übrigens: Falls Du mal von einer Werbung für Naturmittel überzeugt bist, z.B. für Präparate vom Ginkgo-Baum - gut, schluck von mir aus die Pillen mit dem getrockneten Blattpulver. Doch wisse: Der Ginkgo-Trockenextrakt wird im Verhältnis 50:1 aus den Blättern durch einen Auszug mit dem giftigen Aceton hergestellt. Doch ich meine: Erkundige Dich lieber, wo so ein Ginkgo-Baum steht und gib Dir seine grünen Blätter in den Salat. Dann hast Du alle Wirkstoffe pur, frisch und unverfälscht. Doch verzichte darauf, Dir Ginkgo spritzen zu lassen. Weißt Du, was darin neben dem

Ginkgo-Extrakt sonst noch enthalten ist? Zum Beispiel Alkohol, Asbest, Silikone, Konservierungsstoffe. Und schließlich gehört das auf keinen Fall in die Blutbahn. Und wenn Du bei Prostatabeschwerden zur UrKost noch zusätzlich Bio-Kürbiskerne knabbern willst: von mir aus ja... Doch meist sind sie geröstet oder zuvor in starker Hitze entwertet worden... Dem Geschmack zuliebe.

»Sag mal, Tofu aus Sojabohnen, ist das drin? Das soll doch so gesund sein!« meinst Du. »Wird wärmstens empfohlen von Reformhaus und Naturladen!«

Denk selbst! Stell Dir die riesigen Monokulturen voller Sojapflanzen vor, wie sie für die gebrauchten Tofu-Unmengen künstlich gedüngt und alle paar Wochen mit Pestiziden gespritzt und nun zusätzlich zu inneren auch noch mit äußeren Giftrückständen behaftet, längere Zeit vitaminzerstörend eingeweicht, zu Püree zerquetscht und mehrfach moleküleverändernd aufgekocht werden. Durch Pressen gewinnt man nun Sojamilch, die dann mit Magnesiumchlorid zum Gerinnen gebracht und durch weitere Behandlung in das feste Tofu verwandelt wird. Doch das sagt man Dir:

»Tofu als Nahrung der Zukunft - Die Sojabohne - hochwertigster pflanzlicher Eiweißlieferant - Tofu - ein Gesundheitspaket schon vor 2000 Jahren bekannt - Tofu ist ein ausgezeichneter Vitamin- und Mineralstoff-Lieferant. Er enthält mehr Vitamine der B-Gruppe und mehr Vitamin E als tierische Eiweißlieferanten. Tofu enthält Eisen, Phosphor, Kalium, Natrium und Kalzium. Dabei ist Tofu nicht säurebildend wie tierische eiweißreiche Lebensmittel, sondern basisch wie Gemüse.« (Reformrundschau)

Das letztere stimmt sicher - aber wieviel bleibt noch von all den wertvollen Inhaltsstoffen, wenn es durch die Mangel dieser Behandlung gegangen ist! Und wo sind all die Dünger- und Schädlingsbekämpfungsgifte aufgeführt, nebst dem Blei und Kohlenmonoxyd, welche die ständig über die Sojabohnenfelder marschierenden Traktoren versprühen? Nein, von vorfabrizierter Nahrung kannst Du als Kranker nichts nehmen.[3882, 6033, 6918] Wenn ich im eigenen Garten biologisch gezogene Gemüse auch toleriere: die sollten eigentlich nur Beigaben bleiben.

Je mehr Kulturpflanzen du ißt, desto weniger von den wirklich wertvollen Wildpflanzen nimmst Du zu Dir. Kulturgemüse hält Dich nur vom Essen der wertvolleren Wildpflanzen ab![8215]

Und: Wie schmecken denn Salate ohne Tunke, Rote Bete ohne Sahne, ungekochter Breitlauch oder Krauskohl ohne Salzkartoffeln?[7006] Dann kann ich auch gleich Wildpflanzen nehmen! Die sind zwar etwas härter, schmecken nach und nach aber immer besser! Und wenn gar nichts geht, kannst Du sie mit Bio-Salat mischen. Oder gib eine cremige Avokado oder Bananen hinein. Der Tropenversandhandel (→Rz.980/2) hält viele Sorten davon bereit.

Alle unsere Gemüsearten sind gezüchtet. Dabei wurde nicht danach gefragt, wie gesund und vital sie für die Menschen sind, sondern: Wie vermögen wir sie für den Gaumen weich und zart und für den Geschmack angenehm zustandezubringen? Und wie sie so wirtschaftlich anzubauen, daß wir sie mit gutem Profit verkaufen können?

Durch das widernatürliche Züchten, das sich jetzt zur Genmanipulation pervertierte hat, mußten die Inhalts- und Lebensstoffe der neuen Pflanzen zwangsläufig Einbußen erleiden. Es wurden dabei die Urlebensstoffe nicht nur vermindert, sondern auch in ihrer Gewichtung untereinander verschoben und damit deren Harmonie zerstört. Mit dem gesunden Menschenverstand ist die eingetretene Schwächung der Lebenskraft für jeden erklärbar. Zum Teil nachgewiesen hat uns dies F. Popp mit seinen Biophotonen-Messungen.[6005, 9438] Er machte den Umfang an stark aktivierten Strahlungsträgern bei den Wildpflanzen gegenüber den schwachen Makromolekülen bei den Kulturpflanzen erkennbar, wie Du auf der folgenden Seite erkennen kannst. „Jetzt kommen neue gentechnisierte Pflanzen auf uns zu", schrieb ich noch in der Vorauflage. Schon überholt!

Das ist die letzte Meldung:
Tomaten, die ohne Sonne, Radieschen, die ohne Erde wachsen. Erdbeeren, Paprika und Spargel im tiefsten Winter. Im Sommer das klassische Wintergemüse

In unseren **Supermärkten liegen fast 30.000 gentechnisch veränderte Lebensmittel,** die nicht gekennzeichnet sind.　　(BILD vom 17. 3. 2000)

Rosenkohl. Möhren, so schlappig weich wie Fahrradschläuche, daß sie wie die pappigen Hamburger-Brötchen, ohne herzhaftes Zubeißen zu essen sind. Und wie ein schwach parfümiertes Stück Seife schmecken. Gurken, die so intensiv und würzig schmecken wie ein Glas destilliertes Wasser. Und Salat, der Dein Baby blau anlaufen läßt, weil das Nitrat sein Blut vergiftet. Und die Menschen von heute, bald selbst nur noch aus künstlichen Ersatzstoffen bestehend, sind dumm genug, sich das alles andrehen zu lassen und zu kaufen. Bei Wildpflanzen weiß ich, was ich habe!

Auf einer Wildpflanzenwanderung sagt mir der Schweizer Urzeitler Beat: »Franz, das muß ich Dir erzählen: Ich war hungrig wie ein Wolf von einem längeren Urzeitlauf und meine Frau brauchte nach meinem Empfinden zu lange, um aus den ihr mitgebrachten Wildkräutern ein Gericht auf den Tisch zu bringen. Ich rief in die Küche hinein: "Also Helga, wenn Du jetzt nicht bald das Essen fertig hast, hau' ich ab ins Restaurant." Sie antwortet: "Kannst Du noch fünf Minuten warten, Schatz?" Ich frage zurück: "Ist es dann fertig?" Was meinst Du, was die mir antwortet: "Nein - aber dann habe ich mich fertig gemacht zum Mitkommen."

Der Buchautor erlaubt sich die Frage: Hast Du je eine Frau kennengelernt, die zu einem Vergnügen Nein gesagt hätte?... «

767 Und hier ein Vergleich der bioenergetischen Abstrahlung von Kulturpflanze und Wildpflanze:[9438]

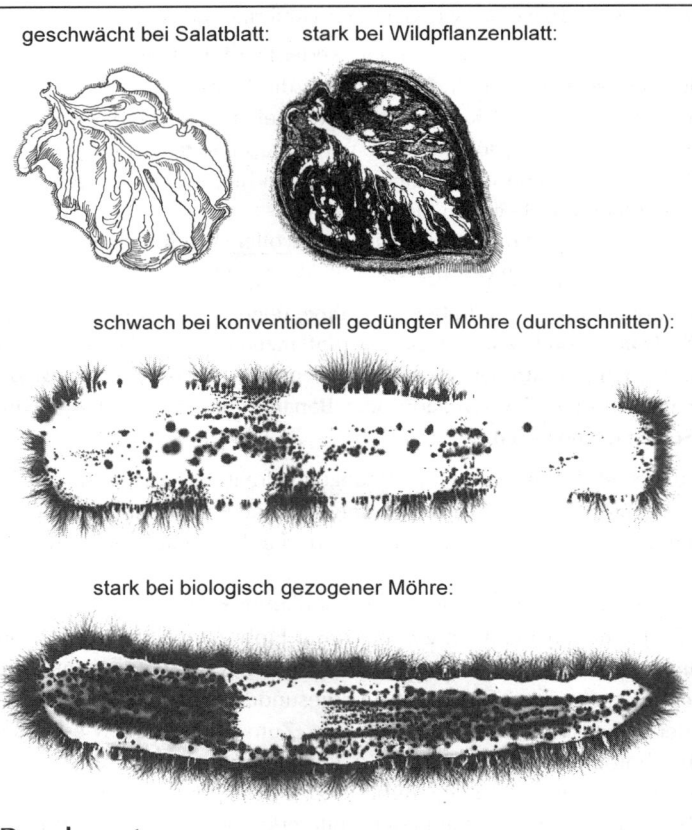

geschwächt bei Salatblatt: stark bei Wildpflanzenblatt:

schwach bei konventionell gedüngter Möhre (durchschnitten):

stark bei biologisch gezogener Möhre:

Du erkennst: (Bild: International Institute of Biophysics, Prof. Popp, Kaiserslautern)

Wisse:
Krankheiten, die durch die heutige Fabrikationsnahrung auf Dich zueilen, kannst Du eine Zeitlang niederhalten, wenn Du täglich viel und kräftige Bewegungsarbeit leistest.

Merke:
Der Körper besitzt keinerlei Macht über denaturierte Moleküle!
Diese Maillardmoleküle irren unkontrolliert in ihm herum. Noch gefährlicher sind die chemischen Reaktionen, welche entstehen, wenn verschiedene Nahrungsmittel zusammen erhitzt werden.

Etwa 30000 Biostoffe in den Früchten harren noch der Entdeckung, wozu sie alle dienen. Wir Urköstler nehmen sie schon jetzt zu uns. Willst Du solange zuwarten, um zu erfahren, wozu sie gut sind, um erst dann zuzugreifen?

Jeder Eingriff des Menschen in natürliche Abläufe beeinträchtigt die Qualität des Lebens. Die Forscher und Wissenschaftler, die nicht aufhören können, das Leben zu manipulieren, wollen es nicht wahrhaben: <u>Die Natur kann man nicht verbessern.</u> Lebensmittel sind Mittel zum Leben. Je unnatürlicher und je kränker man sie macht, desto schwächer und um so kränker und letztlich unnatürlicher werden wir Menschen. So strahlen nach dem Auftauen tiefgefrorene Nahrungsmittel kaum noch Bioenergie ab!

Nach Salat bleibt so ein ungesättigtes, unbefriedigendes Gefühl in mir zurück«, sagt Du.

Ja - weil Du so sehr an Fette, Öle und tierisches Protein gewöhnt bist, vermißt Dein Magen jetzt etwas. Wenn Du aber dem Salat die Hälfte Wildpflanzen zugibst, ist das Es-fehlt-noch-etwas-Gefühl nur noch halb so schlimm. Und der Salat macht sofort satt, wenn Du ihm frische Nüsse, Pinienkerne oder Sonnenblumenkerne zufügst. Oder dazu ein Stück Kokosnuß ißt. Und

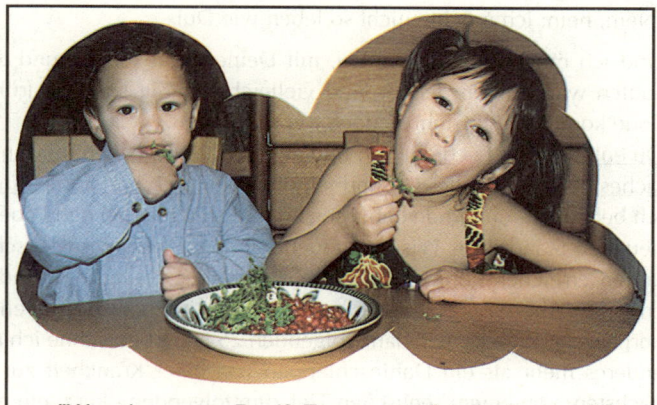

"Was denn nun, Papi? Essen oder fotografieren wir?"

wenn Du die Nüsse im Frühjahr und Sommer wegen ihrer mangelnden Lebensfrische nicht nehmen kannst, dann laß Dir die, meist übers ganze Jahr vorrätigen, jungen Kokosnüsse kommen. Und gib deren feines, butterweiches 2 bis 3 Millimeter dickes Fruchtfleisch dazu. Wenn Du schmackhafte Bio-Tomaten in den Wildsalat gibst, gewöhnst Du Dich noch schneller daran. Als Gewürz gebe ich schon mal Kümmel, Koriander oder Fenchel darüber.

Übrigens ist das kein richtiger Hunger, den Du spürst, wenn Du von der Zivilisationskost zur UrNahrung übergehst. Das ist blanke Sucht nach Salz und Zucker, was sich da in Dir regt. Wenn Du diese Sucht aus dem Körper getrieben hast, dann wirst Du von UrKost genauso satt wie von Zivilisationskost. Denn der Körper wertet letztere jetzt viel besser aus - weil er nun dazu in der Lage ist!

Sagt doch tatsächlich eine Ärztin zu einer meiner Seminarteilnehmerinnen, als die ihr stolz von der neuen UrKost-Ernährungsweise berichtete: „Wie? Soviel Wiesenkräuter? Dann essen Sie ja nicht nur wie 'ne Kuh – dann machen Sie ja auch solche Kothaufen!"
Was Ärztinnen so für Vorstellungen haben... Du siehst, wie fremd denen gesundes Leben ist.

Dreimal darfst Du raten, warum sich Dein Doktor bei Deinem Anblick nicht danach erkundigt, was der Tierarzt als erstes fragt, wenn er Deinen kranken Hund sieht: »Womit füttern Sie das Tier?«...

»Lehnst Du sogar so wertvolle Stoffe wie Bierhefe ab?« fragst Du. »Die wird doch auch so hilfreich für einen guten Stuhlgang angepriesen!«

Natürlich lehne ich sie ab! Nicht nur, weil sie von Menschen angepriesen wird, denn etwas anzupreisen, das kostet viel Geld. Und wer für Werbung Geld ausgibt, der will es doppelt und dreifach wieder reinbekommen, oder?

Egal ob es sich um Bierhefe oder um Knoblauchkapseln handelt. Und wer Dir aus Gründen des Profits etwas andrehen oder Dir als Doktor seine Dienste leisten will, der sieht nur sich selbst und sein eigenes Wohlergehen - aber nicht Deins... Davon ganz abgesehen, weder Bierhefe noch Öl ist etwas Natürliches.

Überrasche Deinen Partner mal, wenn er Dich fragt: »Schatz, wo steht denn mein Essen?« Gib ihm zur Antwort: »Im UrMedizinbuch Kapitel 6.2« .

Welch eine Krone der Ernährung die UrKost darstellt, das erkennst Du auch daran, daß es nach deren Verzehr nicht nötig wird, Speisereste aus den Zähnen zu beseitigen. UrNahrung schützt Deine Zähne besser als alles schädliche Zähneputzen - womöglich noch immer mit Zahnpasta. Übrigens:

Mit der Zeit ißt Du von der UrKost immer geringere Mengen! Wieso?
Je höher die Lebenskräfte in der Nahrung, je weniger Kalorien sind nötig - so einfach ist das. Falls diese gute Nahrung nun in einen sauberen Darm kommt, der sie dann bestens ausnutzen kann.

»Nein, nein: Ich möchte nicht so leben wie Du!«

Und ich möchte nicht, wie Du, mit Deinen Krankheiten und Speckrollen, die mir die Luft beim Laufen wegnehmen, leben. Und vielleicht dreißig Jahre zu früh auf einer Krankenhausstation zu Tode kommen! Dir steht es doch frei zu wählen.

Du entscheidest Dich: Für ein üppiges, verkürztes Leben in Krankheit und Schmerzen oder ein einfaches, langes in voller Gesundheit ohne Kummer und Sorgen in beständigem Wohlgefühl.

769 Ich behaupte - und finde dabei sogar Unterstützung bei den Lebensaltersforschern (soweit man dem heutigen Stand ihres Wissens trauen kann)[9764] - daß wir Menschen ein Alter von mindestens 120 Jahren erreichen können. So besteht nicht der geringste Grund dafür, das heute durchschnittlich erreichte Alter von c. 75 Lebensjahren positiv zu werten. Denn mit 50 sind die meisten bereits körperliche Wracks. Die dann folgenden 25 Jahre bezeichne ich nicht mehr als »Leben«. Es ist nichts anderes mehr als ein Dahinschleppen von einer Krankheit zur anderen, von einem Doktor zum nächsten, von einem seelischen Tief zum folgenden - kurz, ein einziges Dahinvegetieren.

Fühlst Du Dich aber dank der Urzeit-Lebensweise mit 50 noch wie ein Jugendstilchen, dann bedeuten die 25 folgenden Jahre einen absoluten Lebensgewinn für Dich. Statt Krebs, Rheuma, Arthrose, Osteoporose, Prostata, Impotenz, Arthritis, Zahnverlust und Leid: freudiges Leben!

Und um die Zeit, wo im Krankenhaus normalerweise sonst Dein armseliges Leben bei Pieptönen, aufflackernden Computerlämpchen, Schläuchen in Nase, Mund und Venen auf einem blauen Kunststofftuch hygienisch einwandfrei auf höchster Stufe der Technik zu Ende gemartert wird, da hast Du als UrzeitKöstler vielleicht noch mal ein Vierteljahrhundert schönster Jahre vor Dir. Allerdings auch etwas davon abhängend, wie früh Du die UrMethode aufgenommen hast.

Na, da würde ich es mir doch lieber mal überlegen, ob ich dafür nicht *jetzt* bereit wäre, ein paar kleine Opfer meiner Zunge auf mich zu nehmen.

Bitte nimm nochmals zur Kenntnis: Ich schlage Dir mit diesem Buch vor, wie Du mit Hilfe der Natur einen gesunden und zufriedenen Menschen aus Dir machen kannst. Ich will Dich auch nicht nötigen, Deine krankmachenden Lebensgewohnheiten aufzugeben. Was hab' ich denn davon?! Du allein triffst die Wahl.

Du mußt Dich entscheiden, ob Du Deinen Körper weiter ruinieren willst oder nicht.

Gesundheitsgesetz der Natur

Damit Leben und nicht Tod zu ihm komme, braucht der Kranke täglich lebensfrische Nahrung - unmittelbar von der Mutter Erde genommen.[9968] **Damit Gesundheit in ihm bleibe und keine Leiden über ihn kommen, braucht der Gesunde täglich lebensfrische Nahrung - unmittelbar von den Bäumen und Sträuchern der Mutter Erde. Im Sommer Grün, Beeren und Früchte, im Winter Grün, Früchte, Wurzeln und Samen, Nüsse.**

So, nun weißt Du also, was Du hinsichtlich Deines Essens zu tun hast. Und wenn Du den Bewegungs- und Gefühlsprogrammen noch hundertprozentig folgst, dann liegt es jetzt ganz in Deiner Hand, gesund, halb- oder viertelkrank oder vollkrank zu sein.

Meine Aufgabe habe ich erfüllt. Ich habe Dir das Nonplusultra der Gesundheit, den einzig wahren, den von keinem Menschen widersprechbaren Weg gewiesen, was richtig gegen alle angeblichen »Krankheiten« und für die Gesundheit ist. Nun ist die Reihe an Dir. Nun entscheide Dich.

Lieber Herr Konz,
durch kleine Bestechungen konnten wir erreichen, daß unser urköstlich ernährter Sohn im Kindergarten stets Früchte erhielt. Eines Tages berichtete uns die Kindergärtnerin: »Ich erzähle da meinen Schützlingen von Jesus und seiner wundersamen Vermehrung der Brote und Fische am See Genesareth, und was sagt daraufhin Ihr Sohn: „Ja, wußte denn der Jesus als Gott nicht, daß Brot und Fisch überhaupt nicht gesund für uns sind?"«   Ihre Ulrike Steinbrenner, 72172 Sulz

6.24 Ein Forschungsergebnis, das die Ganzheitslehre der UrTherapie voll bestätigt

Solltest Du mitleidig oder leicht überheblich darüber lächeln, was ich hier über die Aura von Pflanzen und Bäumen geschrieben habe, so möchte ich Dich auf die letzten Ergebnisse der biophysikalischen Grundlagenforschung aufmerksam machen, die ich Dir hier kurz beschreibe.

Bei der bislang von der Wissenschaft belächelten buddhistischen Annahme einer Aura, die von allem Lebendigen abgestrahlt wird, handelt es sich tatsächlich um Licht. Alle lebenden Zellen strahlen Licht ab, wenn auch in so geringen Mengen, daß es nur durch höchst empfindliche Apparaturen meßbar wird. Dieses Licht des Lebens ist mit Informationen gekoppelt. (Wie in der Lasertechnik, die dies von der Natur übernommen hat und das Laserlicht auch zur Informationsübermittlung nutzt.) Man weiß allerdings noch nicht, was die laserlichtartigen Abstrahlungen der Lebensformen alles an Informationen enthalten. Es ist jedoch eindeutig, daß sich alle biologischen Daten in der Kraft ihrer Abstrahlung ausdrücken. (Die Abstrahlungen bezeichnet Popp bei unseren 70 Billionen Zellen als »Biophotonen«.)[6005, 9836]

Wird z.B. einer Pflanze eine unnatürliche Behandlung zuteil, etwa darin, daß sie auch nur der kleinsten Menge von Herbiziden oder Pestiziden ausgesetzt war, so ändert sich dadurch in dramatischer Weise die Intensität der Biophotonenabgabe! Wisse:
Die lebenden Zellen übertragen ihre vielen Informationen mit Lichtgeschwindigkeit. Und dies sowohl innerhalb ihres eigenen Organismus' als auch zu anderen Organismen. Denn die bioenergetische Strahlung tritt auch aus dem Körper heraus. Diese Biophotonen steuern die biochemischen Reaktionen im Körper eines jeden Lebewesens und koordinieren sie.[9529] Es laufen z.B. im menschlichen Körper in jeder Sekunde mindestens eine Trillion chemische Reaktionen ab. Ohne die Biophotonen als Koordinatoren dieser Prozesse würde kein Leben existieren können. Würde es doch bereits nach wenigen Sekunden wie ein Kartenhaus zusammenfallen.

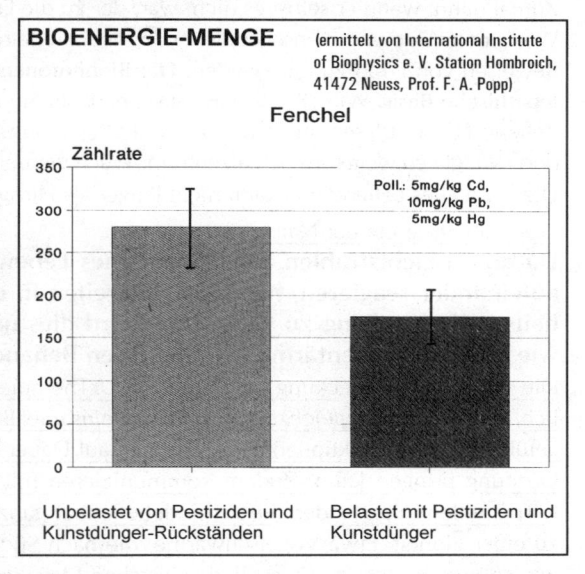

BIOENERGIE-MENGE (ermittelt von International Institute of Biophysics e. V. Station Hombroich, 41472 Neuss, Prof. F. A. Popp)

Fenchel

Poll.: 5mg/kg Cd, 10mg/kg Pb, 5mg/kg Hg

Unbelastet von Pestiziden und Kunstdünger-Rückständen | Belastet mit Pestiziden und Kunstdünger

Jede Zelle im Körper ist also mit jeder anderen durch Strahlungsimpulse vernetzt und immer darüber informiert, was in den übrigen Zellen abläuft und stellt sich entsprechend darauf ein. Nach dieser Erkenntnis wird Dir auch verständlich, daß Krankheit nicht, wie einige Mediziner es annehmen, als ein Phänomen in einer bestimmten Zellanhäufung im Körper zu sehen ist, sondern daß der ganze Organismus daran teilnimmt und davon betroffen wird. Weil die Informationen der Zellen auch an alle übrigen Zellen gehen, und sie zu reagieren veranlassen.

Diese Koordination aller Lebensvorgänge in den pflanzlichen, tierischen und menschlichen Lebewesen von der Wurzel bis zur Spitze, vom Fuß bis zum Kopf ist in ihrer Perfektion so unübertrefflich, wie es die gesamte Natur ist: Wenn der Mensch nicht dazwischenpfuscht. (Inwieweit die aus den Körpern hinaustretenden Biophotonen sich auch mit der übrigen Natur und anderen Lebewesen, vielleicht sogar mit dem ganzen Kosmos austauschen, das harrt noch einer Entdeckung: Wär nicht das Auge sonnenhaft, die Sonne könnt es nie erblicken.)

Was bedeutet es nun, daß das von den Zellen nach außen abgestrahlte Licht alle biologischen Daten enthält? Und sich weiter auch alle bedeutsamen, unnatürlichen Eingriffe oder Änderungen, denen ein lebendiger Organismus unterworfen wird, sich ebenfalls in der Biophotonenabstrahlung abzeichnen. Die Wissenschaftler müssen schon wieder einmal alles von einem für sie völlig neuen Standpunkt aus betrachten.

Die neue Erkenntnis von einer im Körper vorhandenen, durchgehenden Zellinformation ist fast so gewaltig wie seinerzeit die Feststellung des Galilei, daß sich nicht die Sonne um die Erde, sondern die Erde um die Sonne dreht. Man kann dazu auch sagen: In jedem Menschen lebt Göttliches.

769 Noch hat die Tragweite dieser Entdeckung niemand richtig wahrgenommen. Noch scheint sie allen zu hoch, zu fremd. Dir als Urzeitmethodiker fällt das Begreifen mit dem gesunden Menschenverstand leichter. Du sagst Dir nur: Trete ich meinem Hund auf den Schwanz, dann jault das andere Ende sogleich auf. Nicht nur das physiologische Bild der Lebewesen, sondern auch die psychischen, bisherigen Auffassungen sowie die Zusammenhänge von Körper, Geist und Seele sind von der Wissenschaft völlig neu zu überdenken. Wenn die Goethische Ahnung vom Verwobensein alles Lebendigen sich als unumstößliche Tatsache abzeichnet, dann verbieten sich damit alle unnatürlichen medizinischen Eingriffe in das menschliche Leben.

Dagegen sträubt man sich und diffamiert lieber den Erkenner Popp. Wer gibt schon zu, daß alles, was er vorher für richtig ansah und was er als richtig vertreten hat, sich plötzlich als falsch erweist? Wer bringt diese menschliche Größe auf, zu bekennen, daß alles neu zu sehen ist, was er sagt? Zumal dann, wenn er selbst es nicht war, der zu die Erkenntnis kam?... Aber:

Wer eine exakte und menschendienende Medizin betreiben will, der kann nicht anders, als sich den Beweisen von Popp zu unterwerfen. **Die Biophotonenstrahlung raubt der Medizin die bisherige allopathische Basis.** Wie alles Wahre ist sie einfach. Sie lag immer in der Luft: Spürt z.B. eine gesunde Zelle in Deiner Blasenmuskelwand zuviel Druck, flugs strahlt's nach oben in Deinen Kopf. Und von dort evtl. gleich weiter ins Schlafzentrum: Wach werden! Wasser lassen! Fassen wir zusammen:

Die Aura alles Lebendigen kann nicht länger als Hirngespinst abgetan werden.[9968]

Gesundheitsgesetz der Natur:

Da durch Lichtstrahlen alle Zellen eines Lebewesens miteinander verbunden sind und aufeinander reagieren, hat jedes Eingreifen in dieses feste Gefüge zuerst diesen Ganzheitszusammenhang zu bedenken. Wird dies unterlassen, so handelt die Schulmedizin wie die Komplementärmedizin mit ihren Behandlungen kunstfehlerhaft. [9836]

Die Popp'sche Entdeckung hat damit die UrTherapie erstmals voll bestätigt und bewiesen! Nämlich, daß nur eine *gleichzeitige* und *gemeinsame* Behandlung aller körperlichen, geistigen und gefühlsmäßigen Funktionen des Menschen auf Dauer den innigen Verbund seiner Zellen wieder in Ordnung bringen kann. Zudem kommunizieren mit der Biophotonenstrahlung nicht nur eigene Körperzellen miteinander. Sie verbindet offenbar ganze Gruppen von Lebewesenarten miteinander zu einer Einheit. Etwa Vogelschwärme, die nach Süden fliegen. Oder Ameisenstaaten. In der alle wissen, was zu tun ist. Oder die japanischen Makaken, die plötzlich damit anfingen, Wurzeln vor dem Verzehr zu waschen. Und in wenigen Wochen auch die Makaken am anderen Ende Japans damit beeinflußten, die das bislang nie Bekannte unmittelbar danach praktizierten...

Da die heutige Schulmedizin weder mit Medikamenten, noch mit Bestrahlungen, noch mit Operationen diese Forderung verwirklichen kann, ist sie für die Krankheiten kontraindiziert. Denn medizinische Eingriffe, die für einen bestimmten Teil des Organismus bestimmt sind, können nicht danach beurteilt werden, wie diese von den anderen Zellen aufgenommen und ob sie dem ganzen Körper dienlich verarbeitet werden.

Wie klug war es daher vom Buddhismus, aus diesem Ahnen um eine Aura, die Achtung vor allem Leben zu fordern. Also kein Tier zu töten und keine Pflanze unnötig zu vernichten.

Unsere Welt wäre noch herrlich und in friedlicher Ordnung, wenn diese Lehre von den Menschen angenommen worden wäre. Anstelle der Gewalt, Krieg und Tiermord bejahenden Religionen des Islam und des Christentums...

Wird Dir jetzt durch den großen Zusammenhang alles Lebendigen verständlich, warum Buchen und Eichen besonders gut wachsen, wenn sie nebeneinander stehen? Oder Zwiebel und Möhren beisammen ungestört bestens gedeihen? Wollen wir uns in Zukunft nicht mehr natürlicher verhalten?

> **Das ist einer meiner wichtigsten Ratschläge:** Krieche nur bei einer Krankheit ins Bett, wenn Dein Körper Dir sagt: es muß sein. Laß Dich auch im Krankenhaus nicht flachlegen. Die Mediziner haben zwar alles über das Wesen der einzelnen Organe gelernt. Aber darüber hinaus vermögen sie nicht zu denken. Sonst müßten sie Dir sagen: Bewege Dich, damit Blut- und Lymphgefäße Deine Krankheitsgiftstoffe abtransportieren können! Nur tüchtiges Bewegen bringt die ans Arbeiten!

6.25 Welche Stufe an Lebensqualität willst Du für Dich erreichen?

Nun liegt es ganz in Deiner Hand, wie krank Du bleiben oder werden willst. Die Möglichkeiten Deines Wohlergehens hast Du ab heute allein zu verantworten.

1. Großmeisterstufe der Lebensqualität (Mußt Du nicht unbedingt gewinnen) 770
UrzeitKost mit geringem Fremdanteil - das Nonplusultra aller Ernährungsformen (für Schwerkranke bis zur vollkommenen Gesundheit zu essen unverzichtbar). Ergebnis: Wiedererlangen voller Gesundheit, vor Lebensfreude und Lebenslust strotzende Selbstsicherheit. Ab deren Beginn bleibender Zahnerhalt und geistige Durchsicht. Höchstes Alter erreichbar durch:
a) Wildpflanzen, Unkräuter, Blätter und Blüten von Baum und Strauch. (Wenn nicht verfügbar: Gräser.) Anteil 20% der Nahrungsmenge, der jedoch nicht sklavisch eingehalten werden braucht. Davon bis 50%iger Anteil an frischen Bio-Salaten, Grünkohl, Rosenkohl, Petersilie, Schnittlauch, Möhrengrün aus dem eigenen Garten oder Naturladen, unangemacht.
b) Wildfrüchte (z. B. Mangos, Papayas, Guaven, Durian, Wildbananen, Vogelkirschen, Pflaumen, Sanddorn). Dazu heimisches Obst von Bäumen aus unbegifteten, nicht chemisch gedüngten Böden. Möglichst wird nur durch eine Nahrungsart (außer Grün) gegessen.
c) Wildbeeren (z. B. Brombeeren, Himbeeren, Waldbeeren, Walderdbeeren, Preiselbeeren, Berberitzen). Dazu Beeren aus kontrolliert biologisch-dynamischem Anbau oder eigenem, chemiefreien Garten. Frische und getrocknete Datteln, eingeweichte Feigen.
d) Früchte von Sträuchern (z. B. Hagebutten, Schlehen, Weißdornbeeren, Vogelbeeren). Der Anteil von b) bis d) etwa 75%. Die restlichen 5% stellen
e) Frische Nüsse, Mandeln, Maronen, Sonnenblumenkerne, Kokosnüsse, Eicheln, Bucheckern.
f) Wurzeln, Sprossen (z. B. Topinambur, Bambus) und deren Mark. Dazu Möhren, Süßmais und Rote Bete aus kontrolliert biologisch-dynamischem Anbau oder eigenem, chemiefreien Garten.
g) Frische Samen (z. B. von Wegerich, Gräsern, Malven, Springkraut).
h) UrTrainingszeit wird strikt eingehalten. Urzeitlauf: täglich unter Singen,
i) Für ein erfülltes Liebes- und Gefühlsleben ist bestens Sorge getragen. Musik- und Literaturleben wird selbst ausgeübt und gepflegt.

> Gib Deinem Körper endlich was er braucht – Du wirst belohnt dafür!

Schwer durchzuführen - ich geb's zu. Aber leicht einzusehen, daß es Dir jede Krankheit wegnimmt und Dich für immer gesund hält - das gibst Du hoffentlich jetzt auch vor Dir selbst zu.

2. Meisterstufe der Lebensqualität
Urzeit- und urzeitähnliche Nahrung - die jedem praktisch mögliche, beste Ernährungsform. Ergebnis: Fast störungsfreie Gesundheit außer Erkältungs- und Grippeanfällen etwa alle drei Jahre, kaum Zahnschwierigkeiten, geistige Klarheit und hohes Alter zu erreichen mit:
a) Stets 15%iger Anteil von UrPflanzen aus der Großmeisterstufe an der Gesamtnahrung. Davon bis 60%iger Anteil an frischen Bio-Salaten und Bio-Gemüsen.
b) 70% Bio-Früchte aus Naturgärten (wie Äpfel, Birnen, Zwetschgen, Kirschen, Pfirsiche, Reineclauden, Bio-Bananen). Dazu andere tropische Früchte.
c) Bio-Sonnenblumenkerne nicht älter als drei Monate.
d) Rohe Bio-Außenfeldsalate aus Naturgärten (Feld-, Endivien- und Pflücksalate, gemischt mit UrPflanzen bzw. Gräsern). Anteil nicht mehr als 50% bei den Wildpflanzen-Salaten, mit immer geringer werdender Salzbeigabe.

e) Rohes Bio-Gemüse und Wurzeln aus kontrolliert biologisch-dynamischem Anbau oder aus chemiefreiem, eigenen Garten (Rote Bete, Sellerie, Radies, Möhren, Pastinaken, Bio-Süßmais).
f) Frische Nüsse (bis drei Monate in Walderde gelagert). Viele leicht angekeimte Mandeln.
g) Bio-Rosinen und Korinthen, gelegentlich: eingeweichte Trockenfeigen und ungesüßte, getrocknete und frische Datteln als Zugabe.
h) Es wird viel Musik, UrTraining oder Sport betrieben. Gesang ist nicht mehr wegdenkbar.
i) Das Liebes- und Gefühlsleben ist von freudigen Erlebnissen bestimmt.

770 **3. Gesellenstufe der Lebensqualität**
Urzeitnahe Nahrung - die nach Gesundung noch akzeptable Ernährung. Ergebnis: Gute Gesundheit mit leichten Verdauungsstörungen, gutes Denkvermögen, vermehrt Blähungen, öfter Unwohlgefühle, Kopfschmerzen und einfachere Krankheiten. Das möglich erreichbare Alter ist leicht reduziert:
a) 50% Anteil von Obst und rohem Bio-Gemüse an der Gesamtnahrung. Früchteanteil überwiegend. Hin und wieder etwas Urpflanzen. Grünanteil mindestens 30-40%, da Kulturpflanzen zu geringen Eiweiß-, Vitamin-, und Mineraliengehalt besitzen.
b) Gelegentlich: leicht gedünstetes Gemüse.
c) Hin und wieder auch über drei Monate gelagerte Nüsse.
d) Hin und wieder gekeimte Samen.
e) Gelegentlich roh eingeweichten Sprießkornhafer, Hüttenkäse, Salz- und Pellkartoffel sowie grüne Reisbeilagen, gekocht.
f) Wenig Salz und Distelöl am Salat, mit Yogurt angemacht.
g) Gelegentlich Knäckebrot mit Hüttenkäse.

> Wenn Du die Gesundkost aufnimmst, dann *wirst* Du kein Urköstler. Denn Du *bist* ja bereits Urköstler von Deiner genetischen Programmierung her. Ein Urköstler also, der nun dieser Programmierung nachfolgt.

h) Viele Früchte aus Feinkostgeschäften, Kaufhäusern und Supermärkten. Gelegentlich Einkäufe von Fabriknahrung.
i) Rohes Fleisch von Wildtieren (im geringen Umfang bis dreimal jährlich). Oder vom Rind als Gehacktes mit leichtem Salzanteil.
j) Gelegentlich wird UrTraining absolviert oder Sport betrieben. Öfters Streß im Liebes- und Gefühlsleben. Musik und Gesang wird immer wieder vernachlässigt.

4. Lehrstufe der Lebensqualität
Urzeittolerierbare Nahrung - Ergebnis: Durchschnittliche Gesundheit mit Verstopfungen, stärkere Faltenbildung im Alter, Schwächeanfälle, Herz- und Kreislaufbeschwerden, Anfälligkeit für Gicht und Rheuma, Säureüberschuß durch Samen/Körner, Krampfadern, Venenentzündung, Hautkrankheiten wie Akne, Psoriasis, Neurodermitis-Afterjucken, Hämorrhoiden, Gürtelrose - 2/3 aller Krebsfälle und Belastungen durch Herzrhythmusstörungen entstehen im Verdauungstrakt. Plötzlicher Herzinfarkt möglich. Altersgrenze deutlich nach unten verschoben.
a) Wenig Anteil der Nahrung aus der Meisterstufe.
b) Zusätzlich eingeweichtes Bio-Getreide, viele gekeimte Gerichte. Frischkornbreie. (Sollten als schwer verdauliche Stärkeprodukte nur ohne Zusätze und für sich allein gegessen werden, wenn man sie öfter zu sich nimmt.)
c) Meist Nahrung der Gesellenstufe. Das Singen ist in Vergessenheit geraten.
d) Es wird kaum Sport betrieben. Das Gefühls- und Liebesleben läßt zu wünschen übrig.

5. Versuchsstufe der Krankheitsüberwindung
Gelegentliche UrzeitKost - die Ernährungsform der Wissenden, aber noch nicht Könnenden. Ergebnis: Schlechte, aber noch ertragbare Halbgesundheit, Diabetes, Rheuma, Hautleiden, Asthma, Darmleiden, Grippe und Erkältungen, Arthritis, Arthrose, früher Tod, Krebsrate 50% niedriger als normal.
a) Nahrung wie in der Lehrstufe 4, aber mit
b) Kochgemüse, Kochkartoffeln. (Wer auf letztere nicht verzichten will, der gare sie wenigstens in einem Schonkochtopf. →Rz.980/10)

c) Viel Getreide.
d) Öfter Brot und Brötchen, aber noch keine Milch und Milchprodukte.
e) Kaffee, gelegentlich Bier oder Wein.
f) Überwiegend Vegan-Lebensweise, kein Fleisch, keine Fleischprodukte, aber schon einmal Eier.
g) Kein Sport. Um ein gutes Liebes- und Gefühlsleben kümmert man sich kaum.

6. Unterstufe vergeblichen Bemühens

Kaum UrKost - die Ernährung für Gesundheitsschnupperer. Ergebnis: Krebsrisiko um 40% erhöht. 770 Halbgesundheit und Krankheiten der Stufe fünf. Dazu: Verstärkte Anfälligkeit für alle sonstigen Leiden. Die Säureüberschußwirkung des Getreides bringt vor allem Herzrhythmusstörungen, Krampfadern, Venenentzündung, Hautkrankheiten wie Akne, Psoriasis, Neurodermitis-Afterjucken, Hämorrhoiden, Gürtelrose, Verstopfung. Frühzeitiger Tod vorprogrammiert.

a) Nahrung der 5. Versuchsstufe.
b) Zusätzlich: Milch, Butter, Nudeln.
c) Überwiegend vegetarische Eßweise mit Salaten, normal angemacht mit Tunke und Dips.
d) Unbefriedigendes Liebes- und Gefühlsleben.
e) Es wird geraucht und Alkohol getrunken.

> **Wichtig für Dich:** Bleibst Du bei Deiner Fett-Ernährung, so nimm wenigstens einen Rat mit: Iß eine Stunde vor der Mahlzeit einen Teelöffel Erde. Warum? Nachdem sie sich mit Magensäure angereichert hat, bindet die Heilerde mit ¾ ihres Volumens die gesättigten Fettsäuren und wirkt so auch gegen das Dicksein.

7. Vergiß-es-Stufe der völlig Willensschwachen

Null-UrKost - normale Zivilisationskost. Menschen, die glauben, sie werden von Krankheitsleid stets verschont bleiben. Ergebnis: Früher Tod, Siechtum, Verkrüppelung. Spätestens ab dem 50. Lebensjahr viele Krankheiten, die später chronisch werden. Alle Krankheiten der Stufen vier und fünf. Sterben meist in einer Intensivstation oder an einem Herzinfarkt.

a) Normale Kost mit
b) vielen Fleischgerichten, viel Fastfood.
c) Trägheit, gelegentliches Aufraffen zu gesünderem Leben durch Essen eines Salates im Restaurant. Es reicht gerade zum Hinlegen von einigen Granny-Smith- oder Golden-Delicius Äpfeln in eine Obstschale, wo sie nach drei Wochen vergammelt weitere fünf Wochen liegen bleiben. Öfter Diätversuche nach Zeitschriftenanzeigen wie: »Abnehmen im Schlaf« oder »Nach Herzenslust essen und dabei abnehmen«. Liebes- und Gefühlsleben eingeschlafen.
d) Es wird gesoffen und gequalmt.

> **So schmeckt jedes Wildkraut köstlich!** Wenn Du es zusammen mit einer weichen Sofu-Tropenfrucht ißt. (Zum Weichwerden ins Wasser tauchen und in ein luftdichtes Beutelchen an eine warme Stelle legen)

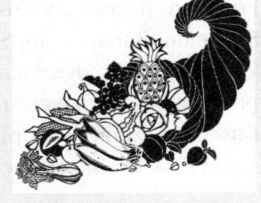

8. Sich-kaputtmach-Stufe der Primitivlinge

Meist Junkfood. Das Leben ist nur ausgerichtet auf Genuß und außergewöhnliche Suchterlebnisse. Da rede ich über die Folgen, die auf solche Gassenmenschen zukommen erst gar nicht.[9978]

Die fünf UrKost-Standard-Gerichte

1. Obstsalat aus gemischten Früchten bereiten. (Dazu gehören auch Avocados.) Hinzu geben: Fein gehackte Feigen, Datteln, Korinthen oder Rosinen, frische Wildkräuter aller Art, (im Winter Taubnessel, Vogelmiere, Klee, fein zerschnittenes Gras).
2. Biosalat kurz vor dem Essen leicht zerzupfen und mischen mit frischen Wildkräutern, zerdrückter Avocado. Dazugeben: Rote Bete-Stückchen, Tomaten, Kümmel oder Kardamon, frische Nüsse oder zwei Tage zuvor eingeweichte Mandeln.
3. Wildkräuter mit Bio-Bananen (Schalen bereits leicht fleckig) zusammen essen oder in einer Schüssel zerquetscht mischen.
4. Wildkräuter mit anderem Obst oder Beeren zusammen essen. Einfach so von der Hand.
5. Wurzeln (Topinambur, Möhren, Rote Bete) mit frischen oder zur Frische mit Wässerung erweckten Nüssen. Oder noch besser: Mandeln.

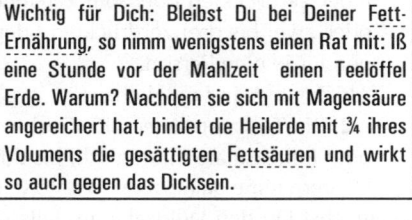

6.3 Wie bereitest Du Dir Deine UrKost richtig zu?
Feinstens abgestimmte UrKostrezepte bietet Dir unsere Zeitschrift *Natürlich Leben* (→Rz 978)

771 Am einfachsten ißt Du alles so: In der linken Hand das Obst, in der rechten das wilde Grün. Links reinbeißen, rechts reinbeißen, Mund schließen, bedächtig und lange kauen, furchtlos schlucken. Willst Du es vornehmer, dann halte Dich daran:

- Iß UrKost möglichst unzerkleinert.
- Für Wildsalate zerzupfe das Grün möglichst mit der Hand, nachdem die Tunke oder Soße vorbereitet ist. Die kann bestehen aus:
etwas Quellwasser mit Zitrone vermischt plus Gewürzen wie Kümmel, Anis, Fenchel, Rosmarin, Oregano, Wacholderbeeren,
einer zerdrückten oder fein zerstückelten Avocado für je eine Person,
oder zwei bis drei zerdrückten oder in Scheiben zerschnittenen Bananen für je eine Person.

> Die Urzeitmenschen haben deshalb so gesund gelebt, weil sie keine unnatürlichen Möglichkeiten besessen haben, ungesund zu leben

Als Zugabe sind möglich:
  2 Bio-Tomaten oder 1/2 Gurke oder Feld-, Kopf-, Endivien- oder Pflücksalate (biologisch) bis zur Hälfte der Wildsalatmenge.
Weitere feine Salatsoßen → LV 7030
So machst Du den Wildsalat an, falls Du nicht die Wildkräuter einfach so von der Hand ißt:

> Gesundheits-Naturgesetz
> **Gib Deinem Körper nur Natürliches und tue nur Natürliches mit ihm. Auf daß es Dir wohlergehe...**

- **Salat für zwei Personen**

1 Zitrone, 1/2 Tasse Quellwasser, frische Salatkräuter von Garten- oder Kapuzinerkresse, vom Rosmarinstrauch oder Kümmel, 1 Avocado, 1 Handvoll Gras, Farn o.ä. Urpflanzen. Um Partner und Kinder nicht gleich zu Beginn »schrecklicher Schweinefraß« brüllen zu hören, gib zu Anfang noch eine Prise Salz dazu. Laß die später immer weniger werden, sobald sie sich zuerst mal daran gewöhnt haben, daß Urpflanzen eßbar sind. Als Ersatz für Salz nimmst Du Kümmel oder Wacholderbeeren. Ganz pikant wird es, wenn Du frischen Meerrettich zugibst. Anstelle der Avocado kannst Du auch Bananen nehmen. Drei bis vier Stück für eine Person müssen es schon sein, die Du in Scheiben geschnitten zugibst.

Merke: Salat, der mit Salatsoße in Berührung kommt, macht alsbald schlapp. Die Blätter sind von einer feinen Wachsschicht bedeckt, die wässrige Lösungen – Wasserdampf, Regen wie Essig - abperlen läßt. Öl dringt ins Innere der Blätter und raubt dort den Zellen Luft und Wasser. Es tötet das meist nicht frische Salatblatt ab, bevor Du es gegessen hast.

- Für Obstsalate gilt:

Zerkleinere nur so viel als nötig an Früchten, Beeren und frischen Nüssen. Schneide Bananen in Scheiben oder Würfel. Damit der Salat saftig wird,

> **Missioniere nicht.** Lebe unter der UrTherapie so, daß man Dich wegen Deines tollen Aussehens, Deiner attraktiven Schlankheit und wegen Deiner strotzenden Gesundheit fragen muß: „Wie machst Du das?"

presse eine oder zwei Apfelsinen aus. Zerkleinere das ausgepreßte Fruchtfleisch und gebe es dazu. Mische zerzupfte Wildpflanzen (etwa volumenmäßig die Hälfte) darunter. Noch feiner mundet es, wenn eine leicht zerdrückte Avocado zugegeben wird. So sättigt der Salat Dich auch mehr.

Merke, wenn Du etikettegemäß »vornehm« das Obst mit Messer und Gabel ißt:
Angeschnittene Äpfel, Birnen und Bananen verfärben sich braun. Das macht ein Polyphenoloxidase genanntes Enzym, was die im Obst enthaltenen Phenole durch den Sauerstoff aus der Luft zersetzt. Das Enzym verträgt jedoch keine Hitze, keinen Alkohol und keine Säuren. Du kannst also mit aufgeträufeltem Zitronensaft die Verfärbung hinauszögern.

- Iß Wurzeln möglichst für sich. Für Kaubehinderte gilt: Raspele z. B. drei mittlere Topinamburknollen und einen Apfel. Mische es miteinander, dann schmeckt es Dir besser. Etwas frische Kokosnuß darüber geraspelt, und Du kannst schon schwelgen.

»Ich höre immer, man soll die Nahrung so wenig wie möglich untereinander mischen.«
Wenn ich das auch noch anraten würde, würde ich kaum einen Menschen dafür gewinnen. Der Körper wird damit fertig, auch wenn andere Verfasser (Shelton, Hay, Fry, Diamond) das nicht so sehen. Merke:

- Urpflanzen sättigen Dich noch mehr, wenn Du sie mit dieser herrlichen Avocado-Fettfrucht, 772 die noch immer viel zu wenig bekannt ist, anmachst. Sie ist nur wenig vergleichbar mit anderen Früchten. Der hohe Ölgehalt, der sonst nur bei Nüssen und Oliven vorkommt, besteht bei ihr aus mehrfach ungesättigten Fettsäuren. Als UrMethodiker brauchst Du Dir in Zukunft mit all diesem beknackten Wissenschaftskram nicht mehr den Kopf vollzuhängen und kannst besseren und schöneren Gedanken nachgehen... Der hohe Gehalt an Eiweiß, in dem alle acht essentiellen Aminosäuren vorkommen, und die überaus hohen Vitaminanteile, Mineralstoffe und Spurenelemente machen sie zu einer wahren Spitzenfrucht. Wegen ihres geringen Natrium- und hohen Kaliumgehaltes ist sie besonders geeignet bei Bluthochdruck, Herz- und Kreislaufkrankheiten. Durch den geringen Anteil an Kohlenhydraten ist sie zudem bestens Diabetikern zuträglich.

Am besten schmeckt die Frucht, wenn sie einem mittelfesten Fingerdruck am Stengelansatz nachgibt. Nach dem Aufschneiden solltest Du sie bald verzehren oder mit Zitronensaft beträufeln, sonst oxidiert die Schnittfläche.

> **Einfach denken:**
> **Dein lebendiges Gewebe darf nicht mit toter Nahrung gefüllt werden!**

Auf alle mit Avocados zubereiteten Salate kannst Du - wenn Du »sehr satt« werden möchtest - Sonnenblumenkerne oder frische Nüsse streuen. Mein Tip zur UrKost: Wenn Dir die Wildkräuter mit Avokado-Creme zu eintönig sind, gib Dir frisch geriebenen Meerrettich, Senfblätter oder Kapuzinerkresseblüten darüber oder misch das darunter. Stehst Du mehr auf süß, so mische Rosinen, Korinthen oder Weinbeeren darunter. Das Nachreifen bei Papayas, Durian, Natur-Bananen, Mangos und Avocados ist üblich - vollreif sind sie kaum versendbar.[7003f, 7008]

Nahrungsmittel, die viel Stärke enthalten, wie die Topinambur, solltest Du möglichst allein für 773 sich futtern, wenn Dir Blähungen unangenehm sind. (Ausgenommen sind grüne Wildpflanzen. Die kann man jederzeit beschwerdefrei mit anderer Frischnahrung zusammen essen.) Wenn die Topis im März nicht mehr so gut schmecken, dann habe ich sie öfter mit Äpfeln zusammen feingerieben gegessen - ohne Beschwerden oder ein unangenehmes Gefühl im Magen zu bekommen. (Stärkehaltig sind: Topinambur, Bohnen, Linsen, Kartoffeln, Eicheln, Kürbis, Kokosnüsse und alle anderen Nußarten, alle Getreide, Möhren, rote Bete, Rüben.)

Am späteren Abend ist jede Verdauungsarbeit für die beteiligten Organe eine Qual, auch wenn Du es nicht merkst. Deshalb iß nach 18.30 Uhr nichts mehr. Die Urzeitmenschen haben sicherlich auch keine Samen gesammelt, aufbewahrt und später dann gegessen. Wenn sie die Vorläufer unseres Getreides - den Grassamen - aßen, dann nur in frischem Zustand. Die Gorillas streifen den jedenfalls bei ihren Spaziergängen hin und wieder ab und essen ihn.[4005]

Gut zu essen ist Grassamen zusammen mit den saftigen Stengeln des Wiesenbärenklau. Oder mit mitgenommenen Avokados oder Bananen. Merke gut:

Frisch heißt nicht, es ist immer gut für Dich. So gibt es frische Erdbeeren auch zu Weihnachten. Aber was müssen die voll Unnatur stecken, wenn man sie um diese Zeit gegen ihre genetische Prägung zur Reife bringen kann! Selbst wenn sie aus südlichen Sonnen-Ländern kommen schmecken sie fade und sind hart wie Äpfel. Denke mehr und mehr natürlich! Dann liegst Du stets richtig!

Auch wenn die Pflanzen in die Blüte schießen, kannst Du noch alle ihre Teile essen (besonders knackig schmeckt z. B. der lange Blüten- und spätere Samenstengel des Löwenzahns und des Wegerichs).

»Müßte der Mensch nicht eigentlich auch stets nur das zu sich nehmen, was die Natur in den verschiedenen Jahreszeiten wachsen und reifen läßt?«[6114]

774 Grundsätzlich ja. Da der Mensch aber seine Prägung für die warmen Bereiche der Erde erhielt, war er von Urzeiten an gewohnt, stets die ihm bestimmten Nahrungsarten (Grün, Wurzeln, Nüsse und Früchte) zu allen Jahreszeiten zur Verfügung zu haben. Wenn Du alles immer nur frisch zu Dir nimmst, verwirklichst Du das ja. Kleine Ausnahmen, wie z.B. das Essen vorher tiefgekühlter Datteln oder gelegentliches, sparsames Verzehren von Trockenfrüchten halte ich für tolerierbar. Deine hinter der Frage stehende Ansicht kann Dich bejahendenfalls allerdings in die Irre führen. Im Winter hieße das nämlich in den kälteren Gebieten: Da die Erde jetzt kein Grün und keine Früchte hervorbringt, brauche ich nur gelagerte Nahrungsmittel wie Kartoffeln und Getreide zu essen. Das aber wäre falsch. Früher im Winter aber, als die Menschen in den Kaltzonen der Erde wegen der Transport- oder Geldprobleme in den Städten keine frische Nahrung erhielten, könnte das ein Grund dafür gewesen sein, daß viele kein hohes Alter erreichten.

»Ich habe jetzt zum ersten Mal Deine UrKost probiert. Soll ich mal ehrlich meine Meinung darüber sagen?«

Ich bitte darum.

»Ich bin enttäuscht! UrKost schmeckt mir doch nicht!« sagst Du.

> *Irgendwann wird jeder mal zum Verlierer oder muss Schläge und Rückschläge hinnehmen. Das Beste: es sich nicht anmerken zu lassen!*

Meine ehrliche Antwort: UrKost schmeckt Dir *noch* nicht! Ist doch klar: Die war Dir doch bisher völlig fremd. Hat Dir vielleicht die erste Zigarette geschmeckt? Die einfachste Art, sich an eine neuartige Nahrung zu gewöhnen ist: immer wieder davon zu essen. Das erste Kebab hat Dir trotz Kochkost auch nicht direkt wie Dein Lieblingsgericht gemundet, oder?

»Wie komme ich denn auf einen Grünpflanzenanteil von mindestens 20%? Das scheint mir am schwierigsten zu sein.«

Den ersten Strauß Grün pflückst Du Dir beim Morgenlauf = 2%. Das zweite kleine Frühstück besteht nur aus Obst = 0%. Das dritte aus Wildgrün und Avovado = 8%. Als viertes eine Wildsalatmahlzeit = 6%. Das fünfte Essen könnte aus Wurzeln bestehen = 0%. Als sechste Abendmahlzeit ißt Du zwecks Hungerausschaltung ein Gemisch aus Obst und Grün = 4%. Und schon hast Du 20% Grünanteil an Deiner täglichen Nahrung erreicht, den die UrzeitTherapie für Dein Gesundwerden und Dein ständiges Gesundsein für erforderlich hält. Statt zwei bis drei große, lieber sechs kleinere Mahlzeiten! Dann bleibt der Blutzucker stabil, die Bauchspeicheldrüse schüttet weniger vom Fett- und Hungerhormon Insulin aus. **Wenn Du auf meinen Rat nichts gibst, unbedingt Wildpflanzen zu essen, um gesund zu werden und es zu bleiben, dann müßtest Du eigentlich wegen der Minderwertigkeit des Kulturgemüses den Grünanteil Deiner Nahrung auf 40% der Nahrungsmenge steigern (statt ihn wie bei den Urzeitpflanzen auf empfohlenen 20% zu halten) und beim Mischen von Bio-Gemüse mit Wildpflanzen auf 30% bringen, um den nötigen Eiweiß- und Chlorophyllanteil zu decken. Was auf die Kosten von Obst geht. Willst Du das? Willst Du wirklich auf die vielen leckere Früchte verzichten?**

»Ob ich jemals mit Deiner Art von Wildpflanzennahrung zurechtkomme?«, fragst Du.

UrKost ist keine erdachte Nahrungsart von mir, dem Verfasser dieses Buches! UrKost ist nicht *mein* Vorschlag, wie Du Dich am besten ernähren sollst - es ist die höchstpersönlich von *Gott* Dir als seinem Lebewesen zugewiesene

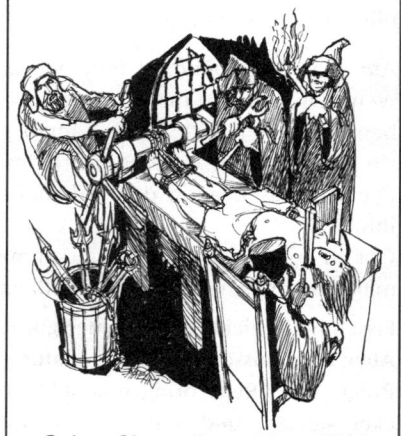

„Geben Sie zu, Ihrem Mann Wildkräuter statt Wildschweinbraten zum Essen gegeben zu haben?!"

Art der Nahrung, also göttliches Essen. Falls Du an Gott glaubst.
Wenn nicht, so ist es einfach das Dir von der Schöpfung zugedachte Essen.

»Tja, wenn Du das so siehst, muß ich mich ja wohl dranhalten. Was mir noch Kopfzerbrechen macht: Wie soll ich den Anteil der Wildpflanzen zu den Früchten berechnen? Nach Volumen, nach Gewicht?«, fragst Du.

Einfach nach Deinem Gefühl. Soweit wollen wir es nicht kommen lassen, daß wir auch noch auf der Waage abwiegen, wieviel Grün und Obst wir nehmen. Die Hauptsache ist, Du gewöhnst Dich erst mal an das rohe Essen der Wildpflanzen. Sieh das alles etwas großzügig. Wir werden uns deshalb nicht in die Haare geraten.

»Ich krieg' morgens früh einfach nichts runter außer 'ner Tasse Kaffee«, sagst Du. «Und da soll ich mich schon an Obst und Grün sattessen?«

Aber ja! Warum denkst Du denn, daß die UrTherapie als Ganzheitstherapie aufgebaut ist? Wenn Du Dich nach ihr und der Vorgabe unserer Affenbrüder richtest, dann ißt Du ja nach 19 Uhr – besser noch etwas früher – nichts mehr. Und dann ist die UrKost bis zum Einschlafen längst gut verdaut. Dann bist Du direkt gierig danach, früh gegen 7.00 Uhr etwas Frisches, Saftiges zu essen. Hast Du aber wie gewöhnlich noch spätabends die Schlechtkost gefuttert, die sich oft erst am folgenden Mittag aus Deinen Därmen herausquält, dann ist es kein Wunder, daß Du um 7.00 Uhr am frühen Morgen noch keinen Hunger verspürst.

Willst Du aber mit Deinem Schatz ab und zu mal eine romantische Mondnacht genießen und Hunger überfällt Dich, dann kannst Du auch noch um 24 Uhr 'ne Kleinigkeit Obst essen - das liegt nicht gar so schwer im Magen. Oder eine Melone. Die am schnellsten verdaut.

Bei der UrKost kannst Du grundsätzlich so essen, wie Du Lust hast. (Nur eben das Richtige!) Überleg Dir nur den Unsinn, punkt 12 Uhr zu Mittag zu essen! Und dann auch noch so viel auf einmal. Nach meinen Erfahrungen ist es am zweckmäßigsten - weil so nie Hungergefühle aufkommen - UrKost mindestens sechsmal täglich oder öfter zu essen. Ein Happen mal zwischendurch ist für Menschen, die gerne essen, zusätzlich jederzeit drin. So wird dem Körper niemals mehr – das gilt ja besonders für Diabetiker! – Insulin abverlangt, als er (zur Zeit noch) zu produzieren in der Lage ist. Die Wirkstoffe der UrKost und das durch Fasten verminderte Gewicht bringen dann meist die Bauchspeicheldrüse wieder zum tüchtigen Arbeiten.

»Wäre es nicht genug, wenn ich die Dinge nicht so streng sehe und es mit den Makrobioten oder dem Ernährungsprofessor Kollath halte, der das gut sättigende Getreide und teilweise Gekochtes empfahl. Und der etwas milder als Du meinte: »Laßt Natürliches soweit als möglich natürlich sein«?

Herrje! Wann geht das denn endlich in Deinen Schädel? Meine Forderung - und das meint auch die Forderung der Natur, da ich hier für sie zu sprechen versuche - steht höher. Und sie lautet:

<u>Laß das Natürliche nicht nur soweit als möglich natürlich sein, sondern laß es vollkommen natürlich sein! Und eßt es darüber hinaus genau so, wie es wahrscheinlich die Urzeitmenschen gegessen haben!</u>

Mein Anliegen mit diesem Werk ist, Dir hundertprozentige Gewißheit darüber zu geben, was Du richtig in Deinem Leben zu tun hast. *Was* **Du aber dann tatsächlich tust und wem Du folgst, das ist Deine Sache! Ich lege Dir hier mit meinem Buch eines vor, das Schwerkranke in kürzester Zeit wieder fit machen will. Da ist es mit Halbheiten nicht getan.**

Ich geb' Dir ein Beispiel: Nicht mit Chemie behandeltes Holz ist etwas völlig Natürliches. Wenn Du mit diesem umgehst, hast Du nichts von ihm zu befürchten. Wenn Du es aber sägst, dann ist der dadurch entstehende Holzstaub sicher noch »soweit als möglich natürlich«! Doch auch Natürliches kann schaden, wenn es nur ein bißchen unnatürlich behandelt - in unserem Falle zersägt wurde: So führt das Naturprodukt Holz in Form seiner Zerkleinerung (und so in seinem, in der Natur nicht vorkommenden Zustand als Holzstaub) zu Nasennebenhöhlen- und Drüsenkrebs. Sägewerker und Schreiner tragen jedenfalls ein 230fach größeres Risiko daran als andere Menschen.

776 »Rätst Du auch von einem Müsli ab, weil das nicht vollkommen natürlich ist?«

Aber ja! Einmal, weil da meist Haferflocken (mit 200 Grad Hitze gedörrt), Rohzucker, Malz und andere unnatürliche Dinge drin sind. Und weil es aus einer Fabrik stammt. Oder von Köchen. Oder von Dir und dann meist mit Milch oder Sahne angemacht wird. Was schlecht, sehr schlecht ist.

Der gute Dr. Bircher-Benner wird sich im Grabe rumdrehen, wenn er das hört!« meinst Du.[8309]

Ach was, das war ein kluger und aufgeschlossener Mann. Dem traue ich zu, daß er in seinem Züricher Sanatorium[8309] die UrKost gleich mit aufgenommen hätte! Dem ging es damals nicht um Profit, dem ging es um das Gesundwerden seiner Patienten. Das war noch ein edler Mensch. Wie sein Sohn Ralph. Wie auch der leider das Getreide preisende Are Waerland. Nicht mal im Reformhaus kannst Du viel für Dich als Kranken zu essen kaufen, es sei denn unbehandelte Datteln, Feigen, Sonnenblumenkerne und Nüsse oder biologisches Obst. Von all der dort angebotenen Büchsennahrung, den Fruchtschnitten, dem Bio-Joghurt, der Bio-Margarine, dem linksdrehenden Sauerkraut und den Körnern laß die Finger, falls Dein Ziel noch immer Gesundwerden ist. Auch die süßen Fruchtschnitten stellen für die Verdauung störende, naturwidrige Mischungen aus Honig, Haferflocken, Kakaopulver, Fruchtextrakten usw. dar.

777 Im Naturladen bist Du besser bedient als in Reformhäusern, die noch lange nicht immer rein biologische, einwandfreie Sachen in den Regalen stehen haben! Ich denke da nur an das bleiche Mandelmus, der ganze lebensarme Kram aus Sojaprodukten (Aufstreichpasten, Kunstwürste usw.), alles in Büchsen erhitzt und mit Meersalz und anderen, unnatürlichen Zusätzen versehen. Doch auch im Naturladen wähle mit Bedacht. Laß Dir dort und bei Kuren nicht tote Nahrung in Form von Trockenobst unterschmuggeln, weil dieses zuvor - um übertriebenen hygienischen Ansprüchen zu genügen - noch einmal gewaschen und bei 60 Grad Celsius getrocknet sowie zusätzlich noch bei minus 40 Grad Celsius schockgefroren wird, damit Eier von Schädlingen abgetötet werden. Diese Nahrungsmittel sind dann, wie die Parasiten, ebenfalls abgestorben.

Ähnliches geschieht mit den Salatbeigaben Meersalz, Obstessig und Öl. Auch Essig wird, um Fehlgärungen zu vermeiden, vor der Gärung erhitzt - ist also tote Nahrung. Und die sollten UrKöstler meiden!

»Jetzt muß ich aber Einspruch erheben. Wie kannst Du denn das natürlichste auf der Welt, das Meer und das Salz daraus als unnatürlich bezeichnen?«, fragst Du.

Weil das Meersalz nur im Meer natürlich ist. Aber nicht auf Deiner Speise und in Deinem Magen. Muß es nicht aus dem Meer in großen Anlagen extrahiert werden? Na, sind wir uns wieder einig?

Gesundheitsgesetz

Du bist in dem Maß gesund, wie Du die UrMethode bei Dir verwirklichst.

»Soll man nicht zwischen Eiweiß[6029] und Kohlehydraten streng trennen?«

Unsinn. Unser Magen kann säurebildend und zugleich basisch verdauen. Wäre das nicht möglich, würden die Schlechtkostesser nicht so verhältnismäßig lange mit der gutbürgerlichen Kost zurecht kommen. Wenn wir auf unsere Nahrungstabellen blicken, so erkennen wir, daß auch die dem Menschen bestimmten Wildkräuter und Nüsse oft zu gleichen Anteilen Kohlenhydrate und Eiweiß in sich vereinen. (→Rz.987) Bereits die Muttermilch enthält Kohlenhydrate und Eiweiß. Und die Babys vertragen es jahrelang bestens!

Es kommt darauf an, ob Leber und Darm gesund sind. Sind sie das nicht, dann können die Verdauungsorgane die Nahrung nicht richtig aufschließen und reagieren sauer. Sauer reagieren Fleisch, Eier, Getreide, Käse, Milch, Fisch und Nüsse, was nun nicht heißt, daß Du jetzt keine Nüsse mehr essen sollst. Einmal, weil Dein Körper ja auch Magensäure produziert. Und weil diese nur eine schwache saure Reaktion bewirken, während Kokosnüsse sogar basisch verdaut werden sollen. Bedenke aber: Das alles gilt nur für einen gesunden Darm. Ein kranker, aus der Tierspritzung antibiotikageschwächter Darm verdaut alles sauer! Ich bin zudem nicht gut auf einen solchen Kram wie Teststreifen-Messung und Palavern über ein Säure-Basen-Gleichgewicht zu sprechen. Das alles ist graue Theorie, die der eine so, der andere so auslegen kann. Gib um solche Diskussionen nicht allzuviel. Halte Dich nur an das, was die Natur Dir hier durch dieses Buch sagt und vergiß, was sich Menschen zur Ernährung alles haben einfallen lassen. Dann machst Du es immer richtig. <u>Achte lieber darauf, daß Du alles Natürliche frisch, ungedüngt, ungespritzt und ungekocht ißt - alles andere nimm nicht ganz so wichtig.</u>

»Wieso ungedüngt?« fragst Du.

Weil die Kunstdünger- und Tiergülle-Landwirte heute viel zu viel Stickstoff auf die Felder bringen. So aufgeplusterte Pflanzen verhindern, daß Deine Knochen genügend Kalzium aufnehmen: Knochenabbau (Osteoporose) droht! Wenn Du dann noch Limonade und Cola trinkst und Fleisch und Wurst ißt, wird auch noch vorhandenes Kalzium ausgeschwemmt.

> Warte nicht zu lange damit, die UrTherapie aufzunehmen: Je älter Du wirst, je mehr Abfall reichert sich in Deinem Körper an, je mehr Mühe bedarf es, den wieder herauszubringen.

Schon in der Muttermilch finden sich sowohl Eiweiße als auch Kohlenhydrate. Ich meine: Der menschliche Körper ist darauf eingerichtet, die verschiedenen Stoffe gleichzeitig aufzuspalten und für sich nutzbar zu machen. Gelangen die im Mund und Magen vorverdauten Speisen in den Dünndarm, werden sie mit Verdauungssaft vermengt, der in der Bauchspeicheldrüse erzeugt wird.

Dieser Verdauungssaft enthält bestimmte Enzyme: Carbohydrasen, die Kohlenhydrate verarbeiten; Esterasen, die sich der Fette annehmen, Proteasen, die die Eiweiße in die lebensnotwendigen Aminosäuren aufspalten. Laß mal gut sein: Die UrKost ist schwer genug in die Praxis umzusetzen - Dich auch noch mit dem Aufteilen von Nahrungsstoffen abzugeben halte ich für unsinnig und unnatürlich.

Die Affenmenschen essen ebenfalls wie es kommt: die kohlenhydratenhaltigen Früchte zusammen mit den eiweißhaltigen Blättern.
Noch niemand, der sie beobachtet hat, hat je bemerkt, daß sie jemals auch nur den geringsten Widerwillen gegen das Essen von Naturgrün besaßen. Merke Dir:
<u>Wer Wildkräuter ißt, kann sie jeden Tag ohne Widerwillen zu sich nehmen</u>. Jetzt denk nur mal, Du würdest jeden Tag Mehlknödel essen müssen! Die wärst Du schon am dritten Tag leid. <u>Früchte und Wildpflanzen kannst Du dagegen täglich essen, ohne sie je leid zu werden.</u> Erkennst Du jetzt die Richtigkeit dessen, was ich Dir über die Programmierung des Organismus auf das Natürliche sagte?

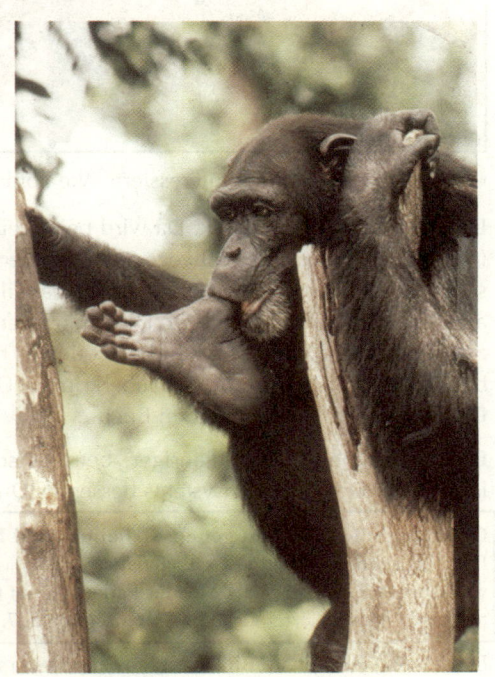

»...Hhm, die UrKost hat mal wieder so gut geschmeckt - einfach zum Zehabschlecken!«
(Deinen dicken Zeh in den Mund zu stecken, diese Gelenkigkeit bringe ich Dir im übernächsten Kapitel bei!)   Bild: IFA Bildteam

777 Vergiß also nie die eiweißhaltigen Wildkräuter - wie die Affenmenschen das auch in der Wildnis halten!

»Und warum?«

Weil der Körper sich nur Reserven von Vitaminen, Kohlehydraten, Mineralien und Fetten schafft - aber nicht von Eiweiß!

> **Die medizinische Forschung wird immer irren**
> Beispiel BUNTE-Meldung 11.2.2000:
> **Käse und Milch beugen Osteoporose vor**
> Genau das Gegenteil ist richtig!
> Die Wissenschaftler analysierten, daß die menschlichen Knochen zum großen Teil aus Kalzium bestehen. So folgerten sie, daß Nahrungsmittel mit besonders viel Kalziumgehalt auch dem Knochenaufbau viel Kalzium liefern müsse. Die Klassische Naturheilkunde sieht es einfach: Milch und Käse sind für Erwachsene unnatürliche Nahrung, also müssen sie ihm schaden statt zu nutzen. Das wird bestätigt durch die Tatsache, daß in China, wo man weder Milch noch Käse kennt, Osteoporose (Knochenschwund) unbekannt ist.

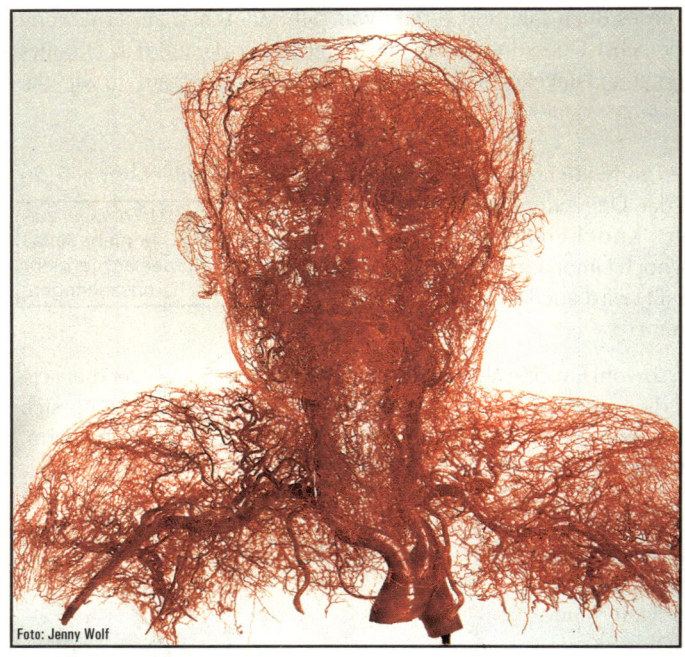

Gib Deinem Körper deshalb immer genug Pflanzliches, damit er sich daneben auch noch frisches Chlorophyll zuführen kann.

Hier habe ich für Dich einmal die oberen Blutgefäße eines Menschen nach dessen Tod darstellen lassen. Du erkennst, wie fein die großen und kleinen Äderchen überall Deinen Körper durchziehen - ein Wunderwerk der Schöpfung! Aneinandergelegt würde man mit Deinen Arterien und Venen zweimal den Erdumfang (96.000 km) umspannen können. Und dazu gesellt sich noch ein etwa gleich großes Lymphbahnengefäßsystem. Und deren feinste Verbindungskanälchen willst Du Dir durch zu wenig Bewegung und zu viel Suchtkost zukleistern und so Deinen frühen Tod durch einen Schlaganfall in Szene setzen?

Foto: Jenny Wolf

»Was mich mal wirklich interessiert: Wie kommen solche Fotos zustande?«, fragst Du.

Durch Gefäßausgußtechnik. Da wird beim Leichenpräparat ein farbiger Kunststoff in die Arterien (rot), Venen (blau) oder Luftwege (gelb) injiziert. Sobald der Kunststoff erhärtet ist, wird die organische Substanz weggeätzt. Übrig bleibt das filigrane Netzwerk der Hohlräume. Ein unglaublich aufwendiges Verfahren, wie Du Dir denken kannst. Aber was tue ich als Verfasser nicht alles, Dich zu motivieren, damit Du gesund wirst und es bleibst. Ich kann doch hoffen, Du interessierst Dich bald mehr für Dich und das Sauberkriegen Deines verschlackten Körpers, denn für technische Details meiner Abbildungen im Buch...

Diese Großmeister 2000-jähriger, betrügerischer Hoffnungsmache kennen dieses unglaublich lange Netz Deines Adernsystems besser als Du und veröffentlichen doch frech:

> **Genmanipulierte Zellen gegen Alzheimer und Parkinson**
> Fünf bis zehn Jahre könnte es noch dauern, dann lassen sich möglicherweise neurodegenerative Krankheiten wie Morbus Alzheimer oder Morbus Parkinson mit Gentherapie angehen, und zwar durch Implantation gentechnisch manipulierter Zellen. (Ärzte Zeitung 2/7.1.1995/16)

Da setzen sich feinste Blutäderchen zu, da verschrumpelt bei Alzheimer die Gehirnmasse und die wollen mit ein paar winzigen, 1/100.000 mm großen Genen das wieder in Ordnung bringen... Und Du nimmst es diesen ärztlichen Bauernfängern ab, weil sie Dir seit Jahrtausenden weiszumachen vermochten, daß Du selbst nichts tun kannst und tun sollst, aktiv Deine Krankheit anzugehen.

6.31 Die UrKost bewahrt Dich vor dem Massenmenschen-Dasein

»Wer zur reinen Quelle will, der muß gegen den Strom schwimmen« (Nietzsche)

»Wenn ich Deine Essensweise aufnehme, verliere ich nicht nur einen guten Teil meiner bisherigen Lebensqualität, sondern auch im Nu alle Freunde«, sinnst Du. »Wie kann eine Nahrung gesund sein, wenn ich dadurch ins soziale Abseits gerate? Deine Vorschläge sind nur schwer mit einem normalen Leben in der Gesellschaft vereinbar.«

Sicher - aber wenn es in der Gesellschaft völlig normal ist, daß man seine Kinder schon in jungen Jahren durch Gehirntumore verliert, seinen Partner plötzlich durch einen Herzinfarkt, und man selbst wegen Rheuma die Finger nur noch unter größten Schmerzen bewegen kann, dann will ich für meinen Teil gerne auf ein solch »normales« Leben verzichten. Was Deine bisherige sogenannte Lebensqualität betrifft: Das war wohl eher mehr Quantität, aber wenn Du es so siehst... Dagegen steigt die Qualität Deines Lebens ganz gewaltig dadurch an, daß sich Dein Selbstwertgefühl - Deine Krankheit aus eigener Kraft überwunden zu haben - bis in die Wolken erhebt.

Ich will Dir mal was sagen: Wenn Du Deine Freunde deswegen verlierst, weil Du jetzt anders ißt, dann hast Du nicht viel an ihnen verloren. Was meinst Du: Wer von Deinen »Freunden« würde Dich notfalls in seine Wohnung aufnehmen? Wer würde Dir in einer Notlage Geld leihen? Wer von ihnen spricht Dir nicht nur Mut zu, wenn es Dir mal dreckig geht, sondern unterstützt Dich tatkräftig? Kannst Du Dir vorstellen, daß einer von ihnen Deine Kinder bei sich aufnimmt, wenn Du mal länger weg mußt? Würdest Du mit dem Dir am nächsten stehenden Freund zusammenwohnen wollen? Hättest Du noch Freunde, wenn Du nichts für sie tun würdest? Kannst Du zu Deinen Freunden aufrichtig sein? Ihnen erzählen, wie Du bei der Steuererklärung gemogelt hast?
Vielleicht stellt sich der Verlust gewisser Freunde und Bekannter sogar als wohltuend für Deine Ruhe und den Familienfrieden heraus... Sich mal etwas absetzen kann sehr erholsam sein.

Vielleicht sind Deine Freunde auch nicht mehr als Sauf- und Unterhaltungskumpane, auf die Du nicht nur gut verzichten kannst, sondern sogar besser noch verzichten solltest!

<u>Gute Freunde werden nicht pikiert über Deinen neuen Lebensstil sein. Sie werden höchstens sagen: »Ich würde es auch gerne so machen, kriege meinen Mann/meine Frau aber nicht dazu.«</u>

Oder Du sagst: »Ich stehe zu der einzig richtigen, unsere Erde retten könnenden Lebensart. Wenn Dich das stört, dann ist das Dein Problem.« Leider ist dies meist die Wirklichkeit:

Selbst beste Freunde ertragen Deine Stärke nicht. Einer hing mir ständig in den Ohren: »Komm, iß was mit. Einen Underberg danach und Dein Magen verträgt es!« Der andere: »Schwör endlich ab von Deiner Theorie der erdverseuchten Wildkräuter!«

Die beste (mollige) Freundin zu meiner Frau: »Bist Du aber dünn! Gibt Dir Dein Mann nicht genug Geld fürs Essen?«

> **Das Wort Familienbande hat einen Beigeschmack von Wahrheit.**
> *(Karl Kraus)*

Das solltest Du längst wissen: Homo hominis lupus est - Der Mensch ist der Wolf des Menschen. Wir stehen alle sehr einsam und allein im Leben da. Doch wer sich für UrKost entscheidet ist eine starke Persönlichkeit. Und eine solche gibt nichts um Ignoranten. Zudem zeigt die Rohköstlerstudie der Universität Gießen, daß es mit dem angeblichen sozialen Abseits gar nicht stimmt. (→LV 6534b) Wir haben sogar mehr und wertvollere Freunde als vorher!

Nun tu endlich das Beste für Deinen Körper! Ich gebe ja auch mein Bestes für Dich hier in diesem Buch. Meinst Du denn, es wäre einfach, gegen Deine Schwerfälligkeit, die Verbissenheit der Mediziner und Behörden sowie die Dummheit der Massen zu fighten?
Es gilt, die eigenen Minderwertigkeitskomplexe zu überwinden. Nicht zu glauben, daß Du nur etwas bedeutest, wenn Dich andere loben. Deine Leistung im Leben bleibt bestehen, auch wenn Du nicht genau so lebst wie die anderen. Leiste also was, dann werden sie zu Dir aufsehen.

Dazu bist Du mit der Gesundkost besonders fähig, die Dir klares Denken verschafft. Aber auch wenn Du nichts leistest, mußt Du Dich noch lange nicht vor den anderen ducken und sie um ihr Wohlwollen anwinseln, um mit ihnen Hoch-die-Tassen grölen zu können - und das aus bloßer Anhänglichkeit an alte Bekanntschaften.

Es gibt, verdammt noch mal, besseres als Essen, das Dich kaputtmacht! Oder willst Du lieber für Deine Freunde krank und elend sein? So schön sind die doch wohl nicht! Du warst bislang unwissend. Das ist jetzt vorbei. Ein neuer Lebensabschnitt ist angebrochen. Du hast jetzt allen Grund, stolz zu sein, weil Du Dich aus der Masse erhebst, mit der Du nicht mehr in eine ungewisse, von Ängsten und Leiden erfüllte Zukunft mittrottest.

Und was Du Dir nicht alles ersparst, wenn Deine Freunde nicht mehr zum Essen zu Dir kommen: WC, Küche, Wohnzimmer vorher auf Hochglanz zu bringen, die überall herumliegenden Kindersachen wegzuräumen, das Vorgärtchen schnell noch auf Vordermann bringen und und und...Such Dir neue Freunde und Bekannte, wenn sich für die alten das Leben nur in Fressen, Saufen und Fernsehen erschöpft, wenn sie schlapp, schlaff, tumb und blind geworden sind für bessere Werte. Du mußt vor der Dummheit keinen Kniefall machen!

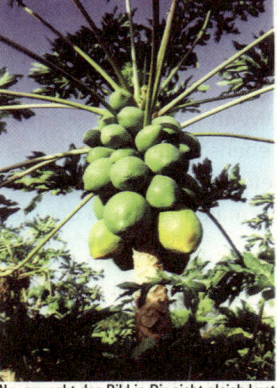

Na, erweckt das Bild in Dir nicht gleich Lust auf die herrliche Frucht Papaya?

Gesundheitsgesetz der Natur:
Alles fließt. Bleib Du nicht reglos stehen. Entwickle Dich. Schau nicht bedauernd zurück, was Du hinter Dir läßt. Schau vorwärts, wo Dich Besseres erwartet.

Du lebst doch nicht dafür, um genau so zu sein, wie Dich andere am liebsten haben möchten: immer angepaßt, schön normiert, leicht handhab- und dirigierbar. Damit *die* sich immer wohl fühlen und sie keiner beunruhigt, der klüger lebt, der in ihnen keine Schuldgefühle erregt und auch noch zeigt, daß er seine Kinder im Griff hat und aus ihnen Persönlichkeiten schafft.

Statt Dir das ewig gleiche Gerede Deiner Freunde anzuhören, lade Dir doch die bedeutendsten und unterhaltendsten Geister unserer Zeit an den Tisch. Nicht persönlich, aber in ihren Büchern entbieten sie Dir ihre schönsten, faszinierendsten, beglückendsten Gedanken. Ergötze Dich an den skurrilen Gedichten eines Christian Morgenstern, der sprachlichen Brillianz eines Thomas Mann, den Studien eines Jean Jaques Rousseau, dem sprühenden Witz eines Bernhard Shaw, der Erzählkunst einer Isabel Allende. Du willst doch nicht sterben, ohne von diesen Köstlichkeiten geistiger Nahrung wenigstens einmal genascht zu haben, oder?

Es wird Dir dann plötzlich wie Schuppen von den Augen fallen: Je mehr sich Deine Freundschaft mit Musik, Poesie und guter Literatur vergrößert, je kleiner wird die Zahl der unbedeutenden Menschen, mit denen Du noch länger zu tun haben willst...

Statt auf die dummen Worte Deiner Freunde stütze Dich lieber auf die Worte weiser Menschen:

Wer die Gesundheit erwerben will, der muß sich von der Menge der Menschen trennen; denn die Masse geht immer den Weg gegen die Vernunft und versucht immer, ihre Leiden und Schwächen zu verbergen. Laßt uns nie fragen: Was ist das Übliche, sondern: Was ist das Beste! (Seneca)

Und wenn Du jetzt weißt was das Beste ist, dann nimm es voll auf! Und verzichte danach auf die Halbheiten! Sag mir eins: Was kann es für Dich als kranken Menschen oder ab 50 mit ziemlicher Sicherheit krankwerdenden Menschen Besseres geben, als Dich Deiner Gesundheit und Deinem endlich möglichen Lebensglück zuzuwenden? Soziale Bindungen können da doch ruhig an zweiter Stelle stehen.

Übrigens: Jeder steht im Abseits, der eine andere Meinung als die der Masse vertritt. Die Christen standen anfangs auch im sozialen Abseits. Heute ist es normal, Christ zu sein.

Mit dem sozialen Leben meinst Du wohl Partys, Geburtstagsfeiern, Betriebsausflüge, Kegelabende, Einladungen usw. Nun - Du mußt Dich doch hier nicht ausschließen. Du bestellst eben statt eines Fleischgerichts einen Salatteller: »Bitte ohne Salz - ich habe zu hohen Blutdruck«.

An Sonnenblumen- oder Pinienkernen hast Du immer ein kleines Beutelchen dabei, die streust Du drüber und wirst damit so satt wie die anderen. Hast sogar die Lacher Deines Kegelklubs auf Deiner Seite, wenn Du neugierige Frager nach den Sonnenblumenkernen so bescheidest: »Die eß' ich wegen des hohen Vitamin-E-Gehaltes! Ihr glaubt gar nicht, wie das die Liebesdrüsen anregt!«

Ist ein kaltes Buffet aufgebaut, ißt Du die Obstgarnierung und die zwischen den Fleischplatten liegende Petersilie - und vergißt diesmal, daß die nicht biologisch angebaut wurde. Noch besser: Du vertauschst sie mit heimlich zuvor gepflücktem wilden Wiesenkerbel! Aber da sind noch all die Geburtstagseinladungen, die sich da bei uns eingebürgert haben. Wo Dutzende von Gästen und Kinder auf Deinen Nerven und guten Teppichen herumtrampeln. Da fällt es doch gar nicht auf, wenn Du und Deine Familie sich schon vorher an Gesundkost sattgegessen haben. Oder wenn ihr Euch einzeln nacheinander zwischendurch zum UrKostssen in ein abschließbares Zimmer verdrückt. Soll nach einem Begräbnis das Fell versoffen werden, dann winkst Du ab: »In letzter Zeit macht mir die Leber wieder soviel Schwierigkeiten – vertrage nur noch 'ne Banane.«

War es üblich, nach dem Sport noch einen zu heben, dann erklärst Du, daß Du diesen Abend Deiner Frau versprochen hast, tschüß! Lieber als Pantoffelheld gelten als später leiden! Oder Du erklärst, der Arzt hat Dir ab sofort strikt den Alkohol verboten. Wie gesagt: Deine Leberwerte! **Du mußt abwägen. Mit weniger von Vorurteilen behafteten Freunden und Bekannten kannst Du oft ganz offen reden. Ein kleiner Trick: Einer Bitte verschließt sich kaum einer. Wenn Du so oder ähnlich sagst: »Ich wurde davon überzeugt, daß mich eine gesündere Ernährung wieder gesund macht. Das wird aber hart für mich und strapaziert unsere Beziehung ziemlich. Deshalb bitte ich Dich, hilf mir mit etwas Verständnis über diese Zeit hinweg, damit keine Kluft zwischen uns entsteht. Ich schätze Dich doch so sehr.«**

Deiner Partnerin bringst Du schonend bei: »Ich liebe Dich ja nicht, weil Du mir immer so was Leckeres zu Essen machst, sondern weil Du mir seelisch und charakterlich soviel bedeutest.«

Bleiben noch die lieben Nächsten. An erster Stelle die gute Mutti, die nie verstehen wird und will, wenn Du das von ihr mit Liebe gekochte Leibgericht mit der Bemerkung: »Ich eß nur noch roh«, zurückweisen würdest. Aber auch das kannst Du hinkriegen. Indem Du, auf die Verehrung der weißen Götter bei älteren Damen bauend, sie anrufst: »Hallo Muttilein, eine freudige Mitteilung! Du weißt doch, wie sehr ich immer unter meiner schlimmen Krankheit gelitten habe. Was meinst Du wohl, seitdem ich bei dem Naturheildoktor Konz in Behandlung bin und nach dessen Diätvorschriften lebe, geht's mir von Tag zu Tag besser. Ich muß diese Spezialdiät leider aber strikt einhalten, sonst kann ich schnell einen schlimmen Leidensrückfall bekommen. Wenn ich also morgen zu Besuch komme, stellst Du mir statt meines Lieblingsgerichts nur einen besonders schönen Teller Obst hin...«

Eigene Klugheit muß man ja nicht allen auf die Nase binden. Vielen Müttern, denen das Wohl ihres Kindes wirklich am Herzen liegt, ist ein offenes Wort noch lieber. Wenn Du ihr z.B. einen lieben Kuß gibst und zu ihr sagst: »Sieh mal Muttchen, ich komme nicht wegen Deines Kuchens, sondern wegen Dir zu Deinem Wiegenfest - aber mein Essen habe ich bei mir.« Und dann hab auch mal ein bißchen Zeit für sie. Überhaupt: Der Satz: »Gekochtes und Gebratenes hat mir der Arzt wegen meiner gefährlichen Krankheit leider strikt verboten - und Ihr wißt ja, wie gerne ich immer gut gegessen habe!« löst allerorts Bedauern aus. <u>Und statt der von Dir angenommenen Ablehnung tritt genau das Gegenteil ein: Mitgefühl mit einem leidenden Kranken. Verständnis für den Ärmsten, der auf so viel »Gutes« verzichten muß und der dennoch so vernünftig ist, auf die Ratschläge seines Doktors so diszipliniert zu hören...</u>[0629]

Sicher - die jetzt noch Dir fremde Lebensweise nach der UrzeitTherapie bringt Schwierigkeiten. Aber die gibt es überall und zuhauf. Ich möchte sogar behaupten, daß unser heutiges Leben nichts anderes bedeutet, als ein ständiges Probleme-überwinden-Müssen. Und wenn es nicht anders geht, na gut, dann bist Du eben ein Außenseiter. Doch wisse: Du wirkst für andere stets positiv durch Dein gutes Beispiel. Goethe hat das längst erkannt: Alles Gescheite ist stets in der Minorität.

Die meisten zollen dem Achtung. Wenn Du dann irgendwo eingeladen wirst, wo man Deine Essensweise kennt und man besorgt fragt: »Was tischen wir Dir denn auf?«, dann machst Du es Dir am leichtesten, wenn Du sagst: »Das Problem ist bereits gelöst. Ich habe vor ein paar Tagen mit einer Fastenkur begonnen. Ich preß' mir ab und zu mal 'ne Apfelsine aus.« Wisse: **Du kannst dumme Fresser nicht überzeugen. Du kannst sie ihrem späteren Leid nur überlassen und sie gesund überleben.**

782

Du mußt Dich doch nicht kaputtsaufen und -fressen, nur um Dich bestätigt zu fühlen!

»Das Kaputtlieben zu sagen hast Du vergessen!«

Das geht nicht. Das ist was Natürliches. Und das kann nie zu Deinem Schaden geraten. Aber: Keines der Probleme wird geringer, wenn Du darüber klagst oder Dich davor fürchtest, sie anzugehen. Und schließlich: Wenn Dein Kind hin und wieder was anderes ißt - so tragisch ist das ja auch nicht. Der Körper verkraftet das meist, wenn keine schwere Krankheit vorliegt.

"Mein Schatz, Du spürst doch, daß Mutti Tag und Nacht für Dich da ist. Die läßt keinen Chemie-Spritzen-Doktor jemals an Dich heran!"
Bild: Prof.F.de Waal

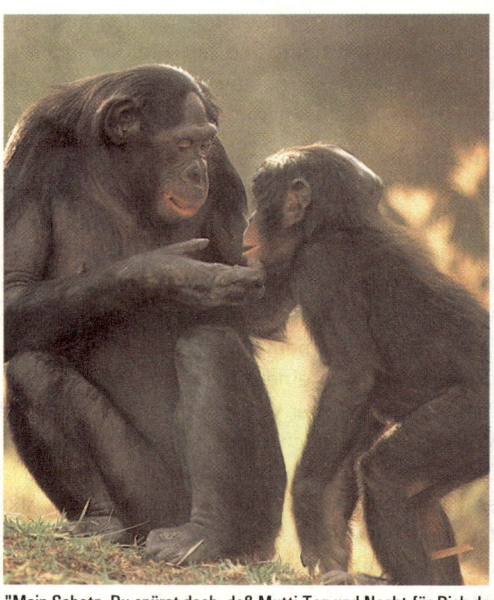

Natürlich, mit den Kindern ist das nicht immer einfach: Mein Sohn Oliver lebt nach unserer Scheidung bei der Mutti, die's nicht ganz so genau mit der UrKost nimmt wie ich. Auf ein Kinderfest eingeladen, ermahne ich ihn vorher entsprechend: Paß auf, was Du ißt! Du weißt ja, das meiste ist Dreck.

Meinte er tröstend: »Nicht so schlimm, Papi, wenn ich da was von der Dreckkost esse - ich versprech' Dir: Morgen früh auf dem Klo drück' ich tüchtig, dann ist alles wieder draußen.«

<u>Nun, fühlst Du Dich wirklich wohl in Deiner Betonwabenwohnung? Im Gewühl einer Großstadt? Im kalten Gestein einer Kirche? Im Wartezimmer eines Arztes? An einer verqualmten Wirtshaustheke? Im Gedränge von Dummquatschern auf einer Party? Frage Dich das mal in einer ruhigen Stunde, während einer Wanderung im Grünen. Mach Dir einmal im Leben nichts vor!</u> Erkenne: Du leistest keinen Verzicht auf den Wohlstand mit der Urzeitmethode. Ganz im Gegenteil: Du erlangst besseren Wohlstand! Statt der billigen Kunststoffmöbel lebst Du künftig in wertvolleren aus Vollholz! Statt weiter in einer Mietskaserne zu wohnen, strebst Du nun ein eigenes Häuschen aus Naturbaumaterialien im Grünen mit viel Garten drumherum an! Deine Kinder lernen - statt auf schlechten Schulen mit unqualifiziertem Lehrpersonal - in Ausbildungsstätten zur Menschheitserziehung z.B. in Montessori- oder Rudolf-Steiner Schulen.[6906]

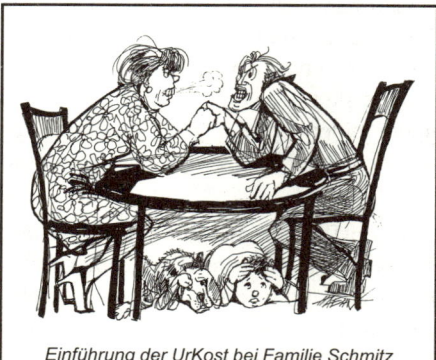

Einführung der UrKost bei Familie Schmitz

Den Schund der Nahrungsindustrie ersetzt Du durch gesunderhaltende und naturbelassene Nahrung aus der reinen Natur. Statt in billigen Kunststoffplunder kleidest Du Dich jetzt in natürliche Stoffe. Wenn einige in Deiner Umgebung die Klugheit Deines Tuns und die Weisheit der UrTherapie nicht einsehen können - richtiger: einsehen wollen - ja, dann wirst Du Dich mit denen doch nicht länger herumschlagen und Dich auch noch weiter von solchen Dummköpfen anleiern lassen. Denn nun lebst Du endlich so, daß Du Dich wirklich wohl fühlst und Dir nicht zur Schau für andere ständig Zwänge antust! Was Deiner Selbstsicherheit einen unglaublichen Auftrieb verschafft!

6.4 Unwohlgefühle nach der UrKost: ein kurzes Fegefeuer

Es ist leicht möglich, daß Du in der ersten Zeit nach dem Essen der UrNahrung leichte Beschwerden bekommst. Klar, daß Du dann geneigt bist, Dich bei Deinem Doktor auszuweinen, der seinen verlorenen Sohn jetzt für immer in die Arme schließen wird mit den Worten: »Konnten Sie sich das denn nicht denken? So eine Nahrung ist doch nichts für uns moderne Menschen. Wir haben uns schließlich längst an unser normales Essen gewöhnt. Solche Experimente sollten Sie wirklich nicht noch mal machen. Überall wird doch gesagt: Fragen Sie vorher ihren Arzt! Und wenn Sie mich gefragt hätten, hätte ich Ihnen bestimmt von so was Verrücktem abgeraten!«

Laß Dich nicht einwickeln! Für das Krankbleiben ist der Arzt, für die Gesundheit ist dieses Buch zuständig:

»Wenn jemand Gesundheit sucht, frage erst, ob er bereit ist, künftighin die Ursachen der Krankheit zu meiden. Erst dann darfst Du ihm helfen!« (Sokrates)

Prüfe Dich zuerst einmal, ob Du die neue Nahrung auch wirklich genügend durchkaust. Ob Du sie in Ruhe und mit Bedacht ißt. Gelegentlich auftretende Unpäßlichkeiten beim Essen der UrNahrung sind kein Zeichen dafür, daß Du sie nicht verträgst. Sie sind kennzeichnend dafür, daß Dein Körper die alten Schlacken loswerden will, die durch die Gesundkost jetzt aufgewirbelt und noch herausbefördert werden wollen.

Reines stößt nun auf Unreines - und dadurch wird das Reine auch in Mitleidenschaft gezogen.

Wenn sich eine Religionslehrerin in einen Ganoven verliebt, dann kannst Du ebenfalls damit rechnen, daß es gelegentlich zu Unverträglichkeitserscheinungen kommt...

Wenn sich jetzt die letzten Schlacken und Gifte lösen, greift das viele Organe und die Nerven an. Ich sagte Dir ja schon, daß sie sich so stark nach ihrer UrNahrung (genauer, den daraus gewonnenen, jetzt für sie richtigen Umwandlungsprodukten) sehnen, daß es ihnen nicht schnell genug geht, sich all der fremden Stoffe zu entledigen, die sie notgedrungen in sich ablagern mußten. Und wenn die harte UrKost auf eine entzündete Magenschleimhaut trifft, so werden möglicherweise hier Schmerzen verursacht, wenn Du sie mit den Zähnen nicht fein zermahlen hast. Normal sind auch Kopfschmerzen, Schwindel und Mattigkeit. Bei manchen bewirken die sich auflösenden Giftdepots sogar Unangenehmes: Klar, der Dreck treibt aus allen Poren raus und dabei muß vielleicht einer von Hundert auch ein paar Haare lassen! Und das bei manchen im wahrsten Sinn des Wortes. Doch die Haare wachsen schnell und doppelt stark nach - keine Sorge also.

Das Fegefeuer kann sein: Kopfschmerz, Unwohlsein, Herzschmerzen, Gelenk- und Muskelschmerzen, Fieber, Verdauungsschwierigkeiten, Unruhe, Schwindelanfälle, Brechreiz, Nervosität, Geschwüre, Pickel, Durchfälle, Erkältungen, Husten, Depressionen. Aber der letzte Dreck muß nun mal raus! Unterdrücke niemals diese Symptome und wisse: Je länger Du vorher erdgefastet hast, je schwächer sind sie. Bist Du einer der Unglücksraben, so wisse:

Was das Erdfasten an Giften und schädlichen Ablagerungen der Zivilisationskost noch nicht (sanft) löste, wird nun mittels der kräftigen UrKost durch die Membranen der Gewebe gedrückt - was den Körper dann ungewöhnlich, d.h. mit unechten Krankheitszeichen reagieren läßt.

»Ich bin nach dem Übergang auf die UrzeitNahrung richtig krank geworden - habe sogar eine Allergie dagegen entwickelt. Sie werden verstehen, daß ich wieder zur alten Kochkost übergegangen bin«, schrieb mir ein Leser. Ja, ja, diese Kranken! Was die sich so alles einreden! Wenn sie bei den Ärzten in Behandlung sind, dann machen sie alles jahrelang mit, auch wenn ihre Pickel und Hautleiden nicht weggehen und ihre Leiden mehr und mehr chronisch werden.

Aber bei der UrTherapie bringen sie keine Geduld auf. Statt klar zu sehen und sich nun zu freuen, daß der Körper auf die bessere Nahrung anspricht und noch die Kraft besitzt, sich über sein größtes Entgiftungsorgan - die Haut - zu reinigen und die seit Jahrzehnten eingebrachten Gifte mit einer

Pseudoallergie abzustoßen, verwechseln sie diesen ersten Akt des Gesundwerdens mit einer neuen Krankheit. Angeblich hervorgerufen durch die UrMedizin. Als wenn dieses Buch nicht genug Klarheit gäbe, alle davon zu überzeugen, daß die Natur nur gesund-, aber niemals krankmachen kann.

Eigentlich müßte ich jetzt auch von Dir erwarten können, daß Du dieses Problem mit Deinem eigenen Kopf löst... Indem Du Dir sagst: »Der Konz hat mir doch noch im Vorkapitel erklärt, daß Erde so wirkungsvoll entgiftet! Nehm' ich doch einfach gegen meine Scheinallergie vor oder nach dem Essen einen Löffel Erde zu mir. Das könnte mir sicher helfen!«

Siehst Du, so spricht einer, der nicht so schnell in den Sack haut, wenn mal etwas nicht sogleich klappen will. Im übrigen: Sei unbesorgt, in Kürze klingt das alles wieder ab! Doppelt schnell mit Erde. Keine Furcht also, mein Freund, laß der Natur ein bißchen Zeit - Du weißt doch, Du ißt erstmals in Deinem Leben das Richtige! Doch wenn Du in diesem Fegefeuer länger als ein paar Tage schmorst, dann frage Dich, ob Du auch wirklich die UrzeitTherapie als Ganzheitsselbstbehandlung aufgenommen hast. Vielleicht hast Du nicht oft oder nicht intensiv genug UrBewegung gemacht? Wie sollen die letzten Schlacken schnellstens raus, wenn zu wenig Sauerstoff durch das Adernsystem und in die Lymphepumpen getrieben wird! Und wenn Du nicht genügend Deinen Darm gereinigt und gefastet hast?

> Heutztage haben die Wissenschaftler mehr Phantasie als die Verfasser von Kriminalromanen. *(Werner Heisenberg)*

Und allen besorgten Tanten, die mir immer wieder beteuern, Obst hätten sie noch nie in ihrem Leben so richtig vertragen, denen sage ich: Versucht's doch mal mit Heilerde dazu. Wenn Dir Obst nicht gut bekommt, dann nimmst Du - eine alte Erfahrungstatsache - wahrscheinlich noch irgendwelche Drogen (Zucker, Salz, Medikamente, Alkohol, Kaffee, Nikotin) oder etwas Gekochtes zu Dir. Prüfe Dich also!

Ja - anfangs mußt Du Dich schon ein bißchen überwinden. Auch das gehört mit zur UrMedizin, und ich sagte Dir ja bereits, daß sie nicht einfach zu schlucken ist. Aber nachdem es den Körper zwei Sekunden geschüttelt hat, ist das eklige Gefühl überwunden und Wohlbehagen breitet sich aus.

Ja - wie sagte ich Dir eingangs - Dein Körper sehnt sich nach der UrKost und UrBewegung wie der Jüngling nach einer schlanken Maid. Doch bevor er das schöne Mädchen in den Armen hält, wird er die eine oder andere Qual und Aufregung erdulden müssen.

<u>Bevor Dein Körper die Gesundheit zurückgewinnt, muß er in den meisten Fällen durch das steinige Tal des Verzichts und kleinerer Geißelungen wandern. Ein bißchen rächt sich die Natur schon, die Du jahrzehntelang vernachlässigt, verlacht, vergessen und von Dir gestoßen hast.</u>

Einer meiner Seminarteilnehmer klagte mir, daß er oft nach dem Essen von UrzeitKost starke Arthroseschmerzen in den Handknöcheln bekam. Einem anderen schwoll der Fuß unförmig an vor lauter Gicht. Ich hakte nach und erfuhr auch hier: Keiner von beiden erdfastete, bevor er die UrzeitTherapie aufnahm. Gesundheitsgesetz

Die Natur stellt Dich zuerst einmal schlechter, wenn Du Dich zu ihr bekennst, bevor sie Dich besser stellt.

<u>**Selbst wenn nach einigen Jahren Gesundessen noch leichte Entgiftungsphasen auf Dich zukommen (schlecht heilende Wunde, Grippe, Geschwür): Sieh Dir die schwarzen Lungen der Raucher an. Um all den in langen Jahren angehäuften Dreck da völlig rauszubringen - und das will Dein Körper! - braucht er bei manchen etwas länger.**</u>

Mit der vitamin-, vital- und mineralstoffreichen UrKost zu beginnen, ohne daß Du Dich zuvor entgiftest hast, das widerspricht auch dem gesunden Menschenverstand: Wessen Körper verdreckt ist, oder wer weiter Genußmitteln huldigt, dessen Organismus ist nicht in der Lage ● die Vitamine richtig aufzuschließen, ● die Mineralien zu transportieren, ● die Vitalstoffe an die sie benötigenden Stellen zu leiten.

Solch ein Anblick kann mich zu Tränen rühren:

Ist das kein gutes Gefühl, zu wissen, daß Du als Anhänger der Klassischen Naturheilkunde bestens hilfst, der Erde diese wundervollen Geschenke Gottes zu erhalten?

Wo innen keine Sauberkeit herrscht, sind die reibungslosen Abläufe im Körper gestört. Die Harmonie ist nicht gewahrt. Weshalb die Schulmedizin unsinnig handelt, Erkrankte mit Vitaminen, Hormonen und Mineralien zu versehen. Denn das bedeutet ein erneut nur störendes Eingreifen in die natürlichen Reaktionen des Organismus.[3670, 3754, 3780, 6104, 6106]

Es könnte anfangs bei Dir noch eine kleine Schwierigkeit auftreten: daß Du nicht nur schlank, sondern mager unter der UrKost wirst. Dann machst Du zwei Fehler: Du läßt den Grünblattanteil an der Nahrung zu stark abfallen und/oder Du verschaffst Dir nicht genug muskelerhaltende Bewegung. Um das wieder in Ordnung zu bringen, ißt Du sofort mehr Wildpflanzen.
Dann kaufst Du Dir Hanteln oder gehst zusätzlich in ein Fitneßstudio, damit der hohe Eiweißanteil der Grünnahrung in Muskel- und Gewebemasse umgesetzt wird.

> Wenn Dir ein Professor sagt: Ich halte nichts von der UrzeitTherapie oder ähnlichen alternativen Methoden - dann frage ihn: »Haben Sie sich nicht falsch ausgedrückt? Richtig hätten Sie sagen müssen: Ich *weiß* nichts von der UrzeitTherapie und ähnlichen Methoden... Oder haben Sie je in ihrem Leben schon einmal einen ihrer Patienten damit behandelt? Oder sich gar mit dieser Heilbehandlung auseinandergesetzt? Wäre das nicht eigentlich Ihre Pflicht, nach den ständigen Mißerfolgen und Frustrationen, die Sie mit Ihrer Allopathie erleiden?«

Versuch doch nur mal, mit Deinem Arzt über gesunde Ernährung oder die Schädlichkeit seiner Medikamente zu sprechen, die er Dir gerade verschreibt. Da merkst Du erst, wie voller Vorurteile er steckt und wie engstirnig er in Wirklichkeit ist. Wenn sich die Spitzenmediziner zum Thema Ernährung äußern, wissen sie ihre Ignoranz in dieser Beziehung allerdings geschickt zu verpacken:[6112, 6612]

»....sind in Fisch befindliche Stoffe von eminent ernährungsphysiologischer Bedeutung«,
»....besitzen sie eine spezifische Effizienz auf den Stoffwechsel des Körpers«,
»....ist die biologische Wertigkeit der im Fleisch enthaltenen Proteine ausschlaggebend«.

Besonders Krankenhausärzte sind sehr empfindlich, wenn Du von einer besseren Ernährung sprichst oder die gar verlangst. »Wie kommen Sie den auf den Blödsinn? Ihre Krankheit hat doch nichts mit dem Essen zu tun!« heißt es dann gleich. Du konterst am besten: »Und wieso bekommen die Diabetiker von Ihnen eine besondere Diät hier in ihrem Haus?«

Na, warum wohl? Weil die sofort einen Anfall bekommen, wenn sie was Falsches essen. Krebs- oder Rheumakranken dagegen kann man leicht einreden, die Krankheit habe nichts mit der Ernährungsweise zu tun.
<u>Weil sich bei denen nämlich nicht unmittelbar nach dem Essen eine körperliche Reaktion einstellt. Schade eigentlich, sonst wären kranke Leser viel schneller einsichtig und bereit, sich auf UrKost umzustellen.</u>

Selbst mitten im Wald gibt's Gelegenheit, was für seinen Körper zu tun! Dr. Quang ist eigens aus Vietnam angereist, mein erfrischendes Gesundheitstraining im Seminar kennenzulernen.

Würden die Harnsäurekristalle eines Mc. Donald-Hamburgers schon gleich beim Essen in die Gelenkspalten wandern und höllische Schmerzen auslösen, glaub mir, ich müßte mir nicht so sehr den Mund fusselig reden, Dich zu überzeugen.

> **Über Dein Gesundwerden entscheidet das einer Therapie zugrundeliegende Gedankengut: die Ur-Basis. Entscheide Dich: UrTherapie oder Allopathie. Entscheide Dich: Für die in Deinem Körper innewohnende eigene Wiederherstellungskraft oder für deren Bekämpfung mit Fremdmitteln, Giftstoffen, Atombestrahlung oder Wegsäbeln.**

555

Dein Schöpfer weiß als einziger, was Dir wirklich fehlt. Warum wendest Du Dich dann an einen Menschen mit Deinem Leiden? Gib Deinem Körper, was der Schöpfer für ihn vorgesehen hat und Dein eigener Körper weiß es dann am besten, wie er Dich gesund zu machen hat.

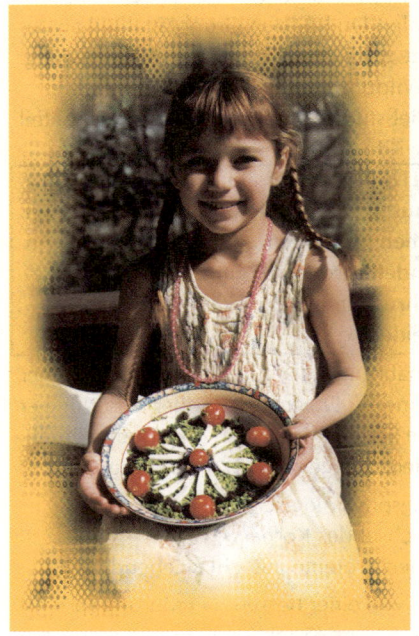

Auch Du trägst die Kraft in Dir, Deine Dir vom Leben auferlegten Probleme selbst zu lösen - was immer das auch sei:
• Einsamkeit • schlechte Partnerschaft • miese Nachbarschaft
• Generationsprobleme • Süchte. Mein erfolgverheißender Rat an Dich: Tausche das Wort »Probleme« gegen das Wort »Reifungsaufgaben« ein. Und schon wird Dir bei einem kleinen Restchen Ehrgeiz alles wunderbar leicht. Das gleiche machst Du mit dem Wort Krankheit, falls die noch immer ein Problem für Dich ist: Das ersetzt Du durch das richtige Wort dafür: falsche Lebensweise.

Solche Fehlschlüsse sind die Folge sezierender Wissenschaft: »Gesunde Ernährung – die gibt's gar nicht!« so schließt Dr. med. Otto Meyer zu Schwabedissen, Amt Stadtgarten 28, Achern/Baden messerscharf in der Ärztlichen Praxis Nr. 50 / 92 / 19, denn er hatte sich die Analyseforschungs-Erkenntnisse seiner Kollegen zu eigen gemacht, die da wissenschaftlich korrekt meinten: »Die aufgenommene Nahrung ist für den Körper zunächst einmal Fremdstoff. Da die Grenze zwischen dem Darmlumen und den B-Lymphozyten in den Peyer-Plaques des Darmlumens nur aus einer Lipoprotein-Doppelschicht besteht, ist der Umweltkontakt im Darm viel intensiver als an der Haut oder im Bronchialsystem (...) Es gibt mithin keine »gesunde«, sondern lediglich eine am individuellen Stoffwechsel des Patienten adaptierte Kost.«

"Die Dekoration mit Tomaten und den Kokosstreifen auf die Creme mit 10 verschiedenen Wildkräutern hab' ich mir ausgedacht. Toll, was?"

Wenn eine medizinische Fachzeitschrift das zu veröffentlichen wert findet und damit den Ärzten suggeriert, es gebe keine gesunde Ernährung, dann siehst Du auch hier hinter die Kulissen dieser feinen White collar-Gilde...

Muß es sein ?
Ja, es muß sein !
(Beethoven)

6.5 Deine Entschuldigungen durchschau' ich längst

788 »Ich lebe mitten in der Stadt und komme deshalb nicht an wildes Grün, was soll ich machen?«
Was versuchst Du, Dich herauszureden?
Samstags und sonntags wirst Du doch wohl rauskommen können! Da regnet's meist? Aber, aber - da duftet es im Wald am schönsten! Und dann gibt es ja auch wasserdichte Jacken, oder?
»Wenn die Menschenaffen Grassamen futtern, was meinst Du, soll ich auch in meine Gerichte *Grassamen* reingeben?«
Wenn er frisch ist - klar doch! Das wäre allein schon deshalb prima, weil ich Dich so öfter in die Natur rauskriege, auf Naturwiesen, damit Du ihn Dir dort sammelst und dabei feststellst, wieviel Spaß es machen kann, durch Feld und Wiesen (und dabei den Grassamen ab) zu streifen. Das tut Dir und den Kindern sonntags besser, als vor den Fernsehern dick zu werden.
Warum ich Dir zumute, selbst Dein wildes Grün in Wald und Feld zu suchen? Nun, bei der UrzeitTherapie ist alles von Grund auf durchdacht und verzahnt: Du sollst das nicht durch andere erledigen lassen. Du sollst selbst hinaus - hinaus dahin, wo die Natur noch halbwegs intakt ist. Denn nur dort atmest Du genügend aufgeladene Luftmoleküle ein, die bewirken, daß der Sauerstoff von Deinen Zellen bestens verwertet werden kann. Dort bewegst Du Dich auch mehr. Und Deine Seele erholt sich pur in der hellen Natur. Doch davon mehr in Kapitel 9.

6.6 Mahlzeitenvorschläge für all die unbeschwerten Tage, die jetzt auf Dich zukommen

Frühauf-steher	Spätauf-steher	Ablauf
6:00	7:00	Aufstehen, UrzeitBewegung, UrzeitLauf
7:00	8:00	Obst oder Beeren oder Wildgrün. Anschließend ab zur Arbeit
9:30	10:00	Früchte oder Möhren oder Grün-Salat oder Obst mit Wildkräutern
11:00	12:30	Bananen mit Grün oder Avocados mit Grün oder Mandeln oder Wurzeln mit Wildpflanzen (Topinambur)
14:30	16:00	Früchte oder Beeren mit Grün oder frischen Nüssen oder: Urkräutersalat mit Avocado
16:30	18:00	Feigen, (frisch oder getrocknet, dann eingeweicht) oder Bananen oder Rosinen mit Johannisbrot oder Möhren. Dazu Löwenzahn oder anderes Grün. Oder Tomaten auf Avokado: sehr lecker und sättigend
18:30	19:00	Früchte oder Beeren, Tamarinden oder Topinambur oder Melone oder Datteln. Dazu stets Wildkräuter. Kohlrabi und Rote Bete sättigen ebenfalls gut. (Biologisch gezogen sind sie bestens schmackhaft und süß!) Anschließend Spaziergang oder Abendlauf (nimmt Ängste und Depressionen). Fußsohlenmassage auf Holzrolle.

»Warum soll ich denn schon gegen sieben Uhr abends mit dem Essen aufhören? Ich finde ein Abendessen bei Kerzenbeleuchtung zwischen acht und neun Uhr ist etwas ganz Herrliches, und ich möchte nicht darauf verzichten«, meinst Du.

Dann mußt Du halt am frühen Morgen darauf verzichten, ausgeschlafen, frisch, wohlgelaunt und mit leichten Gliedern aufzustehen. Du weißt warum:

Weil Du den in Dir seit Jahrmillionen verankerten Naturrhythmus durcheinander bringst! Achte doch mal darauf, wie es Dir morgens ergeht, wenn Du abends spät gegessen hast.

»Und wieso wird die körperliche Harmonie durch ein spätes Essen gestört? Wer sagt denn so was überhaupt?«

Das sagt Dir Dein gesunder Menschenverstand selbst! Du tust etwas Unnatürliches: Du ißt, wenn es bereits dunkel ist!

Woher kommt die Gesundheits- und Sättigungskraft der frischen Urpflanzen? Ich sag's Dir: Du ißt mit ihnen ohne jede Verfälschung stärkste, gefesselte Sonnenenergie!

»Da sehe ich nichts Unnormales drin«, antwortest Du, »das tun viele Tiere doch auch«.

Für die, die das tun, ist das auch natürlich. Wie etwa für Nachtfalter, Fledermäuse, Schnecken, Raupen und die nachtsichtigen, nachtjagenden Hegetiere. Deren Gene sind darauf programmiert. Aber für die Tiergruppe Mensch/Affenmensch ist das nicht von der Natur vorgesehen. Und so hat diese Gruppe es Millionen Jahre gehalten, spätestens bei Einbruch der Dunkelheit – und das bis zur Entdeckung der Elekrtizität – zwangsläufig ihre Nahrungssuche einzustellen und sich zum Schlaf niederzulegen. Und weil das unvorstellbar lange Zeiträume so gewesen war, stellte sich der Körper dieser Gruppe von Lebewesen vollkommen darauf ein. Sodaß er sich nur mehr unter Selbstschädigung dazu überreden läßt, sein eingespieltes, gutes Verdauungssystem von Toren durcheinander bringen zu lassen, welche die Nacht zum Tag machen wollen. Die essen wollen, wenn die Verdauungsorgane ihre Arbeit so gut wie völlig eingestellt haben. Weil eine innere, offensichtlich lichtgesteuerte Uhr das so regelt und sich nur äußerst widerwillig zur erneuten Arbeit durch eine zu spät hereinkommende Nahrung zwingen lassen will.

Übrigens: Fang mit dem Essen möglichst schon in aller Hergottsfrühe an! (→LV 4012b)

»Viele andere Gesundheitslehrer empfehlen, morgens nüchtern zu bleiben!«

Blick nur auf die Natur als Deinen Lehrmeister. Dann erkennst Du, daß die sich noch natürlich verhaltenden Affenmenschen gleich nach dem Wachwerden (gegen sechs bis sieben Uhr) gleich neben ihrem Schlafnest schon nach dem ersten Grün greifen.

»Für mich ist das kein Grund...« meinst Du, nochmals antworten zu müssen.

Dann folgere richtig: Früchte und Grün besitzen einen geringeren Nährwert als Normalkost. Wenn Du mit ersteren erst mittags beginnst und am frühen Abend aufhörst, bekommt der Körper zu wenig Kalorien und Du magerst zu sehr ab.
Ißt Du morgens und mittags schon viel Grün, dann überfällt Dich abends nicht mehr dieser Heißhunger. Der stellt sich vor allem dann ein, wenn Du nur Früchte gegessen hast.
Aber: Jegliches Hungergefühl schwindet, falls Du Dir gegen 17 bis 18.30 Uhr nochmals 'ne Portion Wildgrün einverleibst! Klar, immer mit was Obst dabei, vielleicht zwei Apfelbananen. Das hält dann dicke bis zum Einschlafen gegen 22 Uhr vor.
Diese abendliche Lust, seinem Magen ein Sättigungsgefühl zu geben, bricht bei uns Menschen auch deshalb aus, weil wir uns nicht wie unsere Affenbrüder mit dem Dunkelwerden zum Schlafen niederlegen. So kann bei längerem Aufbleiben wieder der Appetit in uns aufbrechen. Weil unser Organismus auf eine innere Lichtuhr programmiert ist.

Bald hätt' ich's wieder vergessen über das viele Schreiben für Dich: Ich muß mich schnellstens im Baum - pardon, im Baumersatz, der da oben von der Decke meines Arbeitszimmers heruntergängt - wieder fit für die Sitzarbeit machen. Machst Du's mir gleich nach? Du liest schon viel zu lange - 'n bißchen Bewegung täte Dir jetzt auch ganz gut. Übrigens: Verlorenes Gewebe nach Fasten und Rohkost baut man nur durch Muskeltraining auf.

Besonders lecker machen sich in einem Löwenzahn-, Giersch- oder Windensalat hineingeschnittene Gurken, Rhabarber, Eiszapfen und Radieschen. Koriander oder Kümmel darüber, und schon rutscht es besser rein in Dein verwöhntes Leckermäulchen. Aber nie zerstückelte Avocados darin vergessen! Und dann: sofort losfuttern! Bio-Avocados sind sehr sauerstoffempfindlich - bei etwas Warten werden sie schnell unansehnlich braun. Merke: Avocado mit Bio-Bananen verdauen schlecht zusammen. Feine Soßenrezepte geb' ich Dir unter LV 7030.

Was glaubst Du, was es den Kindern für Spaß macht, von der Wiese zu futtern! So bringst Du sie der Natur und den Pflanzen nahe und mußt später nicht Gefahr laufen, daß sie sich in Spielhallen rumtreiben, zu Fixern, Skinheads oder Haschern werden.

Du mußt auch nicht unbedingt täglich Deine 20% Grün essen. Du kannst im Winter auch mal einen Tag nur von Wurzeln, Nüssen und Obst leben. Sieh das alles etwas leger. In den Wildsalat, den Du Dir entweder mit Zitrone, Banane oder Avokado anmachst, kannst Du auch Rosinen statt Kümmel oder Hanfsamen statt Koriander drüber streuen. Das schmeckt auch im sauren und leicht bitteren Milieu.

»Welche Mengen ißt Du denn selbst als UrKöstler? Ich hätte gerne einen kleinen Anhaltspunkt für mich, wenn ich mich mal wie ein Affe ernähren sollte«, sagst Du.

Dann mach´ ich Dir hier mal eine kleine Aufstellung von meiner Frau (163 cm, 50 kg) und mir (166 cm, 60 kg) für zwei verschiedene Tage:

Zeit	an einem Sommertag essen wir z.B.:	an einem Wintertag essen wir z.B.:
8:00	Jeder: 15 Mirabellen schon bei der morgendlichen UrzeitBewegung, dazu ein paar Triebe vom beim Nachbarn wachsenden Knöterich oder Blätter von der eigens auf meinem Grundstück angepflanzten Linde. (Wer morgens nichts runter bringt, der trinke wenigstens statt Kaffee den Saft der Trinkkokosnuß (kannst Du stets frisch bestellen). Dann Urzeitlauf. Anschließend: Gemeinsam: Erdbeeren oder Möhren	Ich: 3 Orangen, meine Frau: 3 Mandarinen
10:00	Ich: 1 Mango, zwei Handvoll Löwenzahn oder eine Pastinake mit Kardamon. Meine Frau: 1 Stück Kokosnuß, eine Handvoll Löwenzahn.	Ich: 2 Birnen, zwei Handvoll Sauerklee mit Taubnesseln. Meine Frau: 1 Granatapfel, eine Handvoll Sauerklee und Brennesselsamen.
11:30	Jeder: 3 Handvoll Brombeeren mit einigen Blättchen der jungen Triebe und 3 Handvoll Weißdorn. Ich: 2 Handvoll Kapuzinerkresse mit Ackerwinden und Kohldistel, meine Frau: 1 Handvoll Sauerampfer.	Gemeinsam: jeder 5 Knollen Tompinambur mit Gilbweiderich und Milzkraut oder 1 große Papaya jeder zur Hälfte, oder 10 Rambutan und 10 Mangustan. Dazu Samen von Wegerich und Brennesseln.
13:30	Gemeinsam: 4 Bio-Bananen, 3 Äpfel, 3 Nektarinen, 2 Handvoll Milzkraut, 1 Handvoll Vogelmiere, 1 Handvoll Wegerichsamen - alles zu einem Obst-Wildsalat angemacht.	Ich: 15 frische oder in Walderde eingelegte Nüsse. Meine Frau: 8 Mandeln, jede mit einer Handvoll Milzkraut oder Salat, halb Miere, halb Feldsalat.
15:30	Gemeinsam: 2 Handvoll Gänseblümchenblätter und -blüten, 3 Handvoll Franzosenkraut plus 1/2 Bio-Gurke oder einer Handvoll Pflücksalat in Avocadocreme und Aug./Sept. reifendem Brennesselsamen plus Sonnenblumenkernen.	Gemeinsam: 2 Handvoll Taubnessel zerzupft mit vier untergeschnittenen Bananen oder Topinambur mit Hanfsamen oder ein Salat aus Äpfeln, Birnen, Apfelsinen, Mandarinen, Granatäpfeln mit übergestreutem Gras.
16:30	Gemeinsam: je zwei Möhren oder die sehr sättigenden Tropenfrüchte.	30 Hagebutten und 1 Handvoll Gras, feingeschnitten über Obstsalat gestreut.
18:00	Ich: zwei Pfirsiche mit Kohlgänsedistel Meine Frau: 2 Tomaten, selbst gezogene oder die kleinen aus der Karibik, mit Kresse als Salat angerichtet.	Ich: 3 - 4 Äpfel, 1 Mango Meine Frau: 1 kleine Papaya, ein Schälchen eingeweichte Quinoa oder ein Schälchen gekochter Grünreis mit Pilzen.
19:00	Ich: 1 Stück Bio-Kohlrabi mit Kapuzinerkresse, 1 Möhre mit Kümmel Meine Frau: grüner Reis mit Champignons.	Ich: 5 Datteln, 3 eingeweichte Feigen Meine Frau: 1 Pomelone, 2 Stück Johannisbrot oder 1 Stück getrocknete Banane.

»Sag mal, wie alt willst Du eigentlich werden.«

Na, mindestens 100, damit ich wenigstens noch erlebe, wie alle Skeptiker der UrMedizin - inzwischen durch die immer größer gewordene Vergiftung der Erde schwer krank geworden - noch zur UrMedizin greifen...

Laß den Geschmack zuerst mal außen vor. Achte nur darauf, wie <u>wohl</u> sich Dein *Körper* nach der UrKost fühlt! Wie leicht, wie beschwingt Du plötzlich wirst! Wie Dein Kopf immer klarer wird!

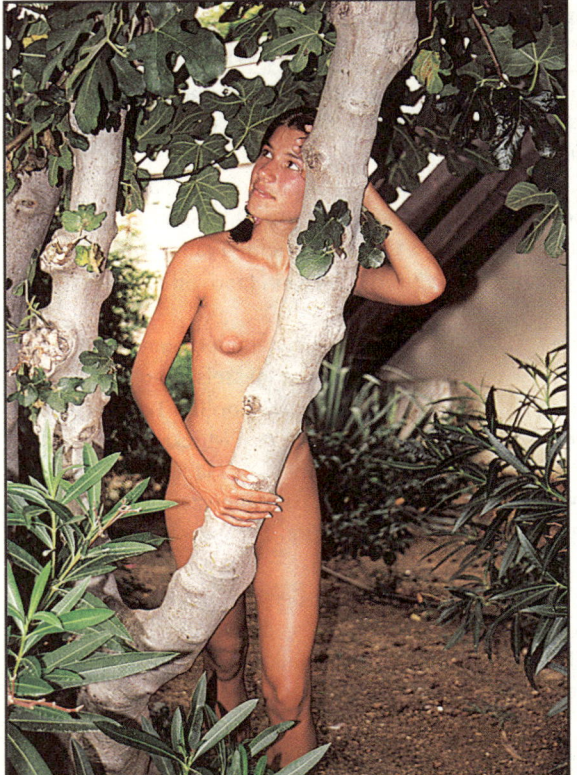

Das Urbild des Lebens: Der Feigenbaum und die Jugend. Gönne es Dir in den Ferien einmal, in den biblischen Baum hineinzusteigen (sehr einfach!), und Dir die süßtriefenden Früchte in den Mund zu schieben!

»Sorget nicht ängstlich um Euer Leben. Sehet die Vögel des Himmels und die Tiere des Waldes: Sie säen nicht, sie ernten nicht, und der Herr ernährt sie doch.«
Ein Urköstler hat keinerlei Probleme, ohne viel Geld selbst in einem armen Land zu leben. Der ist niemals durch Hunger bedroht. Weil sich irgendwo immer noch grüne Pflanzen, Früchte oder Blätter finden lassen.

Guter Rat für alle Gartenbesitzer:[9937]
Wildkräuter allein aus Deinem Garten zu essen, das genügt nicht. Nur deren Sammeln von verschiedenartigen Böden verschafft Dir die Gewissheit, alle bekannten und unbekannten Lebensstoffe in Deinen Körper zu erhalten

Pflanze jedoch die wilden Schlehen, Sanddorn, Hunds- und Kartoffelrosen an, deren Früchte nach einem Frost am besten schmecken. Und merke: Sanddorn braucht vor der Ernte kräftigen Nachtfrost (bis minus 7°C). Zweige abschneiden, einige Stunden in den Tiefkühler legen, erst dann die Beeren ablösen. So läuft der stark Vitamin-C-haltige Saft nicht weg. Oder gleich gefroren ernten.

»So, nun laß mich mal zu Wort kommen. Ich fand in der BILD vom 20.3.2000 diese Meldung«:

Rohkost greift Zähne an
Wer überwiegend Rohkost ißt, schadet seinen Zähnen. Weil in den Rohprodukten viele Säuren sind, die den Zahnschmelz angreifen (Uni Gießen) →Rz440

Daß Du Dich jetzt noch immer von so was beeindrucken läßt! Ich habe jahrelang mit der Universität Gießen zusammengearbeitet. (→LV 6409b) und hinter die Kulissen schauen können. Prof. Leitzmann war leitendes Mitglied der DGE (Deutsche Gesellschaft für falsche Ernährung). (→Sachwortverz.: Pudel) Nun verfälschen seine (aus)gekochten Damen Strassner / Dörries die Rohkoststudie und geben ihre unausgegorene Schlechtmacherei an die weiter, welche von der Dummheit der Menschen am meisten profitieren: die Medien. Erkenne die Hintergründe: Würde Rohkost als gut dargestellt, wäre den Universitätsprofessoren keine bestens bezahlten positiven Gutachten für ausgewogene Fabrikationskost, kalziumhaltige Milch, eisenreiches Fleisch usw. mehr möglich. Die Zeitungen und Fernsehanstalten erhielten keine Werbung mehr für Schokoriegel, Fertigpizza, Tütensuppen, Fleisch mit Lebenskraft aus deutschen Landen: eine mittlere Katastrophe für das profitorientierte Establishment!

Du aber weißt sofort mit Deinem jetzt erwachten gesunden Menschenverstand: Urmenschen und mit ihnen die Affenmenschen erlitten und erleiden von ihrer schöpfungsbestimmten Urkost keine Zahnschäden (→Rz431)

Die Ärztezeitschrift »Medical Tribune« veröffentlichte von diesen Verdrehungsexperten der Uni Gießen die Meldung: »Rohkost ist gefährlich. Sie verhindert die Menstruation«. Es wurde prompt überall in den Gazetten groß nachgedruckt (→LV9611). Ich meldete: Die Menstruation ist unter Rohkost entbehrlich. Denn dann muß der Körper kein verschmutztes Blut mehr ausscheiden. Meine Leserbriefe wurden nicht nachgedruckt...

6.61 Wie nähre ich denn mein Baby richtig?

Selbstverständlich stillst Du als gute Mutter Dein Baby - bis mindestens zu einem halben Jahr. 793 Wenn Du stillen *willst* - falls Du Dich immer gesund ernährt und bewegt hast, kannst Du es auch! Vor der Geburt härtest Du Deinen Busen durch kaltes Duschen und kräftiges Frottieren ab. Du hast stets genügend Milch, wenn Du nicht auf UrMedizin verzichtest.

Mit sogenannter »adaptierter Milchfertignahrung«[6324] wird versucht, die Natur nachzuahmen, was nicht möglich ist. Einzelne Nährstoffe wie Milchpulver, Fett, synthetische Vitamine und Mineralstoffe werden dabei lediglich kombiniert. Diese Fertignahrung bleibt qualitativ hinter Muttermilch und frisch zubereiteter Flaschennahrung nicht nur zurück, sondern ist schädlich! Merke: Der Fertignahrung, ob als Brei oder Gemüsekonserve zubereitet, fehlt die Lebensfrische. Sie schwächt die Immunkräfte Deines Babys und macht es anfällig für alle möglichen Krankheiten. Das gilt auch für im Reformhaus oder Naturkostladen erstandene Kindernahrung. Opfere Deinem Kind die Zeit, ihm seine Nahrung eigenhändig zuzubereiten, wenn Du es nicht mehr stillst.

»Du hast gut reden, Du weißt nicht, was ich alles um die Ohren hab'«, wendest Du ein.

UrKost fürs Baby ist doch so schnell zubereitet! Das geht bei uns ruckzuck.

»Ein Gläschen Rahmspinat mit feinen Pilzen und zartem Kalbfleisch ist im Handumdrehen geöffnet«, sagst Du, »außerdem müßte ich immer raus, um Grün zu holen.«

Ich will mich mit Dir nicht streiten. Meiner Frau und mir ist nichts zu viel, um für das Kind das Beste zu tun. Du mußt es ja wissen, ist schließlich Deine Sache. Ich bin kein Sektenführer, der den Menschen die UrMethodik als Alleinseligmachung bringen will. Klar? Ich will den Eltern nur Streß und Sorge mit einem später kranken Kind ersparen.

Junge Mutti,
das Schlimmste, was Du Deinem Baby antun kannst: ihm getrocknetes Milch- oder diese weißen Chemiepulver aus Büchsen zu einer Milch anzurühren! Das wird nämlich in einem überaus schädlichen Heiß-Sprühverfahren hergestellt, das längst verdächtigt ist, Krebs zu verursachen! Zudem enthält es viel schädliches, tierisches Eiweiß und den schlimmen Industriezucker, der den Grundstein für die spätere Zuckersucht und damit dem Gebißverfall Deines Kindes legt.
So mancher Kindernahrung wird künstliches Vitamin zugesetzt. Vitamine? Wenn die meisten das hören, dann meinen sie, das wäre etwas Gutes für ihr Kind. Man kann aber nur etwas Gutes mit dem tun, das unmittelbar aus der Natur, nicht aber was aus einer Nahrungsmittel- oder Pharmafabrik kommt! Kunstdreckfütterung kann ich keiner Mutter nachsehen, auch wenn der Arzt daran schuld ist, oder weil sie ihr Baby gegen ihr Muttergefühl nach der Entbindung aus der Hand gab.
Hier nun gebe ich Dir eine Urzeit-Ersatzmuttermilch in vier hintereinanderfolgenden Darreichungsarten für Babys, die nicht gestillt werden können.

> Vor den Gesetzen der Natur, die ich hier zum Teil formulierte, besitzt die Wissenschaft keine Achtung. In ihrer Verblendung erkennt sie nicht mehr das Ausmaß ihrer Wahnsinns-Spielereien.

Mandelmilch 793

Nimm 1 - 2 Handvoll süße, ungeschälte Mandeln. Prüfe sie durch Abbeißen der Spitzen auf bittere, die Du wegwirfst. Zerstampfe sie fein im Mörser oder mahle sie in der Kaffeemühle. Nimm im Notfall ersatzweise braunes Mandelmus aus dem Naturladen (vor Gebrauch sich absetzendes Öl gut unterrühren). Dazu gib nach Verträglichkeit 1 Eßlöffel oder mehr feinst gehacktes Wildgrün oder ausgepreßten Saft von Wildpflanzen, oder Qualitätswasser (z.B. Vitell, Evian) unter Rühren tropfenweise zu, bis es zum Auffüllen im Milchfläschchen flüssig genug ist. Streiche das Ganze eventuell noch durch ein feines Sieb, wenn es zu dickflüssig ist und vom Baby nicht getrunken werden kann. Aber auch ein Vergrößern des Saugerlochs kann helfen. Sodann erhitze die Flasche im Wasserbad handwarm, höchstens 35°C. Probiere, welche Mengen Dein Kind benötigt.

Gib etwa drei Stunden danach Deinem Baby Wurzelmilch.
Die bereitest Du aus Bio-Möhren oder Topinambur mit kleinem Anteil von Bio-Randen wie folgt frisch zu. Gib die Früchte in die Saftpresse. Reichere ihn mit einem Eßlöffel Wildpflanzensaft an. Älteren Kindern kannst Du es durch Reiben der Topinambur Möhren oder Rote Bete (Randen) als Brei reichen.

Reiche nach etwa zwei Stunden Süß-Milch.
Hier zerdrückst Du Bananen oder Kaki zu Brei, gibst 1 Teelöffel Johannisbrotpulver (Carob) dazu, streichst es durch ein Sieb und füllst es mit abgekochtem Wasser auf, bis eine Art Milch entsteht. Damit füttere nach leichtem Anwärmen in einem Fläschchen Dein Baby damit.

Frühestens nach zwei weiteren Stunden bekommt Dein Schmuseengelchen dann Sauer-Obstmilch.
Dazu pürierst Du frisch ausgepreßten Saft von Beeren, Äpfeln, Birnen bzw. anderem Naturobst und reichst es dem Baby (zu saurem Obst gib kein Wasser). Auch hier wärmst Du es leicht an. Durch ständig weniger Anwärmen gewöhnst Du bald Dein Kind daran, alles ungewärmt zu nehmen.

Nach weiteren zwei Stunden schließt sich der Reigen dann wieder mit Mandelmilch.

Die Zeiten halte deshalb so in etwa ein, falls ein Baby es nicht anders verlangt, damit sich die verschiedenen Verdauungsvorgänge nicht gegenseitig stören. Sprießkornhafermilch bereitest Du so zu: Gib feingemahlenem Sprießkornhafer Wasser zu, durchseihe ihn, erwärme ihn handwarm. Aber reiche ihn nur als Ausnahme - wegen des Glutengehalts.

Falls das Baby außer Mandelmilch nichts annimmt, genügt in der ersten Zeit nur diese. Später läßt Du das Baby hungrig werden und reichst dann Wurzel- und Obstmilch zusätzlich.

Sieh genau hin, wie meine Frau Delia ihr Bauchmuskeltraining mit ihrem Töchterlein macht, das keine Milch-Leitmengen kennt...

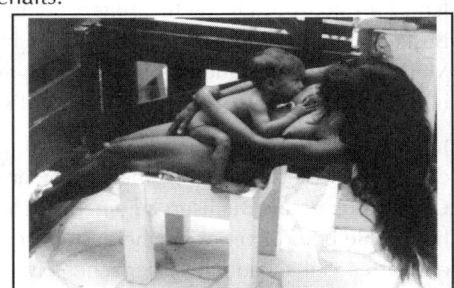

6.62 Leitmengen für die Ernährung der Säuglinge mit Urzeit Ersatzmuttermilch

Alter in Monaten	Flascheninhalt	Süße Mandeln (als Ersatz Nüsse)	Gemahlener Sprießkornhafer für Nicht-Ur-Methodiker	Frisch gepreßter Bio-Obstsaft	Wildpflanzen-Saft von Biomöhren oder Erdbirnen (Topinambur)	Wasser
ab Geburt	30 ml	3 - 4 Stück	-	-	-	nach Bedarf ca.
1/2	steigern auf ca. 100 ml	1 knappe Handvoll (9 - 10 Stück)	1/4 Eßlöffel	1 Eßlöffel	1 Eßlöffel	2 Eßlöffel
1	140 ml	1 Handvoll (10 - 12 Stück)	1/2 Eßlöffel	2 Eßlöffel	2 Eßlöffel	10 Eßlöffel
3	140 ml	1 gute Handvoll (10 - 12 Stück)	1/2 Eßlöffel	3 Eßlöffel	3 Eßlöffel	8 Eßlöffel
6	200 ml	2 Handvoll (20 - 25 Stück)	1 Eßlöffel	4 Eßlöffel	4 Eßlöffel	12 Eßlöffel
8	250 ml	2 Handvoll (20 - 25 Stück)	1 - 2 Eßlöffel	5 Eßlöffel	5 Eßlöffel	10 Eßlöffel

Ich muß betonen, daß die angegebenen Mengen nur Richtwerte sind. Stelle Dich ganz auf den persönlichen Bedarf Deines Kindes ein und sei nicht zu bange, hier etwas mehr und da etwas weniger als die Leitmengen zu nehmen. Auch die Zeiten sind kein Muß. Gib Deinem Baby nie etwas, wenn es nicht hungrig ist. Vor allem: Füttere nie etwas aus einer Fabrikation!
Laß Dich nie von dem Grundsatz abbringen, irgendetwas anderes als Naturprodukte zu wählen! Nur so kriegst Du kein aufgeplustertes, krankheitsanfälliges Kind, das Dir später dick und fett wird. Trenne Dich von der Omaansicht, ein rosiger, pummeliger Puttenengel sei gesund! Nur ein ganz schlankes Baby ist ein gesundes Baby! Merke:

„Morjen Herr Konz,
Ihr Mülltonn war noch nit voll. Da hab' ich von mir noch wat reinjetan. Und wat find' ich obendrauf? Leere Tütchen von Fruchtzwerge, Gummibärche, Marsriegel, ja sojar von Kartoffelchips. Hier sind se noch. Ich denk' Ihr eßt sowat nit!"

„Hallo, Herr Luchs,
is ja schön, wenn Se so jut auf mich aufpasse. Da muß Euch wohl entgange sein, dat dat all die Beutelche sind, die Ihre so jut erzogenen Kinder und deren Schulkamerade auf meinen Weg schmeißen. Und die ich aufsammele muß, weil dat so schäbig aussieht."

Ein mit Muttermilch gestilltes Kind braucht bis zum 7. Lebensmonat keine zusätzliche Nahrung. Erst wenn die Zähne da sind, wünscht die Natur, daß damit auch gekaut wird. Die üblichen Breichen für Kleinkinder sind lächerlich, unnatürlich und führen später zu Kauschwäche und Kaununlust. Als Übergang zur Hartkost kann einem Baby die UrKost von der Mutter auch vorgekaut und diese dann von Mund zu Mund gereicht werden. So erhält das Kind mit dem Speichel der Mutter zugleich deren nötigen Antikörper gegen Infektionen und Verdauungsenzyme. Und der Vitamine und Lebensstoffe zerstörende Sauerstoff dringt nicht so lange in die Nahrung ein, wie das durch Reiben, Raspeln und Pürieren bei der Breizubereitung nun mal nicht zu vermeiden ist. Als Rohgemüse bieten sich süßaromatisches Wurzelgemüse wie Möhren, Topinambur, Randen und Pastinaken an.
Ebenfalls gut eignen sich Fenchel, Kürbis, Kohlrabi und die Blütengemüse Blumenkohl aus garantiertem Naturbau, wenn Du kein Wildgemüse oder Topinambur auftreiben kannst. Du wirst Dich wundern, wie gut es sogar bitteren Löwenzahn verträgt, wie bereitwillig es das schluckt und wie herrlich es dabei gedeiht! Tja, liebe Mutti, zeig mal Mut, es lohnt sich. Die Oma muß ja nicht gerade dabei zugucken, was für einzigartige Gesundkost Dein kleiner Liebling bekommt... Dafür hast Du bald 'nen richtigen Wonneproppen! Mit dem Du nie, nie, nie zu einem, das Kind schon früh verderbenden Kinderarzt oder später zum Zahnarzt mußt. Na, wenn das nichts ist!

Zeige stets Deinem Kind, wie gut es *Dir* schmeckt. Es wird gleich nochmal so bereitwillig essen. Abhalten vom Zuckerwarenessen kannst Du am besten, indem Du Deinem Kind aus einem Kinderbuch gebißlose Männer, krumme Hexen und Kinder mit faulen Zähnen zeigst: „Und so siehst Du auch mal aus wenn Du das weiter ißt!" Übrigens: Es heißt, Stutenmilch käme der Muttermilch am nächsten. Ich habe damit noch keine Erfahrung sammeln können. Bitte, liebe Mutti, berichte mir darüber, wenn Du das probiert haben solltest.
Nebenbei: Jede Frau kann nähren, die ihr Baby nach der UrMethodik geboren hat. Das Buch darüber hoffe ich bald ebenfalls in diesem Verlag zu veröffentlichen.

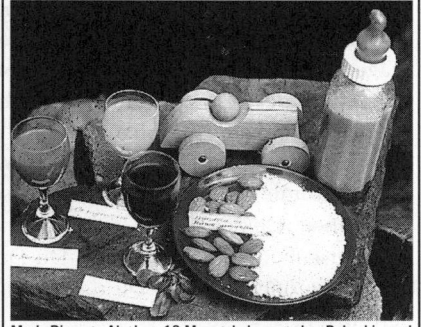

Merk Dir gut: Ab dem 12.Monat bekommt das Baby hin und wieder ein Schnapsgläschen Wasser mit einem halben Teelöffelchen Erde: damit's ein Prachtkind wird!

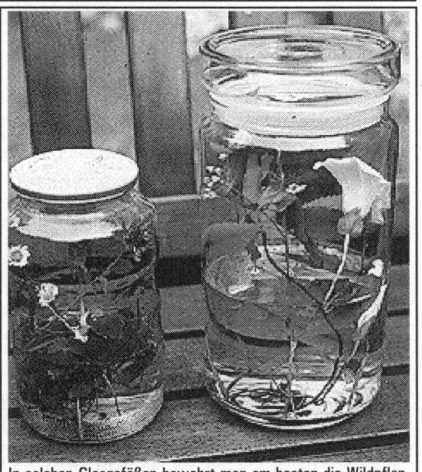

In solchen Glasgefäßen bewahrt man am besten die Wildpflanzen auf.

6.63 Lerne wieder das einfache Denken!

793 Das Erdfasten für das Reinigen Deines Körpers hast Du kennengelernt. Über das seelische Fasten wirst Du noch von mir hören. Das Entrümpeln Deines Geistes bringe ich Dir schon laufend bei, indem ich Dein Denken mehr und mehr auf den gesunden Menschenverstand zurückführe.

Wenn Du Dich in Deiner Haut wieder wohlfühlen willst, mußt Du wieder einfaches Denken und einfaches Tun in Dein Leben einbringen. Dein Hirn will entlastet sein von dem Zuviel, was Du ihm ständig zumutest. Verzweifelst Du nicht schon längst über all Deinen Belastungen? Erstickst Du nicht an all dem Überflüssigen, das Dir die Schränke und Wohnungen verstopft und aus Glotze und Zeitschriften Dir entgegen quillt?

Da schreite bald zur Entmüllung. Weg damit mit all dem Kram und Tinnef, den Du nicht unbedingt benötigst. Weg mit all der Kleidung, die doch Du nicht mehr anziehst. Geh nicht mehr auf die langweiligen Partys, Veranstaltungen, die Dir persönlich nichts bringen. Schalte den Fernseher nur für die Zeit einer Sendung ein, die Dich echt interessiert. Verschick keine Weihnachtskarten mehr. Lade Freunde nicht mehr nach Hause, sondern zu Naturspaziergängen, besser noch Waldjogging ein. So entfallen alle Dir nur Arbeit machenden Vorbereitungen und ein späteres Aufräumen.
Frage Dich immer: Brauche ich das wirklich? Die Blabla-Zeitschriften, die Nachrichten und und und. Betreibe auch ein Gebrauchswaren- und Kunststoff-Fasten.

Du möchtest hinter die wirklichen Ursachen Deiner Krankheit oder auch Deiner Lebensschwierigkeiten kommen? Frage dazu weder den Arzt noch den Philosophen - die kommen zufolge ihres widernatürlichen Wissensstoffs, den sie aufnahmen und ermangelnden Urzeitdenkens nicht auf das, was Dir wirklich helfen könnte. Mein Rat:
Frage Dich selbst. Wie ein Kind! Ganz einfach nach der Bedeutung des Wortes, um das es geht.Und schon hältst Du die Lösung aller Probleme und Rätsel in Händen. Was also will uns das Wort »Ursache« sagen?

> Das ahnen wir alle: Genverkrüppelte Nahrung ist noch gefährlicher als gekochte! Was meinst Du, was da an Krankheiten auf uns zukommt!

Wenn Du mit der »Sache« ins »Ur«, also in die tiefste Vergangenheit Deines Selbst, Deiner Antriebe und Deines Geprägtseins hineingehst, wenn Du Dein Denken in das »Ur«ige zurückversetzt, in die »Ur«zeit also, dann offenbart sich Dir die Erkenntnis allein auf diese Weise und reißt Dir den Schleier von den Augen.
Dann erkennst Du alle Ursachen Deiner und der Welt Schwierigkeiten:
Ich verhalte mich nicht »urig« genug. Ich lebe nicht nach den in der Urzeit begründeten Gesetzen - und muß deshalb erkranken und/oder unglücklich werden. Und deshalb letztlich am Leben scheitern.
Siehst Du, wie sich der Nebel vor Dir durch ein solch einfaches Denken hebt? Erkennst Du, daß wir Menschen mit gesundem Menschenverstand uns nicht länger die Welt durch all die Verkomplizierer auf dieser Erde, die Mediziner, die Verwissenschaftler und die Blöd- und Dummquatscher kaputtmachen lassen dürfen?
Mit diesem Denken erfüllst Du nun auch die Forderung von Hippokrates, der da schon vor über 2000 Jahren den Wunsch an die Menschen richtete: <u>Suchet die Ursache der Ursache</u>! Ob *er* sie wohl gefunden hatte, so wie das Dir jetzt gelang? Gesagt hat er es uns nicht. Aber geahnt hat er es sicherlich:
<u>Die Ursache der Ursache all der Leiden der Menschen und der Erde besteht darin, daß wir nicht mehr die Konsequenzen aus den Millionen Jahren bestehenden Gesetzen der Urzeit ziehen wollen. Die darin gipfeln: Der Mensch darf sich nicht über die Natur erheben wollen. Er darf sie nur nutzen aber nicht ausnutzen. Er muß wieder mehr zum urigen Leben zurückfinden.</u>
Würde Hippokrates es so von uns vernehmen, so müßte er sich über das Treiben seiner ihm abtrünnig gewordenen Schüler nicht mehr so unruhig im Grabe wälzen und könnte hoffen...

6.7 Sammeln, Waschen, Keimen, Lagern, Babynahrung

»Ich habe bis jetzt immer Vollwertkost mit viel Getreide gegessen. Ich komme da so schwer von runter« sagst Du.

Ich weiß schon, besonders im Alter ist das nicht einfach, wenn mangels anderer Freuden infolge Ofenverschlackung das Essen zum erotischen Ausgleich wird.

> Es sind die einfachen Dinge, die uns erfreuen und uns wohlfühlen lassen: Da erkennst Du Deine UrKraftprogrammierung.

Wenn Du hin und wieder etwas rohes Getreide ißt - na schön, als gesunder Mensch verkraftest Du das. Aber dann mußt Du es ganz für sich allein essen. Es verdaut sehr schlecht, wenn Du es mit anderen Nahrungsarten zusammen futterst. Der Magen sollte zudem leer sein, damit er sich ganz auf die Verdauung der Stärke einstellen kann. Die römischen Legionäre hielten es bei ihren Märschen über die Alpen auch so.[6012]

<u>So pflückst Du Wildpflanzen richtig und schonst die wertvollen Urpflanzen:</u> 794

- Halte die Pflanzen stets am Stengel bzw. an ihrem unteren Ende fest, entwurzele sie niemals.
- Nimm jeder Pflanze nur einige Blätter weg und schneide sie nie mit dem Messer ab, zupfe nur.
- Pflücke nie geschützte Pflanzen oder Wildblumen, um sie zu Hause in eine Vase zu geben. Denk an die vielen anderen kleinen Lebewesen, denen sie dienen. Sieh Dir genau die herrlichen Wunderwerke der Natur dabei auch mal genauer an. Ich selbst sinke dabei oft auf meine Knie und muß mich bemühen meine Tränen zu unterdrücken vor lauter Achtung vor der Schöpfung.

»Warum schlägst Du nicht vor, Biogetreide, Soja- oder Mungobohnen, Alfalfa usw. zu keimen? Dann hätte ich im Winter stets frisches Grün«, fragst Du.

Was Du erhalten würdest, das wäre nur eine Art wertloses Gras. Und das findest Du vitaminreicher auf der Wiese. Keimen ist nichts Natürliches. Die Samen werden in Wasser feucht gehalten und künstlich ohne die Kräfte und Mineralien der Erde zum Sprießen gebracht. Du mußt sie ständig abspülen, es bilden sich sonst Schimmelpilze mit giftigen Aflatoxinen. Du erkennst: Da ist schon etwas faul. Zudem ist auch das Pflanzeninnere nicht ganz koscher. UrNahrung wird nicht gezüchtet. Sie gedeiht nur naturgerecht im Freien. Bekannt ist, daß in Wasser gekeimtes Alfalfa (das ist eine Luzerne-Art) den kanzerogenen Giftstoff <u>Convavanin</u> erzeugt.[6363b]

Die UrzeitTherapie läßt sich nicht auf Halbheiten ein. UrNahrung ist urwüchsig. Und einfach zu nehmen! Obschon: Eigengezogenes, gekeimtes Getreide ist besser als überhaupt kein Grün oder ein von den Landwirtschaftsfabriken vergiftetes. Überdies sind in Sojabohnenkeimen, die nicht blanchiert werden, verdauungserschwerende und leicht giftige Stoffe wie Lektine und Enzymhemmer enthalten. Daran ändert es auch nichts, daß diese Keimlinge ihren Vitamin- und Enzymgehalt innerhalb von 4 - 5 Tagen vervier- bis verfünffachen. Die Kraft kommt hier aus dem Keimvorgang. Von Keimgetreide rate ich deshalb ab, weil die bisher noch unentdeckten Lebenskräfte

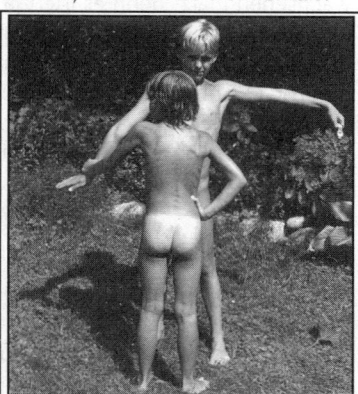

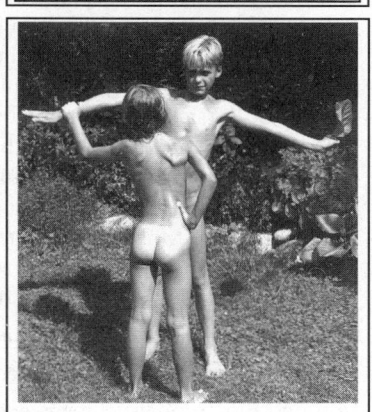

Probier's mal selbst aus:
Der eine stellt sich mit ausgebreiteten Armen hin – in der rechten Hand einen künstlichen Gegenstand aus der Zivilisation haltend, wie hier eine Uhr. Der andere versucht ihm den linken Arm herunterzudrücken. Das soll einfach sein. Aber nur unter größter Kraftanstrengung soll es möglich werden, wenn man in der Hand etwas Lebendes hält. Wie hier das Blatt einer Pflanze. Wenn das auch bei Dir zutrifft, lieber Leser, wie erklärt sich dieses Phänomen? Die Kinesiologie hat mir noch keine befriedigende Erklärung dafür geben können. (Funktionieren soll es nur im Nackt-Zustand.)

der Pflanze nicht vollständig darin vorhanden sein können:
- Weil es sich beim Getreide um eine genetisch veränderte, schwache Kulturpflanze handelt.
- Weil sie nicht in der Mutter Erde, sondern im fremden Milieu von Wasser großgeworden ist. Ihr fehlen genausoviele wesentliche Elemente, wie ein von der Mutter in ein Heim abgeschobenes Kind. Sieh die Dinge alle in ihren großen Zusammenhängen und Du wirst sie richtig sehen können.

795 »Was meinst Du: Könnte ich die Topinambur auch vor dem Einsetzen von starkem Frost aus dem Boden holen und in meinen Keller einlagern?«

Am besten besorgst Du Dir einen alten Kühlschrank und montierst vorsichtig dessen Rückwand ab. (Letztere gehört zum Sondermüll wegen ihres FCKW-Gehalts.) Dann grabe in seinen Ausmaßen ein Loch in Deinem Garten oder bei einem Bekannten. Gib die erste Lage der im November/Dezember geernteten Erdbirnen direkt auf die Erde und fülle die nicht von der Erde befreiten anderen nach. Unter weiterer Zugabe von mit etwas Sand vermischter Erde für die nicht ausgefüllten Zwischenräume. So bist Du in der Lage, auch bei Frost nur den Kühlschrankdeckel zu öffnen, um an die frischen Wurzelfrüchte zu kommen. Einen größeren Teil beläßt Du aber an ihrem gewachsenen Platz, denn es friert ja bei uns nur wenige Wochen im Jahr die Erde zu. Merke: Im Keller immer in feucht gehaltener Erde lagern. Topinambur hältst Du kurzfristig frisch, wenn Du sie naß machst und dann auf einem dünn benetzten Teller in den Kühlschrank stellst. Am besten nimmst Du nur die Menge heraus, die zu einer Mahlzeit benötigt wird. Denn die Topinambur welkt bald, sieht dann unansehnlich aus und schmeckt nicht mehr so gut. Deshalb wird sie nur selten auf den Märkten verkauft. Mit ihren Geschmacks- und Inhaltsstoffen paßt sie sowohl zur Gemüse- als auch zur Obstmahlzeit. Auch für die bleibende Frische von Bio-Obst solltest Du vorsorgen.

»Das krieg' ich doch jederzeit zu kaufen«, sagt Du.

> Bananen zerstückeln, Wildgrün darüber plus eingeweichte Mandeln: schon bist Du satt!

796 Doch sehr teuer. Aber Du kannst Dir denken, daß ich Dich möglichst unabhängig sehen möchte. Und wenn auf diese Weise mehr urzeitliche und weniger zivilisatorische Gefühle in Dir aufsteigen, finde ich das nicht schlecht für Dein langsames Rückgewöhnen an die Natur.

Und da meine ich, Du besorgst Dir vor dem Winter in genügender Menge von einem Bio-Obst-Bauern preiswerte lagerfähige Früchte. Birnen, Äpfel - vor allem Boskop - gehören in zugeklebte Pappkartons mit Holzwolle. Darin halten sie sich am besten. Noch besser sollen sie sich halten, wenn Du etwas Schlangenfarn hinzufügst. (Ein Rat, den ich noch nicht nachprüfen konnte. Schreibe mir, ob er sich bestätigt.) Selbstgezogene oder vom Bio-Bauern erworbene Möhren und Rote Bete steckst Du ebenfalls in (feuchtzuhaltende) Walderde oder in mit Erde vermischten, stets leicht feucht gehaltenen Sand - so kann Dir den Winter über nichts mehr passieren. Das solltest Du auch gleich tun, sobald Du sie im Herbst zum Verzehren kaufst - so bleiben sie am besten knackig. Bewahre Kohlrabi, Möhren und Rote Bete immer ohne deren Kraut bzw. Blätter auf. Das Kraut entzieht ihnen die Feuchtigkeit - sie schrumpfen. Schneide es drei Zentimeter über der Knolle ab und laß es oberhalb der Erde herausschauen. So bilden sie weiter Vitamine.

797 Als ideale Lagerungstemperatur für Früchte habe ich ermittelt:

Tropenfrüchte: 15°C im Erdkeller,   Zitrusfrüchte: 5° - 8°C im Erdkeller. (→auch Kap.9.83, Rz.988)

Von den Bio-Tropenfrüchteversendern bekommst Du alle kleinen Baby-Roten-Apfel- und Zucker - Bananen grün angeliefert. Du kannst sie selbst optimal nachreifen, indem Du die Bananen zusammen mit 1-2 Äpfeln in einer verschlossenen Papiertüte an einen warmen Platz legst. Je dunkler und fleckiger die Schale bei den Naturbananen ist, um so süßer und aromatischer sind sie im Geschmack. Hast Du eine größere Menge eingekauft, so läßt sich die Reife bei Temperaturen um 13°C verzögern. Temperaturen unter 13°C solltest Du auf jeden Fall meiden.

Gemüse und Urpflanzen lagere stets getrennt von Früchten im Erdkeller, da die Ausdünstungen des Obstes das Grün lappig machen. So macht Dein Wildgrün nicht schlapp: Gleich nach dem sammeln waschen und feucht in einen Gefrierbeutel stecken oder in ein feuchtes Handtuch einschlagen. So bleibt es im Gemüsefach des Kühlschranks drei, vier Tage knackig. Und kauf nur Bio-

Salat, wenn die untere Schnittstelle noch weiß schimmert. Falls Du von Getreide in der ersten Zeit nicht loskommst: Stelle Quinoa, Hirse (glutenfrei!) eventuell auch Srpießkornhafer[9860] - falls Du ohne diesen nicht auszukommen glaubst - kühl und trocken in kleinen offenen Säckchen oder Tongefäßen hin. (Die kriegst Du bei WWF/Panda.) Stecke einen Holzlöffel oder einen Stab hinein, mit dem Du es ab und zu mal umrührst. (Adresse →Rz.980)

Datteln erhältst Du von Dezember bis Mitte März frisch in Feinkost-Geschäften oder in den großen Kaufhäusern. Stiel-getrocknete Datteln sind noch als halbfrisch zu werten. Sehr gute Ware liefern die auf solche Kost eingestellten Naturwarenversandhäuser. (→Rz.801, 980/3)

Apfelsinen, ungespritzte Zitronen, Mandarinen, Avocados kannst Du im Naturladen kaufen. Unbehandelte Zitronen haben eine natürliche Wachsschicht und leichte braune Stellen. Sie sind etwas teurer als behandelte Ware. Übrigens: 'Unbehandelt' bei Marktware heißt lediglich, daß die Schale nach der Ernte nicht künstlich gewachst und konserviert wurde - über den Spritzmitteleinsatz *während der Reifezeit* sagt das gar nichts aus.

Quinoa (ein Stunde vorher eingeweicht), den Du Dir bei starken Hungergefühlen ab und zu mal abends erlauben magst, quetschst Du am besten kurz vor dem Essen zu Flocken. [9894] Den ersten frischen Bio-Süßmais gibt's ab Juli.

»Sind Avocados nicht ganz neu gezüchtete Früchte, ähnlich wie die Nektarinen?«

Nein - die Azteken haben sie schon gekannt. Junge spröde Mädchen mußten sie essen, damit sich Liebeslüste in ihnen regten.

»Schön, daß Du mir das sagst. Dann weiß ich mir ja zu helfen, wenn meine Partnerin mal wieder zu viele Kopfschmerzen hat«, sagt Du.

> Schließe scharf mit Deinem jetzt wachen gesunden Menschenverstand: Unsere Urahnen gaben sich mit dem Waschen geernteter Wurzeln nicht groß ab, fanden auch zu selten die Möglichkeit dazu. Folglich iß zu Topinambur stets auch Heilerde mit. (Dann blähen die auch nicht mehr so sehr...)

Aber paß auf: Die aus Israel, Südafrika und Spanien sind meist radioaktiv bestrahlt – bald werden die anderen Länder folgen. (Eine Mandarine schimmelte drei Monate lang nicht!) Am sichersten bist Du, wenn Du sie nur aus den Naturläden oder vom Bio-Versandhandel beziehst.[6902] (→Rz.980ff) Was sonst noch in anderen Ländern bestrahlt und zu uns importiert wird, das ersiehst Du aus meiner Aufstellung im Literaturverzeichnis [6910]. Die Gefahren, denen Du Dich mit bestrahlter oder genetisch veränderter Nahrung aussetzt, sind - wie damals, als Röntgenstrahlen erfunden wurden - noch völlig unbekannt [6902].

»Warum ist das Bestrahlen der Lebensmittel eigentlich so schlecht?«

Die Strahlen töten Bakterien ab, welche die Nahrungsmittel zersetzen. Aber: Durch die Bestrahlung werden Vitamine ebenso zerstört wie Eiweißbausteine. Die Früchte sehen gut aus, sind aber tot.

Merke: Öl aus Samen ist nichts Natürliches! Selbst wenn auf der Verpackung »Kaltgeschlagen« draufsteht, ist es nicht empfehlenswert, zudem stimmt es nicht. Die Ölsaat wird bei diesem Verfahren nur nicht - wie zur besseren Auswertung üblich - vor dem Pressen erhitzt. In der Ölmühle entstehen unvermeidbar immer noch Temperaturen von 60 bis 80 Grad.

Die Nahrung muß von ihren eigenen Strahlungskräften ständig durchflossen sein. Alle erhitzte Nahrung und die synthetische, pharmazeutische Medizin besitzt keine Abstrahlung mehr und hat nur noch einen chemischen Wert. Es fehlt die vom Schöpfer mitgegebene, die *antreibende* Auf- und Umbaukraft zur Zellerhaltung. [6005] Du kannst auch schließen: Atombestrahlung tötet das Göttliche in der Nahrung ab.

> Auch wenn es schade um das Obst ist: In der Regel reicht es nicht, Faulstellen nur herauszuschneiden. Wirf es weg! Denn die Gärungserreger bilden Patulinpilze. Von denen ich noch nicht weiß, ob sie uns zuträglich sind. Affenmenschen bemerken am Geruch, ob es für sie noch eßbar ist oder nicht. Da sind sie uns voraus.
> Übrigens: Je weicher und saftiger das Obst, desto besser verteilen sich die Pilze in der Frucht. Lediglich bei sehr harten Äpfeln und Quitten kannst Du kleine Faulstellen großzügig ausschneiden.

Da unsere Brüder, die Affenmenschen, zwar ab und zu mal ein paar ausgetrockneten Früchte essen, sonst aber so gut wie alles stets frisch zu sich nehmen, rate ich natürlich auch dazu, so wenig wie möglich zu lagern.

So schwinden die Lebenskräfte aus einem abgepflückten Pflanzenblatt:

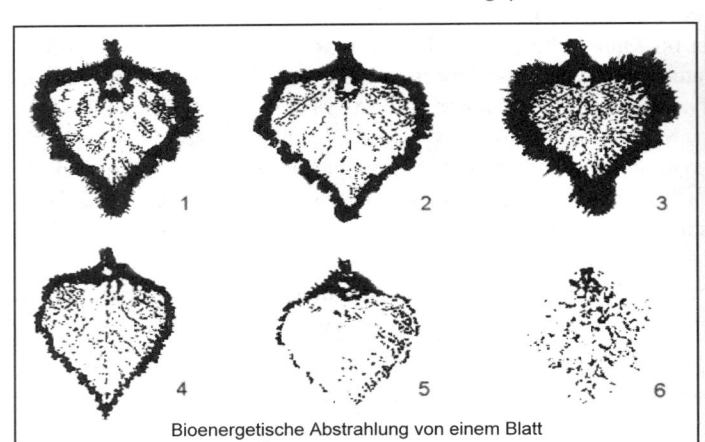

Bioenergetische Abstrahlung von einem Blatt

Das monochromatische Leuchten strahlt die Biophotonen in diesen Phasen ab (von links nach rechts):[6005, 6407, 9682]
1. Blatt frisch, 2. Blatt nach 4 Stunden, 3. Blatt nach 12 Stunden (Sterbephase), 5. Blatt nach 24 Stunden (das Leuchten der Zellen ist zusammengebrochen), 6. Blatt nach 36 Stunden (physischer Tod).

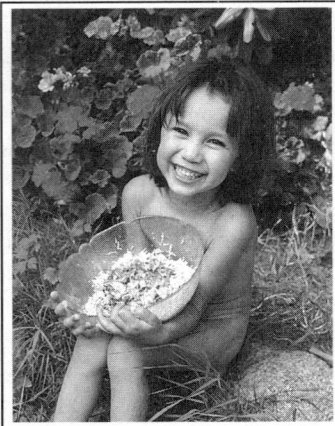

»Bei meinem Essen gibt's keine großen Lebensstrahlungsverluste – sicher auch ein Grund, daß ich noch nie krank war.
Hier verputz ich gerade Grün mit Springkrautblüten und Kokosflocken obendrauf. Denkst Du noch an mein Glückskleeblatt?«

Wilde Tiere essen alles frisch. Bei von uns so bezeichneten, angeblichen „Aasessern" scheint das nur anders: Die Reste des von den Raubtieren übriggelassenen Kadaverfleischs sind von den Geiern spätestens in zwei Stunden verzehrt. Ja – ich beobachte genau. Solltest Du ab sofort auch so halten!

Wann sollte Obst und Grün gewaschen werden?

799 Ich sage: grundsätzlich überhaupt nicht! Denn das ist unnatürlich! Und weil Dir eine so einfache Antwort nicht genügt, solltest Du wissen, daß sich für Deine Verdauung und Dein Immunsystem wichtige Bakterien auf den wilden Grünpflanzen befinden, welche durch Waschen abgespült werden! Und daß jede Pflanze ihre eigenen, für ihre Aufschließung im Körper spezifischen Bakterienarten besitzt. Aber: **Diese Mikroorganismen sitzen nur auf der Wildpflanze!** Warum? Weil sich diese, bei den seit 10.000 Jahren künstlich gezüchteten Kultur- und Gemüsepflanzen in dieser Augenwimpernschlag-Zeit, gegenüber der zwei Milliarden Jahre langen Entstehungszeit der Urpflanzen, nicht entwickeln konnten. Die Zuchtpflanzen vermögen es wahrscheinlich überhaupt nicht, eine Symbiose mit Mikroorganismen aufzubauen. Ein Grund dafür, daß - na, denk mal selbst nach... Ja, ja, Du erkennst immer wieder: Die Natur hat alles bestens eingerichtet für die, welche auf sie hören und möglichst naturbelassen essen!

Auf Scharbockblättern und all dem später folgenden Grün findest Du z. B. im April und Mai den ganzen Blütenstaub der Haselnüsse, Tannen und Buchen.

Wie sonst kommst Du wohl so einfach an die Nahrungsgruppe Blütenstaub, die Dein Körper wie alles Natürliche dringend benötigt. Und Dir vielleicht den letzten Zündstoff zur Gesundung liefert!

Und ich hoffe, daß Du mir glaubst, selbst wenn es noch kein Forscher wissenschaftlich nachgewiesen hat, daß unser Organismus auch den feinen Staub der Blüten frühzeitig benötigt. So könnte es sein, daß der mitgegessene Blütenstaub antiallergisch wirkt. Die Millionen von Bakterien, Bazillen, Viren und anderen unerforschten Kleinstlebewesen auf jedem Blatt werden von Deinem Darm zur speziellen Verdauung eben dieses Kräutleins gebraucht. Sie haben sich dort angesiedelt, um den größeren Lebewesen, die sie mit den Pflanzen verzehren, zu dienen und zu helfen, damit deren Leben von Leiden ungetrübt und unbeschwert verläuft.

»Und wenn krankmachende darunter sind?«

Nochmal: Es gibt keine krankmachenden Bakterien, sondern nur unnatürlich lebende Menschen, welche Bakterien durch Schaffen miesen Körpergewebes »krank« machen, so daß sie sich über Gebühr vermehren und die körperlichen Abläufe durcheinanderbringen. (→Rz 75,462,475).

Länger reifende Früchte wie Äpfel, Birnen und Pfirsiche solltest Du jedoch vor dem Essen gut waschen. Trauben, selbst wenn sie angeblich biologisch gezogen sind, auf jeden Fall. Diese werden am meisten gespritzt! Gifte und Spritzmittel haften unsichtbar darauf! Auch Südfrüchte wie Mangos, Kiwis und Kakis wasch lieber, falls Du die Haut mitißt. Chemierückstände spülst Du nur dann zum Großteil ab, wenn Du die Frucht kurz mit heißem Wasser gut abbürstest und danach nochmals kalt überspülst. Merke: Wässere und wasche nie bereits zerkleinerte Früchte oder gehacktes Grün.

> Bitte, mach's Dir bewußt: Wenn ich Mist esse, werde ich mistig denken! In meinem Körper steht jede Zelle mit jeder anderen in direktem Kontakt durch bioenergetische Strahlung. (→Rz 767 ff) 799

Wie ich das aber von meiner Frau weiß: Die wäscht gerade die am Waldrand in sauberster Luft gewachsenen Wildkräuter – wenn ich nicht in der Küche bin. Das ist aus weiblichen Wesen nicht herauszubringen. Ich futtere deshalb schon meist gleich im Wald drauflos.

»Mein Gott, ist das denn wirklich so wichtig? Die paar Blütenstäubchen auf dem Grün...«

Wenn ich Dir sage, halte es wie die Affenmenschen, die nehmen schließlich auch alle Wildpflanzen ungewaschen zu sich (was natürlich nicht bei Gemüse gilt, bei dem die Chemiebauern ihr Gift drübergesprüht haben oder die Autos ihr Benzol), dann wirst Du es als meine frauliche Leserin ja doch nicht tun. Wenn ich Dir dagegen sage, daß wegen des Waschens so und so viele Nanogramm des Vitamins B$_{12}$ verlustig gehen, was sich ganz fatal in Deinem Körper durch Nervenleiden oder Anämie auswirken kann, dann bist Du vielleicht eher geneigt, auf das Waschen zu verzichten. Und weil Du als Nichtfleischesser kein B$_{12}$ in den Darm zum Verwerten aufnimmst, brauchst Du die entsprechenden Bakterien dafür, die dieses B$_{12}$ in Deinem Darm produzieren. Und ausgerechnet diese sitzen auf den grünen Blättern und leben dort vom Kobalt oder den feinen Lebensspuren, welche die Kleinstinsekten darauf belassen haben. Und die gehören nun mal nicht ins Spülwasser, die gehören in Deinen Darm! Der 30 Millionen Jahre daran gewohnt war, sie zu haben.

Klar, das Grün mit Avocado schmeckt nicht so wunderbar wie Kasseler mit Sauerkraut. Doch weiß Dir die Natur noch einen Grund zu sagen, warum es Dir nicht zu gut schmecken soll:
Weil Du lecker Schmeckendes nicht mehr genügend kaust. Was zu gut schmeckt, wird schnell und gierig geschluckt. Wobei dann die Verdauungssekrete und Enzyme nicht mehr richtig abgesondert werden. Damit das nicht geschieht, hat die weise Schöpfung für alle Lebewesen die Naturkost so hart geschaffen, damit sie lange, lange und kräftigst gekaut werden *muß*, bevor sie enzymdurchtränkt geschluckt werden kann!

Vergiß nicht, Dich für Deinen Verzicht auf die Drogen Nikotin, Alkohol, Salz und Zucker und die sonstigen Leckereien zu belohnen!

Laß Dir deshalb ab und zu die feinen, seltenen Südfrüchte, wie Cherimoya, Litschi, Mango, Mangustan, Papaya, Naturdatteln und Spitzen-Qualitätsfeigen schicken. Oder die köstlichste aller Früchte: die Durian, die Du im Asien-Shop bekommst! Oder Dir von darauf spezialisierten Versandfirmen schicken lassen kannst. (→Rz.980/2ff) Nicht bei den Bio-Versendern (→Rz 980[2]) gekaufte Feigen zum Beispiel sind schockgefroren und begast. Die Durian kriegst Du auch bereits ausgeschlachtet in Schälchen (☐989[2]). So lagerst Du sie richtig:

1 – Gib die Schälchen gleich nach der Anlieferung bei 4-8°C in den Kühlschrank. Schon nach einer Stunde etwa, kondensieren die ersten Wassertröpfchen an der Schälcheoberfläche.
2 – Öffne das Schälchen und tupfe die Oberfläche des Fruchtfleisches sorgfältig mit Küchenpapier ab.
3 – Lege ein trockenes Küchenpapier unter den Deckel, schließe das Schälchen und drehen es um.
4 – Entferne jede Feuchtigkeit unter dem Fruchtfleisch und lege jeden Tag trockene Tücher darauf. So läßt es sich bis zu zehn Tagen aufbewahren. (Passiert beim Verfasser nicht: in zwei Tagen ist alles verputzt!)

800 Leckere UrKost für Kinder und Große.

»Und was mache ich, damit meine Kinder sich nicht ausgestoßen fühlen? Wie z.B. bei den heute üblichen Kinderpartys, wo sie sich gegenseitig einladen?« Nutz dann die folgenden Rezepte als kleine Werbung für die Gesundkost So bietest Du der Blage einen besonderen Spaß: Du lädst sie alle in ein Spaß-Bad ein. Da schreien sie so vergnügt, rennen und toben herum (ja, die Naturelemente machen denen die größte Freude!), daß sie gar nicht erst mitbekommen, wenn sie zwischendurch von Dir nur Früchte, Nüsse und Maulbeeren bekommen haben. Weshalb dieser Trick auch Schlechtkostessern zu empfehlen ist: Ein Obsttag tut allen mal gut! Und damit Papa am Abend mal richtig Lust auf Mutti kriegt, reichst Du ihm die Konz'sche (unschädliche) Viagra-Super-Potenzpille (siehe unten). Alle Mengenangaben für zwei Personen:

● **Eiskreme:** Saft aus süßen Früchten auspressen, etwas Süßgraspulver (Stevia) dazugeben. Mit Holzstückchen ins Gefrierach geben. Das gleiche mache mit **Mandarinpüree** (Steviagrassaft oder Mandelmilch) mit Kaki oder Banane.

● **Snack-Würstchen**
1 Tasse Kokosflocken
1 Tasse Datteln
1 Teelöffel Bio-Zitronenschale gerieben
1 Teelöffel Zitronensaft
½ Eßlöffel Kokosfett
Fett weich werden lassen, entsteinte Datteln in Stücke schneiden, mischen. Alles durch den Wolf geben, entsprecend formen und zwei Stunden kühl stellen.

● **Naturpralinen**
Weinbeeren oder Rosinen in feuchtes Carobpulver einrollen (gibt es im Naturladen).

● **Kalte Hundeschnauze**
250 g Mohn fein mahlen
½ Liter Wasser mit 4 Eßlöffel Dattelmark oder 1 Eßlöffel Steviagraspulver mischen, 2 Handvoll Mandeln feinhacken, 2 Hand-voll Hanfsamen dazugeben. Dann 2 Handvoll ungeschwefelte Rosinen (aus Naturshop oder Reform-haus) dazugeben, sodann schichtweise mit 4 Tee-löffel im Mörser zerstoßenen eingeweichten Sprieß-kornhafer (ersatzweise Haferflocken) in Schüssel oder Schale füllen und 12 Stunden absetzen lassen.

● **Karob-Schokolade** (gib's im Naturladen)

● **Apfelbananen** (aus den Tropen) zusammen mit Mandeln genießen - köstlich!

● **Afrika Fritten**
4 Tassen gemahlene Haselnüsse oder Mandeln
1 Banane
1 kleine Zitrone
Das Abgeriebene einer Bio-Zitronenschale, einige Haselnüsse oder Haselnußsplitter. Die gemahlenen Haselnüsse mit dem Zitronensaft, der abgeriebenen Schale und der Banane mit den Händen zu einem Teig kneten. Aus dem gut gekneteten Teig Fritten-stückchen formen und auf etwa 1 cm flach drücken.
In die Mitte eine Haselnuß drücken und an-schließend auf einem Backblech bei 35⁰ Umluft für etwa zwei Stunden trocknen. Die Teigstückchen können aber auch in Haselnußsplitter gedrückt und anschließend getrocknet werden.
Für die Weihnachtszeit kann man aus diesem Grundteig auch kleine Plätzchen oder Sterne aus-stechen, wenn man ihn zuvor etwas auswellt.

● **Natur-Gummibärchen**
Kokosnußstückchen in Kokosschale servieren.
Mehr Leckeres im Buch von Hochstrasser →9949a

● **Johannisbeer-Riegel** (im Naturladen)

● **Alien-Snacks**
In eine der 30 verschiedenen Dattelsorten (→Rz980(2) frische Ingwerstückchen einstecken (vorher entsteinen)

● **Echt geile Hamburger**
1 Tasse Kokosflocken
½ Tasse getrocknete Pflaumen
½ Tasse getrocknete Aprikosen
1 Teelöffel frischen oder getrockneten Ingwer gerieben
½ Eßlöffel mit Zitronensaft zerdrückte Avokado, mischen.
(Verarbeitung wie Snack-Würstchen)

● **Piratensegler**
Entkernte Datteln mit Nuß- oder Mandelstückchen füllen.

● **Pizza nove stagioni**
4 Handvoll Sprießkornhaferflocken, 4 Eßlöffel Wiezenkleie dazugeben, 4 Handvoll Blütenpollen dazugeben, 2 Handvoll Weizenkeime dazugeben, 8 Stück Datteln, gehackt, dazugeben, 6 Stück ge-trocknete Feigen, gehackt, 2 Handvoll Rosinen dazu-geben, mischen, flache »Pizzas« daraus formen, 4 Handvoll Nüsse, Sonnenblumenkerne oder Mandeln fein hacken, mischen, darüberstreuen.

● **Torte der Außerirdischen**
6 Tassen gemahlene Mandeln
1½ Bananen
Abgeriebene Schale einer Bio-Zitrone
1 Eßl. Zimt, 1 Eßl. Carob
½ Teel. gemahlene Nelken
1 Messerspitze Muskat, 1 Messerspitze Koriander
Aus gleich viel Teig einen Kuchenboden herstellen und zum Trocknen in den Ofen geben. Den rest-lichen Teig in Folie verschließen, damit er nicht austrocknet.
Zutaten für Belag: 2 Tassen getrocknete Pflaumen, ½ Zitrone, ½ Banane, Quellwasser, 3 Feigen, 2 Hand-voll Rosinen
Die Pflaumen und die Feigen in Stücke schneiden und mit den Rosinen im Saft der Zitrone und Quellwasser einweichen. Danach die Hälfte pürieren und die zweite Hälfte ganz darunter geben. Die Masse auf dem Kuchenboden verteilen und glatt-streichen. Den restlichen Teig etwas ausquellen und kleine Formen oder Teile ausstechen. Diese danach so auf den Kuchen legen, daß ein Muster entsteht.
Den Kuchen für etwa 40 Minuten bei 35 - 40⁰ zum Trocknen in den Ofen geben.

● **Monster-Äpfel und Birnen**
Die Früchte mit Buntpapier oder eingesteckten Mandeln und Korinthen in Gesichter verwandeln.

● **Konz'sche reuelose Viagra-Superpotenzpille**
3 Tropfen Weizenkeimöl, 1 Pfennigscheibchen getrocknete Ginsengwurzel oder Pulver (→ Rz 980(12), Fa. Winter), ½ Teelöffel Süßharz (→ Rz 980 (2), Fa. Orkos, schmeckt, wie man ahnen kann, wie Manna schmeckt!) eindrücken, kneten und mit freudiger Erwartung kauen. (Bessert auch die weibliche Lust!) Das ist aber die einzige, lustige Ausnahme vom Grundsatz dieses Buches, keine isolierten oder zusätzlichen »Heilmittel« zu nehmen.

Ständig neue, tolle Rezepte bietet dir die Zeitschrift für Rohköstler, Veganer und Vegetarier „Natürlich Leben". (→ Rz. 978)

> »Wie kann ein Arzt, der nichts über richtige Ernährung
> weiß, Krankheiten heilen wollen!« (Hippokrates)

6.71 Tropenfrüchte sind als UrNahrung unverzichtbar!

»Seh' ich schon ein, daß so gesunde Sachen dem Kind guttun! Aber wie kriegst Du raus, ob es nicht heimlich doch was anderes futtert?«

Ganz einfach: Ich küsse und herze meine beiden den ganzen Tag über. Ich rieche sofort mit meinem urkostgestärkten Geruchssinn, ob sie einen Schokoriegel oder Gebäck gegessen haben.

Von den Tropenfrüchten haben wir Menschen Millionen Jahre lang zum großen Teil gelebt! In ihnen sind alle wertvollen Lebensstoffe (nebst den uns noch unbekannten) enthalten, auf die wir codiert sind, weil uns wahrscheinlich die Tropen als unsere eigentliche Heimat von der Schöpfung bestimmt wurden. Und alles, was in den kälteren Zonen wächst und gedeiht, das war allein nur den dort ansässigen Tieren als Lebensgrundlage zugedacht. Auf die Früchte der Tropen aber sind unsere Gene programmiert - wie auf die der Wildpflanzen! Und:

Tropenfrüchte werden nicht, wie meist unser heimisches Obst, mit Chemie großgezogen, wenn Du sie von seriösen Naturwarenhändlern beziehst. Noch nicht!

Tropenfrüchte werden nicht in eigens dafür gecharterten, großen Transportmaschinen geflogen - wie das z.B. mit Bananen, Reis, Gewürzen, Kaffee, Tee, Soja, Kakao oder Baumwolle in riesigen Mengen geschieht! Tropenfrüchte dienen lediglich als Beiladung zur Fracht der auch ohne sie fliegenden Linienmaschinen.

Der Anbau von Tropenfrüchten verschafft den Bio-Bauern in der Dritten Welt endlich Arbeit und Brot! Willst Du es ihnen durch Deinen Boykott nehmen?
Und - da die Kleinlandwirte diese Früchte nicht in Monokulturen anbauen - verhelfen wir den armen Menschen nicht nur zu Einkünften, sondern auch zu der Möglichkeit, die Erde dort fruchtbar zu halten. Und verhüten so, daß die Menschen abwandern oder als Holzfäller die Regenwälder vernichten.

Siehst Du also lieber dort Fruchtbäume gepflanzt, oder siehst Du lieber demnächst im Fernsehen die ausgedörrte Erde in der Dritten Welt, weil mangels Nachfrage die Obstbäume dort zu Brennholz kleingeschlagen wurden? Siehst Du lieber die Menschen dort verarmen und die Kinder hungern, weil Du von ihnen die herrlichen Früchte nicht mehr erwerben willst? Willst Du lieber den Groß-Chemielandwirten hier für die verjauchten, überdüngten, pestizidbelasteten Gemüse und das Spritzgiftobst (zusätzlich zu den Subventionen) die Geldbeutel füllen?

Ich sehe auch nicht gerne Flugzeuge fliegen. Aber es werden weniger von ihnen ihren Dreck auf uns herabrieseln lassen und mit ihrem Lärm uns die Ohren zudröhnen, wenn Du auf Kaffee oder Tee verzichtest, wenn Du keine Schokolade mehr ißt und mit keinem Flugzeug mehr in die Ferien fliegst. Und es sterben weniger Wälder, wenn Du Dein Auto mehr in der Garage stehen läßt, statt damit zum Spaß herumzufahren.

Probiere mal junge Pagoden-Kokosnüsse, Durian oder Jackfrüchte. Vergiß nicht die kleinen Töchter Litschi und Rambutan: die paradisischen Logans! Dann befindest Du Dich schnell im Himmel der Genüsse und brauchst keine »seelentröstende« Schlechtkost mehr...

Zur Durian, der Frucht des Zibet-Baums

Reife, sahnige Durian in Spitzenqualität gibt's nur bei Spezial-Tropenfrüchteversendern (→Rz.980/2) zu kaufen. In Asienshops sind sie billiger, oft aber unreif und nicht mit einem gelben Reifungsstreifen versehen. Wenn sich deren Spitze langsam zu öffnen beginnt, trenne ich zwei ihrer Segmente vorsichtig auf und schlecke die Creme des Himmels vom Samenkern lustvoll ab. Am folgenden Tag kommen dann die nächsten Kammern aus dem Kühlschrank an die Reihe. Öffne sie nicht zu früh! Im Zweifel stanze ein kleines Loch herein und teste die Weichheit des Fruchtfleischs. Solange es noch hart und trocken ist, besitzt die Durian keinen Geschmack!

801 Zu unbegasten Bananen

In den Angebotslisten der Versender tropischer Früchte (→Rz980) sind viele Sorten von Bananen aufgeführt, die nicht mittels Gas künstlich gereift werden: säuerlich schmeckende rote und Apfelbananen, Baby- und Zuckerbananen, wie auch die sog. Kochbanane gilt es zu entdecken. Letztere besitzt ein festes Fruchtfleisch und kann nach der Reife ebenfalls roh gegessen werden. Merke: Die Schale fault bei den oben genannten Sorten schneller als die Frucht, die gerade dann am besten schmeckt. Die grünen, unreifen Früchte hängst Du zum Vermeiden von Druckstellen am besten auf und bekommst sie so am warmen, feuchten Ort schnellstens reif.

Zur Cherimoya und Sapote

> Fürchte Dich nicht vor dem langsamen Vorwärtsschreiten – fürchte Dich vor dem Stecken-bleiben. (aus China)

Als feinste Frucht bietet sich meinem Gaumen die Cherimoya dar, die aber ziemlich empfindlich ist! Man kann sie nur halbreif versenden, aber sie reift schnell nach, wenn sie eine samtige, hellgrüne Schale besitzt. Zu grau und zu hart, dann kannst Du Pech haben. Gibt sie auf leichten Druck nach, dann ran an das schmelzende Joghurt-Vanilleeis. Nur den braunen Fruchtkeil solltest Du beim Hälften entfernen. Die schwarzen Perlenkerne schlucke ich - wie bei den Kirschen - immer mit herunter. Bei 4 bis 6°C läßt sie sich auch reif ein paar Tage aufbewahren. Unreife Früchte reifen in der Sonne oder an bis 40 Grad warmen Stellen schnell nach - nur keine Ananas. Wenn Du mal in den Tropen weilst, probiere auch ihre vielen Geschwister aus der Früchteart der Anonen. Erkenne:

Für Deinen Verzicht auf Schlechtes gewinnst Du mit der UrTherapie bisher unbekannte, neue und herrliche Genüsse, die Du sonst nie kennengelernt hättest.

März – Juli gibt es eine Frucht, die genau wie der feinste Bisquit schmeckt. Laß Dir die um Gottes Willen nicht entgehen, wenn Du mal den Geschmackshimmel auf Erden erleben willst: die Sapote Amarillo.

Zur Mango

Unendlich viele Arten gibt es bei den Mangos. Jeweils in anderen Geschmacksrichtungen. Meine Frau liebt sie säuerlich und hart, ich schwärme für süße, saftige. Finde heraus, welche Dir am besten munden: Arumanis, Diego, Gajah, Gedong, Golek, Indramayu, Manalagi, Manilla, Nana, Hayden, Keitt, Irwin, Smith, Attaulfo. Am besten schmecken mir Na Ma Mai und die kleine Criollo.

Vom Supermarkt kannst Du keine Qualität erwarten. Sie werden grün geerntet und auf dem Seeweg in Atmosphärecontainern zu uns gebracht. Während diejenigen der Naturwarenversender reif eingeflogen werden und so einen vollduftigen Geschmack besitzen.

Zu den Mangustanfrüchten

Sie schützt eine harte Schale, die bei Überreife kaum noch zu schneiden ist. Wenn Du sie mit dem Messer in zwei Hälften trennst, ohne das innere zu zerschneiden, wirst Du an eine Auster erinnert, die eine herrliche Perle in sich birgt.

Die bei der Mangustan hundertfach vergrößert in herrlich mattem Weiß sich geborgen in rotem Samt Dir darbietet. Ein Meisterwerk der Natur in höchstvollendeter Ästhetik. Und dann dieser köstliche Geschmack! Unvergleichbar. Die Kerne schlucke ich auch hier immer mit.

Zu den Datteln

Nur die wenigsten wissen um die vielen herrlichen Dattelsorten, die jedem Süßmäulchen das Herz höher schlagen lassen. Unkonserviert vom Naturwarenversand sind sie ein halbes Jahr (im Kühlen gelagert) haltbar, bei einer Temperatur von 1 bis 2°C sogar bis zu einem Jahr.

 Im Geschäft bekommst Du meist nur minderwertige, mit Syrup gesüßte Früchte - mit Ausnahme von türkischen Geschäften, die noch Bio-Qualität bieten.

Die Tropenfrüchte-Versender machen Dir gerne ein Probierpaket von allen Sorten zurecht. Als da sind: Barani, Black, Plum, Brown Finger, Deglet Nour (meine Lieblingssorte), Desert Jahme, Desertica, Goavi, Golden Beauty, Johanna, Kaoroco, Kustawi, Maroi, Mecca Gold, Nahroco, Zahari, Kadrawi, Medjool, Bahree Halwi u.a. Ja - da kannst Du doch auf das Chemiezuckerzeug und süße Plätzchen pfeifen! (→Rz.980/1-3)

Zu den Maulbeeren

Sie stellen nach meinem Geschmack alle Bonbons in den Schatten! Reine Natur - und so köstlich! Die empfindlichen Früchte werden vom Baum geschüttelt und ein paar Tage an der Luft getrocknet.

Wegen ihrer Süße sind sie lange haltbar - am besten gibt man sie in den Kühlschrank. Ich habe meine fast ein Jahr lang aufbewahren können - und sie behielten immer noch ihren feinen Honigduft bei. (→Rz.980/2) Auf den Kanarischen Inseln wachsen sie Dir noch ins Maul...

Zur Cassia (Kassia)
Das ist was zum Knabbern nebenbei, wenn's mal mit der Verdauung nicht so recht will. Oder zum Nachfasten. Am besten eignet sich der Nußknacker dazu, die Verbindungsstücke durch leichtes Anbrechen von vorne nach hinten zu zerbrechen, um die schwarzen lakritzartigen Scheibchen der harten Schote zu entnehmen. Du solltest Dir nicht mehr als fünf Scheiben davon gönnen - es sei denn, Du bist ziemlich verstopft.

Ältere Herrschaften muß ich in diesem Zusammenhang auf etwas aufmerksam machen: Die UrKost drückt ganz schön auf die Blase. Im Kino oder Theater solltest Du deshalb gleich am Ausgang sitzen... Sag mal, ißt Du die UrKost überhaupt schon?

»Na klar - es fällt mir nur noch schwer, die neben meinen Frühstücks-Käsebrötchen, dem guten Mittagessen und dem leckeren Abendbrot noch zusätzlich runter zu bekommen...

> Nicht weil sie Dir als schwierig erscheint, traust Du Dich nicht, die UrTherapie aufzunehmen. Die ist nur deshalb schwierig, weil Du Dich nicht traust!

6.72 Warum fällt es mir so schwer, nur bei der UrKost zu bleiben?

fragst Du. »Manchmal bin ich richtig wild auf ein saftiges Stück Braten, auf ein Stück Kuchen...«

Das geht Dir nicht allein so. Wir alle sind schon als Babys von unseren Eltern süchtig machen worden. Weißt Du, was das heißt? Weißt Du, wie lange sich die Suchtstoffe Salz und Zucker bereits in Deinem Körper eingenistet haben? Kein Wunder, daß sich Dein Geschmack so sehr schon an dieses cremigweiche, wohlig Zunge und Gaumen liebkosende Essen gewöhnt und darauf eingestellt hat. 802

Vergiß auch nicht, daß Du vom Verstand her viel weniger über Dich bestimmst, als Du es Dir vorstellst und es Dir recht ist.

Dein Unterbewußtsein ist es, das Dich meist zu dem bringt, was Du tust. Und Dein Kopf sucht und findet dann nachträglich einen Grund, dieses Tun zu rechtfertigen. Deshalb ist es oft so schwierig, einen guten Entschluß durchzuhalten. Tröste Dich, Dir geht es nicht allein so. Plötzlich sagst Du Dir vielleicht: Warum das alles? Oder: Was soll ich mir zu allem auch noch solche Schwierigkeiten mit dem Essen aufladen! Und schon bist Du wieder in der Masse versunken. Die Psychologen, die da sagen, wer einmal süchtig war, der bleibt es ein Leben lang, die haben wahrscheinlich recht damit.

Bei meinen Seminaren bemerke ich: Gemeinsam in einer Gruppe die UrKost zu essen fällt leicht. Da ist es selbstverständlich, daß alle nur Natürliches essen. Und auch Dir würde es leichter fallen, wenn Deine Familie mitmacht. Erhältst Du von ihnen keinen Rückhalt, so bemühe Dich um andere, aufgeschlossene Menschen oder gründe selbst eine UrMethodikergruppe. Oder suche nach kranken Menschen, die mitmachen wollen. Dann eßt ihr öfter gemeinsam und schaltet so die Gefahr aus, wieder verführt zu werden.

Manche raten zum langsamen Übergang von der Kochkost zur UrKost. Oder sie raten zu gekochtem Gemüse oder Reis als Beikost zum rohen Essen. Ich finde dies für Gesunde am Anfang der UrKost tolerierbar, für Kranke aber nicht. Für die ist jeder Tag wichtig, an dem sie beginnen, völlig gesund zu leben. Jeder Tag, der gezögert wird, kann für sie zu spät sein. 803

Noch heute, nach jahrzehntelanger UrKost, steigt bei mir die Lust nach frischen Brötchen, Reibekuchen oder Rouladen auf, wenn mir irgendwo deren Gerüche in die Nase steigen. Doch dann denke ich: Freiheit von Schmerz und Leid, Unabhängigkeit von Ärzten, geistige Klarheit und Liebesfähigkeit bis ins Alter sind es mir wert, daß ich der UrKost die Treue halte. Es ist der unnatürlichen Geschmacks- und damit Suchtprägung seit frühester Kindheit zuzuschreiben, daß wir dieses Schmachten nach der uns ach so wunderbar mundenden, uns und die Erde so kaputtmachenden

573

Zivilisationskost wohl nie ganz verlieren werden.

Da es keinen Instinkt für gesunde Nahrung gibt, ist der Geruchs- und Geschmackssinn verführbar, ist der Organismus ohne Abwehrmöglichkeit gegen die Schäden unnatürlicher Nahrungsstoffe.
Wir gehören zur Gruppe der Säugetiere und sind gewohnt zu essen, was wir vorfinden. Bis vor etwa 10.000 Jahren waren dies nur die reinen Gaben der Schöpfung, heute sind es die Produkte selbstsüchtiger, nur ihren eigenen Profit im Auge habender Menschen. Denen das Wohl der Tiere, der Mitmenschen[9027] und der Erde nichts bedeutet. Was Du erkennen solltest:

804 **Wir sind verführbar, weil es Verführerisches gibt. Und fast alles, was diese Zivilisation zu bieten hat, verführt uns. Verführt uns Menschen sogar zu uns und unsere Erde schädigendem Tun. Das ist der geheime Fluch, der über dieser Zivilisation liegt.**

Das wird nur sehr geschickt von den Medien vertuscht. Selbst das unsinnigste Tun der Menschen wird von ihnen als bewundernswerte Leistung, als Fortschritt dargestellt.

Doch das Zurück-zur-natürlichen-Lebensweise ist schwer, äußerst schwer. Wie es *Augustinus* schon formulierte: »O Herr - was ist es, daß ich das Gute will, aber das Schlechte tue?«

Warum tun wir das Schlechte, das uns Schadende? Weil uns die Zivilisation dazu verführt - und was noch entscheidener ist - weil sie uns dazu vielfältige Gelegenheiten und Möglichkeiten bietet!
Vielleicht macht mir schlechte Nahrung nichts aus, wenn ich mich nur hin und wieder oder nur wenig davon verführen lasse, so denken wir. Vielleicht geht das bei manchen. Bei vielen aber geht es eben nicht. Denn: **Jede kleine »Sünde« zieht die nächste, größere hinterher! Merke: Völlige Abstinenz ist viel, viel leichter als ständig zu beachten wollende Mäßigkeit!**

805 Erkenne: Wir besitzen einen genauen genetischen Code. Jeder Organismus ist auf die Nahrung eingestellt, auf welche ihn die Schöpfung programmiert hat. Und programmiert ist unser Körper - wie könnte es anders sein - auf die Nahrung, die er zu Beginn seiner Menschwerdung in der Natur vorfand: auf UrNahrung.[6125]

Daß wir uns überhaupt erkühnen, etwas anderes zu essen, ist meiner Ansicht nach unverzeihbare Blasphemie. Keine Spezies erlaubt sich diese Auflehnung gegen die göttliche Schöpfung. Schon allein diese Tatsache müßte Dir als Argument genügen, die UrKost zu bejahen und durchzuhalten. Verhalten wir uns anders als codiert, bekommen wir Probleme. Deshalb herrscht dieser Wahnsinn in unserer Welt. Halte vor allem als kranker Mensch durch. Sonst höre ich Dich bald wieder stöhnen: »Wenn's mir doch nur so gut ginge, wie es mir schlecht geht!«

Du wirst nicht nur von Gerüchen oder dem Anblick leckeren Essens verführt und falsch geleitet, sondern auch von Worten:

»Jeder Mensch braucht in jedem Lebensabschnitt, ja in jeder Lebenslage seine ganz individuelle, unterschiedliche Ernährung. Rezepte und Ideen von anderen sollten immer nur als Experimentiervorschläge aufgefaßt werden.« (...) »Die Ernährung führt auf Dauer nur dann zu seelischem Wachstum, wenn sie eigenverantwortlich intuitiv verspürt wurde.«[9965] (Jamila Peiter, Pro und Contra Rohkosternährung). Oder: »Versuchen Sie nicht, nach irgend jemand anderem zu leben, sondern probieren sie aus, was Ihnen bekommt.« Oder: »... kann die Alternative 'Essig' in Eigenverantwortung verwendet werden. Die Entscheidung darüber, was in dem jeweiligen Augenblick das Richtige ist, kann nur von Ihnen gefällt werden.« (Fit fürs Leben 4.1997)

Richtig ist: Versuche nicht, nach diesem Geschwafel zu leben, sondern versuche, nach der Natur zu leben! Was sind das für »Gesundheitslehrer«, die ihren hilflosen Lesern nicht klar zu sagen vermögen, was richtig für sie ist! Klugschwätzer, die anderen den Schwarzen Peter zuschieben!
Solches Reden ist deshalb so gefährlich für Dich, weil es genau in Deine schwer kontrollierbaren Gefühle trifft. Und in die unter der Asche schwelende Glut der nie verlöschenden Eßgier nach gesalzener oder gezuckerter Nahrung hineinbläst. Die Pseudologik, dieses scheinbare Verständnis für Deine seelischen Empfindungen lassen Dich nur zu leicht wieder schwach werden.
Nein, ich widerspreche solcher immer wieder zu hörenden Dummquatscherei schärfstens. Ein Kranker hat keine Zeit für solche Experimente, die sich meist über lange Jahre wertvoller

Lebenszeit erstrecken. Du sollst sofort gesund werden und nicht erst abwarten müssen, daß Dir
ein kommendes (evtl. sogar schleichendes) Leiden oder Bestehenbleiben der alten Krankheit
nach Jahren zeigt, daß Deine Experimentierkost sich als schädlich und falsch erwies. Warum
nicht sofort das Nonplusultra der Ernährungsweise wählen?: UrKost ist dieses Nonplusultra.

Höre *nicht* auf diese schmeichelnden Töne, die nicht Deinem Interesse auf Gesundwerden, sondern nur dem Beliebtmachen vorgebrachter unbedachter Thesen dient. Höre nicht darauf, auch wenn sie gut klingen und besonders dann nicht, wenn sie von Prominenten stammt:

»Höre nur auf Dich selbst! Such Dir aus, was Dir zusagt! Du mußt in Dich hineinhorchen, was Du verträgst. Wenn Du Dir was versagen mußt, fehlt Dir was. Jeder muß für sich selbst herausfinden, was er seinem Körper zumuten kann...« (die berühmte Schauspielerin Barbara Rütting in »Mein Gesundheitsbuch«)

Folgst Du dem, so kannst Du Dein ganzes Leben lang in Dich hineinhorchen. Leider aber vergeblich auf Antwort warten! [9965] Nur dies ist die reine Wahrheit, und ich wiederhole sie Dir bis sie sich Dir unauslöschbar eingeprägt hat:

Die Natur hat Dir Deine Nahrung genauestens zugewiesen - Du besitzt nicht den geringsten Spielraum, daran etwas zu ändern, falls Du Dein Leben ohne Krankheit und Pein in beständigem Wohlgefühl führen willst.

Merke: Du hast keine Wahl in der Zubereitung der Nahrung. Du hast sie so zu essen, wie sie der Schöpfer für Dich vorgesehen hat: natürlich und unzubereitet. Du hast nur dann die Wahl, wenn Du krank werden oder bleiben willst.

Das muß Dir vollkommen klar sein, wenn Du einen Gewinn aus Deiner Mühe des Lesens hier ziehen willst: Wenn Du gegen die Schöpfungsgesetze verstößt, dann schädigst Du entweder Dich, Deine Gene, die Du weiter gibst an Deine Nachkommen, oder die Erde.

Wie in eine Religion, so flüchten sich viele Menschen in eine Krankheit. Denen kann ich nicht helfen. Also raus aus dem Kranksein – und das schnellstens. Warum? Weil Du bei langdauernden Leiden immer depressiver und verbitterter wirst. Und dann ist eine Besserung noch schwieriger!

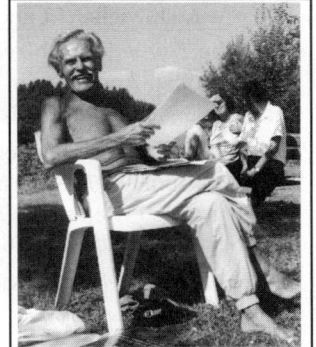

Auch der Verfasser kann das Älterwerden des Körpers nicht vermeiden, Aber er kann vermeiden, daß Geist und Seele vergreisen. Das kannst Du auch! Und vergiß das Lachen und Singen nicht! Hier lacht er über ein lustiges Erlebnis eines Briefschreibers.

»Jeder Arzt sollte ein Lehrling der Natur sein« (Hippokrates)

6.8 Die Technik des langsamen Umsteigens auf bessere Lebensweisen

führe ich hier nur der Vollständigkeit halber für die zaghaften, passiven Leser an, hoffend, daß es auf diese Art wenigstens einige von denen es schaffen, sich damit gesund zu machen.

Das ist wie beim Abgewöhnen des Rauchens oder des Alkoholkonsums: Am besten geht das mit einem Schlag, nicht allmählich. Darum schmeiß alles weg, was Dich verführen könnte, alle Junkfood, die Medikamente, die Zigaretten, die Süßigkeiten, die Zuckerdosen, die Salzstreuer, Suppenkonservendosen, die Kartoffelchiptüten...

Mach Dir klar: Veränderung ist stets lästig. Sie bedroht den Status quo. Es entspricht der menschlichen Natur, sich Veränderungen zu widersetzen.

Du mußt eingesehen haben, daß eine neue Lebensweise erforderlich ist, um Dich gesund zu machen. Nur so bist Du genügend motiviert, die hier vorgeschlagenen Schritte zu unternehmen. Wenn Du nicht sofort, also gleich heute auf die UrKost umsteigst:

Schreib ab sofort nieder, was bei Dir die schlechten Gewohnheiten auszulösen scheint und wann sie auftreten. Zu wissen, wann und unter welchen Umständen Du Drogen nimmst, rauchst oder trinkst - das gibt Dir eine Chance, den Teufelskreis zu durchbrechen: indem Du bewußt zu dieser

Zeit etwas anderes unternimmst. Du machst Dir also einen genauen Zeitplan. Und wenn Du z. B. um 18 Uhr für gewöhnlich zur Flasche greifst - sei es aus Gewohnheit, Lust oder Frust oder aus Niedergeschlagenheit - hast Du auf Deinem Zeitplan jetzt stehen: Pingpong spielen, Radfahren, Spazierengehen, Joggen, Schwimmen oder ähnliches. Und das führst Du auch aus, ohne weiter groß zu überlegen. Du wirst also körperlich aktiv und nimmst eine andere, und zwar positive Tätigkeit auf. Das gibt Dir zugleich mehr Selbstvertrauen und Motivation.

Denke nie: Ich kann mich doch nicht ändern! Dieses Denken verstärkt nur die Ketten, in welche Dich die schlechten Gewohnheiten gelegt haben: Feiger Gedanke, bängliches Schwanken macht Dich nicht frei!

Falls Du nicht erdfasten willst, und wenn Du Dich nicht für ein Kurz-und-Schmerzlos entscheiden kannst, dann biete ich Dir mit folgender Methode einen guten Weg, langsamer in die UrzeitTherapie einzusteigen:

Täglich immer etwas weniger von dem, was Du gerne magst, und täglich etwas mehr von dem, was Du vielleicht noch nicht so gerne magst: Obst, Grün, Wurzeln.

1. Woche: Vor jeder Mahlzeit ißt Du grundsätzlich Früchte und Beeren. Auf Zuckerwaren verzichtest Du völlig. Anstelle von Fleisch ißt Du jetzt gedünstete Pilze (Deinen Medikamenten-, Salz- und Genußgifteverbrauch (Tee, Kaffee, Zigaretten, Alkohol) vermindere um 1/6).

2. Woche: Statt des üblichen Frühstücks ißt Du nur Obst. Auswärts ißt du nur noch in vegetarischen Restaurants. Fleisch ist nun tabu. Zu Hause: Gare Gemüse nur bis 60° oder brate es lediglich kurz an, so wie es die Chinesen machen. Vermindere jetzt Deinen Medikamenten-, Salz- und Genußgifteverbrauch um 2/6.

3. Woche: Nimm statt des Mittagessens nur Avocados oder Bananen mit Bio-Salaten oder Gemüse. Verwende keine Milch, Eier und Butter mehr. Vermindere Deinen Medikamenten-, Salz- und Genußgifteverbrauch um 3/6.

4. Woche: Iß statt des Abendessens nur noch gedünstetes Gemüse oder Salate. Mindere Deinen Medikamenten-, Salz- und Genußgifteverbrauch um 4/6. Verzichte auf alle Fette und ersetze das Brot durch Knäckebrot, Frischkornbreie und Salate.

5. Woche: Iß wie in der 4. Woche, aber laß zusätzlich alle warmen Getränke weg. Mindere Deinen Medikamenten-, Salz- und Genußgifteverbrauch um 5/6. Gib Wildkräuter zu den Salaten.

6. Woche: Iß wie in der 5. Woche, aber laß alle Medikamente und Genußgifte jetzt völlig weg. Gib gedünstetes Gemüse nur als Beilage zu Salaten.

7. Woche: Unternimm die ersten Versuche mit UrKost.

Damit Du die UrKost besser runterkriegst, mach Dir in der ersten Zeit beim Essen am Mittag oder Abend weiterhin etwas Gekochtes dazu, vielleicht ein paar Pellkartoffeln mit der Schale, vielleicht eine Portion gekochten, grünen Reis oder einen mit wenig Salz versehenen, gekochten Bohnensalat oder Brokkoli. Du kannst auch ab und zu mal etwas Hüttenkäse oder Magerquark als Beilage in die Wildsalate geben und diese mit ein wenig Zitronenwasser und Zwiebeln in der altbekannten Art (möglichst mit nur wenig Salz) zubereiten. Oder Dir zu Deinem Essen ein Knäckebrot zurecht machen und es mit Apfel- oder Bananenscheiben garnieren. Das stillt dieses unbefriedigende Gefühl in der Magengegend, das Dich in der ersten Zeit quält, wenn Du mit der reinen UrKost beginnst, ohne daß Du vorher Deinen Darm gereinigt und erdgefastet hast.

<u>Noch ein Trick:</u> Iß Dich satt an UrNahrung und dann befriedige das flaue Gefühl in Deinem Magen mit einer Kleinigkeit, die Dir den bislang gewohnten Geschmack vermittelt, aber möglichst geringe Mengen von Salz und Zucker, den beiden Suchtmitteln, enthält.

> Du schmachtest nach etwas Salzigem? Am besten ersetzen es Dir die frischen Pflanzen Basilikum (Ocimum basilicum) und Wilder Dost bzw. Majoran (Origanum vulgare).

8. Woche: Beginne mit Hydrokolontherapie, Erdfasten und anschließender UrKost.

Vergiß hierzu nicht die Weisheit von Konfuzius:
Willst Du etwas ändern, so tue es jeden Tag.
Ich weiß, es ist manchmal frustrierend, wenn Du von der Richtigkeit einer Sache überzeugt bist und dann doch wieder schwach wirst. Gerade in einer Großstadt, wo an jeder Ecke neue Verführungen lauern: Bistros, Cafés, Eisdielen, Restaurants, Pizzerias... Ach ja, diese herrliche Loreley-Kost, die es da zu verschlingen gibt, die Dich nur später in die Tiefe ziehen wird...
Ich will Dir nichts vormachen: Du hast es schwer mit der dann anschließend beginnenden UrKost. Du findest nämlich so leicht keine Gleichgesinnten, die mitmachen. Im Gegenteil, alle erklären Dich für verrückt. Alle werfen Dir nur Knüppel in den Weg. Du mußt nicht nur gegen Deine alten Gelüste, sondern auch gegen die Widerstände Deiner meuternden Familie, Deinen Kindern, Deinen Eltern und die Spötteleien der Bekannten[6509] und Kollegen kämpfen. Und die Gefahr besteht, daß Du entnervt aufgibst. So hörst Du von Deinen Lieben meist: »Was - das sollen wir mitmachen? Wir sind doch gesund!« Und wenn alle am Tisch zusammensitzen, und Du riechst den Duft von Braten oder Kuchen, oder Du siehst den Aufschnitt und das frische Brot da liegen, dann ist's kein Wunder, wenn Du schwach wirst und die UrKost nicht durchhalten kannst. So etwas mußt Du umgehen.
Entweder Du ißt zu einer anderen Zeit oder - was das beste wäre - die Familie ißt aus Kameradschaft mit Dir die UrKost. Dein zu Hüftspeck neigendes Töchterlein kannst Du vielleicht damit überzeugen, daß Du ihr sagst, wie schnell die UrKost schlank macht und sich alle Jungs nach ihr umdrehen werden. Deinem Sohn machst Du das neuzeitliche Essen damit schmackhaft, daß er damit tolle sportliche Leistungen erzielen kann. Deinen Partner kannst Du vielleicht damit zur UrKost bewegen, daß er sich weniger müde und tagsüber wohler fühlen und am Abend mehr Lust auf Sex bekommen würde...
Beginne also, Deinem Körper Gutes zu tun. Ist doch klar: Dann kannst Du auch Gutes von ihm erwarten! Und was gut für ihn ist und was ihn gesund macht, das weißt Du nach diesem Buch bald besser als jeder andere auf dieser Welt.

6.81 Du tust gut daran, zeitig umzusatteln

> Iß möglichst keine Frucht - vor allem keine Banane - ohne etwas Wildgrün dazuzunehmen.

Dich in späteren Lebensjahren auf eine andere Kostform umzustellen - das fällt immer schwerer. Denn dann ist meist das Essen, wie sagt man doch, zum Sex des Alters geworden. Da unter der UrzeitTherapie bei Dir als Mann die feinen Äderchen im Penis wieder frei werden, mußt Du dieser Form der Erotik jedoch nicht wieder verfallen.
Dieser Satz übrigens war es, der meinen 15 jährigen Sohn mich fragen ließ: „Paps, könnten die feinen Äderchen bei meiner Freundin Cornelia da unten auch schon verstopft sein?" Ich antwortete: „Die ist doch auch erst 15 – nein, auf keinen Fall." Doch Oliver gab sich damit nicht zufrieden: „So? Dann erkläre mir doch mal medizinisch, wieso die zu meinen Freunden sagt, sie würde auf mich abfahren, und dann doch krampfhaft die Beine übereinander hält, wenn ich, na Du weißt schon..." Ich sage: »Hm, laß mich mal nachdenken...« Als mir die etwas peinliche Erklärung nicht gleich über die Lippen kommt, meint er nachsichtig zu mir: »Macht nix, Paps, wenn Du's nicht weißt - Du bist ja auch kein richtiger Doktor, sondern nur ein Naturapostel«
Doch ich meine schon: Es gibt mehr Frauen, die im Alter wie auch in der Jugend von Sex und Erotik nicht viel wissen wollen. Und das nicht nur aus seelischen Gründen.
Wenn z.B. bei einer Frau aufgrund mangelnder Hormone und zu geringer Bewegung die Geschlechtsteile zu wenig lymph- und blutmäßig versorgt werden, dann kann ihnen die Liebe wegen einer zu trockenen oder sich verhärtenden Scheide tatsächlich zur Qual werden. (Besserung → Rz 800) **Erkennst Du, wie sehr sich die UrTherapie als eine alles ins Lot bringende Ganzheitsbehandlung auswirkt?**

6.82 Rückfälle sind unvermeidbar

Ach, mein lieber Leserfreund, wir alle winden uns doch in den laokoonischen Verstrickungen der Zivilisation. Meinst Du denn, mir wäre das Abwenden von der altgewohnten Essensweise nicht ebenfalls schwer gefallen?
Was denkst Du wohl, was ich für Fehler machte, wie oft ich dachte:
Es muß doch einen Kompromiß geben, wonach ich lecker essen kann, aber doch nicht krank werde. Glaub mir: Du machst Dich nur verrückt bei all diesen Winkelzugversuchen. Welche die meisten unternehmen, um dem Genuß ohne Reue frönen zu können.

Besser, Du bist so klug, meine Erfahrungen gleich anzunehmen. Was wollen wir, zu bösartigen Schreckenskrankheiten Verurteilten, denn anderes machen, da uns das Schicksal so schwache Gene mitgab? Und wir so früh und so schlimm leidend wurden. Ich mit meinem Krebs, Du mit...

811 **Dein Verstand sagt Dir zwar, daß Du stark bleiben mußt, aber die Salz- und Zuckersucht in Dir gibt keine Ruhe und treibt Dich - falls Du ihr gegenüber keine Stärke zeigst - immer wieder dazu, nach Zwischenlösungen zu suchen, die Dir - wenigstens teilweise - die Geschmackserlebnisse der Zivilisationskost belassen. Die Dich aber auch gleichzeitig nicht mehr krank machen sollen. Dein ganzes Denken dreht sich dann darum, diese Kompromißlösungen zu finden und zu testen...**[6031]

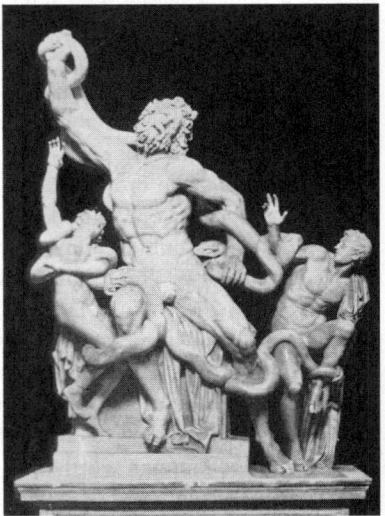

Laokoon; Marmor, 1.Jahrh.v.Chr. (Rom, Vatikan)

Zutiefst stecken wir alle im Sumpf dieser Sucht nach Salz und Zucker. Ich kenne niemanden, der über kurz oder lang nicht wieder zu etwas aus der anziehenden Zivilisationskost gegriffen und sich daran gütlich getan hätte. Meist übermannt Dich nicht die Lust auf ein raffiniertes Mahl in einem Gourmet-Tempel, nein, es sind ganz schlichte Wünsche: der Biß in ein knackiges Käsebrötchen, in einen saftigen Hamburger, in ein Würstchen mit Senf und Kartoffelsalat.
Zum Glück folgt die »Strafe« meist auf dem Fuß: Verdauungsbeschwerden, Sodbrennen, Kopfschmerzen, Schlafstörungen, kleinere Beschwerden usw. Dauert der Rückfall längere Zeit, dann beginnen sogar die alten Leiden wieder aufzubrechen!

Nein, sagst Du Dir dann nach einer gewissen Zeit, das will ich nicht wieder mitmachen! Sagst Dir weiter: Es hat keinen Zweck, ich bin halt dazu verurteilt, bei der UrKost zu bleiben. Mir bleibt wirklich nichts anderes übrig, als klein und bescheiden zu werden und alle Ansprüche hinsichtlich der Essensweise zurückzuschrauben. Und mein Aufbegehren und mein Sich-nicht-damit-abfinden-Wollen aufzugeben. Denn mir ist ständiges Wohlgefühl lieber als ab und zu ein Gaumenkitzel. Und findest so doch wieder zurück zur hier beschriebenen Gesundkost.
Mir ist auch dieses klar - ich bin schließlich nicht von gestern: Die meisten nehmen, nachdem sie sich gesundgemacht haben, einen Teil an Kochkost wieder in ihr Ernährungsprogramm auf: gedünstetes Gemüse, Pilze, Quark, Hüttenkäse, Kartoffel, Reis, Knäckebrot.
Was soll ich dazu sagen? Wenn der Körper wieder vollkommen gesund geworden ist, könnte er mit kleineren Anteilen an totgekochter Nahrung bei dem einen oder anderen fertig werden...
Das ist meine Hoffnung, aber nicht meine Überzeugung.

»Also gut, wenn mir solche Rückfälle drohen - weißt Du einen Rat, sie vorher zu verhindern?«

Nein. Rückfälle sind Teil der UrzeitTherapie. Sie gehören dazu wie der Pfusch zum Arzt. Und wenn Du das weißt, dann wirst Du Dich dadurch auch nie entmutigen lassen. Ich hab' das alles wie Du mitgemacht. Am besten geholfen hat mir folgendes.

- Bei Gelüsten nach Salzigem:
  Mach Dir einen Salat mit 50%igem Wildpflanzenanteil und drücke zwei Salzkartoffeln darunter. So überstehst Du das Schlimmste und mußt nicht nach dem weitaus ungesunderen Käse oder Fleisch gieren.
- Bei Gelüsten nach Süß:
  Warte keine Minute länger damit, diese schnell zu befriedigen. Halte dazu stets eingeweichte Feigen, getrocknete Datteln, Rosinen, Korinthen, Maulbeeren sowie Johannisbrot bereit.

> **Nimm Deinem Kind nicht das Natürlichsein!** 812
> Wir kriegen spätabends noch Besuch. Unsere neugierige Myriam steht plötzlich in der Tür. Meine Frau sagt vorwurfsvoll: „Aber Myriam! Das gehört sich aber nicht, im Nachthemd herein zu kommen, wenn Besuch da ist!" Unser Töchterlein macht kehrt. Eine Minute später öffnet sich die Tür, Myriam steht wieder auf der Türschwelle, so unschuldig lächelnd, wie das nur Kinder können. Diesmal aber vollkommen nackt...

Daß Du Dich dann, wenn Du der Versuchung durch Zivilisationskost erlegen bist, über Dich selbst ärgerst, das ist nun mal nicht zu ändern.

Zum Glück führt das aber dazu, daß die Abstände zwischen den Rückfällen immer größer werden. Die Sucht nach Salz und Zucker ist gottlob nicht so stark, daß ein Rückfall alle vorherigen Bemühungen vergeblich macht - wie das beim Alkohol oder den Drogen und Medikamenten der Fall ist.

Von wem willst Du Deine Nahrung in Empfang nehmen?
Vom profitgierigen Menschen sein kunstdünger- pestizidverseuchtes Gemüse ohne Lebensenergie? Oder vom Schöpfer die voller Saft und Kraft aus unberührter Erde getriebenen Wildkräuter? Die Dich wunderbar sättigen und gesund erhalten? In Ihnen streckt Dir Gott seine Finger entgegen. Greif zu! Hier kannst Du es voller Vertrauen tun.

„Sag mal, warum essen Wildschweine und Rehe nicht im Winter, wenn Sie hungrig sind, Liguster-, Ilex-, Kirschlorbeer- oder Berberitzenblätter?" willst Du wissen.

Na, warum wohl? Meinst Du die sind so dumm wie die Menschen und zerstören sich ihren Unterschlupf, ihr Zuhause? Zudem sind diese Blätter ihnen unbekömmlich und deshalb auch uns. Wann erkennst Du, welche Harmonie in der Natur herrscht! Und die soll jetzt auch wieder ein bißchen in Dich hinein.

UrzeitTherapie sollte nicht nur für das Leid der 813 Kranken, sondern auch für die leidende Erde verschrieben werden, die da stirbt an der Gier nach Besitz, an der Gier nach Geld, nach Macht (re-gieren), am Zerstörungswillen der Wissenschaft und dem Glauben der Medien an sie. Und letztlich an der unendlichen Dummheit und den Süchten der Menschen. Fühle Dich mit verantwortlich für diese Erde! Wer, wenn nicht Du!

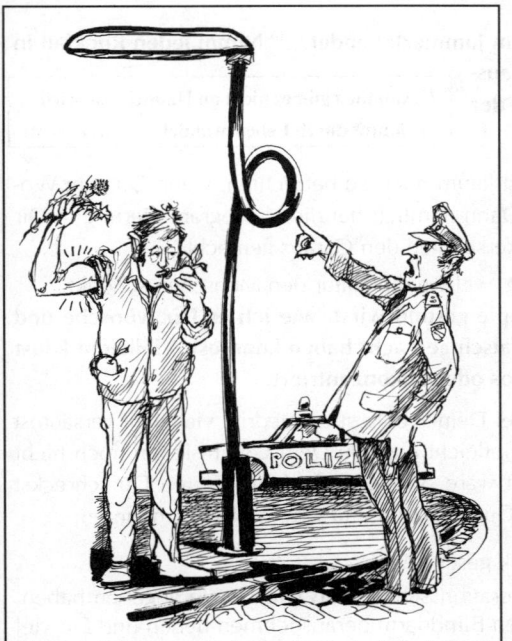

"Tut mir leid, aber nach der UrKost gibt's bei mir immer einen Kräfteschub..."

Sei Dir klar darüber, daß nur wenige den Übergang zur UrKost beim ersten Mal schaffen. Die meisten brauchen mehrere Anläufe dazu. Die Schlechtkost schmeckt ja auch zu teuflisch gut. Doch wenn es schon passiert ist, dann werde Dir unbedingt klar darüber, was Dich rückfällig werden ließ.

814 Vielleicht warst Du verärgert oder deprimiert, vielleicht aß Dein Partner in Deinem Beisein etwas anderes, vielleicht haben Dich Freunde beeinflußt, mit denen Du zusammen warst, vielleicht hattest Du auch Zivilisationskost im Kühlschrank oder zu Hause oder es stand Dir nicht genügend reine UrKost zur Verfügung.

Vielleicht hast Du aber die aufsteigende Gier in Dir nicht dadurch ausgeschaltet, daß Du Dich durch UrBewegung, Sport, Aus-dem-Haus-Gehen oder Dich Zum-Lesen-ins-Bett-Legen schnell genug von der Salz-Zucker-Sucht abgelenkt hast. Möglicherweise hattest Du auch am Abend zu wenig Wildkräuter gegessen, sodaß Hungergefühle in Dir hochkamen... Da Du nun weißt, daß Rückfälle nicht immer vermeidbar sind, wirst Du Dich dadurch nicht mehr entmutigen lassen.

Was soll's! Ein Gerechter fällt siebenmal und steht wieder auf...[6031]

Dieses ewige Hin und her! Du brauchst Ruhe, Frieden, Du mußt Dich endlich damit abgefunden haben, daß Du dazu verglückt bist, nur noch natürlich und gesund zu leben. Und daß Du Dir keine Abstecher mehr leisten kannst, willst Du Dich nicht mehr über Rückschläge ärgern und Dein Wohlbefinden durchgehend erhalten. Kaum hast Du nämlich wieder etwas anderes aus der Normalküche gegessen, schmeckt Dir am nächsten Tag Deine UrKost nicht mehr so gut und Du brauchst wieder einige Zeit, Dich daran zu gewöhnen. Ein Hamburger, ein einziger Eisbecher - und schon spielen die Geschmacksfalten und -knospen mal wieder verrückt und tyrannisieren Dich nach mehr Salz- oder Zuckernahrung.

Ich weiß - es ist nicht immer durchzuhalten. Stehst Du mal unter großem Streß und ergibt sich dann auch noch eine Gelegenheit, dann brechen schnell die Dämme.

Du gierst ständig - nicht nur abends - nach etwas Gesalzenem oder Zuckerhaltigem? Du würdest in gewissen Stunden Deine Mutter dem Teufel verkaufen, um daran zu kommen? Wäre es nicht doch möglich, daß Du nicht erdgefastet hast, bevor Du mit der UrKost anfingst? Dann steckt noch viel Suchtpotential in Dir...

Halt durch! Ich will nicht, daß Dein Leben in einem Jammertal endet.[6530] **Nimm jeden Rückfall in Deine Willensschwäche als eine persönliche Herausforderung, es Dir selbst zu zeigen - nicht nur bei der UrTherapie.**

Gesundheit gibt es nicht im Handel – sie wird erkämpft durch Lebenswandel. (Henry Ford)

Wisse aber auch: Einen Rückfall in die Suchtkost ist kaum noch zu befürchten, wenn Du acht Wochen die UrKost konsequent durchgehalten hast. Dann nämlich hat die Urprogrammierung in Dir wieder das Zepter übernommen und den Salz/Zuckersüchten den Garaus gemacht.

Trotz des Essens der edelsten und reinsten Nahrung, welche die Natur den Menschen schenkt: **Wenn Du nicht so schnell durch die UrzeitTherapie gesund wirst, wie ich es Dir wünsche und Du es Dir erhoffst, so prüfe zuerst, ob Du etwas falsch gemacht haben könntest. Vielleicht kaust Du auch nur ungenügend oder in Hast, gedankenlos oder unkonzentriert.**

Vielleicht liegt der tägliche Anteil der Urpflanzen bei Deiner UrKost zu niedrig, vielleicht versäumst Du die tägliche zweistündige UrBewegung zu oft, vielleicht hast Du Dein Gefühlsleben noch nicht so geordnet und im Griff, wie das wünschenswert wäre. Vielleicht ist Winter, und Du schreckst davor zurück, Farn, Sauerklee, Miere, Taubnessel, Gundermann und Gras zu Dir zu nehmen.

815 Vielleicht war auch Deine Immunkraft noch zu stark geschwächt:
- Weil Deine Eltern und Großeltern viele Degenerationsschäden an Dich weitergegeben haben. Oder weil sie Dir als Kind die Mandeln oder den Blinddarm herausnehmen ließen und Du viel anfälliger für alles bist.
815
- Weil Du die genommenen Medikamentengifte auch durch Erdfasten nicht ganz aus dem Körper geschwemmt hast.
- Weil man Dich oft geröntgt hat, Du bestrahlt worden bist, oder Du gar Kontrastmittelgifte eingenommen hast.

- Weil Du im Alter zu weit fortgeschritten bist. Manchmal läßt sich in diesen Fällen dann auch mit der UrzeitTherapie nicht mehr alles wie gewünscht regenerieren. Wer einmal einen falschen Weg genommen hat, muß halt ein Stück länger laufen...

Binde Dich fest an den sicheren Mast der urzeitlichen Lehre, wenn der Sirenen Töne allzu lieblich zu Dir dringen. Versuche nie nachlassend Dich nicht irre machen zu lassen von all der Klugschwätzerei nichtdenkenkönnender und trotzdem dummquatschender Menschen. Du weißt es inzwischen so sicher wie ich:

Nur die Natur hat recht! Nur sie ist wahr.
Du darfst nur nicht denken, sie mache für Dich auch nur die kleinste Ausnahme, nur weil Du so gut aussiehst. Oder so ein tiefreligiöser Mensch bist. Oder...

> Zurück zu unseren Ursprüngen, zurück zur Ursprünglichkeit!

»Okeh - nur: Die Kids zur UrKost zu bringen, das dürfte ganz schön schwer sein!«

So bringst Du Deine Kinder zum Mitessen gesunder Kost: [6316b]

Kleine Kinder lernen durch Nachahmen. Sie essen noch gerne roh. Bei großen Kindern gilt es, sich durchzusetzen. Also:

1. Taschengeld wird für eine Übergangszeit nur in »Sachleistungen« ausgehändigt: etwa in Form von Rosinen, Nüssen, Feigen, Datteln.
2. Für die Schule werden statt Butterbroten Früchte mitgegeben.
3. Aus Kühlschränken und Nahrungsdepots wird alles Nichtnatürliche entfernt.
4. Sechs- bis siebenmal täglich wird gemeinsam UrKost gegessen.
5. Statt Getränken wird konsequent Obst gereicht.
6. Bis zur Festigung der Gewohnheit müssen Alternativen geboten werden: Statt Fernsehen (appetitanregende Werbespots!) wird aus Büchern vorgelesen, werden Spiele gespielt, Fitnessclubs und Schwimmbäder besucht, oder es wird gebastelt.
7. Den Kindern wird offen immer wieder liebevoll erklärt, daß die Eltern von ihren Krankheiten und Schmerzen loskommen wollen, um ihnen ein schönes Zuhause zu sichern. Und das dies nicht möglich sei, wenn für sie extra gekocht werden müßte. Die Verführung, wieder Kochkost zu essen, wäre für die Mutter sonst zu groß. Zudem sei man es leid, ständig mit ihnen zum Zahnarzt zu gehen.
8. Alle Besuche bei Freunden, Bekannten und Omis werden vorerst gestrichen - sie sind durch gemeinsame Naturwanderungen, durch Schwimmen und Sport zu ersetzen. (→Rz 889, 930, 982ff)
9. Nach acht Wochen Durchhaltens gibt es vorher ausgemachte Belohnungen.
10. Die wichtigste Belohnung, die nicht vorher ausgemacht wird, die Du aber überreichlich und bei jeder passenden Gelegenheit austeilen wirst, das ist ein dickes Lob, wenn UrKost ohne Murren und Mäkeln gefuttert wurde. Ein Kuß, eine Umarmung oder ein »Klasse, daß Du alles aufgegessen hast« bedeutet mehr als irgendwas Gekauftes für ein Kind. So gibst Du seinen Anstrengungen einen Sinn. Und brülle Dein Kind nicht an, wenn ihm etwas danebengeht. Sonst könntest Du vielleicht die gleiche Antwort erhalten wie sie meine Freundin Sandra von ihrem Sohn bekam: "Schrei mich nicht so an, Mutti! Ich bin Dein Sohn – und nicht Dein Mann!"

Du erkennst: Es muß unseren Kindern gegenüber nur der Mut zu einem klaren, nicht verhandelbaren Nein aufgebracht werden. Auch, wenn es dann lautstarke Proteste, Knaatsch, Knies und Tränen gibt!

Dir, lieber Leser, sollte es genügen zu wissen: Du kannst nur versuchen, Ihnen das Bessere durch ständige Beispiele und Vergleiche vorzuführen. Das ist nicht einfach, das macht einige Mühe. Man kann es schaffen, wenn man ihnen klar macht, daß sie die Wahl haben, sich vorzeitig umzubringen oder ein glückliches Leben zu führen. Du hast damit Deinen Kindern wenigstens eine solide Grundlage gelegt. Sie werden später nicht so sehr und so schnell krank wie andere. Sie müssen aber selbst für ihr Leben die Verantwortung tragen. Wenn es für sie einmal kritisch wird, werden sie sich erinnern und besinnen. Du hast Dir jedenfalls nichts vorzuwerfen.

Drei Tricks, mehr Früchte zu essen
1. Die meisten Menschen, lassen nicht gerne Essen verkommen. Deshalb stelle sichtbar in Deiner Wohnung einige Schalen mit Obst hin. Das regt immer wieder an, zuzugreifen.
2. Viele fahren morgens ohne Frühstück zur Arbeit. Auf der Fahrt – besonders im Stau – werden sie dann hungrig und greifen dann zu dem, wessen sie gerade habhaft werden. Wie fein, wenn dann auf dem Beifahrersitz stets ein Körbchen mit Obst, Mandeln und einer Stoffserviette liegt...
3. Wenn man sich regelmäßig einmal die Woche reife Tropenfrüchte zuschicken läßt, verlockt einen bereits der Geruch dazu, mehr davon zu essen. (→Rz 980 [2 ff])
4. Lege in einem Wochenplan vorher fest, was täglich gegessen werden soll und schreibe auf ein mitgenommenes Pappkärtchen, was ausschließlich einzukaufen ist.

6.9 Was Du wenigstens tun solltest, wenn Du die UrzeitTherapie nicht aufgreifst

> Krebskranke und schwer Leidende:
> Lieber das Gras von oben essen, als es zu früh von unten besehen...

»Wenn das Durchhalten nur nicht so schwer wäre...«, klagst Du.

Ich weiß, mein lieber Leser, wie schwer das für Dich ist. Aber vielleicht bringst Du eins fertig: Erziehe Dein neugeborenes Kind nach den Regeln der UrzeitTherapie. Dazu hast Du nach dem Lesen des Buches fast eine Verpflichtung, wenn Du Dir und Deinen Kindern unsere schöne Erde erhalten willst. (→Kap.9.5, Rz.964) Meine Aufgabe muß ich auch ein bißchen darin sehen, nicht immer meine Grundsätze verwirklicht zu wissen, sondern auch meinen schwachen Anhängern und Muttersöhnchen wenigstens vor dem Schlimmsten zu bewahren. Deshalb:
Ich beschwöre Dich, lieber Leser, wenn Du nach meinen Ratschlägen nicht leben willst, dann tu wenigstens dies, um es bei Deiner Krankheit nicht zum Allerschlimmsten kommen zu lassen und so trotzdem von diesem Buch zu profitieren:

- Verzichte auf das Essen in einer Kantine. Iß auswärts nur in vegetarischen oder Vegan-Restaurants. Oder noch besser: in einem Park die von Dir mitgenommenen Früchte und Nüsse und dann erst ein Butterbrot futtern.

- Verzichte auf den Genuß von Fisch, Fleisch und Fleischwaren (in den Naturläden gibt es dafür Ersatz in Pasteten). Aber auch durch Pilzgerichte kannst Du bestens Fleisch vergessen machen! Champignons gibt es zudem immer frisch!

- Verringere den Anteil tierischer Produkte bei Deinen Mahlzeiten auf ein Mindestmaß. Also: Nur ab und zu mal ein Ei, nur noch Magermilch und Joghurt anstelle von Sahne und fetter Milch. Nimm nur noch Quark oder leichten Hütten- statt fettem Käse. Nimm statt Butter oder Margarine nur noch Mandel- oder Nußmus (keine gezuckerte Nutella) aufs Brot.

- Anstelle von Kartoffeln mit Soße nimm nur noch ungesalzene Pellkartoffeln zu einem Bio-Salat, den Du mit wenig Salz und Joghurt anmachst, Bio-Gemüse dazu dünste nur kurz an. Oder halb gar in einem WOK.

- Verzichte auf alle Drogen wie Medikamente, Tabak, Zucker. Verwende in ganz geringen Mengen Salz. Schränke Genußgifte wie Tee und Kaffee stark ein. Trink nur Quell- und Gletscherwasser.

- Statt mit Kuchen, Gebäck, Bonbons usw. stille Deinen Heißhunger nach Süß mit Süßholz, Korinthen, Carob-Schokolade, Rosinen oder Feigen von Tropenversandfirmen. (Rz 980(2))

- Ersetze Brot durch gemahlene, roh belassene Körner oder selbstgemachte Haferflocken (als Früchtemüsli ohne Zucker) aus den Naturkostläden. Eine kleine Quetschmaschine dafür kannst Du Dir beschaffen (→Rz.980/9). Mische Sprießkornhafer mit frischen Früchten. Iß nur im Ausnahmefall Brot und wenn, dann nur Schwarz- oder Vollkornknäckebrot.
- Iß statt Nudeln oder Spaghetti grünen Reis oder Getreide aus dem Naturladen. Versuche ab und zu, Wildpflanzen als Salat oder in Pellkartoffeln geknetet zu essen.
- Nimm nie, hörst Du, nie etwas in Fett Gebratenes, Geröstetes oder Geräuchertes zu Dir, wenn Du keinen Krebs bekommen willst. Denn diese Zubereitungsarten erzeugen die meisten krebserregenden Substanzen. Und iß als Frau niemals tierische Fette, wenn sich kein Brustkrebs bei Dir einnisten soll. Und sei äußerst sparsam mit pflanzlichen Fetten.
- Iß als Zwischenmahlzeit möglichst nur Früchte oder Nüsse.
- Iß nur noch kleine Portionen, so alle zwei bis drei Stunden.

Und wenn Du das nicht fertigbringst - das schaffst Du auf jeden Fall:

> **Du redest Dir ein:** Das schaffe ich nie!
> **Du behauptest:** Das ist für mich nicht machbar!
> **Du meinst:** Das kann ich nie und nimmer!
> **Du sagst:** An dieses Ziel kann ich niemals gelangen! Doch:
> **Mutig darangegeben hast Du Dich noch nie...**

- **Iß Dich *vor* jedem Essen zuerst satt an Obst oder Beeren!**
- Wenn Du Dir Gemüse kochst, dann gib stets ein Drittel oder die Hälfte davon nach dem Kochen (außer Bohnen) roh hinein: Du wirst sehen: das schmeckt vorzüglich!
- Die fettlöslichen Vitamine A und D sind gegen den zerstörerischen Kochvorgang noch ziemlich resistent; die wasserlöslichen Vitamine B und C aber drohen, dann verlorenzugehen. In Dampf garen, das hat sich gezeigt, schont diese Nährstoffe. Vitamin C ist sehr empfindlich gegenüber Luftsauerstoff. Deshalb solltest Du Gemüse nicht zu sehr verkleinern. Du verzehrst es am besten ungeschält, fast roh und ohne lange damit zu warten.
- Verbanne Fisch und Fleisch immer mehr aus Deinem Denken! Und später auch als Totkost aus Deinem Körper.
- Iß Salat und Obst stets *vor* einer Mahlzeit. So lädst Du Dir später nicht so viel auf.
- Warte nie, bis der große Hunger kommt: Iß stets etwas zwischendurch, möglichst Früchte.
- Vermeide Fett, wo immer es möglich ist. Auch ohne Öl kannst Du in modernen Kochgeschirren Deine Speisen gar bekommen. (Sanftes Garen →Rz.980/10)
- Statt Schokolade steige auf natürliche Süßigkeiten um: Datteln, Feigen, Rosinen, Maulbeeren.
- Wenn Du als halbwegs Gesunder nicht einsiehst, Wildkräuter zu Dir zu nehmen, greif wenigstens zu viel Bio-Gemüse: halb gekocht, halb roh.
- Bring Deinen Hintern öfter vom Fernsehsessel hoch!
- **Verpaß mindestens einmal am Tag Deiner Immunabwehr einen Anregungsstoß und futtere ein paar Bio-Möhren, Topinambur, Bio-Sellerie oder Bio-Rote Bete.**

Da sind so viele Bioflavonide und Karotine drin, nach denen 70 Billionen Zellen in Dir schmachten. Bioflavonide und Karotin stellen die aktiven Vorstufen des Vitamins A dar - viel wirksamer als dieses selbst. Allein das Rutin in den Bioflavoniden ist in der Lage, das Immunvitamin C richtig zu aktivieren, Dein Adernsystem zu reinigen und innen zu glätten.

Du kannst mit diesen Hinweisen zwar nicht erwarten, schnell gesund zu werden, aber Du wirst Dich wesentlich besser fühlen und feststellen, was es für das Wohlbefinden ausmacht, wenn Du nur schon etwas gesünder lebst. Wenn Du daneben noch Dein Seelenleben in Ordnung bringst, kannst Du vielleicht sogar damit ganz gut zurecht kommen.

Denn: Lieber das Halb-Gute als das Ganz-Schlechte, lieber in ganz kleinen Schrittchen voranzukommen als überhaupt nicht. Und wenn du zur Zeit die UrzeitTherapie nicht dringend nötig hast:

Frage Dich wenigstens mal, wenn Du so langsam damit beginnst, Hüftspeck anzusetzen, ob Du nicht doch irgendwann einmal mit der UrTherapie anfangen willst. Vielleicht nur deshalb - weil Du Dir selbst oder Deinem Partner stets einen angenehmen und ästhetischen, wohlgestalteten Anblick erhalten möchtest. Denn nur die UrMedizin bietet Dir das: satt werden, ohne fett zu werden. Wer ein bißchen eitel ist, dem sollte das schon ein genügender Grund sein...

6.91 Mein eigenes Leben nach der UrMethodik

»Was ißt Du denn eigentlich selbst? Das würde mich brennend interessieren. Berichte auch mal, wie Du Deinen Tag so verbringst«, willst Du wissen.

Tja, das wollen doch nicht alle Leser wissen! Na schön, überschlag einfach das Kapitel, wenn's Dich nicht interessiert.

818 Nach dem Kaltduschen geht´s gleich zum UrzeitLauf. Das Wort UrzeitLauf soll bedeuten: Ich mache kein ödes Straßenjogging oder stures Rundenlaufen. Ich bemühe mich zu laufen, wie man in der Urzeit lief: über Wiesen, durch Wälder, Berge hinan und herunter, durch dick mit Laub bedeckte Hohlwege, wo ich herumliegenden Ästen und Steinen ausweichen oder sie überspringen muß. Ich renne auch nicht stur durch, sondern verweile schon mal vor dem Wunderwerk eines betauten Spinnennetzes oder dem kleinen, roten Keim aus einer Eichel. Oder ich setze mich in ein weiches Mooskissen und labe mich an ein paar Waldsauerklee-Blättchen, die da oft herauswachsen.

Ich laufe mal ganz schnell, mal stampfend und schüttele dabei die Hände aus, mal leichtfüßig, mal im Sprunghopser, mal langsam, mal mit schlackernden Armen, mal bleibe ich stehen, um ein paar wilde Pflanzen oder Baumknospen oder -blätter gleich zu essen. Der UrLauf muß Spaß machen, wobei ich bereits versuche, einen Großteil der täglich nötigen UrzeitBewegung hinter mich zu bringen: Ich weiche vom Waldpfad ab und springe über umgefallene Baumstämme, laufe gebückt unter tiefhängenden Zweigen oder krabbele darunter. Dann versuche ich, an Äste zu springen und mich an Ihnen hochzuziehen oder daran weiter zu hangeln.

Nummer drei der UrzeitBewegungen kann ich so abstreichen (→Kap.8.7, Rz.900), wenn ich unter Stacheldraht-Weidenzäunen durchkrieche. Nummer vier, das Bücken, erledige ich, indem ich an den Weiden- und Waldrändern Kräuter pflücke und einen Teil gleich an Ort und Stelle verzehre. Täglich laufen meine Frau und ich einen kleinen Berg hoch. Und das halten wir so seit den jetzt 14 Jahren, in denen wir verheiratet sind, jeden Tag den Gott erschaffen hat. Egal wie das Wetter ist. Als Höchstmineralienstoß knabbern wir dann einige Brennesselspitzen – nicht so lecker, aber! Heute Morgen - es ist September - haben meine Frau und ich Bärenklaustengel, Waldsauerklee, Giersch, Löwenzahn, Sauerampfer und Grün der wilden Möhre gepflückt. Wir geben dann einen Teil dieser Pflanzen zu einem kleinen Naturwürstchen zusammen und essen das gleich an Ort und Stelle als Spitzen-Vitaminstoß. Dann laufen wir weiter und machen bei den Brombeerbüschen wieder halt. Einen Teil geben wir auch hier ins Kröpfchen, den anderen ins Töpfchen.

Wenn wir dann an einer großen Weißdornhecke vorbeikommen, pflücken wir jeder eine halbe Handvoll Weißdornbeeren, füllen sie mit Brombeeren auf und lassen beide zusammen in den Mund laufen. So überdeckt der Geschmack der saftigen Brombeeren den der etwas mehligen und trockenen Weißdornbeeren, die aber im Gegensatz zu den lappigen Weißdornblättern gut eßbar sind. Zwischendurch wird Hand- und Gesichtstraining und lustiges Schielen exerziert.

Mitte Juli klettern wir aber auch oft in die Vogelkirschenbäume und futtern darin. Wenn man die Kerne mitschluckt, verwertet der Körper auch die letzten Reste des nur geringen Fruchtfleischs der Vogelkirschen. Am Ende der Wiesen finden wir dann noch die Samenkapseln des weit verbreiteten Drüsigen Springkrauts, das bereits seine dicksten Patronen verschossen hat. Paß auf, da verstecken sich ganz tief manchmal Bienen drin. Zuletzt hat mich noch eine im Mund gestochen. Kein Anschwellen, nichts bei mir als UrMethodiker.

Etwa zwei Stunden später sind dann zu Hause die eingesammelten Brombeeren dran, über die wir die Samen des Springkrauts zusammen mit den aufgesprungenen Kapseln geben. (Die Blätter des Springkrauts sind übrigens ungenießbar.) Vor diesem Essen haben wir natürlich die restlichen UrzeitBewegungen im Garten mit viel Spaß und Hallo zusammen mit den Kindern verrichtet.

Um ehrlich zu sein: Meine Frau würde viel lieber in ihren Garten gehen als ihren sowieso schon gelenkigen Körper noch mehr zu verdrehen, aber bis heute hat sie das aus Kameradschaft noch jeden Tag mitgemacht. Vielleicht, weil ich es bei ihr auch nicht immer gar zu genau nehme...

Wieder zwei Stunden danach essen wir das mit den Stengeln ins Wasser gestellte Grün zusammen mit vier in Scheiben geschnittenen Bananen und anderem Obst wie Äpfeln, Birnen, Kiwis, vielleicht auch einige Rosinen oder (im Winter) Weinbeeren darunter gemischt als Obst-Urpflanzen-Salat. Das kann man sich auch noch stärker sättigend mit zwei zerdrückten Avocados bereiten und frische Sonnenblumenkerne und frische Nüsse drüberstreuen - am besten schmeckt frisch geraspelte Kokosnuß dazu. Laß Dir also mal 'ne ganz junge Pagoden-Kokosnuß schicken - die schmeckt einfach toll! Und dann dieser Saft! Davon trink' ich sogar ausnahmsweise! Mmh. Wieder zwei Stunden später knabbern wir dann aus unserem Garten Süßmaiskolben mit Brennesseln, bis wir satt sind. Dann etwa zwei, drei Stunden später Möhren mit Roten Beten. Die letzteren schme-

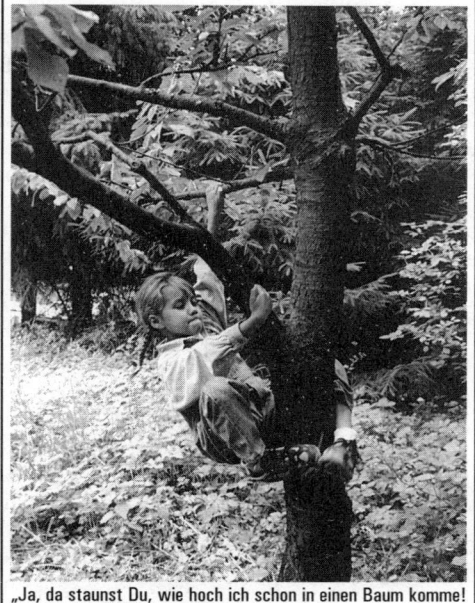

„Ja, da staunst Du, wie hoch ich schon in einen Baum komme! Macht toll Spaß – besonders...

cken, weil eigengezogen, überhaupt nicht scharf, sondern ganz köstlich. Ein Stück davon, ein weiteres von der Möhre abgebissen und dann zusammen gekaut: wunderbar.

Gegen Abend esse ich dann noch einen dicken Apfel oder stippe frisch aus dem Garten gegrabene [818] Topinambur je nach Lust und Laune in mit Kümmel, Fenchel, Anis, Hanfsamen oder Korianderkörnchen. Oder esse Nüsse aus der Waldbodenerde dazu. Dieses Jahr haben die Mäuse sie allerdings früh entdeckt... Meine Frau bereitet sich dagegen abends ein Schälchen ungeschälten Bio-Reis mit Dünstgemüse zusätzlich zu, ohne den eine Asiatin nun mal nicht leben zu können glaubt. Wenn ich wilde Vogelkirschen oder auch Kirschen im Baum futtere, esse ich gleichzeitig immer einen Anteil Blätter mit und komme so auf mein Soll an pflanzlichem Eiweiß und Chlorophyll. Im Winter essen wir abends Bio-Kaiserbirnen, Topinambur und Johannisbrot. Oder von dem herrlichen Tropengemüse Bengkoang (Yambean), höchst angenehm und toll saftig schmeckende süße Knollen, doppelt so dick aber in gleicher Gestalt wie unsere Rote Bete, aber immer schneeweiß. Oder auch exotische Früchte wie Cherimoyas (köstliches Sahnejoghurt), Ramboutans (zarte, weiße Kirschen), Sapotillen (Schokoladenmarzipan), Papayas (gepfefferte rote Grütze), Jackfruit (Zitronen-vanille-Lollipops), Mangos (süße Terpentinstückchen), Milchäpfel (Vanillereis mit Sahne), Dukus (Schweppesersatz), Longan (unaufdringliche, duftige Süße, Königin der Früchte) oder Mangoustan (betörend ausschauendes Luxussorbet). Du siehst: Auch die UrKost bietet einiges an Schleckerei.

Ist wirklich mal kein wildes Grün im Winter greifbar und wollen wir etwas Abwechslung vom feingehackten Gras, so nehmen wir den in unserem Garten eigens dafür stehengelassenen Grünkohl frisch vom Stengel. (Wer sich die Plätze im Wald merkt, findet jedoch den ganzen Winter über immer noch Farn, Taubnessel, Gilbweiderich, Milzkraut und Wald-Sauerklee.)

»Mein Gott - ich würde schon am frühen Morgen meine Tasse Kaffee vermissen! Ohne die werde ich nicht mal richtig wach«, sagst Du.

Du hörst doch so auf Wissenschaftler. Und die haben festgestellt, daß Dich eine Tasse Kaffee zwar kurzzeitig wach mache, aber später noch müder als Du vorher warst.[6308ff] Ersetz sie Dir durch einen Kopfstand. Der macht Dich genau so munter!

Schnell und wunderbar munter wirst Du auch ohne ihn von einem Lauf am frühen Morgen. [818]

Komm, ich nehme Dich mal kurz mit auf meinen Waldlauf. Flott, flott, trödele nicht so. Schuhe brauchst Du nicht, ich laufe meist nur barfuß, es sei denn, es schneit.

Siehst Du da hinten die jetzt im April/Mai die Büsche, Wald- (Heidel-) oder Preiselbeeren. An deren leicht säuerlichen Blättern kannst Du Dich für einige Minuten gütlich tun, solange sie noch jung sind. Diese kleinen Blättchen geben Dir soviel Immunkraft - daß Du Dich nicht mehr vor vielleicht einem darauf haftenden Fuchsbandwurmeierchen fürchten mußt.

Ab Mitte Juli kannst Du Dich dann an deren Beeren laben... So, jetzt springen wir, hopp, über dieses Bächlein. Dort finden wir an den Ufern stets etwas Grünes. Etwa vom dort meist nicht allzuviel wachsenden Milzkraut, von der Brunnenkresse oder dem Bachbungen-Ehrenpreis. Und sieh mal, was für eine Menge von Farn dort wächst: es ist der einzeln in Wedeln stehende Adlerfarn. Die Förster bezeichnen ihn als Wald-Unkraut. Doch die denken nur daran, daß der Farn ihre Soldatenfichten zu langsam wachsen lassen könnte. Am meisten findest Du in Buchenwäldern allerdings den Frauenfarn, der einem festen Wurzelstock entspringt. Von denen Du aber auch nicht mehr als einige wenige äußere Fiederblättchen zum Essen abstreifen solltest. Jetzt, wo der Wald etwas lichter wird, siehst Du, da haben wir Hexenkraut, Teufelskralle, Schlüsselblume, Veilchen, Weiderich, Weidenröschen, Waldmeister und das Waldruhrkraut. Greif auch ruhig mal zu einem Blättchen des Buschwindröschens und probiere. Da spuckst Du aber schnell! Siehst Du, wie Dich der gute Waldgeist davon abhält, zu essen, was nicht für Dich bestimmt ist. Blick mal nach hinten: Da stehen die «eßbaren» Scheinakazien und der Weißdorn - sieh nur, wie herrlich flimmernd sich die Sonnenstrahlen dort einen Weg hindurchbahnen! Füge schnell eine Poesieminute für ein kurzes, auswendig gelerntes oder mitgenommenes Gedicht ein - so tust Du gleich auch etwas für Deine Seele:

Wenn der Pöbel aller Sorten / tanzet um die goldnen Kälber / halte fest: Du hast vom Leben / doch am Ende nur dich selber.

Koste mal etwas von der Vogelbeere! So, jetzt laufen wir hundert Meter weiter und probieren von einem benachbarten Strauch der Eberesche. Merkst Du, daß deren Blättchen ganz anders schmecken? Viel stärker parfümartig? Da sitzt ein bißchen mehr von der Parasorbinsäure drin, die leicht nach Bittermandelöl riecht. Mehr als an die 20 Blättchen wollen wir deshalb nicht davon essen, dafür in späteren Jahreszeiten um so mehr von ihren roten Früchten.

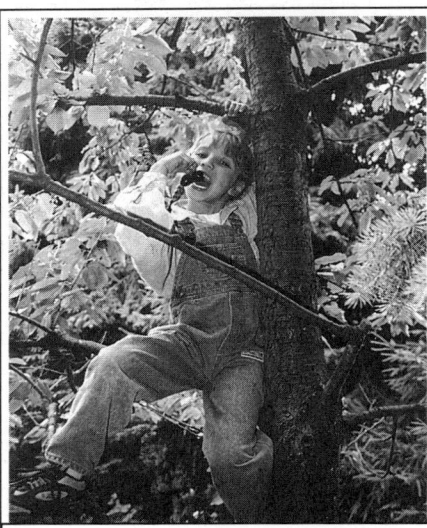

„...wenn da ganz oben noch ein paar leckere Kirschen zu finden sind!"

»Sag mal, wie reagieren denn die Leser auf Dein Buch?«,

Ich muß um deren Verständnis nachsuchen. Du weißt es: Wer Zivilisationskost ißt, der ist süchtig. Süchtig nach Zucker, Salz, Fleisch und, und, und. Meine Erkenntnisse stossen deshalb bei vielen auf höchste Gegenwehr. Deshalb ist es ihnen verwehrt sachlich zu urteilen. Süchtige Menschen können nicht objektiv sein, wenn es um das geht, wovon sie abhängig sind. Da sind

1. Die Dummen: »Wozu sind denn all die leckeren Sachen da, die es zu essen und zu trinken gibt? Und selbst wenn ich todkrank wäre, wollte ich darauf nicht verzichten.« (Dumme sind die besten Konsumenten, kritikunfähig, Staat, Industrie und Medizinbetrieb höchst willkommen!)

2. Die Ehrlichen: »Ich weiß zwar, daß Sie recht haben, aber ich bringe die Kraft nicht auf, Ihren so guten und logischen Ratschlägen zu folgen«.

3. Die durch die UrzeitTherapie Gesundgewordenen:
»Ich finde, Sie müßten den Nobelpreis für dieses Buch bekommen...«

4. Die Ärzte: »Dieses unwissenschaftliche Machwerk zu lesen sollte sich jeder gebildete Kollege ersparen; der Kampf um die Volksgesundheit ist schließlich allein unsere Sache.« (Ein Zahnarzt: »Unverschämt, wie Sie mit uns Ärzten umgehen. Fachlich unqualifiziert, wenn Sie nicht mal wissen, daß es nicht der „Zahnschmelz", sondern „die Oberschicht des Zahnschmelzes" heißen muß!«)

5. Die Intellektuellen, die ihr hämisches Lächeln über mich bereits für eigene Überlegenheit halten: »Ihre Schreibweise ist höchst indoktrinär, anmaßend und verunglimpfend. Die Polemik gegen den allseits geachteten und höchst angesehenen Ärztestand ist unerträglich, zumal Sie nicht einmal einen akademischen Grad besitzen.« (Die gefährlichsten Unterdrücker des Einfachen und Guten: Neidhämmel.)

6. Die Krankenkassen: »... Fotografien mit nackten Kindern, die ich so gar nicht in Übereinstimmung [819] mit der augenblicklichen Diskussion um das Verbot der Vermarktung solcher Fotografien bringen kann.« (Barmer Ersatzkasse, Brief des Vizepräsidenten an mich)
7. Die gehässige Journaille: »Quacksalber Konz - kann auch keine Hämorrhoiden kurieren.« (stern)
8. Die seriösen Edel-Journalisten mit ihrer vornehmen Häme: »Konz sitzt immer noch täglich am Schreibtisch (...) und sammelt Belege für seine »UrMedizin«, um das Zeitalter der Krankheiten nun zügig zum Abschluß zu bringen.« (DIE ZEIT)
9. Die Medizinerpresse: »Eher pornographisch als lehrreich. Also bitte: <u>nicht beachten!</u>« (Zeitschrift des deutschen Krebsinstituts Heidelberg - WIR) →965(1) Wenn Du es jedoch beachten und willst, daß sich die Ziele des Buchs verbreiten und mehr Menschen sich von ihrem Leid und ihren Leiden erlösen, dann kann ich nur auf Dich als edlen Leser hoffen, der dieses Werk seinen Mitmenschen empfiehlt.
10. Die Verbissenen: »Humor hat in einem Sachbuch nichts zu suchen!«
Tja - ich scheue mich halt nicht, auch die Erfahrungen des Volks in dieses Schandwerk einzubringen. Wonach es heißt: Lachen ist gesund! (→LV 9075)

Als Kölner sage ich mir: *Lück, die nix künne, wellen immer alles besser künne.* Und als wahrer Hippokratiker lasse ich einen weiseren, wahrhaften Menschen sprechen:

Man muß sich bemühen, die anderen zu widerlegen, indem man alles besser macht *(Hippokrates/Linné, II, 230)*

Was die Medien und die ihrer Vorurteile und dem Massendenken Verhafteten angeht: Viele von ihnen vermögen leider nichts von dem in Frage zu stellen, was ihrem wissenschaftsdevotem Denken unpassend erscheint. Alles, was den heutigen allgemeinen Vorstellungen widerspricht, wie man zu denken und handeln hat, das werten sie als einen Angriff gegen sich:

»Schade, daß es die Hitler-Bücherverbrennung nicht mehr gibt! Man sollte Sie als Verfasser dann gleich mit dazu ins Feuer werfen!« (Medizinprofessor Stein am Telefon)

In ihrem Aufschreien gegen mich beweist sich die alte Weisheit, daß die Seele verwundbarer ist als der Körper. Der Haß gegen ungewohntes Gedankengut geht vor allem von denen aus, die glauben, allein im Besitz der richtigen (und doch nur ihnen von den Medien eingetrichterten) Meinung zu sein. Und die alles andere verdammen und niederreissen möchten, was ihrem spießbürgerlichen Denken zuwiderläuft. Die stille oder direkte Feindschaft der Massen traf aber schon immer diejenigen, die etwas Neues und bislang nie Gedachtes der Menschheit brachten... Und in der Tat: Rohe Unkrautmahlzeiten für Kranke zu fordern – der Gedanke ist tatsächlich ja noch nie gedacht worden. Was soll's: Deren Wut und Mißgunst zerfrißt letztlich *ihre* Seele - nicht meine. Die Be-, nein Getroffenen, die nicht über ihren Schlechtkostetellerranddenkenkönnenden fühlen sich von diesem Buch ganz persönlich verletzt. Seelisch verletzbar ist aber im allgemeinen nur der Empfindliche, der nur *sich* und *sein* Wohl sieht und vom vielfachen Leid der anderen und der Erde nicht berührt wird. Und der nicht wissen will, wer daran schuld ist. Er müßte sich ja dann vielleicht an die eigene Brust klopfen...

Das Fazit: Wenn man keine sachlichen Argumente vorbringen kann, dann greift man den Wahrheitsberichtenden persönlich an, gießt seine Häme über ihn und macht ihn mies. Nicht nur der Autor entlarvt etwas in diesem Buch – auch der Betroffene entlarvt etwas: sich selbst.

»Den Heilpraktikern und Naturheilkundigen bist Du aber auch nicht sonderlich hold.«

Ich bin keinem hold, der Kranke davon abhält, sich selbst gesund zu machen. Einer zitierte - welche Ehre für mich! - sogar Friedrich Schiller bei einem Gesundheitskongreß: Franz hieß die Kanaille. Egal! Ich lasse mich lieber belabern, als mir auf dem Sterbebett Vorwürfe zu machen, nicht alles versucht zu haben, mitzuhelfen, die Menschen von ihren Leiden zu befreien und die Erde zu retten. Wisse:

Nur Schockieren und Irritieren bringt Klarheit und die Wahrheit ans Licht. Zu lange köcheln sonst die leckeren Süppchen, wenn man die alten Töpfe nicht endlich mal vom Herd fegt.

820 Ich sehe nun mal meine Aufgabe als Schriftsteller darin, die Menschen hinter die Kulissen des schauerlichen Theaters Schulmedizin blicken zu lassen und Beweismaterial dafür zu geben. Und ich will Dir diese, für uns so kostspielig gewordene, unser Volksvermögen kaputtmachende Medizinergesellschaft endlich transparent machen. Und meine Nachweise sind wahr, auch wenn man sie nicht gerne wahrhaben will. Nur – mal vielleicht abgesehen von Dir: Wer ist schon groß daran interessiert, diese brutalen Wahrheiten über sich und seine Götter zu erfahren, die ich hier aufgetischt habe? Das paßt doch keinem in seinen Kram!

Die Mediziner und die Journalisten werden die anderen und sich selbst deshalb weiter belügen und manipulieren, um so zu beiderseitigem Nutz und Frommen weitermachen zu können wie bisher. Und das dürfte auch für die meisten Kranken zutreffen... Für Dich etwa auch?

»Tja, wenn ich Deinen Ratschlägen folge, dann vermindere ich doch damit ganz bewußt meine bisherige Lebensqualität!«

**Echte Lebensqualität:
Wohlgefühl, Zufriedenheit!**

Mag schon sein - aber auf der anderen Seite steigt sie ganz gewaltig dadurch an, daß sich Dein Selbstwertgefühl, es durch eigene Kraft geschafft zu haben, bis in den Himmel erhebt.

»Trotzdem, wie ich das so sehe, verzichtest Du doch auf die schönen Eßgenüsse, die das Leben so erfreulich und angenehm machen. Tut Dir das denn nicht leid? Da mußt Du aber noch allerhand Überzeugungskraft aufbringen, um mich auf diesen Weg zu bringen«, sagst Du.

821 Ich hab' all diesen »Genüssen« lange Jahre gefrönt und kann Dir ehrlich sagen: Ich vermisse weder Kaffee, Zigaretten, noch Alkohol. Warte mal ab, was Du für ein herrliches, beständiges Gefühl von Freiheit in Dir trägst, wenn Du das Joch der Genußgifte einmal abgeworfen hast! Und wenn Du Dich statt der Fresserei anderen, besseren Genüssen zuwendest, die ich Dir noch aufweisen werde.

Kann ich jetzt ein bißchen hoffen, daß Du zukünftig Deinen zweiten Wohnsitz nicht mehr in einer Imbißhalle aufnimmst?

»Immer langsam, inzwischen hab' ich Deine UrKost nochmal versucht - aber leider schmeckt sie mir noch immer nicht.«

Unter Randziffer 774 hast Du's mir schon mal vorgeworfen. Du brauchst längere Zeit, um Dich daran zu gewöhnen! Ich sag' Dir was: Sie schmeckt nur einem nicht, nämlich Deinem verwöhnten Gaumen! Dafür schmeckt sie aber vier anderen Organen sehr: Deiner Niere, die wieder unbelastet arbeiten kann, Deiner Leber, die langsam wieder aus ihrem Härteschlaf erwacht und Form annimmt. Und vor allem schmeckt sie Deinem Blut, das sich nun nicht mehr durch Deine Adern quälen muß und Dir jederzeit einen Infarkt schicken kann. Und auch Dein Gehirn freut sich. Weil es sich stark zeigt gegen die Rebellion der Süchte in Dir. Die es täglich in die Knie zwingt - bis sie nur noch winseln. Und dann bald ganz von Dir vertrieben sein werden.

Merkst Du denn nicht, daß Du viel längere Zeit unter den Gefühlen des Unbehagens, der Nervosität, der Gier und des Streßes stehst, bis Du endlich zur Alkoholflasche greifst, Dir die Zigarette anstecken oder in 'ne Bratwurst beißen kannst? Du mußt Dich nur mal richtig beobachten!

Ich selbst habe jetzt viel mehr Lustgewinn als früher! Es ist doch klar: Ich bin jetzt kein Sklave mehr, sondern zum Herrn über all mein Tun geworden. Nein - ich bin alles andere als ein bedauernswerter Gesundheitsapostel, wie Du meinst, der sich das Schönste am Leben versagt. Weit gefehlt!

Bedauerlich, wenn Du zu den Typen gehörst, die sofort alles von sich weisen, sobald etwas nach Schwierigkeiten riecht. Mit Arroganz und Blasiertheit begegnen sie dem angeblichen Ansinnen: Ich laß mich doch nicht von einem Buch bevormunden, was ich tun oder lassen soll. Da ist es mir schon lieber, Du gehörst zu jenen, die ihr Scheitern an der UrMedizin mit Humor tragen:

> Sehr geehrter Herr Konz
> (...) werde ich ihnen zeitlebens dankbar sein, daß durch die UrMedizin meine Sehkraft wieder voll zurückgekehrt ist. Nachdem ich so lange alles nur noch verschwommen erblicken konnte, sehe ich jetzt zu meiner Freude die Flasche Korn wieder völlig klar und ungetrübt vor mir. Ihr Peter Dudweiler

Gesundheitsgesetz
Gesund werden und gesund bleiben heißt: natürlich leben! Wer ernstlich gesund werden will, der findet diesen Weg. Wer das nicht will, findet eine Entschuldigung.

588

> *»Der Körper ist ein harmonisches Ganzes, dessen Teile sich in gegenseitiger Abhängigkeit halten«* (Hippokrates)

7. Kapitel

Lerne: Dir endlich selbst zu helfen

7.0 Der Verfasser: kein einsamer Rufer in der Wüste...

Es gab schon immer Menschen, welche den Kranken echte Hilfe und Erkenntnis bringen wollten. Leider formulierten sie vielfach zu umständlich, zu einfältig, zu religiös. Auch vermochten sie meist, keine Beweise für die nur aus der Tiefe ihrer ehrlichen Herzen sprudelnden Wahrheit zu liefern. Daneben fehlte ihnen eine geistige Verankerung ihrer Thesen.

Jean-Jacques Rousseau [822]

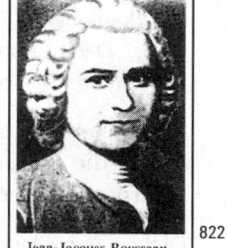

»Und die siehst Du bei der UrMedizin als gegeben an?« fragst Du. »Wo soll die denn liegen, wenn Deine Gedanken aus der Urzeit hergeholt sind?«

Natürliche Heilweisen sind nicht plötzlich aus dem Nichts entstanden. Auch ihnen gingen geistige Strömungen voran, die sich in viele verschiedene Richtungen entwickelten, richtiger: meist verirrten.[9720] (→Rz215, 965ff) Nach Plato, Aristoteles, Pytagoras, Sokrates und Hippokrates (der auch noch kein Rezept zum Heilen von als unheilbar angesehenen Leiden besaß) erwachte in den Menschen der Sinn für Schönheit und Harmonie der Natur erst wieder zum Ausgang des 18. Jahrhunderts.[0670]

Es war - ich nenne ihn so - der Philosoph des gesunden Menschenverstandes, der erkannte, wie sehr der ›Fortschritt‹ die Menschen von der Natur und dem Natürlichsein hinweggeführt hatte: Jean Jaques Rousseau.[0673] Schon sein erstes Werk war eine flammende Anklage gegen die Zivilisation und Kultur. In diesem »Discours sur les sciences et les arts« stellte er fest, daß der Fortschritt der Kultur die Menschen nicht gebessert habe. Im Gegenteil, diese Kultur habe durch Vergesellschaftung und vor allem durch Verwissenschaftlichung den Gang ins Verderben angetreten und sei aus dem glückhaften, naturnahen Urzustand entkommen. Er beschwöre die Menschen seiner Zeit, sich wieder um die verlorenen Werte zu bemühen.[0600] 1762 erschien sein erzählerisch angelegtes pädagogisches Lehrbuch »Emile«. Mit einem damals völlig neuen Eingehen auf die Eigenart des Kindes, legte er erzieherische Grundsätze dar, die im behutsamen Wachsenlassen und Lenken natürlicher, daher »guter« Fähigkeiten bestehen. Dem Werk, das die neuzeitlichen Erziehungstheorien stark beeinflußte, schlossen sich die »Profession de foi d'un vicaire savoyard« an, worin Rousseau an die Stelle des christlichen Gottes einen aus der Natur- und Gemütsekstase erfühlten Gott setzte und eine aus der inneren Schau hergeleitete Morallehre darlegte.

Auch er wurde verurteilt, geächtet und verjagt und mußte immer wieder fliehen. Seine letzten Jahre verbrachte er, menschenscheu geworden, in Einsamkeit.

Die Schärfe seines Verstandes, gepaart mit schriftstellerischer Gewalt in einfachster, jedem verständlicher Sprache, war einmalig. Sein Denken beeinflußte alle nach ihm kommenden geistigen Größen bis zu Goethe, ja bis Proust. Rousseau brachte die ganze Aufklärung ins Wanken, als er das Recht der fühlenden Seele forderte.

Und hier schließt sich die wahre Naturheilkunde - die UrTherapie - an. Noch einen Schritt darüber hinausgehend fordert sie den Ersatz der naturwissenschaftlichen, nur vom materiellen Denken beherrschten Schulmedizin und der Wissenschaft durch die im Grunde der Menschenseele liegenden Urgefühle und Ahnungen.[0667] Denn nur letztere sind zufolge ihrer genetischen Ur-Informationen und Urprogrammierungen auf die Natur dazu in der Lage, uns fehlerfrei zu sagen, was dem Menschen frommt und was ihn und die Erde erhalten kann. Und diese Urgefühle zu wecken und zu beleben - das ist einer der großen Zwecke dieses Buches.

823 Wieder Raum geben dem aus dem Bauch kommenden leichten Unwohlsein, wenn man Dich mit Bleischürzen abdeckt und vor den Röntgenapparat setzt; wieder hören auf die innere Stimme in Dir, die da zu Anfang einer schulmedizinischen Behandlung oder vor Einnahme eines chemischen Medikaments in Dir aufsteigt. Die feine innere Abwehr wahrnehmen, wenn eine Spritze angesetzt wird... Darauf hören und nicht auf das, was Dir ein Fremder aufschwätzen will! Der der Natur sehr nahe stehende Goethe gab das Postulat: Die Natur ist immer wahr.

Gesundheitsgesetz der Natur:
Wenn die Natur immer recht hat, dann folgt daraus: Der Mensch hat immer unrecht, sofern er nicht den Gesetzen der Natur folgt.

Dichter wie Claudius, Eichendorff, Mörike, Rilke und Novalis, von denen Du noch am Ende des Buches hören wirst, gaben dem Anstoß Rousseaus - Anspruch des Menschen auf ein natürlicheres Verhalten - innigen wie beredten Ausdruck. Aus dieser Zeit erwuchs ebenfalls in Deutschland eine Naturphilosophie, in der sich auch erste natürliche Anregungen für die Medizin finden. Es war die sogenannte »Romantische Medizin«.[9036] Die UrTherapie sieht sich in diesen Traditionen wurzelnd. Weil sie den Anspruch erheben kann, eine für immer gültige Form der Ganzheits-Krankheitsbehandlung zu sein.

Vergessen ist heute die Naturphilosophie des F.W.J. Schelling (1775 - 1854), für den die gesamte Welt eine Ganzheit, ein einziger Organismus darstellte. Er ging berechtigt davon aus, daß im Urzustand der Mensch eine völlige Einheit mit der Natur bildete, in der er lebte. So bezeichnet er es als Aufgabe seiner Philosophie, die Entzweiung des Menschen mit der Natur aufzuheben und den ursprünglichen Zustand der Einheit von Mensch und Natur wieder zu errichten. Denn Mensch und Natur, Materie und Geist, Innen und Außen entsprächen einander. Alles sei nicht anderes, als Ausdrucksform eines einheitlichen Lebensprinzips: Natur sei das werdende Ich.[9036] Hier wurde das einfache Gedankengut von Rousseau leider etwas sehr verwissenschaftlicht.

So wurde aus dem Verschwommenheitsdenker Schelling ein in der Gelehrtenwelt hochangesehener, gut bezahlter Professor - weil keiner so recht verstand, was er eigentlich zu sagen hatte -, während der sich verständlich ausdrückende Rousseau ein armseliger Schlucker blieb.

Du erkennst: Die vitalen Wurzeln der UrTherapie reichen tief in die Urzeit, die geistigen sind in der Naturphilosophie Jean Jaques Rousseaus und später im Denken von R.W.Emersons und H.D. Thoreaus [967(a)] verankert. Und ich könnte mir vorstellen, daß Du den Miturheber dieser ersten sanften Form von Medizin, den Leibarzt des Königs Johann von Sachsen Carus (»Ich weiß sehr wohl, daß vielleicht sieben Zehntel der Menschen nicht an der Krankheit, sondern an unzeitiger, zu vieler Arzneien gestorben sind!«) und Dichter Novalis, einmal so deutest: »Wenn alle untreu werden, so bleiben wir doch treu«. Nämlich Dir, einzig wahre Natur. Diese naturphilosophische Romantische Medizin entstand zusammen mit der naturwissenschaftlichen (richtig wäre: antinaturwissenschaftlichen) Schulmedizin. Doch konnte sie sich nicht gegen letztere durchsetzen:

Die Ganzheitsmedizin wußte sich zwar auf dem richtigen Weg - aber sie verlor sich mehr ins Transzendentale, um nicht zu sagen in Phantasterei. Und sie war außerstande, den kranken Menschen irgendwelche anwendbaren Methoden zu vermitteln, wie sie denn nun eigentlich mit und an der Natur genesen konnten. Denn mehr als zu sagen: Mäßigt Euch im Essen und im Trinken und seid gottesfürchtig, das vermochte die Romantische Medizin damals nicht. Und was sollte ein Arzt schon für solch fromme Sprüchlein groß an Honorar verlangen!

Wir beleben hier den Geist Rousseaus und der Romantischen Medizin neu. Und wir geben diesen deren Handhabung mit der UrTherapie zur Seite. Nun vermag sich ihr edler Geist mit der Praxis zu vereinen und so dem Wohl gesunder und kranker Menschen dienen.

*Wenn Du merkst, daß Du zur Mehrheit gehörst,
wird es Zeit, Deine Meinung zu ändern.*
(Mark Twain)

7.01 Was ist unter wahrer Klassischer Naturheilkunde zu verstehen?

Leider hat bis heute noch niemand versucht, die Leitgedanken einer wahren Naturheilkunde zu 830 formulieren. Das aber ist nötig, weil sich zu viele Methoden von Scharlatanerie unter deren guten Namen einnisteten. Im Kapitel 1.62 (Rz215) über die Esoterik habe ich es Dir deutlich gemacht. So muß ich in der Tat die Naturheilkunde mehr vor ihren angeblichen Befürwortern als vor ihren Gegnern, den Medizinern, schützen.

Als Begründer der Naturheilkunde wird Prießnitz (1799-1851) angesehen. Seine Heilmethoden beruhten auf nur natürlichen Mitteln: Kaltwassergüsse, Maßnahmen zum Austreiben von Schweiß und dem Trinken von (damals noch vorhandenem) klaren Wasser. Er hatte seinerzeit großen Zulauf - aber für eine dauernde Heilung seiner vielen Patienten fehlte eins: die urgesunde Ernährung. Und er war ein des Schreibens unkundiger Bauer. Trotzdem ging von ihm im Sinne des Rousseauschen Denkens der Gedanke aus, nur die Kräfte und Wirkungen der reinen, unverfälschten Natur zur Krankheitsheilung einzusetzen. 40 Jahre später schlug er auch in den USA Wurzeln und wurde dort von der Gesundheitsbewegung Natural Hygiene aufgegriffen und - nur für das Gebiet der Ernährung - eingehend ausgefeilt. <u>Ich habe mir die ehrenvolle Aufgabe gesetzt, die Naturheilkunde zur Ganzheit der Klassischen Naturheilkunde zu schweißen, sie mit der UrKost, UrBewegung und seelischen UrGefühlen zu bereichern. Um damit eine »Heilung« selbst bei schulmedizinisch für »unheilbar« gehaltenen Krankheiten zu bewirken und zu gewährleisten.</u> Falls die Organe des Kranken nicht bereits zerstört sind..

Die heute von Ärzten und Heilpraktikern angewandte »Naturheilkunde«[8335] hat sich inzwischen meilenweit von der Natur entfernt. Die von ihnen praktizierte wendet alles Mögliche an - nur keine Natur. Die nunmehr auf der augenblicklich immer stärker werdenden Naturwelle reiten wollenden Ärzte begreifen die wahre Naturbehandlung jedoch nicht! Wie sollten sie auch! Haben sie doch mit der Natur so viel zu tun wie Eunuchen mit nymphomanischen Frauen.

Das Denken mit und im Sinne der Schöpfung ist ihnen nie nahegebracht worden, ist ihrer ganzen Ausbildung und des ihnen eigenen Profitstrebens diametral entgegengesetzt. Z. B. führen sie nun ebenfalls den Knoblauch als Heilmittel in die Schulmedizin ein. Der wird schon seit 60 Jahren als das beste Mittel gegen Arterienverkalkung den Menschen angepriesen. Und jeder glaubt daran, obwohl Knoblauch noch nie etwas anderes bewirkt hat, als Kulturkost besser schmecken und die Menschen stinken zu lassen. So schlimm, daß es für andere eine Zumutung darstellt, mit ihnen zusammen zu sein.

> »Die Natur hat immer recht - Fehler und Irrtümer sind stets die des Menschen!«
> (Goethe)

<u>Der Sinn der Naturbehandlung wird völlig mißverstanden, wenn irgendwelche Gaben der Erde als Medikament verwandt und eingesetzt werden.</u>
Die Klassische Naturheillehre verordnet keine bestimmten Stoffe oder Mittel wegen deren speziellen Wirkung auf den Organismus. Sie ist frei von jeder materialistischen Denkweise.
Die Klassische Naturheilkunde folgt nicht mechanisch-allopathischen Prinzipien. Sie verschreibt keine einzelnen Nahrungsstoffe, weil diese etwa die Arterien putzen, den Darm wieder in Bewegung bringen bzw. zusätzliche Vitamine dem Körper einschleusen sollen. Oder weil sie etwa gegen Keime wirksam wären oder fehlende Keime zuführten. Das sind nichts als auf Dauer schädliche, zumindest aber nichts einbringende Teilmaßnahmen. Die Klassische Naturheilkunde[8335] behandelt den kranken Menschen immer nur als Ganzes und mit *ganzer* Natur - oder überhaupt nicht. Sie gibt sich nicht Halbheiten hin. Sie stellt das Denken des Kranken wie des noch gesunden Menschen richtig und erreicht aus seiner so gewonnenen Einsicht und Eigenständigkeit eine Änderung seiner gesamten Lebensweise. Und damit die gesundmachende Wirkung auf das *gesamte* körperliche und seelische Geschehen.

Der wahre Klassische Naturheilkunde praktizierende Arzt[8339, 9718] muß innerlich vor sich gerade stehen und sich sagen können: Ich habe nicht nur das Beste, sondern das allein Richtige für meinen Patienten getan. Genauer: Ich habe ihm mit Nachdruck vermittelt, das er das dazu Erforderliche selbst tun muß. Ich vermag das nicht.

830 Selbst die so von sich eingenommene Schulmedizin gibt ihre Vorschläge manchmal noch unter dem Vorbehalt »nach dem derzeitigen Stand der Wissenschaft« ab.
Damit erklärt sie (sehr zu Recht) das Wissen unserer Zeit - also in der Zeit, in der wir augenblicklich leben - als unvollständig und unvollkommen.
Folgst Du also den Vorschlägen der Mediziner, so werden Dir stets alle zukünftigen Erkenntnisse der Wissenschaft und deren Kunstmittel fehlen. Und Du wirst Dich damit abfinden müssen, daß sie auch all das mit dem zur Zeit waltenden Wissensstand mit Dir geschehen wird, was sich später als falsch und schädlich für Dich erweist.
Sich also auf alle augenblicklichen Beweisführungen (besonders bei den Medizinern) einzulassen, das heißt praktisch nichts anderes, als Opfer des mangelnden Wissens von heute zu werden

Den Unwissenden von heute zu folgen - willst Du das? Willst Du wirklich von heutigen Wissensmängeln Deine Gesundheit abhängig machen? Gifte schlucken und radioaktive Bestrahlung zulassen, welche Dir Unwissende, nur der Gier nach immer mehr Profit verfallene Menschlein anbieten? Von mit mangelhaftem Wissen ausgestatteten Medizinern Metzeleien an Deinem Körper - er ist alles, was Du wirklich besitzt! - über Dich ergehen lassen?

Das kann nicht Dein Ernst sein! Und wenn er es sein sollte - nun, dann mußt Du halt mit Deiner Dummheit leben.

»Niemand kann in die Zukunft schauen. Was sollen die Ärzte denn Deiner Meinung nach aber anderes tun, als nach bestem Wissen und Gewissen zu handeln?«

Gar nicht handeln! Das machte ihnen doch schon ihr Lehrvater Hippokrates klar. Sie sollen ihren Beruf wegen der eben für sie festgestellten Unkenntnis und zwangsläufigen Falschbehandlung aufgeben, wenn sie sich mit Krankheiten befassen. Jeder ehrliche Mann würde das tun. Oder die Klassische Naturheilkunde anwenden.

»So - Du hältst Dich also für vollkommen«, höhnst Du.

Nein, das ist kein Mensch. Und ich habe sicher mehr Fehler als Du. Aber ich halte die Natur für vollkommen. Und mache Gebrauch von der Unfehlbarkeit der Natur. Deshalb vermag ich Dir so sicher zu versprechen, daß sie Dich von allen Krankheiten befreit.
Mit dem Einschluß der Allwissenheit der Schöpfung und ihrer Natur habe ich somit auch alles Unbekannte, alles zukünftige Wissen in die UrTherapie der Klassischen Naturheilkunde integriert.
Denn die Vollkommenheit der Natur (und die darauf aufbauende UrTherapie) hat alles kommende Wissen, alle jemals möglich werdenden Erkenntnisse der Wissenschaftler vorweggenommen: Was ehrliche Wissenschaftler auch immer als richtig erforschen und herausfinden - es kann immer nur die Richtigkeit und Vollkommenheit der Natur bestätigen.

Was kann denn noch gewußt werden, was die Natur (oder Gott) nicht schon längst weiß!

Die UrTherapie sieht die Natur als Ganzheit an, und hat sie Dir so auch erklärt. Während die Medizin und die naturwissenschaftliche Forschung die Natur als Eine-dem-Menschen-untertane-Dienerin, oder als »zu bekämpfende, gegen die Menschen gerichtete Urgewalt«, letztlich als bloße »Umwelt« ansehen. Und deshalb mit ihren gesamten Eingriffen in sie seit 10.000 Jahren letztlich scheitern müssen. Alle Zeichen dafür stehen auf Sturm! Du z.B. glaubst, nur die medizinische Wissenschaft wäre für das Wohlergehen der Menschen ausschlaggebend - während sie in Wirklichkeit das größte Übel dafür darstellt. Dieses aber wegen der Arroganz der sie Betreibenden nie wahrhaben, geschweige denn zugeben würde.

Bleibt zu sagen: Die UrTherapie, die sanfteste Naturheilkunde zur Genesung all Deiner Gebresten, sie rät nicht etwa deshalb zur Ur-Ernährung wegen des Basenüberschusses oder der vielen Vitamine in der UrKost. Sie rät auch nicht zum UrBewegungskreisen im Schultergelenk am Ast, um ein nächtliches Einschlafen der Hände zu verhindern. Nein.
<u>Die UrTherapie rät allein deshalb zur UrKost und UrBewegung (die richtige seelische Einstellung folgt dadurch zwangsläufig), weil diese UrTherapie das von der Schöpfung bestimmte artgerechte Verhalten wieder in das Leben des Menschen einführt.</u>

Die UrTherapie sieht in der Entdeckung der Vitamine vor Jahren, und in der Neuentdeckung der Enzyme heute, wie in der letzten Erforschung der Biophotonenverbindung aller Körperzellen untereinander (→Rz769), **nicht mehr als den nachträglichen Erweis längst bestehender, der Klassischen Naturheilkunde innewohnender Thesen. Nämlich, daß die Natur eine harmonische Ganzheit darstellt, in der alles vollkommen eingerichtet wurde. Weshalb es nur richtig sein kann,** *ihren* **Gesetzen zu folgen. Vitamine sind notwendig, Enzyme sind äußerst wichtig, Biophotonenverbindungen sind Voraussetzung für ein artgerechtes Leben aller Geschöpfe der Natur.** 830

Sie sind so erforderlich, wie all die noch unbekannten, noch der Entdeckung durch die Wissenschaft harrenden Lebensstoffe und Funktionen der belebten Natur.

<u>UrGesundheitsgesetz der Natur:</u>

Alle künftigen Ergebnisse der Forschung werden nach und nach die Lehren der wahren Klassischen Naturheilkunde, und der sie in die Praxis umsetzenden Erkenntnisse der UrTherapie, nur bestätigen können. Sofern dies zur Zeit noch nicht der Fall ist, sind sie unrichtig und sollten bald berichtigt werden.

Wie z.B. die Thesen der Höherwertigkeit des tierischen Eiweiß', der Giftigkeit des Huflattichs, der Schädlichkeit des oxalsäurehaltigen Rhabarbers, der Verantwortlichkeit der HI-Viren für AIDS, der Hepatitis-C-Erreger für chronische Leberleiden oder die Definition von Krebs als lokale Erkrankung. Gefordert wird nicht der Spinat wegen seines hohen Eisengehalts oder die Möhre wegen ihres beträchtlichen Vitamin-A-Gehalts. Zu empfehlen sind nicht Zusatzvitamine oder Faserstoffe - gefordert wird einzig und allein die artgerechte Ernährung, die naturbestimmte Bewegung. Und das natürliche Gefühlsleben.
So z.B. kommen die falschen Schlüsse der Mediziner, Forscher und Wissenschaftler zustande:
Weil alle Schlechtkostesser-Frauen seit eh und je menstruieren, nehmen sie dies auch als eine wichtige, unverzichtbare Funktion gesunder Frauen an. Die angeblich alle vier Wochen »das Bett für ein neues Baby vorbereitet«. Melden dann die »Ernährungsexperten« bei Rohköstlerfrauen bliebe die Menstruation aus, schreien sie entsetzt: Rohkost ist schädlich!
Auf natürlicher Basis hätten sie formulieren müssen: Rohkost ist artgerechte Kost, weil die auch bei anderen wildlebenden Säugetieren unbekannte Monats-Blutung nicht oder nur kaum stattfindet. Eine nicht stattfindende Menses kann nicht schädlich sein, wenn die Schöpfung <u>keine vorgesehen hat</u>. So urteilen die »wissenschaftlich« nachdenkenden Mediziner vorschnell negativ: Rohkost? Da bleibt sogar die Periode aus! Zwei Jahre später sind plötzlich ihre Kollegen der gegenteiligen Meinung: „Wer braucht schon die Menstruation? Schluß mit der ewigen Bluterei! (Medical Tribune Nr.27 vom 7.7.2000, S.26) Doch empfiehlt die Zeitschrift nun den Ärzten, ihre Patientinnen zum Rohkostessen anzuhalten? Nein, nein, Ernährung hat ja nichts mit dem körperlichen Empfinden zu tun. Wie sie gleichfalls, uns bewußt falsch informierend unterjubeln, daß unsere ihnen hörige, sie verehrende Mädchen und Frauen (87% wollen unbedingt einen Arzt zum Ehemann!) sich ihre Tage mittels Chemie ersparen sollen: mit der Pille! Denn – man höre und staune: <u>Die Menstruation sei alles andere als gesund! Sie verursache schließlich das PMS (Schmerz, Schwindel, Unwohlsein)! Und dieses wiederum sei der Grund für Herzleiden, Unterleibskrebs und Anämie.</u> Zudem sei die nur etwas für Urur-Omas. Sagen die Doktoren S.L.Thomas u.a. im Jahre 2000 in The Lancet, Vol.355, Nr.9207 (2000) S.922-924. Auch die Ernährungswissenschaftler gehen von einer falschen Grundlage aus. Sie nehmen einfach an, die heute übliche, normale Kost sei grundsätzlich die richtige. Man müsse nur hier und da Kleinigkeiten ändern. So müssen sie zwangsläufig fehlurteilen.

7.1 Pflanzen der Urzeit bilden die Grundsubstanz der UrMedizin

824 Ja - Du mußt ab heute kein Wissen mehr anhäufen oder gar studieren, um gesund zu bleiben. Und brauchst vor allen Dingen nicht auf die zu hören, die sich nur totes Bücher- und Laborwissen angeeignet haben.

Du mußt nur ganz einfach natürlich leben, um gesund zu werden und zu bleiben. So einfach leben wie möglich - das ist schon alles![2482]

Du wirfst über Bord, was nur belastet und Streß bereitet:

Gesundheitsgesetz der Natur:

Jede unfruchtbare Verbindung, jedes Zuviel nimmt Dir Deine Freiheit, Dein Leben sinnvoll zu gestalten.

So, nun kommt der große Augenblick, an dem Du Dich mit einem kleinen Körbchen bewaffnet erstmals auf die Suche nach Wildpflanzen machst. Sollte es länger dauern, ehe Du wieder zu Hause sein kannst, so nimm noch einige kleine, zu einem Viertel mit Wasser gefüllte Weck- oder Saftgläser mit. In den Korbwaren-Billigshops bekommst Du aber auch hohe verschraubbare Gläser (→Rz.793). Darin kannst Du dann die gesammelten Blätter oder Blütenstiele stecken, dann halten sich die Pflanzen länger frisch, wenn Du etwas Wasser zugibst.

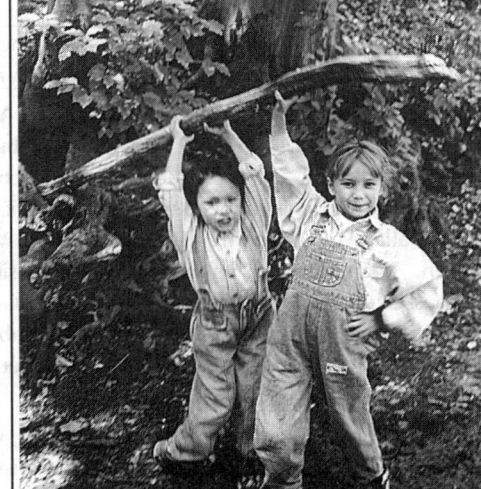

„Hallo, Florian, irgendwie hab' ich so'n Gefühl, daß Du hinter meinem Rücken schlaff an dem Ast runterhängst. Den wir doch gemeinsam so cool vor den Lesetanten und -onkels hochstemmen wollten!"

»Ich hab´ immer noch Angst, ob ich auch keine falsche Pflanze erwische«.

825 Ach, das hast Du schnell gelernt. Die am meisten verbreiteten kennst Du doch sicher: Taubnessel, Löwenzahn, Gänseblümchen, Sauerampfer, Waldklee, Wegerich. Die anderen weitverbreiteten lernst Du aus Kapitel 9.96 bis 9.98 oder einem der Pflanzenbücher[9724] schnell kennen, wie etwa Giersch oder Scharbockskraut, die im Frühjahr meist große Flächen bedecken. Den Giersch oder auch Geißfuß kannst Du gut daran erkennen, daß er - von der Rückseite aus betrachtet - Blätter besitzt, die ähnlich einer Ziegenzehe gestaltet sind: ein vorderes großes und ein kleineres seitliches. Und das Scharbockskraut mußt Du nur mal auszupfen, um es an den kleinen Kartöffelchen an seiner Wurzel zu erkennen.

Oder Du machst es so: Probiere von den Dir unbekannten Urpflanzen ein Stückchen, und wenn sie nicht allzu bitter oder unangenehm schmecken, dann nimmst Du sie mit und siehst zu Hause nach, ob es sich um eine der gefährlichen Pflanzen handelt. Du kannst sogar vom sehr giftigen Eisenhut ein Stückchen probieren. Nach kurzer Zeit ist Deine Zungenspitze etwas betäubt, mehr passiert auch nicht: übrigens ein Merkmal für viele gefährlichere Pflanzen.

»Du bist gut: Wenn ich nun an einer giftigen Pflanze probiert habe und mich später in Krämpfen winde und am Ende gar noch ... nein, nie im Leben folge ich Deinem Rat«, sagst Du.

Hör mal, ich probiere seit Jahr und Tag von vielen giftigen Pflanzen und lebe bis heute noch quietschfidel. Mir ist viel daran gelegen, daß Du die Scheu vor Pflanzen und der Natur verlierst, deshalb rate ich auf jeden Fall zum Probieren. Du kannst nie mehr fehlgehen, wenn Du Dir den jeder Pflanze eigenen Geschmack eingeprägt hast. Nicht probieren solltest Du nur zwei Gewächse: den Knollenblätterpilz und den Aaronstab. Den ersten nicht, weil er roh nicht schmeckt und tatsächlich gefährlich ist - obschon Todesgefahr erst nach dem Verzehr eines mittelgroßen Pilzes besteht. Probieren könntest Du von ihm also eigentlich auch ein kleines Eckchen.

Von dem zweiten solltest Du nicht das kleinste Stückchen probieren, weil es zu stark die Schleimhäute des Mundes verätzt und Du ein paar Stunden daran erinnert wirst, welche Kräfte in so einem grünen Blatt verborgen sein können. Ilex, Efeu, Maiglöckchen solltest Du im Wald auch nicht pflücken. Diese Pflanzen sind dort hart und trocken, wenn auch nur schwach, giftig. Selbst vom Schierling, der so dumpf schmeckt wie mäuseverkotete Ecken riechen, kannst Du etwas essen, ohne daß es Dir schadet. (Getötet wurde Sokrates mit einem *Extrakt* aus dessen Samen.) Gefährlicher ist da schon der Wasserschierling, der meist an Bächen wächst. Hier nimmst Du also am besten überhaupt keine gefiederten Pflanzen auf - da gibt es ja auch genügend andere. Vor allem schließe die bitteren Pflanzen nicht aus.
Die Wolfsmilchgewächse - davon aber nur bestimmte Arten - verschaffen Dir über zwei Stunden das Vergnügen eines beißenden Pfeffergeschmacks nebst Magenaufruhr. Die merkst Du Dir gut – und läßt dann die Finger davon. Name und Geschmack der Pflanzen müssen sich als feste Einheit bei Dir einprägen.
Solltest Du wirklich mal an eine etwas gefährliche Pflanze geraten sein, die Bauchgrimmen (Holunder), Erbrechen (Wolfsmilch), Herzklopfen (Arnika) oder Schwindel (Schierling) bei Dir hervorruft, so schluckst Du flugs drei Löffel Heilerde - und schon ist bei Dir wieder alles in Butter.
Iß auch einen kleinen Anteil Blätter von Bäumen. Besonders gut essen - wenn Du sie in die Gerichte gibst - lassen sich Buchen-, Birken-, Haselnuß- und Kirschbaumblätter. Linden- und Ulmenblätter sind aber auch für sich allein gut eßbar.
Warum? Weil Geruch und Geschmack im Althirn verankert sind und entwicklungsgeschichtlich auf eine frühere Bewußtseinslage zurückgehen als Sehen. Auch der Säugling lernt seine Umwelt zuerst durch Riechen und Schmecken kennen. Später kannst Du zur Vertiefung die Pflanzen auch noch zu zeichnen versuchen. Dann wird Dir die Herrlichkeit der Natur erst recht bewußt - die wir bedenken- und gnadenlos zerstören...
»Ich habe noch nie in meinem Leben auch nur ein Blättchen von einer Wildpflanze gegessen«, sagst Du, »worin besteht eigentlich der geschmackliche Unterschied zwischen diesen und unseren Gemüsepflanzen?«
Warum willst Du den nicht selbst entdecken? Es ist so amüsant, auf Entdeckungsreise in die Natur zu gehen ... Laß Dir sagen: An Wildpflanzen hast Du viel mehr zu kauen als an Gemüse oder Salat. Die sind alle viel härter und zäher. Das ist aber auch klar, denn niemand ist da, der ihnen den Konkurrenzwuchs wegjätet oder kaputtspritzt. Die müssen sich durchsetzen!
Dann fehlt dem Wildgrün auch der sanfte, uns wohlbekannte Geschmack der Kulturpflanzen, die ja aus eben diesem Grunde gezüchtet und so gerne gegessen werden. Weil sie so zart auf der Zunge liegen und jede von Ihnen einen anderen, feinen Geschmack besitzt. Nein, den Genuß von Spargelspitzen oder Brechböhnchen kannst Du bei Wildpflanzen nicht erwarten. Aber hast Du Spargel oder Kopfsalat schon mal roh, unangemacht ohne Sauce Hollandaise, Essig, Öl und Salz gegessen?
<u>Dagegen mundet Dir der Löwenzahn mit der Zeit so herrlich bitter, daß Dir der übliche Kopfsalat danach nur noch wie gewässerte Kleenextücher vorkommen wird.</u>
Dein Partner wird allerdings aufbegehren: »Das ist ja der reinste Schweinefraß!« Wenn Du dann ruhig antwortest: »Aber die Tiere essen das doch auch«, und Du daraufhin hörst: »Aber ich bin doch kein Tier!«, dann reagierst Du mit den Worten: » Darf ich Dich mal an Dein letztes Theater und Geschrei erinnern, das Du mir vor kurzem wegen des Haushaltsgeldes gemacht hast. Da benahmst Du dich wie ein fletschender Bullterrier«
Falls Du mal eklig sein willst, so setzt Du kleine Beweggründe zum Nachdenken, wenn Du Deinen kochenden Partner fragst: »Na, was hast Du denn heute totgekocht?« Oder, wenn Dir ein Fleischgericht vorgesetzt wird, wünschst Du statt »Guten Appetit«, »Gute Kadaververwertung!« Versuche alles, ihn von der ach so fein schmeckenden, gutbürgerlichen Suchtkost wegzubekommen! Gemeinsam seid ihr stärker!
Und damit Du die UrKräuter gut in Deinen Magen herunterbringst und sie nicht sogleich beim ersten Versuch wieder ausspuckst, bringe ich Dir jetzt mal die richtige Technik des Wildpflanzenessens bei:

7.2 So werden Wildpflanzen richtig von der Hand gegessen

Und hier verrate ich Dir nun die Vorgehensweise, wie Du die Wildpflanzen richtig ißt, damit sie Dir schmecken:

Nur *die Stengel* von Wiesen-Bärenklau, den Samen von Wegerich, die Blätter von Linde und Ulme, den Sauerampfer, Löwenzahn, Wiesenbocksbart und Waldklee kannst Du zum Beginn der UrzeitTherapie ohne Befremdetsein oder Widerwillen in den Mund stecken und mit einigem Wohlbehagen essen. Alle anderen Wildkräuter mußt Du vorsichtiger – ihrem erstmaligen Scharmützel mit Deinem Mund und Geschmacksnerven wegen - zu Dir nehmen. Vor allem an die harten Baumblätter, den Giersch oder das Gras mußt Du bedächtig herangehen. So wird's gemacht - ich hab's den Affenmenschen abgeschaut:

Du rupfst Dir davon gerade soviel aus, wie Du zwischen Daumen, Zeige- und Ringfinger halten kannst, steckst es vorsichtig in den Mund, schiebst die noch überstehenden Enden mit dem Zeigefinger nach - und wartest. Warte so etwa 15 Sekunden ruhig ab, und Du wirst dann merken, wie die millionenjahrelange genetische Programmierung Deiner Organe auf Wildkräuter anläuft, die noch tief in Dir steckt: Ganz von selbst füllt sich Dein Mund plötzlich mit Verdauungssäften, welche das Grün durchdringen und es Dich plötzlich als angenehm empfinden lassen. Nun erst beginnst Du ganz leicht dieses mit den Zähnen zusammenzudrücken. Langsam beißt Du immer fester zu, kaust mehr und mehr darauf, empfindest es immer schmackhafter, immer süßer werdend. Je nachdem, zu welcher Zeit und an welchem Ort Du es nimmst, schmeckt das Gras oft so herrlich, wie sein Heu duftet. Du kaust es noch solange gründlich durch, bis es sich schließlich zu einem kleinen grünen Knäuelchen im Mund zusammenballt. Das aber jetzt gut zu schlucken ist und angenehm in Deiner Speiseröhre hinabgleitet. Gleiche Technik gilt anfangs für alle allein gegessenen Wildkräuter. Nun - wer das auch auf diese Weise nicht schafft, der muß die Kräuter halt mit einer Banane, einer Avokado oder anderem Obst zusammen essen, dann ist es wirklich kein Problem.

»Würde es schlecht sein, wenn ich hin und wieder auch einmal von den Kulturpflanzen esse?«

827 Ach was! Jedenfalls nicht als gesunder Mensch. Wenn die Kulturpflanzen biologisch gezogen sind - also ohne Giftbeigaben aufgewachsen -, dann kannst Du sie ohne weiteres ab und zu essen. Am besten mischst Du sie Dir mit den Wildpflanzen, dann gehen letztere angenehmer runter. So halte ich's im Winter. Weil ich dann auch nicht allzu gerne Gras pur esse. Da ist es mir schon recht, daß meine Frau im Garten Feldsalat und Winterportulak angepflanzt hat, weil bei uns nur wenig Gänseblümchen zu finden sind, deren Rosetten man sonst wie Feldsalat essen kann. So läßt sich dann eine angenehme Mischung aus Gras und Bio-Salat mixen. Doch solange Du noch krank bist, läßt Du am besten zuerst allein die ganze Kraft der Wildpflanzen in Deinem Körper wirken.

<u>Kleinkinder, die jünger als zwölf Monate sind</u>, sollten zur Zeit keinen frischen Blattsalat, Spinat, Rettich sowie keine Radieschen zu essen bekommen. Diese Gemüsesorten enthalten nämlich reichlich Nitrat, und Nitrat kann im Körper zu Nitrit und dann zu krebserregenden Nitrosaminen umgewandelt werden. Siehst Du, wenn Du Deinem Kind Wildsalate gibst, mußt Du darauf keine Rücksicht nehmen. Dein Kind braucht jeden Tag sein Grün, um es gegen Asthma, Allergien und Erkältungen zu schützen. Das willst Du doch, oder? Iß es mit ihm zusammen, dann macht's dem Kind Spaß - und Dir. Meine Myriam hat schon im Alter von fünf Monaten täglich ein paar Blättchen Wildgrün mit Spaß im zahnlosen Mündchen zu kauen versucht - und plötzlich war's unten.

828 »Eine alternativ angehauchte Bekannte ißt öfter Brennesselblätter. Die sollen Unmengen von Vitaminen besitzen! Mich wundert, daß Du sie nirgendwo aufführst. Na ja, Du kannst ja auch mal was übersehen«, sagst Du.

Nicht nur das! Ich kann mich auch im Interpretieren der Natur irren. Und wenn ich mich Deiner Meinung nach irre, dann fänd' ich es prima, wenn Du mich mit der Nase auf solche Ungereimtheiten stößt - zum Nutzen von uns allen. Doch zur Brennessel: Warum denkst Du, daß man schnell die Finger zurückzieht, wenn man sie ergreifen will? Das ist m.E. ein Hinweis der Natur an Dich. An Dich als ein von ihr geschaffenes Lebewesen: Daß diese Pflanze eigentlich *nicht* für Dich bestimmt sein könnte! Denke nicht mehr nur menschenbezogen, sondern fürderhin nur noch »Alles-was-da-kreucht-und-fleucht-Bezogen«.

Die Brennessel ist besonders für die Schmetterlinge, die bunten Gaukler auf unseren Wiesen, 829 bestimmt. Und an diesen wundervollen Geschenken Gottes für das Menschenauge willst Du Dich doch als kommender Liebhaber der Natur wohl auch noch später erfreuen. Aber: Die oberen Spitzen der Brennessel brennen kaum. Das ist nun wieder ein Hinweis der göttlichen Natur: Das darfst Du, Mensch, essen! Und ich interpretiere diesen Fingerzeig Gottes noch etwas deutlicher, wenn ich Dir meine Beobachtung mitteile, daß nach dem Abbrechen der Spitzen die Brennessel sogar einen Wachstumsschub erlangt. Es geht ihr wie den Gräsern. Und so ißt Du sie: Mit Daumen und Zeigefinger zupfst Du Dir die kleinen vier Spitzenblättchen ab, preßt und rollst sie auf den Fingerkuppen hin und her und läßt sie in den Handteller fallen, wo Du die drei letzten Finger darüber legst. So hast Du schnell zehn Stück zusammen, die Du dann in einige größere Blätter von Löwenzahn einfüllst und noch einige Blättchen von Giersch, Miere, Wegerich oder Sauerampfer dazu gibst, es zu einem Knäuel drehst und so von diesem Rollmops Stückchen für Stückchen nur mit den Vorderzähnen (wie ein Hamster) abbeißt.

Wie von Zauberhand verschwinden die Brennesselhaare, wenn der Samen (bei uns Mitte Juli) zur Reife kommt. Und gleich danach erscheinen Räupchen und Kleinkäfer und essen die Blätter auf. So hängt jetzt zur sichtbaren Einladung nur noch der Samen frei am Stengel. Wie bis ins letzte durchdacht hat Gott (=Natur) doch das alles geschaffen!

Der Stumpfe Ampfer ist nicht für die Menschen gedacht worden. Und auch die Kühe verachten ihn. Bis Mitte August bleibt der Stumpfe Ampfer oft ganz allein auf den Wiesen stehen. Na, warum meinst Du wohl? Das Foto gibt Dir die Lösung:

Der Giersch, auch Geißfuß genannt, ist derart lebenskräftig, daß er gleich nach dem ersten Mähen wieder aufsprießt. So als wollte er Dir sagen: Da bin ich schon wieder – greif zu!

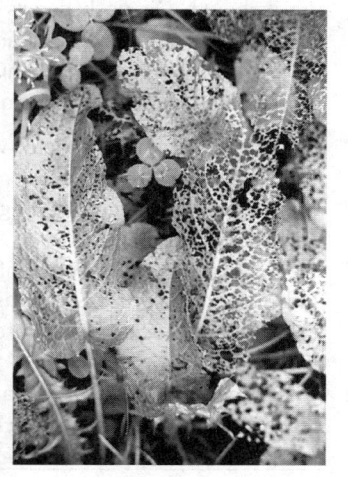

Na, weißt Du inzwischen, warum der Stumpfe Ampfer von Weidetieren und neuerdings auch von den die Wiesen abweidenden UrKöstlern keines Blickes gewürdigt wird? Weil die allweise Natur den Stumpfen oder Krausen-Ampfer-Geschmack ganz widerlich machte. Warum? Damit auch die von ihr geschaffenen kleineren Käfer und Kleinstlebewesen, welche die Gesundheit des Bodens und dessen Kräfte für das in ihm geborgene Leben aufrechterhalten, was zu beißen übrig behalten. In einem Fingerhut Erde befinden sich mehr Lebewesen als es Menschen auf der Erde gibt. Noch mehr in Deinem Darm. So wie sich diese in einem Kuhfladen ins Trillionenfache vermehren, um schnellstens die Abfallstoffe abzubauen, damit sie der Erde wieder dienlich werden.

»Ich hab' mal einen Blick in die Tabelle im Kapitel 7.82 geworfen, in welcher Du die eßbaren Urpflanzen mit ihren einzelnen Geschmacksarten aufführst. So was fand ich noch nie in einem botanischen Lehrbuch, ist ganz prima. Aber: In anderen Büchern werden alle Hahnenfußarten als giftig bezeichnet, und Du führst eine dort als eßbar auf«, wendest Du ein.

Wenn der Hahnenfuß u.a. Pflanzen so giftig wären, wie es in den Pflanzenbüchern bezeichnet 830 wird, hätte man mir längst schon ein paar Blümchen auf meinen Sargdeckel geworfen. Was ich hier im Buch empfehle, das habe ich alles am eigenen Leibe ausprobiert. Andere Schriftsteller schreiben leider zu oft nur einfach von Vorbüchern ab. Das passiert bei mir nicht, wie Du schon bei der Darstellung der Medizingeschichte bemerkt hast. Allem bin ich auf den Grund gegangen. Es ist zwar richtig, daß die Gifte Protoanemonin und Anemonin darin stecken - weshalb die Kühe den Scharfen Hahnenfuß auch stehenlassen. Ich empfehle aber den *Kriechenden Hahnenfuß*, und der brennt kein bißchen auf der Zunge und enthält kaum Anemonin. Das zudem im Winter - welch weise Natur! - auch aus dem Scharfen Hahnenfuß verschwindet. (Deshalb richtet der Brennende Hahnenfuß getrocknet im Heu auch keinen Schaden bei den Kühen an.)

597

7.3 Schreckliche Gefahren beim Essen von UrKost?

> Deine Rede sei ja, ja – nein, nein und alles was da drüber ist, ist von Übel. Ich setze fort: Dein Essen seien Früchte, Samen, Kräuter, Wurzeln. Und alles was darüber ist, ist von Übel.

»Du rätst mir zum Essen aus Wald und Feld - weißt Du aber auch, daß Du mich wegen der dort herumwehenden Eier des Fuchsbandwurms einer gewaltigen Gefahr aussetzt?! Die Presse war voll von Warnungen, deshalb etwas aus der Natur zu essen!« So gibst Du zu bedenken.
Richtig, das ist jedes Jahr das gleiche Thema in den Gesundheitsspalten, ausgehend vom Veterinäramt Memmingen. Das verkündete es „amtlich" an die Nachrichtenagenturen:

> Die Gefahr ist gewaltig: Wer sich durch die Eier des Fuchsbandwurmes infiziert, kann möglicherweise elend zugrunde gehen. Das Veterinäramt warnt eindringlich: keine Waldfrüchte roh verzehren. dpa 14.3.2000

Nun habe ich Dir doch bereits zu den Viren und Bakterien klargemacht, warum die Schöpfung sie unsichtbar für unsere Augen machte. Denk weiter, wenn Du solche Meldungen liest: Das gilt auch für alle anderen Keime. Und ebenfalls für die Fuchsbandwurmeier, die Gott so winzig hielt, damit wir Menschen sie nicht wahrnehmen können und uns nicht darum kümmern müssen. Und es war gut so.

Wie kannst du nach all dem, was Du bis jetzt hier gelesen hast, noch immer was auf das Sagen von Forschern, Beamten oder Wissenschaftlern geben! Die nichts um den eigenen *gesunden Menschenverstand* geben! Begreife, daß wissenschaftliches Denken krankhaftes, zerstörerisches Denken bedeutet.

Die Schöpfung wollte eine einfache Sicht der Welt. Sie will ihre Geschöpfe nicht ständig verwirrt und hin- und hergestoßen zwischen verschiedenen Ansichten sehen. Und glaubst Du, wenn ein Gott dahintersteckt, daß dieser den Menschen Schlechtes mit den unsichtbaren Bandwurmeierchen zumuten wollte?

832 **Wissenschaftliches Denken hat die Schöpfung nicht für ihre Geschöpfe vorgesehen. Sie hat für alle ihre Lebewesen nur einfache, unverbildete, also natürliche Denkweisen eingeplant.**

Gott wollte sein grandioses Werk, die Natur, ohne Auflehnung angenommen und nicht bezweifelt, bekrittelt, seziert oder verändert sehen. Die Schöpfung wollte eine einfache Sicht der Welt.

Sie wollte, daß ihre Geschöpfe unbeschwert und gesund das ihnen geschenkte Leben natürlich leben und das, was für sie als Speise vorgesehen war, unverfälscht und ohne kleinliche Bedenken zu sich nehmen. So wie das alle 1.500.000 Lebewesenarten ebenfalls tun - außer dem Menschen.

Du solltest sehen: Analysierendes, die Lebensgeheimisse erforschendes und mit der uns eigenen menschlichen Kurzsichtigkeit daraus Folgerungen und Maßnahmen ergreifendes Denken ist *gegen die Natur gerichtetes* Denken.

Noch immer ist das, was die Wissenschaft weiß, ein Tropfen - und was sie nicht weiß, ein Ozean. Und vor allem: Mit dem Wissen wächst das Nichtwissen in unendliche Höhen!

Die angebliche tödliche Gefahr durch Fuchsbandwurmeier ist nichts anderes als eine derzeitige wissenschaftliche Erkenntnis und damit: *Irrtum auf dem neuesten Stand.*

Solches Denken stammt von Menschen, welche den Sinn der Natur nie begriffen haben. Es sieht nicht die große, allumfassende Zweckhaftigkeit im Wirken der Natur, die mehr als das ist, wozu wir sie heute zu degradieren suchen: bloße Umwelt. Es ist letztlich ein gegen uns selbst gerichtetes Denken - auch wenn es uns angeblich gegen tödliche Gefahren schützen soll.

Gefahren für Erde und Mensch entstehen nicht aus natürlichen Vorgängen, sondern aus verbildetem, verwissenschaftlichem Denken und den daraus entstehenden widernatürlichen Handlungen der Menschen.

»Ich rutsche bei Deinen letzten Gedanken schon ganz unruhig auf dem Stuhl umher. Aber jetzt muß ich widersprechen: Bedeuten etwa Vulkanausbrüche, Erdbeben, Lawinen und Überschwemmungen keine Gefahr für den Menschen?«
Du mußt das richtig sehen: Wer weit genug von einem Vulkan lebt, dem tut er nichts. Die tote Erde im weiten Umkreis um den Vulkan warnt bereits: Lebewesen haltet Euch fern – hier ist kein

Platz für Euch. Wer nicht in widernatürlichen Beton- und Steinhäusern lebt, kann von ihnen bei einem Erdbeben auch nicht erschlagen werden. Wenn keine Deiche gebaut werden, die plötzlich brechen, kann sich jeder vor dem langsam ansteigenden Wasser retten. Und in Eis und Schnee im Hochgebirge hat der Mensch nichts zu suchen. Wenn er dort umkommt, trägt nicht die Natur daran die Schuld, sondern sein Leichtsinn. Die Natur will den Menschen nur dort sehen, wo er genügend Grün für sich findet, und es für ihn als »nackten Affen« warm genug ist. Doch zurück zu den bösen Kleinstlebewesen: Wenn die Natur Bakterien, Viren, Pilzen, Sporen und Fuchsbandwurmeiern zum Leben und Überdauern verhilft, dann hat das einen Zweck.

Gesundheitsgesetz der Natur:

Alles, alles was die Schöpfung hervorbringt, ist zweckhaft und gut. Der Organismus eines Menschen schützt sich grundsätzlich selbst gegen natürliche äußere Einflüsse, von denen verwissenschaftlichtes Denken annimmt, daß sie ihm schaden könnten.

Mit der Angstmache vor der Natur und allem was völlig natürlich ist, wollen sich beamtete Ärzte, deren Denken nicht weiter als zur Kante ihres Schreibtisches reicht, wichtig machen und auf ihre »unentbehrlichen« Aufgaben hinweisen und so tun, als seien sie um die Gesundheit der Menschen besorgte Wächter. Merke :

Gefährliche natürliche Kleinstlebewesen gibt es nicht für denjenigen, der natürlich lebt.

So gewinnen die Menschen in den Tropenzonen, die seit Millionen Jahren von den Anopheles-[833] Mücken gestochen werden, ihre Immunität gegen die Malariaerreger: Weil sie sich eben den Mücken *nicht* entzogen haben. Und die Menschen in Europa, denen seit Jahrtausenden der Wind Fuchsbandwurmeier um die Nase weht, bildeten *Antikörper* gegen den Echinococcus multilokularis. Weil sie ihn nie wahrgenommen hatten und lustig drauflos futterten, was ihnen fuchsbewohnte Wälder und Felder boten. Und es noch keine sich aufplustern wollende Veterinärärzte gab. Natürlich, wer seine Abwehrkräfte mit Drogen, Medikamenten, Junkfood und Chemie kaputtmacht, der könnte unter solchen Mikroorganismen zu leiden haben. (Und dann ist das naturgewollt, damit er wieder auf den richtigen Weg findet.) Doch selbst dies wären große Ausnahmefälle. Denn alljährlich im Spätsommer nehmen Zigtausende die auf den Märkten in Körbchen angebotenen Waldbeeren ungewaschen zu sich, ohne daß man auch nur einmal von jemandem gehört hätte, der daran elendiglich zugrunde gegangen wäre.[9448]

Ein halbwegs gesund lebender Mensch kann sich vor natürlichen Mikroorganismen *ganz gut selbst schützen*. Weil eben durch die beständigen Reizungen die menschlichen Abwehrkräfte gestärkt werden.

Ja - die Mikroorganismen, einschließlich der Fuchsbandwurmeierchen sind sogar bitter nötig für uns, um das natürliche Immunsystem dauernd in Gang zu halten. (Siehst Du, da hast Du noch einen Grund (→Rz.799), weshalb Urpflanzen stets ungewaschen gegessen werden sollten). Doch was meint das Amt? Es schlägt Unglaubliches vor:

Es sei am besten, alle Füchse abzuschießen.

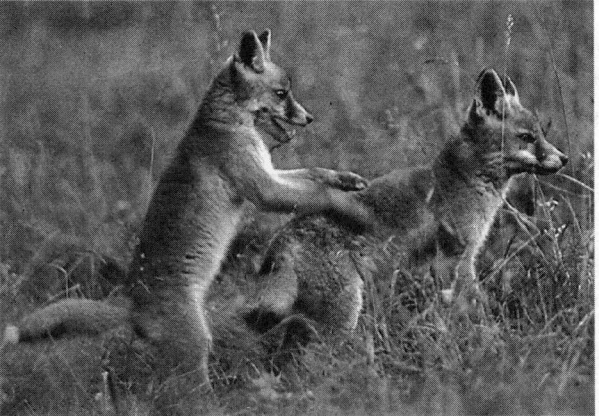

Bild: Sielmann / Ullstein

Was um Himmelswillen geht nur in Kopf und Gemüt solcher Herrenmenschen vor, die da kalten [834] Blutes eine der schönsten Tierarten der Schöpfung, denen der Bandwurm nachweislich keinen Schaden zufügt, so einfach zum Abschuß freigeben und ausrotten lassen wollen? Nur, weil der Mensch entgegen dem erklärten Willen der Schöpfung unnatürlich und ungesund leben und auf das Stärken seiner Immunkräfte verzichten will! Bedarf es für uns noch eines eindeutigeren Beweises für die Gnadenlosigkeit der Wissenschaft gegenüber der Kreatur und ihrer Enttarnung als treibende Kraft zur Vernichtung des Lebens auf dieser Erde? Entscheide Dich: Wohin willst Du Dich stellen? Auf die Seite der Natur oder die der Wissenschaft? Siehst Du: Allein das ist ein Grund, daß wir wieder natürlich denken lernen sollten. Weshalb ich Dir dieses naturnahe, naturbezogene Denken hier so stark zu vermitteln versuche: Damit Du göttlicher Wahrheit näherkommst. Damit diesem selbstsüchtigen, destruktiven Denken der Naturvernichter endlich Einhalt geboten wird.

Gehst Du den Argumenten noch weiter auf den Grund, so vermagst Du aus der Literatur zu erkennen, daß die alveoläre und die zystische Echinokokkose *äußerst schwer nachweisbar* ist, und erst in den letzten Jahren dafür ein spezifischer Test (Em-2-ELIZA) entwickelt werden konnte.[9449] Im wissenschaftlichen Schrifttum sind für den langen Zeitraum von 1852 bis 1989 bisher nur 315 Krankheitsfälle dieser Parasitose zugeschrieben worden. (Die zudem eben wegen fehlender Nachweismöglichkeit äußerst zweifelhaft sind.) 315 Fuchsbandwurmeier-Erkrankungen gegen etwa zehn Milliarden Krebsfälle in dieser Zeit - welch eine Relation! Also:

Gegen wirklich gefährliche Krankheiten gilt es, sich zu schützen! Und das geht am besten dadurch, daß man besonders Waldfrüchte und am Waldrand wachsende Wildpflanzen - weil vom Gift der Menschen noch am weitgehendsten verschont - ißt!
Und das geht nicht dadurch, daß man, den Ratschlägen der Wissenschaftler folgend, Waldfrüchte *nicht* ißt!

Gesundheitsgesetz der Natur:

Wer der Natur vertraut, hat es nicht nötig, sich von den nicht auf die Natur Vertrauenden auch nur im geringsten belehren zu lassen.

Hallo, Vollwertköstler und Dr.Bruker-Körner-Fans:
Unveröffentlichte Untersuchungen der Bayerischen Landesanstalt für Bodenkultur und Pflanzenbau in Freising: Saatweizen ist stark mit Fäulnispilzen der Gattung *Fusarium* befallen. Das reife Korn enthält ungewöhlich hohe Konzentrationen sogenannter Fusarien-Toxine, die Nieren und Leber schädigen!

835 Einer meiner Leser entsetzte sich über den Gedanken, daß die im Mai bereits vorzüglich schmeckenden jungen Blätter und im Herbst die Früchte Wald- und Preiselbeeren von einem Wildschwein, einem Reh oder Mäuslein bepinkelt sein könnten. Wenn's dann ein gütiger Regen nicht längst ins Erdreich abgespült hat: Ich meine, daß ein paar Tröpfchen verbleibenden Urins von einem Waldtier weniger gefährlich sind, als die Giftbrühennebel, die der Landwirt von heute über unsere Gemüse und Salatköpfe sprüht.

Daß Dir als UrzeitKöstler nichts, aber auch gar nichts durch eine Infektion oder vom Fuchs verbreiteten Eierchen passieren kann, beweist auch die Tatsache, daß die Ärzte durch ihr Fachblatt angewiesen werden, bei Verdacht sofort Antibiotika zu verabreichen. Vom Penicillin hast Du aber (im Gegensatz zu den Normal- oder Nur-Früchte-Essern) so viel im Körper, daß ein Teil davon sogar im Urin ausgeschieden wird.[9448]

Bei Wanderungen in den Wäldern liebe ich es, Wald-, Moos- und Preiselbeeren zu pflücken und an Ort und Stelle zu verzehren. Und Sauerklee. Und jungen Farn. Von den meist an Waldrändern wuchernden Brombeeren und Hagebutten nasche ich gerne und oft. Und wie himmlisch schmecken die kleinen Waldhimbeeren!

Ein Wunder, daß ich noch lebe? Und auch nicht an einer durch die dort beheimateten Zecken [9928, 9939] verursachten Meningitis erkrankt bin? Waldpilze werden von Sammlern ohne Schutzhandschuhe angefaßt. Und mit den gleichen Händen werden später die Butterbrote verzehrt und somit auch die durch den Wind überall hingetragenen Eier des Fuchsbandwurms... Sind all diese der Natur vertrauenden Sammler und Kinder bisher elendiglich umgekommen? Oder all die Jäger, Förster und Spaziergänger, deren Hunde durchs Dickicht streifen und denen somit im Pelz Tausende Eier des Echinococcus multilocularis anhaften, die sie dann beim Heimkommen und Herumtollen auf dem Teppich im Hause verbreiten ...?

Stoßen Füchse inzwischen nicht bereits in Kleinstädte und in die Schrebergärten vor? Muß nun jedes Salatblatt, jede Frucht und jeder Weißkohl gründlichst chemisch desinfiziert werden? Und wie sieht es bei den die Füchse ausweidenden oder den Balg abziehenden Jägern aus, über die sich wahre Schwaden von Fuchsbandwurmeiern ergießen? Oder bei den Metzgern, die das geschossene Wild mit den im Fell anhaftenden Fuchsbandwurmeiern verarbeiten? Gehen sie alle elendiglich zugrunde, wie uns dies die Veterinärmediziner glauben machen wollen?

Nur weiter so mit der Hysterie vor allem Natürlichen, und bald wird uns die Pharmaindustrie den Kauf von Sprühdosen zur Vernichtung der gefährlichen Fuchsbandwurmeier für nötig erklären.

Die ärztlichen Panikmacher vom Dienst und im Dienst der sie finanzierenden Industrie wollen mit diesen Veröffentlichungen angeblich »die Sorge der Schulmedizin um das Wohl der Bevölkerung« kundtun. Ihren größten Coup konnten sie vor kurzem landen, als sie mit der nicht existierenden Krankheit AIDS für sich und die Pharmazie Milliarden kassierten und weiter kassieren und die Menschen in Hysterie stürzten. Wann sitzt es endlich tief in Dir fest, was die der Römer schon formulierten: Mundus vult de cipi - die Welt will betrogen sein!
Sollte der Körper gesundheitsbewußt lebender Menschen nicht auch mit dem Echinococcus multilokularis fertigwerden? Und sollten wir uns nicht daran erinnern, daß eine Menge von Säugetieren - mit gleichartigem Organismus wie wir Menschen - angefangen von der Pipitröpfchen ablassenden Waldmaus bis zum Reh - täglich Tausende Fuchsbandwurmeier verzehren. Aber keines von ihnen daran erkrankt oder deswegen verendet? Kommt hinzu: Die Eier des Fuchsbandwurms können sich in keinem Lebewesen zu Finnen entwickeln. Warum sollte das beim Menschen möglich sein?
Ich jedenfalls lasse mir den Appetit auf diese herrlichen Gaben der Natur doch nicht von sich mit ihrem derzeitigen Wissen wichtig tuenden, dummen, engstirnigen Bürokratenseelen verderben. Und hoffe: Du auch nicht!
Wie sagte mir ein renommierter Tierarzt: Ein Veterinärmediziner ist ein erfolgloser Arzttrottel, der es grade noch fertigbringt zu kontrollieren, ob die Stempel auf einem Fleischstück vorschriftsmäßig gesetzt sind. Nicht zu fassen ist, daß nun auch noch die angeblich so naturnahen Förster in Vorträgen davor warnen, Brombeeren vom Strauch zu essen... Zugeknallte Beamtenbetonköpfe!
»Na schön, ich bin froh zu wissen, daß ich wieder unbesorgt Brombeeren, Vogel- und Waldbeeren essen kann. Es gibt in Wäldern aber auch noch die Zecken, die sich heimtückisch aus den Bäumen auf uns fallen lassen. Deren Biß führt bekanntlich zu Hirnhautentzündungen...«

Du weißt doch: Die UrzeitTherapie fragt nur: *Ist es natürlich, was ich da tue? Hier: Liegt das Gehen in den Wald im Sinne der Natur?* Und wenn das zu bejahen ist, dann mußt Du nicht mehr groß weiter fragen. Dann kannst Du es ohne Gefahr für die Gesundheit tun. Besser noch: Dann solltest Du es zum Vorteil für Deine Gesundheit tun. Waldfrüchte essen ist natürliches Tun. Dazu muß man in den Wald! Also ist das Gehen im Wald natürlich und deshalb bestens für eine gesunde Seele und einen gesunden Körper.
Weil die Urmenschen früher nackt durch die Wälder gestreift sind, wurden sie häufiger von den Zecken gebissen, als uns das heute passiert. Wobei es ein Märchen ist, daß Zecken nur auf uns warten, um sich heimtückisch aus den Bäumen auf uns fallen zu lassen. Wir streifen sie im Vorbeigehen von den Blättern ab. So einen Zeckenbiß halte ich, wie das Verschlucken der Fuchsbandwurmeierchen, ebenfalls für notwendig. Einmal, weil er die Abwehrkräfte des Körpers intakt und auf Trab hält. Zum anderen, weil er - wenigstens in der uns prägenden Urzeit - das soziale Verhalten des Menschen über Jahrmillionen förderte.[9617, 9939, 0766f, 9910, 9929]

Wenn so eine Zecke irgendwo am Rücken juckte, mußte einer meiner Urahnen das kleine, harmlose Tierchen aus der Haut puhlen - Du erinnerst Dich an den hängengebliebenen Zeckenkopf meiner Nachbarin -, ähnlich dem bekannten »Lausen« unter den Affen. Das in Wirklichkeit nur das Abpiddeln von Blutkrusten oder Verhornungen ist, welches für den Zusammenhalt einer Gruppe und den Abbau von Aggressionen äußerst wichtig ist.[4002] Wann werden wir endlich die Angst vor der Natur verlieren, die alles bestens für uns Menschen eingerichtet hat? Angst dagegen sollten wir vor allem haben, was künstlich oder chemisch ist:

Besonders auch vor den Impfstoffen. Denn: Von 1978 bis 1994 haben nach der medizinischen Fachliteratur ganze 299 Personen angeblich nach einem Zeckenbiß Unwohlsein verspürt. Bei 209 davon kam es zu einer stillen Feiung ohne Symptome. Bei 70 Personen verlief die Infektion wie nach einer kurzen Grippe. Von den 20 ernstlich Erkrankten heilte die virale Meningitis bei 12 Personen wieder völlig aus. Bei 7 bestand eine Meningo-Enzephalitis und nur ein einziger litt an der gefährlichen Meningo-Myelo-Enzephalitis, bei der Schäden zurückbleiben können.

<u>Von 60 Millionen Deutschen erkrankte also in sechs Jahren nur ein einziger ernstlich durch einen angeblichen Zeckenbiß.</u>

Dagegen werden jährlich etwa 240 Personen mit dem Impfstoff gegen Zecken zu Krüppeln geimpft. 1440 Impfgeschädigte in sechs Jahren gegen einen einzigen, angeblich durch Zeckenbiß Geschädigten![0700f, 0758ff, 0766ff, 2443, 2448] **Wieder mal sage ich: welch eine Relation!**

> (...) die 64% der Patienten, hatten diese Beschwerden nicht häufiger als ein gesundes Vergleichskollektiv. Größtenteils kamen die Klagen von Patienten mit unspezifischer Akutsymptomatik, die womöglich gar keine Borreliose gehabt hatten. (JAMA, Vol. 283, No. 5 (2000), S. 609 - 616 und 658 – 659)

[838] Auch die Borrelien-Infektion (Lyme-Borreliose)[1916, 9939] schiebt man den Zecken in die Schuhe. Wir - die wir an die Maximen der Medizinwissenschaftler nicht glauben - wissen, daß auch daran nur die mangelnden Abwehrkräfte der heutigen degenerierten Menschheit die Schuld tragen. Schon eine Handvoll Urpflanzen täglich (frische Kresse genügt auch!) erzeugt in einem innerlich sauberen Menschen soviel natürliches Penicillin, daß es die von der Natur (zur Immunstärkung) gewollt uns beigebrachten kleinen Infektionen sofort (meist nicht mal von uns bemerkt) niederhält.[9771]

Also, wir brauchen auch die Zeckenbisse: Die Schlechtkostesser, damit sich rote Warnkreise um den Biß ausbreiten und ihnen künden: Ich muß mal was gegen meine Immunschwäche tun! Und dem Konzianer sagen sie: „Wie wunderbar, daß mir das süße

> **Borreliose –**
> **gibt es sie überhaupt?**
> Medical Tribune vom 16.4.2000

Tierlein mal wieder meine Antikörperchen aktiviert hat! Aber zerquetscht wirst Du jetzt doch von mir!" Das ist nicht alles: Um die Bißstelle wird zusätzlich eine kleine Entzündung hervorgerufen, sobald Du die weggepiddelt hast. Dadurch wird das Reaktionsvermögen des Körpers wieder aufs Neue aufgemöbelt. So bleibt es intakt, wenn Du es mal mit großen Entzündungen zu tun haben solltest. Wie Nierenbeckenboden-, Magen-, Darm- oder Lungenentzündung. Wieder schließen wir mit dem gesunden Menschenverstand und messerscharf: Daß es der Zecke sehr bedarf. Ja, ja – der Herrgott hat sich schon was dabei gedacht, als er auch »Parasiten« schuf...

So viele ließen sich impfen, daß die Herstellfirma des Impfstoffes, die Heidelberger Immuno GmbH, mit der Produktion kaum nachkam; 1,4 Millionen Dosen von FSME-IMMUN wurden im vergangenen Jahr verkauft, und knapp eine halbe Million Bundesbürger wurde geimpft. (DIE ZEIT v. 24.2.1989) [9854, 9910]

Das sind bei einer Vergütung von 17,- DM bei jeder Injektion für die Ärzte eine Einnahme von ca. 24 Millionen DM, für den Hersteller (und die daran beteiligten Wissenschaftler, die sich mittels solcher Forschungen scheinbar unentbehrlich machen) von 42 Millionen DM, der zugleich - welch ein Zufall! - Erfinder des Impfstoffes ist. Die goldene Nase für den Pharmafabrikanten – für Dich das:

> Das Berliner *arznei-telegramm* berichtete kürzlich über *vier* Fälle, in denen nach einer Impfung Krampfanfälle auftraten, und *einmal* kam es zu akutem Nierenversagen. Wird tatsächlich nur jeder zehnte Fall bekannt, so die Vermutung, dann ist in der Bundesrepublik jährlich mit etwa 40 schweren, impfstoffbedingten Komplikationen zu rechnen. Da aber jährlich nur 30 FSME-Infektionen (die äußerst fraglich sind) bekannt würden, **überwiege das Risiko den Nutzen eindeutig.** (DIE ZEIT - Nr. 9 - 24. Februar 1989)
>
> **Schwere paraplegische Enzephalomyeloradikulitis** (Entzündung von Gehirn, Hirnhäuten und Gehirnnerven) **nach FSME-Impfung:** Eine Arbeitsgruppe der Neurologischen Universitätsklinik Freiburg beschreibt nach der Zweitimpfung gegen die Frühsommer-meningoenzephalitis (<u>FSME</u>) eine schwere fortschreitende spastische Paralyse der oberen und unteren Extremitäten mit sensomotorischen Ausfällen bei einem 54jährigen Patienten.

Erkennst Du nicht immer deutlicher, daß die medizinische Wissenschaft eine Verschwörung gegen die Menschen und die Natur darstellt? Mit dem Ziel, die Profitmaximierung für alle daran Beteiligten zu sichern. Glaubst Du auch jetzt noch an einen Vorteil durchs Impfen? [0766/7]

Die Gierigen sind es, die diese Erde in ein Jammertal verwandeln.

Bei meinen Wildpflanzen-Wanderungen nimmt mich die junge Stefanie beiseite: »Als wir gestern durch den Wald gingen, hat sich doch eine Zecke in mich eingeschlichen. Genau unter meiner linken Brust hat sie sich festgebissen. Kannst Du mir die wegmachen?« Welcher Mann würde da an meiner Stelle, gerade an dieser Stelle nicht gerne helfen wollen? So lassen wir die Gruppe etwas vorgehen und treten hinter ein Gebüsch. Die anderen müssen meine uneigennützige Hilfsaktion ja nicht gerade mitbekommen. Stefanie zieht Bluse und Büstenhalter aus, hält ihren reizvollen Busen mit den Händen hoch, und ich puhle ihr die Zecke kunstvoll unter der linken Brustfalte bedächtig, sehr bedächtig... heraus. Dann reiche ich ihr den Büstenhalter, hake ihn ein, streife ihr die Bluse über, knüpfe sie zu und wir eilen rasch der Gruppe nach. Plötzlich bleibt sie stehen: »Schönen Dank für Deine Hilfe! Das will ich Dir sagen: Mich haben schon viele Männer ausgezogen. Aber wieder angezogen hat mich noch keiner...«

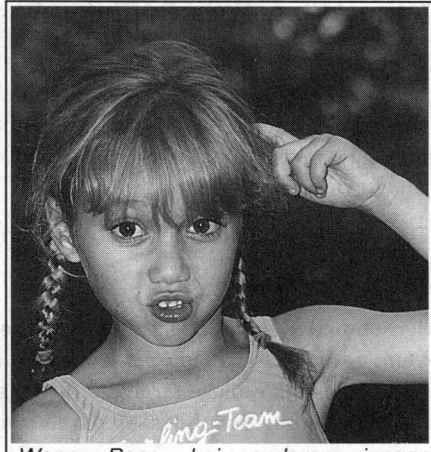

„Wenn Papa bei anderen jungen Mädchen so gerne Zecken herauspiddelt, dann laß ich meine demnächst nur noch von Mutti wegmachen!"

»Womit ich nicht klarkomme in diesem Zusammenhang ist dies: Die Urmenschen haben sicherlich Unmengen von Waldfrüchten verzehrt und damit ja auch Fuchsbandwurmeier in Massen mitgeschluckt. Wie Du sagst, konnte dies ja nur deren Immunkräfte gegen körperliche Schäden und Krankheiten stärken. Doch widerspricht dem nicht die Tatsache, daß die Urmenschen auch schon krank waren? Ja, sogar von Karies befallene Zähne hat man bei ihnen gefunden! Wohlgemerkt, nicht bei Menschen, die schon mit Honig ihre Speisen süßten und Brot aßen - nein. Das stellte man an Skeletten von Menschen fest, die vor einer Million Jahre gelebt haben.«
Erst mal: Die Menschen der Urzeit waren nicht krank, sondern urgesund!

Du weißt doch inzwischen, was von vielen Wissenschaftlern zu halten ist und was sie sich so alles zurechtlegen. Die Nachricht »Ein menschliches Skelett aus der Zeit des Tertiär gefunden«, das ist kalter Kaffee.
Einen Bericht an eine Zeitung zu verkaufen und seinen Forschernamen erwähnt zu sehen, das gelingt schon eher mit der Schlagzeile: »Unter Karies, Krebs, Rheuma usw. litten schon die Menschen vor der Zivilisation!« Das sagt so viel wie: Du kannst nicht vermeiden, krank zu werden. Wenn die Urmenschen schon darunter litten, dann muß man sich mit seinem Schicksal eben abfinden. Iß also beruhigt weiter alles, was Dir die Fabrikanten anbieten, damit die Wirtschaft sich weiter dreht. Und nimm anschließend die Ärzte in Anspruch, damit auch die ihren Lebensstandard halten können. Wer in dem Sinne schreibt, der ist bei allen gut gelitten, der kriegt alle seine Artikel und Bücher an den Mann gebracht - und wird dafür auch noch bestens bezahlt.
Laß Dir nichts vormachen! Die meisten versuchen, von sich reden zu machen. Nur die Natur will keiner mehr sprechen lassen. So ein Skelett wird doch langsam wieder zu Staub, es verändert sich dabei. Mechanische Kräfte, Auswaschungen, chemische Einwirkungen, tierische und pflanzliche Angriffe an ihm rufen Veränderungen hervor, die jeden Paläontologen und Archäologen überfordern, das richtig zu deuten. Postmortale Veränderungen sind nicht von vormals eventuell krankhaften unterscheidbar - wenigstens nicht nach diesen langen Zeiträumen. Die »Karies« in den Zähnen der Urmenschen z.B. wird ganz einfach durch Erdschwämme erzeugt...[0565]Magazine und Illustrierte geben sich - außer vielleicht dem *Spiegel* und *Die Zeit* - kaum weiteren, eingehenderen Recherchen hin, bevor sie den so gut beleumundeten, so seriös auftretenden Wissenschaftlern von Universitätsinstituten den so gut in unsere Zeit passenden Bericht abkaufen. Und selbst deren Redakteure lassen sich noch hereinlegen. (→Rz649ff und die vielen Beispiele im Literaturverzeichnis)

7.4 Wie? Dein Befinden bessert sich nicht trotz UrTherapie?

840 Obwohl Du vorher gefastet hast? Dich viel draußen aufhältst, die toten Zähne in irgendeinem Kästchen von Dir gesammelt wurden und auch das Quecksilber aus den Zähnen wieder ausgefräst ist? Obwohl Du allen Chemie- und Kunststoffdreck, alles Styropor, alle Spanplatten und die daraus gefertigten Möbel aus Deiner Wohnung entferntest und keine Kleider mehr trägst, die chemisch behandelt worden sind?[9662/5/7, 9633/6, 9649, 9676]

»Dann können daran nur noch Erdstrahlen schuld sein«, meinst Du. [9916]

Ja, ja, die böse Erde mit ihren bösen Bazillen und jetzt auch noch den bösen Erdstrahlen...[8207]

Mensch und Tier sind zig Millionen Jahre Erdstrahlen ausgesetzt gewesen und gesund geblieben! Wenn es die Erdstrahlen überhaupt gibt, dann - so meine ich auch hier! - braucht der Mensch sie sogar! Wie sollen diese Strahlen, die so schwach sind, daß sie nicht mal nachweis- und meßbar sind, z.B. Betongeschoßdecken durchdringen?

»Wenn sich unterirdisch aber zwei Wasseradern kreuzen, dann entstehen besonders gefährliche Strahlungen und - wenn ich es jetzt einmal auf die immer gesunden Affenmenschen beziehe: Die werden deshalb von Erdstrahlen nicht krank, weil sie jede Nacht an einem anderen Platz schlafen. Und daher deren Wirkungen nicht so beständig ausgesetzt sind, wie ein Mensch, dessen Bett stets an der gleichen Stelle steht.«

In Gottes Namen, wechsle doch Deine Bettstelle, wenn es Dich selig macht!
Das Argument, eine schwache Strahlung könne schädigen,[9916] wenn man ihr jahrelang ausgesetzt sei, ist ebenfalls nicht stichhaltig genug, wenn man in einem Haus wohnt, wo es Beton, Fundamente und Decken gibt, die keine Strahlen durchlassen. Ob Ärzte von Killerstrahlen gegen Krebs sprechen oder ob es Rutengänger sind, die von aus der Erde kommenden Killerstrahlen sprechen, beide wollen Dich von der Verantwortung für Deine Leiden oder Deine Schlaflosigkeit freisprechen. Und wollen bösen oder mysteriösen Mächten daran die Schuld geben, damit sie an Dir verdienen können. Beide - Mediziner und Naturärzte sind nicht ernst zu nehmen, das hast Du doch inzwischen klar sehen können. Nicht abstreiten will ich, daß einige besonders feinfühlige Menschen in der Lage sind, mittels Ruten unterirdische Wasserläufe zu ermitteln, aber das ist auch schon alles.

> „Das will mir nicht aus dem Kopf: Die anderen im Restaurant lecker futtern sehen – und ich muß schmachten..."
> Du hast nur mit Dir zu tun! Tröste Dich mit dem Gedanken: Die Stunden, die die da rumsitzen und Krankheiten in sich reinfressen, verbringe ich lieber mit schöner Musik, einem tollen Buch oder einem fitten Liebespartner, zusammen mit geilen Tropenfrüchten...

Wenn es tatsächlich jemandem besser ging, der sein Bett wegen angeblicher Erdstrahlen versetzte, dann lag das nicht an der von der Schöpfung für ihre Lebewesen vorgesehenen (noch nicht einmal meßbaren) Abstrahlung aus dem Erdinneren, sondern an den Elektroleitungen, in deren Nähe er schlief.

Laß Dir erklären:

841 Du hast inzwischen gesehen, daß fast alles, was nicht aus der Urzeit des Menschen stammt, daß vieles, was die Zivilisation hervorgebracht hat, einen Haken hat. Und daß sich das meiste davon auf unsere Gesundheit und auf unser Wohlbefinden nachteilig auswirkt.[9486, 9647] Elektrizität macht da keine Ausnahme. Alle Lebewesen sind empfindlich gegen elektromagnetische Felder. Und diese werden nun mal durch Freileitungen, in Wänden liegende Kabel, in Steckdosen und Lichtschaltern und in jedem Elektrogerät erzeugt und abgestrahlt.[9637/9, 9641]

> Wenn ich Dich als Schwerkranken wieder hinkriegen will, dann brauche ich Deine zähe Mitarbeit, Deine Härte gegen Deinen verweichlichten Organismus, Deine Abkehr vom Massendenken und das radikale Befreien von Einflüsterungen aller »Es-nur-gut-mit-Dir-Meinenden«.

Vielleicht ist Dir bereits bekannt, daß Menschen, die in der Nähe von Hochspannungsleitungen leben, besonders unter Depressionen, Kopfschmerzen, Augenschäden, Schwindel, Bluthochdruck, Impotenz, Hautausschlägen, Herzflattern und Unwohlsein leiden. Schläft Dein Kind unruhig, hat es Angstträume, Lernschwierigkeiten, schreckt es nachts plötzlich auf, bleibt es ein Bettnässer? Dann ist es gut möglich, daß es in der Nähe eines Elektroboilers oder eines anderen Elektrogerätes bzw. eines Schalters schläft. Merke: Elektrosmog irritiert vor allem das Nervensystem!

<u>Droht Deiner Partnerin eine Fehlgeburt? Die kann dadurch bedingt sein, daß sie mit einem Heizkissen oder einer Heizdecke schläft, oder sich fleißig zu den Ultraschalluntersuchungen auf den Arzttisch legt.</u>

Hast Du mit Muskelverkrampfungen zu tun, mit Verdauungsstörungen, Drüsenschäden oder chronischer Müdigkeit?

> **Fehlgeburten** werden von Lotions und Deos mit Moschusverbindungen oder HHCB-Inhalten verursacht. (Ökotest 4/2000)
> Meinst Du, andere wären weniger schädlich?

Nein - das rührt nicht von Strahlen aus der Erde, das sind vielleicht die Abstrahlungen aus einem Nachtstromheizgerät oder dem Computer, den Du glaubst, benutzen zu müssen.[9642, 9645]

Bist Du übernervös, hast Du Kreislaufstörungen, ist Dein Herz nicht in Ordnung, kannst Du Dich schlecht konzentrieren, schmeckt es Dir nicht richtig, bist Du reizbar? Vielleicht schläfst Du zu nahe an einem Kühlschrank oder an einer Kühltruhe. Oder neben einem Radio. Oder unter einer Bettlampe.[9666ff] Deshalb zieh aus allen Geräten stets - wenigstens nachts! - die Stecker raus. Denn die senden auch ausgeschaltet elektrische Wellen aus, wenn Du keinen Freischalter hast.

Es gilt die Faustregel: Je kurzwelliger die Strahlen, desto energiereicher sind sie. Dabei werden die Strahlen ab einer gewissen Wellenlänge für den Körper schädlich, weil sie die Moleküle und Atome im Gewebe elektrisch leitfähig machen (ionisieren) und die biochemischen Prozesse durcheinander bringen. Aber auch die langwelligen Strahlen, die nicht ionisierenden, sind nicht frei von Risiken. Denn elektrische Vorgänge spielen eine wichtige Rolle in lebenden Organismen.[9861f]

Und wenn diese Vorgänge gestört werden, kann dies das Entstehen von Krankheiten begün-[842] **stigen. (Die immense menschengemachte Strahlungsbelastung von den Sendemasten und dergleichen soll sogar Anteil am Baumsterben haben.) Alles Leben wird von Strahlung beeinflußt. Selbst von den Körperzellen werden UV-Strahlen und Photonen abgegeben. Und ich halte die Kraft einer guten Immunabwehr auch davon abhängig, wieviel kosmische Strahlung der Mensch täglich mitbekommt**[9861f] (→Rz.896).

Wer diese entbehrt, kann sich nicht so wohlfühlen wie ein Mensch, der sich viel im Freien aufhält. Wie wir bis jetzt genau wissen, sind alle Pflanzen und Lebewesen auch vom magnetischen Erdfeld stärkstens beeinflußt. Und da das schon seit Jahrmilliarden so geschieht, muß es sein Gutes haben! Und wenn Du der Schöpfung keinen Sinn des Guten unterlegen willst, dann haben sich die Lebewesen inzwischen so sehr an die stets gleichen Abläufe angepaßt, daß es inzwischen nötig für sie ist, sich diesen auszusetzen.

Aber: Dieses Erdmagnetfeld kann durch ferromagnetisches Material in Deiner Wohnung oder in Deinem Haus derart verzerrt werden,[9668ff] daß Du Dir allein schon durch das Liegen auf einer eisernen Federkernmatratze Asthma, Kopfschmerzen, Schwindel, Hautreizungen oder Depressionen holen kannst. Noch bedenklicher ist die Strahlung aus so einem Handy.

Also: Schlaf in Zukunft nur noch auf einer Naturmatratze und schmeiß alle Kunststoff- und Metallgegenstände (die als Antenne wirken) aus Deiner Wohnung, da sich diese aufladen können. Und sorge vor allem, daß kein Lärm Deine Nachtruhe stört!

Wußtest Du, daß Kindermatratzen aus PVC ausgasen und Ursache für ein krankes Kind sein können? Also ebenfalls raus mit dem Kunststoff-Fußbodenbelag, den Du ja sowieso jeden Tag zu desinfizieren hast - wegen womöglich eingeschleppter Fuchsbandwurmeier...

Und wenn Du keine Penunzen für Vollholzmöbel hast: Schlag Dir lieber aus Apfelsinenkisten vom Markt ein paar Schränke zusammen, als das Chemiegift der Industrie länger einzuatmen.

843 Wenn Du schon in so einem Betonkasten wohnst, so bedenke:
Die äußere Bausubstanz hat dabei große Bedeutung, aber auch die Innenausstattung Deiner Wohnung. Da Du auf die Bausubstanz Deines Zuhauses meist keinen Einfluß hast, bleibt Dir nur, die Schaumstoffplatten an der Decke runterzureißen, die Kunststofftapeten oder Acrylfarben an den Wänden abzukratzen und den Polyester-Teppichboden schnellstens durch einen aus Naturmaterial oder Kork zu ersetzen, der nicht, wie alle Kunststoffteppiche mit dem Mottengift Permethrin getränkt ist. Das Dir in ein paar Jahren zu Nervenschäden verhilft, während die Motten Jahrhunderte brauchten, um Deinen Teppich aufzufressen. Vermeide vor allem größere, glatte Flächen in Deiner Wohnung, die sich elektrostatisch aufladen und das Raumklima nachteilig verändern.[1113]

Statt Formaldehyd verwenden sie jetzt für die Spanplatten die noch giftigeren Isocyanate, die sich in krebsverdächtige Diamine umwandeln. Erkenne erneut: Nur Natürliches - an welchem Ort auch immer! - ist gut für Dich! (→Rz 980[7])

Heute enthalten so gut wie alle Baustoffe[9640] und Farben chemische Weichmacher, Härter, Kleber, Pestizide, Konservierungslösungen, die oft jahrzehntelang in die Räume ausgasen und Deine Gesundheit schleichend angreifen. Und das doppelt so stark wie früher; denn die Wärmedämmung ist üblich, und der Luftaustausch wird damit stark unterdrückt.[9684] Auch hier: Es ist wie bei neuen Medikamenten und Behandlungsmethoden der Mediziner: Überall gibt's einen Pferdefuß. Alles Künstliche ist schädlich. Die einzige Lösung: Reine Natur für Deinen Körper. Für Deine Wohnung: Vollholz. Ebenfalls für ein neues Haus: Nur aus unbehandeltem Holz, (Blockhaus [9881]), Lehm- oder Tonziegelsteinen. (→Rz980) Mein bester Rat zum Bauen: Schlafraum unter der Dachschräge und dort unter einem offenen Schiebefenster sich der kosmischen Strahlung darbieten!

Wer weiß heute noch von dem alten Aber(?)glauben, daß ein neues Haus dem ersten Bewohner Krankheit und frühen Tod bringe? Deshalb baue rein biologisch. Naturmaterialien wie Holz[9880] und Naturfasern können aufgrund ihrer kapillaren Leitfähigkeit Schwankungen der Raumluftfeuchte ausgleichen, ja sogar Schadstoffe binden.

»Ich schlafe auf einer Naturkautschuk-Matratze, echt Latex!«

Auch von Naturwarenversandhändlern darfst Du Dich nicht einwickeln lassen. Mit der Testfrage »Ist das urzeitlich oder natürlich?« bist Du jedem Fachmann haushoch überlegen. Latex kann neben Hautjucken, Nesselsucht und anderen Hautentzündungen auch anaphylaktischen Schock auslösen. Merke Dir zu Deinen Anschaffungen: Alles, was länger als fünf Jahre halten soll, muß von höchster Qualität und schönster Natürlichkeit sein! Die Betten, Möbel, der Partner. Laß es Dich ruhig was kosten - es zahlt sich aus!

> Selbst die Gipsplatten – vielfach als biologisches Material angepriesen – stammen zumeist aus radioaktiv verseuchtem und giftigem Abfall der Müllverbrennungsanlagen.

Es gibt in jedem Haushalt Möglichkeiten, Naturmaterialien gesundheitsfördernd zu verwenden, sei es in Form von Holzmöbeln, Holzfußböden, Wand- und Deckenverkleidungen (mit offenporiger Oberfläche), Teppichböden aus Schurwolle, Sisal, Kokos oder natürlichen Vorhangstoffen.

844 **Kauf Dir vor allem die besten Vollholz-Bio-Möbel, die es gibt. Wirf allen furnierten Plunder raus. Laß Dich nicht in Deiner eigenen Wohnung vergiften!** [980[7], 9677, 9883]

Und sieh zu, daß unter, neben oder über Deinem Schlafplatz keine Installationsrohre und Elektroleitungen verlaufen.[9682] Dem Elektrostreß kannst Du weitgehend entgehen, wenn Du einen Bio-Freischalter in Deine Wohnung einfügst.[9880, 9661] Dieser Schalter bewirkt, daß kein laufender Strom mehr in den Dich umgebenden Leitungen fließt, wenn kein Elektrogerät eingeschaltet ist. Ich besitze ihn selbst auch - Du gewinnst ein ganz anderes Lebensgefühl, besonders, wenn Du dann noch in einem biologisch gebauten Holz-, Ziegel- oder Lehmhaus wohnst.[9881] In Betonklötzen zu leben, das deprimiert mit der Zeit, Du fühlst Dich einfach nicht wohl darin und wirst anfällig für Krankheiten.[9646] Noch wichtiger:

Nichts wie raus aus den Lärmkloaken der Stadt!

Aber mit so einem Blockhaus hat das auch seine Tücken. Meines ist wegen der Bauauflagen nicht sehr groß. Aber immerhin ist es die teuerste Bauweise überhaupt, und ich bin immer ein bißchen stolz auf seine Urigkeit. Es ist ja auch ganz herrlich, im harzigen Duft der Blockbohlen zu wohnen. Die ich allerdings mit dunkler Erdfarbe von außen gestrichen habe.
Als es meine philippinische Frau - frisch vom Flugplatz - zum ersten Mal von weitem wahrnahm, sah sie das allerdings mit etwas anderen Augen:
»Oh, you didn't write me any words about a pigsty on your property...« (Oh, Du hast mir nie etwas darüber geschrieben, daß sich auch ein Schweinestall auf Deinem Grundstück befindet!)

Doch der schlimmere Schock stand ihr ja noch bevor, als es ans Essen ging. Da war sie nun nach Deutschland gekommen, um auch mal »was Gutes« zu essen und dann gab's bei mir nur Unkraut und Obst. Erst nach Jahren hat sie mir gestanden, daß sie nachts manchmal heimlich darüber geweint hat. Doch am Tag gilt für die auf dem Land in den alten Traditionen erzogenen Mädchen: immer nur lächeln. Erst als sie dann ihre vielen Krankheiten verlor, und die schlimmen Schmerzen bei der Menstruation schlagartig aufhörten, da zog die Einsicht im Verstand nach.[6039] Heute, völlig gesund, ißt sie tagsüber mit mir Urkost, macht sich abends aber schon mal etwas Reis mit Gemüse oder Pilzen. Vergiß es nie:

Kauf nichts, wo Chemie drin ist!
Iß nichts, wofür Werbung gemacht wird! (Ausnahme: Biofrüchte)
In Bophal entwich nur ein kleines Gaswölkchen aus der amerikanischen Chemifabrik Union Carbide: 7.000 Menschen erblindeten, 20.000 starben und weitere sterben heute noch daran - hast Du's schon vergessen?

> **Alzheimer, BSE oder Jakob-Creutzfeld-Verblödung**
> durch Steak- und Hamburgeressen kündigt sich so an:
> - Du verlierst die Lust am Leben,
> - Du kannst Dich nicht mehr richtig ausdrücken,
> - Du kannst Dich nicht mehr mit der Familie unterhalten,
> - Dein Betragen und Deine Persönlichkeit ändern sich,
> - abstraktes Denken wird Dir immer schwieriger,
> - Du verlegst Deine Sachen,
> - Dein Urteilsvermögen sinkt völlig ab.

Selbst die Kleider von heute machen die Menschen krank: Leinen, Baumwolle und Seide werden mit chemischen Zusätzen besprüht, bevor sie als Hosen, Röcke und Hemden im Geschäft verkauft werden.[9631/4/6] 8.000 verschiedene Giftstoffe stellt die chemische Industrie dafür inzwischen her! Gefährlich ist alles, was gebleicht, bügelfrei und mit Weichmachern behandelt ist.[9665] Vermeide:

- Billigprodukte zum Beispiel aus Argentinien, Marokko und Korea. Sie sind häufig mit gefährlichsten Chemikalien belastet.[844]
- Wasche jedes neue Kleidungsstück zweimal, bevor Du es anziehst! So gelangen Chemikalien nicht auf die Haut. Als Mann trage möglichst keine Unterhosen. Dafür lange Hemden, die Dein Gemächt bedecken. Und wenn, dann nicht nur Deiner Potenz zuliebe. Du glaubst nicht wie wohl Du Dich dabei fühlst - vorausgesetzt Du gehst in reiner Wolle bzw. Baumwolle.
- Vermeide jegliche chemische Reinigung. Vermeide alle Arten von Rohstoff- und Energieverschwendung. Kauf Dir nicht ständig, wegen Modewechsels, neue, mit Chemie vollgestopfte Kleidung, sondern bevorzuge lieber alte, gewaschene Sachen, sofern Dein Beruf nichts anderes verlangt. Äußere Werte belasten nur, Dein Glück und Dein Erfolg hängen davon nicht ab. Ziehe Ungefärbte oder ganz leichte Naturfarben vor. In jeder alternativen Zeitung findest Du genügend Angebote von Firmen die sie herstellen.
- Bügele neue Kleidungsstücke immer bei offenem Fenster!
- Kaufe Kindern keine Kunststofftiere oder -puppen! Und wenn sie noch so schön sind! Nach einer Greenpeace-Untersuchung sind sie voller Formaldehyd, Blei , Cadmium und Vinylchlorid - oder willst Du Dein Kind vergiften? Kauf ihm nur noch bereits gewaschene Baum- und Wollkleidung aus einem Second-hand-Shop.

Begreife: Dein Körper muß Dir das Wichtigste sein - nicht Deine Bekleidung. Die ältesten Klamotten sind, weil schon oft gewaschen, am wenigsten giftig. Mit jedem neuen Stück, das Du Dir kaufst, verschwendest Du Energie, treibst Du Erdzerstörung weiter und vernichtest mehr Zukunft unserer Kinder. Dein Körper soll Dir ein langes Leben dienen und es sichern. Du tust also gut daran, ihn - nein, nicht zu »pflegen« - sondern zu kräftigen, ihn beweglich und innerlich sauber zu halten. Statt von Geschäft zu Geschäft Dir schmerzende Beine zu erlauben, um wieder »was Neues« zum Anziehen in den Kleiderschrank hängen, um dafür »was Altes« sinnlos fortwerfen zu können, nutzt Du besser die Zeit mit einem Parklauf oder einem Gang in ein Fitneßstudio.

Gesundheitsgesetz der Natur:

**Die Natur hält nichts Schlechtes für ihre Lebewesen bereit. Deshalb: Hinaus mit Dir - auch als Schwerkranker - in die freie Natur mit ihrer für alles Leben auf der Erde so wichtigen Strahlung aus dem Kosmos. Noch mehr gilt das für Dein Kind!
Und das so oft und so viel Du kannst. Wohnungen und Häuser halten Dich krank und lebensschwach.**

Merke: Formaldehyd-Dämpfe aus Möbeln und Kunststoffen sind in fast allen Wohnungen vorhanden, aber leider für die Nase kaum wahrnehmbar.
Der beste Dauerluftreiniger ist das Farnkraut. Eine Topfpflanze pro 20 Quadratmeter brauchst Du. Stelle sie vor allem im Schlafzimmer auf. (Mitteilungen der Nasa-Forschung.) **Beim nächsten Waldspaziergang nimmst Du ein kleines Schäufelchen und eine feuchte Zeitung mit und gräbst vorsichtig ein kleines Pflänzlein aus, dort wo viele stehen, aber nimm keines einer geschützten Art.** (Die Merkmale des nicht geschützten Adlerfarns findest Du unter LV 9735)

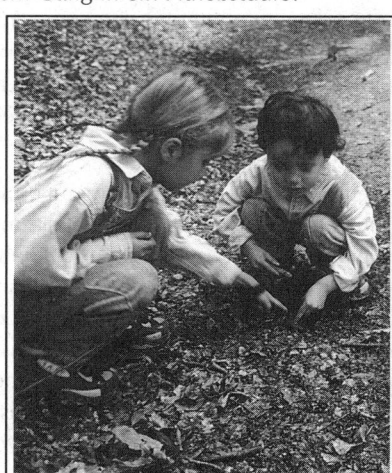

Bring Deinen Kindern die Natur hautnahe: Meine befühlen hier eine rote Wegschnecke: „So schön weich!"

Zeigt Kreativität und gebt alten Liedern neue Texte, wie z.B. dem Lied „Es, es, es und es...": Ihr, ihr und ihr, ihr Ärzte lebet wohl. Eure Pillen hört, die nehm' ich nicht mehr, und für Chemiespritzen geb' ich meinen Hintern nicht mehr her. Ich will durch euch doch nicht krepieren, nicht krepieren...

7.5 Später zurück zur Zivilisationskost?

845 »Kann ich wenigstens später wieder normal essen?«[6004, 6132]

Wenn Du diesen Satz Dir noch mal bewußt werdend wiederholst, dann kannst Du Dir die Antwort eigentlich schon selbst geben.

Nach meinen Erfahrungen mit Tausenden von Kranken kann ich Dir nur davon abraten. Du willst doch schließlich nicht nur für kurze Zeit, sondern für immer gesundbleiben. Aber Du kannst ja mal das Experiment machen. Und wirst dabei feststellen, wie schnell Deine alten Krankheiten zurückkommen... Nein - in den alten Trott zurück, das geht nicht. Aber:

Du hast unter der UrzeitTherapie jetzt das Gefühl unendlichen Wohlbefindens kennengelernt: Wenn Du Dich dann zu einer gemäßigten UrKost verschlechtern willst (d.h. etwa Stufe drei bis vier →Rz.770), und Du fühlst Dich auch mit der Halb-UrKost immer noch top – O.K. Versuch es. Wenn Du Probleme bekommst, solltest Du schnell kehrt machen und wieder volle UrKost praktizieren. Denn der Verlust des urigen Wohlfühlens bedeutet nach meiner Erfahrung: Der Ausbruch alter oder neuer Krankheit steht Dir kurz bevor. Aber:

Alle die an einer schweren, lebensbedrohenden Krankheit gelitten und sich mit der UrTherapie gesund gemacht haben, können nicht mehr zurück, wenn ihnen Leben und Gesundheit lieb ist. Jeder kleinste Verstoß gegen die eisernen Gesundheitsgesetze dieses Buches kommt sie teuer zu stehen. Ich weiß dies aus Erfahrung mit den vielen Leidenden, die an den Krankheiten Krebs, Multiple Sklerose, Morbus Crohn, Asthma, chronische Polyarthritis und Arthrose gelitten haben. (→Rz.974/1-56)

Besser ist es natürlich, Du experimentierst erst gar nicht.
Denke schließlich daran, daß Du älter wirst und daß sich die Zivilisationsköstler dann fast alle mit

den schlimmsten Krankheiten (z.B. Kreislauf, Diabetes, Arterienverkalkung, Prostata- und Frauenleiden) herumzuschlagen haben. Zeig den Frauen, die Männer ab 50 als Wracks bezeichnen, die man vergessen kann, daß Du als UrMethodiker nicht dazuzurechnen bist.

Und laß Dich als älterwerdende Frau von Deinen männlichen Freunden und Bekannten (Frauen bringen das nicht fertig) - dank Deines blühenden Aussehens durch weitere Befolgung der Gesundheitsgesetze - ständig bewundern, beneiden und beglückwünschen: »Ach, Gerda! Du siehst von Tag zu Tag jünger aus! Wie machst Du das nur!«[9962]

Siehst Du, so wird Dir das Älterwerden zur Freude. Während es für die anderen schlimm wird. Und mit am schlimmsten, daß sie dann auch noch auf ihre Kinder hören sollen... [9962]

Du willst als Mann mit 60 doch nicht diese schreckliche Plackerei mit der Prostata bekommen, oder? 70% aller Männer über 60 haben bereits diesen Krebs. Oder als Frau den Brustkrebs. Und Du willst wohl auch nicht plötzlich in den besten Jahren tot umfallen! Und Du willst doch ebenfalls noch mit 70 oder 80 Jahren Skilaufen und wandern können, an Reisen Freude haben! Du hast schließlich Dein ganzes Leben arbeiten müssen. Wofür - wenn Du als Rentner von Demenz, Alzheimer und Siechtum geplagt wirst? Dann ist alle Lebensfreude dahin - selbst die leckerste Zivilisationskost schmeckt Dir bei schwerer Krankheit nicht mehr.[1004, 9694, 9697, 9875] Als Kranker wirst Du unleidlich. Jedes im Wege liegende Blättchen stört Dich! [846]

Bedenke: Jeder Wechsel zurück zur Zivilisationskost macht es Deiner Willenskraft doppelt schwer, die UrKost weiter anzunehmen und deren Eigengeschmack zu schätzen, an den Du Dich jetzt schon gewöhnt hast.

Du bist noch nicht urgesund, wenn Du nicht dreimal täglich angenehmen, kaum riechenden, formlosen, leicht breiigen Stuhlgang hast.

Schließlich mußt Du auch bedenken, daß die Gewißheit, nun Dein Leben endlich richtig und schöpfungskonform zu führen, immer tiefer in Dein Unterbewußtsein dringt. Das führt dann zu kaum erklärbaren und überraschenden Reaktionen, wie mir viele Leser mitteilen:

Leser Korte: »Habe mich gestern nach langer Zeit zu einem warmen Essen verführen lassen - zwei Stunden später bekam ich Magenschmerzen, die ich vorher nie gekannt hatte...« [847]

Leserin Schütz: »...habe ich seit einiger Zeit wieder etwas Zukost zur rohen Nahrung gegessen - jetzt habe ich meine längst verloren geglaubten Asthmaanfälle wieder bekommen.« -

Leser Gerstner läßt mich wissen: »...habe ich vorige Woche mal ganz bewußt (und mit viel Lust) einen dicken Hamburger bei McDonalds gegen Abend verzehrt. Doch der hat die ganze Nacht mit mir gesprochen und mir keine Ruhe gelassen.«

Leserin Schultheß schreibt: »Zu Ostern gestanden wir Helmut zwei Scheibchen Ei zu. Am nächsten Morgen war der kleine Kerl wieder mit seinem Ekzem behaftet.«

Seminarteilnehmer Sven sagte: »Als ich mal wieder schwach geworden und Chinesisch-Essen gegangen war, habe ich nach einem ekeligen Völlegefühl rückblickend gedacht: Verdammt noch mal, das hättest Du eigentlich gar nicht nötig gehabt...«

Warum willst Du überhaupt zurück zu diesem Essen, wo Du doch so viele andere Vorteile der UrKost kennenlerntest: Unabhängigkeit von Essenszeiten, kein mühevolles Zubereiten und Kochen, Mithilfe am Erhalt der Erde, finanzielle Besserstellung, Liebesgewinn, gesteigertes Aktivsein, hinzugewonnene Attraktivität, sich wohl und leicht fühlen und, und, und.

Nun ja, wir alle können nicht immer nein sagen, wenn vor uns die früheren Köstlichkeiten aufgefahren werden. Wer da schon mal zugreift, den trifft es meist auch nicht so schlimm, falls er wenig anfällig für Krankheiten ist. Wer aber z.B. etwas mit Rheuma, Magen oder Darm zu tun hat, bei dem meldet sich der Körper von selbst immer schnell mit Schmerzen oder Unwohlsein.

Sagt mir meine Nachbarin: »Sobald meine drei Knubbel an den Handgelenken wieder dicker werden, weiß ich, daß ich mal wieder meiner Lust auf Brötchen mit Butter zu sehr nachgegeben habe...« Nicht Deinen Gelüsten nachgeben solltest Du vor allem bei Arthrose. Bei arthritischen Leiden ist die Zerstörung der Gelenke nämlich später kaum noch rückgängig zu machen.

848 »Aber ich will doch gar nicht zu dieser teuflisch gut schmeckenden Kost zurück, wo ich doch jetzt weiß, wie die mir schadet bzw. mal schaden wird. Ich werde wie von selbst immer wieder zu ihr zurückgezogen«, sagt Du.

Ja, Du hast recht. Es ist die vorkindliche Prägung auf die Schlechtkost, die hier immer wieder durchbricht.

(→Rz.965, *Moeller erklärt das in seinem Buch ausgezeichnet. Er stellt dar, daß es wegen unserer langen Abhängigkeit von ihr keine intensivere Macht als die der Mutter gebe, die uns das schlechte Essen mit besten Absichten einschiebe. So sei die Ernährung stets auch eine Tröstung, auf die wir nun verzichten müßten.*)

Ich mache Dir nun mal nichts vor wie die Ärzte. Die - geben sie wirklich mal eine ihrer lächerlichen Diätvorschriften - ihre Patienten damit trösten, daß sie ja bald wieder zu ihrem geliebten Steak zurückkehren könnten. Selbst so ein ehrlicher Arzt wie Julius Hackethal kneift da. Als Grund dafür, daß er seinen Kranken auch weiterhin die Genußgifte und die Mangelkost bietet, führt er an, jeder habe ein Recht auf Lebensfreude.

Nun, auf die Lebensfreude werden wir in Kapitel 9 noch zu sprechen kommen. Ich will Dir aufgrund meiner Erfahrung aber klar sagen: Sehr viele, denen es wieder gut geht, möchten neben der wiedergewonnenen Gesundheit bald auch wieder ein Zipfelchen der Kulturkost zurückhaben. Ich vermag da ganz genau eine Parallele zu den Alkoholikern zu ziehen. Auch die machen meist den Entzug, weil ihnen im Hinterkopf der Gedanke herumspukt, daß sie, nachdem sie trocken sind, bald darauf wieder »kontrolliert« trinken können. Was dann ja fast immer schief geht...

Frage Dich einfach immer:
Wie wäre es, wenn ich vor einer Million Jahren gelebt hätte? Was hätte ich dann tun können? Was dann getan, wenn es kein Salz und Zucker für mich gegeben hätte? Und keine Flaschen, gefüllt mit Alkohol...

Ich meine: Sieh Dich doch einmal um. Wo sind die Verhaltensweisen der Menschen zueinander und deren Umwelt noch in guter Ordnung? Dort, wo wir Menschen uns seßhaft gemacht haben, oder bei den Primaten im Regenwald?

Für Kranke bedeutet die Rückkehr zur ungesunden Lebensweise schlimmere Leiden als vorher. Für dicke Menschen bedeutet es ein noch heftigeres Auffüllen der Fettdepots.

Je älter Du wirst, desto eher kann Dir das passieren:

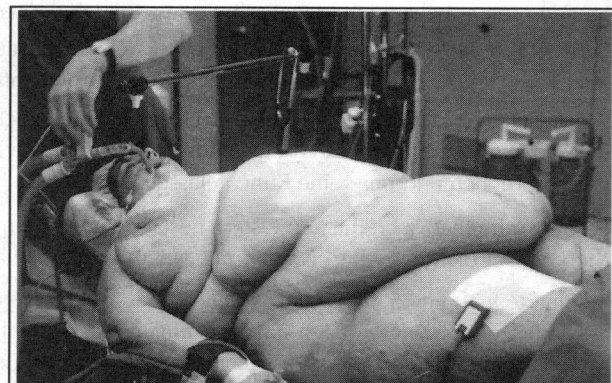

Bild: Laparo-endoskopische Chirurgie 1 (1992), S. 67; Hans Marseille Verlag GmbH München/Wien (mit dessen frdl. Genehmigung)
Ob sie wirklich auf jedes Pfund stolz ist, das sie da auf dem Leib trägt?

Dein Verstand sagt Dir, daß es keinen anderen Weg gibt, sich von Krankheiten dauerhaft zu befreien und vorzeitigen Tod zu vermeiden, als nah den Grundsätzen der UrTherapie zu leben. Die Süchte in Dir sagen: Lächerlich. Suche nach einem Kompromiß, damit Du uns weiter genießen kannst. Der Verstand antwortet: Entweder - oder. Du kannst nicht beides haben. Schließlich gibt der Verstand klein bei. Das alte Leid mit Deinen Krankheiten beginnt von vorne.

»Die Nahrung soll euer Heilmittel,
die Heilmittel sollen eure Nahrung sein.« (Hippokrates)

7.6 Hilfe, ich bin freßsüchtig und werde von der UrKost nicht satt!

»Tagsüber geht's ja noch mit der UrKost. Wenn mich nur nicht am Abend diese schrecklichen Hungergefühle überfallen würden! Wenn die Freßsucht in mir aufbricht, dann muß ich einfach Unmengen in mich reinstopfen.« stöhnst Du.

Wisse zuerst mal, daß es sich dabei nicht um die krankhafte Bulimie handelt, die durch UrKost endlich auch ausgemerzt werden kann. In den Freßattacken der darunter leidenden Mädchen wollen die Psychologen Ersatzbefriedigung für psychosoziale Defizite, mangelnde Kontakte und Beziehungen erkennen. Mag schon sein. Ich meine: Die Mädchen besitzen daneben auch ein ausgeprägtes ästhetisches Empfinden. Die wollen den Genuß des schönen Essens, aber nicht dessen Folgen: dick und damit unattraktiv, ungeliebt und im stillen verachtet werden. Ihr Pech, daß sie aber damit übertreiben (müssen) und diesmal wegen ihrer Hippigkeit wieder einsam bleiben.

Mit UrKost könnten sie so viel essen, wie sie wollen - ohne dick oder zu dünn zu werden.

Du tust recht daran zu essen, bis Dich kein Hunger mehr plagt. Wie Du weißt, habe ich Dir bereits am Anfang gesagt, daß Du Dich bei der UrzeitTherapie stets sattessen und so viel von der UrKost zu Dir nehmen kannst, wie Du willst. Dein Körper zeigt Dir doch an, daß er noch etwas nötig hat, wenn er nach Essen verlangt. Hunger ist ein natürliches Verlangen und will gestillt werden. Und - wenn der Hunger *natürlich* ist, muß er auch *natürlich* befriedigt werden.

Früchte sind natürliche Nahrung, klar, aber Gemüse nicht! Auch dann nicht, wenn es roh und biologisch gezogen ist. Wenn Du also an Heißhunger leidest, dann mußt Du ganz einfach statt der Kultur-PflanzenUrpflanzen essen! Darin ist das sättigende Eiweiß in genügender Menge enthalten.

Wie Du am besten auf einen (volumenmäßigen) Grünanteil von 20% Deiner Kost kommst, hab´ ich Dir unter Rz.774 und 791 erklärt. Tüchtige Bewegung hält nachweislich die Freßsucht klein, weil so Dein Körper die Nahrung viel besser ausnutzt. Doch wenn Du erst mal richtig an die UrKost gewöhnt bist, wirst Du Dich wundern, wie wenig Du ißt - und Dich trotzdem völlig satt fühlst!

Und warum ißt Du nach dem Erdfasten und dem Übergang zur UrKost so viel weniger - obwohl letztere ja nur ein Bruchteil der Kalorien besitzt, die Du zuvor gefuttert hast? Weil Du Deine Därme, die ja mit ihren Zotten die aufgespaltenen Nährwerte in Blut und Gewebe überleiten, durch das Erdfasten von allem Dreck freigemacht hast. Nun können die wenigen, aber um so lebensstoffreicheren Stoffe leicht die Darmscheiden durchdringen und ihre Energien in den Körper leiten.

Sollte trotzdem in Dir noch immer der Hunger hochsteigen, dann versuch's mal damit: Schluck zwei Teelöffel grüne Tonerde und lege dann den Daumen unter die Nasenspitze, den Zeigefinger drüber. Und nun drück zu und zähle bis 20. Dann soll der Nerv blockiert sein, der Deinem Gehirn das Eßverlangen meldet. Bei vielen klappt das. Bei Dir auch? Dann schreib es mir! In der Nächstauflage kann ich zum Wohl der anderen Leser dann noch genauer darüber berichten.

Andererseits: Keiner wird so leicht freßsüchtig, wenn er vor dem Übergang zur UrzeitKost genügend lang erdgefastet hat. Warum? Die vorher genossene Zivilisationskost war weich und forderte die Muskulatur des Magens und des Darms nicht genügend. So konnte sie schlaff werden.

Die gutbürgerliche Kost verleitet nun mal dazu, zuviel davon in sich hineinzustopfen. So werden Magen und Darm zu stark geweitet. Wie mir die Pathologen sagen, ist so bei vielen die normale Darmweite von fünf bis acht cm auf unglaubliche 30 cm ausgedehnt. Kein Wunder, daß sich in der ersten Zeit ein Leeregefühl meldet, wenn der Magen dann mit der UrKost plötzlich viel weniger bekommt - weil man sich mit Früchten und Wildkräutern nicht so vollschlagen kann. Zudem ist UrKost viel leichter verdaulich und wird schneller aus dem Magen transportiert. Das Fasten gibt Magen und Darm jedoch Gelegenheit, wieder auf ein natürliches Maß zu schrumpfen. Und die harte Urzeitnahrung trainiert später die Muskulatur und Peristaltik.

Dein Heißhunger unter der ersten Zeit der UrTherapie bedeutet eigentlich aber auch immer die Erfüllungssuche nach der alten Suchtkost: Dieses Gefühl hat nichts mit dem Hungertrieb zu tun, der von einem leeren Magen herrührt. Nein - dieser Heißhunger kommt aus allen Ecken und Enden Deines Körpers und dringt in Deine Geschmacksnerven in den Mund und bohrt sich da und im entsprechenden Gehirnabschnitt fest.
Wenn Du glaubst, freßsüchtig zu sein, halt den Magen in Arbeit. Du überißt Dich meist nur dann, wenn Du Dich an den gewöhnlichen unsinnigen Drei-Mahlzeiten-Rhythmus hältst. Iß besser alle zwei Stunden eine Kleinigkeit. So bekommst Du nur kleinere Portionen in den Leib, und die Verdauungsorgane normalisieren sich schnell. Das ständige Futtern tagsüber ist den Friedsäugetieren gemäß, oder vielleicht sogar in die Gene gelegt. Raubtiere dagegen essen vielleicht einmal in der Woche und schlafen und dösen danach oft tagelang.
Die Affenmenschen z.B. siehst Du fast den ganzen Tag futtern. Daran kannst Du Dich auch halten.

852 »Also, allmählich nervst Du mich aber mit dem beständigen Vorhalten der äffischen Gesellschaft. Ich finde das ja fast beschämend... Zudem: Weißt Du, daß Du damit den biblischen Schöpfungsbericht nicht ernst nimmst?!«

Warum die UrzeitTherapie so hartnäckig die Affenmenschen zu Rate zieht, wenn es um wesentliche Fragen der Ernährung, der Lebensführung und der Zukunft der Menschen geht, das will ich Dir sagen:

Wir Lebewesen Menschen können nicht von Menschen, sondern nur von den uns überlegenen, weil besser die Erde für ihre Nachkommen erhaltenden Lebewesen, den Tieren, lernen.

Wenn Du als eventuell überzeugter Bibelanhänger nicht die Abstammung des Menschen und des Affenmenschen von einem gemeinsamen Stammvater akzeptierst - gut!
Glaube doch einfach an die Natur als eine Schöpfung Gottes. Und iß dann nur das, was aus der Hand Gottes stammt. Und das ist genau das, was Dir die Natur anbietet. Und iß nichts, was aus der Hand wenig gottesfürchtiger, nur profitsüchtiger Menschen stammt. Dann mußt Du Dir die ja ebenfalls von Gott geschaffenen Affen gar nicht zum Vorbild nehmen. Und gelangst doch zum gleichen Ergebnis wie ich:

Gesundheitsgesetz

Allein das Natürliche ist für den Menschen gut. Allein das Natürliche führt ihn auf den richtigen Weg seines Denkens und Handelns.

853 Wenn Du an den biblischen Gott glaubst, dann mußt Du aber auch sein Gebot »Du sollst nicht töten« ernstnehmen – auch auf alle anderen Lebewesen - und nicht nur auf das Töten von Menschen beziehen. Und mußt Dir sagen, daß es Gotteslästerung bedeutet, wenn Menschen sich anmaßen, etwas Besseres schaffen zu können als die göttliche Urnahrung. Sagen müßtest Du Dir auch, daß Du gegen das Gebot Gottes - ihn zu achten und zu ehren und seinen Namen zu preisen - verstößt, wenn Du die von ihm Dir zugedachte Speise [0644, 7010, 9828] täglich aufs neue zerkochst, mit den Giften Salz und Zucker mischst, durch Zusätze verfälschst und damit Deinen Körper in einen übelriechenden, von innen verfaulenden, unästhetischen und monströsen Muschelsack verwandelst. Oder steht Dir Gott derartig widerlich mit Tränensäcken, Kropf, Specknacken und Plattfüßen vor Augen, der Du Dich als Christ ja als sein Ebenbild ansiehst...?
Was ihnen als harte Wahrheiten nicht in den Kram paßt, das unterschlagen Dir die Mediziner wie die Kirchen. Das steht nicht im Katechismus für die Kinder, das hütet sich auch der bibelbelesenste

Pfarrer von seiner Kanzel – wieso maßt sich da einer an, sich über Dich zu erheben? - zu predigen:

Worte von Jesus
Sehet da, ich habe euch gegeben allerlei Kraut, das sich besamt auf der ganzen Erde und allerlei fruchtbare Bäume, die sich besamen, zu eurer Speise. - 1. Mose 1,29 -
... und sollst das Kraut auf dem Felde essen. - 1. Mose 3,18 -
... und Jesus sprach weiter: Gott gebot euren Vorvätern: Du sollst nicht töten. Doch ihre Herzen waren hart und sie töteten... Ich aber sage euch: Tötet weder Menschen noch Tiere, ja, nicht einmal die Nahrung, die ihr in euren Mund führt. Denn eßt ihr lebendige Nahrung, wird sie euch beleben; doch tötet ihr eure Nahrung, so wird die tote Nahrung auch euch töten...
Eßt daher nichts, was durch Feuer, Frost oder Wasser zerstört wurde.
Denn erhitzte, erstarrte und faule Nährstoffe werden auch euren Leib erhitzen und zu Erstarrung und Fäulnis bringen.[6301, 6312/7, 6327ff] Und das ist schon eher eine Vergeltungsdrohung denn eine Warnung:
Wer vor dem Schöpfer sündigt, der falle einem Arzt in die Hände. (Jesus Sirach 38:15 Übers. von Riessler/Storr)

Die grenzenlose Überschätzung des Menschen, die sich uns neben den wunderbaren Worten wie etwa der Bergpredigt leider auch in der Bibel offenbart, führt zu einem ungerechtfertigten Herabsehen auf die Tiere. Von denen man wohl sagen darf, sieht man auf den Zustand der von uns untertan gemachten Erde, daß sie die besseren und wertvolleren Geschöpfe Gottes sind. Und daß wir Menschen allen Grund haben, auf jegliche Überheblichkeit zu verzichten.

Im Gegensatz zum, die Tiere nicht nur achtenden, sondern sie sogar verehrenden Buddhismus, besitzt das zwar Liebe predigende, aber Andersgläubige abwertende und verfolgende Christentum nicht einmal Mitleid mit unseren jährlich milliardenfach geschundenen und gefolterten Tierbrüdern. Glaubst Du, Gott hätte diese Verbrechen gewollt, als er diese unschuldigen Geschöpfe schuf, welche die Menschen an ihnen begehen? Was ist das für ein Christengott, der seinen hartherzigen Stellvertretern auf Erden nicht ein einziges Wort zu sagen aufgibt, Tiermord und Tierfolter einzustellen, ja der das sogar billigt! Und was ist das für ein gefühlloser alter Mann, der Geschiedenen das Einanderlieben mit Sündhaftmachung verleidet. Und was ist das für ein starrköpfiger Gottstellvertreter, der nur aus Machterhaltungsgründen der übervölkerten Dritten Welt das ständige Kinderkriegen aufbürdet und sie damit dem Hungertod ausliefert. (40.000 Kinder sterben dort täglich - wegen Unterernährung.) Wie willst du seelisch gesund werden, bleiben und Dich gut fühlen, als Mitglied in einer solch unbarmherzigen, nur sich und ihrem Prunk dienenden Organisation? Da bist Du als religiöser und hoffentlich tierliebender Mensch doch besser im buddhistischen Glauben aufgehoben. Da kriegt Dein *Leben* wenigstens einen Sinn - und nicht Dein Tod.

Nach wie vor wird alles dafür getan, daß [854a] Du im Alter BSE oder Alzheimer kriegst! Mit rinderwahnsinnsverseuchtem Gehirn:

Behörden ist alles Wurst

Medical Tribune # 16 20.4.2000 S. 12

Bedauernswerte Fleischliebhaber: In jeder fünften Mett- und jeder zehnten Leberwurst tummelt sich unerlaubtes Hirn.

Die unsere eigene Arroganz stärkende, biologisch und zoologisch völlig unbegründete Unterscheidung zwischen Mensch und Tier führt auch zu der Fehldeutung, wir wären Ausnahmegeschöpfe und dürften uns anmaßen und erlauben, unsere Nahrung nach unserem eigenen Gutdünken zusammenzustellen.

Und wir vermöchten nach unserem seit Kindheit fehlgeleiteten und verdorbenen Geschmacksempfinden zu wählen, was wir alles essen dürfen. Damit es sich Dir für immer bei Dir festsetzt:
<u>Die Nahrung des Menschen ist ihm genauestens vorbestimmt. Von Gott, von der Natur, von der Evolution - gleich wie wir die höhere Macht über uns bezeichnen. Und das sind: Früchte, Beeren, Wildpflanzen, Blätter, Wurzeln, Sprossen im rohen, lebensfrischen Zustand. Nicht einmal die Anteile an den einzelnen Nahrungsarten sind völlig beliebig von uns wählbar!</u>

Zufrieden, lieber Leser? Nein, sicherlich nicht. Denn diese einzig mögliche, einzig richtige Folgerung paßt Dir ja nicht, ruft höchstens Unbehagen in Dir hervor. Denn wer glaubt schon gern an das, was ihm zuwider ist, oder was er sich nicht wünscht! Zuwider ist den meisten Menschen auch der Gedanke, daß nach ihrem Erdendasein alles mit ihnen zu Ende ist. Deshalb machen sich die Menschen so gern ein Weiterleben nach dem Tod in einem wunderschönen Himmel oder ein Rebirthing in einem interessanten anderen Lebewesen vor.

»Du hältst die Natur also immer für das Beste, was dem Menschen passieren kann. Weißt Du denn nicht, daß viele Menschen (im Nahen Osten und in Afrika) unter der Wurmseuche Bilharziose leiden, weil die Saugwürmer die Immunabwehr überlisten? Ich sehe da keinen Zusammenhang mit einer etwa unnatürlichen Lebensweise der Menschen dort. Wenn die Natur doch sonst nicht schadet: Wie erklärst Du Dir denn, daß Würmer in den Körper dieser Menschen eindringen?«

854b Du willst mit anderen Worten sagen, Natur kann also doch dem Menschen Böses zufügen, nicht wahr?

Wer in Afrika in Bäche und Flüsse tritt, dem bohren sich winzig kleine Würmer in die Haut, dringen in alle Körperteile ein und verursachen schlimme Schäden.[9759] Du solltest an allem zweifeln, was von Menschen kommt - aber nicht an dem, was die Natur in Milliarden von Jahren in höchster Vollendung und Zweckhaftigkeit für alle Lebewesen der Erde geschaffen hat. Unter der Voraussetzung, daß in diesen Gleichklang niemand Mißtöne hineinbringt.

Dann nämlich bedeutet Natur ein harmonisches Zusammenspiel aller, darauf ausgerichtet, das Leben auf unserem Planeten gesund zu erhalten - es weitertragen zu lassen von allen Lebewesen, die, wie von der Schöpfung gewollt, der Natur gemäß leben.

Die Saugwürmer der Gattung Schistosoma können nur durch eine aufgeweichte Fußsohlenhaut in den menschlichen Körper eindringen und sich bei schwacher Immunabwehr bis in die Gewebe und Organe - vor allem in Leber und Blase - weiterarbeiten. Sie können sich nur über die Schnecken als Zwischenwirte verbreiten. Letztere finden in den Bach- und Flußläufen sowie den bewässerten Reisfeldern eine Lebensgrundlage, weil diese von Fäkalien und anderen Abfällen verunreinigt sind.

Die Natur hat den Menschen nicht wie die Huftiere mit den für Würmer undurchdringbaren Hornschichten an den Füßen oder mit den zähen Knorpelhäuten der Enten ausgestattet, die damit auf ein längeres Verweilen in fußhohem Wasser eingerichtet sind. Wenn der Mensch mit nackten Füßen auf der natürlich belassenen Erde bleibt, können ihm selbst bei Regen keine Trematoden in die Haut eindringen. Dort, wo er hingehört, nämlich mit beiden Beinen fest auf die Erde, gibt es zwar auch Würmchen en masse, aber keine einzige Art, die es wagen würde, seiner Herrlichkeit, dem Menschen, unter die Haut zu fahren. Erkenne:

855 **Wenn wir Menschen die Erde mehr in ihrem Naturzustand lassen und nicht Fäkalien in die Flüsse und künstlich angelegten Reisfelder geben würden, in welchen die Zwischenwirte der Würmer - die Schnecken - sich deshalb so stark verbreiten können, ersparten wir uns diese und ähnliche Probleme.**

Die Affenmenschen jedenfalls ersparen sie sich: auf einfachste (und deshalb auch auf klügste) Weise... Indem sie nicht im Wasser stehend fischen oder Reis aussäen. Und keine aufgeweichten Füße bekommen, in die Würmer einzudringen vermögen. Die den Schistosomabefallenen nur der Schöpfung Willen kundtun: Du gehörst nicht stundenlang ins Wasser, Mensch! Und Deiner und der Kühe Dung gehört nicht ins Wasser. Verhalte Dich natürlich. Dann gibt es keine Seuchen, dann wirst Du nicht krank!

WWF fordert Verbot der Kunststoffe
Spielzeug, Aufkleber auf T-Shirts, Textilien, Baustoffe, Möbel, Matratzen. Darin enthaltene bromierte Flammschutzmittel dünsten aus, reichern sich in Deiner Nahrung an. Verzichte auf all den Dreck! (dpa 3.7.2000)

Gedächtnis- und Koordinationsfähigkeiten durch Blau- (Wald-, Heidel-) beeren stark verbessert. (New Scientist, Vol. 163, 2204 (1999) S.16)

7.61 Gegen den Hunger Disziplin einsetzen?

»Vielleicht fällt es mir nur schwer, Essensdisziplin zu halten...«

Die Natur hält nichts von Disziplin! Sie überläßt es jedem Lebewesen selbst, wieviel es essen will von dem, was sie ihm zur Verfügung stellt. Auf Zurückhaltung beim Essen bist Du jedenfalls nicht programmiert. Der Nahrungstrieb ist nun mal der gewaltigste Urtrieb. **Es wäre völlig unnatürlich, seine Hungergefühle disziplinieren oder mit Willenskraft unterdrücken**[6133] **zu wollen. Gegen Gefühle ist der Mensch - zum Glück! - machtlos!**
Die UrzeitTherapie setzt voll auf die Natur. Alles, was gegen die Natur und das Urzeitverhalten spricht, lehnt sie ab, auch das Hungern.
Wisse: Die durch die Schöpfung geschaffene Kombination von Mineralien, Vitaminen und Lebensstoffen ist so ideal, so vollkommen in den Wildkräutern versammelt, daß sie uns wach und leichtfühlig hält und nach kurzer Gewöhnungszeit keine Hungergefühle aufkommen läßt. Wie bei den Tieren: Kennst Du ein Wildtier, das hungert oder so aussieht? Schleicht bei dir in der Nacht ein Hirsch ums Haus und blökt „Ich bin hungrig, Mensch! Gib mir was zu futtern"?
Aber: Nimm Dir ein Beispiel an ihnen. Früchte- und Pflanzenesser schlingen nie wie Fleischesser. Sie essen langsam und bedächtig, nehmen sich Zeit zum Essen und so zum Bereitstellen und genügenden Fließen der erforderlichen Sekrete und Enzyme. Du solltest zudem ausgeglichen sein, wenn Du ißt. Dir fehlt Ausgeglichenheit, wenn Du eifersüchtig, ungeduldig, deprimiert, ängstlich, nervös oder aufgeregt bist. Wichtig ist, daß Du Dich voll auf die Nahrung konzentrierst. Dich nicht zu viel dabei unterhältst oder gar Zeitung dabei liest. Iß so langsam wie möglich:
Wenn Du schlingst, ißt Du mehr als Dir gut tut - denn das Gehirn braucht 20 Minuten, bis es während des Essens Sättigung registriert.
Gegen den allgemeinen Hunger auf etwas Süßes stellst Du Deinen urköstlich essenden Kindern immer eine kleine Schüssel, voll mit Maulbeeren, Rosinen, Korinthen oder getrockneten Mangoschnitzeln, bereit.

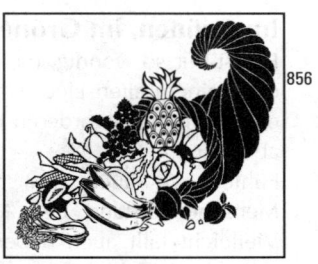

»Ich kann mir aber beim besten Willen nicht vorstellen, wie ich von Blättern und Obst sattwerden soll! Da sind doch fast nur Faserstoffe drin!«

Du meinst die wegen Fehlens von eigenen Verdauungsenzymen als unverdaulich und unverwertbar angesehenen Zellulosen und Pektine: Faserstoffe, die man fälschlich stets als »Faserstoffe« bezeichnet hatte. Erst vor kurzem entdeckte man, daß dies mal wieder nicht stimmt:
Die Ernährungswissenschaftler hatten schlicht übersehen, daß in uns auch noch eine Darmflora beheimatet ist, die Essig-, Propion- und Buttersäuren in der bislang für unverdaubar gehaltenen Zellulose abbaut und sie in Kalorien umwandelt. Aber vielleicht erweist sich das in einigen Jahren ebenfalls wieder als falsch. Du weißt ja inzwischen, wie sich das mit der Wissenschaft verhält. Und die harte Zellulose der Wildkräuter wird erneut als unverdaubar erklärt. Doch dann triumphieren wir UrMethodiker auch darüber! Denn wir argumentieren ja im Sinn des nie irrenden Gottes bzw. der immer im Recht befindlichen Natur. Indem wir feststellen: Sollte die Schöpfung für den Menschen etwas Unverdaubares zu essen vorgesehen haben, dann ist auch das gut so. Da aber nichts von ihr ohne Zweck geschaffen wurde, dürfte die Zellulose neben der Bakterienpflege auch den Sinn haben, den Nahrungsbrei schneller durch den Darm zu treiben. **Um ihn drei- bis viermal täglich mit anderen Nahrungsstoffen ausscheiden zu können.**
Daneben gibt es aber einige Menschen mit erweiterten Mägen und Gedärm, die immer schon zuviel aßen. Und die sich jetzt trotz genügendem Essen von Wildgrün nicht gesättigt fühlen – deshalb längere Zeit als üblich zur Anpassung nötig haben. Und die geraten dann leicht in Gefahr, ziemlich frustriert wieder zur Zivilisationskost überzugehen. Wenn ich auch die sehr beruhigen kann, daß sie nach kurzer Zeit Urkost all diese Probleme nicht mehr haben.

Im Grünen, im Grünen!

Da ist mir so wonnig, da ist mir so froh – so heißt es in einem alten Lied. Und weiß Gott, da ist viel dran. Unsere Altvorderen haben das noch gespürt, aber wir...

Fühlen wir auch hier mit unserem gesunden Menschenverstand der Aussage auf den Zahn. Vielleicht fällt auch dabei der Rückblick in eine vergangene Zeit vorteilhaft für uns aus.

Wenn, wie wir festgestellt haben, die inneren Organe nur auf rein Natürliches abgestimmt sind: müssen es dann unsere äußeren, wie Augen, Nase, Ohr nicht gleichfalls sein? Na, was meinst Du?

Steigt nicht der Duft eines blühenden Jasminstrauchs mit großem Wohlgefühl in Dich ein? Verführt nicht das Rauschen des Meeres zum wohltuenden Schlaf? Beglückt nicht ein Sonnenuntergang Deine Stimmung? Und das viel mehr, als das schöne Bild eines Malers? Rührt nicht das Lachen oder Weinen eines Kindes unmittelbar Deine Seele an?

Höre ich also Vogelgezwitscher, rieche ich den Duft des Waldbodens, erblicke ich eine Blumenwiese, eine Naturlandschaft, so wird mir wohl ums Herz, selbst wenn mir gar nicht bewußt wird warum. Der Grund? Er kann nur in unserer Urprogrammierung liegen. Die bei Natürlichem gleich einsetzt und Dich an den sorglosen, glückvollen Zustand der Urzeit erinnert.

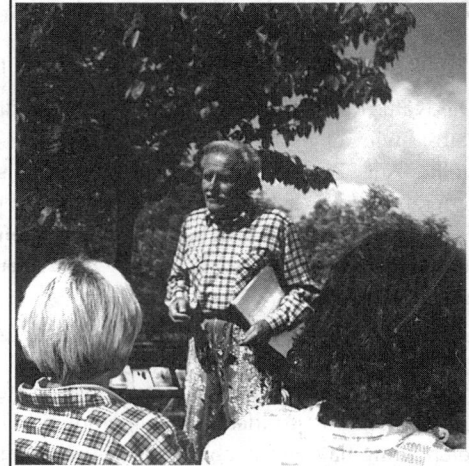

Der Verfasser hält seine Seminare vorwiegend im Grünen ab. Warum, steht links.

857 Gesundheitsgesetz der Natur

Wirklich tief innerlich glücklich machen kann Dich nur das Natürliche!

Wenn Du tagsüber nicht von Biogemüse, den Früchten, Knollen, frischen Nüssen und den Samen sattgeworden bist, oder wenn gegen Abend hin der brave Dr. Jekyll in Dir sich in einen Mr. Hyde verwandelt und nach etwas Deftigem oder richtig Sattmachendem seine Krallen wetzt - nun, dann hole Dir schnellstens die Schuhe zum Jogging aus dem Schrank. Stößt Dir danach noch immer so eine gierige Schlange mit weit aufgerissenem Maul aus dem Magenloch

> Lieber Franz Konz,
> vor fünf Jahren hat mir mit 23 Jahren Dein Buch das Leben gerettet: Herzklappen undicht, Prostata, Rheuma, Asthma, Migräne, Kreislaufkollaps, schließlich neun mal auf der Intensivstation gelandet. Dann fing ich Nichtsportler mit Deiner UrTherapie an, zog alles ohne Zagen und Zögern durch – und kann nun auf jeden Doktor pfeifen.
> *Rainer Stehle, 89561 Dischingen, Modingerstr. 12*

in den Gaumen hoch, dann iß drei dicke Teelöffel angesetzte grüne Tonerde und greife zu einem Buch. Womit Du Dich abseits aller Verführungen und Ablenkungen zurückziehst, mit nichts anderem bewaffnet als mit etwas Manna, dem Brot des Himmels, richtiger als Kassia bezeichnet. Dann knabbere einige schwarze Pastillchen. Nutzt das nichts, faucht die elendige Schlange noch immer, dann hole Dir ein Stängelchen Süßholz und kaue daran. Dann zieht sich das Biest meist so langsam zurück. Wenn nicht, dann greife zu einer Handvoll Rosinen, die Du langsam und bedächtig beim Lesen genießt. Oder zu einer Melone (die schnell verdaut ist und gut den Hunger stillt). Oder zu Johannisbrot, oder ein paar getrockneten Datteln oder eingeweichten Feigen). Auch Birnen belasten am Abend nicht, wenn Du nicht mehr als eine davon ißt.

858 **Doch zuvor probiere es mal so: Einer weichschaligen Avocado die Schale abziehen bis etwa 3cm vor dem unteren Ende (nicht tiefer, sonst flutscht sie Dir weg) und in die rechte Hand nehmen. Das Wildgrün, die Topinambur oder eine andere Wurzel nimmst Du in die linke Hand. Dann nur noch wechselseitig zubeißen. Sollsdemal sehn, wie dicke satt Du Dich danach fühlst!**

Ich hab' übrigens immer so um die 10 Fuerte, Hass, Ettinger oder Pinkerton-Avocados zu Hause, teils im Kühlen, teils in Papier gewickelt im Warmen liegen und kann mir so durch Fingerdruck an der Spitze gleich die richtige zur Hand nehmen. Merke Dir: Lagere noch nicht ganz reife nicht unter 15°C, sonst werden sie von innen schwarz, was Du ihnen von außen nicht ansiehst. Sind sie aber richtig reif, dann kannst Du das Schwarzwerden für ein paar Tage aufhalten, wenn Du sie ins obere Kühlschrankfach bei 4°C gibst. Am schnellsten reifen sie nach, wenn Du sie in eine Schüssel mit Mehl legst oder in Papier eingewickelt in einem warmen Zimmer aufbewahrst. Lege sie sonst nie in einen Kühlschrank.

Ich möchte insgeheim glauben, daß sich nicht schwer und chronisch Kranke schon einmal eher leichtere Sünden beim Essen erlauben können, wenn sie die Kräfte der rohen Wildpflanzen intus haben - und nicht vergessen, diese immer wieder zu sich zu nehmen. Und daß etwas gekochte Biokost nicht groß Schaden anrichtet.

Ich glaube das aber nur, was heißt: ich weiß es nicht, ich bin mir nicht sicher. Das Gekochte könnte gerade für Dich heimtückisch sein. Für den Noch-Kranken ist es das auf jeden Fall.
Sicher bin ich mir nur, daß allein reine UrKost gesund macht. Nur das ist klar bewiesen.

Schließlich hat Dich ja irgendetwas in Deiner bisherigen Nahrung krankgemacht. Weißt Du, ob es nur der Zucker war, das Salz, das Bratfett, das durch den Kochvorgang denaturierte Eiweiß, der dadurch bedingte Vitaminverlust? Wer an etwas Zukost von Kartoffeln oder Gemüse hängt, der erhitze solches wenigstens schonend, ohne daß die Stärke verkleistert. (→Rz.980/10)

All dieses Getue hast Du aber nicht nötig, wenn Du als letztes Essen (so um 18 Uhr) noch zwei Handvoll Wildpflanzen mit Obst ißt. Danach kriegst Du unter Garantie keine Hungergefühle mehr!

Ich kann es nur immer wiederholen, weil es Dir so unglaublich scheint. Es gibt halt mehr Dinge zwischen Himmel und Erde, von denen die Wissenschaft nicht mal was ahnt. Wir UrMethodiker sind eben pragmatische Menschen. Und wenn wir unseren Hunger stillen können unter roher Nahrung, so scher' ich mich doch den Teufel darum, warum und ob es eine wissenschaftliche Erklärung dafür gibt.

Erzählst Du Deinem Doktor von der guten Wirkung, die bei Dir die Darmspülung ausgelöst habe, so rechne nicht mit seinem Beifall. Denn in seinen Augen ist das „wissenschaftlich ungeprüfter Alternativkram". Meiner Leserin Silke Koch sagte er: „Unsinn! Wieso spülen? Der wird beim nächsten Essen sowieso wieder schmutzig!" Sollte man Dir ebenfalls so dumm kommen, so frage: „Darf ich Ihrer Antwort entnehmen, dass Sie sich niemals die Füße waschen? So käsig riecht es doch gar nicht in Ihrem Zimmer..."

»Ich kann ja wieder zur Nur-UrzeitKost zurückkehren, wenn ich merke, daß mir diese etwas naturfremde Zukost nicht bekommt«, meinst Du.

Gut, aber wer merkt das schon? Ich selbst besitze - fast hätte ich gesagt zum Glück - einen 3/4, vernarbten und empfindlichen Magen wegen meines früheren Magenkrebsleidens. Der mir schon spätestens nach einer Viertelstunde kundtut, wenn ihm etwas nicht bekommt. So steigt in mir nach einer halben Stunde bereits schwaches Sodbrennen hoch, wenn ich nur z.B. eine mir angebotene, mit Sirup gesößte Dattel gegessen habe. Aber wie ist das bei Dir? Ich fürchte, eine negative Reaktion auf den so herrlich mundenden Leckerfraß der Zivilisation macht sich bei den meisten so prompt und so direkt nicht bemerkbar. Wer bekommt denn schon mit, daß sich bei einer auch nur geringfügig unnatürlichen Lebensweise seine Adern zusetzen oder die Knochen langsam auflösen? Oder Gehirnzellen absterben? Oder sich ein Tumor bildet?

Dem einen macht zudem etwas fremde Zusatzkost nur wenig aus, dem anderen dagegen macht sie das Durchhalten der Naturkost so schwer, daß er diese bald ganz aufgibt. So ist das. 90% aller durch die UrMedizin Gesundgewordenen denken: Ach, jetzt hab' ich meine Krankheit ja besiegt. Jetzt kann ich ruhig wieder all das essen, was mir gefällt. Oder: Die Hälfte an UrKost tut's sicher auch. Oder so ähnlich. Und sie denken nicht nur so, sie tun es meist auch!

860 Ich habe eine äußerst liebevolle und gastfreundliche asiatische Verwandtschaft. Wenn ich von ihnen zu einer Hochzeit oder einem Fest eingeladen werde und an deren mit soviel Liebe und Mühe hergerichteten Reistafel nicht teilnehmen würde - meine Frau und ich würden ein Leben lang nicht mehr geachtet sein. Ich aß dann zwar - meiner Frau zuliebe - immer von den 17 exotischen Köstlichkeiten, aber längst nicht mehr mit dem gleichen Vergnügen wie früher, weil sich mein Geschmack lange schon auf UrKost eingestellt hatte, aber immerhin - ich hätte wieder Gefallen daran gefunden... Aber: Vielleicht liegt es bei mir daran, daß ich schon sehr lange der UrKost treu bin, vielleicht liegt es an meinem schlechten Gewissen nach solch einem Sündenfall - jedenfalls drängt dieses genüßliche Mahl spätestens fünf Minuten nach seiner Einnahme in mir den Weg zurück, auf dem es hineingekommen ist. Aber inzwischen pfeif' ich auf solche Kompromisse und schere mich einen Schlechtkost-Dreck darum, was man alles angeblich zu tun und zu lassen hat. Nun füll' ich provokativ meinen Teller hoch auf mit Wildkräutern und esse Bio-Obst dazu. So stärke ich meine Immunkräfte und errege oft auch noch die Neugier der wissenwollenden Klugen, die nicht gleich innerlich mit dem Kopf schütteln und damit nur beweisen, wie vorurteilsbeladen ihr Denken noch immer ist.

Trotzdem: Ich will aus der UrMedizin keine neue Religion machen. Jeder muß selbst wissen, wie gesund er sein will. (→Kap.6.25, Rz770)

»Na, Du bist mir einer! Wenn 90% Deiner Leser, sobald sie gesund geworden sind, doch wieder zu dieser herrlich schmeckenden Schlechtkost zurückkehren, weshalb soll *ich* dann die UrKost überhaupt erst aufnehmen? Das mußt Du mir erst mal erklären«, sagst Du.

Erstens: Ich habe dieses Buch ja nicht für dumme Leser geschrieben, sondern für so kluge Leser wie Dich. Das ist kein billiges Kompliment. Wer sich bis zu dieser Seite durchgearbeitet hat, in dem muß schon eine gute Portion an Intelligenz und Aufgeschlossenheit stecken. Ich persönlich halte Dich für so intelligent, daß Du eine wenigstens gemäßigte UrKost weiter durchhältst und Du deshalb zu denen zählst, die tun, was sie als richtig erkannten.

Klar, daß ich nur das Positive von meinem Gesprächspartner annehme und Dich zu den 10% Durchhaltenden rechne. Und zwar so lange, bis Du Dich vollkommen an sie gewöhnt hast. Aus dem Wissen heraus, daß Dir was Besseres für Deine Gesunderhaltung, Dein Wohlbefinden und dem Erreichen eines hohen Lebensalters nicht über den Weg laufen konnte.

861 Zweitens: Auch die 90 %, die sich mehr oder weniger oft vom Gaumenkitzel übermannen lassen, bemerken sehr schnell, wie schlecht Ihnen die Schlechtkost nun bekommt. Und deshalb werden die Abstände zwischen den Rückfällen bei ihnen immer länger. Der Mensch ist ein Gewohnheitstier. Und er vermag es auch, sich langsam umzugewöhnen - selbst an das Gute und Vernünftige, das er möglichst gleich aufnehmen sollte.

Denke also daran - wenn Du den sofortigen Übergang zur UrKost nicht schaffst: Iß von der Nahrung am meisten, auf die Du zuerst übergehen willst, z.B. Obst.[6406] Je mehr Du davon ißt, desto mehr magst Du sie nach einer Zeit: »Wer immer strebend sich bemüht, den können wir erlösen!«

Drittens: Ißt Du nur UrKost, so hast Du nur schwache Rückfälle in Deine alte Schietkost zu fürchten.

»Du setzt so vollkommen auf die Natur. Aber wenn die alles richtig machen würde, dürfte es bei uns doch nicht zur Überbevölkerung kommen. Also müssen wir hier *künstliche* Mittel wie die Pille oder Kondome zu Hilfe nehmen, um das in Griff zu bekommen«, sagst Du.

Das urzeitliche Leben regelte die Nachwuchsfrage auf eine noch geheimnisvolle Weise zum Besten der Gesamtheit alles Lebenden. Die einzelnen Populationen der Lebewesen paßten sich ganz einander an, so wie das heute noch in der Wildnis der Fall ist. Die Raubtiere nehmen nie so stark überhand, daß alle Friedtiere

> **Vergiß es nie:**
> Nur in den Wildpflanzen steckt die grandiose Sättigungskraft der Natur! Iß am Spätnachmittag etwas von den Wildpflanzen und Du fühlst Dich wunderbar gesättigt. Und wirst nie zu dünn! Wegen deren Höchstgehalt an Eiweiß, Chlorophyll! Enzymen und auf deren Oberfläche angesiedelten Mikrolebewesen.

ausgerottet und sie sich damit ihre Lebensgrundlage entziehen würden. Viele Millionen Jahre lebten auch die Menschen in vollkommen der Natur angepaßten Gruppen auf dieser Erde, ohne zu deren Plage zu werden. Erst nachdem sie sich nicht mehr urzeitlich verhielten, nachdem sie entgegen ihrer vom Schöpfer gewollten Bestimmung als Friedtiere andere Lebewesen bejagten und deren Fleisch aßen und als einzige Spezies in der Natur ihre Nahrung durch Hitze entwerteten, wirkten die alten Regelmechanismen nicht mehr. Mit der Zivilisation begann die sich potenzierende Bevölkerungsexplosion, die schlimmste Gefahr für unseren Planeten. Die dem Menschen nicht von der Natur (d.h.Gott) bestimmten Fremdproteine (Fleisch, Fisch, Eier, Käse) und die durch Kochen und Braten entstehenden Giftstoffe bringen ihm nicht nur Krankheiten, sondern in der Jugend auch ein exzessives Triebleben, das dann jedoch später schnell (und in unserer Zeit immer früher) in Impotenz umschlägt. Wer nur UrNahrung zu sich nimmt, der weiß es, der spürt es bereits an sich:
Der Trieb ist da, aber die Keimdrüsen stehen unter keinem (Fleischgift-)Überdruck. Man kann, aber man muß nicht mehr! (Ist es Dir mal zu wenig, nimm das Konz'sche Viagra →Rz 800, 866)
Das erklärt nicht alles. Aber eins darfst Du glauben: Lebten wir weiterhin so natürlich wie in der Urzeit, bestünde das Problem der Bevölkerungsexplosion nebst aller anderen Umweltprobleme nicht.
Ich wage sogar zu behaupten: Keinen UrMethodiker wird der Sexualtrieb so stark übermannen, 861 daß er sich dadurch zu einer Vergewaltigung hingezogen fühlen würde.
Ich für meinen Teil möchte nicht ohne Liebe leben. Und will geliebt werden. Dazu muß ich lieben können. Und dafür muß ich die feinen Blutäderchen in der Umgebung und im Phallus selbst sauber und elastisch und die großen zuführenden Adern des Unterleibs frei von Cholesterin und Kalkablagerungen halten. Was heißt, daß ich allein schon aus diesem Grund die Genüsse des Gaumens denjenigen des Liebeslebens hintanstelle. Zwar führt die Fleischkost bei manchen eine Zeitlang zu übersteigertem Sex, zufolge der darin enthaltenen aufputschenden Stoffe der tierischen Produkte. Bis dann die Cholesterine für immer Impotenz bringen. Es ist Deine Sache, was Du vorziehst.

»Eins wirst Du trotz aller schönen Argumente nicht beantworten können: Wie soll ich zufrieden und glücklich unter Deiner UrzeitMethodik werden, wenn ich auf soviel zu verzichten habe?!«
Frag nicht lange, fang an und Du wirst sehen. Am glücklichsten macht dich immer nur die Erfüllung dessen, wofür Du hart kämpfen hast müssen. So geht es Dir auch hier: Zuerst Dein Einsatz, dann der Verdienst. Sigmund Freud formulierte es so:
Glück ist ein Kontrasterlebnis. Nur wer zuerst die Schwierigkeiten gemeistert hat, empfindet es.
Um auf Deine Sorge um *Deine* Gefühle von Zufriedensein zurückzukommen. Die gleiche Befürchtung gab mir noch kürzlich ein Mediziner:
»Natürlich, Du hast ja recht mit dem, was Du sagst«, so argumentierte er bei einem Seminar. »Wir Ärzte haben aber auch einen Grund, unsere Patienten nicht zu einer Änderung ihrer Lebensweise zu drängen.« »Und der wäre?« fragte ich zurück. »Deine UrzeitTherapie klammert völlig die einzige Freude des kranken Menschen aus, die ihm verbleibt: die Lust am Essen und Trinken. Ein gewichtiger Faktor, den Du bei der Heilung völlig außer acht läßt... Wie kann er gesund werden, wenn die Seele leidet?!« Ich gab zurück: »Wie schrecklich, ich dachte bislang immer, eine Seele leidet durch seelische Kränkungen, Frust, Verlassensein, böse Worte - aber nun auch schon durchs Essen? Mir bricht das Herz! Durch urgesundes Essen »freuen« sich, rein medizin-physiologisch gesehen, alle inneren Organe. Die nun endlich alle mit den richtigen, altgewohnten Lebensstoffen versorgt werden.«
Also, ich weiß nicht: Ob Seele oder Gefühle - sehen die Ärzte ihre Patienten alle für so primitiv an, daß sie an nichts anderes als an's Fressen und Saufen denken? Sollten sie nicht wissen, daß einem schwerkranken Menschen nicht mal mehr sein Lieblingsgericht Spaß machen kann? Und

er nur aus lauter Verzweiflung über seine Krankheit oder seine Probleme und nicht aus Gewinn an Lebensfreude dem Alkohol zuspricht?

Nein, ich meine das Gegenteil ist der Fall: Gefühle leiden keine Not - falls Du Deiner Wehleidigkeit nicht nachgibst. Im Gegenteil: Du wirst stark, bekommst mehr Selbstbewußtsein, weil Du Dich überwinden kannst und weißt, daß das andere nicht fertigbringen. Und:

Wer sehr krank ist, der hat seine Lebensfreude längst verloren. Die gewinnt er erst wieder zurück, wenn er gesund geworden ist!

Nicht Deine Seele, sondern Deine denaturierten Geschmacksempfindungen und Dein verwöhntes Schluckorgan »leiden«. Oder wischst Du Dir etwa nach einem Schlemmermahl mit der weißen Serviette genüßlich den Mund mit einem: „Ahh – das hat aber meiner Seele wunderbar geschmeckt!"

Meine Gefühle jedenfalls werden nicht vom Essen strapaziert, sondern mehr von den Sorgen meiner Leser:

Da hat mich seit einigen Monaten ein Mitglied meines Vereins ein paar Monate auf Trab gehalten! Immer wieder habe ich nachgefragt, ob sie auch wirklich 100%ig die UrzeitTherapie praktiziere, weil sich ihr offenes Bein nicht schließen und die roten Hautflecken nicht verschwinden wollten. Während sie ihre übrigen Krankheiten alle mit der UrMedizin weggeputzt hatte:

»Essen Sie auch wirklich Wildpflanzen zu ihren Früchten mit 20 prozentigem Anteil?«

»Aber ja!« war die Antwort, »Wir leben hier in Spanien auf dem Land, wir finden genügend Kräuter, hier fahren kaum Autos und die Bauern lassen schon lange ihre Felder brachliegen! Umweltgifte gibt es also auch so gut wie keine!«

»Verschaffen Sie sich auch genügend Sauerstoff durch viel Bewegung, Frau Rese?«

»Sie können sich darauf verlassen: Wir gehen jeden Tag ein paar Stunden wandern.«

»Bedrücken Sie etwa unausgeräumte seelische Probleme?«

»Nicht im geringsten. Mich quält nur eins: Daß sich mein Bein nicht schließen will, wo Ihre UrMedizin doch aller übrigen Leiden Herr geworden ist.«

861 Ich zermarterte mir das Gehirn - bis eines Tages die Lösung kam. Nicht von mir, sondern durch einen Brief der Spanierin: »Lieber Herr Konz, ich kann Ihnen die freudige Mitteilung machen, daß sich mein Bein geschlossen hat und alle rote Flecken verschwunden sind. Seitdem ich keine salzigen Erdnüsse aus der Dose mehr esse.«

Bums. Das also war des Pudels Kern. So'ne Klitzekleinigkeit! Mir fiel ein Stein vom Herzen. Andererseits: Ich weiß schon, warum ich hier in diesem Buch keine Erdnüsse als UrNahrung aufgenommen habe. Zumal sie auf riesigen, vielfach begifteten Feldern angebaut werden. Und wer mag sie schon roh, ungeröstet und vor allem ungesalzen knabbern?

Begreife: Ich kann bei Dir nicht jeder Kleinigkeit nachgehen, ob Du alle Forderungen der Urzeit-Therapie beim Angeben evntuell verbliebener Leiden erfüllt hast. Klag mich nicht an, wenn Du Dein Leiden nicht quitt kriegst. Prüfe lieber alles bei Dir selbst!

Du arbeitest vielleicht den ganzen Tag in Räumen mit Kunstlicht und nach Feierabend geht's wieder in eine Zementwabe. Und dann bist Du darüber enttäuscht, daß Du Dich trotz UrMedizin noch immer nicht wohl fühlst. Du hast dann stets *Dich* - nicht *mich* - zu fragen, wo es bei Dir noch an urzeitlicher Annäherung hapert. Z.B. könnte es hier der Mangel an noch nicht definierten Lebensstoffen sein. Etwa die von Insekten (Rz 391). Oder an Sonnenlicht. Du kriegst vielleicht täglich höchstens 1000 Lux. Du brauchst aber mindestens 3000 Lux, um Dein Immunsystem auf Vordermann zu bringen. Selbst an einem Regentag herrschen draußen noch 4000 Lux. Also raus mit Dir! Aber nicht in die Dunstglocke einer Stadt, ist doch klar! Eine Checkliste über mögliche Fehler habe ich Dir auf Seite 1454 bereit gestellt.

7.7 Ist die UrTherapie überhaupt einem Kranken zumutbar?

Zugegeben: Die UrTherapie ist schwer, aber sie ist nicht *zu* schwer!

»Ich kann sie meinem schwerkranken Partner nicht zumuten, ich würde ihn damit nur quälen«, ließ mich eine Leserin wissen.

Wenn das auch für *Deinen* Partner einmal zutreffen sollte: Entscheide das nicht allein. Du solltest den Kranken wählen lassen. Sag diesem klipp und klar: Hier ist eine Medizin, die Dich gesundmachen wird. Aber es ist keine Wundermedizin. Und es ist in der ersten Zeit recht mühsam, sie zu nehmen. Du mußt auf Dein gewohntes Essen verzichten und nur harte, rohe Kost essen.

Du mußt Dich entscheiden, ob Du die Qual Deiner Krankheit und einen frühen Tod lieber erdulden willst als einen Verzicht auf die beiden weißen Gifte Salz und Zucker. Was ist Dir mehr wert: Siechtum und Tod oder Gesundheit und Leben? Du solltest Dir jetzt aber wirklich darüber klar sein!

Kommt hinzu: Die Willenskraft und Energie, die Du in das Gesundwerden mit der UrzeitTherapie steckst, geht Dir nicht verloren! Sie gibt Dir außerdem Kraft für Deinen Beruf und Deine Partnerschaft.

Und was Dein eigenes Leben und Deine Leiden betrifft, lieber Leser:
Hilfe hast Du von niemandem zu erwarten, darüber sei Dir klar. Von keinem! Kein einziges Buch außer diesem, kein einziger Artikel aus der Presse muntert Dich zu einer solch konsequenten, gesunden Lebensweise auf oder sagt Positives dazu. Ganz im Gegenteil.

Wenn etwas sich als stark erweist, sucht man es hinunterzuziehen zur eigenen Schwachheit: So kannst Du als Kranker, der gesund werden will, kein Verständnis von einer gewissen Sorte Menschen erwarten, die jedes eigene Bemühen um Gesundsein verhöhnen und es Dir miesmachen wollen. Sie qualmen vielleicht den ganzen Tag, pumpen sich zufolge ihres hektischen Tätigseins oft mit Tabletten und Alkohol voll und besitzen daher, sich heimlich ihres ungesunden Lebenswandel bewußt, tiefsitzende Aversionen gegen alles, was der Gesundheit dient. (So mancher einflußreiche Journalist gehört leider auch dazu.) Das drücken sie dadurch aus, »daß sie sich Angenehmeres vorstellen können, als die Schweißausdünstungen von nebenherlaufenden Joggern zu ertragen...« Oder sie sagen: »Als ob es in der Welt nichts Besseres zu tun gäbe, als sich Muskeln anzuzüchten«, wenn einer ein bißchen auf sich hält und ab und zu mal in ein Fitneßstudio geht. Oder sie meinen verächtlich: »Was der sich wohl davon verspricht, wenn er von der Wiese futtert...« Du siehst, Du stehst ziemlich allein, aber so ist das immer im Leben:

Der Vernünftigere wird nicht nur beneidet, man neidet ihm auch sein Vernünftigsein.

Den Gaumenkitzel oder Deine Liebesfähigkeit, Gesundheit plus ein langes Leben zu gewinnen oder klapprig, dement und siech zu werden. Deshalb liegt mir nichts daran, wieder so zu leben wie früher. Wer von uns beiden besser dran ist, das kannst Du aber doch nur dann entscheiden, wenn Du mal eine Zeitlang so gelebt hast wie ich. Mir bedeutet Liebe geben zu können das Höchste.

Du kannst aus eigener Kraft mit Hilfe dieses Buches Deine Ketten abwerfen. Wenn Du das nicht willst, mußt Du sie eben tragen. Das ist Deine Entscheidung! Keiner kann sie Dir abnehmen.

Aus meiner Erfahrung sage ich Dir:
Die meisten Kranken müssen zuerst durch die Hölle ihrer Schmerzen und Nöte gegangen sein, ehe sie sich für ein »Nicht-mehr-weiter-So« entschließen.

Du mußt wissen: Du bist so zucker- oder/und salzsüchtig, wie ein Säufer alkoholsüchtig, ein Raucher nikotinsüchtig ist! Ja, mein lieber Leser, Du mußt in diesem Buch einiges von mir schlucken.

»Du schmeißt ja alles um! Machst ja alles schlecht, was die Menschen geschaffen haben.«

Aber das ist doch nur zu logisch! Nahezu alles, was sie bisher mit ihrem Verstand hervorbrachten, hat sich als schlecht erwiesen; als so schlecht, daß wir uns in Kürze bald selbst vernichtet haben werden.

»Wir sind zu Kulturmenschen geworden und müssen uns mit den Mitteln der Kultur helfen lassen.«

Das ist wirklich zu lächerlich! Diese mordende, kaputte, selbstsüchtige Gesellschaft als kulturell zu bezeichnen. Na, weißt Du!

»Ich fühle aus diesem Buch einen gewissen Unterton heraus, der mir gar nicht recht behagt. Nämlich den, Du wärest im alleinigen Besitz der Wahrheit...«, so sagst Du vorwurfsvoll.

Die vollkommene Wahrheit hält nur der Schöpfer in seiner Hand. Doch ich meine, wir sind seiner Wahrheit sehr nahe: Weil wir uns hier so sehr darum bemühen, seiner Schöpfung, der Natur, so nahe zu kommen.

Merke: Das Buch will Dich nicht bevormunden. Es steht Dir völlig frei, von meinen Erfahrungen zu profitieren - oder es sein zu lassen. Oder Dich als kluger Mensch wenigstens ein bißchen in die bessere Richtung zu orientieren. Hm?

Nun kommen wir bald zur zweiten Säule der UrzeitTherapie, zur UrBewegung. Dazu sage ich Dir jetzt schon vorab:

> Wer artgemäß ißt, braucht keine Medikamente. Wer nicht artgemäß ißt, dem helfen keine.

Das Kapitel über das UrTraining ist in meinen Augen noch wichtiger als das über die UrKost! Ich empfange von meinen Lesern hunderte Briefe über alle möglichen Gesundheitsprobleme, meine Hörer bohren mir nach meinen Vorträgen Löcher in den Bauch über Nahrungsfragen - aber niemand, wirklich niemand hat mir bisher auch nur eine einzige Frage zu dem folgenden Kapitel der UrzeitBewegungen gestellt. Hier ist das Interesse gleich null. Diese Abschnitte werden von 99% meiner Leser einfach nicht wahrgenommen!

Fast möchte ich sagen:

Gestatte Dir lieber zwei Kompromisse bei der UrKost, denn einen beim UrTraining! Beide sind natürlich unverzichtbar äußerst wichtig. Aber das Tüpfelchen auf dem i Deiner Gesundheit und Deines Wohlfühlensist die täglich harte und ausreichende Bewegung.

Nimm Dir ein Beispiel am Kind, das nie stillsitzen oder stillstehen kann. Bei ihm ist noch das Naturgesetz der gesunderhaltenden Bewegung intakt.

Leider machen die meisten Mütter den Fehler, ihr Kind zum Stillsitzen und Stillstehen zu erziehen. Und töten damit die natürliche Schwingung im Kind. So lange Kinder in dieser natürlichen Schwingung leben, sind sie munter, fröhlich und bezaubernd. Wenn man's recht bedenkt, gibt es nur lachende, wunderbare Kinder. Wo kommen nur diese vielen leidenden, vergrämten, verkrümmten Erwachsenen her?

Mein innigster Wunsch für Dich, mein Leser:
Auf dass Du Dich nicht von Menschen, sondern von Gott leiten lassen mögest! Das ist kein verstiegener Wunsch. Denn wenn die Natur göttlich ist, wenn Gott in der Natur wohnt, dann nimmst Du Gott mit seinen von ihm geschaffenen Urpflanzen in Dich auf, wenn Du diese zu Dir nimmst. Auf dass ER so in Dir wirke.

und hat ER nicht auch gesagt: „Sehet die Vögel des Himmels! Sie säen nicht, sie ernten nicht – und der Herr ernährt sie doch?!

Ist das ein eindeutiger göttlicher Rat, nur das zu Dir zu zu nehmen, was er Dir durch seine Natur Dir schenkt?: Früchte und Wildkräuter!
Hörst Du wirklich auf die Stimme des Herrn, gläubiger Christ?

Kannst Du Dir vorstellen, dass ich selbst als Ehevermittler gefragt bin? Eine meiner früheren Seminarteilnehmerinnen, die Monika, klagt mir ihre Appetitlosigkeit. Selbst die schönsten Tropenfrüchte würden sie nicht zum Essen reizen können. Ich schickte ihr ein Gläschen gemahlenen Ginseng und sagte ihr: »Das möbelt Deine Vitalkräfte wieder auf. Versuch es mal damit, Du wirst sehen!« Nach zwei Wochen ruft sie mich an: »Also, erstens ist mir das Zeug zu bitter und zweitens hab' ich dadurch noch immer nicht mehr Appetit bekommen. Ich schick' es Dir wieder zurück.«

»Nö«, antworte ich, »ist nicht nötig, Monika. Behalte es. Wenn Du mal merkst, daß sich Dein Mann für die Liebe nicht so richtig fit fühlt, dann gib' halt ihm das zum Einnehmen. Dreimal täglich einen halben Teelöffel, das genügt schon.«

Monika meinte darauf trocken: »Ok, wenn Du mir schnell einen Mann besorgst, werd' ich ihm auch das Ginseng geben. Dann aber einen ganzen Teelöffel sechsmal am Tag.«

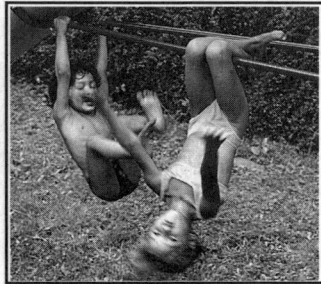

Liebe Leseтante, lieber Leseonkel, erntest Du Deine Kinder und Enkelchen auch dazu an, lustig wie die Äffchen draußen herum zuturnen? Deine Myriam

7.8 Beschreibung der wichtigsten Urpflanzen Europas

> Es ist nicht wichtig, was die Leute über Dich denken. Es ist wichtig, wie Du mit Deiner Familie Dein Leben eigenverantwortlich so glücklich wie möglich führst.

Abkürzungen Urpflanzenübersicht

A	Anfang	ge	gelb	oh	ohne	St	Stengel
an	angenehm	gf	gefurcht	öl	ölig	sü	süß
ar	aromatisch	gh	gehöhlt	pe	pelzig	sw	schwarz
art.	artig	gr	grün	pr	prickelnd	T	Todesgefahr
ät	ätzend	gu	gut	rh	rauh	tr	trocken
Bt	Blatt	ha	hart	ro	rot	un	unangenehm
Bl	Blüte	ka	kantig	sa	saftig	vi	violett
bi	bitter	kn	knackig	Sa	Samen	vw	verwenden
bn	braun	kr	kräftig	sä	säuerlich	Wu	Wurzel
br	brennend	le	leicht	se	sehr	we	weiß
E	Ende	li	lieblich	sf	scharf	wi	windend
ei	eigenartig	M	Mitte	sg	schleimig	wü	würzig
fa	fad	mi	mild	sk	stickig	za	zart
fl	fleischig	me	mehlig	Sp	Sporen	zä	zäh
Fr	Frucht	ne	neutral	sp.	sparsam	zz	zusammenziehend
G	Geschmack	ni	niederliegend	st	stark		

Erläuterungen Urpflanzen

Berg	Berge, Hügel, Höhen	Wasser	Feuchtgebiete u. -wiesen, Moore, Tümpel, Bachränder, Ufer, Sümpfe
Garten	Garten, Acker, Nutzpflanzen-Anbaugebiete, Unkrautfluren, Bahndämme, Schuttplätze, Wegränder, Ödland	Sand	Sandgebiete, Dünen, Meernähe, Geröll, steinige Hänge, Felsen, Schotter, Mauern
Weg	Wegränder, Waldränder	Gefährlich	Gefährlichere Pflanzenart, Nur sparsam verwenden
Wiese	Wiesen, Weiden, Triften, Rasen, Raine, Matten	Tödlich	Tödliche giftige Pflanzen: Eisenhut- u. Germerwurzel, Knollenblätterpilz, Herbstzeitlose, Schierlingssamen-Extrakt
Wald	Wälder, Gebüsche, Hecken, Waldsäume, Kahlschläge, Forste		

7.81 Gefährliche Pflanzenarten in Europa (Bildtafel → Buchende/Kapitel 9.97)

Nr	Wildpflanzen-Name	blüht Farbe	von bis	Verfügbar von-bis	Wo?	Geschmack von Blatt	Blüte	Stengel	Frucht	Wurzel	Besonderes
1	Aronstab	rot	III-V	M/III-E/V	Wiese	ät	ät	ät	ät	ät	rote Früchte Mund verätzend
2	Bilsenkraut Schwarzes u.gelbes	ge/wvi	V-X	M/IV-E/V	Garten	bi	ne	bi	bi		starke Schlafwirkung
3	Eisenhut Blauer Eisenhut	blau	VI-VIII	M/V M/IX	Garten Berg	bi	sü	ha		br	5 Gramm Wurzeln aus Berg: tödlich
4	Fingerhut	rot	VI-VIII	E/V-A/II	Wald	sf bi	st bi	st bi		st bi	bis 10 Blätter ungefährlich
5	Fliegenpilz	Sporen	A/VII-E/XI	A/IX-E/X	Wald				ne		nur Rauschwirkung bei 2 Pilzen
6	Germer Weißer Germer	gelb/gr	VI-VIII	V-M/IX	Berg	un	un	un			1000-2700 m, 3g Wurzel: tödlich
7	Goldregen	ge	V-VI	A/V-E/Vi	Weg	bi	le sü	le sü			Samen besonders gefährlich
8	Heckenkirsche	we/ rot	IV-VI	A/VIII-M/VIII	Wald	ne	ne		un bi		rote Beeren gefährlich
9	Herbstzeitlose	grün	VII-IX	E/VIII-M/x	Wiese	le bi	le bi			bi	Blüten u.Samen besonders gefährlich
10	Hundspetersilie	weiß	VI-X	A/V-E/XI	Wiese Garten	un sk	un sk	ha sk	ar sk	zä	dumpf Mäusegeruch
11	Knollenblätterpilz	we/ge grün	VIII-XI	A/VII E/X	Wald				ne sa		30-50 g (mittelgroßer Pilz): tödlich
12	Kuhschelle Küchenschelle	violett	VI-II	A/I-E/XII	Weg	ät	st	ät	tr	ät	wenig Gefahr, da brennend
13	Liguster	weiß	VI-VII	A/I-E/XII	Weg	bi	sü bi		bi		schwarze Beeren gefährlich
14	Osterluzei	gelb	V-VI	A/V-E/VII	Wald	bi	bi	bi	bi		wenige Blätter: Abwehrkraft stärkend
15	Nachtschatten Bittersüßer N.	violett	IV-VIII	A/V-M/IX	Wald Weg	ne	sü	ha	sü		unreife Beeren gefährlich
16	Pfaffenhütchen	rot	V-VI	A/V-A/VII	Weg	ha	bi	ha	le bi		abführend brechreizend
17	Schierling gefleckter Sch.	weiß	VI-XII	A/V-E/X	Wiese Garten	un	ne	ha	un	zä	Samen-Extrakt: tödlich
18	Schöllkraut Großes Schöllkr.	gelb	IV-X	A/IV-E/XI	Weg Garten	le bi	ne	bi			gelber Milchsaft unangenehmer Geschmack
19	Seidelbast Gemeiner S:	rot	V-VI	A/I-E/XII	Weg Wald	le bi	le bi	le bi	bi zz		Ab 12 Beeren giftig
20	Stechapfel Weißer Stechapfel	weiß	VII-X	E/V-M/IX	Weg Sand	un	zz	bi	bi		durchdringend bitter
21	Stechpalme, Ilex	weiß	V-VI	A/I-E/XII	Wald		le sä		un sä		Früchte gefährlich
22	Tollkirsche	violett	VI-VII	M/V-M/X	Wald Weg	ne	ne		bi		ab 10 Früchte gefährlich
23	Wolfsmilch	gelb/gr	IV-VI	M/III-E/XI	Garten Wiese	le br	le br	le br			viele Arten: alle ähnlich brechreizend
24	Zaunrübe	gelb	VI-IX	A/VIII-E/X	Weg	ne	ne	ne	ne	bi	Samen gefährlich

Das beste Buch darüber: GESSNER, Otto, Gift- u. Arzneipflanzen von Mitteleuropa

Präge Dir alle Giftpflanzen gut ein! Probiere unbekannte Wildpflanzen zuerst und warte zwei Stunden ab. Gegessen ohne groß zu prüfen werden meist Wolfsmilch, Supfdotterblume, Holunderbeeren. Nicht gefährlich, aber Magen und Darm finden sich nicht damit ab und zeigen es Dir (Bildtafel →Buchende/Kapitel 9.97)

Merke: Schierling und Wolfsmilch brennen leicht im Gaumen und unterscheidet sich von ähnlich aussehenden eßbaren Pflanzen (wilde Möhre, Wiesen-Kümmel, Kerbel, Bärwurz, Silau, Kälberkropf) vor allem durch seine doppelte bis dreifache Höhe. Wurmfarn und Zwergmispel meide sie führen zu Durchfall. Hundspetersilienblätter glänzen nicht und riechen unangenehm nach Knoblauch.

7.82 Weit verbreitete, eßbare Urpflanzen (Bildtafel →Buchende)

Dafür laufe *ich* meilenweit:

Nr	Wildpflanzen-Name	blüht Farbe	von bis	Verfügbar von-bis	Wo?	Geschmack von Blatt	Blüte	Stengel	Frucht	Wurzel	Besonderes
1	Ampferknöterich	we/rot	VI-XI	M/VIII-E/VII	Wald Feld	an	an	an	ne		Samen sehr lecker
2	Aster, Bergaster	violett	VIII-XI	A/VIII-A/XII	Weg	sa	za	ha			gut eßbare Blüten
3	Bachbunge, Bach-Ehrenpreis	blau	V-VIII	A/V-E/IV	Wasser	mi	ne	kn		sa	wäßriger Geschmack
4	Bärenklau Wiesen-Bärenklau	weiß	VI-X	E/III-E/X	Wiese	pe	wü	sa wü	un		Blütenstengel eßbar
5	Bärlauch	weiß	IV-VI	A/IV-A/VII	Wald	wü	wü	wü		wü	Knoblauch-Geschmack sparsam verwenden
6	Beinwell Comfrey	viol/ge	V-XI	M/IV-A/X	Weg	sg	sä	sg			nicht mehr als 1 kleines Blatt alle zwei Tage essen
7	Brennessel	grün	V-VII	A/VII-E/VII	Feld Garten	ne	ne	ha	mi	sg	nur obere Spitzen nehmen
8	Boretsch (als Beispiel für Gartenpflanzen zugefügt)	grün	VII-XI	E/IV-A/VII	Garten	pe	sü	sa			haariger, angenehmer Geschmack
9	Ehrenpreis Acker-Ehrenpreis	blau	III-X	A/II-E/XII	Wiese	ne	mi	ne			milder Geschmack
10	Engelwurz	grün	VI-VIII	M/IV-A/XI	Wald	ha wü		wü		wü	sellerieartiger, leicht pfeffriger Geschmack
11	Frauenmantel	grün	V-X	A/V-M/X	Wiese	zä ne		ne			trockener Geschmack mit anderen mixen
12	Gänseblümchen	we/rot	III-X	A/I-E/II	Wiese	li	sü	sü			Blüte und Rosette verwendbar
13	Giersch Zaun-Giersch	gelb/gr	VI-VII	A/I-E/XII	Wiese Weg	wü	sü	wü			sellerieartiger Geschmack stets nachwachsend
14	Gundermann Gundelrebe	blau/vi	III-VI	A/I-E/XII	Weg	pe wü	le bi	wü			äußerst eigenartiger Geschmack
15	Hahnenfuß Kriechender H.	gelb	V-VIII	A/I-E/XII	Wiese	le bi	le bi	le bi			pelziger Geschmack, im Sommer sparsam verwenden
16	Hederich	we/ge	V-IX	E/IV-A/X	Garten	st	st	st			Rettich-Geschmack
17	Guter Heinrich	braun/weiß	V-VII	A/V-E/IX	Felder	ne	ne	ne	ne		alte Gemüsepflanze
18	Huflattich	gelb	III-IV	E/III-A/X	Wald Wiese	pe ne	ne	sa			lappiger, pelziger Geschmack
19	Hundsrose, Frucht: Hagebutte	we/rot	VI-VII	M/XII-M/II	Weg Wald		le ar		sü		nach Frost: Frucht geschmackvoll
20	Kamille, Echte K. o- Hunds-K.	weiß	V-VIII	E/V-E/VI	Garten	bi ar	bi ar	ha			sparsam verwenden
21	Kartoffelrose	rot	VIII-IX	M/VIII-E/IX	Weg				sg sü		Frucht auch getrocknet verwendbar
22	Klee, Wald-Sauerklee	weiß	IV-V	E/III-A/XI	Wald		sä	mi	sä		was Feines!
23	Knoblauchrauke	weiß	V-VI	M/V-A/XII	Wiese Weg	wü	wü	wü			Geschmack wie Name
24	Knopfkraut, Kleinblüt. K.	we/ge	V-X	A/V-E/XI	Garten Weg	an	ne	ha			zarter Geschmack
25	Krokus	violett	II-IV	A/III-E/IV	Wiese Berg	ne	za sü				duftiger Geschmack
26	Labkraut	weiß	VI-X	E/V-E/XII	Wiese	ne	ne	ne			jung verwenden, mit anderen Pflanzen mischen
27	Löwenzahn Kuhblume	gelb	IV-VI	A/III-A/XII	Wiese Garten	bi	bi				Bitterkeit, die man nie leid wird

Nr	Wildpflanzen-Name	blüht Farbe	von bis	verfügbar von-bis	Wo?	Geschmack von Blatt	Blüte	Stengel	Frucht	Wurz.	Besonderes
28	Malve, Moschus-Malve	rot	VII-IX	A/VI-E/XI	Weg Wiese	sg	sü	ha	sü		angenehm zu essen, leicht schleimig
29	Malve, Weg-Malve	rot	VI-IX	E/XI	Weg	sg	sü	ne			ganz vorzüglich
30	Melde, Sprieß-Miere	grün	VII-X	A/VI-M/XI	Garten	ne	ne	ne	ne		lappiger Geschmack
31	Miere, Vogelmiere	weiß	III-X	A/I-E/XII	Wiese Wald	za ne	za ne	za ne			zart, leicht, eigenartig
32	Milzkraut	gelb	III-VII	AI-EXII	Wasser	ne	ne	ne			an Quellfluren und nassen Stellen
33	Pfennigkraut, Gilbweiderich	gelb	VI-VII	E/V-M/XII	Weg	fl	sü	an			lieblich
34	Quecke, (Grasart) Acker-Quecke	grün	VI-IX	A/I-E/XII	Wiese	sü	ne	ha	zä	sü	im Winter zu Salaten verwenden
35	Sauerampfer	rot	III-IX	A/III-E/XI	Wiese	sä	sä	sä	ne		mit weniger schmackhaftem Grün mischen!
36	Scharbockskraut, Frühlings-Scharbockskraut, Feigwurz	gelb	III-V	A/II-M/V	Wiese Weg Wald	ne	ne	ne	wü	wü	massig auftretend neutraler Geschmack
37	Schaumkraut, Wiesen-Schaumkr.		IV-V	M/IV-M/VI	Wiese	sf	le sf	sf			senfartiger Geschmack
38	Schlüsselblume, Große Schl.Blume	gelb	III-IV	E/III-M/V	Wiese Berg	za	li	an			nur eine Blüte nehmen: schutzwürdig!
39	Spitzwegerich	rot	VII-X	A/VII-M/XI	Wiese	tr ne	ne	ha	sü		faserig-trockener Geschmack
40	Springkraut, Drüsiges Springkr.	rot/we	VII-X	M/XI	Wald Wasser	un	we	ne	an		nur Blüten und Samen eßbar
41	Stiefmütterchen, Ackerveilchen	gelb/bl	IV-XI	A/IV-M/XI	Wiese Berg	sa	sü	sü			leichter Parfüm-Geschmack
42	Taubnessel, Weiße u. goldene	weiß	IV-X	A/I-E/XII	Wald Weg	pe	za	sa			mit anderen mischen leicht pelziger Geschmack
43	Waldmeister	weiß	V-VI	E/IV-E/X	Weg Wald	za	ne	ne			Geschmack enttäuschend: trocken
44	Wegerich, Breit-Wegerich	grün/br	VI-X	A/IV	Weg Wiese	ne za	we	ha	sü		faserig, ziemlich hart
45	Weidenröschen, Kleinblütiges W.	rot	VI-VIII	M/V-M/IX	Wald Garten	li	sü	ha			viele Arten eßbar feiner Geschmack
46	Weißdorn, zweigriffl. Weißd.	weiß	V-VI	M/VIII-E/X	Weg Wald			ne			ab September Beeren weich
47	Winde, Zaun- u. Ackerwi.	weiß	VI-X	A/V-E/X	Weg Garten	we ne	sü	ne			mit anderen Pflanzen essen Blüten: köstlich!

867 Solltest Du mal wirklich an eine nicht eßbare Pflanze geraten und sie gegessen haben, wie auch noch Buschwindröschen oder Maiglöckchen, die leichten Brechreiz erzeugen, dann nimmst Du schnell ein paar Teelöffel Erde und die Sache ist im Nu vergessen!

Verwerfe gleich, wenn mit Fremdworten, schwierigen Texten und Formeln ein sofortiges Verstehen bei Dir eingenebelt wird. Denn Du bist so mehr oder weniger gezwungen, diesem Verfasser zu glauben. Besonders, wenn eine (angebliche) Autorität den Text verfaßt hat, und wenn sich das Gesagte zwar als nicht erkennbar falsch, aber doch als nicht plausibel herausstellt. Sei Dir über die Erkenntnis Spinozas klar:
"Der Mensch glaubt zunächst alles, um es zu begreifen. Hinterher kann er es bezweifeln."

Entscheide Dich! So oder so!

- Werde Dir klar darüber, ob Du ein gesundes und erfolgreiches oder ein von Leid geplagtes Leben führen willst.
- Entscheide Dich, ob Du den Preis dafür zu zahlen bereit bist, wofür Du Dich entschieden hast.
- Zahle diesen Preis.

»He, Du vergißt doch nicht, mir zu sagen, wieso es so lustig im Krankenhaus für mich wird (in dem Du mich als UrKöstler natürlich nur bei einem Unfall wiederfinden wirst), wenn mir der Besuch statt des Blumenstrauß' vom Gärtner einen von der Wiese mitbringt.«

Weil der Wiesenblumenstrauß nicht mit holländischen Giften vollgepumpt ist. Und Du da meist unbesorgt zugreifen kannst. Was für eine Gaudi, wenn Du den vor den Augen Deiner , wohl mehr einer lästigen Pflicht genügen wollenden Freunde, Kegelbrüder oder Kollegen eine Wildblume nach der anderen, ja selbst die dekorativen Grashalme, in den Mund steckst - und aufißt. Bei den ersten zwei Blümchen denken die noch, Du spielst da ein bißchen dran rum, bis denen dann aufgeht, daß Du sie auch tatsächlich runterschluckst: »Mein Gott - Was machst *Du* denn da?!!« wirst Du hören. Oder: »Dir hat der Arzt doch hoffentlich nicht die falschen Tabletten gegeben?«

Das absolut sicherste Heilprogramm, das ich Dir von der Mutter Natur vermittle:

> »Fehlt es einem an Gesundheit, so kann sich auch die Weisheit nicht offenbaren, die Kunst kann nicht erblühen, die Stärke kann sich nicht entfalten, Reichtümer sind nutzlos und die Vernunft ist machtlos.« (Herophiles)

7.9 Mach Dir viele dieser Gedanken für Deine Lebensführung zu eigen!

- Umgib Dich nicht mit zu vielen Sachen, jedes zusätzliche Ding bringt nur Belastendes. Sokrates ging über den Markt und freute sich über alles, was er *nicht* brauchte.

- Geh früh schlafen, steh früh auf. Schlafe bei offenem Fenster, unter natürlicher Zudecke und auf reinen Naturmaterialien. Dusche mindestens einmal täglich kalt im warmen Raum - zu jeder Jahreszeit!

- Meide alle Drogen, Medikamente und Genußmittel. Nimm fünfmal am Tag Deine UrMedizin. Behandele äußerliche Leiden nur mit Erde. Nimm täglich einen Teelöffel Erde zu Dir.

- Bewege Dich täglich mindestens zwei Stunden lang - in der Art Deiner urzeitlichen Vorfahren. Halte Dich stets kerzengerade, auch im Sitzen. Trage nur natürliche Stoffe auf Deinem Körper. Mache Dir bewusst, daß Du von Tieren viel lernen kannst.

- Frage Dich, ob Du natürlich wohnst, das heißt frei von Giftstoffen, Metall, Plastik und Chemie.

- Rein in die Natur, raus aus der Stadt, raus aus dem Beton für mindestens drei Stunden täglich! Such Dir möglichst ein friedliches völlig ruhiges Zuhause und ein Heim in Ziegel- oder Holzbauweise mit viel Natur um Dich herum.

- Suche Dein Glück nicht nur bei anderen oder draußen, sondern vor allem in Dir selbst. Du *selbst* bist für Deine seelische Gesundheit - wie auch für die körperliche - verantwortlich. Dein Schicksal liegt nur in Deiner Hand! Übertrage es nicht auf andere.

- Suche Dir einen anderen Job, wenn der jetzige Deine Gesundheit gefährdet (etwa durch chemische Dämpfe, Asbest, Formaldehyd, Glasfiber, Stein- oder Holzstaub; Hetze, schlechtes Betriebsklima, Raucherkollegen usw.).

- Laß ab von jedem Fanatismus im Vertreten Deiner Ansichten. Sei gegenüber Deinen Mitmenschen tolerant, und enthalte Dich aller Aggressionen. Denke, wie schnell Du Dein Leben hinter Dir lassen mußt. Nimm Dich nicht zu ernst – auch Du verschwindest bald von dieser Bühne.

- Finde etwas, was Dir täglich ein wenig Spaß macht. Gönne Dir viele harmlose Freuden: Gespräche mit Gleichgesinnten, Spiele und natürlichen Sport in einer Gruppe, Sportkegeln, Musik und Schwimmen mit Freunden, Gartenarbeit, Hobby. Der Mensch ist als Gemeinschaftswesen

geschaffen. Aber wähle sorgsam Deinen Freundeskreis aus guten Menschen.
Schließe Dich Naturfreunden oder Naturisten an, damit Licht und Luft an Deinen Körper gelangt. Laß UV-lichtdurchlässige Fenster einbauen, wenn Du nicht genug draußen sein kannst. Nur das Natürliche und die Natur befriedigen den tief in jedem Menschen schlummernden Schönheitssinn am meisten. Halte Dich und Deinen Partner dazu an, füreinander ansehnlich zu bleiben. <u>Nach Deiner Gesundung wandelt sich die UrTherapie in die UrMethodik, die schlank und fit hält!</u> Gönne Dir täglich immer wieder Umgang mit einem lieben Menschen.

- Suche Dir befriedigende Arbeit und ein festes Lebensziel, auf das Du hinwirkst. Wer durch eigene Schaffenskraft etwas erreicht, erlangt tiefe Befriedigung. Glück ist Arbeit oder der Stolz darauf, etwas geleistet zu haben. Sagte Gandhi.

Wer lacht, hat sich in der Gewalt

- Du fühlst Dich nur wohl, wenn Du von anderen geliebt und geschätzt wirst. Liebe und Wertschätzung erlangst Du, wenn Du die andern achtest und wertschätzt. Mach ihnen Deine Achtung unmißverständlich durch Worte und Taten klar. Aber fühle Dich nicht verpflichtet gegenüber Menschen, die Dir die Zeit mit Geschwätz stehlen. Suche Dir die Menschen selbst aus, mit denen Du zu tun haben willst. Lobe nur noch oder schweige - wissend, wie fehlerhaft Du selbst bist. Wen Du lobst, der lobt Dich. Suche, Gutes zu tun.

- Habe Geduld, Nachsicht mit den Schwächen der anderen und Frieden in Deiner Stimme. Aber schlag auch hart auf den Tisch, wo nötig. Füttere Dich geistig viel mit noblen Gedanken aus guten Büchern. Singe, so oft Du kannst. Sage alles in liebevollem Ton zu anderen, vor allem zu Deinem Partner. Streichle ihn, sooft Du kannst. Sieh nur seine Stärken, und trage seine Not mit ihm zusammen. Nimm Dir stets Zeit für ihn, und höre ihm wirklich zu. Dafür mußt Du Dich ihm öffnen.

- Trage Deinem Partner nie etwas nach, und tue Du stets den ersten Schritt zur Versöhnung - spätestens am Abend nach einer Auseinandersetzung. Sei ohne Vorurteile, und gib moralischen Ansichten nicht Vorrang vor einem gemeinsamen Liebesglück oder einem Leben in Freiheit.

- Schalte sofort allen aufkommenden Ärger und Haß, alle emporsteigenden Befürchtungen und Sorgen in Dir aus. Denke in solchen Situationen sofort an etwas Erfreuliches. Wenn Dir das nicht gelingt, mach Dich auf zu einem Naturlauf. Lege Dir, wenn möglich einen Garten zu. Oder suche nach einem Hobby, das Dir Spaß macht.

- Laß Deinen Fernseher länger kalt. Laß nicht Fremde für Dich singen, tanzen, spielen oder lieben. Entwickle alle Deine Fähigkeiten. Sei *Du* aktiv - damit Du Dich auch über *Dich* freuen kannst.

- Tue alles dafür, Dein eigenes Leben natürlich zu leben. Das Leben gehört nur Dir - nicht Deinen Kindern, Deinen Eltern oder Deinen Verwandten. Deshalb lebe bewußt!

- Verliere Dich nicht selbst in den Ansprüchen der anderen an Dich. Nimm Deine Ahnungen ernst. Hänge Dich nicht an andere, und laß andere nicht an Dir hängen. Nur wenn Du unabhängig bist, kannst Du tun, was Dir gefällt. Doch nichts sollte Dir gefallen, was Deine Gesundheit ruiniert.

868
- Lache viel und das aus vollem Herzen. Es löst den Druck und den Kummer in Dir, unter dem jeder leidet. Sende nur positive Energie an Deine Mitmenschen. Je mehr, desto mehr empfängst Du zurück. Es ist so leicht, andere glücklich zu machen: Nimm Dir etwas Zeit für den, der es wert ist, schenk ihm ein Lächeln, sag ihm etwas Liebes, das von Herzen kommt. Du bist jedoch nicht verpflichtet, andere glücklich zu machen. Die anderen sind aber auch nicht dazu da, Dich glücklich zu machen.

- Du bist das, was Deine Gedanken aus Dir machen. Denke Gutes, und Du wirst gut handeln und Gutes empfangen. Denke positiv, und Du wirst positive Ergebnisse erhalten.
- Schiebe nichts mehr auf die lange Bank, was wichtig für Dich ist. <u>Beginne noch heute, ein neuer Mensch zu werden.</u> 868
- Sieh Dein Leben als eine Herausforderung an. Sei neugierig auf das, was Dich erwartet, wenn Du ihm eine neue Wendung gibst. Wenn Du Dich immer nur als Opfer widriger Umstände, durchgemachter Krankheiten, böser Viren und Bakterien, häßlicher Menschen oder eines schlimmen Schicksals siehst, dann kann ich Dir hier nicht helfen.
- Es dauert lange, bis Du begreifst, daß es den anderen nicht um Dein Wohlergehen, sondern nur um die Erfüllung ihres Willens geht, mit ihren Ansichten recht zu behalten.
- Das verwirkliche:
  — Arbeite jeden Tag ein wenig daran, Dein Ziel zu erreichen.
  — Schaff Dir jeden Tag einen Ausgleich zu Deinem beruflichen Tun oder der Alltagsarbeit.
  — Bereite Deinem Partner, Deinem Kind oder einem Dritten jeden Tag eine Freude.
  — Bereite Dir selbst jeden Tag eine Freude. Am einfachsten geht das unter dem Prinzip: Tu Gutes, und es geht Dir selbst besser.
  — Singe jeden Tag mindestens einige Lieder.

»Was die seelische Lebensführung betrifft, so rätst Du mir hier besonders zu Toleranz und Friedfertigkeit. Hast Du noch nichts von der Untersuchung gehört, daß besonders nachgiebige und stille Menschen von Krebs heimgesucht werden - aggressive dagegen nicht?« meinst Du.

<u>Nun, Charakter mit Auffälligkeiten für bestimmte Krankheiten verbinden zu wollen, da wäre noch viel zu prüfen. Daß ich dagegen durch die UrTherapie ganz bedeutend und positiv den Charakter geformt sehe - denk nur einmal an die in ihrem Sinne erzogenen Kinder - das kannst Du Dir ja denken...</u> 9024/5

Die Menschen sind nun mal so:
Sie sehen zwar völlig ein, was richtig für sie wäre - handeln aber nicht danach.
<u>Ich hoffe und wünsche Dir jedenfalls, daß Du zu den Erlesenen zählst. Und als Zweifler oder wenig willensstarker Mensch solltest Du Dir ein paar Gedanken über die Doppelbedeutung des</u> Wortes »Erlesen« machen, ehe Du resignierst.

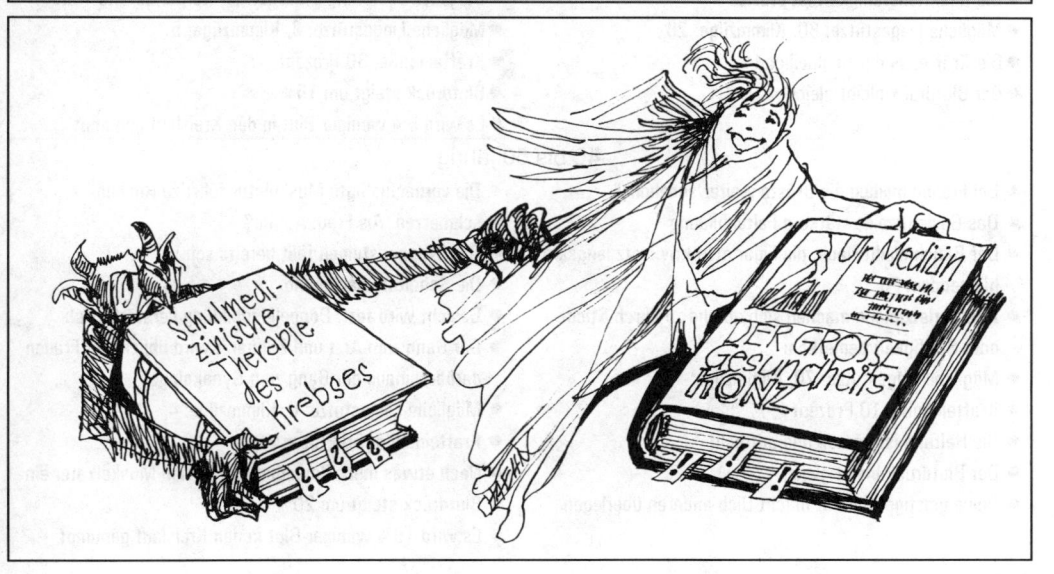

7.91 Das wird aus Deinem Körper:

Als UrMethodiker: **Als »normaler Mensch«**

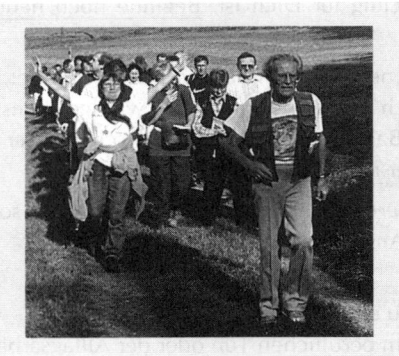

(Falls Du nicht krank wirst – dann sieht's gräßlicher aus!):

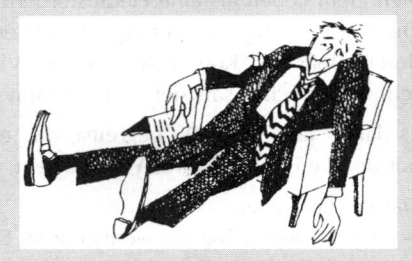

20 bis 30 jährig

Als UrMethodiker	Als »normaler Mensch«
• Die Ausdauer ist stark	• Herzbelastbarkeit läßt um 5% nach
• Die Belastbarkeit ist groß	• Muskulaturfestigkeit schwindet
• Die Muskelmassen vergrößern sich weiter	• Körper zeigt erste Aufschwemmzeichen
• Die Haut wirkt frisch und gut durchblutet	• Lungenvolumen verringert sich
• Nach Anstrengung geht der Pulsschlag rasch auf Normalwerte zurück	• Die Haut wirkt ungesund
• Mögliche Liegestütze: 100, Klimmzüge: 30	• Erste Haarverluste
• Kräftesteigerung: 20 Prozent	• Mehr und mehr Zahnschäden
	• Mögliche Liegestütze: 10, Klimmzüge: 6
	• Krafteinbuße: 20 Prozent

30 bis 40 jährig

Als UrMethodiker	Als »normaler Mensch«
• Keine Anzeichen von Glatzenbildung	• Die Fettpolster vergrößern sich. Frau: Hängebusen
• Muskulatur kann Höchstwerte erreichen	• Das Gehen wirkt leicht lahm
• Die Haltung ist selbstbewußt	• Bei Männern schwindet die Haarpracht
• Der Gang ist schnell, schwingend und elastisch	• Hüftspeckrollen setzen sich fest und sind auch durch Diäten nicht wegzubekommen
• Paradontose und Karies an den Zähnen sind unbekannt	• Der Arzt wird häufiger beansprucht
• Die Brust bei Frauen bleibt straff	• Bei jeder Belastung schwitzt der Körper bereits stark
• Die Reaktionsfähigkeit ist präzise	• Mögliche Liegestütze: 8, Klimmzüge: 5
• Mögliche Liegestütze: 80, Klimmzüge: 20	• Krafteinbuße: 30 Prozent
• Die Kräfte: sind gleichbleibend	• Blutdruck steigt um 15%
• Der Blutdruck bleibt gleich	• Es wird 5% weniger Blut in den Kreislauf gepumpt

40 bis 50 jährig

Als UrMethodiker	Als »normaler Mensch«
• Bei Frauen bleiben die Brüste weiter ansehnlich	• Die vernachläßigte Muskulatur führt zu Rückenschmerzen. Als Frau: Ausfluß
• Das Gesicht zeigt stärkere Faltenbildung	• Das Treppensteigen fällt bereits schwer
• Der Bauch bleibt flach, die Figur attraktiv trotz langsam hängendem Po	• Die Schultern sacken ab
• Alte Verletzungen machen sich ab und zu durch Stiche oder Steifigkeit bemerkbar	• Gesicht wird fett, Doppelkinnbildung verstärkt sich
• Mögliche Liegestütze: 70, Klimmzüge: 15	• Der Gang zum Arzt und Zahnarzt wird üblich, bei Frauen darüberhinaus der Gang zum Gynäkologen
• Krafteinbuße: 10 Prozent	• Mögliche Liegestütze: 6, Klimmzüge: 4
• Die Haltung ist gerade und aufrecht	• Krafteinbuße: 50 Prozent
• Der Blutdruck bleibt gleich	• Nach etwas mehr Bewegung stellt sich Muskelkater ein
• Deine geistige Klarheit macht Dich anderen überlegen	• Blutdruck steigt um 20%
	• Es wird 10% weniger Blut in den Kreislauf gepumpt

50 bis 60 jährig

- Die Gesichtshaut hängt mehr durch, der Hals wird fleischloser
- Die Gelenke machen noch alles problemlos mit
- Auch nach starkem oder länger unterlassenem Training oder Aufnehmen neuer Bewegungsarten (Skilanglauf, Radfahren) stellt sich kein Muskelkater ein
- Die Haare werden lichter und dünner
- Krankheitszeichen treten an keinem Körperteil auf
- Streß belastet nicht im geringsten
- Mögliche Liegestütze: 60, Klimmzüge: 10
- Der Blutdruck bleibt gleich
- Gehirnleistung ungebrochen

- Bei Männer beugt sich die Haltung
- Bei Frauen: erste Anzeichen für einen krummen Rücken
- Erste Schwierigkeiten mit dem Harnlassen zeigen sich
- Der Bauchumfang ist stark angewachsen
- In den Gelenken macht sich Steifheit breit
- Unterleibsschwierigkeiten sind bei den Frauen »normal«
- Jede Anstrengung macht schlapp
- Hitze und Streß machen fertig
- Der Penis wird kraftlos, die Vagina wird trocken
- Liegestütze und Klimmzüge: 1 bis 2
- Blutdruck steigt um 25%, Frau: trockene Scheide
- Es wird 15% weniger Blut in den Kreislauf gepumpt
- Gehirnleistung vermindert

60 bis 70 jährig

- Die Haut wird trockener u. faltiger. Leichte Verhornungen
- Im Gesicht zeigen sich farblich veränderte kleine Flecken
- Hitze und Streß zeigen noch immer keine Auswirkungen
- In den Gelenken gibt es manchmal Stiche - man bleibt aber voll beweglich
- Der Gang ist nicht mehr so elastisch, bleibt aber aufrecht
- Die Falten vertiefen sich, aber die Lebhaftigkeit des Gesichtsausdrucks und der Augen erhält sich
- Sexuelle Verbindung mit dem Partner ist noch immer einmal wöchentlich möglich
- Hin und wieder wird der Zahnarzt benötigt
- Mögliche Liegestütze: 50, Klimmzüge: 8
- Leichte, noch helle Altersflecke erscheinen
- Der Blutdruck bleibt gleich
- Gehirnleistung unverändert

- Ruhepausen nach Bewegung werden nötig
- Männer gehen bereits deutlich gebeugt, bei Frauen hat sich vielfach bereits der Witwenbuckel gebildet
- Im Gesicht und auf Händen und Armen verdunkeln sich die Altersflecken stark
- Das Sexleben ist völlig eingestellt
- Arthritische Veränderung der Knochen zeigen sich
- Knochenmasse schwindet, Brüche sind leicht möglich
- 70% der Männer leiden unter Prostatakrebs und beginnender Demenz
- Die sich mehrende Verkrebsung kann zu Auszehrung und Verlust von Gewebe führen. Das Gesicht wirkt eingefallen, Schläfenknochen treten hervor
- Medikamentengifte werden nun zum Bedürfnis
- Blutdruck steigt um 30%
- Es wird 20% weniger Blut in den Kreislauf gepumpt
- Gehirnleistung stark vermindert

80 bis 100 jährig

- Es geht alles etwas langsamer. Liegestütze und Klimmzüge werden aufgegeben
- Die Haut wird dünn, bleibt aber gut durchblutet
- Die Muskulatur schwindet, aber die Kräfte bleiben
- Laufen wird langsam aufgegeben. Wandern bleibt möglich
- Geistige Klarheit macht volle Teilnahme am Leben möglich
- Volles Selbstversorgen bleibt möglich
- Der kommende Tod besitzt keine Schrecken für den Urmethodiker, da er schmerzfrei für ihn sein wird und er friedvoll an Altersschwäche entschlafen wird
- Der Blutdruck bleibt gleich
- Sorgen sind auch in diesem Alter unbekannt. Man weiß: Man hat nur wenig zum Leben nötig - UrMedizin kostet kaum etwas.

- Anstrengungen sind nicht mehr möglich
- Dieses Alter wird nur als Tattergreis erlebt
- Die Haut wird pergamentartig und ledern
- Todesfurcht lähmt das Aktivsein
- Der Verstand ist leicht bis schwer getrübt, Nahestehende werden nicht mehr so recht erkannt
- 80% der Männer leiden unter Prostata, 15% unter Alzheimer und Demenz
- Ein Stock wird meist zum Gehen gebraucht
- Schmerzen und Krankheiten werden zum alleinigen Lebensinhalt des »Normalen«
- Der Blutdruck steigt, die Sorgen werden immer drückender
- Es wird 25% weniger Blut in den Kreislauf gepumpt

Wenn Du doch genau weißt, daß Du für alles, was Du im Leben erreichen willst, etwas leisten mußt - Wie kannst Du dann annehmen, daß dies für Deine Gesundheit nicht gilt?

7.92 Das wolltest Du eigentlich schon immer wissen, hast aber nie danach zu fragen gewagt:

Wie forscht man nach neuen Medikamenten?

868 Du glaubst, die Medizinforscher nehmen sich eine Krankheit vor und entwickeln in gezielter, mühseliger Arbeit ein spezielles Mittel dagegen? Hab' ich bislang auch immer geglaubt...
Du denkst, da nimmt sich ein Idealist jetzt vor, z.B. etwas gegen die afrikanische Schlafkrankheit zu tun? Oder er beabsichtigt umgekehrt, etwas gegen das Nicht-einschlafen-Können bedauernswerter Menschen zu schaffen, die nachts Stunden um Stunden wach liegen. Du nimmst sicher an, das wickelt sich alles streng planerisch und besonnen ab, so als wenn Mercedes ein neues Auto entwirft. Ich zeig Dir mal am Beispiel eines Schlafmittels, wie das bei den Pharmafabriken so abläuft:
Beim Herumexperimentieren mit chemischen Substanzen war den Chemikern Keller und Kunz eine neue chemische Verbindung untergekommen, nämlich X-Phtalimidoglutarimid. Da sie nichts damit anzufangen wußten, reichten sie das Zeug an die Seifenfirma Dalli-Werke weiter. Die nannte das weiße Pulver K17 und gab es ihrem Laborleiter Dr. Mückler. Der sollte mal sehen, ob es nicht doch für irgend einen bösen Zweck gut oder für einen guten Zweck böse sei. Vielleicht war es zum Erzielen eines weißeren Weiß in einem Waschmittel, oder zum Vernichten von Kopfläusen für die so nach und nach aus russischer Gefangenschaft Zurückkehrenden zu gebrauchen. Der stäubte nun Kaninchen damit ein, gab es Versuchshunden ins Essen, injizierte es Mäusen, usw. usw., darauf hoffend, daß sich irgendeine Wirkung zeigen würde. Aber es zeigte sich nichts.
Dr. Mückler testete weiter an Ratten, an Katzen und Ziegen, an kranken wie an gesunden Tieren, an Bakterien wie an Insekten. Aber es war einfach nichts Auffälliges an der chemischen Substanz Thalidomid zu entdecken. Schließlich gab er es einem Meerschweinchen ein und sperrte es in ein Laufrad, damit sich die Substanz schneller wieder bei ihm abbaute. Daneben stand zufällig noch ein weiteres Tier im Laufrad, dem man kein K17 ins Futter gestreut hatte. Aber das war seltsam: Dieses Tierchen hatte viel mehr Freude am Rennen als sein Nachbar, der viel früher mit dem Laufen aufhörte.

»Ei«, sagte sich der Dr. Mückler, er war Pfälzer, »das Zeug scheint schneller müde zu machen! <u>Verkaufen wir es also als neues, bromfreies Schlafmittel. Das keine so bösen Nebenwirkungen erzeugt wie die bromhaltigen: Delirien, Stottern, spätere schlimmere Schlaflosigkeit oder Verwirrtheitszustände. Preisen wir es als ein Wundermittel an.</u>

Man kann nämlich im Gegensatz zu anderen Chemiepülverchen so viel den Versuchstieren eintrichtern wie man will: keines stirbt davon! Also ran! Geben wir K17 gegen gutes Honorar unseren mitspielenden Ärzten. Die sollen das mal bei ihren Patienten (»Hier hab' ich was besonders Gutes zum Schlafen für Sie!«) ausprobieren.«

Was auch geschah. Da von den Medizinern dann auch einige positiv zu wertende Berichte zurückkamen, gab man das mit »Contergan« benannte Wundermittel alsbald in den Handel...
Was das Teufelszeug alles an Wundern im Körper bei denen anrichtete, die es schluckten, das weiß man inzwischen zur Genüge. Aber was für Krankheiten die früheren Chemie-Schluckerinnen im Alter deswegen einmal entwickeln, das weiß bis heute noch keiner genau. Nur werdende Mütter erfuhren es an ihren Kindern, die dann ohne Arme, aber mit Händen, ohne Beine, aber mit Füßen auf die Welt kamen.

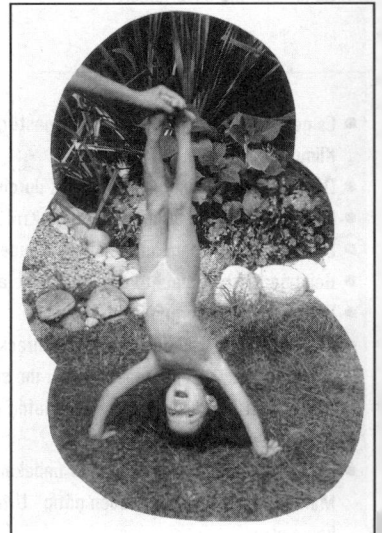

Wenn Du gesund lebst, darfst Du auch gesunde Kinder erwarten. Wie hier meine Myriam, die hier mit Papa den Handstand übt...

DIE LEHRE

Krankheiten sind die Versuche des Körpers, sich von den Unreinheiten und Entartungen seiner Säfte zu befreien. (Hippokrates).

8. Kapitel
Lerne, Dich wieder richtig zu bewegen: urzeitgemäß!

8.1 Sorge nicht nur für Deine inneren Organe - auch Dein Aussehen ist wichtig

»Ich soll also auch noch etwas für mein Äußeres tun - eigentlich finde ich mich ganz annehmbar«, meinst Du.

> **Ärzte widert es an, dicke Frauen anzufassen.** Untersuchungen sind nicht gründlich, werden lieber verschleppt. Cervix-Abstriche, Brustabtasten, gynäkologische Untersuchungen - es schüttelt sie innerlich davor.
> The Lancet, Vol. 352, No. 9129 (1998), S. 712

Wer findet sich selbst nicht als Prachtstück! Aber ich meine es etwas anders. Sieh mal: Man merkt 869 jedem Menschen an, wenn sein Körper durchtrainiert ist. Solche Menschen sehen einfach besser aus - auch im Alter. Nicht nur das! Sie wirken jünger, elastischer, drahtiger und haben viel mehr Erfolg beim anderen Geschlecht, selbst wenn sie keine besonders schön geschnittenen Gesichtszüge ihr eigen nennen.

»Sag mal, willst Du aus mir etwa einen Spitzensportler machen? Ich hab' dafür gar nichts übrig.«

Da sind wir beide einer Meinung! Verrückt, dieses Immer-Schneller, Immer-Höher, Immer- 870 **Weiter.** Vor dieser Art von Sport warne ich Dich sogar. Die Urzeitmenschen haben sich natürlich viel bewegt. Aber sicher nicht damit übertrieben. Wir wollen keinen Sport betreiben. Sport heißt Wettkampf, heißt am Ende, daß sich der eine über den anderen erheben will, wozu jedes Mittel recht erscheint - auch das unfaire. Denk nur mal ans Doping! Sport heißt zumeist: unnatürlicher oder übertriebener Körpereinsatz und einseitige Belastung, nicht aber ganzheitliches Training aller Organe und Muskeln. Und darauf kommt es nur an.

> Nur die Art von Körperschulung kann die richtige sein, die von der Kopfschwarte bis zu den Fußsohlen alles an und im Körper durcharbeitet. Die UrBewegung tut es.

»Fein, streichen wir also alles, was körperlich anstrengt. Ich hab mit dem urzeitgemäßen Essen schon genug um die Ohren!«

Halt - so war das nicht gedacht. Vielleicht gehörst Du denen, die eine Wanderniere bereits für eine ausreichende körperliche Bewegung halten. Man kann auch vernünftig Sport betreiben. Aber wenn Du nicht sportlich veranlagt bist - ich will Dich gar nicht dazu bringen. Daß Sport nicht das geringste mit der krankheitsbeseitigenden und gesunderhaltenden UrBewegung zu tun hat, beweist sich allein aus der Tatsache, daß pro Saison acht von zehn professionellen Akteuren schwere Verletzungen davontragen.[8104] Was hauptsächlich auf das Fitspritzen der Sportärzte zurückzuführen ist. UrBewegungen bringen Dir keine Verletzungen - machen aber dafür gesund! Du solltest Dir nur sagen: <u>Die Urzeitmenschen waren ständig draußen und bewegten sich viel. Also habe ich mich möglichst auch so zu verhalten.</u>
Gesundheitsgesetz der Natur.
Wachstum, Entwicklung, Kräfte und Reife von Körper und Geist verdanken wir nur dem Ausüben von Urbewegungen.

Und weiter: Ich komme nicht umhin, auch etwas für mein Äußeres zu tun, wenn ich schon dabei bin, mein Körperinneres in Ordnung zu bringen. Sonst wäre das nur etwas Halbes. Ergo: Schenke also zukünftig Deiner Figur etwas mehr Beachtung. Laß sie nicht mehr verkommen, wenn Du sie mit der UrKost wieder in die Reihe bekommen hast.

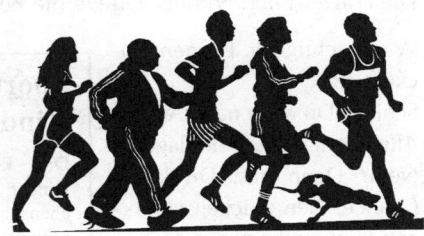

Apropos Figur:

870 Auf einer längeren Wildpflanzenwanderung[8110] an einem heißen Augusttag begegnete meiner Gruppe eine blonde Schöne mit herrlich langen, wohlgeformten Beinen in einer Jeansshort, der nur äußerst knapp einen strammen Popo bedeckte. Mein neben mir gehender Teilnehmer Kurt hatte wohl seine Frau vergessen, die auf der anderen Straßenseite marschierte. Der aber nicht entging, wie ihr Mann - und der nicht allein - sich den Hals nach dem Mädchen verrenkte. Sie holte ihn schnell aus seinen aufsteigenden Fantasien mit den laut für die ganze Gruppe hörbaren Worten zurück: »He, Kurt, der Franz Konz hat uns zwar gesagt, wir sollten besonders auf die Figur achten, aber auf die eigene - und nicht auf die fremder Mädchen!«

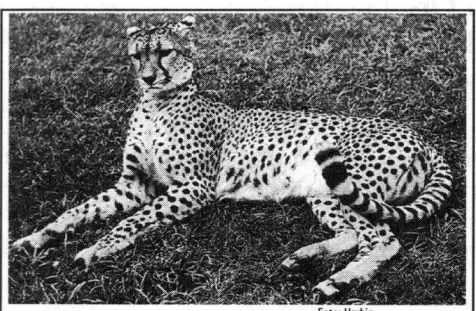

Die Frauen lachten laut los, die sich davon angesprochen fühlenden Herren der Schöpfung - ich nicht ausgeschlossen - brachten dagegen nur ein besseres Grinsen zustande ...

Wisse: Mit dem Gedankengut der UrMedizin im Sinn empfindest Du das UrTraining nie als lästige Pflicht, sondern vielmehr als ein »Muß-nun-mal-Sein«, wie etwa das Sparen vor dem Eigenheimbesitz. Wenn es Dir aber absolut keinen Spaß macht, höre Musik dabei, dann bekommen wenigstens Deine Ohren etwas für Dich Erfreuliches ab.

Foto: Herbig
Sollen diese herrlichen Geschöpfe durch unsere Schuld ausgerottet werden? Durch unsere übergroße Schuld? Wie so viele andere bereits?

»Also - auch fürs allzuviele Bewegen bin ich nicht sehr zu haben. Warum auch? Schließlich werde ich alle meine Leiden durch die UrMedizin los, einzig der Rücken schmerzt öfter.«

Vielleicht fährst Du noch zu viel Auto. Es sind die Vibrationen, denen zum Beispiel auch Piloten ausgesetzt sind.[8015] Sie verursachen auf Dauer Schäden an der Wirbelsäule. Die UrMedizin ist nur für das Gesunden des Körpergewebes und der Blutgefäße verantwortlich. Stärken kann Deinen Körper nur die variationsreiche Ur-Bewegung, welche auch die Rückenmuskulatur kräftigt - den Wirbeln so Halt und Elastizität verschafft und damit die Schmerzen nimmt. Auch hier brauchst Du nichts anderes als nur das Natürliche zu tun.

Das sagt Dir kein Arzt zu Deinen Rückenschmerzen:
Degenerativ bedingte Kreuzschmerzen empfindest Du beim Liegen leichter. Schmerzen, die im Liegen auftreten oder sich verstärken und beim Aufstehen besser werden, sind höchst verdächtig auf einen Tumor in der harten Hirnhaut.

Die Frage ist nur: Nimmst Du Dir die Zeit dafür?

Was wichtig für Deinen Rücken ist:
Schläfst Du auch nach Art der Affen? Auf harter Unterlage? Nein? Dann hast Du keine Chance, den Rückenschmerzen je zu entkommen. In den Naturwarenversandhäusern gibt es Stroh- und Kapokmatratzen. Raus mit den Schaumstoff- oder Federkernmatratzen. (siehe Kap. 9.76)

Sport festigt Kinderknochen

Die körperlich aktivsten Kinder bauen ihre Knochensubstanz um 15 bis 20% schneller auf und erreichten während des pubertären Wachstumsschubs 16% mehr Knochensubstanz als träge Faulenzer.
(Medical Tribune 24 vom 16.6.2000)

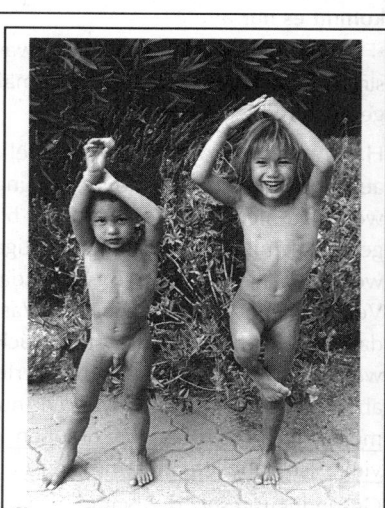

Singe und übe gleichzeitig mit Deinen Kindern (hier zum Stärken des Gleichgewichtssinns): „Ein Männlein steht im Walde, auf einem Bein..." Dann mach mit ihnen den „Fliegenden Adler", Entengang mit „Quack, quack, quack", Froschhüpfen mit „Blopp, blopp, blopp" usw. Egal, wenn Florian die Gliederkoordination noch nicht so ganz schafft...

8.2 Der äußere Körper muß den inneren unterstützen!

Merke Dir jetzt: Du *lebst* noch nicht urzeitgemäß. Du *ißt* höchstens urzeitgemäß, wenn Du aus den Vorkapiteln die praktischen Konsequenzen gezogen haben solltest. Das ist ein Unterschied. Denn ich sehe Dich als einziges Stück aus Fleisch und Blut vor mir, das seinem Körperinneren das Beste zuführt, was es ihm zuführen kann, nämlich zumindest urzeitähnliche Nahrung. Ich sehe aber noch nicht, daß Du Deinem Körperäußeren ebenfalls das Beste zukommen läßt. Und ich sehe nicht, daß Dein äußerer Körper mithilft, den inneren Körper beim Verarbeiten dessen tatkräftig zu unterstützen, was ihm innerlich zugeführt wird.

Gesundheitsgesetz der Natur:

> Schwangere ist dick und rund
> **Das Kind bezahlt's mit Fehlbildungen**
> Medical Tribune Kongreßbericht (13.11.1998/41)

871

Die inneren Organe des Körpers waren stets gewohnt, bei ihrem Tätigsein kräftig angeheizt zu werden, und zwar durch die großen Körperglieder. Dieser Mitwirkung bedürfen sie ständig ohne geringsten Unterlaß, wenn Du gesund bleiben willst. [8109]

Denk nur an Deine schlechte Verdauung, wenn Du mal einen Tag Auto gefahren bist, bettlägerig warst oder eine längere Flugreise hinter Dich brachtest! Daran erkennst Du, wie der äußere Körper mit Hilfe der Bewegungen fördernd auf die inneren Teile einwirkt. Und wie nötig die inneren Organe eine kräftige, durchtrainierte Muskulatur brauchen.[8025]

Das ist doch ein Wahnsinn: Ein Leben lang träumst Du davon, schön, schlank und jugendlich zu 872 sein und zu bleiben, siehst gutaussehenden Menschen neidvoll oder bewundernd nach und wirst traurig darüber, daß Du nicht ebenfalls so attraktiv bist. Du haderst mit Deinem Schicksal, und Dir kommt es einfach nicht in den Kopf, daß Du genau so gut aussehen und selbst alles hinsichtlich Deines Körpers aus Dir machen kannst.[8025]

In einem Kurzseminar gehe ich immer gleich in die Vollen: »Und warum haben Sie Ihre vollschlanke Figur noch nicht auf halbschlank gebracht? Damit sie sich hier in dem engen Stahlrohrsessel ab und zu etwas bewegen können?«
Die mehr als korpulente Dame errötet leicht: »Ich hatte noch keine richtige Zeit dafür...«
Ich antworte: »Ihr seht's mal wieder. Wir Männer sind den Damen unterlegen: Eine Frau hat 'ne Entschuldigung schneller zur Hand als ein paar Joggingschuhe.«

> Die UrTherapie wendet sich als die verwirklichte wahre Klassische Naturheilkunde gegen alle Auswüchse der Zivilisation. Sie will zum Natürlichsein zurückführen. Dazu gehört viel Bewegung, dazu gehören Spiele und natürliches Körpertraining. Aber keine Wettkämpfe, wie sie heute im Spitzensport mit Doping, Millionengehältern, Fitspritzen und zwangsläufigen Körperschäden und späterer Invalidität üblich geworden sind.
> In den Lebensgemeinschaften der Erde ist das Miteinander wichtiger als das Gegeneinander. Spitzensport führt jedoch mehr zum körperschindenden, feindlichen Gegeneinander.

Merke: Laß Dich als junger Mann oder junges Mädchen nicht vom übertriebenen Fütterungstrieb der Mütter mästen. Auch Du als Ehemann bist oft genug davon betroffen: durch eine Frau, die gut kochen als Hauptaufgabe in einer Familie ansieht. Du hast ein Recht auf einen schönen und elastischen Körper.

Bleiches, unansehnliches Mädchen: Laß doch mal wenigstens für eine Zeit Milch, Fett, Fleisch und Süßes aus Deinem Speiseplan verschwinden. Du wirst sehen, welch feine Haut, welch frisches Aussehen und welch duftiges Haar Du schon allein dadurch bekommst.

Herziges Pummelchen: [9026] Ich weiß, Du fühlst Dich gar nicht so wohl in Deiner Haut, wie Du nach außen hin tapfer tust. Es gibt nur wenige Männer, die mit Dir ausgehen möchten. Sie fürchten, sie 873 würden sich mit Dir vor ihren Freunden blamieren. Du kriegst aber Schönheit nicht geschenkt, so wie Du auch Gesundheit nicht einfach in der Apotheke kaufen kannst. Und die da schlank und rank im Rampenlicht stehen, arbeiten hart an sich, um sich ihre Attraktivität zu erhalten.[6315, 8017, 8103, 9026] Also, betreibe täglich regelmäßig Dein UrTraining – möglichst morgens ganz früh – und ich versichere Dir: **Du mußt mehr nicht fürchten, wegen Deiner Fettfülle dumme, schniefnasige oder Mißgeburten-Kinder zu kriegen.** [9439c] **Du mußt nicht nachts die Kissen vollheulen, weil Du Dich häßlich fühlst und weil Dich vielleicht niemand liebt und je lieben wird. Oder weil Dich die Männer, trotz all Deiner Beteuerungen, stolz auf jedes Pfund zu sein, was Du auf den Hüften trägst, abstoßend finden: In wenigen Wochen schon kannst Du Dich mit Hilfe der UrTherapie für immer attraktiv, schlank und** so auch Deine wunde Seele gesund machen. Wenn Dich allerdings Ballonbrüste quälen, mußt Du etwas mehr Geduld aufbringen - denn die sind möglicherweise durch einen Abkömmling des Penicillins verursacht, das die Ärzte gern gegen entzündliches Rheuma spritzen.[3853]

Hör auf mit den ständigen Diäten! Du mußt verrückt sein, Dich immer wieder darauf einzulassen, obwohl Du genau weißt, daß Du danach doch wieder dick wirst. Und was das für eine Qual ist, sich wochenlang immer nur halbsatt zu fühlen, das hast Du doch oft genug mitgemacht!

Und kleine Brüste laß Dir um Himmelswillen nie für die Kerle mit Silikon aufpumpen. Sollen die doch unters Messer und sich die Hände kleiner machen lassen!

Mit der UrTherapie bleibst Du dagegen ein Leben lang schlank und begehrenswert, wirst beneidet und mußt so Liebe nicht vermissen. Ein sicher nicht auf alle zutreffender, leider im Materiellen verhafteter Spruch lautet: Frauen können nie schlank genug - Männer nie reich genug sein, wenn sie Erfolg beim anderen Geschlecht haben wollen. Aber er trifft nun mal ziemlich die Wirklichkeit. Und die ist, Gott sei's geklagt, leider äußerst materialistisch eingestellt. (Die UrTherapie leistet ihren Teil, die Menschen von diesem verhängnisvollen Weg abzubringen.) Leider werden nun mal dicke Menschen nicht so respektiert, wie es eigentlich sein sollte. Ich hoffe also sehr, daß Du diesmal alles tust, um endlich schlank zu werden!

874 »Aber ja! Ab sofort werde ich nicht mal mehr das Fettgedruckte in Deinem Buch lesen.«

Na, zum Glück hast Du Dir wenigstens Deinen Humor durch meine Anmotzerei hier nicht nehmen lassen. Aber das Schönheitsempfinden des Mannes ist nun mal in seinen Genen programmiert. Wenn er in der Urzeit immer nur schlanke Frauen erblickte, ist alles in seiner Erbmasse darauf eingestellt, das Idealbild der Frau schlank zu sehen. Das ist urzeitgeprägt. Frauen mögen ja auch gesunde, gepflegte, durchtrainierte Männer mit knackigem Po, die klug und zärtlich sind und ihnen Geborgenheit schenken. Männer bewundern - mit Ausnahme einiger Primitivlinge - schlanke, sportliche Frauen - danach drehen sie sich jedenfalls um, die bringen ihr Blut in Wallung - besonders das in der unteren Region. Und das immer wieder aufs Neue. Und bei UrzeitKost würde und wird nie eine Frau zuviel zunehmen. Merke Dir als Pummelchen:

Du wirst dick bleiben, solange Du unnatürlich lebst. Lebe natürlich, und Du wirst wieder attraktiv und damit auch begehrenswert. Und ich sage Dir ja hier, was »natürlich« ist.

Und wenn Dir das Leben als schlanke Maid wieder so richtig Spaß macht, schreib mir mal. Ich freue mich schon auf Deinen stolzen Brief. Frauen sind für mich das Liebste auf der Welt, und ich schätze sie mehr als alles andere und lasse dafür manche Fünf gerade sein. Ich möchte die herrlichsten Geschöpfe dieser Welt alle strahlend, unbeschwert, zufrieden und glücklich sehen. Und wünsche jedem Mann die Krätze an den Hals, der dem nicht zustimmt. Und dann so kurze Arme, daß er sich nicht kratzen kann. Und keine Diäten mehr! Darauf sprach ich kürzlich die reichlich korpulente Verkäuferin meines Naturladens ‚Silberdistel' an: »Ihre Kalorienzähl-Diät scheint noch immer nicht von Erfolg gekrönt zu sein...« Sie antwortet: »Möchte ich so nicht sagen, Herr Konz. Ich kann meiner Tochter jetzt schon viel besser bei ihren Rechenaufgaben helfen!«

Und was ist mit Dir, Du stolzer Träger eines stattlichen Bierbauchs?

875 Merke Dir: Je mehr Pfunde Du auf die Waage bringst, desto früher steigst Du in die Kiste! Schon allein um Dich finanziell besser zu stellen, solltest Du schlank sein: Wenn dicke Menschen mit den Chefs ihr Gehalt aushandeln, wird ihnen leider bedeutend weniger zugestanden als schlanken. In drei Wochen schon kannst Du das Schlanksein für immer geschafft haben mit der UrTherapie. Wäre das nicht schön, mal wieder so richtig Chancen bei den Damen zu bekommen?[9038]

Ich war selbst in jungen Jahren dick und fett. Bis ich merkte: In diesem Zustand liebt Dich keine Frau heiß und innig. Da sagte ich mir: Ehe Du innerlich eingehst, lauf lieber äußerlich ein bißchen mehr ein. Und ich habe es nie bereut, mich schlank gemacht und schlank gehalten zu haben. Denn nie geliebt haben und nie geliebt worden zu sein heißt, nie gelebt zu haben.

Carpe diem, so hieß es bei den Römern. Nutze den Tag. Nutze ihn mit der UrMethodik! Schaff Dir in kurzer Zeit einen neuen, besseren, ansehnlicheren Körper!

Es ist doch so einfach:
- Das Fett bringst Du weg, indem Du zwei bis drei Wochen erdfastest.
- Erneuten Fettansatz vermeidest Du durch Essen der reinen fett- und süßfreien UrKost.
- Die bleiche, kranke Hautfarbe wandelst Du in eine frische und gesunde, indem Du nur noch UrKost zu Dir nimmst und viel Sonne und Luft tankst.
- Deine Figur verbesserst Du durch Aufbau von Muskulatur und Unterhautfettgewebe, wobei sich bei einer Frau durch Ausschwemmung der häßlichen Zellulitis noch ein Doppeleffekt ergibt.
- Hör endlich auf damit, Dein eigener Feind zu sein!

> Falls Du keinen Spaß an der UrBewegung findest: Tritt einem Sportklub bei. (Ruder-, Tischtennis-, Wander-, Federball-, Volleyballverein usw.)

Mit der UrTherapie wird in Kürze jedem, der sie aufgreift, ein strahlendes Aussehen gegeben. Und nach zwei Jahren UrzeitBewegung und Fitneßtraining unter UrKost hast Du Dir sogar einen attraktiven Körper verschafft. Du kannst ganz andere Ansprüche an zukünftige Partner stellen. Schöne Menschen werden umworben. Schöne Menschen sind rank und schlank. Dafür lohnt es sich doch, auch mal für 12 Wochen in Deinem Leben etwas Schwerfallendes zu tun, oder?

Manchmal ist die Ursache dafür, daß Du keinen Partner findest, übler Mundgeruch. Davon befreist Du Dich mit der UrMedizin ebenfalls schnellstens. Denn in Deinen Magen gelangt nur noch gut zu verdauende, nicht mehr verfaulende Nahrung, und Deine Mundbakterienflora normalisiert sich bald. Der überreichliche Chlorophyllgehalt des Wildgrüns tut ein übriges.

Natürlich darfst Du nicht immer Ausreden für Dich erfinden. Eine alte Bekannte, die mir vor einem Jahr fest zugesagt hat, mittels UrKost ihrem beginnenden Hüftspeck zu begegnen, traf ich kürzlich mit verdoppeltem Umfang wieder. Ich begrüße sie, habe noch kein persönliches Wort an sie gerichtet, als es aus ihr losbricht: »Keine Vorwürfe bitte! Da ist nur all der Kummerspeck hinzugekommen, weil mir meine ständigen Vorsätze, endlich Deine UrKost aufzunehmen, so viele Nöte bereiteten...« - »Tja, das ist Pech!«, antwortete ich. »Der einzige Weg, schlank zu werden und zu bleiben, besteht für die erste Zeit darin, soviel zu essen, wie Du willst: Aber nur von allem, was Dir nicht schmeckt.«

Noch raffinierter bringen es die intelligenten, aber zu Fülle neigenden Mädchen fertig, scheinbar überzeugende Gründe für ihr gegen sie selbst gerichtetes Handeln zu finden: »Morgens Obst? Nein, nein - ich fang den Tag fröhlich an. Ich würde mich todunglücklich fühlen, wenn ich nicht nach dem Make-up gleich meine Schokoladen-Krispies einwerfen kann! Was nützt es mir, wenn es meinem Körper vielleicht etwas besser geht – ich mich aber nicht zufrieden fühle. Das kann für den Körper dann doch nur schlecht sein!«

Du bist bereit, dieser Argumentation zuzustimmen? Wie sehr unsinnig sie ist, das entlarvst Du schnell, wenn Du statt des Wortes »Schokoladen-Krispies« das Wort »Heroin« oder auch nur »Zigaretten« setzt. Das ist die Wahrheit:

> Eine Sekretärin aus Remseck war 30 Jahre lang dick. Sie sagt: »Dicksein ist die Hölle. Du bist verzweifelt. Du bist allein.« (BRIGITTE vom 13.3.2000)

Wer etwas anderes behauptet, der macht sich was vor - auch wenn die Dickmadams noch so viele Clubs bilden, sich auf die Malerei von Rubens berufen. Oder in den Medien behaupten, sich in ihren Massen blendend zu fühlen. Oder sich vormachen, so würden sie wenigstens nicht »zu Sexualobjekten degradiert«. Ist doch nichts anderes als der verzweifelte Versuch, die innere Not in äußeren Optimismus zu verwandeln.[9518]

Willst Du ein ganzes Leben in einem Gefängnis von Fett verbringen? Und soviel an Übergewicht ständig mit Dir rumschleppen? Was zeigt die Waage denn bei Dir an?

»Ach weißt Du, mit deren Gewichtsangabe kann ich mich ganz gut abfinden. Nur mein Taillenumfang macht mir Sorge...«, bekam ich zuletzt als Antwort. Na ja....

Ich sage: Du denkst, Schlankheit und Gesundheit beginnen dort, wo Bauch und Hüfte bei Dir anfangen. Weit gefehlt! Beide beginnen dort, wo Du es am wenigsten vermutest: in Deinem Kopf. Schlank und gesund sein bedeutet, zuerst in Deinem Denken eine zwingendere Einstellung in Dir aufzubauen, Dich für das unbedingte Gesundsein zu entscheiden. Und diese dann in die Tat umzusetzen. Dieses Denken in Dir zu verfestigen - dazu ist dieses Buch da.

Verzeih mir aber, wenn ich Dir als wohlbeleibtem Zeitgenossen hier schon mal starken Tobak zugemutet habe. Das geschah nur, weil ich Dir helfen will. Ich muß Dich einfach mit manchen Provokationen aus Deinen Träumen hochreißen. Ist es doch heute üblich, jedem nach dem Mund zu reden, um nirgendwo anzuecken. Man verteilt nur noch Schmeicheleien. Die aber helfen Dir nicht bei dem wichtigsten was es für Dich im Leben gibt: ansehnlich und gesund zu sein!
Findest Du es als Mann nicht Deiner unwürdig, Dir mit solchen Sprüchen etwas über Deinen Bauch vorzumachen:

»Hab' ich 20 Jahre schwer dran gearbeitet.« Oder: »Ein Mann ohne Bauch ist wie ein Land ohne Fahne.« Oder: »Ich mag jedes Pfund Fleisch von mir.« Oder: »Lieber 'nen Bauch vom Saufen als 'nen Buckel vom Arbeiten.« Oder: »Eine meiner erogenen Zonen.« Oder: »Mein Markenzeichen.«
<u>Doch denk daran: Wie es *über* Deinem Bauch ausschaut, so erfreulich oder schrecklich sieht es auch darunter aus.</u> Mindestens so wichtig wie Dein Geist ist Dein Körper! Dein Geist kann nur gut arbeiten, wenn Dein Körper gut drauf ist.
Was ich leider immer wieder beobachte: Viele geistig sehr tätige Menschen glauben offensichtlich, sich zu schade dafür zu sein, in die ihrer Ansicht nach niederen Gefilde körperlichen Bewegens hinabzusteigen. Sie bauen in ihrem Kopf eine richtige Sperre dagegen auf: harte Bewegung, unästhetisches Schwitzen - igittigitt, das ist doch nichts für intellektuell so Hochstehende wie sie...
Hippokrates jedenfalls hielt körperliches Fitsein für unumgänglich.[0573]
Merke: Wenn Du eine sitzende Tätigkeit ausübst, solltest Du Dich zusätzlich zu etwas UrTraining mindestens jede Stunde aufrappeln, 20 Kniebeugen machen, ein paar Treppen hoch und runter laufen, Dich an einer Tür oder einem Heizungsrohr im Keller mal aushängen, sonst hast Du eher Dickdarmkrebs als andere, die einer körperlichen Arbeit nachgehen.

877 Gesundheitsgesetz der Natur:

UrBewegung ist unabdingbar dafür, daß die UrMedizin ihre gesundmachende Wirkung entfalten kann.

Jeder kann nach seiner Fasson selig werden. Aber nur nach einer gesund: der UrTherapie

Denke auch daran, daß die UrBewegung neue Kapillaren bildet. So viele alte hast Du Dir mit Deiner schlimmen Lebensweise bereits zugesetzt. Jetzt ist Gelegenheit, das zu ändern. Du darfst nur nicht unter einer täglichen Trainingszeit von 45 Minuten bleiben, sonst dehnen sich die Blutgefäße nicht. Und je mehr freie Du davon besitzt, desto besser können sie die Körperteile mit Blut versorgen. Dazu gehören auch die Geschlechtsorgane.

»Und da Du mir nun klarmachtest, daß die äußeren Körperteile ohne die Mithilfe der inneren nicht viel leisten können«, wirfst Du ein, »verlangst Du, daß ich wie verrückt rumturne.«[8000ff]

Das sagt Dir doch der gesunde Menschenverstand, daß zur Unterstützung der Verbrennungsvorgänge genügend Sauerstoff im Körper vorhanden sein muß. Beim Eisensog[220/1] hab' ich es Dir schon deutlich gemacht: Du kannst noch so urzeitgemäß essen - wenn Du Deine Beine nicht täglich so auf Trab bringst, daß sie das Herz veranlassen, kräftig Blut bis in die feinsten Äderchen Deiner Zehen zu pumpen, dann darfst Du nicht erwarten ...

»Daß ich abends warme Füße habe«, meinst Du. »Also jeden Tag eine Stunde laufen - darauf läuft's hinaus, ich hör's schon.«

878 Sagen wir 'ne halbe Stunde. Ich glaube kaum, daß unsere Vorfahren insgesamt am Tage mehr gelaufen sind. Aber viel geklettert sind sie bestimmt. All diese Mindestzeiten gelten natürlich nicht für die auf das Vielfache an Bewegungszeit programmierten Kinder! Die müssen schon doppelt und dreifach so lange draußen rumtollen.
Bereits nach den ersten tausend Metern hat sich so viel an Schleim - den der Körper schon lange abstoßen wollte, aber dessen er sich mangels Gelegenheit nie entledigen konnte - auf die äußeren Schleimhäute abgesetzt, daß er mit einem Mal leicht abzuhusten oder auszuscheiden ist: Kopf zur

Seite, ein Nasenloch zuhalten und kräftig schneuzen. Was für ein wunderbares Gefühl, eine völlig freie Nase zu haben!

Doch werde erst mal schlank, dann machen Dir Laufen und alle UrBewegungen keine Mühe. Du läufst dann wie ein junger Gott! Und Du rennst auch mit mehr Lust, weil Du Dich, im Gegensatz zu früher, nach dem Essen sehr leicht fühlst. Bei der UrTherapie greift eins ins andere über - wie in einem Räderwerk.

Vergiß nicht, viele UrzeitBewegungen bei Deinem Lauf einzubauen - dann ist das ein Aufwasch. Zum Beispiel das Fingerdehnen, das Händeschütteln, Schulterkreisen, Hände-hinter-den-Rücken-Schlagen, Knieanheben, Gesichtsgrimassen, mit angehobenen Knien laufen, Dich an einen dünneren Ast zu hängen, zu schwingen, auch mal mit einer Hand usw. So wird dann der Lauf zum wirklichen UrzeitLauf.

> Du kannst die Augen nicht heilen ohne den Kopf.
> Den Kopf nicht ohne den Leib, den Leib nicht ohne die Seele:
> Die UrTherapie ist eine Ganzheitsheilkunde. Die einzigste.

Mit Mißverständnissen mußt Du allerdings schon mal rechnen. Wenn es bei mir und meiner Frau mit dem Laufen schon mal später wird, dann begegnen wir sonntags oft Spaziergängern mit Hunden im Wald. Einmal haben die uns schon angegriffen. Zum Schutz dagegen nehme ich einen kleinen Knüppel mit. Wird der Weg eng, laufe ich kurz hinter meiner Frau her. Zufällig spaziert mein Nachbar den gleichen Weg und blickt entgeistert auf mich, mir nachrufend: »Ihre Frau hat mir ja schon immer wegen ihres verrückten Essens leid getan! Aber daß Sie zu so was fähig sind, hätte ich nie von Ihnen gedacht!« Tja, so ist das: Wer nicht ganz nach den Vorstellungen der Massenmenschen lebt, dem traut man zuerst mal Böses zu.

»Nun betonst Du auch hier wieder, man könne nur dann für immer gesund werden, wenn keiner der vier Pfeiler der UrMethodik außer acht gelassen wird. Gilt das auch dann, wenn's sich um meine alte Oma handelt, die schon arg wackelig auf ihren krampfadergeplagten Beinen steht? Oder gar für die würdigen älteren Damen aus den vornehmen Großstadtcafes?«

Warum soll sich Deine alte Oma morgens nicht zu etwas UrzeitTraining bequemen, um ihren Körper wieder besser kontrollieren zu können?[8021, 8101/5,] Gerade sie hat doch genug Zeit dafür! Sieh mal, wir beide möchten eins, nämlich daß es Deiner Oma besser geht und sie nicht mehr so rumkränkelt. Natürlich wollen wir bei alten Menschen bezüglich der UrBewegung viel nachsichtiger sein. Wenn Du Deiner alten Oma aber noch ein paar schöne Jahre verschaffen willst, dann versuche wenigstens, sie viel ans Wandern oder zum Spazierengehen in die Natur zu bekommen. Vielleicht kriegt sie sogar noch zur morgendlichen Aufmunterung einen halben Kopfstand hin, der ihr das schädliche Kännchen Kaffee ersetzen kann. So kommt sie wenigstens auf gesundem Weg zu einer besseren Gehirndurchblutung. Wisse:

Menschliches Wohlbefinden wurde vor allem durch UrBewegung geprägt. Bewegst Du Dich heute nicht genügend urzeitlich, dann wird in Dir auch kein natürliches Wohlgefühl ausgelöst. Ist Dir dies, wie Deiner Oma, wirklich mit allen Fasern Deines Verstandes klar geworden, dann ist die Motivation zum Sich-Bewegen eine ganz andere. Eine viel stärkere, weil sie ja von innen heraus kommt. Und so bedeutet das tägliche UrTraining keine Mühe mehr. Sondern nur noch Freude.

Alle Bewegung aber nutzt nichts, wenn Du z.B. Raucher bleibst - wodurch Dein Körper u. a. daran gehindert wird, Kalzium aufzunehmen. Knochenschwund und Knochenbrüche kommen dann irgendwann auf Dich zu![9519] **Das gleiche gilt für Alkoholiker und Kaffeetrinker. Die UrBewegung vermag es dann auch nicht, Dich von Deinen Rückenschmerzen zu befreien. Denn Rauchen hat einen äußerst negativen Einfluß gerade auf den Stoffwechsel der Bandscheiben und degeneriert sie unaufhaltsam.**[5316ff, 5321f]

Übrigens gewöhnst Du Dir das Rauchen um so schneller ab, je mehr Du täglich läufst. Und wenn Du dann nur noch UrKost ißt, wird's noch einfacher. Denn das nach Mehr fordernde Nikotin in Deinem Blut wird so in kürzester Zeit abgebaut. Probier's nur mal, Du wirst sehen, wie recht ich habe.[5315]

Den Halbkopfstand halte ich für Noch-Versteifte und sehr alte Menschen bestens geeignet, und der geht so: Du kniest Dich vor eine Wand, beugst den Kopf auf eine zweifach zusammengefaltete Decke, setzt die vordere Stirn darauf auf, gibst die Hände eng am Körper im rechten Winkel nach hinten auf den Boden. Dann gehst Du mit den Füßen immer weiter nach vorn, bis der Po die Wand berührt, während Du gleichzeitig die Knie auf die Ellbogen aufsetzt und nun bequem so verharren kannst.

»Aber mich willst Du weiterhin in die Bäume jagen.«

Nicht doch! Es gibt schließlich auch Turnhallen. Sonst tut's auch Dein Zuhause.

Du stellst Dir einfach vor, wie Deine Vorfahren im Baum herumgeturnt sind, und versuchst, das mit den dort vorhandenen oder von Dir schnell zu schaffenden Möglichkeiten nachzumachen.

»Also: Wenn ich mir sagen muß, daß meine Ahnen sich ihre Früchte vielleicht mit einem Wurfholz aus dem Baum holten, dann werde ich mich hinstellen und meine Arme so kräftig vom Körper wegschleudern, als würde ich ein solches gerade werfen.« So etwa sieht das aus:

»Nackte in diesem Buch?« tust Du entsetzt.

Aber, ist Dir denn nicht schon längst aufgegangen, daß ich dieses Buch nicht für Kleingeistige und Spießbürger schreibe?
Ich schaffe auch, um Dir Freude zu machen. Hier Freude an schönen Menschenkindern. Zudem mische ich auch moralinsaure, erstarrte Denkweisen gerne etwas auf.
Viele Frauen neigen im Alter dazu, viel zu sitzen, und es sich oft gemütlich zu machen...
Was meinst Du, wie wichtig daher die Erschütterungen der inneren Muskulatur durch Springen, Hopsen und Laufen gerade für eine Frau sind! (→Rz759, Herzbild)
Besonders die feinen Ligamente und Muskeln, welche die inneren Organe in ihren Lagen halten empfangen so ständig neue Reize und werden angeregt, sich mehr und mehr wieder zu kräftigen. Kommen die feinen Damen dann meinen UrBewegungsvorschlägen nach, so ersparen sie sich später

Nachahmbewegung »Armkreisen«
Hoch aus dem Sessel ! Mach's mal gleich mit beiden Armen nach und anschließend ein paar Kniebeugen zusätzlich. Dann bist Du wieder frisch zum Weiterlesen.

schmerzhafte Frauenkrankheiten und die Wegnahme wichtiger Organe, Scheidenvorfall, Gebärmuttersenkung oder sogar eine Totaloperation. [9911] Und ohne beständige Erschütterung des Körpers wirkt auch die UrMedizin bei Verdauungsschwierigkeiten, der Beckenboden-Schwäche und bei anderen Leiden nur halb.

Als Frau solltest Du wissen: Intensives UrTraining verringert bereits das Risiko, an Unterleibskrebs zu erkranken um das Zweieinhalbfache. Bei Brustkrebs um das Doppelte.[8000, 1211, 1215]

Und als Mann hast Du durch UrBewegung ein wesentlich vermindertes allgemeines Krebsrisiko.

»Sag mal, ich bin mittlerweile in einem Alter, da läuft man nicht mehr gerne. Warum läßt Du mich statt dessen nicht einen Spaziergang machen?« sagst Du. »Ich würde beim Spazierengehen auch ziemlich hart ausschreiten. Und jeden Tag mindestens zwei Stunden...«

Der Lauf gehört dazu, wenn Du gesund werden willst. Es genügt nicht, daß Du frische Luft bloß einatmest. Sie *muß* mindestens einmal täglich - und das erreichst Du nur durchs Laufen - bis tief nach unten in die Lungenspitzen getrieben werden. Und auch die eben besprochenen inneren Muskelanreize sind nur damit zu erreichen.

(Alle Lungenkrankheiten beginnen in schlecht durchatmeten Lungenspitzen.)
Nur wenn Dir Laufen wirklich nicht möglich ist, magst Du es durch Schwimmen oder forsche, dreistündige Spaziergänge ersetzen.
Und wenn Du wegen eines Wolkenbruchs mal nicht vor die Tür kommst, machst Du zehn Minuten Seilchenspringen. Mir selbst macht ein Regenlauf größte Freuden. Auf diese Weise klappt es dann auch an diesem Tag mit Deiner Verdauung!
Damit Du mehr Spaß daran findest, tu Dich dabei mit einem oder mehreren Partnern zusammen. Wenn Du den richtigen Lebenspartner hast, wird er es natürlich sein, der mit Dir rennt. Du kannst aber auch mit Gleichgesinnten oder Bekannten eine kleine Gemeinschaft gründen, die sich zum Lauf oder lustigen Laufspielen regelmäßig zusammenfindet.

»Es klingt vielleicht komisch - aber viele würde das Feixen oder blöde Anstieren meiner Nachbarn hinter deren Fenster stören. Wenn ich auch auf einen nach Antreiben aussehenden Knüppel verzichten würde.«

Ich weiß ja: Um sich vor dem Laufen zu drücken, sind die meisten mit einer guten Ausrede schneller dabei als mit dem Denken an ihre vermasselte Figur. Und wenn sie sich schon über Dich amüsieren! Du solltest doch längst über solch kleinen Geistern stehen. Dafür lächelst *Du* aber dann - natürlich nur ganz verstohlen, das tut man schließlich nicht! - über sie, wenn diese Lacher später einmal auf Stöcke gestützt, ständig nach Luft schnappend, an Dir vorbeischleichen.

Schon vor über 2.300 Jahren meinte Laotse: »*Der Unwissende, der nichts versteht, lacht leicht.*«

»Ich finde es schrecklich, daß Du mir zumutest, jeden Tag zu laufen. Und zudem noch dabei die armen Hunde der Spaziergänger zu erschrecken.«

| Damit Dir das Joggen leicht wird, brauchst Du äußerst biegsame Laufsohlen. Tip: Am besten nach einem Training anprobieren (dann sind die Füße etwas geschwollen). Teste mehrere auf Zehen laufend. |

Ich weiß schon, daß meine Vorschläge heute nicht so recht ankommen. Sieh mal, ich hab' das doch alles am eigenen Leib ausprobiert und biete Dir hier das Nonplusultra meiner Erfahrungen. Ob Du die aufgreifst, ist Deine Sache. Wer nur dann läuft, wenn es ihm paßt, der läßt bald wieder ganz die Füße davon. Wenn Du nur einen Tag damit aussetzt, dann fällt Dir das Hochheben der Beine am übernächsten Tag schon viel schwerer.

Es geht mir vor allem darum, eine feste Gewohnheit bei Dir zu bilden. Dann wird der Gedanke ans Laufen nicht mehr groß im Kopf herumgewälzt, mit einem Soll-Ich oder Soll-ich-Nicht. Dann weißt Du einfach: Jetzt ist 6:30 Uhr - das ist meine Laufzeit. Und greifst zu Deinen Laufschuhen. Dann ist das wie beim Schwimmen am Meer, wenn das Wasser noch kalt ist: Nur der Anfang ist schwer. Danach wird's zum Spaß. Wie alles, was mit Bewegung zu tun hat. War Dir bewußt, daß Deine Lungenflügel ebenfalls durch eine innere Muskulatur zum Atmen bewegt werden? Damit diese im Alter nicht erschlafft, will sie täglich gefordert sein. Und das geht nun mal nur über harte körperliche Bewegung - am einfachsten durch Laufen. Damit wird auch der Herzmuskel gestärkt, der Dir sonst immer mühsamer Dein Blut durch den Körper treibt. Oder ist es Dir lieber, später mal einen Herzschrittmacher in den Leib eingepflanzt zu bekommen, der ewig als Fremdkörper dort stört?

Wie sollst Du denn anders als durch ein bißchen Härte gegen Dich selbst Deinen Willen stärken, um die UrKost durchzuhalten und um Deiner Familie ein gutes Vorbild zu sein? Merkst Du denn nicht, wie alles bei der UrTherapie verzahnt ist und eins ins andere übergreift? Bei dieser Ganzheitsmethode bedingt eins das nächste. Sei froh, daß hier alles aus einem Guß besteht - so wird Dir der volle Erfolg zur Gewißheit.

Seinen Lehrsatz mußte jeder lernen - diesen Satz sich einzuprägen wäre wichtig:
Tiefste Wahrheiten und letzte Erkenntnisse sind nur jenen Menschen zugänglich, die ihren Körperhaushalt auf Ökonomie, Reinheit und Frische umstellen, am besten durch eine schlichte Ernährung aus lebensfrischen Speisen.

(Pythagoras)

885 Orientierungsläufe, Bockspringen, Seilchenspringen, Ballspiele, zusammen mit anderen - das macht viel Spaß. (Organisiere die, so oft Du kannst!) Das brauchst Du als Kranker besonders. Und wie gut und erleichternd, daß sich dabei auch festsitzende Winde lockern. Ich bin mal mit meinem Söhnchen und meinem zu Besuch weilenden fleischliebenden Freund zum zweiten Mal zu einem Lauf aufgebrochen. An die schmalen Pfade bei uns im Wald denkend, meinte mein Kleiner zu ihm: »Onkel Herbert! Du läufst aber diemal *hinter* uns. Weißt Du, Deine Fürzchen gestern haben mir das letzte Mal ganz schön den Atem genommen!« Merke:
UrzeitBewegung ersetzen die unnatürlichen Sportbewegungsarten, die zu vielen Verletzungen (Zerrungen, Muskelrissen, Brüchen, Meniskus- und Sehnenverletzungen) führen.
Überhaupt gehen oder laufen wir nur auf Wiesen- oder Waldböden und -Wegen. Warum? Nicht nur weil's natürlich ist. Auch deswegen, weil sich möglicherweise bei zu harten Böden ein schwacher durchhängender Darm durch die ungenügende Abfederung noch mehr aus den Haltebändern und der Haltemuskulatur lösen könnte. (→Rz 981[3])
Hältst Du den Naturlauf Dein Leben lang durch, so stülpst Du den Alterungsprozeß sogar um! Der starke Druck schwemmt alle alten Ablagerungen heraus, lässt neue Blutgefäße wachsen, die neuronale Vernetzung nimmt in ungeahntem Maße zu: Du hast im Alter plötzlich mehr Datenspeicher als in Deiner Jugend. Ist das nicht fantastisch?! Warum? Durch täglich mäßiges Naturlaufen steigt die Zahl der fettabbauenden Enzyme im Körper von 10% auf 80%. Deine Muskelmasse nimmt zu, Dein Fett schmilzt weg. In der ersten Laufwoche verbrennst Du 0,1 g Fett in 30 Minuten. In der 12. Woche 25 g, die Anzahl der Fettabbauer vervielfacht sich. Dein Körper verbrennt sein Fett jetzt rund um die Uhr – auch nachts. Im Schlaf bis zu 90 kcal pro Stunde.
Du mußt Deine Fettverbrennungsmaschinerie nur jeden Tag neu starten. Putz Dir nicht erst die Zähne oder rasier Dich. Denn das kostet zwölf Minuten. Und in dieser Zeit fallen Dir garantiert 17 und 4 Ausreden ein, warum Du gerade heute ausnahmsweise keine Zeit zum Laufen hast. Es geht für Dich darum in den ersten vier Wochen dieses Negativdenken abzustellen und loszulaufen. In der Winterzeit ist das oft schwer, vor allem wenn es draußen regnet oder schneit. Nach vier Wochen aber wird es Dir einfach! Es wächst ein solches Verlangen, ein Wollen, ein Träumen, ein Genießen:

Laufen wird zur guten Sucht bei Dir.

Vergiß nie: Natürlich laufen heißt mit Freude, entspannt, leicht, federnd und locker laufen: Die anderen anlachend oder singend oder Vokabeln lernend. Wer einen schöpferischen Beruf hat, dem fliegen dabei die besten Gedanken nur so zu. Klar: das Gehirn wird 100% mehr durchblutet als sonst. Ich habe immer ein kleines Aufnahmemikrofon oder Notizbüchlein mit dabei.

»Laufen - ist das nicht eigentlich zu gefährlich für Kranke? Starb dabei nicht da vor einigen Jahren sogar van Aaken, der ein berühmtes Buch das Laufen geschrieben hatte?«

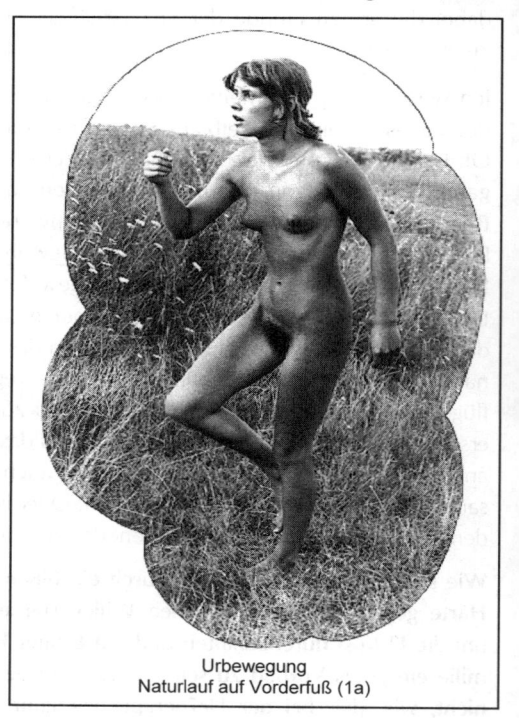

Urbewegung
Naturlauf auf Vorderfuß (1a)

Menschenskind - wann hörst Du mit Deiner Entschuldigungssuche für Dein Nichtlaufenwollen auf? Die Menschen sterben im Bett, vor dem Fernseher, auf dem Klo, beim Einkaufen - warum nicht auch beim Laufen? Die meisten bekommen gerade dann einen Herzinfarkt, wenn sie sich *nicht* angestrengt haben - beim Stehen, Sitzen oder Liegen. Merke Dir:

Bei der UrMethodik kann Dich der Tod nicht ereilen, während Du läufst! Du läufst ihm nämlich im wörtlichen Sinn davon. Denn durch Dein Erdfasten verstopft Dir kein Dreck mehr die Adern, sind Deine Organe bereits auf dem Weg der Erholung!

Wer weiß, was dieser Lauf-Autor van Aaken alles an Schlechtkost in sich hineingeschlaucht hat! Der kannte damals bestimmt keine UrKost. Dir kann das jedenfalls nicht passieren, lieber Leser!

Kilos runter, Laune rauf!

Aufpassen beim Laufen solltest Du allerdings auf Druck und Engegefühl in der Brust, besonders wenn die Beschwerden auch in den linken Arm ausstrahlen. Sie können Zeichen für einen bedrohlichen Mangel in der Sauerstoffversorgung des Herzmuskels sein. In einem solchen Fall solltest Du das Lauftraining etwas langsamer angehen. Das solltest Du Dir mal durch den Kopf gehen lassen: Die Schimpansen laufen mehrmals am Tag, aber immer nur kurze Strecken.

Überlege mit mir: Somit ist nur Kurzstreckenlaufen urzeitliches Bewegen. Wir laufen nur deshalb länger als die Urzeitmenschen es wahrscheinlich hielten, weil wir deren zeitaufwendige Wanderungen nicht mit unseren langen Arbeitszeiten am Tag vereinbaren können. Und weil uns deren Herumklettern in den Bäumen nicht möglich ist - dieses Außer-Puste-Geraten uns also fehlt.

Wir sprachen bereits über die feine Innenmuskulatur im Körper der Frau: Es geht darum, daß die durchs Laufen hervorgebrachten Erschütterungen Dein inneres, durch UrKost gesundetes Gewebe sich gut durchbluten und seine feinen Ligamente zugleich kräftigen. Dann können sich bei Dir als Mann erst gar keine Prostatageschwülste bilden oder Herzinfarkte passieren (→Bild Rz759) **. Bei der Prostata lassen dann die erstarkten Muskeln kein Ausdehnen der Drüse und einen Druck auf die Harnröhre zu.**

Solltest Du mal beim Laufen unter Wadenkrämpfen leiden, so erzeugst Du am besten eine Gegenspannung durch Dehnen, indem Du bei gestreckten Beinen die Fußspitze zu Dir ziehst. Anschließend schüttelst Du die Muskulatur locker aus.

Laufe viel über unebenen Grasflächen ohne Schuhwerk - eine bessere Fußsohlen-Reflexmassage kannst Du Dir nicht wünschen! Asphalt oder Pflaster ist zu hart und schadet Deinen Gelenken, selbst mit weich besohlten Laufschuhen. Und es ist wohl klar, daß Du nie in der Nähe von vielbefahrenen Straßen läufst. Wisse auch: Richtig und damit schmerz- und verletzungsfrei natürlich laufen lernst Du nur barfüßig (1a). (Du knickst nämlich nur deshalb beim Laufen um, weil der Boden des Schuhs Deine Fußsohle unnatürlich verbreitert und so bei unebenen Stellen die Hebelwirkung verstärkt.) Nur Barfußlaufen ermöglicht die vollendete Haltung der Wirbelsäule und das federnd-elastische Laufen: Jedes Aufsetzen auf den Boden federst Du also stets schnell und leicht ab. Wenn du mehr barfuß läufst, über Stock und Stein, über Gestrüpp, Äste und hohe Pflanzen, so gelangst Du langsam zu einem Laufstil, den man als natürlich bezeichnen kann. Du bringst dann nämlich Deine Zehen und Fußballen auf den Boden nur nie den ganzen Fuß bzw. Deine Ferse. Dadurch nimmst Du alle Unebenheiten des Bodens schneller wahr. Und Zweige, Steinchen und Baumwurzeln tun Dir nicht weh. Der richtige Ablauf des Laufens ist demnach: Zehen, Ballen-Außenkante. Trage deshalb in der Stadt nur leichte Mokassins oder gut abgefederte Laufschuhe und für den Sport oder das UrTraining ganz dünne Sportschuhe aus Stoff und Gummi, wenn Du ihn nicht barfuß ausüben kannst oder magst. Vor allem im vorderen Fußballenbereich müssen die Schuhe sehr flexibel sein und sich leicht fast bis zu den Schnürsenkeln durchbiegen lassen. Und für zu Hause bevorzuge nur das Barfuß- oder Auf-Strümpfen-Gehen. Im Wald und auf Wiesen bist Du in herrlich wohltuender Verbindung mit Deiner Mutter Erde – die Strahlen des Kosmos durchfluten Dich, weil Du nun „geerdet" bist. Koste es aus! Genieße es!

Falls ich Dich hier wirklich nicht zum Laufen bringen kann, dann geh regelmäßig schwimmen oder fahr mit dem Rad ins Grüne! Oder schließ Dich einem Sportverein an. Einmal dabei, wirst Du es später nicht mehr missen wollen. Oder mach dafür das *Intensivgehen*. Das ist ein Gehen mit kräftigem Armeinsatz. Wenn Du das praktizierst, genügt eine Stunde täglich, das für Dich erforderliche UrBewegungspensum hinter Dich zu bringen. Dazu ist ein Gehschritt nötig, der es Dir einfach macht, das schnelle Gehen durchzuhalten. Dessen natürliche Länge testest Du aus, indem Du Dich bis zum Umfallen vorbeugst: Der Schritt, der dies verhindert, das ist die richtige Länge (1b).

888 Dann kann es losgehen: Die Füße immer gerade hinstellen, nicht nach innen, nicht nach außen drehen. Und immer ans Abrollen denken. Der ganze Fuß muß umgekehrt wie beim Laufen abgerollt werden, von der Ferse bis zum dicken Zeh. Auch die Arme gehen hoch, sanft sind alle Muskeln tätig. Merke: Der Armschwung (mit angewinkelten Armen zur rechten und linken Seite) wird sehr aktiv ausgeführt. Er ist wichtig, um eine gute Schnelligkeit zu gewinnen und den ganzen Körper - wie beim Laufen - durchzuarbeiten.

So steigst Du ein, damit Du keinen Muskelkater bekommst, der übrigens nicht nur von der vermehrten Stoffwechselschlacken- und Milchsäureausscheidung im Körper herrührt, sondern auch von kleinen Geweberissen:

<u>110 Schritte pro Minute: für Einsteiger und Untrainierte, 122 Schritte pro Minute: für »Fortgeschrittene«, 134 Schritte pro Minute: das Ziel: Übergang zum Intensivgang.</u>
(Du denkst doch auch hier daran, stets so zu gehen, als hätte man Dich an einem Zopf hochgehängt?!)

> Wenn's den Berg hinuntergeht: Lauf auch mal breitbeinig, damit sich für Dich als Frau der Schritt weitet und Du als Mann potenzstärkend die Glöcklein läuten lassen kannst...

Wer noch mit den Gelenken Schwierigkeiten hat: Die Belastung der Sehnen und Gelenke beim verschärften Gehen ist gering! Während ein Läufer - er hebt während des Laufens seinen gesamten Körper vom Boden ab - bei jedem Schritt mit dem Drei- bis Vierfachen seines Körpergewichts landet, bringt der Intensivgeher pro Fuß nur sein eigenes Körpergewicht auf den Boden.

Damit Deine inneren Muskeln aber die nötigen, sie kräftigenden Erschütterungen mitbekommen, hüpfe zwischendurch ab und zu wenigstens mal auf weichem Boden.

Wenn Du in schlechter körperlicher Verfassung bist, kann schon eine Gehgeschwindigkeit von viereinhalb Kilometern in der Stunde nach 15 bis 30 Minuten einen Trainingseffekt haben. Wer sich dagegen in ausgezeichneter Verfassung fühlt, sollte schon etwa 30 bis 40 Minuten lang eine Geschwindigkeit von sechs bis acht Kilometern pro Stunde beim Gehen beibehalten. Das bedeutet ein flottes Wandern. Ich habe für die bequemen Geher eine besondere Gangart für zwischendurch, die den Hüftspeck wegbringt. Die sieht zugegeben etwas verrückt aus, aber was soll's!

Ich will es mal als ein Gehen mit über Kreuz zu setzenden Beinen bezeichnen. Also: Du setzt zuerst den linken Fuß seitlich vor Deinen rechten. Wenn Du Deine beiden Arme angewinkelt nach links schlägst, treibt es das linke Bein fast von selbst nach rechts über das andere Bein. Auf diese Weise läufst Du ein bis zwei Minuten über Kreuz, was Deine Beweglichkeit schult und jedesmal einen kleinen Schlag in Dein Hüftspeck treibt (→Rz 924 Ende UrBewegung 34 o). Wenn der Fuß nach hinten schwingt, läßt Du bewußt die Zehen nach unten hängen.

889 Eine 16-Kilometer-Wanderung senkt Deinen Cholesterinspiegel bereits um sechs Prozent! Aber kürzeres Laufen und Intensiv-Gehen wirken gleich gut, verkürzen nur den Zeitaufwand.[9612, 910]

Hinzu kommt: Du schwitzt dabei nur wenig, weil Du ja nicht mehr trinkst! Du sollst mal sehen, was das allein für eine Erleichterung für Dich bedeutet! Vielleicht hat Dich gerade dieses unangenehme Schwitzen früher vom Laufen oder Marschieren abgehalten.

Und wenn es warm ist, lauf wenigstens bei einer Wanderung mal mit freiem Oberkörper oder als Frau in kurzer Hose herum, damit Deine Zellen viel Bioenergie aus der Natur tanken können.

Und allen feinen, würdigen, älteren Damen rate ich, sich nicht über meine Anforderungen zu ärgern, sondern einer Wandergruppe [8108, 982 [4]] oder einem Tanzkurs beizutreten. Um statt des Laufens tanzen zu gehen oder zu wandern. Gönnt Euch doch mal diese zigarettenrauchfreie Abwechslung! Na, sind wir uns wieder gut?

Ich rate allen Kranken und Bettlägerigen, die nicht zum Laufen kommen, besonders Asthmatikern, Bronchitikern, Lungenkranken, Rauchern: Blast mindestens 50mal täglich einen Luftballon auf. Ihr sollt mal sehen, was Ihr nach einiger Zeit wieder gut Luft bekommt!

<u>»Verflixt noch mal«, meinst Du, »besteht denn der einzige Weg, gesund zu bleiben, darin, daß ich esse, was ich nicht mag, daß ich gesundheitsbewußt denke, was ich nicht schätze, und daß ich mich körperlich abquäle, was ich hasse?«</u>

Ich fürchte, mit »Ja« antworten zu müssen. Ich wiederhole: Es gibt keinen Vorteil, ohne dafür Nachteile in Kauf nehmen zu müssen. Doch ich vermag Dich gleichzeitig zu trösten: Du erhältst dafür auch etwas, um das andere Dich beneiden:
Du mußt keinen frühen Herzinfarkt oder Tod befürchten. Du kannst Dein Leben immer angenehm genießen, Du bist weniger müde und fühlst Dich stets wohl und fit. Du hast mehr Erfolg beim anderen Geschlecht, weil Du schlank und sportlich ausschaust. Dir ist es auch im späten Alter noch möglich zu lieben. Du vermagst Dir jederzeit Dein Essen selbst zuzubereiten - und das einmalig schnell und preisgünstig! Durch all das gewinnst Du ein völlig neues Lebensgefühl: Du bist nicht mehr abhängig und auf andere angewiesen! Dein Leben gewinnt plötzlich einen Sinn, weil Du den Absichten Deines Schöpfers folgst.

Folgendes Lauftrainingsprogramm gilt für Anfänger:
Am besten läufst Du im Wald, auf Naturboden oder auf Feldwegen. Du beginnst zügig zu gehen, nach 5 Minuten läufst Du langsam 5 Minuten, dann gehst Du wieder im Wechsel mit Laufen. Alles insgesamt über 30 Minuten. Nach 4 Wochen täglichen Trainings beginnst Du wieder mit 5 Minuten zügigem Gehen, dann 10 Minuten Laufen, 5 Minuten Gehen, 10 Minuten Laufen und so fort.
Du läufst in den ersten acht Wochen im folgenden Tempo: vier Schritte ein-, vier Schritte ausatmen: eins-zwei-drei-vier, eins-zwei-drei-vier, eins... Später kannst Du auf drei Schritte ein-, drei Schritte ausatmen beschleunigen.
Wenn Du Dich nach weiteren vier Wochen Training gut fühlst, dann versuche gleich, 20 Minuten langsam zu laufen, was Du später auf 30 Minuten steigern kannst. Zum Einprägen wiederhole ich:
Gehörst Du zu den Laufnieten, so will ich Dich auf die Hauptfehler hinweisen: Steif und ungelenkt fallen die meisten mehr oder weniger plump in den Schritt hinein. Die Ferse dient ihnen zum Abpuffern - und genau das ist verkehrt. Denn die Laufstöße sollten nur gedämpft über Sprunggelenk, Knie und Hüfte bis in die Wirbelsäule weitergegeben werden, damit sie nicht zu muskulären Verspannungen führen.

> Beim Joggen erlebst Du Glück, Heiterkeit, Dankbarkeit und Euphorie. Erklärt werden die Hochgefühle, das „Runner's High", mit der großen Menge von Neurotransmittern, Botenstoffen Noradrenalin, Cortisol und Serotonin, die beim Laufen freigesetzt werden. Zusammen mit der vermehrten Produktion der „Glückshormone" Endorphin und Enkephalin. Sagt das Max-Planck-Institut Köln: „Die besser versorgten Bereiche erstrecken sich über die gesamte Großhirnrinde." Wir können mit Bewegung also besser nachdenken, uns besser konzentrieren und uns leichter erinnern. Mit dem Blut werden auch Botenstoffe zu Empfangsstellen im Gehirn, Herz und Leber transportiert.

> Na, Pummelchen, wär das nichts für Dich, Dir so einen vollkommenen durchgestylten Körper zu formen? Ich biete es Dir! Du mußt nicht neidisch werden. In zwei Jahren kannst Du es auch geschafft haben mit: Fasten, UrKost, UrBewegung, täglichem Laufen statt Mac-Donalds-Leichenfraß. Und kriegst so die schicksten Typen an Jungs geangelt.

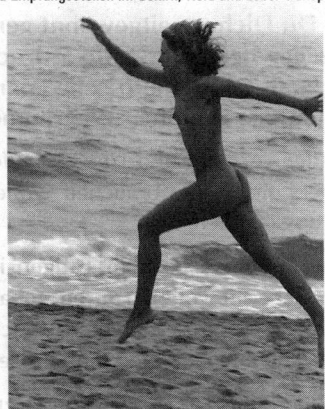

Also merk Dir: Das angehobene Bein setzt Du mit dem Vorfuß auf und federst ihn weich mit dem Sprunggelenk ab. **Schwergewichtigere können dann noch Ihren Fuß bis auf die Ferse abrollen lassen. Merke: Wie Du richtig läufst erkennst Du, wenn Du barfuß leicht bekleidet über eine weiche Wiese rennst.** Die Füße setzt Du parallel auf. Beim Abdrücken liegt die Hauptbelastung auf Deinen Großzehengrundgelenken. Denke daran: mach immer nur kleine Schritte. Tust Du's nicht, so mußt Du Deinen Körperschwerpunkt zu hoch anheben. Das kostet Dich Kraft und belastet Deinen Bewegungsapparat zu stark. Der Impuls kommt - wie beim Gehen - stets nur aus der Hüfte. Und lauf nicht mit einem Buckel. Kopf und Brust hältst Du aufrecht, Deine Augen sehen geradeaus. Deine Schultern ziehst Du leicht zurück - so bleibst Du schön locker!

> Erkenne den Bedarf an Liebe im anderen und erfülle ihn. Dein Leben wird voller Freude sein.

Übrigens, wenn Du Dich jetzt mehr auf die Socken machst: Bevorzuge den herausfordernden, siegesgewissen Schritt, der Selbstvertrauen einflößt, auch wenn der Kopf sich anfangs sträubt. Du weißt ja: Der Körper kann halt dem Kopf befehlen und der Kopf dem Körper.

Bedenke: Das Ganze muß Dich fordern, es soll schon anstrengend sein. Anderereits darf es Dir nicht zur Qual werden. Sagt Dein Körper halt, dann gehst Du einfach ein Stück. Du bist nicht jeden Tag in Höchstform.

Im Wald unterwegs greif' ich mir stets einen Tannenzapfen auf und drücke immer wieder fest zu. Dann habe ich auch gleich meine Handmuskeln gekräftigt.

Wenn Du so nach dem Laufen - Dein Kind hast Du hoffentlich mitgenommen! - mit durch die Hormonausschüttungen ausgelöster freudiger Stimmung nach Hause gelangst, ist die Lust auf was Erfrischendes ganz von selbst besonders stark, sind Unlust und Frustgefühle in Dir wegen irgendwelcher Probleme schwach. Das erstere verlangt daher nach frischen Früchten oder Frischsalaten! Das letztere verhindert, daß Du Dir mal wieder Kummerspeck mit Schlechtkost oder Süßem anißt. Wieder mal greift unser UrMethodik-Räderwerk ineinander, merkst Du das?

Kehrst Du so gestärkt aus der Natur zurück, dann meldet sich bei Dir auch der Frust, der da oft tief in Deinem Herzen sitzt, kaum noch. Denn die Gefühle des mannigfachen Unbefriedigtseins in Dir - wegen Nichterfüllens urzeitlicher Prägungen - sind ja nun besänftigt.

892 Gesundheitsgesetz

Wenn Du Dich urzeitgewohnt genügend oft und kräftig bewegst, dann wird Dein Blut - der Träger der Nährstoffe - druckvoll durch die kleineren Blutgefäße getrieben. Dadurch kann es überall frische Energiestoffe bis in die letzten Winkel des Körpers tragen. Und auch die Lymphe - Wegräumer von Abfallstoffen - fließt! [8009, 8014, 8020, 8105ff, 9452]

Herzleiden, Asthma und Heuschnupfen lassen sich oft schon durch regelmäßiges Laufen heilen. Besonders die Nieren brauchen »volle Pulle«, damit sie schnell die Harn- und Giftstoffe aus dem Körper ausscheiden. [3811, 8001ff, 8020, 8102] (→Rz346)

Weil bei intensiv sportlich Tätigen in ziemlich natürlichen Disziplinen so die Ausscheidungsorgane stets auf vollen Touren gehalten werden, bleiben sie trotz schlechter Zivilisationskost vielfach lange von Krankheiten verschont. Weil bei denen wegen der vielen harten Bewegungsarbeit Lyphbahnenklappen und -drüsen mit Hochdruck pumpen.

Es sei denn, sie lassen sich mit Ärzten ein, die ihnen Dopingmittel, Fitmacher oder schmerzstillende Spritzen verpassen und somit zusätzlich die gefährlicheren chemischen Gifte in den Körper einbringen. Während der Organismus mit den Nahrungsgiften oft einige Zeit noch fertig wird, vermag er das mit den Chemiegiften nicht. Daher erklären sich die seltsamen Leistungsabfälle und Infekte, unter denen die Spitzensportler vielfach leiden. Und: Spitzensport zu machen, das fällt keinem Affen ein. Deshalb ist er unnatürlich und wirkt sich später schädlich aus.

<u>Wie schwer es mir selbst auch manchmal fällt, bei jedem Wetter loszulaufen - unterwegs sage ich mir dann immer: Dafür kriegst Du auch nie im Leben ein Lungen- oder Herzleiden. Oder Asthma! Allein der Gedanke, später mal nicht genug Luft zum Atmen zu bekommen - das läßt mich gleich froher und leichtfüßiger weitertraben.</u>

Wenn Du Dich allein nur schwer zum Laufen aufrappeln kannst, dann höre mal bei den Krankenkassen nach. Die organisieren des öfteren Lauftreffs. Da lernst Du auch mal 'ne andere Sorte Menschen kennen. Nämlich solche, die erkannt haben, daß man aktiv sein und etwas für seinen Körper tun muß, um stets ein angenehmes Leben zu führen. Eines, das Freude macht.

Also auf jeden Fall Bewegung, Bewegung, Bewegung! Aber nur solche, zu der Du ohne Schmerz fähig bist; das sagt Dir schon der gesunde Menschenverstand. Solltest Du leidend sein, so wartest Du ab, bis Dir Erdfasten und die UrKost völlige Schmerzfreiheit erbracht haben.

Du bist so krank, daß Du im Bett liegen mußt?

893 Wenn Du Dich dann wenigstens alle Stunden nur hin- und herrollst, das Kreuz hochhebst, den Kopf drehst, die Arme für eine Zeit fest zusammendrückst oder kräftig an einem Handtuch ziehst, die Beine anhebst und hochhältst, solange Du kannst, die Füße gegeneinanderpreßt oder gegen

das Bettende drückst - Dich also mindestens eine halbe Stunde urzeitlich bewegst, ist das unglaublich kreislauffördernd und Deine Gesundheit auf Trab bringend. Am besten läßt Du Dir so einen kleinen Bügel über dem Bett anbringen, dann findest Du noch mehr Möglichkeiten, Dir selbst als Bettlägeriger genügend Bewegung zu verschaffen, und erfüllst einen sehr wichtigen Part, Deiner Leiden schneller Herr zu werden.[8015ff, 8022, 8100]

Zu Dir selbst sagst Du vielleicht in einer ehrlichen Minute: »Der Konz hat gut reden, den hält seine junge Frau immer auf Trab. Aber ich bin einfach zu faul und träge dafür, mich mehr als gerade nötig anzustrengen!«
Da muß ich Dich diesmal in Schutz nehmen vor Deiner Eigenanklage. Du bist nicht zu faul! Du bist nur zu müde! Und Du bist deshalb zu müde, weil Dich Deine bisherige Schlechtkost schlapp gemacht hat und Dich bis heute noch schlapp hält. Warum?
Weil Dein Organismus von der Schlechtkost so geschwächt ist, daß er gerade noch die Alltagsbewegungen schafft - aber nicht mehr. Siehst Du, das wird nach der Darmreinigung, dem Erdfasten und nach der ersten Zeit des Aufnehmens der UrMedizin nun ganz anders!
Jetzt wirst Du nämlich von neuen, frischen Energien beflügelt und empor getragen. Probier es aus: Du merkst sofort, wie leicht Dir plötzlich die neu aufgenommene Körperaktivität fällt - und wie gut sie Dir tut. Und was für neue Lebensgefühle Dich durchweben und zu welchen Freuden sie Dich führen! Nur ran! Nur der Anfang ist schwer...
Damit keine Unklarheiten aufkommen: Der Konz und seine Frau halten sich gegenseitig auf Trab.

| Bist Du eine lahme Ente und kannst Dich nicht zu einem Naturlauf aufraffen, so stell Dir wenigstens einen Heimtrainer vor die Glotze und trainiere beim Fernsehen. |

8.3 So sitzt Du, ohne Dir einen steifen Rücken zu holen

Was nützt Dir die gute UrBewegung, wenn Du Dir durch falsches Sitzen stets wieder neue Rückenbeschwerden holst! Gibt es überhaupt eine urzeitgemäße Sitzweise? [894]

Dies vorab: Das Sitzen auf unseren Stühlen und in den Sesseln ist alles andere als natürlich. Du wirst niemals einen Affen in dieser Position erleben, und wenn Du hundert Stühle um ihn herum stellst. Der wird sich immer darauf oder darunter hin*hocken*! Das nämlich ist die richtige urzeitliche Sitzposition. Und die gesündeste für das Kreuz. Es ist schon schwer genug, den Menschen schlechte Kost auszureden - aber gesundes Verhalten auf deren Sitzmöbel auszudehnen, ich glaube, das ist nicht drin. Ich selbst habe es ja noch nicht geschafft, mich von meinem Schreibtischsessel ganz zu trennen (wenngleich ich auch auf einem arbeite, bei dem ich auf die Knie rutschen kann).
So bleibt uns also nichts anderes übrig, als wenigstens die Schäden zu verhindern, die uns durch völlig falsches Sitzen entstehen. Darüber gibt's Aufklärung.[8005f, 8010, 8015, 8022, 9858, 9888] Du erkennst: Es läßt sich alles preiswert und wenig zeitaufwendig aus Büchern lernen. Greife deshalb zu ihnen, statt zur Fernbedienung des die Probleme und Themen nie tiefgehend aufgreifen könnenden Fernsehens.
Noch am besten sitzt Du auf einem einfachen Hocker oder Holzstuhl. Je weiter Du Dich nach hinten setzt, desto mehr werden Deine inneren Organe zusammengequetscht, desto weniger gut kannst Du atmen und Deine Sitzknochen spüren. Also: Sitz möglichst nur noch auf der Stuhlkante! Wenn Du jetzt die Pomuskeln zusammenkneifst, merkst Du, daß sie sich wie ein Polster unter Deine Sitzknochen schieben. Die Gesäßmuskulatur ist nämlich zum Bewegen da, nicht einfach nur zum Draufsitzen! Du wirst sie also immer wieder zwischendurch anspannen und lockerlassen.
Weiter: Wenn Du Dir beim Sitzen vorstellst, daß Du die Füße in den Boden stemmst, merkst Du, wie sich die Oberschenkelmuskeln anspannen. Durch dieses Anspannen und Lockerlassen der Muskeln entsteht eine kaum merkliche Bewegung: das Schaukeln auf den Sitzknochen. Mit diesen Schwingungen wird jede Verkrampfung vermieden, und gleichzeitig werden Oberschenkel- und Pomuskeln, die wir zum Gehen, Hinsetzen und Aufstehen brauchen, trainiert und durchblutet. Das machst Du also möglichst mal alle zehn Minuten.

894 Beim Aufstehen stellst Du den einen Fuß leicht quer hinter den anderen, der vordere steht fest auf dem Boden. Du konzentrierst Dich auf die Oberschenkel und denkst: »Oberschenkel, hebt mich!« So stehst Du auf, ohne dabei Deine Lendenwirbel zu schädigen. Und kräftigst gleichzeitig Deine Muskulatur. Wir haben zum Fitsein nun mal unsere Bewegungswerkzeuge bekommen. Der Oberschenkel ist der stärkste Muskel im Körper, und wir verwenden ihn bei der Zivilisationslebensmißweise viel zu wenig. Mit ihm sollten wir uns niedersetzen, mit ihm sollten wir aufstehen, sollten uns mit ihm bücken. Aber die Menschen setzen sich nicht nieder, sie plumpsen auf den Sessel und stöhnen dann in sich hinein, wenn sie aufstehen. Muskeln, die nicht mehr arbeiten, lagern Fett ein und degenerieren. Und nun weißt Du auch, warum so viele Frauen an den Hüften auseinanderfließen! <u>Deine Muskeln sind da, um zu arbeiten, nicht um zu verkümmern.</u>

Beim bequemen Sitzen auf dem Stuhl, besonders im Sessel, auf einer Couch oder beim Autofahren kippt sich Dein Becken nach vorne, krümmt sich Deine Wirbelsäule nach unten ab, während sie bei der aufrechten Sitzhaltung auf der Stuhlkante gerade bleibt.

Richtiges Sitzen heißt weiter: sich immer wieder auf dem Stuhl bewegen. Und jede halbe Stunde 20 Kniebeugen neben dem Stuhl machen!

Und statt mit den Muskeln der Lendenwirbelsäule, die dazu überhaupt nicht geschaffen sind, setzt Du Dich zukünftig nur noch mit Deinen Oberschenkelmuskeln hin. Das ist zwar zunächst umständlich, aber auf Dauer tut es gut: Stell Dich mit dem Rücken vor den Stuhl, die Füße sind dabei in Schrittstellung und leicht nach außen gedreht, mit einer Dir um den Hals gedachten Schlaufe hängst Du an der Decke, die Schultern hängen nach unten. Dann laß Dich gerade und majestätisch auf der Vorderkante des Stuhls nieder.

Vier rechte Winkel müssen sich bilden, wenn Du sitzt: Fuß-Unterschenkel, Unterschenkel-Oberschenkel, Oberschenkel-Hüfte und Hals-Kinn. Und vergiß nie: Halt stets beim Sitzen das Kreuz gerade und durchgedrückt! Ein guter Rat:

„Sitz gerade, mein Schatz!" ermahne ich meine kleine Myriam. „Papa", antwortet sie mir, „Du hast gesagt beim Essen spricht man nicht. Und warum sprichst Du dann?"

895 Schaff Dir ein Stehpult an, wenn Du sehr viel im Sitzen arbeiten mußt. Oder lege Dir einen Schrägaufsatz oder eine Holzplatte im Winkel von 45 Grad auf den Schreibtisch. Nur vorne auf der Kante zu sitzen, das ist zu wenig für Dein Wohlbefinden. Deshalb erfrische Dich auf dem Stuhl ab und zu bei viel sitzender Tätigkeit durch diese Bewegungsarten, die kaum von anderen zu bemerken sind:

896
- Beide Arme nach oben führen, den Oberkörper nach rechts bzw. links neigen (nicht nach vorn).
- Rechte Hand auf linkes Knie legen, linke Ferse vom Boden anheben, Hand und Knie fest gegeneinanderspannen.
- Beide Hände im Nacken verschränken. Rechtes Knie zum linken Ellenbogen führen.
- Beide Hände an die Schultern, den Oberkörper weit nach rechts bzw. links drehen (Kopf folgt der Bewegung).
- Auf dem Sitz mit beiden Händen abstützen. Gesäß dadurch anheben (kein Hohlkreuz machen), u. U. dabei zusätzlich die Füße anheben.

Wenn Du Übergewicht hast, wirst Du mit regelmäßiger körperlicher Betätigung in kurzer Zeit Dein Idealgewicht erreichen und es auch mühelos halten. Nach einem Dauerlauf von nur zwanzig Minuten ist der gesamte Stoffwechsel für zwölf bis vierundzwanzig Stunden beschleunigt. Das heißt, daß Du jede Menge essen kannst, ohne zuzunehmen. Außerdem verbrauchen die Muskeln, die man beim Sport aufbaut, mehr Kalorien: Muskelmasse verbrennt etwa doppelt so viel Energie wie anderes Körpergewebe. Wenn Du gut trainiert bist, nimmst Du daher auch beim Schlafen ab!

Ans Herz legen will ich Dir auch noch das Tanken von kosmischer Energie. Das halten viele für entbehrlich. Den Strahlen des Alls aussetzen kannst Du Dich nur draußen. Ein Buch oder die Zeitung lesen, Briefe schreiben, UrKost futtern - das alles kannst Du genausogut im Freien statt drinnen tun. Sind zwei Stunden täglich nicht drin, dann plane eben für das Wochenende mehr Aufenthalt in der freien Natur ein.

8.4 So gewinnst Du wieder eine gute Haltung und ein gelöstes Gehen

> Mensch, stirb oder werde!
> (Goethe)

»Was hat denn eine gute Körperhaltung in einem Krankheitsbuch zu suchen?« fragst Du erstaunt.

Na, hör mal, Du hast Dich mit diesem Buch doch nicht unter die krankhaltenwollende Schulmedizin, sondern unter die Fittiche der ganzheitlich behandelnden UrTherapie begeben. Die nicht auf kurzzeitige Erfolge aus ist, sondern Dich für die Dauer Deines Lebens schmerzfrei, fit, gesund und wohlgemut halten will. Und weil eine schlechte Körperhaltung sehr oft die Ursache für Rückenschmerzen ist, bring' ich Dir jetzt eine bessere bei. Einverstanden?

Die Muskeln des Körpers sind nicht nur Beweger, sie erfüllen darüber hinaus die wichtige Aufgabe: den Körper in Form und die Organe an ihrem vorgesehenen Platz zu halten. Aufrechte, natürliche Haltung - das ist nicht bloßes Geradestehen, sondern das Ineinandergreifen Deiner Muskelketten - hat wesentlichen Anteil am Wohlbefinden und an der Gesundheit.

Ist es nicht verrückt, daß die meisten von uns auch wieder das natürliche Gehen lernen müssen? Auch hier hat die Zivilisation vor allem die Älteren von einem schwingenden Gehen aus einem gelösten Becken heraus entwöhnt. Die meisten gehen steif oder gekrümmt.[8024]

So stauen sich die sauren Zellabbaustoffe und die Kohlensäure in den

Ich weise Dich auf die besondere Wichtigkeit Deiner Drüsen hin. Sie wollen immer wieder ausgepresst werden, wie Schwämme, denen sie ja ähnlich sind. So gelangen ihre Hormone bestens in den Körper und können wirksam werden. Hier ein Beispiel dafür, wie wir die Schilddrüse kräftig ausdrücken. Wir umfassen die Unterschenkel und ziehen sie ruckweise bis unters Kinn: vor – zurück – vor – zurück. Aus dieser Stellung gehen wir dann in die Kerze (→Rz 920, S.688, mittleres Bild links) und wippen mit den Knien bei angezogenem Kopf kräftig auf die Schilddrüse. (→Rz 920, S.690 links unten)

Lymph- und Venengefäßen. Dir muß ganz klar werden, deshalb wiederhole ich es hier, daß die Lymphbahnen für stoffliche Schlackenbeseitigung keine *Schlagmuskeln* wie die Arterien besitzen. Hier drücken nur die diese Rohre umgebenden Muskeln bei den UrBewegungen ständig gegen die Rohrwandungen. Wenn sie denn kräftig gefordert werden. Diese Lymphbahnen besitzen an den Innenseiten klappenartige Taschen. Nur durch das ständige Lösen und Spannen unserer Muskeln, durch Aufstampfen, Laufen, Hüpfen, Hopsen, Springen wird das Lymphwasser in diesen Rohren mit seinen Abbaustoffen von Tasche zu Tasche zur Reinigung gedrückt. Erinnerst Du Dich an das Thema Diffusion im Chemieunterricht? Moleküle bewegen sich von einem Bereich höherer Konzentration in Bereiche mit niedrigerer Konzentration. Wenn Dein Blut durch die UrKost dünner wird, werden toxische, unverdaute in der Lymphe festgehaltene Moleküle in den Blutstrom ausgeschüttet und von dort über die Nieren ausgefiltert und ausgeschieden. Was den natürlichen Gang betrifft:

Die 24 Wirbelkörper gleiten bei schlechtem Gehen nicht, wie beim natürlichen Gehen vorgesehen, auf den Bandscheiben hin und her. Auf diese Weise werden die Nervenbahnen in und vor der Wirbelsäule sowie die Hormondrüsen zu wenig angeregt.

»Halt Dich gerade!« ermahnen die Mütter oft ihre Kinder. Aber unter einer geraden Haltung verstehen sie, mit Hohlkreuz und mit Hohlnacken zu sitzen oder zu stehen - und gerade das ist nicht die ideale gerade Haltung, die wir anstreben sollten. Welche die natürlicher lebenden Menschen z.B. in den Tropen noch besitzen, die gelöst und schwingend ihre Körper bewegen - und die keine Rückenbeschwerden kennen.

Bei einem hohlen Kreuz klaffen die Wirbelkörper in den Krümmungen der Wirbelsäule zu stark auseinander, drücken zu hart und einseitig auf die Bandscheiben, weshalb Du nur aus einem gelösten Becken heraus natürlich leicht und unbeschwert gehen und laufen kannst, wobei Becken- und Schultergürtel gegeneinander schwingen sollten.

Damit Du ein Gefühl für eine natürlich gerade Haltung bekommst, stell Dich an eine Wand oder Tür, mit weichen leicht herunterhängenden Knien. Drücke nun das Kreuz und Deine Lenden gegen die Wand. Dann merkst Du, wie sich die Beckenschaufel waagerecht stellt. Nun drücke Deine Knie zum Aufrichten durch, und achte darauf, daß Deine Wirbelsäule noch an der Wand bleibt und sich Dein Becken nicht wieder nach vorne schiebt. Lehne auch den Hinterkopf gegen die Wand, und ziehe dabei das Kinn etwas nach unten und nach hinten, so daß sich auch Deine Halswirbel gerade stellen.
Jetzt löst Du Dich von der Wand und achtest beim Vorwärtsschreiten darauf, daß Du diese Haltung ein paar Schritte lang beibehältst.
Nun wieder zurück und das gleiche noch mal von vorne - das alles mit leichten, biegsamen Laufschuhen oder barfuß.

Achte beim Vorwärtsgehen darauf, die Beine aus dem Becken heraus anzuheben. Setze – im Gegensatz zum Laufen! – Deinen Fuß zuerst mit der Ferse auf und laß ihn bis zum Vorderballen abrollen.

So gehst Du leichtfüßig und natürlich: [8024]
- Gewöhne Dich an kleine Schritte, wenn Du klein bist.
- Stelle Dir eine Schlaufe unter Deinem Kinn vor, mit der Du am Himmel über Dir an einer Rollschiene aufgehängt bist.
- Geh aus der Hüfte heraus mit schwingenden Beinen.
- Laß die Schultern nach unten hängen, als hingen sie wie eine Bluse über dem Bügel.
- Trage nur flache Schuhe, deren Sohlen so geschmeidig sind, daß der Fuß abrollen kann.
- Ziehe beim Gehen Deine Pomuskeln so zusammen, als wolltest Du darin einem Goldstück die Prägung flachdrücken. Du wirst merken, daß es Deine Kniegelenke entlastet. (Es genügt, wenn Du das hin und wieder bei längerem Gehen für einige Minuten durchhältst.)

Solltest Du bereits die Anlage für einen krummen Rücken besitzen, so hole Dir in einem Sanitätshaus einen »Geradehalter-Gurt«. Wenn Du den täglich einige Stunden beim Einkaufen, Wandern und Laufen trägst, kannst Du das wieder hinbiegen. Oder aber Du gehst wie aufgehängt (→Rz 888), was leider lebenslange Schreibtischhengste nach kurzer Zeit wieder vergessen.

897 Beschwingt wird Dein Gang, indem Du den Becken- gegen den Schultergürtel leicht anschwingst. Gewöhnst Du Dir dann noch das riechende, leicht ziehende Atmen zuerst in den Bauch beim Gehen an, dann löst sich Deine Brust- und Bauchmuskulatur mit der Folge, daß die Bauchorgane frei arbeiten können. Und auch die unteren seitlichen Lungenlappen können befreit atmen. So findest Du zur natürlichen Bauchatmung. Dabei füllen sich zuerst die unteren Teile der Lunge mit Luft, dann die seitlichen und erst zum Schluß füllt sich die Brust mit Luft, die Du schließlich verhauchend wieder von Dir gibst, damit Zwerchfell und Brustmuskulatur sich nochmals intensiv zusammenziehen. Nun können beim Einatmen die Plus- und Minus-Ionen der kosmischen Kräfte in alle Teile des dafür vorgesehenen Aufnahmeorgans Lunge einfließen, in Fülle zum Blutstrom gelangen und Deine Lebenskräfte auffrischen, die Nervenzellen enervieren und die Hormondrüsen zur vollen Abgabe ihrer Sekrete animieren. Das sind Endorphine und Enkephaline, sog. Glückshormone. Dazu T-Lymphozyten und Freßzellen – Makrophagen – eine Abwehrelite. Zusätzlich werden immunkraftstärkende Interleukine, Interferone und körpereigene, die Schmerzschwelle hebende Morphine gebildet. Die besonders beim Laufen Hochgefühle verursachen. Probier's nur – Du wirst es auch erleben!

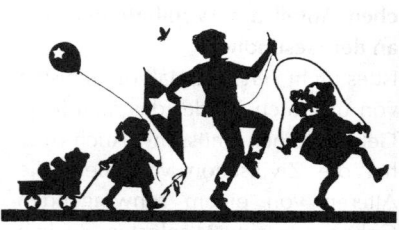

8.5 Steigere als Frau Deine Empfindungen und die Deines Partners

Kräfte kannst Du auf keine andere Art erwerben, als daß Du sie Dir selbst schaffst. Probiere als Frau, ob die Muskulatur in Deiner Scheide noch richtig intakt ist:
Laß Deinen Partner in Dich eindringen. Konzentriere Dich nun darauf, mit aller Kraft Deiner Scheide, sein Glied fest zu umklammern. Antwortet Dein Muskel? Spürst Du ihn? Wenn Deine Beckenmuskulatur insgesamt stark ist, kannst Du die anhebende Wirkung wie einen Sog spüren. Es ist die Schlingenwirkung des Scheidenmuskels, der so reagiert. Spürst Du den Muskel nicht, dann wird es allerhöchste Zeit, dafür etwas zu tun. Du hast vier Möglichkeiten dazu. Die erste:
Führe eine Kerze oder einen Vibrator in die Scheide ein, kneife den Muskel zusammen und ziehe den Gegenstand langsam ein Stückchen heraus. Entspanne den Scheidenmuskel und gebe ihn wieder zurück. Das trainiere dreimal am Tage jeweils 10 Minuten.
Die zweite: Nutze jede Gelegenheit zum Training, wenn Deine Harnblase gefüllt ist. So z.B. früh morgens oder nach einer Obstmahlzeit. Fühle zuerst, wo genau Du Deine Muskulatur entspannst, ehe Du den Harn läßt. So kannst Du die einzelnen Muskeln lokalisieren und bewußt erkennen, wann sie schlaff und wann sie gespannt sind. Wenn der Strahl dann kräftig fließt, zwickst Du ihn plötzlich ab. Dann läßt Du ihn wieder fließen und hältst ihn erneut an. (Das hilft auch gegen Harntröpfeln.) Du übst das zusätzlich öfter, indem Du Dir vorstellst, wie Du pipimachend auf der Toilette sitzt.
Die dritte: Die beste, weil natürlichste Methode: Übe am lebenden Objekt, am Penis in Deiner Scheide. Wenn Du's beherrschst, bekommst Du selbst ein schwaches Glied wieder stark. Allerdings: Du mußt zuerst schlank und rank sein. Dicke Frauen schaffen das nicht.
Die vierte: Setz Dich verkehrt herum auf einen harten Stuhl und rolle ein flaches Kissen oder ein Badetuch fest zusammen. Setz Dich rittlings quer über diese Rolle. Stelle Dir vor, Du öffnest die Schamlippen weit und dann preßt Du mit aller Kraft die Rolle damit zusammen. Halte dieses Pressen jeweils sieben Sekunden an. Dieses Training macht Dir auch die Geburt leichter und Dich frei von den Ärzten mit ihren Kaiserschnitt-Messerchen. Und sehe Sexualität als die natürlichste Sache der Welt an, die Gott den Menschen schon früh in die Wiege gelegt hat. Selbst bei meinem dreijährigen Florian geht das Schnipselchen hoch, wenn Mama ihn wäscht. (Als ich das in einem meiner Seminare erzähle, ruft ein junges Mädchen frech von hinten: „Schon ganz der Papa!")

»Bist Du überhaupt sicher, daß die Urzeitfrauen ihre Unterleibsmuskulatur gut im Griff hatten?« fragst Du.
Klar. Sonst wären diese Muskeln im Körper unserer Frauen doch gar nicht erst angelegt. Schon als Kinder mußten sich die Urzeitbabys fest mit dem Unterleib an ihre Mütter anklammern, wenn sie mit ihnen auf Nahrungssuche waren. Auch wenn sie später Bäume

> Übe eine wirksame Fellatio ein! Lippen fest zusammen, Zähne auseinander, vorher Obst essen, um viel Speichelfluß zu erzeugen. So kriegst Du den Weichling schnell hart. Aber wasch ihn selbst vorher mit zarter Hand... Mit der Zeit gefällt das auch prüden Frauen.

hochkletterten, war der Unterleib zu einer kräftigen Greifbewegung gezwungen. Und das stärkte diese Muskeln immer wieder. Sind die Muskeln des Beckenbodens doch zusammen mit den Muskeln an der Innenseite der Schenkel gemeinsam an diesem Zufassen beteiligt.
Und dann sind die Urzeitfrauen später selbst in den Baum geklettert, um Blätter und Früchte zu futtern. Und mußten so - bei jüngeren, schlanken Bäumen - fest ihre Schenkel zusammenpressen.

Was Dir jetzt wiederum genauer deutlich macht, daß es kein verrückter Spleen von mir war, Dir das Umarmen von Bäumen schmackhaft zu machen. Hinzu kommt: Die haben sich zum Pipimachen nicht bequem auf einen Sitz gesetzt, sondern auf den Boden gehockt. Oder haben in der Hocke gefuttert, Kräuter gesucht und sich so auch oft fortbewegt. Auch das stärkt ungemein den Musculus pubococcygeus, den Musculus pobovaginalis und den Musculus puborectalis. Was auch der Grund dafür ist, daß unsere Ahninnen nie etwas mit Unterleibsbeschwerden, Frauenkrankheiten, Harninkontinenz oder Gebärmuttersenkung zu schaffen hatten.

898 Wenn Du das also nach einer gewissen Zeit dosiert beherrschst, dann verschaffst Du als Frau überdies Deinem Partner einen besonders beglückenden Orgasmus.[9919] Er wird Dir so leicht keine andere Frau vorziehen. Merke:
Liebe aus und mit Gefühlen genügt nicht. Das Körperliche muß hinzu kommen: die Kraft und Intensität der Muskeln. Dann bist Du aktiv mit dabei.
Und das, liebe Frauen, dieses *körperliche* Mitmachen führt zwangsläufig auch zum seelischen Mitmachen. Zu Mitgefühlen also - und so zum langsamen Verschwinden von Geschlechtskälte, auch als Frigidität bezeichnet. Ist Dir der seelisch-körperliche Zusammenhang wieder ein bißchen mehr bewußt geworden? Dann mußt Du Dir auch noch sagen:
Selbst während der Menstruation solltest Du Dich viel bewegen. Das entspannt, entkrampft, erwärmt und erleichtert das Abstoßen der Giftstoffe?

»Hast Du eine Ahnung, wie schlecht es da mancher Frau geht? Manche leiden unter ganz schlimmen Schmerzen dabei«, sagst Du. (→Rz 567)

Ich weiß, aber das trifft nur auf die Frauen zu, die noch allen Schmutz im Körper belassen haben. Eine Frau, die 12 Wochen UrTherapie hinter sich hat, die kennt keine Menstruationsbeschwerden mehr! Wenn Dich als junges Mädchen Regelschmerzen plagen, hast Du unbereut folgende Möglichkeiten: **1.** Jungfräulichkeit aufgeben **2.** mehr Sex mit dem Partner treiben, sonst **3.** öfters masturbieren, **4.** UrTherapie aufnehmen und dadurch rank und schlank bleiben, solange Du sie beibehältst!

Wenn sich das eine hübsche Frau bei mir erlauben würde: Mir wär's gar nicht so unangenehm.
Bei dem einen machen sich die Triebe stärker als beim anderen bemerkbar. Ob die UrTherapie hier erfolgreich im Mäßigen bei Busengrapschern und Föttchesfühlern sein kann, das weiß ich noch nicht. Meine Frau Delia steht in vorderster Reihe im Gedränge eines Kongresses und blättert in einem kleinen Bändchen, als plötzlich ihr exotisch-knackiges Popöchen fest von einer Männerhand ergriffen und geknetet wird. Sich umdrehend herrscht sie den unverschämten Kerl an: »Was erlauben Sie sich denn! Ich bin doch keine Prostituierte, Sie unverschämter Kerl!«
»Schon gut, schon gut«, antwortet der, »ich wollte sie auch gar nicht bezahlen...« Worauf er sich schnell in der Menge verdrückt.

Und wie steigert der Mann seine Liebesfähigkeit? Und vor allem: wie erhält er sich diese?
Ganz einfach: indem er aktiv und gesund lebt. Was nichts anderes heißt, als die UrMethode zu praktizieren, welche die Körpersäfte zum Fließen bringt und ihnen freie Bahn in alle Blutgefäße verschafft. Und damit die Unterleibsregion bestens durchblutet. Denn die erektionshindernden Giftstoffe, vor allem das gefäßverengende Nikotin, sind (so hoffe ich doch!) weggefallen, und Alkohol kann Dich nicht mehr müde machen, weil Du ihn Dir jetzt aus dem Leib läßt. Die UrKost hat das Cholesterin aus dem Blut geschafft und zusammen mit dem ausdauerfördernden Urzeit-Training den als Erektionsbremse wirkenden zu hohen Blutdruck normalisiert. Jetzt gilt es nur noch, Deine Fähigkeit zu steigern, ein guter Liebhaber zu sein. Was meint, den eigenen Orgasmus hinauszuzögern, bis die Liebespartnerin den ihren hatte.

Die Muskulatur, mit der Du einen vorzeitigen Samenausstoß in den Griff kriegen kannst, ist die gleiche, die Dich in die Lage versetzt, den Harnstrahl beim Wasserlassen zu unterbrechen. Diese Muskeln sind also zu kräftigen. Und das tust Du ganz bewußt, indem Du dreimal den Harnfluß heftig stoppst und den letzten Urin unter kurzem Preßdruck weit hinauszuschleudern versuchst. So erhältst Du immer mehr Gefühl für diese Muskulatur und bist bald in der Lage, sie auch zwischendurch, beim Stehen oder Sitzen, anzuspannen. Und dann ein paar Wochen später siehst Du Dich bereits in der Lage, mittels des so durchgeführten »Penis-Bodybuildings« die Ejakulation zuzulassen - wenn Du es willst. Und damit das Liebesempfinden von Dir und Deiner Partnerin zu verschönern - und zu verlängern.
Als junger Mann wußte ich noch nichts davon, daß mir zur Vervollkommnung meiner Liebes-

nächte ein solches Muskeltraining hätte besser helfen können. Besser nämlich als meine ständigen Vorstellungen beim Eindringen in die Partnerin und Drohen eines vorzeitigen Orgasmus' zu denken: Ich liege im Sarg, sei auf dem Weg zum Grab und - wäre scheintot.
Hatte mich doch an Casanovas "Erinnerungen" kein Satz mehr beeindruckt und geprägt als dieser: »9/10 meines Genusses verdanke ich dem Genuß meiner Partnerin...«

Fehlen Dir eigentlich nur noch die wichtigsten sexuellen Stimulierungspunkte. Hier sind sie, die Du mit Daumen oder Zeigefinger sanft massieren solltest. Punkt 1: Die Lendenwirbelsäule. Hier verlaufen alle Nerven zum Unterleib. Punkt 2: Der Bauch unterhalb des Nabels. Punkt 3: Beide Seiten des Beinansatzes, in Höhe der Hüften. Punkt 4: Auf der Innenseite der Unterschenkel, in der Mitte des Schienbeins. Punkt 5: Die großen Zehen. Punkt 6: Von der Innenseite des Unterarms bis zum Ansatz des Mittelfingers. Punkt 7: Von der Innenseite der Oberschenkel bis zur Spitze der Kniescheibe. Noch ein Rat an Dich als Frau: Tobe Dich aus! Schrei, stöhne laut und laß Deine Gefühle ohne Scheu zu. Das regt auch den Partner an, vermehrt die gemeinsame Lust und schafft tiefste Befriedigung: Urbefriedigung.

8.6 Was tun, wenn Du den Harn nicht halten kannst?

> **Dein Körper ist Dein ein und alles! Tu was für ihn!**

Stell Dir nur den Wahnsinn vor, älteren Frauen einen Dauerkatheter in die Blase zu legen! Ständig Schmerzen, ständig Entzündungen! Da weiß ich Dir Besseres zu bieten:
Wenn Du als Frau Schwierigkeiten hast, den Harn zu halten, benötigst Du etwas Geduld, das auf natürliche Weise wieder in den Griff zu bekommen. Du nimmst folgende Zusatzübungen von täglich zehn Minuten ins UrBewegungsprogramm auf, die allerdings erst nach vier bis fünf Monaten Erfolg bringen: Lege Dich dazu auf den Rücken, schiebe Dir ein Kissen unter den Po, stemme das Becken nach oben, oder fahre mit den Beinen kräftig Rad. Dadurch werden die Druckverhältnisse in Bauch und Becken umgekehrt, die vielen Muskeln regenerieren sich auf diese Art wieder langsam. Nun kreuze im Stehen, Liegen oder Sitzen Deine Beine übereinander, und drücke kräftig die Fußaußenkanten gegeneinander.
Als nächstes lege Deine Oberschenkel aneinander, drücke mit beiden Händen die Knie zusammen, und versuche gegen den Druck der Hände diese zu öffnen. Beim Kaffeeklatsch - entschuldige, den hältst Du ja jetzt nicht mehr! -, aber beim Stricken, beim Lesen, beim Autofahren oder im Zug solltest Du ein zusätzliches, von anderen nicht zu bemerkendes Training nicht versäumen: das Zusammenziehen der inneren unteren Muskeln. Merke: Sitzen mit rundem Rücken erleichtert das Zusammenziehen der Anusmuskelregion. Sitzen mit hohlem Rücken erleichtert das Zusammenziehen der Muskeln um Harnröhre und Scheide. Im leicht gebückt Stehen (Gewicht auf den Fußspitzen) spannst Du Beckenboden- und Gesäßmuskulatur an. Immer fester, bis das Gesäß hart wird und die Muskeln zu zittern beginnen. Dann läßt Du locker.
Dies wiederholst Du dreimal täglich dreißigmal. (Das ist beim Stehen im Bus oder auf dem Bahnhof, vor Einkaufsregalen und -kassen gut machbar.) Führe auch das nächste Training gewissenhaft aus: Setz Dich breitbeinig (im Reitsitz) auf einen Stuhl. Dann spanne die Schließmuskeln des Afters fest an, und zähle langsam bis 20. Nun entspanne Dich. Dann spannst Du die Muskeln rund um Harnröhre und Scheide ebenfalls an, zähle bis 20, und entspanne Dich. Dies wiederhole so oft wie möglich - mindestens morgens, mittags und abends. Und schon gewußt? Das Zusammenkneifen der Schließmuskulatur wirkt auf Deine Verdauung wie der Lockruf eines Vögeleins an seinen Partner.

Mit all den vorstehenden Übungen vermeidest Du auch eine möglicherweise auf Dich zukommende Totaloperation. Du solltest Dir auch darüber klar werden, daß Du als den Harn nicht halten könnende Frau später auch kein normales, befriedigendes Sexualleben mehr führen kannst. 34% aller inkontinenten Frauen schwimmen bei sexueller Erregung mit ihrem meist entsetzten Partner im Urin. Die sich dann nicht nur wegen der durchnäßten Matratzen schnell von der Inkontinenzleidenden trennen. Ein schweres Schicksal für diese Frauen, die sich meist völlig von Partnern zurückziehen oder jeden sexuellen Kontakt ängstlich vermeiden.

899 Ab dem 65. Lebensjahr können 5 bis 10% - besonders Frauen - auch ihren Stuhlgang nicht beherrschen. Die Folge: Sie werden ängstlich, sozial gehemmt, depressiv, trauen sich kaum aus dem Haus. Kein Arzt kann helfen - aber die UrTherapie kann es mit eben diesem Muskeltraining.

Zusätzlich solltest Du Dir als Frau vielleicht ein Kolpexin-Spezialpessar aus der Apotheke holen. Das gibst Du in die Scheide. Bei praktisch jeder Deiner Bewegungen setzt es Anreize für muskuläre Kontraktionen bzw. eine erhöhte muskuläre Spannung.

Männer machen ein analoges Training, aber dafür einen Doktor aufzusuchen ist sinnlos. Viele Ärzte führen das auch auf seelische Probleme zurück. Mein Freund ließ sich tatsächlich wegen seiner Inkontinenz zum Psychotherapeuten schicken.

»Und? Hat's was genutzt?«

Natürlich nicht. Nur: Jetzt macht er sich nichts mehr draus und läßt es einfach mit Befriedigung tröpfeln. Hätte er nur mal früher mit der UrTherapie angefangen!

»Was mache ich aber, wenn ich ansonsten den Harn ganz gut halten kann, aber ganz dringend muß und ich im Stau oder in der Stadt stehe?«, fragst Du.

Gut, daß Du das Thema anschneidest. Denn unter der UrKost drückt Dich besonders oft die Blase. Daran erkennst Du, wie sauber und körpergerecht sie ist. Da verweilt nichts zu lange in den Organen, um Rückstände bilden oder absetzen zu können. Nun, das Problem kannst Du ganz flott dadurch lösen, daß Du einfach eine Fruchtsaftflasche mit großer Öffnung und Schraubdeckel im Wagen mitführst. Wenn Du eine Partnerin oder Kinder dabei hast, dann müssen es entsprechend mehr sein.

Mamatschi, diese »Krankheits--Unterlagen« wollt' ich nicht...
Eine frühere Bekannte Ellen hat's geschafft, zu meiner Frau vorzudringen. Und da letztere ein mitfühlendes Herz besitzt, drängt sie mich: »Nun empfang doch die Dame! Sie ist so nett und hat sogar eine Flasche Wein für Dich mitgebracht!«
Also, wer einem Alkoholfeind wie mir sowas mitbringt, der kann sich als einfühlsamer Mensch denken, wie sehr ich die Überbringerin schätze.
»Gib ihr mein Buch und sag ihr«, bedeutete ich meiner Delia, »sie soll mir mal erst alle alten Unterlagen ihrer Krankheit zukommen lassen, damit ich mir ein Bild davon machen kann - vielleicht hilft sie sich dann selbst und kommt nicht mehr wieder.«
Am nächsten Nachmittag komme ich in den Flur und es stinkt ganz entsetzlich. »Woher kommt denn nur dieser schreckliche Pipi-Gestank?« rufe ich ins Wohnzimmer. Doch da tritt mir schon Ellen entgegen. Im Arm hält sie ein halbes Dutzend nasse Windeln: »Hier hast Du die gewünschten alten Unterlagen von mir. Leider habe ich nur noch die von gestern und vorgestern - die anderen sind schon wieder in der Wäsche...«

»Für 'ne Frau aber entsprechend schwierig, wenn Du deren Anatomie etwas näher kennen solltest«, wirfst Du ein.

Dafür gibt es in einem Sanitätsgeschäft entsprechend geformte Urinierflaschen.

»Und wie soll ich mich bei bettnässenden Kindern verhalten?« fragst Du. [9125]

Bei Kindern zwischen vier und 15 Jahren liegt meist ein Drang-Harnabgang vor. Auch hier

Harntröpfeln und Du gehst zum Mediziner?
Das schreibt selbst die 1. ärztliche Fachzeitschrift *Medical Tribune* vom 26.5.2000 dazu: Steinzeitmethoden quälen inkontinente Frauen!. Da mach mal lieber schön Dein Beckenbodenmuskel-Training!

kann dem einnässenden Kind nur mit streng überwachtem Beckenboden-Training geholfen werden. Doch zwei Monate Geduld mußt Du schon aufbringen. Zusätzlich ist ein Blasentraining angebracht. Dazu stellst Du die bei Dir jetzt nutzlos herumstehende Eierschaltuhr für jeweils eine Stunde ein und schickst tagüber Dein Kind stündlich zur Toilette, um seinen normalen Entleerungsreflex zu trainieren. So wird die Blase entleert, bevor es zum Harndrang kommt: Dein Kind merkt so, daß es bei rechtzeitigem Entleeren seine Blase steuern kann. [9857, 9874, 9907, 9914, 9931]

> *»Dem essenden Menschen kann es nicht gutgehen, wenn er nicht gleichzeitig seinen Körper sportlich ertüchtigt.« (Hippokrates)*

8.7 Nur diese UrBewegungen besitzen die alte Fähigkeit, Körperschäden wieder schnell gutzumachen, die Drüsen zu reinigen, die inneren Organligaturen zu stärken und die Lymphe fliessen zu lassen

Unsere Urahnen wanderten (1) viel, um sich Nahrung zu suchen. Dabei waren sie gezwungen, Gestrüpp und herabgefallene Äste und Bäume zu übersteigen (2) oder zu unterkriechen (3). Die Nahrung sammelten sie im Bücken oder sich Hochrecken (3) und hockend (4) oder in der Hocke gehend (5) ein. Wenn ihnen Raubtiere zu nahe kamen, führten sie wilde Abschreckttänze (6) auf, hopsten (7) auf und ab, schlugen mit Zweigen auf und nieder, liefen weg (1) oder sprangen (8) an einen Ast, schwangen (9) sich daran hoch und kletterten (10) in den Baum hinein. Um im Baum Früchte und Blätter zu pflücken, mußten sie sich an den Ästen hochziehen (11), an ihnen entlang hangeln (12), daran in den Knien hängen (13) oder an Beinen und Armen baumeln (14), sich auf- und abstützen (15), im Baum drehen (16), die Beine spreizen (17) und nach allen Seiten strecken (18), auf den Ästen balancierend gehen (19). Vom Baum mußten sie auf die Erde hinabspringen (20), tieferhängende Zweige mit Früchten zogen sie herab (21) und reckten sich mit eingeklemmten Füßen nach entfernt hängenden Früchten (32). Sie mußten eßbare Wurzeln aus der Erde ziehen (22), harte Pflanzen auseinanderreißen (23), schnell vom Boden aufstehen (24), bei Gefahr gebückt und an Abhängen entlang laufen (25), Flüsse wie ein Hund durchschwimmen (26), Kinder beim Spielen hochheben (27), sich beobachtend hinter hohem Gras hochstemmen (28) und kriechend weiterbewegen (29), Nüsse drückten sie gegeneinander (30) auf, und für ihre Schlafstätten brachen sie sich Zweige (31) von den Bäumen ab.

Wenn Du Dir diese UrBewegungsarten jeden Tag verschaffst, erfüllst Du die Bedingungen der UrTherapie für das Gesundwerden und Gesundbleiben.

Wenn Du eine dieser Bewegungsarten nicht schaffst, versuche sie trotzdem andeutungsweise. Doch versuche nicht, Bäume auszureißen, wenn Du bislang Deinen Hintern nie hochgekriegt hast. Überanstrenge Dich vor allem am Anfang nicht, solange Dein Körper noch nicht all den Dreck und die überflüssigen Pfunde losgeworden ist. Danach darfst Du Dir dann mehr zumuten.

Du magst das UrBewegungsprogramm zu Hause, im Gymnastik- oder Aerobic-Club, im Bodystyling-Studio oder Fitneß-Zentrum durchziehen. Trainierst Du im Fitneß-Studio alle Muskelgruppen durch, dann bringst Du's auf etwa 20 der 32 UrBewegungsarten! Diejenigen, die Du dort nicht machen kannst, holst Du zu Hause nach. Am besten führst Du das in Deinem eigenen Garten aus, den Du Dir bald anschaffen solltest. Oder auf einem FKK-Platz unbekleidet oder in leichter Turnkleidung, im Winter in der Wohnung bei offenem Fenster. Am zweckmäßigsten wäre es, wenn irgend möglich, Du schaffst Dir einige Geräte und Vorrichtungen selbst an.

Und ihr, dem Tod geweihte Brustverkrebste: Fragt Euch mal, warum Sportlerinnen keinen, Fernsehstars dagegen so oft Brustkrebs bekommen. Die einen wippen ständig ihren Busen auf und ab. Die anderen tragen ihn in miefiger Luft immer fest eingezwängt am Körper.

Hauptbewegungsarten der Urzeitmenschen

(Ohne Anspruch auf Vollständigkeit! Die Worte in Klammern geben Dir Hilfsmittel zum Nachvollziehen in unserer Zivilisation an.)

① Laufen und/oder Gehen (Wandern), und zwar ausdauernd, um Nahrung zu beschaffen
② Übersteigen von Hindernissen und herabgefallenen Ästen (über Stühle, Bänke, Tische gehen)
③ Unterkriechen von niederhängenden Zweigen, umgestürzten Bäumen (Gebücktgehen)
④ Hinabbeugen nach allen Seiten auch mit hochgehobenem Bein (ein Bein, im Knie gebeugt, auf Stuhl oder Tisch legen)
⑤ Hocken, hockend gehen und auf dem Boden hopsen

⑥ Springen und tanzen auf unebenem Gelände (dazu Decken auf Boden geben). Ja, Tanzen ist eine UrBewegung!

⑦ Wie ein Gorilla auf allen Vieren gehen, auch mit dem Po nach unten

⑧ Springen an Ast (an Reck, Stange), über Hindernisse und kleine Bäche (weite Sprünge beim Laufen machen)

⑨ Schwingen am Ast (an Ringen, Turnreck oder ersatzweise stehend an Reck oder Wäschestange mit den Hüften kreisen). Auch einarmig im Schultergelenk drehend.

⑩ Hochklettern in Bäumen (an Stange, Leiter, Rohr in Form von Klimmzügen)

⑪ Hochziehen am Ast (an Ringen, Turnreck)

⑫ Hangeln an Ast (an Stange, in Ringen, an quergelegter Leiter)

⑬ Hängen in Knien an Ast (an Stange, Reck)

Beachte:
Übe möglichst alle diese UrBewegungen auch oft barfuß aus. Denk an den Giganten Antaíos, der unbesiegbar war, wenn er mit seinen nackten Füßen in Verbindung mit seiner Mutter Erde stand.

900 ⑭ Aus dem Kreuz aufrichten im Geäst (Bauchmuskeltraining: auf Stuhl sitzend Oberkörper hinunterlehnen - Füße unter Schrank schieben)

⑮ Aufstützen mit Armen und Füßen im Geäst. Dabei auf- und niedergehen (Liegestütz an Stuhl, Tisch, Fensterbank, wo immer möglich)

⑯ Drehen in den Hüften im Liegen, im Knien und im Stehen, langsames Kopfdrehen, Abwehrhaltung gegen Angriffe

⑰ Körper, Beine, Arme und Hände dehnen in allen Lagen, auch im Baum (ein Fuß auf Tisch oder Stuhl setzen und federnd durchdrücken), Zungenwurzel durch Herausstrecken dehnen

⑱ Körper und Gliedmaßen nach allen Seiten strecken (wechselseitig Arme zur Decke und Seite strecken, stoßen, drücken), werfen von Aststücken in Früchtebaum (ersatzweise Armkreisen, wechselseitig, windmühlenflügelartig, Arme über Kreuz weit nach hinten schlagen)

⑲ Balancieren des Körpers über Äste (auf Stange oder Holz, die am Boden liegen) zum Schulen des Gleichgewichtssinns.

⑳ Aufsteigen, Hinabspringen und Hinabsteigen von Bäumen (von Stuhl, Tisch, Hocker, Bank)

㉑ Herabziehen von Zweigen (Gummiband als Ersatz nehmen, oder Stuhllehne federnd niederpressen)

㉒ Ziehen an Pflanzen (an Gummiband, Expander)

㉓ Reißen an Pflanzen (an Gummiband, Expander)

㉔ Schnell vom Boden aufstehen (öfter wiederholen)

Ich verlange ja gar nicht, daß Du Hals, Augen, Lunge, Herz und die Glieder täglich zwei Stunden kräftig durchtrainierst, sondern fordere es nur von den Körperteilen, die Du Dir fit und gesund erhalten willst...

㉕ Gebückt gehen und an Abhängen laufen (kann beim Joggen oder Warmlaufen in Gymnastikstunde gemacht werden; Turnmatten schräg gegen Turnbänke legen)

㉖ Schwimmen - wenn kein Natursee in der Nähe: auf Stuhl legen und wie ein Hund paddeln

㉗ Hochheben von Kindern und Gegenständen mit Händen oder Füßen (Gewichte, Steine)

㉘ Pressen, drücken und sich hochdrücken im Liegen und Stehen (gegen Wand, Partner oder Hantelarbeit)

㉙ Auf Bauch am Boden liegend, kriechend oder sich hochreckend

㉚ Hände gegeneinanderpressen zum Nüsse gegeneinander knacken (Stahlfeder, Fingerhantel), zornig aufstampfen

㉛ Arme gegen Widerstand zusammendrücken, um Äste abzubrechen (große Stahlfeder, Butterfly-Gerät im Studio), und mit abgebrochenen Ästen wütend auf den Boden schlagen, um Aggressionen abzubauen.

㉜ Kniend sich unter Gebüsche schieben oder sich so beobachtend hin und herbewegen

㉝ Auf dem Rücken liegend, sich mit Kindern oder Gruppengenossen herumbalgen, sich erschreckt aufrichten

㉞ Willkürliche Bewegungen aus Spaß und in spielerischer Absicht (allein oder mit Partnern), in Gewässer springen, Purzelbäume schlagen, fliegender Engel machen, auf einem Bein stehen usw., verletzungsfreie Sportarten wie Tischtennis, Volleyball, Badminton, Ringtennis), Bewegungsarten gemeinsam mit Partnern

㉟ Urzeitnahe Bewegungen zum Verbessern erschlaffender Muskulatur, eingegrabener Schlechthaltung, Körpersteife und Unbeweglichkeit, z.B. zur Rückenstärkung

Laß Dich von Muskelkater, steifen Gliedern und anfänglicher Zerschlagenheit beim Beginnen mit dem UrTraining nicht mürbe machen! Du schläfst herrlich danach!

Verstehe mich recht! Du sollst Dich möglichst so bewegen und so anstrengen, wie es Deine Urahnen auch halten mussten. Weil das damals zu ihrem Leben und ihrer Gesundheit dazugehörte, es in Dir fest einprogrammiert ist, und deshalb auch heute noch so nachvollzogen werden muß. Mit Sport hat das nichts zu tun! Dieses Bild soll es Dir deutlich machen:

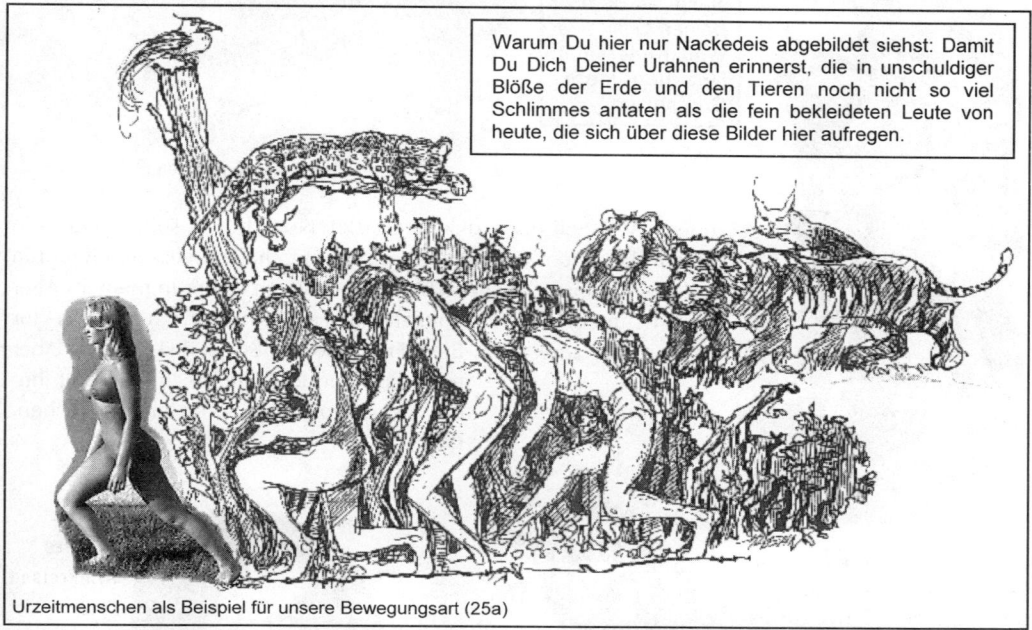

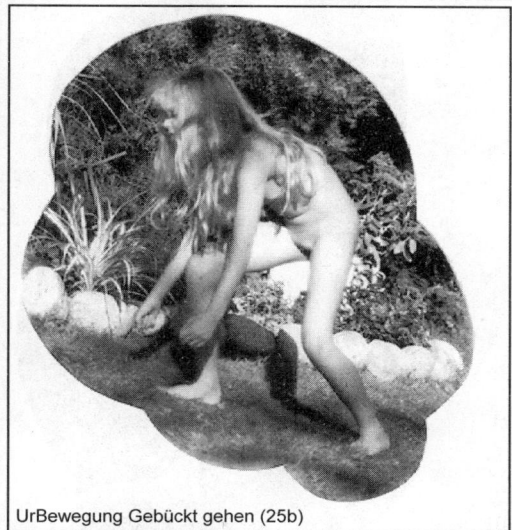

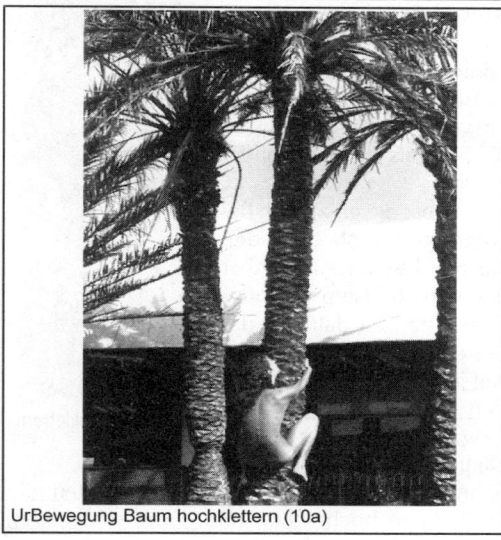

Warum Du hier nur Nackedeis abgebildet siehst: Damit Du Dich Deiner Urahnen erinnerst, die in unschuldiger Blöße der Erde und den Tieren noch nicht so viel Schlimmes antaten als die fein bekleideten Leute von heute, die sich über diese Bilder hier aufregen.

Urzeitmenschen als Beispiel für unsere Bewegungsart (25a)

UrBewegung Gebückt gehen (25b)

UrBewegung Baum hochklettern (10a)

Die Bewegung und Anstrengung der Urzeit auf bequeme Art ins Heute zu übertragen, das ist es. Und weil ich Dir nicht zumute, einen Baum hochzuklettern(10a), wirst Du draußen im Freien, vielleicht in Deinem Garten mit einem Stuhl, oder in der Wohnung vor der Heizung so tun, als würdest Du in einen Baum klettern. Du preßt dazu z.B. fest Deine Oberschenkel und Hände gegen den Stuhl, Heizkörper, Balken oder was Dir sonst dazu geeignet erscheint (10b). Wobei ich sagen muß, daß es natürlich am besten ist, nicht nur zu imitieren, sondern möglichst in einer Turnhalle an einer Stange

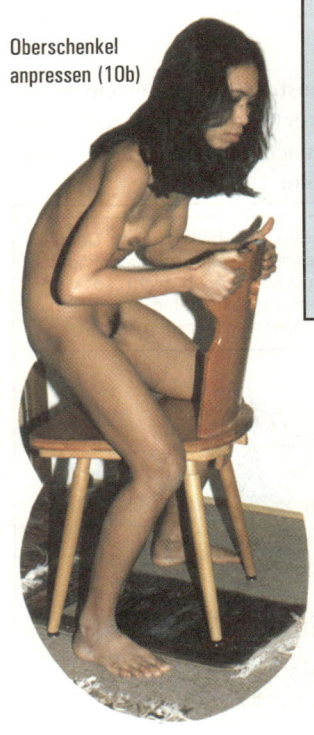

Oberschenkel
anpressen (10b)

Tip
Da Du Deinen Salzstreuer nicht mehr brauchst, gib gleich das feine grüne Heilerdepulver hinein und streue es Dir über Deinen Obst- oder Wildkräutersalat. Das hebt deren Geschmack!

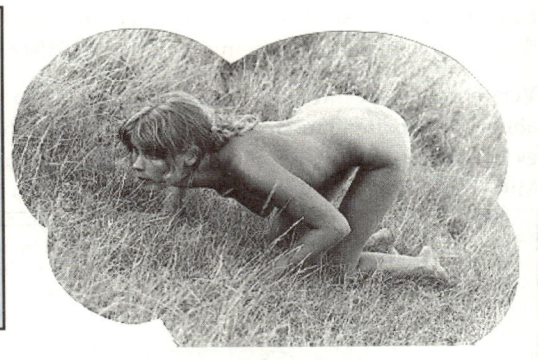

UrBewegung Kriechen (3a)

oder einem Seil hochzuklettern (10c). Noch besser solltest Du es in einem Baum tun. Ich habe mir dazu einen halb abgesägten Baum in meiner Wohnung angebracht. Auch lasse ich es mir in meinem Alter nicht nehmen, bis in die Spitzen meiner Kirschbäume zu klettern - für mich ist das so wie ein Bier »Frisch-vom-Faß« für den Trinker. Aber mit nichts auf der Welt möchte ich mit ihm die »Frisch-vom-Baum«-Kirschen tauschen. (Rz 927 (33))

Doch ich bin schon zufrieden, wenn Du zu Hause jeden Tag den Bewegungsweisen Deiner Urväter für eine knappe Stunde nachkommst. Aber alles ungezwungen und spielerisch - nie verbissen (34b)! Denk an die Tiere als Deine Vorbilder dafür.
Du kannst die einzelnen Bewegungen auch über den ganzen Tag verteilen. Aber das wird meistens nichts - eine feste Zeit dafür ist das beste.
<u>Auf jeden Fall solltest Du jeden Morgen an die Ringe bzw. Stange oder Leiter: Dann daran schaukeln, Dich dehnen, mit den Knien rein und nach unten hängen, Dich daran hochziehen und daran schwingen, um Dich tagsüber wohlzufühlen.</u>

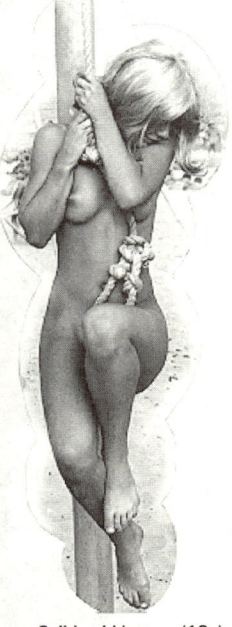

Seil hochklettern (10c)

Lockeres
Armkreisen
(34b)

901 Das UrzeitTraining übst Du so ausdauernd oder mit solcher Anstrengung aus, bis Du außer Atem gekommen und stark erwärmt bist. Dann ist Dein Kreislauf so angeregt, daß Du *kaltes* Duschen als erfrischend und angenehm empfindest.[9940] Hör nicht auf die Mär, das würde die Muskeln verhärten. Ich mach' das schon

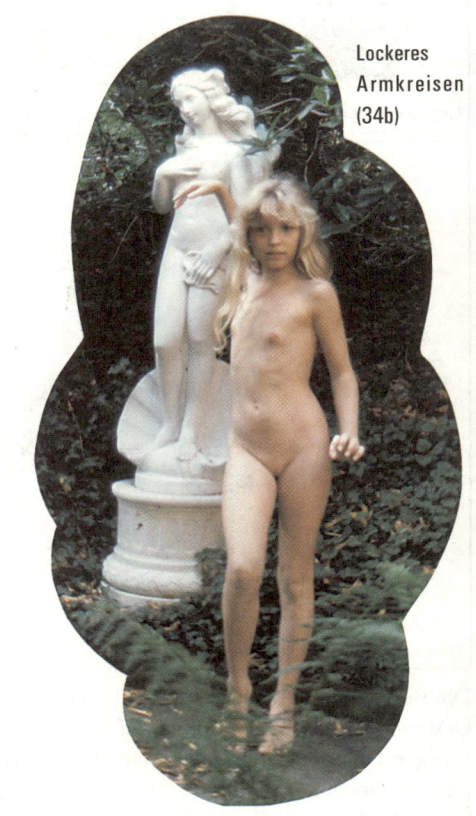

(Hinten die Schaumgeborene in meinem Garten, und davor eine junge Venus unserer Zeit)

658

50 Jahre und habe noch immer keine verhärteten Muskeln davon bekommen. Noch erfrischter fühlst Du Dich, wenn Du erhitzt vom Laufen zurückkommst und Dir die kalte Dusche bis dahin aufhebst.9940, 9944

Die Haut besitzt Mineralstoffe und einen Säureschutzmantel. Warmes Duschen oder Baden entzieht ihr diese bzw. löst sie auf. Schon bei einer Wassertemperatur von 24°C verbrennt Dein Körper binnen zwei Minuten 100 Kalorien. Also: Wer Schwierigkeiten mit dem Dünnwerden hat, der dusche dreimal täglich kalt! Und: Ein besseres Antidepressivmittel gibt es nicht! (→ unbedingt LV 9944 nachschauen!)

Bringst Du das bei Dir oder Deinem Kind nicht übers Herz, dann dusche mit ihm wenigstens abwechselnd warm und kalt oder am Schluß. Und: Viele schädliche Chemiesubstanzen sind in Duschgels drin und dringen durch die aufgeweichte Haut... **Gehörst Du zu den Wasserscheuen, dann solltest Du Dir wenigstens dreimal täglich einen kleinen, kräftigen Abhärtungsschock dadurch verschaffen, daß Du Dir nach dem Stuhlgang nicht nur die Hände, sondern auch Dein Hinterteil kalt abwäschst.0644 Das kann Dir zu solch einem Bedürfnis werden, daß Du Dich ohne kalte Abwaschung nicht mehr sauber fühlst.** (Schließlich säuberst Du Dir ja auch nicht Deine schmutzigen Hände, daß Du mit einem Stückchen trockenen Papier mal drüber wischst.)

Meinem hochgewachsenen, hier lebenden afrikanischen Freund, Oberarzt und Geheimanhänger der UrTherapie, war das bereits völlig in Fleisch und Blut übergegangen, so daß er diese Waschung auch außerhalb seiner Wohnung praktizierte. Auf Reisen führte er stets ein eigens dafür eingepacktes kleines Handtüchlein mit. Im Glauben, er sei für längere Zeit in einer kleinen Autobahntoilette allein, streckte er nach seinem »großen Geschäft« den Po über das im Vorraum befindliche Waschbecken, um das fließende Wasser an seinen Darmausgang zu leiten. Da ging plötzlich die Tür auf, und ein entsetzter Deutscher rief, verständnislos den Kopf schüttelnd: »Wie soll man da noch freundlich zu Ausländern sein, wenn die in unsere Waschbecken kacken!«

Mit der kalten Morgendusche haben wir schon die erste Kneippsche Wasserkur hinter uns: <u>eine gewaltige Stärkung unseres Immunsystems.</u> Wenn Du Dir bei der Morgentoilette kaltes Wasser in die Nase hochziehst, behältst Du stets eine freie Nase, und ein Schnupfen wird besser abgewehrt.

Die Muslime sind sogar gehalten, das dreimal täglich zu tun. Weshalb man sie auch weniger in der Nase popeln sieht als unsere Männer.

Und vergiß Deine Hände nicht. Nur mit voll beweglichen Fingern und Zehen fühlst Du Dich wohl. Du glaubst nicht, wie schnell sie Dir später steif werden. Sieh Dir in den Altersheimen nur die Füße der Insassen an. Da graust es Dich! Du willst doch mal nicht so traurig daherschleichen, oder?

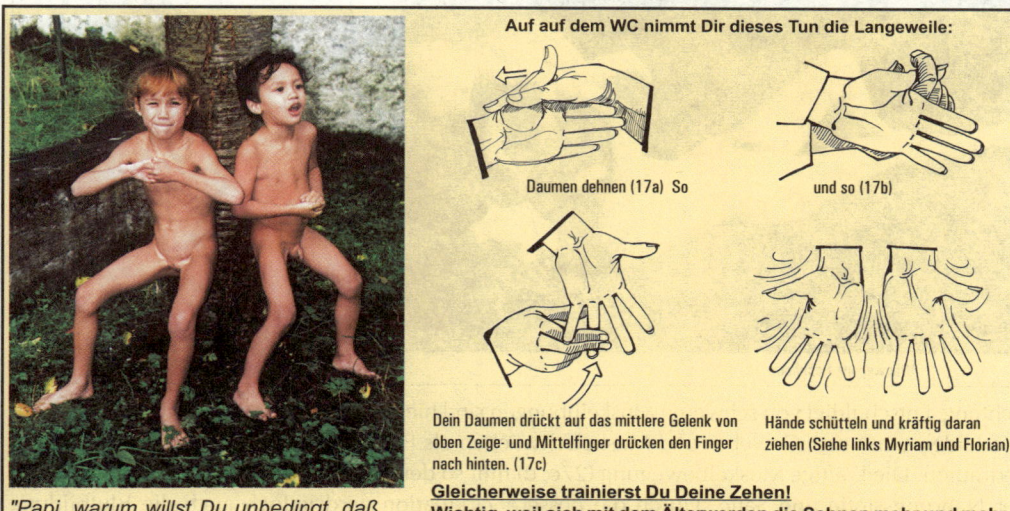

"Papi, warum willst Du unbedingt, daß wir uns die Finger ausreißen?"

Auf auf dem WC nimmt Dir dieses Tun die Langeweile:

Daumen dehnen (17a) So

und so (17b)

Dein Daumen drückt auf das mittlere Gelenk von oben Zeige- und Mittelfinger drücken den Finger nach hinten. (17c)

Hände schütteln und kräftig daran ziehen (Siehe links Myriam und Florian)

<u>Gleicherweise trainierst Du Deine Zehen!</u>
Wichtig, weil sich mit dem Älterwerden die Sehnen mehr und mehr verkürzen wollen. Stopp es!

659

Dehne die Handfläche, indem Du alle Finger gleichzeitig zurückbiegst (17c). Spreize die Finger und biege einen nach dem anderen zurück (17d). Ich mache dies z.B. während des Laufens - nicht nur um Zeit zu sparen, sondern auch, um mir dabei Abwechslung zu verschaffen. Dabei schüttele ich zusätzlich kräftig die Hände im Handgelenk nach unten und oben. Wieder zu Hause dehne ich analog die Zehen. Im Knien ist mehr Druck auf ihnen, wenn Du sie zum Körper hin abknickst.
Im Liegen nehme ich mir die allseits so vernachlässigten Zehen vor und presse und dehne sie mit den Händen kräftigst wie unter Rz 902.

903 Warum Du tunlichst auch die im folgenden dargestellten urzeitlichen Bewegungsarten statt Sport oder Gymnastik machen solltest: Letztere führen oft zu unnatürlichen Muskelanspannungen. Die Muskeln werden bei der Arbeit und im Privatleben zu nicht von der Evolution geprägten Bewegungen veranlaßt. Was zu Beschwerden, Einseitigkeit und Beschränkungen führt. [8104, 9922]

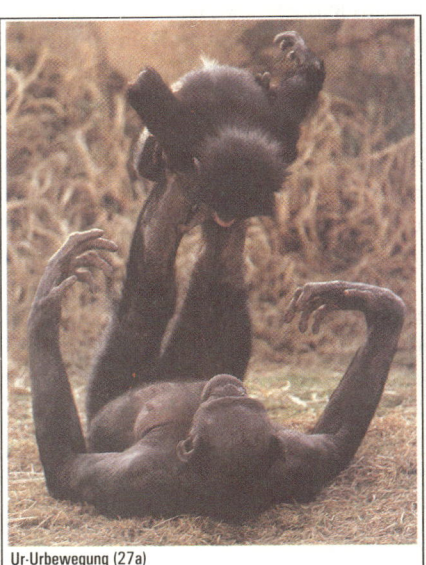

Die Aborigines treiben deshalb keinen Sport, weil dabei nur einer gewinnen könne. Und deshalb alle anderen betrübt sein müßten, weil sie verloren hätten. Wie könne das Spaß machen?

Ein künstliches Hüftgelenk müssen die nicht fürchten zu kriegen, die sich hier in der Sonne viel Spaß mit den Kindern machen. Mangelnde Sonnenbestrahlung auf die Hüfte kann darunter die Knochensubstanz auflösen. (Science Vol.454/131 (2000) S. 248ff)

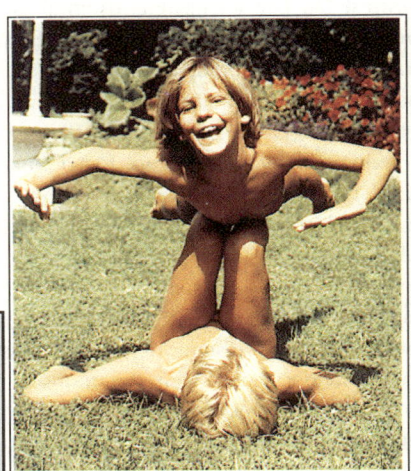

Ur-Urbewegung (27a)
Durch Augenkontakt kann Seele zu Seele eindringen

Urbewegung (27b)
Was Affenmenschen Spaß macht, macht auch Menschen Spaß. Sich auf solch natürliche Weise Freude zu verschaffen geht tief ins Innere.

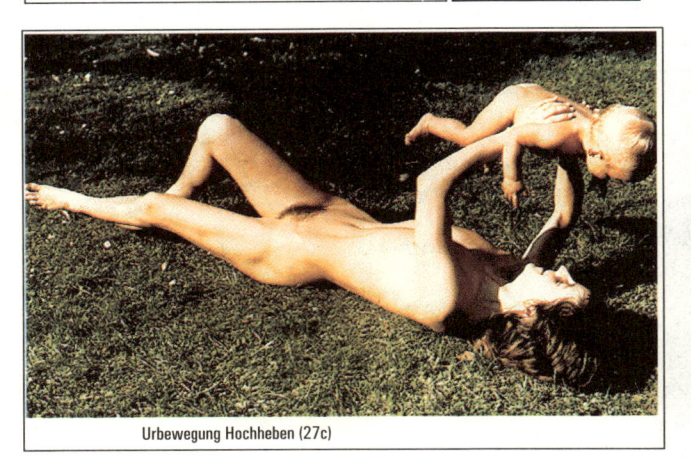

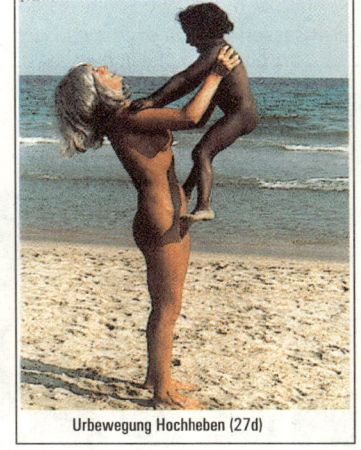

Urbewegung Hochheben (27c)

Urbewegung Hochheben (27d)

Achtung: Entschuldigt von schweren Muskelübungen sind hier nur Frauen nach einer Totaloperation. Die leiden u.a. unter Gewebe- und Muskelschwächen als Folge davon, daß sie einem Mediziner vertrauten. Die kräftige Muskelbewegung (27c, d) hilft so dem Herzen zu einem besserer Transport der Nahrungsstoffe und Säfte. Durch die bessere Zirkulation wird jedoch auch die Blutbildung angeregt und der Fluß in allen Lymphkanälen angetrieben - was Deinen Energiestatus stark erhöht.

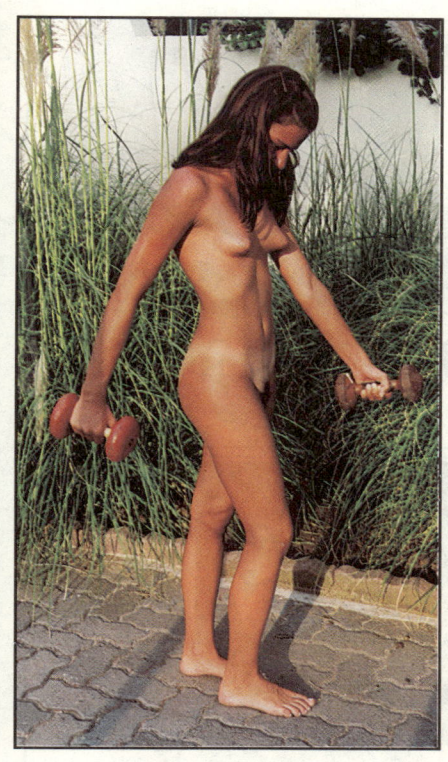

Nach vorne und seitwärts die Hanteln schwingen

Nimm es tief in Dich auf:
Die UrTherapie ist das beste für Dich und die Erde. Mit ihr bist Du eins mit der Natur - der Schöpfung Gottes. Die UrTherapie duldet keine Halbheiten. Jeder der 200 Muskeln, jede Sehne, jeder Körperteil wird durchgearbeitet.

Gesundheitsgesetz
Wenn der kleinste Teil nicht stimmt, stimmt das Ganze nicht!

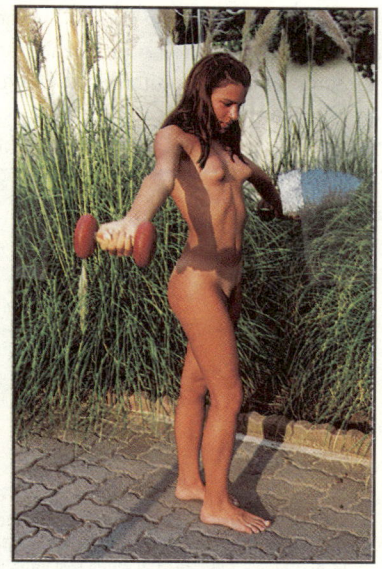

Zu Hause nehmen wir dazu Hanteln:

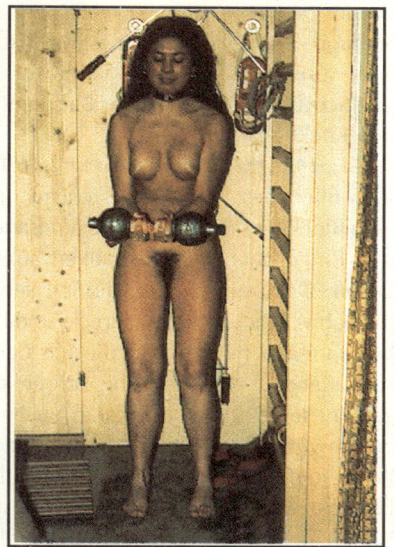

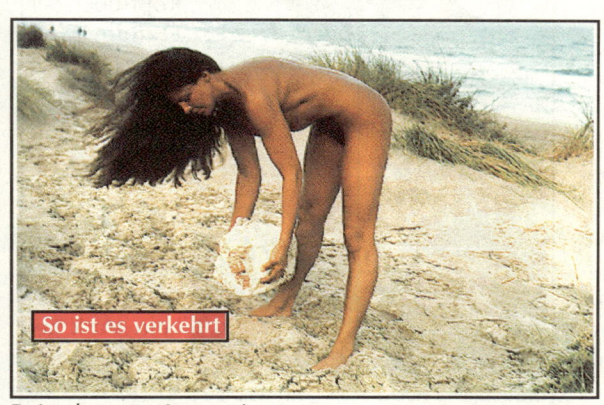

So ist es verkehrt

Bei schweren Lasten immer in die Knie gehen.

Als Gewicht kannst Du auch einen Stuhl nehmen:

- Jede **Sekunde** verhungert ein Mensch.
- Jede **Minute** zerstören wir 30 Hektar Regenwald.
- Jede **Stunde** stirbt eine Tierart aus.
- Jeden **Tag** sterben 100 Pflanzenarten aus.
- Jede **Woche** blasen wir mehr als eine halbe Milliarde Tonnen Treibhausgase in die Luft.
- Jeden **Monat** vergrößern wir die Wüsten um eine halbe Million Hektar.
- Jedes **Jahr** wird die Ozonschicht um 2% dünner.

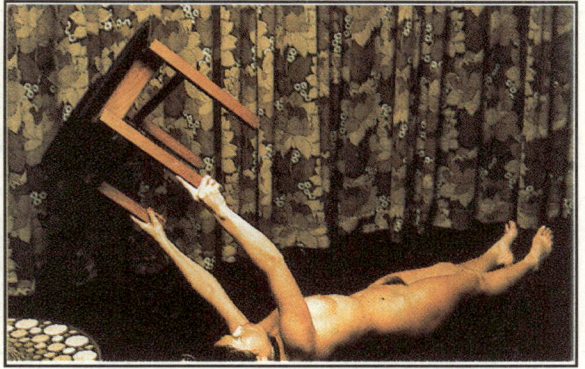

904 Am besten schaffst Du Dir ein Turnreck[9942] an, das man zwischen den Türrahmen spannen kann (gibt es in guten Sportfachgeschäften). Du kannst es Dir auch selbst aus Holz zurechtmachen, wie Du hier unten erkennst.

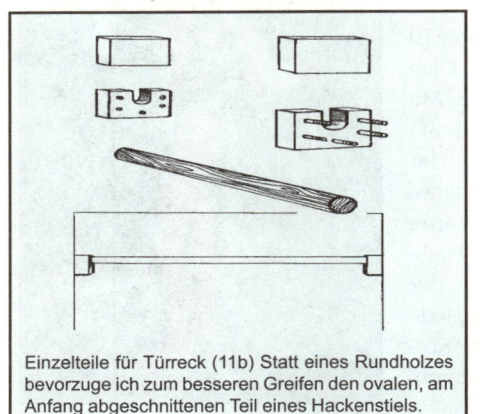

Einzelteile für Türreck (11b) Statt eines Rundholzes bevorzuge ich zum besseren Greifen den ovalen, am Anfang abgeschnittenen Teil eines Hackenstiels.

Nachahmbewegung Hochheben (27d)

Wenn Du keine Klimmzüge in der ersten Schlappi-Zeit zustande bringst, kannst Du es aber wenigstens zum Dich-daran-Aushängen und Schwingen nutzen - was Balsam für Deinen Rücken ist.

Ein fertiges Reck gibt's preiswert zu beschaffen Rz 980 (4)
Was mich betrifft, so habe ich mir in meinem Blockhaus für diese Bewegungsarten Seil und Ringe oben im Dachbalken anbringen lassen. Dazu eine Leiter, die ich senkrecht für Dehn-, Hock-, Kletter-, Streck- und Hängebewegungen nutze und die ich dann anschließend über zwei hohe Schränke waagerecht legen kann, um daran zu hangeln, zu schwingen und Klimmzüge zu machen. Wer eine Pergola hat, lege den Stiel einer Hacke über die Bretter. Der ist am besten als Klimmzugholz geeignet - auch anstelle des Rundholzes oben in der Zeichnung.

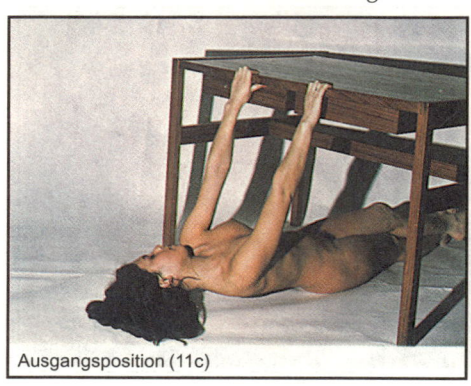

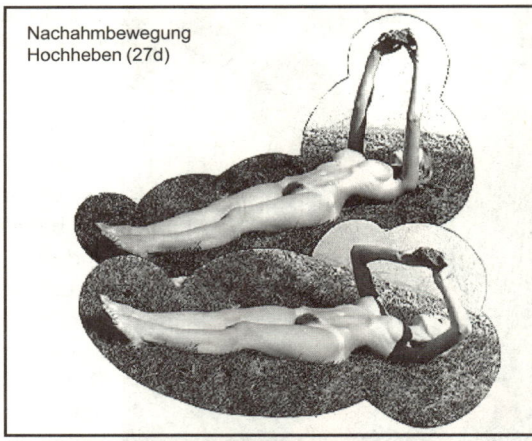

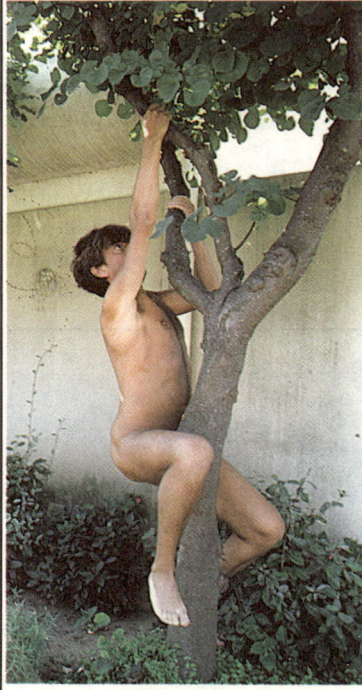

UrBewegung Hochziehen (11a) Bald beherrscht er den »Dschungelaufschwung«

Wenn Du erst mal keinen Klimmzug zustande bringst, dann steig auf einen Stuhl und häng Dich mit angewinkelten Armen ans Reck, Kopf über der Stange. Und dann laß Dich möglichst langsam runter.

Etliche Male getan - und schon sind Deine Muskeln stark genug, Deinen Körper zu heben.

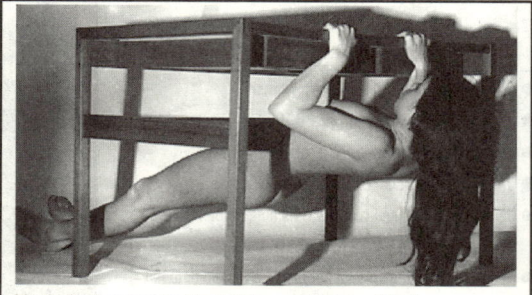

Ausgangsposition (11c)

Nachahmbewegung Hochziehen, leichteres (11c)
Bald kann sie mit ihren kräftigen Fingern eine Steilwand bezwingen ...

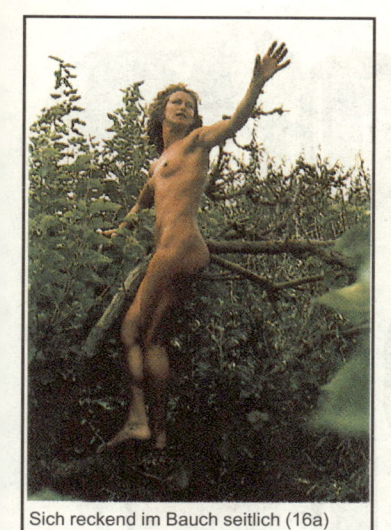

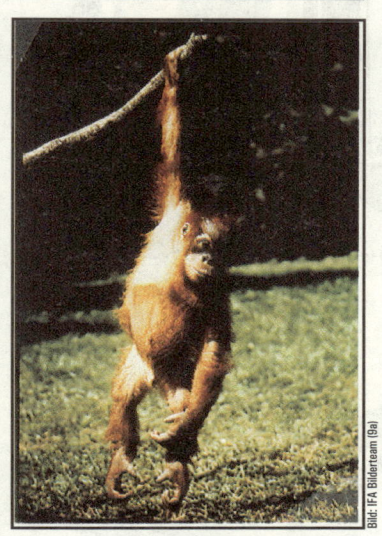

Wenn Dir das schwerfällt: Hänge Dich wenigstens an die Türoberkante, über die Du zuvor ein Handtuch doppelt gelegt hast. Schwinge nach rechts und links, versuch's auch mal einarmig und drehe auch im Hängen die Schultern in beide Richtungen.

Dann sieh mal, ob Du wenigstens daran einen Klimmzug fertigbringst. Das kannst Du auch alles auf Reisen an den starken Hoteltüren durchziehen - und trittst als Manager, Vertreter oder Chef morgens dann mit voller Spannkraft an den Verhandlungstisch...

Was, an der Tür oder an einem Reck schaffst Du es noch nicht? Wer es will, der ist erfinderisch: Leg Dich unter einen Tisch und probier's mal da. Mit aufgestützten Füßen geht es viel leichter. (11c) So gewinnst Du bald einen sportlichen Körper.

Merke Dir:

Alle Bewegungsformen aus unserem früheren Baumleben sind unerläßlich für Dein beständiges körperliches und geistiges Wohlgefühl!

Sich reckend im Bauch seitlich (16a)

Diese sehr wichtige UrBewegung kriegst Du nur zustande, wenn Du kein Pfund zuviel auf den Rippen hast!
Sonst hält Deine Hand Dein Körpergewicht nämlich nicht. Nun weißt Du auch, weshalb ich Dir zum Fasten geraten habe.

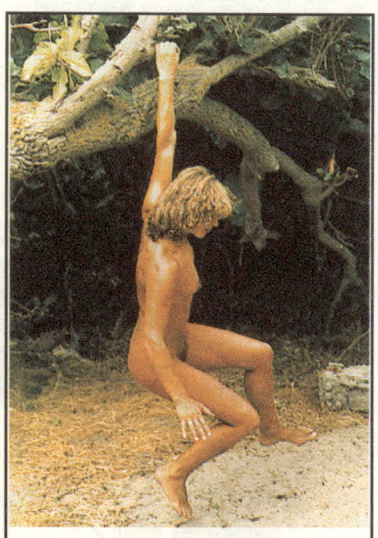

Bild: IFA Bilderteam (9a)

So machst Du es dem Waldmenschen nach und drehst Dich im Schultergelenk (9 b)

Erkenne den Ganzheitszusammenhang des Ursystems! Und nicht nur das: Sieh mal, wie sehr bei dieser Hänge-UrBewegung die Lymphdrüse in der Achsel gedehnt und damit die leicht träge Lymphe zum Weiterfließen gebracht wird! Und so all Deine Schlacken abtransportiert werden können.

Erkenne, wie eins ins andere webt, wenn Du dem Natürlichen wieder mehr die Tür Deines Herzens öffnest...

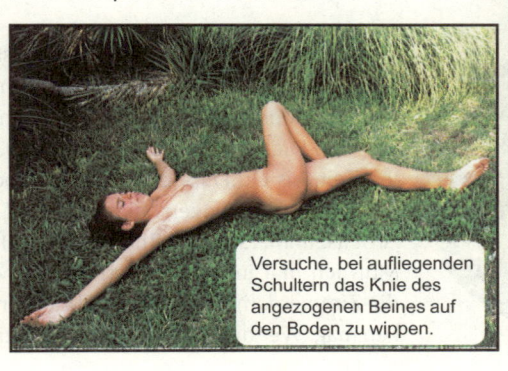

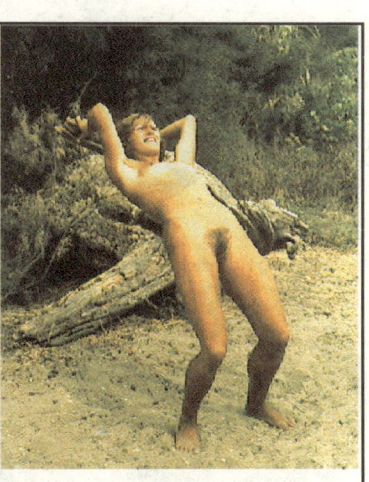

Versuche, bei aufliegenden Schultern das Knie des angezogenen Beines auf den Boden zu wippen.

Körper nach vorne und wieder zurück beugen (18)

904 Auf den FKK-Geländen findest Du schnell Anschluß an bewegungs- und spielfreudige Mitmenschen. Die mit Dir zusammen gerne einen Urzeitlauf machen.

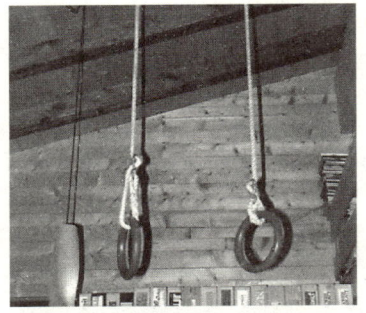

Ringe (11g) Kannst Du bestellen, leider sehr teuer →Rz 980(4)

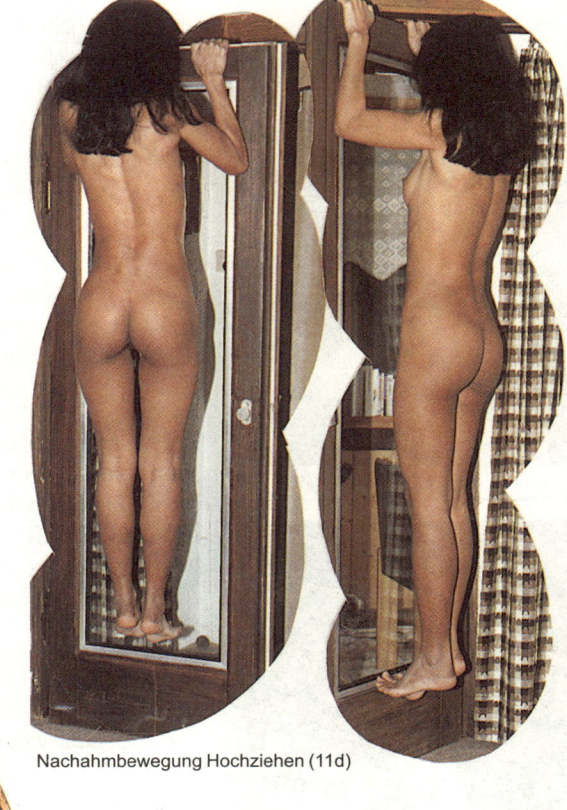

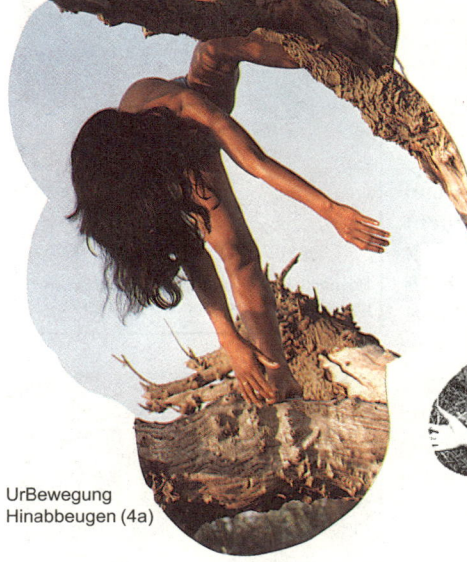

Nachahmbewegung Hochziehen (11d)

UrBewegung Hinabbeugen (4a)

Schon beim Aufstehen kräftig wie die Affenmenschen gähnen! Das stärkt die Kaumuskeln für das kommende Wildgrün!

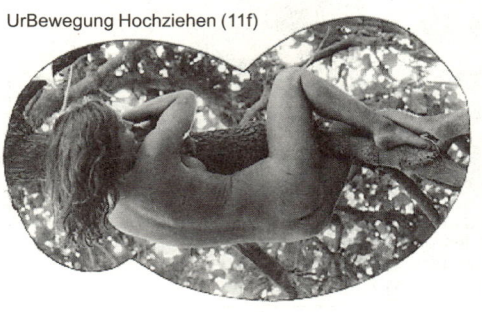

UrBewegung Hochziehen (11f)

Wenn Du ein Leichtgewicht bist, kannst Du Dir auch einen Besen- oder besser noch Hackenstiel über die leicht geöffneten (stabilen!) Kleiderschranktüren legen und Dich daran hochziehen (11d). Das geht für 'ne Zeit, bis Du Dir eine Reckstange oder Ringe besorgt hast. (Die hängen bei mir an der Decke meines Arbeitszimmers! Siehe Bild oben links)

Muß ich mal im Hotel übernachten, wundern sich die Zimmerdamen immer, wo ihr Besen wieder stekken mag. Wer die UrBewegung »Hochziehen am Ast«

Nachahmbewegung Hinabbeugen (4c)

Wichtige Bewegungsart für die Bein-Innenmuskulatur:

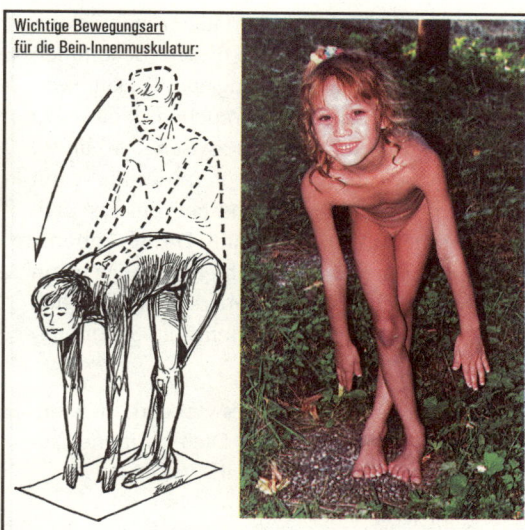

Urbewegung Hinabbeugen mit übereinander gestellten Beinen, die bei den Urmenschen beim Stehen zwischen Baum-Astgabeln nötig war (4b)

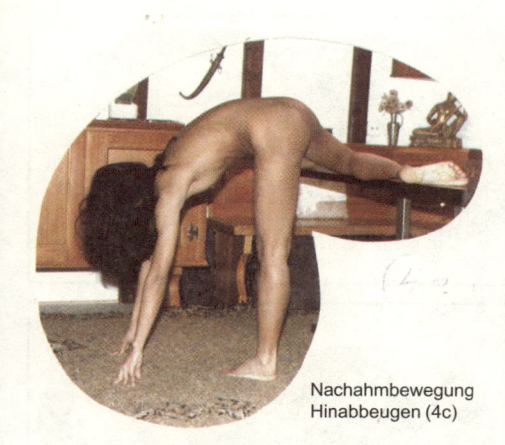

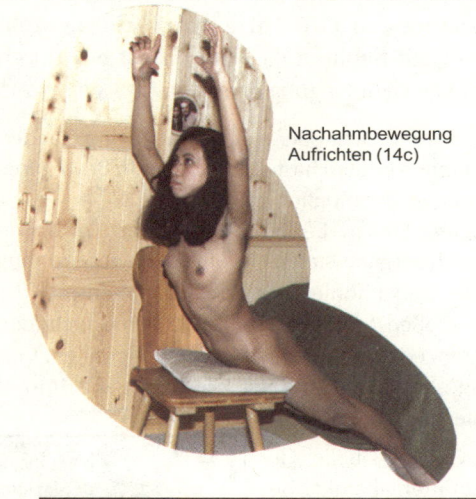

nicht fertigbringt, der kann im Fitneßstudio auch durch einfaches Herunterziehen einer gewichtsbelasteten Stange den gleichen Effekt erzielen (11e). Falls es Dich betrifft:
<u>Besonders als Krebskranker, Herzleidender und von Depressionen Geplagter solltest Du täglich starkes körperliches Training absolvieren, das auch den Anteil an »Killerzellen« unter Deinen weißen Blutkörperchen vergrößert und deren Aktivität stark anregt.</u>[9777]
In jedem Falle solltest Du als solch ein Kranker die Mindestmenge der UrzeitBewegung *verdoppeln*. Also statt täglich 10 km in der Natur zu wandern, 20 km gehen. Oder statt einer halben Stunde eine ganze Stunde laufen. Merke Dir: Durch intensives, anstrengendes Bewegen Deiner Beine über eine längere Zeit bildet Dein Körper Kohlensäure. Was dazu führt, daß Du nur so genügend Sauerstoff aufnehmen kannst, den Du als Verkrebster in besonders hohem Maße benötigst!

Nachahmbewegung Aufrichten (14c)

Pummelchens fällt es zu Anfang immer etwas schwerer, durchzuhalten! Aber das ist die beste Vorbeugung gegen Hexenschuß und Rückenschmerz:

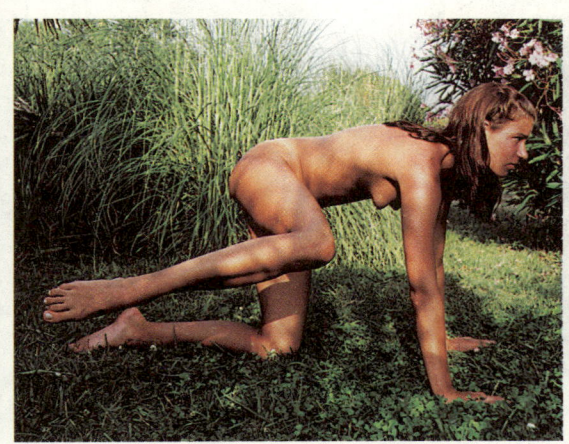

UrBewegung: Angewinkeltes Bein hochschnellen

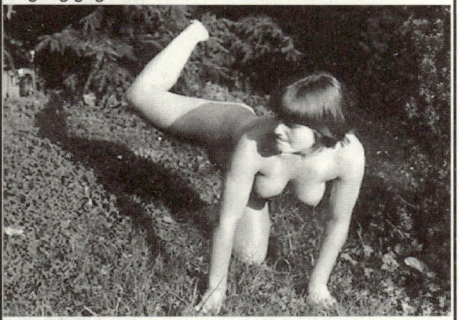

Im Kniestand abwechselnd ein Bein seitlich anheben, so daß der Oberschenkel einen rechten Winkel zum Körper bildet. Dann das Knie senkrecht nach oben hoch wippen. (5-10 mal)

60 Billionen Körperzellen benötigen jede Sekunde Sauerstoff. Verschaff ihnen diesen! Bekommen diese durch zu wenig Bewegung nur die Hälfte von dem, was sie an Sauerstoff brauchen, bleibst Du ein halbtoter Mensch! Im Alter zwischen 40 bis 90 Jahren tritt bei Langstreckenläufern der Krebs mit 0,89% auf - bei anderen Menschen unserer Zivilisation mit 20% ein.[8001ff] Laß Deine Lebensphilosophie also lauten: Aktiv bleiben! Auch wenn Du nicht verkrebst bist, dann merke Dir: Laß Dich vor allem nicht von den Ärzten zur »Schonung« bewegen.

Allein aus diesem Grunde ist es verkehrt, ins Krankenhaus zu gehen, weil man Dich da immer zuerst ins Bett steckt. Ist doch klar:

Gesundheitsgesetz der Natur:
Je kränker ein Organ ist, je mehr Lebensstoffe, Durchblutung und besseren Abtransport der vorhandenen Giftstoffe durch die Lymphflüssigkeit benötigt es. Und das ist nur durch ständige UrBewegung erreichbar. (→Rz910c, LV9612)

Selbst wenn Du (außer einem Bruch) eine Gliederverletzung erlitten hast: Bleib immer in Bewegung, so weit es Dir möglich ist!

Magen, Darm, Leber, Niere, Blase und Geschlechtsorgane stehen in einer Schwebehaltung in der Bauchhöhle. Nur das Zusammenspiel der drei großen Muskelgruppen, die den Bauchraum begrenzen, lassen sie nicht auseinanderfallen. Vorausgesetzt, Du kräftigst diese Organe immer bestens!

Die Gefahr, daß die Gebärmutter absinkt, besteht bereits, wenn sich ein ziehendes Gefühl nach unten bemerkbar macht, wenn Schmerzen ins Kreuz abstrahlen oder der Harn bei Husten und Lachen nicht zurückgehalten werden kann.

Ausfluß und Stuhlverstopfung sind weitere Folgen. Die Bindegewebeschwäche führt zum Gebärmuttervorfall. Oder zur Wanderniere.

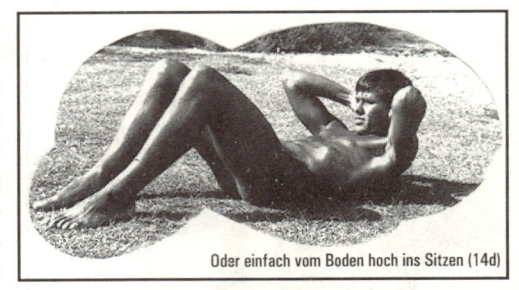

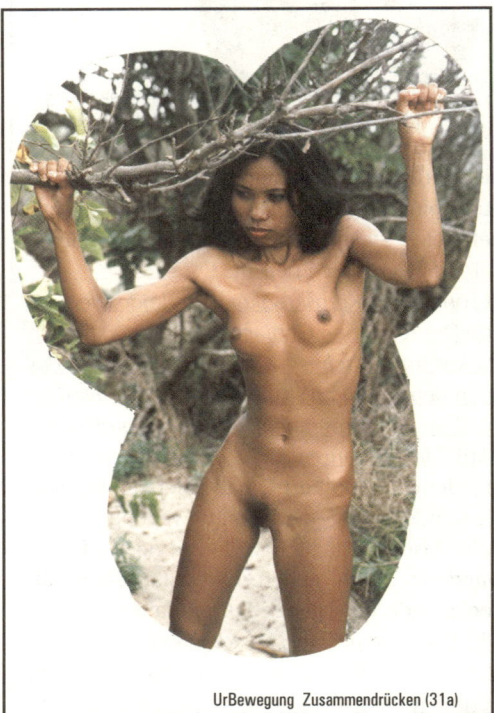

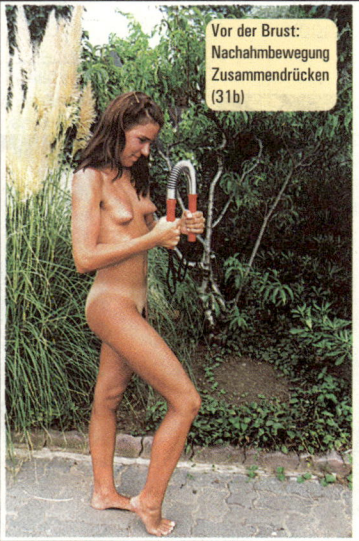

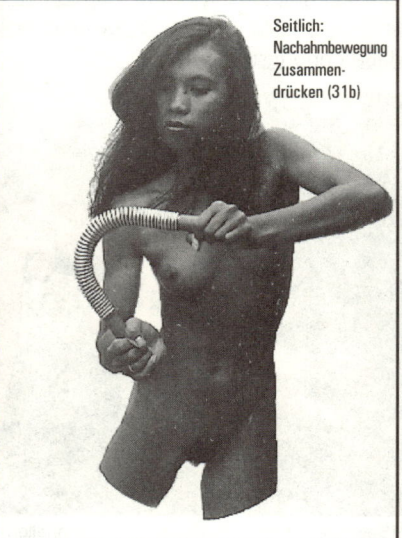

Oder einfach vom Boden hoch ins Sitzen (14d)

UrBewegung Zusammendrücken (31a)

Vor der Brust: Nachahmbewegung Zusammendrücken (31b)

Seitlich: Nachahmbewegung Zusammendrücken (31b)

Na, da machts uns doch einer vor, wie Du Dich im Baum lustig und mit Spaß bewegen kannst:

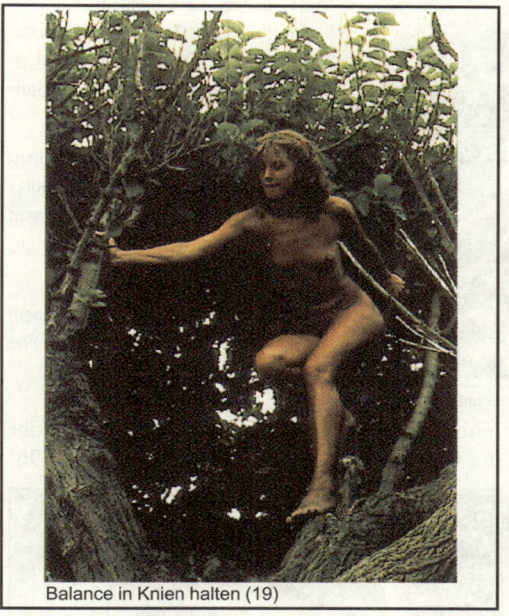

Balance in Knien halten (19)

Einen Baum mit nackten Füßen zu erklimmen suchen, daß macht Deine Zehen beweglich. Dessen Bioenergie vermag so, sich Deinem Körper mitzuteilen und Gefühle des Wohlbefindens auszulösen.
Als Ersatz dafür solltest Du schon mal am Schreibtisch die Schuhe ausziehen und die Zehen fest an die Schreibtischwand pressen.(35)

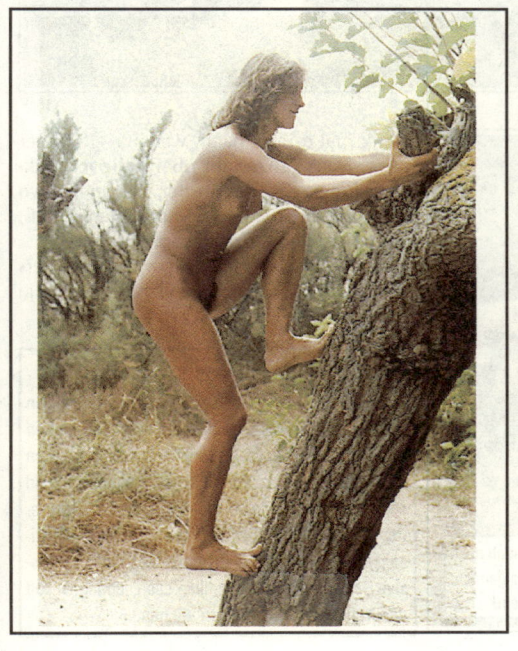

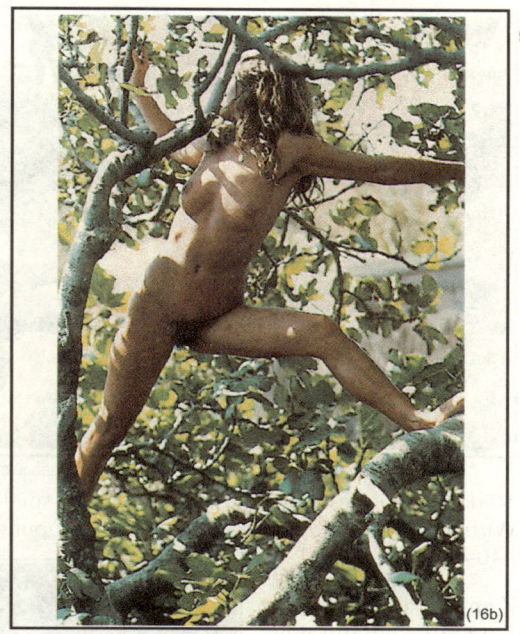

(16b)

In einem Feigenbaum fühlst Du Dich himmlisch wohl auf den glatten, berindeten Ästen.(33b) Klettere mal beim nächsten Urlaub da hinein!

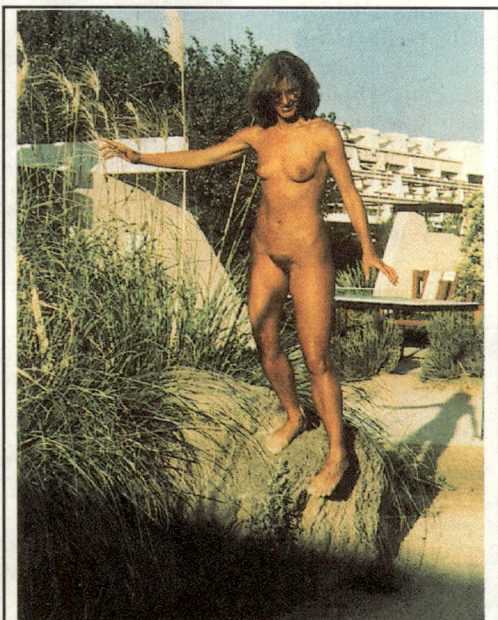

Bild (19)

Das Kräftigen eines Beines - vielleicht, weil es geschwächt ist - und das Schulen des Gleichgewichts läßt sich gut auf großen Steinen durchführen. Das fördert zudem die Beweglichkeit der Fuß- und Kniegelenke. Wenn Du willst, ist es auch eine Fußsohlen-Reflexmassage ...(19)

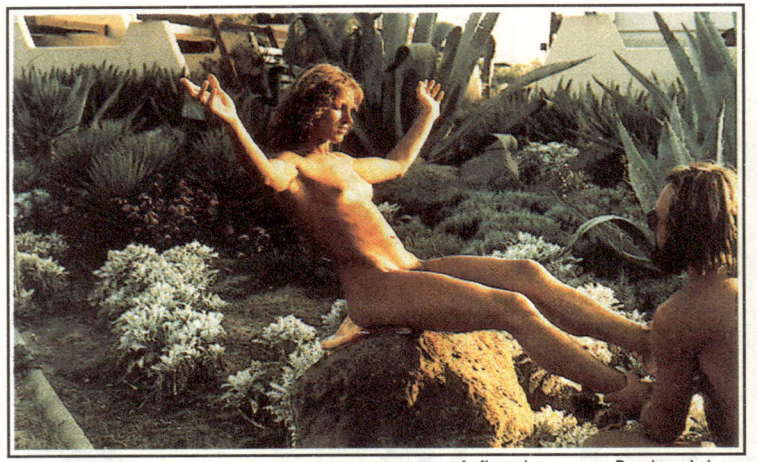

Bei dieser äußerst wichtigen, die untere Bauchmuskulatur kräftigenden Bewegungsart kann der Partner helfen, wenn Ihr im Freien seid. Sonst setz Dich auf einen Hocker und gib die Fußspitzen unter einen Schrank.

Gib Dich an dieses Bauchdeckentraining jeden Tag! Du willst Dich doch später nicht mit einem Leistenbruch herumschlagen, oder?

Mit einer Hantel hinter Deinem Kopf, später, kräftigst Du Deine Muskulatur noch mehr.

Aufbau einer unteren Bauchmuskulatur

906 Merke Dir: Dieses Bauchmuskulatur-Stärken spielt eine zentrale Rolle für den muskulären Halt der Wirbelsäule (wirkt der lordosegerichteten Kippung des Beckens entgegen) (Therapiewoche 8/1996, 440-445)

Zum Stärken der oberen Bauchmuskulatur lege Dich auf den Boden. Winkele in der Rückenlage die Beine an und entspanne Dich. Dann gib die rechte Hand hinter den Kopf und ziehe die rechte Schulter zum linken Knie - und umgekehrt. Achte darauf, daß die Lendenwirbelsäule flach auf dem Boden bleibt. Wiederhole 5 bis 10 mal.

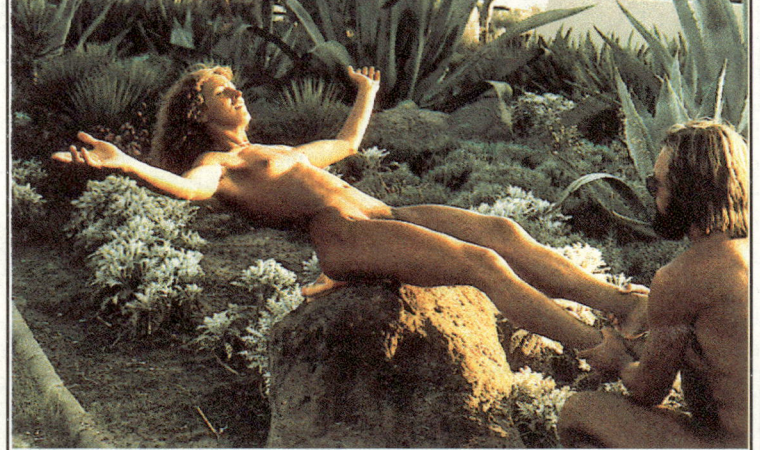

Aufbau der oberen schrägen Bauchmuskulatur

(16c)

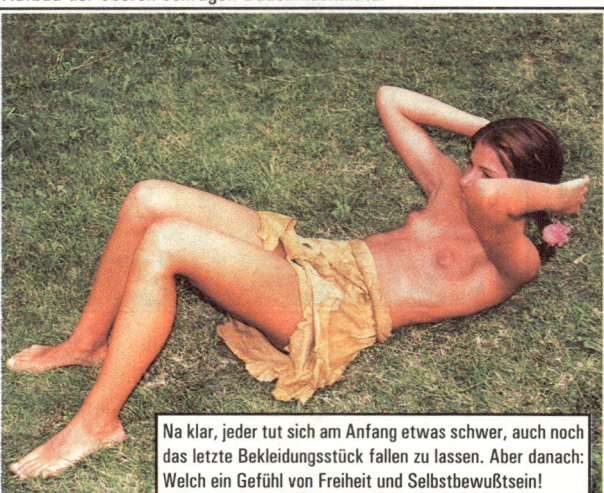

Denk mal drüber nach, was mir ein Bauer sagte: »**Das ganze Jahr über habe ich Rückenschmerzen - nur in der Zeit nicht, wo ich mit meinen Söhnen in die Bäume muß, um unser Obst zu pflücken...**«
»Verliere ich auch meine Schwindelgefühle?« Klar doch. Dein Gleichgewichtssinn wird ja allerbestens gekräftigt.

Früchte sind mehr als Kunstvitamine
Ein Apfel läßt sich einfach nicht durch Vitaminpillen ersetzen. Denn daß er gesund ist, liegt nicht nur an seinem Vitamingehalt. Vielmehr schützen neben den Vitaminen vor allem aromatische Verbindungen und sogenannte Flavonoide die Körperzellen (Nature, Bd.405, S. 903, 2000). Diese natürlichen Antioxidantien bändigen ebenso wie Vitamin C aggressive Sauerstoff-Moleküle, die Zellen schädigen und dadurch Krebs begünstigen können.

Na klar, jeder tut sich am Anfang etwas schwer, auch noch das letzte Bekleidungsstück fallen zu lassen. Aber danach: Welch ein Gefühl von Freiheit und Selbstbewußtsein!

Die Urmenschen mußten sich in Dickicht und Gebüschen viel auf allen·Vieren bewegen. Laufe Du ebenfalls ein paar Minuten auf diese Weise herum. Nimm einmal dabei den Po hoch, und laufe mit gestreckten Beinen und mit zur Faust geballten Händen. Ein andermal mit eingeknickten Beinen.

Und dann wieder vorne auf den eingeknickten zweiten Fingergliedern. Das mag Dich ein wenig an Deine äffische Verwandtschaft erinnern. Und nebenbei merkst Du, wie ganz anders Deine Schultermuskulatur dabei durchgearbeitet und gekräftigt wird... Machst Du das mit Deinen Kindern, dann sollst Du mal sehen, was sie für Spaß dabei haben! Besonders, wenn Ihr Euch dabei tüchtig angrunzt... Und deren Spaß springt auf Dich über (25e). Alle möglichen Laufarten solltest Du probieren, damit Du Dir immer wieder Abwechslung verschaffst. Zum Beispiel das Seitwärts-Laufen (25f). Wer's so nicht fertig bringt, der macht es im Gehen.

»Wie ein Affe im Baum rumturnen oder auf allen Vieren laufen! Ich finde das einfach lächerlich und kindisch!«

Nun, dann lächele oder lach doch dabei. Lachen und Spaß helfen zusätzlich, gesund zu werden.

Springen mit Bein anheben (6)

Verdammt, wenn Euch die· ses Bild von Delia nicht Spaß macht auf FKK am Meer, dann weiß ich nicht, was Ihr für traurige Spießer seid.

Dein Körper läßt Dich wissen, wann die letzte Grenze der Anspannung erreicht ist. Versuche stets, diese zu erreichen – aber überschreite sie nicht!

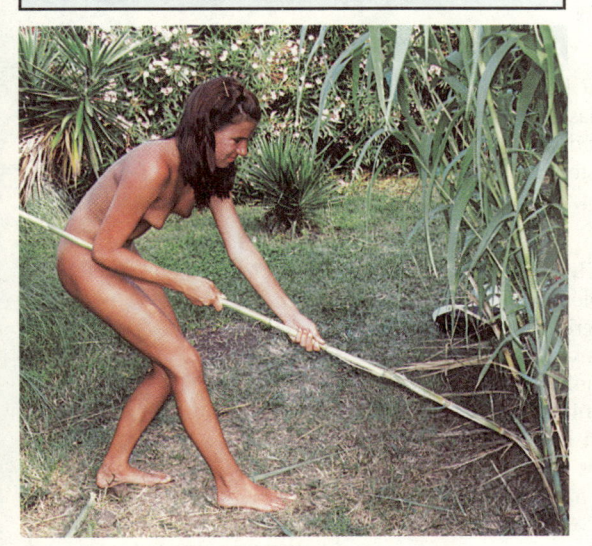

UrBewegung Ziehen (22a) Delia versucht's bei einer Aloe vera

»Wenn ihr nicht werdet wie die Kinder...«, so hieß es schon in der Bibel. Und: Sind die Kinder nicht immer ganz spontan glücklich? Und meinst Du nicht, es könnte auch etwas dran sein an dieser, meiner These?:

Durch Nachvollziehen solch lang zurückliegender UrBewegungsarten steigen in Dir die in den Genen liegenden Urgefühle von Sorglosigsein wieder auf, die Dein Herz mit Freude erfüllen: Glücksgefühle aus den Zeiten, in denen Du nicht als Sklave für andere zu schuften und keinen Kummer damit hattest, die nächsten Abzahlungsraten aufzubringen...

»Und was hältst Du von regelmäßigen Atemübungen, morgens 10 Minuten vor dem offenen Fenster, wie das überall empfohlen wird?« fragst Du.

Nachahmbewegung
Herabziehen (21b)

UrBewegung
Herabziehen (21a)

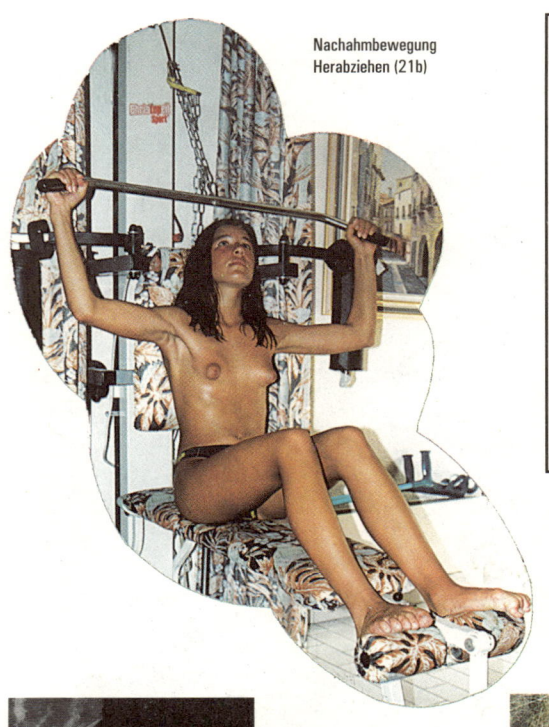

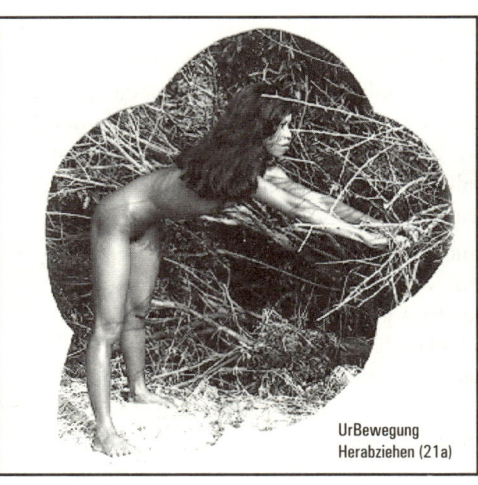

Muskelkater
und leichte Schmerzen zeigen Dir an, wo Du bisher unterfordert warst!

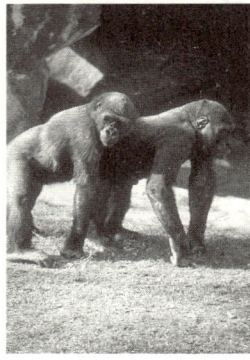

UrUrBewegung
Gorillagehen
(25e)

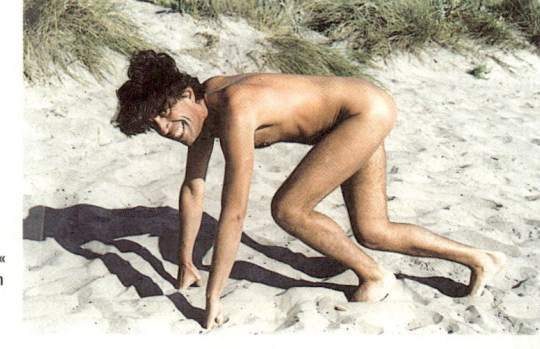

UrBewegung »Gorillagehen« (25f): nur auf Handknöcheln und Füßen als Reminiszenz an unsere Urahnen

908 Sapere aude. Denke selbst! Ist das natürlich? Hast Du schon einmal einen Affen auf einem Baum Atemübungen machen sehen? Also! Tu nur das, was natürlich ist! Im Privatleben läßt sich das auch heute noch gut durchsetzen, beruflich geht das Natürlichsein ja leider bei den meisten nicht.

»Ich kann mich noch immer schlecht an diese Art von Argumentation gewöhnen«, sagst Du.

Ich weiß. Und es hört sich auch etwas kindisch an. Aber es zeigt nun mal den einfachsten Weg, Deine Lebensprobleme zu meistern. Warum willst Du Dir das Leben nur so komplizieren? Merke:
Sportler erkranken an Gefäßleiden, wenn sie viel Fleisch essen.
UrTherapie kann Alzheimer verhüten. Fitneß läßt offenbar Blutgefäße im Gehirn wachsen. Forscher der Universität Wisconsin in den USA verglichen Gefäße im Gehirn von lauffaulen Ratten mit denen besonders aktiver Tiere, die mindestens 10 Kilometer auf dem Laufrad zurücklegten. Das Ergebnis: Schon nach drei Tagen Sport hatten sich die Blutgefäße enorm vermehrt. Man geht davon aus, daß bei Menschen ähnliche Vorgänge ablaufen.

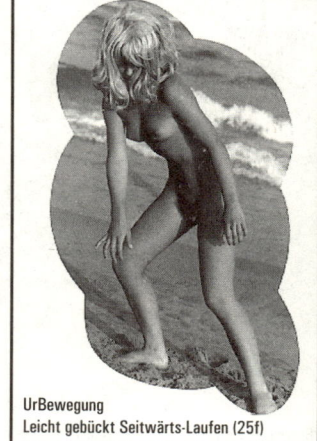

UrBewegung
Leicht gebückt Seitwärts-Laufen (25f)

670

Probier es doch selbst aus: Du wirst sehen, daß Dir nach 10 tiefen Atemzügen schon schwindelig wird. Die Natur hat es so eingerichtet, daß automatisch so viel Atem in den Körper geschickt wird, wie er aufgrund seiner Haltung (Liegen, Sitzen, Stehen) oder seiner Bewegung (Gehen, Laufen, Klettern) benötigt. Erhält er bei Nichtbewegung zu viel Atem, ist das so schlecht, als würde er bei starker Bewegung zu wenig erhalten.

Atemübungen machen und sich dabei nicht kräftig bewegen ist folglich absurd und nicht artgerecht! Du siehst, die natürliche Argumentation mit dem gesunden Menschenverstand führt stets zu besseren Ergebnissen als die wissenschaftliche. Letztere führte ja zur Annahme, daß alleinige Atemübungen gut sein sollten. »Wenn ich mich so viel bewegen soll, dann schwitze ich viele Mineralien mit der Schweißflüssigkeit aus. Da scheint es doch angebracht, daß ich den Verlust mit isotonischen Getränken ausgleiche«, meinst Du.

Wäre das natürlich? Nein! Profitiert einer davon? Ja! **Dann mußt Du gar nicht länger fragen - dann weißt Du bereits: Von Menschen Hergestelltes kann nur schaden! Laß von allem die Finger, wo Menschen ihre Hand drin haben! Bald muß das aber bei Dir sitzen! Ich kann mich nicht ständig wiederholen. In den isotonischen Wässern kann nur Schädliches drin sein!**[6322] Weil Menschen es für andere zwecks Profitmache herstellen. Iß Obst, wenn Du Durst hast! Dann ist der am schnellsten gestillt!

Immer noch stelle ich fest, wie Du Dich von Sprüchen beeindrucken läßt. Was haben »Gesundheitsgetränke«-Hersteller (Sparte: Isotonie) nicht alles für einen fremdwortgespickten Wust an wissenschaftlichen Gründen aufgebracht, um ihr Kühlwasser für Einfältige an den Mann zu kriegen! Warum der Körper unbedingt dieses Kunstgesöff brauche, um die »Elektrolyt-Verluste der Perspiration« zu ersetzen, damit er nach dem Training nicht gleich den Geist aufgeben müsse... O je!

Reißen (23)

Bei den UrBewegungen bist Du völlig sicher, daß sie mit den natürlichen Bewegungen der Glieder in Einklang stehen. Nur eine solche Trainingsmethodik kann die richtige sein. Und sie behebt - da völlig natürlich - alle früheren körperlichen Verletzungsschäden!

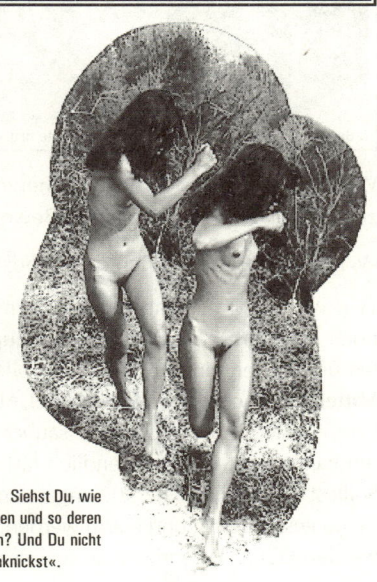

Zusatzübung:
Kräftigen der Handgelenkwurzeln: Hände in abgebildeter Stellung aufsetzen und dann den Oberkörper weiter nach vorne geben, bis es anfängt, ein bißchen weh zu tun.
Dann: Katzenbuckel-Kreuz durchfallen lassen

An Abhängen laufen (25b). Siehst Du, wie die Füße seitlich aufkommen und so deren Gelenke gekräftigt werden? Und Du nicht mehr später mit ihnen »umknickst«.

910a Kleine Frauen können es sich nicht erlauben, dick zu werden · dann wirken sie lächerlich. Pummelchen muß also schnell erdfasten und die UrMethodik aufnehmen!

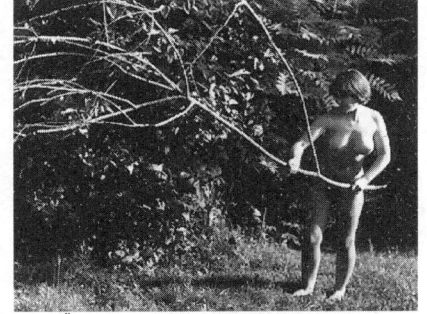

UrBewegung Ästeschlagen (31c)
Du kannst Dir ruhig dabei vorstellen, daß es Dein schlimmster Feind oder die Schwiegermutter ist, auf die Du da eindrischst. Schreie dabei! **Das ist unsere Entfrustungs- und Aggressionsbefreiung!**

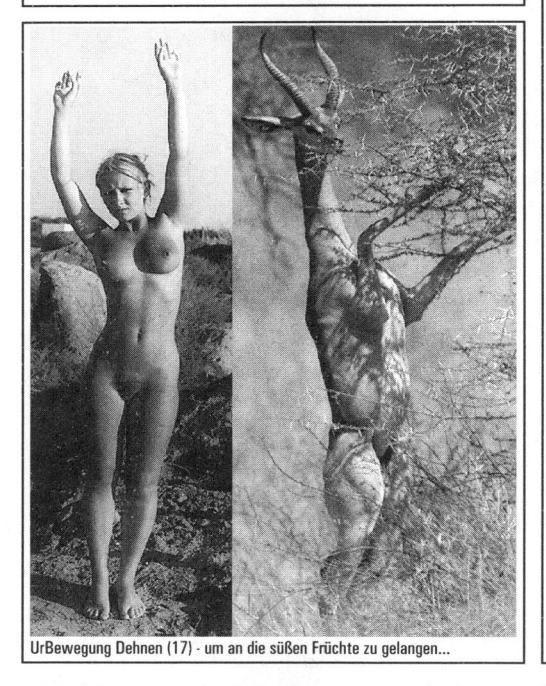

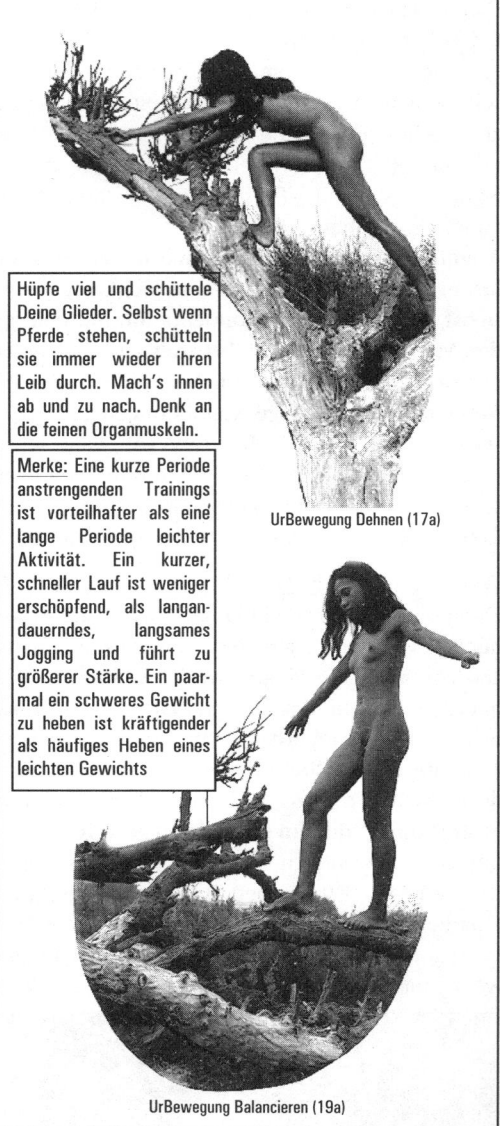

Hüpfe viel und schüttele Deine Glieder. Selbst wenn Pferde stehen, schütteln sie immer wieder ihren Leib durch. Mach's ihnen ab und zu nach. Denk an die feinen Organmuskeln.

Merke: Eine kurze Periode anstrengenden Trainings ist vorteilhafter als eine lange Periode leichter Aktivität. Ein kurzer, schneller Lauf ist weniger erschöpfend, als langandauerndes, langsames Jogging und führt zu größerer Stärke. Ein paarmal ein schweres Gewicht zu heben ist kräftigender als häufiges Heben eines leichten Gewichts

UrBewegung Dehnen (17a)

UrBewegung Dehnen (17) - um an die süßen Früchte zu gelangen...

UrBewegung Balancieren (19a)

Wenn Du so nach deren Argumenten lechzt, weil Dir meine zu simpel scheinen: Im Literaturverzeichnis findest Du auch zur UrBewegung die entsprechenden wissenschaftlichen Grundlagen.[8019]

»Wie erklärst Du, daß ich oft abends noch kalte Füße habe?«

910b Wie wär's denn, wenn Du vor dem Schlafen noch mal kurz laufen würdest? (Zwecklos, wenn Du noch immer rauchst - das ist ein Hauptgrund für die schlechte Durchblutung.) Ersatz: Kräftig mit Sohlen und Zehen eine hölzerne Fußrolle über den Boden schieben! Übrigens: **Barfußgehen ist das beste Mittel gegen chronisch-kalte Füße!** Als Ersatz: Wechselfußbäder! Das Frösteln kommt daher, daß Dein Lymphsystem noch nicht ganz sauber ist und Dein Körper den Sauerstoff noch nicht richtig transportieren kann. Ergo: Du mußt endlich fasten und später mehr grüne Wildpflanzen zur Dir nehmen! [9612, 9621] Solltest Du das unter Rz 902 angeratene Dehnen und Biegen Deiner Zehen versäumt haben? Wie sollen sie da geschmeidig und warm werden, wenn Du Deine Sehnen und Bänder weiter verkalken und kürzer werden läßt...? Erkenne: Was auslassen ist nicht drin. Die UrTherapie ist bis ins Letzte durchdacht.

Dehnen (17b)

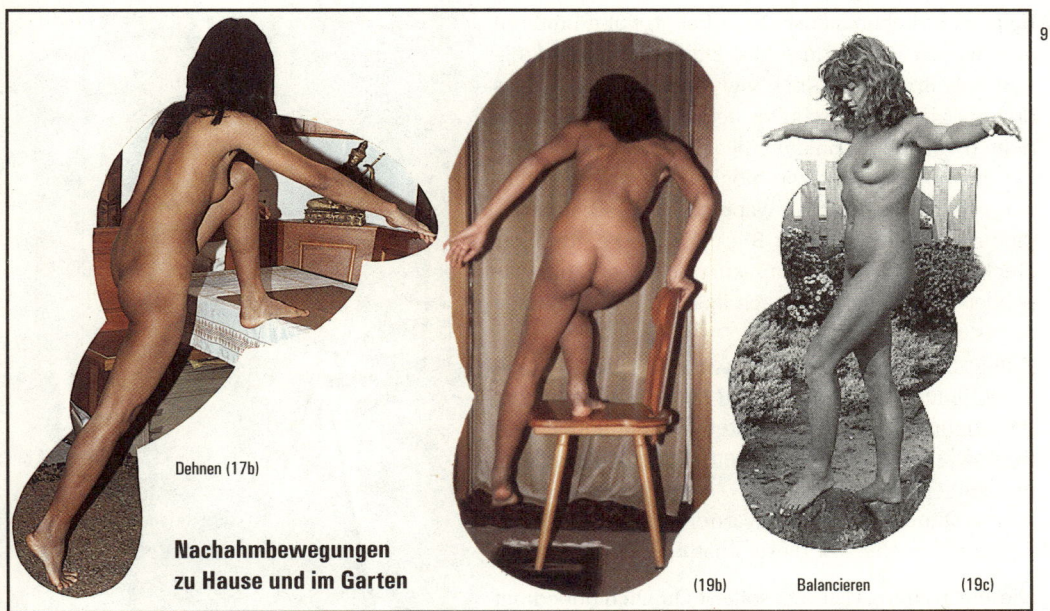

**Nachahmbewegungen
zu Hause und im Garten** (19b) Balancieren (19c)

Nur darin ist genügend Sauerstoff transportierendes Chlorophyll vorhanden. (→Rz764)[9807]
Und natürlich muß der Sauerstoff mittels Deiner Beinpumpen in Deinen Körper hereingebracht werden. Genauer: Nur viel Laufen und Gehen zwingt zum heftigen und tiefen Atmen. Und nur das bringt genügend Sauerstoff in Deinen Körper. Zudem treibt das den Fluß der Lymphe in den Lymphbahnen an, wie Du bereits weißt. (→Rz136, 897) Warum wohl haben sich die großen Lymphdrüsen unter der Achsel und in der Leistenbeuge angesiedelt, bzw. warum sind sie vom Schöpfer dorthin plaziert worden? Ich will es Dir hier noch eindeutiger klarmachen:
<u>Weil genau an diesen Stellen Dein Körper vom 30 Millionen jahrelangen gleichbleibenden Bewegungsverhalten unserer urzeitlichen Ahnen am meisten profitierte. Die Lymphknoten unter dem Arm wurden durch das Klettern im Baum zusammengepreßt und wieder entspannt. Wieder gepreßt und erneut gespannt. Die Lymphdrüsen unten in der Leiste wurden beim Auf- und Abklettern zusammengedrückt und wieder gelockert. Auf diese Weise wurde der Lymphstrom ständig in Fluß gehalten. Eben deshalb dränge ich Dich auch so, die Baumbewegungen nachzuvollziehen.</u> [9612, 9684]

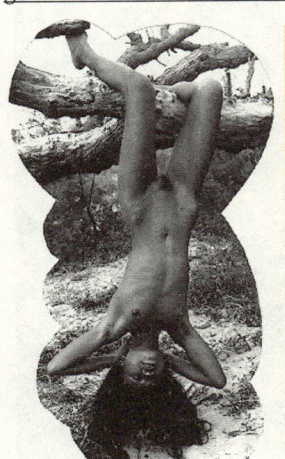

Kalte Füße?

Kaffee wärmt den Magen, hilft aber nicht gegen kalte Füße. Im Gegenteil, die Gefäße werden verengt und damit wird die Durchblutung zusätzlich herabgesetzt. Das gleiche gilt für Alkohol und Nikotin. (dpa 21.5.2000)

Kälteempfindlichkeit ist aber häufig verursacht durch eine Schilddrüsenunterfunktion und lange zuvor genommene Rheuma- und Schmerzmittel. Wer Chemie in sich reinstopfte, bekommt es im Alter heimgezahlt.

Grauer oder grüner Star im Anmarsch?

Dann solltest Du viel mit den Augen rollen: kreisend in Liegender-Acht-Form. Dann von links nach rechts, umgekehrt und von oben nach unten.
Alle, die Probleme mit den Augen haben (erhöhten Augeninnendruck vorher durch UrKost beseitigen), finden so Erleichterung.

UrBewegung Aushängen (13a)
Als ich im FKK-Gelände diese Aufnahmen von meiner Frau schoß, klatschte ein Pulk neugieriger Nackter begeistert Beifall ...

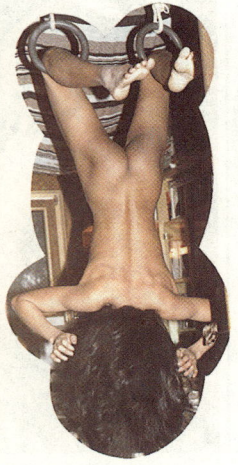

Nachahmbewegung Aushängen (13b)
in Ringen in der Kopfschaukel (13c) oder nicht ganz so wirksam beim Kopfstand.

Beim Kopfdrehen stehst Du aufrecht, Füße hüftbreit auseinander (16). Nun senkst Du Deinen Kopf langsam aufs Brustbein. Noch viel langsamer nach links drehen, zur linken Schulter heben, Blick zur Decke richten, mit dem Kinn dem Blick folgen, dann streckst Du das Kinn so weit wie möglich über die Schulter zur Decke. Sehr langsam wandert jetzt Dein Kopf gerade nach rechts. Wieder Blick zur Decke, Kinn zur Decke strecken, langsam zur Mitte senken. Das wiederholst Du fünfmal nach links und fünfmal nach rechts.

<u>Wußtest Du, daß die Kopfgelenke eine Schlüsselregion für dumpfen Kopfschmerz sind? Du löst daher mit dieser Übung auch die muskulären Verspannungen am Kopfnickermuskel, den kurzen Kopfgelenkstreckermuskeln (16a, c, 18, 18b).</u>

(Unverständlicherweise warnen einige moderne Gymnastikbücher vor diesem natürlichen Tun...)

Diesem Training (13b + c) solltest Du Dich unbedingt mindestens zweimal wöchentlich, als Rückenleidender aber täglich, für einige Minuten hingeben (13b). Du kannst Dich auch mit den Knien in eine Holzstange oder ein Reck einhängen.

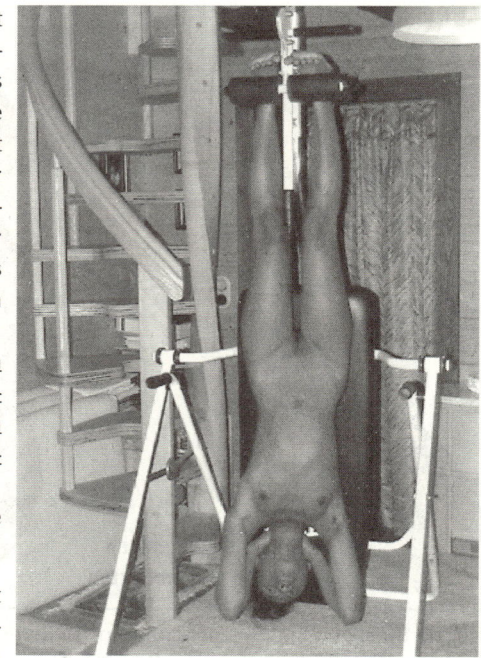

[911] Und wenn Du schon zu alt oder gebrechlich bist, gib Dein Geld nicht für Firlefanz oder Genußgifte aus, sondern kaufe Dir eine Kippschaukel.[9895] Da stellst Du Dich einfach rein und kippst Dich mit dem Kopf nach unten. Du glaubst nicht, wie schnell Du Erleichterung findest (13c).

»Diese Kippe ist doch ein technisches Gerät der Neuzeit«, sagst Du, »die kannten die Urmenschen doch nicht!«

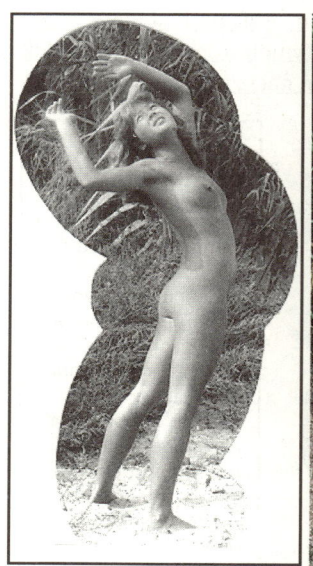

Aushängen im Kippapparat (13c)

Drehend strecken(18b) und den Oberkörper in einer Liegenden-Acht-Bewegung in der Hüfte drehen.

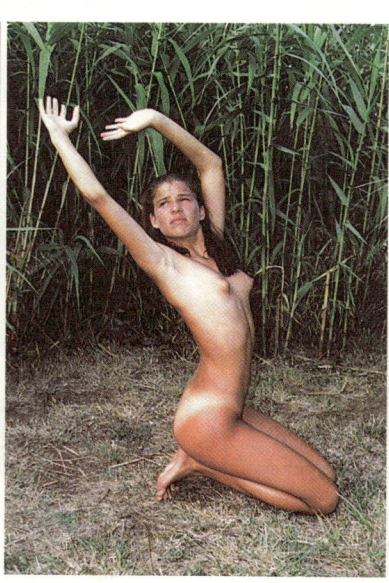

ebenfalls kniend

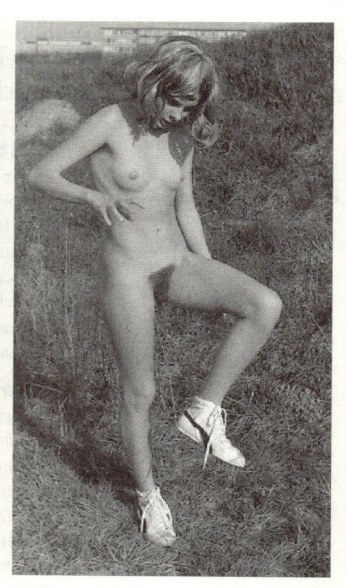

Vor Wut aufstampfen (30) Bitte aber die Spikes ausziehen, wenn Du einen Bösewicht unter Dir liegen hast

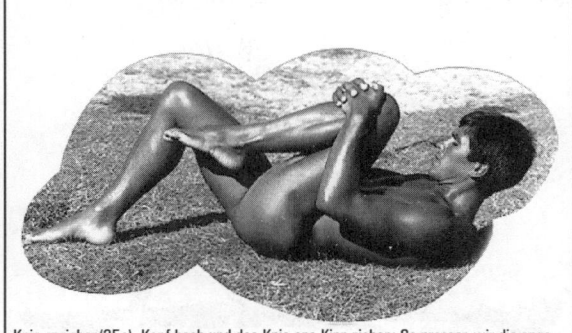

Knie anziehen(35a). Kopf hoch und das Knie ans Kinn ziehen: So pressen wir die angesammelten Giftstoffe aus dem Schwamm der Schilddrüse

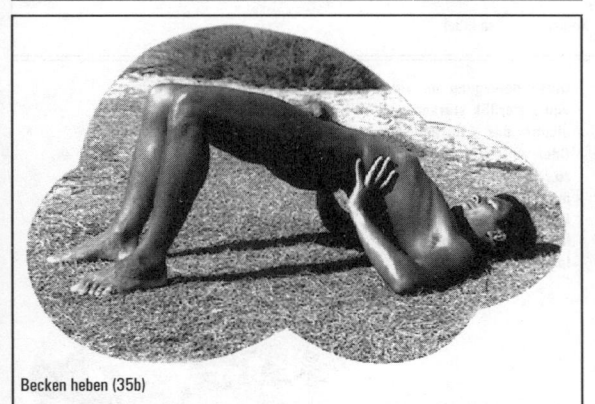

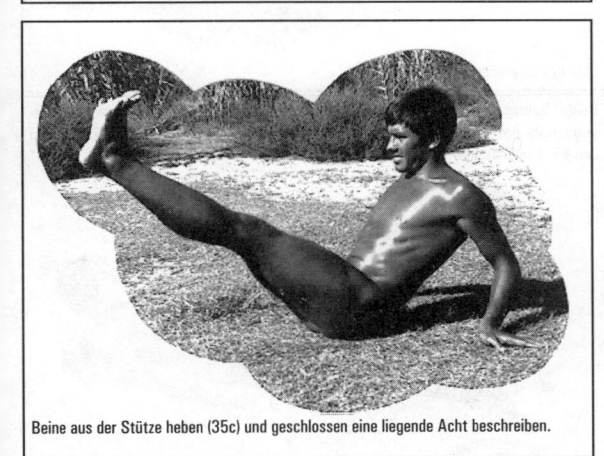

Becken heben (35b)

Beine aus der Stütze heben (35c) und geschlossen eine liegende Acht beschreiben.

Diese Kippschaukel hat natürlich nichts mit der Urzeit zu tun. Aber die damit ausgeübte Bewegung - das Herabhängen des Körpers in einem Baum -, das ist eine urzeitliche Bewegungsform.

Sonst mußt Du Dich in einer Turnhalle an eine Reckstange oder an Turnringe hängen. Oder erkundige Dich in einem Fitneßstudio, ob die etwas Ähnliches zum »Aushängen der Wirbelsäule« anzubieten haben.[9895] Als Ersatz mach wenigstens täglich einen Kopfstand, mindestens zehn Minuten lang. Dabei versuche, Dich möglichst weit nach links und rechts in den Hüften zu drehen.

Leichte Rückenschmerzen, wenn Du mal unter ihnen leiden solltest, bringst Du so schnell weg:

Lege Dich auf den Rücken. Winkele die Beine einzeln an. Drücke Deine Lendenwirbel fest auf den Boden. Bleibe 10 Sekunden in dieser Lage. Danach entspanne Dich wieder 10 Sekunden. Dies wiederhole fünfmal(35a). Weil das so gut tut, drückst Du Dich jetzt auch noch aus dem Rücken auf die Schultern hoch (35b) und hebst im Sitzen die Beine an (35c). Das Allerbeste für den Rücken, ach was sage ich, für den ganzen Körper sehe ich in einer Dehnungsbewegung (35d).

Das Beste für Dein Kreuz: flach auf den Rücken legen. Arme neben Kopf rechtwinklig ausstrecken. Linkes Bein anwinkeln, über das rechte Bein legen und mit auf dem Boden bleibenden Schultern das rechte Knie neben das linke Knie federnd nach unten stoßen. (→Rz920, Bild 33)

An meine ungläubigen Leser:
Ach so, Du glaubst das nicht, wie gut Bewegung für Dich ist und wie viel Freude sie gibt? Ehe Du damit anfängst, willst Du zuerst die Meinung der Wissenschaftler hören oder zum Arzt gehen, ob der es Dir auch gnädigst gestattet? Nun, bewiesen ist, daß bei körperlichen Bewegungen bestimmte Mengen von Noradrenalin ausgeschüttet werden, die bewirken, daß Du nach viel Bewegung, und schon während Du sie ausübst, fröhlich und guter Dinge wirst. . Selbst die Harnsäure im Blut verringert sich bei viel Bewegung und wird abgebaut. Auch bei der Produktion von Serotonin schaltet Deine Seele von dunkel auf hell. Diese wird angeregt durch das Essen von Obst (Bananen) und von Mozartmusik. Bei Rockmusik ist die Anregung nicht nennenswert.

Dir ist inzwischen ja völlig klar geworden, daß wir hier keinen Sport machen, sondern täglich notwendiges Urverhalten unserer Urahnen wiederholen.

912 Als ich Seminarteilnehmern bei einem Waldlauf an einem Buchenast das an einem Arm hängende In-der-Schulter-Drehen als »Antirückenschmerzmittel« vormachte (→Rz 904/ 9b), rief eine Dame spontan:

»Weißt Du, Franz, bis jetzt stand ich noch immer kritisch Deiner These von der Uraffenabstammung gegenüber -, aber wenn ich Dich so im Baum sehe: Jetzt hast Du mich davon überzeugt!«

Unsere Vorfahren sind aber nicht nur in den Bäumen rumgeklettert. Sie sind erst mal an die Äste gesprungen. Und das mindestens zehnmal am Tag (8). Und dann haben sie sich an den Zweigen hin und her geschwungen, um leichter zu anderen Ästen zu gelangen (9).

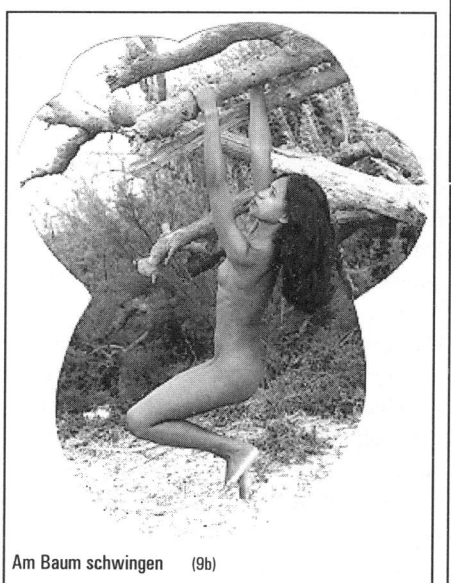

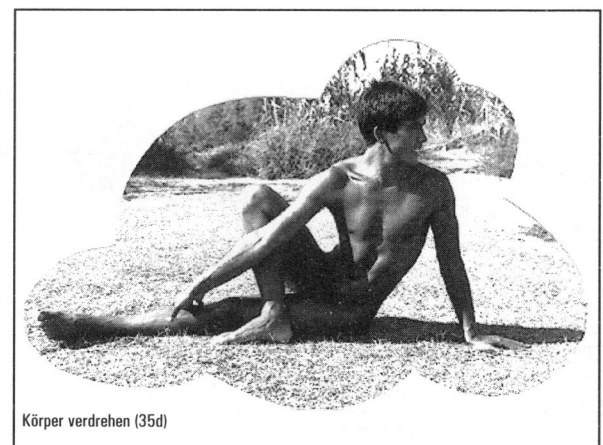

Körper verdrehen (35d)

Diese Bewegung und die von Ziffer35k stärken vor allem das Hüftgelenk! Oder willst Du es geradezu herausfordern, daß man Dir im Alter ein künstliches einsetzt? Da kriegst Du nichts zu lachen!

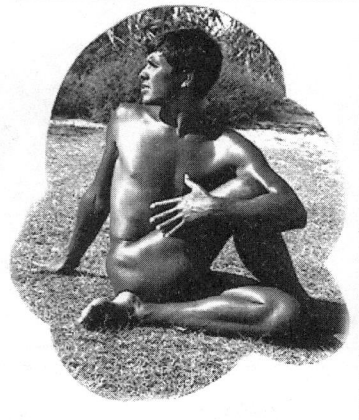

Über Kreuz verdrehen (35e)

Beide Bewegungsformen sind in den statischen Zustand versetzte Urbewegungsteile des Aufstehens aus dem Sitzen. In dieser ruhigen Haltung kannst Du den Rücken besonders stärken.

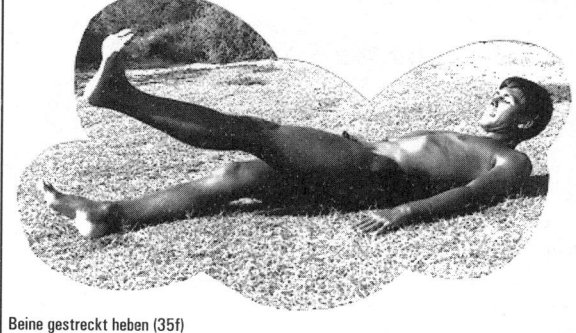

Am Baum schwingen (9b)

Beine gestreckt heben (35f)

»Das mit einem Arm am Ast zu hängen, bring ich trotz viel Übens nicht fertig«, sagst Du.
Wenn Du ungeübt und daher noch steif bist und obendrein nicht besonders kräftig, dann wirst Du hier meist passen wollen. Dennoch solltest Du in der Lage sein, Dein eigenes Gewicht eine Zeitlang aus eigener Kraft zu halten. Handelt es sich hierbei doch um eine der grundlegendsten UrBewegungen. Du darfst keinesfalls resignieren, wenn Du das nicht gleich auf Anhieb schaffst. Sprich so mit Dir: »Ich versuch's erst mal mit zwei Armen, damit sich die ungelenken Bänder und Sehnen wieder einspielen können. Dann laß ich vorsichtig eine Hand los - Mist - ich sacke weg.

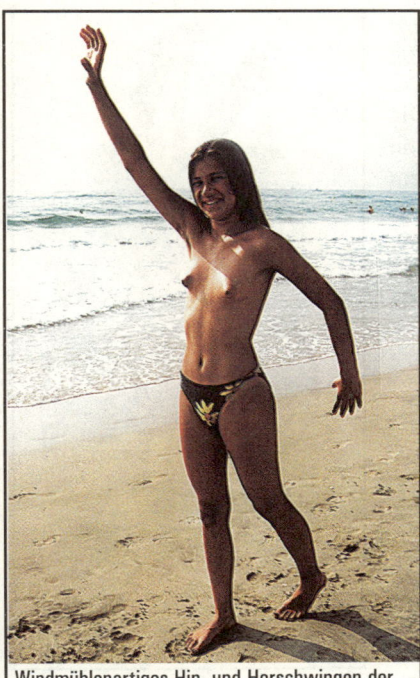

Windmühlenartiges Hin- und Herschwingen der Arme (35g)

"Das ist meine UrBewegung für alle Leser von Papi, die zu bequem für das UrTraining sind!"

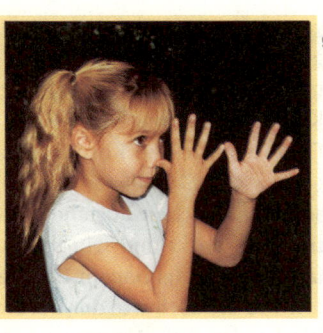

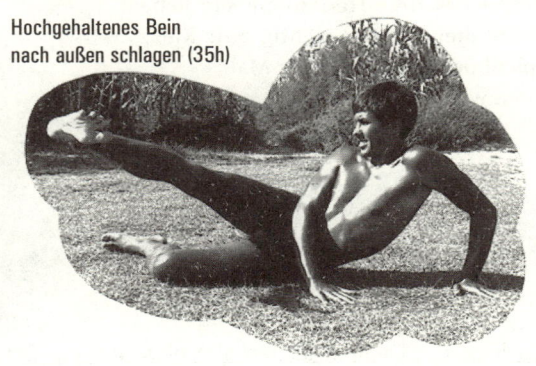

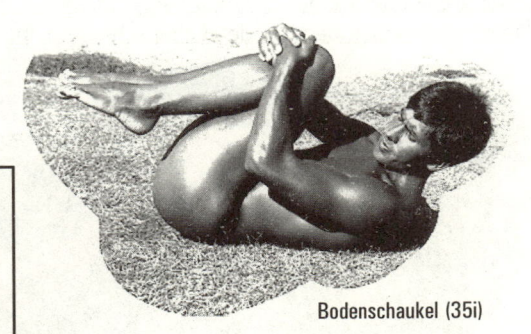

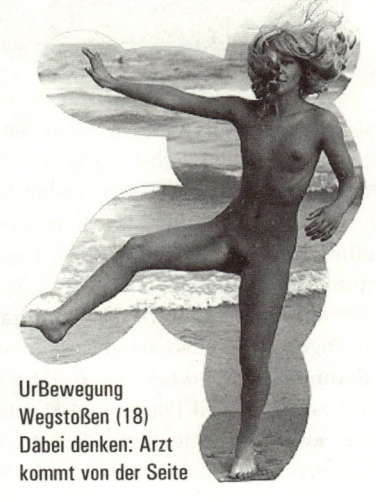

912

Hochgehaltenes Bein nach außen schlagen (35h)

Besser ist es, wenn Du erst mal beide Füße auf dem Boden stehen läßt und Dich nur ein bißchen dehnst. Dann versuche langsam zu hängen. Bald wirst Du in der Lage sein, das genau so mit einem Arm durchzuziehen.

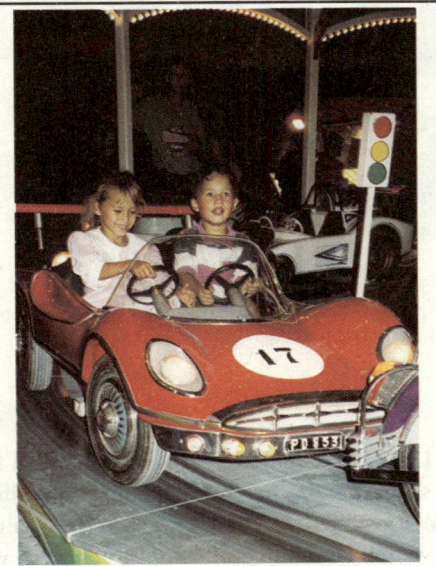

Bodenschaukel (35i)

"Klar, daß ich auch auf 'ne Kirmes gehe - wir sind ja nicht von gestern. Statt 'ner Bratwurst gibt's ein Stück harte Kokosnuß, das macht mir starke und ganz weiße Zähne. Aber ich vergeß' nie zu toben, zu tanzen, herumzuspringen. Du hoffentlich auch nicht!"

UrBewegung Wegstoßen (18)
Dabei denken: Arzt kommt von der Seite

677

914 wegen einer Schulterverletzung, die ich mir beim Judo zugezogen habe, erst mit dieser einfachen UrBewegung des einarmigen Hängens weggebracht.

Kranken mehr Sinnenfreude zu geben ist mir ein Anliegen. Die Fotos der nackten Körper wollen Beispiele geben, wie schön es ist, schlank und rank zu sein, wie leicht einem in einem solch natürlichen Zustand alles Bewegen fällt und wie ästhetisch das wirkt und wie fröhlich das macht. Doch nur keine falschen Vorstellungen: Der Besuch auf einem FKK-Strand ist etwa so erotisch wie der bei einem Proktologen. Aber wie die Kinder das freie Herumtummeln lieben! Da blühen sie Dir richtig auf! Klar: Spießbürger sollten lieber Mallorca wählen.

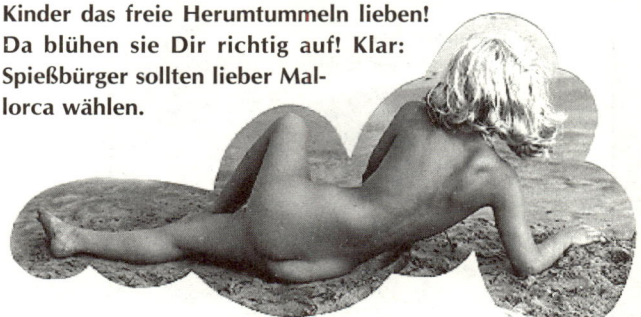

Hochspringen (8a)

Du legst mit Deinem letzten Slip nicht nur ein Bekleidungsstück ab, sondern eine spießig-miefige, Deinen Horizont und Dein Lebensglück beengende Weltanschauung ab.

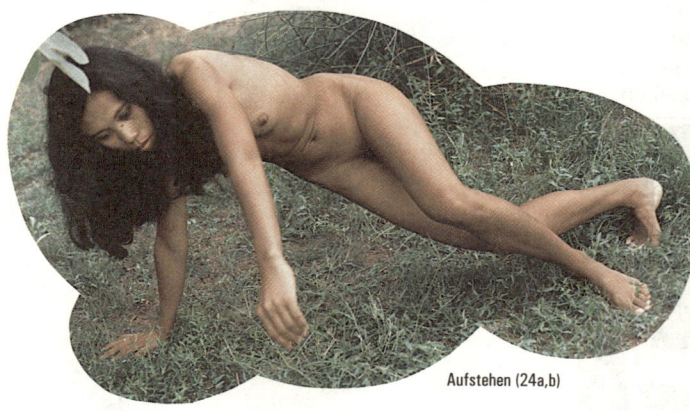

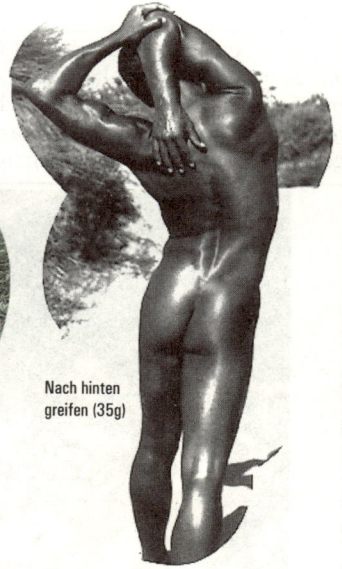

Aufstehen (24a,b)

Nach hinten greifen (35g)

Es soll Dich ebenfalls anregen, Dein Naturtraining nackt zu absolvieren, teilweise möglichst vor einem Spiegel. Dann kannst Du täglich wahrnehmen, wie sich Deine Figur langsam aber sicher verbessert und Du immer attraktiver wirst.

Urzeitmenschen liefen den ganzen Tag nackt herum. Du solltest wenigstens zeitweise zu dem Dir bestimmten paradiesischen Zustand finden. Allein deshalb, um das herrliche Gefühl von Freiheit und Befreitsein zu spüren, das Dich dann umfängt. Wie wunderbar, so zu erfahren, daß Du der Natur angehörst und soviel gedankliche Freiheit und weiten Horizont aufbrachtest, um Dich von den dummen und verkorksten moralischen Vorstellungen der Menschen zu befreien!

Du bist zu dick, weil Du zu viel Kochkost ißt und Deinen Hintern nicht bewegst. Wenn Du mit Deinem Körper so umgehen würdest wie mit Deinem Auto, wärst Du in einem besseren körperlichen Zustand. Niemand läßt so viel Sprit in seine Kiste laufen, daß es sein Tank nicht mehr packt.

Sich hochdrücken (28a,b)

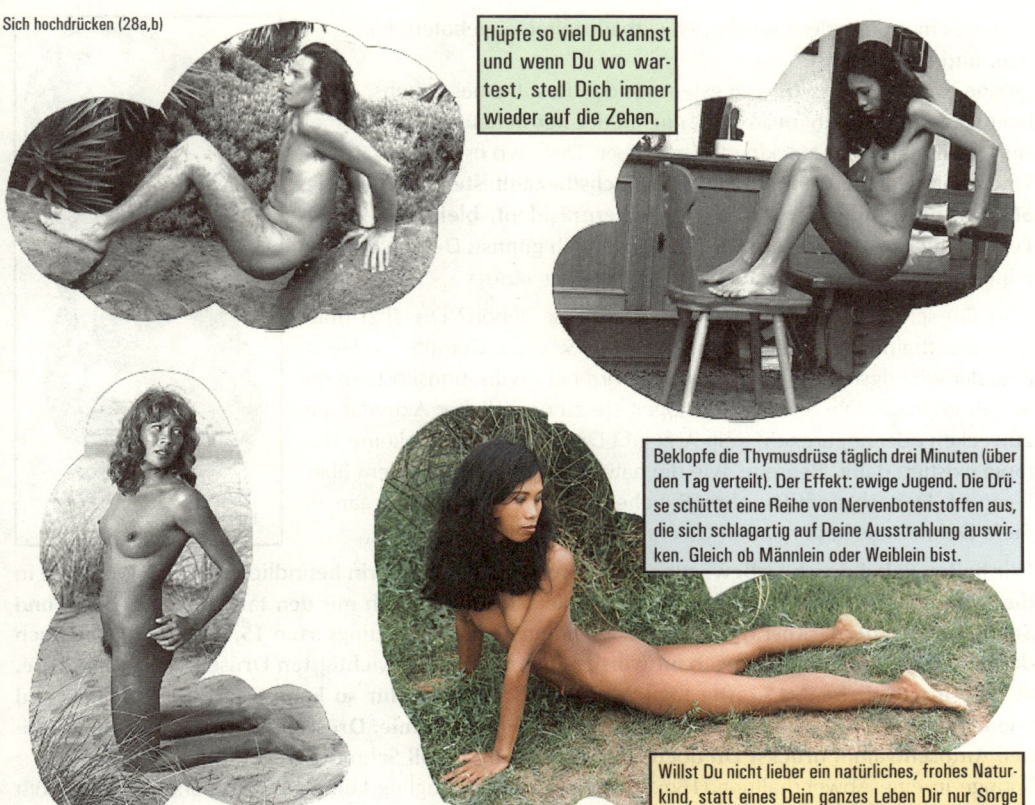

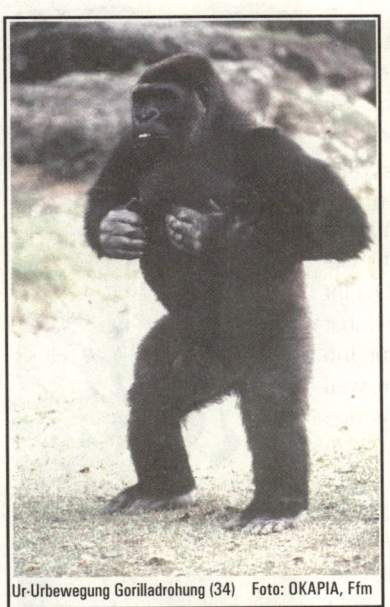

914

> Hüpfe so viel Du kannst und wenn Du wo wartest, stell Dich immer wieder auf die Zehen.

Drehen in der Hüfte (16c) Schilddrüse seitlich auspressen

> Beklopfe die Thymusdrüse täglich drei Minuten (über den Tag verteilt). Der Effekt: ewige Jugend. Die Drüse schüttet eine Reihe von Nervenbotenstoffen aus, die sich schlagartig auf Deine Ausstrahlung auswirken. Gleich ob Männlein oder Weiblein bist.

> Willst Du nicht lieber ein natürliches, frohes Naturkind, statt eines Dein ganzes Leben Dir nur Sorge machendes zivilisationsgestresstes, überfordertes Stadtkind?

Gönne Dir das Vergnügen, beim Klopfen auf die Brust - und der damit verbundenen Anregung Deiner Thymusdrüse - auch Urlaute auszustoßen. (→Rz 959) Damit Du Dich auch mal richtig urig fühlst! Ist Dir schon aufgefallen, daß die Bobfahrer sich vor dem Start ebenfalls auf die Brust schlagen?

Warum stopfen die Schulen Unnatürliches in Dein Kind? Warum nur? Wo es doch so einfach wäre ihnen mit Beziehung auf die Tiere so viel Spaß zu bereiten...

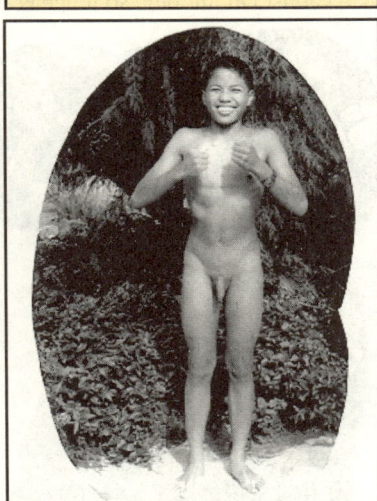

Ur-Urbewegung Gorilladrohung (34) Foto: OKAPIA, Ffm

UrBewegung Gorilladrohung zur Thymusdrüsenanregung zwecks Ausschütten ihrer Peptide (34) Und zieh dabei die Pobacken fest zusammen. Auf daß er mit der Zeit so fest und knackig wird, daß es Deinem Partner Spaß machen wird, darauf die Finger tanzen zu lassen.

Bei den Naturisten weist der maßgeschneiderte Anzug keinen millionenschweren Direktor aus, keine vier Sterne auf den Schultern den General... Und goldberingte Finger wirken in der freien Natur direkt lächerlich und weisen auf die Eitelkeit ihres männlichen Trägers warnend hin.

679

915 In den Schwimmbädern werden Nacktbadezeiten angeboten. Nutze sie mal, und Du erkennst:

Gönne es Dir, o Mensch, wenigstens für den Rest Deines Lebens: dieses beglückende Urgefühl des Nacktseins in der herrlichen Natur! Am meisten Spaß macht das Nacktbaden am Meer. Dort, wo es schön warm ist. **Und dann: welche Genugtuung! Den höchstbezahltesten Männern des Staates, ob Bundeskanzler oder Ministerpräsident, bleibt ihr ganzes Leben lang versagt, was Du Dir jetzt genüßlich gönnst: Deinen nackten Hintern wohlig gegen die Sonne zu strecken...**(→Rz936)

Hast Du schon mal was von der Thymusdrüse gehört? Die sitzt unter dem Brustbein. Die Griechen sahen sie als Sitz des Gemüts an. Sie ist eine der wichtigsten Körperdrüsen und wird bei Zivilisationsköstlern mit 30 Jahren träge. Die Schläge vermögen sie zu neuerlicher Aktivität aufzuwecken oder anzuregen! Kein Arzt gibt Dir eine Anregung, keine Therapie existiert dafür. Begreife, wie die natürliche UrTherapie allem überlegen ist. Danach stößt Du ohne Baucheinziehen einen aus der ganzen Tiefe Deines Ichs kommenden Urschrei aus. (→Rz959)

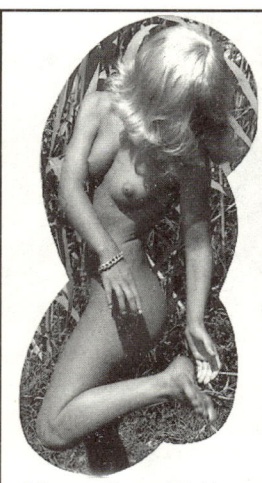

UrBewegung Dorn aus Fuß ziehen — Hüftdrehung (16d)

Wir helfen dabei durch UrBewegungen unseren Drüsen, die darin befindlichen Schlackenstoffe in die Lymphbahnen zum Abtransport zu drücken. Damit sie sich mit den taufrischen Lebens- und Sonnenstoffen der UrKost wieder auffüllen können. Die Bewegungsarten 15, 16 und 20 sind auch deshalb in das UrTraining eingebaut worden, damit eine der wichtigsten Drüsen, die Schilddrüse, auf diese natürliche Art kräftig täglich ausgedrückt wird. Nur so kann sie gesund bleiben und wieder gesund werden - nicht durch Wegmetzeln oder Chemie. Drüsen sind wie Schwämme. Deinen Autoschwamm drückst Du doch auch aus, wenn er voll Schmutz steckt, oder?

Springe in eine Abwehrhaltung (16e). Der gedachte Eindringling kommt Dir zu nahe, und Du stößt Arme und Beine in seine Richtung, ihn abzuwehren (16f, 18.) Meine Frau macht Dir das hier (16e) vor.

916 »Wie kannst Du nur eine so junge Frau heiraten? Ich finde das - «

Ich finde das nicht. Eine Frau ist gar nicht so sehr auf Schönheit fixiert wie wir Männer. Sie sucht vor allem den sicheren und verläßlichen Partner, der ihre und ihres Kindes Zukunft zu sichern vermag, der ihr Geborgenheit schenkt. Der ihr zuhört und auch scheinbar Unwichtiges oder für ihn Dummes ernst nimmt, weil er weiß, wieviel aus den Gefühlen einer Frau aufbricht. Und dazu ist der Mann erst ab einem gewissen Alter fähig. Weshalb viele Frauen sich zu älteren Männern mehr hingezogen fühlen als zu jüngeren.

Urabwehrbewegung (16e)

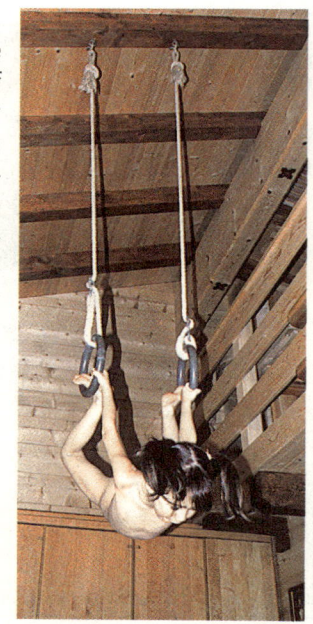

"Ganz toll, wie Du das »In-den-Wolken-schwebende-Engelein« machst, lobe ich Myriam." Dann strahlen mich die liebsten Augen der Welt an...

»Aber eine junge Frau möchte doch auch viel körperliche Liebe...«

Nun - für Vitalität sorgt die UrMethode doch allerbestens. Mit ein Hauptgrund, daß ich sie so hoch schätze!

Zufrieden? Nein? Dann sieh es mal vom Standpunkt meiner Frau, die unter ihren Krankheiten so sehr litt und die bei mir plötzlich alle Leiden los wurde und täglich von meinem Wissen und meiner Erfahrung profitiert. Die keine Sorgen mehr haben muß und zu den echten Werten des Lebens gelangt. Und betrachte es auch aus meiner Sicht. Schließlich muß ich als Gesundheitsreformer strikt darauf halten, mit meiner ganzen Familie Vorbild für andere zu sein. Wie sollte ich das mit einer älteren deutschen Frau schaffen? Glaubst Du, die liefe täglich mit mir den Berg hoch, würde mit mir die UrKost ohne Gezänk futtern? Nein. Ehepartner müssen eine Einheit sein. Kaum eine Frau unseres Kulturkreises kann mehr so denken oder handeln, wie es meine Frau als Exotin ausdrückt: Mein Mann umsorgt mich und tut alles für mich. Ich will deshalb zu seiner Freude da sein und nicht zu seinem Streß. Das Glück, das ich ihm schenke, fällt dann doppelt auf mich zurück...

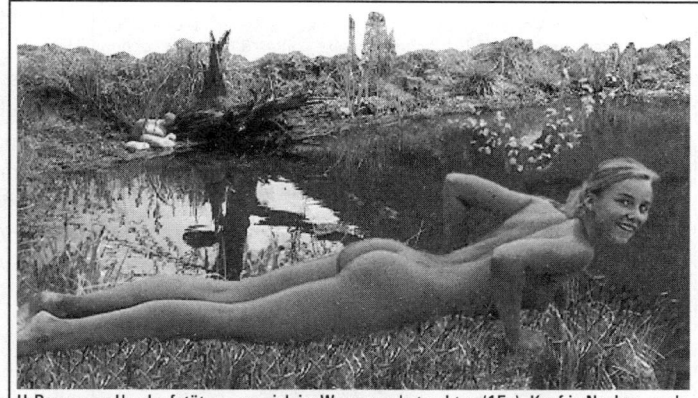

UrBewegung Handaufstützen, um sich im Wasser zu betrachten (15a). Kopf in Nacken, nach links und rechts blicken

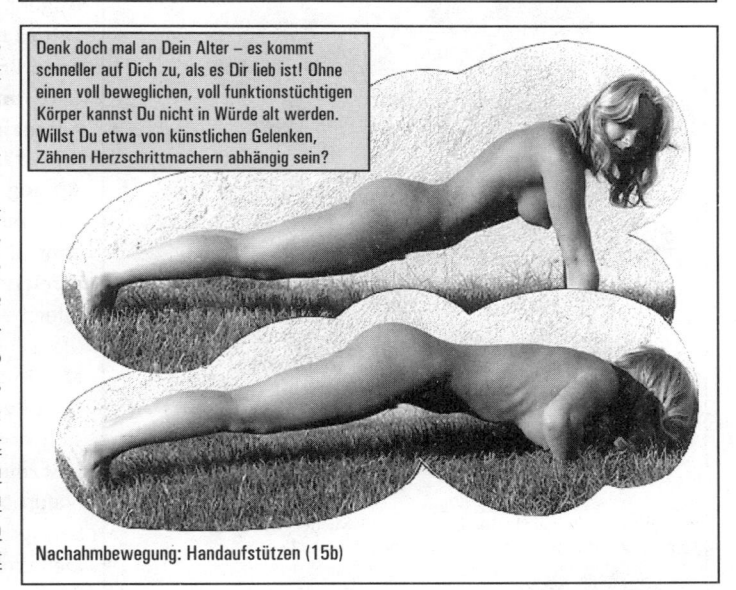

Denk doch mal an Dein Alter – es kommt schneller auf Dich zu, als es Dir lieb ist! Ohne einen voll beweglichen, voll funktionstüchtigen Körper kannst Du nicht in Würde alt werden. Willst Du etwa von künstlichen Gelenken, Zähnen Herzschrittmachern abhängig sein?

Nachahmbewegung: Handaufstützen (15b)

Die etwas neidische deutsche Freundin meiner Frau meinte auch ihr dazu was unterjubeln zu müssen: „Willst Du etwa mit einem 40 Jahre älteren Mann Dein ganzes Leben verbringen?" Ihre Antwort: „Aber nein, Ute. Nur den Rest von seinem Leben!" Übrigens: Nur als älterer Mann überhaupt weiß man das herrlichste Wunder auf Erden, die junge Frau, erst wirklich zu schätzen und zu achten... Und sie zu ihrem Besten zu leiten.

Zwischendurch bei den einzelnen UrBewegungen stärke auch Deine Augenmuskulatur: Folge mit dem Blick einer gedachten diagonalen Linie, ohne den Kopf zu bewegen, soweit sich Deine Augenmuskeln strecken lassen. Fünfmal machst Du das nach oben, dann nach unten. Dann bewegst Du sie in einer gedachten horizontalen und vertikalen Linie hin und her. Halte bei der horizontalen Linie jeweils neben die Augen einen Finger, auf den Du zu blicken versuchst. Nun rolle die Augen fünfmal in weitem Kreis rechtsherum, dann linksherum. Nach jeder fünffachen Übung blinzele schnell ein paarmal in die Sonne oder ins Licht (35r). Schließlich rollst Du Deine Augen noch in einer liegenden Acht hin und her. Verlängere allmählich jede Übung bis zu fünfzehnmal.

Und schaue öfter mal kurz in die Sonne - aber ohne Brille! Ich habe daran während des Laufens meinen Spaß. Und mit schnellem Blinzeln in den Sonnenball – wie Kolibriflügelschläge vor einer Blüte, aus der er den Nektar saugt - wehe ich mir die Urkraft allen Lebens direkt in die Augen. Auf daß sie bis ins Sonnengeflecht eindringe.[9456] Einbildung? Wenn Du Kapitel 7.0 aufmerksam in Dich aufgenommen hast, weißt Du ja, dass jede Zelle des Körpers mit der anderen verbunden ist...

Wem das auf der Vorseite gezeigte nicht gelingt, der versuche es anfangs mit aufgesetzten Knien. Ein bißchen Ehrgeiz solltest Du hierbei schon entwickeln. Zum Beispiel auf soviele Stütze zu kommen, wie Du Jahre an Leben hast. Bist Du mal über 60, dann kannst Du bei dieser Grenze aber aufhören – ich mach dann die restlichen Liegestütze für Dich. Aber ohne aufgestützte Knie: 100 dynamische mit jetzt 75 Jahren. Sagt einer meiner Seminarteilnehmer zu den Herumglotzenden: „Wenn ich mal so alt wie der Franz bin, kann ich das auch!"

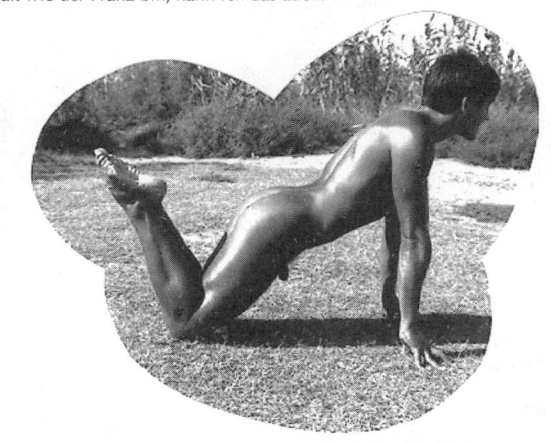

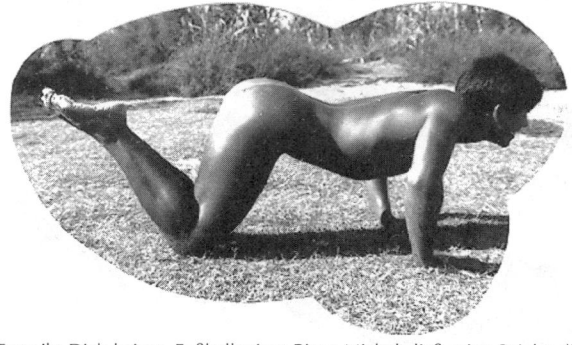

Es treibt Dich keiner. Fußballtrainer Rinus Michels ließ seine Spieler die Liegestütze über einen frischen Hundehaufen machen.

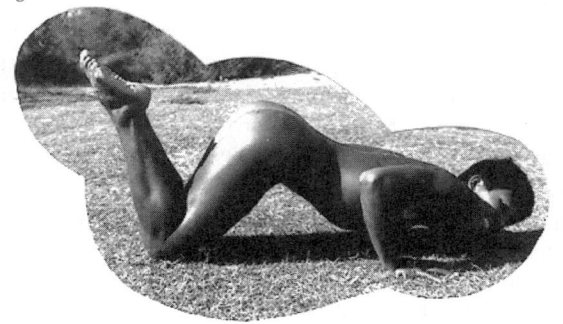

Nach vorne aufstützen (15c,d,e) Dieses Aufstützen läßt sich auch im Stehen ausführen an Tischen, Fensterbänken usw. und mit umgekehrter Handstellung

Augentraining kannst Du auch zum Einschlafen und Aufwachen mit geschlossenen Augen treiben. Damit Dein Kind später keine Brille nötig hat, mach das Augentraining mit ihm zusammen! Einfach die Augäpfel rollen, sie in die Ecken hin und her schieben, liegende Achten beschreiben. Wichtig ist auch das Anpeilen eines Gegenstandes aus verschiedenen Entfernungen. Hast Du allerdings Glasbausteine vor den Augen und willst Du die mal beiseite legen, so mußt Du schon jede Stunde Deine Augenmuskulatur trainieren.

Laß es nicht zu, daß Deinem Kind die erste Brille von einem Doktor verpaßt wird und er sich so einen Patienten heranzieht, der jedes Jahr eine neue, mit stärkeren Gläsern braucht! Am Anfang seiner Kurzsichtigkeit kann man mit dem eben geschilderten Augentraining noch Normalsichtigkeit erreichen. [9607]

Gleiches gilt bei Fußsohlen-Einlagen, die alles noch schlimmer machen.[3909] Das Kind muß sofort konsequent zum Barfußgehen gebracht werden, falls sich erste Anzeichen für einen Senkfuß zeigen. Und das besonders oft auf Naturböden in Feld, Wald und Wiesen. Sehr profitabel für die Mediziner ist bei Deinem Kind die Diagnose mit Namen Skoliose. Denn für die beginnende Wirbelsäulen-Verkrümmung verpassen die Medizinerdummköpfe ihm ein Korsett, das die armen Geschöpfe mindestens 23 Stunden täglich zu tragen haben. Verantwortlich für die Drehskoliose machen die Ärzte eine geschwächte Erbmasse. Doch das UrBewegungstraining hält gemeinsam mit der UrMedizin auch dieses Leiden auf und heilt es oft aus, wenn die Skoliotiker frühzeitig genug damit beginnen.

917 <u>Die Brille soll nach einem Lasereingriff neuerdings überflüssig werden, heißt es. Tatsache ist: Ein Bumerang-Effekt tritt ein: starke Schmerzen, Blendempfindlichkeit, Infektionen, Narbenbildung, Bulbusrupturen.</u> Von einer leichten Kurzsichtigkeit (-2) kannst Du nach dem Eingriff eine Brille für plus 6,5 Dioptrien nötig haben! Ebenso vermindertes Kontrastsehen, Rückfälle in die alte Fehlsichtigkeit, selbst ein Erblinden ist dadurch möglich (Ärzte-Zeitung, 13.6.91).

Hopsen mit
beiden Beinen (7)

918

Nach vorne aufstützen (15f) Dann die Arme beugen und wieder strecken

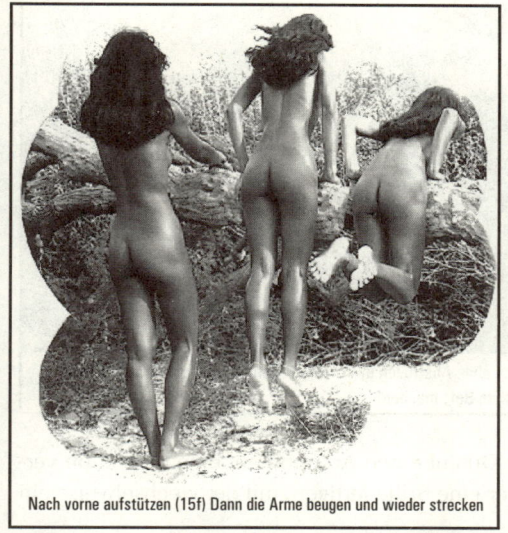

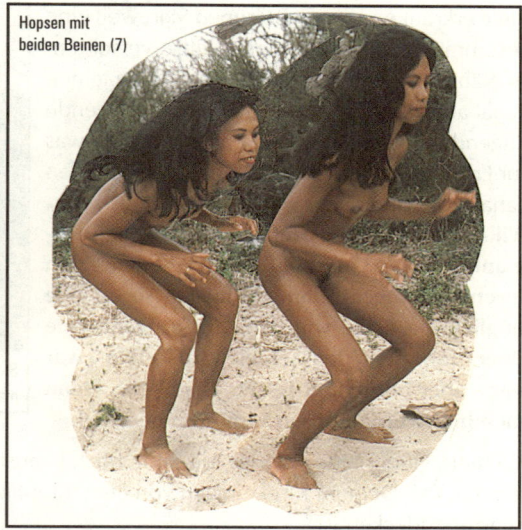

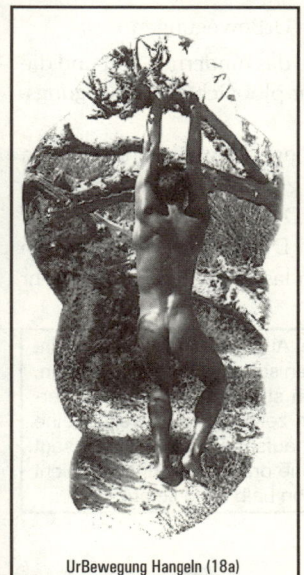

Wenn Du eine UrBewegung nicht perfekt hinkriegst, ist das auch ein Vorteil: Nun weißt Du, an welchen Stellen es bei Dir fehlt! Und Du wirst Dich hier doppelt bemühen, das besser hinzukriegen.

»Aua, da hab' ich doch in einen Dorn getreten!«
Nun - dann mußt Du jetzt mal 'ne Zeit auf einem Bein hüpfen, um vorwärts zu kommen! (16f)
Aber vergiß nie: Du mußt laufen, laufen! Sonst läuft bei Dir nichts. Dazu brauchst Du keine Geräte, keine Vorbreitung – Du kannst es überall betreiben – selbst im Knast auf der Stelle...
In einige Bewegungsarten habe ich das Unendlichkeitszeichen eingebaut. Das soll bewirken, so meint die chinesische Bewegungslehre, daß die mathematisch ausgerichtete Gehirnhälfte sich mit der musischen besser verbindet und dadurch beide gestärkt werden... Na ja, wenn's nicht stimmt, so dient es doch der Geschicklichkeit.

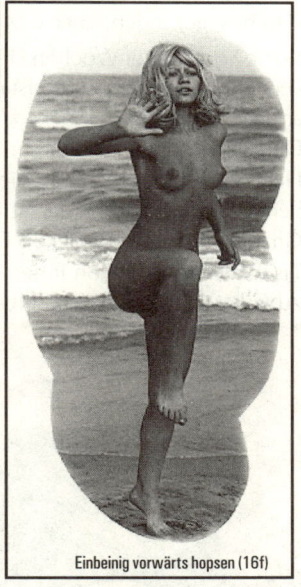

UrBewegung Hangeln (18a)

Einbeinig vorwärts hopsen (16f)

Du mußt wissen, daß es im Auge keine Durchblutung gibt. (Würde es wie ein Muskel durchblutet, so würdest Du alles rot sehen.) Das hat leider den Nachteil, daß sich deshalb kleinere Schlacken im Auge gut absetzen können. Im Alter dringen diese Schlacken aus der Fehlernährung dann langsam auch ins Auge ein. So kommt es zur Bildung von Grauem Star (Augapfeltrübung) und späterem Blindsein. Wieso die Mediziner diesen überhaupt behandeln, wo es doch für sie keine Schlacken gibt! (→Rz649ff)
<u>Das alles kann Dir nicht passieren, wenn Du vorher verhinderst, daß in Deinem Körper solche Schlacken und Giftstoffe entstehen.</u>
Ich möchte noch mal auf den Satz von oben zurückkommen, es sei ein Nachteil, daß die fehlende Augendurchblutung das Bilden von Stoffwechselschlacken zulasse: **Die Natur (oder Gott) hat in ihren Lebewesen nichts Nachteiliges angelegt.** Ließe sie es folgenlos zu, daß jeder Mensch schlechte Kost zu sich nehmen könnte, wäre der ungesund Lebende (und damit der die Natur Zerstörende) gegenüber demjenigen bevorzugt, der auf seine Gesundheit und die seiner Erde achtet. Deshalb sendet die Natur den Menschen u.a. auch Blindheit, auf daß sie sehend werden.

919 Viele erkranken auch am Grünen Star, weil eine bestimmte, die Hornhaut und Linse versorgende Nährflüssigkeit nicht mehr über einen feinen Kanal abfließen kann. So schädigt der steigende Augendruck den Sehnerv mehr und mehr - was zur Erblindung führt. Die UrMedizin macht den Kanal nach und nach wieder frei.
Willst Du beide Star-Arten vermeiden, dann achte auf eine gute Durchblutung der Augenregion durch das Augentraining. Und laß so oft wie möglich die Brille von den Augen. Denn eine Operation zieht den Schleier fürs erste zwar weg - aber berüchtigt ist der Nach-Star. Denn auch hier wurde nur ein Symptom beseitigt.

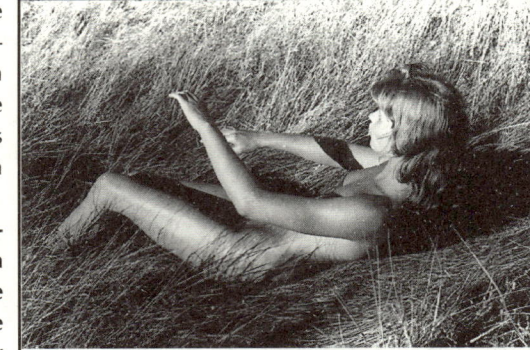

Sich ohne Abstützen der Arme aufrichten. Schon morgens ein paarmal im Bett machen!

Auch als Mutter eines Kindes mit Silberblick kannst Du auf einen Arzt und auf eine Operation verzichten. Laß Deinem Kind einfach von einem Optiker eine Brille fertigen, mit der wechselweise ein Auge abzudecken ist.

»Du hast gut reden, aber was mich betrifft, so bin ich viel zu steif für die UrBewegungen.«

Keine Sorge: Drei Wochen Erd-Fasten und acht Wochen UrKost haben all das hindernde Fett und die versteifenden Harnsäurekristalle abgebaut. Du wirst sehen, wie leicht Dir plötzlich alle Bewegungsarten gelingen!

Denk doch auch mal daran: Wenn Du Deine Muskeln (und damit zwangsläufig verbunden) Dein Herz stärkst, altern beide viel langsamer. Und: Je besser Du von Tag zu Tag Deinen Körper beherrschst, desto mehr stärkst Du Dein Selbstvertrauen. Das heißt auch: Du mußt im Alter nicht auf Gnade und Barmherzigkeit Deiner Angehörigen angewiesen sein oder Dich von ihnen über den Tisch ziehen oder von ihnen mit einer Abschiebung ins Heim bedrohen lassen. Du traust Dir mehr zu, z.B., Dich ohne Arzt selbst gesund zu machen!

Meine alte Freundin Renate, Augenärztin und Veganerin, erzählt mir: Der kleine Stefan soll eine Brille bekommen, hat der Lehrer gemeint. Ich stehe an der Buchstabiertafel, Stefan sitzt davor, ich zeige auf die zweite Reihe und sage ihm, er soll sie mir aufsagen. »Mein Gott«, sagt er zu mir, »Du stehst so nahe dran und kannst die nicht sehen? Da mußt Du ja schon halb blind sein!«

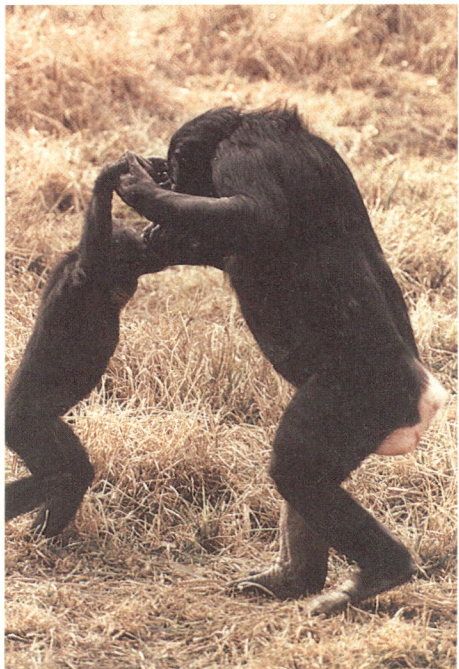

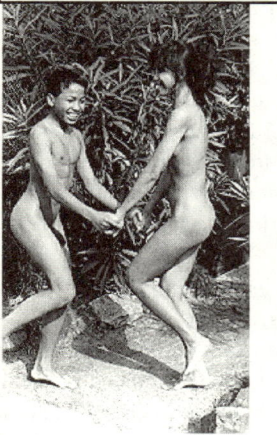

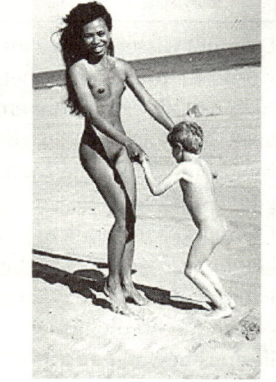

Ur-UrBewegung Tanzen (6a)   Foto: SAVE-BILD, Minden

UrBewegung Tanzen (6)

Achtung, Ihr Bürohengste: Wie Ihr Euch unbemerkt tagsüber fit haltet, das lest Ihr im LV→8006

Wird Dir allmählich klar, daß ich Dir nichts von all dem guten Gewissens erlassen kann, was ich Dir zu tun vorschlage?
Dieser Vorteil tritt noch hinzu:
<u>Je mehr Du trainierst, desto mehr verkürzen sich Deine geistigen Reaktionszeiten - weshalb Du Dich danach auch besser konzentrieren kannst.</u>
Und das wiederum kommt Dir dabei zugute, Dir über noch bestehende Vorurteile gegen mein Buch klar zu werden und sie abzubauen. Und damit einer natürlichen Klugheit, die zu einem freien Leben voller Zufriedenheit und Wohlgefühl führt, eine Gasse zu bahnen.

Zu Hause springst Du am besten vom Stuhl auf eine weiche Unterlage. Jüngere können vom Tisch springen. Ältere probieren es vom Fußbänkchen. Ab 45 Jahren mußt Du damit aber vorsichtig sein, weil die UrMedizin erst langsam Deine Knochenmasse stabilisert und wieder aufbaut. Nach acht Monaten durchgezogener UrKost allerdings kannst Du Dir wieder alles zutrauen.

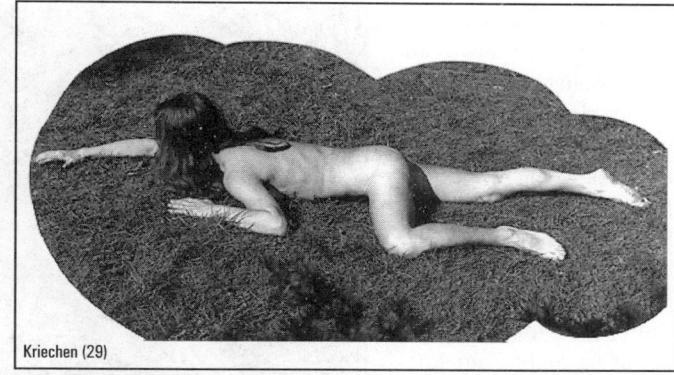

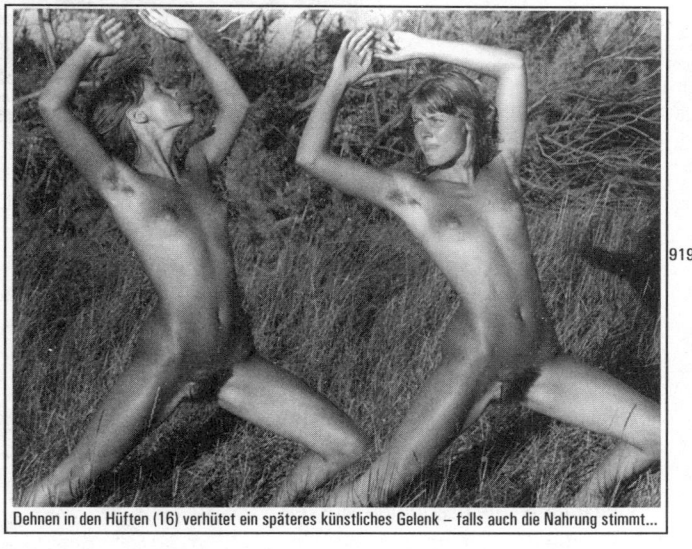

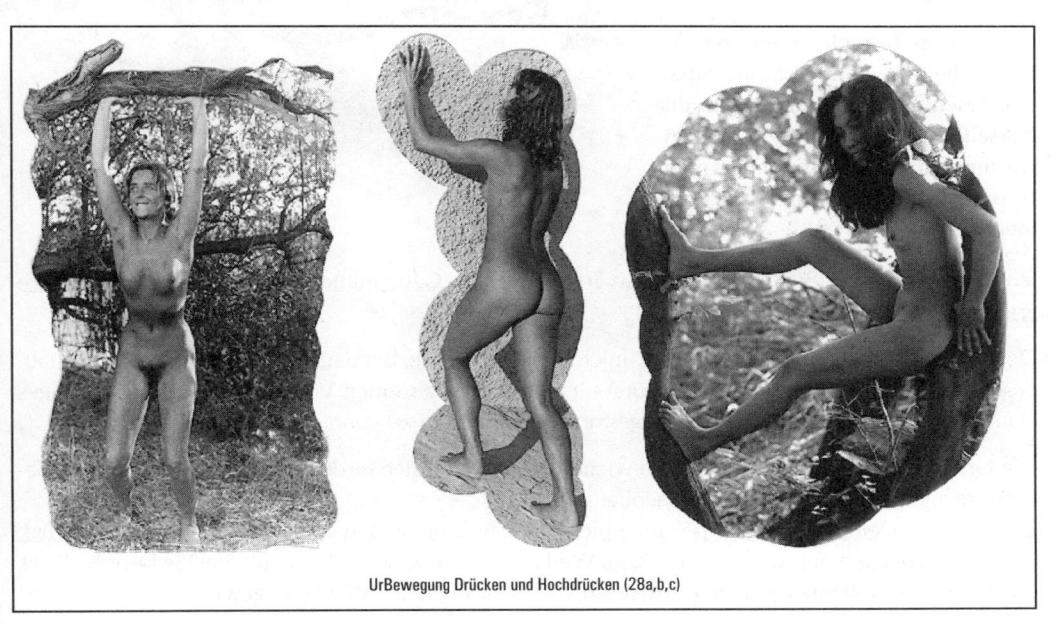

Kriechen (29)

Dehnen in den Hüften (16) verhütet ein späteres künstliches Gelenk – falls auch die Nahrung stimmt...

UrBewegung Drücken und Hochdrücken (28a,b,c)

685

Die ältere Dame mag, statt zu springen, nur etwas auf einem Bein hopsen. Hauptsache, sie gibt sich überhaupt einmal daran, wieder etwas beweglich und körperlich sicherer zu werden. Für sie gilt besonders: Der Muskel muß am Körper ziehen und ihn damit zur Zellerneuerung anregen, damit es nicht zum Knochenschwund (Osteoporose) kommt.[1907, 2474, 6032, 6120, 9437, 9603]

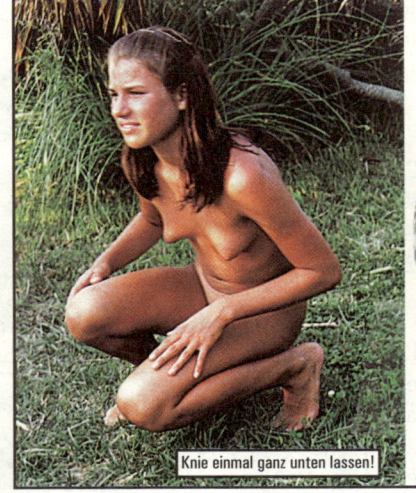

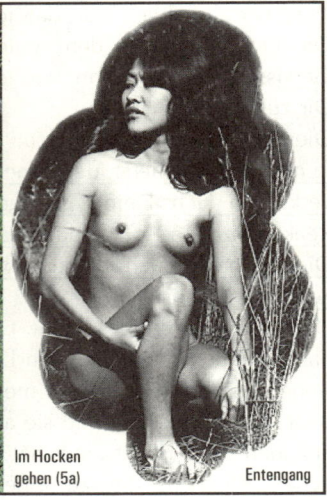

Knie einmal ganz unten lassen!

Im Hocken gehen (5a)

Entengang

920 Mit diesen UrzeitBewegungen, die wieder nicht speziell ein einziges Leiden angehen, liegt es in Deiner Hand, diese schlimmen Folgen der Unbeweglichkeit zu vermeiden, die Dich sonst im Alter krummer ziehen. Dadurch verspannen sich schießlich Deine Muskeln immer mehr, sie schrumpfen ein, und dieser Prozeß führt zu bösen Schmerzen und einem qualvollen Leben. Ganz schlimm wird es, wenn Du übersäuert bist und wegen Sonnenmangels zu wenig Vitamin D im Körper hast. Dann holt der Körper sich nämlich seinen Kalziumbedarf zusätzlich aus dem Knochengewebe und den Zähnen. Noch was Gutes für die Augen: Strecke den rechten Arm so weit aus, daß sich der rechteemporgestreckte Zeigefinger in Blickrichtung hinter dem linken Zeigefinger befindet. Richte den Blick abwechselnd auf den rechten und linken Zeigefinger. Und dann drehe mit den Augen eine liegende Acht. Diese Übung trainiert die haarfeinen Muskelbänder, die die Wölbung Deiner Linse mitbestimmen.

Der Körper braucht, weil von der Urzeit her gewohnt, kräftige Stöße und Erschütterungen unten von der Fußseite her. Darauf ist er angelegt. Die inneren Muskeln, die anders nicht trainiert werden können, verkümmern sonst.

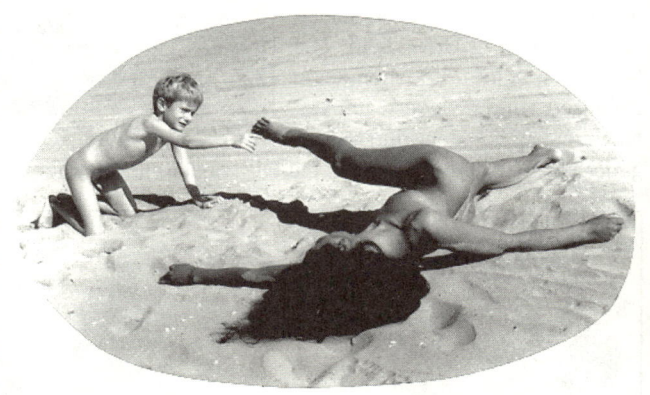

Mit Kindern herumbalgen (33)

Ich decke in diesem Buch erstmals diese Erkenntnis auf: Gebärmuttersenkungen und viele andere Frauenleiden sind so zu verhüten.

Dein Einwand als Hausfrau »Ich beweg' mich den ganzen Tag, bin dauernd auf den Beinen und hab' deshalb UrTraining nicht nötig«, bedeutet nichts anderes, als einen Vorwand von Dir, Du emsiges Hausmütterchen, um im alten Trott ungestört weiterarbeiten zu können. Na, ist's nicht so?

Die UrBewegung ist deshalb so enorm wichtig, weil beim Älterwerden mit Schlechtkost Deine Gelenke regelrecht verhungern. Ja, tatsächlich!
Du mußt Dir Deine Gelenkknorpel auch hier wie Schwammlappen vorstellen, die nur unter Druck Nährstoffe abgeben und wieder aufsaugen. Weil das Knorpelgewebe keine Blutgefäße besitzt, die es ernähren, ist es auf einen solchen Austausch von Nährflüssigkeit ständig angewiesen.

Herabspringen (20a)

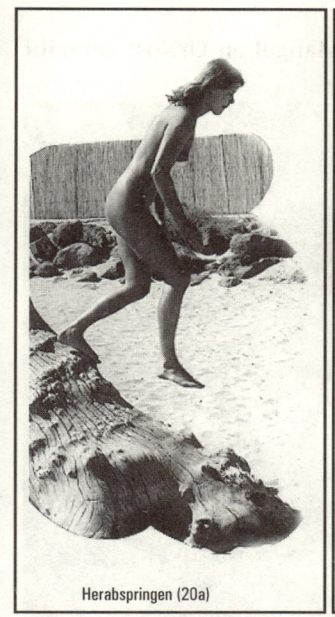

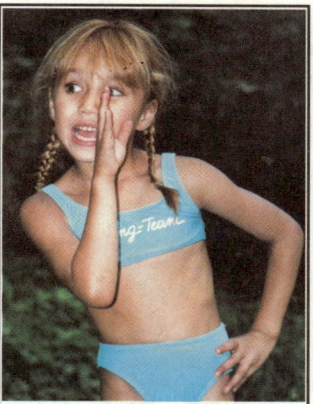

"Nicht Papa weitersagen; Mutti stöhnt manchmal heimlich: »Wenn ich doch nur mit Papa nicht immer laufen bräuchte...« Ja, der hat seine Familie ganz schön im Griff..."

Es verhungern die Zellen im Körper langsam, weil Du Dich nicht genug bewegst und deshalb Deine Lymphe nur ganz träge fließt. Und somit weder Schlechtstoffe ab – und wertvolle Lebensstoffe den Geweben zuführen kann, dann werden auch Deine Muskeln und Gelenkbänder immer schlaffer und Deine Gelenke versteifen mehr und mehr.

So, und nun geht es um Dich, werdende Mutti oder wollende Mutter eines erwünschten, süßen Babys: Wie stellst Du sicher, daß einmal Dein Kindchen gesund und quietschfidel und ohne große Schwierigkeiten für Dich geboren wird? Und Du es in der richtigen Position und mit der nötigen Muskel- und Preßkraft dabei unterstützt?

»Nun sag bloß noch, das bringt auch noch die UrzeitTherapie fertig«, meinst Du ungläubig.

Aber ja! Dank der richtigen UrKost bekommt Dein Baby in Deinem Bäuchlein nämlich nicht den heute so oft vorkommenden (durch den starken Zucker- und Süßwarenkonsum verursachten) zu dicken oder zu harten Kopf oder Leibumfang, der Geburtskomplikationen so oft mit sich bringt.[9101f, 9114] Auf welche die Ärzte mit schädigendem Kaiser- oder Dammschnitt, mit Vakuumsauger oder Zangen reagieren. Dank der UrBewegung aber hast Du auch genügend Muskulatur im Becken- und Bauchbereich, um Dein Baby beim Hinauswollen zu unterstützen, und dank der richtigen Stellung beim Gebären ist das dann ein, na, ich will nicht gerade sagen ein Vergnügen, aber Du tust Dich doch um vieles leichter dabei. (→Rz995)

Sehr geehrter Herr Konz!
Im Buch »Urmedizin« würde ich lieber lesen, wenn es weniger aggressiv geschrieben wäre. Die Veranschaulichung der Urbewegungsarten erinnert mich an Beate-Uhse-Kataloge, deswegen schicke ich Ihnen diese Teile zurück. Dr.in med. Karina Flatten, Landrat-Trimborn-Str. 60, 42799 Leichlingen. (Das »in« oben im Titel: Sie wünscht nicht als »Frau Doktor«, sondern als »Frau Doktorin« angesprochen zu werden!) Also antworte ich ihr:

....

Sehr verehrte Frau Doktorin Flatten,

ich schrieb mein Buch nicht bloß zum Lesen, sondern vor allem, daß es Handeln auslöse, auch Aggressivität. Aggressivität gegen die schädigende Krankheits-Schulmedizin, Aggressivität gegen die Tierfolterungen durch die Medizinprofessoren, Aggressivität gegen die Leichenfledderei. Aggressivität gegen die uns zugemuteten genetischen Nahrungsmanipulationen und die fortschreitende Erdzerstörung. Leider hat es bei Ihnen bedauerlich die falsche Aggressivität ausgelöst. Hätten Sie doch anstelle meines Buches besser die Beate-Uhse-Kataloge zerrissen. Die Sie so eingehend zu kennen und zu lesen scheinen. Mit meinem UrBewegungsfotos wollte ich die Menschen dem Geist griechischer Ästhetik und den Idealen der Kalokagathie wieder näher bringen. Für verklemmte Menschen mit verschrobenen Moralvorstellungen, die Nacktsein mit Pornographie verwechseln und auf die Menschen neidisch sind, die sich einen ansehnlichen Körper durch eigenes Aktivsein erhielten, hatte ich dieses Werk nicht geschrieben. Und auch nicht für Leserinnen, die sich einen unterhalb der Hüfte toten Verfasser wünschen. *Franz Konz*

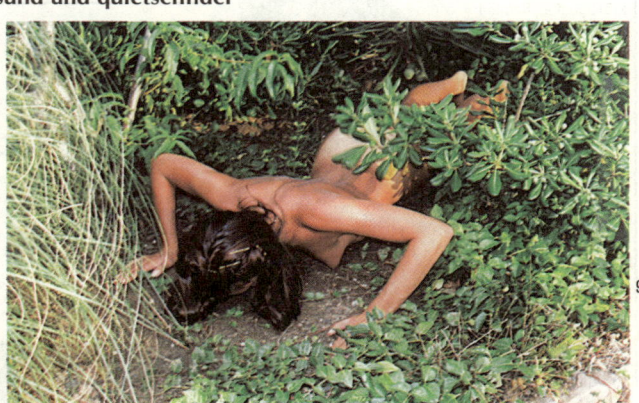

Sich unter ein Gebüsch schieben (32)

920 Gesundheitsgesetz der Natur:
Die UrBewegung brauchst Du noch nötiger als die UrKost. Mangel an UrKost verzeiht Dir Dein Körper schon mal, Mangel an UrBewegung nie.

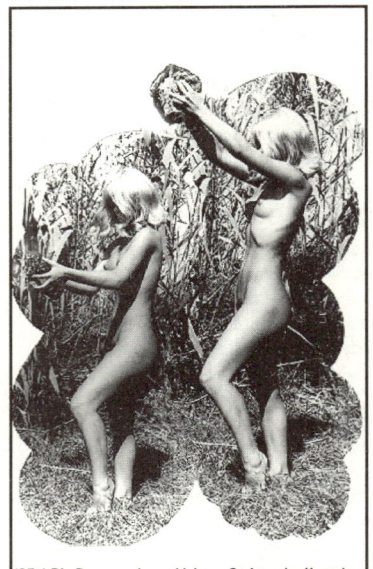

(27a) Die Damen nehmen kleinere Steine oder Hanteln

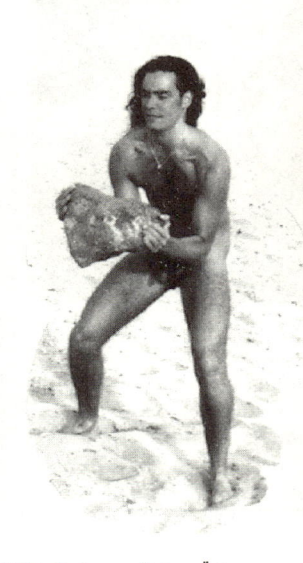

(27c) **Hochheben von Steinen, Ästen usw.**
Aus den Knien heraus heben mit gestrecktem Rücken

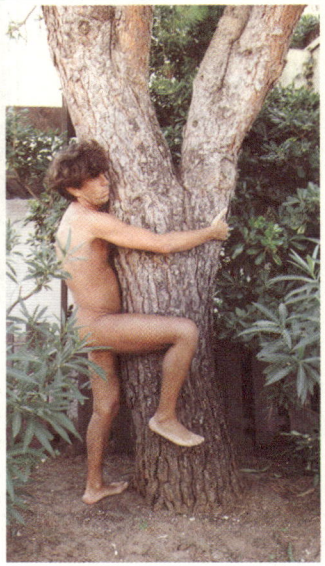

Beim Baum-Umarmen Knie fest andrücken

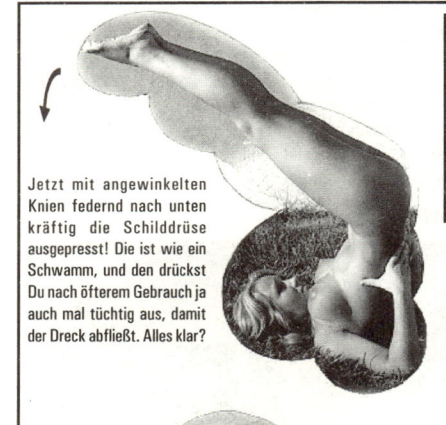

Jetzt mit angewinkelten Knien federnd nach unten kräftig die Schilddrüse ausgepresst! Die ist wie ein Schwamm, und den drückst Du nach öfterem Gebrauch ja auch mal tüchtig aus, damit der Dreck abfließt. Alles klar?

Dich will ich nicht wie Millionen andere unter Schulterschmerz leiden sehen. Meist sind es akute Schmerzen, die plötzlich auftreten. Häufig entstehen sie auch langsam und werden stärker, besonders im Alter. Millionen leiden darunter. Manchmal so schlimm, daß man nachts nicht mehr schlafen kann.
Nicht nur eine schlechte Haltung ist schuld daran, sondern vor allem die fehlende Bewegung aus der Urzeit: das Hängen im Geäst. Nachahmbewegung: in Ringen.

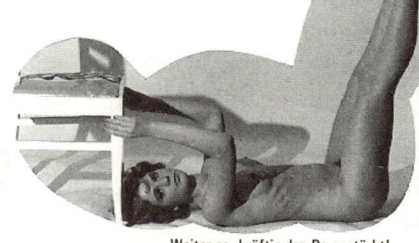

Weiter so, kräftig den Po gestärkt!

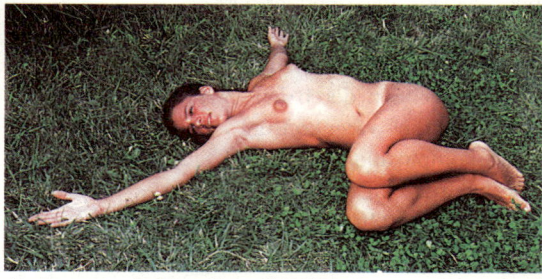

Angezogene Knie nach links und rechts bei ausgestreckten Armen neben dem Körper ablegen: (35n) Mit das Beste gegen Rückenschmerz!

688

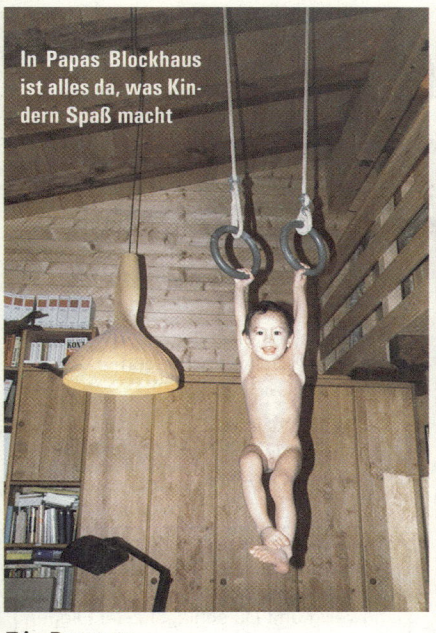

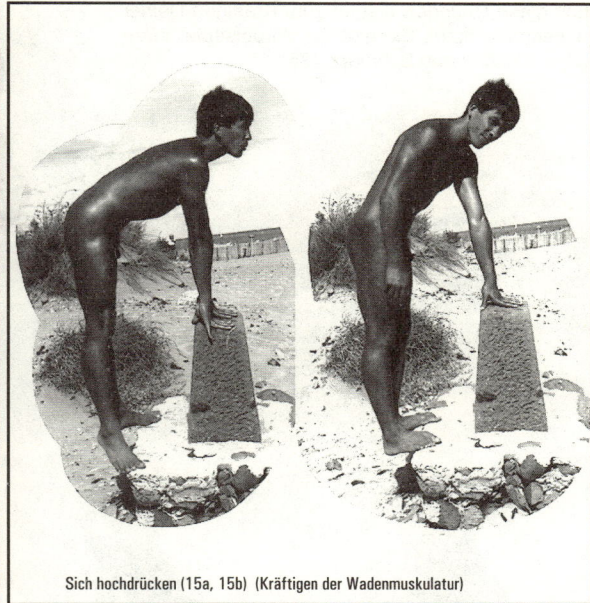

In Papas Blockhaus ist alles da, was Kindern Spaß macht

Sich hochdrücken (15a, 15b) (Kräftigen der Wadenmuskulatur)

Die Prostata

wird - wie alle anderen inneren Organe und Drüsen durch feine Muskelstränge und Bänder gehalten. Die durch zu wenig harte Bewegungsarbeit schwach werden. So kann sie sich ausdehnen und die Harnröhre einengen, und Dir dann beim Pinkeln die größten Probleme machen. <u>Kräftige sie durch Hopsen, Springen, Laufen!</u> Sagt Dir solch einfach klare Dinge aber ein Arzt? 90% aller Männer bekommen Prostatitis oder Prostata-Krebs.

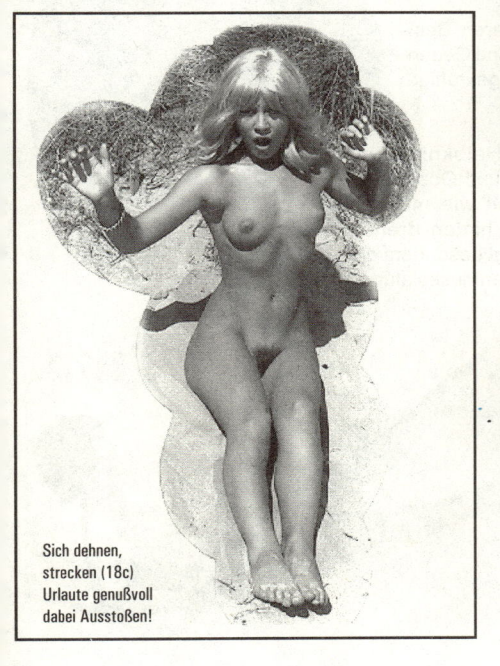

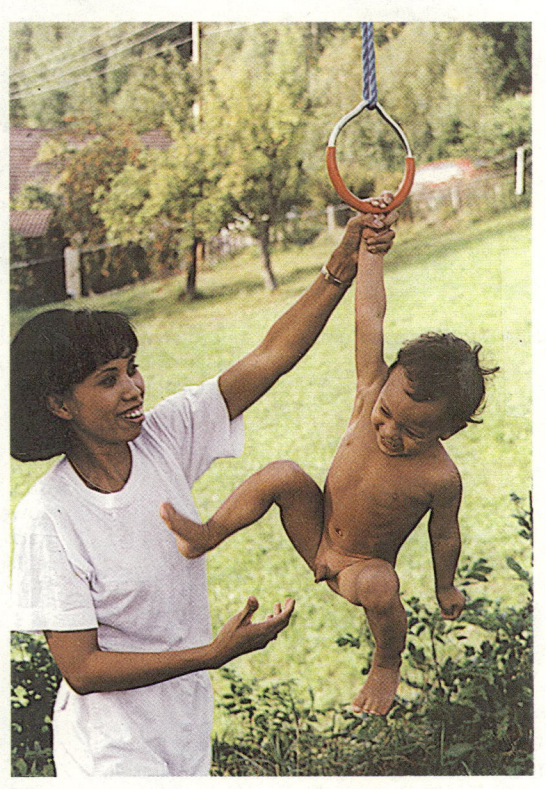

Sich dehnen, strecken (18c) Urlaute genußvoll dabei Ausstoßen!

Du kannst nicht früh genug damit anfangen, Deinem Sohn kräftige breite Schultern und einen schönen Körper anzutrainieren. Auf daß sich die Mädchen später einmal nach ihm umdrehen. Und er sich die gebildetste, schlankste und schönste von ihnen aussuchen kann. (Florian 1 1/2 Jahre)

920 Auch diese Übungen dienen zum Kräftigen Deiner Rückenmuskulatur. Sie gibt der Wirbelsäule ihren Halt und nimmt den Schmerz. (35)

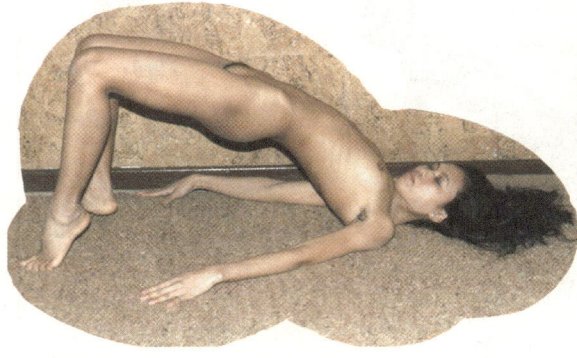

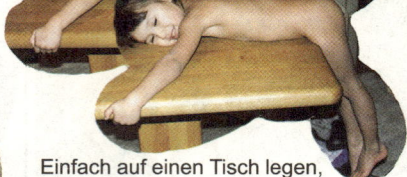

Mein Töchterchen Myriam macht's vor:

Einfach auf einen Tisch legen, festhalten und Beine hochheben

<u>Gesundheitsgesetz:</u>
Wohlgefühl und Glück ist machbar: durch UrBewegung!

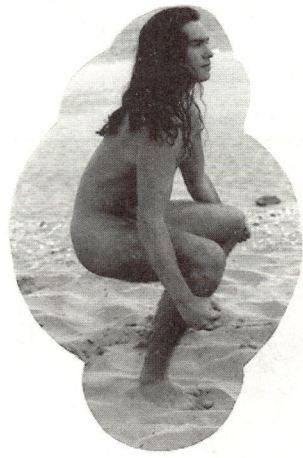

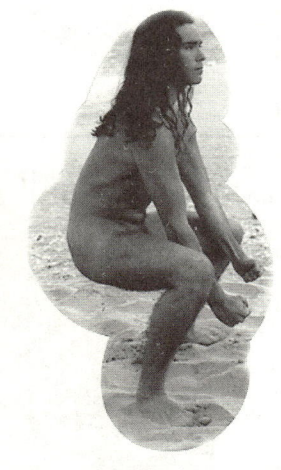

Wenn Du dieses UrTraining zu Hause machst und eine Musik- oder Sprachkassette dabei hörst, wird es Dir nicht langweilig und Du schlägst zwei Fliegen mit einer Klappe.
Ich höre mir dabei immer eine schöne CD an. Dann habe ich zur UrBewegung noch meinen Kulturteil dazu und mir fällt das etwas eintönige Tun wunderbar leicht!

Hier werden die äußeren - und hier werden die inneren Beinmuskeln durch Armdruck und Gegendruck der Beinmuskulatur gekräftigt.

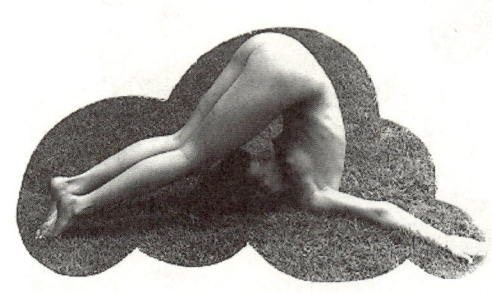

Im Halbkniestand Kopf und Oberkörper soweit wie möglich nach hinten drehen kräftigt besonders die Rückenmuskulatur

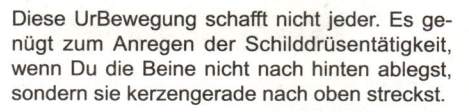

Diese UrBewegung schafft nicht jeder. Es genügt zum Anregen der Schilddrüsentätigkeit, wenn Du die Beine nicht nach hinten ablegst, sondern sie kerzengerade nach oben streckst.

Das beidseitige Auf- und Niederwippen mit den Beinen stärkt Rücken- und Bauchmuskulatur.

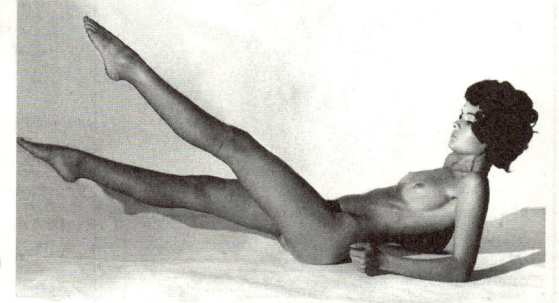

Hier werden neben der Rückenmuskulatur auch noch andere Muskelgruppen angesprochen: (35)

Wer wirklich etwas für seinen Körper und für sich tun will, der findet immer Möglichkeiten, Gelegenheiten oder Gegenstände, sein Fett abzubauen, seine Muskulatur zu kräftigen oder zu dehnen und sich so ein gutes Aussehen zu verschaffen.

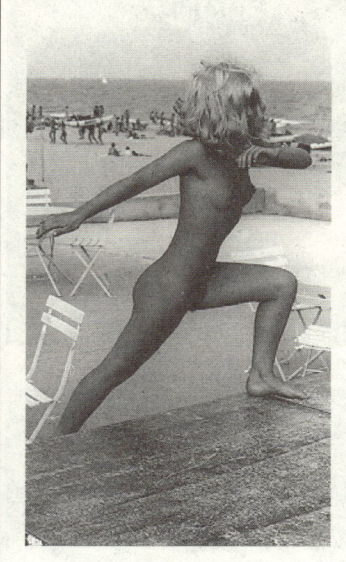

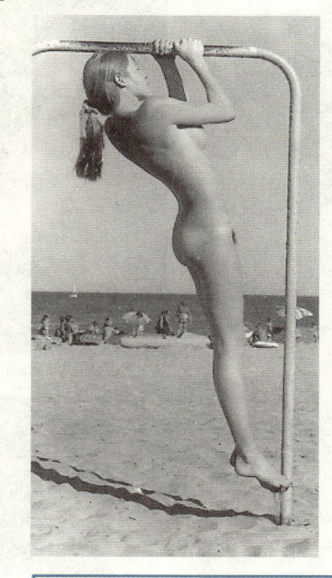

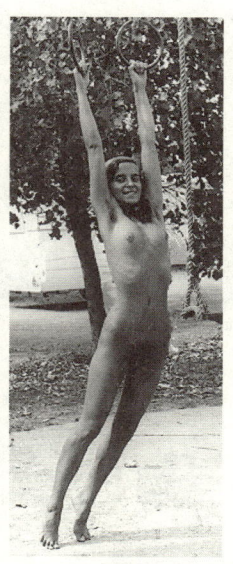

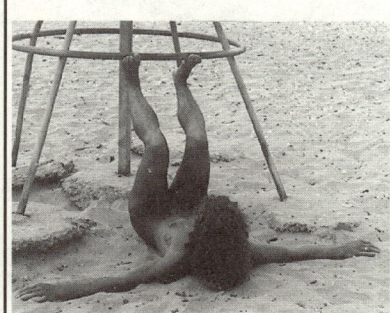

Mit angewinkelten Beinen feste gegen oberen Widerstand drücken. Sieben Sekunden lang.

In meinen Seminaren fordere ich die kommenden UrMethodiker bei den Waldläufen stets zum Indianergeheul „wuh - wuh - wuh" mit Händeklopfen vor den Mund auf. Das hilft sehr dabei, seelische Verspannungen zu lösen, wie alte Überlieferungen bekunden. Es soll von indianischen Medizinmännern initiiert worden sein, um den Kriegern bei Angriff Ängste aus dem Körper zu tragen. Der Verfasser hofft, daß sich bei Dir auf diese Weise die Befürchtungen gegen das Aufnehmen der UrTherapie - vor allem der UrBewegung wegen Bequemlichkeitssucht - gleichfalls verflüchtigen. Also auf zur Attacke!

Setz Dich mit Deinen Rückenproblemen zusätzlich noch an eine Kraftmaschine, und Du wirst sie bald los sein.

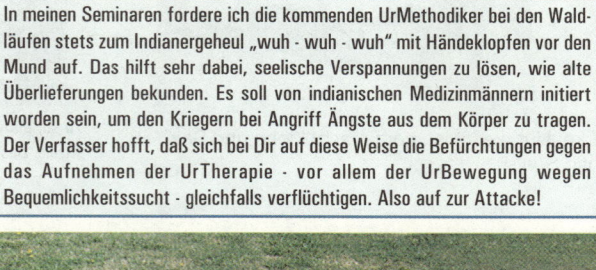

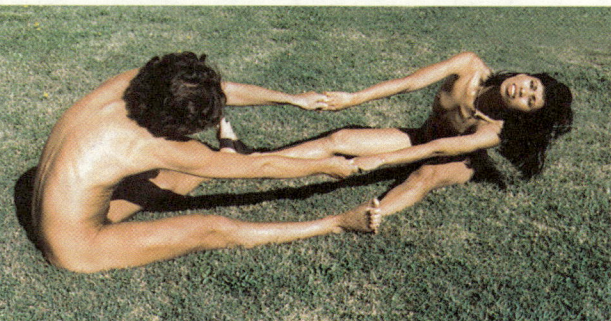

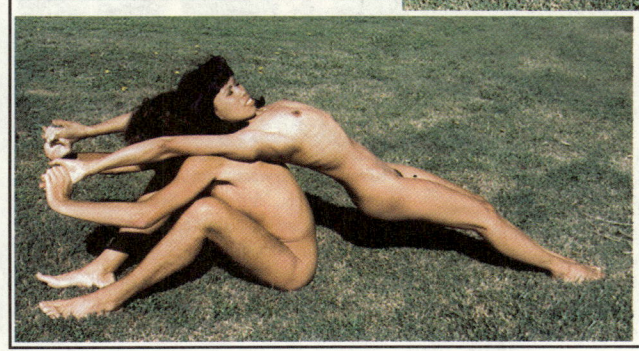

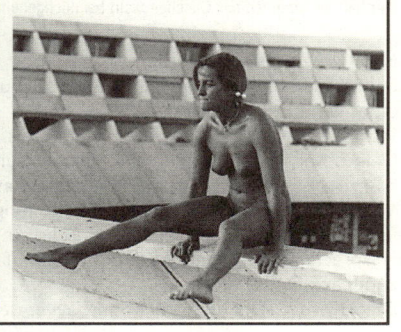

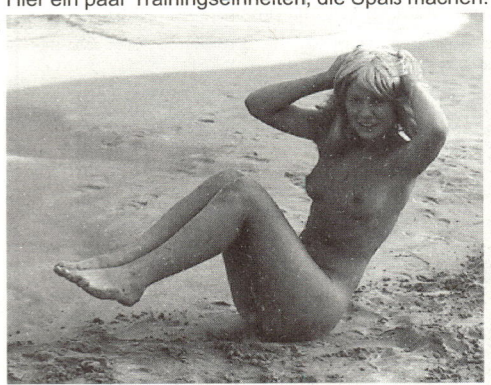

Hier ein paar Trainingseinheiten, die Spaß machen: (35)

Wie lange hältst Du es in dieser Sitzposition aus?

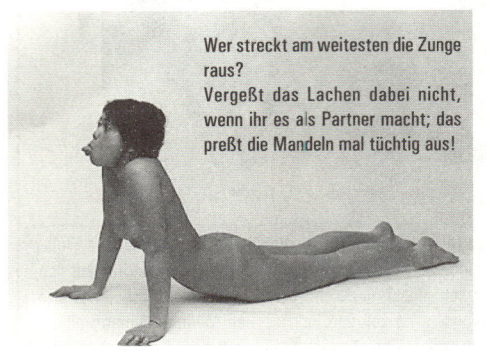

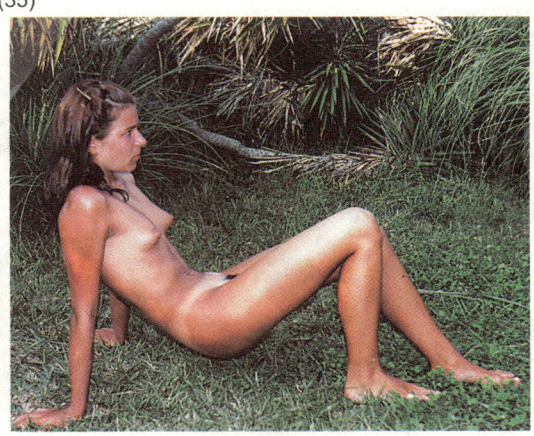

Wer läuft am längsten auf allen vieren rückwärts?

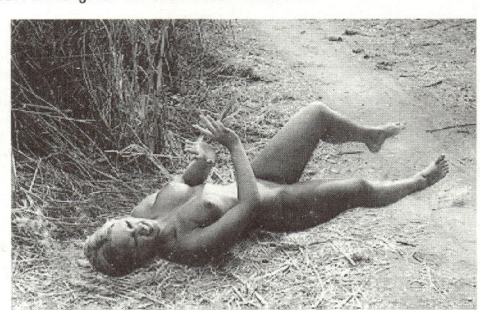

Wer streckt am weitesten die Zunge raus?
Vergeßt das Lachen dabei nicht, wenn ihr es als Partner macht; das preßt die Mandeln mal tüchtig aus!

Merke: Nur wer fit ist, dem macht Liebe und Sex richtig Spaß!

Tu so, als würdest Du gekitzelt, oder laß Dich von einem Partner kitzeln. Das macht Spaß und führt zu entkrampfenden Bewegungen

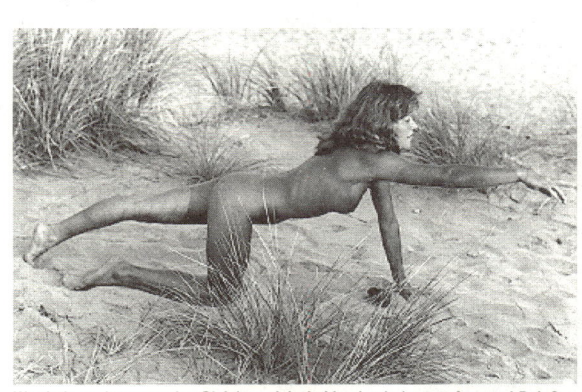

Wer hält am längsten das Gleichgewicht bei hochgehobenem Arm und Bein?

Nicht vergessen, Brillenträger:
Beim Laufen, allen UrBewegungen, Bodybuilding und ansonsten so oft es geht: Brille ablegen!
Warum? Das Auge ist eine wichtige Eingangspforte in das Innere Deines Körpers - millionenjahrelang sind ungehindert Sonnen- und kosmische Strahlung dort hindurchgeflossen...
Mein Nachbar, auch 'ne echte Kölsche Jung, ist ganz schön korpulent. Zuletzt begegnen wir ihm - sehr zu unserem Erstaunen - in entsprechender Kluft auf unserem Waldlauf-Pfad. Ich rufe ihm zu: »Na, Herr Walter, haben Sie sich endlich auch zum Laufen entschlossen?«
Die Antwort: »Dat nit, Herr Koons, ävver der Jogging-Anzog is esu bequem für mich...«

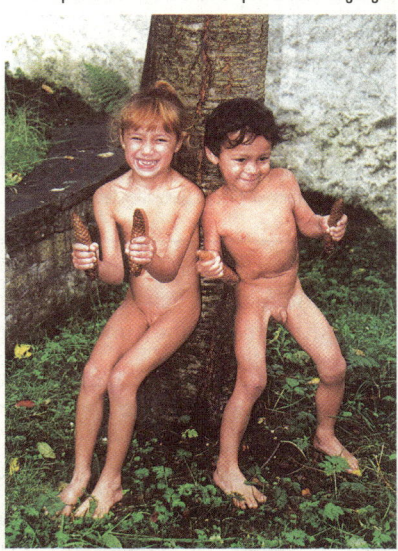

Mit Tannenzapfen werden am besten Finger und Hände gestärkt. Beim "Sitzen" am Stamm zieht es ganz schön in den Oberschenkeln. Aber eine Minute solltest Du es so schon aushalten.

Kraftübungen ohne Geräte

mit beiden Händen über der Schulter nach unten greifen

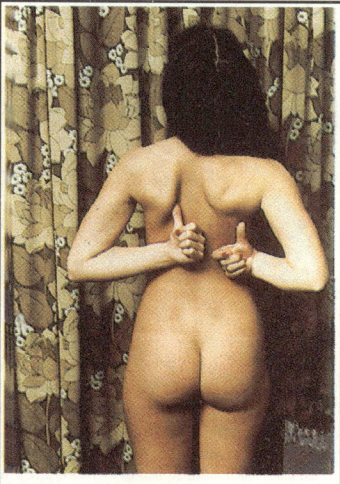

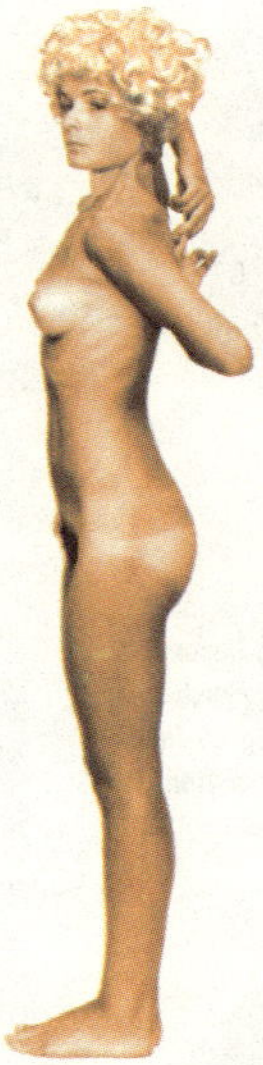

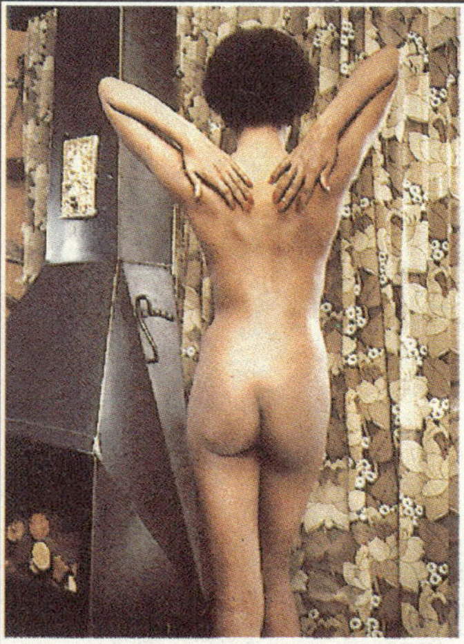

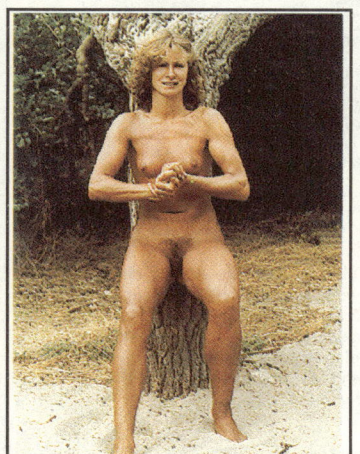

oder von unten nach oben drücken

a) Im Hocken Finger gegeneinanderpressen
b) zusammengelegte Finger auseinanderziehen

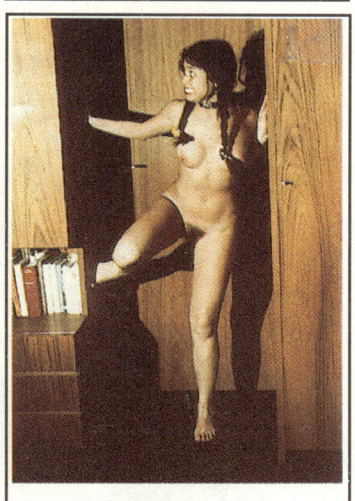

gegen Türrahmen drücken

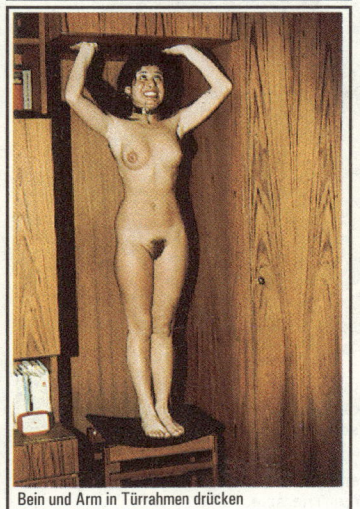

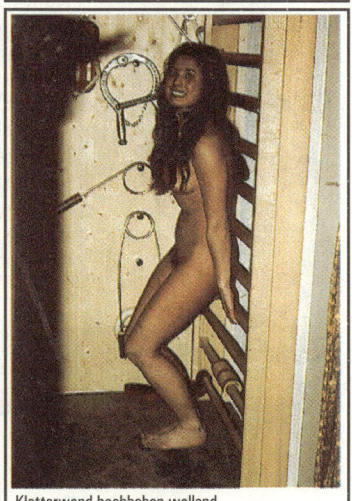

Bein und Arm in Türrahmen drücken

Kletterwand hochheben wollend

Bist Du noch so beweglich?
1. Hebe den rechten Ellenbogen, und greife hinter den Rücken. Lege den linken Handrücken aufs Kreuz und schiebe ihn nach oben. Wenn die Hände sich berühren und die Finger übereinanderreichen, sind Arme und Schultern noch elastisch.
2. Stelle Dich etwa 1 m vor eine Wand und spreize die Beine schulterbreit. Lege die Hände an die Wand, und beuge Dich nach vorn, bis das Kinn die Wand berührt. Du solltest das mit geradem Körper und den Fußsohlen flach auf dem Boden stehend fertigbringen.

Die Fortschritte kannst Du kontrollieren. Das Mehr an Flexibilität und Elastizität prüfst Du täglich so:
Setz Dich auf den Boden, streck die Beine nach vorne, leicht gegrätscht. Beuge Dich mit gestreckten Armen nach vorne und stoße sie in Richtung der Füße nach vorne, über den Boden gleitend. Bemühe Dich, jede Woche ein Stückchen weiter nach vorn zu kommen.

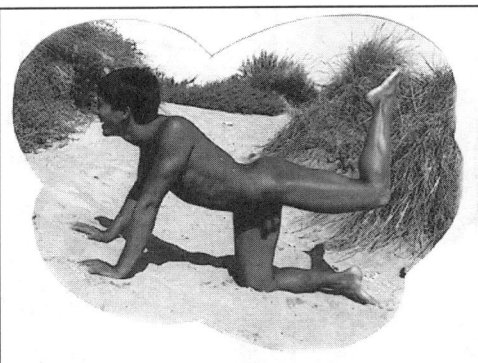

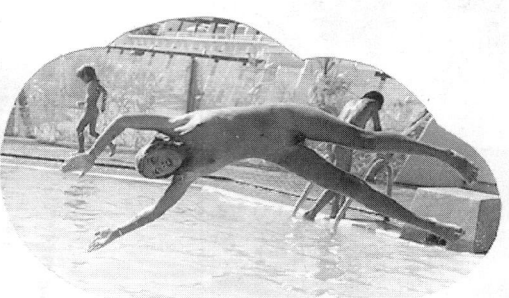

Was die Jungs betrifft: Nicht nur der Sauberhaltung wegen, besonders auch wegen einer späteren ausdauernden und eine Frau glücklich machenden Liebesfähigkeit, streife als unbeschnittener Jüngling so lange Deine Vorhaut vom Penis zurück, bis sie Deine Eichel für immer freiläßt. So härtet sich diese ab und es kommt nicht zu schnell zu einem vorzeitigen, die Frau unbefriedigt lassenden Erguß.

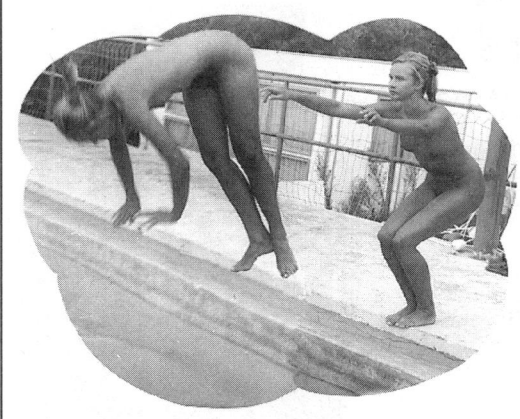

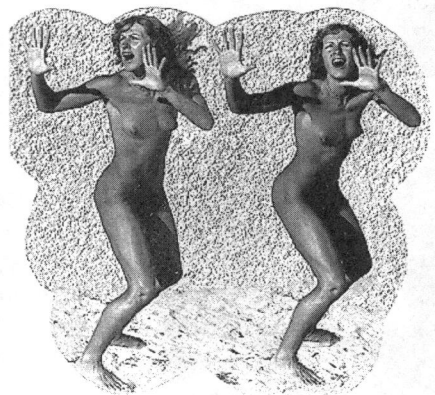

Das halten die chinesischen Meister für die wichtigste Körperbewegung: in der Hüfte ruckhaft zur Seite stoßen, Hände in Abwehrhaltung heben - und natürlich als Urzeitform Abwehrschrei ausstoßend, um den anschleichenden Leoparden zu erschrecken. Oder jemand, der uns mit einem gut riechenden Kochgericht verführen will...

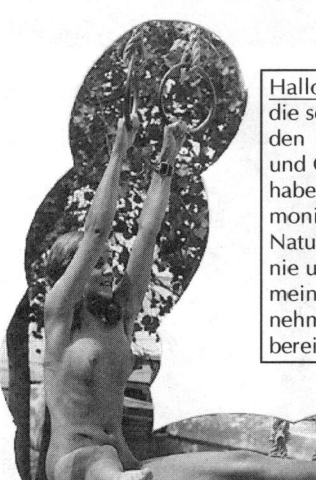

Hallo, Sportsfreunde, die so leicht ablaufenden 5-Tibeter, Tai-Chi- und Qi-Gong-Übungen habe ich zu einer harmonisch charmevollen Naturbewegungssinfonie umgeformt, die all meinen Seminarteilnehmern größte Freude bereitet.

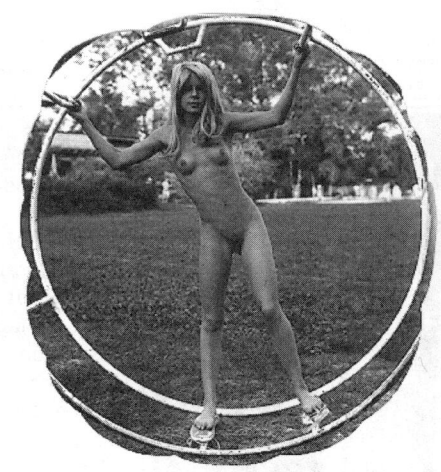

So ein Rhönrad findest Du noch auf dem Naturistenkamp in Thielle am Neuenburger See in der schönen Schweiz.

Auch andere Nicht-UrBewegungsarten z.B. mit Partner können viel Spaß machen.
Und Freude ohne Reue zu haben - das ist Ziel der UrzeitTherapie.

Gemeinsames Training mit Partnern: ziehen, pressen. drücken, schieben - wie es Euch gefällt!

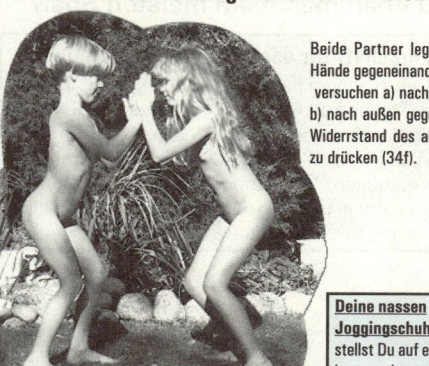

Beide Partner legen die Hände gegeneinander und versuchen a) nach innen, b) nach außen gegen den Widerstand des anderen zu drücken (34f).

Jeder Partner lädt abwechselnd mit hochgehobenen Armen den Partner auf seinen Rücken und federt ihn leicht durch Herausdrücken seines Pos nach oben und unten (34g).

> **Deine nassen Joggingschuhe** stellst Du auf einem Eierkarton ab, so kann das Wasser in die Ausbuchtungen ablaufen und viel Luft den Schuh wieder austrocknen.

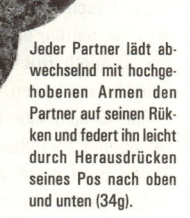

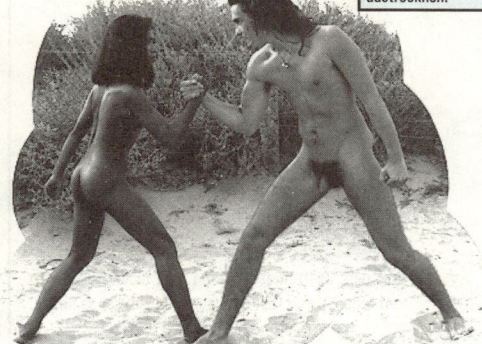

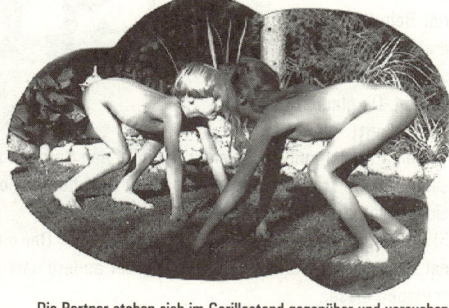

Die Partner stehen sich im Gorillastand gegenüber und versuchen, sich mit der Stirn aus dem Gleichgewicht zu bringen (34i).

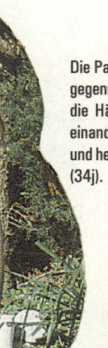

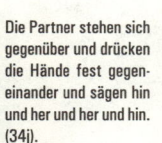

Die Partner versuchen wechselseitig sich mit festgehaltenen Händen zur Seite zu drücken (34h).

Rücken an Rücken tief in die Hocke gehen, dann sich gegenseitig hochdrücken (34k).

Die Partner stehen sich gegenüber und drücken die Hände fest gegeneinander und sägen hin und her und her und hin. (34j).

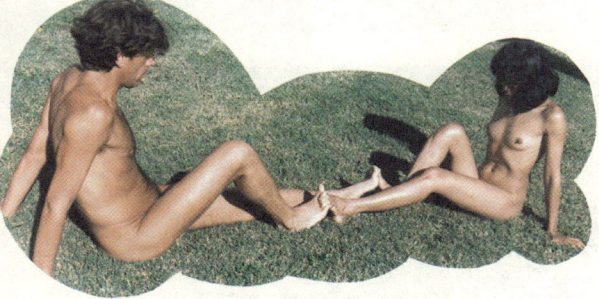

Hier noch ein paar Spiele:
Bockspringen fördert die Geschicklichkeit und kräftigt Beine und Arme

Gegenseitiges Füße- und Wadenstärken

Zu zweit seine Kräfte und sein Können zu üben macht am meisten Spaß.

Weitere Partnerübungen (34)

1) Sich paarweise gegenüberstellen, die rechte Hand und das rechte Bein des Partners festhalten, im Kreis hüpfen. Danach Huckepack- und Schubkarren laufen.
2) Rücken an Rücken gestützt hinsetzen und aufstehen
3) Mit breit gefaßten Händen steigen beide Partner gleichzeitig von außen mit dem äußeren Bein über die Hände und drehen den Körper weiter, bis sie sich wieder gegenüber stehen. Du glaubst es kaum - es gelingt!
4) Dein Partner muß mitspielen: Er bildet den Sprungbock oder einen hohen Tunnel. Stützsprünge hin- und herüber oder auf einem Weg drunter durch
5) »Mach Dich schwer - ich schieb Dich weg!« Der eine Partner muß den Widerstand überwinden, der andere darf sich nur schieben lassen
6) Du kannst Dich durch einen Hochschwung gemeinsam mit dem Partner drehen, ohne die Hände zu lösen. Das ist natürlich leichter. Versuche es mit Schwung und mit Richtungswechsel
7) Ein altes Kinderspiel: Karussell mit Auf und Nieder. In gutem Gleichgewicht sich gegenseitig halten, Körper gestreckt weit nach hinten legen, Füße nah beieinander und sich schnell drehen.

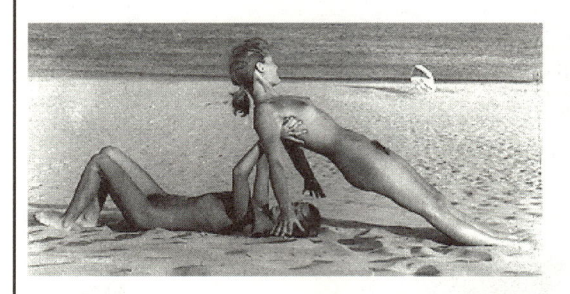

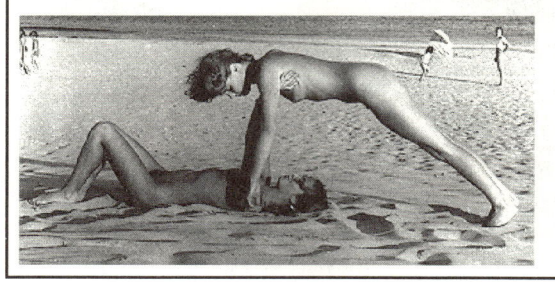

Verschaff Dir doch auch einen Baum!

Geh zu einem Bauern, der noch Kirschenbäume da stehen hat. Oder an Waldränder wo Du wilde Vogelkirschen findest. (Mach die Augen beim Wandern auf!) Gönn es Dir, das halbhimmlische Vergnügen: 'ne Hand voll Kirschen, dazu ein Kirschblatt und den Saft darauf ausbeißen. Und sachte, mit Genuß kauen!

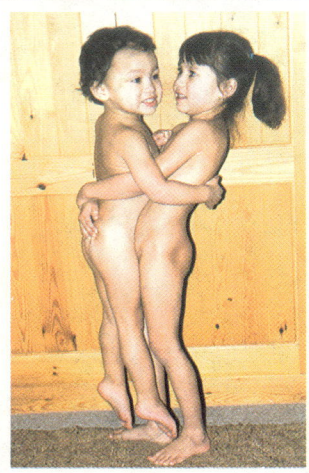

Mit dem Kräftemessen kann man nicht früh genug anfangen: damit Deine Kinder Erfolg im Leben haben.

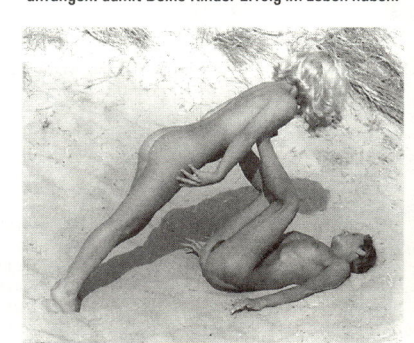

Die Sportmediziner sind in letzter Zeit dabei, verschiedene Bewegungsarten als »gefährlich« oder »ungesund« aus »wissenschaftlichen« Gründen zu verdammen. Wie etwa die Kniebeugen. Wie so ein Medizinstudium intelligente Menschen doch verblöden kann.

Da vollbringen die Menschen ganzer Kontinente (Afrikaner, Inder, Südostasiaten) Haus- und Feldarbeiten zumeist in der Hocke und nun wollen die uns sagen, daß wir besser mit steifen Kniegelenken herumlaufen sollen: Hocken führe später zu Knieschäden. Hätten sie doch vor den wirklichen Gefahren ihre Schützlinge gewarnt, was später mit ihnen durch die Sportärzte geschieht. Die sie mit Dopingmitteln vollspritzen und immer neue Cocktails zusammenbrauen...

Schwenk den Partner um Dich! (34)

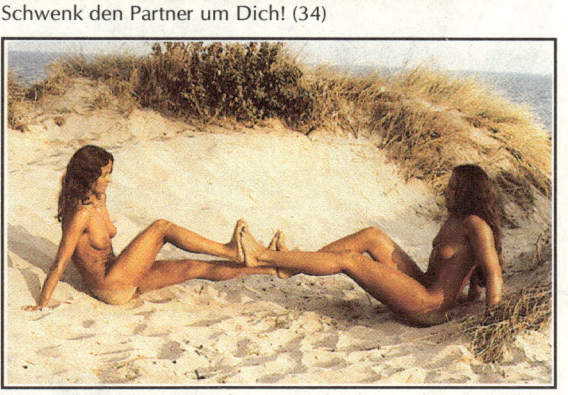

Versucht, Euch mit den Füßen wegzudrücken und Euch anschließend mit gespreizten Beinen abwechselnd nach vorne zu ziehen.

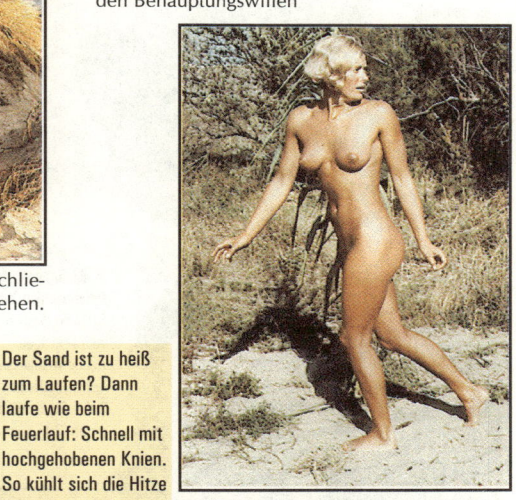

923

Ja, so gewinnt auch der Kleinste Kraft und gesunden Behauptungswillen

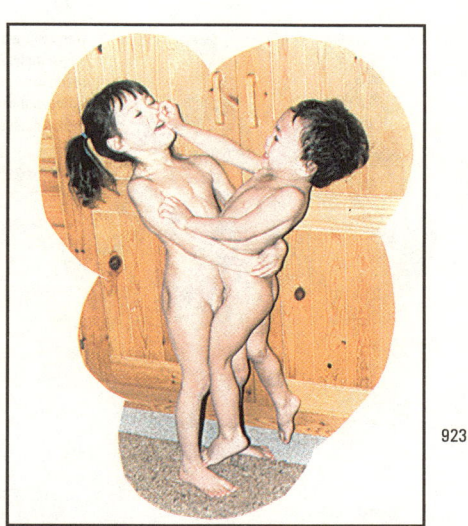

Der Sand ist zu heiß
zum Laufen? Dann
laufe wie beim
Feuerlauf: Schnell mit
hochgehobenen Knien.
So kühlt sich die Hitze
unter Deinen Füßen
schnell ab.

»Feinsliebchen willst Du barfuß gehn -
so trittst Du Dir die Beinchen schön...«

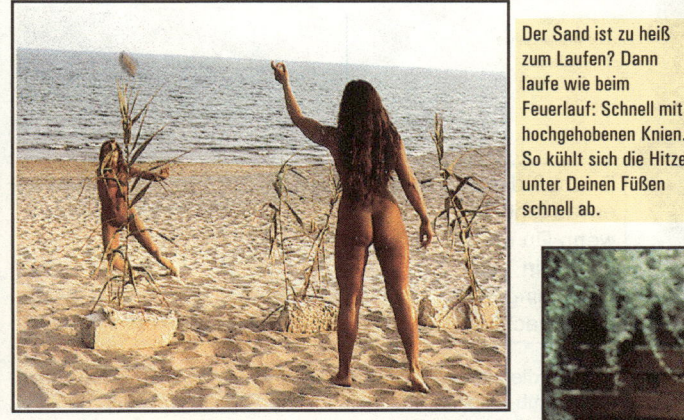

Spielt Spiele, hier Ringtennis. Oder das alte "Nachlaufen und
Fangen", oder "Abklatschen", auch wenn das nicht mehr so
modern zu sein scheint - macht es noch immer Spaß. (34)

Meiner Frau Delia macht es allerdings nicht so viel Spaß, sich nur
nackt hier zu sehen. Eben bittet sie mich, sie doch auch mal
»schön« abzubilden. Wer könnte einer solchen Frau schon etwas
abschlagen? Also bitte, liebste Delia - hier bist Du sogar »wunderschön« abgelichtet von Deinem Dich sehr liebenden Schatz:

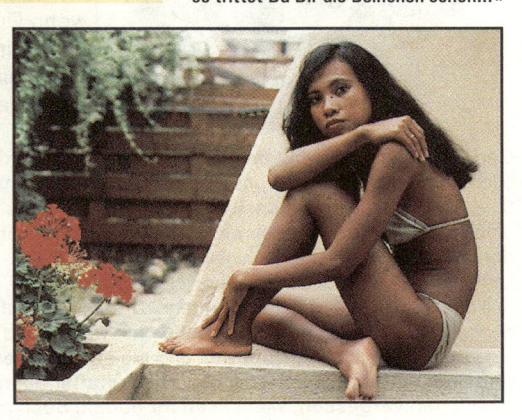

(Seit dieser Aufnahme blicke ich nun bei der 6. Großauflage des Buches auf 15 wundervolle Ehejahre zurück, wo sie mir zwei allerliebste Kinder
schenkte. Tja, manchmal braucht man vier Ehen, bis sich die richtigen Partner gefunden haben...)

697

923

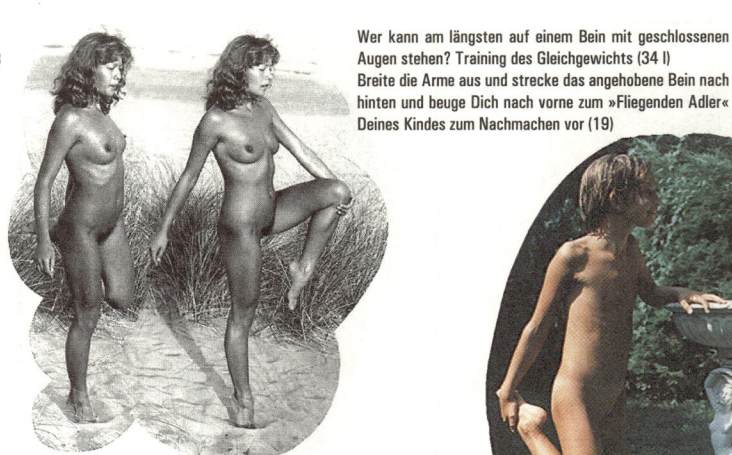

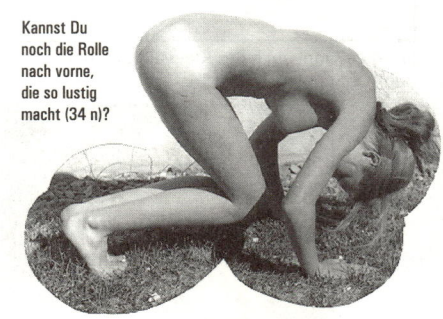

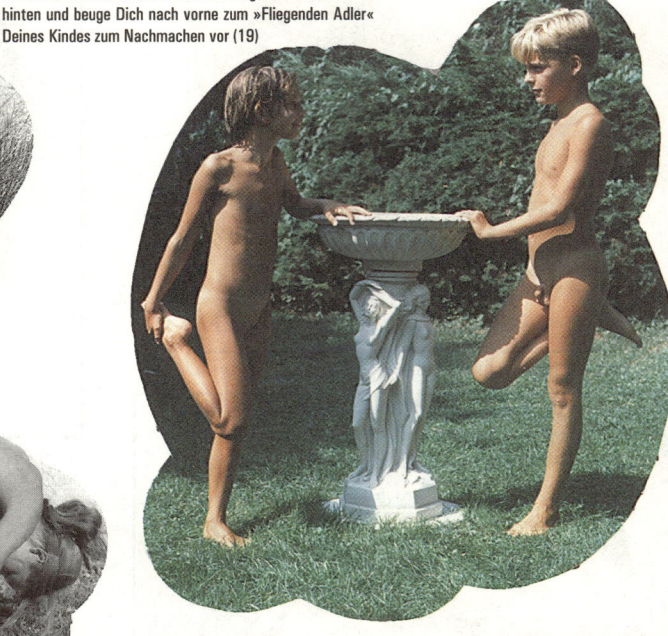

Wer kann am längsten auf einem Bein mit geschlossenen Augen stehen? Training des Gleichgewichts (34 l)
Breite die Arme aus und strecke das angehobene Bein nach hinten und beuge Dich nach vorne zum »Fliegenden Adler« Deines Kindes zum Nachmachen vor (19)

Kannst Du noch die Rolle nach vorne, die so lustig macht (34 n)?

Eine wichtige Dehnform des UrTrainings, die nicht vergessen werden sollte: Halt suchen und wechselseitig ein Bein mit einer Hand zurück an den Po ziehen: nicht zu fest! (17)

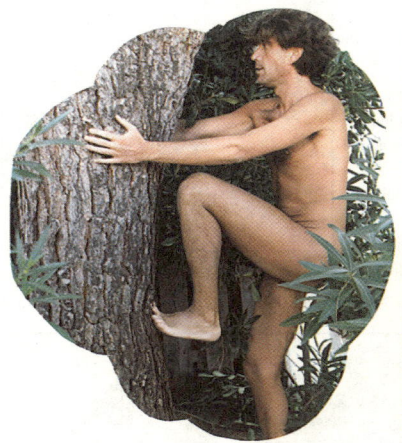

In dieser Baumhochkletter-Stellung drückst Du zum Kräftigen Deiner Achillessehne kräftig federnd Deine Ferse nach unten (20)

Dir muß direkt etwas fehlen, wenn Du einen Tag Dein UrTraining nicht machtest!

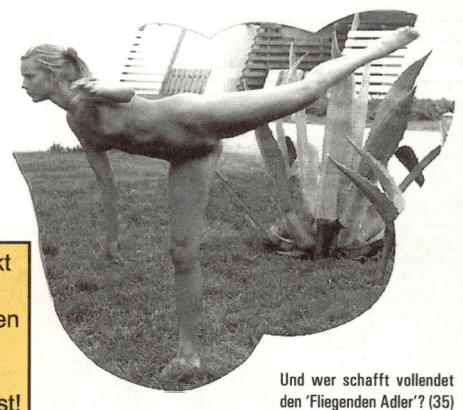

Und wer schafft vollendet den 'Fliegenden Adler'? (35)

Genieß auch mal bewußt das Barfüßigsein. Erwecke die alten Naturgefühle wieder in Dir, ohne die Du sonst blind durch die Gegend tappst. Spür mal, wie das Laub unter Dir raschelt, wie herabgefallene Hölzchen Dir unter den Fußsohlen guttun, wie Tannenzapfen Deiner Fußsohle Wohl verschaffen, wie teppichweich Du über eine nasse Wiese schwebst, wie das feuchte Moos Deine Zehen streichelt, wie weich das Wasser eines Bachs darüber perlt, wenn Du mal hineintrittst.
Und leg Dich in die hohen weichen Halme von Liesch-, Schwingel- und Knäuelgras. Fühle, welch große Ruhe aus der Erde aufsteigt, wie Dich unendlicher Friede umfängt. Leg Dein Gesicht auf den Waldboden und rieche, rieche in Dich hinein den Moderduft vom Werden und Vergehen. Du spürst: Der Erde kannst Du vertrauen.
Und Du: **Laß es die Erde spüren, daß sie auch Dir vertrauen kann. Zeig Dich immer und überall sorgend und liebevoll zu ihr. Schütze sie, die Urmutter allen Lebens. Trete überall für sie ein, wenn Deine Mitmenschen vergessen, was sie an ihr haben. Such mehr schöne Natur! Und vergiß auf Reisen die ewig sich gleichenden Städte.** Such Dir mal in den Ferien einen Wasserfall und hebe das Gesicht zu ihm empor: Gibt es etwas Beglückenderes als dieses Ergießen eines natürlichen Elements über Dich?

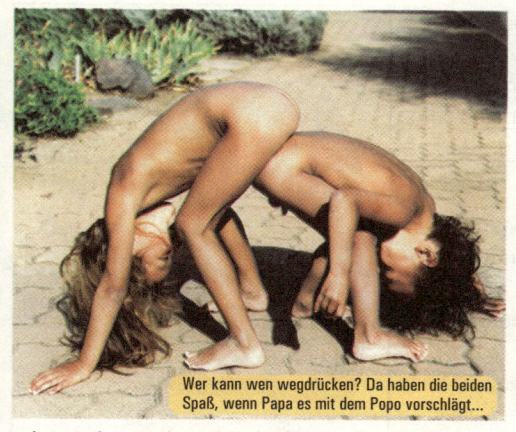

Wer kann wen wegdrücken? Da haben die beiden Spaß, wenn Papa es mit dem Popo vorschlägt...

»Vom Schwimmengehen sprichst Du nicht viel«, bemerkst Du. »Das soll doch so gesund sein! Damit könnte ich mich schon eher befreunden.«

Schwimmen ist sicherlich gut für Dich, auch wenn es sich bei den Schwimmbewegungen nicht direkt um UrBewegungen handelt. Denn die Urmenschen tollten wohl viel in den Flüssen herum - haben aber sicher nicht die heutigen Schwimmstile beherrscht. Sie hielten sich über Wasser, wie das die Tiere tun: Die strampeln tüchtig mit allen vieren und drücken den Kopf gegen den Nacken. Vergiß also diese Art nicht, wenn Du schwimmen gehst. Zu Hause kannst Du es auf einem Schemel praktizieren (26).

Ich rate besonders denen dazu, die unter einer schlechten Körperhaltung leiden. Diese Übung vermag diese ungemein zu bessern. Leider wird das Wasser in den Schwimmbädern ständig mit Chlorgas u.a. Chemiegiften verseucht. Giftstoffe, die auf Dauer weitaus schädigender wirken als die Bakterien im Wasser, gegen die sie eingesetzt werden, es je sein können.

Wer hat je nachgeprüft, wieviel von dieser Chemie während einer Schwimmstunde durch die Poren und über die Atmung in unseren Organismus aufgenommen wird? In Teichen, Tümpeln, Baggerseen und Kiesgruben schwimmen zu gehen, das stellt die beste Alternative dar!

Tu auch was für Dein Kind. Du glaubst gar nicht, wieviel Freude UrBewegung ihm macht und wie aufgeschlossen es dafür ist. (Wußtest Du, wie ausdauernd und gut kleine Kinder laufen können?!) Bei den Läufen mit meinem Sohn konnte er stets mithalten. Unterwegs zeigte ich ihm dann alles, was eßbar war. Der hatte jedenfalls seinen großen Spaß dabei, wenn ich mit ihm die Augen wild rollte oder er mir zeigte, wieviel besser er an den Zweigen herumturnte als sein oller Paps! Und wenn er das von Jugend auf gewöhnt ist, wird er später gerne zum Leichtathletik- oder zum Turnsport finden: vernünftige Sportarten. Merk's Dir mal:

Sportliche Kinder sind auch geistig und verstandesmäßig beweglicher als lahme, verfettete Kinder. Schon wenn sie das kleinste Fältchen Speck ansetzen, wird es Zeit, sie zur Bewegung anzuhalten. Erspare Deinem Kind den Gram des Fettseins, die grausame, sich zutiefst für immer eingrabende Schmach in seinem Herzen. Nie wird es später unbefangen einem möglichen Partner gegenübertreten, nie einen ihm angemessenen finden, wenn Du es dick bleiben läßt. Heimlich wird es Dir sogar vorwerfen, daß Du es dadurch für sein ganzes Leben unglücklich gemacht hast...

Beim Laufen schüttele auch kräftig die Hände in alle Richtungen aus. Dann mach mal weite, federnde Schritte und hebe für eine Weile die Oberschenkel dabei so hoch Du kannst. Stärke die Beweglichkeit Deiner Hüfte, indem Du für kurze Zeit »über Kreuz« gehst (→).

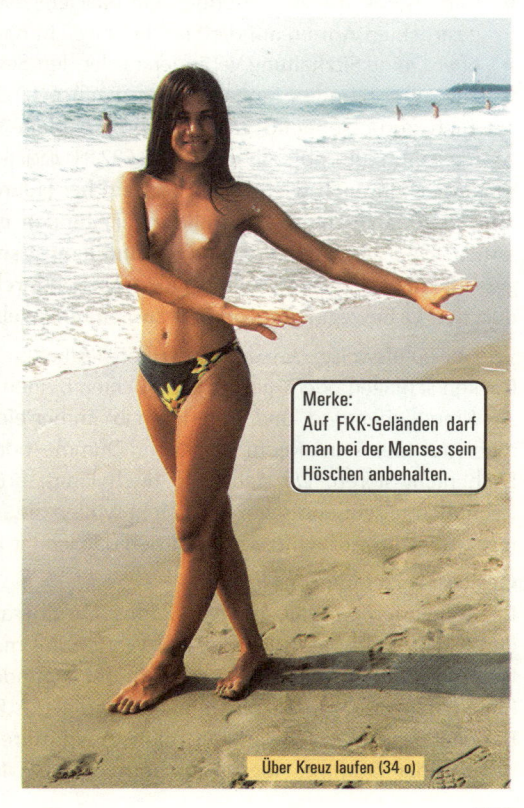

Merke:
Auf FKK-Geländen darf man bei der Menses sein Höschen anbehalten.

Über Kreuz laufen (34 o)

699

Wann ist die beste Zeit für UrzeitTraining? Morgens ideal für alle, die sich gern davor drücken; mittags, wenn Du Dich von UrKost nicht satt fühlst - denn Laufen mindert den Appetit für spätere Stunden; abends gut für diejenigen, die Streß im Beruf haben und sich entspannen müssen. Merke: Je später, je schwerer!

925 Auch auf Deiner Arbeitsstelle kannst Du für Deinen Körper etwas tun und die nötigen UrBewegungen hinter Dich bringen:
Um 10 Uhr kräftigst Du Dein Herz mit zehn Kniebeugen auf dem WC.
Um 11 Uhr tust Du was für den Kreislauf und hängst Dich an eine starke Tür - vielleicht eine Feuertür im Keller -, baumelst Dich daran hängend aus, nachdem Du vorher ein paar Klimmzüge daran gemacht hast. Das regt Deinen Stoffwechsel an, so daß das kommende Essen besser vom Körper verwertet wird. Dein gegen Nachmittag absinkendes Energiepotential lädst Du schnellstens dadurch auf, daß Du

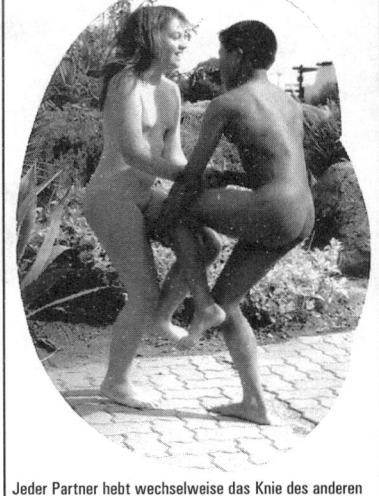

Jeder Partner hebt wechselweise das Knie des anderen an, dann hüpfen beide im Kreise auf einem Bein. (34p)

(vielleicht irgendwo im Keller) herumhüpfst oder mit einem mitgebrachten Expander und dort herumstehenden Kisten oder Akten trainierst.
Vor dem Nachhausefahren (zum lässigen Überstehen der Staus) bringt Du Dein Blut in Wallung mit Drücken und Pressen Deiner Glieder gegen einen Türrahmen oder mit anderen isometrischen Übungen. (→Rz 920, Kraftübungen ohne Geräte) Für das Autofahren kriegst Du gleich noch Ratschläge.
Mußt Du an einem Computer arbeiten, so vermeide Sehnen- und Muskelschmerzen, indem Du
- mindestens alle zwei Stunden ein paar Liegestütze machst und Dich für eine halbe Minute mit gestreckten Armen auf die Hände - Gesicht nach oben - und Fersen aufstützt,
- öfter Deine Sitzhaltung veränderst oder den Schreibtischstuhl mit einem Kniesitz-Stuhl tauschst,
- alle zwei Stunden Fingertraining machst. Und mit nach rückwärts aufgestützten Handflächen Dich zurücklehnend gegen eine Tischplatte drückst. So gibt es keine Sehnenscheiden- und Karpaltunnelprobleme mehr. (→S.692 Bild oben rechts und S.671 Bild unten links)

926 **Was für Dich noch wichtig ist: Vor und bei Flugreisen und bei Schiffs- oder Zugfahrten, wenn Du also lange sitzt, nimmst Du alle zwei Stunden einen Teelöffel vom biologisch angebauten Leinsamen. Den zerkaust Du gründlich und kannst so später Deine Probleme mit der Verdauung vergessen. Nicht vergessen solltest Du, zwischendurch immer wieder auf den Gang zu gehen, um Dich dort den UrBewegungen von Zeit zu Zeit hinzugeben, soweit sie Dir in dieser Enge möglich sind.**

Wie beispielsweise: An den Türgriffen festhalten und die Knie 20mal beugen, Hände hinter den Rücken schlagen oder mit durchgedrückten Beinen auf dem Boden federn, auf der Stelle hüpfen, Knie ans Kinn ziehen und, und, und. Ich hab' immer ein Deuser-Gummiband dabei. Damit läßt sich noch mehr auf kleinstem Raum anfangen. Dumme oder erstaunte Blicke der anderen Fahrgäste sollten Dich nicht stören. Da stehst Du doch längst drüber! Ich lächle in die erstaunten Augen immer freundlich hinein und sage: «Vielleicht wollen Sie ein bißchen mitmachen! Sie glauben nicht, wie gut Ihnen das tun wird. Und wie wohl sich danach Ihr Hintern in seinem Sitz fühlt!»

Gesichtsverschönerungstraining
Die folgenden Gesichtsübungen kannst Du überall dazwischenschieben. Ich mache sie immer bei der Arbeit, beim Laufen und beim Warten auf meine Frau, wenn wir zum Tanzen ausgehen wollen. Oder auf Eisenbahnfahrten. Auf kleine Kinder achtet man im Zug ja nur, wenn sie mit den Füßen herumstrampeln und einem ständig die Ruhe nehmen. Daß sie besonders aufmerksame Beobachter sind, erfuhr ich, als mich so ein mitreisendes kleines Kerlchen laut fragte: »Du, Onkel, bist Du der Dumme August aus dem Zirkus?« »Nö«, antworte ich, »Ich schreib' Bücher. Warum

meinst Du, daß ich ein Clown bin?« Der Kleine: »Ich denke, Du mußt das verrückte Fratzenschneiden für die Vorstellung heute abend üben...«
Tja, man macht schon einiges als UrMethodiker mit, wenn man sich einbildet, mit solchem Gesichtstraining dem Altwerden entgehen zu können...
Falls Du auch dieser Meinung bist: Es genügt eigentlich, wenn Du einfach viele Grimassen schneidest, die Augen weit öffnest und wieder fest schließt, die Unterlippe über die Zähne oder Oberlippe ziehst, die Oberlippe über die Unterlippe drückst, den Mund zu einem »O« spitzt, die Lippen nach vorne und die Mundwinkel nach links und rechts schiebst (35s):
Diese Gesichtsübungen lösen auch Verspannungen der Kaumuskulatur, die Kopfschmerzen verursachen können. Du siehst es kaum, und doch passiert es: Ab dreißig werden Deine Gesichtsmuskeln langsam müde. Nimm bis zum Alter von 60 Jahren nicht hin, daß die Haut zu erschlaffen anfängt. Fange sofort mit gezieltem Gesichtsmuskeltraining an. Jugendliches Aussehen ist wichtig für das Wohlfühlen! Du hast doch längst erfahren, daß Cremes nichts nutzen!
<u>Wichtig: Alle hier gezeigten Übungen müssen jeden Tag gemacht werden, damit die Gesichtsmuskeln in Schwung bleiben oder wieder in Schwung kommen.</u>

- **Hast Du Energiefalten über der Nasenwurzel? Und Stirnfalten?**
  Öffne die Augen weit. Dann runzele die Stirn so kräftig wie möglich. Nun ziehe die Brauen fest zu den Augenlidern herab. Sodann ziehe sie wieder hoch, und öffne gleichzeitig die Augen, soweit es geht. Wiederhole! Kneife nun fest mit Daumen und Zeigefinger gegen die Laufrichtung der Stirnfalten hinein.

- **Deine Lider müssen in späteren Jahren nicht schwerer und die Augen nicht kleiner werden!**
  Schließe die Augen. Lege Daumen und Zeigefinger einer Hand sanft an die inneren Augenwinkel. Presse die inneren Augenwinkel jeweils gegen den aufgelegten Finger so intensiv wie nur möglich. Wenn Du das Gefühl hast, den Druck nicht mehr steigern zu können, verringere ihn langsam so lange, bis die Augenpartie wieder völlig entspannt ist. Das Ganze übe dreimal.

- **Laß Krähenfüße nicht erst aufkommen!**
  Ziehe die Brauen so hoch, wie Du kannst. Gleichzeitig die oberen Lider. Dann senke die Oberlider langsam wieder, und ziehe zur gleichen Zeit die unteren Augenlider so hoch, daß sie die oberen berühren und Du blinzeln mußt. Schließlich öffne die Augen langsam wieder, und bringe dabei die Lider in die Ausgangsposition. Die Brauen bleiben bei der ganzen Übung hochgezogen. Fünfmal wiederholen.

- **Tu was gegen Deine Nasenfalten zum Mundwinkel!**
  Lächele. Öffne dabei den Mund so weit wie möglich. Versuche zugleich die Mundwinkel nach oben zu ziehen. Verstärke das Lächeln. Übe dies fünfmal hintereinander. Bügele mit der Zunge von innen die Falten aus. Rolle eine Luftblase im Mund herum. Dann gib Deine kleinen Finger in die Mundwinkel und ziehe den Mund Widerstand kräftig gegen Deine Finger nach außen.

- **Dieses Training macht die Kieferpartie schön**
  Schließe den Mund, und beiße mit den oberen und hinteren Backenzähnen aufeinander. Danach öffne den Mund mit langgezogener Mundöffnung. Schließe den Mund, und drücke dabei - wie zuvor - die oberen und unteren Backenzähne gegeneinander. Das Ganze muß zehnmal hintereinander wiederholt werden, damit es Erfolg haben soll - was ich aber diesmal bei allen Übungen nicht versprechen kann.

- **Deine Haut zwischen Nase und Kinn wird schlaff?**
  Lockere Deine Kiefermuskeln. Laß den Unterkiefer einfach fallen. Schürze in dieser Position die Lippen, ziehe die Nasenflügel zusammen und die geschürzten Lippen nach oben. Bring danach den Mund wieder in Normalstellung. Schiebe die Schläfenhaut nach oben und ziehe sie kräftig gegen den Fingerdruck nach unten.

- **Laß die Falten um den Mund nicht zu scharf werden!**
  a) Ziehe die Oberlippe hoch und schürze sie. Schürze auch die Unterlippe, bis Dein Mund ein kleines O bildet. Das Bonobo-Baby macht es Dir auf dem nebenstehenden Foto vor: Bilde eine leicht geöffnete Schnute. Anschließend bringe den Mund langsam wieder in die Ausgangsstellung zurück. Trainiere fünfmal hintereinander. Und pruste öfter fest durch die leicht geschlossenen Lippen. Mach aber möglichst Deinen Partner nicht naß dabei. Beuge Dich dabei nach unten.

926
(7)

b) Spitze den Mund zum Küssen. Dann lockere die Lippen langsam wieder und ziehe sie ein. Presse sie aufeinander, so als ob Du überflüssigen Lippenstift in einem Tuch abdrücken wolltest. Das belebt die gesamte Mundgegend und sollte fünfmal wiederholt werden.

c) Spitze den Mund, und stecke die Zungenspitze hindurch: Schiebe alles so weit als möglich nach vorn.

926
(8)

Laß ein Doppelkinn gar nicht erst aufkommen:

Schiebe Deinen Unterkiefer kräftig nach vorne und halte ihn dort sieben Sekunden: Wenn Du so in 'ne Straßenbahn einsteigst, macht Dir jeder sofort seinen Sitzplatz frei! Stecke Deinen Zeigefinger in den Mund, und presse fest die Lippen dagegen. Ziehe den Finger langsam wieder aus dem Mund, und halte den kräftigen Preßdruck an. Dann gib die Zeigefinger an die Mundwinkel und versuche, letztere gegen deren Druck auseinanderzuziehen.

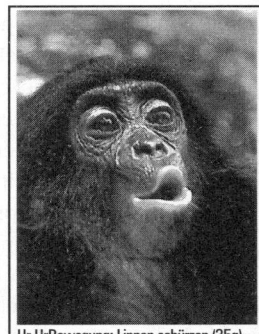

Ur-Urbewegung: Lippen schürzen (35q)
»Ganz nach vorne, schieben, dummer Mensch!«

926
(9)

● **Glätte Falten ums Kinn!**

a) Hebe Deine Unterlippe möglichst hoch über die Oberlippe, und presse sie fest an. Ziehe sie unter leichtem Preßdruck auf die Oberlippe wieder zurück.

b) Ziehe die Oberlippe möglichst tief über die Unterlippe, presse sie fest dagegen, und ziehe sie unter Druck wieder nach oben.

926
(10)

● **Glätte Stirnfalten!**

Ziehe mit dem ausgestreckten Zeigefinger am Haaransatz die Stirnhaut ein wenig an. Presse den Finger nun an, und ziehe mit der Kraft Deiner Augenbrauenmuskeln die Haut nach unten.

> Wir wollen uns möglichst nur gemäß unserer genetischen Urprägung bewegen. Darauf - und nur darauf ist unser Körper eingestimmt!
> Da passiert Dir nichts. Da holst Du Dir auch keine Verspannungen, Verrenkungen und Muskelrisse. Damit heilen Körperschäden schnell und bestens aus.

926
(11)

● **Trainiere Schlupflieder weg!**

Lege Deine Zeigefinger knapp unter Deine Augenbrauen. Halte hier Haut und Muskeln gut fest und lege die Daumen auf die Wangenknochen vor den Ohren. Jetzt schließe die Oberlieder gegen den Widerstand der Zeigefinger 20mal. Dabei sollen nur die oberen Augenmuskeln arbeiten. Halte 3 Runden durch.

926
(12)

● **Mach Dir strahlende Augen!**

Blicke mit Deinen Augen, ohne dabei den Kopf zu bewegen, nach rechts, dann nach links, nach unten und nach oben. Fixiere dabei jedesmal einen Punkt, und führe die Augenbewegung in jede Richtung durch. Die Übung 6mal wiederholen. Das aktiviert die gesamte Augenmuskulatur!

926
(13)

● **Lächeln strafft die Haut**

Beiße die Zähne zusammen und öffne leicht die Lippen. Lächele erst 6mal nach rechts, Richtung Schläfe, indem Du die rechte Wangenmuskulatur fest zusammenziehst, dann 6mal nach links.

926
(14)

● **Trickse Augenfalten weg**

Vor allem: Kopf weit nach hinten in den Nacken ziehen. Anschließend: Kopf mit starkem Druck auf Schilddrüse pressen! Ja – so wird die gesund gemacht und gehalten! Mit Gesichtsmuskeltraining gleich zusammen machen: Kopf in alle Richtungen drehen und mit den Augen in Sonne blinzeln (35r).

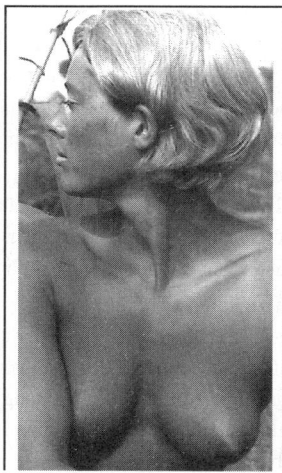

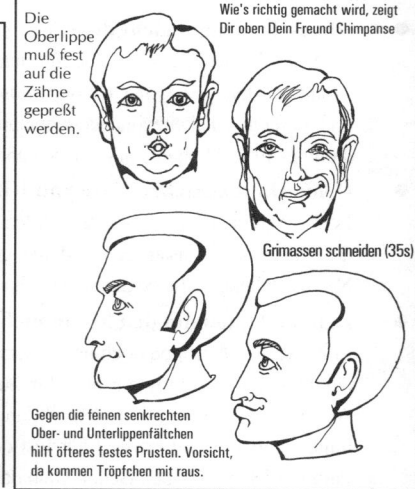

Die Oberlippe muß fest auf die Zähne gepreßt werden.

Wie's richtig gemacht wird, zeigt Dir oben Dein Freund Chimpanse

Grimassen schneiden (35s)

Gegen die feinen senkrechten Ober- und Unterlippenfältchen hilft öfteres festes Prusten. Vorsicht, da kommen Tröpfchen mit raus.

- **Vermeide hängende Lider** 926
   a) Setze je drei Fingerspitzen auf die Augenbrauen. Ziehe die Brauen nach unten. (15)
   b) Setze drei Fingerspitzen neben dem Jochbein auf, und ziehe die Haut leicht nach unten. Ziehe nun die Haut mit der Augenmuskulatur wieder nach oben.
- **Trage Deine Nase stets hoch** 926
   Ohren und Nase wachsen das ganze Leben lang. Die Nasenspitze wird breiter und fällt mit dem Alter nach (16) unten ab. Drücke mit dem Zeigefinger die Nasenspitze nach oben und halte sie dort. Ziehe die Nase nach unten, indem Du die Oberlippe nach unten gegen die Zähne preßt. Eine Sekunde lang halten, dann die Lippe entspannen. 50 mal wiederholen. Bei sorgfältiger Übung verbessern sie Blutzirkulation und Sauerstoffzufuhr in der Oberlippe und der Nase. Rötungen verschwinden so mit der Zeit.
- **Straffe Deinen Hals** 926
   Lege Daumen und Mittelfinger auf die Knochen des Schlüsselbeins und schiebe die Haut nach unten. Nun schiebe den Kopf langsam immer mehr in den Nacken. 30 mal wiederhole es. (17)
- **Vermeide Dellen im Kinn** 926
   Presse die Oberlippe fest auf die Zähne. Nun hebe Dein Kinn nach oben, so hoch wie es geht. Nach dem 10. Male solltest Du ein Muskelziehen spüren. Umgekehrt drücke das Kinn fest, noch fester, auf die Schilddrüse und presse sie aus. (18)

> *„Eure Kinder sind nicht eure Kinder. Sie sind die Söhne und Töchter der Sehnsucht des Lebens nach sich selbst... Ihr seid die Bogen, von denen eure Kinder als lebende Pfeile ausgeschickt werden. Laßt euren Bogen von der Hand des Schützen auf Freude gerichtet sein; denn so wie Er den Pfeil liebt, der fliegt, so liebt Er auch den Bogen, der fest ist."*
> (Khalil Gibran)

Gesundheitsgesetz der Natur:

Was Millionen Jahre hindurch Gewohnheit war, darauf kann und darf der Körper nicht verzichten, wenn er sich nicht selbst schädigen will. 927(1)
Denn alles an Dir ist auf das alte Tun schon zu sehr und zu lange eingespielt. Dein Herz wartet mit Sehnsucht darauf, wieder mal kräftig gefordert, Deine Lungen sehnen sich schon lange danach, endlich wieder bis in die Spitzen mit guter Luft vollgepumpt zu werden. Sollen denn einzelne Organe erschlaffen oder halb absterben, nur weil Du sie nicht ihrer Natur nach entsprechend nutzt?

Überlaß nur Deinem Körper das Wiedergesundwerden. Er tut das Beste, das Allerbeste dazu für Dich. Du mußt ihm nur die dafür nötigen, richtigen Vitalstoffe eingeben. Was auch passiert, wenn die Wunde sich vergrößert, der Krebs nach außen ausbricht oder der Tumor wächst – egal!
Nur wenn eine Entzündung schlimmer wird, faste ein paar Tage.

Nur weil wir uns unser Essen nicht mehr selbst aus der Natur holen müssen, sind wir faul und träge geworden. Nur ein Hund bringt die Menschen noch vor die Tür. So neigen wir dazu, nur zu tun, was bequem ist. Deshalb mach Dir Spaß bei dem, was nun mal nötig ist: Hör Musik oder singe beim Laufen (→Kap. 9.47). So genießt Du jede Minute Deines Lebens. Aber:

Dir eine Chemotherapie im Schwimmbad verpassen lassen, das vermeide tunlichst! [8113, 9632]
»Die Luft unmittelbar über der Wasseroberfläche ist am saubersten, habe ich gehört«, sagst Du.

Das gilt aber nur für natürliche Gewässer. Statt staubfreier Luft kriegst Du in unseren Schwimmbädern beim Schwimmen stets eine ziemliche Portion Kampfstoff verpaßt. Denn gerade über der Wasseroberfläche ist die Chlorgaskonzentration am dichtesten. Verschlimmert wird das durch die oft stupiden Bademeister, die zuviel davon ins Wasser kippen. Bei einer Untersuchung durch die Uni Bremen (Prof.Thiemann) wurden bis zu 24 fach höhere Richtwerte festgestellt. Das freigesetzte Trihalomethan ist schwerstes Chemiegift und macht Nieren und Leber kaputt, bringt Krebs und führt zu Schäden an Deiner Erbmasse.[9632]

Mir fällt das Training oft genug genau so schwer wie Dir. Und manchmal durchzuckt mich auch schon mal der Gedanke, die eine oder andere mir schwerfallende UrBewegungsart zu schlabbern. Aber dann reiß ich mich wieder zusammen, indem ich mir sage: »Wenn Du einmal aussetzt, mein lieber Jolly, dann bist Du geneigt, das danach immer öfter zu machen. Und dann bringst Du Deine 10 Klimmzüge vor Deinen Seminarteilnehmern nicht mehr zustande und blamierst Dich«. Und <u>Du</u> solltest denken: »Fang ich erst einmal mit Nachlässigkeit an, dann hab' ich bald überhaupt keine Lust mehr für alles. Also: Zieh das Ganze täglich durch, dann weißt Du es bald nicht mehr anders!« 927(2)

927
(3) Zum Klettern im Baum noch einige Worte: Alle Primaten umfassen die Bäume und deren Äste seit Jahrmillionen, wenn sie sich Nahrung beschaffen oder darin spielen. Ihr Wohlbefinden im Geäst ist dabei offensichtlich. Da unsere Gene mit den ihren fast identisch sind, gewinnen wir durch nachahmendes Tun gleiches Wohlgefühl.

Merke: Du wirst nicht überall nackt einen Baum umarmen und in ihn klettern können. Lege dann möglichst viel von Deiner Sportbekleidung ab, damit viel bloße Haut den Baum berühren kann. Das klingt schon etwas überstiegen? Im Sich-natürlich-Verhalten kannst Du es nie übertreiben. (→Rz 942)

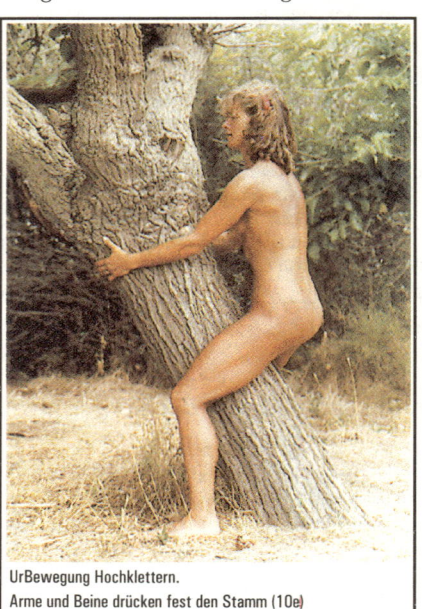

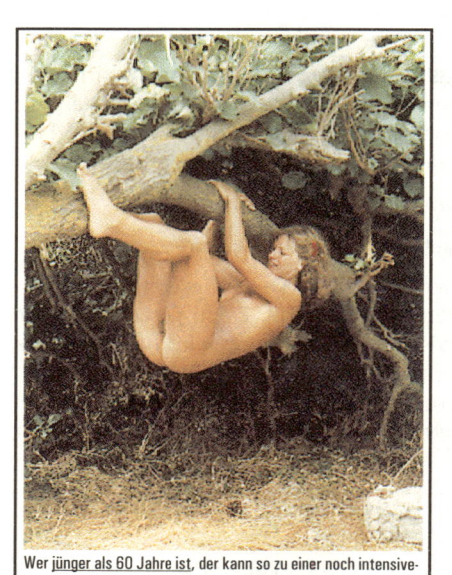

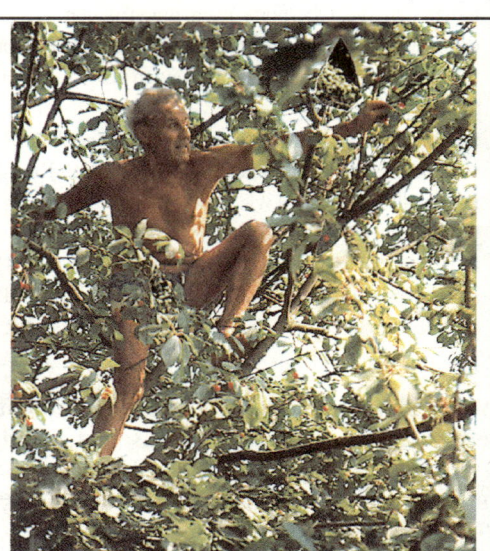

UrBewegung Hochklettern.
Arme und Beine drücken fest den Stamm (10e)

Welch ein wundervoller Genuß · ich hoffe, nicht nur für mich · sich in einem Kirschbaum den Bauch vollzuschlagen. Aber vergiß auch nicht, immer Kirschblättchen dazu zu futtern. Einfach in den Mund gesteckt und das Kirschfleisch darüber ausgebissen. So wird auch das spröde Blatt plötzlich bestens eßbar. Hier bist Du in der Tat dem Himmel ein Stückchen näher...

Wer jünger als 60 Jahre ist, der kann so zu einer noch intensiveren Liebkosung eines Baumes gelangen, die hier allerdings ein wenig anstrengender ausfällt. (10f)
Sollte es sich bei der Annahme von einer "Aura des Baumes" um ein spiritistisches Hirngespinst handeln, so gewinnst Du aber auf jeden Fall durch das angewiesene starke Anpressen kräftigere Muskeln dabei.

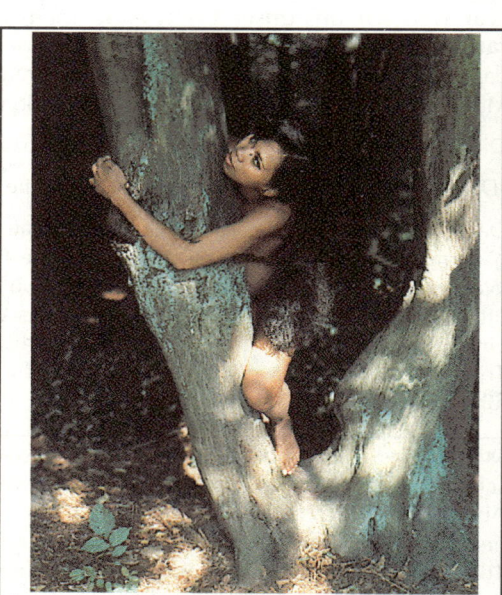

Besonders in der Schwangerschaft halte ich das Baumumarmen als Prägung des Kindes auf die Natur für besonders günstig. Hier meine Frau im 9. Monat.

Die Krankheiten wachsen lawinenartig an:

„daß in Bayern bereits 10% aller Kinder über 5 Jahren unter Hautekzemen und 20% der 5-6jährigen unter Atemwegserkrankungen leiden." Natur+Heilen Nr2/1999

Laß Dir verraten, daß ich nicht nur wegen der Kirschen in einem Baum herumklettere. Auf diese Weise stärke ich so auch im Alter meine Muskeln und erfülle mit dieser Kletterei auf vollkommenste Weise das in mir genetisch verankerte Urbewegungsarten-Potential. Gleichzeitig wird so auch die Geschicklichkeit meiner Hände aufrechterhalten, wenn ich mich mit der einen am Ast festhalten muß, mit drei Fingern der anderen einen Zweig halte, während zwei Finger die Kirschen pflücken. Diese Geschicklichkeit geht sodann, so hoffe ich, auf meine kleinen grauen Zellen über, sie veranlassend, noch bessere Bücher für Dich zu schreiben. Mit nicht ganz abstreitbaren Gründen Deinerseits kann ich das erhoffen, weil so die Bioenergie des Baumes voll in mich einzudringen vermag. Was mir zusätzliche Wohlgefühle im Baum und später im Alltag verschafft. Weiter werden Bänder und Sehnen in der genau richtigen Dosierung gedehnt, um dann bis zur natürlich bedingten Ermüdung in Spannung gehalten zu werden - was kein Sport bieten kann. Weil keine einzige Sportart auf dem Gedankengut der einprogrammierten UrBewegung beruht. UrTraining sieht nur als förderlich für den Körper an, was in der Urzeit viele Millionen Jahre an Bewegung nötig war. Doch zurück zu den knackig-saftigen Cerises und Cherrys; Wörter, die von chérir, zärtlich lieben, herstammen könnten: Wer nicht merkt, was das auch für einen oralen Genuß bereitet, die frisch vom Baum zu essen, dem kann ich nicht helfen... Und halte das ebenfalls wie ich: Iß mit den Früchten auch gleichzeitig die Blätter mit! Ist das nicht ein deutlicher Hinweis der Natur an Dich, welche beide gemeinsam hat wachsen lassen?

Ich will entdecken und Urgefühle zurückgewinnen: Wie wohlig-anstrengend das Festhalten mit einer Hand am Ast z.B. in meinen Gelenken zieht, wenn ich mich ganz nach hinten zu einer Frucht strecke. Ich will durch Abfedern spüren, ob ein Ast mich trägt oder nicht. Ich will empfinden, wie mich im obersten Wipfel der Wind sanft schaukelt.

»Du hast vergessen zu sagen, daß schwangere Frauen all diese UrBewegungen nicht machen dürfen.«

Das kommt darauf an, im wievielten Monat sie sind. Bis zum dritten, vierten Monat macht das noch keine große Mühe.

»Wie? Da soll sie auch springen, laufen, hopsen? Weißt Du, daß sie dadurch leicht das Kind verlieren kann?« entsetzt Du Dich.

Woher hast Du denn diese Weisheit? Doch nur von den Medizinern, die bei angeblich drohender Frühgeburt die Frauen zu Schonung und viel Bettruhe verdonnern. Und damit durch Schwachmachen der Frau eine solche geradezu heraufbeschwören. Wie fast immer bei ärztlichen Ratschlägen: Genau das Gegenteil ist richtig! Durch viel Bewegung, durch Laufen und Hopsen kräftigen sich die Bänder und die das Kind haltenden Gewebe und Ligamente. Durch viel Liegen aber erschlaffen sie! Haben wir nun richtig getan, auf solche Fragen nicht medizinisch, sondern mit unserem gesunden Menschenverstand einzugehen? Wirklich: Was die Ärzte nicht alles auf dem Gewissen haben! Ich könnte ihnen laufend vor Wut in den Hintern treten...

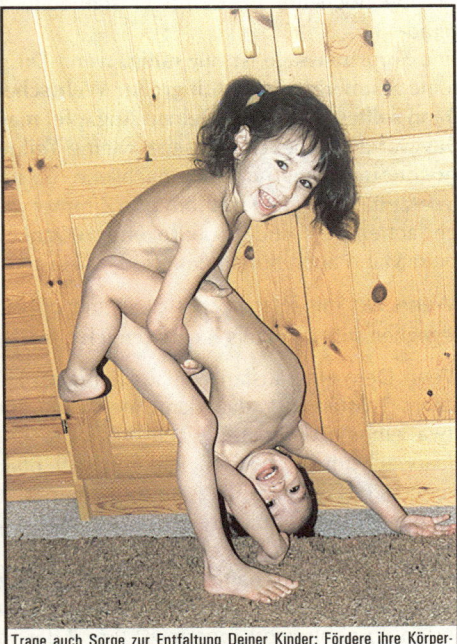

Trage auch Sorge zur Entfaltung Deiner Kinder: Fördere ihre Körperbeweglichkeit: Pflanze früh in sie die Kräftigungs- und Bewegungslust ein.

705

8.8 Wann sind Massagen angebracht und nützlich?

928
(1)
Nach Unfällen und Verletzungen halte ich Massagen für wichtig und notwendig. Auch nach Operationen, wenn z.B. die Herren Chirurgen die Lymphdrüsen ausgeräumt haben, sind Lymphmassagen unverzichtbar – besonders dann, wenn der Betreffende kein UrKöstler ist!. Nur: Wenn Massieren fehlende Bewegung ersetzen soll, dann ist davon nicht viel zu halten.[1406] Denn: Intensives Eigenbewegen ist durch nichts zu ersetzen!

Für sehr unbewegliche Menschen, die sich bereits aufgegeben haben, mag es nocht angehen, aber hast Du noch nie an Dir bemerkt, wie steif Du danach von einem Massagetisch aufstehst? **Das kommt daher, daß sich Dein Körper gegen das ihm seit 30 Millionen Jahren nie mitgemachte Durchkneten wehrt und sich mit seiner Muskulatur dagegen anspannt: Ich will das nicht! Massagen bringen abgesehen von den Lymphdrainagen mehr Verspannung als Entspannung. Massage des Bauchs z.B. schädigt die eigene Darmperistaltik.**

Die UrTrainings-Mehrmühe zahlt sich für Dich aus: Sie wird schnell zur Lust, denn der Anstieg Deines Selbst- und Lebensgefühls ist unwahrscheinlich groß!

»Was sagst Du zu dieser Reflexzonenmassage, die vom Massieren des Fußes her auf die einzelnen Körperteile positiv einwirken soll.«[8306]

Die nackten Füße des Menschen haben - weil es Schuhwerk nicht verhinderte - bis vor etwa 15.000 Jahren ständig harte Massagen und Stöße vom Klettern auf Bäumen und Laufen auf unebenem Boden empfangen. Diese Stöße teilten sich den Organen mit, und deren zugewiesene genetische Prägung könnte möglicherweise vermissen, was sie seit Urzeiten gewohnt waren. Mein Gott, wenn ich bei älteren Leuten auf die halb verkrüppelten Füße schaue! Warum tun die nichts dagegen?. Nämlich sich durch Barfußgehen in Wald und Flur den guten früheren Zustand wiederzuerwerben. Kommst Du nicht raus, dann hilfst Du Dir mit einer hölzernen Fußrolle, über der Du Deine Füße kräftig drückend abrollst. Du bekommst sie in jedem Sanitätshaus. Ich hatte sie Dir schon zum Aufwärmen Deiner kalten Füße empfohlen.

Menschenhänden ist es nicht möglich, den federnden Wiesen- oder Waldboden, die Weichheit des Mooses und dessen bioenergetische Abstrahlung auf den Fuß, den Druck und Reiz von auf den Wegen liegenden Wurzeln, Zweiglein und Fichtenzapfen zu vermitteln! Also laufe, wie ich das tue.

Im Böhmerwald-Seminar von mir lief schon eine ganze Weile ein Glatzkopf in mittleren Jahren ausdauernd neben mir. Ich wendete mich kurz zu ihm: »Alle Achtung! Für einen etwa 50jährigen bist Du noch toll in Form!« Er schnaufte zurück: »Danke für die Blumen, Franz. Aber ich bin gerade 31...«

928
(2)
Eine Sofortmassage ist nur nötig, wenn Du plötzlich auf einem Auge nichts mehr siehst und dabei keine Schmerzen hast. Mit großer Wahrscheinlichkeit ist das ein akuter Gefäßverschluß der Retina. Dann solltest Du sofort Deinen Augapfel massieren, wenn Du Dein Augenlicht retten willst.

Das war auch 'ne Art Massage: Meine Teilnehmerin Helen hat großes Vertrauen zu mir gefaßt. Sie möchte unbedingt, daß ich nachsehe, ob nicht schon der Brustkrebs bei ihr einen Fuß in die Tür gesetzt hat. Ich gehe mit ihr auf's Zimmer und taste sorgfältig ihren Busen ab. »Ohne Befund«, sage ich lachend am Ende der Prozedur. »Danke, Franz«, antwortet mir Helen verträumt, »würde mich mein Mann auch nur so wunderbar abtasten können wie Du...«

»Wenn Du mir jetzt noch statt Deiner Privaterlebnisse raten könntest, wie ich meinem Haarausfall begegnen soll, dann machtest Du mich ebenfalls glücklich«[9600] Merke:

Wenn Dein Haarausfall wie aus heiterem Himmel auftritt, tragen oft Hormonstörungen die Schuld daran. Tröstend ist, daß dann meist alle Haare wieder nachwachsen. Weil Kopfhaare im Monat etwa einen Zentimeter wachsen, mußt Du Geduld aufbringen. Unterstützt werden sollte das Haarwachstum auf jeden Fall mit viel pflanzlichem, organischem Eisen. Dies besonders dann, wenn sich die Haare langsam zu lichten beginnen. Die Wildpflanzen enthalten davon das meiste. Bei den Kulturpflanzen reichen Petersilie und Sellerie an deren Eisenwerte heran, sind aber leider mit vielen Schadstoffen belastet.

929
Dänische Wissenschaftler wollen jetzt festgestellt haben, Haarausfall liege an der mangelnden Durchblutung der Kopfhaut; andere hingegen behaupten, die Kopfhaut sei allgemein der am besten durchblutete Körperteil,[9863] und der Haarverlust sei mehr ein Problem der Haarwurzeln und Hormone. Genaues weiß keiner. Wenn vorzeitiger Haarausfall, besonders bei Männern, nicht

erblich bedingt ist und sofern Deine Haarwurzeln nicht unregenerierbar bereits abgestorben sind, so magst Du Dir sagen:

> Die Sorte Mensch, die etwas Schwieriges für unmöglich zu schaffen hält, hat es auch niemals versucht.

»Durch das Fasten wird meine verschwartete Kopfhaut entspeckt, die UrKost bringt die in ihr enthaltenen Haarlebens- und -wuchsstoffe vermehrt in den Körper. Das UrBewegungstraining - besonders mit den Füßen nach unten an Ast, Ringen oder Reck hängend oder als Ersatz dafür der Kopfstand - läßt die Blutgefäße am Haarboden stärker pulsieren, entspeckt sie damit und bringt die Wildnahrungs-Lebensstoffe, Vitamine und organisch gebundenen Mineralien unmittelbar in meine Kopfhaut. Und der Autor rät mir, täglich morgens und abends die Fingerspitzen beider Hände im Abstand von ca. 3 cm auf die Kopfhaut zu setzen und sie dann mit leichtem Druck (ohne die Finger über die Haut zu ziehen) hin und her zu schieben, die Kopfhaut dadurch leicht aufstülpend: Damit auf diese Weise ein Maximum an Durchblutung erreicht wird.«

Recht so, lieber Leser! Einverstanden. Fein, wenn einer so aktiv an seine Schwächen rangeht wie Du!

Und das solltest Du mir nachmachen: Bei sitzender Arbeit neben Dich einen Eierwecker stellen, der alle Stunde rasselt und Dich mal kurz so zu Kniebeugen und anderen UrBewegungen auffordert.

Ich spür's mal wieder: Für diese Worte bringen mir die Trägen und stets Ausflüchte Suchenden keine Sympathie entgegen. Ich muß gestehen: das beruht auf Gegenseitigkeit...

> *Alle wollen gerne zurück zur Natur.*
> *Aber keiner zu Fuss.*

8.9 So wirst du alt und bleibst trotzdem beweglich

»Du tust ja gerade so, als könnte ich mit Deiner Methode das Altwerden aufhalten! Machen wir uns doch nichts vor: Ab einem gewissen Alter geht's mit jedem bergab!« So sagst Du leicht bekümmert.

Altern kann niemand aufhalten. Aber aufhalten kannst Du das vermeintliche Schicksal des Menschen, mit dem Älterwerden auch leidend und schwach zu werden. Und vorzeitig um das Beste und Schönste zu kommen, das wir kennen: Liebe, Vitalität und Sexualität.

»Aber es ist doch ganz schön, wenn man heute ein Lebensalter so um die 70 erreichen kann«, sagst Du, »älter möchte ich gar nicht werden.«[6525]

Du möchtest deshalb nicht älter werden, weil Du weißt, wie hinfällig und krank Du in diesem Alter sein wirst.[2224] Mit der UrMethodik fühlst Du Dich mit 70 aber auch noch wie ein 40jähriger und hast mindestens noch 25 bis 30 Jahre vor Dir. Ich will die nicht verschenken! Besonders deshalb nicht, weil ich jetzt im Alter viel wacher und aufgeschlossener werde und das Leben, die Schönheit der Natur und das Beisammensein mit natürlichen Menschen überhaupt erst bewußt und damit weitaus mehr genieße, als das in der Jugend der Fall war. Und ich möchte, daß Du dieses tief beglückende Fühlen auch gewinnst und möglichst lange davon zehrst.

»Ich hab' doch für so was keine Zeit!«, so höre ich von den meisten Leuten, wenn ich sie frage, warum sie nichts für ihren Körper tun. <u>In Wirklichkeit aber meinen sie: Körperliche Bewegung macht mir keinen Spaß. Bequemlichkeit ist mir lieber.</u> Vielleicht ist das bei Dir auch so. Na, sei mal ehrlich! Wenn ja, mußt Du halt versuchen, Dir Bewegungslust zu machen. Muße dazu findest Du allemal, wenn Du etwas anderes dafür zurückstellst, das Dir bisher die meiste Zeit weggenommen hat. Vielleicht war es das Fernsehen (lohnt sich sowieso nicht), der Freund oder die Freundin (lohnt sich immer - und wenn es echte Freunde sind, kannst Du sie zum Mitmachen bewegen); vielleicht war es Dein Auto oder der Tresen. Ich wiederhole nochmals, denn für diese ewige Wahrheit sind die wenigsten aufgeschlossen - es muß endlich in dich hinein:

Etwas Wichtigeres als Deine Gesundheit gibt es nicht! Leider merkst Du erst dann, daß sie das Wertvollste überhaupt für Dein Leben ist, wenn Du sie eingebüßt hast.

Versuche es wenigstens zuerst einmal mit kleinen Schritten. Schaff Dir eine Tischtennisplatte an, und spiele im Keller mit Deinem Partner oder mit Freunden - dafür ist keiner zu alt. Und das macht nach einer gewissen Zeit jedem Spaß. Du kannst auch einen Tanzkursus belegen. Und so mehr und mehr in die Welt des Sichbewegens hineinwachsen. Du wirst sehen, wieviel Freude Du plötzlich bekommst.

»Ich will Dir jetzt mal ehrlich was sagen: Wenn man jung ist, ist Dein UrTraining schrecklich langweilig«, klagst Du.

Geb' ich zu. Falls Du nicht Deine Lieblingsmusik dazu hörst oder 'ne Fremdsprache lernst. Leider sind die Urbewegungen nun mal nötig. Aber ich schenk' sie Dir, erlaß sie Dir...

»Hätte ich nicht gedacht, daß Du auch mal großzügig sein könntest!«

...wenn Du Dich dafür einer Rock 'n' Roll-Tanzgruppe anschließt, die dreimal wöchentlich übt. Oder falls Du regelmäßig Gymnastik- und Aerobic-Kurse besuchst. Die enthalten ja auch viele meiner Bewegungsvorschläge und bringen Dich mit aktiven Menschen zusammen. (Nur verzichte nie auf die Bewegungsarten, die unsere Ahnen im Baum zu treiben gezwungen waren.!) Sind Dir UrBewegungen zu eintönig, dann such' Dir eine gesunde Sportart aus. Der Verfasser war leider hier lange kein Vorbild für Dich. Vom Judo hielt er drei, vom alpinen Skilauf eine weitere Meniskusoperation nebst Schulterverletzungen und Muskelabrissen zurück...

Was Dir immer Spaß machen dürfte, das ist die Natur mit dem Fahrrad zu erleben.

<u>Mach mit Freunden Ausflüge ins Grüne. Auch das Gehör braucht Urlaub. Ein Waldspaziergang in die Stille kann Wunder fürs Ohr wirken. Bist Du allein, gibt es Wandervereine.</u>

931 Älteren bietet ein Fitneßstudio ideale Trainingsbedingungen.[8111] Die Übungen an den Geräten sind bereits mit kleinsten Gewichten durchführbar, die Verletzungsgefahr ist gering. Du solltest Deine Vorurteile ablegen, denn dort gibt es nicht nur Muskelprotze, sondern auch schlanke Männer und Frauen, die einfach etwas für sich zu tun gedenken. Da findest Du zudem Menschen, die Körperbewußtsein haben - das ich Dir ja ständig als positiv und erforderlich darzustellen versuche. Und oft dort den richtigen Partner für Dich. Komm mir als Frau nur nicht mit der lächerlichen Entschuldigung: »Ich möchte mir keine unschönen Muskelberge antrainieren.« Für sichtbare Muskeln brauchst Du täglich härtestes Training von mindestens sechs Stunden. Aber für so verrückt, das zu tun, halte ich Dich nicht. Aber auf ein vernünftiges Body*styling* sollte kein schönheitsbewußter Mensch verzichten. Oder einer, der sich nicht hängen lassen will.[8111f]

Auch wenn Du älter bist, darfst Du das In-Bewegung-Bleiben nicht aufgeben. Wenn Du nur herumschlurfst, erleidest Du jährlich einen Knochenschwund von zwei bis drei Prozent, und Du wächst mehr und mehr in den Boden! Allein mit mildem, täglichem UrBewegungstraining von einer dreiviertel Stunde kannst Du das schon aufhalten.[8112]

<u>Und: keinen Alkohol! Du vergiftest Dir damit nicht nur die Leber, sondern auch die Knochen. Sag Dir bei jedem Schluck: Der kostet mich jetzt 0,1% der Leber und tausend Knochenzellen.</u>

»Warum soll ich das Training so lange durchziehen? Andere halten fünf Minuten täglich mit den fünf Tibetern für genug.«

Dann solltest Du wissen, daß sich in so kurzer Zeit die Blutgefäße gar nicht erst richtig ausdehnen. Und ich möchte doch erreichen, daß sich auch viele neue Kapillaren bei Dir bilden. Fünf Minuten! Lächerlich! Wie will man da den ganzen Körper durcharbeiten! So was liest Du in Frauenzeitschriften von dabei fett gewordenen Journalistinnen, die vielleicht selbst nie etwas anderes getan haben als hin und wieder einen Aktenordner ins Regal zu schieben.

Ich als Gesundheitsreformer erlaube mir aber kein Dir Sand-in-die-Augen-Streuen. Was, wenn sich bei Dir im Alter auch nur eine Muskelgruppe zurückzieht, eine Sehne versteift! Da würdest Du mir doch zu Recht auf den Pelz rücken, oder?!

»Du als Schriftsteller hast es einfach! Du kannst Dir den Tag einrichten, wie Du willst. Ich habe eine Familie und Verantwortung! Da muß ich zusehen, daß der Kamin schön weiterraucht!

Wenn ich meinem Arzt die Freundschaft aufkündige, dann bekomme ich schon nach sechs Wochen kein Krankengeld mehr. Dann heißt es: Wenn Sie sich der ärztlichen Behandlung widersetzen, so müssen wir annehmen, daß Sie nicht gesund werden wollen! So ist das.«

Mein Gott, Du wirst Dir wohl zu helfen wissen! Du kannst doch etwas diplomatischer vorgehen. Und so tun, als würdest Du schön brav all die Medikamente schlucken, die er Dir verschreibt. Oder?

»Und was sagst Du denen, die wirklich keine Zeit finden für all das, was Du ihnen für ihre Gesundheit zu tun zumutest?« willst Du wissen. »Die da völlig geschlaucht nach einem langen Arbeitstag zurückkommen und dann auch noch ihren Haushalt in Ordnung bringen müssen!«

Wenn sie nur UrKost zu sich nehmen, dann müssen sie nicht mehr so lange einkaufen, Essen vorbereiten, kochen und hinterher spülen. Und sich zwischendurch auch noch zum Essen hinsetzen. In einem guten Restaurant kann das einem mit Hin- und Rückfahrt drei, vier Stunden am Tag stehlen - Stunden fürs Krankmachen! UrKost kannst Du jederzeit zwischendurch futtern. Dadurch werden täglich genug Stunden frei. Für all das, was ich Dir da zumute, Dich fit und gesund zu erhalten...

Auch ist bei jedem wohl eine halbe Stunde früher aufstehen nicht zuviel verlangt, wenn er nicht bis in die Nacht am Fernseher hängt. Zudem gibt es in jedem Betrieb eine Mittagspause. Und die vermag man als UrMethodiker voll zu nutzen: fürs Laufen oder zum UrzeitTraining. Irgendwo an einem Kinderspielplatz oder im Park oder in einem leeren Raum des Betriebes. Das ist deshalb drin, weil Du schon während der Arbeit Dein Grün oder Dein Obst essen konntest. Und so nicht in der Kantine oder im Restaurant zu Mittag essen mußt. Na siehst Du!

Und wenn Du jetzt immer noch Ausreden auf Lager hast, das alles nicht machen zu können, nun, dann holst Du eben Dein Pensum am Wochenende nach und sagst alle Besuche, den Frühschoppen, Sportveranstaltungen und Autoausflüge rigoros ab. <u>Und widmest Dich dafür Dir selbst und Deinem Körper.</u> Und wenn der Besuch bei Dir mitmachen will, ist er willkommen. Wenn nicht, so kann er Dir gestohlen bleiben!

Da schenke ich Dir nun solch eine wertvolle Grundlage für ein Leben frei von Krankheit und Abhängigkeit, da habe ich die ideale Lebensweise für Dich gefunden und an Dich weitergegeben, da weise ich Dir den Weg, wie Du sorgenfrei und unbeschwert leben und ein hohes Alter in Klarsichtigkeit genießen kannst - Du aber hast bis zuletzt noch Einwände! Laufen kann ich für Dich ins Grüne nicht auch noch!

Sicher, der Pfad führt anfangs steil aufwärts, ist mühsam und beschwerlich - aber wer den höchsten Punkt erreicht hat, dem bietet sich die herrlichste Aussicht dar.

Und danach geht das Weiterschreiten leicht und beschwingt.

<u>Gewöhn Dir ab zu sagen: Das kann ich nicht, das liegt mir nicht. Oder gar: Dazu hab ich keine Lust. Damit verbaust Du Dir von vornherein die Möglichkeit zu lernen. Du wirst schon sehen: Die Lust kommt übers Tun!</u>

Das alles und noch viel mehr läßt sich im Wald mit den Kindern machen. Auf daß Du Dir mal keine müden Krieger und Schlappschwänze großziehst...

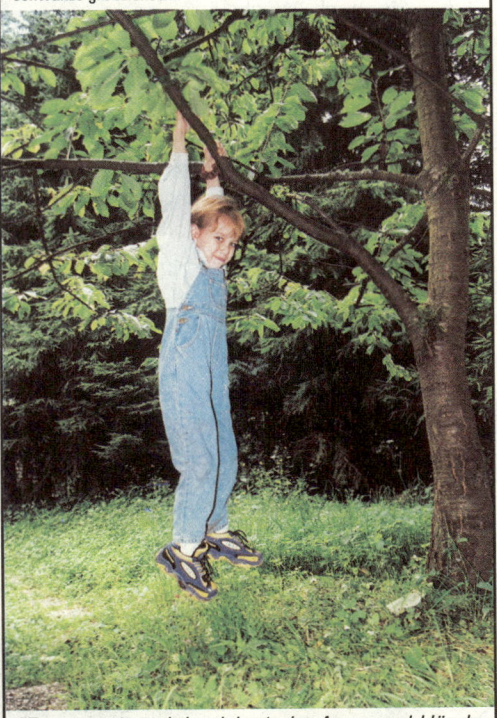

"Papa sagt, so krieg ich starke Arme und Hände und kann später mal alle Jungs verhauen!"
So ist es! Der Schultergürtel hält den ganzen Körper. Er ist so wichtig für Dein Leben. An ihm sind wir aufgehängt. Trainiere ihn täglich am Reck oder einer Tür.

Gesundheitsgesetz der Natur:
**Bewege Dich, soviel Du kannst!
Sonst bewegt sich nichts oder nur alles halb in Deinem Körper zum Gesundwerden.**

Frühmorgens das UrTraining hinter Dich gebracht ist das Allerbeste. Dann behältst Du den ganzen Tag über das erleichternde Gefühl: Mein Pensum hab' ich schon geschafft - jetzt bin ich frei.

933 Selbst die Mediziner glauben, daß die Hälfte aller Krankheiten durch Sauerstoffmangel entsteht. Und Du, vergiß nicht: Wenn Du Dich mit der UrzeitTherapie gesund machst, dann verdankst Du das dem Wiederherstellen des Natürlichen in Dir! Zeige Dich dankbar: Setze Dich auch bei anderen dafür ein, das Wissen über die Natur und deren Heilkraft zu verbreiten. Und besonders solltest Du nicht in dem Bestreben nachlassen, für den Erhalt dieser Natur alles zu tun!

Gerade im Auto ist es wichtig, den Körper in Bewegung zu halten und die Muskulatur zu stärken. Und vor allem: um Rückenschmerzen vorzubeugen. Das vergiß nie:

1. Umschließe mit den Händen fest das Lenkrad und stemme Dich dagegen.
2. Versuche mit beiden Händen das Lenkrad seitlich zusammenzudrücken.
3. Versuche das gleiche von oben.
4. Versuche, das Lenkrad auseinanderzuziehen.
5. Halte das Lenkrad mit beiden Händen fest und dehne Deinen Körper nach links und rechts.
6. Halte auf einer ruhigen Fahrstrecke das Lenkrad mit einer Hand, und drücke Dich mit der anderen aus dem Sitz hoch. Wechsle.
7. Nimm in eine Hand ein kleines Händetrimmgerät, und kräftige Deine Handmuskulatur.
8. Auf einer einsamen Strecke lasse ab und zu mal Deinen Kopf kreisen.
9. Fahre jede Stunde bei längeren Strecken einen Parkplatz an, und mach ein paar UrBewegungen und einen kleinen Lauf. Dazu solltest Du stets Laufschuhe im Wagen haben.
10. Damit Deine Verdauung klappt und Du nicht müde wirst, iß nur Obst oder Wurzeln bei einer längeren Autofahrt.

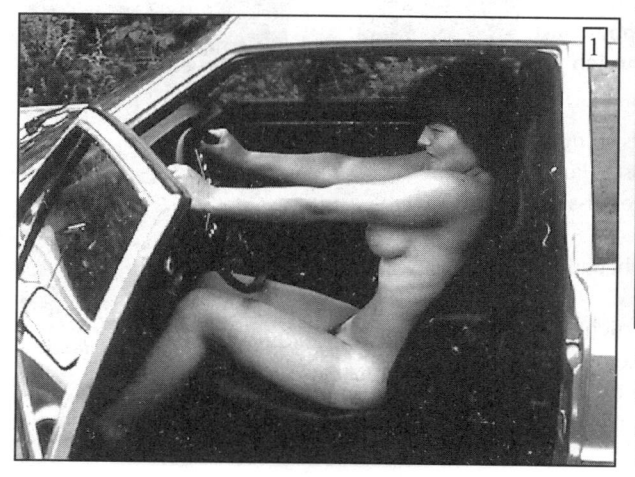

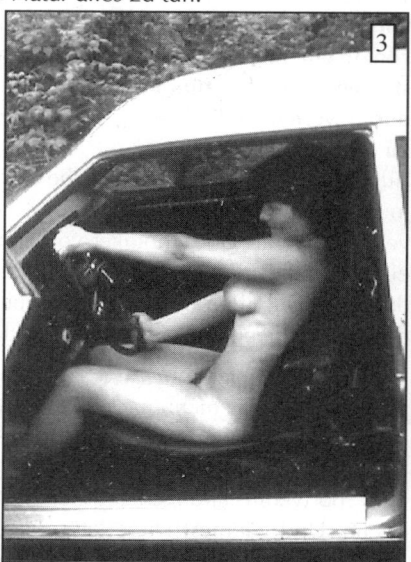

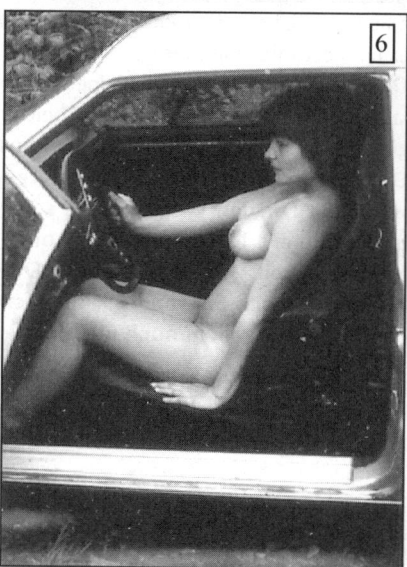

Wenn Du das Auto so selten wie möglich benutzt, hast Du diese Bewegungen nicht nötig - und tust so das Allerbeste für unsere Natur.

8.91 Zeichnerische Übersicht über die nötigsten UrBewegungen

Bis Dir alle UrBewegungen in Fleisch und Blut übergegangen sind, daß Du keine mehr vergißt, gebe ich sie hier auf den Folgeseiten vereinfacht wieder. Ganz am Buchende habe ich diese nochmals eingefügt, damit Du sie dort abtrennen und an die Wand Deines Trainingsraums heften kannst.

Merke: Das Ur-Trainings-Kurzprogramm läßt sich gut einprägen (Jede Bewegung führe mindestens zehnmal aus).

Im Stehen

1. Kopfkreisen bis tief ins Genick, Kopf zu den Seiten drehen, vorsichtiger nach hinten in den Nacken ziehen, aber kräftig nach vorne die Schilddrüse auspressen.
2. Schultern hochziehen, dann nach hinten und vorne damit kreisen.
3. Mit beiden Armen gleichzeitig nach hinten kreisen lassen, dann nach vorne.
4. Beide Arme einzeln um den Körper, dann windmühlenflügelartig kreisen. Zum Schluß beide Arme über Kreuz klatschend an den Rücken schlagen.
5. Hüfte mit leicht hochgeschobenen, angewinkelten Armen nach links und rechts drehen.
6. Einen Arm über den Kopf heben, ihn seitlich nach unten stoßen, so daß die Hüfte stark nach innen eingeknickt wird. Arm wechseln.
7. Hüfte nach vorne kippen. Mit gestreckten Armen bei gespreizten Beinen wechselseitig die Handrücken an die äußeren Fußleisten schlagen. Beine immer weiter spreizen.
8. Füße wechselseitig so hoch wie möglich zur Seite spreizen.
9. Bein aus der Hüfte heben, gegen imaginären Gegner stoßen.

In Rückenlage

10. Beine wechselweise gestreckt hochheben.
11. Beine wechselweise gestreckt in weiten Bögen kreisen lassen.
12. Arme bleiben fest ausgestreckt am Boden. Das eingeknickte linke Bein legt sich über das rechte und versucht wippend mit dem Knie den Boden rechts neben dem rechten Oberschenkel zu erreichen. Gleiches versuche umgekehrt.
13. Kreuz hochheben und senken. Später den Körper mit hochgehobenen Schultern auf den Kopf schieben.
14. Mit den Beinen in alle Richtungen strampeln.
15. Beine hinter die Schultern stoßen. (Das aktiviert Rückenwirbel wie Schilddrüse!)
16. Arme und Beine hochheben: auf dem Rücken schaukeln, dann wechselweise Hände auf ein Knie legen und zum Kinn ziehen.

Im Sitzen

17. Oberkörper bei angezogenen Knien aufrichten. Anfangs Arme nach vorne stoßend zu Hilfe nehmen.
18. Arme zwischen ausgestreckten Beinen nach vorne schieben. Kopf bei gestreckten Beinen links und rechts auf die Knie pressen.
19. Mehrmals schnell über ein ausgestrecktes Bein aufstehen.

Im Knien

20. Katzenbuckel machen, dann ins Kreuz fallen lassen.
21. Nach hinten so weit als möglich beugen, evtl. sich mit den Händen abstützen.
22. Affengang nur auf den Fingerknöcheln und Füßen.

In Bauchlage

23. Armbeugen bei aufgestützen Händen und Füßen - Schwächere gehen dazu auf Knien und heben die Füße an.
24. Tief am Boden vorwärts und zurück kriechen. Nimm dabei den Duft der Erde in Dich auf – hmm! Ja, die riecht immer gut!
25. In Hocke wippen, dann hockend gehen.
26. Wie ein Hund auf Stuhl »schwimmen«.
27. Über ein Hindernis mit weitem Schritt steigen.

Auf Tisch und Stuhl

28. Mit auf Stuhloberkante gelegten Händen kräftig nach unten im Kreuz wippen.
29. Auf Stuhl sitzend weit nach unten beugen und aufrichten.
30. Auf Stuhl steigen und herunterhüpfen mit Beinwechsel.
31. Ein Knie auf Tisch legen - tief nach unten beugen.
32. Körper an Händen hochziehen.

Im Hängen

33. Körper frei schwingen.
34. An einem Arm hängen.
35. In Knien hängen (Kippwippe).

Bewegungen mit Geräten zum Kräftigen des Körpers

36. Hanteln wechselseitig hochheben.
37. Hanteln wechselseitig hinter den Kopf heben und Arme seitlich strecken.
38. Hanteln im Liegen hinter Kopf und seitlich bringen.
39. Expander: Sich verschiedene Dehnbewegungen ausdenken.
40. Gummiband: Sich verschiedene Ziehbewegungen ausdenken.
41. Spiralfedergerät: Sich verschiedene Kräftigungsbewegungen ausdenken.
42. Hände hinter dem Rücken zusammenbringen, Körper dehnen.
43. Dehnen der Finger erhält deren Geschicklichkeit. Mache gleiches analog mit den Zehen.
44. Beine, Füße und Hände tüchtig ausschütteln. Danach mit den Zehen ähnlich: a) Jeden einzelnen Zeh kräftig nach vorne und hinten pressen, b) Großzeh fest noch zur Seite ziehen zur Stärkung von Gewebe, Knorpel und Sehnen, um Ballenbildung zu vermeiden.
45. Anti-Gesichtsfalten-Training.
46. Partnerübungen, aber nicht nur eine, wie hier angegeben.
47. Als Ausklang des UrzeitTrainings belohnst Du Dich, falls Du noch Zeit dafür hast, mit Tanzen oder
48. Bewegungsspiele:. Bist Du allein, spielst Du Tischtennis gegen die Wand. Mit Partnern machst Du Ball- oder Wurfspiele.

Anschließend nicht vergessen: Bewegungen im Baum nachahmen: Klimmzüge, Hängen, Schwingen, Drehen an einem Arm im Schultergelenk. Und zum Ausdauergewinn: Laufen oder Ausschreiten. Dabei Fingertraining nicht vergessen - das beugt bestens jeder Sehnenscheidenentzündung vor!

»Gibt's statt der UrBewegung, die ja doch ziemlich langweilig ist, nicht noch eine empfehlenswertere Sportart von Deiner Seite aus, bei der man auch nicht alt wird?«
Aber klar: Russisches Roulett mit einem Colt!

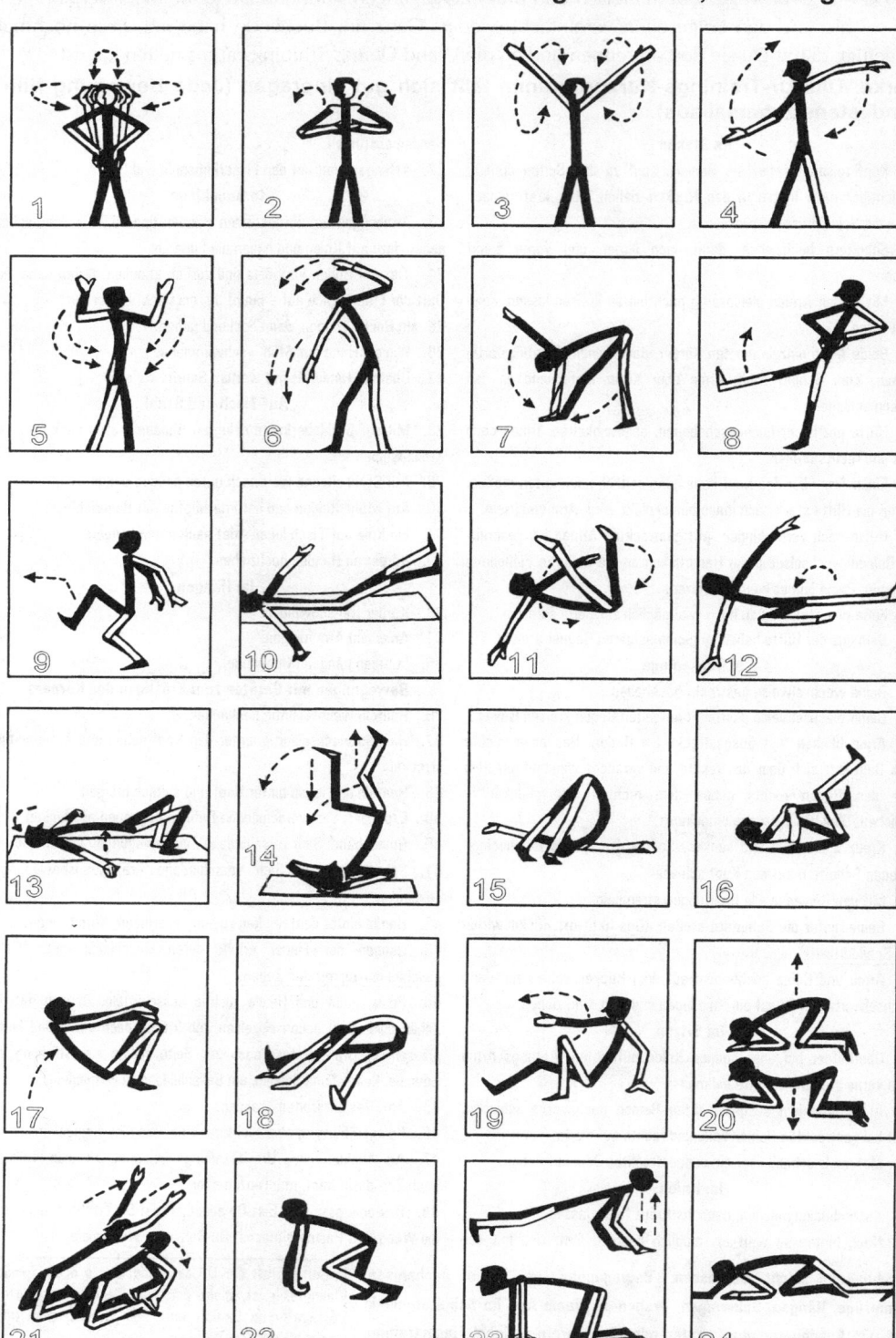

So - und nun schalte schnell Deine Lieblingsmusik an, und auf geht's:

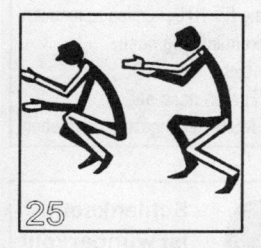

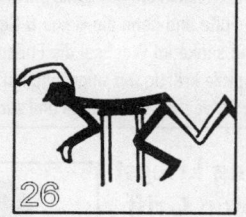

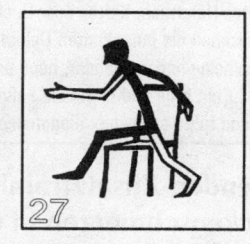

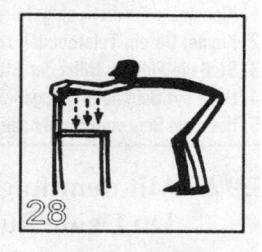

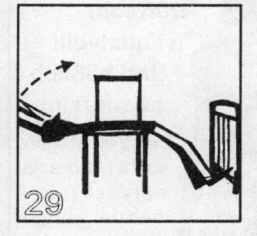

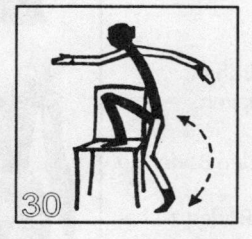

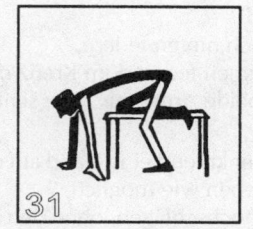

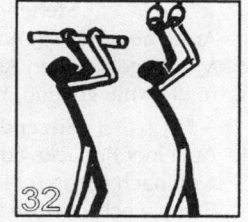

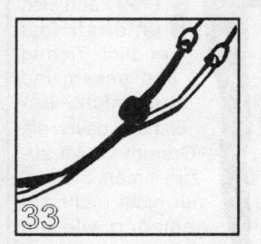

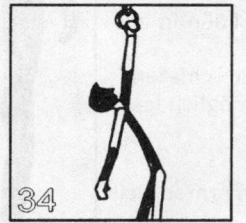

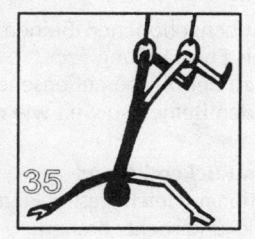

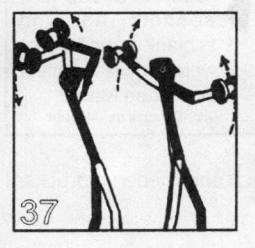

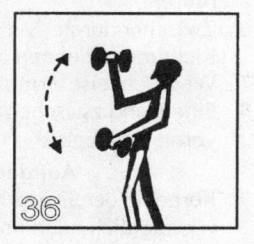

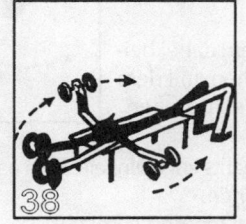

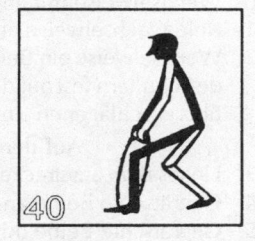

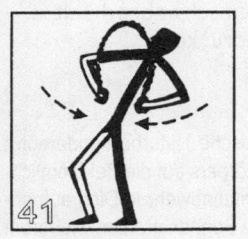

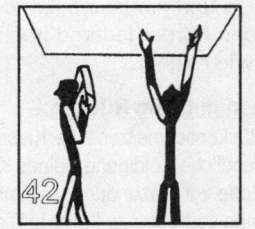

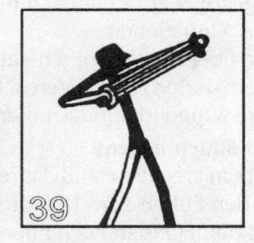

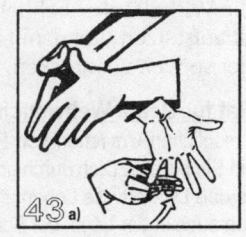

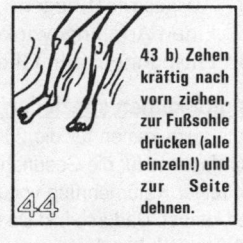

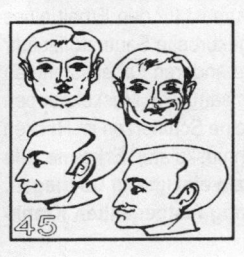

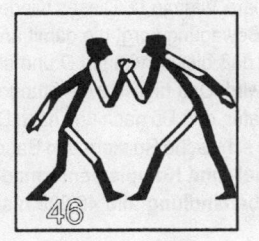

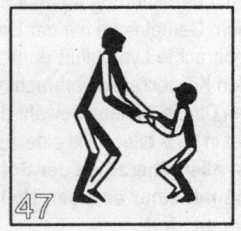

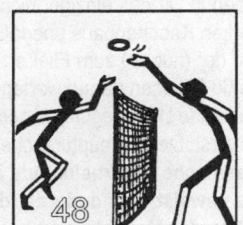

Jeden Tag UrBewegung heißt: täglich uriges Wohlbefinden

43 b) Zehen kräftig nach vorn ziehen, zur Fußsohle drücken (alle einzeln!) und zur Seite dehnen.

Tu auch im Büro was für die Beine!
Im Büro kannst Du sogar im Sitzen Knie und Beinmuskulatur so kräftigen:
1. Klemm Dir ein dreifach gefaltetes Handtuch, Kissen oder Buch zwischen die Knie, und drück sie für 10 Sekunden zusammen.
2. Klemm Dir ein Telefonbuch zwischen die Innenkanten Deiner Füße und hebe die Beine 6 Sekunden lang hoch.
3. Stell die Füße in Höhe der Stuhlbeine nebeneinander, hebe und senke im Wechsel die Fußspitzen.
4. Hebe ein Bein hoch, beuge leicht ein Knie und drehe die Fußspitze kräftig mit angezogenen Fersen nach außen.
5. Hebe ein Bein vom Stuhl hoch und führe es in einer diagonalen Bewegung nach vorne und zur Mitte bei angezogenen Zehen.

8.92 Mit dem folgenden Zusatztraining kriegst Du Deine Rückenschmerzen in den Griff

934a

Stehend
1. Arme ausgestreckt nach hinten federn.
2. Mit ausgebreiteten Armen federnd im Kreuz drehen.
3. In die Knie gehend, beide Arme zur Seite schlagen.

934b

Sitzend
4. Auf einer Pobacke oder kniend eine Hand auf den Boden so weit nach vorne schieben wie möglich.
5. Beine wechselweise hochschlagen, ohne den Boden zu berühren.
6. Zwischendurch: Mit hochgehobenen Beinen Füße in alle Richtungen dehnen als Entspannung.
7. Wechselweise Arme zu den Körperaußenseiten schlagen.
8. Eine Hand zwischen den Beinen so weit wie möglich nach vorne schieben.

Auf dem Rücken liegend
934c
9. Körper in der Sitzposition mit leicht gestrecktem Arm so weit wie möglich nach links und rechts drehen.
10. Wechselweise mit angezogenem Knie nach hinten sehen.
11. Knie wechselweise ans Kinn ziehen.
12. Wechselweise ein Bein über das andere schlagen, dabei beide Schultern fest auf dem Boden halten. Versuchen, mit dem übergeschlagenen Knie wippend auf das untere zu stoßen.

Auf dem Bauch liegend
934d
13. Linkes Bein ausstrecken, mit rechter Hand das rechts angewinkelte Bein nach unten federnd drücken.
14. Gegrätschte Beine an den Füßen zum Leib ziehen.
15. Gegrätschte Beine mit den Händen nach außen federnd spreizen.
16. Ausgestreckt liegend die Wirbelsäule hochheben und ein paar Sekunden schwebend halten.
17. Einen Arm angewinkelt aufstützen und damit den Körper federnd hochdrücken.
18. Entspannen, alle Glieder so weit ausstrecken, wie es geht.

Schlanksein ist wundervoll! Dürrsein ist qualvoll! Und häßlich obendrein!

Diese an Magersucht (Anorexia nervosa) leidende junge Frau kann sich unter UrKost endlich richtig satt essen und muß nicht befürchten, davon ein Gramm zuviel zuzunehmen. Sie wird nur nicht mehr abgemagert wie ein Skelett aussehen, sondern rank und schlank – zur Augenweide für sich selbst und jeden Mann.
Bild: Chrronik der Medizin

Es gibt keinen speziellen Rat für Deine Wehwehchen mit dem Rücken,
somit auch keinen für die 200 möglichen Ursachen von Rückenschmerzen. Die Klassische Naturheilkunde sorgt allumfassend für die Gesundheit! Sie bereitet Dich durch gründliche Reinigung Deines Körpers auf die Bekömmlichkeit reiner Naturnahrung vor, so daß Du wertvolle Lebensstoffe zur Gesundung und Immunabwehr in Dich aufnehmen kannst. Dadurch bist Du nun auch in der Lage, die Sonne vertragen zu können. Die Sonnenstrahlen wiederum bilden in Dir das einzige, nicht mit der Nahrung aufnehmbare Vitamin D. Dieses wiederum ist für den Erhalt eines starken Knochenbaus unerläßlich. Gemeinsam mit der UrBewegung sorgt die damit angekurbelte Sauerstoffzufuhr und der (nur so) zum Fließen gebrachte Lymphfluß dafür, daß dieses Vitamin D und alle anderen Lebensstoffe an die 60 Billionen darauf wartenden Körperzellen verbracht wird. Und täglich zwei Stunden sämtliche Muskelgruppen stärkende UrBewegungen geben Dir die sichere Gewähr dafür, daß Du nach und nach Deine Schmerzen im Rücken los wirst. Denn: Hauptursache ist in 99% aller Fälle eine zu schwache Rücken- und Bauchmuskulatur! **Erkenne: Die Klassische Naturheilkunde ist allen Therapien der Schul- und Komplementärmedizin einzigartig überlegen. Sie beweist dies dadurch, daß mit einer einzigen Heilbehandlung alle 40.000 bislang festgestellten Krankheiten der Menschen zu besiegen sind.**

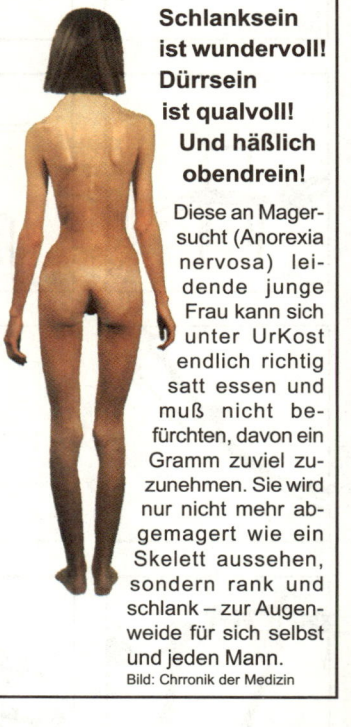

Bei Rückenproblemen nimmst Du nach dem UrTraining einfach diese rückenmuskel-
stärkenden Bewegungsformen so lange hinzu, bis die Schmerzen weg sind.[8015]

Bück Dich für jedes Kraut und Du spürst das Kreuz des Friedens.
(Gesangsbüchlein für Christen aus dem 17. Jahrhundert)

Klinisch Toter aus Koma erwacht
Palermo - Ein "klinisch toter" 22jähriger Sizilianer ist wieder zum Leben erwacht. Zu diesem Zeitpunkt seien bereits Vorbereitungen für eine Organentnahme bei dem jungen Mann getroffen worden. Giorgio Rinzivilio war am 11. April schwer verunglückt und lag seither in einem tiefen Koma. (dpa 23.4.1999)
Verbiete die Leichenfledderei bei Dir!

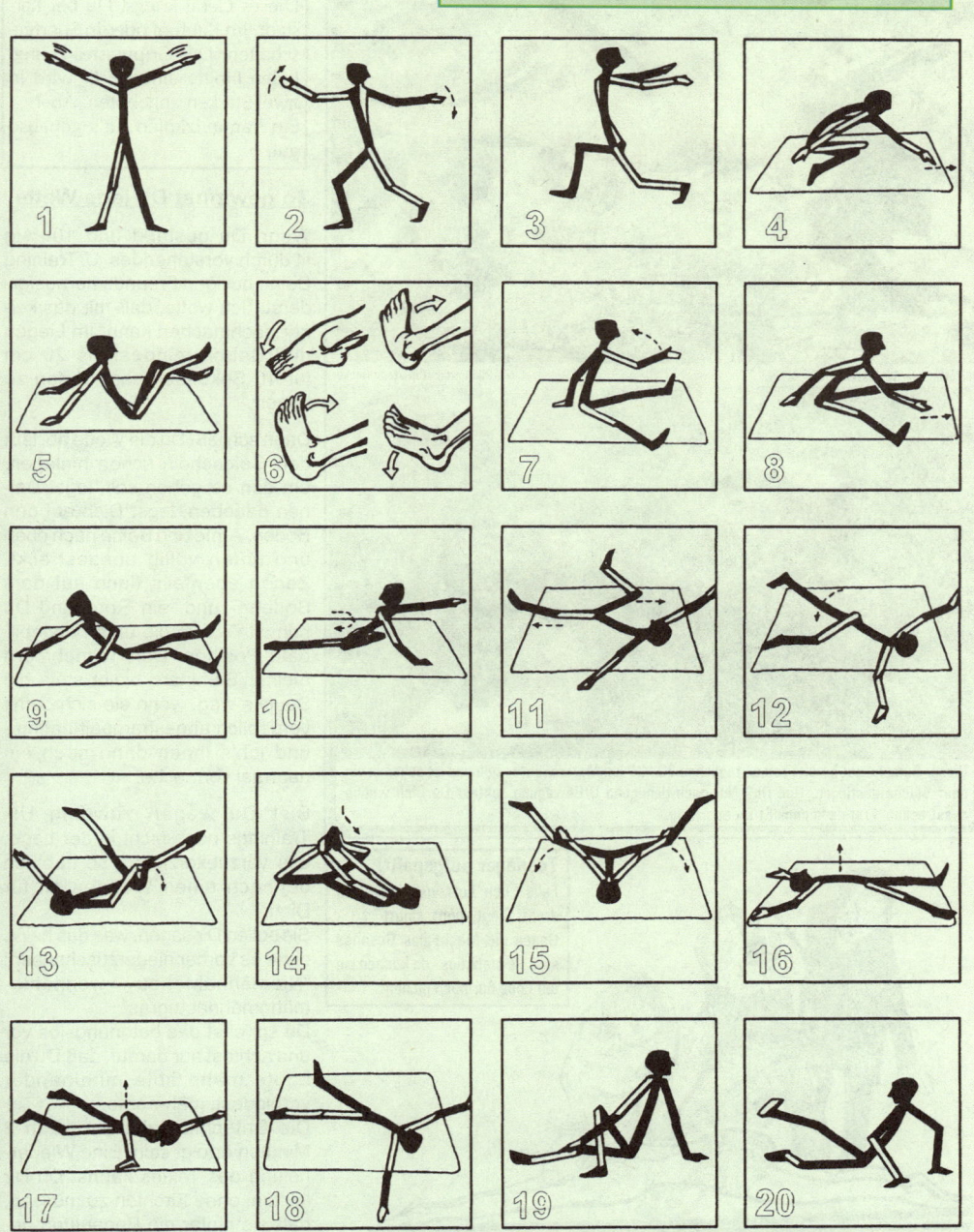

Mach Dir von diesen Tafeln eine Kopie und hänge sie Dir an die Wand, vor der Du sie übst.

934 b — Erst ganz zum Schluß darfst Du ausspannen:

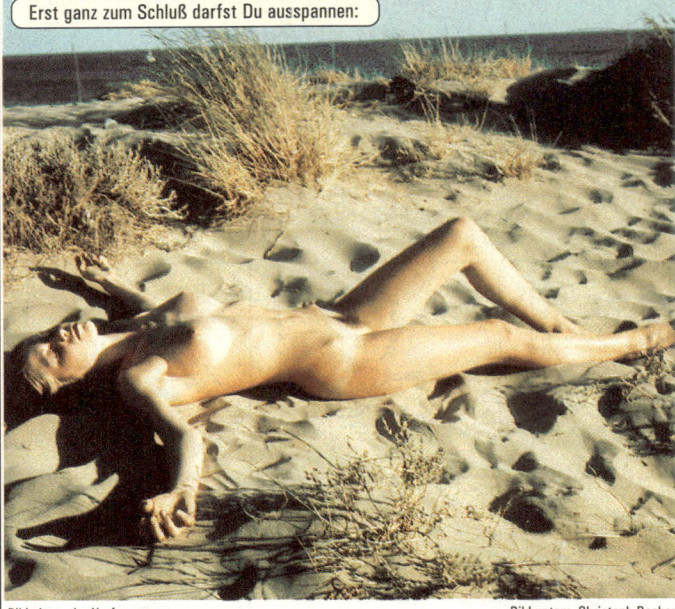

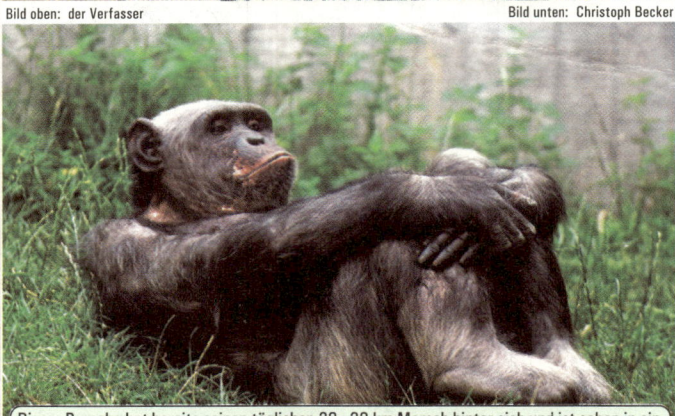

Bild oben: der Verfasser   Bild unten: Christoph Becker

Dieser Bursche hat bereits seinen täglichen 20 - 30 km Marsch hinter sich und ist schon in ein paar Bäume gestiegen. Und Du? Nur nach genügend UrBewegung solltest Du Dich wohlig ausstrecken. Erst dann genießt Du es richtig...

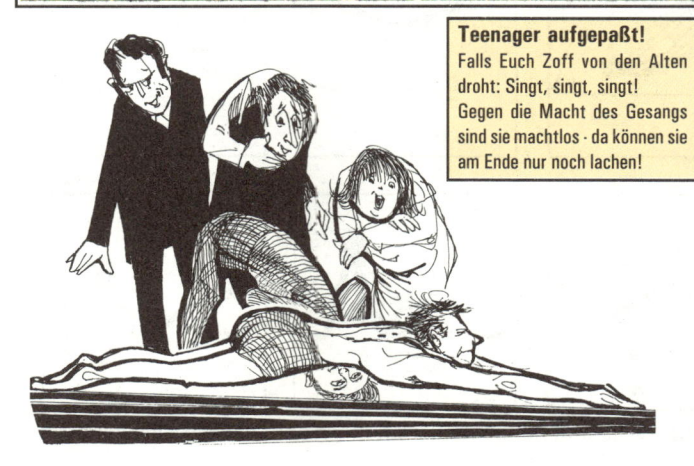

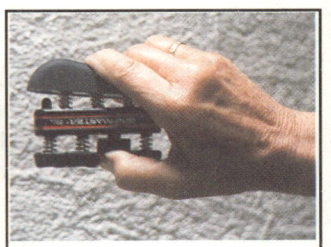

Teenager aufgepaßt!
Falls Euch Zoff von den Alten droht: Singt, singt, singt! Gegen die Macht des Gesangs sind sie machtlos - da können sie am Ende nur noch lachen!

Dieses Gerät kriegst Du bei Karstadt, im Kaufhof oder in Sportgeschäften. Der Gripmaster kräftigt jeden Finger einzeln! Er wird in zwei Stärken angeboten. Aber: Ein Tannenzapfen tut's genauso gut.

So gewinnst Du jede Wette:

Wenn Du gestärkt und 100%ig fit durch vorstehendes UrTraining Deine bulligen Freunde herausforderst: "Ich wette, daß mir das keiner nachmachen kann: Im Liegen den Bauch mindestens 20 cm für 10 Sekunden vom Boden zu heben."

Dann schließt Du die Wette ab, läßt den Geldschein schon hinlegen, um den es gehen soll, legst Deinen daneben, legst Dich auf den Boden, Arme und Beine nach oben und unten völlig ausgestreckt, Zehen ebenfalls flach auf dem Boden – und, ein Ruck und Du bringst Dich in die unten abgebildete Position. Den Teilnehmern meiner Seminare bleibt stets die Spucke weg, wenn sie sich damit vergeblich abgestrampelt haben - und ich's ihnen dann noch ein paarmal vormache.

Bist Du wegen zuwenig UrTrainings noch nicht in der Lage, das vorzuexerzieren, so hab' ich dennoch einen Wettgewinn für Dich:
Sie sollen Dir sagen, was das heißt, ohne es vorher niederzuschreiben: "Niemähnäbteheu – wennäbtemähnmähnäbtegras"
Du sprichst das betonungslos vor und achtest nur darauf, daß Du die Laute mähn äbte miteinander verbindest: mäh-näbte.
Die Entschlüsselung muß in 2 Minuten erfolgen. Eine Wiederholung des Textes kannst Du Dir leisten, ohne fürchten zu müssen, daß sie hinter die Bedeutung gelangen.

DIE LEHRE

Wenn Du nicht bereit bist, Dein Leben zu ändern, kann Dir nicht geholfen werden (Hippokrates, 460 - 377 v .d. Ztr.)

9. Kapitel

Lerne, zufrieden zu leben: einfach und urzeitnah!

9.1 Nur durch Erwecken der menschlichen Urgefühle in Dir kann Deine Seele gesund werden[8214, 9030, 9036, 9040, 9739]

»Das Kapitel kannst Du ruhig weglassen«, meinst Du, »ich bin weder seelisch krank, noch habe ich ein psychosomatisches Leiden. Ich bin ein ganz normaler Mensch.«

Das ist doch gar nicht so sicher! Die meisten seelisch Kranken wissen das nicht. Und die meisten Ärzte kommen nicht dahinter. So was spürt man selbst nicht einmal. Und niemand sonst merkt es, wenn es sich nicht um ausgesprochene Neurosen handelt. Deine Magenschmerzen oder Dein Asthma oder was immer Du auch haben magst, können durchaus auch durch seelische Gründe beeinflußt werden. Die Aggressionen des Magenkranken z.B. werden auf die Schleimhäute übertragen, deren Zellen dadurch in ihrer Schleimproduktion gestört und damit anfällig für die eigene Magensäure werden - so wird vermutet. Ich frage mich: Läßt sich ein organisch *gesunder* Magen in der Schleimproduktion beeinflussen? Und meine aber auch: Wer krank ist, wer körperlich sehr leidet, ist auch »seelisch« krank![3674 b, 9010/2/3/5/8, 9031]

Für die Klassische Naturheilkunde gibt es keine <u>allein</u> seelischen Gründe für die einzig existierende Krankheit: Folgen durch eine falsche Lebensführung. Sie sind alle seelisch-körperlicher Art, weil Seele und Körper eine untrennbare Einheit darstellen. Bedenke: Selbst wenn Du nur »rein körperlich« krank sein solltest, leidet Deine Seele mit. Oder? Befindet die sich bei Krankheit etwa in einem Hoch? Fühlt die sich etwa wohl? Oder ist sie nicht gleicherweise fast in ein Tief gefallen? Du bist also immer seelisch-körperlich krank. Oder körperlich-seelisch.[8214, 9023/9, 9741]

Ich verwende den Begriff »Seele« im folgenden nur noch selten. Er ist mir zu religiös besetzt. Die meisten stellen sich darunter etwas in oder außerhalb von ihrem Körper Schwebendes vor. Schuld daran trägt vor allem die hybride Einbildung der Menschen, nach ihrem naturbedingten Zerfall zu Staub noch mit einem weiteren Leben beschenkt zu werden. Und ausgerechnet das, nachdem sie die Worte ihres Schöpfers »Du sollst nicht töten« durch Fleischessen und Kriege mißachtet und seine herrliche Erde in eine Schutthalde verwandelt haben.

Schuld daran haben auch überlieferte, ins Unterbewußtsein gedrungene Mythen und Redensarten wie »seine Seele dem Teufel verkaufen« oder »Tu was für Dein Seelenheil« usw. Was glauben macht, man besitze mehr als nur seinen Körper. Daß diese »Seele« nach ihrem Tod in einem Tier weiterleben oder auf ewig ein eigenständiges Dasein in besseren Gefilden als denen der Erde führen könne, das gehört in den Bereich des Aberglaubens. (Der Philosoph Spinoza drückte es bereits vorsichtig aus: Die Existenz einer Seele ist nicht nachweisbar.) Wem dieser Gedanke aber tröstlich ist, weil sein Erdenleben trostlos war und ist, der mag ihn behalten, oder sein Leben mit Hilfe der UrTherapie in ein freudvolles wandeln. Viele versponnene Menschen kann die Reinkarnationstheorie aber auch zur Demut führen. Wie auch der Glaube an einen personifizierten Gott anderen wiederum Kraft zum Durchhalten der schweren UrTherapie vermittelt. Letztere kann sich jedoch nur an Nachweisbares halten. <u>Die UrTherapie will ihren Anhängern jetzt und hier auf der Erde Wohlbefinden und Zufriedenheit bringen und sie nicht auf einen Himmel oder auf ein ungewisses zweites Leben verweisen.</u> Statt von einem »Seelenleben« werde ich deshalb hier des öfteren von einem Gemüts- oder Gefühlsleben sprechen. Um den innigen, untrennbaren Zusammenhang allen seelischen Lebens mit

717

dem Körper herauszustellen. (Treffender als »Seele« wäre auch das Wort »Bewußtsein« gewesen. Aber das wiederum erschien mir zu kühl.)
Durch das Wort Gefühl wird Dir der Zusammenhang mit Deinem Leibsein deutlicher:
Gefühle der Angst z.B. führen bei den meisten zum Schwitzen der Hände und einer heftigen Peristaltik des Darms. Mit der Folge, daß Du meist schnellstens auf die Toilette mußt (weshalb Gehenkte meist in die Hose machen).
Gefühle von Trauer und Ergriffenheit führen zu einem Abfluß von Wasser aus dem Körper - zu Tränen. Gefühle von Heiterkeit lassen unwillkürliche Laute und ein Schütteln des Körpers entstehen - das Lachen.

935 Nehmen wir das häufigste Gefühlsleiden, die Angst.[9028] Als UrMethodiker liegen dafür bei Dir keinerlei Gründe mehr vor. Sorgen wegen Krankheiten kennst Du nicht mehr. Befürchtungen, Du kommst mit dem Geld nicht zurecht, Ängste wegen der Partnerschaft - allem siehst Du jetzt gelassen entgegen. Das Leben ist für Dich einfach und leicht durchstehbar - ja, zur Lust geworden. Und bei Deinem neu gewonnenen feschen Aussehen und der Selbstsicherheit, die Du nun ausstrahlst, gewinnst Du auch den entsprechend mitziehenden Partner jederzeit.

> Wir büßen schon genug durch Krankheitsanfälligkeit für die Eß- und Bewegungssünden unserer Großeltern. Sollen unsere Kinder und Kindeskinder noch mehr durch *unser* Fehlverhalten degenerieren?

Du hast gewonnen, was dieses Buch Dir vermitteln will:
Urvertrauen! Sich in der Schöpfung wohl und geborgen fühlen.
Angst äußert sich durch - oder kann ich Dir schon präziser sagen: Angst, das *ist* Atemnot, Herzschmerz, Beklemmung, Schwitzen, Gliederzittern, weiche Knie, Blutdruckabfall.
Nun frage ich Dich: Wenn Du durch regelmäßige, kräftige UrBewegung und ständiges tägliches Laufen die Lungen frei und Bronchien und Herz gekräftigt hast, wie wollen sich denn da Atemnot und Herzbeklemmung einstellen? Und wer ansonsten nicht mehr schwitzt, weil er kein Salz mehr zu sich nimmt, wer seinen Blutkreislauf nach der UrTherapie durch reines Blut und wieder freie Gefäße so in Ordnung gebracht hat - dessen Blutdruck neigt in der Tat nicht mehr dazu, schnell abzusinken, weil in ihm vielleicht Angstgefühle hochsteigen könnten.
Konnte ich Dir so klarmachen, daß der von der heutigen Wissenschaft ins Geistige verlagerte Begriff »Angst« oder das, was als »seelische Not« bezeichnet wird, tatsächlich aus nicht viel anderem besteht als aus körperlichen Zuständen, die Du in Deinem Leib spürst?
Wie sehr Körper und Gefühl eine Einheit bilden, das merkst Du auch dann, wenn Du Dich vor etwas ekelst: es kann Dir den Magen umdrehen. Die Organe des Körpers, seine Drüsen, seine Muskeln, seine Empfindungen und sein Gewebe, seine Blutgefäße und seine Haut sind aneinander so eng gebunden und miteinander so innig verflochten, daß alles von außen Kommende oder von innen Aufsteigende, eine gemeinsame Reaktion hervorruft. (→Rz.769)
Gesundheitsgesetz der Natur:

Es gibt keine körperlichen Empfindungen oder Äußerungen ohne Widerklang der Gefühle. Alles kommt bei ihnen an - ob bewußt oder unbewußt - und hinterläßt seine Spuren. Umgekehrt gilt dies für die Empfindungen der Gefühle (Seele). Auch sie bewirken eine körperliche Reaktion.

Du brauchst Dir nur klar und fest zu sagen: Ich und mein Körper sind eins - und all die Phantasmen über die Seele und deren Eigenleben verfliegen.
Dann spürst Du die Tatsache am eigenen Leib, daß Du keinen Körper *hast*, sondern Körper *bist*.[9023, 9040, 9718, 9740f]
Diese nüchterne Feststellung behagt vielen Religions- oder Esoterik-Verbundenen nicht - aber es ist nun mal so: Kein noch so scharfes Messer kann die Seele von Deinem Körper trennen und letztere allein hier oder sonstwo schweben lassen - das vermögen nur Deine Phantasie und die daraus entstehenden Worte und Einbildungen.
Überwinde Du diese verhängnisvolle Körper-Seele-Trennung, die Schuld an der Anmaßung der Menschen und dem Entstehen der Glaubenslehren hat, die Deinen gesunden Menschenverstand

untergraben und nach und nach ausschalten. Du wirst zugeben: Für Deine Gesundheit und dem Verstehen der damit verknüpften Zusammenhänge wird er gebraucht. (→2021 und 9739ff.)

9.2 Entgifte Deine Gefühle, so wie Du Deinen Körper entgiftet hast! 9006ff

Guter Rat für alle empfindsamen Seelen: Sieh alle nicht helfende Kritik ab sofort als Kompliment an. Denn meist geschieht sie aus Neid und Mißgunst. Und weil niemand gerne zugibt, daß ein anderer besser als er selbst ist.

Auch Deine Gefühle können vergiftet werden durch Beziehungen zu gemeinen oder kaltherzigen Menschen. Das können die nächsten Verwandten, das kann der eigene Partner, der Chef wie der Kollege sein. Laß keine Minute länger zu, daß seelisches Gift Deine nun dem Natürlichen geöffneten Gefühle erreicht. Suche Anschluß zu guten, strebenden Menschen. (In Abendschulen, Seminaren, Tanzklubs, Sportklubs, Vereinen, Selbsthilfegruppen usw. findest Du viele davon.) Menschen, die lieben und nicht streiten wollen. Denke daran, Du führst nur dann eine gute Partnerschaft, wenn Du Dir den Grundsatz »Vergib nach einer Stunde, und vergiß in zwei« mit auf die Fahne geschrieben hast, die Deinem Leben voranflattern soll. Besitzt Du überhaupt eine solche?

Bedenke: Deine erste Katharsis hast Du bereits durch Aufnahme der »UrTherapie« hinter Dich gebracht. Denn mit dem Erdfasten und der UrMedizin erholen und reinigen sich nicht nur Deine Gewebe, Deine Blutgefäße, Deine Lymphbahnen, sondern auch Deine Organe. Das Gehirn ist eines von letzteren - aber das am schwersten zugängliche für die gesundmachenden Lebensstoffe der UrMedizin. Wäre es nicht möglich, ist es da nicht fast selbstverständlich, daß diese Gesundmachungsstoffe auch zu gesunderen, klaren und erkenntnisreicheren Denkweisen führen?9033, 9447

Ist nicht dann auch zu schließen, daß Du auch besser *im Sinne der Natur* zu denken, also naturgemäßere Gedanken fassen kannst und damit die UrTherapie so zu verstehen, daß sie tiefer in Dich eingeht und wirklich in Dir lebt? Und das besser als das heuer der Fall ist?

Wie wollen Abgeordnete, Regierungen und deren Oberhäupter uns die Natur erhalten, wenn sie diese weder kennen noch erleben noch beglückend fühlen? Wenn sie für Saumagen und Weißwürste schwärmen, ihr Leben in Betonklötzen verbringen und nur selbstsüchtige und kurzsichtige Ziele im Auge haben? Nicht sie sind in der Lage, uns die Natur zu erhalten und die Erde zu schützen - nein, Du bist es. Du, den ich wieder an seine natürliche Herkunft erinnern und dem ich die Erhaltungswürdigkeit der Natur vor Augen führen will. Du, nur Du als noch Gutwilliger vollbringst das: durch Dein Beispiel, durch Dein konsequentes Handeln. (→Rz.915)

»Willst Du etwa behaupten, ich sei bisher im Oberstübchen nicht so ganz dagewesen?«

Nein, sonst hättest Du nicht zu diesem Buch gegriffen, aber Du wirst zugeben müssen, daß Dein bisheriges Denken schon recht oberflächlich war, wenn Du eine so Dich zerstörende Lebensweise bei Dir aufrechterhalten hast.

Lerne erkennen, daß Deine Krankheit eine Antwort auf Dein Verhalten und Deine persönliche Lebensführung darstellt. Es gilt auch zu verstehen, was ein Leiden Dir sagen will.

Und meistens ist das eine Mahnung! Erinnere Dich an das Gehörte: Die wichtigste Ursache für ein möglicherweise durch seelische Kränkung mitbedingtes Kranksein dürfte ein unerfülltes Leben sein, das an Dir nagt und zerrt. Du lebst unerfüllt, wenn Du nicht Deinem Wesen gemäß lebst. Dein Wesen ist aber von der Urzeit her geprägt zum Natürlich-Sein, zum Der-Natur-nahe-Sein. Gelangst Du nicht zu diesem Lebensziel, so wird Dir stets etwas fehlen. Du irrst in der Welt umher, suchst hier und dort, suchst bei Gurus, im esoterischen Bereich, im religiösen - und fühlst dann wieder nach einiger Zeit Zweifel, fällst wieder ab und wunderst Dich, nirgendwo Erfüllung zu finden. Bis Du schließlich - solltest Du sehr sensibel sein - Dein Leben nicht mehr liebst und es als verfehlt betrachtest. Dann verlierst Du langsam den Lebensmut, läßt resigniert Krankheiten zu, willst schließlich gar nicht mehr leben.

936 Gesundheitsgesetz der Natur:

Die in Deinen Genen verfestigte Natur in Dir duldet kein unerfülltes, ihr fremdes Leben. Sie läßt für Dich, wenn Du Dich von ihr abwendest, kein Glück, kein tief innen verankertes Wohlgefühl zu. Denn Du führst dann einen aussichtslosen Kampf gegen Deine natürliche Bestimmung, den Du verlieren mußt!

<u>Das gesamte Geschehen der Krankheit spielt sich in Deinem Leib ab. Dein eigener Körper kann nie Dein Feind sein. Deshalb darf alles, was in ihm geschieht und was Du in ihm empfindest, nie bekämpft oder künstlich niedergeschlagen werden.</u>

Gemütsleiden sind ohne Deinen Körper nicht denkbar. Deshalb dürfen auch sie weder befehdet, noch unterdrückt, noch chemisch behandelt, vom Arzt benebelt oder betäubt werden.[9447]

Der einzig richtige Weg, sie in den Griff zu bekommen, besteht darin, die Gesundheit von Gemüt *und* Körper gemeinsam zu aktivieren und gesamtheitlich gesund zu leben. Und *beide* - Körper *und* Gemüt - vorher zu entgiften. Wenn körperliche Leiden durch eine Vergiftung bedingt sind – wie sollte es bei seelischen anders sein! Die körperliche Entgiftung hast Du durch Erdfasten bereits hinter Dich gebracht.

»Gifte, Schmutz und Schlacken im Körper, das kann ich mir schon vorstellen - aber wo sollen die in meiner Seele sitzen? Die ist doch nicht körperlich, wie Du sagst!«

Deshalb bat ich Dich, nur von Gefühlen zu sprechen, da ist das schon eher vorstellbar. Das Heimtückische an dieser Schlacke in Deinem Denken ist, daß Du sie nicht wahrnehmen kannst. Der ganze geistige Dreck, der da in Dich einfließt, der Ärger aus dem Berufsleben, aus dem Sumpf der Politik, aus den Medien, der Wahnsinn dieser Welt, der täglich aufs neue in Dich eindringt, der befindet sich auch in Deinem Körper. Nämlich im Denkapparat, der z.B. Erinnerungen speichert. Und wenn Du jemanden triffst, der Dir wehgetan hat und den Du haßt, steigen sie wieder in Dir hoch. Diese Haßgefühle, Neid- oder Rachegedanken, diese zurückliegenden Verletzungen, Niederlagen und der unaufgelöste Ärger sind der Unrat in Deinem Gemüt. Es sind die festsitzenden Gifte, die sich in Deinen Denkweisen eingegraben haben und die nur darauf warten, es an jemand auszulassen. Bedenke doch, wie wenig sich unsere evolutionären Urgefühle in der heutigen Zivilisation auszuleben vermögen, wie sehr sie leiden und wieviel Verneinendes sie bedrückt.

937 **Und nun gehst Du hin und schüttest die negativen Gräben durch positive Gedanken zu. Du erinnerst Dich vor dem Einschlafen jetzt z.B. ein paar Tage lang z.B. an den Menschen, der Dich am meisten enttäuscht und verletzt hat und denkst: »Es war nicht schön, was Du mir angetan hast - aber nun kippe ich für immer das Gift des Hasses aus meinem Gefühlsleben. Ich verzeihe Dir. Jetzt und für immer. Ich bin Dir nicht mehr gram.« Und danach setzt Du Dich hin und schreibst einen Brief an ihn in diesem Sinne: Verzeih *mir*, daß ich Dich gehaßt habe. Nun ist es genug. Ich trage Dir nichts mehr nach. Was ich Dir auch vorgeworfen habe - ich besaß eine größere Schwäche: meinen Haß.**

So bringst Du friedliche Harmonie in Dein Leben. So und nicht anders! So habe ich mit allen ehemaligen Frauen wieder die schönsten Beziehungen, wir verstehen uns blendend. 's ist fast wie eine große Familie... Nun ja – ich werde schließlich einmal eine größere Erbschaft hinterlassen... Aber so ist nun mal das Leben. Wie? Mein Sagen überzeugt Dich Dickschädel immer noch nicht? Vielleicht kann es Oscar Wilde: Vergib stets Deinen Feinden. Nichts verdrießt sie so. Und für den morgigen Tag und alle kommenden nimmst Du Dir fest vor (und kontrollierst dessen Einhaltung durch Eingabe in Deinen Terminkalender), irgend etwas zu finden (oder zu erfinden), womit Du Deinen Partner, Nachwuchs, Freund, Nachbarn, Verwandten, Bekannten, oder Mitarbeiter, vor allem aber Dein Kind loben kannst. So bist Du Dir selbst der beste Psychotherapeut. Wenn Du Deinem Ärger ständig neue Nahrung gibst, isolierst Du Dich allmählich von Deiner sozialen Umwelt. Ich möchte Dich nicht in Verlegenheit bringen, und deshalb dringe ich erst gar nicht in Dich, ob in Deiner Ehe alles in Ordnung ist. Als ich darauf kürzlich meine 20 Jahre jüngere Schwiegermutter ansprach, antwortete sie: »Woher soll ich das denn wissen - ich spreche mit dem Kerl ja schon seit ein paar Monaten nicht mehr!«

Damit Du Dich aber auch auf Dauer im Denk- und Gefühlsleben entgiftest, schlage ich Dir aus meinem Erfahrungskästchen noch vor: Enthalte Dich der verderblichen Einflüsse der heutigen Zeit.

Suche nach Ruhe! Konsumiere nicht alles, was die Zivilisation für Dich bereithält. Wähle nur Weniges und nur Wertvolles bewußt aus. Steige mal aus - wenigstens für eine Zeit! Suche anstelle des Dich-Betäubens den Weg nach innen. Laß Du Dich nicht länger von angeblichen Sachzwängen tyrannisieren. Das bedeutet: **Wirf neben dem Haß auch allen Ärger (wozu in diesem kurzen Leben!), alle Verdammungen, Verurteilungen, Beschuldigungen, Haßgefühle und jede Eifersucht von Dir. Und dann raus aus der Hetze. Trenne Dich von Dich kränkenden Partnern und undankbaren Kindern. Suche nach befriedigender Arbeit. Finde den Weg zur Natur. Laß klassische Musik und bewegendes Singen zu einem Teil Deiner Seele werden. Halte Distanz zu dummen Menschen und belastender Verwandtschaft. Unter dem Schutz der UrTherapie hast Du niemanden nötig. Und: Halte Dich selbst endlich für wertvoll. Und wahrhaftig, das kannst Du, wenn Du die UrTherapie bei Dir verwirklicht hast. Selbst wenn sie Dir auch nur zum Teil gelingen sollte.**

Auch Schuldgefühle, selbst wenn Du sie Dir nur selbst eingestehst, können Dich stark belasten. Schlepp sie nicht länger mit Dir herum. Befreie Dich auch davon. Ganz einfach dadurch, daß Du Dich entschuldigst bei allen, denen Du einmal ein Weh zufügtest. Tu's, solange Du noch Gelegenheit dazu hast.

»Und wie heile ich meine wunde Seele, meine wunden Gefühle in mir am besten?«

Ich laß Dir die Antwort diesmal durch einen Weisen geben, der da sagte: »Die Natur ist der beste Arzt der Kranken, und man erzielt nur dann einen Erfolg, wenn man ihre Wirkungen bevorzugt in Anspruch nimmt«. Und da Körper und Gemüt eine Ganzheit darstellen, gilt dieser Satz des Hippokrates auch für das Gefühlsleben. Also laß der Natur ihren Lauf und weine Dich aus. Weinen reinigt die Seele. [9620]

> Es gibt welche, die mit offenen Augen träumen, und welche, die mit geschlossenen Augen leben. [938]

Gesundheitsgesetz der Natur:
**Körperliches und seelisches Erdfasten bringt Ruhe in Dich.
Die neue Ernährung stimmt Dich auf das Abfinden mit natürlichen Gegebenheiten ein und bereitet durch eine gründliche Entschlackung Deinen Körper auf klares, einfaches Denken und Wohlbefinden vor. Was auch unerläßlich für das Gesunden von Gemütsleiden ist. Die starken körperlichen Anstrengungen durch das urzeitliche Bewegungstraining, der tägliche Lauf sowie das Hinführen zu einer ausgefüllten, natürlicheren Lebensführung, der vermehrte Aufenthalt in der Natur, das Ausrichten der Gedanken auf ein aktives und sinnvolles Leben, die Hingabe an die Natur und an Wildpflanzen - all das wirkt äußerst beruhigend, befriedigend und befriedend auf die Psyche ein. Und tut ein übriges, Gefühls(=Seelen)krankheiten auszulöschen.**

Mit seelischem Erdfasten meine ich Dein Zurückfinden auch im Denken zum Schoß der Mutter Erde und die damit verbundene Ehrfurcht vor allem pflanzlichen und tierischen Leben. Eine Frage: Fühlst Du Dich eigentlich heimisch auf diesem Planeten? Wie kannst Du das, wenn Du im Gemäuer einer Stadt lebst. Das ständige Leben in den Betonwaben mauert auch Dein natürliches Denken zu. Wenn Du Dich aber öfter in die Natur hinausbegibst, um Dir dort das Wiedererwecken der guten Urgefühle zu holen, dann hat dies auf Dein seelisches Gesundwerden und -bleiben starken und stärkenden Einfluß.

Gesundheitsgesetz der Natur:

Mit dem öfteren Hinaus in die Natur erwachen mehr und mehr in Dir die Deine Seele gesundmachenden Urgefühle. Denn Deine Seele ist nicht auf die Zivilisation, auf Sensation und leere Freude und eine tote Religion geprägt, sondern allein auf belebende Abstrahlungen und beglückende Empfindungen, die Deine Ahnen millionenjahrelang in der Natur erlebten.

In der Stille des Waldes und in der freien Natur findest Du am besten zu Dir zurück. Dort fällt von Dir ab, was diese schreckliche Zivilisation Dir ständig unerkannt und unbemerkt an Schäden zufügt. Erkennst Du nun schon besser all diese Zusammenhänge in der UrTherapie? Finde deshalb zurück zum Ursprünglichen. Versuche es stets aufs neue! Damit Du endlich in Deinem Leben Dein wahres Selbst kennenlernst und fühlst, was Deine Bestimmung ist. Nämlich: *natürlich zu sein und seiner ursprünglichen Art gemäß zu leben*! Die meisten können das nur im Urlaub oder in den Ferien verwirklichen. Wie fein, wenn Du dann allein (oder mit Deinem mitmachenden Partner) an

einen einsamen Platz ziehst und dort mitten in der Natur körperlich und geistig fastest und Dich nur dem Licht, der Luft und der Sonne öffnest. Und dort zu finden versuchst, was Goethe uns so ans Herz legte:
Was kann der Mensch im Leben mehr gewinnen, als daß sich Gott-Natur ihm offenbare.

938 **Wie befriedigend, befreiend und herrlich kann ein einfaches Leben sein! Ein Leben, das nur Dir selbst, Deinen Nächsten, Deinem Garten und der Natur gewidmet ist.** Du wirst sehen, wie wenig der Mensch nötig hat, wenn er nur natürlich leben will. Überleg doch mal: Wozu dieses Abjagen, all die Mühe, all der Aufwand? Du weißt schon: letztlich nur für ein Leichenhemd. In das man Dich um so früher steckt, je mehr Du Dich abquälst und je mehr Du haben willst.

Nur der enge Kontakt mit der Natur bringt Dein Gefühlsleben wieder ins Lot. Denn nur in der Natur werden die in Dir schlummernden, genetisch verankerten, urzeitlich guten Gefühle wieder hochgetragen. Und von Dir als wohliges Geborgensein empfunden.

Alle Sorgen und Nöte werden von Dir abfallen, wenn dann die Pflanzen und Früchte der reinen Natur von innen in Deinem Körper ihr gesundendes Wirken entfalten und die Abstrahlung (Rz 769) aller Pflanzen, Gesträuche und Bäume Frieden und Beruhigung von außen in Dich bringen. Nicht auf die Politiker, Mediziner, Wissenschaftler höre und auf deren von Macht- und Geldinteressen getragenen Meinungen. Meinungen, die in ein paar Jahren nicht mehr das Papier wert sind, auf dem sie gedruckt stehen. Meinungen von Menschen, die nur auf eine zerstörte Natur und Erde hinarbeiten. Höre auf unsere Dichter, die die Wahrheit erfühlten: *Wenn die, so singen oder küssen, mehr als die Tiefgelehrten wissen... (Novalis)*

Du findest Gott nicht in Deinem Leben? Ich begegne ihm täglich da draußen: im Wirken und Leben der Natur. Aber: Es gibt noch einen Grund, warum Du in die Natur gehen solltest:

939 Weil Du nur dort zum natürlichen Empfinden kommst. Allein durch Wald und Wiesen zu gehen - da stört Dich nichts, da drängt Dich nichts und keine Fremdstrahlung dringt in Dich, da lenkt Dich nichts vom ruhigen, besonnenen Überdenken ab. Da bist Du frei von Zorn, von Beschuldigungen, von Aggressionen. Ruhe und Frieden dort wirken besänftigend und stärkend zugleich und weisen Dir Wege, wie Du mit Besonnenheit Deine Probleme löst oder das Unabänderliche gelassen hinnimmst.

Nur wer sich in Demut zu einem kleinen Pflänzlein irgendwo in Wald und Flur neigt, um es zu pflücken und zu essen, dessen Einbildung und Überheblichkeit - die ja der Grund dafür sind, daß er Einfaches nicht mehr schätzt - vermindern sich schon einmal ganz erheblich. Denke nach: **Hast Du Dich jemals mit Deinem Partner gestritten, wenn Du mit ihm im Wald zu einen Spaziergang unterwegs warst?** Nein? Warum? Weil Urgefühle des Friedens dort in Dir aufgestiegen sind. Damit Dich die bioenergetische Ausstrahlung der Bäume über und neben Dir und die der Pflanzen unter Dir voll zu beleben vermag, bekleide Dich möglichst leicht und nur mit Stoffen natürlicher Art. Und wer ein bescheidenes Mahl ißt, der erkennt, wie wenig er zum Gesund- und Glücklichsein nötig hat - und verliert bald seine Sucht nach opulenten Mahlzeiten. Wie auch seine Arbeitswut. Denn Habgier und Unzufriedenheit sind die Hauptauslöser sogenannter Gefühlskrankheiten.

Ich spinne? Das hat man schon manchen Menschen vorgeworfen. Die bedeutendsten von ihnen waren Kopernikus und Galilei. Was meinst Du, was in den nächsten 200 Jahren alles an Neuem herausgefunden wird, das uns heute noch völlig unbekannt ist.

> *Gott schläft im Stein, atmet in der Pflanze, träumt im Tier und erwacht im Menschen.*
> **Indianischer Spruch**

Gesundheitsgesetz der Natur:

940 **Ist die Seele von den Schadensinhalten Stolz, Haß und Angst befreit, so wird sie von Dir durch edle geistig-seelische Nahrung einer vollkommenen, bleibenden Gesundung zugeführt: durch Meeresrauschen und Vogelgesang, klassische oder harmonische Volks- und Hausmusik, durch wertvolle Prosa und Poesie, Kunst und eigenes künstlerisches Gestalten, vor allem durch Singen.** (Kap. 9.89)

Und weiter alles, was auf der Linie »seelischer UrKost« liegt: liebevolle aber konsequente natürliche Kindererziehung, innige Partnerliebe, Vorbild- und Aktivsein im Bewahren unseres blauen Planeten Erde.

Wann endlich finden die Forscher heraus, daß alles Forschen unnötig ist? Daß nichts Besseres und Richtigeres gefunden werden kann als das, was die Natur längst für uns geschaffen hat!

Und wenn wir durch weniger Arbeit wieder mehr Zeit für die Familie und Kinder erhalten, dann finden wir die richtige Erholung und Freude für uns, die uns ein ausgeglichenes Gemütsleben zurückgeben, weil dieses Glück seit 30 Millionen Jahren in uns verankert liegt und wir nur auf diese Empfindungen programmiert sind: das Singen der Vögel, das Rauschen des Meeres, die blühende Pracht einer Gebirgswiese - nicht aber die Schießereien von Gangsterbanden, die Detonationen von in Flammen aufgehenden Autos, die blutigen Morde von Unmenschen im Fernsehen oder ohrenbetäubender Lärm knatternder Autos und Motorräder auf Rennpisten oder unseren Straßen.

Während ich dies niederschreibe, liege ich zwischen den harzig duftenden Arven und hohen, leise knarrenden Lärchen des Engadin. Ein kristallklares Bächlein gluckert leise neben mir, daneben leuchten mir die unzähligen Kelche des Enzians aus dem noch fahlen Gras mit einem Blau entgegen, das mir fast den Atem nimmt. Nun esse ich langsam und bedächtig, zusammen mit ein paar mitgebrachten Mandeln, von den Blättern der Schafszunge, des Lungenkrauts und des etwas klebrigen Gebirgslöwenzahns.

Ich lege das Schreibzeug nieder und beuge mich über einen kleinen Bach. Ich denke an Diogenes, das große Vorbild aller Anspruchslosigkeit, der seinen Becher wegwarf, als er einen Knaben aus der Hand trinken sah. Nun schöpfe ich aus dem wundervollen Born des Lebens. Erquicke mein heißes Gesicht, kühler Bach, der Du gedacht bist, kristallklar vom Berg in die Ebene zu eilen, um den Lebewesen und Pflanzen dieser Erde Dein köstliches Naß zu schenken... Ja, was zappelt denn da? Ein kleiner Frosch, der mit kräftigen Beinstößen von mir wegstrebt und nun das Wasser hinabschwimmt. Hab' ich Dich gestört, kleiner Freund? Schwimm nur nicht zu weit, Fröschlein, weiter drunten beginnen die Menschen bereits damit, den hellen Bach mit ihrem Schmutz und ihren Giften zu verseuchen.

Naturnähe bedeutet Gottesnähe. Naturnah sein heißt dem Sinn der Schöpfung und damit dem Sinn des Lebens nahe sein - das findest Du nicht in kalten, steinernen, dunklen, vom mensch geschaffenen Kirchenräumen, die der Mensch geschaffen hat, sondern in den Domen des Waldes und in den Lichtgewölben der Natur.

Also: Hinein mit Dir in die Düfte des Frühlings, laß sie Dir auf der Zunge schmecken, wenn der Wind mit Deinen Haaren tanzt. Und ab mit Dir in die fruchtige Welt des Sommers, wo die Sonne Deinem Körper so viel liebkosende Wärme schenkt. Steige ein in die ruhige Pracht des Herbstes, wo Dich die feuchte Schwüle aus Blättern und Erde duftend umfängt. Und laß Dir beherzt die kältefrische Luft des Winters um die Nase wehen, wenn Du etwas länger nach dem frostharten Grün zu suchen hast.

Das scheint Dir alles zu langweilig zu sein? Dann nimm Dir doch ein gutes Buch in die Natur mit, lies ab und zu mal drin und verweile beim Ausschreiten bei den Gedanken der Schriftsteller, die Dich besonders angesprochen haben.

Ich nehme mir am liebsten einen Gedichteband mit. Bei den schlichten Versen von Claudius, Mörike, Novalis oder Eichendorff rührt es mich immer wieder zu Tränen:

Es war als hätt der Himmel	*Die Luft ging durch die Felder,*	*Und meine Seele spannte*
die Erde still geküßt,	*die Ähren wogten sacht -*	*weit ihre Flügel aus.*
daß Sie im Blütenschimmer	*es rauschten leis die Wälder,*	*Flog durch die stillen Lande,*
von ihm nun träumen müßt	*so sternklar war die Nacht*	*als flöge sie nach Haus...*

(Beschaff Dir dazu vielleicht die CD »An die ferne Geliebte« mit dem großen Liedersänger Peter Schreyer, in der er dieses Lied mit tiefer Ergriffenheit singt.)

Sehnst Du Dich denn nicht danach, wenigstens ab und zu mal all diesem Wahnsinn der Zivilisation Lebewohl zu sagen, eines Tages einfach all die tausend Verpflichtungen hinter Dir zu lassen? Bricht nicht wenigstens hin und wieder das Verlangen nach einem urwüchsigen, elementaren Dasein in Dir hervor? Wie war das noch mit der einsamen Insel in der Karibik, auf die Du schon immer entschwinden wolltest... ?

Manchmal hab' ich richtig Lust, Dich kräftig durchzurütteln und Dich wachzurufen: Greif' das Dir hier gebotene Neue auf! Mach aus Deinem Leben doch ein aufregendes Abenteuer.
Los! Fang an! Spreng endlich die Fesseln Deiner Gewohnheiten - Du hast auch ein Recht auf ein freudiges, beschwerdefreies und langes Leben. Es liegt nur an Dir.

942 In meinen jungen Jahren lernte ich eine temperamentvolle französische Studentin kennen. »Am Sonntag 'abbe ich frei«, sagte sie mir mit ihrem reizenden französischen Akzent, »da wir können treffen.« Ich schlug ein Tanzlokal vor. Doch zu meinem großen Erstaunen sagte sie: »Nein, ich liebe es, zu spazieren in Wald , dann wir können schon früh losfahren.«
Schon gleich beim ersten Rendezvous in den Wald, das hätte ein deutsches Mädchen früher nie vorzuschlagen gewagt. Und einem von heute käme das nie in den Sinn. Jedenfalls gingen mir die schönsten und wagemutigsten Gedanken durch den Kopf, mein Herz schlug gleich ein paar Takte schneller. Im Königsforst sodann zeigte sich die entzückende Kleine aber mehr an den dortigen Gewächsen interessiert als an mir - hatte sie doch ein Baum- und Strauchbestimmungsbuch mitgebracht. »Lachst Du mich auch nicht aus, wenn ich machen etwas ganz Verrücktes jetzt?« fragte sie mich.
»Und was willst Du machen?« fragte ich zurück, neue Hoffnung auf meine Wirkung beim weiblichen Geschlecht schöpfend. »Ich möchte diesen Baum da umarmen«, rief sie mir zu. Ehe ich antworten konnte, umschlang sie bereits mit hochgeschobenem Rock eine Buche, die schlanken, nackten Beine und wohlgeformten Arme fest um den Stamm gepreßt.
Kannst Du Dir denken, wie dumm ich dreingeschaut habe? Hatte ich doch eher erwartet, daß sie *mich* umarmt, aber nicht einen Baum! Schade, aber diese französische Mademoiselle war baum- und nicht mannverliebt. Ich verstand sie damals überhaupt nicht, als sie sagte: »Ich das müssen einfach tun! Du nicht glauben, welches Wohlgefühl mir das schenken. Nach langen Baumumarmung mein Leben mir machen noch einmal so viel Plaisier!« Also was zögert Ihr da, alle Sorgen- und Kummerbeladenen. Auf zu den »Plaisiers forestiers«. (→Rz 927/10e)
Erst 40 Jahre später fing auch ich damit an, Bäume zu umarmen. Und dies mit mehr Gewißheit richtigen Tuns, seitdem ich um deren Abstrahlungsintensität weiß.[6005, 6407, 9438] (→Rz.769) Und wenn der Übergang der Aura eines Baumes in meinen Körper nur Einbildung wäre: In diesem Fall habe ich auf diese Weise durch das Fest-an-den-Baum-Drücken - mindestens sieben Sekunden pressen sind nötig, um Muskelwachstum zu erzeugen - meine Bein- und Armmuskulatur gestärkt und damit doch einen Nutzen erreicht (→Rz.900/10a+b, 927 Lit. darüber: 9735c). Erst vor kurzem erfuhr ich, daß auch die Hopi-Indianer Bäume umarmen und erkannte, daß in vielen, noch natürlich empfindenden Menschen, gemeinsame Träume schweben. Auch die Essener sprechen vom Baum als ihrem Bruder... Und wenn ich jetzt bei Dir vielleicht ebenfalls eine versteckt liegende Saite zum Klingen gebracht habe, dann probier's ruhig mal im Sommer an einer Buche aus, wie sich der glatte Baumstamm so wunderbar frisch anfühlt. Dicht an ihn gedrückt, spürst Du, wie das Wasser aus der Tiefe der Erde kühl in ihm hochsteigend emporfließt. Klopfe mit der flachen Hand einmal liebevoll tätschelnd auf ihn und du merkst, wie elastisch fest es in ihm wiederklingt... In dieser Sprache antwortet Dir das Lebewesen Baum: stumm und doch ungemein beredt. Ich habe meine Myriam schon mit 2 Jahren daran gewöhnt Bäume zu küssen. Laß seine Energie durch Deinen ganzen Körper strömen. Spüre Deine Einheit mit ihm, spüre wie Du ebenfalls ein Stück der göttlichen Natur bist. Denke mal an das Wort Stamm-Baum.

Gesundheitsgesetz der Natur:

Jeder Mensch, der nie nahe der Natur lebte, hat das wahre Leben noch nicht kennengelernt! Der Mensch kann nur Mensch sein, wenn er mit und nahe der Natur lebt.

Um die Natur schätzen zu können, mußt Du sie kennenlernen, mußt in sie hinein. Mußt wieder mehr sehen als die Betonfassaden und Monster der Stadt. Dann kannst Du sie auch lieben.
Und wirst dann auch bereit sein, sie zu schützen.

Je mehr Du die UrzeitTherapie in Dir verwirklichst, je sauberer wird nicht nur Dein Körper, je klarer wird auch Dein Geist. Das Ergebnis: Du erkennst das Wesentliche. Du wirst immer mehr in Harmonie mit der Dich nie enttäuschenden Natur leben. Dies zu verwirklichen, darin liegt das Ethos des Menschen. Deren derzeit so lächerliches Treiben Du dann durchschaust. [9045]

O Täler weit, o Höhen,
O schöner, grüner Wald,
Du meiner Lust und Wehen
Andächt'ger Aufenthalt!

Da draußen, stets betrogen,
Saust die geschäft'ge Welt,
Schlag noch einmal die Bogen
Um mich, Du grünes Zelt!

Joseph Freiherr von Eichendorff

Begrenze Dich nicht durch Aufteilen Deines Denkens in gut und schlecht! Wenn es Dir schwerfällt Deine Seele von Feindschaft, Haß und Abneigung gegen einen Menschen zu befreien, so verinnerliche ein paar Tage lang dieses:

- Auch dieser Mensch hat – wie ich – Trauer, Verlassenheit und Einsamkeit erlebt...
- Auch dieser Mensch hat – wie ich – Leid, Schmerz und Verzweiflung erlebt...
- Auch dieser Mensch sehnt sich – wie ich – nach Glücklichsein, Befreiung und Liebe...

Du erkennst endlich, was Dich glücklich machen kann. Wenn Du wüßtest, welch beglückendes Gefühl dieses Wissen Dir für den Rest Deines Lebens bringt, glaub mir, Du würdest sofort UrMethodiker werden. Siehst Du nicht, daß Du meist Oberflächlichem auf dieser Welt nachgejagt bist.
»Alles eines Irrlichts Spiel?« fragst Du.
Alles - außer der Natur. Sie narrt Dich nie. Dein Wesen ist aus der Natur hervorgegangen und auf sie, nur auf sie abgestimmt. Und sie wird Dich wieder zu sich in ihr dunkles Reich zurückholen. Die Spanne, ihr Reich des Lichts zu genießen, ist sehr kurz. Also finde zu ihr - oder Du vertust Dein Leben: Mensch, werde wesentlich. Die Zeit wartet auf niemanden von uns.

9.3 UrMethodiker haben nicht die Fülle, sondern den Mangel an Sonne zu fürchten

»Weißt Du nicht, daß die Natur auch ganz schön schaden kann? Hast Du noch nie gehört, daß Sonnenbaden Hautkrebs erzeugt?«

Ich sage Dir, was die Sonne[9004] Dir bringt, wenn Du es mit ihr nicht gerade übertreibst und natürlich lebst: vor allem Lebenslust. Zu Trauer und Schwermut neigenden Menschen bringt sie Motivation, Konzentrationsstärke und Mut zum Leben. Und sie bewirkt durch Umwandlung des Provitamins Ergosterin in das wichtige Vitamin D den Schutz vor Knochenbrüchen, Tuberkulose und Rachitis. Sie regelt den Kalkstoffwechsel, beseitigt viele Störungen im vegetativen Nervensystem und steigert die Abwehrkraft.[9004] (Doch der ganze Körper muß ihr ausgesetzt sein.) Und sollte es tatsächlich stimmen, daß Kollagen unter der Haut abgebaut wird - nun, Falten sind mir lieber als ein fettverquollenes, aufgeschwemmtes oder bleiches Aussehen und früher Tod.

»Und Du glaubst auch, die Wissenschaftler saugen sich das so einfach aus den Fingern, wenn sie sagen, daß zu starke Sonnenbestrahlung zu Hautkrebs führen kann?«

Na ja, seitdem der Doktor Eguel (→Rz.66) die Sonne als schädlich erklärte und dann mit Sonnenschirmen seinen Reibach machte, nehme ich diesen Brüdern nicht mehr allzuviel ab. Jedenfalls: Es ist die halbe Wahrheit! Es mögen in der Tat manche Leute Hautkrebs bekommen, wenn sie sich zuviel der Sonne aussetzen.[9622] Doch das sind nur diejenigen, welche sich so sehr ungesund mit Zivilisationskost ernähren, daß deren Körper keine Abwehrstoffe gegen Hautkrebs bilden kann.
Um es den Zweiflern und den Wissenschaftlern wissenschaftlich zu sagen: Es sind die Menschen, denen das Enzym Thioredoxin-Reduktase fehlt, weil sie nicht natürlich genug essen. Das ist auch der Grund dafür, daß viele die Sonne schlecht vertragen.
Ganz klar: Nur die Sonne vermag das Immunsystem auf Höchsttouren zu bringen, so daß sie neben Vitaminen auch ein Hormon bildet, das die Lymphozyten vermehrt. Sonnenlicht macht dazu noch sanft potent, es wirkt gegen Eierstockentzündungen, Gicht und viele andere Frauenleiden. Es stimuliert die Nebennieren und die Schilddrüse, so daß dein Herz kräftiger schlägt und sich Deine Atmung vertieft. So bekommst Du mehr Sauerstoff über die Lungen in Deinen Organismus,

was besonders Deinen Magen besser durchbluten läßt. Die Sonne regt aber auch vermehrt zum Bilden von Endorphinen im Zwischenhirn an, die Schmerzen lindern und glückliche Gefühle auslösen.

Das durch die Sonne gebildete Vitamin D wirkt bestens gegen Schuppenflechte, gegen Herzinfarkt und Arterienverkalkung. Zudem: UV-Strahlen haben eine wachstumshemmende Wirkung auf Tumorzellen! Melanome (Hautkrebsgeschwüre) treten am häufigsten an den nicht dem Licht ausgesetzten Stellen des Körpers auf.

944 Also öfter mal völlig runter mit den Klamotten. Nur die Bestrahlung Deines nackten Körpers mit Sonne ermöglicht ihm, Kalzium aus der Nahrung aufzunehmen und damit Knochen, Haar und Zähne stark und widerstandsfähig zu erhalten. Ohne diese Lebensstoffe werden Deine Knochen zu schnell brüchig. Die Osteoporose steigt gewaltig an - bald werden es 10 Millionen allein bei uns sein, die davon betroffen sind. Wenn Du Dir dann einen Oberschenkelhalsbruch zuziehst, wirst Du im Alter ohne UrTherapie zu einem Pflegefall. 34 Prozent der Osteoporosekranken leiden an starken, teils unerträglichen (nicht behebbaren) Schmerzen. Willst Du das?

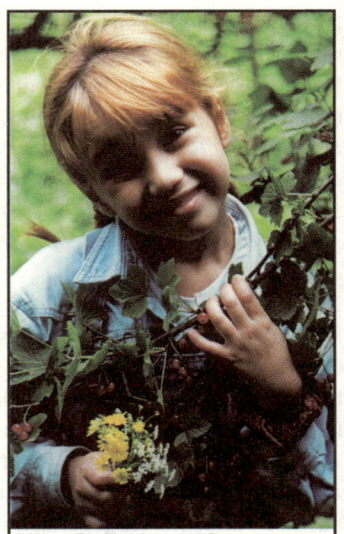

"Wenn Du Früchte und Beeren zusammen mit Kräuterleins und Blüten ißt, schmecken sie Dir besser! Jahh!"

Untersuchungen ergaben: Wer an der frischen Luft arbeitet, ist weniger gefährdet als ein Stubenhocker. Sonnenlicht senkt den Cholesterinspiegel, den Blutdruck sowie den Blutzuckerspiegel, steigert die Ausdauer, vermehrt die Sexualhormone und hebt die Widerstandsfähigkeit gegen Infektionen.[2526] Ultraviolette Strahlen des Sonnenlichts stellen außerdem einen wichtigen Schutzfaktor gegen Bluthochdruck-Krankheiten dar, verbessern die Herz-Kreislauf-Leistung und aktivieren die Fließeigenschaften der Blutzellen.

Und da meinst Du, die Sonne wäre Schuld daran, daß die Leute vermehrt an Hautkrebs erkranken? Wo Krebs doch allgemein ansteigt, weil die Lebensweise der Menschen immer widernatürlicher wird. Ich will Dir sagen warum der Hautkrebs neuerdings häufiger auftritt: weil sich die Menschen immer mehr mit »Sonnenschutzmitteln« einschmieren. Diese chemischen Mittel wandeln sich unter Sonne in schädliche Giftstoffe um. [9671ff] Warum gewöhnst Du Dich nicht langsam an die Sonne? Dann mußt Du keine Schutzmittel nehmen! Jetzt soll sogar schon helles Tageslicht Krebs verursachen! Wie war das noch? Alles andere ist an Krankheit schuldig – nur nicht der Mensch selbst:
Gerade Du als Kranker brauchst das helle Licht, denn es ist Deine *Haut*, welche das größte Immunkräftereservoir des Körpers besitzt. Und das nur durch Bestrahlung aktiviert wird.

945 Allerdings, lieber Leser, allerdings kann sich das hier Gesagte bald ändern, und Du kannst auch als UrMethodiker nicht mehr so stark die Sonne genießen und mußt dies vielleicht doch mehr oder weniger einschränken: Wenn nämlich das Ozonloch in der Erdatmosphäre immer größer wird und ein unnatürlich hoher Anteil von kurzwelligen Strahlen aus dem Spektrum des Sonnenlichts nicht mehr durch die jahrmilliardenalte Ozonschicht herausgefiltert wird - die wir jetzt in wenigen Jahrzehnten zerstören...

> **In einer neuen Studie warnen Ärzte:**
> **Das Hautkrebs-Risiko ist an grauen Tagen höher als an sonnigen.** Dr. John Hawk, Hautarzt am Dermatologischen Institut in London: "Die Mehrheit der Hautschädigungen wird nicht durch Sonnenbaden verursacht, sondern bei ganz normalen Gelegenheiten: jedesmal, wenn wir das Haus verlassen und unsere Haut dem natürlichen Tageslicht aussetzen. Neue Studien haben ergeben, daß sich die täglichen Schäden durch UV-Strahlen addieren." (Bild vom 14.8.1998)

Was passiert, wenn es so weitergeht? Zum Beispiel werden Blätter und Zweige verkümmern, die Sauerstoffproduktion der Zellen mit Hilfe des Blattgrüns Chlorophyll (Photosynthese) wird nachlassen. Algen in Ozeanen werden nicht mehr wachsen, die Fische werden ihre Nahrungsquelle verlieren und aussterben. Und, und, und ... Alles durch FCKW- u.a. von uns produzierte Giftgase.

<u>Wem jetzt noch immer nicht klar wird, was Chemie der Erde und letztlich uns Menschen antut, der ist nicht wert, ein Mensch zu sein, so hätte ich bald mit Schikaneder/Mozart gesagt. Besonders dann nicht, wenn Du die Chemie weiter unterstützt und ihr für die schleichenden Zerstörungsmittel Deines Körpers, der Erde und der Meere Profit in klingender Münze verschaffst: dem Chemiehändler, dem Arzt, dem Pharmafabrikanten, den Giftmischern der chemischen Industrie, den Giftbauern und Hormonviehlandwirten...</u>

Nur Du, Du als Abnehmer all der Chemieprodukte kannst das ändern, nur Du allein! Handle! Laß sie sitzen auf all ihren Produkten, die uns und die Erde kaputtmachen.

Altersflecken (Melaminablagerungen) auf Händen oder im Gesicht kannst Du als Sonnenanbeter wohl nicht vermeiden, wenn Du ziemlich hellhäutig bist. Besonders auf Landwirte, Seeleute oder in den Tropen sich aufhaltenden Bleichgesichter kommen sie ab den fünfziger Jahren neben Keratosen zu. Keratosen sind flache, bräunliche, ziemlich festsitzende Hautschuppenflecke, die aber nur bei ungesunder Lebensweise krebsig ausarten, sonst aber harmlos sind. Bleichcremes, Brennesselsalben oder Zitronenöl - nichts hilft dagegen. Wer allerdings bereits seit seiner Jugend UrKost ißt und keinen festsitzenden Schmutz in irgendwelchen Winkeln des Körpers mit sich herumschleppt, der sollte eigentlich keine Altersflecke bekommen.

Komm bloß nicht auf die Idee, Dich in ein Solarium zu legen - anstatt in die Sonne! Hier ist schon eher anzunehmen, daß man von so einer Apparatur Hautkrebs oder sonstige Krankheiten bekommt. Auch wenn die Schädlichkeit dieser Solarien noch nicht wissenschaftlich erwiesen ist! [9673] Nicht zu verstehen:

Die Meeresfreunde, die ein paar Wochen in ihren Ferien zum Meer fahren, schließen sich von einer der wohltätigsten Quellen der Gesundheit aus: Statt sich mit ihrem blanken Popo in den Sand zu legen, schieben sie sich 'ne Decke, ein Badetuch oder gar eine Liegematratze oder Liege mit verseuchendem Kunststoffüberzug unter. Sollten sie nicht ahnen, wieviel Sonnenkräfte die Sandkristalle im Verlauf ihrer Jahrtausende, an denen sie an den Küsten liegen, in sich gespeichert haben und an uns weiterreichen? Also, auf zum Sandbad!

Und all das Geld und all das Gut gewährt zwar viele Sachen: Gesundheit, Schlaf und guten Mut kann's aber doch nicht machen.

(M. Claudius)

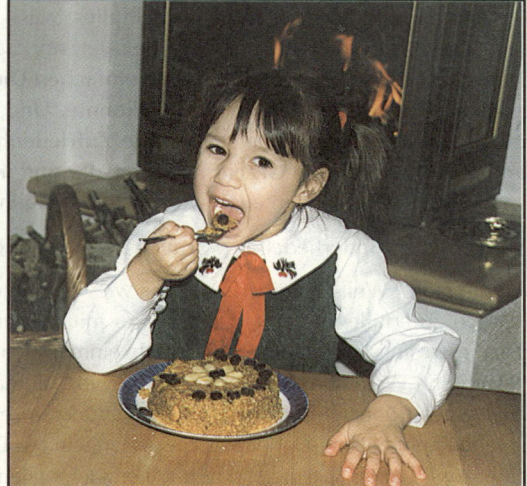

"Da schaust Du, was ich für einen leckeren Kuchen zum 4. Geburtstag von Mutti bekommen habe. Aus frischen Möhren, Kokosraspel (nicht aus der Tüte! Frisch!), Datteln, Feigen, Weinbeeren und Mandeln. Probier's doch auch mal!"

9.4 Wohlbefinden ist das Wichtigste für Dein Leben

Das körperliche Wohlbefinden liegt - wie sich auch bei Dir erweisen wird - in der Rückkehr zu urzeitlichen Essens- und Bewegungsgewohnheiten. Das Wohlbefinden Deiner Gefühle liegt darin, eine einfache, natürliche, der Natur angenäherte UrLebensweise aufzunehmen!

Das Unübertreffliche der UrTherapie wird Dir erst recht bewußt, werden Du erfährst, daß urzeitliche Essens- und Bewegungsweisen ebenfalls untrennbar mit Deinem seelischen Wohlbefinden verknüpft sind.

Ich habe es Dir (→Rz 936) **bereits zu Deinem Mißfallen angedeutet: Die Verschlackung und Vergiftung der Körperzellen durch die zivilisatorische Lebensweise stoppt nicht vor dem Hirn. Auch die Überträgerstoffe im Gehirn, die Neurotransmitter, werden durch einen trägen Stoffwechsel in Mitleidenschaft gezogen - das geistige Leben und das der Gefühle vermag dadurch durchaus in Mitleidenschaft gezogen zu werden.**

Wunderst Du Dich nicht oft, warum ein sonst passabler und vernünftiger Mensch plötzlich so unverständlich handelt? Am besten wird Dir der Zusammenhang deutlich zwischen dem Materiellen, das Du in Deinen Körper eingibst, und dem Immateriellen, das sich daraus bildet, wenn sich langjährige Depressionen (Schwermütigkeit) nach der UrTherapie auflösen... [9010/4, 9024]

946 Versetz Dich in die Urzeit zurück. Denk Dich in sie hinein, und Du gewinnst auch für Dein jetziges Leben Klarheit und Zufriedenheit. Tue es gleich. Dann gelangst Du z.B. zu dem Schluß, daß die Urzeitmenschen gelebt haben, ohne sich mit für ihr Leben belanglosen Neuigkeiten vollzustopfen.

Ich gebe gerne zu, daß Du in diesen Zeiten nicht ganz ohne Sorge sein kannst - aber die UrTherapie reduziert sie Dir auch ganz gehörig. Doch mußt Du Dir dazu auch noch die Sorgen und Probleme der ganzen Welt durchs Fernsehen oder die Zeitung ins Haus tragen lassen? Willst Du den ganzen Weltschmerz mittragen? All das Negative unserer Zeit wirkt, wenn vielleicht auch nur unbewußt, tief in Dich hinein. 9044 Oder die Verschwendungssucht der Reichen und Mächtigen miterleben und vielleicht noch darauf neidisch werden? Um Dich von deren Gier anstecken zu lassen?

Die Tibeter meinen, daß niemand gesund werden kann, der nicht selbstlos geworden ist.
Ist das nicht gut gesagt?

Hat der eine ein neues technisches Gerät, einen neuen Wagen, ein neues Bekleidungsstück, so willst Du oder Deine Frau oder Dein Kind es auch haben. Und das möglichst bald. Und ihr macht Euch verrückt danach. Merkst Du nicht, daß alles, was Du besitzt, seinen eigenen Sorgenkreis um sich trägt? Daß jedes Teil Dich nur mehr belastet, nur mehr Unruhe über Dich bringt?

Du tust gut daran, Dein Gefühlsleben einfachen Dingen zuzuwenden, weil der Mensch der Urzeit es auch nicht anders hielt und halten konnte. Und auch deshalb, weil das Gefühlsleben des Menschen Millionen Jahre lang seine volle Zufriedenheit in einfachsten Dingen und Verrichtungen fand. Alles war für den Urzeitmenschen klar und überschaubar.

Und so sollte <u>Dein</u> Leben auch werden und bleiben.

Die Welt kann nur durch die gefördert werden, die sich ihr entgegenstellen. (Goethe)

»Soll ich jetzt Kinderliedchen vor mich hersummen?«

947 Warum nicht? Weißt Du überhaupt, mit wieviel innerer Zufriedenheit Dich ein schlichtes Lied für viele Stunden zu erfüllen vermag, wenn Du es mit Deinem Kind und vielleicht noch mit Deinem Partner zusammen singst?9731 Pablo Picasso sagte einmal: »Ich habe ein ganzes Leben dazu gebraucht, um naiv zu werden.« Wie wäre es denn, wenn Du selbst einmal ein Instrument zur Hand nehmen würdest oder Dich eines früher gespielten erinnertest? Oder in einem Gesangverein mitsingst? (Keine Sorge als Ungeübter: Deine Stimme wird übers Mitsingen schön!) Aber auch Malen, Singen und Musizieren, sich künstlerisch betätigen und gute Bücher lesen, das rechne ich zum einfachen, besinnlichen Leben. (Rz961) Je mehr Du Dich guter Literatur zuwendest, je weniger werden die Leute, mit denen Du noch näher zu tun haben möchtest. Denn mit den Büchern verbindest Du Dich mit wertvollsten und geistreichsten Menschen der Vergangenheit.

Führe Deine Kinder zur Musik hin. Eine Blockflöte kriegst Du billig auf jedem Flohmarkt. Und zeige ihnen, welchen Wert Du der Bildung beimißt, indem Du sie an Deiner eigenen Weiterbildung teilhaben läßt. Je mehr Du Dich guter Literatur zuwendest, je weniger werden die Leute, mit denen Du noch näher zu tun haben möchtest. Denn mit den Büchern verbindest Du Dich mit wertvollsten und geistreichsten Menschen der Vergangenheit. Geh mit ihnen gemeinsam in eine öffentliche Bibliothek. Du wirst überrascht sein über das große Angebot an Büchern, Zeitschriften und Kassetten, die Du dort kostenlos ausleihen kannst. Augustinus bezeichnete das Lesen nicht nur als irdischen, sondern sogar als einen himmlischen Genuß.

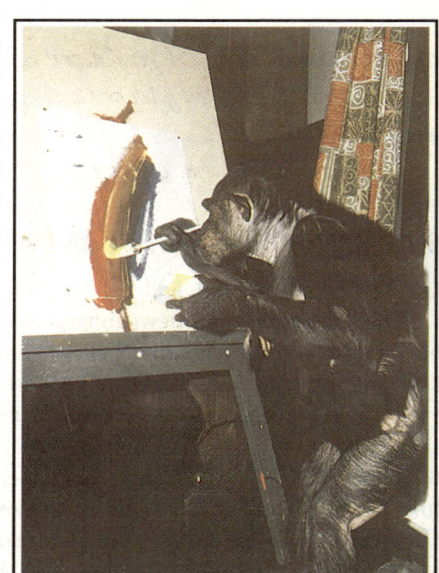

Schau doch mal, wie unser Vetter, der Affenmensch, hier bei der Sache ist! Wenn schon ihm das Malen Spaß macht, um wieviel mehr wirst erst Du als Mensch von einer künstlerischen Tätigkeit haben. Auch das Lesen guter Literatur schließt Dich dafür auf. Es muß sich doch nicht alles ums Essen drehen! Bild: Superbild

Besuche Museen, aber wende Dich besser noch den Naturschönheiten und Naturparks zu. Vergiß nie die Botanischen Gärten. Bleib nicht stehen! Nutze Dein Leben, es besser zu machen. Und etwas Besseres zu tun als bisher.

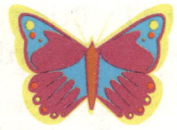

Urgesetz des Lebens:

Entfalte Dich! Fliege zum Licht! Eine Larve, die sich nicht zum Schmetterling entwickelt, vertrocknet. Finde zurück zur UrHarmonie des Lebens! Finde endlich zu Dir selbst!

Das Schönste und Beglückendste, was Du im Leben erreichen kannst, ist: stolz auf Dich, Dein Tun und Deine Leistungen sein zu können.

Das alles bereichert Dich. Aber alles steht hinter einem zurück: Die Affenmenschen widmen die meiste Zeit ihren nächsten Gefährten. Sie beschäftigen sich mit ihnen, spielen viel mit ihren Kindern und sind einander meist gut und freundlich gesinnt, wenn die Rangordnungen einmal festliegen.

Koste das mal richtig aus, diese Dein ganzes Herz erfüllende Freude, welche Dir das unschuldvolle Lachen oder der gläubige Blick eines Kindes schenkt. Klettere mit ihm in die Bäume, geh mit ihm schwimmen, rodeln, laufen, wandern und vergiß nicht: Dein Partner gehört bei allem mit dazu.

Die Küche mit der vielen Arbeit, mit der er sich entschuldigen könnte, ist ja aufgelöst. Überzeuge ihn mit nicht nachlassender Liebe und Wärme von der schlichten, allein glücklich machenden, weil so in uns zutiefst von Gott festgelegten Lebensweise. Merke:

Dein Leben ist nur lebenswert, wenn Du es ohne Heuchelei und all den falschen Glanz und Glitzer führst. Es soll voll Freude und von stillem Glück erfüllt sein. Freude an einfachsten Dingen: das ist der Duft von Jasmin über den Büschen, das ist das Eichkätzchen, das eben - ohne Dich wahrgenommen zu haben - aus einer Regenpfütze ein paar Schluck Naß zu sich nimmt, das ist Baden in einem einsamen, grünen Naturteich mit Pflanzen, ist das plötzliche Aufleuchten eines betauten Spinnennetzes in der Morgensonne zwischen Bäumen, das Gluckern eines kleinen Bächleins... Entdecke das alles selbst einmal. Wisse: Du kannst Dein Leben nicht vergrößern oder verbreitern - Du kannst es aber vertiefen.

Dazu ist Voraussetzung: Für immer gesund sein! Nur so fällst Du keinem anderen zur Last. Nur so fühlst Du Dich vollkommen wohl und bekommst Augen dafür. Nur so vermagst Du mit Deinem eigenen Körper einem anderen Körper Freude und Beglückung zu schenken. Nur so brauchst Du keine anderen Menschen um Hilfe anzugehen, benötigst kein falsches Mitleid.

Wenn Du genau weißt, was mit Dir nach Deinem Tod geschieht, dann lehnst Du Dich nicht dagegen auf, sondern sagst Dir: Hinab mit Dir, zum Aufbau neuen Lebens. Ich habe voll im Sinn der Schöpfung und damit Gottes gelebt. Und somit meine Aufgabe erfüllt – ich scheide mit den besten Gefühlen.

Ja, was ist das denn für ein Tod, bei dem Dir Zweifel und Furcht eingeflößt werden, wenn Du nicht weißt, was Dich danach erwartet und ob's in den Himmel oder die Hölle geht?

Du bist so glücklich und zufrieden, wie Du Dich dafür entscheidest, es konsequent zu sein und zu bleiben.[9034]

Du hast hier mit der Urzeit-Methode den Stein der Weisen für Dein Leben gefunden – Du musst ihn nur aufheben. Er ist schwerer als Du gedacht hast. Aber sein Geheimnis: Er wird Dir immer leichter, je länger Du ihn trägst.

So kriegst Du den Franz Konz persönlich zu Dir nach Hause: Indem Du gekochte Weizenkörner in Deinen Garten aussäst. Er kommt dann gratis, um Dir bei der Weizenernte zu helfen...

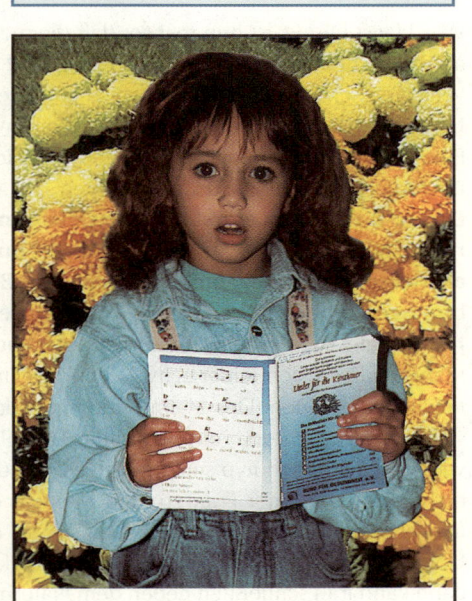

"Jetzt sing' ich mal für Dich, liebe Lesetante, lieber Leseonkel, aus dem Liederbuch, das Papa für Euch gemacht hat, mein schönstes Lied vor: Weißt Du wieviel Sternlein stehen..."

9.41 Bring Dein Liebesleben in Ordnung!

Gesundheitsgesetz der Natur:

948 **Wenn Du gesund werden willst, so darfst Du Dich in Deinem Liebesleben nicht enttäuscht, belastet, unbefriedigt oder zurückgesetzt fühlen.** [9457]

»Du hast gut reden! Wenn wir aber in ein Alter kommen, wo Männer nicht mehr können und Frauen nicht mehr wollen?«

Diesen Zeitpunkt kannst Du mit der UrTherapie lange hinausschieben. Jedenfalls fand eine Studie heraus: Sexuelle Kümmernisse führen dazu, daß zu viele Kortisonhormone ausgeschüttet werden, die das eigene Krankheitsabwehrsystem des Körpers schwächen. Befriedigendes und aktives Ausleben der Sexualität dagegen stärkt und erhöht die allgemeine Leistungsfähigkeit. Vor allem diejenigen Frauen entwickelten Brustkrebs, die das Sexualhormon Androgen weniger als normal ausschütteten. Daher mein Rat: Seid einfach in Eurer Speise, je vielfältiger seid Ihr in der Liebe. Von Mann zu Mann rate ich Dir: Wähle stets eine attraktive, schlanke Partnerin. Andernfalls kriegst Du sie später nicht mehr los... Aber auch: **Du brauchst einen Partner, brauchst jemanden, der zu Dir steht, der Dir seine Zuneigung und Liebe und Zärtlichkeit gibt und Dich viel streichelt.** (Gestreichelte Haustiere haben ein geringeres Tumorrisiko als ungestreichelte nach einer englischen Studie.)

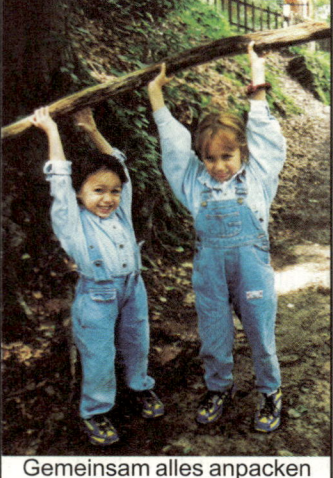

Gemeinsam alles anpacken - dann sind die Partner stark!

Auf jeden Fall: Sprich dieses Buch mit Deinem Partner Abschnitt für Abschnitt durch. So habt Ihr endlich mal etwas Euch *gemeinsam* Betreffendes, das Ihr diskutieren könnt. Ist er vorurteilsfreier als Du, so gewinnst Du ein Aggregat, das Dich vielleicht antreibt - bist Du der Aufgeschlossenere, kannst *Du* ihm helfen: Zwei können dreimal so viel tragen als einer.

»Warum schaffe ich es nicht, meinen Partner zu der besseren Lebensweise hinüberzuziehen?« fragst Du.

949 Was klagst Du? Es ist nun mal so, daß die meisten Menschen ihre Pantoffeln sorgfältiger auswählen als ihren Ehepartner.[9021, 9731] Doch der Grund kann auch tiefer liegen:
Wer eine schlechte Verhaltensweise aufgeben soll, gesteht damit ein, daß die alte fehlerhaft war. Und Fehler einzugestehen, das ist mit das Schwerste, was man von einem Menschen verlangen kann.
Eine ganz kluge Frau sagt sich: Ich muß endlich meine wunschhaften Vorstellungen, meinen Partner umzumodeln - oder gar zu modellieren - ad acta legen. Mach Dich nicht länger verrückt!
Du sagst: »Ich kann es mit meinem Gewissen nicht vereinbaren, Dir krankmachende Kost zuzubereiten. Nicht weil das der Verfasser dieses Buches sagt, sondern weil das schon früher klar denkende Menschen herausgefunden haben. Zum Beispiel Matthias Claudius: Und all Pastet und Leckerbrot / verderben nur den Magen / Die Köche kochen große Not / sie kochen uns am Ende tot / ihr Herren laßt Euch sagen... Wenn *Du* totgekocht sein willst - o.k., aber nicht von mir.«
Männer lassen sich leider schwer von der UrKost überzeugen. Sie sind in diesen Dingen nicht so flexibel wie Frauen. Des Mannes niedrige Erkenntnisstufe bei Fragen hoher Essensansprüche drückt sich übrigens oft durch ein hämisches Lächeln aus, das Dir Überlegenheit vortäuschen will. Damit verteidigt ein Machotyp sein bisheriges Tun und Lassen, das er als unbedingt richtig ansieht. Er gibt nicht gerne vor einer Frau zu, daß er etwas nicht gewußt hat. Oder daß seine Gewohnheiten auf falschen Auffassungen beruhen. Wenn »Sie« ihn aber so weit hat, daß man mit ihm eine sachliche Unterhaltung über Ernährungsfragen führen kann, hat sie den schwierigen Anfang hinter sich. Und dann kann frau schließlich neben dem Naturheilverfahren auch noch das Naturheulverfahren einsetzen - wirkt bestens, wie man weiß...

»Und wenn's umgekehrt läuft? Wenn der Mann die gesunde Lebensführung aufnehmen und die Frau nicht von ihren Fleischtöpfen ablassen will?« fragst Du.

Dann denkt ein kluger Mann zuerst: Frauen sind zum Lieben, aber nicht zum Verstehen da. Eine Frau, die Mann und Kinder wirklich liebt, wird von Tag zu Tag mehr mitmachen. Sie erkennt ja, wie gut es ihrem Mann plötzlich geht. Und hat ein feines Gefühl dafür, wenn es der Mann gut mit ihr meint. Aber versuch's als Mann immer mit Liebe und kleinen Geschenken. Bis die Partnerin erkannt hat, daß ihr nichts Besseres als eine bewußte Lebensführung mit diesem Mann passieren kann. (Gute Bücher zur Aufarbeitung von Partnerbeziehungen gibt es genug, z.B. [9731])
Frauen und Männer allerdings, die einen dummen Sturkopf zum Partner haben, rate ich, sich mit Hilfe der UrTherapie wieder so attraktiv zu machen, daß sie es einfacher haben, den für sie Richtigen zu fesseln. Nur über den anderen ständig ärgern, das ist dumm. Vermeide es.[9021]

<u>Wenn einer nur nach billigem Genuß strebt und geistig stehenbleibt, nicht das Beste für die Familie (und die Erde) tun und das Wahre nicht erkennen und einsehen will, wenn er statt dessen aufsässig und lieblos wird, dann ist es schon besser, Du trennst Dich von ihm.</u>

Mein Rat für Dich, junger Mann: Schiebe die Vorhaut des Penis immer wieder unter die Eichel bis sie dort bleibt. So bist Du fähig, Deine Partnerin ausdauernd mit Deiner Liebe zu beglücken.

Sich einfach trennen - das ist heute fast schon modern. Oft genug stolpert man da aber von einer Enttäuschung in die andere. Einen Partner zu finden, der nicht sein Leben, sondern das seiner Familie in den Vordergrund stellt und der Hand in Hand mit einem zusammenarbeitet, um das Beste aus dem Leben zu machen - ach ja, der ist nicht einfach zu finden. Zu schnell sinken die einst glücklichen Beziehungen auf ein Niveau, wo nur noch angeklagt und eingeklagt wird. Wo es richtig und angemessen wäre, aufeinander einzugehen und miteinander zu sprechen. Und nicht nur vor sich her zu reden. Eingedenk der Tatsache: Wo er argumentiert, da *fühlt* sie. Hilfreicher kann es da oft sein, anstatt Dich vom Partner, von unrealistischen Vorstellungen über ihn zu trennen. Andererseits: Was hast Du denn für Ängste vor dem Alleinsein? Als ob Du mit Dir selbst in schlechter Gesellschaft wärst. Allein – und Du kommst endlich zum Nachdenken über Dich. Und wie es besser weitergehen soll. Und wie Du Dein Leben sinnvoller gestaltest.
<u>Unter UrTherapie bleibst Du gesund und schlank und attraktiv, besitzt so die besten Aussichten für einen Neuanfang.</u> Eine Chance solltest Du der Partnerschaft aber geben:
<u>Reizbare, mißmutige, aufbegehrende, unausgeglichene, zornige, überempfindliche Lebensgefährten leiden vielfach nicht unter Charaktermängeln, sondern unter Stoffwechselschwierigkeiten. Ähnlich den hyperaktiven Kindern, die das jedoch frei ausleben – während sie sich als Erwachsene, mühsam zwar, aber doch mehr zusammennehmen können.</u>[950]
Vor allem ist oft der Blutzuckerspiegel gestört. (Schokolade ist z.B. dafür bekannt, daß sie schizoide Anfälle auslöst.) [9024, 6306] Es liegt also - mal abgesehen von körperlicher Ablehnung - nicht immer an sozialen Unvereinbarkeiten, wenn eine Partnerschaft scheitert, sondern einfach an der mangelnden natürlichen Lebensführung. Zum Kranksein gehört die Fettsucht. Klar, daß das auch seelisch mitnimmt. Wenn Du Dich als dicker Mensch mit der UrTherapie für immer rank und schlank machst, gewinnst Du Deinen Partner mit seinen Gefühlen wieder eher für Dich. Du kommst übrigens besser in einer Lebensgemeinschaft zurecht, wenn Du versuchst, mit Deinem Partner zu *leben*, statt Dich ständig zu bemühen, ihn nach Deinen Wünschen umzuformen.
Die UrTherapie kann, wie Du siehst, vieles ausbügeln - selbst körperliche Mängel. Deshalb versucht Euch beide mal mit einer 12-Wochen-Kur. Wenn der andere dazu nicht bereit ist, dann geh Du Deinen Weg. Du läufst doch nicht ständig im Kreis, weil Du das Ziel Deines Lebens immer wieder aus den Augen verlierst? Mein Rat: Sobald Du merkst, daß Du gegen Wände rennst - verzieh Dich mal für eine Zeit! Ganz allein an einem einsamen Ort in der unmittelbaren Nähe von viel grüner Natur quartierst Du Dich ein. Wo Du Dich dann auf Dich selbst besinnen und Stärke gewinnen kannst. So manche Leser schreiben mir, wie sehr das einen neuen Menschen aus Ihnen machte. Das vollkommene Alleinsein für ein paar Wochen nur mit sich, dem Erdfasten und der UrMedizin ließ in ihnen ein neues, strahlendes Licht des Erkennens aufgehen; sie waren ja überhaupt nicht abhängig von anderen. Wie Vögel über dem Meer fühlten sie sich plötzlich frei und glücklich.

Setz die UrMethodik bei Dir durch, wenn Du sie als richtig erkannt hast. Denke daran: Krankheit ertragen ist schwerer, ist das Schwerste! Seneca empfiehlt sogar: Wer Gesundheit will, der muß sich von den Menschen trennen.

Du solltest das nicht falsch verstehen: Gemeint sind die Menschen, die Dich von positivem Tun, also dem Gesundwerden, abhalten und Deine Selbstfindung verhindern. Gleich, ob sie das bewußt oder unbewußt tun. Menschen, die Dich nicht dazu gelangen lassen, Dein Dir gestecktes Lebensziel zu erreichen. Dieses Ziel könnte auch sein:
Als nunmehriger UrMethodiker Harmonie und Frieden durch ein natürliches Leben zu finden.

> Wenn Du nicht länger allein bleiben willst: Mit einem lieben Hund an der Leine sind die Mitmenschen viel gesprächiger.
> (New Scientist, Vol. 165, No. 2226 (2000) S. 31)

> Frage an die ehemalige Weltranglisten-Erste, Monica Seles:
> **Sie waren über 2 Jahre in psychiatrischer Behandlung - hat das nichts genützt?**
> »Ich wünschte, ich wäre nie zum Psychiater gegangen. Dann wäre ich vielleicht längst wieder im Tenniszirkus dabei. Ich glaube, durch die Psychiater bin ich erst richtig krank geworden - ich wußte durch die Behandlungen nicht mehr, was ich machen, wie ich mich verhalten sollte«. (BUNTE, 26/22.6.1995)
> **Erkenne: Du mußt Dir auch bei psychischen Problemen selbst helfen. Ärzte verschlimmern nur alles bei Kranksein!**

Selig, der sich diese Welt ohne Hass erschliesst...

9.42 Führe Deine Gefühle über den Körper zum Wohlbefinden

Wenn ich mich mit manchen Menschen unterhalte und tiefer in sie eindringe, dann muß ich immer wieder feststellen, daß sie oft schon als 30jährige mit dem Leben abgeschlossen haben. Diese Menschen sind zufrieden mit sich, streben nicht mehr weiter, sehen nur noch zu.

Sie erwarten von mir, daß ich sie aktiviere, ihnen einen kleinen Motor einbaue, der sie antreibt. Sie sitzen wie in einem Liegestuhl am Meer, sehen die Kinder Sandburgen bauen, die Verliebten im Wasser tollen, die Älteren Strandball spielen oder eine Fremdsprache lernen... Aber sie sehen sich selbst nur als Betrachter. Bist Du vielleicht einer von ihnen? Dann bring was Neues in Dein Denken ein. Aktiviere Deine grauen Zellen mit Hilfe der UrMedizin. Fang an, Deine Talente zu entwickeln, oder fang ganz von vorne an. Gauguin war ein kleiner Bankangestellter und wurde noch in späten Jahren ein berühmter Maler. Entfache mal endlich Feuer in Dir! Nur als tätiger, wagemutiger, unternehmender Mensch gewinnst Du Hochgefühle und Befriedigung im Leben.
Also ran – werde tätig! Halte Dich nicht lange mit Beten auf. Du glaubst doch nicht im Ernst, daß sich ein allmächtiger Weltengott mit Deinen Sorgen befaßt und Deinen Wünschen gar belästigt werden will.
Wie Du Dich körperlich durch die UrMethodik abhärtest, so solltest Du aber auch Deine Gefühle abhärten. Laß nicht zu, daß Dich irgend etwas kränkt! Wende Dich von dem ab, was Dich kaputt macht oder Dir Deine Lebenssäfte entzieht.
Innere Ruhe und Selbstsicherheit erlangst Du, wenn Du die UrTherapie beibehältst. Du wirst sie als einen verläßlichen Wegweiser für Dein Leben kennenlernen.
Du solltest Dir immer vor Augen halten:
Ein kranker Körper beansprucht ständig Deine Aufmerksamkeit. Dadurch wird Dein Gefühlsleben mehr und mehr auf ihn bezogen und ist nur noch wenig dem zugänglich, für das es eigentlich eingerichtet ist: Freude und Glück zu empfinden mit Partner und Kindern, Sehen und Betrachten des Schönen, Frohsinn gewinnen bei viel Bewegung und Spiel.

Wenn Du wieder gesund bist und nicht mehr mit Deinem Schicksal hadern mußt, dann kränkt Dich nichts mehr so stark. Dann kann auch Dein Gemüt zufriedener mit sich sein und genesen. Die Krankheit hat Dir vielleicht gesagt, daß Du auf dem falschen Wege warst, weil Du nur an äußere Genüsse dachtest. Sie hat Dir gezeigt, daß Du ein Lebewesen der Natur bist und deren Gesetzen unterliegst. Du kannst Dir keine eigenen, geeigneteren oder besseren Normen als die der Natur für Dich machen. Wenn Du dies eingesehen hast, kehren Ruhe und Kraft in Dich ein.

Gesundheitsgesetz der Natur:

Deinem Leben fehlen Gefühle und Eindrücke der Urzeit, Eindrücke der Natur. Versetz Dich in sie zurück, soweit dies Dir möglich ist. In der Urzeit war alles einfach, überschaubar, gab es keine Hetze. Sie schuf für ihre Geschöpfe auch keine Sorgen. Im Gegenteil, sie vermittelte ihnen stets Geborgenheit.

Noch eine weitere Illusion muß ich Dir nehmen: Die heute so gern gebrauchte Entschuldigung, daß Gefühlsstreß an Deinem Kranksein schuld sein könnte.
Wer gesunde Adern besitzt, kann soviel unter Streß leiden, wie er will - er wird deshalb nicht krank. (Ist ja auch klar für den, der ein bißchen seinen eigenen gesunden Menschenverstand gebraucht.) Gewöhne Dir zweckmäßigerweise an, es bei Streß den Tieren nachzumachen: Setz Streß, wie etwa den Ärger [9014c] im Büro oder mit der Familie, gleich in Bewegung um. Raste ruhig aus. Aber allein! Schnapp Dir Deine Laufschuhe und lauf los wie der Hase, der dem Schuß des Jägers entgangen ist: Der spurtet gleich durch die Ackerfurchen und baut so die Streßhormone ab. Impotenz, Asthma, Stottern oder Magenleiden sind gleichfalls nicht nur seelisch (psychisch) bedingt. Warum? Weil es keine körperlose Seele gibt. Was nicht heißt, daß Charakter, Gemüt und Gefühle des Kranken an einem Leiden unbeteiligt sind. So halfen teure Behandlungen bei Psychotherapeuten oder Logopäden den Stotterern bislang überhaupt nicht. Stotterer müssen ihr Zwerchfell trainieren, wenn sie ihr Gebrechen loswerden wollen.[9769, 9901]
Das ist harte Knochenarbeit. Aber nur die hilft. Vielleicht noch härter ist die UrTherapie. Dafür hast Du auch die Gewißheit, nichts Halbes zu tun und daß Dir der Erfolg sicher ist.

Die Bücher, die Krankheiten nur auf seelisches Fehlverhalten zurückführen (Dethlefsen/Dahlke), sind heute Bestseller.[9429, 9740] Warum? Weil sich der Leser danach selbst zu bedauern vermag, aber nichts aktiv tun muß. Das Schwächen der Menschen statt deren Aufrütteln und Starkmachen ist derzeit »in«. Das ist gewollt: Schwache lassen sich leicht manipulieren...

Schulmedizin, Psychologie und Psychiatrie sind schwierig und mehr als kompliziert geartet. Ein langes Universitätsstudium ist dazu erforderlich. Alle (dadurch meist ihres gesunden Menschenverstandes Beraubten) wehren sich daher gegen die so einfachen Thesen der Klassischen Naturheilkunde. Aus Gründen des Eigendünkels und Stolzseins auf ihr immenses Kompliziertmachungswissen in ihren Köpfen. So kommt es ihnen sehr entgegen, neben Bakterien, Viren und falscher Gene nun auch noch einen zusätzlichen Sündenbock für Krankheiten - die Seele - bei den Patienten anklagen zu können - wenn sie nicht mehr weiter wissen.
Welch ein Ansehensgewinn für sie, für ihr Spintisieren auf einem Gebiet für Menschen, die selbst nicht mal wissen, was in ihnen vorgeht.

> Umarme Deinen Partner täglich einige Minuten! Jeder braucht diese innige Berührung wie das tägliche Obst.

Gesundheitsgesetz der Natur:

Sogenannte »seelische« Belastungen können in einem reinen, gesunden Körper nicht zu körperlichen Leiden führen. Der gesunde Körper ist klar im Denken, er befreit sich davon. Unnatürliche Störungen des Gemüts sind Fingerzeige des Körpers, daß er sich zu sehr belastet fühlt - deutlicher gesagt, daß er sich zu sehr unnatürlich belastet fühlt.

Du belastest den Körper dann zu stark, wenn Du ihm z.B. zu viele Giftstoffe wie Salz und Zucker, Fleisch, zerkochte Nahrung und Drogen zuführst. Du belastest ihn zu wenig, wenn Du ihm die seit Millionen Jahren bis ins höchste Alter gewohnte UrzeitBewegung vorenthältst. Du belastest ihn gefühlsmäßig oder geistig zu sehr, wenn Du ihm zu viele Gemütserregungen zumutest, welche durch unnatürliches Zivilisationsgeschehen veranlaßt sind. Erregungen, die es in der Urzeit nicht für ihn gab.

> Wenn der Magen der Sitz der Seele ist, wie es indische Weise lehren, dann darfst Du auch an einen Einfluß des Essens auf Deine Seele annehmen. Wenn Du gegen den Willen Gottes ißt und seine von ihm Dir zugedachte Naturnahrung ungehorsam ablehnst, dann muß es zwangsläufig auch in Deiner Seele nicht sehr hell aussehen. Und ob Gott eine ihm ungehorsame Seele zu sich in sein Reich holt, na, ich weiß nicht...

9.43 Gib Raum für die in Dir schlummernden Urgefühle

953 Du darfst vor allem nicht länger mit Dir allein sein. Für Primaten ist das naturwidrig und führt zu unverkraftbaren Belastungen und Fehlverhaltensweisen. Du wirst Dich deshalb den anderen Menschen zuwenden. Das kannst Du nur mit Deinem Körper. Du mußt auf sie zugehen, mußt mit ihnen sprechen und ihnen zuhören. Mußt ihnen Deine Gefühle zeigen, durch Streicheln, Liebkosen, Herzen. Du mußt Deine Arme ausbreiten, sie an Dich drücken. Du erkennst erneut: Es ist *körperliches* Tun, was auf die Gefühle zurückwirkt.

> Die Natur kennt
> keine Kompromisse (Goethe)
> Deshalb gibt es die auch nicht in der Naturheilkunde.

Gesundheitsgesetz der Natur:

In den Erbzellen Deines Körpers wird von der Urzeit her eine Prägung weitergereicht. Unter anderem die Prägung, mit anderen gemeinsam zu leben. Wenn Du ihm diese Urgefühle vorenthältst, dann streikt er nach einiger Zeit ebenso, wie wenn Du ihm die jahrmillionenlang gewohnte UrNahrung verweigerst.

Das muß nicht bei allen so sein! Es gibt Menschen, die sich nichts sehnlicher wünschen, als allein zu sein. Und die bestens mit diesem Zustand fertig werden und auch darunter nicht seelisch-körperlich leiden. Aber es sind große Ausnahmenaturen, denen das gelingt.

Depressionen - ihnen sollen hauptsächlich Ängste zugrunde liegen - bekommst Du mit einem kontrolliert-strengen Tagesablauf wieder in den Griff, der viel Bewegung, viel In-der-Sonne-Sein und täglich eine Stunde Laufen vorsieht. Und wie Du weißt: Die UrTherapie nimmt Dir mit der Zeit all Deine Lebensängste und Neurosen! [9010, 9013, 9016ff]

Das Einfachste ist halt das allein Richtige: Nicht Psychopharmaka, nicht ständig wechselnde psychotherapeutische Systeme.[5509] Nur eigenes Tun macht die Seele gesund. Ich fand einen alten afrikanischen Spruch, der das am klarsten ausdrückt:
Wende Dein Gesicht der Sonne zu, dann fallen die Schatten hinter Dich.

»Und warum wenden die Heilberufler eine solche Therapie nicht an?«

Weil sie zu einfach und zu billig ist. Und weil Leute, die teuer studiert haben und

Beim Laufen kannst Du eine Sprache lernen: Kurz ins Vokabelheft reinschauen, Wort joggend einprägen, wieder auf den Weg schauen, damit Du nicht ins Stolpern kommst. Oder aber Dich mit einem Lied erfreuen.

nun von ihrem Beruf leben müssen, sie nicht wahrhaben wollen und weitergeben können.

Die Intellektuellen wie auch die nichtstudierten Menschen glauben nicht daran, daß man mit einfachsten Methoden die Menschen am besten wieder gesund machen kann.

Der Mensch ist ein Licht(abhängiges)-Wesen. Und wenn da die Psychotherapeuten z.B. in die Depression ihrer Patienten hineingeheimnissen, sie habe den Sinn, unerträglich gewordene Lebensumstände aufzubrechen, und sie sei als Zustand einer Persönlichkeitsentwicklung anzusehen, dann hat man einen gewinnträchtigen Grund, jahrelang daran herumzudoktern.

Du aber frage Dich:

Wenn der Therapeut allein auf so etwas setzt: Wie will er seinen Patienten mit Hilfe einer Gesprächs- oder Familientherapie allein durch Worte gesund machen, wenn z.B. ein Depressiver nichts anderes als Sonne und viel körperliche Bewegung nötig hat? Zu der ihm der (meist ebenfalls bewegungsfaule) Therapeut nicht rät!

Vor allem kann hier den Neurotikern und Depressiven die UrBewegung nicht genug ans Herz gelegt werden: Je mehr Sauerstoff sie in den Körper bringen, desto niedriger sind die Depressionswerte [9016], desto freudiger sind sie gestimmt, desto wohler fühlen sie sich! Auch hier wäre der Gang zum Nervenarzt wieder das Verkehrteste, was Du machen kannst: Der stopft Dich nämlich mit Psychopharmaka voll, die Dich nur dusselig und schlapp machen. Die Dir die Lust zu körperlichem Aktivsein nehmen und Dich nur länger im alten Zustand belassen. Was dem Psychologen sehr entgegen kommt... Was die natürlich wiederum aufs heftigste bestreiten... Statt durch kräftige und intensive Bewegung den Stoffwechsel zu aktivieren und den Treibriemen Muskulatur anzuwerfen, fügen sie den bei Depressionen im Übermaß vorhandenen Endotoxinen noch weitere Exotoxine in Form von Medikamenten hinzu. (Übrigens: Nach den Erfahrungen der Therapeuten besitzen Depressive meist starken Bauchspeck. Wenn die UrBewegung es wegschafft, bist Du auch Deine Depressionen los! Das ist ganzheitliche Naturbehandlung. Aber:

Doch wer denkt schon so weit. Die meisten wollen es doch so: morgens beim Doktor gewesen - und am Mittag schon von ihrer Krankheit befreit sein. Oder so betäubt sein, daß sie nicht mehr so stark unter ihrem angeblich seelischen Leiden zu leiden haben. Die einfache Wahrheit hat Thomas von Aquin bereits im 13. Jahrhundert gesagt: *Trägheit macht traurig.*

In der Psychotherapie sind inzwischen über 90 geänderte Methoden aufgekommen. Die UrThe-[954]
rapie ändert *niemals* ihre Behandlungsarten oder ihre Theorie. Sie ist aus einem Guß, weil sie das Wahre in der ewig gültigen Natur erkannte und in ihr System einbrachte. Und daher keinerlei späteren Berichtigungen oder Verbesserungen bedarf.

Wissenschaftliche Feststellungen, die sich gegen die Natur und eine natürliche Betrachtung richten, sind stets unrichtig. Das gilt auch dann, wenn die Wissenschaft vorübergehend dazu angebliche Beweise vorlegt.

Verweigere einfach allen Gedanken, die Unruhe, Sorgen oder Ängste in Dich bringen könnten, den Eintritt in Deine Gefühlswelt. Genau so, wie Du schädlicher Nahrung und giftigen Medikamenten den Eintritt in Deinen Körper verweigerst.

So wie Du Dich bei großer Kälte durch einen Mantel schützt, so kannst Du Dich auch gegen negative Gedanken mit einem geistigen Panzer wappnen. Das tust Du dadurch, daß Du kein Gefühlsvakuum bei Dir aufkommen läßt und alle Plätze Deines Bewußtseins mit Positivem besetzt.

Spürst Du, daß Dich etwas Negatives in seinen Bann ziehen will, merkst Du, daß ein aufkommender Gedanke Dich ins Negative hinabziehen möchte, dann rufe sofort positive Gedanken und Vorstellungen in Dich hinein. Sei Dir darüber klar, daß ein negativer Gedanke einen weiteren nach sich zieht und Du Dich später ihrer nicht mehr erwehren kannst. Nur die sofortige Besinnung auf etwas Positives, auf gehabte Erfolge, auf Leistungen, auf die Du stolz sein kannst, auf Partner oder Freunde, die zu Dir stehen, auf Dein Kind oder Deine Eltern kann Dich freimachen von dem, was Dich niederdrücken will.

Das Beste: Gehe sofort in die Natur hinaus, in Deinen Garten, in den Wald, zu einem guten Freund! Noch hilfreicher: Du machst einen Lauf in einen Park oder ins Grüne. Der verhütet, daß sich Negatives zu lange Deiner Gefühle bemächtigt.

Nur über den Körper, durch körperliches Spüren der Liebe Deines Partners, durch körperliches Empfinden beim Liegen in einer duftenden Wiese, durch körperliches Erleben der Ruhe oder der Tierstimmen in einem Wald, durch körperliches Spüren über Dich stürzender Meereswogen oder Dich wärmender Sonnenstrahlen kann Deine leidende Seele wieder aufgerichtet werden. Durch nichts anderes! (Und wenn Du soweit bist, dann fülle sie mit eigenem Wohlgefühl! Singe, singe, singe! Kapitel 9.89 zeigt Dir wie und warum.

Gesundheitsgesetz der Natur:
Durch nichts anderes als ein Erwecken von Urgefühlen, die tief in unseren Genen liegen und Millionen Jahre den Menschen beglückten und ihn davor bewahrten, daß seine Gefühle umkippten, kann unser Gefühlsleben gesunden.

955 Auch das Lesen noch so kluger Bücher oder Erklärungen von Psychotherapeuten kann das nicht ersetzen. Auch übersteigerte Denkweisen der Philosophie können die Klassische Naturheilkunde nicht beeindrucken. Du sollst leben, nicht spintisieren. Außerdem: Es können sich - das wollen Forscher jetzt festgestellt haben - keine Depressionen in den Körper einschleichen,[7017] wenn er genügend Folsäure (das sind die Vitamine B_{12} und B_6) bildet (Das geben Dir in der UrMedizin z.B. Passionsfrüchte). Kommt es zu einer verminderten Konzentration der Folsäure, so werden dadurch Gedächtnisschwächen, Gemütsveränderungen, Störungen des Nervensystems, Neurosen und - Du staunst vielleicht, aber für mich ist eigentlich selbstverständlich - Schwangerschafts- und Geburtsbeschwerden verursacht.

Du erkennst immer mehr, was die richtige Ernährung für Dein ganzes Leben bedeutet. Und was sie für die Klarheit Deines Verstandes, Deines Denkens, Deiner geistigen Aufnahmefähigkeit, ja sogar für Dein seelisches (Gefühls-) Leben bedeutet. Ich folgere:

<u>Gesundheitsgesetz der Natur:</u>
Wer unnatürlich lebt, kann den Wert des Natürlichen für seinen Körper und seine Gefühle nicht begreifen. Es braucht seine Zeit, bis die klarsichtigmachenden Urlebensstoffe bis ins Gehirn vorgedrungen sind.

<u>**Alzheimer, BSE- oder J. Creuzfeld – Verblödung durch Steaks und Hamburgerverfressenheit kündigt sich so an:**</u>
- Du verlierst mehr und mehr die Lust an allem,
- Du kannst Dich nicht mehr richtig ausdrücken,
- Du kannst Dich nicht mehr mit der Familie unterhalten,
- Dein Betragen und Deine Persönlichkeit ändern sich,
- Abstraktes Denken wird immer schwieriger,
- Du verlegst Deine Sachen,
- Dein Urteilsvermögen sinkt schnell ab.

Dann aber schnellstens die UrMedizin genommen!

Infolgedessen ist er auch meist noch nicht in der Lage, den Wert dieses Buches für sein Leben vollständig zu erkennen.

| Überlegen macht überlegen! |

Bei der psychotischen Depression, die meiner Meinung nach ebenfalls durch einen veränderten Gehirnstoffwechsel bedingt ist, kann ich mir gut vorstellen, daß die Ärzte mit ihren Lithium-Salzen, dem Tegetal und dem Frisium, was Dich nur süchtig zu machen in der Lage ist, mehr verderben denn gutmachen. Und daß es da besser ist, zur UrMedizin überzugehen, die ja ebenfalls den Gehirnstoffwechsel gesundmachend beeinflußt.[9778]

»Aber was, wenn jemand an einer neurotischen Depression leidet?« fragst Du.

Vergiß nicht, daß es mit der »UrMedizin« allein nicht getan ist. Die UrTherapie führt Dich ja auch geistig und im Gefühlsleben zur Natur zurück. Und wenn Dein Gehirn wieder infolge der beseitigten Schmutz- und Giftstoffe natürlich, also besser und unkomplizierter denken kann, dann ist es auch bald in der Lage, die einfachen, natürlichen Denkweisen der UrTherapie einzusehen, sie anzunehmen und ihnen nachzukommen. Die verstärkte Bewegung, die große Mengen an Endorphinen freisetzen kann, wenn die Nahrung urgesund ist, der nötige Aufenthalt in Luft und Sonne, der auch den Geist aufhellt und die Seele licht macht - wie soll sich da noch eine Depression halten?

»Ist nicht die Magersucht vieler junger Mädchen eine eindeutige seelische Krankheit?«

Handelt es sich hier überhaupt um eine Krankheit? Das ist doch nichts anderes als ein eindeutiger, gegen den eigenen Leib gerichteter Willensentschluß. Krankheit kann man aber nicht wollen.

Die Mädchen übertragen ihre Unzufriedenheit mit sich selbst wegen zu geringer Selbstachtung auf ihren Körper. Oder weil sie erkannt haben, daß Essen von gutbürgerlicher Kost dick macht. Das wollen sie aus ästhetischen Gründen nicht. Recht so. Wenn die mal mit der UrTherapie bekannt gemacht worden sind, ist dieser schreckliche Spuk bald vorbei.
<u>Denn da können sie sich satt essen, ohne daß es bei ihnen anschlägt.</u>[6002, 9728]

9.44 Kann Dir eine Psychotherapie nutzen? Ach was, hilf Dir selbst!

»Ich denke, Du lehnst jede Behandlung durch andere ab!« rufst Du.

Ich kann Dir hier in diesem Buch leider nicht alles zu den Problemen des Lebens sagen; dann würde ich seinen Umfang verzehnfachen müssen. Aber: Ein Psychotherapeut kann vielleicht einen guten Ersatz für den fehlenden oder verständnislosen Partner oder die fehlende Gruppe darstellen, die der Mensch als soziales Wesen nun mal zu seinem Wohlbefinden braucht. Andererseits: Jeder der eine Psychotherapie schon mal mitgemacht hat, der weiß, wie herzlich wenig damit zu erreichen ist. Fast möchte ich sagen, wenn Du Dir einbildest, ein Psychater könnte Dir helfen, dann bist Du wirklich reif für ihn...
UrMethodik heißt: Eigenverantwortliches, selbständiges Handeln aus klarer Einsicht in die unabänderlichen Forderungen, welche die Schöpfung an Dich zu Deinem eigenen Vorteil stellt.
Wie beim Arzt, so besteht auch beim Psychotherapeuten die große Gefahr, daß Du immer unselbständiger und immer abhängiger von der Therapie wirst. Und glaubst am Ende, ohne sie nicht mehr leben zu können.

> „Psychoanalyse ist jene Geisteskrankheit, für deren Therapie sie sich hält"
> *(Karl Kraus)*

Wie hieß es doch einmal auf meine Frage an einen Leidenden, ob sich dadurch bei ihm die seelischen Aggressionen und Probleme gebessert haben: »Vor allem sind sie dadurch klarer und wesentlich vielfältiger geworden.«
Der Psychotherapeut kann Dich ebensowenig wie ein Arzt von Deinem Leiden heilen. Er vermag nur, Dir zu raten. Und Dich dazu anzuhalten, das Richtige, das Bessere zu tun und die eingefleischten Gewohnheiten zu ändern. Tun mußt Du es selbst! Mußt den tiefsitzenden Stachel in Dir selbst herausziehen - zuerst jedoch den Balken aus Deinem Auge.

Gesundheitsgesetz der Natur:
Emotionell kranke Menschen bedürfen grundsätzlich so wenig einer Behandlung wie physisch kranke Menschen. Alle sogenannten Behandlungsarten der Psychotherapie, die da in Hunderten von Spielarten, auch in esoterischen Gruppen, ständig neu und ständig wechselnd angeboten werden, führen ohne Eigenanstrengung nicht zum Erfolg. Seien wir doch mal ehrlich: Als wenn Du nicht selbst wüßtest, was Du bei Deinem Problem zu tun hast. Du suchst Dir beim Psychologen doch nur Kraft zu holen, das Nötige zu tun. Oder die Verantwortung bei ihm umzuladen. Ist aber sinnlos und haut nicht hin: Der beste Therapeut ist der, der in Dir selbst steckt!

Psychologen und Psychotherapeuten haben die meisten seelisch gestörten Kinder. Wie kann da eine Psychotherapie wertvoll sein...! Siehst Du, aus vielen hundert Briefen der Leser an mich weiß ich: Die meisten lesen und lesen, hören und hören - aber nur, weil das für sie interessant ist, weil es sie anspricht, weil ihnen die geistige Auseinandersetzung Spaß macht.
Aber nur wenige sind bereit, Konsequenzen *für sich* daraus zu ziehen. Und das, was sie eingesehen haben, bei sich selbst in die Tat umzusetzen. Halbherzig probieren sie vielleicht mal hier und mal da, aber schließlich bleibt es beim alten Trott - und so zerrinnt ihnen das Leben zwischen den Fingern - trotz bester Absichten. Wisse und lies es zweimal:
Etwas lesen oder hören, und es für richtig befinden, das ist eine Sache. Eine andere ist es, das als richtig Erkannte auch zu *tun*!

„Nachdem ich Ihren Sohn allen zugänglichen Testverfahren unterzogen habe, handelt es sich um ein unbeschwertes glückliches Kind. Er bedarf also dringend einer intensiven psychotherapeutischen Behandlung zur Eingliederung in unsere Gesellschaft..."

Was die Partnerschaft angeht: Gemeinsam die UrMethode betreiben ist ein besonders guter Weg dahin - vor allem deshalb, weil sie den einen für den anderen wieder attraktiv macht! Verzeih mir, lieber Leser, das klingt jetzt so sachlich und nüchtern, als wenn ich nicht wüßte, wie schwer Du es mit Deiner leidenden Seele hast. Am liebsten möchtest Du laut losheulen. Tu es doch! Du weißt vielleicht gar nicht, wie sehr Weinen entspannt und Dir den Ring von der Brust wegsprengen kann. Heul Dich aus, und vieles ist danach leichter.

> **Nimm die Kräfte der Sonne in Dich auf**
> Dein Auge sieht, wie sich alles pflanzliche Leben der Sonne zuwendet. Ja, viele Blüten und Blätter drehen sich beständig dem jeweiligen Sonnenstand zu. Das bedeutet, mit dem gesunden Menschenverstand beurteilt: Die Pflanzen füllen sich mit Sonnenkraft und geben diese später in Dich hinein, wenn Du sie frisch und unverfälscht zu Dir nimmst. Der Wissenschaftler Popp, →Rz767 drückt es so aus: Lebende Zellen der Frischkost strahlen bei ihrem Verdauungszerfall in Deinem Körper(!) subliminales (unterschwelliges) Licht in Gestalt von Biophotonen aus.

Die UrTherapie kennt keine isolierten Organerkrankungen. Sie wendet zwar die Namen körperlicher Organe an - dies aber nur zum Bezeichnen des Ortes, wo sich die Krankheit zeigt. Wissend, daß letztere nicht ihre Ursache oder ihre Bedingung daselbst hat und deshalb auch nicht dort behandelt werden darf.

Symptome einer Krankheit werden von der UrTherapie nur als das Ergebnis eines Reinigungs- bzw. Regulationsversuchs der körperlichen Selbstheilkraft angesehen. Jegliche Zergliederung des Körpers durch die Schulmedizin, alle ihre Einzeldisziplinen und das Benennen morphologischer Einzelheiten sind für sie bedeutungslos und für eine echte Gesundung nur hinderlich.

Die Klassische Naturheilkunde weiß, daß auf natürliche Reaktionen des Körpers nur sinnvoll, unschädlich und erfolgreich allein mit natürlichen Mitteln im Gesamtzusammenhang mit dem Leben eingewirkt werden kann. Sie wendet deshalb auch keine einzelnen, natürlichen Stoffe (wie etwa bestimmte Pflanzenarten, besondere Vitamine oder ausgewählte Mineralienzugaben) als Heilmittel an. Sie versteht den Menschen als ein autarkes Wesen und als Einheit aus Leib, Seele und Geist. Der sich selbst gesundzumachen und gesundzuerhalten hat. Was nur möglich ist, wenn er nicht auf Einzelteile seines Körpers, sondern auf deren Gesamtheit einwirkt.

Apropos Weinen. Das erinnert mich an Uschi, eine ganz liebe Seminarteilnehmerin, die am letzten Seminartag neben mir am UrKost-Essenstisch saß und plötzlich still vor sich hinschluchzte.

»Warum weinst Du denn, Mädchen?«, fragte ich sie, die mich so treuherzig mit verschwommen-verklärtem Blick ansah. Hatte ich etwa als »älterer Herr« soviel Eindruck auf sie gemacht, daß ihr der Abschied von mir besonders schwerfiel? Ich war richtig gerührt... Leicht verlegen wiederholte ich: »Nun, was ist Dir denn so schwer ums Herz, daß Du weinen mußt? Komm, sag's mir leise ins Ohr - es muß ja nicht jeder mithören.« »Ach weißt Du, Franz«, schluchzte sie, »mir ist jetzt klargeworden, daß ich nur mit Deiner UrzeitTherapie meinen Krebs besiegen kann. Aber es schmerzt mich doch sehr, wenn ich, wie jetzt, daran denken muß, daß ich von nun an nie mehr nachmittags mein geliebtes Stückchen Sahnetorte essen darf.«

Gefühle von Angst und Verzweiflung, Depressionen und Frustrationen verlieren sich unter der Urzeit-Therapie nicht so rasch wie körperliche Krankheiten. Aber in spätestens einem Jahr liegen auch die hinter Dir. Wenn Du willst, kannst Du Dich mit einer Verhaltenstherapie dabei unterstützen lassen.

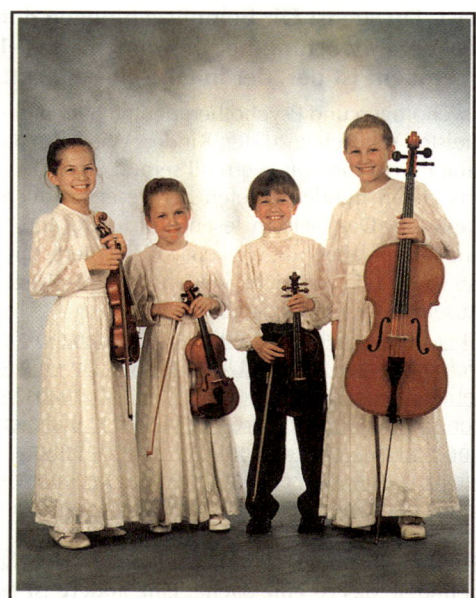

Sophie, Pauline, Alwin und Adele Moser
Ist das nicht wunderbar?! Die Enkelkinder des UrKöstlers und Bund für Gesundheit-Mitglieds Georg Moser, Rathausstr.94 in Troisdorf, wie sie vor innerer Glückseligkeit strahlen? Weil die Eltern sie vor der Glotze schützen und sie zu schöpferischem Tun hinführen. Merke Dir gut: Musisches Aktivsein ist die beste Psychotherapie auch für Deine Frustationen und Depressionen.

9.45 Brülle Dir den ganzen Frust der Zivilisation aus dem Leib!

Ich meine: Kinder weinen, wenn ihnen etwas nicht paßt. Sie brüllen aber dazu noch laut bei Belastung und Schmerz. Eine Urreaktion, die da abläuft. Warum sollen wir sie für unsere Belastungen und Schmerzen nicht gleicherweise nutzen?

Ist Dir nicht auch hin und wieder danach zumute, Dein ganzes Leid, Deine Wut und all das Weh über die Enttäuschungen, die Du durchlitten hast, Deinen ganzen Schmerz an

> *Glaube nicht anderen Menschen. Glaube nur an Dich. Dann schaffst Du selbst die schwierige UrTherapie.* 959

dieser Zivilisation hinauszubrüllen? Aus dem Körper so sehr hinauszuschreien, daß Du Dich herrlich davon befreit fühlst?

Dann tu das doch! Du hast damit die große Chance, den Leidensdruck Deiner Gefühle zu vermindern, und vieles der angestauten Bedrückungen und für immer entweichen zu lassen. Je kräftiger, uriger und zutiefst aus dem Innern sich dieses Schreien bei Dir entlädt, desto mehr befreit es Dich. Wie viele sind seelisch geschädigt und wissen es nicht! Wie viele leiden an Neurosen, Ängsten und Zwängen und werden sie nicht los! Der Mensch kommt aber ohne Neurosen und Ängste zur Welt und erfährt erst im Laufe seines Lebens, daß seine wirklichen Bedürfnisse ständig von der Gesellschaft unterdrückt werden.

Diese Zwänge verursachen einen »Urschmerz«, aus dem sich nicht nur Neurosen ergeben:

> Daß der Urschrei kein Larifari ist, läßt sich auch wissenschaftlich nachweisen: vor und nach ihm ergeben sich durch die Bioplasma-Analyse stark verbesserte Organwerte.

Drogensucht, Redezwang, Geiz, sexuelle Schwierigkeiten usw. mögen ebenfalls darauf zurückzuführen sein. Also schrei alles raus, was Dich bedrückt. Im Wald hast Du die beste Gelegenheit dazu.[9924] Anschließend nimmst Du Dir einen Ast oder ein paar Zweige zur Hand und drischst damit die letzten Reste all Deiner Frustgefühle unter lautem »Wahh, Wahh, Wahh« aus dem Körper. Meinen Seminarteilnehmern bereitet das den meisten Spaß bei unseren Waldläufen. Auch Du wirst Dich danach äußerst wohlfühlen. Probier's nur mal, was ich »unser Entfrustungsschreien« nenne. Aber vergiß nicht, ihm durch heftiges Niederschlagen von Zweigen die nötige körperliche Aktivität zu vermitteln.

Das Schreien schenkt uns nicht nur anschließend Erleichterung, sondern auch Kraft, es wieder neu mit dem Leben aufzunehmen. Auch hier laufen Urprogrammierungen in uns ab. Wenn wir als Babys die Urbedürfnisse Geborgenheit und Hunger befriedigen wollten, dann haben wir geschrien. Kurz darauf wurden sie dann meist befriedigt. Dieses Erfahrungsmuster ist so stark von der Urzeit und dem eigenen Erleben geprägt, daß es rein schematisch bei uns abläuft und uns guttut. Da Schreien mit Singen verwandt ist, schenkt uns das Singen ebenfalls Kraft.

Ich habe selbst bei einer durch einen Sturz verursachten Überdehnung meiner durch Unfall verkürzten Kniesehnen einige fürchterliche Schreie losgelassen und danach vielleicht noch eine halbe Minute lang gebrüllt. Bis ich merkte, daß dieses Schreien von Mal zu Mal mehr den Schmerz wegnahm. Und da ich Körper und Seele als eine Ganzheit sehe, sollte dieses Urbrüllen aus der Tiefe Deines Körpers auch in der Lage sein, den tief in Dir steckenden Schmerz Deines Gefühlslebens zu lindern. Es sind gerade diese, Dir in der Zivilisation ständig zugefügten Verletzungen, unter denen Du besonders leidest, weil Du Deinen Frustrationen nicht entsprechend zu begegnen weißt.

Allerdings solltest Du dieses Ur-Brüllen nur von Dir geben, wenn Du sicher bist, daß sich niemand in der Nähe befindet. Als ich mal zu einem Vortrag in Düren eingeladen war und mich kurz vorher durch einen Abendlauf im immer mitgeführten Trainingsanzug dafür frisch machen wollte, wäre es um ein Haar nicht dazu gekommen:

Nachdem ich vor einem einsam gelegenen Haus, das von einer hohen Mauer umstanden war, mein Urgeschrei abgelassen hatte, stürmten plötzlich aus einer Seitenpforte zwei weißgekleidete Männer auf mich zu und brachten mich mit eisernen Griffen in das Gebäude hinter der Ziegelsteinmauer. Es war die Nervenheilanstalt, und die beiden Wärter hatten gedacht, ich sei von dort entlaufen. Es bedurfte einiger Telefonate, um aufzuklären, daß ich zu Recht auf die äußere Seite der hohen Mauer gehörte. Sehr zum Ärger und Leidwesen aller Ärzte... Der beste Rat bei Ärger, Streß und Frust: Nicht lange überlegen oder sich reinsteigern - sofort in ein Fitneßstudio oder heraus in die Natur zum Lauf! Nach einer Stunde Bewegung sieht alles ganz anders aus! Und dabei ab und zu mal kräftig geschrien. 's muß ja nicht gerade in der Nähe einer Nervenheilanstalt sein.

9.46 Arbeite aktiv an Deiner Gesundheit - auch im Bereich der Gefühle

Haß, Neid, Unzufriedenheit, Gier nach immer mehr sind Gifte für das Gemüt und Dein Gefühlsleben, genauso wie Kochkost und Medikamente Gifte für den Körper sind. Nur Gutes kann Gutes erhalten, nur Positives kann Positives erzeugen. **Das ist der Grund, weshalb wir hier zum positiven Denken übergehen und es täglich üben wollen.**

Deine Aufgabe ist, zweimal täglich, solange Du die UrMethode anwendest, Dich mittags an einem ruhigen Plätzchen gut zu entspannen und ans Gesundwerden zu denken. Und abends, kurz vor dem Einschlafen, zum zweiten Mal voll Deine Aufmerksamkeit auf Deine Gesundheit zu richten. Und zwar beide Male wie folgt:

Als <u>Krebskranker</u> stellst Du Dir täglich etwa das gleiche vor. Nämlich, wie sich in Deinem verschmutzten Organismus die Zellen in Ihrer Not nicht mehr anders zu helfen wußten, als sich zusammenzuballen, zu verkümmern und in ein wahlloses, unkontrolliertes Wachstum zu verfallen. Du machst Dir bewußt, daß die Wucherungen in Deinem Körper von einer im Gesamtorganismus liegenden Vergiftung herrühren, die man nicht herausschneiden, bestrahlen oder mit Gegengift behandeln kann. Und Du sagst Dir:

Das ist die Stellung zum Urschrei. Ein solcher entfrustet und erweckt neue Urkräfte: Mut, Lebensfreude und Durchsetzungsvermögen.
"Dem kann ich nicht zustimmen", sagt mir mein Bekannter Karl. "Wenn bei uns ein Urschrei losgelassen wird, dann kommt der von meiner Frau... Wenn sie sich im Badezimmer auf die Waage gestellt hat."

Ich weiß, daß die UrMedizin alle der sich in meinem Gewebe befindenden Zerfallsgiftstoffe hinausschwemmen wird. Ich bin mir sicher, daß deren Lebenskräfte einen tumorbegrenzenden Abwehrwall in meinem weichen Bindegewebe aufbauen und schließlich den Tumor abtöten wird, selbst wenn der Tumor noch etwas weiter wachsen sollte. Ich bin fest davon überzeugt, daß nichts Besseres für mein Kranksein getan werden kann, als die UrTherapie anzuwenden.

Dann aber werde ich fühlen, wie sich eine Wandlung in mir vollzieht, wie sich die Wucherungen zurückbilden, wie die Monozythen in meinem Blut die krebsigen Gewebe mehr und mehr infiltrieren und wie die Vitalstoffe der Nahrung in Verbindung mit dem jetzt durch die UrBewegungen sauerstoffdurchpulsten Blut die entarteten Zellen normalisieren und sich diese deshalb zurückbilden. Früher aß ich meist völlig tote Nahrung. Jetzt spüre ich sofort beim Essen der lebendfrischen UrKost, wie sie im Innern ihre Vitalstoffe an meinen Körper abgibt und neue Lebenskräfte bildet, statt wie früher dort Zerstörungsprozesse auszulösen.

Laß Dich von Deinem Kind einmal nicht fragen: "Was hast Du getan, mich gesund und die Erde schön und unverseucht zu erhalten?"

Als <u>Asthmatiker</u> sagst Du Dir: Ich lasse bald die Sprays und Medikamente weg, denn sie heilen mein Asthma nicht. Statt dessen geben sie nur zusätzlich gefährliche Gifte in meinen Körper. Ich weiß jetzt, daß verfaulende Nahrung im Darm zu entzündlichen Prozessen im Körper führt. Da Asthma die Krankheit einer schleichenden Entzündung ist, lasse ich alle entzündungsverursachende Nahrung wie Fleisch, Eier und Milch aber auch Getreide und dessen Produkte, wie Brot, Nudeln und Kuchen weg und gehe zur Frischnahrung über. Die in mir eine ungeheure Abwehrkraft aufbauen wird.

Und als <u>Diabetiker, Rheuma-, Arthrose oder Arthritiskranker</u> [9464] stellst Du Dir bildlich vor, wie sich die Purinstoffe, Cholesterine und Harnsäuren aus Fleisch, Milch, Käse und Brot (Brotrheuma!) in Deinen Gefäßen, Arterien und Gelenken abgelagert und dort kristallisiert haben. Du machst Dir klar, daß Deine Lebensweise, würdest Du sie fortsetzen, zu immer mehr Ablagerungen führen würde, bis endlich die Gelenke dick und knotig wären. Schließlich würden die Knochen immer mehr verkrüppelnund Dich zu einem hilflosen Wrack machen. Du sagst Dir, daß die Kraft der UrMedizin bei Knochenkrankheiten etwas mehr Zeit braucht, um das zu beseitigen, was Du durch viele Jahre Schlechtkost in Deinem Körper an Giftstoffen angehäuft hast. So kann ich eine echte Gesundung erwarten. Ich weiß allerdings auch, daß es zu einer einmaligen plötzlichen Harnsäureausscheidung kommen kann, die einem Gichtanfall gleicht. Das ist für mich aber kein Grund, die Flinte ins Korn zu werfen. Es ist im Gegenteil ein Beweis dafür, wie wirksam und gründlich meine Giftstoffe und Schlacken durch die UrTherapie hinausbefördert werden.

Als <u>AIDS- oder als Pilzleidender</u> stellst Du Dir vor, daß nicht die Viren oder Pilze, sondern die durch Deine unnatürliche und achtlose Lebensführung geschwächten Abwehrkräfte die Schuld an Deinem Zerfall tragen. Und daß sie sich der vielen Giftstoffe nicht mehr erwehren können. Und nun sagst Du Dir:
Durch Erdfasten werde ich alle in mir befindlichen Giftstoffe zum großen Teil durch den Harn ausschwemmen und ausscheiden, so daß sie meinem Organismus nichts mehr anhaben können. Dann verlieren sich zu große Mengen an HIV-Viren, die angeblich Schuld an meiner Krankheit tragen, von selbst. Denn durch meine anschließend neue, natürliche Lebensweise ist ihnen jede Grundlage entzogen, in meinem Körper aggressiv zu werden. Das die Bakterien aufreizende schlechte Milieu wandele ich jetzt in ein gutes um, da ich nur noch reine und unverfälschte UrNahrung zu mir nehme. Meine Organe werden dann langsam aufleben und bald in der Lage sein, wieder mit voller Kraft zu arbeiten. Und da ich mich zusätzlich täglich tüchtig urzeitgemäß bewege, leite ich meinen Organen auch genügend Sauerstoff dafür zu.

Und alle halbwegs Gesunden denken darüber mal nach:
Nicht nur die Nahrung verarbeitenden inneren Organe, auch die äußeren Organe, wie Auge, Ohr, Haut sowie die Gefühle sind auf Natürliches programmiert, selbst wenn wir uns dessen nicht direkt bewußt werden: Nur das Blütenmeer einer Wiese, nur der Anblick der diamantenen Tautropfen auf einem Gierschblatt oder ein äsendes Reh am Waldesrand ruft eine wohltuend stimmungsvolle genetische Resonanz hervor. Nur Natur kann den Urgrund Deiner Gefühle (Seele) ansprechen, sie wirklich befriedigen.

Und alle diese und die anderen Kranken sagen sich Ähnliches - zweimal täglich:
Ich spüre direkt, wie mich neues Leben durchpulst, weil ich nur noch lebende Nahrung zu mir nehme und Drogen und Medikamente aus meinem Körper lasse. Meinen Körper belastet nichts mehr - im Gegenteil: er wird entlastet. Und durch Befolgen aller Ratschläge der UrTherapie blicke ich wieder vertrauensvoll und mutig in die Zukunft: **Ich weiß, daß ich dadurch in Harmonie mit der Schöpfung und im Einklang mit den Urmächten gewaltige Selbstheilungskräfte erlange.**

Zu meinem Verständnis der grundlegenden Gesetze des Universums bin ich nicht durch meinen rationalen Verstand gekommen."
(Albert Einstein)

Auf diese Kräfte vertraue und baue ich voll und ganz. Und mir ist völlig gewiß: Wenn mir etwas helfen kann, dann sind es nur diese natürlichen Kräfte der Schöpfung.
Deshalb bleibe ich nicht länger in einem Krankenhaus, sondern mache mich sofort auf in das Gesundhaus der Natur: zu Seen, zu Wanderungen, zu Obst- und Wildkost, zu Licht, Luft und Sonne. Halte als Gewinn aus den letzten Kapiteln fest:

Gesundheitsgesetz der Natur
Wenn Du Deinen Körper mit der UrTherapie gesund hältst, dann bereitet es Deinem Geist und Deinen Gefühlen höchste Wonne, in ihm zu residieren.

Du fühlst schon: Ich will Dich nicht nur körperlich gesund sehen. Ich will, daß Du Dich völlig wohl in Deiner Haut fühlst und künftig ohne große Probleme durchs Leben gehst. Dazu gehören - meines Erachtens unverzichtbar - noch drei Seelen-Aufbaukräfte: Musik, das Singen und die Poesie.

> *Wo man singt, da laß dich ruhig nieder.*
> *Böse Menschen haben keine Lieder.* (Joh. Gottfr. Seume)

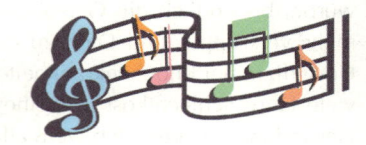

9.47 UrMedizin für die Seele: Singen und Musik

Deine Seele leidet? Deine Seele ist leer, fühlt sich einsam, verlassen?

Wir wählen statt einer psychotherapeutischen, kaum helfenkönnenden Fremdbehandlung, wieder das Einfachste und Natürlichste: Singen! Singen bedeutet wirksamste körperlich-seelische Stärkung. Diesmal nicht von außen, sondern vom Inneren Deines Körpers her. Singen heißt: Einbringen positiver, tiefer Empfindungen in Dein Seelenleben - durch lebhaftestes Bewegen von Muskeln, Bändern und Organen inmitten Deines Körpers. Den Du zu einem klingenden Resonanzzentrum gestaltest. Damit sich Deine Seele - bereits vorher befreit von allem Belastendem (Rz 936ff) jetzt neu zu echt Beglückendem aufrichten kann. Denn Dein Singen fließt unmittelbar aus der Vibration des Kehlkopfes und des Brustraums in Dein Sonnengeflecht, den Solarplexus, mithin in Dein Gemüt. Du wirst selbst spüren, wie wohlig es in Dir dort beim Singen pulst. Dies besonders dann, wenn Du Dir für Deinen Gesang besinnliche und wohlklingende, harmonische Weisen wählst.

Deine Seele wird sich so mehr und mehr mit Gefühlen von Innigkeit und tiefem Wohlgefühl füllen. Die Beglückung durch das Singen wird alle Schwermut und negatives Gedankengut zukünftig an Dir abfließen lassen. Auch hier wird also durch körperliches, diesmal sanftes Bewegen, Dein seelisches Leben positiv gestaltet und wieder in Einklang mit natürlicher Harmonie gebracht.

Denk nur an die Worte »bewegende Lieder« und »se(e)lige Weisen«, und Du ahnst bereits die Zusammenhänge. Besonderes tief ans Herz greifen Dir die alten Volkslieder. Hier gesellt sich zu den schönsten Melodien meist noch das Kunstwerk eines Gedichts. Und wenn Du später, wenn Du Dich erst ein bißchen herangesungen hast, mit noch tieferer Inbrunst singen wirst, so werden Dir bei manchen Liedern die Tränen kommen. Wenn sie Dir dann (etwa beim Lied von den beiden Königskindern) besonders bewegend fließend, dann fühlen wir beide uns eins. Der Verfasser sich mit Dir, liebe Leserin oder Du, lieber Leser. Nimmst Du dazu noch klassische Musik, Poesie und gute Literatur, so gelangen Deine Gefühle immer stärker zu tiefem, Dich reichmachendem Empfinden. Denn ohne Musik ist Dein Kopf nur mit Buchstaben und Zahlen gefüllt – von Dir selbst hast Du doch nichts.

»Von modernen Schlagern hältst Du also nicht viel?«, fragst Du.

Du solltest nicht passiv zuhören, sondern <u>selbst singen</u>! Und: So seelenlos wie unsere Zeit sind auch Schlager, Techno, Pop- und Rockmusik, bei der nicht musische, wertvolle Menschen, sondern Schnelle-Mark-Macher oder Elektrotechniker Töne produzieren. Da werden keine innigen Gefühle erweckt - sie werden sogar damit abgetötet. Und in ekstatisch-hysterisches Geschrei gewandelt. Nein, da wollen wir lieber zurückblicken. In die Zeit der Klassik und Romantik. Da wurde die Natur noch verehrt und besungen, während sie heute von uns verseucht und zerstört wird.

Ich versichere Dir: Du wirst mit jedem Tag an dem Du die herrlichsten Lieder selbst singst, die je geschrieben worden sind, mehr und mehr von einem Beseeltsein ohnegleichen ergriffen werden!

So erfüllt sich dann letztlich das Anliegen der als einzigste Behandlungsart auf dieser unglücklichen Erde <u>wirklich ganzheitlichen</u> UrTherapie: den inneren Leib, den äußeren Körper, den Geist und die Seele zu nie gekanntem Wohlgefühl zu führen. Alle reden davon, man solle es tun. Aber niemand sagt Dir oder weiß, wie. Nur aus diesem Buch erfährst Du es. Auf das Sorgfältigste!

Immer vorausgesetzt, Du machst mit. Und Du kannst es mir abnehmen: Einmal ans Singen gekommen, wirst Du es nie mehr missen wollen. Denn auch Du willst ja glücklich sein...

Heute üblicher Musiklärm, schale, kitschige Texte sind neben billigen Allerweltmelodien nicht in der Lage, Deiner Seele tiefes Ergriffensein zu vermitteln und Dich zu bereichern. Selbst anspruchsvollere Texte wie die von Reinhard Mey sind unbrauchbar, weil sie sich nicht zum Mitsingen eignen. Oder willst Du nach »nur noch einer letzten Zigarette« bei seinen Songs schmachten? Oder Dich nach einer nicht zu verwirklichenden Freiheit über den Wolken sehnen?

Die UrTherapie will Dich fest mit beiden Beinen auf dieser Erde stehen sehen. Hier ist der Platz, der Dir zu Leben von der Schöpfung bestimmt ist.

Was haben dagegen Dichter der Vergangenheit vielfach für wunderbare Worte gefunden. Die von tief empfindenden Menschen noch herrlicher vertont wurden. Aus diesem Quell solltest Du schöpfen. Es war nun einmal nur dem 17. 18. und 19. Jahrhundert vorbehalten, zu Herzen gehende, wertvolle Musik und Poesie zu schaffen. Und wenn Du, liebe Leserin und lieber Leser, Deine Seele nicht auch noch an diese seelenlose Zeit der Oberflächlichkeit verlieren willst, dann wende Dich dem Wertvollsten zu, was je Menschen schufen und wozu heute keiner mehr fähig ist.

Auch hier - wie bei der Krankheitsbehandlung - führt nur strengste Einfachheit zum Besten.

Und wie einfach vertont sind sie doch, diese alten Lieder. Wie edel die Texte! Und wenn sie es nicht waren, dann veredelte ein Genie wie Schubert (Die schöne Müllerin, Die Winterreise, Schwanengesang) sie durch die Reinheit und Schlichtheit seiner Harmonien. Die niemand so wie er in ihren Tiefen auslotete. Und Beethoven (An die ferne Geliebte), Schumann und Mahler setzten sein Werk in unvergleichbarer Weise dann fort. Nichts Glücklicheres kann Dir geschehen, wenn Du deren erhabenen Werke lieben lernst - besser: sie für immer in Dir trägst. Das gelingt Dir, je mehr Du im Gesang mit Leib und Seele aufgehst.

Natürliches Gesundheitsgesetz

Nur was schlicht und einfach in Worten und harmonisch in Tönen geformt ist - das besitzt Tiefe. Nur so vermag es in die Tiefe Deiner Seele zu dringen. Denn die Seelen der Menschen waren Millionen Jahre nur an das Einfache und Schlichte gewöhnt. Und an die Harmonie in der Natur. Und nur darauf sind unsere Gene eingestimmt. Und nur das Wiederholen dieser Einstimmung ruft die für unser Gemüt so nötigen Wohlgefühle wach.

Sieh klar: Wir setzen nicht auf kalte, nüchterne Wissenschaftler, nicht auf die Disharmonie und Schrillheit der Moderne, sondern auf den Seelenschatz besinnlicher, edler Menschen. Und deren reiches Erfahrungsgut von solch schlichten Versen getragen wird:

Das wollen wir aufnehmen. Dem können wir uns vertrauensvoll zuwenden. Und spätestens nach ein paar Tagen eigenen Singens werden wir dieser Wahrheit gewiß werden, uns wie neugeboren fühlen, und uns unter der neuen Lebensführung unseres Daseins endlich erfreuen können.

Entscheide Dich: Willst Du Dich von Ängsten und innerem Druck befreien - singe! Willst Du nicht an Deiner Traurigkeit zerbrechen - singe! Willst Du Deine Freudigkeit verinnerlichen, sie länger in Dir tragen, sie sogar in Dir verankern - singe! Das braucht sich anfänglich gar nicht schön anzuhören – das wird mit der Zeit immer besser! Eines Tages singst Du dann vielleicht mal mit dem Pavarotti zusammen...

Ich hatte auch meine Kusine zum Singen animiert. Wenn sie damit anfing, ging ihr Mann stets vor die Haustür. "Hörst Du denn nicht gerne, wenn ich singe?" frug sie ihn. "Doch, mein Schatz", antwortete er ihr, "ich möchte nur nicht, daß die Nachbarn denken, ich würde Dich ständig schlagen..."

> Hab' oft im Kreise der Lieben
> im duftigen Grase geruht
> und mir ein Liedchen gesungen
> und alles war hübsch und gut.
> Hab' einsam auch mich gehärmet
> in bangem, düsterem Mut:
> und habe wieder gesungen,
> und alles war wieder gut!
> So manches was ich erfahren,
> verkocht' ich in stiller Wut:
> Und kam ich wieder zu Singen,
> war alles wieder gut!
> Sollst uns nicht lange klagen,
> was alles Dir wehe tut:
> Nur frisch, nur frisch gesungen,
> und alles ist wieder gut!
>
> (Adalbert von Chamisso)

961 Warum nimmt die UrMethodik Singen und Musik mit in ihre Selbstbehandlungsweise zur Heilung verwundeter und wunder Seelen auf?
Weil gute Musik der Natur so innig nahe steht. Sie vermag zu singen wie die Vögel, zu tosen wie das Meer, zu rieseln wie ein Quell, zu rauschen wie die Baumwipfel. Durch ihre vollendete Harmonie. Durch ihre Schönheit. Durch ihre Gewaltigkeit. Durch ihre Vollkommenheit.

Wenn Du sprechen kannst, kannst Du auch singen! Oder wenigstens summen. Und wenn Du glaubst, Du hast keine schöne Stimme - wen stört das in Deinem Kämmerlein beim Bügeln oder gar beim Joggen? Oder beim Hausputz? Oder im Hobbykeller? Oder auf der Fahrt zur Arbeit? Oder auf der Reise? Laß Dir nicht länger vom Gedröhne elektronischer Boxen Ohren und Gefühle niedertrommeln. Oder vom billigen Gedudel oder wüstem Gesang aus Radio und Fernsehen Deine Ohren und die Seele zuwattieren. Und antworte mit Gesang auf alles, was Dich an seelisch Belastendem trifft:

- Ärger reagierst Du wunderbar ab mit: »Die Gedanken sind frei...«;
- Trauergefühle weinst Du Dir aus mit: »Es waren zwei Königskinder...«;
- Weltschmerzweinen rinnt aus Dir bei: »Blowin´ in the wind«
- Gefühle von Haß vertreibst Du mit: »Der Mond ist aufgegangen...«;
- Schlechter Laune setzt Du entgegen: »Jetzt kommen die lustigen Tage«;
- Freudiges erhöhst Du Dir durch: »Hoch auf dem gelben Wagen«;
- Besinnlichkeit erlangst Du mit: »An der Saale hellem Strande«.

(All diese Texte erhältst Du in großen Musikgeschäften.)

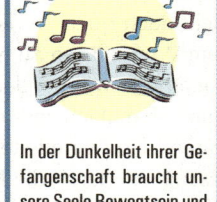

In der Dunkelheit ihrer Gefangenschaft braucht unsere Seele Bewegtsein und Belebung durch unseren Gesang. (Der Verfasser.)

Und laß Dich nun mit deren Singen ein. Merke: Das Wiederholen macht´s! So singst Du die Worte immer klarer, Dir immer bewußter das Gefühl für den Text machend. Merkst Du - he, Du sollst hier nicht nur lesen, Du sollst in der Hauptsache singen! Also: "An der Saale..." Ja - so ist es doch schon ganz gut. Wie schön jetzt Deine Worte fließen, wie ein Bächlein... Merkst Du, wie Du Dich dabei entspannst? Wie der schwere Alltag allmählich von Dir abfällt...? Wie wohl Dir dabei wird? Und meinst Du nicht auch, daß dies heilsam für Deine Seele und Deine jetzigen oder kommenden Leiden sein muß?

Ein griechisches Sprichwort lautet: <u>Die Menschen haben als besten Arzt den Gesang gegen ihre Schmerzen.</u> Denk mal nach, wie sehr das stimmt. Vielleicht bist Du als Kind früher selbst singend in den dunklen Keller oder tiefen Wald gegangen - Dir so Mut machend. In vielen Ländern singen trauernde Menschen, um ihren übergroßen Schmerz zu besänftigen. Die afrikanischen Sklaven in Amerika haben mit Gospels die seelischen Schmerzen des Unterdrücktseins aus sich hinausgetragen; die KZ-Gefangenen sangen, ihr Leid überbrückend, "Wir sind die Moorsoldaten...", ein Lied, wo's mir immer zum Heulen zumute wird.

Ich weiß, es fällt im Zeitalter von CompactDisk, Kassette, Radio und Fernsehen gar nicht so einfach, Zugang zu unseren eigenen Gefühlen zu finden. Nur das Singen aber öffnet Dir die Pforte dazu: sie ein- und auszulassen. Das kann keine Meditation, keine Esoterik, keine Psychotherapie. Alles beklagt sich über eine fehlende Ganzheitstherapie. Hier biete ich sie Dir mit dem vierten Pfeiler der UrTherapie – Harmonie der Seele – an. Nun nimm sie auch auf.

Mach Singen wieder »in«. Wisse: Wenn Du singst, lauschst Du dem Klang Deiner Stimme, nimmst Dich wahr, hörst zwangsläufig in Dich hinein. Aber vielleicht ist Dir das In-Dich-Hineinhören gar nicht so recht. Hm? Doch dann beklag Dich auch nicht über Deinen Kummer, wenn Du nicht reinen Tisch machen willst. Unter Randziffer 937 habe ich´s Dir dargelegt.

Wußtest Du, wie wichtig für die Persönlichkeitsentwicklung Deines Kindes das gemeinsame Singen mit der Mutter oder dem Vater ist? Und wie gerade Wiegenlieder und tiefempfindende Volkslieder seine Kreativität im späteren Leben bereichern? Wollen wir uns dieses schönste und wertvollste Volksgut nicht erhalten? Wir Leser dieses Buches, die wir Besseres zu tun wissen als die zu bedauernden Massenmenschen. Das sind uns doch unsere Kinder wert, oder?

> *Weißt Du wieviel Sternlein stehen,*
> *an dem hellen Himmelszelt?*
> *Weißt Du wieviel Wolken gehen,*
> *weit hinüber alle Welt?*
> *Gott der Herr hat sie gezählt,*
> *daß ihm auch nicht eines fehlt:*
> *an der ganzen großen Zahl.*
>
> *Weißt Du wieviel Mücklein spielen,*
> *in der hellen Sonnenglut?*
> *Wieviel Fischlein auch sich kühlen*
> *in der klaren Wasserflut?*
> *Gott, der Herr, rief sie mit Namen,*
> *daß sie all ins Leben kamen,*
> *daß sie nun so fröhlich sind.*
>
> *Weißt Du wieviel Kindlein frühe,*
> *stehn aus ihren Bettlein auf?*
> *Daß sie ohne Sorg und Mühe*
> *fröhlich sind im Tageslauf.*
> *Gott der Herr hat wohl an allen,*
> *seine Lust sein Wohlgefallen.*
> *Kennt auch Dich und hat Dich lieb.*

Aber wie soll Gott Dich lieben, o Du Menschenkind! - wenn Du nicht auf seine Stimme lauschst? Wenn Du seine heiligen, ewigen Gesetze nicht mehr befolgst. Und sie nicht mal mehr Deinen Kindern lehrst? Und: Bist Du überhaupt noch ein Mensch, wenn Dich in der Strophe »Wieviel Fischlein auch sich kühlen, in der *klaren* Wasserflut«, nicht auch ein großer Weltschmerz überkommt?
Wie ließ uns Shakespeare wissen: **Trau keinem, der nicht singt.**
Erinnern wir uns hier kurz an das Kapitel über den Urschrei. Mit einem großen Schrei haben wir uns vom ganzen Frust in unserer Seele entladen. Wir haben ihn uns nicht nur so hinweggedacht oder hinweggeredet, wie das meist nutzlos in der Psychotherapie versucht wird, nein, wir haben die Qualen der Gefühle in uns direkt am Schopf gepackt und mit dem starken Sog des Schreis hinausgezogen. Und nun schenkt das Singen unserem Seelen- und Gefühlsleben Befreiung und Befriedigung. Mal 'ne dumme Frage: Hast Du´s überhaupt schon mal versucht? Oder fühlst Du Dich zu fein zum Urschrei? Oder zu genant? Solltest Du aber nicht! Wenn schon UrTherapie, dann voll und ganz. Wisse: Die Seelenarbeit ist ein ganz wichtiger Faktor in der UrMethodik. Vielleicht liegt der mangelnde Erfolg mit der UrTherapie darin begründet, daß Du Deine Gefühlswelt noch nicht voll im Griff hast. Diesmal bewirkt die »Seelenarbeit« in der UrTherapie aber nicht solche Pein wie beim Aufnehmen der UrKost. Denn hier sind diesmal glücklicherweise keine alten Süchte zu überwinden. Jetzt machts richtig Spaß für Dich. Wisse: Bist Du in seelisches Leid durch ein unglückliches Schicksal oder eigene Fehler geraten, dann vermag Dein Verstand nichts, die Zeit viel, entschlossenes Aktivwerden mit Laufen in der Natur und reichlich Singen alles wieder ins Lot zu bringen.
Das Schreien können wir auch als ein weinendes Singen interpretieren. Was dem Kind und auch uns, die wir alle den Verlust der Mitte zu beklagen haben, wieder Urvertrauen in das Leben zu geben vermag. Und wisse:
Du schaltest beim Singen Deinen Verstand aus und erweckst nur Dein Gefühl.
Das geschieht über die Ohren, die ja auch Dein Gleichgewichts-Gefühl steuern und mit dem Solarplexus nervlich verbunden sind. Ich behaupte sogar: Die Seele ist das Lieblingskind der Ohren. Deine ständig hin- und hergehenden Gedanken in Deinem Kopf, Deine ständig aufkommenden Gewissensbisse, Deine innere Wut auf diese und jene Zustände, Deine Sehnsüchte nach dem, was Du möchtest, was aber nicht zu verwirklichen ist, die vielen Grübeleien, der Schmerz über das, was Dich damals oder jetzt verletzt hat, Deine andauernden Zwiesprachen mit Dir, die stillen Vorwürfe über Versäumtes und Verpaßtes, der Ärger über das, was Du falsch gemacht hast und das bittere Aufstoßen begangener Fehler aus Deinen Gefühlstiefen:
All das verschwindet wie von Zauberhand berührt, wenn Du zu singen anfängst.
Wie ist das möglich? Ganz einfach: Du vermagst beim Singen nicht nachzudenken:
Singen ist Meditation mit dem Herzen!
Oft erscheinen Dir beim Singen zwar Bilder - aber sie können Dich nicht ans Grübeln bringen. Sie erinnern Dich eigentlich nur ein wenig wehmütig an das, was Du bisher im Leben versäumtest. Versäumtest an dem, was diese Lieder besingen: das Genießen der Schönheiten, welche die Natur schenkt, das unbeschwerte Wandern durch Wälder und Felder, das Einschlafwiegenlied für Dein Kind. Oder die Bilder schweben vorbei und erwecken in Dir das Glück einer vergangenen Liebe, erinnern Dich an die Unbeschwertheit fröhlicher Kindertage, an Tiererlebnisse auf dem Lande... Dies alles dient still beglückend dazu, Dir Dein seelisches Gleichgewicht wiederzubringen.
Hast Du nun der Mächtigkeit des Singens ein wenig besser nachspüren können? Hast Du auch gemerkt, wie sich Deine Lungen weiten? Bei vielen müßte ich sagen »weiten werden«, wenn sie sich

962 noch nicht zum gesunden natürlichen Leben entschließen mochten. Denn denen fehlen die von Teer, Abfall und Kleister der Suchtkost und des Passivrauchens befreiten Bronchien. Die durch UrBewegung gekräftigten Muskeln im Rippen-, und Oberbauchbereich aber können nun mit dem Diaphragma einen enormen Druck im Schlund ausüben und den Stirnhöhlen Resonanzstärke geben. Was gerade für das klare Bilden der Vokale hinter den oberen Vorderzähnen wichtig ist. Während »o« und »a« am besten etwas dahinter zum Klingen gebracht werden sollten.[9849d] Und singe kräftig l, m und n aus, rolle das r ein wenig und verschluck nicht das t am Ende. Das Beachten dieser Regeln brachte Zarah Leander ihren Welterfolg.

> Die Schilddrüse umschmiegt Deinen Kehlkopf. Die Organe sind fest miteinander verbunden. Die starken Vibrationen des Kehlkopfs beim Singen durchfluten die Drüse, kräftigen, beleben und regenerieren sie auf allerbeste Weise. Unterfunktion, Überfunktion? Jetzt sind die nicht mehr drin! Ja, das ist die Ganzheitstherapie der Klassischen Naturheilkunde.

Myriam versucht sich noch zaghaft im Singen - bald wird sie schmettern: "Härrliche Bärge - sonnige Höhen..."

Du kannst keine Noten lesen? Du kannst doch sehen! Und erkennen, wo's hoch und wo es runter geht mit den schwarzen Punkten auf der Tonleiter. Normales Tempo haben die mit einem Strich dran. Schneller wollen die Töne mit 'nem Fähnchen gesungen werden, langsamer die innen hohlen. Sing nicht zu schnell! Die Stimme braucht Zeit, um ins Herz zu dringen. Und der Text braucht Zeit, um im Kopf seine Wirkungen zu entfalten. Und je präziser und bewußter Du singst, je reicher erfüllt es Deine Seele, je tiefer empfindest Du. Das wichtigste aber: Singe nur im vorderen Teil Deines Mundes! Tust Du das, klingt alles noch einmal so gut! Wie heißt's im »Zar und Zimmermann«: »Reißt die Mäuler nicht auf so weit, sonst wird's nichts in Ewigkeit.« Für das familiäre Einander-Verstehen führst Du zu Hause jetzt mit den Kindern eine gemeinsame Singstunde ein. Ich weiß: Vielen Jüngeren meiner Leser, die leider nicht musisch mit Herz und Niveau erzogen worden sind, wird dieses und das nächste Kapitel »doof« vorkommen. Nun - bei dem einen oder anderen braucht die Zeit zur Reife und Erkenntnis des Schalen, Hohlen und Doofen im heutigen Leben halt etwas länger.

Klar, das ist nicht „in". Ei, so mach es doch „in"! Kämpfe mit mir als Erhalter des wertvollsten Volksguts, das wir nicht für Heavy metal-Schund eintauschen wollen! Sonst sing die doofen Schlager von heute. Aber sing! Sing selbst! Bei jeder Gelegenheit, beim Spazierengehen, beim Autofahren... Sing, Sachse, sing, es isch ä härrlich Ding! Statt Euch in den Flutlichtarenen der Gröhlrocker das letzte Gehirnschmalz rausdröhnen zu lassen.

Allabendlich singe ich meine Beiden u.a. mit »Schlafe mein Prinzchen, schlaf ein« in ihre seligen Träume. Und wenn Myriam dann meint: "Aber Papa, ich bin doch gar kein Prinz", dann singe ich »Schlafe mein Prinzesschen, schlaf ein.« Dann werden ihre Augen groß und größer, ihr Strahlen dringt in mich hinein und saugt mir zugleich alles noch in mir verbliebene Gute aus der Seele. Und das Leuchten in ihrem lieben Gesichtlein rührt mich so glücklich an, daß ich nur mit viel Mühe meine Tränen zurückhalten kann... Wie Du am Singen noch mehr Spaß bekommst, das findest Du unter LV 1780 gesagt.

> **Hast Du nun auch noch Deine Seele mit gutem Gedankengut gefüllt, ist die UrTherapie an ihr Ende gelangt. Nun wirst Du Dein Urvertrauen in diese Welt zurückgewinnen. Dieses Urvertrauen Dir zu vermitteln, das ist das Endziel der Klassischen Naturheilkunde. Nun vermagst Du uneingeschränkt Ja zu Dir zu sagen. Glückhaftes Selbstwertgefühl überströmt Dich als Lohn.**

9.48 Beglücke Deine Seele auch einmal mit Poesie – damit sie auflebe

Ach der Menge gefällt, was auf dem Marktplatz taugt,
und es ehret der Knecht nur den Mächtigen.
An das Göttliche glauben die allein, die es selber sind (Hölderlin)

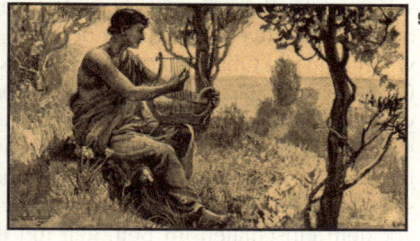

Wende Dich dem zu, was Deine Seele innerlich reich macht, vielleicht der Kunst, vielleicht der Malerei. Aber auch hier wieder wandere zurück in die Zeit, wo die Künstler noch seelenvoll die Kunst des Zeichnens und Malens beherrschten. Welch ein viel höherer Genuß als ein kunstvoll garniertes Giftkostdessert aus einem Gourmettempel, sich in einen Monet oder van Gogh zu vertiefen. Oder in die Poesie. Sie erschließt sich uns aber meist nur zufällig oder im späten Alter. Der Lyrik wohnt sogar eine große Kraft zum Gesundmachen inne.

»Mich mit Gedichten befassen - na hör mal - dafür fehlt mir nun wirklich die Zeit«, sagst Du. Ich denke, Du willst gesund werden und es bleiben! Und das an Körper und Seele! Und wie anders willst Du Deine mitgenommene Seele erbauen als über aufbauende Gefühle? <u>Deine Seele ist Dein Gefühl.</u> Ich lade Dich ein, hier einmal hinabzutauchen in die Welt der Gefühle. Und mit mir Tiefen auszuloten, die sich Dir vielleicht nur ein einziges Mal unter der Wunderwirkung des Bildes eines einzigen Gedichts auftun. Das Dich seine Schauer körperlich fühlen und am Reichtum geadelter Seelen teilhaben läßt. Nicht was allgemein bewegt, sondern an dem, was er, der schöpferische Geist des Künstlers, selbst und nur er allein neu und völlig anders fühlt, das faßt er ins dichterische Wort. Und das so, daß es unsere Seele wie sonst niemals erlebt ergreift und fesselt. Aber das Gedicht regt und wühlt Dich nicht auf wie ein Film - es schenkt Dir beglückenden Gesang ins Herz, der lange weiter klingt, Dich ganz ausfüllend. Und dazu noch nebenbei Dein Leben verlängernd. (→LV 9050)

Es ist nicht nur der lautliche Klang der Sprache, der im Gedicht singt. Es ist etwas Darüber hinausgehendes, das aus dem Sprechklang hinaus drängt. Es ist ein Ton aus dem Herzen des Dichters. Nicht dem Ohr, wohl aber der Fantasie des Ohrs der Seele fühlbar. Diese über einem Gedicht schwebende Melodie ist mit nüchternen Sinnen nicht faßbar und in Worten nicht bestimmbar. Wahre Dichtung, die dieses Wort verdient, offenbart sich nur einem Hören mit der Seele. Lyrische Dichtung ist nicht wie Gesang und Musik die Kunst eines Instruments oder einer schönen Stimme. Sie äußert sich nicht in hörbaren Lauten, sie bildet sich unstofflich und unsinnlich nur in unserer Seele. Und da ich vielen die Lust und den Genuß an der Schlechtkost und den Suchtmitteln Salz und Zucker genommen habe (oder - verzeiht! - noch zu nehmen gedenke), versuche ich Ihnen als Äquivalent bisher weithin unbekannte, aber nicht mehr krank-, sondern selig machende Genüsse anzubieten. Wollen wir Eingang finden in die Welt tiefer Empfindungen, sollen unsere Gefühle auf- und niederschweben, so sind wir gehalten, in Gehalt und Gestalt eines einmaligen Kunstwerkes mit offenem Herzen nicht nur einzudringen, sondern es gleichsam nach-schaffend in uns lebendig und wirksam werden zu lassen.

Erleben wir einmal nach, welche Empfindungen Eduard Mörike hier rechts in Worte gefaßt hat:

Noch bevor diese Worte in Dich gedrungen sind, steigt da nicht schon ein Ahnen in Dir auf? Daß da aus der Tiefe der See ein von unsichtbaren Kräften getriebener Nachen über das stille Gewässer herangleitet, der nun seine Fahrt verlangsamend, leise auf dem Sand des Strandes aufknirscht...?

Aus dem Nebel der Dämmerung taucht eine herrliche Frau in schwarzem Gewande auf. Das mit tausenden Diamanten übersät jetzt vor Deinem geistigen Auge erscheint.

Die Nacht

Gelassen steigt die Nacht ans Land,
lehnt träumend an der Berge Wand.
Ihr Auge sieht die goldne Waage nun
der Zeit in gleichen Schalen stille ruhn.

Und kecker rauschen die Quellen hervor.
Sie singen der Mutter der Nacht ins Ohr -
vom Tage, vom heute gewesenen Tage...

Das uralte Schlummerlied,
sie achtet's nicht, sie ist es müd.
Ihr klingt des Himmels Bläue süßer noch
der flücht'gen Stunden gleich geschwungenes Joch.

Doch immer behalten die Quellen das Wort.
Es singen die Wasser im Schlafe noch fort
vom Tage, vom heute gewesenen Tage.

E. Mörike

Vorsichtig, ohne ihr glitzerndes Kleid zu benetzen, setzt sie ihren Fuß auf den Strand und wandelt gemessenen Schrittes zu einem Felsen von dort über Meer und Land blickend. Zum Frieden dieser Ansicht gesellt der Dichter nun sprudelnde Wasser, die trotz ihrer Lebendigkeit mit ihrem Rauschen in die Ruhe der Nacht eintauchen. Und die, wie das Fallen des Regens, mit ihren Naturtönen die tagaktiven Geschöpfe der Erde in den Schlaf tragen. Kann man Farbe hören? Nein - nicht wenn man die Ohren spitzt. Aber Mörike macht sie uns mit einem wundervollen Satz für unser tiefes Gefühl hörbar. Wenn wir das klirrend-blendende Blau in uns verinnerlichen, ja dann »hören« wir die Farbe Blau durch die dichterische Schöpfungskraft des Wortes klingend in unsere Seele strahlen. Daß die Poesie eine große Kraft für verwundete Seelen darstellt, das hast Du sicher schon jetzt mit einem Hauch empfinden können. Wisse aber: Gedichte wollen immer wieder gelesen sein, wenn sie Dir ihre Schönheit mehr und mehr offenbaren sollen. Lies sie jeden Abend einmal vor dem Einschlafen im Bett, geh mit ihnen in einen schönen Schlaf - und Du wirst es bald mitempfinden und ahnen: *Schläft ein Lied in allen Dingen, die da träumen fort und fort.*
Und die Welt hebt an zu singen, triffst Du nur das Zauberwort. (Eichendorff)
Und was meinst *Du*, wie das Zauberwort heißt? Du mußt doch nicht mehr lange darüber nachdenken. Nein, nicht „Poesie". Aber auch spätere Dichter geben denen, die da hören wollen, viel, sehr viel. Dieses hier magst Du gar auf Dein Verhältnis zu diesem Lebensbuch beziehen:

Stufen

Wie jede Blüte welkt und jede Jugend
Dem Alter weicht, blüht jede Lebensstufe,
Blüht jede Weisheit auch und jede Tugend
Zu ihrer Zeit und darf nicht ewig dauern.
Es muss das Herz bei jedem Lebensrufe
Bereit zum Abschied sein und Neubeginne,
Um sich in Tapferkeit und ohne Trauern
In andre, neue Bindungen zu geben.
Und jedem Anfang wohnt ein Zauber inne,
Der uns beschützt und der uns hilft, zu leben.
Wir wollen heiter Raum um Raum durchschreiten,

An keinem wie an einer Heimat hängen,
Der Weltgeist will nicht fesseln uns und engen,
Er will uns Stuf um Stufe heben, weiten.
Kaum sind wir heimisch einem Lebenskreise
Und traulich eingewohnt, so droht Erschlaffen;
Nur wer bereit zu Aufbruch ist und Reise,
Mag lähmender Gewöhnung sich entraffen.
Es wird vielleicht auch noch die Todesstunde
Uns neuen Räumen jung entgegen senden,
Des Lebens Ruf an uns wird niemals enden...
Wohlan denn, Herz, nimm Abschied und gesunde!

Hermann Hesse

> Wer durch dieses Buch nicht von Gefühlen überwallt, oder wenigstens berührt wird, der dürfte schon einiges von seinem Seelenleben durch die seelenlose, Zivilisation eingebüßt haben.
> Erwecke es wieder in Dir - mit den Ratschlägen aus den letzten Kapiteln. Auf daß Du auch die Pretiosen des Werks auffindest.

Du erkennst: Poesie erfordert Sammlung auf das Wesentliche.
Die heilige Poesie ist deshalb heilsam, weil der Dichter Dir Deinen eigenen Zustand klar bewußt macht und Deine Gefühle öffnet. Und so Gutes und Wertvolles in Dich einströmen kann.

Lieber Franz Konz,

vielen Dank, daß Du Dich so rührend um das Singen kümmerst. Ich selbst habe schon immer gerne gesungen. Diese Freude gönne ich mir in meinem Alltag immer öfter, nachdem Du darüber geschrieben hast.
So bleibt inzwischen bei meinen kurzen Autofahrten das Autoradio aus und ich singe einige Lieder. Wohlgelaunt und leistungsstark setze ich anschließend meine arbeitsreiche berufliche Tätigkeit weiter fort.
Ich freue mich schon auf das Heilkräuterseminar mit Dir!
Bis dahin viele liebe Grüße *Wolfgang*

Dr. med. Wolfgang Maibach
prakt. Arzt
Bahnhofstraße 31 – Telefon 06081/8764
61267 Neu-Anspach

9.5 Die UrTherapie hilft insbesondere dazu, unsere schöne Erde - mit ihren die Herrlichkeit des Schöpfers preisenden Geschöpfen - zu retten!

964 Ja, ich möchte fast sagen: Sie ist das einzige Mittel dazu! Es ist wie mit den Medizinern: An Diagnosen über den Zustand des Patienten Erde fehlt es den Wissenschaftlern nicht, nur sieht es schlecht damit aus, ihn wieder gesund zu bekommen. Ständig hören wir neue Schreie der Not von der von uns gemarterten Erde - nur wird ihr echte Hilfe nicht zuteil. Der letzte von dpa am 17. 3. 2000: Inzwischen sind 37% aller Eichen bei uns tötlich erkrankt!

Vielleicht bist Du wie ich der Meinung, daß wir alle unserer ethischen Verpflichtung gegenüber dem Wohl der Erde nachzukommen haben.
Du wirst mir zustimmen müssen, daß es mit Hilfe der UrTherapie am besten zu verwirklichen wäre, uns die Erde, ihre Natur und ihre Schönheit zu erhalten.
Damit gewinnt der Inhalt dieses Buchs eine weitere Dimension:
Ich rufe alle auf, das Gesetz des Handelns nunmehr selbst in die Hand zu nehmen und dem gesunden Menschenverstand eine Bresche zu schlagen. Die Feststellung Martin Heideggers bewahrheitet sich von Tag zu Tag mehr: »Die Wissenschaft denkt nicht.« Wie konnte sich die Menschheit nur von einer solchen Macht führen und ihr Handeln von Menschen bestimmen lassen, die nicht denken?

Der Verfasser maßt sich an, den Satz neu zu fassen: Die Wissenschaft denkt nicht weiter. Daß [964] **wir Wissenschaft und Technik und der Schulmedizin die Freiheit allen Tuns und Lassens gegeben haben, war der größte Fehler, den wir Menschen begehen konnten. Ein noch schlimmerer: Weiterhin unbeirrbar an sie zu glauben. Zu meinen: Die sind ja so klug, die werden das alles schon meistern!**

„Was Du gegen die Medizinwissenschaft vorbringst, das überzeugt mich schon – aber Du scheinst ja gegen alle Wissenschaftszweige etwas zu haben. Sieh doch nur mal, was uns die Ökonomie alles an Gutem gebracht hat."

Ich geb Dir mal ein Beispiel: Die ganze Struktur der Wirtschaft ist wissenschaftlich durchdacht, sie ist effektiv, handelt vorurteilsfrei, sinnvoll... Und doch: Das alles gilt jeweils nur für ein einziges Unternehmen. Und nur zum Zweck *dessen* Gewinns. Alle dabei entstehenden nachteiligen Folgen, wie Arbeitsplatzvernichtung, Umweltbelastung und Naturzerstörung werden auf die Gesellschaft abgewälzt. So daß der erzielte volkswirtschaftliche Nutzen sich später zu einem immer stärker anwachsenden Schaden auswirkt. Die Wissenschaft hat mithin sehr kurzsichtige Erkenntnisse und eigentlich nur Irrtümer geboten und in die Welt gesetzt.
Oder willst Du auf die schönen Worte der Politiker etwas geben, die keinem weh tun wollen; ihren halbherzigen Vorschlägen zu vertrauen, was für die Zukunft des Planeten zu tun sei.[9889] Man will ja nicht den Profiteuren der gnadenlosen Ausschlachtung der Erde Harm antun. Man steht ja unter »Sachzwängen«. **Nur der Natur und deren Lebewesen darf man weh tun, darf sie ausrotten, darf die Wälder vernichten, darf die Erde verseuchen; darf immer mehr Schlachtvieh in die Schlünde der Menschen treiben.** [9644, 9678]
Ist Dir klar, daß Du als möglicher UrMethodiker einer der ersten bist, der sich nicht im Redenschwingen erschöpft, sondern *wirklich* etwas dafür tut, daß unsere Erde nicht untergeht und unsere Kinder eine Zukunft behalten?[9735]

> Bislang warst Du meist gutgläubig. Nun kennst Du die Wahrheit. Nun weißt Du, daß Du nur noch der Schöpfung vertrauen kannst.

Die Idee einer globalen UrTherapie sollte deshalb von jedem, der dem Gedankengut dieses Buches nahesteht, bis in die letzten Winkel der Erde getragen werden. Denn nur eine weitgehende Bejahung und Achtung der Natur und ihrer Gesetze im Sinn der Klassischen Naturheilkunde stellt die einzige Möglichkeit dar, die Erde für unsere Kinder zu retten.

Verstehe mich recht: Ich wende mich scharf gegen die Wissenschaft, soweit sich Ihre Aufgabe im Sezieren und analysierenden Tun und in der Krankhaltung und Krankmachung der Menschen und der Erde sieht. Ich wende mich nicht gegen wissenschaftliches Arbeiten, wenn es bedeutet: Genaues Recherchieren, Suchen von Ursachen, gründliches Tätigsein, logisches Denken, Wahrheitsliebe, Aufgeben von Fälschungen und Anerkenntnis, daß andere Denkweisen möglich sind.

Das muß unser großes Ziel sein: Jede Familie eine Selbstversorgungseinheit mit eigener Wohnstätte unter der Erde. Darüber ein eigener Garten. Drum herum Wiesen mit Urkräutern, Topinambur sowie genügend Obst- und Nußbäumen mit Beerensträuchern, um sich zum großen Teil selbst versorgen zu können und bei Arbeitslosigkeit abgefangen zu sein. Was alles könnte gewonnen werden, lebten die Menschen nach den Regeln der UrMethodik? Z.B. dieses:

- Wenn niemand mehr kocht, werden ungeahnte Energiemengen gespart. Alle Atomwerke können als Stätten menschlichen Wahnsinnstreibens den Erdboden gleichgemacht werden.
- Der hier erbrachte Nachweis, daß alle Wildkräuter und selbst das Gras der menschlichen Ernährung dienen können, vermag unmittelbar, dem Hunger der armen Völker zu begegnen.
- Eine der Natur sich zuwendende Menschheit wird weniger von Kriminalität behelligt, da die neue Lebensweise zu einer Abkehr materieller Wertschätzung führt.
- Eingesparte Krankheitskosten, können dem Umweltschutz zugute kommen.
- Chemie-Landbauern, Kunststoffhersteller, Chemiefabrikanten, Pharmazieunternehmen und Giftspritz-Obstzüchtern wird nichts mehr abgekauft. Die Felder müssen mit Naturmist gedüngt und gejätet werden – von Arbeitslosen, Sozialhilfenassauern und Wirtschaftflüchtigen.
- 964 Paradiesische Obstwiesen und biologische Gemüsegärten würden anstelle von Landschaftszerstörung oder monotoner Ackerflächen, überdüngter Viehweiden und zubetonierter Industriegebiete treten! Das bedeutete natürliche, lebendige, ästhetische Landschaft, und reinere Luft.

Hallo, Ihr jungen Leute, die Ihr da unter 30 seid, paßt mal etwas mehr auf diese Alten auf, daß sie Euch die Erde nicht immer mehr vergiften, zerstören und sie Euch unbewohnbar und zu einem Höllental machen! Und nehmt nicht alle Danaergeschenke der Zivilisation an! Im Grunde Eures Herzens fahrt Ihr doch sowieso nicht auf diesen nur materiell orientierten Lebensstil Eurer Eltern ab. Wie heißt es bei Carlyle: Die Zeit ist schlecht? Wohlan, Du bist da, sie besser zu machen. Als UrMethodiker macht ihr Euch jedenfalls nicht mitschuldig an der Vernichtung der letzten herrlichen Regenwälder und allem, was an Leben darin fleucht und kreucht. Ihr bleibt unschuldig an der bevorstehenden Zerstörung der Erde. Ihr könnt ruhigen Gewissens auf dieser Erde leben und sie eines Tages wieder mit gutem Gewissen verlassen.

Wir alle können der Jugend mehr Impulse dazu geben, zu den wahren Quellen des Menschseins zu finden. Wer legt mit mir die ersten Samenkörner dazu? **Sicher, das Umdenken wird für die meisten nicht einfach. Aber die Wahrheit kann warten. Sie ist das schließlich gewöhnt...**

Und Ihr, Ihr Grünen. Wollt ihr unsere Umwelt wirklich grün und unserer Erde die Regenwälder erhalten? Dann fangt bei Euch an. Geht mit gutem Beispiel persönlich voran.[9735]

Gesundheitsgesetz der Natur:

Dein Leid - das ganze Leid der Welt - beruht einzig und allein darauf, daß die Menschen die Naturgesetze mißachten.

Obschon sich dieses Buch vornehmlich an die Kranken und Schwachen richtet, möchte ich *allen* nahelegen, dem zerstörerischen Treiben unserer Zeit den Rücken zu kehren. Um sich mit neuer Begeisterung einem natürlicheren Leben zuzuwenden, nachdem unausweichlich feststeht, daß der sich selbst und seine Erde zerstörende Mensch nur dann noch Zukunft hat, wenn er die Götzen Technik und Wissenschaft nicht mehr länger anbetet, sondern sie endlich von ihren Sockeln stürzt.

»Ich halte es für aussichtslos, daß sich die UrTherapie als Lebenskur für den kranken Menschen und die kranke Erde bei dem Technisierungs- und Selbstvergiftungswahn der Menschheit je durchsetzen kann«, sagst Du.

Ich möchte Dich auf Schopenhauer hinweisen, nach dem jeder neue Gedanke bis zu seiner Verwirklichung drei Stadien durchläuft: Im ersten macht man ihn lächerlich, im zweiten bekämpft man ihn, im dritten nimmt man ihn als selbstverständlich hin. Wir müssen nur beharrlich das Ziel - UrTherapie für Mensch und Erde - verfolgen. Es wäre doch schrecklich, uns sagen zu müssen: Hätten wir sie nur frühzeitig genug aufgenommen!

964 Lassen wir Dreck und Schund und Kunststoffe der Zivilisation in den Regalen stehen und dort vermodern, greifen wir nur noch zu dem, was Natur ist und sich mit der Natur und einem natürlichen Leben vereinbaren läßt. Weil nur unter dieser Lebenssicht und Weltanschauung unser einst so herrlicher Planet weiterleben und uns erhalten kann. [9644, 9678]

Auf zu Einfachheit, Genügsamkeit und Schlichtheit in unserem Tun und Lassen! Auf zu gesunden Denkweisen! Vor allem Du als junger Mensch: Ich will es Dir, der Du Dich oft genug über das miese Leben beklagst, klar machen: **Du hast nur dann die Macht, das Leben hier zu ändern, wenn Du Dich selbst änderst!**[9842] Das Buch gibt Dir zum Wie die beste Grundlage. Die Politiker rühren für den Erhalt der Erde keinen Finger. Sie sind ohne jede gefühlsmäßige Bindung zur Natur, weil sie sich den Erdzerstörern Wissenschaft, Technik, Landwirtschaft und Industrie unterordnen.

Gesundheitsgesetz der Natur:

Es ist das Ziel der Schulmedizin, die Menschheit immer degenerierter, schwächer und kränker zu machen. Unter der Hoffnungsmache, ihr Gesundheit zu bringen. →LV 2090ff)

Wäre das nicht auch ein Traum für Dich:
Alles was Du für Deine Familie und Dich brauchst, zu pflanzen, wachsen zu sehen, zu ernten?
Ein autarkes Leben in Ruhe und Beschaulichkeit in der Natur zu führen, abseits der gehetzten, Dich stets nur betrügenden Welt?
Hast Du Dir nicht schon oft gesagt: Mein Gott, was war ich dumm! Wie oft willst Du es Dir noch sagen? Handele!

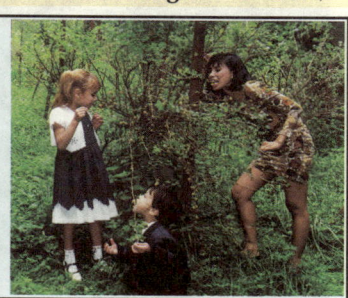

Erhaltungsgesetz für die Welt:

Wenn wir unseren Kindern und Enkeln die Erde bewahren wollen, müssen wir die Gesetze der Natur wieder achten und beachten lernen:

• Wir müssen uns an die Brust schlagen und das Mea maxima culpa über unser aller Lippen bringen. Wir, die wir der Natur noch nahestehen, wir, die wir noch singen und küssen! Wir müssen den Zerstörern und Krankmachern die Masken herunterreißen, die Menschen vor ihnen warnen.
• Wir müssen erkennen, daß das Bestreben der Wissenschaft die Zerstörung der Erde ist – auch wenn sie das abstreitet. Denn: Jeder Wissenschaftler will ja klüger sein als die Natur. Und in der Genforschung auch noch klüger als Gott, der Schöpfer! Es sind stets nur die Mediziner und Wissenschaftler, die uns immer neue Bedürfnisse und immer mehr Widernatürliches aufdrängen. Die sodann mit immer größerem Aufwand und größerer Erdzerstörung erkauft werden müssen.
Natürlich will das die Wissenschaft nicht wahrhaben. Und versucht, uns das Gegenteil davon weiszumachen. Und uns – dreister geht's nicht mehr! - zu überzeugen suchen, daß unsere Erde, die ausgerechnet sie mehr und mehr zerstören, nur noch mit ihrer Hilfe zu retten sei. (→LV9980a)
Treiben wir die Wissenschaft endlich aus dem widerrechtlich von ihr besetzten Tempel der Weisheit. Übernehmen wir Menschen mit gesundem Menschenverstand, wir, die so singen oder küssen, das Ruder! Treten wir Gutwilligen an ihre Stelle mit unserer Maxime: Seid umschlungen Millionen, diesen Kuß der ganzen Welt!

Hannah Arendt hatte schon von den Intellektuellen gesagt, sie seien gefährlicher als die einfachen Menschen! **Denn sie seien nicht nur zu allem fähig, sondern auch noch dazu in der Lage, ihre Schurkereien moralisch zu begründen.**

Nun werde wach. Du bist damit angesprochen, **Du**, ich nehme an, doch schon etwas natürlich angehauchter Leser. **Dich** meine ich, der nicht zu den Schlafmützen gehört, die sich nur den Status quo zu erhalten suchen. Brechen wir auf zu neuen Ufern! Möge jeder Leser des Buches ein Weitertragender sein, der kranken, auf den Tod siechen Erde den Gedanken zu verkünden, daß es noch eine Rettung gibt:
Wenn wir wieder zurückfinden zu den Quellen eines mehr natürlichen Lebens und zum ursprünglichen, dem guten, in und an der Natur gut und stark gewordenen Menschen.

**Wer soll es tun, wenn nicht Du? Wann willst Du es tun, wenn nicht sogleich?
Ändere Dich! Du änderst damit die Welt!**

Willst Du Dich mitschuldig machen an der Zerstörung unserer Erde?

Dieses wundervollen blauen Planeten?

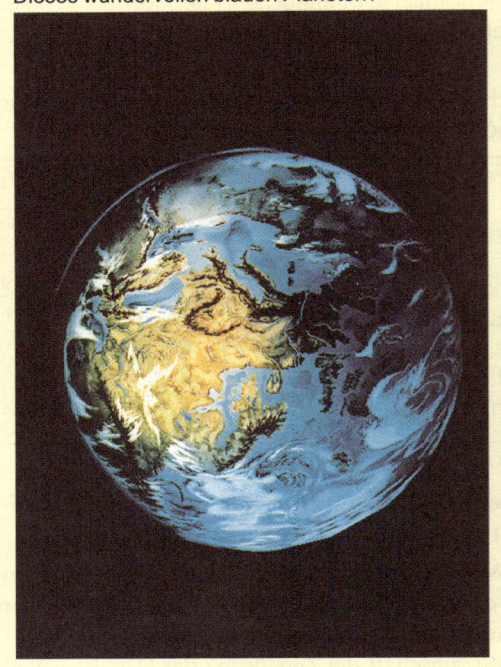

Oder willst Du sie und ihre Wunder Dir und Deinen Kindern erhalten?

Wie das kristallen klare Wasser

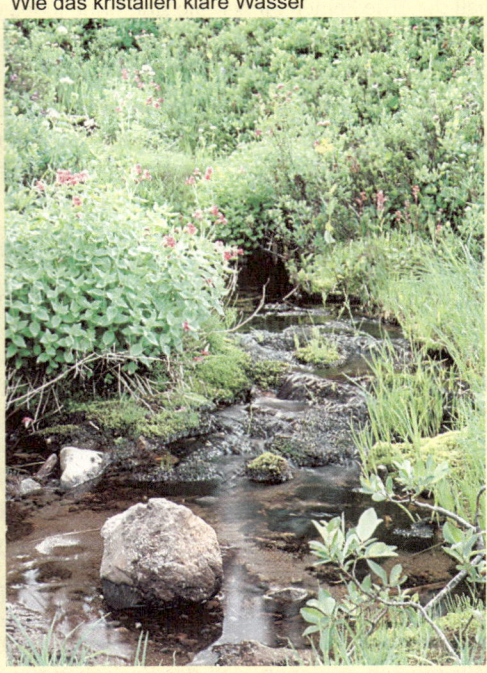

Wie das Spiel der bunten Schmetterlinge

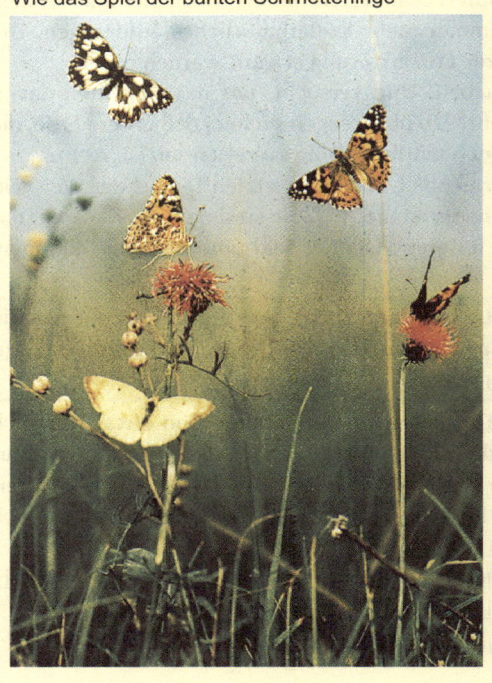

Wie der Anblick eines betauten Spinnennetzes

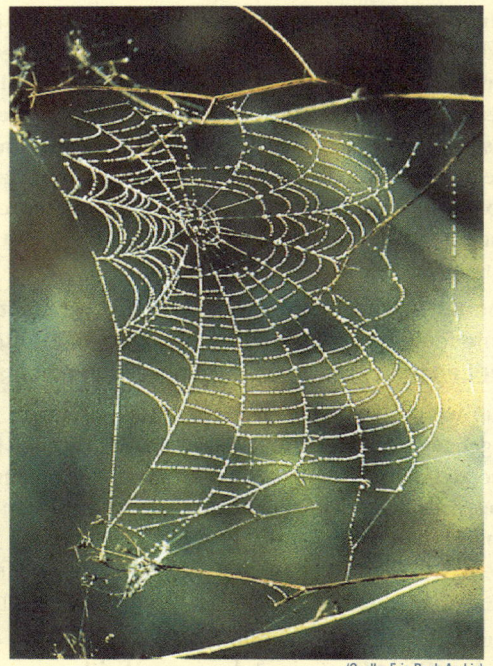

(Quelle: Eric-Bach-Archiv)

9.6 Wann solltest Du als kluger Mensch damit anfangen, urgesund zu leben?

Wenn Du Dich bisher noch gesund fühlst, magst Du von mir aus ruhig weiter die Schlechtkost genießen. Bis Du aufgrund dieses Kapitels merkst, daß Du in Gefahr bist, in Kürze Deine Gesundheit zu verlieren.

> Gib nur etwas auf Erfahrungstatsachen. Alle Wissenschaft ist nur mittelbares Wissen. Was meint: nur Glaube. Deren Verkünder nicht Päpste sein müssen, sondern nur Professoren, um für unfehlbar zu gelten.

964

So erkennst Du kommende und bestehende Krankheiten durch einfach vorzunehmende Tests:

Natürlich kannst Du mit einem richtigen Labor nicht konkurrieren, aber für die wichtigsten Werte brauchst Du weder Apotheke noch Labor: Da haben wir einmal den aus der Apotheke beschaffbaren. (Erklärung von Labortest-Werten →Rz998 Ende)

Blutzucker-Test

Mit einer Lanzette, die mit dem Test geliefert wird, piekst Du seitlich in die Fingerspitze, so daß ein Tropfen Blut auf den Teststreifen fällt. Wische nach einigen Sekunden das Blut ab - und schon kannst Du den Streifen mit der Farbskala vergleichen und Deine Schlüsse ziehen. Wenn Du dann noch die Blutzuckerstreifen der Länge nach mit der Rasierklinge teilst, bekommst Du doppelt so viele Streifen, brauchst weniger Blut aufzuträufeln - ohne daß die Meßgenauigkeit darunter leidet.

Blutdruck-Test

So ein Gerät kannst Du Dir auch vom Arzt verschreiben lassen. Ein zu hoher Blutdruck macht Dein Herz und die Gefäße auf Dauer kaputt, und ein Herzinfarkt ist programmiert. Drückt Dein Blut zu sehr gegen Aderwände und Gefäße, verhärten und verengen sie sich, oder der Druck schädigt andere Organe, z.B. die Niere.

Erhöhter Blutdruck macht

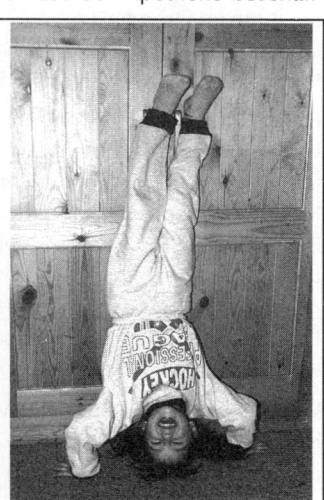

Und als kluger Mensch sorgst Du auch dafür, daß Dein Kind so früh als möglich für ein urgesundes Leben aufgeschlossen wird!
Das bedingt, daß Du ihm all die Urbewegung vor – und dann mit ihm zusammen machst! Klar?

Dir fürs erste keine Sorgen. Zu Kopfschmerzen, »dickem« Kopf, Herzklopfen, Schwindel, Augentrübungen und anderen Sehstörungen kommt es vielfach nur dann, wenn der Blutdruck bereits extrem hoch ist. Also wehre den Anfängen! Bei Erwachsenen gehören zum Normalbereich Werte bis zu 140/90 mm Hg. Der systolische Druck nimmt mit jedem Jahrzehnt um etwa 5 mm Hg zu. Werte über 160/95 sind bedenklich.

Cholesterin-Test

Den kriegst Du auch in der Apotheke. Nimm einen Schnelltest-Set mit steril verpacktem Desinfektionstupfer und Mini-Lanzette. Dein Blutstropfen nimmt ein Objektträger auf, der sich innerhalb von drei Minuten verfärbt. Auf einer Skala mit sechs Farbabstufungen kannst Du dann sofort das Ergebnis ablesen.

Harn-Test

> Wenn die Kinder klein sind, sollte man ihnen Wurzeln – wenn sie groß sind, Flügel wachsen lassen.

Er dient dazu, Erkrankungen der Nieren, der Harnwege und des Stoffwechsels frühzeitig aufzuspüren. Diese Krankheiten können lange Zeit völlig schmerzfrei für Dich bleiben. Wenn Du bereits an Nieren oder Blase erkrankt warst, Dich leichtes Rheuma plagt oder Du öfter zu Chemiedreck greifst, halte ich diesen Test für angebracht. Alle Tests besitzen genaue Anleitungen und eine Wertung der Ergebnisse.

Allgemeiner Gesundheits-Test (→LV9918) So erkennst Du kommende und bestehende Krankheiten durch äußere Merkmale am Körper:

Da hat sich ein fein beobachtender Praktiker mit bestechendem Können daran gemacht, alle äußeren Krankheitsanzeichen in drei Bänden aufzuzeigen. Die Werke lauten: »Äußere Kennzeichen innerer Erkrankungen«, »Antlitzdiagnostik« und »Krankheit und Zunge«. (→Rz 967(7))

Du fragst: »Was hast Du vom Leben, wenn Du Dir all die schönen Genüsse des Gaumens versagst!«

Du wirst lachen - ich genieße jetzt erst richtig das Leben, da ich auf all diese Krankmacher und Lebensverkürzer verzichte. Du kannst Dir noch kein Urteil darüber erlauben, weil Du *echte* Gesundheit noch nie erfahren hast.

> Lieber Franz Konz,
> möchte Dir mitteilen, daß ich den täglichen Urschrei draußen in der Natur nicht machen kann. Der entlädt sich bei mir bereits frühmorgens im Badezimmer, nachdem ich, wie von Dir verordnet, nur noch den Kaltwasserhahn der Dusche aufgedreht habe.
> Dein Stefan Rumel, Klosterweg 17, 33129 Delbrück

Diese großartige euphorische Stimmung, dieses Immer-auf-dem-Kien-Sein, das beständige Sich-fit-Fühlen - dazu fehlt Dir ja noch jede Vorstellung.

Denn trotz Deiner vielen Stimulanzien fühlst Du Dich schwach und miserabel, quälst Dich mit Überdrüssigkeitsgefühlen, bist oft müde, leidest unter Energieschwäche, lebst unter tausend Ängsten, fürchtest Dich vor jedem Risiko, schlägst Dich mit Neurosen und Psychosen herum, hast Kopfschmerzen, trinkst ohne Unterbrechung Kaffee, kannst nicht schlafen, hast Verstopfung. Bist vielleicht von Abführmitteln abhängig, benutzt Antazidien für Deinen sauren Magen, und und und.

Auf den Punkt gebracht: Du bist Sklave Deiner Wünsche und nie zufrieden!

Die chemische Krankheitsverschiebemedizin beraubt Dich des innigen Wahrnehmens eines leistungsfähigen Körpers, den Du zu manipulieren können glaubst, wie es Dir gefällt.

Wer gesund ist, hat tausend Wünsche. Wer krank ist, nur einen.

Warum willst Du als Gesunder denn nicht schon vorher auf zwei von den tausend Wünschen verzichten und Dich mit den restlichen begnügen, um nie mehr krank zu werden? Auf daß Dir die Lust zu all den anderen Wünschen erhalten bleibe?

Verzichtest Du also auf die beiden Wünsche: 1. nach Suchtmitteln (Drogen, Alkohol, Nikotin, Salz, Zucker, Fleisch, Fernsehen) und 2. nach In-der-Stube-Hocken, und schon kannst Du 998 anderen Wünschen unbeschwert bis ins hohe Alter nachgehen. Und laß Dir sagen:

> »Frage: Warum hat die Gesundheit den Vorzug vor Gold und den Gütern der Erde?
> Antwort: Weil die Gesundheit dem Menschen unmittelbar und von innen jeden Augenblick Wohlseyn reicht... Gesundheit gestattet der Seele die Freiheit zu wirken und macht den Menschen geschickt zum Genusse aller Güter und Freuden des Lebens.«
> *(Gesundheitskatechismus von 1794)*

„Papa sagt: »O, mein Engelchen kann fliegen wie ein Engel!« Ich sage ihm: »Ich bin schon lange kein Engel mehr, sondern ein fliegender Adler!«"

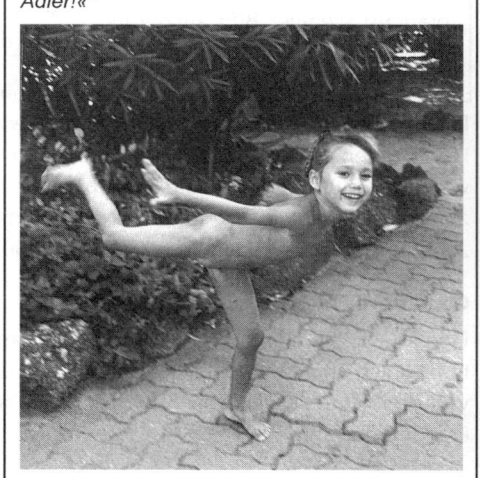

Meine Frau hatte ebenfalls ihre Freude: Als ich den ‚Fliegenden Adler' danach machte, und sie frug:
„Schatz, sieh mal hin: Welche Muskeln werden angestrengt, wenn ich so elegant in den Lüften dahinschwebe?"
„Meine Lachmuskeln", antwortete sie zu meinem Bemühen...

9.61 Bücher für die sich weiterbilden Wollenden

Michael Lukas Moeller, »Gesundheit ist eßbar«, (Waldthausen Verlag   965 [1]
Der Ordinarius der Goethe-Universität-Frankfurt und Initiator der Selbsthilfegruppen, Prof. Dr. med. Moeller, erzählt, wie er zur rohen Nahrung fand.
Auszüge: Wende Dich nicht vertrauensvoll an übliche Ärzte, wenn es um Deine Ernährung geht. Normale Ärzte wissen über Ernährung ebensowenig wie über Sexualität und seelische Vorgänge. Aus Unwissenheit reagieren Ärzte in der Regel mit abwertender Ablehnung jeglicher Ernährungstherapie gegenüber. Da sie selbst auf dem in Frage stehenden Gebiet der Ernährung nichts wissen, erleben sie diese als eigene Abwertung und kontern mit der Wendung ins Aktive: sie drehen den Spieß um und werten ab, worüber sie keine Kenntnis haben. Beinahe schäme ich mich für eine Medizin, die ich erlernt habe, ohne einen Hauch von jenem Ernährungswissen zu erfahren, auf dem die einfachste und effektivste Vorbeugung der meisten Krankheiten beruhen könnte.

Prof. Moeller selbst entlarvte sich jedoch später als ein die medizinische Ethik und den Geist Goethes mißachtender, unter der medizinischer Hierarchie kriechender Hasenfuß. Vom ZDF (Sendung »Conrad & Co.« am 20.2.1999) zu einer Diskussion mit Dr.Bracht und mir eingeladen, ließ er die Redakteurin wissen, daß er sich zur Ernährung nicht mehr „oute". Das wagt ein Arzt zu sagen, der als Beamter vom Geld der Steuerzahler bestens bezahlt wird! Der ein Buch über Rohkost schrieb, sich selbst damit gesund machte und kraft seines hohen Ansehens Millionen Menschen durch sein Geradestehen zum rohen Essen von deren Leiden zu erlösen vermöchte. (Siehe dazu LV 1855.)

Und er reagiert weiter mit der typisch herablassenden Arroganz eines nichts von der Freiheit der Wissenschaft haltenden Medizinprofessors, indem er den GROSSEN GESUNDHEITS-KONZ seinen Studenten und Selbsthilfegruppen zu lesen verbietet. Auf Seite XIII seines Büchleins preist er noch mein Buch an, um es dann feige zu verleugnen. O tempora o mores...
Ins gleiche Horn, mit gleicher Unbarmherzigkeit und gleichem Übelwollen gegen die krebskranken Kinder stößt die Rezension der Elternzeitschrift „WIR" des Dachverbandes Deutsche Leukämie-Forschungshilfe für krebskranke Kinder e.V. (siehe nebenstehenden Kasten →)
Klar: Die schädigende Chemie-Schulmedizin hat unendlich viel zu verbergen. Also sucht man den Kranken einfach eine dunkle Kapuze über die Augen zu werfen. Du aber wisse: **Es ist die schwarze Kapuze des Henkers...**

> Folgendes Buch wurde uns zugesandt. Wir können nur raten:
> ***Bitte nicht beachten!***
>
> ## Der Große Gesundheits-Konz
>
> Schon der Untertitel „UrMedizin heilt Dich von Krebs, AIDS, Rheuma, Fettsucht, Allergie und chronischen Leiden..." sollte abschreckend genug wirken, sich dieses Buch überhaupt anzusehen! Also bitte: **nicht beachten!**
> Dr.phil. Gerlind Bode
> Die am besten weiß, was für ein Terror mit der Chemo den Kindern angetan wird.
>
> GROSS ist die Furcht der Mediziner vor der Wahrheit! Der Wahrheit dieses Buches!   [2]

Helmut Wandmaker, »Willst Du gesund sein? Vergiß den Kochtopf!«   965
In steifer, holpriger Sprache schreibt der Verfasser in Auszügen die Eßlehre der amerikanischen Gesellschaft Natural Hygiene mehr oder weniger getreu aus deren Lehrbriefen ab, macht hinten und vorn Kompromisse mit tierischer Nahrung und synthetischen Nahrungsergänzungsmitteln. Was an dieser Lehre dran ist, mag man sich vorstellen, wenn man weiß, daß ihr Hauptvertreter, Herbert Shelton, 17 Jahre bettlägerig krank war... Trotzdem war das Buch für viele der Anstoß zur Rohkost.

Guy Claude Burger, »Die Rohkosttherapie (Die Geheimnisse der Instincto-Therapie)[6415a, 9131c]
Wer sich auch intellektuell mit Fragen des Gesundseins durch rohe Nahrung auseinandersetzen will, für den ist dieses rhetorisch ausgezeichnet geschriebene Buch ein unbedingtes Muß! Auszug: [3]
Die Medizin ist eine Kunst, keine Wissenschaft. Sagen wir, daß sie die Kunst besaß, sich für eine Wissenschaft auszugeben.(...) Dabei gibt es auch Hausfrauen, die gern kochen, die sich regelrecht beraubt vorkommen, wenn man ihnen diese Möglichkeit der Selbstbestätigung nimmt. Kochen kann man aus Herrschsucht wie auch aus Liebe oder Pflichterfüllung. Es lassen sich die edelsten Gefühle auf jede beliebige Tätigkeit projizieren: Heldentum auf Mord, beispielsweise in Kriegszeiten...

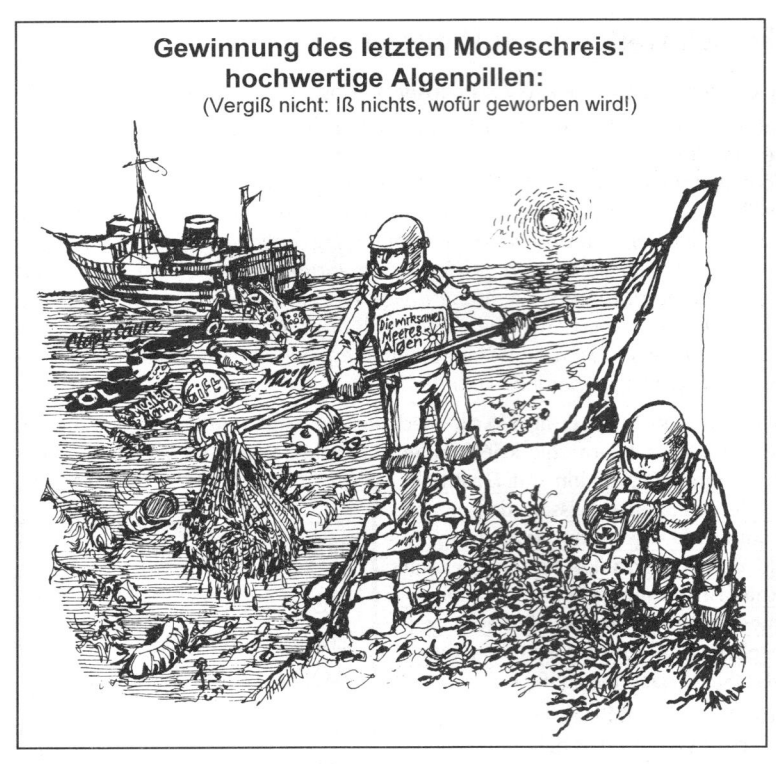

**Gewinnung des letzten Modeschreis:
hochwertige Algenpillen:**
(Vergiß nicht: Iß nichts, wofür geworben wird!)

Natürlich habe ich die Instinctotherapie ebenfalls getestet und meinen Testpersonen die verschiedenen Arten von Nahrung zum instinktiven Auswählen vorgelegt. Neben Früchten, Nüssen, Wurzeln also auch ein Zweiglein mit Buchenblättern, ein Büschel Labkraut (das viel von den Gorillas gegessen wird), Löwenzahn, Sauerklee, Weißdornbeeren.

Aber niemals hat je einer von der Wildnahrung auch nur das kleinste Blättchen probiert. Obgleich sich doch ihr Instinkt gerade dazu hätte hingezogen fühlen müssen... Weil sie 30 Millionen Jahre der Menschen Nahrung war. Da ein möglicher Instinkt zur Nahrung nur in der Urzeit geprägt werden konnte, müßte er sich überdies auch nur an Pflanzen der Urzeit beweisen. In keinem Falle aber an Kulturfrüchten, denaturiertem und enthäutetem Fleisch und Kulturgemüse. An Nahrung also, die es zur Urzeit nie gab! Es kommt auch zu keiner »Instinkt-Wiederbelebung«, wenn wir reine urzeitliche Kost zu uns nehmen. Also Urzeitfrüchte wie Schlehen, Hagebutten, Holzäpfel, Wildpflanzenwurzeln usw. Jeder Instinctoanhänger greift lieber zu Kulturfrüchten, Kulturgemüse, und ausgenommenem, blutbefreitem Fisch und lange gelagertem (daher weichem, sich in der Verfaulung befindlichem) Fleisch. Manche beißen aber auch in noch lebende, große Krabben: eklig, eklig...

Nirgendwo war der Lebewesengruppe der Primaten von Natur aus ein Tisch mit einer stets verfügbaren, üppigen Auswahl der verschiedenartigsten Speisen gedeckt. Nirgends fand man eine Schlaraffenlandfülle - so wie sie Burger seinen Adepten auf großen Tischen voller Gemüse, Fleisch, Fisch, Eiern und Obst darbietet -, die auszuwählen erlaubt hätte. Der Mensch lernte erst vor 13.000 Jahren Getreide und Gemüse aus wilden Arten zu züchten. Seine Gene waren nicht in der Lage, in dieser kurzen Zeit bis heute einen »Nahrungsinstinkt« für die z.Zt. üblichen neuen Kulturpflanzen, Früchte, Gemüse und Knollen zu entwickeln. Dazu wären viele, viele Millionen Jahre erforderlich gewesen. Daß Hamster sich Wintervorräte anlegen, ist eine feste genetische Programmierung und kein Instinkt! Das Tier *muß* ihr folgen!

Burger argumentiert: Der Instinkt sagt mir, wann ich mit dem Essen aufhören muß: Weil die Körperchemie ein weiteres Zuführen der vordem nötigen Lebensstoffe dann ablehnt. Sicher, das geschieht bei den Kiwis und Ananas, weil deren Säure nach wenigen Bissen zu scharf wird. Oder bei rohem Fisch, wenn einem sein Geruch langsam unangenehm in die Nase steigt. Das jedoch hat nichts mit Instinkt, sondern mit der ätzenden Säure bzw. dem Riechen zu tun. Ergo: Man hat keine Instinktsperre – man hat eine Geschmackssperre.

Die Instinctotherapie erwirbt sich hinsichtlich des Zuführens zu einer gesunden Lebensführung größte Verdienste. Ihre Argumentation dazu wirkt allerdings trotz aller Brillanz

Nicht mal die Vorahnung der Katzen für Erdbeben hat was mit Instinkt zu tun. Wie sollen sie diesen auch genetisch geprägt bekommen haben, wo doch Erdbeben so selten und in vielen Erdteilen so gut wie nie vorkommen. Nein – es liegt am äußerst empfindlichen Pfotenballen des Tieres, der feinste Schwingungen aus dem Erdreich früher u. schärfer als ein Seismograph spüren kann... (Studie der Universität Atlanta in Science 347 [1997] 4/803 -806

und Beeindruckbarkeit nicht zu Ende gedacht. Es ist das hohe Verdienst Burgers, die Intellektuellen angezogen und die alte Rohkostbewegung hoffähig gemacht zu haben. Dafür gebührt ihm Bewunderung und Anerkennung. In der letzten Auflage beurteilt er das Essen von Fleisch schon etwas zurückhaltender. Wohl, weil seine Instinktokost essende Frau schon mit 45 Jahren an Krebs verstarb. Leider überläßt er es nun seinen Lesern, was sie essen sollen oder dürfen, um gesund zu bleiben und zu werden. Seine Lehre büßt dadurch leider an Glaubwürdigkeit ein. Zumal sich seine Frau »instinktiv« zu vielem Fleischessen hingezogen fühlte. Jedoch:

Stets vom Staat und den ihn mitbeherrschenden Schulmedizinern verfolgt wurden die, welche den Menschen wirklich Gesundheit bringen wollten: Dahinter steckten dem Medizinerfußvolk die Richtung vorschreibenden Dozenten und Professoren der Universitäten. Denn nur die sind geistig so gut geschult und klug genug zu erkennen, woher ihrem Betrügerstand Gefahr drohen könnte.
Mit der Verfolgung des Naturphilosophen Jean Jaques Rousseau fing es an (→Rz 967[9])
G.C. Burger wurde in 1992 unmittelbar nach einem Fernsehinterview in Paris von acht Polizisten abgeführt und ins Gefängnis gebracht. Und das im liberalen Frankreich. Du erkennst den Einfluß der Medizinermafia überall auf dieser Welt. Kein Wunder, denn keine Berufsgruppe arbeitet so eng mit dem Staat zusammen wie diese. Die französische Regierung hat ihm Redeverbot erteilt - so stark ist die Macht der Götter in Weiß! Dieses geschah aufgrund § 372 des französischen Strafgesetzbuches, <u>wonach keine Diät gegen eine Krankheit empfohlen werden darf, wenn der Betreffende kein medizinisches Diplom besitzt.</u> Seit Juli 1997 sitzt er wieder im Gefängnis ein. Ein Aufgebot von 100 französischen Polizisten verhaftete diesen schrecklichen Schwerverbrecher. Und auch noch im September 2000, vor Ausgabe der 5. Auflage dieses Buches, sitzt er noch immer ein. Ohne Anklage.
Ich selbst hatte bereits eine kriminalpolizeiliche Hausdurchsuchung, Aktenbeschlagnahmung und bekam bereits eine Anklage der Staatsanwaltschaft [9986], nebst einer Strafandrohung über 50.000 DM wegen der Werbung für dieses Buch Nach Veröffentlichung meiner Steuertricks kam ich ein Jahr in Haft – ja, wahrheitsliebende Schriftsteller leben etwas gefährlicher als Du... [9981,0654, 1069 2488, 9981]
Warum, so frage ich Dich, verklagen diese Mediziner mich nicht selbst? Warum schicken sie die Schergen vor? Warum führen sie keinen Prozeß wegen Falschbehauptungen, Ehrverletzung und Beleidigung gegen mich? Warum überschütten sie mich ständig mit Verboten und tun alles, mich tot zu schweigen, statt eine sachliche Diskussion zuzulassen. Das letzte Verbot erging im Februar 2000. Siehe erste Buchseite.
1853 war es der Pfarrer Sebastian Kneipp - als Wasserdoktor in aller Welt bekannt -, den sie wegen »Kurpfuscherei« verurteilten. Allison wurde 1859 in England die Erlaubnis entzogen, ärztlich tätig zu sein, wegen seiner »unethischen Praxis, Vollkornbrot zu empfehlen«. 1935 war es Heribert Shelton, der große Mann der Natural Hygiene in den USA, den man oftmals ins Gefängnis steckte. 1971 war es Dr. Issels[9713], der mit roher Kost in seinem Sanatorium aufgegebene Krebskranke heilte und dann verhaftet und in jahrelangen Prozessen gemartert wurde. Die Gesundheitsautorin Dr. Viktoria Bidwell wurde 1990 wegen Verbreitung gefährlicher Gesundheitsratschläge (Essen roher Kost) angeklagt. Selbst der gemäßigte Dr. Bruker wurde im Verlauf seiner Prozesse, die ihm die Zuckerindustrie an den Hals hängte, mit Hausdurchsuchungen heimgesucht.[9938]
Noch vor ein paar Jahren rollte ein Vernichtungs- und Terrorfeldzug der US-Behörden über alternative Sanatorien und Heilpraktiker in den Staaten. Ansätze, daß so etwas bei uns auch passiert, gab's auch bei uns. Denk nur ans Huflattichverbot und an die ständigen Machenschaften und Diffamierungen der Ärzte zur Vernichtung der Heilpraktiker.[6704, 6706f] 1957 kam es auf Beschluß der amerikanischen Behörden zur Verbrennung sämtlicher Schriften des alternativen Arztes Wilhelm Reich, er selbst landete im Gefängnis, wo sein Leben auf nicht eindeutige Weise ein Ende fand. Im Mai 1993 umstellten 15 FDA (amerikan. Arzneimittelbehörde) Mitarbeiter in kugelsicheren Westen, unterstützt von einer Gruppe bewaffneter Polizisten, die Klinik des bekannten Ernährungstherapeuten Dr. Jonathan Wright in Kent. Anstatt zu klopfen traten sie die Tür im Stile eines Anti-Terroreinsatzes ein und öffneten gewaltsam die Schlösser (...) Das Verbrechen von Dr. Wright war scheinbar, daß er als ein Mediziner mit Harvard Graduierung Naturheilverfahren anwendete.
Merke: Wer heilt, hat Recht. Wer nicht heilen kann, der neidet es ihm und sucht, ihm das zu bestreiten und ihn durch die Justiz kaputtzumachen. Mit diesem Buch schlägt die verfolgte Naturheilkunde erstmals zurück und weist nach, wem eigentlich die Türen einzutreten wären!

966 Adolph Just, der Begründer der Luvos Heilerde, wurde viele Jahre seines Lebens immer wieder mit Anzeigen von Ärzten und ärztlichen Verbänden vor Gericht gezerrt, bis er durch die Kosten völlig verarmt verstarb.[0602f, 2007] Nur, weil er die guten Wirkungen der Erde pries. Halten Staatsanwälte und Richter so wenig von echter Gesundheit? Werden sie nie krank? So ist nur anzunehmen, daß solche Aktionen durch neidische Ärzte ausgelöst werden, die unter ihren früheren Mitkommilitonen bei der Justiz viele alte Freunde sitzen haben. Oder sie werden ausgelöst durch Denunzianten, deren Niedertracht und Gemeinheit nur noch von ihrer Primitivität übertroffen wird, die sich z.B. wie folgt äußert: (siehe nebenstehenden Kasten →)
Nachzufühlen ist dieser gemeine, hinterhältige Kampf der Mediziner gegen die Natur-Medizin schon. Denn wenn es sich mehr und mehr herumsprechen würde, daß Ärzte und Medikamente gegen Krankheiten nicht gebraucht werden, ja, daß sie immer nur Schaden bringen, dann stünde die Chemie-Schulmediziner-Korporation vor dem Ruin.
Zum Glück für sie gibt es ja noch genügend Dumme auf der Welt...

> Hallo, Franz Konz!
> Mein lieber Mann, gegen Dich hat ein Julius Hackethal ja einen Heiligenschein! Habe das Buch an die entsprechende Stelle weitergeleitet. Es kommt einiges auf Dich zu!!! Lauf Dich schon mal warm!
> Ingrid Schäfer, Schützenstr. 7, 87527 Sonthofen (Der Ehemann ist Mediziner...)

967
[1] R. Mendelsohn,»Wie Ihr Kind gesund aufwachsen kann... auch ohne Doktor!« (Mahajiva-Verlag)
Dieses Buch ist ein Muß für alle Eltern, die ein gesundes Kind haben möchten. Dieser Arzt schreibt aus tiefster Erfahrung in seinem Beruf und grundehrlich. Der erste Mediziner für mich, der mit dem gesunden Menschenverstand an alles herangeht. Mein Urteil: Mehr als überaus empfehlenswert. Du kannst es im Waldthausen Verlag, 27718 Ritterhude bestellen. Robert F. Mendelsohns andere Bücher solltest Du unbedingt auch als Gesunder lesen! Damit Du mal einen Arzt kennenlernst, der kein Süßholz über seine Kurpfuscher-Schulmedizin vor Dir raspelt! Mendelsohn ist eine der starken, rechtschaffenen Persönlichkeiten, die wir gottlob auch noch unter den Ärzten haben.
MENDELSOHN, R. S. »Männermacht Medizin« und »Trau keinem Doktor«. Alle besonders zu empfehlen, verlegt bei Verlag Mahajiva, 48366 Holthausen, zu beziehen über jede Buchhandlung.

967
[1] Gerhard Buchwald, »Impfen: Das Geschäft mit der Angst« (emu-Verlags GmbH, Taunusblick 1a, 56112 Lahnstein) Kein Medizin-Skandal ist größer und wird hartnäckiger verschwiegen als der Impfskandal. Jährlich erkranken weltweit viele Kinder und Erwachsene an Impfungen. Hinter der Impfwut steckt nicht ein gesundheitspolitisches Interesse, sondern die blanke Profitsucht der Pharmakonzerne, sowie der dadurch erreichbare hohe Honorarzufluß der Kinderärzte und Allgemeinmediziner. Der Profitverlust durch die bisher ca. 1 Million nicht verkaufter Impfstoffportionen ist der wahre Grund für die Impfpropaganda, die in der letzten Zeit auf die deutsche Bevölkerung niedergegangen ist. Dr. med. Gerhard Buchwald ist *der* kritische Impfexperte von weltweitem Rang. Erstmalig legt der Experte ein Fundamentalwerk über das Impfrisiko als sein Lebenswerk mit obigem Buch vor. Ich empfehle es sehr. Auszüge:

Diese günstige Seuchensituation kann nicht - wie behauptet wird - Impffolge sein. Die gezeigten Kurvenverläufe beweisen zweifelsfrei, daß die Rückgänge der o. e. Infektionskrankheiten z. T. schon vor 200 Jahren einsetzten, somit lange Zeit vor Einführung der entsprechenden Impfungen. Alle Kurven verliefen zunächst gleichmäßig rückläufig. Vom Zeitpunkt der Impfeinführung an haben sich die Rückgänge verlangsamt. Oftmals ist aus den Kurven in den ersten Jahren nach Einführen der Impfung ein leichter Anstieg zu ersehen. Somit lassen die graphischen Statistiken ungünstige Auswirkungen der Impfeinführungen erkennen. (...)
Diese Tatsachen, wie auch die durch Impfungen verursachten Impfschäden, werden der Bevölkerung verschwiegen. Oder sie werden mit der Behauptung abgestritten, die nach Impfungen aufgetretenen Schäden seien »reiner Zufall«, sie hätten sich auch ohne Impfung zum gleichen Zeitpunkt bemerkbar gemacht. Häufig werden sie auch verharmlost, (ihr Vorkommen sei ganz, ganz, ganz, ganz selten), oder sie werden vertuscht. D. h., als Ursache werden die unwahrscheinlichsten »Syndrome« genannt - die nur in Spezialhandbüchern auffindbar sind. Die Bevölkerung weiß nicht, welche Schadensbilder nach Impfungen auftreten können. Daher sind die 12.000 Impfschadens-Anträge, die bei unseren 16 Landesversorgungsämtern registriert wurden, nur die Spitze eines Eisberges. Die meisten dieser Kinder verschwinden in entsprechenden Anstalten. Die »Dunkelziffer« muß daher um ein Vielfaches höher sein. Impfungen haben nur wenig mit dem Begriff »Schutzwirkung« zu tun, aber sehr viel mit dem Begriff »Geschäft«.

[2] **Julius Hackethal:** Alle von ihm geschriebenen Bücher empfehle ich ausnahmslos. (Auszüge daraus findest Du im gesamten Literaturverzeichnis versammelt.)
Als da sind die Ullstein Bücher »Auf Messers Schneide« (Nr. 34558), »Nachoperation« (Nr. 34559), »Keine Angst vor Krebs« (Nr. 34561), »Krankenhaus« (Nr. 34562), »Operation - ja oder nein?« (Nr. 34563), »Sprechstunde« (Nr. 34560).

Warum ist Chemie-Zucker so gefährlich?
Die Bauchspeicheldrüse wird durch ihn gezwungen, im Übermaß Insulin zu produzieren. Dieses erhöht den Blutdruck. Was wiederum den linken Herzmuskel verdickt und deshalb das Herz schlechter mit Blut versorgt. Das bedeutet: Der nicht mehr optimal pumpende Muskel führt zu Herzschwäche und zum Infarktrisiko. Und: zuviel Insulin stört den Fettstoffwechsel und dies führt wiederum zu Arteriosklerose.

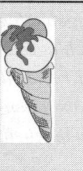

Gustave Le Bon, »Psychologie der Massen«, direkt beziehbar vom Alfred Körner Verlag, Postfach 102862, 70024 Stuttgart, Tel. 0711-620221
Dieses kleine Werk sollen sich alle diejenigen Leser zu Gemüte führen, die sich noch immer von Vorurteilen umfangen sehen, die sich wundern, manchmal »von allen guten Geistern verlassen« zu sein oder die der Faszination der Ärzte und modernen Schulmedizin auch weiterhin zu erliegen drohen. Le Bon - ein ebenfalls nur der Wahrheit sich verpflichtet fühlender Soziologe - kann da sehr heilsam sein. Auszüge:
Die geistige Beschaffenheit der einzelnen, aus denen die Masse besteht, widerspricht nicht diesem Grundsatz. Denn diese Eigenschaften sind bedeutungslos. In dem Augenblick, da sie zu der Masse gehören, werden der Ungebildete und der Gebildete gleich unfähig zur Beobachtung. (S. 24) Ich brauche nicht besonders zu betonen, daß der Überschwang der Massen sich nur auf die Gefühle und in keiner Weise auf den Verstand erstreckt. Die Tatsache der bloßen Zugehörigkeit des einzelnen zur Masse bewirkt, wie ich bereits zeigte, eine beträchtliche Senkung der Voraussetzungen seines Verstandes. (S. 32) Die Urteile, die die Massen annehmen, sind nur aufgedrängte, niemals geprüfte Urteile. Viele einzelne erheben sich in dieser Beziehung nicht über die Masse. Die Leichtigkeit, mit der gewisse Meinungen allgemein werden, hängt vor allem mit der Unfähigkeit der meisten Menschen zusammen, sich auf Grund ihrer besonderen Schlüsse eine eigene Meinung zu bilden. (S. 43) Man braucht nicht einmal bis zu den primitiven Wesen hinabzusteigen, um die völlige Ohnmacht der Logik im Kampf gegen Gefühle festzustellen. Erinnern wir uns nur daran, wie hartnäckig sich viele Jahrhunderte hindurch die religiösen Vorurteile gehalten haben, die der einfachsten Logik widersprechen. Fast zweitausend Jahre lang beugten sich die aufgeklärtesten Geister unter ihre Gesetze, und erst in der modernen Zeit war es überhaupt möglich, ihre Wahrheiten anzuzweifeln. (S. 81) Eine große Macht verleiht den Ideen, die

Nur sehr lebendige Fische schwimmen gegen den Strom

durch Behauptungen, Wiederholungen und Übertragung verbreitet wurden, zuletzt jene geheimnisvolle Gewalt, die Nimbus heißt. (...) Alles, was in der Welt geherrscht hat, Ideen oder Menschen, hat sich hauptsächlich durch die unwiderstehliche Kraft, die sich Nimbus nennt, durchgesetzt. Wohl erfassen wir alle die Bedeutung des Ausdrucks Nimbus (Prestige), aber man wendet ihn in so mannigfacher Weise an, daß er nicht ganz leicht zu umschreiben wäre. Der Nimbus verträgt sich mit gewissen Gefühlen wie Bewunderung oder Furcht, er beruht sogar auf ihnen, kann aber sehr wohl ohne sie bestehen. (S. 93) Der erworbene oder künstliche Nimbus ist am weitesten verbreitet. Die bloße Tatsache, daß jemand eine gewisse Stellung einnimmt, ein gewisses Vermögen besitzt, gewisse Titel hat, bildet einen Glorienschein des Einflusses, so gering auch sein persönlicher Wert sein mag. (S. 94) Der Nimbus ist in Wahrheit eine Art Zauber, den eine Persönlichkeit, ein Werk oder eine Idee auf uns ausübt. Diese Bezauberung lähmt alle unsre Seelen mit Staunen und Ehrfurcht. Die Gefühle, die so hervorgerufen werden, sind unerklärlich wie alle Gefühle, aber wahrscheinlich von der selben Art wie die Suggestion, der ein Hypnotisierter unterliegt. Der Nimbus ist der mächtige Quell aller Herrschaft. Götter, Könige und Frauen hätten ohne ihn niemals herrschen können. (S. 94)

Entscheide Dich, ob Du Massenmensch sein willst oder eine autonome Persönlichkeit. Mit der Urzeitmehode verwirklichst Du Dich und gelangst zu einem eigengelenkten, wertvollen Leben.

Harvey und Marilyn Diamond,[9866] Fit fürs Leben I u. II, TB 13533 Goldmann. Auszüge:
In diesem Alter verfügen Ihre Kinder noch nicht über das Enzym Ptyalin, das zur Stärkeverdauung erforderlich ist. Erst ab einem Alter von achtzehn Jahren kann der kindliche Stoffwechsel Stärke verarbeiten. Auch deshalb sieht man so viele Kleinkinder mit verstopften und laufenden Nasen. Brot, Getreideprodukte, Kartoffeln und alle Plätzchen und Chips tragen dazu bei. (...) Eben noch fühlten sie sich entspannt, zufrieden, eins mit sich und der Welt, da schaltet einer das Fernsehgerät ein, es wird von einer Ungerechtigkeit berichtet - und schon steigt Ärger in ihnen hoch. Sie selbst haben diese Gefühlsregung angezapft, freiwillig. Ebenso kann es ihnen ergehen, wenn Sie einen Spaziergang machen. Ganz nach Wahl können Sie das Schöne oder das Häßliche in ihrer Umgebung sehen. Beides ist vorhanden. Sie entscheiden, was Sie sehen wollen. So können Sie sich einsam fühlen oder sich der Liebe zuwenden, Sie spüren, wenn Sie nur wollen.
(...) Ganz gleich, wie sehr sie uns auch glauben machen wollen, daß sie dabei sind, »den Kampf zu gewinnen«, es stimmt nicht. Tatsache ist, daß die medizinische Wissenschaft dem Krebs gegenüber immer mehr an Boden verliert. In

regelmäßigen Abständen sehen wir große Schlagzeilen in der Zeitung, wie zum Beispiel »Krebsheilung nur durch Medikamente«. Sie haben den Zweck, uns einzulullen, uns glauben zu machen, daß Fortschritt erzielt werden.

Die Diamonds haben die um 1900 von dem Arzt Dr. Howard Hay entwickelte Hay'sche Trennkost aufgenommen und auf modern getrimmt. Hay stellte chemische Verdauungsgesetze auf und sprach als erster von einer Übersäuerung des Organismus, der er mit seiner Trennkost - dem nicht gemeinsamen Essen von Eiweiß und Kohlenhydraten - begegnen wollte.

Ich halte nichts davon, zumal der Dr. Howard Hay selbst schwer nierenleidend war.

Hay wußte damals noch nicht, daß Eiweiß bereits im Magen durch Säuren aufbereitet und im basisch reagierenden Dünndarm weiter verdaut wird - genau wie auch die Kohlenhydratverdauung dort abläuft.

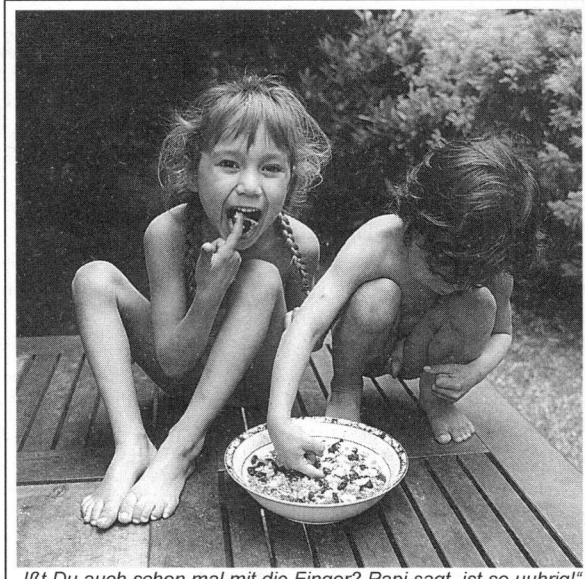

„Ißt Du auch schon mal mit die Finger? Papi sagt, ist so uuhrig!"

Das zeitlich getrennte Essen von eiweiß- bzw. kohlenhydratreicher Lebensmittel bringt keine Vorteile, da fast alle Lebensmittel gleichzeitig Eiweiß und Kohlenhydrate in unterschiedlichen Anteilen enthalten. (→Tabellen 9.81-9.86, Rz.777) Ich meine: Was die Natur zusammenfügt, das soll der Mensch nicht trennen.

Ich habe noch kein Wildschwein erlebt, daß zuerst die eiweißreichen Wurzeln und Gräser ißt, nach drei Stunden wiederkommt und dann nur Obst schmaust. Die nehmen, wie's die Natur ihnen gibt. Wir sollten unserem Schöpfer schon zutrauen, daß er seine Lebewesen mit Mägen ausstattete, die alles gut verdauen können, wenn es was Natürliches ist. [6122, 9866]

Rief mir die Hörerin unseres letzten Kongresses zu: »Ich komme eben aus dem Workshop von Wandmaker. Der sagt so, Sie sagen so. Wie soll ich's denn nun halten?« Was ich geantwortet habe? Klar: Sapere aude. Wandmaker ist gegen Gott und die Heilpflanzen – Konz ist dafür.

[5] EHRET, A. »Die schleimfreie Heilkost«, Lesenswert, aber nicht konsequent.

KUHN, CARL »Lebensfragen« 1912. Auszüge: *Der deutschen Gesellschaft für Krebsforschung stehen Millionen zur Verfügung mit einem besonderen Institut zu diesem Zwecke in Heidelberg; Rockefeller hat jetzt bald eine Milliarde an Universitäten gestiftet. Die Gelehrtesten und „Geistreichsten" sind gegenüber den einfachsten Dingen mit Blindheit gestraft. Milliarden werden ausgegeben und Tausende von Forschern suchen nach den Krebsbazillen. Sobald aber ein „unberühmter Mann", und wenn er sein Leben dafür aufs Spiel setzt, die Wahrheit aufdeckt, so kümmert sich niemand darum, am wenigsten die Forscher selbst, (...) wodurch Tausenden von Kranken die Wahrheit vorenthalten wird.*

HOCHENEGG, L. „Der Wunderheilervon Tirol" »Die Kunst, nicht krank zu werden«, »Das Wunder der Heilung«, beide Ariston

HOCHSTRASSER, U. »Rohkost – die lebendige Nahrung«, Rezepte, Turmstr.6, CH-8952 Schlieren

HOVANESSIAN, A. T., (ATERHOV) »Raw Eating«, Tehran 1967

SIMONSON, B. „Die sagenhafte Heilkraft der Ananas, Papaya – Heilen mit der Wunderfrucht" „Steria – mit Süßgras süßen", alle im Windpferd Verlag. Drei fein geschriebene Bücher für Fans exotischer Urnahrung für den Menschen.

SHELTON, H. Alle seine Bücher sind sehr empfehlenswert und ausgezeichnet recherchiert!

TAGGERT, L. „Was Ärzte ihnen nicht erzählen", Sansei Vlg, Kernen.

TILDEN, J. H. »Mit Toxämie fangen alle Krankheiten an«

WALKER, N.W. »Darmgesundheit ohne Verstopfung«(→LV6105b, 6416, 9618), »Natürliche Gewichtskontrolle«, »Jünger werden«, »Strahlende Gesundheit«, »Water can undermine your health« Auszug: »Wasser enthält so viele erdige Elemente - Kohlensäure, Salze u. andere Bestandteile von Kalk, daß jemand, der es täglich trinkt, in 40 Jahren soviel davon in seinem Körper besitzt als ein Kalkpfeiler in Mannesgröße. Zum Glück kann es der Körper wieder zu einem Teil ausscheiden - aber der Rest macht krank.« Walkers Bücher sind ein Lesegenuß!

MORGAN, MARLO, »Traumtänzer«, Goldmann. Eine Wanderung mit dem Aborigines-Stamm „Wahre Menschen". Auszüge: »Menschen könnten keinen Sauerstoff produzieren. Nur Bäume und Pflanzen sind dazu in der Lage. In ihren Worten bedeutete das: »Wir zerstören die Seele der Erde.« Unsere Gier nach technischem Fortschritt hat eine tiefliegende Unwissenheit aufgedeckt, die eine ernsthafte Bedrohung für alles Leben darstellt. Es ist eine Unwissenheit, der nur entgegengewirkt werden kann, wenn wir uns vor der Natur verbeugen. (...) Vielleicht läge die Zukunft der Welt in besseren Händen, wenn wir endlich Abstand davon nehmen würden, ständig Neues zu entdecken, und uns statt dessen auf unsere Vergangenheit besännen.« [967] [6]

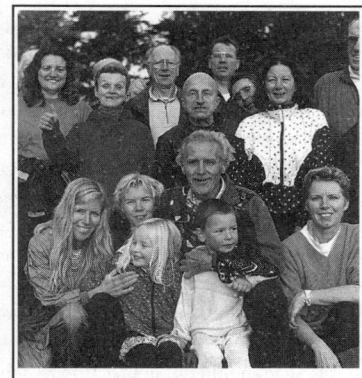

Franz Konz mit Barbara Simonsohn, einer langjährigen Rohköstlerin und als Dipl.-Politologin sehr überzeugende Autorin (Ganz links unten mit Töchterlein und Sohn) bei einem gemeinsamen Seminar. Oben unsere Zahnärztin Marianne, die zum 4. Male eines meiner Seminare mitmacht – nur das Fasten nicht schafft...

BAUMGARTL, H. »Die Sonne – Stern und Ursprung des Lebens« (18,-DM) im Eigenverlag. Baumgartl, Oberhaus, 84367 Zeilarn, Tel. 08572-388. Ein kleines, feines Buch mit neuen, großartigen Erkenntnissen.
BACH, H.-D., Äußere Kennzeichen innerer Erkrankungen, beide im Ritter Verlag und Versand, Monatshauser Str. 8 in 82327 Tutzing, Tel.: 08158-8021, Fax: 7142. Aus diesem Buch wird Dir als Laie ohne jede Schwierigkeit eine Selbstdiagnose möglich, z.B. ob sich eine Verkrebsung bei Dir eingenistet hat. Dann kannst Du noch frühzeitig auf die UrMedizin umsteigen und sicher Dein Leben retten.
BIRCHER, R. »Geheimarchiv der Ernährungslehre« Bircher-Benner Verlag, Bad Homburg
SOMMER, W. »Das Urgesetz der natürlichen Ernährung« W. Sommer, PF 1312, 22833 Barsbüttel, Tel.: 040/675 795-35, Fax: -40

Wie kann ein empfindender Mensch nur zu einem Auto- oder Motorradrennen fahren oder sich mit diesem Lärm die Ohren und Seele zudröhnen lassen?

Du hast nur halb gelebt, wenn Du an dieser Literatur vorbeigegangen bist:
GOETHE »Faust«: Hier wirst Du mit der auch in Dir steckenden Zerrissenheit konfrontiert.
LESSING »Nathan der Weise«: läßt Dich über Religion und Wahrheitsliebe tiefer nachdenken.
MANN «Buddenbrocks«: Hier schafft ein vollkommener Roman Weltliteratur.
FONTANE »Stechlin« und »Effie Briest«: Würde und Toleranz begegnen Dir hier ohne Heiligenschein. EICHENDORFF »Taugenichts«, Gedichte. KELLER, Gottfried, Werke. STIFTER, Adalbert, Werke. BRECHT »Mutter Courage«, »Der Kaukasische Kreidekreis«. HEINE, Gedichte, »Deutschland«, »Ein Wintermärchen«. HÖLDERLIN, RILKE, Gedichte.

THOREAU, Henry, »Walden«, Diogenes Verlag. Ein Werk, das Dich vielleicht wieder für die Natur aufzuschließen vermag. Thoreau war es übrigens, der uns modernen Menschen von 140 Jahren schon Antwort gab auf unsere Sucht immer mehr wissen zu wollen, was uns nichts angeht und unser Bestreben, mehr oder weniger dummes Geschwätz von uns zu geben oder mit anzuhören: Als Ihm zu Ohren kam, daß Texas und Maine nun bald durch eine Telegrafenleitung verbunden würden, meinte er trocken: »Und was ist, wenn Texas und Maine sich gar nichts zu sagen haben?« Thoreau sah hinter die vor sich und anderen schön aufgebauten Fassaden: »Die meisten Menschen führen ein Leben in stiller Verzweiflung.« Dir kann das erspart bleiben, wenn Du mit Hilfe der UrMethodik zu Deinen Ursprüngen zurückfindest. [8]

Traust Du Dich, noch einmal ein dickes Buch zu lesen, dann greif Dir mal die des Naturphilosophen:
ROUSSEAU, Jean Jaques, »Emile oder über die Erziehung« und seine anderen Bücher, die Dich der Natur wieder näherbringen können. (Sieh mal hinten im Literaturverzeichnis nach, wie gut er die ärztliche Sippschaft erkannt hat!) (→LV 0600, 8218) **Seine Grunderkenntnis: »Statt die Natur lieben zu lernen, wird sie von der Gesellschaft mehr und mehr als feindlich angesehen. Und die, welche die Menschen an sie wieder heranführen möchten, verfolgt man.«** Rousseau mußte nach Veröffentlichung seiner Werke »Contract social« und des »Emile, ou de l'éducation« wegen einer Verurteilung durch das Parlament und des Erzbischofs von Paris schließlich nach England fliehen. [967] [9] 0600, 0673, 8218

GRUHL, Herbert, bringt Dir den Ernst der Lage unserer Erde mit seinen Büchern »Der geplünderte Planet« und »Himmelfahrt ins Nichts« näher. [10]

BRUKER, M. O. So gute und vernünftige Bücher er auch geschrieben hat: Bruker wird unsicher. Er spürt immer mehr, daß seine Vollwertkost die Menschen mehr krank als gesund macht. (→Rz.974- 40/41, siehe auch die Angabe der Pathologen, daß sich unverdaute, fast versteinerte Körnerreste in den Darmnischen von Vollwertkostessern auffinden lassen.) Vor Herausgabe dieses Buches bat ich Bruker, einige seiner Zitate hier wiedergeben zu dürfen – was er mir unakademischerweise verweigerte. Die nicht genehmigten Zitatwiederholungen findest Du trotzdem im Literaturverzeichnis und hier wiedergegeben. Soll er mich doch verklagen:

Leider wird von sehr vielen Menschen nicht unterschieden zwischen der Ernährung von Gesunden über Jahrzehnte und von Kostformen für Kranke über kurze Zeit. Es liegt keinerlei Grund vor, Eier zu verbieten. Dasselbe gilt auch für andere tierische Eiweiße, z.B. Milch, Quark, Käse. Es gibt natürlich eine Reihe von ernährungsbedingten Zivilisationskrankheiten, z.B. Hautausschläge, rheumatische Erkrankungen, bei denen ein Verzicht auf tierisches Eiweiß, also Milch, Käse, Quark, Eier, Wurst, Fisch und Fleisch, notwendig ist. Es liegt aber keinerlei Grund vor, bei Menschen, bei denen diese Erkrankungen nicht vorhanden sind, tierisches Eiweiß zu meiden.

Ist das »ganzheitliche Sicht«? Bruker scheut sich zu sagen, daß die Krankheiten einen Ursprung haben. Was für einen Kranken schlecht ist, das kann für einen Gesunden nicht gut (und erlaubbar) sein! Die bei einem kranken Menschen nicht gestatteten tierischen Eiweiße führen beim noch Gesunden zumindest zu einer Schwächung der Abwehrkräfte gegen seine Leiden, wenn nicht gar am Ende später zu der gleichen Krankheit. Brukers Verdienste sind groß - führte er doch die Menschen dazu, auf eine natürlichere Art ihrer Ernährung zu achten.

967 BRUKER sagt über BURGER so: *Es ist ohnehin nicht einfach, den Kranken zum Verzehr von Frischkost zu bringen. Der macht es bei ernsten Krankheiten aus Vernunftgründen, aber nicht aus Instinktgründen.*
Burger mag ein hervorragender Musiker sein, aber von physiologischen Abläufen versteht er nichts, wenn er zum Beispiel behauptet, daß durch Kochen der Nahrung die Moleküle zerstört würden. Es werden jedoch die Vitamine und andere biologische Wirkstoffe in ihrer Wirksamkeit herabgesetzt.
Als hypothetische, am Schreibtisch erdachte Phantasieernährung, kann man der Instincto-Therapie nur Bewunderung entgegenbringen, aber praktikabel ist sie nicht - weder beim Gesunden, geschweige denn beim Kranken.
BURGER antwortet BRUKER so: *Wenn es aber um die Behauptungen Herrn Brukers über das Kochen und die Moleküle geht, hätte ich ihm doch einiges beizubringen, ganz der Amateur, der ich ja nun bin. Zuerst einmal habe ich nie behauptet, daß die Erhitzung der Nahrungssubstanzen eine »Zerstörung« der Moleküle hervorruft. Ich spreche von einer »Denaturierung«. Diese Denaturierung existiert dennoch erwiesenermaßen bei den benutzten Temperaturen: Zeuge dafür ist die Bildung der braunen Materie, in Grenzfällen kann das bis zur Verkohlung gehen. Es scheint, daß Herr Bruker noch niemals etwas von den Maillard-Molekülen gehört hat: Neue chemische Arten, die während des Kochens aus den chemischen Reaktionen zwischen den Gluciden und den Protiden entstehen (veröffentlicht 1917). Man muß hier noch die möglichen Verbindungen mit den Lipiden hinzufügen, die nicht viel besser den Schäden der thermischen Denaturierung entwischen. Dies wird auch durch das Entstehen der Hetero-Zyklen und anderer Derivate bewiesen, die heute bekannt sind, und von denen manche als krebserregend erwiesen wurden.*
Es bleibt nur eine Lösung: Entweder befindet sich der liebe Herr Bruker immer noch mitten in seinem Kampf gegen den Fabrikzucker und hat zwischenzeitlich noch nichts von den Entwicklungen der letzten 50 Jahre mitbekommen (Maillards Forschungen wurden erst nach dem Krieg in der Öffentlichkeit bekannt). Oder aber er versteckt vor seinem Publikum einen schwerwiegenden Fehler, der sein ganzes System zum Wanken bringen könnte: Die Anzahl der durch das Kochen entstandenen Maillard-Moleküle ist sehr viel größer, wenn man Vollkorngetreide benutzt; die Proteine der peripherischen Schichten reagieren mit der Zuckeramidketten, um ein leckeres Gemisch an noch unbekannten toxischen und mutagenen Substanzen zu formen, die unbegrenzt viel schwerwiegender für die Zukunft eines Organismus werden können, als die Mängel, die durch das Raffinieren hervorgerufen werden. Natürlich haben die großen Priester und Manager der Vollwertkost nicht gerade großes Interesse daran, dies von allen Dächern zu schreien. (Instincto Magazin 2/1993)

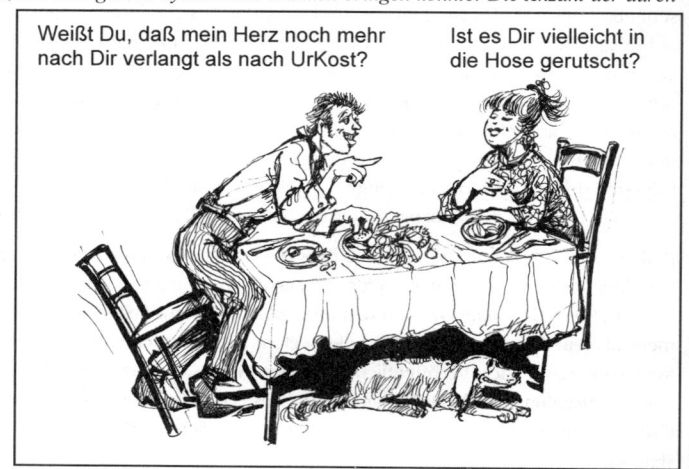

Weißt Du, daß mein Herz noch mehr nach Dir verlangt als nach UrKost?

Ist es Dir vielleicht in die Hose gerutscht?

Was meinst Du dazu: Soll man Gottes Natur noch auf ihre Richtigkeit prüfen lassen?

»Tja«, sagt mir da ein bekannter Hochschulprofessor, »das klingt alles schön und gut mit Ihrer Ur-Therapie, doch es müßte erst noch durch eine multizentrische, prospektive, randomisierte Doppelblindstudie wissenschaftlich gesichert werden.«

»Und warum machen Sie es dann nicht mit Ihren Therapien? Nur 20% davon sind überprüft!« antworte ich. »Andererseits: Wozu auch sollten wir uns die Mühe machen-? **Daß die Natur recht hat, bedarf doch keiner wissenschaftlichen Prüfung. Das spürt man doch. Oder Sie etwa nicht?«**

Älterer Mensch, sei auf der Hut: Du merkst es, wenn es ans Sterben geht. Deinen »Lieben« ist oft der Tod im Haus eine lästige Sache. Und so wollen sie Dich schnell mit Blaulicht ins nächste Krankenhaus abschieben. Obschon – wenn Du als Urköstler gelebt hast – ja gesund und ohne eine Belästigung für andere zur Erde zurückkehrst. Damit Du dort allein gefesselt an Kabel und Schläuchen zum letzten Profitkadaver für die Ärztemafia werden kannst.

Verbiete Dir das deshalb in Deinem Ärztetestament (→968/1). Noch wirksamer: Sag allen, die es angeht, schon jetzt: In meinem beim Notar bestimmten Testament habe ich unwiderruflich festgelegt, daß sämtliche Mitglieder einer Familie enterbt werden, wenn einer davon meiner Einweisung ins Krankenhaus zustimmt oder sie selbst veranlaßt oder einen Arzt dazu auffordert. Denk an Martertod des Tagesschausprechers Köpke. Oder den des Kölner Oberbürgermeisters Blüm oder an den TV-Star Lesch (→Rz 521)

Es sterben in Deutschland ca. 425.000 Menschen in den Kliniken, obschon das wohl keiner will. Etwa die gleiche Anzahl stirbt zu Hause.

Ältere Menschen wenden sich zunehmend der Religion zu. Ich sehe das so: Religion sollte sich nicht im Transzendentalen verflüchtigen. Sie sollte „religio", Rückbindung zum Ursprünglichen, zum wirklich Wahren sein, eben zur Urnatur. Wer dahin gelangt ist wahrhaft religiös. Weil er in der Wahrheit der Schöpfung lebt.

Eine der raffiniertesten und niederträchtigsten Werbungen im Jahre 1998/99. Oder wie man den Dummen bei uns weismacht, es wäre natürlich, das Gift Fluorid zu sich zu nehmen, weil unterirdische Wasserströme an wenigen Plätzen der Erde es hervorbringen würden! Dabei weiß jeder Chemiker, daß Fluoride Breitbandenzymgifte sind. Das für die Salz-Fluoridisierung vorgesehene Kaliumfluorid ist wasserlöslich besonders toxisch. Die gesundheitlichen Folgeschäden bei Dauergebrauch sind von Zahnfluorose bis hin zu Skelettschäden und akuten Fluorvergiftungen belegt. Außerdem ist Fluor ein Antagonist zu Jod. Es geht hier nicht um die Zahngesundheit, sondern um massive Durchsetzung wirtschaftlicher Interessen unter dem scheinheiligen Deckmantel der Gesundheitsprophylaxe, wenn der Staat Fluorzusätze einführt.

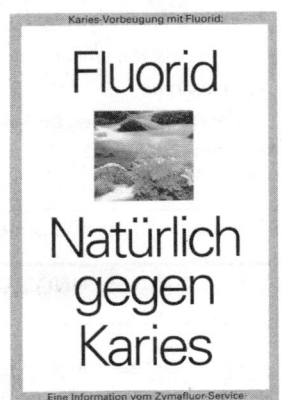

Durch Fluorid im Trinkwasser werden Tausende von Kindern in Tansania zu Krüppeln. Abhilfe ist nicht in Sicht Focus Nr. 16/2000

GUTER RAT:

Mach Dir von den folgenden Mustern Fotokopien für Dich und Deine Freunde, und gib das folgende Patienten-Testament sowie die Patienten-Willenserklärung als erstes Deinem Hausarzt.

Hinweis: Krankenunterlagen-Anforderungsschreiben (→LV.9850)

> Der Arzt ist aus dem Behandlungsvertrag verpflichtet, dem Patienten die notwendigen Unterlagen herauszugeben, die erforderlich sind, um über den Antrag des Patienten auf eine Sozialleistung etc. zu entscheiden.
> (§100 Abs.1 Satz1 SGB X.)

9.62 Patienten-Testament

Patienten Verfügung

Mein letzter Wille, den alle Ärzte zu beachten haben:

Ich verweigere hierdurch meine Zustimmung, mich im Falle eines Unfalls oder einer Krankheit einer Intensivtherapie bzw. einer Wiederbelebung zuzuführen, bei

- nicht mehr rückgängig zu machender Bewußtlosigkeit,
- Dauerschädigung meines Gehirns,
- dauerndem Ausfall lebenswichtiger Körperorgane
- oder wenn als Folge des Unfalls bzw. der Krankheit der Tod absehbar ist.

Die u.a. Unterschrift wurde von mir beglaubigt.

_____
Notar / Gemeindeamt

Ich verweigere im Todesfall jegliche Organentnahme bei mir.
Ich verbitte mir weiter jede lebensverlängernde Therapie, wenn sie Siechtum bewirkt.
Ich bevollmächtige hierdurch folgende Personen mit nachstehender Unterschrift, im Falle meiner Bewußtlosigkeit zu medizinischen Eingriffen an meinem Körper die Zustimmung zu erteilen oder solche zu verweigern:

	Person 1	**Person 2**
Name	....	....
Straße	....	....
Ort	....	....
Telefon	....	....

Mein derzeitiger Gesundheitszustand ist .... Diese Verfügung wird von mir nicht widerrufen.

....
(Unterschrift des Patienten)   (Anschrift)   (Telefon)

Kopien besitzen weiter:
☐ Hausarzt: .... in .... Tel ....
☐ der diese Angaben bestätigt: .... und eine Kopie davon besitzt.
☐ Eltern/Kinder: .... in .... Tel ....
☐ ....

Ablichten und an Rückseite des Personalausweises kleben.

ERKLÄRUNG ZUR ORGANSPENDE

....
Name, Vorname   Geburtsdatum

....
Straße   PLZ, Wohnort

☒ **Ich bin kein Organspender:** Ich widerspreche einer Entnahme von Organen / Gewebe bei mir.
(Eine Kopie dieser Erklärung wurde bei meinem Rechtsanwalt hinterlegt.)

☐ Falls mir etwas zustößt, sollen folgende Personen benachrichtigt werden:

....
Name, Vorname   Telefon

....
Straße   PLZ, Wohnort

....
Ort, Datum   Unterschrift

Patient: Herr Doktor, ich habe solche Angst vor der kommenden Operation!

Chirurg: Keine Sorge! Unter meinen Händen ist mir noch kein Patient verstorben!

Patient: Na, dann kann ich ja beruhigt sein...

Chirurg: Aber ja, ich bin schon ganz scharf drauf - ist schließlich meine erste Operation!

Merke: Organspenden sind naturfeindlich! Die Natur (Gott) will nicht, daß Kaputtes, Nichtlebensfähiges weiter überlebt. Willst Du ein Feind der göttlichen Natur sein? Gottes Gesetze mißachten?

Bevor Du Dich auf die Schlachtbank legst:

Solltest Du glauben, daß ich bezüglich des schrecklichen Operationspfuschs der Ärzte zu dick aufgetragen habe, dann lies zuvor das vierbändige(!) Werk, KREMER,K., »Handbuch der intra- und postoperativen Zwischenfälle«, Thieme Verlag, das von den Chirurgen selbst verfaßt ist. Dann wirst Du hoffentlich geheilt sein. Nicht von Deiner Krankheit, sondern von dem Glauben an die Ärzte und Chirurgen...

Siehst Du dann immer noch nicht klar und siehst Dich weiter von ärztlichen Überredungskünsten hypnotisiert, dann nimm zur Risikenaufklärung vor der Operation wenigstens eine kluge, scharf hinhörende und mit einem guten Gedächtnis ausgestattete Vertrauensperson mit. Mach Dir einen Fragebogen zurecht und notiere Dir die darauf von den Chirurgen gegebenen Antworten. Die folgende Bescheinigung gewährleistet, daß keine Assistenten an Dir herumstümpern. Merke: Wenn die was von Dir unterschrieben haben wollen, dann verlange das auch von denen! Gleiches Recht für alle! Du bist weiß Gott mehr gefährdet als der Messerheld! (→ unbedingt Rz 968 [4]) Frage vor allem, wie oft er die vorgesehene Operation bereits an anderen Kranken vorgenommen hat und ob er überhaupt und welche Erfahrungen er damit besitzt. Aber darum kannst Du eigentlich auch nicht viel geben – selbst wenn Du als Antwort hörst: „185 mal mach' ich sie schon – aber einmal muß es ja klappen."

Weil Chirurgen pfuschen

Mindestens die Hälfte der Patienten mit neuropathischen Schmerzen haben ihr chronisches Leiden einem Arzt zu verdanken. Besonders groß ist das Risiko der iatrogenen Nervenschädigung bei endoskopischen Operationen. Und nicht selten kommt es vor, daß Nervenläsionen ohne ausreichende Diagnostik wiederum invasiv angegangen werden, was die Sache eventuell nur noch schlimmer macht.

(Medical Tribune 22.10.99)

9.63 Operationsbescheinigung, damit Du später mal nicht in die Röhre siehst

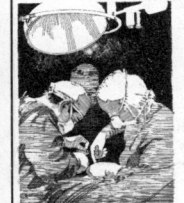

Ärztliche Versicherung

Ich, der unterzeichnende Chirurg, versichere, daß die von mir als leitender Chef/Arzt/ Oberarzt des Krankenhauses ....

am.........19... vorgesehene Operation ....

durch mich persönlich unter nur assistierender Mitwirkung von

(Namen der beteiligten Ärzte)..

vorgenommen werden wird. Diese Operation wird das Leiden des o. a. Patienten
- ○ beheben ○ bessern ○ lindern. Sie ist dringend erforderlich, da keine andere Behandlungsmöglichkeit dafür besteht. Ich werde als Operateur die von mir entfernten Körperorgane und Gewebeteile bis drei Tage nach der Operation im Tiefkühlfach bzw. in Alkohol dem Patienten zur Verfügung stellen und auf Anforderung zu Gegenkontrollzwecken für immer übergeben.

Als operierender Arzt weiß ich um alle Vorerkrankungen und kenne die Risiken des Patienten.
- ○ Eine Nachoperation wird nicht erforderlich sein.
- ○ Nebenschäden werden durch die Operation nicht entstehen.
- ○ Folgende chirurgische Methode wird angewandt: ....
  die ich bisher ...... mal angewandt habe.
- ○ Es handelt sich nicht um die Einübung einer neuen Methode.
- ○ Ich bestätige, daß bei der Operation andere Organe nicht mitentfernt werden.
- ○ Mit Nebenschäden folgender Art ist zu rechnen: ....
....

Sollte durch die Operation das Leiden verschlimmert werden, andere Leiden auftreten (z.B. der Krebs ausgestreut werden oder an einer anderen Stelle wieder auftreten) oder der Tod erfolgen, so verpflichte ich mich, dem Opfer bzw. dessen Familie/Angehörigen/Lebenspartner den Betrag von

.................DM in Worten ....

ohne Verzögerung oder Anrufung eines Gerichts auszuzahlen.
Auf der Rückseite dieser Bescheinigung habe ich als Referenzen einige Patienten mit Anschrift aufgeführt, die von mir vor mindestens fünf Jahren an gleichem Leiden operiert wurden. Gegen ihre Befragung habe ich nichts einzuwenden.

.... , den ....
                  (Rechtsverbindliche Unterschrift des Arztes)   (Stempel des Krankenhauses)

Sagt Dir ein Arzt das, bevor er Dich zu einer Operation überredet, daß Du Jahre später dadurch ein Nervenbündel wirst und ständig Nervenschmerzen bekommst? Liest Du so was in einer Zeitung? Nein – das legen mir medizinische Fachzeitschriften offen, an die Du aber nicht kommst:

9.64 Impf-Bescheinigung

Ärztliche Impferklärung

Ich, der unterzeichnende Arzt, erkläre,

daß der Impfstoff ....

des Pharmaunternehmens ....

als Vorbeugung gegen folgende Leiden gegeben wird ....

und aus folgenden Inhaltsstoffen besteht: ....

....

Diese sind frei von Verschmutzungen irgendwelcher Art. Diesen Impfstoff verabreiche ich heute an

Herr/Frau/Kind.. in ....

Ich versichere, daß der verabreichte Impfstoff völlig ungefährlich für das Leben und die Gesundheit des Geimpften ist und keine direkten Schäden oder Folgekrankheiten verursachen wird, wie beispielsweise Lähmungen, Gehirnschäden, Blindheit, Tuberkulose, Krebs an der Impfstelle oder anderen Orten, Nierenschäden, Leberentzündungen mit und ohne Todesfolge. Ich versichere weiter, daß der verabreichte Impfstoff .... Jahre lang die Krankheit verhütet, gegen die er gegeben wird. Sollte die Krankheit, gegen die geimpft wurde, dennoch in dieser Zeit auftreten, so werde ich dafür freiwillig und ohne vorherigen gerichtlichen Prozeß eine Entschädigung von 10.000 DM zahlen. Wenn irgendein physischer oder psychischer Schaden durch die heutige Impfung entsteht, verpflichte ich mich, dem Opfer oder dessen Familie/Angehörigen

den Betrag von ....DM (in Worten..)

ohne jegliche Verzögerung oder Anrufung eines Gerichts auszuzahlen.

...., den... ....
(Rechtsverbindliche Unterschrift des Arztes und Stempel)

> Um ein tadelloses Mitglied einer Schafherde sein zu können, muß man vor allem ein Schaf sein. (Albert Einstein)

Wie schaffst Du es ohne Schwierigkeiten, Dein Kind vor den Giften der Impfung zu bewahren? Auf diese elegante Art: Indem Du dem Dich auf die fehlende Impfung mit leichtem Druck aufmerksam machenden Mediziner einen netten Brief schreibst. Diesen Inhalts:

```
Sehr geehrter Herr Schularzt
Ich bedaure, Ihnen Anlaß zur Erinner-
ung an die Impfung meiner Tochter
              Claudia
gegeben zu haben.
Ich bin der Ansicht, daß ich damit zu
meinem Hausarzt gehen sollte, um das
Vertrauensverhältnis zu ihm weiter zu
vertiefen.
Deshalb werde ich baldmöglichst die
MMD-Impfung von ihm ausführen lassen
und bitte dafür um Ihr Verständnis.
              Mit freundlichen Grüßen
```

Dann »vergißt« Du es einfach, dahin zu gehen. Nachprüfen tut der das nicht, der hat seine Pflicht nach Anweisung seiner Paragraphen getan. Mahnungen, Schriftverkehr usw. erbringen ihm ja keine Piepen mehr...

Merke, was Du dem Chirurg unterschreiben sollst: Das ist eine Nötigung, wenn der vor einer Operation von Dir die Unterschrift verlangt, daß Du selbst die Folgen übernimmst für: AIDS und Hepatitis durch Blutübertragung, Nieren- und Blasenverletzung, künstlichen Darmausgang, Verletzung der Spinalnerven, teilweise oder ganze Lähmung, Gehirnschäden durch Narkose und Herzstillstand. Überleg es Dir gut, bevor Du unter diese Blankovollmacht und Befreiung von der Verantwortung für sein bestens bezahltes Metzgerhandwerk Deinen Friedrich Wilhelm setzt. Das ist ungefähr dasselbe, als würde Dir ein Elektriker vor seiner Reparatur erklären: Ich werde den Schalter flicken. Bekommen Sie beim anschließenden Anknipsen aber einen elektrischen Schlag und fallen tot um, sind Sie selbst schuld. Denn Sie wünschten ja die Reparatur.

Noch hast Du Gelegenheit, statt dessen zur Klassischen Naturheilkunde zu wechseln. Zu deren Behandlung nötigt Dich keiner.

Als Nicht-UrzeitKöstler könntest Du aber auch gemütskrank werden. Damit sie Dich dann nicht falsch behandeln, hinterlegst Du am besten die folgende Willenserklärung bei einem Notar und trägst zusätzlich Kopien davon zusammen mit dem Patiententestament in einem Beutel oder im Portemonnaie mit Dir. Zugleich gibst Du auch beglaubigte Kopien Deinen nächsten Angehörigen:

9.65 Patienten-Willenserklärung

Geh nie in ein Krankenhaus! Vor allem nicht, wenn Dein Leben in Gefahr ist! Glaubst Du etwa, die achten selbst Deinen letzten Willen, diese abgebrühten Brüder? I wo: »Diese Verfügung ist unwirksam. Die könnte ja in einer depressiven Phase ausgefüllt worden sein! Der hätte die Vorstellung von seinem würdigen Tod viel ausführlicher darlegen müssen. Und daneben noch Bestätigungen von Zeugen zulegen sollen, daß er im Vollbesitz seiner geistigen Kräfte zur Unterzeichnungszeit war. Vielleicht war er ein noch unerkannt Geisteskranker! Welch normaler Mensch verfügt schon, daß er von uns Medizinern nichts wissen will...!« So, sinngemäß Dr. B. Bauer von der Ärztekammer Westfalen/Lippe auf dem Kongreß vom 6.4.2000. Nur mit einer notariellen Beglaubigung hebelst Du diese Brüder aus!

Psychiatrie-Testament und Vorausverfügung für Ärzte
für den Fall eines psychiatrischen Anstaltsaufenthaltes:

1. Sollte beabsichtigt sein, mich behördlicherseits, gleich aus welchem Grund, in eine psychiatrische Anstalt einzuweisen, ist dies sofort einer der unter Ziffer 3 benannten Personen meines Vertrauens mitzuteilen.
2. Mein erklärter Wille, den ich im Vollbesitz meiner geistigen Kräfte abgebe, ist folgender:
   a) Mit irgendwelchen Schockanwendungen - gleich ob Elektro-, Insulin- oder Cardiazolschocks usw. - bin ich nicht einverstanden.
   b) Psychopharmaka-Verabreichungen - gleich in welcher Form - verstoßen gegen meinen Willen.
   c) Bei Unruhe oder Anfällen bin ich mit Festschnallen oder Zwangsjackenanwendung nicht einverstanden. Ein eventuelles Einschließen ist nach Beruhigung wieder aufzuheben.
   d) Meine Vertrauensleute, Rechtsanwälte, Freunde und Verwandte sind stets zu mir zu führen.
   e) Bestehen begründete Anzeichen für Suizidversuche bei mir, so sind sie zu unterbinden.
   f) Ich wünsche folgende Ernährung, wobei jede Kost ohne Medikamente oder andere chemische Mittel zu verabreichen ist:
   ○ Wildkräuter mit Obst   ○ Rohkost   ○ Vegankost   ○ vegetarische Kost   ○ ....
   Entsprechende Mehrkosten trage ich.
3. Die Personen meines Vertrauens nach der Reihenfolge sind:

   Name   Vorname   Straße   Ort   Telefon

   ....

   ....

   Die o. a. Personen sind verpflichtet, meinen hier festgelegten Willen durchzusetzen. Sie und meine Anwälte sind berechtigt, alle Informationen über mich einzuholen. Alle anderen Personen, Behörden, Banken, Anstalten und mich behandelnde Personen sind diesen gegenüber von ihren Schweige- oder Geheimhaltungspflichten entbunden. Sie dürfen Informationen über mich und meinen Zustand jedoch nur an meine Vertrauensleute und Anwälte weitergeben.
4. Ich fordere, den Gesetzen entsprechend, alle Behandlungen und Maßnahmen an mir vollständig zu dokumentieren. Diese Unterlagen dürfen jederzeit von meinen Vertrauensleuten und Anwälten eingesehen und fotokopiert werden. Über ihre eigene Person dürfen Behandler in dieser Dokumentation nichts einbringen, wenn damit das Recht auf Einsicht und Kopie verlustig gehen sollte.
   Ich kenne die verbreitete psychiatrische Praxis: Wenn die davon Betroffenen den psychiatrisch vorgeschlagenen Maßnahmen zustimmen, so werden sie als geschäftsfähig beurteilt. Lehnen sie die psychiatrischen Maßnahmen ab, so beweist dies angeblich den Behandelnden, daß der Wille des Patienten unmaßgeblich sei, da es ihm an Geschäftsfähigkeit fehle. Es ist weit verbreitete Übung - bei Ablehnung von psychiatrischen Maßnahmen durch den Betroffenen - mittels Zustimmung eines zugezogenen fremden »Betreuers« psychiatrische Maßnahmen zu vollziehen. Das halte ich für kriminell und strafbar. (Diese Rechtslage ergibt sich aus Schönke/Schröder, Strafgesetzb., Komment., §223,IV.)
5. Meiner zuständigen Vertrauensperson erteile ich Auftrag und Vollmacht, gegen jede Person straf- und zivilrechtlich vorzugehen, die meinen hier bekundeten Willen nicht beachtet. Mir ist bekannt, daß die Vorschriften der jeweiligen Psychiatriegesetze meinem Psychiatrischen Testament nicht entgegenstehen.

Ich fühle mich im Vollbesitz meiner geistigen Kräfte:

....
Ort   Datum   Unterschrift

Ich bestätige Unterschrift und geistige Klarheit des Testament-Verfassers:

....
Datum   Unterschrift   Adresse   Antragsteller

9.66 Verschaff Dir durch das Unterbewußtsein stärkere Kräfte!

969 »An die UrzeitKost und UrBewegung gewöhne ich mich von Tag zu Tag besser!«

Das ist der kleine Wundersatz, den Du weiterhin mindestens zwanzigmal täglich zu Dir selber sagen solltest. Angefangen vom frühen Morgen bis zum Einschlafen am späten Abend - wenn Du Dich schwer damit tust, auf die neue Bewegungs- und Kostform überzugehen.
Gleich nach dem Aufstehen sagst Du es Dir. Sodann vor dem ersten Training der UrBewegungen. Und später vor dem ersten Biß in die Früchte, die Du Dir zum Frühstück bereitgelegt hast. Du wiederholst den Satz auf dem Weg zur Arbeit, während der Arbeit, vor dem zweiten Frühstück und so fort. Damit Du es nicht vergißt, schreibst Du die Worte auch auf kleine Kärtchen, die Du überall in die Taschen Deiner Kleidung und an alle gut sichtbaren Plätze Deiner Wohnung plazierst. Auf andere kleine Kärtchen schreibst Du den Satz: Ich denke nur noch positiv! Verteile Kärtchen an den verschiedensten Orten und Stellen, wie in Deiner Geldbörse, Deinem Taschentuch, unter der Bettdecke. Du klebst sie an Deinen Wecker, die Leselampe und auf die Instrumententafel Deines Autos, steckst sie unter Deine Uhr und in Deinen Trainingsanzug. So wirst Du ständig an das positive Denken erinnert. Und wenn es dann an Deinen täglichen Lauf gehen soll und Du dann irgendwo auf einen dieser Zettel stößt, dann denkst Du nicht mehr: »Mich widert schon jetzt der Gedanke an, daß ich gleich laufen soll«, sondern: »Was ein Glück, daß ich heute noch laufen und mich danach so herrlich wohl fühlen kann!« Ja, Du hast wirklich Grund zur Freude: Denn andere, dumpf dahin vegetierende Menschen erleben das in ihrem Leben nie!
Und beim Laufen oder Intensivgehen - wenn Du das Kärtchen in der Hosentasche spürst - stöhnst Du dann nicht: »Mein Gott, nicht mal die Hälfte des Weges liegt hinter mir«, sondern Du rufst: »Fast die Hälfte hab' ich schon geschafft! Jetzt, wo ich so richtig warm bin und mich eingelaufen habe, ist der Rest nur noch 'ne Kleinigkeit! Vielleicht häng' ich noch ein Kilometerchen dran!«

Und wenn Du an Deinem Eßplatz eines der Kärtchen findest, dann denkst Du nicht: »Zum Teufel mit der UrKost!«, sondern:

»Die anderen, die krank bleiben, haben das Wohlgefühl nur für eine kurze Zeit im Mund beim Essen. Ich habe aber ein noch besseres Wohlgefühl davor und danach für lange Zeit: nämlich in meinem ganzen Körper.«

> Warum wiederhole ich hier ab und zu einmal einen meiner Gedanken? Ich halte mich da an Goethe: „Man muß das Wahre immer wiederholen, weil auch der Irrtum um uns immer wieder gepredigt wird. Und zwar nicht von einzelnen, sondern von der Masse, auf Schulen, auf Universitäten – behaglich im Gefühl der Majorität, die auf seiner Seite ist."

Und: »Der Mensch ist ein Gewohnheitstier - bald macht mir das Essen härterer Kost nichts mehr aus!«
Ja - es ist fast zum Lachen, aber ob Du es glaubst oder nicht: das wirkt! Du mußt diese Sätze, so bald Du Dich daran erinnerst oder durch die Kärtchen daran erinnert wirst - nur leise oder laut zu Dir sagen. Denn: Durch Sprechen kannst Du nicht nur Einfluß auf andere nehmen, Du kannst Dich durch diese stärkste Form der Autosuggestion auch selbst stark beeinflussen. Und Du wendest nun die Methode zu Deinem Besten an. Denn das Sprechzentrum im Gehirn besitzt die Herrschaft über alle anderen Nervenfunktionen, wie man heute festgestellt haben will.
Das ist sehr wichtig: Jeder Appell, Dich oder andere für etwas Schweres zu motivieren, muß positiv ausgedrückt werden. Falsch ist es zu sagen: »Ich trinke/rauche/esse jetzt weniger.« Richtig dagegen: »Ich esse gerne Früchte, weil sie so erfrischen.« Oder: »Sobald ich Lust zum Rauchen oder Schlemmen bekomme, mache ich einen Spaziergang.« Als Mutter sagst Du nicht: »Keine UrKost - kein Ballspielen«, sondern: »Wenn Du Deine UrKost gegessen hast, kannst Du nachher auch zum Ballspielen gehen.«
Was es auch ist, das Dir schwer fällt: Mit der Eigensuggestion wirst Du es schaffen. Du darfst nur nicht zu bequem dafür sein und mußt es Dir ständig täglich vorsagen. Gerade Du als Leser dieses anspruchsvollen Werkes kannst das schaffen - wer erwirbt schon ein solches Buch! Daß Du es in Händen hältst, beweist doch, daß die Kraft positiven Denkens in Dir liegt und Du zu den besonders wertvollen Menschen gehörst.

Also sagst Du Dir: »Mit dem Nichtrauchen finde ich mich unter der reiz- und giftstoffarmen UrKost 969 von Tag zu Tag besser ab!« Oder ähnlich: »Ich freue mich so aufs Laufen - danach fühle ich mich stets wie neu geboren!«

Es war Emil Coué, der vor etwa 80 Jahren die Wirkung positiver Sätze entdeckte und damals weltberühmt wurde, weil diese Methode so gut anschlug. Die Klassische Naturheilkunde nimmt gerne solche Hilfen auf. Besonders, wenn sie völlig unschädlich sind und den Übergang zur UrKost den Willensschwächeren erleichtern.. Du magst sie einmal ein paar Wochen bei Deinem Kind testen, indem Du es nur noch lobst, statt zu schelten. Und schnellstens wirst Du ein lernwilliges, auf jeden Fall aber ein willigeres Kind als vorher haben.

Mach Dir also die wundersamen Kräfte des Unterbewußtseins zunutze! Coués Standardsatz war: »Es geht mir mit jedem Tag und in jeder Hinsicht immer besser und besser.« Und unter gleichzeitiger UrTherapie bleibt das nicht nur eine Placebowirkung, wie vielfach seinerzeit.

Auch gegen Schmerzen soll diese Zauberformel helfen. Versuch's mal. Wichtig ist dabei - weil man bei starken Schmerzen kaum eine Minute gezielt denken kann -, daß Du zu Dir dann sehr schnell hintereinander die Worte sprichst: »Es geht weg, weg, weg...« Eine Minute soll genügen, bis es wirkt - selbst wenn Du Zweifel daran hegst.

Sehr wichtig ist, so sagt Coué: Du mußt dabei die Augen schließen und mit einer Hand oder beiden Händen über die schmerzende Stelle - bei seelischen Schmerzen über die Stirn - streichen. Und das sehr sanft! Kommen die Schmerzen wieder, mußt Du es so lange wiederholen, bis die Schmerzen vergangen sind.

Diese einst angeblich sehr erfolgreiche Methode der Schmerzbekämpfung ist heute völlig in Ver- 970 gessenheit geraten - wie so einiges, was ich aufspürte, wie z.B. das Offenlassen von Wunden. (→Rz282) Aber Du mußt wissen: Du kannst Deinem Körper nur für eine kurze Zeit weismachen, er habe keine Schmerzen, wenn er Grund dafür hat, sie Dir durch Schmerzempfindung anzuzeigen. Etwa weil Du ihn falsch ernährst, ihn nicht genügend bewegst oder Probleme ungelöst läßt. (Mit anderen Worten: wenn Du die UrTherapie bei Dir nicht schnellstens verwirklichst.) Tust Du dies jedoch, dann kannst Du Dir aus dieser Kraft der Eigensuggestion wertvolle zusätzliche Hilfe holen. Ich habe zwar gute Ergebnisse mit der Stärkungsformel gemacht, besitze aber leider keine eigenen Erfahrungen hinsichtlich der Schmerzbeeinflussung, da ich keinerlei Schmerzen mehr kenne. Wer sich mit den Coué-Sätzen oder dem »Es geht weg, weg, weg« bei gleichzeitiger UrTherapie helfen konnte, der möge es mir bitte zum Nutzen aller anderen Schmerzgeplagten mitteilen. [2190]

»Rätst Du mir nicht zur Meditation?«

Wenn sie Dich stärkt, ja. Vor allem nicht religiös gebundene, aber doch verinnerlichte Menschen können aus der Meditation zusätzliches Wohlbefinden und Stärke gegen ihr Kranksein schöpfen. Dadurch ist es vielen möglich, durch Versenken in einzelne Meditationstechniken, sich mit einer angenommenen höheren Kraft zu verbinden, Selbstsicherheit zu gewinnen und sich wohler zu fühlen.

Man argumentiert nicht: »Wenn die Umstände anders lägen, wäre ich glücklich.« Das Sagen des Meditierenden lautet: »Wenn *ich* anders wäre, könnte ich glücklich sein.« Als Meditierender kannst Du besser die Einsicht gewinnen, daß Du niemals ein Opfer, sondern ganz im Gegenteil Urheber und Gestalter Deiner Lebensumstände bist. Wenn Du Dich davon angezogen fühlst, probiere es mal aus. Wenn Du schon meditierst, dann sitz aber nicht in einem Zimmer herum. Verbinde Deine Meditation mit den Kräften, die Dir aus der Biophotonenabstrahlung der Natur zufließen: Gehe dazu in Feld und Wald! Und zu Hause stärke Gefühlstiefe und Intelligenz mit Mozart-Musik. [9451]

»Über das Schlafen hast Du bisher noch kein Wort verloren«, sagst Du. „Für mich ist das ein echtes Problem, daß ich nachts so schlecht schlafen kann, wo ich doch tagsüber, besonders bei der Arbeit, so gut zu schlafen vermag.

Die Arbeit im Bereich der Gefühle kann nur dann erfolgreich sein, wenn sich Dein Körper in einem natürlichen Wach- und Schlafrhythmus befindet.

970 Der Mensch ist kein Nachtwesen! Die Affenmenschen bereiten bereits gegen 18 -19 Uhr ihre Schlafnester.[4300ff] Sie schlafen flach und hart! Dein Kopf, Nacken und Rücken sollten eine gerade Linie bilden. Nach dem Erdfasten und 12 Wochen UrzeitKost kannst Du auch wieder flach schlafen und damit den Lungen ein freies Atmen ermöglichen, was unbedingte Voraussetzung für einen tiefen und erholsamen Schlaf ohne Verspannung am Morgen ist. Das beugt gleichzeitig dem Schnarchen vor. (Wer trotzdem damit seinem Partner die Nacht schwer macht, der hole sich in der Apotheke das in die Nase einzuführende kleine Plastikteilchen »Nozovent« und berichte mir, ob er dann auch noch gut damit schlafen kann.) Als Kissen hat sich nach langen Versuchen bei mir eines mit Naturfüllung bestens bewährt: 25 cm breit, 65 cm lang ca. 8 bis 15 cm hoch, noch leicht nachgebend mit Kapok gestopft. Das kannst Du Dir auch selbst machen. Einfach ein entsprechend geschnittenes Leinensäckchen nähen, Kapok[9858] einfüllen, probieren, ob man gut darauf liegt, eventuell etwas Kapok herausnehmen oder dazufüllen, oben zunähen. Als Bezug nimmst Du Baumwollbiber, für den Sommer Naturseide. Dazu schneidest Du den Stoff wie folgt zurecht: Ein Stück in der Größe von 26 cm mal 91 cm, das andere 26 cm. Lege beide Stücke nach dem Umsäumen aufeinander, schlage das längere Stück nach innen ein, und nähe drei Seiten zu. Die vierte obere, an der sich das eingeschlagene (aber an den Seiten ebenfalls fest angenähte) Stück befindet, bleibt offen und nimmt das Kapokkissen als Schutz auf, worauf die verbliebene Lasche nach innen eingesteckt wird. Natürlich schläfst Du auch auf Kapokmatratzen am besten - sie dürfen nur nicht so hart gestopft und müssen mindestens 20 cm bis 25 cm hoch sein. [9858] Merke Dir unbedingt: Nur unter natürlicher Bedeckung und auf natürlichem, ziemlich hartem Lager schläfst Du erholsam. Denn: Nachts schwitzt jeder. Nur Laken aus Baumwolle oder Seide lassen Luft gut durch und nehmen Schweiß auf. Das hält die Körpertemperatur stabil. Unter Kunstfasern wird es zu warm, Du deckst Dich ab, frierst und wachst auf. (→Rz.980/4) [2442, 8202, 8223]

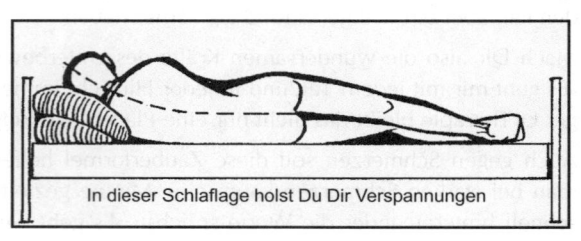

In dieser Schlaflage holst Du Dir Verspannungen

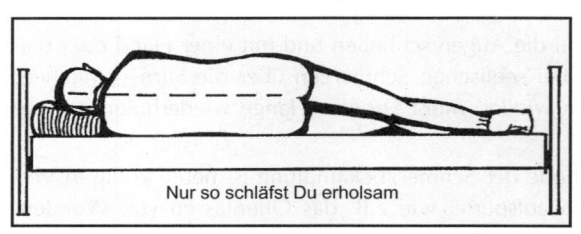

Nur so schläfst Du erholsam

Wenn Du ein bißchen empfindlicher als andere bist, dann kannst Du immer noch mit Schlafstörungen,[1915] insbesondere Problemen beim Aufstehen, Konzentrationsstörungen, Nachlassen der Leistungsfähigkeit, Kopfschmerzen, Schulter-Arm-Problemen, Schilddrüsenstörungen u.a. zu tun haben, falls Du - das nimmst Du mir kaum ab - eine Uhr an Deinem Handgelenk trägst.[9663] Ja! Bei mir selbst wirkt die nach ein, zwei Stunden des Tragens derart unangenehm, daß ich sie einfach abziehen muß! Ehe Du aufstehst, recke, strecke und dehne Dich unter der warmen Decke tüchtig Deine Glieder. So treibst Du am besten die Müdigkeit raus.

Merke: Das Tageslicht ist ein wichtiger Zeitgeber für die Bio-Uhr des Menschen. Von dem Einfall des Sonnenlichtes ins Auge hängt unter anderem die Bildung des Schlafhormons Melatonin ab. Helles Licht unterdrückt das. Und das hält Dich wach.

Wenn es Dir irgend möglich ist, so gehe mindestens 1 1/2 Stunden vor Mitternacht zu Bett, und stehe dafür früher auf: Du wirst Dich allein dadurch viel wohler fühlen! Weil Du dann so wie in der Urzeit schläfst! Was heißt: genau wie programmiert.

971 **Wie die Affenmenschen sich schon gegen 19 Uhr zur Ruhe zu legen, das schaffen wir wohl kaum, aber so zwischen 21:30 bis 22:30 Uhr sollte es auch bei uns möglich sein. Warum? Weil sonst bei der UrKost später wieder Hunger aufkommt. Und der wird dann gerne mit Schlechtkost gestillt - was Dich wiederum lange wach hält. Und am Morgen, wenn Du raus sollst, fühlst Du Dich völlig kaputt, weil Dir der nötige Tiefschlaf gefehlt hat.**

Vor dem Schlafen solltest Du Dich allerdings körperlich genügend müde gemacht haben. Sage konsequent »Nein« zu spät liegenden Festlichkeiten, Restaurantbesuchen und Fernsehfilmen - insbesondere dann, wenn Du schon älter oder sehr krank bist. Alles wirft Dich zurück, was Dich aus Deinem gewohnten Tages-Nacht-Rhythmus bringt.[9871] Gib Deinem Körper Gelegenheit, seiner genetischen Programmierung nachkommen zu können: Genügend kräftige UrBewegung am Tag, zwischen 9 bis 10 Uhr abends ins Bett, zwischen sechs und halb sieben regelmäßig aufstehen.

Und: Beklage Dich nicht, Du könntest schlecht einschlafen, bevor Du nicht vorher bis zur Erschöpfung Kniebeugen gemacht hast. Mindestens 30 sollten es sein, wenn Du ein unsportlicher Typ bist. Und geh konsequent vor dem Schlafen eine gute halbe Stunde in der Natur spazieren. Das bläst allen Kummer hinweg! Erspare Dir auch aufregendes Fernsehen vor dem Schlafen. Eine Anregung: Lausche lieber ein Weilchen besänftigender Musik, wie etwa der Kantate »Ich habe genug« von Johann Sebastian Bach (mit dieser ergreifend schönen Arie »Schlummert ein, ihr matten Augen«), was Du aber richtig heute mit »genug von der Hetze des Tages« interpretieren solltest.[9451]

Du kannst nicht einschlafen? Dann mußt Du Deine innere Uhr durch Schlaf-Fasten wieder richtig stellen, die sich bei Dir erst so gegen vier Uhr morgens auf völlige Nachtruhe eingestellt hat. Das geht so: Du gehst eine Samstagnacht nicht zu Bett, machst gegen sieben Uhr Dein UrzeitTraining und ißt danach jede Stunde etwas Obst mit Grün. Dazwischen läufst Du viel im Freien und trainierst mit Hanteln, so daß Du abends gegen 21 Uhr wirklich geschafft und müde ins Bett fällst.

Zuvor stellst Du Dir drei Wecker auf 5:45, 5:55 und 6:05 Uhr. So wirst Du unter Garantie wach und bist im Schlafrhythmus drin. Nun mußt Du Dich abends immer richtig müde machen und die Schlafenszeit von 22 Uhr bis 6 oder 7 Uhr regelmäßig durchziehen. Das bedeutet: rücksichtslos das Fernsehen um 22 Uhr ausschalten!

Du magst es aber auch mal mit der „paradoxen Intension" versuchen: Das funktioniert so. Man liegt im Bett, will wach bleiben, sträubt sich gegen die Müdigkeit. Sobald man nicht mehr zwanghaft versucht einzuschlafen, soll es wie von selbst gehen. Vielleicht klappt das bei Dir.

Zum Einschlafen Akupressur zu Hilfe nehmen?[8217]

Drücke mehrmals mit dem Finger auf die Küchenwaage, bis sie 800 Gramm anzeigt. Mit diesem Druck führst Du dann die Akupressur durch. Hierzu legst Du die Fingerkuppe senkrecht auf den angezeigten Punkt. Mit sanftem Druck durch feine, kreisende Bewegungen der Fingerkuppe den angegebenen Punkt massieren. Dabei langsam bis sieben zählen. Dann den Druck lösen. Der Finger ruht fünf Sekunden auf dem Punkt, ehe man wieder von vorne beginnt. Dreimal wiederholen.

Nach einer anderen Theorie sollen sich weitere »Einschlafpunkte« oben auf den Fingerspitzen befinden. Fünf Minuten habe man die zu massieren und zu pressen, um schneller einschlafen zu können. Daß ich nicht viel darum gebe, kannst Du Dir denken. Wie willst Du vor Müdigkeit einschlafen, wenn Du - weil Du Dich tagsüber zu wenig bewegt oder abends zuviel gefuttert hast - nicht genügend ermüdet bist?! Ich drücke zudem im Bett lieber was anderes als meine Finger...

Bei Bauchschmerzen soll ein Druck oder eine leichte Massage auf die Haut (mit Zeige- und Mittelfinger) kurz neben den Nasenlöchern helfen. Bei beiden Vorschlägen genügen fünf Minuten Druck bzw. Massage. Aber ich will so harmlose Hinweise gerne mal zum Ausprobieren geben. Wem es hilft, der mag es mir zum Nutzen aller schreiben. Das allerbeste Einschlafmittel vergiß nicht: Die Hormone, die beim Liebesspiel Dein eigener Körper ausschüttet! Aber auch beim Aufwachen solltest Du es mit den Primaten halten. Die springen nicht gleich hoch. Sie geben den noch im Körper steckenden Schlafhormonen Zeit, sich abzubauen. Im Schlafnest recken und strecken sie sich zuerst, und zwar ganz - gemütlich, bis sie sich dann aufmachen.

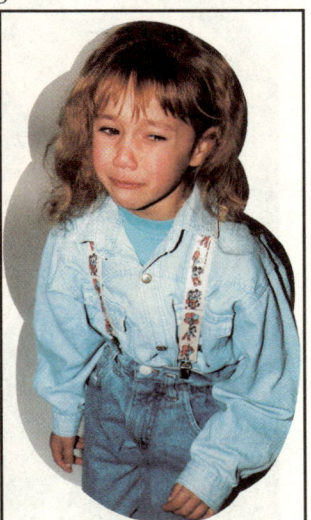

"Warum fotografierst Du mich nicht auch mal in gaanz schönen Seidenkleidern als Prinzesschen, wenn Du es doch abends zum Träumen für mich singst?"
"Aber mein Schätzchen! Im Leben sind Prinzessinen verwöhnte, hofierte und unglückliche Menschen..."

972 Vielen Menschen ist selbst bei einfachsten Dingen nicht zu raten. Die wissen immer vorher alles besser. So sagte ich z.B. einem Seminarteilnehmer, der über eine ständig verstopfte Nase klagte: Schnufen Sie so lange Wasser durch die Nase, bis sie frei ist. Und abends getan, muß sich ihre Freundin oder Frau morgens nicht darüber ärgern, daß Sie in der Nacht mal wieder geschnarcht haben.[3494, 8117, 9434]

Prompt kam die Antwort: »Das würde mir nichts nutzen, mein Schleim sitzt bei mir viel zu tief!«

Erkenne: Wir alle sind nur zu gerne bereit, auch die kleinsten unangenehmen Dinge im privaten Bereich schnell von uns wegzuschieben. Sei Du nicht so borniert. Die Gesundheitsratschläge dieses Buches sind allesamt vielfach erprobt und bewährt.

Schrieb mir ein Leser: »Das Erstaunlichste war für mich nicht die Befreiung von meiner Krankheit, sondern, daß meine Frau wieder neben mir schlafen konnte, weil ich nicht mehr schnarchte! Es war wie ein Wunder!«

Das ist so zu erklären: Die Lymphgefäße und die

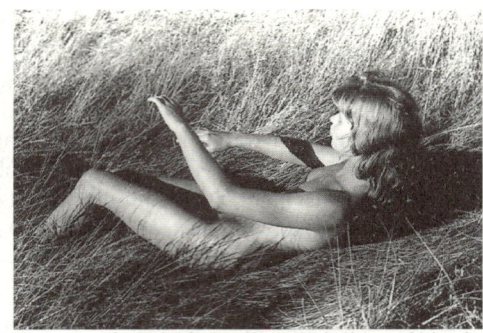

Decke abwerfen und sich ohne Abstützen der Arme aufrichten!

Die Kinder dürfen es gar nicht anders wissen: Morgens wird der Körper trainiert und so schön wachgemacht wie hier unten im Bild.

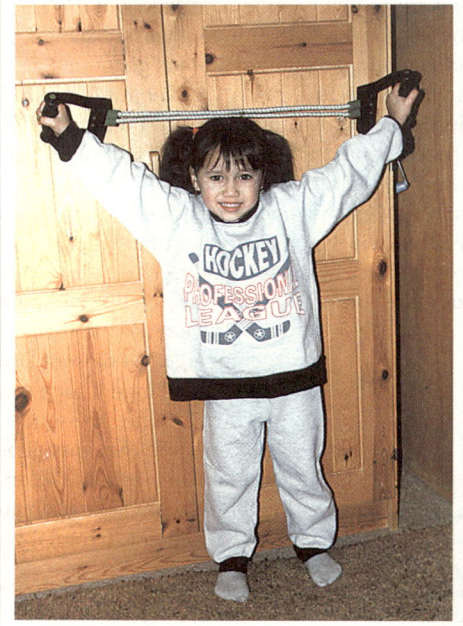

So macht sich Myriam mit Papis Expander noch schneller richtig wach

Lymphknoten in den Fasersträngen der vorderen Schilddrüsen- und Kehlkopfmuskulatur haben bei Schlechtkostessern übermäßige Reinigungsarbeiten zu vollbringen und vergrößern sich dadurch allmählich. Ihr Druck ist m.E. der Grund für das Schnarchen, das unsere Affenbrüder nicht kennen. Ist der Körper durch Fasten und UrKost gesäubert, fällt bei den meisten auch das Schnarchen weg.[9434]

Und erinnere Dich: Blätter- und Meeresrauschen bringen Dich bestens in den Schlaf! Weil wir darauf seit 30 Millionen Jahren genetisch programmiert sind!

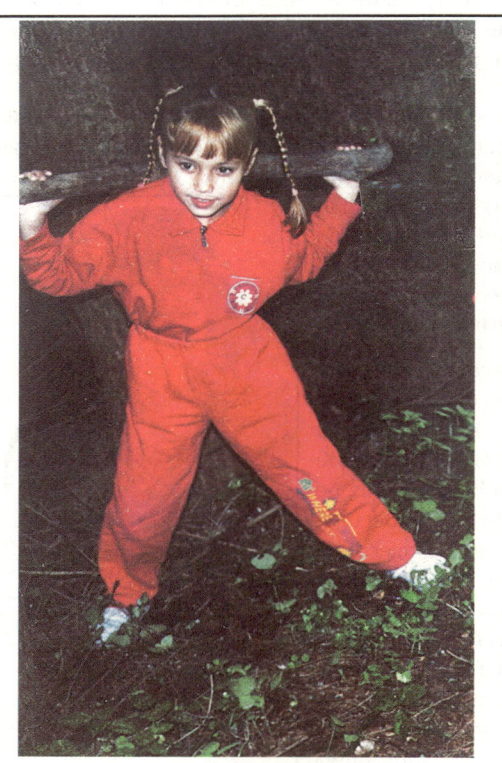

"Hier neben im Bild war ich ja noch ein Küken! Heute bin ich schon gaanz, gaanz stark. Und statt schwarzer habe ich jetzt goldene Haare bekommen. Papa sagt, das hätte ich von ihm. Haha, dabei hat er nur silberne. Und davon fehlt auch noch die Hälfte!"

Nochmals zur Erinnerung: Suchst Du nach einem bestimmten Tatbestand, dann studiere nicht das Inhaltsverzeichnis, sondern das *Sachwortverzeichnis* am Buchende. Wegen der Vielschichtigkeit der Materie findest Du die Ausführungen zu einem Thema oft an verschiedenen Stellen.

> **Der Körper ist Tempel des Geistes!**
> *(hebräisches Sprichwort)*

9.67 Schau Dich mal ganz objektiv im Spiegel an:

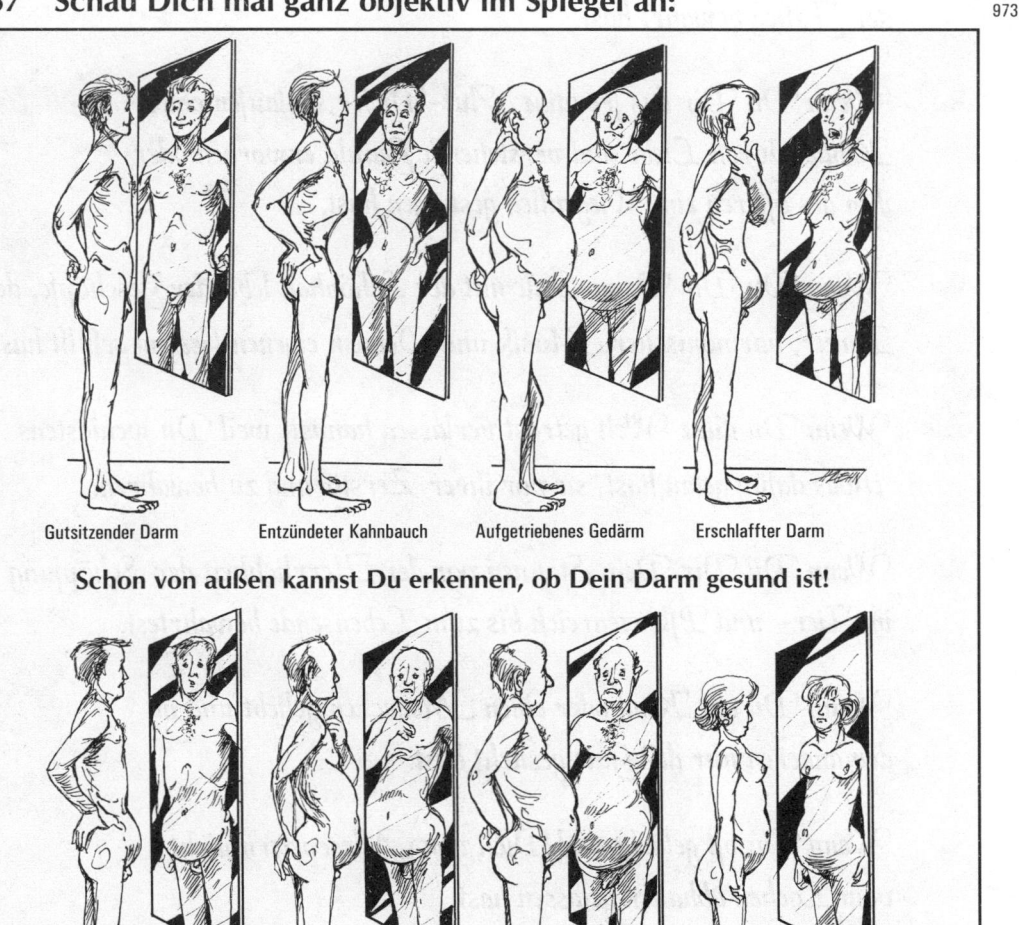

Gutsitzender Darm — Entzündeter Kahnbauch — Aufgetriebenes Gedärm — Erschlaffter Darm

Schon von außen kannst Du erkennen, ob Dein Darm gesund ist!

Entzündeter Kotdarm — Erschlaffter Gas-Kotbauch — Entzündeter Gas-Kotbauch — Vergaster Spitzbauch

Na, nähert sich etwa Deine Figur einer der hier aufgeführten sieben letzten Abbildungen? Meinst Du nicht, daß es dann höchste Zeit dafür wird, mit einem gesunden, bewegungsvollen und freudigen Leben anzufangen? Übrigens: Jeder zweite Mann hat ab Mitte 20 schon im Ansatz einen Bauch. In den Heiratsanzeigen findet sich, dem bereits anpassend, immer öfter das Sätzchen: »Etwas Bauchansatz darf er schon haben.« Nein! Darf er nicht! Oder trainiere es ihm ab, Frau!

> **Zeitungsanzeige der Volkshochschule: Der Kursus »Schlank werden für immer« gefällt Ihnen bestimmt! Viele Teilnehmer belegen ihn Jahr für Jahr!**

Du findest den Sinn Deines Lebens dann:

- Wenn Du einen Baum neu eingepflanzt oder vor den Kreissägen der Fäller bewahrt hast.

- Wenn Du Dir das freudige Auf-Dich-Zulaufen eines Kindes durch Liebe und verstehende Geduld erworben oder ihm des öfteren ein Wiegenlied gesungen hast.

- Wenn Du Dir Deine Seele mit der Schönheit lebender Geschöpfe, der Natur, harmonischer Musik und Deinem eigenen Gesang gefüllt hast.

- Wenn Du diese Welt getrost verlassen kannst, weil Du wenigstens etwas dafür getan hast, sie vor ihrer Zerstörung zu bewahren.

- Wenn Du Dir Dein Staunen vor der Herrlichkeit der Schöpfung im Tier- und Pflanzenreich bis zum Lebensende bewahrtest.

- Wenn Du ein Kind oder einen Menschen geliebt und in den anderen nur das Gute gesucht hast.

- Wenn Du oft gelacht und Dich von Miesepetern nicht vom Lachen abhalten gelassen hast.

- Wenn Du Schmähungen, Hass und Neid Deiner Feinde und Freunde nobel begegnet bist.

- Wenn Du Dich nie scheutest, die Wahrheit zu sagen. Und Dir so den Respekt aufrichtiger Menschen zu erwerben vermochtest.

- Wenn wenigstens ein Mensch Deinen Abschied vom oberen Teil der Erde beweinen wird.

Wir sind auch heute noch Teil der Bäume, in denen wir vormals gelebt, in denen wir uns bewegt, und von deren Früchten und Grün wir uns ernährt haben. Aus den Fruchtbäumen sind wir hinab auf die Erde gestiegen. Wir sollten sie als heilige Wiege der Menschheit achten, verehren, schützen, und sie nicht zu Tode bringen.

Mit deren Sterben gehen auch wir zuschanden. Scheue Dich nicht, von ihren Früchten und Blättern mit Andacht zu essen.
Auf dass sie Dich auch von innen mit uriger Lebenskraft erfüllen und Dich das Einssein mit der gewaltigen Schöpfung und Gott zu Deinem Wohl erfühlen lassen.

Die Kelten verehrten die Bäume so tief, daß Baumfrevel mit dem Tode bestraft wurde. Denn die Götter wohnten in ihnen. Und so unrecht hatten sie damit nicht, oder? Die Legende berichtet von Göttervater Odin, der aus zwei angeschwemmten Bäumen das erste Menschenpaar schuf. Und ich glaube, dieser deutschen Sage kann man eher zustimmen als den israelischen Bibelmärchen. Aus denen man aber ebenfalls viele Erkenntnisse gewinnen kann.

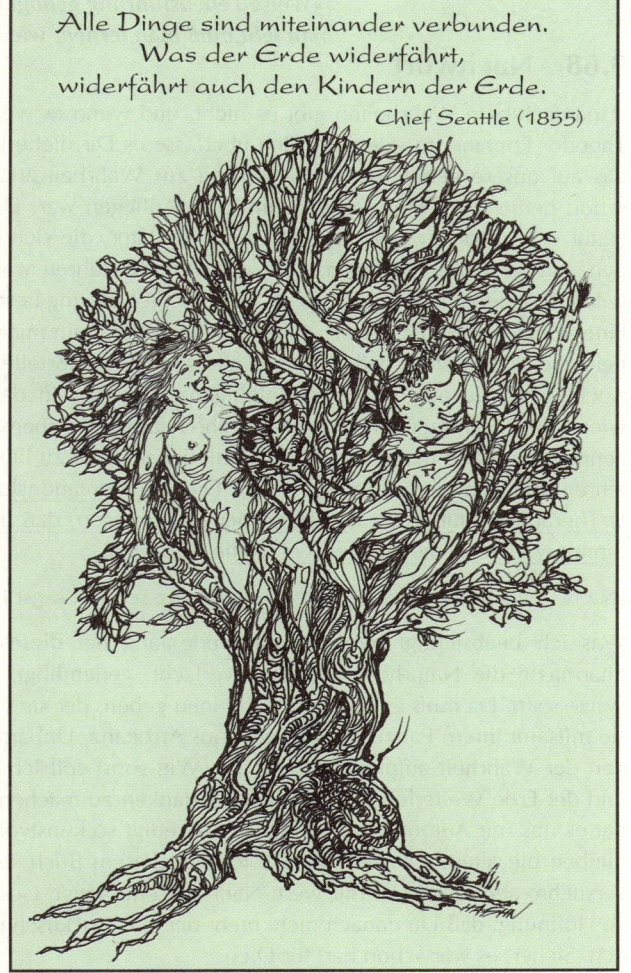

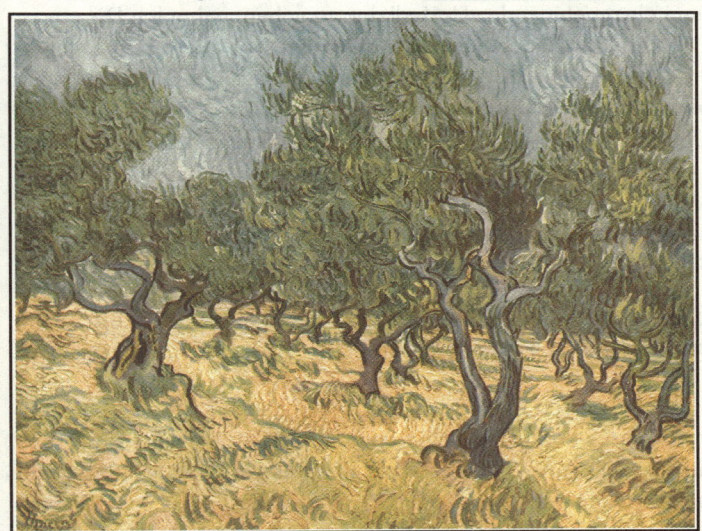

Alle Dinge sind miteinander verbunden. Was der Erde widerfährt, widerfährt auch den Kindern der Erde.
Chief Seattle (1855)

Erkenne: Wenn ich Dich hier so oft auf Analogien von uns Menschen mit Pflanzen und Tieren aufmerksam machte, dann geschah das keinesfalls, um Dich auf primitivere Lebensformen zu reduzieren.
Ich wollte Dir damit nur nachweisen, daß die Verhaltens- und Lebensweisen unserer Pflanzen und Mitgeschöpfe zusammen mit uns Menschen in einen gemeinsamen Rahmen eingebettet sind und sich auf unteilbare biologische Abläufe der Vergangenheit beziehen.
Ich versuchte so, Dich einer tieferen Sichtweise und einem größeren Verstehen allen Lebens auf der Erde nahezubringen.

Wie kein anderer Künstler führt uns van Gogh das Zusammengewobensein allen Lebens und dessen Eingebettetsein in die Natur und das Durchdrungensein vom Kosmos vor Augen. Strebe auch Du nach der Harmonie mit der Natur.

> »Weise Lebensführung gelingt keinem auf bloßen Zufall hin. Solange
> man lebt, muß man lernen, wie man richtig leben soll.« (Hippokrates)

9.68 Nachwort

»Unanfechtbare Wahrheiten gibt es nicht, und wenn es welche gibt, so sind sie langweilig«, sagt Theodor Fontane im »Stechlin«. Ich überlasse es Dir, liebe Leserin, lieber Leser, zu beurteilen, ob das auf unsere gemeinsame Wanderung zur Wahrheit auch hier zutrifft... Vielleicht hast Du es schon bemerkt - mein großes, heimliches Anliegen war: Dir, lieber Leser, das weise Wirken der Natur erkennbar zu machen und Dich der Natur, die sich die Menschen so zu vergessen bemühen, wieder näherzubringen. Und nach 10.000 Jahren wieder denkbar gemacht zu haben, daß wilde Pflanzen und Früchte uns als eigentliche Nahrung bestimmt waren und sind.

973a Einer einfachen Sprechweise völlig entwöhnt, verübeln mir viele intellektuelle Leser meine Direktheit und ärgern sich, daß ich »Ihresgleichen« so bloßstelle, wie ich deren Schreiben entnehme. Auch wenn sie aufgrund ihrer Intelligenz durchaus in der Lage sind, die hier von mir aufgewiesenen Zusammenhänge zwischen ihrer falschen Lebensführung und ihren Krankheiten zu erkennen, bestehen manche trotzig darauf, lieber krank zu bleiben, als sich auf so »primitive Art« belehren und gesund machen zu lassen. <u>Die argumentationslose, im Stillen wütende Ablehnung der UrTherapie bestätigt mir die These der Psychologen, daß der Mensch nur die Informationen aufnimmt, welche seine eigenen Vorurteile bestätigen.</u>

»Na ja, Du schockierst die Leute ja auch ganz schön«, sagt Du.

Was ich beabsichtigt habe. Jahrtausende lang hat dieses Schädigungskomplott Schulmedizin-Pharmazie die Naturheiler verfolgt, verlacht, gedemütigt, ins Gefängnis werfen lassen (→Rz966, LV1069,9981). Da muß es doch endlich einen geben, der sie von ihrem hohen Roß herunterholt und sie mitsamt ihrem Panzer, geschweißt aus Arroganz, Unbarmherzigkeit und Lüge, hart auf den Boden der Wahrheit aufprallen läßt. Und: Wie sonst soll ich die Menschen dazu bringen, über ihr und der Erde Weiterleben sich tiefere Gedanken zu machen? Aber wie das so ist: Gustav Mahler - hat es uns mit Antonio von Paduas Fischpredigt so kunstvoll vertont: Die Predigt hat g'fallen - sie bleiben die alten. Ich weiß ja, daß ich mit diesem Buch so etwas wie die Quadratur des Kreises versuche, aber das ist es mir wert. Nach diesem langen Gespräch mit Dir keimt in mir schon einige Hoffnung, daß Du danach nicht mehr der alte Stockfisch bleibst: weiter steif, hart und unbeweglich. Sicher, es war schon hart für Dich:

Anstatt Dir eine erwartete, bequem einzunehmende »UrMedizin« zu geben, nahm ich Dir etwas: Ich nahm Dir Deine bisherige Liebe zu krankmachenden Genüssen und vor allem Deine Verehrung und Dein Vertrauen zu den Göttern in Weiß. Und ich nahm Dir das gute Gewissen, Dein Leben weiter so gedankenlos fortzusetzen wie bisher. Nun entscheidest Du ganz für Dich: Ob Du dazulernen willst - oder ob Du mit Deinen Gliedern noch unbeweglicher, mit Deinem Körper noch kränker und mit Deinem Denken noch verhärteter werden und mithelfen willst, unsere schöne Erde noch mehr zu zerstören...

Auch wenn Du zu den konservativere Menschen gehören solltest, die starrer in ihren Ansichten sind und deshalb zu mehr Vorurteilen neigen. – Du hast vor allem dies erreicht: Du bist nachdenklicher geworden.[9829]
<u>Du schlingst nicht mehr jeden Dreck in Dich hinein. Du paßt besser auf Dich auf. Du bist aufgeschlossener und williger, etwas mehr für Deinen Körper zu tun. Alles in allem: Du hast manches gewonnen.</u>
Du selbst hast hier gelernt, Dein Tun und Lassen in größeren Zusammenhängen zu sehen. Um mit Goethe zu erkennen, wie eins ins andere webt. Daß Du gut daran tust, Dich mehr für den Erhalt der Natur und damit der Erde einzusetzen - und dieses Wollen an andere weiterzugeben. Wenn ich Dich für diesen letzten Gedanken gewinnen konnte, habe ich wenigstens etwas von den Fehlern, die ich in meinem Leben bisher machte, mit diesem wieder Buch gutgemacht. Wenn es Dir nicht gefällt, so schenk das Buch wenigstens einem, dem es Ernst mit seinem Gesundwerden ist.

Wenn Du etwas Wesentliches zu diesem Buch zu sagen hast - harte Kritik ist mir am liebsten - , wenn Du mir gar Verbesserungsvorschläge geben kannst, dann danke ich Dir schon jetzt für Deine Hilfe, das Leid dieser Welt zu mindern. Herzlich willkommen sind mir Deine eigenen Erfahrungen mit der UrTherapie, und ob Du Dich mit ihr gesund machen konntest. Lobe mich nicht dafür:
<u>Wenn Du durch das Buch leidensfrei geworden bist, dann ist das allein dem Verdienst Deiner Einsicht und Deines Wollens zu danken. Und keineswegs ist es mein Verdienst.</u>
Doch verzeih mir, wenn ich zu dummen Briefen und Krankheitsberichten (oder zu solchen, die nicht von Mitgliedern des Bundes für Gesundheit geschrieben sind), keine Stellung nehme. Schließlich hat meine Familie lange genug auf mich verzichtet und jetzt ist auch noch in meinem 75. Lebensjahr mein Florian zu einem Mann zu formen. Und alle erwarten weitere gute Artikel und Neuigkeiten in unserer Zeitschrift »*Natürlich Leben*« von mir. Und meine Delia erwartet schließlich noch acht weitere Kinder von mir! Wie soll ich dazu kommen, wenn ich mich bis spät in die Nacht hinein kaputtarbeite und den Schreibern nochmals vorkaue, was alles längst hierdrin gesagt ist.

Eine verhängnisvolle Haltung nach dem Lesen meines Buches nimmst Du ein, wenn Du Dir sagst: Es muß doch noch etwas anderes geben, an Krankheit und Zahnverfall vorbeizukommen als die harte UrTherapie. Du kannst es meiner 40jährigen Erfahrung mit Tausenden von Kranken abnehmen: Es gibt keinen anderen Weg!
Obwohl sie nun das Buch gelesen haben und wissen, daß es allein auf sie selbst ankommt, reisen noch viele von weit her, um mich persönlich zu sprechen. Obwohl es wirklich nicht mehr zu sagen gibt, als hier im Buch steht. Und wenn sie mir dann die Zeit gestohlen haben (der einzige Diebstahl, der leider nicht strafbar ist!), stelle ich fest, daß es Menschen sind, die nur reden wollen.
Reden, reden, reden - aber nicht handeln und beginnen wollen, die Grundsätze der UrMethodik bei sich in die Tat umzusetzen. Und dann die vielen an Telefonitis Leidenden! Die leider nicht mit der UrMedizin zu heilen sind... Ein Anruf gegen Mitternacht: »Herr Konz helfen Sie mir! Für nächste Woche hab' ich 'ne Kur durchgeboxt, und da möchte ich vorher topfit sein. Sie verstehen, nicht wahr? Vielleicht können Sie mir die Inhaltsstoffe für 'ne besonders potenzstärkende Ladung an UrMedizin mal kurz durchgeben.«
Seit diesem Anruf kriegen mich keine zehn Pferde mehr ans Telefon...

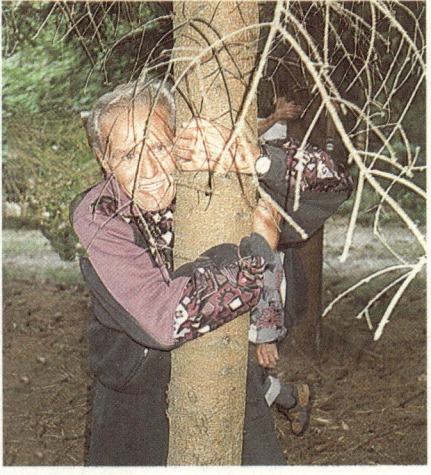

Mein Freund, der Baum!
Ich wünsche Dir liebe Leserin, lieber Leser, daß Du bald so viel Kraft aus der Natur schöpfst wie ich. Hier speziell aus der Biophotonenabstrahlung und den Vitalströmen des Baumes.

Übrigens, ich ziehe keinen persönlichen Nutzen aus diesem Buch: Das dafür erhaltene Honorar leite ich zur Gesundheitsförderung der Menschen weiter. Und nun verabschiede ich mich von Dir, lieber Leser. Mit dem Gefühl, den Wollenden angeregt und den Handelnden zur Gesundheit verholfen zu haben. Ich habe mich nach Kräften bemüht, Dich von der Vergottung der Medizin und Wissenschaft und den Irrwegen des Lebens abzuhalten.
Laß Dir danken für Deine Aufmerksamkeit, mit der Du meinen nicht immer leicht zu verdauenden Ausführungen gefolgt bist. Unsere Zwiesprache war in vielen Teilen aber doch recht fruchtbar. Du wirst ja wohl nicht zu den wie folgt gearteten Menschen gehören:
So erzählte ich über meine eigenen Erfahrungen in einem Workshop, wie sehr die Urmedizin meinem Gedächtnis zugute gekommen sei: »Ihr könnt es mir glauben«, rief ich in den Saal, »Ich bin äußerst froh darüber, daß ich jetzt wieder alles so gut behalten kann!« Worauf es aus der hintersten Ecke schallte: »Dann ist die UrMedizin aber nix für mich. Ich bin äußerst froh darüber, daß ich so vieles vergessen kann.«

Der Mensch hat dreierlei Wege, klug zu handeln, erstens durch Nachdenken, das ist der edelste; zweitens durch Nachahmen, das ist der leichteste und drittens durch Erfahrung, das ist der bitterste.
Konfuzius

Franz Konz

9.7 Die Argumente des Verfassers zur Beweisführung der Klassischen Naturheilkunde

9.71 Referenzen zur UrTherapie

"Wer heilt hat Recht"

Die folgenden Heilberichte wurden dem Verfasser bzw. dem Bund für Gesundheit e.V. unaufgefordert zugesandt. Sie stellen nur eine kleine Auswahl von hunderten dar. (Notarielle Beurkundung → Ziffer [56])

974

Hallo, ich bin der Mario! So sah ich als Baby aus. Heute kann ich sogar einen Knopf im Ohr tragen. Seitdem ich nichts bekomme, wo Zucker drin ist. Und keine Milch, kein Fleisch, Käse und Wurst.

Mario Heimroth, Aurikelweg 7, 50769 Köln

Anämie
[1] »...sind nun 93 bzw. 82 Jahre alt und frei von Anämie und Krankheiten und den üblichen Altersbeschwerden, seitdem wir die UrMedizin nehmen. Lange Jahre behandelt und krank, wurden wir in drei Monaten gesund.«(H. und J. K., aus Herne)

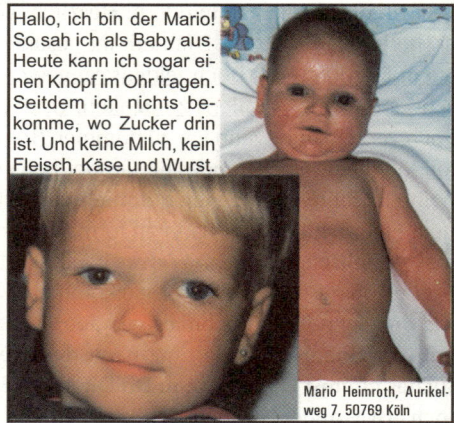

[2] Tumor in der Gebärmutter - kurz vor der Operation
»...wurde ein großer Unterbauchtumor mit einem sonographisch gemessenen Durchmesser von 15 cm festgestellt. Der Tumor reichte bis vier Querfinger unter den Nabel.« (Gutachten Dr. F. C., Arzt für Frauenheilkunde, M. ,füge ich bei.)
Der Gynäkologe hielt eine Operation für unumgänglich, machte mich aber gleichzeitig darauf aufmerksam, daß es bei dessen Größe nicht möglich sei, die Gebärmutter zu erhalten...habe dann nach Lektüre dieser Bücher meine Ernährung total auf UrKost umgestellt...Am 8. Tag wurde mein Unterleib, der immer hart war und wie ein Fußball vorstand, plötzlich wabbelig und weich. Am 31.5.99 steht in meinem Tagebuch: Mein Bauch ist wieder vollkommen platt. Doch der Gipfel der guten Dinge ist die Tatsache, daß ich jetzt, 25.3.2000, schwanger bin. Für mich ist das so unglaublich, daß ich es immer noch nicht recht fassen kann.« Schreiben vom 25.6.2000:»...am 3.6. einen gesunden Jungen zur Welt gebracht. <u>Habe mir aus Ihrem Buch eine angenehme Geburtsstellung ausgesucht.</u> Dafür, daß Sie die Geburt so phantastisch beschrieben haben, möchte ich Ihnen herzlich danken, habe keine Nachwirkungen von Medikamenten, keinen Dammschnitt, und der kleine Emanuel ist putzmunter und freut sich, daß ihm niemand Blut abnimmt oder ihn impft.« (E. J., aus Olpe).

[3] Gicht
»Mein Mann war vorher stark an Gicht erkrankt, er ist jetzt wieder völlig gesund! Vor Ihrer Nahrung hat er jahrelang Ärzte aufgesucht. Wir bedanken uns von ganzem Herzen.« (A. W., aus Wiesbaden).

»Seitdem Du UrKost ißt, bist Du wieder fröhlich geworden«, sagte meine 18-jährige Tochter zu mir. Wenn das kein Grund ist, die Miesmacherkost für immer zu meiden! (Inge Machalup, Köln, Zillestr.9)

[4] Asthma
Erst die UrzeitKost brachte den Durchbruch!
»...und ich spürte trotz Rohkost bereits den Tod in mir. Dann nahm ich konsequent nur noch Wildpflanzen zu den Tropenfrüchten. Heute sind alle Anfälle vergessen. Das furchtbare Kortison dito.« (M.H. aus Winnenden).

[5] Prostata
»...Der größte und schwerste Kampf muß gegen unsere Bequemlichkeit, oft aber auch gegen unsere Dummheit geführt werden, die nicht bereit ist, sich vorurteilsfrei mit neuen Ansichten zu beschäftigen - nicht mal dann, wenn es um die eigene Gesundheit geht. <u>Meine Prostatabeschwerden sind seit UrKost auf ein Minimum</u>, im wahrsten Sinne des Wortes, zusammengeschrumpft.« (H.W., aus Lingen).

[6] Bandscheibe
»...erkrankte ich im Herbst so schwer an Kreuzschmerzen, daß ich fast nicht mehr aufstehen konnte...Mitglied geworden und nach dem Buch genau gelebt. Ich wog 86 kg, jetzt habe ich 70 und fühle mich sehr wohl und gesund. Bis heute hatte ich keine Schmerzen mehr mit dem Kreuz oder andere Beschwerden. Daß ich wieder gesund bin, danke ich Ihnen von ganzem Herzen.« (R.S., Schorf).

[7] Schilddrüse
»Ihre UrTherapie hat mich jetzt völlig von einem schweren Schilddrüsenleiden gesund gemacht.« (H.K aus Weil am Rhein).

[8] Multiple Sklerose
»1981 wurde durch Lumbalpunktion Multiple Sklerose diagnostiziert. Ich bekam jede Menge Kortison und Psychopharmaka...Im Herbst 1985 stelle ich erneut meine Ernährung um. Nun sind es schon 15 Monate - ich benötige weder Arzt noch Medikamente.« (Maria Zeidler aus Wien) → LV 9983.

Fit und gesund - keine Altersleiden
»Daß ich mit meinen 80 Jahren so geistig und körperlich beweglich und vollkommen gesund bin und mich wohl fühle, verdanke ich der Tatsache, daß ich nach den Regeln der UrMethode lebe und fleißig der UrMedizin zuspreche.« (H. H., aus W.)

Brustkrebs: Von den Ärzten aufgegeben
»...mit alleiniger Früchte- und Gemüserohkost ging es mit meinem Brustkrebs immer weiter bergab. Erst als ich auf Ihre Wildkräuter-UrKost umstieg, setzte die Heilung ein. Heute ist alles nur wie ein böser Traum – dabei hatten die Ärzte nach vier sinnlosen Chemotherapien mir nur noch ½ Jahr zu leben gegeben.« (S.G., aus Berlin)

Herpes auch bei Vollwertkost
»...Meine Freundin probierte, ob die UrKost auch der Grund für die verschwundenen Bläschen am Mund war. Sie wechselte also zurück zu ihrer früheren Vollwertkost - und Herpes stellte sich prompt wieder ein! Sie stellte darüber hinaus fest: Nach dem Übergang zur UrMedizin verschwanden die Bläschen nach fünf, nach Wasserfasten in zwei Tagen.« (H. K., aus Monschau)

Primär-Polyarthritis, Rheuma - kurz vor dem Rollstuhl
»Nach dem ersten Schock siegte der Lebenswille: lieber Rohkost als Rollstuhl. Die bis dahin schon ein Jahr lang gegessene vegetarische Kost wurde radikal umgestellt auf Rohkost. Nach genau drei Wochen waren die Schmerzen weg! Sie sind bis heute, nach zehn Monaten, nicht wieder aufgetreten. Die Rohkosternährung wurde und wird konsequent eingehalten!« (Der Naturarzt Nr. 5/1988.)

»Das Wasser in den Beinen
war bei mir so schlimm, daß ich nicht mehr gehen konnte. Nach vier Wochen UrMedizin verschwanden die Ödeme wie durch ein Wunder. Auch meine Atemnot und andere Altersbeschwerden wurde ich los. Auf die müde machende Kochkost habe ich bereits kein Verlangen mehr. Ich kann jedem Kranken die UrTherapie empfehlen.« (R. H., aus Kiel)

Brustkrebs - Todesengel flog weg
»Ich stand kurz vor der Operation, als mir eine Freundin Ihr Buch zum Lesen gab, lieber Franz Konz. Ich wartete keine Stunde und fing noch am gleichen Tag mit dem Fasten an und bin jetzt fünf Monate nach Aufnahme der UrMedizin meinen Brustkrebs los. Einfach weg. So als ob es ihn nie gegeben hätte. Alles schüttelt nur noch mit dem Kopf, daß der über mir schon schwebende Todesengel wegflog.« (H.S., aus Dorsten)

Asthma bronchiale / Chronische Nebenhöhlenentzündung
»Empfinde ich als ein Wunder! Keine Arzneimittel mehr! Bin durch die UrTherapie wieder völlig gesund!« (W. A., aus Bremen)

Arthrose
»...fing es bei mir so stark zu schmerzen an, so daß ich fürchten mußte, in absehbarer Zeit im Rollstuhl zu landen. Die Überzeugungskraft Ihres Buches hat mich dazu gebracht, meine Ernährung weitgehend auf die vorgestellten Thesen umzustellen. Die Schmerzen sind vollkommen verschwunden. Auch die Prostatavergrößerung ist gestoppt.« (K. Sch., aus Essen)

Krücken weg
»22 lange Jahre mehr oder weniger starker Bettlägerigkeit und Krücken infolge Endarteriitis obliterans waren damit durch rohe Kost überwunden. Bin jetzt mit 75 Jahren noch so leistungsfähig wie viele Jüngere nicht!« (Dr. E. J., aus Düsseldorf)

Brustkrebs
»Erstmals wurde im Frühjahr 1964 die Diagnose »Brustkrebs« gestellt. Meine damalige Therapie: strengste Rohkost ohne tierische Produkte jeglicher Art. Dauerwechselduschen, viel Aufenthalt in frischer Luft, keine Medikamente. Nach 2 1/2 Jahren waren die Knoten verschwunden.« (L. Sch., aus Achen) (Anmerkung d. Verf.: Mit Wildkräuter hätte sie dazu vielleicht nur ein halbes Jahr gebraucht...)

Migräne und Akupunktur
... wurde meine Migräne durch Akupunktur mäßig gelindert, kehrte nach einigen Monaten jedoch in vollem Umfang zurück. Seit ich Pille und Kaffee wegließ, ist sie so gut wie verschwunden.
(Inge Gebhardt, Röntgenstr.26, Chemnitz)

Limonaden, Cola, Wein, Säfte kann unser Körper nicht richtig verstoffwechseln
»Da tischst Du mir schon wieder was nie Bekanntes auf. Und wieso nicht? Bei mir kommt nach dem Trinken weder schwarze Cola noch roter Wein unten heraus!« sagst Du.
Denk mal was über Deine Geschlechtsorgane hinaus. Frage Dich, ob es irgendwo auf dieser Erde einen Platz gibt, an dem Säugetieren flüssige Nahrung geboten wird! Und nun folgere mit Deinem gesunden Menschenverstand - na was? Doch ganz klar: Die Schöpfung hat die nicht für uns bestimmt. Und somit unseren Körper nicht darauf eingerichtet! Sie will, daß nur feste, frische Nahrung in unseren Mund gelangt. Um die Zähne gesund zu halten. Um Fermente, Hormone, Enzyme zum Absondern aufzufordern. Flüssige Nahrung fließt da einfach drüber weg, regt keine Speichelbildung an. Der Darm kriegt keine Zeit, sie zu Lebensstoffen umzuwandeln. Ist dazu auch nur bei festen und frischen Lebensstoffen fähig. Alles klar? Kommt hinzu: Alle Obstsäfte sind mikrowellbestrahlt.

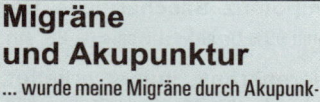

974 **Ständige Depressionen, Kreislaufbeschwerden, Kopfschmerzen, Eisenmangel**

[19] »Jeder Arzt verschrieb immer »bessere« Medikamente - die Beschwerden wurden immer schlimmer, und das mit 28 Jahren! Nachdem ich Ihr Buch gelesen hatte, hörte ich schlagartig mit der Pille und allen Medikamenten auf. Ich hielt die Schmerzen ohne Medikamente aus und merkte, daß sie von Tag zu Tag nachließen. Nach sieben Tagen hatte ich keine Kopfschmerzen mehr, und es ging mir immer besser. Ich begann meine ganze Ernährung umzustellen. Bis heute hat mich keine Krankheit mehr heimgesucht und meine Kopfschmerzen bin ich auch los. Meine ganzen Beschwerden haben sich, dank Ihrer Hilfe, so gut gebessert. Ich habe mich in meinem ganzen Leben noch nie so wohl gefühlt, wie jetzt!« (S. R., aus Riesa)

[20] »**Impotenz, Saccharidose, Herzschmerzen** u. **Herzflattern**
durch 99% UrzeitKost weg.« (V. St., aus Dülmen)

[21] **Nierenkrank, immer erkältet, grippale Infekte, chronische Müdigkeit**

> **Von Multipler Sklerose geheilt!**
> Bericht der Astrid Gliemann → Rz 9983a

»...Die Begründer anderer Ernährungs- und Lebenslehren werden neben Dir immer nur als Kompromissemacher dastehen, sie werden laufend Ihre Grundsätze ändern müssen. Sie gehen alle einen weichen Weg, kommen eher in Mode - siehe Diamond »Fit fürs Leben«, haben somit mehr Publikum, damit auch mehr Resonanz bei Ärzten und Wissenschaft, und wo sind wir dann wieder - na? Du hast Deine Saat gesät und hast in mir eine Frucht gewonnen. Das Elend der Menschheit kann nur durch Rückbesinnung auf die Wurzel unseres Seins bekämpft werden. Möchte mich ganz herzlich bei Dir bedanken, einmal daß Du meinen Verstand zu meinen inneren Prägungen zurückgebracht hast...« (R. S., aus München)

Verkalkung, Prostata usw.

[22] »Ich hatte bestimmt erste Anzeichen von Prostata, Wasserlassen schleppend, letzter Strahl immer in die Hosen, Aftermuskelschwäche, Völlegefühl im Magen, Schweißausbrüche bei kleinsten Tätigkeiten. Meine Frau hatte Dauerkopfschmerzen und schlief schon monatelang fast keine Nacht mehr. Heute fühlen wir uns alle topfit und urgesund. Alle körperlichen Schwächen und Krankheitssymptome sind verschwunden.« (H. S., aus Chemnitz)

Krebs im Unterbauch (Metastasierendes Sarkom des Uterus)

[23] »...nahm nach Abmagerung auf 39 kg nach Übergang auf reine Obstnahrung wieder auf 48 kg zu, bin wieder schön rund geworden, kann wieder arbeiten und fühle mich prächtig.« (E. W., aus Berlin)

Brustknoten, absterbende Finger, Rücken- und Hüftgelenk-
[24] **schmerzen**

> **Morbus Crohn**
> Was waren das nur für schreckliche Qualen all die vielen Jahre! Und das alles mit einem Schlag in wenigen Wochen UrKost weggewischt! Herr Konz, ich könnte Ihnen beide Hände küssen! (H.D. aus Bern)

»Beim Auftreten eines neuen Knotens stellte ich auf strengste UrKost um. Der Knoten verschwand nach 14 Tagen, nach einigen Wochen die übrigen Beschwerden. Selbst Narbenverhärtungen wurden weich. Beide Söhne hatten Neurodermitis, mein Mann mit 30 Jahren Asthma - nach meinem Erfolg stellten sie sich ebenfalls um: keine Atembeschwerden, keine Migräne, keine Hautkrankheiten, keine Brille mehr beim Jüngsten in Verbindung mit Augenübungen.« (G. K., aus Reutlingen)

Schlaganfall - Bypass-Operation

[25] »...Da mir gesagt wurde, daß ich bei einer Weigerung spätestens nach einigen Monaten mit 95%iger Wahrscheinlichkeit einen Schlaganfall erleiden würde, gab ich widerstrebend meine Einwilligung zu einer Bypass-Operation. Diese kostete mich beinahe das Leben. Bei meiner Entlassung aus dem Krankenhaus fragte ich den Chefarzt, wie ich mich ernährungsmäßig verhalten solle. Er sagte mir wörtlich: »Essen Sie viel Fleisch und Eiweiß«. Hätte ich diesen Rat befolgt, wäre ich heute wohl kaum noch unter den Lebenden.

Einige Monate nach der Operation war der »Bypass« bereits wieder fast verschlossen! Deshalb sollte die Bypass-Operation an derselben Stelle wiederholt werden! Kurz entschlossen, setzte ich mir einen Termin, an dem ich eine totale Umstellung auf nur rohe Kost vornahm. Nie zuvor hätte ich gedacht, daß durch diese heilkräftige Ernährung seitherige Beschwerden teilweise ganz verschwanden, so daß die vorgesehenen Operationen überflüssig wurden.

Jetzt bin ich 75 Jahre alt und fühle mich durch die Umstellung auf Rohkost und durch eine positive Denkweise jeden Tag besser, ich bin frisch und munter. Von den ungefähr 20 Medikamenten, die mir vor ca. 9 Jahren verordnet wurden und von denen ich einige bis an mein Lebensende nehmen sollte, rühre ich kein einziges mehr an. Ich möchte aufgeschlossenen Menschen mit der besten Heilkost, der Urkost, zur Gesundheit (oder wenigstens zur Besserung derselben) verhelfen.« (H. Z., aus Unna)

> **Tu ein gutes Werk!**
> Mach schwerkranke Freunde und Bekannte auf dieses Buch aufmerksam. Aber schenk es ihnen nicht. Nur was man selbst mit seinen Groschen erworben hat, wird respektiert und ernst genommen!

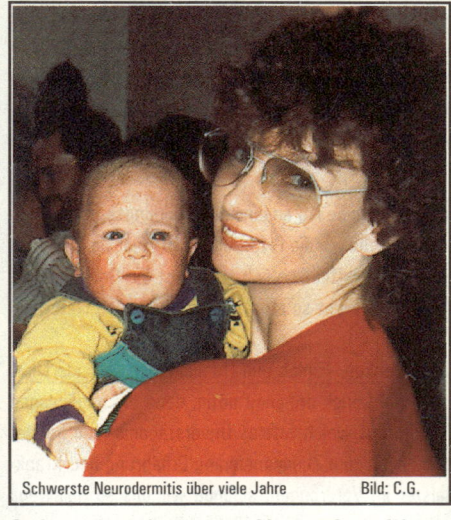

Die Zukunft hat viele Namen. Für die Schwachen ist sie das Unerreichbare. Für die Furchtsamen ist sie das Unbekannte. Für die Tapferen ist sie die Chance.
(Victor Hugo)

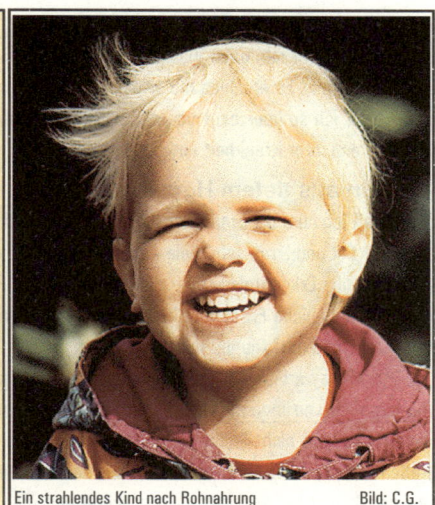

Schwerste Neurodermitis über viele Jahre — Bild: C.G.

Ein strahlendes Kind nach Rohnahrung — Bild: C.G.

Sohn mit schwerster Neurodermitis
»Ich bin Mutter eines dreijährigen Jungen, er war nach Impfung (Polio, Diphtherie, Tetanus) mit drei Monaten schwerst neurodermitiskrank und am ganzen Körper blutig trotz Stillens. Versuche mit tierisch eiweißfreier Ernährung und Homöopathie plus neurophysiologischem Turnen nach Pfeiffer-Meisel brachten Erfolge, aber den Durchbruch zu makelloser, glatter Haut brachte die Rohkost.« (Caroline Grundmann aus Köln-Junkersdorf), die mir die beiden Fotos oben mitsandte. [26]

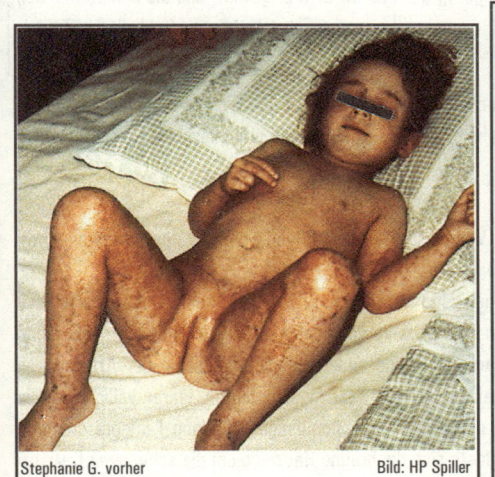

Stephanie G. vorher — Bild: HP Spiller

So wirkt bei mir die UrMedizin:
»Mein Nierenstein, der mich vor 2 Jahren regelmäßig gequält hat, hat sich schon seit über einem Jahr nicht mehr gemeldet. In der Übergangszeit machte er sich öfters bemerkbar, wenn ich Brot mit Käse gegessen habe. Ich war meinem intelligenten Nierenstein überaus dankbar, daß er mir die richtigen Signale gegeben hat. (Thomas Klein, Hebbelstr.19 in 01157 Dresden)

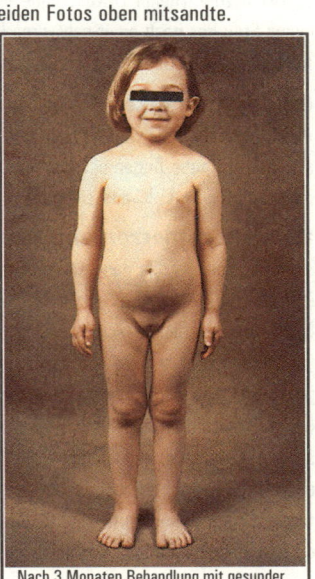

Nach 3 Monaten Behandlung mit gesunder, roher Nahrung — Bild: HP Spiller

Schwere Neurodermitis des Kindes 9454, 2191, 9431, 3702, 3814/5, 9740, 6635
»Vier Jahre meines Lebens habe ich den Versicherungen des Dermatologen Prof. Sch. geglaubt, die Neurodermitis meiner Tochter habe nichts mit dem Essen zu tun. Er schmierte das Kind mit Salben zu. Richtiger gesagt, ich hatte das zu tun, hatte Trösterin, Ärztin, Kranken-, Nachtschwester und Krankenpfleger zu sein. Wenn ich Herrn Prof. Sch., Chefarzt der Dermatologischen Fachklinik in Bad S. Berichte vorlegte, wonach Neurodermitis die Folge einer vermehrten Nahrungsmittel-Allergie sein könne, hieß es: »Die Nahrungsmittelallergien nehmen nicht zu, nur die Fehldiagnosen. Sicher, Ihre Angst ist verständlich. Doch Sie sind durch die Medien völlig verunsichert. Sie müssen Geduld haben, bis meine Behandlung anschlägt.« [27]

Aber seine Salben- und Lichtbehandlung blieb erfolglos. Vier Jahre lang schrie Stephanie fast Tag und Nacht, und ich vermochte ihrer Qual kein Ende zu setzen. Ich selbst war nur noch ein körperliches Wrack und dachte mehr als einmal daran, unserem Leben ein Ende zu setzen.

Niemand kann nachvollziehen, was wir beide mitmachten, bis ich endlich von den Erfolgen eines Heilpraktikers, Herrn Walter Spiller, hörte, dem ich mehr aus Verzweiflung zustimmte.

974 Hauptbestandteil seiner Therapie war rohe Nahrung, die ich meinem Kind zuliebe mit aß, da es sie sonst nicht annahm. Wie überglücklich war ich, nach Villingen in die Niedere Str. 24 gefahren zu sein. Schon nach drei Monaten lag alle Qual der vier Jahre hinter mir. Es erschien mir wie ein Wunder. Als ich dann noch auf Ihr Buch über die UrMedizin hingewiesen wurde und es las, war ich so überzeugt von dieser Heilmethode, daß ich sie bis heute eisern durchhielt. Anbei zwei Fotos meiner Tochter. Während ihrer Krankheit und danach. Sie sehen: ich habe jetzt wieder ein glückliches Kind!« (M.G. aus Mannheim)

[28] »Ich bin aus tiefem Herzen dankbar

dafür, daß ich über die Ernährungsumstellung gesund geworden bin. Inzwischen nehme ich an einem Ausbildungskurs für Heilpraktiker teil und lerne sehr viele Zusammenhänge ganz neu zu sehen. Dabei mache ich die Erfahrung, daß zwar bei den Heilpraktikern die Erkenntnisse über die Richtigkeit der Rohkost vorhanden sind, aber offensichtlich auch dort die Gebundenheit in die herkömmliche Ernährung kaum überwunden wird. Vielleicht nimmt man das nicht so ernst, da man ja genug Naturheilmittel zur Hand hat! Die mir nur nie geholfen haben.

Und mit allem verbunden ist nicht unwichtig die Erfahrung, daß das ganze Denken, Fühlen und Handeln sich verändert hat und ich mich von Innen heraus bereit fühle. Diese innere Freiheit hat man wohl auch dringend nötig, denn die ungläubigen Rückfragen sind nicht leicht zu beantworten. Es ist aber doch erschreckend, auf welch totales Unverständnis man bei der großen Mehrheit der Menschen trifft, als hätte es noch keine Veröffentlichungen zum Zusammenhang Ernährung und Krankheit gegeben. Aber so sind wir Menschen nun mal. Wir sind große Meister im Verdrängen, solange wir uns so halbwegs durchmogeln können, und man sieht eben nur, was man weiß!« (W. J. in Dresden)

[29] Schwere Hepatitis geheilt

»Ihr Buch "So heilst Du Dich mit UrMedizin" und ihre Beiträge in den Zeitschriften zum Thema UrKost habe ich mit großem Interesse gelesen, und meine Frau hat nach einer schweren Hepatitis durch strikte Befolgung Ihrer Anregungen ihre Gesundheit wiedererlangt.« (H.-G. K., Berlin)

Ich bin Arbeiter und habe vor zehn Jahren in beiden Kniegelenken Arthrose bekommen. Ich habe diese scheußliche Krankheit mit der rohen UrKost geheilt, und die behalte ich bei, so lange ich lebe. Franz Sakl, Franz-Pichler-Weg 12a in A-8530 Deutschlandsberg.

[30] Gelenkschmerzen - wieder Lebensmut erlangt

»Nun, nach dem 3/4 Jahr UrNahrung, habe ich die besten Erfolge erzielt. So viel Lebensmut und Energie habe ich daraus geschöpft. Ich habe Augen bekommen, die wieder sehen (geistiges Sehen). Die lockeren Gelenke und gleichzeitig die Kräftigung ist wunderbar.« (L. K. aus Zülpich)

[31] Rückenschmerzen und Neurodermitis weg

»Anfang April war es dann soweit: Ich begann mit der UrTherapie. Von dieser Zeit an aß mein Sohn nur noch Urzeitgerichte, ich selbst fastete (etwa 3 bis 4 Wochen wegen 20 kg Übergewicht).

Nach zwei Wochen besserte sich der Zustand der Haut meines Sohnes ganz wesentlich: Er hatte nur noch einige wenige Stellen, an denen er kratzte und die bluteten. Heute sind diese Stellen fast ganz verschwunden. Wie gut fühle ich mich schon jetzt! Während des Fastens verschwanden meine Rückenschmerzen und meine anderen Beschwerden in der Aftergegend (vermutlich Hämorrhoiden, was ich aber nicht genau weiß). Diese Leiden, die mich fast täglich plagten, waren völlig weg. Die schwarze Stelle an meinem linken Knöchel öffnete sich nicht mehr, obwohl im Mai schon einige Tage lang Temperaturen von über 25°C herrschten, bei denen dies sonst geschah. Inzwischen bildete sich die braune Haut, die um die schwarzen bzw. offenen Stellen herum vorherrschte, langsam zurück, und es entsteht normale, gesunde Haut. Mit dem aufrichtigen, tiefen Bedürfnis, Ihnen zu danken, verbleibe ich, Ihr...« (G.A. in Kaufungen)

[32] Offene Beine geheilt

»Durch meine Ernährungsumstellung hält der Dauererfolg meiner offenen Beine in vollem Umfang an. Absolut nichts mehr zu sehen. Wie weggeblasen.« (J.D. in Bretten)

Ich bin begeistert darüber, daß dieses Buch geschrieben wurde.
(Dr.med. Wolfgang Fischer, Säntisstr.24, 81825 München)

[33] Jahrzehntelange Allergien geheilt

»Nachdem ich 50 Jahre lang fast täglich durch die Hölle gegangen war und seit dem Studium des Buches endgültig auf den Ärztepfusch verzichtet hatte, eröffnete sich auch für mich ein Hoffnungsanker. Nie hatte ich mich mit den Sprüchen der Ärzte "Damit müssen sie leben" abfinden wollen, aber ich fand auch keinen Ausweg, mein Leben als 'Aussätzige' zu beenden. Die Anfälle, die ich fast 50 Jahre lang täglich bekam, sind nie wieder aufgetreten, nachdem ich auch die Ursachen der Verdauungsleukozytose auszuschalten wußte. Meine zahlreichen Allergien, die von Jahrzehnt zu Jahrzehnt ständig zugenommen hatten, so daß ich schließlich auf fast alles allergisch reagierte, verschwanden in wenigen Wochen. Möge Gott Ihnen viel Kraft geben, um die kranke Menschheit aus ihrem Dornröschenschlaf herauszureißen.« (H.B in Landesbergen)

Lockere Zähne wieder gefestigt [34]

»Nachdem ich die UrzeitKost zielstrebig und vollkommen einhielt, kam mein Zahnsubstanzzerfall - verbunden mit Zahnfleischentzündungen - ganz zum Stillstand. Außerdem verfestigte sich mein linker oberer Eckzahn, welcher sich gelockert hatte und auszufallen drohte. Er sitzt heute wieder fest verankert. Nachträgliche eitrige Zahnfleischausschläge in seiner Nähe sind bis auf eine kleine Narbe verschwunden. Ebenso heftige Zahnschmerzen an den Backenzähnen.« (M. G. in Gartringen)

»Der Mensch neigt zum Phlegma [35]

Nun will mich mein Arzt unbedingt in eine Klinik einweisen, und ich bin bereits zum 15.09.1988 bei Prof. Spech im Medizinischen Krankenhaus Hannover Abt. Leberklinik angemeldet. Da fiel mir in meinem Büro im Vorübergehen Dein Buch in die Augen. Was soll ich sagen? Seit vier Tagen praktiziere ich nach Anweisung des Buches die UrzeitMethode. Es geht mir innerhalb dieser kurzen Zeit schon so viel besser, daß ich entschieden habe, n i c h t in die Klinik zu gehen, sondern mich selbst zu heilen.« Ein halbes Jahr später schreibt H.W.: »A propos: alle Beschwerden sind abgeklungen und verschwunden. Es geht mir so gut, daß ich mit 66 einen neuen Aufgabenkreis übernehme.« (H.W. in Lindau)

Lungenleiden geheilt [36]

»Allein aufgrund dieser Nahrungsumstellung verschwand das chronische Lungenleiden meiner Frau fast vollständig. Unsere Kinder, die genauso ernährt werden (auch ohne Süßigkeiten), sind gesünder, angenehmer zu haben und ausgeglichener als ihre Altersgenossen.« (S.W. in Ettleben)

Nach 20jährigem Leidensgang wieder gesund - Kropf, Frauenleiden

»Sehr geehrter Herr Konz! Ich danke Ihnen, daß Sie mir die Augen über die Ärztemafia geöffnet haben. Ich bin nun nicht mehr verzweifelt, weil ich nun dank Ihres Buches weiß, daß gegen alles ein Kraut gewachsen ist. Meinen Beruf als Sekretärin kann ich nun wieder aufnehmen. Selbst mein gelegentlicher Jähzorn ist ganz verschwunden, und ich kann Skifahren, Tennis spielen, radfahren und Bergsteigen, als wäre ich nie krank gewesen. Jedenfalls habe ich einen fast 20jährigen Leidensgang bei vielen Kliniken und Ärzten hinter mir. Ich bin fast 200mal geröntgt worden, weil ich oft Blut im Urin habe. Bei Grippe bekam ich Antibiotika und Penicillin, damit ich nach 8 Tagen wieder zur Arbeit gehen konnte. Nebenbei wurden noch (grundlos, wie ich heute weiß) Mandeln und Gebärmutter entfernt. Dafür bekam ich noch für meinen Kropf fast zehn Jahre Novothyral von der Hausärztin und vom Gynäkologen Hormonpräparate. In der Uniklinik, Abt. Prof. Schattenkirchner, wurde festgestellt, daß mein Körper von Hormonen überschwemmt war, und ich mußte das Novothyral absetzen. Ich litt Tag und Nacht unter wahnsinnigen Schweißausbrüchen. Als ich in der Klinik aus Ihrem Buch etwas von Ernährung erzählte, wurde ich, ebenso wie bei meiner Hausärztin, nur belächelt.« (I.P. in Markt-Schwaben)

Lieber den Vater jahrelang krank lassen, als Medizinerhochnäsigkeit aufzugeben! [38]

...ich wollte es meinem Mann schenken, der nun schon fast ein Jahr lang schwer krank war. Mein Mann packte das Buch aus im Beisein unseres Sohnes und seiner Frau, beides Ärzte. Alle schauten, lasen und dann fielen sie mit Worten über mich her, wie ich so etwas nur aufschlagen könnte. Alles wurde zerredet und man machte sich lustig darüber. Wie man nur etwas auf die Natur geben könne! Wo man heute mit den modernen Apparaturen die Natur längst als stumpfsinnigen Ablauf des ewig Gleichen erkannt habe.
Stine Graebenteich   Delmenhorst (Adresse vom Verf.. geändert)

Krebs der Schilddrüse [39]

Die Ärztin riet mir unbedingt zur Operation des Karzinoms, wobei sie mir den sonst bevorstehenden Leidensweg mit all seinen häßlichen Facetten ausmalte. Nun ist mein Schilddrüsenkarzinom unter UrKost verschwunden. Ohne daß operationsbedingte Metastasen ausgestreut wurden. Welch eine Genugtuung!
(Nicole Maurer, Heimstr.15, CH-7000 Chur)

Brustkrebs geheilt – ich könnte die ganze Welt umarmen!

»Lieber Franz Konz, nachdem ich die Diagnose "Brustkrebs, metastasierend" vernommen hatte, hatte ich, 39 Jahre, mit dem Leben abgeschlossen. Eine Freundin wies mich auf Dein Buch hin. Ich verschlang es in zwei Tagen. Am dritten Tag war ich bereits UrMethodikerin. Nun ist ein Jahr vergangen und alles war wie ein böser Traum! Ich bin vollkommen gesund, die Ärzte finden nichts mehr!! Ich fühle mich, als könne ich die ganze Welt umarmen! Dich umarme ich als ersten!« (H.D. aus Hamburg)

Schilddrüsenoperation war schon vorgesehen [40]

»10tägige Fastenkur, danach UrKosternährung bis in die zweite Maihälfte. Ende Juni: Blutwerte sind nochmals besser geworden. Niemand spricht mehr von der Notwendigkeit einer Operation. UrKosternährung wird fortgesetzt.« (W.G. in Salzburg)

974 Brustkrebs besiegt

[41] Als nach einer Operation Metastasen festgestellt wurden, wurde der Mutter von drei Kindern eine Chemotherapie verordnet. Doch sie lehnte ab. Und Anke Dürrkop begann sich fast ausschließlich von Rohkost, Nüssen, Samen und gekeimten Körnern zu ernähren. Die Metastasen verschwanden. Die Frau fühlt sich so fit wie nie.
(Anke Dürkopp, Pf. 1103, 49360 Vechta)

[42] »**Schmerzhafte Darmkrämpfe, Verstopfung, Hämorrhoiden, Migräne, Parodontose, seelische Tiefen**
kenne ich seit einem halben Jahr nicht mehr, seitdem ich mich auf eine reine Früchterohkost umstellte.« (H. M., aus H.)

[43] **Bin begeistert - sagt ein Arzt mit weitem Horizont**
»...vor ein paar Tagen fragte mich ein Freund nach meiner Meinung bezüglich des Buchs. Nun, ich bin begeistert darüber, daß es bereits geschrieben ist, sonst müßte es noch geschrieben werden. Es wird seinen Weg zu all den Patienten finden, die bereit sind, Verantwortung für sich selbst zu übernehmen.« (Dr. med. W. F., aus München)

[44] **Schilddrüsenoperation nicht mehr nötig!**
»Durch die Urzeiternährung haben sich die Blutwerte derart gebessert, daß jetzt niemand mehr von einer Operation spricht - für die Ärzte war die plötzliche Besserung in so kurzer Zeit unerklärlich.« (W. G., aus Stuttgart)

[45] **Von Nervenleiden geheilt - bestätigt ein ehrlicher Arzt**
»Ich selbst habe die Tatsache, daß wildwachsendes grünes Kraut den wichtigsten Heilfaktor darstellt, bei einem Mädchen, daß ich aus der Nervenklinik holte, augenfällig erlebt. Nachdem sie einer Leiche ähnlicher war als einem jungen Mädchen, genas sie nach Absetzen aller Medikamente (die Chefärztin: »Es ist geradezu unverantwortlich, einen so schweren Fall von Psychose ohne Pharmaka zu lassen!«) unter der UrMedizin in wenigen Wochen und mußte nicht mehr eingewiesen werden.« (Dr.med. Frank Müller, Arzt für Kinder- und Jugendpsychiatrie, 50674 Köln, Hohenstaufenring 4)

[46] **Der Urmedizin verdanke ich mein Leben: Heilung von Brustkrebs**
Sehr geehrter Herr Franz Konz! Als ich Sie jetzt in der Sendung "Nachtcafé" sah, auf der man Sie ja kaum zu Wort kommen ließ, hätte ich dem Moderator am liebsten zugeschrien: Der Konz hat recht! Wieso grinst ihr so unverschämt? Mir hat er ein zweites Leben mit seiner Urmedizin geschenkt, als ich von den Ärzten wegen eines metatasiendem Mamma Karzinoms bereits aufgegeben worden war. Laßt ihn reden! (C.G. aus Heidelberg)

[47] **Hoher Blutdruck**
»Schmerzende Krampfadern sind weg!« (M. K., aus Neuß)

[48] **Dickdarmkrebs »Das UrMedizin-Buch ist für uns wie ein Evangelium.«**
»Vergangene Woche besuchte ich unseren Naturfreund Horst in Espelkamp, und wir tauschten interessante Erfahrungen aus. H. Klose war ja vor 8 Jahren so herzkrank, daß er Invalide geschrieben wurde (mit 45 Jahren), dann durch die UrMedizin seinen 2 Jahre später diagnostizierten Dickdarmkrebs verlor und jetzt sogar noch als Maurer samstags und abends in der Woche tätig sein kann.« (F. P., aus Radevormwald)

[49] **Juckendes, blutendes Hautekzem, dünne Haut**
»...als ich die Kortisonspritze zurückwies, meinte die Ärztin wütend, so etwas sei ihr noch nie in ihrer Praxis passiert. Ich behandelte mit UrKost und-Heilerde und wurde von diesem schrecklichen Leiden ohne Nebenschäden befreit.« (H. J. F., aus Frankfurt)

[50] **Ohrenschmerzen** »Folgende Krankheiten sind völlig verschwunden: ständige Herzschmerzen, rote Flecken im Gesicht, ständige Ohrenschmerzen auf der rechten Seite, sobald kalter Wind daran kam, anfängliche Schmerzen der Zähne beim Kauen der UrKost«. (P.O., aus Essen)

[51] **Kopfschuppen**
bekam ich nach einem Jahr vegetarischer Ernährung. Jetzt durch Deine Wildkräuterkost beseitigt. (E.V., aus Braunschweig)

Haut- und Brustkrebs
Verbreitete sich immer stärker. Weil ich sowieso nichts zu verlieren hatte, dachte ich, mach UrKost mit. Verging ein halbes Jahr: Der Krebs wie weggeblasen, keine Bronchitis, keine Entzündungen mehr. Bin wieder kräftig und selbstsicher wie eine 17jährige. Bin Ihnen bis zum Lebensende dankbar.
(Lilia Geist, Ringstr.35 in 73441 Kerkingen)

Ich lese den Großen Gesundheits-Konz mit Sorgfalt und intensiver als ein katholischer Geistlicher sein Brevier betet. Mit Bewunderung und Dankbarkeit.
Dr. Rhein, 53881 Euskirchen, Pfarrer-Dr.-Kürten-Str.5

Parodontose
Grüß Gott, lieber Franz Konz
Das sind all meine Erfolge mit Deiner UrKost: (...) am sichtbarsten für meine Freunde: Bauch weg und neues Zahnfleisch bildet sich!
(Stefan Rumel, Klosterweg 17, 33129 Delbrück)

Asthma vertrieben

»...das Asthma habe ich vertrieben, kenne keine Anfälle mehr, weder tags noch nachts. Darüber bin ich so wahnsinnig glücklich. Ich konnte damals nicht glauben, daß man sich selbst gesund machen konnte. Mein Mann sagte, das ist Leuteverdummung. Du öffnetest mir aber die Augen über die wirklichen Verdummer der Menschheit.« (Fr. H., aus Neviges) [52]

Mein Leben war eine einzige Qual - Osteoporose

»Ich möchte Dir viel tausend Mal danken für alles, was Du für mich und so viele Menschen Gutes getan hast. Du sollst wissen, wie gesund und glücklich Du mich gemacht hast. Ich habe sofort mit Fasten und Urzeitnahrung angefangen und bin heute mit meinen knapp 37 Jahren ein völlig gesunder Mensch. Mein Leben war vorher eine einzige Qual. [53]

Das Zahnfleisch war ständig geschwollen. Während der Nacht wurde das dicke Blut aus dem Zahnfleisch gedrückt. Als Folge davon hatte ich zweimal Stomatitis (Mundschleimhautentzündung). Außerdem hatte ich längere Zeit furchtbare Schmerzen in der linken Großzehe, die auch ganz dunkelblau bis schwarz aussah. Den Ärzten des Städtischen Krankenhauses Passau schien das alles völlig egal zu sein. Ebenso bekam ich ganz schlimme Schmerzen in den Beinen. An den Oberschenkeln zeigten sich plötzlich kleine rote und blaue Äderchen. Bei Kälte ist an den Oberschenkeln Blut ausgetreten. Dazu kamen die unerträglichen Schmerzen, als ob die Beine mit Draht abgeschnürt wären. Hinzu kamen furchtbare Kopfschmerzen (genau gesagt: alle Knochen über dem Hals - grausam!). Zusätzlich hatte ich immer ein Brennen und Stechen im Herzbereich.

Meine Stoffwechselvergiftung war so entsetzlich, daß es nicht zu beschreiben ist. Die Leber war nicht mehr in der Lage, das vergiftete Blut zu reinigen. Mit Blutreinigungs-Tees konnte ich alles ein wenig erleichtern, aber von Heilung keine Spur.

Mit 20 Jahren bekam ich dann eine sehr schmerzhafte Knochenentkalkung. Die ersten drei Monate wurde ich auf Bänderriß behandelt. Ich hatte vor Schmerzen nur noch Haut und Knochen und konnte nicht mehr gehen. Man hätte auf zehn Meter Entfernung meine Rippen zählen können. <u>Nach kurzer ambulanter Untersuchung wurde ich von diesen Vollidioten im weißen Kittel wieder nach Hause geschickt, weil ich nur eine Simulantin sei und mir sowieso nichts fehle. Nach einigen Tagen kam ich nach einem schweren Kreislaufkollaps wieder ins gleiche Krankenhaus. Dort wurde mir dann von denselben Ärzten die Frage gestellt, warum ich nicht eher gekommen bin.</u>

Ich wurde wochenlang mit Penicillin-Spritzen und Hormon-Spritzen vollgepumpt, bis ich Haarausfall fast bis zur Hälfte meiner Haarpracht hatte. Alle ärztlichen Ratschläge, das Bein zu schonen, hatten absolut keinen Erfolg. Dann machte ich einfach das Gegenteil von dem, war mir die Ärzte sagten. Ich fuhr mit Freunden in das Dachstein-Gebirge und machte eine anstrengende Bergtour. Dann ging es plötzlich auch mit mir bergauf, und ich wurde im Bein schmerzfrei. Vorher war mein Knochen angeblich nur noch als schwacher Schatten vorhanden ohne Konturen, und jetzt ist alles gut.

Seit mehreren Jahren habe ich auch noch eine Zyste im Hals. Ich hatte fast täglich starke Halsschmerzen. Außerdem Verformung der rechten Brust und rote Flecke. Als ich mit Heilerde zu fasten begann, spürte ich jeden Tag eine Verbesserung meines Gesundheitszustandes. Innerhalb einer Woche waren meine Hals- und Kopfschmerzen weg. Dann fing ich mit der UrTherapie an: Eine Woche vor Weihnachten hatte die Zyste statt 48 mm Durchmesser nur noch 22 mm Durchmesser.

Meine Herzbeschwerden (zwei- bis dreimal jährlich setzte nachts das Herz aus, und ich bekam für einige Sekunden keine Luft), die Hämorrhoiden, die stechenden Schmerzen in der Brust usw. sind wie weggeblasen. Innerhalb von zehn Wochen habe ich exakt zehn Kilo abgenommen. Aus meinen Zähnen habe ich das ganze Amalgam entfernen lassen.

Jetzt bin ich gesund und glücklich, habe bei 170 cm Größe ein Gewicht von 60 kg und sehe hübscher und jünger aus als vorher. <u>Seit dem 13. Lebensjahr habe ich sehr, sehr viel gebetet, daß ich vollkommen gesund werde. Und mit Deiner Hilfe habe ich es endlich geschafft.</u> Wir haben zwei wundervolle, süße Mädchen im Alter von fünf und sechs Jahren. Für meine Liebsten würde ich alles tun, um sie glücklich zu machen. Wenn ich sie nur vor diesen schrecklichen Gefahren dieser Welt bewahren könnte. Egal, ob man an den Krieg oder einen Super-GAU denkt. Es ist abscheulich, wie es diese ewig fleischfressenden Menschenhorden verstehen, alles Leben dieser Erde grausam zu ermorden und alles kaputt zu machen, was von Gott geschaffen wurde.« (Ingrid Thaller, Schauerbach 6, 94065 Waldkirchen)

Krebsmetastasen im ganzen Körper

»Unfaßbar war es für mich als aufgegebene Patientin, daß ich mich nach 4 Monaten mit roher Nahrung von meinem Krebs befreit hatte.« (H.D., Mainz)

Chronische Polyarthritis

»Lieber Franz, wegen meiner schweren Polyarthritis habe ich ein halbes Jahr lang Rohkost (Sonnenkost) gegessen. Aber ich habe auch ein halbes Jahr lang ständig Hungergefühle gehabt. Es war wie ein großes Wunder für mich, daß

Isolde Jähnig Leipzig, den 27.7.92 [54]
Viertelsweg 8,
7022 Leipzig

Zeugenbestätigung

Hiermit bestätige ich, daß meine Nichte Roswitha Schmuhl durch die Urzeitmethode folgende Krankheiten auskuriert, bzw. gelindert hat: Gallenbeschwerden, Parodonthose, Rheuma in den Fingern und im rechten Arm, Allergie gegen Rauch [55]

gez. Isolde Jähnig

974 ich seit dem ersten Tag, an dem Du uns das Essen der Wildkräuter und Blätter von Birken, Linden und Vogelbeeren (im Haus Sanitas in Rohrbach) beibrachtest, mich wunderbar satt und wohl um den Magen fühlte.« (A.H. aus M.-W.)

[55] Da viele der vorstehend angeführten Leser ihr Schreiben nicht veröffentlicht und sich von neugierigen, egoistischen Anfragern (die selbst zu schlappschwänzig sind, die UrTherapie aufzugreifen) nicht ständig belästigt sehen wollten, habe ich vorstehend die abgekürzten Namen und Anschriften angegeben. Mir aber für die Echtheit der an mich gerichteten Schreiben nebenstehende Beglaubigung erteilen lassen:

Die wörtliche Übereinstimmung der vorstehenden Abschrift mit der Urschrift wird hiermit beglaubigt.
Bergisch Gladbach 1. den 19. Juli 1994
Notar

Die folgenden Schreiber haben nichts dagegen, von den Buchlesern angeschrieben zu werden. Antworten aber – wie ich! – nicht auf Fragen, die erkennen lassen, daß sie dieses Werk nicht gründlich gelesen oder verstanden haben. Oder sich dessen Lesen durch die Anfrage nur ersparen wollen. (Nassauer!)

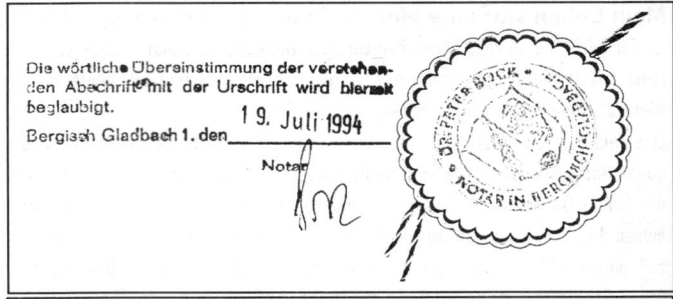

Neurodermitis ist neben Heuschnupfen der Vorbote von Asthma
(Medical Tribune 29/18.7.1997/11)

Willst Du Dir ein todkrankes Kind mit seinen Erstickungsanfällen großziehen? Du wirst Deines Lebens nicht mehr froh werden, junge Mutter! Nein, Du möchtest das nicht? Dann mach Dein Kind schnellstens neurodermitisfrei! Mit UrTherapie. Schwer, jawohl! Aber was sind vier harte Wochen gegen 20 Jahre verpfuschtes Leben für *zwei* Leidende? Das ist echt schwer. Nein, das ist unerträglich!

Krebs: Die UrzeitTherapie weist nicht nur Erfolge auf:

[56] Sehr geehrter Herr Konz,
Ich erkrankte oft an Blasen- und Nierenbeckenentzündungen, Bronchialerkrankungen, Entzündungen der Blase, der Harnleiter und der Nieren, 17 starke Hexenschüsse, immer wieder Rückenschmerzen, Nierenkoliken mit brutalen Schmerzen wechselten einander ab. Ferner hatte ich ständig Ausfluß aus der Scheide, Blutstürze und starke Regelschmerzen, auch nervliche schlimme Auswirkungen vor der Periode waren meine ständigen Begleiter. Meine Mutti erkrankte mit 52 Jahren an Brustkrebs. Sie starb an einem metasierten Mamma-Carzinom, d.h., sie hatte dann Knochentumore und Unterbauchkrebs. Sie wurde bestrahlt und hatte seit ihrer Brustabnahme einen ständigen Verfall, war ab der Brustabnahme immer bettlägerig und ist unter schlimmem Dahinvegetieren 1972 (zwei Jahre später) im Alter von 54 Jahren gestorben.

Dann: Untersuchung, telefonischer Abruf ins Krankenhaus, Schnellschnitt, Warten auf den Befund der Lymphknoten, dann acht Tage später, mit meiner Zustimmung, die Brustabnahme und schon drei Wochen nach der Operation die erste Chemo. Obwohl ja die Brust abgenommen war, die Achsel von dem befallenen Lymphknoten ausgeräumt wurde, spürte ich immer noch den Verfall durch Krebs. Es war, als wenn meine Seele und mein Körper mir fremd wurden. Ich war total verändert. Die Chemo, im Wechsel 8- und 21tägig, wurde dann auch für mich unerträglich. Daß ein Teil der Haare ausging, daß ich jeden Tag unförmiger wurde, all dies habe ich versucht, mit dem Verstand aufzunehmen. Ich glaubte den Ärzten, daß alles nach der Chemo besser werden würde.

Nach Beendigung der Chemo ging der sich schnell entwickelnde körperliche Verfall, trotz Versprechen der Ärzte auf Heilung, weiter. Vom unnatürlichen Schwitzen, Schwächeanfällen bis zu den wahnsinnigen Schmerzen der Gelenke bzw. aller Knochen und der Haut, all dies wurde immer schlimmer. Ich will gar nicht von den Qualen beim Brechen während der Chemo berichten. Medikamente gegen dieses fürchterliche Brechen machten das Ganze nur noch schlimmer.

Zwar wurde das Brechen dadurch für Stunden verschoben, dafür glaubte ich aber, daß mein Kopf platzen würde, oder bei einem anderen zusätzlichen »Hilfsmedikament« hatte ich im Kehlkopf das Gefühl, ich ersticke. Deshalb verbat ich mir jedes zusätzliche Medikament während der Chemo.

Schlimm waren auch meine veränderten Adern. Sie waren von der Chemo so geschädigt, daß selbst das Blutabnehmen nur nach vielen Versuchen möglich war. Kontrastmittelgabe beim Röntgen, welches mir früher nichts ausmachte, wurde zur Qual für mich und führte zur Allergie und Atemnot. Der ganze Körper war jetzt krank. Um die Knochenschmerzen zu lindern, begann ich, im Freien oder im Hallenbad zu schwimmen. Jetzt bekam ich schweren Hautbefall. Ich hatte wegen der Chemo gegen nichts mehr einen Widerstand. Egal, ob in der Luft oder im Wasser, ich nahm alles Kranke oder Krankmachende an.

Während der Chemozeit wurde ich mit Dr. Mastall in Wiesbaden von der biologischen Krebshilfe bekannt gemacht. Dort wurden mir Mistelpräparate und Thymusspritzen verabreicht. Mein Körper bekam von den beiden Medikamenten Quallenbildung an den Einstichstellen und über dem gesamten Bauch. Die vom Arzt gern gesehene Reaktion war hier unnatürlich stark und wurde eingestellt. Aber die seit Juli 1991 auftretenden Knochenschmerzen nahmen zu. Ich wurde körperlich, wie im Fluge, um Jahre älter.

Bei einem Vortrag von Ärzten über die Chemotherapie ist mir damals die Galle übergelaufen. Ich meldete mich zu Wort und widerlegte z.B. diesen verlogenen Anpreisern die helfende Wirksamkeit ihrer Zusatz-Medikamente zur Chemotherapie. Das war damals mein erstes Zusammentreffen mit »Fachleuten«. Bis damals hielt ich jeden Weißkittel für einen Halbgott.

Ich hatte drei doppelte Zyklen der Chemo von März bis Juni 1991 im Körper. Nun kam mein »Erwachen«. Ich bat meinen Arzt, Herrn Mastall in Wiesbaden, um Hilfe und widersetzte mich den letzten drei Chemotherapien.

Ich fühlte immer deutlicher, daß ich fortschreitenden Krebs hatte. Ich bat um ein erneutes Knochenszintigramm. Dieses wurde vom Arzt abgelehnt, weil man dieses nur einmal im Jahr machen würde. Meine Knochenschmerzen führte man auf die wegen der Chemo künstlich begonnenen Wechseljahre zurück und die damit beginnende »Osteoporose«. Ich konnte im Spätsommer nicht mehr normal laufen. Mein Gang ähnelte mehr dem einer Ente. Die Schmerzen verstärkten sich. Meine Finger konnte ich kaum noch schließen. Alle Gelenke schmerzten bei jeder Bewegung. Nachts lag ich wie auf einem Folterbett, als wenn ein Messer im gesamten Skelett mich aushöhlen würde.

Das unnatürliche Schwitzen nahm zu. Die Gelenke wurden immer unbeweglicher. Selbst die Muskeln, die Haut und die Adern: alles schmerzte. Mein Gewicht war von 65 Kilo auf 78 Kilo erhöht. Die Blutsenkung war auch zu hoch. Nur die Tumormarker war immer in Ordnung, zumindest die der angeforderten spez. Untersuchung. Da ich nicht locker ließ, wurde ich zum Orthopäden überwiesen, zu Herrn Dr. Schmidt-Mandel in Mainz. Dieser redete mir ein, ich solle mich damit abfinden, daß ich älter werde und auch, daß andere in meinem Alter ähnliche Schmerzen hätten. Gnädigerweise erhielt ich von ihm einen Zinkverband um die Fußknöchel. Acht Tage später »freute« er sich, wie gut meine geschwollenen Füße Wasser verloren hätten, und »Krebs hätte ich nicht«, denn sein »Röntgenapparat wiese das nach«.

Ich ging zum nächsten Facharzt. Der Rheumatologe stellte eine erhöhte Blutsenkung fest, aber sonst einen noch nicht nachweisbaren, evtl. beginnenden Rheumaverlauf. Seine mir empfohlenen gymnastischen Übungen waren reinste Folter für mich. Vor Schmerzen heulend, trainierte ich meinen Körper, denn ich wollte doch wieder gesund werden.

Nach einer gründlichen Untersuchung saß neben mir, am 2.1.1992, eine sympathische und auch das erste Mal wirklich tüchtige Ärztin an meinem Bett und wagt zu sagen: »Sie haben das ganze Becken voller Knochentumore.« Ich konnte nur noch fragen: »Kann man das noch heilen?« »Nein«, war die Antwort, und »es werden schwere Untersuchungen und noch schwerere Behandlungen auf sie zukommen.« Dieses »Nein« bekam ich später von allen Ärzten gesagt. In der Zeit verlor ich eine liebe Freundin, die während der Chemotherapie bei einem sonst gesundheitlich guten Zustand im Alter von 46 Jahren unter schlimmen Schmerzen im Wiesbadener Paulinen-Krankenhaus bei einer sog. örtlich eingespritzten Chemo starb. Ihre letzten 2 Tage habe ich miterlebt.

Damals hätte ich jeden dieser (in meinem Fall unfähigen Ärzte) erschießen können. Auch weil sie mich als mehr oder weniger Nervenkranke in ihren Berichten abtaten.

Man hatte mich vom Vincenz-Krankenhaus nun im Januar 1992 an einen sogenannten Onkologen in Mainz überwiesen. Dieser Herr erklärte mir dann, daß mein Frauenarzt mich falsch behandelt hätte, denn Climofem hätte bei meiner Krebsart zum Wuchern geführt. Wütend ging ich zu letzterem zurück, doch er verneinte diese Aussage. Später, nachdem ich mit dem »neu« verordneten Medikament Tamoxophen keine Besserung bekam, wollte mir dieser »tüchtige« Onkologe evtl. Climofem verabreichen, und zwar in einer noch größeren Dosis als Herr Jacob zuvor. Das war mein letzter Besuch bei ihm. Um zu verhindern, daß sich doch noch Hormone über die aktiven Eierstöcke bilden (um krebsfördernde Hormone auszuscheiden), spritzte man mir ein 4wöchig anhaltendes Medikament. Jetzt kam zu den vorgenannten Schmerzen ein schrecklicher Juckreiz der gesamten Haut. Die Ohren waren am Kopfansatz geschuppt und bluteten stark.

Inzwischen wurde das Sitzen zur Qual. Die Becken- und Oberschenkelknochen schmerzten, als säße ich auf einer Mauer mit Glassplittern. Mona-

Monika Kruse, 47 Jahre
Aufgeschwemmt von der Chemo, sich mit Sekt künstlich froh machen wollend.

telang schmerzte mein Oberkiefer unter dem rechten Auge nach dem Knochenszintigramm im Januar 1992. Nun traten des öfteren Lähmungen im Mundbereich (innen) auf. Meine Beine und auch die Arme waren zeitweise gefühllos, so daß ich mich oft an Möbeln stützend zur Toilette schleppen mußte.

974
[56] Zu dieser Zeit, März 1992, hatte ich einen Gesundheitszustand erreicht, daß ich nicht mehr leben wollte.

Noch 1960 bis 1980 wurde ich mit eiweißhaltiger Kost (tierischer) im Krankenhaus ernährt. Weil ich ja immer viel Eiweiß im Urin ausschied, glaubte man, mir diesen »Verlust« ersetzen zu müssen. Ich hatte nach Laboruntersuchungen meiner Nierensteine auch Order bekommen, bestimmte säurehaltige Obstsorten zu meiden. Heute weiß ich, wieviel Dummheit sich hinter diesen Anweisungen der Ärzte verbirgt.

Dann erhielt ich Ihr Buch über die UrMedizin. Ich begann, ohne eine Übergangskost mich auf nur Rohkost umzustellen. Nach wenigen Tagen schon bemerkte ich, daß Körperkräfte in mir wuchsen. Nach ca. 8 Tagen Rohkost begann ich, nach Ihrer Vorschrift zu fasten.

Am 14. Tag bekam ich auf einmal ein Würgen im Hals, wurde heiser und begann, Eiter aus dem Munde zu erbrechen. Dieser war anfangs so hart, daß es in meiner Brust brannte, als er sich löste.

Ich begann, in meinem Körper zu atmen, so, als ob mein Lungenvolumen eine Größenordnung bekommen hätte, von der ich bisher nicht mal etwas ahnte. Ich konnte wieder ohne Schmerzen kilometerweit laufen, tanzen gehen und tauchen (ca. 15 m). Jeden 2. Tag ging ich schwimmen und trainierte meinen Körper. Ich informierte meinen Arzt, daß ich mich weigere, nochmals irgendwelche Medikamente zu schlucken. Insgesamt verlor ich 25 Kilo, ohne irgendwie schlaffe Haut zu bekommen, im Gegenteil. Selbst meine Haare bekamen wieder ihre braune Farbe zurück, wie ich sie als junge Frau besaß. Meine Adern erholten sich in Windeseile. Ich konnte mich wieder wie ein normaler Mensch bewegen. Fassungslos bemerkte ich nicht nur mein Gesunden, sondern eine um 10 Jahre äußerlich verjüngte Frau schaute mich im Spiegel an.

Im Juli 1992, vier Monate nach Kostumstellung und Fasten, war ich völlig schmerzfrei und mein Immunsystem so stabil, daß ich bis heute all die Krankheiten in meinem gesamten Leben bisher nicht mehr kenne. Auch meine Nieren sind das erste Mal in Ordnung. Danach ging ich auf die höchste Form der Rohkost, auf die UrKost über.

Am 13.07.1993 wurde dann festgestellt, daß der Knochenkrebs ohne Medikamente und Behandlung jeglicher Art zum Stillstand gekommen war.

Mit dankbaren Grüßen, Ihre Monika Kruse, Am Vogelsberg 2, 53129 Mainz

Monika Kruse, 50 Jahre, nach der UrTherapie

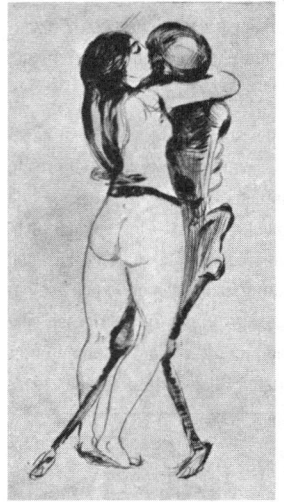

Bild: Edvard Munch
Bei Krebs tanzt Du mit dem Tod - gedenk es!

Fam. H. Meuthen, Jakobusstr.10, 51515 Kürten

Drogenabhängigkeit

Sehr geehrter Herr Konz,

seit vielen Jahren lebten wir als Eltern in schrecklichen Ängsten um unsere Tochter. Sie war nach Angaben der Ärzte 1989 von ihrem drogensüchtigen Freund mit AIDS angesteckt worden. Bis heute fürchteten wir täglich, daß ihr Leiden ausbrechen könnte. Nachdem wir nun Ihre Ausführungen im "Großen Gesundheits-Konz" über die AIDS-Lüge gelesen haben, fällt uns ein schwerer Stein vom Herzen. Erkennen wir doch nun, daß sich ihre Angaben auch in unserem Fall bewahrheitet haben: Nur wer Drogen nimmt, kann an den sog. AIDS-Symptomen erkranken. Unsere Tochter nahm und nimmt keinerlei Drogen und meidet Medikamente. Wir können das beurteilen, da sie seit der Trennung von ihrem süchtigen Freund bei uns lebt. Sie hat eine positive Lebenseinstellung, lebt so wie andere junge Menschen auch, hat sich vor kurzem verlobt und will auch eine Familie gründen. Sie ist voll berufstätig und hat - statt von Auszehrung zu leiden - bis heute einige kg zugenommen.

Wir möchten Ihnen diese Zeilen zukommen lassen, damit Sie auch den Menschen Mut machen können, denen von der Schulmedizin weis gemacht wird, das Vorhandensein von HIV-Viren wäre eine Verurteilung zum Tode.   Mit freundlichen Grüßen   gez. H. Meuthen

---

Was aber geschah kurz darauf?:

Der Sohn kam von der Bundeswehr zurück und nistete sich bei ihr ein. Und forderte ein »ordentliches Essen« und keinen »Karnickelfraß«. Statt ihm die Todesgefahr klarzumachen, in der sie schwebte und ihren qualmenden, trinkenden Sohn vor die Tür zu setzen, vermochte sie nicht nein zu sagen und kochte für ihn wie früher. Der so ausgelösten neuerlichen Verführung konnte sie schließlich nicht widerstehen. Sie dachte wohl auch, den Krebs besiegt zu haben und damit in der Lage zu sein, wie früher wieder alles genießen zu können. Ein bißchen schlechtes

Gewissen mußte ihr dennoch verblieben sein, denn ich wurde weder gefragt noch darüber informiert. Erst von ihrer Tochter erfuhr ich, daß es ihr wieder schlechter ging und sie abzumagern begann, dem sie mit dem Verzehr von fettem Fleisch, Fettbrühen, viel fettem Käse und Sahne zu begegnen trachtete. Die Folge: Durch den plötzlichen Salzinput streikte die Niere, und eine gefährliche Bauchwassersucht entstand, die übrigens oft mit Krebs einhergeht. Erst da erbat sie meine Hilfe und sandte mir Bilder von ihrem Zustand.

Monika Kruse starb am 8.5.1994 im Alter von 53 Jahren durch Ersticken. Ich muß es leider sagen: Für ein gutes halbes Jahr Schlechtkost gab sie ihr wieder hoffnungsfrohes Leben hin.

Vielleicht siehst Du, lieber Leser, das aber anders und sagst:
»Für mich ist die Monika eine stille Heldin. Sie tat alles ihrem Kind zuliebe!«
Wenn Du so denkst, dann mußt Du Dich als kranker Mensch entscheiden: Für Dein verwöhntes Kind, Deinen unwilligen Partner, Deine egoistische Mutter (→Rz 9201), Deinen starrsinnigen Vater und Deinen frühen Tod.
Oder für *Dich* und die UrTherapie.

Foto: Mitglied Monika Kruse auf meinen Wunsch, zu Hause, aufgegeben von der Schulmedizin

Brust abgeschlachtet, mit Chemo und Medikamenten verseucht, 5 Jahre lang von den Schulmedizinern zu Tode gemartert.

Das mußt Du als Verkrebster wissen: Krebs läßt sich nur mit äußerster Konsequenz (und bei vorheriger Chemo- und Radiotherapie) höchstens einmal besiegen. Eine zweite Chance gibt Dir die UrMedizin nicht mehr!

Und: Wem sein Leben lieb ist, für den gibt es kein Zurück-mehr-zur-gutbürgerlichen-Kost! Mit der kleinsten Sünde füttert man den zum kleinen Kraken geschrumpften Krebs zum riesigen Polypen heran.

Bei den folgenden Berichten gestatten mir die Briefeschreiber die Angabe ihrer vollständigen Anschrift. Bei nur schriftlich möglichen eventuellen Nachfragen besonders Neugieriger, füge 10 oder 20 Mark, nebst freigemachtem, rückadressierten Rückkuvert (gilt auch für mich; aber ohne Geldzugabe), für deren Mühewaltung bei.

Gisela Friebel
Ich habe Krebs! Na und?

Die hat den Krebs trotz meiner persönlich an sie gerichteten Warnungen leicht genommen. Zigtausende Leser hat sie falsch unterrichtet. Nun sind die meisten davon - die Verfasserin mit 45 Jahren - ganz schnell unter der Erde verschwunden. Sei Du klüger:
So dämliche Sprüche weisen auf eine verantwortungslose Verfasserin hin, die das schwerste und tödlichste aller Leiden auf die leichte Schulter nimmt. Willst Du deren Gedankenwirrwarr mit Deinem Leben bezahlen? Nun, es gibt tausende schlechte, den Kranken nur verdummende Krebsbücher. Aber das schlimmste und geldgierigste, das mir zuletzt unter die Augen kam, ist das der Dr. Hulda Clark »Heilung (vom Krebs) ist möglich«, Knaur TB. Wie kann mein so angesehener Verlag nur einen solchen Dreck veröffentlichen! Die Chefs wechseln zu oft!

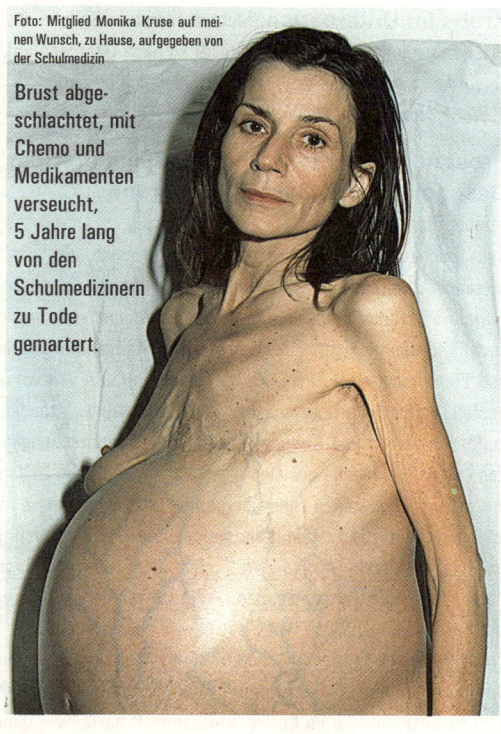

Altwerden in Freuden

»Lieber Franz Konz.

Seit 70 Jahren bin ich schon der Rohkost sehr zugetan. - Meine Frau heilte sich damit von Lymphatischer Leukämie. Nach Lesen Deines Buches haben wir auch die Wildkräuter in unser Essen zugenommen und sind ganz begeistert davon. Wir waren dank der gesunden Ernährung zwar noch nie krank, aber seitdem wir Wildkräuter essen, geht ein neuer Schub durch den Körper, der uns wunderbar wohl fühlen läßt und geistige Klarheit verschafft. Wir nehmen auch rege an allem teil, was sich in Deinem Verein tut, und lesen alle Deine Artikel in der Vereinszeitschrift mit größtem Interesse und viel Freude.

Ich kann nur jedem Kranken raten, mit Hilfe der UrKost sich gesund zu machen und nach Deinen Erfahrungen zu leben. Jeder kann es dann wie wir schaffen, ohne Beschwerden und mit viel Freuden alt zu werden. - Meine Frau ist 86, ich bin 97 Jahre alt.« Heinrich Scharnberg, 29478 Höhbeck-Vietze. (Der 1997 mit 101 Jahren starb.)

974 **Krebs im Unterbauch** (Metastasierendes Sarkom des Uterus)

[58a] ... nahm nach der Abmagerung auf 39 kg nach Übergang auf reine Obstnahrung wieder auf 48 kg zu, bin wieder schön rund geworden, kann wieder arbeiten und fühle mich prächtig.
(E.Wolff, Nußbaumer Wiese 10, Berg.Gladbach)

[58] **Prostata, Gastritis, Ohrensausen, Verlust von Geschmack und Geruch - todkrank**

> Überlege nicht zu lange, das Richtige und Gute für Dich zu tun! Sonst verläßt Dich der starke Anfangsimpuls und Du sinkst wieder ins Massendasein zurück.

»Lieber Franz Konz,
Dein Buch war wie eine Offenbarung für mich, der ich litt an Nierenbecken-, Lungen- und Mandelentzündung, sowie zweimal im Jahr an Heiserkeit und Sprachverlust - die sich von Jahr zu Jahr verstärkte und sich in der Rekonvaleszenz verlangsamte - Verstopfung, Ohrensausen und Mittelohrentzündung, Freßsucht und Übergewicht, Gelenkschmerzen, Steifigkeit der Gelenke und Wirbelsäule, nach und nach Verlust des Sehvermögens und Verordnung einer Brille, Hautprobleme in Form von wässerigen Ekzemen und Schmerzen, beginnender Zahn- und Haarausfall, Verlust des Geschmacks- und Geruchssinns, ständige Kälte an den äußeren Extremitäten (Hände und Füße), Kreislaufbeschwerden und Atemnot nach geringen Anstrengungen und Herzrhythmusstörungen, Gastritis und Prostatabeschwerden - so daß ich auch noch Depressionen von all diesen Leiden bekam. Vor allem eine ständige Müdigkeit machte mich lustlos und meine Arbeit mir zu einer übergroßen Last, begleitet von Lebensängsten. Eine Krankheit gab der anderen die Hand, wenn ich glaubte gesund zu sein, kam die nächste Krankheit. Ich ging von Doktor zu Doktor, jeder verschrieb mir Medikamente - wie ich heute weiß Medika-Gifte -, nichts half, alles wurde schlimmer, und kein Arzt konnte mir helfen. Hätte ich nicht Dein Buch in die Hand bekommen, dann wäre ich zu meinem fünfzigsten Geburtstag nicht mehr auf dieser schönen Welt gewesen.
Der Satz in Deinem Buch war für mich wie eine Erleuchtung:
Willst *Du* zu den Erlesenen gehören? Dann glaube an *Dich* - und niemand anders!
Von Stund an stellte ich mich auf Erdfasten und UrKost um. Kein Unkraut war mir zu bitter, kein Gras zu hart zu essen. Was sich an Giften bei mir im Körper angesammelt hatte, war unbeschreiblich! Selbst nach dem Erdfasten bildeten sich noch große Beulen voll übelriechender wässriger Flüssigkeit. Auf der Zunge bildete sich ein übler, zäher Belag in allen Farben von weiß, gelb bis schwarz, begleitet von enormen Mengen Sekretion zähen klebrigen Schleims. Welch ein Schmutz hatte sich in mir angesammelt! Die Entgiftungserscheinungen äußerten sich derart stark bei mir, daß ich, wie Du beschrieben hast, in der Tat durch ein Tal der Tränen ging. Aber immer mit dem Bewußtsein, endlich auf dem richtigen Weg zu sein. Ich war so durchdrungen von dieser Erkenntnis und voller Gottvertrauen, daß nichts und niemand, ich wiederhole, nichts und niemand! mich von dieser Erkenntnis abbringen konnte. Kein noch so angeblich wohlgemeintes Gesäusel, egal von wem, wie: Du wirst doch krank, wenn Du nichts ißt, Dein Kreislauf bricht zusammen, was machst Du, wenn Du eingeladen wirst, Du wirst klapperdürr, Du kannst nicht mehr ausgehen. Dazu kamen dann noch Beschimpfungen wie: Du Körner-, Gras- und Karottenfresser, Du Spinner. Alles nur fadenscheinige Ausreden für die eigene Schwäche. Weil sie Angst haben, die liebgewordenen Gewohnheiten aufzugeben, verharren diese Leute in Lethargie und Siechtum.
Aber dann plötzlich kam die Erlösung über mich. Unendliches Wohlbehagen erfaßte mich, ich konnte es kaum fassen: Mein Bauch und mit ihm 50 kg waren weg (ich wiege heute 80 kg bei 1,90 m Körpergröße). Verschwunden das bleierne Müdigkeitsgefühl, keine Schmerzen, keine Krankheiten mehr. Neue Energie, neue Kraft und frische Lebenslust umfloß mich, der ich schon gedacht hatte, daß mit meinem Leben schon vorzeitig Schluß ist. Das Seminar dann mit Dir und 50 anderen kranken Menschen, die von ihren Erfolgen mit der UrMedizin berichteten, bestätigte meine Einstellung und gab mir noch mehr Festigkeit, den beschrittenen Weg konsequent fortzusetzen. Heute habe ich keine Schwierigkeiten damit, täglich die UrKost durchzuhalten. Die Wildkräuter schmecken mir heute - da ich mich daran gewöhnt habe - besser als die früheren Kultursalate. Lieber Franz Konz, Du hast mir in der Tat ein neues Leben geschenkt.«   Fritz Ernst Draing, Flughafenstr.1c, 64347 Griesheim

[59] **Schöne Haut durch UrKost**

»Ich esse seit zwei Jahren UrKost nach 18tägigem Fasten. Meine Schwester hat als erfahrene Masseuse schon Tausende Menschen massiert. Sie sagt mir: So eine schöne Haut wie Deine habe ich noch nie unter den Händen gehabt.«
S.Rohark, Humboldtstr.14, 01589 Riesa

[60] **Das Buch hat mir das Leben gerettet**

»Ich selbst bin seit August 1992 beim Verein und seit dieser Zeit ein absolut gesunder und glücklicher Mensch. Das Buch von Franz Konz hat mich im wahrsten Sinne des Wortes gerettet.« Ingrid Thaller, Schauerbach 6, 94065 Waldkirchen

Ich bin der Schulmedizin aufgesessen

»Lieber Franz Konz, heute möchte ich Ihnen Dank sagen dafür, daß Sie und Ihr Buch "UrMedizin" aus mir einen völlig neuen, reparierten, frohen Menschen gemacht haben! Ich hätte nie gedacht, daß natürliche Ernährung und Bewegung so unendlich viel bewirken können. Leider fand ich Ihre Erfahrungen und Untersuchungen in bezug auf die Schulmedizin in meinem von Krankheiten reich gesegneten Leben bestätigt. Auch jetzt noch, nachdem meine "Umwandlung" für alle sichtbar ist, stoße ich bei den Ärzten und vielen Menschen, die selber krank, auf Frustration, Zweifel, Ablehnung und sogar Diskriminierung. In mehreren Vorträgen (insgesamt bisher sieben) habe ich versucht, für Ihre Therapie und Ihren medizinischen Standpunkt Werbung zu machen. Durch die Vorträge konnte ich den Kreis der Skeptiker wesentlich verringern, und eine wachsende Anzahl von Interessenten versucht, sich der neuen Lebensweise anzunähern. Ihr leidenschaftliches Engagement, das ausgezeichnete Fachwissen und der schonungslos kritische Geist Ihres Buches haben uns begeistert. Nachempfinden kann dies wohl nur derjenige, der unter Schmerzen, Krankheiten und Verlust an Lebensfreude schwer gelitten hat. Warum bin ich dieser Zivilisation und ihrer Schulmedizin nur so aufgesessen?

> Wenn ich die gesammelten Wildpflanzen im Salat aß, fühlte ich innerhalb kurzer Zeit – etwa zehn bis fünfzehn Minuten eine eigenartig belebende, sozusagen straffende, tonisierende Wirkung...
> Ronald Steiner, 90587 Tuchenbach, Habichtstr.4

Durch die UrTherapie überwand ich folgende Krankheiten:
1. Hepatitis („non B") und die Funktionsstörungen meiner Leber durch Hepatitis (A). Jetzt sind meine Leberwerte besser als bei den „Normalen", wie mir meine Hausärztin versicherte.
2. fünfzig Pfund abgenommen! Innerhalb von 1 1/2 Jahren nahm ich kontinuierlich ab, ohne Beschwerden zu haben. Im Gegenteil, ich fühlte mich immer wohler. Seit etwa 4 Monaten bleibt mein Gewicht konstant bei 110 Pfund stehen. Ich bin drahtig, schlank, wohlproportioniert und viel beweglicher, selbstbewußter und lebensfroher geworden!

> **Wichtiger Hinweis!**
> Wer sich (nur schriftlich, bitte!) bei den hier genannten Gesundeten erkunden will, der sei so anständig und lege einem beigefügten, an ihn rückadressierten, freigemachten Briefumschlag einen Geldschein nach seinem Vermögen bei. Alles klar?

3. meine täglichen Schmerzen in der unteren Wirbelsäule - ich konnte auf keinem Stuhl mehr sitzen - haben sich verloren!
4. Seit meinem 18.Lebensjahr litt ich mehrmals im Monat unter schrecklicher Migräne. Kurz nach Einsetzen der konsequent durchgeführten UrTherapie ist sie vollständig verschwunden.
5. Fast zeitgleich verschwanden auch meine klimakterischen Beschwerden, wie Herzrhythmusstörungen, Hitzewallungen, Depressionen, Schlafstörungen, Schweißausbrüche, Angstzustände. Verschwunden sind bei meiner Tochter die jahrelang anhaltenden Schwindelanfälle, »Gastritis«, Übelkeit, Appetitlosigkeit und die schrecklichen Depressionen. Seitdem ist sie viel kräftiger, leistungsfähiger, aktiver und fröhlicher geworden.
6. Meine Kreislaufbeschwerden und vor allem meine Herzschwäche (ich hatte 1974 eine monatelange Herzinnenhautentzündung) haben sich so sehr gebessert, daß sie fast gar nicht mehr vorhanden sind.
7. Meine Krampfaderbeschwerden in den Beinen sind verschwunden!
8. Die Arthroseknoten an meinen Händen sind, bis auf die Daumenknoten, weg.
9. Ein Leben lang hatte ich weiße Flecke in den Fingernägeln (Zinkmangel?), die jetzt vollständig verschwunden sind.

> Wir alle machen Fehler. Lerne, Dich für Deine zu entschuldigen. Und tausche so Deine innere Scham gegen befriedigtes Erleichtertsein. (Der Verf.)

10. Jahrzehntelang litt ich unter Blähbauch, belegter Zunge und Sodbrennen. Alle Beschwerden sind vollständig verschwunden!
11. Mein chronischer Schnupfen (täglicher!) ist verschwunden! Die Grippe, falls ich sie noch für 2 bis 4 Tage bekomme (früher zweimal jährlich für 3 bis 4 Wochen!), verläuft wesentlich beschwerdefreier und schneller als früher!«
Barbara Kirchner, Neuer Krugallee 104, 12437 Berlin.
Die Schreiberin sieht das etwas falsch! Nicht ich, sondern sie selbst hat sich gerettet. Wenn mir ein Verdienst zukommt, dann ist es der, daß ich die Menschen wieder mit dem Gedanken des Essens von Erde und Urpflanzen vertraut machen konnte, und dieses als normal und möglich anzuschauen.

Alle Beschwerden weg! Offene Beine geschlossen nach Einstellen des Erdnußessens

Ob der rapide zunehmenden Probleme befand ich mich in fast hoffnungsloser Verfassung, zumal die von mir konsultierten Ärzte selbst ratlos waren, aber nicht vergaßen, gut zu kassieren. Um es vorweg zu nehmen, ich bin meine sämtlichen Beschwerden sehr schnell los geworden. Das Buch: »UrMedizin - So heilst Du Dich...« war buchstäblich meine Rettung. In meiner aus-

974 sichtslosen Lage, in der sich die geschilderten Beschwerden von Tag zu Tag verschlimmerten und die Schulmedizin offensichtlich am Ende war, las ich in aller Eile in dem Buch von Franz Konz. Dabei stellte ich fest, daß ich noch vieles falsch oder nur halbherzig mache. Heute weiß ich, daß meine Ernährung (Sonnenkost) nicht vielseitig genug, meine Bewegung nicht ausreichend und meine Einstellung nicht fest genug war.

An dem Tage, an dem ich das erkannte, und entsprechend handelte, stoppte mein Verfall. Nachdem ich statt Gemüsesalaten nur noch Wildkräuter, junge Tannensprossen, junge Blätter von Büschen und Bäumen (zusammen mit Äpfeln) aß, verschwanden sämtliche Beschwerden unglaublich schnell.

Ich glaube kaum, daß ich mich jemals wieder einem Schulmediziner anvertrauen werde. Zusammen mit meinem Mann, bin ich Herrn Konz für die Arbeit sehr dankbar. Inge Rese, Bischmatt 19, 79677 Schönau

[63] **Lungenkrebs besiegt**

Hallo, lieber Franz Konz, hier eine Erfolgsmeldung für Dich. Es ist erst ein Jahr her, daß ich Deine UrzeitTherapie praktiziere. Schon aufgegeben von den Doktoren, habe ich meinen schlimmen Lungenkrebs mit Hilfe Deiner UrMedizin aus dem Körper treiben können! Bald wäre ich »hops« gewesen! Das danke ich Dir allein. Anbei eine kleine Aufmerksamkeit für Dich! 1000 Dank und herzliche Grüße, John van Dreelen, 34 Helio Village, F-34300 Cap d'Agde.

[64] **Asthma habe ich vertrieben**

Sag bloß, daß das keine Erfolge sind und das Wichtigste, alles ohne irgendwelche Medikamente! Und da haben mich die Ärzte glauben machen wollen, ich wäre ohne Medizin nicht lebensfähig. Was ich nach dem Fasten von Stund an konnte, war, ganz flachliegend schlafen. Das konnte ich mein ganzes Leben noch nie. Und worüber ich noch sehr froh bin, das Asthma habe ich vertrieben. Ich kenne keine Anfälle mehr, weder tags noch nachts. Darüber bin ich so wahnsinnig glücklich.

Friedel Hercher, Kalben 1, 74172 Neckarsulm

[65] **Von Dr. Brukers Vollwert-Kost nicht abzubringen - auch wenn sie noch so sehr darunter leidet...**

Ich habe mich jahrelang von der Dr.Bruker-Kost ernährt, fühlte mich immer sehr gut, hatte keinerlei Beschwerden. Dann bekam ich vor 5 Jahren einen Schlaganfall. Von dem erholte ich mich aber sehr schnell. Vor 3 Jahren bekam ich dann bei einer Yoga-Übung einen furchtbaren Schlag im Rücken und konnte mich kaum bewegen. Mein Arzt stellte dann fest, daß ich eine Osteoporose hätte. Ein dreiviertel Jahr lang konnte ich mich kaum bewegen und hatte fürchterliche Schmerzen.

Frau H. Witzmann, Skagerrakstr.14, 48145 Münster.

[66] **Parodontose**

Grüß Gott, lieber Franz Konz! Das sind all meine Erfolge mit Deiner UrKost: (...) am sichtbarsten für meine Freunde: Bauch weg und neues Zahnfleisch bildet sich! Stefan Rumel, Klosterweg 17, 33129 Delbrück

[67] **Hämorrhoiden, Krampfadern, Herzschmerzen, Tennisarm, Übergewicht, mangelnde Konzentrations- und Leistungsfähigkeit, Hüftgelenk- und Kniegelenkprobleme**

(...) von all dem bin ich durch 80% UrKost befreit worden. Fritz Herfort, Im Bruch 8, 33129 Delbrück

[68] **Asthma**

(...) habe ich durch Ernährungsumstellung auf UrKost seit nahezu drei Jahren meine Gesundheit und die meines Sohnes wieder herstellen können. Dipl.-Finanzwirtin H.Griessl, Sonnenbergstr. 20, 74177 Bad Friedrichshall

[69] **UrMedizin hilft besser als Homöopathie, sagt ein Heilpraktiker !**

Lieber Herr Konz, Sie begründen nicht nur die Naturheilkunde neu, Sie revolutionieren die ganze Welt - könnten sich Ihre richtigen Erkenntnisse nur durchsetzen. Überlegen sie doch einmal, welch gewaltige Umwälzung sich ergeben würde, wenn die Menschen nur noch Wildkräuter, Erde und Obst essen würden. Wir können (2 Personen) gar nicht soviel »Unkräuter« aus unserem Garten essen, wie wieder nachwachsen. Meine Frau und ich bekommen wahrscheinlich demnächst die französische Staatsbürgerschaft, soviel Franzosenkraut haben wir schon gegessen in diesem Sommer. Ab Juni 97 ließen wir Fleisch völlig weg und stiegen auf UrKost um. Danach entleerte ich große Mengen alten Öles mit meinem Urin. Das Öl lag auf dem Urin und schillerte in allen Regenbogenfarben. Der Urin war selber stets trübe und es bildete sich viel Satz (Ausscheidungen von Schlacken). Aber der Mensch wird gesund von den Krankheitsstoffen, die aus seinem Körper herauskommen, krank von denen, die hineingehen und drin bleiben. Nun klart sich der Urin auf. Ich selber habe seit 30 Jahren mit Kopfschmerzen zu kämpfen, meine Frau seit 15 Jahren. Sie sind neben allen anderen Leiden jetzt verschwunden. H.-D. Bach, Heilpraktiker, Ritterstaße 30, 48291 Telgte.

Wenn Du als gesunder Mensch all diese Qualen durch das Kranksein in diesen mir unaufgefordert zugegangenen Schreiben gelesen hast, dann wird hoffentlich auch bei Dir als gesunder Mensch mehr Verständnis für meine harten Vorschläge in diesem Buch wach. Oder willst Du es völlig ausschließen, daß Du eines Tages einmal zu diesen Kranken gehören könntest?

"Den Purzelbaum mach' ich für Dich, weil Du Papi's Buch bis hier gelesen hast!"

Warum ich nicht alle Anschriften hier offen veröffentliche: Viele Schreiber dieser Briefe, die sich mit der UrMedizin gesund machten, wurden mit Telefonaten, ja selbst mit Besuchen von Lesern, die jeden Respekt und jede Rücksicht vor der Privatsphäre der anderen vermissen ließen, gelöchert. Ob die glauben, die könnten von meinen UrMethodik-Schülern mehr zur UrTherapie erfahren als von ihrem Begründer? Statt anderer Leute wertvolle und ihre eigene - scheint's wenig wertvolle - Zeit zu vergeuden, hätten sie sich anstelle dessen besser draußen ein paar Handvoll Wildkräuter geholt und damit den Mund gestopft. Wöchentlich erhalte ich etwa an die 30 Briefe von Lesern, um zu jeder ihrer Krankheiten erneut extra Stellung zu nehmen - was meist zeigt, daß es ihnen zu viel war, das Buch gründlich zu lesen. Denn hier ist alles gesagt, was es zum Gesundwerden zu sagen gibt.

Werter Herr Konz,
I wullt eana scho lang mal schreibn, daß net nuar mei offne Haxn wieda ganz zua is, sondern i hiar zwoamoi in Tag wieda guat und vü groiß was mocha ka, und wann i hinta mia ens Klomuschl schauen tua und den Haufen betracht, deng i imma en eana.

In großer Dankbarkeit
Hilda Katzinger

Die Übersetzung aus dem Österreichischen lautet:

Werter Herr Konz,
Ich wollte Ihnen schon lange einmal schreiben, daß nicht nur mein offenes Bein wieder ganz geschlossen ist, sondern ich auch jetzt zweimal am Tag wieder gut und viel Stuhlgang machen kann. Und wenn ich hinter mich in die Kloschüssel schaue und den Haufen betrachte, denk' ich immer an Sie.

In großer Dankbarkeit
Hilda Katzinger

Antwort des Verfassers:
Leev Hildche,
do häss mir met dingem Schrieve ärg viel Spaß an dr' Freud jemaat. Ne unerklärliche Zwang driev mich jetz nohm Kacke sujar öfters dozo, hinger mich ze luure, dobei höösch an Dech ze denke un mich ze froje: Wer vun uns zwei mach hück wohl et größte un schönste Häufche jemaht hann?
Et größ Dich häzzlich in hingerschter Jemeenschaff
Ding Fränzche

Die Übersetzung aus dem Kölsch lautet:
Liebes Hildchen,
Du hast mir mit Deinem Brief viel Freude bereitet. Ein unerklärbarer Zwang treibt mich jetzt bei jedem »großen Geschäft« dazu, hinter mich zu sehen und dabei an Dich zu denken. Und mich zu fragen: Wer von uns beiden wird heute wohl das größte und schönste Darm-Ergebnis hinter sich gebracht haben?
Es grüßt Dich herzlich mit in tiefsten Bereichen empfundener Verbundenheit
Dein Franz Konz

Da uns Hilda nun schon mit unseren Gedanken auf das WC gebracht hat, kriegst Du dazu noch schnell einen guten Rat von mir: Vierteile alte Zeitungen und gib sie aufs Klo. - Nein, nicht dafür - aber wenn Du vor dem »großen Geschäft« ein Blatt in die Kloschüssel legst, verschwindet das von Dir hoffentlich leicht ausgeschiedene Produkt Deiner Verdauung bereits mit der geringsten Wassermenge! Und ohne unschöne Spuren zu hinterlassen, die wieder mit viel Wasserverbrauch zu beseitigen sind. (Was allerdings nur bei den Schlechtköstlern bei fettem Essen der Fall ist.)

Und alle, die Ihr Euch Grüne und Alternative nennt: Greift das Gedankengut dieses Buches auf, damit Eure schöne Lyrik über die Rettung der Erde zur sachlichen Prosa werde. Wer mal gerne ein Seminar mit mir für eine Gesundheitswoche mitmachen will, der kann das nur als Mitglied. (→Rz.978) Aber ich warne! Beim letzten sagte mir einer: »Nicht auszudenken, würden wir noch eine Woche länger mitmachen, hättest Du aus uns allen Schimpansen gemacht.« Ärzte sind mir dort besonders wegen der Diskussionen willkommen. Die meisten sind allerdings schon nach zwei Tagen verschwunden, meist ohne daß sie bezahlt oder sich von mir verabschiedet hätten...

»**Ärgerlich!** Aber auch wenn ich mir fest vornehme, mich das nächstes Mal nicht mehr über einen anderen aufzuregen – es hilft nichts: Der Ärger ist plötzlich da, und ich kann ihn einfach nicht mehr stoppen. Und dann hält er meist auch noch längere Zeit an. Am Ende sage ich mir denn: Wie blöd, daß Du dich darüber mal geärgert hast – aber es ist trotz aller guten Vorsätze passiert.«

Der Trick ist: Du mußt diesen automatischen Ablauf der Ärger-Reagtion sofort unterbrechen. Wenn Du es schaffst – das kannst Du ohne weiteres einüben -, beim kleinsten Anzeichen von aufkommenden Unmut sofort auf Deine Fingernägel zu blicken, und zu denken: "Es ist mal wieder Zeit, sie zu feilen, doch jetzt habe ich Besseres zu tun." Dann bist Du schon mal abgelenkt und der Verstand kann plötzlich arbeiten. Der Dir nun sagt: "Das Leben ist nun mal so. Was soll ich mich über die Dummheit, Schlunzigkeit, Böswilligkeit, Gemeinheit oder Fehlerhaftigkeit von anderen ärgern?!

9.72 Empfehlungen zur Heilerdebehandlung und Parcours-Errichtung
_{6954/5/6, 8228, 8338}

»Da der Kranke auf meinen Vorschlag zur Amputation nicht einging, so empfahl ich den Angehörigen, sie sollten den Wundbrand mit Lehm möglichst ausgiebig bestreuen. Der Erfolg war gleich in diesem ersten Falle höchst überraschend. Der Aasgeruch hörte sofort auf. Die Amputation war nicht mehr nötig« (Stumpf, J., »Über ein zuverlässiges Heilverfahren bei der asiatischen Cholera sowie bei schweren infektiösen Brechdurchfällen« A.Stubers Verlag, Würzburg 1906)

975 **Ich persönlich empfehle: Schone Deinen Geldbeutel und steche Dir den von Dir benötigten Lehm selbst aus. Da bist Du gewiß, daß der noch biologisch aktiv wirkt und Leben drin ist. Ich tue das jedenfalls. Aber Du mußt ja nicht alle Verrücktheiten des Autors nachmachen, wenn Du ein bißchen pingeliger bist als der. Bequemer beschaffen kannst Du Dir: LUVOS-Lehm.** Deutsche Heilerde LUVOS gibt es in allen Apotheken und Reformhäusern. Zum täglichen Einnehmen, nicht zum Erdfasten, nimmst Du z.B. die französischen Tonerde-Produkte der Firmen ARGILETZ oder CURAVITAL. Erstere gibt es in Naturläden oder direkt bei: S. Bachert Tonerdeprodukte, Postfach 1105, 65701 Hofheim a.Ts., Tel. 06192-22201, Fax 22208. Du bekommst sie sogar fix und fertig in einer Tube zum Soforteinnehmen. Und das laut mir vorliegendem Gutachten (→8228b) ohne jegliche Konservierungsstoffe.

Grüne, französische Tonerde von Heilpraktiker Jean Huntziger gibt es auch von CURAVITAL, Postfach 1166 in 73442 Oberkochen. Laß Dir hier Information geben: Tel. 07364-919482, Fax -919483

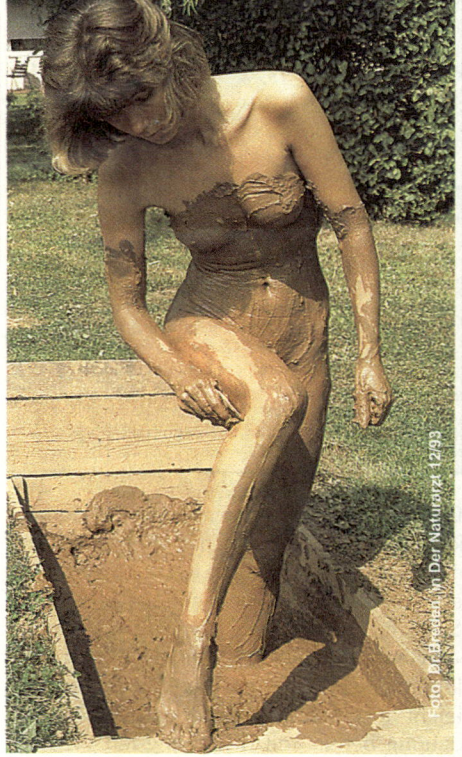

Das Lehmbad - entgiftet, entsäuert, kühlt und steigert die innere und äußere Durchblutung

Heilerde bindet in erheblichem Maße Cholesterin aus dem Nahrungsbrei. Deshalb immer zur Zivilisationskost Erde essen! (Studie der Universität Gießen 1996)

Außerdem werden von diesem Versender Samen zum Anlegen von Beeren- und Wildkräuter-Beeten angeboten. Jeder, der einen kleinen Garten besitzt, sollte ein Stück seines Rasens dafür einrichten - auch für Ziergärten ist das sehr zu empfehlen. Wie herrlich, bis ins letzte Molekül lebende Nahrung von seinem eigenen Beerenstrauch in den Mund stecken zu können: Leben zu Leben!

Das ist das A und O Deiner Gesundheit: Leben zu Leben! So war es immer, so muß es sein! In gekochter oder Fabrikationsnahrung ist alle Lebenskraft zerstört. Das sonst darin gespeicherte Sonnenlicht ist aus den zerplatzten Zellen entwichen. Wie auch das Zellwasser, das keine Lichtphotonen und Sauerstoff mehr enthält. Die Mineralstoffe sind zudem auskristallisiert und nicht mehr aufschließbar zerklumpt.

Die Erdbehandlung wurde vor hundert Jahren populär gemacht mit diesem Buch von Adolf Just »Kehrt zur Natur zurück!«, Verlag A. Graft, Braunschweig 1896, leider vergriffen. Meine Leser, die über Erde aber auch noch wissenschaftlich unterrichtet sein möchten, unterrichte ich wie folgt:
Im sauren Milieu des Magens lösen sich bestimmte Anteile der Heilerde als Ionen - wie Kalium, Kalzium, Magnesium, Eisen - und werden für den Stoffwechsel als Mineralstoffe verfügbar.
Die Mineralstoffe aus der Heilerde sorgen für ein ausgeglichenes Säure/Basen-Verhältnis im Organismus. Silikate übernehmen dabei die Funktion eines Puffers. Da Entzündungen meist bei Verschiebungen im Säure-Basen-Verhältnis auftreten, erklärt diese ausgleichende Eigenschaft der Heilerde ihre entzündungshemmende Wirkung.

> Wisse: **Grüne Tonerde** wird allein auf einer Wunde sehr hart. Mische sie mit etwas Olivenöl und trage sie alle 4 Stunden mit lauwarmem Wasser vorsichtig ab. Immer einen über den anderen Tag.

Heilerde bindet auch bestimmte krankmachende Stoffwechselgifte und Bakterien im Magen-Darm-Trakt und kann daher allergische Reaktionen mildern (Dauerschnupfen, Asthma, Durchfall, Migräne und Kreislaufstörungen). Die absorbierende Wirkung ist gut feststellbar durch das Neutralisieren des Mundgeruchs. Die natürliche Darmflora wird durch Heilerde nicht gestört und bleibt erhalten. Sie wird im Gegenteil dadurch vermehrt, weil die Gewebe, auf denen sie leben, durch die Erde gestärkt werden und so den Bakterien ein besseres Milieu bieten.

Ionen aus der Oberfläche der Heilerdeteilchen können durch andere aus der Umgebung ausgetauscht werden. Dieser Ionenaustausch regt vermutlich sowohl die Hypophyse als auch die Nebennierenrinde an und fördert dadurch die Ausschüttung körpereigener Hormone. Eine solche hormonelle Ankurbelung ist besonders bei Frauenkrankheiten und Rheuma wichtig. Aber Heilerde ist auch noch gut für anderes. Beispielsweise zur Schonung der Natur:

So wäschst Du Dir schnellstens und bestens die Haare mit Lavaerde:

Du greifst die feuchte Erde, die sich im angewärmten Gewindeglas befindet, mit vier Fingern und verteilst diese über die angefeuchteten Haare. Dann läßt Du ein wenig warmes Wasser in die Handfläche laufen und reibst die breiige Erde in die Haare immer mehr bis zu den Haarwurzeln ein. Setz die Finger auf die Kopfhaut und massiere diese (nicht an den Haaren ziehend). Dann spüle warm nach.

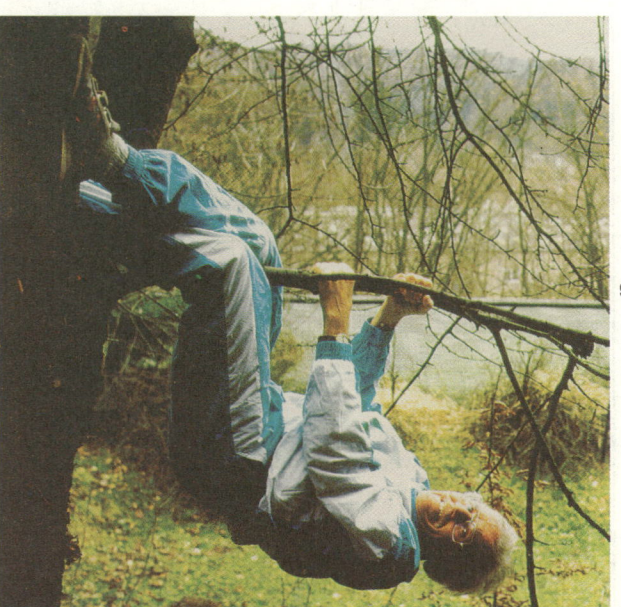

Überall findest Du Gelegenheit, Muskulatur zu gewinnen! Foto R.Bermes

795

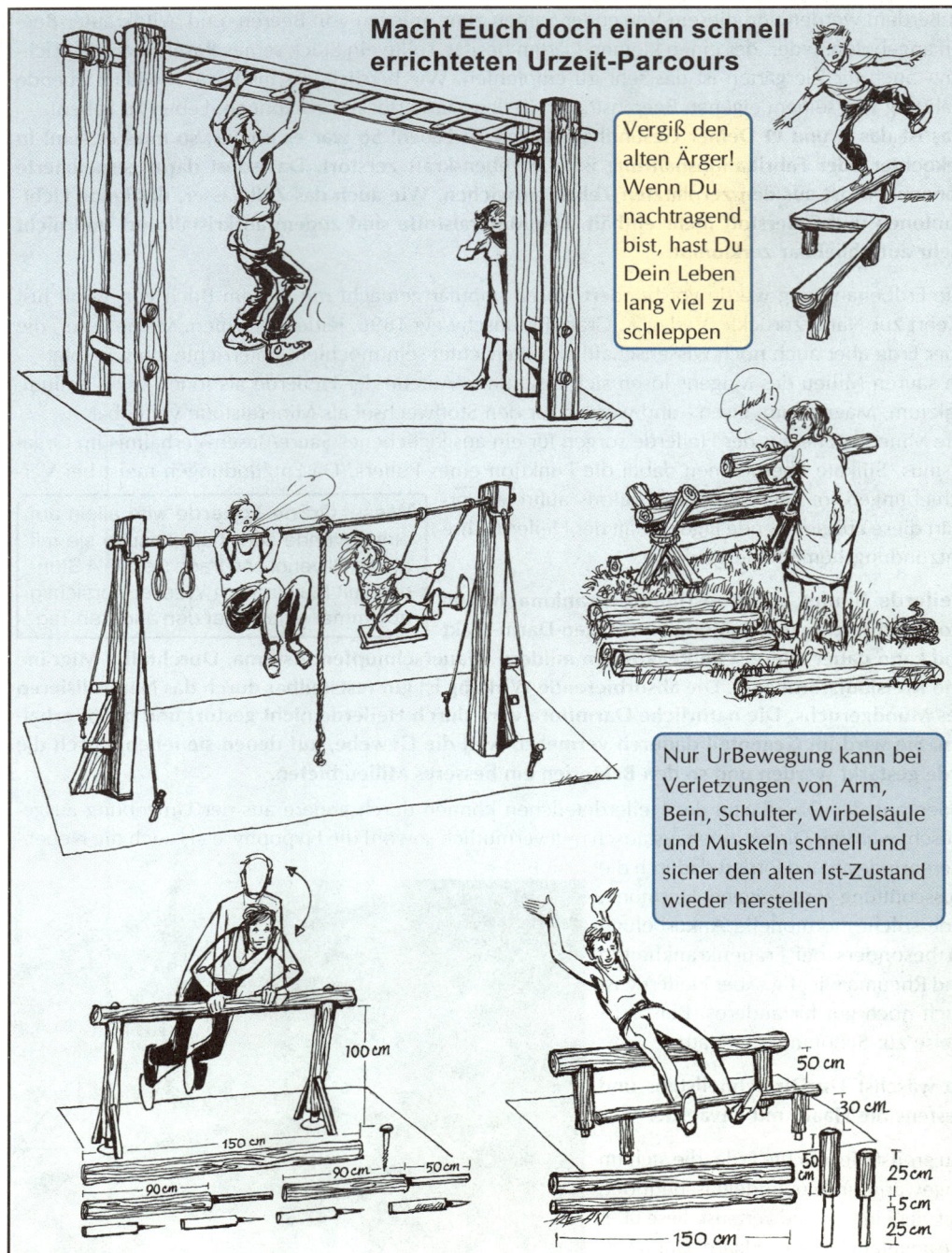

Macht Euch doch einen schnell errichteten Urzeit-Parcours

> Vergiß den alten Ärger! Wenn Du nachtragend bist, hast Du Dein Leben lang viel zu schleppen

> Nur UrBewegung kann bei Verletzungen von Arm, Bein, Schulter, Wirbelsäule und Muskeln schnell und sicher den alten Ist-Zustand wieder herstellen

Mein Vorschlag an alle:
Richtet Urzeit-Bewegungs- und Lernstätten ein, wo immer sie möglich sind! Veranstaltet Treffs zum Laufen mit lustigen Spielen, wo jeder mitmachen kann. Wo alle natürlichen Arten des Beschäftigens angeboten werden: Malen, Singen, Musizieren, Bewegungs- und Krafttraining, Tauziehen, Ringtennis, Federball, Kräftigungs-Parcours und, und, und. Das Ziel:
Sich selbst vom Leistungsdruck befreien. Und das durch viel Bewegung und viel aktivem, handwerklichem oder künstlerischem Tun.

Mai-Seminar im UrKost-Haus des Bund für Gesundheit e.V. nur für seine Mitglieder in A-4150 Rohrbach, Mühlviertel, Fürling 10: Haus SANITAS.
Dort gibt es auch alle Informationen, wann ich wieder eins gebe.

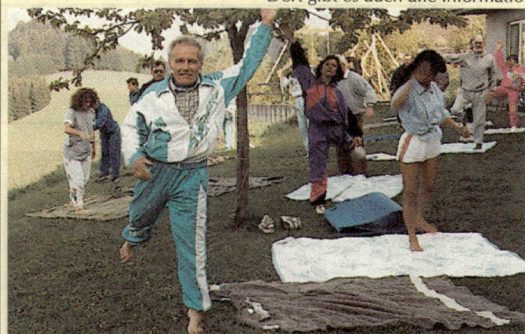

Alles hergeschaut! So wird's gemacht. Bring Spannung und Sauerstoff durch Urbewegung in Deinen Körper und Du sollst mal sehen, wie Du wieder auflebst. Und wieviel Spaß Dir die Urbewegung macht.

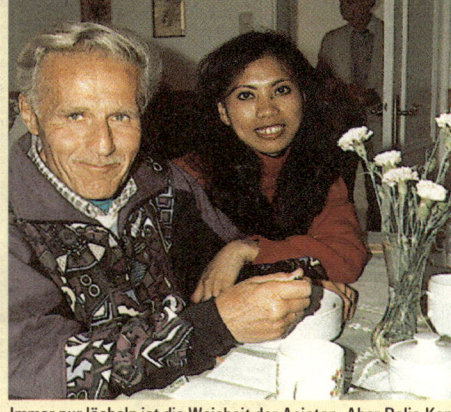

Immer nur lächeln ist die Weisheit der Asiaten. Aber Delia Konz bricht damit die Herzen der Urzeitmethodiker-Aspiranten auf. Und schenkt auch den schwer an ihrem Kranksein Tragenden frischen Lebensmut.

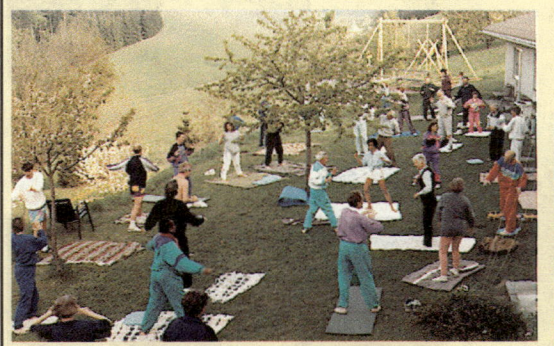

Im Hintergrund erkennst Du die erste Station des Fitness-Parcours: Reck und Ringe zum Hanteln, Aushängen, Schwingen, Hochziehen, Schulterkreisen usw.

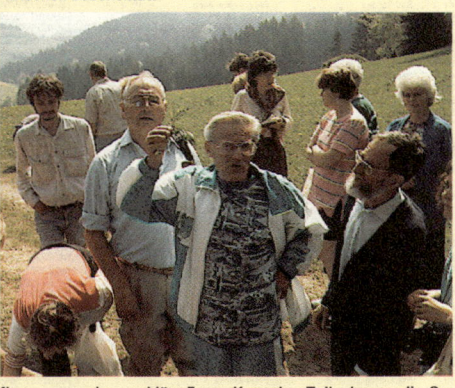

Fotos:
Kriminal-Direktor
Helmut Wiese

Auf einer Wildpflanzensammlung erklärt Franz Konz den Teilnehmern die Geheimnisse und Wirkungen der UrKräuter. Besonders gefragt sind die sexuellen Muntermacher, wie Wiesenbärenklau u.a. Und ob etwa die Knabenkräuter, aufgrund ihrer hodenartigen Wurzelknollen bei Krankheiten der Genitalien gebräuchlich, auch ein ausgezeichnetes Aphrodisiakum wäre...

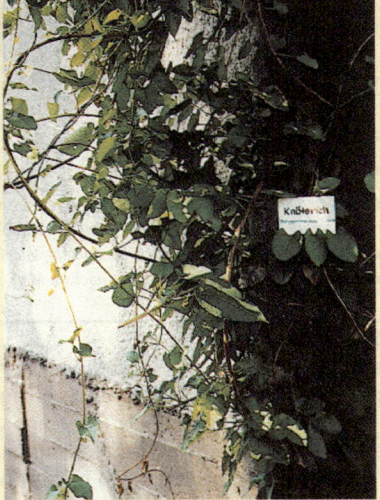

Foto: der Verfasser

Und so sah der Knöterich am Ferienhaus meines französischen Nachbars aus - bevor sich »die wilden Pferde der Camargue« daran gütlich taten...

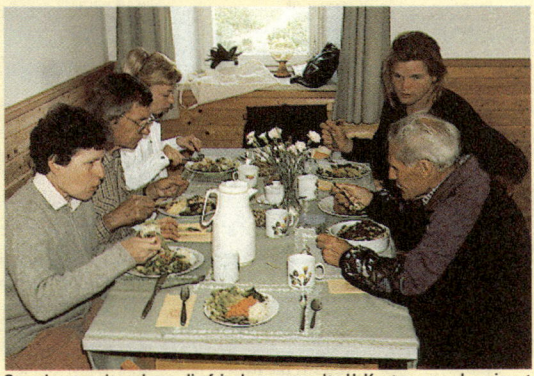

Gemeinsam mit anderen die frisch gesammelte UrKost essen - das nimmt jedem die Furcht vor dem ungewohnten Geschmack der uns naturbestimmten Nahrung. Und jedenTag gewöhnst Du Dich mehr daran.

797

9.73 Urgesundheits-Selbsthilfegruppen und Gesprächskreise

PLZ	Ort	Name	Telefon
01159	Dresden	Wilfried Junghans	Tel. 0351-4218760
01187	Dresden	Thomas Klein	Tel. 0351-4764605
02827	Görlitz	Sabine Rudolph, Fritz-Heckert-Str.24	
03046	Cottbus	Gunder u. Juliane Wancsucha	Tel. 0355-531680
04275	Leipzig	Uta Bertram	Tel. 0341-9110714
04860	Torgau	Käthe Lottholz	Tel. 03421-904663
06449	Aschersleben	Bernd Herrmann	Tel. 03473-807475
06526	Sangerhausen	Bernd Brodmann	Tel. 03464-577485
06901	Gaditz	Ines Richter	Tel. 034921-22109
08529	Plauen	Gabi Kolibal	Tel. 03741-432994
09112	Chemnitz	Clemens Hart	Tel. 0371-3360400
09112	Chemnitz	Wolfhard Wagenknecht	Tel. 0371-301205
09390	Gornsdorf	Renate Momin	Tel. 03721-23386
10827	Berlin	Theresia Muthers	Tel. 030-7814866
10829	Berlin	J. Torno-Drupp / I. Scheuerlein	Tel. 030-7870148
14169	Berlin	Renate Schumann / W. Birr	Tel. 030-8133310
15859	Storkow-Mark	Johanna Rohark	Tel. 033678-72442
18147	Rostock	Helga Stender	Tel. 0381-6864880
18569	Insel Rügen / Ummanz	Katrin Haack	Tel. 038305-82227
21220	Seevetal	Gisela Maschke	Tel. 04105-660167
21244	Hdm Seppensen	Jess Sartori	Tel. 04187-321414
21614	Buxtehude	Arne Gronemeier	Tel. 04161-596801
22147	Hamburg	Gerd Speer	Tel. 040-64789751
22607	Hamburg	Barbara Simonsohn	Tel. 040-895338
23617	Lübeck	Elke Neu	Tel. 04506-300
24220	Flintbek	Stephan Schlampp	Tel. 04347-703838
24254	Neumünster	Odila Bürgin (ab 19 Uhr oder WoEnde)	Tel. 04324-89794
24589	Schülp	Burckhard Preuss	Tel. 04392-5285
24943	Flensburg	Gerd Rothermund	Tel. 0461-312280
25364	Bokel	Uwe Kipp	Tel. 04127-1267
25782	Tellingstedt	Gerda Bauers	Tel. 04838-781179
26817	Rhauderfehn	Antje Engelke	Tel. 04952-942642
27356	Rotenburg /W.	Fr. Wilhelm Peters	Tel. 04261-3211
28205	Bremen	Sabine Syndikus	Tel. 0421-4341673
29355	Beedenbostel	Wolfgang Meyn	Tel. 05145-8206
31135	Hildesheim	Peter Hänisch	Tel. 05121-38896
32289	Rödinghausen	Kurt Mailänder	Tel. 05746-1270
33014	Bad Driburg	Sabine Mitzloff	Tel. 05253-3996
33602	Bielefeld	Hermann Peitz	Tel. 0521-60770
33649	Bielefeld	Petra Brockelt	Tel. 0521-452238
33790	Halle	Margarete Przibytzin	Tel. 05201-4676
34134	Kassel	Irmintrud E. Dilcher	Tel. 0561-314352
34286	Spangenberg	Ulrich v. Soppa	Tel. 05683-1738
34326	Morschen	Elke Anders	Tel. 05664-930776
35392	Gießen	Barbara Hock	Tel. 0641-74739
36179	Bebra	Ingeborg Fabritz	Tel. 06622-3419
37441	Bad Sachsa	Peter Fahrenheim	Tel. 05523-999014
39108	Magdeburg	Tanja Lüdicke	Tel. 0391-7315261
40211	Düsseldorf	B.Esser (Naturbegeh. + Kräutersuche)	Tel. 0211-363695
40885	Ratingen	Angela Kampmann (Wandern + Rad)	Tel. 02102-31472
42499	Hückeswagen	Barbara Zeiser	Tel. 02192-3285
42799	Leichlingen	Eva von Clanner	Tel. 02175-1043
45549	Sprockhövel	Dr. Traudel Weustenfeld	Tel. 02324-78716
45869	Bochum (Essen)	Werner Straube	Tel. 02327-53958
47058	Duisburg	Manuel Kodrun	Tel. 0203-3462785
48161	Münster	Claudia Wessendorf	Tel. 02534-2762
49033	Osnabrück	Andreas Ottmer	Tel. 0541-25228
49811	Lingen	Anne Frerichs	Tel. 05963-442
51766	Engelskirchen	Wilfried Dehn	Tel. 02263-6275
53119	Bonn	Manfred Rubba	Tel. 0228-656471
53340	Meckenheim	Brigitte Rondholz	Tel. 02225-911722
53567	Asbach-Limb.	Marlene Hohn	Tel. 02683-6444
54290	Trier	Francesco Vaccaluzzo	Tel. 0651-4360667
55283	Wackernheim	Alfred Arasimavicius	Tel. 06132-56161
55597	Wöllstein	Helmi Nachbar	Tel. 06703-1327
56112	Lahnstein	Hans Weitbruch	Tel. 02621-4708
58840	Plettenberg	Heidi Klinger	Tel. 02391-91800
59065	Hamm	Erika Illmer	Tel. 02381-61242
59494	Soest	Rosemarie Vaerst	Tel. 02921-52890
63110	Rodgau	Uschi Hamp	Tel. 06106-733478
63874	Dammbach	Herbert Brand	Tel. 06092-8738
65203	Wiesbaden	Peter Thomas	Tel. 0611-86775
65307	Bad Schwalbach	Anita + Ralf Bochmann	Tel. 06124-721247
65824	Schwalbach	Heinz + Natalie Schicktanz	Tel. 06196-85483
66525	Nohfelden	Irene + Thomas Hein	Tel. 06852-81680
66957	Hilst	Wilhelm Dittrich	Tel. 06335-983860
67454	Haßloch	Claudia Hammann, Manuela Nessel	Tel. 06324-81158 bzw. 82875
71149	Herrenberg	Peter Klocke	Tel. 07457-5445
70180	Stuttgart	Alena Halbychova	Tel. 0711-2348808
73087	Bad Boll	Hans-Josef Schröders	Tel. 07164-146054
76187	Karlsruhe	Christel Gentile (nur im Winter)	Tel. 0721-562813
77709	Oberwolfach	Richard Strauss	Tel. 07834-869220
77791	Berghaupten	Plamen Botzev	Tel. 07803-3016
78333	Stockach	Hartmut + Hanna Wirth	Tel. 07771-4190
78662	Bösingen	Helmut Boos	Tel. 07404-2773
79336	Herbolzheim	Eberh. Waldschmidt	Tel. 07643-8484 od.8682
79639	Grenzach-Wyhlen	Hans-Albert Motsch	Tel. 07624-981357
80799	München	Dr. Dieter Freitag	Tel. 089-345464
81241	München	Walter Kozuch	Tel. 089-2809240
83301	Traunreut /Chiemgau	Johann Müller	Tel. 08669-37732
86150	Augsburg	Gerhild Buchwald-Kraus	Tel. 08236-959515
86551	Aichach	Thomas Bühler	Tel. 08251-4448
87724	Ottobeuren	Prof.Dr. K.J. Probst	Tel. 08332-93400
88348	Saulgau	Oskar Bruner	Tel. 07581-6507
88400	Biberach	Franz Simmler	Tel. 07351-21851
88400	Biberach-Riß	Rainer Müller	Tel. 07351-13888
88634	Herdwangen	Hartmut Hagen	Tel. 07557-720
88677	Markdorf	Eva Sedláková	Tel. 07544-913451
89542	Herbrechtingen	Anneliese Wilfart	Tel. 07324-981110
89564	Nattheim-Fleinheim	Inge u. Walter Albrecht	Tel. 07327-5361
90480	Nürnberg	Michael Delias	Tel. 0911-4089116
91126	Schwabach	Günter Schier	Tel. 09122-81153
93059	Regensburg	Marlies Neuner-Ibok	Tel. 0941-869619
97080	Würzburg	Friedrich v. Morgenrot	Tel. 0931-25604
99092	Erfurt	Stephen Janetzko	Tel. 0361-7897688
99310	Arnstadt	Evamaria Oertel	Tel. 03628-604235
99423	Weimar	Dirk Wilke	Tel. 03643-901762
99439	Vippachedelhausen	Peter Auerbach	Tel. 036452-7830
99706	Sondershausen	Adelheid Herold	Tel. 03632-602196
99891	Winterstein	Jan Beyer	Tel. 036259-58127
A-	Graz	Sonja u. Werner Konrad	Tel. 0316-271671
A-	Scheffau	Carlo Fäckl	Tel. 05358-8192
A-	Wien	Dominik Chlubna	Tel. 01-7676757
A-	Wien	H. Gehringer	Tel. 01-4404117
CH-	Basel	Antal Szöke	Tel. 061-3137487
CH-	Biberist	Peter Gautschi	Tel. 032-6722244
CH-	Brugg	Silvia Dörig	Tel. 056-4410662
CH-	Küsnacht	Maria Näf	Tel. 01-9104762
CH-	Matzingen	André Bruns, Christa Mohn	Tel. 0052-3763561
CH-	Muri bei Bern	J. Grossmann	Tel. 031-9517732
CH-	Nußbaumen	E.u.Ch. Spreiter	Tel. 056-2825984
E-03189	Orihuela-Costa /Alicante	HP Arno Schäfer	Tel. 0034-616661139
E-29100	Coin /Malaga	Maja Vorsteher	Tel. 0034-952112188
E-38650	LosChristianos /Teneriffa	Werner Hiekel, Lista de Correos	kein Telefon
I-86010	S.Giuliano d.S. /Campobasso	Christel Gentile (nur i. Som., Übern. mögl.)	Tel. 0039-0874-79574

> Das Geleitwort des Verfassers zu den Gesprächskreisen:
> »Bevor Ihr Euch zum Bereden hinsetzt, solltet Ihr bereits gehandelt haben.«

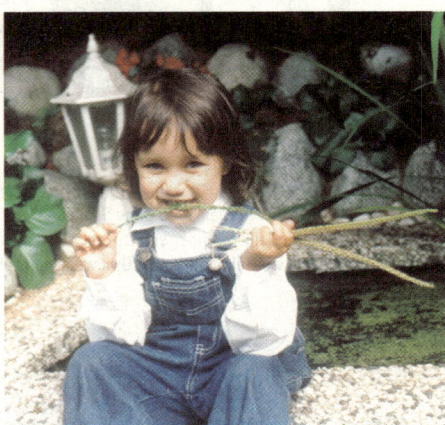

So ißt meine Myriam den leckeren Wegerich (Floh-) Samen (einfach in die Zähne ziehend)

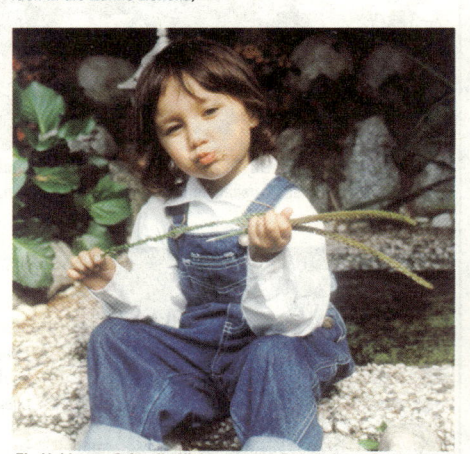

Ein Heidenspaß für die Kleinen, wenn Du mit ihnen in der Natur wanderst und neben dem Grün auch die leckeren Samen der Wildpflanzen (z.B. von Brennessel, Wegerich, Springkraut, Vogelknöterich usw.) futterst. (Wann tust Du's das nächste Mal?)

> Halt durch! Halt durch!
> Ich versichere Dir: Nach spätestens vier Wochen hat sich Dein Geschmack völlig umgestellt. Dann schmeckt Dir (allerdings nur beim ersten Mal) keine Kochkost mehr. Sie ist fade geworden, hat ihren leckeren Geschmack für Dich verloren. Wie die erste Zigarette, die ja auch kein Genuß ist. Daran erkennst Du; daß die Schlechtkost nichts anderes als eine Suchtkost war.

Jeder ist aufgerufen, wenn er sich mit der UrMethodik noch etwas schwer tut, einer Selbsthilfegruppe beizutreten. In der Gemeinschaft mit gleichgesinnten, gesundheitsliebenden Menschen fällt alles leichter. Hier kann jeweils einer auch für die zeitlich Unabkömmlichen Urpflanzen mitsammeln und gegen Aufwands-Erstattung verteilen.

Wichtig: Sprecht Euch rückhaltlos in diesen Gruppen über alles aus. Aber laßt Euch nicht von den Schwachen und Aufweichlern in diesen Gruppen unterbuttern. Und das einmal als wahr Erkannte wieder in Zweifel ziehen.

Da versuchen Dir neuerdings einige einzureden, wenn Du von Schwierigkeiten beim Übergang zur UrKost sprichst, das läge an Deiner Persönlichkeit, die noch nicht reif genug sei für eine neue Lebensweise. Die Ernährung sei eng an diese gekoppelt. Erkenne diesen Unsinn: Die UrKost ist die natürliche Art des Stillens von Hunger. Sie ist nicht eine Verhaltensweisen des Charakters oder der Persönlichkeit.

Um die reine Klassische Natnaturheilkunde zu verwässern und vor sich selbst sein Nichtdurchhalten-Können zu entschuldigen, dient noch ein dummes Argument:
Befolge Dogmen nicht, die an individuellen Bedürfnissen der Menschen vorbeigehen.
Erkenne: Die UrMethodik stellt keine von Menschen aufgestellte Dogmen auf. Sie gibt Dir nur die unumstößlichen Gesetze der Natur bekannt. Es ist Deine Entscheidung, diese zu befolgen.

Persönliche Anregung des Verfassers für seine Leser, die sich mit UrMedizin gesund machten: 977
Hast Du Dich durch das Buch gesund gemacht, trage seine Gedanken weiter. Hilf anderen ebenfalls dabei, ihr Leid zu überwinden. Die Menschen sind ja so unwissend, so unbeholfen, so verängstigt!
Gründe eine Gesprächs- oderSelbsthilfegruppe für kranke Menschen, wenn Du Gutes tun willst. Je mehr Menschen wir für die Klassische Naturheilkunde gewinnen, desto stärker verbreiten wir den gesunden Menschenverstand, desto weniger Gift wird den Kranken und der leidgeprüften Erde verabreicht. (Wegen des dummen Datenschutzgesetzes darf der BUND FÜR GESUNDHEIT e.V. keine Mitgliederadressen dazu geben.) Die ideale Stärke sind sechs bis zwölf Personen. Bei mehr gibt es unnötige Machtkämpfe. Drei Personen durchschnittlich bleiben den Abenden stets fern. Mitglieder sucht man sich mit entsprechenden kostenlosen Anzeigen in der Vereinszeitschrift »*Natürlich Leben*« des BUND FÜR GESUNDHEIT e.V., Talstr. 36, in 52525 Heinsberg, durch Aushänge im Naturkostladen oder Inserate in Tageszeitschriften.
Aufgeschlossene, lernwillige Menschen finden sich besonders in den Volkshochschulen. Dort wird besonders für diejenigen viel geboten, die etwas für ihre Gesundheit tun wollen. Themen: Feldenkrais-Bewegungstherapie, Fasten, Autogenes Training, Yoga, Qi Gong, Vollwertkost, Rohkost, Wildkräuterbestimmungen usw. Das wäre auch ein Einstieg.
Beste Ratschläge, wie Du eine Selbsthilfegruppe oder einen Gesprächskreis gründest und führst, erteilt Dir die von Prof. Moeller gegründete
- Beratungsstelle für Selbsthilfegruppen an der Universität 60528 Frankfurt a. M., Sandhofstr. 56, Haus 74, Tel. 069-6301-7480 und
- KOSA (Konzentrierte Beratungsstelle für Selbsthilfegruppen und Ärzte), Landesstelle, Georg-Vogt-Str.15 in 60325 Frankfurt a. M., Tel. 069-79502792

<u>Aber sag denen vorher nicht, daß Du als Basis für Deine Selbsthilfegruppe die Gedanken dieses Buches verwenden willst...</u> Eine Schande! Da schrieb ich dieses auf die Selbsthilfe kranker Menschen genauestens zugeschnittene Buch, womit sie sich wirklich alle <u>selbst</u> wieder gesundmachen könnten, will es ihnen kostenlos zur Verfügung stellen – und dann sind die Beratungsstellen zu feige, diesem Professorenschwächling und Verräter der Gesundheitswahrheit, der ihnen das Lesen dieses Buches verbietet, kontra zu geben (→Rz 965[1] 979[6]) und es in eigener Regie einzufordern.
Ach ja, unsere Kinder: Gründe selbst oder gemeinsam mit aufgeschlossenen Menschen einen Kindergarten. Wo die Kinder naturreiches Essen erhalten und überall Obst auf den Tischen zum Zugreifen steht... Und den Kindern die Natur nahegebracht wird, statt... na, Du weißt schon.

Und beteilige Dich - wenn es Dir finanziell auch nur ein bißchen möglich ist, an den folgenden empfehlenswerten Organisationen, damit unseren Kindern die Chance für ein lebenswertes Leben erhalten bleibt:

- NATURSCHUTZBUND Deutschland e.V., Bonn, Spendenkonto 518 263 9 100 (BLZ 370 20 50), Bk. f. Soz.Wi. Köln
- WWF Umweltstiftung WWF Deutschland, Hedderichstr. 110, 60596 Frankfurt, Spendenkonto 2000 bei allen Banken, Spendenkonto 999 bei allen PGA
- ROBIN WOOD, Gewaltfreie Aktionsgemeinschaft für Natur- und Umwelt e.V., Erlenstr.34, 28199 Bremen, Spendenkonto 155 026/303 (BLZ 250 100 30), Postgiroamt Hannover
- GREENPEACE, Vorsetzen 53, 20459 Hamburg, Spendenkonto 147 13 00 (BLZ 200 300 00), Vereins- und Westbank, Hamburg
- Auch hier tust Du ein gutes Werk beim Unterstützen der Anti-Drogen-Kampagne der gemeinnützigen Organisation freshFANTASY e.V., Schmiedgasse 13, 88339 Bad Waldsee-Gaisbeuren, Tel. 07524-2206, Fax 2207. Sie führt mit vielen Aktionen Kinder zum Obst und weg von Alkohol und Drogen.

> Wer die Natur liebt, der sollte sich auch für deren Schutz einsetzen. (Der Verfasser.)

- Für den Tier- und Vogelschutz setzt sich unterstützungswürdig ein:
M U T - Menschenrecht und Tierrecht e.V., Grüneburgweg 154, 60323 Frankfurt, Tel. 069/559589

*Sieh nicht, was andre tun, der andern sind so viel,
Du kommst nur in ein Spiel, das nimmermehr wird ruhn.
Geh einfach Schöpfers Pfad, laß nichts sonst Führer sein,
So gehst Du recht und grad, und gingst du ganz allein*

(C. Morgenstern)

9.74 Das erleichtert es Dir, die UrTherapie durchzuhalten

Wer das Gesundheits-Magazin »**Natürlich Leben**« laufend beziehen will, der schließe sich dieser großen, vom Buchverfasser ins Leben gerufenen Gemeinschaft an:

BUND FÜR GESUNDHEIT e. V.   Postgirokonto Köln 44 39 05-503
Talstr. 36 in 52525 Heinsberg   [BLZ 370 100 50]

»**Natürlich Leben**« unterrichtet Dich über Gesundes Wohnen und Bauen, neue Erkenntnisse über die Ernährung und natürliche Gesundheitspraktiken. Nur die Spitzen der Gesundheitslehrer kommen hier mit ihren Artikeln zu Wort, wie z.B. Prof. Dr.med.habil. Dr.Dr. K.J. Probst, Prof. A. Schneider, die bekannte Autorin Dipl. Politologin Barbara Simonson und der Verfasser. Hier wird Tacheles gesprochen - kein laues Blabla. Unter Angabe Deiner Mitgliedsnummer kannst Du dessen vier Beratungstelefone für Deine speziellen Fragen in Anspruch nehmen und alle Dich betreffenden Fragen stellen. Und als Mitglied kannst Du unser Taschenliederbuch mit 200 alten und modernen Liedern gegen Spesenerstattung von 6,- DM in Briefmarken anfordern!

Laut Satzung gilt die Einzahlung des einmaligen Aufnahmebeitrags von 68 DM und des 1. Jahresmitgliedsbeitrags von 60 DM (zusammen 128 DM) als Eintritt. Mit dieser Einzahlung ist gleichzeitig die kostenlose Zusendung dieses Buches verbunden. Es eignet sich dann, falls Du bereits dessen Buchhandels-Ausgabe besitzt, vorzüglich als Geschenk für einen chronisch Kranken oder eine nahe, dafür aufgeschlossene Person. Wie dankbar wird Dir mancher dafür sein! Zahle nur auf obiges Konto. Wenn Du später die Vereinsziele nicht mehr vertreten willst, hält Dich keiner, und Du kannst ohne weiteres kündigen. Du kannst auch als Käufer aus dem Buchhandel durch Einzahlung von DM 60.- als vollberechtigtes Fördermitglied eintreten. Und solange magst Du im Verein bleiben, solange Dir die Zeitschrift Positives für Dein Leben vermittelt. Vor allem bekommst Du so immer neuen Mut gemacht, tolle Tips und lernst endlich Gleichgesinnte und andere wervolle Menschen kennen. Und bei Seminaren dabei sein!

Achte bei einer Überweisung dringend auf die vollständige Adresse! Schreibe sie nur in Blockbuchstaben, und zwar in die Spalte »Verwendungszweck« des Überweisungsformulars, da die Postbank zu bequem ist, die Straße zu übermitteln. Denke also daran, dort den Wohnort und die Straße anzugeben! 10% vergessen sie. Wie soll der Verein da liefern können? Reklamationen und Anfragen können nur schriftlich an o.a. Anschrift drei Wochen nach Zahlung gestellt werden.

> Ich wiederhole: Der Verfasser dieses Buches ist kein Guru, der Dumme sucht, die er ausnutzen kann. Was er sucht, das sind kluge und eigenverantwortliche Menschen, die sich und diese Erde gesundhalten wollen. Und welche die UrzeitMethodik selbstbewußt vor der Dummheit vertreten.

9.75 Lesenswerte Alternativ-Zeitschriften

ZEITSCHRIFT für Alternativ-Wissen [9890]

● **raum & zeit**, EHLERS Verlag GmbH, Daimlerstr. 5, D-82054 Sauerlach. Eine Zeitschrift, wo Du nicht darauf verzichten solltest, sie zu bestellen. Sie ist wissenschaftskritisch, nicht dem Establishment verpflichtet, wahrheitsliebend, klarsichtig! Berufe Dich bei Deiner Bestellung auf mein Buch. Du kannst dann auch ein kostenloses Probeexemplar anfordern.

ZEITSCHRIFTEN für natürliche Gesundheit und Naturheilverfahren:

● **BIO** – ist ein Magazin für die Gesundheit von Körper, Geist und Seele, modern gestaltet und mit vielen ästhetischen Bildern. Diese Zeitschrift gibt praktische Lebenshilfe, ob es um natürliche, ganzheitliche Heilmethoden geht, um gesunde Ernährung, Seelenheilkunde und Umweltfragen. Ein Gratisexemplar von BIO – dem Ratgeber mit den besonderen Themen – kann angefordert werden vom BIO Ritter Verlag, 82327 Tutzing, Tel.: 08158/8021, Fax 7142. Auf mich beziehen!

● **Der Naturarzt** im Access Verlag, Feldbergstr. 2, in 61462 Königstein, hat inzwischen vergessen, daß sein Untertitel einmal »Für Freunde naturgemäßer Heilmethoden« lautete. Und hat mit der Naturheilweise heute nichts mehr zu tun. Befindet sich in der Hand von Ärzten, die nur dem Namen nach Naturheilärzte sind und große Sanatorien betreiben... Doch ab und zu sind darin interessante Artikel zu finden. Hier ein Auszug: **Interview der Zeitschrift »Der Naturarzt«**

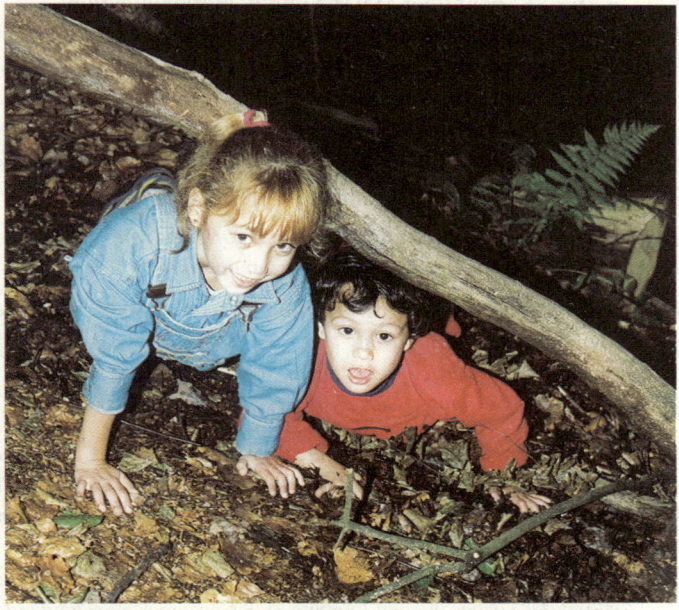

Kinder bewegen sich noch mit Lust urzeitgemäß und artgerecht. Du mußt sie nur dazu animieren durch Mitmachen...

mit Prof. Dr. med. Moeller, Universität Frankfurt, Instincto-Rohesser und dies Verleugnender

.... Ist trotz der relativ geringen Dichte an Nähr- und Vitalstoffen in diesem »wäßrigen« Lebensmittel eine ausreichende Nährstoff- und Vitalstoffversorgung gewährleistet, Herr Professor Moeller?
Wesentlich sind die positiven Erfahrungen der Menschen, die sich jahrelang mit Rohkost ernähren. Ich lebe nun seit drei Jahren so und fühle mich nicht nur körperlich und seelisch, sondern auch geistig sehr beweglich. Das kann ich gut ermessen, wenn ich wissenschaftlich und schriftstellerisch arbeite.(...).
Wir können beobachten, daß beispielsweise die Äpfel immer größer werden, auch die Kohlrabis, und die Züchtung tut viel, um uns immer voluminöser Obst und Gemüse vorzusetzen. Könnte man davon ausgehen, daß hier eine Entwertung stattgefunden hat gegenüber dem gehaltvollen Obst und Gemüse, wie man es früher zur Verfügung hatte?
Sicher haben die seit Jahrtausenden gezüchteten Kulturpflanzen eine Veränderung gegenüber den Wildformen erlebt. Es ist ein Verdienst von Franz Konz, der Wildformen im Vergleich zu Kulturpflanzen wissenschaftlich hat untersuchen lassen. Dabei wurde festgestellt, daß der Wertstoffgehalt der Wildformen oftmals das Zehnfache beträgt im Vergleich zur Kulturpflanze. Aber trotz dieser Entwertung (der Kulturpflanzen) ist die Frischkost heute noch immer den konservierten, gekochten und anderweitig behandelten Nahrungsmitteln weit überlegen.
Nun haben wir die Wahl zwischen dem aus der sogenannten chemischen Landwirtschaft stammenden Obst und Gemüse und dem Angebot aus dem biologischen Landbau. Müßte man hier als Verbraucher irgendwelche Unterschiede beim Einkauf machen?

979b Ja, unbedingt. Ich versuche, mich nach Möglichkeit nur aus biologisch kontrolliertem Anbau zu versorgen. Zum Glück entstehen immer mehr Läden, die biologisch gezogenes Gemüse und Obst anbieten. Man sollte seine Schadstoffbelastung so niedrig wie möglich halten. Ganz vermeiden kann man sie nicht.(...) Man muß sich klar werden, daß man als Konsument auch eine durchaus politische Wirkung hat. Je mehr wir bei biologisch orientierten Anbietern einkaufen, desto mehr wird auch diese Form der Landwirtschaft gefördert und desto weniger Pestizide werden benutzt, desto mehr wird die Umwelt intakt gehalten.

• **Health Science**, für Englisch Beherrschende das Magazin der Natural Hygiene. Info fordern von: American Natural Hygiene Society, P.O. Box 30630, Tampa, FL 33630

• **FITfürsLEBEN** Ritterhude
(Diese Zeitschrift ist inzwischen eingegangen) Auszug:
RAU, Barbara **Bericht über Malaria und Bakterieninfektion**
Im August plante ich, an einer 2-wöchigen Exkursion nach Kenia teilzunehmen. Da ich seit Jahren schon keinerlei Medikamente mehr nehme, wollte ich auf die teure und gesundheitsschädliche Malariaprophylaxe mit den chemischen Mitteln der Schulmedizin verzichten, zumal ich nicht zuletzt in Franz Konz' Werk gelesen hatte, daß die Malaria-Erreger gegen die üblichen Mittel inzwischen resistent geworden sind.

> Eine letzte Frage an Dich:
> Willst Du nach diesem Buch Deinen eigenen Körper und die Natur auch weiterhin als Wegwerfartikel behandeln? Oder willst Du ihm wertvolle Nahrung geben und ihn sorgsam und artgerecht bewegen, so wie die Schöpfung es für ihn vorgesehen hat?

Zwischen Art der Ernährung und der Häufigkeit von Mücken- oder Bremsenstichen (evtl. auch Flohbissen?) besteht ein eindeutiger Zusammenhang.

Von den in den Ausscheidungen der Haut (Talg, Schweiß) enthaltenen Geruchsstoffen, von Menge und Art der ausgeschiedenen Toxine und vom Säuregrad des Schweißes hängt es ab, ob blutsaugende Insekten angelockt werden oder nicht. Offensichtlich strahlt ein mit naturbelassener Rohnahrung ernährter Körper bestimmte Geruchsreize, die Stechmücken anlocken, nicht mehr aus.

Es war mir nach der Lektüre von Literatur der natürlichen Gesundheitslehre aufgegangen, daß in einem tropischen Land wie Afrika ebenso wie auch hier nicht alle Menschen an von Erregern übertragenen Krankheiten erkranken, sondern eben nur einige. So leben auch in den afrikanischen Ländern viele Menschen, die trotz vorhandener Erreger und allgegenwärtiger Moskitogefahr nicht an Malaria erkranken, ohne je prophylaktisch Medikamente eingenommen zu haben.
<u>*Der Zustand des körpereigenen Immunsystems, welcher entscheidend von der Ernährungsweise abhängt, bestimmt, ob ein Mensch Viren und Bakterien zum Opfer fällt oder nicht.*</u>
Viele der stechenden Insekten, welche die Natur hervorgebracht hat, haben anscheinend eine Aufgabe als »Gesundheitspolizei« zu erfüllen ähnlich der Viren, und sie tragen so zur »Auslese« kranker Organismen bei. Ebenso wie das Bild »feindlicher« Viren und Bakterien müßte auch die Vorstellung von gefährlichen, die Gesundheit des Menschen grundsätzlich und willkürlich bedrohenden Insekten revidiert werden. Dem inhärenten Selbsterhaltungstrieb allen Lebens und dem Lebensgesetz der Erhaltung der Art zuwider, wird die Natur Lebewesen, welche ihren Gesetzen gemäß leben, nicht vernichten wollen, sondern zu erhalten suchen.

979b *Da Moskitos auch nur eine weitere Art von Stechmücken darstellen, beschloß ich auf der Basis der Annahme, daß sie sich ähnlichen Gesetzen entsprechend verhalten wie europäische Arten, ohne Malariaprophylaxe in Form von Tabletten, Impfungen oder mückenabschreckenden Einreibemitteln auf Safari zu gehen. Voraussetzung sollte allerdings eine 100%ige Rohkosternährung vor und während der gesamten Reise sein. Dabei mußte jedoch auch auf die bei manchen Formen der Rohkosternährung noch üblichen gewürzten Salatsoßen verzichtet werden, da Gewürze und Salz über den Schweiß ausgeschieden werden und einen Stechinsekten anlockenden Duftstoff darstellen. (...)*

Ich trank mangels Durst in der Regel gar nichts (Obstmahlzeiten löschen Durst!) nur ganz selten etwas Quellwasser, wenn eine Safari allzu lang, staubig und heiß gewesen war. Und das im tropischen Afrika, wo alle Touristen vor Durst fast umkommen. Einige meiner Reisekameraden bekamen auf der Basis von »abwechslungsreicher« und »ausgewogener« Kochkost, von Alkohol und »vorbeugenden« Medikamenten heftige

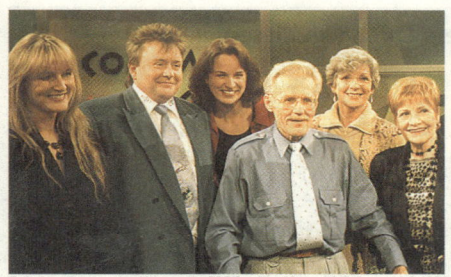

Teilnehmerfoto von den Akteuren der ZDF-Sendung "Conrad & Co" vom 20.2.1999 "Du bist, was Du ißt". (Ganz rechts: die Vegetarierin und altbekannte Schauspielerin Gisela Uhlen) Es scheint endlich Bewegung in die Gesundheitsszene zu kommen!

Durchfälle und Erbrechen - ich merkte ohne jegliche Medikamente gegen Reisekrankheit, Infektionen, Fieber und Durchfall entgegen aller Vorhersagen bei meiner »kargen« Rohkost nichts von Klimaumstellung und Zeitverschiebung. Trotz anfangs extremen Schlafmangels und vollem »Safaristreß« sowie fast täglichem Quartierwechsel litt ich nicht unter Kopfschmerzen, wie früher üblich, und auch von der Ernährungsumstellung spürte ich im Magen-Darmtrakt absolut gar nichts. Während alle anderen ängstlich ihr Zahnputzwasser 5 Minuten lang abkochten, eifrig Tabletten schluckten und es streng vermieden, rohe, frische Früchte vom Markt zu verzehren, machte ich es wie die Schwarzen um mich herum: ich putzte meine Zähne mit Leitungswasser (trank es jedoch nicht), aß meine Nahrung ohne besondere Hygienemaßnahmen wie Waschen nicht verzehrbarer Obstschalen oder gar Abkochen, kaufte herrliches Obst auf Märkten und an Straßenständen und schlürfte z.B. Passionsfrüchte ohne weiteres einfach aus der Schale. Dieses Verhalten basierte jedoch nicht auf leichtfertigem, demonstrativem Protest gegen übertriebene Vorsichtsmaßnahmen anderer, sondern war das Resultat eines mit dem Übergang zur Rohkost gewachsenen Verständnisses der Natur und intuitiven Vertrauens in ihre Gesetze. Ich fühlte mich so eins mit der Natur Afrikas, aber auch mit den Einheimischen und den für ihre Region typischen tropischen Früchten.

Was die Moskito- und damit Malariagefahr anbelangte, so wurde ich weder auf Bootsfahten über die kenianischen Seen noch Nachts im Schlaf gestochen. <u>Wir schliefen bis auf einmal ohne Moskitonetz, und meine Zimmerkameradin, die Einreibemittel verwendete und Malariatabletten einnahm, wurde gestochen, wohingegen ich ohne mückenabschreckende Lotionen oder Sprays keinen Stich erlitt.</u>

Da die Malaria ja ausschließlich durch Stiche infizierter Moskitos übertragen wird, würde schon die Gewißheit, nicht gestochen zu werden, die Malariaprophylaxe mit Medikamenten überflüssig machen (einmal vorausgesetzt, die Mittel wären auch wirksam). Interessant und erfreulich war auch die Resonanz meiner Ernährung bei den einfachen, un(ver)bildeten Schwarzen (so z.B. Kellnern und sogar Köchen): sie zeigten keinerlei Mißtrauen oder Abwehr bei der Konfrontation mit einem Rohköstler, wie es hier häufig geschieht (auch manche Mitglieder der Reisegruppe fühlten sich allein durch meine unkonventionelle Eßweise bedroht und ließen mich meine Außenseiterposition zu Tisch manchmal schmerzlich spüren!), sondern äußerten lebhaftes Interesse und im Gespräch oft eine intuitive Einsicht.

Offensichtlich leben die meisten Afrikaner noch in viel näherer Verbindung zur Erde, zu Pflanzen und Tieren, haben somit noch viel ursprüngliches Vertrauen in die Schöpfung. 3504, 3830

Der Verfasser setzt aus seiner Erfahrung im Urwald hinzu: Trotz nackten Oberkörpers wurden von meiner Hautausdünstung keine Insekten angezogen, die Eier einlegen, aus denen sich später Larven unter der Haut entwickeln. Den Affen geht es ebenso. Fleischesser müssen da schon höllisch aufpassen.

● **Natürlich Leben** Das ist die unbestechliche, konsequente Zeitschrift des BUND FÜR GESUNDHEIT für Urköstler, Rohköstler, Veganer und vorwärtsstrebende Vegetarier.
Beispiel für die Fragenbeantwortung im Magazin »**Natürlich Leben**«: »Ist UrKost nicht schwer verdaulich? Die Wissenschaftler haben ermittelt, daß nur leichtverdauliche Speisen für die Menschen gut sind.« Antwort von Franz Konz: Du solltest nur fragen, ob Du die richtige Nahrung zu Dir nimmst. Und wenn Urspeise wirklich zu »schwer« für den Organismus sein sollte - was wäre verkehrt daran? Nur wenn Magen und Darm zu harter Arbeit gezwungen sind, sondern sich sie die nötigen Verdauungssäfte reichlich ab. So werden sie gekräftigt und fit gehalten. Außerdem erstarkt die Darm-Muskulatur. Während durch faserlose »leichtverdauliche« Kulturkost genau das Gegenteil eintritt. Du findest z.B. auch solche Leserbriefe in **Natürlich Leben**:

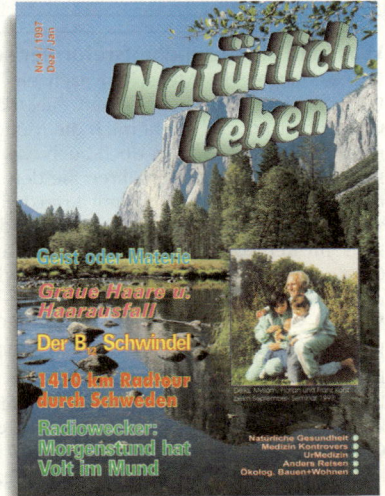

979b ## Ein Schriftsteller fühlt sich selten richtig verstanden. Doch von diesem lieben Leser: ja!

Lieber Franz Konz,

Deine wertvollen Steuertricks weiß ich seit Jahren sehr zu schätzen. Nun habe ich Deinen „Gesundheits-Konz" vor mir liegen und muß Dir sagen:
Dein Buch und Deine Zeitschrift sind bahnbrechende Werke; in vielerlei Hinsicht eine außerordentlich wertvolle und wichtige, menschliche und schriftstellerische Leistung und Großtat!
Ich bewundere aufrichtig Deinen klaren Verstand, Dein ungebremstes (vielleicht manchmal etwas ungestümes) Engagement und Deine Kreativität, Deine Tatkraft und vor allem Deinen ungeheuren Mut, so entschieden für des Menschen höchstes Gut, die <u>Gesundheit</u>, einzutreten.
Paradoxerweise muß man hier und heute besonders kühn und mutig sein, wenn man sich ernsthaft für Ethik und Gesundheit einsetzt. <u>Dein Buch ermutigt die Menschen, ihre kläglichen Reste von Freigeist in sich zu mobilisieren, um der allgemeinen Volksverdummung entgegenzutreten und wenigstens bei sich selbst anzufangen, die Welt zum Besseren zu verändern.</u>
Das absolut Geniale an Deinem „Gesundheits-Konz" ist die Klarheit der Sprache und die Konzentration auf das, worauf es ankommt. *Abgesehen davon, daß es ein großes Vergnügen ist, Deinen spannenden, interessanten und sehr unterhaltsamen Ausführungen zu folgen, bin ich der Meinung, daß jeder, der auch nur ein Fünkchen gesunden Menschenverstand besitzt, bei der Lektüre öfters ein „Aha-Erlebnis" hat! Du sprichst so viele Dinge aus, die man sich selbst oft gedacht, aber gleich wieder verworfen hat, weil es irgend jemand ganz Gescheiter doch viel besser wußte.*
Das meiste, was Du schreibst, weiß jeder gesunde (!) Mensch in seinem tiefsten Innern selbst, quasi aus dem Bauch heraus. Dein großes Verdienst ist es jedoch, diesen „inneren Stimmen" endlich Gehör zu verschaffen, Argumente und Beweise dafür gesucht und gefunden zu haben, was wir alle instinktiv schon immer als wahr und richtig gespürt und empfunden haben! In Deinem Buch ist endlich der gesunde Menschenverstand lesbar und erfahrbar geworden.
Ich wünsche mir und uns allen sehr, daß sich der Nebel in unseren Gehirnen dank Deines Wirkens bald so gelichtet haben wird, daß wir keines Buches mehr bedürfen, sondern stets das Richtige für unsere Gesundheit tun. Du hast das vieltausendfach zerstückelte Puzzle des menschlichen Gesundheitswissens mühsam, aber hartnäckig, wieder zusammengetragen, so daß ein verblüffend einfaches, klares und verständliches Ganzes daraus geworden ist.
Es gibt nur wenige Autoren, die ihre Leser zum selbständigen Denken anregen. Viele Leute, gerade die vermeintlich Intellektuellen, werden Dein Buch auf die Seite legen oder wegschmeißen, weil es ihnen zu einfach oder zu plump erscheint. Nicht wenige werden Dich als groben, autoritären und intoleranten Rabauken empfinden. Das Gegenteil ist jedoch der Fall, da Du im Grunde lediglich Anstöße vermittelst. Das eigentlich Bahnbrechende spielt sich im eigenen Kopf ab, wenn man den Faden weiterspinnt und bei näherem, logischen Nachdenken, auf ungezählte Fragen plötzlich viele - meist unbequeme - Antworten findet. Wir neigen alle dazu, unsere Lektüre nach dem Prinzip eines Gefälligkeitsgutachtens auszuwählen und wollen eigentlich nur das in uns integrieren, was unserem Weltbild entspricht. Das ist ein sehr menschliches Problem.
Franz Kafka sagte: <u>„Wenn das Buch, das wir lesen, uns nicht mit einem Faustschlag auf den Schädel weckt, wozu lesen wir dann das Buch?"</u>
Diese Aussage halte ich für sehr treffend, gerade in Deinem Fall.
Meinrad Baumann, Straßburger Str.29, 77871 Renchen

Was man als Gesundheitsreformer so alles erlebt...

Das Verlangen der Menschen nach einer Diagnose haben die Mediziner, glaub' ich, schon zu sehr in das Denken der Menschen vertieft, als daß sich so schnell deren Bewußtsein ändern ließe. Auf einem Gesundheitskongreß zieht mich die Mutter des siebenjährigen Stefan beiseite: »Nun sehen Sie mein Kind doch mal in den Hals! Es kann doch auch was Schlimmes sein, weshalb er so lange schon Halsschmerzen hat!« Ich sage: »Das ist unnötig. Ernähren Sie den Jungen gesund, dann sind die bald weg. Egal, was das Kind im Hals hat. Ich befasse mich nicht mit Krankheiten, sondern nur mit Gesundheit.« Die Mutter läßt nicht locker. Ich sage: »Sag mal laut ahh« und schaue widerwillig in den Hals von Stefan. »Nix zu sehen«, sage ich, »das muß tiefer im *Kehlkopf* sein. Nach einigen Tagen erhalte ich einen Anruf. Stefan ist dran: »Ich hab' acht Tage nur Obst gekriegt und soll mich bei Ihnen bedanken, weil mein *Tonkopf* jetzt wieder o.k. ist.«

979c ● **Der Gesundheitsberater**, Gesellschaft für Gesundheitsberatung GGB, Taunusblick 1A, 56112 Lahnstein, Tel. 02621-917017, 917018, Fax 917033 Klug redigiert! Empfehlenswert! Auszug:
Professor Volker Pudel, Vizepräsident der Deutschen Gesellschaft für Ernährung (DGE), gab grünes Licht für den Fabrikzucker. Nach seiner Meinung hängt die Adipositas (Fettsucht) nicht mit dem »Verzehr von Kohlenhydraten und Zucker« zusammen. Nach seiner Meinung entseht keine Abhängigkeit durch Zuckergenuß. Urteil des Hanseatischen Oberlandesgerichts (OLG) vom 29.10.1987 - Aktenzeichen 3U11/87. Es lautet: »Zucker ist ein Schadstoff«. Da hilft keine Beschönigung von seiten der Industrie. Das Oberlandesgericht fällte das Urteil nach Vorlage belastender Fakten.

9.76 Wichtige Adressen zur Durchführung der UrTherapie

Spezialisiert auf Lava Erde zum Haarwaschen und tiermißbrauchfreie Pflegeprodukte:
- Regina Schmitz, Sebastianstr.7, 53572 Unkel, Tel. 02224-76207, Fax 74843 (Info anfordern!)

Spezialisiert auf wildwachsende Beeren (schonend getrocknet) aus dem industriefreien Gebiet der masurischen Seen.
- Domicil Bioleen, Macze 2, Pl-19321 Nowa Wies Elka, Polen

Spezialisiert auf Tropenfrüchte, biologische Naturalien und Bio-Gemüse:
- Orkos Diffusion, 9, rue du Château, Soisy-Bouy - BP 89 - F-77483 Provins Cédex, Tel. 0180-5212929, Fax 0033-1-64602101, hier solltest Du Informationsmaterial anfordern. Gib nichts drum, wenn die Produkte teuer sind. Du gibst soviel Geld unnütz und für Schund aus. Hier erhältst Du höchste Qualität.

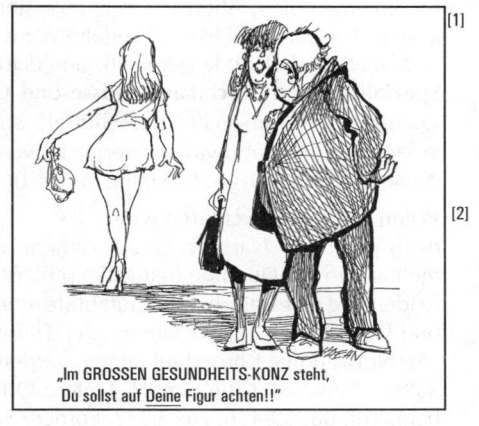

„Im GROSSEN GESUNDHEITS-KONZ steht, Du sollst auf Deine Figur achten!!"

»Aus der Erfahrung, daß es im üblichen Handel sehr sehr schwer ist, gute naturbelassene Früchte, Trockenfrüchte, Kokosnüsse usw. zu bekommen, haben wir unsere eigenen Anbauer und Lieferanten - weltweit inzwischen - aufgebaut. Hier sind wir sicher, daß alle Früchte, insbesondere auch die Trockenfrüchte (Datteln u.a.) naturgemäß - d.h. ohne Chemie - angebaut werden und daß auch nach der Ernte keinerlei Schädigung durch Heißtrocknung, chemische Konservierung, Schockfrostung, Begasung oder sogar Bestrahlung geschieht. So können wir Durian u.a. Früchte aus Thailand frisch und auch lufttrocknet in naturbelassener Form anbieten.
Eine unglaublich starke und schnelle Nußmaschine für die herrlich schmeckenden Maladamia-Nüsse zu knacken (natürlich auch alle anderen) kriegst Du auch hier.

- Rudolf Bergk, Brandauer Weg 21 in 64397 Modautal, Tel. 06167 – 912534, Fax 912537 liefert auch kleinere Mengen an Tropenfrüchten.
- Bernd Bieder, Leonberger Ring 7 in 12349 Berlin, Tel.: 030-6058745, Fax: 6041873 liefert beste Qualität an selteneren Tropenfrüchten, die bei Orkos oft nicht zu erhalten sind.
- Eichberg Bio-Gemüse AG sendet auch Bio-Obst. CH-5707 Seengen, Tel. 0041-62-7773288
- Bio-Orangen liefert preiswert W. Benner, Finca El Morisco, Malaga/Bena Jarafe, Spanien.

> Ein Grund, weshalb ich so sehr für Tropenfrüchte bin: Fast alle unsere Obstsorten sind durch menschliche(!) und nicht durch natürliche Auslese gewonnene Kulturprodukte. Deren genetisches Potential durch die Züchtung zwangsläufig geschwächt wurde. Bei Tropenfrüchten wurden noch kaum ausgeklügelte Züchtungen durchgeführt, weil deren Wohlgeschmack weitaus größer war als z.B. der unserer wilden (Holz-)Äpfel, Birnen, Vogelkirschen usw. Sie stehen daher noch voll in ihrer Urkraft da. Während die Züchtungen nicht mehr die Harmonie in der Komposition ihrer Lebensstoffe und Bioenergie in sich tragen. Nur an diese Urpflanzen waren die Urzeitmenschen mit ihren Organen und deren Abläufe angepaßt. Und wissen wir, ob die Pflanzen der Tropen nicht weitere Lebens- und Botenstoffe in sich tragen, die wir in Europa noch nicht erforscht haben bzw. ermitteln konnten bzw. wollten?

Spezialisiert auf Naturkosmetik und Ökotextilien
- Vegan-Shop & Versand, Höhenstr.50, 60385 Frankfurt, Tel+Fax: 069-440989
Zum Direkteinkauf täglich geöffnet von 13.00 Uhr bis 18.30 Uhr, samstags von 10.00 Uhr bis 14.00 Uhr. (Katalog gegen 5 DM in Briefmarken) Der Vegan-Shop & Versand bietet das größte Sortiment an ökologischen Textilien. Alles aus unbehandeltem Hanf oder Baumwolle.

Spezialisiert auf Topinambur (Erdbirnen):
- Saatzucht K. Marquardt in Müden/Oertze, Tel.05053-350, Fax 1628
- **Maulbeeren** sind köstlichste Natur-Vanille-Schokoplätzchen. **Berberitzenbeeren** schmecken süßsauer. Naschkatzen freut Euch!

Turnreck für Klimmzüge, das man einfach in eine Tür einspannt und Schuhe zum „Wirbel-Aushängen". Dazu Vollholz Sprossen- und Seilwände.
- EVIVA Versand, 83313 Siegsdorf, Seelauerstr. 35, Tel. 08662-669995, Fax 669996

Spezialisiert auf Versand frischer Wildkräuter:
Olaf Schnelle, 18513 Dorow 9, Telefon 038334-80183, e-mail: O.Schnelle@t-online.de

> Neue Ernte Trockenfeigen, Datteln und Nüsse trifft bei den Versendern Mitte November ein.

980 **Spezialisiert auf Trockenfrüchte und Bio-Cashewkerne:** Feigen und Datteln aus BIO-Anbau:
(3) ● Bionativ, Müllersgasse 5, in 71364 Winnenden, Tel. 07195-61811, Fax 179760, Tunesische Bio-Datteln Deglet Nour – das ist meine Lieblingssorte - besitzen mindere Urzeitqualität. Merke: Im Oktober kommen die Cashew-Kerne an. Sie sind nur schwach erhitzt - also in Bio-Qualität. Hitzebehandelte Ware, deren Enzyme zerstört sind, bleiben deshalb länger weiß, sind dafür aber auch wertloser.
Spezialisiert auf Macadamia-Nüsse und Cashewkerne in bester Qualität, weil sie nicht abgeschüttelt, sondern nur voll gereift gesammelt und dann vakuumverpackt werden von:
● Bachert, Pf. 1109, 65701 Hofheim, Tel. 06192-22201, Fax 22208.

(4) **Wenn Du gesund schlafen willst,** dann greife zur *Naturdecke* aus reinem, doppelt gewirktem Kamelhaar, in der Du ohne Bettdecke schläfst; sie umgibt den Schlafenden wie eine natürliche Schutzhülle, ohne die Körperentgiftung und Hautatmung zu blockieren. Der Tiefschlaf stellt sich leichter ein. Notwendige Körperfunktionen werden im Gleichgewicht gehalten: Anton K. Tölle GmbH, Untere Ortsstraße 1, 8896 Schiltberg, Tel. 08259-426, Fax 1522. Fordere Spezialprospekt unter Berufung auf dieses Buch an.

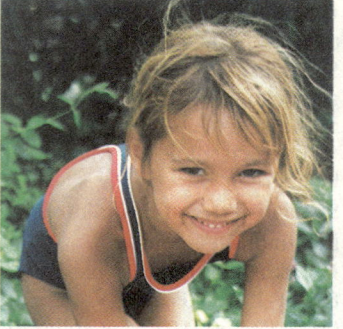

"Mir schmecken die Macadamia soooo gut! Solltest Du auch mal probieren."

Wenn Du wunderbar nachts liegen willst, dann laß Dir mal ein Angebot über eine Kapokmatratze (Drei Härtegrade, ich bevorzuge sie weich) machen: Kapok-Kontor 07472-26757 in 72108 Rottenburg. Bestehe aber dort auf weicher Ausführung der Matratze.
Bakterien verändern sich zur Bösartigkeit, wenn sie mit dem falschen Untergrund vorlieb nehmen müssen. Damit es Dir nicht passiert, schlafe nur auf reiner Natur (Leinen, Baumwolle, Kokos, Stroh - am besten auf sich wieder in der Sonne von selbst auffüllendem Kapok)! Federn sind gesünder als Kuntstoffkissen. Merke: Die Kapokfaser verfügt von Natur aus über einmalige Eigenschaften: Sie ist atmungsaktiv, leicht u. langlebig. Wasser weist sie ab und vor Motten, Milben u. Bakterien ist sie durch einen natürlichen Bitterstoff geschützt. Nimm auf keinen Fall sog. Natur-Latex! Du bekommst sie bei: Thalamos Naturbetten, Pf. 1106 in 27711 Osterholz-Scharmbeck. Tel. 04791-2024, Fax 2793.
Gesunder, erholsamer Schlaf in Naturvollholzbetten mit dem gut durchdachten, naturgemäßen Aerovital-Schlafsystem und fachmännischer Beratung zur Ausschaltung sonstiger Störfaktoren/ Elektrosmog-Messung: Thomas Klein 01187 Dresden, Bamberger Straße 18, Telefon/Fax: 0351-4764605. Kann ich bestens empfehlen.

Wenn Du glaubst, ohne UrTherapie auf Dauer abzunehmen, könntest Du Dich versucht fühlen, mit dem (vor Ausgabe der 4.Auflage) mittels großem Werbeaufwand angepriesenen Pu-Erh-Tee (100g à 30 DM Unverschämtheitspreis) zu liebäugeln. Besonders deshalb, weil eine Fernsehprominente ihn als Schlank-, Schöner- und Samthautmacher anpreist. Ja, fühlst Du denn nicht, daß solche Leute von den Verdummungsfirmen gekauft sind?! Von gekochtem, grünen Wasser schlankwerden! O je! Da ist mehr an Herbizidgift drin als anderswo!
Äußerst bequeme, aber gut aussehende, fußgesunde Schuhe versendet Comfort Schuh, Postfach 100241 in 76256 Ettlingen, Tel. 07243-37770, Fax 37778[8024]. Flache Schuhe mit weicher Sohle sorgen dafür, daß die Muskeln so beansprucht werden, daß der Po nicht hängt.

(5) **Das alternative Branchenbuch** vermittelt Dir alle Adressen und Informationen über biologische Lebensmittel,[9885] gesundes Bauen, Lehmbau, umweltfreundliche Produkte und sanfte Technologien, Sonnenkraft usw. Altop Verlag, Gotzingerstr. 48, in 81371 München, Tel. 089-7466110, Fax 7256246.
Bio-Bauern: Die Verbraucherinitiative e.V. hat jetzt eine Broschüre herausgegeben unter dem Titel »Einkaufen beim Bio-Bauern«, in der 3.300 Adressen von ökologischen Betrieben aufgeführt sind. Die Broschüre kann angefordert werden gegen eine Gebühr von 17 DM bei der Verbraucherinitiative e.V., Breite Straße 51, 53111 Bonn.
Das Buch »Ökologischer Landbau« verzeichnet 2800 Bio-Bauern aus ganz Deutschland, die ab Hof verkaufen gehören. Es ist zu haben beim Deukalion Verlag, Uetersener Str. 12 in 25488 Holm, Tel. 04103-97545, Fax 97507. Knaurs Bio-Einkaufsführer bekommst Du im Buchhandel.

(6) **Wenn Du biologisch bauen willst,** informiere Dich unbedingt zuerst bei dem Institut für Baubiologie + Ökologie, Holzham 25, 83115 Neubeuern, Tel.: 080 35/20 39, Fax 080 35/81 64. Fordere Info unter Bezug auf mein Buch an! (Musterhäuser →LV [9667, 9685])

Urige Blockhäuser baut biologisch: aus ganzen Baumstämmen:
CDN Naturstammhaus GmbH, Industriegebiet Grafenwald, 54411 Hermeskeil, Tel. 06503-2721, Fax 3721
Normales Bauen, aber mit Naturstoffen. Naturbau Andreas Sielaff, 17192 Klein Dratow, Haus Nr. 14, Tel.: 039921-35020
Holz vom richtigen Zeitpunkt an geerntet
bekommst Du von: Ing. Erwin Thoma Holz GmbH, Steggasse 21, A-5600 St.Johann, Tel. + Fax 0043-6412-6377
Spezialisiert auf Vollholz-Möbel: Bio-Möbel Genske, 50823 Köln, Subbelratherstr. 26a, Tel.: 0221-9514060, Fax 0221-9514066. So ästhetisch wirken sie: →
Erdbeeren, die noch schmecken:
M. Glöss&Sohn, D-03205 Repten 33, Tel. 035433-2800
Wildsamen - ja! Leg Kräuterwiesen an, sofern Du kannst! Bist Du vielleicht gehbehindert und kannst nicht raus in die Natur, dann leg Dir irgendwo einen Wildgarten an. Den Samen dafür, für alte Obstsorten-Jungbäume usw. liefert noch: Naturwuchs, Bardenhorst 15, 33739 Bielefeld, Tel. 0521/8751500, (Katalog für 4 DM in Briefmarken),oder: Bornträger, in 67591 Offstein, Tel.:06243-905326, Fax 905328, oder: Kühne's Spezial Kräuterhaus, Karlsruherstr. 7-8, in 10711 Berlin
Haferflocken aus unerhitztem Sprießkornhafer Kannst Du Dir feucht mit einer Nudelrolle herstellen. Bequemer und ohne Einweichen geht das mit einer kräftigen Bio-Flocken-Quetsche, mit der Spießkornhafer und andere Getreide zu Flocken für Brei und Müsli weich gequetscht werden können. Info von Eschenfelder, Landauer Str. 16 in 76846 Hauenstein, Tel. 06392-7119, Fax 7110.
Das Gemüse halbgaren: Für alle, die sich noch etwas Zeit damit lassen wollen, ganz auf UrKost überzugehen, ist der Spezialtopf für eine schonende Erhitzung ideal für Gemüsebeigaben. Rai Stuplich, 56068 Koblenz, Görgenstr. 7-9, hat den *Gar-Topf* erfunden.
Das kannst Du Deinen Gästen (und Dir) vorsetzen, ohne daß sie gleich Reißaus nehmen:
Hanfsamen Vom Knabbern von Kartoffelchips oder gerösteten Erdnüssen beim Fernsehen, kannst Du vielleicht durch ungeröstete Hanfsamen geheilt werden, der aber so kroß schmeckt, als sei er geröstet. Die Bestelladresse ist: Hanfhaus Berlin, Waldemarstr. 33, 10999 Berlin, Tel. 030-6149884, Fax 6142911.
Ginseng - die einzige getrocknete Naturwurzel, die ich neben der UrMedizin Dir zu nehmen empfehle:
Original Korea Ginseng - zur Stärkung der gesamten Kondition - in erstklassiger, anerkannter Qualität in Originaldosen: Runddose, kalt gemahlen, 100g zu DM 125,00, 50g zu DM 65,00
Cabinetdose, ganze Wurzeln in Portionen eingekerbt, 100g zu DM 125,00   50g zu DM 65,00
Wissen und Leben-Versand Kurt Winter, Pf.1427, 40739 Langenfeld, Tel 02173-78705, Fax 78941
Kauf Ginseng nie im Drogenmarkt oder der Apotheke oder in Kapseln bzw. eingetrocknet oder in Alkohol aufgelöst! Nur unverändert (am besten die ganze Wurzel(besitzt Ginseng die meiste Lebenskraft. Naturbelassene Ginsengwurzeln, an der Sonne getrocknet und unbehandelt, sind nußhart.
Süßen ohne Reue: Stevia-Produkte (getrocknete Blätter, grünes Pulver, Steviasid): „Papaya Vera" Tel. 0431-661 4955, Fax -661 4954 „Spanacell Gesundheits-Netzwerk", Tel. 030-398067-0, Fax –19; „Kräuter für Leib und Seele", Tel. und Fax 0611-8460015. Stevia-Pflanzen. „Blumenschule", Tel. 08861-7373, Fax -1272; „Südflora Baumschulen", Tel. 040-891698, Fax -8901170

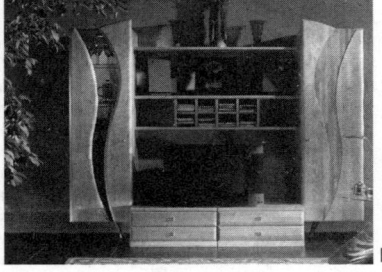

● ***Brigitte's Kinderpension***
Wenn Eltern mal wieder richtig ausgehen wollen...● Wenn der Babysitter nicht über Nacht bleiben kann...● Wenn abends dringende Termine anstehen...● Wenn keine Großeltern am Ort wohnen...● Erstklassige Kinderbetreuung für die Kids zwischen 3 und 13 Jahren● Übernachtung und Betreuung vom Abend bis zum nächsten Morgen 10 Uhr (auf Wunsch bis 13 Uhr inkl. Mittagessen), hochwertige Frischkost, jede Menge Spielmöglichkeiten, Vorlesen oder Singen zum Einschlafen,● Neu: „Urkosttrainingslager" auch für die ganze Familie! (Essen und Leben nach den Erkenntnissen der sanften „Naturheilmethode" original nach Franz Konz).
Brigitte Rondholz · Schubertweg 17 · 53340 Meckenheim   Reservierungen: Tel.: 02225-911 722 oder mobil: 0172-9968174 / Fax: 02225-911 733 / E-mail: Kinderpension@gmx.de , Öffnungszeiten: 18.00 - 13.00 Uhr an 365 Tagen im Jahr!

● **Wieder ohne Brille sehen können**
Im Sinne der Klassischen Naturheilkunde gibt darüber die besten Seminare in unserem Vereinshaus SANITAS, Fürling 10, A-4150 Rohrbach, Tel. 0043-7289-6433, Fax 0043-7289-6433208. Du erhältst dort die beste Schulung im Sinne der Klassischen Naturheilkunde durch Heino Grimm.

9.77 Ärzte, die sich bemühen, im Sinne der UrTherapie zu behandeln:

981 Zahnärzte

(1)
38315	Schladen (Harz)	Dr. Harald R. Arlom, Hermann-Müller-Str.11,
40213	Düsseldorf	Christina Freund, Flingerstr.7, Tel. 0211-328889
63457	Hanau,	Drs. Peter Bechler u. G.Bechler-Wolff, J.F.Kennedy Str. 28,
71642	Ludwbg-Hoheneck	Dr. Thomas Nessler, Bottwartalstr.83, Tel. 07141-251556
75173	Pforzheim	Dr. Angela Ulrich, Ringstr. 31,
78343	Gaienhofen	Dr. Hanspeter Kratzer, Mühlenstr. 8,
79115	Freiburg	Dr. Helmut Friedrich, Erlenweg 5 b,
79410	Badenweiler	Dr. Charlotte Jurenz, Weilertalstr. 21/1,
80638	München	Dr. Franz Klostermeier, Tizianstr. 33,
81247	München	Dr. Willi Foldenauer, Verdistr. 101,
85354	Freising	Dr. Margot Hamm, Untere Hauptstr. 25,
86152	Augsburg	Dr. Siegmund Dörsch, Georgenstr. 31,
87437	Kempten	Dr. Michael Greiner, Duracherstr. 54, Tel. 0831-65090
87509	Immenstadt	Dr. Manfred Lingemann, Mühlhaldeweg 16,
88255	Baindt	Dr. Eckehard Assfalg, Marsweiler Str. 39,
88339	Bad Waldsee	Dr. Otto Moser, Wurzacher Str. 69,
88677	Markdorf	Dr. Max Vogel, Gutenbergstr. 28,
90592	Schwarzenbruck	Dr. Thomas Schleinitz, Beethovenstr.3, Tel. 09128-2559
92339	Beilngries	Dr. Rudolf Treusch, Eichstätter Str. 18,
97422	Schweinfurt	Dr. H. Pflaum, Dittelbrunner Str. 35,
98587	Herges-Hallenberg	Dr.med. Diethard Marr, Zahnarzt, Jungstr.7, Tel. 036847-30202
A-6391	Fieberbrunn	Dr.med. Klaus Klausgraber, Tel. 05354-56966

Adressenliste »Bio«-Zahnärzte verschickt:
Bundesverband der niedergelassenen, naturheilkundlich tätigen Zahnärzte in Deutschland e.V. (BNZ), Mühlenweg 1-3, 50996 Köln, Tel. 0221-3761005
Internationale Gesellschaft für ganzheitliche Zahnmedizin e.V. (IGZM), Franz-Knauff-Str. 2-4, 69115 Heidelberg, Tel. 06221-166492, Fax 164889

Bitte gib mir entsprechende Anschriften bekannt.
Wegen Überkronens Deiner Zähne wende Dich an folgende Adresse:
Münchener Quecksilberkreis, Patienteninitiative,
Rembrandtstr. 21a, in 81245 München, Tel.: 089/ 820 12 26
Anmerkung: Diese Adressen sind mir aufgrund von Referenzen übermittelt worden. Keiner der o.a. Ärzte weiß etwas davon oder hat sich bemüht, hier genannt zu werden.

981 Hydrokolontherapie (→Rz.644)

(2) Wer sich mit der UrTherapie nicht von Grund auf gesund machen will, der kann sich bei

- Obstipation
- ulzerativer Kolitis
- Blähungen
- Divertikulitis
- Kolostomiereinigung
- Diarrhöe
- atonischem Kolon
- Morbus Crohn
- Intestinaloxämie
- Parasiteninfektion
- Dermatosen
- akuter Stuhlstauung

wenigstens mit der Hydrokolontherapie etwas Erleichterung verschaffen. Mit dieser gehören peinigende Klistiere, hoher Einlauf oder subaquales Darmbad der Vergangenheit an. Mit gereinigtem Wasser wird eine sanfte Infusion in den Darm vorgenommen. Durch das besonders ausgelegte Schlauchsystem werden Spülwasser und Darminhalt gleichzeitig wieder ausgespült - absolut sauber und geruchsfrei.
Der ständige Wechsel zwischen einem geregelten und überwachbaren, kurzzeitigen Innendruck im Darm und sofortiger Spülung nach mehrmaligen Behandlungsintervallen im Darm auch hartnäckige Ablagerungen und Verklebungen. Der Darm wird von innen massiert und reinigt sich durch die Kontraktion auch in seinen umliegenden Geweben, in den Bereichen, in dem der größte Anteil der Abwehr beheimatet ist. Somit handelt es sich nicht nur um das Ausspülen des Darmes, sondern auch um eine nachhaltige Reinigung des gesamten Bauchraumes.
Trotzdem höre ich von den Nutzern des Geräts verschiedene Aussagen: Der eine steht darauf, fühlt sich bestens - leicht und befreit. Der andere ist sehr mitgenommen, müde und abgespannt, was verständlich ist: Hier werden viele Toxine ausgeschwemmt, und die Leber bekommt plötzlich viel Arbeit.
Die Ärzte behaupten zwar, man würde starke Kaliumverluste davontragen, aber beweisen können sie das nicht. Ich kann aber aufgrund der Erfolge nachweisen, daß diese Reinigung beim Gesundwerden sehr hilft. Und wenn wirklich Kalium ausgeschwemmt werden sollte: Das hast Du bei UrKost schnell wieder aufgeholt.

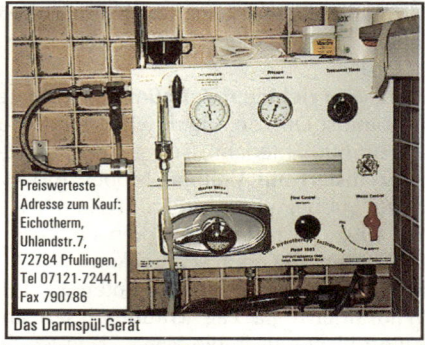

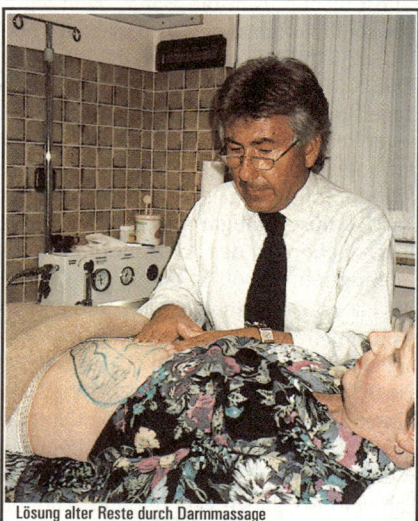

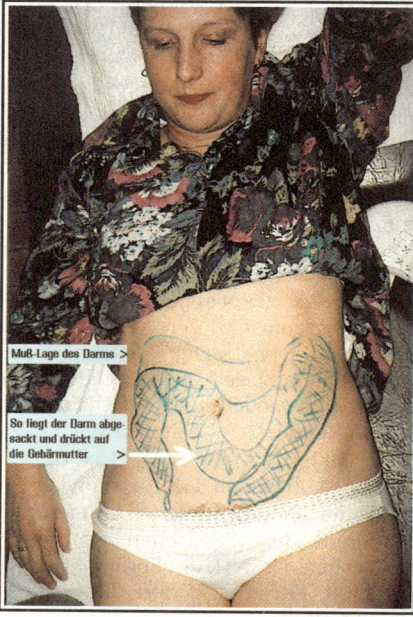

Das Darmspül-Gerät

Preiswerteste Adresse zum Kauf:
Eichotherm,
Uhlandstr.7,
72784 Pfullingen,
Tel 07121-72441,
Fax 790786

Lösung alter Reste durch Darmmassage

Muß-Lage des Darms
So liegt der Darm abgesackt und drückt auf die Gebärmutter

Bilder: Heilpraktiker u. Hydrocolontherapie-Spezialist H. Daniel, Köln ⚕

Fach-Heilpraktiker und Ärzte für die Darmspülung (Hydrokolontherapie):

PLZ	Ort	Name	Straße	Telefon
01187	Dresden	Thomas Klein	Bamberger Str.18	0351-4764605
01589	Riesa	S.Rohark	Humboldtstr.14	035-2552734
02826	Görlitz	Reiner Fenk	Demianiplatz 3	03581-408761
10551	Berlin	Knut Kärger	Oldenburger Str. 37	03039-68742
10551	Berlin	Knut Kärger	Oldenburger Str. 37	030-39732626
10717	Berlin 31	Wichard v.Hauenschild	Landhausstr.36	030-8615992
12437	Berlin	Dr.Klaus Hoppe	Willi-Sänger-Str.27	0161-2324062
14193	Berlin-Grunew.	Eugenie Marquard	Hagenstr.1	030-89505691
14195	Berlin 33	Dr.Sven Neu	Hüttenweg 16	030-8265000
21073	Hamburg 90	NaturHeilpraxis Vitalis	Harburger Ring 10	040-7655747
22299	Hamburg 60	Helga Olsson	Maria-Luisensteig 1	040-479820
22399	Hamburg 65	Dr.Heide Georgi	Harksheider Str.30	040-6023139
22559	Hamburg	Prof.Kaeßmann	Nibelungenweg 1	040-8119827
23558	Lübeck	Dr.Peter-Jörg Kraack	Fregattenstr.2	0451-895185
23570	Travemünde	Heidi Pfennig	Strandredder 3 b	04502-78282
23669	Timmend.Strand	Naturheilzentrum	Strandallee 141	04503-1525
24103	Kiel	Sus.Niemann / Dr.Kühn	Exerzierplatz 1	0431-93380
25335	Elmshorn	Rainer Muus	Peterstr.7	04121-787252
25451	Quickborn	Dr.Holger Ohlen	Peperkam 2	04106-2044
26384	Wilhelmshaven	Beate Steckling	Rudolfstr.6	04421-305144
26624	Victorbur	Dr.W.D.Kessler	Alter Postweg 5	04942-2963
26826	Weener	Heino Nieland	Am Park 43	04953-1616
27721	Ritterhude	Aquamarijn Deutschl.	Stendorfer Str.3	04292-2922
33102	Paderborn	Arno Kühn	Fürstenbergstr.32	05251-24221
30175	Hannover	Dirk Forstmeyer	Hinüberstr.13	0511-312631
32105	Bad Salzuflen	Martin Fiedler	Wenkenstr.1	05222-57370
32760	Detmold 17	San.Birkeneck	Birkenallee 57	05231-89580
33034	Brakel	Hans Barth	Danziger Str.2	05272-9926
34131	Kassel	Klinik am Habichtswald	Wigandstr.1	0561-31080
37085	Göttingen	Manuel Heede	Hainholzweg 11	0551-57626
37539	Bad Grund	Margot Weiß	Clausthaler Str.29	05327-1436
38640	Goslar	Frank Blomeyer	Bäckerstr.108	05321-1392
40211	Düsseldorf	Telsche Schmidt	Schirmerstr.21-23	0211-353530
40237	Düsseldorf	Dr.Adrian Scheumann	GrafenbergerAllee 134	0211-686644
40472	Düsseldorf	H.G.Meyer	Ratherbroich 25	0211-653599
40479	Düsseldorf	Dr.Varre,Dr.Klaus Maar	Taubenstr.22	0211-4980399
40625	Düsseldorf	Dr.Ralf Jennessen	Benderstr.72	0211-282067
40878	Ratingen	Hilde Carstens	Bahnstr.42	02102-27711
42117	Wuppertal	Gerhard Hildebrandt	Friedr.-Ebert-Str.154	0202-312100
42349	Wuppertal 12	S.J.A.Segendorf	Holzschneiderstr.4	0202-471575
42899	Remscheid	Manfred Ullrich	Herbinghauser Str.12	02191-50846
44135	Dortmund	Artur K. Frankemöller	Erzberger Str.2	0231-5860808
44623	Herne	Dieter A.Eichborn	An der Kreuzkirche	02323-10784
44879	Bochum	Dr.W.Brockhausen	Nehringskamp 4	0234-412883
45472	Mülheim	Klaus Herting	Kruppstr.188	0208-490879
45657	Recklinghausen	Edith Winkels	Wiethofstr.5	02361-12197
45699	Herten	Georg Reuter	Bert-Brecht-Str.7	02366-32758
46236	Bottrop	Chr.Hovarath	Hans-Böckler-Str.15	02041-584503
47533	Kleve	Komor	Große Str.33	02821-17363
47798	Krefeld	Irene Busch	Königstr.81-85	02151-101663
47829	Krefeld	Thomas Wulf	Alte KrefelderStr.60a	02151-476694
48161	Münster	Magdalene Drees	Alhardstr.17	02533-4862
50733	Köln	Dr.Peter Schulze	Niehler Kirchweg 41	0221-763005
50968	Köln	Hartmut Amelung	Schillerstr.16	0221375888
51145	Köln	Dr. Stark	Frankfurterstr.610	02203-34308
53113	Bonn	Klaus J.Krebber	Weberstr.18	0228-213112
53119	Bonn	Anni Kluth	Paulusplatz 11	0228-660933
53173	Bonn	Gabriele Frodl	Beethovenallee 146	0228-356980
53225	Bonn-Beuel	D.Ring, U.Ufer	Obere Wilhelmstr.29	0228-468467
53340	Meckenheim	Jeanette Schlieber	Hauptstr.116	02225-14843
53604	Bad Honnef	Sylvia Kluge-Lübke	Weyermann Allee 11	02224-75636
53639	Königswinter	Ursula Bruch	Dollendorfer Str.42	02244-7878
53721	Siegburg	Dr.Rudolf Anderson	Kaiserstr.126	02241-67262
53804	Much	Volker Gnatzy	Hauptstr.39	02245-8365
55819	Neunkirchen	Schlegel HTS		
55218	Ingelheim	Dr.Jörg Werner	Binger Str.79-83	06132-75666
55566	Sobernheim	Dr.Bolland	Kurhaus Dhonau	06751-2330
56626	Andernach	Helmut Wilhelmy	Breite Str.113	02632-45764
59597	Erwitte	Horst Schmitt	Burenkamp 7	02943-6171
59872	Meschede	Veramed-Klinik	Am Tannenberg	0291-2090
60439	Frankfurt 50	Dörthe Hoffmann	Tituscorso	069-581036
60489	**Frankfurt**	**Dr. Petra Bracht**	**Am Hopfengarten 15**	**069-783492**
60596	Frankfurt 79	Ortrud Poeschke	Holbeinstr.37	069-612857
61440	Oberursel	Elke Marianu	Oberhöchststödterstr.59	06171-3839
63065	Offenbach	Roland Klein	Bieberer Str.10	069-811155
63579	Freigericht	Egon Schneider	Erlenweg 9	06055-2521
63739	Aschaffenburg	Dr.Ammerschläger	Herstallstr.14	06021-22614
63743	Aschaffenburg	H.-F.Dehner	An den Hennwiesen	06021-97982
64295	Darmstadt	Vita-Centrum Dr.Mock	Rheinstr.96a	06151-33561
64689	Hammelbach	Kurheim Tannenhöhe	Herner Allee 9	06253-4818
65185	Wiesbaden	Dr.Thomas Pirlet	Bahnhofstr.25	0611-372444
65719	Hofheim /Ts	Vlad Marianu	Elisabethenstr.18	06192-1535
66957	Eppenbrunn	Dr.Sakardi	Vita Natura	06335-348
67480	Edenkoben	Prof.Dr.A.Gali	Klosterstr.179	06323-8020
67663	Kaiserslautern	Michael-F.Pelger	K.-Adenauer-Str.26	0531-21365
68161	Mannheim	Schubert + Neutzler	Collinistr.28	0621-105104
68519	Viernheim	Horst Mandel	J.-Seb.-Bach-Str.5	06204-4101
66620	Nonnweiler/Sr	Kurhaus Elim	Mühlenweg 14	06873-6660
70182	Stuttgart	Dr.Bernd Hübler	Kernerstr.69	0711-232555
71083	Herrenberg	Dr.Michael Bausch	Markusstr.12	07032-6688
71364	Winnenden	Erika Gampper	Bahnhofstr.33	07195-61518
72070	Tübingen	Dr.Johannes Wertz	Haaggasse 15	07071-26929
72160	Horb	Dr.F.G.Ludwig	Sonnenberg 25	07451-1655
72250	Freudenstadt	Dr. I.+ H. Winkler	Straßburger Str.17	07441-2650
72336	Balingen	Aesculap-Therapeut F.	Bahnhofstr.26	07433-2733
74343	Sachsenheim	Günther Meyer	Untere Zeilstr.6	07147-3535
74613	Öhringen	Jürgen Schlenker	Nußbaumweg 49	07941-2534
74821	Mosbach	Peter Mandel	Hildstr.8	07251-122558
75172	Pforzheim	Dr.D.Riedl	Simmlerstr.4	07231-15533
75331	Engelsbrand	Dr.Frank Bartram	Quellenweg 17	07082-6833
76530	Baden-Baden	Issels Inst. Dr.Schöbe	Maria-Viktoria-Str.	07221-33098
76532	Baden-Baden	Ulrike Schüle-Schmidt	Rheinstr.143	07221-63171
76646	Bruchsal	Peter Mandel	Hildastr.8	07251-12256
76848	Schwanheim	Dr.Wolfgang Eisenlohr	Höhenstr.2-4	06262-4481
77652	Offenburg	Eberhard Huber	Hauptstr.43	0781-77391
78048	Vill.-Schwenn.	Wolfgang Spiller	Farnweg 6	07721-8090
78050	Vill.-Schwenn.	Dr.Frank Spiegl	Klosterring 11	07721-54512
78050	Vill.-Schwenn.	Wolfgang Spiller	Niedere Str.24	07721-4503
78588	Denkingen	Dr.Alfried Schwarz	Hauptstr.42	07424-85305
79102	Freiburg	Dr.Bodo Köhler	Prinz-Eugen-Str.1	0761-74547
79199	Kirchzarten	Peter Stork	Alemannenhof 26	07661-7364
79206	Breisach	Marion Bücker-Bode	Schwarzwaldstr.13	07667-7621
79541	Lörrach	Günther Weigel	Am Lebbühl 12	07621-949240
79790	Rheinheim	Dr.Wilfried Krost	Darmstädter Str.2	06162-2308
80169	München	Natalie Gillet	Ehrengutstr.19	089-7211264
80337	München	Ulla Sonnenburg	Fleischerstr.6	089-778020
81476	München 71	Robert Füß	Kreuzhofstr.10	089-752001
81479	München 71	Dr.Vera Rosival	Grünbauerstr.1	089-7911606
81667	München 80	Hannel. Fischer-Reska	Von-Bülow-Str.7	089-981688
81667	München 80	Wolfgang Möller	Breisacherstr.6	089-4481000
82319	Starnberg	Hans-Berth.Hertlein	Maximilianstr.6	08151-16118
82319	Starnberg	Günther-F.Korbella	Hanfelderstr.2	08151-13498
82441	Ohlstadt	Dr.Antonius Schmid	Heimgartenstr.29	08841-7327
82467	Garmisch-Pkchn	Kurheim Bichler Hof	Alleestr.28	08821-53021
83022	Rosenheim	Dr.H.Baltin	Kaiserstr.6	08031-12867
83088	Kiefersfelden	Elfriede Jungfer	Steilnerjochstr.6a	08033-8225
83088	Brannenburg	Klinik am Wendelstein	Mühlenstr.60	08034-3020
83334	Inzell	Veramed-Klinik	Schulstr.4	08665-6710
83358	Seebruck	Dr.V.-F.Haupt	Kastellgasse 8	08557-7500
83373	Taching	Jouna ja Dannhorn	Raunbichler Str.6	08681-9656
83684	Tegernsee	Dr.Woellner	Ellingerstr.12	08022-4610
83700	Rottach-Egern	Herbert Kania	Im Oberen Ficht 26	08022-26421
84364	Birnbach	Dr.Hellwig	Brunnaberstr.7	08563-1632
86666	Burgheim	Rudolf Schauermeyer	Ortelfingerstr.3	08432-1698
86668	Karlshuld	Wolfgang Waldmann	Augsburger Str.5	08454-8211
87439	Kempten	Kurt Blechschmidt	Poststr.32	0831-10009
87700	Memmingen	Cordula Postel	Schmelzgässle 3	08331-1219
87724	**Ottobeuren**	**Dr.Dr.K.J. Probst**	**Mozartstr.22**	**08332-93400**
		(Auch im Krankheitsfall sehr zu empfehlen)		
88085	Langenargen	Kurheim Waldeck	Fichtenweg 4	07543-3383
88131	Lindau	Joachim Vollmer	Im Wiesenthal 2	08382-3005
88339	Bad Waldsee	Dr.Vinzenz Mansmann	Badstr.31	07524-709100
88348	Saulgau	Olaf Schultz-Friese	Paradiesstr. 5	07581-2861
88348	Saulgau	Dr.Klaus Barakoff	Oberamteistr.1	07581-6886
88662	Überlingen	Dr.Mich. Zimmermann	Zum Kretzer 2	07551-8050
88709	Meersburg	Wiedemann Sanator.	Kurallee 18-22	07532-8020
89073	Ulm	H.G. Braig	Lautenberg 1	0731-69385
90459	Nürnberg	Renate Schneider	Ritter-v-Schuh-Platz 3	0911-449914
91334	Hemhofen	Ralph Süßmann	Am Schwegelweiher 2	09195-5590
91757	Treuchtlingen	Herbert Frühwirt	Wett.Hauptstr.7	09142-5199
92444	Rötz	Spezialklin.Neukirchen	Neunburgerstr.7	09976-2090
94065	Waldkirchen	Dr.Worlitscheck	Marktrichterstr.1	08581-1001
94072	Bad Füssing	Caspers-Klinik	Beethovenstr.1	08531-21001
94379	St.Englmar	Kurhotel Schmelzer Hof	Rettenbach 24	09965-517
94509	Schönberg	Schönb. Regenerationskur	Postfach 50	08554-2531
97070	Würzburg	Dr.Walter Eckl	Theaterstr.6	0931-13734
97070	Würzburg	Dr.Schneider,Dr.Pieper	Marienstr.1	0931-59181
97772	Waldbüttelbrunn	Margarethe Unser	August-Bebel-Str.43	09314408332
97688	Bad Kissingen	Sa. Fronius	Bismarckstr.52-62	0971-9150
97828	Marktheidenfeld	HG-Naturklinik	Löwensteinstr.15	09394-8010
99848	Mosbach	Karl-Egon Spohrer	Amthausstr.1	06261-2461

981 [3]

981 Österreich

(3)	A-3221	Gösing 4	Alpenhotel Gösing	0043-2728-217
	A-5020	Salzburg	Dr.P.Battre	In der Wehrgasse 11	0043-662-849640
	A-5080	Igls	Dr.Helmut Maier	Gletscherblick 32	0043-5222-77353
	A-8892	Neuberg	Gesundh.hof Neuberg	Hauptstr.40	

Schweiz

CH-8000	Zürich	Institut Drai König	Waffenplatzstr.5	0041-1-2026225
CH-8047	Zürich	Dr.J.von Stirum	In der Ey 39	0041-1-4918253
CH-9042	Speicher	H.J.Gabathuiar	Appenzellerhof	0041-71-943374
CH-9052	Lustmühle	Paracelsus-Klinik		0041-71-331080
CH-7552	Bad Tarasp	Vita-Sana		0041-84-91417

Krankenhäuser für Homöopathie und Naturheilverfahren:

- Anthroposophische Klinik Witten-Herdecke, Tel.: 02330-621-0, oder
- Anthroposophische Filderklinik bei Stuttgart, Tel.: 0711-77030, die auch künstlerische und musische Therapien bieten.

Es ist richtig, daß Einläufe und die Hydrokolontherapie zu Elektrolytverlusten (insbesondere von Kalium) führen. Aber keine Sorge: Die anschließende UrKost gleicht die schnellstens wieder aus. (→LV6849)
Dazu meint der Verfasser: Die gereinigte Darmschleimhaut vermag wesentlich besser das Kalium der Nahrung zu resorbieren als die verschmutzte.

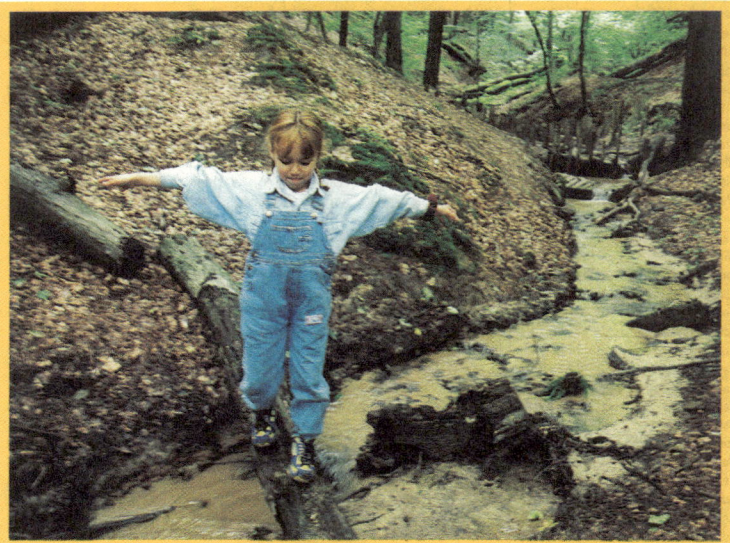

Kinder müssen Mut für das Leben bekommen! Dein seelisches Gleichgewicht schenkt Dir die UrTherapie.

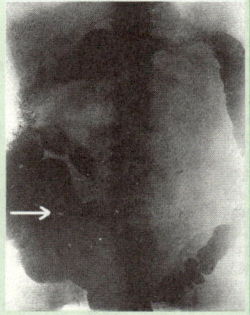

Röntgenaufnahme des Dickdarms vor der Hydrocolontherapie. Das linke Darmstück hängt flach und schlaff (→)

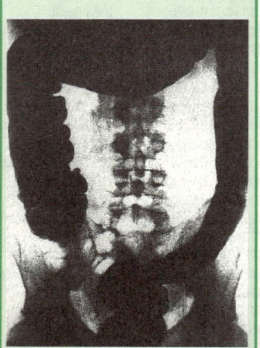

Nach der achtzehnten Behandlung plus Naturlauf (→Rz885) liegt der Darm wieder hoch und hat sich gekräftigt. (Röntgenaufnahme)   Bilder: HP Daniel

Achte darauf, daß die Darmspülung bei Dir bestens ausgeführt wird! Das ist nur dann der Fall:

- Wenn zuvor untersucht wird, ob Dein Hinterteil nicht wegen bestehender Hämorrhoiden oder Hautfalten mittels Salben entsprechend vorbereitet werden muß, um die Spülrohre verletzungsfrei einzuführen.
- Wenn beim Wasserkreislauf der Darm vom Therapeuten ständig massiert wird, und zwar etwa eine dreiviertel Stunde.
- Zwei oder drei Spülungen genügen nicht. Dabei werden lediglich Kot, Schleim und Gifte gelöst. Danach erst geht es dem Kotpech an den Kragen. Doch der Darm soll auch trainiert und vom Muskel her aufgebaut werden. Bei vielen steht er nicht mehr hoch unter den Rippen, sondern hängt schlaff in den Unterleib herab. Dort drückt er auf die Organe des Unterleibs, behindert die Durchblutung der Beine und ist Ursache für die meisten Frauenleiden. Und nicht nur das:
- Mißempfindungen und Schmerzen beim Verkehr, Potenzprobleme beim Mann, Durchblutungsstörungen im Unterleib, ja sogar Krampfaderbildungen können einen schlaffen Darm als Ursache haben.
- Du kannst das sogar selbst abtasten, ob der noch richtig liegt. Hängt er durch, so solltest Du neben der Reinigung noch ein zusätzliches Bodybuilding des Darms machen, mit etwa fünf bis sieben weiteren Sitzungen. Wenn Dein Darm durch die große Füllmenge von toter Stärke- (Vollwert) Kost wie oben im Bild seine Form verloren hat, und die Bänder, an denen der Darm in den Milz- und Leberecken seinen Halt sucht, wegen des nötigen Erschütterungs-Laufmangels ausgedehnt, kann der gärende Darminhalt besonders die Milzecke nur schwer passieren. Du erkennst den Zusammenhang mit der dies alles berücksichtigenden UrBewegung. (→ 885ff)

Lieber Franz Konz,
auch ich möchte von den „kleinen Wundern" berichten, die die Colon-Therapie bei mir bewirkt hat: Man wird nicht nur gesund, sondern auch schön! Das beste war: Schon nach zwei Spülungen (mit vorherigem Saftfasten) hatte ich gute Laune, einen leichten Kopf, spürte rundum Wohlbefinden und riesigen Mut, das Leben wieder mal anzupacken. Das zweitbeste war: Meine langjährigen Wegbegleiter, unschöne Pickel, stahlen sich weg, einer nach dem anderen.
Heidi Ute Leisch, Schaarreihe 24a,
  26389 Wilhelmshaven

»Oh Franz, ich bin ja so was von vergeßlich geworden! Kannst Du mir dagegen keine spezielle Wildpflanze empfehlen?«

Ich kenne seit vielen Jahren meinen trägen Klassenfreund Alfred, also antworte ich:
»Vergiß einfach, daß Du vergeßlich bist – und schon bist Du das Problem los.«

Mediziner und Heilpraktiker können sich nur schwer von dem lösen, was sie lernten. Empfehlen kann ich für die nicht auf Beistand verzichten, und auf meine vielfachen Warnungen im Buch nicht hören Wollenden nur die folgenden:

14057 Berlin, Heilpraktiker Winfried Nadolny, Riehlstr.3, Tel. 030-3258728
40237 Düsseldorf, Arzt für Naturheilverfahren Adrian F. Scheumann, Grafenberger Allee 134, Tel. 0211-686644
48291 Telgte, Heilpraktiker H.-D. Bach, Ritterstr. 30, 02504-4807
48529 Nordhorn, Heilpraktikerin Annemarie Jacobs, van-Delden-Str. 8
50674 Köln, Dr.med. Frank Müller, Zentrum für Ganzheitsmedizin und UrzeitTherapie, Hohenstaufenring 4
60489 Frankfurt a.M., Dr. med. Petra Bracht, Am Hopfengarten 15, Tel. 069-783492
61267 Neu-Anspach, Dr.med. Maibach, Bahnhofstr. 31
78050 Villingen-Schwenningen, Heilpraktiker W. Spiller, Niedere Str., Tel. 07721-4503
84518 Garching, Heilpraktiker Hubert Heindl, Gartenstraße 35, Tel. 08634-66566
86916 Kaufering bei München, Dr. med. Thomas Schultz-Wittner, Iglinger Str.3a, Tel. 08191-64290
87650 Baisweil, Dr. med. H.-G. Schmidt, Tel.: 0 83 40/10 20 »Sie wissen nicht, wie gesund Sie sein könnten, wenn Sie nicht zum Doktor gingen!« sagt er selbst.
87724 Ottobeuren, Prof.Dr.med. habil. Dr. K.J. Probst, HydroColontherapie + Wellness-Zentrum, Mozartstr.22, Tel. 08332-93400
97828 Marktheidenfeld, Dr.med. Schüssler, Dr.med. Hietkamp, Tel. 09391-6681
A-6060 Hall in Tirol, Dr.med. Hochenegg, Eugenstr.1, Tel. 0043-5223-53306

Wann eigentlich hast Du das letzte Mal gesungen, das letzte Mal Deine Seele damit erfreut, das letzte Mal etwas auswendig gelernt und damit Deinen Verstand geschärft? Lieder bieten sich Dir dafür doch direkt an!

Denke bei deren Behandlung ebenfalls: Liegt es im Sinne der UrTherapie? Du weißt auch: Jeder Gang zum Arzt oder ins Krankenhaus wegen einer Krankheit bedeutet, sich zu schwach zu zeigen, die Verantwortung für sich selbst nicht übernehmen zu wollen.
»Rätst Du mir selbst von so gescheiten Ärzten wie Dr. Bruker ab?« fragst Du.
Dann lies mal, was er in seinem »Der Gesundheitsberater« (April 1995) schreibt:
»Diese in Kurzform dargestellten Ratschläge galten selbstverständlich nur für diejenigen, die ernährungsbedingte Zivilisationskrankheiten vermeiden wollen oder bereits bestehende bessern möchten. Individuelle Behandlungsmöglichkeiten müssen mit jedem Kranken besprochen werden, auch individuelle Ernährungstherapien.«
Du weißt: Du hast keine individuelle, sondern die allein richtige Ernährung als Kranker wie auch Gesunder nötig! Erkenne: Fast jeder Arzt, auch der alternativ angehauchte, hält sich für schlauer als die Natur und verdirbt alles mit seinem Senf, den er glaubt dazutun zu müssen.
Wenn Du Dich allerdings gegen die UrTherapie entscheidest oder eine Operation nicht mehr zu vermeiden ist, dann solltest Du wenigstens dort hingehen, wo Du menschlich und liebevoll behandelt wirst.
Hier stand in der Vorauflage die Klinik von Prof. Hackethal (»Ich mache jeden Krebs mit Suprefakt klein!«) Ein Fehler. Seine Krebstherapie: Hormonblocker, Thymus-Spritzen,Trink-Kuren, Wärme-Bestrahlung, Knoblauch, geistlicher Trost, Schlechtkost. Ein großer verdienstvoller Arzt, aber auch ein großer Fleisch- und Fabrikkostliebhaber. Ein vorzüglicher Chirurg, aber auch ein typisch überheblicher Mediziner, hinter dessen großen Worten nichts steckte. Wurde er doch trotz vieler Behandlungen seinem schmerzhaften Prostata-Krebs nicht Herr, dessen Krakenarme schließlich in die Lunge vorstießen und ihm so zusetzten, daß er schließlich unter schlimmster Qual nach Zyankali schrie. Am 17.10.1997 erlöste ihn der Tod. Für mein ihm übersandtes Buch dankte er mir mit einem Gegengeschenk - aber er war zu stolz, auf mich zu hören. Aber es geht um Dich, liebe Leserin, lieber Leser:
Wem willst Du in Zukunft mehr vertrauen: Dem Mediziner, der sich selbst nicht helfen kann, oder der Natur und mir, der seit 40 Jahren schon seinen Krebs besiegt?

Die alternativen Ärzte
werden repräsentiert von der Hufelandgesellschaft für Gesamtmedizin e.V., Ortenaustr. 10, 76199 Karlsruhe, Tel. 0721-886276. Wer ihr einen frankierten Rückumschlag schickt, bekommt eine Liste der Organisationen der einzelnen Fachrichtungen, etwa der Homöopathen.
Die Hufelandgesellschaft kann auch juristischen Rat geben, etwa wenn die Kasse nicht zahlen will. Allemal bist Du hier besser bedient als bei den Schulmedizinern - aber natürlich auch nicht vor Behandlungseskapaden und anderen Therapieverrücktheiten sicher.

Die psychosomatischen Ärzte
Wer seelisch nicht mit sich zurechtkommt und wer sich menschlich mehr entfalten möchte, dem empfehle ich, sich an das »Wachstums- und Therapiezentrum« Dr. Henner Ritter, Stuttgarterstr. 125, 70469 Stuttgart, Tel.: 0711-812950, zu wenden.

Die einzig empfehlenswerten Selbsthilfegruppen:
Anonyme Alkoholiker, gemeinsam. Dienstbüro, Postfach 460327, München, Tel. 089-19295
· für Angehörige: Alanon Familiengruppe, zentrales Dienstbüro, Emilienstraße 4, Essen
Overeaters Anonymous - Anonyme Eßsüchtige, Postf. 106206, Bremen, Tel. 0421-327470

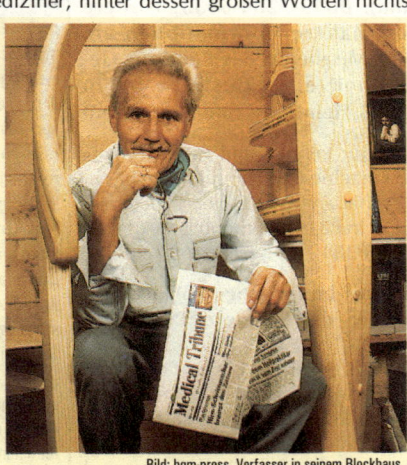

Bild: hgm-press, Verfasser in seinem Blockhaus

Hier studier' ich gerade neue Therapieformen und Widersprüche in den Fachzeitschriften der Schulmedizin. Wie die mit den Augen der Naturheilkunde zu sehen und interpretieren sind, das erfährst Du aus der Zeitschrift *Natürlich Leben* dann laufend von mir und Prof. Probst mit seinen Tips zu *»Medizin kontrovers«*. (→Rz 978) Wenn Du noch weiter zu Ärzten gehst, kannst Du mit diesem Wissen jede Behandlung hinterfragen. Tu das so lange, bis sie Dir gestehen müssen: »Wir behandeln damit nicht die Ursache Ihrer Krankheit. Wir wissen ja selbst, wie sinnlos die Schulmedizin ist.«

9.78 Empfehlenswerte Aktivitäten

982
[1]

Gesundheitswoche und Wildpflanzenlehrgang nach der UrMethodik (Seminar)

Allen willensschwachen, für eine Eigenbehandlung noch zu ängstliche chronisch Kranken; an Krebs, Rheuma, Asthma, Herz- und Kreislauf usw. Leidende, die nicht bettlägerig sind, wird noch (ja ja, der Verfasser wird schließlich auch älter!) die Gelegenheit geboten, sich nach der UrzeitMethodik gesund machen im Haus SANITAS. Eine Woche kann dann jeder mit mir urzeitlich leben. Beginnend mit gemeinsamem Morgenlauf um halb sieben, Urschrei im Wald, Wildpflanzenwanderungen, gemeinsamen Wildsalat- und Bio- Obstessen, Fitnessgeräten, UrzeitTraining und abendlichen Vorträgen und Diskussionen, die keine Fragen mehr offen lassen. Anfragen bei Haus SANITAS, Fürling 10, A-4150 Rohrbach, Telefon (aus Deutschland): 0043-7289-6433. Fordere dort nähere Informationen an. (Nur Mitglieder des Bund für Gesundheit e.V., Talstr.34-44, in 52525 Heinsberg sind zugelassen)

Vergiß mir die täglichen Klimmzüge nicht!

Töchterchen Myriam macht's Spaß, sich wie ein Äffchen zu drehen.

»**Kräuter kennen und essen lernen**« für Einzelne und Familien macht mit Dir: Marianne Stöckeler Tobelbachstr.16 in 88167 Röthenbach (Allgäu), Tel. 08384-1734, Fax 1768

Einziges biologisches Rohkost-Kurhaus in der Schweiz: Prasura in Arosa vom 22. April bis 11. Juni und vom 22. Oktober bis 10. Dezember geschlossen. CH-7050 Arosa GR, Tel. 081-3771413, Programm 1: Die Nahrung besteht aus einheimischen und exotischen Früchten, Gemüsen, Nüssen, Kernen und Samen verschiedenster Art.

> **Du bist Deiner Gesundheit eigener Schmied**

Neurodermitis- und Allergiespezialist HP Wolfgang Spiller, 78050 Villingen-Schwenningen, Niedere Str. 24, Tel. 07721-4503, Fax 27218.

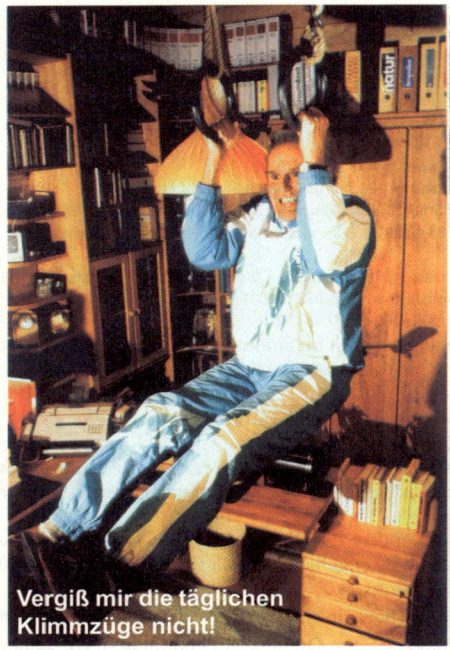

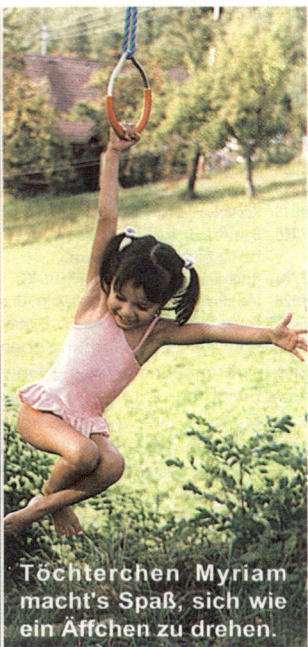

Doch, man kann so leben!

Ich bin 50 Jahre alt und von Beruf Lehrerin für Biologie und Chemie. Meine Qualen mit Migräne-Anfällen begannen, als ich Ende zwanzig war. Ich hatte eine große Familie mit Mann und drei Kindern und war voll berufstätig. Die Anfälle kamen in unregelmäßigen Abständen von wöchentlich bis alle zwei Monate. Es war die Hölle im Kopf! Ich bekam Zäpfchen und Tropfen, wurde zum Einrenken geschickt, führte Buch über Anfälle und landete zum Schluß beim Nervenarzt. Aussagen wie "Es könnte psychosomatisch sein, vielleicht geht es in den Wechseljahren weg, damit müssen Sie leben u.a." brachten mich zur Verzweiflung. Ich dachte manches Mal an Selbstmord, weil ich einfach nicht mehr konnte, denn die Schmerzen waren unerträglich.

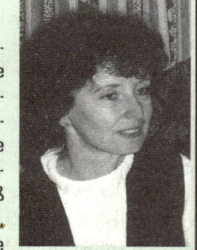

Kein Arzt hat mir je geraten, es doch einmal mit einer Ernährungsumstellung oder wenigstens dem Weglassen bestimmter Nahrungsmittel zu versuchen.

Seit drei Jahren beschäftige ich mich nun mit alternativen Heilweisen. Ich habe viele Bücher studiert, unter anderem über Homöopathie, immer mit dem Gedanken, daß es doch irgend etwas geben müsse, um die Krankheit zu besiegen. Die große Wende kam Anfang 1998 in Gestalt eines ganz hervorragenden Buches namens "Der große Gesundheits-Konz". Je tiefer ich in die Gedanken der Urmethodik eindrang, desto mehr begeisterten sich mich. Ich fing an, Rohkost mit Wildpflanzen zu essen. Das Bewegungspensum wurde erhöht. Ich machte öfters Waldläufe und Wanderungen, statt vor dem Fernseher zu sitzen. Am Anfang war es schwer. Meine Familie akzeptierte es zwar, wollte jedoch nicht vom "Schlechtkostessen" lassen. So kochte ich, aß es aber nicht mit. Heute stört es mich nicht mehr, da ich den Erfolg kenne. Seit März 1998 hatte ich keinen einzigen Migräne-Anfall mehr, nicht mal ein Hauch von Kopfschmerz belastet mich mehr! Ich fühle mich wie neugeboren! Es ist wunderbar, den inneren Schweinehund überwunden zu haben und auf die sogenannten "Genüsse" verzichten zu können! Ich vermisse nichts, denn ich habe nun meine Gesundheit.

Damit nicht alle Migräne-Kranken erst wie ich fünfzig Jahre alt werden müssen, um ihre Schmerzen zu besiegen, möchte ich mit meinem Bericht einen kleinen Beitrag leisten, den Menschen die Augen für die Rohkosternährung, und damit zur Überwindung ihrer Krankheiten, zu öffnen. *Ihre Gabi Kolibal, Rudolf-Bauer-Str. 21 a, 08529 Plauen*

Felke-Lehmerde-Kur in Bad Sobernheim [8308]

Das Lehmbad besitzt eine günstige Wirkung auf das gesamte Gefäßsystem und bewirkt unter anderem eine Verbesserung der Blutverteilung im Organismus. Es ist angezeigt bei Blutdruckanomalien, Kreislauf- und Durchblutungsstörungen sowie bei bestimmten rheumatischen Erkrankungen, Hautleiden, Stoffwechselstörungen, venösen Stauungen und vegetativer Dystonie. Entsäuernde Lehmbäder und -packungen in Kombination mit purinarmer vegetarischer Vollwertkost oder Rohkost senken die Harnsäure im Schnitt um 0,8 mg/dl. Der Blutdruck liegt schon nach einer Woche Felkekur im Normbereich, d.h. unter 140/90 mmHg. (Erfaßt wurden Hypertoniker mit Werten über 160/95mmHg zu Kurbeginn.)

Blutzuckerwerte vor und nach dem Lehmbad von Probanden mit erhöhtem Blutzuckerspiegel. (Dauer des Lehmbades 45 Minuten)

Proband	vorher	nachher	BZ-Abfall
E 1	168	125	- 25,6
E 2	149	90	- 39,6
E 3	130	120	- 7,7

Fordere Info vom Kur- und Verkehrsamt in 55562 Sobernheim, Postfach 261, Tel. 06751-81241, Fax 81266.

ドイツ電子シンクロトロン研究所
セル・ソフト　オーガニゼーション国際部課長
ハンブルグ工学専門大学講師
理学博士　奥　行　男

Dr. Yukio OKU, Hagiga-Kakiuchi-Cho 19, Shimogamo, Sakyo-Ku, Kyoto-Shi

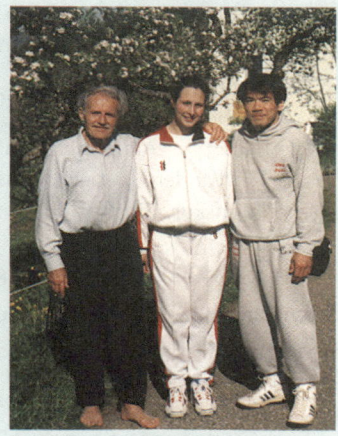

Lieber Franz,
als Wissenschaftler habe ich bisher an unzähligen Seminaren teilgenommen. Dein Seminar war aber das wichtigste in meinem Leben. Dank Deiner UrTherapie bin ich jetzt frei von Magenproblemen, Bluthochdruck, Allergien, Schlaflosigkeit usw. usw. worunter ich 30 Jahre gelitten habe. Bislang glaubte ich stets an die Überlegenheit der Wissenschaft über die Natur.

Nun weiß ich es besser.

Dein dankbarer Yukio

Dr. Oku mit Ehefrau und Franz Konz

Dr. Oku arbeitet z.Zt. mit unendlicher Sorgfalt an der japanischen und englischen Übersetzung des Buches.

Die Seminare des Verfassers sind stets mit 50 bis 70 Teilnehmern sehr gefragt. Im herrlichen Mühlviertel in Österreich sind noch viele Heilpflanzen heimisch. Hier werden sie auf einer Waldlichtung gleich an Ort und Stelle gefuttert.

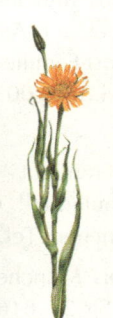

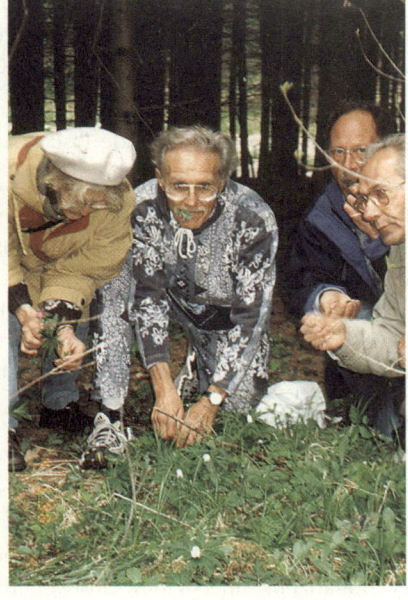

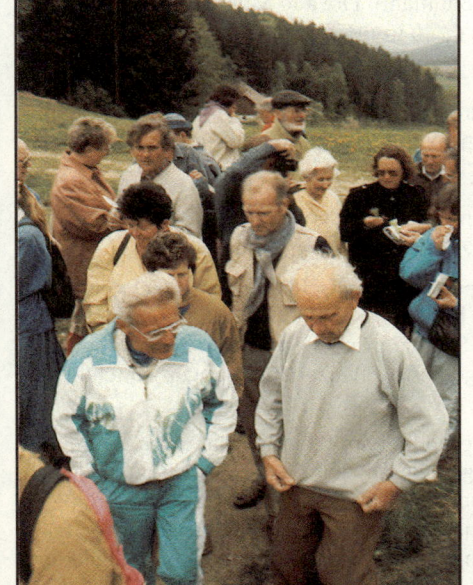

Bild links: Der Verfasser mit unserem Wildpflanzenspezialist Erich Heiß auf einer Wildpflanzen-Wanderung. (Im Hintergrund: Harald Schmidt, als er jünger war) Erich Heiß hat 1992 als 76 jähriger noch eine Tour nach Italien unternommen. Mit einem uraltem Fahrrad und Zelt - über die Alpen. »Ich habe ganz bewußt den alten verrosteten Drahtesel genommen«, erklärte er meinen Seminarteilnehmern, »im Land der großen Diebe hätte sich jeder geschämt, dieses Schreckensgestell wegzunehmen oder damit über die Straße zu fahren.« Dann warf er sich einfach so zum Entsetzen aller Teilnehmer der Länge nach von oben auf den Boden des Podiums, erhob sich lächelnd und meinte trocken: »Können Sie auch noch mit 78 Jahren. Aber Sie müssen schon 'ne Zeitlang von den knochenstärkenden Wildpflanzen gegessen haben...«
(Sein Buch »Wildgemüse und Wildpflanzen« erscheint im Wissen und Leben Verlag, Postfach 1427 in 40739 Langenfeld)

Du siehst, man weiß von Seiten der Wissenschaft nichts Genaues. Wie bei allem, was Naturheilung betrifft. Das ist schon ganz gut so ... Ansonsten halte ich mich sehr zurück mit dem Empfehlen von Kurhäusern. Am besten kurierst Du Dich immer noch selbst. Zuerst mal von Deinen schlechten Gewohnheiten ...

982 **Ein Sanatorium für Erkrankte,**
[3] das mit beihilfefähigen Naturheilverfahren arbeitet (Kräuterbäder, Akupunkturmassagen, Hydrocolontherapie, Wandern, Joggen usw.), ist: Schönberger Regenerationskur, Postfach 50, 94509 Schönberg, Tel. 08554-2531
(UrKost mußt Du Dir selbst besorgen).

[4] **Fastenwandern in allen Teilen Deutschlands und Europas**
Christoph Michl, Prajeweg 1, 21640 Horneburg, Kontakttelefon 06721/14694 und Tel. 0631-49163, Fax 49166.
Auch er ist bekannt für gutes Fastenwandern: Rüdiger Krauß, Künstlerhausgasse 1, A-5020 Salzburg, Tel.: 0034-662-845199 oder 0171-272-4325.
Fastenwandern mit Führern mehr in meinem Sinne, die gleichzeitig Ernährungsberater sind und bei denen viel Diskussion aufkommt: Verein für gesundes Leben e.V., Mühlenweg 2, 87490 Börwang, Tel. 08304-93030, Fax 93031

> Macht Wandern Spaß? Spaß? Ich wage es kaum zu schreiben: Unbändige Freude löst es aus. „Geht weiter!" sagte Buddha, als er starb. Hier ist der Weg das Ziel.

Radwanderer finden ein wild romantisches Paradies im Parc. National des Cévennes: 84.000 ha Wald- und Weideland, kaum besiedelt (knapp 600 Bewohner) Kastanien-, Pinienwälder, Ginster und Heidekraut, Adler, Geier und Wölfe. Fordere Info von der UrKost-Familie Baumann, Die alte Mühle, La Chargeadoire, Graviéres, F-07140 Les Vans, Frankreich, Tel.&Fax 0033-75949996.

Wildpflanzenwanderungen
Wer sich nicht recht selbst an Urpflanzen herantraut - trotz der guten Bücher, die es darüber gibt -, der nehme an Führungen der Volkshochschulen teil. Oder melde sich bei den Urpflanzenführern an: Sepp Ott, Agilolfingerstr. 12, 81543 München, Tel.: 089-658820.

Jeden Monat veranstaltet der Waerlandkreis München eine Wanderung unter der Führung des Wildpflanzenkenners Heiß, Großvenediger Str 25, 81671 München; Tel.: 089-498129.

Von den Wildpflanzenführern für die Tasche in einem Schutzumschlag mit gezeichneten und deshalb m.E. besser bestimmbaren Abbildungen ist der beste der KOSMOS Naturführer »Was blüht denn da?« 1.200 Bilder. Als kleines Taschenbuch im Schutzumschlag sehr gut: Der farbige BLV Pflanzenführer von Schauer/Caspari. Wer lieber fotografierte Pflanzenabbildungen möchte: GU Maxi-Kompaß, Blumen, 230 Bilder. (→Rz586)

Feiner Rat: Verteile das tolle Liederbuch des Bund für Gesundheit im Kleinstformat unter den mit Dir Wandernden. Wie herrlich, wenn ihr zwischendurch gemeinsam ein Liedel anstimmt, das macht Brust und Sinne frei und schließt euch auf für die Schönheiten der Natur. Ich selbst erlaube mir ab und zu kleine Textänderungen. Beim »Der Mai ist gekommen« singe ich: »...es gibt so manche Straße, die nimmer ich marschiert, es gibt so manches Kräutlein, das nimmer ich probiert.« Als Mitglied des BFG erhältst Du es gegen Spesenerstattung von 10 DM, Geldschein oder in Briefmarken (→Rz 978).

Wir beide
leisten uns zum Schluß:
Ein wenig Überheblichkeit...
Als nun (hoffentlich) 100%iger Konzianer (!) darfst Du bei allen Diskussionen jetzt denken: Viele Argumente der anderen sind irrig (!) Weil in deren Hirnen noch die Giftstoffe aus ihrer Schlechtkost stecken. Die ihnen Klarsicht und gesunden Menschenverstand nimmt.

Hier hast Du sogar den wissenschaftlichen Beweis dafür:

»Salat statt Junkfood:
Richtig essen macht klug. Die Qualität des Speiseangebotes in Schulcafeterias beeinflusst die IQ-Leistung der Schüler merklich, wie eine wissenschaftliche Untersuchung in New Yorker Schulen im Juni 2000 zeigte. Je ausgewogener und gesünder die Kost, desto deutlicher stiegen die IQ-Werte der Schüler.«
(Psychologie heute, Nov. 2000)

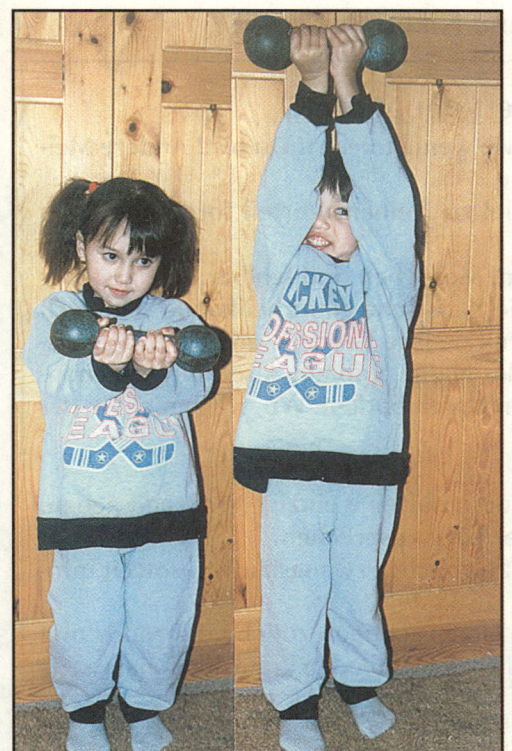

"Sieh mal, liebe Tante, lieber Onkel, wie ich mich anstrenge, um schlank, schön und gesund zu bleiben. So krieg' ich gaaanz starke Knochen und nie 'ne Poporose. Tut Ihr das auch? In der Zeitschrift Natürlich Leben findet Ihr mich öfters wieder!"
Eure Myriam

Tropenreisen unter UrKost
Sri Lanka, die Perle im indischen Ozean, und Costa Rica, die Schweiz Lateinamerikas.
• Vollverpflegung mit köstlichen vollreifen tropischen Früchten, mit exotischem Gemüse und selbst gesammelten Wildkräutern • Tägliches Bewegungstraining • Individuelle Gesundheitsberatung • Erholung am Strand • Exkrusionen durch Gebirge, Dschungel und Trockensavanne, Beobachtung seltener Tiere in Nationalparks • Besuch schöner Städte und antiker Sehenswürdigkeiten. LaVita Gesundheitsreisen, 01187 Dresden, Bamberger Str. 18 Tel./Fax: 0351-4764605

Freikörperkulturzentren
Südfrankreich am Mittelmeer, Nähe Bezier Cap d'Agde, Port Nature (Schild »Naturiste« nachfahren) Westfrankreich am Atlantik, Nähe Bordeaux: Montalivet Wild romantisch, Nähe Orleans: L'Ardeche Wer in Deutschland bei einem FKK-Klub mitmachen will, entnehme die Anschrift aus dem Telefonbuch. Eine Broschüre über alle FKK-Plätze Europas gibt es im Buchhandel.

Feststellen der Hörfähigkeit:
Hier die Nummern der Hörtest-Telefone:
Berlin: 030-19709
Hamburg: 040-2801205
Frankfurt/M: 069-637046
Bad Wimpfen: 07063-541
Wendelstein: 09120-1037

Health- und Wellness-Clubs
Das beste Wellness-Center findest Du unter dem einzig wirklichen Naturarzt Prof. Dr. habil, Dr. Dr. K. J. Probst in 87724 Ottobeuren, Mozartstr. 22, Tel.08332-93400, Fax 93401.

Alles wird Dir nicht gelingen, was Du Gutes für Dich, Deine Mitmenschen und den Erhalt unserer schönen Erde tun willst. Aber das Streben danach trägt zu Deinem inneren Gleichgewicht und Wohlgefühl bei.

<u>Jetzt sind schon Kinder Osteoporose-Opfer</u>
Warnen Sie Eltern: Cola ist ein Kalzium-Räuber!
Inzwischen müssen sie schon bei Kindern immer öfter die Diagnose »Knochenschwund« stellen. Hauptschuldige sind gravierende Ernährungsmängel. Was alle Eltern wissen sollten: Die beim Nachwuchs überaus beliebten Cola-Getränke haben sich als Kalzium-Räuber par excellence entpuppt! Auf dem Speiseplan stehen sollten: reichlich Milch und Milchprodukte (z.B. Joghurt, Dickmilch, Käse). (...) Fehlernährte Stubenhocker <u>sind besonders gefährdet</u>. (Ärztliche Praxis 1/ 7.1.1997/7)
Kommt von der Ärzte Seite mal was halbwegs Vernüftiges zur gesunden Ernährung heraus, schon beeilt sich die Presse die Interessen der bei ihnen inserierenden Cola und Sprite Unternehmen (vertreten durch den Dreckernährungs-Fabrikanten-Bund Deutsche Gesellschaft für Ernährung), schnellstmöglich (genau zwei Tage später) zu widerrufen:

Kinder müssen auf ihr geliebtes Cola-Getränk nicht verzichten!
Keine Osteoporose-Gefahr bei insgesamt ausgewogener Kost
Es gibt keinen Grund, Kindern den Genuß von Cola-Getränken generell zu verbieten. Dies verlautete gestern von seiten der Deutschen Gesellschaft für Ernährung (DGE) zu Meldungen, daß der Konsum von Softdrinks die Gefahr von Knochenschwund heraufbeschwöre. (Augsburger Zeitung 9.1.1997 Nr. 6, S.5)
"Und warum bezeichnest Du die lobenswerte Warnung der Ärztlichen Praxis hier nebenan nur als »halbwegs vernünftig«?" fragst Du.
Weil sie den Teufel mit dem Beelzebub austreiben will. Und das schlimme Cola durch die vielleicht noch schlimmer das Knochengerüst und die Blutgefäße schädigende Milch ersetzt.

9.79 Wer hilft Dir bei Ärztepfusch und Nikotinsucht? [2248, 9729]

»Du hast doch nicht die Wahrheit gepachtet!
Immer stärker merke ich zum Buchende, wie wenig tolerant Du bist! Andere Meinungen läßt Du ja überhaupt nicht gelten.«
So lehnst Du Dich nochmals gegen das viel zu Deinem Vorteil fordernde Buch auf.
Richtig: Ich lasse nichts von anderen gelten. Menschen sind fehlbar. Ich lasse nur die Natur gelten, und was sie uns sagt. Die Klassische Naturheilkunde sieht sich als Lehre der reinen Wahrheit. Warum? Weil sie ihre Therapie und deren Beweisführung ebenfalls nur auf den Gesetzen der Natur aufbaut. Also auf der Schöpfung. Auf deren Vollkommenheit. Auf deren Unfehlbarkeit. Wo, wenn nicht in der Natur, könnte sonst die Wahrheit sein?
<u>Die Wahrheit aber duldet keine Toleranz!</u>
Denn es kann nicht viele Wahrheiten, sondern nur eine einzige Wahrheit geben. Würde diese tolerant sein, so müßte sie der Lüge zusprechen.
Daher muß auch ich als Verfasser dieses Naturbuches zwangsläufig insoweit intolerant sein.
Soll ich um des Tolerantsein-Wollens und Uneinsichtigen zuliebe die Natur und damit Gott verraten? Und alle sich der Wahrheit Öffnenden krank bleiben lassen?

Patientenberatungen und Selbsthilfegruppen[2222]: Diese sind in den Telefonbüchern der Städte zu ermitteln.
Arbeitskreis Gynäkologische Operationen, Nerstweg 32, 22765 Hamburg, Tel. 040-3902190
Selbsthilfegruppe für Frauen nach Bauchspiegelungen, Christel Lange, Helsinkistr. 68, 24109 Kiel, Tel. 0431-523649 Und:
Arbeitskreis Kunstfehler in der Geburtshilfe e.V., c/o Marlis Sojat, Rosental 23-25, 44135 Dortmund, Tel. 0231-525872
Schutzverband für Impfgeschädigte, Pf 1160, 57271 Hilchenbach, Tel. 0271-55019

Rechtsanwälte
bei Medizinerpfusch

Der beste: Rechtsanwalt Dr. Meinecke u. Partner, Riehler Str.28, 50668 Köln, Tel. 0221-7220000

Anwalt-Suchservice, Köln, Tel. 0180-5254555

Schlichtungsstellen:
Gutachter- und Schlichtungsstellen werden von den Versicherungen der Ärzte finanziert, arbeiten nur zum Nachteil der arztgeschädigten Patienten.[9850-52]

Damit kriegen diese Kinder nie was zu tun!
Knochenbrüche durch Softdrinks
(...) Vorliebe für Cola- und Limonadengetränke scheint mit dreifach erhöhtem Knochenbruchrisiko einher zu gehen. Körperlich aktive Mädchen, die nur Cola trinken, haben sogar ein fünffach erhöhtes Risiko.
arznei-telegramm 2000, Jg.31, Nr.7

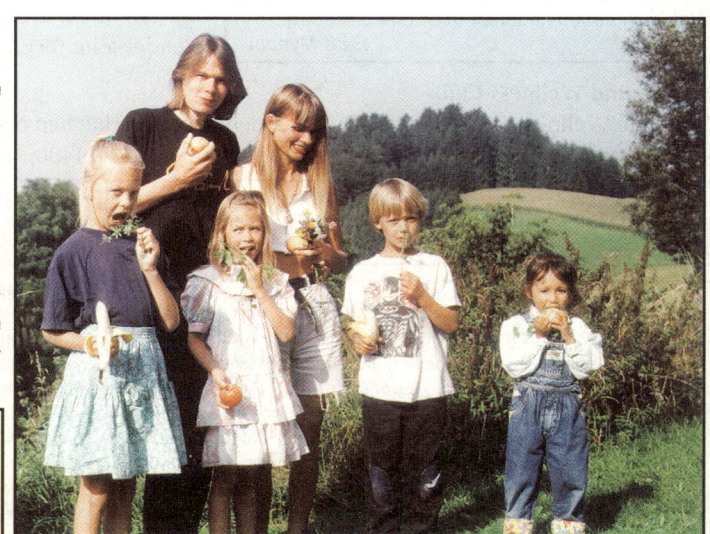

Von ihrem Schilddrüsenkrebs geheilt mit strenger UrTherapie hat sich die Schweizerin Nicole Maurer aus Chur, Heimstr.15. Zum zweitenmal zu meinem Seminar hat sie ihre ganze Familie mitgebracht, damit auch ihre Kinder Wildpflanzen kennenlernen und sie der Mutti zum UrKostessenmachen bringen können. (Ganz rechts: meine Myriam, die überall ihr Näslein dabeihaben muß.)

9.8 Lebensstoffe unserer Nahrung

Abkürzungen: g = gramm
mg = milligramm = 1/1000 g
µg = microgramm = 1/1.000.000 g

9.81 Bislang bekannte Lebensstoffe der Urpflanzen

Wildpflanzen 100g enthalten:	Vitamine					Kalium	Phosphor	Magnesium	Kalzium	Eisen	Eiweiß	Kohlenhydrate	Fett
	Betacarotin	B$_1$	B$_2$	C	E								
	µg	µg	µg	mg	mg	mg	mg	mg	mg	mg	g	g	g
Bärenklau	60,00	700	1400	270	0.05	540	125	75	320	3.2	2.5		
Bärlauch	63,33	400	3200	270	3,4	480	82	65	240	4.7	2.7	3	
Beinwell (Comfrey) *	40,00	2100	3200	215	0.4	630	97	46	280	4.7	3.7	4.9	0.3
Brennessel	123,33	110	80	333	0.9	410	105	71	630	7.8	5.9	0.9	
Eicheln	1,33	700	1300	86	2.4	840	220	47	200	3.9	5.0	2.6	2.0
Farn	2,16	400	900	96	0.3	480	6		450	3.1	3.2		0.2
Franzosenkraut	99,16	1200	700	75	1.7	390	56	56	410	14.0	2.1	1-38	
Gänseblümchen	26,66	2400	1300	87	3.9	600	88	33	190	2.7	2.6		
Giersch	114,00	400	1600	201	1.7	510	88	67	230	4.3	6.7	0.5	0.4
Gras	2,5	1400	3100	114	0.03	700	72	30	80	2.0	4.6	0.9	0.6
Gras (gekocht)	1,66	500	2100	31	0.8	300	49	1	40	2.0	3.0	0.1	0.4
Guter Heinrich	158,00	600	900	184	3.7	730	95	66	110	3.5	5.3		
Hagebutten	0,0005	580	660	300	0.05	50	110	120	510	9.8	3.6	22	0.5
Holunderbeeren	2,00	65	80	18	0.01	35	51		310	1.6	2.5	9.1	0.5
Huflattich	41,66	1400	90	104	1.3	670	51	58	320	3.8	5.9	0.6	0.3
Kresse (Brunnenkresse)	120,00	85	100	185	0.08	460	79	48	230	3.4	4.0		0.6
Löwenzahn	63,33	200	200	115	0.8	440	70	36	158	3.1	2.6	9.1	0.6
Malve (wilde)	15,66	100	80	178	2.6	450	95		200	5.1	7.2	1.8	
Malve (Garten)	101,00	200	1200	157	1.7	520	83	72	270	3.5	5.4	0.8	0.3
Melde	1,50	87	2400	152	0.08	413	92	84	370	4.1	4.6		0.7
Sanddorn	28,33	34	200	130	0.06	450	9	30	42	0.4	1.4	7.8	7.1
Sauerampfer	35,33	97	900	117	1.9	580	75	46	56	3.7	2.8	1	0.4
Sauerklee	155,00	200	1300	87	0.03	450	76	64	390	4.7	4.7		
Scharbockskraut	65,00	400	50	158	0.8	530	73	71	310	3.5	2.9	1.2	
Schlangen-Knöterich	121,66	83	1600	197	0.05	580	74	69	100	3.9			0.2
Taubnessel	88,50	2000	2700	216	1.1	570	85	33	270	3.7	4.1	0.8	
Topinambur	12,00	200	600	4	0,5	478	78	20	27	3,7	2,4	4,8	0,4
Vogelbeere (Eberesche)	27,16	2600	1300	98	0.08	230	33	17	42	2	1.5	23	0.3
Vogelmiere	63,83	1300	2400	89	1.7	680	54	39	80	8.4	1.5		
Weidenröschen	81,66	700	30	318	0.05	450	94	81	150	2.7	2.8	1	
Weißer Gänsefuß	61,50	900	1600	236	1.2	920	80	93	310	3.0	4.3	0.7	0.3

* Beinwell ist eine der wenigen Pflanzen, die Vitamin B$_{12}$ erzeugt. (Quelle: Wildgemüse nach Franke u. Lawrenz 1980, Dümmer, Behrs Lebensmittel Lexikon u.a.)

Erklärung zu den Lebensstoffen: Gemeint sind damit Vitamine, Vitaminoide, ätherische Öle, Fettsäuren, Bioflavonoide, Chlorophyll, Faserstoffe, Mineralien, Spurenelemente, Enzyme, ungesättigte Fettsäuren, Aroma- und Faserstoffe und bisher noch unerkannte Wirkstoffe.

Mehr Wildpflanzen sind bisher nicht untersucht worden. Du siehst: Die Wissenschaft interessiert sich kaum dafür. **Revitalisiere Deine geistigen Kräfte mit den immensen und reichen Lebensstoffen in den Wildpflanzen!** Wisse: Statistiken, die Vitamine auf 100g beziehen, sind insofern wertlos, weil wir nicht unser Essen nach Gewicht bemessen, sondern nach der Sättigung. Also müßte man es besser auf 1000KJ beziehen. Wie sieht da der Gehalt an Retinol-Äquivalenten aus? Möhren 13,7-27,4 mg/1000KJ, Brennessel 16-32 mg, Löwenzahn 6-12 mg, Mangold 10,1-20,2 mg, Feldsalat 11,4-22,8 mg, Spinat 12,2-24,4 mg; zum Vergleich der vielfach gepriesene Lebertran 7 mg!

Literatur:
JENGE, W.: »Gesund und leistungsfähig durch natürliche Vitamine.« Bad Homburg 1964
FRANKE, W. Dr.: »Vitamin-C-Gehalt von heimischen Wildgemüse- und Wildsalatarten« In: Ernährungsumschau 28/1981, H. 6

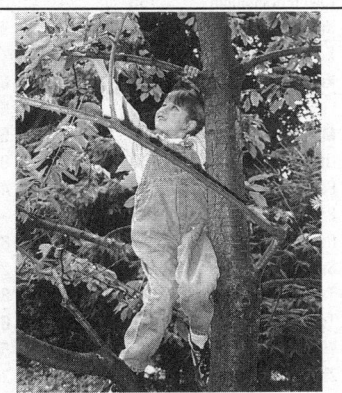

Daß *meine* Kinder genügend natürliche Lebens- und keine Fettstoffe bekommen, das siehst Du doch, oder?

SCHWANITZ, F.: »Erbliche Vergrößerung des Zellvolumens - der entscheidende Schritt von der Wildart zur Kulturpflanze« In: Umschau 51/1951, S. 84-87
SCHWANITZ, F.: »Die Entstehung der Kulturpflanzen« Berlin 1957
SCHUPHAN, W.: »Zur Qualität der Nahrungspflanzen« Junk/Den Haag 1977
POPP, F. A.: »Biophotonenanalyse zu Fragen der Lebensmittelqualität und des Umweltschutzes« In: Ökologische Konzepte Nr. 26, Kaiserslautern 1987, S.39-55
HEISS, E.: »Wildgemüse - heute wichtiger denn je« Waerland Monatshefte 6/1988, Auszug:

Franz Konz begegnet zwei Mitgliedern seines Trompetenvereins:

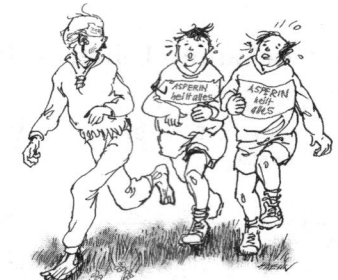

»Lauft Ihr auch jeden Tag?«
»Ja klar - jeden Tag! Aber das ist unser erster!«

9.82 Bislang bekannte Hauptlebensstoffe der Tropenfrüchte

Mit denen lebst Du wie im Paradies! Eine neue Untersuchung wies nach, daß sie in ihrer Enzymvielfalt und ihren Enzymmengen nicht zu übertreffen sind.
Sieh mal, wie überragend an Eiweiß <u>und</u> Kohlenhydraten die uns Menschen besonders zugedachten Früchte der Tropen sind! Genug Beweis dafür, daß die Hay-Diamond-Trenn-These nicht richtig ist und unser Körper durchaus beides zusammen verdauen kann.

Obst ist gefährlich !
Mit Süß-Obst müssen Übergewichtige und Diabetiker besonders vorsichtig sein, warnt die Deutsche Gesellschaft für Ernährung. Fruchtzucker schadet der Gesundheit.
(BILD, 8.6.1997)

Tropenfrüchte 100g enthalten:	Vitamine				Kalium	Phosphor	Magnesium	Kalzium	Eisen	Eiweiß	Kohlenhydrate	Fett
	Beta-Carotin	B_1	B_2	C								
	µg	µg	µg	mg	mg	mg	mg	mg	mg	g	g	g
Bambussprossen	14	130	80	6.5	468	53	36	15	0.7	2.5	1.1	0.3
Banane	230	44	57	12	393	28	36	9	0.5	1.2	23	0.2
Eberesche	480	0	0	98	234	33	17	42	1.5	2.5	34	0.2
Baumtomate	130	80	40	24	320	32	21	12	0.7	1.7	10.6	0.8
Cherimoya	?	90	111	15	410	32	?	13	0.4	0.4	13.4	0.3
Durian	15	450	350	42	601	45	?	12	1.0	2.7	28.5	1.8
Feige (frisch)	48	46	50	2.7	240	32	20	54	0.5	1.3	12.9	0.5
Feige (getrockn.)	51	120	85	2.5	850	108	70	193	3.3	3.5	54	1.3
Granatapfel	40	50	20	7.0	290	17	3	8	0.5	0.7	17	0.6
Grapefruit	125	48	4	9	180	17	10	18	0.3	0.6	9	0.1
Guave	220	30	40	27	290	31	13	17	0.7	1.0	7	0.5
Jackfruit	230	30	110	8	410	38	?	22	0.6	1.3	15	0.3
Kaki (Persimmon)	160	24	30	16	170	25	8	8	0.3	0.7	16	0.3
Kiwi	370	17	50	71	295	31	23	38	0.8	1.0	10.7	0.6
Kokosnuß	?	61	8	2	379	94	39	20	2.2	7.3	8	36
Kumquat	210	85	80	36	240	23	?	16	0.4	0.9	17	0.1
Litschi	33	50	50	39	182	33	?	9	0.3	0.9	17	0.3
Mango	277	45	50	38	190	13	18	12	0.4	0.6	12.8	0.3
Okra	140	70	80	36	285	75	60	84	1.2	2.1	2.2	0.2
Papaya	560	30	40	82	211	16	40	20	0.4	0.5	2.4	0.9
Passionsfrucht	0	20	0	24	340	57	?	17	1.3	2.4	13.4	0.4
Rambutan	0	10	60	53	64	15	?	20	1.9	1.0	15	0.1
Sapote	60	40	20	20	140	28	?	39	1.0	1.4	20.8	0.6
Tamarinde	10	300	80	3	570	86	?	81	1.3	2.4	56.7	0.2
Topinambur	12	0	60	4	478	78	20	10	3.7	2.4	4	0.4
Wassermelone	200	45	50	6	158	11	3	10	0.4	0.6	8.2	0.2
Zitrone	15	51	20	53	149	16	28	11	0.5	0.7	8	0.6
Zuckermelone	114	60	20	32	330	21	10	6	0.2	0.9	12.4	0.1

(Quelle: Souci u.a.: »Nährwert-Tabellen«, Wissenschaftliche Verlagsgesellschaft mbH, Stuttgart, 1989)

9.83 Reifungs- und Lagerliste von Tropenfrüchten

Bedenke, daß eine zu tiefe Lagertemperatur den Reifungsprozeß definitiv hemmen kann, selbst wenn sie bei einer unreifen Frucht nur für kurze Zeit angewandt wird. (Zur Durian: Frische gibt es von März bis August, gefrorene und getrocknete das ganze Jahr über. Reifegradermittlung: In die Mitte der Schale ein etwa ein Zentimeter Stückchen ausstanzen. Dann mit einem kleinen Löffelstiel probiert. Die Durian muß sahnig schmecken. Mit einem nassen Wattebausch verschließen, falls unreif.)

Produkt	Reifung (Lagerung Halbreif)	Lagerung (Reifer Zustand)	Bester Geschmack bei idealer Reife
ANANAS	15-18°C	8°C, halbfeucht	gelbes Kleid, Kronenblätter lösen sich; zuckrig, süß
APFEL	-	3-5°C, halbfeucht	viele Äpfel gewinnen »mit dem Alter« Geschmack
APFELBANANE	18°C, feucht (mit Äpfeln)	13°C, halbfeucht	gelb-bräunliche Schale, sehr weich; fruchtig
APRIKOSE	15°C	3-5°C, halbfeucht	je nach Sorte starkfarbiges Kleid, weich
AVOKADO	15°C	3-5°C, halbfeucht	deftige Sahne, (Hass), milder (Indonesien)
BANANE	18-22°C, feucht	12°C, halbfeucht	Reifung mit Äpfeln; Karamelcreme
BANANE, rosa	18-22°C, feucht(mit Äpfeln)	13°C, halbfeucht	tief- bis dunk.rote Schale, am best. sehr reif, kräftig
BENGKOANG	8°C	6°C, halbfeucht	goldgelbe Schale; feiner Kohlrabi-Apfelgeschmack
BIRNE	12°C	5°C	nicht zu weich werden lassen!
CARAMBOLE	15°C, halbfeucht	8-10°C	gelb-orange; Limonadengeschmack
CEMPEDAK	25°C, feucht	10°C, halbfeucht	gelbes Kleid, weich, goldgelbes Fleisch; Likörsahne
CHERIMOYA	10-15°C	6°C	gibt auf Fingerdruck nach; cremiger Sahnejoghurt
COROSSOL	12-18°C, halbfeucht	8°C	weich, wird dunkel
DATTELN, frisch	10°C halbfeu., ni. zu warm	1-3°C, im Kühlschrank	glänzend, weich; fruchtig-zuckrig
DURIAN	20-30°C, feucht	8°C, halbfeucht	säuert nach 10 Tag., duftend, springt auf; wie Baiser
ERDBEERE	8°C	3-5°C, nicht im Kühlschr.	nur im Sommer essen, wenn natürlich gezogen
ERDNUSS, frisch	schmeckt widerlich	6°C, trocken	nicht verzehren - sind begiftet
FEIGE	8°C, halbfeucht	1°C, nicht für lange	weich, platzen leicht auf; Honiggeschmack
GEMÜSEBANANE	18-22°C, feucht(mit Äpfeln)	12°C	weich, schwarze Schale, Fleisch hell-orange
GRANATAPFEL	13°C	6°C, feucht	leuchtend-rote Schale, duftend
GRENADILLE	15°C	6-10°C, feucht	stachelbeerartig, duftend, süß, mild
GUAVE	10°C, halbfeucht	7-10°C, feucht	gelb, weich; Erdbeercreme
JACKFRUCHT	20°C, halbfeucht	6°C	strahlend-gelbes Fleisch, süß; Zitronentorte
KAKI	8°C, kühl	1-3°C	nur wenig u. für sich allein essen; schwer verträglich
KARANJI		kühl, trocken	Trockenfrucht; zitronig, limonadig, erfrischend
KASSIA(Joh.brot)		1-3°C, luftig	wenn trocken 24h in halbfeu.Tuch einwickeln; Schoko
KIWI	8°C	1-5°C	stachelbeerartig, säuerlich
KOKOSNUSS jung	nur kühl erfrischend	5°C, halbfeucht	in allen Reifegraden verzehrbar; Vanille-Erdbeermolke
LITCHIE	14°C, halbfeucht	8-10°C	tiefrote Schale; feines Erdbeersorbet
LONGAN	15-18°C, halbfeucht	8-10°C	dunkelbraune Schale, gibt auf Druck nach; Himbeer
MANGO	20°C, halbfeucht	12°C, halbfeucht	weich; es gibt auch Sorten, die auch reif grün sind
MANGOUSTAN	15-18°C, halbfeucht	4°C, halbfeucht	köstlich! weich (Achtung: hart = überreif!)
NEKTARINE	13°C	4-5°C	tiefrote Schale, weich
PAMPELMUSE rosa	13°C, ni. mit Äpf. od. Anan.	4-5°C, halbfeucht	(auf Bioqualität achten) rosa Schale; milde Pampelmu.
PAMPELMUSE wild	15°C	4-6°C	gelbe Schale; halb süße Zitrusfrucht
PAPAYA	18°C, in einer Papiertüte	8-10°C	weich, rot, kleine Schimmelstellen; Erdbeersahne
PASSIONSFRUCHT	15°C	5-10°C	reif, wenn die Schale beginnt zu knittern; säuerlich
PFIRSICH	13°C	4°C, feucht	je nach Sorte starkfarbiges Kleid, weich
PFLAUME, Ciruella	15°C	5°C	blaue oder rote Schale
PITAYA	18°C	6-8°C, feucht	tiefgelbe Schale, weich; honigartig
POMELO	15°C	4-6°C	gelbe Schale; milde und süße Zitrusfrucht
RAMBOUTAN	15°C	6-8°C	dunkelrote Schale, Haare hellbraun; süße Litchie
SAPOTILLE	18°C, halbfeucht (m.Äpfeln)	8°C	weich, duftend; Schokobirne
SAPOTE	18°C, halbfeucht (m.Äpfeln)	8-10°C	weich; Schokobirne, cremig
TAMARILLO	10°C	3-7°C, halbfeucht	dunkelrote Schale, weich; spritzig-fruchtig
TAMARINDE		trocken, kühl	bonbonartig, Trockenfrucht; sauer erfrischend
TRAUBE	5°C	1-4°C	meist gespritzte Frucht!
TUNA, Kaktusfeige	14°C, halbfeucht	6°C	weich, dunkel; Pistaziensorbet
WASSERMELONE	7-10°C	4-5°C, meist reif geerntet.	müssen hohl klingen bei leichtem Schlag
ZIMTAPFEL	18°C, nie i. Kühlschr. lagern	8°C, halbfeucht	Schuppen lösen sich leicht, d'grün, weich; zuckersüß
ZITRUSFRÜCHTE	8°C	4°C	leuchtendes Kleid, duftend; erfrischend
ZUCKERMELONE	15°C	8°C	farb.Schale, duftend wenn reif u. gut, weich; honigart

9.84 Bislang bekannte Hauptlebensstoffe der Kulturpflanzen

Diese Laborwerte sind bei Vitaminen und Mineralien inzwischen wegen Überdüngung um ein Vielfaches gesunken. Z.B. bei Spinat und Äpfeln um 80%, bei Bohnen, Brokkoli, Kartoffeln um 70%

Nur die Angaben über die Wildpflanzen und -früchte treffen noch zu. Die Tabellen der Kulturpflanzen und -früchte wurden vor 50, 60 Jahren aufgestellt. Damals waren die Böden noch nicht so ausgelaugt und durch Düngung und ständige Fruchtfolgen derart entmineralisiert wie heute. Nachmessungen haben ergeben, daß sich in den ganzen Ackerböden der USA u. der europäischen Staaten kaum noch Kalzium und so gut wie kein Magnesium und Selen mehr befindet - und gerade letzteres ist ein so wichtiges Mineral für das Wiederfinden innerer Ruhe. Weshalb man es auch als Streßsalz bezeichnet. **Also: 40 – 50% verminderte Inhalte!**

Kulturpflanzen 100g enthalten:	Vitamine					Kalium	Phosphor	Magnesium	Kalzium	Eisen	Eiweiß	Kohlenhydrate	Fett
	Beta-carotin	B₁	B₂	C	E								
	µg	µg	µg	mg	mg	mg	mg	mg	mg	mg	g	g	g
Auberginen	7,21	40	50	5	0.03	266	21.4	10.8	13	0.4	1.2	2.6	0.18
Artischocken	16,67	100	12	7.6	0.19	353	130	26	53	1.5	2.4	2.9	0.12
Blumenkohl	1,73	110	100	73	0.03	328	54	17	20	0.6	2.5	2.5	0.28
Bohnen,grün	56,34	81	120	20	0.07	248	37.8	25	57	0.8	2.4	5.3	0.24
Broccoli	143,13	95	210	114	0.5	464	82	24	105	1.3	3.3	2.8	0.20
Champignons	1,67	100	440	4.9	0.1	422	123	13	8	1.3	2.7	0.7	0.24
Chicoree	571,67	51	33	10.2		192	26	13	26	0.7	1.3	2.3	0.18
Chinakohl	70,83	30	40	36		202	30	11	40	0.6	1.2	1.3	0.30
Endivien	280,17	52	120	9.4		346	54.3	10	54	1.4	1.7	0.3	0.2
Erbsen, frisch	43,33	300	160	25	0.39	304	108	33	24	1.8	6.5	12.6	0.48
Feldsalat	650,00	65	80	35	0.60	421	49	13	35	2.0	1.8	0.7	0.36
Fenchel	743,33	230	110	93		494	51	49	109	2.7	2.4	2.8	0.3
Gartenkresse	365,00	150	190	59	0.70	550	38		214	2.9	4.2	0.8	1.4
Gurken	65,50	18	30	8	0.10	141	23	8	15	0.5	0.6	2.1	0.2
Grünkohl	861,50	100	250	105	1.7	490	87	31	212	1.9	4.3	3.0	0.9
Kohlrabi	33,33	48	46	63		372	51	18	41	0.5	2.0	5.6	1.6
Kopfsalat	239,50	62	78	13	0.44	224	33	11	37	1.1	1.3	1.1	0.2
Knoblauch		200	80	14	0.01	990	134	12	38	1.0	6.5	28.4	0.1
Kürbis	127,60	47	65	12	1.00	383	44	8	22	0.8	1.1	4.8	0.1
Kartoffel	0,87	110	47	17	0.06	443	50	25	9	0.8	2.0	15.4	0.1
Lauch	166,67	100	60	30	0.90	225	46	18	87	1.0	2.2	3.2	0.3
Mais, ganzer Kern	184,67	360	200		1.95	330	256	120	15		8.5	64.7	3.8
Mangold	588,33	98	160	39		376	39		103	2.7	2.1	0.7	0.3
Meerrettich	3,33	140	110	114		554	65.3	33	105	1.4	2.8	12.5	0.3
Möhren	1200,00	69	53	0.01	0.6	290	35	18	41	2.1	1.0	4.9	0.2
Paprika	179,77	60	50	139	3.10	212	29	12	11	0.7	1.2	3.2	0.3
Petersilie	902,17	140	300	166		19	128	41	245	5.5	4.4	1.3	0.4
Pfifferling	216,67	20	230	6	0.02	507	44.2	14	8	5.5	1.5	0.2	0.5
Porree	166,67	100	60	30	0.90	225	46	18	87	1.0	2.2	3.2	0.3
Quinoa		200	200	8.5	0.6	341	4.4	11	100	9.2	13.5	70.9	4.8
Radieschen	3,83	33	30	29		255	26.4	8	34	1.5	1.1	2.2	0.1
Rettich	1,57	30	30	27		322	29	15	33	0.8	1.1	1.9	0.2
Rhabarber	10,17	27	30	10		270	24	13	52	0.5	0.6	2.7	0.1
Rosenkohl	74,50		140	114	0.88	411	83.6	22	31	1.1	4.5	3.8	0.5
Rote Bete	1,83	22	42	10	0.03	336	45	25	29	0.9	1.5	8.6	0.1
Rotkohl	2,50	68	50	50	1.70	266	30	18	35	0.5	1.5	8.5	0.18
Sauerkraut	3,00	27	50	20		288	43	14	48	0.6	1.5	2.4	0.3
Schnittlauch	50,00	140	150	47		434	75	44	129	1.9	3.6	1.6	0.7
Schwarzwurzeln	3,33	110	35	4.0		320	75	23	53	3.3	1.4	1.6	0.4
Sellerie	2,50	36	70	8.2		321	80	9.3	68	3.5	1.5	2.7	0.3
Spargel	87,42	110	120	21	2.0	207	46	20	21	1.0	1.9		0.1
Spinat	781,17	110	230	52	1.6	633	55	58	126	4.1	2.5	0.6	0.3
Steinpilz		33	370	2.5	0.15	486	115	12	23	1.0	2.8	0.5	0.4
Tomaten	84,33	57	35	24	0.8	297	26	20	14	0.5	2.0	3.5	0.2
Topinambur	2,00	200	60	4		478	78		10	3.7	2.4	15.8	0.4
Weißkohl	11,96	48	43	46	1.7	227	27	28	46	0.5	1.4	4.6	0.2
Wirsingkohl	6,50	50	57	45	2.5	282	55.	12	47	0.9	3.0	2.4	0.4
Zwiebel	1,15	33	28	8.5	0.14	175	42.	11	31	0.5	1.3	5.8	0.3

(Quelle: Souci u.a.: »Nährwert-Tabellen«, Wissenschaftliche Verlagsgesellschaft mbH, Stuttgart, 1989)

9.85 Bislang bekannte Hauptlebensstoffe der Früchte

Besonders stark sind die Verluste bei Kalzium. Deshalb: Greife vermehrt zu Tropenfrüchten und Wildkräutern. (Siehe auch nebenstehende Anmerkung)

Früchte 100g enthalten: Gewichtseinheit	β Carotin µg	Vitamine B₁ µg	Vitamine B₂ µg	C mg	E mg	Kalium mg	Phosphor mg	Magnesium mg	Kalzium mg	Eisen mg	Eiweiß g	Kohlenhydrat g	Fett g
Äpfel	7,83	35	32	12	0.49	144	12	6.4	7	0.5	0.3	12.4	0.4
Ananas	10,00	80	30	19	0.10	173	9	17	16	0.4	0.5	13.1	0.2
Apfelsinen	15,00	79	42	50	0.24	177	23	14	42	0.4	1	9.2	0.2
Aprikosen	298,33	40	53	9.4	0.5	278	21	9.2	16	0.6	1	9.9	0.1
Acerolas	28,33	20	73	1.700		83	17	12	12	0.2	0.2	3.6	0.2
Avokados	12,00	80	150	13	1.3	503	38	29	10	0.6	2	0.4	23.5
Bananen	38,33	44	57	12	0.27	393	28	36	9	0.6	1.2	23	0.2
Birnen	5,33	33	38	4.6	0.43	126	15	7.8	10	0.8	0.5	12.6	0.3
Brombeeren	45,00	30	40	17	0.72	189	30	30	44	0.9	1.2	7.2	1
Cherimoyas	4,16	90	110	15		137	32	25	13	0.4	0.4	13.4	0.3
Datteln, trocken	4,66	36	73	8		650	57	50	63	1.9	1.8	66.3	0.5
Erdbeeren	8,16	31	54	64	0.1	147	29	15	26	0.9	0.8	6.8	0.4
Feigen, frisch	8,00	46	50	2.7		240	32	20	54	0.6	1.3	12.9	0.5
Feigen, trocken	8,50	100	85	2.5		850	108	70	193	3.3	3.5	54	1.3
Grapefruits	2,50	48	24	44	0.3	180	17	10	18	0.3	0.6	8.9	0.2
Granatäpfel	6,66	50	20	7		290	17	3	18	0.5	0.5	16.7	0.6
Guaven	36,66	30	40	273		260	31	13	17	0.7	0.9	6.7	0.5
Heidelbeeren	16,66	20	20	22		65	13	2.4	10	0.7	0.6	7.4	0.6
Himbeeren	13,33	23	50	25	0.5	170	44	30	40	1	1.3	6.9	0.3
Honigmelonen	291,66	60	20	32	0.14	265	21	10	6	0.2	0.9	12.4	0.1
Jackfruit	38,33	30	110	8		410	38		22	0.6	1.3	25.4	0.3
Johannisbeere (rot)	5,00	40	30	36	0.2	238	27	13	29	0.9	0.1	9.6	0.2
Johannisbeere (weiß)	4,26	80	20	35		268	23	8.8	30	0.9	0.9	9.2	0.2
Johannisbrot	5,00	15	10	9		950	280	80	180	5	16	62	2.5
Kakis	266,66	24	30	16		170	25	8	8	0.4	0.6	16	0.3
Kiwis	66,66	17	50	71		295	31	24	38	0.8	1	10.7	0.5
Kirschen, süß	14,00	39	42	15	0.1	229	20	11	17	0.4	0.9	14.2	0.3
Kumquat	36,66	85	80	36		240	23			0.4	0.9	17.1	0.1
Mandarinen	50,00	60	30	30		210	20	11	33	0.3	0.7	10.1	0.3
Mangostan		500	15	2			11		18	0.3	0.7	17	0.8
Maronen	4,00	200	200	27	1.2	707	87	45	33	1.3	2.5	41.2	1.9
Mirabellen	33,33	60	40	7.2		230	33	15	12	0.5	0.7	15	0.2
Passionsfrucht	50,00	20	100	24		340	57		17	1.3	2.4	13.4	0.4
Pfirsiche	66,66	27	51	9.5		205	23	9.2	8	0.5	0.7	9.4	0.1
Pflaumen	33,33	72	43	5.4	0.8	221	18	10	14	0.4	0.6	1.1	0.2
Pflaumen (getrocknet)	116,66	200	100	4		824	73	27	41	2.3	2.3	53.2	0.6
Preiselbeeren	3,83	14	24	12		72	10	5.5	14	0.5	0.3	7.6	0.5
Rambutan		10	60	53		64	15		20	1.9	1	14.9	0.1
Reneklode	41,66	19	52	6.8	0.2	243	25	9.6	14	1.1	0.8	17.3	0.4
Rosinen	5,00	120	55	1.0		782	110	15	31	0.3	2.5	66.2	0.6
Sapote	10,00	40	20	20	0.4		28		39	1	1.8	31.6	0.6
Satsumas	18,33	50	30	20		90	13		30	0.3	1	8	0.2
Stachelbeeren	33,33	16	18	35	0.4	203	30	15	29	0.6	0.8	8.9	0.2
Wassermelonen	4,50	45	50	6		158	11	2.9	11	0.4	0.6	8.3	0.2
Weintrauben	2,50	46	25	4.2		192	20	9.3	18	0.5	0.7	16.1	0.3
Zitronen			51	20	53		149	16	28	11	0.5	0.7	8.1	0.6

(Quelle: Souci u.a.: »Nährwert-Tabellen«, Wissenschaftliche Verlagsges. mbH, Stuttgart, Liebster, G., Warenkunde, morion)

Wenn Du mal eines meiner Seminare mitmachen solltest und ich bitte Dich, mir mal Deine Zunge zur Krankheitsdiagnose zu zeigen, dann sei gewarnt. Dazu fordere ich nur Redende auf, die kein Ende finden. Ich sage dem Betreffenden sodann unter dem Gelächter der anderen: »Und nun halten Sie die Zunge so lange draußen, bis ich meinen Gedanken zu Ende formuliert habe!«

9.86 Bislang bekannte Lebensstoffe der Nüsse

100 g Nüsse enthalten:	Vitamine β Carotin μg	B₁ mg	B₂ mg	C mg	E mg	Kalium mg	Phosphor mg	Magnesium mg	Kalzium mg	Eisen mg	Eiweiß g	Kohlenhydrate g	Fett g
Cashewkerne	60	0.6	0.3	2	0.8	552	373	267	37	0.8	17.5	32	42
Erdnüsse, roh	11	0.9	0.2	0	9.1	706	372	163	59		2.4	12	48
Erdnüsse, geröstet	8	0.3	0.2	0	8.8	775	410	180	65	2.3	26	9	42
Haselnüsse	29	0.4	0.2	3	26	636	333	156	226	3.8	14	13.7	62
Kokosnüsse	?	0.06	0.01	2	0.7	379	94	39	20	2.2	4	10.3	45
Macadamia	9	0.2	0.1	0	?	265	?	?	51	0.2	7.4	16	73
Mandeln (süße)	0.12	0.2	0.6	3	0,9	835	454	170	252	4.7	18.3	16	54
Maronen	24	0.2	0.2	0	1.2	707	87	45	33	?	2.5	41.2	1
Mohnsamen	155	0.8	0.2	3	?	530	466	123	188	2.3	20	4	42
Paranüsse	0	1,0	0.3	1	7.6	644	674	160	132	3.4	14	4	67
Pistazien	150	0.7	0.2	7	5.2	1020	500	160	136	7.3	21	13	51
Sesam, geschält	100	?	?	?	?	460	605	345	785	10.3	20	10	50
Sonnenblumenkerne	?	1.9	0.1	0	0.4	725	620	420	100	6.3	27	12	49
Walnüsse	48	0.3	0.1	2.6	6.2	544	409	129	87	2.5	14.4	14.2	65.5

(Quelle: Souci u. a.: »Nährwert-Tabellen«, Wissenschaftliche Verlagsgesellschaft mbH, Stuttgart, 1989)

Die Werte liegen bei frischen Nüssen wesentlich höher. Walnüsse werden in den großen Zuchtplantagen geschwefelt. Werden Nüsse ohne Schale verkauft, so sind sie mit gefährlichen Antioxidantien behandelt worden. Die Schwefelung erkennt man an den hellen Nußschalen. Brasilnüsse enthalten jede Menge schädlicher Afloxine, Strontium $_{90}$, Radium $_{226/228}$ aus der vergifteten Erde, in der sie wachsen.

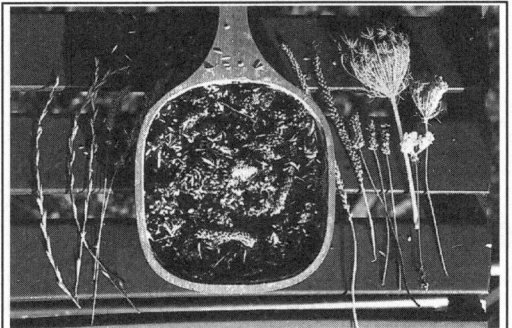

Mexikanische Rohkost der Indios

1 Avocado, klein gewürfelt, 200 gr Tomaten, quer aufschneiden, (Kerne entfernen und essen) Fleisch würfeln und mischen,
1 mittl. Zwiebel kleinhacken und mischen,
2 Zehen Knoblauch kleinhacken und mischen,
5 Stiele grünen Koriander kleinhacken und mischen.

(Ab und zu mal im Jahr Zwiebeln und Knoblauch - das ist tolerierbar)

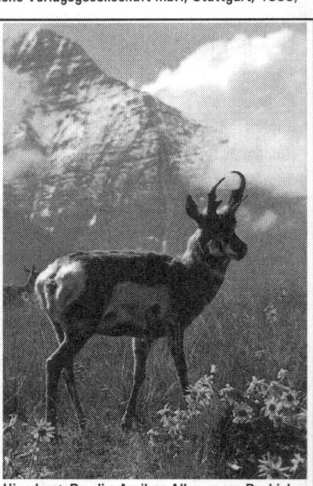

Aus all diesen Samen kannst Du Dir leckere UrKostgerichte zaubern. Achte bei Deinen Naturwanderungen einmal darauf, wo Du ihn überall findest. Er sättigt Dich nämlich wie ein Butterbrot!

Hier hast Du die Arnika. Alles, was Du bisher über sie als Heilpflanze gehört hast, kannst Du vergessen... Also lieber den Bienen lassen!

»Ich bemerkte in der Tabelle 9.84, daß die Möhre mehr Carotin als manche Wildpflanze besitzt. Da brauch ich nur einmal reinzubeißen und mein Bedarf ist für Wochen gedeckt«, sagt Du Pech gehabt. Der nutzt Dir nichts! Warum? Weil Dein Körper nicht in der Lage ist, das Carotin aus der Wurzel herauszuziehen. Und warum? Weil der menschliche Organismus nur darauf geprägt war, seinen Vitamin A-Bedarf aus dunkelgrünen Blättern zu lösen. Also aus Blättern und Wildpflanzen - und aus dem oberen Grün von Wurzeln. Doch warum Beta-Carotin so wichtig ist? Daraus wandelt der Körper das augenfreundliche Vitamin A um. Vitamin A wiederum baut das purpurrote Sehpigment auf, das in den sogenannten Stäbchen und Zapfen im Augenhintergrund den Sehvorgang steuert.

> **Hör nicht auf diesen unsinnigen Gemeinplatz: Gesund ist - was Dir schmeckt!** (stern-Titel v. 22.1.2000)
> *Ein dümmerer Satz ist von einer Zeitschrift kaum denkbar! Dir schmeckt diese krankmachende Zivilisationskost, weil Du von Kind auf daran gewöhnt wurdest. Hättest Du bloß Naturkost bekommen, würde Dir nur diese schmecken. Es dauert nur eine Zeit, bis Du Dich an den neuen Geschmack gewöhnt haben wirst, das laß Dir von mir sagen. Und ich spreche aus einer mehr als vierzigjährigen Erfahrung.*

9.87 Anregungen zu Urzeitgerichten Rezepte

(Abbildungen dazu →Kapitel 9.99 - Glanzbildteil)

UrMedizin für den Leib

> Salat darfst Du nie mit Öl anmachen! Das haftet auf den Blättern, regt die Enzymabgabe Deines Körpers kaum an. Und hindert später das Blatt zum Aufschließen seiner Vitamine und Lebensstoffe für eine gute und richtige Verstoffwechslung.

für 1 bzw. 2 Pers.		Maß	Bestandteile und Art	wie zubereiten?
01	**Tomaten-Salat**			
2	4	Stück	Natur-Tomaten	zerstückeln
½	1	Stück	Zwiebeln	dazugeben
½	1	Stück	Zitrone	dazugeben, alles mischen
1	2	Handvoll	Blüten (hier Mutterkraut-Wucherblumen)	darüberstreuen
02	**Melonen-Speise**			
½	1	Stück	Melone	zerstückeln
3	6	Stück	Walnüsse	dazugeben
1	2	Handvoll	Wildpflanzengrün	zerzupfen, dazugeben

Vergiß nicht, hin und wieder Heilerde zu essen.

03	**Maronen-Möhren-Winterspeise**			
2	4	Stück	Möhren	zerkauen oder zerkleinern
1	2	Handvoll	Kresse oder anderes Grün	zerpflücken, darüberstreuen
3	6	Stück	Maronen, roh	dazu knabbern
04	**Süße Ergötzung für die Kleinen**			
1	2	Stück	Äpfel	zerkauen oder zerkleinern
1	2	Stück	Bananen	zerkauen oder zerkleinern
3	6	Stück	Mandeln	zerkauen oder zerkleinern
3	6	Stück	Haselnüsse	zerkauen oder zerkleinern
¼	½	Handvoll	Anis oder Kardamon	darüberstreuen
2	4	Handvoll	Krokosblüten	darüberstreuen
05	**Blütensuppe** (Nicht süß genug? Nimm Stevia-Süßgraspulver dazu 980 (13)			
1	2	Handvoll	eingeweichter Leinsamen	
1	2	Stück	Bananen	zerdrücken
2	4	Handvoll	Blüten von Sternmiere, Johanniskraut, Gänseblümchen, usw.	dazugeben
1	2	Handvoll	Löwenzahn	grob hacken
½	1	Handvoll	Pistazien oder Pinienkerne	dazugeben
¼	½	Stück	Mango oder Melone	zerstückeln
1	2	Stück	Birnen	zerstückeln
¼	½	Teelöffel	gemahlener Weiß-Ginseng	dazugeben, alles mischen
06	**Blüten-Samenspeise**			
1	2	Stück	Mangos	
½	1	Handvoll	Wegerich- oder Knöterichsamen	darüberstreuen
¼	½	Handvoll	verschiedene Blüten (wilde Möhre)	darüberstreuen
07	**Erdbeer-Tannenspitzen-Gericht**			
4	8	Handvoll	Erdbeeren oder Himbeeren	zerdrücken
½	1	Handvoll	sehr junge Tannensprossen	darüberstreuen

08		Kaki-Breichen fürs Baby		(Gib Deinem Baby möglichst nur feste, harte Nahrung, wenn es genügend Zähne zum Beißen hat.)
2	4	Stück	Kakis	zerkauen oder zerkleinern
½	1	Stück	Rhabarber	zerkauen oder zerkleinern
1	2	Handvoll	Wildpflanzen (Beinwell) oder Bio-Gemüse	dazugeben, alles mischen

09		Süßmais		
1	2	Stück	Avocados	zerkauen oder zerkleinern
1	2	Handvoll	Wildpflanzen	zerpflücken
1	2	Kolben	Süßmais	dazugeben, alles mischen
½	1	Handvoll	Mandeln (müssen nicht frisch sein)	zerhacken, darüberstreuen

10		Avocado-Nußspeise		
1	2	Stück	Avocados	zerdrücken
2	4	Handvoll	Bio-Salate, Breitlauch oder Weißkohl, frisch	zerkauen oder zerkleinern
½	1	Handvoll	Leinsaat, frisch oder gekeimt	dazugeben
½	1	Handvoll	Walnüsse oder Breitlauch	dazugeben, alles mischen

11		Kapuzinerkressemahl		
1	2	Stück	Avocados	zerdrücken
1	2	Stück	Bananen	zerdrücken
2	4	Handvoll	Spitzwegerich und Kapuzinerkresseblätter	zerpflücken
1	2	Stück	Apfel	raspeln oder stückeln
½	1	Handvoll	Kapuzinerkresse oder Stiefmütterchenblüten	darüberstreuen
¼	½	Handvoll	Schafgarbe	daruntermischen

12		Eichel- Nußpflaumenspeise		
5	10	Stück	Pflaumen	zerdrücken
10	20	Stück	Eicheln und/oder Haselnüsse	hineinstecken

13		Distel-Mango-Birnen-Mahl		
¼	½	Handvoll	Gänseblümchen-Johanniskraut-Distelblüten	dazugeben
1	2	Stück	Birne	zerdrücken
1	2	Stück	Mango	zerstückeln
1	2	Teelöffel	Koriander, Kerbel oder Kümmel	dazugeben

14		Stiefmütterchengericht (Wer ein Süßmäulchen ist, gibt Stevia dazu! 980 (13)		
1	2	Handvoll	frische oder getrocknete Maronen (18 Std. einweichen)	zerkleinern
1	2	Stück	Avocados	zerkleinern
½	1	Handvoll	Stiefmütterchen	darüberstreuen
½	1	Handvoll	rote Nachtnelkenblüten	darüberstreuen

15   Erdbirnen zum Näherkennenlernen
Schnell und einfach: Im Winter Erdbirnen (Topinambur) allein oder zusammen mit Wildpflanzen essen. Du kannst sie auch reiben und mit einem ebenfalls geriebenen Apfel zusammen essen und Kokosflocken darüber streuen. Ich eß' sie am liebsten zusammen mit Hanfsamen. Den geb' ich in ein Schüsselchen und steck bei jedem Biß in die Erdbirne anschließend die Zunge da rein.

16   Mein Söhnchen ist ganz wild aufs wilde Grün
nämlich auf Erdbirnen mit wildem Grün, wie Du siehst, aber die Mutti muß es voressen.

17 Erdbeer-Bananen-Speise

1	2	Handvoll	Blüten	zum Garnieren
1	2	Handvoll	Kartoffelrose	zum Garnieren
1	2	Stück	Bananen	in Blöckchen schneiden
1	2	Handvoll	Mandeln	hineinstecken

18 Birnenschiffe

1	2	Stück	Natur-Birnen oder Kakifrüchte	halbieren
½	1	Stück	Banane	in dicke Stücke zerkleinern
1	2	Stück	Pfirsich, Apfel oder anderes Obst	dazugeben
½	1	Handvoll	Mit Bienen-Blütenpollen und Borretsch- od. anderen Blüten, Samen oder Grassamen	darüberstreuen

19 Weihnachtsmahl zur Zeit Christi

½	1	Handvoll	Pinienkerne, frisch	
1	2	Stück	Rote Bete	zusammen mit
½	1	Stück	Kokosnuß	abwechselnd gut kauend essen

20 Eibenspeise

2	4	Handvoll	Eibenfrüchte (vom Taxusstrauch)	
1	2	Stück	Bananen	zerdrücken
½	1	Handvoll	Grassamen, eigengepflückt	dazugeben
3	6	Handvoll	eingeweichten Leinsamen	dazugeben, alles mischen

21 Bio-Weißkohl-Apfelsinen-Anis-Gericht

¼	½	Stück	kleiner Weißkohl	raspeln
2	4	Stück	Apfelsinen	zerstückeln, mischen
		Handvoll	Blüten, Milzkraut (an Bächen und nassen Waldstellen) o.a. Wildgrün untermischen, Anis (Fenchel), Kümmel oder Hanfsamen	darüberstreuen

22 Kakteenfrüchtemahl

2	4	Stück	Kakteenfrüchte	
1	2	Stück	Kiwi	
2	4	Stück	Kaki	zerkauen oder zerkleinern
¼	½	Stück	Kokosnuß	zerkauen oder zerkleinern
½	1	Stück	Rote Bete	zerkauen od. zerklein., mischen
			Feine Brennesselwurzelscheibchen	darüber schneiden

23 Kaki-Sternmiere-Teller

2	4	Stück	Kaki	zerkauen oder zerkleinern
2	4	Handvoll	Sternmiere	darüberstreuen

24 Ananas-Melone

½	1	Stück	Bio-Ananas	zerstückeln
½	1	Stück	Melone	zerstückeln
2	4	Stück	Apfelsinen oder Äpfel	zerstückeln, mischen
			Rosinen, Haselnüsse oder Pinienkerne	darüberstreuen

993
25 frische **Datteln** (reifen von heller Farbe nach und nach auf dunkelbraun)
26 **Cherimoyas, Litschis:** das Köstlichste vom Köstlichen
27 **Passionsfrüchte, Kaktusfeigen, Papayas
und Wasser- oder Honigmelonen**
28 **Mangustanfrüchte: Sex für die Augen**
29 **Durian, soeben geöffnet**
30 **Vogelmiere, Waldengelwurz in Avocadocreme**
31 **Süßmais mit Kürbisblüten oder anderen Blüten**

Hier was ganz Feines:
Avocado-Igel
Avocado hälften, Stein entfernen, Schale in Streifen abziehen, mit Kümmel oder Rosinen bespicken und mit zerkleinertem Gras (oder Wildkräutern) bestreuen.
Die Avocado wird bei Dir zur Frucht, die Du immer im Hause haben solltest!

SCHNELLGERICHTE

Weitere Leckereien-Rezepte → Rz. 800 und LV7030

32 **Wildpflanzen zerzupft in Melone**
33 **Forsythien- oder Schlüsselblumenblüten in Kokosnuß und anderem Obst**
34 **Ferien am Meer: Salzkraut, Krähenwegerich, Zaunwinden in frischen, zerdrückt. Feigen**
35 **Waldhimbeeren gesammelt in Blätterschale**
36 **Leckerei auf Eis: Feigen, Walnüsse u. Zimtstangen**
37 **Reineclauden mit Trichterwinden**
38 **Brombeeren mit Weißdornfrüchten u. Kokosflocken**
39 **Mango mit Kapuzinerkresse**
40 **Ameisensäure (Stöckchen auf Ameisenhaufen, Säure wird
darauf abgespritzt) als Lutschdelikatesse zum Abschluß...**

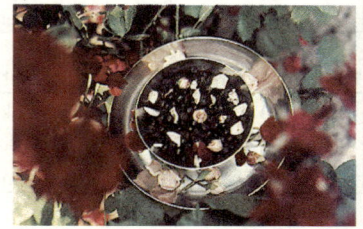

Fotoimpressionen aus Rosen- und Rosenblättern (sehr fein!) mit Waldbeeren u. Kokosstückchen.

Feinschmecker – Pasten und Soßen

Avocado-Creme • 1 bis 2 Bund Petersilie, • 2 bis 4 süße Lauchzwiebeln fein hacken, • evtl. 1 bis 2 Koblauchzehen auspressen, • 2 reife, würzige Avocados pürieren, • ½ bis 1 Zitrone auspressen und alles vermischen, • evtl. mit etwas reinem Wasser eine flüssige Konsistenz geben. Diese Creme paßt zu allen Kohlsorten und Wildkräutern.

Dressing oder Dips • 2 TL Kümmel, • ½ Zitrone entsaften, • 1 mittlere Tomate, • 2 Stengel Sellerie stückeln, • 1 Avocado entkernt in einen Mixer geben und auf Höchststufe kurz laufen lassen. Sofort über fertig gemachten Wildsalat geben.

Maladivsche Kokos-Creme
• 1 EL Ingwer fein hacken; • 2 Tassen frische Kokosnuß pürieren, • 1 TL Kurkuma, • $^1/_3$ TL gemahlenen Kardamom, • ½ Zitrone entsaften, • Kokosmilch nach gewünschter Konsistenz zugeben, mischen.

Bananen-Sesam-Sauce • 1 Tasse Sesam fein mahlen, • 1/ Bund Schnittlauch oder 1 Lauchzwiebel fein hacken, • 1 EL Ingwer fein hacken, • 2-3 Bananen fein schneiden, • ½ Tasse eingeweichte Rosinen pürieren, • etwas Rosinenwasser nach gewünschter Konsistenz zugeben, • 1 Zitrone auspressen, • ¾ Kurkuma zugeben und alles gut mischen.

Götterpaste • $^1/_3$ Bund Koriander, • 1 bis 2 mittlere Kurkuma-Wurzelknollen (im Asien Shop), Topinambur oder Möhren fein hacken, • 1 große Zwiebel, • 2-3 Tassen Kürbis, • Blätter von 1 Kohlrabi, • ½ Bund Radieschen fein hacken, • 1 bis 1½ Zitronen auspressen, • ½ Tasse Sonnenblumenkeimlinge, • etwas Muskat und Muskatblüte, • etwas gemahlenen Kreuzkümmel (Cumin), und alles gut mischen.

Feigenbrei zum Süßen von UrKost-Gerichten • 1 kg Feigen gut waschen, Stiele abschneiden und mit Quellwasser einweichen, das die Früchte fast bedecken darf. Man kann auch $^1/_3$ der Masse Datteln und getrocknete Bananen dazu nehmen. Das Ganze über Nacht stehen lassen, durch den Fleischwolf drehen und den übrigen Fruchtsaft dazu geben. (Es kann auch mit dem Mixer püriert werden.) Man kann noch zwei Eßlöffel gehackte Nüsse dazu geben. Alles in kleine Gläser füllen und kühl lagern.

Mandel-Dressing für Wildkräutersalate Gib Mandeln in einen Mixer, zerhacke sie fein, gieße Möhrensaft zu bis alles zu einer Paste oder Soße wird.

Brombeerblätter essen

Obsttorte vom Feinsten
1 Tasse frische Walnüsse, 1 Tasse eingeweichte oder gekeimte Mandeln, 1/2 bis 1 Tasse Kokosnuß fein pürieren und mit je 1 Messerspitze Muskat, Piment, Koriander würzen und auf die einzelnen Teller als Tortenboden streichen.
Darauf ein Tortenbelag mit 4-6 Tassen vollreifen Pflaumen, Pfirsichen, Kirschen oder ähnlichem entkerntem Obst, 2 Bananen, 1Teelöffel Zimt, 1 Messerspitze Nelken und etwas geriebener Bio-Zitronenschale. Pürieren und über den Boden geben.

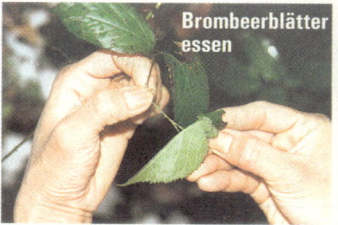

Oben Rippe festhalten, Brombeerblatt knicken und schon kannst Du es einfach abziehen und ohne die Dornen essen - aber zuvor mit den Vorderzähnen klitzeklein zerbeißen!

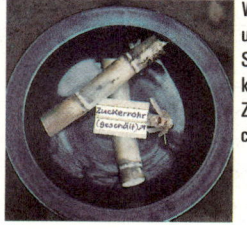

Was man beim Lesen und bei Hunger auf Süß schön knabbern kann, ohne sich die Zähne kaputt zu machen: Zuckerrohr.

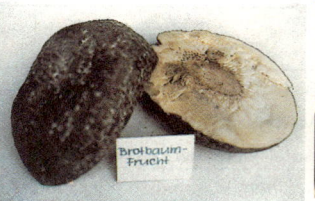

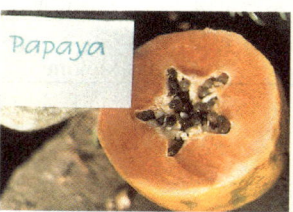

Papaya

9.88 Chemiefreie Zusatztherapie für den Zappelphilipp

Viele Säuglinge und Kleinkinder schreien nachts oft stundenlang und lassen sich nicht beruhigen. 994 Zweijährige rasten bei dem geringsten Anlaß vielfach aus vor Wut - treten, schlagen, beißen jeden, der ihnen in die Quere kommt, auch die eigenen Eltern. In fast jeder Kindergartengruppe gibt es ein Problemkind, das mit seinen Altersgenossen nicht spielt, sondern statt dessen wie ein Hurrikan durch den Raum fegt und alles zerstört, was ihm in die Finger kommt. Am Tisch sitzen, beim Spielen mitmachen oder gar zuhören - das ist schier unmöglich für diese Schreckenskinder.

Wenn Du den Zappelphilipp (→ Rz 554) nicht mit UrKost fütterst, ihm aber wenigstens keine Fleischnahrung und vor den Mahlzeiten Früchte reichst, erscheint das hier dargestellte zwangsweise Festhalten des Kindes unter nicht nachlassenden Liebesbezeugungen und ans Herz drücken (um zu geringe Geborgenheitsgefühle zu vermitteln) aussichtsreich. (→ Rz 561)

<u>Das Ausflippen des Kindes ist als Folge einer nicht artgerechten Ernährung anzuerkennen - das wird von der Schulmedizin - wie wäre das bei ihrem Streben nach profiterbringender Krankhaltung auch anders möglich - als absurd abgewiesen.</u> Wir wissen es inzwischen besser. Hinzu kommt: Solche hyperaktiven Kinder, das ist erwiesen, verbringen vielfach den größten Teil ihrer Freizeit vor dem Fernseher bzw. Videorecorder. Besonders beliebt sind dabei Serien, in denen Gewalttätigkeiten und Kampfszenen vorkommen (z.B. He-Man, Knightrider, Turtles). Andere faszinierende Spielgefährten sind Video- und Computerspiele sowie Plastikfiguren und Superhelden.

Wäre es da nicht besser die ganze Familie würde schwimmen gehen, Zoobesuche, Wanderungen oder gemeinsame Spiele betreiben? Und Säuglinge, die die Nacht zum Tage machen, bedürfen vor allem eines gleichmäßigen Tagesablaufs, keine Aufregungen am Nachmittag und Abend, tagsüber vieler Frischluft, Gutenachtrituale und viel Schmuserei.

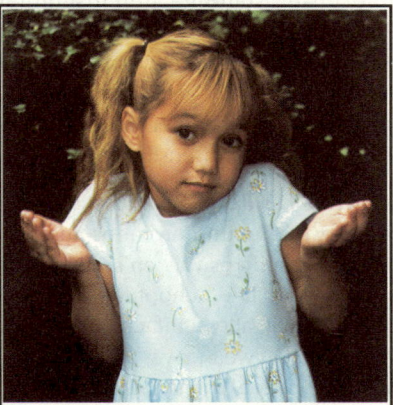

"Ob Papa hier richtig liegt, weiß ich auch nicht. An mir hat er es nie probieren müssen..."

Schau nur auf eine Schimpansenmutter: Die trägt ihr Baby jederzeit bei sich oder ist wachsamliebevoll stets in seiner Nähe. Sie ist darauf, wie alle Menschenfrauen auch, programmiert. Die nur bei einer naturgemäßen, arztfremden Geburt sich Bahn brechen kann. Hast Du diesen Trieb als Mutter nicht verspürt?

Nun, wenn alles gute Zureden nichts hilft, magst Du es bei weiterem Essen von Suchtkost mal mit einer nicht medikamentösen, harmloseren Methode des Beruhigens versuchen: dem Festhalten des ausgeflippten Kindes - auch gegen dessen Willen. Das Festhalten soll das Kind dazu bringen, Grenzen zu akzeptieren und gleichzeitig dabei Geborgenheit, Vertrauen und Zuwendung zu erfahren. Wenn Du dann als Mutter oder als Vater beginnst, es zum ersten Mal in den Arm zu nehmen und festzuhalten, wehrt es sich heftig, schreit und versucht, sich zu befreien. Das ist die Widerstandsphase. Manchmal dauert dieser Kampf mehrere Stunden. Während dieser Zeit darfst Du keinesfalls nachgeben und loslassen, sonst wäre die Situation schlimmer als zuvor. Dafür mußt Du, sobald sich der zappelnde Schreihals etwas beruhigt hat, Blickkontakt aufnehmen und das Kind besänftigen und ihm ständig gut und beruhigend zureden.

Die Widerstandsphasen werden dann von Sitzung zu Sitzung immer kürzer. Oft schlafen die Kinder bald erschöpft ein, und irgendwann beginnen sie, von sich aus zu schmusen.

80% der Kinder schlafen nach dieser Therapie bereits in der ersten Nacht durch. Schon nach einer Woche ist die Widerstandsphase oft auf wenige Minuten zusammengeschrumpft oder Dein Kind kommt sogar freiwillig zum Festhalten. Festgehalten wird abends vor dem Schlafengehen und bei Konfliktsituationen. Wenn die Festhaltetherapie korrekt und konsequent durchgeführt wird, soll sie bislang noch nicht versagt haben. Allerdings ist sie nicht für jede Familie geeignet. Voraussetzung ist, daß Du Dein Kind wirklich liebst und den Wunsch hast, die Beziehung zu ihm zu verbessern.

> Bring Deinen Zappelphilipp täglich außer Puste. Lauf tüchtig mit ihm. Dann ist er zum Zappeln bald zu müde. Ja, so einfach ist das alles! Aber sagt Dir so was ein klugschnackender Arzt, ein Psychologe oder Therapeut?

9.89 Die komplikationslose, sanfte Geburt nach der UrMethode

995 Die Ärzte haben es fertiggebracht, das natürliche Wachsen im Körper der Frau als Krankheit anzusehen, die von ihnen laufend überwacht werden muß, soll es nicht zu einer Katastrophe kommen. Sie mischen sich selbstherrlich in diesen völlig natürlichen Vorgang ein und verwandeln der Schwangeren ihr größtes Erlebnis - das der Mutterwerdung - in einen Apparaturvorgang um. Durch ständige Untersuchungen wird der Frau ihr Selbstbewußtsein genommen und sie in eine unselbständige Befehlsempfängerin verwandelt. Schulmediziner lassen keine Gelegenheit aus, die Hausgeburt mies zu machen. Dabei sind Hausgeburten wesentlich ungefährlicher als Klinikgeburten, bei denen die Ärzte immer wieder Krisen erfinden, auch wenn überhaupt keine Krisensituationen vorliegen.

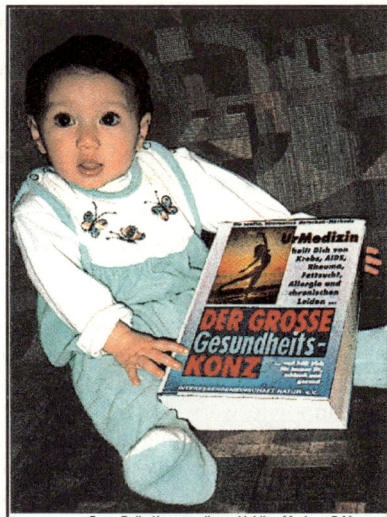

Foto: Delia Konz von ihrem Liebling Myriam, 5 Monate.
"Nach diesem Buch hat mich Mutti zur Welt gebracht. Macht's ihr nach und Ihr bekommt ein so gesundes Urzeit-Baby wie ich es bin. Nur Papi war dabei."

[1] Ja merkst Du das denn nicht, daß die Eierköpfe immer mehr nur komplizierenderes Wissen an Dich herantragen? Die Schöpfung aber will, daß wir alles einfach sehen. Vor allem: Du weißt zwar ungeheuer viel von den Dingen um Dich, aber nichts, was <u>Dein eigenes Leben</u> angeht.
Was diejenigen die sich mit Wissen und Mehr-Wissen befassen, Dir ständig eintrichtern wollen, die Wissenschaftler, das verwirrt Dich nur, reißt Dich hin und her, setzt Unruhe in Dich, zerstört Dein Leben. Und die Natur so ganz nebenbei.

> **Ärztepfusch bei der Geburt ließ Simone Müllers kleinen Sohn zum lebenslangen Pflegefall werden.**
>
> »Was ist denn hier los«, schnauzte der diensthabende Arzt im Kreißsaal. »Wenn das so weitergeht, dann liegt die ja morgen noch hier.« Dann schloß er die Patientin, ohne auf ihren Protest einzugehen, an einen Wehentropf an. Die Folge: Der Junge ist seitdem ein Pflegefall, kann nicht gehen, nicht sprechen, wird für den Rest seines Lebens auf die Hilfe anderer angewiesen sein.
> (Neue Post 12/1995)

Als das Kind im Juni 1985 nach neunmonatiger Schwangerschaft geboren wurde, wog es 2760 Gramm. Das Neugeborene wies zahlreiche Fehlbildungen auf: Der Oberkiefer war nur zwerghaft ausgebildet, die Ohrmuscheln fehlten, die Gesichtsform war extrem asymmetrisch, der vierte Hirnventrikel geschädigt. Der Junge kann schlecht hören und sehen, ist geistig und körperlich zurückgeblieben und mußte in ein Pflegeheim.

Die Ursache der schweren Mißbildungen ist bekannt: Die bei der Geburt 22jährige Mutter hatte in den ersten Wochen ihrer Schwangerschaft ein Mittel gegen Akne eingenommen, das in der Bundesrepublik unter dem Namen »Roaccutan« auf dem Markt ist. Das Psoriasis-Mittel »Tigason«, das in seiner Grundstruktur mit dem Roaccutan-Wirkstoff übereinstimmt, scheint sogar noch tückischer zu wirken - es ist noch Jahre nach Absetzen des Medikamentes im Blut nachzuweisen.

Das bedeutet: Eine Frau muß, auch wenn sie erst Monate oder Jahre nach Beendigung einer Behandlung mit Tigason schwanger wird, damit rechnen, daß sie eine Fehlgeburt erleidet oder ihr Kind mißgebildet ist.

Noch schlimmer ist es bei Tigason gegen Schuppenflechte: Nur sechs Prozent der Anwender bleiben von unerwünschten Nebenwirkungen verschont.- Das Mittel schlägt in einem hohen Prozentsatz auf Augen, Zentralnervensystem, Knochen, Muskeln, Leber, Nieren und selbst auf die Haut, bis hin zu Haarausfall und Nagelwallentzündungen. Britische Forscher äußerten jüngst in einem Fachblatt den Verdacht, der Tigason-Wirkstoff Etretinat könne bösartige Krebserkrankungen wie Lymphome und Morbus Hodgkin auslösen.

DER SPIEGEL, Nr. 19/1988 9126

Du bist bei einer kommenden Schwangerschaft verraten und verkauft, wenn Du folgenden Worten der Ärzte Glauben schenkst, mit denen sie Dich fertig machen, damit Du nur all das tust, was ihnen und ihrem Chemiedenken genehm ist:
- »Wollen Sie denn, daß Ihr Baby stirbt?«
- »Mit dieser Spritze leiden Sie weniger.«

Merke: Am leichtesten und schönsten erlebst Du allein oder mit nur Deinem Partner die Urzeitgeburt, wenn Du aus Liebe zu Deinem Baby schon in der Schwangerschaft die UrTherapie anwendetest - besonders deren Bewegungsprogramm. So kriegst Du so ein urgesundes Kind - im wahrsten Sinne des Wortes!

Wenn Du klug bist...

dann entscheidest Du Dich für nichts anderes als für eine Hausgeburt gemeinsam mit Deinem Partner. Ohne Hebamme und Arzt! Denn auch die Hebammen von heute sind von Ärzten ausgebildet und sind voll in die von denen vermittelte unnatürliche Geburtsabwicklung eingegliedert. Bei einer urzeitlichen Geburt macht eine

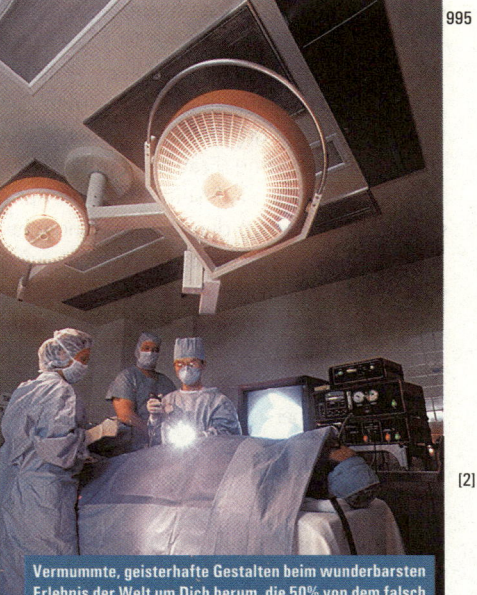

Vermummte, geisterhafte Gestalten beim wunderbarsten Erlebnis der Welt um Dich herum, die 50% von dem falsch machen, was sie mit Dir tun - Willst Du das?

Mutter alles richtig, wenn sie sich dem überläßt, was ihr der eigene Körper sagt. Denn sie ist Herrin der Geburt. Und die läßt sich das von keinem abnehmen oder gar in die göttliche Weisheit ihres Körpers hereinreden! Dazu sollte sie sich gründlich vorbereiten, ihren Körper von zu vielen behindernden Fettwülsten befreien und sich beweglich durch entsprechende UrzeitBewegung machen. Auch, und besonders während ihrer gesegneten Zeit. (Geburtsterminberechnung →LV9107) Und der Partner nimmt sich frei und hat nun Zeit, alles in Ruhe und ohne Hektik auf sich zukommen zu lassen. Er ist in der Hauptsache nur zum seelischen Beistand da. Wenn der Partner allerdings ein Waschlappen ist und kein Mann, tja, dann sagt ihm eine couragierte Frau, daß es auch ohne ihn geht.

Und wenn Scheide oder Damm tatsächlich etwas einreissen sollte, dann kann später immer noch genäht werden - wenn Du das unbedingt willst. Kleinere Einrisse - bis zu 8 cm - sind normal und heilen besser, wenn Du keinen Arzt ranläßt. So kriegst Du keine Spritzen gesetzt - alles tut Dir doch noch weh, während Du vom Riß nur etwas spürst, wenn Du Wasser lassen mußt. Und in einer Woche ist alles verheilt. Monate dauert's und ins Höschen machst Du Dir auch noch lange Zeit danach, wenn ein Arzt dran war (Brit. Medical Journal, Vol.320/7227 v. 11.3.2000, S.86ff).

Gesundheitsgesetz zur Geburt

Liebst Du Deine Frau, Deine Lebenspartnerin, die zukünftige Mutter Deiner Kinder wirklich tief, innig und fürsorglich? Dann laß sie bei einer normalen Schwangerschaft zur Geburt in kein Hospital gehen!

Werde wach!
In 1960 - 1980 schickte Nestlé Verkäuferinnen seines Milchpulverschunds als Nonnen verkleidet nach Afrika, um die Mütter dort vom Stillen abzubringen.
(DerWendepunkt 8/1976/363)

Wenn Du aber so ein armes Weichei bist und den Arzt von Anfang an dazunehmen willst, dann mach ihm klar, daß er nur zur Beruhigung Deiner Frau engagiert ist und nur in äußersten Notfällen[9124] helfen soll, wobei Du ihn an eine alte Weisheit aus der Geburtshilfe erinnerst, daß nämlich der beste Platz für die Hände des Geburtshelfers in seinen Hosentaschen sei. Schließlich möchtest Du und Deine Frau sich den Stolz nicht nehmen lassen, selbst das eigene Kind gesund auf die Welt gebracht zu haben. Was meine tapfere Frau und ich durchzogen, als »wir« unsere Myriam (1995) und unseren Florian (1997) zur Welt brachten, das kannst Du auch!

Wie Du Dein Baby am schnellsten und am schönsten kriegst:

995 • Der Mann ist nicht dazu da, heißes Wasser zu kochen. Letzteres für das Baby anzuwenden ist
[9] überhaupt nicht nötig, ja es ist sogar schädlich für ein Neugeborenes. Es ist zudem widernatürlich. Das Baby muß sofort an kaltes Wasser gewöhnt werden. Es sollte frühestens nach drei Tagen erstmals mit Wasser in einem warmen Zimmer in Berührung kommen.
• Laß Dir evtl. von Deinem Partner - wenn Du ihn überhaupt dabei haben willst - den Rücken massieren. (Meine Frau hat mich bei unseren beiden ohne Fremdhilfe geborenen Kindern weggescheucht: »Laß sein! Das stört nur meine Konzentration!«)
• Wandere zwischen den Wehen ständig herum, möglichst auch auf Händen und Füßen, und leg Dich nur hin und wieder kurz zum Verschnaufen hin. Dehne und strecke immer wieder Deinen Körper.
• Hab keine Angst! Tue nur das, was Dir Dein Körper befiehlt. Die Schmerzen für Mütter, die zum ersten Mal ein Baby bekommen, können schlimm sein. Doch wenn Du zu Hause allein entbindest, kommst Du erst gar nicht in Versuchung, nach Schmerzmitteln zu fragen. (Die Du vorher alle aus der Wohnung gegeben hast! Deinem Mann schärfst Du ein, sich nicht erweichen zu lassen, Dir welche bei den Wehen in einer Apotheke zu holen.) Eine Schmerzspritze vom Arzt betäubt Dich nur ein bißchen für 'ne halbe Stunde, erschwert Dir das Pressen und verlängert die Qual um drei Stunden. Und: In der Aufregung »vergißt« der Arzt gerne, Dir zu sagen, daß seine mit Pethidingift gefüllte Spritze für Deine Flucht in die Chemie Deinem erbarmenswerten Baby später leicht Krebs bringen kann. [1118] Und wenn Du Glück hast und Dein Kind kriegt den nicht, dann wird es ständig von anderen Krankheiten wegen seiner Anfälligkeit heimgesucht werden. Und Du mit...
Du solltest wissen:

[10] • **Daß Deine Wehen viel erträglicher werden, wenn Du einfach auf Knie und Hände runtergehst, wenn Dich eine zu sehr mitnimmt**

> »Kannst Du einen Stern anrühren?« fragt man das Kind.
> »Ja«, sagt es, neigt sich und berührt die Erde.   *Hugo von Hoffmannsthal*

[11] • **Daß Du zwei dicke Paar Socken anziehen sollst und ein kurzes, baumwollenes Unterhemd nebst einem Pullover (bei freiem Unterkörper), wenn das Baby kommen will, da Du schnell frierst.** Den Unterkörper kannst Du in eine Decke einschlagen, wenn es Dir zu kalt wird. Im Zimmer muß stets frische Luft herrschen, damit Du und später Dein Kind genügend Sauerstoff atmen können.

[12] • **Wenn das Baby kommt, muß es warm im Zimmer sein, damit es sich wohl fühlt und Lust zum Saugen bekommt.** Das erreichst Du am schnellsten, wenn Du Dir Dein Kind auf den Bauch legst und ihm den Rücken streichelst. Das Baby muß seine Händchen frei bewegen können und sich langsam mit Deiner Hilfe zur Brust hocharbeiten. Das Streicheln hilft ihm auch beim Atmen.

• Es rutscht leichter hoch zum Busen, wenn seine »Käseschmiere« an ihm bleibt. (Für drei Tage!)

[13] Brachte nicht auch die Mutter Maria mit einer Urzeitgeburt den Gottessohn zur Welt? In Heu und in Stroh? Vielleicht war deshalb Jesus so natürlich geblieben, weil sein Näschen schon früh an den Duft von Kuhfladen und Eselskötteln gewöhnt und programmiert wurde. Und im Stall von Bethlehem gab's sicher auch kein Wasser um die Geburtsschutzkäsecreme des Jesulein abzuseifen. Und auch keinen Arzt oder eine Hebamme, welche die Mutter des Gottessohns bevormunden und mit dummem, typisch medizinverbildetem Besserwissen belehren wollte.

Ja, was einen Gott frommte und für ihn gut genug war, was Er sich zur Menschwerdung erkor, das willst Du kleines Menschenlicht verwerfen und Dich in die vorgetäuschte Sterilität eines Krankenhauses begeben? Und um Dich dem Willen und Sagen fremder Menschen dort untertan zu machen? Die nichts anderes als nur Profit, Profit, Profit um jeden Preis wollen. Da müßtest Du doch blöd sein! Wenn Du allerdings als arztbesessene, ihnen hörig ergebene Frau nicht davon abzuhalten bist, in einem Massenhaus für Kranke Dein Baby zu bekommen, dann solltest Du Dir wenigstens eines suchen, das keinerlei Disziplin von Dir verlangt, und wo Du Dich als Gebärende fallenzulassen vermagst. Und wo Du nicht bedrängt wirst, »vorschriftsmäßig« zu atmen oder Chemiedreck einzunehmen. Aber wisse: <u>Wegen der schlimmen, überaus stark vorhandenen Krankheitskeime in einem Krankenhaus ist stets eine latente Gesundheitsgefahr für Dich und Dein Baby dort gegeben.</u> Die Statistik der Geburts-Todesfälle sieht noch ganz günstig aus - aber über die danach aufkommenden schweren Infektionsfälle, die nur mit schwersten Antibiotika zum Schaden für Dich und Dein Baby beherrschbar sind, wird kein Wort verloren! Merke:

• Wenn die Nabelschnur um Kopf oder Hals des Babys liegt, dann soll Dein Partner sie, wenn der Kopf geboren ist, dem Kind über den Kopf wegziehen. Keine Sorge, die ist lang genug.
• Dein Partner hat die Aufgabe, nach Auspulsieren die Nabelschnur zu durchtrennen. Ich meine: Keine Eile damit und frühestens 40 Minuten nach der Geburt. Besser erst dann, wenn sie völlig schlaff geworden ist. Die Affenmmutter macht das sehr spät, hält oft Nachgeburt und Nabelschnur lange Zeit fest, ehe sie diese durchbeißt.
• Der aseptische Geruch in einem Kreißsaal hält das Kind vom Suchen der Brust und vom Trinken des Kolostrums ab. Und Dich als Mutter vom Stillen! Deshalb versprühe auch zu Hause kein Sagrotan oder andere Chemikalien. Und verzichte vorher auf alle Cremes, Deodorants, Seifen, Lotions und Waschmittel. Und vor allem auf Parfüm!. [9120] Das Baby darf nur Deinen Eigengeruch aufnehmen!! Und Du seinen! Wenn Du es echt lieben möchtest.
• Wenn die Wehen stärker werden, knie Dich zum Ausruhen ruhig mal hin.

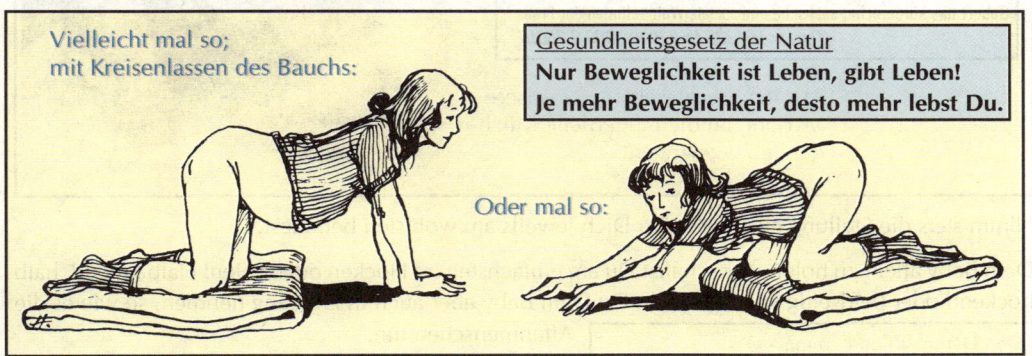

Vielleicht mal so; mit Kreisenlassen des Bauchs:

Gesundheitsgesetz der Natur
Nur Beweglichkeit ist Leben, gibt Leben!
Je mehr Beweglichkeit, desto mehr lebst Du.

Oder mal so:

Dadurch lassen auch die Rückenschmerzen nach! Wenn Du aber täglich Dein UrTraining gemacht hast, sind die kaum erwähnenswert. Denn dann besitzt Du genügend gekräftigtes Gewebe und Muskulatur, die diese Schmerzen abfangen.
<u>Die zweite Position hilft Dir auch, eine zu schnelle Austreibung zu bremsen.</u>
Wenn Du den Bauch gut durchhängen und kreisen läßt, bleiben Deine Wehen nicht aus. So benötigst Du auch keine Oxytoxinspritzen, um diese einzuleiten. Und Dein Baby findet dann oft noch völlig überraschend in die richtige Hinterhauptslage, falls die nach Meinung der Ärzte vorher nicht gegeben war. Du kannst während der Wehen mit den Händen abtasten, ob der sich hart anzufühlende Kopf richtig unten im Becken liegt. Sonst kannst Du das Drehen des Kindes auch dadurch erreichen, daß Du Dich mit angezogenen Knien auf den Rücken legst und den Bauch soweit nach oben wie möglich (bei hochgedrückten Schultern und Gesäß) streckst. Hierbei handelt es sich um eine alte, aber wirksame indische Methode.
<u>Ja - so einfach ist das alles bei der urzeitnahen Geburt! Wenn Du Dir nur die Ärzte vom Leibe hältst!</u>

Wenn Du völlig entspannt bleibst und Dich viel in den gezeigten Stellungen bewegst, kriegst Du in der Eröffnungsphase des Muttermunds keine ganz so schlimmen Schmerzen. Die kommen auf Dich erst während der letzten zehn Wehen zu, die den Muttermund für die jetzt einsetzende Geburt ins Endstadium erweitern und die dann erst das Gefühl zum Mitpressen in Dir erzeugen. Und die statt der bis dahin gewöhnlichen, nun eine tiefere Atmung auslösen. Vergiß dabei Deine Umgebung, und konzentriere Dich ganz auf Dich und das Baby. Treibt so eine Kontraktion ihrem höchsten Punkt zu, dann halte während des Mitpressens die Atmung an, das ist das einzige was Du Dir merken solltest. Dabei kannst Du oft sogar in eine Art hypnotischen Dämmerzustand geraten, der richtig angenehm sein kann. Meine Frau hat es selbst erlebt. Und weil ich der einzige bei ihr war, war es in unserem Heim eine wunderbare Beglückung für uns beide. Jede schmerzstillende Spritze macht Dir dieses Gefühl kaputt, macht Dich lahmarschig, konzentrationslos und bedusselt Dich.[9481] Und das Baby auch, so daß es nicht mithelfen kann, sich herauszuwinden. Und zu bedäppert zum Saugen wird. Und so Deine wertvollste Erstmilch nicht erhält.

996 Du als Mutter fühlst selbst, wann Du pressen mußt. Presse nie im Liegen!

[18]

> Lasse Dich nie von Tabellen und Apparaturen über »normale Werte« beeinflussen, wenn Du urgesund lebst! "Sie haben zuwenig Eisen im Blut!" Nein! Die Fleischesser haben zuviel davon. Und nach diesen normalen Ungesunden setzen die Eierköpfe ihre Werte fest. Schamhaft meint jetzt nach diesem Werk der Spezialist Prof. C. Leitzmann dazu: "...muß auch überlegt werden, ob die derzeit als normal geltenden Werte zu hoch angesetzt sind." *(Der Gesundheitsberater 9/1997/39)*

> Bei vaginalen Entbindungen ist ein Dammschnitt oder -riss die Regel, nicht die Ausnahme: 85 % aller Frauen müssen ihn hinnehmen, über zwei Drittel werden mit einer Naht versorgt. Und die trübt nicht nur das freudige Ereignis, sondern beeinträchtigt auch noch lange nach der Geburt das körperliche, seelische und soziale Wohlbefinden der Frau. *(The Lancet, 335 Nr.92000/2000 S.250ff)*

Aus jeder Lage schaffte es unsere Myriam, an die mütterliche Milchquelle zu gelangen!

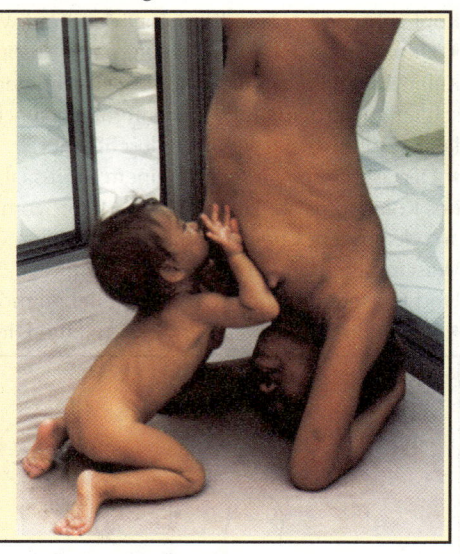

Nimm stets die Stellung ein, in der Du Dich jeweils am wohlsten befindest.

[19] Dein Baby allein zu holen, das schaffst Du am einfachsten im Hocken oder Knien! Halb kniend, halb hockend oder beidseitig kniend kannst Du Dein Baby aber auch in Empfang nehmen, so wie es die Affenmenschen tun.

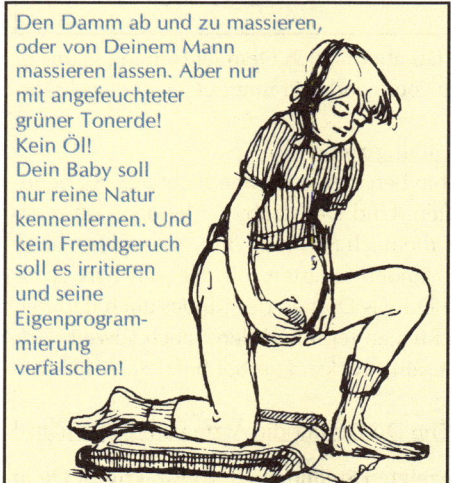

Den Damm ab und zu massieren, oder von Deinem Mann massieren lassen. Aber nur mit angefeuchteter grüner Tonerde! Kein Öl! Dein Baby soll nur reine Natur kennenlernen. Und kein Fremdgeruch soll es irritieren und seine Eigenprogrammierung verfälschen!

Nach einer häuslichen Urzeitgeburt nehmen Dir keine eilfertigen Hände Dein Baby, um es im warmen Wasser seiner Käseschmiere zu berauben.

»Aber, das ist nur allzu hygienisch und wurde schon immer so gemacht!« entsetzt Du Dich.

Aber nicht in der Urzeit. Nur die ist uns Maßstab! Die Mütter damals waren nicht so dumm, ihrem Baby den besten Wärmeschutz zu nehmen, den ihm die Natur mitgab. Und die unersetzlich wertvollen Nähr-, Lebens- und Immunstoffe abzuwaschen, die es durch seine Haut aufnehmen *muß*, damit es in den ersten Tagen nicht zu viel an Gewicht verliert und später keine Allergien oder Neurodermitis bekommt und sich sofort wohl fühlt. Und dann nicht wegen der ihm so fehlenden Lebensstoffe schreien muß... Und auf diese Weise ein Schreibaby bereits in seiner ersten Lebensminute programmiert wird. Da kriegst Du noch Freude! Aber versuch mal, in einem Massengeburtshaus Dein Baby vier Tage vor dem Warmwasserwaschen zu bewahren!!

Nochmals: Dein Baby darf die ersten Tage überhaupt niemals(!) gewaschen werden. Die Schmiere trocknet ein und rieselt dann später von selbst ab! Nichts riecht! Das ist wie Naturpuder.

[20] **Sag Dir immer wieder: Ich bleibe während der Geburt völlig entspannt. Die Geburt ist etwas Natürliches, vor dem ich als schlanke, alkohol- nikotin- und drogenfreie Mutti keine Angst haben muß. Deshalb übergebe ich mein Tun und Lassen voll und ganz der Natur und niemandem sonst. Ich weiß, daß es im Krankenhaus zu vielen, zu Hause aber so gut wie nie zu Komplikationen kommt. Wie viele Kinder werden im Taxi, im WC, im Zug, ja sogar im Flugzeug komplikationslos ohne Wehenschreiber, Muttermunduntersuchung, Zangen, Saugglocken, Apparate und Kaiserschnitt geboren!**

Und wenn mir die Natur dabei Schmerzen zumutet, dann will ich die in Kauf nehmen. Ihr Wille geschehe - nicht meiner! Ich habe mir diese Schmerzen vielleicht auch deshalb zuzuschreiben, weil ich meinen Körper vor der Geburt nicht genügend bewegte, kräftigte und fit hielt.

Diese kniende Geburtstellung empfehle ich vor allem den Frauen, denen die Ärzte den Bauch durch einen Kaiserschnitt verunstaltet haben, aber auch allen anderen, wenn sie es so am angenehmsten für sich finden. Manche Frauen können besser pressen, wenn sie nicht knien, sondern vornübergebeugt abgestützt breitbeinig stehen. Du machst das alles so, wie es Dir Deine Gefühle eingeben. Und nicht, wie es eine Hebamme oder ein Arzt anordnet. Die Dich nur verrückt machen mit »Jetzt hecheln!«, »Jetzt tief atmen!«, »Jetzt pressen!« Wer kann sich schon in einen anderen so hineinversetzen! Niemand hat Dir reinzureden! Du bist die Herrin Deiner Geburt. Es ist *Deine* Geburt, nicht die eines anderen!

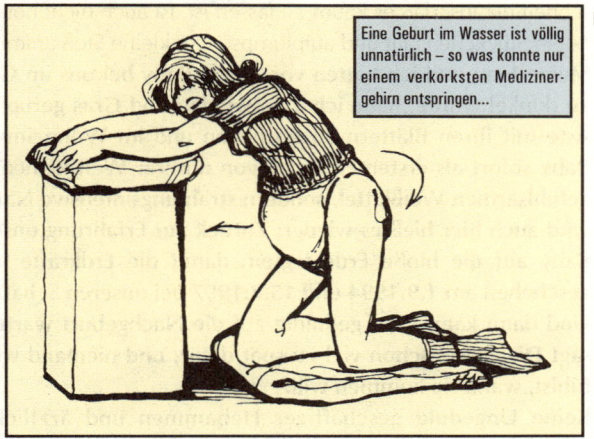

> Eine Geburt im Wasser ist völlig unnatürlich – so was konnte nur einem verkorksten Medizinergehirn entspringen...

Wiege Dich in den Hüften und setze in dieser Stellung ab und zu mal ein Knie nach vorne! So ist am wenigsten ein Bruch der alten Kaiserschnittnarbe zu erwarten. Selbst bei falscher Lage kannst Du Dein Baby am einfachsten hockend oder kniend meist ohne Komplikationen holen.

Nicht mal dabei sollte Dein Partner helfen. Warum? Weil seine sexuelle Leidenschaft später zu Dir gestört werden kann. Vielleicht ist sein Libidoverlust in der ersten Zeit nach der Geburt aber auch naturgewollt...

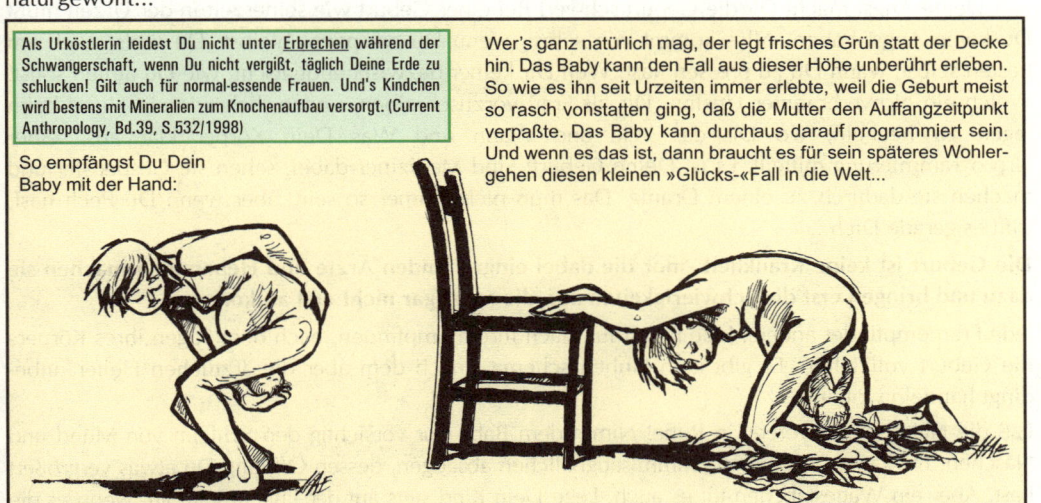

> Als Urköstlerin leidest Du nicht unter Erbrechen während der Schwangerschaft, wenn Du nicht vergißt, täglich Deine Erde zu schlucken! Gilt auch für normal-essende Frauen. Und's Kindchen wird bestens mit Mineralien zum Knochenaufbau versorgt. (Current Anthropology, Bd.39, S.532/1998)

So empfängst Du Dein Baby mit der Hand:

Wer's ganz natürlich mag, der legt frisches Grün statt der Decke hin. Das Baby kann den Fall aus dieser Höhe unberührt erleben. So wie es ihn seit Urzeiten immer erlebte, weil die Geburt meist so rasch vonstatten ging, daß die Mutter den Auffangzeitpunkt verpaßte. Das Baby kann durchaus darauf programmiert sein. Und wenn es das ist, dann braucht es für sein späteres Wohlergehen diesen kleinen »Glücks-«Fall in die Welt...

Merke: Die Gebärmuttermuskeln arbeiten um ein Drittel stärker, wenn Du in den Urzeitpositionen Dein Baby holst. In der Hocke und im Knien wird das Becken um fast 2 cm mehr erweitert – Du kannst Dir denken, wieviel einfacher Dein Baby aus Dir raus kann. Die Schwerkraft ist noch hilfreicher!

In dieser Stellung oder im Vierfüßlerstand gleitet das Baby - ist erst mal der Kopf geboren, dann leicht aus Dir heraus. Und das in trauter Umgebung und ohne die Dir meist völlig fremden Personen, die nie eine innere Verbindung zu Dir haben und haben werden. Für die eine Geburt kein Wunder, sondern nur reine Routinesache bedeutet, die auf die Uhr schauen, weil sie nach Hause wollen, vielleicht Hunger haben, sich nicht wohl fühlen oder immer ihre faulen Eier dazulegen wollen, wie die Ärzte.

[997] In der Stellung des rechten Bildes dient Dein Partner mehr der seelischen Unterstützung. Wenn erst mal der Kopf gekommen ist, braucht er nichts zu halten. Dann dauert es eine Weile und beim nächsten Pressen flutscht das Baby - sich selbst drehend (falls nicht durch Chemie geschwächt oder irritiert) - so schnell heraus, daß es kaum zu fassen ist. Ist auch nicht nötig - es ist natürlich und einprogrammiert, daß es ein Stückchen fällt und aufplumpst. Der kleine Stoß animiert es sofort zur Eigenatmung.

Meine Frau und ich hatten vor, unser Baby bei uns im Garten in Empfang zu nehmen. Als es dann zu dunkel wurde, habe ich Zaunwinden und Gras gerupft. Und von unseren Essigbäumchen kleine Äste mit ihren Blättern abgebrochen und im Wohnzimmer am Boden aufgeschichtet. Damit das Baby sofort als ersten Eindruck von unserer Welt keinen sich wichtig und alles falsch machenden, gefühlsarmen Weißkittel, sondern strahlungsintensive Natur intensivprägend zu erleben vermochte. Und auch hier hieß es wieder: Zurück zur Erfahrung unserer Altvorderen, die nach der Geburt das Baby auf die bloße Erde legten, damit die Erdkräfte in das junge Leben strömen konnten. So geschehen am 1.9.1994 und 15.2.1997 bei unseren Schätzchen Myriam und Florian.

Und dann kannst Du geduldig auf die Nachgeburt warten. Du wirst von keinem gedrängt, keiner sagt Dir, es sei schon viel zu spät dafür, und niemand wird sie Dir mit Gewalt herausdrücken! Du fühlst, wann sie kommen will.

Keine Ungeduld geschäftiger Hebammen und ärztlicher Rohlinge-Routiniers verdirbt Dir zu Hause das wunderschöne Geburtserlebnis!

Dein Baby kann bei Dir bleiben, nackt, in innigem, von Dir sehnlichst gewünschten Kontakt. Es wird nicht in Tücher eingewickelt, die es Dir entfremden. Es kommt nicht in ein Kinderbett, wo es hilflos liegt und schreit und voller Verzweiflung seine Lippen zum Saugen zusammenpreßt - aber nichts bekommt. Es wird auch nicht brutal seiner Käse-Schutzschicht durch Waschen beraubt! Sein Sehnen will gerade in seinen ersten Erdentagen die Mutter ohne Unterbrechung nackt fühlen - das ist ihm eingeprägt seit 30 Millionen Jahren! Die Käseschmiere bleibt so lange dran, bis sie von selbst als feiner Staub in drei Tagen abfällt. Auch wenn die Oma über sein Pierrot-Gesichtchen in Ohnmacht fällt...

[24] Nur Deine Angst macht Dir die Geburt schwer! Bei einer Geburt wie seinerzeit in der Urzeit mußt Du keine Angst haben. Alles kommt von selbst, wenn Du entspannt bleibst. Du fühlst auch am besten selbst, wann Du zu pressen hast. Weil Dir keiner dazwischenquatscht, wie Du atmen sollst. Welch ein hirnverbrannter Unsinn, Dir als Frau vorzuschreiben, unnatürlich wie ein Hund beim Jagen zu hecheln, wo Dir das Wie und Wann und Was Dein Körper klar aus seiner Urprogrammierung mitteilt. Es ist Deine Geburt! Sind Mediziner dabei, sehen sie Gespenster und machen sie dadurch zu einem Drama. Das muß nicht immer so sein, aber wenn Du Pech hast, trifft es gerade Dich...

[25] **Die Geburt ist keine Krankheit - nur die dabei eingreifenden Ärzte und Hebammen machen sie dazu und bringen erst die Schwierigkeiten auf, die sonst gar nicht erst aufkommen.**[9481]

Jede Frau empfindet anders! Jede Frau muß nach ihrem Empfinden, nach dem Sagen ihres Körpers die Geburt vollziehen. Es gibt kein Einheitsschema - nach dem aber die ärztlichen Helfer unbedingt handeln wollen!

[26] Laß die Nabelschnur vorerst in Ruhe! Nimm dem Baby nur vorsichtig den Schleim von Mund und Näschen. Du kannst mit einem Gummisaugbällchen absaugen, dessen Öffnung Du etwas vergrößert hast. Aber ein Wattestäbchen tut es auch. Lege Dein Kind stets auf der linken Seite an, wenn es die nicht schon gleich von selbst aufsucht. Die Frauen bei den Naturvölkern halten es alle so.

<u>Lege Dich nach der Geburt hin und ziehe Dich ganz aus. Pack Dir Dein Baby auf den Bauch und widme Dich ihm ganz. Nur so kann eine innige Liebe zwischen Dir und Deinem Kind erwachsen. Und wenn Dich Dein Partner stört, schick ihn heraus.</u>

[27] Das Abnabeln, frühestens nach deren Auspulsieren, kannst Du so machen:
Schneide von einer Mullbinde (weniger Empfindliche können dazu auch ein Stück Bindfaden nehmen) zwei 15 cm große Stücke, drehe sie zusammen, und schlinge damit, ca. 6 cm und 4 cm vom Nabel des Babys entfernt, zwei Knoten (jeweils vorn einmal und hinten zweimal geknotet),

und zwar fest um die Nabelschnur, durchtrenne sie mit einem Messer oder Schere (desinfizieren ist lächerlich!), und klebe den Nabelschnurrest am Bauch des Babys mit Pflaster fest.

Wenn Du die Nachgeburt - auch nur hockend oder kniend - ausgestoßen hast, verknotest Du ein weiteres Bändchen dicht am Babynabel und schneidest 1 cm dahinter die Nabelschnur ab, legst ein vierfach gefaltetes Stückchen Mull von der Binde darüber und klebst es mit Pflaster fest.

Sieh das klar: Bei der Urzeitgeburt kommt keiner mit einer Zange an Dich ran, kann Dir keiner einen unnötigen Kaiserschnitt verpassen, keine Wehen einleiten und keine Schmerzmittel einflößen - Gründe dafür, daß Du völlig benommen bist und folglich auch noch mit dem Stillen warten mußt, bis all der Medikamentendreck wieder aus dem Körper ausgeschieden ist. Dann ist es oft für das Stillen längst zu spät, kann Dein Baby längst an die gräßliche Kunstmilch gewöhnt sein, die ihm später Allergien bringt. Daneben ein schwaches Immunsystem, so daß Dein Baby für alle Krankheiten anfällig wird und alle naslang mit einer Rotznase rumläuft und sich wund hustet.

Bei der Urzeitgeburt nimmt auch keine fremde Person mit talkumisierten und Desinfektionschemie besprühten, das Baby krankmachenden Gummihandschuhen Dein Kind auf, was ihm später Neurodermitis verschafft, legt es auf eine harte Waage, mißt es und verwirrt so die Sinne und Empfindungen Deines Kindes, das nichts anderes sucht als Geborgenheit bei Dir und erste Nahrung.

<u>Willst Du Dir Dein eigenes Kind von gefühllosen Technikern der Geburt bereits entfremden und Deine Mutterliebe zerstören und Dich frustrieren lassen?</u>

So verrückt bist Du doch wohl nicht, bloß weil diese gräßliche Medizinerclique den Frauen tausend Ängste einjagt, um sie aus Profitgründen in den Krankenhäusern in ihre Gewalt zu bekommen. Und glaub mir, das geschieht zwangsläufig dort: Du hast Dich unterzuordnen und kannst nichts selbst entscheiden, vor allem nicht das, was Du als richtig empfindest. Nein! Laß dem Kind die schützende Schmiere, halte Dein Baby ständig an Dich gedrückt.[9131] Streichle es mit Deiner Brust auf seiner Wange, und Du wirst sehen, daß es sich gleich der Brustwarze zuwendet. Drücke es fest an, damit es nicht nur mit den Lippen an der Brustwarze nuckelt, sondern sie tief in sein Mündchen nimmt. Dann mußt Du keine Angst haben, es tue Dir beim Saugen jetzt oder später weh.

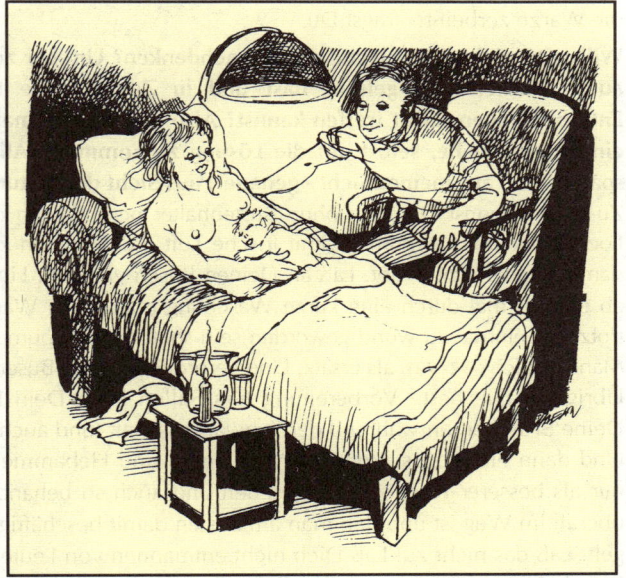

Und ziehe es nie von der Brust weg. Das kann zu Rissen in der Warze führen! Möchtest Du, daß es mit dem Trinken aufhört und nicht nur nuckelt, ohne zu trinken, dann schiebe einen Finger in seinen Mundwinkel, und es wird die Warze freigeben. Und denke auch beim Waschen an die Urzeit.

<u>Keine Mutter hat sich je in der Urzeit nach dem Stillen die Brust gewaschen oder gar eingecremt. Soll Dein Kind den Chemiedreck schon so früh schmecken? Seife, Creme und Spray zerstören den Säureschutzmantel Deiner Brust und begünstigen Entzündungen und ein Aufweichen der Warze. Sie können mit ihrem Fremdgeruch sogar das Kind vom Trinken und kräftigen Saugen abhalten, wodurch bei Dir wiederum zu wenig Milch erzeugt wird.</u>

Kein Wunder, daß Du dann Schmerzen bekommst. Sollte sie aber wund geworden sein, so behandele sie mit nichts anderem als mit grüner Heilerde.

997 Aber *Deine* Brust wird niemals wund!

»Warum nicht? Darüber klagen doch die meisten Frauen!«

Sie wird es deshalb nicht, weil Du nicht nur die Geburt urzeitlich-natürlich ablaufen läßt, sondern Dich auch *danach* um volles Naturverhalten bemühst. Ich habe das bei unserer Geburt genau beobachtet und drauf aufgepaßt: Eine Bekannte brachte etwa gleichzeitig ihr Kind in einem als »fortschrittlich« bekannten Hospital (das die »fortschrittliche« aber trotzdem widernatürliche Wassergeburt im Programm hat) zur Welt. Dem Baby wurde schon am ersten Tag ein Fläschchen mit Nuckel voll Kindertee verpaßt. Jede Mutter glaubt: Wie schön! Wie süß es (am Zucker-Suchttee) nuckelt! Die Folge: Die Bekannte leidet nun unter einem Kind, das ständig ohne Anlaß schreit, zu dick ist und ihr die Brust zerbeißt. Die jetzt die Milch abpumpt und sie in der Flasche mit dem Schnuller reicht. Merke: Gib Deinem Baby nie einen Nuckel![0784] Dumm wird es dadurch auch noch!

»Und Du hast jetzt den Grund dafür gefunden, warum das Kind so widernatürlich seiner Mutter die Warze zerbeißt?« fragst Du.

Willst Du nicht mal selbst darüber nachdenken? Um Dir zu beweisen, daß Du aus meinem Buch auch wirklich was gelernt hast und in Zukunft alle für Dich und Dein Kind wichtigen Entscheidungen selbst treffen kannst? Also nun schalte mal Deinen gesunden Menschenverstand ein und versuche, selbst auf die Lösung zu kommen. (Allen, die nicht drauf stoßen, sag' ich's später dann aus meiner Sicht - genauer: aus Sicht der Natur.)

Zu Hause kannst Du auch ohne Büstenhalter herumlaufen oder Dir in den Büstenhalter vorne ein Loch schneiden. Warum? Damit frische Luft drankommen kann und Deine Brust nicht feucht und damit aufgeweicht bleibt. Laß an Deinen Busen viel Luft, Licht und Sonne, und härte ihn höchstens ab und zu mal durch eine kurze Waschung mit kaltem Wasser ab. Und wenn Deine Brustwarzen trotzdem einmal zu wund geworden sein sollten, dann pumpe die Milch vorsichtig heraus, oder gib Mandelmilch (→Rz.793) als Ersatz. Und verordne Deinem Busen Licht und Sonne in der Zwischenzeit.

Übrigens: Die beste Vorbereitung fürs Stillen kann Dein Partner leisten: indem er oft und viel Deine Brustwarzen während der Schwangerschaft (und auch sonst!) mit dem Mund liebkost.

[32] Und dann ein letztes: Von den Medizinern und Hebammen wirst Du als Mann bei einer Geburt nur als besserer Hanswurst angesehen und auch so behandelt. Oder als lästiger Eckensteher, der überall im Weg ist und den man am besten damit beschäftigt, die Haustür zu öffnen, wenn es klingelt. Laß das nicht zu! Laß Dich nicht entmannen von Leuten, die für eine Geburt bezahlt werden. **Du als Vater trägst am Ende allein die Verantwortung. Und wenn etwas schiefgeht - und das passiert zu 99% nur in einer Klinik - dann hast Du die Last, für ein verkrüppeltes oder geistig behindertes Kind zu sorgen und wirst Deines Lebens nicht mehr froh! Nichts schweißt Euch so sehr zusammen, als wenn Ihr miteinander *Euer* Baby ins Leben flutschen seht.** Das allenfalls darfst Du als Mann tun: Du sprichst ihr gut zu, massierst Rücken und Steißbein, kühlst und wäschst ihr Gesicht während der Wehen, feuchtest die Lippen an, lobst und ermutigst sie. Deine Frau spürt so, daß sie keinen Warmduscher, sondern einen Mann an ihrer Seite hat. Und so seelisch unterstützt, schafft sie es noch einmal so gut! Das Krankenhaus sollten dagegen aufsuchen:

[33]
- Verfettete oder von den Ärzten verängstigte oder von ihnen besessene Frauen, Wehleidige, Dummerchen, künstlich Befruchtete,
- Frauen, die ab dem 5. Monat unter Blutungen zu leiden hatten,
- zu Krämpfen Neigende und Frauen, die mit Myomen in der Gebärmutter zu tun oder sich einer vorherigen Gebärmutteroperation unterzogen haben,
- zuckerkranke Mütter, ältere Erstgebärende, Nierenkranke,
- Drogensüchtige, an Röteln in der Schwangerschaft arg Erkrankte, Medikamentenschluckerinnen, Alkoholikerinnen und an EPH-Gestose und Plazenta-Anomalien Leidende.

> Wenn Dein Baby später nicht unter Depressionen, Ängsten oder Gefühlen von Verlassenheit und Isolation leiden soll, gib es nicht eine Sekunde nach der Geburt aus der Hand! Etwa an eine Hebamme oder Schwester. Bleib hellwache Tigerin! In einem Krankenhaus kannst Du nicht mal einem Klodeckel trauen!

Um Dich mal über die Dir eingeredeten »gefährlichen Komplikationen« aufzuklären: Von dem seltenen Fall der vorzeitigen Plazentalösung abgesehen, die sich meist in der Eröffnungsperiode durch stärkere Blutungen kenntlich macht, handelt es sich meist dabei um einen sehr vorzeitigen Fruchtblasensprung, der auch nach ein paar Tagen keine Wehen auslöst. Abwarten! Zwei, drei Tage bis zur Geburt sind noch normal. Abwarten - ein Krankenhaus kannst Du immer noch aufsuchen. Obschon die dort auch nicht genau wissen, wie sie damit fertig werden sollen.

Guter Rat: Laß das Wasser von Mal zu Mal kälter werden, worin Du Dein Baby stets ohne Seife oder Schampon badest. (So vermeidest Du, daß sich seine Haut schuppt.) Ein Bad in der Woche ist genug - nur die Popo-Gegend wasche mehrmals täglich kalt. So kriegst Du ein abwehrkräftiges Kind, das Dir nicht durch Kranksein und Geschrei Deine Tage und Nächte zur Qual macht.

»Mein Baby ist schon ganz schön abgehärtet. Ich ziehe ihm, obwohl mich sogar fremde Menschen auf der Straße deswegen schelten, niemals eine Mütze an, weil ich weiß: "Kopf kalt, Füße warm - macht den besten Doktor arm." Aber trotzdem hält sich mein Kind am Schreien...«

Dann überlege doch mal, was Du sonst noch an Unnatürlichem tust. Besonders, was Dich selbst betrifft. Denn das kriegt ja auch Dein Baby mit.

»Keine Ahnung - ich wüßte nicht, was ich verkehrt mache«, sagst Du.

Stell es Dir mal richtig vor: Für Dich selbst bedeutet die Tasse Kaffee oder Tee nur noch einen feinen Genuß. Dein Körper hat sich längst an die Gifte Koffein und Teein gewöhnt. Für den kleinen zarten Körper Deines Babys ist das aber etwas völlig Neues, was da mit der Muttermilch in ihn hineingebracht wird.

Und während Dein Körperrhythmus darauf abgestimmt ist, erst am späten Abend zu schlafen, ist der Deines Babys darauf von der Natur aus programmiert, alle zwei Stunden zu schlafen. Und jetzt halten die Gifte Koffein oder Teein das Baby wach, das dringend schlafen will. Und das unbedingt und unverzichtbar seinen Schlaf zum guten Gedeihen braucht, weil es Ruhe und Geborgenheit finden muß.

Und nun zwingst Du, kaffee- oder teesüchtige Mutter, Dein Baby ständig durch diese Suchtmittel in diesen aufgeputschten Wachzustand dank Deiner vergifteten Muttermilch hinein. Weißt Du, wie schlimm Schlafentzug sein kann? Laß Dich doch mal selbst mitten in der Nacht alle paar Stunden aus dem Schlaf reißen!

Das arme Würmchen kann sich aber nun mal nicht anders als durch Schreien wehren und so Dir zeigen, daß Du Dir alle Probleme mit Deinem Kind selbst zuzuschreiben hast!

Auch die mit Spuren von Nikotin verseuchte Raucherinnenmuttermilch läßt das Kind ständig schreien: nach mehr Nikotin!

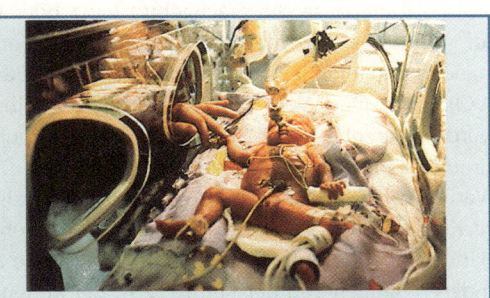

Du willst doch nicht, daß es an Schläuchen hängt, daß Du es gerade mal mit Fingerspitzen über einer Folie berühren darfst. Was meinst Du, was für ein krankes, Dir ewig fremd bleibendes Sorgenkind Du bekommst, das Dir Dein eigenes Leben, auf das Du ein größeres Anrecht besitzt - kaputtmacht! Es verstößt gegen die Naturgesetze und damit gegen Gottes Willen: Ein Baby, das Gott zum Sterben bestimmt hat, künstlich am Leben zu erhalten. Denn Gott will keine degenerierte Menschen, die einander zur Last fallen, statt Freude am Leben zu haben. Die weinende Mutti soll ihr des Lebens noch nicht bewußtes Baby in den Kinderhimmel eingehen lassen. Und dann so urgesund leben nach diesem Buch, daß sie bei der nächsten Schwangerschaft einem urgesunden Kind ein sorgenfreies, glückliches Leben zu schenken in der Lage ist. →9133

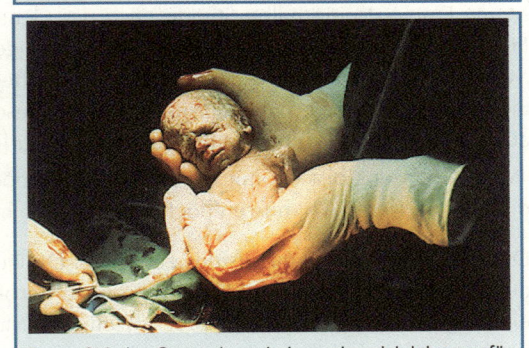

Du mußt keine Sorge davor haben, ein solch lebensunfähiges, geschwächtes Baby zu bekommen - wenn Du schon vorher den Leitgedanken der UrMethodik wenigstens zum großen Teil gefolgt bist! Ist Dir nie der Gedanke gekommen, daß ein solches Kind - würde man ihm die zugemuteten jetzigen und späteren Qualen vorher schildern - gar nicht leben möchte?

997 Du entscheide Dich: für ein gesundes Baby, für heile Nerven Deinerseits - oder für Deine Genußgifte und einen Schreihals. Alles liegt nur an Dir! (→LV 9439c)

Wenn wir bislang so viel darum gegeben haben, unserer äffischen Verwandtschaft einiges von ihrer Lebensführung abzusehen, wenn wir richtiges Bewegen, richtiges Essen und vorbildliches soziales Verhalten von ihnen lernen konnten, ja, dann können wir doch auch getrost von ihrem Verhalten lernen, das sie während einer Geburt praktizieren:

Die Affenmenschendamen quälen sich dabei nicht. Die haben keine fremde Hilfe nötig, die stöhnen nicht vor Schmerzen, die legen sich erst hin, wenn sie im Hocken das Kind selbst von unten her geholt haben, um es dann an ihre Brust zum Nähren zu geben.

Und alle vier Affenmenschenarten essen nach einer kleinen Ruhepause die Nachgeburt ganz oder teilweise auf. Wie das die meisten Säugetiere tun und noch manche urzeitlich lebende Stämme. (Wie die Ethno-Medizinerin Dr. Kreifelder feststellte: KROEBER-WOLF, G., Der Weg ins Leben, Ffm.) Ja, selbst die Pferdestuten, die sonst nie Fleisch anrühren würden, verzehren ihre Plazenta, wenn sie draußen auf der Weide Nachwuchs bekommen. Im Stall nimmt sie ihnen der Bauer stets weg...

> Jede Mutter, die sich jetzt noch ohne Not zur Entbindung ins Krankenhaus begibt, nimmt bewußt Schäden an ihrem Kind und an sich selbst in Kauf! Circa 40% mongoloider Föten sterben zwischen der 12. Woche und dem Geburtstermin frühzeitig ab und ersparen damit der Mutter viel Leid. Wenn die Natur diese Kinder nicht will, so lehne Dich nicht dagegen auf.

[37] Warum soll sich die Frau also länger quälen als nötig? Warum soll sie sich nicht gleich selbst um ihr Kind kümmern können? Und das um so mehr, je besser sie körperlich gestellt ist? Wenn fremde Hände das Kind anfassen, kann sie schon eine Abneigung gegen es entwickeln! Wie das auch bei anderen Säugetieren der Fall ist, z.B. bei Rehen. (Das bedeutet: Der Mann, noch schlimmer: Arzt, Hebamme, darf das Baby der Mutter nicht an die Brust legen! Die muß es selbst aufnehmen!) Das schafft außer den Verfetteten – jede Frau.

> Zu einer verantwortungsvollen Empfängnisverhütung macht die klassische Naturheilkunde keine Halbheiten. Neun Tage vor und nach den Tagen, das kann schiefgehen. Richtig und sicher ist: fünf Minuten Temperaturmessung und gewissenhafte Vaginalschleimbeobachtung. Das beste Buch darüber ist: RÖTZER, Natürliche Empfängnisverhütung, Herder Verlag.

Und sie ist körperlich bestens nach einer Stunde gestellt, weil die Hormone der - ein paar Stückchen zu sich genommenen, gesäuberten - Plazenta das Becken schließt, die Gebärmutter zusammenzieht und den Bauch faltenlos zurückbildet.

(Bisher sind folgende Hormone darin ermittelt worden: Choriongonadotropin, Aktogen, Östrogen, Progesteron.)

Meine Frau hat eine halbe Stunde nach der Geburt jedenfalls davon gegessen, nachdem ich ihr Häppchen des leberkäsartigen rosig-schwammigen Teils zum Nachahmen vorgegessen hatte. Meine Überraschung dabei: Die Plazentastückchen schmecken nicht im geringsten nach Fleisch. Sie besitzen den feinen, unaufdringlich-zarten Geschmack von Baumkuchen. Heißt vielleicht nicht auch deshalb die Plazenta »Mutterkuchen«? (Natürlich kann man sie auch in Tunke darreichen.[993]

»Mein Gott, jetzt bist Du mit Deiner Frau auch noch zum Kannibalismus übergegangen! Wir sind doch keine Tiere! Wir müssen doch nicht alles so machen wie die!«

Das hat nichts mit Kannibalismus zu tun.[9133] Du leckst ja auch Dein Blut ab, wenn Du Dich mal in den Finger geschnitten hast. Und wenn ich als große Ausnahme ein Stückchen Fleischkuchen von einem geliebten, gesund lebenden Wesen zum Mutmachen zu mir nehme, na - mich kratzt Dein Einwand nicht ein bißchen!

Überlege nur, welche Urkraft an Prägung dahinter stecken muß, wenn ein Tier, was nie in seiner Entwicklungsgeschichte oder je in seinem Leben Fleisch auch nur angerührt hat, jetzt seine Nachgeburt aufißt! Ich frage mich und Dich warum diese Urprägung nicht auch noch in den Menschenfrauen steckt?

Und so bitte ich Euch Gebärende, alles Geniertsein einmal hintanzustellen und mir zu berichten, ob nach der Geburt Eures Babys vielleicht ein Gefühl in Euch aufkeimte, etwas von Eurer Plazenta zu essen... Die mutigen Frauen, die ihrem Wohl zuliebe von ihrer Plazenta gegessen haben, mögen mir bitte auch sagen, wie schnell sie dadurch wieder fit wurden.

Und Du ängstliche (wofür?) Mutti, verweichliche mir das Baby nicht! Schaukele es, nur an seinen zwei Händen oder Füßen gehalten, mal hin und her. Ziehe es auch schon einmal an einer Hand hoch. Fahr »Schubkarre« mit ihm, halt seine Füße fest und laß es sich mit nach unten geneigtem Kopf zum Sitzen hochziehen. So verschaffst Du ihm die Grundlagen für einen schönen, sportlichen Körper mit breiten Schultern. Schenk ihm Zärtlichkeit und stetige Liebe für seine Seele. Gib Abhärtung, Schlankheit und Beweglichkeit seinem Leib. Ach ja, Du willst ja noch wissen, wieso es möglich ist, daß Kinder ihren Müttern den für ihre Ernährung wichtigsten Teil, nämlich die Brustwarze, unbrauchbar machen. Und sich so dem Hunger und vielleicht sogar dem Tod überantworten. Glaubst Du, Gott (oder die Natur) hat die jüngsten Geschöpfe, die er gerade ins Leben rief, so ungeschickt programmiert, daß sie sich den Born ihres Lebens vorzeitig zerstören? Das bringen sie nur, inzwischen ihres gesunden Menschenverstandes beraubt, als Erwachsene fertig: ihren Lebensquell, die vormals herrliche Gottesnatur zu vergiften, abzuholzen und zu vernichten.

Nutze jede Gelegenheit, Dein Kind zu kräftigen 997

[38]

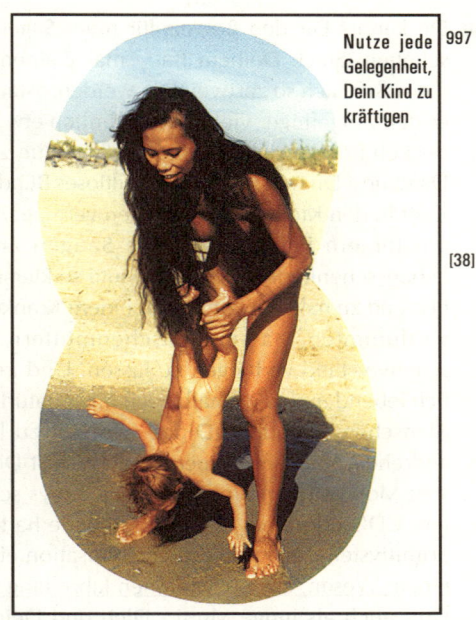

Solltest Du wirklich Deinem Kind nicht selbst Muttermilch geben können: Such Dir eine Amme!

»Ja - Du hast recht. Ich habe so gedacht: Wäre das in der Urzeit passiert und die Urzeitmutter hätte vor lauter Schmerzen ihr Kleines nicht nähren können, dann wäre es tatsächlich wohl umgekommen. Denn damals gab es keine Glaspümpchen, in welche die Milch abgesaugt werden konnte.«

Genau, aber damals konnte das auch noch aus einem anderen Grunde gar nicht passieren. Denn zu jener Zeit gab es noch keine Ärzte, die es zuließen, daß in den Krankenhäusern Kindern das Saugen an in der Natur nicht existierenden Gumminuckeln, statt an den Nippeln ihrer Mütter wegen ihrer Provisionen von den Kunstmilchherstellern propagiert wird.

»Mein Gott! Was soll daran schon schlimm sein!« sagst Du.

Das: Der Nuckel ist keine Brustwarze. Die Mundgefühle des Babys sind nur auf letztere eingestellt. Auf ein lebendes, körperwarmes, weiches, gegen frischevernichtenden Luftsauerstoff vollkommen abgedichtetes, fleischiges Pfröpfchen. Gegen das man seinen harten Kiefersaum mit aller Vorsicht drückt, um es sich lange, lange Zeit als Lebenssaftöffnung zu erhalten. Bekommt das Baby aber einen Gumminuckel ins Mündchen, wo es fest zubeißen muß, dann ist es bei der Mutter ebenfalls geneigt, kräftiger als sonst seine Kiefer zusammenzupressen.

So mußt Du das sehen! Du hast es doch in den vorausgegangenen Kapiteln immer wieder gelernt, dieses Sich-immer-Fragen:

Wie wäre es dann natürlich, wie wäre es, wenn wir noch in der Urzeit leben würden?!

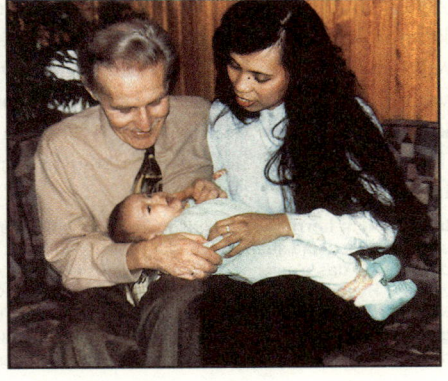

839

997 Du kannst Dir den Beweis für mein Sagen übrigens schnell verschaffen: Steck Deinem Baby mal Deinen Zeigefinger zwischen die süßen, ach so zartweichen weidenrösleinfarbigen Lippen: Weil es den Zeigefinger viel härter (nämlich etwa so wie einen Gumminuckel) im Mündchen spürt, *beißt* es nun zu.

Da staunst Du, was! Was so ein hilfloses Bündelchen Mensch für eine Kraft in den Kiefern aufzubringen vermag. Aber auch, was wiederum für ein Feingefühl beim Saugen an den Brüsten seiner Lebensschenkerin! Wenn die Mutti so klug ist, alles natürlich zu sehen und zu halten. Statt sich in einem Krankenhaus oder von ärzteverdummten Massenmenschenmüttern den gesunden Menschenverstand verbiegen zu lassen. Und fremde, von nicht natürlich lebenden und deshalb auch nicht natürlich denken könnenden Menschen erfundene Dinge wie viel zu harte Gummischnuller andrehen zu lassen. Sapere aude: Willst Du in den prägenden ersten Monaten den Sinnen Deines Babys schon durch von Kassetten, CD's oder dem Radio kommende harte Rock-, Beat- oder Hotmusik die Gewöhnung an den primitivsten Ausschuß dieser Zivilisation einimpfen?

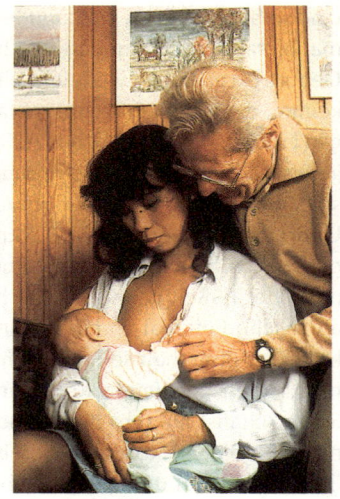

<u>Einem Wesen, das 30 Millionen Jahre lang nur süßes Singen von Vögelchen vernahm. Oder willst Du - auch als junge Mutti - Dich und Dein Baby in dieser für Dich beglückendsten Zeit Deines Lebens nicht lieber von den beruhigenden Klängen Bachs, Händels oder Mozarts erfüllen lassen?</u> Willst Du es auf den Weg in die alles Feine und liebenswerte zerschlagenden Ohrenbetäubungs-Disco's, zum Müßiggang, zum Alkohol- und Drogenkonsum bringen, oder willst Du, daß es später statt dessen zur Geige greift, Klavier spielt, gute Bücher zur Hand nimmt und einen ebenso wertvollen Partner findet?

»Ich komm immer noch nicht drüber, daß Du und Deine Frau die Plazenta gegessen haben!«

998 [1] **Machte ich Dich denn nicht schon zu Beginn des Buches mit der Ankündigung bekannt, Du würdest auf jeder Seite hier mit nie Gehörtem konfrontiert werden? Du wirst aber auch gemerkt haben, daß ich dieses Buch in der Hauptsache für aufgeschlossene Menschen schrieb, die sich ihren Verstand noch nicht verbauen haben lassen und vorurteilsfrei zu denken vermögen. Und wenn sie nicht dazu fähig sind, zu versuchen, sie an das Ziel autarken Denkens zu führen... Damit sie im Leben nicht länger verschaukelt werden und die Dummen sind.**

Und dann überlege mal, was da für eine ungeheure Kraft in der Plazenta stecken und wie wertvoll sie sein muß, wenn die Krankenhäuser sie an die Kosmetikfabrikanten verkaufen. Die daraus ihre Antifaltencremes herstellen. Die ja tatsächlich für einige Zeit das faltige Gewebe zusammenzieht und so die Falten glätten kann. Und ganz scharf sind die Geburtsverderbens-Stationen auf das aus der Plazenta stammende Nabelschnurblut! Deshalb wartet man dort auch vielfach nicht ab, bis deren Blut ins Baby zurückgeflossen ist, sondern sammelt es wegen dessen wertvollen basophilen Zellen, mit denen die Knochenmarkbildung angeblich bei anderen Patienten gefördert werden kann. Auch werden sie gegen die in Südostasien und in den Mittelmeerländern häufig vorkommende Thalassämie (eine verbreitete Blutkrankheit) eingesetzt. Was entginge den Krankenhäusern da für ein Geschäft, wenn sie nicht mit allen Tricks versuchten, Dich in ihre Häuser zum Entbinden zu bekommen...

Ist das nicht herrlich? Ein gesundes Kind, einen gesunden Partner bei sich zu wissen und selbst gesund zu sein? Wie krank willst Du noch werden, bis Du das einsiehst? Wie lange willst Du noch warten, etwas dafür zu tun? Besonders, wenn Du bereits jetzt mit dem Kränkeln oder Dickwerden (das gleiche!) anfängst? Und schaff Dir gleich nach der Geburt ein glückliches, urgesundes Kind mit bester Zukunft, also: nur Muttermilch, danach UrKost und viel gemeinsames Singen und tägliches UrTraining!

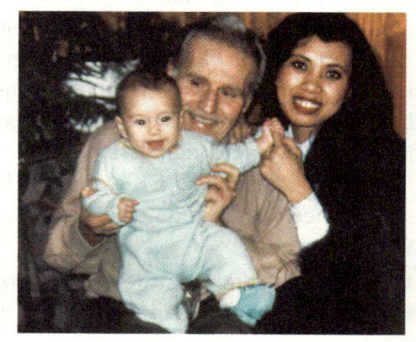

Sind so kleine Hände
winzge Finger dran.
Darf man nie drauf schlagen,
die zerbrechen dann.

Sind so kleine Füsse
mit so kleinen Zehn.
Darf man nie drauf treten
könn' sie sonst nicht gehn.

Sind so kleine Ohren
scharf und ihr erlaubt.
Darf man nie zerbrüllen
werden davon taub.

Sind so schöne Münder
sprechen alles aus.
Darf man nie verbieten
kommt sonst nichts mehr raus.

Sind so klare Augen
die noch alles sehn.
Darf man nie verbinden
könn' sie nicht verstehn.

Sind so kleine Seelen
offen und ganz frei.
Darf man niemals quälen
gehn kaputt dabei.

Ist so'n kleines Rückgrat
sieht man fast noch nicht.
Darf man niemals beugen
weil es sonst zerbricht.

Grade, klare Menschen
wär'n ein schönes Ziel.
Leute ohne Rückgrat
hab'n wir schon zuviel.

(Bettina Wegener)

Und wenn Dein Kind größer wird, so schlag öfter diese Seite auf und lies das!

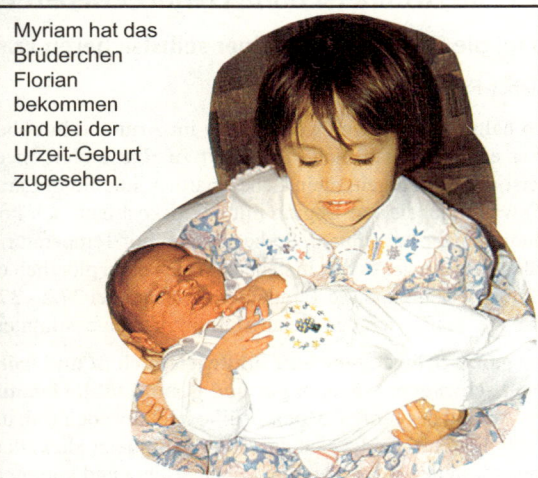

Myriam hat das Brüderchen Florian bekommen und bei der Urzeit-Geburt zugesehen.

Noch ist sie hingerissen von ihrem süßen Brüderchen - später kneift sie ihn schon mal ins Beinchen vor Eifersucht. Macht nix, macht den kommenden Mann nur härter.

Das leuchtet mir aus den Augen meines Töchterchens entgegen:
Ich will keinen Schulkameraden, der an Leukämie stirbt,
ich will kein Brüderchen, das wegen Asthma röchelt,
ich will keinen Papi, der mit mir nicht singen und musizieren kann,
ich will keine Mutti, die Brustkrebs bekommt,
ich will auf keiner Erde spielen, die vergiftet ist.

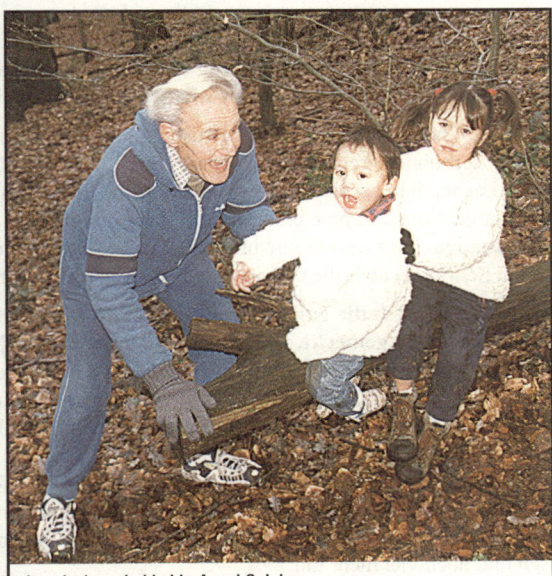

Inzwischen sind beide 4 und 6 Jahre.
Myriam und Florian brauchen nicht in ein künstliches Schaukelpferd einen Ecu einzuwerfen, um Hoppe-hoppe-Reiter zu erleben. Ein abgebrochener Baumast läßt sich viel natürlicher im Wald wippen.

Pfeif auf Hebamme, Arzt und Krankenhaus, wenn Du eine wunderschöne Geburt erleben willst!

Eine, die Dich sofort zu einer selbstsicheren Frau macht!

Lieber Franz Konz!

Ich halte gerade mein zweites Baby im Arm und bin überglücklich über eine ganz natürliche UrGeburt zu Hause ohne medizinisches Personal, nur Jürgen, mein Lebenspartner, und Sohn Lars (3 ½ Jahre) waren dabei. Seit Beginn mit der Urkost hatte ich keine Regelblutung mehr bekommen. So begann ich mit Temperaturmessungen jeden Morgen vor dem Aufstehen. Als ich dann plötzlich eine leichte Blutung bekam und die Temperatur konstant bei 37,2 - 37,4°C blieb, wußte ich, daß ich wieder schwanger war. (So konnte ich den Geburtstermin in etwa bestimmen.)

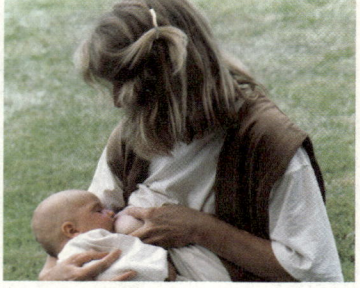

Glückliche Mutti Sabine mit ihrem Timo

Die ganze Schwangerschaft fühlte ich mich fit und fröhlich. Manchmal kam es mir vor, als ob ich gar nicht schwanger wäre, so gut und gesund fühlte ich mich.
Bis Anfang des fünften Monats stillte ich Lars noch früh und abends bis eines Tages keine Milch mehr kam. Auch hier entscheidet sich die Natur dafür, jetzt allein dem werdenden Leben alle Mutterkräfte zur Verfügung zu stellen. Lars war inzwischen 3 Jahre und kommt auch ohne Muttermilch aus. Bis drei Wochen vor der Geburt bin ich mit der Familie auf nahe gelegene Berge geklettert und lange Touren gewandert, neben dem täglichen Urbewegungstraining. Es hat mir nichts ausgemacht. Drei Wochen vor der Geburt lag das Baby schon recht tief, so daß ich bei weiten Wandertouren öfter eine Pause einlegen mußte. Langsam wurden auch die Vorwehen immer stärker, man hat das Gefühl, es geht bald los. Schließlich war es dann soweit, um drei Uhr morgens bin ich aus dem Schlaf erwacht, die Wehen gingen los.

Ich legte Decken und Bettücher bereit, aber im Stehen konnte ich die Wehen zur Zeit noch am besten ertragen. Ich machte ganz einfach das, was mir mein Gefühl sagte und was für mich gerade am Angenehmsten war. Genau also so, wie Du es in Deinem Großen Gesundheits-Konz forderst. Drei Uhr dreißig, Jürgen und Lars waren inzwischen munter geworden. Ich spürte einen sehr starken Druck auf den Darm und suchte noch einmal die Toilette auf. Der Druck war so stark, daß ich zum Mitpressen gezwungen wurde. Eigentlich wollte ich nur mit der Hand fühlen, wie weit der Muttermund schon geöffnet war, da hatte ich das Babyköpfchen in der Hand. Schnell rief ich Jürgen und stand kurz von der Toilette auf. Das Baby glitt in die auffangenden Arme von seinem Papa. Es hatte, wie eine Mütze, noch die Fruchtblase um den Kopf, welche ich sofort beiseite streifte. Nase und Mund waren frei vom Schleim und Blut. Ich nahm mein Baby in die Arme und drückte es vorsichtig an mich. Es war ein kleiner Junge, welcher erst einmal kurz schrie, sich dann aber beruhigte und vorsichtig aus seinen kleinen Äugelein die Umgebung anschaute.

Nach 15 Minuten suchte Timo die Brust und trank gemütlich. Die Nabelschnur war noch mit dem Mutterkuchen verbunden, reichte aber bis zur Brust. Nach 45 Minuten kam mit ein paar leichten Wehen der Mutterkuchen heraus. Die Nabelschnur war inzwischen ganz schlaff und weiß geworden, es war kein Blut mehr darin. Jürgen trennte erst jetzt das Baby von ihr ab.
Zur Bestätigung für die Geburtsurkunde haben wir nach fünf Stunden eine Hebamme gerufen. Diese stellte uns ein Schreiben über die Geburt von Timo aus, und somit gab es auf dem Standesamt keinerlei Probleme.

Ansonsten war ich die ganze Schwangerschaft bei keinem Arzt gewesen. Was sollte ich auch da, ich habe doch selbst gemerkt, wie gut es mir unter der UrMethodik geht. Der Arzt ist für uns nur zum Krankschreiben da, wenn man im Berufsleben steht, oder um etwas zu bescheinigen.
Timo hängt wie ein kleines Äffchen fast den ganzen Tag an mir, und abends muß jemand mit ihm im Bett liegen, sonst schläft er nicht. So wie Du es empfiehlst, schlafen wir vier nun alle zufrieden in einem 2x2m großen Naturholzbett. Wir finden es ganz natürlich, daß die Kinder auch in der Nacht die Wärme der Eltern spüren. Leider zum Entsetzen der ganzen Verwandtschaft. Wenn das Baby weint, dann fehlt ihm irgend etwas, entweder hat es Hunger, die Windel voll oder es will einfach nur Nähe, Wärme und Liebe von Mama oder Papa spüren. Am besten schläft Timo tagsüber immer noch bei mir im Arm ein. Dabei kann man auch schreiben, lesen und noch viel mehr tun.

Durch dieses wunderschöne Naturerlebnis habe ich fast ganz die fast schrecklich zu nennende Geburt von Lars im Krankenhaus verdrängt. Timos Geburt hat mich sehr, sehr glücklich gemacht.

Sabine Rudolph, Fritz-Heckert-Str.24, 02827 Görlitz

9.9 Sieh hier nach, woher Deine Leiden kommen! | Zusätzliche Checkliste Seite 1454
Dann begreifst Du endlich für immer, warum ich Dich vor Ärzten und Nahrungsfabrikanten so warnte.

Du bist jetzt vollkommen überzeugt von der Richtigkeit der Klassischen Naturheilkunde?
Du siehst ein, das sie das einzig Richtige für Dich und Deine Probleme wäre?
Und nimmst sie trotzdem nicht auf?
Dann weißt Du jetzt endlich: Du bist Dir selbst Dein schlimmster Feind!

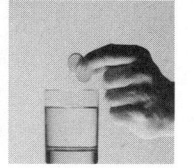

Symptome	verursacht durch
Abgeschlagenheit	Blutdrucksenker (Doxazosin), Blutfettsenker (Lovastatin), Hemmer der Schilddrüsenfunktion (Thiamide), Antivirenmittel (Aciclovir), harntreibende Mittel, Quecksilberpräparate, warme Mahlzeiten
Abszesse	Kortison-Präparate, Antivirenmittel (Foscarnet), Impfstoffe (FSME-, Hepatitis-B, Tetanus-, Tuberkulose-), Rheumamittel, Krankenhausaufenthalt, Milch, Normalkost, vor allem Fleisch
Abwehrschwäche	die meisten Medikamente, besonders Rheumamittel, Bestrahlungen, Szintigramme, Blutübertragungen
Aggressivität	Mittel gegen Magengeschwüre (Omeprazol), Rheumamittel, Antivirenmittel, Psychopharmaka, Antiepileptika (Vigabatrin - bei Kindern), Schmerzmittel, Beruhigungs- und Schlafmittel (Buspiron), Kaffee, Mikrowellen, Vitaminmangel, Fleisch, Getreide essen
Akne	Anabolika, Mittel gegen Magengeschwüre (Famotidin), Vitamin-B-Präparate, Akne- und Hautmittel (Vitamin-A-Säure), Jod- und Kortison-Präparate, die (Mini-) Pille, Sexualhormone (Androgene, Gestagene), Antivirenmittel, krebshemmende Mittel, Schlafmittel, Immunsuppressiva (Ciclosporin A), Zucker, Milch, Fast food, Cola, Limonaden, Schokoladen
Allergie	Antidiabetika (Metformin), Insuline, Mittel gegen Durchfall (Loperamid), Mittel gegen Übelkeit und Erbrechen, Magen- und Darmmittel, Appetithemmer (Norephedrin), Gallensteinauflöser (Piprozolin), Mittel gegen Magengeschwüre, Abführmittel (Phenolphthalein), Mittel gegen Blutarmut (Folsäure), Blutgerinnungshemmer, Blutdruck- u. Blutfettsenker, Mittel gegen Herzrhythmusstörungen, Mittel gegen Krampfadern, harntreibende Mittel, durchblutungsfördernde Mittel, Herzmittel, Hautmittel, die Minipille, Sexualhormone (Gestagene, Östrogene), Behandlung von Harnwegsinfekten, Prostatamittel (Brennesselwurzel-Extrakt), Jod- und Kortisonpräparate, Hemmer der Schilddrüsenfunktion, Antibiotika, Mittel gegen Pilzinfektionen (Ketoconazol), Antivirenmittel (Aciclovir, Zidovudin), Immunglobuline, zahlreiche Impfstoffe, krebshemmende Mittel, Rheumamittel, Muskelrelaxantien, Gichtmittel (Probenezid), (Stark-) Schmerzmittel, Psychopharmaka, Antiepileptika, Migränemittel (Clonidin), Beruhigungs- und Schlafmittel, Wurmmittel, Krätze- und Läusemittel, Antiallergika, Asthma-Dosieraerosole, Mittel zur Bronchienerweiterung, Erkältungsmittel, Augentropfen und -salben, Schlechtkost, Milch, Süßigkeiten, Deodorants, Duftstoffe
Alpträume	Mittel gegen Übelkeit und Erbrechen, Appetithemmer (Fenfluramin), Mittel gegen Magengeschwüre (Nizatidin), Mittel gegen Herzrhythmusstörungen, Blutdrucksenker, durchblutungsfördernde Mittel (Pentoxifyllin), Behandlung von Harnwegsinfekten, Antibiotika (Gyrasehemmer), Rheumamittel, Muskelrelaxantien (Baclofen), Schmerzmittel (Nalbuphin), Psychopharmaka, Barbiturate, Beruhigungs- und Schlafmittel (Antihistamine), Antiallergika
Anfälle, epileptische	die Pille, Kortison-Präparate, Migränemittel (Pizotifen), Psychopharmaka
Angina pectoris	Mittel geg. Übelkeit u. Erbrechen (Ondansetron), Appetithemmer, Mittel geg. Magengeschwüre (Omeprazol), Blutdrucksenker (Nicardipin), Blutfettsenker, Mittel geg. Herzrhythmusstörungen (Mexiletin), blutdrucksteigernde Mittel, harntreib. Mittel (Amilorid), Nitro-Präparate, Schilddrüsenhormone, Antibiotika (Gyrasehemmer), krebshemm. Mittel, Rheumamittel, Migränemittel ((Dihydro-) Ergotamin), Parkinsonmittel, Malariamittel (Chinin), Mittel z. Bronchienerweit., Augentropfen u. -salben, Erkältungsm.
Angstzustände, allgemeine	Mittel geg. Übelkeit u. Erbrechen, Gallensteinauflöser, Mittel geg. Magengeschwüre, Blutdruck- u. Blutfettsenker, durchblutungsförd. Mittel (Pentoxifyllin), Mittel geg. Herzrhythmusstörungen (Propafenon), Akne- u. Hautmittel (Vitamin-A-Säure), Sexualhormone (Androgene) Behandlung von Harnwegsinfekten mit Norfloxacin, Antivirenmittel (Foscarnet), Mittel geg. Pilzinfektionen (Miconazol), Antibiotika, TBC-Mittel (Ethambutol), krebshemm. Mittel, Interferone, Muskelrelaxantien, Rheumamittel, Schmerzmittel, Antiepileptika, Psychopharmaka, Beruhigungs- u. Schlafmittel, Parkinsonmittel (Amantadin), Malariamittel (Mefloquin), Antiallergika, Asthma-Dosieraerosole, Mittel zur Bronchienerweiterung, Augentropfen u. -salben (Timolol), Kaffeegenuß
Angstzustände, exzessive	Mittel gegen Übelkeit und Erbrechen (Promethazin, Triflupromazin), Psychopharmaka (Neuroleptika), Antiallergika
Appetitmangel	Anabolika, Antidiabetika, Vitamin-Präparate (A, D), Mittel gegen Übelkeit und Erbrechen, Kalzium- und Eisen-Präparate, Blutgerinnungshemmer (Heparin-Präparate), Krampflöser, Mittel gegen Herzrhythmusstörungen, Blutdruck- und Blutfettsenker, harntreibende Mittel, Herzmittel, Akne- und Hautmittel (Vitamin-A-Säure), die Pille, Antibiotika, Sexualhormone (Östrogene), Jod-Präparate, Schilddrüsenhormone, Mittel gegen Pilzinfektionen, Antivirenmittel (Ganciclovir, Zidovudin), Impfstoff (Hepatitis-B-, FSME-), krebshemmende Mittel, Interferone, Rheumamittel, Gichtmittel (Probenicid), Muskelrelaxantien, Schmerzmittel (Ibuprofen), Psychopharmaka, Parkinsonmittel, Antiepileptika, Beruhigungs- und Schlafmittel, Antiallergika, Asthma-Dosieraerosole, Mittel zur Bronchienerweiterung, Erkältungsmittel, Augentropfen und -salben
Appetitsteigerung	Mittel gegen Übelkeit und Erbrechen (Bamipin, Flunarizin), Mittel gegen Magengeschwüre (Pirenzepin), Mittel gegen Herzrhythmusstörungen (Mexiletin), Mittel gegen Krampfadern (Tribenosid), Kortison-Präparate, Antibiotika (Gyrasehemmer), Muskelrelaxantien (Diazepam, Tetrazepam), Psychopharmaka (Antidepressiva), Antiepileptika, Schlafmittel, Antiallergika (Astemizol), Mittel zur Bronchienerweiterung (Ketotifen)
Arterienverkalkung	Schlechtkost, besonders homogenisierte Milch
Arthritis, einfache, nicht: Poly-A. od. rheumatoide	Milch, Käse, Fleisch, Mittel gegen Herzrhythmusstörungen (Procainamid), Blutdruck- und Blutfettsenker, Akne- und Hautmittel (Vitamin-A-Mittel), Normalkost
Arzneimittelabhängigkeit	Appetithemmer, Nitro-Präparate, Sexualhormone (Östrogene), Kortison-Präparate, Muskelrelaxantien (Diazepam, Tetrazepam), Barbiturate, Antiepileptika, Beruhigungs- und Schlafmittel, Erkältungsmittel (Dextromethorphan, Hydrocodon-Präparate)
Asthmaanfälle	Einspritzung von Kontrastmitteln bei der Röntgenbehandlung, Krankenhausaufenthalt bei Kindern, gemeinsames Schlafen mit Hunden und Katzen, Milch
Asthma bronchiale	Mittel gegen Magengeschwüre, Antidiabetika, Insuline, Blutgerinnungshemmer (Heparin-Präparate), Blutdruck- und Blutfettsenker, Mittel gegen Herzrhythmusstörungen (Chinidin), Kortison-Präparate, Antibiotika, Antivirenmittel (Ganciclovir), Rheumamittel, Schmerzmittel (Aspirin, Ibuprofen), Malariamittel (Chinin), Mittel zur Bronchienerweiterung, Erkältungsmittel, Augentropfen und -salben, Suchtkost, vor allem Milch und Fleisch

998

[4]

Atemnot (Dyspnoe)		Antidiabetika, Appetithemmer, Mittel geg. Übelkeit und Erbrechen (Ondansetron), Kalium- u. Eisen-Präparate, Mittel geg. Herzrhythmusstörungen, Blutdrucksenker, harntreibende Mittel (Amilorid), Akne- u. Hautmittel (Vitamin-A-Säure), Jod- u. Kortison-Präparate, Antivirenmittel, Antibiotika, FSME-Impfstoff, TBC-Mittel (Rifampicin), krebshemmende Mittel, Interferone, Rheumamittel, Muskelrelaxantien, Schmerzmittel (Aspirin, Ibuprofen, Parazetamol - auch bei Kindern), Psychopharmaka, Antiepileptika, Augentropfen u. -salben (Timolol), Malariamittel, Erkältungsmittel, Kaffee, hohe Sauerstoffbeatmung, Kinder: rauchende Eltern
Atemstillstand		Mittel geg. Übelkeit u. Erbrechen, Antibiotika-Schock, Mittel geg. Herzrhythmusstörungen (Chinidin), Muskelrelaxantien, Antiepileptika, Barbiturate, Psychopharmaka, Beruhigungs- u. Schlafmittel (Midazolam, Barbiturate), hohe Sauerstoffbeatmung
Atemstörungen		Magnesium-Präparate, Mittel gegen Herzrhythmusstörungen, Blutdrucksenker (Nifedipin), harntreibende Mittel (Amilorid), Antibiotika, Antivirenmittel, TBC-Mittel (Rifampicin), Rheumamittel, Muskelrelaxantien, (Stark-) Schmerzmittel, Beruhigungs- und Schlafmittel (Midazolam), Mittel zur Bronchienerweiterung (Theophylline), Augentropfen und -salben, Erkältungsmittel, Wurmmittel, künstliche Sauerstoffbeatmung, Kaffeegenuß
Augendruck, erhöhter		harntreibende Mittel (Amilorid), Gichtmittel (Flavoxat), Muskelrelaxantien (Suxamethonium)
Augenlidentzündung		Augentropfen und -salben (Idoxuridin), Krankenhausaufenthalt, verschimmeltes Brot (Patulin)
Augenschmerzen		Mittel gegen Herzrhythmusstörungen (Ipratropiumbromid), Schilddrüsenhormone, Interferone, Rheumamittel (Piroxicam), Antibiotika, Antivirenmittel (Foscarnet), Augentropfen und -salben
Augentrockenheit Augenschäden		Mittel gegen Übelkeit und Erbrechen (Scopolamin), Blutfettsenker (Lovastatin), Mittel gegen Herzrhythmusstörungen (Disopyramid), Blutdrucksenker (Betarezeptorenblocker), Akne- und Hautmittel (Vitamin-A-Säure), Urologika (Oxybutynin), Psychopharmaka Antidepressiva), Migränemittel (Clonidin), Schlafmittel (L-Tryptophan), Asthma-Dosieraerosole (Oxitropiumbromid), Augentropfen und –salben, Kernspintomographie
Augenzittern		Vitamin-A-Präparate, Blutdrucksenker (Verapamil), Kortison-Präparate, die Pille, Antibiotika (Aminoglykoside), Antivirenmittel (Foscarnet), Muskelrelaxantien, Antiepileptika, Barbiturate, Beruhigungs- und Schlafmittel, Wurmmittel (Piperazine)
Ausfluß, vaginaler		Antibiotika, Kortison-Präparate, naturwidrige Lymphographie, Suchtkost, Süßigkeiten, Milch, Fleisch, Krankenhausaufenthalt
Austrocknung		Abführmittel (Überdosis), harntreibende Mittel, Antibiotika (Tetrazykline), Muskelrelaxantien, Psychopharmaka (Lithium-Präparate), Antiepileptika, Beruhigungs- und Schlafmittel
Bauchfellentzündung		Blutdrucksenker (Betarezeptorenblocker), Fleischkost
Bauchhöhlen-geschwülste		Eileiteroperationen infolge Jodeindringens in die Bauchhöhle
Bauchschmerzen		Antidiabetika, Mittel gegen Durchfall (Loperamid), Mittel gegen Magengeschwüre (Misoprostol), Magen- und Darmmittel (Sulfasalazin), Mineralverbindungen (Kalium-, Kalzium-, Eisen-Präparate), Laktitol in Abführmittel und Leber-Therapeutika, Vitamin-Präparate (D, E), Blutgerinnungshemmer, Blutdrucksenker, Blutfettsenker (Gemfibrozil), Mittel gegen Herzrhythmusstörungen (Amiodaron), harntreibende Mittel (Amilorid), durchblutungsfördernde Mittel (Pentoxifyllin), Herzmittel, Nitro-Präparate, Akne- und Hautmittel (Vitamin-A-Säure), Schilddrüsenhormone, Jod-Präparate, Antibiotika, Mittel gegen Pilzinfektionen, Antivirenmittel (Ganciclovir, Zidovudin), FSME-Impfstoff, krebshemmende Mittel, Interferone, Rheumamittel, Muskelrelaxantien, Schmerzmittel (Ibuprofen), Psychopharmaka, Antiepileptika, Parkinsonmittel (Levodopa), Beruhigungs- und Schlafmittel, Wurmmittel, Malariamittel (Mefloquin), Mittel zur Bronchienerweiterung, Erkältungsmittel, Verstopfung
Bauchspeicheldrüsenentzündung (Pankreatitis)		Mittel gegen Magengeschwüre (Omeprazol), Vitamin-D-Präparate, Blutdrucksenker, harntreibende Mittel, Akne- und Hautmittel (Vitamin-A-Säure), die Pille, Sexualhormone (Östrogene), Antibiotika, Kortison-Präparate, Antivirenmittel, krebshemmende Mittel (Asparaginase), TBC-Mittel (Rifampicin), Rheumamittel, Schmerzmittel, Beruhigungs- und Schlafmittel
Behaarung bei Frauen (Hirsutismus)		Anabolika, Mittel gegen Herzrhythmusstörungen (Phenytoin), Blutdrucksenker (Minoxidil), harntreibende Mittel (Sprironolakton), Akne- und Hautmittel (Vitamin-A-Säure), die (Mini-) Pille, Sexualhormone (Androgene, Gestagene, Östrogene), Kortison-Präparate, Antiepileptika, Psychopharmaka (Neuroleptika), Beruhigungs- und Schlafmittel, Immunsuppressiva (Ciclosporin A)
Behaarung, vermehrte (Hypertrichose)		Anabolika, Mittel gegen Herzrhythmusstörungen (Phenytoin), Blutdrucksenker (Minoxidil), Sexualhormone (Androgene), Kortison-Präparate, Antiepileptika (Phenoytoin), Immunsuppressiva (Ciclosporin A)
Benommenheit		Antidiabetika (Metformin), Insuline, Mittel gegen Durchfall (Loperamid), Mittel gegen Übelkeit und Erbrechen, Appetithemmer (Fenfluramin), Mittel gegen Magengeschwüre, Abführmittel (Bitttersalz), Krampflöser, Blutfettsenker (Lovastatin), Blutdrucksenker (Prazosin), Mittel gegen Herzrhythmusstörungen, Nitro-Präparate, Hemmer der Schilddrüsenfunktion (Perchlorat), Antibiotika, Antivirenmittel (Ganciclovir), TBC-Mittel (Isoniazid), Rheumamittel, Gichtmittel, Muskelrelaxantien, (Stark-) Schmerzmittel (Tramadol), Psychopharmaka, Antiepileptika (Benzodiazepine), Parkinsonmittel, Beruhigungs- und Schlafmittel, Wurmmittel, Malariamittel, Antiallergika (Promethazin), Erkältungsmittel (Kodein), Augentropfen und -salben
Beri-Beri-Symptome		hohen Nahrungsanteil von poliertem Reis
Bettnässen (Enuresis)		Mittel gegen Herzrhythmusstörungen (Urapidil), Blutdrucksenker, Beruhigungs- und Schlafmittel, Mittel zur Bronchienerweiterung (Ketotifen), bei Kindern durch Krankenhausaufenthalt
Bewegungskoordination - Störungen		Mittel gegen Übelkeit u. Erbrechen (Flunarizin), Magen- u. Darmmittel, Krampflöser (Anticholinergika), Blutgerinnungshemmer (Sulfinpyrazon), Mittel geg. Herzrhythmusstörungen, harntreibende Mittel (Spironolakton), Antibiotika, Antivirenmittel, TBC-Mittel (Rifampicin), krebshemmende Mittel, Muskelrelaxantien, Gichtmittel (Sulfinpyrazon), Antiepileptika, Barbiturate, Psychopharmaka (Clozapin), Starkschmerzmittel (Morphin-Präparate), Parkinsonmittel, Beruhigungs- und Schlafmittel, Wurmmittel, Augentropfen und -salben
Bewußtlosigkeit, kurze (Synkope)		Mittel gegen Übelkeit und Erbrechen, Appetithemmer, Abführmittel (Phenolphthalein), Blutdruck- und Blutfettsenker, Blutgerinnungshemmer (Dipyridamol), Mittel gegen Herzrhythmusstörungen (Propafenon), Nitro-Präparate, Akne- und Hautmittel (Vitamin-A-Säure), Schilddrüsenhormone, Kortison-Präparate, Antivirenmittel, Antibiotika, Hepatitis-B-Impfstoff, Rheumamittel, Muskelrelaxantien, Psychopharmaka (Fluvoxamin, Clozapin), Barbiturate, Antiepileptika, Starkschmerzmittel (Pentazocin), Schlafmittel, Malariamittel (Mefloquin), Antiallergika, Mittel zur Bronchienerweiterung, Augentropfen und -salben
Bewußtseinsstörungen		Mittel gegen Übelkeit und Erbrechen, Mittel gegen Magengeschwüre (Cimetidin), Appetithemmer, Vitamin-D-Präparate, Mittel gegen Herzrhythmusstörungen (Mexiletin), Antibiotika, Psychopharmaka, Barbiturate Starkschmerzmittel, Beruhigungs- und Schlafmittel (Chloralhydrat), Antiallergika
Blähungen (Meteorismus)		Antidiabetika (Acarbose, Guarmehl), Appetithemmer (Fenfluramin), Gallensteinauflöser (Chenodeoxycholsäure), Mittel gegen Magengeschwüre (Misoprostol, Omeprazol), Kalium-Präparate, Magen- und Darmmittel (Olsalazin), Laktilol in Abführmittel und Leber-Therapeutika und Laktulose, Vitamin-E-Präparate, Blutfettsenker (Lovastatin), Mittel gegen Herzrhythmusstörungen (Disopyramid), Blutdrucksenker (Nifedipin), Akne- und Hautmittel (Vitamin-A-Säure), Antivirenmittel (Zidovudin), Antibiotika, Rheumamittel, Schmerzmittel (Ibuprofen), Psychopharmaka (Antidepressiva), Parkinsonmittel (Levodopa), zuviele verschiedene Nahrungsarten durcheinander gegessen. Gilt nicht für Rohkost.

Blasenkrebs	gefärbte Angelwürmer in gefangenen Fischen, Arbeit in Gummi-, Farben-, Kunststoffbetrieben, Druckereien und Bergbau, als Lastwagenfahrer, durch Schlechtkost	998 (4)
Blasenreizung	Anabolika, Sexualhormone (Androgene), Behandlung von Harnwegsinfekten (Methenamin) , Krankenhausaufenthalt	
Blinddarmentzündung	Blutfettsenker (Gemfibrozil), kurz nach Entfernung der Mandeln, Fleischessen	
Blindheit	Antivirenmittel, Dauerbehandlung mit Antibiotika und TBC-Mittel, Psychopharmaka (Lithium-Präparate), Barbiturate, Migränemittel, Röntgenaufnahmen des Wirbelkanals infolge Einspritzung von Jodkontrastmitteln, Sauerstofftherapie	
Blut, Anstieg pH-Wert	Mittel gegen Magengeschwüre (Carbenoxolon), Rheumamittel, harntreibende Mittel, Kortison-Präparate	
Blut - Senkung des pH-Wertes	Blutgerinnungshemmer (Heparin-Präparate, Aspirin), harntreibende Mittel, Antivirenmittel (Foscarnet), Antibiotika (Ciprofloxacin), TBC-Mittel (Isoniazid), krebshemmende Mittel (Ifosfamid), Schmerzmittel (Aspirin)	
Blutbildveränderung, allergische (Agranulozytose)	Antidiabetika, Mittel gegen Übelkeit und Erbrechen, Magen- und Darmmittel (Sulfaguanol), Mittel gegen Magengeschwüre (Omeprazol), Herzrhythmusstörungen (Aprindin), Blutdrucksenker, harntreibende Mittel, durchblutungsfördernde Mittel (Tolazolin), Hemmer der Schilddrüsenfunktion, Antibiotika (Penicilline), Rheumamittel (Gold-Salze), Gichtmittel (Allopurinol), Schmerzmittel (Metamizol), Psychopharmaka (Clozapin, Phenothiazine), Parkinsonmittel (Levodopa), Beruhigungs-Schlafmittel	
Blutdruckabfall	Vitamin-B-Präparate, Abführmittel, Mittel gegen Übelkeit und Erbrechen, Appetithemmer, Mittel gegen Magengeschwüre, Kalium-, Eisen- und Magnesium-Präparate, Krampflöser, Blutgerinnungshemmer, Blutdruck- und Blutfettsenker, Mittel gegen Herzrhythmusstörungen, harntreibende Mittel, durchblutungsfördernde Mittel, Nitro-Präparate, Mittel gegen Pilzinfektionen (Terconazol), Behandlung von Harnwegsinfekten (Norfloxacin), Antivirenmittel, Antibiotika, Immunglobuline, Tetanus-Impfstoff, TBC-Mittel (Rifampicin), krebshemmende Mittel, Rheumamittel, Muskelrelaxantien (Baclofen), Schmerzmittel (Ibuprofen, Paracetamol - auch für Kinder), Psychopharmaka, Barbiturate, Antiepileptika, Parkinsonmittel (Amantadin, Bromocriptin), Migränemittel, Beruhigungs- und Schlafmittel, Malariamittel (Chinin), Antiallergika, Asthma-Dosieraerosole, Mittel zur Bronchienerweiterung, Erkältungsmittel, Augentropfen und -salben, Quecksilberpräparate	
Blutdruckkrise	Appetithemmer (Norephedrin)	
Blutdrucksteigerung	Appetithemmer, Blutgerinnungshemmer (Heparin-Präparate), Mittel gegen Durchfall (Loperamid), Mittel gegen Übelkeit und Erbrechen, Magen- und Darmmittel (Sulfasalazin), Abführmittel (Glaubersalz), Vitamin-D-Präparate, Mittel gegen Herzrhythmusstörungen, Kreislaufmittel (Adrenalin), Blutdrucksenker, Nitro-Präparate, die (Mini-) Pille, Sexualhormone (Gestagene, Östrogene), Kortison-Präparate, Antibiotika, Mittel gegen Pilzinfektionen (Ketoconazol), Antivirenmittel (Ganciclovir), krebshemmende Mittel, Interferone, Rheumamittel (Tolmetin), Muskelrelaxantien, Schmerzmittel (Ibuprofen), Migränemittel, Psychopharmaka, Antiepileptika, Beruhigungs- und Schlafmittel, Antiallergika, Erkältungsmittel, Augentropfen und -salben, Immunsuppressiva (Ciclosporin A), bei 30- 70jährigen allein durch Leben in einer Großstadt, Zivilisationskost, tierische Fette, Milch, Kaffee	
Bluterkrankung (Anämie)	Vitamin-D-Präparate, Insuline, Mittel gegen Übelkeit und Erbrechen, Mittel gegen Magengeschwüre (Omeprazol), Abführmittel, Kortison-Präparate, Blutdruck- und Blutfettsenker, Mittel gegen Herzrhythmusstörungen, harntreibende Mittel, Akne- und Hautmittel (Vitamin-A-Säure), Antibiotika, Mittel gegen Pilzinfektionen, Antivirenmittel (Foscarnet, Zidovudin), krebshemmende Mittel, Interferone, Rheumamittel, Gichtmittel, Schmerzmittel (Aspirin, Ibuprofen), Psychopharmaka, Antiepileptika, Beruhigungs- und Schlafmittel, Wurmmittel (Mebendazol), Malariamittel, Augentropfen und -salben, Immunsuppressiva (Ciclosporin A), Entfernen von Magen- und Darmteilen nach Operation, ACTH, Einläufe, Lakritzeinnahme (echt), Traubenzuckerinfusionen, Milch	
Blutpropfbildung (Thrombose)	Insuline, Blutdruck- und Blutfettsenker, Blutgerinnungshemmer (Heparin-Präparate), harntreibende Mittel, Akne- und Hautmittel (Vitamin-A-Säure), die Pille, Sexualhormone (Östrogen), Kortison-Präparate, Antivirenmittel (Foscarnet), TBC-Mittel (Rifampicin), Antibiotika, Muskelrelaxantien, Antiepileptika, Beruhigungs- und Schlafmittel, Augentropfen und -salben, Sulfonamide, Noradrenalin, Röntgenstrahlen, ACTH, Einspritzung von Röntgen-Kontrastmittel, Infusionslösungen	
Blutung, allgemein	Blutgerinnungshemmer (Fibrinolytika, Heparin-Präparate), Antivirenmittel (Ganclicovir), Antibiotika (Gyrasehemmer), krebshemmende Mittel, Rheumamittel, Schmerzmittel (Aspirin), Salizylate	
Blutung, gynäkologische	harntreib. Mittel, die Minipille, Sexualhormone (Gestagene, Östrogene), Migräne- u. Rheumamittel, Antiepileptika, Lytostatika	
Blutvergiftung (Sepsis)	Mittel gegen Herzrhythmusstörungen (Procainamid), Antivirenmittel, Antibiotika (Mitoxantron), Schmerzmittel (Metamizol), Krankenhausaufenthalt	
Bronchitis	Blutdrucksenker, Jod-Präparate, Antibiotika, Antivirenmittel, Rheumamittel, Schmerzmittel, Psychopharmaka, Schlafmittel, Malariamittel (Mefloquin), Erkältungsmittel, Rauchen	
Brustbildung, weibliche	Mittel gegen Übelkeit und Erbrechen, Blutdrucksenker, harntreibende Mittel, Herzmittel, die Pille, Sexualhormone (Östrogene), Rheumamittel, Psychopharmaka,	
Brustdrüsensekretion (Galaktorrhoe)	Mittel gegen Übelkeit und Erbrechen, die (Mini-) Pille, Sexualhormone (Gestagene, Östrogene), Psychopharmaka, Antiepileptika, Beruhigungs- und Schlafmittel, Antiallergika	
Brustdrüsenvergrößerung beim Mann (Gynäkomastie)	Anabolika, Mittel gegen Übelkeit und Erbrechen, Appetithemmer (Amfepramon), Vitamin-E-Präparate, Mittel gegen Herzrhythmusstörungen (Mexiletin), Blutdrucksenker, Herzmittel, Akne- und Hautmittel (Vitamin-A-Säure), Sexualhormone (Androgene, Östrogene), Interferone, Rheumamittel, Psychopharmaka, Antiepileptika, Antiallergika (Promethazin), Immunsuppressiva (Ciclosporin A)	
Brustkrebs	harntreibende Mittel, die Pille, häufiger bei Frauen ohne Kinder oder bei Müttern, die nicht gestillt haben, Mandelentfernung, besonders durch tierische Fette, Milch, Eier, Schlechtkost, Kaffee, Rauchen	
Darmentzündung (Kolitis)	Magen- und Darmmittel (Sulfasalazin), Blutfettsenker (Gemfibrozil), Blutgerinnungshemmer (Aspirin), Blutdrucksenker (Betarezeptorenblocker), Akne- und Hautmittel (Clindamycin), Sexualhormone (Östrogene), Antibiotika (Cephalosporine), Rheumamittel, Schmerzmittel (Aspirin, Ibuprofen), Abführmittel (auch Sennesschoten und -blätter)	
Darmverschluß (Ileus)	Mittel gegen Magengeschwüre, Mittel gegen Durchfall (Loperamid), Blutdrucksenker, harntreibende Mittel, Rheumamittel, Schmerzmittel (Ibuprofen), Psychopharmaka (Neuroleptika), Quecksilberpräparate,	
Delirium	Mittel gegen Übelkeit und Erbrechen, Krampflöser, Mittel gegen Magengeschwüre, Blutgerinnungshemmer (Aspirin), Mittel gegen Herzrhythmusstörungen (Chinidin), Blutdrucksenker (Atenolol), Herzmittel, Rheumamittel, Muskelrelaxantien, (Stark-) Schmerzmittel , Antiepileptika, Barbiturate, Psychopharmaka, Migränemittel (Clonidin), Parkinsonmittel, Beruhigungs- und Schlafmittel, Malariamittel (Chinin, Mefloquin), Antiallergika (Promethazin), Augentropfen und -salben (Atropin)	
Depressionen	Anabolika, Mittel gegen Durchfall, Mittel gegen Übelkeit u. Erbrechen (Flunarizin), Appetithemmer, Insuline, Mittel gegen Magengeschwüre, Krampflöser, Vitamin-D-Präparate, Mittel gegen Herzrhythmusstörungen, Blutdruck- und Blutfettsenker, Herzmittel, harntreibende Mittel, Akne- u. Hautmittel (Vitamin-A-Säure), die (Mini-) Pille, Sexualhormone (Androgene, Gestagene, Östrogene), Kortison-Präparate, Antivirenmittel, Antibiotika, FSME-Impfstoff, krebshemmende Mittel, Interferone, Rheumamittel, Muskelrelaxantien, Schmerzmittel, Psychopharmaka, Antiepileptika, Parkinsonmittel, Beruhigungs- u. Schlafmittel, Antiallergika,	

		Mittel zur Bronchienerweiterung, Augentropfen und -salben, Kaffeegenuß Herzoperationen bei 50 % Patienten, Vitaminmangel, zu langer Verbleib in Wohnungen, Eierstock- oder Gebärmutterentfernung, Nierendialyse, Krankenhausaufenthalt
	Doppeltsehen	Mittel gegen Übelkeit, Mittel gegen Magengeschwüre, Vitamin-A-Präparate, Mittel gegen Herzrhythmusstörungen (Flecainidazetat, Chinin), Blutfettsenker (Lovastatin), Herzmittel, Akne- und Hautmittel (Vitamin-A-Säure), die (Mini-) Pille, Sexualhormone (Gestagene), Mittel gegen Pilzinfektionen (Amphotericin B), Antibiotika (Gyrasehemmer), FSME-Impfstoff, Rheumamittel, Muskelrelaxantien, Antiepileptika (Vigabatrin), Barbiturate, Migränemittel, Parkinsonmittel (Levodopa), Beruhigungs- und Schlafmittel, Malariamittel (Chinin), Antiallergika, Augentropfen und -salben
	Durchblutungsstörungen der Extremitäten	Mittel gegen Herzrhythmusstörungen (Phenytoin), Blutdrucksenker (Betarezeptorenblocker), Antiepileptika (Phenytoin), Migränemittel (Lisurid, Ergotamin), Parkinsonmittel (Bromocriptin, Lisurid)
	Durchfall (Diarrhoe)	Anabolika, Antidiabetika, Mittel gegen Übelkeit und Erbrechen Metoclopramid, Ondansetron), Appetithemmer (Fenfluramin), Gallensteinauflöser (Chenodeoxycholsäure), Magen- und Darmmittel (Famotidin), Laktitol in Abführmittel und Leber-Therapeutika, Eisen-, Magnesium- und Kalium-Präparate, Mittel gegen Magengeschwüre (Misoprostol), Vitamin-Präparate, Mittel gegen Herzrhythmusstörungen (Mexiletin), Blutdruck- und Blutfettsenker, Blutgerinnungshemmer, harntreibende Mittel, Nitro-Präparate, Akne- und Hautmittel (Vitamin-A-Säure), die Minipille, Sexualhormone (Androgene, Gestagene), Jod-Präparate, Antivirenmittel (Foscarnet), Antibiotika, Hepatitis-B-Impfstoff, TBC-Mittel, krebshemmende Mittel, Interferone, Rheumamittel (Auranofin), Muskelrelaxantien, Gichtmittel (Allopurinol), Schmerzmittel, Psychopharmaka, Antiepileptika, Migränemittel, Malariamittel, Beruhigungs- und Schlafmittel, Wurmmittel, Antiallergika, Mittel zur Bronchienerweiterung, Erkältungsmittel, Augentropfen und -salben, Immunsuppressiva (Ciclosporin A), Arsenpräparate, Magenoperation,
	Eisenmangel	Salicylsäure (Ausgangsstoff vieler Arzneimittel) und Glucokortikoide, Krankenhausaufenthalt
	Ejakulationsstörungen	Mittel geg. Übelkeit u. Erbrechen, Blutdrucksenker (Guanethidin), Sexualhormone (Androgene), Prostatamittel, Rheumamittel (Naproxen), Muskelrelaxantien, Psychopharmaka (Clomipramin, Paroxetin), Beruhigungs- u. Schlafmittel, Antiallergika
	Ekzem	Deo-Sprays, Kosmetika, Duftstoffe in Lebens- u. Reinigungsmitteln
	Embolie	Kortison-Präparate, Rheumamittel, Operation der Eileiter infolge Eindringens von Jodöl, Mittel gegen Embolien (Heparin)
	Entzündung, allgemeine	Jod-Präparate, Cholera-Impfstoff, Schmerzmittel, Blutübertragungen
	Epilepsie	Pertussis-Impfstoff, Rheumamittel, Schmerzmittel (Ibuprofen)
	Erbrechen	Anabolika, Mittel gegen Magengeschwüre, Antidiabetika, Mittel gegen Durchfall, Mittel gegen Übelkeit und Erbrechen, Mittel gegen Magengeschwüre, Abführmittel, Gallensteinauflöser (Chenodeoxycholsäure), Kalium-, Kalzium- und Eisen-Präparate, Vitamin-Präparate (A, B1, D), Leber-Therapeutika (Laktulose), Blutgerinnungshemmer (Aspirin), Mittel gegen Herzrhythmusstörungen (Amiodaron), Blutdruck- und Blutfettsenker, blutdrucksteigernde Mittel, harntreibende Mittel (Amilorid), Mittel gegen Krampfadern, Herzmittel, Nitro-Präparate, Akne- und Hautmittel (Vitamin-A-Säure), die (Mini-) Pille, Blasen- und Nierentees, Sexualhormone (Gestagene, Östrogene), Schilddrüsenhormone, Jod- und Kortison-Präparate, Hemmer der Schilddrüsenfunktion, Antibiotika, Mittel gegen Pilzinfektionen (Amphotericin B), Antivirenmittel, Immunglobuline, FSME-Impfstoff, TBC-Mittel, krebshemmende Mittel, Interferone, Rheumamittel, Muskelrelaxantien, Gichtmittel (Probenezid), Schmerzmittel (Aspirin), Psychopharmaka, Antiepileptika, Migränemittel (Ergotamin), Parkinsonmittel (Levodopa), Beruhigungs- und Schlafmittel, Wurmmittel, Antiallergika, Asthma-Dosieraerosole, Mittel zur Bronchienerweiterung, Erkältungsmittel, Augentropfen und -salben, Immunsuppressiva (Azathioprin), Chemotherapie
	Erbschäden	Durch synthetisches Vitamin C
	Erkältung	Blutfettsenker (Pravastatin), Schlechtkost, Milch, Käse
	Farbveränderung der Haut	Mittel gegen Magengeschwüre (Wismut-Präparate), Vitamin-A, Mittel gegen Herzrhythmusstörungen (Amiodaron), Blutdrucksenker, Akne- und Hautmittel (Vitamin-A-Säure), Antivirenmittel (Foscarnet, Zidovudin), TBC-Mittel (Pyrazinamid), krebshemmende Mittel (Busulfan), Rheumamittel, Psychopharmaka (Chlorpromazin), Schlafmittel (Carbromal), Malariamittel (Chloroquin), Halsschmerzmittel (Acriflaviniumchlorid)
	Farbveränd. der Nägel	Blutdrucksenker (Timolol), Antivirenmittel (Zidovudin), Augentropfen und -salben (Timolol), Krankenhausaufenthalt
	Farbveränd. des Stuhls	Mittel gegen Magengeschwüre (Wismut-Präparate), Eisen-Präparate, TBC-Mittel (Rifampicin), Rheumamittel
	Farbveränderung des Urins	Mittel gegen Übelkeit und Erbrechen, Gallensteinauflöser (Piprozolin), Magen- und Darmmittel (Sulfasalazin), Abführmittel, Antibiotika (Metronidazol), TBC-Mittel (Rifampicin), Muskelrelaxantien (Methocarbamol), Schmerzmittel (Nefopam), Psychopharmaka (Neuroleptika), Parkinsonmittel (Levodopa), Antiallergika (Promethazin)
	Fettdurchfall	Magen- und Darmmittel, Antibiotika, Rheumamittel, Magenoperation
	Fettembolie Fettsucht	Gefäßverletzung bei Rückenmarkpunktion, Krankenhausaufenthalt, Kortison-Präparate, Sexualhormone, die Pille
	Fieber	Antidiabetika, Insuline, Mittel gegen Übelkeit und Erbrechen, Mittel gegen Magengeschwüre, Magen- und Darmmittel, Krampflöser, Vitamin-Präparate (A, B, D), Eisen-Präparate, Blutgerinnungshemmer, Mittel gegen Herzrhythmusstörungen, Blutdruck- und Blutfettsenker, Mittel gegen Krampfadern, harntreibende Mittel, Akne- und Hautmittel (Vitamin-A-Säure), die Minipille, Sexualhormone (Gestagene, Östrogene), Behandlung von Harnwegsinfekten, Jod-Präparate, Schilddrüsenhormone, Hemmer der Schilddrüsenfunktion, Antibiotika, Mittel gegen Pilzinfektionen, Antivirenmittel (Foscarnet, Zidovudin), Immunglobuline, Impfstoffe (Grippe-, Hepatitis-B-, Masern-), TBC-Mittel, krebshemmende Mittel, Interferone, Rheumamittel, Gichtmittel, Schmerzmittel (Aspirin, Ibuprofen), Psychopharmaka, Antiepileptika, Barbiturate, Parkinsonmittel, Schlafmittel, Wurmmittel, Malariamittel, Mittel zur Bronchienerweiterung, Erkältungsmittel (Ambroxol), Augentropfen und -salben, Immunsuppressiva (Ciclosporin A)
	Furunkulose	Anabolika
	Gallenblaseentzündung	Gallensteinauflöser (Ursodeoxycholsäure), Blutfettsenker (Anionenaustauschharze), Antibiotika (Erythromycin)
	Gallensteinleiden	Mittel gegen Übelkeit und Erbrechen (Promethazin), Blutfettsenker (Anionenaustauschharze), Psychopharmaka (Neuroleptika)
	Gallenwegeentzündung	Gichtmittel (Allopurinol)
	Gangstörung	Mittel geg. Magengeschwüre (Wismut-Präparate), Mittel geg. Herzrhythmusstörungen (Tocainid), Blutdrucksenker (Diltiazem, Perhexilin), durchblutungsfördernde Mittel (Cinnarizin), Impfstoffe (Mumps-, Röteln-), Antiepileptika, Barbiturate, Malariamittel
	Gebärmutterkörperkrebs	Sexualhormone (Östrogene)
	Gebeugte Haltung	Antiallergika, Psychopharmaka (Chlorprothixen), Blutdrucksenker (Reserpin)
	Gedächtnisstörungen	Mittel gegen Übelkeit und Erbrechen (Scopolamin), Krampflöser, Blutdruck- und Blutfettsenker, Mittel gegen Herzrhythmusstörungen, blutdrucksteigernde Mittel (Adrenalin), TBC-Mittel, Pilzinfektionen (Ketoconazol), Muskelrelaxantien, Psychopharmaka, Parkinsonmittel, Antiepileptika, Beruhigungs-Schlafmittel (Triazolam), Wurmmittel (Piperazine), Augentropfen und -salben, Vitamin-Mangel, Mittel gegen Herzrhythmusstörungen, Herzmittel, Akne- und Hautmittel (Vitamin-A-Säure), Antivirenmittel (Ganciclovir

Gefäßentzündung (Angiitis)	Antidiabetika, Mittel gegen Magengeschwüre (Cimetidin), Magen- und Darmmittel (Sulfasalazin), Blutgerinnungshemmer, Blutdruck- und Blutfettsenker, Mittel gegen Herzrhythmusstörungen, harntreibende Mittel, Akne- und Hautmittel (Vitamin-A-Säure), Behandlung von Harnwegsinfekten, Kortison-Präparate, Antibiotika, Antivirenmittel (Zidovudin), Tetanus-Impfstoff, TBC-Mittel, Schmerzmittel (Aspirin), Rheumamittel, Antiepileptika, Psychopharmaka (Antidepressiva), Gichtmittel (Allopurinol), Malariamittel (Chinin), Augentropfen und -salben
Gehirnentzündung	FSME-Impfstoff, Rheumamittel (Gold-Präparate)
Gehirnschädigungen	Antibiotika-Schock (Penicillin), Herzversagen, durch Impfung gegen Keuchhusten, Starrkrampf und Diphterie. Sogar Spuren von Verbrennungsstoffe können Gehirn- und Nervensystem bei sensiblen Menschen nachweislich stark beeinträchtigen
Gelbsucht (Ikterus)	Anabolika, Antidiabetika, Mittel gegen Magengeschwüre (Cimetidin, Omeprazol), Leber-Therapeutika (Tiopronin), Blutfettsenker, Mittel gegen Herzrhythmusstörungen, harntreibende Mittel, die (Mini-) Pille, Sexualhormone (Gestagene, Östrogene), Behandlung von Harnwegsinfekten mit Nalidixinsäure, Hemmer der Schilddrüsenfunktion, Antibiotika, Mittel gegen Pilzinfektionen, Antivirenmittel (Zidovudin), krebshemmende Mittel, Schmerzmittel, Rheumamittel, Psychopharmaka, Antiepileptika, Barbiturate, Beruhigungs- und Schlafmittel, Augentropfen und -salben, Gallenkontrastmittel
Gelenkentzündung (Arthritis)	Mittel gegen Herzrhythmusstörungen (Procainamid), Blutdruck- und Blutfettsenker, Akne- und Hautmittel (Vitamin-A-Säure), Hemmer der Schilddrüsenfunktion, Röteln-Impfstoff, TBC-Mittel (Isoniazid), Malariamittel (Mefloquin), Meniskusoperation, Zivilisationskost
Gelenkschmerzen (Arthralgie)	Antidiabetika, Mittel gegen Magengeschwüre, Magen- und Darmmittel (Mesalazin), Vitamin-Präparate (A, D), Eisen-Präparate, Blutgerinnungshemmer (Heparin-Präparate), Blutdruck- und Blutfettsenker, Mittel gegen Herzrhythmusstörungen, harntreibende Mittel (Metolazon), Akne- und Hautmittel (Vitamin-A-Säure), Behandlung von Harnwegsinfekten, Jod-Präparate, Hemmer der Schilddrüsenfunktion, Antibiotika, Röteln-Impfstoff, Antivirenmittel, TBC-Mittel, krebshemmende Mittel (Interferone), Rheumamittel, Muskelrelaxantien, Schmerzmittel (Ketorolac), Psychopharmaka (Antidepressiva), Antiepileptika, Barbiturate, Schlafmittel, Malariamittel (Chinin, Mefloquin), Antiallergika (Astemizol), Cromoglizinsäure in Asthma-Dosieraerosole und Erkältungsmittel
Geruchssinn, Störung	Hemmer der Schilddrüsenfunktion, Antibiotika (Gyrasehemmer), FSME-Impfstoff, Rheumamittel (Flurbiprofen), Schlafmittel (Triazolam), Asthma-Dosieraersole, Nasenmittel
Geschmackssinn, Störung	Antidiabetika, Mittel gegen Übelkeit und Erbrechen, Appetithemmer, Gallensteinauflöser (Ursodeoxycholsäure), Magen- und Darmmittel (Sulfasalazin), Kalzium-Präparate, Leber-Therapeutika (Tiopronin), Krampflöser, Vitamin-D-Präparate, Blutfettsenker, Mittel gegen Herzrhythmusstörungen (Propafenon), Blutdrucksenker (Captopril), harntreibende Mittel, Herzmittel, Akne- und Hautmittel (Vitamin-A-Säure), Schilddrüsenhormone, Jod-Präparate, Hemmer der Schilddrüsenfunktion, Antibiotika, Antivirenmittel (Zidovudin), krebshemmende Mittel, Interferone, Rheumamittel (Gold-Präparate), Muskelrelaxantien, Gichtmittel (Allopurinol), Psychopharmaka, Parkinsonmittel (Levodopa), Schlafmittel (Zopiclon), Wurmmittel (Niclosamid), Antiallergika (Promethazin), Asthma-Dosieraerosole (Nedocromil), Mittel zur Bronchienerweiterung, Erkältungsmittel, Augentropfen und -salben
Geschwüre im Magen-Darm-Trakt	Mittel gegen Übelkeit und Erbrechen (Betahistin), Kalium-Präparate, Blutgerinnungshemmer (Aspirin), Blutdrucksenker, Kortison-Präparate, krebshemmende Mittel, Rheumamittel, Schmerzmittel (Aspirin), Mittel zur Bronchienerweiterung, Psychopharmaka (Reserpin), Antiepileptika, Injektionen von Kontrastmitteln, seelische Fehlbehandlungen
Gewichtsverlust	Antidiabetika (Acarbose), Abführmittel, Leber-Therapeutika, Krampflöser, Vitamin-D-Präparate, Blutdruck- und Blutfettsenker, Akne- und Hautmittel (Vitamin-A-Säure), die (Mini-) Pille, Sexualhormone (Gestagene, Östrogene), Schilddrüsenhormone, Antibiotika, Antivirenmittel, krebshemmende Mittel, Interferone, Rheumamittel, Psychopharmaka, Antiepileptika, Parkinsonmittel, Malariamittel, Augentropfen- und Salben (Azetazolamid), Krankenhausaufenthalt
Gichtanfall	harntreibende Mittel, Harnsäureanstieg im Blut, bedingt durch Salizylate, TBC-Mittel (Pyrazinamid), Schlechtkost
Gleichgewichtsstörung	Mittel gegen Herzrhythmusstörungen (Felcainidazetat), Blutdrucksenker (Enalapril, Fosinopril), Rheumamittel, Psychopharmaka (Trazodon), Schmerzmittel (Diflunisal), Schlafmittel, Mittel zur Bronchienerweiterung (Ketotifen)
Grauer Star (Katarakt)	Kortison-Präparate, Mittel gegen Herzrhythmusstörungen (Phenytoin), Blutdrucksenker (Diazoxid), Akne- u. Hautmittel (Vitamin-A-Säure), Antiepileptika (Carbamazepin), Psychopharmaka (Neuroleptika), Wurmmittel (Piperazine), bei Langzeiteinnahme: Mittel gegen Übelkeit und Erbrechen, Blutfettsenker, Augentropfen und -salben (Promethazin, Ecothiopatjodid), Schlechtkost, Milch
Haarausfall (Alopezie)	Anabolika, Appetithemmer, Mittel gegen Magengeschwüre (Omeprazol), Leber-Therapeutika, Akne- und Hautmittel (Vitamin-A-Säure), Blutgerinnungshemmer (Heparin-Präparate), Blutdruck- und Blutfettsenker, Herzmittel, die (Mini-) Pille, Sexualhormone (Androgene, Gestagene, Östrogene), Schilddrüsenhormone, Hemmer der Schilddrüsenfunktion, Antibiotika, Antivirenmittel, krebshemmende Mittel, Interferone, Rheumamittel, Gichtmittel (Allopurinol), Muskelrelaxantien, Schmerzmittel (Ibuprofen), Psychopharmaka, Parkinsonmittel, Schlafmittel, Wurmmittel, Antiallergika, Asthma-Dosieraerosole, Mittel zur Bronchienerweiterung, Augentropfen- u. Salben, (Timolol), Pflanzenschutzmittel
Hämorrhoiden	Magen- und Darmmittel (Mesalazin), Blutfettsenker (Anionenaustauschharze), Zivilisationskost
Halluzinationen	Anabolika, Mittel gegen Übelkeit und Erbrechen (Scopolamin), Mittel gegen Magengeschwüre, Krampflöser, Mittel gegen Herzrhythmusstörungen, Blutdrucksenker, Herzmittel, die Pille, Antibiotika, Mittel gegen Pilzinfektionen, Antivirenmittel (Foscarnet), TBC-Mittel (Ethambutol), krebshemmende Mittel, Rheumamittel, Muskelrelaxantien, Schmerzmittel (Ibuprofen), Antiepileptika (Vigabatrin), Barbiturate, Psychopharmaka, Parkinsonmittel (Amantadin), Schlafmittel, Wurmmittel (Piperazine), Malariamittel (Mefloquin), Antiallergika, Erkältungsmittel, Augentropfen und -salben, Immunsuppressiva (Ciclosporin A)
Halsschmerzen	Magen- und Darmmittel (Sulfaguanol), Akne- und Hautmittel (Vitamin-A-Säure), Aknemittel (Clindamycin), Antibiotika, Rheumamittel, Psychopharmaka (Antidepressiva), Antiepileptika, Beruhigungsmittel (Buspiron), Asthma-Dosieraerosole, Nasenmittel
Harnsäureanstieg im Blut (Hyperurikämie)	Mittel gegen Magengeschwüre (Nizatidin), Blutdruck- und Blutfettsenker, Aspirin in Blutgerinnungshemmer, Rheumamittel und Schmerzmittel (in niedriger Dosierung bei Gicht-Patienten), harntreibende Mittel, durchblutungsfördernde Mittel, Akne- und Hautmittel (Vitamin-A-Säure), Antibiotika (Penicillin), TBC-Mittel, krebshemmende Mittel, Rheumamittel (Carbasalat, Flurbiprofen), Schmerzmittel (Carbasalat), Parkinsonmittel (Levodopa), Augentropfen und -salben
Harnvergiftung	Vitamin-D-Präparate, Antivirenmittel, Rheuma- und Schmerzmittel (Ibuprofen), Gichtmittel (Allopurinol)
Harnverhaltung	Krampflöser, Mittel gegen Magengeschwüre (Pirenzipin), Mittel gegen Herzrhythmusstörungen (Disopyramid), Blutdrucksenker, harntreibende Mittel, Antivirenmittel, Rheumamittel, Muskelrelaxantien, Parkinsonmittel, Schlafmittel, Antiallergika, Mittel zur Bronchienerweiterung, Erkältungsmittel (Kodein-Präparate), Augentropfen und -salben (Timolol)
Harnwegentzündung	Mittel gegen Magengeschwüre (Omeprazol), Blutdrucksenker, Antivirenmittel, Rheumamittel (Flurbiprofen), Psychopharmaka, Krankenhausaufenthalt
Hautausschläge (Exanthema)	Insuline, Mittel gegen Übelkeit und Erbrechen, Appetithemmer, Gallensteinauflöser, Krampflöser, Mittel gegen Magengeschwüre, Eisen-Präparate, Vitamin-Präparate (B1, B12, B6), Blutgerinnungshemmer, Blutdruck- und Blutfettsenker, Mittel gegen Herzrhythmusstörungen, Herzmittel, harntreibende Mittel, Mittel gegen Krampfadern, Akne- und Hautmittel (Vitamin-A-Säure),

	die Pille, Sexualhormone (Androgene, Östrogene), Schilddrüsenhormone, Kortison-Präparate, Hemmer der Schilddrüsenfunktion, Antibiotika, Mittel gegen Pilzinfektionen (Fluconazol), Antivirenmittel (Zidovudin), Impfstoffe (Cholera-, Windpocken-), TBC-Mittel, krebshemmende Mittel, Interferone, Rheumamittel (Auranofin, Gold-Präparate), Muskelrelaxantien, Gichtmittel, Schmerzmittel (Ibuprofen), Psychopharmaka, Parkinsonmittel, Beruhigungs- und Schlafmittel, Wurmmittel, Antiallergika, Erkältungsmittel, Augentropfen und -salben, Computerarbeiten, Schlechtkost, Milch, Fleisch, tierische Produkte, Zucker
Hautblutungen (Purpura)	Mittel gegen Übelkeit und Erbrechen, Magen- und Darmmittel, Vitamin B1, Blutfettsenker (Lovastatin), Blutgerinnungshemmer, Blutdrucksenker, Akne- und Hautmittel (Vitamin-A-Säure), Hemmer der Schilddrüsenfunktion (Methylthiouracil), Antibiotika, TBC-Mittel, Rheumamittel (Naproxen), Gichtmittel (Allopurinol), Schmerzmittel (Aspirin, Ibuprofen), Antiepileptika (Carbamazepin), Psychopharmaka, Schlafmittel (Carbromal), Beruhigungsmittel (Meprobamat), Antiallergika (Promethazin)
Hautentzündung (Dermatitis)	Abführmittel, Vitamin-E-Präparate, Blutdruck- und Blutfettsenker, Akne- und Hautmittel (Vitamin-A-Säure), Antiallergika, Mittel geg. Herzrhythmusstörungen, Mittel geg. Schuppenflechte, Sexualhormone (Östrogene), Hemmer d. Schilddrüsenfunktion, Antibiotika, Antivirenmittel, TBC-Mittel, krebshemmende Mittel, Interferone, Rheumamittel, Schmerzmittel (Ibuprofen), Beruhigungs- u. Schlafmittel, Malariamittel, Asthma-Dosieraerosole, Mittel z. Bronchialerweiterung, Augentropfen u. -salben, Zivilisationskost
Hauterkrankung (ekzematöse Exanthema)	Blutdrucksenker, Akne- und Hautmittel (Vitamin-A-Säure), Antibiotika, Antivirenmittel, Rheumamittel, Psychopharmaka (Lithium-Salze), Malariamittel, TBC-Mittel, Schlafmittel, Antiallergika, Arsen-Präparate
Hautreaktion, allergische	Antidiabetika, Mittel gegen Übelkeit und Erbrechen, Magen- und Darmmittel, Abführmittel (Phenolphthalein), Krampflöser (Dicycloverin), Mittel gegen Magengeschwüre (Pirenzepin), Vitamin-B-Präparate, Blutdruck- und Blutfettsenker, Mittel gegen Herzrhythmusstörungen, Mittel gegen Krampfadern, harntreibende Mittel, durchblutungsfördernde Mittel, Nitro-Präparate, Akne- und Hautmittel, die (Mini-) Pille, Sexualhormone (Androgene, Gestagene), Behandlung von Harnwegsinfekten, Jod- und Kortison-Präparate, Hemmer der Schilddrüsenfunktion, Antibiotika, Immunglobine, Impfstoffe (FSME-, Mumps-, Tetanus-), krebshemmende Mittel, Rheumamittel, Muskelrelaxantien, Gichtmittel, (Stark-) Schmerzmittel, Psychopharmaka, Antiepileptika, Barbiturate, Migränemittel, Parkinsonmittel, Beruhigungs- und Schlafmittel, Wurmmittel, Malariamittel, Antiallergika, Hustenmittel (Kaliumjodid), Augentropfen und -salben, Fast food, Milch, tierische Produkte
Hautreizung (Erythem)	Antidiabetika, Mittel gegen Übelkeit und Erbrechen, Magen- und Darmmittel, Appetithemmer (Amfepramon), Mittel gegen Magengeschwüre, Abführmittel (Phenolphthalein), Krampflöser (Dicycloverin), Mittel gegen Magengeschwüre (Pirenzepin), Vitamin-B-Präparate, Blutgerinnungshemmer, Blutdruck- und Blutfettsenker, Mittel gegen Herzrhythmusstörungen, Mittel gegen Krampfadern, durchblutungsfördernde Mittel, Herzmittel, Nitro-Präparate, Akne- und Hautmittel (Vitamin-A-Präparate, Econazol), Sexualhormone (Östrogene), Kortison-Präparate, Antibiotika, Antivirenmittel (Aciclovir), Immunglobine, Impfstoffe (Hepatitis-B-, Tollwut-), krebshemmende Mittel, Rheumamittel, Muskelrelaxantien, Gichtmittel, Schmerzmittel, Psychopharmaka, Antiepileptika, Barbiturate, Parkinsonmittel, Beruhigungsmittel, Krätze- und Läusemittel, Malariamittel, Antiallergika, Mittel zur Bronchienerweiterung (Ipratropiumbromid), Hustenmittel (Bromhexin), Augentropfen und -salben
Herzfrequenz, gesteigerte (Tachykardie)	Antidiabetika, Mittel gegen Durchfall, Mittel gegen Übelkeit und Erbrechen, Appetithemmer, Mittel gegen Magengeschwüre, Kalzium-Präparate, Krampflöser, Vitamin-Präparate (A, B1), Mittel gegen Herzrhythmusstörungen (Tocainid), Blutdrucksenker, blutdrucksteigernde Mittel (Dobutamin, Dopamin), Mittel gegen Krampfadern (Tribenosid), Nitro-Präparate, Akne- und Hautmittel (Vitamin-A-Säure), Prostatamittel, Schilddrüsenhormone, Jod-Präparate, Antibiotika, Antivirenmittel (Ganciclovir), Tetanus-Impfstoff, krebshemmende Mittel, Rheumamittel (Fenoprofen), Muskelrelaxantien, Schmerzmittel (Ibuprofen, Nefopam), Antiepileptika, Psychopharmaka (Clozapin), Starkschmerzmittel, Parkinsonmittel, Beruhigungs- und Schlafmittel, Wurmmittel, Malariamittel (Mefloquin), Antiallergika, Asthma-Dosieraerosole, Mittel zur Bronchienerweiterung, Erkältungsmittel, Augentropfen und -salben
Herzfrequenz, verminderte (Bradykardie)	Mittel gegen Übelkeit u. Erbrechen, Mineralverbindungen (Kalzium-, Magnesium-Präparate), Blutgerinnungshemmer (Fibrinolytika), Mittel gegen Herzrhythmusstörungen, Blutdrucksenker (Diltiazem, Sotalol), Herzmittel, Nitro-Präparate, Rheumamittel, Muskelrelaxantien, Gichtmittel (Allopurinol), (Stark-) Schmerzmittel, Antiepileptika, Barbiturate, Migränemittel, Psychopharmaka, Parkinsonmittel (Bromocriptin), Malariamittel (Mefloquin), Antiallergika, Erkältungsmittel (Kodein), Augentropfen und -salben, Schlechtkost, Bewegungsmangel, Rauchen, Krankenhausaufenthalt
Herzinfarkt	Vitamin-D-Präparate, Blutdrucksenker, die Pille, Schilddrüsenhormone, Antivirenmittel, krebshemmende Mittel, Psychopharmaka, Migränemittel, Augentropfen und -salben, Milchgenuß (je höher der Milchverbrauch eines Landes, desto höher liegt die Rate an Herzattacken mit Todesfolge), Schlechtkost, Fleischverzehr, Bewegungsmangel, Rauchen
Herzkreislaufversagen	Mittel gegen Übelkeit und Erbrechen (Promemathazin), Mittel gegen Herzrhythmusstörungen (Chinin), Blutdrucksenker, Muskelrelaxantien, Starkschmerzmittel, Psychopharmaka (Neuroleptika), Schlafmittel (Clomethiazol), Antiallergika (Promethazin), Hustenmittel (Kodein), Augentropfen und -salben (Troicamid), zu wenig Bewegung
Herzmuskelinfarkt	Blutgerinnungshemmer, ärztliche Milch-Diätverordnung bei Magen- und Darmleiden, Rauchen, Schlechtkost
Herzrhythmusstörungen	Mittel gegen Übelkeit und Erbrechen, Appetithemmer, Kalium-, Kalzium- und Eisen-Präparate, Abführmittel, Krampflöser, Vitamin-D-Präparate, Blutdrucksenker, Mittel gegen Herzrhythmusstörungen (Amiodaron, Chinidin), harntreibende Mittel, durchblutungsfördernde Mittel, Herzmittel, Kortison-Präparate, Schilddrüsenhormone, Antivirenmittel, krebshemmende Mittel, Interferone, Rheumamittel, Muskelrelaxantien, Psychopharmaka, Barbiturate, Parkinsonmittel, Malariamittel, Antiallergika, Asthma-Dosieraerosole, Mittel zur Bronchienerweiterung, Augentropfen und -salben. bei Kleinkindern durch Puder, bei Erwachsenen durch Schüttelmixturen, Umschlagslösungen, Borsäure-Präparate, Kaffeegenuß, Sauerstofftherapie, Ozonbehandlung, Thymus- und Zelltherapie
Herzschäden	Abführmittel, Kalzium-Präparate, Schmerzmittel Psychopharmaka, potenzstärkende Mittel, Migränemittel, Schlafmittel, Bestrahlungen, Rauchen, homogenisierte Milch, Thymus- und Zelltherapie, Bewegungsmangel, Schlechtkost, Rauchen
Herzschwäche	Anabolika, Mittel gegen Übelkeit und Erbrechen (Promethazin), Appetithemmer (Fenfluramin), Abführmittel (Bittersalz), Vitamin-D-Präparate (Calcitrol), Mittel gegen Herzrhythmusstörungen (Felcainidazetat), Blutdrucksenker (Nifedipin, Sotalol), Sexualhormone (Androgene), krebshemmende Mittel, Rheumamittel, Schmerzmittel (Ibuprofen), Psychopharmaka, Antiepileptika (Carbamazepin), Antiallergika (Promethazin), Augentropfen und -salben
Herzversagen	Kalzium-Präparate, Mittel gegen Herzrhythmusstörungen, Blutdrucksenker (Kalziumantagonisten), Antibiotika-Schock, Antivirenmittel, Rheumamittel (Fenoprofen), Schmerzmittel (Metamizol), Mittel zur Bronchienerweiterung (Fenoterol), Augentropfen und -salben, infolge ärztlicher Geburtshilfemaßnahmen, Fehler bei der Narkotisierung
Hirnhautentzündung	Kortison-Präparate, Antibiotika, FSME-Impfstoff, Frischzellentherapie (noch fünf Jahre danach möglich)
Hirnnervenschädigung	röntgenologische Darstellung des Wirbelkanals mittels Kontrastmittel

Hitzegefühl	Mittel gegen Übelkeit und Erbrechen (Ondansetron), Kalzium-Präparate, Blutgerinnungshemmer (Dipyridamol), Mittel gegen Herzrhythmusstörungen (Lidokain), Blutdrucksenker (Nicardipin, Nifedipin), Nitro-Präparate, Schilddrüsenhormone, Immunglobuline, Parkinsonmittel (Levodopa), Mittel zur Bronchienerweiterung, Junk-food
Hodenverkleinerung	Sexualhormone (Östrogene), zur Behandlung bei Vorsteherdrüsenkrebs (Prostatakarzinom)
Hörschäden Hörsturz Hörgeräusche	Magen- und Darmmittel, Blutgerinnungshemmer (Aspirin), Mittel gegen Herzrhythmusstörungen (Chinin), Blutdrucksenker (Betarezeptorenblocker), harntreibende Mittel, Akne- und Hautmittel (Vitamin-A-Säure), die (Mini-) Pille, Sexualhormone (Gestagene), Antibiotika, Antivirenmittel, krebshemmende Mittel (Cisplatin - bei Kindern), Interferone, Rheumamittel (Fenoprofen), Schmerzmittel (Aspirin, Ibuprofen), Antiepileptika, Beruhigungs- und Schlafmittel, Malariamittel (Chinin), Sauerstoffmangel, Durchblutungsstörungen durch mangelnde Bewegung, Diabetes, Schilddrüsenleiden, Halswirbelerkrankung, Zahnfüllungen, Marbus Menière, Chemo, Malariamittel, Lärm
Hörverlust	Magen- und Darmmittel, Blutdrucksenker, harntreibende Mittel, Antibiotika-Schock, Rheumamittel, Aspirin, Diuretica, Lärm
Homosexualität	männlichen Hormonmangel der während der Schwangerschaft überlasteten Mütter
Hornhautentzündung	Hepatitis-B-Impfstoff, Augentropfen und -salben
Hornhauttrübung	Akne- und Hautmittel (Vitamin-A-Säure), Rheuma- und Malariamittel (Chloroquin), Schlechtkost
Husten	Mittel gegen Magengeschwüre (Nizatidin, Omeprazol), Blutfettsenker (Pravastatin), Mittel gegen Herzrhythmusstörungen (Ipratropiumbromid), Blutdrucksenker (ACE-Hemmer, Nifedipin), Antibiotika, Antivirenmittel, Impfstoffe (Masern-, Hepatitis-B-, Grippe-), krebshemmende Mittel, Interferone, Rheumamittel, Psychopharmaka (Fluoxetin), Wurmmittel (Piperazine), Asthma-Dosieraerosole, Mittel zur Bronchienerweiterung, Nasenmittel (Cromoglizinsäure)
hyperkinetisches Syndrom (Zappelphilipp)	Mittel gegen Übelkeit und Erbrechen, Mittel gegen Herzrhythmusstörungen (Phenytoin), Blutdrucksenker (Nicardipin, Nimodipin), Akne- und Hautmittel (Vitamin-A-Säure), Antivirenmittel (Foscarnet), Antibiotika (Lomefloxacin), Antiepileptika, Barbiturate, Psychopharmaka (Neuroleptika), Parkinsonmittel (Amantadin, Levodopa), Antiallergika, Zucker
Hysterie	Antibiotika (Ofloxacin), Vitaminmangel, Schlechtkost, Mangel an Bewegung
Immunschwäche	Blutdrucksenker, Kortison-Präparate, krebshemmende Mittel, TBC-Mittel (Rifampicin), Bestrahlungen, Operationen (selbst Blinddarmoperation!), tierische Produkte, Alkohol, Rauchen, Kaffee, Zucker
Impotenz	Anabolika, Mittel gegen Übelkeit und Erbrechen, Appetithemmer, Mittel gegen Magengeschwüre, Mittel gegen Krämpfe, Mittel gegen Herzrhythmusstörungen, Blutdruck- und Blutfettsenker, harntreibende Mittel, Sexualhormone (Androgene), Prostatamittel (Finasterid), Kortison-Präparate, Mittel gegen Pilzinfektionen (Ketoconazol), krebshemmende Mittel, Interferone, Rheumamittel (Ketoprofen), Muskelrelaxantien, Gichtmittel (Allopurinol), Psychopharmaka, Starkschmerzmittel, Parkinsonmittel, Antiallergika, Augentropfen und –salben, Viagra, mangelnder Geschlechtsverkehr
Inkontinenz, Anal	Blutdrucksenker (Prazosin), Nitro-Präparate
Inkontinenz, Urin	Mittel gegen Übelkeit und Erbrechen, Nitro-Präparate, Muskelrelaxantien (Dantrolen), Psychopharmaka (Neuroleptika), Parkinsonmittel, Antiallergika (Promethazin), Augentropfen und -salben (Ecothiopatjodid)
Juckflechte (Ekzem)	Antidiabetika, Blutfettsenker (Gemfibrozil), Blutdrucksenker, Akne- und Hautmittel (Bufexamac), Hepatitis-B-Impfstoff, Antibiotika, Rheumamittel, Gichtmittel (Allopurinol), Schmerzmittel (Aspirin), Barbiturate, Psychopharmaka (Neuroleptika), Antiallergika (Promethazin), Schlechtkost, Krankenhausaufenthalt
Juckreiz (Pruritus)	Antidiabetika, Insuline, Mittel gegen Übelkeit und Erbrechen , Gallensteinauflöser, Mittel gegen Magengeschwüre, Laktitol in Abführmittel und Leber-Therapeutika, Kalium- und Eisen-Präparate, Vitamin-Präparate, Mittel gegen Blutarmut (Folsäure), Blutgerinnungshemmer, Mittel gegen Herzrhythmusstörungen, Blutdruck- und Blutfettsenker, harntreibende Mittel, Akne- und Hautmittel (Vitamin-A-Säure, Tioconazol), Antivirenmittel, Mittel gegen Schuppenflechte (Calcipotriol), die (Mini-) Pille, Sexualhormone (Gestagene, Östrogene), Schilddrüsenhormone, Kortison-Präparate, Hemmer der Schilddrüsenfunktion, Antibiotika, Mittel gegen Pilzinfektionen, Tollwut-Impfstoff, TBC-Mittel, krebshemmende Mittel, Interferone, Rheumamittel (Auranofin, Gold-Präparate), Muskelrelaxantien, Gichtmittel, Schmerzmittel (Ibuprofen), Psychopharmaka, Migränemittel, Schlafmittel, Krätze- und Läusemittel, Malariamittel, Antiallergika, Erkältungsmittel, Kaffee, Junk-food
Kältegefühl	Mittel gegen Herzrhythmusstörungen (Tocainid), Blutdrucksenker (Betarezeptorenblocker), blutdrucksteigernde Mittel (Midodrin), Lisurid in Migräne- und Parkinsonmittel, Alkohol, Vitaminmangel
Karies	Nitro-Präparate, Akne- und Hautmittel (Vitamin-A-Säure), die Pille, Antibiotika (Tetracycline), Psychopharmaka (Antidepressiva), Starkschmerzmittel (Morphin), Zucker, Mehlspeisen, Weichkost
Kater	Muskelrelaxantien (Diazepam), Antiepileptika, Barbiturate, Beruhigungs- und Schlafmittel, übertriebene Muskelarbeit
Knochenbrüche	Kortison-Präparate, ACTH, Antibiotika (Tetracyclin), Milch, Käse
Knochen- und Gliederschmerzen	Vitamin-Präparate (A, D), Blutdruck- und Blutfettsenker, Blutgerinnungshemmer (Heparin-Präparate), die Minipille, Sexualhormone (Gestagene), Akne- und Hautmittel (Vitamin-A-Säure), Antibiotika (Gyrasehemmer), FSME-Impfstoff, krebshemmende Mittel, Narkosemittel, Beruhigungs- und Schlafmittel,
Knochenhautentzündung	schmerzstillende Spritzen bei Hexenschuß, Bandscheiben- und Wirbelleiden
Knochenmarkschädigung	Antidiabetika, Magen- und Darmmittel (Sulfaguanol), Blutgerinnungshemmer (Sulfinpyrazon), Mittel gegen Herzrhythmusstörungen (Chinin), Blutdrucksenker (Thiazid-Diuretiker), Antibiotika (Chloramphenicol, Sulfonamide), Rheumamittel (Phenylbutazon), Gichtmittel, Antiepileptika, Psychopharmaka (Promazin), Schlafmittel. Besonders gefährdet: Landwirte und Beschäftigte der Nahrungsindustrie wegen ständigem Chemiekontakt, Hepatitis-B-Impfstoff, krebshemmende Mittel
Knochenmarkschwund	Antibiotika (Chloramphenicol, Sulfonamide), Quecksilber- und Arsen-Präparate
Knochenschwund (Osteoporose)	Insuline, Abführmittel, Blutgerinnungshemmer (Heparin-Präparate), Dauerbehandlung von Herzrhythmusstörungen und Rheuma mit Phenytoin, Kortison-Präparate, Psychopharmaka (Pyrazolon), Bestrahlung, Vitamin-A-Präparate, Einläufe, Rauchen, Alkohol, Milch, Zivilisationskost, Operationsfolge, Krankenhausaufenthalt, Strahlenbehandlung, Zuckergenuß, Rauchen, Alkohol
Kolik	Abführmittel (Phenolphthalein), Antibiotika (Tetrazykline), Verstopfung, Kochkost
Kopfschmerzen	Antidiabetika, Insuline, Mittel gegen Durchfall (Loperamid), Mittel gegen Übelkeit u. Erbrechen (Ondansetron), Appetithemmer, Gallensteinauflöser, Mittel gegen Magengeschwüre (Famotidin, Omeprazol, Misoprostol), Magen- u. Darmmittel (Mesalazin), Leber-Therapeutika (Laktitol), Natrium-, Fluor- u. Eisen-Präparate, Vitamin-Präparate (A, B₆, D, E), Krampflöser, Blutgerinnungshemmer, Blutdruck- und Blutfettsenker, Mittel gegen Herzrhythmusstörungen (Disopyramid, Mexiletin), blutdrucksteigernde Mittel, harntreibende Mittel (Amilorid, Metolazon), Herzmittel, Nitro-Präparate, Akne- u. Hautmittel (Vitamin-A-Säure), die (Mini)- Pille, Sexualhormone (Gestagene, Östrogene), Behandlung von Harnwegsinfekten mit Norfloxacin, Schilddrüsenhormone, Kortison-Präparate, Hemmer der Schilddrüsenfunktion, Antibiotika, Antivirenmittel (Foscarnet, Zidovudin), Mittel gegen Pilzinfekti-

	onen, Impfstoffe (Hepatitis-B-, Tollwut-), TBC-Mittel, krebshemmende Mittel, Interferone, Rheumamittel (Fenoprofen), Muskelrelaxantien (Baclofen), Gichtmittel, Schmerzmittel (Ibuprofen, Diflunisal), Psychopharmaka (Fluoxetin), Antiepileptika, Migränemittel, Parkinsonmittel, Beruhigungs- u. Schlafmittel, Kopfschmerz- u. Migränemittel, Wurmmittel, Antiallergika (Astemizol), Asthma-Dosieraerosole (Nedocromil), Mittel zur Bronchienerweiterung, Erkältungsmittel, Augentropfen u. -salben, Immunsuppressiva (Ciclosporin A), Kaffeegenuß, Aufenthalt i. d. Nähe v. Hochspannungsleitungen, Röhrenlicht, Verstopfung, Bewegungsmangel, spätes Aufstehen, langen Aufenthalt i. betonierten od. mit Kunststoff ausgestatt. od. mit Holzschutzmittel gestrichenen Räumen, Alkohol u. bei schlechten Zähnen u. Zahnverfall, heißes Dauerduschen, Schokolade u. Käse (wirkt über Stoffwechsel), Krankenhausaufenthalt
Krätze (Psoriasis)	Blutfettsenker (Gemfibrozil), Blutgerinnungshemmer (Aspirin), Blutdrucksenker (Betarezeptorenblocker), Rheumamittel (Aspirin), Schmerzmittel (Aspirin, Carbasalat), Psychopharmaka (Lithium-Präparate), Schlechtkost
Krampfanfälle	Magen- u. Darmmittel, Krampflöser, Eisen-Präparate, Blutdrucksenker (bei Überdosierung), Mittel geg. Herzrhythmusstörungen, Sexualhormone (Östrogene), Antibiotika, Antivirenmittel (Foscarnet), FSME-Impfstoff, TBC-Mittel, Rheumamittel, Muskelrelaxantien, Schmerzmittel, Psychopharmaka, Parkinsonmittel, Beruhigungs- u. Schlafmittel, Wurmmittel, Antiallergika, Immunsuppressiva (Ciclosporin A), nach Pockenschutzimpfung, beim Säugling durch Menthol, durch Röntgenkontrastmittel, Pflanzenschutzmittel
Krebs	Anabolika, die Pille, Sexualhormone (Gestagene, Östrogene), Immunsuppressiva (Azathioprin, Ciclosporin A), Strahlenbehandlung, Vorsorgeuntersuchungen, Diagnoseverfahren, Vitamin-C-Präparate (Aflatocin), Alkohol, Rauchen, gebackene, gebratene, gegrillte, gekochte, geschmorte, gedünstete Nahrungsmittel (lassen kanzerogene Nitrosamine entstehen), Kaffee, UV-Licht von Quarzlampen, Asbest, Nitrit, Mais-, Mazola-, Sonnenblumenöl, Erdnußbutter, Salz, alle Lebensmittel, die einem Gärungsprozeß unterworfen wurden, wie Bier, Brot, Wein, Spirituosen, gekochter Zucker, Karamel, usw., Frischzellentherapie, Sauerstoff- und Ozonbehandlung, hauptsächlich durch Essen von Fleisch und Tierprodukten, laut Ergebnissen aus Tierversuchen: Magen- und Darmmittel (Olsalazin-Na), Abführmittel (Mineralöle, Paraffinöl), Eisen-Präparate, Blutdruck- und Blutfettsenker, Mittel gegen Herzrhythmusstörungen (Lidocain), harntreibende Mittel (Furosemid), Antibiotika, Antivirenmittel, Wurmmittel (Piperazin-Präparate), Prostatamittel, krebshemmende Mittel, Rheumamittel (Auranofin), Muskelrelaxantien (Dantrolen), Psychopharmaka (Valproinsäure-Na, Reserpin), Beruhigungs- und Schlafmittel (Chloralhydrat, Doxylamin), Antiallergika (Cetirizin-2HCl, Doxylamin), Asthma-Dosieraerosole (Budesonid), Erkältungsmittel (Anethol, Budesonid), Augentropfen und -salben (Idoxuridin), Immunsuppressiva (Azathioprin, Ciclosporin A), Szintigramme, Röntgen, Coputertomographien usw., Rauchen, Trinken, frühem Alkohol. Getränke, künstliche Vitamine, ausdünstende Kunststoffe in der Wohnung (Möbel usw.), ® weitere Gefahren siehe Buchteil
Kreislauf-Kollaps	Mittel gegen Magengeschwüre, Magnesium- und Eisen-Präparate, Vitamin-Präparate (B₁, B₁₂), Blutdrucksenker, harntreibende Mittel, Antibiotika, Mittel gegen Pilzinfektionen (Amphotericin B), Rheumamittel (Piroxicam), Muskelrelaxantien (Suxamethonium), Psychopharmaka (Lithium-Präparate), Parkinsonmittel (Bromocriptin), Beruhigungs- und Schlafmittel, Mittel zur Bronchienerweiterung (Theophylline), Wurmmittel, Augentropfen und -salben (Clonidin), Punktion bei Leberzirrhose, Magenoperation, Rauchen, Verstopfung, Darmkotung
Kreuzschmerzen	Mittel gegen Magengeschwüre (Omeprazol), Eisen-Präparate, Blutdrucksenker (Felodipin), Antivirenmittel, Antibiotika (Gyrasehemmer), Hepatitis-B-Impfstoff, Interferone, die Pille, Muskelrelaxantien (Dantrolen), Psychopharmaka (Fluoxetin), Kummer, Ärger, Autofahren, Fettleibigkeit, Bewegungsmangel Fleisch- und Zuckerverzehr: Zucker und das säurebildende Fleisch suchen im Körper nach einem basischen Puffer. Da dieser bei der wenig basenbildenden heutigen Nahrung nicht vorhanden ist, wird dazu Kalk aus Knochen und Knorpeln gezogen. Kalziumtabletten und Milch nützen nichts. Erstere sind als anorganisch nicht verwertbar und führen zu schädlichen Ablagerungen. Zweitere ist hitzebehandelt, wodurch der in ihr enthaltene Kalk ebenfalls anorganisch wurde. Außerdem führt der Kalziumabbau zu Nierenschaden und Nierensteinen
Kribbeln (Parästesie)	Antidiabetika, Mittel geg. Übelkeit u. Erbrechen, Appetithemmer (Amfepramon), Mittel geg. Magengeschwüre, Magen- u. Darmmittel, Kalium-Präparate, Krampflöser, Vitamin-Präparate (B₆, D), Blutdruck- u. Blutdrucksenker, Mittel geg. Herzrhythmusstörungen (Tocainid), harntreibende Mittel (Azetazolamid), durchblutungsfördernde Mittel, Herzmittel, Schilddrüsenhormone (Calcitonine), Kortison-Präparate, Hemmer d. Schilddrüsenfunktion (Perchlorate), Antibiotika, Antivirenmittel (Ganciclovir, Zidovudin), Impfstoffe (FSME-, Hepatitis-B-, Pneumokokken-), TBC-Mittel (Isoniazid), krebshemmende Mittel, Interferone, Rheumamittel, Muskelrelaxantien, Gichtmittel (Allopurinol), Schmerzmittel (Ibuprofen), Psychopharmaka, Antiepileptika, Migränemittel, Parkinsonmittel, Beruhigungs- u. Schlafmittel, Wurmmittel (Piperazine), Malariamittel (Chloroquin), Antiallergika, Mittel z. Bronchienerweit. (Ipratropiumbromid), Augentropfen u. -salben (Azetazolamid), Immunsuppressiva (Ciclosporin A), alte Verletzungen
Kropfbildung (Struma)	Phenytoin in Mittel gegen Herzrhythmusstörungen und Antiepileptika, Jod-Präparate, Hemmer der Schilddrüsenfunktion, Akne- und Hautmittel (Resorzin), Schlafmittel Rheumamittel, Malariamittel, Schlankheitsmittel, Strahlenbehandlung, Anilin-Präparate, Sulfonamide, Schlechtkost
Lähmungserscheinungen (Parese)	Impfstoffe (FSME-, Hepatitis-B-, Tetanus-), Mittel gegen Pilzinfektionen (Amphotericin B), Muskelrelaxantien, Schmerzmittel, Schlafmittel, Ozonspritzen, fehlerhafte Injektionstechnik, Magnesium-Präparate, Bandwurmkuren, Einspritzen von Kontrastmittel, Strahlenbehandlung
Leberentzündung (Hepatitis)	Antidiabetika, Mittel gegen Magengeschwüre, Magen- u. Darmmittel (Sulfasalazin), Krampflöser, Blutdruck- u. Blutfettsenker, Akne- u. Hautmittel (Vitamin-A-Säure), die Pille, Sexualhormone (Androgene, Östrogene), Mittel geg. Pilzinfektionen (Fluconazol), Antivirenmittel, Antibiotika, TBC-Mittel (Isoniazid), Muskelrelaxantien (Dantrolen), Gichtmittel (Allopurinol), Schmerzmittel, Antiepileptika, Barbiturate, Beruhigungs- u. Schlafmittel, Malariamittel, Blutübertragungen, Schlechtkost, Alkohol
Leberflecke	seelische Verspannungen, Normalkost
Leberfunktionsstörungen	Anabolika, Mittel gegen Übelkeit und Erbrechen, Krampflöser (Papaverin), Blutdruck- und Blutfettsenker, Blutgerinnungshemmer, Mittel gegen Herzrhythmusstörungen, Akne- und Hautmittel (Vitamin-A-Säure), die (Mini-) Pille, Sexualhormone (Androgene, Gestagene), Antibiotika, TBC-Mittel, Antivirenmittel, Mittel gegen Pilzinfektionen, Wurmmittel, krebshemmende Mittel, Rheumamittel, Muskelrelaxantien, Gichtmittel (Allopurinol), Schmerzmittel, Psychopharmaka, Barbiturate, Antiepileptika, Beruhigungs- und Schlafmittel, Parkinsonmittel (Levodopa), Malariamittel (Chinin), Alkohol, Zivilisationskost
Leberschäden	Antidiabetika, Mittel gegen Magengeschwüre (Wismut-Präparate, Cimetidin), Blutdruck- und Blutfettsenker, Mittel gegen Herzrhythmusstörungen, harntreibende Mittel, Akne- und Hautmittel (Vitamin-A-Säure), Sexualhormone (Östrogene), Hemmer der Schilddrüsenfunktion, Antibiotika, Mittel gegen Pilzinfektionen, TBC-Mittel (Isoniazid), krebshemmende Mittel (Plicamycin), Rheumamittel, Muskelrelaxantien (Dantrolen), Schmerzmittel (Aspirin), Antiepileptika, Psychopharmaka (Mianserin, Phenothiazin), Beruhigungsmittel, Schlafmittel, Malariamittel, Immunsuppressiva (Ciclosporin A), Quecksilber-Präparate, Einspritzung von Kontrastmitteln, Alkohol, Schlechtkost

Lebervergrößerung (Hepatomegalie)	Vitamin-A, Blutfett- u. Blutdrucksenker (Betarezeptorenblocker), Antibiotika, Antivirenmittel, TBC-Mittel (Pyrazinamid), Gichtmittel (Allopurinol), Strahlenschäden, Thoriumverabreichung, Zyklophosphamid, Blinddarmentzündung, Schlechtkost, Alkohol
Leberzirrhose	Blutdrucksenker (Betarezeptorenblocker, Perhexilinmaleat), Alkohol, Suchtkost
Leistungsschwäche	Appetithemmer, Mittel gegen Magengeschwüre (Ranitidin), Insuline, Schmerzmittel (Meptazinol), Schlafmittel, Magenoperation, Rauchen, frühere Mandelentfernung, Zivilisationskost
Lethargie	Antidiabetika (Metformin), Blutdrucksenker, harntreibende Mittel (Spironolakton), Akne- u. Hautmittel (Vitamin-A-Säure), Antibiotika, Antivirenmittel (Aciclovir), Immunglobine, krebshemmende Mittel (Buserelin, Goserelin), Interferone, Psychopharmaka, Antiepileptika, Parkinsonmittel (Amantadin), Starkschmerzmittel (Morphinpräparate), Beruhigungs- und Schlafmittel, Antiallergika, Zivilisationskost, Bewegungsmangel
Libidoverlust	Anabolika, Mittel gegen Übelkeit und Erbrechen, Appetithemmer, Mittel gegen Magengeschwüre, Krampflöser, Vitamin-D-Präparate, Blutdruck- und Blutfettsenker, Mittel gegen Herzrhythmusstörungen, harntreibende Mittel, die (Mini-) Pille, Sexualhormone (Androgene, Gestagene, Östrogene), Prostatamittel (Finasterid), Mittel gegen Pilzinfektionen (Ketoconazol), krebshemmende Mittel, Interferone, Muskelrelaxantien, Gichtmittel, Psychopharmaka, Antiepileptika, Starkschmerzmittel, Parkinsonmittel, Schlafmittel, Antiallergika, Augentropfen und -salben, Brustamputation, Krankenhausaufenthalt
Lichtempfindlichkeit der Haut	Magen- und Darmmittel, Blutfettsenker, Mittel gegen Herzrhythmusstörungen Amiodaron, Mittel gegen Krampfadern (Benzaron), harntreibende Mittel, Akne- und Hautmittel (Vitamin-A-Säure), die (Mini-) Pille, Sexualhormone (Gestagene, Östrogene), Behandlung von Harnwegsinfekten, Antibiotika, TBC-Mittel, Rheumamittel (Carprofen), Muskelrelaxantien (Dantrolen), Schmerzmittel (Ibuprofen, Diflunisal), Antiepileptika, Barbiturate, Psychopharmaka (Neuroleptika), Schlafmittel, Antiallergika, Augentropfen und -salben, Vitaminmangel, Mangel an rohen Grünpflanzen
Lippenentzündung	Vitamin-A, Akne- und Hautmittel (Vitamin-A-Säure), Behandlung von Harnwegsinfekten
Luftembolie	Blutübertragungen, Spülung der Kiefernhöhle, Lufteinblasung in Eileiter oder Bauchhöhle
Luftröhrenentzündung	Antibiotika, Schmerzmittel
Lungenembolie	Vitamin-E-Präparate, die (Mini-) Pille, Sexualhormone (Gestagene), Antibiotika (Gyrasehemmer), krebshemmende Mittel, Injektion von Kontrastmittel, Rauchen
Lungenentzündung (Pneumonie)	Blutdrucksenk. (Enalapril), Antivirenmittel, Antibiotika (Sulfonamide), Psychopharm. (Neuroleptika), Krankenhausaufenthalt, Nasentropfen, Lebertran, Lungenkontrastmittel, Erkältungskrankheiten, Alkohol, Pflanzenschutz- u. Wurmmittel, Vitaminmangel
Lungentuberkulose, aktiv.	Magenoperation und dadurch bedingte Ernährungs-, Vitamin- und Mineraliensstörungen, Vitaminmangel
Lymphknotenschwellung	Vitamin-A, Mittel gegen Herzrhythmusstörungen (Phenytoin), Blutdrucksenker (Hydralazin), Hemmer der Schilddrüsenfunktion, Tuberkulose-Impfstoff
Magenblutung	Kalium-Präparate, Krampflöser (Moxaverin), Blutgerinnungshemmer (Aspirin), Mittel gegen Herzrhythmusstörungen (Mexiletin), Blutdrucksenker (Nimodipin), harntreibende Mittel, die Pille, Jod- und Kortison-Präparate, Rheumamittel, Schmerzmittel (Aspirin, Ibuprofen), Quecksilber-Präparate (Amalgam), Arsenpräparate Wismutsalben, jodhaltige Röntgenkontrastmittel, Malariamittel, Bier (regt Säureabsonderung zu stark an!), gebratene Fette, Rauchen
Magen-Darm-Störung	Antidiabetika (Acarbose, Guarmehl), Mittel gegen Übelkeit und Erbrechen, Appetithemmer (Fenfluramin), Mittel gegen Magengeschwüre, Magen- und Darmmittel (Mesalazin), Leber-Therapeutika (Tiopronin), Krampflöser, Vitamin-Präparate (A, D), Mittel gegen Blutarmut (Folsäure), Eisen-Präparate, Blutgerinnungshemmer (Aspirin, Ticlopidin), Mittel gegen Herzrhythmusstörungen (Amiodaron, Mexiletin), Blutdruck- und Blutfettsenker, Mittel gegen Krampfadern, harntreibende Mittel, durchblutungsfördernde Mittel, Herzmittel (Dipyridamol), Nitro-Präparate, Akne- und Hautmittel (Vitamin-A-Säure), die (Mini-) Pille, Sexualhormone (Gestagene, Östrogene), Behandlung von Harnwegsinfekten (Nitroxolin), Prostatamittel, Schilddrüsenhormone, Hemmer der Schilddrüsenfunktion, Antibiotika, Mittel gegen Pilzinfektionen (Fluconazol), Antivirenmittel, Impfstoffe (Hepatitis-B-, Tetanus-, Typhus-), TBC-Mittel (Rifampicin), krebshemmende Mittel, Rheumamittel, Muskelrelaxantien, Gichtmittel, Schmerzmittel (Aspirin, Ibuprofen, Mefenaminsäure), Starkschmerzmittel, Psychopharmaka, Antiepileptika, Parkinsonmittel, Beruhigungs- und Schlafmittel, Wurmmittel (Pyrantelembonat), Antiallergika, Asthma-Dosieraerosole, Mittel zur Bronchienerweiterung, Erkältungsmittel, Augentropfen und -salben (Azetazolamid), Schlechtkost
Magenkrämpfe	Gallensteinauflöser (Chenodeoxycholsäure), Magen- und Darmmittel (Mesalazin), Leber-Therapeutika (Laktulose), Blutfettsenker (Lovastatin), Mittel gegen Herzrhythmusstörungen (Chinidin, Mexiletin), Blutdrucksenker, harntreibende Mittel, Akne- und Hautmittel (Clindamycin), die Pille, Sexualhormone (Östrogene), Mittel gegen Pilzinfektionen (Amphotericin B), Hepatitis-B-Impfstoff, TBC-Mittel (Rifampicin), Rheumamittel (Goldpräparate), Wurmmittel (Mebendazol), Augentropfen und -salben (Azetazolamid)
Magenschleimhautentzündung	Blutfettsenker, Antibiotika (Penicilline), TBC-Mittel (Protionamid), Rheumamittel (Tolmetin), Antiepileptika, Beruhigungs- und Schlafmittel, Schlechtkost, Kaffee, Rauchen
Magenschmerzen	Gallensteinauflöser (Chenodeoxycholsäure), Magen- u. Darmmittel (Mesalazin), Blutgerinn.hemmer (Aspirin), Blutdrucksenker, durchblutungsförd. Mittel (Bencyclan), Nitro-Präparate, Akne- u. Hautmittel (Vitamin-A-Säure), Antibiotika, TBC-Mittel (Ethambutol), Rheumamittel, Gichtmittel, Schmerzmittel (Aspirin), Malariamittel (Chloroquin-Präparate), Zivilisationskost, Kaffee, Rauchen
Menstruationsstörung -und schmerz	Anabolika, Mittel gegen Übelkeit und Erbrechen, Mittel gegen Magengeschwüre (Misoprostoll), Blutdrucksenker (Reserpin), Akne- und Hautmittel (Vitamin-A-Säure), die (Mini-) Pille, Sexualhormone (Androgene, Gestagene, Östrogene), Kortison-Präparate, Schilddrüsenhormone, krebshemmende Mittel (Tamoxifen), Rheumamittel (Naproxen), Muskelrelaxantien, Psychopharmaka, Antiepileptika, Schlafmittel, Antiallergika, gutbürgerliche Kost
Migräne	Blutdrucksenker, die (Mini-) Pille, Sexualhormone (Gestagene, Östrogene), Hepatitis-B-Impfstoffe, TBC-Mittel (Isoniazid), Interferone, Rheumamittel (Ketoprofen), Parkinsonmittel (Selegilin), Migräne- u. Kopfschmerzmittel Aspirirunigran (□3803), Erkältungsmittel, Augentropfen und -salben, Immunsuppressiva (Ciclosporin A), Kaffeegenuß, Aufenthalt in der Nähe von Hochspannungsleitungen, Röhrenlicht, Verstopfung, Bewegungsmangel, spätes Aufstehen, langen Aufenthalt in betonierten oder mit Kunststoff ausgestatteten oder mit Holzschutzmittel gestrichenen Räumen, Mangel an Tageslicht, die schlechten Zähnen und Zahnverfall, heißes Dauerduschen, Schokolade, Kuchen, Bonbons, vor allem Eiscreme und Alkohol, besonders Rotwein (□5400, 5401a) und Käse (wirkt über Stoffwechsel), Schlafen mit Heizdecke oder elektrichen Heizkissen, Verlängerter Schlaf, Enzymmangel (□19421), Doppelt hohes Schlaganfallrisiko! (□1909) Heizdecken und –Kissen, Migran (□3803)
Milzvergrößerung	Vitamin A, Blutdrucksenker (Hydralazin), Antibiotika (Aminoglykoside), Enzymmangel (□9421), Schlaganfallrisiko (□9421)
Mißbildungen	Vitamin-K-Präparate, Antidiabetika, Insuline, Akne- und Hautmittel (Vitamin-A-Säure), Magen- und Darmmittel (Sulfaguanol, Sulfaloxinat), Mittel gegen Magengeschwüre (Misoprostol), Kortison-Präparate, Sexualhormone (Östrogene), Rheumamittel (Gold-Präparate), Antibiotika (Penicillin, Tetracyclin) Muskelrelaxantien, Psychopharmaka, Antiepileptika (Valproinsäure), Starkschmerzmittel (Morphin), Beruhigungs- und Schlafmittel, Malariamittel (Mefloquin, Chinin), Erkältungsmittel (Kodein), Einnahme

		von mehr als 7 Schnäpsen oder 3 Flaschen Bier täglich, Rauchen, Röntgen- und Atombestrahlung
	motorische Fehlfunktion (Dyskinesie)	Mittel gegen Übelkeit und Erbrechen (Dopamin-Antagonisten), Psychopharmaka (Clozapil, Lithium-Präparate), Parkinsonmittel (Levodopa), Beruhigungs- und Schlafmittel (Buspiron), Malariamittel (Mefloquin), Antiallergika
	Müdigkeit	Insuline, Mittel geg. Durchfall (Loperamid), Mittel geg. Übelkeit u. Erbrechen (Ondansetron), Appetithemmer, Gallensteinauflöser, Mittel geg. Magengeschwüre, Magen- u. Darmmittel, Magnesium-Präparate, Krampflöser, Vitamin-Präparate (A, B1, D, E), Blutfettsenker (Gemfibrozil), Mittel geg. Herzrhythmusstörungen (Flecainid), Blutdrucksenker (Indoramin, Clonidin), harntreib. Mittel, durchblutungsfördernde Mittel, Herzmittel, Akne- u. Hautmittel (Vitamin-A-Säure), Antiallergika, die (Mini-) Pille, Sexualhormone (Gestagene), Hemmer der Schilddrüsenfunktion, Antivirenmittel, Antibiotika, Impfstoffe (FSME-, Grippe-, Hepatitis-B-, Tetanus-), krebshemm. Mittel, Interferone, Rheumamittel (Fenoprofen), Muskelrelaxantien (Baclofen, Tizanidin), (Stark-) Schmerzmittel (Nalbuphin, Buprenorphin), Psychopharmaka, Barbiturate, Antiepileptika, Migränemittel (Clonidin), Parkinsonmittel, Beruhigungs- u. Schlafmittel, Wurmmittel, Malariamittel, Antiallergika, Asthma-Dosieraerosole, Mittel zur Bronchienerweiterung (Ketotifen), Erkältungsmittel, Augentropfen u. -salben, gekochte od. gebratene Nahrung, Bierhefe, Alkohol, Krankenhausaufenthalt
	Mundschleimhautentzündung (Stomatitis)	Magen- und Darmmittel, Vitamin-E-Präparate, Blutfettsenker, Sexualhormone (Androgene), Jod-Präparate, Hemmer der Schilddrüsenfunktion, Antivirenmittel, Antibiotika, krebshemmende Mittel, Interferone, Rheumamittel, Schmerzmittel, Antiepileptika, Antiallergika, Erkältungsmittel, Krankenhausaufenthalt, heißes Essen
	Mundtrockenheit	Mittel gegen Übelkeit und Erbrechen (Scopolamin, Ondansetron), Appetithemmer (Fenfluramin), Mittel gegen Magengeschwüre (Pirenzepin), Kalzium- u. Magnesium-Präparate, Krampflöser (Anticholinergika), Vitamin-D-Präparate, Blutfettsenker (Gemfibrozil), Mittel gegen Herzrhythmusstörungen (Disopyramid), Blutdrucksenker (Guanfacin, Clonidin), harntreibende Mittel, Akne- und Hautmittel (Vitamin-A-Säure), Urologika (Oxybutynin), Hemmer der Schilddrüsenfunktion (Perchlorat), Antibiotika, Rheumamittel (Fenoprofen), Muskelrelaxantien (Anticholinergika), Schmerzmittel (Ibuprofen, Nalbuphin), Psychopharmaka, Antiepileptika, Migränemittel (Clonidin), Parkinsonmittel (Anticholinergika), Beruhigungs- und Schlafmittel, Antiallergika, Asthma-Dosieraerosole (Astemizol), Mittel zur Bronchienerweiterung (Ipratropiumbromid), Erkältungsmittel, Augentropfen und -salben, Rauchen
	Muskelkrämpfe	Anabolika, Antidiabetika (Metformin), Mittel geg. Übelkeit u. Erbrechen (Metoclopramid), Mittel geg. Magengeschwüre, Krampflöser, Blutdruck- u. Blutfettsenker, harntreibende Mittel, Akne- u. Hautmittel (Vitamin-A-Säure), Hemmer der Schilddrüsenfunktion (Perchlorat), Antivirenmittel, Antibiotika (Vancomycin), Muskelrelaxantien, Psychopharmaka (Clomipramin), Parkinsonmittel, Salbutamol in Asthma-Dosieraerosole u. Mittel z. Bronchienerweiterung, Augentropfen u. -salben (Azetazolamid)
	Muskellähmung	Vitamin-D-Präparat (Calcitriol), Pflanzenschutz- und Wurmmittel
	Muskelschwäche	Magen- und Darmmittel (Sulfasalazin), Kalium-Präparate, Abführmittel, Leber-Therapeutika (Laktilol), Krampflöser, Vitamin-E-Präparate, Blutdruck- und Blutfettsenker, harntreibende Mittel, Jod- und Kortison-Präparate, Antibiotika, Rheumamittel, Muskelrelaxantien, Schmerzmittel (Metamizol), Psychopharmaka (Lithium-Präparate), Antiepileptika, Migränemittel (Ergotamin), Parkinsonmittel, Beruhigungs- und Schlafmittel, Augentropfen und -salben, Bewegungsmangel
	Muskelschwund	Abführmittel, Kortison-Präparate, Antiepileptika, Barbiturate, Malariamittel (Chinin), TBC-Mittel (Streptomycin), Bewegungsmangel, Vitaminmangel
	Muskelstarre (Rigor)	Mittel gegen Übelkeit und Erbrechen (Promethazin), Akne- und Hautmittel (Vitamin-A-Säure), Mittel gegen Pilzinfektionen, Interferone, Psychopharmaka (Lithium-Präparate), Beruhigungs- und Schlafmittel, Malariamittel (Chinin), Antiallergika (Promethazin)
	Muskelzucken	Vitamin-C-Präparate, Behandlung von Harnwegsinfekten mit Norfloxacin, Antivirenmittel (Ganciclovir), FSME-Impfstoff, Rheumamittel, Muskelrelaxantien (Suxamethonium), Schmerzmittel (Aspirin - bei Kindern), Psychopharmaka, Mittel zur Bronchienerweiterung (Theophylline)
	Nagelerkrankung	Abführmittel (Phenolphthalein), durchblutungsfördernde Mittel (Pentoxifyllin), Akne- und Hautmittel (Vitamin-A-Säure), Rheumamittel (Penicillamin), Suchtkost
	Nasenbluten	Mittel gegen Übelkeit und Erbrechen (Promethazin), Mittel gegen Magengeschwüre (Omeprazol), Blutgerinnungshemmer (Fibrinolytika), Blutdrucksenker (Felodipin), Mittel gegen Herzrhythmusstörungen (Amiodaron), durchblutungsfördernde Mittel (Pentoxifyllin), Akne- und Hautmittel (Vitamin-A-Säure), Antivirenmittel, Antibiotika, krebshemmende Mittel, Psychopharmaka (Neuroleptika), Antiepileptika (Valproinsäure), Asthma-Dosieraerosole, Nasenmittel (Azelastin)
	Nasenschleimhautentzündung	Erkältungsmittel (Kaliumjodid). Röntgenkontrastmittel
	Nasentrockenheit	Mittel gegen Übelkeit und Erbrechen, Appetithemmer (Noropherin), Mittel gegen Herzrhythmusstörungen (Disopyramid), Clonidin in Blutdrucksenker und Migränemittel, Akne- und Hautmittel (Vitamin-A-Säure), Schlafmittel (Antihistaminika), Antiallergika, Asthma-Dosieraerosole, Nasenmittel
	Nebenhodenentzündung	Anabolika, Sexualhormone (Androgene), Antibiotika (Lomefloxacin)
	Nervenleiden (Neuropathie)	Magen- und Darmmittel, Blutdrucksenker (Ramipril, Thiazid-Diuretika), die (Mini-) Pille, Sexualhormone (Gestagene), Antivirenmittel, Impfstoffe (FSME-, Hepatitis-B-), Mumps-, Pertussis-), krebshemmende Mittel, Rheumamittel, Schlafmittel (L-Tryptophan)
	Nervosität	Mittel gegen Durchfall, Mittel gegen Übelkeit und Erbrechen, Appetithemmer, Mittel gegen Magengeschwüre, Krampflöser, Blutdruck- und Blutfettsenker, Mittel gegen Herzrhythmusstörungen (Mexiletin), harntreibende Mittel, die (Mini-) Pille, Sexualhormone (Gestagene), Schilddrüsenhormone, Jod-Präparate, Antivirenmittel, Antibiotika, krebshemmende Mittel, Interferone, Rheumamittel (Fenoprofen), Muskelrelaxantien, Schmerzmittel (Ibuprofen), Psychopharmaka (Fluoxetin), Parkinsonmittel, Beruhigungs- und Schlafmittel (Buspiron), Antiallergika, Asthma-Dosieraerosole, Mittel zur Bronchienerweiterung, Erkältungsmittel, Magenoperation, Kaffeegenuß, Suchtkost, Bewegungsmangel, Kaffee, Rauchen
	Netzhautablösung	die Pille, Antivirenmittel, Malariamittel (Chloroquin), Zivilisationskost
	Netzhautblutung	Vitamin-A-Präparate, Blutdrucksenker (Perhexilinmaleat), Sulfonamide, Malariamittel
	Netzhauterkrankung	die Pille, Rheumamittel, Antiepileptika (Trimethadion), Malariamittel (Chloroquin)
	Nierenfunktionsstörungen	Vitamin-Präparate (A, D), Abführmittel, Blutgerinnungshemmer (Heparin-Präparate), Blutdrucksenker, harntreibende Mittel, Behandlung von Harnwegsinfekten, Antibiotika, Antivirenmittel (Foscarnet), krebshemmende Mittel, Rheumamittel, Muskelrelaxantien (Baclofen), Schmerzmittel (Ibuprofen), Magenoperation
	Nierenschäden	Vitamin-D-Präparate, Abführmittel, Blutgerinnungshemmer (Aspirin), Mittel gegen Herzrhythmusstörungen (Chinidin), Hemmer der Schilddrüsenfunktion, Antibiotika, Antivirenmittel, krebshemmende Mittel, Rheumamittel (Auranofin), Schmerzmittel (Aspirin), Psychopharmaka (Lithium-Präparate), Cromoglizinsäure in Asthma-Dosieraerosole und Erkältungsmittel, Immunsuppressiva (Ciclosporin A), Röntgenkontrastmittel für Nieren, und Galle, Sulfonamide, Verordnung von Milch-Diät bei Magen- und Darmleiden, Punktion der krankhaften Aorta, Genuß von Süßigkeiten, Suchtkost, Krankenhausaufenthalt
	Nierensteinbildung	Vitamin-Präparate (C, D), harntreibende Mittel, Rheumamittel, Magenoperation, Zivilisationskost

Nierenversagen, akutes	Abführmittel, Blutdruck- und Blutfettsenker, Mittel gegen Krampfadern (Aescin - bei Überdosis), durchblutungsfördernde Mittel (Naftidrofuryl), Mittel gegen Pilzinfektionen (Amphotericin-B), Antivirenmittel, Antibiotika, FSME-Impfstoff, TBC-Mittel, Rheumamittel, Malariamittel (Chinin), Nieren- und Gallenkontrastmittel, Myelographie
Ohrenentzündung	Akne- und Hautmittel (Vitamin-A-Säure), Antivirenmittel (Foscarnet), Krankenhausaufenthalt, zu wenig hart gekaut (s.u.)
Ohrenschmerzen	Mittel gegen Herzrhythmusstörungen (Tocainid), durchblutungsfördernde Mittel (Pentoxifyllin), Akne- und Hautmittel (Vitamin-A-Säure), Antibiotika (Aminoglykoside), Impfstoffe (FSME-, Hepatitis-B-), Schmerzmittel (Mefenaminsäure)
Ohrgeräusche (Tinnitus)	Antidiabetika, Mittel gegen Übelkeit und Erbrechen (Bamipin), Mittel gegen Magengeschwüre (Famotidin), Magen- und Darmmittel, Blutdruck- und Blutfettsenker, Mittel gegen Herzrhythmusstörungen (Mexiletin), harntreibende Mittel, Antibiotika, TBC-Mittel (Streptomycin), Rheumamittel (Naproxen, Fenoprofen), Muskelrelaxantien, Schmerzmittel (Aspirin, Ibuprofen), Antiepileptika, Schlafmittel- und Beruhigungsmittel, Malariamittel (Chinin), Antiallergika, Hustenmittel (Kodein), Augentropfen und -salben (Azetazolamid), Einsatz künstlicher Herzklappen, Ohrschmerzmittel, zu wenig hart gekaut (Ohrspeicheldrüse vertrocknet)
Ohrschäden (Innenohr)	Antibiotika, bei Babys durch Brutkasten, Chemotherapie
Parkinson-Syndrom	Mittel gegen Übelkeit und Erbrechen, Blutdrucksenker (Methyldopa), durchblutungsfördernde Mittel (Cinnarizin), Rheumamittel (Verschlechterung), Schmerzmittel (Ibuprofen), Psychopharmaka (Neuroleptika), Antiepileptika (Valproinsäure), abruptes Absetzen von Anticholinergika
Periode, Ausbleiben der (Amenorrhoe)	Anabolika, Mittel gegen Übelkeit und Erbrechen, Mittel gegen Magengeschwüre (Ranitidin), Blutdrucksenker (Methyldopa), harntreibende Mittel (Spironolakton), die (Mini-) Pille, Sexualhormone (Androgene, Gestagene, Östrogene), Kortison-Präparate, krebshemmende Mittel, Antiepileptika (Valproinsäure), Psychopharmaka (Neuroleptika)
Periode, schmerzhafte	die (Mini-) Pille, Sexualhormone (Gestagene, Östrogene), Antibiotika (Ofloxacin), Psychopharmaka (Antidepressiva), Normalkost
Persönlichkeitsstörungen	Appetithemmer (bei längerem Gebrauch), Mittel gegen Magengeschwüre, Mittel gegen Herzrhythmusstörungen, Antivirenmittel, Antibiotika (Gyrasehemmer), Rheumamittel, Psychopharmaka (Paroxetin), Schlafmittel (Triazolam), Malariamittel (Mefloquin)
Pilzbefall - allgemein (Candidosis)	Kortison-Präparate, die (Mini-) Pille, Sexualhormone (Gestagene), Antibiotika, Asthma-Dosieraerosole, Nasenmittel, Krankenhausaufenthalt, warmes Duschen, Schlechtkost
Prostatakrebs	Anabolika, Sexualhormone (Androgene), Zivilisationskost, Rauchen, Alkohol
Psychische Störungen	Anabolika, Appetithemmer, Mittel gegen Magengeschwüre, Krampflöser, Mittel gegen Herzrhythmusstörungen, Herzmittel, Behandlung von Harnwegsinfekten, Kortison-Präparate, Schilddrüsenhormone, Antibiotika, TBC-Mittel, Rheumamittel, Muskelrelaxantien (Memantin), Schmerzmittel, Psychopharmaka, Antiepileptika, Parkinsonmittel, Beruhigungs- und Schlafmittel, Malariamittel (Mefloquin), Augentropfen und -salben, nach Herzoperationen
Quaddeln, juckende (Urtikaria)	Mittel gegen Übelkeit und Erbrechen, Mittel gegen Magengeschwüre, Gallensteinauflöser (Ursodeoxycholsäure), Magen- und Darmmittel, Krampflöser, Vitamin-Präparate (B1, B12, D), Eisen-Präparate, Blutgerinnungshemmer (Heparin-Präparate), Blutfettsenker, Mittel gegen Herzrhythmusstörungen, harntreibende Mittel, Herzmittel, Akne- und Hautmittel (Vitamin-A-Säure), die (Mini-) Pille, Sexualhormone (Gestagene, Östrogene), Kortison-Präparate, Hemmer der Schilddrüsenfunktion, Antibiotika, Mittel gegen Pilzinfektionen, Antivirenmittel, Immunglobuline, zahlreiche Impfstoffe, TBC-Mittel, krebshemmende Mittel, Interferone, Rheumamittel, Muskelrelaxantien, Gichtmittel, Schmerzmittel (Aspirin, Ibuprofen), Antiepileptika, Psychopharmaka, Beruhigungs- und Schlafmittel, Wurmmittel, Malariamittel, Antiallergika, Asthma-Dosieraerosole, Mittel zur Bronchienerweiterung, Erkältungsmittel, Augentropfen u. -salben, Blutübertragungen, Einspritzung von Röntgenkontrastmitteln, Krankenhausaufenthalt, Normalkost, besonders Fleischverzehr
Rachenschleimhautentzündung (Pharyngitis)	Mittel gegen Magengeschwüre (Nizatidin), Blutdrucksenker (Betarezeptorenblocker), Akne- und Hautmittel (Vitamin-A-Säure), Antivirenmittel, Hepatitis-B-Impfstoff, Interferone, Rheumamittel (Gold-Präparate), Psychopharmaka (Fluoxetin), Antiallergika (Astemizol)
Reaktionsstörungen	Antidiabetika, Insuline, Mittel gegen Durchfall (Diphenoxylat), Mittel gegen Übelkeit und Erbrechen, Appetithemmer, Mittel gegen Magengeschwüre, Krampflöser, Blutfettsenker (Gemfibrozil), Blutdrucksenker, Mittel gegen Herzrhythmusstörungen, harntreibende Mittel, Nitro-Präparate, durchblutungsfördernde Mittel, Behandlung von Harnwegsinfekten, Prostatamittel (Phenoxybenzamin), Antivirenmittel, Antibiotika, TBC-Mittel, Interferone, Rheumamittel, Muskelrelaxantien, (Stark-) Schmerzmittel, Psychopharmaka, Barbiturate, Antiepileptika, Migränemittel, Parkinsonmittel, Beruhigungs- und Schlafmittel, Wurmmittel (Praziquantel), Malariamittel (Mefloquin), Antiallergika, Mittel zur Bronchienerweiterung (Ketotifen), Hustenmittel, Augentropfen und -salben, Krankenhausaufenthalt, Schlechtkost
Reizhusten	Mittel gegen Magengeschwüre (Omeprazol), Blutdrucksenker (ACE-Hemmer), Schlafmittel (Clomethiazol), Asthma-Dosieraerosole (Nedocromil), Mittel zur Bronchienerweiterung (Bromhexin)
Rheuma	Harnsäure in Fleisch u. a. tierischen Produkten, Gebrauch von Essig, der zudem die Kalzium-Aufnahme verhindert
Rückenschmerzen	Myelographie, Rücken-OP, Bewegungsmangel, zu weiche Schlafgelegenheit, Muskelvernachlässigung, Milch und Käse
Scheidenentzündung	Kortison-Präparate, Antibiotika (Cefradin), Hemmer der Schilddrüsenfunktion, Krankenhausaufenthalt
Schielen	Rheumamittel (Pyrazinobutazon), Muskelrelaxantien (Baclofen), Psychopharmaka (Chlorprothixen), Starkschmerzmittel (Morphin), Schlafmittel, Wurmmittel (Piperazine), Erbschäden, Mutter Alkoholikern oder Raucherin
Schilddrüsenstörungen	Jod-Präparate, Radiojodstrahlen (oft tödlich), Chlor-Präparate, Sulfonamide, Malariamittel, Rheumamittel, Normalkost
Schilddrüsenüberfunktion	Blutfettsenker (Dextrothyroxin), Mittel gegen Herzrhythmusstörungen (Amiodaron), Jod-Präparate, CT-Untersuchung (Jod)
Schlafstörungen	Antidiabetika, Anabolika, Mittel gegen Übelkeit und Erbrechen, Appetithemmer, Gallensteinauflöser (Ursodeoxycholsäure), Insuline, Krampflöser, Mittel gegen Magengeschwüre, Blutdruck- und Blutfettsenker, Mittel gegen Herzrhythmusstörungen, durchblutungsfördernde Mittel, Herzmittel, Akne- und Hautmittel (Vitamin-A-Säure), die Minipille, Sexualhormone (Androgene, Gestagene), Kortison-Präparate, Schilddrüsenhormone, Antibiotika, Mittel gegen Pilzinfektionen (Itraconazol), Antivirenmittel (Zidovudin), Hepatitis-B-Impfstoff, krebshemmende Mittel, Interferone, Rheumamittel (Fenoprofen), Muskelrelaxantien (Baclofen), Schmerzmittel (Ibuprofen), Psychopharmaka (Antidepressiva), Antiepileptika, Parkinsonmittel (Amantadin), Beruhigungs- und Schlafmittel (Buspiron), Wurmmittel (Mebendazol), Antiallergika, Asthma-Dosieraerosole, Mittel zur Bronchienerweiterung, Erkältungsmittel, Augentropfen und -salben, Krankenhausaufenthalt, Essen nach 19 Uhr, Schlechtkost
Schlagaderentzündung	durchblutungsfördernde Mittel, Erkältungsmittel (Cromoglizinsäure), die Pille, Kortisonbehandlung
Schlaganfall	Appetithemmer (Norephedrin), Blutdrucksenker, Rheumamittel, Psychopharmaka (Antidepressiva), Schlechtkost
Schluckauf	Mittel gegen Herzrhythmusstörungen (Mexiletin), Muskelrelaxantien, (Stark-) Schmerzmittel (Morphin, Nalbuphin), Antiepileptika, Parkinsonmittel (Levodopa), Beruhigungs- und Schlafmittel
Schluckstörungen	Mittel gegen Übelkeit und Erbrechen, Krampflöser, Blutfettsenker (Anionenaustauscherharze), Mittel gegen Herzrhythmusstörun-

		gen (Mexiletin), Gichtmittel (Emepronium), Hemmer der Schilddrüsenfunktion, Rheumamittel (Auranofin), Muskelrelaxantien, Psychopharmaka (Neuroleptika), Parkinsonmittel (Levodopa), Asthma-Dosieraerosole
	Schnupfen, gesteigerte Anfälligkeit	Vitamin-B-Präparate, Gallensteinauflöser, Blutgerinnungshemmer (Heparin-Präparate, Aspirin), Blutdruck- und Blutfettsenker, die Pille, Jod-Präparate, Antivirenmittel, Antibiotika, Impfstoffe (Grippe-, Hepatitis-B-), TBC-Mittel (Rifampicin), Interferone, Rheumamittel (Flurbiprofen), Schmerzmittel (Aspirin, Ibuprofen), Erkältungsmittel, Kaffeegenuß
	Schock, (anaphylaktischer - oft tödlich)	Vitamin-B-Präparate, Insulin, Magen- und Darmmittel, Blutgerinnungshemmer (Heparin-Präparate, Aspirin), Mittel gegen Blutarmut (Folsäure), harntreibende Mittel, Behandlung von Harnwegsinfekten, Antibiotika, Rheumamittel, TBC-Mittel, Schmerzmittel (Aspirin, Ibuprofen), Beruhigungs- und Schlafmittel, Schlangen-Tetanusserum, Röntgenkontrastmittel, Blutübertragung, Frischzellentherapie
	Schwächezustand	Antidiabetika, Mittel gegen Magengeschwüre (Omeprazol), Mittel gegen Übelkeit und Erbrechen, Magen- und Darmmittel (Sulfasalazin), Krampflöser, Fluor-Präparate, Vitamin-Präparate (B1, D, E), Blutfettsenker, Blutdrucksenker (Guanfacin, Sotalol, Terazosin), Mittel gegen Herzrhythmusstörungen (Flecainidazetat), harntreibende Mittel, durchblutungsfördernde Mittel, Nitro-Präparate, die Pille, Hormone, Antivirenmittel (Zidovudin), Antibiotika, Impfstoffe (FSME-, Hepatitis-B-), krebshemmende Mittel, Interferone, Rheumamittel (Fenoprofen, Tolmetin), Muskelrelaxantien (Baclofen), Schmerzmittel, Psychopharmaka, Migränemittel, Parkinsonmittel, Beruhigungs- u. Schlafmittel, Wurmmittel, Malariamittel (Mefloquin), Antiallergika, Erkältungsmittel (Kodein-Präparate), Augentropfen u. -salben, Quecksilber-Präparate, Bierhefe, Zivilisationskost, Alkohol, Rauchen, Bewegungsmangel, Krankenhausaufenthalt
	Schwerhörigkeit	Mittel gegen Herzrhythmusstörungen, Blutdrucksenker (Enalapril), Antibiotika (Erythromycin-Präparate) TBC-Mittel, Rheumamittel, Schmerzmittel (Ibuprofen), Ohrentropfen, überhöhtem Lärm (von Maschinen, Musikgeräten, usw.)
	Schwierigkeiten beim Wasserlassen (Dysurie)	Appetithemmer (Fenfluramin), Krampflöser, Blutdruck- und Blutfettsenker, Mittel gegen Herzrhythmusstörungen (Disopyramid), Akne- und Hautmittel (Vitamin-A-Säure), Behandlung von Harnwegsinfekten mit Methenamin, Antivirenmittel, Antibiotika, Hepatitis-B-Impfstoff, TBC-Mittel (Pyrazinamid), krebshemmende Mittel, Rheumamittel, Schmerzmittel, Antiepileptika, Parkinsonmittel, Schlafmittel, Antiallergika, Suchtkost
	Schwindel	Antidiabetika, Mittel gegen Durchfall, Mittel gegen Übelkeit und Erbrechen (Ondansetron), Mittel gegen Magengeschwüre, Magnesium-Präparate, Krampflöser, Blutdrucksenker (Clonidin, Therazosin), Blutgerinnungshemmer (Dipyridamol), Blutfettsenker, Mittel gegen Krampfadern, harntreibende Mittel (Amilorid), durchblutungsfördernde Mittel, Herzmittel, Nitro-Präparate, Akne- und Hautmittel (Vitamin-A-Säure), Sexualhormone (Gestagene), Östrogene), die (Mini-) Pille, Behandlung von Harnwegsinfekten mit Norfloxacin, Kortison-Präparate, Hemmer der Schilddrüsenfunktion, Antibiotika, Antivirenmittel (Zidovudin), Impfstoffe (Hepatitis-B-, Tollwut-), TBC-Mittel, krebshemmende Mittel, Interferone, Rheumamittel (Fenoprofen, Tolmetin), Muskelrelaxantien (Baclofen), Gichtmittel, Schmerzmittel (Ibuprofen), Psychopharmaka (Clozapin), Barbiturate, Antiepileptika, Migränemittel, Parkinsonmittel (Bromocriptin), Beruhigungs- und Schlafmittel, Wurmmittel, Antiallergika, Asthma-Dosieraerosole, Mittel zur Bronchienerweiterung, Erkältungsmittel, Augentropfen und -salben, Bewegungsmangel, Suchtkost
	Schwerhörigkeit, Taubheit Lärm, Ohrentropfen (☐ 50066) Schwitzen (Hyperhidrosis)	Insuline, Mittel gegen Übelkeit und Erbrechen, Appetithemmer, Mittel gegen Magengeschwüre (Nizatidin), Mineralverbindungen (Magnesium-Präparate), Krampflöser (Papaverin), Mittel gegen Herzrhythmusstörungen (Tocainid), Omeprazol (Antra), Pantoprazol, Blutdruck- und Blutfettsenker, Herzmittel, Nitro-Präparate, Akne- und Hautmittel (Vitamin-A-Säure), Jod- u. Kortison-Präparate, Antivirenmittel (Aciclovir, Ganciclovir), Antibiotika (Gyrasehemmer), Impfstoffe (FSME-, Hepatitis-B-), krebshemmende Mittel (Buserelin, Goserelin), Interferone, Rheumamittel (Fenoprofen), Muskelrelaxantien, Schmerzmittel (Nefopam, Tramadol), Psychopharmaka (Fluoxetin, Paroxetin), Parkinsonmittel (Levodopa), Beruhigungs- u. Schlafmittel, Antiallergika, Orciprenalinsulfat in Asthma-Dosieraerosole u. Mittel zur Bronchienerweiterung, Hustenmittel (Kodein), Augentropfen u. -salben
	Sehen, verschwommenes	Mittel gegen Durchfall (Diphenoxin), Mittel gegen Übelkeit und Erbrechen, Appetithemmer (Fenfluramin), Magen- und Darmmittel (Polymyxin B), Krampflöser, Mittel gegen Magengeschwüre (Propanthelinbromid), Blutdruck- und Blutfettsenker, Mittel gegen Herzrhythmusstörungen Disopyramid, Mexiletin), harntreibende Mittel, durchblutungsfördernde Mittel, Urologika (Oxybutynin), Mittel gegen Pilzinfektionen (Amphotericin B), TBC-Mittel (Rifampicin), Rheumamittel, Muskelrelaxantien, Schmerzmittel, Psychopharmaka, Parkinsonmittel, Beruhigungs- und Schlafmittel, Antiallergika, Mittel zur Bronchienerweiterung (Ipratropiumbromid), Augentropfen und -salben, Normalkost
	Sehstörungen	Vitamin-Präparate (A, D, E), Mittel gegen Übelkeit und Erbrechen, Mittel gegen Magengeschwüre (Cimetidin), Kortison-Präparate, Schilddrüsenhormone, Magen- und Darmmittel, Krampflöser, Mittel gegen Herzrhythmusstörungen (Flecainidazetat), Blutdruck- und Blutfettsenker, harntreibende Mittel, Akne- und Hautmittel (Vitamin-A-Säure), die (Mini-) Pille, Sexualhormone (Gestagene, Östrogene), Behandlung von Harnwegsinfekten (Nalidixinsäure), Antibiotika, Antivirenmittel (Foscarnet), Impfstoffe (FSME-, Hepatitis-B-), TBC-Mittel (Ethambutol), krebshemmende Mittel, Interferone, Rheumamittel, Muskelrelaxantien, Psychopharmaka, Antiepileptika, Migränemittel, Schmerzmittel, Beruhigungs- und Schlafmittel, Wurmmittel, Malariamittel (Chinin), Antiallergika, Mittel zur Bronchienerweiterung, Erkältungsmittel, Augentropfen und -salben, Fleischessen
	Sodbrennen	Antidiabetika (Guamehl), Gallensteinauflöser, Blutfettsenker, Blutgerinnungshemmer (Aspirin), Mittel gegen Herzrhythmusstörungen (Mexiletin), harntreibende Mittel (Amilorid), durchblutungsfördernde Mittel, Jod-Präparate, Antibiotika, TBC-Mittel (Rifampicin), Rheumamittel (Fenbufen, Naproxen), Schmerzmittel (Ibuprofen), Antiepileptika, Schlafmittel, Erkältungsmittel, Kaffeegenuß, Kuchen, Limo, Zivilisationskost
	Speicheldrüsenschwellung	Leber-Therapeutika (Tiopronin), Hemmer der Schilddrüsenfunktion (Jod-Präparate), Rheumamittel (Mofebutazon), Psychopharmaka (Antidepressiva), Asthma-Dosieraerosole (Cromoglizinsäure), Nasenmittel (Kaliumjodid)
	Speichelfluß	Mittel gegen Übelkeit und Erbrechen, Jod-Präparate, Antibiotika (Aminoglykoside), Rheumamittel, Schmerzmittel (Ibuprofen), Antiepileptika (Clonazepam, Valproinsäure), Psychopharmaka (Clozapin), Schlafmittel (Clomethiazol), Antiallergika (Promethazin), Augentropfen und -salben, Amalgamplomben
	Speiseröhrenentzündung	Rheumamittel, Schlafmittel, Kortison-Präparate, Antibiotika, krebshemmende Mittel, Suchtkost
	Sprechschwierigkeiten	Krampflöser, Mittel gegen Herzrhythmusstörungen (Mexiletin), Blutdrucksenker, Mittel gegen Pilzinfektion, Antivirenmittel, krebshemmende Mittel, Interferone, Muskelrelaxantien, Antiepileptika, Parkinsonmittel, Beruhigungs- und Schlafmittel, Mittel zur Bronchienerweiterung
	Stuhlgang, schmerzhafter	Blutfettsenker (Anionenaustauschharze), Rheumamittel, Zivilisationskost, Bewegungsmangel, Drogen, Aspirin
	Taubheit, Tinnitus	Blutgerinnungshemmer (Aspirin), harntreibende Mittel (Furosemid), Antibiotika, Antivirenmittel (Foscarnet), Rheumamittel (Aspirin, Carbasalat), Schmerzmittel (Aspirin), Wurmmittel, Ohrentropfen
	Tremor	Mittel gegen Übelkeit und Erbrechen, Appetithemmer, Mittel gegen Magengeschwüre (Wismut-Präparate), Insuline, Krampflöser, Blutfett- und Blutdrucksenker, Mittel gegen Herzrhythmusstörungen (Mexiletin), blutdrucksteigernde Mittel (Adrenalin), harntrei-

	bende Mittel (Amilorid), Jod-Präparate, Schilddrüsenhormone, Antibiotika, Antivirenmittel, TBC-Mittel, FSME-Impfstoff, Interferone, Rheumamittel (Fenoprofen), Muskelrelaxantien, Psychopharmaka, Parkinsonmittel (Levodopa), Beruhigungs- und Schlafmittel, Wurmmittel, Malariamittel, Antiallergika (Promethazin), Asthma-Dosieraerosole, Mittel zur Bronchienerweiterung, Augentropfen und -salben, Immunsuppressiva (Ciclosporin A)
Tod, rasch eintretender	Blutfettsenker (Probucol), an sich harmlosen Wespenstich nach Einnahme von Schmerztabletten oder anderen entzündungshemmenden Medikamenten, harte Drogen
Unruhe, allgemein	Antidiabetika, Insuline, Mittel gegen Übelkeit und Erbrechen, Appetithemmer, Mittel gegen Magengeschwüre (Ranitidin), Vitamin-B-Präparate, Blutdrucksenker, blutdrucksteigernde Mittel, durchblutungsfördernde Mittel, Nitro-Präparate, Behandlung von Harnwegsinfekten, Kortison-Präparate, Schilddrüsenhormone, Antivirenmittel, Antibiotika, TBC-Mittel, Muskelrelaxantien, Schmerzmittel, Psychopharmaka, Antiepileptika, Parkinsonmittel, Malariamittel, Antiallergika, Mittel zur Bronchienerweiterung, Erkältungsmittel, Augentropfen und -salben
Unruhe, beim Sitzen (Akathisie)	Mittel gegen Übelkeit und Erbrechen (Metoclopramid), Blutdrucksenker (Diltiazem), Antiepileptika (Benzodiazepine), Psychopharmaka (Neuroleptika), Schlafmittel (Benzodiazepine), Antiallergika
Unterkühlung (Hypothermie)	Magnesium-Präparate, Mittel gegen Herzrhythmusstörungen (Prazosin), durchblutungsfördernde Mittel (Piribedil), Antivirenmittel (Foscarnet), Muskelrelaxantien, Antiepileptika, Barbiturate, Parkinsonmittel (Bromocriptin), Beruhigungs- und Schlafmittel, Malariamittel (Chinin)
Verfall, geistiger	Antivirenmitt. (Ganciclovir), Parkinsonmitt. (Levodopa), Suchtkost, Bewegungsmangel, Drogen, Krank.hausaufenthalt, Medikam.
Vergiftung, allgemein	Abführmittel (Bittersalz), Krampflöser (Anticholinergika), Blutgerinnungshemmer (Aspirin), Rheumamittel (Aspirin, Carbasalat), Muskelrelaxantien (Anticholinergika), Schmerzmittel (Aspirin, Carbasalat), Psychopharmaka (Lithium-Präparate), Parkinsonmittel (Anticholinergika), Schlafmittel, Augentropfen- und salben
Vergiftung beim Säugling	Antibiotika (Chloramphenicol), Augentropfen und -salben (Azidamfenicol, Borsäure), Nasenmittel, Vitamin-A-Präparate, Wurmmittel
Verhaltensstörungen	Appetithemmer, Mittel gegen Herzrhythmusstörungen, Akne- und Hautmittel (Vitamin-A-Säure), TBC-Mittel (Rifampicin), Muskelrelaxantien (Diazepam, Tetrazepam), Psychopharmaka (Trazodon), Antiepileptika, Beruhigungs- und Schlafmittel, Augentropfen und -salben (kurzfristig, bei Kindern), Insektenmittel, Krankenhausaufenthalt (bei Kindern)
Vermännlichung von Frauen	Anabolika, Minipille, Sexualhormone (Androgene, Gestagene, Testosteron), bei Behandlung von Hauterkrankungen
Verstopfung (Obstipation)	Mittel gegen Durchfall, Mittel gegen Übelkeit und Erbrechen (Ondansetron), Appetithemmer, Gallensteinauflöser, Mittel gegen Magengeschwüre, Kalzium- und Eisen-Präparate, Abführmittel (bei Dauerbehandlung), Krampflöser, Vitamin-D-Präparate, Blutfettsenker, Mittel gegen Herzrhythmusstörungen (Disopyramid), Blutdrucksenker, Mittel gegen Krampfadern, harntreibende Mittel, Akne- und Hautmittel (Vitamin-A-Säure), die (Mini-) Pille, Sexualhormone (Gestagene), Mittel gegen Pilzinfektionen, TBC-Mittel, krebshemmende Mittel, Interferone, Rheumamittel, Muskelrelaxantien (Baclofen), Schmerzmittel, Psychopharmaka (Fluvoxamin, Paroxetin, Clozapin), Migränemittel (Clonidin), Antiepileptika, Wurmmittel, Parkinsonmittel (Bromocriptin), Malariamittel (Mefloquin), Antiallergika, Mittel zur Bronchienerweiterung, Erkältungsmittel, Augentropfen und -salben, Kaffee und Tee
Verwirrtheitszustände	Anabolika, Mittel gegen Übelkeit und Erbrechen, Appetithemmer (Fenfluramin), Mittel gegen Magengeschwüre, Kalium-Präparate, Krampflöser, Blutdruck- und Blutfettsenker, Blutgerinnungshemmer (Aspirin), Mittel gegen Herzrhythmusstörungen (Mexiletin), harntreibende Mittel, durchblutungsfördernde Mittel, Herzmittel, Nitro-Präparate, Prostatamittel, Jod-Präparate, Antibiotika, Mittel gegen Pilzinfektionen, Antivirenmittel, krebshemmende Mittel, Interferone, Rheumamittel (Fenoprofen), Muskelrelaxantien Baclofen), Schmerzmittel (Aspirin, Ibuprofen), Psychopharmaka (Antidepressiva, Clozapin), Antiepileptika (Benzodiazepine), Barbiturate, Beruhigungs- und Schlafmittel, Migränemittel, Parkinsonmittel, Malariamittel, Antiallergika, Erkältungsmittel, Augentropfen und -salben (Timolol), Immunsuppressiva (Ciclosporin A), harte Drogen
Vitaminmangel	Blutfettsenker (Anionenaustauscharze - A, D), Antidiabetika (Metformin - B12), Leber-Therapeutika (Tiopronin - B6), TBC-Mittel (Isoniazid - B6), Zivilisationskost, Rauchen, Drogen, Licht- und Sonnenmangel, Alkohol, Normalkost
Völlegefühl	Antidiabetika (Guarmehl), Mittel gegen Übelkeit und Erbrechen, Laktilol in Abführmittel und Leber-Therapeutika, Mittel gegen Magengeschwüre (Famotidin), Magen- und Darmmittel (Sulfasalazin), Blutdruck- und Blutfettsenker, Mittel gegen Herzrhythmusstörungen, durchblutungsfördernde Mittel, die Minipille, Sexualhormone (Gestagene, Östrogene), Mittel gegen Pilzinfektionen, TBC-Mittel (Teridon), Gichtmittel, Schmerzmittel, Antiepileptika (Valproinsäure), Schlafmittel (Chloralhydrat), Mittel zur Bronchienerweiterung (Ipratropiumbromid), Zivilisationskost
„Vollmond-Gesicht"	(Cushing-Syndrom) Kortison-Präparate, Asthma-Dosieraerosole (bei Hochdosen)
Wachstumsverzögerung	Vitamin-A-Präparate (Überdosen), Kortison-Präparate, Antibiotika (Tetrazykline - bei Anwendung bei Kindern), Asthma-Dosieraerosole (unter Anwendung bei Kindern)
Wärmestau (Anhidrosis)	Mittel gegen Übelkeit u. Erbrechen, Krampflöser, Ipratropiumbromid in Mittel gegen Herzrhythmusstörungen u. Mitte zur Bronchienerweiterung, Muskelrelaxantien, Psychopharmaka (Neuroleptika), Parkinsonmittel, Antiallergika, Augentropfen u. -salben
Wahnvorstellungen	Antibiotika (Ofloxacin), Psychopharmaka (Antidepressiva), Parkinsonmittel (Levodopa), Schlafmittel (Triazolam), nach Herzoperationen - wahrscheinlich durch Sauerstoffmangel (Herz-Lungen-Maschine)
Wassersucht (Ödem)	Anabolika, Insuline, Abführmittel (Glaubersalz), Vitamin-A, Mittel gegen Herzrhythmusstörungen (Mexiletin), Blutdruck- und Blutfettsenker, Akne- und Hautmittel (Vitamin-A-Säure), die (Mini-) Pille, Sexualhormone (Androgene, Gestagene, Östrogene), Behandlung von Harnwegsinfekten, Hormone, Kortison-Präparate, Hemmer der Schilddrüsenfunktion, Antibiotika, Antivirenmittel, Tetanus-Impfstoff, TBC-Mittel (Rifampicin), krebshemmende Mittel, Interferone, Rheumamittel (Naproxen), Muskelrelaxantien, Schmerzmittel (Ibuprofen), Psychopharmaka, Antiepileptika, Parkinsonmittel, Beruhigungs- und Schlafmittel, Wurmmittel, Immunsuppressiva (Ciclosporin A), ACTH, Strahlenbehandlung,
Wildheit bei Kindern	Lebensmittelfarbstoffe, Eier, Soja-Produkte, Zucker, Vitaminmangel
Wundheilung, schlechte	Akne- und Hautmittel (Vitamin-A-Säure), Jod- und Kortison-Präparate, Augentropfen und -salben, Antibiotikapulver-Gabe auf das Operationsfeld, Vitaminmangel, Mineralstoffmangel (organische Mineralien)
Zahnfleischblutung	Blutgerinnungshemmer, Antiepileptika (Trimethadion), Schlechtkost, zu harte Zahnbürste
Zahnfleischentzündung (Gingivitis)	Akne- und Hautmittel (Vitamin-A-Säure), Blutdrucksenker (Reserpin), die Pille, Antibiotika, Interferone, Rheumamittel, Schmerzmittel (Ibuprofen), zu hartes Zähneputzen, Zivilisationskost
Zahnschäden	Vitamin-C-Kautabletten (bei Dauerbehandlung), Psychopharmaka, die Pille, Zahnpasten, Eis, Cola, Limonaden, Kuchen, alle zuckerhaltigen Nahrungsmittel

Zelltod (Nekrose)	Kalium-Präparate, Rheumamittel, bei Injektion von: blutdrucksteigernde Mittel (Dopamin), Antibiotika (Fusidinsäure), Rheumamittel (Orgotein), Psychopharmaka (Amitriptylin, Promethazin), Antiepileptika (Phenobarbital, Phenytoin), Starkschmerzmittel (Pentazocin), Beruhigungs- und Schlafmittel (Clorazepat, Flunitrazepam, Midazolam), Antiallergika (Promethazin)
ZNS-Erkrankung	Rheumamittel (Indometazin), antiseptische Puder- und Umschlagslösungen, durch Liegen in Brutkästen bei Babys
Zuckerkrankheit	Anabolika, Antivirenmittel, Blutdrucksenker, harntreibende Mittel, die (Mini-) Pille, Sexualhormone (Gestagene, Östrogene), Kortison-Präparate, krebshemmende Mittel, Interferone, Rheumamittel (Naproxen), Psychopharmaka, Migränemittel (Clonidin), Antiallergika, Mittel zur Bronchienerweiterung (Salbutamol), Zivilisationskost
Zungenentzündung (Glossitis)	Akne- und Hautmittel (Vitamin-A-Säure), Antibiotika, krebshemmende Mittel, Antivirenmittel (Foscarnet), Rheumamittel, Schmerzmittel (Ibuprofen), Antiepileptika (Carbamazepin), Krankenhausaufenthalt
Zyklusstörungen	Mittel gegen Übelkeit und Erbrechen, Mittel gegen Magengeschwüre (Ranitidin), harntreibende Mittel, Sexualhormone (Östrogene), Psychopharmaka, Migränemittel (Dimetotiazin), Antiallergika (Promethazin), Mangel an Lebensstoffen

Quelle: Sammlung aus internationalen Fachzeitschriften und -büchern wie SPAIN „Iatrogenic diseases" McTAGGERT „What doctors don't tell you, und hauptsächlich des sehr empfehlenswerten Werkes „Vom Verdacht zur Diagnose - das ABC der unerwünschten Arzneimittelwirkungen", bestellbar bei Arzneimittelinformation- und telegramm (ATI), Petzower Straße 7, 14109 Berlin. (®LV 9706, 9829)

998 [5] Wie Du erkennst, stammt diese Übersicht aus vielen Quellen. Wenn ich *alle* durch Medikamente verursachte Schäden hier hätte aufnehmen wollen, würde ich zehn weitere Bücher gefüllt haben. In England wird *jedes Jahr* ein dicker Band von 1500 Seiten allein über die Medizinschäden vorgelegt.

Ist ja klar: Es gibt 120.000 Chemiemedikamente – folglich gibt es auch 120.000 Nebenschäden! Was sag ich! Mindestens zehnmal soviele! Denn jedes Chemiemittel verursacht ja dutzendweise Schäden.

Was sagt Dir denn jetzt Dein gesunder Menschenverstand, nachdem ich ihn Dir mit diesem Buch wieder aufgemöbelt habe? So krank wirst Du gemacht, wenn Du an einen Schulmediziner geraten bist - ein wahrer Arzt schützt Dich vor allen, auch den kleinsten Nachteilen seiner Behandlung! Ich hoffe, die wenigen hier aufgewiesenen Schäden genügen, daß Du zukünftig die Finger von jedem Chemiepräparat und den meist krankheitsverursachenden Nahrungs- und Genußmitteln aus den Fabriken und von den Giftböden der Chemiebauern lassen kannst.

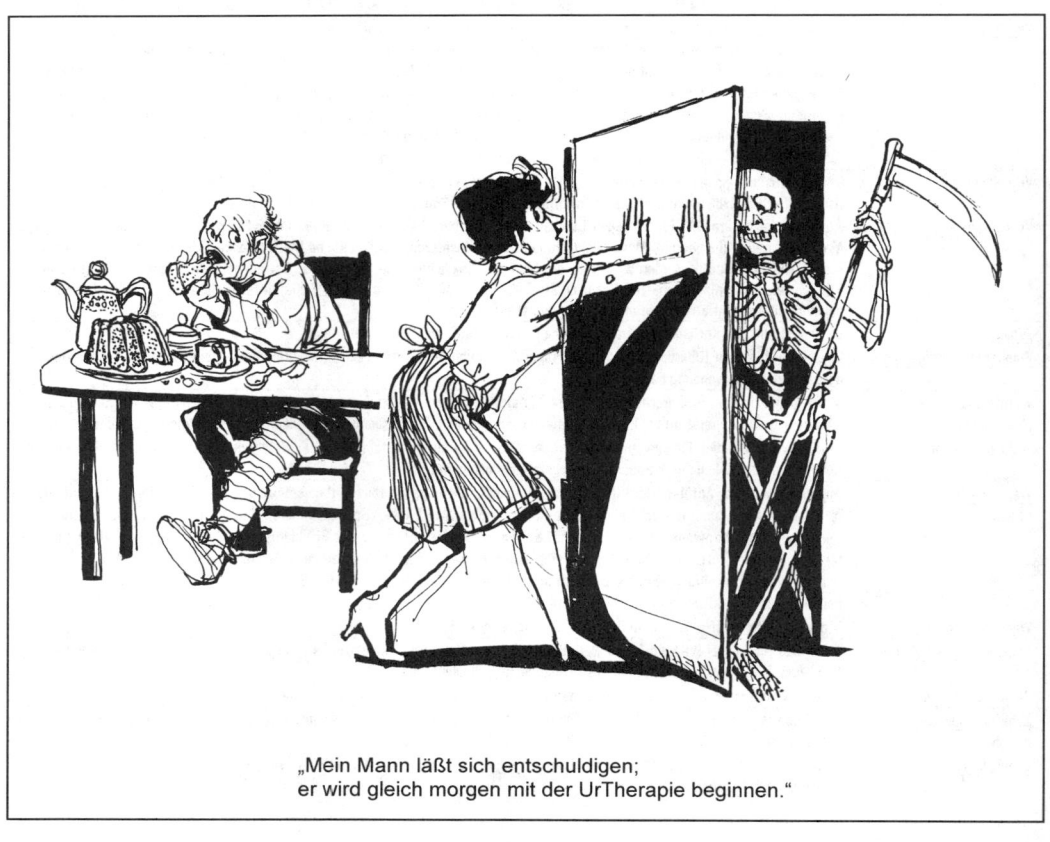

„Mein Mann läßt sich entschuldigen;
er wird gleich morgen mit der UrTherapie beginnen."

9.91 Diese Schäden sind durch Labortests aufzudecken
Bei Abweichungen ↑ ↓ von den angegebenen Normalwerten
Damit bist Du in der Lage, Laborberichte über Urin- und Harntests selbst richtig zu beurteilen

Bezeichnung des Tests	Normalwerte	Hinweise auf Schäden
Bilirubin	gesamt: bis 1,1 mg/dl direkt: bis 0,3 mg/dl	↑ des »direkten« Bilirubins: Leberzellschäden, Galleabflußstau ↑ des »indirekten« Bilirubins: Hämolysen (hämolytischer Ikterus)
BSG Blutkörperchen-senkungsgeschwindigkeit	Frauen 10-20 mm/Std. Männer 4-10 mm/Std.	↑ Entzündungen, Tumoren, Leukämien, Nieren-Leberschäden ↓ Rheumamittel, Aspirin, Kortison
Calcium	2,2-2,7 mmol/l (8,8-10,2 mg/dl)	↑ Hyperparathyreoidismus, D-Hypervitaminose, Knochenabbau ↓ entzündl. Darmkrankg, Nebenschilddrüsen-Unterfunktion, Nierenerkrankg
Chlorid	Serum: 97-108 mmol/l Urin: Tagesausscheidung: 120-240 mmol	↑ Niereninsuffizienz ↓ Erbrechen, Magenspülungen
Cholesterin	150-240 mg/dl (Alters- und Geschlechtsabhängig!)	↑ Hypercholesterinämie, Hyperlipoproteinämien ↓ Hyperthyreose
CK (Creatinkinase) CPK (Creatinphosphokinase)	Männer 10-80 U/l Frauen 10-70 U/l	↑ Herzinfarkt: 4-6 Stunden nach Infarkt, Maximum nach etwa 24 Stunden; Skelettmuskelschäden
CK-MB	unter 10 U/l	↑ Herzinfarkt: 15 bis 160 U/l
CRP (C-reaktives Protein)	bis 8,2 mg/l	↑ Entzündungen, Viruserkrankungen, rheumatische Erkrankungen
Differentialblutbild	Erwachsene Neutrophil 55-70 % davon stabkernige 3-5 % Eosinophile 2-4 %, Basophile 0-1 % Lymphozyten 25-40 % Monozyten 2-6 %	↑ Granulozyten: bakterielle Infektionen, Vergiftungen, Blutverluste; Virusinfektionen
Eisen	Männer 40-170 µg/dl Frauen 37-150 µg/dl (je nach Alter)	↑ Eisenmangelanämien, Infektionskrankheiten
Eiweiß	Gesamteiweiß Serum: 66-83 g/l	↑ Flüssigkeitsmangel ↓ Eiweißmangelernährung; Eiweißverluste z.B. durch Niereninsuffizienzen, Blutungen, Verbrennungen
	Urin: Gesamt bis 150 µg/24 Std. Albumin bis 20 µg/24 Std.	↑ Niereninsuffizienz, Pyelonephritis u.a. Entzündungen der ableitenden Harnwege
Eiweiß-Fraktionen	Serum: Albumin 58-70 % (abs.: 35-50 g/l)	↓ Nierenerkrankung, Leberzirrhose
	α_1-Globuline 2-4 % (abs.: 1,3-4 g/l)	↓ Nierenerkrankung, Frühstadium der akuten Entzündung
	α_2-Globuline 5-10 % (abs.: 5,4-11 g/l)	↑ Akute Entzündung, Nierenerkrankung, subakut-chronische Entzündung
	β-Globuline 7-13 % (abs.: 6-12 g/l)	↑ Nierenerkrankung, chronische Entzündung, Leberzirrhose, Hepatitis
	γ-Globuline 11-19 % (abs.: 6-15 g/l)	↑ Entzündungen mit Immunreaktion, Leberzirrhose ↓ Nephrotisches Syndrom, Nierenerkrankung
Erythrozytenzahl	Erwachsene, weiblich: $3,9\text{-}5,6 \ast 10^6/\mu l$ Erwachsene, männlich: $4,5\text{-}6,5 \ast 10^6/\mu l$	↓ Anämie, Blutverluste ↓ Flüssigkeitsverluste, Polyglobulie
Eisen	Männer 35-217 µg/l, Frauen 23-110 µg/l Säuglinge u. Erwachs. üb. 65 Ja. bis 600 µg/l	↓ Anzeichen für beginnenden Eisenmangel ↑ Chronische Entzündung, Tumor
Glucose	70-100 mg/dl	↑ Diabetes mellitus ↓ Überdosierung von Antidiabetika
oGTT	Blutzuckerwerte nach 1 Std. < 160 (Grenzbereich 160-220) mg/dl, nach 2 Std. < 120 (Grenzbereich 120-150) mg/dl	↑ Diabetes (Nüchternblutzucker im oberen Grenzbereich), Überschreiten des Grenzbereiches nach Belastung gilt als krankhaft
GOT	Männer bis 19 U/l Frauen bis 15 U/l	↑ Lebererkrankungen ↑ Herzinfarkt, Skelettmuskelbeschädigungen
GPT	Männer bis 23 U/l Frauen bis 19 U/l	↑ Lebererkrankungen
γ-GT	Männer 6-28 U/l Frauen 4-18 U/l	↑ Lebererkrankungen, Verschlußikterus, Hepatitis, Leberzirrhose
Harnsäure	Serum: Männer bis 7,0 mg/dl Frauen bis 5,7 mg/dl	↑ Gicht, Niereninsuffizienz
Harnstoff BUN Harnstoff-Stickstoff	Serum: 5.23 mg/dl	↑ Nierenfunktionsstörungen, erhöhter Eiweißabbau (z.B. Abszesse)
Hämatokritwert	Kinder (1-10 Jahre) 35-38 % Erwachsene, weiblich 36-47 % Erwachsene, männlich 40-54 %	↓ Anämie, Blutverluste ↑ Polytämie
Hämoglobin	Gesamthämoglobin: g/dl Männer 13,3-17,7 Frauen 11,7-15,5	↓ Anämie
	MCH = mittlerer Hämoglobingehalt des Erythrozyten 27-34 pg	↓ Eisenmangelanämie
	MCHC = mittlere Hb-Konzentration im Erythrozyten 30-35 g Hb/dl Erythrozyten	↓ Eisenmangelanämie

Immungobuline		IgG	IgA	IgM	↑□ chronische Infekte, Leberkrankheiten
	g/l	8-18	0,9-4,5	6-2,8	↓□ Antikörpermangel
	Immunglobulin E:				↑□ Allergien
	Erwachsene bis 0,003 g/l				↓□ Tumoren
Kalium	3,5-4,7 mmol/l				↓□ Niereninsuffizienz, chronische Durchfälle, Mißbrauch von Abführmitteln, Diuretika
	Tagesausscheidung: 35-80 mmol				↑□ Niereninsuffizienz, M. Addison
Kreatinin	Serum:	Männer	0,7-1,4 mg/dl		↑□ Einschränkungen der Nierenfunktion
		Frauen	0,6-1,2 mg/dl		(z.B. Glomerulonephritis, Pyelonephritis, Harnstauung)
	Urin: Tagesausscheidungen				
	Männer	8,7-24,6 mg/kg Körpergewicht			
	Frauen	7,3-21,4 mg/kg Körpergewicht			
LDH	Erwachsene	120-240 U/l			↑□ Herzinfarkt (Spätdiagnostik, HBDH); Lebererkrankungen (Extremwerte bei
HBDH	Erwachsene	68-135 U/l			Vergiftungen) und Skelettmuskelschäden (LDH$_5$); Anämien; Leukämie
Leukozytenzahl	Kinder, 2-7 Jahre	6.000-15.000/μl			↑□ Bakterielle Infektion, nichtinfektiöse Gewebsschädigungen,
	Kinder, 8-12 Jahre	4.500-13.500/μl			Stoffwechselstörungen, Leukämien
	Erwachsene	4.000-10.000/μl			↓□ Knochenmarkschädigungen, Virusinfektionen, Imunkrankheiten
Lipase	Serum: < 190 U/l				↑□ Entzündungen der Bauchspeicheldrüse
Magnesium	Frauen:	1,87-2,51 mg/dl			↑□ Niereninsuffizienz
	Männer:	1,78-2,56 mg/dl			↓□ Resorptionsstörungen, Erbrechen, Leberzirrhose
					(Symptome: Muskelkrämpfe)
Prolaktin	Frauen	58-519 μU/ml			↑□ Männliche und weibliche Sterilität, Aussetzen der Menstruation
	Männer	47-301 μU/ml			
Quick-Test	70-120 %, therapeutischer Bereich: 15-25 %				Kontrolle bei der Behandlung mit Grinnungshemmern (z.B. Marcoumar)
Retikulozytenzahl	Erwachsene 5-12 ‰ der Erythrozyten				↑□ Hämolytische Anämien, Eisenmangelanämien nach Eisen-Therapie
					↓□ Aplastische Anämie
Thromboplastinzeit, partielle (PTT)	30-40 Sekunden				↓□ Störungen im Gerinnungssystem
Thrombozytenzahl	Erwachsene 140.000-400.000 μl				↓□ Knochenmarkschädigung, gesteigerter Abbau
					↑□ Thrombozytose (400.000-1.000.000/mm^3 bei Infekten und nach Blutverlust
Thyroxin (T$_4$)	Gesamt-Thyroxin	5-12 μg/dl			↑□ Hyperthyreose (Überfunktion der Schilddrüse)
	Freies Thyroxin FT$_4$	0,8-2,0 ng/dl			↓□ Hypothyreose (Unterfunktion der Schilddrüse)
Transferrin	Frauen	200-310 mg/dl			↑□ Eisenmangel
	Männer	210-340 mg/dl			↓□ Tumor, chronische Entzündung, Nierenschäden
Trijodthyronin (T$_3$)	Gesamt-T$_3$	0,7-1,8 ng/ml			↑□ Hyperthyreose
	Freies T$_3$	2,5-6,0 pg/ml			↓□ Hypothyreose

Quelle: Auszüge aus NACHT NEBEL, J., Normalwerte unseres Körpers, Bildbuch Vgl, Wien

✚ Erste Hilfe beim Herzstillstand und Ertrunkenen ✚

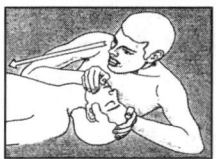

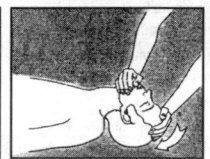

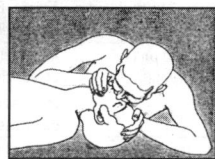

Beachte: Daß Fahradhelme Kinder und Jugendliche bei Kollisionen mit Kraftfahrzeugen wirklich schützen, ist reiner Wunschtraum. Dies erklärte Chefarzt Dr.med. Michael Martin C. Laub, Neuropädiatrische Abteilung im Behandlungszentrum Vogtareuth auf einem Seminar in München.   (Ärztliche Praxis 19/7.3.1995/2)

1. Knie Dich seitlich am Kopf des Liegenden hin.
2. Lege Deine linke Hand an seinen Stirnansatz, Deine rechte an das Kinn und beuge mit beiden Händen seinen Kopf weit zurück. Fixiere diese Lage mittels einem untergeschobenen Bekleidungsstück.
3. Lege den Daumen der rechten Hand quer unter die Unterlippe und schiebe sie nach oben, den Mund des Verunglückten so verschließend. Lege Deinen weit geöffneten Mund um seine Nase und blase kräftig Luft ein.
4. Hebe Deinen Mund hoch, ohne daß Du seine Kopflage veränderst, so daß seine Luft aus dem Brustkorb entweichen kann.
5. Presse erneut den Mund auf und blase wieder Luft ein. Wiederhole das Freigeben des Atemweges.
6. Bei Erwachsenen gebe etwa 16 mal, bei Kindern etwa 30 mal pro Minute einen Atemstoß in die Lunge.

Vor dieser Handlung ist zuerst das Bauchdruckverfahren anzuwenden. Oft genügt das schon zum Einsetzen des Atems.

✚ Erste Hilfe bei Knochenbruch ✚

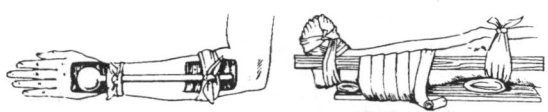

Stützverband mit Kochlöffel bei Vorderarmbruch

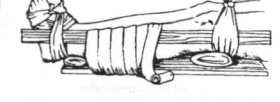

Stützverband bei Unterschenkelbruch durch behelfsmäßige Schienung und Anschluß an das gesunde Bein

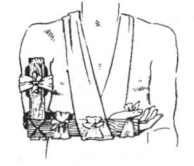

Stützverband mit Schienung für Ober- und Unterarm

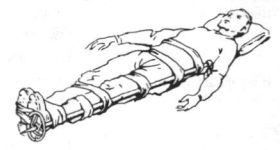

Stützverband bei Oberschenkelbruch durch behelfsmäßige Schienung und Anschluß an das gesunde Bein

Die hohe Kunst der Schulmedizin besteht nicht in der Heilkunst, also der Kunst des Heilens. Sie besteht darin, Dich mit ihren Chemiemedikamenten im Krankheitsfall nach deren erster Einnahme und Röntgen- und Atombestrahlungen für den Rest Deines Lebens schleichend krank und ausnutzbar zu halten. Dies gelingt ihr dadurch, daß Dir die Ärzte Furcht einjagen vor etwas, das Dir nicht schaden kann (z.B. Bakterien). Und daß sie Dich begehrlich nach etwas machen, das scheinbar zuerst hilft (Medikamente), Dir später aber um so mehr Schäden zufügt.

Die Schulmedizin zieht damit ein auf entgegengesetzten Realitäten bestehendes Wertsystem auf: indem sie die Menschen durch betrügerische Hoffnungsmache einen verhängnisvollen, durch nichts berechtigten Glauben an sie einpflanzt. Befreie Dich von diesem Glauben, der nichts als bloßer Aberglaube ist. Gewinne Deine Freiheit durch die UrMethodik zurück, die Dich von allen Ängsten befreit und von Zukunftssorgen unabhängig macht.

Medikamente für Notfälle

Diese Medikamente kann der Arzt in <u>Notfällen</u> ausnahmsweise einmal anwenden. Prüfe nach, ob er die richtigen nimmt oder genommen hat. Und ob sie nicht bereits zu alt sind.

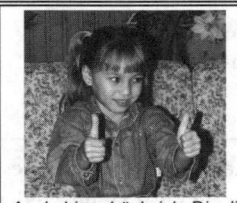

„Auch hier drück ich Dir die Daumen, daß Du diesen Giftdreck nie brauchen mußt!"

Notfall	Wirkstoff / Begegnung	Dosierung	Alter der Medizin bis höchstens Jahre
Angina Pectoris	Coro-nitro (Glyzeroltrinitrat) oder Nitratkapsel	nicht inhalieren; bis 2 Hübe in Mund	2
Asthma	Apsomol o.ä. (Salbutamol-Aerosol)	Erwachsene = 1-2 Hübe, Kinder = 1 Hub (Herzfrequenz unter 130/min)	
Angstzustände und Bewegungsstörungen (verursacht durch Neuroleptika)	Urapidil, Akineton (Biperiden)	12,5mg i.v. alle 5-10 min wiederho.; bis 60mg 2,5 - 5mg i.m. oder langsam i.v.	5
Blutverlust, erheblicher	Kochsalzlösung; besser: Elektrolytlösung		
Blutdrucküberhöhungs-Krise	Nifedipin	5mg-Kapsel zerbeißen	3
Erbrechen, Schwindel	Vomex A (Dimenhydrinat)	Erw.=bis 124mg i.v., Ki.= 1,25mg/kg Gewicht	5
Herzinfarkt	Oberkörper hoch lagern, Sauerstoffbeatmung, Nitroglycerinspray oder Atropin	2 Hübe / bis 1mg i.v.	5
Herzinfarkt, schmerzhafter	Aspirin oder Morphin oder Diazepam	500mg Tabl. oder i.v. 5 - 10mg i.v.	3
Herz-Rhythmusstörung (auch bei Infarkt)	Xylocain (Lidokain)	50 - 100mg i.v. nur unter EKG-Kontrolle	3
Hexenschuß	Diclofenbeta (Diclofenac)	100mg rektal	
Kreislaufstillstand	Mini-Jet-Adrenalin, Adrenalin	Erw.=0,1mg i.v.; Ki.=0,01mg pro 10kg i.v. 0,5 - 1mg langsam i.v.; 0,1mg pro 10kg i.v.	1
Krampfanfall	Diazepam Desitin (Doryl bei Afterschließmuskelkrampf)	Erw.= 10mg rektal, ggf. wiederholen; Kinder = 5mg	
Lungenödem	Nitrendipin (oder eine Nitroglycerinkapsel) oder Furo (Furosemid)	5mg = 1 Phiole in Mund 20 - 40mg i.v. (max. 4mg/min)	
Nierenkolik	Novalgin (Matamizol)	lt. Packungsanweisung	
Schmerzen, allgemein	Voltaren (Diclofenac)	100mg rektal	
Koliken	BS-Ratiopharm	Erwachsene = 30mg i.m. oder langsam i.v.; Kinder = 5mg i.v.	
Migräne	Ergotamin	1 Hub; wiederholen nach 10 min.	
für Dauerschmerz	Morphin	5 - 10 mg i.v. (10mg/min)	
Unterzuckerung	Glukosteril (Glukose 40%)	20 - 100ml langsam i.v.	4

Als UrMethodiker hast Du diese Chemie nie mehr nötig!

Christiane und Robert Brand 74321 Bietigheim
Ernst Essich-Weg 1

Lieber Franz Konz,

in der gestrigen Ausgabe der "Rundschau" lasen wir, daß das kleine Borneo-Orang-Utan Baby "Wattana" jetzt in den Zoo von Stuttgart gebracht wurde. Es sieht mit seinem großen dunklen Augen fast genau so aus wie Ihr Töchterchen Myriam, was uns sehr erfreut hat. Weniger erfreut sind wir darüber, daß es dort nicht so natürlich und gesund aufwächst wie bei Ihnen.

Beim Anblick der schönen Menschen in Ihrem wundervollen Buch werden wir animiert, ebenso zu leben, daß wir einmal ebenso gut aussehen werden. Bei den Tierfolter-Bildern kommen mir die Tränen...

Liebe Grüße
von Christiane und Robert

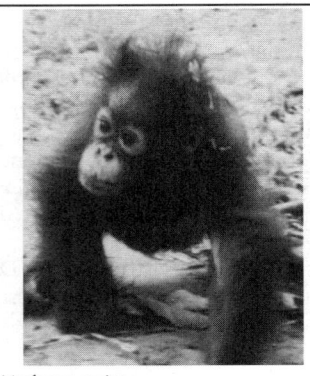

Der Verfasser meint:
Die frappierende Ähnlichkeit meines Töchterchens Myriam (Rz 995) mit der süßen Wattana ist mir Ehre und Ansporn zugleich, sie so unbeschwert und naturnah wie diese zu erziehen.

Ach, es gibt so viele kluge, einsichtsvolle und wahre Ärzte (also keine Mediziner!) - mir tut es für sie sehr leid, daß ich über ihre Kollegen hier so oft pauschal die Wahrheit sagen mußte:

Dr. med. Leonhard Hochenegg   Eugenstraße 1, 6060 Hall i.T.
Facharzt
f. Psychologie u. Neurologie

Lieber Herr Konz,

ich bedauere sehr, daß mir Ihr Buch nicht schon vor 30 Jahren in die Hände gefallen ist, dann wäre mir gesundheitlich vieles erspart geblieben.

Zu welchem Unsinn sich ärztliche Autoren entblöden können - und das noch schlimmer als der Junk Food-Empfehler Professor Pudel - dazu gebe ich Ihnen noch ein weiteres Beispiel, das an Dummheit nicht zu übertreffen ist. Im Buch "Wie neugeboren durch Darmreinigung" von Dr. Collier steht wörtlich:

"Über Rohkost und ihre Wirkung Rohes Obst und rohes Gemüse werden zur Säurepeitsche - insbesondere süßsaures Obst: Bei den im Darm herrschenden Temperaturen von 37 Grad gehen sie in Gärung über und produzieren dabei eine Reihe schädlicher Substanzen, zum Beispiel Fuselalkohole. Die im Darm entstehenden Säuren lagern sich besonders hartnäckig in den bindegewebshaltigen Fasern ein, was sich gerade in der Haut augenfällig bemerkbar macht; sie wirkt erschlafft und faltig, weil die Fuselalkohole ins Blut übergegangen und im Bindegewebe deponiert worden sind."

Man sollte die jungen Mediziner zu Ihnen, statt auf die Universitäten in die Lehre schicken!

Viele Grüße
Ihr L. Hochenegg

Lieber Herr Konz

Als Sie mir vor zwei Jahren die erste Auflage Ihres Buches mit Widmung überreichten, stellten dessen Aussagen für mich persönlich den Beginn eines völlig neuen Lebensabschnitts dar. In der Zwischenzeit durfte ich auch viele andere Menschen auf diese „Bibel der Klassischen Naturheilkunde" hinweisen, denn so kann Ihr monumentales Werk mit vollster Berechtigung bezeichnet werden. Daß ein einzelner Mensch ein solches epochales Kompendium mit zahlreichen Registern und Querverweisen- noch dazu ohne Hilfe einer Schreibmaschine oder gar eines Computers! - fertigstellen kann, weist sie als erstrangigen Forscher und genialen Volksaufklärer aus, dem als erstes der Nobel-Preis gebührte - wenn, ja wenn da nicht die „Sachzwänge" wären. Denn wenn Ihre absolut richtigen und in der Praxis nachprüfbaren Aussagen breites Allgemeingut würden, dann müßten ja viele Halbgötter in Weiß plötzlich einer anständigen Beschäftigung nachgehen, anstatt am Elend einer unwissenden Menschheit Geld zu verdienen. Leider werden Sie nicht nur von der Orthodoxie, sondern ebenso von den sogenannten alternativen Gesundheitslehrern bekämpft werden, denn überall gilt das Gesetz: „Wes Brot ich ess, des Lied ich sing." Sie sind als Werkzeug ausersehen gewesen, die verschütteten klaren Quellen der „Klassischen Naturheilkunde" wieder freizulegen.

Besonders erfreulich ist es, daß hier die geistig-seelische Dimension von Gesundheit und Krankheit betont wird. Dadurch wird Ihre „Bibel" - übrigens genauso wie die Bibel in geistigen Dingen - zum zweischneidigen Schwert zwischen jenen Menschen, die sich von der Krankheitsindustrie weiter verwalten und vergewalten lassen, und jenen Menschen, die ein Leben in Freiheit und Eigenverantwortung zu übernehmen bereit sind.

Prof. Dr. med habil, Dr. Dr. Probst,
Mozartstraße 22, 87724 Ottobeuren, Wellness-Zentrum

Wenn Du was Gutes für die Menschheit tun willst: Dränge die Rundfunk- und Fernsehanstalten dazu, endlich einmal die Klassische Naturheilkunde zu behandeln, die ja wirklich so viel gutes für die kranken Menschen tun kann.

> *Daran erkenn' ich die gelehrten Herrn: Was ihr nicht tastet, steht euch meilenfern; was ihr nicht faßt,
> das fehlt euch ganz und gar! Was ihr nicht rechnet, glaubt ihr, sei nicht wahr; was ihr nicht wägt,
> hat für euch kein Gewicht, was ihr nicht münzt, das, meint ihr, gelte nicht.* (Goethe, Faust II)

9.92 Literatur-Verzeichnis mit Zitaten und Autoren-Anmerkungen dazu

Hier findest Du alle Nachweise meiner Ausführungen und Behauptungen im Buchteil. Die meisten der hier aufgeführten Werke kannst Du, willst Du Dir die Beschwer antun, in den Universitäts-, Stadt- oder Gemeindebüchereien einsehen. Die medizinischen Zeitschriften findest Du alle in den medizinischen Abteilungen der Universitäten bzw. in den Universitätskliniken.
Ich begnüge mich hier, im Gegensatz zum sonst üblichen, nicht mit bloßen Quellenangaben. Ich gebe das Wichtigste für Deine Erkenntnisse und Deine Gesunderhaltungs- und Gesundmachungsabsichten hier auszugsweise wieder. So bist Du in der Lage, Dir ein objektives Urteil zu bilden.
Leser berichteten mir, dieses Literatur-Verzeichnis sei oft noch spannender als das Buch selbst.
Ich wünsche Dir viel Spaß dabei, meinen im Buchteil oft kaum glaubhaften Behauptungen hier auf den Grund zu gehen. Und Dir die Nachweise dafür anhand zu geben. Womit nun die sogenannte wissenschaftliche Medizin mit ihren eigenen Waffen geschlagen wird. Merke:

- Die in Klammern stehenden Übersetzungen lateinischer Ausdrücke sind von mir der Quellenfassung zugefügt, damit Du gleich alles verstehst und Dich davon nicht abschrecken läßt, den Text zu lesen.
Eine Klammer mit drei Punkten (...) bedeutet, daß ein Zwischenteil des Quellentextes von mir nicht zitiert worden ist. Alle Unterstreichungen der Texte wurden von mir, dem Verfasser, zum Verdeutlichen und Hervorheben der Bedeutung des Zitats vorgenommen. Unterpunktierte Worte bedeuten: Diese sind im Sachwort-Verzeichnis aufgeführt. Zusätzlich findest Du dort aber auch nicht unterpunktierte Schlagnach-Worte. Deshalb sieh bei einem Dich besonders interessierenden Thema stets in diesem Index nach.
- Das hinter den Überschriften gelegentlich in Klammern vermerkte Wort »Originalschlagzeile« (O.S.) habe ich deshalb manchmal zusätzlich setzen lassen, weil es Dir vielfach unglaubhaft erscheinen mag, daß so etwas in den Fachzeitschriften der Mediziner wörtlich schwarz auf weiß geschrieben wurde.
- Sind die Ausführungen im folgenden Literaturverzeichnisteil in der gleichen Schriftart wie diese Zeilen gesetzt, so handelt es sich um meinen (des Verfassers) Kommentar zum wiedergegebenen Quellentext.
- Die schmallaufende Schriftart (**Schriftart Univers**) im folgenden Literaturteil bedeutet: Hier wird nicht etwas auf meinem Mist Gewachsenes zitiert, sondern ein Auszug aus dem angegebenen Buch oder der angeführten Zeitschrift wiedergegeben, der mir am wichtigsten oder prägnantesten für Dich und die Wahrheitsfindung schien. So bleibt Dir selbst meist erspart, die Zeitschriften einzusehen oder die Bücher auszuleihen bzw. zu erwerben. Du siehst - wie würde der Kaufmann es ausdrücken -, ich habe im Gegensatz zu den anderen Fachautoren keine Mühe und Kosten gescheut, um Dich besonders gut und umfassend aufzuklären. Denn die meisten Verlage verlangen für die Rechte, deren Texte oder Bilder nachzudrucken, erhebliche Lizenzgebühren. Und alle mußte ich für diese Genehmigungen anschreiben - ein wahnsinniges Unterfangen.
- Die über dem Quellentext stehenden Zahlen, denen ein Buch-Symbol 📖 vorgesetzt ist, verweisen auf den Text im vorderen Buchteil. Dadurch bist Du schnell in der Lage, den dieser Quelle entsprechenden Abschnitt im vorderen Buchteil wiederzufinden. Auch das ist ein absolutes Novum in der Handlichmachung eines Fachbuches für Dich, geschätzter Leser.
Wenn Du im Buchteil ein Thema nicht besprochen findest (z.B. über Schluckauf), dann schaue im Sachwortverzeichnis nach, ob es sich unter einer Nummer im Literatur-Verzeichnis befindet. Du kannst auch das Sachwortverzeichnis durchgehen und nachschlagen, was Dich interessiert.
- **Bei bereits bei Dir sicher diagnostizierten Krankheiten schau unbedingt unter den Stichworten (z.B. Krebs *und* Brustkrebs) nach und gehe *alle* im Sachwortverzeichnis angegebenen Quellennummerangaben durch, die sich manchmal sehr verstreut - um Deine Aufmerksamkeit auf Hochtouren zu halten - im Literaturteil befinden.**
- Die fetten, im Literatur-Verzeichnis neben dem Rand stehenden Zahlen sind identisch mit den hochgestellten kleinen Ziffern im vorderen Buchteil. Sie erlauben Dir beim Lesen des Hauptbuchteils einen sofortigen Zugriff auf die hier wiedergegebenen Quellen nebst meinen Kommentaren zum Thema.
- Alle ein- bis dreistelligen Zahlen betreffen den reinen Buchteil: 1-999. Es sind die Randziffern (Rz).
Alle vierstelligen Zahlen geben im Buchteil Hinweise für das Literatur-Verzeichnis: 0001-9999 (LV).

9.92 Quellen- und Literaturverzeichnis

Wer vieles bringt, wird jedem etwas bringen. (Goethe)

Ich bedanke mich bei den Verlagen, Redaktionen und Autoren, die mir, teilweise auch honorarfrei, Nachdrucke aus den im folgenden aufgeführten Werken gestatteten.

0001 bis 0500   Geschichte der Medizin bis Mittelalter

0500 15 Zur Geschichte der Medizin TOELLNER, R., »Histoire de la Médicine«, Société francaise d'éditios professionnelles.

0501 23, 15 PAZZINI, A., »Storia della medicina«, Mailand, Società editrice libraria«,, 1947.
Wie heute der Knoblauch, wurde um 800 v. Chr. die damals seltene Betonie (eine rote Wiesenblume) zu einem weitverbreiteten Volksheilmittel, dem die vielfältigsten Wunderwirkungen zugeschrieben wurden. Kein Wunder, denn die Asklepiaden-Ärztegilde hatte verbreitet, daß ihr Gott und Lehrmeister Asklepios das Kraut höchst persönlich gegen die Leiden der Menschen erschaffen habe. Die Dummen, die an so etwas glauben, sterben nie aus: Das heute meistverkaufte Gesundheitsbuch heißt: »Kräuter aus der Apotheke Gottes«. Selbst der Papst muß sich noch - zum Glück meist vergeblich - auf den Namen Gottes berufen, wenn er seine erdzerstörenden oder schizophrenen Anweisungen (wie z.B. das Liebesverbot bei wiederverheirateten Eheleuten) den Gläubigen befehlen will. Die Ärzte haben das bei ihren An- und Verordnungen nicht mehr nötig, da sie sich inzwischen selbst zu Göttern hochstilisierten.

Stellvertretend für die Menschen erhalten Adam und Eva von Christus ein Rezept (Miniatur aus Rouen). Damit jedes Kind glaubt: Medikamente gehören zu seinem Leben. Schon so früh haben die raffinierten Ärzte die Menschen auf Medikamente eingeschworen, um an ihnen zu profitieren.

0502 18 Was sah man früher als Krankheitsursache an?
JÜTTE, R., Ärzte, Helfer und Patienten. Artemis Winkler. Auszug: Ein Spaziergang im Regen, zu fettes Essen, eine falsche Körperbewegung, eine Spinne in der Bierkanne oder gar ein »böser« Blick werden in den Quellen als Ursache einer Krankheit nahezu gleich gewichtet. Komplikationen im Heilverlauf (Wundfieber, Abszesse u.ä.) nannte man bezeichnenderweise »Zufälle«, denn man glaubte, daß sie von außen an den Körper herantreten. (...) Körperlicher Überanstrengung wurde nur dann Bedeutung zugemessen, wenn sie für den Betreffenden ungewohnt war. Aus demselben Grund galten auch Einbildungen und Emotionen (Liebe, Zorn und Angst) unseren Vorfahren als erstrangige Krankheitsverursacher.

0503 28 Unheilbares Behandeln?
Noch im Mittelalter galt es als Scharlatanerie, hoffnungslose Fälle zu behandeln: man vermutete dahinter Geldgier, Egoismus oder Angeberei. (LECHNER K., Das große Sterben in Deutschland, Innsbruck 1884, S. 96)

0504 43, 212 Mumienstaub einatmen ist wider den Willen der Natur
Um viele Mumien ranken sich im Zusammenhang mit ihrer Entdeckung Legenden; die bekannteste ist der »Fluch des Tutanchamun«. Die Zahl der Todesfälle wird nach der Öffnung des Grabes 1922 durch den Archäologen Howard Carter mit bis zu 25 angegeben. Sachliche Erklärungen für Todesfälle im Zusammenhang mit Ausgrabungen sind u.a. das Vorhandensein von mikrobischen Pilzen, die in Grabkammern gedeihen. Atmet ein Mensch sie ein, so können diese Pilze gesundheitliche Schäden verursachen.
Erkenne auch hier: Kleinstlebewesen, Pilze, Keime, Bakterien erfüllen ihre Aufgabe nur dann zweckmäßig und gefahrlos für andere Lebewesen, wenn sie in dem ihnen von der Natur zugewiesenen Milieu tätig werden können. Schließt man sie von der Erde und freien Natur in Steingräbern ab, so wandeln sie sich in Krankmachende um. Das erfuhren auch die Menschen, die das Gehirn ihrer Toten gegessen haben.

0505 80 Therapeutischer Nihilismus
Die praktische Medizin oder Therapeutik ist daher in der Anthropologie begriffen und kann nur aus dieser entwickelt werden. Da diese jedoch selbst unentwickelt ist, so ist es begreiflich, daß wir bis zum heutigen Tag noch keine wissenschaftlich begründete Therapeutik haben konnten. »Nimmermehr kann uns die Therapeutik bei dem dermaligen Stande der Naturwissenschaften genügen; sie muß einer höheren, streng wissenschaftlichen Richtung weichen ... So wie sich unsere Vorfahren mehr um den Erfolg ihrer Curen bekümmerten, so bekümmern wir uns mehr um den Erfolg unserer Forschungen. Unsere Tendenz ist daher eine rein wissenschaftliche. Wenn nun auch durch diese ... ein Arcanum um das andere schwindet; wenn auch die Reihe der specifischen Mittel immer mehr und mehr sich lichtet; wenn auch der mystische Dunstkreis, in dem unsere Vorfahren sich gravitätisch bewegten, immer mehr und mehr zerstäubt; ... so tritt doch die praktische Medicin in Verbindung mit den Naturwissenschaften ... und erhält eine feste Grundlage ...; so entladen wir uns eines unnützen Wustes von Mitteln, die der Unwissenheit und Anmaßung mehr, denn der bescheidenen Kunst und der leidenden Menschheit zu Statten kommen; ... Nach der Summe seines Wissens und nicht nach dem Erfolg seiner Curen muß demnach der Arzt beurteilt werden ... Im Wissen und nicht im Handeln liegt unsere Kraft! (DIETL, J., 1804-1878, Primarius des Wiedener Krankenhauses und eifrigster Verfechter des von ROKITANSKY und SKODA initiiertem therapeutischen Nihilismus, dargestellt vn WRZOSEKS, A. in Arch. Hist. i Fil. Med. 9, 1929, 218.) (→LV 0664)
Du darfst das nicht falsch verstehen: Das klingt zwar mitleidlos und arrogant - aber diese Ärzte hatten sich ja zuvor davon überzeugt, daß Nichtbehandeln das Beste für die Kranken war! Selbst über den gefährlichen Typhus sagte er: «..., daß der Typhus bei einem negativen Verhalten des Arztes schneller und sicherer heile, als bei einem allzu energischen Eingreifen«.

Ein Kollege folgte ihm darin: »War des Delirium oder Hartnäckigkeit oder Mißtrauen in die Kunst; kurz, ich nahm die ganze Krankheit hindurch (außer einem Brechmittel im Anfange, welches ich mir nach einer vorangeschickten Aderlaß selbst verordnete), nichts zu mir, als Limonade und Gerstenschleim; und mein einfältiger Bediener war folgsam genug, alle Arzneyen, die mir verordnet und aus der Apotheke gebracht wurden, auf meinen Befehl wegzuschütten, so daß mich kein Arzt mehr besuchen wollte«.

6   69, 75 »**Lebenskräfte« wurden von der Schulmedizin abgestritten:** Natürlich waren auch damals nicht alle Ärzte bereit, der rein naturwissenschaftlichen Diktion Virchows so ohne weiteres zu folgen. Obschon ihnen natürlich klar war, wie vorteilhaft es für den Zeitgewinn und wie profitreich für den Geldbeutel war. So wollte HECKER in seinem »Handbuch der Medizin« durchaus nicht die Lebenskraft abgestritten wissen:
»(...) seinen eigenen Begierden unterworfen, die ihn nicht immer das Zuträglichste wählen lassen - würde, von der Natur mit der vollkommensten Lebenskraft ausgerüstet, doch keiner langen Dauer genießen, wäre jene Kraft nicht auch zugleich Erhaltungskraft, Heilkraft, welche Krankheiten entweder gänzlich abhält, oder gleich bei ihrem Ausbruche unterdrückt, oder sie doch nach und nach zu einem glücklichen Ausgange leitet. - Ohne sie wirkt kein Mittel, ohne sie ist alle Kunst des Arztes - Nichts!«
Aber auch eine andere Kapazität, RÖSCHLAUB, kroch nicht vor der mächtigen Autorität Virchows, sondern ließ seine eigene Vernunft zu, auch wenn er etwas umständlich, aber gut überlegt argumentierte:
...»Die Lebenstätigkeit des Organismus wirkt nur als zusammenstimmend zu den gemeinsamen Zwecken des Individuums, selbst Lebenstätigkeit. Störung des normalen Zusammenstimmens derselben, welche Krankheit ist, kann also schlechthin nicht auf eine Seite beschränkt seyn (nicht örtlich, lokal seyn). Die Heilung der Krankheit aber kann nur dann zu Stande kommen, wenn die normale Integrität des organischen Individuums, und mit derselben das normale Zusammenstimmen der Lebenstätigkeit aller organischen Gebilde unter sich wieder hergestellt wird. Diesem nun gerade entgegen wirkt aber jeder durchaus chemische Prozeß, wie er durch bloße Einflüsse von außen gesetzt wird. Dieser sucht die Individualität des Organismus immer mehr zu vernichten, vernichtet sie wirklich um so mehr, je weiter er um sich greift.
S. 68 Was kann, was muß herauskommen, wenn Ärzte mit dem kranken menschlichen Organismus Behandlungen vornehmen, welche sich wohl für ein Kochgeschirr, für eine Apothekerretorte, oder ein Leinenzeug, für ein Stück Holz, u.dgl. sehr wohl schicken, keinesfalls aber für den lebenden Körper des Kranken. S. 256
(RÖSCHLAUB, A., Magazin der Heilkunde, Andreäische Buchhdl. 1800)

7   18 ROSKOFF, G., Geschichte des Teufels, 1877

8   15 - 77, LV: 0550 - 0600 LICHTENTHAELER, C., Geschichte der Medizin, Deutscher Ärzte Verlag, Auszüge:
Und wie die homerischen Helden »wohlbeiredt in Worten und rüstig in Taten« waren, so betrachten auch Hippokrates und seine Schüler die ärztliche Praxis als Krönung ihres medizinischen Denkens. Sie bilden sich freilich zu eifrigen Theoretikern heran, aber stets im Hinblick auf ihre praktische Tätigkeit am Krankenbett. Typisch für diese Einstellung ist der Hauptabschnitt des III. Epidemienbuches: er berichtet ausschließlich von Pathologie und Klinik verschiedener epidemischer Krankheiten; sein letztes Wort aber lautet: »diaitan«, die Diät verabreichen. Es gilt der Praxis; auf sie kommt es letztlich an. Dieser Einklang von Theorie und Praxis kennzeichnet die höchste denkbare Stufe griechischer medizinischer »Technè«. (S. 158) Diese Schriften des Hippokrates offenbaren eine vortreffliche Gesinnung. Das Wahre schließt einen Bund mit dem Guten. (S. 159) Selbst echte koische Errungenschaften, wie das Prinzip der heilenden Kraft der Natur und die Individualprognose, treffen nicht den Kern der hippokratischen Originalität. Vergeblich haben die Modernen danach gesucht. Vor diesem Hintergrund erklärt sich auch das Paradoxon, wieso in den klassischen Lehrbüchern der Medizingeschichte der Meister von Kos im Hippokrateskapitel zwar gerühmt, seine Lehre im Renaissance-Kapitel jedoch heftig angegriffen wird. Den modernen Medizinhistorikern ist der wahre Zugang zu den hippokratischen Schriften verschlossen geblieben. (S. 159) (...) die gesamte medizinische Entwicklung vor 1800 lehrte sie ja eindringlich, daß die Medizin noch etwas anderes und vor allem mehr ist als bloß eine angewandte Naturwissenschaft! Daß die »modernen« Medizinhistoriker in dieser Aufgabe versagt haben, zeigt ihre Beschränktheit. Sie sind nicht fähig gewesen, das zeitgenössische medizinische Geschehen bis zum bitteren Ende zu durchdenken. Diese Lobrede der «modernen» Ärzte hatten ihren eigentlichen, historischen Auftrag aus dem Blick verloren. (S. 565) Bemerkenswert in diesem Zusammenhang ist die ruhige Autorität und die gelassene Sicherheit des Prognostikers Hippokrates. Der Autor der Epidemienbücher ist weder zaghaft noch überheblich. Er gibt offen zu, daß auch ihm gelegentlich prognostische Fehler unterlaufen. - Nur große Geister (magna ingenia), können es sich erlauben, ihre Fehler freimütig zuzugeben. Bornierte Sophisten irren sich nie! - (S. 158)
Lichtenthaeler zeigt in diesem Werk nicht nur die Entwicklung der Medizin auf, er stellt sie auch in einen geistesgeschichtlichen Zusammenhang und beleuchtet kritisch und tiefgründig ihre einzelnen Episoden. Dem Werk gebührt Anerkennung, obwohl es mit der Brille des Mediziners geschrieben ist.
Die übrigen Medizinschriftsteller propagieren ein medizinisch nachsichtiges Behandeln, ähnlich den Haus- und Familienärzten, die den kranken Körper nicht nach dem besten und wirksamsten Verfahren kurieren wollen, sondern sich nach den Wünschen der Patienten und der jeweiligen Behandlungsmode richten.

9 **Brustkrebsauswuchtung mit anschließender Ausbrennung - der frühe Wahnsinn**
  132 ff Der Arzt Leonidas berichtet im Jahre 102 n. Chr. Über seine Brustkrebsauswuchtung.
"Ich lege die Kranke auf den Rücken, schneide oberhalb des Krebses in den gesunden Teil der Mamma und drücke ein Brenneisen auf den Einschnitt, bis die Blutung durch die entstehende Kruste aufhört. Dann schneide ich wieder tief in die Mamma ein, brenne die Schnittränder aus und wiederhole die Prozedur mehrmals... Nach der vollständigen Amputation aber brenne ich die ganze Wunde nochmals aus, bis alles ganz trocken ist."

Sloterdijk, Peter, Kritik der zynischen Vernunft: »Je mehr Krankheiten von den politisch-zivilisatorischen Verhältnissen, ja sogar von der Medizin selbst hervorgerufen werden, desto mehr gerät die medizinische Praxis unserer Gesellschaft in die Verschränkungen des höheren Zynismus, der weiß, daß er selber mit der rechten Hand die Übel begünstigt, für deren Heilung er mit der linken kassiert.« (S. 4949)

0550 Geschichte der Medizin ab Mittelalter

- Eine Geschichte zum Trauern und Weinen -

0550 📖 598, 15, 26 **Ärzte waren früher oft Pastöre:** z.Zt. der Reformation häufen sich die Karikaturen von Ärzten und die Kritik an der »Narretei der Pfaffenärzte«. So spottet der elsässische Volksprediger, Humanist und Dichter Thomas Murner (1475-1537) über den »Kälberarzt«: »Zetzt mein Herr der Kälberatzet / Wenn ein armer Kranker farztet / So sagt der Avicenna sprech / Das lung und leber zusammenbrech.« Paracelsus verspottet die »Humoristen«, die Vertreter der Humoralpathologie u.a. als »Säue«. (Chronik der Medizin, Chronik-Verlag).

> Die Medizingeschichtsschreibung war für mich die Herausforderung zu ergründen, wieso sich die Menschheit von Scharlatanen bis heute an der Nase herumführen ließ.
> (Der Verfasser)

0551 📖 31, 15 **Ärzte dürfen straflos töten:** Der italienische Humanist und Dichter Francesco Petrarca (1304-1374) in einem Brief an Papst Klemens VI. In Avignon 1352: »Ich weiß, daß euer Bett belagert ist von Ärzten: Das versetzt mich in allergrößte Angst. Sie sind immer alle verschiedener Ansicht, und der, der nichts Neues zu sagen weiß, hat die Schande, hinter den anderen herzuhinken... Sie lernen ihre Kunst auf unsere Kosten, und unser Hinscheiden bringt ihnen noch Erfahrung: Der Arzt allein hat das Recht, in aller Straflosigkeit zu töten.«

0552 📖 46 **Der Theriak** (von griechisch theriakos = das giftige Tier betreffend) ist das berühmteste Arzneimittel der Antike, das u.a. gegen Pest und alle Arten von Vergiftungen wirksam sein sollte. Es enthält gemäß den speziellen Rezepten (von Galen, Andromachus d.Ä. und anderen antiken Ärzten) 50 bis 100 Substanzen, darunter insbesondere Opium und getrocknetes Schlangenfleisch (Trochisci de Viperal).

0553 📖 19, 475 **Dämonen waren am Kranksein schuldig**
Die Krankheit als ein Produkt dämonischer, feindlicher Einflüsse zu betrachten, war eine unter den vorchristlichen Völkern allgemein verbreitete Ansicht. So bei Hesiod., opera et dies I. 102, Cicero, de nat. Deorum III. 10: »Ne tertianas quidem febres et quartanas divinas esse dicendum est, quarum revisione et motu quod potest esse constatius.« - Den Anschauungen der heiligen Schrift folgend betrachtete analog die älteste Arzneikunde christlicher Zeitrechnung die Krankheit als Sündenschuld - Ecclesiast XXXVIII. 15: Qui delinquit in conspectu ejus, qui fecit eum, incidet in manus medici; Matth. IX. 2, Johann. V. 14, Corinth. I. 12. 30. Zur erfolgreichen Bekämpfung der Krankheit ist auch nach Apostel Paulus die göttliche Gnade unerlässlich, Ep. Ad Corinth. I. 12. 30. »Num omnes Donum habet sanatorium?« Nur der durch die kirchlichen Heilsmittel kann auf Heilung durch die Gnade Gottes hoffen, anders ist die ärztliche Behandlung vergeblich. Eine andere Anschauung hatte Luther; derselbe schrieb 1532 an den Markgrafen Georg von Ansbach: »Das die ertzt solcher Dinge mit ertzneyen lindern, geschicht aus dem, das sy nit wissen, was die teufel für grosse Kraft vnd macht haben. Veber das ist kein Zweifel, das pestilentz vnd fiber vnd ander schwer krankheyten nichts anderes seyn, denn der teufel werkhe.« (REINHARD., Beiträge zur Geschichte des Frankenlandes I. 146.)

0554 📖 65 Antoni van Leeuwenhoek (1632 - 1723), nicht studiert und Autodidakt, gilt als **Vater der Bakteriologie**.
Er notierte das Aussehen von Erythrozyten, Spermien, Kapillaren und Lymphgefäßen; er studierte Pfanzenteile, Fliegenaugen, Kabeljau-Muskelfasern, Schildlausembryonen, kopulierende Flöhe, Schafswolle, Filamente Augenlinsen, Bakterien im menschlichen Zahnbelag und machte mikroskopische Dünndarmstudien.
Für mich, den Gastroenterologen, sind seine Aufzeichnungen über die Darmschleimhaut und die Darmparasiten von besonderem Reiz.

0555 📖 44 **Frühe Wunderheilmittel:**
Im Mittelalter suchten die Ärzte nach der Panazee, dem Stoff, der alles zu heilen vermochte. Der Gedanke hat sich bis heute noch erhalten: etwas zu finden oder zusammenzubrauen, das dem Menschen sein gegen die Natur gerichtetes Leben weiter ermöglicht.

0556 📖 15, 40, 215 **Gold als Heilmittel - welch ein Irrsinn!**
Die wiederaufgekommene Therapie mit Gold beruht auf der alten Iatromagie, wonach Seltenes (dem Laien unbekannte Kräuter und Metalle wie Quecksilber und Gold) oder Unheimliches (Fledermausblut, Rattenschwänze, Haifischzähnepulver) die Krankheit nach dem Signaturprinzip heilen könne. Sie ist eng verwandt mit der Iatrodämonologie, die weismachte, Krankheiten entstünden, wenn Dämonen, Geister oder Teufel vom Menschen Besitz ergreifen würden. In diesem Zusammenhang ist auch die Iatrotheologie zu sehen. Sie faßt das Kranksein als Strafe Gottes auf, um den davon Betroffenen auf ein Leben nach den Grundsätzen der Kirche zurückzuführen.

0557 📖 41, 39 **Frühere Haarwuchsmittel** gegen räudigen Haarausfall: Die Asche von Bucheckern mit Honig und Hennaöl vermischt auftragen - und eingeträufelte Ziegengalle gegen schlechtes Gehör werden dem Kranken empfohlen. Mit Honig geriebener Ziegendreck soll Mundgeschwüre heilen. Gegen Bocksgestank streicht man die Asche eines Wiesels mit Ei auf, und gegen bösartige Magengeschwüre wird geraten: »Man esse 100 rohe Linsen, das ist ein probates Mittel.« (Lorcher Heilbuch um 1000 n. Chr.)

0558 📖 69 **Syphilisbehandlung mit Quecksilber** Von alters her wurde die Syphilis mit dem Einschmieren von Quecksilber behandelt. Später wurde das Quecksilber einverleibt. 1910 erhielt das Quecksilber Konkurrenz durch das Todesgift Arsen. Erst 1940, als die Syphilis fast ausgestorben war, wie z.B. die Pocken, wurde Penicillin eingesetzt.
Beim Salvarsan wurde bedauert, daß es die Spätschäden der Syphilis nicht ausschalten konnte. (Klar, denn es war ja gegen Spirillosen gedacht und nicht gegen Quecksilberablagerungen!) Es wurde schnell zu einem umstrittenen Heilmittel, weil die Injektionen äußerst schmerzhaft verliefen und die Nebenwirkungen (erste Chemotherapie!) kaum ertragbar waren: Kopfschmerzen, Erbrechen, Schwindel, Durchfälle, scharlachartige Hautausschläge, Nessel- und Gelbsucht usw. usw.

0560 📖 15 THORWALD, J., »Macht und Geheimnis früher Ärzte«, Droemer Vlg.

0561 📖 41 **Ärzte durften schon immer straflos töten:** Gift durften damals den Kranken nur Ärzte verabreichen. Die Apotheker hatten 1271 den Ärzten ihre Ehrfurcht zu bezeugen und den Apothekereid zu leisten. So hieß es: »Bedengk ouch den apothekern in eyd ze gebn, dasz sy nyemand gifft ze koffen gebn, er habe denn zween bürgen, die davor gut syend, dasz nymand schaden davon beschert« (Basler Staatsarchiv).

Die in anderen Berufen undenkbare Autoritätshörigkeit der Ärzte gegenüber den Lehrstuhlinhabern der Medizin rührt aus der Lehrmethodik der Scholastik, wonach nichts anderes zu gelten hatte als die Meinung der Universalgelehrten. (Im 13. Jh. z.B. Albertus Magnus, Thomas von Aquin, Roger Bacon.) Die Professoren (Magister) lasen den Studenten (Scholaren) von einer Kanzel (ex cathedra) vor, die alles mitzuschreiben hatten. Möglicher Widerspruch wurde so ausgeschlossen, Kritik nicht geduldet. Jahrhundertelang konnte so der dogmatische Galenismus (Humoralpathologie) - wie heute die Zellularpathologie Virchows - die Lehren beherrschen. Der Grund dafür, das Ärzte für Wissenschaftler anderer Fakultäten nur als Dilettanten gelten.

> Plinius verabscheute zwar das Trinken von Blut gefallener Gladiatoren, aber die Römer waren trotzdem nicht davon abzuhalten.

2 a) 📖 78, 51 DURANT, Will, »Kulturgeschichte der Menschheit«. Buch-Club Ex Libris, Zürich
2 b) CLOULAS, Ivan, »Die Borgias«, Biographie, Benzinger-Verlag, Zürich
3 📖 51 REINHARD, Beiträge zur Geschichte des Frankenlandes, I. 146.
4 📖 764 Hier hielten Neid und Lüge mich gefangen. Auch vom Glück geliebt wird nur, wer weis'-bescheiden sich aus der verdammten Welt begibt und sich mit kargem Tisch und Haus auf köstlich grünem Feld allein mit Gott begnügt, ach, der allein mit sich verbringt des Lebens Zeit: beneidet nicht, ganz ohne Neid. Wie lebt doch der gelassen / der Weltenlärm entflieht / und folgt dem Pfad, verlassen / auf dem allein die Handvoll zieht / von Weisen, die in dieser Welt man sieht ... (Luis de León, 1527 - 1591)

5 a) 📖 839 WELLS, C., »Pseudopathologie in der Archäologie«, 1967. BRABANT, H., »Zum Problem der falschen Zahnkaries in der Paläopathologie« Paläoanthropologie – Dank dieses Werks kannst Du verstehen, wie das Vorwissen der Forscher deren Urteil beeinflußt. Die Deutung des jeweils vorliegenden Beweismaterials ist letztlich auch dadurch bestimmt, was man erwartet. Ian Tattersall, Leiter der Anthropologischen Abteilung am American Museum of Natural History in New York „Puzzle Menschwerdung" (Spektrum Akademischer Verlag, 1997;)

5 b) 📖 215 Ach ja, die anthropologischen und archäologischen Wissenschaften
Jahr für Jahr ändern die Wortführer der Troja-Forschung ihre zuvor kategorisch vertretenen Standpunkte - bis zur Selbstverleugnung und wenn nötig auch darüber hinaus. Dahinter verbirgt sich das Bestreben, längst überholtes Wunschdenken und althergebrachte Zerrbilder mit Hilfe der eigenen universitätsinternen Machtstellung so lange wie möglich aufrechtzuerhalten - bis neue Funde in der kommenden Saison das zuvor Behauptete über den Haufen werfen. Mit ihrem neuesten Coup reiten sich die Troja-Forscher tiefer in den Schlamassel als je zuvor. Sie preisen das erste in Troja gefundene Dokument als "hethitische" Schrift an, obwohl das Land der Hethiter schon lange nicht mehr existierte, als der Text erstellt wurde. Was der Geoarchäologe Dr. Zangger hier im DER SPIEGEL 17/1996 erläutert, kann genau so falsch sein. Weil allem Sagen die Eitelkeit des textverfassenden Menschen innewohnt. Deshalb mißtraue allen und allem, was diese auf Profit, Ruhm und Macht aufgebaute Zivilisation auswirft. Vertrauen schenken kannst Du nur, was vor ihr Millionen Jahre besten und besterprobten Bestand hatte: der urzeitlichen Natur.

6 📖 28, 49,31,47,245 Beeindruckende Zaubersprüche
KUCKENBURG, Lag Eden im Neandertal? Econ Verlag. Auszug: Die Wiege der Menschheit liegt in Afrika – und Eden nicht im Neandertal. LICHTENTHAELER, C., »Geschichte der Medizin«, Deutsch. Ärzte-Vg. 1982. TOELLNER, R., »Illustrierte Geschichte der Medizin«, Andreas Verlag, LITTRÉ, E., »Oeuvres complètes d'Hippocrate«, hrsg. u. übers. v. É. Littré, Bd. I-X, Paris 1839-1861
• Hippokrates, Über Entstehung und Aufbau des menschlichen Körpers (De carnibus), Hrsg., übersetzt u. erläutert von K. Deichgräber, Leipzig und Berlin 1935, • Die hippokratische Schrift Prognostikon, herausgegeben von B. Alexanderson, Studia Graeca et Latina Gothoburgensia XVII, Göteborg 1963, •Die hippokratische Schrift »Über die heilige Krankheit«, herausgegeben, übersetzt und erläutert von H. Grensemann, Ars Medica II 1, Berlin 1968 • Hippokrates, über die Umwelt (De aere aquis locis), hrsg. u. übers. v. H. Diller, C(orpus) M(edicorum) G(raecorum) I 1,2, Berlin 1970 Doch seine Jünger fingen bereits mit der Scharlatanerie an:
MARCELLUS, Über Heilmittel (Dé medicamentis), 2. Aufl. bes. v. E. Liechtenhan, übers. v. J. Kollesch u. D. Nickel, C(orpus) M(edicorum) L(atinorum) V, Berlin 1968. Auszug:
»Ein sehr nützlicher Zauberspruch gegen Bauchkneifen: Man drückt den Daumen der linken Hand auf den Bauch und sagt: ADAM BEDAM ALAM BETUR ALAM BOTUM. Wenn man dies neunmal gesagt hat, berührt man mit demselben Daumen die Erde, spuckt aus, sagt es wieder- um neunmal und wieder zum drittenmal (...Marcellus)
📖 31 GALENUS CLAUDIUS , Opera omnia, Bd. I-XX, Leipzig 1821-1833 GALENUS, De usu partium, herausgegeben von G. Helmreich, Bd. I/II, Leipzig, 1907/1909

Die Barfußmediziner aus der Hippokrates-Schule von Kos machten den knidischen honorarverlangenden Ärzten hauptsächlich diesen Vorwurf: Durch ihre Wissenanhäufung mit den Merkmalen und Abläufen verschiedener Krankheitsarten konzentrierten sie sich zu sehr auf äußerlich wahrnehmbare Details. Dabei richten sie in immer mehr Untergliederungen zu verlieren, die immer wieder neue Forschungen und Belastungen mit Wissen erforderlich machen würden. So daß schließlich bald jedes Symptom als eigenständige Krankheit bezeichnet würde und der kranke Mensch bald ganz aus der Sichtweise der Ärzte verschwinden würde, die schließlich nur noch ihre Forschungsarbeit als wichtig betrachteten. (Littré VII, 188-200)

7 📖 28 Hippokrates ist nicht Verfasser des sog. »Eid des Hippokrates« (0580) Daß ich den Namen Hippokrates so in den Vordergrund stelle - wo ich ansonsten in diesem Buch sonst nicht das Geringste darum gebe, wer oder was einer einmal gesagt hat -, das hat zwei Gründe: Einmal, weil sich die Ärzte darauf verpflichten, seinen Maximen zu folgen und statt dessen das Gegenteil tun. Zum anderen, weil er noch einfach und klar zu denken vermochte und den Menschen als Bestandteil des Kosmos und der Natur ansah. Und so Gesundheit wie Krankheit auf einfachste, natürliche Ursachen zurückführte. Zudem zeigen sich viele Leser äußerst beeindruckt von Menschen des Altertums mit prominenten Namen. Das nimmt ihnen das »Sapere aude« ab, und sie folgen williger meinen unbequemen Erkenntnissen. Entnommen sind die hippokratischen Sätze dem Corpus Hippocraticum - aber es ist anzunehmen, daß vieles von den koischen Ärzten aufgezeichnet wurde. HACKETHAL (»Der Meineid des Hippokrates«) weist besonders darauf hin, daß die ärztliche Eidesformel nicht seinem Geist entspricht. Er nimmt an, daß nur die Epidemiebücher I und III und das Prognostikon unter seinem Einfluß verfaßt sind. Aber: Himmle keinen Menschen an! Wie alle Ärzte heute, so hat auch Hippokrates viel, viel Blödsinn von sich gegeben ...ojeh!

0568   79 SCHMITT, A., »Drogen und Drogenhandel im Altertum«, Barth, 24. SCHOTT, H., »Die Chronik der Medizin«, Chronik Verlag, 44018 Dortmund, (Harenberg Vlg) 1993 erschienen, übertrifft alles, was bisher über die Geschichte der Medizin veröffentlicht wurde! Jedem zu empfehlen!

0569   52, 54 GOLOWIN, S., »Die Weisen Frauen«. Die Hexen und Heilwissen. Sphinx-Verlag, Freiburg/ Basel, 1983.

0570   672 **Kein Mitleid mit Tiertötern! Wärs mal so geblieben** Sucruta, ein berühmter Arzt von Indien meint, daß man Jägern und allen, die Tiere töteten oder in Fallen fingen, jegliche ärztliche Fürsorge verweigern müsse. König Asoka, der von 270 bis 233 vor Christus regierte, nahm im Jahre 250 den Buddhismus an. In seiner ersten Proklamation erklärte er, daß kein Mann mit guter Seele jemals ein Tier töten dürfe.

0571   33 **Hippokrates war mehr Schriftsteller denn Arzt:** Über die unfruchtbaren Frauen; Littré VIII, 442-444, Hippokrates.

0572   33 Über die Krankheiten der Jungfrauen; Littré VIII, 466, Hippokrates

0573   33, 876, 899, 263 Hippokrates: Dem Menschen, der Nahrung zu sich nimmt, kann es nicht gutgehen, wenn er nicht gleichzeitig auch seinen Körper durch sportliche Ertüchtigung beansprucht. Ernährung und Sport haben gegensätzliche Qualitäten; sie tragen allerdings beide zur Erhaltung der Gesundheit bei. (...) Treibe reichlich Sport, und zwar die verschiedensten Disziplinen. Laufe, wobei die Strecke allmählich zu steigern ist. (...) Man schläft besser auf einem harten Bett. Ferner soll man Märsche und Läufe unternehmen. Denn alles dies führt zu einer gesunden Erhitzung und Erschöpfung. (...) Wenn man sich nach sportlichen Übungen waschen will, so benutze man kaltes Wasser. (Aus dem Corpus Hippocraticum)

0574   47 Die Kastrationsoperation ist um 1200 nach zwei Methoden möglich. Erstens die Zerquetschung der Hoden durch Schlag mit einem Steinhammer und zweitens die Ausschneidung der Hoden aus dem Hodensack. Operationsgrund: die Erhaltung der männlichen Sopranstimme. (LANFRANCO, Chirurgia Magna.)

Abtritte als Holz- und Steinerker über der Straße: Nicht die Pest- Cholera- oder Thyphusbakterien trugen die Schuld an den Seuchen, sondern dieses Drecksgebahren der Menschen.

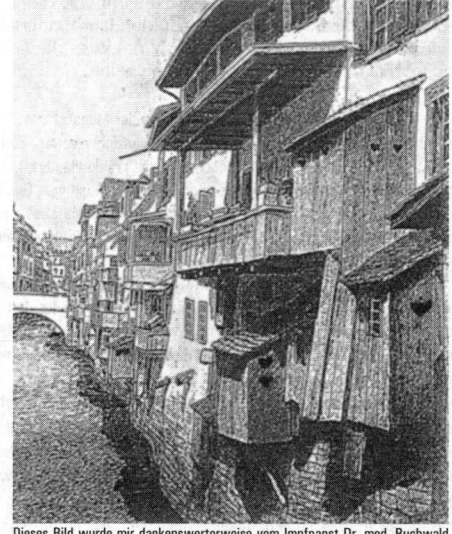

Dieses Bild wurde mir dankenswerterweise vom Impfpapst Dr. med. Buchwald aus seinem Werk »Aus der Geschichte des Impfwahns« zur Verfügung gestellt.

0576   47 Die Chirurgie wurde im Mittelalter vorwiegend von Schmiede, Henker, Bader und Barbiere im Nebenberuf ausgeübt. Sie rechneten zu den »Unehrlichen Leuten«.. Erst Karl V. erklärte das Handwerk der Chirurgen bzw. Wundärzte für »ehrlich«. Doch das änderte zunächst nichts an deren niederem Ansehen. Deshalb gab Rudolf II. im Jahre 1577 nochmals ausdrücklich eine Erklärung über die »Ehrlichkeit« der Wundärzte ab. (BRUNN, W. von, Geschichte der Chirurgie, Springer Verlag)
Dieser von Brunn ist einer der widerlichsten Lobhudeler allen früheren ärztlichen Wahnsinns und deren Unmenschlichkeiten. Die Metzelei am Menschen der Universität Jena und des Professors der Chirurgie Kaltschmidt preist er: »Seine Unerschrockenheit als Operateur bewies er durch die Exstirpation (= Entfernung) einer großen Kropfgeschwulst, wobei er das Unglück hatte, die durch die Geschwulst gehende Carotis (= Halsschlagader) zu durchschneiden und die Blutung nicht stillen zu können, so daß ihm der Kranke unter den Händen starb«.

0577   27 **Sich an das Einfache halten. Diese Erkenntnis ist schon alt:** »Simplex sigillum veri!« Das Einfache trägt das Siegel der Wahrheit" »Vor jedem Loche des menschlichen Körpers lauert ein Spezialist, der sich von dem übrigen, dem ganzen Menschen, mehr und mehr entfremdet und schließlich nur noch Techniker, vielleicht sogar ein Meister der Technik, aber kein Arzt mehr ist.« (BIER, A., Geheimrat in Münchener Medizinische Wochenschrift Nr. 33/ 1926/1326)

0578   47 HORST, Vorwarnung, folia 19, V, veröffentlicht 1574. Auszug zum Leistenbruch:
(...) daß man ein frosch ey in die erdt / under eine trup graben, doch erstlich / über den bruch streichen und folgende wort geprauchen solle: / Das walde Gott uns seine heilige funf wunden, / die seindt nit geplapert noch gebunden, / gleichwoll seindt sie geheilet zu grundt; / in nahmen des vatters des sohns und des heiligen geistes / und wie das ey als dan in sich verzert / also schlust der bruch.
Nach dem »Hexenhammer« (1487) waren die Hexen sogar dazu fähig, die Erektion des männlichen »Zepfelchens« und damit den zur Zeugung notwendigen Samenfluß zu verhindern.

»Von welcher zeit ahn, er, deponent, nit spuren konnen, daß seine manligheit, sondern nur allein, wie ein zepfelchen alda hangend gehabt.«

0579   47 Paß mal darauf auf, wie beeindruckend schon damals die Namensgebung war: **Spezialkonzession wurde meist für sechs Mittel gegeben. Zum Beispiel:**
• Pest-, Magen- und Fiebereliexier; es bestand aus Aloe succotrina 6 Lot, Theriak 3 Lot, Myrrhe 3 Gramm, Indianischem Rhabarber und Zittwersamen je 1 Lot, Italienischem Safran, Angelica, weißem Diptam, rotem Enzian und Tormentill je 3 Gramm, Lärchenschwamm 2 Gramm, Biebergeil 1 Gramm, Kampfer 1/2 Gramm. • Balsamus vitae, • Essentia amara visceralis polychresta, • Sal volatile oleosum, • Tinktur aus Sandelholz, Betonienwurzel und Angelica, •Haupt-, Brust- und Magen-Kräuterpulver aus Rosenblättern, Fenchel, Anis, Coriander, Ingwer, Kalmus je 1 Pfund, Zimt 10 Lot, Zibeben 9 Lot, Cardamon, Nelken, Aron je 8 Lot, Muskatblumen 4 Lot und Zucker, soviel nötig.
Noch strebte man danach, Universalmittel herzustellen, die bei allen häufigen Krankheiten, die die Menschen bedrohten und quälten, einzusetzen waren, wie etwa den Spiritus nitri dulcis, der helfen sollte gegen: Faul- und Nervenfieber, Masern, Röteln, Pocken, Durchfall und Ruhr, Nervenkrankheiten wie Lähmungen, Schlafsucht, Epilepsie und Schwindel, Verdauungsfehler, Brustfüllen, Rheumatismus und Gicht, verminderte Harnausscheidung und Hautwassersucht.

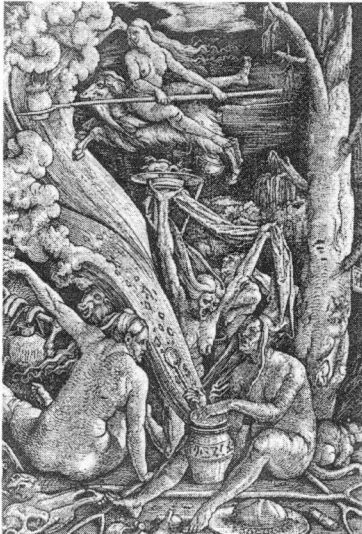

Hexen, Farbholzschnitt von Hans Baldung; 1510

1 📖 30 ECKART, W., Geschichte der Medizin, Springer, Auszug: Die **wichtigsten Schriften** des Corpus Hippokraticum, die Hippokrates mit ziemlicher Gewißheit selbst verfaßte oder in seiner unmittelbaren geistigen Nähe entstanden, sind die **Epidemiebücher 3 u. 1**, das **Prognosticon** und die großen **chirurgischen Abhandlungen**. Auch die **Aphorismensammlung** entstammt zumindest der Koischen Ärzteschule. Wohl kaum von Hippokrates wurde die berühmte hippokratische Eidesformel, das »Ius Iurandum« verfaßt. Sie war wahrscheinlich nur das Bekenntis einer kleinen Ärztesekte. (S. 84) Darauf bezog wohl HACKETHAL seine Erkenntnis.

📖 30 ECKART, W., Geschichte der Medizin, Springer, Auszug:
Hohenheims Leistung besteht wohl gerade in diesem *Aufbegehren gegen die Autoritäten*, das mit dazu führte, daß die hippokratisch-galenistische Medizin schließlich ins Wanken kam. Wichtiger Ausdruck dieses Aufbegehrens war, daß Paracelsus die meisten seiner medizinischen Fachschriften in *deutscher Sprache* verfaßte. Seine Hauptwirkung lag auf dem Gebiet der *pharmazeutischen Chemie*. Hier brach er mit der hippokratisch-galenistischen Arzneikunde, in der vor allem pflanzliche Heilmittel verwendet wurden. Auf seinen Überlegungen baute die Chemiatrie des 16. und 17. Jahrhunderts auf, die schließlich in die moderne Arzneimittellehre mündete. (S. 126)
Seine Signaturlehre begründete Paracelsus so: »Die Natur zeichnet ein jeglichs Gewechs so von ir ausget zu dem, darzu es gut ist, darumb man erfaren wil, was die Natur gezeichnet hat, so soll mans an den Zeichen erkennen, das tugend im selbigen sind. So isset Flohkraut ein signatum, das es ein besondere art und natur in ihm hat uber andere kreuter«
Beim Flohkraut (Wasserblut) wiesen dessen kleine rote Pünktchen seine Bestimmung gegen »schlechten Blutfluß« hin. Das Johanniskraut war für ihn ein brauchbares Mittel gegen Stichwunden. Zeigten seine Blätter doch, gegen das Licht gehalten, zahlreiche Stiche, die in Wirklichkeit natürlich nichts anderes sind als winzige Ölbehälter, die später das Blut Christi darstellten. Das Scharbockskraut wurde wegen seiner fleischigen Wurzelknöllchen und den Brutknospen in den Blattachseln bei der Behandlung von Feigwarzen, Wucherungen, besonders an den Genitalien und am After verwendet. Auch hier gaben die Knöllchen Paracelsus die Idee dazu ein. Der Natternkopf, dem Rachen der Natter sehr ähnlich, sollte bei Schlangebissen helfen. Die Walnuß - gehirnähnlich - war bei der Behandlung von Kopferkrankungen gefragt.

2 📖 68 EISENHAUER, G., **Scharlatane**, Vito von Eichborn Verlag, Auszug:
(...) Um so hilfloser wirkten die Anstrengungen der Ärzte, um so sinnloser waren die Leiden der mit Quecksilber traktierten, mit allerlei Rezepturen vergifteten Patienten. Paracelsus empfahl die altbekannten Kuren in verträglicher Dosierung, das bewirkte keine Heilung, schuf aber immerhin Linderung, mehr Linderung jedenfalls als das von vielen als neues Wundermittel gepriesene Guajakholz, dem Paracelsus in gewohnt unverblümter Manier alle Heilwirkungen absprach - zum Ärger des Handelshauses Fugger. Die nämlich hatten sich im Vertrauen auf die exorbitanten pharmakologischen Gewinnspannen den Alleinimport dieses exotischen Gewächses gesichert und fürchteten nun Millionenverluste. Eilends bestellte man bei universitären Handlangern Gegengutachten und lies über den mißliebigen Kritiker ein Druckverbot verhängen. (S. 63)
Das war im finsteren Mittelalter. Hat sich bis heute etwas geändert? Kaum hatte ich mein Buch über die UrMedizin geschrieben, zeigten mich die Ärzte an. Die Kripo erschien mit einem Durchsuchungsbefehl, die Staatsanwaltschaft klagte mich an, der Regierungspräsident erließ ein Werbeverbot, die Gemeinde einen Bußgeldbescheid. Anderen Gesundheitslehrern ging es ebenso. (→Rz965ff, LV 0602, 9985)
Allerorten geriet er in Streit mit den Ärzten, schon weil er nie einen Zweifel daran ließ, was er von ihren Behandlungsmethoden hielt: »Sollten die Kranken, die ihr erwürgt, wieder aufstehen und auch weiter wie im Leben die Zucht beweisen, sie würden euch auf die Nase scheißen [...].« Aber auch wenn seine eigenen Heilerfolge oft genug staunen machten, in den Augen all derer, die ihre Patienten an ihn verloren, war er ein Betrüger. Paracelsus wiederum wußte nur allzugut um die hypokritische Moral seiner Standesgenossen: »Sie schneiden aus Lust, rein zur Vermehrung ihres eigenen Nutzens, und verachten das Liebesgebot. [...] Und wie ein Schaf in des Wolfs Rachen, also sind die Kranken in des Arztes Hand. (...),daß sie und all ihre Bücher nichts als eine Stentorei sind und ein Klapperwerk, auf den Pfennig gerichtet, und auf keine Gesundheit nicht.« Aber seine Reformpredigten trafen auf taube Ohren. Die Ärzteschaft war nicht gewillt, auf Altvertrautes zu verzichten, schon gar nicht, wenn größere Einkommenseinbußen aufgrund seiner Heilungserfolge drohten. Paracelsus wurde nicht gehört.

3 📖 27 HIRSCHEL, B., Compendium der Geschichte der Medizin, Braunmüller, Wien 1862 Auszug:
»Wird er doch stets ein Vorbild aller Ärzte bleiben, das in gewisser Hinsicht das ernste Ziel eines jeden sein muß. Ein hippokratischer Arzt ist nämlich ein Physiatriker, welcher das freie Walten der Natur erkennt, ihr keinen Zwang auferlegt, da nicht einstürmt, wo die Natur selbst kräftig genug ist...« (S. 50) »Aber je feindlicher die äußere Natur als damals einzige Bedingung des Erkrankens einstürmte, desto urkräftiger und lebendiger regte sich die selbstätige Kraft im Menschen, welche durch Einfachheit in Lebensweise sich immer frisch erhielt, und so besiegte in kurzer Zeit das Gesunde die krankhaften Eindringlinge.« (S.18)

4 📖 940 **Die Wahrheit und die Katholische Kirche:** Unter Papst Urban VIII. verklagte der Kirchenstaat den Mathematiker Galileo Galilei mit der Begründung: Galilei propagiert die Abkehr von der Lehre, daß sich die Sonne um die Erde dreht, ohne dafür Beweise vorzulegen. Die beratenden Staatssekretäre von Papst Urban akzeptierten die mathematisch begründeten Argumente Galileis nicht als Beweise. Sie kritisierten vor allem auch, das der italienische Gelehrte allgemeinverständlich in seiner Muttersprache schrieb - statt in der Gelehrtensprache Latein. Das Inquisitionsgericht bestätigte damals, was der Staat vorher zu wissenschaftlicher Wahrheit erklärt bzw. als Wahrheit befohlen hatte. Der Ketzer wurde eingesperrt und mußte widerrufen. Man entlarvte ihn als unseriösen Scharlatan und warnte vor ihm und seiner Irrlehre öffentlich. Sicher ist die wissenschaftliche Qualifikation der in den Musterprozessen von 1633 und 1979 Verklagten nicht vergleichbar. Doch das ändert nichts an der grundsätzlichen Übereinstimmung von Anspruch und Anklage des Staates damals und heute. Erst 1991(!) nahm der Papst den Bannstrahl von Galilei.

5 📖 54 **Menschenfolter war und ist eines unserer kulturellen Güter:** Die Gesetze der Kaiserin Maria Theresia gaben dem Folterer detaillierte Anordnungen. So diente z.B. die Strickleiter mit Seilwinde dem schweren Grad der Folter. Mit gefesselten Händen wurden die Angeklagten am Seilaufzug befestigt und dann langsam hochgezogen. Sehnen- und Bänderrisse, ausgekugelte Schultergelenke und Atemnot durch Druck verursachten innere Blutungen auch im Rückenmark. Wurde der/die Gefolterte ohnmächtig, war dies der »Hexenschlaf«. Man glaubte, die Hexe habe sich selbst in Schlaf versetzt, um gegen die Folter unempfindlich zu werden.

Eine weitere Schändlichkeit, die auch noch der Volksgerichtshof von Hitler praktizierte: den Angehörigen der unschuldig Gehenkten dafür auch noch teure Kosten zu berechnen: (siehe rechts)

Exekutionsrechnung	
von jeder Exekution	1 fl. 30 kr.
für vier Ketten	3 fl. 30 kr. 3 hl.
für einen Hammer	8 kr.
für einen Haken	4 kr. 5 hl.
für Axt, Haue und Pickel	30 kr.
Item für die Asche zu begraben	19 kr. 3 hl.
für Kosten und Aufwand	40 fl.
Summa summarum: 43 Gulden, 3 Florin, 95 Kronen, Rottenburg am 2.9.1609 11 1/4 Heller.	

0586 📖 61 **Schulmedizinthesen sind auf Sand gebaut**
MAGENDIE, F., »Formulaire pour la preparation et l´emploi de plusieurs nouveaux médicaments«, 1836, Auszug:
Das verderbliche und alberne Vorurtheil, dass die Gesetze der Physik auf lebende Körper nicht anwendbar seien, ist doch nunmehr zum Theil überwunden, und ich hoffe, dass binnen kurzem die mit den physischen Wissenschaften aufs engste zusammenhängende Physiologie keinen Schritt mehr ohne die Hülfe jener wird ausführen können; sie wird sich die Strenge ihrer Methode, die Bestimmtheit ihrer Sprache, die Sicherheit ihrer Resultate aneignen. Die Medizin, die nichts anderes ist, als die Physiologie des kranken Menschen, muss denselben Weg einschlagen und denselben Standpunkt gewinnen. (...) »Die Medizin und die Physiologie«, sagt er in einer der ersten Vorlesungen, »ruhen keinesweges auf einer festen, unerschütterlichen Grundlage. Denken wir an die zahlreichen Umwälzungen, die diese Wissenschaft durchzumachen hatte, so muß Muthlosigkeit den nach Wahrheit strebenden Geist überfallen, und daher sind Viele zu dem niederschlagenden Schluss gelangt, dass Medizin und Physiologie keine wirklichen Wissenschaften seien. Und gehen wir nun auf das praktische Gebiet über, so finden wir dort die gleiche Uneinigkeit. Es ist eine deprimierende Beschäftigung, die verschiedenen gegen die eine oder andere Krankheit angewandten Mittel durchzugehen.«

0587 📖 481 **Die Natur steht über dem Arzte**
Dies ist die Bestimmung der Heilkunst und zugleich ihrer Grenzen. Der Arzt soll nicht »magister«. sondern »minister naturae« sein. ihr Diener oder vielmehr ihr Gehilfe. Alliierter. Freund. Hand in Hand mit ihr soll er gehen. und das große Werk vollbringen. nie vergessend. daß nicht er. sondern Sie es ist. die es tut. Sie achtend. immer im Auge habend und am wenigsten störend in sie eingreifend. (Hufeland)

0588 📖 0,1 **Über die Wahrheit** Halte Dich zu gut, um Böses zu tun. Hänge Dein Herz an kein vergänglich Ding. Die Wahrheit richtet sich nicht nach uns. lieber Sohn. sondern wir müssen uns nach ihr richten.
Worte sind nur Worte. und wo sie so gar leicht und behende dahinfahren. da sei auf Deiner Hut: denn die Pferde. die den Wagen mit Gütern hinter sich haben, gehen langsameren Schrittes.
Erwarte nichts von Treiben und den Treibern. Und wo Geräusch auf der Gassen ist, da gehe fürbaß.
Wenn Dich jemand will Weisheit lehren. so siehe in sein Angesicht. Dünket er sich noch, und sei er noch so gelehrt und noch so berühmt, laß ihn und gehe seiner Kundschaft müßig. Was einer nicht hat. das kann er auch nicht geben... (Matthias Claudius)

0589 📖 644ff **Was sagen Kirchenlehrer zum Fasten?** Nach Medikamenten greifst Du, gehst aber dem Fasten aus dem Wege. - Gibt es denn ein besseres Heilmittel als dieses?! (Ambrosius, Kirchenlehrer 370 n. Chr.)

0590 📖 82 ELISABETH CHARLOTTE (Liselotte von der Pfalz), Briefe, Hrs. v. W.L. Holland, 6 Bde., Auszug (zusammengefaßt vom Verfasser):
Die Herzogin von Orléans, Tochter des Kurfürsten Karl Ludwig von der Pfalz, hatte sich ihr urwüchsiges Wesen und ihre Natürlichkeit auch am französischen Hofe bewahren können. Sie beschreibt dort die Zustände und durchschaut mit ihrem gesunden Menschenverstand bald das schädliche Treiben der Ärzte. Als eine Epidemie ausbricht, ist es ihr möglich, einen der Prinzen Ludwig des XIV. vor der medizinischen Behandlung zu verstecken. Dieser überlebt, während die anderen, die von den Ärzten mit Abführmitteln sowie durch Aderlässe traktiert worden waren, starben. (→LV 2063, 2701)

0591 📖 76 CABANIS, D., »Du degré de certitude de la médecine«, Duval 1881, Auszug:
Alle Leidenden und Kranken wünschen Linderung und Heilung und sind überzeugt, daß sich etwas finden muß, um solche herbeizuführen, (gegen jede Krankheit ist ein Kraut gewachsen). (...) Von den subtilen Folgerungen, welche die Wirkung erst zweifelhaft macht, weiß der gewöhnliche Mann nichts.

0592 | **Unser Krankenkassensystem ist grundfalsch**
Die Einführung der gesetzlichen Krankenversicherung züchtete nur die ärztlichen Betrüger. Dies konnte nur deshalb geschehen, weil die Ärzte den Behörden und dem wahnsinnig verfressenen Bismarck weisgemacht hatten, daß Krankheiten die Menschen unverschuldet überfallen würden. So vermochten sie sich plötzlich Höchsteinnahmen zu verschaffen. Denn nun liefen die Leute den Ärzten die Türen ein, da eine Behandlung plötzlich nichts kostete - außer einen Krankenschein. Und was dafür gezwungenermaßen zu zahlen war, das wurde ja sowieso vom Arbeitslohn abgezogen. Also mußte man das ausnutzen und möglichst viel den Doktor in Anspruch nehmen. Die sich daraufhin wie die Kaninchen vermehren und dennoch alle die höchsten Einnahmen aller Berufsgruppen erzielen konnten. (→LV2334)
Der Profit für die Ärztekaste fiel doppelt an: Denn da der Patient keine Mitteilung darüber erhielt, was der Arzt der Kasse in Rechnung stellte, vermochte die ärztliche Sippschaft fortan die Höhe ihrer Einnahmen durch in Rechnung stellen von Fantasieleistungen selbst zu gestalten.(→LV 2280, 2282, 2284, 2285, 2317, 2349 usw.)

Das Buch bezweckt auch, ein neues, erkennendes Denken in Gang zu setzen:
Daß es gerade die von der Menschheit so verehrten und mit Orden und Preisen behängten Mediziner und Kriegsherren waren, die den Menschen die meisten Schäden beibrachten.

O daß Du doch heiß oder kalt warest! So Du aber lau bist, will ich Dich ausspeien aus meinem Munde. (Jesus Sirach)

0600 Geschichte der Medizin bis zur Neuzeit

1 📖 15 · 367, 822 »*Der einzige nützliche Zweig der Medizin ist die Hygiene...* Leb' natürlich, sei geduldig, verjag den Arzt! Dem Tod entgehst Du zwar nicht, aber Du erleidest ihn nur einmal, während sie ihn Dir täglich ins Gedächtnis rufen und ihre Windbeutelei Dir das Leben vergällt.« (Jean Jaques Rousseau im Jahre 1762 in »Emile«)

> *Gesund werden heißt: autonom werden. Willst Du das überhaupt?*

2 📖 966 **Wer wirklich heilte, wurde von den Ärzten immer verfolgt.** Die nahmen das Gute für kranke Menschen nie auf, sondern suchten immer, es mit allen Mitteln zu unterdrücken (→ Prof. Moeller LV) Auszug: »Ich werde in dieser Sache vor Gott und meinem Gewissen völlig freigesprochen. In 20 Jahren werden vielleicht an dieser Stelle Leute verurteilt, die Wunden behandeln und keinen Lehm genommen haben.« Dies waren die Schlußworte des Angeklagten Adolf Just beim Prozeß vor dem Landgericht Wernigerode im Jahre 1907. (...) Da war ein Arzt in Bad Harzburg, dem die Erd- und Lehmbäder und die Lehmumschläge, die Just mit großem Erfolg anwandte, nicht geheuer waren. Aber noch viel mehr schien er unter dem auch wirtschaftlichen Erfolg des »Unternehmers« Adolf Just zu leiden. (...) In seinem Plädoyer führte der Staatsanwalt unter anderem aus: »Die Justsche Lehmbehandlung an und für sich ist nicht zu verurteilen. Es spricht zugunsten des Angeklagten, daß alle neuen Entdeckungen zunächst von der Zunft bekämpft werden. So ist es früher bei der Einführung der Kaltwasser-Behandlung, kalten Luftbehandlungen und anderen neuen Sachen gewesen. Die Angeklagten sind der Überzeugung, daß die von ihnen geforderten Vorsichtsmaßregeln nicht nötig gewesen seien. Aber wenn bei solchen neuen Methoden Schädigungen eintreten, sind die Betreffenden dafür verantwortlich«. Wegen fahrlässiger Körperverletzung wurden Adolf Just zur Zahlung von 500 RM und Rudolf Just zu 300 RM verurteilt. Die beantragte Revision beim Reichsgericht hatte keinen Erfolg. (OLESCH, B., Naturheilkunde vor Gericht, in: Der deutsche Apotheker Nr.5/Mai 1993)

3 📖 966 Schon vor hundert Jahren wurde die Naturheilkunde bekämpft. Wobei zu sehen ist, daß die Ärzte diese jetzt selbst aus Profitsucht anstreben und sie mehr und mehr zu loben beginnen.
Dr. Neudörfer schrieb erst kürzlich in der Medicinischen Wochenschrift: »Es gibt in der Therapie keine Beweise für die Wirksamkeit eines Mittels, sie kann nur aus den Ergebnissen der Beobachtung mit größerer oder geringerer Wahrscheinlichkeit erschlossen werden.« - Dabei wird aber den sogenannten Naturärzten vorgeworfen, daß ihre Therapie keine wissenschaftliche Basis hätte, trotzdem die praktischen Erfolge die Wirksamkeit ihrer Mittel nicht nur mit größerer oder geringerer Wahrscheinlichkeit, sondern unzweifelhaft erweisen. Die angebliche wissenschaftliche Basis der medicinischen Therapie aber läßt sich, in populäres Deutsch übertragen, mit dem Satze wiedergeben: »Probieren wir's halt! Schad's nicht's, so nützt es gewiß - noch viel weniger. (Dr. Simonis Vorträge, Verlag »Gesundheitswarte« Heiden, CH, 1897).

4 📖 408 **Die Grundlagen der »Lebensreform«** schuf der Pfarrer Baltzer. Er war es auch, der das Wort »Naturheil-Kunde« in die Literatur einführte. Er gilt als Begründer des Vegetarismus. Extrakt:
Die natürliche Lebensweise soll vegetarisch sein, da es unsittlich sei, Tiere aus menschlichem Eigennutz zu töten. Der Mensch sei von Natur aus ein Fruchtesser. Der Verzehr von Fleisch fördere seine niederen Triebe. Die vegetarische Lebensweise mache Großgrundbesitz und Kapitalismus überflüssig. Der hygienisch-medizinischen Reform sollte eine politische Lebensreform folgen. Baltzer gründete 1867 den »Verein für natürliche Heilweise«, in welchem alle Elemente der Lebensreformbewegung (Licht-Luft-Sport-Bewegung) gefördert wurden. Daneben propagiert er die Gartenstadt und die natürliche Siedlungsbewegung, die Freikörperkultur, eine Kleider-, Ehe- und Wohnungsreform, die Tierschutzbewegungen und den Antialkoholismus. Die Nacktkultur sollte das Ideal des von Natur aus schönen Körpers hervorkehren. Weil das »Ursprüngliche, Unverdorbene«, vor allem den Frauen durch bestimmte Moden verleugnet werde, entwarf er Bekleidung, die aus reiner Wolle, Baumwolle oder Bauernleinen bestanden. BALTZER, E., Die natürliche Lebensweise, 1867.
Der Vegetarismus verbreitete sich Ende des 19. Jahrhunderts mehr und mehr aus dem Gedankengut der Sieben-Tage-Adventisten bis nach Europa. Man könnte geneigt sein, ihn auch als Vorantreiber der Frauenemanzipation anzusehen. Denn nun war es aus mit dem dicksten Stück vom Schweinebraten für das »Haupt der Familie«. Und wenn Du, verehrte Leserin, das heute noch konsequenter durchsetzt, dann hat der Macho bei Dir zu Hause endgültig ausgespielt. »Was heißt noch konsequenter?« fragst Du. Du hast es schon mal von einer hier gehört, welche das Köchinnen-Dasein ihrer Familie vor die Füße schmiß und sagte: »Wenn ihr tote Nahrung essen wollt, müßt ihr Euch die selbst zubereiten.«

5 📖 81 Im Gebärhause zu Würzburg herrschte im Winter 1819/20 vom Dezember bis März eine weitere Kindbettfieberepidemie und ebenso vom Oktober bis Januar in Bamberg, Ansbach, Nürnberg und Dillingen. LAMBERT, G., Volksmedizin und medizinischer Aberglaube in Bayern, Würzburg 1869

6 📖 82 Ludwig XIV z.B. soll von 1647 bis zu seinem Tod 1715 etwa 2000 Abführkuren (Purgantien), mehrere hundert Klistiere und »nur« 38 Aderlässe durchgestanden haben. Am häufigsten reichten ihm die Ärzte eine Abführmittelbouillon, die in der Hauptsache Kalbsfleisch, Zichorie, Sauerampfer, Kopfsalat und einige Zitronenscheiben enthielt. Die Klistiere bestanden meist aus einem Absud von Eibischwurzeln, Blättern des weißen Wollkrauts und Leinsamen, dazu vier Unzen Rosenwasser und drei Unzen süßes Mandelöl. (→LV 0607,Rz609)

7 📖 70, 65, 85 Mozart haben die Ärzte auch auf dem Gewissen: Aderlaß und »Brechweinstein« (Antimonyl-Kaliumtartrat), Universalmittel damaliger ärztlicher Kunst, könnten dem Krankheitsverlauf eine schicksalhafte Wendung gegeben haben, meint auch der Wiener Pathologe Prof. Bankl. Er schreibt: »In der Regel wurden bei einem Aderlaß etwa zehn Unzen (350 ml) Blut entnommen. Bei entzündlichen Erkrankungen verordnete man schulmäßig sechs Aderlässe, d.h. insgesamt etwas mehr als zwei Liter. Dies ist ein enormer Blutverlust, der einem kranken Organismus zugemutet wird! Können doch Verluste von mehr als einem Liter bereits zu Schockzuständen führen...Stellt man nun die entscheidende Frage, warum der 35jährige Mozart nach zweiwöchigem Krankenlager an der Rezidiv-Attacke eines rheumatischen Fiebers sterben mußte, so ist nicht von der Hand zu weisen, daß die damaligen brutalen Therapieversuche und insbesondere der starke Blutverlust durch Aderlässe eine deletäre (tödliche) Wirkung hatten.« Soweit Professor Bankl, 1990. (Ärztliche Praxis, 7.12.1991). Siehe auch:
Franken, Franz H. Dr. med. „Die Krankheiten der großen Komponisten." Nötzel Vlg
Merke: Der Aderlaß ist alles andere als harmlos. Er verbessert zwar die Fließeigenschaften des Blutes, reduziert gleichzeitig aber dessen Fähigkeit, Sauerstoff an lebenswichtige Körperteile zu tragen.

8 📖 70, 85 (...) daß »der berühmteste Arzt der Stadt, Mozarts Krankheit für entzündlich hielt und die Adern öffnen ließ«. Bei dem kleinen, durch Fieber und häufige Schweißausbrüche sowie durch Verabreichung von Brechmitteln und purgierenden Substanzen extrem flüssigkeits-

869

verarmten Körper Mozarts müssen sich derartige Blutverluste katastrophal ausgewirkt haben. Dies ist wohl die Erklärung dafür, daß Mozarts Erkrankung schon in der unglaublich kurzen Zeit von nur 15 Tagen zum Tode führte. Mit dem letzten Aderlaß hatte man ihm den Todesstoß versetzt. (Ärzte Zeitung 225/5.12.1991/26)

0609 70 **Mozart, Schubert, George Washington wurden von den Ärzten umgebracht**
Genau so wurde übrigens in Amerika George Washington umgebracht, den sein Leibarzt Rush noch in den letzten Stunden vor seinem Tod siebenmal zur Ader ließ. Und der dort den Wahnsinnsspruch unter den Ärzten verbreitete »Verzweifelte Krankheiten fordern verzweifelte Heilmittel.« Was ja auch heute noch Usus bei uns ist. Merke: Wie Ärzte auch behandeln, und in welcher Zeit sie es tun: Es geschieht meist zu Deinem Schaden.

0610 61 **Mixtum compositum**
»Die Schottischen Pillen, welche das Haupt und die Sinnen stärken, vertreiben den Schwindel und migränischen Hauptschmerzen, reinigen die Galle, verhindern die Neigung zu Melancholie, öffnen die Verstopfung, befördern den Auswurf, und vertreiben alle überflüssige Feuchtigkeiten des Leibes; sie sind vortrefflich für alle zukommende Unpässlichkeiten des schönen Geschlechts, und tödten die Würme. Reisende, besonders Schiffsleute, bedienen sich derselben mit Vorzug; sie können zu allen Zeiten gebraucht werden, man sey jung oder alt, bey Tage oder bey Nacht, ohne sich mit Diäten zu enthalten. Sie haben das Besondere, dass sie dem Podagra vorkommen, oder dasselbe mindern, wenn man schon damit behaftet ist, wie auch anderen Krankheiten. Die Schachtel kostet 1 Markl. bey Petit in Hamburg, in dessen Laden bey der Börse.« (Hamburgischer Correspondent Nr. 159/1768).

0611 a) 61 »In Leipzig auff der Peter-Strassen / ist zu bekommen eine von langen Jahren her mehrmals approbierte und privilegierte Stein-Tinktur, so ein Arcanum Bezoardicum universale genannt / welches besonders der wütenden Pest und andern ansteckenden Seuchen widersteht.« (Nouvellen Courier, Breslau Nr. 130/1708)

0612 64 »Dass der Königl. Preuss. Rath Eisenbarth von Magdeburg annoch zum Trost vieler bedrängten Patienten allhier seyn, wird hierdurch zu wissen gethan; er hat die kurtze Zeit viele Menschen an allerhand theils gefährlichen Krankheiten rühmlichs curiret, in specie hat er den 11. Sept. c. von einem 25 jährigen Menschen mit geschwinder Behändigkeit und in presence vieler Leute, doch ohne grosse Schmertzen dergleichen Stein (wie beygehende Figur zeiget) aus der Blase geschnitten. (...) Dergleichen wichtige Operationes wird der Rath Eysenbarth noch mehrere vornehmen. Was an Augen-Curen, Brüchen, Leibs Gewächsen, Hasenscharten von ihm verrichtet werden, achtet er gering.. Hierbey wird dessen unvergleichlicher balsamischer Haubt-Augen- und Gedächtnis Spiritus de meliori recommendiret, wovon sehr viele Proben erwiesen, an denen, so vom Schlag gerühret, Schwindel, Ohren-Sausen, Kopffwehe und Augen Trunkelheiten laboriret, auch ist zu conservierung darzu nichts besseres zu wünschen. So jemand seiner Hülffe benöthiget, kan des Morgens nichtern seinen Urin auffangen und ihn zusenden. Sein Logis ist in der Spandauschen-Strasse bey Herrn Melchern.« (Vossische Zeitung, Berlin, Nr. 116/1724).

0613 71 **Curiret vil tausend Menschen**
»Denen Liebhabern der in gantz Europa bekannten und ihrer Fürtreflichkeit wegen von Kayserl. Majestät allergnädigst privilegierten Altonar wunderbaren Essenz eine ordentliche Blutreinigungs-Cur, machet das Geblüt flüssig, und reiniget dasselbe in kurzem von Schleim, Schärfe und überflüssiger Hitze dadurch zugleich alle besorglichen Krankheiten gehoben werden, und man unter göttlichem Segen beständig gesund seyn kan; ja, es curiret diese an vil tausend Menschen bewährt erfundene Essenz, wenn auch schon alle Medicin versucht und nicht mehr anschlagen will. (Franckfurter Kayserl. Reichs-Ober-Post-Amts-Zeitung vom 21.3.1768)

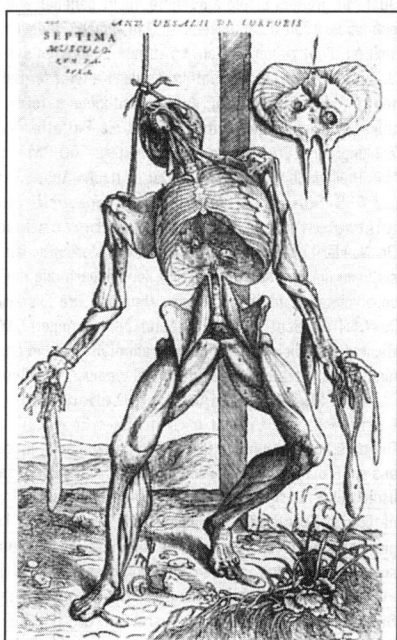

Ein aufgehängter, anatomisch präparierter Mensch
Basel 1543
Merke: In der Medizin wiederholt sich der Wahnsinn immer aufs neue.
Die gleiche Menschenaufklappung, diesmal mit Kunststoff weniger stinkend präpariert lief im Jahr 2000 durch alle größeren Städte Deutschlands.

0614 255 »**Phytopharmaka**: Pflanzliche Präparate sind klassische Schulmedizin« HABS, M. Prof. Dr., in Ärztliche Allgemeine 3.10.93/15
Wie es diese alten Gauner doch verstehen, sich mit fremden Federn zu schmücken - kaum zu glauben!
Vom Volksglauben zur Wissenschaft / Ein Kraut macht Karriere
Wie das Blut des Täufers Johannes quillt der rote Saft aus den goldgelben Blütenblättern, wenn man sie zwischen zwei Fingern zerquetscht. An den Tod des Propheten sollte die Pflanze erinnern und nach altem Volksglauben wo immer sie Wurzeln schlug - das Böse vertreiben. Letztere Aufgabe erledigt das Hartheu-Gewächs mit dem Namen des Heiligen auch heute noch. Allerdings nicht mehr als Dämonenschreck am Wegesrand, sondern als topmodernes Pharmakon zur sanften Abwehr seelischer Verstimmungen und trüber Gedanken. Pharmakologen tappen im Dunkeln. Die Suche nach einem Wirkstoff, dem man die depressionslösenden Fähigkeiten der Pflanze allein oder hauptsächlich zu verdanken hätte, blieb trotz aller Bemühungen der Pharmakologen noch ohne Ausbeute. Auch wenn bestimmten Inhaltsstoffen MAO-Hemmer-Effekte oder günstige Einflüsse auf den Serotonin-Melatoninstoffwechsel zugestanden werden, gab das Johanniskraut die genaue Rezeptur seiner depressionslösenden Komponente bisher nicht preis. Man muß sich für den Moment damit zufriedengeben, daß eben der gesamte Extrakt in seiner natürlichen Zusammensetzung - mit ätherischen Ölen, Gerbstoffen, Hypericinen, Flavonoiden - die pharmakologischen Eigenschaften trägt. Aber auch das ist nichts Besonderes; schließlich gibt es auch genug synthetische Pharmaka, die das Geheimnis ihrer genauen Wirkweise immer noch für sich behalten. (Medical Tribune 9/1.3.1996/30) Früher Wund- heute Depressionsheilung:
Die Ärzte im Mittelalter waren wegen des roten Safts, der aus den Blüten des Johanniskrauts fließt, davon überzeugt, daß dieses Kraut für Wunden prädestiniert sei. Aus diesem Grund nahmen die Teilnehmer an Kreuzzügen große Mengen Johanniskrautöl mit ins Heilige Land, das ihre Verletzungen heilen sollte.

5 a) 📖 59 **Ach ja, die heilige Hildegard!** Nach zeitgenössischen Berichten war ihr Leben (1098 - 1179) ein einziges Gepeinigtsein von schlimmen Krankheiten, ein ständiges Sterben. Wie kann man Lehren von jemand annehmen, der sich selbst mit seinen gepriesenen Mitteln nicht helfen kann! Selbst wenn sie ständig, wie sie felsenfest stets behauptete, vom Himmel eine »unio mystica«, eine Vermählung mit Gott empfing, die ihr die heiligen Heilkräfte zukommen ließ. Sie schrieb Bücher über Astrologie, Philosophie und die »Gesänge der Ekstase«. Entschuldigend muß ich sagen, daß es auch nicht im geringsten erwiesen ist, daß die keusche Jungfrau überhaupt Autorin ihrer Bücher »Physica« und »Causae et curae« ist. Das konnte nur für ihre theologischvisionären Werke nachgewiesen werden. Nicht einmal der Name stammt von ihr. Der Drucker setzte bei »Physica« über 2000 Rezepte mit Kräutern, Edelsteinen, Tier- und Insektenleichen ein. Hier ist immer wieder gestrichen und zugefügt worden, bis es 1533 endlich im Druck erschien. Nicht mal die der klugen Benediktinerin zugestandenen Worte bei den Rezepten »und Du wirst damit geheilt werden, wenn es Gott zuläßt« sind darin zu finden. Das zweite Werk, das noch die damalige Humoralpathologie beschreibt, scheint noch weniger auf ihrem Mist gewachsen zu sein, da es religiös-komische Texte mit medizinischen verbrämt, was damals durchaus unüblich war. Es ist anzunehmen, daß es später von Hildegard-Verehrern zusammengestellt und zu veröffentlicht wurde. Noch kürzlich trafen sie sich in Wiesbaden, aus dem In- und Ausland angereist, zur Beweihräucherung der deutschen Säulenheiligen, deren Rezepturen für Kranke soviel wert sind, wie der Kaffeesatz für Abergläubige. Du erkennst: Es ist die Verehrung, die Anbetung, die Hochachtung vor einem Menschen statt vor der Natur, die den gesunden Menschenverstand ausschaltet. (Es gibt heute sogar eine Hildegard-Medizin und Dutzende Vereinigungen, die ihren Kult pflegen.) (→**0616 lt. Satz**)

5 b) 📖 555 **Was ist Junkfood**
Junkfood (Müllfraß), entwertete Nahrung (maschinengerechte Speisen), fast food (im Mikrogrill zu Splittergranaten veränderte Lebensmittel) zerstören das im Darm heranwachsende Immunsystem, entziehen den Nerven Vitamine, zerstören die Mineralschutzmäntel der Strukturen und übersäuern das innere Milieu wie verklappte Dünnsäure die Ostsee. Die Folge sind blitzartige, allergieähnliche Zusammenbrüche der inneren Steuerung · von der Psyche bis zur Immunwiderstandsfähigkeit. Klammrodts Buch ist für Laien geschrieben. Eltern können es ebenso lesen wie Lehrende, und vielen Eltern wird es wie Schuppen von den Augen fallen: »Mein Kind ist doch kein Verbrecher! Mein Kind ist doch kein Versager! Es ist fehlernährt! Das kann ich und werde ich ändern. Es ist so einfach! Ich brauche keine Spezialisten mehr!«
(KLAMMRODT, F., »Unkonzentriert, Aggressiv, Überaktiv - Ein Problem der Erziehung oder der Ernährung?«, Pädagogischer Vlg. Zwanziger)

6 📖 46 Aus einem **Werbezettel der Zahnärztin Meyrin (18. Jh.)** Heute haben die keine Werbung mehr nötig!

Avertissement.
Einem respective geehrten Leser dienet hierdurch zur beliebigen Nachricht, daß allhier angekommen ist, die Regenspurgische gesandschafftliche Zahnkünstlerin, welche schon an verschiedenen hohen Höfen, und den vielen fürnehmen Herrschafften durch ihre Kunst und Wissenschafft sich in groses Renomée gesetzt: dahero auch während ihres dermalen allhiesigen Auffenthalt einem jeden nach Standsgebühr ihre gehorsame und bereitwillige Dienste hiermit offeriret, besonders denen Personen von Distinction, welche meine Kunst und Wissenschafft nöthig haben.
1. Werden von mir die von Weinsteine schwarz oder gelb gewordene Zähne durch saubere Instrumente in Zeit einer viertel Stunde ohne einige Empfindung rein und weiß geputzt; indem der Weinstein das Zahnfleisch von den Zähnen wegfrißt, den Brand- oder Beinfraß verursachet, und einen f. v. üblen Geruch des Mundes machet, einen Menschen gewiß nichts mehrers verstellen kan, als wenn er schwarze, gelbe oder zu wenige Zähne in dem Munde hat.
2. Weiß ich den Brand, oder hohle und angefressene Zähne zu tödten, daß solche nicht weiter hohl, noch wegfressen, sondern Zeit Lebens erhalten werden können. Übrigens weiß ich auch die Zähne künstlich zu separiren.
3. Fülle ich die hohle Zähne mit Gold oder Bley ohne Empfindung aus, daß keine Speisen mehr hineinsetzen, und solche ohne Schmerzen können gebrauchet werden.
4. Nehme ich auf Begehren böse, fistulirte Zähne, Wurzeln oder Stumpfen, die etwann schon von einem andern abgebrochen worden, in einer Geschwindigkeit heraus. Setze hingegen denen, die zu wenige Zähne in dem Munde haben, auf Begehren wieder andere ein, dergestalt, als wenn solche von Natur gewachsen wären, daß sie denn damit essen können, wie sie wollen, auch dadurch eine deutliche Aussprache und proportionirten schönen Mund wieder bekommen.
8. Habe ich auch eine Panacee oder ruhmwürdiges Perlenwasser, welches keine Schmincke ist, und von mir denenjenigen insonderheit recommendiret wird, so mit Sommer oder Leberflecken beflecket sind.
9. Einen gewissen Balsam, die Haare ausfallen, oder gänzlich zu vertreiben, wann es zu weit ins Gesicht gewachsen ist.
11 Ein fürtreffliches Augenwasser, welches für dunkele, trübe, rothe, hitzige, rinnende und triefende Augen dienet.
12 Weiß ich auch die Haare hübsch dick und lang zu machen, wobey keine Schwachheiten des Haupts zu beförchten seynd.
13 Besitze ich ein vortreffliches Zahn-Opiat, welches die wackleud und lockernde Zähne wiederum in kurzer Zeit befestiget.
Was aber den Inhalt dieses Avertissements anbetrifft, werde ich jederman mit denen mir von Gott verliehenen Kräfften, und allmöglicher Willfährigkeit zu bedienen nicht ermangeln, und als eine approbirte Zahnkünstlerin gewiß sehen und finden lassen. Verbleibe
    Dero dienstwillige   Maria Anna Meyrin

7 a) 📖 46 **Pest-Ärzte waren (wie heute bei Krebs und Rheuma) stets nur hilflos:** Die meisten Opfer sterben innerhalb von zwei Tagen nach Auftreten eines bubo (Eiterbeule).(...) Wir haben auch versucht, sie (die Pestbeulen) mit Ätzmitteln auszubrennen, aber ohne Erfolg. Viele Patienten sind vor Schmerzen rasend gestorben und manche sogar während der Operation, so daß man uns nachsagen könnte, daß wir diese armen Kreaturen zu Tode gequält haben. Einige wurden jedoch gerettet. Sie wären vielleicht auch ohne uns am Leben geblieben, aber es bringt uns Trost zu glauben, daß wir einigen wenigen helfen konnten. GORDON, N., Der Medicus, Droemer/Knaur.

7 b) Allem Anschein nach hat der Mensch, als er sich auf Erden einzurichten und die Wälder zu roden begann, die Nagetiere aufgestört und damit eine Kettenreaktion provoziert, an deren Ende er selbst als Pestopfer stand. Zuerst wird der Bazillus unter den Nagetieren von Gruppe zu Gruppe verschleppt, bis er zu Ratten gelangt, die an Außenbezirken der menschlichen Siedlungen leben. Diese Ratten übertragen den Bazillus auf Artgenossen mit direkterem Kontakt zum Menschen. Bei jedem dieser Schritte wird die Seuche verheerender, da sie von relativ immunen bei jedem Übertragungsschritt auf stärker gefährdete Lebewesen übergreift. Wenn die Hausratten in Scharen verenden, springen ihre Flöhe, die damit die gewohnten Wohnstätten verlieren, auf den Menschen über und bringen damit die Beulenpest in Umlauf.

(ROSEBURY, T., Der Reinlichkeitstick, Hoffmann&Campe)
Erkenne: Die im Prinzip gleiche Behandlung wie die Chemotherapie von heute, die genau so wenig helfen kann. Die Pest hätte nie über die Menschen kommen können, würden sie nur frische Nahrung zu sich genommen haben. Nur abgelagerte Nahrung zieht Ratten an, die seinerzeit in allen Räumen zu Hause waren!

0618 47 **Wie schmecken rohe Kröten?** Du darfst mir glauben, daß man sogar viele Jahrhunderte Kröten - fein gehackt, aber roh! - schluckte. Zeigte dies doch, wenn auch nur kurzfristig, tatsächlich Wirkung auf verschiedene Krankheiten: Denn die Haut von Kröten enthält, wie kürzlich Forschungen bewiesen haben, Adrenalin und die aufs Herz wirkenden Stoffe Bufagin und Bufotalin..

0619 15 - 77, 171 **Mesmerismus**: Die Sterblichkeit verminderte sich in allen Städten der USA im gleichen Verhältnis, in dem Ärzte für den Bürgerkrieg eingezogen wurden. (The Lafayette Journal Nrt 37/1865/4 und R. Shelton's Hygienic Review Nr. 8/1978/274)
Die von Franz Anton Mesmer (1734 - 1815) begründete Lebens- und Behandlungstheorie, die auf der Existenzannahme eines tierischen Magnetismus basierte. Mesmer vermutete ein beeinflußbares magnetische »Fluidum« in jedem Organismus. Dieses Fluidum sei typisch für den individuellen Zustand seines Trägers und ermögliche über seine Veränderung einen therapeutischen Zugriff.

0620 32, 49, 58 **Frühe Beutelschneider** ...und haben alle diese Krankheiten nun bei den Ärzten so seltsame Namen erhalten, daß auch hierüber die Grammatici müssen ein Schwitz-Pulver einnehmen, um diese zu verstehen. So die Herren Medici allenthalben in großem Wert und Ansehen sind, auch um ihren Fleiß und ihre Hilfe oft übermäßig bezahlet. So sie purgieren nit allein die Leiber, sondern auch die Beutel. Und verdienet der Medicus wohl recht namens Modicus seyn... (Abraham à Sancta Clara »Etwas für alle«, 1699).

0621 15 - 77 »**Boule Medicamenteuse** au d'Acier, Stahlkugel. Durch die Chymie erfunden; ihre Wirkung ist sehr schnell und sicher. Ihr Gebrauch ist folgendermassen: Man hänget sie in Weinbrandtwein oder Wasser, lässet sie so lange hangen, bis sich das Wasser gefärbet, die Kugel wird sodann wieder in der Luft getrocknet; die Tinctur aber wird vortrefflich bewährt in gehauen- und gestochenen Wunden; in heftigen Quetschungen; als ein vortreffliches blutstillendes Mittel, sowohl in heftigen Verwundungen als Nasenbluten; in Salzflüssen und alten Schäden und Geschwüren in der Haut; im Aussatz; in Beinbrüchen und heftigen Verrenkungen durch eine erstaunend geschwinde Zertheilung und Heilung, indem es auch in der Solida wirket; in Bauch-, Leisten- und Nabelbrüchen; auch Lähmung der Glieder. (TOELLNER, R., Illustrierte Geschichte der Medizin)

0622 63, 99 **Der berühmteste Arzt** des 18. Jahrhunderts, der Leydener Professor Hermann Boerhaave (1668-1738), Doktor der Philosophie und Medizin sieht rückblickend und für die Zukunft das schlimme Treiben der Ärzte bereits treffend genau:
»Wenn man das Gute, welches ein halb Dutzend wahre Söhne des Äsculap seit der Entstehung der Kunst auf der Erde gestiftet haben, mit dem Übel vergleicht, welches die unermeßliche Menge von Doktoren dieses Gewerbes unter dem Menschengeschlechte angerichtet hat, so wird man ohne Zweifel denken, daß es weit vorteilhafter wäre, wenn es nie Ärzte in der Welt gegeben hätte«. (PETERS, H., Der Arzt und die Heilkunst in alten Zeiten.)

0623 70 RITTER, H., Samuel Hahnemann, Haug Verlag Heidelberg, zwei Auszüge:
Als Kaiser Leopold von Österreich 1792 mit Hilfe der Ärzte das Zeitliche gesegnet hatte, veröffentlichten seine Leibärzte einen Krankenbericht. Dazu HAHNEMANN im »Wiener Anzeiger« :
»Die Berichte sagen: Sein Arzt Lagusius habe den 28. Februar früh ein heftiges Fieber und den Unterleib geschwollen gefunden. Er setzte dem Übel einen Aderlaß entgegen. Und da dieser keine Erleichterung bewirkte noch 3 Aderlässe ohne Erleichterung. Die Kunst fragt: Nach welchen Grundsätzen man mit Fug einen 2. Aderlaß verordnen könne, wenn der erste keine Erleichterung verschaffte? Wie ein drittes -, Himmel! und wie man ein viertes Mal zu Blut lassen dürfe, wenn bei keinem vorigen Male Erleichterung entstanden? - Einem abgemagerten, durch Anstrengung des Geistes und langwierigen Durchlauf entkräfteten Manne viermal binnen 24 Stunden den Lebenssaft abzapfen - immer, immer ohne Erleichterung: Die Kunst erblaßt«.

Du siehst: Hahnemann war klarsichtig - über das schlimme Treiben der Schulmediziner.
Auch die Leibärzte LUDWIGS XIV. haben dessen halbe Familie bei einer Influenza-Epidemie durch Aderlässe »geschlachtet«. »Man machte den Aderlaß fast bei jeder Unpäßlichkeit, als sei das Blut eine verunreinigte und deshalb schädliche Materie, aber nicht unser »unentbehrlicher Lebenssaft«. Trat trotz der Aderlässe der Tod ein, und dies geschah bei ernsteren Krankheiten erschütternd oft, dann zuckte man die Achseln; es war alles geschehen, was die Kunst vermochte. Starb aber der Kranke, nachdem man den Aderlaß aus noch so begreiflichen Gründen unterlassen hatte, dann stand der Kunstfehler und das Verdikt für den unglücklichen Therapeuten fest.«
Wie heute: Issels wurde vorgeworfen, die derzeit üblichen ärztlichen Methoden bei bereits aufgegebenen Verkrebsten nicht genutzt zu haben...
Du erkennst diese Absicht Hahnemanns auch daraus, daß er sagte: »Je kleiner die Gabe, desto größer die Wirkung.« Folglich verdünnte er systematisch seine Arzneien, er potenzierte sie.

0624 99 »Hier war die Arznei. Die Patienten starben.   Weit schlimmer als die Pest getobt.
Und niemand fragte, wer genas.   Ich habe selbst das Gift an Tausende gegeben:
So haben wir mit höllischen Latwergen   Sie welkten hin. Ich muß erleben,
In diesen Tälern, diesen Bergen,   Daß man die frechen Mörder lobt.« (Goethe, Faust)

0625 84 **Frühe ärztliche Titelsucht** (Titel haben nur Nichtskönner nötig) Im 18. Jahrhundert waren die Medizinprofessoren vor allem bestrebt, sich einen Titel von einem König verleihen zu lassen. Weil ihnen damit die Kranken alle gemachten Hoffnungen auf Heilung blind abnahmen. So trieb mit dem Doctor Johann Andreas Eysenbart, Königlich Preußischer Rat und Hofoculist zu Magdeburg, (»Kann machen, daß die Blinden gehen, und daß die Lahmen wieder sehen«.) auch ein englischer Ritter von Taylor, Patentierter Päpstlicher, Kaiserlicher und Königlicher Augenarzt ... Professor der Optik, Doktor med. et. chir., Verfasser von mehr als 40 Schriften über das Auge und seine Krankheiten in verschiedenen Sprachen, sein Unwesen in den deutschen Landen. Von Taylor fuhr mit großem Troß übers Land und suchte in Potsdam auch bei Friedrich dem Großen um einen Titel nach. Anders als heute, besaß der Herrscher jedoch soviel Witz und gesunden Menschenverstand, ihm das

872

Diplom nur gegen tüchtiges Handgeld zu geben. Er verband die Verleihung allerdings mit der Auflage:
»Nun sind alle Seine Wünsche erfüllt. Er ist mein Augenarzt. Aber ich bemerke Ihm, daß meine Augen keiner Hülfe bedürfen. Und wenn Er sich untersteht, an das Auge eines meiner Untertanen zu rühren, so lasse ich Ihn aufhängen. Denn ich liebe meine Untertanen wie mich selbst«.
Sodann wurde der Königliche Augenarzt, von vier seiner Langen Kerls eskortiert, über die Grenze nach Schlesien verbracht. Ein wahrhaft königlicher Dienst an seinen Untertanen und kluge Schwächung seines kommenden Feindeslandes... Und bald konnte man in Schlesien singen:
»Viel wüßt ich eben nicht zu nennen,   Doch Sehende, die hat schon mancher blind gemacht.
  die Blinde sehend machen können.   Auch mich hat so ein Schuft um das Gesicht gebracht!«

📖 52, 53 **Frühe Drohungen:** Regierungserlaß vom 14. April 1762 (Landesverordnungen II. 773): »Die Aerzte und Chirurgen sollen bei gefährlichen Kranken baldigst den Seelsorger und Beichtvater herbeirufen lassen, und falls der Kranke oder dessen Angehörigen dazu sich nicht bequemen wollen, drohen, den Kranken weder zu besuchen, noch Arzneien zu verschreiben.« (Fassung ins Hochdeutsche übertragen).
Die Statuta ruralia vom 15. Juli 1584 lautete noch strenger: »Similiter et aegrotos sibi maxima commendatos habeant pastores, eosque seapius invisant, nihil sibi timeat sacerdos a contagione, Dominus enim adjunxit officio sanitatem«.
(LAMMERT, G., Volksmedizin und Aberglaube«, VI. Sonntag, Würzburg, 1869/66)

📖 47 »**Es ist erbärmlich**, anzusehen, wie die Menschen nach Wundern schnappen, um nur in ihrem Unsinn und Albernheit beharren zu dürfen, und um sich gegen die Ohnmacht des Menschenverstandes und der Vernunft wehren zu können.« (Goethe an Jacobi im Jahre 1791)

📖 70 REISER, S. J. »Medicine and the Reign of Technology«
Es gab auch viele Ärzte, welche nach der Erfindung des ersten medizinischen Instruments, des Stethoskops (um1820), behaupteten, daß die Einschaltung eines Instruments zwischen Patient und Arzt die gesamte medizinische Praxis verändern werde. Traditionelle Methoden, Patienten zu befragen, ihre Auskünfte ernst zu nehmen und die äußeren Symptome genau zu beobachten, würden zusehends an Bedeutung verlieren. Den Ärzten würde die Fähigkeit, sorgfältige Untersuchungen vorzunehmen, abhanden kommen, und sie würden sich immer mehr auf Apparate statt auf die Erfahrung und die eigene Einsicht stützen.

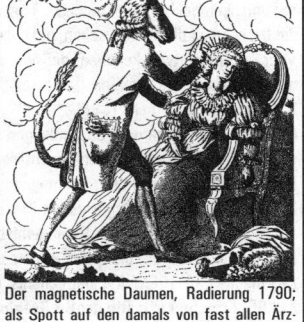

Der magnetische Daumen, Radierung 1790; als Spott auf den damals von fast allen Ärzten praktizierten Mesmerismus (Magnettherapie)   Bild: dpa

📖 782 **Trick, sich nicht verführen zu lassen**
»Es kann aber solches nicht bequemer geschehen, als wenn sich ein solcher gegen seine Schmauß-Brüder, die er sich gerne vom Hals gewöhnen will, etwan mit einer Unpäßlichkeit excusiret, die ihm nicht zulasse, weiter im Trincken mitzumachen.« Auch die heuchlerische Frage an die Saufkumpane, wer von ihnen im Vater gemeldet habe, daß man »alle Tage toll und voll wäre«, könne die Verführer Abschrecken und die nötige Ruhe herstellen. Solche kleinen Manipulationen »sind höchst rühmlich und wenn ein Studiosus auf den Gedanken kömmt, so kann man von dessen Conduite alles Gute hoffen.« CORNELIUS, H. »Studiosores Conduit-Büchlein«, Huber 1735

📖 55 BITTERKRAUT, J. C. »Wehmütige Klag-Tränen der löblichen höchst betagten Artzney-Kunst« (1677 erschienen).
»Erinnert euch all der Gesetze, mit denen unsere Vorfahren die Freiheit der Frauen gebunden, durch die sie die Weiber der Macht der Männer gebeugt haben. Sobald sie uns gleichgestellt sind, sind sie uns überlegen.« (Cato)

> **Die Droge Arzt gibt es auch!**
> Der ungarische Psychoanalytiker Michael Balint hatte für Ärzte 1957 eine mit seinem Namen verbundene Methode entwickelt. Ihr liegt die Einsicht zugrunde, daß die Droge Arzt nach wie vor das wichtigste, wenngleich bei unbedachtem Gebrauch häufig seiner Wirkung beraubte oder eher schädliche Heilmittel ist.
> **Paß auf, daß Du nie dieser Droge erliegst – sonst bist Du verraten und verkauft!**

📖 79, 84 THORWALD, J., »Das Jahrhundert der Chirurgen«, Knaur, Auszug:
Brandeisen zu setzen war um 1800 bei den Ärzten üblich. Baunscheidtismus und das Schröpfen der Heilpraktiker sind dessen gemäßigte Formen. Um 1700 wurden Blasensteine so entfernt: (...) daß der »Pferde«-Doktor eine Hand in den Mastdarm schob, um den Stein gegen die Blasengrund zu drücken und mit der anderen zwischen After und Skrotum durch den Darm ein Messer in die Blase zu stoßen. Dann zog er das Messer heraus, um erneut mit der bloßen Hand in die schrecklich blutende Wunde zu fahren und nach dem Stein zu grapschen.

2 a) 📖 99 **Ärzte im Dienst der Kriegspropaganda** 14. Oktober 1914.
»Es ist nicht wahr, daß der Kampf gegen unseren sogenannten Militarismus kein Kampf gegen unsere Kultur ist, wie unsere Feinde heuchlerisch vorgeben. Ohne den deutschen Militarismus wäre die deutsche Kultur längst vom Erdboden vertilgt.« So stellen die führenden deutschen Mediziner ihr Ansehen in den Dienst der Kriegspropaganda. (Chronik der Medizin, Harenberg)

b) 📖 8339, 2097b **Kalte Speisen machen krank!** Das 1841 erschienene Buch »Die allmähliche Erkaltung der Speisen und die daraus entstehenden Gebreste« des französischen Arztes und seinerzeit berühmten Physikers Montserrat Plastique wurde zu einem Bestseller. Alle wollten durch heißes Essen gesund werden. Und so entstand die Gewohnheit, bereits am frühen Morgen frisch gekochte Grütze oder wenigstens heißen Kaffee zu sich zu nehmen. Ein Jahr nach Erscheinen des Buches stiegen daraufhin in Frankreich die Preise für Brennholz und Brennkohle der Köhlereien steil an – während der Mediziner Plastique heimlich bereits an einem Brennholzgroßhandel beteiligt war und seine Frau unter ihrem Mädchennamen eine große Manufaktur zur Herstellung von Warmhalteplatten gegründet hatte...
Wie schön, wenn mein Buch ebenfalls eine derartige Nachfrage nach Früchten und Wildkräutern entfachen würde. Ob ich mich nicht doch an einem Obstgroßhandelsunternehmen beteiligen oder Waldränder und Unkrautfluren von den Bauern aufkaufen soll...?

3 📖 78, 60 **in Klarschrift hier der Titel des alten Rezeptbuchs:** » Im Koth und im Urin liegt Gott und die Natur. / Kuhfladen können Dir weit mehr als Balsam nützen, / Die blosse Gänsedreck gibt Mosch und Ambra für. / Was Schätzes hast du oft im Kehricht und Mistpfützen, / Der beste Theriak liegt draußen vor der Thür...« . (PAULLINI, K. F., Dreckapotheke, Bergereiß, Ffm, 1699)
Als Stadtarzt empfiehlt Paullini das Prügeln als Heilmittel bei nahezu allen körperlichern Erkrankungen.
Tabak wird als Heilmittel gegen die verschiedensten Krankheiten (z.B.gegen hartnäckigen Schnupfen) empfohlen in:
NEANDER, J., »Tabacologia«, Leiden 1622.
Kaffee soll gegen Fieber, Kopfschmerzen, Gicht, Rheuma und Trunkenheit heilsam sein. Gemäß der humoralpathologischen Lehre soll Kaffee auch bei Menschen mit kaltem Temperament günstig wirken.

SCHÜTZ, von, S. B., »Caffe-Hauß«, Freyburg 1698
Alles kommt nach einer gewissen Zeit in der Medizin wieder, wird erneut aufgegriffen, obschon offensichtlich sinnlos: THOMAS, Carmen, »Urin - ein besonderer Saft« (1994 Bestseller)

0634 📖 54 MICHELET, J., »Die Hexen«, Promedia-Verlag, Wien. WISSELINCK, E., »Hexen«, Frauenoffensive, München.

0635 📖 21, 60, 78 **Früher waren es Dämonen**
»Jeder Stamm hat seinen Koradgee oder Medizinmann; die Eingeborenen stellen sich vor, daß jeder Todesfall, jedes Unglück oder jeder Schmerz vom bösen Einfluß irgendeines Feindes verursacht wird. Diese Koradgees haben die Macht, nicht nur jede Art von Schmerz zuzufügen, sondern alle möglichen Arten von Leiden hervorzurufen. Sie vergessen nie, in einem geflochtenen Täschchen immer irgendeinen 'Zauber' bei sich zu tragen; dieser Zauber besteht gewöhnlich aus Bergkristall, Menschenkot und Nierenfett.
(MANN, J., Brief an John Bourke - nach BOURKE, J. G., Das Buch des Unrats, Eich

0636 📖 466, 467 **Hat man früher auch schon Lebensmittel gefälscht? Und mit Urin die Nahrung verbessert?**
»Ein Landbesitzer in Berlin wurde vor einigen Jahren bestraft, weil er den Harn junger Mädchen in der Absicht verwandte, seinen Käse kräftiger und schmackhafter zu machen. Trotzdem gingen die Leute hin, kauften seinen Käse und aßen ihn mit großem Wohlbehagen. Und was mag die Ursache all dieser närrischen und geheimnisvollen Dinge sein? Im menschlichen Harn ist das Anthropin enthalten« (JÄGER, 1888).
»Wir müssen soweit kommen, daß wir wie Maximilian sagen können: Homo sum, humani nihil a me alienum puto, ich bin ein Mensch, und nichts Menschliches soll mir fremd sein..«.« (Compilation of Notes an Memoranda Bearing Upon The Use of Human Ordure an Human Urine, Smithsonian Institution, 1888)
Gegen die Bisse von giftigen Schlangen und allerlei anderem giftigen Getier diene, als »gute« Arznei in Wein als Getränk eingenommen Ziegenmist. Zu demselben Zweck auch Menschenharn. Eine Mischung aus Ziegenmist, Pfeffer und Zimt ist ein den Monatsfluß beförderndes Mittel. Gegen laufendes Ohr nehme man Mäusekot innerlich, ebenso gegen Steine, gegen Schlangengift, und um die Ausstoßung der Nachgeburt zu fördern. Harn ist gut gegen Krämpfe, und Ziegenmist heilt Leberverhärtungen. Der Harn von Säuglingen heilt Hämorrhoiden. Gebrannten Mist von Haustieren mit Essig gemischt, hilft gegen den Biß toller Hunde; Harn mit Soda und Hundekot gegen Halsbräune. Der Hundepisse bediene man sich, um die Farbe des Haares wieder herzustellen. Mit Fuchskot und Kot von Sperlingen und Staren kann man sich die Hände zart machen. (AVICENNA, Liber canonis, De medicinis cordialibuset Cantica, Venedig 1595)

0637 📖 66 **Frische Luft: Die große Gefahr für den Kranken...**
Diese naive Auffassung der Ärzte geht auf Paracelsus zurück, der des Glaubens war, daß dadurch die Wunden vergiftet würden. In einem Kapitel über das Verschließen von Wunden behauptet er dann allerdings wieder das Gegenteil und empfiehlt, die Wunden nicht zu verschließen oder zu nähen... PARACELSUS, Große Wundarzney, 1536

0638 📖 58 **Wie im Mittelalter Frauen dazu bewegt wurden, sich ihre Brüste verstümmeln zu lassen** Mit welchen Tricks bekam man früher die Weibsleut dazu, sich Brust absäbeln zu lassen um den Ärzten das Beutlein zu füllen?: »Da nun die furchtsamen Weibsleut allesamt schwerlich einwilliget, sol der Chirurgi ein güldnes Ringelein tragen, welch ein klein Sichelmesserlein gar artig verbirget. Ohne daß die Fruwen es merket, und ohne Vorwissen derselben nebst der darumb stehenden Leut tuet man so, als touchieret der Chirurgi blohs der Inspectio den Busen und scheidet dann rasch mit dem Krumb Messerlein hinein (Fig.I). Dannen man ein Stricklein durch die Brust stechet (Fig.II) übers Kreuzz zweimalig, die Enden der Stricklein hebet (Fig. IV) und sie dannen mit dem Großmesser abschneidet (Fig.III). Worauf man sie mit dem Rundglüheisen verschorfet, den Blutfluhs zu beruhigen (Fig.V).« (SCULTETUS, D. J., Wundt-Artzneyisches Zeughaus (1666) des weiland hochberühmten Medici und fürtrefflichen Chirurgi zu Ulm)

0639 📖 66 **Frische Luft sehen die Ärzte als gefährlich an**
In meiner Jugend war die »Nachtluft« noch ungesund, und man mußte auch in Sommernächten die Fenster schließen. BLEULER, E. »Das autistisch-undisziplinierte Denken in der Medizin...« Springer 1976. (→LV 0637, 8304)

0640 a) 📖 58, 81 Wie die Mediziner aber den von ihnen verfolgten Semmelweis zu den ihren machen und das von ihm geforderte einfache Händewaschen als Großtat und Erfolg ihrer Branche zurechtbiegen, das ist schon eine unglaubliche Unverfrorenheit: »Die Beseitigung des Kindbettfiebers ist eine der überragenden Leistungen der Schulmedizin!«
Zu dieser geschichtsverfälschenden, tatsachenverdrehenden Behauptung verstieg sich der Leiter des Heidelberger Krebsforschungszentrums Professor von und zu Hausen und verließ sich auf die Unbelesenheit und Vergeßlichkeit seiner Zuschauer im Fernsehkolleg des SFW vom 02.09.1990. Das durch die Schuld der Mediziner erzeugte Kindbettfieber in einen Sieg umzumünzen, das ist typisch für eine Kaste, die seit ihrem Bestehen die Menschen an der Nase herumgeführt hat.

0640 b) Neues vom Chef des Deutschen Krebsforschungszentrums: **Gentherapie ist eine Chance, den Krebs an seiner Wurzel zu packen**
Gentechnische Eingriffe bei Menschen gelten vielen als unethisch. Aber ist es ethisch, Krebspatienten die bislang einzige Hoffnung auf kausale Behandlung zu nehmen? Und das ist eben die Gentherapie. Darum ist onkologische Genforschung so wichtig. (Professor Dr. Harald zur Hausen in Äztliche Allgemeine 9/1995/35)
Lies das zweimal! Da faßt Du Dich doch an den Kopf, wenn Du an die den Kranken verpassten Millionen von Chemotherapie und Bestrahlungsbehandlungen denkst. Und an die Darmzerstückelungen oder Brustschneideoperationen. All das war von vorneherein aussichtslos? Hoffnungslos von Beginn an, als der Krebs entdeckt wurde? Und nun tischt uns der edle Herr zur Hausen plötzlich auf, die bislang einzige Hoffnung sei die Gentherapie? Eine Behandlung, die noch vollkommen in den Sternen steht und allein schon wegen ihres blasphemischen Tuns von vornherein zum Scheitern verurteilt ist. Wie alle bisherigen Krebstherapien der Schulmedizin seit 2.000 Jahren. Zu den Schlußworten seiner Saga muß ich wohl nichts weiter ausführen:
Aufgrund solcher Erkenntnisse ist es deutlich geworden, daß es grundsätzlich möglich sein müßte, Krebs an seiner Wurzel zu packen und durch gentherapeutische Maßnahmen zu heilen, etwa durch das Wiedereinführen ausgefallener Tumorsuppressorgene in die entsprechenden Zellen. Aber dennoch und trotz aller Diskussionen über das Für und Wider der Gentechnik: Gentherapeutische Krebsforschung muß intensiv gefördert werden, damit wir die voraussehbaren Chancen der Gentherapie von Krebs so früh wie möglich nutzen können!

0640 c) Hoechst Pharma Deutschland / Spende für Deutsche Krebsgesellschaft
Einen Betrag von 10.000 DM hat die Hoechst Pharma Deutschland der Deutschen Krebsgesellschaft gespendet. Wie das Unternehmen mitteilt, soll damit die Forschungsaktivität des Arbeitskreises Uro-Onkologie unterstützt werden. Ziel sei zum Beispiel, die Inanspruchnahme der

Prostata-Früherkennungsuntersuchung und die Weiterentwicklung von Behandlungsstrategien zu fördern. (Kölner Stadt-Anzeiger 10.3.1996/5) Nachtigall, ich hör' dir trapsen!

📖 147 **Statistik-Beweise: Nichts als Lügen** (®LV 9510ff, 9838) GIERHAKE, F.W., Chirurgie - Historisch gesehen, Dustri Verlag. Auszug: Diese grauenvollen Verhältnisse fanden auch in größeren Statistiken ihren Niederschlag. Nach Malgaigne (französischer Chirurg) betrug die Operationsmortalität in der Kriegschirurgie 90% und mehr, die fast ausschließlich auf das Konto der Wundkrankheiten gingen; selbst in der Friedenschirurgie sah Malgaigne eine Operationsmortalität von 60%. (...) Auch damals erschienen schon Statistiken mit wesentlich niedrigeren Mortalitätsraten. Billroth schrieb in diesem Zusammenhang: »Die Medizinalstatistik ist wie ein Weib, ein Spiegel reinster Tugend und Wahrheit oder eine Mäze für jeden, zu allem zu gebrauchen«. (...) 80 Prozent aller Wunden wurden vom Hospitalbrande befallen. Das Erysipel (= Wundrose) war bei uns so auf der Tagesordnung, daß wir das Auftreten desselben fast als normalen Vorgang hätten betrachten können.
Die Krankheiten, die man sich im Krankenhaus holt, gab es immer schon. Die Atmosphäre ist dort nun mal schwächend und lebensfeindlich. Sie geht wie ein Lauffeuer von einem Kranken zum anderen. So wurde sie früher auch treffend als Spitalbrand, heute vornehm - vertuschend als Nosokomialinfektion bezeichnet...:

📖 80 WIESEMANN, Claudia/ DIETL, Josef, Der **therapeutische Nihilismus**, Frankfurt (Peter Lang) 1991

📖 901 Sauberkeit »Wenn sie (die Muslime) das Wasser lassen, hocken sie sich nieder wie Weiber, aus Furcht, einige Tropfen Harn könnten in ihre Hosen fallen. Um dieses Unglück zu verhüten, pressen sie ihr Geschlechtsteil sehr sorgfältig aus und reiben seine Spitze gegen die Wände, und man kann an einigen Stellen der Beobachtung machen, daß die Steine durch diese Reibung sehr abgenutzt sind. Um sich einen Spaß zu machen, schmieren die Christen manchmal indischen Pfeffer an die Wurzel, was die 'Calf's Food' (Ingwer) genannt wird, oder irgendeine andere beißende Pflanze an diese Steine, wodurch häufig Entzündungen bei denjenigen hervorgerufen werden, die einen solchen Stein benutzen. Da der Schmerz sehr heftig ist, so laufen die armen Türken wegen der Heilung gewöhnlich gerade zu denselben christlichen Wundärzten, die die Urheber dieser unglücklichen Zufälle sind. (...) Einige von ihren Gelehrten glauben, die Beschneidung sei nicht von den Juden übernommen, sondern lediglich wegen der besseren Beobachtung der Reinheitsvorschriften eingeführt, denn es ist ihnen verboten, Harn auf ihr Fleisch fallen zu lassen. Und es ist sicher, daß einige Tropfen Harn jedesmal leicht an der Vorhaut hängen bleiben können, namentlich bei den Arabern, bei denen diese Haut von Natur aus viel länger als bei den anderen Menschen ist.« (TOURNEFORT, J. P. de, allgemeine Historie der Reisen zu Wasser und zu Lande, Lpz. 1751)

📖 901, 853 Und wie hielten es die Essener, aus deren Stamm Jesus Christus stammte, mit der Reinlichkeit?:
»(...) sie wagen am Ruhetage nicht einmal, ein Gefäß von der Stelle zu rücken oder ihre Notdurft zu verrichten. An anderen Tagen aber höhlen sie mit der einer Hacke ähnlichen kleinen Axt, die man jedem neu Eintretenden verabfolgt, eine Grube von der Tiefe eines Fußes aus. Sie verhüllen sie mit ihrem Mantel, um den Lichtglanz Gottes nicht zu beleidigen, lassen sich darein und scharren dann mit der ausgegrabenen Erde das Loch wieder zu; auch suchen sie zu dieser Verrichtung die abgelegensten Plätze aus. Und obwohl die Entleerung der Körperexkremente etwas Natürliches ist, so ist es doch bei ihnen gebräuchlich, sich nachher zu waschen, als ob sie sich verunreinigt hätten.« (JOSEPHUS, Flavius, Geschichte des jüdischen Krieges, Stgt. 1856)

Napoleon mit einer Depesche an Kaiserin Josephine: "Wasch Dich nicht mehr - bin bald vom Feldzug zurück."

📖 188, 700, 787 a) Diabetes durch zuviel Sauberkeit? **Das gilt auch für andere Krankheiten:**
In Nordirland startete man eine Studie und erfaßte den Sozialstatus diabetischer Kinder zum Zeitpunkt der Geburt. Und siehe da, wenn die Mutter unverheiratet war, lag das Diabetesrisiko bei 0,25. Wenn sich in der Wohnung oder dem Haus mehr als 6 Leute aufhielten, bei 0,8. War das Schlafzimmer mit mehr als 2 Kindern gut gefüllt, ergab sich ein Risiko von 0,73. Und fehlte ein Badezimmer, lag es bei 0,27! Diese Beobachtungen machen gewisse tierexperimentelle Daten »ganz heiß« erklärte Prof. Wicklmayr. In einem Tiermodell für die immunologische Entwicklung des Typ-I-Diabetes konnte man nämlich nachweisen, daß Tiere, die im Stall ganz sauber gehalten wurden, zu 100 % an Diabetes erkrankten. Zog man die Tiere dagegen in »Dreck und Speck« auf, sank das Risiko drastisch ab.
Gibt es für diese »Merkwürdigkeiten« nun aber eine logische Erklärung? »Ja«, meinte Prof. Wicklmayr. »Wächst ein Kind relativ abgeschirmt von der Umwelt, bzw. von Antigenen auf, hat sein Immunsystem wahrscheinlich zu wenig zu tun. Es wird sich schlicht und einfach langweilen, und sich schließlich mit sich selbst beschäftigen.« (Med. Trib. Suppl. 46/1996) Wie reit ich Dir doch?: So wenig wie möglich heiß waschen oder baden. Seife nur für Hände, Füße, Hals und den kleinen Mann.

📖 188, 700, 787 b) Wenn Zehe für Zehe unaufhaltsam dem Diabetes zum Opfer fällt, Unterschenkel- oder Dekubitalgeschwüre nicht heilen wollen oder bei chronischen Infekten kein Antibiotikum mehr hilft, haben schwäbische Chirurgen noch ein As im Ärmel. Sie lassen Maden auf die Nekrosen los. Klingt eklig, ist aber effektiv! Worauf beruht der Effekt der Biochirurgie? Die Fliegenlarven sezernieren im Rahmen extrakorporaler Verdauung proteolytische Enzyme, mit denen abgestorbenes Gewebe verflüssigt wird. So schaffen sie ein hochalkalisches und damit mikrobizides Wundmilieu. Laßt Maden in der Wunde die Heilung vollbringen! Im Krieg gegen Rußland heilten die mit Maden durchsetzten Wunden weit schneller als die madenfreien Wunden. (MT 24/12.6.1998) Auch lassen kluge Bauern an Verletzungen des Viehs am Stacheldraht keinen Tierarzt ran, wenn sich in der Wunde Maden gebildet haben. Auch hier erkennst Du mal wieder: Die Natur schafft alles besser. (→ LV

📖 56 ACHTERBERG, J., »Die Frau als Heilerin«, Scherz. (Medical Tribune Bericht über Therapie des Krankenhauses Bietigheim Nr. 21 vom 22.5.98/26)

📖 63 Beliebt waren in jener Zeit vor allem Latwerge - ein Brei zum Auflegen mit ganz besonderen Ingredienzien: (...) soll den toten Körper eines rohen, ganzen, frischen und unmangelhaften 24-jährigen Menschen, so entweder am Galgen erstickt oder mit dem Rad justiziert oder durch die Spieß gejagt worden, bei hellem Wetter, es sei Tag oder Nacht, dazu erwählen, in Stücke zerschneiden, mit pulverisierter Mumia und ein wenig Aloe bestreuen, nochmals einige Tage in einem gebrannten Wein einweichen, aufhängen, wiederum ein wenig einbeizen, endlich die Stücke in der Luft aufgehängt, trocken werden lassen, bis es die Gestalt eines geräucherten Fleisches bekommt und allen Gestank verliert und die ganze rote Tinktur durch einen gebrannten Wein oder Wacholdergeist nach Art der Kunst herauszieht. Aus dieser Tinktur wurde zusammen mit anderen Arzneistoffen eine Latwerge zubereitet, die vor Krankheiten schützen und sie heilen sollten. Latwerge war eine im Mittelalter gebräuchliche Arzneiform, bestehend aus einem Gemisch von Leichentinktur-Pulver mit Sirup oder Pflanzenmus. (CROLL, O., Mumienlatwerge, 1631)

📖 319 **Mistel als Krebsheilmittel**
Kürzlich hat eine andere Studie Aufsehen erregt, in der Wissenschaftler aus mehreren Kliniken die Wirkung von Mistelextrakt bei nichtkleinzelligem Bronchialkarzimom untersucht und keine Lebensverlängerung gefunden hatten. (Ärzte Zeitung, 5.2.1992/4) (→LV 1564,7018)

Hätt' Wahrheit ich verschwiegen, / Mir wären Hulder viel: / Nun hab' ich's g'sagt, / Bin drum verjagt ... (Ulrich von Hutten 1488-1553)

📖 319 Um 1650 wurde die Mispel so empfohlen:

0649 Von der Tugendt und krafft des Eichenmispeln / wie und wozu derselbige mit Gottes hülffe zu gebrauchen sey
ITEM, Wem die Lung und Leber faulet / der sol ein halb lot Eichenmispel in eim maß Wein sieden / abends und morgens davon trincken / so wird er wider gesunde.
ITEM, Wer den Reissenden Stein hat / der neme zwey lot Eichenmispeln / und sied den in eim halben maß weissen Weinessig / und trincke des abends davon / wenn er wil zu Bette gehen / es hilfft.
ITEM, Eichenmispeln in Wein gesorten / und davon getruncken / vertreibt den geschwulst inwendig des Leibs.
ITEM, Albertus Magnus spricht / Wer das pulfer von Eichenmispeln brauche / der ist behütet für die Pestilenze.
ITEM, Welche Kinder die Spulwürm haben / den sol man ein quintlein Rinden von den Eichenmispeln in warmer Milch eingeben / so sterben die Würmer in neun stunden / Es hillfft Viehe und Menschen.
ITEM, Wem die Nas sehr blutet / und nicht auffhören wil / der neme ein stück Eichenmispeln in die hand / so verstehet das blut als bald. Eichenmispeln in Wein gesorten / benimpt das Blut speyen.
ITEM, Weiber die in Kindes nöten liegen / und nit geberen können / den sol man ein halb lot Eichenmispel eigeben / so geberen sie von stund an.
Die vorgemelte alten Meister sprechen / das Eichenmispeln noch gut sey für nachbenante Kranckheit / als nemlich / für das Parlio und Wassersucht / und enge der Brust / für das dritt und ferderblich Fieber oder Kalt. Das ist an vielen leuten probieret und bewertet worden.
(Chronik der Medizin, Harenberg. Sehr empfehlenswert!)

0650 📖 20, 441ff **Zahnleiden durch zahnfressende Würmer?** (→LV 2620)
»Diese entfernte man in der Weise, daß der Kranke, unter einem Leinentuche sitzend auf ein glühendes Kohlenbecken Bilsensamen streute, hierüber einen Blechtrichter stülpte und den Rauch des narkotischen Samens durch das Trichterrohr an den leidenden Zahn leitete. Durch die narkotische Wirkung des Bilsenrauches verschwinden die Schmerzen. Auf dem glühenden Kohlenbecken springt der weiße Kern des Bilsensamens aus der grauen Schale heraus und wird von der unwissenden Menge leicht für den bösartigen Wurm des Zahnes angesehen«.
PETERS, H., Der Arzt und die Heilkunst in alten Zeiten, Derichs Verlag.

0651 a) 📖 70 **Der Wahnsinn der Aderlässe – die nicht nur Mozart umbrachten** (→LV 0609) FISCHER, G., Chirurgie vor 100 Jahren, Springer Verlag, beschreibt die Zustände der Wirklichkeit entsprechend:»Daraus erklärt sich denn auch in Österreich (ebenso wie in Preußen) die Absurdität, ermüdete Soldaten ohne Unterschied auf dem Marsche zur Ader zu lassen. Diese Sitte war so allgemein, daß selbst die Officiere im Frühjahr und Herbst für die ganze Kompagnie Aderlässe und Purgirmittel (= Abführmittel) anordneten. **So kamen mehr Soldaten durch Lancetten als durch Lanzen um!** (...) Jene Geldnoth hatte auch die traurige Folge, daß in der Mitte des Jahrhunderts die Chirurgen im Felde ohne Noth amputirten, weil sie für jede Amputation 5 Pfund Sterling bekamen. (...) Eine jede Kopfverletzung, sei sie eine völlige Blessur, eine Contusion, Hieb-, Schlag- Streifschuß usw., macht die Trepanation fast unumgänglich notwendig. Der Generalchirurg Schmucker: Die ersten 12 Kopfverletzungen schienen verhältnismäßig leichte Fälle: Entweder einfache Weichteilschüsse oder geringe Knochenentblößungen; Eindrücke, Frakturen fehlten. Die Erschütterung war nicht heftig, die Kranken konnten in den ersten Tagen umhergehen, ihre Geschäfte verrichten. SCHMUCKER trepanierte sie und keiner lebte mehr von ihnen nach acht Tagen.«
Der Wundarzt Bilguer war einer der wenig selbstkritischen im Lande. Er meinte 1791: »Würde der Staat darauf halten, daß nur Gesittete, mit Schulwissenschaften und einem guten moralischen Charakter begabte junge Menschen sich der Wundarzneikunst widmeten, so könnten die Regimenter und die Provinzen mit geschickten Wundärzten und nicht mit privilegierten Todschlägern versehen werden.«

0651 b) 📖 215, 79 **Die Elektroschock-Therapie, vor zwei Jahrzehnten totgesagt, ist in modifizierter Form in die Psychiatrie zurückgekehrt.** Die Elektroschock-Behandlung dient der Disziplinierung unbotmäßiger Patienten. (...) Auf die Idee, Geisteskranken Elektro-Impulse durchs Hirn zu jagen, war 1938 als erster der römische Psychiater Ugo Cerletti gekommen - im Schlachthof, wo Schweine mit einem Stromstoß betäubt wurden, bevor sie der tödliche Bolzenschuß traf. Wie vom Blitz getroffen bäumten sich die Patienten auf, sanken sie durchzuckte; mit einer ruckartigen »Hampelmannbewegung« sanken sie in Ohnmacht und wachten mit schweren Gliederschmerzen, oft sogar mit Knochenbrüchen wieder auf. Zu den prominenten Schock-Patienten zählte der amerikanische Literatur-Nobelpreisträger Ernest Hemingway. Der Schriftsteller, zeitlebens von Depressionen gepeinigt, war 1960 mit elf Elektroschocks, ein Vierteljahr später mit einer weiteren Schock-Serie behandelt worden. Hemingways Urteil über die Elektro-Kur: »Operation gelungen, Patient tot.« Die Ärzte hätten es fertiggebracht, schrieb er »meinen Kopf kaputtzumachen und mein Gedächtnis auszuradieren«. Vier Wochen nach der zweiten Schockbehandlung brachte er sich um. Das sehen die EKT-Gegner ganz anders. Sie bezeichnen auch die heutige Elektrokrampf- oder -schock-Therapie als Folter oder Persönlichkeitszerstörung. Die schärfste Verurteilung kommt von der Hamburger »Kommission für Verstöße der Psychiatrie gegen Menschenrechte«, einer der Scientology-Sekte nahestehenden Organisation. »Die Schlachthaus-Therapie kehrt leise zurück«, heißt es in einer ihrer Broschüren. Und: »Die Psychodrogen- Psychiatrie fordert nun wieder vermehrt die Rückkehr der als barbarisch geltenden Elektroschocks an ihre schutzbefohlenen Patienten.« (DER SPIEGEL 10/1995/215)

0651 c) 📖 215, 79 Die Wahrheit von Patienten über Elektroschock-Therapie. 1953: Heil- und Pflegeanstalt Gütersloh: vier Pfleger halten mich fest, dann schaltet der Arzt das Elektroschock-Gerät ein: Mein Körper bäumt sich auf, der Stoß schießt wie ein Ungeheuer durch mein Gehirn. Ich sinke in tiefe Bewußtlosigkeit. Als ich erwache, weiß ich nicht, wer und wo ich bin. So geht das wochenlang. Ich kann nur sagen, der Elektroschock muß verboten werden. (Nieders. C. G. PUSCH) Mit schwer erhöhter Suizidrate und Rückfallquote nach einem Jahr sieht die Bilanz dieser Therapie stark negativ aus. Hat man erst die falschen Emotionen zerstört, ist die nichtoperative Enthirnung gelungen, so wächst da kein Gras mehr. (DER SPIEGEL 12/1995 KILIAN DRÄGER)

0652 📖 57 BRUNN, W. von, Geschichte der Chirurgie, Springer 1973, Auszug:
Bei mangelndem operativen Erfolg ging man nicht nur jeden Anspruchs auf Honorar verlustig, man mußte sogar einen an den Folgen der Operation gestorbenen Sklaven ersetzen: Ging bei einem solchen ein Auge nach der Operation verloren, mußte der Arzt dem Eigentümer den halben Wert des Sklaven vergüten. Hatte der Arzt aber das Unglück, einen Freien nach der Operation zu verlieren, oder verlor ein solcher nach einer Augenoperation das Sehvermögen auf diesem Auge, so wurden dem Arzt beide Hände vom Henker abgehauen! Irgendwelche Rücksicht darauf, ob etwa ein Kunstfehler oder Mißgriff vorlag oder nicht, wurde nicht genommen!«
Damit das wahnsinnige Gemetzel in den Operationssälen endlich aufhört, sollte man zumindest die sehr vernünftige Methode des Nichtbezahlens der Mediziner: wieder einführen.

📖 80 HIRSCH, Geschichte der Medicinischen Wissenschaften, 1883:
Nihilistische Therapie »Brüsten wir uns nicht mit Kräften, die wir nicht besitzen; (...) bekennen wir lieber offenherzig die Beschränktheit unseres Wirkungskreises, die eben darum, weil sie im Principe der Wissenschaft begründet ist, ihre volle Rechtfertigung findet. (...) Nach der Summe seines Wissens und nicht nach dem Erfolge seiner Curen muss demnach der Arzt beurtheilt werden. Am Arzte muß der Naturforscher und nicht der Heilkünstler geschätzt werden.« »Wir arbeiten nicht nur zum Wohle der Menschheit, sondern auch zum Gedeihen der Wissenschaft!« (...) »Solange die Medicin eine Kunst ist, wird sie keine Wissenschaft sein; (...)« »Im Wissen und nicht im Handeln liegt also unsere Kraft!«
Der Nachfolger der Begründer des ärztlichen Nihilismus von SKODA und ROKITANSKY brachte dann das fortschrittliche Nichtstun, wie Du erkennst, auf den heutigen Weg der Medizin: Weg vom leidenden Menschen und der Anteilnahme an seinem Leiden - und hin zum bloßen und reinen wissenschaftlichen Denken. Mit dem Zauberwort ließ sich jetzt alles erreichen, der Weg war frei für: die Folterung an Milliarden unschuldiger Tiere, menschliche Versuchskaninchen, Vergiftung mit Chemotherapie: Lost.

📖 966 Verfolgte von Ärzten Prießnitz (Prießnitz-Umschläge), der bekannte Wasserdoktor erkannte bereits:
»Die Ärzte sind meine schlechtesten Schüler und bringen meine Heilkunst in Mißkredit.« Über Schroth (Begründer der Schroth-Abmagerungskur) weiß man, daß er 20 Jahre als Kurpfuscher verfolgt, bald in diesem, bald in jenem Orte ausgewiesen, bald als Hexenmeister behandelt, bald als Kurpfuscher vor Gericht gestellt und eingesperrt wurde. (JUST, A., Kehrt zur Natur zurück, LUVOS, 12. A. Bad Harzburg 1930)

📖 75 **Pasteur: Hätte er doch nur nicht geforscht!**
Mit der Herausgabe seiner hundert Notizbücher geriet der Sockel des gefeierten Chemikers und Mikrobiologen nach seinem Tod ins Wanken. Dr. Gerald L. Geison vom Historischen Institut der Universität Princeton entdeckte eine Reihe gravierender Diskrepanzen zu seinen publizierten Arbeiten. Es bestehe kein Zweifel daran, daß Louis Pasteur mehrfach wissenschaftlichen Betrug« beging, erklärte Geison jetzt. Bei seinem fast 20jährigen Studium von Pasteurs Doppel-Werk habe er festgestellt, daß sich der Franzose im Labor gelegentlich sehr unwissenschaftlicher Methoden bediente. Hatte er eine Idee vor Augen, waren alle Versuche nur noch auf deren Beweisführung ausgerichtet, meinte Geison. Negative Resultate erscheinen oft nur im Notizbuch, nicht jedoch auf maßgeblichem Papier. Schwerer wiegt noch, daß Pasteur die Öffentlichkeit offenbar auch bewußt hinter das Licht führte.

📖 75 **Späte - zu späte Einsicht - wie die von Pasteur:**
»Den größten Schaden in Beziehung auf die Anerkennung und Verbreitung meiner Lehre fügte ich mir leider selbst zu. Ich war durch meine

Bei den Bakterien lag er falsch, hierbei noch mehr: "Das gesündeste und hygienischste aller Getränke ist der Wein." (Pasteur)

eigene Unwissenheit ihr schlimmster Feind geworden. Ich hatte mich an der Weisheit des Schöpfers versündigt und dafür meine gerechte Strafe empfangen. Ich wollte sein Werk verbessern, und in meiner Blindheit glaubte ich, daß in der wundervollen Kette von Gesetzen, welche das Leben an der Oberfläche der Erde fesseln und immer frisch erhalten, ein Glied vergessen sei, das ich, der schwache ohnmächtige Wurm, ersetzen müsse.« (Justus Liebig, Erfinder des Kunstdüngers)

📖 51, 64 PROBST G., Fahrende Heiler und Heilmittelhändler, Rosenheimer Auszug aus einer Medikamentenliste von 1746:
1. Essentia dulcis, ein stärkendes Medikament: *vermehret die Kräfte des Lebens, erfreuet die Natur und machet sie vigoureuse. Allgemeine oder Universal-Artzeney*
2. Essentia amara, reinigt das Blut: *Kranckheiten, die von dem so genannten Scharbock entstehen* (Skorbut galt als eine allgemeine Störung der Säftemischung)
3. Essentia antihypochondriaca, reinigt die Milz: *bei allen Kranckheiten mit Verstopfungen* (gemeint sind Verstopfungen der inneren Wege, vor allem der Adern und Lymphgefäße in den Organen)
4. Pilulae polychrestae, ein kräftigendes Mittel, besonders für Frauen: *dienen bey der Geburt und für Kindbetterinnen*
5. Pilulae purgantes, lösen Schleim im Magen und in den Eingeweiden (Reinigung des Körpers über den Magen-Darm-Kanal)
6. Pilulae contra obstructiones, wirken in Krankheiten, die durch Verstopfung entstehen (vgl.. Nr. 3)
7. Pulvis bezoardicus *dienet im Wallen des Geblüt: corrigiret die Schärfe der Galle* (die Galle wurde humoralpathologisch für die Entstehung von Entzündungen und akuten Fiebern verantwortlich gemacht)
8. Pulvis contra acredinem, wider die Schärfe: *Kranckheiten, bey welchen eine Schärfe, Rauhigkeit, Säure und Hitze verspüret wird*
9. Pulvis antispasmodicus, für sanguinische Personen: *es eröffnet den Leib, befördert den Urin* (hierdurch sollte offenbar das überschüssige Blut ausgeführt werden)
10. Pulvis vitalis, stärkendes Mittel: *stärcket die Wirkungen des natürlichen Lebens*
11. Balsamus cephalico-stomachico-nervinus, stärkt das Gedächtnis: *dienet bey Kranckheiten des Hauptes*
12. Pulvis niger, zur Stärkung der Kräfte: *in allen Kranckheiten*
13. Pulvis laxans, führt gelinde ab: *eröffnet den Leib* (Vgl. Nr. 5)
14. Electuarium antiphthisicum, *Nutzen in Lungenbeschwerung: gegen die anfangende Schwind- und Lungensucht* (die Tuberkulose war eine sehr verbreitete Erkrankung)
15. Pulvis solaris, kommt einer Universalmedizin nahe: *in morbis chronicis*
16. Tinctura corallina, allgemeine Muttertinktur; in der Mutterbeschwerung ... schmerzhafte mensibus (gynäkologisches Mittel)

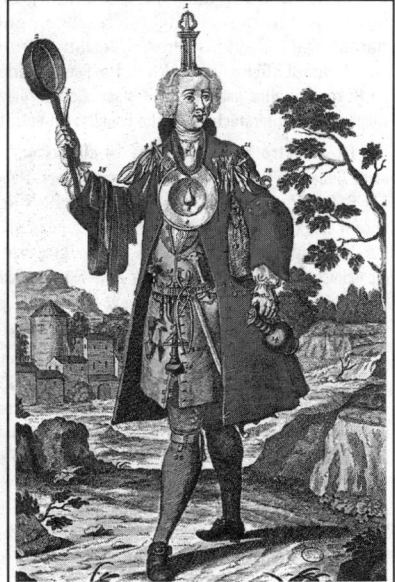

Wundarzt um 1700 (Früher mußten sie sich noch derart verrückt aufmachen, um die Kranken zu beeindrucken. Heute genügt ihnen bereits ein weißer Kittel...)

Goldtinktur oder Essentia dulcis; über deren chymische Herstellung schreibt Richter in seinem oben erwähnten Buch, daß die eigentliche Kraft in ihr subtiles purpurrothes Gold sei, so in Spiritu Vini solviret ist. Dieser Alkohol diene als Träger für das zarte Gold: Es wird das Gold in der Arbeit dergestalt im Grunde aufgeschlossen, daß es die in ihm enthaltenen Kräfte dem menschlichen Leibe mittheilen und sich leicht durch alle Säfte desselben ausbreiten und darinnen wirken kann.

0657 a) 📖 100 - 367 **Arzt und Patient**
Den mangelnden Gehorsam der Patienten hinsichtlich des Einnehmens verordneter Medikamente - heute vornehm mit »fehlender Compliance bezeichnet - beklagten die Ärzte bereits früh und argumentierten so: Neben Gott sei der medizinische Experte für das Heilen von Krankheiten allein zuständig. Zwar sei der Patient von den Krankheiten betroffen, aber - weil er zu deren Heilung nicht zuständig und fähig sei - habe er den Anweisungen seines Arztes unbedingt zu gehorchen:
»(...) auf dahs er ihm in allem, was er ihm raeth, getreulich folge, und, wo ihn ja ein natuerlicher Abscheu vor was zurueck haelt, lieber den Medico bey Zeiten Nachricht gebe, als, durch Zurucksetzung der Artzney, oder heimliche Unterlassung des Anbefohlenen, seine Muehe fruchtlos mache« LONGOLIUS, J.D., Galanter Patiente (1727).
Und bald darauf faßten es die Kurpfuscher mit des Staates Segen als Majestätsbeleidigung auf, wenn Patienten all die wahnsinnigen Todeskuren und Schreckensarzneien nicht respektierten - was bis auf den heutigen Tag so geblieben ist.

0657 b) 📖 280 Der deutsche Großadmiral von Dönitz in einer Rede vor seinen Marineoffizieren am 17.11.1943: »Wenn ich vom Führer Adolf Hitler komme, fühle ich mich immer wie ein kleines Würstchen.« (SIEDLER, Deutsche Geschichte in 12 Bänden, 1994)

0658 📖 627 Hirsch, A., Geschichte der Medizinischen Wissenschaften, 1883.
(...) als Josef Dietl, Prof. der Medizinischen Klinik Krakau (...) sich zur Erklärung gedrängt sah, »daß die Fülle unseres Wissens keineswegs in einem geraden Verhältnisse zu den Erfolgen unseres Wirkens steht.
(...) Nach der Summe seines Wissens und nicht nach dem Erfolg seiner Kuren muß der Arzt beurteilt, am Arzt muß der Naturforscher und nicht der Heilkünstler geschätzt werden. So lange die Medizin eine Kunst ist, wird sie keine Wissenschaft sein. (...) Nur die Natur kann heilen, ist der höchste Grundsatz der praktischen Medizin. Ich fürchte, mit diesen Mitteilungen keinen günstigen Eindruck hervorzurufen, aber nur die Wahrheit kann frommen. (S. 714)

0659 📖 21, 22 Im Jahre 1747 schafft endlich James Lind durch sein klassisches Experiment an Bord der »HMS Salisbury« Klarheit.
Im wohl ersten kontrollierten Therapieversuch der Medizingeschichte wählt Lind zwölf Skorbutpatienten mit möglichst ähnlichen Krankheitsbildern. Er teilt sie in sechs Gruppen aus. Alle sind gemeinsam untergebracht und werden mit der selben Grunddiät ernährt, aber jede Gruppe erhält außerdem noch einen jeweils verschiedenen Zusatz, wie z.B. Apfelwein, Essig oder Südfrüchte. Eine schnelle deutlich sichtbare Besserung sieht Lind nur bei den Patienten, die jeden Tag zwei Orangen und eine Zitrone erhalten haben. Der therapeutische Wert ist damit erwiesen, und Lind propagiert auch die Verwendung von Zitronensaft zur Vorbeugung.
Er veröffentlicht 1753 seine Erfahrungen unter dem Titel »A Treatise of the Scurvy«, aber es dauerte noch Jahrzehnte, bis sich seine Empfehlungen durchsetzten. Erst 1795 wird Zitronensaft bei der britischen Marine obligatorisch, bei der französischen sogar erst 1856. Die Ursache des Skorbuts bleibt unbekannt, das Vitamin C wird erst im 20. Jahrhundert entdeckt.
Im 16.Jahrhundert täuschte der Chirurg bei Irren einen Schnitt nur vor und zeigte dann einen Stein - den »Narrenstein« vor, den er angeblich (gegen gutes Geld versteht sich) entfernt habe, der als Ursache des Wahnsinns damals galt. Heute ist dieses Verfahren noch bei den philippinischen »Heilern« üblich.

0661 📖 60 AMBERGER-LAHRMANN, Gifte, Fourier Verlag Auszug S.259:
Im Rokokozeitalter galt die Schokolade als Aphrodisiakum und Verjüngungselixier, wie das galante, mit Versen unterschriftete Werk des Augsburger Kupferstechers Martin Engelbrecht verrät.

0662 📖 132 **Elektrotherapie** Die Ära der Elektromedizin begann 1743 mit Johann Krügers Werk »Zuschrift an seine Zuhörer«, worin er ihnen seine Gedanken von der »Electricität mittheilet«. Neben physiologischen Wirkungen wurden der Elektrizität auch magische zugeschrieben.

0663 📖 618 Was sagt der größte deutsche Dichter über die Wissenschaft: »Einem ist sie die hohe, die himmlische Göttin, dem andern eine tüchtige Kuh, die ihn mit Butter versorgt« (Friedrich Schiller in den Xenien) (→LV 9702)

0664 📖 80 **Nur die Natur heilt: Präge Dir die hippokratische Erkenntnis für immer ein!** PETERSEN, J., Entwicklung der medizinischen Therapie, A. F. Höst & Sohn, Kopenhagen 1877: (...) und da sie selbst keine wissenschaftliche, rationell deducirte Therapie anzugeben vermag, so sieht sie eben von der Therapie gänzlich ab, und erwartet vorläufig Alles von der Natur. »Nur die Natur kann heilen, ist der höchste Grundsatz der praktischen Medicin« sagt Dietel, einer von Rokitansky's begabtesten Schülern. (→LV 0505)

0665 📖 99, 304 LEONARDO DA VINCI, Tagebuchnotizen, Auszug: »**Wenn Du krank bist, hüte Dich vor den Ärzten**«
📖 99, 304 **Sie hatte die Ärzte schon vor über 400 Jahren richtig erkannt:**
»Die gesamte praktische Medizin ist auf kein anderes Fundament gebaut als auf Erfahrung, die bekanntlich trügen kann, und auf Leichtgläubigkeit der Patienten. Sie bringt mehr Wehe als Wohl für den Kranken, denn sehr oft, um nicht zu sagen immer, droht ihnen von Seiten des Arztes und seiner Behandlung mehr Gefahr als von der Krankheit selbst« (Agrippa von Nettesheim, 1531, in »De incertitudine et vanitate scientiarum") Ich sehe mich als Kölner nicht wenig in der Nachfolge der Agrippa von Nettesheim...

0666 a) 📖 215 New Age und Holistic-Health-Bewegung Dem Gedanken, der sich im Gegensatz zum Kartesischen Denken Bahn brach, daß alle Daseinsformen danach streben, ein Ganzes zu sein, liegt die Evolution im Biologischen zugrunde. Aber auch psychologische wie ethische Überlegungen fanden darin ihren Ausdruck. Smuts formulierte, daß es nur eine einzige, allumfassende, sich organisch in einer Stufenfolge aufbauende Ganzheit gebe.
SMUTS, J.C.: Holism and evolution (1936; dt. Die holistische Welt, Hsg. v. H. Minkowski, 1938)
HALDANE, J.S.: The philosophical basis of biology (1931; dt. 1932); The philosophy of a biologist (1936; dt. 1936)
MEYER-ABICH, u.a.: Ideen und Ideale der biologischen Erkenntnis (1934); ders.: Geistesgeschichtliche Grundlagen der Biologie (1932)

0666 b) Mal ist auch ein vernünftiger Doktor dazwischen - leider behandelt der aber auch nur mit homöopathischen »Man-muß-dran-glauben-Mittelchen«.

Schon bei Heraklit und Paracelsus kann man nachlesen, daß man niemals nur ein Symptom, ein Organ alleine behandeln darf, sondern immer den ganzen Organismus. Alle Organe hängen zusammen und beeinflussen einander. Dies sagt auch die moderne Quantenphysik: Nicht ein Quant in diesem Universum kann man isoliert betrachten, alles hängt miteinander zusammen... (Dr. Werner Ch. Nawrocki, in Medical Tribune 6/9.2.1996/2)

c) Das mag genügen, um die Problematik der Verstümmelungschirurgie nochmals deutlich zu machen. Dabei konnte es aus biologischer Sicht nie einen Zweifel geben, daß jedes wegoperierte, lebensfähige und nicht gesundheitsbedrohende Teilstück des Ganzheitsorganismus Mensch, auch das kleinste, ein Stück fehlende Gesundheit ist, die sich gemessen am Ganzheitsgesundheitsgrad von maximal + 100 (= idealgesund) bis hin zu -100 (= tot) verschlechtern kann. (HACKETHAL. J., Der Wahn der mich beglückt, Lübbe Verlag S. 377)

📖 202ff, 822 Jetzt suche jeder einzelne (...) das Übel an der Wurzel anzugreifen: er studiere Medizin und beobachte und forsche - und erwarte mehr gründlichen Nutzen von der Aufklärung seines Kopfes als von allen Tropfen und Extrakten. (Novalis)

📖 47 Das Gehirn von Toten war immer begehrt PALLA, R., Thesaurus der untergegangenen Berufe, Auszug: Das Gehirn eines Gerichteten galt als Medizin gegen Tollwut, seine Haut half gegen die Gicht, die Schamhaare, in einem Tuch um den Unterleib getragen, verbürgten ersehnte Schwangerschaft. Vor allem aber versuchte man, des frischen Blutes habhaft zu werden, denn schon ein paar Tropfen konnten die gefährlichsten Krankheiten kurieren. Bei der Hinrichtung des berühmt-berüchtigten Johann Bückler, genannt Schinderhannes, und seiner Bande 1803 zu Mainz, fingen die Henkersknechte das Blut der Geköpften in Bechern auf, die sie, natürlich nicht umsonst, den dicht um den Richtblock gedrängten Fallsüchtigen reichten.

📖 68ff Quecksilberbehandlung: Der Wahnsinn feiert Triumphe
Wenn der mercurius vitae (das Quecksilber des Lebens) gebraucht wird, so erneuern sich alle Glieder, die bei einem Alten verzehrt sind und in einem Jungen wohnen, bringt er alle verlorene Kraft wieder, so daß etwa bei alten Frauen das menstruum wieder kommt und blüht wie in den jungen, und die Natur der alten dermaßen wie bei den jungen vollkommen ist. (Paracelsus im Buch Archidoxen)
Man meinte, daß das Quecksilberkügelchen sich wie ein Gehirn verhalte, das sich dort, wo es auflag, plattdrückte und dabei typische Hirnformen bildete. Andere sprachen bei ihm von einem Auge, sahen in ihm eine weibliche Brust. Quecksilber war in seinen Verbindungen nicht nur bestimmt, als »Stein des Weisen« die Metalle zu ver-

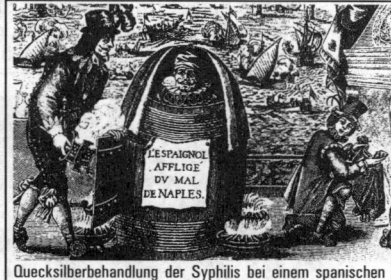

Quecksilberbehandlung der Syphilis bei einem spanischen Soldaten. Bild: Weltgesundheitsorganisation.

wandeln, sondern es stand auch in enger Beziehung zu den menschlichen Organen und diente in magischer Weise ihrer Erhaltung. Quecksilber war ein Symbol für die Einheit von Körper, Geist und Seele, und nach der Vorstellung der mittelalterlichen Alchemisten der König, der Christus und auch der »Stein der Weisen« selbst. Kurz Quecksilber war ein magischer Urstoff, das Arkanum, (...). Das rote Quecksilberoxyd stand als »feuerfarbener« Stoff in enger Beziehung zur Sonne und mit ihr zum Gold. Gold aber galt schon seit frühesten Zeiten, vielleicht wegen seiner Seltenheit und seiner ungewöhnlichen Eigenschaften, für das wertvollste Heilmittel: Das Gold entsprach der Sonne, die Sonne dem Herzen, und so war es das Mittel zur Stärkung des Herzens, wie das Silber das Mittel zur Kräftigung des Gehirns.

📖 822 Romantische Medizin Schellings:
BENZ, R., Lebenswelt der Romantik, München 1948, Auszug: Romantische Geisteshaltung, das ist eine Haltung der Ehrfurcht, der Verehrung, des Empfangenden der umgebenden Natur, der Umwelt, den Mitmenschen, der Geschichte gegenüber, die versucht, den Menschen als sinnvollen Teil dieses Ganzen aus seiner Entwicklung in der Geschichte heraus zu begreifen.

📖 So romantisch war sie auch wieder nicht, die Romantische Medizin: ROTHSCHUH, K.E., Konzepte der Medizin, 1978, Stuttgart, Auszug: »Sthenische Krankheiten« bedürfen so nach Browns System schwächender Mittel (z.B. Kälte, Aderlaß, Brechen, sparsame Ernährung, Fasten, Abführen, Gemütsruhe usw.); asthenische Krankheiten verlangen nach reizenden Potenzen, die die Erregung wieder erhöhen können (z.B. Opium, Wärme, häufige Mahlzeit, frische Luft, Vermeidung von Ausleerungen, angenehme Geistesbeschäftigung usw.). Die indirekte Schwäche verdient insofern besondere Beachtung, als aufgrund der erschöpften Erregbarkeit zu Beginn besonders starke Mittel angewendet werden müssen. (S. 349)

a) 📖 171, 0619 MESMER, F.A., Abhandlung über die Entdeckung des Thierischen Magnetismus, Ausgabe 1781, Auszug:
Im Raum stehen zahllose Bindungen, deren Gesamtheit das allgemeine Fluidum bildet, in dem der Mensch schwimmt, ebenso wie die Planeten. Seine Organe sind imstande, mittels der Erregbarkeit der Nerven und Muskeln dessen Schwingungen aufzufangen.
Mit seinen Magneten machte er große Geschäfte. Später glaubte Mesmer auf seine berühmten Magnete ganz verzichten zu können: Die Wirkung und die Kraft dieses eben beschriebenen Thierischen Magnetismus läßt sich ändern, lebendigen und leblosen Körpern mittheilen, doch sind beyde bald mehr, bald weniger geschickt, sie anzunehmen. Diese Wirkung und diese Kraft können durch die nemlichen Körper verstärkt und fortgepflanzt werden.
Der Verkauf wurde ihm allmählich lästig - da war es doch einfacher zu behaupten, er habe deren Kräfte in sich aufgenommen - und konnte sich jetzt teurer selbst als Magnetiseur verkaufen. Mesmer genoß seinerzeit so großes Ansehen wie heute etwa Köhnlechner mit seinen zweifelhaften Methoden und dem Biogenerator. Mesmer wußte vor allem, mit seiner geschickten Rhetorik die Massen für seinen Großbetrug zu gewinnen.

b) Der alte Messmersche Magnetfeldtherapie-Unsinn ist wieder aufgetaucht: in Form der Bio-Magnetfeldtherapie und Bio-Resonanztherapie (Oberhess. Presse vom 10. 3. 1997). Mit diesen Schlagworten auf unsere Zeit angepaßt, wirst Du für solchen Mist kirregemacht.

📖 822 ROUSSEAU, Jean Jaques, sämtl. Werke, übers. v. K.F. Cramer, 11 Bde. (1785-99); Die Krisis der Kultur, hg. v. P. Sakmann (1931, Auswahl); Briefe, übers. v. F.M. Kircheisen (neu 1947, Auswahl); Julie oder die neue Heloise (1761-66, neu hg. 1920, mit Kupfern v. D. Chodowiecki u. H.F. Gravelot), u. Th. Hell, neu hg., 2 Bde. (1921); Vom Gesellschaftsvertrag, v. F. Roepke (1928); Emil oder über die Erziehung, v. E. Sallwürk, 2 Bde. (1907).
Rousseau war kein Träumer, wie es manchem scheint. Mit Energie und Überzeugungskraft rief er die Bürger zu leidenschaftlicher Freiheitsliebe und zu Mißtrauen gegen jede Form von Staatsgewalt auf. In seiner politisch bedeutsamen Resolution forderte er für jeden das Recht auf Selbstbestimmung, auf Leben, Freiheit und Streben nach Glück. Und vor allem forderte er, der sich schon früh dem christlichen Glauben zugunsten der klassischen Philosophie entfremdet hatte, religiöse Toleranz.

0674 📖 188 - 200 Hier beginnt die Verirrung der Menschheit zur Chemie:
Vor 350 Jahren starb der Brabanter Arzt Johann Baptist van Helmont. Wie für Paracelsus, so war auch für van Helmont oberstes Lebensprinzip der Lebensgeist (archeus); anders als Paracelsus ging der Brabanter aber von der Idee vieler, organspezifischer Archei aus. Ihr Hauptarcheus habe seinen Sitz im Magen des Menschen. Krankheit ist für van Helmont der auf einen bestimmten Körperort beschränkte, materiell-chemische Ausdruck einer Krankheitsidee (idea morbi), die vom jeweils spezifischen Archeus als Reaktion auf äußere Reize entwickelt wird. Diese Idee wirkt fermentativ auf die materiellen Organstrukturen ein. Therapeutische Maßnahmen können entweder auf der Ebene der idea morbi oder auf der materiellen Ebene dieser Idee greifen. Chemische Medikamente beruhigen die erregten Lebensgeister. Wie alle lactochemiker seiner Zeit hat auch Johann Baptist van Helmont nach spezifischen Kausaltherapeutika (arcana) gesucht. Bei dieser Suche konzentrierte er sich auf die Entwicklung und die Erprobung immer neuer chemischer Arzneimittel. Einige nützliche Erkenntnisse wurden so der Arzneikunde hinzugefügt. Aber auch Zaubermittel fanden sich in seinem therapeutischen Arsenal. (Ärzte Zeitung 24.12.1994)

0675 📖 215 Schock-Behandlung LEONARD, F.: The history of shock treatment. Anthology of more than 250 chronologically orderd excerpts and articles by proponents and opponents of electro- insulin- and cardiazol-shock: the indispensable sourcebook - the one best starting point for anyone, layperson or physician, who wants to understand shock treatment. (University Havard Press)

0676 a) 📖 15 - 98 **Wo findest Du die wirkliche Scharlatanerie?**
Selbst der letzte Beeindruckungsschrei der Schulmedizin, die Computer-Kernspintomographie zur Diagnose von Gehirnkrankheiten: an verrückten Behandlungsarten ist alles schon dagewesen.

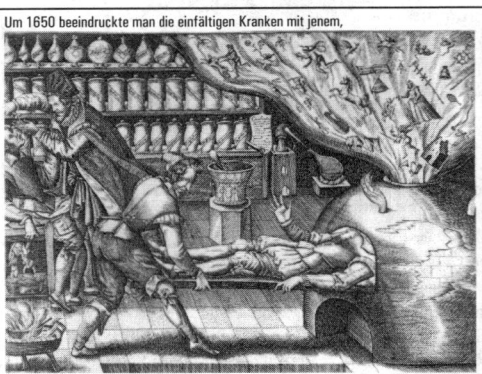

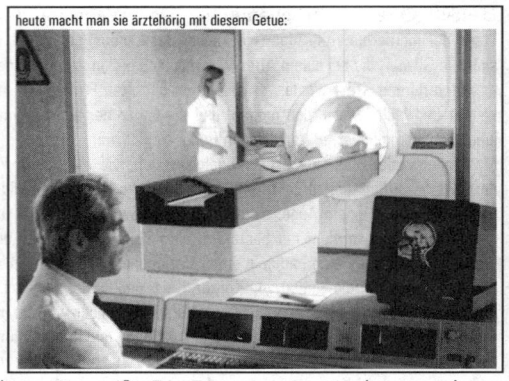

Um 1650 beeindruckte man die einfältigen Kranken mit jenem,

heute macht man sie ärztehörig mit diesem Getue:

Du läßt Dich jetzt von solchen Mätzchen nicht mehr berühren. Du weißt: Die Diagnose eines Krebstumors kann diesen nicht heilen. Wohl aber dem Kranken noch viele weitere, unsinnige Behandlungsqualen einbringen.
Etwas die Menschen Beeindruckendes hatten die Ärzte bisher in ihrer 2.000 jährigen Betrugsgeschichte vergessen, den Kranken als Heilmittel anzudrehen - die moderne Medizin holte es im Dezember 1994 nach:

0676 b) 📖 935 Medical Tribune Kongreßbericht:

Weihrauch gegen Rheuma

Kennen Sie Olibanum, das Harz von Boswellia serrata? In Indien benutzt man es seit 3000 Jahren erfolgreich gegen Gelenkentzündungen. Bei uns fristet es sein Dasein dagegen bisher in düsteren Kirchenhallen. Die Rede ist von Weihrauch! Und die Inder haben wohl recht. Dies belegt eine Metaanalyse, die Dr. Christoph von Keudell, Klinikverbund »Münchener Modell« auf der 26. Tagung der Deutschen Gesellschaft für Rheumatologie vorstellte.
Und 'ne Begründung läßt sich auch finden. Beachte, daß medizinische Wissenschaftler ihre Beweise sogar »vermuten« dürfen, um ihre Kranken damit zu behandeln.
In der Verumgruppe gab es lediglich je einen Fall von Exanthem und Stomatitis. Verantwortlich für die heilsame Wirkung des Weihrauchs sind vermutlich die Boswellin-Säuren. Sie hemmen die 5-Lipoxygenase, die ein Schlüsselenzym der Leukotrien-Synthese darstellt. Laut Dr. von Keudell scheint der Weihrauchextrakt tatsächlich das Zeug zu einer wirksamen und verträglichen Zusatztherapie bei rheumatoider Arthritis zu haben. Ob er sich auch als Monotherapie über einen längeren Zeitraum eignet, müssen weitere klinische Studien zeigen. (Medical Tribune 48/2.12.1994/64 und Forschung und Praxis Nr. 187/1994 Ärzte Zeitung)
Wenn man aus der 2.000 jährigen Geschichte der Medizin herausfischt, mit was für Ver-

Busen-Tuning rächte sich bitter

Schnell wird der Wunschtraum nach einem Busen zum Albtraum: Bis zu neun Folgeoperationen mußten Frauen mit Silikonprthesen schon ertragen, abgesehen von Leid und Entstellung, die aus Komplikationen wie Kapselfibrosen oder „Silikonbleeding" resultierten. Unerträgliche Schmerzen quälten auch diese Patientin, der man homologes Fett in die Brust eingepflanzt hatte. Ist die kosmetische Mamma-Chirurgie da überhaupt zu verantworten?

Medical Tribune vom 4. 2. 2000

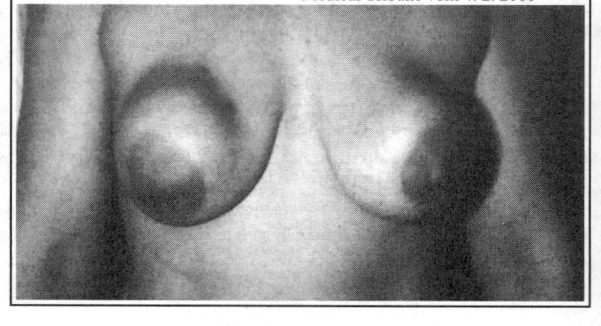

rücktheiten das Zipperlein (so hieß es früher), die Gicht und das Rheuma nicht alles behandelt wurden, kann einem richtig schlecht werden.Und man kann darüber hinaus nur noch staunen, was sich die Kranken so alles aufschwatzen ließen - und das den Ärzten für bare Münze abnahmen. (→ LV 9739)

Medical Tribune Kongreßbericht: Rheumapatienten: Stiefkinder der Medizin?
Rund vier Millionen Deutsche sind wegen einer rheumatischen Erkrankung in Dauerbehandlung. Fast die Hälfte aller stationären Reha-Maßnahmen entfällt auf Erkrankungen des Bewegungsapparates, mehr als 7 Millionen Mark geben die Rentenversicherungen jährlich dafür aus. (Medical Tribune 48/2.12.1994/6)

79 Urin - der ganz besondere Saft von heute - war auch früher modern
TISSOT, W., Neues medizinisches Noth= und Hülffsbüchlein für alle Menschen, Frankfurt 1793, empfiehlt gegen Impotenz: »... die Waschung mit dem Urin eines Stieres, welchen dieser nach einer kräftigen Bespringung gelassen hat. (...) Das sog. Nestelknüpfen, Impotentia virilis, sucht der Mann in Bayern mittels Urinierens an drei Morgen durch den Ehering zu vereiteln.« (→LV 9834)

Dieser Wahnsinn dauert jetzt bereits 90 Jahre und noch immer setzen sich die Menschen bereitwillig den Todesstrahlen vor den Ärzten aus, der täglich viermal mindestens die Gesundheit der Patienten schädigen darf, damit es sich für den Doktor lohnt. (Was heißt, dann verdient er genug daran.) 1908 setzte der französische Arzt Dr. Chicotot (oben ein Selbstbildnis) Röntgenstrahlen therapeutisch ein. (Deutsche Chronik der Medizin, Dortmund 1993)

Schulmedizinische Therapien vergrößern nur das Leid. Das der Kinder, das der Eltern:
Ihre Tochter, sagt die Mutter, habe es von Geburt an schwer gehabt. »Entsetzlich schwer. Sie wurde mit einem mißgebildeten Bein geboren, bekam mit einem halben Jahr Blutkrebs. Beides haben die Ärzte hingekriegt. **Durch Knochenmark-Transplantation, durch X-Operationen.** Mit neun konnte sie erstmals ohne Krücken gehen. Was waren wir glücklich!«
Der Ostersonntag '96. Beim Mittagessen läßt Melina die Gabel fallen. Kippt vom Stuhl. Bleibt reglos liegen. Die Diagnose im Krankenhaus Berlin-Neukölln: Gehirntumor! »Man hat sie operiert. Es ging ihr wieder ganz gut. Wir konnten spazierengehen. Sie war fröhlich.«
Der 31. Juli: Plötzlich fällt Melina ins Koma. Von den Ärzten erfährt die Mutter: Das Kind wird sterben. Schon bald.
Die Mutter: »Ich kann das Elend um meine Tochter nicht mehr länger sehen. Ich bitte um Sterbehilfe für mein Kind. Irgendeine erlösende Spritze...«
Es wäre »aktive Sterbehilfe« - verboten, strafbar.
Melina muß durch eine Nasensonde ernährt werden. Darf man diese künstliche Ernährung stoppen? Ihre Ärztin: »Nein, ich könnte es vor meinem Gewissen nicht verantworten. Melina würde verhungern - und vielleicht sie trotz ihres Koma-Zustands diese Qual mitbekommen.«

(BILD, 20.8.1996)

Das sind sehr berechtigte Argumente der Ärzte:
Da ist z.B. der alte polymorbide Herr Krüger, der so ziemlich alle Leiden hat, die einem Patienten das Altern erschweren können. Doch während in früheren Generationen Alter, Krankheit oder Tod als Teil des irdischen Daseins hingenommen und mit Demut akzeptiert wurden, ist eine solche Einstellung angesichts der Möglichkeiten der modernen Medizin immer seltener anzutreffen. Wieso tut mir immer das Knie weh? Warum kann ich meinen Garten nicht mehr ohne Luftnot umgraben? Es muß doch irgendetwas geben, das mich beschwerdefrei macht! Dies sind heute die bohrenden Fragen vieler Patienten, die der Hausarzt trotz aller Aufklärung einfach nicht zufriedenstellend beantworten kann. Und das ehrliche Eingeständnis des langjährig betreuenden Hausarztes, daß man solche Altersbeschwerden zwar lindern, aber nicht beseitigen könne, wird von den Patienten in dieser Zeit immer seltener akzeptiert.

(Dr. Drews in Medical Tribune 25/3.7.1996)

So darfst Du an die UrTherapie nie herangehen:
Denken, hoffentlich schaffe ich es. Deine Vorstellung muß sein: Ich sehe mich bereits in wenigen Wochen schlank, fit und völlig gesund über die Wiesen springen. Die anderen werden vor Neid platzen!

Selbstmord
16jährige fand sich zu fett
»Keiner wird mich jemals lieben - ich bin zu fett.« Oft sagte Cinzia N. (16) aus einem Dorf bei Turin (Norditalien) diese Worte, doch niemand nahm sie ernst. Jetzt schrieb sie einen Abschiedsbrief: »Der Tod erlöst die Menschen von ihrem schrecklichen Leiden.« Als die Eltern aus dem Haus waren, nahm sie Vaters Jagdgewehr und erschoß sich.

(BILD, 29.8.1996)

Merke: Es gibt keinen, der unter seinem Dicksein nicht leidet! Völlig unnötig, wie dieses Buch nachweist.

Asthma: Wirf den ganzen Chemieplunder aus dem Haus!
Haustiere mit Fell und Schimmel plus Feuchtigkeit im Schlafzimmer erwiesen sich als Risikofaktoren für schwere Asthmaattacken, ebenso mütterliches Rauchen von mehr als 10 Zigaretten täglich. Kinder, die auf synthetischen Kissen schliefen, erhöhten ihr Asthmarisiko um das 2- bis 3fache. (British Medical Journal, Vol.311, No.7012/ 1995/1053-1056)

Das Studium dieses Werks bietet Dir die Möglichkeit, das Tun der Menschen zu durchschauen und Dich in Zukunft davon unabhängig zu machen. Nutze sie!

Kollege schickt mir saftige Rechnung **Kein Wunder, daß wir Beutelschneider heißen!**
In der Anlage sende ich Ihnen eine solche Rechnung, die aus einer einfachen Hyposensibilisierung ein ständiges Wechselspiel von Beratungen und Untersuchungen macht, obwohl immer nur eine Injektion s.c. durchgeführt wurde. Und das bei einer Kollegenfrau! Wie wohl der Kollege bei »normalen« Privatpatienten abrechnet?
Eine noch unverschämtere Zahnarztrechnung, wo in drei Behandlungsstunden 14.000 DM berechnet wurden, kann ich nach Abschluß der z.Zt. laufenden juristischen Auseinandersetzung präsentieren. (Medical Tribune 48/7.11.1997/2)

0700 Impfungen, allgemeines

> **BCG-Impfung nicht mehr empfohlen:** Die Ständige Impfkommission rückt von der Empfehlung der Tuberkulose-Prophylaxe mit BCG-Impfung (BCG-VACCINE BEHRING) ab. Randomisierte plazebokontrollierte Interventionsstudien, die einen Nutzen des in Deutschland verfügbaren Impfstoffs belegen, sind nicht bekannt, schwerwiegende unerwünschte Wirkungen „nicht selten". Die Immunisierung wurde zuvor für besonders gefährdete Kinder empfohlen. Das Ansteckrisiko in Deutschland ist für Kinder sehr gering. (arznei-telegramm Nr. 5/1998)

0700 837 **Zeckenjucken vermeiden** Vermutlich ist ein Defekt in der Immunabwehr gegen Borrelia burgdorferi eine entscheidende Voraussetzung für das Überleben der Spirochäte (Erreger) bei Borrelien-Infizierten. (Ärztliche Zeitung/7.12.1992) Erkenne: Wenn Du mit der Urzeittherapie Deine Abwehrkräfte auf Vordermann gebracht hast, kann Dir außer dem dummen Jucken nichts passieren. (Nie Kratzen; nur nasse Heilerde draufgeben. Etwas von der nie mehr nach dem Lesen dieses Buches benutzten Zahnpasta drüber verstreichen und schon hört das Jucken auf!)

0701 837 **Impfschäden** Nehmen wir die ganz moderne Impfung, die Zeckenbißimpfung. Daß die gegen die Meningoenzephalitis schützt, ist nicht mal nachgewiesen. Tatsächlich bedeutet die Impfung ein größeres Risiko als ein Zeckenbiß. (Die Gefahr, nach einem Biß zu erkranken, beträgt 1 : 78 000) arznei-telegramm 6/91: »...inzwischen ist ihre Zahl auf 44 Berichte unterschiedlicher Schweregrades angewachsen.

> **Ein Hauch von Scherz:**
> An wen wendet sich ein Facharzt, wenn er Gesundheitsprobleme hat? Sicher könnte ich mich selbst konsultieren, aber ich fürchte, ich wäre mir zu teuer! (Ärzte Zeitung 19/2.2.1995/24

11 Geimpfte erlitten **Krampfanfälle.** 14 Betroffene klagten über Kopf- und Nackenschmerzen, die bei 4 Personen Vorboten einer Meningoenzephalitis bzw. Enzephalitis waren (NETZWERK-Fälle 3301, 3313, 3416 und 4122). Sechsmal wurde über Doppeltsehen mit Augenmuskelparesen (Paresen: Lähmungen) berichtet (Nr. 2891, 3280, 3300, 4018, 4019 und 4031). Weitere neurologische Störungen sind generalisierte radikuläre (Zahnwurzel) Schmerzen am ersten Tag nach Impfung (Fall 3046), leichte Beugeparese des zweiten und dritten Fingers links nach Impfung in den linken M. deltoideus (Fall 4021) und ein unklares neurologisches Krankheitsbild mit Teilparesen und Parästhesien (Kribbeln, pelzig sein) (Fall 4269). Eine 23jährige Frau entwickelte zwei Wochen nach Impfung starke Depressionen, die über mindestens ein halbes Jahr fast unbeeinflußbar andauerten (Fall 4407). Das depressive Krankheitsbild eines 35jährigen Mannes endete acht Wochen nach Beginn mit **Selbstmord** (Fall 3525).«

0702 a) 93, 183 **Masern** »In meiner Praxis tauchen häufig Kinder mit zum Teil recht schweren Masern auf, die nachweislich geimpft wurden.« (Dr.Martin Braun, praktischer Arzt, Langenargen, in: Medical Tribune, 10.1.1992)

0702 b) Eine durch Masern (ohne vorherige Impfung) hervorgerufene schlimmere Krankheit tritt bei 1 Millionen Fällen nur einemal auf. (zweimalin Amerika, Medical Association 1972/220: 959-62). **Todesfälle gab es schon 20 Jahre vor der Impfeinführung nicht mehr. Nach der Einführung 1988 stiegen sie wieder an.** (The Independent, 10.8.1993)

0703 93 **Vorsitzender der Hamburger Kinderärzte sieht dringend Handlungsbedarf**
Als weitere Voraussetzung für eine erfolgreiche »Konzertierte Impf-Aktion« sieht Gritz vor allem die schnelle Lösung oder Umsetzung der folgenden Punkte an:
- Einwandfreie Klarstellung über die Aufklärungspflicht der Mediziner, um den impfenden Arzt *zuverlässig* vor Schadenersatzansprüchen zu schützen.
- Intensive Aufklärungsarbeit auch der Impfstoffhersteller. Statt lediglich Seminare für Ärzte zu sponsern, sollten die Hersteller »in den Medien klotzen.« Gute Werbespots könnten nach Einschätzung von Gritz zum Beispiel weit mehr bewirken als »unsere täglich mehrfachen langatmigen Aufklärungsgespräche mit einzelnen Eltern.«
- Massive und intensivere Begegnung der ärztlichen Impfgegner, deren Stellungnahmen fast ausnahmslos ideologisch gefärbt sind.
- Stärkerer Einbezug des öffentlichen Gesundheitsdienstes, um wieder eher an die Kinder impfunwilliger Eltern oder die Kinder aus sozialen Randgruppen heranzukommen, die nicht in die Arztpraxis kommen. (Ärzte Zeitung, 13.5.1993)

0704 91 **Großpropagierten Impfstoff gegen Hepatitis B:**
(...)daß in einer italienischen Studie eine passiv-aktive HBV-Impfung bei Kindern, deren Mütter HBV-Trägerinnen waren, unwirksam gewesen sei. Molekularbiologische Analysen hätten ergeben, daß Mutanten des Virus entstanden seien...(Ärzte Zeitung 44/10.3.1993/14)
Weiß Dein Arzt z.B. ob Du eine infekt- oder nicht infektbedingte Hepatitis hast? (Durch bloße Differentialdiagnose ist das nicht feststellbar)! Im ersteren Falle wäre es auch ein schwerer Kunstfehler, Dich Eisenpräparate schlucken zu lassen.

0705 90 **Bekannte Impfschäden sind nur die Spitze eines Eisberges**
Die Keuchhustenimpfung ist für unsere Kinder zur Zeit die gefährlichste Impfung. Der Impfschaden macht sich manchmal nur durch einen einzigen, besonders schrillen Schrei bemerkbar, zuweilen nur wenige Stunden nach der Impfung. Er zeigt aber an, daß von da ab die Zerstörung des kindlichen Gehirns einsetzt. Was dann häufig zurückbleibt, ist um ein Leben betrogenes, menschliches Wrack.

0706 96, 97 Unseren Staatenlenkern ist das alles bekannt. Sie wissen, daß die Impfprogramme mit unvermeidbaren Zwischenfällen einhergehen, wobei mit Todesfällen und Dauerschäden zu rechnen ist. Die Verantwortlichen in den dafür zuständigen Ministerien in Bonn und in den Landeshauptstädten behaupten, das sei der Preis, der für die Gesunderhaltung aller unserer Kinder eben bezahlt werden müsse. (Dr. med. Gerhard Buchwald, Fachautorität für Impffragen, Obersteben Nr. 75, 8675 Bad Steben).

0707 87 BUCHWALD, G., »Zur Wirksamkeit der Pockenschutzimpfung«, in Erfahrungsheilkunde 22 S. 148/1973, »Impfen schadet!«, Barthel
79, 74, 95 Hier eine Tabelle über schädigende Fremdeiweiße, die zur Impfschutzimpfung benutzt werden:

0708 95, 87 BUCHWALD, G., »Impfungen - ein Verbrechen an unseren Kindern?« Erfahrungsheilkunde 40, S. 82 (1991)
BUCHWALD, G., Multiple Sklerose, eine Folge von Impfungen? Ges. Leben 50, Heft 11, S. 12 (1973)

0709 494 ELBEN, »Vaccination condemned«, Public Better Life Research USA

0710 89 **Angst vor Impfung größer als vor dem Virus**
Trotz der geringen Nebenwirkungen lassen sich viele Ärzte nicht impfen.
(Ärztliche Praxis 15/20.2.1993/10)
Die wissen schon warum!

Impfung	Zur Impfstoffgewinnung benutzte Tierart
Pocken	Kälber (Haut), Schafe (Haut), Kaninchen (Auge)
Wundstarrkrampf	Pferde
Tollwut	Hunde, Schafe, Affen, Kaninchen, Hamster, Ratten, Mäuse, Hühner- u. Enteneier
Tuberkulose (BCG)	Kühe (Euter), Wühlmäuse
Kinderlähmung	Affen (Nieren und Hoden)
Röteln	Kaninchen (Nieren)
Masern	Hunde, Meerschweinchen (Nieren), japanische Wachteleier, Hühnerembryonen
Keuchhusten	Mäuse
Grippe	Hühnerembryonen

(Quelle: Dittmann, S.: Atypische Verläufe nach Schutzimpfungen, Johann Ambrosius Barth, Leipzig 1981)

1 📖 92 BUCHWALD, G., Impfen, emu Verlag, Lahnstein, Auszug:
Der alte Reichskanzler Bismarck richtete am 5. September 1888 an alle deutschen Bundesregierungen ein Schreiben, in welchem 1. zahlreiche Ausschlagkrankheiten, sogar epidemischer Natur und mit tödlichem Ausgange, als die Folgen der Impfung anerkannt und 2. der Mangel an Kenntnis über die Ursachen der Erkrankungen, sowie die Unfähigkeit der Wissenschaft, diese Unfälle fernzuhalten, festgestellt werden. In der das Schreiben des Reichskanzlers begleitende Denkschrift heißt es wörtlich: »Die auf die Tierlymphe gesetzte Hoffnung hat sich als trügerisch erwiesen.«

2 📖 94 Trotz aller Kritik an der modernen Medizin fällt DER SPIEGEL selbst immer wieder auf die unsinnige Hoffnungsmache der Ärzte herein - denn wie sollte jemals eine Krankheit der trägen Weißmehl- Zucker- und Nudelesser durch einen Schutz aus einer Impfspritze beseitigt werden können! Merke: Impfungen tragen die Schuld an anderen, späteren Leiden (Gastroenterology, 1992/202:538243)

Impfschutz gegen Jugendlichen-Diabetes

In Fachkreisen wird das neue Therapiekonzept als neue spannende Forschungsfährte gewertet. Möglicherweise werde sich die häufigste schwere Kinderkrankheit bald durch eine Art Schutzimpfung bekämpfen lassen. (Der Spiegel 2/12.1.1996/174)

Neben der üblichen technischen Zeichnung einer Immunattake gegen insulinproduzierende Beta-Zellen wird der Forscher abgebildet. Mit stolzem Blick und tatsächlich - einer genetisch zuckerkrank gemachten Maus in der Hand. Sollte die auf den Hund gekommen Medizin nun auf die Maus kommen? Zu den bunten Zeichnungen in anspruchsvollen Magazinen, wie sie z.B. von bösen HI-Viren angefertigt werden, die in die unschuldigen Zellen eindringen wo die T-Lymphozyten unseres Immunsystems ihnen hilflos ausgeliefert sind, mußt Du wissen, daß es sich dabei um reine Erfindung handelt. Ein Bild sagt bekanntlich mehr als tausend Worte und damit gelingt es bestens, profitbringende Meinungen unters Volk zu bringen und so durchzusetzen: Da sind Trilliarden der Killer Viren, und ihnen gegenüber stehen nur zehntausend tapfere St. Michaels in weißen Kitteln, ihnen den Garaus zu machen. Eine Hoffnungsmeldung wird von der nächsten Horrormeldung abgelöst und umgekehrt.Wie dankbar sind doch die Leser, die höchstdotiertesten und prominentesten Forschern vor ihren Mikroskopen sitzend oder vor Reagenzgläserreihen stehend bei ihrer aufopferungsvollen Arbeit beobachten und mit ihnen bangen zu dürfen, ob sie es bald schaffen: Einfach impfen und nie mehr krank sein.

3 📖 87 - 97 Arztsein hieß immer Kranke für dumm verkaufen: HIV-Impfung / Wieder einen Schritt weiter!
Der Impfstoff besteht aus der gentechnisch hergestellten, 120 Kilodalton schweren Untereinheit des Hüllglykoproteins von HIV 1, und zwar des ersten seinerzeit von R.Gallo isolierten Stammes. Je zehn Probanden erhielten drei Dosen à 100 bzw. 300 μg des an Aluminiumhydroxid-Adjuvans gebundenen Proteins i.m. im Abstand von vier bzw. 32 Wochen. (...) (Ärztliche Praxis/Nr. 62 vom 3. August 1993 und Lancet 342 (1993) 69-73)
Erkenne die Raffinesse und Hinterfotzigkeit dieser Aussage.

1. Die Kranken haben stets an ihnen unbekannte fremde »Heil«-Stoffe oder Aussagen von Ärzten aus fernen Ländern geglaubt und sich das Geld dafür aus den Säckeln holen lassen.
Der alte Trick wirkt heute noch: Das Anführen unbekannter (Chemie)Stoffe, wie vorstehend, beeindruckt sehr, oder?
2. Die Wortwahl »Impfung« beeindruckt noch stärker, da das Wort positiv besetzt ist und die meisten infolge unwahrer Berichterstattung darüber annehmen, durch Impfung seien Seuchen und Krankheiten ausgemerzt worden.
3. Die Satzwahl »Wieder einen Schritt weiter« indiziert ein Weiterkommen, das bisher nie stattfand.

4 📖 93 **Rötelimpfung**
Nach einer durchgemachten Rötelinfektion bist Du meist davor geschützt, nochmals Röteln zu bekommen - nur zwei bis fünf Prozent erkranken dann erneut. Wenn man sich aber gegen Röteln hat impfen lassen, erkranken über 50% nochmals daran. Damit schließt auch diese Impfung nicht aus, daß eine Frau in der Schwangerschaft die Röteln kriegt und somit ihr Baby mißgebildet zur Welt kommt.

> **Von der Erwartungshaltung der Ärzte**
> Da läßt sich das Sprachrohr der praktischen Ärzte, Dr. Drews aus Mölln, in der Medical Tribune Nr. 44 vom 1.11.1996 darüber aus, wieso seine sonst doch so nach Medikamenten gierenden Patienten nicht die von ihm empfohlene und leicht aufgedrängte Grippeimpfung an sich machen lassen. Und welch doch ach so dumme Ausreden sie dafür parathalten. Wie etwa: »Meine Frau hat sich schon impfen lassen - das reicht für die ganze Familie!« Oder: »Wenn's so weit ist, trink' ich ein Glas Rum - da haben die Viren keine Chance.« Gegen diese Argumente kann er noch ankommen, aber so klagt er: Es gibt allerdings ein Gegenargument meiner Patienten gegen die Grippeimpfung, das mich doch argumentativ erheblich ins Schlingern bringt und mich in eine Begründungsnot drängt, aus der ich kaum noch herauskommen kann. Dies ist die simple Frage meiner impfwilligen Patienten: »Lassen Sie sich denn auch gegen Grippe impfen, Herr Doktor?«

5 📖 87 - 97 **Tollwutimpfung**
Von 1950 bis 1993 starben in Deutschland 44 immungeschwächte Deutsche an Tollwutbissen. Keiner erkrankte durch Kontakt mit einem tollwütigen Tier oder dessen Blut und Speichel.

6 📖 87 - 97 **Tetanus-Impfung**
Tetanusbazillen werden meist mit Pferdeäpfeln aus dem Darm der Tiere ausgeschieden, die dort zur Verdauung nötig sind. Im 1. Weltkrieg, als die Pferde noch am Feldeinsatz beteiligt waren und für die Kriegsgelüste des Hohenzollern-Säbelrasselns bluten mußten, hafteten die Granitsplitter dann auch hin und wieder diese Bazillen an und spielten - da von der Natur an anderer

> Einzelne Flavonoide (Pflanzenduftstoffe) sind vor allem gegen Viren wirksam. So zeigte Quercetin nach oraler Zufuhr bei Mäusen eine protektive Wirkung gegen Tollwut- und andere Viren. WATZL/LEITZMANN, Bioaktive Substanzen in Lebensmitteln, Hippokrates

Stelle eines Säugetierkörpers vorgesehen - unter Luftabschluß verrückt und brachten den Menschen um, falls seine Immunkräfte schwach waren.
Tetanus Impfungen – mögliche Nebenschäden: Krampfanfälle, Schmerzen, Nervenschäden, Schock, Guillaine – Barre – Syndrom, Degeneration (STRATTON u.a., Adverse Events, S. 67 – 117, New England Journal of Medicine 1981/305: 1307-13)

7 📖 87 - 97 **Impfprogramme für Hochrisikogruppen haben versagt!** (»Klinikarzt« 54, Nr. 2, S. 21 (1992))
Wie es zu dieser ehrlichen Überschrift (zur Hepatitis B-Impfung) in dieser ärztlichen Fachzeitschrift gekommen ist, weiß der Himmel. Vielleicht hatte der Redakteur ein Manuskript verwechselt. (Dem ersten Spezialisten für Impffragen, Dr. G. Buchwald, Bad Steben, wurden bisher von ärztlichen Fachzeitschriften-Redaktionen seine Artikel an die hundertmal abgewiesen.)

Nun - wenn ich mal wieder Deinen gesunden Menschenverstand ansprechen darf: Was hältst Du davon, wenn sich sogar seriöse Zeitschriften daran beteiligen, durch Angstmache die Menschen dafür weich zu machen, sich impfen zu lassen?

0719 📖 87 - 97 **Eine Diphtherie-Epidemie hat in Rußland Tausende getötet.** (DIE ZEIT v. 21.1.1994)
Worüber der Leser nicht aufgeklärt wird: In Rußland wie in der DDR war jeder gegen Diphtherie geimpft worden, weil dort Impfzwang herrschte. Wie konnte es dann dort zu einer solchen Epidemie kommen, fragt sich Dein gesunder Menschenverstand. Wird von oben vorgegeben, daß pro Schulmedizin zu denken ist, kann der natürlich nicht tätig werden ...

0720 📖 96 **Polio-Impfung** Bevor Du Dein Kind einer Polio-Schluckimpfung aussetzt, laß Dir doch mal interessehalber den Beipackzettel der Impfstoffschachtel zeigen. Weißt Du, was darauf steht? Warum solltest Du das auch wissen, Dein Vertrauen in die weißen Götter ist schließlich grenzenlos. Und selbst wenn Du darin gelesen hast:
«.. daß Geimpfte wie Kontaktpersonen an Polio erkranken und schwere körperliche Schäden erleiden könnten. Immungeschwächte Personen dürften sechs bis acht Monate nicht in einer Wohngemeinschaft mit frisch Geimpften leben.«
dann gehen Dir - oh, wie sehr ehrt doch Vertrauen« - noch immer keine drei Lichter auf:
1. Was das für ein Dreckgift sein muß und wie gut es Deinem Kind tut, wenn
2. die bloße Berührung seiner Spucke, seines Pipi, seines Aa noch nach acht Monaten Dir, allen Freunden und Bekannten, Brüdern und Schwestern, Omi und Opa, schaden kann, nur weil sie damit in Kontakt kamen.
3. Und dann, bist Du sicher, daß die alle immunkräftig (einschließlich Dir selbst) genug sind und nicht an einer Krankheit leiden, die sie anfällig für das Gift macht, daß Du Deinem Baby hast verpassen lassen?
»Ach was, das wird doch alles nur halb so schlimm sein«, winkst Du ab, »hab darüber noch nie was gehört!«
Ja, meinst Du denn, wenn so eine Polio-Impfkind-Kontaktperson nach einem halben Jahr ins Krankenhaus kommt, da sagt ihm die Medizinmannkrähe dort, daran sei ein schluckgeimpftes Kind schuld gewesen?
In Berlin war ein Säugling mit den abgeschwächten Polio-Viren geimpft worden. Zwei Monate später erkrankte ein Freund der Familie, der das Baby zweimal gewickelt und bei der Taufe im Arm gehalten hatte, an Polio. Der damals 37jährige wissenschaftliche Assistent sitzt heute im Rollstuhl. Arme, Beine und das Zwerchfell sind gelähmt. (Kölner Stadtanzeiger, Nr. 157, vom 10. Juli 1994/48) (Siehe auch BGH AZ III ZR 52/1993)

0721 a) 📖 87 - 97 Denke nicht, es hätte damals keine klugen Menschen gegeben, die den Impfschwindel durchschaut hätten. Nur - solche Literatur wurde von den Medizinern unterdrückt:
Ueber den Kuhpockenschwindel, bei Gelegenheit der abgenöthigten Vertheidigung des Dr. Ehrmann gegen Herrn Hofrath Sömmerring und Herrn Dr. Lehr. (1s und 2s Heft, 8. Andreäische Buchhandlung 1802)

0721 b) 📖 87 ff Ein wahres Trommelfeuer an Impfempfehlungen ging 1996 los:
Nach dem üblichen Schema impfen / Keine Extrawurst für Risiko-Kinder!
Risikokinder, z. B. Frühgeborene, Diabetiker, Mukoviszidose-Kranke, HIV-Infizierte und Kinder mit Herz- oder Lungenkrankheiten, sollte man nach dem üblichen Schema impfen. Unter Umständen ist sogar eine Erweiterung der Impf-Palette anzuraten, denn jede Krankheit bedeutet ein besonders hohes Risiko. (...) Leider bestehen oft die eigenwilligsten Vorstellungen über angebliche Impf-Kontraindikationen, die vielfach dazu führen, daß Regelimpfungen verschoben werden oder unvollständig geimpft wird. Wenig überraschend: Über den epidemiologischen Nutzen von Impfungen ist nicht viel bekannt. Also sollte man immer auch darauf hinweisen, daß Krankheiten ausrottbar wären, wenn man eine Durchimpfungsrate von über 90 Prozent erreichen könnte. Die Akzeptanz von Kinder-Impfungen und die Ausstattung mit Impfbüchern ist ausgezeichnet. Erstimpfungen werden fast zu 100 Prozent wahrgenommen. Dann läßt die Durchimpfung stark nach, so daß nur etwa drei Viertel der Kinder in den ersten beiden Lebensjahren vollständig geimpft sind. Diphtherie, Tetanus und Polio sowie die relativ neu eingeführte Hib-Impfung werden akzeptiert; Masern, Mumps, Röteln und Keuchhusten stoßen auf gewisse Vorbehalte. Als wesentliche Ursachen für nicht abgeschlossene Grundimmunisierung werden die Kinderärzte in erster Linie vergessene und nicht wahrgenommene Impftermine und wiederholte Terminverschiebungen wegen Erkrankung des Kindes. Ständig an Termine zu erinnern, ist also eine vordringliche Aufgabe. R.-S. (W. Kirschner, J. Koch: Durchimpfungsgrade und Impfverhalten bei Kindem in West- und Ostdeutschland im Jahr 1994. InFO IV/95 (Robert-Koch-Institut, Berlin), 10-16.)
Wie auch wollen die Leute von diesem Institut Gehaltserhöhungen bekommen, wenn sie nicht fleißig für sich die Trommel rühren. Die fragen ja nicht nach der Gesundheit, sondern nach Krankheit.

0722 📖 486 **Malaria** Allerdings sind die Ergebnisse der seit einem Jahrzehnt angekündigten Malaria-Impfung eher ernüchternd und erreichen nur einen Schutz von maximal 40 Prozent der Probanden, erklärte Mehlhorn. (Ärzte Zeitung 100/4.6.1994)

0723 📖 87 - 97 So wollen die Ärzte Zwangsmittel anwenden - aus Profitmache: **NAV-Forderung: Ohne Impfschutz nicht in die Krippe!** Der NAV fordert, etwas gegen die wachsende Impfmüdigkeit zu unternehmen. Man müsse darüber nachdenken, Kinder ohne ausreichenden Impfschutz nicht mehr in Kindergärten, Krippen und Schulen aufzunehmen, sagte der Vorsitzende Erwin Hirschmann in Köln. Er appeliere an die Ärzte, Eltern verstärkt über die Bedeutung des Impfschutzes aufzuklären. (Ärzte Zeitung 143/3.8.1994/1)

0724 📖 96 **Nina K.**, Opfer der am 14. Mai 1985 erfolgten Masern-Mumps-Röteln-Impfung. Heute ist die gesamte Körpermuskulatur fast vollständig geschwunden. Besonders im Bereich des Gesäßes sind die Beckenknochen zu sehen und zu tasten. Die Knochen der Arme und Beine scheinen nur von der Haut überzogen zu sein, Muskulatur ist nicht zu tasten. Man hat den Eindruck eines von Haut überzogenen Skeletts. In den Kniegelenken besteht eine Beugekontraktur, d.h. eine vollständige Versteifung von 90 Grad. Sie kann nicht stehen und spielt in einer Seitenlage auf dem Fußboden. Wasserlassen und Stuhlgang ist nur durch eine besondere Technik mit mütterlicher Hilfe möglich. (BUNTE vom 30.3.1989)

0725 📖 96 **Alle Chemieerfolge sind nur Bluff**
DER SPIEGEL (Nr. 44 v. 1.11.1994) feiert bereits den Sieg über die Malaria mit diesen Worten:
Schlauer als der Parasit. Am Montag dieser Woche, drei Tage vor seinem 48. Geburtstag, bekommt der Kolumbianer in Bonn den Robert-Koch-Preis überreicht, eine der höchsten Auszeichnungen Deutschlands, der nicht selten später eine Einladung nach Stockholm folgt. Den

Preis erhält er für die erfolgreiche Entwicklung des ersten wirksamen Vakzins zum Schutz vor Malaria, der »Königin der Tropenkrankheiten«, und für sein völlig neuartiges Konzept der Herstellung. (...) Seit etwa 15 Jahren versuchen Tausende von Wissenschaftlern weltweit, auf gentechnischem Weg verschiedene Malariavakzinen herzustellen - bislang ohne Erfolg. Nur einer ging einen anderen Weg: der Kolumbianer Patarroyo, der inzwischen auch zu wissen meint, woran die anderen scheiterten. Als »der Mann, der die Malaria besiegt« (GEO), reist er nun durch das Land seines Idols Robert Koch. (...)

»Wer die Mikroben besiegen will«, sagt Patarroyo, »muß schlauer sein als sie.« Statt mit großen Proteinen versuchte er es deshalb mit vielen kleinen Fragmenten. (...) Vertreter großer Pharmakonzerne boten dem Südamerikaner bis zu 70 Millionen Dollar plus Lizenzgebühren für das Patent. (...) Das Verfahren taugt offenbar nicht nur für Malaria. Mit derselben Strategie hat der Kolumbianer einen Impfstoff gegen Tuberkulose hergestellt, der sich in Mäusen bewährt hat und den er demnächst an Affen ausprobieren will. Außerdem arbeitet sein Team an einer Lepravakzine. Und für die Zukunft schließt der »Jeffe«, wie ihn seine Mitarbeiter nennen, auch einen Schutz gegen Aids nicht aus. Für seinen Malariaimpfstoff hat er bereits ein weiteres Eiweißstückchen dingfest gemacht und synthetisiert, das die Wirksamkeit des SPf66 von jetzt 30 bis 60 Prozent auf 95 Prozent steigern soll. Er glaubt sogar, daß es sich zur Schluckimpfung weiterentwickeln läßt. Ob all das für einen Nobelpreis reicht, für den er bereits einmal vorgeschlagen worden ist? (DER SPIEGEL 44/1994/263ff)

»Könnte es nicht auch so sein, daß auch hier der Impfstoff mehr die Malaria fördert als davor schützt?«, fragst Du. Tatsache ist, daß längst nicht jedes Kind in den gefährdeten Gebieten Malaria bekommt. Genauso wenig wie auch nicht jeder Afrika-Reisender sie sich dort holt, sondern nur höchstens jeder Fünfzigtausendste. Nehmen wir aber bei den afrikanischen Kindern den außerordentlichen hohen Satz von 10% an, dann bedeutet der angebliche Impfstoff mittels des neuen Impfstoffes SPf66 nichts anderes, daß auch ohne Impfung früher 90% der Kinder malariafrei geblieben sind. Während sie **mit** Impfung heute nur zu 31% keine Malaria bekommen...

96, 486 Einen Tag später liegen die ersten Ergebnisse vor. Und da zeichnet sich bereits ab: Es ist auch mit der neuen Vakzine nicht viel los: Da hat DER SPIEGEL Vakzine SPf66 erstmal in Afrika geprüft:
Immunschutz durch Impfstoff gegen Malaria besser als erwartet
Mit dem weltweit ersten chemisch synthetisierten Impfstoff gegen Malaria, SPf66, wurde in einer randomisierten Doppelblind-Studie in Tanzania ein Impfschutz von 31 Prozent erreicht. Die 589 Kinder der Studie haben den Impfstoff gut vertragen.
Wie es in einem Kommentar zu dieser Studie in derselben Zeitschrift heißt, ist zwar das Ergebnis zunächst enttäuschend. Optimistisch betrachtet, sei es bei einer so hohen Transmissionsrate jedoch besser als erwartet. Für die Entwicklung des chemischen Impfstoffe SPf66 ist Patarroyo in Bonn mit dem diesjährigen Robert-Koch-Preis ausgezeichnet worden. (Ärzte Zeitung 196/2.11.1994/1 u. 26)
Du, lieber Leser, hast in den kommenden Jahren Zeit zu verfolgen, ob SPf66 tatsächlich die Menschen vor Malaria zu schützen vermag. Entsprechende Meldungen schneidest Du aus und klebst sie in die freien Seiten des Kapitels 9.95 oder im Lit. Verz. unter 9950 ein. Und jetzt lies mal die folgende Meldung:
Achtung: Auch die Mefloquin-Prophylaxe gegen Malaria tropica kann versagen. Tückisch für die richtige Diagnose ist hier die wesentlich längere Inkubationszeit - bis zu mehreren Monaten. Die Meldungen darüber mehren sich: Am Hospital for Tropical Diseases in London sahen J.H. Day und R.H. Behrens im Jahr 1994 sechs Patienten, die auf Afrikareisen Mefloquin als Prphylaktikum benutzt und dennoch eine Malaria tropica bekommen hatten. (Ärztliche Praxis 16/25.2.1995)

87 - 97 Paul-Henri Lambert, Leiter der WHO-Abteilung für Impfstoffentwicklung und -forschung, faßt sie so zusammen: »Es gäbe keine Probleme, hätte der9 eine 60prozentige Wirksamkeit gezeigt. Die festgestellte Rate von 31 Prozent liegt in einer Grauzone zwischen Wirksam- und Unwirksamkeit. Daher wird alles zur Meinungssache, eine Frage der Philosophie. Nichts ist klar.« (DIE ZEIT, 51/16.12.1994)

94 Die arztgläubige Kundschaft - dazu zählt rund ein Drittel der Bevölkerung - soll in den nächsten Monaten mit neuen Marketingkonzepten vermehrt in die Praxen gelockt werden. Propagiert wird unter anderem die »Auffrischung des Impfschutzes (denn in Indien wütet die Pest!) und eine verstärkte Prävention auf allen Feldern.« (DER SPIEGEL 44/1994/218)

240 - 367 Wenn Du mal das kleine Wunder erleben willst, wie ein Veilchen auf einem Misthaufen wächst, dann lies das:
Kinder brauchen Infektionen:
Immunsystem arbeitslos: Allergie als Rache
Infektionen in den ersten Lebensjahren sind gesund. Sie aktivieren die Abwehrkräfte und schützen so vor späteren Allergien. Ein chronisch unterfordertes Immunsystem läßt eher in allergischen Reaktionen Dampf ab. Apropos Dampf: An geschätzt jedem vierten frühkindlichen allergischen Asthma sind die Eltern Mitschuld - weil sie rauchen. 15. Internationaler Kongreß für Allergologie und Infektologie der International Association and Clinical Immunology (IAACI), Stockholm 1994 (Ärzte Zeitung 77/24.9.1994/15)

> Da haben die schwedischen Mediziner mal endlich die erste vernünftige Erkenntnis seit 8.000 Jahren Wahnsinnstuns gewonnen - aber ziehen die nun jetzt auch die Konsequenz und sagen, es darf nicht mehr geimpft werden? Die Kinder *brauchen* den Kontakt mit Viren und Bakterien von Keuchhusten, Masern, Mumps, Diphtherie, Tetanus und und und! Natürlich nicht. Der Profit ist wichtiger als die Gesundheit unserer Kinder!

87 - 97 (→LV 2516) Präventionsleistung und Marketinginstrument
Die Grippe-Schutzimpfung bringt nicht nur dem Arzt wirtschaftliche Vorteile (Ärzte Zeitung 183/13.10.1994/24)
Grippeepidemie - wie Du verdummt wirst:
Die schlimmste Epidemie seit über 30 Jahren wurde angezeigt, mit 40000 Grippetoten wurde gedroht und von 8000 Grippekranken in Berlin berichtet. Eindrucksvolle Bilder zeigten leergekaufte Apotheken und überfüllte Wartezimmer. (...) So halfen die kleinen Viren den Journalisten dazu, bei Lesern und Hörern Aufregung und Empörung zu wecken und den täglich neuen, wohl notwendigen Schauder für die Gefühle hautnah zu liefern. Und was war die Ursache dieser angeblich so fürchterlichen Seuche? Flugs wußten die Experten es zu benennen: »Ursache für die Grippeepidemie ist die Impfmüdigkeit der Deutschen (O-ton der Presse). Und schon schreien Journalisten und Ärzte nach der Impfung aller Menschen, auch der schon möglicherweise infizierten. Ja, sogar eine Zwangsimpfung durch überwachende staatliche Organe wurde diskutiert. **Und obwohl es längst erwiesen ist, daß es sich bei diesem gesteigerten Rotz und Schnief in der Winterzeit um einen grippalen Infekt und nicht um eine echte Virusgrippe handelt, und obwohl klar ist, daß bei den Infekten eine Impfung nicht hilft,** son-

dern sogar noch schadet, entblöden sich die sogenannten oder selbsternannten Fachleute nicht, weiterhin ständig den Schwachsinn von der vorbeugenden und heilsamen Impfung zu vertreten. Solange, bis aller als Ladenhüter eingestaubter Impfstoff verbraucht war, vom Impfstoff-Notstand geredet werden konnte und selbst renommierte Firmen ihren ins Ausland bereits verkauften Impfstoff nach Deutschland zurückkauften. Für dieses Geschäft zumindestens war das Grippe-Gerede sehr heilsam. (Dr. med. Joachim Hensel, Gesundheitsberater 3/1996 Fettdruck vom Verfasser)

> Zur Zeit wird gegen die sog. Impfmüdigkeit mit immer neuen Katastrophenmeldungen von der erneuten Rückkehr der Seuchen wie Diphterie, Cholera u.a. geworben, selbstverständlich ohne zu erwähnen, daß in den Seuchengebieten als Nährböden für diese Art von Erkrankungen katastrophale hygienische Bedingungen, Kriege, Armut und eine entsprechende Gemütsverfassung (Perspektivlosigkeit) vorherrschen. (raum & zeit 80/1996)

0732 📖 618, LV 2516 **Treiben Sie es auf die Sp(r)itze!**
Plädoyer für einen umfassenden Impfschutz bei Kindern und Erwachsenen (BARMER; Die Zeitschrift für die Mitglieder der BARMER Ersatzkasse, Nr. 4/Oktober 1994)
Erkenne: Die Ärzte-Pharma-Mafia hat selbst die Krankenkassen im Griff mit gefährlichem Fremdstoffeiweiß-Einspritzungen und Chemiegiftverschreibungen - obschon es doch deren ureigenstes Interesse sein müßte, ihre Mitglieder gesund zu halten!

0733 📖 618, LV 2516 **Die Schulmedizin sucht Dumme:** Der psychologisch so geschickt eingefädelte Trick, mit einem »Kalender« (klingt so harmlos selbstverständlich) die Dummen für den Profit der Pharma-Ärzte-Mafia zu ködern.

0734 Zum Ausgleich dafür wird gleichzeitig noch Tetanus-Immunglobulin gegeben. Mit einer solchen Serumtherapie wird m.E. jedoch eher zufolge des i.m. gegebenen Tiereiweiß die eigene Immunabwehr nur mehr geschwächt.

Zusammensetzung: HIB-DT Mérieux®; 1 Impfdosis (0,5 ml Suspension) enthält 25µg gereinigtes Kapselpolysaccharid von Haemophilus influenzae Typ b, konjugiert an 18µg gereinigtes Diphtherie-Toxoid, mind. 30 I.E. adsorbiertes Diphtherie-Toxoid, mind. 40 I.E. adsorbiertes Tetanus-Toxoid. Hilfsstoffe: 2-(Ethylmercurithio)benzoesäure, Natriumsalz (=Thiomersal), Aluminiumphosphat, isotonische Kochsalzlösung. Der Impfstoff enthält Spuren von Formaldehyd
Nebenwirkungen: Lokale Reaktionen wie Rötungen, Schwellungen, Schmerzen und Verhärtungen an der Einstichstelle sowie Hautausschläge können auftreten und gelegentlich mit grippeähnlichen Allgemeinerscheinungen wie Abgeschlagenheit, Appetitlosigkeit, Erbrechen, Durchfall oder Temperaturerhöhung einhergehen. Selten kommt es zu einer bleibenden Verhärtung im Injektionsbereich und nur ausnahmsweise zu einer sterilen Abszedierung. Sehr seltene Fälle von Thrombozytopenien, zentralen oder peripheren Störungen des Nervensystems, sowie starken allergischen Reaktionen, auch allergische Erkrankungen der Niere wurden beschrieben. Für HIB-DPT Mérieux® zusätzlich: Nach der Gabe von HIB-DPT Mérieux® in seltenen Fällen mit Fieberkrämpfen einhergehen. Kinder mit Neigung zu Krampfanfällen sollten vorbeugend mit Antipyretika (Fieberzäpfchen) behandelt werden, da fieberhafte Reaktionen einen Anfall auslösen können. Sehr selten wurden seltene Fälle von schrillem Schreien, sowie seltenste Fälle von Enzephalopathien beschrieben. Treten zentrale (langanhaltendes, schrilles Schreien, Enzephalopathien) oder periphere Störungen des Nervensystems nach einer Impfung mit HIB-DPT Mérieux® auf, sollte mit HB-DT-Impfstoff Mérieux® für Kinder weiterimmunisiert werden.

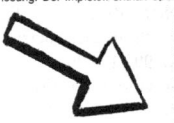

Fabelhaft sanft!

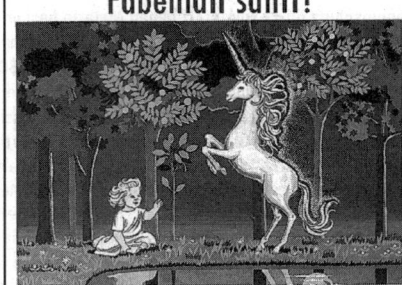

So können Sie jetzt die wichtige Keuchhusten-Impfung bei Kindern ab dem 15. Monat nachholen: Fabelhaft sanft. Mit ACEL-P LEDERLE®: Die ersten und einzigen monovalenten azellulären Pertussis-Vakzine.

Der Impfstoffhersteller weiß, warum er das süße Baby mit dem Einhorn in diesem entzückenden Bild abbildet. Ist dieses Fabelwesen doch Sinnbild für das Beschützen vor schlimmer Gefahr. Weiß Gott, das Beschütztwerden haben geimpfte Kinder nötig!!
Sagt Dir der Doc auch, wie das süße Baby oben im Bild ein paar Jahre nach der Impfung aussehen kann? Dann sieh mal unter Rz. 90 nach...

0735 📖 87 ff **Die Pockenimpfung**
Der verhängsnisvollste Aberglaube des 19. und 20. Jahrhunderts.
Einem Schmutzigen, der dich um Rat fragt, wirst du sicher antworten: **"Wasche und bade dich fleißig, so bleibst du rein."** Wenn aber ein anderer käme und sagte: "So du dich schützen willst vor dem Schmutze, so kratze eine Messerspitze davon zusammen, mache drei Schnitte in deinen Oberarm und schmiere die Unreinigkeit hinein", würde dir wohl bange sein um den Verstand dieses Ratgebers. Und wenn du in alten Büchern liest, wie quacksalbernde Hexenweiblein im Mittelalter die armen Kranken allerhand "Unrat und Teufelsdreck" einnehmen ließen, so lächelst du mit stolzer Überlegenheit über den finsteren Aberglauben vergangener Zeiten. - Wenn aber dein Kindlein 1 oder 2 Jahre alt geworden, und es ist sorgsam gepflegt, täglich gebadet und gewaschen und vor aller Unreinigkeit geschützt worden, und du glaubst: "Wenn mein Kind in solcher Weise sein Lebelang seinen Körper pflegt und reinhält, dann wird Seuche aller Art mit Gottes Hilfe fern von ihm bleiben," so hast du deine Rechnung gemacht ohne ... den verhängnisvollen Aberglauben dieses Jahrhunderts. Und du hast ferner vergessen, daß wir in einem Zeitalter leben, **wo zwar in religiösen Dingen volle Glaubensfreiheit herrscht, nicht aber in medizinisch-ärztlichen Dingen.** Mögen auch gewisse Glaubenssätze der medizinisch-ärztlichen "Wissenschaft" noch so verschroben und unnatürlich sein - du mußt glauben, was die Dogmen der Mediziner-Kaste vorschreiben und mußt dich den Konsequenzen ihrer Glaubenslehren willenlos unterwerfen. Nun hängt an dem ehrwürdigen Haupte dieser "medizinischen Wissenschaft" noch vom vorigen Jahrhundert her ein Zopf in Gestalt eines Wundermittels, das nächst der Abkochung von weißem Hundekot bei den Medizinmännern der Vergangenheit wohl als der größte Stolz der "Dreckapotheke" galt. Seitdem nämlich die Arzneikunde des Abendlandes im vorigen Jahrhundert erfahren hatte, daß von den alten Hexenweibern im Orient außer dem Handel mit Lebenselixieren und Liebestränken auch noch ein sehr einträglicher Hokus-Pokus zur Ausbeutung der Furcht vor den Blattern getrieben werde (jene Weiber machten einen Schnitt in Arm oder Fuß, tauchten einen Wollfaden in Pockeneiter, legten ihn in die Wunde und spiegelten den also Mißhandelten vor, sie wären nun gegen die Pocken geschützt), seitdem ruhte der Industriegeist der damaligen Wunderdoktoren des Abendlandes nicht, bis sie auch

diese Verhöhnung der Natur und Vernunft ihren Quacksalberkünsten einverleibt hatten.
Solch eine drastische Wunderkur lag ja ganz im Geiste jener Zeit und in dem mirakelbedürftigen Charakterzug der unwissenden Menge und der trotz allen philosophischen Aufklärungen in mystischen Vorstellungen befangenen Gebildeten.
Ein Rat: "Wasche und bade dich fleißig, nähre und kleide dich naturgemäß, wohne und schlafe vernünftig, sei mäßig in allen Dingen!" - solch ein Rat klingt gar so verständig und natürlich, ist außerdem mit so manchen Unbequemlichkeiten verbunden, die den laxen Gewohnheiten des Bedürfnismenschen zuwiderlaufen.
Aber ein Schnitt ins Fleisch, das Hineinschmieren einer mysteriösen Materie, das ist vielleicht schmerzhaft und wohl auch unheimlich - aber es ist doch so seltsam wunderbar, es ist so ein prächtig übernatürlicher Unsinn, daß der wunderbedürftige Medizingläubige sich wahrlich nichts Besseres wünschen könnte.
Zum Unglück für den Geldbeutel jener kurierenden Industrieritter erwies sich aber besagte "Inoculation der Pocken" als so gefährlich - sie verbreitete selbstverständlich die Pocken, statt sie auszurotten -, daß sie alsbald in den meisten Ländern bei schweren Strafen verboten wurde. Da fand sich ein Retter in dem Engländer Jenner, der das Märchen von den Kuhpocken aufbrachte und dadurch zum Segen wurde für alle geldbedürftigen und praxislosen Ärzte des nächsten Jahrhunderts.
Preis des Flugblattes: 1 Stück 2 Pf. Herausgegeb. vom Deutsch. Rechtsverband zur Bekämpfung der Impfung 1890.
Ist das nicht herrlich, wie dieser frühe Impfgegner-Autor den gefährlichen Impfunsinn allein mit dem gesunden Menschenverstand ad absurdum führt? Und trotzdem ist bis heute noch nicht der Aberglaube an die Heilkräfte tierischer Ausscheidungsgifte (hier Eiter) überwunden. Wenn er fein in klarer Flüssigkeit getarnt ist. Vielleicht werden die Menschen über den Rinderwahnsinn wach und jagen die Impfärzte zur Hölle, die möglicherweise mit den in den Impfstoffen enthaltenen Prionen in unseren Kindern bereits die ersten Anfänge für Alzheimer- und Creutzfeld-Jakob-Krankheit bzw. Altersdemenz legen.

Rinderseuche: BSE-Verdacht gegen Arzneimittel
Mehr als 1000 Produkte mit Rindermaterialien sind auf dem deutschen Pharmamarkt zu haben. Praktisch alles, was das Rind hergibt, wird zu Arzneimitteln verrührt: Gehirn, Rückenmark und Leber, Lunge, Hoden oder Plazenta. Selbst Bindegewebe, Knorpel und Haut der Tiere werden Arzneien beigemengt.
Vor allem in homöopathischen und biologischen Mitteln stecken die tierischen Stoffe. Ochsengalle etwa findet sich in verdauungsfördernden Tropfen, Brustdrüsenextrakte in Immunpräparaten, Kälberblut in Augengels. Sportsalben können Nebennierenextrakte untergemischt sein. Frische Milz soll Frauen gegen die Unbill der Wechseljahre helfen.
Dazu kommen rund 24.000 Hilfsstoffe. Milchzucker aus Rindermilch etwa benötigen die Hersteller, um Tabletten zusammenzuhalten. Noch gar nicht vollständig erfaßt sind zudem die tierischen Produktionshilfen, die im Medikament selbst gar nicht mehr vorkommen, z.B. Eiweiße für Nährlösungen.
Selbst bei den kontrollierten Präparaten warnen Fachleute wie der Bremer Pharmakologe Peter Schönhofer davor, die Verbraucher in allzu großer Sicherheit zu wiegen. Denn noch immer wisse keiner genau, wie der Hirnschwamm-Erreger aussieht, der Rinder torkelnd verenden läßt. Und noch immer gebe es keinen zuverlässigen Test, um eine Infektion mit dem aggressiven Agens nachzuweisen. (DER SPIEGEL 34/1996)

Du hast so Deine Zweifel an der Selbstsuggestion nach Coué? (→Rz 961)
Die Forschungen mit Scheinmedikamenten, sog. Placebos, hat bewiesen, daß Medikamente, in denen überhaupt kein Wirkstoff vorhanden ist, genau die gleiche Wirkung ausüben wie Schlaf- und Schmerzmittel. Husten wurde geheilt durch gefärbtes Zuckerwasser, bei Kopfschmerzen halfen harmlose Milchzuckertabletten. Das Blindmittel bewirkt die neue Vorstellung »Ich habe mein Schlafmittel genommen, ich kann jetzt schlafen«. Über das Bewußtsein ist dem Unterbewußtsein die Idee, die Vorstellung des Schlafens vermittelt worden. Die Erfahrungen mit Placebos zeigen ganz klar, daß der Spruch »Es geht mir mit jedem Tag in jeder Hinsicht immer besser und besser« auch bei zweifelnden Menschen eine Wirkung erzielen kann, weil die neue Vorstellung von besserer Gesundheit, Erfolg, Harmonie und Zufriedenheit im Unterbewußtsein langsam verankert wird.

Immer mehr Dumme ließen sich zu den Ärzten tragen, sich ihren „Narrenstein" entfernen zu lassen:

Kannst Du auch so absahnen?
(...) Nach zwei »ganz normalen« Zahnsteinbehandlungen bekam der Schmuckhändler eine Rechnung über 885 Mark. Der vielbeschäftigte Unternehmer hatte die Zeit mitgestoppt: »Das ganze hat zweimal 20 Minuten gedauert. Macht einen Stundenlohn für den Arzt von 1300 Mark.«
(Stern 33/1996)

Oberarzt zu seinem neuen Assistenten: »Herr Kollege, in unserem Beruf ist es am wichtigsten, sich nie anmerken zu lassen, daß wir von den meisten Krankheiten keine Ahnung haben.«
(Fachzeitschrift Dr. med. Mabuse, 10.12.1976)

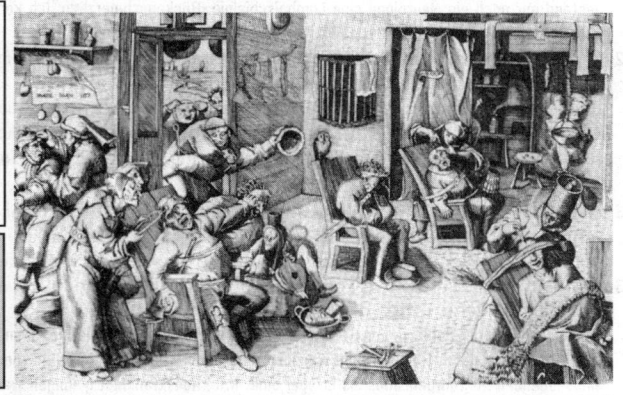

Ihr Ärzte, die Ihr von der Ethik Eures Berufes noch etwas haltet, seht ein, daß ihr umzudenken habt. Kehrt zurück. Zurück zu Hippokrates. Zurück zur natürlichen Behandlung. An der Stringenz dieses Buches kommt auch ihr nicht vorbei.

0750 Schäden durch Impfung

0750 a) 📖 87 - 97 **Das sind Tatsachen** Das Netzwerk ärztlicher Informationen, das »Arznei-Telegramm« des Doktor Moebius/Berlin berichtet laufend über erhebliche Leiden - siehe 8/1992 -, die durch die Zeckenimpfung entstehen. Und daß die FSME-Vakzine bei vielen ohne Schutzwirkung bleibt, weil sie keine Antikörper gegen die Infektion bildet, wohl aber selbst die Meningitis auslösen kann.
Hier eine Zusammenfassung: Dem NETZWERK DER GEGENSEITIGEN INFORMATION gingen innerhalb von sechs Jahren 115 Berichte über Zwischenfälle in Verbindung mit FSME-Impfstoffen zu. Überwiegend handelt es sich um ZNS-Störwirkungen, darunter Kopfschmerzen (30%), zerebrale Krampfanfälle (12%), Asthenie (10%), Parästhesien (8%), Paresen (7%), Enzephalitis (6%), Meningismus (4%), Meningitis (3%) sowie Depression, Myelitis, Polyneuritis, Reflexabschwächung, Verwirrtheitszustand u.a. Im Bereich der Sinnesorgane werden Doppeltsehen und Schwindel (je 4%), Sehstörungen und Augenmuskellähmungen (je 3%) sowie Taubheit, Störung des Geruchssinns und Lichtscheu beschrieben. 34% der gemeldeten Zwischenfälle gehen mit Fieber einher, 11% mit Übelkeit und Erbrechen, 7% mit Glieder- und 5% mit Nackenschmerzen. (arznei-telegramm 7/1993)

0750 b) Merke: Das den Menschen Gefällige wird bereitwilligst geglaubt - alles was ihnen nicht genehm ist, das will man erst gar nicht wissen.

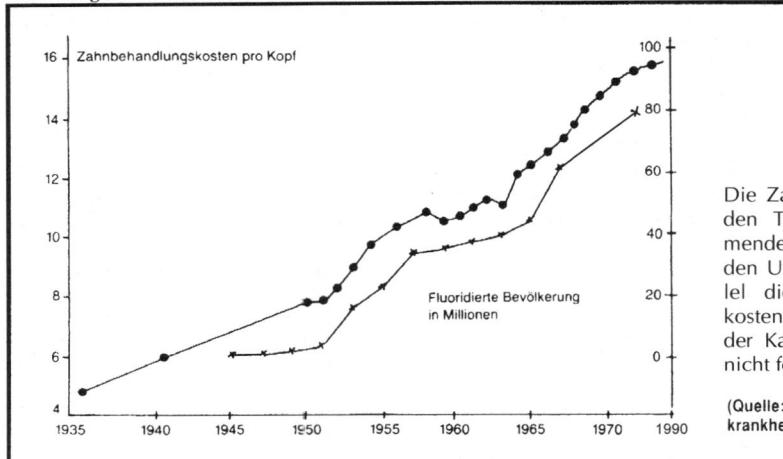

Die Zahlen brachten es an den Tag: Mit der zunehmenden „Fluoridierung" in den USA stiegen fast parallel die Zahnbehandlungskosten an: Eine Abnahme der Karies konnte dagegen nicht festgestellt werden.

(Quelle: H. Schöhl "Gebißkrankheiten und Gesundheit")

(Quelle: H. Schöhl »Gebißkrankheiten und Gesundheit« in BIO 5/1995/22)

0751 📖 75, 95, 361 **Das ist die Wirkung von gentechnisch hergestellten Impfmitteln:**
Schwindel und Doppeltsehen in Verbindung mit Hinweisen auf Demyelinisierung bei einem jungen Mann hielten hingegen über acht Monate an. Die Störwirkungen der aus Plasma oder gentechnisch gewonnen Hepatitis-B-Impfstoffe scheinen sich zu entsprechen.
Von 14 Meldungen, die unserem NETZWERK DER GEGENSEITIGEN INFORMATION zugingen, berichten vier über Gelenkschmerzen, zum Teil »in allen Gelenken« unter GEN H-B-VAX und H-B-VAX und zwei über Muskelschmerzen nach Injektion von GEN H-B-VAX. Eine Ärztin meldet vier Wochen andauernde »erhebliche Sprachstörungen bis zur Unverständlichkeit«, die am 2. Tag nach der Injektion von H-B-VAX einsetzten. Bei 2 Patienten, die ENGERIX-B erhielten, ließ sich eine Allergie gegen das Impfstoff-Konservans Thiomersal nachweisen. Eine selbst betroffene Ärztin kommentiert: »Ich mußte mir unterstellen lassen - andeutungsweise - ich litte an einer Spritzenphobie; (Spritzenangst) bestenfalls gestand mir noch ein Neurologe eine Lumboischialgie (Rückenschmerz) zu. Ich konnte bis über zwei Monate nach der Impfung nicht richtig laufen«. (arznei-telegramm, 7/1991)

0752 📖 75 »Im wechselvollen Verlauf des Kreuzzugs gegen die Schwindsucht hat man viel Lärm gemacht um falsche Behauptungen über die Entdeckung der einen oder anderen todsicheren Heilbehandlung.
Die berüchtigste war die Tuberkulinwelle, die sich vor etwa zehn bis elf Jahren über die ganze zivilisierte Welt ausbreitete und fast ungeteilte Anerkennung fand, weil ihr Urheber ein illustrierter Wissenschaftler war, der durch den Nachweis eines spezifischen Bazillus die wissenschaftliche Behandlung der Schwindsucht begründet hatte. Gleichwohl, Kochs Tuberkulin erwies sich als Falle und Täuschung.« (»Another Berlin 'Cure' of Consumption.« Medical Press Dec 5, 604/1900)

0753 a) 📖 75 1894 wurden die Impfungen mit dem Gift des Nobelpreisträgers Robert Koch, dem Tuberkulin, schnellstens wieder eingestellt. Stellte sich doch heraus, daß es die Tuberkulose verschlimmerte und zum baldigen Tod führte, statt die Widerstandskräfte dagegen zu verstärken.

0753 b) Wann wird die Welt erkennen, daß Robert Koch einem für die Menschheit verhängnisvollem Fehlschluß unterlag, Bakterien seien die Krankheitserreger?
Ein einschneidender Punkt in der **Geschichte der Tuberkulose** war die Zuordnung eines bestimmten Krankheitserregers zum klinischen Bild der Tuberkulose durch Robert Koch. Nachdem ihm bereits im Jahre 1876 mit der Entdeckung der Milzbrandsporen erstmals der Nachweis eines lebenden Mikroorganismus als Erreger einer Infektionskrankheit gelungen war, entdeckte er im Jahre 1882 den Tuberkelbazillus und im Jahre 1884 den Cholerabazillus. Seit 1855 war er als Professor in Berlin tätig, ab 1891 als Leiter des dortigen Instituts für Infektionskrankheiten, das heute Robert-Koch-Institut heißt. Für seine Entdeckung des Tuberkulose-Erregers Mycobacterium tuberculosis erhielt er im Jahre 1905 den Medizin-Nobelpreis. Während seine Verdienste um die Bakteriologie bis heute unbestritten sind, waren seine Versuche in der Entwicklung eines Therapeutikums eher von zweifelhaftem Ruhm: Euphorisch kündigte Koch auf dem Zehnten Internationalen Medizinischen

Kongreß in Berlin im Jahre 1890 ein Heilmittel gegen die Tuberkulose an - das sogenannte „Tuberkulin", eine aus eingedampften Kulturen des Mycobacterium tuberculosis gewonnene Substanz, die Stoffwechsel- und Zerfallsprodukte sowie Absonderungen des Bakteriums enthielt. Die begeisterten Reaktionen auf diese Ankündigung und Kochs Siegesgewißheit führten zu einem wahren Ansturm auf das neue Wundermittel. Auch die offizielle Ehrung für diese „Entdeckung" ließ nicht lange auf sich warten: Noch im gleichen Jahr wurde ihm der „Rothe Adler-Orden" verliehen. Nicht nur Kranke, die es sich leisten konnten, siedelten nach Berlin über, um in den Genuß der Tuberkulin-Therapie zu kommen, sondern auch Vertreter der deutschen Länderregierungen begaben sich in die Metropole, um die begehrte Flüssigkeit zu besorgen, denn in der Heimat rissen sich die Ärzte um die Zuweisung von Tuberkulin. Alle hofften, nach einer Serie von Versuchen mit ihren Ergebnissen an die Öffentlichkeit zu treten und Lorbeeren ernten zu können. Entsprechend überstürzt kamen denn auch die ersten Publikationen über die Anwendung. Dies war um so bedenklicher, als sich Koch über die Zusammensetzung oder Gewinnung des Mittels völlig ausschwieg. An diesem Vorgehen und an dem sogenannten Heilmittel gab es auch Kritik, die sich in der regen Publikation von wissenschaftlichen Anti-Koch-Schriften äußerte. Diese Kritik nahm zu, als sich herausstellte, daß das Mittel keinesfalls hielt, was Koch versprochen hatte, ja daß sogar bei vielen Kranken eine Verschlechterung eintrat und nicht wenige nach ihrer Tuberkulinbehandlung starben. (Medizinische-Wissenschaftliche Informationsdienste: Seuchen machen Geschichte)

Die widernatürlichen Lebensweisen der Menschen »erregen« die Bakterien, sich zu vermehren. Dann stellen sie für den Körper eine immer stärkere Belastung dar. Der Organismus bäumt sich dagegen auf durch die verschiedenen Krankheiten. Das ist alles.

4   75 - 96 »Der Naturarzt«, Nr. 1/88 S. 13 und 8/87 S. 22 in einem Bericht von Prof. T. TILL aus dessen Buch.
5   75 - 96 DITTMANN, S., »Atypische Verläufe nach Schutzimpfungen«, Vlg. J.A. Barth, Leipzig 1981

Impfungen bringen über 10.000 DM Gewinn jährlich für jede gutgehende Kinderarztpraxis (natur + heilen Nr. 23/1990).

6   96 **Geimpft und dafür später Gelenkrheuma!**
Impfung gegen Röteln, Diphtherie, Keuchhusten und Wundstarrkrampf können schockähnliche Zustände und lebensbedrohliche allergische Reaktionen auslösen. Auch der Zusammenhang zwischen der Rötelnimpfung und Gelenkrheuma wird als »unwiderlegbar« bezeichnet. US-Forscher haben herausgefunden, daß die Impfstoffe gegen Diphtherie und Wundstarrkrampf genauso gefährlich sein können! Es ist ein Skandal, wenn das BGA die Nebenwirkungen verharmlost und die Eltern dazu aufruft, ihre Kinder unbedingt impfen zu lassen. Nur nach rückhaltloser Aufklärung über alle Risiken ist die Einwilligung dazu rechtswirksam. (Dr. Schmidsberger in BUNTE vom 12.8.1991)

7   96 **Mumps durch Impfung**
Kleine Kinder zu Krüppeln geimpft bei Impfung gegen Mumps und Masern: Bei gegen Mumps geimpften Kindern besteht später eine erhöhte Gefahr, tatsächlich daran zu erkranken! DER NATURARZT 1/1985

   75-96 Impfung gegen Kinderlähmung
Kirstin wurde am 24. Mai 1977 mit dem Impfstoff Oral-Virelon gegen Kinderlähmung geimpft. Drei Tage später ließ der Säugling nach der Mittagsmahlzeit alle Extremitäten schlaff hängen, verdrehte die Augen, lief rot an und verfiel in Tiefschlaf. Dieses Ereignis wiederholte sich mehrfach, und ab Mai 1977 erfolgte eine unendliche Zahl von Vorstellungen bei Kinderärzten, von stationärer Behandlung, von einem Leidensweg ohnegleichen. Nach langen, langen Kämpfen ist auch dieser Fall am 11. Mai 1984 als Impfschaden anerkannt worden. Von der Einreichung des Antrages, das Leiden als Impfschädigung anzuerkennen, bis zur endgültigen Anerkennung - der sogenannten Laufzeit -, vergingen in diesem Fall sechs Jahre und fünf Monate. Heute leidet dieses Mädchen an ununterbrochenen Krampfanfällen... (Der Naturarzt 1/1988, Diese empfehlenswerte Zeitschrift ist zu bestellen bei Access Marketing, 61462 Königstein, Feldbergstr.2).

8   837 **Mehr Tote durch die Impfung als durch Zeckenbiß.**
Wie sich der Erfinder des Früh-Sommer-Meningo-Enzephalitis-Impfstoffs selbst kontrolliert: Der Leiter des Wiener Instituts für Virologie bezieht als Erfinder des Impfstoffes FSME-IMMUN nicht nur Tantiemen von der österreichischen Pharmafirma Immuno. Er kontrolliert auch im eigenen Institut die unter Umständen auftretenden Nebenwirkungen von FSME-IMMUN. Der Konflikt der Lizenzgeber-Kontrolleur-Personalunion wird dadurch zugespitzt, daß der Erfinder des FSME-IMMUN-Präparates auch im obersten Sanitätsrat der Republik Österreich das Gesundheitsministerium in medizinischen Fragen berät und dort auch Empfehlungen im Impfausschuß abgibt. In dieser Position beurteilt er den Inhalt der Gebrauchsinformation des Impfstoffes. (arznei telegramm 9/1991)
Auch die Kontrolluntersuchung in einem anderen Labor ergab eine fehlende Immunisierung. Die Anzahl der so überprüften Patienten ist noch sehr gering, aber es entsteht für mich der Eindruck, daß die aktive Immunisierung mit FSME-IMMUN auch nach dreifacher Impfung nur bei ca. 50% der Patienten einen ausreichenden Schutz bietet. (Dr. med. J. LIEBENDÖRFER, W-7261 Ostelsheim in arznei-telegramm 9/1991)

9   91 **Nach Grippeimpfung Zerstörung des Halsmarks.** Ein 45jähriger Mann starb zwei Wochen nach einer Grippeimpfung innerhalb von 10 Tagen infolge einer akuten zerstörenden Rückenmarkskrankheit. (BUCHWALD, G. in Der Naturarzt 1/1988)

0   a)   90 DAVIS, D., in Philadelphia Inquier vom 7.9.1979: Über die verheerenden Folgen des Impfens
Revue Medical de Liège vom 15.10.1976
0   b) Mc TAGGERT, L., Was Ärzte Ihnen nicht erzählen, Sensei Vlg. 71394 Kernen

1   837 **Unerträgliche Kreuzschmerzen: FSME-(Zecken)Impfung schuld**
(...) kann die Impfung mit abgetöteten, nicht vermehrungsfähigen FSME-Viren ebenfalls das ZNS (ZentralNervensystem) schädigen. Dies spricht für eine sehr restriktive Indikationsstellung. Die Immunprophylaxe sollte also weiterhin auf Personen beschränkt werden, die sich aus beruflichen Gründen - beispielsweise in ihrer Eigenschaft als Jäger, Förster oder Waldarbeiter - oder auch als passionierte Dauerläufer oder Spaziergänger sehr häufig im Wald aufhalten. (Ärztliche Praxis 49/19.6.1993/117)

2   94 **Impfung gegen Tetanus:**
(...) Dort trat, ausgehend von den Beinen, eine Lähmung auf, die Atem- und Herzstillstand zur Folge hatte: Gehirnschädigung und bleibende körperliche Behinderung. Der leichtfertige Umgang mit der Tetanusspritze fordert immer wieder Opfer, wie Dr. Bernhard Giese vom Institut für Kunstfehler-Begutachtung jetzt festgestellt hat. Nicht nur die Auffrischung ist gefährlich, es gibt auch »primäre Allergien«: So hatte eine 27jährige Frau zwölf Tage nach der Impfung kein Gefühl mehr in den Beinen, dann traten Lähmungen auf. Vorher war sie noch nie gegen Wundstarrkrampf geimpft worden. (BUNTE 8/1993)

3   94, 90 **Die Impfungen gegen Maul- und Klauenseuche breiten die Krankheit aus!**

Das erstaunliche Ergebnis der vergangenen 25 Jahre: In den impfenden Ländern brach die Seuche erheblich häufiger aus als in den nicht impfenden Staaten, und in letzteren waren die Ausbrüche meist Einschleppungen aus den impfenden Ländern. Dabei stellte sich Erstaunliches heraus:

- Die Impfungen waren schädlich! Von den seit 1970 bis zum bitteren Ende hochgerechneten 30 Primärinfektionen waren 22 auf die Herstellung und Anwendung von Impfstoff zurückzuführen.
- Die Impfungen schützten nicht verläßlich.
- Die Impfungen waren wirkungslos gegen Einschleppungen von außen.
- Die Impfungen verhinderten nicht, wie oft behauptet wurde, die Ausbreitung der Seuche, sondern waren fast stets Ausgangspunkt und daher die eigentliche Gefahr für alle seuchenfreien Länder.

> Ich bemerke sorgenvoll eine nachlassende Sterbefreudigkeit bei unseren älteren Mitbürgern.
> (Ursula Lehr, CDU-Gesundheitsministerin 1990)

Nicht zuletzt waren es wohl auch handfeste wirtschaftliche Gründe, die die EG-Kommission überzeugt haben, mit der antiquierten Impfung gegen Maul- und Klauenseuche Schluß zu machen: Die Amerikaner hatten nämlich ihren Markt für Fleischwaren aus der Gemeinschaft unter anderem mit der Begründung verschlossen, daß durch die Impfung die Seuche in die Vereinigten Staaten eingeschleppt werden könnte.

Maul- und Klauenseuche
In der EG-Kommission hat sich diese Erkenntnis (**daß diese Seuche durch Impfungen erst verursacht wird**) ebenfalls durchgesetzt. Allein schon der Vergleich der Seuchenhäufigkeit in den europäischen Ländern ab 1970 zeigt, daß in den impfenden Ländern die Seuche viel häufiger auftrat, als in den nicht impfenden Ländern, und in den nachprüfbaren Fällen war die Seuche stets aus impfenden Ländern eingeschleppt worden. In Frankreich und Portugal wurden jetzt zum 1.7.91 die Impfungen verboten. (Impfspezialist Dr. G. Buchwald in »Der Naturarzt«, Nr. 11/1991)

Merke: Aus den englischen und deutschen Gazetten zu den Impfungen hast Du entnehmen können (→LV 0802), daß Geimpfte erst recht erkrankten. Hier in diesem Falle wird es durch das 50jährige Tierexperiment, das erst recht die Maul- und Klauenseuche ausbreitete, eindeutig bestätigt. Unglaublich, wie diese Profitverschwörung aus Tierärzten und Pharmazie es fertigbrachte, 50 Jahre lang die Bauern an der Nase herumzuführen und sie durch Verlust ihrer Tiere zu schädigen. Allein durch das heilverkündende Wort »Impfung«.

Über den Nutzen und die Wirksamkeit von Impfungen bei Tieren
Was von der Glaubwürdigkeit der Veterinärmedizinverwaltungen zu halten ist, das erhellte sich für Leser des Wissenschaftsteils von DIE ZEIT vom 17.1.1992 unter dem Titel »Jahrzehntelang wurde die Maul- und Klauenseuche falsch bekämpft - ein traurig teures Lehrstück aus der Veterinärmedizin und -verwaltung«. Letztere setzten immer wieder die Impfung für die Maul- und Klauenseuche durch, *obschon diese nicht , wie behauptet, die Seuchen verhinderten, sondern sie immer mehr ausbreiteten und so die Seuche auch in die seuchenfreien Länder, wo nicht geimpft wurde, hineintrugen*. Die Impfopfer, die den Staat verklagt haben (nach Schätzungen nur 10% aller Geschädigten, denn wer denkt schon bei Krankheiten nach Jahren, daß die Impfung dafür ursächlich war?), die anderen waren zu arm oder ihnen fehlte Mut dazu. Sie kosten den Steuerzahler 10 Milliarden Mark. Dr. Karl Strohmaier war viele Jahre an der Bundesforschungsanstalt für Viruskrankheiten der Tiere in Tübingen tätig. (DIE ZEIT, Nr. 4/1992)

0764   87 - 97 Im Jahre 1976 machte die amerikanische Ärztemafia den Menschen Angst vor der entsetzlichen Gefahren, die ihnen wegen der um sich greifenden Schweinegrippe drohen würde. 46 Millionen wurden geimpft, viele starben an dem Serum. Bis sich herausstellte, daß diese Grippe überhaupt nicht auf Menschen übertragbar war...(Impact of swine non-flu. The Lancet, II, 1029/1982)

0765   837   **FSME (Frühsommer-Meningoenzephalitis) - kriegst Du erst recht durch die Impfung.**
Der Arzneimittelkommission seien zu dem ersteingeführten, aktiven Impfstoff (FSME-IMMUN, Red.) eine Reihe von Berichten über Störungen des zentralen und peripheren Nervensystems bis hin zu Krampfanfällen, Meningitis und postvakzinaler Schwerpunktneuritis zugegangen. Ein Hersteller weise in der Fachinformation im Abschnitt »Nebenwirkungen« u.a. auf Meningitis-ähnliche Symptome und »Nervenentzündung unterschiedlichen Schweregrades« hin; ein anderer Hersteller (Behringwerke, Red.) zusätzlich auf Literaturberichte über Erkrankungen des zentralen und peripheren Nervensystems, einschließlich aufsteigender Lähmungen z.B. GUILLAIN-BARRÉ-Syndrom (Lähmungen mit Muskelschwund) im zeitlichen Zusammenhang mit FSME-Impfungen. (arznei-telegramm 7/1992)
(...)Leberschäden werden verzeichnet nach dem Antimykotikum Itraconazol (Sempera). Fußpilzmittel dringen zu ein Drittel über die Haut in das Innere des Körpers ein. Itraconazol (Sempera) wird als Antimykotikum zur oralen Behandlung anstelle topischer Zubereitungen bei Hautmykosen angeboten. (arznei-telegramm 8/1992)

0766   837   **Gefährlicher als die Zecken?**
So viele ließen sich impfen, daß die Herstellerin des Impfstoffes, die Heidelberger Immuno GmbH, mit der Produktion kaum nachkam; 1,4 Millionen Dosen von FSME-IMMUN wurden im vergangenen Jahr verkauft, und knapp eine halbe Million Bundesbürger wurde geimpft. Vereinzelte Fälle von schweren Nebenwirkungen, die jetzt bekannt wurden, veranlassen zur Frage nach dem Verhältnis von Risiko und Nutzen(...). Das Berliner *Arznei-Telegramm* berichtete kürzlich über *vier* Fälle, in denen nach einer Impfung Krampfanfälle auftraten, und *einmal* kam es zu akutem Nierenversagen. Wird tatsächlich nur jeder zehnte Fall bekannt, so die Vermutung, dann ist in der Bundesrepublik jährlich mit etwa 40 schweren, impfstoffbedingten Komplikationen zu rechnen. Da aber jährlich nur 30 FSME-Infektionen (die äußerst fraglich sind) bekannt würden, **überwiege das Risiko den Nutzen eindeutig.** (DIE ZEIT - Nr. 9 - 24. Februar 1989)

0767   a)   837, 838   **Schwere paraplegische Enzephalomyeloradikulitis** (Entzündung von Gehirn, Hirnhäuten und Gehirnnerven) **nach FSME-Impfung:**
Eine Arbeitsgruppe der Neurologischen Universitätsklinik Freiburg beschreibt nach der Zweitimpfung gegen die Frühsommermeningoenzephalitis (FSME) eine schwere fortschreitende spastische Paralyse der oberen und unteren Extremitäten mit sensomotorischen Ausfällen bei einem 54jährigen Patienten.
Die schwere neurologische Komplikation begann am 5. Tag mit Taubheitsgefühl und Mißempfindungen an den unteren Gliedmaßen - gefolgt von Ataxie (Störungen der Bewegungskoordination). 17 Tage später hatte sich eine spastische Tetraplegie mit gesteigerten Reflexen und Streßinkontinenz entwickelt. Die elektrophysiologischen Befunde sprechen für eine Radikulitis (Entzündung der Spiralnervenwurzeln). In der Magnetresonanzdarstellung fanden sich Signale einer Myelitis im Bereich von C1/2 bis C6/7 ohne Zeichen einer Schwellung des Rückenmarks sowie multiple Läsionen im Bereich der weißen Substanz des Gehirns, die klinisch ohne Symptomatik bleiben.

Die Symptome verschlechterten sich im Verlaufe der nächsten fünf Monate und ließen sich durch Kortikoide und Immunglobuline nicht aufhalten. (BOHUS, M. et al.: Lancet 342/1993/239) und (arznei-telegramm 8/1993)

b) 87ff **Die große Betrugsmasche der Medizinmafia mit der Kinderlähmung**
Als nach der Poliomassenimpfung 1958 die Fälle von Kinderlähmung um 80 % hochschnellten, bekamen die amerikanischen Gesundheitsbehörden Ängste, die Öffentlichkeit könnte das in Erfahrung bringen. Weshalb man einfach der alten Krankheit einen neuen Namen gab: Virale oder aseptische Meningitis. Oder Cocksacki Virus. Und schon zeigten die Gesundheitsstatistiken wieder ein positives Bild und die Milliardengaben für die Impfungen des Staates an die Mediziner - Pharmamafia waren mal wieder gerechtfertigt.
Das gleiche geschah in England, das den Keuchhusten für ausgerottet erklärt hatte: Die Ärzte diagnostizierten ihn nun einfach als Asthma. Den gleichen Trick wendete man auch bei AIDS an, wo dreizehn Krankheiten als eine neue bezeichnet wurden. →479, 0760b, 1714, →BUCHWALD

a) 88 DELARUE, Simone, »Impfungen - der unglaubliche Irrtum«, Hirthammer Verlag.
Hier wird dargestellt, wie durch Impfungen Nerven- und Gehirnschäden, im schlimmsten Fall sogar AIDS entstehen kann, daß Impfungen als die Wiege von Krebs und Leukämie, Herz- und Kreislaufkrankheiten sowie den plötzlichen Kindstod zurückzuführen sind. Und daß es nicht nur sichtbare, sondern auch unterschwellige, unsichtbare und später sich entwickelnde Gesundheitsschäden sind, die durch Impfungen verursacht werden.

b) 87 ff Freiburger Pädiater hat vor den Gefahren der Impfmüdigkeit bei Diphtherie gewarnt (Ärzte Zeitung 29/1995/14).
Dr. Ernst Trebin, Praktiker aus Bamberg, meint dazu: Beklagt wird in Ihrem Artikel um sich greifende Impfmüdigkeit bis hin zur Ablehnung jeglicher Impfungen - mit der Folge schließlich des Diphtherie-Todes eines vierjährigen russischen Mädchens, über den Sie berichteten.
Mich verwundert diese Entwicklung keineswegs, sie ist meines Erachtens eine verständliche Gegenreaktion auf eine ungeheure Impfpropaganda, die uns als »Muß« eine wachsende Zahl an Impfungen einpeitschen und sogar den wahnhaften Glauben vermitteln möchte, Röteln, Masern, Mumps, Keuchhusten auf der gesamten Erde ausrotten zu können - Krankheiten, die ich in meiner persönlichen Statistik als uneingeschränkt harmlos erlebt habe, deren Impfprophylaxe ich ablehne, da ich als Folge eine Reihe von Schäden bis hin zu Todesfällen oder schwersten Entwicklungsstörungen und Imbezillität authentisch berichtet bekam.
Ernst Trebin Arzt für Allgemeinmedizin - Homöopathie - 96047 Bamberg 1. (Ärzte Zeitung, 1.3.1993/23)

a) 91 Ein 45jähriger gesunder Mann starb 2 Wochen nach einer Grippeimpfung innerhalb von 10 Tagen infolge akuter nekrotisierender (zerstörender) Myelopathie (Rückenmarkserkrankung) als wahrscheinliche Autoimmun-Reaktion auf den Impfstoff. (Ärztliche Praxis 7/1989)
Höchstprofit für alle durch das Impfen
Trotz starken Rückgangs der »Impfmoral« (merke auf, wie geschickt die Ärzte und Pharmazeuten gerade dieses Wort wählten und der Öffentlichkeit eingepaukt haben. Wer will schon - wenigstens vor anderen - als unmoralisch gelten?) wurden noch 1989 sechs Millionen Impfungen in den alten Bundesländern durchgeführt. Das erbrachte der Pharmaindustrie 237 Millionen, den Ärzten 22 Millionen Einnahmen: Der Steuerzahler brachte bisher 10 Milliarden auf für die Renten nur an die anerkannten Impfopfer! Eine Mutter mußte 27 Jahre lang klagen, bis der Impfschaden ihrer Tochter (Lähmung, geistige Schädigung) anerkannt wurde.

b) McCEAN »Impfungen«, Suhrkamp
TÖNZ, O., Impfschäden, Therapeutische Umschau 1983, S.203, Der Kinderarzt, Nr.5/1977)
Fast jeder zweite, mit einem solchen Impfstoff »gegen Grippe« geimpfte Bundesbürger, erkrankt danach an einem besonders schweren »grippalen Infekt«. Das ist jene Erkrankung, die von unserer Bevölkerung als »Grippe« bezeichnet wird. Nach einer Repräsentativumfrage bei Bürgern der Bundesrepublik Deutschland und West-Berlins im Juli 1978 verweigerten fast 45% grippegeimpfter Bürger eine erneute Impfung mit der Begründung, daß sie nach der vorangegangenen Impfung **trotzdem an Grippe erkrankt seien.**
Daß nur »fast jeder zweite grippegeimpfte Bürger« an der Grippe erkrankt (und nicht alle) liegt daran, daß die übrigen von der Infektion verschont blieben. Würden alle Menschen gleichmäßig einem Infektionsrisiko ausgesetzt, würden fast alle grippegeimpften Bürger (die ja in Wirklichkeit gegen die Influenza geimpft werden) an dem erkranken, was die Bevölkerung unter »Grippe« versteht. Ungeimpfte hingegen blieben, wegen intakter Abwehr, gesund. (Der Naturarzt 10/1992) Der Trick:Erkrankt irgendwo auf der Welt mal ein schlecht ernährtes Kind an Diphtherie, dann tut man gleich so, als sei daran die Impfmüdigkeit bei uns in Deutschland schuld.

87 - 96 **Hundert Prozent durchimpfen? Dabei werden Komplikationen vergessen**
Zum Leserbrief von Dr. Wolfram Hartmann: »Abraten von Impfen kommt einer unterlassenen Hilfeleistung gleich« (ÄZ 165):
(...) Was nämlich Impfkomplikationen angeht, werden diese Patienten von Neurologen, Internisten oder leider auch Pathologen gesehen. Es wundert mich daher nicht, daß fast 100 Prozent aller Kinderärzte, aber nicht einmal 30 Prozent aller Internisten den Impfungen gegen Kinderkrankheiten positiv gegenüberstehen. Ich bin seit zwölf Jahren praktischer Arzt und komme in dieser Zeit höchstens auf 2000 Impfungen (impfe also durchaus auch). Unter meinen Patienten befinden sich aber (bei 3000 Einwohnern insgesamt) vier Impfschadensfälle, zwischen acht und 45 Jahren alt, zwei nach Masern-, zwei nach Pocken-Impfung, alle vier schwer entwicklungsgestört und behindert bzw. sogar debil. Zwei Kinder mußten nach einer Keuchhustenimpfung wegen Atemdepression und asthmoider Beschwerden vorübergehend stationär behandelt werden - eines davon mußte ich reanimieren. Insgesamt achtmal sah ich meningeale Reizungen im Kopfschmerz und/oder Fieber und/oder Schwindel über mehr als eine Woche nach FSME-Impfungen. Ein Kind entwickelte nach einer DT-Impfung eine vorübergehende Neurodermitis, Dauer etwa ein halbes Jahr. Ich habe durch Impfungen zwei Spritzenabszesse erzeugt und ungezählte lokale Reizungen, und das, obwohl ich glaube, nicht weniger ordentlich zu desinfizieren als andere Kollegen. Die Komplikationen sind sicher die Gründe dafür, daß es außer mir noch immer »eine große Minderheit« gibt, die Zurückhaltung übt bei der Impfung. Nicht immer hat die Mehrheit recht. Deshalb lasse ich juristisch falsch plazierte Schlagwörter wie »unterlassene Hilfeleistung« nicht gelten. Dr.Karlheinz Bayer, Bad Peterstal (Ärzte Zeitung 175/1.10.1994/40)

87 – 96 **Der gerissenste Trick der Mediziner mit der sogenannten Antikörperbildung.** »Der Beweis für die Wirksamkeit des Impfens, das sind die gebildeten Antikörper«, so lehren sie es ihrem ärztlichen Nachwuchs, die Herren Professoren an den Universitäten. Und überzeugten damit seinerzeit auch die Behörden, den Impfzwang einzuführen. Der Behauptung auf den Zahn gefühlt, ergibt: Richtig, es kommt nach so einer Impfspritze zu einer Bildung Antikörpern im Blut. Nur ist das nicht der geringste Beweis dafür, daß diese Antikörper ausgerechnet vor genau der Krankheit schützen, gegen die geimpft wurde. Du kannst den gleichen Effekt auch dadurch erzielen, wenn Du Dir eine Spritze voll Milch setzt: Bei in die Blutbahn gelangende Fremdeiweißen kommt es immer zu später auflösenden Verklumpungsmolekülen. Das nennen die Forscher dann »Antikörper«. Das die irgendeinen allgemeinen Krankheitsbekämpfungszweck oder gar gegen eine spezielle Krankheit erfüllen können ist eine aus den Fingern der Medizinforschern gesogene Behauptung. Die nicht zu beweisen, aber auch nicht gegenzubeweisen ist. Denn bei dem einen bricht eine Krankheit aus, bei dem anderen wiederum nicht... Nur bei den Forschern bricht damit nie der Mangel an staatlich – stattlichen Forschungsmitteln und hochdotierten Preisen aus. → LV 2303, 3876. Erkenne: Es ist so einfach andere zu bescheissen, wenn man zuvor die Menschen an sein Können glauben macht...

0772 📖 87 · 96 **Mumps-Impfung** In einem Fall des Landgerichts Gießen (Az.: 4 O 551/84) war ein Jugendlicher nach einer Mumps-Impfung an Diabetes erkrankt. Der Arzt hätte auf die Gefahren der Impfung hinweisen müssen. (Ärzte Zeitung 108/15.6.1994, S. 1 und 17)

Grund für die Kinderlähmung
Plötzlicher Kindstod: Zahlreiche Komplikationen hat man beim Kombinationsimpfstoff gegen Diphtherie, Keuchhusten und Wundstarrkrampf (DPT) beobachtet, deren schlimmste das Syndrom des unerwarteten, plötzlichen Kindstodes (Mors subita infantum) ist. In einer Studienarbeit über 103 Säuglinge, die an diesem Phänomen gestorben waren, fanden die Wissenschaftler an der medizinischen Fakultät der University of Nevada heraus, daß 70 Prozent dieser kleinen Opfer innerhalb der letzten drei Wochen vor ihrem Tod eine Impfung mit DPT erhalten hatten! Von Dr. Jonas Salk, der das Vakzin aus abgetöteten Viren erstmals entwickelt hatte, gibt es aus dem Jahr 1976 die Aussage, daß der Impfstoff aus lebendigen Erregern (das Sabin-Vakzin, wie es 1962 auf den Markt geworfen wurde), welcher überall in den Vereinigten Staaten und Kanada zur Anwendung kam, »die hauptsächliche, wenn nicht gar die alleinige Ursache« sämtlicher gemeldeter Fälle von Poliomyelitis seit 1961 war. (Fit fürs Leben 4/1996/39; Arbeitskreis zur Selbsthilfe bei chemisch-pharmazeutischen Gesundheitsschäden, Bismarckstr.22, 38667 Bad Harzburg, Tel. 05322-2956)

Impfstoffe
Dr. Robert Gallo: Die Verabreichung von Lebendimpfstoffen wie etwa dem Vakzin, das gegen Pocken verwendet wird, kann einen latent vorhandenen Infektionskeim, zum Beispiel IIIV, aktivieren

Autismus
Autismus trat in den Vereinigten Staaten, Japan und Europa gleichzeitig mit der Einführung des Impfstoffes gegen Keuchhusten in Erscheinung.

0774 📖 88 Selbst der »Vater der Impfung«, Edward Jenner merkte, daß sein Sohn und andere mehrfach pockengeimpfte Bekannte alle nach einigen Jahren an TB erkrankten. Doch er bat die anderen Ärzte um Stillschweigen darüber, damit der Mythos der Immunität nicht in schlechtes Licht gerate (...). Die üblichen Kinderkrankheiten sind nicht gefährlich, so lange sie nicht durch Einimpfen von giftigen Stoffen unterdrückt werden. Doch sie können es leicht werden, oftmals gleich nach dem Impfen! Nach diesen Forschungen liegen sogar Anzeichen dafür vor, daß Multiple Sklerose als Spätschaden durch Impfungen ausgelöst wird.
(Kurzauszüge aus »Vaccinations do not protect« Life Science 1980, 127, East Main Street, Yorktown, Texas)

0775 a) 📖 87 · 96 HIGGINS, C. M., »Hasards of vaccination exposed«, Natural Hygiene Press. »Santé et vaccinations«, French vaccination magazine, Winter 1978
SHELTON, H.D. »Vaccine serum evils« NH Press Verlag. Stealth Research, Modelsome/California 1962
McCORMICK, »Vaccination - a disastrous delusion« NH Press.

Impfgelähmte hatte nur noch einen Traum
Anette sitzt seit frühester Kindheit im Rollstuhl: Nach einer Fünffach-Impfung und Rachitis erlosch ihre Muskelkraft. Seitdem wird ihre Muskel-Atrophie mit Gymnastik behandelt. Für Jacko ist die Sonderpädagogik-Studentin mit den blonden langen Haaren extra aus ihrer Heimat Würzburg angereist. Beim großen Open-air im Müngersdorfer Stadion ging ihr Traum in Erfüllung: Einmal mit Michael auf der Bühne sein. (EXPRESS 5.6.1997)

0775 b) **Verseuchte Impfstoffe**
Bis zu 7000 Frauen wurden Ende der 70er Jahre in der DDR durch verseuchten Impfstoff mit dem Hepatitis-C-Virus infiziert. Sie erhielten nach einer Geburt im Rahmen der Anti-D-Prophylaxe kontaminierte Chargen gespritzt. Der Impfskandal war von den DDR-Behörden seinerzeit weitgehend vertuscht worden. Auch die Bundesregierung versuche das Thema totzuschweigen. (Ärztliche Praxis 20.6.1995) Merke: Impfstoffe sind stets verseucht mit anderen, meist unbekannten Erregern, die bestenfalls das Immunsystem stark beanspruchen. Ebenso kritisch sind die chemischen Toxine zu werten, die jedem Impfstoff zugegeben werden.

0776 📖 96, 494 *Jede zweite Polio-Erkrankung bei Kindern in Großbritannien innerhalb der vergangenen 13 Jahre sei durch die Verabreichung der Poliomyelitisvakzine verursacht worden.* Das behauptet eine neue Aktionsgruppe von Eltern, deren Kinder Schäden nach Impfungen davontrugen. (Association for the Parents of Vaccine Damaged Children in: Ärzte Zeitung 188/20.10.1992) Das sagt drei Monate später ein Arzt in der gleichen Zeitung dazu: »Die Herren sind sich ihrer Sache so sicher, das Volk weiterhin mit der Impflegende betrügen zu können, daß sie es sich sogar leisten können, sich in einem Artikel selbst zu widersprechen.«

0777 📖 88 Die Ursache der Masern-Epidemie in Ansbach war vermutlich eine ernstzunehmende Impflücke. (...) Insgesamt seien relativ viele Jugendliche an Masern erkrankt und auch solche, die *bereits geimpft* waren. (Ärzte Zeitung 46, 12.3.1993/4) Kapiert Du nun?

0778 📖 96 So verstärkt sich der mentale Zwang der Schulmediziner zwecks Profitmaximierung mehr und mehr. So machen die Schädiger und wahren Schuldigen die anderen zu Verbrechern: Dich!
Professor Heinz Spiess: Nicht-Impfung ist Körperverletzung! (Leiter der Kinderpolyklinik München in der Ärzte Zeitung vom 7.12.1992)

0779 📖 88 Kleine Kinder zu Krüppeln geimpft bei Impfung gegen Mumps und Masern (BUNTE vom 30.3.1989).
Du solltest wissen: Jede Unterschrift zum Einverständnis mit der Impfung ist wertlos, solange Dich der Arzt nicht über die Risiken der Impfung aufgeklärt hat. Dann muß er für die Schäden haften.

0780 📖 87 · 97 Was ich vom Impfen halte, das weißt Du. Aber was hältst *Du* von den Impfexperten? Lies mal das hier über die erneute Kehrtwende der Impfexperten:
Vor 16 Jahren verschwand sie wegen des Verdachts schwerwiegender Nebenwirkungen weitgehend in der Versenkung, jetzt ist sie wieder da: Seit dem 1. Juli wird die Pertussis-Impfung (Keuchhusten) von der STIKO wieder allgemein empfohlen...(Medical Tribune vom 9.8.1991)

0781 📖 87 · 97 **Kinderlähmung auch bei geimpften Kindern:**
«...Die Routine-Immunisierung erreichte im Jahr 1985 bereits 67% aller neugeborenen Kinder und stieg bis zum Jahr 1987 auf 87% an. Trotzdem kam es von Januar 1988 bis März 1989 zu einem weitverbreiteten Ausbruch von Poliomyelitis. Eine Fall-Kontroll-Studie (70 Patienten, 692 altersentsprechende Kontrollpersonen) zeigte, daß keine signifikanten Unterschiede im Impfstatus zwischen beiden Gruppen bestanden: 94, 79 und 51% der Erkrankten hatten wenigstens eine, zwei oder drei Dosen erhalten - bei den Kontrollpersonen waren es 97, 79 und 55%.« (Ärztl. Praxis 12.11.91).

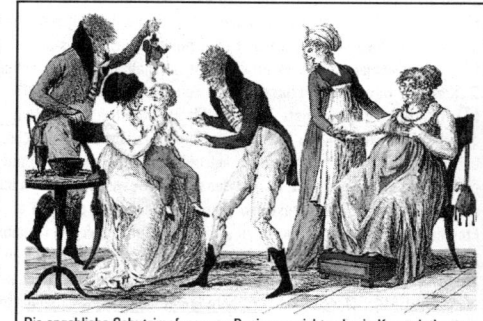

Die angebliche Schutzimpfung: von Beginn an nichts als ein Kasperletheater.

2 📖 87 - 96 **Heuschnupfen führt später zu Asthma** 1908 fragte sich bereits ein Dr. Sticker, warum die (nichtgeimpften, weil armen) Bauersleute keinen Heuschnupfen bekamen, wo doch gerade auf dem Land die Pollen am stärksten herumflogen, während dieses sehr unangenehme Leiden bei den Städtern sehr oft anzutreffen war. Zur Massenerkrankung wuchs sich das »Heufieber« - heute als allergische Krankheit klassifiziert - aber erst aus, als in den fünfziger Jahren auch das Impffieber bei den Ärzten ausbrach. Man sollte meinen, Impfungen stärkten das Immunsystem, das so gezwungen wird, Antikörper gegen die Krankheit zu bilden! Aber das Gegenteil ist der Fall: Wenn das auf eine solche künstliche Weise geschieht, wird das Immunsystem nicht trainiert, sondern desorganisiert. Die unmittelbar ins Blut gebrachten Millionen von Giftkeimen sind artfremdes Eiweiß, auf welche der Körper »allergisch« reagiert. Diese dem Körper bisher unbekannten Eiweißstoffe verändern das Immunsystem dann derart, daß es nicht mehr wie früher die gewohnten Pollenflüge als harmlos, sondern als »Feindstoffe« ansieht. Und er mit »Heufieber« dagegen rebelliert.

3 📖 87 - 97 Mc BEAN, E. **Impfung schützt nicht - sie bewirkt das Gegenteil!**
Einige Impfärzte bemerkten ein gewisses Muster an Reaktionen nach der Impfung:
• Lähmung innerhalb 24 Stunden bis zu sechs Monaten, • Gehirnschaden oder Blindheit innerhalb vier Jahren, • Herzschäden innerhalb von zehn Jahren, • Krebsgeschwulst nahe oder auf der Impfstelle nach sechs Monaten, • TB innerhalb von 20 Jahren.

5 BSE-Gefahr durch Impfstoff HIBTITER?
Das italienische Gesundheitsministerium hat den Hämophilus-influenzae-B-Impfstoff HIBTITER vom Markt genommen und die Restbestände von Wyeth-Lederle durch die Polizei beschlagnahmen lassen, da eine Übertragung von BSE nicht ausgeschlossen werden könne. Die Vakzine soll Kinder vor der gefürchteten HiB-Meningitis schützen (a-t 7 [1990], 62). arznei-telegramm 2/97

6 Eine andere Erklärung für die »Impfmüdigkeit« der Ärzte lieferte ein Kollege aus dem Publikum: »Wenn ein Patient eine Erkrankung bekommt, z.B. eine FSME, macht mir niemand einen Vorwurf. Wenn ich ihn aber impfe, und es passiert etwas, bin ich dran!« (Medical Tribune 19.1.1997)

7 📖 748 Die in den Fünfzigerjahren durchgeführte Scharlachimpfung war relativ stark mit Nebenwirkungen behaftet, die Wirkung war mäßig. (Medical Tribune 16/18.9.19 97)

F. GEORG WÖRNER • Facharzt für AllgemeinMedizin • Gritznerstr. 1a • 12163 Berlin
Tel. 030/793 56 37 (Praxis) Fax 030/797 00 108 Tel. 030/793 55 38 (Privat)

Lieber Franz
Wie Du weißt, habe ich in meiner Praxis schon immer Ganzheitliche Medizin betrieben. (...) Dann kam Dein Buch Der Große "Gesundheits-Konz", das mir schlagartig den Blick auf absolut gesundes Leben öffnete. Endlich einmal ein unabhängiger kritischer Geist, der einen völlig neuen Blick auf die Medizin wirft. In der Tat ist die Schulmedizin weitgehend pervertiert. Wesentliche Teile der herrschenden Medizin halten uns in Angst und Schrecken, machen uns abhängig und oftmals immer kränker. Mit Deiner UrMedizin haben Kranke (und Gesunde) den einzigartigen Schlüssel Ihrer Gesundheit selbst in die Hand bekommen. Zugegebenermaßen ist UrMedizin ein sehr hoher Anspruch in unserer totalen Konsumgesellschaft. Aber für Kranke ein absolutes Muß, wollen Sie nicht einer seelenlosen Apparatemedizin verfallen. Deine UrMedizin beherrscht nunmehr meinen Praxisalltag.
Herzlichst Dein

Viele mögen die Wahrheit nicht, weil sie verlieren werden, wenn sie die Wahrheit als solche anerkennen.
(Goethe)

Doof durch den Schnuller?
Wer die Säuglingszeit mit Schnuller verbrachte, hat als Erwachsener einen niedrigeren IQ als Menschen, die nie am Nuckel saugten. 3,5 IQ-Punkte macht diese Differenz im Schnitt aus. Das zeigen Daten von 994 Engländer(inne)n der Jahrgänge 1920 bis 1930. Sprößlinge sehr junger Mütter, von Vätern mit geringer beruflicher Qualifikation, jüngere Geschwister in kinderreichen Familien und solche, die im ersten Lebensjahr mit einem Schnuller ruhiggestellt worden waren, schnitten im IQ-Test schlechter ab. Von allen Faktoren am wichtigsten: der Schnuller! Entweder tolerieren Kinder, die weniger aufgeweckt sind, den Schnuller eher. Oder das »Sedativum« Schnuller macht Babys weniger aufnahmefähig für intelligenzfördernde Außenreize. (ÄP 39/1996 Lancet347 (1996) 1072-1075)

Der Verfasser möchte es Euch Müttern ins Ohr schreien:
Die vielen kaum merkbaren Impfschäden wurden und werden in den Medien nie eines Wortes gewürdigt oder gar erfaßt! Vielleicht belaufen sich die tatsächlichen Impfschäden auf 30, 50 oder gar 100%, wenn die leichten mitgezählt werden könnten. Die sich in geringfügig verminderter Intelligenz, in lebenslanger Immunschwäche usw. äußern?
Mach Dir auch mal darüber Gedanken, bevor Du Dich von einem Mediziner zum Impfen breitschlagen läßt. Und frag den dann gleich, ob er sein eigenes Kind hat impfen lassen...

0800   Statistiken

0800 📖 87, 89f Die 481 Berechtigten mit anerkannten Impfschäden erhielten 1992, so Glück, 13,6 Millionen DM (Ärzte Zeitung 50/18.3.1993/6). Und das nur im Land Bayern! Und Du darfst Dich darauf verlassen, daß die nicht anerkannten und erst später ausbrechenden Impfschäden tausendfach größer sind.

0801 📖 87 - 97 **Auf den im Verschwinden begriffenen Keuchhusten hatten Impfungen ebenfalls keinerlei Einfluß: Keuchhusten-Statistik** (→Rz395)

»Über das Recht des Patienten auf Nichtwissen«, Vortrag von Prof. Wetzel auf dem Symposium Salzburg vom 11.5.1955
Erkenne: Mit aller Gewalt wollen Dich diese Mediziner dumm halten. Für keine noch so gemeine Rhetorik sind sich diese Burschen zu schade.

Aber lesen wir doch mal, wie die Ärzte da handeln, wenn es um sie selbst geht, wenn es nicht darum geht, die Bevölkerung zur Aufrechterhaltung ihrer Luxuseinkommen dumm zu machen:

»Angst vor Impfung größer als vor dem Virus«: (Original Schlagzeile)
Trotz der geringen Nebenwirkungen lassen sich viele Ärzte nicht impfen. (Ärztliche Praxis 15/20.2.1993/10)

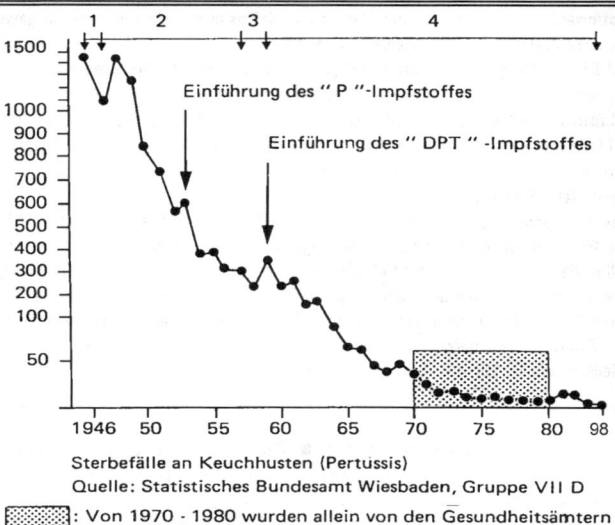

Sterbefälle an Keuchhusten (Pertussis)
Quelle: Statistisches Bundesamt Wiesbaden, Gruppe VII D

▓ : Von 1970 - 1980 wurden allein von den Gesundheitsämtern 1.495.328 Pertussis - Impfungen durchgeführt.

0802 📖 87, 89 Das gleiche war in Deutschland der Fall, als geimpft wurde: **Kinderlähmung: Erkrankungen u. Todesfälle in Nordrhein-Westfalen**

	Düsseldorf(1961/62)	Monschau(1962)	Meschede(1970)	Gesamt
Gesamtzahl der Kontakt-Personen 1. Grades	148	732	303	1183
A) In der Inkubationszeit				
geimpft	95	442	172	709
Es erkrankten	5	33	20	58
Todesfälle	2	1	4	7
B) In der Inkubationszeit				
nicht geimpft	53	290	131	474
Es erkrankten	0	0	0	0
Todesfälle	0	0	0	0

(Quelle: Amtliche Impfstatistik N/W)

Die amerikanischen Statistiken zeigen das gleiche Bild

TENNESSEE	1958:	119 Fälle von Polio vor der Pflichtimpfung	1959:	386 Fälle von Polio nach der Pflichtimpfung
OHIO	1958:	17 Fälle von Polio vor der Pflichtimpfung	1959:	52 Fälle von Polio nach der Pflichtimpfung
CONNECTICUT	1958:	45 Fälle von Polio vor der Pflichtimpfung	1959:	123 Fälle von Polio nach der Pflichtimpfung
NO-CAROLINA	1958:	78 Fälle von Polio vor der Pflichtimpfung	1959:	313 Fälle von Polio nach der Pflichtimpfung

0803 a) 📖 91, 97 Was von der **Röteln-Impfung** zu halten ist: «...Der beste Schutz vor Reinfektion ist also nach wie vor eine »wilde« Rötelnerkrankung, und gerade die wird durch die Frühimpfung verhindert, gab Dr.Just zu bedenken. Zwar gebe es auch nach Wildvirus-Infektion Reinfektionen, sie seien allerdings sehr viel seltener als bei geimpften Personen.« (**Medical Tribune vom 20.12.1991**)
Junge Frauen können auch dann an Röteln erkranken, wenn sie dagegen geimpft worden sind - warnen Londoner Virus-Forscher (Deutsche Ärzte Zeitung, 7.11.1991)

0803 b) 📖 87ff **Multiple Sklerose durch Hepatitis-B-Impfung (GEN H-B-VAX U.A.)?** Frankreich hat am ersten Oktober das 1995 eingeführte Impfprogramm gegen Hepatitis B in Schulen vorübergehend gestoppt. Es soll geklärt werden, ob die Vakzine (HB VAX [F]) demyelinisierende Erkrankungen, insbesondere Multiple Sklerose, auslösen kann. Jugendliche können aber weiterhin vom Hausarzt geimpft werden. Auch die Impfempfehlung für alle Kleinkinder bleibt bestehen. (Scrip 2376 (1998) 4 und Rev. Preser. 18 (1998) 765).

Alles Nur Geldmache, was die Mediziner veranstalten:
Nachdem die zu DDR-Zeiten übliche Beimengung von Fluor im Trinkwasser gestoppt worden war, rechneten die Forscher sogar mit einem generellen Anstieg der Karies im Osten. Doch nun belegen neueste Zahlen das Gegenteil: Der böse Zahnfraß nimmt in Ostdeutschland weiter ab, auch ohne Vorsorge. (DER SPIEGEL 19/1996/178)
Wann begreifst Du endlich, wie das Volk verdummt wird? Wann dämmert es Dir endlich, daß Wissenschaft nichts als Irreführung bedeutet?

97 Die deutsche Statistik über die Tuberkulose (TB)   **0805 93, 97, 145, 486 Die deutsche Statistik bei Diphterie:**

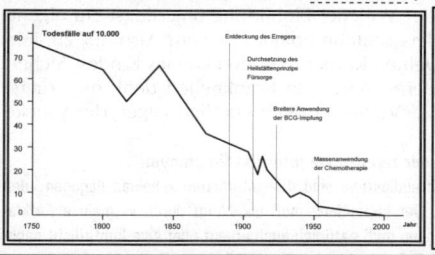

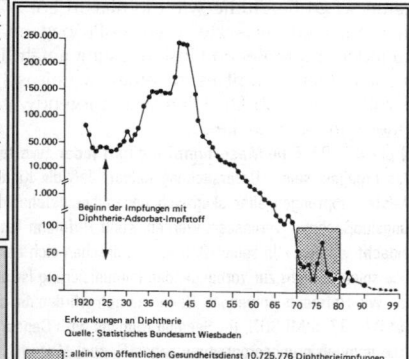

Überlebensrate von Polioviren nach einer Behandlung mit Fruchtextrakten. Die geprüften, unverdünnten Fruchtextrakte hemmten die Polioviren fast vollständig.
KONO WALCHUK/ SPEIRS, Journal Food Science 41/1976/1013

Solltest Du Dich nach allem, was Du hier an Gefahren für Dich gehört hast, trotzdem noch impfen lassen wollen, so erzähl dem Doktor nichts von Deinen heimlichen Ängsten davor: sonst kriegst Du von ihm vorher noch 'ne Zusatzspritze gegen Impfangst verpaßt mit dem Wirkstoff Jerehc-Amtiforp.

6 97, 164 Beim unheilbaren Krebs ergibt sich das umgekehrte Bild
Diese Tabellen wurden von Dr.med. Gerhard Buchwald in mühevoller Kleinarbeit zusammengestellt. Sehr empfehlenswert ist auch sein Buch »Impfen«, das im emu Verlag, Lahnstein, erschienen ist.
Hat er den Nobelpreis erhalten dafür, daß er die Bevölkerung vor großem Leid bewahrt hat? Oder etwa einen der vielen Medizinerpreise? Oder das Bundesverdienstkreuz? Ach was. Ich empfehle interessierten Lesern seine vorzüglichen Vorträge zu besuchen. Auf schriftliche Anfrage sendet er gerne eine Liste darüber.

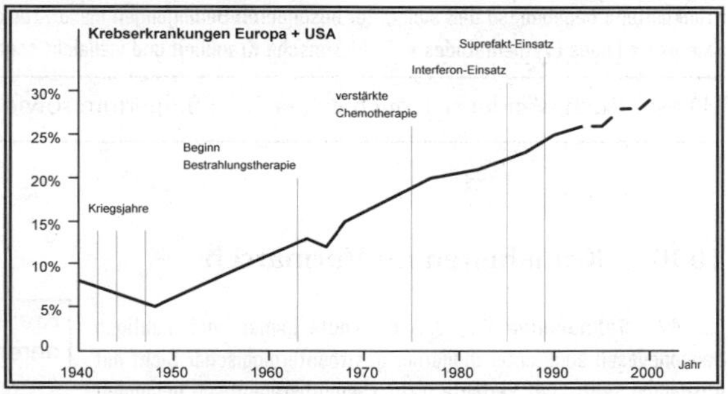

7 87 - 97 So tricksen die Ärzte die Öffentlichkeit aus, um am Impf-Millionengeschäft weiter zu profitieren: Der Lebendimpfstoff (vornehm von der Medizin »Oralvakzine« benannt) gelangt sofort in den Magen und durch dessen Verdauungsarbeit werden die Gitftstoffe bereits weitgehend unschädlich gemacht. Zwar sollen sich im Deckgewebe des Magen-Darm-Traktes zellständige Antikörper - wie bei einer natürlichen Infektion - gegen die Polio bilden. Aber daß auf diese Art tatsächlich die kaum noch akute Kinderlähmung - es gibt nur noch ein paar Fälle in der Welt - weiter eingedämmt würde, das ist kaum denkbar. Denkbar ist eher, daß hier mal wieder getrickst wurde. Führten die Mediziner doch gleichzeitig **einen anderen Zählfaktor** ein ... Warum die ärztlichen Fachzeitschriften aber all diese Tatsachen nicht veröffentlichen und die Forschung von Dr. Buchwald beharrlich totschweigen, obwohl letzterer ebenfalls Schulmediziner ist und seine Argumente sehr gemäßigt vorträgt, dafür gibt es für mich nur eine einzige Erklärung: die Fachpresse will nicht den Unmut der bei ihnen inserierenden Pharmaindustrie wecken...

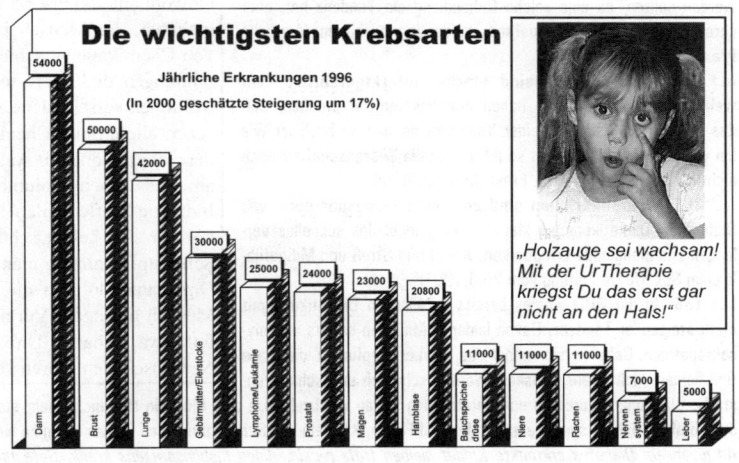

„Holzauge sei wachsam! Mit der UrTherapie kriegst Du das erst gar nicht an den Hals!"

8 87 - 97 »Gelbsucht hat die Armee attackiert. Kriegssekretär Henry Stimson erklärt, daß 28.585 Soldaten an Gelbsucht in Krankenhäusern lägen, wobei bisher 62 Todesfälle zu beklagen sind. Die Experten haben festgestellt, daß diese Massenerkrankungen eng mit dem Impfen zusammenhängen.« (Times, 3.8.1942)

9 a) 87 ff Chronische Darmerkrankung durch Masernimpfung
3545 Masern-Geimpfte und 11407 Nichtgeimpfte haben britische Wissenschafler untersucht und signifikante Unterschiede bei den Darmerkrankungen dieser Menschen ermittelt. Sie kamen zu diesem Schluß: **Eine frühe Masernimpfung im Kleinkinderalter führt zu einer stark erhöhten Anfälligkeit für chronisch-entzündliche Darmerkrankungen.** (The Lancet 345/1995/1071)
Laß Dein Kind gegen Masern impfen, wenn Du es für sein Leben unglücklich machen willst!

Ja - meinst Du denn, andere Impfstoffe seien vielleicht besser. Oder ungefährlicher, weil bisher über diese noch keine so große Studie wie die hier in London durchgeführt wurde? Welcher Einbildung unterliegst Du eigentlich, nur weil die Ärzte so große Propaganda (1996 ganz besonders schlimm) dafür machen? Also nur zu: Hin zu jeder empfohlenen Einschleusung gefährlichster Giftstoffe in Deinen Körper oder den Deines Kindes. Sicher, nicht immer kommt es zu einem Gehirnschaden. Aber bei späteren schweren Krankheiten denk mal zuerst darüber nach, ob Du Dich gegen irgendwas hast impfen lassen ... Vielleicht noch kürzlich gegen die Spucke einer winzigen Zecke ...

0809 **b)** 87 - 97 **Eine Masernimpfung hält jeder zweite Pädiater, jedoch nur jeder zwanzigste Internist für sinnvoll**
Das Ergebnis seiner Untersuchung belegt, daß die Kinderärzte derzeit am »impffreudigsten« sind. Die Internisten scheinen dagegen »den meisten Impfungen eher skeptisch gegenüberzustehen«, wie Hofmann schreibt. Der Impfschutz muß unbedingt durch vermehrte Aufklärungsmaßnahmen verbessert werden, stellt Hofmann fest. »Fruchtet dies nichts, dann muß natürlich auch erneut über eine Impfpflicht nachgedacht werden.« In seiner Befragung sprachen sich etwa gleichviel Ärzte für (36.5 Prozent) und gegen (40.4 Prozent) eine Impfpflicht aus. Eine solche Pflicht zur vorbeugenden Immunisierung ist allerdings zur Zeit nicht mit dem Grundgesetz der Bundesrepublik Deutschland vereinbar, wie Hofmann einwendet: Denn dadurch würden die allgemeinen Persönlichkeitsrechte eingeschränkt. (Ärzte Zeitung 146/22.8.1994/2)

0810 87 - 97 SIMPSON, R., Seeding Humans with Cancer, Rutgers University, New Jersey, Auszug:
»Die Immunisierungsprogramme gegen Grippe, Masern, Mumps und Polio übertragen RNA (Ribonukleinsäure) in die Menschen, so daß Proviren gebildet werden, die dann latente Zellen im ganzen Körper bilden. Einige dieser Proviren könnten sich zu »Molekülen auf der Suche nach Krankheiten« begeben, so daß sich unter besonderen Bedingungen diese Krankheiten entwickeln können: • Rheumatische Arthritis • Multiple Sklerose • Lupus Erythematodes • Parkinsonsche Krankheit und vielleicht sogar • Krebs.«

> Dieses Buch wendet sich auch gegen Spießbürgertum sowie das Establishment engstirnigen Denkens.

1000 Krankheiten im Vormarsch

1000 472 **Salmonellen** (...), daß die heute immer noch häufigen Salmonellosen auch unter moderner gastroenterologischer Sicht mit Ausnahme septischer Verläufe nicht chemotherapeutisch behandelt werden sollten, da eine solche Behandlung die Tendenz hat, eher chronische Verläufe und Dauerausscheider zu provozieren. (Ärztliche Praxis, 21.4.1992)

1001 338ff **Glatzköpfige sind stärker infarktgefährdet** Acht weltweite Untersuchungen haben übereinstimmend ergeben, daß das Herzinfarkt-Risiko bei einer Vollglatze doppelt so hoch ist wie bei vollem Haar. Warum das so ist, haben die Wissenschaftler noch nicht herausgefunden. (Prof. Ernst, Uniklinik Wien)

1002 188 **Diabetikerinnen sind schlechte Liebespartner** - wie Diabetiker. Diabetikerinnen klagen über mangelndes sexuelles Verlangen und mangelnde Erregbarkeit, Angst und Streß und Mißgefühle beim Sex. (Ärzte Zeitung vom 20.6.1991)

1003 188 In der BRD gibt es bereits 4 Millionen Diabetiker - mit stark steigender Tendenz. Davon leiden 3 Millionen bereits an Polyneuropathien. Dabei verschwindet das Schmerzempfinden, die Blase funktioniert nicht mehr, Muskeln werden schwach und schmerzen,

> Krankheit ist die Aufforderung des Körpers, selbst deren Ursache zu erkennen und sie selbst abzustellen

> Obwohl amerikanische Wissenschaftler bereits vor Jahren mahnten, der Mensch lebe zunehmend »in einem Meer von Chemikalien«, schickt die Industrie immer neue Verbindungen und Werkstoffe in die Umwelt. Mehr als 13 Millionen verschiedene künstliche Substanzen sind inzwischen allein beim Chemical Abstracts Service registriert, der internationalen Anmeldestelle für Chemikalien im amerikanischen Columbus. Mindestens 100.000 dieser Industrie-Stoffe ballen sich zu einer Chemikalienfracht, vor der sich keiner schützen kann: Denn 90 Prozent der Schadstoffe nimmt man mit der täglichen Nahrung auf. Dort sammeln sich die Gifte, ehe sie in die Müllkippe Mensch gelangen: Vor allem Molkereiprodukte und Tierfett etwa enthalten Dioxine und PCB, die zu Leber- und Nervenschäden führen können. (STERN 20/1995)

starke Blähungen, Durchfall und Verstopfung treten wechselweise auf. Muskeln sind nicht mehr steuerbar, innere Organe versagen, Erblindung droht. Taubheitsgefühle in Händen und Füßen, Kribbeln und Schmerzen in den Beinen kommen hinzu. Amputation ist oft unumgänglich. An juvenilem Diabetes erkrankte Kinder bleiben trotz regelmäßigen Insulinspritzens krank. Gefährliche Erhöhungen des Blutzuckerspiegels bedrohen sie mit Bewußtseinsverlust, muskulärer Schwäche und strukturellen Veränderungen vieler Gewebe, einschließlich vorzeitiger Aderverkalkung. (DER SPIEGEL, 34/1992) (→Rz423)

1004 846 Altersverwirrtsein - willst Du das mitmachen? Nach Krebs, Herzinfarkt und Schlaganfall hat sie sich in allen Industrienationen zum »Killer Nummer vier« (Beyreuther) entwickelt. Rund 800.000 Deutsche leiden an Morbus Alzheimer. Die Kosten für ihre Pflege werden auf 20 Milliarden Mark geschätzt. Und diese Zahlen können sich schon innerhalb von zehn Jahren verdoppeln. Die sich seuchenhaft ausbreitende Altersverwirrung wirkt wie die höhnische Antwort der Natur auf den medizinischen Fortschritt. Dennis Selkoe, Neurologe an der Harvard Medical School in Boston, verspricht: »Es gibt keinen Zweifel: Bald haben wir die erste Möglichkeit, in den Prozeß der Krankheit einzugreifen.«

Erkenne auch hier. Gegen die echten Killer gibt es keine Heilmittel der Schulmedizin - nur so dumme Hoffnungsmache, daß die cleveren SPIEGEL-Redakteure wieder mal darauf hereinfallen und den hoffnungsfrohen Unsinn trotz 10.000jährigen Mißerfolgs der Medizin verbreiten, den sie schließen mit folgendem lächerlichen Gerede des Wissenschaftlers:

Bislang jedoch waren alle Versuche, solche Umwelteinflüsse dingfest zu machen, vergebens. Bisher, sagt Selkoe resigniert, könne er seinen Patienten eigentlich nur zweierlei raten: »Suchen sie sich ihre Eltern sorgfältig aus - und sterben sie früh.« (DER SPIEGEL 8/1993)

5 □ 100 Wer ist schuld an meiner Krankheit?
Am deutlichsten fallen die Differenzen ins Auge, wenn es darum geht zu erklären, was eine Krankheit verursachen kann. Der Deutschen liebste Erklärung ist der Leistungsdruck, die Briten fühlen sich von der Hilflosigkeit gegenüber Staat und Bürokratie gebeutelt. In Deutschland macht das Alltagswissen vor allem psychische Faktoren und Streß für die Krankheit verantwortlich, in England sind Bakterien, Viren, materielle Lebensverhältnisse und Alkoholmißbrauch die Verursacher Nummer 1. (PSYCHOLOGIE HEUTE, November 1991/74)

6 □ 1 Bei folgender Untersuchung glauben nur 5% des Bevölkerungsdurchschnitts, frei von Krankheitssymptomen zu sein:
DUNNEL, K., »Medicine Takers...«, Routledge, 72.

7 □ 306, 575 JAKOB, W., »Der kranke Mensch in der technischen Welt«, Bund der Apotheker- Kammer in Werbe- und Vertriebs Gesellschaft Deutscher Apotheker 71/IX Fortb.Kurs.

8 □ 237, 300 Die alte Auffassung, man könne an Rheuma nur leiden, nicht aber sterben, ist längst überholt, betonte Slobodan Stojkovic (Viersen) bei einem Pressegespräch. Mehrere epidemiologische Studien zeigen für Patienten mit chronischer Polyarthritis (cP) eine um 8 bis 15 Jahre *verkürzte Lebenserwartung*. Dafür sind weniger Verlaufsformen mit Befall innerer Organe als vielmehr immobilisationsbedingte Lungenentzündungen oder Thrombembolien verantwortlich. (ÄRZTLICHE PRAXIS 8/ 26.1.1993)

9 □ 440, 100 MITSCHERLICH, A. u.a. (Hrsg.), »Der Kranke in der modernen Gesellschaft«, Kiepenheuer & Witsch, 1970.

10 □ 100 Büroarbeit: Ab 54 krank und ein Wrack Büroangestellte arbeiten sich fast so schnell krank wie Fließbandarbeiter: Männliche Angestellte werden im Durchschnitt mit 54,3 Jahren berufs- oder arbeitsunfähig geschrieben, Arbeiter scheiden mit 53,5 Jahren aus. (Arbeitsmedizin Nr. 4/1992)

11 □ 561ff Kranke Jugend - Krankheiten im Vormarsch! Schon 30% der Jugendlichen in Deutschland leiden unter Übergewicht, Haltungsschäden, Kreislaufstörungen, Infektionskrankheiten, haben Selbstmordgedanken. Das ist das erschreckende Ergebnis einer Untersuchung des Bielefelder Jugendforschers Professor Klaus Hurrelmann.

12 □ 100 *Allgemeine Beschwerden von 200 gesunden Angestellten im Interview* (Quelle: GDA)

Verstimmungen	43,5%	Obstipation	14,5%	Es war nur eine hygienisch-technisch-zivilisatorische Leistung, die ab 1901 den Rückgang aller Infektionskrankheiten in Hamburg bewirkte. Nämlich die Verbesserung der Trinkwasser-Qualität durch Einführung der sogenannten Sand-Filtration des aus der Elbe entnommenen Trinkwassers. Warum sollen die Rückgänge bei anderen Infektionskrankheiten andere Ursachen haben?
Magenbeschweden	37,5%	Schweißausbrüche	14,0%	
Angstzustände	26,5%	Herschmerzen, -klopfen	13,0%	
häufige Halsentzündung	22,0%	Kopfschmerzen	13,0%	
Schwindel, Ohnmacht	17,5%	Ekzeme	9,0%	
Schlaflosigkeit	17,5%	Globusgefühl	5,5%	
Dysmenorrhöe	15,0%	rheumat. Beschwerden	5,5%	

13 □ 364 Wann ist Dein Tod nahe? Wenn Du chronisch krank bist und Dein Albumin-Spiegel unter 35g/l liegt. (Journal of American Medicine Association, Vol. 272, No. 13 (1994), S. 1036-1042).
Laß den also feststellen und Du weißt, woran Du bist. Oder entscheide Dich noch schnell für die UrMedizin.

14 □ 100 Morbus Crohn: Psyche spielt doch nur die zweite Geige
Die Debatte über die Pathogenese (Krankheitsentstehung) chronisch entzündlicher Darmerkrankungen ist heftig in Bewegung geraten. So galt etwa die Colitis ulcerosa noch vor wenigen Jahren als »klassische« psychosomatische (seelisch-körperliche) Erkrankung. Inzwischen mehren sich allerdings die Befunde, die für eine Beteiligung immunologischer Faktoren und viraler bzw. bakterieller Entzündungsprozesse an der Genese chronischer Darmerkrankungen sprechen. (Ärztiche Praxis 43/28.5.1994/12)

Hier wird bereits nach zwei Jahren die vorhergegangene Lehrmeinung geändert! Daß die Ärzte ihre Behandlungsmethoden und Meinungen über die Krankheiten laufend widerrufen, das ist Dir ja eigentlich nichts Neues. Weshalb sie ja auch alle einen Dreck wert sind. Daß aber auch Gesundheits-Autoren von Auflage zu Auflage ihrer Bücher ständig ihre bisherige Lehre ändern, das solltest Du ebenfalls mal beobachten. Daß ich auch nur ein einziges Mal in diesem Buch später einmal eine andere Meinung vertreten oder die Behandlungsvorschläge ändern würde, das hast Du nicht zu fürchten. Denn diese bauen auf der Natur auf, die ewig gültig und wahr ist.

15 □ 212 Das verdankst Du dem Arzt, wenn Du Dich in der Schwangerschaft von ihm in den Leib stechen läßt: Mindestens 25 Babys ohne Hände, Finger oder Unterarme kamen allein seit 1991 entlang der Nordsee zur Welt, in eng umgrenzten Zonen direkt an der Küste. (Express, 5.2.1994)

16 □ 100 Zur Soziologie der Krankheiten (siehe auch bei 1012)
WOOTON, B., Social Science and Social Pathologie, George Allen. Auszug:

> Wer vom Ziel nichts weiß, kann den Weg nicht haben.
> Christian Morgenstern

Ohne Zweifel gehen daher in der gegenwärtigen Haltung gegenüber asozialem Verhalten Psychiatrie und humanitäre Gesinnung Hand in Hand. Gerade weil sie so sehr in Einklang mit der geistigen Atmosphäre einer wissenschaftlich ausgerichteten Zeit steht, war die medizinische Behandlung sozial abweichender Individuen eine außerordentlich mächtige, vielleicht sogar die mächtigste Verstärkung humanitärer Impulse überhaupt; denn erst erhöht sich das Prestige humaner Vorschläge enorm, wenn sie in der Sprache der medizinischen Wissenschaft vorgetragen werden. (...) Die Sozialpolitik hat allmählich eine der Beimessung von Krankheit angemessene Perspektive eingenommen. Die Ketten sind gefallen, und überall wurde der Gesundheitsprofessionalismus auf's Podest gehoben, um die Forderung zu legitimieren, daß der richtige Umgang mit der Abweichung die »Behandlung« in den Händen einer verantwortungsvollen und kundigen Profession sei. (S. 209) (...) daß das Wort »Krankheit« häufig ausdrücklich verwendet wird, um moralische Verurteilung zu vermeiden, denn der Menschenfreund bemüht sich doch darum, daß dieses Wort angenommen wird, damit nicht so leicht die Bestrafung des Abweichers verlangt wird. Und wenn so etwas wie der Alkoholismus als »Krankheit« bezeichnet und ein abstoßendes, schmutziges menschliches Wrack für krank erklärt wird, dann geschieht das doch in der Absicht, moralische Verurteilung zu vermeiden. Nun scheint zwar die Bezeichnung Krankheit die strafenden Reaktionen zu hemmen, nicht aber die verurteilenden. Statt der Person wird die »Krankheit« verurteilt, aber um eine Verurteilung handelt es sich gleichwohl. (S. 211) (...)(BECKER, H. S., Outsiders, The Free Press of Glencoe, New York, S. 147-163) Natürlich behandelt die Profession die Krankheiten, mit denen der Laie zu ihr kommt, aber sie sucht auch Krankheit zu entdecken, deren sich der Laie vielleicht nicht einmal bewußt ist. Eine der größten Ambitionen des Arztes ist es, eine

»neue« Krankheit oder ein »neues« Syndrom zu entdecken und zu beschreiben und dadurch unsterblich zu werden, daß sein Name zur Identifizierung dieser Krankheit verwendet wird. Die Medizin ist also darauf ausgerichtet, Krankheit zu suchen und zu finden, was bedeutet, daß sie danach strebt, die soziale Bedeutung »Krankheit« zu schaffen, wo diese Bedeutung oder Deutung vorher fehlte. Und insofern Krankheit als etwas Schlechtes definiert wird - das beseitigt oder eingedämmt werden muß - , spielt Medizin die Rolle, die Becker als die eines »moralischen Unternehmers« bezeichnet hat.

📖 322ff **Zur Diagnose der Krankheit**
SHEFF, T. J., Being Mentally III: A Social Theory, Aldine Publishing Co., Chicago. Auszug S. 105:
Die charakteristische Voreingenommenheit zeigt sich nicht nur beim aktiven moralischen Unternehmer im Gesundheitswesen, sondern auch beim Durchschnittsarzt. Es ist für den im Gesundheitsbereich tätigen Professional typisch, daß er - aufgrund der Überzeugung, alles, was er tut, geschehe zum Wohle seines Patienten - glaubt, es sei besser, Krankheit zu unterstellen, als dies nicht zu tun und damit das Risiko einzugehen, sie zu übersehen oder zu verfehlen. Diese Haltung steht im Gegensatz zum rechtlichen Sektor, wo man glaubt, es sei besser, einen Schuldigen laufen zu lassen, als fälschlicherweise einen Unschuldigen zu verurteilen. Die den Arzt bei seiner Entscheidung leitende Regel besagt also, daß es sicherer ist, Krankheit zu diagnostizieren, als Gesundheit anzunehmen.

1017 📖 346 So werden keine Herzleiden behandelt
(...) daß effektive Hilfe für Herzinsuffizienz-Patienten im wesentlichen nur auf drei Prinzipien beruht: erstens die peripheren Gefäße mit Vasodilatatoren (Blutgefäßausdehnung mit Gift) zu erweitern; damit das Herz zur Versorgung mit *weniger Kraft* auskommt, zweites das Herz mit inotropen Substanzen zu stärken, oder drittens Prinzip eins und Prinzip zwei zu kombinieren (...)
Das soll um zusätzliche Medikamente erweitert werden. Mit Betablockern (das sind Gifte, welche die Neurotransmitter Noradrenalin und Adrenalin an der Wirkungsweite hemmen):

> Das trifft für die Nichtleser dieses Buches zu: Würde der Arzt seinem Patienten sagen, die Art der Ernährung zu wechseln, dann wird der Patient nicht die Ernährung, sondern den Arzt wechseln.

»Heute aber steht fest, daß sich die neurohormonale Aktivierung langfristig eher schädlich als vorteilhaft für Patienten mit Herzinsuffizienz auswirkt.« Und Betablocker hätten eben eine Eigenschaft, »die direkten schädlichen Auswirkungen der Katecholamine auf das insuffiziente Herz zu hemmen.« Warum das so ist und wie das funktioniert, konnte Packer, immerhin einer der meistgefragten Sprecher in Berlin, nicht sagen. »Die der positiven Wirkung zugrundeliegenden Mechanismen sind nach wie vor unbekannt.«(Forschung u. Praxis 186/ Okt.1994/56-57, ÄZ)

1018 📖 296 EHERT-WAGENER, B./STRATENWERTH, I., »Gebärmutter - das überflüssige Organ? Sinn und Unsinn von Unterleibsoperationen«, Rowohl Verlag

1019 📖 266ff Fehldiagnosen-Literatur JAKOB, A.: Vermeidbare und nicht vermeidbare Fehldiagnosen in der Radiologie. In: Fehldiagnosen und ihre therapeutischen Konsequenzen Schriftenreihe der Bayerischen Landesärztekammer 18 (1969) 79-95
Kalk, H.: Fehldiagnosen auf dem Gebiete der Leber und Gallenwege. In: Fehldiagnosen und ihre therapeutischen Konsequenzen. Schriftenreihe der Bayerischen Landesärztekammer 15 (1968) 203-212
KORTING, G. W.: Einige bedeutsame Fehldiagnosen in der Dermatologie In: Fehldiagnosen u. ihre therapeutischen Konsequenzen. Schriftenreihe der Bayerischen Landesärztekammer 15 (1968) 186-202
LONGIN, F.: Fehldiagnosen bei Röntgen-Untersuchungen. MMW (1971) 1459-1463
MAIER, W.: Histologische Befunde als Ursache diagnostischen Irrtums. MMW (1972) 1223-1225

> Merke: Die Diagnostik ist nichts als ein Ritual zum Vertrauensgewinn beim Patienten.

Schubert, R.: Fehldiagnosen auf dem Gebiet der akuten und chronischen Lungenerkrankungen. Fehldiagnosen und ihre therapeutischen Konsequenzen Schriftenreihe der Bayerischen Landesärztekammer 15 (1968) 176-185
SIGEL, A.: Urologische Fehldiagnosen in Klinik und Praxis. In: Fehldiagnosen und ihre therapeutischen Konsequenzen Schriftenreihe der Bayerischen Landesärztekammer 18 (1969) 41-57
STARK, C.: Fehldiagnosen in der Geburtshilfe und Gynäkologie und ihre therapeutischen Konsequenzen In: Fehldiagnosen und ihre therapeutischen Konsequenzen. Schriftenreihe der Bayerischen Landesärztekammer 18 (1969) 12-22
STEINMANN, B.: Zunahme der Fehldiagnosen in der Geriatrie (Altersmedizin). In: Fehldiagnosen und ihre therapeutischen Konsequenzen. Schriftenreihe der Bayerischen Landesärztekammer 18 (1969) 58-65
THIELE, W.: »Vegetative Dystonie« - eine Quelle diagnostischer Irrtümer. In: Fehldiagnosen und ihre therapeutischen Konsequenzen Schriftenreihe der Bayerischen Landesärztekammer 18 (1969) 23-31
WITTE, S.: Fehldiagnosen in der Hämatologie. In: Fehldiagnosen und ihre therapeutischen Konsequenzen. Schriftenreihe der Bayerischen Landesärztekammer 18 (1969) 96-112
WOLLHEIM, E.: Fehldiagnosen bei Herz- und Kreislaufstörungen In: Fehldiagnosen und ihre therapeutischen Konsequenzen. Schriftenreihe der Bayerischen Landesärztekammer 15 (1968) 109-143

1020 📖 539 Erkenne aus dieser Leseranfrage die Dummheit der Menschen: Wie kann eine Mutter die Grüner-Star-Therapie "erfolgreich" nennen, wenn sie zu einer Thrombose geführt hat?

> **Thrombose im Auge**
> Nach erfolgreicher Laser-Behandlung beider Augen wegen Grünen Stars hat mein Sohn (30) plötzlich eine Thrombose im Zentral-Venensystem des linken Auges. Nach Absetzen von Kortison nahm die Sehkraft des Auges stark ab. Wer kann uns aus Erfahrung raten?
> Elisabeth K. München (Neue Post 16/11.4.1996/43) "Geheilte helfen Kranken"

1021 **Hoher Blutdruck**
Die Behandlung richtet sich - wie bei jeder Erkrankung - nach den Krankheitsursachen. Da diese aber, wie gesagt, bei erhöhtem Blutdruck sehr unterschiedlich sind, sind auch sehr verschiedene Behandlungen möglich und nötig. (Gesundheitsberater 12/1995)
Erkenne: Bruker ist Arzt. Er hat viele gute Anstöße für die Gesundheit der Menschen gegeben - aber vom alten medizinischen Denken konnte er sich nie befreien: Es gibt nur eine einzige richtige Behandlung! Du kennst sie.

1050 Krebs, allgemein

⧉ 131 **Zur Geschichte des Krebs:** 1775 beschrieb der englische Chirurg Percival Pott das Krankheitsbild des Skrotalkrebses bei Schornsteinfegern; 1895 machte Ludwig Rehn auf den Blasenkrebs bei Anilinarbeitern aufmerksam. 1940 wies der Internist Fritz Lickint aus Dresden erstmals auf den Zusammenhang zwischen inhalativem Zigarettenrauchen und Bronchialkrebs hin.
LICKINT, F.: Tabak und Tabakrauch als ätioloischer Faktor des Carcinoms. Z. Krebsforsch. 30 (1929/30) 349-365
LICKINT, F.: Der Bronchialkrebs der Raucher, Münch. med. Wochenschr. 82 (1935) 1232-1234

⧉ 341 **Stents in die Adern** Millionen kennen »heute«-Moderator Claus Seibel als einen Mann, der selbst beim Verlesen der schrecklichsten Nachrichten sachlich und distanziert erscheint (berufsbedingt). Ein Satz jedoch ließ den sympathischen ZDF-Sprecher jetzt zur Salzsäule erstarren. Das war, als ihm Tochter Julia (18) mitteilte »Papa, ich muß ins Krankenhaus....« Da war es wie damals, 1979. Julia war vier Jahre alt. Sie mußte in die Klinik. Nicht nur einmal, sondern immer wieder - fünf ungewisse, quälende Jahre lang. Julia hatte Leukämie. 1984 dann die schönste Nachricht im Leben des ZDF-Mannes: Julia wurde als geheilt entlassen. Jetzt der nächste Schock. Zum Glück konnte Klaus Seibel aber sofort Entwarnung geben: »Es ist nicht so schlimm. Julia hat durch die Spätfolgen ihrer Krebserkrankung einen Leberschaden, eine Fibrose.« Sie wurde bereits operiert. Ihr wurde ein Stent eingesetzt. Ich sags mal laienhaft, das ist eine Art Bypass. Ein Röhrchen, das für den Bluttransport von der Leber zur Pfortader sorgt.« (Express 8.1.1994) Erkenne: Chemiebehandlung heilt nicht. Sie bringt ständiges Leid über eine Familie - immer weitere Behandlungen, Operationen... Nur wenige erkennen das klar:

⧉ 129, 140, 164 **Irrwege** BUNTE Nr. 1/89 und vom 2.10.86 sowie 14/85, SCHMIDSBERGER, P.
»Diese Unterstützung der natürlichen Selbstheilung widerspricht der dogmatischen Auffassung von der Krebskrankheit nach der heutigen Lehrmeinung, die aus dem 19. Jahrhundert stammt. Dabei ist die Zerstörung der Zelle nur eine symptomatische Kur, die Behandlung der Zelle mit Zellgiften kann nicht als ursächliche Behandlung gelten«, erlärt Dr. Gutsch vom Verein für Leukämie und Krebsbehandlung. Nach seiner Überzeugung handelt es sich um einen der größten und folgenreichsten Irrwege in der Krebsforschung u. -therapie. (Unterstreichung v. Autor.)

⧉ 124, 130 **Die Todesfälle durch Krebs steigen kontinuierlich an**
Bei 20- bis 30jährigen stiegen im Laufe von 30 Jahren die Todesfälle um 40%, bei älteren Männern um 55%, bei Frauen um 30%. ADAMI, H.O., u.a. The Lancet, Vol. 341, No. 8848(1993), S. 773-777

⧉ 124 **Das sind die Lügen:**

> Krebs: Jeder zweite kann geheilt werden. Jede zweite Krebserkrankung kann heute bei rechtzeitiger Entdeckung geheilt werden - Prof. Klaus Havemann bei einem Krebskongreß in Berlin. Gründe: verbesserte Operationsmethoden, effektivere Strahlenbehandlung, wirksamere Medikamente. Jährlich erkranken in Deutschland 350.000 Menschen an Krebs, 200.000 sterben daran. (BILD 21.2.1996)

Das sind die Tatsachen zu den immer öfter veröffentlichten Aussagen der Ärzte, Krebs sei heilbar.
Krebs bald Todesursache Nummer eins
2001 ist es soweit. Die Zahl der Krebskranken in Deutschland steigt vermutlich in den kommenden Jahren um 6.000 Menschen per annum. Derzeit liegt die Inzidenz bei 340.000 Neuerkrankungen und 210.000 Krebstoten pro Jahr. Diese, wie er sagte, »düstere Prognose« stellte Professor Dr. Harald zur Hausen, der Leiter des Deutschen Krebsforschungszentrums Heidelberg. (Ärzte Zeitung 214/14.11.1995/3)
Die Großbetrüger der Nation werden immer dreister mit diesen ihren Aussagen! Zusätzliche Hoffnungsmache verschafft ihnen den nötigen Glauben an die unwahren Behauptungen:
Genetisch Krebs besiegen (Ärztliche Praxis 91/14.11.1995)

⧉ 300 **Anzeichen dafür, daß ein Magengeschwür zum Tumor ausartet,** sind Erbrechen, Blutungen, Gewichtsverlust. Bei einer probatorischen Therapie mit einem Säurehemmer muß jedoch daran gedacht werden, daß die Symptome eines malignen Magenulkus nur **vorübergehend** gebessert werden können. (Ärzte Zeitung 147, 30.8.1993)

⧉ 119 - 147 **Die häufigsten Krebsarten bei neu gemeldeten Fällen (Anteil in %, Rest: andere)**

⧉ 131, 120 KROKOWSKI, E., »Erfolg und Gefahr der gegenwärtigen Tumortherapie«, Krebsgeschehen, 10. Jg. 5/78. (Bekanntester Onkologe bei uns)

Morbus Hodgkin
Bei der Hodgkin-Krankheit, einer der wenigen Krebsarten, die gut auf Chemotherapie ansprechen, bedeutet die Behandlung in praktisch hundert Prozent der Fälle eine Kastration der Patienten. (Medical Tribune (CH), Nr. 25/11, 1980)
Die schwerste Komplikation nach einer kurativen Therapie des Morbus Hodgkin ist das **Auftreten von Zweittumoren**. (Ärztliche Praxis, 25.4.1992/6) Bei der Hodgkin-Krankheit bedeutet die Behandlung in praktisch hundert Prozent der Fälle eine Kastration der Patienten.
RAMONA/CHAPMANN, The Lancet, 8/III, 285/1979.

Krebs bei Männern		Krebs bei Frauen	
Bronchien/Lunge	19,5	Brustdrüse	20,5
Haut	19,2	Haut	17,1
Prostata	8,1	Dickdarm	9,2
Magen	5,9	Magen	5,0
Dickdarm	5,8	Gebärmutter	4,4
Blase	4,9	Mastdarm	4,2
Bauchspeicheldrüse	2,1	Eierstock, Eileiter	3,6
Harnorgane (o. Blase)	2,1	Gallenblase	3,0
Lymphknoten	2,1	Gebärmutterhals	2,8

Quelle: Saarl. Krebsregister 1993

⧉ 120 **Spezielles zu einzelnen Krebsarten:** Kinderkrebs
»Schwerste Infektionen, Kümmerwuchs, Infertilität (Unfruchtbarkeit), eine gestörte psychische Entwicklung und Intelligenzdefekte sind nur einige der Folgeerkrankungen, die die Lebensqualität der Patienten drastisch reduzieren«, heißt es in einem Kongreßbericht. Der Onkologe William J. Zwartjes, der in Denver (USA) krebskranke Kinder behandelt, fragt sich, »ob ein Überleben unter diesen Bedingungen die hohen Behandlungskosten rechtfertigt«.

⧉ 143 Die »kesse Lucy« ist **bankrott**. Charlene Tilton. Ihre Mutter wurde krebskrank, und die blonde Schauspielerin zahlte über eine Million Dollar an Arzt- und Krankenhausrechnungen, um Mama zu retten. (GONG, 20.2.1993)

1061 📖 300 Mit Magenschmerzen ist nicht zu spaßen. Da siehst Du Dir schneller die Wiese von unten an, als Dir lieb sein kann. Auch wenn die durch neue Verschiebungs»heilmittel« schnell wegzubringen sind. Da solltest Du Dir die Wiese lieber jetzt sofort von oben und was genauer auf Wildkräuter hin ansehen...
(...) Wenn ständiger Magenschmerz und Gewichtsverlust das Unheil ankündigen, dann ist es oft schon zu spät. Häufig beginnt die Krankheit mit ganz unbestimmten Symptomen, mit vorübergehendem flüchtigem Schmerz im Oberbauch, oft auch nur mit Appetitlosigkeit. Die symptomlose Ausbreitung des krebsig umgewandelten Drüsengewebes in die Magenwand und das umliegende Gewebe führt in vielen Fällen dazu, daß die Überlebenszeit des Magenkrebskranken kaum mehr als ein bis zwei Jahre beträgt. (DIE ZEIT, 26.6.1992, Prof. Bräutigam)

1062 📖 300 **Krebs ist oft vorher schmerzhaft** Ihre Untersuchung habe auch gezeigt, daß sich der Krebs nicht, wie immer angenommen, still und symptomlos entwickele, sagte die Therapeutin. So hätten über 50% der untersuchten Krebspatienten schon lange vor der Krebsdiagnose Schmerzen gehabt, die nicht abgeklärt werden konnten. (Ärzte Zeitung 144/25.8.1993/9)

1063 📖 649 WAERLAND, A. »Gesundheit in einer Nußschale«, vergriffen
Ich habe häufig während meiner Studienzeit in London bei Krebsoperationen durch den bekannten großen Chirurgen Sir Artnibot LANE zugeschaut. Er zeigte uns Mitte der 50er Jahre Bilder solcher Operationen. Teilweise hatte der Kot im Enddarm die Ausdehnung eines Gefäßes von einem 5 Liter Plastikeimer. Die Darmhaut sei so dünn wie Pergamentpapier gewesen. Nur in der Mitte war noch eine schmale Öffnung für den Kot. Die umgebenden Randschichten waren hart und alt. So kann man sich leicht eine krebsige Entwicklung im Darm vorstellen.
Weitere Literatur von ihm:
● Die Befreiung aus den Fesseln der Krankheiten ● Warum ich weder Fleisch, Fisch noch Ei esse ● Der Schlüssel der Gesundheit ist im Darm ● Die Übersäuerung als Grundursache aller Krankheiten ● Die Grundprinzipien der modernen Gesundheitskultur ● Die neue Kältetherapie und ihre erstaunlichen Erfolge. Erwähnenswert sind noch: ● Werner Kollath: Die Ordnung unserer Nahrung ● R. Steintel: das natürliche Ernährungs-Gesetz ● Louis Kuhne: Die neue Heilwissenschaft (Begründet hier die Lehre vom „Reibesitzbad") ● Louis Kuhne: Gesichtsausdruckskunde ● Alfred Brauchle: Handbuch der Naturheilkunde

1066 📖 122, 123 HACKETHAL, J., »Der Meineid des Hippokrates«, Lübbe. **Unbedingt lesen!** Auszug: Die Krebskrankheit ist immer eine Ganzheitskrankheit. Jeder Arzt, unter Einschluß der wenigen besonders Begnadeten - zu denen ich mich bei weitem nicht rechne -, hat am Ende seines Arztlebens mindestens vielen tausend Patienten ihr Krankheitsleid verstärkt und mindestens vielen hundert Patienten das Leben verkürzt. Er war also für eine große Zahl von Menschen nicht Retter und Helfer, sondern Töter und Verderber. Wer das bezweifelt, möge in den vielen dicken Lehr- und Handbüchern über operative und sonstige Fehler, über Arzneivergiftungen und viele andere böse Auswirkungen unserer Arzthilfe nachlesen. (...) mir ist eine große Zahl von tödlichen Krebsaktivierungen durch nicht dringliche Operationen wegen Gallensteinen, Leistenbruch, Kropf, Prostata- und Gebärmuttervergrößerung bekanntgeworden. Ganz besonders gefährlich sind die immer öfter praktizierten kosmetischen Operationen zum Wiederaufbau der Brust nach einer Brustamputation.

1067 📖 140 Das Erstaunlichste ist, daß es offenbar bei den wenigsten Chirurgen eine Rolle zu spielen scheint, daß sie wissen (müssen), daß die Axilla (Achselhöhle) doch nur e i n e der möglichen regionalen Lymphknotenstationen ist, die primär bei Bösartigkeit der Erkrankung befallen werden können. Die Lymphstränge, die neben dem Sternum (Brustbein) in die Thorax-(Brustkorb)Innenseite abzweigen, sowie die supraklavikulären (oberhalb des Schlüsselbeins liegenden) Lymphknoten führen bzw. gehören doch ebenso wie die axillären Lymphknoten zu den primären Lymphstationen des Mammabereichs, werden aber von keiner »radikalen« Operation beseitigt.(G. G. FINNEY, »Carcinoma of breast.«, Annual Surgery Philadelphia 125/47)

1068 📖 130, 132 **Beinharte Medizinkritik rundum gegen die Mediziner ist der größte Hoffnungsträger für die Patienten!** Aber bitte gerecht: »Über eine halbe Billion Dollar wurden in den vergangenen 20 Jahren weltweit für die Erforschung von Krebs ausgegeben - mehr als für irgendeine Krankheit.« - Von wem und für wen denn? Von der und für die schulmedizinische Krebsstrategie! Ergebnis: Die Zahl der Krebstoten steigt. Über die Zahl der »nach den Regeln ärztlicher Kunst« schwerst-gequälten und schwerst-verstümmelten Krebskranken mag man gar nicht nachdenken. **Sachte, sachte also mit unausgewogener Kritik an der alternativen Medizin.** (Leserbrief in DER SPIEGEL 16/91von Prof. Dr. med. Julius Hackethal)

1069 📖 723 ISSELS, J., »Mein Kampf gegen den Krebs«, C. Bertelsmann.
Affäre Dr. Issels, des Mannes, der mit einer natürlichen Ganzheitsmethode von den Schulmedizinern aufgegebene Krebskranke gesundmachte. Und den man deswegen ins Gefängnis steckte. Worauf sich Frau Dr. Mildred Scheel (Krebsforschungsinstitut Heidelberg ✝) rühmte: »Ich bin stolz darauf, Dr. Issels kaputtgemacht zu haben!«

1070 📖 121 KOTHARI, M. L., METHA, L. A., Ist Krebs eine Krankheit?, Rowohlt Verlag, Auszug:
Das Elektronenmikroskop diente nur dazu, die Unwissenheit über Krebs 2.000 fach zu vergrößern...

1071 📖 122 SCHLITTER, H. E.,Biologische Medizin Heft 5/1979
»Eine erste Krebszelle gibt es nicht. Sie ist mit einer organismischen unteilbaren Biologie unvereinbar. Krebs (...) (ist) die Folge einer organismischen Störung der biologischen Reorganisationskraft.
(...) Deshalb ist Krebswachstum bereits im frühesten Primärtumorstadium (= Primär- oder Erst-Herd-Stadium) nur Symptom einer primär-chronischen Allgemeinerkrankung. Es kann eine konservativ auf Vernichtung von Krebszellen ausgerichtete aggressive Krebstherapie in ihrem Wesen nicht biologisch sein.«

1072 📖 141 **Krebs des Dickdarms: Tastuntersuchung**
Der amerikanische Chirurg TURNBULL hat bei Dickdarmkrebs die No-Touch-Methode entwickelt und propagiert, nachdem er beobachtete, daß ein ursächlicher Zusammenhang bestand zwischen der Häufigkeit und Intensität der Tastuntersuchung fühlbarer Tumoren und dem Metastasierungsgrad. (J. Hackethal in »Der Gesundheitsberater« 6/94)

Krebssarkom in der Gebärmutterwand

Habe ich nun recht damit, Dir zu raten, Dich um Himmelswillen nicht mit einem Arzt einzulassen? Schon die leiseste Berührung durch ihn kann Dich schwerstens schädigen. Doch hören wir, was Hackethal weiter sagt:
»Es ist niemals möglich, eine echte Krebskrankheit aus dem Körper zu schneiden. Ziel örtlicher Eingriffe muß die kleinstmögliche Operation knapp im Gesunden sein.«
Auch hier erkennst Du: Hackethal ist Chirurg. Sein Denken ist geprägt auf »Man-muß-doch-was-Tun«. Aber ist selbst die »kleinstmögliche Operation« richtig, oder logisch, oder medizinisch begründet, wenn er vorher sagt:

»Bei einem Volltreffer mit der Feinnadel werden rund 8,5 Mio. Krebszellen losgestochen, hunderttausend bis Millionen Zellen in die Lymph- und Blutbahnen verschleppt. Ist das verantwortbar, wenn nachgewiesen wurde, daß sich aus einer einzigen verschleppten Krebszelle eine tödliche Metastase entwickeln kann?«
Und davor:
« (...), und damit kann man tatsächlich auch Krebszellen am Muttermund früh entdecken. Aber die Irrtumsmöglichkeiten sind groß und Falschbeurteilungen deshalb sehr häufig. Von den Verlockungen zu einer lukrativen Falschdiagnose will ich gar nicht reden.«
Natürlich nicht! Wenn schon die Biopsie ruhende Krebsherde aufwühlt, um wieviel mehr wird das eine Operation tun! Richtig ist einzig und allein: nicht anfassen, nicht berühren - aber sofort die Urzeittherapie anwenden. (→LV1121)

> **Schmerzen verschwinden bei Krebs**
> »Und wie soll ich die Schmerzen aushalten bei meinem Leiden? Zur Zeit stehe ich unter Opiaten.«
> Durch das Fasten und die anschließende völlig säurefreie UrKost verschwinden Schmerzen nicht nur bei Krebs, sondern auch bei den meisten anderen Krankheiten. So einfach ist das alles mit der UrTherapie.

3 119 - 147 **Ärzte sind in puncto Teilnahme an Untersuchungen zur Krebsfrüherkennung alles andere als ein Vorbild für die Patienten.**
(...) 94 Prozent erklärten, diese Voruntersuchung sei für ihre Patienten wichtig oder sogar sehr wichtig. Aber: zwei von drei der befragten Kollegen haben sich selbst noch nie untersuchen lassen. (Ärztliche Praxis 25/26.3.1994)

6 98 Von 200 Patienten mit unbestimmbarer Diagnose wurden 100 eine feste Diagnose mitgeteilt und mit Medikamenten behandelt. Dem anderen Teil wurde gesagt, es gebe keine Anzeichen einer gefahrvollen Krankheit bei ihnen und sie benötigten keinerlei Behandlung. Nach einem Monat befragt, gab es keinen Unterschied bezüglich der Ergebnisse in beiden Gruppen. THOMAS , K.B., Konsultation und die Illusion der Behandlung. (British Medical Journal, 20.5.1978)

7 124 **US-Ärzte: Krebs bald häufigste Todesursache**
Krebs könnte in den USA in fünf Jahren die häufigste Todesursache sein - noch vor den Herz- und Kreislaufkrankheiten. Diese Befürchtung äußerte der nationale Krebsberaterausschuß vor dem amerikanischen Kongreß. Der Ausschuß forderte daher einen Koordinator auf höchster politischer Ebene sowie Vorsorgeuntersuchungen und angemessene Behandlung für alle. (Ärzte Zeitung 5.4.1994)

Du bist zu aggressiv!
»Lieber Franz! Kranke sind sehr empfindsam! Sie brauchen viel Verständnis für ihre schwierige Lage und eine Menge Streicheleinheiten! Wenn Du doch nur nicht so aggressiv argumentieren würdest!« schreibt mir eine Leserin.
Antwort:
Ich kann nun mal kein Verständnis für schwerkranke Menschen aufbringen, die - statt sich mit der UrTherapie gesund zu machen - ihren Nächsten die Köpfe mit Jammerei vollhängen. Mitleid (geheucheltes) und Streicheleinheiten (des Wiederkommens wegen) bekommen die genug von ihren Ärzten. Die Schulmedizin argumentiert gegenüber der Naturheilkunde nicht minder aggressiv - aber mit dem Ziel ihre Patienten krankzuhalten.

> **Bisher unbekannte Allergie**
> »Herr Konz«, ruft mich ein Nachbar an, der zusammen mit seinen Eltern in einem kleinen Bungalow wohnt, »mein Stefan hat plötzlich so einen roten Ausschlag bekommen. Würden Sie sich das mal schnell ansehen?!«
> Stefan im Bett, umringt von seinen Schwestern, den Eltern und Oma und Opa, zieht widerwillig sein T-Shirt hoch.
> Ich frage in die Runde: »Ist der Stefan vielleicht gegen was allergisch?« Die Familie verneint einstimmig. Nur Stefan begehrt auf: »Klar bin ich allergisch!« Die Oma erstaunt: »Aber auf was denn, mein Junge?« Der platzt heraus: »Auf euch alle!«

Was die UrTherapie - als die wahre Naturheilkunde - von der Symbioselenkung hält:
Die Symbioselenkung stellt einen unnatürlichen Teileingriff in die körperlichen Abläufe dar. Sie ist keine Ganzheitsbehandlung und kann deshalb für den Patienten nicht wirksam sein. Wohl aber für die Wiederbehandlungswünsche des Therapeuten. Hier findest Du erneut einen Beweis für die Wirksamkeit »schöner« Worte, die Dir eine sanfte, gute medizinische oder naturheilkundliche Therapie weismachen.
»Du entzauberst ja nun wirklich alles«, sagst Du, »aber was für Gründe hast Du aufzuweisen?«
Also, zuerst einmal halte ich es für eine ziemliche Anmaßung, die tausendfältigen inneren körperlichen Abläufe in einem Lebewesen »lenken« zu können. Zwar ist es im Prinzip richtig, die Bakterien in Kapseln zu verabreichen, die erst in den unteren Dünndarmabschnitten durch Verdauung aufgelöst werden, denn so gelangen sie, wie gewünscht, in den Dickdarm. Auf Dauer kann aber die Bakterienflora des Dickdarms nicht durch vorübergehende Bakterienpräparate beeinflußt werden. Eine sichere Steuerung der Darmflora ist nur durch entsprechende Ernährung möglich. Denn: Eine falsche bzw. unvollständige Darmflora ist das Resultat einer falschen bzw. unvollständigen Ernährung. Nicht die Darmflora ist also bei dieser Krankheit die Ursache, sondern die Nahrung, die zu einer entsprechenden minderwertigen Darmflora führt. Daraus geht auch hervor, daß als »Medikamente« zugeführte Bakterien, die die Darmflora beeinflussen sollen (z.B. Symbioflor II), nur so lange die Darmflora beeinflussen, als sie verabreicht werden. Das mag 'ne Zeitlang Beschwerden etwas ausgleichen - aber bald bildet sich zwangsweise wieder die Darmflora ein, die der jeweiligen Nahrung entspricht.

8 **Die ulkigste Ausrede bislang.**
Zu einer nur auf vegetarische Küche eingeschworenen darmkranken Seminarteilnehmerin sage ich: »Ich kann mir vorstellen, daß man die UrKost in 100 Jahren überall essen wird. Weil die Menschen alle dann so degeneriert sind, daß sie sich nicht mehr anders helfen können.«
Die Antwort: »Na schön, da magst Du recht haben, aber warum sollte ich sie heute schon essen?«

> Bist Du wirklich guten Willens, alles zu tun, um Dir Deine Gesundheit zu erhalten oder sie wiederzugewinnen?

1100 Krebs wird durch was verursacht?

1100 a) 📖 85, 120 **Ich vermute das nicht nur, daß die Chemotherapie Krebs verursacht.** Nein, das geben (allerdings nur in ihren Fachzeitschriften) die Mediziner sogar zu:
Folge-Malignome (bösartige Geschwulst) nach akuter lymphoblastischer Leukämie im Kindesalter
Die derzeitig angewandten Therapieformen zur Behandlung der akuten lymphoblastischen Leukämie (ALL) führen zu Fünf-Jahres-Überlebensraten von über 70%, gelten aber selbst als kanzerogen (krebsverursachend). (Deutsches Ärzteblatt 89, Heft 6, 7. Februar 1992)

1100 b) Der Behauptung, kindliche Leukämie sei früher absolut tödlich gewesen, bin ich nachgegangen. Die These beruht auf einem bloßen On-dit der Ärzte, um sich als Lebensretter aufzuspielen. Vor Einführung der Chemo wurden exakte klinische Studien nicht einmal durchgeführt, zum anderen sprechen die Lehrbücher eine völlig andere Sprache:
NAEGGLI, O., Blutkrankheiten und Blutdiagnostik, Berlin (Julius Springer) 1931, 5.Aufl., Seite 459:
»Immerhin ist heute zu berücksichtigen, daß auch scheinbar ganz hoffnungslose Erkrankungen weitgehend gebessert werden können und heute die Lebensdauer der Patienten entschieden eine längere wird.« Und auch schon 1931 nahm man zur Behandlung schlimmstes Gift, das aus den Auspuffen der Kraftfahrzeuge in die Umwelt zerstört - nichts destoweniger aber das Kind heilen sollte! Man behandelte die Kleinen mit Benzol! Wie Dich die Ärzte belügen: Nicht die Krankheit, die Therapie war tödlich, wie bei der Syphilis damals, wie z.B. bei AIDS und der Chemotherapie heute.
Seite 462: »Es sind daher viele Todesfälle unter dieser Behandlung (Benzol) eingetreten.«

1101 a) 📖 128ff, 326 **Brustkrebs durch Weintrinken.** Ausländische Studien besagen: Frauen, die dreimal pro Woche ein Glas Wein trinken, haben ein zweimal höheres Risiko. Man vermutet auch, daß Brustkrebs mit dem Fettverbrauch zusammenhängt. In Japan mit niedrigem Fettkonsum gibt es die niedrigste Brustkrebsrate. (Ärzte Zeitung, 17.4.1990)
Ärzte: 1 Glas Wein ist die beste Medizin
Wein schützt nicht nur vor Herzinfarkt und Schlaganfall, sondern auch vor Durchfall. Ärzte am Tripler Army Krankenhaus Honolulu haben jetzt herausgefunden: Ein Glas Wein zu den Mahlzeiten tötet durchfallerregende Salmonellen und Kolibakterien im Essen. Und zwar schneller und besser als ein Glas natürliche Wismutsalz. In Wismutlösungen starben die Bakterien erst nach 24 Stunden, im Wein nach einer Stunde. (BILD 1.3.1996) (→Rz.687) Du weißt: Bakterien können nur gefährlich werden, wenn sich der Mensch widernatürlich verhält. (→LV2052)

Schon ein Bier ist schlecht fürs Gedächtnis
Eine Studie der kanadischen Trent-Universität vom Mai 1997 stellt fest: Bereits geringe Mengen Alkohol können die Gedächtnisleistung erheblich reduzieren. Alkohol verkürzt die REM-Schlafphasen. In dieser Zeit verarbeitet das Gedächtnis Tageserlebnisse ebenso wie eingepauktes Wissen.

1101 b) WORM, N. »Täglich Wein«, Hallwag - Zweieinhalb Millionen Deutsche sind schwer alkoholabhängig und behandlungsbedürftig. 40.000 sterben Jahr für Jahr an den Folgen. Mit dem Charme des Connaisseurs wirbt dieser Volksverdummer

Rotwein soll gut gegen Herzinfarkt sein, geben die von den Weinverbänden gekauften Mediziner in den Medien. Nur: Du stirbst früher dadurch! Besonders bei Zuckerkranken erhöht das Weintrinken signifikant das Sterblichkeitsrisiko. Schweizerische Medizinische Wochenschrift, Jg. 128, Suppl. 96 (1998), S. 40S

und -verderber für täglichen Weingenuß. Obwohl er als Professor wissen muß, daß seine Zeitgenossen zu maßvollem Genuß gar nicht in der Lage sind. Die Forderung nach täglichem Trinken von vergärtem, verdorbenem, erhöht nur die Zahl der Alkoholiker auf der Welt und bringt unendliches Leid über die betroffenen Familien. Solche, von der Weinindustrie gekauften Akademiker sollte man in Jauche stecken, damit sie die Deutsche Weinakademie, mit der sie eng liiert sind, mit ihrem Gestank ehren.

1102 📖 206 Ärzte-Zeitung 44 (10.03.1993/12) **Vielleicht hast Du Deinen Brustkrebs dem Gesundheitswidrigen Deiner Mutter zu danken:**
1103 📖 541, 570 **Die Pille - Hormongaben der Ärzte und dafür eingehandelter Krebs:** Nebenschäden der Pille: Schmier- oder Durchbruchsblutungen, Amenorrhoe, Nervosität, Depressionen, Akne/Hautausschlag, stärkere Gewichtszunahme, Verzögerung der regelmäßigen Ovulation, nach Absetzen des Präparates Gallensteinbildung, Candidiasis, Appetitlosigkeit, Schwindelgefühl, Kopfschmerzen, Zunahme epileptischer Anfälle, Pankreatitis, Transaminasenanstieg, Brustsekretion, Brustvergrößerung.
»Die Einnahme *hormonaler Empfängnisverhütungsmittel* ist mit einem erhöhten Risiko venöser und arterieller thromboembolischer Krankheiten (zum Beispiel Herzinfarkt, Schlaganfall, Thrombosen, Lungenembolie) verbunden. Geschlechtshormone können einen Einfluß auf das Brustdrüsengewebe haben. Durch Änderung des Hormonhaushaltes (zum Beispiel Einnahme von hormonellen Empfängnisverhütungsmitteln) kann ein hormonelles Milieu entstehen, in dem die Empfindlichkeit des Brustdrüsengewebes gegenüber anderen die Krebsentstehung begünstigenden Faktoren erhöht und diese damit begünstigt werden kann. Auch die Analysen der epidemiologischen Studien, die zur Möglichkeit eines Zusammenhanges zwischen Einnahme von hormonellen Empfängnisverhütungsmitteln und Brustkrebs Ergebnisse vorweisen, lassen die Möglichkeit erkennen, daß das Auftreten von Brustkrebs bei Frauen bis zum mittleren Lebensalter häufiger mit langdauernder und bereits frühzeitig begonnener Einnahme oraler Kontrazeptiva verbunden ist. Alldredings ist dies nur einer unter verschiedenen möglichen Risikofaktoren.« (Deutsches Ärzteblatt 89, Heft 25/26, 22. Juni 1992) Englische Untersuchungen haben den Einfluß der Gestagenkomponente bei der Entstehung arterieller Erkrankungen unter der Pille aufgedeckt: MEADE, T. W., Risks and mechanism of cardiovascular events in users of oral contraceptives. American Journal of Obstetric Gynecology. 158 (1988), 1646-1652.

1104 a) 📖 119 - 147 »Man muß bis heute davon ausgehen, daß wohl die überwiegende Mehrzahl aller Krebserkrankungen schicksalhaft sind.«
Aus STERN-Interview 12.9.1989 mit Prof. D. K. Hossfeld, Hbg., Universitäts-Krankenhaus: (Krebsärzte ziehen Bilanz).
Dieser Professor ist ein Dummquatscher. Er denkt allein zunftverbunden und will nur noch weiter die Eigenverantwortlichkeit der Kranken unterminieren. Das ist schlimm! Schlimmer ist, daß der STERN einem solchen Heuchler ein Podium gibt.
Züchtigung Gottes: „Der Aussatz ergriff ihn (in ergreif diu miselsuht) / Als man diese schwere Züchtigung Gottes / an seinem Körper (sînem lîbe) sah, / wurde er den Leuten zuwider. (...) Er zog weiter nach Salerno / und nahm auch hier, weil er geheilt werden wollte, / das Können erfahrener Ärzte (der wissen arzâte list) in Anspruch. / Der beste Meister, den er dort fand, / der gab ihm sogleich / eine seltsame Auskunft: / daß er heilbar (genislîch) wäre / und doch immer ungeheilt (ungenesen) bleiben würde." (Der Auszug aus „Der arme Heinrich" von Hartmann von Aue schildert die Suche des Ritters nach Heilung.) **Du machst Dir das doch hoffentlich nicht länger vor:**
163 Frauen mit einem Mammakarzinom sind befragt worden, wo sie die Ursache ihrer Krankheit sehen. Jede dritte führte eigene seelische Probleme, partnerschaftliche und familiäre Sorgen oder den Verlust geliebter Personen als wahrscheinlichen Grund an. Für einen psychischen Einfluß auf die Krebsätiologie gebe es keine Belege aus prospektiven Studien. (Ärzte Zeitung 192/12.10.1995/10)

1105 Wegen Radon sterben 2000 Menschen jährlich an Lungenkrebs
Radon als Lungenkrebsfaktor bei Nichtrauchern wird unterschätzt. Dies läßt eine epidemiologische Abschätzung schließen. Wie das Deutsche Krebsforschungszentrum mitteilt, gehen in Westdeutschland bis zu 2000 Lungenkrebs-Todes-Fälle pro Jahr auf die Belastung durch Radon zurück. Das entspricht sieben Prozent aller 28 700 Lungenkrebserkrankungen in den alten Bundesländern. Die Zahl der dem

Radon zuzuschreibenden Lungenkrebstoten wird auf das Jahr 1991 bezogen bei den Rauchern auf etwa 1700, bei den Nichtrauchern auf etwa 370 geschätzt. Radon kann sich in Häusern, die auf uranhaltigem Gestein errichtet sind, ansammeln. (Ärzte Zeitung 48/13.3.1996/14)

5 **c)** Radon, ein Zerfallsprodukt des Urans, zerfällt bereits nach kurzer Zeit in eine Reihe von langlebigen alpha-Strahlen freisetzenden Zerfallsprodukten, die eingeatmet sich in der Lunge festsetzen und die unmittelbare Nachbarschaft viele Jahre lang bestrahlen. Schon ein einziger Alpha-Partikel, der eine Zelle trifft, kann einen Prozeß in Gang setzen, der auch noch nach Jahren in die Entstehung von Krebs mündet. Denn Schwellenwerte für unbedenkliche Dosen gibt es nicht bei mutagenen/onkogenen Substanzen. Die für viele tödliche Mystifizierung der Radioaktivität war nur schwer auszurotten und treibt heute noch ihre letzten Blüten in den radonhaltigen »Heilquellen«. (Ärzte Zeitung 35/25.2.1995)

6 ▢ 122, 300 **Es gibt auch einige Ärzte, die zu eigenen Gedanken fähig sind** und denen fortschrittlicher eingestellte Fachblätter wie die Medical Tribune und hier die Ärztliche Praxis 54 vom 6.7.1993/8 ihre Spalten öffnen:
Die konventionelle Onkologie geht davon aus, daß der Krebs - aus welchen Ursachen heraus auch immer - in der Zelle selbst entsteht, daß es eine »erste Krebszelle« geben muß, deren wuchernde Teilungspotenz dann verhängnisvolle Folgen hat. Die Krebszelle wird wie ein Krankheitserreger eingeschätzt, der vernichtet, geschwächt und eliminiert werden muß, um den Organismus zu retten. Diese Theorie der Karzinogenese übersieht völlig, daß alle krebsfördernden Reize aus der Umwelt oder aus dem Organismus selbst niemals auf irgendeine Organzelle unmittelbar einwirken können, weil alle Funktionssysteme, die den Organismus zusammenhalten - Blutkreislauf, Nervensystem, Lymph- und Hormonsystem - keinen Kontakt zu den Zellen haben. Alle Endorgane der genannten Systeme enden mit den Zellen selbst, sondern in der »Grundsubstanz«, der »Matrix«, jenem allgegenwärtigen Organ, das als weiches, undifferenziertes Bindegewebe und als flüssige Zwischenzellsubstanz alle Intrazellulärräume lückenlos durchzieht. Die Hauptzellen dieses Organs, die Fibroblasten, synthetisieren die flüssige Matrix, und in dieser bilden sich dann alle immunkompetenten Substrate wie die Immunglobuline, und die im Knochenmark gebildeten weißen Blutzellen erhalten in der Matrix ihre Differenzierung zu B- und T-Lymphozyten, Makrophagen, Mast- und Killerzellen.
Mit den Immunfähigkeiten sind aber die Funktionen der Matrix nicht erschöpft: Sie betreibt den gesamten Stoffwechsel-Austausch zwischen Kreislauf und Körperzellen. Nahrungs- und Atem-Substanzen sowie deren Abbauprodukte gelangen zunächst in die Matrix und erst dann an die Zellen und umgekehrt. Dabei wirkt die Matrix nicht als passive Transmissionsschiene, sondern als hochaktiver Transmitter, der qualitativ und quantitativ entscheidet, ob und wieviel von den angebotenen Stoffen transportiert und adaptiert wird, was als nicht brauchbar umgesetzt werden muß, was den Entgiftungsorganen zugeführt wird (Leber und Niere), wobei sich die Matrix in ihrer Zusammensetzung ständig verändert und den jeweiligen Gegebenheiten anpaßt.
Von umfassender Bedeutung für die Matrixfunktion ist das Neuro-Hormonal-System. Alle Finalretikula (Netzbindegewebe) des Vegetativums (das belebende Nervensystem) ragen in die Grundsubstanz hinein und übermitteln Impulse aus dem ZNS (Zentralnervensystem) oder umgekehrt aus der Peripherie in die Zentrale und deren Verschaltungen mit den endokrinen Drüsen. Auch hier bewirken biochemische und elektrophysiologische Signale Umsetzungen in der Matrix selbst und befähigen sie zur Übermittlung der notwendigen Informationen.
Eingelagert in die Matrix ist auch die Basalmembran mit dem damit verbundenen Keim- oder Mausergewebe, aus dem heraus die Regeneration aller ständig absterbenden Epithel- und Organzellen erfolgt. Die Lehre von der zellständigen Krebsentstehung übersieht, daß die fertig ausdifferenzierte Organ- oder Epithelzelle nicht teilbar ist. Nur im Stadium der Histogenese - während der Differenzierung aus den Keimgewebezellen und ihrer Wanderung in die endgültige Funktionsschicht - können sich karzinogene Reize so auswirken, daß eine Malignisierung (Erkrankung) erfolgt. Dieser Regenerationsvorgang aber vollzieht sich nur regelrecht innerhalb einer gesunden Matrix. Nur an ihr, die ja als erstes Organ von Belastungsreizen betroffen wird, wirken diese sich aus, schädigen sie in ihrer normalen Zusammensetzung und berauben sie ihrer gesamten Schutz- und Trasmitterfunktionen. **In einer gesunden Matrix gibt es keine Karzinogenese.**
Alle Millionen-Investitionen in die Krebsforschung, vom Staat zur Verfügung gestellt und aus Spenden zusammengebettelt, haben nichts daran geändert, daß die Heilungsrate in den letzten 30 Jahren nicht gesteigert werden konnte. Es wird Zeit, daß von allen Bemühungen Abstand genommen wird, die fertige Krebszelle zu bekämpfen. Der maligne Tumor muß endlich als das erkannt werden, was er geworden ist: das sichtbare Endprodukt eines jahrzehntelangen Zerstörungsprozesses der Matrix, aus der durch chronische Einwirkung von Giften, proliferierenden Entzündungsprozessen, psychischen Streßwirkungen und anderen pathogenen Dauerbelastungen langsam Stück für Stück der gesunderhaltenden Schutzfunktionen herausgebrochen wurde, so daß am Ende **ein völlig dysregulierter Organismus resultiert.**
Lesebrief von Sanitätsrat Dr. med. Hellmut Grell (Ärztliche Praxis, Nr. 54/6.7.1993 Hervorhebung vom Verfasser)
Warum geht die orthodoxe Schulmedizin auf diese Darstellung nicht ein? Ich will es Dir sagen: Wenn sie die These von der Krebsentstehung in der Zelle aufgeben, dann müßte man ja auch zugeben, daß deren Bekämpfung seit Virchow ein absoluter Unsinn war, und diese Mafia würde dann auf Billionen von Mark verzichten müssen...

7 ▢ 119 - 147 Magen-Darm-Blutungen, Magenkrebs Ätiologisch (ursächlich) müssen bei ungeklärten Blutungen aus dem Magen-Darm-Trakt neben den selteneren Ursachen (Vaskulitiden, Hämobilie, Dünndarmtumor) vor allem Medikamente wie nichtsteroidale Antirheumatika oder Antikoagulanzien und Angiodysplasien (alle Medizinergifte) verantwortlich gemacht werden. (Schweiz. med. Wschr., 122. Jg., Nr. 12 (1992), S. 428-431.)

8 ▢ 216 **Der Unsinn amtlicher Verlautbarungen über Grenzwerte - Krebsauslöser:** ARD-Sendung »Report«, 18.1.1993, die auch klarstellte, daß die uns Sicherheit vortäuschen sollenden »Grenzwerte«, wie sie amtliche Stellen bei Giftkonzentrationen gerne (alle Jahre ein bißchen tiefer) ansetzen, lächerlich sind: Auch die geringste Giftmenge, eine einzige Asbestfaser im Blut, kann Krebs auslösen. (→LV 1111/3, 9684a)

0 ▢ 541, 570 *Brustkrebs durch die »Pille«*
Nach den Ergebnissen von mindestens zwei Studien sind besonders brustkrebsgefährdet: ● alle Frauen, die langjährig orale Kontrazeptiva einnehmen, ● Frauen, die mehrere Jahre vor der Geburt ihres ersten Kindes die 'Pille' einnehmen sowie ● Frauen, die vor Erreichen des 25. Lebensjahres über viele Jahre orale Kontrazeptiva verwendeten. Die meisten dieser Studien weisen auf ein annähernd doppelt so hohes Brustkrebsrisiko von 'Pillen'-Verwenderinnen gegenüber Frauen hin, die nie orale Kontrazeptiva verwendeten. (arznei-telegramm 9/90)

1 ▢ 119 - 147 **Verunreinigte Medikamente, die Krebs verursachen:** Britische Wissenschaftler glauben nachgewiesen zu haben, daß Kinder einem erhöhten Krebsrisiko ausgesetzt sind, wenn die Vitamin-K-Prophylaxe intramuskulär statt oral erfolgt. Dieses Rätsel wollte ausgerechnet das rebellische Fernsehmagazin Report aufdecken. Report ließ im renommierten Fraunhofer-Institut in Hannover Konakion und gleich noch die Antibiotika Rocephin und Claforan auf Asbest untersuchen. Im Konakion und Rocephin wurden Asbestfasern gefunden. (Medical Tribune 6/12.2.1993)

2 **a)** ▢ 119 - 147 **Künstliche Ernährung bringt Krebswachstum**
Das Kolonkarzinom ist ein weiterer Tumor, der durch Insulin stimuliert wird. Über dieses Karzinom liegt außerdem eine Arbeit vor, die eine signifikante Verkürzung des Überlebens durch intravenöse Ernährung aufzeigt. (...)

Die Möglichkeit der Reduktion einer Tumormasse durch Fasten wird jedoch grundsätzlich akzeptiert, wenn auch nach Beendigung des Fastens meistens eine rasche Wiederzunahme auftreten soll. (Deutsches Ärzteblatt, 5.9.1991/45/B 1957)

Die lassen die Krebskranken also künstlich ernähren, obschon eine wissenschaftliche Arbeit darüber vorliegt, daß ihre Überlebenszeit signifikant verkürzt wird, wenn man sie intravenös ernährt.

1112 b) 622 ff Seit Ende 1995 kommen in dieser Ärzte Zeitschrift auch mal vernünftige Leute zu Wort. Aber glaub nicht, daß dies von mehr als 0,1% der Ärzte aufgegriffen wird:

Fasten hemmt Entzündungsreaktion
Fasten und Rohkost-Ernährung gehören zum althergebrachten Repertoire klassischer Natuheilverfahren. Bei dafür geeigneten Patienten leistet Fasten in Kombination mit konsequenter Ernährungsumstellung wertvolle Hilfe bei Erkrankungen des rheumatischen Formenkreises. Entscheidende Voraussetzungen für den Erfolg: Motivation und Disziplin des Patienten. Immerhin liefern neuere biochemische Forschungsergebnisse einige wichtige Anhaltspunkte über mögliche Zusammenhänge zwischen Fasten und Entzündungrreaktionen. So zeigte sich, daß Fasten den Arachidonsäurespiegel im Blut und Gewebe rasch senken kann. Arachidonsäure ist das Ausgangssubstrat für die Bildung von proinflammatorischen Leukotrienen und Prostaglandinen. Jeder Arzt sollte sich davor hüten, beim fastenwilligen Patienten falsche oder übersteigerte Hoffnungen zu wecken, warnte Lützner. Je älter der Kranke, je länger seine Erkrankung bereits dauert und je intensiver er immunsuppressiv behandelt werden muß, um so geringer ist die Hoffnung auf Verbesserung durch Fasten. Therapeutisch am günstigsten sind Patienten mit frühen Krankheitsstadien und ausreichender Gewichtsreserve. Überdies ist Fasten bei Rheuma keine isolierte Maßnahme, sondern nur dann sinnvoll, wenn der Patient nach der Fastenkur zu einer dauerhaften Ernährungsumstellung in Richtung einer gemüsebetonten, vollwertigen Kost bereit ist. Der hierfür nötigen Überzeugungsarbeit sind die Patienten in der Regel während eines Therapie- und Schulungsaufenthalts in einer Fachklinik eher zugänglich als in ihrem gewohnten häuslichen Umfeld. (Ärztliche Praxis 77/26.9.1995)

1113 843 Kauf nichts, was die dumme Masse ohne nachzudenken erwirbt - Krebs durch Mineralwolle (Glasfaser)
»Die Geschichte von Asbest wiederholt sich«, glaubt Reinhold Konstanty, Leiter der Abteilung Umwelt und Gesundheit beim deutschen Gewerkschaftsbund (DGB). Jahrelang habe die Mineralfaserindustrie die Gefahr verharmlost und Kritikern mit Prozessen gedroht, berichtet Konstanty: »Jetzt haben die den Salat.« Die Vermutung, daß die künstlichen Mineralfasern gefährlich sind, hätte eigentlich schon 1972 auftauchen müssen, als Tierversuche erstmals zeigten, auf welche Weise Asbestfasern Krebs auslösen: nicht seine Chemie macht Asbest zu einem mörderischen Werkstoff, sondern die nadelartige Form seiner Fasern, die sich im Lungen und Brustfellgewebe festhaken - die künstlichen Mineralfasern sehen ganz anders aus. (...) doch es gibt auch unschädliche Isoliermaterialien, die den Bauherren von Baubiologen seit Jahren wärmstens empfohlen werden: Dämmplatten aus Kork, Stroh, Kokosfasern und Holzwolle oder auch Matten aus Schafswolle. (SPIEGEL 37/1993/219) Oder alte Zeitungen - so meint der Verfasser: das billigste.

1114 ·119 - 147 **Krebs durch Vitamingabe**
Kinder, denen Vitamin K parenteral (in die Muskulatur oder in die Vene) gegeben wurde, bekamen später doppelt so häufig Krebs. (British Journal of Medicine 305, 1992, 341 und Ärzte Zeitung Nr. 229, 17.12.1992/2)
Ein Jahr später wird dies von der deutschen Schulmedizin wiederum als Unsinn abgetan, was ihre britischen Kollegen ermittelt haben. (Ärzte Zeitung 13.10.1993)
Rechne man ihre Ergebnisse hoch, bedeute dies, daß Vitamin-K-Spritzen das Risiko für Krebs im Kindesalter von normalerweise eins zu 500 auf eins zu 200 erhöhten, sagte Golding. Dagegen betrage das Risiko für eine tödliche Neugeborenen-Hämorrhagie (Zerreißblutung) ohne Vitamin-K-Prophylaxe nur eins zu 10.000. (Ärzte Zeitung 145/6.8.1992)
Selbst sich mit normaler Schlechtkost ernährende Mütter sind noch fähig, ihren Babys genügend Vitamin K zu vermitteln, das von normalen Darmbakterien gebildet wird. Nur wenn eine Mutter ausschließlich von Fast-food lebt und Drogen nimmt, ihr Darmsystem also zerstört ist, ist eine Vitamin-K-Produktion nicht möglich. Aber: Mit Muttermilch ist kein Geschäft zu machen, aber mit Milchpräparaten und Medikamenten. Jeder gestillte Säugling bedeutet eine Profiteinbuße für die Pharmazie- und Nahrungsmittelindustrie. (→LV 1111, 1114)

1115 a) 206, 361 BENNINGHOFF/TSIEN, »Cancer A review of results«, Brit. Journ. Radiol. 32/59.
1115 b) LOECKLE, W. E. »Krebs-Alarm«, Novalis Vlg., Schaffhs.
Ordinarius Heinz Oeser hält dies sogar für einen ausgesprochen schlechten Tausch: »Die Verschiebung der Krebsmanifestation - also des Auftretens von Krebs - »durch Vorsorge, möglicherweise auch durch Frühbehandlung, von einem Ort mit günstiger Standortprognose auf ein Organ mit ungünstiger Standortprognose ist ein Tausch zu Lasten der Betroffenen...«
1115 c) The Lancet, 339, 1992/523: Es ist nicht nur das Medikament Stylböstrol, für den Unterleibskrebs einer Folgegeneration verantwortlich! *Auch noch andere Medikamenten-Gifte; die unsere Mütter und Großmütter auf Verschreibung der Ärzte geschluckt haben, zeichnen wahrscheinlich verantwortlich für den Brustkrebs, von dem immer mehr junge Frauen befallen werden.* Bei vielen wird bereits das erhöhte Risiko dafür vor der Geburt (durch zerebrale Asymmetrien im Fetus oder hormonellen Veränderungen in utero) begründet.
1115 d) Hat sich für die Kollegen in der Gynäkologie in den vergangenen Jahren viel geändert? »Die operative Tumortherapie wurde radikaler. Das heißt, Eingriffe bei onkologischen (verkrebsten) Patienten haben stark zugenommen. (...)« (Ärzte Zeitung 21/6.2.1993/25)

1116 119 - 147 **Muskelschwäche bei Krebs** »Es wird angenommen, daß diese Muskelveränderungen Ursache der Asthenie (Kraftlosigkeit) bei Tumorkranken sind.« Die Forscher vermuten, daß eine bisher noch nicht entdeckte Substanz die Muskeln der Krebspatienten beeinflußt. Die hypothetische Substanz habe auch schon eine wissenschaftliche Bezeichnung: »Asthenine«. (DMW 117, 1992, 107; Ärzte Zeitung, 17.2.1992)

1117 120 **Basaliome (Hauttumore) als Spätfolgen** der Strahlentherapie kindlicher Hämangiome (Blutschwämme) und Feuermale (med welt 1990/41; 304-6).

1118 206, 361, 995 [1] **Schmerzmittel für die Mutter bei der Geburt - Krebs für das Kind. Teuer erkaufte, eingebildete Schmerzlinderung für wehleidige Mütter**
Opioid Pethidin (DOLANTIN) für Krebs von Kindern verantwortlich? In einer britischen Fall-Kontrollstudie ergibt sich eine Assoziation zwischen der Anwendung des Opioidanalgetikums Pethidin (DOLANTIN) während der Geburt und der Entwicklung von Krebs im Kindesalter.

Hinweise aus einer früheren Studie scheinen hierdurch bestätigt zu werden. Daten von mehr als 16.000 im April 1970 geborenen Kindern wurden prospektiv über zehn Jahre ausgewertet. 33 (2 von 1000) erkrankten an Krebs. Rauchen der Mutter, die Anwendung von *Pethidin* während der Geburt und prophylaktische *Vitamin-K-Gaben* ließen sich als statistisch signifikante Faktoren für die kanzerogenen Entwicklungen ausmachen. (arznei-telegramm, 1/91)

Weitere große Vorteile des Opiats Pethidin, das auch in die Muttermilch übergeht: Verwirrtheit, Schwindel, Kammerflimmern, Atemnot, Muskelschwäche (Arzneimittel-Kursbuch S.1077)

9 📖 206 **Bei medizinischer Rheumabehandlung droht Dir Krebs** Was auch immer von der Schulmedizin kommt - was auch immer die sei und was Dir scheinbar guttut oder Dir für die erste Zeit das Kranksein (hier das Rheumaleiden) erleichtert, hat einen teuflischen Pferdefuß:

Männer hatten infolge der Psoralen-Lichttherapie sechsmal und Frauen fünfmal häufiger ein Plattenepithelkarzinom der Haut als der Durchschnitts-Schwede. Dieser Effekt war dosisabhängig. Besonders stark gefährdet waren Patienten, die über 200 PUVA-Behandlungen (Gabe von Psoralen und die anschließende Bestrahlung mit UV-A-Licht) erhalten hatten. Ihr Hautkrebsrisiko stieg auf mehr als das 30fache. Zudem hatten PUVA-Patienten auch geringgradig vermehrt andere Malignome wie Tumoren im Atemwegstrakt oder Kolon- und Nierentumoren bei Frauen. (Ärzte Zeitung vom 25.7.1991)

10 📖 129 **Metastasen durch Punktion** Mit der Veröffentlichung des Falles eines Patienten, bei dem drei Monate nach einer Feinnadelpunktion an der Punktionsstelle subkutan eine Metastase aufgetreten war, ist die Diskussion um das Risiko von Stichkanalmetastasen nach einer Feinnadelpunktion wieder neu entbrannt. Bereits 1978 hatte der Chirurg Professor Dr. Julius Hackethal vor der Gefahr von Stichkanalmetastasen gewarnt. Damals waren seine Befürchtungen von Kollegen jedoch als »absurd« zurückgewiesen worden. (Ärzte Zeitung 16.5.1992)

Ein paar Wochen später ist alles wieder beim alten:
Krebsverdacht - unbedingt punktieren! (Ärztliche Praxis vom 23.6.1992/1)

21 📖 249 **Die Krebsausstreuungs-Behandlung der Ärzte bei Prostata** Von einiger Bedeutung könnte möglicherweise auch die folgende Entdeckung werden: Die Prostata gehört zu den Organen, die bei fettreicher und faserstoffarmer Ernährung verstärkt krebsanfällig sind (...).

»Laufen Sie, so schnell Sie können, wenn Sie einen Urologen sehen«, (Arzt für den Harn- und Genitaltraktbereich sowie der Nieren) riet 1978 der Chirurg und Medizin-Rebell Julius Hackethal seinen »männlichen Geschlechtsgenossen«: Die allseits empfohlene vorsorgliche Untersuchung der Vorsteherdrüse (Prostata) auf Krebs sei »nicht nur nutzlos, sondern auch gefährlich«.

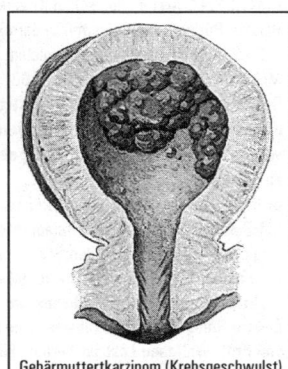

Gebärmuttertkarzinom (Krebsgeschwulst)

»Geradezu verbrecherisch« nannte der Homburger Urologie-Professor Carl-Erich Alken damals die Hackethal-Thesen, wonach die Früherkennung und mithin zeitige Behandlung von Prostatakrebs das Leben der Patienten nicht verlängere. 1992 ist Hackethal rehabilitiert: Männer im vorgerückten Lebensalter, bei denen ein Prostatakrebs im Frühstadium diagnostiziert wird, können - so das Fazit einer schwedischen Studie - getrost unbehandelt bleiben. Sie haben trotz ihrer Krebserkrankung ebenso gute, wenn nicht gar bessere Aussichten, so alt zu werden wie(...).(DER SPIEGEL 19/1992)

22 📖 242 **Gallenoperation mittels Endoskopie (Sehrohr): kann Krebs verursachen** Ist die Gallenblase karzinomatös entartet, kann es im Extraktionskanal zu einer metastatischen Ausstreuung von Krebsnestern kommen. (Ärztliche Praxis vom 23.11.1991)

Stumme Gallensteine - Lassen Sie die Finger davon! (Original-Schlagzeile)
...Ein besonders wichtiger Einwand gegen die Operation bei »friedlichen« Steinen bezieht sich auf das Kolonkarzinom-Risiko: Nach Cholezystektomie (Wegschneiden der Galle) nimmt nämlich die Konzentration der »primären« Galle ab, die Konzentration der »sekundären« (von Darmbakterien umgewandelten, kokarzinogenen) Galle dagegen zu. (Medical Tribune 35/28.8.1992/8) Völlig anderer Ansicht ist mal wieder ein anderer Professor, der da ganz ungeprüft, so einfach aus seinem Bauch heraus urteilt:

23 📖 84 **Gewebeentnahme bei Tumor mit Spritze**
Jede Manipulation an einem Tumor - selbst die Palpation (Tastuntersuchung) - setzt Tumorzellen in Lymphe und Blut frei. So kann die diagnostische Punktion eines Malignoms den Erfolg der kurativen Tumorresektion zunichte machen. (Ärztliche Praxis, 14.4.1992/7)

24 📖 84 **Nach Vasektomie (Samenleiterentfernung) entsteht Prostatakrebs**
20 Jahre nach Samenleiterunterbindung liegt das Risiko, Prostatakrebs zu bekommen um fast 90 % höher. (A Retrospective Cohort Study of Vasectomy and Prostate Cancer in US Men. Journal of the American Medical Association 269/878-882 und 873-877. - Vasectomy and Prostate Cancer: Chance, Bias or Causal Relationship? Journal of the American Medical Association 269/1993/913-914) (→LV1133)

25 📖 **Samenleiter-Unterbindung führt zu Prostatakrebs**
5-faches Risiko, daß sich ein Prostata-Karzinom frühzeitig entwickelt oder man an Atherosklerose oder Multipler Sklerose erkrankt. (Ärzte Zeitung, 26.8.1971 und The New England Journal of Medicine, Vol. 326, No. 21 (1992), S. 1392-1398)

26 📖 84 **Einseitig geschwollene Brust bei kleinen Mädchen/ Schon die kleinste Biopsie verstümmelt fürs Leben**
(...) Daß hinter solch einer »Schwellung« tatsächlich ein bösartiger Tumor steckt, gilt als absolute Rarität.
Groß ist dagegen die Gefahr, das Kind für den Rest des Lebens zu verstümmeln, nur weil unter falschem Verdacht an der Brust herumgeschnitten wird. Schon die kleinste Probeexzision aus dem nur wenige Millimeter großen Brustdrüsengewebe hat böse Folgen:
Entweder wächst die Brust anschließend überhaupt nicht mehr, oder aber sie ist völlig deformiert, erklärte Professor Dr. Michael B. Ranke, Universitäts-Kinderklinik Tübingen, gegenüber Medical Tribune.
»Ich erinnere mich an ein 2 ½jähriges Mädchen, daß wir dem Chirurgen noch in letzter Sekunde aus den Händen gerissen haben«, erzählte Prof. Ranke (...) (Medical Tribune Nr. 48/3.12.1993).

27 📖 126 **Kampfsportarten erhöhen das Risiko für einen Hirntumor signifikant.** (Ärzte Zeitung 176/3.10.1992/2)

28 a) 📖 84, 120 »Aus rund 3000 Wachstumskurven verschiedener Tumoren haben ich und meine Mitarbeiter herausgefunden:
'Die Metastasen sind in ganz überwiegender Zahl zu eben dem Zeitpunkt entstanden, als der Krebskranke das erste Mal wegen seines Leidens ärztlich behandelt wurde.'« (Prof. Krokowski, erster Tumorforscher in Deutschland, im Mai 1977 auf dem 58. Deutschen

Röntgenkongreß) (Die Ansicht vertritt auch Hackethal, daß durch Behandlung und Operation aus einem Haustierkrebs ein Raubtierkrebs würde.)

1128 b) Metastase zuerst entdeckt
Gar nicht so selten ist eine Metastase das erste Zeichen eines Tumorleidens. Bei immerhin 10 bis 15% aller onkologischen Patienten, so schätzt man, ist der Primärtumor unbekannt. Für gewöhnlich wird der Krebskranke dann erst einmal durch die Diagnosemühle gedreht. Doch werden damit möglicherweise Geld und Mühe durch den Schornstein gejagt. Den Ausgangspunkt des Malignoms, zeigt eine amerikanische Studie, findet man nämlich nur in den seltensten Fällen. Und selbst wenn man fündig wird, hängt meist keine therapeutische Entscheidung an der Erkenntnis (...) Die Gründe für die überflüssige Diagnostik sieht er in der Hilflosigkeit von Arzt und Patient gegenüber einer fortgeschrittenen Tumorerkrankung. (Medical Tribune 6/19.2.1996/37)
Du bist Dir klar, was das heißt: ...Therapeutische Konsequenzen ergaben sich nicht

1129 a) 📖 133, 263, 266 Erhalte Dir Deinen Blinddarm durch Fasten - nach seiner Entfernung bist Du anfälliger für Krebs!
AMTRUP, F., Arzt im dänischen Krankenhaus Holbaek, Appendektomie, 1969
Bei den Patienten mit einem Dickdarmkrebs war eine Appendektomie (Blinddarmwegnahme) in 21,2% vorausgegangen, bei solchen ohne Karzinom nur in 9,3%.
McVAY/KIVAN, Eierstockkrebs, 1968

> Sich gesund machen fängt an, mit sich dazu aufraffen.

Bei 20,8% der Fälle wurde ein Eierstockkrebs innerhalb von 3 Jahren und bei 56,6% innerhalb von 14 Jahren nach der Blinddarmentfernung diagnostiziert. **Bei 914 Sektionen fand ich eine Häufung von Dickdarmkrebs, wenn eine Appendektomie vorangegangen war. Es ist wegen des hochsignifikanten Ergebnisses zu schließen, daß dem Blinddarm eine Schutzfunktion gegenüber der Krebsentstehung zukommt.**

1129 b) Blinddarm weg? Darmkrebs droht
(...) Sekundärheilungen und Relaparotomien (wiederholter Bauchschnitt) wegen Verwachsungen auf bis zu 20 %. Außerdem gibt es neuerdings Spekulationen über den Zusammenhang zwischen einer stattgefundenen Appendektomie (Blinddarmwegschnipselung) und einem späteren Kolonkarzinom, so der Experte. (Medical Tribune 11/15.3.1996/22)

1130 Elektro-Smog treibt Brustkrebs an
Elektro-Smog läßt Brustkrebs deutlich schneller wachsen. Das fanden Forscher der Tiermedizinischen Hochschule Hannover unter der Leitung von Prof. Wolfgang Löscher heraus. Eine mögliche Erklärung ist ein Sekundäreffekt: »Bei den Tieren im Magnetfeld sinkt der Melatoninspiegel deutlich ab«, so Löscher. »Von diesem Hormon nimmt man an, daß es normalerweise das Brustkrebswachstum hemmt. Durch den Einfluß der Magnetfelder produziert das Gehirn offensichtlich weniger Melatonin, und der Tumor wächst schneller als gewöhnlich.« (Ärztliche Praxis 6/19.1.1996)

1131 📖 311 MORTON, J., Cancer by tea of herbs, Report University Miami, Pioneer 15/86. (Krebs durch Pflanzen-Tee)

1132 📖 119 - 147 Weitere Krebsursachen: Doch nicht nur die krebserzeugenden Stoffe im Tabakrauch können Bronchialkrebs verusachen. Auch Arsen, Asbest, Radon, Chlorgase, Kohle- und Baumwollstaub besitzen eine karzinogene Wirkung. Insgesamt kennt man heute etwa 130 solcher Substanzen, darunter Cadmium, Cobalt und Abgase von Dieselmotoren.
Starke Raucher erkranken nicht nur häufiger an Bronchialkrebs, sonder auch an Blasen-, Bauchspeicheldrüsen- und Gebärmutterkarzinomen. Auch im Mund- und Nasenbereich sind Raucher stärker krebsgefährdet.
Besonders fatal ist, daß auch die Spermien durch die Oxidanzien im Zigarettenrauch Schaden nehmen. (New Scientist 1863/1993/S.10)

1133 📖 249 **Prostata-Krebs**
In zwei großen amerikanischen Studien ließ sich ein statistischer Zusammenhang nachweisen (zwischen Sterilisation und Prostatakrebs). In der Bundesrepublik lassen sich jährlich mehr als 25.000 Männer durch eine Vasektomie sterilisieren. Bis zur Abklärung durch weitere Studien empfiehlt die AUA allen Männern nach einer Vasektomie die jährlichen Krebs-Vorsorgeuntersuchungen und sich auf das Prostata-spezifische Antigen testen zu lassen. (Ärzte Zeitung 31/19.2.1994/1) (→LV1124)
Und was profitierst Du von der Vorsorgeuntersuchung?

1134 📖 120ff **Kontroll-Studie des Speiseröhren-Krebs: Er wird verursacht zu**

48 %	durch Alkohol	26 %	durch zu wenig Zitrusfrüchte
44 %	durch Rauchen	15 %	durch zu wenig Grüngemüse
29 %	durch eingelegtes saures Gemüse	14 %	durch heiße Suppen und Getränke

(CHENG, K. K., Pickled vegetables in the aetiology of oesophageal cancer in Hong Kong. The Lancet 339 /1992, 1314-1318)

> Und all die Medikamente, ob weiß, ob blau, ob rot:
> Dein Leib wird's schrecklich einst beklagen.
> Die Ärzte bringen große Not - behandeln Dich am Ende tot.
> Oh, kranker Schluckspecht, so laß Dir's sagen! (Frei nach Matthias Claudius)

1135 a) 📖 191 ff **Die Wunderdrogen kommen, die Wunderdrogen gehen...**
Wie verrückt kauften die Menschen 1995 Melatonin in den USA. Es waren ja auch bedeutende Professoren die es propagierten: Wer Melatonin nimmt wird weniger krank. Kann 120 Jahre alt werden und mit 90 noch Rollschuh fahren. Es hilft bei Krebs und Aids. Prof. W. Regelson (Stern, 40, 28.9.1995). Melatonin - Forschung ist der Anfang einer medizinischen Revolution: Wir stoppen die Altersuhr. Prof. W. Perpaoli, Immunologe (Stern, 40, 28.9.1995) Alles, wie seit 200 Jahren gehabt: Hoffnungsmache, Geldmache, neue Suchtmache, um neue Dumme zu finden:
Bundesinstitut für gesundheitlichen Verbraucherschutz: Es seien aber **Augenschäden** und **Hodenverkümmerungen** als **Nebenwirkungen** bei Melatonin belegt. (Kölner Stadt-Anzeiger vom 12.11.1995)

1135 b) Wunderdroge aus der Zirbeldrüse "Melatonin"
Das Wundermittel soll vor Krebs und grauem Star schützen, das Immunsystem stärken, Kraft und Anmut bis ins hohe Alter bewahren. Es wirkt - so heißt es - gegen Schlafstörungen und hilft, nach ermüdenden Langstreckenflügen den Jetlag zu bezwingen. Seit die amerikanischen Medien das menschliche Hormon Melatonin als Alleskönner priesen, kommen die Hersteller mit der Produktion nicht mehr nach, stürmen die Kunden die Drogerien und Naturkostläden. (DIE ZEIT, 17.11.1995/51)

5 c) (...) »Die Haare zu Berge« stehen Dr. Lutz Bergau, Chefarzt der Deutschen Lufthansa in Frankfurt bei dem Gedanken, daß Melatonin als Nahrungsergänzungsmittel im Handel frei verkauft wird. »Melatonin ist ein Hormon, das massiv in unseren Stoffwechsel eingreift. Kein Mensch würde auf die Idee kommen, andere Hormone wie Kortisol oder die Pille in unkontrollierter Menge zu schlucken« (Ärzte Zeitung 40/2.3.1996/17))

6 📖 120 146 **Eierstock-Krebs durch Kondome?**
Bezahlen Frauen, deren Partner Kondome benutzen, für diese Vorsichtsmaßnahme mit ihrer Gesundheit? Talkum von der Oberfläche der Verhüterli soll zu Fibrosierung der Eileiter und möglicherweise sogar zu Ovarialkarzinom führen können. Viele Kondome enthalten auf ihrer Oberfläche Talkum und können damit den Partnerinnen der Benutzer gefährlich werden. (Ärztliche Praxis 83/17.10.1995/17)
Sollte sich etwa der lächerliche Rat der ärztehörigen Regierungen - zum Schutz vor AIDS Kondome zu benutzen - am Ende für Millionen von Frauen derart verhängnisvoll auswirken?

Die letzte Nachricht: SPIEGEL-GESPRÄCH   DER SPIEGEL, 34/1997

»Der Krebs ist unbesiegbar«

Der Onkologe Dieter Kurt Hossfeld über 25 Jahre Kampf gegen Krebs, falsche Heilversprechungen und Ärzte, die quälen, statt zu helfen

---

Unbesiegbar durch die Schulmedizin-Pfuscherei. Aber besiegbar durch die Gründlichkeit der Klassischen Naturheilkunde.

1150   Vorsorgeuntersuchungen

0 📖 84 **Wie gefährlich ist eine Biopsie? (Gewebeentnahme)**
Biopsie-Operation auch mit Feinnadel ist Brutal-Diagnostik. Der Krebsherd wird verletzt, viele Millionen Krebszellen werden mobilisiert. Zig-Tausend davon strömen in Lymph- und Blutwege. Schon aus einer einzigen verschleppten Krebszelle kann ein tödlicher Krebsknoten wachsen.

> Weg von der Feuerwehrmentalität der Chemie-Ärzte! Mit Ruhe und Überlegung geht die wahre Naturheilkunde das Kranksein an.

Die Pathologen-Differenzierung einer Mini-Gewebeprobe auf den Bösartigkeitsgrad steht auf sehr wackeligen Füßen. 1. Kommt es auf die Stelle an, die zufällig getroffen wird, Mischformen sind sehr häufig. 2. Sind Prostatakrebs-Metastasen in Knochen sehr oft »hochdifferenziert«. 3. Hängt der Bösartigkeitsgrad ganz entscheidend von nicht-örtlichen Faktoren ab, von dem Blutgehalt an »Wuchsstoffen« aller Art, wie sie zum Beispiel durch das Hineinstechen in einen Krebsherd, durch Operationen aktiviert werden, von der Abwehrkraft und und und. (HACKETHAL, J., in Ärzte Zeitung, 150/1991)

1 📖 84 **Prostatakrebs und Biopsie - Vorsorgeuntersuchung**
bildliche Darstellung →Rz127)
Sagt HACKETHAL zur Biopsie: »Ihre entscheidende Schwäche ist die Unmöglichkeit, im Mikroskop den Haustierkrebs vom Raubtierkrebs ausreichend zuverlässig zu unterscheiden«. (Operation - ja oder nein? Goldmann)

> **Einsichten im vorigen Jahrhundert**
> »...; und in der Mehrzahl der Krankheitsfälle ist die Verordnung von Medicamenten geradezu die Nebensache, in einer nicht kleinen Zahl entschieden nutzlos und blosse Concession, welche bei dem Aberglauben des Patienten und zur Befestigung seines Vertrauens wirklich oft unerlässlich ist.«
> (WUNDERLICH, K. »Handbuch der Medizin« ca. 1850, zitiert bei Petersen, J. »Hauptmomente...« S.268)

2 📖 84 **Brustkrebs-Vorsorgeuntersuchung: nur ja nicht!** Du kannst doch nicht erwarten, daß man bei einer einmaligen mammographischen Untersuchung feststellen kann, ob eine verdächtige Stelle bösartig ist oder nicht. Dazu sind Kontrolluntersuchungen immer wieder nötig. Das wird man Dir bald auf die feine englische Art klarmachen!
Hast Du einmal bei den Schulmediziner-Ärzten A gesagt, dann wirst Du auch bald B sagen. Du kommst doch gegen diese gewieften Brüder nicht an. Und dann hast Du bald soviel Bestrahlung-REM's weg, daß Du wirklich Krebs kriegst oder ein schlafender aufgeweckt wird.

3 a) 📖 249 **Vorsorgeuntersuchung Prostata**
30 Millionen Männer haben sich in den letzten 22 Jahren seit Einführung des Prostatascreenings untersuchen lassen, ohne das die Letalität des Prostatakarzinoms gesenkt werden konnte. Ineffektiv, zu teuer, Milliarden in den Sand gesetzt, lautet denn auch das vernichtende Urteil über die Krebsvorsorge bei Männern. Nur bei 0,12% konnte überhaupt ein Karzinom entdeckt werden. Und bei denen war es dann meist schon zu spät. Denn wenn der Hausarzt einen Knoten tastete, lag bei zwei Dritteln aller Männer bereits ein Prostatakarzinom vor. (Medicine Tribune 21/28.5.1993/1) (→LV 1072)

3 b) Prostata-Tumormarker PSA sorgt für Verwirrung
Haben Sie sich bisher auf den PSA-Befund Ihres Labors verlassen? Haben Sie wie selbstverständlich Ihre weitere Diagnostik an dem gemessenen Laborwert orientiert? Wenn ja, sollten Sie schleunigst umdenken. PSA ist nämlich nicht gleich PSA. Über 40 verschiedene Bestimmungsverfahren sind derzeit für das prostataspezifische Antigen auf dem Markt. Ihre Meßwerte variieren in ein und derselben Probe bis um den Faktor 2! (Medical Tribune 20/17.5.1996/12)
Erkenne: Auch bei der Prostata-Krebsdiagnose liegt die Fehlerquote bei 50%!

4 📖 323 Test of Early Detection of Breast Cancer Group, The Lancet, Nr. 12, 1988, Auszug:
Die Begründung der Krebsvorsorgeuntersuchung liegt in der Annahme, daß eine Frühdiagnose im präsymptomatischen Stadium die Wahrscheinlichkeit für die Heilung der Krebserkrankung erhöht. **Das stimmt nicht. Die Heilbarkeit hängt von der Art des Tumors ab und davon, ob er dazu neigt, früh zu metastasieren, das heißt, ob er bösartige Zellen absondert, die sich in entfernten Teilen des Körpers festsetzen und sogenannte »Tochtergeschwülste« bilden.**

1155 322ff Fall a) *Krebsfrüherkennung bei 48jähriger ohne Befund*
Zwei Wochen später: Tumor in der Brust - Prognose infaust (tödlich).
Fall b) Trotz Mastektomie (Brustamputation) mit axilliärer (in Achsel) Ausräumung und anschließender Chemotherapie bildete sich schon nach wenigen Wochen ein Rezidiv (neuer Krebsherd) in der Thoraxwand, das erneut reseziert (entfernt) wurde.
Trotz anschließender Telekobaltbestrahlung mit 50 Gy und einer Herddosis nach Elektronenaufsättigung bis 60 Gy war der Verlauf infaust. (tödlich) (Ärztliche Praxis, 21.12.1991/10)

1156 119 - 147 **Krebs-Angst! Gesunde ließ sich Brüste abnehmen** (→LV 1566)
Warum läßt sich eine gesunde Frau im besten Alter beide Brüste abnehmen? Jenny Wilson (40), Engländerin mit Wohnsitz Münster, verheiratet mit einem Schulleiter, Mutter von 2 Töchtern, hat es getan. Sie sagt: »Mein Busen war eine Zeitbombe. Tag und Nacht hatte ich Angst, Krebs zu bekommen.« Prof. Michael Baum, ihr Arzt: »Wenn der Gen-Test sich in der Medizin durchgesetzt hat, werden viele Frauen vor dieser Frage stehen.« (BILD, 3.12.1993)

1158 322 In dem Maße, wie sich die Technik der Mammografie verbessert hat, ist der Nutzen der Vorsorgeuntersuchung zurückgegangen. Ihr Nutzen ist statistisch nicht mehr signifikant, der Schaden groß: Durch zahlreiche unnötige Biopsien und Brustamputationen durch »Überdiagnose« lassen vermuten, daß bei einer allgemeinen Einführung der Mammografie in Großbritannien mit 100.000 »falsch-positiven« Diagnosen zu rechnen ist. Die Mammografie unterliegt einem fatalen Denkfehler, nämlich einem grundlegenden Irrtum über das Wachstum und Verhalten von Tumoren. (SKRABANEK/McCORMIK, Torheiten und Trugschlüsse der Medizin, Kirchheim Verlag)

1159 119 - 147 **Die hohe Heterogenität (Verschiedenartigkeit) des Tumorgewebes bewirke allerdings häufig Fehldiagnosen, schränkte Beretton ein. Bei Rezidivtumoren** etwa ändere sich häufig der Malignitätsgrad (Grad der Bösartigkeit). (Ärzte Zeitung, 29.11.1991) Was bedeutet: Man erhält eine schädigende Chemo und hat sie gar nicht nötig!

1160 322ff **Vorsorgeuntersuchungen sind zwecklos**
Durch Mammographie-Screening (Röntgenuntersuchungen der Brust) wird die Sterberate bei Brustkrebs nicht beeinflußt.
BERAL, v., ICRF Cancer Epidemiology Unit, Oxford, UK; The Lancet, Vol. 341, No. 8859 (1993), S. 1509-1510

1161 322ff Mit der **ABCDE**-Methode läßt sich schnell Hautkrebs ermitteln:
- Asymetrische Hautpigmente,
- unregelmäßige Begrenzung,
- ungleiche Colorierung,
- Durchmesser von mehr als 5mm
- sichtbare Erhebung über Hautniveau.

1162 84 »Berühren Sie nie eine Krebsgeschwulst - weder bei der Diagnose, noch bei der Operation.« Wie ein rohes Ei soll man jeden Krebstumor behandeln. TURNBULL, R., bekanntester Darmkrebsspezialist der USA (zitiert nach HACKETHAL).
Gegen diesen Grundsatz wird bereits bei einer Mammografie eklatant verstoßen, wenn die Brust in die Krebsauslösungsapparatur Röntgenapparat eingespannt wird.

1163 164, 323 **Mammographie bald überholt!**
Das ist jedenfalls die Prognose der Pioniere der kontrastmittelunterstützten Magnet-Resonanz-Mammographie, die ab dem Jahr 2000 die herkömmliche Untersuchung mit weitaus besseren Ergebnissen ablösen soll. (Ärztliche Praxis 20/9.3.1993)
Erkenne: Die »Ergebnisse« (das sind die Diagnosen) werden vielleicht besser - die Schädigung aber um so schlimmer. Denn Du bekommst zusätzlich mit dem Kontrastmittel eine der giftigen Chemikalien eingespritzt. Diese wird Dir zusätzlich an andere Stellen Krebs in den Körper tragen. Hoffnungsmache der Ärzte für die Zukunft heißt: Es wird nur alles schlimmer und gefahrvoller für Dich! Man muß die Fach-Terminologie dieser kostentreibenden Profitmacher fürs eigene Portemonnaie nur richtig lesen!

1164 322ff LOEKLE, W. E., »Krebsalarm - Vorsorge ohne Gewalt«, Novalis + P. Wöllgens in Onkologie, Nr. 3/1980.

1165 140, 121 **Vorsorgeuntersuchungen sind nichts wert**
Es war eine mikroskopische Schnelldiagnose nach Gefrierhärtung, die immer mit großen Vorbehalten zu bewerten ist. Das Einfrieren und die Hopplahopp-Besichtigung bergen große Fehlermöglichkeiten in sich. Es ist schon öfters passiert, daß sich die Schnellschnittdiagnose - so wie auch in dem zuletzt geschilderten Fall Katharina B. - bei der Kontrolluntersuchung nicht bestätigt hat. Es gibt kein absulut eindeutiges isoliertes Merkmal der Bösartigkeit. Die Befundbeschreibung sprach eher für einen gutartigen Haustierkrebs. (HACKETHAL, J. »Der Meineid des Hippokrates«, Lübbe, S. 145)

1166 119 - 147 **Ist Dein Krebsgewächs operabel? Das weißt Du vorher nicht!**
Ein operables Gewächs, ob krebsverdächtig oder nicht, darf immer knapp im Ganzen herausgeschnitten werden, falls dies im Rahmen einer kleineren Operation möglich ist. Nur die Verstümmelungsstrategen brauchen Probeausschneidungen als Alibi. Stimmen sie bitte niemals zu! Jeder Feinnadelstich in einen Krebsherd löst eine große Krebszellexplosion aus. Jeder! (HACKETHAL, J.,»Der Meineid des Hippokrates« Lübbe, S.116)
Doch auch hier liegt Hackethal noch falsch! Wenn Krebs eine Gesamterkrankung des Körpers darstellt, nützt auch das Herausschneiden eines Knotens nichts. Nun - welcher Chirurg will schon gern begreifen, daß das Operieren, außer bei einem Unfall, nichts als ein Eingeständnis der Schulmedizin bedeutet, nicht heilen zu können!

1167 164, 323 **Mammographie-Screening** (Suchtest mittels Röntgenstrahlen)
Dies könnte, so die Finnen, bedeuten, daß unter diesen Malignomen »Haustier-Krebse« sind, die zu Lebzeiten der Patientinnen gar nicht manifest werden und keinen Schaden anrichten.
...Wenn sich die Behandlung von Tumoren, die bei einem Mammographie-Screening gefunden werden, nur nach der Größe richtet, könnte dies mitunter zur Überbehandlung führen, warnen die Finnen. (Ärztliche Praxis/Nr. 24 vom 24. März 1992/3)
»Überbehandlung« ist das vornehme Wort der Mediziner für Falschbehandlung, »unerwünschte Arzneimittelwirkung« für nicht wieder gutzumachende Schäden.

Jeder neue Arzt braucht einen zusätzlichen Friedhof (Der Stuttgarter Hofapotheker Johann Gudrio von Tours in seinem 1659 erschienenen Pflanzenbüchlein »Anatomia et Physiognomia Simplicium«

📖 119 - 147 Natürlich gibt es auch Karzinome, die sich mammographisch nicht darstellen lassen (bis zu 10% der klinisch tastbaren Karzinome), aber auch eine dichte Mastopathie (Art von 50 verschiedenen Brustkrankheiten) kann ein Karzinom überlagern. (Medical Tribune Nr. 36/1991).

📖 164, 323   16,5% der Mammographien weisen demnach falsch-negative Ergebnisse aus. (Studie in Dublin, Ärzte Zeitung 177/5.10.1992/9)

Damit die Felle den Chemotherapeuten nicht davonschwimmen, wurde in The Lancet, Vol. 339 (1992) 8784, ein zusammengefaßter Bericht über 133 Einzelstudien veröffentlicht. Und siehe da: Auf einmal schafft die »Adjuvante (begleitende) Therapie« mehr Lebenszeit. Alles vorherige ist auf einmal nicht mehr wahr! Wer hat da nun gefälscht?

📖 121, 140 In einer Untersuchung des nationalen Krebsforschungsinstitutes der USA im Jahre 1984 wurde eine Gruppe von erwachsenen männlichen Rauchern in zwei Gruppen aufgeteilt. Die erste Gruppe wurde einmal jährlich geröntgt, in der zweiten fanden häufiger Röntgen- und andere Untersuchungen statt. Es überrascht wenig, daß in der sorgfältig überwachten Gruppe sehr viel häufiger Lungenkrebs diagnostiziert wurde. Weil die Krankheit früh erkannt und behandelt wurde, erschienen die Überlebensspannen vom Zeitpunkt der Diagnose an sehr eindrucksvoll. Und doch war die Zahl der Todesfälle in beiden Gruppen fast identisch. (Medical Tribune 2/15.1.92/27)

> Diagnose: Eine ärztliche Vermutung darüber, was den Krankheitszustand mit dem geringsten Schaden für den Patienten am besten verlängert.   Ambrose Bierce

📖 321 HUBER, E., **Handeln statt schlucken**, edition g, Berlin, ISDN 3-86124-176-5 (Huber ist Präsident der Ärztekammer Berlin, Fettdruck vom Verfasser), Auszug:
Die Produktion von Diagnosen ohne sinnvolle therapeutische Konsequenz und die ständige Kontrolle von Befunden sind das Ergebnis des jetzigen Organisations- und Finanzierungsytem in der kassenärztlichenPraxis.
Verdient wird an den Kranken, bestraft wird, wer gesund macht! (→LV 2041)

> Begreife es, liebe Leserin:
> In den Arztromänchen und -Fernsehschnulzen hast Du es mit von Autoren *erfundenen* Lieblingen zu tun. In meinem Buch mit der Wirklichkeit!

📖 122 Wenn der Krankheit ein fester Platz im Körper zugewiesen wird, dann ist das äußerst bequem für die Behandlung. Beseitige ich dann den angeblichen Sitz der Krankheit, dann ist der Patient gesund! Um den Kranken und um seinen Gesamtkörper brauche ich mich dann nicht mehr zu kümmern, denn der war ja immer gesund. Und was nicht diagnostizierbar ist, ist somit auch nicht vorhanden. → 📖 122

Merke auf bei diesen raffinierten, Dich an Deiner Moral packen wollenden Argumenten der Volksverdummer:
»Wer gegen die Bestrahlung von Lebensmitteln ist, der ist gegen die Verminderung des Hungers bei den armen Völkern«. Oder:
»Wer gegen die Organspende ist, der ist gegen die Hilfeleistung bei kranken Menschen«.
»Wenn Sie gegen die Bestrahlung Ihres Brustkrebs sind, sollten Sie auch mal an Ihr Kind denken, das doch noch eine ganze Weile seine Mutter nötig hat...«
Ich kann Dir nur sagen: Spitzbuben und Halunken sind sie alle. Sei doppelt wachsam, wenn sie Dir mit solchen Reden kommen!

Willst Du mir sagen, wie Dich unter diesen Umständen ein Arzt sorgsam behandeln soll?:
Hamsterrad, Fallwert Teilbudget, GOP, EBM, Zielauftrag, Punktwertverfall, Mengenausweitung, Plausibilitätskontrollen, Prüfgremien, staatsanwaltschaftliche Ermittlungen: Mit diesen beliebig fortsetzbaren Begriffen ist die aktuelle Definition meines Berufsbildes umrissen. Berufsethik und Arbeitsfreude gehen in der buchhalterischen Denkungsart einer mich verwaltenden Oberkaste, deren Repräsentanten mit ihren smarten Fotos die Zeitungen füllen, verloren. Unter ihrer Regie bin ich vom Arzt zum Leistungsanbieter verkommen. Ich habe Wut, unbeschreiblich viel Wut im Bauch. (...) (Dr. Rainer Müller, Internist, Mannheim, in Medical Tribune 29/19.7.1996)

Denk zur Gesundheitsvorsorge auch an Melonen
Sie sind kein Obst. Sie zählen zum Gemüse. Es gibt Wassermelonen und Zuckermelonen. Beide Sorten sind von Juni bis September zu haben. Die bekanntesten Zuckermelonen sind die Charental-Melone, die Honig-Melone, die Galia-Melone und die Ogen-Melone. In gut reifem Zustand schmeckt ihr Fruchtfleisch süß und würzig aromatisch.
Die richtige Reife der Zuckermelonen erkennst Du daran: Rings um den Stielansatz verläuft ein feiner Riß. Die Stelle gegenüber vom Stiel muß auf leichten Fingerdruck nachgeben. Reife Charental-Melonen duften außerdem bereits vor dem Anschneiden ähnlich stark wie Ananas. Wassermelonen werden bis zu 15 Kilogramm schwer. Sie sind reif, wenn die Schale eher matt als glänzend aussieht. Die reifen Früchte klingen hohl, wenn Du mit der Fingerspitze oder den Fingerknöcheln draufklopfst.
Aufgeschnittene Wassermelonen deckst Du mit Klarsichtfolie ab. Dann halten sie sich im Kühlschrank mehrere Tage. Zuckermelonen sollten bei mäßiger Zimmertemperatur gelagert und nur eine halbe Stunde vor dem Essen gekühlt werden. Zuviel Kälte macht das Fruchtfleisch leicht zäh und nimmt den Geschmack.

> Wenn Du von diesem Buch für Dein Leben profitieren willst - wer weiß schließlich, was noch alles auf Dich zukommt - dann bist Du bestens beraten, den Glauben an das Reden und Sagen der Menschen von Dir zu werfen und völlig unvoreingenommen an dieses Werk heranzugehen.

1200 Brustkrebs (→ LV 1150ff)

1200 a) Der erste Bericht über eine Brustabsäbelungsaktion stammt von einem Arzt aus Alexandria. Sie wurde etwa 100 nach Chr. vorgenommen: »Ich lege die Kranke auf den Rücken, schneide oberhalb des Krebses in den gesunden Teil der Mamma und drücke ein Brenneisen auf den Einschnitt, bis die Blutung durch die entstehende Kruste aufhört. Dann schneide ich wieder tief in die Mamma ein, brenne die Schnitträder aus und wiederhole die Prozedur mehrmals... Nach der vollständigen Amputation aber brenne ich die ganze Wunde nochmals aus, bis alles ganz trocken ist.« Die Brenneisentechnik wurde bis ins 18. Jahrhundert angewendet. (Geschichte der Medizin, Salzburg 1983, Bd. 8)

1200 b) 📖 132, 134 **Am besten gleich beide Brüste ab** zitiert aus HACKETHAL, J., »Der Meineid des Hippokrates«, Lübbe S. 107: »So hat Prof. Dr. med. Beller - bis vor kurzem Ordinarius für Frauenkrankheiten an der Universität Münster - behauptet, daß jede dritte Frau mit einem in einer Brust entdeckten Krebsherd auch Krebs in der anderen Brust habe. Deshalb hat er sogar vorgeschlagen - und dies selbst praktiziert -, vorsorglich immer auch die zweite Brust zu amputieren.«

1202 📖 132ff *Kleine Narbe, weniger Risiko* Je kleiner die Narbe einer Brustkrebsoperation, desto geringer ist die Gefahr eines Rückfalls - erklärt Professor Fritz Beller, Universität von Iowa (USA). **Denn oft bildet sich im Gewebe der Operationsnarbe neuer Krebs.** Die Vorstellung, daß Rückfälle durch möglichst großflächige Entfernung von Brustgewebe eher vermindert würden, muß nach den Untersuchungen des Professors endgültig zu den Akten gelegt werden. (Medical Tribune Nr. 33/1990)

Brustkrebs Interleukin 3 schützt die Zellen – Bild fragte den deutschen Brustkrebsforscher Dr. Hans Schmid, Uni Heidelberg: Können Frauen neue Hoffnung schöpfen? „Ja. Das ist eine wichtige Entdeckung. Damit könnte ein Stoff gegen den Brustkrebs entwickelt werden." (Bild)

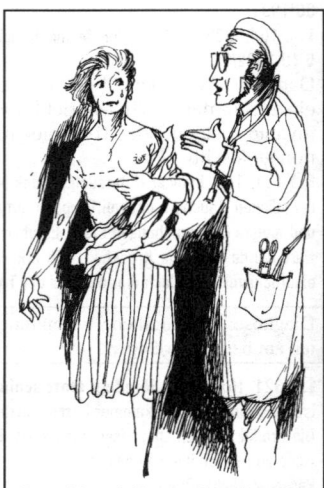

»Statt sich zu beklagen, sollten Sie dankbar sein, daß wir Ihnen die verkehrte Brust amputiert haben. Zu Vorsorgezwecken konnte Ihnen doch nichts Besseres passieren!«

Merkst Du, daß sie alle ganz persönliche Ansichten, aber überhaupt keine wirkliche belegten oder belegbaren Nachweise besitzen, wie die richtige Behandlung auszusehen hat? Und die belegten »Nachweise« sind dann zumeist auch noch gefälscht...(LV 9500). Und es besteht nicht die geringste Sicherheit, ob die Zytostatika überhaupt ansprechen: *Problematisch bei der kurativen Chemotherapie ist die Resistenz vieler Tumoren gegenüber Zytostatika. Besonders Tumorrezidive sprechen oft auf Substanzen nicht an, die vorher noch gar nicht verabreicht worden waren. Die Kenntnis über Kriterien, die das Ansprechen von Tumoren vorhersagen lassen, ist äußerst unzureichend.* (A. Reichle et al.: ResistenzMechanismen maligner Zellen gegenüber Zytostatika. Deutsche medizinische Wochenschrift 116 (1991), 186-191)

Das nächste Problem, nachdem sie Dir den Busen amputiert haben, und Du Dir ein Implantat hast machen lassen, kommt gleich danach: **Busenimplantate**- Verzogen, verhärtet, vernarbt - entwickelt sich eine konstriktive Kapselfibrose (krankhafte Bindegewebevermehrung), dann ist es **mit der Schönheit des Silikonbusens bald wieder vorbei**. Meist steht dann eine erneute Operation - oft mit Wechsel des Implantats - ins Haus, für die Betroffene eine große Belastung(...). Obwohl sich die Herstellerfirmen ständig um Verbesserung der Implantate zur plastischen Brustmachirurgie bemühen, treten konstriktive Kapselfibrosen unverändert häufig (in ca. 20%) auf. (Medical Tribune, 13.3.1992) Haben Sie Dir kurz nach Deiner Periode Deinen Brustkrebs operiert? Dann geht's Dir noch schlechter: **Brustkrebs-Operation kurz nach Periode:** Müssen deshalb viele Frauen sterben? 600 Frauen könnten noch leben! (R. A. BADWE u.a.; The Lancet, Vol. 337, No. 8752 (1991), S. 1261-1264)

1203 Metastasen ohne Primärtumor / Wie kann ich meiner Frau noch helfen? Frage von Dr. M. O., Allgemeinarzt in E.: (...) Neben verschiedenen Analgetika und Antirheumatika erhält meine Frau Ostac. Leider differieren die Ratschläge der behandelnden Ärzte erheblich. Die einen raten von einer Chemotherapie ab, solange kein Primärtumor gefunden ist, und wollen alle Untersuchungen in 2 Monaten wiederholen. Andere wollen zunächst eine neue Histologie gewinnen und dann entscheiden. Dritte wieder schlagen jetzt eine aggressive Chemotherapie vor, u.a. mit Vinblastin etc., um keine Zeit zu verlieren. Antwort von Professor Dr. W. M. Gallmeier, Institut für Medizinische Onkologie und Hämatologie: Für die Behandlung des Adenokarzinoms unbekannter Primärlokalisation gelten jedoch, wenn nicht eine der o.g. Kategorien vorliegt, einige grundsätzliche Überlegungen: Da kurative Behandlungsmöglichkeiten nicht existieren, steht die Kontrolle ganz im Vordergrund aller ärztlichen Bemühungen. Die Auswahl der Behandlungsmodalitäten hat sich am Beschwerdebild des Patienten zu orientieren. Insbesondere wird eine ausreichende analgetische Behandlung mit rechtzeitigem Einsatz auch dosierter Opiate häufig versäumt. Eine Diagnosebestätigung, z.B. durch eine zweite Histologie, sollte nur dann angestrebt werden, wenn das klinische Bild begründete Zweifel an der Primärdiagnose nahelegt. Nach ausreichender Voruntersuchung sind wiederholte Nachuntersuchungen zur Lokalisation des Primärtumors nicht sinnvoll, da sie in der Regel keinen Einfluß auf das Behandlungskonzept haben können. Zur weiteren Chemotherapie, die allenfalls eine geringe Wahrscheinlichkeit einer teilweisen und nur vorübergehenden Tumorrückbildung haben und sehr wahrscheinlich keine Lebenszeitverlängerung mit sich bringen kann, kann nicht geraten werden. Die Entscheidung hierüber können jedoch letztlich nur der Patient, seine Familie und die behandelnden Ärzte gemeinsam treffen. (Medical Tribune 38/22.9.1995/38)

1204 📖 135, 140 **Die Therapie des Mammakarzinoms hat sich nach Meinung von Experten seit den 60er Jahren wesentlich verbessert. Vor allem die adjuvante Chemo- und Hormontherapie wird noch gelobt. Dennoch: Die Zahl der Todesfälle durch Brustkrebs hat sich bisher noch nicht verringert.** (Ärzte Zeitung 26/12.2.1993/2) Begreife die geschickt-gemeine Rhetorik der Mediziner: Sie loben sich noch für ihre Unfähigkeit! Diese umwerfende Argumentation kann man wahrlich nur den ihnen alles abnehmenden, kranken, beeindruckbaren Journalisten unterjubeln: Therapie verbessert, aber wie bisher nach jeder ärztlichen Behandlung sind Erfolge nicht zu verzeichnen. (Gelogen wird auch noch:) Die Todesfälle bei Brustkrebs steigen an: (→LV 1209) und: Überblickt man das »*Schlachtfeld Brustkrebs*« der letzten 2 Jahrzehnte, dann treten sogar einige sehr unpopuläre Fakten zutage: Während 1973 im Schnitt 26,9 von 100.000 Frauen an Brustkrebs starben, waren es 1988 schon 27,5. Das vor ein paar Jahren stolz verkündete Ziel, die Brustkrebsmortalität binnen eines Jahrzehnts zu halbieren, wurde jetzt kleinlaut ad acta gelegt. (Medical Tribune, 27.3.1992/4)

5 📖 -134 **Brustkrebs aus der Sicht der Krankenschwester** Das Erleben, daß hier Frauen waren, die dringend einer kompetenten menschlichen Hilfe bedurft hätten, die ich gar nicht geben konnte, deprimierte mich tief. So eine ältere Frau, die innerhalb von 1 1/2 Jahren erst die eine und danach die andere Brust abgenommen bekam und bei der während einer Routinekontrolle ein neuer Tumor im Genitalbereich sowie Knochenmetastasen in der Wirbelsäule gefunden wurden. Sie konnte nach der Operation nicht aufstehen, beide Arme waren nur sehr begrenzt zu bewegen, da sie durch Lymphstau stark angeschwollen waren. Sie fühlte sich wie ein 'hilfloser Maikäfer'. Während ich sie pflegte, weinte sie vor sich hin. *Sie wolle tot sein, sie fühle sich wie ein Stück Vieh, zu nichts mehr zu gebrauchen.* Sie habe sich solche Hoffnungen gemacht, und nun das. (ALT, D./WEIß, G., »Im Leben bleiben«, Springer)

6 📖 **134 Chemo bei Brustkrebs** Die Chemotherapie ist bei Brustkrebspatientinnen meist eine Gradwanderung: Werden die Zytostatika zu niedrig dosiert, ist die Therapie in der Regel unwirksam. Erhalten die Krebskranken eine hochdosierte Zytostase, machen oft Nebenwirkungen wie eine lebensbedrohliche Neurotropenie (Nervenreizung) den Therapieabbruch nötig. (Ärzte Zeitung vom 8.10.91/10)
Nach der letzten Neuauflage des maßgeblichen Chirurgenhandbuchs liegt beim Brust- und Prostatakrebs die Zehn-Jahres-Überlebensrate bei den Radikaloperierten um mehr als 25 Prozent, bei den Nur-Brustamputierten mit Nachbestrahlung um fast 50 Prozent niedriger als bei den Unbehandelten. (HEBERER/KÖLE/TSCHERNE, Lehrbuch der Chirurgie, V. Auflage, Springer)
Hättest Du's nur vor Deiner Brustamputation gewußt, Du Ärmste. Immerhin kannst Du Dich aber jetzt noch zu retten versuchen, wenn Du konsequent Deine UrMedizin nimmst.

7 📖 78, 134 **Wozu brauchst Du als Frau überhaupt eine Brust!**
Dein Baby kannst Du doch auch mit Kunstmilch neurodermitismachend füttern, meinen die Ärzte-Machos:

»Die Brustdrüse (der Frau) ist (...) überflüssig geworden, und wir könnten sie zur Vorbeugung gegen Brustkrebs schon vorsorglich beim Mädchen entfernen. In der Bundesrepublik Deutschland könnte man auf diese Weise etwa 10 000 Brustkrebstodesfälle pro Jahr verhindern (müßte allerdings die Sterblichkeit der Vorsorgeoperationen dagegen aufrechnen).« Professor Dr.med.Dr.phil.Herbert Lippert, Medizinische Hochschule Hannover.

Optimale Krebsvorsorge: Einfach die Brust abschneiden
Was wäre es doch so einfach, den Brustkrebs ein für allemal aus der Welt zu verbannen: Die Frauen müßten sich nur dazu entschließen, nach abgeschlossener Familienplanung bzw. nach der Menopause, ihre »Fettanhängsel« prophylaktisch durch ein Brustimplantat ersetzen zu lassen. Gebraucht werden sie ja sowieso nicht mehr, oder doch?
Für Frauen sind die Brüste das Hauptsymbol ihrer Weiblichkeit, stellt Professor James Owen Drife, Gynäkologe und Geburtshelfer aus Leeds bei seinen »rein philosophischen« Betrachtungen im »British Medical Journal« fest. Dabei kommt nicht etwa den Milchdrüsen die entscheidende Bedeutung zu, sondern allein dem Fett, das diese umgibt: »Es ist das Fett, das in der Pubertät schwillt und das Mädchen erkennen läßt, daß es eine Frau ist. Es ist ein Sexsignal, genauso wie das geschwollene Perineum des Schimpansen«. Vor diesem Hintergrund ist zwar verständlich, daß so manche Frau selbst bei malignem Befund ihre Brust behalten will, mit einer rationalen Betrachtungsweise hat dies jedoch rein gar nichts zu tun.
Für rational hält es Prof. Drife dagegen, Frauen mit familiärer Belastung für Brustkrebs, die prophylaktische Entfernung der Milchdrüse und des Fettwulstes nicht vorzuenthalten. Er könnte bei Krebsgefahr ja auch auf seine sekundären Geschlechtsmerkmale verzichten. »Wenn mein Penis ein 6%iges Risiko hätte, zu entarten, würde ich ihn mir abrasieren«.(Prof.J.Owen Drife, Leeds; BMJ Vol. 304, No.6833/1992, S. 1060.)

8 📖 164 Brustabnahme
FISHER, B./REDMOND, C./POISSON, R. et al.: Eight-year results of a randomized clinical trial comparing total mastectomy and lumpectomy with or without irradiation. In: The treatment of breast cancer. N. Engl. J. Med., Vol. 320 (1989) 822-828

9 a) 📖 132ff *Brustkrebs-Aussichten : Wann wird brusterhaltend operiert?*
Es sterben jährlich 35.000 bis 40.000 Frauen an dieser Erkrankung. 40% davon sind jünger als 60 Jahre. Das Mamma-Karzinom ist also keineswegs eine Alterserkrankung. Der Tumor kann nach Aussagen Benders oft brusterhaltend reseziert werden. Dann dürfe er aber histologisch weder hochmaligne oder größer als zwei Zentimeter sein, noch multizentrisch wachsen. Die Maxime laute heute: Die Radikalität der Brustoperation muß auf das Notwendige beschränkt werden.
Meist sei der Brustkrebs eine frühe Systemerkrankung, sagte der Frankfurter Gynäkologe: In 75% ist er bei Diagnosestellung bereits metastasiert und nur in 25% noch lokoregionär begrenzt. (Ärzte Zeitung Nr. 13/1992/10. Zahlen auf die BRD umgerechnet.)
Bald werden es 50.000 Frauen sein! Und nur 25% haben die Chance, mit einer kleineren Operation davonzukommen. Ob der Krebs in der Brust kleiner oder größer ist:
Professor Dr. Hermann Hepp: Ein kleines Karzinom bedeutet nicht, daß nur eine kleine Chirurgie nötig ist. (Ärzte Zeitung 211/9.11.1995/13)
Merke zur angeblichen Heilung: Was für eine Gemeinschaft von Menschen gilt, gilt noch lange nicht für jedes Mitglied der Gemeinschaft:
Bis vor 10 Jahren war das Mammakarzinom ein Krebs vor allem der älteren Frau. Der Altersgipfel lag zwischen 55. und 59. sowie dem 65. und 69. Lebensjahr. Seit 1983 sind überwiegend Frauen zwischen 40 und 50 Jahren betroffen. Und trotz verbesserter Diagnostik und Therapie nimmt die Zahl der jährlich an Mammakarzinom Verstorbenen nicht etwa ab, sondern sogar zu. (Medical Tribune Kongreßbericht 1993)
Auch hier erkenne die himmelschreiende Arroganz, nebst ihren Unverschämtheitssinnen, gegenüber den Kranken mit ihrem Anspruch: Nur wir können euch heilen! Zwar ist es uns nicht möglich - doch seht nur her, was wir nicht alles für Euch tun: Die tollsten technischen Apparaturen erfinden wir hier, immer neue Therapien und Verstümmlungsaktionen denken wir für Euch aus. Seit 1000 Jahren, seit wir vom Krebs wissen, sind es

bereits über 20.000! Doch vertraut uns nur weiter. Bald werden wir das Problem gelöst haben. Und hört nicht auf solche Naturfreaks wie Franz Konz oder Hippokrates, der meinte, nur die Natur könne heilen. Nein - hört nur schön auf uns, auf uns, auf uns, auf uns, auf... Erhaltet uns doch unser treffliches Wohlstandsleben! Wir sind Eure Götter von heute! Wen wollt ihr denn noch anbeten, wenn unser Mercedes nicht mehr bei Euch vorfahren kann!

1209 b) Wenn ich der Ärzte-Pharma-Mafia mit diesem Buch die Lust an den Schlachtfesten mit Frauenbrüsten (hoffentlich bald) verdorben haben werde, dann haben sie bald wieder was Neues in petto:
Sanfte Hormon-Therapie bei Brustkrebs im Kommen
Nebenwirkungen setzen der Hormon-Therapie des fortgeschrittenen Mammakarzinoms oft Grenzen. (Ärztliche Praxis 18/1.3.1996/13)
Merke Dir: Die haben sich nie Grenzen gesetzt oder je eingehalten (→Rz.560).

1209 c) Weißt Du, wer Dich da unters Messer nimmt?
Wohl der Patientin, die mit ihrem Mammakarzinom in die Hände eines vielerfahrenen Spezialisten gerät. Ihre Überlebenschancen sind dann deutlich besser, als wenn ein Chirurg operiert, der nur gelegentlich einen Brustkrebs unterm Messer hat. (Medical Tribune 33/18.8.1995/21)

1209 d) 📖 164 ff Der Arzt ist das Risiko
Christian Herfarth, Professor für Chirurgie an der Uni Heidelberg, weiß, »daß der Operateur ein größerer Risikofaktor ist als etwa das Tumorstadium an sich«. Er bemängelt, daß zu Weiterbildungsveranstaltungen höchstens 20 bis 30 Prozent der Eingeladenen erscheinen. »Man muß seinen Beruf auch ernst nehmen, wenn man etabliert und unkündbar ist«, wettert Herfarth. (Focus 7/1995)

1210 a) 📖 914 Fette Frauen und Brustkrebs
Bei Adipositas (Verfettung) entstehen vermehrt freie Östrogene und hochwirksame Androgene. Beide begünstigen die Entwicklung von Mamma- und Endometriumkarzinomen (Brust- und Gebärmutterkrebs). (Ärztliche Praxis, 7.3.92)
»Als ich in einem Italienischkurs gefragt wurde:, Na, wann ist es denn soweit?', da war ich fix und fertig. Aber klar, mit 125 Kilo bei 1,75 Meter sieht man echt aus wie im neunten Monat...«

1210 b) 📖 164ff Traumberuf Stewardeß
Stewardessen haben ein erhöhtes Risiko für Brustkrebs. Nach fast 15 Jahren Berufstätigkeit liegt es etwa doppelt so hoch wie dasjenige der Normalbevölkerung. Ursache sind möglicherweise die ständigen Unterbrechungen der zirkadianen Rhythmus, die mir einem Defizit der physiologischen Melatoninproduktion einhergehen. Vom Melatonin ist bekannt, daß es das Wachstum menschlicher Brustkrebszellen hemmt und bei Östrogenrezeptor-positiven Mammakarzinomen antiproliferativ wirkt. The Lancet, Vol. 352, No. 9128 (1998), S. 626

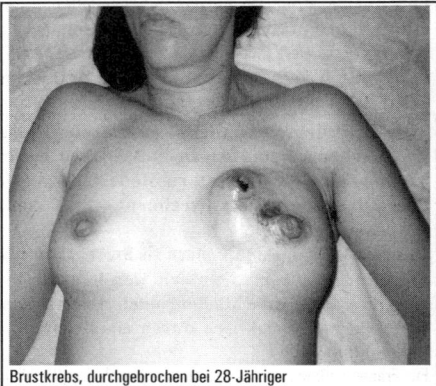

Brustkrebs, durchgebrochen bei 28-Jähriger

1211 📖 881, 914 Tatsächlich sieht man bei adipösen (fetten) Frauen mehr Endometrium-Neoplasien (krankhaftes Überschußwachstum im Körpergewebe) und eine Korrelation zwischen Adipositas und Auftreten von Brustkrebs. Sportlerinnen mit ihrem geringeren Körperfettanteil schneiden in bezug auf das Mammakarzinom-Risiko dagegen deutlich günstiger ab. Ein erhöhtes Körpergewicht findet sich auch häufig bei Frauen mit fortgeschrittenen Karzinomstadien und einem starken Tumorbefall von Lymphknoten. (→LV 1215) Vermutlich erklären sie auch die signifikante Korrelation zwischen Adipositas und Hirsutismus (starke Körperbehaarung). Somit läßt sich eine Reihe von Frauenleiden durch eine natürliche Methode in Angriff nehmen: durch Abnehmen! (Medical Tribune, 24.1.1992)

1212 📖 132ff Neues Leiden nach Brustamputation Muß einer Frau wegen Krebs eine Brust abgenommen werden, folgt in 40% dieser Fälle ein neues Leiden - ein chronisches Lymphödem. Weil während der Operation Lymphbahnen im Achselbereich durchtrennt werden müssen, kann diese Körperflüssigkeit nicht mehr richtig fließen. Sie staut sich, und der Arm auf der behandelten Körperseite schwillt unförmig an, bereitet Beschwerden, behindert Bewegungen. (Journal of the American Medical Association 122/85, 322, GO. v. 2.2.90)
Kanadische Wissenschaftler untersuchten 90 000 Patientinnen, kamen zu dem Schluß: Frauen zwischen 40 und 50 erkranken in den ersten 10 Jahren nach einer Mammographie häufiger an Krebs als andere (University of Toronto).

1213 📖 132ff, 138 *Brustkrebsoperation: Neue Krebse folgen, bis Du völlig zerschnitten bist!*
Mit ausdauernder Chemotherapie und Hormonen kurieren die Ärzte einer Pariser Klink den Brustkrebs. Bislang galt die Amputation als einzig sichere Behandlung. Durch die neue, unblutige Methode bleibt die Brust erhalten. Die bitteren Erfahrungen haben gelehrt, daß bereits zur Zeit, **wenn der Operateur zum Messer greift, kleinste Absiedlungen des Tumors, sogenannte Mikrometastasen, über Lymphbahnen und Blutgefäße in den Körper gestreut worden sein können**. Und gegeben, in drei, fünf oder zehn Jahren haben diese maßlosen Zellen in den Knochen, in der Lunge oder in der Leber einen **neuen Tumor** gebildet. (STERN vom 13.2.1992)

1214 Chirurgie-Chefarzt: »Nach einer Prostata-Operation hör' ich ständig Klagen von unzufriedenen Patienten, die machen mir mehr Ärger als sonst was. Nach einer Mammaektomie (Brustabnahme) beschwert sich so gut wie keine, die sind danach viel zu viel mit sich selbst beschäftigt«. (→Rz 249ff)

1215 📖 881 Brustkrebs
Dicke Babys sind später gefährdet. Neugeborene Mädchen, die mehr als 3600 g wiegen, haben später ein um 31% höheres Brustkrebsrisiko - entdeckten US-Forscher. Schuld ist ein höherer Östrogenspiegel im Blut der Mutter. Wenn das Geburtsgewicht darunter liegt, ist das Brustkrebsrisiko um 75% geringer. (Ärzte-Zeitung, 24.05.1992) (→LV 6316)

1216 📖 132ff, 124 Nach einer Krebsoperation mußte die linke Brust abgenommen werden. Beate W. entschloß sich, sie von einem Chirurgen mit eigenen Plantaten wieder aufbauen zu lassen. Was auch mit mehreren Eingriffen geschah. So wurde auch die Brustwarze mit Hautteilen aus dem Schambereich wieder aufgebaut. Doch dann das bitterböse Erwachen: Der Busen war total verpfuscht. »Ich bin völlig entstellt, traue mich gar nicht mehr, in den Spiegel zu sehen«. (Neue Post 24/1998/2)

📖 135ff **Hier der Beweis, daß vielen Frauen die Brust für nichts und wieder nichts abgesäbelt wird:**
Bei vielen Patientinnen mit Verdacht auf einen Brusttumor stellt sich während der Operation zur histologischen Abklärung der Diagnose heraus, daß sie kein Karzinom haben und der Eingriff unnötig war. (Ärzte Zeitung 32/21.2.1995/18)
Und so kann später behauptet werden: durch Operation geheilt! Und so kommt es dann zu den Aussagen: 70% der Krebspatienten können geheilt werden. Tatsächlich waren es aber halbwegs Gesunde, die jetzt um ihre Brust beraubt sind.

📖 134 Metzger am Werk:

> »Dr. Schwartzenberg, Professor für Cancerologie in Villejuif bei Paris und als Kapazität von Weltrang anerkannt, benannte in seinem Buch »Den Tod verändern« (als deutsche Übersetzung bei Hanser-Verlag, München, 1979) einen Chirurgen treffend einen Metzger. Dieser hatte einem krebskranken Mädchen von 23 Jahren mit den folgenden Worten eröffnet, daß ihm die Brust abgenommen werden müsse: »...Sie werden doch wohl nicht heulen wegen so einem dummen Stückchen Fleisch...«, ..

📖 132ff, 124 **Ungeklärter Vorteil, trotzdem wird ausgeräumt!**
Wird ein kleines Mammakarzinom brusterhaltend entfernt, sollte man zusätzlich immer die zugehörige Achselhöhle ausräumen. Zwar ist ungeklärt, ob Gruppe B aufgrund der Axilla-Dissektion (Achsellymphdrüsenausräumung) oder der adjuvanten Chemotherapie im Fall von nachgewiesenen Metastasen besser abschnitt. Trotzdem, so das abschließende Fazit der Franzosen, ist bei einer Lumpektomie (Lymphdrüsenentfernung) die zusätzliche Ausräumung der Achselhöhle auf jeden Fall anzuraten. (Ärztliche Praxis Nr. 80/6.10.1992)

📖 132ff, 124 **Vorsorglich die Brust abschneiden lassen!**
Bei jeder 200. Frau nämlich eine Zeitbombe in der Brust: Sie trägt ein Gen in sich, das zu einem hohen Prozentsatz zur Tumorbildung führt! Nicht wenige Risikofrauen entscheiden sich daher sicherheitshalber für eine prophylaktische Mastektomie (vorsorgende Brustamputation). (Medical Tribune 35/ 3.9.1993/ 1) Dann kriegst Du den Krebs.
Die gefühllosen Ärzte reden diesen Frauen lügnerisch den Begriff »sicherheitshalber« ein, wie Du aus den vielen Nachweisen ersehen konntest. Die Schwerstoperation, die anschließenden Atombestrahlungen, die verheerende Chemotherapie, alles zur angeblichen Sicherheit... In Wirklichkeit für nichts! Völlig nutzlos!

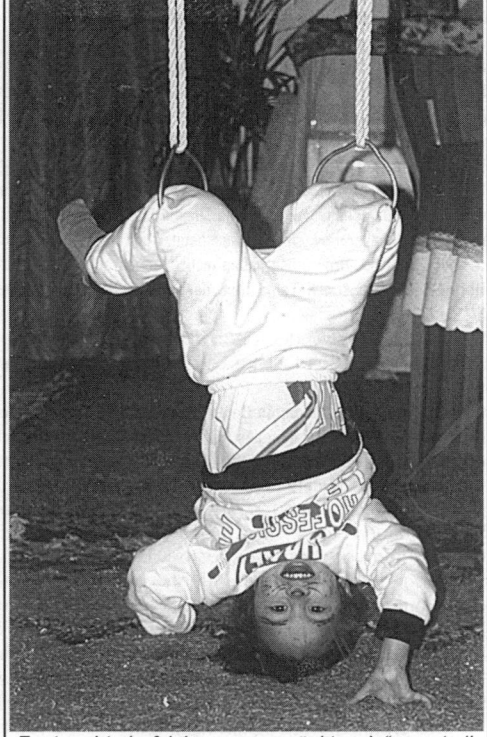

„Fastnacht darf ich ganz verrückt sein", sagt die Mama.

Vorbeugende Brustabsäbelung empfohlen
Bei Patientinnen mit einem hohen Risiko für die Entwicklung eines Mamma-Karzinoms könne eine subkutane Mastektomie mit nachfolgender Implantation eines Silikon-Kissens sinnvoll sein, meint der britische Chirurg Professor Dr. Roger W. Blamey. (Ärzte Zeitung 217/ 18.11.1995/21)

📖 128 **So steht Dir der Tod noch schneller ins Haus** Du stirbst nach der Brustkrebsoperation z. B. auch deshalb noch schneller, weil sich zusätzliche Leiden bei Dir einstellen: Nach einer Mammakarzinomoperation müssen etwa 20% der Frauen mit der Ausbildung eines Armlymphödems rechnen. (Medical Tribune 10/12.3.1993/32)

📖 135 **Die gräßliche Angstmache nur um des ärztlichen Profits willen:** »Wenn Du nicht willst, Mädchen, dann kannst Du nach Hause gehen und bist in 3 bis 4 Monaten tot.« So sagte der Stationsarzt zu der 39 Jahre alten Gerda Neher. Weil sie sich ihre linke Brust nicht amputieren lassen wollte. Daraufhin floh die Patientin aus der chirurgischen Abteilung des Großstadtkrankenhauses. Eine chirurgische Klinik in Nordrhein-Westfalen. (...) Der Professor untersuchte mich. Er tastete meine Brust ab und stellte fest, daß es keine schlimme Sache ist. (...)
»Es war nie die Rede von einer Amputation, sonst hätte ich einen neuen Arzt sowie ein anderes Krankenhaus zu Rate gezogen. Auf keinen Fall wollte ich meine Brust verlieren. «Beim Gespräch mit dem Stationsarzt, wie und was gemacht werden sollte, sagte er mir: Man entnähme eine Probe. Diese würde sofort zu einem Professor in das Pathologische Institut während meiner Narkose gebracht und untersucht. Nach diesem Befund, falls es Krebs sei, wolle man mit mir erneut Rücksprache halten. Ohne mein Wissen werde man nichts unternehmen.« Als die Patientin am 13. Dezember 1978 aus der Narkose erwachte, war ihre linke Brustdrüse unter der Haut vollständig ausgeschält und eine Ausräumung der Achsellymphknoten gemacht. (S. 74) (...) Ein anderes Experiment leistete sich ein Berliner Schönheits-Chirurg. Er kam auf die Idee, Leichenfett als Füllmaterial zu benutzen, um Busen zu vergrößern. Es bildeten sich entweder 'Ölzysten', Hohlräume mit öligem Fett oder massive Verhärtungen und Verkalkungen der Fettmassen sowie schwere Entzündungen. So hat Prof. Dr. med Beller - bis vor kurzem Ordinarius für Frauenkrankheiten an der Universität Münster - behauptet, daß jede dritte Frau mit einem in einer Brust entdeckten Krebsherd auch Krebs in der anderen Brust habe. Deshalb hat er sogar vorgeschlagen - und dies selbst praktiziert -, vorsorglich immer auch die zweite Brust zu amputieren.
(HACKETHAL, J., Der Meineid des Hippokrates, Lübbe Verlag) Auszug:
(...) Mit aller Behutsamkeit versuchte ich, den Eltern klarzumachen, daß bei starkem Bösartigkeitsgrad auch die radikalste Operation die Situation nur verschlechtern könne, bei weniger starkem aber eine örtliche Ausscheidung genüge.

913

Ende Oktober gaben die verzweifelten Eltern trotzdem ihre Einwilligung zu der riesigen Operation. Sie wollten sich nicht den Vorwurf machen lassen, nicht alles versucht zu haben. Wem sollten sie auch in dieser Situation glauben?! Sie entschieden sich, den Universitätsärzten mehr zu vertrauen. Wenige Tage nach der Operation las ich die Todesanzeige: *Unsere kleine Tochter, Schwester und Enkelin ist nach schwerer Krankheit für immer von uns gegangen.* (S. 166)

1223   154 **Ihr schwerster Kampf** - sie kämpft ihn, ohne zu klagen. Zuerst war die ehemalige First Lady der USA gegen eine Chemotherapie in der renommierten Sloan-Kettering-Klinik. Die Ärzte machten ihr aber klar, daß es ohne diese Behandlung keine Heilung geben würde. Maurice und ihre Kinder stimmten sie schließlich um. Seit vier Wochen wird Jackie bestrahlt. Nancy Tuckmann, ihre Sprecherin und beste Freundin, erklärt: »Die Ärzte erkannten den Krebs im frühen Stadium. Sie sind sehr optimistisch...« Doch Jackies Lebensgefährte und die Kinder haben Angst. Wenn die Behandlung nicht anschlägt, dann hat sie höchstens noch fünf Jahre zu leben. Jackie, die Starke, sieht es anders: »Über die Hälfte aller Menschen, die an dieser Krebsart erkranken, überleben. Daran halte ich mich fest. Ich liebe das Leben, es gibt keinen Grund zu jammern, denn ich habe Menschen, die fest zu mir stehen.« (FRAU IM SPIEGEL 9/24.2.1994/20)

Kurze Zeit darauf verstarb Jackie Kennedy/Onassis.

1224   132ff, 124 **Kampf gegen Brustkrebs scheint verloren**
Im Editorial der englischen Ärztezeitschrift *The Lancet* (vom 6. Februar 1993) findet sich eine bedrückende Feststellung: Der Kampf gegen den Brustkrebs scheint verloren. Die Chemotherapie kann oft den Fortgang des Leidens nicht aufhalten, und die Ergebnisse der Operation, radikal oder konservativ, sind enttäuschend. Auch die Früherkennung versagt in den meisten Fällen. Auch die konservativen Operationsverfahren mit Erhalt der Brustdrüse haben nicht viel gebracht. Was bleibt also übrig? Die Hoffnung auf eine neue Wunderwaffe gegen den Krebs: Hoffentlich erweist sich Tamoxifen, das angebliche Wundermittel zur Verhinderung von Brustkrebs, nicht auch als Fehlschlag. (DIE ZEIT 8/19.2.1993)

Begreife den Irrsinn der Mediziner:
Sie loben sich hoch für ihre Unfähigkeit! Nach neuesten Berichten steigen die Todesraten immer stärker an!

1225   132ff, 124 **Beim Mamma-Ca ist brusterhaltende Therapie der Mastektomie (völlige Brustabsäbelung) gleichwertig**
Die brusterhaltende Operation des frühen Mammakarzinoms ist der Mastektomie (vollständige Brustamputation) nicht unterlegen, im Gegenteil: In einer prospektiven Studie mit über 1000 Patientinnen hat sich ergeben, daß die rezidivfreie (rückfallfreie) Überlebenszeit nach konservativer Operation sogar etwas länger ist als nach Mastektomie. (...) Wieso entdecken diese Dummköpfe das erst jetzt, solltest Du Dich fragen, nachdem sie unseren Müttern zigjahrelang Brüste und Lymphdrüsen aus dem Leib schnitten? Warum haben sie deswegen in all den Jahren nie eine ihrer berühmten prospektiven, randomisierten Doppelblindstudien von ihren Chirurgen-Kollegen verlangt, die sie heute von der Naturheilkunde für jeden harmlosen Kräutertee fordern... Warum wohl? Und da Du wohl zu der Überzeugung gelangst, daß die Ärzte alles andere als dumm sind, wirst Du Dir diese Frage selbst gut zu beantworten vermögen.

Die Patienten können sich unbesorgt in kleineren Krankenhäusern operieren lassen. Die Ergebnisse sind dort nicht schlechter als an Universitätskliniken. Standard nach brusterhaltender Operation ist die Radiotherapie. Jedoch profitieren davon nur 30% der Patientinnen. (...)

Für ihre Arbeiten auf dem Gebiet der Krebsdiagnostik u. -therapie wurden beim Hamburger Kongreß mehrere Wissenschaftler geehrt. Den mit insgesamt 15000 Mark dotierten Deutschen Krebspreis teilen sich (...) (Journal of American Medecine Association Vol. 272 No.13(1994) S.937)

Für was erhalten diese Scharlatane einen Preis? Weil sie noch bis vor ein paar Jahren »die vollständige Brustausräumung mit Herausnahme der Oberarmlymphdrüse« als unbedingt nötig forderten und hunderttausende von Frauen ins Unglück stürzten und plötzlich, weil diese langsam wach werden und aufbegehren, auf »was Halbes« übergehen? Laß Dir sagen: **Nicht nur die vollständige Brustamputation ist der teilweisen Brustwegnahme gleichwertig, sondern auch die vollständige Belassung Deines Busens an Ort und Stelle und deren Nichtantasten und das mehr als gleichwertig!** Wie Dir hier in diesem Buch nachgewiesen wird.

1226   124, 132ff **Brustkrebsoperationen** »Eine relative Anzeigestellung (für eine Brustausräumung) stellt eine Karzinophobie (Angst vor Krebs) dar.« (Hamburger Ärzteblatt, 2.4.1980)

Ich übersetze das in normale Sprache: »Äußert eine Patientin gegenüber ihrem Hausarzt Angst vor Brustkrebs, dann soll er ein bedenkliches Gesicht ziehen und ihr eine vorsorgliche Brustentnahme empfehlen, damit die Chirurgen ihr Einkommen bessern können.«

1227   135 **Teilausräumung** Und warum stimmen auch die Falken der Brustamputation jetzt ebenfalls einer gemäßigten Teilausräumung bei Brustkrebs zu? Weil sie inzwischen erkannt haben, daß es dadurch noch mehr zu verdienen gibt: Der Krebs verzieht sich nicht irgendwo ins Innere, sondern bleibt in der Brust und läßt dort oft wieder den alten Krebs, also ein Rezidiv erscheinen. Was Gelegenheit gibt, erneut zu operieren u. zu kassieren: Lokale Rezidive nach Mammaamputation treten als disseminierte (sich ausbreitende) Hautmetastasen, isolierte Tumorknoten oder als ulzerierendes Karzinom im Narbenbereich auf. Durch die bei der primären Radikaloperation bedingte Mitentfernung des Musculus pectoralis major kann es auch zu einer Tumorinfiltration in die muskulären und knöchernen Anteile der Thoraxwand (Brustkorbwände) kommen.

Eine lokale Tumorexstirpation führt deshalb beim isolierten Karzinomrezidiv leicht zum erneuten Rezidiv, da kein ausreichender Sicherheitsabstand im Gesunden zu erreichen ist.

Wird die Behandlung eines solchen Rezidivs in Form einer lokalen Tumorexision mit anschließender Strahlungstherapie durchgeführt, kann es in der bereits vorgeschädigten Haut infolge von Erstoperationen oder Nachbestrahlung zur Entwicklung von Strahlenulzera (Geschwüre) kommen, ohne daß eine ausreichende Tumorzellzerstörung garantiert werden kann.

Aus diesen Gründen sollte bei lokalen Rezidiven einem radikalen Eingriff der Vorzug gegeben werden, um den Tumor ausreichend im Gesunden entfernen zu können. (...) Große Lokalrezidive mit ausgedehnter Tumorinfiltration in die Rippen und Interkostalmuskulatur machen eine En-bloc-Resektion der Brustwand einschließlich Rippen, Sternum und Pleura parietalis notwendig. (EIJGELAAN u. HOMANN VAN DER HEIDE 1972, GALL u. SCHICK 1978, Intra- und postoperative Zwischenfälle: ihre Verhütung u. Behandlung, Stuttgart; New York: Thieme, Bd.2. Abdomen) (S. 284)

📖 132ff, 135 Merke: Jeder sechste Brustkrebs-Tumor bildet sich unter dem Warzenhof. Du merkst meist nichts, weil sich der Warzenhof ganz anders anfühlt als die übrige Brust und besonders empfindlich ist. Am wenigsten schmerzhaft ist die Selbstuntersuchung auf Knoten drei Tage nach Aussetzen der Blutung.

📖 135 **Mastektomie (Brustamputation) bringt keine Vorteile**
Kleine Mammakarzinome werden heute bevorzugt brusterhaltend operiert. Die Mastektomie - das bestätigte jetzt auch eine deutsche Studie - erzielht nämlich hinsichtlich des rezidivfreien Überlebens keinesfalls bessere Ergebnisse. (...)
Für Aufregung in der Presse sorgen derzeit »schockierende Enthüllungen« über die sogenannte Fisher-Studie. Diese amerikanische Untersuchung, an der sich fast 500 Kliniken beteiligten, hatte Mitte der 80er Jahre die Effektivität der brusterhaltenden Operation beim Mammakarzinom belegt, und wurde seither als richtungsweisend betrachtet. Sie beeinflußte die Therapie zehntausender Brustkrebspatientinnen. Nun gerät die Studie ins Zwielicht, denn eine beteiligte kanadische Arbeitsgruppe, die immerhin 16% der Studienpopulation lieferte, hatte ihre Daten getürkt, wie jetzt herauskam. (Medical Tribune 18/6.5.1994/33)

Achtung, über 50-jährige
Je nachdem wo der Krebs schon sein Zerstörungswerk begonnen hat, (das gilt insbesondere für das im Darm befindliche Immunsystem) verlängert die UrTherapie bei 0,5% der Betroffenen nur das Leben, verhindert aber nicht den Tod.

Du erkennst: Jeweils die letzte »Studie« erbringt, was gerade »in« ist.
Ich hatte mal wieder Recht behalten:

📖 323 Laufend wurde die Gefährlichkeit einer Mammographie (Bruströntgen) abgestritten. Jetzt ist es raus:
Prof. Dr. Inge Schmitz-Feuerhake: Die Mammographie macht gesunde Frauen in derselben Größenordnung krank wie sie Mamma-Ca entdeckt. (Ärzte Zeitung 142/2.8.1994/8)

So wird es eines Tages mit den Ultraschall-Geräten gehen, wenn die damit bestrahlten Kinder Krebs bekommen, unfruchtbar werden oder die Kindeskinder verblöden...

Röntgen fördert Brustkrebs
Mindestens zwei Drittel aller Fälle von Brustkrebs sind nach Ansicht des US-Wissenschaftlers John Gofman (Univ. v. Kalifornien) auf intensive Röntgenbehandlungen bis zu den 70er Jahren zurückzuführen. Die Strahlen fördern das Krebsrisiko, so Gofman. (EXPRESS 15.5.1995)

📖 164, 323 **Mammographie**
Das letale Karzinomrisiko liegt bei 5 Prozent pro Sievert Effektiv-Dosis von einem Sievert Exponierten, müssen fünf in der Folge mit dem letalen strahleninduzieren Karzinom rechnen. (...) der mittlere Dosisbedarf einer Mammographie liegt bei zehn bis 14 Milli-Sievert, ergab die Deutsche Mammographiestudie. Das ist gut viermal so hoch, wie Experten es heute als möglich und wünschenswert erachten. Östrogene, so wird vermutet, stimulieren die Zellproliferationsrate von Tumoren. Damit wäre zellbiologisch erklärt, warum die Brust der jungen Frau anfälliger für ein strahleninduziertes Mammakarzinom ist als die der älteren. (Ärzte Zeitung Nr. 142/2.8.1994)

📖 132ff Etwa ein Drittel aller Frauen mit Mamma-Ca (Brustkrebs) hat Metastasen im Auge. *Ophtalmologie/Maligne Melanome im Augeninnern* (Ärzte Zeitung 2/11.1.1994/11)

📖 132ff Brustkrebs operiert
Adjuvante (begleitende) Chemotherapie wertlos und belastend (Original Schlagzeile)
Gleichgültig, welche Zytostatika-Kombination Sie nach Operation eines Mamma-Ca als zusätzliche Chemotherapie einsetzen wollen- die 6 oder gar 12 Monate lange Quälerei der Patientinnen ist sinnlos. Sie verlängert deren Überlebenschancen und Rezidivfreiheit nicht. Denn entweder ist das Karzinom durch die Operation geheilt oder die Zytostatika helfen auch nicht weiter. Trotzdem wird meistens fleißig weiter chemotherapiert. Unser Bericht wird Sie bekehren. (Medical Tribune vom 28. Juni 1983)

📖 132ff **Mammakarzinom**
Um die Wirksamkeit der Hochdosis-Chemotherapie bei Hochrisikopatientinnen mit Brustkrebs exakt bewerten zu können, sind dringend randomisierte Studien erforderlich. Dies wurde jetzt beim 2. Internationalen Symposium über Hochdosis-Chemotherapie und Stammzell-Transplantation bei soliden Tumoren in Berlin deutlich. Seit fast zehn Jahren wird das Konzept, Zytostatika hoch zu dosieren, vor allem bei Patienten mit Brustkrebs genutzt, allerdings ohne zufriedenstellende Ergebnisse. (Ärzte Zeitung 82/5.5.1994/16)
Da kann man nur noch mit den Ohren schlackern: Die Naturheilkundigen machten die Mediziner bisher nieder, weil sie keine wissenschaftlichen Studien über Naturheilmittel beibrachten, sondern sich auf ihre *guten* Erfahrungen damit beriefen. Die Ärzte dürfen es sich in ihrem Bereich aber erlauben, ohne Studien den Menschen Chemiegifte zu verpassen. Und das, obwohl sie seit 10 Jahren damit *schlechte* Erfahrungen machten!

📖 132 Brustkrebs und Fett **Willst Du warten, bis die alle Probleme früh genug für Dich studiert haben?**
»Es ist möglich, daß wir Ernährungsfaktoren zu spät studiert haben«, sagt Prof. Byers vom Zentrum für Krankheitskontrolle, »besitzen wir doch indirekte Beweise dafür, daß die Ernährung frühzeitig im Leben sehr wichtig ist.« (Newsweek, December 5,1994)
Ist ja unglaublich, diese Entdeckung des Professors! Für solche Weisheiten erhält der sein Top-Gehalt!

Jessica Outwater von The Physicians Commitee for Responsible Medicine ermittelte, daß die in Milch enthaltenen Organochlorinen Östrogene und IGF – 1 insulinähnliche Wachstumsfaktoren für den Brustkrebs verantwortlich sind (Medical Hypotheses, 20.6.1997)

a) 📖 121, 140, 132ff So sehen andere den Wert der Früherkennung von Brustkrebs und Vorsorgeuntersuchung:
35 Prozent der Metastasen entgehen bei halbjährlicher Knochenszintigraphie der Erfassung. Früherkennung bedeutet keinen Überlebensvorteil. (Ludwig-Studie 1986) 78 Prozent von Knochenmetastasen machen Symptome. Von den klinisch stummen wird nur jede fünfte durch nuklearmedizinische Untersuchung und/oder Röntgen aufgedeckt. (Hoffmann, Zürich, retrosp. 1989)
15 Prozent aller Fernmetastasen befinden sich in der Leber. Zahlreiche Studien verneinen einen Vorteil einer frühen Therapie. (Feig, 1986, Kagan, 1991, Tompin, 1987, Umbach, 1988) (Ärztliche Praxis 83/15.10.1994/27)
Nur weil die Weißkittel nichts von Organisation verstehen, wird Dir die Brust abgesäbelt:
»Es wird zuviel mastektomiert (brustabgesäbelt) aufgrund fehlender operativer Planung." (Ärzte Zeitung 19.2.1996)

- Gewöhne Dich daran, Deinen Busen anzufassen und abzutasten.
- Betrachte Deine Brüste im Spiegel: Sind sie gleichgroß, erkennst Du irgendwelche Veränderungen an der Haut oder der Brustwarze? Hebe langsam die Arme und beobachte, ob sich die Brüste gleichmäßig mitbewegen. Nein? Dann stimmt was nicht.
- Untersuche einmal monatlich - am besten eine Woche nach der Menstruation - Deine Brüste gründlich im Stehen und im Liegen.
- Vergesse nicht, die Brust seitlich bis in die Achselhöhlen hin abzutasten.
- Spürst Du die geringsten Verhärtungen oder bemerkst Du kleinste Veränderungen, dann geh um Himmelswillen nicht zum Arzt, sondern beginne sofort mit der UrTherapie, wenn Dir Dein Leben lieb ist.

Dein Todes-Risiko als Frau bei Brustkrebs:

	Hoch	Niedrig
Jünger als 35	x	
Lebermetastasen	x	
Lungenmetastasen	x	
Andere Metastasen	x	
Krankheitsfreies Intervall mehr als 18 Monate		x
Älter als 35 Jahre		x
Lunge nicht befallen		x

1237 b) Das metastasierte Mammakarzinom ist auch heute noch nicht heilbar.
(C-1452 (32) Deutsches Ärzteblatt 92, Heft 33, 18. August 1995)

Nun wirst Du sagen: "Ja - ich habe aber noch keine Metastasen!", und Dich an den Strohhalm klammern, an Dir würde der Sensenmann noch mal vorbeigehen, weil sich bei Dir z.Zt. noch keine Metastasen *sichtbar* oder fühlbar herausgebildet haben. Da sage ich Dir: Die raffinierte Schreibe des offiziellen Organs der Ärzteschaft erregt zwar in Dir die verhängnisvolle Illusion. Trotzdem vermag man nicht, diese ärztlichen Schlaumeier einer direkten Lüge zu überführen. Denn wohlweislich haben sie nicht gesagt: "Das noch *nicht* metastasierte Mammakarzinom ist heilbar." Obschon sie mit dieser Aussage diesen Eindruck bei den Brustkrebsbefallenen erwecken. Das eben ist die hohe Kunst der Medizinjournaille. Und dafür werden die Leute, die das aus dem Effeff beherrschen, auch sehr gut bezahlt. Du erkennst dies am Folgetext des Artikels der da lautet:

Ob mit Hormonen oder Zytostatika allerdings eine Lebensverlängerung bewirkt werden kann, ist man nicht sicher, kann jedoch für bestimmte Untergruppen von Patientinnen erwartet werden.

Wiederum wurden keine klaren Aussagen gemacht, aber alle Hoffnungen wurden geweckt. Und nun geht es weiter, alles so schön unverbindlich und dabei ist nicht im geringsten erwiesen, daß diese Therapieempfehlungen für die Ärzte überhaupt etwas taugen. Heißt es doch z. B.: "... zukünftige Untersuchungen müssen...", oder: "Ebensowenig wurde nachgewiesen..." Und:

(...) Hinsichtlich der optimalen Dauer einer hormonellen Therapie gilt weltweit die Fortsetzung bis zur Progression als etabliert.

Es wurde andererseits nachgewiesen, daß der frühzeitige Einsatz einer intensiven Chemotherapie, beispielsweise bei älteren Patientinnen mit langsamem Krankheitsverlauf, schädlich ist.

1238 📖 132ff **Auch nach Mastektomie (Brustwegsäbelung) quälende Phantomschmerzen**
Phantomschmerzen können nach jeder Amputation auftreten. So leiden etwa 13 Prozent aller Frauen nach Mastektomie darunter, nach Rektumexstirpation treten sie in etwa 18 Prozent der Fälle auf. Am häufigsten sind sie allerdings nach Extremitäten-Amputationen. (Medical Tribune, 24.3.1995)

Du wirst Dich selbst verfluchen, wenn Du so dumm warst, Deine Zustimmung zur Brust-Operation zu geben, glaub mir!

📖 132ff **Das ist doch nicht zu fassen: Über die Art der Brustkrebs-Op sollte die Patientin mitentscheiden**
Bereits vor einer Brustkrebs-Operation muß - in Absprache mit der Patientin - ein Therapiekonzept erarbeitet werden. Denn: das Operationsverfahren sollte sich nicht nur nach dem Tumorstadium, sondern auch nach dem Wunsch der Patientin richten. Diese Forderungen stellte Professor Dr. Peter Schmidt-Rhode von der Gynäkologischen Universitätsklinik Marburg bei einem von dem Unternehmen Collagen veranstalteten Symposium in München. (Ärzte Zeitung 214/14.11.1995/12)

Wenn Du als Patientin darüber mitentscheiden kannst, wie operiert werden soll, ja dann mußt Du Dir auch sagen, und wenn Du noch so dumm bist: Den Burschen kommt's doch nur darauf an, daß ich unters Messer komme fürs große Geldverdienen - so werden die dann auch noch das bißchen Verantwortung los. Und ich muß mir später, wenn das große Heulen mich losgeht, sagen: »Hab's ja so gewollt«.

1239 📖 232 ff **Brustkrebs durch Hormone** Studie zur Hormonverabreichung
Bei Frauen, die fünf Jahre Östrogene oder Gestagene als Vorbeugung gegen Herzkrankheiten (Infarkt) und Knochenentkalkung schluckten, erhöhte sich das Risiko für Brustkrebs bis 59 Jahre um 46 %, über 60 Jahre um 71 %. (The New England Journal of Medicine 332/24/S. 1589 und 1638 ff) Was sagen deutsche Professoren dazu?
"Kein Grund, bewährte Strategie (der Hormonverschreibung) zu ändern« (Prof. Breckwoldt, Uni-Frauenkinik Freiburg in Medical Tribune 27/7.7.1995/7)

»Sollte ich aber mal im Krankenhaus künstlich ernährt werden müssen, dann ist es aber ganz gut, wenn ich etwas zuzusetzen und genügend Fett auf dem Körper habe, von dem ich zehren kann«, sagst Du.
Als Dickerchen besitzt Du keine Reserven, Du besitzt überflüssigen Ballast. Ballast, der Deine Abwehrkräfte in Mitleidenschaft ziehen und Dein Herz bereits durch das Mitschleppen von toten Pfunden geschwächt hat. So ein Schmalzrippchen ist viel besser dran als ein verfetteter Mensch. Shakespeare wußte schon: Dem Dicken gähnt das Grab dreimal weiter als dem Mageren. Und bei Kranksein gilt allemal: Essen füttert nicht den Kranken, sondern die Krankheit!

»**Nichts als Prahlerei!** Die Erfolge der Medizin sind einfach herzustellen: Man sortiert alles heraus, was die Statistiken häßlich macht.« (Prof. Hackethal auf unserem Gesundheitskongreß 13.5.1995)

9 a) 📖 132 ff **Brustkrebsnachsorge: wirkungslos**
Ein Arzt an einem ganz normalen Krankenhaus verbringt nur 40 Prozent seiner Dienstzeit bei den Patienten. Die übrigen 60 Prozent gehen für Organisation, das Schreiben von Berichten oder die Absprache mit Kollegen drauf. Mit dieser Nachricht schockierte ein Referent seine Fachkollegen beim Kölner Krankenhaus-Symposium am Wochenende in der Universität. Bei der Nachsorge von Brustkrebs-Patientinnen zeichne sich beispielsweise ab, daß viele Behandlungen wirkungslos blieben und daher entfallen könnten. (Kölner Stadtanzeiger 54/ 4.3.96/20)

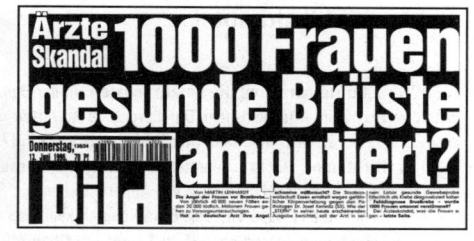

Ärzte Skandal 1000 Frauen gesunde Brüste amputiert?
Bild

Das und die Nutzlosigkeit einer Vorsorge wird ein Jahr später erneut bestätigt:
Intensive Brustkrebs-Nachsorge im Visier / Teuer und sinnlos! Frauen werden nur unnötig verängstigt
(...) »Es ist höchste Zeit für ein Umdenken. Wir sind der Auffassung, daß bei beschwerdefreien Patientinnen Labortests und bildgebende Verfahren mit Ausnahme der Mammographie völlig sinnlos sind«, betonte Professor Dr. K.-P. Hellriegel vom Krankenhaus Moabit, Berlin, auf der 16. Jahrestagung der Deutschen Gesellschaft für Senologie. (...) Der Grund: Die Früherkennung von Metastasen und deren frühzeitige Behandlung bringt statt einem Überlebensvorteil nur eine verlängerte Leidenszeit mit sich. »Die Überlebenszeit dieser Patientinnen ist identisch mit der von Frauen, deren Fernmetastasen erst nach Auftreten von Symptomen diagnostiziert werden«, betonte Prof. Hellriegel. (...) Kein Wunder, denn wie bei der bisher üblichen Metastasenfahndung nämlich war mit je 25 Todesfällen in beiden Gruppen gleich. In puncto Größe und Stadium unterschieden sich die Tumore bei Diagnosestellung nicht. (The Lancet, Vol. 349, Nr. 9054, 1997/779)
Die gesamte Kranken-Schulmedizin ist ein Skandal! Wie konnten sich die Menschen von ihr nur so lange ausnehmen lassen? Wenn der Verfasser der erste und einzige sein sollte, der sich das fragt, dann kann die Antwort nur lauten: Die Menschen wollten es nicht anders.

9 b) 📖 Früherkennung wirkungslos. Wir haben die Kampagne noch gut im Ohr. Jede Frau sollte ihre Brust regelmäßig nach Knoten abtasten, ging es durch die Medien. Früh erkannt könne das Mammakarzinom dann erfolgreich behandelt werden. Doch hinter dieser Empfehlung steckt möglicherweise nicht mehr als ein frommer Wunsch. Im Vergleich zu den Kontrollen fanden die

> 132ff **Hochdosis-Chemotherapie bei Brustkrebs hat keinen Vorteil**
> 124 sollten in den experimentellen Bereich fallen. (Lancet, 1998; 353: 515-21)

geschulten Frauen zwar mehr Knoten in einem Silikonbrustmodell - und rund doppelt so viele benigne Läsionen in der eigenen Brust. In Sachen Karzinom jedoch versagte das Präventionsprogramm. Die kumulative Brustkrebsmortalität nämlich war mit je 25 Todesfällen in beiden Gruppen gleich. In puncto Größe und Stadium unterschieden sich die Tumore bei Diagnosestellung nicht. (The Lancet, Vol. 349, Nr. 9054, 1997/779)

0 📖 955 Einmal hü, einmal hott . **Stillen senkt Krebsrate nicht**
Boston (cod). Der Zusammenhang zwischen Stillen und der Entwicklung von Brustkrebs ist bereits in vielen Studien untersucht worden mit unterschiedlichem Ergebnis. Keine Korrelation konnten jetzt US-Wissenschaftler bei einer Untersuchung mit 89.887 Frauen - im Zusammenhang mit der US Nurses Health Study - feststellen. Die amerikanischen Forscher von der Harward School of Public Health in Boston im US-Bundesstaat Massachussets untersuchten 1986 die 89.887 Krankenschwestern im Alter von 30 bis 55 Jahren, ob und wenn ja wieviel Kinder sie bekommen hatten und ob sie diese gestillt hatten und wenn ja, wie lange. Sie ermittelten weiterhin, ob die Studienteilnehmerinnen während der sechs Jahre langen Nachbeobachtungszeit ein invasives Mammakarzinom bekommen hatten (Lancet 347/1996/431). Brustkrebs hatte sich in dieser Zeit bei 1.459 der Frauen entwickelt, ohne daß dabei ein Zusammenhang damit bestand, ob diese Frauen ihre Kinder gestillt hatten oder nicht, berichten die Bostoner Wissenschaftler. Lediglich mit der Zahl der Kinder wiesen sie eine gewisse Korrelation nach. Für Frauen, die nur ein Kind bekommen und dieses auch gestillt hatten, war das Risiko etwas geringer als für multipare Frauen, Brustkrebs zu bekommen. (Ärzte Zeitung 32/22.2.1996)

1 **Brustkrebs: Neue Hoffnung auf Heilung**, von Dr. Christoph Fischer
Brustkrebs - noch immer sterben in Deutschland jedes Jahr rund 40. 000 Frauen an der schrecklichen Krankheit.
Doch es gibt neue Hoffnung auf Heilung! Der führende Brustkrebs-Spezialist Europas, Prof. Umberto Veronesi (69), Direktor Europäisches Krebsinstitut/ Mailand, zu BILD: "Ich glaube, daß der Brustkrebs bald seinen großen Schrecken verlieren wird!" Worauf gründet seine Zuversicht?
1. Frauen brauchen keine Angst mehr zu haben, daß beim Brustkrebs die ganze Brust entfernt wird. Sie gehen daher viel früher zum Arzt, der Krebs kann herausoperiert werden. Die Brust bleibt erhalten.
2. Bei vielen Brustkrebsformen hat die Therapie mit Antihormonen (Tamoxifen) immer bessere Erfolge.
3. In Mailand geben Ärzte jetzt schon *vor* der Operation eine Chemotherapie, verkleinern so den Tumor. Erste vielversprechende Ergebnisse!
4. Neue Therapien helfen sogar Frauen, bei denen schon Metastasen aufgetreten sind. Ärzte nehmen vor der Behandlung Blut ab, vermehren die weißen Blutzellen mit speziellen Medikamenten. Nach der Therapie wird das Blut zurückgespritzt. Die Frauen vertragen so viel größere Mengen Chemotherapie - selbst scheinbar aussichtslose Fälle sind heilbar. (BILD 19.10.1995)

Du als mein Buchleser spürst sofort: Nichts dahinter. Alles nur ein Ranbringen an die OP-Tische. Das ist die nüchterne Wahrheit (übermittelt durch die einzige seriöse medizinische Informationsquelle bei uns) über die unter Ziff. 2 angeführten, immer besseren Erfolge mit Tamoxifen, worüber 1995 alle Medien wahre Wunder berichteten:

PRIMÄRPROPHYLAXE DES BRUSTKREBSES MIT TAMOXIFEN
In Therapiestudien bringt die Einnahme über fünf Jahre hinaus keinen weiteren Nutzen, hat sogar möglicherweise den genteiligen Effekt (-t 1 (1996), 14).
Die meisten Daten stammen aus Studien von zwei- bis fünfjähriger Dauer. Tamoxifen verdoppelt das Risiko eines Endometriumkarzinoms. In der amerikanischen Untersuchung betrifft dies 33 Frauen unter Verum im Vergleich zu 14 unter Plazebo. Jeder dirtten Teilnehmerin war die Gebärmutter jedoch schon vor Aufnahme in die Studie entfernt worden – eine Maßnahme, die außerhalb der USA wohl kaum eine solche Akzeptanz finden dürfte. Darüber hinaus steigert Tamoxifen das Thromboserisiko. Während in der Kontrollgruppe 19 Frauen eine tiefe Venenthrombose entwickeln und 6 eine Lungenembolie, sind es unter dem Antiöstrogen 30 (Faktor 1,5) bzw. 17 (Faktor 2,8), von denen zwei Frauen sterben. (arznei-telegramm 5/12.5.1998)

1999 wird nun ein neues »schonenderes« Tamoxifenpräparat angeboten. Du kannst Dir denken was nach zehn Jahren an »neuen Schäden« ans Licht kommt...

917

1250 Gehirntumor

1250 📖 126 _Gehirntumore sind die gefährlichsten_ In der Behandlung von bösartigen Gehirntumoren ist trotz verbesserter Therapiemöglichkeiten vorerst kein entscheidender Durchbruch zu erwarten. *Die durchschnittliche Überlebenszeit nach einer Gehirntumor-Operation liege derzeit bei sechs bis acht Monaten.* (Ärztliche Praxis v. 28.7.87)

1251 📖 126 _Hirntumor_ Höchste Alarmstufe: Erbrechen ist besonders verdächtig bei Abhängigkeit vom Lagewechsel, bei Unabhängigkeit von der Nahrungsaufnahme und bei Fehlen von Appetitstörungen.

1252 📖 126 _Hirntumoren / Neue Therapie beim Kongreß klinischer Onkologen_
Polymer-Scheibchen setzen gezielt im Tumor ein Chemotherapeutikum frei
Eine neue Therapie für Hirntumoren verwendet verstoffwechselbare Polymer-Scheibchen, die mit BCNU (Carmustin) getränkt sind. Sie werden in die Tumoren implantiert (...). Nach den Ergebnissen der Studie lag die mittlere Überlebenszeit in der Verum-Gruppe bei 31 Wochen, in der Placebogruppe nur bei 23 Wochen. (Ärzte Zeitung 89/17.5.1994/4)

Der Wahnsinn der Neurochirurgen ist nicht zu stoppen: Die Tumorkranken, die sich Gift in das Gehirn einpflanzen ließen und all die damit verbundenen Torturen auf sich nahmen, lebten also nur sieben Wochen länger. Und man kann hier noch vermuten, daß hin und wieder auf Kosten des Versuchskaninchens das Ergebnis manipuliert wurde, um fleißig Spenden und Forschungsgelder zu kassieren. Um vornehm beeindruckend und vortäuschend, die angeblich einzige Rettung anbieten zu können...

1253 📖 126 _Neurochirurgie / Erste Langzeitstudie in Aachen zur Lebensqualität nach dem Eingriff_
Bleibende Beeinträchtigungen nach einer Hirntumor-Op werden häufig verdrängt. (Ärzte Zeitung 62/7.1.1994)

1254 📖 126 10.000 Menschen erkranken jedes Jahr in Deutschland am lebensgefährlichen Gehirn-Tumor. Symptome: Lähmung, Kopfschmerz, epileptische Anfälle. Besonders gefährlich: Der Glioblastom-Tumor. Männer (meist über 50) erkranken doppelt so häufig wie Frauen. Wächst schnell, selten heilbar.

Auch das ist ein Krebszeichen:
Schleichender Gewichtsverlust ist oft das Erstsymptom einer malignen (bösartigen) Erkrankung. Das Malignom an sich kann zur Erhöhung des Grundumsatzes führen. In fortgeschrittenen, progredienten Stadien stellt sich dann ein sogenannter Streßstoffwechsel ein und führt zur Kachexie (Auszehrung).
Neben der generellen Mangelerscheinung kann die onkologische Tumortherapie Vitamindefizite verursachen. Auch in der Regenerationsphase nach zytostatischer Therapie ist der Bedarf an Vitaminen und anderen essentiellen Nährstoffen erhöht. Berücksichtigt werden muß ferner, daß metabolisch aktive Pharmaka - z.B. auch Antibiotika - den Vitaminstoffwechsel stören können. (Medizinische Klinik, 90. Jg., Nr. 2 (1995), S. 96-102)
Wie kann gut sein, was Dir Vitamine raubt!

1270 Sonstige Krebsarten

> Das sei allen Ärzten ans Herz gelegt:
> Primum non nocere - vor allem nicht schaden!
> Primum utilisse esse - vor allem nützen!
> Salus aegroti suprema lex - das Wohl des Kranken ist oberstes Gebot!
> Voluntas aegroti suprema lex - der Wille des Kranken ist oberstes Gebot!

1275 📖 127 **Krebs - Wann noch einer Operation zustimmen?** Wenn ein Prostatakrebs z.B. in Deinem Schenkelhals einen Bruch verursacht hat, weil sich dort zerstörerische Fernmetastasen abgesetzt haben. Damit Du dann nicht den kläglichen Rest Deines Lebens im Bett verbringen mußt, laß lieber den Schenkelhalsbruch operativ freilegen, den Krebsherd so gut es geht freiräumen, das Loch mit Kunststoff füllen (die Folgen kannst Du Dir denken!) und mittels einem eingetriebenen Nagel oder mit einer Platte befestigen. Denn für die »UrMedizin« ist es - wenn Du es erst einmal soweit hast kommen lassen - natürlich zu spät.

1276 📖 143, 127 Manfred Wörner, 59, CDU-Politiker, Ex-Verteidigungsminister, war seit 1988 der erste Deutsche an der Spitze der Nato in Brüssel. 1992 bei einer Routineuntersuchung stellte sein Arzt Darmkrebs fest. Er starb vorletzte Woche in den Armen seiner Frau Elfi (...) und war fest davon überzeugt, daß er auch den Krebs besiegen wird. (BUNTE 35/25.8.1994)

1277 📖 127ff **Melanom** Schon ein Pickser kann Dein Tod sein! Laß Dir um Gotteswillen da nicht reinstechen!
Medical Tribune Kongreßbericht: Gibt es für Melanompatienten mit systemischen Metastasen Hoffnung? Im Schnitt haben sie ab dem Zeitpunkt der Diagnose nur noch ein halbes Jahr zu leben - 6 Monate, in denen mit Hilfe von Palliativmaßnahmen versucht werden kann, das Leben lebenswerter zu gestalten. Was von den aktuellen Therapieverfahren zu erwarten ist, legte Privatdozent Dr. W. Tilgen, Universitäts-Hauptklinik, Heidelberg, beim Symposium »Das maligne Melanom« dar. (Medical Tribune 48/2.12.1994/36)

1300 Leukämie (→LV 1100)

□ 149 HOELZER, D., »Leukämie«, Münchener Medizinische Wochenschrift, Nr. 9 vom 27.2.87 Schweiz. Med. Wschr. 1991/121/Nr. 10

> Hier wird am schändlichsten das Vertrauen der Eltern, in Sorge um ihr Liebstes, von den Ärzten mißbraucht!

□ 154, 148, 150 **Hochdosis-Chemo** PREISLER, HD./RAZA, A./BARCO, M./AZARNIA, N./LARSON, R./WALKER, I./BROWMAN, M./GRUNWALD, H./D'ARRIGO, P./DOEBLIN, T., u.a., »High-dose cytosine arabinoside as the initial treatment of poor-risk patients with acute nonlymphocytic leukemia: A Leukemia Intergroup Study, Journal of Clinical Oncology, 5 (1) 75-82/1987.
Treatment was associated with substantial toxicity varying from nausea and vomiting to irreversible cerebellar toxicity. Thirty-four percent of patients died during therapy. (Die Behandlung war verbunden mit wesentlichen Vergiftungen, die von Schwindel, Erbrechen bis zu nicht wieder gutzumachenden Zellenvergiftungen reichten. 34% starben während der Chemotherapie.)

□ 148, 149 RIEM, H./GADNER, H./WELTE, K. »Die West-Berliner Studie zur Behandlung der akuten lymphoblastischen Leukämie (ALL) des Kindes - Erfahrungsbericht nach 6 Jahren.«
Hiernach überlebten 62% der mit Bestrahlung und Chemotherapie behandelten Kinder, was die Autoren veranlaßt, in ihrem Bericht davon zu sprechen, daß nunmehr die »Heilbarkeit der ALL nicht mehr zur Diskussion stehe«. Ich kann dem nicht folgen. Wenn die akute Lymphoblastische Leukämie überhaupt »heilbar« sein soll, dann muß sie 100%ig zu heilen sein. Was sagen andere dazu? Dies:

□ 148, 152 KEATING, MJ./ESTEY, E./KANTARJIAN, HM./WALTERS, R./SMITH, T./Mc CREDIE, KB./FREIREICH, EJ., »Comparison of results of salvage therapy in adult acute myelogenous leukemia«, in Acta Haematol (Basel), 78 Suppl. 1 120-6/1987. Auszug:
There was no significant improvement in complete remission (CR) rate and survival in patients treated between 1973 and 1980, and the second group between 1981 and 1986. (Es gab keine bemerkenswerte Verbesserung hinsichtlich der Rückbildung der Krankheit und der Überlebensrate zwischen den Patienten, die zwischen 1973 und 1980 behandelt wurden, und der zweiten Gruppe zwischen 1981 und 1986.)

□ 150 Warum schnallen sie leukämiekranke Kinder nicht gleich auf die Foltereisengestelle der Affen?
(...) kaum 20% überleben die Chemotherapie länger als fünf Jahre. Und das ist es, was die Herren Professoren der Schulmedizin immer wieder absichtsvoll verschweigen: Sie können zwar mit Hilfe einer Chemotherapie die Laborwerte des Blutes vorübergehend verbessern, sie ruinieren jedoch gleichzeitig die Blutbildungsfunktion des Knochenmarks. Es sind Fälle dokumentiert, bei denen nach einer Chemotherapie 85% (!) des blutbildenden Knochenmarks »abgeräumt« waren und der Patient nur mit ständigen Bluttransfusionen am Leben gehalten werden konnte. Hinzu kommt, daß die Diagnose Leukämie äußerst schwierig ist und in etwa 70% der angeblichen Leukämie-Fälle gar keine (Leukämie) vorliegt. Man muß auch wissen, daß die Behandlung eines Leukämie-Falles zigtausende von DM für den behandelnden Arzt bzw. das Krankenhaus bringt. (raum & Zeit Nr. 66/1993)
Was hat Leukämie mit Krebs zu tun? Die Medizin bezeichnet dieses Leiden nur deshalb als Krebs, weil sie Erfolge im Kampf gegen den Krebs vorweisen will! Die Leukämie beginnt schleichend über Wochen oder auch Monate. Die ersten Anzeichen sind Beinschmerzen, Bauchweh, Appetitmangel, Blässe, Müdigkeit und Fieber.
Bei der Leukämie produziert das Knochenmark zu viele unreife weiße Blutzellen. Diese sogenannten Blasten unterdrücken die normale Blutbildung. So beginnt die Krankheit häufig mit starker Müdigkeit, denn die roten Blutkörperchen, die den Sauerstoff im Blut transportieren, werden von weißen unreifen Blutzellen verdrängt. Auch die gesunden weißen Blutkörperchen, die als »Polizei« im Körper Infektionen bekämpfen, werden von den wuchernden Blutzellen unterdrückt. So ist die Abwehr der Leukämie-Kranken geschwächt. Sie bekommen leicht Blutungen und blaue Flecken, weil sie außerdem nicht genügend Blutplättchen haben, die zur Blutstillung notwendig sind. (La Roche Lexikon Medizin)

□ 143 Knochenmarktransplantation bei akuter lymphoblastischer Leukämie: *Keine Verbesserung der Überlebenschance*
Die Gründe, warum die Therapie letztlich scheiterte, differierten dagegen deutlich: In der Chemotherapiegruppe manifestierte sich das Therapieversagen in 96% der Fälle in einem Rezidiv, in der Transplantationsgruppe nur in 32% . 92 transplantierte Patienten starben, obwohl sie sich weiterhin in Remission (vorübergehendes Nachlassen der Krankheit) befanden. *Die Ursachen hierfür waren zumeist Abstoßungsreaktionen, interstitielle Pneumonien und Infektionen.* (Dr. Mary M. Horowitz, Annals of Internal Medicine, Vol. 115, No. 1 (1991), Seite 13-18, Medical Tribune, 30.8.1991)

□ 149 **Damit macht die Schulmedizin in Sachen unheilbare Krankheit Krebs z. Zt. die meiste Propaganda:**
Die Chemotherapie zeige zeitweise Wirkung:
- bei einer der akuten lymphatischen Leukämie bei Kindern
- beim Chorionkarzinom der Frau und
- beim Hodgkin-Lymphom, die beide letzteren mit Chemotherapie heute zu mehr als 40% für fünf Jahre »geheilt« werden könnten, während sie früher als praktisch unheilbar galten. Doch diese Krebse machen insgesamt nicht einmal 2% aller bösartigen Wucherungen aus. Auch ein Grund, wieso hier ein Prozentsatz von Patienten angeblich unter Chemo »geheilt« werden kann: Es sind keine richtigen Krebsarten. Die Spezialisten sagen dazu, es sind 'In-Anführungsstrichen-Krebse', die ohne weiteres auch von selbst ausheilen. (Krebspapst KROKOWSKI a.a.O.)

□ 149 Knochenmark-Transplantation: Eine wahre Tortur! (Ärztliche Praxis 79, 3.10.1992/1)

□ 149 Wenn also wirklich der richtige Spender für eine Knochenmarktransplantation gefunden wurde (entsinne Dich des Spiels als Hunderttausende nach einem Schreinemaker-Aufruf sich testen ließen!), dann erwartet das Kind dieses: **Krebskranke Kinder zahlen hohen Preis für Heilung**
Operationen, Bestrahlung und Chemotherapie der malignen Krankheit sind traumatische Erlebnisse, die oft nur durch eine Psychotherapie verarbeitet werden können. Zytostatika: unverzichtbar, aber risikobehaftet.
Aber nicht nur die Psyche leidet. Auch organische Flurschäden durch die aggressive Behandlung bleiben nicht aus. • Methotrexat und Ifosfamid können buchstäblich »an die Nieren« gehen: Behandelte Kinder entwickeln häufig eine generalisierte Tubulopathie. • Anthrazyklin kann -

insbesondere bei jüngeren Kindern - das Myokard schädigen. • Für Alkylanzien und Strahlentherapie wird ein erhöhtes Risiko für Zweittumoren diskutiert. (...) Intensive Bestrahlung beeinflußt nachweislich die Entwicklung struktureller Gehirnanomalien (...) **Kinder nach einer Knochenmark-Transplantation (KMT) wachsen nicht oder kaum mehr.** (...) Ein weiteres Problem nach KMT (Knochenmarktransplantation) sind Graft-versus-host-Reaktionen. Diese sind mit Autoimmun-Erkrankungen vergleichbar und verursachen z. B. Sklerodermieähnliche Erkrankungen und Zytopenien, die lebensbedrohliche Ausmaße annehmen können. (Ärztliche Praxis 16/25.2.1995/16)
Würden die vielen Tausende von Menschen, die von der Presse für die Knochenmarkspende eines einzigen Kindes aufgerufen werden, sich zur Untersuchung begeben, wenn sie das alles wüßten?

1310 149 **Insektengift: die tickende Zeitbombe / Leukämie aus Spraydosen** (Gesundheits Zeitung der Ärztlichen Praxis 14.3.1995)

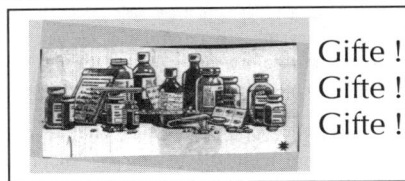

Gifte !
Gifte !
Gifte !

Das stellten sie jetzt selbst fest:
Ein neuer immunologischer Test, mit dem sich Karzinomzellen im peripheren Blut nachweisen lassen, wurde von amerikanischen Forschern entwickelt. Proceedings of the National Academy of Sciences, Vol. 95 (1998), S. 4589-4594
Aber noch immer bleibt für die Mediziner Krebs eine lokale Krankheit, die nur an einer Stelle hockt! Du siehst: Es ist sinnlos ihnen zu sagen, daß der Krebs der ganze Körper verkrebst sei. Sie *müssen* diese Theorie auf Biegen oder Brechen durchhalten, sonst dürften sie ja keinen Krebs mehr operieren und Geld für unsinniges Tun einstreichen.

1350   Sinnlose Therapien

1350 185, 186, 169, 164, 150 **»Vorsorgliche« Organmetzgerei** LUDWIG; W. D., »Ausweg aus der Sackgasse Krebs«, Kalliope Vlg. Auch Prof. Kümper von der renommierten Universitätsklink in München-Großhadern bezeichnete die »Angst vor einer Schwangerschaft« als ausreichende Indikation (Anzeige) zur Entfernung auch der gesunden Gebärmutter. Denn diesen Frauen würde durch die Hysterektomie (Gebärmutterentfernung) »ein großer Dienst« erwiesen, und nicht zuletzt auch denjenigen, die an »Karzinophobie« (unbegründeter Krebsangst) litten und bei der geschlechtlichen Vereinigung darum nur Schmerzen anstatt Lust empfänden.
Also nur raus mit allen Organen, egal, was die Frauen später mitmachen! Wir orthodoxen Ärzte wären doch dumm, wenn wir versuchten, diese dummen Weiber von so was abzuhalten oder gar versuchten, ihnen die Operation zu verweigern. Wo wir doch alles, aber auch restlos alles und das schlimmste, ja offensichtlichsten Unsinn wie oben, bestens von den mit uns im Komplott stehenden Krankenkassen bezahlt bekommen!

1351 128 Das immer wiederkehrende Argument der Schulmediziner lautet, die Wirksamkeit der internen Ganzheitsmethoden gegen Krebs sei nicht in »kontrollierten klinischen Versuchen« nachgewiesen. **Wie unsinnig dieses Argument ist, zeigt sich darin, daß man mit sämtlichen Krebsbehandlungen sofort aufhören müßte, wenn man es auf alle Gebiete der Krebsmedizin anwenden würde. _Weder die Operation noch die Bestrahlung wurde je in einem kontrollierten klinischen Versuch auf ihre Wirksamkeit getestet. Es gibt sogar gute Gründe, an ihrer Wirksamkeit zu zweifeln_** (W. Thumshirn, The Lancet 338 Nr.8951 (1994) S. 1364-1366).

1352 131, 152, 246 **»Chemo wirkungslos«** (Original Schlagzeile)
Liegen bereits Metastasen vor - und das ist bei 50% der Tumoren zum Zeitpunkt der Diagnose schon der Fall -, dann versagt die konventionelle Therapie: Trotz radikaler Nephrektomie (Nierenentfernung) entwickeln sich Rezidive; Strahlen-, Hormon- und Chemotherapie (Medical Tribune 6.3.1992/27).

1353 150 **Bronchialkarzinom: Schlechte Resultate bei Chemotherapie**
Wegen der vorwiegend chirurgischen Therapie der frühen Krankheitsstadien kommt die primär kurative Strahlenbehandlung mit Gesamtherddosen von 65 bis 70 Gy in der Regel nur bei fortgeschrittener Erkrankung zum Einsatz - mit entsprechend schlechten Resultaten (5-Jahres-Überlebensraten von 7 bis 8%). Bei Einsatz im Tumorstadium I lassen sich jedoch 5-Jahres-Überlebensraten von 16% erzielen. (Medical Tribune

Euklids fünftes Axiom: »Das Ganze ist größer als dessen Teile.«

vom 20.12.1991) Achte auch wieder besonders darauf, wie die Schulmedizin geradezu unstillbar und verzweifelt durstig nach Erfolgen grapschen muß, wie ein Penner nach seinem Gluck-gluck beim Aufwachen. Da feilen sie sich - denke an die Syphilis-Terminologie der angeblich verschiedenen Stadien! - nun auch ein uns und die Presse verdummendes Tumorstadium 1 mal wieder zurecht, um uns zu betüten, daß dann 16% Erfolgsraten möglich wären. Als wenn es nicht selbstverständlich wäre, daß die Kranken länger leben, wenn der Arzt früher bzw. eine Krankheit im Anfangsstadium feststellt und in seine Karteikarte einträgt, als bei einem Kranken, dem der Tod schon im Gesicht steht. Oh heilige Einfalt!
Wieso komme eigentlich nur ich hinter diese Verdummungstaktiken? Sind denn heute wirklich alle denkenkönnenden Menschen so sehr von ihren weißen Göttern beeindruckt, daß wir bei den schlimmsten Gaunern, die uns um Milliarden und Milliarden jedes Jahr prellen, gerade da einem Blackout anheimfallen?

In den Vereinigten Staaten werden bereits acht- bis zwölfjährigen Mädchen die Brüste abgenommen, nur weil sie verdächtigerweise asymmetrisch wachsen, aber sonst völlig normal sind. (The Lancet I, 260/78)
Neuerdings genügen schon »verdächtige Gewebestrukturen« im Röntgenbild, ohne jeden erkennbaren Knoten, als Grund für eine Brustamputation. (Journal of the American Medical Association 244, 221-224 , 1980)

1354 150, 246 **Chemo: Keinerlei Nutzen!** In der Schweizerischen Medizinischen Wochenschrift, (12/1983), veröffentlichte Prof. Chr. Sauter eine wichtige Informationen für Ärzte und Patienten. Er berichtete, daß zehn Jahre nach Beginn der ersten Studie über adjuvante (nach Operation begleitende) Kombinations-Chemotherapie nach Radikaloperationen des Mamma-Carcinom (Brustkarzinom) klargeworden sei, daß die Verabreichung der gebräuchlichen Chemotherapeutika keine Lebensverlängerung bewirkt.
Chemotherapie ohne Nutzen
Die adjuvante Therapie von Kolon- oder Rektumkarzinomen steht auf wackeligen Füßen. Denn Studien, die ihren Nutzen propagieren, halten den kritischen Prüfungen nicht stand. (Medical Tribune 8/23.2.1996/7)

5 📖 150 Nutzlos, sinnlos, nur noch mehr schädigend! Hier liste ich Dir auf, was Du bei einer Chemo allein am Herzen zu erwarten hast:
Kardiovaskuläre Komplikationen (Herz- und Gefäßschäden) bei Chemotherapeutika:

Substanz	Kardiotoxizität
Adriamycin	EKG-Veränderungen, Kardiomyopathie (verschiedenste Erkrankungen des Herzmuskels)
Daunorubicin	Rhythmusstörungen, Kardiomyopathie
Mitoxantron	Herzversagen, Kardiomyopathie
Amsacrin	Rhythmusstörungen, Kardiomyopathie
Ifosfamid	EKG-Veränderungen, Rhythmusstörungen
Cytarabin	Herzversagen, Perikarditis (Herzbeutelentzündung)
Cyclophosphamid	Herzmuskelnekrosen, Herzversagen
Methotrexat	EKG-Veränderungen
Cicplatin	EKG-Veränderungen
Vincristin	Hypotonie, Myokardinfarkt (Herzmuskelwand)
Busulfan	Lungenfibrose, Endokardfibrose
Bleomycin	Lungenfibrose
5-Fluorouracil	Myokardinfarkt (med welt 1990/41/S. 81)

Und was ist ein Alkoholiker?
Ein Alkoholiker ist ein Patient, der mehr trinkt als sein Arzt!
Professor Dr. P. Frühmorgen, bei der 13. Tagung für praktische Gastroenterologie und Hepatologie in Ludwigsburg (MT 42/94)

Du hast Anämie, wenn Deine Augenbindehäute blaß, also schlecht durchblutet sind. Klappe mal das untere Augenlid zurück und schau hinein!

6 📖 256, 150 Sie geben versteckt selbst zu, daß sie nichts um die Qual ihrer Opfer geben, sondern daß es ihnen mehr um ihre Ruhmsucht geht. Lies Dir das mal richtig durch und denke, das würde Dir passieren: Da will sich ein hochnäsiger Laffe von Arzt einen persönlichen Wunsch erfüllen und greift sich einfach einen, den er längst aufgegeben hat, macht ihm wieder schöne Augen und neue Hoffnung, um dessen Unterschrift für eine neue Tortur zu ergaunern:

Stopp der Entmündigung durch den Experten! Laß Dich nie von einem Spezialisten aufgrund seines Fachwissens überrollen. Du hast aus diesem Buch erkannt, daß Dein gesunder Menschenverstand ihm stets überlegen ist.

Es hat nichts mit Humanität zu tun, wenn ein todkranker Krebs-Patient zum viertenmal binnen eines Jahres operiert wird, weil sein Arzt einen neuen chirurgischen Eingriff ausprobieren möchte... (Ärzte Zeitung 213/25.11.1992/2)

7 📖 140 **Vorsorgeuntersuchungen** Sterblichkeit an **Gebärmutterkrebs** und **Gebärmutterhalskrebs**
Die Vorsorgeuntersuchung wird laufend für den Gebärmutterhalskrebs durchgeführt. Sobald die Ärzte sich in angeblicher Vorsorge, genauer gesagt um (Vor)-Sorge für ihr kommendes Einkommen, um die Menschen bekümmern, steigen die Todeszahlen an. Das war zu Zeiten Semmelweiß' so, das ist heute so.
Nun mußt Du aber nicht denken, daß das Sinken der Gebärmutterkrebs-Sterblichkeit etwa dazu geführt hat, daß die Gesamtsterblichkeit an Krebs geringer geworden wäre. Im Gegenteil: die Tendez ist weltweit ansteigend. Der Krebs sucht sich andere Organe aus. Bei den Frauen nun die Brustdrüse und den Dickdarm.
Du weißt, warum das wahrscheinlich so ist: Denk zurück an die 16 Kombinationen (→Rz326). Die Lebensweise hat sich leicht verändert. Die Bäcker oder Fabrikanten stecken mehr oder andere Giftstoffe ins Brot (natürlich behördlicherseits alle als völlig unbedenklich abgesegnet), auch die Fleischer, wo auch das Fleisch immer mehr verseucht. Ohne echte Beweise will ich die Schulmedizin nicht für die ansteigende Sterblichkeitsrate des Gebärmutterhalskrebses verantwortlich machen. Es ist aber auch hier festzustellen:

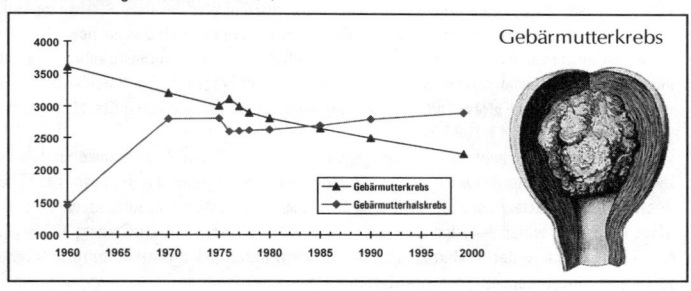

8 **Operation - danach das nächste Leiden** mit mehr Schmerzen: Das sind die Tatsachen, die Dich erwarten!
Vaginalkarzinom entfernt - ein paar Jahre später Leukämie, deren Schmerzen so unerträglich werden, daß sie die junge Frau zum Selbstmord treiben, wobei ihr ein Arzt hilft. Timothy E. Quill, M.D., The Genesee Hospital, Rochester, NY; The New England Journal of Medicine, Vol. 324, No. 10 (1991)

9 a) 📖 152 **Das hat Dein verkrebstes Kind von der Schulmedizin zu erwarten:**
Was kommt auf Kinder nach einer schulmedizinischen Krebstherapie nach neuem Stand alles zu?
● Späteres Heraussäbeln eines der wichtigsten, weil blutbildenden Organe, wenn im Rahmen des Tumorstagings (Bestimmung der Tumorausdehnung bzw. Krebsgefährlichkeit) das bei einer Operation für nötig befunden wird: der Milz.
● Bei 10% der Kinder kommt es danach trotzdem zu einer Blutvergiftung, 50% der Kinder sterben danach.
● Beim Wilms-Tumor (bösartiger Nierenkrebs) erbrachte die Strahlentherapie Muskelschwund, Haut- und Weichteilschwund, Wirbelsäulenverkrümmung, Stoffwechselstörungen.
● Bestrahlungen im Kopf-, Hals- und Brustbereich führen oft zur Schilddrüsenunterfunktion oder bösartiger -überfunktion, zu Herzmuskelkrankheiten.
● Chemotherapie bewirkt (besonders durch Cisplatin) meist Nierenleiden, spätere Mißgeburten bei Mädchen.
● Vor allem aber: Fünf bis zwanzig Jahre nach Diagnose und schulmedizinischer Therapie erscheinen erneut Zweittumore.
(Dann machst Du das ganze Leid noch einmal mit, wenn sich diese Verdrängungsmedizin wieder mal als erfolglos erwies.)
● Besonders gefährdet sind Patienten mit Morbus Hodgkin, deren Tumor strahlen- und chemotherapeutisch behandelt wurde, und Patienten mit akuter lymphatischer Leukämie. (GAEDICKE, G., in Internist, 34/3/1994/213-218)

1359 b) 📖 150, 527 **Krebstherapie bei Kindern**
Zytostatika können Langzeitschäden am Herzen verursachen. American Journal of Cardiologie 74/1994/1152 stellt fest (Auszug):
1. Über langfristige schädliche Folgen der Krebstherapie ist bislang noch wenig bekannt.
2. eine kanadische Studie hat jetzt Befürchtungen bestätigt, daß Kinder nach Anthrazyklin-Behandlung sowie mediastinaler Bestrahlung langfristig mit kardialen Dysfunktionen zu rechnen haben.
3. Nach Ansicht von Leandro weist dieser Befund auf einen anhaltenden Verlust myokardialer Zellen auch nach Ende der Chemotherapie hin. Gleichzeitig werde wohl auch das weitere Wachstum des Myokards gehemmt. So komme es zu einer Abnahme der linksventrikulären Muskelmasse. Dadurch wiederum werde die linksventrikuläre Wandbelastung signifikant erhöht. (Ärzte Zeitung 15/28.1.1995/3)

Halten wir fest: (1.) Den die Chemo anwendenden Ärzten war es bisher schnurzegal, was die Chemotherapie später bei den Kindern anrichtete. (2.) Sie haben zig Jahre lang bis heute die Kinder vergiftet, ohne daß wenigstens eine ansprechende Untersuchung vorausging - so schnell ging es ihnen und der Pharmaindustrie darum, mit ihrem Kampfgas Lost den großen Reibach zu machen. (3.) Die nun stattgefundene Untersuchung wird nun nicht als Grund angesehen, die Chemo bei den Kindern einzustellen, sondern dient im Gegenteil nun noch dazu, durch ständig neue Untersuchungen jetzt auch noch Herzgift den Kindern einzupumpen.

1360 📖 140 **Die Ärzte sind in Wirklichkeit hilflos** Die »explosionsartige Entwicklung neuartiger Testverfahren«, so Welsh, mache immer mehr Menschen zu Krebspatienten. Doch kein Arzt wisse, wenn er Krebsherde im frühen Stadium aufgespürt habe, was später aus diesen Tumoren wird. (DER SPIEGEL 48/1994/220)

1361 📖 79 **Unausrottbar der Wunderglaube** Wenn wir unseren todkranken Patienten zuhören, macht es uns immer wieder tiefen Eindruck, daß auch diejenigen, die sich mit ihrem Schicksal abgefunden haben und ihre Krankheit realistisch beurteilen, immer noch mit der Möglichkeit einer besonderen Heilung spielen, an die Entdeckung eines neuen Medikamentes glauben, an den »Erfolg eines Forschungsobjektes in letzter Minute«.
Wenn der Todkranke seine Krankheit nicht länger verleugnen kann, wenn neue Eingriffe, neuer Krankenhausaufenthalt notwendig werden, wenn immer neue Symptome auftreten und er schwächer und elender wird, dann kann er seinen Zustand nicht immer mit einem Lächeln abtun. Erstarrung, Stoizismus, Zorn und Wut weichen bald dem Gefühl eines schrecklichen Verlustes.
KÜBLER-ROSS, E., Interviews mit Sterbenden, Cotta, Auszug: Was uns beim Sterben wehtut, ist das Leben. (Jean Anouilh)

1362 📖 149 **Flucht wegen Chemotherapie: 16jähriger kehrte nach Hause zurück**
Nach fast einem Monat ist ein krebskranker Ausreißer nach Hause zurückgekehrt. Billy (16) hatte eine schmerzhafte Chemotherapie nicht mehr ertragen. »Chemotherapie kommt jetzt nicht mehr in Frage«, sagte Vater William Best in Rockland (US-Bundesstaat Massachusetts) nach einem Bericht der »New York Times«. Billy leidet an der Hodgkinschen Krankheit. (Lymphogranutomatose)
(Ärzte Zeitung 213/28.11.1994/32)

1364 📖 995 **Frühchen** So geht es denen, die gegen die harte Schul- und Apparatemedizin (hier Frühchen-Brustkästen) sind:
Der häufig geäußerte Vorwurf an die Medizin, aus vordergründigen Motiven das Thema hochgepuscht zu haben, wurde von dem Wissenschaftsredakteur der ZEIT, Professor Dr. Hans-Harald Bräutigam, zurückgewiesen:
»Frau Markovich wurde der Zugang zu den Fachorganen verwehrt«. (Ärzte Zeitung 221/8.12.1994/3)

1365 📖 371 **Erfolge in der Krebstherapie bei Kindern durch präoperative (bereits leichtsinnigerweise vor der Operation) Chemotherapie und Blutstammzell-Transplantation**
(...) Allerdings erhalte ein geringer Prozentsatz der Kranken präoperativ eine Zytostatiktherapie, obwohl im nachhinein eine gutartige Veränderung diagnostiziert werde. (...) Hier bestehe weiterer Forschungsbedarf. (Ärzte Zeitung 169/22.9.1994/10)
Noch mehr Kampfgas-Gift in die kleinen Körper hinein! Wollt Ihr als verantwortungsbewußtes Elternpaar das mitmachen? Du weißt ja was das heißt, »...sich die Therapieerfolge deutlich verbessert hätten« und für wen. Und was es bedeutet, wenn auch Kinder, die keinen echten Krebs haben, vorsorglich mit Lost gespritzt werden.

📖 119 - 147

1366 | **Eltern krebskranker Kinder behindern häufig die Heilung**
Typisch war folgendes Verhaltensmuster: Viele Eltern verleugnen die Krebsdiagnose lange, wechseln häufig den Arzt und verzögern dadurch den Beginn der Therapie. Aus diesem »Gefühl der Unbegreiflichkeit« heraus zeigen sie weniger Emotionen und sprechen kaum mit anderen über ihre Sorgen und Gefühle. Gedanken an die eigene Schuldanteile verstärken die psychische Belastung weiter. (Ärztliche Praxis 6/21.1.1995/2)

Erkenne: Das Gegenteil ist wieder richtig! Diese Eltern besitzen ein inneres Gespür dafür, was ihrem Kind schaden wird. Sie haben ja so recht. Je länger sie ihre Kinder vor dem Chemie-Mord-Komplott der Schulmedizin schützen, desto weniger Leid fügen sie ihnen zu. Selbst wenn ihr Schatz schon von den Todesengeln begleitet wird, weil es der UrTherapie nicht oder zu spät zugeführt wird, dann verhelfen sie ihm wenigstens noch einen unbeschwerten Rest seines Lebens. Ich nenne das zutiefst menschlich. Das Handeln der Ärzte: verachtend unmenschlich.

1379 📖 131 **Kein Unterschied der Überlebensraten bei Krebs** Eine großangelegte Vergleichsstudie an 28 amerikanischen und kanadischen Kliniken ergab, daß die Überlebensraten für Patientinnen mit Krebs in einem frühen Stadium gleich hoch sind, unabhängig davon, ob maßvoll oder total operiert wurde.
Eine seit elf Jahren laufende Untersuchung, geleitet von Professor Umberto Veronesi am Nationalen Krebsinstitut in Mailand, kam zu den gleichen Resultaten. (DER SPIEGEL 50/84)

1381 📖 361 **Die Genmediziner experimentieren mit neuen Formen der Krebsbehandlung - Hoffnung für unheilbar Tumorkranke?**
Das Forscherteam baute ein Gen für das Enzym Thymidin-Kinase (TK) ins Erbgut eines Retrovirus ein, verpackte das Genstück in eine Mäusezelle und spritzte die Ladung direkt in die wuchernden Krebsherde im Hirn des Patienten. Anschließend wurde dem Patienten das Anti-Virusmittel Ganciclovir verabreicht, das sich unter dem Einfluß des TK-Enzyms in ein potentes Zellgift verwandelte. Der besondere Trick bei

der kombinierten Behandlung: In die teilungsunfähigen Hirnzellen vermag das mit dem TK-Gen befrachtete Virus nicht einzudringen - nur das Krebsgewebe wird infiziert, die Tumorzellen sterben ab.
Im Körper des Patienten, so die Annahme der Wissenschaftler, bleiben keine genetisch veränderten Zellen zurück. (DER SPIEGEL 16/1994)
Hör Dir diese und ähnliche Geistesergüsse der Intellektuellen an! Edelstuß in höchster Vollendung, mit dem man Dich einzunebeln gedenkt und die eigene Hochgelehrtheit kundtun will. Doch dafür geben Staat und Spender immer wieder neues Geld, vergeben bestens dotierte Professuren und verleihen hohe Preise.

2 a) 361 Hoffnungsmache: Hier nochmals ein Beispiel für die gleiche beeindruckende Wortmache zur verdummenden Hoffnungsmache:
Das teure Medikament wird bei Knochenmarktransplantationen, bei einer chronischen Form der Neutropenie und zunehmend auch zur hochdosierten Chemotherapie eingesetzt. Der auf G-CSF und SCF setzende Optimismus der Krebsärzte war in einem Bericht von Karen Antman vom angesehenen Dana-Faber-Krebsinstitut in Boston spürbar. Mit der kombinierten Anwendung beider Faktoren erhoffen sie sich substantielle Fortschritte. Bei diesem Verfahren wird den Patienten mit der Chemotherapie G-CSF in die Blutbahn gespritzt. Zusätzlich werden bereits vor der Chemotherapie Progenitorzellen der Patientinnen aus dem peripheren Blut gesammelt und dann mit SCF zum Reifen angeregt. Tritt im Laufe der Chemotherapie die gefährliche Neutropenie auf, dann erhält die Kranke ihre Blutzellen zurück. Durch die Speicherung der geernteten Progenitorzellen kann die sonst erforderliche Gabe von fremdem Spendermark umgangen und die Neutropenie meist verhindert werden. Über den tatsächlichen Erfolg, den Gewinn an Lebensjahren und verbesserte Lebensqualität durch die hochdosierte Chemotherapie, kombiniert mit G-CSF und SCF, konnte in Dallas nichts gesagt werden. (...)
Mit den gut verträglichen, gentechnisch hergestellten Wachstumsfaktoren G-CSF (Granulozyten-Kolonie-stimulierender Faktor) und einem kurz vor der Zulassung stehenden Stammzellfaktor SCF zielen die Molekularbiologen auf einen lukrativen Markt: Im vergangenen Jahr erzielte Amgen bereits einen Umsatz von knapp 1,4 Milliarden Dollar, hauptsächlich mit G-CSF. Der verzweifelte Rückgriff einiger Krebsforscher auf intensive Chemotherapie, beziehungsweise Röntgenbestrahlung, wird verständlich, haben doch alle bisherigen Methoden gegen fortgeschrittene Wucherungen wie Operation, Bestrahlung und unterstützende Chemo- oder Hormontherapie wenig bewirkt. (...)
Hoffentlich erweisen sich die in Dallas propagierten Erwartungen nicht als Fortschritte in der Qualität des Leidens statt des Lebens. Denn manche Experten befürchten, daß die besonders hoch dosierte Chemotherapie des metastasierenden Brustkrebses verstärkt Schäden an Herz und Leber hervorrufen könnte. Dann wären wieder alle Hoffnungen zerstört. (DIE ZEIT 23/3.6.1994)
Ich hoffe ich bin nicht der einzige DER SPIEGEL- und DIE ZEIT-Leser, der sich da verzweifelt an den Kopf faßt ob dieser medizinischen Wissenschafts-Sprachwursterei.
Obwohl kaum einer sie versteht (oder gerade deshalb) beten die Menschen die Wissenschaft an, ziehen sie ehrfürchtig den Hut und hören mit dem eigenen Denken auf, wenn sie vor einem Professor stehen oder etwas von ihm lesen. Und beklatschen es am Ende sogar noch. Christian Morgenstern hat es am treffendsten glossiert:

> Palmström und ein Herr von Korf
> gehen in ein sogenanntes Böhmisches Dorf.
> Unbegreiflich ist ihm alles dort -
> : von dem ersten bis zum letzten Wort.
> Auch von Korf, der nur des Reimes wegen
> ihn begleitet, ist um Rat verlegen.
> Doch just dieses unseren Held entzückt,
> Höchst beglückt kehrt er zurück
> Und schreibt in seine Wochenchronik
> Wieder ein Erlebnis - voll von Honig.

Siehe auch die folgende Schwafelei:

2 b) Entdeckung der Krankheit als etwas Seiendes oder: Konstruktion der Konzepte?
Sind Krankheiten etwas *Seiendes* oder *prozessuale* Vorgänge? Sind ihre Definitionen Reflexe einer objektiven Wirklichkeit oder nur eine bequeme Methode, mit dem Intellekt eine komplexe und sich stets wandelnde Wirklichkeit beherrschen zu wollen? Anders ausgedrückt: »Entdeckt« man die nosologischen Entitäten oder »erfindet« man sie? Diese Fragen spiegeln einen Konflikt, in dem seit dem Anfang der westlichen wissenschaftlichen Medizin die »nominalistischen« Vertreter der dynamischen Pathologie und die »realistischen« Anhänger der ontologischen Nosologie einander gegenüberstehen. Man kann in der ontologischen Konzeptualisierung zwei historische Phasen unterscheiden: Ursprünglich faßt man das Seiende einer Krankheit, *ens morbi*, als eine konkrete Entität auf; danach wird - in einer subtilen philosophischen Version - daraus ein logischer Typus, eine Idee. (GRMEK, M.D., Hrgb., Geschichte des medizinischen Denkens, C.H. Beck, Auszug)
Da sehen wir betroffen: den Vorhang zu und alle Fragen offen.

3 120, 154 Chemotherapie ist zwecklos - aber gespritzt wird sie doch! Denen fällt doch immer was Neues ein! Der Rubel muß schließlich rollen!
Zahlreiche bösartige Tumoren sprechen nicht auf Zytostatika an. Forschungen nach den genetischen Grundlagen dieser Resistenz geben neue Hoffnungen für die Chemotherapie. Zusätzlich wurde entdeckt, daß die durch Glykoprotein P bedingte Blockade durch verschiedene Pharmaka wieder aufgehoben wird. Als Modulatoren wirken zum Beispiel Nifedipin, Verapamil, Chinin, Chloroquin, Progesteron, Tamoxifen und Ciclosporin A. Sollte es möglich sein, eine wirksame Kombination aus Modulator und Zytostatikum ohne toxische Nebenwirkungen zu entwickeln, könnten sich dadurch ganz neue Einsatzmöglichkeiten für die chemotherapeutische Behandlung ergeben. (British Medical Journal 308 (1994) 148-149)
Wenn die Zytostatika nicht wirken, macht nichts. Dann kriegst Du eben Nifedipin, Chinin ... siehe oben. Du wirst schon kaputtzukriegen sein!

Eingeliefert - ausgeliefert »Der Aufenthalt war ein Horror-Trip. Ich wurde wie ein Kind behandelt, mit 60 Jahren. Die Stationsärztin mit ihren 28 Jahren betrachtete über 60jährige als Trottel und Aufsässige, wenn Fragen gestellt wurden« (test 11/1995/1201)

4 132ff Chemotherapie gegen Mamma-Ca Transplantierte Stammzellen ermöglichen höchste Dosis
(...) Gestützt auf diese Erfahrungen, haben die Hamburger 1993 die ersten 15 Patientinnen mit Mammakarzinom behandelt. Es waren Frauen mit operiertem Tumor mit hohem Risiko und mehr als 10 befallenen axillären Lymphknoten bzw. inflammatorischem Karzinom. Die aggressive zytostatische Therapie brachte die Blutbildung zum Erliegen. (Medical Tribune 10/11.3.1994/15)
Der Giftkrieg gegen Frauen, von den sich Schafsfelle überstülpenden Medizinern wird mit unverminderter Härte weitergeführt, solange kein Aufschrei der Gemarterten durch die Welt geht! Höre: höchste Dosis!

1400 Nebenschäden von Therapien

1400 📖 151 ***Chemische Kastration durch Hormontherapie:***
Im Laufe der Erforschung dieser Hormonachse ergab sich, daß synthetische Analoghormone des natürlichen Luteinisierungs (Gelbkörper aufbauender, Progesteron bildender Umwandlungsprozeß)-Releasinghormons - *LHRH-Analoga* (auch GnRH-Analoga oder LHRH-Agonisten genannt) - in »supraphysiologischer« Dosierung und konsequenter Verabreichung zu einer Suppression von Testosteron *in den Kastrationsbereich führen.* Deshalb wurde dies als neuer therapeutischer Ansatz des *metastasierenden Prostatakarzinoms* gesehen. (Ärztliche Praxis vom 14.1.1992)
Merke: Diese Verwirrung mit den chemischen Reaktionen ist gewollt. So kannst Du nämlich bei der Entscheidung über Dich nicht mehr mitsprechen und mußt Dich vertrauensvoll oder zähneknirschend der Fachrhetorik beugen. Und Dich zu deren Umsatz und Profit - kastrieren lassen. Schöne Aussichten!

> **26. April 1996 ✱ BILD ✱**
> **Top**
> Ist und bleibt der **Chemie-Riese Bayer.** Die Gewinne sprudeln auch 1996. Nach dem besten Ergebnis der Firmengeschichte im vergangenen Jahr kletterte im ersten Quartal 1996 das Ergebnis vor Steuer um 14 Prozent auf 1,2 Milliarden Mark.
>
> Findest Du das auch »Top«, wenn an der Vergiftung der Menschen und der Erde so viel verdient wird?

1401 📖 249 **Prostata-*Operation? Spirale setzen in Harnröhre***
Fragen von Ärzten an ihre Mediziner-Fachkollegen:
Ein 80jähriger Kollege, Allgemeinarzt, schildert eine sehr belastende Krankengeschichte. Vor 20 Jahren wurde zweimal hintereinander eine transurethrale Resektion (Entfernung durch Harnröhre) der Prostata (TURP) gemacht. Danach entwickelten sich eine Striktur (Einengung) und eine Blasenhalsklerose (Verhärtung). Es wurde erneut reseziert (operiert), die Striktur (Einengung) mit Urethrotomien (Harnröhrenöffnung durch Dammschnitt) behandelt und eine Spirale am Blasenhals eingelegt. Einige Zeit später wanderte die Spirale in die Blase hinein, die Spirale wurde neu eingelegt. Jetzt liegt die Spirale am Blasenhals, aber der Patient leidet seither unter einer chronischen Infektion, die auf kein Antibiotikum anspricht. Der Patient ist psychisch dadurch sehr belastet und leidet unter intensivem Harndrang.
Pof. Rutishauser antortet: Dieser Patient sollte ein gutes Spasmolytikum (Antilähmungsmittel) bekommen, das sich bei Drangsymptomatik bewährt hat, etwa Mictrol. (Ärzte Zeitung vom 8.7.1991)
Wieder mal: Nur noch mehr Chemie, die wieder noch schlimmere Schäden bewirkt! Nie ein Eingeständnis, daß alles medizinische Wirken eine einzige Pfuscherei darstellt.

1402 📖 249 **Bei einem lokalisierten Prostata-Karzinom**, das bereits die Organkapsel infiltriert hat, kann der Operateur <u>keine</u> <u>Rücksicht auf</u> den Erhalt der <u>Potenz</u> nehmen. (Ärzte Zeitung, 20.3.1991/1)

1403 📖 151 Die »*Lebensqualität*« *der Krebskranken* spielt in den Erwägungen der Mediziner <u>kaum eine Rolle.</u> Von insgesamt 299 Referaten etwa, die Ende April beim Deutschen Chirurgenkongreß in München gehalten wurden (Hauptthema: Chirurgie bei Tumorerkrankungen), tauchte nur in einem einzigen die Frage nach der Lebensqualität der operierten Tumoropfer auf.
Ein Überlebensgewinn von ein paar Monaten, so urteilte die Londoner Radiologin Diana Brinkley im »British Medical Journal«, sei »kein großer Gewinn, wenn der Patient von der Behandlung so mitgenommen ist, daß er die gewonnene Zeit nicht genießen kann, oder wenn er unter körperlichen Schmerzen, Lebenszweifeln, Abhängigkeit und Hoffnungslosigkeit leidet«.
Dieser Seite ihrer *Treibjagd auf den Krebs* werden die forschen Therapeuten in Zukunft größere Aufmerksamkeit widmen müssen, wollen sie nicht den Vorwurf auf sich ziehen, ***ihnen liege nur der Fortschritt der Disziplin, nicht aber das Wohlergehen ihrer Patienten am Herzen.*** (DER SPIEGEL, Nr. 27/1987)

1404 📖 151 Jeder zweite <u>Krebskranke</u>, so ergab eine Studie des New Yorker Mediziners J. H. Holland, leidet während oder nach der Behandlung unter <u>Depressionen</u>. Bei jedem fünften entwickelten sich <u>Delirien</u>, in jedem zehnten Fall trugen die Patienten schwere und dauerhafte seelische Verstimmungen davon. Jeder zwanzigste reagierte auf Krankheit und Therapie mit starken <u>Angstsyndromen</u>.
Ein großer Teil der Krebspatienten vermag den psychischen Druck nur mit medikamentöser Hilfe zu ertragen. Hypnotika verschaffen ihnen den dringend benötigten Schlaf; Antidepressiva unterstützen den Kampf gegen die Schmerzen; angstlösende Mittel lindern die Niedergeschlagenheit und verringern den Brechreiz. **Insbesondere <u>Chemotherapien</u> hinterlassen ihre Giftspur nicht nur im Körper, sie <u>rädern</u> auch den Lebensmut** und (...). (DER SPIEGEL, Nr. 35/1987)

1405 📖 246 Eine weitere Folge der chirurgischen oder bestrahlten Krebskurpfuscherei: Die dadurch ausgelösten <u>Zweitkrankheiten</u> sind weitaus *schmerzhafter* als der <u>Krebs</u>. (THURNBULL, F., »Pain and Suffering in Cancer«, Canadian Nurse. 8/1971)

1406 📖 927 <u>Massagegeschädigte</u> Patienten bevölkern die Praxen der HNO-Ärzte, so scheint es. Dr. Sauer jedenfalls beobachtete allein in einer Woche 12 Patienten, bei denen eine vorausgegangene Massage Tinnitus, Ohrenschmerzen, Hemikranie, (Migräne) Gesichts- und Kopfschmerzen, Schwindel sowie Schluckbeschwerden hervorgerufen hatten. Die Patienten bringen ihre Beschwerden aber meist nicht mit der Massage in Zusammenhang, weil, so Dr. Sauer, die zu intensive und schmerzhafte Behandlung oft als Heilwirkung mißverstanden wird.
(Medical Tribune 34/26.8.1994/6)

1407 📖 183 Wann besonders schlechte Aussichten? So ergab eine Studie der Schweizerischen Arbeitsgemeinschaft für klinische Krebsforschung, daß Lungenkrebspatienten eine schlechtere Prognose hatten, wenn sie nach der Operation <u>vorbeugend</u> mit dem Antikrebs-Mittel Cyclophosphamid <u>behandelt</u> wurden. Bei fast jedem zweiten von ihnen kehrte der Tumor zurück; in einer Gruppe ohne chemische Nachbehandlung wuchs die Geschwulst nur in jedem vierten Fall nach. Gewinner ist auf jeden Fall die Pharma-Industrie, und die Werbung für die Krebsmittel weiter ankurbelt. Patienten mit nicht mehr operierbarem Lungenkrebs, so berichtete er, waren bei einer seit 1978 durchgeführten Studie nicht mit Zytostatika, sondern mit Außenseitermitteln wie dem Mistelextrakt Iscador behandelt worden. Kontrolliert wurde die Studie von Wissenschaftlern des Heidelberger Krebsforschungszentrums.
Für die über 200 behandelten Patienten, laut Dold eine »Negativauslese«, bei denen die Ärzte eine Chemotherapie nicht mehr riskiert hatten, lohnte sich der Abstecher zur Alternativmedizin. *Sie lebten mit dem Tumor im Schnitt zwölfeinhalb Monate; ihren Leidensgenossen, bei denen die chemischen Krebsmittel eingesetzt werden, bleibt in der Regel nur ein halbes Jahr.*
Nicht den Außenseitermedikamenten, so erkannten die Mediziner, war der schmale, aber immerhin lebenswerte Zeitgewinn zu verdanken. Ausschlaggebend war vielmehr die **Lebenskraft der Patienten, die ohne die Chemotortur bis zuletzt ungebrochen blieb**! Verstärkte

Zuwendung tat ein übriges. Einige der Testpatienten konnten bis kurz vor ihrem Tod arbeiten.
Dem Privatdozenten an der bayerischen Klinik hat dieses Erlebnis die Augen noch weiter geöffnet: »Wir haben«, sagt er, »im Eifer, den Krebs überall totzuschlagen, übersehen, **daß die Patienten oft mehr unter der Therapie als unter dem Krebs leiden!«**
(DER SPIEGEL, Nr. 26/1987) (Fettdruck vom Autor).

a) 152 Chemotherapie und Schädelbestrahlung bei jungen Patienten mit akuter lymphoblastischer Leukämie scheinen ihre Spuren zu hinterlassen: Beeinträchtigungen zerebraler Funktionen wie Konzentration und Gedächtnis, Fein- und Grobmotorik, Wahrnehmung und Lernen sind beschrieben. (Ärzte Zeitung 142, 3.8.1992)
Lies nicht nur - denke! Ist das eine Heil-Behandlung oder eine Krepier-Behandlung? Werde Dir endlich klar:

b) Chemo bei Kindern
Späte Herzschäden nach Chemotherapie mit Anthrazyklinen
Anthrazyklin-Abkömmlinge wie Daunorubicin (DAUNOBLASTIN u. a.) oder Doxorubicin (ADRIBLASTIN u. a.) gehören zu den »bewährten« Zytostatika z. B. bei kindlicher Leukämie. Zuvor symptomfreie Personen erkranken Jahre bis Jahrzehnte nach der Chemotherapie an Herzschwäche und Rhythmusstörungen oder sterben plötzlich. Ein bis zehn Jahre nach Anwendung von Anthrazyklinen leiden über 4 % an Herzinsuffizienz. Viel häufiger und mit der Dauer der Nachsorge zunehmend lassen sich echokardiographisch fortschreitende Einschränkungen der Kammerfunktion nachweisen, die ein Ansteigen auch klinischer Dekompensationen erwarten lassen. Belastungen wie Virusinfektionen oder Schwangerschaft triggern möglicherweise die Manifestation. (arznei-telegramm 12/96)

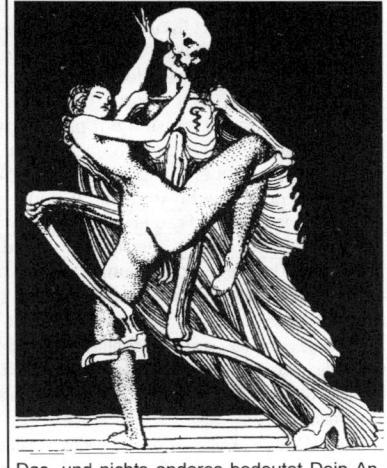

Das, und nichts anderes bedeutet Dein Anklammerungshoffen an eine Chemotherapie!

143 **Das machst Du vielleicht mit:**
SPIEGEL-Serie über Krebsbehandlung in der Bundesrepublik. Kurz-Auszüge:
Bei der Operation fanden sie in Werners Becken zwei prall gespannte Tumoren, jeder so groß wie eine Männerfaust. Einer davon hatte sich am Dünndarm festgefressen. Ein dritter war unbemerkt bis zur Größe eines Hühnereis gediehen. Der Chirurg konnte alle drei beseitigen, zusammen mit einem Stück der infiltrierten Darmwand. Aber was war für Werner dadurch gewonnen?
Nach dieser und nach einer zweiten Operation saßen die gefräßigen Zellhaufen schon bald wieder in fast jedem Winkel seines Bauchraumes. Das Wachstum des bösartigen Bindegewebskrebses, **ein Sarkom** in der Sprache der Mediziner, **war nicht aufzuhalten.** 15 Monate später war Werners Organismus besiegt. Eine aggressive Chemotherapie sollte das bösartige Wachstum verlangsamen. Doch bei der Behandlung mit den Zytostatika Cicplatin, Endoxan, Bleomycin und Adriblastin wurden auch die gesunden Zellen in Werners Körper geschädigt. Die Haare fielen ihm aus, seine Speiseröhre entzündete sich, er erbrach Blut und Galle. Erst zu Hause wurde das elende Würgen im Hals, das schon bei dem bloßen Gedanken an den Infusionstropf bei ihm auslöste, schwächer. (...) erst war der todgeweihte Junge für ein Verfahren reif, das der Oberarzt Jochen Lange im Münchner Klinikum rechts der Isar für Patienten bereithält. Über einen »Shunt«, eine Querverbindung zwischen Arterie und Vene am rechten Oberschenkel, wurde Werners Blut aus dem Körper abgeleitet und in einem Spezialgerät durch gegenläufig strömendes heißes Wasser erhitzt. Tagelang ernährte sich Werner tropfenweise von Tee und Saft, weil Mundhöhle und Lippen vereitert waren. Auf seinem Rücken und auf der Brust machten sich Ekzeme breit. (...) Noch drei Wochen später war der Patient so geschwächt, daß die Ärzte nicht einmal eine Untersuchung wagten. Nach der dritten Therapie **zeigte das Ultraschallgerät, daß der Giftregen nichts bewirkt hatte**: Die entgleisten Zellen in Werners Körper taten, was sie wollten: zwei Tumoren wuchsen trotz der aggressiven Behandlung in der Bauchhöhle nach(...). Auf 44 Grad bringen die Münchner Mediziner deshalb des Blut der Patienten. Eine Stunde später zieht der Körper nach. 100 Minuten lang toben 42 Grad in ihm. Der Blutofen brachte Werner, wie fast die Hälfte von bisher über hundert so behandelten Patienten, **dem Tod nur näher.** Doch noch ein fünftes Mal mußte Werner die Tortur über sich ergehen lassen, **ehe die grausamen Therapeuten ein Einsehen hatten.** (...) 20 verschiedene Medikamente konnten die Schmerzen nur zeitweise vertreiben(...). Vor der zweiten Hitzebehandlung setzten die Mediziner in Werners Brust einen Katheter ein. Bei der dreistündigen Überwärmung infundierten sie ihm Zellgift, von dem bekannt ist, daß es die Lunge mit Wasser füllen kann. Tage später beulte sich über der Katheteröffnung eine faustgroße Blase. Zwei Männer mußten den 18jährigen beim Gehen stützen. Als er zu ersticken drohte, zapften ihm Notärzte mehrere Liter Wasser aus der Lunge und retteten ihm noch einmal das Leben. Aber bis zum Schluß sammelte sich immer wieder neue Flüssigkeit in seiner Lunge und hielt den Kranken beständig an der Schwelle zum Ersticken. Erst fünf Wochen vor seinem Tod kümmerten sich die Ärzte zum erstenmal systematisch um seine Schmerzen... (DER SPIEGEL Nr. 7/87). Die Leiden des jungen Werther waren lächerlich zu den Leiden des jungen Werner.

151 FRIEBEL-RÖHRING; G., Ich habe Krebs! Na und? Rasch & Röhrig, Auszug: '**Sind Folterungen bei uns abgeschafft?**
Aus dem Tiefschlaf heraus fing ich dann an zu würgen und zu brechen. Es hörte und hörte nicht auf. Mein Magen wollte sich umstülpen und auch dann hörte es nicht auf. Am Tage setzte ich mich. Ich brach und brach und fühlte mich körperlich bald furchtbar elend. Ich konnte ja auch nichts essen. Gar nichts! Bloß der Gedanke an Essen ließ mich schon wieder erbrechen. Schnell begriff ich aber, daß trockenes Erbrechen, wie ich es bei mir nannte, am schrecklichsten war. Eine zweite Nacht und ein zweiter Tag, und ich erbrach mich weiter. Ich brauchte mich nur ein wenig zu bewegen, dann brach ich und würgte und konnte und konnte damit nicht aufhören.
Am Abend erhielt ich die zweite Spritze! Alles wie vorher. Das Grauen, der Horror vor der Kochsalzlösung, weil sie so quälend langsam durchfloß. Und dann die Menge! Und die Angst, diese würgende Angst! Es war die Hölle! Und dann wieder das Erbrechen. Binnen ein paar Stunden war ich wieder zum lebenden Wrack geworden! Alles war dahingeschmolzen, alle Abwehr! Man ist nur noch ein Bündel Schmerz und Quälerei und sonst nichts mehr! Ich selbst habe fünf Monate damit kämpfen müssen, immer wieder von vorn! Immer wollte es besiegt werden. Und die Kräfte werden immer schwächer. Und dabei taumelt man durch die Gänge, kann nicht mehr klar denken, und man bricht, bricht, bricht! Es tut so schrecklich weh! Es ist nicht mal die Hölle, nein, so grausam kann die Hölle nicht sein! Es ist unmenschlich! Man durchschreitet ein Tal des Grauens! Und am schlimmsten sind die Nächte. Man hat eine Panik vor Dunkelheit, vor den Nächten. Man kann außerdem mit keinem Menschen darüber sprechen. Sie würden

Bleibe Du unbeirrbar bei der für ewig wahr bleibenden Lehre der UrTherapie - Laß Dich nicht von den Ärzten zu anderem verleiten: Du weißt, warum sie das tun.

einen nicht verstehen - und, man würde sie doch nur in Angst versetzen, weil sie nicht helfen können! Angst, Angst, Angst! Dunkelheit! Man legt sich hin, wacht auf, glaubt sich schon in einem Grab! Krebs - Tod - Krebs - Tod! Nur das kann man noch denken! Alles andere wird verdrängt! Man durchlebt den Tod immer und immer wieder. Hundertmal, tausendmal! Man stirbt und lebt, stirbt und lebt immer. Man geht fast gesund in die Klinik, verbleibt dort ganz kurz und kommt dann todeskrank wieder zurück. So etwa muß man die Spritzenkur sehen.

Wenn man um die Unzulänglichkeit des menschlichen Denkens weiß, ärgert man sich nicht mehr so schnell über das, was man hört und liest. Aber dieser Buchtitel! Wie kann man die schlimmste und gefährlichste Krankheit, die einen befallen kann, so auf die leichte Schulter nehmen? Und, da die Gläubigkeit vieler Menschen an das gedruckte Wort groß ist, damit auch noch andere Krebskranke verleiten, sein Kranksein nicht ernst zu nehmen? Da hat sie sich ein paar dumme alternative Heilweisen angelesen, an ihre Leser verbreitet und sie glauben gemacht, mit selbstgebackenen Vollkornbrötchen und Teechentrinken sei die Entgleisung des Stoffwechsels zu beheben. Was noch schlimmer ist: Sich als Autorin bereits auf dem Titel als aufgeschwemmt zugegessen zu präsentieren und damit den Lesern zu suggerieren, selbst als Fettkloß könne man seinen Krebs aus dem Körper treiben. Frau Friebel erlag ihrem Krebs mit 55 Jahren, trotz meiner Warnung an sie. Ihr dümmliches Buch lebt leider weiter. Der Leiterin (Frau Grein) des vertreibenden access Verlag (verlegt auch den »Naturarzt«) sollte man deswegen den blanken Hintern verhauen!

1412 430 NIEPER, H. A., in raum&zeit 72/1994/61: **Immunsysteme werden (durch Fluor) zerstört**
Folge dieser Beschädigungen wichtiger Abwehr- und Reparatur-Systeme im Kind sind: Ständig auftretende Bronchitiden, relative Hautblässe, seidiges, dünnes Haar, eine offensichtliche Neigung von Neurodermitis, motorische Unruhe, schlechte Konzentration in der Schule mit unzureichenden Schulleistungen und offenbar ein zu frühzeitiges Erscheinen der Zähne Das macht die erhöhte Inzidenz (= Neuauftreten) von Multipler Sklerose (bis zu einer Vervierfachung!) sehr wahrscheinlich. Der wirklich »harte Brocken« liegt jedoch in der Erhöhung der Krebshäufigkeit.
YAMOUYIANNE, J., Früher alt durch Fluoride, Waldthausen Verlag, 27718 Ritterhude, Tel. 04292-816310

1413 151 Nach Angaben der Organisation (Deutsche Krebshilfe) wurden in verschiedenen Untersuchungen nach einer Leukämietherapie bei Patienten Beeinträchtigungen von geistigen Teilfunktionen gefunden. (Ärzte Zeitung, 29.7.1992/6)

1414 151 **Wenn die Heilkunst zur Folter wird** »Ich weiß aus Erfahrung, was es bedeutet, eine zytostatische Behandlung zu erleiden. Eine meiner Freundinnen hat zum Beispiel eine sechsjährige Tochter durch Krebs verloren - trotz Chemo- und Strahlentherapie. Die letzten beiden Lebensjahre waren für dieses Kind die Hölle. Ich kann nicht anders, als die Methoden der sogenannten »modernen Medizin« zum Teil mit mittelalterlichen Folterpraktiken zu vergleichen. Und trotz dieser brutalen Behandlungsweisen ist das ganze Leid nur zu oft umsonst. Alternativen Methoden wird ja hier und heute keine echte Chance eingeräumt. Statt dessen bestimmen »Halbgötter in Weiß«, was für ein dreijähriges Kind angeblich richtig ist. (Florentine Hipp, Köln 1, Tel. 51 10 86 Kölner Stadt-Anzeiger, 16.10.1991)

1415 322 **Biopsien: gefährlich!** Der Pneumothorax (gefahrvolle Luftansammlung im Brustraum) ist eine seltene, aber gefährliche Komplikation nach einer Feinnadelaspiration von Geschwulsten der weiblichen Brust. (Ärzte Zeitung, 5.10.1991)

1416 150, 154 (...)Da die meisten jungen Frauen unter Polychemotherapie (Mehrfach-Chemo) amenorrhoisch (Ausbleiben der Regelblutung durch krankhafte Prozesse in Eileiter oder Gebärmutter) wurden, ist der Therapieeffekt vielleicht auch durch eine chemische Kastration bedingt, vermutet der Autor. (Medical Tribune, 10.4.92/33)

1417 148, 154 **Morbus Hodgkin beim Kind: Therapie erfolgreich, Gonaden (Geschlechtsdrüsen) geschädigt**
(Medical Tribune, 3. April 1992/39) Merke: »Erfolgreich«, das besagt - so mußt Du wissen - nichts anderes, als daß der Kranke nach der Therapie noch (meist mehr schlecht als recht) lebend das Krankenhaus verlassen hat. (→LV 1454)

1418 a) 151 **Verheerende Folgen«** (Original Schlagzeile) Beim »Feind« abgeguckt haben sich amerikanische Onkologen einen Trick, der Knochenmarkzellen vor den verheerenden Nebenwirkungen der Chemotherapie schützen soll. (Ärzte Zeitung vom 29.5.1992)

1418 b) Das, was diesen Patienten angetan wird, ist in vielen der sogenannten Tumorzentren nur noch Routine. Die gar nicht mehr hinterfragt wird. Die zytostatische Chemotherapie, egal welcher Tumorart und welchen Stadiums der Erkrankung, ist – angeblich – anerkannte Schulmedizin. Müßte nach den von den Onkologen (Krebs-„Spezialisten") selbst aufgestellten Kriterien ein Erfolgsnachweis erbracht werden, so wäre die zytostatische Chemotherapie nach meiner Überzeugung nicht nur nicht länger anerkannt, sondern wegen der massiven Schädigung der Patienten verboten. (S. 59)

> Mit dem Mittel Dolasetron wird 24% der Chemotherapierten das Erbrechen erspart. Dafür als Gegenleistung müssen sie erbringen: Kopfschmerzen, Durchfall, Fieber, Bluthochdruck, Verstopfung, Schwäche, Darmverschluß, Bauchspeicheldrüsenentzündung, Gelbsucht, Krampfanfälle.
> (arznei-telegramm 9/1997)

1419 140 **Tumorschmerzen** Es wird allzu leicht übersehen, daß der Kranke durch häufige (und zum Teil überflüssige) Untersuchungen in permanenter Angst gehalten wird. Auch diese Angst sensibilisiert die Schmerzempfindung und führt in besonderem Maße zu einer Verstärkung von Schmerzen und Beschwerden. (Ärztliche Praxis, 17.3.1992/25)

1420 77 **Mamma-Ca/brusterhaltend behandelt, jetzt Totalnekrose**
Durch die zytostatische Therapie wurde die Regenerationsfähigkeit des gesunden Brustgewebes herabgesetzt. Deshalb konnte die Bestrahlung das Gewebe in besonders schwerer Weise schädigen, so daß es zu dieser akuten Mammanekrose kommen konnte, erklärte Dr. G. -D. Giebel, Chirurgische Universitätsklinik und Poliklinik Bonn. Nach brusterhaltenden Operationen kann zusätzlich die intermammäre Aussaat die Prognose verschlechtern. (Med. Trib. 17/ 25.4.86/3)

So ähnlich kann Deine Brust nach einer Bestrahlung auch aussehen, wenn Du Dich in die Hände der profitgeilen Schulmedizin begibst:

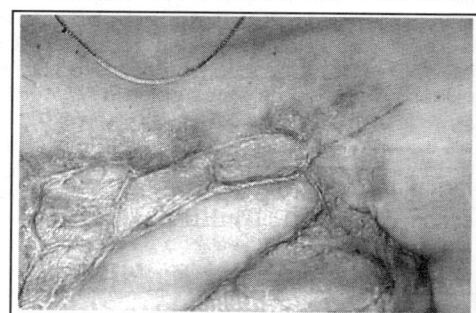

(→Rz164, PDT) »Heilergebnis« des Prof. Schlag, Universität Berlin

1 📖 **77 Strahlendosen ganz nach Gusto und ein Schnäpschen, wenn Du tödlich verbrannt bist!** Clara Schneider, 54, war übel zugerichtet. Aufgeplatzte Brandblasen am Unterleib hatten sich entzündet, die große schwärzende Wunde unter dem Nabel bereitete der Hausfrau unerträgliche Schmerzen. Als sie sich bei ihrem Arzt, dem Hildener Radiologen Karl A. Kühnemann, über die Behandlungsfolgen beklagte, riet der zu einer ungewöhnlichen Therapie:
»Wenn Sie Schmerzen haben, trinken Sie ein Schnäpschen.« Die Medizin schlug nicht an. Jetzt ermittelt die Düsseldorfer Staatsanwaltschaft gegen den Mediziner (...). Mindestens 86 Krebskranke sind zehn Monate lang, das ergaben Nachforschungen der Staatsanwälte, mit viel zu hohen Strahlendosen behandelt worden. (DER SPIEGEL v. 15.89 Fettdruck durch Verfasser)

2 📖 **184 Hypnotika, Sedativa, Anaesthetika: Du kriegst dann als Krebskranker keine Luft mehr oder einen Dachschaden, wenn Du nicht gleich für immer ade sagst**
Wenngleich die atemdepressorische Wirkung der Benzodiazepine bekannt war, so war doch überraschend, daß, obwohl mit einer Atemdepression gerechnet werden mußte, sie in einigen Fällen *den Tod des Patienten* oder einen *toxischen Hirnschaden* zur Folge hatte.
Nahezu 25% der Tumorpatienten klagen über Schmerzen, die direkt oder indirekt Folge der aggressiven Tumortherapie durch Chirurgie, Chemotherapie oder Strahlentherapie sind. (Arznei Verordnung in der Praxis 1+2/92 BÄK)

3 📖 **140 Brustkrebs:** Aus der prospektiven Studie von Göltner wissen wir, daß nach einer Brustkrebsbehandlung in 40% der Fälle ein Lymphödem entsteht. (Ärztliche Praxis v. 9.6.1992)

4 📖 **140 Chemotherapie:** Auf einmal sind es 10%! **Wieder eine gefälschte Zahl ohne Nachweis!**
Aus der Sicht der Patienten sind Übelkeit und Erbrechen die am meisten gefürchteten Nebenwirkungen einer Tumortherapie. Stellt man in Rechnung, daß heute durch Chemotherapie lediglich 10% der Tumorleiden geheilt werden können (hier schlagen vor allem die Erfolge in der Kinderonkologie zu Buche), daß 40% aller Therapieversuche einer Palliation (Linderung) und einer Lebensverlängerung, 30% einer reinen Palliation dienen, aber immer noch 20% letztlich nichts erbringen... (Ärztliche Praxis/Nr. 41 vom 23. Mai 1992)
Hier will uns die ehrenwerte Medizinergesellschaft sogar weismachen, daß ihre sinn- und nutzlosen Chemo-Folterungsmethoden auch noch der Linderung dienten! Da kann man nur laut aufschreien. Und dann: Für angeblich 10%, in Wirklichkeit minus 50% willst du Dich in diese Klapsmühle begeben?

5 📖 **140 So langsam kommt die Wahrheit heraus....**
Das Eingeständnis: Die Schulmedizin hatte nie den Nutzen der kranken Menschen im Sinn:
Denn von der Chemotherapie wisse man inzwischen, »daß sie nicht unbedingt lebensverlängernd wirkt, sondern häufig zu einer medikamentenbedingten Verschlechterung führt. Die Chemotherapie müsse daher kritischer eingesetzt werden. Wir müssen mehr über den Nutzen nachdenken, den der Patient von einer bestimmten Therapie hat«, fordert Nagel. (Prof. G.A. Nagel von der Freiburger KLinik für Tumorbiologie in der Badische Zeitung vom 22.5.1993)
Doch Du mußt Dir nicht einbilden, daß **Dein** Nutzen, **Dein** Gesundwerden, **Deine** Krankheit, **Dein** Anliegen jemals bei der Schulmedizin eine Rolle spielen wird, denn was sagt er weiter:
Einen Schwerpunkt der Klinik für Tumorbiologie sieht er in der Erforschung und Entwicklung pflanzlicher Arzneimittel. »Wir wollen neue Stoffe für die Krebstherapie suchen«, sagt Nagel. Er denkt dabei an Mittel für die Wundheilung, gegen Schlaflosigkeit oder Schmerz, weniger an Krebsmedikamente. Denn die Wahrscheinlichkeit ein neues pflanzliches Medikament zur Krebsbehandlung zu finden, sei relativ gering.

6 📖 **140 Gleich was: es ist alles schlecht für Dich!** DER SPIEGEL 50/1984 (Fettdruck vom Verfasser) »Daß die Langzeit-Ergebnisse des konservierenden Verfahrens denen nach einer Radikaloperation vergleichbar sind, bewegen jetzt die Resultate von Veronesis Zehn-Jahres-Studie. Aus Therapie und Nachuntersuchung von 700 Patientinnen, von denen eine Hälfte amputiert, die andere Hälfte schonend operiert worden war, folgert der Mailänder Mediziner: »**Es gibt absolut keinen Unterschied.**« DER SPIEGEL sollte nur nicht verschweigen, daß es aber einen Unterschied gibt, ob schulmedizinisch behandelt wurde oder nicht: **Die letzteren leben nämlich alle länger!** Jesus in der Bergpredigt: »Selig, die keine Gewalt anwenden - denn sie werden das Leben erben.«

7 📖 **153 HACKETHAL,** J., Er weiß es als Professor natürlich am besten, wie sich »seine lieben Kollegen« ihre Erfolge in die Tasche lügen:
Zwei unverzeihliche Fehler muß man den für die Krebsbekämpfungsstrategie verantwortlichen Ärzteführern vorwerfen. Diese Fehler sind:
1. die betrügerische Nötigung des Patienten zum quälenden und verstümmelnden totalen Krebskrieg durch Fehlinformation, d.h. unterlassene, ungenügende, falsche und/oder irreführende Information.
2. die Mißachtung des Verhältnismäßigkeitsgebotes bei der Indikation des übermäßigen Einsatzes von »Heilwaffen«, also die praktizierte Maßlosigkeit und damit ein negatives Ergebnis in der Nutzen-Schaden/Risiko/Unkosten-Bilanz.
Was ist der Grund der Eile? Hackethal weiß es aus Erfahrung am genauesten:
(...) weil Ärzte allzuoft nach der Entdeckung eines Krebsherdes auf eine sofortige Behandlung innerhalb der nächsten Stunden oder Tage drängen, insbesondere auf eine sofortige Operation. Der Grund für die unvertretbare Eile ist häufig, den Patienten auf Biegen und Brechen festzuhalten, damit er nicht zu einem anderen Arzt flüchtet, um eine Gegendiagnose einzuholen bzw. einen anderen Therapievorschlag zu erfragen. Alles, was im Mikroskop nur entfernt »wie Krebs« aussieht, wird als bösartiger Krebs eingestuft und so behandelt. Selbstverständlich geschieht auch die Auswertung der Behandlungserfolge so, als ob in allen Krebsersthherden der gleiche Bösartigkeitsgrad gesteckt hätte. Nur darauf beruhen meines Erachtens die Erfolgsmeldungen der Schulmedizin über die Ergebnisse der Radikalbehandlung. In dem statistisch ausgewerteten Krankengut überwiegt die Zahl der Haustierkrebse. Die kann man auch durch eine Radikaloperation nicht wild machen. Daher die angeblich so guten Ergebnisse! (...) Man kann sich ausrechnen, was geschähe, wenn alle diese (Haustier-) Krebsherde entdeckt würden. Das dürfte in Kürze möglich sein, nachdem schon jetzt berichtet wurde, man könne stecknadelkopfgroße Krebsherde mit der Kernspintomographie entdecken. Müssen wir mit Verstümmelung fast aller Menschen in der zweiten Lebenshälfte zur Krebsvorsorge rechnen?
So folgert der bekannteste Medizinkritiker bei uns:
Wenn wir also feststellen, daß die Nichtbehandlung eines kleinen Krebsherdes in Brust und Prostata ein 25 bis 50 Prozent höhere Zehn-Jahres-Überlebensrate als die Radikalbehandlung bewirkt, so folgt daraus, daß seit dem Großeinsatz der schulmedizinischen Radikalstrategie (einschließlich Chemotherapie) in den letzten dreißig Jahren - insbesondere aber seit Einführung der Gesetzlichen Krebsvorsorge im Jahre 1971 - Millionen Menschen mit kleinem Krebsherd unnötig verstümmelt, viele Tausend unnötig getötet wurden. Die jährlichen Ausgaben für die schulmedizinische Krebsbekämp-

fung in Höhe von vielen Milliarden Mark haben letzten Endes mehr geschadet als genutzt. (HACKETHAL, J., Der Meineid des Hippokrates, Lübbe S. 108)

Angebliche Medizinerfolge sind Schwindel
In vielerlei Hinsicht war die biologische, demographische und medizinische Forschung des letzten Jahrzehnts auf Gesundheit bezogen. Der Nachweis wurde erbracht, daß • erstens medizinische Leistungen nur einen geringen Teil zum medizinisch definierten Gesundheitszustand einer Bevölkerung beitragen; • zweitens, daß selbst Präventivmedizin in diesem Zusammenhang von sekundärer Bedeutung ist; • drittens, daß ein Großteil sogenannter medizinischer Erfolge Etikettenschwindel ist und den Leidensweg von Irren, Krüppeln, alten Trotteln und Mißgeburten ausdehnt. Weitgehend sind Gesundheit und Verantwortung technisch unmöglich gemacht worden. Dies war mir noch nicht deutlich, als ich Medical Nemesis schrieb, und vielleicht war es damals noch nicht so. Im Rückblick war es ein Fehler, Gesundheit als die Qualität des »Überlebens« und als »intensity of coping behavior« zu begreifen. Anpassung und Konditionierung an menschenfeindlich genetische, klimatische, chemische und kulturelle Wachstumsfolgen läßt sich nicht als Gesundheit bezeichnen. (Ivan Illich in »Was macht den Menschen krank?«, Birkhäuser)

1428 📖 140 JUNG, M., Dr. med., »**Kranke Medizin - ein Blick hinter die Mauer des Schweigens**«, Econ-Verlag, 1989. Auszüge:
Noch im vergangenen Jahr forderte ein bekannter Gynäkologe in der 'Medical Tribune' (1988), einer der größten Ärztezeitungen, den Krebsfrauen am besten nicht nur die vom Tumor befallene, sondern gleich auch die andere, noch gesunde Brust - quasi als Krebsverhütungsmaßnahme - abzunehmen. (...) in Becken- und Lendenwirbelsäule auftretende, die Knochen zerstörende Metastasen-Bildungen bereiteten der schon an die Grenze des Erträglichen belasteten Patientin nur mit hohen Opiat-Dosen zu unterdrückende schwere Schmerzzustände. Als Folge der Morphium-Behandlung entwickelte sich eine medikamentös ebenfalls nur ungenügend behebbare Verstopfung. Der durch Kot- und Luftansammlungen im Darm stark aufgeblähte Bauch stand in erschütterndem Kontrast zu den durch Muskelschwund und Unterernährung spindeldürr gewordenen Armen und Beinen. Nach 18 Monaten traten Wesensveränderungen und neurologische Symptome auf, die eine Metastasen-Bildung im Gehirn schließen ließen. Als sie zu diesem Zeitpunkt im Krankenhaus besuchte, hatte sie wieder einmal eine komplizierende, schwere Lungenentzündung, die im Laufe dieses Tages zu einem Kreislaufzusammenbruch führte. Zu meinem Entsetzen reanimierten meine Krankenhauskollegen die Patientin, die danach noch sechs lange qualvolle Monate am Leben blieb, bis der Tod sie endlich erlöste (...).Bereits fünf Jahre nach dem Auftreten der 'Schaufenster-Krankheit', also belastungsabhängiger Schmerz in den Beinen, liegt die Amputationsrate bei 70% und die Rate der Todesfälle nach der Operation bei 30%.

1429 📖 154 Diese Gefahren drohen Dir bei der Krebstherapie durch die Schulmedizin:

• Schmerzen	• Ödeme	• Keimdrüsenschäden	• Nierenschäden
• Hautausschläge	• Appetitlosigkeit	• Hörorganschäden	• Bösartige Nebengeschwulste
• Magersucht	• Schwindel	• Kindesmißbildungsförderung	• Myeloische Leukämie
• Erbrechen	• Krankhafte Herzgewebeveränderungen	• Herz- Kreislaufanfälle	• Herzklappendysfunktion
• Atemnot	• Herzinfarkt	• Herzrhythmusstörungen	• Depression
• Lungenarterienembolie	• Entgleisung des Säure- Basengleichgewichts	• Schock	• Beschleunigte Gewebeverhärtungen (Sklerose)
	• Pilzerkrankungen	• Venenschmerzen	• Magen-/Darmentzündungen
• Schleimhaut- Darmschäden	• Blutvergiftung	• Herzmuskelentzündung	• Akne
• Haarausfall	• Mundgeschwüre (künstl. Ernährung erforderlich)	• Herzvergiftung	• Geschlechtsorganvergiftung
• Anämie	• Nervenvergiftung	• Durchfälle	• Lungenveränderung
• Hautflecke			
• Lungenvergiftung			

(KLEEBERG, U. R. (Hrsg.) Vademecum der Thumortherapie, Pechstein, 24232 Dobersdorf)

1431 📖 430 MEIERS, P., Fischer Medizin Verlag, Heidelberg, bringt eine ausführliche Dokumentation über das Fluor-Problem.

1432 📖 147 Das American Journal of Cardiology 74/1994/1152 stellt fest (Auszug):
Chemotherapie bei Kindern: Zytostatika verursachen Langzeitschäden am Herzen
Über langfristige schädliche Folgen der Krebstherapie ist bislang kaum etwas bekannt. Eine kanadische Studie hat jetzt ermittelt, daß bei Kindern nach Anthrazyklin-Behandlung sowie mediastinaler (mittleres Gebiet des Brstraumes) Bestrahlung langfristig mit kardialen Dysfunktionen zu rechnen haben. Anthrazykline wie Doxorubicin und Daunorubicin sind akut kardiotoxisch. Eine zusätzliche Radiotherapie verstärkt diese Kardiotoxizität synergistisch (potenzierende Wirkung bei zwei Mitteln). Patienten, bei denen die Herzfunktion akut nicht eingeschränkt ist, müssen mit kardiotoxischen (herz-

> **Zweittumoren-Risiko nach Chemotherapie beim Morbus Hodgkin:**
> Bei Mädchen 57 fach, bei Jungen 18 fach erhöht. (The Lancet, 341/1993/1428-1432)

vergiftenden) Langzeitfolgen der Behandlung rechnen. Es handelt sich um den Verlust myokardialer Zellen nach Ende der Chemotherapie. Gleichzeitig wird auch das weitere Wachstum des Myokards gehemmt. So kommt es zu einer Abnahme der linksventrikulären Muskelmasse. Dadurch wiederum wird die linksventrikuläre Wandspannung signifikant erhöht. Bei Kinder wird nach einer aggressiven Chemotherapie angeregt, die kardialen Funktionen regelmäßig über lange Zeiträume zu überwachen.
Halten wir fest: (1.) Den die Chemo anwendenden Ärzte war es bisher schnurzegal, was die Chemotherapie später bei den Kindern anrichtete. (2.) Sie haben zig Jahre die Kinder vergiftet, ohne daß wenigstens eine entsprechende Untersuchung vorausging - so schnell mußte es ihnen und der Pharmaindustrie gehen, mit ihrem Kampfgas Lost den großen Reibach zu machen. (3.) Die nun stattgefundene Untersuchung wird nun nicht als Grund angesehen, die Chemo bei den Kindern einzustellen, sondern dient im Gegenteil dazu, durch ständig neue Untersuchungen jetzt auch noch Herzgifte den Kindern einzupumpen.
Merke: Niemand nimmt ungestraft Chemie zu sich! Niemand entgeht der stillen Rache der für chemische Medikamente gefolterten und geschundenen Tiere durch die verbrecherischen Mediziner.

1433 📖 119 · 147 »**Naturstoffe« geben Krebskranken neue Hoffnung** Die bisher enttäuschenden Ergebnisse der Chemotherapie beim Bronchialkarzinom können möglicherweise durch neue Substanzen verbessert werden. (Ärzte Zeitung 22/7.2.1995/17)
Verstehst Du die ärztliche Logik? Wenn die Chemo bisher so enttäuschend war, warum quälen sie damit trotzdem noch die Kranken weiter?

Das i-Tüpfelchen an Schamlosigkeit offenbart sich in folgenden Sätzen: »Unter dem Schutz aller modernen Unterstützungsmaßnahmen dürfen wir lebensnotwendige Operationen bei Herzerkrankungen viel häufiger als früher vermutet wagen. Das beweisen am besten unsere Erfolge bei Eingriffen am kranken Herzen selbst.« Spätestens jetzt hätte ich aufspringen und unüberhörbar laut in den Kongreßsaal rufen müssen, was ich ihm drei Jahre später lautstark vorgeworfen habe: »Sie sind ein ganz infamer Lügner!« Aber wer Professor werden will, muß auch die krassesten Lügen seines Ordinarius schweigend hinnehmen. (HACKETHAL, J., Der Wahn der mich beglückt, Lübbe Verlag S. 349)

Wußtest Du schon, was in den niedlichen, kleinen süßen Goldbärchen drin ist? Glukosesirup, Zucker, Rinder-Gelatine, Traubenzucker, Säuerungsmittel, Zitronensäure, Stärke, natürliche und naturidentische Aromastoffe, Farbstoffe: E102, E104, E110, E124, E132, Fett pflanzlich, Trennmittel: Bienenwachs. **Wußtest Du schon**, daß der Hopfen im ach so »reinen« deutschen Bier mit Methylchlorid behandelt, das Malz mit Sulfit geschwefelt wird?

Sollte ein Gesundheitsreformer barmherzig wie ein Priester sein?
Frau Astrid Pirl, Heiligkreuzsteinach, rät mir als unbarmherzigen Therapeuten »die Worte von Jesus zu beherzigen«, die da lauten: »Nehmt mein Joch auf euch und lernt von MIR, denn ICH bin mild gesinnt und von Herzen demütig...«
Antwort in "Fit fürs Leben"
Der Franz Konz ist aber nun mal kein Religionsstifter, sondern Realist. **Der will die Menschen nicht erst im Himmel von ihren Krankheiten und ihrem Leid befreit und glücklich sehen, sondern schon hier auf Erden.**
Die er durch eine vernünftige Lebensweise unseren Nachkommen weitgehend unzerstört erhalten will. Deshalb redet er niemandem nach dem Mund. Denn er ist unabhängig vom Geld und muß euch nichts vorheucheln. Da kann er es sich leisten, die reine Wahrheit zu sagen. Der hat andere Ziele als Gurus oder Politiker, die mit begabter Rhetorik und viel Honig-um-den-Mund-Schmieren die Menge um sich scharen möchten. Der weiß, daß Massendenken stets manipuliert und faul ist. Der will nun mal nicht, daß Kranke ihr Joch auf sich nehmen. Der pöbelt die Kranken lieber einmal an und versetzt ihnen geistig aufmunternde Tritte in den Allerwertesten. Harte Worte, die den Kranken dazu bringen, sich selbst zu helfen und selbst aktiv zu werden und endlich Ernst damit zu machen, gesund zu leben, so was hat noch keinem geschadet. Der Franz Konz meint: Der Leser kennt die Schulmedizin zur Genüge aus eigener Erfahrung. Er mag entscheiden, ob er dieser weiterhin die Treue halten oder sich der wahren Klassischen Naturheilkunde - der Ur-Therapie, die keinerlei Kompromisse kennt - zuwenden will. Der Franz Konz redet hier im Namen der Natur. Und die ist nun mal streng und hart. Wer deren Gesetze verletzt, wird zwangsläufig zu Leid verurteilt. Früher oder später. So kann auch der Franz Konz als derzeit einziger Vertreter der Klassischen Naturheilkunde nicht anders, als hart und konsequent sein, wenn er die Menschen zum Befolgen der natürlichen Gesundheitsgebote anhalten will. Und so wird er sich nicht vor den Menschen, sondern nur demütig zu den einfachen wilden Pflänzlein niederbeugen. Um sie als wahre, von Gott für den Menschen bestimmte Speise zu sich zu nehmen. Und er wünscht jedem Kranken, daß er sich ebenfalls dazu bereitfinden mag. Auf daß deren Urlebenskräfte zusammen mit denen der Früchte in ihn eindringen und sein Leid von ihm nehmen.

Als Noch-Gesunder laß Dir mal durch den Kopf gehen - vielleicht gewinnst Du dann mehr Verständnis für meine harten Worte in diesem Buch:
Mit einem kranken Körper hast Du an nichts rechten Spaß!
- Du kannst keine Liebe genießen.
- Dein Essen schmeckt Dir nicht.
- Alle Vergnügungen machen Dir keine Freude.

Mit einem gesunden Körper kannst Du an allem Spaß haben
- Wenn Du keine Moneten hast, bist Du damit in der Lage, sie Dir zu beschaffen
- Du kannst allein über Dein Tun und Lassen bestimmen, bist unabhängig
- Du mußt Dir keine Sorgen mehr um Deine Zukunft machen - mit ein paar Mark täglich kannst Du Dein Leben fristen

Du hast es noch nicht geschafft 100% auf Ur-Kost überzugehen? 50% der Nahrung roh zu essen ist auch schon was!

Laß Dich von den sogenannten Fachleuten nicht erdrücken
JASPERS, Karl, »von der Wahrheit«. »Daher ist für jeden denkenden Menschen ein einfacher Gehorsam gegenüber dem Fachmann in lebenswichtigen Fragen nicht zu verantworten. Vielmehr sind Fragen und Kontrolle notwendig, um festzustellen, was der Ratende und Operierende weiß, kann und nicht kann, ob er weiß und warum und mit welchen Risiken er etwas tut, ob dieses nach Darlegung der Gründe und Gegengründe getan werden muß und was man zu erwarten hat«. (S. 583)

Sonne beugt Brustkrebs vor
Regelmäßiges Sonnenbad – Hautärzte raten ab. Aber US-Wissenschaftler entdeckten Erstaunliches. Es schützt Frauen vor Brustkrebs. Eine Studie ergab: Frauen aus sonnigen Regionen, die häufig Sonnenbestrahlung ausgesetzt sind, haben seltener Brustkrebs. Die Forscher vermuten, daß es mit dem Vitamin D zusammenhängt. 90 Prozent der Vitamin Reserveren Blut werden im eigenen Körper produziert, durch Sonneneinstrahlung angeregt.

1450 Zweitkrebs oder Krebs an anderer Stelle ist Dir ohne UrMedizin als Verkrebster sicher! (→ LV 8250)

1450 📖 135 **Krebsbehandlung durch die Ärzte macht Krebs:** Multizentrische Studie, in der Kinder mit überstandener Krebserkrankung nachuntersucht werden, hat ergeben: **80% der Zweittumoren sind Folge früherer Krebstherapie**
Besonders gravierend sind natürlich die Hirntumoren bei Überlebenden und Geheilten nach akuten lymphoblastischen Leukämien (n = 16) zu sehen, wurde bei ihnen seinerzeit die Hirnschädelbestrahlung als wahrscheinlich auslösender Faktor noch »prophylaktisch«, zur Vermeidung von Meningiosis leukaemica appliziert... Auch nach Ganzkörperbestrahlung zur Vorbereitung auf eine Knochenmarkstransplantation dürfte die Rate der hierdurch verursachten Sekundärmalignome 10 bis 20 Jahre später nicht unter 10% liegen. Aus diesen Überlegungen, unterstützt durch experimentelle Untersuchungen, ergibt sich, daß ein großer Teil der Hirntumoren und der Osteosarkome radiogenen Ursprungs sind, auch die Schilddrüsenkarzinome. Es ist anzunehmen, daß zahlreiche der ehemaligen pädiatrisch (die Kinder betreffend) -onkologischen Patienten in Deutschland, Österreich und der Schweiz Sekundärmalignome entwickelt haben, die bislang nicht bekannt wurden, da die Zweiterkrankung in verschiedenen Fachdisziplinen behandelt wurde, ohne daß der erstbehandelnde Pädiater hiervon Kenntnis erhält...
Prof. Dr. Peter Gutjahr, Onkologe an der Universitätsklinik Mainz.   (Ärzte Zeitung vom 25.3.1992/20)

1451 📖 153 **Frühkrebs der Zervix** (Gebärmutterhals) Bei jeder 5. Frau ist auch der Anus befallen.   (Ärztliche Praxis 104/29.12.1992/1)
Erkenne: Du hast keinen Gebärmutterhalskrebs, Du bist von oben bis unten verkrebst. Das sind die Tatsachen:
1452 Brust-Krebs durch BH
US-Ärzte warnen: • BHs sind gefährlich! • Büstenhalter erhöhen das Krebs-Risiko. • Frauen, die ihren BH länger als 12 Stunden tragen, erkranken 21mal öfter an Brustkrebs. Grund: BHs schnüren die Lymphdrüsen im Busen ein. Deshalb werden Krebserreger schlechter abgebaut. (Bild 18.4.1995) Merke: Alles Unnatürliche schadet! (→LV9684)
1453 📖 129 Zweieinhalb Jahre dauerte die Tortur, bis Jessica als *geheilt* aus der Klinik entlassen werden konnte. Eine Chemotherapie verkleinerte den Tumor, dann wurde das Mädchen operiert. Eine zweite Chemotherapie sollte auch die letzte Krebszelle abtöten. Für Jessica war das eine Hölle von Schmerzen, Erbrechen, Durchfällen und Haarausfall. Nach der Behandlung führte Jessica zunächst ein ganz normales Leben. Im Dezember 1988 stellte sich aber heraus, daß sich der **Krebs erneut im Bauchraum eingenistet** und bereits mehrere Tochtergeschwülste im Knochenmark gebildet hatte. (STERN vom 12.7.1990 / Fettdruck vom Verfasser)
1454 📖 129, 148 **Primärtumor wächst - was dann?** «...Kann das Fortschreiten der Erkrankung *trotz erfolgreicher Behandlung* des Primärtumors nicht mehr aufgehalten werden, muß ernsthaft hinterfragt werden, was beispielsweise die operative Entfernung einer Lungen- oder Lebermetastase oder eine erneute chemotherapeutische oder radiologische Behandlung für den Patienten noch bringt«. (Prof. Dr. F. Porzsolt/Ulm, Ärzte Zeitung, 4.4.1992/22) Hier erkennst Du klar, was die Herren uns (und sich?) als eine »erfolgreiche Behandlung« weismachen wollen (→LV 1417):
Die Krankheit schreitet fort, der Tod rückt näher - aber der Tumor ist erfolgreich behandelt worden!

Krebssarkom des Eierstockes

So was kann man ohne rot zu werden behaupten, a) wenn man Professor ist. Da wird einem alles abgenommen und b) wenn man - seit Virchow - Zellen behandelt und keine kranken Menschen. Auch in England beliebtes Sagen: **Therapie erfolgreich - Zweitkrebs droht**   (British Medical Journal, Vol. 304, No. 6835, 1992, 1137 ff.)
1455 📖 351, 153 So segensreich für viele Hautpatienten die Behandlung mit Psoralen und UV-A-Bestrahlung sein mag: Männer, die mehr als 200 PUVA-Behandlungen (photoaktivierte Chemotherapie) hinter sich gebracht haben, müssen einer schwedischen Studie zufolge mit einem um den Faktor 30 erhöhten Risiko für die Entwicklung eines Plattenepithelkarzinoms (Krebs in der Schleimhaut) rechnen. (The Lancet, Vol. 338, No. 8759 (1991), S. 91-93)
Versetz Dich mal in diese Denkweise der Ärzte: Segensreich - nur bekommst Du später Krebs davon!
Was ist eigentlich los mit Euch Journalisten? Ihr spürt doch sonst soviel auf! Haben Euch die Mediziner denn alle schon anästhesieren können, daß ihr diese Hirnrissigkeit, dieses Betrugssystem nicht spitz bekommen habt? Erliegt ihr so leicht diesen Wortverdrehungskünstlern?
1456 📖 153 **Die Therapie des Morbus Hodgkin** erhöht offenbar das Risiko, im Lauf des Lebens noch einen zweiten Krebs zu bekommen. Zahlenmäßig stehen dabei solide Tumoren wie Lungenkrebs ganz vorne, und nicht etwa Leukämien oder Lymphome.(...) Solide Tumoren entwickelten sich nicht nur nach einer Behandlung mit ionisierenden Strahlen häufiger, sondern auch nach einer alleinigen Chemotherapie. (British Medical Journal, Vol. 304, No. 6835, 1992, S. 1137-1143)
1457 📖 143 **Kojak (Telly Savalas) Krebstod**
Doch der Prostata-Krebs, den er vor eineinhalb Jahren glaubte besiegt zu haben, war zurückgekehrt. Mehr noch. Tumore hatten sich im ganzen Körper ausgebreitet. (Express 24.1.1994)
1458 📖 135 **»Die Primärgeschwulst ist doch gar nichts Schlimmes.** Sie wächst sehr langsam, verursacht keine Schmerzen, und am Primärtumor stirbt kaum einer. *Die gefährlichen Tochtergeschwülste (Metastasen) eines Krebses bilden sich offenbar nicht bloß von selbst, sondern werden durch die ärztliche Behandlung geradezu erzeugt.* Nämlich durch Abtasten, Probeschnitte, Punktionen, Operationen...« (Der Kasseler Pharmakologie-Professor und deutsche Krebspapst Ernst KROKOWSKI bereits am 58. Deutschen Röntgenkongreß, Mai 1977)
Hat sich, trotz dieser Aussage, in den letzten 20 Jahren in der Krebsbehandlung der Ärzte etwas geändert? Nicht das geringste. Klar, dies alles bringt doch das große Geld. Würdest Du Deine berufliche Arbeit ändern, wenn man Dich dafür so reichlich entlohnen würde wie diese Herren?

📖 114 · 147   Neuerkrankungsraten bei bösartigen Neubildungen (Auswahl)

Tumore (Solide Tumore)	Männer	Frauen	Überlebensrate* in %
Ösophagus (Speiseröhre)	3200	600	10 - 15
Magen	9000	9000	20 - 80
Colon/Rektum (Dick-/Mastdarm)	10000	14400	50 - 80
Galle	1000	5000	40
Pankreas (Bauchspeicheldrüse)	3000	3000	5
Lunge/Bronchialsystem	34000	10000	8
Niere	4000	26000	55 - 65
Blase	10000	4500	20 - 80
Maligne Melanome	3000	3000	50 - 100
Sarkome (Fleischgeschwulst)	900	900	30 - 80
Prostata	14000		90
Hoden	17000		50 - 95
Ovarialkarzinom		6000	30
Corpuskarzinom (Gebärmutterkrebs)		9000	65 - 70
Zervix-Karzinom (Gebärmutterhalskrebs)		6000	55
Mamma.Karzinom (Brustkrebs)		31500	50
Hodkin-Lymphom (Lymphogranulomatose)	638	1088	50 - 95
Non-Hodkin-Lymphome	2378	2304	20 - 65
Leukämien	3000	2900	16 - 35
Myelosen (myeloische Leukämie)	700	800	16 - 35
Gesamt (Alle Krankheitsbilder)	102082	113584	

(Quelle: Eigene Zusammenstellung des Fischer Verlags nach Beaufort/Günther 1987)

Verteilung der Krebssterbefälle

	Männer	Frauen
Schilddrüse	0,3%	0,8%
Speiseröhre	2,1%	0,7%
Pankreas (Bauchspeicheldrüse)	4,4%	4,7%
Rektum (Mastdarm)	4,8%	4,9%
Galle und Leber	3,4%	6,2%
Hoden/Ovar (Eierstock)	0,5%	5,8%
blutbildende Organe	5,7%	5,6%
Niere, Harnblase, sonstige Harnwege	7,3%	4,0%
Kolon (Dickdarm)	7,5%	11,0%
Prostata/Genitalorgane	10,0%	10,8%
Brustdrüse	0,12%	20,5%
Magen	11,5%	6,1%
Luftröhre, Bronchien, Lunge	26,6%	10,2%

* Überlebensrate, d.h. bis fünf Jahre nach Erkennung

📖 120, 154 **Zweittumoren Risiko nach Chemotherapie bei Morbus Hodgkin**
Bei Mädchen 57fach, bei Jungen 18fach erhöht! (The Lancet 341/1993, 1428-1432)

📖 122   Hier hast Du den »wissenschaftlichen« Beweis für den Krähenschwarmkrebs:
Gynäkologie/Eine retrospektiv Studie bei über 1000 Patientinnen hat ergeben: **Zweittumor bei Endometrium-Ca häufig**
Patienten, die an einem Endometrium-Karzinom (Gebärmutterkrebs) erkrankt sind oder waren, haben offenbar ein erhöhtes Risiko, ein Zweitkarzinom zu entwickeln. Nach dem Ergebnis einer Studie erkranken solche Frauen besonders oft an einem Mamma-Karzinom. Über 1000 Patienten, bei denen ein Endometrium-Karzinom diagnostiziert worden war, wurden in eine Studie der gynäkologischen Abteilung der Onkologischen Klinik Bad Trissl aufgenommen. Dr. Schünemann und Mariett Jourdain haben die Daten der Patientinnen retrospektiv ausgewertet. Sie haben dabei festgestellt, daß etwa jede zehnte Frau mit Endometrium-Karzinom später noch ein zweites und jede hunderte Frau sogar noch ein drittes Malignom entwickelte. Diese wurden histologisch **als neuer Primärtumor diagnostiziert** und sind demnach nicht als Metastasen des Endometrium-Karzinom zu werten. Das Zweitkarzinom trat durchschnittlich viereinhalb Jahre nach dem Endometrium-Karzinom auf. Bei 87 Zweittumoren handelte es sich um ein einseitiges oder doppelseitiges Mamma-Karzinom, bei neun um ein Ovarial- und bei sieben Tumoren um ein Zervix-Karzinom. Patienten mit Endometrium-Karzinom hätten demnach ein deutlich erhöhtes Zweittumor-Risiko im Vergleich zu andren Frauen, schließen Schünemann und Jourdain. Bei der Krebsnachsorge müsse daher auch die Früherkennung potentieller Zweit- und Drittmalignome stärker beachtet werden.

Du würdest Dir auch Organe eines Toten einsetzen lassen? **Mit all dem, plus Zweitkrebs hast Du zu rechnen:**
Hier ein kleiner Auszug aus der Nebenschädenliste, die das neueste Immunsuppressions-Heilmittel Prograf mit dem Wirkstoff Tacrolimus den mit einem Leichenorgan ausgestatteten Dummköpfen aufweist:
Tremor, Kopfschmerzen, Schlaflosigkeit, Parästhesie, depressive Zustände, Verwirrtheit, Koordinationsstörungen, Nervosität, Agitation, Schwindelgefühl, Traumstörungen, Störungen des Sehvermögens, Lichtempfindlichkeit, Niereninsuffizienz, Anstieg der Kreatinin- und Harnstoffspiegel im Blut, Diabetes mellitus, Appetitveränderungen, Durchfall, erhöhte Leberwerte, Erbrechen (auch blutig), Obstipation, Bluthochdruck, Anämie, Gelenkschmerzen, Schmerzen (z.B. im Brustkorb u. Bauchraum), Fieber, bakterielle, mykotische Infektionen, Angstzustände, Denkstörungen, Tinnitus, Krampfanfälle, psychotische Störungen, Gichtanfall,, Ödeme, Hepatitis, Gelbsucht, Aszites, Ileus, Blutungen (z.B. im Magen-Darm-Trakt), Blutgerinnungsstörungen, Atemnot, Lungenfunktionsstörungen, Atelektase, Pleuraerguß, Asthma, Muskelkrampf, Myasthenie, Migräne, Mundtrockenheit, Taubheit, Paralyse, Bewegungsstörungen, Sprachstörungen, Koma, Entzündungen in Auge, Glaukom, schwere Leberfunktionsstörungen bis hin zum Leberversagen, Schock, Herzrhythmusstörungen, Lungenödeme, Hirninfarkt, Hirnödem, Meningitis, zerebrale Blutungen, Rindenblindheit, Glaskörpertrübung, Magengeschwür, Pankreatis, fäkale Inkontinenz, Gefäßkrankheiten, Angina pectoris, Myokardinfarkt, Thrombosen, Embolien, Mund- und Rachenentzündungen (Herzstillstand), Arthritis, aseptische Knochennekrose (z.B. Hüftkopfnekrose), Prostataabeschwerden, Tumoren (einschl. maligner Lymphome, Sarkome) ... → siehe LV 1136

Vier Tage später ist die angekündigte Hoffnung auf Mäuse bereits berechtigt:

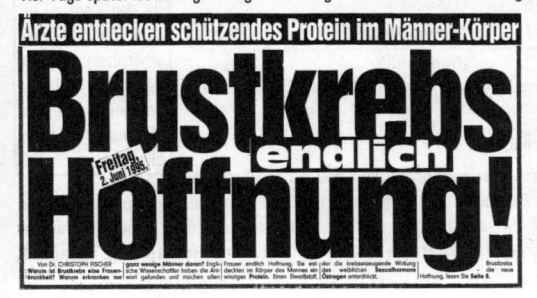

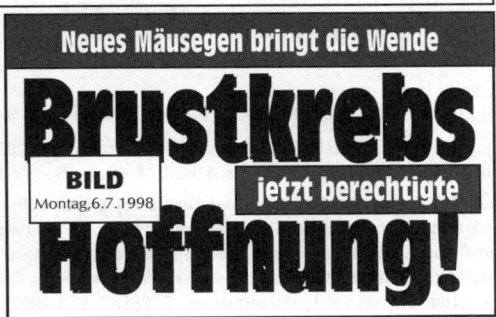

Ärzte entdecken schützendes Protein im Männer-Körper

Brustkrebs endlich Hoffnung!

Freitag, 2. Juni 1995

Neues Mäusesegen bringt die Wende

Brustkrebs jetzt berechtigte Hoffnung!

BILD Montag, 6.7.1998

1500 Therapie-Tod

Allen Scheißdreck müssen unsere Kinder in der Schule lernen. Nur nicht, wie sie im Leben zurechtkommen und ihre Gesundheit bewahren sollen. Die Erziehung des Staats bleibt, wie die Schulmedizin, was sie war: das Gegenteil von dem was sie sein müßte.

1500 172 **Perücken-Tod** »Was wir in der Vergangenheit zu oft mißachtet haben: Wir therapieren maximal, und die Patientin stirbt mit einer Perücke auf der Glatze. Das darf nicht sein, das ist unwürdig!« So brachte Prof. Franz Porzsolt, Tumorzentrum Ulm, die bedrückende Realität auf den Punkt. (Medical Tribune 10/12.3.1996/7)

1501 119, 147 **Alles Hoffen vergebens!**
Charles Bronson hatte in seiner Not immer neue Krebsspezialisten aufgesucht, um seine Frau zu retten. Am Ende brachte er sie nach Texas ins Krebs-Zentrum zu Dr. George Blumenschein. Der schlug als letzten Versuch eine Therapie vor, die noch wenig erprobt ist und großen Mut verlangt. Zunächst wurde ihr ein Schlauch in die Herzaorta eingeführt, daran eine Infusionspumpe angeschlossen. Dieses Gerät pumpte pausenlos winzige Mengen eines chemotherapeutischen Medikaments ins Blut. Außerdem erhielt Jill Ireland Bestrahlungen in hoher Dosierung. Zur Therapie gehörte weiter die Überwärmung des Blutes durch künstliches Fieber (Hyperthermie): Dabei wurden der Patientin vier Stahlstangen am Brustkorb unter die Haut geführt und für drei Stunden stark erhitzt. Für sie selbst besteht keine Hoffnung mehr, das Schicksal zu wenden. Zuerst Krebs in der Brust, dann an den Lymphdrüsen, in der Lunge. Inzwischen auch in den Knochen. »Meine Mutter wird den Krebs an einer Stelle los, dafür taucht er an einer anderen auf«, sagt Tochter Zulaika Bronson (18) verzweifelt. »Wir wissen wirklich nicht mehr, was wir tun sollen.« (NEUE REVUE Nr. 47/1989 / Unterstreichungen vom Verfasser)

1502 (...) Ihre letzten Wochen waren die Hölle: **Von unerträglichen Schmerzen gepeinigt**, mit Medikamenten vollgepumpt, versuchte Audrey Hepburn gegen den tödlichen Darmkrebs anzukämpfen. Die völlig abgemagerte Schauspielerin - zum Schluß wog sie nur noch 30 Kilo - starb am Mittwoch in ihrem Schweizer Landhaus am Genfer See. (EXPRESS, 17.3.1993)

Etwa 70 Prozent der Krebskranken haben ständig Schmerzen. Bei der Betreuung Krebskranker muß es vorrangiges Ziel sein, die Schmerzen kontinuierlich über 24 Stunden zu lindern, möglichst mit nur einer täglichen Dosis. (Ärzte Zeitung 137/26.7.1995) Immer mehr Dreck in einem schon verschmutzten Körper - das ist die Weisheit der Schulmedizin!

1503 Sie kannte die schreckliche Wahrheit seit zweieinhalb Jahren: Brustkrebs! Operationen, Chemotherapie, Hoffnung, neue Operationen - Karin Brandauer kämpfte bis zum Schluß gegen die heimtückische Krankheit. Die Regisseurin und Frau des Schauspielers Klaus Maria Brandauer (48, »Mephisto«) hatte nur den engsten Familienkreis in die Tragödie eingeweiht. Am vergangenen Freitag um 12.40 Uhr starb sie in den Armen ihres Mannes. (BamS, 15.11.1992)

1504 119, 147 **Der gefeierte Krebsheiler und größte Schaumschläger Amerikas:** Rosenberg ist Chefarzt des Nationalen Krebsforschungsinstitutes der USA in Bethesda. Er hat schon viele Glücksmomente erlebt, Tausende geheilt, die als unheilbar galten. Er ist der Arzt, der »Interleukin- 2« entdeckte.Eine sensationelle Krebsheilung mit diesem Wirkstoff konnten wir kürzlich im Fernsehen miterleben. Das neue Interleukin-2 signalisiert den weißen Blutkörperchen, daß sie sich in »Killerzellen« (Antikrebszellen) verwandeln müssen. Interleukin-2 hilft nach dem derzeitigen Forschungsstand am wirkungsvollsten bei Haut- und Nierenkrebs. (Kosten pro Patient: 25.000 DM - fünf Spritzen!) Vielleicht erinnerst Du Dich, wie ich, an diese grandiose Jahrmarktvorführung des beflissensten Ärzte-Dieners Hans Mohl, der zum Dank von denen mit einer Professur bedacht wurde: Da zeigte er uns ein Röntgenbild eines Patienten, eine verkrebste Lunge nach der Interleukin-2-Therapie, auf der keine Schatten mehr erkennbar waren. Inzwischen ist der angeblich geheilte Patient trotz nicht mehr sichtbarer Tumore und angeblicher Heilung binnen Jahresfrist längst verstorben und die Ärztezeitschriften schrieben trocken: »...hat Interleukin-2 die Erwartungen nicht erfüllt. Am besten wirkt es noch bei Erkältungen.« Toll - ein Schnupfenmittel für 25.000 DM pro Patient, das auch nur »wirkt«, was immer das von den Medizinforschern so gerne benutzte Wort auch bei einem Schnupfen bedeuten mag...! Dr. Rosenberg arbeitet nun an »Interleukin-3«, einem Universal-Krebsheilmittel. Der Forscher: »Bei Tierversuchen hat es seine Tauglichkeit gegen alle Krebsarten schon bewiesen.« (SAT 1: »Krebspatienten zwischen Hoffnung und Tod«, ein Beitrag von Spiegel TV, 14.11.1990)

Mal abwarten: vielleicht wirkt das gegen die Krätze, die ich allen Forschern à la Rosenberg à la longue an den Hals wünsche.

1505 124, 150, 175 **Krebstote: Steigende Tendenz** In den Chemotherapie- und Bestrahlungsjahren 1973 - 1987 nahmen die Todesfälle der folgenden Krebsarten in den Industrienationen - Tendenz weiterhin steigend - wie folgt zu:

Lungenkrebs bei Frauen	ca.16%	Lungenkrebs bei Männern	35%	Brustkrebs	13%
Hirntumor	60%	Nierenkrebs	25%	Prostatakrebs	12%
Hautkrebs	55%	Speiseröhrenkrebs	20%	Bauchspeicheldrüsenkrebs	8%
Lymphkrebs (Non-Hodgkin)	45%	Eierstockkrebs	15%	Leukämie	3%
Knochenmarkkrebs	40%	Leberkrebs	14%	Kehlkopfkrebs	2%
Krebs insgesamt ca.	**20%**			**Krebs 1995**	**25%**

DAVIS, David Hoel (Hrsg.): »Trends in Cancer Mortality in Industrial Countries«. Annals of The New York Academy of Sciences, 1992

Der ärztliche Leiter einer Krebs-Selbsthilfegruppe zu den Teilnehmern: "Wenn Ihr den Konz zu einem Vortrag holen wollt, habt Ihr mich das letzte Mal hier gesehen." Die Einladung an mich blieb aus...

1506 112 MILLER/ZINTCHENKO in British Medical Journal, Okt. 1967
DETTMAN: Imunization, Ascorbate and Death, Australien Nurse's Journal, Dec. 1977

1507 149 **Knochenmark-Verpflanzung konnte 16jährigen nicht retten** In seiner Todesstunde war der an Blutkrebs erkrankte 16jährige Schüler Stefan Morsch aus Birkenfeld nicht allein. Bis zuletzt hatten die Ärzte um das Leben des Jungen gekämpft, dem im August Knochenmark eines britischen Spenders eingepflanzt worden war. Innerhalb von wenigen Tagen hatte sich der Zustand des Jungen rapide verschlechtert, weil das Knochenmark Abwehrreaktionen des Körpers hervorgerufen hatte. Folge: Ausschlag, Herzattacken, Fieber und im letzten Stadium eine Lungenentzündung. (EXPRESS, 12.1.1990)

📖 119 - 147 **Bronchialkrebs**
Studie über die »nichtchirurgische Behandlung des Bronchus-Karzinoms« von K. W. Brunner berichtet über die Erprobung von Endoxan an mehreren Kliniken. Veranlaßt durch die IKS (Interkantonale Kontrollstelle für Arzneimittel in der Schweiz.) (raum+zeit 43/1989)

Behandlungsdauer:		1 bis 3 Jahre		2 bis 4 Jahre	
	n	Rezidiv	gestorben	Rezidiv	gestorben
Endoxan-Gruppe	91	47,3%	38,5%	61%	54%
Kontroll-Gruppe	88	26,1%	22,5%	41%	31%

📖 153 **Blasenkrebs** Bei Blasenkrebs kommt es häufig zu Rückfällen, in 50 bis 90% aller Fälle bilden sich nach der Operation in der Blase neue Tumoren. (Professor Karl-Friedrich Klippel, Celle, Süddeutsche Zeitung 9/86)

📖 175 RUESCH, H., teilt in »Les faussaires de la Science« das Ergebnis einer 23jährigen Untersuchung an der Universität Kalifornien mit, wonach die Krebskranken, die sich der offiziellen Therapie verweigerten, 6 1/2 Monate im Durchschnitt länger überlebten. Die Behandelten starben im Durchschnitt innerhalb von drei Jahren.

📖 128 Tumorrückbildung: trügerische!
Bei anderen Tumorarten vermag der Einsatz stark wirksamer Chemotherapeutika zwar vorübergehend eine Verkleinerung der Tumormasse zu erzielen, nachgewiesenermaßen verschlimmert sich aber das Befinden des Patienten deutlich, die Überlebensrate verlängert sich hingegen nicht, bei erheblich beeinträchtigter Lebensqualität. (Der Naturarzt 6/1994)
Regression! Jedem Chemokastrierten posaunen die Medizinvergiftungstechniker betrügerisch ins Ohr, wenn sie es fertigbringen, daß Krebsgewebe schrumpft: Ihr Krebs spricht auf unsere Zytostatika an! Was aber ist Sache? Der Krake Krebs zieht sich, bös geworden, von seinem Hauptschauplatz zurück und gibt sich gleich daran, seine ihm weiter zugeführten Giftstoffe aus der Schlechtkost zuzüglich der aus der Zytostatika in viele kleine noch empfindlichere Körperteile zu verlagern. Denen nicht mehr mit Scheinerfolgen beizukommen ist... (→LV 1562)

📖 546 **Karziogene nachgewiesen: Brust- und Blasenkrebs durch Haarfärbemittel?** (Ärzte Praxis 97, 3.12.1994)

📖 141 »**Mutti, ich will nicht sterben!**« 15. Mai: Eine Ärztin knallt uns die Wahrheit entgegen: »Daniela hat Leukämie.« Akute lymphatische Leukämie - »ALL« genannt, die häufigste Leukämie-Form bei Kindern. Dann beruhigt sie uns: »Die Heilungschancen liegen bei 70 bis 80 Prozent.« Unser Sohn ist mongoloid, unsere Tochter hat Krebs. Warum werden wir so bestraft?
17. Mai: Daniela bekommt ihre erste Chemotherapie. Ich ziehe ins Krankenhaus, erkläre ihr, was sie hat. Weiß sie, wie ernst es ist?
4. November: Daniela ist wieder in der Klinik. Sie weint. Biggi, ihre Freundin von nebenan, ist gestorben. Mit zehn! Zum erstenmal fragt Daniela: »Mami, muß ich auch sterben?« Ich habe keine Antwort.
6. November: Der schönste Tag seit Ausbruch der Krankheit. Der Chefarzt kommt, sagt: »Die Werte sind gut. Daniela hat's geschafft.« Ich umarme mein Kind, wir weinen beide. Endlich mal vor Freude. Danni darf nach Hause.
1. Dezember: Unsere ganze Hoffnung wird wieder vernichtet. Nach einer weiteren Blutuntersuchung sagt mir die Ärztin: »Die Leukämie-Mutterzelle war nicht zerstört worden. Sie hat sich über Nacht explosionsartig vermehrt.« Was bedeutet das für Danni? Die Ärztin: »Wir können nicht mehr helfen. In spätestens drei Monaten ist sie tot.« Für mich bricht eine Welt zusammen.
9. Januar: Ich höre, daß mein Kind innerlich verblutet. Die Ärztin spürt meine Verzweiflung: »Sagen Sie Ihrer Tochter, wie es um sie steht.«
15. Januar: 16.25 Uhr. Unsere Tochter, vor neun Monaten noch ein gesundes und fröhliches Kind, schläft für immer ein. (BamS, 20.11.1994)

📖 144 **Wer als Intellektueller zu stolz für die Klassische Naturheilkunde ist, zahlt dafür mit seinem Leben:**

Krebs! Kölner Arzt erschoß sich mit Jagdgewehr
Eine menschliche Tragödie, direkt neben der Kölner Pferderennbahn in Weidenpesch! Dort erschoß sich am Wochenende ein Arzt. Er war unheilbar krank - Krebs. Ein Nachbar: »Er war ein ruhiger alter Mann. Von seiner Krankheit wußte keiner etwas. Er kannte sie wohl am besten, wählte ein schnelles und schmerzloses Ende.« (BILD 28.11.1994)

📖 285 **Zwei Tote nach Bluttransfusion:**
Mysteriöse Vorfälle an der Düsseldorfer Universitätsklinik · Firma stoppt Blut-Produktion
(Kölner Stadt-Anzeiger Nr. 249/26.10.1994/36)

Wann nimmt der Menschenwahnsinn ein Ende?
4 Millionen Rinder werden per Gesetz (!) zu Tode verurteilt und in Verbrennungsöfen entsorgt. Verbietet nun irgendeine Behörde die widernatürliche Fütterung mit Mast- und Kraftfutter? Nein - nur sollen nunmehr die Schlachtabfälle für den Grasfresser Rind nicht mehr mit 130 Grad, sondern mit 160 Grad »keimfrei« gemacht werden.
Fordert nun irgendeine Zeitung, ein Tierarzt, ein Biologe, ein Landwirtschaftsminister, ein Politiker, ein Kulturträger zum Vegetarismus auf? Oder doch wenigstens dazu, umgehend die Tiere auf die Wiesen zu bringen, die Hühner im Freien großzuziehen, die Kälber aus ihren stählernen Sargboxen zu befreien, den Schweinen Stroh in die Kojen zu geben? Denkt jemand daran, den Massentierhaltern die Subventionen zu entziehen und dafür die kaputtgemachten Kleinbauern und die ökologisch arbeitenden Landwirte zu unterstützen?
Nein - die Menschen sind nicht fähig, aus ihren Katastrophen auch nur die geringste Lehre zu ziehen. Weder aus den kleinen noch aus den großen.
Wirst Du fähig sein, aus der eigenen Katastrophe - Deiner Krankheit - zu lernen?

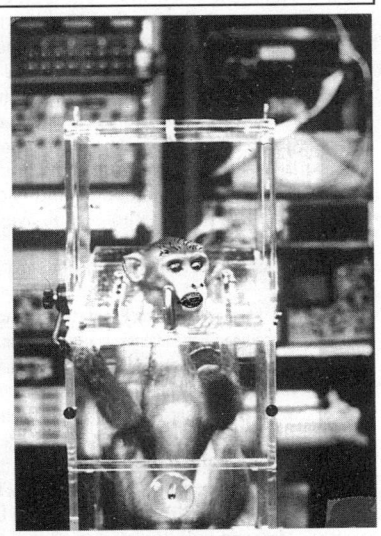

Wenn Du nicht das Dir Mögliche versuchst, kann auch das Mögliche nicht geschehen.

1550 Umstrittene Krebs-Therapien

1550 📖 249, 250 »**Prostata-Hyperplasie:** Hyperthermie (Überwärmung) ist nichts als Beutelschneiderei« (Original-Schlagzeile) (Ärztliche Praxis 76/22.9.1992/73)
Hyperthermie gegen Prostatahyperplasie (Wucherung der Prostata):
Das teuerste Plazebo der Welt?
- Nicht nur die Bunte und Bild am Sonntag, auch der »Zugbegleiter«, die Kundenzeitschrift der Deutschen Bundesbahn, informiert den aufmerksamen Leser über die äußerst erfreulichen Erfolge der *hyperthermen* Therapie bei verschiedenen Prostataleiden: Neben der Prostatopathie zeigen sich angeblich auch das Adenom und das Karzinom von der eleganten High-Tech-Methode sehr beeindruckt. In der Behandlung der benignen (gutartigen) Prostatahyperplasie (Wucherung) soll sie gar den therapeutischen »Durchbruch« darstellen,

> Medikamente verordnen ist einfach - denken etwas schwieriger:
> Früher galt Streß als wichtigster Auslöser, heute sind es Bakterien. Früher gab es Grießbrei und Magenschonkost, heute dürfen sie alles essen und trinken, worauf sie Lust haben. Gastroenterologe Prof. Rudolf Ottenjahn (München) räumt gründlich mit allen Vorurteilen auf. (Medical Tribune 16/20.4.1995)
> Der durch Schlechtkost geschädigte Magen soll also auf einmal den schlimmsten Dreck vertragen können! Er kann es durch einen Trick: Man blockiert einfach seine Säureproduktion. Die Folgen kann jeder Laie erahnen. Nur die Ärzte können es nicht...

erspart sie doch dem Patienten sowohl die penible Operation als auch deren unangenehme Folge, die retrograde (verlorene) Ejakulation.
Bundesweit werben immer wieder private Institute in Kleinanzeigen für die Hyperthermie, für die hoffnungsfrohe Patienten fast 1000 DM oder noch mehr auf den Tisch des Hauses blättern müssen. Ob es sich bei dem teuren Verfahren vielleicht um nichts weiter als eine »hypertherme transrektale (superheiße Unterleibs-) Psychotherapie« handelt, erörterte Professor Dr. Rolf Harzmann. *Bei niedrigeren Wärmegraden erreicht man nämlich allenfalls eine erhöhte Stoffwechselaktivität, wodurch dann aber* **das glatte Gegenteil einer Krebsprävention** *erreicht wird: die potentielle Aktivierung nämlich von im Adenom (gutartige Geschulst) verborgenen Tumorzellen.*
Wie aber erklärt sich die offenkundige Diskrepanz zwischen glänzenden subjektiven und ernüchternden objektiven Resultaten? Vielleicht, so vermutete Prof. Harzmann, erreicht man durch die Hyperthermie eine passagere Schädigung der Alpharezeptoren am Blasenhals. Alles weitere muß ein Plazeboeffekt sein, der durch die imposante Gerätschaft offenbar verstärkt wird. (Medical Tribune, 14. Dezember 1990/19 Hervorhebung vom Verfasser)

1551 Ein Jahr später fällt den Medizinern dann ein, daß man die teuren Hyperthermiegeräte doch nicht so nutzlos in den Praxen rumstehen lassen kann, wie sollen sie sich denn da amortisieren? Also kehrt - marsch-marsch. Und schnell wieder das Gegenteil gesagt: »**Die Vorzüge der Thermoresektion überwiegen offenbar die Nachteile**«
Bei der Thermoablation der benignen Prostatahyperplasie (BPH) mit Temperaturen über 55 Grad Celsius ist im Vergleich zu der transurethralen Resektion (TURP) die Morbidität geringer. Allerdings haben zu 80 Prozent der Patienten nach dem Eingriff einen Harnverhalt und erhebliche dysurische (schmerzhaftes Harnlassen) Beschwerden. (Ärzte Zeitung 178, 12/13.10.1993)
Laß Dich auch hier nur ja nicht von diesem, die Tatsachen zukleisternden Fachgeschwätz hinters Licht führen: Die Morbidität (Krankheitsanfälligkeit) sei geringer. Das sagt überhaupt nichts, ist Wortnebel, nicht zu greifen. Bleibt, daß die Hyperthermie aber bei den damit Behandelten dazu führt, daß neben Nierenbeschwerden sie zwar gerne pinkeln möchten, weil die Blase prall gefüllt ist, sie aber nicht dazu fähig sind. Kannst Du Dir diese Nöte vorstellen? Meine Dir gegebene Beurteilung ärztlichen Tuns im Buchteil bewahrheitet sich damit immer wieder: Sich nicht behandeln zu lassen, ist besser als zu irgendeinem dieser schrecklichen Kurpfuscher zu rennen, um sich seine Morbidität verbessern zu lassen...

1552 📖 249 Vielleicht machst Du Dir, ärzteglaubiger Leser, lieber mit dem neuesten Schrei, dem Medikament »Proscar« (→LV 2509) Dein Geschlechtsteil zum Jämmer- und Hängerling und zusätzlich die Immunkräfte kaputt. Bis es dann auch für die »UrMedizin« zu spät ist...:

1553 📖 183 BRUNNER/NAGEL (Hrsg.), Internistische Krebstherapie, Springer, bezeichnen in Kap. 4 »*Medikamente und Methoden ohne* nachgewiesene *therapeutische Wirkung*«, wenn bestimmte Methoden folgende Eigenschaften haben: Keine unangenehmen oder gefährlichen Nebenwirkungen (!), schlecht definierbare Extrakte aus Pflanzen, biologische Produkte oder homöopathische Präparate, eine besondere Diät zur Behandlung und dann, wenn es sich bei dem therapeutischen Effekt um eine immunologische Wirkung handeln soll.
O, kranker Mensch, bequeme Dich doch zu denken: Für diese Schulmedizin - wie hat sie sich doch verrannt - gibt es nur heilende Methoden und Medikamente, wenn sie gefährlich für Dich sind und Dir schaden... Die Wildpflanzen der UrTherapie sind, wegen ihrer unendlich vielen Wirk- und Lebensstoffe, sicherlich nicht so gut zu definieren wie Chemiestoffe - bringen dafür aber Deine Immunkräfte gefahrlos auf Hochtouren und machen Dich garantiert nebenwirkungsfrei gesund!

1554 📖 139, 183 Fortgeschrittenes **Prostata-Karzinom** - Hormonbehandlung
Für einen frühzeitigen Behandlungsbeginn sprechen das zunächst kleinere Tumorvolumen, hohe primäre Ansprechraten, die mögliche Verhinderung einer Umwandlung hormonsensitiver in hormonresistente Tumorzellen sowie Erfolge im Tiermodell.
Ebenso gewichtige Argumente sprechen aber dagegen: zum einen die Tatsache, daß viele fortgeschrittene Karzinome weder zum Tod führen noch Beschwerden verursachen. Zum anderen fehlt immer noch der Beweis, »ob mit einer Hormontherapie die Lebenserwartung eines Prostata-Karzinom-Patienten überhaupt verlängert werden kann.« (Medical Tribune 49/ 6.12.1991) Erkenne auch hier: Die wissen nix, die können nix. Wie auch, wenn sie in ihren Kranken den ganzen alten Dreck im Körper belassen.

1555 📖 124ff **Lokalrezidiv beim Mammakarzinom: Chemotherapie sinnlos** Medical Tribune Kongreßbericht München - Weder eine zusätzliche Chemo- noch Hormontherapie verbessert die Überlebensaussichten beim Mammakarzinom-Lokalrezidiv. Exzision oder Bestrahlung, also rein lokale Maßnahmen sind die adäquate Therapie des Lokalrezidivs, bestätigte Prof.Dr. H. Sauer, III. Medizinische Klinik, Universit.klinikum München-Großhadern, bei der 6. wissenschaftlichen Tagung der Deutschen Gesellschaft für Senologie. (Medical Tribune 29/18.7.1986/3)

📖 **153 Blasenkrebs** Aufgrund ihrer Ergebnisse nennen die Urologen zwei Argumente gegen die primäre Radikaloperation: Zum einen hat die Radikalität der Therapie keinen Einfluß auf die Überlebensprognose. Zum anderen gibt es zahlreiche Literaturdaten, die den kurativen Wert einer Radiotherapie beim Blasenkarzinom belegen...
Ob das Vorgehen der Erlanger Urologen jedoch der Weisheit letzter Schluß ist, sei dahingestellt. Denn die Therapie des invasiven Blasenkarzinoms wird kontrovers diskutiert, weil eindeutige klinische Ergebnisse nicht vorliegen. Therapieempfehlungen können deshalb nur eingeschränkt gegeben werden. (Ärzte Zeitung 215/27.11.1992/3)
Was hier so vornehm mit »wird kontrovers diskutiert« bezeichnet wird (klar, daß die Journalisten davon mehr beindruckt sind, als von meiner einfachen Sprache), heißt in der Praxis nichts anderes, als daß keiner der Ärzte weiß, welches die richtige Behandlung ist und sie nur etwas tun, um etwas zu tun - um daran zu verdienen. Obschon das eine (Wegschneiden der Blase) oder das andere (radioaktive Bestrahlung) nur Torturen für die Kranken bedeuten.

📖 **944 Bei der Psoriasis (Schuppenflechte)** dringen typischerweise T-Zellen zusammen mit Makrophagen in die Dermis (Haut). Da langkettige Fettsäuren in vitro die Proliferation (Vermehrung) von T-Zellen hemmen, wurde eine günstige Wirkung auf die Immunreaktivität von Psoriatikern und damit auf die Krankheit angenommen. Das Ergebnis: Fischöl besitzt keinen erkennbaren Einfluß auf die Psoriasis. (SOYLAND, E., u.a., Institute for Nutrition Research, University of Oslo; The New England Journal of Medicine, Vol. 328, No. 25 (1993), S. 1812-1816.)

📖 **249** *Prostata-Karzinom*
Mit Östrogenen kann der Progression eines fortgeschrittenen Prostata-Karzinoms zwar wirksamer begegnet werden als mit der Orchiektomie (Hodenexstirpation). Die viel häufigeren kardiovaskulären Komplikationen wiegen diesen Unterschied aber wieder auf: *Unter dem Strich ist die Überlebensrate in beiden Gruppen nahezu identisch.* (Medical Tribune vom 11.10.91)
Frage Dich: Wenn das bei Prostata-Krebs so ist, warum sollte das bei anderen Krebsarten anders sein...?

📖 **249** *Zelltherapie:*
Auch für Organextrakte fehlt der Nachweis für den hemmenden Einfluß auf das Prostatawachstum. Bei parenteraler (unter Umgehen des Verdauungstraktes i.v. oder i.m. gegebener) Gabe tierischen Eiweißes sind allergische Reaktionen und immunologische Störwirkungen vom verzögerten oder zytotoxischen Typ zu erwarten. (...) Die Mikrowellen-Hyperthermie eignet sich nicht als alternatives Verfahren: Sie bringt schlechtere Ergebnisse als Plazebo. (arzneitelegramm v. 11/1991)

📖 **300 Magenkarzinom operieren - je radikaler, je besser**
Die Bilanz ist ebenso ernüchternd wie unbestreitbar: Der einzige Faktor, mit dem der Chirurg die Langzeitprognose des Magenkarzinoms beeinflussen kann, ist die erzielbare, **tumoradaptierte Radikalität** der Operation. Eine subtotale (nicht völlige Magenentfernung) Resektion ist nur beim kleinen distalen (im äußeren Randbereich liegenden) Malignom (T1/T2) im Antrumbereich (Magen) zu rechtfertigen. Alle T3/T4-Tumoren müssen hingegen mit der totalen Gastrektomie (Magenwegnahme) therapiert werden. (...) Werden die Lymphknoten in Magennähe und entlang der magenversorgenden Gefäße - bei Spezialindikationen auch noch die retropankreatischen (Speicheldrüse liegt), paraaortalen (neben der Hauptschlagader) und mesenterialen (am Dünndarm gelegen) Lymphknoten - mitentfernt, gelingt es, die Rate an vollständigen Resektionen um 20 % zu erhöhen (...). Nur noch 5,8 % seiner Patienten entwickelten nach einer radikalen Resektion mit angepaßter systematischer Lymphadenektomie (Wegschneidung der Lymphgefäße) ein Lokalrezidiv. Aus der Literatur ist dagegen bei vergleichbaren Tumorstadien ohne Lymphknotenresektion eine Lokalrezidiv-Rate von rund 20 % bekannt. (Mecical Tribune Kongreßbericht in Nr.23, 5.6.1992/22)
Ich will deutlich machen, was das heißt:
Wenn die Chirurgen den Magenkrebskranken ihren Magen radikal operierten, dann bleibt so wenig davon übrig, daß sich an der operierten Stelle nur noch bei 5,8 % der Opfer der Krebs wieder zeigen kann. Schneiden sie die Lymphknoten nicht mit weg oder lassen ein Magenreststück stehen, dann bildet sich - ist ja wohl selbstverständlich! - bei 20 % der Schwerstverstümmelten der alte Krebs wieder aus. Wie kommen die an diese, einen so positiven Eindruck erweckenden Zahlen? Da ich selbst magenkrebsverseucht war und kurz vor dieser Operation stand, konnte ich dahinter kommen: Zieht ein Operierter weg oder geht er nie mehr in das Krankenhaus zurück, weil er es im stillen verflucht, ob des Leids, das sie ihm dort mit einer Operation angetan haben, dann zählt die Person für die Chirurgiestatistik als »geheilt«. Zieht ein Operierter nicht weg und begibt er sich wieder ins gleiche Hospital, weil's ihm immer dreckiger geht, dann liegt der alte OP-Bericht dort vor. Stirbt er dann, so wird durch eine Sektion ermittelt, ob bei ihm der alte Krebs wieder am alten Operationsplatz aufgetaucht ist. Wenn ja, dann gehört der Tote in die chefärztliche Statistik der 5,8 % bzw. 20 %. Ist dort kein Krebs vorhanden, so gehört er zur Gruppe der Geheilten.
Nun denke weiter: Wenn eine Brust, ein Lymphknoten, ein Magen nicht mehr vorhanden ist, dann kann sich dort meist auch kein Krebs mehr neu bilden. Aber der überall im Körper sitzende Krebs stößt eine andere seiner Tentakeln in eine neue Richtung vor. Stellt man dann bei der Obduktion fest, daß der Magenkrebsoperierte einem Bauchspeicheldrüsenkrebs erlag, so hat er kein Lokalrezidiv entwickelt. Die Operation zählt mithin für die Ärzte als »Heilung«! Stellt man fest, daß er infolge Schwäche all seiner Körperfunktionen, an Erschöpfung oder wegen Abmagerung, sein erbarmungswürdiges Nachoperationsleben aushauchte, weil infolge Magenverlust kaum noch eine Verdauung stattfinden konnte, dann gehört er ebenfalls zur Gruppe der mittels ärztlicher Kunst »Geheilten«. Denn er hat ja keinen neuen Krebs an der Operationsstelle entwickelt. Und so kann unwidersprochen behauptet werden: Durch die Operation wurde das Leben des Krebskranken verlängert... Ich hoffe, Du blickst wieder mal etwas tiefer hinter die Kulissen einer Bühne, auf denen sich die eindrucksvollsten Schmierenstücke abspielen.

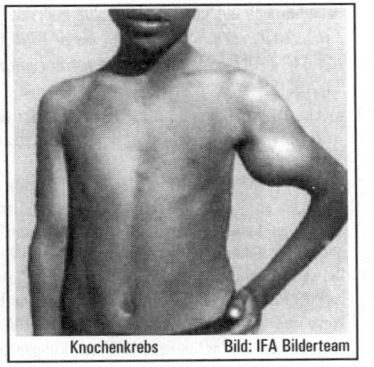

Knochenkrebs   Bild: IFA Bilderteam

1561 139 Prostata-Op und die Folgen   Während die eine Gruppe von Experten glaubt, durch ein Screening beim Prostatakarzinom Tausende von Leben zu retten, weiß die andere Gruppe, daß mehr als die Hälfte der Patienten eher mit als an ihrem Karzinom sterben werden, argumentierte Prof. Faul. Tatsache ist, es gibt bis heute keinen Beweis, daß durch Frühdiagnose und radikale Prostatektomie bzw. Strahlentherapie das Leben verlängert wird. Zwar ist das Risiko, an der Behandlung zu sterben, gering, dafür wird die Lebensqualität in erheblichem Umfang negativ beeinflußt: Die Rate der Gesamtkomplikationen nach radikaler Prostatektomie beträgt etwa 50%, die der Strahlentherapie ca. 40%! 25% der behandelten Männer werden impotent, 2 bis 10% inkontinent. Die Mortalität liegt bei etwa 2%. (Medical Tribune 37/11.9.1992/8)

> Naturheilkunde zu sein, das nehmen unzählige Heilrichtungen für sich in Anspruch. Die meisten haben mit Natur so wenig zu tun wie ein Goldfisch mit Gold. Naturheilkunde kann nur das sein, was die Natur als einziges Behandlungskonzept ansieht.

1562 183 ABEL, U., »Die zytostatische Chemotherapie«, Hippokrates Vlg. Stuttgart, erschienen Juli 1990.

Therapie-Kritiker Abel: »Ärzte lügen sich in die Tasche«. Die geringe Wirksamkeit der medikamentösen Anti-Tumor-Therapie ist nach Ansicht des Heidelberger Forschers »in dieser Schärfe weder der Öffentlichkeit noch der Mehrzahl der behandelnden Ärzte bewußt«. Die Chemotherapie, so Abel, ist erkennbar nicht in der Lage, das Leben der Patienten deutlich zu verlängern. Zumindest fehlt dafür der wissenschaftlich schlüssige Beweis. Er ließe sich erbringen, wenn die Überlebensraten von chemotherapierten Patienten mit denen von unbehandelten Krebskranken im Rahmen kontrollierter Studien systematisch verglichen würden. Doch ein solches Verfahren hat vor den Ethikkommissionen der Mediziner keine Chance: »Man kann doch einen Patienten mit chemotherapierbarem Krebs nicht ohne weiteres unbehandelt lassen«, so die westdeutschen Tumorexperten Dieter Kurt Hossfeld und Albrecht Pfleiderer, »um auszuprobieren, ob er nicht vielleicht auch ohne Therapie gleich lange überlebt« - der Nutzen der Chemotherapie wird axiomatisch vorgegeben, aber nicht bewiesen.

Der Verfasser übersetzt Dir die Aussage der Ethikkommission in eine klare Sprache:
»Man kann doch einem unheilbaren Krebskranken gegenüber nicht so ehrlich sein zu sagen, daß die Behandlung nichts nutzt, solange uns diese so große Hochachtung verschafft.« Wach bei den folgenden Aussagen des Wissenschaftlers aus dem Krebsforschungszentrum auf. Einen stärkeren Beweis dafür, wie Dich die Ärzte betrügen und Dich mit ihren Chemiemitteln krank statt gesund machen, kriegst Du von einer Koryphäe der Schulmedizin wohl nie wieder präsentiert: Auch die Tatsache, daß die Tumormasse unter dem Chemo-Angriff abnimmt oder vorübergehend völlig verschwindet (partielle oder komplette Remission), muß laut Abel nichts Gutes bedeuten. Unter der Medikamentenwirkung resistent gewordene Resttumorzellen wachsen mitunter um so schneller wieder nach. Der Zusammenhang von »Response«, also dem Rückgang des Tumorgewebes, und Überlebensgewinn, von manchen Medizinern als Begründung für die Chemotherapie angeführt, läßt sich in der Literatur nicht belegen. »Überraschend häufig«, so fand der Heidelberger Biostatistiker, ist der umgekehrte Fall: Patienten, bei denen der Tumor unter der medikamentösen Behandlung keine Wirkung zeigt, überleben länger. Auf wissenschaftlich dünnem Boden steht nach Abels Erkenntnissen auch das zweite Axiom der Chemotherapeuten: die schmerzlindernde (palliative) Wirkung der Zytostatika. **Bei der Behandlung fortgeschrittener Organkrebse bringt Chemotherapie fast nichts** - provozierende Thesen zum Krebskongreß in Hamburg. Zehn Jahre lang diente Ulrich Abel, 38, den westdeutschen Krebsmedizinern als, wie er selbst sagt, »Rechenknecht«. Der promovierte Mathematiker und Dr. med. habil. (Epidemiologie) half den Klinikern bei der Durchführung von Krebsstudien. Sein Methodenwissen war gefragt, das Verhältnis zu den Krebsexperten bestens.
Im Frühjahr dieses Jahres hat der Heidelberger Biostatistiker selbst zur Feder gegriffen und ein schmales Büchlein vorgelegt. (...) Seit dieser Zeit ist für manche westdeutsche Krebsmediziner aus dem Abel ein Kain geworden. Er könne sich vorstellen, meint Abel, daß er zu neuen Studien in einzelnen Fällen »nicht mehr zugezogen« werde.
Der »Glaube an die Wirksamkeit der Chemotherapie«, in manchen Medizinergehirnen nach Abels langjährigen Erfahrungen offenbar »dogmengleich festgeschrieben«, **hält einer strikten wissenschaftlichen Nagelprobe nicht stand.** (DER SPIEGEL 33/1990)
Laß mich noch auf den die Menschen blendenden Erfolgsbericht über die im Röntgenbild verschwundenen Lungentumoren nach Interleukin-Behandlung hinweisen (→LV 1504). Was wirklich davon zu halten ist, zeigt der o.a. Bericht Abels. Warum sie Dich oder Dein Kind mit Engelszungen als Krebskranker zu einer Chemotherapie überreden - und wenn das nicht hilft, mittels Zwang durch Behörden und Gerichte dazu hinzerren lassen:
Die These von der Wirksamkeit der Zellgifte und die daraus herrührende »überwältigende Dominanz der Chemotherapieforschung« könnte sich nach Abels Urteil künftig »als einer der folgenschwersten Irrwege der klinischen Onkologie erweisen«. Eine Kursänderung, im Interesse der Patienten »dringend notwendig«, scheitert an den mittlerweile festgefahrenen Strukturen. Rund 90% der Forschungskapazitäten, so schätzt Abel, sind durch die laufenden Chemotherapiestudien gebunden. Die Umsätze der Pharmaindustrie mit den Antitumor-Medikamenten belaufen sich auf jährlich eine halbe Milliarde Mark. Manche *Krebsforscher werden für jede dokumentierte einzelne Behandlung eines ihrer Patienten von den Herstellern mit bis zu 1000 Mark entlohnt.* (DER SPIEGEL 33/1990 Hervorhebung vom Verfasser)

1563 119 - 147 **Chemotherapie ist bei jüngeren Frauen etwa so effizient wie Kastration.** (Original Schlagzeile) (Ärztliche Praxis, 11.2.92/3)

1564 a) 166, 456 **Der größte Scharlatan ist der angesehendste:** Wie es dieser Scharlatan trotz völliger Erfolglosigkeit schafft, immer wieder bestaunt zu werden, das ist fast bewunderungswürdig, geschähe es nicht auf Kosten hoffnungsfroher Kranker:
In den National Institutes of Health in Bethesda (US-Bundesstaat Maryland) wurden am Dienstag einer 29 Jahre alten Frau und einem 49jährigen Mann, die an einer fortgeschrittenen Form von Hautkrebs (Melanom) leiden, genetisch veränderte Zellen injiziert, deren Aufgabe es ist, einen Krebskiller« zu den befallenen Organen zu transportieren. Die Forscher unter Leitung von Dr. Steven Rosenberg hatten den Krebspatienten Immunzellen entnommen und ihnen ein Gen implantiert, das die Produktion einer äußerst wirksamen tumorbekämpfenden Substanz (Tumor-Nekrose-Faktor) reguliert. Die so »aufgerüsteten« Zellen wurden massenhaft gezüchtet und werden jetzt über einen Zeitraum von drei bis vier Wochen wieder in den Blutkreislauf der Patienten eingeschleust. Die Wissenschaftler hoffen, daß die Immunzellen den »Tumorkiller« nur dorthin transportieren, wo die Krebszellen am Werk sind. Auf herkömmliche Weise kann der Wirkstoff nicht in ausreichend hoher Dosis verabreicht werden, weil er dabei überall im Körper verteilt wird und gefährliche Nebenwirkungen entwickelt. (Kölner Stadt-Anzeiger, 31.1.1991)

Wie ein vernünftiger Mensch diesem Fantasten Rosenberg solche Hirngespinste abnehmen kann, bleibt unerfindlich. Aber hatten das nicht schon die Römer bemerkt: Credo quia absurdum (Ich glaube, weil es Unsinn ist). Denk mal darüber nach, was die medizinische Wissenschaft für eine grandiose Wissenschaft sein muß, wenn deren »Wissenschaftler hoffen«, statt zu wissen...
»Und wenn die Gen-Medizin und die noch auf uns zukommende Elektro-Chemotherapie keinen Erfolg haben und in die Binsen gehen, was nach alledem sicher anzunehmen ist?«
Ehrliche Menschen kann man in Verlegenheit bringen, aber keine notorischen, seit 10.000 Jahren in bester Übung befindlichen Schwindler! Auch dafür wird jetzt schon vorgesorgt! Dann kehrt man wieder zur Heilkräutermedizin zurück (→LV 8200/6, 8220).

b) 370, 458 In Deutschland hat eine Befragung unter Ärzten ergeben, daß die meisten von ihnen nicht nur der Schulmedizin vertrauen, sondern auch alternative Therapien anwenden. (Ärzte Zeitung 53/23.3.1993/16)
Gentechnisch Krebs besiegen
Maligne Tumoren entziehen sich der Immunüberwachung beispielsweise dadurch, daß sie ein immunsuppressives Milieu schaffen oder sich geschickt durch geringe Immunogenität tarnen. Die moderne Gentherapie setzt hier an. Krebsforschung heute: An einer Sterilbank werden menschliche Tumorzellen im Kulturmedium verdünnt. Durch Gen-Transfer lassen sich Krebszellen dann umprogrammieren - die Therapie der Zukunft? In Mäusemodellen konnte man durch Transfer von IL-2_, IL-4_ oder G-CSF-Genen sowie anderen Zytokin-Genen in Tumorzellen erreichen, daß diese Tumorzellen abgestoßen wurden. In wenigen Modellen gelang es sogar, bereits etablierte Tumore zur Abstoßung zu bringen, z.B. Kolonkarzinome durch Transfer des IL-2_Gens. (Ärztliche Praxis 2/8.1.1996/17)
Erkenne: 1. Nie wird von Menschenaffenmodellen gesprochen. Mäuse und Ratten sind keine Sympathieträger, das nimmt man hin. 2. Hunderte Jahre schon sind klinische Versuche »erfolgreich« - beim lebenden Menschen blieben sie stets erfolglos.

c) 255 Umsatzminus durch GSG Ärzte schwenken um zur bisher verachteten Homöopathie. Warum?
Den Heilpraktikern nicht das Feld überlassen
Über eines sollte sich jeder Arzt in Deutschland im klaren sein: Ein Ende der behördlichen Strangulierungen des ambulant tätigen Praktikers ist auch langfristig nicht zu erwarten. Einziger Ausweg aus dieser gewiß nicht erfreulichen Perspektive ist eine Hinwendung zu anderen Einnahmequellen als der durch immer restriktiver ausgelegte Gebührenordnungen verwalteten »Schulmedizin«. Diese These wird durch die Tatsache eines auch in der derzeitigen Rezession boomenden Marktes für alternative Medizin gesichert. Es ist also nur eine Frage des richtigen Marketings, ein Leistungsspektrum auch beim Hausarzt anzubieten, das den Bedürfnissen der breiten Bevölkerungsmehrheit entspricht und das durch keine Gebührenordnung »gedeckelt« wurde. (...) Es gibt so viele Methoden der »biologischen« und »alternativen« Medizin, daß sie hier unmöglich aufgeführt werden können. Es ist aber nicht sehr schwierig, sich einschlägig zu informieren. (...) Ärzte, die sich solcher alternativer Methoden bedienen, genießen bei ihrer Klientel großes Ansehen und erfreuen sich auch eines anständigen Einkommens. Und die Ausrichtung zumindest in Teilen des Leistungsspektrums auf »Alternativmedizin« gefährdet die Sicherheit der »Kunden« zu keiner Zeit. (...) In unserem Falle bedeutet das konkret, daß man sich auch einmal intensiv mit den Wünschen und Bedürfnissen in der Bevölkerung auseinandersetzt - und sie sehen nun einmal ganz anders aus, als das, was in der »normalen« Praxis geboten wird. (Ärztlich Praxis (Wirtschaft) 13.11.1993)
Sieh mal da: Auf einmal - wenn's ums Geldverdienen geht - sind alternative Methoden keine Kurpfuscherei, ist der Heilpraktiker kein Scharlatan mehr...
Die Homöopathie schließt therapeutische Lücken (Ärzte Zeitung 207/24.11.1993/18)
Pflanzliches Antidepressivum ebenso wirksam wie synthetisches (Ärzte Zeitung 48/16.3.1994/12)
Der Wunsch nach sanften Heilformen läßt sich heute durchaus legitim erfüllen
Unter diesem Gesichtswinkel bieten sich beispielsweise die klassischen Naturheilweisen der Phytotherapie an mit ihrem in Jahrhunderten akkumulierten Erfahrungswissen vieler Pflanzenkundler. (Ärzte Zeitung 213/2.12.1993/20)

d) 370 Welche Therapie für die Ärzte selbst? »(...)Kein Wort davon, *daß malignomerkrankte Kolleginnen überwiegend diese alternative Therapie für sich selbst einsetzen.* Kein Wort zur besseren Verträglichkeit dieser Präparate und - wesentlich! - entschieden besseren Verträglichkeit strahlen- und chemotherapeutischer Maßnahmen unter gleichzeitiger Misteltherapie. Unfaßbare Vorwürfe gegen genügend selbstkritische KollegInnen, irrationale Angriffe auf therapeutische über 60jährige Bemühungen (...) und dann: »an den Praxen der Schulmediziner läuft das Geschäft vorbei«. Pecunia medici suprema lex!? (Das höchste Gesetz für den Mediziner ist das Geld.) Dr.med.Günther Burckhardt, Fichtenweg 5, Bebra in Medical Tribune, 8.5.92

5 120, 154 Chemotherapie und die BCG-Immuntherapie (Impfstoff) **Immuntherapie besser als Chemo**
»Eine randomisierte Studie an Patienten mit rezidivierendem (wiederkehrendem) Frühkarzinom oder Carcinoma in situ (am Ort) hat jetzt gezeigt, daß die adjuvante (begleitende) Immuntherapie wesentlich besser vor Rezidiven schützt als die Chemotherapie...«
Die Wahrscheinlichkeit, nach fünf Jahren noch krankheitsfrei zu sein, wurde für die Chemotherapiegruppe der Frühkarzinom-Patienten mit 17 Prozent, für die Immuntherapiegruppe mit 37 Prozent errechnet. Das progressionsfreie Intervall betrug 10,4 bzw. 22,5 Monate. (Ärztliche Praxis/Nr. 98/7.12.1991)

6 a) 122 Das sind die Tatsachen - und kein Weg geht daran vorbei, für den, der sich mit den Ärzten bei Krankheiten einläßt:
...Dabei zeigt die nüchterne Beurteilung, daß weder Operation noch Bestrahlung oder Chemotherapie in jedem Fall Heilung bedeuten. Erst kürzlich habe ich einen noch nicht 30jährigen jungen Mann erlebt, der sich wegen eines kleinen Melanoms am Fußrücken vorsichtshalber - wie man ihm angeraten hat - das Bein amputieren ließ; trotz dieser radikalen Maßnahme ist wenige Monate später ein Befall im Abdominalraum (Unterleib) aufgetreten. (Vergleiche hier unbedingt mit →1207)
In der Praxis sieht alles viel nüchterner aus und wer selbst in der praktischen Onkologie tätig ist, kann wissen, daß die Krebserkrankung sich zwar lokal manifestiert, letztlich aber immer eine Allgemeinerkrankung ist... (Dr. Fritz Spielberger, Prakt. Arzt und Apotheker, 7064 Remshalden-Geradstetten in »Medical Tribune« vom 19.7.1991) (→LV 1156)

1566 b) Da ist der Professor Nagel mal wieder ganz anderer Meinung! Seit Virchow, dem Begründer der Zellehre, sind über 100 Jahre vergangen - aber die halten eisern daran fest, daß Krebs keine Erkrankung des gesamten Organismus ist:
Für uns Mediziner ist die Krebsursache ein multifaktorieller genetischer Defekt einer Zelle.
Die Patienten fühlen genau - und das ist ja auch richtig -, daß ihr Krebs eine Allgemeinerkrankung ist. Aber der Schulmediziner muß der Lehre von Virchow folgen und bei seinen vergreisten Grundsätzen bleiben:
Die meisten Patienten jedoch haben die Vorstellung, daß sie Krebs bekommen haben, weil ihr Körper insgesamt in irgendeiner Weise geschwächt und abwehrgeschädigt ist (...) Aufgrund dieser subjektiven Vorstellung von der Krebsätiologie (Ursache) betrachten die Patienten eine Operation oder eine Strahlentherapie nicht als kausale Behandlung, sondern als symptomatische. Sie wollen aber entsprechend ihrer subjektiven Vorstellung von der Krebsätiologie kausal behandelt werden, also mit Mitteln gegen ihre Abwehrschwäche.
Nun bestehen die Kranken aber auf abwehrstärkende Mittel. Und da er sie als Patienten nicht verlieren will, gibt er seine Grundsätze auf und - verschreibt ihnen als adjuvante Therapie einen Pflanzenwirkstoff:
Patienten, die in unserer Klinik nach solch einer Gehhilfe für das Leben mit Krebs verlangen, geben wir einen Echinacea-angustifolia- Komplex, der einerseits das Immunsystem stimuliert, bei dem aber andererseits nach vorliegenden Untersuchungen das Risiko eines Tumorenhancements (Tumorvergrößerung) sehr gering zu sein scheint. Dabei ist uns stets bewußt, und hierüber werden unsere Patienten auch in jedem Fall sehr genau informiert, **daß die Gabe dieses Mittels mit naturwissenschaftlich begründeter Tumortherapie nichts zu tun hat.** (Professor Dr. Gerhard A. Nagel ist wissenschaftlicher Direktor der Klinik für Tumorbiologie in Freiburg. (In Ärztliche Allgemeine 9/1995, ein Themenheft der Ärzte Zeitung. Fettdruck vom Verfasser) So wahrt die Schulmedizin ihr dummes Gesicht.

1567 120, 154 **Pankreaskarzinom** (Bauchspeicheldrüsenkrebs): **Chemo nicht sinnvoll**
Die Überlebenszeit des unbehandelten fortgeschrittenen Pankreaskarzinoms ist kurz. Die zytostatische Therapie ist nur sinnvoll bei symptomatischen Patienten in gutem Allgemeinzustand. Die Überlebenszeit wird durch eine Chemotherapie nicht verlängert. (Medical Tribune 25.3.1991)

1568 132ff **Was gestern noch richtig war, ist morgen in der Schulmedizin schon falsch:**
In Großbritannien streiten Onkologen und Gesundheitspolitiker über den Sinn der Brustkrebs-Selbsterkennung durch die Patientin. Das Londoner Gesundheitsministerium rät Frauen neuerdings davon ab, ihre Brüste selbst auf Karzinome hin abzutasten: *Diese neuen Richtlinien bedeuten eine Kehrtwendung um 180 Grad.* »Patientinnen, die Veränderungen in ihrer Brust ertasten, machen sich oft nur unnötig Sorgen.« Umgekehrt: Patientinnen, die nichts Ungewöhnliches entdeckten, könnten sich möglicherweise »in einem trügerischen Gefühl der Sicherheit« wägen. (Ärzte Zeitung, 29.10.1991)
Nicht nur daß die Theorien und Ansichten der Schulmedizin zur Krankenbehandlung allesamt falsch sind, wie ich Dir beim Buchteil nachwies - es herrscht auch noch ein heilloses Durcheinander.

Naturheilverfahren / Mönchspfeffer kontra zyklisches Brustspannen
Ein Extrakt aus Mönchspfeffer (Vitex agnus-castus) kann die Symptome des prämenstruellen Syndroms (PMS) lindern. In einer randomisierten kontrollierten Studie nahmen unter einer solchen Phytotherapie Brustspannen, Ödeme, Kopfschmerzen und eine Anspannung deutlich ab. Die Studie belegt nach Reuters Ausführungen Wirksamkeit und Sicherheit der therapeutischen Anwendung von Mönchspfeffer beim PMS. Der Wermutstropfen: Nach Absetzen des Phytotherapeutikums können die Beschwerden beim nächsten Zyklus in der Lutealphase wieder auftreten. In solchen Fällen scheint eine Dauertherapie unumgänglich zu sein. Dr. Susanne Kammerer, 6. Phytotherapiekongreß, Berlin (Ärztliche Praxis 19/5.3.1996/13)

1569 60, 76, 255 **Baldrian gegen Schlafstörungen: eine echte Konkurrenz für Benzos**
Psychotrop wirkende Phytopharmaka wie Hopfen, Baldrian, Johanniskraut und Kava-Kava erfreuen sich immer noch zunehmender Beliebtheit bei Arzt und Patient. Parallel dazu steigen die Investitionen für die Erforschung von Klinik und Pharmakologie dieser Heilpflanzen. Neue Ergebnisse, die sich diesmal insbesondere auf Baldrian bezogen, wurden jetzt auf dem 6. Phytotherapie-Kongreß der Gesellschaft für Phytotherapie vorgestellt. (Ärztliche Praxis 8/26.1.1996/13)

1570 120 - 154 **Therapeutischer Overkill** Vielleicht haben auch manche Onkologen nicht den Mut, ihre Patienten vollständig über die relative Erfolgslosigkeit der Chemotherapie aufzuklären. Viele Krebsärzte glauben auch, daß neue Wirkstoffe stets besser seien als die alten. Immerhin werden nach Schätzungen des Bundesverbandes der Allgemeinen Ortskrankenkassen jährlich fast sieben Milliarden Mark ausgegeben für Therapien, die nachweisbar wirkungslos oder fragwürdig sind. Mark Levine hat errechnet, daß die auch bei uns praktizierte, alle Möglichkeiten ausreizende chemotherapeutische Behandlung einer Krebsgeschwulst unbekannten Ursprungs die Überlebensrate nach zwei Jahren von 11 auf 11,5% verbessere - zu dem horrenden Preis von 2,4 Millionen Dollar pro Patient und Jahr... Smith predigt keinen therapeutischen Nihilismus, will aber die Kranken vor einer Überbehandlung schützen. Er fordert deshalb, nur jene Mittel einzusetzen, die eindeutig die Überlebensrate und Lebensqualität verbessern. Der Kranke habe Anspruch auf die volle Wahrheit und müsse erfahren, ob Heilung, eine lang oder kurz dauernde Remission zu erwarten sind. Und noch etwas fordert der Arzt aus Virginia, der zum Beraterstab von Hilary Clinton gehört: seine Kollegen müßten offenlegen, wieviel sie selbst an der teuren Chemotherapie verdienen. (DIE ZEIT, 12/18.3.1994/49)

1571 249ff **Die Beobachtung aus der Praxis durch Prof. Hackethal war richtig**, seine Meinung wird hier bestätigt: »Eine aggressive Behandlung von Prostatakrebs ist nicht angebracht« (New England Journal of Medicine 330/1993/242 - 248)

1572 **Massage/Lymphdrainage**
Es existieren auffallende Häufungen von Haut und Unterhautmetastasen an Hals, Kopf und Thorax, wenn nach einer Krebsoperation im Kopf-Hals-Bereich mit Lymphdrainage-Massage behandelt wurde. (Laryngo-Rhino-Otologie, 72 Jg., Heft 11/1993/580)

1573 a) 249ff **Prostata-Therapie**
Die vorliegenden Daten zur Thermotherapie mit 55°C seien dürftig und widersprüchlich. (...) Objektiv sei der Harnstrahl nur gelegentlich und so minimal verbessert worden, daß der Meßwert eigentlich wiederum eine Indikation zur Behandlung darstelle.
Auch über die Lasertherapie fehlen noch einwandfrei erhobene Ergebnisse. (...) Die Datenlage bezeichnet Alken als »noch dürftiger« als bei der Thermotherapie. Bei acht Studien an knapp 180 Patienten mit

> Dir als Prostataanwärter (ab 50 Jahre) rate ich nochmals zu viel körperlicher Aktivität. Denn nur so wird die Prostata, die beim Sitzen zusammengedrückt wird, ausreichend durchblutet und mit Abwehrstoffen gegen Krankheitserreger versorgt.

einem überwiegenden follow-up von drei Monaten wurde der Harnfluß in der Regel »genauso schlecht verbessert wie bei der Thermotherapie«. (...) Zum jetzigen Zeitpunkt sei es jedoch absolut fehl am Platze, Patienten falsche Hoffnungen zu machen. (Ärztliche Praxis 82/19.4.1994)

b) 90% bekommen im Alter Prostatabeschwerden. Deshalb trainiere als Mann beim Harnlassen die Innenmuskulatur: Halte beim Pinkeln im letzten Drittel den Harnfluß kurz an und versuche, den nächstfolgenden Urin unter kräftigem Muskelzusammenziehen möglichst weit von Dir zu schleudern.

a) 📖 373 **Nichtpolypöses Kolonkarzinom / Krebsgen entdeckt**
Das defekte Gen, das für hereditäre, nichtpolypöse Kolonkarzinome verantwortlich ist, wurde auf dem kurzen Arm des zweiten Chromosoms lokalisiert. Die neuen Erkenntnisse könnten auf lange Sicht auf ein Screening (weite Tests der Bevölkerung) der breiten Bevölkerung hinauslaufen. Die Identifikation von Personen mit defektem »Reparatur-Gen« könnte die Diagnose des häufigen Karzinoms erleichtern und die kurative Operation in einem frühen Stadium ermöglichen. (Science, Vol. 262, No. 5140 (1993), S. 1645)

Du siehst: nicht die Heilung ist dem Mediziner wichtig - nur die Profite, die bei Großuntersuchungen und Diagnosen anfallen. Dafür wird von den Forschern jetzt auftragsgemäß ein Krebsgen entdeckt. Natürlich ist das ebenfalls nur ein fauler Zauber. Weiter solltest Du wissen, daß sich bösartige Karzinome auch zwischen gutartigen Zysten bilden können, die oft erst bemerkt werden, wenn sie die Lymphbahnen schon befallen haben und Metastasen setzen.

b) Zysten sehen wie übergroße Tropfen aus und enthalten viel Wasser. Sie verschwinden oft schon durch das Fasten.

📖 166, 456, 511 **Ein Wunder kündigt sich an**
In San Diego, Kalifornien, wird derzeit der Krebs besiegt. (...) Und fand jetzt zwei Stoffe, die das schaffen: einen Antikörper und einen Eiweißstoff, künstlich produziert vom deutschen Merck-Konzern durch genetisches Cloning. Cheresch testete die Mittel an Tieren, denen menschliche Krebstumore eingepflanzt wurden. Alle Tumore starben ab. Die ersten todkranken Krebspatienten werden noch in diesem Jahr die Wunderspritze bekommen. (BUNTE Nr. 3, 12.1.1995) Warum nur hört man später nie mehr was davon...?

📖 249 Prostata: **Ärztegefahr** »Wir fordern Führerscheine für den tastenden Finger«. Professor Dr. Jens E. Altwein aus München, der auch im Namen anderer renommierter Urologen bemängelt hat, daß die Qualität der Früherkennungs-Untersuchungen beim Prostatakarzinom verbesserungsbedürftig sei. (Ärzte Zeitung 232/24.12.1994/6)

📖 172 **Burt Lancaster: Vier Jahre langsam von Tumor zerfressen**
Burt Lancaster, der Star: Für seine Rolle als machthungriger Priester in »Elmer Gantry« bekam er 1960 den »Oscar«. (...) Dann kam die Krankheit. Ein Schlaganfall. Lancaster konnte nie mehr richtig sprechen, nie mehr auf den Beinen stehen. Tumore zerfraßen seinen Körper, er konnte kaum noch etwas sehen. Burt Lancaster, der Vergessene: (...) für alte, kranke Männer hat Hollywood nichts übrig. Nicht mal eine menschliche Geste. Gestern erlöste der Tod den großen Schauspieler - Bye, bye, Burt!

📖 166 **Du bist nicht - der Arzt ist alles** Das ist es, was sich heute unter dem Begriff »Onkologe« (Krebsspezialist) manchmal verbirgt: die bedingungslose Bereitschaft, Persönlichkeit und Wohlergehen des Patienten zugunsten einer allgemeinen mechanistisch orientierten Medizin hintanzustellen. (HOLZHÜTER, R., Wehr euch Patienten, Ullstein TB 35488, S.87).

Zum nebenstehenden Text:
Nichts als unverantwortliche Hoffnungsmache, um mit noch mehr Leichenfledderei den Profit der Ärzte zu erhöhen. Statt den Diabetikern klarzumachen: Speckt ab, bewegt Euch, eßt kein Zucker- und Mehlzeug mehr und ihr seid gesund. Was denkt Ihr denn, was das für ein Chemieleben mit zwei fremden Organen gibt!
Bist Du auch für eine Lyse vorgesehen?
Mit der Lyse aber »unterziehen wir diese Patienten, und das sind junge Leute, einem Letalitätsrisiko von 1 bis 2%, je nach Statistik. Wenn wir ihnen das sagen, dann, glaube ich, gibt es überhaupt keinen mehr auf der Welt, der sich lysieren läßt!« (Medical Tribune 6/9.23.1996/5).
Na, haben sie es *Dir* gesagt, Thrombosekranker?

📖 60, 76, 255 **Brennesselwurzel hemmt die Prostatavergrößerung und lindert Miktionsbeschwerden**
Die Hauptinhaltsstoffe aus Brennesselwurzel (Extractum radicis urticae, ERU) hemmen u. a. die Bindung von Wachstumsfaktoren an prostatische Rezeptoren. Ein wichtiger Faktor in puncto Compliance ist die Einnahmehäufigkeit: Bei Bazoton uno gewährleistet tägliche Einmalgabe den erforderlichen Wirksamkeitsgrad. Dies sei z. B. bei multimorbiden Patienten, die häufig mehrere Medikamente zugleich einnehmen müssen, ein großer Therapievorteil, betonte Priv.-Doz. Volker S. Lenk (Charite Berlin) bei einem Expertenworkshop. Lenk verglich in einer Studie die Effekte der täglichen Einmalgabe von Bazoton uno mit denjenigen anderer Präparate, die der Patient dreimal pro Tag einnehmen muß. Dabei hatten sich bei BPH in den Stadien I und II nach Alken unter Bazoton uno sowohl die Lebensqualität (individuelle Befindlichkeit) als auch die Parameter des Internationalen Prostata-Symptom-Scores (IPSS) deutlich verbessert. (Ärztliche Praxis, Internationaler Experten-Workshop zur BPH, veranstaltet von Kanoldt Arzneimittel GmbH (Ismaning bei München), Kronberg/Taunus 1995)

Lies die letzten neun Worte und Du weißt Bescheid, warum der Arzt die Brennesseln lobt. Laß Dich auch hier nicht bluffen. Hier wird ein pflanzliches Heilmittel empfohlen. Du aber weißt: Es gibt keine Heilmittel! Was es gibt, das sind Menschen, die damit Geld verdienen wollen. Dagegen ist nichts einzuwenden, sofern sich Dumme dafür finden lassen. Vielleicht gibt's etwas Erleichterung für den von seiner Prostata Geplagten: Aber der soll sich nicht weiter einbilden, daß er damit deren weiteres Wachstum aufhält. Dazu muß er urgesund

---

Die Mediziner verraten und verkaufen Dich!
Weil es Probleme bei der Entwicklung ihrer Zwillinge sah, suchte ein schwäbisches Ehepaar Hilfe in der Uniklinik Tübingen. Dort wurden die Eltern selbst zum Problem erklärt - und ihre Kinder in eine Pflegefamilie gegeben. Kinder lernen ja fix. Lektion eins der sechsjährigen Nadine Heinrich für ihr späteres Leben: „Wenn ich mal Kinder hab'", erklärte sie vor ein paar Tagen ihren Eltern, „geh' ich mit denen nie zum Doktor."
Auf die Frage nach dem Warum kam prompt die Antwort: „Dann nehmen die sie mir nur weg." Die Eltern sagten nichts dazu. Was hätten sie auch antworten sollen? Etwa: Aber nein, so was tun Ärzte nicht? Sigrun und Robert Heinrich, beide 29, haben da andere Erfahrungen. Am 4. April dieses Jahres wurde ihnen vom Vormundschaftsgericht Hechingen auf Antrag der Universitätsklinik Tübingen das Sorgerecht für ihre knapp vier Jahre alten Zwillinge Patrick und Jacqueline entzogen. Die Mutter: „Des isch, als wenn's dir das Herz rausreißt." (Stern 23/1996)

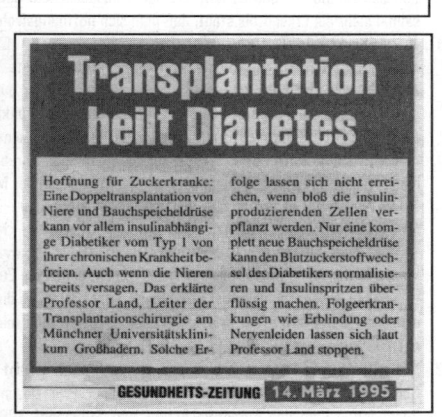

Transplantation heilt Diabetes

Hoffnung für Zuckerkranke: Eine Doppeltransplantation von Niere und Bauchspeicheldrüse kann vor allem insulinabhängige Diabetiker vom Typ 1 von ihrer chronischen Krankheit befreien. Auch wenn die Nieren bereits versagen. Das erklärte Professor Land, Leiter der Transplantationschirurgie an der Münchner Universitätsklinik Großhadern. Solche Erfolge lassen sich nicht erreichen, wenn bloß die insulinproduzierenden Zellen verpflanzt werden. Nur eine komplett neue Bauchspeicheldrüse kann den Blutzuckerhaushalt des Diabetikers normalisieren und Insulinspritzen überflüssig machen. Folgeerkrankungen wie Erblindung oder Nervenleiden lassen sich laut Professor Land stoppen.

GESUNDHEITS-ZEITUNG 14. März 1995

leben. Und braucht sich dann nichts zu kaufen. Brennesseln lassen sich überall finden. Und die nehmen es ihm nicht übel, wenn er sich aus deren dichten Wurzelgestrüpp bedient. Die frische Wurzel über den Früchtesalat geschnitten wird eine noch größere Wirkung sicherlich seiner Einbildung erbringen.

1600 Neue Krebstherapien

1600 📖 132 *Elektrochemotherapie, einer der letzten medizinischen Hits:*
»Pharmakologen können lange Klagelieder über mühsam gesuchte Mittel singen, *die zwar Krankheitskeime im Reagenzglas perfekt vernichten, im Körper aber wirkungslos sind* - oft weil die verflixten Zellmembranen nicht mitspielen und den Wirkstoff abweisen. Einem französischen Forscherteam ist es nun gelungen, mit einem einfachen Trick, nämlich wenigen, kurzen elektrischen Impulsen, die Membranen von Krebszellen so »aufzuweichen«, daß sie für gut bekannte Chemotherapeutika (Bleomycine) durchlässig werden. Diese Zellgifte strömen dann rasch in die Krebsknoten ein und zerstören sie, das umgebende gesunde Gewebe bleibt unversehrt. Hierbei wird einem Patienten ein bißchen Bleomycin in sehr geringer Dosierung gespritzt und einige Minuten gewartet, bis es sich im Kreislauf verteilt hat. Dann wird über zwei Elektroden, die möglichst an den Rändern des Krebsknotens anliegen, vier- bis achtmal eine hohe Spannung (etwa 1300 Volt pro Zentimeter) erzeugt, jeweils für eine zehntausendstel Sekunde Dauer... In einer Serie von Experimenten haben die Franzosen das neue Verfahren an verschiedenen Mäusestämmen und Tumortypen getestet, die Ergebnisse sind im European Journal of Cancer (Bd. 27/1991, S. 68 und S. 73) in zwei Berichten nachzulesen. Es wird allerdings noch Jahre dauern, bis geklärt ist, ob und bei welchen Krebsarten die Elektrochemotherapie klare Vorteile bringt im Vergleich zu konventionellen Methoden, und es läßt sich nicht ausschließen, *daß am Ende aller Bemühungen einmal mehr die Erkenntnis steht, daß man sich hoffnungsfroh auf einen Holzweg begeben hatte*.« (DIE ZEIT vom 17.1.1992)

VERGESSLICH DURCH ARZNEIMITTEL
Wenige Wochen nach Beginn der Einnahme des Lipidsenkers Simvastatin (DENAN, ZOCOR) bemerkt ein älterer Mann, daß er sich nur noch schlecht an kürzlich Geschehenes erinnert.
Gedächtnisstörungen bei insgesamt 45 Wirkstoffen. Sechs Meldungen betreffen das Kurzzeitbenzodiazepin Triazolam (HALCION), je fünf das Schlafmittel Zolpidem (STILNOX u.a.) und den Protonenpumpenhemmer Omeprazol (ANTRA u.a.).
arznei-telegramm 10/1998

Silikonöl (PARAVAC) Immunreaktionen auf intramuskuläre Injektionen:
Die Vorstellung, daß es notwendig oder sinnvoll sei, die körpereigene »Abwehr« allgemein zu stärken, ist verbreitet. Akute allergische Reaktionen und chronische Autoimmunerkrankungen gehören zu den Risiken von Immunstimulantien wie Echinacea-Extrakt (ECHINACIN u.a.). Silikonhaltige Brustprothesen stehen seit langem im Verdacht, Autoimmunerkrankungen auszulösen (a-t 4 [1989], 42; 9 [1993], 92). Die Injektion von flüssigem Silikonöl in das Gewebe zur »Glättung« von Falten, z.B. im Gesicht, gilt als ärztlicher Kunstfehler (Bundesdrucksache 13/10407 vom 14. 4. 98, Seite 8).

Mach Du diesen Zwang nicht mit!
Arzt legt Befund der Biopsie dem Patienten vor:
»Sie haben Krebs, der sofort operiert werden muß!« Greift zum Telefonhörer:
»Ich bestelle Ihnen jetzt gleich für morgen ein Bett im Krankenhaus!«

1601 📖 166, 162, 475 **Götterdämmerung!** Versetze Dich mit dem Lesen dieses Auszugs schon mal in die überhebende Klangwelt Richard Wagners: Gentechnisch erzeugte Wachstumsfaktoren können die Produktion roter wie weißer Blutkörperchen ankurbeln. Auch Gelenke und Knochen wachsen oder heilen schneller durch solche Faktoren, die derzeit entwickelt, teilweise schon erprobt werden. (...) sieht in der Gentherapie »ein riesiges Feld zur Bekämpfung von Krankheiten«: überall dort, wo etwa 100.000 Gene, die jeder Mensch in fast allen Körperzellen trägt, falsch oder gar nicht funktionieren, sei theoretisch eine Heilung durch »Neuprogrammierung« denkbar. (Ärzte Zeitung, 9.4.1992/17) Na, hab ich's nicht gerade gesagt:(...) zur Gentherapie bei Krebserkrankungen: Der Übergang von der theoretischen Möglichkeit zur praktischen Realität mag zwar gerade erst beginnen, aber wir könnten uns in der Morgendämmerung eines neuen Zeitalters der Krebstherapie befinden (...).
So einfach ist das für die Götter in weiß. Klar, ihr Medizinforscher, seit 10.000 Jahren habt ihr es fertiggebracht, die Menschen zu verdummen, dann zu belügen, dann zu betrügen. Es wird euch auch noch weiter gelingen, denn die Einfalt nimmt der Hoffnung ergeben alles ab, was sie behauptet. Nur vereinzelt läßt man eine vernünftige Stimme zu Wort kommen: John Bailor, der seit langem gegen die Euphorie der Propagandisten der Molekularbiologie Sturm läuft: »Immer wieder«, so warnt er, »haben Wissenschaftler herausposaunt, jetzt hätten sie die Antwort auf Krebs. Sie scheinen ein sehr kurzes Gedächtnis zu haben.« Auch die Entdeckung der Zytostatika, der Krebsviren und des Interferons seien mit den großartigsten Versprechungen verknüpft worden. »Nun starten wir eben in die nächste Runde.« (DER SPIEGEL 25/1991)

1602 📖 166, 456, 511 **Was ist neu und was noch nicht als Krebs-Heilmittel propagiert worden?** Ah - richtig, der Computer: Computer mit Zielfernrohr zerstrahlt Krebszellen. Priv. Dozent Dr. W. Schlegel entwickelte das »Voxelplan«-Bestrahlungssystem. Bei 90 Prozent der Behandelten kam das Tumorwachstum zum Stillstand! 300.000 Patienten können so in Deutschland jährlich durch die neue Strahlenbehandlung gerettet werden! (Goldene Gesundheit 8/1993)
Warum ich diesen Schwindel aufweise? Weil die Menschen immer mehr ihr Heil auf Maschinen und Unnatürliches setzen, statt auf die Natur. Und deshalb letztere nicht mehr achten und nichts mehr drum geben, wenn sie mehr und mehr zerstört wird.

1603 📖 119 - 188 Du mußt nur mal auf einen Ärzte-Kongreß gehen, um zu wissen, daß nichts von dem gestimmt hat, was für die Mediziner ein paar Tage zuvor noch als beste Behandlungsmethode galt:
»Unser gesamtes Verständnis des Magenkarzinoms muß modifiziert werden!« So deutlich faßte Dr. D. Formann aus Oxford jüngste Ergebnisse der Helicobacterforschung zusammen.
»Der Gastroenterologe Professor Dr. B. Graham (Houston) erklärte, daß wir all die bisherigen Lehrmeinungen über die Schritte des Ulkusleidens - Induktion, Heilungsvorgang, Heilung, Rezidiv - neu erforschen müssen.« (Medical Tribune, Nr. 1/2, 1992) (→LV 1617)

1604 📖 109 - 190 **Gegen das Nichteinnehmen von Medikamenten haben sie sich jetzt einen Trick ausgedacht:** Sie verordnen Depot-Präparate. Wenn Du dann die schweren Nebenschäden der Medikamente wahrnimmst, kannst Du sie nicht mehr absetzen, da Depot-Chemie über viele Wochen langsam eindringt.
R. Ghraf (Kiel) betonte, daß mit der Entwicklung eines Depot-Präparates, das eine ausreichende Plasmakonzentration mindestens über 28 Tage nach intramuskulärer Injektion aufrechterhält, die Patienten Compliance (Ja- und Amensagen, zu allem, was der Arzt anordnet) optimiert werden konnte. (Ärztliche Praxis, 14.1.1992) (→LV 0657)

5 📖 166, 456, 511 **Erste Ansätze zur Gentherapie werden bei Patienten mit Malignomen erprobt**
»In Zukunft heilbar« - das sagen sie uns bei Krebs seit 500 Jahren...
Weltweit laufen derzeit rund 70 klinische Studien zu den Möglichkeiten des therapeutischen Gentransfers. An der Freiburger Universitätsklinik wird die Frage untersucht, ob Tumorerkrankungen erfolgreich gentherapeutisch behandelt werden können. Über erste Ansätze zur somatischen Gentherapie berichtete Professor Roland Mertelsmann aus Freiburg vor kurzem aus Anlaß der Verleihung von Forschungsstipendien der Firma Boehringer Mannheim in Heidelberg. Bei der Gentherapie soll das Immunsystem mit eingeschleusten Genen dahingehend unterstützt werden, daß es die bösartigen Zellen als fremd erkennt, aktiviert wird und sie vernichtet. Das besorgen die Killerzellen, wenn sie durch ein Peptidhormon, das Interleukin-2 (IL-2)

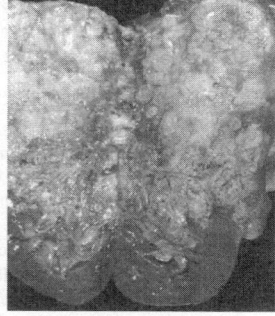

Histologische Abbildung eines Nierenzellkarzinoms. In Zukunft ist diese Krebserkrankung vielleicht durch einen Gentransfer therapierbar. An der Freiburger Universitätsklinik werden zur Zeit verschiedene Wege der Gentherapie bei Krebspatienten, unter anderem auch solchen mit einem Nierenzellkarzinom, erprobt.
(Foto: Schauerte)
(Ärzte Zeitung Nr. 22/8.2.1994)

dazu angeregt werden. Bisherige therapeutische Versuche, das IL-2 systemisch zu verabreichen, z.B. in die Vene zu spritzen und darüber das Immunsystem zu aktivieren, haben nur selten Erfolg bei Krebserkrankungen des Menschen gehabt.
Sieh Dir mal oben diese verkrebste, aufgeschnittene Niere an! Wenn Dein gesunder Menschenverstand noch ein bißchen von den ärztlichen Heiligenscheinen unbeleuchtet blieb: Glaubst Du im Ernst daran, daß ein Gentransfer diese Wucherungen wie durch Zauberhand verschwinden läßt? Und wie sollen die Gene überhaupt in die unzugänglichen Krebszellen gelangen? Und wie dieses Schreckensgebilde wieder gesund machen? Nicht einmal ein Arzt glaubt daran, wenn er es sich vor sich selbst eingestehen sollte. Und wenn es denn ginge: Wie soll das einen verdreckten und vergifteten Körper wieder normal funktionieren lassen?

6 a) 📖 166, 456, 511 **Hohe Krebs-Heilungsrate erzielt**
Princeton - Auf der Suche nach einer Krebstherapie, die die kanzerogenen Zellen im Körper zerstört, ohne den gesunden Zellen zu schaden, hatten amerikanische Forscher offenbar Erfolg. Eine Behandlung mit monoklonalen Antikörpern war bei Mäusen und Ratten, denen menschliche Tumore transplantiert worden waren, erfolgreich. (Ärzte Zeitung 144/25.8.1993/9)

6 b) **Früher verpaßten sie Dir Mäusezellen** - heute sind es die von Hamstern. (→Rz 537) Und noch immer wird an diese Bande von Scharlatanen geglaubt... Wie lange willst Du es noch tun? So lange, bis sie auch Dich geschädigt haben?

7 📖 494 **Warum Ärzte offen lügen können - heftiger als ein Pastor am Grab:**
Mit konventionellen Behandlungsstrategien, d.h. Chirurgie, Chemotherapie und Bestrahlung, kann bislang nur etwa die Hälfte aller Krebspatienten geheilt werden. Große Hoffnung setzt man daher auf neue, biologische Therapiekonzepte. S. A. Rosenberg vom National Cancer Institute in Bethesda/USA hat mit seinen nicht unumstrittenen Therapieansätzen mit genmodifizierten Immun- und Tumorzellen bei einzelnen Patienten tatsächlich klinische Remissionen erzielen können. Es gibt jedoch selbst zu, daß derartige Ansätze ihre Nebenwirkungen haben und bislang nur in wenigen Zentren zu realisieren sind. (Ärztliche Praxis/Nr. 27, 3.4.1993, Seite 14) (Unterstreichung vom Verfasser)
Damit angesichts steigender Zahl an Krebstoten Hoffnung und damit Gelder des verdummten Steuerzahlers nicht ausbleiben, lügt selbst eine so angesehene Zeitschrift. Denn: Bis heute hat noch kein Mediziner auch nur einen Menschen wirklich von Krebs heilen können. Da haben wir übrigens wieder den schlimmsten Für-dumm-Verkäufer der Kranken: Rosenbergs nächstes Projekt ist die genetische Manipulation der Tumorzellen selbst, um so die Immunogenität des Tumors zu erhöhen und die Produktion tumorspezifischer Killerzellen zu stimulieren. Der Wissenschaftler hat mittlerweile die Genehmigung für eine weitere klinische Studie erhalten: Nach Resektion des Tumors und Anlegung einer Tumorzellkultur werden die Gene für TNF und IL 2 in die Tumorzellen eingeführt; dies so veränderten Zellen werden dann subkutan reinjiziert.
Und was kassiert das clevere Bürschchen dafür vom National Cancer Institute für seine David Copperfield reife Schau? Die er so kompliziert macht und darstellt, daß ihm selbst gewitzte Politiker und, sonst Steuergelder sorgsam verwaltende, Finanzminister auf den Leim gehen? Das:
Der Vertrag zwischen Rosenberg und dem NCI zur Finanzierung eines unabhängigen Labors für die TIL-Kultivierung wird zwar erneuert. Der Betrag wird jedoch von den vorgesehenen 900.000 auf 625.000 Dollar gekürzt. (Le Quotidien du Médecin v. 3.3.1993)

Lügende Professoren
»Viele Professoren haben bei ihren Angaben gelogen.«
Eine Kommission der Universität unter Leitung des Studiendekans Prof. Dr. med. Franz Josef Schulte hat jetzt die medizinische Lehrtätigkeit unter die Lupe genommen. Dort sind zahlreiche »Profs« und Dozenten gewaltig unter Beschuß geraten. Sie sollen viele Planstunden bei der Lehre überhaupt nicht oder nur durch Assistenten gegeben haben. (Ärztliche Praxis 15/20.2.1996/20)

8 📖 166, 456, 511 **Antibiotika können Krebs zurückdrängen**
Professor Dr. Manfred Stolte, Pathologisches Institut, Klinikum Bayreuth, bezeichnete diese erstaunliche Entdeckung als »Durchbruch in der Medizin«. (Medical Tribune, Nr. 44/5.11.1993/10)
Ich kann Dir nur sagen: Die Mediziner haben schon so viele »Durchbrüche« erzielt. Selbige auf die chinesische Mauer, in ihrer gesamten Länge von 3.500 km, übertragen, und sie würde wie Schweizer Käse aussehen!

9 📖 105, 321 Wenn ich dann in einer Ärztezeitschrift mal einen Artikel entdecke, der mich glauben läßt, jetzt sind sie endlich drauf gestoßen, was die wahre Ursache der Krankheiten darstellt, dann muß ich den nur bis zum Ende weiterlesen und weiß dann, daß sie diese Ursachen nicht wissen wollen. Auch das war dann nur ein Anlaß dafür, um selbst als kluge Burschen dazustehen und die Kranken dumm zu halten: **Heiße Spur entdeckt**
Bei schon länger bestehender Krebskrankheit ist ein Schlüsselmolekül auf den T-Zellen in seiner Struktur verändert, wodurch die zellinterne Informationsübermittlung gestört ist. Möglicherweise setzen Malignome eine noch unbekannte Substanz frei, die die T-Zell-Veränderung

hervorruft und auf diese Weise die Immunabwehr unterminiert. Bei dem veränderten »Schlüsselmolekül« - es steht im engen Kontakt zum T-Zell-Rezeptor - handelt es sich um das CD3-Molekül, dessen Zeta-Ketten durch andere Proteine ersetzt sind. Die Folge ist das Fehlen zweier »Schlüssel-Kinasen«. Aus dieser Entdeckung können sich völlig neue therapeutische Konsequenzen ergeben, sofern der noch hypothetische, vom Tumor freigesetzte humorale Faktor aufgespürt wird, der die T-Zell-Veränderung verursacht, spekulieren die Autoren in »Science«. (Medical Tribune 8/26.2.1993/5)

Ist das nicht Wahnsinn, wie toll sie einfachste Dinge zu verkomplizieren verstehen, damit nur keiner jemals annehmen könnte, die Eierköpfe wären unnötige Esser am Tisch des Steuerzahlers, und auf die Idee zu sagen kommt: »Am besten kannst Du als Kranker Deine Immunabwehr wieder auf Trab bringen, wenn Du das zu Dir nimmst, was Gott für Dich vorgesehen hat. Aber hatte das nicht schon Goethe über die Wissenschaftler gesagt: »Das ist nicht zu verwundern, solche Leute gehen im Irrtum fort, weil sie ihm ihre Existenz verdanken: sie müßten umlernen, und das wäre eine sehr unangenehme Sache.« (Gespräche mit Eckermann)

1610 166, 456, 511 Advances in cancer research, Band 32, 1980, Academic Press, New York, S. 329-331.

1611 99, 304 Prof. Tunn, Offenbach, berichtete über ein neues Verfahren, mit dem die Operabilität des Karzinoms verbessert werden kann: *die künstliche Kastration mit LHRH-Analoga vor der radikalen Resektion* des testosteronabhängigen Tumors. (Ärzte Zeitung, 7.4.1992)
O Gott, was bist Du doch für ein armes Opfer als Kranker! Diese Medizinerclique macht Dich vielleicht fertig!

1612 a) 166, 456, 511 **Wieder einer, der angeblich den Krebs stoppen kann**
Hat der Münchner Forscher Dr. Nikolaus Klehr (49) die Formel, die den Krebs besiegt? Klehr sagt auch: »Bei der Krebs-Forschung geht es um Milliarden! Eine Woche Chemotherapie kostet 20.000 Mark, meine Behandlung für 80 Tage 2900 Mark - also ein Zehntel. Wenn ein Krebspatient im letzten Stadium entsetzliche Schmerzen hat und ich ihm zumindest die letzten Monate seine Lebens erträglich mache - ist das gar nichts wert?« (BILD, 9.10.1993)
»Im Fernsehen spricht dieser Dr. Klehr davon, wie er das Blut von Krebskranken so behandelt, daß sich Killerzellen bilden. Welche dann die Krebsgeschwulste auffressen. Das klingt doch sehr überzeugend...«
Klar - sonst würden die Leute doch nicht darauf reinfallen. Doch hier glaube ich (ausnahmsweise mal) den Laboruntersuchungen. Und zwar der drei Universitäten, die das von dem geschickten Geschäftemacher Dr.Klehr »aufbereitete« Blut auf aktive Zytokine untersuchten. »Und was kam heraus«, fragst Du.
Absolute Fehlanzeige! Keine Spur von Killerzellen. Und selbst wenn einige gefunden worden wären: wie sollen die sich denn, unter die Bauchdecke mit Eigenblut gespritzt, im krebsverseuchten Blut des Verkrebsten (denke an den Ganzheitsgrundsatz!) vermehren können? Sagte ich Dir nicht, daß Du alles vergessen kannst, was auf dem Krankheitssektor was kostet?! Je höher der Preis, je minimaler das Ergebnis.

1612 b) 538ff **Kurpfuscher am Werk:** Du nimmst auch als selbstverständlich an, daß Du heute nicht mehr mit dem Urin eines Stieres behandelt wirst. 8→Rz35ff,60ff) Aber sagte ich Dir denn nicht immer wieder, daß noch immer die alten Kurpfuscher am Werk sind! Da ist z.B. das Hormonpräparat »Presomen« von Wyth-Ayerst, das jährlich einen Umsatz von 140 Millionen Mark seinem Fabrikanten einbringt. Frauen wird es gegen Beschwerden in den Wechseljahren verschrieben. Es wird gefertigt aus dem Urin weiblicher Pferde. Denen hängt man einen Gummisack vors Geschlecht und sammelt ihn so für den Pharmazeuten. Ich wollte es etwas genauer wissen und beauftragte die englische Detektei Harryman/Thornton damit, das mal näher nachzuforschen. Nun, seit den Bauern der Urin ihrer Stuten bezahlt wird, pinkeln die alle nicht mehr in ihre Toiletten...

1612 c) 461 ff **Angstmache um des Profits willen**
Am 14. Februar 1995 erfuhren Zuschauer live per TV, daß der Verzehr von Rohmilch lebensgefährlich, ja sogar tödlich verlaufen könne. "Tödliche Gefahr - Killer-Bakterien auf dem Vormarsch« war denn auch der reißerische Titel. Gemeint sind die ubiquitär (überall) vorkommenden Escherichia coli, auch als E-coli bezeichnet (benannt nach Theodor Escherich 1857 - 1911).
Warum wird einseitig **vor Escherichia coli in der Milch gewarnt? Warum nicht vor E-coli** im rohen Rindfleisch? **Letzteres wird doch in Massen (bei McDonald's)** verarbeitet. Fast müßig zu erwähnen, daß die Deutsche Gesellschaft für Ernährung (DGE) und die Milchwirtschaft nach dieser Sendung gezielt vor dem Genuß von Rohmilch warnen. Der Mehrverbrauch von Rohmilch schmälert ja auch den Absatz der fabrikatorisch bearbeiteten minderwertigen Milchen, allen voran die H-Milch. Wo bleibt die mit der gleichen Intensität betriebene Aufklärung über die Gefahren beim Verzehr von rohem Fleisch? Sollte dies den Interessen der DGE zuwiderlaufen. (Dr. Brukers, Gesundheitsberater 6/1995)

1613 166, 456, 511 Die **Radiofrequenz-Hyperthermie** wird zusätzlich neben Chemo-, Bestrahlungs- und Op-Therapie eingesetzt. (Ärzte Zeitung 178, 6.10.1992) Da liegst Du 'ne Stunde in einem antennenbestückten kostspieligen Apparat und läßt Dir auch noch die eigenen Lebensströme durcheinanderbringen.

1614 250 **Jeder zweite Mann über fünfzig hat Probleme, wenn die vergrößerte Prostata die Harnröhre verengt. Eine neue schonende Behandlung mit Mikrowellen** schmilzt gewuchertes Gewebe einfach weg! (STERN 23/1992)
Das war mal so eine Ankündigung in der Illustrierten zur Hoffnungsmache, sie könnten einen Rat geben, der dem Kranken keine Mühe bereite. Was dem Leser natürlich sehr angenehm daherkommt. Er will ja die heile Welt bei sich nicht gestört sehen. Und das vermittelt ihm - und nur darauf kommt es ja letztlich auch dem Magazin an - das dankbare Gefühl: Wenn Du als Magazin mir so vortreffliche Ratschläge gibst, die mir nichts abverlangen oder bei denen ich keines meiner Laster - sprich Süchte - aufzugeben habe, dann bist Du mir so wertvoll, daß ich Dich in Zukunft immer wieder kaufen werde. Siehst Du, das ist auch der Grund dafür, daß die Medien ohne die Mediziner nie auskommen werden. Und niemals rufen würden: Jagt diese Krankheitsmediziner endlich in die Wüste. Und die Illustrierten niemals eine Richtung wie die der UrMedizin unterstützen können und werden. Wer will sich schon eine Einnahmequelle selbst abgraben? Also, lieber Leser, finde Dich damit ab, daß die UrTherapie nie die Massen zu Jubelrufen aufreissen wird. Zumal der Prophet im eigenen Land nicht viel gilt. Im Verborgenen könnte sie vielleicht unter klarsichtigen Menschen immer mehr blühen... Aber zurück zur Wirklichkeit der Mikrowellenbehandlung, die wie jede bisherige neue Bestrahlungstherapie auch zum Moneymachen für die Mediziner eingesetzt wird: Es sind keine Fachkräfte dafür da. Es nutzt nichts. Es

wird - wie alle anderen medizinischen Behandlungsarten in Kürze wieder wegen der dadurch verursachten Schäden ad acta gelegt sein. Was sag' ich: Kaum habe ich es niedergeschrieben, purzeln mir schon die Bestätigungen zu:

📖 147, 527 **Kinder sterben schneller an Krebs** KROKOWSKI, F., Neue Aspekte der Krebsbekämpfung, Thieme
Lungenkrebszellen haben z.B. eine Verdoppelungsrate ihrer Größenzunahme von etwa 130 Tagen. Bis zur Größe eines Lungentumors von 1 cm Durchmesser sind etwa 30 Verdoppelungen des Wachstums der Zellen erforderlich, d.h. es dauert also 30 mal 130 Tage, also ungefähr 11 Jahre, bis der Tumor von einer Zelle bis zu einer Größe von einem Zentimeter Durchmesser herangewachsen ist. Das ist abhängig vom Lebensalter: **Je jünger der Patient, umso rascher die Verdoppelungsrate der Verkrebsung.**

📖 119, 188 *Fortschritte im Kampf gegen* Krebs
Bonn gewährt mehr Mittel für die Forschung! Riesenhuber kündigte eine weitere Verstärkung der Fördermittel aus seinem Etat an. Sie sollen bis 1993 auf jährlich 220 Millionen gegenüber 190 Millionen Mark in diesem Jahr steigen. (Kölner Stadt-Anzeiger Nr. 247/1992)
Erkenne, wann immer Du das liest: Es gab nur Rückschritte für die Krebskranken. Dafür aber gab es Fortschritte beim Reicherwerden der Mediziner-Kaste und deren Auftraggeber Pharma-Industrie.

📖 119 - 188 **Was vor kurzem in der Allopathie richtig war, ist heute falsch:**
Die Second-look-Operation beim Ovarialkarzinom gehört nach Angaben des Münchner Gynäkologen Privatdozent Dr. Fritz Jänicke nicht mehr zur Standardtherapie. Die Erfahrung habe nämlich gezeigt, daß eine aus diagnostischen Gründen vorgenommene Zweitlaparotomie bei diesem Tumor *keinen Einfluß auf die Überlebenszeit habe, für klinisch gesunde Patientinnen aber ein beträchtliches Morbiditätsrisiko (Erkrankungsgefahr) beinhalte.* »Noch vor drei Jahren haben wir den kleinen Krankenhäusern die Second-look-Operation gepredigt. Heute müssen wir eine Kehrtwende vollziehen«, sagte Jänicke, leitender Oberarzt der Frauenklinik der TU München... (Ärzte Zeitung vom 18.11.1991)

a) 📖 697 EKBOM, A./HELMICK, C./ZACK, M./ADAMI, H.-O.: Increased risk of large-bowel cancer in Crohn's disease with colonic involvement. Lancet II: 357-359, 1990. (Vergrößertes Risiko von Darmkrebs beim Morbus Crohn)
b) 📖 262ff Seit Jahr und Tag hat man diesen Leidenden die Därme halb abgeschnitten, jetzt auf einmal heißt es:

Minimalchirurgie setzt sich auch beim Morbus Crohn durch
Bei der operativen Behandlung des Morbus Crohn wird heute zunehmend die Minimalchirurgie bevorzugt - Operationen, bei denen große Teile des Darms entfernt werden, werden vermieden. Das liege auch daran, daß man erkannt habe, daß die Operation dem Crohn-Patienten keine Heilung bringe, sagte der Gastroenterologe Prof. Dr. Rudolf Ottenjann. (Ärzte Zeitung, 11.12.1991)

Da muß die Frage erlaubt sein: Ist die Minimalchirurgie (kleinere Darmstücke werden weggesäbelt, dafür aber oft mehrere, und das mittels Schlüsselloch-Chirurgie) keine Operation? Und wenn bereits feststeht, daß hier Operationen nichts bringen - zum Teufel noch mal, warum wird dann trotzdem noch weiter operiert? So würde man (z.B. die Krankenkassen) doch vernünftigerweise fragen, wenn, ja wenn es in der Medizin eine Vernunft gäbe. Also wird aus lauter Spaß weiter operiert? Nein! Ja, aber warum denn wohl nur?

📖 150ff Die strahlensensibilisierende Chemotherapie wird simultan mit der primären Radiotherapie eingesetzt. In Hannover wurde bei der gleichzeitigen Gabe von Fluorouracil mit der Bestrahlung eine leicht erhöhte Ansprechrate beobachtet. Ob dies eine strahlensensibilisierende oder eine additive Wirkung ist, bleibt unklar. Kühnle schätzt die Radiochemotherapie als ein Therapiekonzept mit Zukunft ein. (Ärzte Zeitung 59/31.3.1994/5)
Bis heute noch alles offen, trotzdem wird das Neue angewandt, nur weil eine leicht erhöhte Ansprechrate (was nur bedeutet, daß die Behandelten nicht gleich tot aus dem Gerät herausfallen) beobachtet wird. Sieh Dir mal die Frau an unter Rz. 146, wie überzeugend sie angesprochen wurde, sich darauf einzulassen. Wie ansprechbar mag sie nach dieser Therapie noch gewesen sein?

📖 150ff Multiples Myelom / Zusätzliche Übertragung autologer Zellen wirkt lebensverlängernd. **Die Transplantation von Stammzellen erlaubt hochdosierte Zytostatika-Gabe.** Dank der Entwicklung der autologen Stammzellentransplantation kann bei Patienten mit multiplem Myelom heute eine hochdosierte Zytostatika-Therapie realisiert werden. Sehr wahrscheinlich kann so das Überleben verlängert werden; eine völlige Heilung scheint aber dennoch nicht möglich. (Ärzte Zeitung 61/6.4.1994/11)

> Wer sich bei Brustkrebs mit dem Weiterwachsen nicht abfinden kann, der suche wenigstens einen exzellenten Operator. Empfohlen wird mir Dr. Exner, St. Marien Krankenhaus in Frankfurt a/M.

📖 647 Krebs **wächst weiter trotz Medizin**
Daß Du mit der UrMedizin richtig liegst, ergibt sich aus einer Entdeckung der kanadischen Krebsforscher CAMPLING B. und LOFTERS W.S., in the Lancet 344/1994/68-69 beschrieben, wonach die Einleitung einer gesunden Lebensführung das Krebswachstum nicht sogleich verhindert, sondern weiterführt. In obiger Studie hatten starke Raucher ihre Sucht bereits aufgegeben und bei einer Untersuchung noch keinerlei Anzeichen eines Lungenkarzinoms. Monate danach entdeckte man dann erst kleinzellige Lungenkarzinome. Der Körper kann nicht sogleich umschalten, wenn er einmal durch die Lebensführung auf Krebs zu programmiert wurde.

📖 322ff **Kommende Screening-Gen-Untersuchungen**
»Wenn sie in der Gesamtbevölkerung Reihenuntersuchungen durchführen, wenn sie Risikountersuchungen machen können, dann wird das ein massenhafter, ein Multi-Millionen-Dollar-Markt. Wenn sie den Leuten mit absoluter Sicherheit sagen können, ob sie die Veranlagung für irgendeinen Krebs haben, dann haben sie einen Markt von 250 Millionen Amerikanern... Dann wird es bald genetische Ausweise von jedem Menschen auf Erden geben; das wird anfangen mit einzelnen Gruppen, mit den Gefängnis-Insassen, mit den Soldaten... bei uns fragen sie jetzt schon an, wie es ist mit den DNA-Fngerabdrücken von Neugeborenen, 3,5 Millionen Neugeborene in den USA - das wäre ein Markt... von... einer halben Milliarde.« (FRIEDMANN, ORRIE, Chairman eines Biotech-Betriebes, USA in Natural Hygiene 5/1994)

📖 119 - 188 **Das neueste Anti-Krebsmittel Tamoxifen:**
Diese pflanzlichen Hormone senken die Krebsgefahr, indem sie das Östrogen blockieren. Denn ein hoher Gehalt an Östrogen im Blut - etwa

während der Menstruation - begünstigt bei den Zellen der Brustdrüsen, der Eileiter und der Gebärmutter starkes Wachstum. Damit steigt das Risiko einer krebsartigen Wucherung in diesen Geweben.

Pflanzliches Östrogen könnte sich als Alternative zu Tamoxifen erweisen: Dieses derzeit klinisch erprobte Medikament soll Brustkrebs vorbeugen. Es steht aber im Verdacht, Zellen in der Gebärmutterschleimhaut und der Leber zu krankhaftem Wuchs anzuregen. (natur 9/94)

1624 a) 166 **Erste Ergebnisse eines neuen Therapieansatzes / Mit Interferonstrom gegen Krebs** (Ärztliche Praxis 56/12.7.94/6)
In der gleichen Ausgabe: **Malignes Melanom: Stromtherapie läßt Tumor kleiner werden!** Erinnert Dich das an was? Ja - an die Elektrisiermaschine vor 200 Jahren: Hier mal wieder der gleiche Unsinn!

1624 b) Die BUNTE-Klinik, 132.Folge Dieser deutsche Professor behauptet, daß Neurodermitis in drei Jahren besiegt ist
Alle, ob groß oder klein, die in der Juckreizhölle schmoren, können wirklich hoffen. Prof. Thomas Bieber berichtet von einem neuen Wirkstoff (BUNTE 27/27.6.1996) Prüfe das in drei Jahren nach und schreibe an die BUNTE, ob es eingetroffen ist.

1625 119 - 188 **Mehrschritt - Sauerstofftherapie.**
Das neuste, was sich der Nichtmediziner Manfred von Ardenne noch dazu ausgedacht hat: Durch Glukoseinfusionen den Körper der Krebskranken zu überzuckern ... Verrückter geht's wohl nicht mehr. Damit bezweckt dieser alte Schelm in der Art des Paracelsus (gelbe Pflanzen gegen Gelbsucht) die bei Krebs nicht feststellbare Übersäuerung des Blutes bei Verkrebsten zu egalisieren. Nur übersieht er bewußt - denn so dumm kann dieser begabte Physiker schließlich nicht sein -, daß sich der menschliche Körper nicht wie saurer Wein verhält. Dem nämlich kann man mit einer gehörigen Zugabe Zuckers zu einer »fruchtigen Süße« verhelfen. Während der menschliche Körper den Zucker sofort in Säure verwandelt. Oder sollte Herr von Ardenne sein Sodbrennen vergessen haben, wenn er mal zu viel Zuckerzeug gegessen hat? Vielleicht schlägt er demnächst den Zuckerkranken vor, Essig zu trinken, um deren Zucker zu egalisieren.

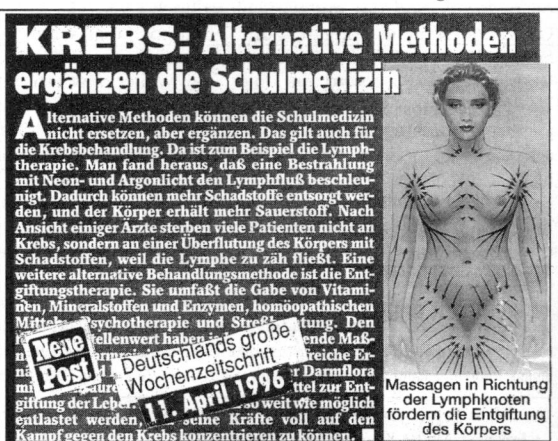

1626 140ff Wieder ein neuer Test - nur zur Profitsteigerung **Mit neuem Test läßt sich die Anfälligkeit für Krebs testen**
Der Bleomycin-Test bietet eine gute Möglichkeit, individuelle Schwankungen der Krebsanfälligkeit festzustellen. Stark gefährdete Personen könnten dann besonders sorgfältig überwacht und eventuell intensiver als üblich mit Zytostatika behandelt werden. (Journal of National Cancer Institut 86/1994/1681)
Du erkennst, wie hinter allem Neuen, was diese Schweinepriester aushecken, nur das Bestreben steckt, der Ärzte-Pharmazie-Mafia zu mehr Umsatz und Gewinn zu verhelfen und die Menschen kränker zu machen.

1627 122,166 ff **Die nie enden könnenden Tricks der Medizinmafia: Immer neue (unwahre) Vorursachen für Krankheiten suchen und erfinden. Warum?** Mit dem Großen Gesundheits-Konz kommst Du sogleich hinter Schein und Sein. So:

Wichtig für Deine Klarsichtigkeit: Jetzt verwerfen bereits einige Ärzte ihre alte Theorie. Krebs sei nicht eine Krankheit der Zelle, die man im Körper nur entfernen müsse, um ihn zu heilen. Sie kommen also der Wahrheit schon näher. Und machen nun die schlecht fließende Lymphe dafür verantwortlich. Eine neue Vorursache also - denn die wirkliche dürfen sie oder können sie ja nicht nennen. Mit "neu entdeckten Ursachen" aber lassen sich wieder neue Behandlungsmethoden entwickeln, für die man neue Apperaturen entwickeln und entsprechend hohe Honorare einstreichen kann, damit die Patienten nie alle werden. Zum Wohl der Kranken? Zum Wohl der sie Betrügenden. Merke: Die UrTherapie verwirft alle alternativen Methoden!

KREBS: Alternative Methoden ergänzen die Schulmedizin

Alternative Methoden können die Schulmedizin nicht ersetzen, aber ergänzen. Das gilt auch für die Krebsbehandlung. Da ist zum Beispiel die Lichttherapie. Man fand heraus, daß eine Bestrahlung mit Neon- und Argonlicht den Lymphfluß beschleunigt. Dadurch können mehr Schadstoffe entsorgt werden, und der Körper erhält mehr Sauerstoff. Nach Ansicht einiger Ärzte sterben viele Patienten nicht an Krebs, sondern an einer Überflutung des Körpers mit Schadstoffen, weil die Lymphe zu zäh fließt. Eine weitere alternative Behandlungsmethode ist die Entgiftungstherapie. Sie umfaßt die Gabe von Vitaminen, Mineralstoffen und Enzymen, homöopathischen Mitteln, Psychotherapie und Streßabbau. Den höchsten Stellenwert haben jedoch gezielte Maßnahmen zur Darmflora [...] reiche Entgiftung der Leber [...] ttel zur Entlastet werden, [...] weit wie möglich [...] ene Kräfte voll auf den Kampf gegen den Krebs konzentrieren zu können.

Neue Post Deutschlands große Wochenzeitschrift 11. April 1996

Massagen in Richtung der Lymphknoten fördern die Entgiftung des Körpers

1628 Das geb' ich Dir zum Überlegen:
Dem amerikanischen Präsidenten Reagan haben die Chirurgen damals seine Darmkrebspolypen herausgeschnitten und ihm gesagt: »Wir haben alles entfernen können und keine Metastasen gefunden. Jetzt sind sie wieder gesund.« Reagan antwortete: »Ich bin froh, daß der Dreck jetzt aus dem Leib ist!« Die Antwort: »Wir auch.« Ich stelle hier die dritte Hypothese in diesem Buch auf: Waren die Polypen nicht möglicherweise Sammelnäpfe für die Gifte aus der Schlechtkost des Präsidenten? Die ihm zwar unangenehm waren, aber mit denen er leben konnte? Müssen abgesägte Krebsteile im Menschen - weil sie dadurch ihre Giftmoleküle ausstreuen können - zwangsläufig wieder Krebsmetastasen an anderen Plätzen des Körpers bilden? Oder wäre es auch möglich, daß sie für andere Krankheiten verantwortlich sind? Oder woanders im Gewebe nur zerstörend wirken? Weil sie eine neue Mischform aus den bislang bekannten 150 Formen des Krebs darstellen? Wenn sich die Mediziner vor 500 Jahren nur einen Krebs, vor 300 Jahren schon zehn, vor hundert Jahren bald 50, vor 50 Jahren 100 und heute schon 150 Krebsarten auseinanderklamüsert haben, damit sie für jede Art eine gesonderte kostspielige Behandlung ersinnen können - ja, wer weiß denn, auf wieviel Formen sie in den nächsten 50 Jahren noch kommen werden?! So ist durchaus vorstellbar - mit dem Wissen wächst das Nichtwissen (ich sage besser Unwissen) - daß die in die Blutbahn gelangten vielfältigen Giftstoffe aus der Krebsart Nr. 159 ins Gehirn wandern und dort zerstörend wirken. Denn: Zwei Jahre nach dieser Operation wandte sich der Präsident an die Amerikaner und bekannte: "Ich habe die Alzheimer Krankheit. Laßt mir jetzt meine Ruhe.«

1640 Bakterien/Viren/Keime

◻ 249ff **Krankenhaus-Schäden** Trichosporon-Infektionen bei Immunsupprimierten
Ein Hefepilz verbreitet Schrecken in Kliniken
Klinisch manifestiert sich die T.-beigelii-Infektion laut Hertenstein generell durch eine Fungämie, hohes Fieber, pulmonale Infiltrate, Nierenschäden mit Hämaturie und Proteinurie bis hin zu Nierenversagen, Meningoenzephalitis und Endophthalmitis. (Ärztliche Praxis 87/29.10.1994/23)

> Statt den winzigsten Schöpfungen Gottes für ihr eigenes Fehlverhalten Schuld an ihren Krankheiten zu geben, sollten die Menschen ihre gegen die Natur gerichtete Lebensweise aufgeben und die Bakterien nicht länger reizen...

◻ 453ff **Propionibacterium acnes: Lungenentzündung durch Akne-Bakterium**
Der Akne-Erreger Propionibacterium acnes kann offenbar auch Bronchopneumonien verursachen. (Ärztliche Praxis 87/29.10.1994/23)

◻ 55 In die gleiche Kerbe der **Schuldigsprechung der Mikroorganismen** schlug ein amerikanischer Forscher, der am zahnärztlichen Universitätsinstitut Berlin tätig war und für die Karies »Spaltpilze« verantwortlich machte - die er mit ständig »chemischer Desinfektion« der Mundhöhle auszurotten gedachte: (MILLER; D., Die örtlichen und allgemeinen Erkrankungen in der Mundhöhle durch Mikroorganismen, 1890)

◻ 55 In unseren Tagen lebte in Frankreich Gaston Naessens. Er entdeckte die Somatiden, die Béchamp Mikrozyme genannt hatte. Mit Hilfe seines Super-Mikroskops gelang ihm die Beobachtung vom Entwicklungsprozeß der Somatiden, und er sah, wann der Zeitpunkt gekommen war, daß sie sich gegen ihren Wirt zu wenden begannen. Ein französisches Gericht untersagte ihm die Nutzung und Publizierung seiner Entdeckung. Er sei kein Arzt und damit auch nicht befugt, in medizinische Bereiche einzugreifen. Auf Einladung von Bekannten in Kanada wanderte er nach dort aus. (Waerland - Monatshefte, April 1994) (→LV 9985)

◻ 55 Für die Pest wurden früher Miasmen, »giftige Ausdünstungen des Bodens«, verantwortlich gemacht und man floh überall davon, wo Nebel wallte und würziger Walderdeduft aus dem Boden stieg.

◻ 75, 462, 465 Das sind die eigenen Worte von Louis Pasteur zum Thema Bakterien:
»Nein, meine Herren, so einfach ist das nicht, wie sie glauben, Krankheiten dadurch besiegen zu können, daß sie die dabei auftretenden Bakterien unterdrücken und abtöten, dann werden sie ganz schlimme Wunder erleben: es kann durchaus passieren, daß Sie auf diese Weise mit noch viel schlimmeren Bakterien, als den ursprünglichen zu tun bekommen. Lassen Sie um Himmels willen die Finger von solchen Experimenten! Vergessen Sie nicht, daß Mikroben Zeichen für Krankheiten sind und daß wir unsere wissenschaftliche Sorgfalt auf die Erforschung des Rätsels verwenden müssen, warum Mikroben bei manchen Individuen so verheerend wirken.«
(INGLIS, Geschichte der Medizin, S.199, Scherz Verlag)
Bluter sind deshalb so anfällig gegen Bakterien, die bei Krankheit sich schnell vermehren, weil sie ein schlechtes Milieu diesen anbieten. Und alles was eine geringe Abwehrkraft besitzt, will die Natur nicht dulden.

a) ◻ 383 »Ich nehme bei **Schnupfen** keine Medikamente, nur ein Kamillen-Dampfbad.«
Die Mühe kannst Du Dir sparen. Das Schnupfenrhinovirus 1A wird erst bei einer Temperatur von 43 Grad inaktiviert, falls der heiße Dampf wenigstens über eine Stunde eingewirkt hat. Und tiefer in der Stirnhöhle sitzende Viren überleben immer und haben sich in einer halben Stunde schon wieder auf die gleiche Stärke wie vor dem Dampfbad vermehrt. (Journal of Medicine Annuals 271/94/1109)
b) ◻ 998 Antihistaminika gegen Schnupfen
Dem guten inneren Arzt, der die Schnupfenviren und Stoffwechselgifte auf die dafür vorgesehenen Schleimhäute - die von der Natur eigens deshalb mit der Fähigkeit des Anschwellens mittels entsprechender Schwellkörper versehen wurden - abladen will, pfuscht nun der schlechte äußere Arzt von außen mit Antihistaminika in die zuschwellende Nase hinein. Just in dem Moment, als gerade die Wärme in ihr zu steigen gedachte. Um so die Viren wieder abzutöten und sie schneller auszuscheiden. Im Nu aber läßt das Medikament die Schleimhäute wieder abschwellen und hebt damit die kluge Entgiftungsaktion des Körpers wieder auf. Da andere Ausscheidungsmöglichkeiten aber verschlossen bleiben, wandern die Gifte in die Milz, Niere oder Leber - die für die Schleimhautausscheidungen nicht vorgesehen sind und nun ihrerseits Schaden nehmen können. Eines Tages kommt's dann raus. Merk Dir: Jede Abwehrmaßnahme stellt eine sinnvolle Reaktion des inneren Arztes dar. Erfolgt eine übermäßig lange widernatürliche Hemmung der Abwehrvorgänge, so führt diese zu anderen, verhängnisvolleren Schäden. (→Rz 95, Masern)
c) 35 Jahre forsche ich nun schon nach einem Mittel gegen Schnupfen. Nun gebe ich auf – es ist nichts zu machen. (A. Gordon, M.D., Chefforscher des Pharma-Riesen Wellcome, British Medical Journal Vol. 304, 6831, 1992 S. 1107-1108)

a) ◻ 475 **Die steigende Inzidenz (Vorkommen) des Typ-I-Diabetes** in vielen Ländern könnte eine Folge der verbesserten postnatalen Hygiene sein. Das vermutet Professor Dr. Huber Kolb vom Düsseldorfer Diabetes-Forschungs-Institut. Es gibt einige Hinweise, die für diese Thesen sprechen. **So wisse man, daß Tiere, die unter keimfreien Bedingungen aufwachsen, deutlich häufiger einen Diabetes entwickeln.** Nach Kolb gibt es außerdem Parallelen zu anderen Krankheitsbildern wie der Allergie. (Ärzte Zeitung 70/ 19.4.1994/4)
Da schaffen sich die Mediziner nun selbst den Nachweis, daß es keine gefährlichen Bakterien gibt, daß gerade im Gegenteil das Fernhalten der Menschen von ihnen Krankheiten schafft - aber denkt dieser Medizinforscher oder auch irgendein anderer Arzt drei Schritte weiter und zieht die Konsequenzen?
»Hältst Du diese Ansicht auch für den Tetanusbazillus aufrecht, wenn der in den Körper eindringt? Ohne Spritze dagegen ist man verloren, sagte mir zuletzt ein Arzt, als ich mich wegen einer Schnittverletzung zu ihm begab.« Du rennst wegen jeder kleinen Verletzung bei Dir selbst oder Deinem Kind nur deshalb zu einem Unfallmediziner, weil Du Dich von der Angstmache der Ärzte hast anstecken lassen. Die Dir weismachen konnten, wie schrecklich Diese Bakterien sein sollen, denen man den Namen Tetanus verpaßt hat. Jede Platzwunde, an die Luft dran kommt, jede Schürf- und jede offene Wunde reinigt sich auf einfachste und beste Weise durch Ausbluten. Die Mediziner aber machen ein Theater drum, röntgen meist - angeblich um Knochenverletzungen die man einfacher abtasten kann - und drängen sofort auf eine Tetanusinjektion. (Falls Du nicht bis

sechs Jahre davor schon eine erhalten hast.) Eine solche Tetanus-Spritze nach einer Verletzung ist völlig sinnlos, denn es dauert mindestens sechs Wochen, bis Dein Körper dadurch gegen den Bazillus Clostridium tetani schützende Antikörper bildet. Die Mediziner haben bislang noch keinen Nachweis darüber geliefert, daß ein vollkommen gesunder, abwehrstarker Mensch je von einem Wundstarrkrampf befallen wurde. Außerdem wird der Wundstarrkrampf meist nur für Drogen- und Medikamentenschlucker oder Menschen mit großflächigen Verbrennungen gefährlich. Es gibt Millionen Verletzungen aber es erkranken nur jährlich durchschnittlich vier (!) Menschen daran.

1649 b) Gesunde Nahrung schützt Dich auch vor Tollwut und Tetanus
Einzelne Flavonide sind vor allem gegen Viren wirksam. So zeigte Quercetin nach oraler Zufuhr bei Mäusen eine protektive Wirkung gegenTollwut und andere Viren. (SELWAY, J.W.T., Antiviral activity of flavones, LISS, N.Y. 1986/521/36)

1650 📖 55, 453ff, 463 **Schuld ist ein winziger Erreger (Orginalschlagzeile)**
Medical Tribune Kongreßbericht: Nachdem man lange Zeit glaubte, die seborrhoische Dermatitis sei eine Störung im Sinne einer Hyperproliferation, wird inzwischen allgemein akzeptiert, daß sie mykotischen (durch Pilze verursachten) Ursprungs ist. Darauf wies Professor Dr. Siegfried Nolting, Universitäts-Hautklinik Münster, in seinem Referat hin. (Medical Tribune, 11.10.1991) Wie die Fachzeitschriften-Ärzteredakteure sich selbst immer wieder in den Glauben versetzen können, nur die unsichtbaren Winzlinge trügen die Schuld an nun bald fast jedem menschlichen Leid, das geht mir über die Hutschnur!

1651 📖 55 Deshalb fragt die bekannteste Ärzte-Fachzeitschrift wohl auch:
Noch kein Ende des Booms in Sicht?
Laufend neue Erreger enttarnt. So sind Gastritis und Duodenalulkus (Magenschleimhautentzündung und Zwölffingerdarmgeschwür) überraschend als mögliche Helicobacter-Bakterien-Infektionskrankheiten entlarvt worden, und beim Herzinfarkt ist möglicherweise eine Chlamydien-Infektion (kokkoide *Mikroben*) mit im Spiel. (Medical Tribune, 30.8.1991/40) Tja, und wenn sich erstmal etwas zu einem Boom ausweitet, dann weiß man als kluger Mensch, was davon zu halten ist...

1652 📖 55 Das humane Papilloma*virus* 16 (HPV-16), Mitverursacher des Zervixkarzinoms, ist auch kausal an der Entstehung eines Peniskarzinoms beteiligt. (Ärzte Zeitung, 13.5.1992)

1653 📖 475 *Bakterien* können an der Atherosklerose-Entstehung beteiligt sein. (Ärzte Zeitung 203, 10.11.1992/3)

1654 📖 55 *Bakterieller Sabotage-Trupp* endlich enttarnt. (Ärztliche Praxis Nr. 92/17.11.1992/29)

1655 📖 475 Französische Wissenschaftler aus Grenoble und Lyon haben bei Patienten mit Multipler Sklerose ein bisher nicht bekanntes *Retrovirus* entdeckt. (Ärzte Zeitung 222/8.12.1992)

1656 📖 475 M. Basedow: *Retroviren* in Verdacht (Ärztliche Praxis 1/5.1.1993/1)

1657 📖 475 **Nicht nur die Bakterien, auch die Gene werden verteufelt:** Gallo berichtet in seinem Buch zum Beispiel über eine gentherapeutische Methode. Da werden »gute« Gene in Stammzellen implantiert, die verhindern sollen, *daß »böse« Gene des HIV nach einer Infektion der Zelle ihr Unwesen treiben können.*
In welch unglaubliche geistige Verwirrung sind die Menschen nur geraten, daß sie den Medizinern immer wieder diesen Unsinn gläubig abnehmen?

1658 📖 642 **Darmbakterien einbringen - nötig?** Was bedeutet eigentlich eine Symbioselenkung? Dazu verwendet man Symbioflor II. Das sind lebende Kolibakterien, die normalerweise im Dickdarm leben. Man muß sie in Kapseln (Mutaflor) zu sich nehmen, die sich dann erst im untersten Dickdarm auflösen und dadurch lebend in den Dickdarm kommen, wo man hofft, daß sie sich dort ansiedeln. Die sogenannte Symbioselenkung (oft mit Joghurt) kann nur kurzzeitig Erleichterung bringen. Meist stellt sich Durchfall ein. Frage Dich, warum die Bakterien verschwunden sind, dann kannst Du Dir selbst die Antwort geben. Auf Dauer kann die Bakterienflora des Dickdarms nicht durch vorübergehende Bakterienpräparate beeinflußt werden. Eine sichere Steuerung der Darmflora ist nur durch natürliche Ernährung möglich. Symbioselenkung, das hört sich gut an, kann für eine kurze Zeit auch vielleicht etwas wirksam sein - bald ist aber alles wieder beim alten. Bakterien siedeln sich nun mal nur in dem ihnen gemäßen Milieu an. (→LV 9443, 9834b)

1659 a) 📖 475 **Helicobacter kann Duodenalschleimhaut vermutlich nur bei Metaplasie (Gewebeumwandlung) infizieren**
Verschiedene Faktoren können für die Pathogenese (Krankheitsentstehung) der Ulkuskrankheit offenbar von Bedeutung sein - zum Beispiel Magensäure, Magendurchblutung oder auch das Bakterium Helicobacter pylori. Dr. Ursula Seidler, TU München, erforscht die Ulkusentstehung und dabei besonders die Regulationsmechanismen in den Epithelzellen der Magenschleimhaut. Zur Unterstützung ihrer weiteren Forschungsaktivitäten erhielt Seidler auf der diesjährigen 48. Tagung der Deutschen Gesellschaft für Verdauungs- und Stoffwechselkrankheiten den mit 10.000 Mark dotierten C.A. Ewald-Preis, der von dem Unternehmen Cascan gestiftet worden ist. Über die Pathogenese des Ulkus sprach Seidler mit Ulrike Maronde, Mitarbeiterin der Ärzte Zeitung:
(...) Was auch immer die molekularen Mechanismen, die bei Säurebelastung zur antralen Metaplasie (Magen-Gewebeumwandlung) im Duodenum führen? Und ist diese antrale (im Magenbereich) Metaplasie reversibel (rückgängig zu machen)? Dies wird für die Klinik wichtig sein, denn Helicobacter pylori kann die Duodenalschleimhaut wahrscheinlich nur dann infizieren, wenn diese antrale Metaplasie entstanden ist. Die Schädigung der Epithelschicht durch Helicobacter oder nicht-steroidale Antirheumatika löst ja nicht bei allen Patienten ein Ulkus aus...
Seidler: Ich glaube, daß bei einem Großteil der Betroffenen adaptative (anpassende) Vorgänge ablaufen, die trotz einer Schädigung der Magenschleimhaut durch die genannten Noxen (Gifte) das Entstehen eines Ulkus verhindern. Dies könnte im Fall einer Helicobacter-Infektion auch auf die veschieden starke Virulenz (Gefährlichkeit) unterschiedlicher Helicobacter-Stämme zurückzuführen sein. Genauso wahrscheinlich erscheint mir eine unterschiedliche Effektivität von Anpassungsvorgängen des Patienten.
Ein weiterer Forschungsschwerpunkt wird daher sein, zu erforschen, wie die Interaktion zwischen Mukosa ((Schleimhaut) und verschiedenen Noxen wie Helicobacter oder nicht steroidale Antirheumatika aussieht, die dann die Mukosabarriere schädigt. Wie wirken die Toxine von Helicobacter auf die Epithelzellen und welche Schutzmechanismen, die normalerweise gegenüber der Säure vorhanden sind, werden dann inaktiviert? Und wie kann sich die Schleimhaut dann adaptieren? (Ärzte Zeitung 187/25.10.1993/13)

Erkenne, wie sich die medizinische Wissenschaft immer mehr verstrickt in noch schwierigere, unlösbare Fragen wenn sie die Reaktion des Körpers und seiner Bakterien auf vom Menschen ausgelöste, unnatürliche Verhaltensweisen ausloten will. Da können Hunderte von Jahren darüber vergehen, darüber sitzen die Forscher dann, wie die Made im Speck. Da kann man es solchen Beamtenseelen kaum zumuten, Klartext zu reden. Es wäre doch so einfach: Die Menschen sollen natürlich leben und all das Blabla löste sich in Wohlgefallen auf...

b) Wieder einmal ein Beweis für die Behauptung welch ein Unsinn, mehr Wahnsinn, es darstellt, Bakterien abzumurksen. Diesmal von den Schulmedizinern selbst geliefert:
Wie wild treiben sie mit Antibiotikamedikamenten den zuletzt neu entdeckten Helicobacter Pyloroi aus den Mägen ihrer magenkranken Patienten. Klar, daß man sich die selbst erschaffenen Feinde Bakterien, Pilze, Keime, Viren nicht nehmen lassen will. Bei dieser Anzahl kann diese Mafia noch in Millionen Jahren von der »schrecklichen Gefahr«, die von ihnen ausgeht, bestens auf Kosten der Dummen leben. Denn schätzungsweise gibt es 1,5 Millionen dieser vom Schöpfergott geschaffenen Kleinstlebewesen. **Keime und Bakterien zu bekämpfen ist das Dümmste, was der Medizin in ihrer langen Geschichte des Irrsinns einfallen konnte. Denn die Mikroorganismen waren die ersten Lebewesen auf dieser Erde. Welche Urkraft da in ihnen steckt, kann man sich doch an fünf Fingern abzählen. Als wenn die sich kleinkriegen oder für immer ausschalten ließen! Sie durchwandern die Körper aller Lebewesen wie sie wollen. Wir Menschen sind 30 Millionen Jahre alt. Und die schon fast 3 Milliarden Jahre!**

> **Magengeschwür unter NSAR**
> **Helicobacter als Ulcus-Heiler**
> Ob Helicobacter oder nichtsteroidales Antirheumatikum, die Magenschleimhaut können beide löchern. Was spricht also dagegen, bei Rheumatikern mit Ulkus auf Nummer sicher zu gehen und bei der Behandlung einen vermeintlichen Magenkeim gleich mit auszumerzen? Womöglich eine neue britische Untersuchung, in der unser Magenteufel zumindest in gestreßten Rheumatikermägen vom Saulus zum Paulus wurde! Denn bei NSAR-induzierten Ulzera machte Helicobacter die Sache nicht etwa schlimmer, er schien sogar die Abheilung zu fördern.
> Medical Tribune Nr. 48 / Freitag, 27. November 1998
> **Zeig das hier jedem depperten Arzt, der Dir oder Deinem Kind Antibiotika verpassen will!**

📖 475 **Ursache der amyotrophen Lateralsklerose: Retroviren unter Verdacht - Fahndung läuft an**
Die amyotrophe Lateralsklerose (ALS) ist eine degenerative Erkrankung des ersten und des zweiten Motoneurons. Die Prognose ist infaust (tödlich), die Überlebenszeit ab Diagnose beträgt zwischen ein und acht, im Mittel etwa drei Jahre. Die Ätiologie (Ursache) ist nach wie vor ungeklärt; neben einem Mangel an neuronalen Wachstumsfaktoren und Mutationen des Enzyms Superoxid-Dismutase wird auch eine virale Genese diskutiert. Insbesondere wird nach Retroviren gefahndet, weil Vertreter dieser Virusgruppe (zum Beispiel HIV, Visna-Virus oder HSRV = humanes Spuma Retrovirus) neurotrop sind und zum Teil im Tiermodell eine ALS-artige Pathologie verursachen können. (Ärztliche Praxis 10/1.2.1994)
Erkenne: Je mehr Nichtsichtbares dafür herhalten muß, desto mehr ärztliches Forschen, desto mehr ärztliches Therapieren, desto mehr Medikamentenverkauf wird erforderlich.

📖 475 **Wortnebelbildung der Schulmedizin** »(...) ist die Prognose (Aussicht) deutlich verbessert. Der Prognose stehen allerdings signifikant prolongierte (verlängerte) Aplasiezeiten (Wiederherstellungsdauer) und eine gesteigerte Organtoxizität (Organvergiftungen), vor allem für das respiratorische System (Atemwege), sowie teilweise gravierende Auswirkungen auf die Integrität der Mukosa des Oropharynx und Gastrointestinaltrakts (Schleimhäute von Magen und Darm) gegeben.
Infektionen in der Aplasie (unentwickelte Organanlage) sind die gefährlichsten Komplikationen mit einer hohen Letalität (Todesrate). Die Zahl der Granulozyten (wichtige Blutzellen) im peripheren Blut als Maßstab der Infektabwehr ist für Tage und Wochen stark erniedrigt. Das Infektionsrisiko wächst mit Dauer und Ausmaß der Neutropenie (Granulozytenabfall im Blut) und dem Schweregrad der Mukositis (Entzündungen durch Pilzbefall). Die Inzidenz (Häufigkeit der Neuerkrankungen) der Infektionen mit grampositiven Erregern ist kontinuierlich angestiegen. Während die akute Bedrohung durch gramnegative Sepsiserreger mit einer hohen Letalitätsrate (Todesrate) gesichert ist, bleibt die Bedeutung der durch grampositive Organismen ausgelösten Infektion trotz steigender Inzidenz dahinter zurück.« (Deutsches Ärzteblatt 89 (1992), A1-915-920, Heft 11)
Obwohl ich Dir hier das Fachgeschwafel-Chinesisch übersetzt habe, geht's Dir wie mir: Du hast nichts verstanden, Dir ist nur wirr im Kopf. So machen das die Mediziner-Intellektuellen mit uns! Lassen auf diese Weise den tollen Eindruck entstehen, daß der dies schreibende Professor klüger sein muß als man es selbst ist. Und natürlich wagt keiner der untergeordneten Ärzte, das Maul aufzutun und dem gelehrten Herrn zu sagen: »Herr Professor, auch ich verstehe leider nicht, was sie mit ihren Ausführungen sagen wollen. Sie sollten's mal in einfachem klarem Deutsch sagen. Dann würde Ihnen bewußt, was Sie da für einen Quatsch von sich geben!«

2 📖 253 ZAZGORNIK, J., »Pilzinfektionen nach Nierentransplantation«, Deutsche medizinische Wochenschrift. 100, 2082

3 📖 917 **Kontaktlinsenträger** sind besonders gefährdet, an einer Infektion der vorderen Augenabschnitte zu erkranken. Neueren Untersuchungen zufolge zieht sich der Träger einer Kontaktlinse etwa viermal häufiger eine Infektion der vorderen Augenabschnitte zu als Brillenträger. Etwa 300mal häufiger handelt es sich hierbei um ein Hornhautgeschwür. (Ärzte Zeitung, 5.8.1991)

4 📖 455 BARNABAL, C., »Immunsuppressiva: Infektprobleme«, Ärztliche Praxis 28/ 3.9.1966

5 📖 253 »**Krank durchs Krankenhaus**« STERN Nr. 39/1989, »
(...) In den Kliniken der alten Bundesrepublik treten bei etwa sechs Prozent der stationären Patienten jährlich 720.000 nosokomiale (krankenhausbedingte) Infektionen auf. Den Krankenkassen entstehen dadurch zusätzliche Kosten in Höhe von 1,4 Milliarden Mark pro Jahr. Besonders wichtig ist die gründliche Händedesinfektion für die Ärzte. Gerade für diesen Bereich konstatierte der Internist und Mikrobiologe ein ungenügendes Hygienebewußtsein. (Ärzte Zeitung vom 14.10.1991) Ein paar Jahre später:

6 📖 253 **Steinzeit-Hygiene?**
Die High-Tech-Medizin ist auf dem Vormarsch - aber die hygienischen Standards in Klinik und Praxis halten damit nicht Schritt. Hygienische Richtlinien werden entweder nicht eingehalten oder entsprechende Vorgaben fehlen völlig. Ein Beispiel: Zahlreiche Daten belegen, daß Erreger an den Händen von Ärzten und pflegerischem Personal eine wichtige Ursache von nosokomialen (krankenhausverursachten) Infektionen sind. Und dennoch: Laut einer Umfrage unter 300 im medizinischen Bereich tätigen Personen in Deutschland und Österreich wußte ein Drittel nichts von der Existenz gesetzlicher Richtlinien zur Händedesinfektion. Viele betrachteten diese Maßnahme offenbar als »Kann« - und nicht

als »Muß« -Bestimmung. In 50% der analysierten Stationen in den alten Bundesländern, zumeist chirurgische und Intensiveinheiten, gab es keine Verhaltensvorschriften zur Händedesinfektion. Kein Wunder also, daß Jahr für Jahr etwa eine Million Bundesbürger Opfer nosokomialer Infektionen werden und rund 20.000 daran sogar sterben. (Ärztliche Praxis, 15.1.1994/5)
Hat sich etwas geändert? Außer daß sich die Zahlen erhöht haben?

1667 83, 253 **Mysteriöse Todesfälle im Krankenhaus:**
Immer mehr - auch tödliche - Fälle von Pilzinfektionen bei Patienten mit reduziertem Abwehrsystem werden nach Darstellung der Frankfurter Kliniksprecher auch in anderen Krankenhäusern beobachtet. (KStA, 17.12.1992)
Anhänger der Urzeitmethode benötigen keine Desinfektion - denn bei regelmäßiger Einnahme der »UrMedizin« entstehen keine Entzündungen - weder am Körper noch im Körper. Wer die »UrMedizin« nicht nimmt, für den scheint es allerdings angebracht, Wunden zu desinfizieren.

1668 253 **Die größte Krankheits- und Todesgefahr lauert im Krankenhaus:**
- Ein Reutlinger Rentner erlitt während eines längeren Krankenhausaufenthalts eine Querschnittslähmung. Die Ursache war eine bakterielle Infektion, die sich über eine Dauerkanüle in einer Vene ausgebreitet hatte.
- In einer Klinik war einem 72jährigen Münchner Studienrat ein neues Hüftgelenk eingepflanzt worden. Er überstand den Eingriff zunächst gut, dann stellten die Ärzte eine allgemeine Vereiterung fest, die durch Keime hervorgerufen worden war. Für den Studienrat kam jede Hilfe zu spät.
- Seit Monaten hatte Dynamit-Nobel-Manager Dr. Paul Lingens (60) über seine verstopfte Nase geklagt. Schließlich entschloß er sich zu einer Laser-Operation im St. Franziskus Krankenhaus. Ein Routinefall. Doch noch heute, zwei Jahre nach der Operation, liegt der Werkleiter im Koma. Jetzt beschäftigen sich Staatsanwälte und Zivilrichter mit dem tragischen Vorfall.
- Die 19jährige Sigrid Olsen aus Dortmund hatte sich in einem Krankenhaus mehrere Krampfadern entfernen lassen. Die Operation verlief ohne Komplikationen, doch wenige Tage danach bekam die Patientin hohes Fieber. Sie hatte sich mit Streptokokken infiziert und starb bald darauf. (DER SPIEGEL vom 30.5.88)

> Wir bitten unsere verehrten Inserenten von Todesanzeigen und Danksagungen um Verständnis, daß wir die Namen der behandelnden Ärzte nicht abdrucken können. (Aus dem »Reichenhaller Tagblatt«, 12.9.1993)

Die Dunkelziffer beträgt ein Vielfaches, glaub mir, weil nur eindeutige Fälle von den Tod bescheinigenden Ärzten als »medikamentenverursacht« angegeben werden.

1670 253 SHASTRY, J. C. M., »Infektion nach Nierentransplantation«, Akt. Nephrol. 2,52
1671 634 TRAP, 31. J., A Gift of Love. West Publishing Copr. Barrack St., Sydney 1971
1672 116 HO, M., »The transplanted kidney as a source of infection«, New Engl. J. Med. 293/1109
1673 475 **Schulmedizin will Ursachen nicht wissen:** Wie kannst Du Dich von einer Medizin behandeln lassen, die seit 10.000 Jahren die Ursachen der Krankheiten nicht kennt und angeben kann. Jetzt macht man sogar für Rheuma die Viren verantwortlich:
Forschung und Praxis: Meinen Sie, daß mit der Entdeckung bakterieller und viraler Erreger bei verschiedenen Arthritiden nun auch der Weg gewiesen ist, um den Ursachen der rheumatoiden Arthritis (Gelenkentzündung) auf die Spur zu kommen?
Prof. Zeidler: Ich glaube, ja. Insbesondere die Tatsache, daß Erregerbestandteile immer wieder in Gelenk selbst gefunden werden, spricht dafür. Einer Arbeitsgruppe aus Tübingen ist es kürzlich gelungen, gehäuft Parvo-Virus-DNA bei Patienten mit chronischer Polyarthritis in der Synovialmembran nachzuweisen. (Forschung & Praxis, Supplement der Ärzte Zeitung Nr. 154/22.1.1993/6) Schon erstaunlich, was denen nicht alles zu entdecken gelingt! Warum entdecken sie nicht auch mal, wie man Kranke gesund macht?

1675 533 **Lungenentzündung durchs Krankenhaus** An nosokomialen Pneumonien (durch Krankenhausaufenthalt verursachte Lungenentzündung) sterben in Deutschland jedes Jahr etwa 40 000 Menschen. Etwa 100 000, meist Beatmungspatienten erkranken daran. Zur Pathogenese (Krankheitsentstehung) tragen drei Mechanismen bei: die Kolonisation von potentiell virulenten Keimen im Orpoharynx (Rachen), die gesteigerte Adhärenz (Haftung) der Erreger an die Schleimhäute des Beatmeten, wo weniger Abwehrproteine wie das Fibronectin gebildet werden, und die verminderte bronchopulmonale Clearance (Reinigungskräfte der Lungen und Bronchien).
Die Pneumoniegefahr werde aber auch iatrogen (ärztlicherseits) gefördert. Zum Beispiel bewirke eine Streßulkus-Prohylaxe mit H_2-Blockern ein Ansteigen des Magen-pH-Wertes auf über vier. Dies fördere die Kolonisation von gram-negativen Keimen im Magen. Da Intensiv-Patienten meist auch eine Magen-Sonde gelegt wird, wandern Keime an der Sonde entlang zum Oropharynx (Schlund), von wo aus sie häufig aspiriert (eingeatmet) werden. (Ärzte Zeitung 54/24.3.1993/10)
Lerne vor allem hieraus, daß es die unnatürliche medizinische Behandlung bewirkt, daß sich Keime und Bakterien vermehren. Diese Vermehrung ist also nur eine Folge (nicht die Ursache) menschlichen oder ärztlichen Fehlverhaltens. Daß Bakterien bei natürlichem Verhalten ungefährlich sind, das ergibt sich hieraus.

1676 83, 253 **Hygiene: Tödliche Pilze im Krankenhaus**
»Wie die Fliegen«, so kommentierte der Hessische Rundfunk letzte Woche, habe der Schimmelpilz geschwächte Patienten, die an Leukämie litten oder denen gerade eine Spenderleber eingepflanzt worden war, innerhalb weniger Wochen dahingerafft. (DER SPIEGEL 52/1992)

1677 253 Dein Kind ins Krankenhaus zu geben ist unverantwortlich von Euch als Eltern:
Nosokomiale (Krankenhausbedingte) Infektionen sind eine der wesentlichen Ursachen für Morbidität und Mortalität bei krebskranken Kindern. Zunehmend infizieren sich dabei offenbar die aufgrund der chemotherapeutischen Behandlung für Infektionen anfälligeren Kinder unter zehn Jahren. Bei mehr als die Hälfte der Kinder besiedelten nach Angaben von Jarvik die Mikroorganismus das Blut, etwa acht Prozent der Kinder hatten eine Pneumonie (Lungenentzündung) und fast sieben Prozent litten unter Harnwegsinfektionen. Mit fast 35 Prozent überwogen bei Infektionen des Blutes Koagulase-negative Staphylokokken. Aber auch Staphylococcus aureus und Escherichia coli wurden nachgewiesen. (Ärzte Zeitung, 122/5.7.1993/8)

1678 a) 486 **Heimtückische Bakterien** Selbst eine so verdienstvolle Zeitschrift wie »Der Naturarzt« (Nr. 2/1993) schreibt: »Die heimtückische Legionärsbakterie (Legionellosen): Einen idealen Nährboden finden die für den Menschen gefährlichen Erreger in Warmwasser-Bereitern und -Tanks, beheizten Schwimmbädern und Whirlpools. Häufig betroffen sind große Gebäude wie Krankenhäuser

oder Bürokomplexe mit ihren verschlungenen Wasserrohrsystemen. Besonders günstig für die Vermehrung der Keime sind Temperaturen zwischen 30° und 50° Celsius, wenn das Wasser lange im Leitungssystem steht.«
Erkenne: Die Bakterien vermehren sich vor allem dort so stark, wo viel Unnatur herrscht. Deshalb sterben besonders in Krankenhäusern auch deshalb so viele Menschen daran, weil deren Abwehrkraft durch die dort gegebene Chemie besonders schwach gemacht wird. Die Aufgabe der Bakterien ist es, das Nichtnatürliche zu bekämpfen. Das ist nicht heimtückisch, sondern schöpfungsgewollt.

8 **b) Warum sich Viren und Bakterien vermehren: Auch so kann man es sehen:**
Einige Tage nach einem Schnupfen ist der Schmutz der Schlechtkost von den Makrozythen und weißen Blutkörperchen umhüllt und wird dann ausgestoßen. Dazu ist der Körper erst nach einer Vermehrung der Schnupfenviren in der Lage. Erkenne auch hier wieder die Weitsichtigkeit der Schöpfung. Alles ist zweckmäßig eingerichtet. Der Mensch darf nicht dazwischenfunken. Sollte die Schöpfung, sollte Gott gar so weitsichtig sein, daß sich die Menschen durch ihr Verfressensein und Abkehr von der von Gott für sie vorgesehenen Nahrung selbst um diesen einst so herrlichen blauen Planeten bringen? Den sie als Gottes Geschenk nicht verdient haben.

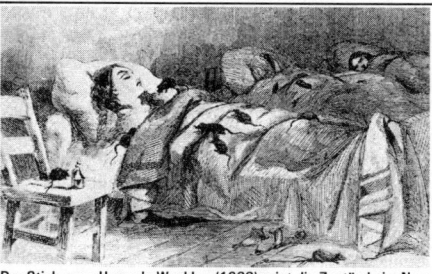

Der Stich aus »Harper's Weekly« (1860) zeigt die Zustände im New Yorker Bellevue-Hospital. Die Infektionen in den Krankenhäusern grassieren. Echte Ratten gibt es heute in Krankenhäusern nicht mehr, aber noch mehr Infektionen durch andere kleine Tierchen.

9 **a)** 475 **Früher war es das HI-Todesvirus.** Da das nun auch nicht mehr stimmt (→LV 1721), gehen die Volksverdummungsakteure auf die, noch nicht widerlegbar krankmachenden, Gentheorien zurück: Harald Varmus, Direktor der amerikanischen National Institutes of Health, schlüpfte in die Rolle eines Gesundheits-Sheriffs: Anfang April dieses Jahres erhob er einen seit vier Jahren namentlich bekannten Killer zum »Staatsfeind Nummer eins« und lobte für dessen Ergreifung ein Kopfgeld von zwei Millionen Dollar aus. Gefahndet wurde nach BRCA 1, einem Stück Erbmaterial, das sich irgendwo auf einem langen Arm des Chromosoms Nummer 17 verbarg und für eine große Zahl von Brustkrebsfällen verantwortlich ist. Letzte Woche war das gesuchte Brustkrebsgen dingfest gemacht. Forschern von sieben Labors in den USA und Kanada, meldete das US-Wissenschaftsblatt Science in einem anläßlich einer Expertentagung in Salt Lake City (US-Staat Utah) vorab verteilten Sonderdruck, hätten das Gen isoliert und seinen genauen Bauplan entschlüsselt. Das ist so clever wie einfach: Die neuen »unsichtbaren Wesen« werden vorab, vor dem Schuldspruch, zu Staatsfeinden und Killern erklärt. (→LV 1650ff) Und da man der Halbgöttern das abnimmt, will sich der Staat (und darf sich der Zustimmung all seiner Bürger darin versichert sein) gegen die Feinde zur Wehr setzen. Und das kann er nur, indem er viel viel Geld für diese Helden lockermacht, die sich nun in den schrecklichen Kampf gegen unschuldige Lebenskeime zu stürzen haben...

9 **b) Hepatitis-C-Erreger** Etwa zwei Millionen Menschen sterben an den Folgen dieser Leberentzündung. Doch bis heute hat noch kein Wissenschaftler den Erreger unterm Mikroskop gesehen. Nur die Antikörper, die der Organismus mobilisiert, verraten, daß er eingedrungen ist. Sie lassen sich aber erst zwei bis sechs Monate nach der Ansteckung nachweisen. (...) Für die Behandlung haben die Ärzte heute nur das Medikament Interferon alpha zur Hand. Ein halbes Jahr oder länger muß es an drei Tagen in der Woche gespritzt werden. 1000 Mark kostet das im Monat. Das Mittel soll das Abwehrsystem des Körpers anregen, Eiweiße zu bilden, die wiederum die Vermehrung des Virus stoppen. Doch die Erfolge sind mäßig und die Nebenwirkungen stark: Übelkeit, Haarausfall, Depressionen. Wenn die kranke Leber zu versagen droht, kann nur noch eine Transplantation helfen, wie (...) setzte ihm Professor Peter Neuhaus eine Spenderleber ein. Doch werden die Hepatitis-Viren im Blut vor ihr haltmachen? »Sicher nicht, nach vier Wochen stecken sie im implantierten Organ. Aber durch die Medikamente, die eine Abstoßung verhindern, verläuft die Hepatitis milde«, sagt Neuhaus. (stern 13/1995)
Ist doch klar: Wenn in allen Gazetten wöchentlich aufs neue die Panikmache vor Viren den Medizinern nachgebetet wird: Wie willst Du da mir glauben, der das als Nonsens erklärt? Doch überlege jetzt mal nüchtern und lies den obigen Text genau:
1. Was ist von einem Virus zu halten, das noch niemand dingfest gemacht hat?
2. Was ist von einer Behandlung gegen ein Geister-Virus zu halten, das man gar nicht kennt?
3. Was ist von einer Lebertransplantation zu halten, die sich schon in vier Wochen als unsinnig erweist?
4. Was ist von medizinischer Logik zu halten, die für Zigtausende eine wahnsinnig teure Lebertransplantation durchführt, um auf diesem Umweg ihr Medikamentengift an den Mann zu bringen?

10 464 **Vermehrung der Bakterien**
Der Frage, wieso es so urplötzlich zu einer so schlagartigen Überschwemmung des Organismus mit Bakterien und Viren kommen kann, ist die Forschung bis heute noch nicht genügend nachgegangen. Für den Urzeitmethodiker, der die Gesundheit des Menschen im großen Zusammenhang mit der Natur stehend sieht, ist das klar; für die Forscher will ich hier auf eine längst vergessene Entdeckung hinweisen: Daß aus Schimmelpilzen und Chondriosomen (Bausteinen der Zelle) durch Übersäuerung des Körpers (unter 6,9 fallender pH-Wert) Bakterien entstehen können:
ENDERLEIN, G., Archiv f. Entw. Geschichte d. Bakterien, Bd. 1, Heft 1-4, Bln. 1931-1940 und SCHANDERL, H., »Der Züchter«, 29. Bd., Heft 3/4, 1959. Ob Enderlein Recht hat, das ist für die UrTherapie bedeutungslos. Wer sich ihrer bedient, muß keine Angst vor Bakterien und Viren haben.

11 462f, 465 **Cholera** Olindo Martino, Epidemiefachmann an der Universität Buenos Aires bezeichnet es als »keinen Zufall«, daß die Cholera in Argentinien ihre ersten Opfer unter der indianischen Bevölkerung forderte. Wenn überhaupt, so behandeln sie die Behörden als zweit- und drittklassige Bürger. Ihre von Unterernährung und Alkoholismus geschwächten Organismen erkranken schon beim Vorhandensein äußerst kleiner Erregerkolonien, denen normal ernährte Menschen problemlos widerstehen. (Ärzte Zeitung, 2.3.1992)

1682 📖 115 **Über Bakterien und Viren wissen die Ärzte noch immer nicht Bescheid**
(...) So ist es zwar möglich, daß zuerst die Infektion mit Helicobacter erfogt, diese dann zu einer Gastritis führt und erst danach ein Ulkus entsteht. Ebenso gut denkbar ist jedoch auch, daß eine Gastritis und ein Ulkus schlichtweg die Ansiedlung von Helicobacter pylori begünstigt und das Bakterium quasi als Begleitreaktion anzutreffen ist. (Medical Tribune, 16.4.92)
Erkenne: Nichts ist sicher, nichts gewiß in der medizinischen »Wissenschaft« oder Forschungstätigkeit. Weil sie nicht auf den Gesetzen der Natur aufbaut. Doch stur wird immer mehr den Kleinstlebewesen der medizinische Schuldspruch zuteil. Selbst dann, wenn die Mediziner mal einen Moment in die richtige Richtung denken (A), so fallen sie mangels Unverständnis der Natur- und natürlichen Gesundheitsgebote gleich wieder in ihre alte, in die Irre führende Denkweise zurück (B): (A) Die britischen Wissenschaftler vermuten daher, daß Entzündungsprozesse, die die latente Besiedelung mit Helicobacter pylori auslösen, auch die DNA schädigen könnten. Es sei wahrscheinlich (B), so Morgan und Kollegen, daß eine maligne Veränderung des lymphoepithelialen Gewebes, die noch nicht hochgradig sei, in Abwesenheit des Bakteriums auch nicht in ein schweres Stadium übergehe. (Ärzte Zeitung 28/15.2.1995/24)

1683 📖 115, 475 Da gibt's doch tatsächlich mal eine Mißstimme im **Choral der Bakterienfeinde: NATURE 24/81, 314.**
»Inzwischen haben auch die Forscher festgestellt, daß gewisse, sogenannte krankmachende Bakterien und Virenarten (z.B. die Malaria- und AIDS-Erreger) in der einen Umgebung völlig ungefährlich sind, während sie in einer anderen zu den entsprechenden Krankheiten führen.« Wenn Dir das jetzt nicht die Augen für meine Bakterienbewertung öffnet!

1684 📖 193 **Candida albicans**
Candida-Patientinnen und -Patienten klagen über die verschiedensten Symptome. Am deutlichsten wird das Hefepilzproblem, wenn der Pilz die Vagina befällt und einen hefeartig riechenden Ausfluß verursacht. Oder wenn es zu dem Afterjucken kommt, das so typisch für Candida-Besiedlung des Darms ist. Auch wenn sich bei Kleinkindern nach dem Stuhlgang ständig rote und entzündete Flecken auf dem Gesäß bilden, ist der Grund meistens Candida. 12 Wochen Urzeitkur - und Du hast sie hinter Dir! Denn Pilze leben von weißem Zucker. Und den sucht man in der Urkost vergebens. Laß als Schlechtkostesser den mal überall weg – davon allein kann schon übermäßiger Candidabefall verschwinden.

1685 📖 193 **Neurodermitis**
Bei der Neurodermitis nehmen die Mediziner neuerdings an, daß die Darmflora mit dem Pilz Candida albicans überwuchert sei und sie dadurch ausgelöst würde. Dafür geben sie dann E.coli-Keime (Mutaflor). Im Prinzip richtig, nur das nutzt vielleicht ein paar Wochen. Denn diese Bekämpfungskeime sind ja schon einmal zerstört worden und werden es bald wieder sein, weil die Ursachen nicht beseitigt werden, welche die Candida albicans im ungesunden Körper überhand nehmen ließen. (Ärzte Zeitung, 11.3.1992)

1686 📖 695 Bei vielen Tierarten ist bewiesen, daß eine Korrelation zwischen Darmbakterien und Darmschleimhautzellen besteht, derart, daß die Darmbakterien des Dickdarms 1. unverwertbare Nahrung erschließen und sie für den Wirt verwertbar machen, 2. wichtige Vitamine synthetisieren, wie die Vitamine K, B usw., 3. pathogene Keime (angeblich krankmachende Keime) unterdrücken und eine Infektion durch diese verhindern, indem sie das Darmepithel wie eine Tapete überziehen und pathogene Bakterien ins Darmlumen abdrängen (...).
Das Vitamin B12 (= Extrinsic Castle Faktor) wird durch Laktobazillen (Lb. acidophilus, Lb. casei, Lb. fermenti) aus Pseudovitaminen synthetisiert. Es ist für die Bildung von Desoxyribonukleinsäure durch Lb. casei, es hemmt bei Bact. coli die Synthese von Purinen. (Erfahrungsheilkunde, Zeitschrift für ärztliche Praxis, 1973/4)

1687 📖 35, 121, 367, 466 Und warst Du nicht ein bißchen schockiert, daß man den Patienten früher **Krokodilskot** (→Rz33) als Medikament zu schlucken gab? Dann lies mal das hier:
Behandlung der rheumatoiden Arthritis: Ein Vorteil der Therapie mit Bakterienextrakt ist die gute Verträglichkeit
Die Behandlungserfolge mit einem aus E. coli (das sind die Kot-Bakterien) gewonnenen lyophilisierten Bakterienextrakt kommen bei Patienten mit rheumatoider Arthritis unter anderem in einem geringeren Verbrauch nicht steroidaler Antirheumatika zum Ausdruck. Wie die Ergebnisse einer Langzeitbeobachtung unter der Gabe des Bakterienextrakts Subreum® deutlich machen, läßt sich das Fortschreiten der Erkrankung damit offenbar auf Dauer günstig beeinflussen, berichtete Dr. Klaus Bandilla, Wiesbaden. (...) bescheinigen den in einer Kapsel verpackten immunaktiven Fraktionen ausgewälter E. coli-Stämme ein günstiges Nutzen/Risiko-Verhältnis. Dies berichtete Professor Dr. Jan Dequeker aus Pellenberg/Belgien.
Und dieser Arzt ist ebenfalls in der Lage, einen vor lauter Fachausdrücken unverständlichen und damit wissenschaftlich bestens qualifizierten Nachweis dafür zu liefern, warum die Behandlung mit Bestandteilen aus Fäkalien, also mit aus Kot gewonnenen Bakterien, nämlich den E. (scheriocha) coli, zo »gut verträglich« sein soll:
(...) Obwohl der Wirkmechanismus, welcher den unter der Gabe von E. coli-Fraktionen beobachteten klinischen Erfolgen zu Grunde liegt, im Detail noch nicht verstanden ist, dürfte der immunmodulatorische Effekt vor allem auf die vermehrte Migration aktivierter T-Suppressorzellen aus den Peyerschen Plaques zurückzuführen sein. Möglicherweise liegt der Verschiebung des Quotienten von T-Helfer- und T-Suppressor-Zellen eine Modulation des MHC-Antigen-TCR-Komplexes (MHC: Major histocompatibility complex; TCR: T-cell receptor) zu Grunde.
Die Erfolgsaussichten bei der Behandlung der rheumatoiden Arthritis sind um so größer, je früher die Behandlung beginnt. Diese Einschätzung hat Dr. Joachim-Michael Engel, Bad Liebenwerda, auf einem von Tosse veranstalteten Symposium in Garmisch-Partenkirchen geäußert. Klar: je früher behandelt, desto mehr verdient man dran. Und desto länger, weil man schwerer krank wird.
Gib's doch zu: Wenn Dir einer so wissenschaftlich kommt, glaubst Du auch, daß Dir Scheiße hilft! (→LV 0633)

1688 📖 636 **Erdbehandlung** Als ich aber mit diesen Ideen an die Öffentlichkeit trat, schrie die ganze Welt, besonders wenn die Erde bei offenen Wunden angewandt werden sollte: Bazillen! Der Ruf war damals besonders ohrenbetäubend und bangemachend, da in jener Zeit gerade der Tetanus, der Erdbazillus, der sich in der Erde befinden und besonders gefährlich sein soll, viel Redens von sich machte. Man erzählte natürlich schreckliche Geschichten von dem »bösen« Tetanus. Vor allem aber sollte der Tetanus, wenn er mit der Erde in die Wunden komme, Wundstarrkrampf erzeugen. Ich sagte mir aber, daß der Mensch sich nicht immer wieder von neuen wissenschaftlichen Behauptungen beirren und erschrecken lassen solle, von Lehren, die gar oft wechseln; der Mensch kommt sonst nie zur Ruhe. Ich hatte gelernt, mich wieder auf ewige, göttliche Gesetze, auf die Stimme der Natur, zu verlassen und nicht mehr auf befangene Menschen.

Ist die Bazillenlehre, die alle Welt heute noch in Schrecken hält und offenbar die größten Torheiten, wie auch die schlimmsten Gefahren zeitigt, nicht besonders ein Ausdruck menschlich-wissenschaftlichen Irrtums?
Sanitätsrat Dr. F., bot Wetten an, daß Just innerhalb 24 Stunden dem Starrkrampf erlegen sein würde. Aber meine so bös aussehende große Wunde - dieser gefürchtete Hundebiß - war nach etwa 2 Wochen Erdbehandlung vollständig und narbenlos geheilt! Ein Knecht des Besitzers des Hundes war früher auch von diesem Hunde gebissen worden und mußte deswegen ein Vierteljahr lang im Krankenhause liegen. Jener Arzt hat aus dem Fall nichts gelernt. Hätte er nicht fortan in solchen und ähnlichen Fällen Erde anwenden müssen? Aber nein, die Erde als Heilmittel war ja nicht wissenschaftlich, und der Arzt hätte den Zorn und die Verachtung seiner Kollegen auf sich gelenkt und wäre auf die Liste der Kurpfuscher und Quacksalber gesetzt. Zur Natur und ihren Mitteln muß man unerschütterliches Vertrauen haben und sie unerschrocken bei jeder Gelegenheit in der geeigneten Weise ohne Bedenken und ohne Sorge anwenden. (JUST, A., Kehrt zur Natur zurück, Verlag A. Graft, Braunschweig, 1896) **Als ich das erst kürzlich, dank des von LUVOS überreichten, alten Buches von Adolf Just las, da fiel mir Goethes Satz ein: Alles Kluge ist schon einmal gedacht worden...**

9   📖 193 Der **Fluor vaginalis** bei Frauen ist meist übelriechend (aber nicht so gelb wie beim Tripper) und wird nach Meinung der Ärzte durch Trichomonas verursacht, eine begeißelte Protozoenart, die auch den Mann befallen kann und zu schlimmem Juckreiz führt. Die Behandlung erfolgt unterdrückend mit Arilin, Clont oder Simplotan. Diese Krankheit kann nicht nur Schmerzen beim Geschlechtsverkehr verursachen, sondern für eine Frau so schrecklich sein, daß Lebensmut und Lebensfreude verlorengehen und viele depressive Phasen auftreten. Die Frauen erleben sich als minderwertig und versuchen, durch besondere Reinlichkeit und Spülungen den Ausfluß zu bekämpfen - machen aber damit alles nur schlimmer!

0   📖 253, 967 **Intensiv-Station:**
Professor Sibbald: »Je mehr wir medizinisch können und je besser wir Risikopatienten behandeln, desto häufiger macht eine Sepsis unsere Erfolge zunichte«. (...) Sepsis ist heute die häufigste Todesursache auf Intensivstationen. Häufig fördert die Behandlung der Primärerkrankung eine Sepsis, indem über Infusions- oder Blasenkatheter pathogene Keime den Organismus erreichen. (Ärzte Zeitung 60/5.4.1994)

1 a) 📖 149, 355, 998 **Verpilzung des Körpers durch Organtransplantation:** Renal Transplantation, Arch. Int. Med. 135 (1975), 1163-72. 47 und C.A. Prompt u.a.: Transmission of AIDS Virus at Renal Transplantation, Lancet II (1985), 672.

1 b)Frage:»Kann es sein, daß ich mir **Candida-Pilze durch Rohkost** eingehandelt habe?«
Antwort: »Das wäre in Ausnahmefällen möglich, wenn (als Veganer oder Vollwertköstler) zu viele süße Trockenfrüchte und Honig gegessen werden, weil Candida die Aufgabe hat, Zucker abzubauen. Unter UrKost ist das nicht zu befürchten. Merke:
Verpilzungen an der Haut bleiben auch unter UrTherapie oft sehr hartnäckig bestehen. Das ist die beste Behandlung:
Täglich wechselweise
a) Frische Weißkohl- oder Wirsingblätter (leicht angeklopft) auflegen und mit Leinentuch, dann Wolltuch abdecken
b) Zweistündige feuchte Heilerde (LUVOS II) -packung auftragen
c) Nachts mit Obstessig betupfen. Dafür ist er gerade noch gut, aber nicht zum einnehmen. Sonst tagsüber mit Heilerde bestäuben und nie mehr warm waschen.

2 ENDERLEIN, G., **Bakterien**-Cyclogenie, Semmelweis-Institut, Hoya
hat bereits 1940 in seiner Bakterien-Cyclogenie den Entwicklungskreislauf für Kokken, Stäbchen, Spirillen und Plasmodien lückenlos dargestellt - auch den Wechsel von harmlosen zu bösartigen Formen festgestellt. Er argumentiert so: Die kleinste Einheit, das Protit, ist ein winziges, lebendes Eiweißteilchen. Es kann sich eindimensional zu einem winzigen Fädchen, dem »Filum« vermehren, es kann sich zwei- und dreidimensional vermehren oder vergesellschaften zum »Symprotit«. Das »Chondrit« -Stadium ist gekennzeichnet durch einen ständigen Generationswechsel zwischen Filum und Symprotit.

Wer von Jesus geheilt wurde, mußte natürlich vorher keine Urkost schlucken:

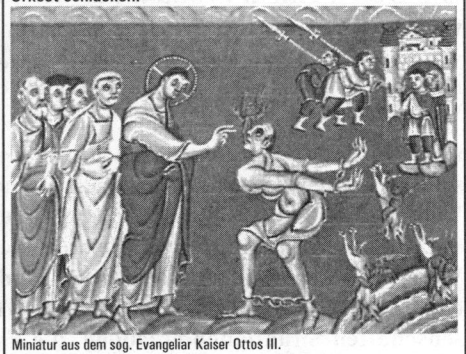

Miniatur aus dem sog. Evangeliar Kaiser Ottos III.

Geißeln sind Fila, mithin Formen des Chondrit-Stadiums. Aus jeder Geißel kann sich, je nach den biologischen Voraussetzungen, wieder die betreffende Bakterienart entwickeln. Hierher gehören auch die »Bakteriophagen«, die begeißelte Symprotite (Spermite) sind. Ihre Verschmelzung (Kopulierung) mit Bakterienformen höherer Valenz (Wertigkeit) führt zu deren Umwandlung in das Chondritstadium, mithin zu ihrem scheinbaren Verschwinden. (...) Im Chondritstadium können sie therapeutisch als Heilmittel verwendet werden. Alle höheren Valenzen des Endobionten können Krankheiten begünstigen oder erzeugen, wobei sie nicht nur im Blut und in Blutzellen, sondern von bestimmten Stadien ab auch in Gewebszellen auftreten und diese degenerativ beeinflussen. Verursacht oder begünstigt wird die Abwärtsentwicklung unserer Zivilisation (Kunstdünger, gechlortes Wasser, verunreinigte Luft und dergleichen) erstrangig durch die falsche Ernährungsweise, die durch ihren zu hohen Gehalt an Eiweiß und Zucker den Endobionten geradezu »mästet«. Danach beruhen die Krankheiten (des Endobiosiskomplexes) auf der Aufwärtsentwicklung des Endobionten zu höhervalenten, parasitären Wuchsformen mit einem eigenen, die menschlichen Körpersäfte vergiftenden Stoffwechsel (hochgradig potenzierter Milchsäureproduktion). Dadurch tritt eine Herabsetzung des Regulationsgleichgewichts im wechselseitigen Verhältnis mit den vegetativen Zentren im Diencephalon ein. die ein Versagen seiner Gestalt und formgebenden Funktion herbeiführt.

3 Ich nehme mir eine noch ziemlich korpulente Seminarteilnehmerin vor: »Du solltest die UrKost durchhalten! Dann mußt Du Dich auch für Dein Aussehen nicht mehr schämen!«
Sie antwortet: »Ich habe mich eigentlich nie deswegen geschämt, Franz... Bis jetzt.«

"Das gefährlichste Instrument in der Hand des Arztes ist der Rezeptblock, danach kommen gleich die überflüssigen Operationen." (Dr. Hans-F. Ahrens, Facharzt und Pharmakotherapieberater der KV Hessen, Giessen)

Merke: Sich anzeigende, möglicherweise erblich bedingte Krankheiten, brechen meist nicht durch, wenn sofort die UrTherapie aufgenommen wird.

1700 Fälschung, wissenschaftlicher Wahnsinn, Zahnwurzel- und Wundbehandlung, AIDS, Poesie, Musik

»Laßt euch das Gehirn nicht von der herrschenden Meinung verkleistern!« (A. Fleming)

DIE ZEIT
Nr. 25   13. Juni 1997   Seite 33

Betrüger im Labor

Die deutsche Forschung hat ihren Fall. Wie schützt man sich vor Fälschern? / Von Ulrike Bartholomäus und Ulrich Schnabel

Der Leiter des Max-Delbrück-Centrums in Berlin-Buch spricht vom **größten Forschungsskandal Deutschlands**. Und bei der Deutschen Forschungsgemeinschaft (DFG) fürchtet man schon, der Ruf der hiesigen Wissenschaft könne weltweit Schaden nehmen. »Wir dachten bislang, **wissenschaftliche Fälschungen im großen Stil wie in den USA** kämen bei uns nicht vor, (...) da unsere Forschungslandschaft so klein und überschaubar ist.« Eine Annahme, die sich jetzt als irrig herausstellt. Denn der Krebsforscher Friedhelm Herrmann, der Chef des Forschertrios, ist schließlich nicht irgendwer. Der 47jährige Gentherapeut ist Mitglied des Senats- und Bewilligungsausschusses der DFG für Sonderforschungsbereiche und Sprecher der Arbeitsgruppe Gentherapie. *398 wissenschaftliche Arbeiten hat er bisher publiziert*, staunte der Berliner Tagesspiegel, »eine schier unglaubliche Zahl für ein noch vergleichsweise junges Forscherleben«. Doch nun ist ein dunkler Schatten auf Herrmanns beeindruckende Bilanz gefallen. Er und seine ehemalige Lebensgefährtin und Laborleiterin Marion Brach werden von einem Doktoranden der Datenfälschung bezichtigt. (...) Insbesondere Daten über Botenstoffe, Resistenzgene in der Chemotherapie und ihren Einfluß auf Krebszellen seien frei erfunden. Marion Brach, die mittlerweile an der Universität Lübeck lehrt, hat inzwischen gebeichtet, sie habe für Veröffentlichungen im Journal of Experimental Medicine Daten frisiert. Sie erhebt schwere Vorwürfe gegen ihren langjährigen Vertrauten und damaligen Chef Herrmann, der mittlerweile an der Universität Ulm tätig ist: Sie und ihr damaliger Mitarbeiter Michel Kiehntopf sagen aus, sie hätten die Daten auf Herrmanns Wunsch hin gefälscht. Dieser jedoch weist jede Schuld zurück. »Die Daten sind gefälscht, daran gibt es nichts zu rütteln«, sagte er zur ZEIT. »Aber ich wußte zum Zeitpunkt der Veröffentlichung nichts davon.«

Nur: Die Deutsche Krebshilfe hat seine Arbeiten mit rund einer halben Million Mark gefördert. Die Deutsche Forschungsgemeinschaft legte dem Betrüger für eine Arbeit, von der er »nichts wußte«, nochmal 500.000 DM drauf. Fazit: Werdet Medizinforscher, Leute, dann rollen nur so die Moneten...

Ehe Du zu einem Produkt aus der medizinwissenschaftlichen Forschung greifst, wisse: dort sind die größten Gauner und Fälscher am Werk!

Nein? Du kannst Dir das doch nicht vorstellen? Dann höre, was Albert Gore, der heutige US-Vizepräsident dazu schon 1988 sagte:

»**Die Basis unserer Investition in die Forschung ist der Glaube des amerikanischen Volkes und die Integrität der Wissenschaft. Wir müssen herausfinden, ob diese Vorfälle nur vereinzelte Episoden sind... oder ob wir in den biomedizinischen Wissenschaften Situationen erzeugen, die Fälle wie diesen nur als Spitze des Eisberges erscheinen lassen.«**

Wenn mal ein Fall durch Zufall rauskommt, darfst Du Dich darauf verlassen, daß Tausende unentdeckt geblieben sind. Für Geld, Ruhm und Ansehen wird alles getan - alles!

Und ob ich Dir hier im Buch Beweise aus 1688, 1988 oder 2098 bringe, das macht nicht die Bohne. Das ist mit ein Grund dafür, daß selbst die älteste Ausgabe des »Großen Gesundheits-Konz« nie veraltet und stets hochaktuell bleibt.

Der ganz normale, wissenschaftliche Wahnsinn

(Originalüberschrift von Prof. v. Weizsäcker)

Ökologische und erst recht evolutionäre Prozesse sind normalerweise langsam. Es dauert typischerweise Jahrzehnte, bis man die Effekte von Eingriffen einigermaßen studieren und verstehen kann. Den menschlichen Mitspieler kennzeichnet aber eine ungeheure Ungeduld, insbesondere, wenn es um sogenannte Schadenskorrekturen geht. Mit der Gentechnik in der Hand kann der Mensch so beängstigend rasch »helfend« eingreifen (hier soll unterstellt werden, daß die Motive nicht rein egoistisch sind), daß der Natur die keine Zeit bleibt zu artikulieren, was sie davon hält. Vielleicht illustriert ein Beispiel aus vorgentechnischer Zeit, was ich meine: Man wollte mehr Brot und züchtete Getreide, welches bei guter Düngung wesentlich größere Ähren hatte. Der chemische Pflanzenschutz mußte für die neuen Sorten allerdings ebenfalls wesentlich verstärkt werden. Die schweren Ähren brachten die langen Halme oft zum Einknicken. Um dies zu vermeiden, wurden chemische Halmverkürzer eingefügt. Aber nun waren Ähren näher am feuchten Boden und wurden vielfach von Pilzen befallen. Also fing man an, im gegebenen Stil Fungizide einzusetzen. Auf jeden Erfolg folgte ein neues Problem, das alsbald einen weiteren helfenden Eingriff auslöste. Im Endergebnis haben wir nun ein Getreidefeld am Tropf der Chemie, eine verschlechterte Wasser- und Bodenqualität und einen besorgniserregenden Artenrückgang. Kommen nun Landwirtschaft und Landschaft zusätzlich noch an den Tropf der eilfertigen Gentechniker, so ist abzusehen, daß das Ergebnis in kurzer Zeit noch bedenklicher aussieht. (Prof. Dr. Ernst Ulrich von Weizsäcker, Direktor des Instituts für Europäische Umweltpolitik)

Wenn Weizsäcker die Wissenschaft als wahnsinnig bezeichnet, was willst Du dann noch darum geben? Werde wach! Sapere aude!

a) 📖 467 Tut die Natur nicht recht daran, diese Menschen schnell von ihrer Erde zu nehmen?
Kokain-Exzesse, Sadomaso-Riten und Schnell-Sex mit tausend Männern - eine intime Biographie enthüllt die Nachtseiten des 1989 an Aids gestorbenen Star-Fotografen Robert Mapplethorpe. Der Lebensstil des Nachtmenschen Mapplethorpe war durch exzessive Rituale diktiert. Er schlief bis zum Mittag, das Frühstück bestand aus Kaffee, Zigaretten, einem halben Joint und einer Linie Kokain. Der Nachmittag verging mit der Lektüre von Schwulenpornos und Büchern über Bildhauerei. »Fotografie«, sagte er gern. »ist Bildhauerei für Faule.« Entdeckte Mapplethorpe in den mit minimal music beschallten Folterzellen einen Mann, der ihm gefiel, gab er reichlich Kokain aus und lud zu sich nach Hause ein. Bei den anschließenden SM-Praktiken übernahm Mapplethorpe den Sado-Part (Patricia Morrisroe, Mapplethorpe, Random House. 432 Seiten, 27,50 Dollar). Leuchtet Dir ein, daß so einer von vielen Drogen-Krankheiten heimgesucht werden muß?!

b) 📖 467 **Drogenkrankheitsbild**
Wenn man nun etwa 1000 HIV-Patienten diagnostiziert und therapiert, kann man folgende Prämissen festlegen:
1. Alle HIV-Patienten haben vor oder während der HIV-Infektion ein oder mehrere Joint gehabt.
2. Das Blutbild zeigt im Dunkelfeldmikroskop eine ungeheure Mikroben (Pilz)-Besiedlung, die zu akuten Mangelzuständen führt.
3. Die Schleimhäute, besonders die Darmschleimhaut (300m^2), sind fehlbesiedelt und mit Pilzen, in der Hauptsache Candida albicans besetzt. Die Folgen sind Sauerstoff- und Nährstoffmangel, Allergien, Hautschäden, Lymphschwellungen, Abmagerung, Infektionsschwächen etc..
(...) Die Behandlung der AIDS-Patienten in der Schulmedizin besteht aus immunsuppressiven Medikamenten, das heißt, daß laufend Öl ins brennende Haus geschüttet wird. Alleine die Gabe von Antibiotika in reichlichen Mengen, die jeder AIDS-Patient erhält, erfreut die ungeheuren Pilzpopulationen, da die Konkurrenz, die nützlichen Bakterien, vernichtet wird. Retrovir hat sich in der kürzlich veröffentlichen brit.-franz.. Studie (875 Patienten) als nutz- und sinnlos herausgestellt. Die Pentamidin-Inhalation vernichtet nach ca. 2-3 Jahren die Lungenschleimhaut. Der Tod ist die sichere Folge. (Dr. G. Orth in Fit fürs Leben, 5/1993)

c) Neue biophysikalische Gedankengänge zur Zahnheilkunde:
Wurzelbehandelte Zähne:
Ein weiterer wichtiger Punkt ist das Belassen von toten, wurzelbehandelten Zähnen. Das optimale Ziel wäre die Abstoßung des ganzen Zahnes. Da dies meist nicht sofort gelingt, versucht der Körper einen Kanal von der Zahnwurzel, durch den Kieferknochen hindurch, in die Mundhöhle zu schaffen, durch den dann der entstehende Eiter abfließen kann. Eine solche Öffnung nennt man Fistel. Dieser ganze Prozeß ist eine Störstelle im Körper und ein giftiger Herd. Der Zahn stirbt langsam ab, und an seiner Wurzel bildet sich ein chronischer Entzündungsherd, ein Granulom. Solche Zahnherde können sich auch dann bilden, wenn vor einer Wurzelhautentzündung die ganze Zahnpulpa (fleischiges Zahnmark) mit Instrumenten entfernt und der leere Wurzelkanal des Zahnes mit Wurzelfüllgiften verschlossen wurde. Da nämlich der Austritt an der Wurzelspitze nicht eine einzige Öffnung, sondern ein ganzes Bäumchen (Delta) an Öffnungen darstellt, kann die Wurzel des toten Zahnes nicht wirklich 100%ig gefüllt werden; es verbleiben Reste von Leichengiften, die dann über die Jahre hinweg, dem Körper die Immunität rauben. (Immunschwäche). Tote Zähne können über Jahre unauffällig im Kiefer bleiben und ihre Herdwirkung ohne Wissen des Patienten und Zahnarztes entfalten. Marktote Zähne entfalten ihre hochgiftigen Auswirkungen, indem die Leichengifte und Zelltrümmer zur Sensibilisierung und Allergiesierung des Gesamtkörpers führen, und die Giftablagerungen hauptsächlich in das Bindegewebe erfolgen. Und da dieses ohnehin bei den meisten Menschen versäuert (also vergiftet) ist, ist dies ein Unding. Die Bindegewebsvergiftung infolge wurzelbehandelter Zähne bedingen einen enormen Immunitätsverlust. Von daraus entstehenden chronischen Nebenhöhlenentzündungen ganz abgesehen. Daß dies seit Jahrzehnten so gemacht wurde, muß nicht heißen, daß es auch so richtig ist.
Was tot ist gehört raus und nicht in den Mund. Wenn der Körper einen Zahn für tot erklärt hat, dann hat dies wohl seinen Sinn. Und anstatt diese weise Entscheidung zu respektieren, gehen unsere Zahnärzte hin und opfern unter Zuhilfenahme hochtoxischer Materialien das Immunsystem ihrer Patienten, um der Optik wegen ein oder zwei Zähne zu erhalten. Früher wurde eine Wurzelbehandlung mit Arsen oder ähnlichen Giften durchgeführt, heute sind es weit giftigere Substanzen, die darüber hinaus noch radioaktiv verstrahlt sind. Kein Wunder, daß die Anzahl der Kranken immer größer wird, die akuten Krankheiten chronisch, die Wartezimmer immer voller werden und das Patientenkarussel noch weiter angekurbelt wird. Da man aber dies seit Jahrzehnten schon so macht und man an höchster Stelle von diesen vergifteten Zahnwerkstoffen weiß, kann man nur daraus schlußfolgern, daß man dies gezielt auch wollte und auch weiterhin will. Denn man verdient ja nicht am gesunden, sondern am kranken Patienten.

Metallisches Material im Mund
Es können sich bei der Verwendung metallischer Werkstoffe (Füllungsmaterial, Kronen, Brücken, Prothesen und Implantate) aufgrund unterschiedlicher Eigenpotentiale (Eigenstromspannungen) der Metalle, entsprechend ihrer Stellung in der elektrochemischen Spannungsreihe, galvanische Elemente bilden, die als Potentialausgleich im feuchten Mundmilieu stattfinden. Selbst bei Verwendung einer hochkarätigen Goldlegierung können durch ungeeignete Verarbeitung im Dentallabor (z. B. durch Überhitzung beim Aufschmelzen, Oxydbilung mit Poreneinschlüssen) strukturelle Veränderungen auftreten und zu Krankheitserscheinungen im Mund und oder zu Fernkrankheiten führen. Metallkorrosionen (trotz Edelmetalle) treten hinzu. Auch hier finden wir galvanische Ströme, Metallvergiftungen und allergische Reaktionen.
Galvanische Ströme bilden sich mit Hilfe des Speichels als elektrolytischer Mittler und führen zu nervalen Störungen und Zellirritationen aufgrund des erhöhten Zellpotentials oder das Zahnmark wird geschädigt bis hin zur Zerstörung des Zahnmaterials. Daß Edelmetall-Legierungen u. a. Hautkrankheiten hervorrufen, ist mit entsprechenden Arbeiten mittlerweile belegt. Auch die diversen Dental-Labor-Arbeiten sind inzwischen bestätigt. Man hat Grenzwerte gesetzt, um krankmachende Folgen zu verhindern. Zum einen setzt der dauernde Strom Metallatome frei, gibt diese in die Mundschleimhaut ab und vergiftet somit den Körper sukzessiv. Durch die regulative Dauerstressirritation des Zellmembranstromes verhalten die Zellen sich so, als seien sie permanent

im Kriegszustand. Du weißt, jede steht mit jeder durch die Biophotonenstrahlung in engster Verbindung. Und wenn die Zellinformationen untereinander nicht mehr funktionieren, dann ist Krankheit und nach längerer Zeit auch Siechtum vorprogrammiert.

Amalgam
Die hohe Toxizität des Amalgams als allgemeines Zell- und Protoplasmagift besteht in der eiweißfällenden Wirkung, Membranschädigung der Zelle. Die Enzymsysteme werden blockiert, Nieren und Nerven werden auf lange Zeit geschädigt. Bei tiefen Amalgamfüllungen ohne Unterfülllung und damit ohne Abdeckung des Dentins, gelangt das Quecksilber verständlicherweise ins Zahnmark und damit auch ins vegetative Grundsystem. Daraus entstehen dann, je nach Konstitution, alle möglichen Krankheiten. Deshalb: raus damit. Daß Amalgam nur mit Kofferdam und ohne Turbine 'herauspräpariert' werden sollte, hat sich bei den meisten Zahnärzten noch nicht herumgesprochen. Du wirst darauf bestehen, daß der Zahnarzt das bei Dir so macht! Und danach schnellstens gefastet und urzeitlich gelebt!

Merke: Die Zahnmedizin ist die medizinische Disziplin, die die meisten Giftstoffe in das Körpergeschehen einschleust. In einer Zeit steigender Umweltbelastung kann ein unverträglicher (giftiger) Werkstoff wie z. B. Metall, Kunststoff, Zement usw., ausgerechnet der Tropfen sein, der das im Grenzbereich befindliche Gesundheitssystem Mensch zum Überlaufen bringt. Leider werden diese Zusammenhänge von den Zahnärzten nicht erkannt, da diese nicht auf den Universitäten gelehrt erden. Da giftige Werkstoffe Symptome in anderen Körperteilen des Patienten hervorrufen. Das profitbringende medizinische Überweisungskarussell vermag sich so bestens weiter zudrehen. Was diese Kunsthandwerker für giftige Stoffe in den Mund ihrer Patienten legen, ist allein daran zu erkennen, daß die statistische Lebenserwartung der Zahnärzte derzeit 18 Jahre unter der Durchschnittsbevölkerung liegt.

Frage: Wenn die Zahnärzte durch den Umgang mit giftigen Zahnwerkstoffen schon ihre eigene Gesundheit aufs Spiel setzen, warum sollten sie dann ausgerechnet auf die Gesundheit der Patienten Rücksicht nehmen?

1701 502 **Glücksspiel AIDS-Test**
Eine neue Studie beweist: HIV-Diagnosen taugen wenig. »Positiv« muß kein Todesurteil, »negativ« kein Freibrief sein. Die Forschung kann wieder von vorn anfangen.
»AIDS-Tests sind weder standardisiert noch reproduzierbar. Die verwendeten Antigene sind möglicherweise nicht HIV-spezifisch.«
(...) viele Menschen weisen Antikörper auf, die mit den HIV-Proteinen kreuzreagieren. Bei Patienten mit generalisiertem Warzenbefall ist das zu 13 % der Fall. 24 % der Patienten mit kutanem T-Zell-Lymphom und 41 % derjenigen mit Multipler Sklerose kreuzreagieren ebenfalls mit p24. Zu dieser Aussage kommen: E. Papadopulos, Eleopulos, V.F. Tumer, J.M. Papadimitriou, Deptm. of Medical Physics, Royal Perth Hospital, Perth; Bio/Technology, Vol. 11/ 1993, S. 696-707

1702 502 Frage an AIDS-Arzt: »Warum werden Tests bei AIDS-Kranken immer wiederholt? Wieviele sind nötig?«
Der Arzt: »Die Abwehrzellen im Blut müssen immer wieder gezählt werden, an ihrem Absinken läßt sich das Fortschreiten der Krankheit verfolgen. Die Zahl gibt auch Auskunft, wann die Behandlung mit AZT erforderlich wird. Damit erklärt sich, warum die Tests - in Abständen von Wochen oder Monaten - unbegrenzt wiederholt werden.«
Diese Tests werden bestens bezahlt, obwohl das alles ja nicht zu einer Heilung führt.
Und auch die AIDS-Organisationen ziehen da mit, denn die wollen ja ihre plötzlich ergatterten Faulenzer-Pöstchen halten. Weshalb sie auch nichts gegen Gifte haben und bei den AIDS-Kranken z.B. die Poppers tolerieren. Die fachlichen Berichte dazu werden einfach negiert: »Nitrit-Inhalantien können allein oder in Kombination mit anderen, noch nicht identifizierten Kofaktoren nach einer durch den Aids-Retrovirus bedingten Immunschwäche spezifische Krankheitserscheinungen wie das Kaposi-Sarkom fördern.« (New England Journal of Medicine, 12.12.1985) Zu den Poppers wird gesagt:
Mäuse, »die der Substanz ausgesetzt wurden, wiesen eine niedrigere Zahl von Lymphozyten und Makrophagen auf, das heißt jener Blutzellen, die bei der Abwehr des Körpers gegen Infektionen wichtig sind.« (Annals of Internal Medicine, Juni 1982)

1703 455ff **Allergien durch AIDSmittel**
(COOPMAN, S. A. u.a., New England Journal of Medicine 328/1993/1670-1674)
Ist das nicht ein mehr als eindeutiger Beweis, daß sich der Körper gegen das Arzneigift (zu Tode) wehrt?

1704 460, 480 Anti-AIDS-Kongreß 1994: **AIDS-Kritiker trafen sich in Bologna**
Fazit von Rossi: Es gibt keine Expansion von »AIDS«, außer durch definitorisch statistische Tricks. (...) hatte die Sexdroge Poppers als eine der wirklichen Krankheitsursachen bei schwulen »AIDS-Kranken« demaskiert und nachgewiesen, daß die zur Zulassung von AZT führenden Studien gefälscht worden waren.
"Wieso berichten die großen Zeitschriften nicht über diese, die AIDS-Spinnerei aushebelnden Argumente - das ist doch eigentlich deren Pflicht, die Öffentlichkeit wahrheitsgemäß aufzuklären", meinst Du.
Aber, aber, die berichten doch wahrheitsgemäß darüber, was Gallo, Montaignier und Gefolgsleute behaupten. Andere totzuschweigen - das verstößt gegen keine Ehrengrundsätze. Eine alte Journalistenregel besagt: Soll eine Sache aufgesteigernden Wirbel erzeugen, dann vergiß die Fakten und stütz die Story.

1705 a) 455ff **Montagniers Verdacht**
Selbst Montagnier hat von Anfang an den Verdacht geäußert, daß das HI-Virus allein nicht in der Lage ist, eine tödliche Krankheit zu verursachen und immer wieder nach "Kofaktoren" der HIV-Infektion geforscht. Doch bei der in Deutschland sehr schnell beginnenden Dogmatisierung der HIV-macht-AIDS-These hatten solche Überlegungen keinen Platz. Sie paßten nicht ins Dogma. (Raum & Zeit 82/1996/81)

1705 b) 455 »**Die Freiheit der Forschung** ist in unserer Verfassung ausdrücklich garantiert. Ich nehme es Dir einfach nicht ab, daß Anti-AIDS-Forscher nicht zu Wort kommen können«, sagst Du.
Die kommen schon zu Wort, aber nur in drei, vier alternativen Zeitschriften und Büchern, wie Du hier siehst. Und von deren Kongressen berichten die publikumsstärksten Zeitschriften und Fachzeitschriften sowieso nicht.

Letztere nehmen deren Forschungsergebnisse eindeutig nicht zur Kenntnis - was tödlich für eine neue Auffassung ist.

Da will ich Dir von einem Beispiel berichten, das nur kurz zurückliegt. So hatte eine Ärztin - die in der Männermacht Medizin noch nie ernst genommen wurden - bei vielen Frühchen festgestellt, daß es denen viel besser ging, wenn man sie an den Busen der Mutter gab, statt sie in den Brutkasten zu stecken. Da die Mediziner befürchteten, so keine Provisionen mehr von den Geräteherstellern einstecken zu können, boykottierten sie das Hochkommen des neuen Gedankenguts an allen Ecken und Enden.

(→ Dr. Marcowitsch bezüglich Frühchen - Bericht DIE ZEIT am 8.1.1995)

6 461 GERSTOFT, »Severe acquired immune deficiency in European homosexual men«, British Medical Journal 285, 17 (1982)

7 455 In einem ausführlichen Gespräch wird dem unter **Todesfurcht** stehenden Patienten ausführlich der Mechanismus der Krankheit auseinandergesetzt, ihm klargemacht, daß AIDS eine ganz normale, heilbare Krankheit ist. (Dr. Gerhard Orth, Dipl-Chemiker und Naturwissenschaftler in: Fit fürs Leben 5/93)

> Und das danken wir auch den Ärzten: Die AIDS-Lüge brachte in jede bisher romantische Liebesbeziehung Mißtrauen

Das ärztliche Gesamteinkommen stieg von 30,1 auf 46,1 Mrd. DM in 1997. Aber weil die Kammern zu viele neue Mediziner zuließen, verdiente der einzelne Arzt 1998 10% weniger.

8 455ff SWF III am 13.10.85: Gero v. BOEHM über AIDS.

9 467, 503 **AIDS und Affenmenschen**

Also: Das ganze Affenleben lang tragen die nächsten Verwandten des Menschen ein dem HIV nahe verwandtes Virus unbeschadet in sich. Das nur dann pathogen und bösartig wird, wenn sich der Träger unnatürlich verhält oder verhalten muß. Wahrscheinlich, um das gequälte arme Geschöpf eher von der Tortur durch das Scheusal Mensch zu erlösen. (West African Nature 358 (1992), 495-499)

Ziehe daraus Deine Schlußfolgerungen: Von Schimpansen und Makaken lassen sich dem HIV nahe verwandte Retroviren SIV (Simian Immunodeficiciency Virus) isolieren. Die bei letzteren (nur) in der Gefangenschaft (!) zu einem AIDS-ähnlichen Leiden (SAIDS) führen.

10 495 **AIDS in Afrika** In Afrika sind völlig andere, traditionsbedingte Elemente wie auch immunsupressive Faktoren, die der jüngsten Vergangenheit entspringen, am Werk gewesen. Eines der wirklichen Verbrechen der zweitklassigen wissenschaftlichen Forschung, die dort geleistet wird, besteht darin, daß noch keine gründlichen und umfassenden Recherchen in den zentralafrikanischen Staaten durchgeführt worden sind. Wie sie später sehen werden, sind viele Symptome dessen, was als AIDS bezeichnet wird, nichts anderes als Reaktionen auf chemische Gifte oder Symptome von bereits bekannten Krankheiten. Dennoch will die Mehrheit der Menschen glauben, daß AIDS überall auf der Welt ein einheitlicher Krankheitszustand ist, der durch einen einzigen Faktor, den Virus, hervorgerufen wird.

In der Zwischenzeit lautet das Todesurteil: »Sie haben AIDS« schon die gleiche Wirkung wie die Sakramente eines Priesters im Mittelalter, der eine gefallenen Seele auf den Aufenthalt in der Hölle vorbereitet. Bei dem ganzen Rummel, der in der AIDS-Frage veranstaltet wird, geht die verheerende psychosomatische Wirkung dieses Todesurteils unter. (...) (RAPPOPORT, J., Fehldiagnose AIDS, Bruno Martin Verlag, Unterstreichungen vom Verfasser) (→LV 6237)

Dadurch allein, daß diese Gauner für viele Krankheiten der Drogensüchtigen und der hungernden Menschen einen Namen erfunden haben, der immer wieder in den Medien, ja selbst in diesem Buch genannt wird und genannt werden muß, dringt das Wort tief ins Unterbewußtsein ein, wird uns so selbstverständlich und geläufig - ob wir wollen oder nicht. So können wir uns nur schwer davon befreien, daß dies nicht existent ist.

11 455ff Wichtige Literaturangaben zu AIDS:

DUESBERG, Peter H., 1.Spezialist für Virenforschung, Virenpabst, »**Dr. Gallos wilde Jagd nach dem Retrovirus**« raum und zeit 55/92

Auszüge:

Es kann keinen Zweifel daran geben, daß Gallo's Erklärungsversuche zu den »Wirkungsmechanismen des 'AIDS'-Virus« einen hohen Unterhaltungswert haben und ein fundiertes Zeugnis für die lebhafte Phantasie ihres Urhebers ablegen. Was jedoch die harte wissenschaftliche Beweisführung der Virus-'AIDS'-Hypothese oder eine schonungslose intellektuelle Auseinandersetzung anbelangt, bestätigen diese Ausführung ein Zitat eines gemeinsamen Freundes, eines Anhängers von Gallo's Virus-'AIDS'-Hypothese, der einmal geäußert hat, daß »Gallo sich nicht einmal aus einer Einkaufstasche herausargumentieren kann.« (...) Es ist verwirrend, wenn man sieht, wieviel Zeit Gallo darauf verwendet, seine Wissenschaft politikfähig, und seine Politik wissenschaftsfähig zu machen, anstatt seine Behauptungen im Labor zu beweisen. (...) Wie die Streitkräfte der kalten Krieger nach dem Zweiten Weltkrieg, wurden Tausende von »Virusjägern« seit der Polio-Epidemie rekrutiert, um uns vor weiteren »tödlichen Viren« zu schützen. Da jedoch in der westlichen Welt keine weiteren tödlichen Viren seit den fünfziger Jahren vorhanden waren, hat man wenigstens einige in den Laboratorien erfinden können. (→LV 1753)

(...) Es sieht so aus, als ob AZT zur tragischsten Konsequenz der Virusjagd gerät - unweigerlich todbringend für diejenigen, die es einnehmen, und vermutlich auch vernichtend für den zukünftigen Ruf derer, die es verordnet haben.

12 467 Wieso kann man AIDS haben, ohne mit dem HIV-Virus infiziert zu sein? Darüber zerbrechen sich den Kopf:

FAUCY, A. S., »$CD4^+$-T-lymphocytopenia without HIV infection - no lights, no camera, just facts« New England Journal of Medicine 328/1992/429-431. HO, D. D. et al.: »Idiophatic $CD4^+$-T-lymphocytopenia - immunodeficiency without evidence of HIV infektion« New England Journal of Medicine 328/1992/380-385. Ist doch klar: Weil es AIDS nicht gibt - aber eine widernatürliche Lebensführung! Siehe auch:

G. Pantaleo et al. (Laboratory of Immunoregulation, National Institutes of Allergy and Infectious Diseases, National Institutes of Health, Bethesda, USA): Nature 362 (1993) 355-362, Nature 362 (1993) 359-362 und Nature 362 (1993) 292-293.

13 a) 455ff Die Hoffnungsmache in der Ärzte Zeitschrift Nr. 128 vom 11.7.1991 erweist sich 1991 - wie könnte es anders sein - wieder einmal als großer Schmarren:

Der Impfstoff gegen HIV soll schon bald keine Zukunftsmusik mehr sein.

955

Göttingen (ara). Einen Impfstoff gegen AIDS herzustellen, ist möglicherweise sehr viel einfacher, als bisher angenommen wurde: Eine Spaltvakzine, wie sie etwa zur Grippeimpfung verwendet wird, könnte sich als Ei des Kolumbus erweisen. Außerdem eignet sich der Anstieg der CD4-Zellen im Blut vermutlich als Marker für den Impferfolg. (→LV 1749)
Ende 1994 war es laut SPIEGEL soweit:

En de Nas zo bohre es bei ville Lück de einzije Aat, en sich ze jon. (Kölsch)
Sich in der Nase zu puhlen ist bei vielen Menschen die einzige Art, in sich zu gehen.

1713 b) 📖 455 ff **Aids: Impfstoff mit neuem Wirkprinzip**
Bisher sind alle Versuche der Impfstoffhersteller gescheitert, auf herkömmliche Weise HIV den Garaus zu machen. Das neue Prinzip hat den Vorteil, daß sowohl die Antikörperbildung als auch die Bereitstellung der Killerzellen angekurbelt werden. Bei Mäusen und Affen funktioniert das schon. Die neue Hoffnung der Aidsforscher, einen Impfschutz zu entwickeln, stützt sich auf Langzeitüberlebende. Diese besitzen, wie Blutuntersuchungen ergaben, überraschend viele Killerzellen. Medizinisches Pflegepersonal, das sich bei Stichverletzungen mit einer geringen Menge HIV infiziert, erkrankt nur sehr selten an Aids: Mit kleinen Mengen HIV wird der menschliche Organismus meist fertig. (DER SPIEGEL 45/1995/233)
Du wirst als mein am AIDS-Thema interessierter Leser diese Schlüsse aus dem SPIEGEL-Artikel ziehen können:
1. Seit 10.000 Jahren hat noch nie eine einzige Methode der Mediziner Erfolg gegen eine Krankheit gebracht.
2. Bei den meisten neu vorgestellten Prinzipien eines Heilversprechens wird die Hoffnungsmache immer wieder verstärkt und der tatsächliche Mißerfolg durch die nichts besagende Erfolgsmeldung überdeckt: »Bei Mäusen und Affen funktioniert das schon".
3. Die Behauptung, mit HI-Virus infizierte Personen seien dem Tode geweiht, stellt sich nach obigen Feststellungen als falsch heraus. Jeder Mensch trägt HI-Viren in sich. Genauso Hepatitis-Erreger, Tb-Bazillen, usw. Nicht die HI-Viren töten ihn, sondern des Menschen Lebensweise. Welche seine Gewebe und sein Blut so versäuern und verschlechtern, daß sich deswegen die Bakterien und Viren vermehren *müssen*, um es schöpfungsauftragsgemäß abzubauen. (→LV 1670)

1714 📖 455ff **Für AIDS soll bald eine neue, einfache Definition gelten**
Dies wird jetzt in »Nature« (352, 1991, 653) unter Berufung auf »American Medical News« berichtet. Warum wohl? Deshalb: Mit Einführung der neuen Definition wird sich die Zahl der in den USA lebenden AIDS-Kranken von 70 000 auf 150 000 etwa verdoppeln. Mit der zunehmenden Zahl von betroffenen Frauen, i.v.-Drogenabhängigen und Kindern kommen neue Erkrankungen hinzu, die als AIDS zu bezeichnen sind. (Ärzte Zeitung, 29.8.1991)
Weil AIDS-Kranken die meiste Angst gemacht wird und sie sich ohne viel zu fragen mit allem behandeln lassen, was die Mediziner an Giften für sie bereithalten, verdoppelt man also durch Ausweitung des Krankheitsbildes die Zahl der Behandelbaren. Und so verdoppeln sich auch Umsatz und Profit der Arbeitsgemeinschaft Schulmediziner/Chemiefabrikant. Auch hat man es so einfach, sie wie selbstverständlich einer Behandlung zuzuführen. Man erklärt einfach laut, daß sie behandelt werden müssen! Da sich keiner anstecken will, findet das breiteste Zustimmung in der Bevölkerung. (→LV 1703)
Und dann: Die AIDS-Tests müssen ständig alle Wochen oder Monate wiederholt werden! Wie fein für den Verdienst der Beteiligten bei einer nicht existierenden Krankheit: Und wie heißt das Deckmäntelchen für diese ungeheure Ausweitung des Profits auf Menschen, die harmlos krank sind und nun mit diesen Killer-Medikamenten behandelt werden sollen? So:
Sinn und Zweck der neuen CDC-Klassifikation ist die sorgfältige Erfassung und medizinische Betreuung von HIV-infizierten Personen (Editorial; The Lancet, Vol. 340 No 8829/1992/S.1199-1201; (2)

1715 📖 460, 486 AIDS - **die letzten Tricks zum Einpeitschen des Betrugs:** Damit nun die nicht zutreffende Behauptung der Ansteckbarkeit mit HIV glaubhaft gemacht und aufrecht erhalten werden kann, erklärt man schließlich noch einige nicht drogensüchtige Frauen mit Gebärmutterhalskrebs, Tuberkulose, Tripper, Syphilis oder Malaria als aidskrank, bringt es in die Medien - und schon verstummen alle, selbst die leisesten Zweifel...
Erkenne dies klar: Die Großprofiteure an einer neuen Krankheit, die Forscher, die Pharmafabrikanten, die AIDS-Organisationen und die Mediziner nutzen jeden Trick, die These zu stützen, »AIDS« verbreite sich immer mehr. Die Forscher tragen dazu am meisten bei, indem sie den Begriff »AIDS« immer weiter ausdehnen und immer mehr Einzelkrankheiten zu »AIDS« erklären. Dadurch wird es ihnen dann irgendwann einmal möglich auch harmlose (AIDS)-Erkrankungen zu »heilen«. So bewahren sie sich geschickt davor als Lügner und Täuscher entlarvt zu werden...
Aber »AIDS« verbreitet sich überhaupt nicht. Was sich tatsächlich verbreitet, ist die von Seiten der Mächtigen und Einflußreichen veranlaßte Umbenennungspflicht von einer wachsenden Zahl von Krankheiten in »AIDS«. Auf diese Weise kann man den Betrug geschickt durchziehen: Da jeder Mensch das an sich harmlose, nur bei kaputtgemachten Körpern sich ausbreitende HI-Virus in seinen Lymphdrüsen besitzt, können dann so alle umbenannten Krankheiten mit AIDS bezeichnet werden. Das wiederum ergibt nun einen Grund, mit den kostspieligen (und damit am meisten Profit erbringenden) Giften zu behandeln, die die angeblichen AIDS-Kranken dann wirklich kaputtmachen, womit man wiederum behaupten kann: Seht, so gefährlich ist AIDS. Und weil das so gefährlich ist, ist der Staat geneigt, den bemitleidenswerten AIDS-Kranken (die in Wirklichkeit ja nichts anderes als zu Recht an ihrem Drogenkonsum Leidende darstellen) viel Geld, saubere Betten und pflegende Menschen für sie und deren Organisationen zur Verfügung zu stellen, die damit, so fühle ich, den Drogenkonsum ihrer Funktionäre finanzieren können.

1716 📖 467 **AIDS bei »nicht homosexuellen« Frauen:** Zu vermuten ist, daß sie Drogen genommen und daher die »Infizierung« haben. Allein das Schlucken von Antibiotika regt die HI-Viren an, sich zu vermehren. (→1752a)
Was meint, daß die bei jedem in der Lymphe beheimateten HI-Viren sich übernormal vermehren:
»Tanz mit dem Tod« hat sie ihr Bild genannt: Eigentlich hat Michelle noch Kunst studieren und Filme machen wollen. Doch heute ist sie, die früher drogenabhängig gewesen ist, mit dem HI-Virus infiziert. (Ärzte Zeitung 48/16.3.1994/28)

455, 495, 502 AIDS - Tod ist sicher
Nun sieh mal da: Jahrelang haben sie den HIV-Infizierten weisgemacht, daß sei ihr sicherer Tod, viele haben deswegen bereits Selbstmord begangen, wenn sie mit dieser Diagnose konfrontiert wurden. Und jetzt:
Obwohl bei ihnen anamnestisch ein kritischer Kontakt mit HI-Viren als gesichert gilt, blieb eine nicht unerhebliche Zahl von Hochrisikopersonen bisher von einer Infektion verschont. Wenn es gelänge, die zugrunde liegenden Besonderheiten dieses Kollektives zu identifizieren, wäre damit vielleicht ein Meilenstein im Kampf gegen die Epidemie erreicht. (Wieder einmal darfst Du das Geschick der Ärzte hier bewundern, a) einen Betrug so fein zu vertuschen, daß ihn niemand bemerkt und b) aus diesem Betrug auch noch eine Selbstbelobigung mit Heiligenschein zu fabrizieren: Der Betrug war, ein gefährliches Virus für jeden Gesunden zu behaupten und uns weis zu machen, wer sich damit infiziere, sei dem Tod verfallen. Diese spitzbübische Erfindung war jedoch ab 1996 nicht mehr aufrecht zu erhalten, weil immer mehr auf ein gesundes Leben umschaltende Menschen die gesetzte Todesgrenze von 8 - 10 Jahren überleben.
Damit keiner die Gaunerei bemerkt, spricht man - was ehrlich wäre - nicht davon, daß nun eigentlich die ganze AIDS-These zu widerrufen wäre, nein, man überspielt das ganz einfach und kann somit aus dieser Tatsache sogar medizinische Vorteile gewinnen: Die HIV-Positiven, die kein AIDS bekommen, werden untersucht und man stellt ein besonders abwehrstarkes Gen bei ihnen fest (konnte ja keiner ahnen, daß es sowas gibt!), das baut man dann nach und nach mal wieder ein nobelpreisverdächtiges Medikament gefunden. Das Milliardenprofite verspricht, da es das inzwischen doch »kontrovers diskutierte« AZT ablösen wird oder »adjuvant« (nebenbei) in der neuen Therapie zu begleiten vermag...)
Entsprechende Hinweise auf eine wie auch immer geartete natürliche Immunität liegen auch aus weiteren Risikogruppen vor, berichtete an anderer Stelle der Tagung Dr. Ralf Wagner von der Universität Regensburg. (Ärzte Zeitung 123/6.7.94/11)
Wacht auf, AIDS-Kranke: Auch ihr könnt, wie gegen jede angeblich unheilbare Krankheit, die Abwehrkräfte stärken und langsam »wie auch immer geartet« immun gegen das Fortschreiten des Leidens werden. Zugegeben: Ihr habt es nicht so leicht wie die anderen, denn Ihr seid ja besonders mit Drogen und Medikamentengift vollgestopft und meist willensschwach obendrein - aber wenn Ihr leben wollt, dann gebt das Leben mit Giften auf.

455ff Nach einer Phase optimistischer Betrachtungen müssen wir nun einsehen, daß AIDS die Mediziner noch lange beschäftigen wird... Leiter der Aidskonferenz 1994 in Yokohama zur Eröffnung am 9.8.1994

455ff Wie kann HIV da AIDS verursachen? Ist Herpesvirus die Ursache des Kaposi-Sarkoms? Warum erkrankten HIV-Patienten bevorzugt an diesem Tumor? Der Lösung dieses Rätsels sind US-Forscher nun ein Stück näher gekommen. Sie vermuten ein bisher unbekanntes Herpesvirus, das vor allem bei Homosexuellen vorkommen soll, als Ursache des Sarkoms. (Ärzte Zeitung 228/19.12.1994)

486 AIDS ist nicht absolut tödlich! Nach Schätzung von Professor Frösner tragen von derzeit etwa 15 bis 20 Millionen Aidsinfizierten nur einige hundert dieses »Power-Gen« in sich. Einige leben auch in Deutschland. Die zehn Langzeit-Überlebenden in New York und San Francisco, die ständig kontrolliert werden, sind 12 bis 16 Jahre nach der Infektion mit Aidsviren noch völlig gesund. »Durch ihre seltene genetische Veranlagung sind ihre CD4-Zellen widerstandsfähig gegen Aids«, bestätigt Dr. David Ho vom New Yorker Aaron-Diamond-Forschungszentrum. (BamS, 24.12.1994)

> **Merkst Du was?**
> **AIDS-Risiko -- Infektion doch über den Mund?** Die Gefahr, sich mit dem HIV-Virus anzustecken, ist doch größer als bisher angenommen. Nach neuen Untersuchungen fordern US-Wissenschaftler: Oraler Geschlechtsverkehr sollte in die Listen der Aids-Risiken aufgenommen werden. Küssen hingegen wird weiterhin als ungefährlich eingestuft. (BILD, 7.6.1996)

739 Weil wir die Fixer und Junkies inzwischen als »Kranke« und nicht mehr wahrheitsgemäß als Ausschuß der menschlichen Gesellschaft bezeichnen, vermögen sie auf Kosten der schaffenden Steuerzahler und der immer höhere Krankenkassenbeiträge entrichtenden Bürger, ein rauschtraumhaftiges Leben zu führen. Und für die sich daranhängenden Nutznießer, die Forscher-, Ärzte- und Pharmazie-Camorra erhöht so ebenfalls ihr Umsatz und Profit... Und wenn's den Parasiten dann mal an Heroin fehlt - nun wir versorgen sie ja bald überall kostenlos mit dem chemischen Ersatz-Rauschmittel Methadon.

967, 455ff RÜTTING, B., Mein Gesundheitsbild, Mosaik Verlag, Auszug:
Und gerade diese Heiler der Naturheilkunde müssen sich polizeiliche Hausdurchsuchungen gefallen lassen, stehen mit einem Bein im Gefängnis und riskieren, daß ihnen die Praxis geschlossen wird. »Da Interessengruppen gegen erfolgreiche AIDS-Therapeuten sofort mit Strafanträgen vorgehen - das habe ich persönlich erlebt -, und Gerichte den Klägern recht geben, bin ich selber nur noch bereit, Aids-Kranken zu helfen, wenn mir Schutz durch einen Top-Anwalt zugesichert wird«, erklärt mir dieser Therapeut. »Wundert Sie das«, fragt die Frau eines Aidskranken, dem von diesem Therapeuten geholfen wurde. »Ein Aidskranker bringt monatlich 50.000 DM, wenn er schulmedizinisch behandelt wird! Einer, der fastet oder Saft trinkt, bringt nichts...« Zitiert nach Aussagen des Vereins Aidskranke Freunde der Naturheilkunde, Schneebergstr. 60 in 12247 Berlin, Ilonka und Robert Dusch.

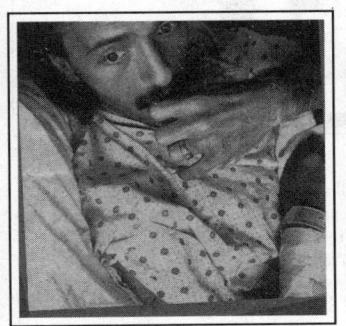

Mediziner Dr. I. Terber in „Die Weltwoche" Zürich am 18.4.1996 n. Chr. zu diesem Bild eines AIDS-Kranken

Banges Warten auf die entscheidenden Fortschritte der Forschung: Aids-Kranker

Dem knidischen Arzt Philistion von Lokris zugeschriebenes Zitat im Jahre 396 v. Chr.:

Banges Warten auf die medizinischen Fortschritte bei Krebs-Kranken

Wie oft muß ich Dir noch beweisen: Seit 2400 Jahren hat sich nicht das geringste bei dieser Gaunerbande geändert!

a) 511 Forscher zuversichtlich: Gibt es schon bald eine effektive AIDS-Therapie?
Nach Ansicht des Pariser AIDS-Forschers Professor Dr. Luc Montagnier wird es gegen die bisher unheilbare Immunschwächekrankheit schon bald eine Behandlungsmethode geben. Es fehlten nur noch wenige Teile, um das Puzzle AIDS zusammenzusetzen.
(Ärzte Zeitung 195/31.10.1994/11)

Also, lieber Leser, verzeih mir den Ausfall ins Derbe, aber wenn Du jetzt noch immer nicht die Schnauze voll hast von den Medizinern, dann wirst Du in Deinem Leben wohl nie mehr schlau werden...

1725 Erkenne: Vor lauter Anhäufung von totem Wissen, sind die Wissenschaftler von heute nicht mehr in der Lage, klarsichtig zu denken und Patienten-Verdreckung sowie ihre eigene Spritzerei (wieso eigentlich?) als Todeswirkung. Das ist der Grund, weshalb wir die wir das durchschauen und noch wahrnehmen, wie sie unsere Erde dadurch zerstören, sie endlich entmachten müssen. Wenn unsere Kinder noch eine Lebenschance haben wollen. Natürlich zu denken, mit der Natur und in deren Sinne zu denken, das ist ein hartes Tun. Kommt hinzu, daß es ein Gegen-den-Strom-Denken der heutigen Zeit ist. Das ist der erste Grund dafür, daß sich kaum einer damit befassen will. Der zweite: **Es gibt keine Methode der Drückebergerei, welche die Menschen nicht anwenden würden, nur um nicht selbst denken zu müssen.**

1726 **c) Rätselhafter Sieg**
Kinder, die bei der Geburt mit HIV infiziert sind, sterben spätestens im Alter von fünf oder sechs Jahren. Doch als die UCLA-Forscher zwölf Monate später eine Kontrolluntersuchung vornahmen, bahnte sich eine medizinische Sensation an: Vergeblich spürten sie im Blut des Kindes verräterischen Antikörpern oder dem Erbgut des HIV-Virus nach. Noch nie aber hatten die Ärzte einen Menschen beschrieben, der, nachdem das Virus einmal den Weg in seine Adern gefunden hatte, den Eindringling vollständig besiegt hatte. Daß nun ausgerechnet Babys diese Fähigkeit besitzen sollen, verblüffte die Aidsforscher vor allem deshalb, weil das Immunsystem von Neugeborenen noch unreif und den Angriffen der meisten Erreger gegenüber fast wehrlos ist. Der rätselhafte Sieg der Kinder über die sonst unheilbare Krankheit könnte Impfstoff- und Medikamentenforschern einen Weg weisen, der Immunschwäche zu begegnen. Vorerst aber besteht Erklärungsnotstand: Worauf beruht der Schutz jener wenigen Säuglinge, die eine HIV-Infektion überleben wie andere Kinder Mumps oder Masern? (Der Spiegel 6/5.2.1996/163 Unterstreichungen: der Verfasser)
Dir, lieber Leser, ist das alles nicht rätselhaft und keine medizinische Sensation, wie den auf ihren Gallo schwörenden Forschern. Du bist auch nicht verblüfft und unterliegst auch keinem Erklärungsnotstand. Denn Du weißt aus diesem Buch: HI-Viren haben alle Menschen im Körper. Sie vermehren sich nur bei den Menschen, die ihr Körpergewebe exzessiv verschmutzen und vergiften. Kleine Kinder aber nehmen zumeist keine Drogen und üben keinen Afterverkehr aus.

Nicht der Wille ist der Antrieb unseres Handelns, sondern die Vorstellungskraft. (E. Coué)

Erkenntnis bei klugen Menschen bereits im Jahre 1352:
»Ich weiß, daß Euer Bett belagert ist von Ärzten: Das versetzt mich in die allergrößte Angst. Sie sind immer alle verschiedener Ansicht, und der, der nichts Neues zu sagen weiß, hat die Schande, hinter den anderen herzuhinken ... Der Arzt allein hat das Recht, in aller Straflosigkeit zu töten.«

(Der italienische Humanist und Dichter Francesco Petrarca (1304-1374) in einem Brief an Papst Clemens VI. in Avignon)

Als Franz Konz erkannte, daß seine Seminarteilnehmer größtenteils aus Medizinern bestanden, die ihre Jagdgewehre dabei hatten, beschloß er, gut reagierend, sein Manuskript zu zerreissen.
Und statt des Vortrags »Ärzte sind arrogant und riechen meist schlecht aus dem Mund« das Thema »Heilpraktiker sind Aasgeier« zu wählen.

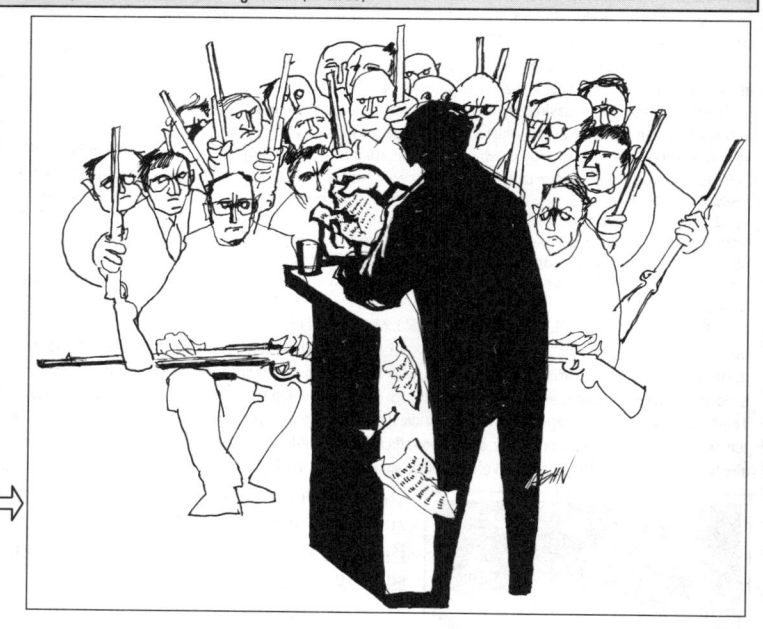

1727 Neues aus der Wissenschaft: **Große Gefahr aus Deutschland?**
(...) werde ich aus Deutschland mit dem Inhalt eines Werkes über die angebliche Heilkraft der Natur bekanntgemacht. Dieses Machwerk stellt einen unglaublichen Angriff gegen die bislang hochgehaltenen Thesen der anerkannten Wissenschaft, der orthodoxen Schulmedizin und unserer ehrwürdigen Alma mater dar, der alles bislang in dieser Richtung Versuchte und Dagewesene (wie z.B. die anthroposophische und homoöpathische Medizin) weit hinter sich läßt.
Das Erschreckenste: Sein Verfasser (KONZ) konnte sämtliche Behauptungen zur uns leider bekannten Erfolglosigkeit der Schulmedizin in Krankheitsfällen belegen und darüber hinaus natürliche Heilungen bei Schwerkranken nachweisen (...)
Glücklicherweise jedoch besitzen Medizin und Naturwissenschaft genügend Einfluß und Mittel, solche Angriffe auf Reputation, Schwächen und Wohlstand unseres Standes in bewährter Manier entgegenzutreten. Zu Sorgen ist schon deshalb keinen Anlaß, solange wir die Medien auch weiterhin mit positiven Gutachten über ausgewogene Ernährung, unverzichtbare Fleischnahrung und wertvolle Milch versorgen. Bitte werten Sie dies als Aufruf dazu. In Deutschland steht dafür vor allem die bedeutende Zeitschrift „stern" (und deren Chemiker Pollmer) auf unserer Seite. (New Scientist, Prof. RUTAN, University of Oxford, »Exposed to danger by a German author?« Nr. 11/1.4.(1998) Bd. 13, S. 109-111

1750 Kontroverse Wissenschaft bei AIDS. Wissenswertes über Gesang und Musik

467 Hier zwei Stellungnahmen zu AIDS:
Zuerst die AIDS-Gegenthesen vom Molekularbiologen Peter H. Duesberg, Professor der University of California in Berkeley. Was natürlich besonders schmerzhaft und zu großer Wut von Seiten der mit AIDS immer mehr Profit zu machen suchender Wissenschaftler führt: Daß ausgerechnet einer von ihnen, und auch noch einer der anerkanntesten, den so kunstvoll konstruierten AIDS-Bluff ad absurdum führt:
»Als Analytiker der Erbeigenschaften der Retroviren wundere ich mich, woher ein simples Retrovirus wie HIV die Erbinformation nehmen sollte.(...) Die Retroviren sind sehr genau untersucht worden, gründlicher als alle anderen Viren, weil sie als Krebserreger verdächtigt wurden. Ich habe meine letzten zwanzig Jahre mit Retroviren verbracht. (...) Alle Retroviren haben die gleiche Struktur, sie replizieren (vermehren) sich gleich, haben den gleichen Aufbau, die gleiche Mutationsfrequenz, alles gleich wie beim sogenannten AIDS-Virus. Da ist nichts, überhaupt nichts Neues. (...) Es gibt weder biochemische noch genetische Evidenz für die Annahme, daß HIV-Viren AIDS initiieren oder aufrechterhalten. HIV ist so simpel, daß man aufgrund seiner genetischen Information voraussagen kann, daß sein Repertoire äußerst beschränkt ist. An HIV ist nichts Besonderes: Die Menschen haben fünfzig bis hundert solcher Retroviren in der Keimbahn.

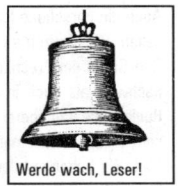

Werde wach, Leser!

- Viren wirken schnell oder gar nicht. Latenzperioden von zehn Jahren sind nicht vereinbar mit einer infektiösen Krankheit.
- Sogenannte langsame Viren oder 'Lenti-Viren' (...) sind Phantome von langsamen Virologen. Das Konzept der langsamen Viren ist eine Krücke, wenn die Medizin die wirklichen Gründe für die Krankheit nicht kennt oder nicht kennen will.
- Soweit Viren Krankheiten auslösen, tun sie dies primär, *bevor* die Immunabwehr des Körpers aufgebaut ist. Es ist unbestritten, daß in einem Organismus nie mehr HI-Viren oder Virenpartikel nachgewiesen werden können als während der Zeit der akuten Infektion kurze Zeit nach der Ansteckung. Später wurden denn die Viren durch Antikörper neutralisiert.
- Das Vorhandensein von Antikörpern gegen HIV (d.h. ein »positiver« HIV-Test, der heute irrtümlich als Todesurteil verstanden wird) und die fast vollständige Abwesenheit von HIV machen deutlich, daß die Immunabwehr HIV neutralisiert.
- Warum sollte HIV viele Jahre, nachdem es durch Anikörper neutralisiert worden ist und nur noch in geringsten Mengen im Körper feststellbar ist, Aids verursachen? (Ich erinnere Dich an die Mär vom 3. Stadium der Syphilis nach 10 Jahren.)
- Warum bekommen HIV angesteckte Schimpansen kein Aids?
- Wie soll eine Mikrobe, die nicht mehr Zellen befällt, als der Wirt problemlos entbehren kann, eine tödliche Krankheit auslösen?
- Die extrem lange Latenzperiode, die zwischen der HIV-Infektion und dem Ausbruch der Krankheit verstreicht, ist mit dem Lebensrhythmus von Viren unvereinbar.
- Das gehäufte Auftreten von Aids unter Homosexuellen und Fixern ist auf den »riskanten Lebensstil« der Schwulen und den streßbeladenen Alltag der Drogenabhängigen zurückzuführen.
- Es sterben von der Mutter infizierte Babys nicht am HIV-Virus, sondern an der Vernachlässigung durch die drogensüchtigen Eltern.
- Für den Aids-Tod von Blutern ist nicht HIV-verseuchtes Spenderblut, sondern das durch viele Transfusionen geschwächte Immunsystem der Hämophilen verantwortlich.

Folgert Duesberg: »**Wer keine Drogen nimmt und auch nicht das Medikament AZT, der bekommt niemals AIDS.**«
»Beschaffen Sie mir eine HIV-Kultur, und ich werde sie mir persönlich einspritzen.« Seine Bedingung: 20.000 Ärzte sollten als Zeugen anwesend sein und ihn fortan ständig beobachten, »damit mein Überleben später nicht als Zufall weggewischt werden kann.«

467 Und hier die Thesen des Physiologieprofessors Robert Root-Bernstein von der Michigan State University. Er hat die wissenschaftliche Literatur abgesucht nach »immunschwächenden« Tatbeständen. Es sind:
- Drogen auf der Basis von Opiaten • mehrfache Bluttransfusionen • Betäubungsmittel (Narkosen, bestimmte Schmerzmittel) • Unter- bzw. Fehlernährung, hervorgerufen durch Anorexie, Drogenkonsum, Armut oder das »Gay Bowel Syndrome« (bei Homosexuellen verbreitete Störung im Darmtrakt) • immunologische Reaktionen auf Sperma nach Analverkehr • Verwendung von »Freizeitdrogen« wie Poppers (Isobutylnitrit) (siehe WoZ Nr. 46/91) • fortgesetzte Verwendung von Antibiotika (häufig im Zusammenhang mit Geschlechtskrankheiten in Verbindung mit Promiskuität) • mehrfache konkurrierende Infektionen durch verschiedene Mikroben • Infektionen durch spezifische Viren wie Cytomegalo-, Epstein-Barr- und Hepatitis-B-Virus (alle sehr häufig in Verbindung mit Aids und HIV auftretend). »Bei jedem Aidspatienten«, so Root-Bernstein, »sind mehrere von diesen 'Immunschwächern' am Werk, sei es mit oder ohne HIV. Wir können folglich nicht logisch ableiten, daß HIV die Hauptursache, schon gar nicht, daß HIV die einzige Ursache von Aids ist.« Und nun lies mal unter Randziffer 326 nach, was die Ursache einer Krankheit ist... Folgert Bernstein: »Jene, die HIV-positiv, aber noch nicht krank sind, werden vielleicht erfahren, daß sie gesund bleiben, wenn sie diese Liste immunschwächender Kofaktoren vermeiden.«

495 AIDS-Trick ist nicht neu SCHWARTZ, J./BAUM, G., »The History of Histoplasmosis« (Oberbegriff für viele Krankheiten, die man ebenfalls unter einen Begriff zusammengefaßt hat, wie Geschwüre, Anämie, Fieber, Lungenveränderungen, Leukozytenarmut usw.), New England Journal of Medicine 1957/256. Die Verfasser meinen:
Der Trick ist nicht neu, einige altbekannte Leiden zusammenzufassen und dafür einen »neuen« Erreger zu erfinden, der das »neue« Leiden dann »verursacht«. So etwas ist der Stolz jedes wissenschaftlichen Mediziners. Die neue Krankheit ist geboren, sobald seine Kollegen alles akzeptieren. (Siehe auch Lit. Verz. Nr. 1712 und Kapitel 4.83 über AIDS).

a) **502** »Aufgrund der Beobachtungen über Pneumocystis-carinii-Pneumonien bei **unterernährten Kindern** in Haiti hat Gondsmit die Meinung geäußert, daß ein Zustand von Unterernährung in Verbindung mit einer Herpes-Virus-Infektion Symptome hervorbringen könnte, die man von AIDS nicht unterscheiden könnte.« (CHLEBOWSKI, H., Nutrition and Cancer 1985. Bd. 7, S. 85-91)
Was bedeutet das? Das angebliche AIDS im hungernden Afrika wird zu einer Gefahr heraufbeschworen, um uns Angst einzujagen und uns die Mär einer globalen AIDS-Epidemie aufzubinden. Indem man andere Krankheiten und durch Umweltgifte hervorgerufene Zustände unter einem fiktiven Dach vereint, gelingt es den AIDS-

Profiteuren, den ganzen Terror, den sie veranstalten, als gerechtfertigt erscheinen zu lassen, damit die Pharmaindustrie ihr Gift auch in Afrika losschlagen kann. (→LV 6237)
Sieh das ganz klar:

1754 **b) AIDS in Afrika hat nichts mit AIDS in Europa/Amerika zu tun.**
Auch die Forschung leistet sich inzwischen phantasievolle Grafiker und Computer-Designer, wie Sie aus diesem Modell eines angeblichen HIV sehen. **Hier haben sich die Grafiker mehr Mühe gegeben als die Wissenschaftler.**
Den Gipfel der Frechheit stellt allerdings die Abb. 8 dar. Sie wird seit Jahren als Nachweis für die Existenz des HIV verkauft, sowohl in der Fachwelt als auch in der Öffentlichkeit. Unsere Recherche, die nicht länger als zwei Tage in Anspruch nahm, ergab u.a., daß die kleinen Punkte, die von übereifrigen Journalisten als das Herausschleudern neuer Viren gedeutet wurden, nichts, absolut nichts bedeuten. Sie wurden vom Computerfachmann in New York, der eine schwarz-weiß Aufnahme aus einem Elektronenmikroskop bekam, um sie einzufärben, hinzugefügt. Wir haben mit dem Mann telefoniert.
Es stellte sich ferner heraus, daß auf dem Dia lediglich Zellbestandteile zu sehen sind, die mit einem Virus nichts zu tun haben. (raum & zeit 78/1995) Wisse:
Wir werden hinten und vorne verarscht von den Medizinern:
Die AIDS-Diagnose in Afrika wird nämlich ohne »HIV-Antikörpertest« aufgrund »klinischer Symptome« gestellt, so daß uns de facto die Symptome der altbekannten Armutskrankheiten wie z.B. Tuberkulose als neue Seuche verkauft werden. (raum & zeit 78/1995/57)

1754 **c) AIDS in Afrika mediengemacht!**
Auch in Afrika wiederum ist die Kunstdiagnose »Erkrankung AIDS« nicht von der Definition der Krankheiten im Katalog Nr 1 bis Nr. 29 abhängig, sondern lediglich von unspezifischen Symptomen wie sie vor allem für die in Afrika endemische Tbc., Malaria und Parasitenerkrankungen zutreffen. Wahr ist leider auch, daß die Anwendung von »AIDS-Programmen« in der dritten Welt, besonders in Afrika, generalstabsmäßig geplant, die Dimension des Genozids erreicht hat, indem u.a. die Bundesregierung mit täglich DM 1.200.000 · unter dem Vorwand »HIV-Infektion« - Abtreibungen, Sterilisationen und die Vergiftung mittels stärkster Chemotherapie finanziert (raum&zeit 79/96/87). Aber es gibt schließlich auch kritische Ärzte. Die sind ja nicht alle auf den Kopf gefallen. Richtig! Wir haben es bei ihnen wohl mit der intelligentesten Berufsgruppe zu tun. Aber sie wissen nicht, daß alle Menschen HI-Viren – richtiger, Antikörper gegen diese, denn die Viren selbst hat man ja noch nie ermitteln können – in sich tragen. Und besonders viele bei den Afrikanern. Denn die sind ja wegen ihrer armseligen Verhältnisse besonders vielen Krankheiten ausgesetzt. Krankheiten, die zu einem positiven Testergebnis führen. (AIDS ist ja nichts anderes als die raffinierte Zusammenfassung vieler Leiden zu einer angeblichen „Seuche". Um den Pharmaziedreck profitträchtig loszuschlagen, den man auf Lager liegen hat. → LV 1755

1754 **d) »Der Durchbruch«** (DER SPIEGEL 50/1995) Endlich einer, der es erkannt hat:
Auch wenn es schmerzlich ist, es einzugestehen - es gibt einfach keine Wundermittel, und es wird sie auch in Zukunft nicht geben. Wieder und wieder lesen wir über den Durchbruch in der Aids- oder auch Krebsforschung. Große Schlagzeilen und Titelbilder wecken immer wieder aufs neue Hoffnungen, die realistisch gesehen nicht erfüllt werden können. (Dr. Jens W. Eckstein in DER SPIEGEL 1/1996)

1755 📖 462, 465, 467 **Forscher-Sensation: AIDS steckt in jedem**
Hamburg - eine medizinische Sensation geht um die Welt. Der Hamburger Forscher Prof. Dr. Paul Racz hat Ungeheueres entdeckt und wissenschaftlich nachgewiesen: ● AIDS-Viren stecken in jedem von uns - von Geburt an! Die passiven Viren nisten in Lymphknoten und Milz. Sie sind dort ungefährlich. (BamS 29/1994)
Damit der Professor aber seine »Wissenschaft« nicht bloßstellen und die Zeitungen aber nicht schreiben mußten: »Die Mediziner haben uns aus Profitgier betrogen - HIV-AIDS gibt es nicht«, behauptet er geschickt: »Die HIV-Viren sind **dort** (in den Lymphknoten) ungefährlich.« Es geschieht mal wieder Erstaunliches: Es existiert eine einzige Art des HI-Virus im Körper. Lebt er im Blut, ist er ein tödlicher Killer für uns. Lebt er in der Lymphe, dann ist er ein friedliches Schäflein. Nun ja, die griechische Sage berichtet uns ja bereits über den Januskopf. Nur - wer ein bißchen Ahnung von seinem Körper hat, der weiß wie Lymphe durch den ganzen Körper strömt, wie eng sie mit dem Blut in Verbindung steht, der kann nur mit dem Kopf schütteln. Andererseits habe ich Dir aber auch gesagt, daß eine einzige Bakterienart sich völlig normal verhalten oder aber auch »ausflippen« kann. Je nachdem, was der Mensch ihr für ein »Milieu« bietet. Und genau so dürfte es auch hier sein: HI-Viren schwimmen überall, auch im Blut. Ist dieses Blut nebst Gewebe aber von schweren Giften und den Stoffen einer exzessiven Lebensweise versucht, wie bei Drogensüchtigen und Homosexuellen, oder ist das Blut selbst stark erkrankt, wie bei Blutern, dann wird das Schäfchen HIV zum reißenden Pitbull, vermehrt sich so sehr, daß man es im Test nachweisen kann, und ihm, nicht dem Fixer, die Schuld in altbewährter Weise zusprechen kann.

1756 📖 495 **Virologe entfachte Proteststurm**
Wissenschaftler Peter Duesberg hält Aids für eine Folge exzessiven Lebenswandels. Schockierte Zuhörer verließen den Vortrag.
Denk mit, wenn Du diese Zeilen liest. Wach auf! Die Wissenschaftler wollen hier nicht hören, was nicht in ihr politisches Denken paßt, das ihnen ihr Einkommen gewährleistet. *Sie verlassen empört den Saal.* Hat sich was geändert in ihrem Verhalten seit dem Mittelalter? Da weigerten sich die Professoren empört, durch das Fernrohr zu sehen, das bewies, daß sich die Erde um die Sonne drehte. Sie wollten nicht sehen, was nicht in ihr kirchliches Denken paßte, das ihnen die Pfründe sicherte.
Jetzt weißt Du, warum ich die Geschichte der Medizin hier in diesem Buch dargestellt habe und warum ich in den AIDS-Hilfe-Gruppen so angeschrien wurde. Doch noch ein Wort zum Vorwurf, DUESBERG könne seine Thesen nicht beweisen: Gegen unsinnige Behauptungen kann man nicht immer Beweise vortragen. Man kann sie dann nur mit dem gesunden Menschenverstand entlarven. Wenn Du mir vorträgst: »Das Ungeheuer von Loch Ness ist existent«, wie will ich Dir dann da beweisen, daß etwas (was nur in der Fantasie der Menschen besteht) tatsächlich nicht vorhanden ist? Da kann doch nur der gesunde Menschenverstand Sachverstand helfen. Nach Ansicht der UrTherapie gibt es keine Krankheiten - also auch nicht die Krankheit AIDS - sondern nur Folgen unnatürlicher Lebensführung. Es ist z.B. unnatürlich, nicht genügend Frischnahrung aufzunehmen und damit unter Vitaminmangel zu leiden. Wenn Duesberg Vitaminmangel als Ursache von AIDS hält, so liegt er damit voll auf der Linie der UrTherapie, wenngleich dies auch nur als Teilaspekt zu sehen ist. Und das erklärt die wachsende Zahl angeblicher AIDS-Kranker (sprich Vitaminmangel-Kranker) in Afrika. Denn dort ist Frischkost so gut wie unbekannt. Dort lebt man von Mais, Reis und Hirse - gekocht! So man denn hat. Und meist hat man das ja nicht mal. Und kocht dafür ein Essen aus Zeitungsschnipseln.

7 a) 📖 **495 Afrika-AIDS** Die letzte Aufklärung und Beweisführung darüber, daß AIDS *nicht* vom HIV-Virus, sondern in Afrika durch Armut, Hunger und Fehlernährung und bei uns durch Drogengebrauch verursacht wird, führt DUESBERG. P., in »AIDS« - Dichtung und Wahrheit«, raum&zeit, 82054 Sauerlach, Nr. 66, Dez. 1993 wie folgt: Auszug:

Will man den Beweis erbringen, daß ein Erreger die Ursache einer bestimmten Krankheit ist, verfährt die medizinische Forschung nach den sogenannten Kochschen Postulaten. Die Postulate legen ein bestimmtes Vorgehen fest: Von Menschen, die an einer bestimmten Krankheit leiden, isoliere und entnehme man von jedem Fall den Erreger, injiziere Tiere mit diesem Erreger und erzeuge so in jedem dieser Tiere alle Symptome der Krankheit. Wenn dies gelingt, kann man gemäß den Kochschen Postulaten behaupten, daß der Erreger A die Krankheit B hervorruft. Beim HIV-Virus ist dies bislang noch nicht gelungen. Zum anderen hat man in den Vereinigten Staaten einen Tierversuch mit etwa 100 Affen durchgeführt, die man in sterilen Isolationskammern gehalten und mit hohen Dosen von HIV infiziert hatte. Bei zwei Affen bildeten sich sehr rasch infizierte Lymphdrüsen, ein Zustand, der 30 Wochen lang anhielt und sich dann normalisierte. Bei diesen Affen traten keine neuen Symptome mehr auf. Alle anderen Tiere zeigten überhaupt keine AIDS-ähnlichen Symptome. Die Beobachtungszeit beträgt mittlerweile vier Jahre. Auf der Grundlage der Kochschen Postulate gibt es also keinen Beweis dafür, daß HIV die Ursache von AIDS ist.
Die Pneumocystis-carinii-Protozoen (die als primäres AIDS-Symptom angesehen werden [der Verfasser]) finden sich bei 70 - 85% der durchschnittlichen Bevölkerung, ohne daß sie Krankheiten erregen. Sie gehören also zu den außerordentlich weitverbreiteten (ubiquitär vorkommenden) Einzellern, die eine gutartige Beziehung mit ihrem Wirt unterhalten. Bei einer ausgeprägten Immunsuppression können sie in den Vordergrund treten, die Lungen befallen und einen virulenten Krankheitsverlauf verursachen. (...) Eine Reihe von Studien belegt, daß der Pneumocystis-carinii-Erreger erst auf dem Boden einer Immunschwäche pathogen wird, die zum Beispiel häufig durch eine Immunsuppressive Chemotherapie oder durch eine Organtransplantation verursacht wird. Es gibt eine große Anzahl von anderen immunsuppressiven Faktoren, die eine Pneumocystis-carinii-Pneumonie zur Folge haben können. In der Tat ist von medizinischen Forschern zu hören, daß jeder Faktor, der das Immunsystem stark schädigt, diese Krankheit hervorrufen kann. Aus diesen Gründen hätte eine richtige Einschätzung der Pneumocystis-carinii-Pneumonie-Fälle ganz einfach zu lauten: Diese Krankheit beginnt, andere Bevökerungsgruppen zu befallen; welche immunsuppressiven Faktoren könnten eine Rolle spielen? Unterernährung, toxische Chemotherapeutika, Rauschmittel, wiederholte Geschlechtskrankheiten einschließlich massiver Antibiotikabehandlung?
Man kann die Suche nach einer einzigen viralen Ursache nicht anders als eine bizarre Abweichung von den Ansichten und Vorgehensweisen, die man zuvor ganz offensichtlich praktiziert hat, bezeichnen. (...) Andere Wissenschaftler wiederum haben darauf hingewiesen, daß starke Unterernährung ebenfalls als zugrundeliegende Ursache einer Pneumocystis-carinii-Pneumonie in Frage kommt. Wie bereits an früherer Stelle erwähnt, ist die Tatsache wohlbekannt, daß viele Fixer und Alkoholiker sich entweder eine ausreichende Ernährung nicht leisten können oder ein chronisches Desinteresse am Essen zeigen. Ein Alkoholiker aber, der heute eine Pneumocystis-carinii-Pneumonie entwickelt, würde als AIDS-Patient diagnostiziert werden mit allem was dazugehört. Die korrekte und wahrscheinlich nicht gestellte Diagnose hieße Pneumocystis-carinii-Pneumonie aufgrund von Alkoholismus und Unterernährung. (Pschyrembel: »Die Züchtung von P.c. gelingt bislang nur bei immunsuppressiven Tieren.«)
(...) Ich legte ihm die Liste der Arzneimittel und Drogen vor, die dieser Mann im Verlauf von zehn Jahren genommen hatte. Dann zeigte ich ihm auch eine Liste seiner Symptome. Als erstes, die »Prä-AIDS« Symptome: Durchfall, Drüsenschwellungen, Nachtschweiße, intermittierendes Fieber, Depressionen. Dann fügte ich die Infektionen hinzu, auf deren Grundlage die Diagnose AIDS gestellt worden war: Pneumocystis-carinii-Pneumonie, Candida-Infektionen der Mundhöhle (eine Pilzinfektion), Staphylokokkeninfektionen, verschiedene Hautausschläge und entzündliche Störungen. Ich fragte den Arzt nun, ob diese Symptome ausschließlich auf den Arzneimittel- und Drogenkonsum dieses Mannes über einen Zeitraum von zehn Jahren zurückzuführen sein könnten. Er antwortete: »Ich möchte das folgende nicht zu Protokoll geben, aber sie können es selber herausfinden, indem sie die Nachschlagewerke über Arzneimittelwirkungen lesen und mit den Menschen sprechen, die diese illegal hergestellten, verunreinigten Drogen einnehmen. Ich finde bei diesem Mann nichts, das nicht auf die Arzneimittel und Drogen zurückzuführen sein könnte, in Verbindung mit häufigen Geschlechtskrankheiten.« »Mit anderen Worten«, erwiderte ich, »dies alles ist auch ohne Virus, den HIV-Virus, durchaus denkbar?« Der Arzt starrte mich an und nickte schweigend, als wolle er sich nicht durch den Ton seiner Stimme der medizinischen Häresie schuldig machen.
Literatur darüber, daß Aids mit Syphilis verwechselt wird: BÄUMLER, E., Amors vergifteter Pfeil, Piper, ARNHEIM, C., AIDS-der dritte Akt der Syphilis, pad, COULTER, L., AIDS and Syphillis - The Hidden Link, Jain, New Dehli.

7 b) 📖 **252 Sauna**
So wie Atemübungen ohne gleichzeitige entsprechende atemfordernde Bewegung töricht sind, so ist das Schwitzen ohne körperliche Anstrengung zumindest zum Begegnen von Krankheiten unwirksam. Ein Entgiften wird dadurch nämlich nicht bewirkt: In einer amerikanischen Studie wurde der Schweiß von Sauna-Besuchern während des Schwitzens Ratten injiziert - ohne Wirkung. Danach spritzte man ihnen den Schweiß von Radfahrerprofis unmittelbar nach einem Rennen ein: die Ratten verendeten. Merke: Lieber ein bißchen schwitzen unter körperlicher Anstrengung und so Blei und Quecksilber ausscheiden, als anstrengungslos nur Wasser zu verlieren, was durch anschließenden Salzgenuß schnell wieder aufgefüllt wird. Aber so kleinlich seh' ich das alles nicht. Wenn's auch nicht viel nutzt: So ein Saunabesuch ist schon eine schöne Entspannung...

8 📖 **494 Warum der SPIEGEL auf die Tricks der Ärzteschaft und Pharmaziekonzerne hereinfällt**, ist zu verstehen: Der dort verantwortliche Redakteur (Dr.H.Halter) ist Facharzt für Haut- und Geschlechtskrankheiten. Von so einem Mann kann man nicht erwarten, daß er sich nüchtern mit alternativen Themen auseinandersetzt. Besonders, da ihn sogar noch der Stern lobt:
Der AIDS-Ritter (...) hat 1982 zum erstenmal über die Seuche geschrieben. Damals nannte man sie »Morbus Kaposi«, eine geheimnisvolle Krebskrankheit.
(Stimmt nicht! Das Kaposi-Sarkom wird bereits seit 1887 in der Literatur besprochen. Der SPIEGEL-Redakteur Dr. Halter hat also nicht über die Seuche AIDS, sondern über die Krankheit Kaposi geschrieben. Daß Gallo das Krebs-Symptom Morbus-Kaposi 1981 in AIDS umschwindelt, ist ihm nicht anzulasten. Als Fachmann hätte er aber den Betrug riechen müssen.) Seitdem hat er nicht aufgehört zu warnen, zu mahnen, aufzuklären. Ohne ihn würde man vielleicht

noch immer behaupten, Aids habe was mit Haschisch-Rauchen zu tun (die aberwitzige These) und trotz Halter würde weiter verharmlost, gelogen. Über Aids in Blutkonserven z.B. Der Mann gab nicht auf. Das Aufdecken des jetztigen Aids-Skandals ist sein Verdienst. Nun, AIDS kann man meiner Ansicht nach verharmlosen, denn diese »Krankheit« gibt es nicht. Aber nicht verharmlost werden dürfen Drogen. Und bekämpft werden müssen die, welche sie vertreiben: Dealer und Mediziner. Aber: **Mit jeder Story über AIDS, sei sie noch so unhaltbar, wächst die Überzeugung in der Öffentlichkeit, daß das alles wahr sein muß.**

1759   494 Ein anderer Molekularbiologe zu den »wissenschaftlichen« Zeichnungen über das AIDS-Virus: »Das sind vollkommene Simulationen. Es gibt keine Beweise, daß die HI-Viren in der dargestellten Weise die Zellen angreifen« (RAPPOPORT, J., AIDS Inc. - Scandal of the Century, Hunman Energy Press, Foster City, CA 94404 page 21)

AIDS-Impfstoff
In fünf bis zehn Jahren gibt es einen Impfstoff gegen AIDS. Davon ist der Entdecker des AIDS-Erregers, Prof. Luc Montagnier, überzeugt. Wichtigste Voraussetzung sei genügend Geld für die Forschung, so Montagnier auf einem AIDS-Kongreß in Hamburg.
Express 19.10.1997

1760   502 **Zu den Frauen, die sich angeblich mit AIDS »angesteckt« haben:** (...) bislang gibt es keine gesicherten Beweise dafür, daß das HI-Virus tatsächlich ein Zervixkarzinom auslösen kann. Dennoch wird sich der Rest der Welt vermutlich der neuen AIDS-Definition anschließen müssen. Auch wenn das bedeutet, daß jeder HIV-Infizierte, der nur zufällig ein Karzinom im Genitalbereich hat, *sofort als »AIDS«-Kranker diagnostiziert, registriert und auch behandet wird.*
STEWARD, G. T./FRANCE, A.J.,Hospital, Dundee; The Lancet, Vol. 340, No. 8832/1992/S.1414

Neben den Opfern selbst sind auch die Krankenkassen empfindlich geschädigt. Die Behandlung eines AIDS-Patienten kostet im Schnitt 200.000 Mark. Bei etwa 3000 durch Blutprodukte Infizierten kommen auf die Kassen somit Kosten von etwa 600 Millionen Mark zu. (STERN Nr. 52/1992) Was soll's! Das dumme Volk bezahlt's ja! Sie nehmen den weißen Göttern schließlich alles ab, die sie damit reicher und sich selbst ärmer machen.

1762   503 Am 7.6.1993 berichtet **Der SPIEGEL über einen HIV-Träger**, der sich 1980 infiziert hatte und dessen Beschwerden verschwanden, als er das AZT-Gift halbierte. Und über eine Ärztin, die bei einer Gruppe von 526 HIV-Postivien ermittelte, daß 14 Jahre nach deren Infektion 30 Prozent von ihnen nicht an AIDS erkrankt waren! Da setzt der SPIEGEL unter das Bild einer Blutentnahme sein Erstaunen: »HIV-Positiv und trotzdem gesund« - vermag aber nicht zu folgern: Wenn HIV-Viren nicht, wie behauptet, AIDS unabdingbar auslösen, dann sind wir ja alle auf Gallo/Montaigner & Co hereingefallen. Aber welches Magazin sagt so was schon von sich! Ich zitiere nochmals aus dem SPIEGEL:
Als intoniere er eine Arie, verkündet der Italiener, seit fünf Jahren gastforschender Immunologe der amerikanischen Gesundheitsbehörde NIH in Bethesda bei Washington, »eine der größten Nachrichten« auf dem Aids-Gebiet: »Wir müssen heute davon ausgehen, daß sich manche Menschen nicht mit HIV anstecken können.« Da ein Großteil der Getesteten weiterhin »riskant lebt«, sich aber nicht infiziert, halten Shearer und Clerici es für denkbar, daß die erste Infektion wie eine Art Impfung wirkte. Obwohl eine kleine Ärztin per Zufall die Entdeckung der Ungefährlichkeit des HI-Virus machte, prahlen die Medizinforscher weiter: »Bislang haben wir in einem dunklen Raum gearbeitet« sagt Lewis Schrager vom NIH in Bethesda. »Jetzt haben wir das Licht eingeschaltet.« (Der SPIEGEL 23/1993/203) Gibt's noch geschicktere Gaunerei auf dieser Erde? Zuerst war es die Ansteckung, die zum unabwendbaren Tod führte - heute hat man sie umfunktioniert in eine »Schutzimpfung« vor dem Sensenmann. Und niemand will das merken. Es ist der gleiche Zustand wie zu Zeiten Adolf Hitlers. Da wagte auch niemand öffentlich, dessen Verbrechen an den Juden anzuprangern... Doch Du, als Leser dieses Buches, weißt die Antwort zu der hier von Ho aufgestellten Frage: David Ho vom Aaron Diamond Center in New York hat sich die HI-Viren von vier Personen genauer angesehen, die seit zehn Jahren CD4-Stabil sind: Die Erreger scheinen weniger bösartig zu sein. Die Frage sei, ob HIV in diesen Fällen »freiwillig freundlicher« sei - oder aber vom Immunsystem des Wirtes, des gesunden HIV-Positiven, dazu gezwungen werden. (Der SPIEGEL 23/1993/212.)

1763   502 **Dr. Mullis hält die HIV-AIDS-These kraft seines Wissens** für unmöglich. Genau dieses Wissen galt bis vor etwa zehn Jahren noch für konsensfähig unter den internationalen Wissenschaftlern. Erst als Gallo Anfang der achtziger Jahre in einer Pressekonferenz behauptete, er habe HIV als Ursache für »AIDS« entdeckt, begann die Massenhysterie, die bis heute anhält und im »Blutserum-Skandal« einen erneuten Höhepunkt gefunden hat. Außer der Behauptung Gallos auf der Pressekonferenz gibt es bis heute keinen wissenschaftlichen Beweis für die HIV-»AIDS«-These. Mullis Theorie für die Entstehung für AIDS geht davon aus, daß die Menschen einer enormen Anzahl von menschlichen Viren und Bakterien ausgesetzt sind, von denen nur ein kleiner Teil bisher identifiziert wurde. Würde man AIDS-Patienten auf jeden beliebigen dieser bekannten Viren testen, so würde man feststellen, daß auch diese vorhanden sind oder waren. The Sunday Times vom 28.11.1993 berichtet, daß Kary B. Mullis mit Nachdruck dazu aufgerufen hat, die HIV-AIDS-These neu zu überprüfen. Mullis erklärte u.a., daß es unwahrscheinlich, ja nicht einmal wissenschaftlich nachgewiesen ist, daß HIV AIDS verursacht. (In: raum&zeit 67/94)
Dir ist es ja bekannt: Die Medizin-Wissenschaftler verstehen sehr gut, die AIDS-Frage undurchschaubar zu machen, auf Argumente ihrer Gegner nicht einzugehen oder ihnen mit nichtssagender Rhetorik zu begegnen. Genauso, wie sie es bislang mit der Naturheilkunde machten.

1764   494 **Kommittee der US-Regierung stellt fest: AIDS-Forscher Gallo hat gelogen!** (Ärztliche Praxis Nr. 7/23.1.1993/4.) Welch ein Treppenwitz der Geschichte: Alle Welt glaubt einem Lügner!

1765   502 Denn **das AIDS-Establishment** ist derart fixiert auf HIV und den fatalen Glauben, dieses Virus müsse tödlich sein, daß jeder HIV-unabhängige Ansatz als Scharlatanerie abgetan wird. Professor Ruedi Lüthy (Unispital Zürich) findet eine Diskussion über die Einwände der HIV-Kritiker für überflüssig, da es sich dabei bloß um lauter unbewiesene Behauptungen handle. Duesberg hat im »Schweizerischen Beobachter« darauf geantwortet, es sei wohl ganz neu, daß Kritiker Fragen »beweisen« müßten, während die herrschende Lehre den Beweis für ihre Theorien schuldig bleibe. (bio-spezial 5/1991)

Wie in längst vergangenen Zeiten, als der Aberglaube fester Bestandteil des Lebens war, so glaubt heute die Masse immer noch an die Worte von (zu recht oder zu unrecht) hoch angesehenen Personen und halten es für undenkbar, daß die jemals irren können. Die Zeugen Jehovas, die ich sehr schätze, glauben fest daran, daß um diese Jahrhundertwende das Strafgericht Gottes über uns hereinbricht. Nun ja, verdient hätten wir es schon. Ob dumm oder intelligent - Du erkennst: Die Einfältigkeit der Menschen und deren leicht entflammbarer Glaube an die Worte von Klugschwätzern, Politikern, Führern, Päpsten, Heiligen und Wissenschaftlern hat sich bis heute nicht im geringsten geändert, wenn diese Personen prominent, angesehen oder mächtig waren.

Naturheilkunde zu betreiben, das nehmen unzählige Heilrichtungen für sich in Anspruch.
Die meisten haben aber mit Natur so wenig zu tun wie ein Goldfisch mit Gold. Naturheilkunde kann nur das sein, was die Natur als einziges Behandlungskonzept anrät.

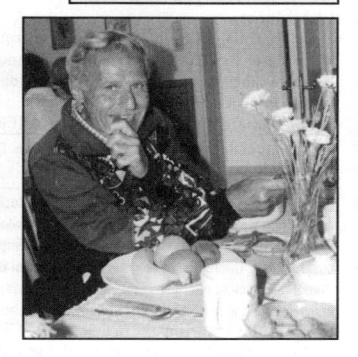

6 📖 494 **AIDS-Hilfe hält 18 Millionen DM für nicht genug** (Ärzte Zeitung 32/21.2.1995/8)
Muß ich dazu noch einen Kommentar geben?

7 Der Verfasser beim Johannisbrot - Knabbern: Urkost kann ganz schön hart sein. Das ist gut so! Was sonst soll Deinen Darm sauber fegen? Nur ihr harter Besen reinigt Deinen Darm von alten Kotresten. Die harte Zellulose des Johannisbrots (Carob) hält die Verdauung bestens in Schwung! Außerdem hat die neuere Wissenschaft, die Du sicher eines Tages auch mal so gut wie ich durchschaut haben wirst, jetzt festgestellt, daß der Körper sehr wohl mit den Faserstoffen etwas anzufangen weiß: Sie dienen weitgehend auch der Entgiftung. Schließlich können in Wildpflanzen auch Giftstoffe der Zivilisation enthalten sein, wie radioaktive Partikel, Abgase, Benzole, Aerosole von Flugzeugen usw. (→ LV 1771)
Die harte Zellulose der Wildkräuter ist unverdaubar!
„Ich habe von einem Forscherprofessor gelesen, daß die harte Zellulose der Wildkräuter und Blätter von unserem Verdauungssystem nicht geknackt werden kann – sie also völlig unverstoffwechselt durch den Darm gehen! Was sagst Du denn dazu?"
Das sagt doch ein Mensch! Und ich meine, Dir doch längst beigebracht zu haben, daß Du um das Sagen von fehlerhaften, vorurteilsbeladen, immer irrenden Menschen nichts geben solltest. Weshalb ich hier im reinen Buchteil auch nur höchst selten verlauten lasse, dies und das habe ein bekannter oder bedeutender Professor gesagt. Was bei anderen Autoren ja gang und gäbe ist. Selbst wenn es Dir nicht stichhaltig genug erscheint: Wenn die Wildkräuter von allen Primaten seit 30 Millionen Jahren verzehrt und verdaut worden sind, so darfst Du Dich darauf verlassen, daß Gott die Fähigkeit zum Extrahieren von deren Lebensstoffen dem Körper des Menschen auch heute noch belassen hat. Vor allem werde ich mich doch nicht von einem sich auf einer Universität dumm studiert habenden Menschen, der nur vorformuliertes Kathederwissen ohne eigenes tieferes Nachdenken daherschwafelt, irre machen lassen. Der von der Natur und damit von Gottes Schöpfung und um deren großen Zusammenhänge auch nicht den blassesten Schimmer einer Ahnung besitzt. Wenn die noch härtere Zellulose von Gräsern von allen Säugetieren „geknackt" werden kann, dann auch vom Säugetier Mensch. Bei mir jedenfalls sind die Kräuter hinten noch nie ungeknackt herausgekommen... Das sind nur Mutmaßungen und unbewiesene Behauptungen von Leuten, die sich keine Vorwürfe machen möchten, daß sie Wildkräuter nicht essen wollen, weil die nicht nach Salz schmecken. Glaub's mir. (→1767)

8 Sag, war das nicht auch ein Mißgriff der Zivilisation, dem Menschen ein Geburtsdatum auf den Weg zu geben? Jetzt denkt jeder, dem Du Dein Alter sagst: Mein Gott, der sieht aber viel älter aus, als er ist! Und jeder der über 65 Jahre ist, denkt, er müsse nun die Hände in den Schoß legen. Ohne ihr Alter zu wissen, würden viele lustig weitermachen ...

9 📖 173 **Klon-Mäuse: Wundermittel gegen alle Krankheiten** – Gen-Forscher versetzen Zellen in Baby-Zustand. Noch bis zur Jahrtausendwende soll es möglich sein, eine wuchernde Krebszelle in eine gesunde Babyzelle zurückzuklonen. Bald schon könnte man Kühe und Schweine mit menschlichen Genen programmieren und so Proteine züchten gegen Diabetes oder Parkinson. Sagt Chef-Forscher Ryuzo Yanagimachi in Bild vom 17.11.1998.
„Wie kommen die Forscher eigentlich immer auf Mäuse die sie zu Medikamenten verarbeiten wollen?" Ganz einfach: Einmal sind das kleine Tierchen. Würden sie etwa Hunde oder Katzen dafür verwenden, gäbe es Proteste bei deren Liebhabern. Wer aber liebt schon Mäuse? Zum anderen: Mäuse lassen sich bestens züchten. Sie machen kein Geschrei, wenn man sie quält und langsam verseucht und krepieren läßt (→ R 2232). Die Pharmamafia hat also unbeschränkten Nachschub für die künftigen Genklonungs-Gläubigen an Leichengiftstoffen zur Verfügung, was die zu allem fähigen Mediziner Dir spritzen können.

1770 Allgemein Wissenswertes

0 📖 563 Soll es denn wirklich keine einsichtigen Omis mehr geben?
Bei den vielen, sonst so lieben Omas und Opas existiert oft ein gemeines, hinterhältiges Bestreben, Dein bislang von Dir gesund gehaltenes Kind wieder krank zu machen. Du sagst: „Tut mir leid Mutter", die gerade ihre Tasche aufgeklappt hat, „aber die Jessika darf kein Eis essen. Die soll ihre schönen Zähnchen länger behalten als ich!"

Dein Kind schaut die Omi an, schaut Dich an mit großen, bereits wässrigen Augen. Die liebe Omi ist blaß geworden vor innerer Wut: „Wenn ich dem Kind nicht mal was Schönes mitbringen darf ..." und reicht Jessika das Eis, das Du Deiner Tochter gleich wieder abnimmst und Omi zurück gibst: „Doch Mama, Du darfst ihr immer etwas mitbringen: ein Malbuch, ein Tierheft, einen Holzbaukasten, auch Comics, aber ..."
„Wie kannst Du nur so grausam Deiner Mutter gegenüber sein! Siehst Du denn nicht, wie dem Kind das Herzchen blutet?!"
Und schon ist der Familienkrach mal wieder gesichert ... Setz Dich durch! Von einem nicht gegessenen Eis wird Jessika sicher keine Karies kriegen. Mach Deinen Kindern gesundes Eis (□Rz800)
Aber Jessika wird zu früh mit dem Suchtstoff Zucker bekannt und verfällt ihm. Hüte Dich vor den Anfängen. Zeige Dich Deiner Verantwortung gewachsen. Und davor, das als richtig Erkannte des lieben Friedens wegen aufzugeben. Laß Spatzenhirne nicht über Dich triumphieren!

1772 Lieber Franz,
Dein Vorschlag mich mit Deiner UrMedizin von meinem Asthma zu heilen, ist auf fruchtbaren Boden gefallen, da ich ganz schrecklich unter dieser Krankheit leide. Sobald ich mich dafür entscheiden werde und hoffentlich dann bald damit beginnen könnte, meine Medikamente langsam abzusetzen, würde ich damit anfangen. Vorausgesetzt, mein Arzt ist mit allem einverstanden. Ganz herzlich Deine Nichte Jessika
Sechs Monate nach diesem Brief erhielt ich die Todesanzeige ...

1773 Auf »Das bißchen Kaffee (Tee) kann mir Dir doch nicht schaden.« antwortest Du am besten: »Ein bißchen Schwanger sein macht mir auch ein Kind.«

1774 Herr Professor, bitte helfen Sie mir! Meine Enkeltochter ist erst sechs Jahre alt und hat jetzt das drittemal kurz hintereinander Scharlach bekommen. Schon seit 14 Wochen wird sie deswegen mit Penizillin behandelt. Kann der kleine Körper das schon vertragen? Barbara M. (49) aus Wismar (Neue Post 43/1998)
Professor Dr. Wilhelm Theopold, Kinderarzt in Königstein: Scharlach war früher eine oft schwer verlaufende, häufig zu Herz- und Nierenleiden führende Infektionskrankheit. Heute nimmt er unter einer Penizillin-Behandlung einen sehr milden Verlauf. Das Unterlassen der Penizillin-Verordnung käme daher einem ärztlichen Kunstfehler gleich. Allerdings verhindert diese Therapie das Entstehen einer lebenslangen Immunität, Rückfälle sind daher möglich. Eine langfristige Penizillin-Gabe erscheint aus meiner Sicht auch bei Kindern unbedenklich zu sein.
Erkenne die Hilflosigkeit der Schulmedizin! Stelle dagegen die Sicherheit der Klassischen Naturheilkunde! Eine Handvoll Kresse, kurz gefastet und dann nur Früchte – und schon ist der Scharlach weg.

1775 a) Warum heißt diese Heilpflanze Pestwurz? Der Verfasser erklärt seinen Seminarteilnehmern, daß die Menschen zu Zeiten diese den Kräuterweiblich abkauften. Hatten letztere doch verbreitet, Gott habe die Pflanze im Gegensatz zu anderen allein deshalb mit so großen Blättern versehen, weil sie dank ihrer Kraft den Pesthauch vertreiben vermochten. So wie heute die Menschen glauben Gifte der Chemo oder giftige Strahlen könnten den Krebs vertreiben. Erkenne: Nichts hat sich in der Medizin geändert! Nichts! Franz Konz vermittelt, wie sie sich durch Auge, Ohr und Geschmack fest einprägt.

1775 b) Hier mal eine kleine Auswahl von Omas Krankenrezepten, wo ich testen möchte, ob da wirklich was dran sein könnte:
- Zinnkrauttropfen (von Bio-Diät Berlin) sollen gut gegen Fußpilz wirken.
- Scharfgarbe gegen Hämoorhoiden.
- Knorpelartige Knoten an Fingern oder Zehen massiere mit Rizinusöl.
- Nasenbluten: 3 cm langes Stückchen Löschpapier unter die Zunge legen.
- Risse in der Fußhaut verschwinden durch Einreiben mit Vaseline.
- Autofahrer-Übelkeit, Seekranksein: Rohe Kartoffel in Tasche stecken. (Bitte schreibt mir, ob das tatsächlich hilft)
- Steifen Hals, schmerzfrei: Lege eine Wärmflasche für einige Minuten auf die schmerzende Stelle. Dann gib Deine Hand an die Wange der nicht versteiften Seite und drücke etwa 7 Sekunden lang mit minimaler Kraft gegen den Kopf, den Du soweit wie möglich in die blockierte Richtung drehst. Das wiederhole fünfmal täglich.

Lieber Franz, wir sind noch immer erfüllt von dem Erlebnis des Zusammentreffens mit Dir. Dein Rat, im Auto zu singen war mir das Herrlichste, was wir mitnahmen. Nun ärgert uns kein Stau mehr, wir kommen frohgelaunt im Büro an und das pflanzt sich auf die Kollegen und Mitarbeiter den ganzen Tag fort.
Prof. A. Kleinefenn, Papenbergweg 27, 32756 Detmold

1780 Gesang und Musik

1780 b) Wie Du Spaß am Singen bekommst:
Du sollst positiv denken! So wird Dir überall geraten. Das ist kein schlechter Rat. Nur: Wie willst Du ihn verwirklichen, wenn Dich die Alltagsarbeit immer davon ablenkt, Dich darauf zu konzentrieren, innere Zuversicht zu erlangen? Ganz einfach für Dich als Urzeitmethodiker: singe! Singe den ganzen Tag über. Dann fühlst Du Dich ständig in Topform! Oder, um mal die Jüngeren anzusprechen: high. Und das ganz ohne Drogen oder anderes Stimulanzien. Meist ist Dir von alten Liedern noch in etwa deren Melodie geläufig. Wenn nicht, so nimmst Du Dir ein Volksliederbuch zur Hand und singst nach den darin vorgegebenen Noten.

»Unmöglich - ich habe doch keinen Gesang studiert«, sagt Du.

Ach was, das ist einfacher als Du denkst - diese schlichten alten Melodien prägen sich Dir doch gleich ein. Steigen die Noten auf der Tonleiter an, so steigt auch die Tonhöhe an und umgekehrt. Dann mußt Du nur noch darauf achten, wie lang die Töne anzuhal-

Melodien können gewaltig sein. Schon Heine beschreibt es in seinem Lied über die Loreley. Sie können berauschen, Nationalstolz erwecken, Überheblichkeit produzieren, Männer in die Sinnlosigkeit eines Krieges führen, wo sie sich mit Freude totschießen lassen. Sie können Mädchen hysterisch und ohnmächtig machen. Musik kann Dich zum Weinen bringen oder in den Himmel emporschweben lassen: Komm wieder Nöck, Du singst so schön: Wer singt kann in den Himmel gehn! (Carl Loewe). Warum nutzen wir ihn nicht, diesen Erfahrungsschatz unserer Vorfahren zum Positiven und Guten?

ten sind. Der lang andauernde Ton einer ganzen Note ist auf dem Notenblatt erkennbar durch eine offene Elypse. Steht ein Punkt dahinter, dauert der Ton etwas länger. Eine geschlossene, schwarze Note wird halb so lange gehalten, die mit einem Fähnchen versehene nur ¼ so lang usw. Zuerst intoniere kurz den Liedanfang, damit Du erkennst, welche Tonhöhe für Dich die geeignete ist. Und dann sing frech drauflos. Versetz Dich tief in die Gedankenfülle eines Liedes. Wenn Du plötzlich beim Singen merkst, Du schaffst den nächsten Ton nicht, weil dieser für Dich zu hoch oder zu tief liegt, dann wechselst Du einfach schnell die Tonlage. Noch ein bißchen unsicher wird es anfangs aus Deiner Kehle fließen, aber mit der Zeit wird es immer besser werden. Natürlich - Du singst noch nicht wie ein junger Gott, aber das verlangt auch keiner von Dir. Doch gleich um eine Klasse besser singst Du allein deshalb schon, wenn Du die Töne ganz vorne im Mund formst. Und den Rat aus »Zar und Zimmermann« befolgst: Reißt die Mäuler nicht auf so weit - sonst wird's nichts in Ewigkeit.

Vor allem aber bemühe Dich um eine klare Aussprache beim Singen. Besitzt das Wort am Ende ein »t«, so laß es auch raus! Und das »r« versuch ein bißchen zu rollen, damit es deutlich wird. Vielleicht besitzt Du noch eine alte Aufnahme der Zarah Leander. Hör sie Dir mal an, wie die besonders pointiert ihre »l«, »m« und »n« sang! Das solltest Du auch anstreben. Nur den Konsonanten „d" nimm davon aus. Der erstickt die Stimme. Und sieh zu, daß Du ein heulendes, schleifendes Tonhochgehen vermeidest. Beim Loreleylied also singe nicht »der Gipfel des Berges fuuuuununkelt«, sondern abgesetzt: »fu-hun-kelt«. So triffst Du die hohen Töne auch besser. Und Du kannst bei solch kurzem Innehalten - kleiner Trick - Dich auf einen etwas höheren Ton konzentrieren, als die Noten ihn vorschreiben. Auf diese Weise triffst Du dann den korrekten Ton besser. Wenn Du diesen dann noch leise erklingen läßt, klappt's - mit ein bißchen Übung - bald wie am Schnürchen. Versetz Dich tief in die konzentrierte Gedankenfülle des Liedes, welches Du gerade singst. Stell Dir den Sinn der Worte anschaulich vor und versuche, sie auch im Klingen der Worte auszudrücken. Wisse: Musik ist potenzierte Poesie.

Beispiele: »O grüner Wald...« Hier muß das »ü« auch das Grün widerspiegeln. Oder beim Lied über die Königskinder »...waren beide tot«: Hier sollte das »o« mit offenem Mund auch hohl, fast tonlos, also »tot« klingen. Nur so vermag ein Lied Deine Seele zu erfüllen.

Und Du weißt ja: Nachdem wir nach der Lehre der Klassischen Naturheilkunde unsere Seele gereinigt haben, wartet sie sehnlich auf ihre Wiederauffüllung - dieses Mal aber mit wertvollem und einfach-edlem Gedankengut. Verbanne alles Flache zukünftig aus Deinem Leben. Befasse Dich nicht länger mit all den Nichtigkeiten in Deinem Tun. Du kannst Dein Leben weder verlängern noch verbreitern - Du kannst es nur vertiefen.

Das Wichtigste: Leiere nichts einfach so runter, wie das die meisten Sänger halten. Die uns da die Volkslieder vorsingen, nennen zwar alle eine schönklingende Stimme ihr eigen, aber damit hat sich's auch. Die singen für andere, und das merkt man. <u>Du aber sollst ganz allein für Dich und Deine Seele singen. Du wirst deshalb all Deine Gefühle, ja Dein ganzes Herz in Deinen Gesang legen.</u> Du also fühle mit, was Du singst. Sei mit ganzem Herzen dabei: Sieh die kühn gebauten Burgen am hellen Strand der Saale im Morgenrot erglühn, spüre wie der Wind durch die leeren Hallen streicht. Stell Dir vor, wie geisterhafte Gestalten über den bemoosten Pflastersteinen schweben, wie Dir von den Zinnen her mit samtenem Augenaufschlag ein holdseliges Lächeln zuteil wird, während Dir zum Abschied zarte Damen in luftigen Gewändern aus den Fenstern halb verfallener Kemenaten feine Seidentücher nachwinken. Sing das herrliche Lied von der Saale immer wieder, mit immer mehr Ausdrucksgabe im Text.

»Und wenn in einem Volkslied kein Sinn zu finden ist?« fragst Du.

Dann unterleg ihm einen oder erfinde Deinen eigenen Text dazu - sonst erfreue Dich nur an der beseeligenden Melodie. Später lauschst Du genauer in Dein Singen hinein, um es schöner ans Klingen zu bringen. Wenn's gar nicht klappen sollte, die Melodie zu treffen, so bitte einfach einen instrumentenspielenden Freund, er möge Dir doch zum Einprägen die Lieder vorspielen. Oder geh gleich in einen Gesangverein! Du kannst Dir zwar noch nicht vorstellen, was für eine feine Freude da auf Dich zukommt - aber vertrau mir: Das bereust Du nie.

»Ich weiß nicht. Schwülstige Mondscheinromantik paßt doch nicht mehr in unsere Zeit«, sagt Du.

Daß es zu Kitsch und Schwärmerei nicht kommt, das liegt ganz an Dir. Gegenwart und Zukunft halten für die gesund an Leib und Seele leben wollenden Menschen kaum noch Perspektiven bereit. Also orientieren wir uns in die Vergangenheit. Zurück in die Zeit, wo die Menschen Natur und Innigkeit und ein glückliches Familienleben schätzten - beschirmt von der Göttin Muse... Du denkst doch auch nicht daran, Bach, Händel, Schubert und Beethoven zu verachten, weil sie nicht mehr in unserer Zeit leben. Wahrhaft Klassisches und Schönes sind unvergänglich. Wie die Klassische Naturheilkunde. Bewahren wir uns deshalb die alten Lieder als wertvollstes Volksgut und geben wir sie durch gemeinsames Singen auch unseren Kindern weiter.

»Weißt Du ein schönes Liederbuch für mich?«

Wenn es schon für Deine Seele gut sein soll, dann wähle Dir eins aus, das mit schönen Zeichnungen ausgestattet ist: »Das große Hausbuch der Volkslieder«, vom Mosaikverlag. Aber selbst wenn Du 'ne Stimme wie 'ne Krähe besitzt, kannst Du mitmachen:

Mein Seminarteilnehmer Steffen vermochte wegen einer verpfuschten Kehlkopfoperation nur noch mühsam zu sprechen. »Und ich habe immer so gerne gesungen - aber heute bringe ich nur noch ein schreckliches Krächzen fertig«, meinte er traurig zu mir. Mir kam eine Blitzidee: »Dann summ doch einfach mal die Melodien mit!« Etwas Wunderbares tat sich uns beim Abendsingen auf: Von hinten erscholl mit einem Male ein wunderschönes, in allen Lagen sicheres Baß-Brausen als summende Begleitung zu unserem Gesang - unglaublich ergreifend. Unter Tränen ließ mich Steffen später wissen: »Du hast mir nicht nur meine Gesundheit, sondern auch die Freude am Leben wiedergegeben.« Siehst Du - soviel kann Singen einem Menschen bedeuten.

Dann also nichts wie ran! Je mehr Du singst, je frischer fühlst Du Dich den Tag über! (→LV3310b)

Kein geringerer als Mozart hat sie vertont. Also jetzt den Finger auf die Noten gesetzt und jede Note angetupft und schon geht's los:

Text aus **Natürlich Leben:** Singen im Auto

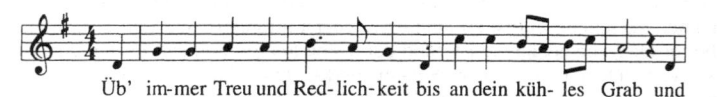

[Notenzeile:] Üb' im-mer Treu und Red-lich-keit bis an dein küh-les Grab und

[Notenzeile:] wei-che kei-nen Fin-ger breit von Got-tes We-gen ab!

2. Dann wirst du, wie auf grünen Au'n,
durchs ganze Leben gehn;
dann kannst du, sonder Furcht und Graun
dem Tod ins Auge sehn.

3. Dann wird die Sichel und der Pflug
in deiner Hand so leicht;
dann singest du beim Wasserkrug,
als wär dir Wein gereicht.

7. Drum übe Treu' und Redlichkeit
bis an dein kühles Grab
und weiche keinen Finger breit
von Gottes Wegen ab!

8. Dann suchen Enkel deine Gruft
und weinen Tränen drauf,
und Sommerblumen, voller Duft,
blühn aus den Tränen auf.

ESCHER, J., HEIMANN, H., Musiktherapie und Innere Medizin, Schweiz.-Rundschau-Med. Prax., 7.9.1993, 82/36, Fazit:
Die Musik ist eine Form von Therapie als begleitende Behandlung bei Krankheit und mehr als zweiwöchentlichem Aufenthalt im Krankenhaus. Und zwar in aufnehmender und aktiver Form bei somatischem Befund. Sie regt das Selbstheilungspotential an. Sie bereichert die vorhandenen Therapiemöglichkeiten.
JOACHIMS, S., Depression im Alter, Ein Beitrag der Musiktherapie zu Trauerarbeit, 1992 Nov-Dec, 25/6, 3916 Fazit: Depressionen wegen unerfüllter Lebensziele usw. müssen die Mißlichkeiten begreifen lernen. Wenn andere psychotherapeutische Möglichkeiten nicht greifen, ist Musiktherapie - das Singen gut bekannter Lieder oder freie Improvisationen eine erfolgreiche Hilfe.

Du kriegst die Melodie nicht hin? Na, dann versetz Dich doch einfach mal in »Die Zauberflöte« zurück: Wie singt denn da einer mit seinem Glockengeläut?:»Ein Mädchen oder Weibchen wünscht Papageno sich; denn so ein holdes Täubchen...«. Ja - das ist tatsächlich die gleiche Melodie wie von Treu und Redlichkeit! (Denkst Du auch mal daran, daß UrTherapie betreiben bedeutet, keinen Schritt von Gottes Wegen abzuweichen...?) Zugegeben, der Liedertext oben in der letzten Strophe klingt heute etwas verstaubt. Aber auch nur deshalb, weil wir heute unsere Omas und Opas im Krankenhaus den gnadenlosen Medizinern übergeben, die ihnen mit noch gnadenloseren Apparaturen ihre letzten Tage des Profits wegen zur Folterung machen.
Ach, war das damals nicht ein allerletztes wunderschönes Erlebnis, im Kreise seiner Lieben sanft und mit lieben Gefühlen zu entschlummern? Verstehst Du nun die Tiefe des Liedes besser? Dann sing es noch einmal und noch etwas inniger. Es wächst Dir beim nächsten Mal viel mehr ans Herz, wird Dir immer lieber. So daß es Dich zu Tränen rühren kann, wenn Du es öfter singst. Daß Musik die Harmoniegesetze der Natur widerspiegelt und dem Menschen zu einer natürlichen Reife verhelfen soll, davon waren zu allen Zeiten die Gelehrten und Philosophen überzeugt. Leider wächst auch die Unnatürlichkeit der Musik umso stärker an, je mehr wir uns von der Natur entfernen. Je unerträglicher die Zivilisation wird, je unerträglicher wird auch deren Musik. Ja, und dann laß es Dir nur mal durch den Kopf gehen, warum es bei den Soldaten auf ihren langen Märschen immer wieder hieß: „Ein Lied – zwei, drei, vier ..." – Da hatte man sie vorher nach Strich und Faden geschliffen und durch Anschreien fertiggemacht – und durch das Singen wurden sie wieder in eine zufriedene, ja freudige Stimmung versetzt. So waren sie von Kriegsverbrecher-Generälen leichter zum Morden zu bringen und in den Tod zu jagen.
DIAMOND, J., Lebensenergie in der Musik. SADIE/LATHAM, Das Cambridge Buch der Musik.
TOMKINS/BIRD, Das geheime Leben der Pflanzen. (Reaktionen von Pflanzen auf verschiedene Musikbeschallungen)

1780 b) 962 Die Musik von heute: Fast Food für die Ohren
»Wenn Du doch mal Songs von Reinhard Mey und so singen ließest! Wir Jüngeren in Deinem Seminar fangen mit den altmodischen Liedern von Heinrich Heine & Co nichts mehr an - ist doch nicht mehr »in«... Und ich fange nichts mit der grenzenlosen Freiheit über den Wolken an. Denn ich sehe mich nur für die grüne Erde bestimmt. Auch schmachte ich nicht mehr nach einer letzten Zigarette. Ich habe sie längst geraucht, und ich hoffe Du auch. Verständnis und tiefes Empfinden für edle und innige Musik will in unserer Zeit des Oberflächlichen langsam mit der Zeit erarbeitet sein. Du weißt doch: Alles Gute fällt Dir nicht in den Schoß. Der Verfasser sieht das Beste in einer weitgehenden Rückkehr zum Natürlichen, also dem Harmonischen. Dies in der Ernährung und auch in der Musik. Wie willst Du mit bizarren modernen Schrill- und Schreckensklängen Deinen Seelenfrieden finden? Wie mit Schlagergedudel Deine Seele weiten und reifen? Also kann uns nur das Zurück zu schlichten harmonischen Volksweisen und der klassischen Musik von Bach, Gluck, Händel, Mozart, Schubert und Beethoven vorwärts dazu bringen, unsere Seele mit schöpferischem Glücksgefühl zu erfüllen. Wenn das Schönste und Edelste, das wertvollste Menschen in wenigen Jahrhunderten geschaffen haben, heute nicht mehr »in« ist, dann doch nur, weil es von den Schulen nicht in die Menschenkinder unserer Zeit eingebracht wird. So tue Du es doch jetzt, Vater, Mutter. Noch heute singe mit Deinem Kind und laß es ein Instrument lernen. Große Dichter haben uns etwas zu sagen, und wir sollten uns bemühen zu ergründen, was es bedeuten soll:
Die schönste Jungfrau sitzet dort oben wunderbar, ihr gold'nes Geschmeide blitzet, sie kämmt ihr goldenes Haar. Sie kämmt es mit goldenem Kamme uns singt ein Lied dabei, das hat eine wundersame, gewalt'ge Melodei.
Es kann Dir viel für Dein zukünftiges Leben geben und Deinen Einfluß auf die Mitmenschen, wenn Du ahnen magst, daß uns Heine die betörende Loreley als Sinnbild für Medizin, Wissenschaft und Fortschritt dargestellt hat:
Den Schiffer im kleinen Schiffe ergreift er mit wildem Weh'; er schaut nicht die Felsenriffe, er schaut nur hinauf in die Höh'. Ich glaube, die Wellen verschlingen am Ende Schiffer und Kahn, und das hat mit ihrem Singen die Loreley getan. (→1780)

Ich mußte schon suchen, bis ich von wirklichen Künstlern unserer Zeit Lieder fand, die etwas Wahres aussagen. Etwa wenn Joan Baez Lieder von Bob Dylan singt, oder man die sehnsüchtigen, den alten Gospels nachempfundenen Songs von Steven Foster („Hart times") hört, die noch beschaulich – friedsames Landleben atmen und uns von der gehetzten Antimusik mit ihrem ekstatischen, Ohrenschmerzen verursachendem Geschrei einmal Erholung schenken!

1800 Behandlungsversuche

503 Sie waren sechs Brüder - **alles Bluter**. Fünf bekamen AIDS. Ihr Tod hat einen Namen: Das Medikament »Faktor VIII«
Nur einer überlebt - weil er nicht auf die Ärzte hörte
Der größte Pharma-Skandal in der Geschichte der Bundesrepublik wirft immer neue Fragen und Widersprüche auf. Welche Zahlen kann man noch glauben? (...) Starr vor Schreck, fassungslos, unfähig, ein Wort zu sagen, stehen an diesem Morgen sechs Brüder auf dem kalkweißen Flur des Bonner Blutzentrums. Der jüngste ist 20, der älteste 30 Jahre alt. Vor ein paar Minuten war durch diese Tür eine Ärztin getreten. Sie hatte die Brüder angesehen, dann schnellte ihr Zeigefinger vor - und sie sprach das Todesurteil: »Sie, Sie, Sie, Sie und Sie - alle positiv. Nur Sie nicht.« Sie hatte sich umgedreht und war durch die Tür verschwunden. Ohne eine Erklärung, ohne ein Wort des Trostes.

> Alle Ihr Millionen Liebenden vergeßt und vergebt es den Habgier-Medizinern nie, daß sie Euch die Romantik der Liebe durch das Aufzwängen eines Kunstgummis verderben und verdorben haben und Ängstlichkeit zwischen Euch gesät haben

Sie waren sechs Brüder. Drei hat das Virus schon getötet. Bei dem vierten ist die Krankheit ausgebrochen. Der fünfte hat gerade erfahren, wie schlecht seine Blutwerte sind. Nur einer blieb verschont. Dieser eine ist Klaus Bergfeld, heute 33, der mittlere Bruder. (...) Er versucht, ruhig zu bleiben, doch seine Augen röten sich. »Ich bin der einzige, der übrigbleibt.« Der einzige, der nicht tat, was die Ärzte wollten. Die Ärzte hatten 1981 angeordnet, Klaus und seine Brüder müßten hohe Dosen eines nicht hitzebehandelten Gerinnungsmittels spritzen. Dieses Medikament war für sie lebenswichtig. Denn alle sechs Brüder waren Bluter... Klaus spritzte nicht! (BamS, 10.10.1993)
Nur zu, Aidskranker: Gib Deinen gesunden Menschenverstand an der Tür des Krankenhauses ab und begib Dich in die todbringenden Hände der Mediziner, deren Herz vor all dem Leid, das sie verursachen, längst erfroren ist.

503 **Der Jubel ist verfrüht (bei Immunsuppressoren)**
...Von berufener Seite ist längst darauf hingewiesen worden, daß die Schubfrequenz im Verlauf der Erkrankung abnimmt, daß daher der Patient gerade nicht als seine eigene Kontrolle geeignet ist. Es wäre im Grunde verwunderlich, wenn irgendeine Substanz aus der Klasse der Immunsuppressoren jetzt derart durchschlagen würde, nachdem die bisherigen Therapieerfolge mit anderen Substanzen derselben Klasse nur randständig und mit teilweise massiven Nebenwirkungen erkauft wurden. (Medical Tribune, 49/1991)

455, 461 **Contergan**
Das Skandal-Medikament Contergan soll in einer modifizierten Form in England bei 40 freiwilligen HIV-positiven Personen als AIDS-Mittel eingesetzt werden. (Express 26/7.1993)

455, 461 Was AZT wirklich ist, hat nicht nur **Prof. Duesberg** nachgewiesen, sondern ist unter wissenschaftlichen Fachleuten weitgehend bekannt: AZT schädigt das Blutbildungssystem! AZT schädigt und zerstört auf direkte Weise die Zellen! AZT schädigt und zerstört somit auch das Immunsystem! Man sollte es sich in der Zusammenfassung noch einmal vor Augen führen: Ein Medikament, das gegen eine das Immunsystem zerstörende Erkrankung eingesetzt werden soll, zerstört selbst das zu schützende Immunsystem!
Prof. Duesberg charakterisiert die Qualität der Forschung, auf der ein solches Wundermittel basiert: »In zwei veröffentlichten Studien wurde behauptet, daß AZT den Verlauf von AIDS verlangsame. Aber die Untersuchungen wurden beide beendet, als man zu unterschiedlichen Resultaten kam!« Das Teuflische dabei: Wenn nun einem AIDS-Kranker gestorben ist, ist nicht mehr nachzuweisen, ob er an AZT oder an AIDS-Schwäche gestorben ist. Und so lange dieser Nachweis nicht möglich ist, läuft das Geschäft mit AZT weiter.
(Aus: bio-spezial, Heft 5/1991 Titel: AIDS das »Geschäft« des Jahrhunderts? Medizingeschichte wird mit Irrtümern, Lügen und Fälschungen geschrieben.) (→LV 1753)
Du erinnerst Dich an das gleiche Schema der Medikamente: Kopfschmerzmittel (→LV 5004) machen Kopfschmerzen. Herzmittel zur Verhütung des Herzinfarkts schaden mehr als sie nutzen. (→LV 2071) Und daß Krebsmittel Krebs auslösen. (→LV 3605)

475 **Das Kaposi-Sarkom ist der häufigste maligne Tumor bei AIDS** (- war früher eine Homo-Krankheit)
(...) keineswegs ausschließlich bei AIDS vorkommt; vielmehr wurde der Tumor bereits Mitte des 19. Jahrhunderts bei bestimmten Bewohnern des Mittelmeerraumes beschrieben und ist auch bei Patienten nach einer immunsuppressiven Therapie registriert worden. (Ärzte Zeitung 199/7.11.1994/12)
Erkenne: Auch die ärztlichen Maßnahmen bringen den Tumor hervor, während in Afrika südlich der Sahara das Kaposi-Sarkom schon wegen Drogen und katastrophaler Ernährung fast endemisch war. Das ist der Grund, daß es so einfach war, halb Afrika als aidsverseucht zu erklären. Dann war es anschließend einfach, die Prostituierten dafür verantwortlich zu machen.

455 **AIDS in 2 Jahren heilbar!** (NEUE REVUE, Nr. 24/10.6.1988)
Und Dr. Schellekens wagt die Voraussage: »Ich bin sicher, wir werden in ein, zwei Jahren ein antivirales, AIDS-bekämpfendes Mittel haben. Und es wird nicht das einzige bleiben!« Die Forscher sind überzeugt: Wenn erst das Medikament entdeckt ist, mit dem das Virus auszuschalten ist, dann läßt sich die Anwendung leicht auf die Bekämpfung menschlicher AIDS-Viren übertragen. »Da verwette ich 100 000 Gulden«, sagt Dr. Schellekens. Ich habe am 19.7.88 Dr. Schellekens geschrieben, ich würde die Wette annehmen - aber nie Antwort erhalten...
Und wenn es dann auch im verflixten siebenten Jahr nach dem Versprechen, also 1995, noch immer kein offizielles Heilmittel gegen AIDS gibt, dann heißt es: Die Krankheit ist doch schrecklicher, als wir angenommen haben. Es bedarf erhöhter Anstrengungen und Forschungen (und natürlich größerer Mittel dafür!), um ihr begegnen zu können. So machen diese Bauernfänger das mit den Kranken seit 10.000 Jahren...

455 **Eine Aids-Studie zeigt: Das Immunsystem läßt sich nicht stärken**
Richtig! Aber nur - wenn das mit naturfremden Stoffen geschehen soll. Die Journalisten sind schon so auf die Mediziner eingeschworen, daß sie neben der chemischen Behandlung - obwohl nutzlos und schädigend - sich keine andere mehr vorstellen können.

Die Concorde-Studie stellt auch jene Meßlatte in Frage, die Aids-Forscher nach viel Streit als Maß für die Immunschwäche auserkoren hatten: die Zahl bestimmter Immunzellen (CD4-Helfer-Zellen) im Blut. Sank die Zahl der CD4-Helfer-Zellen unter ein bestimmtes Maß, dann galt dies als gefährlich; nahmen die CD4-Zellen jedoch zu, dann sprach man von einer Stärkung des Immunsystems. Die dreijährige Studie hingegen läßt keinen positiven Effekt einer solchen »Stärkung« erkennen. Nicht nur bei AZT, sondern bei den meisten vorbeugend »**immunstärkenden**« Mitteln ist Skepsis angebracht. Solange keiner weiß, wie sich die »Stärke« eines Immunsystems messen läßt, bleibt der Verdacht, **daß diese Präparate vor allem eines stärken: den Gewinn der Pharmazeuten.** (DIE ZEIT/18/30.4.1993 S. 33. Fettgedrucktes vom Verfasser)

1808 a) 494, 503 **Die Scharlatanerie bleibt bei den Ärzten gleich:** Doch auch deutsche Hochschulmediziner scheinen vor der Versuchung nicht gefeit, sich im Rummel um Aids mit fragwürdigen Erkenntnissen einen Namen zu machen. Mit einem aus dem Blut der Erkrankten gewonnenen Impfstoff (»lymphozytäre Autovakzine«) behauptet Anfang 1992 der Blutgerinnungsexperte und Transfusionsmediziner an der Universität Düsseldorf, Professor Herbert Brüster, AIDS-Patienten geholfen zu haben. Unter den Hochschulkollegen Brüsters löste die Erfolgsmeldung einen Sturm der Entrüstung aus. In den Falldokumentationen des Düsseldorfers wimmle es nur so von »Auslassungen«, monierten Münchner Immunologen: Brüsters »Märchenonkel-Sprache«, der »niedergeschriebene bare Unsinn«, so attackierten ihn Kölner Virologen im »Deutschen Ärzteblatt«, sei »symptomatisch für einen beklagenswerten Verfall wissenschaftlicher publizistischer Disziplin unter dem Vorwand eines Ausnahmezustandes bei AIDS«.

Auch den israelischen Brotaufstrich AL 721 können sich Aids-Patienten mittlerweile bei Brüster besorgen. »Ersatzweise« will der Professor die aktiven Fette aus frischem Hühnereidotter bei Patienten probieren, die AZT nicht vertragen. (DER SPIEGEL, Nr. 6/1988)

Lies aufmerksam: Vor 100 Jahren war ein »Ei in Rotwein mit Zucker« das Allheilmittel, dann war es vor 50 Jahren ein »angebrütetes Ei«, nun sind es die »aktiven Fette« aus dem Ei - die Scharlatanerie hat sich kein bißchen geändert!

»Aber das ist doch nur ein einziger Scharlatan, dieser Professor Brüster!«, sagst Du. »Die anderen AIDS-Forscher distanzieren sich doch sogar von ihm! Du kannst sie doch nicht alle über einen Kamm scheren und auch die seriösen Ärzte als Scharlatane bezeichnen!«

Du verkennst gründlich die Situation: Unseriöse Ärzte vom Schlag eines Brüsters sind mir und sollten auch Dir lieber sein als all die vielen, in der Übermacht befindlichen »seriösen Ärzte«. Die ersten schädigen mit Brotaufstrich und Eidottern ihre Patienten wenigstens nicht, während die letzteren ihnen mit den von der Schulmedizin anerkannten »Heilmitteln« die Immunkräfte vollends kaputtmachen. Das sind keine Scharlatane, das sind kriminelle Körperverletzer.

1808 b) **Hausarzt vergewaltigte Frauen in Narkose**
Keine der Patientinnen ahnte, was diese besondere Behandlung gegen ihren angeblichen Pilz bedeutete: Herr Doktor betäubte und vergewaltigte sie! Und damit nicht genug: Das alles filmte er auch noch mit einer Videokamera. Der Arzt erklärte seinen Patientinnen immer: »Für die Narkose-Behandlung brauche ich viel Ruhe. Darum fand sie immer bei ihm daheim statt. Kaum zu glauben: Die Frauen schöpften keinen Verdacht, nahmen dem Arzt diese merkwürdige Geschichte ab. (...) kassierte er dann auch noch ab. Eine Frau später zur Polizei: »Es war furchtbar teuer.« (Express 7.3.1996)

1809 455, 461 **Anti-AIDS-Mittel enthielt Fäkalien**
London (dpa). Vor einem Londoner Gericht wird gegen zwei Ärzte verhandelt, die AIDS-Patienten ein Mittel verschrieben haben, das neben Pflanzenextrakten auch Fäkalien enthielt. (Ärzte Zeitung, 17.7.1991) Nochmals: Mit Krokodil- und Menschenkot behandelnde Scharlatane sind mir lieber als sich am AZT-Gift bereichernde Kriminelle.

1810 508 **Gallo-Interview** Ärzte Zeitung: »Herr Professor Gallo, ursprünglich - nach der schnellen Entdeckung von HIV - schien es nicht allzu schwierig, einen entsprechenden Impfstoff zu finden. *Sie selbst sprachen damals von zwei Jahren.* Mittlerweile zeigt sich, daß die Erreichung dieses Ziels in immer weitere Ferne rückt. Wann kann mit einem wirksamen Impfstoff gerechnet werden?«

Prof Gallo:«...Ich denke, daß bis zur Jahrtausendwende fünf bis fünfzehn Impfstoffe für verschiedene Gruppen und Länder zur Verfügung stehen werden. Es werden noch keine perfekten, aber wirksame Impfstoffe sein...« (Interview der Ärzte Zeitung vom 14.10.1991)

Inzwischen weißt Du, und hast es an den hier aufgewiesenen Fakten oft genug gezeigt bekommen, (→Rz508) wie die versierten, mit allen Wassern gewaschenen und allen Salben gesalbten Betrüger der Mediziner-Krankhaltungsgilde selbst ausgebuffte Journalisten für dumm verkaufen: »Nicht perfekt, aber wirksam« - das ist typischer Schamposchaum des Schaumschlägers Gallo: Viel Aufgeblasenes, aber willst Du es greifen, zerplatzt alles ins Nichts. Der Neid muß es ihm lassen: Ich halte seine Rhetorik der eines Politikers weit überlegen: Und vor allem zum Geldscheffeln für sich und die beteiligten Kreise noch »wirksamer« als der von ihm in Aussicht gestellte Impfstoff...

1811 503 **AZT-AIDS-Schadensmittel wird sogar Kindern verordnet** Am 25. Juni 1992 erschien in der Zeitschrift »Die Weltwoche« ein hervorragender Artikel über die Gefahren des *Killer-Medikaments AZT.* Der sehr sorgfältig recherchierte Bericht deckt schonungslos die Zusammenhänge zwischen Profitgier (AZT-Umsatz 1992 geschätzt 1,2 Milliarden Dollar), verlogenen Studien, gekauften Ärzten und vergifteten Patienten auf. Daß AZT trotz dieser und anderer Veröffentlichungen immer noch ungestraft an Kinder (bei Leukämie!), Schwangere und prophylaktisch sogar an Gesunde ausgegeben werden darf, ist ein Skandal. (raum & zeit, 60/92)

1812 494 **Symptomlose HIV-Infizierte**
AZT plus Pyridinon eine vielversprechende Kombination (Ärzte Zeitung Suppl. 1/Juni 1993)

Die Tatsache, daß man auch symptomlose, d.h. gesunde Menschen mit ihren o.a. Giften behandeln und sie damit erst krank machen kann, muß Dir endgültig die Augen öffnen. Durch Angstmache flossen Milliarden staatlicher Gelder und Spenden den Initiatoren und daran Beteiligten in die Tasche. Was nur möglich war, indem man den Menschen einredete, AIDS könne jeden treffen. Wodurch man nun auch noch symptomlose HIV-Träger zur Behandlung weich machen kann. Sie kriegen den Hals nicht voll:

»Das größte Hindernis für eine effektive Prävention stellen die weltweit unzureichenden finanziellen Mittel dar.« Wider besseres Wissen wird hier global am falschen Ende gespart. (Prof. Lamptey auf dem 9. AIDS-Kongreß in Berlin 6 -11.6.1993)

📖 455ff **AIDS ist nicht heilbar, so sagen sie. Aber:**

| AIDS-Patienten | Bei Verdacht auf Infektion muß sofort behandelt werden. | (Ärzte Zeitung, 18.2.1992) |

Hat man dieses »Muß« erst einmal akzeptiert, läßt sich leicht darauf aufbauen und die Zeiten sind nicht fern, daß man - selbst in den Demokratien - bald jeden Kranken dem Chemieterror unterwerfen kann. Zwar hatten Gallo & Co nicht damit gerechnet, daß es auch Leute wie Duesberg usw. gab, die sie des Betrugs überführten und weiter forschten als sie selbst und sich in ihre Arbeit einmischen würden. Aber mit Hilfe der Medien waren die großen Lügen nun doch noch endgültig unters Volk zu bringen.

📖 183 Das beabsichtigten die von der Pharmaindustrie geschmierten und bestochenen Beamten des ehemaligen Bundesgesundheitsamtes auch noch:
Die **klinische Erprobung von Medikamenten gegen AIDS** soll erleichtert werden. Danach sollen neuentwickelte Arzneimittel gegen HIV-Infektionen und AIDS auch gegeben werden können, wenn die sonst hierfür nötigen Prüfungen auf mögliche langfristige Nebenwirkungen *noch nicht abgeschlossen sind*. (Ärztliche Praxis vom 18.2.1992)
Es bestehen keine Hoffnungen, daß der Bundesgesundheitsminister (dem ich dieses Buch zugesandt habe) sich nicht von der AIDS-Mafia vereinnahmen läßt: Keine Antwort.

📖 494 Durch solches **wissenschaftliche Gefasel**, das in ein paar Monaten schon nicht mehr stimmt, sollst Du von ihrem unheimlichen Wissen beeindruckt werden:
Zu einer antiviralen AIDS-Therapie sollte auch eine antivirale Therapie gehören, die sich gegen das Herpes-simplex-Virus richtet. Denn es besteht häufig eine Koinfektion und außerdem wurden synergistische Effekte beider Viren nachgewiesen. Dies berichten Prof. Dr. Madalene C. Y. Heng und Collegen vom UCLA San Fernando Valley Veterans Affairs Medical Center in Sepulveda in Kalifornien (Lancet, 343, 1994, 225). Das humane Immundefizienz-Virus HIV-1 benutzt bekanntlich das CD4-Molekül als Rezeptor, um in Zellen einzudringen. Dieses Molekül wird von T-Helferzellen und aktivierten Makrophagen exprimiert. Wie Heng und Kollegen entdeckt haben, infizieren HIV-1-Virionen in Gewebeproben, die zusätzlich mit dem Herpes-Simplex-Virus vom Typ 1 (HSV-1) infiziert sind jedoch auch Kreatinozyten, die normalerweise davon nicht befallen werden, weil ihnen eben das CD4-Molekül fehlt. Nach Angaben der kalifornischen Wissenschaftler ist dies die erste in-vivo-Beobachtung einer Verstärkung der viralen Replikation von HIV-1 durch HSV-1 in Kreatinozyten bei AIDS-Patienten mit Herpes-simplex-Läsionen. Die Virionen in den koinfizierten Zellen waren größer, hatten eine atypische Morphologie und schienen Hybride zu sein. Sie enthielten meist die HIV-1-Hülle und waren damit infektiös. Die Beobachtung der Wissenschaftlerin legt den klinischen Schluß nahe, beide Viren parallel zu bekämpfen. (Ärzte Zeitung 19/3.2.1994/12)

📖 486 Das alle 76 jährige Wiederkehren des Halleyschen Kometen wurde 1910 von den Wissenschaftlern zur Panikmache (wie 1982 bei AIDS) mißbraucht, um sich in Szene zu setzen. Damals wurde allen Ernstes behauptet, daß ein Zusammenstoß mit der Erde alles Leben auf dieser auslöschen würde. Und die Mediziner taten ihren Teil dazu, die Ängste davor zu schüren, indem sie behaupteten, der Schweif des Kometen sei von Bazillen so verseucht, daß die wenigen Überlebenden dadurch eines noch schrecklicheren Todes sterben würden. Worauf viele Menschen Selbstmord begingen (wie bei AIDS) und Haus und Hof verscherbelten, um die letzten Monate vor seinem Auftreffen noch ein Leben in Saus und Braus führen zu können. So vermochten die Cleveren - und zu ihnen gehörten ja stets die Ärzte - für 'nen Appel und ein Ei ganze Ländereien zu erwerben und waren schnell gemachte Leute. Von der katholischen Kirche wurde kurz vor dem Jahre 1000 eine flächendeckende Massenpanik in Gang gebracht. Da sollte der Antichrist - der leibhaftige Teufel also - über die Welt kommen und den Weltbrand mit Feuer, aus der Hölle mitgebracht, auslösen. Auch hier waren die Folgen etwa die gleichen wie 1910. Die Menschen erflehten die Verschonung vor der Strafe Gottes, kauften Ablässe oder vermachten ihren Besitz der Kirche. Kein Wunder, daß die Kirche so zur reichsten Institution auf dieser Erde werden konnte.
Diese Bereitschaft, bei vermuteter Gefahr reichlich zu spenden, haben wir ja auch bei AIDS erlebt. Kaum sehen Beamte und Minister sich selbst oder ihre Kinder in Gefahr (oder die Chance ihren Namen durch »entschlossenes Handeln« auf der Beliebtheitsskala der Zeitschriften hochklettern zu lassen), machen sie die Staatsschatulle auf und es fließen reichlich Gelder an alle, die AIDS verwalten. Zeigt es sich jedoch, daß die Gefahr doch nicht so groß ist (daß sie niemals existierte und man nur belogen wurde, das geht in die Köpfe wegen des ärztlichen Ansehens nicht rein), sinkt die Willigkeit dazu allmählich ein:
»AIDS-Mittel werden 1995 drastisch gekürzt.« (Kölner Stadt-Anzeiger 5.2.1995); »Etat des Bundesgesundheitsministeriums / Bonn zückt Rotstift bei AIDS und Krebs (Ärztliche Praxis 4/14.1.1995/3)
Natürlich will kein Journalist oder Staatsmann zugeben, daß sie mal wieder von Klügeren gelinkt worden sind, das wäre doch gar zu peinlich, da hält man lieber an der Lüge fest. Und die Forscher, die merken, daß an ihrer erfundenen Krankheit doch nicht so viele sterben wie erwartet, dichten dann flugs den Millionen hungernder Menschen in Afrika AIDS und nun auch schon Thailand an und erfinden neue Tricks, die Sterbequoten zu erhöhen. Und die Mafia türmt schnell wieder neue Schreckensbilder auf: **AIDS greift auf Asien über: Hunderttausende bereits in Thailand verseucht!** (BILD, 15.8.1995) Daß in ihren Hinterköpfen solche Gedanken schlummern, schließe ich nach dem Studium der Fachzeitschriften nicht aus:
Wenn die Homos und Drogensüchtigen nicht an ihren Immunschwächen eingehen, dann müssen wir mit neu dazuerschaffenen Medikamenten mal ein wenig nachhelfen. Dazu entwerfen wir einfach -- was schert uns unser wissenschaftlich aufgemotztes Geschwätz von gestern! - eine neue Theorie, sprechen von neuen Ergebnissen unserer Forschungsarbeit. Das machen wir in der Medizin ja schon seit 2000 Jahren so, und das hat man uns bisher immer so wunderbar abgenommen. Also lancieren wir einfach so etwas in die auf immer Neues erpichte Presse: **Aids-Forschung: Neue Erkenntnisse erfordern eine neue Therapie** (stern 4/1995)
»Also, ich glaube, diesmal spinnst Du, so gemein können Menschen doch gar nicht sein!«

Du scheinst sie ja wirklich kaum zu kennen! Na ja, vielleicht bist Du noch nicht alt genug, vielleicht hast Du Dir genau deswegen - wer die Menschen kennt, liebt die Tiere - auch noch kein Tier anschaffen wollen. Aber steigt in Dir nicht jetzt, wenn Du weiter liest, auch so ein klammheimliches Gefühl dieser Art auf?:

> (...)»Mit der Anti-Virus-Therapie muß so früh wie möglich begonnen werden.« Dazu aber reiche in keinem Fall der Einsatz eines einzigen Medikaments. Da sich HIV nicht nur rasend vermehrt, sondern auch ständig verändert - selbst in scheinbar gesunden Patienten finden sich mindestens eine Millionen Varianten des Virus -, kann sich der Erreger manchmal schon nach Tagen an ein Medikament »gewöhnen«. Simon Wain-Hobson: »Nur mehrere Anti-Virus-Medikamente gleichzeitig können diesen Prozeß hinauszögern«. Solche Kombinationstherapien mit den vier bislang zugelassenen Präparaten zeigen aber nur mäßigen Erfolg. Darum fordert der Pariser Aids-Forscher noch mehr Anstrengungen für die Entwicklung neuer Substanzen, die das Virus töten (...) (stern 3/1995/106)

Dann überlege mal: Wenn sich eine Millionen von Varianten des Virus im Körper befinden, was will man denn da mit vielleicht zehn oder 20 neuen Mitteln? Das ist doch geradezu lächerlich! Und weil wir beide wissen, daß es nach Meinung bedeutender Forscher gerade die AIDS-Medikamente sind, welche die Leute noch schneller unter die Erde bringen, und weil wir beide hier in diesem Buch feststellen konnten, daß so gut wie alle Medikamente mehr schaden als nutzen und die Menschen vergiften (→LV 3299), so wird hier unser Gefühl immer stärker, daß die neuen Substanzen den alleinigen Zwecken der Schulmedizin - und dem von ihr Profitierenden - dienen. Denn plötzlich sollen neue »Wirkstoffe« in Kombination mit AZT am besten sein. (→LV 1812) Bedenkenlos schiebt man plötzlich den alten Grundsatz der Schulmedizin auf Seite, gegen Krankheiten nur ein Mittel zu verwenden.

1817 »Bei etwa zwanzig bis vierzig Prozent der Patienten versagt die Kombinationstherapie, die meisten waren vorher lange mit AZT oder ähnlichem behandelt worden. Zwar senken die neuen medikamente bei den meisten Patienten die Viruszahl im Blut unter die Nachweisgrenze und machen viele Aids-Kranke wieder gesund. Doch die Hoffnung ist zerstoben, nach ein- bis zweijähriger strenger Therapie endlich „Urlaub" von ihr machen zu können. Die Viren kehren schnell wieder zurück aus ihren Verstecken, beispielsweise im Hirn, Lymphgewebe oder langlebigen Gedächtniszellen des Immunsystems.« Schreibt Prof. Hans Schuh in DIE ZEIT (27/1998). Begreife Du es wenigstens: Selbst so ein berühmter Medizinprofessor wie er ist einfach unfähig, sich von dem Denken zu lösen, daß es eben nicht die Viren sind, sondern die Drogen und die fatale Lebensführung, die krank machen. Oder er will sich gar nicht von seiner ewig vertretenden Denkweise lösen, weil sonst eine Welt für ihn zusammenbräche. Weil er dann nicht länger so unlogisch zu argumentieren vermöchte wie oben: „AZT u. a. machen gesund" – weil die Viren in ihre Verstecke vertrieben wurden. Wenn er sich doch nur die so gesund gemachten AIDS-Kranken mit eigenen Augen ansehen würde, diese schlappen, siechenden Elendsgestalten! Dann wäre er wohl vorsichtiger damit, ihnen das Etikett „gesund" anzuhängen. Aber dann könnte er ihnen keine Hoffnung auf ein Gesundwerden machen und die AIDS-Betroffenen zu ihren Kombinationsmedikamenten zum Mediziner-Pharmawohl verpflichten. Sein Artikel schließt: Da weder heilende Medikamente noch wirksame Impfstoffe in Sicht sind, bleibt nur eines: endlich ernst machen mit der Prävention. Aber genau hier bleibt er seinen Lesern die Antwort schuldig. Wie man denn AIDS vorbeugen soll. Ich habe ihn daraufhin angesprochen. Eine Antwort werde ich, wie Du die Arroganz von Professoren hier kennengelernt hast, wohl nie erhalten. Ein Jahr warte ich bislang vergebens darauf.

1821 📖 508 **Entscheidender Durchbruch**
Im Kampf gegen die Immunschwäche AIDS ist amerikanischen Wissenschaftlern möglicherweise ein entscheidender Durchbruch gelungen. Forscher der Universität Atlanta (US-Staat Georgia) haben herausgefunden, daß HIV-Viren zuerst das körpereigene Spurenelement Selen angreifen und erst dann - oft Jahre später - die gesunden Körperzellen. (...) Taylor fordert daher, in Zukunft alle Lebensmittel mit zusätzlichem Selen anzureichern. Eine AIDS-Infizierung kann damit zwar nicht verhindert werden. Doch der Ausbruch der Krankheit wird, nach Taylors These, entscheidend verzögert. Das Mineral Selen kommt vor allem in Vollkornbrot, magerem Rind- und Schweinefleisch, Meeresfisch, Nüssen, Brokkoli, Knoblauch und Bier vor. (BamS 21.8.1994) So kurbelt man den Verkauf von Selen und Rindfleisch an! Und wenn der »Durchbruch« in die Hose geht? Dann hat man sich in dieser Sache eben geirrt, heißt es dann. Ohne rot zu werden. Denn die Herren wissen: ihrer Verehrung tut das keinen Abbruch. Die Kölner haben dafür einen kleinen Spruch in petto: Sich verdun eß nit schläch, solange man was davon hat. Hier übersetz' ich Dir das lieber: Irren ist nicht schlecht, solange man was davon hat.

1849 a) AIDS in Deuschland / Robert-Koch-Institut:
Ein Anstieg der Zahl der Neuerkrankungen scheint unwahrscheinlich (Ärzte Zeitung 11/22.1.1996/13)
Warum keine Seuchenlawine im Westen wie vorhergesagt? a) Weil HI-Viren nicht ansteckend sind. b) Weil die Zahl der homosexuellen Drogensüchtigen etwa gleich bleibt.

> »Die Gnade Gottes wird den Wissenschaftlern auch bald die Möglichkeit geben, ein Heilmittel gegen Aids zu finden.« (Deutsches Ärzteblatt 1987) Gott wird den Teufel tun, den Fixern, Junkies und der Mediziner/Pharmamafia samt ihren verbrecherischen Schändern von Gottes unschuldigen Tieren zu helfen, oder was meinst Du?

1849 b) 📖 494 **Rätselhafter Sieg!** Noch nie aber hatten die Ärzte einen Menschen beschrieben, der, nachdem das Virus einmal den Weg in seine Adern gefunden hatte, den Eindringling vollständig besiegt hatte. Daß nun ausgerechnet Babys diese Fähigkeit besitzen sollen, verblüfft die Aidsforscher vor allem deshalb, weil das Immunsystem von Neugeborenen noch unreif ist und den Angriffen der meisten Erreger gegenüber fast wehrlos ist. Vorerst aber besteht Erklärungsnotstand: ...wie andere Kinder Mumps oder Masern? (DER SPIEGEL 6/5.2.1996/163 Unterstreichungen: der Verfasser)

Dir, lieber Leser, ist das alles nicht rätselhaft und keine medizinische Sensation, wie den auf ihren Gallo schwörenden Forschern. Du bist auch nicht verblüfft und unterliegst auch keinem Erklärungsnotstand. Denn Du weißt aus diesem Buch um die wahre Aufgabe der Bakterien und Viren und kannst die Forscher belehren: HI-Viren haben alle Menschen im Körper. Sie vermehren sich nur bei den Menschen, die ihr Körpergewebe exzessiv verschmutzen und vergiften. Kleine Kinder aber nehmen zumeist keine Drogen und üben keinen Afterverkehr aus. Deren Schutz vor AIDS besteht damit - trotz Infektion mit HI-Viren - in einer hinlänglich normalen Lebensweise.

Wie erkennst Du, ob jemand an Alzheimer leidet?
Bitte ihn, eine einfache, aber sehr konkrete Frage zu beantworten: »Was hast Du gefrühstückt?« Der Alzheimer-Patient wird langatmig und umständlich antworten, ohne dabei konkret zu sagen, was er gefrühstückt hat, denn daran kann er sich nicht mehr erinnern.
(Medical Tribune, Nr.38 v. 24.9.1999/5)

1850 AIDS zu besiegen ist so einfach – falls der Kranke will

Das sind jetzt Deine Medikamente, Aidskranker! Nur die Natur hält Dich gesund und macht Dich gesund

📖 503, 513 OWEN, B., »Geheilt von AIDS«, Waldhausen Verlag, 27721 Ritterhude.

Bob Owen ist Doktor der Medizin. Wie er seinen aidskranken Freund (ebenfalls einen Arzt) heilte, schildert dieses Buch. Auszüge:
»Oder konnte es sein - schon der bloße Gedanke ließ mich bis auf die Knochen frieren -, daß man Krankheiten, die früher irgendwie anders bezeichnet wurden, nunmehr in einen Topf warf und AIDS nannte? Wenn dies der Fall war, war das mit größter Sicherheit ein Hinweis auf eine umfangreiche, gezielte, bewußte Manipulation des gesamten öffentlichen Gesundheitswesens. (...) Allmählich wuchs das schreckliche Gefühl in mir, daß AIDS nichts anderes als eine Industrie ist. Eine Industrie, die zu einem einzigen Zweck, - zumindest war dies ihr Hauptzweck - geschaffen worden war: dem pharmazeutischen und medizinischen Establishment Geld einzubringen - sehr viel Geld.« (...) Herausgeber des »Insight-Magazins« vom August 1986, Dr. Stephan S. Caiazzo, der Vorsitzende des New Yorker »Komitees engagierter Ärzte«. »AIDS ist dabei, zu einem großen Geschäft zu werden, aus dem die biomedizinische Industrie möglicherweise eine Milliarde Dollar Profitsumme herausholen kann...« (...)
»Wir sind dem Punkt sehr nahe, wo wir AIDS unwiderruflich brauchen und nicht mehr imstande sein werden, ohne AIDS auszukommen - weil AIDS für die Gewinne zu vieler Firmen lebensnotwendig ist.« (...)
Bob Owen wurde von der Schulmedizin verfolgt und gezwungen, die USA zu verlassen, weil er nicht müde wurde, darüber zu berichten, wie er sich vom angeblichen AIDS allein durch rohe Nahrung bei seinem Freund - ebenfalls ein Arzt - geheilt hatte.

📖 455 **Warum ein AIDS-Baby plötzlich gesund wird**
Das Baby einer aidsinfizierten Mutter wurde 6 mal auf HIV getestet. Jedesmal positiv. Beim 7. Mal plötzlich negativ. Ein Wunder? Die Mediziner haben eine Erklärung: Bis zum 18. Monat bleiben die Antikörper der aidsinfizierten Mutter im Blutkreislauf des Kindes - Befund also positiv. Erst danach baut das Kind sein eigenes gesundes Immunsystem auf. Bei Daniel war es so stark, daß es das Virus zurückwies. Gerettet! (BILD, 29.12.1993/0)
Die Sache wird völlig klar, wenn wir die Viren nicht als Ursache, sondern nur als Begleiter von Krankheiten ansehen.

📖 494ff Hier erhältst Du den letzten Beweis für den größten Betrug aller Zeiten durch die Schulmedizin, von ihr selbst geliefert (Natürlich in so geschickten Worten gefaßt, daß Du es als Laie und ohne Vorinformation durch dieses Buch nicht bemerkst):

AIDS in Deutschland / Aktuelle Daten vom Robert-Koch-Institut / 90 Prozent aller gemeldeten Kranken sind Männer

Starker Anstieg von AIDS-Erkrankungen ausgeblieben

Berlin (bös). Die noch Ende der 80er Jahre befürchtete große Zunahme von AIDS-Erkrankungen in Deutschland ist nicht eingetreten. Seit dem Jahr 1988 hat sich die Häufigkeitskurve abgeflacht und steigt zur Zeit höchstens noch leicht an. Auch die Zahl der heterosexuell

Deutsche Dermatologische Gesellschaft
38. Tagung

übertragenen HIV-Infektionen hat sich entgegen früherer Befürchtungen auf einem relativ niedrigen Niveau stabilisiert. Dieses Fazit zog Professor Dr. M. Koch vom Robert-Koch-Institut in Berlin aus aktuellen Daten seines Instituts, die er bei der Eröffnung der Jahrestagung der Deutschen Dermatologischen Gesellschaft in Berlin vorgestellt hat. Ungefähr 85 Prozent aller AIDS-Erkrankungen sind in seinem Institut gemeldet, schätzt Koch. Immer

noch handele es sich bei 90 Prozent der gemeldeten AIDS-Erkrankten um Männer, sagte der Experte. Homosexualität sei weiterhin der wichtigste Risikofaktor. 10,5 Prozent der erkrankten Männer haben sich über intravenösen Drogenabusus infiziert und 2,7 Prozent geben an, sich wahrscheinlich über heterosexuellen Kontakt angesteckt zu haben. Doch selbst diese Quote hält Koch noch für zu hoch, denn 55 Prozent dieser Erkrankten machten keine Angaben

zu der Frage, welchen Sexualpartner sie für die vermeintliche Infektionsquelle halten. „Zum Teil" handele es sich „daher wahrscheinlich um reine Schutzbehauptungen", meinte Koch.
Bei den AIDS-erkrankten Frauen ist nahezu die Hälfte drogenabhängig. 28 Prozent haben sich nach eige-

Ärzte Zeitung
Nr. 79 / Dienstag, 2. Mai 1995 (ab-

Du erkennst:
1. Die zum Großprofit der Ärzte, der homosexuellen Gruppen, der Pharmafabrikanten und Kondomhersteller von den Professoren Gallo und Montaigner angekurbelte Angstmacherei vor einem angeblichen Virus, das in Kürze seuchenartig die gesamte Menschheit befallen könne, war nur ein Bluff (→AIDS-Statistik)
Denn das HI-Virus ist nicht ansteckend.
2. Wäre das HI-Virus ansteckend, so müßte sich »AIDS« in der westlichen Welt mehr und mehr ausgebreitet haben.
3. Das angebliche AIDS bleibt, jetzt erwiesen, nur auf Homos, Bluter und Drogenabhängige beschränkt. Das bedeutet: Nur diese Menschen leiden - völlig unabhängig von Viren als angebliche Verursacher - unter einer Vielzahl von Krankheiten. Wie früher auch. Da sie diesen infolge ihrer Gewebe- oder Blutschwäche keinen Widerstand entgegenzusetzen haben.
Trotzdem suggeriert der obige Bericht immer wieder ein, es handelt sich um eine Infektion (»...haben sich infiziert«, oder: »über heterosexuellen Kontakt infiziert«) damit der Schwindel für die Ärztehörigen nicht entlarvt werden kann. **Aber die Medizinmafia hat klug vorgebaut und schnell die Hungerkrankheiten in Asien und Afrika zu AIDS-Leiden gemacht. So kann man nun wieder von der »ungeheuren Verbreitung und dem Anwachsen von AIDS« in der Welt sprechen.**

»Sollte es denn wirklich keine gefährlichen Viren geben? Denk doch nur mal an das schreckliche Ebola-Virus. In fünf Tagen zerstört es einen Menschen!«

AIDS: Heilung in Sicht
(Titelseite des SPIEGEL Nr.28/1996) – nur nicht durch die Schulmedizin

Von der Schöpfung sind bei schöpfungsgerechter Lebensweise keine »Killer-Viren« vorgesehen.

Wenn es für wildlebende Tiere keine gefährlichen Viren gibt, so lange der Mensch in der Population nicht irgendwie eingreift (sie in andere Kontinente einbringt, ihre natürlichen Gegner ausrottet oder ihre Lebensräume zerstört), und nur dann bei den Tieren Seuchen ausbrechen, wenn sie falsch gefüttert und nicht artgerecht gehalten werden, dann muß es nach dem gesunden Menschenverstand offensichtlich sein, daß nicht ein von der Natur geschaffenes Virus, sondern eine gegen die Natur gerichtete Zivilisation die Schuld am Entstehen einer Seuche - auch der Ebola - trägt. Und die Menschen dort - es sind die Ärmsten der Armen - so wider der Natur leben, daß sie daran zu sterben haben. Nicht am Virus sterben sie, sondern am widernatürlichen Leben.

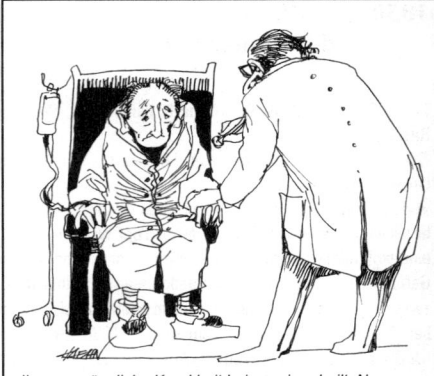

»Ihre ursprüngliche Krankheit haben wir geheilt. Nun werden wir uns mit den Gen-Pillen der neuen Generation Ihrer alten Medikamenten-Nebenschäden annehmen...«

1854 Holt die weißen Halbgötter aus ihrem Olymp!

Bleibt zu sagen: Es gibt bereits keine Diskussionen mehr über AIDS. Die wenigen Klarsichtigen haben alle resigniert. Die Mediziner-Pharmamafia hat einmal mehr gesiegt. Profitgier triumphiert über Erkenntnisfähigkeit: AIDS als weitere »Krankheit« zu den 40.000 ebenfalls nicht existierenden ist nun auf der ganzen Welt eingeführt. Auch vom Rinderwahnsinn spricht bald keiner mehr. Und bald werden die Steaks wieder wie früher in den Mäulern verschwinden. Denn glaube nicht, nur mit Schafskadaver nicht artgerecht gefütterte Rinder machten Dich krank. Fischfutter wird zur »Eiweißmast« lustig weiter ins Futter gemischt...

1855 Offener Brief in der Zeitschrift »*Natürlich Leben*«

> Sehr geehrter Herr Professor Dr. Michael Lukas Moeller!
> Sie besitzen den großen Verdienst, in Deutschland die Selbsthilfegruppen für kranke Menschen ins Leben gerufen zu haben. Inzwischen werden die meisten dieser Gruppen jedoch nicht mehr von Laien, sondern von Medizinern geleitet. Dadurch kommt es zu uneffizienten Plauder- und Palaverstündchen, was nicht in Ihrem Sinn als Verfasser eines Gesundheitsbuches und früheren Bejahers des naturheilkundlichen Gedankenguts gelegen haben kann. Der Bund für Gesundheit hatte Ihnen vor einem Jahr den Vorschlag unterbreitet, allen Selbsthilfegruppen sein Gesundheitswerk über die UrMedizin kostenlos anhand zu geben. Es ist das einzige Selbstbehandlungsbuch, welches durch eine Ganzheitsmethode die Gesundheit ohne chemische Mittel bei kranken Menschen wiederherzustellen vermag. Daher bestens geschaffen für jede Selbsthilfegruppe! Und es bietet durch natürliche Nahrung und natürliche Bewegung die beste und idealste Form von Eigenaktivität für kranke Menschen.
> **Dieses Angebot haben Sie strikt abgelehnt.**
> Auf der Versammlung von Selbsthilfegruppenleitern haben Sie dem Briefverfasser außerdem verboten, über seine positiven Erfahrungen in der Selbstbehandlung zu sprechen. Obschon Sie in Ihrem Buch „Gesundheit ist eßbar" sagen: „Konz schreibt aus aufrichtigem Engagement, hat klare Vorstellungen, setzt viel in Bewegung, ist praxisbezogen. Wer diesen Konz liest, wird angeregt, wenn nicht durchgerüttelt." (S. 132)
> Sie erlauben uns die Frage: **Sehen Sie mit dem Unterbinden einer Diskussion darüber die Freiheit der Wissenschaft noch weiter in der Tradition der Goethe-Universität?**
> Besitzen Sie noch Achtung vor Ihrem hippokratischen Eid, dem Wohl der Kranken zu dienen? Wenn Sie diesen die beste, auf den Grundätzen von Hippokrates aufbauende Heilbehandlung – die Klassische Naturheilkunde – in Ihren Gruppen anzuwenden verbieten?
> **Finden Sie es als Arzt und Psychologe ethisch vertretbar, die Ihrem Ruf zu den Selbsthilfegruppen gefolgten kranken Menschen ihrem Leid, ihren Schmerzen, ihrem Siechtum zu überlassen und einem frühen Tod auszusetzen?**
> Wo Sie diese beste Art der Gesundheitswiedergewinnung bei sich jedoch selbst anwenden? Sagen Sie uns, warum Sie in Ihrem Gesundheitsbuch anführen: „Die Urmedizin von Chrysostomos (Pseudonym eines bekannten Bestsellerautors), die mich wegen ihres Grundkonzeptes, ihrer sorgfältigen Recherchen und ihres Eintretens für Wildpflanzen zur Zeit trotz ihres maßlosen Umfanges fasziniert..." (S. 22)
> Um dann doch dem Autor der Urmedizin den Mund und Ihren Selbsthilfegruppen das Gesundmachen mit der Ganzheits-Urmedizin zu verbieten?
> Sagen Sie es uns, bevor wir von Ihnen annehmen müssen, daß auch Sie das Wohl der Pharmaziegiftkonzerne höher stellen als das Wohl der kranken Menschen! Sagen Sie es uns! Damit wir nicht weiter anzunehmen haben, Sie hätten sich noch nicht von der „typisch herablassenden Verachtung eines Schulmediziners" befreien können, von der Sie in Ihrem Buch sprechen. (S. 48)
> Oder sollten Sie sich inzwischen nicht mehr ihrer Meinung sein: „**Beinahe schäme ich mich für eine Medizin, die ich erlernt habe, ohne einen Hauch von jenem Ernährungswissen zu erfahren, auf dem die einfachste und effektivste Vorbeugung der meisten heutigen Krankheiten beruhen könnte?**" (S. 26)
> PS: Unsere Frage an Sie: Haben Sie die Selbsthilfegruppen nur deshalb gegründet, um aus Profitgründen den sie führenden Ärzten einen festen Patientenstamm zu sichern?
>
> **Bund für Gesundheit**
> Franz Konz

1900 Andere Krankheiten

> *Viel Wissen bedeutet noch keinen Verstand.* Heraklit

0 📖 198 **Neurodermitis** »Ich bin kein Freund des rigiden Verbietens. Diese Menschen noch weiter zu quälen, da sträubt sich in mir alles.«
(Ärzte Zeitung 101/3.6.1993/121)
...so sagt ein Arzt, der Neurodermitis-Kranke behandelt. Also läßt er sie weiter Milch und Cola trinken, Fleisch, Eier und Käse und Kuchen und Chips und und und essen. Klar: es sträubt sich alles in ihm, einen gesundgewordenen Patienten zu verlieren.

1 📖 982 **Neurodermitis** »Die klassische Medizin hat sich auf die »Fleckentfernung« konzentriert und aus Mangel an Erfolgen die Betroffenen in die Arme der Heilpraktiker getrieben.« (Prof. F. Schröpl über Neurodermitis Behandlung im Gespräch mit der »Ärztlichen Praxis« 99/11.12.1993,/ 10)

2 a) 📖 188 **Ist Dein Kind vielleicht zuckerkrank?** Je länger die Mutter ihr Kind stillt, je weniger gerät es später in Gefahr, an Diabetes, Allergien und Arteriosklerose, Karies, Mundfäule, Lungen, Magen und Darmleiden sowie Mittelohrentzündungen zu erkranken.
GERSTEIN, H.C., Diabetes Care 17/1994/13
BAINTNER, K., Intestinal Absorption if Macromolecules and Immune Transmission from the Mother to Young. Boca Raton 1986.
CHANDRA, R., Acta Paediatr. Scand. 68/1997/691
SCOTT, F. W. u.a., Trends Food Sci. Technol. 5/1994/111
SCOTT, F., Am. J. Clin. Nutr. 51/1990/489
GRULLE, C. G. u.a., Journal of the American Medical Association 103/1934/735
WIEDEMANN, W., u.a., Dtsch. Zahnärztl. Z. 34/1979/427
KARJYLAINEN u.a., New England Journal of Medicin 327/1992/302

3 📖 231, 621 **Jodierung/Schilddrüse**
Vermehrte Jodinduzierte Hyperthyreose-Inzidenz (Vorfälle) Morbus Basedow (Anstieg der Schilddrüsenkrankheit)
Nach dem Einführen der Salzjodierung im Westen der USA fiel nicht wie erwartet die Zahl an Schilddrüsenerkrankungen, sondern stieg an. WHO Food Additive Service 24/1989/267. Selbst in besonders jodarmen Landstrichen ist die Struma (Kropfbildung) völlig unbekannt.
BRAVERMANN, L., UTIGER, R., The Thyroid, Philadelphia 1991
Unter verstärker Jodzufuhr ist besonder häufig eine Kropfbildung zu beobachten.
MUKOS, P. u.a., Journal of Nutrition Scientology 38/1992/603

> Glaubst Du, daß ein Universitätsstudium aus einem Dummkopf einen Mann mit eigenem Denken machen kann?

4 📖 345 **Das Herz...** (Beliebte Schlagzeile der BILD) Anfang der achtziger Jahre meinte man, Herzrhythmusstörungen seien grundsätzlich krankhaft und zu behandeln. Die Langzeit-EKG's erbrachten, daß bei fast allen Menschen phasenweise, vor allem nachts, Rhythmusstörungen auftreten. Folglich wurden großzügig sogenannte Antiarrhythmika (stark wirksame Arzneimittel gegen Rhythmusstörungen) verordnet. Der großflächige Einsatz zeigte jedoch eine Fülle von Nebenwirkungen. Neben einer herzmuskelschwächenden Wirkung kann jedes Antiarrhythmikum selbst Rhythmusstörungen auslösen. Man spricht hier von der arrhythmogenen Eigenwirkung von Antiarrhythmika. (Der Naturarzt, 8.1994)

5 📖 343 **Herz-Kreislauf-Krankheiten**
(...) beobachtet Fritz in Deutschland eine »rasant ansteigende Krankheit". Nach Angaben des Berliner Internisten sterben in Deutschland jährlich 900.000 Menschen, davon rund 500.000 an einer Herz-Kreislauferkrankung, wobei vor allem der Anteil jüngerer Patienten laut Fritz »dramatisch zunimmt«. (Ärzte Zeitung 148/24.8.1994/6)

6 📖 300 In den Industrieländern sind bis zu sechzig und in den Entwicklungsländern über achtzig Prozent der Menschen mit Helicobacter Pylori infiziert, haben jedoch nie ein Magengeschwür bekommen. (Ärzte Zeitung 14.7.1993)

7 📖 919 **Knochenschwund (Osteoporose)** Osteoporose ist leicht zu erkennen: Im Rücken zeichnen sich die Hautfalten wie ein Tannenbäumchen ab. Fortschreitender Verlust von Knochensubstanz ist nicht ausschließlich ein Problem der älteren Frau. Auch Männer ereilt dieses Los jenseits des 50. Lebensjahres. Bei Männern, die überdurchschnittlich viel rauchen und trinken, liegt die Knochenverlustrate doppelt so hoch als bei Abstinenten. (Annals of Internal Medicine, Vol. 117, No. 4 (1992), / 286-291)

8 📖 249 Du machst Dir nicht zu viel Sorgen, weil die meisten **Prostatavergrößerungen** von den Ärzten als gutartig klassifiziert werden? Nichts ist harmlos, was im Körper vom Natürlichen abweicht! Das sagen Dir die Ärzte aber nicht: Daß Du dadurch in größter Gefahr bist, ein schweres, akutes Nierenversagen zu erleiden. Mit dem späteren Gang zur Dialyse muß auch bei nicht maligner Hypertrophie der Prostata gerechnet werden. (British Medical Journal 306/1993,431-483)

9 📖 336 **Migräne** Menschen, die an Migräne leiden, haben ein doppelt so hohes Schlaganfall-Risiko wie die übrige Bevölkerung, wie amerikanische Wissenschaftler herausgefunden haben. (Ärzte Zeitung vom 2.12.1991)

0 📖 297 **Auf welche Weise werden Steine entfernt?**
Das hängt von der Zusammensetzung, dem Sitz und der Größe der Steine ab. Reine Harnsäuresteine können konservativ behandelt werden. Diese Steine entstehen bei einem Säure- oder pH-Wert unter 5,8 - d.h. in einem sauren Urin. Durch medikamentöse Anhebung des pH-Werts auf 6,2 oder 6,8 können selbst größere Harnsäuresteine innerhalb von 4 bis 6 Wochen aufgelöst werden. Kleine, symptomlose, als beschwerdefreie Kelchsteine werden lediglich beobachtet. Nierenbecken- und Harnleitersteine hingegen sind in der Regel Ursache von Harnabflußstörungen und müssen behandelt werden. (Der Internist 12.11.1993)

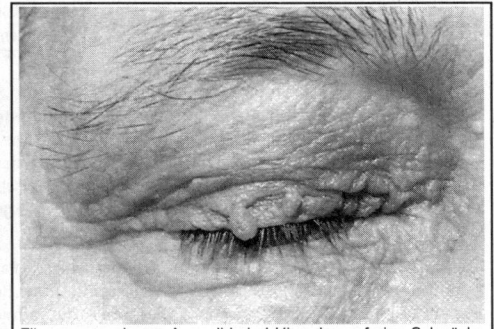

Fibrome am oberen Augenlid sind Hinweise auf eine Schwäche der Blase und Nieren sowie des weiblichen Unterleibes. Krankheiten bevorzugen den Ort des geringsten Widerstandes, in der Medizin als Locus minoris resistentiae bekannt.

1911 📖 105, 321 **Wie entsteht die Mukoviszidose?**
Charakteristisch sind abnorm viskose Sekrete der mukösen Drüsen von Bronchialschleimhaut und Bauchspeicheldrüse. Die Verdauung und Atmung der Patienten werden durch die Bildung eines zähen Schleims besonders beeinträchtigt. In der Lunge kommt es langfristig oft zu Gewebsstörungen als Folge rezidivierender Pneumonien. Ursache der Mukoviszidose sind Mutationen eines menbranständigen Transportproteins (CFTR-Cystic Fibrosis Transmembrane Regulator Protein). Dieses defekte Protein bewirkt, daß zuwenig Chlorid-Ionen aus der Zelle seziert werden. (Ärzte Zeitung 198/5.11.1994/21)

Erkenne, wie bewußt hier die Mediziner vor dem Aufweisen der eigentlichen Ursache haltmachen. Sie fragen und sagen nicht, warum denn das Protein defekt wurde. Das ist Dir und mir nach Durcharbeit des Buches mit gesundem Menschenverstand klar:

Weil die dem Körper zugeführten Lebensstoffe zu schlecht sind, um den CFTR-Defekt zu verhindern. Um da nichts sagen zu müssen, geben die Wissenschaftler an, daß dies nicht mit den Mitteln eines Labors nachweisbar ist - und daher diese Aussage jeder Grundlage entbehre... Du verstehst?

1912 📖 251, 645 Diese fetten Überschriften finden sich in der Ärzte Zeitung Nr. 195 vom Montag, 31. Oktober 1994, auf der gleichen Seite 10: (A + B) Vermutlich ist ein MS-Kranker irgendwann einmal von einem noch nicht dingfest gemachten Erreger infiziert worden.

A) Immer noch ist die Multiple Sklerose rätselhaft
(...) Zuerst entzündet sich meist der Sehnerv, weshalb Sehstörungen charakteristische Anfangssymptome sind. Je nachdem, welches Areal als nächstes befallen wird, so sind die Krankheitszeichen: taumliger Gang, verwaschene Sprache, bleierne Müdigkeit, Mißempfindungen, die als Ameisenlaufen oder pelziges Gefühl der Haut geschildert werden, schließlich Lähmungen, die den Patienten erst an den Rollstuhl, dann oft für immer ans Bett fesseln.

(...) Zahlen spiegeln diesen Leidensweg nur verschlüsselt wider: Etwa 120.000 MS-Kranke gibt es in Deutschland, zwei Drittel von ihnen sind Frauen. Beginnend meist zwischen dem 20. und 40. Lebensjahr, hat die Krankheit bei jedem ein ganz unberechenbar eigenes Gesicht.

(...) »Vermutlich ist ein MS-Kranker irgendwann einmal von einem noch nicht dingfest gemachten Erreger infiziert worden. Dieser wurde zwar vom Immunsystem abgetötet, hat aber einen Fingerabdruck in Form einer Regulationsstörung hinterlassen, die sich Jahre später als MS bemerkbar macht«, erläutert der Neurologe Professor Dr. Reinhard Hohfeld.

B) Bald werden auch für MS-Kranke in Europa wirksame Präparate verfügbar sein: Neue Medikamente sind ein Lichtblick für Patienten mit Multipler Sklerose

Die Hoffnungsmache nun im Artikel selbst:

Die Diagnose »Multiple Sklerose« ist für die Patienten deshalb so niederschmetternd, weil diese Nervenkrankheit noch immer nicht heilbar ist. Obwohl die Ärzte mit einer Batterie von Medikamenten gegen die Zerstörungsarbeit der Immunzellen vorgehen, konnten sie bisher - ob mit Kortison, Krebsmitteln oder ungesättigten Fettsäuren - allenfalls die Folgen mildern. Doch nun beginnt sich, wie beim Vierten Internationalen Kongreß der Gesellschaft für Neuroimmunologie in Amsterdam deutlich wurde, das Vakuum der ursächlichen Therapie langsam zu füllen: zum Beispiel mit gentechnisch hergestelltem Beta-Interferon. Ein von Kolibakterien ausgebrütetes Präparat konnte nachweislich die Autoimmunprozesse bremsen - und wurde das erste speziell für MS-Patienten entwickelte Medikament überhaupt.

Nun folgt die »seriöse« Aufhebung des zuvor Behaupteten, damit die später wieder mal enttäuschten Kranken diese ewigen Betrüger nicht schadenersatzpflichtig machen können:

Allerdings warnt Professor Dr. Barry Arnason in »Neurology« (43, 1993, 641) vor übertriebenen Erwartungen: Beta-Interferon sei nicht das langerwartete Heilmittel, denn auch damit hätten die Patienten Schübe. Immerhin aber sei ein halbes Stück Brot besser als gar keines.

Nun stell Dir das vor, was die Mediziner-Hanaken da immer wieder in gleicher Weise uns unwidersprochen und gegen jede Logik wegen des ihnen von uns verpaßten Heiligenscheins unter höchstem Kostenaufwand der Menschheit so vorfabulieren, daß wir ihnen tatsächlich die Behauptung abnehmen: Es bestünden große Aussichten für eine sibyllische Krankheit, (von der sie so gut wie nichts wissen, die ihnen noch immer unklar ist) dagegen neue Medikamente zu entwickeln, ihnen damit wirksam beggenen zu können. Der Lehrmeister der Ärzte sagte dazu: **Das Leben ist kurz, nur die Kunst ist lang. Experimente sind trügerisch. Deren Beurteilung schwierig. (Hippokrates)**

1913 📖 546 **Fußpilz**
Die in einigen öffentlichen Schwimmbädern immer noch installierten Fußdesinfektionsduschen beugen einer Pilzinfektion nicht vor. Es gebe Hinweise, daß die allergenreiche Fußdusche eher schade als nütze, sagte Professor Dr. Hans Christian Korting. (Ärzte Zeitung 203/11.11.1994/1)

1914 📖 231, 351 **Schilddrüsenleiden kündigen sich damit an:**
- Beschwerden im Halsbereich: Globusgefühl, Schluckbeschwerden, Heiserkeit, Schmerzen,
- schneller Herzschlag, zitternde Finger, warme Haut.

Bei ungesunder Lebensweise weißt Du nie, was Deine Schilddrüse im Schilde führt!

> Du mußt nachts aufs WC? Laß dabei das Licht aus! Oder dimme es auf Niedrigstufe! Helligkeit läßt sogleich Deinen schlafregulierenden melatoninspiegel absinken. Wenn Du also „mal mußt": Lieber mal im Dunkeln irgendwo anstoßen, als sowieso in den Augen schmerzendes Licht anzuknipsen.

1915 📖 963 **Deine Schlafstörungen können diese Krankheiten verursachen:**
Diabetes, rheumatische Erkrankungen, kardiovaskuläre Erkrankungen (Angina pectoris, Arrhythmien, Stauungsdyspnoe), Lungenerkrankungen (chronisch-obstruktive Bronchitis, Asthma bronchiale), Magen-/Darmerkrankungen, Duodenalulzera, Hiatushernie (Zwölffingerdarmgeschwür, Zwerchfellbruch), Nierenerkrankungen, endokrine Erkrankungen (Hyperthyreose), neurologische Erkrankungen (Kopfschmerz, Karpaltunnel-Syndrom, Hirnstammtumoren, Enzephalitis (Gehirnhautentzündung), Morbus Parkinson, Migräne), Krebs...

1916 📖 838 Lyme-Borreliose **Eine sehr beliebte Modekrankheit**
Die »Lymies«, wie sie in ganz Amerika heißen, sind ganz besondere Patienten: »Ich glaube, das Besondere an den meisten Lymies ist, daß sie gar keine Lyme-Borreliose haben!« kam es pointiert von Professor Dr. Peter Herzer, niedergelassener Rheumatologe in München. Auch in Deutschland ist die Lyme-Krankheit zu einer Mode-Diagnose geworden, die inflationär benutzt wird. Vor allem bei ungeklärten Arthritiden gehen viele Kollegen - übrigens auch Experten - der vermeintlichen Lyme-Krankheit auf den Leim. (Medical Tribune 44/4.11.1994/6) Es ist ja auch so bequem, und man muß dann auch nicht über sich und sein Leben viel nachdenken, wenn man ein so ekliges Biest wie den Holzbock für seine eigenen Böcke in der Lebensweise verantwortlich machen kann...

📖 **567 Freßsucht:** Bulimie wird in den letzten Jahren mit dem Medikament Prozac unter Kontrolle gebracht, das wegen seiner Wirksamkeit als Antidepressivum auch »flüssiger Sonnenschein« genannt wird. Die »Wundermedizin«, steht im Verdacht, irrationale Anfälle von Gewalttätigkeit und Stimmungsschwankungen bei manchen Patienten auszulösen. Das Seelen-»Allheilmittel«, das unter anderem gegen Angst, Depression, Magersucht, Schlafstörungen, Heißhungeranfälle, Migräne wirken soll, gilt in Amerika als Modedroge. Die Wirkungen des verschreibungspflichtigen Medikaments sind schwer kalkulierbar - unter anderem bewirkt es ein erhöhtes Suizidrisiko.

📖 **567, 849** Bulimie gibt ihren Opfern ein »doppeltes Gesicht«. Nach außen hin funktionieren sie perfekt. Bulimie-Kranke sind oft agile Menschen, die, so hat es den Anschein, »mitten im Leben« stehen. Aber es gibt auch eine andere Seite in ihnen, eine Seite, die unersättlich ist und nur noch ans Essen denken kann. Wenn sie essen, sagen viele Bulimiker, dann fühlten sie sich entspannt und zufrieden. Das Essen, oft nur noch ein Schlingen und Schlucken, wird nach der Interpretation einiger Therapeuten zum einzigen Halt in einer als chaotisch empfundenen Welt. Auf eine verzerrte Weise erhält die Nahrungsaufnahme etwas von ihrer ursprünglichen Bedeutung zurück: Essen als Sinnbild des Genährt-Werdens, das »Leib und Seele zusammenhält«. Doch schnell gewinnen nach der Entspannung Verzweiflung und Ekel die Oberhand. Alles muß wieder raus aus dem Magen - ein wütender Raubbau am eigenen Körper, vielleicht aber auch ein verschlüsselter Versuch der Selbstbestimmung. Kommst Du allein nicht zurecht, so laß Dich eventuell vom Eßhilfeverein beraten: Tel: 0421-327244.

»Bekanntlich hat die Arbeit in der Praxis gelegentlich etwas mit Prostitution zu tun - daher habe ich mir immer wieder neue Wege gesucht, um dies überhaupt aushalten zu können.« (Dr.Döring in Medical Tribune 14(2.4.1995/34)	Aufruf an alle Ärzte vom 17.3.1900: **»Geld! Geld! Geld!«** des Leipziger Arztes Hartmann an seine Kollegen sich unter dem Zeichen des Äskulapstabes zu sammeln. (Heute ist der Hartmann-Bund auf 43.000 Mitglieder angewachsen)

(GRUNDMANN, Spezielle Pathologie, Urban & Schwarzenberg) Auszug: **Multiple Sklerose:** Die Entmarkung zeigt sich im Großhirn durch größere und kleinere graubraune Herde. Im Anfangsstadium bleibt es dabei - sie führen früher oder später zu einer Gewebsnekrose. Das erklärt, weshalb es zunächst bei der MS nicht zu irreversiblen (endgültigen) neurologischen Ausfällen (im Denkvermögen) kommt.
Gen-Einfluß auf MS-Entstehung größer als erwartet
An der Entstehung der Multiplen Sklerose (MS) sind bisherigen Vorstellungen zufolge Gen-Faktoren und Umgebungsbedingungen beteiligt:
So sollen Infektionen mit Viren dazu beitragen, die Erkrankung auszulösen. (Ärzte Zeitung 167/6.9.1995/1)
So wird den Multiplen Sklerotikern mal wieder Hoffnung auf kommende Gen-Medikamente gemacht. Damit sie nur schön an böse Viren glauben, in ihren Rollstühlen hocken bleiben und nicht die mühsamere UrTherapie aufnehmen. Wenn doch bald ein bequemes Pillchen für die Heilung zu erwarten ist...

Wird Dir das jetzt für immer klar: Es gibt keine pflanzlichen Heilmittel:
Johanniskraut nichts als ein »Edelplacebo«:
»Meta-Analyse bestätigt Nutzen von Hypericum bei moderater Depression« titelt die Ärzte Zeitung am 6. August 1996. Anlaß bietet die Auswertung 23 überwiegend vier- bis sechswöchiger randomisierter klinischer Studien, die Johanniskraut (Hypericum perforatum)-haltige Präparate mit Placebo oder einem synthetischen Antidepressivum bzw. Benzodiazepin bei über 1.700 ambulanten Patienten vergleichen (LINDE, K, et al.: Brit.Med. J. 313 [1996], 253). Die deutschen und amerikanischen Autoren schließen in ihre Analyse auch Studien aus Zeitschriften ohne hinreichende Qualitätsprüfung ein (Peer-Review, vgl. a-t [1996], 56) sowie Arbeiten von Experten, die aus Firmensymposia auftreten, interpretieren die Daten selbst jedoch zurückhaltend. (...) Zudem sei die Qualität der eingeschlossenen Studien unterschiedlich. Die Schwere der behandelten Depressionen bleibt meist offen. (DE SMET, P., British Medical Journal, 313/1996/241)
Pflanzenabführmittel:
In pflanzlichen Abführmitteln enthaltene Anthranoide gelten als potentielle Kanzerogene. Untersuchungen beim Menschen liefern Hinweise auf vermehrtes Auftreten von Dickdarmtumoren in Verbindung mit langdauernder Einnahme. Ein entsprechender Warnhinweis in den Produktinformationen, der die Beschränkung auf kurzzeitige Anwendung verständlich macht und die Anwendung bei Kindern verhindert, ist seit Jahren überfällig. (arznei-telegramm 8/1996)

Und erst recht keine chemischen Heilmittel:
Tod unter Prostatamittel Alfuzosin (URION, UROXATRAL) (arznei-telegramm 8/1996)

Und Du, lieber männlicher Leser, willst Du, daß es bei Dir mit 60 Jahren nur noch tröpfelt? Oder der Drang oft so stark bei Dir wird, daß es in die Hose geht? Da denkst Du, für diese an sich harmlose Sache kriegst Du vom Arzt auch ein harmloses Präparat. Es gibt keine harmlosen chemischen »Heilmittel«. Und wie Du hier drüber erkennst, mußt Du selbst bei den pflanzlichen »Heilmitteln« (die ebenfalls nicht harmlos sind!) höchst vorsichtig sein. Da halte ich es lieber mit der Ganzheitstherapie, die mich so schlank hält, die kein wucherndes Gewebe um meine Harnröhre aufkommen und meinen Harnstrahl im hohen Bogen fließen läßt. Sehr zum großen Vergnügen meines jetzt zweijährigen Töchterchens Myriam (□Rz 995) die ständig ihre kleinen Patschhändchen da reinhalten möchte...

»Eine Gesellschaftsordnung wie die unsere fördert geradezu mit Notwendigkeit eine Medizin, die ihrerseits das System der Krankheiten und des Krankmachenden fördert als das Leben in Gesundheit.« (Peter Sloterdijk, Kritik der zynischen Vernunft)

2000   Ärzte, allgemeines

2000 📖 40 Früher ließen sich die Menschen zu einer **Goldtherapie** verführen, weil das Wort »Gold« das Höchste und Beste bedeutete, vermeintlich also auch für Krankheit. 2 000 Jahre später beeindruckt man sie mit unverständlichem aber umso wissenschaftlicher klingendem Unfug, und die Ärzte Zeitung entblödet sich am 8.4.1992, das auch noch zu drucken! Du siehst: **Die Ärzte wenden ihren Mist nur von Zeit zu Zeit um**. Ändern tut sich nichts: »Seit 65 Jahren wird parenterales Gold bei rheumatischen Erkrankungen mit klinisch dokumentierten Erfolgen eingesetzt. Untersuchungen aus den vergangenen Jahren machen jetzt die immunmodulierenden Mechanismen verständlich, die der *antientzündlichen Wirkung der parenteralen (inneren) Goldgabe* in der Synovialis (Innenschicht der Gelenkkapseln) zugrunde liegen: entweder direkt auf die Endothelial-Leukozyten-Adhäsionsmoleküle (neue Wortschöpfung, um Kollegen zu beeindrucken - wie übrigens der ganze folgende Text) oder auf einem Umweg über das »immunologische Chamäleon«, das Interleukin-1 (IL-1)(...).Die Leukozyten bewegen sich normal im Axialstrom in der Blutbahn. Bei einer Entzündung bewegen sich die Zellen unter dem Einfluß von Mediatoren am Rand. Sie haften an den Endothelzellen und migrieren in den extrazellulären Raum. Hilfestellung dabei leisten Endothelial-Leukozyten-Adhäsionsmoleküle auf den Endothelzellen, ELAM-1 genannt, sowie die passenden Leukozytenrezeptoren. Die Ankoppelung beider führt nach Miehles Bericht zur Adhäsion und folgender Migration. Den Mechanismus beschrieb der Rheumatologe dann so: Ein Entzündungsherd induziert über Mediatoren wie das Interleukin-1 die Expression von Adhäsionsmolekülen in den Endothelzellen. Und Mediatoren bewirken außerdem, daß sich Rezeptoren an den Leukozytenmembranen bilden.« Zwecks vorheriger wissenschaftlicher Begründung seiner Goldtherapie beeindruckt? Ja, beeindruckt von aufgeblähtem Gequatsche. Das beste ist aber der Schluß der Rede:
»Ob die Goldtherapie beim Patienten wirken werde, sei individuell schwierig vorherzusagen, ebenso, ob Nebenwirkungen zu erwarten seien. Sie schwankten für das Aurothiomalat und die Aurothioglukose im Mittel zwischen 30 und 40 %, sagte Professor Dr. Wolfgang Keitel aus Vogelsang-Gommern.« (Ärztliche Praxis, 18.2.1992) (Siehe dazu unbedingt Lit. Verz. Nr. 0556, 223, 3722).

2001 a) 📖 323 **Vorsorgeuntersuchung wirkt nicht positiv!** 24 Studien erweisen, daß Diagnosen, Vorsorgeuntersuchungen und Dauerbetreuung nicht positiv auf die Lebenserwartung einwirken. CLOTE, P. D., »Automated Multiphasic Health Testing«, NW-University 63, Cidoc 74. Berichte über Dauerschäden, teils mit Todesfolge, durch Diagnoseverfahren. Trotz der aufgewiesenen Schwerstschäden wird - um akademische Grade zu erwerben - in vielen Kliniken in gleicher Weise weiter diagnostiziert. Dem Verfasser wurde, statt ihn zu ehren, vorgeworfen, das ärztliche Ansehen in der Öffentlichkeit beschmutzt zu haben.

2001 📖 590 Solch ein Ansehen genießen sie nach dem schönen Schein:
b) Super-Quoten der TV-Ärzte:

Schwarzwaldklinik-Professor Brinkmann (Klaus Jürgen Wussow)	14 Mil. Zuschauer	Ärztefreunde fürs Leben (Zeck, Senta Berger)	7 Mil. Zuschauer
Bergdoktor (Gerhard Lippert)	7 Mil. Zuschauer	Praxis Bülowbogen (Günter Pfitzmann)	10 Mil. Zuschauer
Frauenarzt Dr. Merthin (Sascha Hehn)	9 Mil. Zuschauer	Der Landarzt (Walter Plate)	11 Mil. Zuschauer

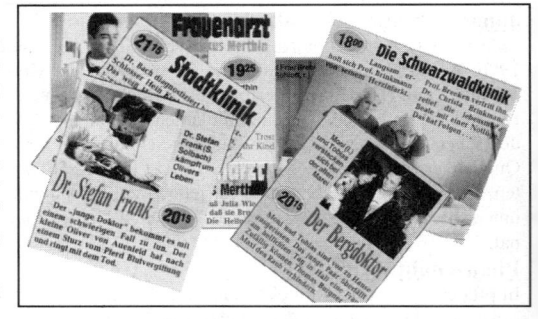

Ach, wie haben wir wieder mitgelitten am Donnerstagabend. Wie sich Dr. Stefan Frank in gleichnamiger RTL-Serie rührend um seine Patienten bemühte. Wie er einen kranken Stadtstreicher eigenhändig ins Krankenhaus brachte, sich dort so liebevoll um ihn kümmerte. Selbstlos den Kampf mit der zickigen Verwaltungs-Chefin aufnahm, die »den Penner« in ihrem Nobel-Hospital nicht wollte. Und dann die aufregende Szene im Notarztwagen. Unser Held Dr. Frank (Sigmar Solbach) im nächtlichen Einsatz, im Kampf gegen die Zeit, im Kampf um das Leben eines schwerverletzten jungen Einbrechers. Gott, wie dramatisch. Und seufzt: Was für ein Doc! (Express 18.10.1995/5)
In einer Woche (4.3. - 10.3.1995) fünf Ärztesendungen. Nächste Woche kommt noch der Landarzt dazu.
Und alle sind so lieb und nett. Doch so sieht es hinter der Flimmerscheinwelt aus:

2002 📖 85, 156 **Wie wollen Dich die gesund machen, die selbst ungesund leben?**   Ärzte leben gerne ungesund
Wien (dpa). Österreichs Ärzte sind nicht gesundheitsbewußt - wenn es um sie selbst geht. Darauf deutet eine Umfrage hin, die am Freitag von der Nachrichtenagentur APA veröffentlicht worden ist. Danach trinkt die Hälfte der Ärzte »gern« regelmäßig Alkohol, acht Prozent sogar »sehr gern«. Unter den Medizinern bis 40 Jahre rauchen nicht weniger als 36 Prozent. Jeder dritte Befragte bezeichnete sich als leicht, jeder zehnte als erheblich übergewichtig. Die Hälfte treibt nie Sport. (Ärzte Zeitung 52/22.3.1993)
BROOK, M.F. u.a., Psychiatric illnes in the medical profession, British Journal of Psychiatry 113, 1967, 1013ff

2003 📖 155, 107 **Einheit von Forschung und Lehre: eine Illusion! (Original-Schlagzeile)**
...gaben nur 19 der 62 antwortenden Ärzte an, daß sie wissenschaftliche Fachzeitschriften abonniert haben...
Bei manchen Klinikdirektoren reicht das Beherrschen der Literatur nicht viel weiter als der linke Arm bei geschlossenen Augen.
(Prof. em. Dr. med. H. E. Renschler, Schaffhausenstraße 9, W-5300 Bonn 1 (Venusberg), in Medical Tribune, 5.5.1992)
Bedenke doch: Gerade die berühmtesten Ärzte, die angesehensten Ärzte sind die schlimmsten Verfechter der Schulmedizin. Folglich die mit den dicksten Brettern vor den Köpfen, treueste Skalven der Pharmaindustrie, damit erbitterte Gegner einer natürlichen, sanften Heilung. Sie werden ans Bett der reichsten Männer und Frauen gegen fürstliche Honorare geholt. Und das Ergebnis: Letztere sterben noch elendiger und unter größerem Leid als die anderen. Denk mal an den jungen Krupp von Bohlen und Halbach (→LV 2323), an die schöne Frau von Bronson, Jill Ireland (→LV 1501), an Audrey Hepburn (→LV 1502)... Sie alle hatten viele dieser Kapazitäten um ihre Krankenbetten stehen. Jeder Arzt meinte, ihnen neue und andere Torturen antun zu müssen, so daß ihr Sterben

zum schlimmsten Horror geriet. Denke auch an das schreckliche Sterben des früheren Diktators General Franco, den 24 Ärzte regelrecht mit immer neuen Operationen zu Tode marterten.

📖 168, 239 *Es gibt kaum eine rheumatologische Lehrmeinung, die nicht schon auf den Kopf gestellt worden wäre!* (Ärzte Zeitung 11/22.1.1993/1) (→LV 1617)

📖 168, 628 **AV-Block: Fünf Experten, fünf Meinungen (Medical Tribune 38/18.11.1992/8)** (Orginal-Überschrift)
Nun überlege mal: Wie kannst Du Vertrauen in die medizinische Behandlung haben, wenn Dich schon deren Spitzenkräfte nach eigenem Gutdünken therapieren?

📖 168 Professor Dr. Wilhelm Schoeppe, Leitender Arzt im Zentrum der Inneren Medizin der Johann Wolfgang Goethe-Universität Frankfurt, kommentiert so einen Bericht: »Über allem steht die **Eifersucht drittklassiger Professoren**« in der Ärzte Zeitung vom 3.7.1992.

📖 723, 966 Medizinkritik: äußerst gefährlich! **Berufsgericht-Urteil: 10 000 Mark Strafe für Hackethal.**
Das Gericht sah in Hackethals medizinkritischen Äußerungen einen Verstoß gegen die ärztliche Berufsordnung. (Ärzte-Zeitung 57/29.03.1993/5)
Dr. Issels wurde wegen seiner Behauptungen über die körperliche Immunkraft ins Gefängnis gesteckt. Noch im Oktober 1964 wurde im Issels-Prozeß von Prof. Bauer das Bestehen einer körpereigenen Abwehrkraft heftigst bestritten. Jetzt ist die Abwehrkraft plötzlich in aller Munde - nachdem sie bei den Organverpflanzungen merkten, daß die Alternativen recht hatten, eine Immunabwehr anzunehmen - es war ja auch zu selbstverständlich. Was denkste, was die mir aufbrummen würden, wäre ich Mediziner!

📖 287 Wußtest Du, daß durch **Eigenblutspende** für eine Operation an Dir Deine Eisenspeicher stark entleert werden oder eine deutliche Anämie provoziert werden kann? Kommt hinzu:
Das Risiko einer etwaigen exkorporalen Bakterienvermehrung sowie der Entwicklung von Mikrothromben (Kleinstblutgerinnseln) - beides zeitabhängig - muß deshalb bei Eigenblut in der Regel noch höher als bei Fremdblut eingestuft werden.
Viele Kollegen neigten jedoch dazu, bereitgestelltes Eigenblut nach dem Motto, wenn wir's schon haben, benutzen wir's auch, großzügig und ohne zwingende Notwendigkeit zu reinfundieren, kritisierte Mempel.« (Ärzte Zeitung 3/4.4.1992)
Merke: Es gibt nur Schädlichen für Dich, was von der Krankheits-Medizin kommt - auch wenn es im ersten Moment den Augenschein erweckt, das sei vernünftig oder vorteilhaft für Dich.

📖 168 **Lukrative Seitensprünge für Vertragsärzte/Auf Umweltmediziner fliegen die Patienten in Scharen**
Die Grundlagen für den Erwerb der Gebietsbezeichnung »Hygiene und Umweltmedizin« oder der Zusatzbezeichnung »Umweltmedizin« liefert die neue Musterweiterbildungsordnung der Bundesärztekammer (BÄK). Das Gegenargument, speziell als Hausarzt könne man sich auch ohne Bezeichnung dem Problem ausgiebig widmen, ist nur bedingt richtig. Falsch ist das Argument unter dem Aspekt des zweiten finanziellen Standbeins, denn nur der Titel schafft den Wettbewerbsvorteil bei Patienten und Institutionen. Außerdem ist er Ausdruck für qualitativ hochwertige Leistung. Interessant ist das Gebiet der Umweltmedizin auch deshalb, weil die Ausbildung die Erstellung umweltmedizinischer Gutachten enthält. Wenn man sich einen Namen macht, können allein schon derartige Gutachten ein beträchtliches Einkommen bedeuten. (Ärztliche Praxis 5/15.1.1994/20)

> **70 Tote - weil Chefchirurg pfuschte?**
> (Medical Tribune Nr.36 vom 9.9.1996)

📖 100 **Vorsicht, Arzt!**
Vier Studentinnen der Medizin aus Münster schickten uns einen Alarmruf. Sie schreiben: Wir haben Angst, in Zukunft krank zu werden und dann von Kollegen unserer Studiengeneration behandelt zu werden (...). Sollte unsere Ausbildung nämlich so weiter verlaufen wie bisher, müssen wir zwangsläufig folgende Anforderungen an unsere Patienten stellen:

1. Nehmen Sie Ihrem Arzt die Angst vor Ihnen. Denn schließlich ist er während seiner Ausbildung kaum mit kranken Menschen in Berührung gekommen.
2. Liefern Sie bitte ein nicht zu kompliziertes Beschwerdebild. Das könnte Ihren Arzt, der es nie gelernt hat, übergreifend und kombinierend zu denken, hoffnungslos überfordern.
3. Bringen Sie fünf Diagnosemöglichkeiten mit, die Sie am besten auf einem Zettel in der Reihenfolge A-B-C-D-E auflisten. Denn in Klausuren und Prüfungen ist Ihr Arzt darauf trainiert worden, aus fünf Antwortmöglichkeiten die richtige auszuwählen.
4. Vertrauen Sie Ihrem Arzt! Denn ihn hat das »Tipperglück« in seinen Examina nie verlassen. Warum sollte das ausgerechnet bei Ihrer Behandlung der Fall sein? (DIE ZEIT · Nr. 25 - 15. Juni 1984)

📖 560 PAZZINI, A. »Storia della medicina«, Societa editrice libraria, Mailand 1947

📖 533 Augenoperation unter lokaler Betäubung **Was ein Arzt bei seinen Kollegen selbst erlebt hat:**
...straff vergürtet auf schmalem Operationstisch starrt der Patient in das grellgleißende Licht der Operationslampe. Bohrende spitze Injektionsnadeln verwandeln das Gewebe rund um den Augapfel in einen bleiernen drückenden Panzer. Der erste Schuß aus der Spritze gleicht einem Schlag mit dem Hammer auf's Auge. Ein gläserner Regenbogen im Blickfeld zerbirst in 1000 Fragmente. Und nun arbeiten Messer und Nadel. Mehr und mehr spannen sich alle Muskeln in hilfloser Abwehr. Allmählich werden die Nadeln wieder spitz, es war vorher nicht genug Druck zu verspüren. Nachspritzen - Gewebe wieder taub - Nachspritzen... 5 - 6 Mal innerhalb von zwei Stunden. Oft stockt der Atem, vor Angst, vor Schmerz. An die 60 Nähte waren im Auge unterzubringen. Prof. XY meinte, am Ende sind wir beide geschafft. Ich war es. Dr. R. E. (in Medical Tribune 16a/19.4.1994/3)
Du wirst, solltest Du Dich zu seiner solchen Operation entschließen, wenigstens eine Allgemeinnarkose verlangen. Noch besser: mit UrKost die feinen Blutgefäße, die zum Auge führen, durchgängig halten

📖 100 **Es gibt auch klarsichtige Ärzte...**
(...) Wird in der Schulmedizin überhaupt beachtet, daß - außer den Antibiotika - die meisen »echten chemischen« Medikamente nur symptomatisch wirken und keineswegs kausal-heilend? Beim Ulcus doudendi beseitigt ein H2-Blocker die Säurebildung, ein reines Symptom, aber an den Ursachen des Ulcus (Eßverhalten, Rauchen, Alkohol, Kaffee, Streß) ändert sich nichts. Wenn nach Abheilung des Ulkus der Patient wieder in seine alten Gewohnheiten zurückfällt, ist das Rezidiv bald da. Bei den »unwissenschaftlichen« Naturheilverfahren haben die Anweisungen zur Lebensweise Priorität, Neuraltherapie beseitigt Störfelder, Homöopathie bekämpft nicht Symptome (obgleich das immer wieder behauptet wird), sondern regt den Organismus an, den Schaden mit eigenen Methoden zu heilen. (Dr. med. Hellmut Grell, Arzt für Allgemeinmedizin und Naturheilverfahren, Stubenrauchstr. 25, 14167 Berlin. Ärzte Zeitung 23/19.3.1994/7)

2013 Interview mit einer klarsichtigen Ärztin
Kütemeyer: Muß denn jemand, wenn er krank geworden ist, um jeden Preis ein neues Organ bekommen? Ich wollte nicht mit einem neuen Herzen leben, auch nicht mit einer neuen Leber. Und wenn das Herz seinen Geist aufgibt, kann man ja auch mal fragen, warum. *Da werden sich die Angehörigen schön bedanken, die den Menschen nicht verlieren wollen.* Kütemeyer: Ja, komischerweise bekriegen sie sich sonst, aber plötzlich, wenn einer krank wird, wollen sie ihn alle behalten. Nicht, daß man nicht alles versuchen sollte, um einen Menschen zu retten, aber ein Transplantierter ist doch der absoluten medizinischen Kontrolle ausgesetzt. Für mich ist das kein Leben mehr. Mit Dr. Mechthilde Kütemeyer sprach Claudia Freytag. Dr. Mechthilde Kütemeyer (56) ist seit 1985 Chefärztin am Krankenhaus St. Agatha, Köln-Niel. (Kölner Stadt-Anzeiger 148/29.6.1996/21)

2014 109 SCHWARTZENBERG, L./VIANSSON-PONTE, P., Changer La Mort, Edition Michel, Paris,
Auszug:
Das Verhältnis von guten und schlechten Ärzten ist dasselbe wie anderswo, es gibt gute und schlechte Ärzte, wie es gute und schlechte Schuster, Kaufleute, Mechaniker oder Installateure gibt; es gibt redliche und unredliche Ärzte, wie es skrupelhafte Minister und Journalisten gibt oder käufliche und gekaufte. Die Verteilung, nach der ein Mensch im Beruf und Leben achtenswert ist oder nicht, ist überall dieselbe. Ja, es gibt »Drei-Sterne«-Kliniken und die sind ebenso selten wie die guten Küchen, derentwegen die Reise sich lohnt. Es gibt begabte Köche und entsetzliche Techniker, bewundernswerte Ärzte und reine Halunken.

2015 451 **Schlechte Chancen für Geschädigte**
Der Anwalt sollte über einen Bestand qualifizierter Gutachter verfügen, die bereit sind, die mögliche Fehlbehandlung eines Kollegen fair und objektiv zu beurteilen. Das ist leichter gesagt als getan. Helma Kustermann von der Bürgervereinigung Oberstdorfer Krankenhaus kann davon ein Lied singen: »Oft sind die Gutachter pensionierte Chefärzte, die ihren ehemaligen Kollegen nicht auf die Füße treten wollen, oder Wendehälse, die selbst jede Menge Fehlbehandlungen auf ihrem Konto haben.« (...) Nur jeder dritte Geschädigte verlangt nach Schadensersatz,

Durch Ärzte verursachte Schadensfälle	
324.000	Ärzte und Zahnärzte (Angaben jährlich)
100.000	Medizinschadenfälle
25.000	Todesopfer
30.000	Forderungen nach Entschädigungen
15.000	geleistete Entschädigungen
8.000	Strafanzeigen
2	Verurteilungen

nur jedes siebte Opfer bekommt dann auch eine Entschädigung. Ein Strafverfahren ist noch weniger aussichtsreich: Nur jede achte Anzeige führt zu einem Prozeß, nur einer von fünfhundert angeklagten Ärzten wird letztlich verurteilt. (ÖKOTEST-magazin 4/1994) (→LV 2220)
Kunstfehler: Opfer fordert Entschädigung
Immer mehr der jährlich 130 Millionen medizinischen Eingriffe enden für die Patienten mit lebenslangen Schmerzen, Behinderung oder gar dem Tod. Durch Organisationsmängel, Inkompetenz und Überlastung des Personals wurden allein 1994 100.000 Kunstfehler in Deutschland verursacht. Anders als in der Vergangenheit steigt nun die Bereitschaft der Geschädigten, zu kämpfen und Entschädigungen zu fordern. Leicht ist das nicht. Nur gut ein Drittel der Fälle, die vor Schlichtungsstellen der Ärztekammer verhandelt werden, enden positiv für die Opfer. Bei Zivilprozessen gegen Ärzte sehen die Chancen noch schlechter aus, nicht weniger als 97 Prozent der Klagen bleiben ohne Erfolg, da den Medizinern ein Verschulden schwer nachzuweisen ist. Betroffene finden Hilfe beim Kontaktkreis Geschädigter Patienten, Ulmenallee 15, 41450 Dormagen. (FRAU im Spiegel 11/9.3.1995)

2016 264, 368 **O diese Patienten - diesmal aus ärztlicher Sicht:**
Worüber ärgert sich ein Arzt in der täglichen Sprechstunde am meisten? Ist es der Umstand, daß wir jede ärztliche Verrichtung in Gebührenziffern umsetzen müssen? Ist es die Scham darüber, daß uns letzteres nur noch nach Befragung des Computers gelingt (sonst kommt der Kollege Regreß!)? Ist es das Anspruchsdenken der Patienten (**»Wofür zahle ich denn meinen Versicherungsbeitrag, ist der nicht hoch genug?«**). Sind es die vielen Banalitäten, die unsere akademische Ausbildung beleidigen, wie Streit in der Nachbarschaft, Eheprobleme, Ärger am Arbeitsplatz? (...) Was uns aber wirklich ärgert und frustriert, ist die **schier endlose Weitschweifigkeit der Patienten**. Da erzählen sie uns was von den Krankheiten der Tante Erna, von den eigenen Kinderkrankheiten, von ihren Enkeln, von der Ehefrau, **beschweren** sich über die Unfreundlichkeit der Kassenangestellten, **lamentieren** darüber, daß sie vor unserer Praxis keinen Parkplatz gefunden haben. Dann erzählen sie uns, daß es kürzlich bei der Beerdigung des Nachbarn kaum Blumen gegeben habe, daß die Ehefrau »schon immer« Probleme mit dem Stuhlgang habe usw. Man könnte endlose DIN-A-4-Seiten mit diesen »Berichten« füllen. (Sarcasticus in Ärztlicher Praxis v. 12.8.1994) Merke: der Doktor ist nicht immer im Unrecht. Aber in jedem Beruf hat man so seine Schwierigkeiten... (→LV 3305)
Alles war nachweisbar. Völlig falsch lag der Rechtsanwalt mit seiner Auffassung, daß »Operationen doch nie Menschenversuche« seien. Selbst der exzellente, hocherfahrene Jurist Augstein traute einem Chirurgie-Ordinarius nichts Schlechtes zu. Das hat der Meineid des Hippokrates tatsächlich in unnachahmlicher Weise bewirkt: Selbst die intelligentesten Nichtärzte in dieser Beziehung dumm und medizingläubig zu halten! . (HACKETHAL. J., Der Wahn der mich beglückt, Lübbe Verlag S. 521)

2017 100, 264 FREIDSON, E., **Der Ärztestand**, Eine wissenschaftssoziologische Durchleuchtung, F. Enke Verlag. Auszug:
Wenn also ein Tierarzt die Verfassung einer Kuh als Krankheit bezeichnet, dann ändert er durch seine bloße Diagnose nicht das Verhalten der Kuh - für die Kuh bleibt die Krankheit ein biophysischer Zustand, den sie durchmacht und sonst nichts. Diagnostiziert aber ein Arzt die Verfassung eines Menschen als Krankheit, dann ändert er durch seine Diagnose das Verhalten des Menschen - dadurch, daß der Erkrankung die Bedeutung Krankheit zugemessen wird, tritt zu dem biophysischen noch ein sozialer Zustand hinzu. In diesem Sinne schafft also der Arzt die Krankheit, geradeso wie der Gesetzgeber das Verbrechen schafft, und in diesem Sinne ist Krankheit eine Art sozialer Abweichung, die sich analytisch und empirisch von der bloßen Erkrankung unterscheidet. Als eine Art sozialer Abweichung hat die Krankheit nicht eine biologische, sondern eine soziale Ätiologie; sie leitet sich her aus den gängigen sozialen Vorstellungen von Erkrankung, die vielleicht durch ein paar allgemein anerkannte biologische Fakten begrenzt ist, und sie wird durch Organisationen und Berufsgruppen geregelt, die sich mit der Definition, Entdeckung und Behandlung von Krankheit befassen. (Siehe auch MOSER, h., Diseases of Medical Progress (Charles C. Thomas, Springfield 1964); SPAIN, M., The Complications of Modern Medical Practices (Grune and Stratton, New York 1963)

2018 264, 530 **In Asien weiß man noch, daß die Ärzte bei Krankheiten nichts leisten** und dabei mehr Schaden verursachen. Und bezahlt sie entsprechend.

Bis spät in die Nacht warten die Obsthändler in Cholon, dem Chinesen-Viertel von Saigon, auf Kunden. Der Andrang ist nicht groß. Ein Kilo Weintrauben kostet umgerechnet fünf Mark - soviel, wie ein Arzt dort in drei Tagen verdient. (stern 5/27.1.94/50)

Wieso lassen wir uns in Europa und den USA von den Medizinern derart ausplündern?

9 📖 530 **Kolonkrebs: Wer die falsche Klinik erwischt, stirbt früher.** (Medical Tribune 40/7.10.94)

0 📖 530 »**Irrlehren der Wissenschaft** brauchen 50 Jahre, bis sie durch neue Erkenntnisse abgelöst werden, weil nicht nur alte Professoren, sondern auch ihre Schüler aussterben müssen.« (Max Planck)

1 📖 953, →LV 9739ff Alle haben verschiedene Krankheits-Lehrmeinungen
Der Fachmann für Psychologie sieht die Ursache aller Krankheiten im psychischen Verhalten:
»Krankheiten und alle anderen Probleme unseres Lebens (Beruf - Ehe - Kinderprobleme etc.) resultieren aus einer ungenügenden seelischen Verarbeitung unserer Schwächen. Viele Therapien für Krankheiten bedeuten nur eine kurzfristige Betäubung, die zu einer Symptomverschiebung führt. Nur ursächlich, seelisch bearbeitete Krankheiten sind auf Dauer geheilt.« (Dr. Müller-Kainz, Psychologe, in »Der Naturarzt«, 2/1993) Für die Virologen sind die Viren an allem Schuld: Gesellschaft für Virologie: Viren sind an der Entstehung vieler Tumoren beteiligt (Ärzte Zeitung 53/23.3.1993/16)

2 📖 373, 630 **Besucher zu Kunden machen**
Der »Besucher« schaut nur mal beim Arzt vorbei (»Meine Frau hat gesagt, geh doch mal zum Arzt...«) und will eigentlich nichts, schon gar keine Veränderung. Um Überforderungen des Patienten und die Verschleuderung eigener Energie zu vermeiden, rät Huhn, den »Besucher« als solchen anzunehmen und ihm Komplimente zu machen (»Schön, daß Sie hier sind...«), um ihn schließlich zur zweiten Motivationsstufe zu bewegen, nämlich der des »Klagenden«. Der »Klagende« kann schon Beobachtungsaufgaben verkraften. Sie helfen, den Patienten zu sensibilisieren und auf die dritte Motivationsstufe zu heben, der des »**Kunden**«. Ihm kann der Arzt **mit Erfolg Medikamente verordnen** oder Verhaltensaufgaben stellen und damit rechnen, daß sie auch befolgt werden. Verordnungen von Medikamenten an »Besucher« oder »Klagende« sind dagegen wenig erfolgversprechend; hier bieten sich deshalb für den Arzt Einsparungspotentiale.
(Ärzte Zeitung 189/22.10.1994/22)

3 📖 251 Zu allem **Wahnsinn tun der Ärzte** hassen sie sich auch noch untereinander: »Gute Worte helfen nichts mehr. Man muß diesen Facharzt-Ordinarien-Dünkel-Sumpf austrocknen«, wetterte Dr. med. Eugen Allwein, Arzt für Allgemeinmedizin, zu Beginn der Diskussion um die Stützung seines Fachgebietes. (Ärztliche Praxis 84/18.10.1994/25)

4 📖 515ff, 550, 251 »Kleine Arztpraxen und Kinderärzte wirtschaften am Rande des Ruins«, bemitleidet der »stern« einige Mediziner, »ihnen bleibt kaum etwas zum Leben.« Was mit einer windigen Rechnung belegt wird. (stern Nr. 1/1995)
Es sollen sogar schon Praxen von Konkurs bedroht sein, klagt man. Nun, an die 7000 Selbständige gehen bei uns jährlich pleite. Was ist am ärztlichen Chemiekurpfuscher-Beruf so besonders, daß man ein Wehgeschrei erhebt, wenn der Doktor mal keinen schweren Mercedes mehr fahren kann?
»Mir tun die netten Kinderärzte und -ärztinnen leid, daß Du so gnadenlos mit denen umgehst«, sagst Du.
Muß Dir aber nicht - die haben genau so ihre Chemieausbildung bekommen wie alle anderen auch.
Du willst Dir doch von denen Dein Kind nicht kaputtmachen lassen. In einen zarten, noch wachsenden Organismus gehören nun mal keine chemischen Medikamente oder schädigende Schallwellen - aber bewahren diese Schreckensquacksalber sie etwa gnädig davor? Sieh mal unter **LV 2063 - 2065** nach.

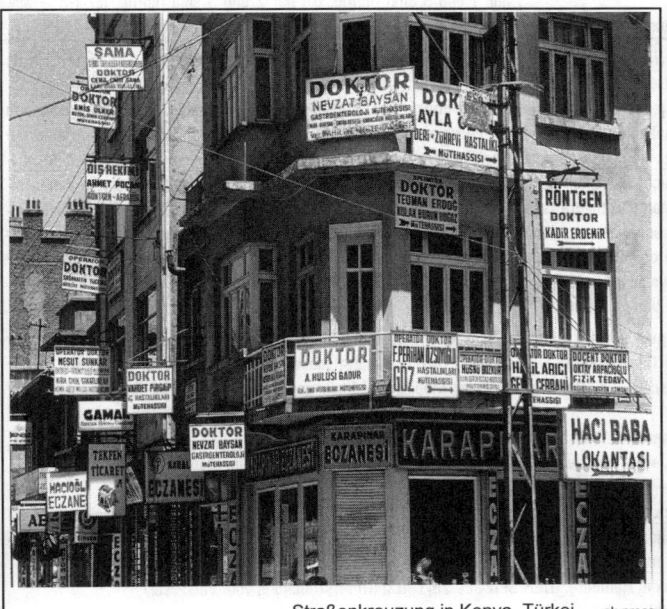

Straßenkreuzung in Konya, Türkei ak-press

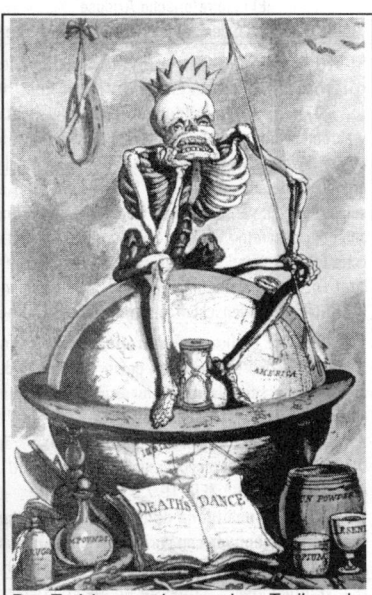

Der Tod kann gelassen dem Treiben der Doktoren in aller Welt zuschauen.

2025 Ärzte: Ihre Ausbildung ist unter aller Kanone!

2025 📖 530 CARPENTIER, J., »Aufzeichnungen eines französischen Kassenarztes«, Rotbuch Verlag, Bln. 170, Auszug:
An der medizinischen Fakultät ist die Sprache des Körpers kein Lehrgegenstand. Sie wird den Studenten nicht beigebracht, weil ihre Lehrmeister nichts über sie sagen können. Sie haben sich schon seit langem mit vielen Mauern umgeben, die sie vom Leben der Patienten trennen: durch Geld und Klassenzugehörigkeit, hochgezogene Mauern, die konkreten Mauern der Fakultäten und Krankenhäuser, die Mauern einer »Wissenschaft«, der es nicht mehr um den Menschen geht...
Wenn die richtige Antwort nicht gefunden wurde (wenn etwa das Symptom nur durch medikamentöse Behandlung zum Verschwinden gebracht wurde), kann der Körper mit einer anderen Krankheit antworten: Körper und Geist können viele Sprachformen entwickeln, um die Ärzte in die Irre zu führen (S. 65).

2026 📖 308 **Der Hippokratische Eid**
In Wirklichkeit schwören sie natürlich nicht wie die Soldaten einen Eid auf die Verpflichtung zum Mord an ihren Mitmenschen. Es handelt sich bei den Ärzten mehr um eine Verpflichtung, nach dem hippokratischen Eid ihre Standespflichten wahrzunehmen. Hackethal wies nach, daß dieser Eid aber nicht von Hippokrates in die Welt gesetzt wurde, in:

2027 📖 235 HACKETHAL J., »Der Meineid des Hippokrates«, Lübbe, sagt dazu:
(...) Solange Medizinlehrer Verstorbene nicht mit allergrößter Pietät als Lehrobjekte benutzen und die angehenden Ärzte nicht mit großer Behutsamkeit darauf vorbereitet werden, wird es kaum gelingen, die Mehrzahl der Medizinstudenten und Jungärzte zu Patientenärzten aus Liebe zu erziehen. Und quälerische Tierversuche müssen ausnahmslos verboten werden. Sie vertreiben Mitleid und Barmherzigkeit, ohne die Ärzte zu herzlosen Roboteringenieuren werden. (...)
Später gab es für mich keinen Zweifel mehr, daß Tiere für uns Mediziner zum Experimentieren geschaffen worden sind. Meine Habilitationsarbeit für die Universitätskarriere habe ich mit Tierversuchen an Kaninchen wissenschaftlich aufgebessert. Es gilt als besonders wissenschaftlich, wenn Tierexperimente in solche Fleißarbeiten einfließen.

2028 📖 530 **Nachwuchs: nur noch Angepaßte? Die deutsche Medizin ist traditionell stark hierarchisch geprägt.**
Junge Ärzte, die in der Klinik Arbeit haben, stehen unter starkem Anpassungsdruck und sind in ihren beruflichen Entfaltungsmöglichkeiten eingeschränkt. (Ärzte Zeitung 19/8.2.1993/2)
»Des Menschen Geist ist kein Behälter, der gefüllt, sondern ein Feuer, das entfacht werden muß.« (Plutarch)
Sieh in diesem Sinne das Folgende:

2029 📖 530 **Prüfungsfragen aus dem Medizin-Staatsexamen**

Bei einem pH von 7,36 (Normalwert) finden sich im arteriellen Blut ein PCO_2 von 3,7 kPa (28 mm Hg) und eine Bicarbonat-Konzentration von 14 mmol/l. Um welche Störung des Säure-Basen-Haushalts handelt es sich? (A) metabolisch kompensierte respiratorische Azidose (B) respiratorisch kompensierte metabolische Azidose (C) akute respiratorische Alkalose (D) metabolische Alkalose (E) respiratorische Azidose (I) Die Belegzellen des Magens erzeugen über ihre luminale Membran	einen H^+-Ionen-Gradienten; dabei beträgt das H^+-Konzentrationsverhältnis (intrazellulär: luminal) maximal etwa (A) 1 : 10, (B) 1 : 10^2, (C) 1 : 10^3, (D) 1 : 10^4, (E) 1 : 10^5. (II) Die efferente Projektion aus dem Globus pallidus (1) erreicht den Thalamus, (2) ist inhibitorisch, (3) benutzt Gammaaminobuttersäure (GABA) als Transmitter. Was ist richtig? (A) nur 1 ist richtig, (B) nur 1 und 2 sind richtig, nur 1 und 3 sind richtig, (D) nur 2 und 3 sind richtig, (E) 1-3 = alle sind richtig. (Deutsches Ärzteblatt vom 18.6.1991).

Statt Humanität studieren heute die Medizinstudenten die Chemie. Ja, glaubst Du im Ernst, daß so einer Dich mit diesem toten Wissen im Kopf gesund machen kann, wenn der auf der Uni nur so was gepaukt hat?

2030 📖 247 Die **Weiterbildungsordnung** schreibt jedoch dem **angehenden Facharzt** vor, daß er eine hohe Anzahl von Nierenoperationen während seiner Facharztausbildung durchgeführt haben muß. *Da diese Vorschrift nicht zu umgehen ist, werden jetzt Tausende von Patienten an der Niere operiert,* nur weil der Chefarzt und der sich in der urologischen Facharztausbildung befindende Assistensarzt die Weiterbildungsordnung befolgen müssen (...). Der Student lernt nicht mehr, ein Asthma von einer Bronchitis zu unterscheiden, er muß jedoch die biochemischen Formeln von Hormonen niederschreiben können und theoretische Kenntnisse über die seltensten Erkrankungen haben, die beispielsweise in der gesamten Weltliteratur nur einige Male beschrieben wurden. Der Student weiß nicht mehr zu unterscheiden, was häufige und alltägliche Erkrankungen sind und welche Erkrankungen er mit Sicherheit in seinem ganzen Leben nie an einem Patienten zu sehen bekommt. Er lernt auch kaum mehr, medizinische Zusammenhänge zu erkennen.
(SCHÖNE, K., »Menschenfalle Krankenhaus«, Orac-Verlag, Wien)

2031 📖 235 **Der afrikanische Krallenfrosch Xenopus** laevis ist um sein Schicksal hierzulande nicht zu beneiden. Er wird nicht einmal mehr wie im Märchen an die Wand geworfen, ihm widerfährt weitaus Schlimmeres: Das Tier endet tausendfach unter kleinen Guillotinen, damit anschließend sein Nervus ischiadicus - der Ischiasnerv - die Erstsemester der Medizin, Biologie und Pharmakologie in die Grundlagen der Nervenerregung einzuweihen hilft.
Zunächst lernt der Student, den Nerv herauszupräparieren, anschließend wird mit dem Stimulator und Oszillograph der Nervenfluß analysiert. Dieser klassische »Froschversuch«, vor rund 200 Jahren von dem italienischen Arzt und Physiker Luigi Galvani ersonnen, ist unter Tierfreunden umstritten. (DIE ZEIT 19/7.5.1993)

2032 📖 247 Die **Ausbildung deutscher Ärzte ist praxisfern.** Die Zahl der Studenten ist zu hoch. Die Mediziner wurden durch Faktenbüffelei verdummt. Verantwortung wird ihnen geradezu ausgetrieben. Der Mensch ist für ihn zur biomechanischen Maschine, der Patient zur Krankheit geworden. Für den Beruf eines Arztes ist er nach zwei Jahren Naturwissenschaft weniger qualifiziert, als es vor seinem Studium war«, sagt Winfried Kahlke, Professor für Medizin-Didaktik in Hamburg. (DER SPIEGEL 29/1992) (Unterstreichung vom Verfasser)

2033 📖 530 »**Idioten studieren Medizin**« (Original-Schlagzeile)

Podiumsdiskussion der Ärzte und Professoren auf dem 10. Jahreskongreß in Berlin. Kurzwiedergaben:
Schuster: »Es kann doch kein Zweifel daran bestehen, daß heute in der Regel die größten Idioten Medizin studieren.«
»Der Arzt müßte bereits im Studium ein autonomes Handeln im Sozialisationsprozeß lernen. Stattdessen dominieren in der Ausbildung Unterdrückungsmechanismen, die eine Autonomie des Arztes erst gar nicht aufkommen lassen.«
Bonhoeffer: »Zudem dürfe im Medizinstudium nicht wie bisher nur die Wahrnehmung von Krankheiten, sondern es müsse auch der Kranke selbst als eigenes Individuum intensiver thematisiert werden.«
(...) daß die »Persönlichkeitsbildung zum Arzt« in der Universität kaum stattfinde, bemängelt Scheffner: »Vermittelt wird letztlich nur stures Wissen, aber keine Fertigkeiten, Einstellungen, Haltungen.« (Ärzte Zeitung, 16.3.1992)

5 📖 167

Die Medizin arbeitet nach naturwissenschaftlichen Kriterien, ist aber eine Geisteswissenschaft. Das bedeutet, daß man sich alles so zurechtlegen kann, wie man es möchte.
Prof. Dr. Ulrich Otto, Bad Wildungen, auf dem Münchner Workshop (Ärzte Zeitung 5/14.1.1995/4)

6 📖 247 »Studium unter Ausschluß der Wirklichkeit« (Süddeutsche Zeitung vom 23.4.1996 über das Medizinstudium)

7 📖 530 Wie unsere jungen Ärzte die Patienten lieben
STERN: Warum helfen uns die Ärzte so wenig, wenn es um gesundes Essen geht?
BARTH: Das liegt am Gesundheitssystem. Und daran, daß Mediziner in Ernährung schlecht ausgebildet sind. Junge Ärzte lieben High-Tech-Medizin. Sie haben keine Lust, einem Übergewichtigen beizubringen, wie er seine Ernährung umstellen soll. Das ist nämlich Knochenarbeit.
STERN: So schwierig?
BARTH: Ja, denn es setzt die Bereitschaft voraus, umzudenken.
(Gespräche des STERN mit PROF. BARTH, Deutsches Ernährungsinstitut, Potsdam, im STERN-Extra Mai 1994)

9 📖 823 TOLLNER, R., Randbedingungen zu Schellings »Konzeption der Medizin als Wissenschaft«, Auszug:
Die Medizin ist auf der Suche nach richtigen, d.h. begründeten und sicheren Principien von objektiver Gültigkeit. Da die Heilkunde gar keine feste Principien hat, herrscht in ihr statt des gesicherten Wissens die individuelle Meinung, tappen die Ärzte in der dichten ägyptischen Finsternis der Ungewißheit umher, trotz aller Fortschritte in den Naturwissenschaften. Es fehlen die methodologischen Grundlagen für die Sicherung der medizinischen Erkenntnis, es fehlen vor allem wissenschaftliche Handlungsweisen für die Tätigkeit des Arztes. (S. 119)

1 📖 156 Das soll gute Ärzte geben? Daß ich nicht lache!
Einige verkriechen sich hinter Lehrbüchern, studieren die seltensten Krankheiten, kennen jede Fußnote. Die Frage-Antwort-Prüfung verstärkt den Prozeß des zusammenhanglosen Auswendigpaukens. Der Blick für das Eigentliche geht so verloren, wird sprichwörtlich aberzogen. Der Arzt sieht nur das Organ, manchmal nur die zellulären Defekte, und vergißt die Sorgen und Nöte des kranken Menschen. (S. 30) Wenn medizinische oder ärztliche Dienstleistung zur Konkurrenz um möglichst lukrative Pfründe degeneriert und ihren Bezug zum sozialen Gefüge leugnet, schadet das dem Gesundheitswesen und dem Gemeinwohl. Ärzte suchen ihren individuellen oder gruppenegoistischen Vorteil zu Lasten der sozialen Möglichkeiten und Grenzen. Eigennutz wird höher bewertet als der Dienst am Sozialen in der Marktwirtschaft. (S. 25) Das gesamte Gesundheitssystem orientiert sich dann am Haben der Nutznießer am Sein der leidenden Menschen. Eine solche Haltung im System ist aber sozial nicht verträglich. Die soziale Verträglichkeit der Medizin ist also davon abhängig, ob Schmarotzertum unter der Flagge von Humanität und Menschenliebe segelt, oder bescheidener und selbstkritischer Dienst am Kranken und Schwachen vorherrscht. (S. 25/26) Es ist eher die Regel als die Ausnahme, daß der Arzt nach gründlicher Untersuchung nicht weiß, was dem Patienten fehlt. (S. 68) Für sechs Milliarden DM werden also unsinnige oder nicht wirksame Arzneimittel konsumiert. Im Müll landen unbenutzte Arzneimittel im Wert von fünf bis zehn Milliarden DM. Wenn die Ausgaben für Arzneien aus Apotheken um die Hälfte reduziert wären, würde die medizinische Versorgung der Bevölkerung nicht zusammenbrechen. (S. 86) Die Routine-Frage des Arztes: »Herr Müller, brauchen Sie noch etwas?« verschleiert die wirkliche Aussage: Ich habe keine Zeit, mich länger um ihre Sorgen und Nöte zu kümmern. Das Rezept verkürzt also die Gesprächssituation und hilft gleichzeitig, die notwendigen Punkte auf dem Krankenschein abrechnen zu können. (S. 95) Die Forschung selbst ist nur zum geringsten Teil Innovationsforschung und zum allergrößten Teil Forschung zu Gunsten besserer Marktchancen. Der Grundgegensatz zwischen den Unternehmenszielen eines Pharmaproduzenten und dem Unternehmensziel der Gesundheitsversorgung muß gelöst werden.(S. 99) Wehe aber, wenn ein solch alter Herr oder eine solche alte Dame einem modernen Mediziner in die Fänge gerät.
Es ist ein leichtes, mit vielen lateinischen Diagnosen das Gefühl von Krankheit und Leid zu produzieren.
Als Arthrose bezeichnet man die knackenden Gelenke, als Extrasystole dramatisiert man die Herzstolper, als Herzinsuffizienz die Schwierigkeit beim Treppensteigen. Die Weitsichtigkeit hat lateinische Namen, Gedächtnisstörungen werden mit Arteriosklerose und Durchblutungsstörungen erklärt, Veränderungen der Haut lassen sich als Pigmentstörung bezeichnen, Cholesterinwerte zur bösen Krankheit stilisieren. Für die meisten Altersbeschwerden gibt es Pillen, Salben, physikalische Verordnungen und jede Menge technisches Gerät zur differenzierten Untersuchung und Überwachung. Menschen über 65 Jahre sind nach dem Selbstverständnis der technischen Medizin ohne Krank heit oder nicht gründlich genug untersucht. (S. 160) Zu den typischen Alterserscheinungen gehört beispielsweise ein gewisser »Knochenschwund«, wie es die Leute nennen. Diese altersnormale Osteoporose avancierte in den letzten Jahren zur Modekrankheit. Ein neues Gerät, um die 100.000 Mark teuer, erlaubt mit farbigen Bildern die Messung der Knochendichte. Die Orthopädiepraxen begannen, immer mehr Patienten, vornehmlich Patientinnen, mit imposanten Daten und farbigen Bildern zu versorgen. Eine therapeutische Konsequenz aus der Osteodensitometrie gibt es nicht. Dennoch lassen ständige Kontrollmessungen eine lukrative Einkommensquelle erschließen. Etwa 1 % des kassenärztlichen Honorars floß im Jahr 1991 in die Knochendichtemessung. (S. 171) HUBER, E., Handeln statt schlucken, edition g, Berlin, ISBN 3-86124-176-5 (Der Verfasser ist Präsident der Ärztekammer Berlin, Fettdruck durch Verfasser) (→LV 1172)

2 📖 251 »Ernte des Weisen«: SPIEGEL-Reporter Dr. med. Hans Halter lernt die Abrechnungstricks
Aber nicht unser Mentor Massing. Er kennt den EBM aus dem Effeff, weiß, welche Ziffern zu welcher Diagnose passen und wie man sie profitabel kombiniert. Ein Doktor, der behauptet, er haben einem Beinamputierten den Zehennagel entfernt oder einer Patientin die Vorhaut gelöst, der gerät in das Räderwerk der KV-Computer, die jede EBM-Ziffer auf Plausibilität prüfen. Horst Massing will nicht, daß wir deshalb resignieren. Er bringt uns bei, »wo die Speckseiten hängen, wir sind ja ganz unter uns«. Diesmal sind wir beim 17. Deutschen Hausärztetag in

trauter Runde, in der alten Universitätsstadt Würzburg. Hier hat, vor knapp hundert Jahren, Wilhelm Konrad Röntgen den ersten Menschen durchleuchtet (seine wehrlose Frau). Jetzt zerlegt Massing den Patienten in Scheiben. Das Leben zwingt dazu. Beim Kassenarzt, sagt er, ist es doch wie im Fußball: Nur wer Punkte macht, der ist ganz oben. Oder wollen wir »auf ewig im Hamsterrad leben«? (...) »Suchen Sie die Schlupflöcher!« mahnt er uns. Alle schreiben fleißig mit, als er uns beibringt, wie ein kleverer Medikus den gedeckelten Topf der Laborleistungen aufsprengt: »Insulinpflichtiger Diabetes! Krebs! Strahlenpatient! Präoperative Diagnostik! Ganz neu! 150 Punkte!« jubelt er. Und bitte nicht vergessen: »Drogensuchttest«. So punktieren wir uns nach oben. Jedem ärztlichen Handgriff ist ein bestimmter Punktwert zugeordnet. Wer die meisten Punkte geltend macht, der hat gewonnen. Damit wir uns das endlich merken: »Die neue 29! Besuch bei Nacht. 900 Punkte!« Soll heißen: Ziffer 29 des »Einheitlichen Bewertungsmaßstabs« (EBM) der Kassenärzte, der Nachtbesuch, bringt 900 Punkte. Das sind fast 90 Mark, denn der Punkt beträgt ungefähr einen Groschen, der floatet wie der Dollar. Merke außerdem: »Besuch gemacht, so gilt die Nacht von 8 bis 8.« Wenn wir also einen unserer Diabetes-Patienten morgens um halb acht besuchen, seinen Nüchternblutzucker messen, ihm noch schnell etwas raten, so sind 130 Mark im Sack. Massing singt gutgelaunt den alten Gründgens um: »... die Nacht, die man für Medizin verbracht, bedeutet Seligkeit und Glück.« Also noch mal: Die 29, brandneu vom 1. Oktober 1994 an, die ist unser Glück. Mit ihr starten wir in den Tag: »Mit zwo - neun früh hinein.« Nur ein ganz dußliger Doktor wählt die Ziffer 25 EBM. Denn die 25 ist ganze 30 Punkte wert. (DER SPIEGEL 44/1994/218)

2043 📖 155ff, 267 **Die Mörder-Saison...**
»The killing season« - mit diesem makabren Begriff bezeichnen britische Krankenhausärzte oft die Zeit Anfang August, wenn landesweit die jungen Ärzte nach dem Examen ihre ersten Stellungen in den Kliniken antreten. (Ärzte Zeitung 15/28.1.1995/17)

Merke:
Wer als Zivilisationsköstler mehr als das statistische Durchschnittsalter von 72 bzw. 76 Jahren bei Frauen erreicht, der lebt nicht länger, sondern der stirbt länger, was auch vielfach für Jüngere gilt.

Instincto-Therapie
(Auszug aus dem Schreiben von Helmut Wandmaker an Journalist Janetzko)
»Die essentielle Aminosäure Tryptophan ist am reichlichsten in Fleisch, Fisch und Eiern enthalten. Aber Tryptophan, das im Überschuß zugeführt wird, wird von den Krebszellen gierig aufgenommen (Udenfried, Titus, Weißbach), sie benötigen diese Aminosäure zur Erzeugung von Serotonin, das im Organismus schwere Störungen hervorruft. Das ist eine scharfe Warnung gegen den täglichen Fleischgenuß hinsichtlich der Krebsgefahr. Burger mußte erklären, daß seine Frau durch reichlichen Verzehr von rohem Schweinefleisch den Krebstod erlitt. Wie oft bezeugen die Instinctos, daß der Geruch die Menge bestimmt, wieviel man zu sich nehmen soll. Warum hat dieser Instinkt bei seiner Frau Nicole nicht funktioniert? Aber dieser funktionierte bei den beiden Burgers auch beim Obstverzehr nicht. Ich habe in München gesehen, wie die beiden ganz allein einen ganzen Korb voll tropischer Früchte freßgierig verzehrten. Gerochen haben beide nicht.«

Rinderwahnsinn
Gefährliche Erreger wie Aids- oder Hepatitis-Viren werden zehn Stunden einer Temperatur von 60 Grad Celsius ausgesetzt und auf diese Weise abgetötet. Doch die Wirksamkeit dieses Verfahrens ist beim CJK-Erreger umstritten. Denn die Krankheit, 1920 erstmals beschrieben, wird möglicherweise gar nicht durch ein Virus ausgelöst.
Trotz größter Anstrengungen fanden die Forscher in infizierten Gehirnzellen bislang keine virustypischen Nukleinsäuren; statt dessen entdeckten sie massenhafte Ablagerungen eines entarteten körpereigenen Proteins, das sich offenbar wie ein Flächenbrand ausbreitet und zum Tod der Nervenzellen führt.
Bei diesen bösartigen, extrem widerstandsfähigen Erregern, Prionen genannt, handelt es sich möglicherweise, so die Göttinger Forscherin Sigrid Poser, um »ein völlig neues Prinzip der Infektiologie, das alte Dogmen erschüttern könnte.« (DER SPIEGEL 36/1996/196)

Leserbrief Neurodermitis
Sehr geehrter Herr Konz,
obschon ich weitgehend mit meinem Jürgen Ihre UrKost praktiziere, bekommt er seine Neurodermitis nicht los. An einem Stückchen Schokolade, die er so gerne ab und zu ißt, kann es doch wohl nicht liegen. Was soll ich denn noch alles tun? Irene Fleischer, Berlin.
Sehr geehrte Frau Fleischer,
bevor ich Ihnen den Grund für den Mißerfolg nenne, berichten Sie mir zuvor, was Sie unter »weitgehend« verstehen: 10%, 50% oder 90% UrKost bei wievielen Mahlzeiten, an wievielen Tagen in der Woche oder gar im Monat. Wie »weitgehend« lieben Sie Ihr Kind, um konsequent zu bleiben? 20%, 40%, 80%? Bevor Sie mir dann die Antwort zukommen lassen, wissen Sie bereits, was ich Ihnen dazu sagen würde. Herzlichst Ihr Franz Konz

Tödliche Diät-Pille
Seit Juli 1996 ist die Schlankheitspille Redux in den USA auf dem Markt - jetzt gibt es erste Warnungen: Das Mittel gegen Übergewicht mit dem Wirkstoff Dexfenfluramin kann bei Patienten, die es länger als drei Monate nehmen, zu pulmonaler Hypertonie führen. Durch diese Krankheit wird das Herz nicht mehr mit genügend Sauerstoff versorgt. Weitere Symptome können Kurzatmigkeit, Ohnmachtsanfälle oder geschwollene Fußgelenke sein. In manchen Fällen ist pulmonale Hypertonie sogar tödlich. Die Herstellerfirma Wyeth-Ayerst Laboratories hat erklärt, sie werde ab sofort auf den Redux-Packungen auf das erhöhte Risiko hinweisen... (BamS, 25.8.1996/7)

Du weißt: Weder Prionen noch Viren lösen die Krankheit aus, sondern allein das Essen von Fleisch! Seit 100 Jahren werden täglich die Dogmen der Schulmedizin erschüttert und als falsch nachgewiesen - nur Du weißt, warum daraus keine Konsequenzen gezogen, sondern immer wieder nur neue Analysen gemacht werden, die immer wieder zu nichts führen.

Gegen Darmkrebs gibt es nun monoklonale Antikörper
1994 ist in Deutschland erstmals ein monoklonaler Antikörper für die Krebstherapie zugelassen und 1995 auf den Markt gebracht worden. Der von der Maus stammende Antikörper 17-IA (Panorex) richtet sich gegen ein gleichnamiges Glykoprotein auf Epithelzellen. Es ist geeignet zur postoperativen adjuvanten Therapie von Patienten mit kolorektalen Karzinomen im Stadium Dukes C, also mit befallenem regionären Lymphknoten, aber ohne Fernmetastasen. Der genaue Wirkmechanismus des monoklonalen Antikörpers ist nicht bekannt, aber Untersuchungen haben ergeben, daß er unter anderem Effektorfunktionen der Immunabwehr vermittelt. (Ärztliche Allgemeine 9/1995)
Klar, daß sich das Immunsystem wehrt, wenn Kadaverfremdeiweiß direkt in die Blutbahn gespritzt wird! Nur-was kommt später, nachdem es aufbegehrt hat? Ist doch den Profitmachern egal...

2050 Ärzte schaden nur

📖 938 Allein die Anzahl der verordneten Medikamente erhöht beim **Alterspatienten die Sturzgefahr** - unabhängig von der Art der Arznei (Ärztliche Praxis 14/16.2.1993/1)

📖 251 **Enzyme sollte der Körper selbst bilden: Q10 - Supervitamin** Darüber hinaus schüren die amerikanischen Autoren - allen voran der Arzt Dr. Emile Bliznakov und der Journalist Gerald Hunt - gezielt Verbraucherängste: »Ältere Menschen leiden meistens unter Q-10-Mangel. Bei einem Defizit von 25 Prozent werden wir krank. Und ab 75 Prozent ist unser Leben in Gefahr.« (BUNTE 24/1993)

> Warum halten selbst intelligente Menschen wie die Ärzte an der Unlogik der Schulmedizin fest? Gustave Le Bon sagt es uns:
> In dem Augenblick, da sie zu einer Masse gehören, werden der Ungebildete und der Gelehrte gleich unfähig zur Beobachtung.

a) 📖 253 **Schlampige Ärzte**

London - Zehntausende Patienten infizieren sich während eines Klinikaufenthaltes, ergab eine Studie in England. Grund: Nur jeder zehnte Arzt reinigt sein Stethoskop regelmäßig, 90 % der Abhorchgeräte sind mit Bakterien verseucht. (BamS, 5.1.1993)
Hier hättest Du eigentlich zu fragen, wieso das möglich ist, wenn es doch keine »bösen« Bakterien gibt...
Nun, ich sehe diese Aussage darauf beschränkt, daß es keine feindlich gesinnten Bakterien für den gibt, der im Sinne der Natur lebt. Oder anders gesehen: Dessen Blut und Gewebe so gesund sind, daß sie für die Bakterien keinen geeigneten Untergrund abgeben, auf dem sie sich krankmachend vermehren können.
Wer aber ins Krankenhaus geht, dessen Blut oder Gewebe ist meist bereits krankhaft verändert. Und wenn das noch nicht der Fall sein sollte, dann haben die Ärzte es durch ihre Chemiegifte bald soweit gebracht. Und dann kann es außerdem so sein, daß sich die Viren und Bakterien dort genetisch schon so verändert haben, daß schon die kleinste Schwäche der Immunkraft genügt, sich über Gebühr zu vermehren.

Die häufigsten Behandlungsfehler der Ärzte

• Narkoserisiko größer als Operationsrisiko. Deutscher Kunstturnmeister ein tragischer Pflegefall.	• Säugling bei defektem Infusionsschlauch fast verblutet - Lähmung und Gehirnschaden.	• Eingeklemmter Narkoseschlauch - dauernder Hirnschaden. • Spritze neben die Vene.
• Narkosearzt an drei Operationstischen - dauernder Hirnschaden.	• Einzige Niere entfernt - Schadenersatz für Mutter und Kind.	• Entfernung von Fettpolstern - Tod durch nächtliche Nachblutung.
• Lungentuberkulose nicht erkannt.	• Übermüdeter Arzt - Bein gelähmt.	• Lähmung nach Eileiterunterbindung.
• Taub und blind durch verunreinigten Desinfektionsalkohol.	• Fehlerhafte Injektion des Narkosemittels - Finger amputiert.	• Anfänger ohne Aufsicht durchtrennt Nerv bei harmloser Operation.
• Verlust der Niere als Folge einer Gebärmutteroperation.	• Intramuskuläre Injektion. Tod nach intramuskulärer Injektion.	• Diensthabender Krankenhausarzt kam nicht - Tod durch Verbluten.
• Kein Arzt nach Bandscheibenoperation gekommen - Querschnittslähmung.	• Hodendrehung bei Fußballspieler nicht erkannt - Verlust des Hodens.	• Hüftgelenksoperation - Beinnerv durchtrennt.
• Schlauch im Bauch vergessen. • Statt Nierenstein Niere entfernt.	• Behindertes Kind durch »programmierte Geburt«.	• Fehlerhafte Sterilisation des Mannes. • Fehlerhafte Sterilisation der Frau.
• Stimmbandlähmung nach Kropfoperation.	• Fahrlässige Tötung eines Ungeborenen.	• Tod infolge einer Frischzellentherapie.
• Tödliche Blinddarmentzündung als Grippe behandelt.	• Gallensteinoperationen ohne Röntgendarstellung.	• Spätschäden durch Infektionen im Krankenhaus.
• Baby unter Strom.	• Hirnschaden nach Herzoperation.	• Nasenoperation - Verlust eines Auges.
• Oberschenkelverkürzung nach Knochenmarkeiterung.	• Gehbehinderung nach Unterschenkelbruch.	• Hodenschrumpfung nach Leistenbruchoperation.
• Nervenlähmung durch falsche Lagerung bei Bandscheibenoperation.	• Verlust einer Niere nach Nierenuntersuchung.	• Querschnittslähmung nach Bandscheibenoperation.
• Abszeß am After - Schließmuskeldurchtrennung.	• Querschnittslähmung nach Bestrahlung von Lymphknoten.	Auszug aus: SCHÖNE, K., »Menschenfalle Krankenhaus«, Orac Verlag, Wien. Merke: Der Verfasser war Krankenhausarzt

b) 📖 323 Nicht mal richtig eine Spritze können viele Ärzte setzen!

Bei Rheumaspritzen in die Gelenke wurden 50% falsch gesetzt. Spritzen in Knie und Schulter - den Gelenken, in die am häufigsten gespritzt wird - landeten meistens falsch. Am Knie gingen 17 Injektionen nachweislich daneben. An der Schulter waren sogar nur zwei Spritzen im Gelenk gelandet, sechs daneben. JONES, A. British Medicine Journal 307 (1993) 1329-1330.

📖 251 MATTIG, W., »Komplikationsdichte ärztlicher Eingriffe«, G. Fischer, Stgt. - (263)

📖 531 **Je mehr Ärzte - desto mehr Kranke** SICHROVSKY, P. »Krankheit auf Rezept«, Kiepenheuer & Witsch 83 u. Stern 14/84 beschreiben, daß nach einer Umfrage der Bundeszentrale für gesundheitliche Aufklärung 36% aller Eltern dafür sind, Schulschwierigkeiten der Kinder mit Medikamenten zu beheben.
»Logisch, daß sich manche die Frage stellen, ob Ärzte vielleicht nicht nur heilen, sondern im Gegenteil oft erst richtig krank machen. Der Hannoveraner Wirtschaftswissenschaftler Dr. Hans Adam hat Daten aus 54 kassenärztlichen Berechnungsbezirken ausgewertet und eine Fülle von Hinweisen dafür gefunden, daß die Zahl der Kranken auch von der Zahl der erreichbaren Ärzte abhängt. Verdoppelte sich an einem Ort die Zahl der Arztpraxen, so stieg die Zahl der Behandlungen um ein Drittel, obwohl die Bevölkerung nicht größer geworden war. Inwieweit man behaupten kann, daß Ärzte »krank« machen, um ihr Einkommen zu sichern, soll hier nicht weiter ausgeführt werden. Daß die Verordnung und der Konsum von Medikamenten auf diese Weise steigt, ist allerdings nicht zu bezweifeln. Aufgrund der Gefährlichkeit von Medikamenten kann auch dieser Umstand die »Gesundheit« der Bevölkerung beeinflussen.«

2055 📖 247 **Ärzte Pfusch** »Legen Sie sich nach Möglichkeit nie in ein Krankenhaus«,. rät eine 33jährige Krankenschwester. Sie hatte auf einer Intensivstation ein Medikament zu hoch dosiert. Der Patient fiel für mehrere Tage ins Koma, konnte aber gerettet werden. Um nicht erhebliche berufliche Nachteile in Kauf nehmen zu müssen, hat sie weder den Ärzten noch den Kolleginnen den Fehler eingestanden. Kein Einzelfall, wie sie meint - und das bestätigen auch die Umfrageergebnisse. (PSYCHOLOGIE HEUTE, Nr. 11/ 1991/25)

Merke: Du wirst wie eine Sache behandelt. Individuelle Bedürfnisse und Gefühle sind für die tägliche Routine hinderlich. Doch gerade im Krankheitsfall bist Du besonders sensibel. Deine Krankheit wird in ein Schema gepresst. Du wirst als Mensch nur auf Deine Krankheit reduziert. Die Persönlichkeit mußt Du am Eingang abgeben.

> **Prominenz kann tun, was sie will**
> "Ferdinand Sauerbruch (1875 bis 1951). Sauerbruch hat trotz Gehirnsklerose noch weiter operiert und dabei vor den Augen seiner Assistenten »Furchtbares angerichtet". Niemand wagte aber, etwas zu sagen."
> THORWALD, J., Die Entlassung, Knaur Verlag

2056 📖 247 **Ärzte Pfusch** Da ist kein Körperteil, der nicht durch falsche oder nachlässige Behandlung in Mitleidenschaft gezogen werden könnte. Therapien wider die Regeln der Kunst können zu geradezu alptraumhaften Komplikationen führen - das zeigen Fälle, wie sie in jüngster Zeit in Gerichts- oder Schiedsgerichtsverfahren dokumentiert wurden:

- Eine harmlose Operation an der Nase *kostete* einen hannoverschen Psychologen *das rechte Augenlicht* - bei der Entfernung von Wucherungen (Polypen) hatte sich ein Blutgerinnsel gebildet, das der Arzt nicht rechtzeitig beseitigte.
- Die fehlerhafte Operation eines Bandscheibenvorfalls und eine verschleppte Nachbehandlung im Hamburger Krankenhaus Bethesda führten bei einem 35jährigen Patienten zu einer *Querschnittslähmung*.
- *Irreparable Hirnschäden* trug ein sechsmonatiger Säugling davon, weil ein Freiburger Arzt Körpertemperaturen bis über die Meßskala hinaus mehrere Tage lang als »Fieberkrämpfe« abtat.
- Eine Behandlung wegen Nasenblutens zog bei einem 53jährigen Maurer *jahrelange* **Atembeschwerden** und ein Herzleiden nach sich - die Ärzte an der Medizinischen Hochschule Hannover hatten ein zwei Zentimeter langes Stück eines Beatmungsschlauches übersehen, das in der Luftröhre steckengeblieben war.
- Bei einem Schwangerschaftsabbruch wurde einer 35jährigen Münchnerin die *Gebärmutter perforiert*. Die Ärztin, die in einer Notoperation die Gebärmutter und einen Eierstock entfernen mußte, durchtrennte dabei auch noch den Harnleiter.
- Das als »Hexenschuß« verkannte Hüftleiden einer Frau aus Kaiserslautern entpuppte sich als eitrige Hüftgelenksentzündung. Die Fehldiagnose *verursachte eine schwere Gehbehinderung* (sie wurde vor Gericht als Folge eines »groben Behandlungsfehlers« eingestuft).
- Eine junge Türkin starb bei der Entbindung in Ulm an einem Herzstillstand, weil zwei Assistenzärzte es nicht schafften, den für den Kaiserschnitt nötigen Narkoseschlauch in die Luftröhre zu praktizieren: das Kind überlebte mit einer *schweren Hirnschädigung*.

Erschreckende Einblicke in die Zusammenhänge mißglückter Behandlungen erhalten vor allem Gerichtsmediziner... (DER SPIEGEL,Nr.17/1989)

Von Jahr zu Jahr immer mehr und immer schlimmere ärztliche Pfuscherei und Anhäufung von Leid: Ärzte-Pfusch in der Kölner Uni-Klinik. **Jochen nach Operation gelähmt.** (...), daß gegen den Mediziner der Uni-Klinik weitere schwere Vorwürfe erhoben werden. Es soll eine »Schwarze Liste« geben, auf der rund 20 Fälle von Ärzte-Pfusch durch den Professor aufgelistet sein sollen. Darunter auch Todesfälle. (EX-PRESS, 17.2.1993)

Keine Krähe hackt der anderen ein Auge aus Bei 37% der Fälle, so der Dozent, stimme die pathologisch-anatomische Diagnose mit der zuvor gestellten nicht überein. Keine Sorge: »Wir sind keine Handlanger des Staatsanwaltes, da muß sich der Kliniker schon selbst anzeigen«, fügt er beruhigend hinzu. (Ärzte Zeitung vom 17.12.1991)

> **Herr Professor, bitte helfen Sie mir!**
> Wegen eines Bandscheibenvorfalls mit starken Schmerzen im linken Bein mußte ich operiert werden. Bis heute, anderthalb Jahre danach, sind die Schmerzen im Bein geblieben, Rückenschmerzen dazugekommen. Eine Röntgenuntersuchung hat nichts ergeben. Woher kommen die Schmerzen? Hannelore R. (56) aus Berlin
> Medizinalrat Dr. Rolf Färster, Facharzt für Allgemein- und Sportmedizin, Schmerztherapeut: Leider passiert das immer wieder, daß nach einer Bandscheibenoperation noch Beschwerden bleiben. (Bild am Sonntag, 28.5.1995)

2057 a) 📖 236 Den Kätzchen (junge Tiere sind am meisten gefragt!) wird der Schädel durchbohrt, die Schädeldecke entfernt und Teile des Gehirns entnommen. Dann werden Operationen am Hirn und am Rückenmark vollzogen, sowie Zwischenwirbel-Injektionen und elektrische Stöße mittels in den Rest des Hirns gesteckten Elektroden ausgeführt. Bei jedem elektrischen Stoß schnellt das Kätzchen mit dem Körperchen hoch, soweit es ihm die in den Körper getriebenen Stahlstifte erlauben. Das perverse Schwein Medizinexperimentator nimmt diese Tierschändung so kalt und ungerührt hin wie die Nadel des Diagramms, die diese Reaktionen maschinenmäßig glatt aufzeichnet. Durch welchen Zufall sollte ein hirnoperiertes Kätzchen an einer menschlichen Depression erkrankt sein, an einer menschlichen Geisteskrankheit, an Epilepsie oder menschlicher Schlaflosigkeit leiden? Erkenne: Wir befinden uns Zauberlehrlingen gegenüber, die einem Aberglauben - von ihnen Wissenschaft genannt - Glaubwürdigkeit verleihen wollen. Nichts als durch angebliches »selbstloses Wirken im Dienste der Menschheit« getarnte Quälerei unschuldiger Opfer für das weitere Betrügenkönnen von Kranken.

2057 b) 📖 179, 444 Hörsturz und Hörschäden durch lokales Einbringen von Medikamenten ins Innenohr. (Deutsches Ärzteblatt 89, 13.7.1992/B 1522)
Wie kommt es eigentlich zu einem Tinnitus?
Wenn Dein Blut zu dickflüssig ist. Das können nicht gesund lebende mit hohen Cholesterinwerten oder Zuckerkranke sein. Oder die kleinen Blutgefäße, die das Innenohr versorgen, sind verengt. Das kann eine Reaktion auf zu hohen Blutdruck sein oder durch Rauchen und Streß ausgelöst werden.

2058 📖 213ff **Heilpraktiker, besonders die berühmten, bauen gleichen Mist!**

Heilversuche des Dr. Köhnlechner: Lange meinte es das Schicksal gut mit ihr - bis sie in der Praxis des Heilpraktikers Manfred Köhnlechner nach zwei Injektionen zur Behinderten wurde. Nach einer Lungen-Rückenmark-Embolie versagten die Beine den Dienst. Jenny Jugo saß lange im Rollstuhl, nur mühsam kann sie auf Krücken kurze Strecken zurücklegen. (Die Aktuelle, 25/91)

9 ⌂ 213ff Homöopathie Spritzenabszesse und schwere Leberentzündungen, verursacht durch den **Ozonquirl**, sind häufig. (Deutsches Ärzteblatt, Nr. 1/1991)
Ozon gehört in die Atmosphäre, nicht als Gas in Deinen Körper. Pfeif endlich auf all den Quatsch, den sich Menschen ausdenken, Dich mit Tricks gesundmachen zu wollen. (→LV 6848)

0 ⌂ 168, 99, 167 **Der angebliche Erfolg ärztlichen Wirkens stellt nichts als Illusion dar: (Original-Zitat)**
SCHIPPERGES, H., »Utopien der Medizin«, Müller, 66.
BURKE, M., »An Historical chronology of Tbc«, Springfield, 55.

⌂ 253 Die Hierachie des Krankenhauses gleicht einer Eistüte. »Man muß sich seinen Weg nach oben lecken. Durch den ständigen Gebrauch der Zunge für den nächsthöheren Arsch sind die Wenigen auf dem Weg zum Gipfel nur noch Zunge.«

1 ⌂ 531, 250, 251   Bürger, die in einem Gebiet mit vielen Ärzten und reichlich Krankenhäusern wohnen, verwandeln sich rascher in Patienten, werden häufiger operiert, nehmen mehr nebenwirkungsreiche Medikamente und sterben, gemessen am statistischen Durchschnitt, früher. (HALTER, H., Nachforschungen zur Ärztewirksamkeit, Medical Tribune, 25.6.1990)

2 ⌂ 263 Wiener Klin. Wschr. 77.65, 732 f. Bd. 1/1977

3 ⌂ 531, 214, 250 **Je weniger Ärzte, desto weniger Tote** RUESCH, H., »Die Fälscher der Wissenschaft«, Ed. Hirthammer: 1973 erreicht während eines einmonatigen Streiks der israelischen Krankenhäuser die Sterblichkeitsrate der Bevölkerung ihren Tiefpunkt. Das gleiche geschah 1976 in Bogota, Kolumbien. Durch einen Streik der Ärzte ging die Mortalität um 35% zurück. Das Phänomen wiederholte sich 1978 in England und 1981 in Belgien.
Je weniger Kinderärzte, desto weniger tote Kinder (The Lancet 2/1978/78) (→LV 2024)
Eine Studie englischer Ärzte wies nach, daß die Kindersterblichkeit um so niedriger ist, je weniger Kinderärzte zur Betreuung der Kinder zur Verfügung standen. Dies traf nicht nur für ein Land zu, sondern für alle 18 Länder, die der Untersuchung zugrunde lagen. Eine seltene Ausnahme, daß die angesehene medizinische Fachzeitschrift das in ihre Spalten aufnahm. Mit der sich wundernden Überschrift: »The anomaly that wouldn't go away«. Du, mein Leser, wunderst Dich nicht darüber, Du weißt warum. Ja, wenn man das doch weiß, wieso lassen die Behörden so viele Ärzte aus? Und wieso sucht man sie noch auf?

4 ⌂ 251 DER SPIEGEL, »Krank durchs Krankenhaus«, vom 30.5.1988

5 ⌂ **Gen-Versuche mit Kindern - das sind unsere »lieben« Kinderärzte - Ehrgeizige Ärztin:**   20 Kinder. Sie waren gesund, und sie lachten. Eine Klinik-Oberärztin in Hannover hat ihnen künstliche Wachstumshormone (verursachen schwerste Nebenschäden) in die Blutbahn gespritzt - tagtäglich, viele Jahre lang. Eine Mutter fragt: »Warum hat sie das meinem Kind angetan?« (BILD, 1.3.1993) (→LV 2024)

6 ⌂ 251   Daß die Menschen immer schon durch Ärzte mehr geschädigt als gesundgemacht wurden:
ACKERKNECHT, E. H., »Zur Geschichte der iatrogenen Krankheiten«, Gesnerus, 27/70, 56.
ACKERKNECHT, E. H., »Zur Geschichte der iatrogenen Krankheiten des Nervensystems«, Therapeutische Umschau 27/70, 345.

7 ⌂ 183, 349   Nicht nur an Krebs stirbst Du eher, auch an der ärztlichen Behandlung gegen Kreislaufleiden: Die über lange Jahre vorherrschende Behandlung mit Lipidsenkern (Clofibrinsäurederivate z.B. Fenofibrat, Sitosterin) endete in einem Fehlschluß. Die Gesamtmortalität hingegen blieb auch nach zehn bis 15 Jahren etwa auf gleicher Höhe. In der finnischen Langzeitstudie, Strandberg 1991, stiegen zehn Jahre nach Absetzen der Lipidsenker die Infarktmorbidität und -letalität (Anfälligkeit und Tod) im Vergleich zur unbehandelten Gruppe sogar deutlich an. (Interview mit Prof. Lichtlen in Ärztliche Praxis 94/24.11.1992/25)

8 ⌂ 344 **Behandlung des Herzinfarkts war und ist völlig falsch**
»Jahrzehntelang haben wir Patienten nach einem Herzinfarkt mit Antiarrhythmika der Klasse 1 gefüttert. Spätestens seit die CAST-Studie eine erhöhte Mortalität in der Verumgruppe ergeben hat, stehen wir vor einem Scherbenhaufen.« (Medical Tribune 15.10.1991)

Es zeigte sich, daß mit Streptokinase behandelte Herzinfarktpatienten gegenüber Placebo-Patienten keinen Vorteil hinsichtlich des Heilungsverlaufs hatten. Im Gegenteil: Wurde mit der Streptokinase-Behandlung erst 4 Stunden nach dem Herzinfarkt begonnen, so stieg die 3-Monats-Sterblichkeit gegenüber den unbehandelten Patienten sogar an. (JAMA 1996/276/969 & Medizin kontrovers 1/1997/3)

9 ⌂ 323 DER SPIEGEL, Nr. 33/1987, über den Tod der Spitzensportlerin Dressler:
»Wir haben uns blind auf die Ärzte verlassen.«
Nur Unverhältnismäßigkeit der Mittel und maßlose Selbstüberschätzung der Ärzte konnten zu derart ausufernden therapeutischen Rundumschlägen verleiten. Die Spritzwut wird nur noch übertroffen von pharmakologischer und immunologischer Inkompetenz.

0 ⌂ **Kein toller Fortschritt / Infarkte so tödlich wie vor 10 Jahren**
Der Herzinfarkt ist eine überaus tödliche Erkrankung, 50% der Betroffenen überleben die Akutphase nicht. Dabei macht es keinen Unterschied, ob man den Infarkt in Peking, Augsburg oder Minneapolis erleidet - die Letalität ist überall ähnlich hoch. Und sie hat sich in den vergangenen zehn Jahren auch um keinen Deut geändert! Nachdenkenswerte Ergebnisse des WHO-MONICA-Projekts, der weltweit größten Datensammlung zum Thema koronare Herzkrankheit. (...) »Die Daten zeigen, daß die Möglichkeiten, die Infarktletalität durch eine verbesserte Klinikbehandlung zu reduzieren, begrenzt sind«, konstatierte Prof. Keil. »Ein Drittel der Betroffenen stirbt zu Hause oder auf dem Weg zum Krankenhaus. Die sieht der Kliniker nicht. Und die, das Krankenhaus erreichen, ist offenbar keine große Modulation des natürlichen Verlaufs durch die Akutbehandlung mehr möglich!« Die Hoffnung, Menschen vor dem Tode zu retten, wenn sie denn den ersten oder zweiten Infarkt bekommen, ist jedenfalls mit epidemiologischen Daten nicht zu untermauern. (Medical Tribune 9/28.2.1997/26)

Wieso haben sich die Menschen von den Ärzten nur so verdummen lassen können, daß sie der Schulmedizin ein verlängertes Alter verdanken?

»Der Sozialneid ist bei keiner Gruppe so ausgeprägt wie bei den Ärzten.«
Rechtsanwalt Herbert Wartensleben auf der Medica in Düsseldorf (Ärztliche Praxis 17/28.2.1995/5)

2 ⌂ 104 **Die Schulmedizin ist es, die krank macht:**
ISRAEL, L., »La Maladie iatrogène«, Documenta Sandoz, o.J.

3 a) ⌂ 364 **Was wohlwollende Kollegen bei mir alles falsch machten.**
Fehlbehandlung auf der Intensivstation (Dr. W. S. über seine Kollegen in: Ärztliche Praxis 78/29.9.1992/21)

Notgedrungen hatte ich Gelegenheit, das »maschinenbegleitete« Sterben von Patienten auf einer Intensivstation mitzuerleben. Und was ich dachte, war: Dies wünsche ich meinem schlimmsten Feind nicht. (DER SPIEGEL 50/1992)

Laß Deinen dem Tod geweihten Angehörigen nur nicht an den Tropf mit Nährlösung anschließen! Dadurch stirbt er nur noch schwerer und schmerzvoller!

Nach der Erfahrung von Frau Dr. Printz sterben Kranke durch Dehydratation (Flüssigkeitsverminderung am Tropf) einen angenehmen, friedvollen Tod, der drei bis zehn Tage nach der letzten Flüssigkeitszufuhr eintritt. »Normal« versorgte Patienten dagegen würden zwar länger überleben, doch sei die Endphase schwerer und schmerzvoller. (Medical Tribune 42/16.10.1992/36) Du erkennst: Den lieben Gott laß nur walten (und seine von ihm geschaffenen natürlichen Lösungen für das Leben).

2073 b) Postmortale Erektion und Sarggeburt
Postmortale Phänomene sind meist fäulnisbedingt. Sie führen manchmal zu Fehlinterpretationen durch Laien, die dann in der Presse hochgespielt werden. Hier einige Beispiele für solche Phänomene: ● Totenschweiß: Kondenswasser auf der abgekühlten Leiche wird oft als Schweißentwicklung mißinterpretiert. ● Bartwuchs: In Wirklichkeit läßt die Eintrocknung der Haut die Haare nur stärker hervortreten. ● Totenlaute: Faulgase bewirken das Höhertreten des Zwerchfells, das dann zum Entweichen von Luft durch die Stimmritze führt und Töne verursacht. ● Lageveränderungen: Das Eintreten und Lösen der Leichenstarre kann zu Lageveränderungen führen, die als Bewegungen der Leiche fehlgedeutet werden. Auch Fäulnisprozesse können solche Lageveränderungen hervorrufen. ● Blutaustritt aus Nase und Mund: In Wirklichkeit handelt es sich um Fäulnisflüssigkeit, die aus den Körperöffnungen austritt. ● Frische Haut und neue Nägel: Ablösung der Oberhaut infolge der Fäulnis, so daß die rosig und feucht wirkende Lederhaut und die Nagelbetten freiliegen. ● Die Aufrichtung des männlichen Gliedes: Fäulnisgas sammelt sich im Gewebe der äußeren Geschlechtsorgane und führt so zu einer Pseudoerektion. ● Sarggeburt: Starker Fäulnisgasdruck im Bauchraum treibt den toten Fetus heraus, ähnliche Prozesse können auch einen Kotabgang bei der Leiche bewirken. (Medical Tribune 9/1.3.1996/31)

2074 a) 647 Laß Dich nicht punktieren! Denn der Arzt braucht Glück, damit nichts passiert
Die Kniegelenkpunktion ist einer der gefährlichsten Eingriffe in der Praxis. Denn das Damoklesschwert einer potentiellen Infektion droht ständig. Auch wenn alle Bedingungen der Asepsis peinlich gewahrt werden, kann sich das Knie infizieren und sogar versteifen. (...) Es kann sowohl diagnostisch als auch therapeutisch wichtig sein, ein Kniegelenk zu punktieren. Denn manch ein dick geschwollenes Knie ist vorher nicht zu untersuchen, da es für den Patienten einfach zu schmerzhaft wäre.

Doch bevor es an die Punktion geht, muß die Hürde der Aufklärung genommen werden. »Wenn ein Patient gleich zu Anfang unterschreiben soll, daß sein Knie nach einer Infektion eventuell steif werden kann, läßt er sich erst gar nicht punktieren«, wußte Dr. Lein zu berichten. Er zieht deshalb eine Helferin und einen Angehörigen als Zeugen hinzu und klärt mündlich auf: »Sie sehen, daß wir hohe Anforderungen an die Sterilität haben, und das wir alles tun, um die Gefahr einer Infektion im Kniegelenk zu vermeiden«, erklärt der Kollege seinen Patienten. Daß es keine 100%ige Garantie gibt, sehen die Patienten ein, ohne übermäßig verunsichert zu sein. Ein Fußballspieler, der am Wochenende mit einem dicken Knie in die Sprechstunde kam und bei dem eine eindeutige antero-mediale Instabilität diagnostiziert werden konnte, wurde unverzüglich zur Arthroskopie ins Krankenhaus geschickt. Und gerade bei diesem Patienten entwickelte sich ein Payrthros (eitrige Gelenkentzündung) und er lag mit einer Spül-Saugdrainage Monate lang in der Klinik. »Hätte ich da reingestochen«, sinnierte der Niedergelassene, »dann hätten die Kliniker gesagt: Das war der Hausarzt, warum muß er da reinstechen!« Ein bißchen Glück muß der Mensch eben haben. (Medical Tribune Kongreßbericht 14.7.1994)

Merke: Wenn der Körper Zustände schafft, die eine Untersuchung nicht zulassen, so darf durch eine künstliche Maßnahme kein Zustand geschaffen werden, der sie dem Arzt ermöglicht. Selbst wenn der Arzt Dir in höchsten Tönen scheinheiliger Besorgnis die Gefahren klarzumachen sucht - wie es bei mir der Fall war - die bei Unterlassen eines sofortigen Eingriffs möglich wären. Denke immer wieder daran:
Die Betrachtungsweise der Menschen richtet sich nach der Frage aus: Was nützt **mir** das?

2074 b) Punktiertes Knie entzündete sich
Die betroffene Patientin verdrehte sich ihr Knie und suchte daraufhin eine Fachärztin für Chirurgie auf. Diese teilte ihr mit, daß eine diagnostische Punktion nötig sei. Sie desinfizierte das Knie und zog bereits die Spritze auf, als die Patientin den Eingriff ablehnte. Die Chirurgin erklärte daraufhin, daß sie ihre Ablehnung schriftlich niederlegen und die Folgen ihrer Weigerung selbst tragen müsse; die Sprechstundenhilfe wiederum versicherte, daß in dieser Praxis bei einer solchen Punktion noch nie etwas passiert war. Und so willigte die Patientin schließlich doch ein - ohne Risikoaufklärung wohlgemerkt. Innerhalb von 3 Tagen fanden 2 Punktionen statt, das Unglück folgte auf dem Fuß: Infektion, Behandlung in mehreren Kliniken und schließlich die Einsteifung des Kniegelenks. Die Klage der Patientin auf Schmerzensgeld und Schadenersatz wurde in zwei Instanzen zurückgewiesen, das Urteil dann aber vom BGH aufgehoben. (Medical Tribune 14/7.4.1995/10)

2075 284ff Bluttransfusionen schaden nur. Die Zeugen Jehovas tun gut daran, sie nicht zuzulassen! An der Bluttransfusions-Manie hat sich nichts geändert. Weit mehr als die Hälfte der Übertragungen sind überflüssig, nützen nichts, schaden oft. Trotzdem wird es gemacht. Die Infektionshäufigkeit in den Krankenhäusern ist erschreckend, vor allem auch in den Operationsabteilungen. Es gäbe einfache, wenig kostspielige und sehr wirksame Möglichkeiten, wie ich in meinem Buch SPRECHSTUNDE geschildert habe. Wen interessiert es! Wie verrückt spritzt man weiter Cortisone in höchster Dosierung, ebenso Breitbandantibiotika und viele andere hochgiftige Medikamente. Obwohl man sehen könnte, daß dies häufig den Kranken noch kranker machen. Man blendet die Patienten und sich selbst mit Scheinerfolgen, vorgetäuscht durch Symptom-Unterdrückung - ein Nachteil für das Heilbestreben des Organismus. (S.63)
(HACKETHAL, J., Operation - ja oder nein? Bastei/Lübbe)

2077 Das Budget ist noch das kleinste Übel, wären wir Ärzte in der Lage, eine rationale und rationelle Pharmakotherapie durchzuführen. Aber in der Tat, wir haben es nicht gelernt. Es ist unfaßbar, welcher Raum der Pharmakotherapie im Studium eingeräumt wird. (...) Noch gilt bedauerlicherweise der Satz: »Das gefährlichste Instrument in der Hand des Arztes ist der Rezeptblock, danach kommen gleich die überflüssigen Operationen.« Hans-F.. Ahrens, Facharzt für Allgemeinmedizin und Pharmakotherapieberater der KV Hessen, Bahnhofstr.67a, 35390 Giessen (Ärztliche Praxis 46/9.6.1995)

> Für alle Verneiner der Schulmedizin müssen hohe Gefängnisstrafen vorgesehen werden.
> Forderung auf dem WÄV (Welt-Ärzte-Verband) 1995 (Fit fürs Leben Nr.4/1996)

2090 Allopathie - Triumph der Schadensbehandlung durch Vertuschen

4 📖 **338 Seit 2000 Jahren stets »Fortschritte in der Medizin«, die nichts ändern:** Medical Tribune Kongreßbericht: Trotz aller Fortschritte in der Behandlung der KHK hat der Herzinfarkt nichts von seiner tödlichen Wirkung verloren: Nach wie vor stirbt jeder 2. In-

> Das Gesagte hier kommt Dir auch dann zugute, wenn Du ein Arztgänger bleibst:
> Je mehr Zunder die hier von mir kriegen, desto weniger werden sie Dich zukünftig vergiften!

farktpatient in den ersten 4 Wochen nach dem Ereignis. Auch in Deutschland! Das ist eines der ernüchternden Ergebnisse des MONICA-Projekts, der weltweit größten Untersuchung zur Epidemiologie der koronaren Herzkrankheit. (Ärzte Zeitung 46/18.11.1994/24)

5 📖 **85 Alle paar Jahre wird festgestellt, daß die vorhergegangene Behandlung völlig verkehrt war:** Die Empfehlungen zur Therapie von Patienten mit chronischer Herzinsuffizienz sind auf den Kopf gestellt worden. Das ursprüngliche Therapie-Stufenschema ist völlig out.(...) (Ärzte Zeitung 88/16.5.1994/15)

6 📖 **55, 104 An ihren Worten sollst Du sie erkennen: die Schulmedizin**

> **Schuppenflechte: unheilbar - aber gut behandelbar.**
> Solange die Frage nach den Auslösern der Schuppenflechte nicht beantwortet ist, bleibt diese vermutlich unheilbar. Allerdings, so Professor Dr. Niels Sönnichsen von der Klinik für Dermatologie und Allergie, Borkum, »waren die therapeutischen Möglichkeiten nie so gut wie heute.« (Ärzte Zeitung 86/11.5.1994/16)

Eindeutiger und klarer kann Dir kaum noch Unlogik, Unvernunft und Widersinn der Allopathie, also des schulmedizinischen Wirkens, von offizieller Seite offenbart werden. Laß es Dir mal auf der Zunge zergehen, dieses »unheilbar - aber gut behandelbar«. Hippokrates würde sich einen Fels hinabgestürzt haben, hätte er solches vernommen! Und wir? Und die Medizinjournalisten? Alle nehme den Wahnsinn wie selbstverständlich hin. Wo sich Unehrlichkeit, Anspruchsdenken und Profitgier des heutigen ärztlichen Denkens so frappant wie unverschämt selbst outet: Es nützt Euch nichts - aber immer viel einschmieren und Chemie schlucken, Ihr Psoriatiker. Es nutzt schließlich uns. Uns Ärzten, damit es uns wohlergehen und wir an Euch verdienen können, dummes Volk!

Ob schwere Leiden (Krebs) oder leichte, wie die Psoriasis: Wieso behandeln die Ärzte, wenn sie die Ursache nicht kennen. Du als Urmethodiker kennst sie, Du mußt Dich nicht mit dem »derzeitigen Stand des medizinischen Wissens« (Kortisonsalben!) abfinden und als Psoriatiker resignieren, wobei hier unter besonders viele Frauen unter starkem Leidensdruck stehen: Deine falsche Ernährung hat in Dir Toxine gebildet. Dein Immunsystem sucht sich nun durch vermehrte Zellwucherungen zu wehren. Das ist die Ursache. Daß es die richtige ist, beweist das Verschwinden der Flechte durch die UrzeitTherapie.

7 a) 📖 **645 Rheumatoide Arthritis / Mit Zucker gegen die Zerstörung erkrankter Gelenke**
Drei Substanzen, welche die Autoimmun-Prozesse bei rheumatoider Arthritis in einer frühen Phase unterbrechen und damit die Zerstörung der Gelenke aufhalten, hat ein australischer Forscher entwickelt. Diese Verbindungen, alle von einfachen Kohlenhydraten abgeleitet, können die Wanderung von Leukozyten durch die Basalmembran der Blutgefäße zu der Synovialhaut verhindern. Das erste Molekül hat Dr. Christopher Parish von der Australian National University in Canberra ausgehend von Mannose synthetisiert, einem einfachen Zucker wie Glukose (New Scientist 1899, 1993, 19). Dieses Molekül hemmt die Bindung des Schlüsselenzyms Hepararanase an die weißen Blutkörperchen. (Ärzte Zeitung 214/3.12.1993/12)

Entsinnst Du Dich noch meiner Ausführung in der Medizingeschichte, daß Zucker zuerst als Heilmittel in Europa benutzt wurde? Nun wird er wieder als ein solches angewandt. Sagte ich Dir nicht: Aller Wahnsinn in der Medizin kommt wieder. Nichts ist zu blöde, dumm und verrückt genug, es nicht die Kranken glauben zu machen. Dir wird klar:

- Das Veröffentlichen in einer seriösen Zeitung,
- das Anführen einer großen Universität und
- das Verpacken in eine fachwortgespickte Sprache macht, daß

> Where is the Life we have lost in living?
> Where is the wisdom we have lost in knowledge?
> Where is the knowledge we have lost in information?
> (T.S.Eliot)

man den Menschen von heute selbst das Genußmittel Zucker als Heilmittel wieder verkaufen kann. Das wirkt heute so wie früher, als nur lateinisch unter den Professoren gesprochen wurde. So soll das Volk verdummt und der Staat mit seinen tumben Beamten beeindruckt werden: Gelehrte Leute müsen ja Recht haben - schließlich haben sie ihr Fach ja studiert.

7 b) Die Verdauungs-Leukozytose Auszug aus einem älteren, aber noch nicht überholten Forschungsbericht
Dabei blieb es bis zur Entdeckung P. Kouchakoffs (Lausanne), nachdem schon Roessle am Pathologen-Kongreß 1923 die Auffassung geäußert hatte, es könne sich nur um einen Vorgang handeln, der mit Krankhaftigkeit zu tun habe und gegen etwas Fremdes in der Nahrung gerichtet sei, das aber erst ermittelt werden müsse. Merkwürdig war jedenfalls, daß dabei Leukozyten nicht nur ins Blut, sondern sogar ins Innere des Darmes auswandern. Kouchakoff konnte nun feststellen, daß die »Verdauungsleukozytose« ausblieb, wenn die Nahrungsaufnahme aus pflanzlicher Rohkost bestand oder doch von solcher eingeleitet wurde. Führte er aber die gleiche Nahrung erhitzt zu, so kam es unfehlbar zur Verdauungsleukozytose. Nimmt man z.B. zum Frühstück eine Tasse gezuckerten Milchkaffees mit Brot und Zucker zu sich, so steigt die Leukozytenzahl im Blut, so stellte er fest, innert einer Stunde von normal 7-8.000 auf 13.000 cmm und fällt danach in etwa einer Stunde wieder auf die Norm zurück. Dabei veränderte sich überdies die Zusammensetzung der weißen Blutkörperchen nach Art eines krankhaften Vorganges, indem der Lymphozyten- gegenüber dem Leukozyten-Anteil von normal 25 auf 40% ansteigt (die Leukozytenreserve oder »-kaserne« ist im Knochenmark, die der Lymphozyten in den Lymphknoten). Läßt man dem Organismus bis zur nächsten Nahrungsaufnahme Zeit, so kehrt der Blutzustand zur Norm zurück, folgt aber Nahrungsaufnahme in kürzeren Abständen, und handelt es sich auch nur um eine Tasse Milchkaffee oder eine Süßigkeit, so addiert sich der Vorgang und kann unter Umständen nur während der Nachtruhe ganz abklingen. Ob ein Apfel roh oder gekocht genossen wird, drückt sich danach in einem solchen Schub aus; je stärker die Erhitzung, desto stärker die

Verdauungsleukozytose oder krankhafte Verschiebung im Blutbild, so z.B. bei Erhitzung im Autoklaven, wie Kouchakoff sie vornahm. Fabrizierte und vergorene Nahrungs- und Genußmittel wie Wein, Fabrikzucker oder Essig erzeugen nach seinen Untersuchungen ebenfalls Leukozytose und krankhafte Verschiebung des Blutbildes, besonders heftig verdorbener Schinken, bei welchem es sechs Stunden statt einer braucht, bis die Blutbildverschiebung zur Norm zurückkehrt. Die Leukozytose-Reaktion beginnt ganz kurz nachdem die Magenwand mit der Nahrung in Berührung kommt. Man kann sie nach 3-5 Min. nachweisen. Das heißt, das es sich um eine Nervenreaktion handeln muß. Die Frage ist, wodurch diese Reaktion ausgelöst wird. Dieser Frage gingen Tropp und Chalaupka mt eingehenden Untersuchungen von Speichel, Magensaft und Zwölffingerdarm auf den Gehalt an sauerstoffzehrenden Fermenten (Katalase, Peroxydase u.a.) nach, von denen hohe bis sehr hohe Werte besonders in frischen Gemüsen und Früchten enthalten sind. Bisher hatte man angenommen, daß diese Fermente im Darm von den Verdauungssäften zerstört werden. Es zeigte sich aber, daß 50 - 80% davon bis in den Dickdarm gelangen und als Sauerstoffzehrer wirksam bleiben. Ein sauerstofffreier, (anaerober) Darminhalt ist aber entscheidend für die Entstehung und Erhaltung einer gesunden Darmbakterienflora und damit für die Eindämmung krankmachender Bakterien und Viren. Dies zeigt, daß die Verdauungsleukozytose eine Abwehrreaktion des Organismus gegen Erkrankungen darstellt, die durch Entartung der Darmflora in sauerstoffverarmten Darmtrakt entstehen können und die in unserer Bevölkerung außerordentlich stark verbreitet ist. Es zeigt sich auch, daß die verhütende Nervenreaktion durch das rechtzeitige Eintreffen solcher Fermente, woran die Frischkost besonders reich ist, bewirkt wird. Das bedeutet allerdings, daß zur Verhütung (und damit zur Stoffwechselökonomie und Abwehrstärkung) nicht nur ein »bißchen« Rohkost zu Beginn der Mahlzeit ausreicht, sondern daß dazu eine kräftige Portion nötig ist. (»Nouvelles lois de L'alimentation humaine basées sur la leucocytose digestive.« Memoires de la Societé Vaudoise des Sciences naturelles. 5, p. 21 (21.8.1927).

2098 📖 309, 116 Erlaubst Du nur, daß ich Dich an die Gedanken eines K. R. Popper erinnere? Demzufolge Widerlegungen von Hypothesen - und um nichts anderes handelt es sich bei der Schulmedizin und Homöopathie - genau so wertvoll sind wie die Theorien selbst ... (→Lv9032, 9693)

2100 📖 522 Wachstumshormon kann Epiphysen (Knochengewebeablösung mit Knochenverschiebungen) lösen: Ein Orthopäde berichtet dem NETZWERK über ein 12jähriges Mädchen, das nach mehrmonatiger Therapie mit Wachstumshormon (Somatropin [SAIZEN u.a.]) über Schmerzen im Bereich der linken Hüfte klagt. Zwei Monate später nehmen die Schmerzen akut zu. In der Klinik diagnostiziert man eine Epiphysenlösung (Gelenkende) des linken Femurkopfes, die operativ versorgt wird. (arznei-telegramm 8/1993) (→ LV 2065)

2101 📖 246 **Den Ärzten fehlt die Qualifikation**
»Das Treffen hat aber auch deutlich gemacht, daß es bei den Methoden, mit denen der Krebs behandelt wird, unter den Fachleuten Differenzen gibt. So klagte der Direktor der onkologischen Abteilung im Hamburger Universitätskrankenhaus, Prof. Dieter Hossfeld, die Chemotherapie werde zu häufig und oft falsch eingesetzt. Vielen Ärzten fehle die Qualifikation für diese Art der Therapie.« Krebskongreß 1990
Streit um Methoden Umstritten sind auch die Behandlungsmethoden beim Brustkrebs. »Ohne eine Totalamputation ist oft keine sorgfältige Brustkrebsbehandlung möglich«, meinte der Engländer Ian Burn...« (KStA vom 23.8.1990)
Die Ansichten der Schulmediziner wechseln nicht nur so schnell wie die Fliegen einen Sitzplatz, o nein. Jeder von ihnen besitzt auch noch über die gleiche Krankheit eine andere Meinung als sein Kollege.

2102 a) 📖 628ff **Prof. Eberhard Standl über Typ-I-Diabetiker: Mehr als die Hälfte wird falsch behandelt** (Original-Schlagzeile)
.... ist immer noch völlig unbekannt, was den Organismus dazu bringt, Antikörper gegen ein zentrales körpereigenes Hormon zu bilden. (Ärztliche Praxis 52/2.7.1991)
Hat sich daran in der Zwischenzeit etwas geändert?
Da haben viele Kliniken vom Top-Ultraschallgerät bis zum Magnetresonanztomographen alles dastehen, was gut und teuer ist und die Diagnostik erleichtern soll - und doch werden praktisch genauso viele Fehldiagnosen gestellt wie vor 30 Jahren. (MT 50/13.12.1996/11 (Medizin 75/1996/29-40 Nr.1)
Man kann sich nur verzweifelt bei diesen Eingeständnissen ärztlicher Unfähigkeit und Unwissenheit fragen, wie dumm die Menschheit sein muß, wenn sie das nicht erkennen kann. Besser wohl gesagt nicht erkennen will.

2102 b) Du gehst wegen Diabetes zum Arzt? Auf Empörung und heftigen Widerspruch ist die Kritik des rheinland-pfälzischen Diabetiker-Bundes gestoßen, die Hausärzte hätten in bezug auf Diabetes nur einen »minimalen Wissensstand« und bei der Einstellung und Führung von Diabetikern herrschten zum Teil von den Ärzten »katastrophale Zustände«. (Ärzte Zeitung 45/11.3.1995)

2102 c) Ärztliche Falschbehandlung - prüf das mal nach, Diabetiker:
Erschreckend war auch, daß ein Drittel der bis zu 90 bis 95 Prozent Übergewichtigen mit Insulin in Kombination mit einem insulinotropen Sulfonylharnstoff behandelt würden. Damit aber werde eine schon bestehende Hyperinsulinämie weiter verstärkt und eine Gewichtszunahme in Kauf genommen. (Ärzte Zeitung 205/31.10.1995/93)
Beim Typ-II-Diabetes wird derzeitige Therapie als katastrophal bewertet (MWI Med.-Wiss. Informationsdienste 13/24.1.1996/12)

2103 📖 246 »**Viele Chirurgen sind einfach nicht lernfähig**« (Original Schlagzeile)
Für einen Patienten mit Kolonkrebs hängt das Überleben nicht unwesentlich davon ab, welchem Chirurgen er sich anvertraut! Falls lediglich der Tumor herausgeschnitten wird - »weil das bedeutend bequemer ist« -, der Kranke aber bereits positive Lymphknoten hat, dann stehen die Chancen schlecht. »Daß dies in unseren Landen immer noch geschieht, zeigen die Rezidive...« (Medical Tribune 10/2.10.1992/27)
Traust Du Dir zu, daß Du unter 318.000 Medizinern für Dich den herausfindest, der lernfähig ist?

2104 📖 251 **Verheerendes Urteil über Hausärzte** (Original-Schlagzeile)
Versorgung chronisch Herzkranker Note »ungenügend« für Hausärzte. (Ärztliche Praxis 17/27.2.1993/1 + 6)

2105 📖 251 **Traurig, aber wahr. Je älter der Arzt, desto geringer sein Wissen.** (Medical Tribune, 27.4.1992)

2106 📖 344 Kardiogener *Notfall* Nach Erfahrung von Experten sind viele Ärzte darauf schlecht vorbereitet
Kreislauf-Stillstand: »**90% dessen, was dann gemacht wird, ist falsch**« (Ärzte Zeitung, 6.2.1992/14, Fettdruck: Verfasser)
📖 334 **Nicht mal die richtige Dosis wissen sie im Notfall zu verabreichen! Gnade Gott, Du hast einen solchen! Noch schlimmer, wenn Du in der Nacht in die Hände dieser Quacksalber fällst:**
Wenn Notfallmedikamente zum Einsatz kommen, ist in der Regel rasches Handeln angesagt. Da bleibt keine Zeit, die richtige Dosis erst mühsam zu errechnen. Die Autoren wollten wissen, wie Krankenhausärzte mit den Bezeichnungen 1:1000 auf Adrenalin-Ampullen oder Prozentzahlen auf Etiketten von Lokalanästhetika bzw. Natriumbikarbonat klarkommen. Sie ließen deshalb 150 Krankenhausärzte solche Anga-

ben unter Aufsicht in Milligramm oder Millimol umrechnen. **Das Ergebnis war erschreckend**: Ungefähr die Hälfte der Test-Teilnehmer war nicht in der Lage, eine Prozent- oder Verdünnungsangabe umzurechnen. Nur ein Drittel der Ärzte wußte, wieviel mmol Natriumbikarbonat in 100 ml einer 8,4%igen Lösung enthalten sind. Den Wirkstoffgehalt von 4 ml Noradrenalin einer 1:1000-Lösung konnte gerade die Hälfte in mg umrechnen und magere 45 % beantworteten die Frage nach dem mg-Gehalt von 10 ml 1%igem Lidocain richtig. Lediglich 19 der 150 Ärzte lösten alle 5 Aufgaben korrekt. (Medical Tribune 41/13.10.1995/5)

7 ▢ 237, 419 Jahrelang falsche Therapie »Die Ärzte des Zentrums für Kinderheilkunde der medizinischen Hochschule Hannover bemängelten den unzureichenden Kenntnisstand der Ärzte über Rheuma im Kindesalter bzw. das entsprechend mangelhafte ärztliche Kompetenzbewußtsein. In Hannover schlug sich der Mangel in einer erschreckenden Zahl nieder: Bei zwei Drittel der 123 überwiesenen Kinder war eine fertige Diagnose mitgeliefert worden. Sie traf lediglich bei 24 Kindern zu, d.h. Kinder sind vor Fehldiagnosen und damit verbundenen jahrelangen falschen Therapien mit nicht wieder gut zu machenden Schäden *nicht* geschützt.« (Rheuma-Informationsdienst der Deutschen Rheuma-Liga Bundesverband e.V., Rheinallee 369, 53173 Bonn 2, Ausgabe Nr. 2/1990) (→LV 2107)
Diese Organisation kriegt dank guter Lobby ein Heidengeld und denkt nicht daran, die wahren Ursachen von Rheuma so eindeutig klarzumachen, daß sie von Fleisch und Brot lassen. Du weißt warum!

8 a) ▢ 314 **Was leisten Heilpraktiker?** Besonders bizarre Ergebnisse gab es, als zwei Gesundheitsexperten jüngst für den *stern* vierzehn Naturheilkundler aufsuchten. Von Ärzten als völlig gesund eingestuft, wurden ihnen nach alternativen Verfahren alle möglichen Krankheiten angedichtet. Ein Irisdiagnostiker stellte nach einem tiefen Blick in die Augen eine latente Bauchspeicheldrüsen-Entzündung fest, ein anderer schloß nach dem gleichen Verfahren auf eine Überforderung der linken Niere. Eine Heilpraktikerin, die auf die sogenannte Thermodiagnostik schwört, empfahl ein Präparat aus dem Kot der Patientin. Kosten: 310 Mark. Sollen die privaten Krankenkassen dafür bezahlen, wenn ein Quacksalber aus Scheiße Geld machen will? (DIE ZEIT, 17.1.1992)

8 b) **VdAK regt Lehrstuhl für Alternativ-Medizin an / Naturheilkunde bald an der Uni?**
Die Ersatzkassenverbände im Saarland wollen sich der Alternativ-Medizin öffnen: Während einer Erprobungsregelung sollen Kriterien für die Leistungsgewährung bei unkonventionellen Heilmethoden entwickelt werden. Die Landesvertretung von VdAK und AEV betonte, die Qualität und Wirksamkeit der Therapieformen müsse dem allgemein anerkannten Stand der medizinischen Erkenntnisse entsprechen. Deshalb werde die Einrichtung eines Lehrstuhls für Naturheilverfahren und wissenschaftliche Homöopathie an der Universitätsklinik des Saarlandes angeregt, um die wissenschaftliche **Erforschung der Methoden und die Ausbildung von Ärzten auf diesem Gebiet zu fördern**. Von Alternativen zur Schulmedizin erhoffen sich die Ersatzkassenverbände »eine sinnvolle Ergänzung zur konventionellen Heilbehandlung«, insbesondere wenn die angewandten Methoden weniger Nebenwirkungen mit sich brächten und so die Krankenbehandlung humaner gestalten könnten. (Ärzte Zeitung 173/14.9.1995/6 Fettdruck vom Verfasser)

> Arztsein ist kein Beruf, es ist eine Verschwörung von Arroganz und Wahnsinn gegen den gesunden Menschenverstand. (Der Verfasser)

9 ▢ 188, 701ff **Spezialist verwirft Art der Diabetes-Therapie**
Diabetes-Experte Prof. Mies: Relativ gut leben können jene 15 Prozent der Diabetiker, deren Bauchspeicheldrüse kein Insulin mehr produziert. Diese chronisch Kranken können medikamentös sehr gut eingestellt werden. Mehr Kopfzerbrechen machen die restlichen 85 Prozent der Diabetiker. Hierbei handelt es sich um Patienten, denen es nicht an Insulin mangelt. Rudolf Mies: »Sie haben einen erhöhten Insulin-Blutzuckerspiegel.« Das Insulin sei jedoch nicht in der Lage, den Zucker in die Muskel-, Fett- und Leberzellen zu befördern. Das Ergebnis: Spätestens zehn Jahren nach Ausbruch der Zuckerkrankheit müsse der Patient mit Gefäßkomplikationen wie Durchblutungsstörungen des Herzens, des Gehirns, der Nieren, der Augen und Beine rechnen. Warum das so ist? »Wir tappen da noch im Dunkeln«. Kritisch stellt Mies allerdings auch fest, daß viele Ärzte nicht immer richtig therapieren. Mies: »Da registrieren sie hohen Blutzucker und verabreichen insulinstimulierende Tabletten. Und das, obwohl der Patient bereits zu viel Insulin hat.« (Kölner Stadt-Anzeiger 2.4.1993/18)

> Besser als jedes akademische Studium: Learning by doing.

0 ▢ 242 **Nierensteine, Blasensteine**
Der Rat vom Arzt: 'Sie müssen bei Nierenleiden viel trinken', bedeutet nichts anderes, als das in allen Getränken vorhandene kalkhaltige Leitungswasser in Deinen Körper zu bringen - Dich also noch mehr zu verkalken und evtl. in Deiner Niere noch weitere Konkremente zur Steinbildung bzw. Zusetzung der noch freien Nieren-Kanälchen einzubringen. Merke auch: Alle Orangensäfte sind als Konzentrate hergestellt und werden später mit Leitungswasser wieder flüssig gemacht.

1 ▢ 251 Gut 100 amerikanische Assistenzärzte gestanden in der anonymen Fragebogenaktion ihre peinlichsten Fehler, unangenehmsten Mißgeschicke und krassesten Fehlentscheidungen.
Wo wurden die häufigsten Fehler gemacht? Zu exakt einem Drittel bei Diagnosen, zu knapp einem weiteren Drittel bei Medikamentenverordnungen, in 5% bei der Informationsweitergabe und in 11% bei ärztlichen Eingriffen und diagnostischen Prozeduren. 90% der genannten »kleinen Katastrophen« hatten recht üble Konsequenzen für die betroffenen Patienten, zumal selbige gar in 31% der Mißgeschicke ein tödliches Schicksal ereilte«. (Medical Tribune vom 13.9.1991)

2 ▢ 354 **Vor dem Parkinson-Syndrom stehen die Ärzte völlig hilflos.** (Original-Schlagzeile)
Den schlechten Schlaf eines Patienten, seine miesen Stimmungen, seine sich steigernden Ängste deuten sie als Depression und behandeln sie dann **kunstwidrig** mit Antidepressiva. Die weiter dabei auftretenden Schulter- und Rückenschmerzen werden oft mit einer Bandscheibenoperation wegzuschaffen gesucht. Für die Verstopfung gibt es wieder andere Medikamente. (Ärzte Zeitung/Dokument Morbus Parkinson, 1991)

3 ▢ 231, 351 **Schilddrüsentherapie** Ist die Schilddrüsentherapie wirklich so schwierig, daß selbst Internisten mitunter die Behandlung scheuen und einige Labormediziner neben dem Befund auch gleich einen Therapievorschlag mitliefern müssen? Mitnichten! Natürlich können Fehlentscheidungen passieren. Und wie überall, gibt es auch bei der Strumabehandlung einige typische Fehler. Welche das sind, verriet Professor Dr. Johannes Köbberling, Medizinische Klinik, Ferdinand-Sauerbruch-Klinikum Elberfeld, auf dem 45. Fortbildungskongreß »Häufige Therapiefehler in der Inneren Medizin«. (Medical Tribune, 10.1.1992)

4 ▢ 266 Pharmakologie-Professor Helmut Kewitz, Berlin
»Vierzig Prozent aller Verordnungen sind falsch oder überflüssig.« (stern 48/1992)

989

2115   606 **Bluthochdruck** Von zehn Millionen Hypertonikern (Bluthochdruckkranke) in der Bundesrepublik Deutschland werden also bis etwa zwei Millionen fälschlicherweise als echte Hypertoniker eingestuft und unnötig, zum Teil mit Medikamenten, behandelt. (Ärzte Zeitung, 24.6.1992/15) (→LV 6616)

2116   238 **Rheumatische Kinder: voll dem Ärztepfusch ausgeliefert** (Original-Wortwiedergabe) Wenn Patienten auf Ärzte ohne spezielle Erfahrung stoßen, dann passiert es schon mal, daß ein rheumakrankes Kind anderthalb Jahre eingegipst mit 16 Aspirin täglich leben muß, bevor die richtige Therapie »entdeckt« wird.
(Dr. Horn auf dem Rheuma-Gesundheits-Kongreß 22.-24.8.91 in Bad Godesberg)

2117   645 **Asthma bronchiale: zunehmend tödlich** (Ärztl. Praxis 28/6.4.1993)
Trotz des wachsenden Kenntnisstandes und der verbesserten Therapiemöglichkeiten steigen die Prävalenz und die Mortalität (Todesrate) des Asthma bronchiale weiter an. (Ärzte Zeitung 151/28.8.1992)

2118   135ff **Brustverkleinerung: statt Pfunde abzunehmen operieren lassen?**
• 70% klagen über starke Narbenbeschwerden.
• Bei den meisten verschieben sich die Brustwarzen und werden empfindungslos, bei 20% werden sie völlig taub.
• Sexuelle Empfindungen stellen sich nicht mehr ein.
(Geburtshilfe und Frauenheilkunde, 42 /1992/ S.513-516)

2119   239 Rheuma, Polyarthritis Die Behandlung der **chronischen Polyarthritis** hat in den letzten Jahren keine großen Fortschritte gemacht. Remissionen (Besserungen) werden nur bei etwa 20% der Patienten erzielt. Sie halten meist nur wenige Monate an. (Münchener Medizinische Wochenschrift 136/1994/16) Wenn die Mediziner das schon selbst zugeben, warum willst Du dann noch deren Dreck schlucken oder in deren Wartezimmern hocken?

Hat sich am Pfusch in den letzten Jahren was geändert? Im Gegenteil →2056
• Wegen einer harmlosen Vorhautbeschneidung war ein 63jähriger Patient ins Allgemeine Krankenhaus Wien (2000 Betten) eingeliefert worden. Entmannt, ohne Hoden, wachte er am Freitag, dem 13., aus der Narkose wieder auf.
• Peter Suciu, 39, Maschinenschlosser aus Raubling bei Rosenheim, litt an einem Hirnschwamm ("Angiom") in der linken Hirnhälfte. Der behandelnde Chirug vom Klinikum Augsburg hängte das Röntgenbild seitenverkehrt auf und bohrte in die rechte Schädelseite.
• Bei einer Mandelentfernung wird die Zungenschlagader eines fünfjährigen Jungen verletzt. Das Kind verliert unbemerkt einen Liter Blut. Nach Alarm eines Zimmernachbarn erfolgte die Reanimation. Die zerebralen Störungen sind jedoch irreversibel (Versicherungaufwand: 1,45 Mill. Mark).
• Eine 26jährige Frau, Mutter von vier Kindern, die an chronischen Kopfschmerzen leidet, erhält eine Spritze in den Hals. Es kommt zum Kreislaufkollaps. Erst nach sechs Minuten gelingt die Intubation - Folge: Hirnschaden (Aufwand: 3 Millionen Mark).
• Sie haben einen Tumor im Ohr, sagte der Chirurg zu der Iserlohner Primaballerina Karin Stuckenhoff nach Inspektion des Computertomogramms. Sie hatte keinen. Dafür zog sich die Tänzerin beim Gehörgang-Eingriff eine Luftembolie im Gehirn zu. Nun sitzt sie im Rollstuhl.
Rund 30.000 Patienten forderten im letzten Jahr Schadensausgleich wegen medizinischer Kunstfehler. Jedem zehnten Arzt, so die neusten Statistiken, unterläuft pro Jahr ein großer Schnitzer. (Der Spiegel 39/1997)

Der Tod und die Ärzte
Nuland: Auf die Ärzte ist da leider kein Verlaß. Die haben die Angewohnheit, dem Patienten die Dinge zu rosig darzustellen. Ihr Interesse gilt nicht in erster Linie dem Menschen, sondern dem Rätsel Krankheit. Der Kranke will vielleicht nur noch in Ruhe sterben, der Arzt aber will noch eine neue Chemotherapie ausprobieren, die den Patienten extrem belastet und sein friedliches Ende unmöglich macht.

Mit Lügen erreichen sie das Einverständnis zur Chemiefolter:
SPIEGEL: Also verstehen sich nicht einmal Ärzte, für die der Tod zum alltäglichen Geschäft gehört, die Bedürfnisse von Sterbenden?
Nuland: Ich spreche aus Erfahrung. All mein Wissen als Arzt hat mir nicht geholfen, als mein Bruder Harvey starb. Ich wußte, daß es keine Therapie mehr gab, die seinen Darmkrebs hätte besiegen können. Gleichzeitig habe ich ihm und mir Wahrheit verantwortliche Hoffnung gemacht, mit Hilfe einer unerprobten hochgiftigen Chemotherapie sei noch etwas zu retten. Ich konnte ihm einfach nicht ins Gesicht sagen: »Es ist vorbei, wir können nichts mehr tun.« (DER SPIEGEL 6/1995)

Für die UrTherapie bedeutet jede Diagnose nichts anderes als bloße Spekulation. Nur der Erfolg gilt ihr als einzig sichere Grundlage für das Behandeln. Die UrMethodik stützt sich auf die Natur und nicht auf Zahlen, Untersuchungsergebnisse, Werte und den daraus gezogenen gedanklichen Schlüssen von Personen, die sich völlig dieser Natur entfremdet haben. Die UrTherapie sucht auch nicht, was nach der Annahme vorurteilsbehafteter Menschen sein soll, sondern was wirklich ist. Deshalb beachtet sie medizinische Lehren nicht - gleich welcher Art diese sind. Ob Galenismus, Ying und Yang, ob Ajurveda, Anthroposophie, Homöopathie oder Allopathie. Denn: Keine wissenschaftliche Lehre besitzt Anspruch auf Endgültigkeit. Dies wäre deren Wesen zuwider. Wisse: In der Wissenschaft können selbst die aus Systemen und Prinzipien entstandenen Theorien niemals der Realität und der Natur entsprechen.

Die mangelnde Achtung vor dem Bruder Tier trägt die Hauptschuld an der Erdzerstörung:

Die Tiere sind den Menschen ähnlich - daraus folgt für uns bis heute keinesfalls, mit ihnen so »ähnlich« umzugehen wie mit Menschen, es folgt für uns ganz im Gegenteil daraus, daß wir von ihnen etwas mehr über uns lernen können, das unser Herrschaftswissen noch vermehrt und uns zur Ausdehnung der überkommenen Herrschaftsansprüche gerade zupasse kommt. Auf die ungeheuerliche Zahl von rund 300 Millionen Tieren aller nur erdenklicher Arten kommt es allein nicht an, die in der Industrie als »Verbrauch« an »Versuchstieren«, die von Pharmaindustrie und Militär weltweit zu Tode gequält werden, um ihren zerfetzten Körpern, ihren verstrahlten Organen, ihrer versengten Haut oder ihren zuckenden Nerven Informationen über die Wirkung bestimmter Medikamente oder über noch bessere Möglichkeiten zum Töten und »Unschädlichmachen« feindlicher Objekte mit Hilfe von Giftgas, biologischen »Kampfmitteln«, Neutronenstrahlen oder Druck- und Splitterbomben zu gewinnen. Alles wartet darauf, daß wir aus der unabweisbaren Tatsache der Zusammengehörigkeit allen Lebens auf dieser Erde die genau umgekehrte Folgerung zögen und eine Ethik und Religion der Einheit von Mensch und Natur statt der »Indienstnahme« und »Beherrschung« der Natur entwickelten, doch hindert uns daran eine sonderbare Mischung aus wissenschaftlicher Inkonsequenz und wahnähnlichem Anspruchsdenken im Rahmen der überkommenen Formen von Religion und Moral. (Eugen Drewermann in DIE ZEIT 32/2.8.1992)
Der Meuchelei am Bruder Tier muß endlich ein Ende gesetzt werden!

2120 Ethik

0 a) 📖 212 **Nachdenken - mehr aber nicht:** Auf die Frage, ob es in den Ethik-Kommissionen, die ja auch über Menschenversuche mit der Chemotherapie entscheiden, Patientenvertreter gibt, antwortet Hossfeld: »Patientenvertreter nicht. Das mögen Sie vielleicht zu Recht kritisieren. Aber es ist mir nicht bekannt, daß es irgendwo eine Ethik-Kommission gibt, in der Patienten oder ehemalige Patienten vertreten sind. (HACKETHAL, J., Der Wahn, der mich beglückt, Lübbe Verlag)

> Erst wenn alle Leichenausräumer einen Organspenderausweis mit sich tragen, erst dann lasse Dir den Bären aufbinden und glaube den Metzgern im weißen Kittel, daß ein Sterbender angeblich ein Toter ist und nichts mehr wahrnimmt.

0 b) 📖 58, 212 KIMBRELL, A., Ersatzteillager Mensch, Campus, Auszug:
Ein wichtiges und grausames Thema in Zusammenhang mit fetalen Transplantaten ist die Tatsache, daß zu ihrer »Gewinnung« unausweichlich die Vivisektion noch lebender Feten gehört. Berichten zufolge wurden in den frühen 70er Jahren Forschungsexperimente an lebenden Feten angestellt (Vawter et al. 1990: 169). Eine Studie wurde 1973 von amerikanisch-finnischen Teams durchgeführt und teilweise von der US-amerikanischen Gesundheitsbehörde gefördert. Dabei wurden zwölf Feten, die bis zu 20 Wochen alt waren, mit Hilfe des Verfahrens der Hysterotomie lebend abgetrieben und dann enthauptet. Die Köpfe wurden durch die Halsschlagader künstlich am Leben gehalten, um so die zerebrale Oxidation von Glukose studieren zu können (APDA Newsletter 9/1991,1). Infolge des öffentlichen Aufsehens, das solche Experimente erregten, verabschiedete der amerikanische Kongreß 1974 ein Moratorium für Forschungen an lebenden Feten. (...) Um Mäuse mit einem menschlichen Immunsystem herzustellen, verwendet Dr. McCune Thymus, Leber und Lymphknoten menschlicher Feten, die bis zu 22 Wochen alt sind. Er implantiert in Stückchen von jedem Organ unter die Nieren junger Mäuse in diese Organteile ein. Die fetalen Organe beginnen zu wachsen und erzeugen schließlich menschliche Immunzellen. Wenn das Immunsystem installiert ist, werden die »vermenschlichten« Mäuse mit AIDS oder Leukämie-Viren infiziert und für Tests von antiviralen Präparaten eingesetzt. (→LV 3636, 0713, 3677)

1 📖 212 **Das ist auch Leichenfledderei:** McCune verfiel auf die Idee, abgetriebene Feten zu verwenden. Fetale Organe haben noch keine Immunabwehr gegenüber körperfremden Stoffen, daher nahm McCune auch, daß sie auch keine Abstoßungsreaktion zeigen würden. Nachdem sich die Hypothese als richtig erwiesen hat, plant McCunes Firma nun auch die Transplantation anderer Organe, etwa von Lungen, Verdauungsorganen, Bauchspeicheldrüsen, Hirnanhangdrüsen, Hautteilen, Gehirnzellen und Teilen der Plazenta. (The Independent Magazine 20.4.1991: 29)

2 📖 58, 212 Leichenfledderei Leichenknochen statt Endoprothese langfristig die bessere Wahl? (Medical Tribune 36/9.9.1994/36)

3 📖 267, 369 **Das bringen Ärzte in Geheimkliniken vielleicht auch fertig:**

> Ein Verdacht - so grauenhaft, daß man ihn lange nicht glauben wollte. Doch der italienische Gesundheitsminister Antonio Guidi hat ihn jetzt erstmals offiziell bestätigt: Seit Jahren »adoptiert« die Mafia Kinder aus der Dritten Welt und läßt sie über Italien in geheime Kliniken schleusen, wo sie getötet und ihnen die Organe entnommen werden. (Bild, 23.9.1994)

Demnächst werden sie Dir mit dem Argument kommen, Dich von ihnen fleddern zu lassen, noch bevor Dein Herz zu schlagen aufgehört hat. Damit es nicht nötig sei, dafür in anderen Ländern Kinder abzuschlachten...

4 📖 355 **Versuchskaninchen** Malariakranke falsch behandelt? Expertenstreit um fünf Todesfälle in Hamburg / Ärztekammer nimmt Tropeninstitut in Schutz
Nach Feststellung des Münchner Gutachters sind dagegen fünf Todesfälle von Malaria-Patienten im Tropeninstitut in den Jahren 1991 und 1992 auf Behandlungsfehler zurückzuführen. Zum anderen sollen mindestens drei Patienten ohne ihr Wissen und Einverständnis in eine Arzneimittelstudie einbezogen worden sein. (Kölner Stadt-Anzeiger 28.11.1994)
Erkenne, wie beschönigend hier von »Behandlungsfehlern« gesprochen wird, wo auch dem Dümmsten klar ist, daß hier mal wieder fünf Kranke für die Versuche zu Tode medikamentiert wurden. Wieviele aber nicht sofort gestorben sind, sondern außerhalb des Tropeninstitutes und wieviele noch sterbenskrank und siech zu Hause liegen, davon spricht keiner...

5 📖 267 **Toter als tot...** - bei den Ärzten ist das drin, wenn es ihrem Profit dienlich ist! Für Professor Dr. Hans-Ludwig Schreiber sind die Argumente der Gegner der Hirntod-Diagnostik schlicht »Unsinn«. Der Hirntod sei eine irreversible Zäsur im Sterbeprozeß. »Der Hirntote ist definitiver tot als der klinisch Tote«, sagte der Strafrechtler und Präsident der Universität Göttingen. (Ärzte Zeitung 205/15.11.1994) Du erkennst: Die können in der Tat das Dümmste von sich geben - es wird gedruckt und ihnen abgenommen. Wenn der nur ein »Professor« vor seinem Namen stehen hat.

6 📖 267, 369 Zur Frage der Ethik sollen auch die Ärzte zu Wort kommen:
Was macht's, sind wir Ärzte besser? Wo die Not regiert, geht die Ethik den Bach runter. Anders ausgedrückt: Man sieht, wie wir alle unseren Drang zum Geld hinter einer dünnen Fassade von moralisierender und verlogener Ethik verborgen halten. Unsere Berufsordnung ist das letzte Relikt aus einer längst nicht mehr existierenden Welt, in der Kollegialität und Seriosität noch etwas galten. Lang ist's her! (Ärztliche Praxis 8/28.1.1995/9)

8 📖 149 **Die Folgen von Organtransplantationen:**
Das wundert dabei heraus, wenn man einmal mit der Leichenfledderei beginnt und die Ärzte jegliche Achtung vor den Toten verlieren und auf Ethik und Pietät pfeifen:
Organ-Mafia / 3.000 Kinder geschlachtet / Minister bestätigt grauenvollen Verdacht
Unschuldige Kinder als Lieferanten von Leber, Niere, Herz für reiche Kranke. (...) Doch in letzter Zeit tauchten immer mehr Todeshändler der Organ-Mafia auf. Mit gefälschten Adoptionspapieren und in eigenen Flugzeugen bringen sie die Kinder außer Landes. Über Italien werden sie weiter verschachert - für 20.000 bis 50.000 Dollar. Spuren führen nach Indien. In geheime Kliniken, wo Reiche aus aller Welt bis zu 100.000 Mark für eine neue Niere zahlen. Ein weiterer Beweis für das perverseste Verbrechen unserer Zeit: Seit 6 Monaten sind auf dem Schwarzmarkt besonders behinderte Kinder im Alter zwischen 8 und 12 Jahren »gefragt«. (BamS, 16.11.1994) Wie weit das hier aufgebauscht ist, weiß man nicht genau, aber:

9 📖 267, 369 (...) Das zeugt von der geistigen Öde einer seelenlosen Reperaturmedizin. Vom früher vielbeschworenen ärztlichen Ethos ist

bei der heranwachsenden Generation von Organspezialisten kaum noch etwas zu spüren. Doch dies alles der Ärzteschaft anzulasten, wäre wohl zu einfach. Die Gesellschaft hat nicht nur die Politiker, sondern auch die Ärzte, die sie verdient. (Frankfurter Allgemeine 214/15.9.1993)

2130 155ff (...) Erschreckender noch als der Inhalt ist der Ton, in dem wir miteinander umgehen. Von der vielbeschworenen **ärztlichen Solidarität**, die vor allem unsere Führungsgremien in verbaler Hilflosigkeit ständig einfordern, ist nicht mehr viel zu spüren. Intoleranz, Arroganz, Anmaßung und Eigennutz führen die Feder. Ein kritischer »Hinterfrager« wird abgekanzelt. Er habe wohl einen psychischen Erguß, heißt es da. (Ärztliche Praxis, 104/1.7.1993)

2131 202, 207 Zur Ethik der Ärzte:
Fragt der Assistenzarzt den Chefarzt: »Sie haben doch gesagt, Herr Professor, daß die krebskranke Frau die nächsten drei Monate nicht überleben wird. Warum haben Sie dann eine Chemotherapie angeordnet?« Der Professor: » Wir lassen uns doch die 2000 Mark nicht entgehen!« Ein makabrer Ärztewitz? Mitnichten! Das Gespräch fand in einem Berliner Krankenhaus statt, mitgehört vom Krankenhauspfarrer, der ungewollt (und ungesehen) Zeuge war. (BILD am SONNTAG, 15. Oktober 1989)

2132 144 **Die seltsamen Methoden der Dr. M. Scheel** (Original-Schlagzeile)
So etwa *die Machtpolitik Dr. Mildred Scheels* die von ihr gegründeten und finanziell sehr erfolgreich betriebenen 'Deutschen Krebshilfe', durch die andere Selbsthilfe-Organisationen zur Unterwerfung gezwungen werden sollen - zum Beispiel mit der Drohung Dr. Mildred Scheels an eine Saarländer Organisation: »Wenn ihr nicht macht, was ich will, dann komme ich ins Saarland und mache euch kaputt. ich habe das Geld, ich habe den Namen, und ich habe den langen Arm...« (Münchener Merkur v. 18.7.81)

2133 373, 630 **Aufstieg und Fall eines Modearztes:**
Jetzt muß der reiche Doktor rechnen. Und das tut er auch - mit zwei Möglichkeiten: »Ich rechne mit meinem Freispruch.« Und wenn nicht? »Hat sich Verena B. verrechnet. Wenn sie mir mein Geschäft kaputtmacht, bekommt sie ohnehin keinen Pfennig.« Der Arzt Dr.Axel Neuroth sagt tatsächlich »Geschäft« zu seiner Berufung als Arzt. (BamS, 18.4.1993/7)

2134 355 **Vornehme Versuchskaninchen**
Und wie entschuldigen die Mediziner unethisches Handeln? So vornehm und fein und geschickt, daß nicht mal der *Medizinredakteur eines Boulevard-Blattes* dahinter steigt. Und Du es hier wahrscheinlich zweimal lesen mußt, um zu begreifen: Besser hätte es Tartüff von Molière nicht sagen können:
Im Rahmen einer klinischen Prüfung ist eine Experimental-Therapie mit erwarteter Wirksamkeit ohne wesentliche Risiken bei schwerer Krankheit und fehlender Standard-Therapie im besten Interesse des Patienten und damit als nahe an ausschließlicher Therapie (gleichsam als »letzter Versuch« beim individuellen Kranken im Rahmen der Kurier-Freiheit) anzusehen, so daß - wie dort auch - bei einwilligungsunfähigen Kranken Einwilligung unterstellt werden kann und die Durchführung im Einvernehmen mit der Ethik-Kommission und nahen Beziehungspersonen möglich erscheint, zum Beispiel bei Prüfungen von nootropen oder neuroprotektiven (durchblutungsfördernd oder nervschützend) Substanzen. (Deutsches Ärzteblatt, 21.2.1991)

2135 267 (...) »kaum eine Berufsgruppe hat die nationalsozialistische Genozidpolitik so tief geprägt wie die Mediziner. Auf den meisten Feldern der Verfolgung und Vernichtung - etwa bei den Massenmorden an psychisch Kranken und geistig Behinderten, Juden, Sinti und Roma »Gemeinschaftsfremden« und »Fremdvölkischen« - nahmen Ärzte geradezu eine Schlüsselstellung ein.« (SCHMUHL, H. W. in DEUTSCHES ÄRZTEBLATT, 23.12.1991)

2136 208, 354 *Ärzte sollten wieder mehr an Ethik und Moral denken*
»Bei den Ärzten ist der Trend zu verstärktem Profitdenken erkennbar«, sagte zum Abschluß einer Forschungstagung in Berlin der Präsident der Berliner Ärztekammer Dr. Ellis Huber. (Ärzte Zeitung 143/4.8.1992/5)
»Optimierte Abrechnung ist längst wichtiger geworden als optimale Patientenversorgung.« Das sagt der Präsident der Ärztekammer Berlin, Dr. Ellis Huber. (Medical Tribune, vom 13.9.1991)

2137 267, 369 *So sieht die Ethik und Herzensbildung der Ärzte in der Praxis aus:*
Auf rein medizinische Fragen muß mit obszönsten Antworten gerechnet werden. So zum Beispiel bei der Frage der Indikation während einer Hämorrhoiden-Operation: »Die stören beim Ficken«; oder beim Betasten einer anästhesierten, noch nicht abgedeckten Patientin: »Doch nicht hier, Herr Kollege.«
(...) Ähnliches findet sich in der Ambulanz. Die Motivation des Arztes scheint direkt proportional zum Alter und zum Geschlecht des Patienten zu steigen oder zu sinken. Sie erreicht ihren Höhepunkt bei der jungen und hübschen Patientin, die von der Schwester auch entsprechend sirenenhaft angekündigt wird, um die Arbeitswilligkeit des Arztes zu steigern. Weniger Glück hat der Patient, der alt, schwächlich und weniger ansehnlich ist. (DIE ZEIT, Nr. 21/1991)
Der Verfasser entnahm zu diesem Thema den Ärzte-Zeitschriften:
Sie müssen von den anderen weiter als Götter angesehen werden können, deshalb bleiben sie lieber unter sich. Unter sich können sie sich unbeschwert schmutzige Witze erzählen und über ihre 'FLIC's' lästern. Das sind die Patienten mit ihrem (Fl)atus (i)ncarceratus (c)erebri, den Gehirnfürzen im Kopf oder einer 'CN' (C)hronischer (N)ihilitis. Ob Dich der Doktor dazu zählt, erkennst Du an diesen Abkürzungen bzw. an Farbtupfern oder anderen krummen Zeichen am Rand Deiner Karteikarte in seinem Kasten.

2138 208, 369 »**Die Medizin hat sich verändert**. Wir waren einmal ein Berufsstand, der sich tatsächlich berufen fühlte, der Öffentlichkeit zu dienen, und unsere erste Verpflichtung galt dem Patienten. Jetzt sind wir ein Wirtschaftszweig und einige Kollegen arbeiten in unpersönlichen Firmen, denen es nur noch um den Profit geht.« ROSENBAUM, E. Der Doktor, Ein Arzt wird Patient, Kreuz-Verlag, Zürich.
Ammenmärchen »gestreßter« Hausarzt / Faul & geldgierig!
Merkwürdigerweise beherrschen einige Kollegen diese Zusammenarbeit, während andere offensichtlich »Alleskönner« sind. Der Neid und der Haß, der bei manchen »Hausärzten« zum Ausbruch kommt, die meinen, ihr Leben lang zu kurz gekommen zu sein, ist auf jeden Fall beschämend. Warum haben sie denn nicht eine Fachausbildung abgeleistet und sind Fachärzte geworden? Viele wollten doch möglichst schnell Geld verdienen oder haben die gutgehende elterliche Praxis übernommen, ohne sich weiterzubilden. (Dr. Helge Scheibe, Arzt für Urologie in Medical Tribune 8/23.2.1996/2)

> Halbe Million erschwindelt / Anklage gegen zwei Ärzte wegen Abrechnungsbetrugs
> Die Staatsanwaltschaft Braunschweig hat gegen zwei 39 und 47 Jahre alte Mediziner wegen mehrfachen Abrechnungsbetrugs Anklage vor der großen Strafkammer des Landgerichts erhoben. (Ärzte Zeitung 21/5.2.1996/21)

39 a) 79, 212ff **Leichen mit Munition beschossen**
Zu heftigen Diskussionen haben Forschungstest mit Leichen geführt. Am Wochenende wurde bekannt, daß an der Universitätsklinik Hamburg-Eppendorf Tote mit Dum-Dum-Munition beschossen wurden. Zuvor waren Crash-Tests mit Leichen, darunter die von Kindern, an der Universität Heidelberg bekannt geworden. (Kölner Stadt-Anzeiger 7.1.1994)
Sie entschuldigen sich genauso wortreich, wie bei den gnadenlosen Tierexperimenten, dies geschehe alles zum Wohl der Menschen. Du kannst ihre wahre innerliche Haltung dazu aber schon allein an ihrer Wortwahl erkennen, wenn sie von ihren »postmortalen Test- und Versuchsobjekten« sprechen. Gerade im Wissenschaftsbetrieb der Universitäten geht es um Ruhm, Erfolg, Anerkennung, Gutachten und den damit verbundenen Profit für die Industrieaufträge, viel Geld für die Herren Professoren, doch um so weniger Respekt vor der Menschenwürde und Totenruhe. Die Gefühle der Menschen zu ihren Toten unterliegen seit jeher allgemein verpflichtenden Tabus, die sich darüber Hinwegsetzenden kann man nicht als Menschen, eher als Unmenschen bezeichnen. Leichenfledderei wird gemeinhin bestraft - nur bei Ärzten gilt das nicht. Was hast Du als kranker Mensch wohl von solchen Horrorspezialisten zu erwarten, die zu so etwas fähig sind?:
7.45 Uhr · Schwester Gerda von der Augenklinik ruft an: »Habt ihr Material?« Ja, wir haben. Es ist ein 41 Jahre alter Mann, der in der Nacht an einem Magenleiden gestorben ist. Er wäre geeignet. Entnehme schon mal Blut für die notwendigen Untersuchungen.
8.00 Uhr · Die Pathologen kommen. Jeder Arzt hat einen Helfer zur Seite. Nach der äußerlichen Begutachtung wird der große Schnitt gesetzt. Für jede Körperpartie halten wir ein Tablett bereit: Eins ist für das Herz, die Lunge und die Halsorgane, eins für Leber, Milz und Magen, das nächste für die Nieren und die unteren Gefäße einschließlich der Blase, Prostata oder Gebärmutter, für Muskeln, Arterien und Venen der Beine, schließlich eine Unterlage für die Knochen. Das Gehirn kommt in einen Extra-Eimer, der Darm in eine Schüssel. Den Darm aufzuschneiden ist wirklich unangenehm. So wie sich auch keiner darum reißt, die Hoden rauszunehmen.
9.45 Uhr · Der Wirbelsäulenspan fehlt noch. Um den zu schlagen, muß man mit Hilfe von Hammer und Meißel manchmal ganz schön fest draufschlagen. Auch nach mehr als einem Jahr Routine kann es da schon mal merkwürdig werden. Die Brustplatte muß mittels einer Zange gelöst werden, für den Oberschenkelknochen braucht man ein Messer. Das alles kommt mit dem Rest aufs Knochentablett.
10.50 Uhr · die vereinbarte Entnahme für die Augenklinik beginnt: Ein Arzt, der extra dafür hierhergekommen ist, entnimmt beide Augen und setzt stattdessen Glasaugen ein. Die Angehörigen des Toten sind wahrscheinlich mal wieder nicht gefragt worden. Aber schließlich geht es um einen akuten Notfall. 14. 25 Uhr · Noch eine Obduktion, Streß. Diesmal darf die Hirnhaut nicht entnommen werden, das hat der Arzt klargemacht. Der Patient hatte Aids. 14.50 Uhr · Eine nahegelegene Uniklinik holt die versprochene Lieferung Gehirne ab, der Fahrer hat wie üblich einen Umschlag dabei. Das Geld kommt in die Kaffeekasse.
Daß die Mediziner in ihren Kliniken nicht mehr nur standesrechtlichen Regeln folgen, sondern längst bereitwillig auf die Wünsche der Industrie eingehen, ist in den Sektionssälen kein Geheimnis mehr. Die Entnahme für Muskelhaut etwa, wie sie in der Uniklinik Erlangen für eine Pharmafirma praktiziert wird, hat mit dem Ablauf der Obduktion nicht mehr das geringste zu tun.. Die Dienstleistung ist so neu, daß sie selbst hartgesottene Pathologen überrascht. Ein Mediziner, der die Klinik kürzlich besuchte, mußte sich erst erklären lassen, warum alle Leichen »so eine lange Naht auf dem Oberschenkel« hatten. (DER SPIEGEL 49/1993)

39 b) 58, 212 **Die Leichenfledderei nimmt schon überhand** Große Operationen werden der Presse angekündigt. Schlagzeilen machte im vergangenen Jahr der Fall der fünfjährigen Laura Davies. Weil es nach dem ersten Eingriff schon früh zu ersten Komplikationen gekommen war, wurde dem Mädchen in Pittsburgh zweimal der gesamte Bauchinhalt ausgetauscht: zweimal die Leber, zweimal der Dünndarm, beide Nieren, der Magen, die Bauchspeicheldrüse und der Dickdarm. Nach unsäglichem Leiden starb das Kind dennoch. Dem verantwortlichen Chirurgen Andreas Tzakis brachte diese Aktion eine Berufung auf einen Chefarzt-Posten in Miami ein und der Klinik ein Behandlungs-Honorar von 640.000 Dollar - bezahlt aus einer großen Spendenaktion. (...) Kritik regte sich kaum. Fast jedes Mittel der Organbeschaffung scheint gerechtfertigt. Stuart Youngner, Medizin-Ethiker an der Universität in Cleveland, sagt voraus, »daß zu diesem Zweck innerhalb der nächsten zehn Jahre bei uns die Ärzte sogar mit Selbstmördern zusammenarbeiten«.
Egal wie - die Ärzte-Pharma-Mafia will sich um jeden Preis mehr Profitmöglichkeiten auf Kosten der Menschen schaffen:

> Denn zur Vorbereitung von Organentnahmen können Atmung, Herz- und Kreislauftätigkeit noch tagelang in Gang gehalten werden. Ein solcher maschinell unterstützter Organismus schwitzt, verdaut, macht spontane Bewegungen, reagiert auf Schmerzreize mit Blutdruckanstieg - das Gehirn, das tote, produziert weiter Hormone. »Das alles sind Erscheinungen, wo es mir außerordentlich schwerfällt, diese einem Leichnam zuzuschreiben«, befand Linus Geisler, Chefarzt des St.Barbara-Hospitals in Gladbeck, auf einem Symposium der Evangelischen Akademie, Bad Boll, zum Thema Hirntod.
> Und der emeritierte Homburger Herzchirurg Kurt Stapenhorst vertrat gar die Auffassung, bei einem Hirntoten handele es sich »um ein lebendes Wesen mit abgestorbenem Gehirn«. (Kölner Stadt-Anzeiger 26.5.95)

c) 79, 494 Da liegt keine Sache, Leiche, kein Organpuzzle, Teilkörper oder matschiges Gehirn. Da liegen Mütter, Väter, Kinder, Ehepartner und Freunde, ein Mensch und eben kein »Ersatzteillager«. Versuchen Sie sich diesen menschenunwürdigen Akt einmal vorzustellen. Immerhin können bei einer Multiorganentnahme Hornhäute, Innenohren, Kieferknochen, Herz, Lungen, Leber, Nieren, Bauchspeicheldrüse, Magen, Knochen, Bänder und Knorpel, Haut, Adern und Knochenmark entnommen werden. Ich kann mich dem einfach nicht anschließen. Ein Hirntoter ist für mich keine leblose Masse, sozusagen ein Klumpen matschiges Hirn, wie in einigen Zeitungsartikeln im letzten Jahr Mediziner suggerieren wollten.
Stellen sie sich das Bild einmal vor. Da liegt ein Mensch vor Ihnen, dessen Körper lebt. Dann wird ihm die Bauchdecke vom Hals bis zur Symphyse aufgeschnitten. Eine riesige Öffnung entsteht, und im Verlauf der OP werden dann die Hautlappen so gehalten, daß ein Gefäß entsteht, das bis zu 15 Liter Eiswasser faßt, mit dem die Organe gekühlt werden sollen. Dieses mit Blut vermischte Wasser läuft

dann zum Teil auf den Boden. Ein Kollege bezeichnete dieses Bild als »Schlachtfeld«. (Der Krankenpfleger Rotondo in »Der Gesundheitsberater« Mai/1995) Also, wenn Dir da nicht schlecht wird, bist Du kein Mensch mehr...

2139 d) Du willst Organspender für diese Leichenfledderer-Ärzte sein, die sich damit goldene Nasen verdienen?
Warum werden Organspender für die Organentnahme häufig narkotisiert und angeschnallt, wo sie doch tot sein sollen? Warum werden Schmerzmittel verabreicht? Hätte er, selbst noch bei vollem Bewußtsein, in die Organentnahme eingewilligt? Ist bei der Hirntoddiagnostik alles korrekt gelaufen? Ab dem Moment des ersten Einschnitts kann bei Patienten eine extrem erhöhter Blutdruck beim Spender registriert werden. Merkt der Patient wirklich nichts von dem Eingriff? Patientinnen und Patienten, denen Organe entnommen werden, haben in der Vergangenheit bei den Organentnahmen mitunter heftige Bewegungen vollführt, die heute durch Gabe von Relaxantien und Festschnallen unterbunden werden. (...) Auch ist es nicht akzeptabel, daß Mitarbeiterinnen und Mitarbeiter in Abteilungen, die mit dieser Medizintechnik konfrontiert sind und sich dem Mainstream der Transplantationsorganisationen nicht anschließen können, als "Sensibelchen" abgetan werden, die "wohl am falschen Platz" seien. Dr. med. Mabuse (August/September 1995) (→LV 1222, 2140, 2771, 2776, 3008)

2140 a) 📖 79, 212ff **SPIEGEL: Herr Professor Dietel, die Pathologen sind wegen der Enthüllung über einen Handel mit Leichenteilen** in Verruf geraten. Was hat Ihr Berufsstand falsch gemacht? (...) **Dietel:** Die Geschichte im SPIEGEL mit der Überschrift »Geplündert ins Grab« enthält aus meiner Sicht viele Unkorrektheiten. Man kann einen richtigen Kern eben so oder so darstellen. Ich finde es richtig, daß die Dinge genannt werden. Nur muß die Sache in einer sachlichen und abgewogenen Weise dargestellt werden. **SPIEGEL:** Was ist da groß abzuwägen, wenn Vertreter des Berufsstandes Leichenteile ohne Wissen der Angehörigen an die Pharmaindustrie und an Forschungsinstitute weitergeben? **Dietel:** Da ist zu differenzieren. Wenn es heißt, Leichen würden ausgeweidet oder ausgeschlachtet, dann muß man sehen, daß die Mengen, die an die Industrie weitergegeben werden, ganz gering sind. **SPIEGEL:** Plündern - das ist für Sie in diesem Zusammenhang eine Frage der Menge? (DER SPIEGEL 1/1994) Dazu schafft man sich den Zustand des »Hirntodes«. Etwas, das in der Natur gar nicht existiert, sondern nur auf Intensivstationen durch Maschinen erzeugt werden kann.

2140 b) 📖 40, 47 Wir Ärzte befassen uns nicht mit echten medizinischen Problemen sondern mit medizinischer **Technik um der Technik willen** (Halfdan Maler, Präsident v. WHO, 4.5.1980, 11.50 Uhr Schweizer Fernsehen, Medizin auf dem Holzwege).

2140 c) Prof. Dr. Dr. K. Dörner brachte es auf den Punkt, indem er sagte: »Erstaunlich an der jetzigen Situation ist eigentlich nur, daß wir alle - einschließlich der Bundesärztekammer, der Kirchen und der Ethikkommissionen - 25 Jahre brauchten, um zu erkennen, daß wir uns hinsichtlich der Hirntod-Definition auf einem Irrweg befunden haben, ein Irrweg, der eigentlich mit logischem gesunden Menschenverstand leicht zu erkennen war, (...). Der Hirntod ist nicht der Tod des Menschen. Dies ist - so peinlich das klingt - auf jeder logischen Ebene zu begründen.« (Ausschußdrucksache 13/114, Der Bundestag S. 22-26) Erkenne endlich: Es waren bis heute stets nur Irrwege! Willst Du sie jetzt immer noch mit Deinem Doktor zusammen gehen?

2141 a) 📖 47, 212ff **Leichengifte als Hormone.**
Ein »Renner« ist das Wachstumshormon HGH. **Das aus der Hirnanhangdrüse von Leichen gewonnene Hormon wird billig aus Rußland importiert**; in den USA nehmen es fünf Prozent aller Studenten, um sich für College-Teams zu qualifizieren. (Ärzte Zeitung 191/11.10.1995)
Du weißt, wie schlimm die Eingeborenen in Australien, die Kuru, erkrankten, als sie Gehirn ihrer Toten aßen.

2141 b) 📖 49, 79, 212ff **Und dies ist die Folge von Leichenfledderei für die Kranken:**
- Frauen wurden während der sechziger und siebziger Jahre mit Hormonen, die man damals Verstorbenen routinemäßig entnahm, gegen Unfruchtbarkeit behandelt.
- Kindern wurden ab etwa 1960 - 1985 Verstorbenen entnommene Wachstumshormone zugeführt.
- Kranke erhielten nach Gehirntumor-Operationen zusätzliche Hormone.

Sie erleiden jetzt, nach teilweise 30 Jahren, Gewebeveränderungen im Gehirn, die nach kurzer Zeit zum plötzlichen Tod führen (Creutzfeld-Jakob-Krankheit). In 30 Jahren wird man dann vielleicht mal wieder feststellen, was aus den Empfängern geworden ist, die mit den aus Leichenhirnhäuten gewonnenen »Medikamenten« behandelt worden sind. Im Jahre 2010 werden wir zwei Millionen verblödete, alte und junge Menschen zu betreuen haben (BILD vom 24.11.98)

2141 c) Seit 300 Jahren verkaufen diese ärztlichen Schweinepriester das heimtückischste Gift, was existiert: Extrakte aus menschlichen Leichen:
Bei Hysterie empfahl man das Trinken des eigenen Harns angelegentlich. Bei den gewöhnlichen Leuten stand die äußere Anwendung des Harns bei Kopfgrind, Krätze und anderen Hautleiden in hohem Ansehen. Hundekot mit Honig gemischt bei Kehlkopfentzündungen; Wolfsurin in Pulverform bei Leibschmerzen. Man begnügte sich noch nicht damit, Kot und Harn von Menschen und Tieren in der Arzneikunde zu verwenden; man zog auch noch alles, was man dem Leib der Menschen oder der Tiere entnehmen konnte, mochten sie wild oder zahm, tot oder lebendig sein, heran, um die scheußliche Liste der Dreckheilmittel zu verlängern. Ettmüller gibt folgendes Verzeichnis: »Von dem lebenden Körper nimmt man: Haare, Nägel, Speichel, Ohrenschmalz, Schweiß, Milch, Monatsblut, Nachgeburt, Harn, Kot, Samen, Blut, Steine, Würmer, Läuse, die Eihäute der neugeborenen Kinder; und von dem toten Körper: den ganzen Leichnam, Fleisch, Haut, Fett, Knochen, Schädel, auf einem Schädel gewachsenes Moos, Hirn, Galle, Herz.« Er berichtet auch, man gebrauche von dem zahmen Hornvieh in der Heilkunde folgendes: Hörner, Galle, Leber, Milz, Blut, Mark, Talg, Fett, Hufe, Harn, Hoden, Milch, Butter, Käse, Voze, Zumpt und Knochen. **Menschenhirn**, in Weingeist aufgelöst oder destilliert, gab man bei nervösen Störungen und gegen fallende Sucht ein. Flemming gibt an, man betrachtete den Menschenschädel in allen denjenigen Fällen als kräftiges Heilmittel, in denen praktische Ärzte menschliches Hirn zu verordnen pflegten, d. h. bei nervösen Störungen und bei fallender Sucht. Vorzuziehen sei immer der Schädel einer Leiche, die eines gewaltsamen Todes gestorben war. Er bildete einen Bestandteil bei vielen Vorschriften mit hochtönenden Titeln, z. B. Majesterium epilepticum, Specificum cephalicum usw. Als Pulver, entweder frisch gemahlen oder zu Asche gebrannt, verordnete man ihn zuweilen als Fiebermittel und bei Schlaganfällen.« ETTMÜLLER, M. E., Opera omnia, Lugduni 1690 Siehe auch: 1300 BOURKE, J. G., Das Buch des Unrats (Mit Geleitwort von Sigmund Freud) Eichborn Verlag; 1301 Encyclopaedia Brittanica, 1841

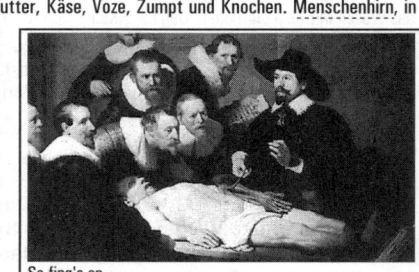

So fing's an...

42 📖 212ff **« Die Situation ist zu komplex, als daß sie mit Leichen simuliert werden könnte.«**
Aufgrund meiner unfallchirurgischen Erfahrungen mit Gurtverletzungen (Forschungsauftrag des Bundesverkehrsministeriums 1978) komme ich zu dem Schluß, daß jeder Unfall anders verläuft, und die Summation aller Faktoren ist hierbei zu komplex, als daß sie - wissenschaftlich exakt verwertbar - simuliert werden kann, sei es mit lebendigen Tieren (Schweinen, Affen, Hunden) oder mit menschlichen Leichen oder mit Puppen aufgrund von Befunden nach Crash-Tests. (Professor Dr. Wolfgang Herzog, Chirurg, 51463 Gummersbach-Strombach) Daß Schulmedizin-Ordinarien auf dem Altar der Wissenschaft beinahe alles opfern, dürfte bekannt sein. Daß ein Philosoph derartige Experimente auf die gleiche Stufe stellt wie Sektionen, sollte zum Nachdenken anregen. Crash-Tests mit Kinderleichen sind eine böse Sauerei. (Professor Dr. Julius Hackethal. (Ärzte Zeitung 220/13.12.93/23)

43 📖 361 Gentechnik BRAUN u. GLADISS. K.H., **Ganzheitliche Medizin,** Verlag Bruno Martin. Auszug:
Mit welchem Zynismus seitens der Gentechnologie-Befürworter vorgegangen wird, zeigt ein Interview mit dem Professor für Mikrobiologie Werner Göbel, Würzburg, 1987, in welchem er sich gegen Moratorien ausspricht: »Wir wissen eigentlich noch sehr wenig über mikrobielle Ökologie. Hier setzt das Problem ein: Wie erfahren wir etwas über die Auswirkungen von gentechnisch veränderten Mikroben? Doch nicht dadurch, daß man grundsätzlich die Freisetzung solcher Organismen verbietet! Es ist völlig unsinnig, etwas mit einem generellen Verbot zu belegen und einfach zu sagen: Warten wir mal ab. Wer soll uns denn die Kenntnisse bringen, die wir brauchen, um über mögliche Auswirkungen urteilen zu können? Ein Verbot, das so gehandhabt wird, daß ich vorhandene Wissenslücken nicht auffüllen kann, ist wissenschaftlich unsinnig, denn ich werde so nie erfahren, was ein Organismus im Boden anrichten kann und was nicht.« Mit einer prinzipiell vergleichbaren Haltung zündeten 1945 die Väter der Atombombe in der Wüste von Neumexico erstmals die Atombombe. Vorher waren sie sich keineswegs sicher, ob die nukleare Kettenreaktion nicht, wie der Physiker Enrico Fermi spekulierte, die gesamte Erdatmosphäre in Brand stecken würde. Dieses kleine Risiko gingen die beteiligten Wissenschaftler ein, stellvertretend für die ahnungslose Menschheit. Sie hätten ja sonst nie erfahren können, was nach dem Zünden der Atombombe passierte.
Bist Du noch immer sicher, daß Forschung und Wissenschaft für die Menschheit von Vorteil sind?

44 📖 354 Mediziner-Ideale: Immerhin gaben 68% der befragten Medizinstudenten einer süddeutschen Universität an, den Arztberuf in erster Linie aus finanziellen Gründen anzustreben; Die »Berufung« rangierte mit mickrigen 4% auf einem der hintersten Plätze der Skala. Im Hinblick auf die »Gefahr für die Volksgesundheit« gibt es zwar bei den etablierten Ärzten keine genauen Untersuchungen - das wußte die Standesführung bisher erfolgreich zu verhindern -, es kann jedoch keinen Zweifel darüber geben, daß vom niedergelassenen Arzt und seinen komplizierten Apparaturen (die er zum Teil noch nicht einmal richtig zu bedienen weiß) und dem Arsenal hochwirksamer Medikamente die weitaus größeren Gefahren für die Volksgesundheit zu befürchten sind.
Etwas überspitzt und auf die kürzeste Formel gebracht, stellt sich das Dilemma der gesamten ärztlichen Versorgung so dar: Was will der Patient? Er will nur eines - gesund werden. Was will der Arzt? Er will nur eines - Geld verdienen.

45 📖 202, 354 **Der Patient ist nicht so wichtig**
»Jobdenken, Anspruchshaltung, Karrierestreben und Freizeitfetischismus« bei Ärzten sind auf dem 41. Deutschen Ärztekongreß in Berlin kritisiert worden. Die »Sorge um den Menschen selbst« sei nicht mehr die »selbstverständliche Kraft unserer täglichen Praxis«, warnte der Kongreßpräsident und Chirurg Prof. Rudolf Häring. (Medical Tribune, 7.8.1992/31)
Stellungnahme der Standesorganisation: Paramedizin verstößt nicht gegen das Berufsrecht (Ärztliche Praxis 11/6.2.1996)

46 📖 246, 306 Nach einer Umfrage haben nur 2% der Patienten erlebt, daß ihr Arzt sich geweigert hat zu verschreiben, was sie sich an Medikamenten wünschten. (BamS, 7.4.1994) »Manche nennen es Erfahrung, wenn sie zwanzig Jahre lang etwas falsch machen.« (Prof.Dr. Ingo Füsgen über fehlende Kenntnisse auf dem Gebiet der Geriatrie [Alterskrankheiten]. Ärzte Zeitung vom 19.10.1991)

47 a) 📖 250, 348 »Pharmazeutische Unternehmen folgen keinem sozialen Gewissen, das ist auch nicht ihr Zweck.« (...) Das Herzleid alter Menschen läßt sich ebensowenig durch Beruhigungstabletten heilen wie der Bauchschmerz eines türkischen Mitbürgers durch eine Operation. Daß Albert Schweitzer nie den Nobelpreis für Medizin, sondern den Friedensnobelpreis erhalten hat, bringt das Dilemma der heutigen Medizin auf den Punkt. (»Handeln statt Schlucken. Ein Arzt gibt Auskunft«, Felix Schmidt im Gespräch mit Ellis Huber, Edition Verlags-GmbH)
📖 202, 354 Verantwortungslose Pharmaindustrie
Werbetexte fordern die ÄrztInnen auf: »Verschreiben Sie Ihren Patienten das Beste: Aspirina Infantil.« Da gerade Fieber meist durch Virusinfektionen verursacht wird, wird Aspirina infantil / para ninos auch häufig genau da zur Anwendung kommen, wo es das lebensgefährliche Reye-Syndrom auslösen kann. Die Firma Bayer kümmert das offensichtlich nicht. (Dr. med. Mabuse 99/1-2(1996)36)

47 b) 📖 494 **Das nennen die Mediziner Ethik**
Dr. Frederick Coulston hat von Schimpansen ganz und gar andere Vorstellungen als Jim Mahoney: »Es sind gefährliche, unberechenbare Tiere. Alles andere als schierer Unsinn«, sagt Coulston. In seinen Käfigen hätten sie es besser als im Dschungel, behauptet er. Wissenschaftlern wie Mahoney wirft er Gefühlsduselei vor: »Soll ich denn einen Schimpansen künftig fragen: »Bitte könntest Du so nett sein und Dich an meinem Experiment beteiligen?«(stern 36/35/1995) Coulston ist Chef des größten Schimpansen-Versuchsalbors in den USA. Du kannst ihm so antworten: »Du könntest bitte aber so nett sein, die Schimpansen vor ihrer Gefangenschaft selbst entscheiden zu lassen, was sie gerne möchten.« Die sollen die Käfigtür für ein paar Sekunden offenlassen, nachdem sie den Affenmenschen überwältigt haben... (→LV4208)

48 📖 46 **Salben** Unter dem Titel »Thrombose-Skandal« muß selbst eine Mediziner Fachzeitschrift zugeben: »Salbe drauf, es wird schon - Schluß mit diesem Unfug!« (Ärztliche Praxis, Nr. 5/1992, U.P.KATZ)

49 a) 📖 202 So liegt Chefärzten Dein Wohl am Herzen:
Anästhesist, der sich beim Chefarzt des Berliner Elisabeth-Krankenhauses darüber beschwert, daß Oberarzt U. K. ständig betrunken operiere: »Der Patient hat doch überlebt, was wollen Sie denn?« Als am 20.5.89 der wieder betrunkene Oberarzt einem 38jährigen bei einem Routine-Eingriff die Blutgefäße zerschnitt, und der Patient infolge Luftembolie auf dem Op-Tisch starb, erschien der ebenfalls betrunkene Chefarzt und fragte, ob es dort was zu feiern gebe... (Kölner Stadt-Anzeiger, 16.1.1991)

49 b) Man beachte diese Aussage eines Chirurgie-Ordinarius: »Ich lege mich nie fest!« Da allerdings muß ich an das denken, was Prof. Dr. h.c. mult. Rudolf Zenker, einer der renommiertesten Chirurgen der Bundesrepublik, der eine eigene Chirurgenschule begründete, aus der viele der heute führenden bundesdeutschen Chirurgen hervorgegangen sind, wörtlich gesagt hat: »Der Arzt darf nicht darüber entscheiden, ob der Patient nur mehr ein Bündel Zellen oder ein lebenswürdiges Individuum ist, denn er muß als Lebewesen am Leben erhalten werden. *Ob er auch noch ein Mensch ist, das ist mir gleichgültig.*« . (HACKETHAL. J., Der Wahn der mich beglückt, Lübbe Verlag)

50 📖 133, 263 (...) Wobei man in Salzburg allerdings nur jeden 10. akuten Blinddarm durchs Laparoskop entfernt, weil man auf die konventionelle

Operation als wichtiges Übungsfeld für chirurgische Assistenten nicht verzichten will. (Medical Tribune 15/16.4.1993/14)
Auch hier: Folgeschäden durch die neue Art der Operation: Die pathologische Begutachtung des resezierten Präparats klärte die Diagnose: Akute Entzündung und Perforation des Appendix-Restes mit akuter Peritonitis (Blinddarmentzündung). Solche Fälle von Stumpfappendizitis dürften in Zukunft häufiger vorkommen, so die Autoren. Der Grund: Immer öfter wird der Wurmfortsatz laparoskopisch entfernt - doch leider nicht mit Stumpf und Stiel. (The Lancet, Vol. 341, No 8847/1993/757)

2151 ▭ 371 Nobelpreise für die größten Schweine der Menschheit **Kampfgas Lost** des 1. Weltkriegs wurde von dem Verbrechergehirn des deutschen Chemikers Fritz Haber (1868 bis 1934), Leiter des Kaiser-Wilhelm-Instituts für physikalische Chemie in Berlin erfunden. Dafür wurde er 1918 mit dem Nobelpreis für Chemie ausgezeichnet. Seine Frau Clara Immerwahr erschoß sich im Alter von 45 Jahren mit der Dienstpistole ihres Mannes, weil sie den von ihrem Mann im Ersten Weltkrieg initiierten und praktisch durchgeführten Einsatz des Kampfgases nicht zu verwinden vermochte. LEITNER, G., von, »Der Fall Clara Immerwahr - Leben für eine humane Wissenschaft«, C. H. Beck Verlag, München 1993.

2152 ▭ 235, 236, 570 Das ist ein Freibrief für die Folter von Tieren; das neue Tierschutzgesetz.
»Endlich Ruhe im Stall« verspricht ein Fachkatalog für Landwirtschaftszubehör – mit einem breiten Sortiment an **Gurten, Ketten, Fesseln und Bodenankern** aller Art. So können Schweine, Rinder und Ziegen annähernd lebenslang angebunden werden. Doch neben ihrem Bewegungsdrang haben viele Nutztiere noch andere genetisch geprägte»Unarten«, die ihnen abgewöhnt werden sollen: Schweine wühlen gerne – **Nasenringe und Schweinekrampen** verhindern diesen Trieb. Kälber werden gleich nach der Geburt von der Mutter weggenommen. Gegen ihren Saugreflex gibt es **»Saugentwöhner«**: Nasenringe aus Stahl oder Plastik mit Stachelbesatz. Einige Hochleistungsmilchkühe müssen **Kuh-BH** tragen, da ihr überdimensionales Euter im Stallalltag verletzungsgefährdet ist. Sogenannte **»Kuhtrainer«** - Metallbügel, die über dem Kuhrücken hängen – lehren das Tier mittels Stromschlag, nur in den hinteren Bereich des Stellplatzes zu urinieren.

Vom Gericht erlaubt: Affe muß mit Draht im Auge leben
»Seit sieben Jahren befestigt dieser Wissenschaftler neugeborenen Affen Drähte an die Bindehaut eines Auges, das hinterher zugenäht wird. Weitere Drähte sind mit Schrauben am Kopf festgemacht. Die Affen werden stundenlang in einem Stuhl fixiert - zur Erforschung der Augenbewegung. Diese Versuche sind nicht nur außerordentlich schmerzhaft, sondern nach Meinung anderer Wissenschaftler auch völlig sinnlos. Die Tiere werden nach den meist sechs Monate dauernden Versuchen getötet.« Der Berliner Senat wollte die Grausamkeit unterbinden. Das Berliner Verwaltungsgericht entschied: Der Professor darf weitermachen - wegen des Grundrechts auf Freiheit der Forschung. (BamS, 27.3.1994)

2153 ▭ 170 - 246

Medikamentenverbrauch 1990 (ohne Selbstmedikation)

Altersgruppe	definierte Tagesdosen / Versicherten (pro Kalenderjahr)
unter 5	358
5 - 14	137
15 - 29	119
30 - 39	161
40 - 49	257
50 - 59	452
60 - 69	748
70 - 79	1098
über 80	1178

Quelle: SCHWABE/PFAFFRATH, Arznei-Verordnungs-Report

Und die Medien huldigen auch noch dieses Scheusal!
Einem Professor, der tote Menschen in hauchdünne Scheiben schneidet. Und dies, um die Schau vollständig zu machen (wie Beuhs)setzt sich dieser schändliche Doktor dazu stets einen Hut auf. Und Hunderttausende seelenlose Massenmenschen besuchen die makabre Selbstdarstellung. Wo bleibt die Ehrfurcht vor unseren Toten? Wo ist das moralische Gesetz der Totenruhe verblieben? Wo ist der Widerstand gegen Leichenfledderei? Wo ist die Ethik des ärztlichen Berufes?

Erkenne: Kleine Kinder erhalten die meiste Chemie: das meiste Gift. So werden sie zur sicheren Geldquelle der Mediziner aller Fachrichtungen.

2154 ▭ 178, 506, 560 (→LV 2312) Huber: »Die heutige Medizin macht das Leben am Anfang wie am Ende **immer mehr manipulierbar.** Um die 40 Prozent der Gesundheitsausgaben für einen Menschen fallen in den letzten beiden Lebensjahren an. Die Erfahrung zeigt, daß viele das gar nicht wollen, sondern darin eine Unmenschlichkeit des medizinisch-industriellen Komplexes sehen. Bei der Medizin am Lebensanfang werden oft um des Überlebens der Körpermaschine willen schwerste Zerstörungen an Menschen verursacht. Da werden Kosten produziert ohne Respekt vor dem Leben. Eine verantwortliche Medizin kann diese Manipulationen im Einvernehmen mit dem Patienten unterlassen. Wem diese Entscheidungen zu schwer sind, der hat seinen Beruf als Arzt verfehlt. Und wer wirklich ein Leben an Schläuchen möchte, dem sollte und kann man es gönnen. Eine staatlich verordnete Grenze brauchen wir nicht.« Mit Dr. Huber, Präsident der deutschen Ärztekammer, sprach STERN-Redakteur Georg Wedemeyer. (Stern-Report 3/1995)

2155 ▭ 249, 267, 369 HACKETHAL, J. »Krankenhaus!« Ullstein TB 270
Man sieht, wie solide das Verschweigebündnis bei den Arztkollegen ist. **Jeder Trick wird versucht, um Patienten oder Angehörigen die zustehenden Informationen zu verweigern.** Der ärztliche Eidgenosse setzte auf Unbequemlichkeits- und Kostenscheu der Eltern. (...) »Zum anderen ist in den Krankenhausakten vermerkt, die Operation habe ein Assistenzarzt durchgeführt und Herr Prof. Dr. K. habe ihm lediglich assistiert. Dem Gericht gegenüber hat Herr Prof. Dr. K. aber erklärt, er selbst habe die Operation durchgeführt. Man habe dem Assistenzarzt diese Operation lediglich bescheinigt, damit er für die Erlangung der Facharztanerkennung auch die Durchführung einer schwierigen Operation nachweisen könne.«

2156 ▭ 368 »**Wer krank geschrieben werden möchte**, begibt sich am Montagmorgen zu einer praktischen Ärztin - sie sollte ein volles Wartezimmer haben, doch auch vor der drohenden Konkurrenz umliegender Hausärzte bewußt sein.« (Ärzte Zeitung 150/26.8.1994/10)

2157 ▭ 361 Es ist ein Trauerspiel, daß die Medien solch intellektuellen Zerschlagungsexperten des gesunden Menschenverstandes die Türen öffnen. Wie auch der Genmanipulationsbefürworter Dr. Jens Reich, der mal als deutscher Bundespräsident in engerer Wahl stand. Auch er hat, wie Prof. Pudel, etwas gegen klare Begriffe, um die Menschen dumm vor dem weiteren Wahnsinnstun des Gott-spielen-Wollens und Widernatürlichen zu machen: vor der Genmanipulation. Weshalb er uns sogar vom Wort »natürlich« mit seinem Geschwafel abbringen möchte:

Mein Argument ist vielmehr, daß man Gentechnik nicht für unzulässig erklären kann, weil sie widernatürlich sei. Ein kurzer Augenblick logischer Reflexion zeigt, daß das verschiedene Behauptungen sind. Ich bestreite die Weil-Prämisse, nicht weil ich jeden Satz (»ist zulässig«) etablieren, sondern weil ich den zweiten (»ist unzulässig«) verneinen will. Worte wie natürlich und unnatürlich führen mißverständliche Konnotationen mit sich. (Die Zeit, im Interview mit Prof. Jens Reich vom 17.7.1994)

8 267, 367, 369, 560 (→LV 2468, 2536) Hier nebenstehend erforschen deutsche **KZ-Ärzte** die Folgen von Hungersyndromen an einer jungen Frau, kaum älter als die hinter ihr stehende Krankenschwester. Ein kleiner Geburtsunterschied besteht allerdings: Die Schwester Hilde Meier ist als Deutsche, Margit Schwarz ist als Jüdin geboren. Diese grausamen Versuche geschahen 1943-1945. Geändert hat sich nichts: Heute sind die Ärzte nur hinterhältiger und verschweigen ihren Versuchskaninchen (→Rz 355, LV 1252, 2124, 2134, 2290, 2524, 2839, 3103, 3113, 3250), was sie heimlich für Scheußlichkeiten an ihnen begehen.

9 a) 367 Aus der geplanten **Bioethikkonvention** der Mediziner im Europarat Straßburg: Artikel 6 erlaubt »zum Zweck der medizinischen Forschung« Eingriffe an »nicht einwilligungsfähigen Personen«. Gemeint sind Experimente an Kindern, Kranken oder geistig Behinderten ohne deren Zustimmung. Darunter fallen Blutentnahmen von Minderjährigen, um Kinderkrankheiten zu erforschen - aber auch heikle Arzneimitteltests an Alzheimerkranken und Psychotikern.
(DER SPIEGEL 41/1994)

Die chemisch-pharmazeutische Industrie setzt alles daran, um aus dem natürlichen Vorgang des Klimakteriums ein Krankheitsbild entstehen zu lassen, das unbedingt mit Pillen bekämpft werden muß. Immer häufiger liest man über die Wechseljahre des Mannes. Offenbar eine neue Zielgruppe, denn es geht um »Pinke für die Pille«.
(Lisa-Maria Schütt, Tierversuchsgegner Nordrhein-Westfalen e.V. im stern 14/1995)

Bryéres: »Solange die Menschen sterblich sind und den Tod fürchten, werden sie ihre Ärzte verspotten, aber sie gut bezahlen.«

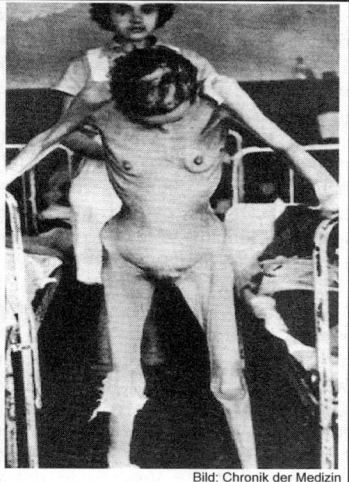

Bild: Chronik der Medizin

Nicht nur die ständig neuen, Millionen kostenden Apparaturen, die wahnsinnig teuren Organtransplantation und im Übermaß verschriebenen Medikamente machen das Krankheitswesen nicht mehr bezahlbar. Es ist das System der Krankenversicherungszwangskassen, ohne eine hohe Selbstbeteiligung im Krankheitsfall, das bei Versicherten eine ins Uferlose gehende Anspruchshaltung auslöst und zu einer unverantwortlichen, ungesunden Lebensweise die primitive Masse geradezu herausfordert. Das behebt alle Mißstände: Einführung der Grundsätze einer freien Marktwirtschaft: Jeder (außer den Sozialempfängern) versichere sich privat zu einem von ihm wählbaren Beitragstarif. Alle Gesundlebenden, die Nichtraucher, Antialkoholiker, Sonnen- und Urköstler ersparen sich damit die bisherigen hohen Abzüge und können sich somit mehr herrliche Tropenfrüchte leisten.

Ärztin war Kaffee trinken gegangen **Patient liegt nach Narkosefehler im Koma, aber die Klinik will für die Behandlungskosten nicht aufkommen**
„Um mich klein zu kriegen und meinen Mann in ein Sterbeheim abzuschieben, hat das Krankenhaus sogar versucht, mir die Vormundschaft abzunehmen", berichtet Marita Schröder.
(Neue Post, Nr. 20, 9.5.1996)

Vor ein paar Jahren wurde meiner Frau bei einem ambulant durchgeführten gynäkologischen Bagatelleingriff der Darm perforiert. Als der Gynäkologe im Laufe des Verfahrens die Liquidation seines Eingriffs einklagte, begründete er dies damit, auch eine nicht zu meiner Zufriedenheit durchgeführte Reparatur an meinem Kfz müßte ich bezahlen. (Dieter J. Küppers im Stern, 29/1996)

9 b) 215 Das sind die alternativen »Heilweisen«. Eine der Schulmedizin vielfach gleichwertige Auflistung, ausgeübt von sich um weniger Chemie Bemühenden, oft auch von Scharlatanen, die zum Glück aber für den Patienten nicht so eine große Gefahr darstellen, wie die erstere. Akupunktur, Anthroposophische Medizin, Apfelessig-Therapie, Aromatherapie, Atemtherapie, Autogenes Training, Autovakzinetherapie, Aus-/Ableitende Verfahren (z.B. Cantharidenpflaster, Schröpfen, Baunscheidtieren), Ayurveda, Bachblütentherapie, Balneotherapie, Bewegungstherapie, Biochemie nach Schüssler, Biofeedback, Bioresonanztherapie, Blutegeltherapie, Chirotherapie, Darmsanierung, Dauerbrause, Edelsteintherapie, Eigenbluttherapie, Eigenharntherapie, Elektroakupunktur nach Voll, Entgiftungs- und Entschlackungstherapien, Entspannungstherapie, Enzymtherapie, Eutonie, Fußreflexonenmassage, Hay'sche Trennkost, Heublumensack, Hildegard-Medizin, Homöopathie, Homotoxikologie nach Reckeweg, Hydrotherapie, Hypnose, Kinesiologie/Angewandte Kinesiologie/Touch for Health, Klimatherapie, Kneipp-Therapie, Konstitutionstherapie (nach Aschner), Krankengymnastik, Lebensberatung, Lichttherapie, Lymphdrainage (nach de Vodder), Magnetfeldtherapie, Manuelle Medizin, Makrobiotik, Mayr-Kur, Massage, Mikrobiologische Therapie, Moxibustion, Neuraltherapie (nach Huneke), Ordnungstherapie, Ozontherapie, Progressive Muskelrelaxation nach Jacobson, Qigong, Reiki, Sauerstofftherapie (nach Ardenne), Schröpfen, Schroth-Kur, Sonnenbäder, Symbioselenkung (=Mikrobiologische Therapie), TCM (=Traditionelle Chinesische Medizin), Thermoregulation, Thermotherapie, Yoga, Zelltherapie. Da die Heilkunde und auch die »Alternative Medizin« zu einem gewinnbringenden Geschäft und wirtschaftlichen Wachstumsfaktor entartete, kann die obige Aufzählung fast laufend aktualisiert werden.

2160 Die Halbgötter vom Olymp geholt

2160   81, 333 **Sind Ärzte Götter?**
»Busengrapscher und Po-Patscher. Assistenzärztinnen als Freiwild meist älterer (Mediziner-) Kollegen« (Ärztliche Praxis 19/ 06.03.1993)

2161   81, 333 Jeder sechste Klinikarzt hat Probleme mit dem Alkohol, so der Fachverband Freier Einrichtungen in der Suchtarbeit (FES). (Ärztliche Praxis, Nr. 87/30.10.1993)

2162   323 MCINTYRE, N., POPPER, K.: The critical attitude in medicine. Br. Med. J. 287, 1919 (1983) weisen auf, daß die Haltung, harmlose, wie schlimmste Folgen medizinischer Kunstfehler zu leugnen, typisch für die **Unwissenschaftlichkeit der Medizin** sei, weil sie von Autoritäten abhängig sei. Und die dürfen nicht irren, sonst sind sie keine Autoritäten mehr: Der Papst ist unfehlbar. Der Staat hat immer recht.

Lateintik Beschreibung von Krankheitsphänomenen mit lateinischen Begriffen erschwert ohne Zweifel die Verständigung zwischen Arzt und Patient und führt auch zu Mißverständnissen. Die Begriffe genuin, idiopatisch, essentiell oder vegetativ umschreiben oftmals die Tatsache, daß man nicht weiß, woher die Krankheit kommt. »Psychovegetative Dystonie« oder »Vegetative Dysregulation« sind Modevokabeln, um psychosoziale Befindlichkeitsstörungen zu bezeichnen. Den Medizinern fällt es schwer, zu ihren Grenzen und Unsicherheiten zu stehen. (S. 61) HUBER, E., Handeln statt schlucken, edition, Berlin, ISBN 3-86124-176-5

2163   208, 354 SCHÜLLER, Heidi »Die Gesundmacher«, Rowohlt Auszug:
»Später als Arzt gehörte man automatisch zur gesellschaftlichen Elite. Die Routine des Alltags und der enge Lebensentwurf des Durchschnittsmediziners lassen sich durch solche Äußerlichkeiten kompensieren. (...) Der Alltagsfrust wird durch Zurschaustellung pekuniären Wohlstands mit dazugehörigem Fuhrpark nebst konsumgeschmückter Gattin verdrängt. So entstehen die altbekannten Feindbilder. (→2170)

2164   79 MENDELSOHN, R.M., M.D. »Confessions of a Medical Heretic«, Deutsch: Trau keinem Doktor«, Waldthausen Verlag, Stendorfer Str.3, 27721 Ritterhude. Unbedingt auch lesen: »Wie Ärzte die Frauen beherrschen« und »Wie ihr Kind gesund aufwachsen kann...auch ohne Doktor!«, Die beiden letzten sind erschienen im Mahajira Verlag, 48366 Holthausen.
(Dr. Mendelsohn ist Vorsitzender des Medizinischen Zulassungsausschusses des Staates Illinois, Inhaber vieler Auszeichnungen für hervorragende ärztliche Leistungen und Assistenzprofessor für Präventivmedizin an der Universität Illinois.) Auszüge aus seinem Buch: Obwohl sich Insulin längst als eine der Ursachen für diabetische Erblindung erwiesen hat, wird es immer noch als medizinisches Wundermittel gepriesen (...). Aus diesem Grund **sind Ärzte gar nicht daran interessiert, die Gesundheit ihrer Patienten erhalten** zu helfen. Um das nämlich zu tun, müßten sie die Patienten eher *aufklären* und *informieren* als an ihnen *herumdoktern*. Ärzte denken nicht daran, ihre Informationen zu teilen; denn das hieße, ihre Macht zu teilen (...). Da ferner die Ambitionen eines Arztes meist in Richtung der oberen Gesellschaftsklasse gehen, liegen dort alle seine Sympathien. Ärzte identifizieren sich selbst mit ihrer Klasse, manchmal sogar noch höher. Sie betrachten sich als die **wahre Elite der Gesellschaft.** Lebensstil und Berufsgebaren der Mediziner fördern selbstherrliches Denken. (...)

2165   528 PETERS, D., »Vom Umgang mit Ärzten«, Econ-Verlag, Auszug:
»Die meisten Ärzte sind außerdem tödlich beleidigt, wenn man ihre Anordnungen nicht klaglos befolgt. Wenn ein Arzt sagt 'ich empfehle', meint er: 'ich befehle!'. Kühl und drohend wird er Herrn F. instruieren: 'Es ist Ihre Entscheidung und Ihre Gesundheit. Es besteht immerhin die Gefahr des Platzens und der Bauchfellentzündung.' Auch Worte wie 'bleibender Schaden' und 'Tod' werden bemüht. Der Arzt versucht seiner Meinung Nachdruck zu verleihen, indem er die Angst als Helfer mißbraucht.«

2166   333, 530 **Ärzte hoch im Kurs - stehen zuoberst der geachtetsten Personen**
Am Ende der Skala, so die Allensbach-Umfrage, stehen Politiker, Buchhändler und Gewerkschaftsführer. (Express, 29.10.1993)

  530 Das Image der Medizintechnik in der Bevölkerung ist besser, als viele denken
..., setzt die Bevölkerung weiterhin auf die Errungenschaften des medizintechnischen Fortschritts. Das betonte Professor Gert Kaiser, Präsident des Wissenschaftszentrums Nordrhein-Westfalen, bei der Vorstellung einer Emnid-Studie zur Akzeptanz der medizinischen Versorgung. **Über 90 Prozent der Deutschen glauben, daß durch den technischen Fortschritt immer mehr Krankheiten heilbar werden**, so ein Ergebnis der Untersuchung, die das Wissenschaftszentrum in Auftrag gegeben hat. Kaisers Fazit: »Die Schulmedizin zu degradieren, hat sich als Flop entpuppt."
Die Studie belegt: Je höher der Bildungsgrad, desto stärker ist die Akzeptanz alternativer Verfahren: 95 Prozent der Befragten mit Abitur und Hochschulabschluß plädieren für eine stärkere Kooperation von Natur- und Schulmedizin.
Dennoch zweifeln 73 Prozent der Bevölkerung an der wissenschaftlichen Absicherung der Alternativverfahren. In den alten Ländern ist das Vertrauen in die Naturheilkunde größer als in den neuen (53 Prozent Ost im Vergleich zu 63 Prozent West). (Ärzte Zeitung 211/9.11.1995/2)
Die ständige Präsenz hochintelligenter Mediziner in den Medien, ihr geschicktes, überlegenes Verhalten, ihre rhetorische Geschmeidigkeit (beobachte das mal im Fernsehen) beeindrucken die einfachen Menschen, und machen sie mit der Zeit wieder blind für diese übermächtige Sand-in-die-Augen-streu-Organisation. Die ständig verherrlichende Darstellung in den Kitsch-Ärzte-Fernsehfilmen, Milliarden zu Tränen rührender Ärzte-Groschenromänchen nebst der laufenden Versprechungen auf Heilung in Minutenschnelle von Unwohlgefühlen, Krankheiten und allen Leiden mittels Medikamenten, die wahre Naturheilkunde hat es niemals einfach. Werden doch schon lange die Kunden der Ärzte Klienten genannt. Das Wort kommt vom Lateinischen »cliens« - der Hörige.

2167 a)   651ff, 618 So einfach hat man es, sich den Anstrich zu geben, »Wissenschaftler« zu sein: Man behauptet es einfach in einer Zeitung: Mamma-Karzinom. Wissenschaftlicher Kongreß - Deutscher Ärztinnenbund (Ärzte Zeitung 57/29.3.1993/20). Die Medizin eine Wissenschaft? Da kann man nur lachen!

2167 b) Auf andere Weise strapaziös sind die riesigen Fachkongresse mit bombastischen Namen wie etwa WELT-KREBS-KONGRESS. Tagelang streiten sich innerhalb eines gewaltigen unüberschaubaren Programms Forscher aus aller Welt zum Beispiel darüber, ob die Zahl der Krebstoten in Tokio gleich hoch wäre, wenn die Bevölkerung von Tokio aus New Yorkern bestehen würde. Das Ganze spielt sich womöglich in Hamburg ab. Mit nicht zu übertreffender Arroganz und Ignoranz wird theoretisiert: je unwahrscheinlicher das Szenario, desto höher der Grad der Anerkennung. Je komplizierter und damit unverständlicher die Darstellung eines Themas, desto beifälliger das Gemurmel der ärztlichen Zuhörer - die über allem ganz vergessen, warum sie eigentlich zu dem Kongreß gekommen sind: Nämlich, um vielleicht doch einmal von einer neuen Therapie zu hören, mit der sie ihren Patienten wirkungsvoll helfen können. Ein namhafter internationaler Krebsforscher hat es so formuliert: Wir wissen heute theoretisch soviel über den Krebs wie über keine andere Krankheit. Und können im Verhältnis dazu kaum mehr helfen, als

vor 20 oder mehr Jahren. (S.125) Zurück zu Professor Wannenmacher, dem Krebspräsidenten, der in der Sendung des NDR seine Unwissenheit trefflich unter Beweis stellte. Allerdings nur für Eingeweihte. Bei der Masse der Zuhörer wurde der glänzende Eindruck von der Überlegenheit und Unfehlbarkeit der Kommando-Medizin nur gestärkt. Die inflationär gewordene Selbstdarstellung der »Kommando-Medizin« macht mich regelrecht wütend. Wissen diese Leute es wirklich nicht besser! Oder warum verfälschen sie die Wahrheit? Diese Art von »Diskussionen« ist unerträglich geworden, zumal in den Podiumsrunden sich die mikrofonbewaffneten (und darum gegen das Publikum geschützten) eitlen Protagonisten der Funktionärsmedizin die Bälle zuwerfen. Die sorgfältige Begutachtung der Haut ist Show: je länger der Hautarzt inspiziert und das Ärmchen dreht und wendet, um so länger hat er Zeit, zu überlegen, welche Salbe er noch aufstreichen lassen könnte oder wie er der Mutter schonend beibringen kann, daß auch ihm nichts besseres einfällt als das Zauberwort »Kortison«. (S.180)
MENDELSON, R.S., Trau keinem Doktor, Waldthausen 27718 Ritterhude

68 ▯ 157 Lachen über Doktor-Titel... daß die Erwähnung eines medizinischen Doktorgrades · bei anderen Akademikern · eher belustigende Zweifel an der Seriosität der hinter dem Doktortitel steckenden wissenschaftlichen Arbeit auslöst.
... daß insbesondere das als extrem simpel geltende medizinische Promotionsverfahren zum Tummelfeld geschäftstüchtiger Betrüger geworden ist. (Ärzte Zeitung 40/4.3.1993/14/19)

69 ▯ 333 Die Aussage des Vorsitzenden des Hartmannbundes, Hans-Jürgen Thomas, daß die deutschen Ärzte die besten der Welt seien, ist sicher zu schön, um wahr zu sein und verdeutlicht die vorherrschende Arroganz im deutschen Medizinersystem. Das Bild vom »Halbgott in Weiß« ist eine hart verteidigte Pappfassade. Wie ist es möglich, daß die Deutschen nicht gesünder sind als andere Europäer trotz mehr als zweimal so vielen Ärzten pro Bevölkerung, trotz zweimal doppelt so hohen Ausgaben, trotz der vielleicht 80 000 mehr verfügbaren sogenannten Heilmittel als zum Beispiel in Großbritannien? Der deutsche stud. med. cand. med. wird zum Ankreuzspezialisten ausgebildet, der Rest beruht auf Eigeninitiative. Intercargill (Neuseeland), Dr. med. Roland Meyer (DER SPIEGEL, 45/1993)
Es ist das Wissen um ihre Macht, das sie trotzdem so überheblich werden läßt. Und sie Deine Einwände und Argumente gar nicht erst ernsthaft erwägen: Der hat doch nicht mal studiert... Bewußt »vergessen« sie, daß ihnen das Wissen über Natur, Natürlichkeit, Ernährung, Bewegung und gesundheitliche Lebensführung von den Universitätsprofessoren vorenthalten wurde. Weil man sich keinen denkenden, sondern parierenden Nachwuchs heranziehen wollte und will.

71 ▯ 168, 55, 79 **Schlimmste Arroganz:** »Schlimm ist es, wenn ich ein Verfahren gegen einen Professor oder eine andere hochangesehene medizinische Persönlichkeit laufen habe. Da bekomme ich ständig eine Abfuhr im Sinne von · was bilden Sie sich eigentlich ein?« (Die Leiterin des Sonderdezernats Ärztliche Kunstfehler bei der Frankfurter Staatsanwaltschaft in Ärzte Zeitung 145, 6.8.1992/17)
Am schlimmsten ist es mit den Ärzten: Die fast allen eingepflanzte Arroganz vernebelt ihre Gehirne. Hundert Jahre lang eingeimpfter Hochmut sitzt tief im Erbgut. Sie wollen nicht wahrhaben, daß man Patienten nicht von oben herab, sondern wie den besten Freund versorgen muß. Und sie wollen nicht weg vom mühsam erlernten Denken in komplizierten Formeln, die sie selbst nie begriffen haben. Ich hatte gehofft, die ganzen jungen Ärzte könne man ändern. Es schien Ansätze zu geben. Sie sind zum Teil willig, aber zu faul. Sie wollen - wie die Jungen allgemein - das Leben genießen auf Kosten anderer... HACKETHAL, J., Der Wahn der mich beglückt, Lübbe Verlag S. 802)

72 ▯ 531 Unsauberkeit der Mediziner: Die Tür geht auf, und sieben Halbgötter in Weiß spazieren zur Visite herein. Was sie, ohne es zu ahnen, mit sich führen? Eine mikro-biologische Flora, die - mit Verlaub gesagt - so mancher Eiterbeule zur Ehre gereichen würde! Was britische Mikrobiologen von den Ärmeln und Kittelstaschen ihrer Kollegen auf die Kulturschale brachten, fügt sich nicht ganz zwanglos ins strahlende Image vom »Heiler in Weiß«. (British Medical Journal, Vol. 303, No. 6817 (1991), S. 1602-1604)

73 ▯ 333 Unkontrollierbarkeit der Ärzte ist gewollt: Wir Ärzte sind Herren über Leben und Tod, über Wiederherstellung und Verkrüppelung, über Glück und Unglück unserer Patienten, wie kein Berufsstand sonst. Und diese Herrschaft verdanken wir weniger jener Unkontrollierbarkeit, die es immer geben wird, als der von den Ärzteführern gepflegten und geschützten Unkontrolle in Bereichen, die kontrollierbar wären. Das geht von der Unkontrolle der Krankenschein-Abrechnungen bis hin zur Unkontrolle von Folterung und Tötung. (S.302) (HACKETHAL, J., Humanes Leben bis zuletzt, Ullstein)

74 ▯ 354 RÖHLING, B., Compliance, Zeitschrift für Allgemeinmedizin 59 1983/377
Wie kamen die Mediziner zu ihrer Bezeichnung als weiße Götter?
»Ein Artzt habe dreyerley Angesichter / das erste eines Engels / wann er zum Kranken kommt / das zweyte eines Gottes / wann er ihn kuriret / und das dritte eines Teufels / wann er bezahlt sein wolle«. GRIMMELSHAUSEN, H. J., Simplicissimus Teutsch (1669)

75 ▯ 333 Eine Ärztin fragt sich:
Dient die Humanmedizin heute noch, ihrem Auftrag gemäß, uneingeschränkt dem Wohle des einzelnen Menschen in seiner Einmaligkeit und Würde vom Beginn seines Lebens bis zu seinem endgültigen Tod, oder ist sie aus vordergründigen Erwägungen im Zeitalter des (fast alles) "Machbaren" auf dem Weg in die totale Verfügung über ihn? Die inhumanen Auswüchse der heute möglichen "Therapie" können das Fürchten lehren - medicus: Heiler oder Töter? Dr. med. Ursula Cammerer, 82327 Tutzing (Deutsches Ärzteblatt 92/33/18.8.1995)
Wenn wir unseren todkranken Patienten zuhören, macht es uns immer wieder tiefen Eindruck, daß auch diejenigen, die sich mit ihrem Schicksal abgefunden haben und ihre Krankheit durchaus realistisch beurteilen, immer noch mit der Möglichkeit einer besonderen Heilung spielen, an die Entdeckung eines neuen Medikamentes glauben, an den »Erfolg eines Forschungsobjektes in letzter Minute«.   Elisabeth Kübler-Ross

76 ▯ 333 **Frage nach dem Wahren und Guten**
(...) Die Genialität der Gleichsetzungsformel Hirntod gleich Tod der Harvard-Kommission von 1968 bestand darin, auf eine Begründung zu verzichten. Deshalb konnte sie auch über eine so lange Zeit dauern. Erst als man versuchte, diese Gleichsetzung zu begründen und auch noch naturwissenschaftlich zu begründen, war es zwangsläufig, daß alle gefundenen Gründe auch angreifbar waren. Denn nun war die Gleichsetzungsformel keine normative Setzung mehr. Kommt hinzu, daß die unmittelbar Beteiligten, vor allem also die Angehörigen und die Pflegenden, einen "hirntoten" Menschen beim besten Willen nicht als tot, wohl aber als sterbend erleben und erfahren können. Es geht also dabei sowohl um Erkenntnis als auch um Ethik, also um die Frage nach dem Wahren und dem Guten. Ein Gesetz, das seinen Zweck erfüllen soll, muß beide Fragen berücksichtigen. (Prof. Dr. Klaus Dörner, Westfälische Klinik für Psychiatrie, Hermann-Simon-Straße 7, 33334 Gütersloh (Deutsches Ärzteblatt 92, Heft 34/35, 28. August 1995 (5) C-1473)

2180 Wo stecken die wirklichen Scharlatane?

6000 DM pro Flasche **Zuckerwasser als Krebsmittel verkauft**

146 Kranke fielen auf Dr. Fröhlich rein

Die braunen Fläschchen mit denen Urologe Fröhlich soviel Hoffnung weckte, enthalten nur wirkungsloses Zuckerwasser. Auf einem kuriosen Beipackzettel (Ausriß) wurden die Patienten aufgefordert, das trübe Wasser vor Einnahme erst nach rechts, dann wieder nach links zu rühren...

2180 a) 85, 76, 500 »Jeder Arzt - das wissen Sie am besten selbst - hat einen Hang zum Scharlatan.« Die Ärztin und als SPD Gesundheitsministerin vorgesehene Heidi Schüller im Gespräch mit Matth. Greffrath WDR III/15.8.1993 (→LV 2180)

2180 b) 183, 349 ROTHMUND, W.: Der Irrweg der Koronartheorie. IGI-Schriftenreihe 1969.

2181 213 ...Bald nach meiner Heirat gab ich die Praxis der Medizin auf, damit ich nicht länger Gefahr lief, Unrecht zu tun. (Samuel Hahnemann im »Organon«)

2182 166 **Therapie der Multiplen Sklerose entdeckt? »Mutiger Selbstversuch«**
Ein Arzt und Universitätsprofessor gibt Kranken, die an Multipler Sklerose leiden, neue Hoffnung: Der Anästhesist Prof.Dr.Niels Franke (44), seit Jahren selbst schwer an MS erkrankt, hat einen Selbstversuch unternommen und dabei eine Therapie gefunden: Mit dem neuen Immunmodulator Deoxysperqualin hat er bei sich eine Heilungsphase induziert, die bereits seit Monaten anhält. (Medical Tribune 45/92 /44)
Antwort von einem klarsichtigen Kollegen, Dr. Rainer Hesse, Nervenarzt, Winnenden: **Die Tapferkeitsmedaille für »mutigen Selbstversuch« würde ich persönlich eher dem »unbekannten Patienten« verleihen, der immer wieder bereit war, bei Therapieversuchen seine Haut, bzw. in diesem Fall sein Nervensystem zu Markte zu tragen.**

»Selbstmedikation führt zur Selbstdiagnose, und das ist gefährlich. Sie als Ärzte wissen ja selbst, wie oft wir danebenliegen, wenn wir uns selbst diagnostizieren.« (Dr.med. P. L. Bölcskei, auf einem Symposium in Stuttgart)

Das Wissen um die Zahl dieser vergeblichen Anläufe, von denen in einer modernen Monographie ohne Anspruch auf Vollständigkeit 65 besprochen werden, sollte davor bewahren, vorschnell einen nur begrenzt originellen Therapieversuch aufgrund eines möglichen Erfolges in einem Fall als »die Therapie der MS« zu bejubeln. So treibt man Schindluder mit den angeschlagenen Nerven von MS-Patienten, denen wir immerhin ein relativ großes Erfahrungswissen, welche Therapien ergebnislos sind, verdanken. (Medical Tribune 49/1991 /37)

2183 155 ANBERGER-LAREMANN, M./SCHMÄHL, D., 'Gifte - Geschichte der Toxikologie', Springer Vlg., Berlin.
»Das medizinische Establishment ist nicht in der Lage, neuartige Ideen zu erkennen, die wertvoll sind.« (Linus Pauling, Nobelpreisträger, zur Orthodoxie in Medizin, Sions 1981)

2184 213 **Hirn fürs Hirn: Therapie wie im finsteren Mittelalter!**
Mit gewagten Eingriffen erzielt ein Chirurgenteam Erfolge in der Parkinson-Therapie. Ein Stück aus dem Hirn eines jungen Toten soll erloschene Funktionen beim Operierten aufnehmen. (DIE ZEIT 22.11.1991)

Nur die UrKost ist imstande, bei Multiplen Sklerotikern die Angriffslust der Immunzellen gegen das eigene Gewebe zu hemmen! (Analog der Ärzte Zeitung 29, 16.2. 1995/2, die unter »Diät« allerdings völlig falsche Vorstellungen hat.)

2185 157 **Ernährungsmedizin: Ärzte wissen zu wenig - der Patient bleibt auf der Strecke** (Ärzte Zeitung, 24.10.1992)
»Auf dem Gebiet der Ernährungs-Medizin ist Deutschland ein Entwicklungsland.« Mediziner-Tagung der Bundesärztekammer in Köln, Privat-Dozent Günter Ollenschläger von der Universität Köln. (KStA, 14.1.1993)
Nur die Redakteure der Fachzeitschriften denken etwas weiter:

2186 85 PASZTORFI, J., »Die Medizin kann nicht heilen«, Pro Inform Verlag berichtet über Ermittlungen der Weltgesundheitsorganisation, nach der 99,3% der Weltbevölkerung als krank zu bezeichnen sind und weltweit 205.000 verschiedene Medikamente, davon ca. 67.000 in Deutschland registriert sind.

2187 360 »Das Problem unseres Systems ist, daß die meisten Ärzte dafür bezahlt werden, mit ihren Patienten irgend etwas zu tun, aber nicht dafür, sie gesundzuhalten.« (Ärztliches Geständnis in DIE ZEIT 49/1993/33)

2188 651 Kleines Beispiel für das Nicht-durchdenken-Können der Medizinwissenschaftler: Was viele Mediziner am meisten verblüfft, ist der Umstand, daß die vielseitige Rolle des Stickoxids erst so spät aufgedeckt wurde. »Wir wußten doch seit Jahren, daß sie Nitrate ausscheiden«, wundert sich Mediziner Moncada. »Aber niemand hat wirklich darüber nachgedacht.« (DER SPIEGEL, 41/1991/314)

2189 213 Unter rund 180.000 wissenschaftlichen Arbeiten und Publikationen des Jahrgangs 1990 der gesamten medizinischen Weltliteratur taucht nach einer professionellen Computerrecherche der Begriff »Freude« zweimal auf, »Gott« wird einmal erwähnt. Das Wort »Gesundheit« kein einziges Mal. (Ärzte Zeitung 175/1.10.1992/ 114)

Beckenbruch: Ärzte verschrieben Salben
59 jährige: „Ich wollte mich töten". Sie sollte sogar in Nervenklinik Express, 7.8.1998

2190 a) 213, 961 **Wer ist nun der Kurpfuscher?**
»Das Staatsexamen, darüber müssen wir uns erst einmal klar sein, macht wohl den Mediziner, niemals aber den Arzt. Zum Arzt wird man geboren oder man ist es nie. (...) War nicht Christus ein Arzt ganz hohen Grades, ein Psychotherapeut, neben dem unsere aufgeblähten Analytiker ganz, ganz winzig erscheinen. Und wodurch wirkte Christus? Genau wie noch heute jeder wahre Arzt, durch die bezwingende Menschlichkeit »Stehe auf und wandle!...« Hatten nicht Laien wie Prießnitz [bis 1886] und Hessing eine ganz vortreffliche ärztliche Beobachtungsgabe, wußten sie nicht ihre Gedanken in helfende Tat umzusetzen? Und Hand aufs Herz - wir sind ja unter uns - , steckt nicht in jedem von uns staatlich approbiertem Ärzte ein guter Teil Kurpfuscher?«
(LIEK, E., (Chirurg und Gynäkologe) in: Der Arzt und seine Sendung, 1926, das sich gegen die Überschätzung des Fachwissens richtet.)

b) Coué's genaue Anweisungen:
Diese gezielte Formel lautet: Es geht mir jeden Tag und in jeder Hinsicht besser, besser und besser. Coué hat mit Nachdruck darauf hingewiesen, daß die Formel rein mechanisch, monoton, ohne Konzentration, wie eine Litanei, ohne jegliche Anstrengung, je 20 mal am Morgen nach dem Erwachen und 20 mal am Abend vor dem Einschlafen, nicht nur gedacht, sondern gesprochen werden sollte. Durch das formelhafte Vorsagen wird der kritische Verstand ausgeschaltet, so daß die Botschaft unser Bewußtsein, den Wächter vor den Toren unseres Unterbewußtseins, passieren kann und dann leicht vom Unterbewußtsein aufgenommen wird, wo die Verwirklichung beginnt, soweit diese im Rahmen des Möglichen liegt. Die Übung besteht darin, die negative Beeinflussung des Unterbewußtseins auszuschalten und umzupolen. Emile Coué hat eine schnell wirkende Formel gefunden, die es ermöglicht, innerhalb von Sekunden oder Minuten einen Befehl ins Unterbewußtsein zu befördern. Die Formel lautet: Es (das Übel) geht weg, weg, weg, weg,....Das WEG-WEG wird eine halbe bis eine Minute laut und rasend schnell gesprochen, die Zunge überschlägt sich, es kommt fast zu einem Summton. Wird z.B. bei einem Schmerz die Formel gesprochen, so hat der kritische Verstand die Möglichkeit zu fragen: »Ja geht es auch wirklich weg?«, »Das kann doch gar nicht sein?« und andere Fragen des Zweifelns, die den Erfolg behindern. Denn unser Verstand möchte immer recht haben, und wenn unser Verstand sich einbildet, daß ein Schmerz nicht vergeht, dann vergeht er auch nicht. (raum & zeit 78/1995) Die Möglichkeit der Heilung liegt in jedem einzelnen (E. Coué) Auch er hielt somit die Kranken von den Ärzten fern.
Nun, Du weißt, das ist nur als erste Hilfe zu verstehen. Jeden Schmerz beseitigst Du auf Dauer mit Darmreinigung, Erdfasten und Ur-Therapie. ✚ Erste Hilfe ✚

c) 643 Scharlatanerie läßt sich mit natürlichen Heilweisen ebenso betreiben wie mit Computertomographen, die wie ein archaisches Heilritual dargeboten werden. Nicht wenigen Patienten wird mit wissenschaftlich fragwürdigen oder ärztlich nicht indizierten Maßnahmen das Geld aus der Tasche gezogen. (S. 60) HUBER, E., Handeln statt schlucken, editionq, Berlin, ISBN 3-86124-176-5, ist Präsident der Ärztekammer Berlin (Fettdruck vom Verfasser)

a) Der eine Professor erklärt sie für heilbar, der nächste bestreitet es: Eine Neurodermitis hat man fürs Leben. Sie ist nicht heilbar. Es kommt deshalb darauf an, auslösende Faktoren und den quälenden Juckreiz in den Griff zu bekommen. (Medical Tribune 46/17.11.1995/8) Blick mal schnell zurück, nein, nicht im Zorn, sondern mit überlegenem Lächeln, lieber Leser/in, auf Rz 974 [26], dann erkennst Du, was Du für Dummköpfe bei den Medizinern vor Dir hast!

b) 974 Prof. Schröpl über Neurodermitis-Kinder im Gespräch
(...) Die klassische Dermatologie hat sich hauptsächlich damit beschäftigt, die Hautveränderungen zu beseitigen. Damit ist sie häufig gescheitert. Bei der modernen Patientenführung steht die Identifikation der Auslöser an erster Stelle.
ÄP: Die Patienten hoffen, daß der Arzt die Krankheitsursache beseitigt.
Schröpl: Das kann er nicht. Deshalb gehen die Kranken von Doktor zu Doktor, von Heilpraktiker zu Heilpraktiker. (...) Die klassische Medizin hat sich auf die 'Fleckentfernung' konzentriert und aus Mangel an Erfolgen die Betroffenen in die Arme der Heilpraktiker getrieben.(...) Derzeit ist es ein Modetrend, daß alle Krankheiten angeblich auf die Ernährung zurückzuführen sind. Das ist geradezu eine Seuche. Ein Mensch, der das alles mitmacht, ist gestraft genug. Leider können sich Kinder nicht gegen diesen Unfug wehren.
ÄP: Und wie ist es mit der lokalen Therapie?
Schröpl: Jüngst war eine Mutter mit ihrem Kind hier. Sie klagte, ihr Kind wehre sich gegen die Salbe. Wen wundert's? Es interessiert ja niemanden, ob das Kind darunter leidet. Das ist doch ein Hundeleben für so ein Kind: Ihm ist kaum etwas erlaubt, es kriegt nichts Gescheites zu essen, und die Salben, mit denen es eingerieben wird, stinken und beißen. (Ärztliche Praxis Nr. 99/11.12.1993)

361 LÜTH, P., Das Ende der Medizin, DVA - sehr empfehlenswert für tiefer schürfen Wollende. Andere Gelehrtenworte:
Stimmen zum Medizinbetrieb von heute: SLOTERDIJK, Peter, Kritik der zynischen Vernunft, Suhrkamp, Frankfurt:
»Ein Kennzeichen der Herrenmedizin ist es seit langem, daß sie sich mehr für die Krankheiten interessiert als für die Kranken.« (S.498) »Je mehr Krankheiten von den politisch-zivilisatorischen Verhältnissen, ja sogar von der Medizin selbst hervorgerufen werden, desto mehr gerät die medizinische Praxis unserer Gesellschaft in die Verschränkungen des höheren Zynismus, der weiß, daß er selbst mit der rechten Hand die Übel begünstigt, für deren Heilung er mit der linken kassiert.« (S.494) »Eine Gesellschaftsordnung wie die unsere fördert geradezu mit Notwendigkeit eine Medizin, die ihrerseits das System der Krankheiten und des Krankmachens mehr fördert als das Leben in Gesundheit.« (S.503) JASPERS, Karl, Von der Wahrheit: » Gehorsam ist gegenüber dem Fachmann in lebenswichtigen Fragen nicht zu verantworten.« (S.583)

a) 225 Englische Ernährungswissenschaftler geben freimütig zu, wesentliche Wissenslücken zu besitzen und sind nicht zu stolz zuzugeben, »sich professionellen Rat bei Vegetarierverbänden ein(zu)holen.« Und fragen: »Was passiert im Stoffwechsel, wenn eine Frau keine Milch trinkt und deshalb Kalziumtabletten einnimmt? Besteht dabei vielleicht die Gefahr, den Stoffwechsel zu überfluten und andere Mikronährstoffe zu blockieren?« (DIE ZEIT, 26/25.6.1993/27) Die Frage wurde inzwischen positiv für die Meinung der UrTherapie geklärt durch das THE NEW ENGLAND JOURNAL OF MEDICINE, Vol. 337, 8/1997, S.523-528:
Also bekamen 97 Stillende und 99 Nichtstillende schon kurz nach der Entbindung entweder täglich 1g Kalzium oder ein Plazebo. In einer weiteren Untersuchung wurden Frauen, die nach mehrmonatiger Laktation ihr Baby abstillten, mit nichtstillenden Müttern in ähnlicher Weise verglichen (Kalzium versus Plazebo). Es zeigte sich, daß das Kalziumsupplement den Knochenschwund während der Stillzeit nicht verhindern konnte und stillende Mütter hatten gegenüber nichtstillenden Frauen keinen Vorteil durch die Kalziumeinnahme. Nicht einmal die Kalziumkonzentration in der Muttermilch erhöhte sich in der Verumgruppe. Nach dem Abstillen nahm die Knochendichte sogar zu, und zwar sowohl in der Kalzium- als auch in der Plazebogruppe.

b) Was herauskommt, wenn sich orthodoxe Medizinprofessoren mit Urzeiternährung befassen:
EATON, S.B.,KONNER, M., Paleolithic Nutrition. New England Journal of Medicine, 312/1985/5/283-289. Die Menschen der Steinzeit bezogen ihr tierisches Eiweiß vom Fleisch wilder Tiere, insbesondere von pflanzenfressenden, in Herden lebenden Huftieren, wie Rotwild, Büffel, Pferde und Mammuts. Die Ernährungsqualität dieses Fleisches unterscheidet sich erheblich von der des Fleisches, das in heutigen amerikanischen Supermärkten erhältlich ist.
»Die Ernährungsqualität dieses Fleisches unterscheidet sich erheblich von der des Fleisches, das in heutigen amerikanischen Supermärkten erhältlich ist.« Das ist uns auch klar, Ihr Herren Professoren. Aber eure Vorurteile sind zu gewaltig als daß ihr zugeben könntet, pflanzliches Eiweiß wäre das beste und einzig richtige für die

1001

menschliche Ernährung. Was natürliche Ernährung bei unseren Ahnen war, darüber können sie uns nur Dummheiten erzählen. Aber das Analysieren, das sinnlose, das beherrschen sie:
Das tägliche Gewicht an tierischer Nahrung, in Gramm, multipliziert mit 1,41 Kcal/Gramm plus dem täglichen Gewicht an pflanzlicher Nahrung multipliziert mit 1,2 9Kcal/Gramm muß 3.000 Kcal ergeben. In diesem Modell beträgt der Anteil der tierischen Nahrung 35% und der Anteil der pflanzlichen Nahrung 65% des Gesamtgewichtes der aufgenommenen Nahrung. Wenn x dem Gesamtgewicht der Nahrung entspricht, dann gilt: 1,41(0,35x) + 1029(0,65x) = 3.000; x = 2252 g. Die geschätzte durchschnittliche tägliche Nährstoffaufnahme des späten Steinzeitmenschen bei 3.000 Kcal-Kost mit einem Fleischanteil von 35% und einem pflanzlichen Nahrungsanteil von 65%:

Protein	251,1		Fett	71,3		Kohlenhydrate	333,6
tierisches	190,7	pflanzliches 60,4	tierisches	29,7	pflanzliches 41,6	Faserstoffe 45,7	

Da wollen sie uns wie allen ihren Kollegen zeigen, daß sie - wenn sie uns auch nichts zu sagen haben und keine eigenen schöpferischen Gedanken zu entwickeln imstande sind - wenigstens in der Lage sind, mit ihrem sezierenden Wissen zu beeindrucken.

2194   29, 157 Man hat immer noch zu sehr den Trieb, »etwas« gegen die Krankheit zu tun, statt der Überlegung: »wie« kann ich helfen. Daher die vielen Fehlgriffe und das eifrige ärztliche Bemühen bei von selbst heilenden und bei unheilbaren Krankheiten.
Mein Lehrer der inneren Medizin sagte einmal in der Klinik von der gegen Husten empfohlenen Salmiakmedizin: das Mittel ist ganz gut; aber ob sie es dem Patienten in die Stiefel schütten oder ihm mit dem Löffel eingeben, das macht keinen Unterschied.
(BLEULER, E. »Das autistisch-undisziplinierte Denken in der Medizin ...« Springer 1976)

2195   531 **Es gibt auch ehrliche und klarsehende Ärzte - wenn sie den Beruf aufgegeben haben:**
Ein gutes Bild zu malen, verschafft Dr. Foerster mittlerweile mehr Befriedigung, als einen Patienten zu heilen, denn »es ist doch kaum zu erwarten, daß Sie einen Patienten wirklich heilen können. Das ist doch alles sehr fragwürdig.«
(Dr. Wolf-Dietrich Foerster in Medical Tribune vom 25.10.1991)

> An Rheumatismus und wahre Liebe glaubt man erst, wenn man davon befallen wird.
> (Marie v. Ebner-Eschenbach)

2196   531 **Das Eingeständnis des totalen Nichtwissens:**
Zu wenig ist derzeit noch bekannt darüber, wie die optimale Versorgung mit Vitaminen aussehen sollte. Das gilt für den gesunden Menschen und in weitaus stärkerem Maße noch für Kranke, die eventuell einen erhöhten Vitaminbedarf haben.
Dies erklärte Professor Dr. Klaus Pietrzik aus Bonn dort anläßlich eines Symposiums der Gesellschaft für angewandte Vitaminforschung. »Unsere Kenntnis zum Vitaminbedarf von Kranken ist praktisch noch gleich null«, so der Ernährungswissenschaftler. Er monierte ferner, daß die derzeitigen Empfehlungen der Deutschen Gesellschaft für Ernährung (DGE) keine präventivmedizinischen Aspekte berücksichtigen.
(Ärzte Zeitung 188/26.10.1993/14)
Nun sieh mal, wie sehr Du mit diesem Buch der gesamten Ernährungswissenschaft überlegen bist!

2197   531 **Nicht behandeln - das Beste was ein Arzt tun kann!** So fand ich für gut, meinen Chef um Rat zu fragen, der mir sagte, ich sollte die Kranke sterben lassen, ohne sie zu plagen, und ihr nur der leichteren Expectoration (Schleimauswurf) wegen etwas Antimon (Brechreizerregende, giftige Arsenverbindung, sehr gebräuchliches früheres Arzneimittel) geben. Da das Antimon nichts nützte und auch gar nicht nötig war, sie hungrig nach fur gut, sie vielleicht zu plagen und ihr auch nicht mehr den Magen mit Antimon zu belästigen.
Die Frau war in vier Wochen wieder hergestellt und ist über 90 Jahre alt geworden. Seitdem hat sich mein Glauben an die Lebensrettung der Pneumoniker (an Lungenentzündung Erkrankte) recht kleinlaut verhalten, und ich kann nicht sagen, daß die Fälle, bei denen meiner Ärzte eingriff, besser verlaufen wären als diejenigen, da man nicht eingriff.
(BLEULER, E., »Das autistisch - undisziplinierte Denken in der Medizin...« Springer 1976)

2198   354 (...) Es passieren in der Medizin Dinge, die den Tatbestand der fahrlässigen Tötung und manchmal auch der beabsichtigten Tötung erfüllen. Aber da das alles entsprechend abgeschirmt ist, kann man nichts dagegen tun.
(Dr. med. Dreizehner in »raum+zeit«, Nr. 43, Februar 1990)

2199   956ff »Die Psychoanalyse ist ein geheimnisvolles Spiel, daß das Interesse von Tausenden von Menschen erweckt, die daran glauben. Genauso, wie wenn man ihnen die Zukunft durch Kartenlesen vorhersagt, oder durch ein Horoskop eines Astrologen oder einfach Handlesen.«
(Dr. Herbert Shelton, Vertreter der amerikanischen alternativen Gesundheitsbewegung »Natural Hygiene«)

2200   531 KROKOWSKI, E., Medical Tribune, 9/14, 1980, »Wagt denn keiner (...) auszusprechen, daß wir mit unseren derzeitigen Konzeptionen, Theorien, Behandlungsmethoden die Grenze erreicht haben, theorien, die uns verpflichten, andere Ideen, Gedanken und Ergebnisse zu prüfen, anstatt sie ex cathedra zu verdammen?«

2201   248 BOSQUET, M., »Quand la médicine rend malade: La terrible Accusation d'un groupe d'experts«, Le Nouvel Observateur, 519/74, 84.

2202   652 FEYERABEND, P., Against Method, Verso, London 1975. Auszug:
Es gibt die wissenschaftliche Methode nicht, die zu jeder Zeit und an jedem Ort richtig ist. Tatsächlich existiert so etwas wie eine wissenschaftliche Methode gar nicht. Im Gegensatz zu den Behauptungen der Wissenschaftler lautet die Regel der Wissenschaft »alles ist möglich.«
Da es die wissenschaftliche Methode gar nicht gibt, hängt der Erfolg in der Wissenschaft nicht nur von einer rationalen Argumentation, sondern auch von einer Mischung von Vorwand, Rethorik und Propaganda ab.

2203   531 Der Medical Tribune ist es zu verdanken, daß auch einmal kritische Stimmen zu Wort kommen:
Wer bestimmt in Deutschland eigentlich die Arzneimittel-Therapie?
Da werden Therapieempfehlungen herausgegeben, die nicht nur der üblichen ärztlichen Praxis widersprechen, sondern sogar als ärztliche Kunstfehler bezeichnet werden könnten. Z.B. die Therapieempfehlung für die Behandlung der Hypertonie.
»Der unkomplizierte mäßig erhöhte Blutdruck sollte mit einem Wirkstoff behandelt werden: in erster Linie mit Diuretika, Beta-Rezeptorenblockern, Calcium-Antagonisten und ACE-Hemmern.« Ist es wirklich ärztliche Praxis, den »unkomplizierten mäßig erhöhten Blutdruck« gleich medikamentös zu behandeln? Was ist mit Ernährung, Bewegung, autogenem Training? Man muß sich fragen, wie so etwas möglich ist. Wer legt solche Therapieempfehlungen fest, wer bestimmt in Deutschland heute eigentlich die Arzneimitteltherapie? Es müssen offensichtlich Experten sein, die mit der Therapie von Patienten selbst wenig zu tun haben. (SOMMER, H. - Madaus - Medical Tribune 25/23.6.1993)

04 □ 58, 360 Medizinsoziologe von Troschke fällt ein vernichtendes Urteil über die Praxis der Prävention
Vorbeugung von Krankheit geschieht ziellos und ohne jede Koordination
Die Zukunft für mehr Prävention im Gesundheitswesen sieht nicht sehr rosig aus. Denn Vorbeugung steht im Widerspruch zum kurativen Selbstverständnis der Ärzte, wird weder in der Aus- noch in der Fortbildung gelehrt und auch nicht ausreichend honoriert. (Ärzte Zeitung 33/22.2.1994/6)

05 □ 28 **Rabiate Krebsärzte**
HACKETHAL, J., »Humanes Leben bis zuletzt«, Ullstein. Auszüge:
Moderne Medizin kämpft in erster Linie gegen die Natur, nicht mit ihr. Je künstlicher, komplizierter und eingreifender eine Behandlung, um so ärztlicher. Wichtigster Wertmaßstab ärztlichen Tuns ist das Sofortergebnis, nicht aber das End- oder Dauerresultat. Eine Operation, die der Patient um ein paar Stunden oder Tage überlebt, ist »erfolgreich«. Hier wird mit Arzneichemikalien und Wahnsinns-Operationen herumexperimentiert, daß es einem kalt den Rücken herunterläuft. Wissenschaft wird in einem Umfange zu Patientenbetrug und Patientennötigung mißbraucht wie nie zuvor. (Unterstreichung vom Verfasser)

Thomapyrin führt zu Abhängigkeit, Nierenschäden und bestimmten Krebsarten. Etwa 500 Menschen, schätzen Experten, werden jedes Jahr aufgrund solcher Kombinationspräparate in Deutschland unnötigerweise dialysepflichtig.
Der Spiegel Nr. 12/2000

Die dritthäufigste Todesursache sind Behandlungsfehler
Wie der »New Scientist« (1981, 1995, 5) schreibt, hat der Bericht einen Sturm der Entrüstung unter Ärzten und Krankenhauspersonal ausgelöst. (...) warnt vor voreiligen Interpretationen: »Bei den meisten Toten handelte es sich um Personen, die über 60 Jahre alt waren und bei denen riskante Eingriffe vorgenommen wurden«, wird er zitiert. (Ärzte Zeitung 109/17.6.1995/12) Daß die weißen Götter keine Kritik vertragen, wo sie doch überall sonst so verherrlicht werden, mußte ja so kommen.

06 □ 200 BECK, D., »Krankheit als Selbstheilung« gibt ein seltenes ärztliches Geständnis preis:
»Es ist erstaunlich und fast unglaublich, wie wir Ärzte durch den Glauben an unsere medizinische Allmacht oft blind und gegenüber unserem Handeln kritiklos werden und wie uns die Patienten in unseren Größenphantasien bestätigen und uns zu sinnlosen Therapien verführen. Nichts ist kränkender als das Eingeständnis von therapeutischer Ohnmacht. **Daher behandeln wir - stimuliert von den Allmachtsgedanken - auch oft dort, wo die Behandlung nichts nützt, sondern schadet.** Und die Patienten kommen trotz unserer therapeutischen Nutzlosigkeit weiterhin zu uns, weil sie etwas ganz anderes suchen und daher die erfolglose Therapie in Kauf nehmen.«

07 □ - **Die Dummheit beamteter Ärzte ist nicht zu übertreffen:** Lendenwirbelsäulenprobleme sollten mit Hilfe eines enger zu stellenden Redressionsgürtels von Bauch- auf Brustatmung umgestellt werden. Diese prophylaktische Maßnahme fordert Medizinaldirektor a.D. Dr. Hartmut von Kügelgen, Peine. (Medical Tribune Nr. 13/1992) Antwort:
Zu meinem Erstaunen gibt es noch Ärzte, die nichts davon halten, unseren Kindern das natürliche (Bauchatmen) Atmen abzugewöhnen: *Dieser Mann gehört wegen Kindesmißhandlung angezeigt*. (Medical Tribune Nr. 16/1992/38)

08 □ 296 Bei anderen Krankheiten schließlich ändert das Kurieren eines Organdefekts wenig, weil sich das Leiden prompt ein anderes Zielorgan sucht. (BIERMANN, H. »Gesundheitsfalle Krankenhaus«, Hoffmann und Campe)

09 □ 531 **Schulmedizin versagt bei Krankheiten**
Die Schulmedizin leistet Bewundernswertes, wenn sie Krisenintervention betreibt und mit ihrem fortschrittlichen Methodenarsenal kurzfristig helfen kann. Niemand geht mit einem Herzinfarkt oder Sehnenriß zu einem Heilpraktiker. So eindrucksvoll die Medizin in akuten Krisenfällen operiert, so bescheiden sind ihre Erfolge jedoch, wenn es um die vielen schleichenden und chronischen Erkrankungen unserer Zeit geht. Hier wirkt die Schulmedizin oft geradezu hilflos, und hier setzen Skepsis und Ablehnung des »Verbrauchers« ein. (PSYCHOLOGIE HEUTE, September 1993)

10 □ 334, 80 Weil man bei einem Fieberanfall friert, und die Erkältung dessen Ursache sein soll, hat man jahrhundertelang Fieberzustände mit Hitze behandelt und die Leute umgebracht. Wir zwingen dem Appetitlosen das Essen in großen Quantitäten auf, obschon die beste Mittel ist, die Eßlust nicht aufkommen zu lassen. Wir sind glücklich, wenn wir durch ein Laxans eine Verstopfung behoben haben, denken aber nicht daran, daß wir damit oft das vorübergehende Leiden in ein dauerndes verwandeln.
Wir geben uns große Mühe, Krankheiten zu heilen, die von selber heilen. Zur Kompensation behandeln wir auch Unheilbare, wo sich nichts machen läßt. BLEULER, E., »Das authistisch-undisziplinierte Denken in der Medizin...« Springer 1976.
Wie sehr die Ärzte an Deiner Gesundheit interessiert sind, geht aus der Propaganda ihres Präsidenten Vilmar hervor, der Müllverbrennungsanlagen empfiehlt. Obschon diese das gefährlichste Gift der Erde - Dioxin - (nach wie vor) über uns ausstoßen.

11 □ 244 **Blasen- und Nierensteine zertrümmern lassen?** (...) brachte die Steinzertrümmerung statt der erwarteten Einsparung Mehrkosten in Millionenhöhe mit sich. Und die Rezidivrate liegt ohne entsprechende Prophylaxe bei 50 bis 100 %! (Medical Tribune, 30.4.1992/22)

12 □ 531 Wir kennen die Fälle nicht, wo es besser wäre, gar nichts zu tun, und wir versuchen z.B. in der inneren Medizin nicht, sie kennenzulernen. **Wo aber die Behandlung unnötig ist, bringt sie trotz des Trostes, den sie spenden kann, eine Menge gewichtiger Nachteile mit sich.** Hauptsächlich durch die Versuche der Naturheiler wissen wir, daß Grahambrot Darmbewegungen fördert, in wie hohem Maße die Abhärtung Krankheitsdispositionen wie die zum Katarrh abschwächen kann, daß man ohne Fleisch kräftig sein kann usw. (BLEULER, E., Das autistisch- undisziplinierte Denken in der Medizin, Springer 1963)

13 □ 371 Denke mal darüber nach, **ob sich der ärztliche Kampf wirklich gelohnt hat** (Für den Arzt ja, aber für Kind und Eltern?):
Der Notarzt holte Mario vom Tod ins Leben zurück.
Sein Kampf um den Jungen lohnte sich. (EXPRESS, 21.2.1991) Wirklich? EXPRESS berichtet zwei Jahre später am 5.4.1993: Jürgen und Martina Schmöckel sitzen im Wohnzimmer. Eine Nachbarin ist zu Besuch. Sie reden über belanglose Dinge. Äußerlich ist nichts zu spüren von dem Leid, das die Familie seit eineinhalb Jahren quält: Im Zimmer nebenan liegt Mario, hilflos ans Bett gefesselt. Der heute 13jährige war im Feburar '91 im Eis des Escher Baggersees eingebrochen. Er war klinisch tot, doch ein Notarzt konnte ihn wiederbeleben. Für die Familie folgte die schlimmste Zeit ihres Lebens: Operationen, monatelanger Klinikaufenthalt - bis Mario schließlich nach Hause entlassen wurde. Der Raum, in dem Mario auf einem Spezialbett liegt, gleicht einem Klinikzimmer. Am Bett ist eine Ernährungspumpe befestigt, daneben stehen ein Inhaliergerät, ein Absauggerät und eine Sauerstoff-Flasche. An den Wänden Kinderzeichnungen. Schwester Tanja hat Mario vierblättrige

Kleeblätter gesammelt. Gegen 8.30 Uhr beginnt Marios Tag. »Er wird gewaschen, bekommt neue Windeln. Wir putzen ihm die Zähne, wechseln die Kompresse am Luftröhrenschnitt«, erklärt Zivi Rolf Brüll (25).
Dann bekommt Mario über eine Sonde im Magen Medikamente - gegen Infektionen und Spastik. Stündlich werden ihm 125 ml Flüssignahrung, Tee oder Wasser zugeführt. 10- bis 15 mal am Tag müssen die Pfleger Speichel aus der Luftröhre absaugen.
Dienstags und donnerstags kommt eine Krankengymnastin. Doch Marios Glieder sind fast steif. Das Hüftgelenk ist ausgerenkt. Schon die kleinste Bewegung bereitet höllische Schmerzen. Mario verzieht das Gesicht, weint. Sprechen kann er nicht.

2214 📖 371 **Du bekommst Spritzen von Arzt?**
Mitinjizierte Glassplitter von der Ampullenaußenfläche gefährden den Patienten nicht nur durch das Verusachen von Fremdkörpergranulomen in Leber, Lunge, Gehirn und Niere, sondern auch durch das Einbringen pathogener Keime, die eine Bakteriämie, Trombophlebitis, Endokarditis oder Venenkatheterinfektion hervorrufen können. (Critical Care Medicine, Vol. 17 No. 8 (1990), S. 812-813)
Die Entdeckung, daß über die Injektionsflüssigkeit durch das Ansägen und Abbrechen der Glasampullen feinste Splitterchen in Deine Blutbahn und Gewebe gelangen (die Kontaminationsrate beträgt 60% für kleine 1-ml-Ampullen, bei größeren Ampullen fast 100%) wurde 1990 gemacht. Aber hat sich bislang zum Schutz der Patienten etwas geändert? Nein, diese Meldung ist untergegangen, wie die der offenen Wundbehandlung.

2215 📖 371 **Erfolgreich Organ transplantiert... gestorben an Krebs**
(...) Jahrelang mußte die Patientin auf eine Spenderniere warten, dann starb sie 5 Monate nach der erfolgreich verlaufenen Transplantation an Krebs. Dieser Fall ist sicher kein Einzelfall. (...) (Medical Tribune Nr. 48/3.12.1993)

2216 📖 531 **Dr. med. Heidi Schüller ante portas sagt:**

> • »Heute sind wir soweit, daß wir viele Menschen vor der Medizin schützen müssen.«
> • »Wenn Mediziner von Heilung reden, meinen sie häufig lebenslange Therapie. Viele Ärzte leiden heute an Diagnostizitis.«
> • »Wir brauchen wieder betreuende Ärzte und keine mechanisierten Knopfdruckmechaniker, die ihren Fuhrpark amortisieren müssen...«

Ist das der ärztliche Sachverstand, den die Mediziner gerne in die Politik einziehen sehen möchten? Wohl kaum. (Ärzte Zeitung 152/30.8.1994/2)
Darauf eine Mediziner-Zuschrift in 159/8.9.1994 mit üblicher ärztlicher Arroganz:
Im Rahmen unserer Pressefreiheit hätte ihr Kommentar viel bissiger, viel schärfer, viel erweckender sein müssen über Dr. Heidi Schüller ante portas! Die Ärzte Zeitung sollte bis Oktober täglich warnen, damit wir Ärzte bei allem Standesdünkel uns nicht auch noch diesen Atavismus leisten unter einem Gesundheitsministerin in spe. (...) Dr. Helmut Schmalbach, 51145 Köln

2217 📖 266 **Studienergebnisse / Fortschritt in der Diagnostik offenbar ohne Einfluß auf Fehlerquote: Die Zahl falscher Diagnosen ist heute noch genauso groß wie vor 30 Jahren**
Trotz des zunehmenden Einsatzes teurer Untersuchungstechniken wie der Computertomographie und der Sonographie hat die Zahl der Fehldiagnosen in den vergangenen Jahrzehnten nicht abgenommen. Der Grund: Der diagnostische Vorteil, den die Weiterentwicklung der Technik bringt, wird durch die Vernachlässigung der klassischen Untersuchungsmethoden wieder zunichte gemacht, meint Professor Dr. Dr. Wilhelm Kirch aus Dresden. (Ärzte Zeitung 208/21.11.1994/1)

2218 📖 80 **Von selbst gesund werden: einfach! Ohne Medikamente!** »Drei Viertel aller Patienten in den Wartezimmern werden von selbst gesund, wenn oder ausschließlich wirkungslose Arzneien verordnet werden«, schwört Dr. med. Kurt Weidner aus Aidlingen am Riegsee, ein nach 60 Arbeitsjahren in den Ruhestand getretener Mediziner aus Bayern. Als er berufstätig wurde, gab es im ganzen Deutschen Reich 47.000 Ärzte. Jetzt sind es 318.000. (DER SPIEGEL 44/1994/218)

Lästige Haar bei Frauen – Schnurrhaare oder Damenbart   ➕ **Erste Hilfe** ➕
Hier bin ich für die Laserepilation mit Rubin oder Alexandrizlaser. Dabei reduziert sich deren Wachstum um etwa 60 % (Bei weißen Haaren hilft aber nur das Auszupfen). Aber: Laserepilation ist weder schmerzlos noch frei von Nebenwirkungen. Kurzfristig mußt Du mit leichter Schwellung, Erythem und Krusten rechnen. Langfristig kann es zu Hautverfärbungen und Narben kommen.

2219 a) 📖 451 **Angst vor Scheintod? Kein Vertrauen in moderne Ärzte?**
Bei Ihrem Artikel: »Ungeliebte Leichenschau« fiel mir folgendes ein: Die alten Meister kannten noch den Leichenbiß. Dieser wurde am Kleinfinger durchgeführt. Patienten und Patientinnen, die sich nur totstellten, schreckten bei dem Manöver unwillkürlich zusammen... (Medical Tribune 2/13.1.1996/41)

> **Der Geist der Überheblichkeit der Kliniker:**
> In einigen Abteilungen unter der Leitung entsprechender Koryphäen scheint ein derartiger Geist aus Hypertrophie und Arroganz zu herrschen, der den Hausarzt als Submediziner dritter Klasse betrachtet, den man nicht weiter ernst- und wahrzunehmen braucht. (Medical Tribune 47/26.11.1993)

So - und wenn Du Dich nicht mit Hilfe der UrTherapie gesundmachen willst, dann setze Dich als bleibender Patient der Ärzte wenigstens dafür ein, nicht weiter von denen verdummt und verkauft, sondern als Deine Rechte wahrnehmender und mündiger Kranker voll und ganz darüber aufgeklärt zu werden, was für Schäden ihre Körperharmoniezerstör-Medikamente bei Dir anrichten. Laß Dir von ihnen das Buch »vom Verdacht zur Diagnose«, ABC der unerwünschten Arzneiwirkungen, ATI-Verlag Berlin, über 100.000 Einträge zeigen, und sollte es Dein Halbgott nicht mal versteckt in seinem Schreibtisch liegen haben (womit er schon bewiesen ist, was er für eine Niete ist), so leihe es Dir in der Uni- oder Stadtbibliothek aus. Ehe Du das Gift geschluckt hast! Und dann wisse noch: Dort sind höchstens 10 % der Schäden angeführt, die Dich später noch alle erwarten!

2219 | Lieber Herr Konz,
meine Erfahrung aus langjähriger Praxis: Jeder Therapie mit synthetischen Hormonen greift in die Seele ein und verändert nachhaltig den Charakter zum Negativen. Egal ob Thyroxin, Östrogen, Gestagen, Cortison oder sonst ein hormonelles Sauzeug. Darum haben wir immer mehr Verrückte herumlaufen. Möglicherweise auch durch Übertragung ins Erbgut. H.-D. Bach, Heilpraktiker und Buchautor, Ritterstr. 30 in 48291 Telgte

2220 Pfusch der Ärzte

📖 **451 Kunstfehler: 100.000 Fälle im Jahr geschätzt**
Fehler im Medizinbetrieb in Deutschland mit insgesamt 252.000 Ärzten, einer Millionen medizinischen Angestellten in 3.800 Kliniken und Reha-Zentren sowie mehr als 100.000 Praxen sind keine Seltenheit. Oft kommt es in Krankenhäusern aufgrund der Überlastung zu Katastrophen. Ein Kölner Klinikarzt äußerte, oft habe er in seiner Assistentenzeit »so manches unterzeichnet, dessen mögliche Auswirkung ich abends im Lehrbuch erst einmal nachgelesen habe«. Ein ärztlicher Kunstfehler ist allerdings nur dann strafbar, wenn er nachweislich Folgen hat. Weil es aber zu teuer wäre, sind einige größeren Kliniken nicht gegen Kunstfehler versichert. Jahresprämien für das »Risiko-Mediziner« steigen ständig. Gynäkologen, wenn sie in Krankenhäusern arbeiten, zahlen mittlerweile 25.500 Mark, Orthopäden 16.500 Mark. Immer mehr Bundesbürger fordern Entschädigungen für Ärztepfusch. 30.000, so schätzt der Verband der Haftpflichtversicherer (HUK) sind es pro Jahr. 80 Prozent der Anerkennungen werden außergerichtlich erfochten. Der Allgemeine Patientenverband (Tel.: 0231/525872) schätzt die Kunstfehlerrate auf ungefähr 100.000 Fälle pro Jahr. Etwa 25.000 Menschen würden die Fehler nicht überleben. Die Ärztekammer benannte lediglich 10.000 bis 20.000 Kunstfehler. Bei der für Ärztefehler zuständigen Kammer am Kölner Landgericht wurden 1992 um die 150 Fälle verhandelt. Bei der Gutachterkommission der Ärztekammer Nordrhein, zuständig für den Großraum Köln und Düsseldorf, wurden 1993 insgesamt 1082 Überprüfungsanträge gestellt. Bei knapp 300 Fällen wurden ärztliche Fehler festgestellt. (Kölner Stadt-Anzeiger 264/14.11.1994/9) (→LV 2015) **Aus Versehen Hoden weg**
Wien - Einem Mann (63) wurden im Allgemeinen Krankenhaus Wien irrtümlich die Hoden entfernt. Er war mit einem Patienten, der Hodenkrebs hat, verwechselt worden. (BILD 30.10.1995)

> Jetzt bezahlen wir auch noch Psychologie: Es gibt im Gesundheitswesen »keine Gruppe, der es nicht in erster Linie ums Geld geht.« Deshalb gibt es an dieser Front auch niemals Ruhe. Selbst die sanften, melancholischen Diplom-Psychologen drängt es mit Macht an die öffentlichen Geldtöpfe. Die Aktion ist geglückt, sie kostet die Beitragszahler ab 1999 mindestens eine Milliarde Mark pro Jahr, rund 100.000 Mark pro niedergelassenen Psychologen. (SPIEGEL 34/1998)

> **52000 Spritzen** in einen Rücken in ein paar Jahren. Schwarze Schafe bringen Schmerztherapie in Verruf. (MedicalTribune23/5.6.1998 /12)

Bei der operativen Freilegung der Hoden hätte der Chirurg sehen müssen, daß gar kein Krebs vorlag. War der Operator betrunken, volltrunken, ein absoluter Stümper, oder befand er sich im Heroin-Rausch? Es könnte aber auch so passiert sein: Der andere Patient hatte gar keinen Hodenkrebs. Und wer gibt gerne zu, daß man in der Diagnose geirrt hat?

1 📖 **451 Immer mehr Kunstfehlerprozesse: Was treibt die Patienten dazu?**
Immer mehr Patienten verklagen ihren Arzt, weil sie sich falsch behandelt fühlen oder tatsächlich durch ihn zu Schaden kamen. Doch was gibt letztlich den Ausschlag dafür, daß sie den langen und oft frustrierenden Rechtsstreit auf sich nehmen? Finanzielle Interessen spielen eine, aber beileibe nicht die einzige Rolle. In vielen Fällen wurde der Rechsstreit ausgelöst, weil eine Diagnose nicht richtig gestellt wurde, es bei operativen Eingriffen zu Verletzungen kam oder eine falsche Behandlung erfolgt war. Ein weiteres häufiges Klagemotiv waren geburtshilfliche Behandlungsfehler. Bei 70 % der Studienteilnehmer hatte der Behandlungsfehler schwerwiegende Folgen für die Berufstätigkeit, das Sozialleben und die Beziehungen innerhalb der Familie. In jedem Fall wurden durch das Ereignis starke Emotionen geweckt, und sowohl Patienten als auch ihre Angehörigen litten noch Jahre nach dem Vorfall an dessen Folgen. (Medical Tribune 36/9.9.1994/32)
Das sind die Gründe der Behandelten für eine Klage, die mehr Ethik erkennen läßt, als die Ärzte sie besitzen sollten: 1. Sie wollen damit verhüten, daß noch andere Kranke dem pfuschenden Arzt in die Finger geraten und: 2. Sie erhoffen sich durch den Prozeß endlich die bislang ihnen vorenthaltene verständliche Erklärung, was eigentlich schiefgegangen war und warum. (The Lancet, Vol. 343, No. 8913 (1993), S. 1582 - 1583 und 1609 - 1613)

2 📖 **451, 983 Wenn zum Pfusch die Pannen kommen**
● In Brühl bei Köln erleidet ein Mann nach einer Routine-Gallenoperation einen schweren Hirnschaden, weil niemand im Zimmer ist, als er in der Narkose zurückfällt. Boris Mei-

> Ob er will oder nicht, ist nahezu jeder Deutsche mit dem medizinisch-industriellen Komplex verbandelt, an seiner Expansion und den Kosten beteiligt: 1998 über 400 Milliarden Mark. (SPIEGEL 34/1998)

necke, Patientenanwalt aus Köln, sagt: »Fehler passieren überall - allerdings wird nirgendwo so viel vertuscht wie im Krankenhaus.« Vor allem die Hierarchie verhindert, daß jemand auspacke. »Die meisten Chefärzte sitzen wie absolutistische Herrscher auf ihrem Thron und dulden keine Kritik.«
● Im Nürnberger Südklinikum sterben zwei Patienten, weil eine Krankenschwester Infusionsflaschen verwechselt hat. Ursache: Zeitdruck.
● Nachdem in München ein unerfahrener Assistenzarzt eine Frau an der Wirbelsäule operiert hat, liegt sie im Koma. Hinterher wurde die Patienten-Akte gefälscht. (STERN 50/8.12.1994) Der Pfusch ist das Erkennungszeichen dieses Vergifterberufs.
Weißt Du, welcher Stümper Dich unterm Messer hat?
»Fast in allen Kliniken wird der jüngste Assistenzarzt genommen, um Krampfadern zu operieren. Und wir wundern uns dann, daß Venenpatienten zehn Jahre früher in Rente gehen als andere.« (Chirurg Dr. Katz, Klinik am Ruhrpark, in BILD 6.3.1996)

3 📖 **267, 241, 304, 451 usw. Chronische Polyarthritis / Noch fehlen placebokontrollierte Studien, doch es gibt Hinweise: Die parentale Gabe von Gold scheint die Zerstörung der Gelenke aufzuhalten**
(...) Auf die Frage wie lange die Goldtherapie fortgeführt werden könne, antwortet der Experte: »Nach meinen Erfahrungen unbegrenzt bei Patienten, die es vertragen. Ich habe Patienten, die schon seit 20 Jahren zweimal im Monat 50 Milligramm Gold erhalten.« Das einzige Problem dieser Langzeitbehandlung sei die mit der Zeit auftretende bläuliche Verfärbung der Haut. (Ärzte Zeitung 180/10.10.1994/14)
Mit Verlaub: Willst Du noch deutlicher erkennen, daß Kranke auch im Kopf krank sind? Da schleppen sich die bemitleidenswerten Patienten des »Experten« Prof. Dr. R. Rau zum Evg. Krankenhaus nach Ratingen schon zwanzig Jahre lang ohne jeden Erfolg (wären sie sonst schon so lange in Behandlung?), da hat der Herr Professor sie bereits mit seiner finsteren Mittelaltertherapie verblaut und statt diesen Burschen (der besser Goldhändler als Medizinprofessor geworden wäre) mit ihren Krücken aufs Gründlichste zu verdreschen, so daß er nie mehr eine Behandlung mit Gold auszuführen in der Lage ist - was tun die von schlimmsten Schmerzen geplag-

ten Polyarthritis-Leidenden? Sie kriechen diesen feinen Herren weiter in deren feinen Hintern... Bis sie auch das nicht mehr fertig bringen, weil sie durch die Goldtherapie zu blind dafür genau sind. (→LV 2229)

2224 ☐ 930 **Pfusch auf der ganzen Linie**
»Mediziner haben nichts über Geriatrie (Therapie des Alters) gelernt. Prof. R. Heinrich in Ärzte Zeitung 177/5.10.1994/4)

2225 ☐ 131, 618 HILFIKER, D.: Facing our mistakes. New. England Journal of Medicine 310, 118 (1984)

2226 ☐ 241 Aus einer retrospektiven Studie in fünfzehn New Yorker Kliniken geht hervor, daß in einem Viertel aller Fälle die Eingriffe nicht ordentlich vorgenommen wurden oder überhaupt überflüssig waren. (DIE ZEIT 78/19.2.1993)

Mit 11 Frakturen heimgeschickt
2227 Trotz insgesamt 11 Frakturen haben französische Ärzte einen 15jährigen Schüler wieder nach Hause geschickt. Die Eltern des jungen Gregory aus Argenteuil in der Nähe von Paris reichten nun Klage gegen das behandelnde Krankenhaus ein. Der Schüler war vor einigen Tagen mit dem Fahrrad gestürzt und mußte in Argenteuil in eine Klinik gebracht werden. Dort stellten die Ärzte lediglich mehrere Frakturen der Hand fest. Schon nach einer Nacht im Krankenhaus schrieben sie ihn jedoch wieder gesund. »Einem Schulbesuch steht nichts mehr im Wege«, hieß es in dem Befund. Weil ihr Sohn weiterhin über heftige Schmerzen klagte, brachten die Eltern Gregory jedoch in eine andere Klinik. Dort mußte sich der Junge wegen eines gebrochenen Oberkiefers einer 4-Stunden-Operation unterziehen. Erst bei dieser Gelegenheit wurden auch 3 Knochenbrüche am Fuß festgestellt. (Medical Tribune 6/9.2.1996/40)

2228 a) ☐ 267 »**Ärztefehler - pfuschen und vertuschen**«, Fischer TB Nr. 4263, Auszug:
Viele Richter, die in einem Arzthaftungsprozeß Urteile fällen, haben für die durchweg wenig patientenfreundliche Haltung der meisten medizinischen Sachverständigen leider viel Verständnis, wie wir wissen.
Lies dieses Buch vor jedem Gang zum Arzt, vor allem vor einer geplanten Operation - ich hoffe, dann bist du bedient von den Ärzten, und zwar für alle Zeiten.

»Das Chloroform hat viel Unheil angerichtet. Dank ihm kann jetzt jeder Narr Chirurg werden.« (G.B. Shaw)

2228 b) **Ein tiefer Sumpf von ständiger Pfuscharbeit und Vertuschenwollen**
Als häufigste Fehlerquelle bei ärztlichen Kunstfehlern hat Gutachter Jürgen Stoffregen »gravierende Mängel in der Organisation, lückenhaftes Fachwissen und ein gehöriges Maß Selbstüberschätzung« ausgemacht. Nach über 35jähriger Kunstfehlerbegutachtung resümiert er: »Manchmal versteht man einfach nicht, wie es zu solchen medizinischen Katastrophen kommen kann«: ● Nach einer harmlosen Augenoperation im Kreiskrankenhaus Roth verstirbt Marianne Paulus. Während der Narkose wurde der Rachenraum der Patientin mit einem Beatmungsschlauch (Tubus) verletzt. Die sich schnell ausbreitende Entzündung hatten die Ärzte übersehen, auf Klagen und Hinweise der Angehörigen und der Bettnachbarin reagierten sie nicht. ● Bei einer Gallenblasenoperation vergessen Mediziner der Birkenwald-Klinik in Nürnberg eine zwölf Zentimeter lange, scherenförmige Klemme im Bauchraum von Inge Jann. Erst 13 Jahre später wird das verrostete Corpus delicti entdeckt und entfernt. ● Gundolf Schröder läßt sich im Marienhospital Brühl die Gallensteine endoskopisch entfemen. Aufgrund eines Narkosefehlers, so analysierte ein Gutachter, liegt er seit seit drei Jahren im Koma. ● Einem 61jährigen (mittlerweile verstorbenen) Patienten wird in den Städtischen Kliniken Offenbach der linke statt der rechte Unterschenkel amputiert. ● Bei einer Entbindung im Krankenhaus Heidberg, Hamburg, mißlingt eine Peridural-Anästhesie: Das Kind kommt behindert zur Welt, die Mutter liegt seither im Koma. ● In der Uniklinik Frankfurt bekommt eine 20jährige Patientin die zehnfache Dosis eines Krebs-Medikaments verabreicht: Nur durch eine Herztransplantation konnte das Leben der jungen Frau gerettet werden. Auf der Suche nach Schuldigen, Gerechtigkeit und Wiedergutmachung müssen sich Ärzteopfer auf einen jahrelangen Kampf durch Paragraphen, Gutachten und Ärztefilz gefaßt machen. »Viele stehen das gar nicht durch« hat der Patiententanwalt Boris Meinecke aus Köln festgestellt, »zu den gesundheitlichen Belastungen durch den Kunstfehler kommt der Streß.«
Ihre hohe »Erfolgsquote« verdanken die Ärzte ihrem Informationsmonopol, das es Patienten und ihren Anwälten oft unmöglich macht, dem Medizinerpfusch auf die Schliche zu kommen: »Krankenunterlagen werden gefälscht, Röntgenbilder verschwinden - es wird manchmal systematisch vertuscht«, beklagt sich der Mönchengladbacher Jurist Walter Opitz, »nur ein klares Schuldbekenntnis: ,Ja ich habe Mist gebaut', das habe ich noch nie gehört.« Wenig rühmlich ist oft die Rolle der medizinischen Sachverständigen, auf deren Gutachten die meisten Richtersprüche basieren. »Es spottet manchmal jeder Beschreibung, was da zu lesen ist«, ärgert sich Gutachter Stoffregen. »Da wird alles unternommen, um einen Medizinerkollegen von jeder Schuld freizusprechen.« Stoffregen bedauert, daß es bisher leider nur noch nicht gelungen ist, »einen dieser Gefälligkeitsgutachter zu überführen und für seine Fahrlässigkeit zu bestrafen«. (Focus 7/1995)

2229 ☐ 168, 263 GIESE, B., »Atlas ärztlicher Behandlungsfehler für die BRD - Jahrbuch der Medizinschadenforschung Band 1 (1987)
Wer Prozesse mit Ärzten zu führen hat, dem sei dieses Buch als Orientierungshilfe (auch für den Rechtsanwalt) empfohlen. Bestellbar beim Verlag Pro Patiente, 72070 Tübingen, Haaggasse 26, Tel. (07071) 229 00. Hier einige Auszüge des Grauens, das Ärzte verursachen:
Strahlenschaden: Blasenschrumpfung und Harninkontinenz:
Die Patientin suchte den Frauenarzt wegen unregelmäßiger Blutungen auf. Der Arzt stellte eine Gebärmutterentzündung fest und überwies in die Frauenklinik, weil die Entzündung in Krebs ausarten könne. In der Klinik lautete die Diagnose: Gebärmutterhalskrebs 1. Grades. Indikation: Totaloperation. Die Patientin willigte ein.
Zur Vorbereitung erfolgte eine Strahlentherapie: 6 Röntgentiefbestrahlungen und eine 40stündige Radiumeinlage. Von der Operation wurde abgesehen. Die Strahlentherapie wurde fortgesetzt: weitere 30 Röntgentiefbestrahlungen und Radiumeinlagen über 27 Stunden. Dann kam es bei der Patientin zu Fieber und Schmerzen. Es entwickelte sich eine Blasenschrumpfung und Harnrückhaltungsvermögen als Strahlenschaden...
Die Ärzte haben ihre Pflicht schuldhaft verletzt, die Patientin über die möglichen Gefahren der Röntgenbestrahlung aufzuklären. Die Strahlenbehandlung ist ohne rechtswirksame Einwilligung der Patientin durchgeführt worden. Jedem steht das Recht auf körperliche Unversehrtheit zu. Dieser Rechtsgrundsatz gilt auch zwischen Patient und Arzt. Der Arzt muß den Kranken über die Gefahren aufklären, mit deren Eintritt nach dem Stande der ärztlichen Erfahrung und Wissenschaft gerechnet werden muß. Die Schäden, die bei der Patientin aufgetreten sind, stellen sich als typische Folgen einer Strahlenbehandlung dar. (BGH 16.01.59 - VI ZR 179/57 - VersR 1959, 312)
Arzneimittelschaden: Blindheit nach Myambutol: Der Patient litt unter Tuberkulose der linken Niere. Er wurde unter anderem mit Myambutol behandelt. Später kam es zur erheblichen Verschlechterung des Sehvermögens. Der Augenarzt riet, Myambutol sofort abzusetzen. Die Ursache der Beeinträchtigung des Sehvermögens ist eine Schädigung des Sehnervs durch Myambutol bis zur Blindheit. (BGH 27.10.1991 - VI ZR 69/80)

Penicillin-Allergie: Das einjährige Kind litt unter Infektionssymptomen. Der Arzt untersuchte. Diagnose: Angina. Therapie: Injektion von Penicillin in den Gesäßmuskel. Sekunden später verkrampfte sich das Kind, rang nach Atem, lief blau an und erbrach. Das Kind weist schwere körperliche und geistige Dauerschäden auf. (OLG Frankfurt 22.09.81 - 22 U 110/80)
Erblindung nach überdosierter Gold-Therapie: Die Patientin litt unter chronischer Polyarthritis. Erste Manifestation 1955 in den Kniegelenken. Seit 1961 waren alle Gelenke betroffen. Ab 1971 kam es zu schmerzhaften Schwellungen dieser Gelenke. Stationäre Behandlung im A.-Sanatorium Bad K. vom 26.4. bis 30.5.72. Hier wurde eine Gold-Behandlung mit Auro-Detoxin begonnen. Im Entlassungsbericht empfahl die Klinik, diese Therapie fortzuführen. (→ Rz 40, 9774, 3722, 055b, 3606 a/b)
Der Hausarzt injizierte Auro-Detoxin in Gaben von anfangs 0,5 g, später 0,2 g. Die Patientin erblindete und erlitt äußerst schmerzhafte Schleimhautveränderungen. (OLG Zweibrücken 28.4.82) (→LV 2223)
Noch heute Behandlungen wie im finstersten Mittelalter. Alles bringen diese Mediziner wieder an den Mann, um das große Geld zu machen!

a) 247 Merke: Hunderttausende Geschädigte klagen nicht - weil sie den Canossagang zu den (von den Ärzteversicherungen meist bis in die letzte Instanz getriebenen) Gerichten scheuen. Die ärztlichen Gutachter stehen meist auf seiten der Kollegen. Millionen von Patienten können auch deshalb nicht klagen, weil die durch Medikamente und ärztliche Kunstfehler hervorgerufenen Krankheiten erst nach langen Jahren ausbrechen. Dann ist der Nachweis kaum noch zu führen. Und wer denkt schon, daß er sein schweres Leiden einer vor Jahren erfolgten ärztlichen Behandlung zu verdanken hat? Da durftest Du höchstens von einem sich der Ethik verpflichtet fühlenden Arzt wie Hackethal (→Sachwortverzeichnis unter diesem Namen) erwarten, daß er Dich darüber aufklärt. Die anderen Ärzte ziehen hier nur feige den Schwanz ein und bemühen sich nach Kräften (und fast immer mit Erfolg und zu Deinem Schaden), den schändlichen Mist ihrer Kollegen zu vertuschen.

b) So kann's Dir gehen, wenn Du vor einer Geburt stehend, einen Arzt dabei hast. Du bist nichts als ein Objekt für dessen Erholung: **Ein Landarzt erzählt:**
(...) Von Zeit zu Zeit weckte mich die Hebamme zur rektalen Untersuchung und zur Überprüfung der Herztöne. Doch in dieser Nacht gab es noch keinen großen Fortschritt, so daß ich die Geburt am Morgen wieder stoppte und meine wenigen Patienten über Tag versorgte. Abends leitete ich die Geburt wieder ein. Doch auch in der zweiten Nacht war es noch nicht so weit, und ich erinnerte mich an den alten Spruch: Geduld ist der beste Geburtshelfer. Also stoppte ich den Geburtsvorgang wieder, und Lieschen, Hebamme und Doktor konnten sich den Tag über erholen. (Ärzte Zeitung 217/18.11.1995/41)

115, 168 **Fehlbehandlung von Patienten mittlerweile eine *akzeptierte Routine im Medizinbetrieb*** (Original Schlagzeile)
BUTTERWORTH, C., »Iatrogenic Malnutrition«, Nutrition Today 3, 74.
LAMB, J. T., »The Hazards of Hospitalization«, South Medical Journal 60/67, 469.
Einfache Blutabnahmen werden nicht beherrscht (Original Schlagzeile) (Medical Tribune 14/18.4.1994)
Was der Ärzte nicht schon alles bei einer einfachen Blutabnahme falsch machen! Zu der Zeit, da ich das Buch schreibe, ist es äußerst modern, den Cholesteringehalt zu ermitteln. Es gibt völlig verfälschte Werte z.B., wenn das Blut • morgens abgenommen wird, • wenn der Arm mehr als eine Minute gestaut wird, • falls der Patient dabei sitzt. Außerdem: • Medikamente können die Blutfettwerte erhöhen, • aussagekräftig sind nur zwei bis drei Bestimmungen, • bei einem Schlanken können 400 mg/dl ungefährlich, bei einem Dickwanst und Raucher 250 mg/dl den drohenden Herzinfarkt ankündigen. • Da die LDL-Werte über die Friedewaldformel aus Gesamt- und HDL-Cholesterin sowie den Triglyzeriden errechnet und nicht laborchemisch bestimmt werden, führen exzessiv hohe, postprandiale Triglyzeridwerte zu falsch -niedrigen LDL-Werten. Eine fatale Kombination wird damit übersehen. (Eigene Zusammenstellung aus Ärztezeitschriften.)

168 »**Etwa jeder dritte Fall basiert auf Behandlungsfehlern.**« (Original Schlagzeile)
Besonders gefahrvoll: Injektionen in die Gelenke, nach Gelenkspiegelungen intramuskulären Injektionen und lokalen Infiltrationen, Verkennung oder verzögerte Diagnose von malignen Geschwulsten oder von Frakturen sowie Nervenschädigungen nach operativen Eingriffen. (Ärzte Zeitung, 7.2.1992/5)

168 **Laparoskopische Krebschirurgen**: An sich selbst lassen sie es nicht machen
6,5% entfernten schon mal das falsche Segment... Neue operative Techniken bei Patienten anzuwenden, darin sind manche Chirurgen recht forsch. Geht es allerdings um den eigenen Leib, dann machen die meisten mutigen Operateure einen Rückzieher. Dies ergab eine internationale Studie, die beim 112. Kongreß der Deutschen Gesellschaft für Chirurgie vorgestellt wurde. (...) Zudem wurden frühzeitige Rezidive an der Trokareinstichstelle beobachtet - auch bei weniger fortgeschrittenen Karzinomen. (Medical Tribune, Sondernummer vom 21.11.1995/15)

22 Operationen wegen Bauchfisteln
»Eine 31jährige Patientin, Mutter von 2 Kindern, leidet seit einer Laparotomie im Januar 1988 unter rezidivierenden subkutanen Fistelbildungen; mittlerweile wurde die 22. Fisteloperation durchgeführt und dabei schon fast die Hälfte der gesamten Bauchhaut eröffnet oder reseziert.« (Medical Tribune 33/1991)

168, 246 **Wenn Ärzte pfuschen...**
Ärzteblätter, unverdächtige Zeugen also, denen Haß auf den Medizinerstand oder Neidgefühle kaum unterstellt werden können, berichten zunehmend über Pannen und Pfusch in Klinik und Praxis, unter Überschriften wie » Nur jeder zehnte Patient wird richtig behandelt« (»Ärztliche Praxis«), »Sind Geburtshelfer das größte Risiko?« (»Medical Tribune«) oder »Haftpflichtfragen haben Hochkonjunktur« (»Neue Ärztliche«).
Falsche Untersuchungstechniken beispielsweise bei der Blutdruckmessung kritisierte der Züricher Internist Wilhelm Vetter: Aus Gesunden würden

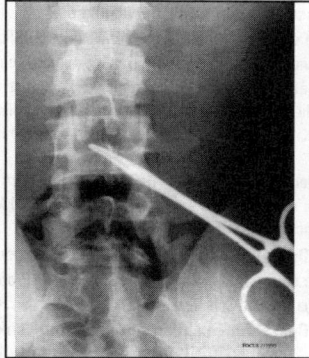

Verpfuscht und vertuscht
Unglaubliche Pannen in deutschen Kliniken: irrtümliche Amputationen, im Bauch vergessene Operationsbestecke und triviale Beinbrüche mit tödlichem Ende. Das Schlimmste daran: auch gravierendste Ärztefehler werden nicht geahndet. (FOCUS 1995)

auf diese Weise scheinbar Kranke, die dann mit überflüssigen Medikamenten traktiert würden. Unter den Fehlern ihrer Ärzte hätten besonders die Alters- oder Typ-II-Diabetiker zu leiden, meinte Professor Hellmut Mehnert aus München. Diese Zuckerkranken, die nicht Tabletten oder die Insulinspritze, sondern Diät benötigen, werden häufig dennoch mit Medikamenten behandelt.

Falsche Diagnosen, **Schlendrian** im Routinealltag, *fehlerhafte Behandlung* aus Unkenntnis oder *Selbstüberschätzung*, aber auch einfach folgenschwere *Vernachlässigung von Kranken* stellen den bescheidenen Anspruch des Hippokrates auf den Kopf, vom Arzt dürfe »nichts, was die Krankheit verschlimmert, ausgehen«.

> »Behandle einen Chirurgen wie Du einen Henker behandeln würdest.« (G.B. Shaw)

2234 267 Notizen einer Medizinstudentin
Daß eine Anästhesistin während einer Metallentfernung an der Clavicula (Schlüsselbein) der Aufforderung des Operators, sie sollte den Kopf eines Patienten drehen, nicht befolgen kann, weil sie sich gerade die Fingernägel knallrot lackiert hat, kommt auch schon einmal vor.

2235 246 **Flüchtigkeitsfehler bei der Notaufnahme: Immer die gleichen - aber meist tödlich**
Fall 1: Fazit: »Klassische Kunstfehler« haben das Leben dieses Patienten aufs Spiel gesetzt! Ohne Thoraxröntgenbild wurde eine Pneumonie bei einem Diabetiker auf Verdacht mit oraler Ampicillin-Antibiose ambulant behandelt! Bevor dieser Diabetiker mit Meningitis (Gehirnhautentzündung) und Endokarditis (Herzinnenhautentzündung) niederkam, wurde sträflich wider die ärztliche Kunst geschlampt.
Fall 2: Fazit: Kein Beschwerdebild sollte in der »vegetativen« Ecke abgelegt werden, solange nicht alle möglichen organischen Ursachen gewissenhaft ausgeschlossen sind! Merke ferner: Rückenschmerzen in Ruhe bedeuten entweder Infiltration oder Infektion, während der diskogene (oder degenerative) Rückenschmerz typischerweise bei Bewegung schlimmer wird und in Ruhe eher nachläßt!
Fall 3: Der zuständige Arzt behandelt analgetisch (schmerzlindernd) und antiemetisch (übelkeitslindernd), woraufhin die Schmerzen rasch abklingen. Die Patientin wirkt zwar noch schläfrig, fühlt sich nach eigenen Angaben jedoch schmerzfrei und gebessert, und wird - zumal die neurologische Untersuchung nun gänzlich unauffällig ist - nach Hause entlassen. »Streßinduzierte migräneartige Kopfschmerzen«, lautet die Arbeitsdiagnose im Befundbogen. Vier Stunden später erscheint sie erneut in der Klinikambulanz, nun mit unerträglichen, progredienten Kopfschmerzen. Erneut wird ein Schmerzmittel injiziert, die Arbeitsdiagnose ist unverändert »akute Migräne«, doch zur Sicherheit soll »etwas Schlimmes« mittels Schädel-Computertomographie ausgeschlossen werden. Hierbei findet sich zum Entsetzen des behandelnden Arztes eine riesige intrakranielle (im Schädel befindliche) Blutung, der die Patientin kurz darauf trotz neurochirurgischer Kontrolle der ursächlichen arteriovenösen Gefäßmißbildung erliegt. (Medical Tribune 227/15.12.1992/15)

> »Behandle Ärzte, die behaupten, Krankheiten heilen zu können, wie Du Wahrsager behandeln würdest.« (G.B. Shaw)

2236 267 **Professor fühlt sich nicht schuldig / Trotz Mängeln weiter operiert**
Hamburg · Professor Ruprecht Bernbeck, Jahrgang 1916, steht aufrecht im Blitzlichtgewitter der Fotografen. Das Geschehen findet im Plenarsaal des Hamburger Rathauses statt. Dort tagt der parlamentarische Untersuchungsausschuß der Bürgerschaft, der sich mit den Zuständen früherer Jahre in der Orthopädie des Krankenhauses Barmbeck befaßt. Bernbeck war dort von 1963 bis 1981 Chefarzt. Fast zweihundert Patienten klagen ihn heute an, sie durch Kunstfehler oder hygienische Unterlassungen verunstaltet zu haben. Mit vierwöchiger Verspätung sagt Bernbeck jetzt vor dem Untersuchungsausschuß aus. Unter den mehr als hundert Zuhörern befinden sich Menschen mit Krücken oder im Rollstuhl - ehemalige Patienten des Arztes. (Kölner Stadt-Anzeiger 15.1.1987)

2237 247 **Tot durch ärztliche Behandlung**
Der häufigste Fehler, der in der Erstversorgung von Kindern gemacht wird, die einen Unfall oder Verbrennungen erlitten haben, besteht darin, daß eine zu große Menge hochprozentiger Glukose-Lösung infundiert wird. »Jedes Jahr muß ich mindestens zwei Gutachten erstellen von Fällen, in denen Kinder nach einer solchen Versorgung ein schweres Hirnödem erlitten haben«, sagt Professor Dr. Karl-Heinz Altemeyer aus Saarbrücken beim internationalen Notfallkongreß in Schaffenburg. (Ärzte Zeitung, 2.12.1993)

2238 247 **Ärzte-Pfusch!** Bericht der Ärzte Zeitung (62/5.4.1993/12) über zwei Fälle mit der Entschuldigung: Das versehentliche Belassen von Tüchern und Kompressen gilt als Kunstfehler, kann jedoch selbst dem besten Operateur unterlaufen.

2239 451 **12 Jahre war das Leben eine Hölle für sie!** Nach einer Operation litt Frau Leister an unsagbaren Schmerzen, die sich kein Arzt erklären konnte. Endlich, nach 13 Jahren fand man bei einer erneuten Operation den Grund: Ein in der Bauchhöhle vergessenes Tuch! (QUICK v. 20.7.1981)

2240 451 **Selbst die Uniklinik scheiterte an der Diagnose**
So unglaublich es auch klingt, der heute nahezu 74jährige Patient lebte 14 Jahre mit dieser 18 cm langen Klemme im Bauch. Seine typischen Beschwerden: Schmerzen im Bereich der alten Laparotomienarbe, besonders im Sitzen! (Medical Tribune 36/4.9.1992/14)

2241 451 **9 Jahre lang Schere im Bauch.** 9 Jahre lang unerträgliche Schmerzen. (Medical Tribune, Nr. 7/1992/39)

2242 a) 451 **So starb meine Schwägerin: Zwei Klemmen im Bauch vergessen.** (OMR Prim. Dr. Weber, A-2102 Bisamberg in: Medical Tribune, 27.4.1992/ 2)
Schere im Bauch vergessen - keiner will's gewesen sein
Mehr als zehn Jahre lebte eine 58jährige Nürnbergerin unter gräßlichen Schmerzen mit einer 18 Zentimeter langen Schere im Bauch. Das Instrument war dort bei einer Operation vergessen worden. (Ärzte Zeitung, 16.5.92/27)

> »Ärzte sehen eher zu, wie ein Kollege einen ganzen Landstrich dezimiert, als gegen den Berufskodex zu verstoßen und gegen ihn aufzutreten.« (G.B. Shaw)

2242 b) 1996 wurden unserer Datei zufolge 279 Fremdkörper in Patienten vergessen. Bauchtücher, Kompressen, Tupfer, Schere oder Nadelhalter - ein Organisationsmangel, weil die eigentlich selbstverständliche Zählkontrolle nicht durchgeführt wurde. (DIE ZEIT Nr. 30 vom 18. 7.1997)

2243 267 So etwas veröffentlichen ärztliche Fachzeitschriften nicht - deshalb greife ich auch aus den Tageszeitungen schon mal etwas auf:
Krieg der Medizin-Professoren in München. Prof. Dr. Karl Herrligkoffer (71), Leiter vieler Himalaja-Expeditionen und Buchautor, greift seinen Kollegen Prof. Fritz Sebening (58) an: »**Ich ging mit einem Defekt zu ihm und kam mit vier Verletzungen aus der Klinik zurück. Herr Professor Sebening hat meine Operation verpfuscht.**« (EXPRESS, 25.4.1988)

2244 451 **Hammerzehen-Operation** »Nach viereinhalb Jahren Nervenkrieg und Schmerzen bekam ich 2 000 Mark Schmerzensgeld, das gleich die Anwälte behielten. Ich selber durfte 4 000 Mark bezahlen, da ich den Prozeß zu 88 % verlor. Mein ganzes erspartes Geld ist weg, ich kann keine normalen Schuhe mehr tragen und habe dauernd Schmerzen. Das wünsche ich den Herren mal. Gerlinde Schmidt, 8900 Augsburg. (Neue Revue, Nr. 25/1991)

2245 247, 296 **Tod nach Operation - nicht so selten wie Du denkst**
Postoperative Todesfälle sind für Ärzte ein Menetekel. Es erinnert sie an die Grenzen ihrer Kunst und tödliche Nachlässigkeiten. Zur Gedächtnisauffrischung dient in England die vertrauliche Berichterstattung über Todesfälle, die bis zum dreißigsten Tag nach der Operation eintreten.

Nach einem Kommentar in *The Lancet* zu den neuesten Untersuchungsergebnissen sind die Ursachen die gleichen geblieben wie im Vorjahr: **Inkompetenz, schludrige Überwachung und Vertuschung.** Oft finden sich in der unerbittlichen Kausalkette aus Komplikationen während der Operation und daraus resultierenden tödlichen Nebenwirkungen genügend Hinweise für die zukünftige Vermeidung. Deshalb müssen die Horrorstories aus englischen Operationssälen weiter gedruckt werden. In der Bundesrepublik fehlt eine vergleichbare verbindliche Berichterstattung. (DIE ZEIT, 16.5.1992)

a) 451 **Was bekommst Du bei Pfusch ersetzt?** Werden Kunstfehler festgestellt - und das ist relativ häufig der Fall - dann gibt es für den Betroffenen Schmerzensgeld und Rente sowie Ersatz der Schäden. Einige Beispiele: Vera K. (34) hat sich den Busen verschönern lassen. Doch nach der Operation war der Busen verpfuscht, schief. Sie erhielt 80.000 Mark Schmerzensgeld. Claudia E. erhielt 20.000 Mark, weil nach Fettabsaugung eine »Kraterlandschaft« auf ihrer Haut zurückblieb. Und Petra B. bekam 10.000 Mark für eine schiefe Nase nach dem Eingriff eines Schönheitschirurgen. Besonders schlimm: Die Folgen von Fehlern bei der Geburt. Neben dem Ersatz von materiellen Schäden gibt es in der Regel 100.000 Mark Schmerzensgeld sowie eine monatliche Rente von 1000 Mark.

> Frage:
> Wie lange wirst Du noch den Ärzten auf den Leim gehen?

Besonders häufig: Der Verlust der Stimme nach einer Schilddrüsen-Operation. Die steht als Risiko immer im Raum. Doch der Patient muß auf dieses Risiko besonders aufmerksam gemacht werden. Caliebe: »Geschieht dies nicht, müssen 10.000 Mark gezahlt werden.« (Express, 25.11.1993)

b) Ein kleines Büchlein gibt guten Rat bei ärztl. Behandlungsfehlern: WIESE,B., Ärztliche Kunstfehler; Ratgeber Fischer Vlg.

267 **Bandscheiben-Operationen**
(...) ist es schon passiert, daß sie den vorderen Bandscheibenring mit einem scharfen Löffel oder einer Stanze zertoßen und die hier entlangziehende Hohlvene oder Körperschlagader verletzt haben. Es sind mehrere Todesfälle durch Verbluten in der medizinischen Literatur beschrieben. Veröffentlichte Fälle sind immer nur ein Bruchteil der tatsächlichen Zwischenfälle. (Hackethal, J. Sprechstunde, Ullstein, S.274)
Verwachsungen. Man konnte im Fall der Frau W. keineswegs sicher sein, daß sie die durch die Operation bedingten Verwachsungen in Zukunft weniger belästigen würden als die alten. (HACKETHAL. J., Der Wahn der mich beglückt, Lübbe Verlag S. 394)

982, 989, 451 JAMIN, P., »Opfer - Das Leben nach dem Überleben«. Auszug:
25.000 Menschen überleben jährlich die Folgen von **Kunstfehlern** nicht. Viele Behinderungen durch Geburtsfehler, argumentiert Jamin, wären zu vermeiden gewesen. Rund 30.000 Patienten forderten wegen ärztlicher Fehlbehandlung Schadenersatz für »ärztlichen Pfusch«.

129ff, 166, 353 (...) Sein Gönner und Förderer ist Klinik-Chef Prof. Dr. Gerd Hegemann, 9 Jahre älter als Hackethal. Sie werden Freunde. Ihre Kinder spielen miteinander. Aber im Operationssaal sieht Hackethal rot, **Blut, tägliches Massaker!** Denn Hegemann operiert auf Teufel komm raus. Herzoperationen bei Patienten, die gar keine Herzbeschwerden haben. Es gibt »Todesfälle«. Hackethal traurig über seinen Chef: »Ein Chirurg ohne jedes Gefühl für das Biologische. Er hat daran geglaubt, daß der Mensch reparaturfähig ist wie ein Auto. Er hat nie ein gesundes Verhältnis zu Risiko und Ergebnis einer Operation gehabt. Er machte fast nur Operationen, die er bei sich selber nie durchführen würde. Wortwechsel. Beschwerden. Androhung von Gehorsamsverweigerung. Aus Freunden werden Feinde. Hegemann stellt Hackethal kalt: keine Beförderung. Der »Professoren-Krieg von Erlangen« bricht aus. Hackethal schreibt dem Uni-Rektor: »Hegemann ist ein großer Pfuscher.« Der Rebell wird geboren, der Revolutionär. Seine Waffe ist das Wort und die Wahrheit. Sein Opfer ist die Ärzteschaft. Ohne Hackethal wäre die deutsche Medizin ärmer. (Bild, 13.9.1993 Fett vom Verfasser)

254 POSTMAN, Neil: Das Technopol. Die Macht der Technologien und die Entmündigung der Gesellschaft, S. Fischer Verlag:
(...) und es ist nicht übertrieben, wenn die amerikanischen Krankenhäuser allgemein zu den *lebensgefährlichsten Orten* im ganzen Land gezählt werden. **Wo immer Ärzte in den Streik getreten sind, dort ist die Sterberate nachweislich zurückgegangen.**

323 **Ärzte-Pfusch** Johanna Bergner sollte nur am Darm operiert werden - und verlor ein gesundes Bein
(...) rieten die Ärzte: »Wir sollten ihre Wirbelsäule vorbeugend stabilisieren. Ein reiner Routineeingriff.«
Voller Vertrauen ging Antche Hempel in die Lübecker Uni-Klinik. »Das war der größte Fehler meines Lebens«, weiß sie heute. Die Plönerin erwachte mit höllischen Schmerzen im linken Bein aus der Narkose. Hastig wurde sie mit Blaulicht in eine andere Klinik gebracht und landete wieder unter dem Messer der Chirurgen... 16 Bauchoperationen hat sie seit dem »Routineeingriff« ertragen müssen. Mal wurde der Darm falsch eingelegt, mal eine versehentlich zerschnittene Hauptschlagader ersetzt, dann sogar eine Niere entfernt. »Heute bin ich ein Pflegefall«, sagt die zu 80% schwerbehinderte Patientin. Antche Hempel, die wegen ihres Leidens Job und Ehemann verloren hat, muß nun auch noch um ihr Recht kämpfen. »Die Ärzte wollten ihre Fehler vertuschen. Seit Jahren warte ich auf ein Gutachten.«

(...) versorgte sie Haushalt und Garten einer Pfarrei. »Zur Ruhe setze ich mich erst mit 100«, scherzte die rüstige Dame gern. All das gehört der Vergangenheit an. Heute sitzt Johanna Bergner im Rollstuhl und ist rund um die Uhr auf die Hilfe anderer angewiesen. Fassungslos fragt sie ihre Tochter Dr. Brigitte Karallus (55), die selbst Ärztin ist, immer wieder: »Warum haben die mir das angetan? Warum haben sie heimlich an meinen Beinen herumgepfuscht?« Eine plausible Antwort darauf findet die Allgemeinmedizinerin auch nicht. Sie brachte ihre Mutter wegen einer harmlosen Darmgeschichte ins Krankenhaus. Auf ihr Bitten hin nahm der Chefarzt persönlich den Eingriff vor. Die Operation verlief ohne Komplikationen, »in zehn Tagen«, so versprach der Arzt, »können wir sie entlassen.«
Doch plötzlich bekam die Patientin starke Schmerzen in den Beinen. »Da erfuhr ich, daß vor und nach der Darmoperation heimlich an den Blutgefäßen meiner Mutter manipuliert worden ist«, regt sich Dr. Brigitte Karallus furchtbar auf. Die Klinikärzte hatten Angiographien (eine Arterienbehandlung zur Verbesserung der Gehirnleistung) vorgenommen.

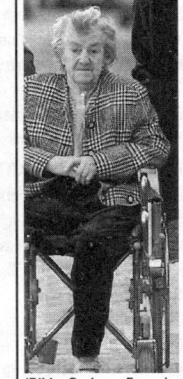

(Bild: Gather, Frau im Spiegel)

»Fachleute wissen, daß besonders bei alten Menschen danach schwere Komplikationen auftreten können«, greift die Tochter die verantwortlichen Ärzte an. Bei Johanna Bergner kam es durch die Behandlung zu lebensbedrohlichen Arterienverschlüssen. Nur durch die Amputation des Beines konnte das Leben von Johanna Bergner gerettet werden. »Als ich aus der Narkose aufwachte, wollte ich sterben«, blickt Johanna Bergner auf die schlimmsten Stunden ihres Lebens zurück. Traurig erzählt sie, daß die dafür verantwortlichen Ärzte bis heute kein Wort des Bedauerns gefunden haben. Statt dessen wird eine Rehabilitation aufgrund »des Alters« und »dieses Zustandes« abgelehnt. Dr. Brigitte Karallus fordert jetzt Entschädigung für die entsetzliche Verstümmelung und das große Leid, daß man ihrer Mutter und damit auch der ganzen

Familie angetan hat. »Doch die versuchen sich mit ungeheuerlichen Falschbehauptungen aus der Verantwortung zu stehlen«, schimpft die Tochter. »Es geht hier um die vorsätzliche Schädigung einer alten, hilflosen Frau, wobei sämtliche Risiken skrupellos in Kauf genommen wurden.« Weinend fügt ihre Mutter hinzu: »Ich ging auf meinen Beinen ins Krankenhaus und kam als Krüppel heraus. Das darf man doch nicht totschweigen...« Früher war Johanna Bergner eine begeisterte Wanderin und grub noch selbst den Garten um. Heute kann sie nicht einmal mehr alleine ins Bett gehen. (Frau im Spiegel Nr. 43/18.11.1993)

Der schlimmste deutsche Ärzteskandal: Falsches Bein amputiert! Das Opfer (24. März 1996, 43. Jahr, Nr. 12, 2,– DM) — Ludwig M. (63, Foto), ein Rentner aus Bamberg: Im Klinikum der Universitätsstadt wurde für ihn ein Patienten-Alptraum wahr! Ärzte amputierten dem schwer zuckerkranken Mann das falsche, das rechte Bein – ein grauenhaftes Versehen, die Mediziner hatten vor der Operation seine Krankenakte nicht gelesen! Als Ludwig M. aus der Narkose erwachte, bemerkte er den Irrtum, kurz darauf wurde ihm auch – wie notwendig – das linke Bein abgenommen. Alles über den schlimmsten Ärzteskandal – Seite 10

2252 □ 81 **Deutliche Worte von Semmelweis** »Wenn die Professoren für Gynäkologie nicht bald folgen, indem sie ihren Studenten meine Lehre beibringen ... nicht selbst zur hilflosen Öffentlichkeit sagen: Wissen Sie als Familienvater, was es heißt, einen Geburtshelfer oder eine Hebamme zu ihrer Frau zu holen? ... Es ist dasselbe, wie ihre Frau und ihr noch ungeborenes Kind in Lebensgefahr zu bringen. Und wenn Sie nicht Witwer werden wollen, und wenn sie nicht wollen, daß ihr noch ungeborenes Kind mit dem Keim des Todes angesteckt wird, und wenn ihre Kinder nicht ihre Mutter verlieren sollen, dann kaufen sie für einen einzigen Kreuzer Chlorkalk, lösen ihn in etwas Wasser auf und lassen sie den Geburtshelfer und die Hebamme ihre Frau nicht untersuchen, bevor sie nicht ihre Hände in ihrer Gegenwart in der Chlorlösung gewaschen haben.« (Semmelweis im Jahre 1862 an die Universitätsprofessoren)

2253 □ 253 **Mediziner** schwärmen nicht gerade für **Sauberkeit** In der Leserzuschrift »Arztkleidung - Vor allem dreckig?« schrieb Prof. Dr. E. Göttinger, Fauenarzt aus Linz: »Ich kenne Kollegen, die offensichtlich nur ein Jackett besitzen, das tragen sie in der Sprechstunde und im Rock-Konzert... Wer als Arzt arbeitet und nicht nur am Schreibtisch sitzt, weiß, daß sein weißer Mantel am dritten Tag in die Wäsche gehört.« (Medical Tribune, 28.2.92/37)

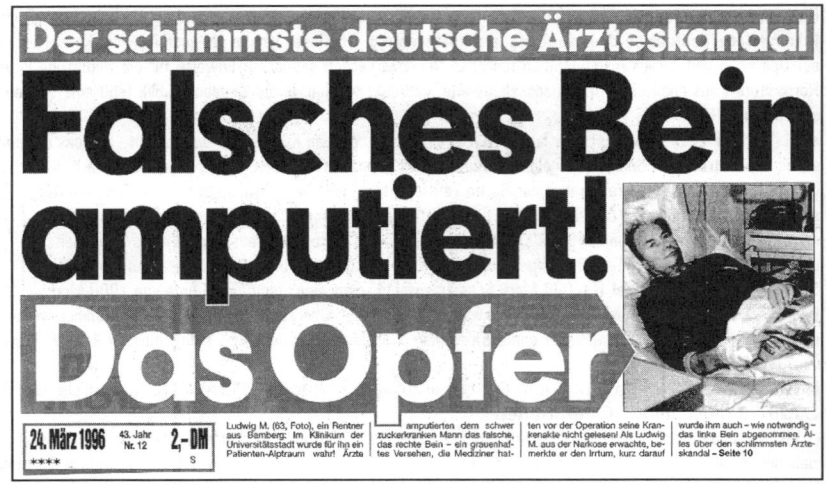

2254 □ 247, 253 Tübinger Professor Klaus-Dieter Zander: »**Kliniken sind hygienische Sauställe.**« Panorama-Sendung vom 17.1.1992: »Pro Jahr sterben 40.000 infolge von Infektionen, die sie sich im Krankenhaus zuziehen.« Antwort darauf von Professor Daschner (Freiburg): »Kliniken sind nicht generell hygienische Sauställe.« In einem Interview mit dem Südwestfunk räumte Daschner zwar Fehler in Krankenhäusern ein, »aber es so darzustellen, als seien die Kliniken generell hygienische Sauställe, ist eine Unverschämtheit.« Daschner: »Richtig ist, daß in Deutschland - wie auch in den anderen Ländern - Krankenhausinfektionen zunehmen. Nach Schätzungen in den USA liegt die Zahl bei *800.000 bis eine Million*.« Zwar bestätigt Daschner damit die Angaben von Professor Klaus-Dieter Zander...(Ärzte Zeitung, 29.1.1992)

2255 □ 253 In der Urteilsbegründung kritisierte das Gericht auch den Zustände im St.-Antonius-Krankenhaus in Schleiden. Er sprach von »*haarsträubenden Fakten*«, »mannigfaltigen Unverständlichkeiten« und »*skandalösen Gegebenheiten*« in der Eifel-Klinik. (Kölner Stadt-Anzeiger 242 /15.12.1992/28)

»Ärzte gleichen den übrigen Engländern; die meisten haben keine Ehre und kein Gewissen.« (Shaw)

2256 a) □ 253 **Riesentumor im Bauch - Malignom? Nein, Chirurgenpfusch!** (Ärztliche Praxis, Nr. 76/21.9.1993)

2256 b) Aber diese Wahnsinnsoperation, die an Hänschen Rosenthal vorgenommen wurde, ist mehr als Wahnsinn. Mein Gott! Sind viele unserer Kollegen eigentlich nur noch bessere **Metzger**?! (HACKETHAL. J., Der Wahn der mich beglückt, Lübbe Verlag S. 836)

2257 □ 247, 254 SCHWARTZENBERG, L., Den Tod verändern, Hanser Verlag, Auszug:
Der Chirurg, der ihn operiert hat, nimmt allen Mut zusammen und sagt mit sehr verlegenem Gesicht: »Mein Lieber, es mußte so kommen, daß Sie es waren, bei dem ich den Irrtum meines Lebens begangen habe. Ich dachte, Sie haben Krebs, und dabei war es nur ein Polyp!« Der Patient findet sein Lächeln wieder und die Hoffnung für die wenigen Monate, die ihm noch zu leben bleiben. Ein anderer Chirurg wagt es, einem jungen Mädchen von 23 Jahren, dem er eine Brust abnehmen mußte, zu sagen: »**Sie werden doch wohl nicht heulen wegen so einem Stückchen Fleisch!**«
Beide sind Chefärzte in zwei großen Pariser Kliniken und üben anscheinend denselben Beruf aus. Der eine ist Chirurg, der andere ein Metzger.«

2258 □ 132ff **Busenplastik** Ein derartiger »Schrumpfkugel-Kunstbusen« entwickelt sich um so häufiger, je schlechter die Endoprothese in ihr Lager eingebettet ist, je weniger formschlüssig sie liegt. Jeder verbleibende Defekt zwischen dem lebenden Gewebe und der Endoprothesenoberfläche, jede Lücke muß durch Narbengewebe ausgefüllt werden. Je dicker und ausgedehnter die Narbe, umso stärker der Schrumpfungsprozeß.
Aber auch zu straff eingesetzte Endoprothesen fördern eine gefährliche Vernarbung. Dadurch kommt es zu Druckschädigung des Lagers, zum Absterben von Gewebeteilen und wiederum zur Bildung eines narbigen Ersatzgewebes. (HACKETHAL, J., Operation - ja oder nein?, Bastei/Lübbe)

2259 □ 263ff **Blinddarmoperations-Trick** »Es handelte sich bei Birgit um eine subakute Appendizitis. Ein zuvor noch durchgeführtes Urogram (=Kontrastmitteluntersuchung von Nieren, Harnleitern und Blase) ergab keine Besonderheit. Am 17.3.d.J. haben wir die Appendektomie in typischer Weise durchgeführt. Dabei fand sich eine gefäßinjizierte Appendix. Gefäßinjiziert ist gut durchblutet. Wer dieses schreckliche Wort erfunden hat, ist nicht festzustellen. Jedenfalls benutzen es Chirurgen sehr gern als Tarnbezeichnung für einen Unschuldswurm, der ihrem Blinddarm-Jagdfieber zum Opfer gefallen ist. (HACKETHAL, J., Operation - ja oder nein?, Bastei/Lübbe)

451 Kompresse in Bauchhöhle
(...) am Bauch operiert worden. Da die Schmerzen danach, statt aufzuhören, nur noch schlimmer wurden, mußte sie zwischen 1972 und 1980 vier weitere Operationen über sich ergehen lassen. Dabei wurde ihr ein Teil des Magens entfernt. Nach einem Umzug nach Toulouse entdeckte schließlich ein anderer Arzt unter dem Scanner ein Gebilde, das er für einen Tumor hielt. Eine erneute Operation förderte eine sechs Kubikzentimeter große, kugelförmige Kompresse hervor. Die Frau, die zu diesem Zeitpunkt nur noch 40 Kilogramm wog, ist zu 80% invalid. (Ärzte Zeitung 59/31.3.1994)

a) 531 **Schweizer Studie / Verheerendes Urteil über Hausärzte**
Fast jede zweite notfallmäßige Krankenhausaufnahme von Patienten mit chronischer Herzinsuffizienz beruht auf Compliance-Fehlern und wäre somit vermeidbar. Bei drei von vier Patienten ist das Basiswissen über Verhaltensregeln (regelmäßige Gewichtskontrolle, Diät, was tun bei Symptomzunahme?) ungenügend. (Medical Tribune 17/27.2.1993/6)

b) Der »Magier des Reagenzglases«, gegen den am 4. Oktober der Prozeß eröffnet werden soll, soll zudem schwere Betrügereien begangen haben. Er hat angeblich Eltern vorgegaukelt, nicht auf natürlichem Wege zu einem Kind kommen zu können, um sich dann für eine künstliche Befruchtung teuer bezahlen zu lassen. Den Berichten zufolge bezeichnete die Staatsanwaltschaft den Arzt als »Gefahr für die Öffentlichkeit«, sein Labor als »Schreckenskammer«. (Kölner Stadt-Anzeiger 15.4.1995)

254 Beide Beine zeitweise gelähmt / Frau klagt an: Ärzte operierten falsches Knie (Expreß, 7.4.1994/29)

531 Mit keinem Berufsstand hadern die Menschen mehr, unter keinem haben sie mehr zu leiden, keinen verehren sie mehr!

Hunderttausend sind empört über den Pfusch, den sich die Ärzte an ihnen geleistet haben. Aber nur 30.000 jährlich wagen den Rechtsstreit mit ihnen; weil jeder spürt: Das durch Fernsehen und in Filmen oder »Der Bergdoktor« aufgemotzte Bild vom edlen, stets gütigen Mediziner zieht auch die Richter in ihren Bann. Du kannst kannst wegen einer Schadenersatzforderung an sie also nicht zu irgendeinem Feld-Wald-Wiesen-Anwalt gehen, sondern mußt schon erstklassige Spezialisten dafür im Rücken haben. (→Rz 983)

> Die Natur besitzt keine Lobby bei den Mächtigen. Treten die Schwachen und Kranken für sie ein, dann verschaffen wir ihr wieder Geltung und machen uns stark durch sie.

451, 531, 254, 323, 168 usw. SCHINDELE, E., **Pfusch an der Frau**, Rasch & Röhring, Auszüge:

Ein/e angehende/r Gynäkologe/Gynäkologin muß beispielsweise 40 Gebärmutterentfernungen durchgeführt haben, um die Prüfung ablegen zu können. Beim Betreiben der Praxis sind betriebswirtschaftliche Aspekte bestimmende Momente. **Für Ärztinnen und Ärzte ist es beispielsweise günstiger, einer Frau ein Hormonpräparat, das eine regelmäßige Kontrolluntersuchung notwendig macht, zu verschreiben, als sie ausführlich über unschädlichere Methoden zu beraten.** (...) Doch MedizinerInnen sind heute geneigt, bereits jede Veränderung der Brust als pathologisch (krankhaft) zu deuten. Ein Trend, den großangelegte Studien aus den USA und aus Schweden belegen. Danach sind in der Gruppe von Frauen, bei denen eine Mammographie durchgeführt wurde, zwischen 30 und 51 Prozent mehr (angebliche) Brustkrebsfälle diagnostiziert worden, als in der Gruppe von Frauen, die sich dieser Röntgenuntersuchung nicht unterzogen haben. (...) als ihr Gynäkologe bei einer Routineuntersuchung einen Knoten feststellte. Er überwies sie ins Krankenhaus. Dort bittet sie die Ärzte, erst einmal eine Probe zu entnehmen und die Brust nur abzunehmen, wenn es zwingend notwendig sei; dies wird ihr zugesagt. Nach der Operation erklärt ihr der Arzt, sie habe Glück gehabt, der Knoten sei harmlos gewesen. Bei Abnahme des Verbandes sieht M. mit Entsetzen, daß die Brust entfernt wurde. Als sie daraufhin dem Arzt Vorhaltungen macht, bekommt sie zu hören: »Was wollen sie eigentlich, seien Sie doch froh, daß sie kein Krebs haben. Das ist doch das Wichtigste, auch wenn wir ihnen beide Brüste und die Hinterbacken dazu abgeschnitten hätten.« M. kann nicht kämpfen und zieht sich voller Trauer und Verbitterung zurück. (S. 88) (...) Maria Krieger, die ihre Arbeit im »Arbeitskreis Frauenselbsthilfe bei gynäkologischen Problemen« bereits beschrieben hat, sagt aufgrund ihrer jahrelangen Erfahrung in ihrer Beratungsstelle: »Die Verstümmelung vieler Frauen durch angeblich notwendige gynäkologische Operationen schreit zum Himmel.« (S. 215) Es gibt in der Tat auch Frauen, die ihren Frauenarzt idealisieren, ihn als Traummann sehen, der ihnen all jene Eigenschaften bietet, die sie bei ihrem Gatten vermissen; die ihn anhimmeln als den Retter, der sie befreit von welchen Fesseln auch immer und ihnen Vergnügen bereitet. Sie stellen ihn auf einen Sockel und überschätzen seine fachliche Kompetenz ebenso wie seine menschlich-männliche. Sie erhofften sich Bestätigung ihrer Weiblichkeit. So sagt eine Frau: »Es ist mein Wunschtraum, daß der Arzt sagt: Die sieht ja noch toll aus für ihr Alter.« (...) Unter vier Augen schwärmen Frauen mitunter auch von ihrem »Frauenarzt«. Er wird zu einer Art Superliebhaber, mit dem man alles besprechen kann und der weiß, wo es langgeht. Die erotische Sehnsucht ist dabei offensichtlich. Andere Frauen erzählen von der sexuellen Erregung, die sie mitunter bei der Untersuchung erleben. (S. 170) Die Patientin unterzog sich im Jahre 1977 der gynäkologischen Totaloperation. Etwa 14 Tage später trat Kot aus der Scheide. Als Ursache wurde eine postoperative Nekrosefistel festgestellt. Die Korrektur-Operation führte nicht zum Erfolg. Auch weitere Operationen beseitigten den Kotaustritt aus der Scheide nicht. Später wurde ein künstlicher Darmausgang gelegt. Danach ließ sich die Kotfistel schließen. (S.244) (...) ergab die gynäkologische Untersuchung eine Gebärmuttergeschwulst mit histologisch verdächtigem Befund. Nach Abrasio und Konisation wurde die Indikation zur Hysterektomie (Gebärmutterentfernung) gestellt. Die Operation fand am 21.09.77 statt. Der Eingriff wurde vaginal durchgeführt. Beim Abschieben der Blase kam es zur Läsion (Verletzung) der Harnblasenwand in Querrichtung auf 3 cm. Es ging blutiger Urin ab. Es kam zur Ausbildung einer Fistel von der Blase zur Scheide. Danach waren urologische Nachoperationen erforderlich. (S. 243)

Mit Fitneß gegen Krebs:
Junge Frauen sollten mindestens vier Stunden Sport pro Woche treiben, z. B. joggen, schwimmen, Tennisspielen oder ins Fitneß-Center gehen. Denn dadurch sinkt das Brustkrebs-Risiko um 60 Prozent. Das ist das Ergebnis einer Langzeitstudie des National Cancer Institute, USA. (BUNTE 7/1995)

a) 451 **Krank nach Operation/Gutachter mit Krähenmentalität**
Zahlreiche Geschädigte erfahren jedoch nie, daß sie Opfer einer Behandlungspanne geworden sind. „Wie auch? Als Laie ist man den Ärzten hilflos ausgeliefert", beklagt Dieter Schmidt, Sprecher des Kölner „Arbeitskreises Kunstfehler in der Geburtshilfe" (AKG). Er selber war war erst 14 Monate nach der Geburt seiner geistig behinderten Tochter im Krankenhaus Holweide durch Klinik-Protokolle darauf gestoßen, daß sein Kind noch im Kreissaal wiederbelebt werden mußte. (Kölner Stadt-Anzeiger 279/1.12.1993/16)

GUTER RAT: Laß endlich Deinen dummen Respekt vor den Medizinern und Wissenschaftlern fallen. Du erkennst aus diesem Buch und wirst immer mehr erkennen, daß die meisten von ihnen uns nur für dumm verkaufen.

Tödlicher Pfusch! Ärzte entfernten gesunde Niere
Rentner Theo N. (85) war zuversichtlich, als er ins Krankenhaus kam. Ein gutartiger Nierentumor. »Das wird schon wieder«, glaubte er fest, »so eine Operation ist heutzutage die reine Routine.« Doch wenig später war der alte Mann tot. Er mußte sterben, weil die Ärzte gepfuscht hatten: Ohne einen Blick auf die Röntgenbilder zu werfen, begannen sie mit der Operation. Doch statt der kranken entfernten sie die gesunde Niere. Als die Ärzte ihren verhängnisvollen Irrtum bemerkten, operierten sie auch noch das tumorbefallene Organ heraus. (BILD 24.2.1996) 73% werden falsch behandelt! **Hüte Dich, nachts oder sonntags den Arzt zu konsultieren:**
Nachts und sonntags ist die Gefahr besonders groß, einem ärztlichen Behandlungsfehler zum Opfer zu fallen. Daß bestimmte Umstände ärztliche Behandlungsfehler begünstigen, bestätigte die statistische Auswertung von 174 Sektionsakten, bei denen ein Zusammenhang zwischen Todeseintritt und ärztlichen Maßnahmen vermutet worden war. In 50 % der Verdachtsfälle wurde der Fehler durch rechtsmedizinische Untersuchungen nachgewiesen. (...) Im Nachtdienst war der Anteil der bestätigten Behandlungsfehler mit 73% höher als im Tagdienst (50 %), an Sonn- und Feiertagen mit 69 % höher als an Werktagen (56 %). (Medical Tribune 32/9.8.1996/36)

2279 b) Wegen einer Wirbelsäulenverkrümmung wurde sie 1988 in der Werner-Wicker-Klinik in Bad Wildungen operiert. Bei dem Eingriff drehte der Chirurg sechs von acht Schrauben durch das gesunde Rückenmark. Seine Patientin ist seitdem querschnittsgelähmt. (Kölner Stadt-Anzeiger 22.2.1997)

2279 c) Sie wisse schon, was sie tue, erklärte die Bereitschaftsärztin, als die Eltern sie auf das richtige Medikament hinweisen wollten. Andrea solle den Unterarm frei machen für die Spritze. »Die soll aufhören Papa, ich packe das nicht!« schrie das Mädchen. Es waren ihre letzten Worte: Bevor sie die Hälfte der Injektion erhalten hatte, stürzte die 19jährige mit Herzstillstand zu Boden. (Kölner Stadt-Anzeiger 22.2.1997)

2279 d) Schlamperei und Ärztepfusch in deutschen Kliniken und Praxen: Allzu häufig kommen die Patienten mit einem Wehwehchen und gehen als Krüppel. Patientenverbände sprechen von 100 000 Kunstfehlern pro Jahr.
Weitere Informationen: Bundesarbeitsgemeinschaft der Patientenstellen, Braunschweiger Straße 53 b, 28205 Bremen, Telefon 0421-4984251; Notgemeinschaft Medizingeschädigter, Ulmenallee 15, 41540 Dormagen; Patientenstelle der Verbraucherzentrale Berlin Bayreuther Straße 40, 10787 Berlin, Telefon 030-21907232
»Hast Du noch keine Klage von den mächtigen Chemiekonzernen am Hals?« Willst Du wissen.
Dafür sind die zu klug. Ein Prozeß würde die bei meinen Spitzenanwälten nur noch mehr in Verruf bringen. So rächen sie sich auf diese Weise: **Ganz miese Steuertips**
Durch Steuerchaos und ständig steigende Steuern und Sozialabgaben Hochkonjunktur für Autoren sogenannter »Steuer-Tricks« Ein Autor wirbt in seinem »Werk« auch für Anbau von »Erdbirnen«, aus denen er »UrMedizin« herstellt und sich damit von »schwerem Krebsleiden geheilt« hat. Empfehlung dieser »Heilmethode« läßt Rückschlüsse auf Wert derartiger »Steuertips« zu. (Aus »pons« März 1997 - Informationen für Ärztin und Arzt von Bayer)

2279 e) **Tödliche Zäpfchen für Linda**
Auf falsche ärztliche Anweisung hin vergiftete eine Mutter ihre fünfjährige Tochter mit Schmerz-Zäpfchen. Die Gefahren des populären Mittels Paracetamol sind Medizinern zuwenig bekannt seid. Enthalten in ben-u-ron, Grippostad, Contac, Day-Med usw. (Stern 9/20.2.1997)

2279 f) SHEM, S. House of God, G. Fischer, Sechs Klinikärzte erzählen, Auszug:
»Der Dicke sagt, genau das sei ärztliche Betreuung.«. »Was? Nichts zu tun?«. »Das ist auch ein Tun.«. »Station 6-Süd ist die beste Station im Haus, und Sie wollen mir weismachen, das käme vom Nichtstun?«. »Das kommt wirklich vom Nichtstun. Wir tun so wenig wie möglich, ohne daß Jo es merkt.«. »Wenn Sie keine Temperatur messen, stellen Sie auch kein Fieber fest -, dann ist das also Ihr Bemühen, so wenig wie möglich zu tun, richtig?«. »*Primum non...* Aber warum tun Ärzte dann überhaupt etwas?«. »Der Dicke meint, um Komplikationen hervorzurufen.«. »Warum sollten Ärzte Komplikationen hervorrufen wollen?«. »Um Geld zu verdienen.«

2279 g) **Kunstfehler**
Informiert ein Krankenhausarzt einen Patienten erst am Abend vor einer schweren Operation (hier: Entfernen eines Hirntumors) darüber, daß er möglicherweise erblinden könnte, und tritt dies dann auch ein, so ist er (oder an seiner Stelle das Krankenhaus) schadenersatzpflichtig, auch wenn er argumentiert, der Patient hätte seine Zustimmung zur Operation auch bei früherer Aufklärung gegeben (Bundesgerichtshof, VI/ZR 74/97).

Anonyme Anzeigen wegen Abrechnungsbetrugs
Jetzt heizen sich die Kollegen auch noch gegenseitig die Staatsanwälte auf den Hals. Abrechnungsbetrug, insbesondere bei den Gesprächszeiten, lautet die Anschuldigung! Und die ersten Staatsanwälte ermitteln bereits...
»Zahlreiche Vertragsärzte haben diese Beratungsziffern in derart exzessivem Maße abgerechnet, daß rechnerisch in vielen Fällen 20 bis 25 Stunden täglich allein an Beratungsleistungen hätten erbracht werden müssen - ganz abgesehen von den anderen Untersuchungen und Beratungen.« Und weiter im Text der Strafanzeige: »Die ersten Ergebnisse zeigen, daß in den meisten KV-Bezirken zum Beispiel die Nr.10 auf 100 Fälle 120 Mal abgerechnet wurde.« Absender: Die »Gemeinschaft ehrlich abrechnender Vertragsärzte« mit Sitz in Bonn.
Die Prozeßlawine, die sie möglicherweise mit ihrer Strafanzeige auslösen, begründen die Ärzte so: »Wegen der budgetierten Gesamtvergütung wird das Honorar derart zu den Betrügern verteilt, daß, wenn wir an unserer ehrlichen Abrechnungspraxis festhalten, unsere Praxen nicht bestehen können.« (Medical Tribune 32/9.8.1996/30). Merke: Wer die Gemeinschaft schamlos betrügt, dem macht es auch nichts aus, Dich als Patient zu betrügen. (Von den Heilpraktikern hat man so etwas noch nie gehört.)

Für verstopfte Ohren: nur warmes Wasser!
Die Gehörgang-Haut wächst stetig vom Trommelfell zur Ohrmuschel. Hierdurch werden die Zeruminal-Schuppen, die durch das keimtötende und schutzbringende Sekret der Gehörgang-Drüsen entstehen, nach außen transportiert. Ist nun der Gehörgang sehr eng angelegt bzw. werden Haare am Eingang verlegt oder wird unsachgemäß mechanisch gereinigt, stoppt das Wachstum der Gehörgang-Haut und das Zeruminal-Sekret wird übermäßig abgesondert. Gerade große Zeruminal-Verschlüsse haben fast immer eine Begleitentzündung des Gehörgangs zur Folge. Hier ein unverdünntes Spülmittel aufzubringen, ist kontraindiziert, weil sich durch die gewebezerstörung des Detergens die Entzündung weiter ausbreitet. (Medical Tribune 82/13.10.1995/15)

Betrug durch Mediziner

📖 157 **Betrugsversuche durch Ärzte**
Nach der Entlassung aus der stationären Behandlung machte die Patientin ihrem Mann heftige Vorwürfe, weil mit seinem, aber ohne ihr Einverständnis das Bein amputiert worden war. Wiederholt rief sie aus: »Warum? Warum? Ich wäre sofort ausgerissen, wenn ich das geahnt hätte!« Für die Amputation kassierte der Chirurg ein Mehrfaches von dem, was er bei alleiniger Ausschneidung der Knoten mit anschließender Hautplastik hätte in Rechnung stellen können. Gegen den Vorwurf einer Amputation ohne Aufklärung und Genehmigung verteidigt sich der Chirurg durch den Hinweis auf die unterschriebene Einständniserklärung. Glaubt er im Ernst, daß ihn die entlasten kann? Genau das Gegenteil ist der Fall: Sie ist eher das Dokument eines Nötigungs- oder Betrugs-Versuchs. (HACKETHAL, J., Krankenhaus, Ullstein, S.115)

a) 📖 167 »**Das Gesundheitswesen ist ein Sumpf aus Betrug und Verschwendung. 50 % der Ausgaben verschwinden in dunklen Kanälen.**« Prof. Dr. Walter Krämer in der Sendung Explosiv vom 18.2.1992 RTL. (Ärzte Zeitung, 22.2.1992)
RTL-Meinungsumfrage über Ärzte in der Sendung »Explosiv« vom 12.3.1994: 83% betrügen, 92 % verdienen zu viel.

b) Die gesamte Schulmedizin ist von Betrug verseucht! Der deutsche Staat versinkt in seiner Hochachtung vor diesen Gaunern! Weil ja nicht die Bürokraten, sondern der Steuerzahler dafür aufkommen muß. Die Engländer sind schlauer: Dort bekommen die Ärzte einfach ein festes Gehalt .
Eine italienische Pharmafirma verhalf einer Neurobiologin zu Nobelpreis-Ehren - und sich selbst zu besseren Umsätzen. Dann wurde das Unternehmen in Stockholm aktiv. Fidia-Manager knüpften Kontakte zum innersten Zirkel des Nobelpreiskomitees. Dort erwies sich Professor Tomas Hökfelt, gleichfalls eine Kapazität in der Nervenforschung, als der rechte Mann, um die Leistungen der Italienerin zu würdigen. So nahm der Gelehrte Gefälligkeiten der Fidia-Manager an - die Firma finanzierte ihm Reisen, Kongreßauftritte und ließ ihm schließlich einen angesehenen italienischen Forschungspreis zukommen. Dabei war Hökfelt die enge Verbindung zwischen Fidia und der italienischen Nobelpreiskandidatin keineswegs entgangen. Gleichwohl stimmte er auf der entscheidenden Sitzung für die Vergabe des Nobelpreises an Levi Montalcini - außer ihm war kein anderes Komiteemitglied in der Lage, die Leistungen der Kandidatin kompetent zu beurteilen. »Fidia«, erklärte er ungerührt, »hat mich angemessen belohnt.« Was immer das bedeuten mag - für das Unternehmen hatte sich der späte Ruhm der Levi Montalcini zunächst einmal ausgezahlt: Cronassial wurde fortan als Medikament angepriesen, das auf den Forschungen der Nobelpreisträgerin beruhe; das Mittel fand vor allem in Italien reißenden Absatz. In der zweiten Hälfte der achtziger Jahre wurde Cronassial auch im Ausland, darunter in Deutschland, zugelassen. Fidia verdoppelte seinen Umsatz. (DER SPIEGEL 40/1996)
Begreife auch, welche Strohpuppen in Wirklichkeit Nobelpreisträger sein können. Sie haben nur den Interessen der Medizinmafia mit ihren schmutzigen Händen als Aushängeschilder zu dienen.

c) Beeinflußte Bestechung Nobelpreis?
Bei der Vergabe des Medizin-Nobelpreises von 1986 ist nach Meinung einer schwedischen Zeitung Korruption im Spiel gewesen. Die Italienerin Rita Levi Montalcini habe die hohe Auszeichnung erhalten, nachdem der Pharmakonzern Fidia ein Schlüsselmitglied des Stockholmer Nobelpreis-Komitees mit einer Reise bestochen und nach der Vergabe mit weiteren Leistungen belohnt habe, behauptete "Dagens Nyheter" am Montag. (...) Montalcini hatte den Preis für die Entdeckung eines Stoffes ("NGF") erhalten, der das Wachstum bestimmter Nervenzellen steuert. "Dagens Nyheter" stellte eigene Recherchen an, nachdem der unter Korruptionsverdacht stehende Ex-Chef der italienischen Arzneimittel-Aufsicht, Duilio Poggolini, bei Verhören angegeben hatte, daß der Fidia-Konzern 1986 einen Betrag von 63 Millionen Kronen (15 Millionen Mark) für eine Kampagne bereitgestellt habe, um den Nobelpreis für Montalcini und ihre aus den fünfziger Jahren stammende Entdeckung zu bekommen. Das Unternehmen versprach sich davon einen besseren Verkauf von Produkten aus Montalcinis Forschung. (...)
"Dagens Nyheter" zufolge hat sich Fidia, "die Loyalität" weiterer schwedischer Forscher aus dem Umfeld des Komitees ebenfalls durch Zuwendungen erkauft. (KStA 206/ 5.9.1995)
Gespannt warten die Forscher derzeit auf eine mögliche Zunahme der Creutzfeld-Jakob-Krankheit-Fälle. Die geschätzte Inkubationszeit für die Krankheit liegt bei zehn Jahren. Die ersten BSE-Fälle in Großbritannien waren schon 1986 registriert worden. Noch weiß niemand, wie die Krankheitskeim sein Zerstörungswerk im Hirn verrichtet. "Wer den molekularen Mechanismus beim CJK-Erreger knackt", meint einer der Göttinger Forscher, "kann schon mal einen Flug nach Stockholm buchen" - als Anwärter auf den Nobelpreis. (DER SPIEGEL 36/1995/198)
Worauf Du mal bei den Medizin-Nobelpreisen ein Augenmerk haben solltest: Die werden vergeben für Laboranalysen und -versuche oder für Diagnose-Hinweise und Schadensheilmittel - aber nie für ein wirkliches, beständiges Heilmittel oder eine Heilmethode vergeben. Weil dadurch den Etablierten unendliche Verluste entstehen würden. "Sollen wir 600 000 $ hergeben für etwas, das uns arm machen könnte?" - so denken sie.

d) BSE-Gefahr durch Würstchen?
Beim Schlachten schwimmt Hirn in die Lunge! (The Lancet 348/9027/1996 S.610)

📖 167 Allein im Bereich der Generalstaatsanwaltschaft Hamm haben **mehr als hundert Kassenärzte die Krankenkasse** um jeweils bis zu 1,2 Millionen Mark betrogen. Ein Bremer Neurologe arbeitete - laut Kassenabrechnung - täglich zwischen 26 und 34 Stunden. Ein Paderborner Zahnarzt kassierte eine knappe Million für Goldfüllungen, die es gar nicht gab. Und bundesweit der Verdacht, aufwendige Untersuchungen mit radioaktivem Material vorgetäuscht zu haben. Betrugssumme: Um die 50 Millionen. (Kölner Stadt Anzeiger v. 13.4.1992)

a) 📖 167 Impact of swine non-flu. Editorial, Lancet II, 1029 (Einfluß der falschen Schweine-Grippe)
FEINSTEIN, A. R.: The intellectual crisis in clinical medicine: medaled models and muddled science, Persp. Biol. Med. 30, 215-230 (1975).
The anomaly that wouldn't go away. Editorial. Lancet II, 978 (1978). (Klinische Medizin: getürkte Darstellungen, verkommene Wissenschaft)
HAMBLIN, T. J.: Fake! Br. Med. J. 283, 1671 (1981). (Betrug)
ASHER, R.: Medicine and meaning. Lancet I, 213-214 (1943).
HOUSTON, C. S., SWISHCUK, L. E.: Varus and valgus - no wonder they are confused. New Engl. J. Med. 302, 471-472 (1980). (Nach innen krumm - kein Wunder, daß sie verwirrt sind)
HILFIKER, D.: »Facing our mistakes«, New Engl. 310, 118-122 (Betrug sind unsere Irrtümer)
MENCKEN, H. L.: Prejudices 6th Series Jonathan Cape London, 257/1992.

Korruption in italienischen Praxen
Arbeitsverbot für 132 Hausärzte
(The Lancet, Vol 351, No. 9110 (1998), S.)

BROAD, W., WADE, N.: The Betrayers of Truth. Century Publishing, London (1982). (Betrüger der Wahrheit)
KROHN, A.: False Prophets. Blackwell, London (1986). (Falsche Propheten)
DUNELL, K./CARTWRIGHT, A., Medicine Takers, Prescribers and Hoarders, Routledge, London. (Medikamentenschlucker, Verschreiber und Hamster)

2283 b) 📖 161 So werden Mißerfolge in glänzende Erfolge gewendet - so wirst Du sogar noch von den Medien getäuscht: **Bei fast allen Krebsarten steigt seit 1970 die Überlebenszeit der Patienten (stern 10/1996)**
Fortschritt in der Medizin / Den Krebs überleben. Bei fast allen Krebsarten ist die Zahl der Patienten, die drei Jahre überleben, deutlich angestiegen (Angaben in Prozent der Erkrankten):

Krebsart	Patienten der Zeiträume von		
	1979 – 74	1975 - 79	1980 - 84
Magen	18%	26%	33%
Leber	5%	9%	10%
Gallenblase	9%	16%	17%
Bauchspeicheldrüse	5%	10%	9%
Lunge	11%	16%	21%
Knochen	38%	52%	70%
Haut (malignes Melanom)	60%	69%	84%
Brust	71%	76%	80%
Gebärmutter	75%	76%	82%
Eierstöcke	38%	31%	47%
Prostata	59%	69%	75%
Hoden	65%	76%	89%
Harnblase	43%	68%	76%
Dickdarm	33%	45%	55%
Niere	43%	51%	68%
Nervensystem	27%	37%	40%
Leukämien	32%	40%	44%*

* Bei Kindern ca. 70% (stern 10/1996)

Diese Tabelle streut Dir Sand in die Augen: Da man durch moderne Diagnosegeräte immer früher den Krebs erkennt, werden die Kranken auch immer früher notiert. Ausschlaggebend ist aber die Todesrate. Und die erweist: 1974 starb jeder sechste an Krebs, heute fast jeder dritte.

Der Verfasser hält dagegen:
Brustkrebs immer aggressiver
Das Mammakarzinom wird immer aggressiver, fürchtet Professor Dr. E. M. Paterok von der Universitätsfrauenklinik Erlangen. 1990 verstarben in Bayern deutlich mehr Frauen an Brustkrebs als noch 1977. Die alterskorrigierten Sterberaten lagen ebenfalls signifikant höher. Und die relative Mammakarzinom-Mortalität kletterte in den drei Jahren von 1991 auf satte 108%. Als Referenzgröße gilt hierbei die im Gesamtkollektiv von 1977 bis 1990 ermittelte Brustkrebssterblichkeit. (Ärzte Zeitung 162/30.8.1995)

Das Magazin Stern ist schon oft hereingelegt worden. Denke nur an seine angeblichen Hitler-Tagebücher. Auf die Ärzte fällt es laufend rein. Vor dem AIDS-Bluffer Montaignier fiel er fast auf die Knie. Das ist doch klar: Wenn ich den Trick von der Überlebenszeit von bislang fünf Jahren auf drei Jahre verkürze (→Rz161), muß ich dann bei *vorverlegter* Krebsfrüherkennung zu *längeren* »Überlebenszeiten« kommen.

2283 c) Sehr zu recht prangert der stern jedoch im folgenden die immer wieder die Kranken hereinlegenden Ärzte an, die da behaupten, ein bequemes Heilmittel für teures Geld gefunden zu haben:
Das Geschäft mit dem Krebs
Das Geschäft mit der Angst vor dem Krebs boomt wie noch nie. Mindestens 15 Milliarden Mark schwemmt es den Anbietern jedes Jahr in die Kassen - für Mistelextrakt und pürierte Schweinemilz, Schimmelpilztees und Überhitzungsbäder, Haifischknorpel und Preßsaft von fleischfressenden Wanzen, Autologe Target Cytokine und Hämatogene Oxydation. ● Dr. Noack: Schon eine halbe Stunde nach der Blutabnahme verkündete er verzweifelten Krebspatienten: »Ihnen kann geholfen werden.« Allerdings nur gegen Vorkasse. Mindestens 4.000 Mark in bar sind fällig, bevor Doktor Noack die erste Spritze seiner »Zellimmunrevitalisierungstherapie« setzt. Die Mischung ist sein »Betriebsgeheimnis«. Die Gesamtbehandlung mit weiterem Hokuspokus wie »Splenine-Peptid-Fraktion« und »Haemin-Knochenmark-Extrakt« summiert sich auf runde 11.000 Mark. Dafür hörte Schubert, dessen Blasenkrebs nicht verschwinden wollte, ein halbes Jahr später, er müsse »noch mal ran«. Diesmal für 8.000 Mark. Einer 68jährigen an Brustkrebs Erkrankten »haute er«, so die Patientin, »beim ersten Besuch im Juli '95 binnen einer Stunde 22 Spritzen in den Hintern«. 7.000 Mark ohne Quittung zahlte sie dafür nach eigener Aussage. (...) Verspätet schickte die Frankfurter »Gesellschaft für Immuntherapie mbH.« ihre Rechnung an Marlies Topitsch, 41, aus dem westfälischen Oelde. Zu rasch verfiel die Patientin unter Hunderten von Spritzen der »Immuno-Augmentativen Therapie« - einem Serum, das mitunter aus dem Blut krebskranker Patienten von den Bahamas hergestellt wird. Als das Honorar von 23.625 Mark eingefordert wurde, war Marlies Topitsch schon tot. ● Dr. Klehr: Die Wunderwaffe des gelernten Facharztes für Hautkrankheiten: sogenannte »Autologe Target Cytokine«, körpereigene »Killerzellen«, die er aus dem Blut seiner Patienten gewinnt und im Labor gegen den Krebs des jeweiligen Patienten »trainiert«. Dieses »Trainingsprogramm«, in Ampullen gefüllt, bekommen die Patienten zurück und können es sich selbst in die Bauchdecke spritzen. Für ein Therapie-Set mit 40 Ampullen verlangt der geschäftstüchtige Wunderdoktor knapp 3.000 Mark, die bei Lieferung in bar zu zahlen sind. Klehr empfiehlt mehrere Spritzkuren. Eine Umfrage der Münchner »Medizinischen Presse-Agentur« bei 40 führenden onkologischen Kliniken in Deutschland ergab: Nirgendwo war ein einziger geheilter Klehr-Patient bekannt. Die Frauenklinik der Universität Würzburg dokumentierte den Krankheitsverlauf von neun Klehr-Patientinnen. Prof. Dr. Hans Caffier faßt das Ergebnis in zwei lapidaren Sätzen zusammen: »Von diesen neun Patientinnen hat keine auf diese Tumor-Therapie angesprochen. Alle neun sind an ihrer Krebserkrankung gestorben.« Gelohnt hat sich das Engagement für Klehr. Der behauptet, bereits über 10.000 Kranke behandelt zu haben. Bei den bekannt hohen Preisen und geschätzten zwei Spritzkuren je Kunde ergibt das Millionen-Einnahmen.
● Dr. Ehrenfeld: Das Präparat Jomol des Regensburger Arztes Udo Ehrenfeld, eine Zubereitung aus »Zellwandfraktionen«, avancierte ebenfalls zum Bestseller. Willi Wagenknecht, 46, erkrankt an Rachenkrebs, wurde mit Jomol behandelt, doch es ging ihm zunehmend dreckig. Jomol wurde von Fachleuten der Nürnberger ABK untersucht. Ehrenfeld präsentierte 50 seiner besten Fälle. Doch die erhoffte Anerkennung blieb aus: »Wir konnten keine Wirksamkeit feststellen. Im Gegenteil, wo Ehrenfeld ein Schrumpfen des Tumors sah, erkannten wir häufig ein

Anwachsen«, so Gerwin Kaiser von der ABK. Den größten Wirbel verursachte in jüngster Zeit das Mittel Recancostat, das ein ARD-Bericht im Oktober vergangenen Jahres hochjubelte. Bittere Erfahrungen machten Claudia Althaus und Kurt Walldorf aus Gießen, die nach dem ARD-Bericht ihrer vierjährigen Tochter Silvana mit Spendengeldern für 3.000 Mark Recancostat kauften. Die Eltern: »Daraufhin verschlechterte sich ihr Zustand, wir mußten es nach einer Woche wieder absetzen. Das Geld war zum Fenster hinausgeworfen.« Das Mädchen, das an einem Gehirntumor litt, starb am 1.Februar 1996. ● Dr. Kübler: Die Kranken greifen nach jedem Strohhalm. »Der wird ihnen mittlerweile nicht mehr nur von Wurzelweibchen und Geistheilern hingehalten, sondern zunehmend auch von Ärzten«, beobachtet Hilke Stamatiadis Smidt vom Deutschen Krebsforschungszentrum in Heidelberg. Der Münchner Arzt Ulrich Kübler hat behauptet, Krebsmetastasen frühzeitig erkennen und bekämpfen zu können. Im Internet betreibt er unter dem Titel »Health Online« eine überaus dürftige »Medizinische Datenbank«, die sich als Eigenwerbung entpuppt. Seinen Farbprospekt schmückte er mit einem Hinweis auf den Krebsinformations-Dienst des Deutschen Krebsforschungszentrums, was ihm von dort postwendend untersagt wurde. Im Juni 1994 wandte sich die Münchnerin Heidi Schranz, 63, an Kübler. Sie litt unter Eierstockkrebs und wollte eine Operation vermeiden. »Zweimal behandelte er meine Frau. Kostenpunkt: rund 13.000 Mark«, erzählt ihr Mann. »Dann sagte er ihr, er könne nichts mehr machen.« Im August starb sie. usw. usw. (Stern Nr. 10/1996)

📖 167 **Kriminelle Machenschaften**   (...) Der auf diese Weise zu Unrecht abgerechnete Betrag beläuft sich auf ca. 200.000 DM. In 463 Fällen berechnete er Untersuchungen von Harnsedimenten, die nicht durchgeführt worden waren, Schaden 38.000 DM. Gegenüber verschiedenen Krankenkassen rechnete er etwa 12.800 Untersuchungen von Harnsedimenten im Rahmen von Mutterschafts-Vorsorgeuntersuchungen ab, (...). Gegenüber Privatpatienten stellte der Kläger in mindestens 40 Fällen Mammographien in Rechnung, obwohl diese tatsächlich nicht vorgenommen waren. (...) (Ärztliche Praxis 21/12.3.1994/35)

a) 📖 167 **Anklage wegen gemeinschaftlichen Abrechnungsbetrugs**
Die Staatsanwaltschaft Braunschweig hat gegen drei Ärzte Anklage wegen gemeinschaftlichen Betrugs in zwölf Fällen erhoben. Das in einer Privatklinik in Braunschweig beschäftigte Ärztetrio soll in der Zeit von Dezember 1988 bis Ende 1991 insgesamt in 25.000 Fällen Leistungen abgerechnet haben, die nie erbracht wurden. (...) (Ärzte Zeitung 131/18.7.1994/4)

b) **1900 Verfahren in der Affäre um Herzklappen geplant**
Nach Informationen der "Welt am Sonntag" sollen die Ermittlungsergebnisse ausreichen, um 1900 Verfahren wegen Bestechung, Vorteilsnahme und Betruges zu eröffnen. Beschuldigte seien Chefärzte, leitende Mediziner sowie technische und kaufmännische Mitarbeiter mehrerer hundert Kliniken. (Ärzte Zeitung/1.7.1996/2)

📖 167 **Betrügerische Wissenschaftler**
Die gefälschten Berichte veröffentlichten (Medizinwissenschaftler) waren bisher manchmal durch ihre handschriftlichen Notizen und ihre Laborprotokolle zu überführen. Im Zeitalter des Computers haben es die Fälscher einfacher. Nun vermögen sie alle Belege - auch Fotos von Gewebepräparaten nachträglich so hinzustellen, daß sie mit ihren gefälschten Ergebnissen wieder übereinstimmen. Sie brauchen dazu nur ihre Nachweise zu digitalisieren und elektronisch zu speichern. (Science 263 (1994) 317 - 318)

📖 167   Alle diese Vorwürfe bestritt der Ärztekammerpräsident Vilmar. Die Kassen blieben den Beweis für ihre Behauptungen schuldig, es wäre kein **Ärzteskandal** sondern einer von den Krankenkassen. Das ist die letzte Meldung in dieser Sache:
Beschlagnahmte Dokumente belegen, wie die Lieferanten von Implantaten sich die Gunst von Ärzten erkauften. An Belegen fehlt es nicht. In Bad Homburg etwa fanden die Beamten bei einem Medtronic-Repräsentanten die Unterlagen über eine Reise von 12 Leitenden Ärzten zu einem dreitägigen Kongreß nach San Diego. Dazu gehörte auch ein siebentägiger Trip mit Frauen durch Colorado und Arizona, Grand Canyon inklusive. Handschriftlicher Vermerk auf den Reiseakten: »Flugkosten mit Bonuskonto verrechnen.« Die Klappenfirmen mußten ihre Abnehmer nicht drängen. Er müsse in Disneyworld einen Vortrag halten, brauche Tickets und Dollar für einen achttägigen Aufenthalt, schrieb ein Professor. (DER SPIEGEL 34/1994)

📖 167 **Ärzte fälschten Liz Taylors Akten**   Ein kalifornisches Gericht hat drei Ärzten der amerikanischen Filmschauspielerin Elisabeth Taylor eine offizielle Rüge erteilt, weil sie deren Krankenakten fälschten. (Kölner Stadt-Anzeiger 15.8.74)

a) 📖 167 **Skandal in Italien / Haftbefehle gegen 20 Chefärzte und Pharmamanager:** Die Staatsanwaltschaft der sizilianischen Hauptstadt Palermo hat einen neuen Gesundheitsskandal in Italien aufgedeckt. (Ärzte Zeitung 163/14.9.94/2)

b) 📖 360ff Hier der Beweis, daß Ärzte, Krankenhäuser und Pharmazeuten eine Mafia bilden:
(...) sei Korruption üblich, die mächtigen Operateure ließen sich über illegale Preisnachlässe von Lieferanten die Taschen füllen - mal zum Nutzen der Forschung und der Klinik, mal zum Bezahlen luxuriöser Kongreß- und Urlaubsreisen, mal für teure Geschenke an die Gemahlin. Der Berliner Herz-Chef Roland Hetzer 1994 nach der Enthüllung des »Herzklappen-Skandals« durch den SPIEGEL und die Gesetzlichen Krankenversicherungen: Daß es »mafiose Absprachen« gegeben habe, sei »Unsinn«. Exakt diesen »Unsinn« verbreitete am Freitag der Wuppertaler Oberstaatsanwalt Horst Rosenbaum in einer dürren Presseerklärung. Der Sprecher der Wuppertaler Spezialisten-Gruppe für Weißkittel-Kriminalität wartete mit Zahlen auf. (...) Deshalb würden jetzt gegen 1860 Beschuldigte in 418 Krankenhäusern Ermittlungsverfahren eingeleitet. Der Vorwurf: Bestechlichkeit, Vorteilsnahme, Betrug, Untreue. (...) Den Gesamtschaden bezifferte letzte Woche Werner Gerdelmann, Vorstandsmitglied der Ersatzkassenverbände, auf »Ich sage das mit aller Vorsicht«) 1,4 bis 1,5 Milliarden Mark. (DER SPIEGEL 30/1995/149)

c) **Neue Beweise in Herzklappen-Affäre / Gruppenreisen von Ärzten auf Kosten der Krankenkassen**
Bei Bedarf konnten Mediziner Gelder für private Zwecke abrufen. Meist seien die Rechnungen der Lieferfirmen und Reisebüros auf direktem Weg beglichen worden. Deklariert wurden die Zahlungen als »Rückvergütungen« oder »Forschungsgelder«. Mediziner gingen mit Ehefrau oder Lebensgefährtin für 90.000 Mark auf Gruppenreise; ein Arzt ließ sich sein Arbeitszimmer für mehr als 15.000 Mark mit kostbaren Hölzern ausstatten. (Kölner Stadt-Anzeiger 73/27.3.1995/1) Die Schmiergeldzahlungen bei gynäkologischen Zytologieabstrichen, bei 0-III-Überweisungen, die Koppelgeschäfte unärztlicher und unkollegialer Laborfritzen - das alles ist ja auch im Gewerbe üblich. (Dr. med. Dipl.-biochem. Rudolf H. Seuffer, In: Ärztliche Praxis 11/18.2.1995/7)

Wann kommt endlich das Gesundheitsministerium der Forderung der Vernunft nach und erlaubt den Mediziner-Großbetrügern nicht länger, Rechnungen auszustellen, die der Patient nie zu Gesicht bekommt? Warum ist das in Frankreich möglich und bei uns nicht: Der Patient erhält vom Arzt eine nachprüfbare Rechnung, die er dann seiner Krankenkasse einreicht!

2290 Profitmaximierung

Die Mediziner wollen nur eine Wahrheit:
Eine, die ihnen paßt. Und das ist die, mit der sich das meiste Geld machen läßt. (Der Verfasser)

2290 📖 219, 220, 241, 355 **Versuchskaninchen** Über viele Jahre »behandelt« Professor Sitori einen »Patienten« wegen seiner »Leiden« und zapft ihm insgesamt über 50 l Blut ab. Aus diesem Blut gewinnt er spezielles Genmaterial, das er mit Pharmazieunternehmen für 350.000 DM verwertet, die daraus ein Heilmittel herstellt. Der »Patient« erfährt nichts davon und wundert sich nur, weshalb ihm immer wieder Blut entnommen wird... In den USA macht man einem »Patienten« weiß, seine Milz sei krankhaft verändert und müsse entfernt werden. Tatsächlich aber enthielt sie ein seltsames Gen, das man aufbereitete und für Pharmaziepräparate verwendete, was dem Arzt 3 Millionen Dollar einbrachte. (Panorama Sendung WDR 1 vom 10.11.1994)
Wert professoraler Gutachten
Tatsache ist, daß die akademische Gesellschaft - trotz ihrer Tendenz nur sich selbst zu sehen - sehr leicht zu leihen und zu kaufen ist. Universitätslehrer mögen vielleicht nicht gerne die Schmutzarbeit für die Industrie tun, aber sie sind sehr willig darin, in jedem Ausmaß anzunehmen: für Untersuchungen und für Forschungen derjenigen, die sie insgeheim verachten. (Nature, 227, 5.9.1970/996-997)

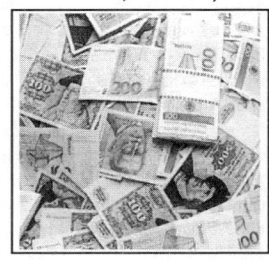

2291 a) 📖 212, 241 **Deutscher Professor: Geschäfte mit abgetriebenen Föten**
Von Sebastian Zabel Prof. Dr. Franz Schmid. Ein Kinderarzt aus Aschaffenburg. Ein Mediziner wie aus einem Horrorfilm. Er arbeitet für das »Internationale Institut für biologische Medizin« in Moskau. Hinter den Mauern der Klinik werden abgetriebene Föten hochschwangerer Frauen zu Zell-Präparaten verarbeitet. (EXPRESS 20.5.1994)

> Du kannst vor allem nicht deshalb zu einem Schulmediziner hin, weil der stets daran glauben wird, <u>er</u> könne Dich gesund machen und nicht Du mit Hilfe der Natur.

2291 b) 📖 494 Ich sag's allen laut und deutlich. Zu denen, die es hören, und zu denen, die es nicht hören wollen: Klärt die Menschen auf, die angeblich eine <u>Organspende</u> benötigen: Sie alle haben es in der Hand, nach den Gesundheitsgeboten dieses Buches ihr angeschlagenes Organ wieder gesund zu machen. Weshalb eine Organspende in den meisten Fällen unnötig ist und sich gegen die gesund lebenden Krankenkassenmitglieder richtet. Wer die Organspende bejaht, macht sich überdies zum Mittäter an den durch sie immer stärker aufkommenden Verbrechen der <u>Organ-Mafia</u>, die in der Dritten Welt Kinder und Menschen überfallen, um ihnen eine Niere herausschneiden zu lassen. Oder sie in Indien bequatschen, eine solche für einen Hunderter herzugeben: In der Vier-Millionen-Stadt Bangalore ist ein Syndikat aus Ärzten, Schleppern und Mittelsmännern aufgeflogen. Die Organ-Mafia entnahm vermutlich mehr als 1.000 Menschen eine Niere, verpflanzte sie in reiche Patienten aus Singapur und den Golfstaaten und scheffelte damit Millionen.

2292 a) 📖 167 **Abgründe hinter den Kulissen der Kranken-häuser**

> Tu nicht, was im Interesse der Ärzte liegt.
> Tu nur, was in Deinem Interesse ist!

Das betrügerische Komplott zwischen Chefärzten und der medizintechnischen Industrie darf getrost als Skandal bezeichnet werden - selbst wenn der wirtschaftliche Schaden zu Lasten der Beitragszahler »nur« Millionenbeträge ausmachen sollte und nicht, wie befürchtet, sogar in die Milliarden geht. Die Diagnose jedenfalls ist bestürzend: Über Jahre hinweg konnte sich offenbar ein ausgefeiltes Amigo- und Bakschisch-System mit lukrativen Geschenken, Luxusreisen und ausländischen Nummernkonten halten.
Selbst nach Einschätzung ärztlicher Kreise sitzen an den Schaltstellen des medizinisch-industriellen Komplexes überall Absahner, die in die eigene Tasche wirtschaften. Von wenigen »schwarzen Schafen« unter den Halbgöttern in Weiß kann bei diesem neuesten Skandal keine Rede sein. Aber: War es dort ein einzelner Täter, so müßte beim Herzklappen-Komplott eigentlich eine <u>Chefarzt-Mafia</u> aller Herzkliniken am Werke gewesen sein - sonst hätte den Kassen wegen stark unterschiedlicher Abrechnungen der Betrug längst auffallen müssen. (Kölner Stadtanzeiger, Nr. 124, 31.05.1994 - 3)
Aus einem Gespräch mit dem Präsidenten der Berliner Ärztekammer:
Herr Huber, sind Ihre früheren Warnungen davor, daß Chefärzte <u>sich von der Industrie schmieren ließen</u>, einfach überhört worden?
Huber: Ja, selbstverständlich sind sie überhört worden. Darum hat sich niemand gekümmert. Und was jetzt zum Vorschein kommt, ist nichts Neues. Es ist der alte Skandal in neuen Schläuchen.
(...) habe ich meine Kritik am Kassenarzt-System erneut auf den aktuellen Stand gebracht. Sie gipfelt in dem Satz: »In der Ärzteschaft hat sich eine Art Medizin-Mafia entwickelt, eine Medmafia.« Vorsichtshalber habe ich mich »der Mittäterschaft in dieser Medmafia« angeklagt. (HACKETHAL, J., Der Wahn der mich beglückt, Lübbe Verlag S. 706)

2292 b) Mediziner steht wegen <u>Wuchers</u> und Betrugs vor Gericht
Der <u>Arzt</u> soll nach Feststellung der Staatsanwaltschaft für eine Ampulle des Mittels Faktor AF 2 rund 900 DM verlangt haben. Auf dem deutschen Markt ist das Mittel allerdings erst seit 1984 zu erhalten, es kostet 86 DM. (Ärzte Zeitung 11/22.1.1996/17)

2292 c) Die edlen, nur ethisch motivierten <u>Mediziner</u> - sogar ihre eigene Kammer <u>betrügen</u> sie
Eine Auswertung der <u>Ärztekammer</u> zeigt den Effekt des Nachweisverfahrens: Bei 2.000 Ärzten, die früher üblichen Selbstveranlagung ein Bruttoeinkommen von 60.000 bis 90.000 DM angegeben hatten, veränderte sich der Kammerbeitrag deutlich, seit ein Einkommensnachweis verlangt wird. 353 Kolleginnen und Kollegen stuften sich drei bis fünf Beitragsstufen (jeweils 10.000 DM) höher ein, 74 Ärzte sechs bis acht Beitragsstufen, 18 Ärzte neun bis elf Beitragsstufen und 32 Ärzte sogar mehr als elf Beitragsstufen. (Ärzte Zeitung 211/9.11.1995/15)

2293 📖 167 **Überall illegale Gewinne**
Der Herzklappenskandal ist keine Ausnahme: Im deutschen Gesundheitswesen profitieren Industrie und Ärzte von einem für beide Seiten einträglichen Kartell. Ob direkte Zuwendungen in die Kasse der Ärzte oder großzügige Spenden für Forschung und Dienstreisen: <u>Der Dumme</u> ist immer der <u>Beitragszahler</u> der Krankenkassen.
(...) In der vergangenen Woche meldeten sich viele Betroffene. Ohne Schmiermittel auf Klinik- und Ärztekonten, so der einhellige Tenor der Anrufe und Zuschriften, laufe kaum etwas bei den Medikalprodukten.

Aber fast alle Hinweise waren entweder anonym oder mit der Bitte versehen, keine Namen zu veröffentlichen. »Wir wären sofort pleite«, so ein Lieferant von Beatmungsgeräten, »wenn wir offen aufträten.«
(...) Obwohl ihre gesetzlich fixierte Aufgabe allein die Bezahlung der Krankheitskosten aus dem Beitragsaufkommen ist, finanzieren die Kassen so indirekt über die zu erstattenden Produktpreise auch viele andere: den Studienaufenthalt eines Assistenzarztes in Amerika wie den Kongreßtourismus der Professoren und Doktoren, die Betriebssause für das Schwesternpersonal wie die Karosse für den Oberarzt. Auch die Kassen sind schließlich Teil des Gesundheitssystems mit seiner perversen Logik: Je höher die Ausgaben, desto mehr fällt für alle Beteiligten ab. Die Prunkbauten in teuren Innenstadtlagen müssen ebenso finanziert werden wie die 20 000 Mark-Monatsgehälter mancher Geschäftsführer. (...)
»An den Universitäten«, erläutert Frank-Ulrich Montgomery, Oberarzt und Vorsitzender des Marburger Bundes, »sind Jahreseinkommen bis zu zehn Millionen Mark keine Seltenheit.« Er schätzt die Zahl der begüterten Kollegen, die rund zehn Millionen Mark pro Jahr verdienen, auf 50 bis 100. Solche Summen kassieren vor allem die ordentlichen Professoren der eher patientenfernen Fächer - Röntgen- und Laborärzte, Gerichtsmediziner, Anästhesisten, Pathologen u. Hygieniker. Diesen Herren (es sind ausnahmslos Männer) muß das Gehalt des deutschen Bundeskanzlers (354.060 Mark pro Jahr) wie Peanuts vorkommen. Solches Sümmchen reicht ihnen gerade mal für die jährliche Kirchensteuer. (HACKETHAL, Operationen, Ullstein)

📖 373, 630 »Lizenz zum Gelddrucken«
(...) Gerade mal 20 Minuten dauerte die Herzkatheteruntersuchung, der sich der Bielefelder Diplomingenieur Günther Schick unterziehen mußte. »Dafür werden seitens des nicht anwesenden Chefarztes sage und schreibe 4500 Mark in Rechnung gestellt« - obwohl schon eine »Pauschale von rund 1800 Mark getrennt abgerechnet war.« Über ein Stundenhonorar von mindestens 5000 Mark konnte der Maschinenkonstrukteur nur staunen. Schicks Diagnose: »Unser gesamtes Gesundheitssystem ist krebskrank, faul und marode.« (SPIEGEL 23/1994)

📖 373, 630 In Frankreich bahnt sich ein **Ärzte-Skandal mit überteuerten Implantaten** an. Mehrere Chirurgen werden beschuldigt, Knieprothesen zu völlig überhöhten Preisen mit der Krankenversicherung abgerechnet zu haben. Dabei sollen Gewinne von fünfzig bis hundert Prozent pro Prothese gemacht worden sein.
Bereits vor zwei Jahren gab es in Frankreich einen Skandal, als einige Ärzte hohe Gewinne mit Herzschrittmachern gemacht hatten, die sie zu völlig überhöhten Preisen zu Lasten der Krankenversicherung abrechneten. (Ärzte Zeitung 101/6.6.1994/4)

📖 373, 630 Es gibt ein Gen, das besitzt nur der Wissenschaftler allein. Es läßt tausende von Weißkitteln in Reagenzgläser und auf Farbspektren starren. Es stampft Laborgiganten aus dem Boden. Und dieses Gen ist es auch, daß uns die neuesten Sensationen diktiert, schwarzweiß oder im Vierfarbdruck. Der natürliche Motor allen Wissensdranges. Jetzt wurde es entdeckt: Es ist das Forschungsmittelgen. (Sabine Rückert)

📖 373, 630 Außerdem besitzen Ärzte keine Zivilcourage, sie denken eben nur ans Geld: Ein deutscher Landarzt gibt zu: »Ich schreibe jeden krank - sonst geh' ich pleite.« (BILD, 28.3.1994/3)

a) 📖 157 **Doktortitel im Sonderangebot**
Häufig, so Theisen, mischen die Doktorväter mit, ergänzen das Komplott von Bewerber und Promotionsberater zum »Trio infernale«: Der Professor erhält für die »Förderung« des Kandidaten Geld. »Vorteilsnahme im Amt« heißt dieser strafrechtlich relevante Tatbestand - zwei Jahre Haft oder ein Geldstrafe drohen. Das scheint viele nicht zu schrecken - sonst wären laut Theisen die Angebote nicht so hemmungslos: Ihm selbst liegen »Anfragen mit konkreten Geboten (50.000 Mark pro Kandidat).« (Kölner Stadt-Anzeiger 215/15.9.94/39)

b) Ich habe an der Klinik viele Doktorarbeiten vergeben, wohlgemerkt nicht, um Doktoranden als Arbeitstiere für meine wissenschaftliche Karriere auszunutzen, sondern um fleißige Medizinstudenten im wissenschaftlichen Arbeiten auszubilden und sie für gute Arbeit mit dem Doktortitel zu belohnen. Das war und ist keineswegs üblich. Die meisten Doktorarbeiten werden unter dem Namen des Doktorvaters oder Klinikchefs in Zeitschriften oder Bücher geschmuggelt. Meine beiden Kon.Oberärzte haben sich fast ausschließlich mit Hilfe von Doktorarbeiten habilitiert. (HACKETHAL. J., Der Wahn der mich beglückt, Lübbe Verlag S. 352)

a) 📖 51 Inzwischen hat das Krankmachungssyndikat unter der Tarnkappe Gesundheitswesen hinsichtlich Wachstumsrate, Umsatz, Profit und Krisenfestigkeit alle anderen Bereiche der Volkswirtschaft überrundet. Gleich ob Auto-, Ernährungs- oder Computerindustrie. Im Jahr 1987 beliefen sich die Aufwendungen für die Krankheiten noch auf 261 Milliarden Mark. 1992 waren es 425 Milliarden Mark. (STERN, 24.3.1992)

b) »All meine Bemühungen um eine Umsetzung der modernen Diagnostik und Therapien in den Alltag des Hausarztes führen also in letzter Konsequenz zu einem Mehr an Krankheit und Polymorbidität« (erhöhte Krankheitsanfälligkeit) hatte Dr. Michael Drews in seiner Kolumne »Immer älter dank ärztlicher Hilfe - Aber die Konsequenzen sind schrecklich...« geschrieben. (Medical Tribune 8/1995/12)

📖 51, 349 **Professoren verdienten »nebenbei« Millionen DM**
Neben ihrer Vergütung haben 118 Professoren an den beiden West-Berliner Universitätskliniken Steglitz (UKS) und Rudolf-Virchow (UKRV) im vergangenen Jahr rund 40 Millionen DM eingenommen. (Ärzte Zeitung, Nr. 181, 15./16.10.1993)

📖 51, 61, 60, 165 Preisverleihung als Dutzendware »Meiner Freundin geht meine Diät auf die Nerven... Antwort von Dr. B. statt des erbetenen Rats:
(...) »Ich möchte Sie fragen: *Sind Sie unter ärztlicher Aufsicht? Wenn nicht*, könnte die strenge Diät mehr schaden als nützen. Nur wenn Sie mit dem Arzt besprochen und von ihm überwacht wird, sind Gesundheitsschäden nicht zu befürchten.« (Neue Post, 14.3.1992)
Ein riesiges, allumfassendes System und Netzwerk von Krankmachung, Krankhaltung und beständiger Patientenrekrutierung hat dieses unheilschwangere Komplott aus Pharmazie und Medizin über die Erde gespannt mit dem Ziel, alle Dummen von sich abhängig zu machen und jeden Bissen, jeden Gang zum WC vorher mit dem Doktor zu dessen und der Chemiegiftindustrie Einkommensmaximierung abzusprechen. Damit die erfolglosen Ärzte aber als erfolgreich und ruhmvoll dastehen, hat man - einmalig bei einem Berufsstand! - sich eine zusätzliche Maske ausgedacht: Man hängt sich - alle Zeitschriften werden rechtzeitig informiert - gegenseitig Lorbeerkränze übers Haupt.
Mit dem Balint-Preis für Studenten fängt es bereits an. Dann folgen (als Beispiele ausgewählt):
Prix Galien Europe, Hippokrates-Medaille für Verdienste (mal gespannt, ob ich die auch erhalte!), Max-Planck-Forschungspreis 1992 · zum dritten Mal von der Alexander-von-Humbold-Stiftung und der Max-Planck-Gesellschaft verliehen, Dotation: 200.000 DM, Medica-Preis 1992

»Medizin-Software«, Etienne-Jules Marey-Preis, Grünenthal-Förderpreis »Haut und Umwelt« 1992 - gestiftet von der Firma Grünenthal GmbH, die Contergankinder-Verkrüppelungsfirma, Merckle-Forschungspreis 1992 - zum elften Mal verliehen, Dotation: insgesamt 30.000 DM, Vincenz-Czerny-Preis für Onkologie 1993 - ausgeschrieben von der deutschen Gesellschaft für Hämatologie und Onkologie e.V., Dotation: 15.000 DM, gestiftet von der Firma Lilly Deutschland GmbH., E.K. Frey-Preis 1992 und E.K. Frey-Medaille in Gold - gestiftet von der Firma Bayer AG, Johannes-Wenner-Preis, und, und, und. Fast alle kommen von den Pharmafabriken. Nun weißt Du auch, warum Du immer nur Chemie verschrieben bekommst statt Eingehens auf Dich persönlich und die Ursachen Deines Krankseins.

Da gibt es weiter die Robert-Koch-Medaille in Gold, Silber und Bronze für olympiaverdächtige Virologiesprinter, einen mit 400.000 DM dotierten Ernst-Jung-Preis, Ernst-Jung-Medaillen in Gold, Silber und Blech, einen Paul-Beiersdorf-Preis über 10.000 und 5.000 Mark, einen Erich-Lexer-Preis, den Lucie-Bolte-Preis, den Pro-Corde-Förderpreis, den Theodor-Frerichs-Preis, den Galenus-von-Pergamon-Preis in 10 Kategorien, die Niedersächsische Landesmedaille und den Niedersachsenpreis, um nur einige zu nennen. Da küren sie sich untereinander zum »Mediziner des Jahres« und werden dann noch mit dem Jatros-Preis ausgezeichnet. Klar, auch einen Römer-Preis gibt es - nur habe ich noch von keinem Pro-Patientenzuwendungs-Preis gehört...

2304 a) 📖 228 Wie lockt man Dir für Unsinn das Geld aus der Tasche? Der letzte Schrei Q10 Der Organismus produziert das »Herzwunder« (Laienpresse) Q10 in ausreichender Menge. Die tägliche Nahrung liefert 5 bis 10 mg Coenzym-Q-Formen. (...) Zwar scheint es bei einigen seltenen Erkrankungen einen Coenzym-Q10-Mangel zu geben, doch ist ein Mangelsyndrom nicht bekannt. (Pharmazeutische Zeitung 137 [1992], 1888) Für die Spekulation, daß Coenzym-Q-Mangel für viele der alterstypischen Ausfallerscheinungen verantwortlich sei, fehlen Belege. Ebenso für die zum Teil phantasievollen Vorstellungen für einen potentiellen Wirkmechanismus. »Eine therapeutische Empfehlung für den Einsatz von Coenzym Q10 ergibt sich aus den vorliegenden Studien in keinster Weise.« (PERMANETTER,B: Dtsch. Apoth. Ztg. 132 [1992], 1583)

2304 b) Die Werbung verspricht Wunderwirkungen von Q10-Präparaten. Jeder könne damit seine sportliche Leistungsfähigkeit steigern. Von Krebs bis Alzheimer beuge es unzähligen Krankheiten vor. Auch vor Herzerkrankungen soll gefeit sein, wer diese »Managerpillen« schluckt. Ein Nutzen der Kapseln ist jedoch nicht erwiesen. »Mangelerscheinungen von Q10 sind nicht bekannt", sagt der Herzspezialist Dr. Bernhardt Permanetter, Chefarzt des Kreiskrankenhauses Wasserburg. Die Körperzellen stellen Q10 selber her. Für Herzkranke können Q10-Präparate sogar gefährlich sein.
Zudem ist es in fast allen Nahrungsmitteln, insbesondere in Fleisch und Gemüse, enthalten. Wer sich ausgewogen ernährt, versorgt sich in jedem Fall ausreichend mit Q10 und braucht es daher nicht als Kapseln zu schlucken. (ÖKO-Test 10/1995)

2305 📖 134 Marketing-Abteilungen haben Q10 zum Mode-»Vitamin« der Saison gekürt. (arznei-telegramm 7/1993)

2306 📖 747 **Weitere profitbringende Tricks des Krankmachungskartells:** • Die Säufer mittels wissenschaftlicher Untersuchungsmethoden und Verbalexotik als »Alkoholkranke« zu deklarieren, worüber ich schon im Buchteil gesprochen habe. • Den Fixern, Spritzern, Haschern, Schnupfern, Junkies das Etikett »Drogenkranke« zu verpassen. Nun können den »Alkoholkranken« Psychopharmaka und den »Drogenkranken« die etwas langsamer wirkenden, aber um so mehr Krankenscheine bringenden Drogen Dihydrocodein oder Levomethadon und zusätzlich L-Polamidon verschrieben werden.

2307 📖 51, 249, 349 **Profitmachungs-Tips**
Wie lassen sich mehr Punkte machen? Assings Grundrezept dafür lautet: Die Bedeutung der Nr. 1 und der Nr. 70 »brechen«. Die Nr.1 kann eigentlich nur eine »Telefonnummer« sein. Die »Fluchtburg« 4 sollte man eher meiden und versuchen, die Nrn. 4 und 8 gegen die »Asse« der Gebührenordnung auszutauschen. Die »Asse« werden von den Kollegen noch viel zu selten ausgespielt, klagte Willeitner. Für den Allgemeinarzt sollte die Nr. 61 eigentlich die Standardnummer sein, formuliert er. Die 61 wie die 60 können auch mehrfach pro Fall abgerechnet werden, allerdings mit Begründung. Doch braucht man dafür keinen Roman zu schreiben, ein Kurzwort genügt vollkommen.
Arbeitsmedizin - 10.000 Nebenjobs winken
Die EG macht's möglich: In den nächsten fünf Jahren werden bei uns 10.000 zusätzliche Arbeitsmediziner benötigt. Das ist auch für die Niedergelassenen ein lukratives Zubrot. Die Honorare sind nämlich frei verhandelbar. (Ärztliche Praxis Nr. 91/13.11.1993/25)

2308 a) 📖 630 Ärzte und Kostenersparnisdenken
»Ohrenschmalz entfernen: Das Geschäft lohnt nicht. Patienten mit Cerumen obliterans schicke ich grundsätzlich zum Ohrenarzt. Warum? Unserer lieben, grotesken Gebührenordnung wegen.« (Medical Tribune, 20.3.1992)

2308 b) In Westberlin werden in den beiden Universitätskliniken insgesamt etwa 40 Millionen Mark pro Jahr an Drittmitteln für die Forschung eingenommen. Mehr als die Hälfte davon kommt von der Pharmaindustrie und Anbietern von medizinischen Geräten (zum Beispiel künstliche Hüften, Herzklappen, Katheter). Es gibt keine Kontrolle über diese Einnahmen, die in der Regel von den leitenden Versuchsärzten direkt verwaltet werden. (Dr.med Mabuse, 94/März 1995)

2309 📖 51, 349 Wahlspruch der Uni-Professoren: **Forschung bringt Ruhm, Patienten bringen Geld, Lehre bringt Arbeit:**
Schlimmer noch: Bereits vor zwei Jahren entdeckten Prüfer des baden-württembergischen Rechnungshofs, daß Medizinprofessoren etwa an den Universitätskliniken in Freiburg, Heidelberg und Tübingen mit nicht genehmigten Nebentätigkeiten bis zu drei Millionen Mark jährlich verdient hatten, ohne ihren Universitäten ein angemessenes Entgelt für die Nutzung der Geräte und Räume zu zahlen. (DER SPIEGEL 29/1992)

📖 418, 578 Über die **Unwirksamkeit medikamentöser Behandlung bei Herzleiden** (Original-Schlagzeile der unten angef. Zeitschrift)

2310 BREST, A. N., »Treatment of Coronary Disease«, in: Diseases of chest 45/1964, 40 und MATHER, H. G., »Acute Myocardial Infarction«, in: British Medical Journal 3/71, 334.

2311 📖 51 **Wie sahnt das Krankenhaus auf dem Krankenmarkt ab?**
(...) wird die Röntgenabteilung eines Krankenhauses ausgelagert und fungiert künftig als normale Kassenpraxis, die bisherigen Chefärzte werden zu Kassenärzten. Den Sicherstellungsauftrag erfüllt das Krankenhaus, indem es die notwendigen Großgeräteleistungen zum einfachen GOÄ-Satz dort einkauft. Da diese Einnahme alleine dem Großgerätearzt aber nicht ausreicht, geht er im Honorartopf der Vertragsärzte

»fischen«. Dies wiederum fällt ihm leicht, denn das Krankenhaus revanchiert sich für seine billigen Dienste, indem es durch poststationäre Empfehlungen für einen notwendigen Markt sorgt - so einfach ist das. (...) Angeheizt wurde das Großgerätechaos bereits in der Vor-GSG-Ära, als es praktisch keine Begrenzung für die Neuinstallation von Großgeräten wie CTs oder Kernspintomographen mehr gab. Diese Gesetzeslücke wurde schamlos von Großgerätebetreibern (Krankenhäusern) ausgenutzt und eine Gerätedichte erzeugt, die in Europa und sogar in der Welt einmalig ist. (Medical Tribune 4/25.1.1994/28) Kostentreibend sei vor allem »die mangelnde Kooperation zwischen den einzelnen Berufsgruppen«. Broker: »Jeder ahnt, daß etwas falsch läuft. Aber aus eigener Kraft kommen die Beschäftigten da nicht raus.« Dies gelte sowohl für die Verwaltung, die durch »übersteigerte Selbsteinschätzung« geradezu »resistent gegen Innovationen« sei, als auch für Ärzte und Pflegepersonal, bei denen Bereichsegoismus« herrsche. (Stern 6/1996)

📖 349, 249 **Krankheitskosten**
Daß eine Maßregelung der Ärzte nötig war, hat die letzte Gesundheitsreform gezeigt. Nachdem sie nun wissen, daß es ihnen ans eigene Eingemachte geht, bringen sie auf einmal fertig, wozu sie jahrelang vergeblich angehalten wurden. Sie achten nicht nur auf den Preis der Präparate. Sie gehen auch sorgsamer bei der Auswahl der von ihnen verordneten Mittel vor. Medikamente, die in ihrer Wirkung umstritten sind, werden weniger verschrieben. Arzneien, die den Fettgehalt im Blut senken, lassen sie schon mal gegen den Ratschlag weg, weniger Fett zu essen, wie ich höre. 1995 haben sie sogar die Medikamentenkosten um das Doppelte dessen vermindert, was ihnen vorgeschrieben wurde, da sie eigene Einkommensverluste vermeiden wollten ...

US-Ärzte wundern sich über deutsche Krankenhäuser und deren Kosten
Amerikanische Ärzte wundern sich immer, wenn sie deutsche Krankenhäuser besuchen, warum dort so viele Menschen in Morgenmänteln und Schlafanzügen über die Gänge spazieren, sagte Wenzel. In den USA sind die Patienten im Krankenhaus wirklich krank und liegen im Bett. Deshalb bringen es die Amerikaner nur auf eine durchschnittliche Verweildauer von fünf Tagen, während sie in Deutschland ganze zwölf Tage beträgt. (Ärztliche Praxis 4/12.1.1996/10)

Ausgaben explodieren Was die gesetzlichen Krankenkassen für die Krankenhausbehandlung zahlten

📖 630 Dialyseärzte verzögern Nierentransplantationen
...weil sie an der Dialyse **so gut verdienen.** (Prof. Thiel in Medical Tribune 26.7.1991)

Angaben in Milliarden DM					
1970	1975	1980	1985	1990	1994
6,0	17,5	25,5	35,0	44,6	74,2

📖 631 Zwei Drittel aller Ärzte und 85 Prozent der Zahnärzte wenden bei Privatpatienten andere Behandlungsmethoden an als bei Kassenpatienten. (Ärzte Zeitung 120/1.7.1993/4)

📖 212 Wie Kadaverabfall noch zu Geld gemacht wird: Frischzellentherapie
Eins allerdings haben Schulmedizin und UrTherapie gemeinsam: die Frische. Die Schulmedizin hat's mit »frischen Leichen«, die UrTherapie mit »frischen Pflanzen«. Was da der äußerst geschäftstüchtige Schweizer Mediziner Niehaus sehr zum Ärger seiner nicht gleich Millionen verdienenden Kollegen als Verjüngungskur anpries und großen Zulauf fand, weil er einen »seriösen« Professorentitel vor seinem Namen besaß, das war - wie das meiste in der Medizin - alter Kaffee. Hatten die frühen Ärzte dort bereits mit einer Medizin aus Stierhoden ihren Lederbeutel gefüllt, hatte schließlich 1889 der französische Neurophysiologe Charles Edouard Brown-Séquard (1817 bis 1894) in einem Vortrag vor der Pariser Société de Biologie bekannt, sich zur »Auffrischung seiner geistigen und körperlichen Leistungsfähigkeit« mit »großem Erfolg« sechsmal einen Extrakt aus Hunde- und Meerschweinschenhoden »zu sich genommen«. (Kommt Dir das nicht bekannt vor? Denk mal an die »Auffrischungsimpfung«, für die heute die Mediziner die Trommel in den Gazetten rühren...) Das »Extrait Brown-Séquardien« wurde damals weltberühmt, da es verhieß, den alten Traum vom Jungbrunnen und Elexier für ein langes Leben zu erfüllen. Wie konnte das geschehen? Nun, die Methode ist heute noch äußerst bewährt. Brown-Séquard wurde als »seriöser Wissenschaftler« angesehen. Damit war die Methode auch wissenschaftlich anerkannt. Und die Werbung für das Geschäft mit dem Wiedergewinn von Jugendlichkeit konnte sich auf die alles überzeugenden Worte »wissenschaftlich nachgewiesen« berufen. Damit war die Organotherapie geboren, der den unwirksamen und schädigenden (allerdings bestechend spekulativen) Heilungsversuch in die an Wahnsinnstun reiche Medizingeschichte einführt, indem man sich eine fehlende oder ungenügend gebildete Körpersubstanz künstlich von Tieren oder aus Chemikalien gewonnen zuführt. (→ Hormone) Das Neue an der Professor-Niehaus-Masche war nun, daß diese Kadaveremulsion nicht geschluckt werden mußte, sondern ekelersparend eingespritzt wurde. Worauf eine kleinere Schar seiner ärztlichen Anhängerschaft ihn heute stolz für seine »Großtat« als Wegbereiter der Endokrinologie (Lehre von den Drüsen mit innerer Sekretion) und der Hormon- bzw. Organotherapie hochlobt.

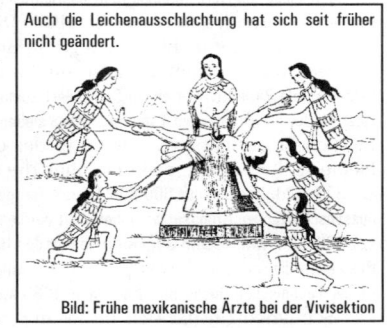

Auch die Leichenausschlachtung hat sich seit früher nicht geändert.

Bild: Frühe mexikanische Ärzte bei der Vivisektion

📖 79 **Heilung durch Urin**
In unserer angeblich aufgeklärten Welt existieren noch immer zwei Arten von Aberglauben, die durch nichts ausrottbar sind, weil die Menschen sie *glauben wollen:* Daß sie nach dem Tode weiterzuleben vermöchten, und daß es Wundermedizin für sie gebe, die ihre Sünden wider das Leben und die Natur von ihnen nehmen würde. Das ist in allen Kulturen so. Denn Kultur heißt: Sichabwenden von natürlichem Leben.
Der Glaube an Wundermedizin ist eine Weltkrankheit, ist eine der vielen Aberglaubigkeiten der Menschheit, ist eine Folge der Einbildung des noch »unbenannten Tieres Mensch« (Nietzsche) über die anderen - besseren und unschuldigen - Lebewesen dieses Planeten erhaben und erhoben zu sein. Entstanden vielleicht aus dem unbedachten Wort eines selbsternannten Gottes, wir Menschen sollten uns die Erde untertan machen.

Zur Zeit ist in Japan das Buch über »Urinheilung« des Arztes R. Nakao ein Bestseller. (Bei uns ebenfalls das von Carmen Thomas.) Nach dessen Ansicht steigert Urin die körpereigene Abwehr und könne auch Krankheiten bekämpfen, weil der Urin aus Blut entstehe und somit alle Informationen über den Körper enthalte. Somit könnten durch Urin von einer Erkältung bis zum Krebs alle Erkrankungen geheilt werden.

Wie es die Mediziner auch dort verstehen, ihre Patienten zu verdummen - hier durch einen genau so unbegründeten, völlig unlogischen und direkt lächerlichen, aber den Laien beeindruckenden Hinweis eines Blutzusammenhangs - das ist nicht faßbar. Doch die Kranken wollen es einfach glauben. Trotzdem es jedem klar sein müßte, daß Urin ein Abfallprodukt ist, dessen sich der Körper entledigen will. Aber fast jeder nimmt von sich an, durch geschicktes Schlagen einer Volte im großen Kartenspiel unseres Lebens von Krankheit nicht erwischt oder sie auf einfache Weise los zu werden. Und damit die Naturgesetze übers Ohr hauen zu können. (Allerdings vergessend, wie mächtig sein Gegenspieler ist, dem man nichts vormachen kann...) Aber vielleicht erliege ich bei dieser Beurteilung in diesem Falle meinem eigenen Vorurteil gegen dieses abstoßende Tun...:

Der Verfasser meint: Wenn Du ihn nicht wegschütten willst, dann gib ihn doch in Deinen Garten mit auf den Kompost. Und nimm ihn später über die Pflanzen, die ihn resorbiert haben, auf weniger ekelige Weise und mit besserem Geschmack versehen, wieder zu Dir.

2317 DER SPIEGEL vom 6.3.88: Geständnisse eines Kassenarztes:
»Jetzt zerfrißt der immerwährende Gedanke an Geld alle Beziehungen zu meinen Patienten. Sie zerfallen für mich in viele Ziffern und Punktwerte. Ich ordne Untersuchungen an, die ich für überflüssig halte; ich bestelle gesunde Patienten immer wieder; ich sitze über den Tricklisten... Ich bin kein Arzt mehr: **Ich bin ein Koofmich.**«

Ist doch klar - wie will schon ein wahrhaft ehrlicher Mensch mit der Tatsache leben, wenn er als Arzt nach einigen Berufsjahren feststellen muß, daß er die Menschen nur schädigt. Als jüngerer Student ging er mit so viel Idealismus ins Studium, den Menschen Helfer und Retter zu werden - und nun muß er erkennen, daß er nur dem Mammon und dem Aufrechterhalten von Trugbildern dient:

»In keiner Praxis geht es ordnungsgemäß zu« (Justitiar einer kassenärztlichen Vereinigung). (DER SPIEGEL vom 6.3.1988)
Röntgenbetrug: Jeder zweite Arzt steht jetzt vor Gericht! Millionenschwindel bei Abrechnungen. (EXPRESS vom 6. Juli 1988)

2318 251 177.400 Dollar hat ein US-Arzt im Jahr 1992 nach Statistiken der American Medical Association im Durchschnitt verdient (nach Abzug von Praxis- und anderen Kosten, vor Steuern). Zehn Jahre vorher waren es noch rund 97.700 Dollar. (Ärzte Zeitung 208/21.11.1994)

2319 a) 284ff **Warum die wohl so gerne Blut übertragen?**
Was in der Branche so zu verdienen ist, zeigt der Fall eines ehemaligen Bonner Oberarztes. Dr. Franz E. (53) war 1984 zu einem Jahr und zehn Monaten Haft zur Bewährung wegen Vorteilsannahme verurteilt worden. Bewährungsauflage: Der Arzt mußte 600.000 Mark Geldbuße zahlen. Grund: Der Mediziner, Sohn eines früheren Politikers, hatte von einer inzwischen Pleite gegangenen Kölner Firma insgesamt mehr als 2,1 Milionen Mark kassiert. Dafür hatte er bei dem Kölner Zwischenhändler und nicht - was billiger gewesen wäre - Blutplasma direkt aus den USA gekauft. Auf ein extra eingerichtetes Schweizer Konto wurde das Schmiergeld für den Mediziner eingezahlt. (...). (Express, 8.11.1993)

2319 b) Nach der Operation bekam er eine Blaseninfektion und am zehnten Tag als Folge der Bluttransfusionen prompt eine schwere Lungenembolie. Auch diese schwere Komplikation überlebte er mit knapper Not. Erst nach zehnwöchigem Krankenhausaufenthalt konnte der Patient schwerstverstümmelt entlassen werden. (HACKETHAL, J., Der Wahn der mich beglückte, Lübbe Verlag S. 863)

2320 373, 630 Aber nicht nur die große Brustkrebsoperation war nichts auf die Schau, damit nur um des Profits willen etwas geschieht, genauso sinnlos waren auch andere Maßnahmen:
Bisher wurde Patienten mit einem Schleudertrauma der Halswirbelsäule ohne Ansehen des Geschlechts eine (Schanz-)Kravatte verpaßt - und zwar oft für 24 Stunden am Tag und an allen sieben Tagen der Woche. (British Medicine Journal 307 (1993) 1222)
Du kennst die hohen Gestelle, in der die bedauernswerten Kranken wie die Giraffen herumlaufen mußten. Heute stellen sie fest, daß man ohne die Dinger schneller gesund wird...

2321 373, 620 Von den gut 600.000 Thorax-Röntgenaufnahmen, die 1990 zum Zweck der arbeitsmedizinischen Vorsorge nach den Berufsgenossenschaftlichen Grundsätzen angefertigt wurden, waren knapp 400.000 überflüssig. (Ärzte Zeitung 10.3.1992)

2322 373, 620 **Kinder und Jugendliche werden bei uns nach einem Unfall viel zu oft sinnlos geröntgt.**
Das belegt die retrospektive Analyse der insgesamt 2006 Röntgenuntersuchungen, die im Jahr 1989 in der Klinik für Radiologische Diagnostik der Technischen Hochschule Aachen an 1365 Kindern durchgeführt wurde. Röntgen ist Körperverletzung! (Ärztliche Praxis, 18.4.1992)
Die Schulmedizin hat sich bisher nur auf die Folgeschäden Krebs durch Röntgen konzentriert. Erst 90 Jahre nach Röntgens X-Strahlenentdeckung erforscht man, ob die Strahlung nicht auch für andere Krankheiten ursächlich sein könnte! Und siehe da: Diabetes, Herzgefäßkrankheiten, hoher Blutdruck, grauer Star, Blutstörungen und Schlaganfall - alles hängt mit dem Röntgen zusammen! (→LV 2822, 2823, 2824)
Zehn kurze Bestrahlungen beim Zahnarzt - und die Schilddrüse kann schon nicht mehr richtig arbeiten! (Ärzte Zeitung 177/5.10.1992/9)

2323 373, 620 Bei Prominenten-Behandlung können die Ärzte natürlich am meisten absahnen. Deshalb bekommen die Stars auch noch mehr zusätzliche Behandlungen, Medikamente und Operationen verpaßt - und leiden dann noch mehr als ein gewöhnlicher Patient.
Wie sehr Arndt von Bohlen und Halbach leidet, wie sehr er um sein Leben kämpft, kann am besten seine Ehefrau Hetty von Auersberg ermessen: »**Die Bestrahlungen, die er in Mund und Rachen bekam, hatten alles verbrannt. Ernähren konnte er sich nur über ein kleines Glasröhrchen. Arndt haßt nichts mehr als Mitleid. Er trägt sein Schicksal mit unglaublicher Tapferkeit.**« (**EXPRESS vom 17.9.1985**)
Seine Tapferkeit ist von dieser Art: Warum ich den folgenden Text noch bringe? Urmedizin-Leser wissen es:
»...Häufig taucht er nach 23 Uhr, dann wenn die Sylter Prominenz die Nacht zum Tag macht, begleitet von seinem Privat-Sekretär und zwei Leibwächtern im Stamm-Lokal »KC« auf...

4 373, 620 BACHMANN, Christian, »Die Krebsmafia«. Intrigen und Millionengeschäfte mit einer Krankheit. Edition Thomek

5 LUDWIG, W. D., »Ausweg aus der Sackgasse Krebs«, Kalliope Verlag. Auszüge:
Prof. Spark von der renommierten Harvard Medical School in Boston hatte bereits 1976 festgestellt und ausgesprochen, was erst langsam Erkenntnis der deutschen Öffentlichkeit werden sollte: »*Die jährliche Vorsorgeuntersuchung ist nicht für den Untersuchten, sondern nur für den Arzt gewinnbringend.* (...)«
Statistik: Das überdurchschnittlich gute Behandlungsergebnis von Karrer erklärt sich also ausschließlich aus der günstigen Zusammensetzung seines Patientengutes mit einem überdurchschnittlich hohen Anteil an Frühfällen. (...)

> Merke: Du lebst heute in einer Medienwelt. Du schaust nicht mehr hin, wie es wirklich ist. Du übernimmst meist die bereits vorgefertigte Meinung. Deshalb haben es die Ärzte leicht, so hochgeachtet zu sein und Dich für alles breitzuschlagen, was auch nur im geringsten ihren Interessen dient.

6 373, 620 **Chefärzte erzielten 78,8 Millionen DM aus Nebeneinkünften**
1992 erzielten 268 Chefärzte, die in den städtischen Krankenhäusern sowie in den beiden Berliner Universitätskliniken Steglitz und Rudolph-Virchow beschäftigt sind, aus Privatliquidationen und Ermächtigungen rund 78,8 Millionen DM. (Ärzte Zeitung 73/12.4.1994)
So hatten 1992 am Universitätskrankenhaus Eppendorf (KE) 71 Ärzte Brutto-Nebeneinkünfte von bis zu 125.000 DM, 35 Einkünfte bis zu einer Million und 17 ein Zubrot zwischen einer und fünf Millionen DM, so der Senat auf eine Parlamentarische Anfrage der Grünen-Fraktion. (Ärzte Zeitung 10/21.1.1994)
Unfaßbare Vorwürfe gegen genügend selbstkritische Kolleginnen, irrationale Angriffe auf therapeutische über 60jährige Bemühungen... und dann: »an den Praxen der Schulmediziner läuft das Geschäft vorbei«. Pecunia medici suprema lex!? (Dr. med. Günter Burckhardt, Fichtenweg 5, Bebra in Ärztliche Praxis, 3.5.1993))

7 284 HACKETHAL, J., Auf Messers Schneide, Ullstein TB, Auszug:
»Mindestens die Hälfte der zur Zeit in der Bundesrepublik Deutschland bei chirurgischen Patienten angehängten Blutkonserven schaden mehr, als sie nutzen.«
Wieweit sich seit der Veröffentlichung des Buches Wesentliches an den Blutübertragungsgewohnheiten geändert hat, ist nicht feststellbar. Generell werden mit Sicherheit noch immer viel zu viele unnötige Blutübertragungen gemacht und damit zahlreichen Menschen noch ein chronischer Leberschaden und anderes übertragen.
Merke: Was der Mensch an sog. schädigenden Faktoren entdeckt hat, ist nur ein winziger Anteil von dem, was es noch aufzudecken gibt. Niemals kann man von »saubere Blutkonserve« sprechen, da niemand weiß, was noch alles unentdeckt im Blut existiert.

8 373, 620 **Die Amigos unter den Ärzten müssen ausgegrenzt werden**
Die Frage, warum wir beim Verbrauch von Blutprodukten Weltmeister sind, wird umso verständlicher, seitdem man aufgedeckt hat, daß es mengenbezogene Provisionszahlungen und Rückvergütungen an Ärzte, ja selbst materielle Zuwendungen an Patienten gab.
Die Finanzierung läuft auch hier über überhöhte Preise. Wie im allgemeinen dies auch für Medizinprodukte zutreffen dürfte. Der beste Beweis dafür sind internationale Preisvergleiche, die zeigen, daß die Medizinprodukte in der Bundesrepublik im Regelfall zu überhöhten Preisen verkauft werden. (Ärzte Zeitung 100/4.6.94/8)

9 **Arthroskopische Eingriffe: häufig nicht vertretbar**
Nicht zuletzt werden wohl auch kommerzielle Interessen für den Arthroskopie-Boom verantwortlich sein. Zumindest in den USA wird dieses Urteil offen ausgesprochen. (Medical Tribune 23/10.6.1994/2)

> Das Geheimnis der Medizin besteht darin, den Patienten abzulenken, während die Natur sich selber hilft. (Voltaire)

10 a) 251, 322ff Krebs-Vorsorge - auch für Allgemeinärzte eine gute ökonomische Säule. (Ärzte Zeitung Nr. 229, 17.12.1992)

10 b) 330 **Aknediagnose ruft geradezu nach der »goldenen Zehn«**
(...) Auch ist es erforderlich, den Patienten immer wieder zur Besprechung einzubestellen, um den Behandlungserfolg und das weitere Vorgehen zu erörtern. Erörtern - da ist sie wieder, die »goldene Zehn« beziehungsweise die »silberne Neun«, auch mit der Nummer 14 BMÄ/GO bei symptombezogener Untersuchung oder mit anderen Sonderleistungen kombinierbar. Hier ist vor allem an den »Komedonenquetscher« zu denken. Ein kleines handliches Gerät, mit dem sich einfach und schnell einige Akneknoten oder auch Komedonen entfernen lassen. Abrechenbar mit der Nummer 915 BMÄ/E-GO beziehungsweise 758 GOÄ. Die mögliche Abrechnungskombination: BMÄ-GO: 9/10 - 14 - 915 (135/210 - 40 - 85 Punkte) GOÄ: 1B - 65 - 758 (150 - 106 - 75 Punkte) (...) wenn zum Beispiel die Gallenblase entfernt ist, also gar nicht beurteilt werden kann, so gilt der Leistungsinhalt der Nummer 380 trotzdem als erfüllt.
Und bei dem Organ Haut, bei dem man nicht mehr als hingucken kann, da soll ähnliches nicht gelten? Also, bei genauer Betrachtung der Gesichtshaut und deutlicher Beurteilung des Hautzustandes und der Aknesituation doch die Nummer 4 BMÄ/E-GO. Neben der 915 ist die Nummer 4 wegen der Ausschlußregelung B1 nur einmal im Quartal abrechenbar. Da lohnt es sich doch, einen zu erörtern, um damit in den Genuß der möglichen Kombination mit der Nummer 9 beziehungsweise mit 10 und 14 zu kommen. (...) Bei neurotischer Fehlhaltung wäre hier im hausärztlichen Bereich die Leistung nach Ziffer 825 BMÄ/E-GO (Nummer 804 GOÄ) angezeigt. Im Falle psychosomatischer Störungen ist an die Ziffer 851 BMÄ/E-GO (Nummer 849 GOÄ) zu denken. (Dr.Dr. Schlüter in Ärzte Zeitung 24/9.2.1995/14, der hier den Trick verrät, für die Pickeldiagnose 1280 Punkte herauszuschinden)
Nämlich für das Verschreiben einer nichts nützenden Salbe an einen von Schokolade und Cola nicht lassen könnenden pickeligen Knaben gleich an die tausend Mark uns Beitragszahlern in Rechnung zu stellen. Wie lange wollen wir und das noch gefallen lassen? Glaubst Du, daß die Mediziner bei dieser Abrechnungsart jemals von ihren Höchsteinkünften etwas einbüßen?

11 169, 251, 361 Welche Wachstumschancen im Bio-Business schlummern, hatte in den siebziger Jahren bereits der Nobelpreisträger Herb Boyer, einer der Pioniere der Gentechnik, vorgeführt. Mit 500 Dollar beteiligte er sich an der Gründung der Biofirma Genentech. Als das Unternehmen 1980 an die Börse ging, war sein Anteil bereits 82 Millionen Dollar wert. (DIE ZEIT, 8.5.1992/16)

12 251, 328 *Todkranke aus Profitsucht operiert?*
Zwei »Todes-Listen« liegen bei der Bonner Staatsanwaltschaft. **Auf ihnen stehen die Namen von 59 Patienten - die meisten von ihnen haben die Behandlung im Kreiskrankenhaus Waldbröl (434 Betten) nicht überlebt. (EXPRESS, 5.7.1991)**

2333 📖 251, 373, 620 **Warum Dich der Arzt immer wieder zu sich bestellt** (→LV 2330b)
(...) wer will schon für »lausige 150 Punkte drei, vier oder noch mehr Erkrankungen behandeln«. Lösung: *Die angeforderten Leistungen auf mehrere Arztbesuche verteilen. Das bedeutet mehr Honorar.* (...) Für das Leistungssplitting habe der Patient eigentlich kein Verständnis, aber **man müsse ihm ja keinen reinen Wein einschenken**, so Belz. Die Notwendigkeit eines zusätzlichen Termins *müsse vielmehr medizinisch begründet werden*, etwa: Dazu ist eine Vorbereitung notwendig, die Spritze kann Schwindel auslösen (»bitte nicht mit dem Auto kommen«), dem Patienten einen vorgefertigten Fragebogen mitgeben, etc. Leistungs-Splitting sei Ausdruck besonders intensiver und professioneller ärztlicher Tätigkeit, schreibt Belz. Und auch fürs Praximage sei das allererste Sahne, denn die **Patienten seien außerstande, die medizinische Qualität der Behandlung nur annähernd vernünftig einzuschätzen.** Schließlich widerspreche es auch dem gesunden Menschenverstand, alles auf einmal zu machen. Und am Ende eines Quartals könne der Patient auf völlig legale Art und Weise dazu bewegt werden, den Schein fürs nachfolgende Quartal abzugeben. (Hervorhebung vom Verfasser) BELZ,J. »Mehr Honorar weniger Streß« Eigenverlag, 229 DM. Auszug der Besprechung in Ärzte Zeitung 105/1993

2334 a) 📖 251, 373, 620, 966 **Spitze, absolut Spitze**
Das Einkommen der Fachärzte-Gruppen in der Bundesrepublik war bislang Geheimsache. In der Fachzeitschrift »Medical Tribune« findet sich erstmals eine »Hitliste der Honorare«*. Zwischen den Spitzenverdienern in den Labors, die fast 700.000 Mark pro Jahr versteuern, und den armen Schluckern von Allgemeinärzten, die mit 142.807 Mark vorlieb nehmen müssen, könnte Neid aufkommen. Zum Vergleich: Das durchschnittliche Jahreseinkommen eines Vier-Personen-Arbeitnehmerhaushaltes in der Bundesrepublik beträgt 46.153 Mark.

Allgemeinärzte	142.807	Hautärzte	190.915	Urologen	210.831
Augenärzte	226.071	Internisten	191.410	Zahnärzte ca.	400.000
Chirurgen	178.081	Kinderärzte	131.623		
Gynäkologen	163.691	Laborärzte	691.841	Radiologen und Nuklearmediziner	
HNO-Ärzte	208.403	Neurologen	174.788	-- bei Umsatz: bis 900.000	235.597
Orthopäden	473.710	Chefärzte	10.000.000 u.m.	-- über 900.000	387.400

Einkommen (1985) nach Abzug der Praxiskosten, vor Steuern in Mark Quelle: STERN 41 v. 7.10.87
Bis 1994 stieg es um weitere 15 % an. Durch die Gesundheitsreform fiel es um 1995/6 um 5 %. Jetzt steigt es wieder an.
Das Nettoeinkommen amerikanischer Ärzte liegt durchschnittlich bei 217.500 - 319.000 DM (Ärzte Zeitung 39/29.2.1996)
Hinzu kommen die Schmiergelder der Industrie, Medizinapparatehersteller und Pharmazieunternehmen, die freien Reisen in die Tropen, die hundertfach überzahlten Gutachten, die hohen Honorare für Versuchskaninchen-Patienten und, und, und... (→LV 2501, 2503)

2334 b) In vier Jahren besitzt fast jeder freiberuflich tätige Arzt eine Villa (Der SPIEGEL Nr. 26/1997, S. 70)

2334 c) Freibrief zum Kassieren! So haben die (niedergelassenen) Ärzte fieberhaft abkassiert:
1980 = 15,4 Milliarden DM jährlich, 1985 = 19,7 Milliarden DM jährlich, 1990 = 24,4 Milliarden DM jährlich, 1995 = 32,8 Milliarden DM jährlich »Die Einkommen haben sich insgesamt nicht verschlechtert«, sagt Gerhard Dieter von der Kassenärztlichen Vereinigung Südbaden. (Der SPIEGEL 30/1997/143)

2335 📖 51, 251 BRUKER, M.O., Gehen Sie nie zum Arzt, wenn Sie nicht wirklich krank sind! Lassen Sie niemals vorsorglich Laboruntersuchungen machen! Sie können sicher sein, daß etwas gefunden wird, denn was soll der Mediziner abrechnen, wenn Ihnen nichts fehlt? (GB4/95)

2336 📖 251, 373, 620 So werden trotz Gesundheitsreform aus einer Krankheit gleich fünf weitere zu bezahlende Krankheitsansätze:
In der letzten Ausgabe wurden beim »Einmaleins der Abrechnung« die Untersuchungsleistungen bei Rückenschmerzen angesprochen (ÄP 16/1994, S. 26). Konsequent führen Sie das durch, was der Bedeutung des jeweiligen Krankheitsbildes entspricht. Sie benutzen die Gebührenordnungspositionen (GOPs) 60, 61,8, 800, 801. Doch wie steht es mit der entsprechenden Medizin in diesem Bereich? Auch hier kann niemand von Ihnen verlangen, dem Patienten Leistungen vorzuenthalten, die er im konkreten Fall benötigt. Sie können die GOPs 10, 11, 820, 850 und 851 aufschreiben.

GOP	Begründung	Punkte
10	eindeutig lebensverändernd	180
11	akute GOP 10 oder Komplikation	300
820	Depression? Minderwertigkeitskomplex?	320
825	eher die Ausnahme: Behandlung bei psychopathol. Krankheitsbild	250
850	normalerweise: Psychosomatik	250

Es wird höchste Zeit, das anonyme, überholte Bismarck-System fallen zu lassen und die Ärzte wieder Rechnungen an die Patienten schreiben zu lassen. Dann ist ihren Betrügereien ein Ende gesetzt - wenn der Patient kontrolliert, welche Leistungen er bezogen hat. Und wenn er davon jeweils 50% selbst zu tragen hat, wird er es sich überlegen, ob er dann noch so oft zum Doktor rennt. Und nicht statt dessen gesünder leben soll.

2337 📖 251, 373 **Rezepte gegen Patientenflucht**
Der Allgemeinarzt muß eine »mittelständige Unternehmensführung« verfolgen, mit Marketing-Strategien und Teamarbeit. (Ärztliche Praxis, 6/18.1.1994/12)

2338 a) 📖 370, 458 Umfrage unter Kollegen: Wollen Ärzte genau so aggressiv behandelt werden wie ihre eigenen Patienten? Nein, danke!
Fazit: Ärzte scheinen genauso wie andere Menschen bereit zu sein, zumindest älteren und inkompetenten Personen Dinge anzutun, die sie selbst offenbar nicht mitmachen möchten. DARZINS, P. et al. (McMaster University, Hamilton, Kanada): New England Journal of Medicine 329 (1193) 736 (1993)
Die Ärzte würden selbst nicht wagen, was sie ihren Patienten empfehlen:
Was ein echter Orthopäde ist, der scheut den Griff zum Messer nicht. Obwohl es zu den meisten orthopädischen Op's auch konservative Alternativen gibt, wird häufig die blutige Variante bevorzugt - jedenfalls so lange es nicht an die eigenen Knochen geht. Dann nämlich wird der Kollege zurückhaltend. Wie Orthopäden sich behandeln lassen würden, wären sie selbst Patient, das erfragte eine Heidelberger Arbeitsgruppe. Das Ergebnis: Nicht einmal jeder zweite Facharzt würde bei den meisten typischen orthopädischen Eingriffen einwilligen. (Medizinrecht 9/1994/359 - 361)

2338 b) Ärzte gehen den Operationen lieber aus dem Wege
Die einst so beliebten Hüftumstellungen bei X- oder O-Beinen fallen heute bei den Orthopäden ebenfalls durch. Die Mehrheit lehnt sie am eigenen Körper ab. Ebenso die Knöcheloperation bei einem Riß der Außenbänder, die operative Korrektur von großem Zeh und Tennisbein sowie den Einsatz einer Hüftprothese bei Knochenschwund (>Hüftkopfnekrose< ohne Arthrose) im Gelenk. Selbst einen Kreuzbandriß in ihrem Knie würden 40 Prozent der Fachärzte lieber von selbst ausheilen lassen. Doch in Deutschlands Krankenhäusern werden mit diesen

Diagnosen jährlich mehr als 165 000 Patienten operiert, was mit mindestens 700 Millionen Mark zu Buche schlägt. Eine Schweizer Studie brachte es ans Licht: Gallenblasen werden in der Normalbevölkerung um 84 Prozent häufiger entfernt als in Arztfamilien. Gut dran sind Sie übrigens auch als Rechtsanwalt - nur drei Prozent mehr Gallenoperationen als bei Arztfamilien. Offenbar befürchten die Mediziner hier mehr rechtliche Schwierigkeiten, falls etwas schiefgeht. (STERN 40/1995/38)

a) 155ff, 267 »Anfangs ging es mir wie jedem jungen Arzt in Klinik und Praxis, für den das Patientenwohl im Mittelpunkt aller Überlegungen steht: Und erst, als der Klinik-Verwaltungsleiter »mich eines Tages ultimativ aufforderte, meine Patienten nicht freitags, sondern montags zu entlassen, fing ich an zu begreifen, worum es ging«, ergänzt Schaefer: Ärzte in Klinik und Praxis konkurrieren nicht nur um das Wohl des Patienten, sondern vor allem um Ressourcen. (Ärzte Zeitung, 14.12.1991)

b) 155, 267 Frauen sind zunächst karrierefreudiger als Männer
Auf die Frage, welche Eigenschaften für den Arztberuf förderlich seien, nannten die Medizinstudentinnen und -studenten solche, die gemeinhin eher Männern zugesprochen werden; zum Beispiel instrumentelle Eigenschaften (unabhängig, aktiv, konkurrierend, leicht Entscheidungen treffend, nicht schnell aufgebend et cetera) sowie Leistungsstreben und Selbstbehauptung. Expressivität, die als weibliches Attribut gilt (gefühlsbetont, hilfreich gegenüber anderen, fähig auf andere einzugehen et cetera), stand im Hintergrund. Wurde jedoch nach den idealen Eigenschaften für die Arzt-Patienten-Beziehung gefragt, so stand die Expressivität an erster Stelle. (Ärzte Zeitung 42/7.3.1995/3)
Du denkst vielleicht, Ärztinnen sind mehr für eine sanftere Medizin zu haben... Du siehst: die sind noch viel schlimmer. Die wollen sich nämlich vor den Männern beweisen!

368, 362 Haben Ärzte schon mal für Patienten demonstriert? Den für noch mehr Geld demonstrierenden Ärzten hielt ein Klarsichtiger vor: Wann immer man Mediziner in Bonn demonstrieren sieht, geht es ihnen um mehr Geld. Das Wohl der Patienten kommt dabei nur gerade so weit vor, wie es als Vorwand für diese Geldforderungen taugt. Wann hat die Ärzteschaft je mit gleicher Intensität, wenn überhaupt, für ihre Glaubwürdigkeit gekämpft? Wer von den hier Demonstrierenden hat denn schon öffentlich Partei ergriffen für die vielen Opfer medizinischer Kunstfehler, die nach ärztlicher Unfallflucht über viele Jahre oder gar Jahrzehnte trotz schwer geschädigter Gesundheit um eine Rente kämpfen müssen, weil sie von Anfang bis Ende allein gelassen werden? Wäre es nicht an der Zeit, daß jeder Mediziner in seinem jeweiligen Umfeld dazu beiträgt, diesen Augiasstall auszumisten? Bisher gilt es unter Medizinern ja noch nicht einmal als ehrenrührig, wenn die sich nach medizinischen Kunstfehlern untereinander decken, Hinterbliebene mit falschen Fährten leiten (»Hat Ihr Mann nicht immer schon ein schwaches Herz gehabt?«), und das vor sich damit rechtfertigen, es sei besser, die Patienten in solchen Fällen hinters Licht zu führen, denn man müsse ihr Vertrauen in die Ärzteschaft in ihrem eigenen Interesse unbedingt erhalten, damit sie nicht vor Ärzten davonlaufen, wenn sie sie wirklich einmal brauchen. (Medical Tribune, 9.4.1992)

a) 630 Vergessene Goldgrube Notfalldienst (Originalschlagzeile)
Halten Sie sich fest: Drei Millionen ambulante Fälle pro Jahr gehen den Niedergelassenen verloren, weil ihr Notfalldienst nicht richtig funktioniert. Eine vergessene Goldgrube! Tips für einen lukrativen Nebenjob auf...S. 26 (Ärztliche Praxis, 41/15.10.1993/1)

b) 281 (→LV 2106, 2235, 9523) Im Fernsehen siehst Du die Notärzte und ihre Helfer mit ihren Blutkonserven (genauer: Kreislaufstabilisierungsflaschen) an den Gesängen zu den Opfern rennen, ihnen die Infusionsnadeln als erstes in die Venen stechend. Sehr eindrucksvoll, nicht wahr. Nur: Für 8% ist das ein Todesurteil! Ohne diese Schau von Wenn-wir-die-Ärzte-nicht-Hätten treten später im Krankenhaus 7% weniger Komplikationen auf. Und 70% überleben im Durchschnitt - mit Infusion nur 62%. Wird nun die Schau unterlassen? Mal abwarten, was den Medizinern wichtiger scheint: das Überleben der Unfallopfer oder ihr Ruhm. (BICKEL, W.H., u.a., Department of Emergency Services, Saint Francis Hospital, Tulsa; The New England Journal of Medicine, Vol. 331, No. 17/19994/1105-1109)

241, 373, 630 Die Mediziner kommen schon an ihr Geld: natürlich auf Kosten der Kranken:
Nachdem die laparoskopische (Schlüsselloch-Chirurgie der Galle) Gallenblasenentfernungen eingeführt wurden, konnten in den USA die Kosten pro Cholezystektomie deutlich gesenkt werden. Aber: die gesamtkosten für Cholezystektomien sind gestiegen - ein Phänomen, das auf eine erhöhte Operationsrate wegen erweiterter Indikationsstellung zurückzuführen ist. (So sagen LEGORRETA, A. P., u.a. im Journal of the American Medical Association 270/1993/1429-1432.)
Laß Du Dich nicht von der so geschickten Ausdrucksweise der weißen Götter einlullen. Soll ich die nebulösen Sprach-Wolkengebilde für Dich abregnen lassen und es Dir auf gut Deutsch klarmachen? Das liest sich in einfachem Deutsch: Es war leider nicht zu verhindern, daß die Gallenoperationen uns weniger Profit brachten, doch wir haben's mal wieder geschafft, das Konto auszugleichen: Wir haben einfach bei mehr Patienten mit der Diagnose nachgeholfen und ihnen weis genmacht, daß bei ihnen unbedingt eine Gallenblase raus muß.

630 Strategien für wirtschaftliches Arbeiten: **Weg von unrentablen Leistungen** (Ärztliche Praxis 17/26.2.1994)
Damit ist ärztliches Tun gegenüber Patienten gemeint. Was wird den Ärzten beigebracht? Ethik? Dasein für die Kranken? Nein - das Denken wird auf Profiterziehung gedrillt. Und das, wo sie Höchstverdiener der Nation sind.

630 Ich habe keine Sorge, daß die Ärzte in Zukunft weniger einstreichen. In letzter Zeit versorgen sie ihre Ärzte-Zeitschriften laufend mit bestem Material, wie die Gebührenvorschriften besser auszuschlachten sind: **Mit Trick doch noch abrechnen?** Eine Blutdruck-Messung allein kann nicht nach dem EBM abgerechnet werden. Mit einem Trick kommen Sie trozdem zu Ihrem Geld, meint ein Leser: Die RR-Messung allein ist keine Leistung, die nach dem EBM abgerechnet werden kann. Der Blutdruck ist aber sicherlich ein »Befund«. Tip: Die Helferin mißt den RR und teilt diesen Befund dem Patienten mit. Die Befundmitteilung ist mit Ziffer 70 (40 Punkte) zu berechnen. (Ärztliche Praxis, Nr. 23/20.3.1993)

373, 630 **Laserchirurgie der Bandscheibe. Vor allem ein gutes Geschäft:** (Originalschlagzeile)
Während eine große orthopädische Universitätsklinik mit langjähriger Erfahrung auf dem Gebiet der Lasernukleotomie jährlich nur etwa 50 Bandscheibenpatienten behandelt, kommen sogenannte Praxiskliniken im gleichen Zeitraum auf das 10- bis 20fache. »Da wird man nicht nur hellhörig, sondern man muß einfach davon ausgehen, daß hier ein Overtreatment aus welchen Gründen auch immer erfolgt«, konstatierte Professor Dr. Lutz Jani, Orthopädische Klinik, Mannheim, beim 111. Kongreß der Deutschen Gesellschaft für Chirurgie. Immerhin, so gibt der Experte zu bedenken, kann es bei der Laseranwendung zur Perforation und entsprechenden Gefäß-, Nerven- und Darmverletzungen kommen. (Medical Tribune 20/20.5.1994/5)

2347 📖 373, 630 **Gesunde Geschäfte** Auch nach Hubers Erfahrungen in Krankenhäusern haben die schrägen Geschäfte zwischen Industrie und einem Teil der Mediziner erschreckende Ausmaße erreicht: »Überall, wo zur Behandlung von Patienten High-Tech und Hilfsmittel eingesetzt werden, von der Einmalspritze bis zum Verbandsmaterial, vom Röntgen-Kontrastmittel bis zur Pille, werden illegale Gewinne gemacht.« Besonders stark betroffen sei der Bereich der Rehabilitation, wo zum Beispiel für Rollstühle der viel zu hohe Betrag von 10 000 Mark abgerechnet werde. Aber nicht nur Chefärzte seien in diese Geschäfte verwickelt: »Auch Funktionäre der Krankenkassen haben bei den Gewinnabsprachen munter mitgemischt.« Und was den Krankenhausmedizinern am Rande der Legalität recht ist, ist den niedergelassenen billig. Schon im vorigen Jahr waren den Interessenvertretern der Allgemeinmediziner wegen der Kungelei Bedenken gekommen - allerdings nicht wegen medizinischer oder ökonomischer Gewissensbisse: Die berechtigte Furcht bewegte die Branche, die Finanzämter könnten die Zuwendungen der Medizinfirmen als zusätzliche Einnahmen werten und dafür Steuern verlangen. (...) (DIE ZEIT 23/3.6.1994/21)
"Wundermittel" gegen Krebs: Arzt wegen Wuchers und Betrugs zu Geldstrafe verurteilt (Ärzte Zeitung /19. Februar 1996/31)

2348 📖 590 Größere Privatklinik mit umfangreichem Privatpatientengut im Raum Ammersee sucht leitenden Chefarzt gegen Höchstbezahlung. Voraussetzung: Professorentitel, sicheres und gewandtes Auftreten, vertrauenswürdiges Aussehen. (Münchner Medizinische Wochenzeitschrift, 3.12.91)

2349 a) 📖 251 **Krankenhäuser können fordern, was sie wollen:** Es sei kaum zu glauben, daß die Krankenkassen bisher über die Leistungen, die Krankenhäuser für die Versicherten erbracht hätten, in Unkenntnis geblieben seien, meinte der Minister in Bonn. Deshalb sei Transparenz eine entscheidende... (Ärzte Zeitung 192/26.10.1994/8)

Das ist so, als würdest Du einen Handwerker bei Dir arbeiten lassen, der Dir keinen Kostenvoranschlag gemacht hat und statt einer detaillierten Rechnung zu schreiben einfach erklärt: »Für meine Lieferungen und Leistungen haben Sie mir 50.000 DM zu zahlen. Diskussionen über den Betrag lasse ich nicht zu.« (→LV 9999)

2349 b) 📖 373, 630 HOLZHÜTER, R., Wehrt Euch, Patienten!, Ullstein TB 35488, Auszüge: Das neueste Beispiel hierfür ist die Gier, mit der sich die Labor-»Ärzte« auf den Vorschlag des Gesundheitsministeriums stürzten, aus jeder (!) Blutprobe auch einen HIV-Test machen zu lassen. So unsinnig der Einfall ist, umso sicherer würde er auch den letzten Labor-»Arzt« zum Multimillionär machen. Ich gönne es jedem, aber bitte nicht auf Kosten der Patienten und der tätigen Ärzte! Zum Glück verhinderte der Protest der Krankenkassen, daß der Beitragstopf wieder einmal von den Diagnostik-Freaks geleert wurde. Damit die Spekulationen ein Ende nehmen, sei verraten, daß die oben beschriebene Aufsichtstätigkeit des Spezialisten in einer Laborgemeinschaft, der ich vor vielen Jahren angehörte, mit 500.000 (fünfhunderttausend) DM (!) pro Jahr dotiert war. Wir tätigen Ärzte müssen uns schämen, so etwas zuzulassen. (S. 19) Ich gehe weiter und wiederhole hier eine Forderung, die ich seit Jahren stelle. Eine Forderung, die der heutige Apparatemediziner fürchten muß wie der Teufel das Weihwasser: Die Einführung des Erfolgshonorars. Ich werde das Prinzip später erläutern.

Der Ritt auf der Gebührenordnung - die Hohe Schule des Absahnens
Den Gipfel der Schamlosigkeit haben diejenigen nämlich, die durchgesetzt haben, daß das unselige Prinzip »Untersuchen um des Untersuchens (= Verdienens) willen« kaum noch in Frage gestellt wird. (S.25)

Versicherungszuschläge bei Übergewicht	
nach Körpergröße	
10-20%	10%
20 - 30 %	15%
30-40%	20%
40% u. mehr	30%

2349 c) Zur Kostenentlastung in der Medizin ist zu fordern:
- Nach Einkommen gestaffelte Selbstbeteiligung an Krankheitskosten. Ausnahme: Unfallkosten.
- Offene Rechnung des Arztes an den von ihnen Behandelten, der diese an seine Kasse weiterreicht. (→Rz 980[1])

2349 d) Eine Schande...
133 Miliarden Mark jährliche Kosten für ernährungsbedingte Zivilisationsleiden sind nicht nur ein ökonomisches Problem, sondern eine furchtbare Anklage gegen alle, die für eine wahrheitsgemäße Aufklärung zuständig wären. Die Informationen, die die offiziellen Gesundheitsbehörden und Beauftragten geben, sind unzureichend und teilweise bewußt irreführend. Solange die Nahrungsmittelindustrie auf diese Aufklärung Einfluß nehmen kann und darf, wird weder für den Patienten noch für die weiter steigende Kostenspirale Besserung eintreten. BRUKER/GUTJAHR, Candida albicans, emu

Warum ein Kinderarzt Selbstmord beging: (...) Und hier kommt auch die Firma ins Spiel, die nach Recherchen des Nachrichtenmagazins "Focus" für einen neuen Pharma-Skandal von noch ungeklärten Ausmaßen sorgte (siehe Info-Kasten): Alpha Therapeutic im hessischen Langen, eine GmbH, die mit Blutprodukten handelt. Mitarbeiter dieser Firma sollen über Jahre hinweg Ärzte dafür bezahlt haben, daß die ihren Patienten Alpha-Präparate verschrieben. Schreinert hat nach Firmenunterlagen einmal 46.720 Mark, ein anderes Mal 123.440 Mark erhalten. Solche in Medizinerkreisen "Rabatte" genannten Gelder sind zwar standeswidrig - aber nicht strafbar. Aber Schreinert, so die Lübecker Richter, hat die teuren Mittel einer Patientin verordnet, die weder benötigte noch bekam. Anschließend rechnete der Arzt bei der Krankenkasse ab und konnte gegenüber Alpha entsprechende Umsätze nachweisen. (...) Ein weiterer "Focus"-Artikel beschuldigt die Firma, Blutpräparate verkauft zu haben, die von der zuständigen Behörde gesperrt gewesen seien.

Erkenne vor allem, wie sich diese Herren am Leid der anderen bereichern: Für seine Drei-Minuten-Stippvisite am Krankenbett, für ein paar nett geheuchelte Worte und ein abgerungenes Lächeln stellt der Chefarzt Dir oder der Kasse 45 DM bis 120 DM in Rechnung. Rechne mal nach, was der allein dadurch einsackt, wenn er ca. 30 Patienten täglich mal "Guten Tag" sagt... (→LV2683)

Schlag sofort jedes Buch zu und vergiß sogleich jeden Artikel, in dem es so oder ähnlich heißt: "Die Ärzte empfehlen für solche Fälle..." oder "Von medizinischer Seite wird dazu geraten...". Denn der jeweilige Verfasser übernimmt hier ohne eigenes Nachdenken und Überprüfen das Sagen einer nur nach Profit strebenden Kaste. Er erweist sich damit als absolute Null.

Über die Kosten der Medizin-Rituale: Nicht nur die »Leistungserbringer (die Ärzte u. Pharmazeuten) im Gesundheitswesen«, wie die offizielle Bezeichnung lautet, sondern auch die Krankenversicherungen sind an einer definitiven Lösung des Krankheitsproblems letztlich nicht interessiert. So ergibt sich - näher betrachtet - eine eigenartige Koalition von Krankenversicherungen und Leistungserbringern, das heißt von Interessengruppen, die auf den ersten Blick entgegengesetzte Interessen zu vertreten scheinen. Wenn es aber dank der Natürlichen Gesundheit keine Kranken mehr gäbe, wären beide Interessengruppen plötzlich gezwungen, einer sinnvollen Beschäftigung nachzugehen, anstatt weiterhin auf Kosten einer nun einwissenden Menschheit zu verdienen. Insofern werden die Krankenkassen zwar weiterhin von Kostendämpfung sprechen und zugleich die unsinnigen diagnostischen und therapeutischen Rituale der Medizin-Religion weiterhin bezahlen. Es bleibt zu hoffen, daß möglichst viele Menschen die Ausbildung zum Gesundheits-Praktiker machen und das Wesen der Natürlichen Gesundheit begreifen, um dieses Wissen dann möglichst charismatisch an ihre Umgebung weiter zu vermitteln. (PROBST, K., in: Fit fürs Leben)

2350 Gekaufte Forschung

a) 📖-544 **So schänden diese Mediziner unsere Kinder:** Da wurden asthmakranke Kinder (wie verlautet, mit Einverständnis der Eltern) in einer »Rauchkammer« Zigarettenqualm ausgesetzt. Sarcasticus möchte hier den Kollegen Versuchsleiter beruhigen. Dieser ist Professor und Direktor der größten Klinik für Pulmologie und Thoraxchirurgie Norddeutschlands, wenn nicht ganz Deutschlands, ein weltweit anerkannter »Experte« für Lungenerkrankungen. Was jedem kleinen Kassenarzt den Entzug der Approbation eingebracht hätte, wird sich bei ihm folgenlos im (Zigaretten-)Qualm auflösen. Hier wurde wissenschaftlicher Unrat von höchst bedenklicher Art und Weise produziert. Die Geschichte geht aber noch weiter: Geldmittel flossen vom Verband der Zigarettenindustrie (sic!). Der Versuch war bei der Ethikkommission der zuständigen Ärztekammer nicht angemeldet - so der Sprecher der Ärztekammer. (Ärztliche Praxis 99/12.12.1992/ 31)

> **Überleg doch mal:**
> Der Arzt kann aus freien Stücken einfach so entscheiden, ob er Dir oder Deinem Kind eine Atombestrahlung verpassen will. Keiner prüft, ob die nötig ist oder Dir schaden kann. Und: Hat Dich schon jemals ein Doktor nach Deinem Röntgenpaß gefragt? 20.000 sterben jedes Jahr durch Röntgenstrahlen. Mindestens 200.000 bekommen dadurch Krebs! (Monitor 20.4.1995)

Nun mag Dir langsam aufgehen, was denen die Gesundheit von Dir und Deinem Kind wert ist. Natürlich sind nicht alle Ärzte über diesen Kamm zu scheren - aber der Trend geht immer mehr in diese Richtung. Weshalb ich Dich hier wachrütteln will: Paß gut auf! Sei auf der Hut bei denen! Hinterfrage alles, aber auch restlos alles!

b) 📖-544 Sie hatten in einer großen Studie nachgewiesen, daß Kinder mit Asthma bronchiale sehr viel häufiger säurebedingte Erosionen der Zähne aufweisen als lungengesunde Kontrollpatienten. Als einen der möglichen Übeltäter vermuten die Kollegen die Pulverinhalatoren, da die pH-Werte der pulverisierten Medikamente – im Gegensatz zu denjenigen der Aerosole – unter 5,5 liegen. (British Medical Journal, Vol. 317, No. 7161/1998, S. 820)

1 📖 944 **Bei 1488 tödlichen *Melanomfällen* (1992 in der BRD)** von denen eben leider *nicht* gesichert ist, daß sie einfach alle auf jahrelange exzessive UV-Strahlung zurückzuführen wären, steht der Versuch, die weit überwiegende Mehrheit *unserer Bevölkerung zu verunsichern, in keinem Verhältnis zum verständlichen Bemühen, Forschungsmittel aufzutreiben.* Deutsches Ärzteblatt vom 11.4.91) Erkenne: Die Schulmedizin ist geradezu darauf angewiesen, die UrTherapie - welche alles medizinische Forschen für unnötig erklärt - totzuschweigen oder mit unsachlichen Argumenten lächerlich zu machen. Dieser Professor läßt hier mal für einen kurzen Augenblick die Katze aus dem Sack: Es geht nicht um Deine Gesundheit, es geht um immer mehr Forschungsmittel. Denn: Je mehr geforscht wird, desto mehr gelingt es den Mediziner-Wissenschaftlern, sich angeblich unentbehrlich für die Gesellschaft zu machen. Und damit die anderen, die nicht Medizin studiert haben, für dümmer oder unwissender hinzustellen - um sie dadurch auszunutzen. Und sie als Steuerzahler immer mehr Mittel ausspucken zu lassen.
Denn: Neue Forschungen bringen neue Hoffnungsmache, so nutzlos sie seit 8.000 Jahren auf dem Gebiet der Krankheitsbekämpfungsmedizin bisher auch waren und bleiben werden, bringen neue Medikamente und erneutes Aufsuchen der Ärzte und mehr Monni-Monni für alle auf diesem Karussel Mitreisenden.

2 📖 475 Um die Voraussetzungen für das kommende Geschäft mit der Gentechnik zu schaffen und die Berechtigung für eine weitere Erforschung (und damit Geldmittelzuweisung) zu erhalten, »entdecken« die Medizinwissenschaftler immer mehr Krankheiten, die »genbedingt« sein sollen. So eröffnen sie sich immer größere Anwendungsgebiete und bessere Geschäfte. Denn wenn dann das Mykose(Pilz)-Medikament nach ein paar Jahren Gebrauchs nichts gebracht hat, läßt sich dann dem Kranken ein »Gen-Heilmittel« andrehen. So wird das Feld dafür vorbereitet:
<u>US-Forscher entdeckten die Ursache für Arthritis</u>
Amerikanische Wissenschaftler haben eine *genetisch bedingte* Ursache für die häufig vorkommende Form von Arthritis, die sogenannte Osteoarthritis, gefunden. Die Entdeckung, die einem Team der Case-Western-Reserve-Universität in Cleveland und der Thomas-Jefferson-Universität in Philadelphia gelang, könnte die Tür für eine gezielte Behandlung der schmerzhaften Gelenkentzündung öffnen. (Medical Tribune, 15.3.91)

3 📖 630 ILLICH, I., »Die Nemesis der Medizin«, rororo Nr. 4834,
Unbedingt lesen: Berichtet auch über die Korruptheit von Medizin-Professoren bei der Verbreitung irreführender Informationen über giftige Medikamente. Zitate daraus: »**Korrupte Medizin, korrumpierbare Professoren**« (Original Schlagzeile) Auszug: Die Überzeugung der Menschen, sie könnten ohne jede ihrer Krankheit nicht fertig werden, verursacht mehr Gesundheitsschäden, als die Ärzte je anrichten könnten, indem sie den Leuten ihre Wohltaten angedeihen lassen. (...)
Hier wird die Medizin von spezialisierten Experten ausgeübt, die große Bevölkerungen mittels bürokratischer Institutionen kontrollieren. Diese Spezialisten schließen sich in beruflichen Standesorganisationen zusammen, die eine einzigartige Kontrolle über ihre eigene Arbeit ausüben. (...) In jüngster Zeit liegen vergleichende Kontrollstudien an Bevölkerungsgruppen vor, die in den Genuß von Dauerbetreuung und Frühdiagnose kamen: zwei Dutzend solcher Studien zeigen, daß diese diagnostischen Verfahren - selbst wenn modernste medizinische Therapien folgen - keinerlei positive Wirkung auf die Lebenserwartung haben. Trauriger weise sind die häufigsten asymptomatischen Störungen, die solche Prüfverfahren einzig aufzudecken vermögen, meist unheilbare Krankheiten, *bei denen die Frühbehandlung lediglich den physischen Zustand des Patienten verschlechtert.* Auf jeden Fall werden dadurch Menschen, die sich noch gesund fühlen, zu Patienten, die vor dem Ratschluß des allmächtigen Experten zittern. (...)

4 📖 445 »DER SPIEGEL«, 20/1982 über das Deutsche Krebsforschungszentrum in Heidelberg: 'Die Ineffizienz der kollektivistischen, phantasielosen Forschungsinstitute ist schier unvorstellbar!' Und doch erhält es Millionen über Millionen von Spendengeldern.

5 📖-445 Warum einfach, wenn's kompliziert viel Geld bringt?
So sieht die Forschung nach der Ursache von Krebs bei den Wissenschaftlern aus:
Bei schon länger bestehender Krebskrankheit ist ein Schlüsselmolekül auf den T-Zellen in seiner Struktur verändert, wodurch die zellinterne Informationsübermittlung gestört ist. Möglicherweise setzen Malignome eine noch unbekannte Substanz frei, die die T-Zell-Veränderung hervorruft und auf diese Weise die Immunabwehr unterminiert.

Bei dem veränderten »Schlüsselmolekül«, das in engem Kontakt zum T-Zell-Rezeptor steht, handelt es sich um das CD3-Molekül, dessen Zeta-Ketten durch andere Proteine ersetzt sind. Die Folge ist das Fehlen zweier »Schlüssel-Kinasen«, usw. usw., lauter sinnloses, zu nichts führendes, kompliziert gemachtes Gequatsche... (Science, Vol. 258, No. 5089 (1992), S. 1732 ff.)

Obwohl sie sich wieder mal im dichten Teppichgewebe verirrt haben, schließen sie am Ende ihres nichtssagenden Schriebs, daß sich damit völlig neue therapeutische Konsequenzen ergeben würden, falls der noch hypothetische, vom Tumor freigesetzte humorale Faktor aufgespürt *würde*, der die T-Zell-Veränderung verursache... Erkenne die Masche, mit der sich die Forscher wichtig tun, um dem Steuerzahler weiter das Geld für diesen seriös aufgeputzten Unsinn aus der Tasche ziehen zu können. Wann wohl wacht die Menschheit endlich auf und dreht diesen Dummquatschern den Geldhahn zu? Und gibt das eingesparte Geld an die Kindergärten zum Kauf von Obst? So sieht es DER SPIEGEL:

2356 445 **Blockiert »Krebsmafia« den Fortschritt?**
Der Riß gehe sogar soweit, *daß Forschungsobjekte abseits der großen Strömungen von sturen Gutachtern verhindert werden*, obwohl diese Strömungen, mit Milliarden finanziert, bisher keinen erkennbaren Fortschritt gebracht hätten. Die Behandlungsmöglichkeiten lägen eben nicht in einem bestimmten »Wundermedikament«, sondern in der Ganzheitsmethode. *Etwas, was die Schulmediziner schon deshalb nicht wahrhaben wollen, weil ihre gutdotierten Forscherstühle dann überflüssig würden.* (DER SPIEGEL, 27.4.1990, Unterstreichungen vom Autor.)

»Sabotiert und abgeblockt« (Original-Schlagzeile)
Frederic Vester, seit Jahren auf diesem Gebiet tätig, aber dann vom Max-Planck-Institut verfemt: »*Es ist die Konstellation der vielen Interessengruppen, die den Fortschritt hemmt.*« Dort werde 'sabotiert' und 'abgeblockt'. Besonders verwerflich hält er solche Methoden bei der Standesorganisation der Mediziner, die doch 'die Ethik auf ihr Panier geschrieben hat'. Warum sabotiert wird, liegt für ihn auf der Hand: »*Das große Geld bringt nur die Operation und nicht die Diät.*« (Nürnberger Nachrichten v. 27.5.81)

2357 a) 688 **Marburger Bund:**
Die Zurverfügungstellung von Geldern für Forschungszwecke durch die Industrie sei seit langer Zeit üblich, so der Marburger Bund. So würden viele Lehrstühle an Universitäten heute unter anderem nach den Kriterien vergeben, wieviel Drittmittel der Bewerber »mitbringt«. (Ärzte Zeitung 100/4.6.1994/8) Ich übersetze: Professoren werden nicht nach ihrem Können berufen, sondern mit wie vielen Gruppen von Pharmafirmen sie ein Herz und eine Seele sind. (→LV 2506)

2357 b) Natürlich habe ich mir meine Gedanken gemacht, warum sich der Marburger Bund nicht für mich und gegen einen Chirugie-Ordinarius engagieren wollte. Ergebnis: Nach meiner Überzeugung schielen die Ärzteführer des marburger Bundes ebenso wie die Ärzteführer anderer Berufsverbände und auch die Ärztekammerherren, also alle, die es noch nicht zum Professor gebracht haben, auf den Professorentitel. Vielen ist ja auch gelungen, sich ohne die Anstrengungen einer Habilitationsarbeit und einer zwölfsemestrigen Forschungs- und Lehrtätigkeit diesen Titel zu holen. Ohne Wohlverhalten und katzbuckleriche Ehrerbietung gegenüber den Medizin-Ordinarien klappt das in der Regel nie! In diesem Ordinarien-Recht, Professorentitel zu verleihen, steckt eine ungeheure Kraftreserve gegenüber allen Machthabern der Nation. Denn nach wie vor schlägt dieser Titel, soweit er nicht einem Studienrat angehängt wurde, jeden Titel und Orden als Ehrfurchtgebieter. Gäbe es dieses Recht für die Ordinarien nicht, wäre die Ordinarien-Hierarchie längst in der Hölle verschwunden. (HACKETHAL. J., Der Wahn der mich beglückt, Lübbe Verlag S. 464)

2358 454ff Paris: Der jahrelange Streit zwischen Frankreich und den USA um die Entdeckung des Aids-Virus und die Aufteilung der Gewinne aus dem Verkauf der Aidstests ist nach Angaben des Pasteur-Instituts in Paris nunmehr beigelegt. Der Aufsichtsrat der French and American Aids Foundation (FAAF) habe sich in Washington einstimmig auf eine Neuverteilung der Lizenzgebühren zugunsten der französischen Seite geeinigt, teilte das Institut am Montag mit. (Kölner Stadtanzeiger 159, 12.7.1994/27)

2359 677, 708 »Die Margarineindustrie muß sich heute nachsagen lassen, sie haben weite Teile der etablierten Ernährungswissenschaft schlicht gekauft.« (Süddeutsche Zeitung 7/8.3.1987)
Stell Dir vor, da gibt es sogar eine Deutsche Akademie für Ernährungsmedizin und eine Niedersächsische Akademie für Ernährungsmedizin. Schon die Namen sollten Dir höchstverdächtig in den Ohren klingen, wenn Du von denen etwas hörst. Denn wenn Medizin mit Ernährung kombiniert wird, sagt das wohl alles: Von richtiger Ernährung haben beide Akademien keinen Schimmer, zumal da auch noch ein Prof. Pudel mitmischt. Hättest Du es für möglich gehalten, daß solche wortanspruchsvollen Vereinigungen bei ihren Tagungen aber auch kein einziges Wort über die Ernährung sagen lassen verlieren? Dafür aber nach dem Bericht der Ärzte Zeitung (48/15.3.1995/7 Unterstreichungen vom Verfasser) viele Worte darüber:
»Die fünf in Frage kommenden Modelle reichen von der totalen Delegation der Ernährungsberatung an Krankenkassen und selbständige Ernährungsberaterinnen bis hin zur alleinigen Durchführung durch den Arzt. Insbesondere das Verschreiben einer Diätberatung sowie deren Überwachung und Endkontrolle sollte jedoch vom Arzt selbst durchgeführt werden. Die totale Delegation der Ernährungsberatung wird von den meisten Ärzten abgelehnt, weil sie Kompetenzverlust und das Abwandern ihrer Patienten befürchten. Inwieweit jedoch neben der verstärkten Ernährungsberatung Kranker auch die Primärprävention der Gesunden Eingang in die Praxis halten soll, wird von den Experten derzeit noch kontrovers diskutiert. Einige halten Kindergarten und Schule für den geeigneten Ort zur Durchführung der Primärprävention. Der DGEM-Präsident, Professor Dr. Hansjosef Böhles vom Zentrum der Kinderheilkunde der Johann Wolfgang Goethe-Universität in Frankfurt am Main möchte jedoch auch die Primärprävention in der Hand des Arztes sehen. Mit der Begründung, daß »Gesunde nicht zum Arzt gehen«, sprach sich Professor Dr. Volker Pudel vom Zentrum für Ernährungswissenschaften der Universität Göttingen allerdings deutlich dagegen aus.

2360 475, 488 **So wird eine nicht existierende Krankheit von den Ärzten zu Geld gemacht:** Mit 50 Millionen ECU (rund 96 Millionen DM) will die Brüsseler Europäische Kommission ein neues Fünf-Jahresprogramm zur Prävention gegen AIDS, Hepatitis, Tuberkulose und Geschlechtskrankheiten dotieren. (Ärzte Zeitung 188/20.10.1994/9)

2361 618 **Wie kommt man zu einem Nobelpreis?** Der Nobelpreis für Medizin 1994 wurde den amerikanischen Wissenschaftlern Martin Rodbell und Alfred G. Gillman verliehen. Dafür: Der primäre Botenstoff Adrenalin bindet an einen Rezeptor, der die Membran der Leberzelle von außen nach innen durchquert. Der nächste Schritt ist die Aktivierung des ähnlich angeordneten Enzyms Adenylat-Zyklase. Diese wandelt ATP in cAMP um, das als sekundärer Botenstoff eine ganze Enzymkaskade aktiviert - am Ende spaltet das Enzym Phosphorylase Glykogen zu Glukose. Die Aktivierung des Adrenalin-Rezeptors wird dann auf die Adenylat-Zyklase durch ein weiteres, auf der Innenseite der Zellmembran liegendes Protein übertragen, das aus drei Untereinheiten, α, β, und γ, zusammengesetzt ist und wegen seiner Eigenschaft, Guanin-Nukleoide zu binden, G-Proteinen genannt wird. Die α-Untereinheit des γ-Proteins hat im Ruhezustand ein Molekül GDB gebunden. Wird der Adrenalin-Rezeptor aktiviert, so veranlaßt er die α-Untereinheit, das GDP zu binden. Daraufhin löst sie sich von der β- und γ-Untereinheit, bindet an die Adenylat-Zyklase und aktiviert diese. Danach spaltet nun die α-Untereinheit mittels ihrer eigenen Enzymaktivität das GTP in GDP und Phosphat und verfällt damit wieder in den Grundzustand, löst sich von der Adenylat-Zyklase und kehrt zur β- und γ-Untereinheit zurück.
Erkenne: Man muß sich nur geschickt schwafelnd, unverständlich und unnachvollziehbar in der Medizin von heute auszudrücken verstehen, ohne daß daraus praktische Folgerungen für Heilzwecke zu ziehen sind - und kann schon bald ein gemachter Mann sein.

167 Patienten wollen Betrug

Dialog zwischen Arzt und testendem UrTherapie-Patient:
»Der Konz sagt aber...«
»Wollen Sie etwa einem Mann etwas abnehmen, der nicht mal einen medizinischen Doktortitel hat!«
»Das ist doch mein Glück, sonst würde der ja auch so einen gelehrten Unsinn wie Sie reden und ich würde nie gesund werden!« (v. Morgenrot, 97080 Würzburg, Brückenstr. 4)

Dabei weiß jeder niedergelassene Arzt (wenn er nicht lügt), daß er beim morgendlichen Betreten seiner Praxisräume zum Leiter eines Betrugsdezernates mutiert. Das Wartezimmer ist zur Hälfte mit Leuten gefüllt, die ohne hinreichende medizinische Begründung eine Krankschreibung, ein ärztliches Attest zur Erlangung eines Schwerbeschädigtenausweises, einer Frührentung oder »Heilmaßnahmen zur Erhaltung beziehungsweise vollständigen Wiederherstellung der vollen Arbeitskraft« verlangen. (Dr. med. Werner Faris, A-4774 St. Marienkirchen) Frage: Ist es ethisch, Menschen zu betrügen?

2380 Diagnostik

132 Wiederholte Fehldiagnosen am Londener Royal Hospital
In einem der größten Londoner Krankenhäuser ist es seit 1986 wiederholt zu -Fehldiagnosen bei Brustkrebspatientinnen gekommen. Mindestens zwei Frauen wurden Brüste entfernt, obwohl diese gesund waren. Es drohen Schadensersatzklagen in Millionenhöhe.

323f 353, 373 SCHRÖMBGENS, H.H., Die Fehldiagnose in der Praxis, Hippokrates Verlag, Auszug:
Gerda M. (33 J.), Diagnose: Magenbeschwerden. (...) Da die Beschwerden innerhalb von 3 Wochen sich erheblich steigern, stimmt der Patient endlich einer Krankenhauseinweisung zu, die zuvor von ihm verweigert wurde. Nach vier Tagen kommt er aus einer Universitätsklinik zurück mit der Diagnose im Kurzbrief: »Funktionelle Oberbauchbeschwerden, erheblicher Verdacht auf Simulation.« Wegen zunehmender Schmerzzustände wird der Hausarzt danach mehrmals täglich zum Patienten gerufen, um ihm seine Schmerzen zu erleichtern. Deshalb nach einer Woche erneute Krankenhauseinweisung mit der gleichen hausärztlichen Diagnose wie bei der ersten Einweisung: Dringender Verdacht auf Pankreastumor. Bereits zwei Stunden nach der Einweisung ist der Patient wieder zu Hause. Der Hausarzt hat mittlerweile einen empörten Anruf des Klinikassistenten entgegengenommen: »Man möge ihn doch mit Simulanten verschonen, er habe genug damit zu tun, sich um wirklich ernste Fälle zu kümmern«. 3 Tage später entwickelt der Patient einen massiven Ikterus (Gelbsucht). Bei der erneuten Einweisung wird die Diagnose eines Verschlußikterus durch einen Pankreaskopftumor bestätigt und eine Palliativoperation durchgeführt. 3 Wochen später Exitus letalis des Patienten.

> Laboruntersuchung: Überlege doch mal, was die Laboruntersuchungen und Röntgenaufnahmen nur sollen! Die sind nichts anderes als bloße Ausarbeitungen von Krankheitssymptomen und haben nichts, aber auch nicht das geringste mit der Ursache Deines Krankseins zu tun.

a) 353, 373 Hippokrates sagt in seiner Schrift »De prisca medicina«:
»Man wird kein Maß, kein Gewicht, keine Berechnungsformel finden, auf welche man sein Urteil zurückführen könnte, um ihm wirkliche Sicherheit zu verleihen. Es gibt keine andere Sicherheit in unserer Kunst, als die Empfindung.«
Wenn dieser weise Arzt schon auf die Empfindung setzt, um wieviel mehr solltest Du auf die Deines Kindes achtgeben! Und Dir Deine eigene nicht durch die sich anmaßende Autorität eines Arztes verbiegen lassen.

b) Wie sagte ich Dir doch im Buchteil? Je mehr sie in die Tiefe steigen, je mehr verirren sich die Wissenschaftler! Schau Du von oben auf all dieses unsinnige Treiben der Mediziner (und anderen Klugscheißern). Erkenne Du die einfache Wahrheit.

> »Bei uns wird nicht die Genesung honoriert, sondern Krankheit. Bei jedem Patienten über 50 finde ich noch spielend 20 Diagnosen.«
> (Dr. med. Heidi Schüller im Kölner Stadt Anzeiger 3.6.1977)

In der Behandlung von Krebserkrankungen bei Kindern und Jugendlichen sind in den vergangenen 25 Jahren große Fortschritte erzielt worden. Gleichzeitig fand eine rasante diagnostische Entwicklung durch neue bildgebende Verfahren wie Computertomographie und Kernspinresonanz statt. Dennoch ist Professor Dr. Peter Gutjahr überzeugt, daß im Vergleich zu den frühen siebziger Jahren »heute eine größere diagnostische Unsicherheit beim Erkennen von Krebserkrankungen besteht als damals«. Er verdeutlichte dies an mehreren Fallbeispielen. (Ärzte Zeitung 32/21.2.1995/13) Und erkenne die Konsequenz für Dich als Kranken: Bei Krebs und anderen Leiden behandelt Dich diese Medizinermafia trotz unsicherer Diagnosen mit Therapien des Schreckens und des Krankmachens.
Hinter den drei Buchstaben PET (Abkürzung für Positronen-Emissions-Tomographie) verbirgt sich eine der neuesten Diagnose-Techniken der modernen Medizin. Anders als Computer- oder Kernspin-Tomographie zeigt PET nicht nur Gestalt und Lage der Organe an. Sie macht biochemische Aktivitäten (z.B. den Zuckerstoffwechsel) in den Organen sichtbar und zeigt so erstmals, wie die Organe funktionieren. Bei Alzheimer läßt sich damit feststellen, ob und wo Nervenzellen im Gehirn noch aktiv sind oder nicht.

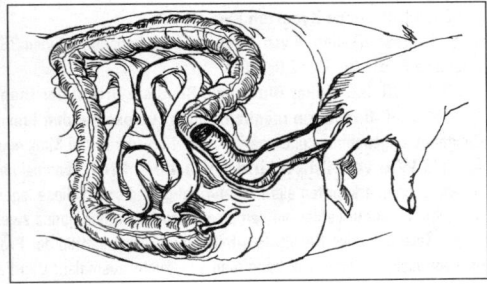

a) 323 Diagnose-Untersuchungen »Die frühe Diagnose allein«, so warnt deshalb Onkologe Barry Kramer vom National Cancer Institute in Bethesta, »ist noch lange nicht entscheidend für das Wohl des Kranken.« DER SPIEGEL 48/1994/221)

b) 133, 263 ff Untersuche Dein Kind selbst damit Du sicher weißt, ob es 'ne Blinddarmentzündung hat. Und zwar vom Popo aus. Das tut kaum ein Arzt. Und doch ist es die sicherste Art, das festzustellen und sie vom bloßen harmlosen Magengrimmen zu unterscheiden, das manchmal auftritt. (Aber auch gefährlich sein kann, hält es länger an.) Beim Blinddarm weißt Du aber: Das Kind muß sofort fasten! Zieh Dir also ein paar dünne Gummihandschuhe über und fahre mit dem Mittelfinger in den Darm. Lenke es durch Gespräche ab und bewege dann leicht Deinen Finger. Sagt es ein paar Mal »Au«, wenn Du mit dem Finger zur linken Seite in Richtung Blinddarm drückst, dann weißt Du, die Glocke geschlagen hat. Und daß es nach dem Abklingen der Entzündung kein Fleisch mehr zu essen bekommen sollte! Hiernach kannst Du Dich beim Abtasten richten:

2384 📖 50, 135, 330 Eine zusätzliche Erklärung dazu gibt: HUBER, E., Handeln statt schlucken, edition g, Berlin, ISDN 3-86124-176-5
Die Beschreibung von Krankheitsphänomenen mit lateinischen Begriffen erschwert ohne Zweifel die Verständigung zwischen Arzt und Patient und führt auch zu Mißverständnissen. Die Begriffe genuin, idiopatisch, essentiell oder vegetativ umschreiben oftmals die Tatsache, daß man nicht weiß, woher die Krankheit kommt. »Psychovegetative Dystonie« oder »Vegetative Dysregulation« sind Modevokabeln, um psychosoziale Befindlichkeitsstörungen zu bezeichnen.
Den Medizinern fällt es schwer, zu ihren Grenzen und Unsicherheiten zu stehen (S. 61)

2385 📖 547 Die tagtäglich stattfindende akribische Suche nach Normalabweichungen und die medizinische Diagnostik von Alterserscheinungen verursacht Kosten und macht altersgerecht gesunde Menschen zu chronisch Kranken, die kontinuierlicher medizinischer Behandlung und Kontrolle bedürfen. (Huber, E., Präsident der Ärztekammer Berlin)

2386 📖 373, 630 **Gesunde behandeln bringt die Moneten** - Auszüge:
Viele Hausärzte haben sich, nicht zuletzt unter dem Eindruck dieser finanziellen Zusammenhänge, darauf verlegt, gesunde Patienten wochenlang zur Bestrahlung oder zur »Aufbauspritze« einzubestellen. Eine Behandlung, die überflüssig, unwirksam und im günstigsten Falle unschädlich ist - aber mühelos verdientes Geld garantiert. Trotz solcher Methoden in der Grauzone ärztlicher Seriosität sind die meisten meiner Kollegen darauf angewiesen, bei der Abrechnung der Gebührenordnung nicht nur äußerste in zu strapazieren und allabendlich über eine Kombination einzelner Honorar-Posten nachzudenken, die gerade eben noch unter der Kriminalitätsgrenze liegen. Ein Kollege, der mich von Patienten im Vorbeigehen begrüßt und das nicht als Beratung abrechnet, ist einfach hoffnungslos hinter der Zeit zurück. Kommt es zum Handschlag, so ist das eine kurze Untersuchung (...) Das Nebeneinander von Untersuchung, Erfragen der Krankengeschichte und Kommentaren zu Hintergründen kennt fast jeder, der einmal mit Beschwerden zum Arzt ging, die er zuvor nicht kannte. Daß es sich dabei jedoch um ein psychotherapeutisches Gespräch handelt, weiß kaum ein Patient. Der Hausarzt berechnet der Krankenkasse eine gründliche Untersuchung und eine kleine Psychotherapie. (CHEVALLIER, S.: »Diagnose am Menschen vorbei«, Zebulon Verlag, →LV 2293)

2387 📖 266, 323 **Diagnostiker ohne Durchblick**
Wer sich von moderner Diagnosetechnik blenden läßt, kann auf gravierende Fehleinschätzungen verfallen. Klassisches Beispiel ist die Überschätzung der Kernspintomographie.
Was war falsch gelaufen? Schon die erste Hüftaufnahme hätte zur Verdachtsdiagnose »Metastase« führen müssen, mit dem nächsten Schritt einer Thorax-Röntgenaufnahme. Die statt dessen durchgeführte Szintigraphie wurde erneut falsch interpretiert: Zwei Herde sprechen gegen eine primäre Knochengeschwulst. Danach noch eine Kernspintomographie durchzuführen, zeigt, daß offensichtlich keine Vorstellung vorhanden war, um was es sich bei der Osteolyse (Knochenauflösung) handeln könnte. Die glatte Begrenzung der Läsion im Kernspintomogramm verleitete zur Fehldiagnose einer benignen Veränderung. (Ärztliche Praxis 9/31.1995)

2400 📖 322f **Verzicht auf die Diagnose**
So deutlich bekannte Professor Dr. Felix Anschütz, Präsident der Akademie für Ärztliche Fortbildung seinen Standpunkt in einem Interview mit Medical-Tribune-Autor Dr. Jochen Kubitschek:
Dr. Kubitschek: Gilt für Sie der Ausspruch etwa nicht: »Vor die Therapie haben die Götter die Diagnose gesetzt?«
Prof. Anschütz: Nein, diese Worte spiegeln in der Tat die Denkweise und den Optimismus des 19. Jahrhunderts wider und passen nicht mehr in die medizinische Landschaft. Sie waren und sind gedanklicher Unsinn. In Wirklichkeit arbeitet jeder Arzt mit einer möglichst hochwahrscheinlichen Verdachtsdiagnose und macht einen oder mehrere Therapieversuche - ohne die exakte Diagnose zu kennen. Wenn diese Versuche erfolgreich waren, dann gilt die Diagnose vereinbarungsgemäß als richtig. Das war's dann.
Dr. Kubitschek: Gibt es aus Ihrer Sicht überhaupt absolut sichere und eindeutige Diagnosen?
Prof Anschütz: Das ist nur schwer vorstellbar. Man kann immer nur die erreichbare Wahrscheinlichkeit der Richtigkeit einer Verdachtsdiagnose steigern. Ob der erforderliche Aufwand aber immer lohnt, sei dahingestellt.

»Es kann doch keine Rede davon sein, daß wir Ärzte für unsere Patienten keine Zeit haben!«

2401 📖 323 SCHRÖMBGENS, »Die Fehldiagnose in der Praxis« Hippokrates (→LV 2381)
2402 📖 322f BALINT, M., »Treatment of Diagnosis«, Lippincott, 70.
2403 📖 323 22 % aller Patienten mit einer vermeintlichen Hochdruckkrankheit haben eine reine Praxis-Hypertonie. Weitere 17 % der Hypertoniker sind übertherapiert. (Ärzte Zeitung Nr. 97/5.12.1992/4)
Das bedeutet: gut 1/5 der Kranken verdanken ihre unglaublich schädigende Bluthochdruckbehandlung allein der Tatsache, daß sie eine ärztliche Praxis aufsuchen!

> So beeindruckend Du das heute wahrnimmst - wenn die im Fernsehen mit Kleinstkameras durch die Eingeweide fahren: Was nutzen die besten Bilder aus dem Innern Deines Körpers, wenn die dort nichts heilen können, sondern die Zustände in Deinem Leib am Ende nur verschlimmern!

2404 📖 31, 113ff **Junge Hypertoniker**
4 von 10 nicht erkannt - 4 von 10 ungenügend behandelt. Einen 35jährigen kann das 16 Jahre seines Lebens kosten.
(Ärztliche Praxis Nr. 73/12.9.1992)

2405 📖 31, 113ff, 322 **Hoher Blutdruck**: Rund ein Drittel der Diagnostizierten sind nicht hypertensiv. (Ärzte Zeitung 8.6.1993)

2406 📖 133, 266 **Blinddarm möglichst nicht wegschneiden lassen!** Falsche Diagnose - statt Unterleibsbeschwerden wird ein entzündeter Blinddarm angenommen und operiert - bei 48 % der in Uni-Klink eingelieferten Frauen. (Theoretical Surgery 7/1992/8)

2407 📖 323 **Wie verläßlich sind Laborberichte?** Was bei den Tests herauskam, war für die Prüflabors wahrlich kein Ruhmesblatt. Nur 5 Laboratorien erkannten alle Proben richtig, und selbst diese lagen bei der Angabe der Verdünnung um einen Faktor 100 daneben! Ein Drittel der Labors machte Fehler bei den unverdünnten Proben, jedes zweite Labor lieferte mindestens eine Falschbestimmung bei den Verdünnungsserien, falschpositive Resultate infolge von Kontamination der Proben waren häufiger als Falschnegative Ergebnisse. Die Folgen einer derart unzuverlässigen Diagnostik kann man sich leicht ausmalen: Den Patienten drohen verfehlte therapeutische Konsequenzen! Dringend notwen-

dig ist daher eine Standardisierung des HCV-RNS-Nachweises mit der Polymerase-Kettenreaktion, so das Resümee der Autoren. (Medical Tribune 21/28.5.1993/17)
ZAAIJER H.L. et al., The Lancet, Vol. 341, No. 8847 (1993), S. 722-724.
📖 31, 321 Weiß Dein Arzt z.B. ob Du eine infekt- oder nicht infektbedingte Krankheit hast? (Durch eine bloße Differentialdiagnose ist das nicht feststellbar.) Im ersteren Falle wäre es ein schwerer Kunstfehler, Dich Eisenpräparate schlucken zu lassen. (Wieder mal neue Erkenntnisse aus Ärzte Zeitung 44/10.3.1993/12)

»Die Menstruation ist nichts anderes als das klinische Symptom dafür, daß man nicht schwanger geworden ist. Das ist alles! Auf die Menstruation könnten wir völlig verzichten. Aber sie erfüllt einen wichtigen Zweck: Sie gibt den Gynäkologen Lohn und Brot, insbesondere, wenn sie gestört ist!« Professor Dr. Meinert Breckwold in Medical Tribune 16/21.4.1995/12

9 📖 128, 294 **So schnell und leichtfertig wird über Dein Schicksal entschieden:** Die Patientin, wegen eines krebsverdächtigen Knotens an der Brust operiert, liegt noch in Vollnarkose. Der Knoten wird im Schnellverfahren tiefgefroren, mit einem sogenannten Mikrotom in hauchdünne Scheibchen geschnitten und auf einem rechteckigen Stück Glas präpariert. Die Assistentin eilt einige Stockwerke tiefer in das zellpathologische Labor. Dort mustert der Pathologe den Gewebeschnitt durch das Mikroskop. Nach zehn Sekunden, vielleicht erst nach einer halben Minute, hat er sein Urteil gefällt. Er wählt die Nummer des Operationssaals und teilt dem Chirurgen seinen Befund mit. Es handle sich um »hochgradig maligne« - also bösartige - Zellen, sagt der Pathologe, und der Chirurg entschließt sich, die Brust radikal zu amputieren. Diese Szene gehört in großen Kliniken zum Alltag. Da es gefährlich ist, eine Patientin zu lange unter Narkose zu halten, eilt die Entscheidung. Sichere Kriterien für Bösartigkeit gibt es nicht. Ermittlungen ergaben weiter, daß bei Untersuchung eines Präparates durch drei verschiedene Pathologen auch drei unterschiedliche Ergebnisse erzielt werden!
(C. Buchmann, Krebsmafia, Ed. Tomek)

Pekuniäre Diagnostik?
Die Hochtechnologie im Krankenhaus führt automatisch dazu, daß auch alle zur Verfügung stehenden Ressourcen ausgenutzt werden. Dazu gehört auch mehr und mehr die vor Operationen übliche sogenannte »präoperative Diagnostik«. Eine Studie ergab (1), daß die - weil sündhaft teure - immer beliebter werdende Echokardiographie keinerlei diagnostischen Gewinn erbringt. (Medizin kontrovers. Herausgeber: Dr.med.habil.Dr.Dr. K. J. Probst, Mozartstr.22, 87724 Ottobeuren, Tel. 08332-93400)

Im Hinterkopf jedes Uniklinikarztes steckt der Gedanke: Je mehr Nichtverkrebste ich operiere, desto mehr überleben die 5-Jahres-Heilungsgrenze, desto besser sieht dann die Statistik aus und desto mehr Kranke kann ich davon überzeugen, wie aussichtsreich es für sie ist, sich unters Messer zu legen und chemotherapieren zu lassen... Wieso kommt ihm das heute übliche Krebsdiagnoseverfahren dabei entgegen?
Merke: Wenn Du mit den Füßen im kalten Eiswasser stehst und mit dem nackten Hintern auf der heißen Herdplatte sitzt, dann hast Du im statistischen Durchschnitt eine angenehme Körpertemperatur.

Gegen harmlose Diagnosen wie - Blutsenkung - Urinprobe - ElektroKG hab' ich nichts - wenn Du was Näheres wissen willst.

1 📖 31 **Ärztliche Entscheidungen: zu viele falsch und tödlich**
SCHEFF, T. J., »Decision Rules, Types of Error...«, Beh.Science, 8/63, 97. American Child Health Association, »Physical Defects...«, N.Y. 8/34, 80.
Über bleibende Gehirnschäden durch Diagnoseverfahren bei Kindern:
SCHARG, P., »The Myth of the Hyperact child...«, Panteon 75.
PAPPWORTH, M., »Experimentation on Mann«, Bacon Press, 68.
LUCAS, A., »Methylphenidate Hallucinosis«, Journal of the American Medical Association 217/71, 1079.

PETERSON, O., »A Study of Diagnostic Performance«, Journal of Medicine Education 41/8/66, 797.

PAPPWORTH, M., »Dangerous Head that may rule the heart«, Perspective 67
RIEFF, P., »Triumph of the Therapeutic...«, Harper, 68.

2 📖 154, 323 Der Kölner Pathologe Rudolf Gross bestätigte jüngst in einer Studie das Wort des Freud-Schülers Alfred Adler, wonach »*die häufigste Diagnose die Fehldiagnose*« ist: Etwa 40% der von Ärzten angegebenen Todesursachen sind falsch, von den klinischen Diagnosen sind *38% unzutreffend* - und dementsprechend auch die Behandlung der Patienten. An diesen Zahlen hat, wie weitere Untersuchungen zeigten, die Einführung aufwendiger Diagnoseverfahren wie die *Computertomographie* kaum etwas geändert.

3 📖 323 »Es gibt in der naturwissenschaftlichen Medizin keine wundersamen Heilungen, es gibt nur wundersame Diagnosen.« (Prof. H. H. Berg)

4 📖 31, 300 Untersuchung von Prof. Dr. Raué Schubert an der II. Medizinischen Klinik der Städtischen Krankenanstalten Nürnberg: 45% aller Patienten, die in Wirklichkeit an Lungenkrebs litten, waren von niedergelassenen Ärzten *mit einer falschen Diagnose* an die Klinik überwiesen worden. Bei 10% aller Lungenkrebspatienten war als Diagnose eine Herzkreislauferkrankung angegeben worden.(...) Ärzte behandelten zunächst einmal die Hälfte aller Magenkrebse als »Gastritis«, »nervösen Magen« oder »Ulkus« monatelang - bis zu 20 Jahren. Dabei wurden von 46 Magenkrebskranken 21 nicht einmal geröngt. Zwei Drittel aller Dickdarmkrebse wurden behandelt als »Verstopfung« oder »Durchfall«, ebenfalls als »Ulkus« oder schlicht als »eingebildete Krankheit«. Ein Viertel von 161 Enddarmkrebsen behandelte man bis zu 3 Jahren als »Hämorrhoiden« und über die Hälfte aller Lungenkrebse zunächst als »Bronchitis«, »Grippe« oder »Pneumonie«.(...)

5 📖 128 Ein Pathologe, der seinen Namen nicht nennen will, hat schon einschlägige Erfahrungen gesammelt: »Von den vierhundert kleinen Eierstockzysten, die ich im Laufe eines Jahres von einem ambulanten Operator zur feingeweblichen Untersuchung geschickt bekommen habe, waren nur drei krankhaft verändert.« Fast alle Eingriffe waren somit überflüssig. (DIE ZEIT 7/12.2.1993/33)

6 📖 31 LAMB, J. T., »The Hazards of Hospitalization«, in: South Medical Journal 60/67, 469

7 📖 31 »Bei der Parkinson-Diagnose irren sich selbst Spezialisten manchmal gewaltig« (Original-Schlagzeile der Ärzte Zeitung, 14.7.1992/2)

Du weißt: Unter UrMedizin hast Du als Frau nie mehr Probleme mit Deiner Regel!

18 📖 31 DER SPIEGEL Nr. 23/1987, **Diagnose-Fragen**
Zusatzuntersuchungen dienen Ärzten oft nur »zur Kompensation ihrer eigenen Unsicherheit«, ihre Zahl ist um so höher, 'je jünger und unerfahrener' Ärzte sind. Doppeluntersuchungen werden gemacht, weil Kliniker den Erkenntnissen auswärtiger Kollegen mißtrauen. Ein nicht seltenes Motiv für zu weit gehende Diagnostik sind »die Neugierde und die Freude an 'schönen Bildern' bzw. deren Ästhetik«.(...) Der millionenschwere »apparative Fundus«, der eine Vielzahl an Spezialuntersuchungen möglich macht, »bedingt die Neigung, davon auch Gebrauch zu machen«.(...)

1029

Verwaltung und Chefs achten auf die Auslastung der Geräte, schließlich richtet sich nach der »Quantität der erbrachten Untersuchungen« die »Anzahl der Personalstellen« und, was Helzel nicht eigens erwähnt, das Einkommen der Klinik sowie - über die Privatliquidation - auch das ihrer leitenden Ärzte.

2419 📖 31, 321ff Erkenne gleiches auch sonst in unserer Welt. Nur hilflose Diagnosen sind in den Bereichen Kranker Mensch möglich:
Zwei Millionen Mark steckt das Bundesforschungsministerium in die Entwicklung eines Computermodells. Es soll am Beispiel von drei Quellgebieten in Niedersachsen simulieren, wie Nitrat abhängig vom Düngemitteleinsatz in der Landwirtschaft und der Struktur des Bodens in das Grund- und anschließend in das Trinkwasser gelangt. Der Laie und der Fachmann fragen sich allerdings, warum der Bundesminister viel Geld ausgibt, um in Zukunft ein Ergebnis zu erhalten, das er heute schon in etlichen Büchern nachlesen kann. (DIE ZEIT, 5.3.1993)

2420 📖 323 BLÜCHEL, K., »Die weißen Magier - das Milliardengeschäft mit der Krankheit«, C. Bertelsmann Verlag
Brustoperation: Bei 61 Frauen zwischen dem 20. und 35. Lebensjahr, die wegen eines Karzinoms operiert worden waren, wurde nachträglich in zwölf Fällen - das sind immerhin knapp 20% - die Diagnose »gutartige Wucherung« gestellt. **Von 635 Brustoperationen, die an der Kölner Klinik vorgenommen wurden, wurde 270 mal die Brust wegen eines Karzinoms amputiert, 365 mal jedoch gutartige Knoten entfernt.** Ob nicht auch der Drang zum Facharztdiplom die Suche nach »geeigneten« Operationen beflügelt? In Kurbädern wie Salzuflen z.B. müssen dann allerdings die Gynäkologen diejenigen Frauen »weiterversorgen«, die ihre seelische Probleme (derentwegen sie immer Operation zugestimmt hatten). »nichtwegoperiert« werden konnten! (Frauenärztin Dr. B. EHRET) Bis zu 70% aller Patientinnen würden nach diesem - immerhin zur »großen Chirurgie« gehörenden - Eingriff depressiv, wie die Frauenärztin Prof. MALL-HAEFELI in Basel mitteilt: »Genitalien, Fortpflanzungsorgane und Brüste bedeuten etwas Grundlegendes für das Selbstwertgefühl der Frau.«
Amerikanische Statistiken zeigen deutlich, daß gut versicherte Patienten doppelt so häufig auf den Operationstisch geschnallt werden wie solche, die sich das Geld erst bei der Verwandtschaft zusammenpumpen müssen. Aber in Westdeutschland wird - relativ zur Bevölkerungszahl - zweimal mehr als in den USA operiert (und die amerikanische Öffentlichkeit läuft Sturm gegen die Operationsfreudigkeit der Ärzte!). 1973 waren es ca. 8 Millionen operative Eingriffe. Etwa eine Million davon dürften völlig überflüssig gewesen sein und in erster Linie den beruflichen und wirtschaftlichen Interessen der Ärzte gedient haben. (Ende der Zitate von K. Blüchel aus »Selecta«)

2421 a) 📖 31, 321ff »Jede zweite Diagnose ist eine Fehldiagnose«
Der Komplex »Fehldiagnose« ist vielschichtig. Besonders häufige Fehlerquellen sind (nach »Selecta«): 1. Symptomdiagnosen werden mit Krankheitsdiagnosen verwechselt ('Rheuma', 'Neuritis', 'Zephalgie', 'Hyper- oder Hypotonie', 'Epilepsie'). 2. Falsch verstandener Zwang zu einer Diagnose führt dazu, an einer einmal gestellten Diagnose starr festzuhalten. Ein Arzt, der sich nicht zu irren wagt, ist ein gefährlicher Arzt. 3. Eine Diagnose wird einfach übernommen, etwa weil sie von einer Autorität gestellt wurde. 4. Eine Fehldiagnose basiert auf der vorausgehenden. Nach einer ungeklärten Kolik wird laparotomiert (Sehrohreingriff) - und wiederholt sich die Kolik - wegen »Verwachsungen« relaparotomiert, bis man dann nur eine metabolische oder toxische Ursache erkennt (diabetische Acidose, Porphyrie). 5. Beobachtungen, die nicht lückenlos in die Diagnose passen, werden als Schönheitsfehler übersehen. Sie müßten im Gegenteil ganz besonders beachtet werden. 6. Ein Einzelbefund wird überbewertet, indem man - vor allem in einem unklaren Fall - die Diagnose an ihm »aufhängt«, um überhaupt eine zu haben.

b) Du glaubst, weil diese Berichte schon bald 30 Jahre alt sind, das kann heute kaum noch passieren, die sind jetzt damit aufgefallen, jetzt wird besser kontrolliert. Ganz im Gegenteil! Die Leute wollen immer schneller ans große Geld heran - die Ärzte mit. Jetzt sind es nicht nur Einzelfälle, 1997 kann einer gleich 1.000 Frauen bewußt unnötig die Brüste absäbeln:

Krebs-Professor Kemnitz: Falsche Diagnosen - 1000 Frauen unnötig die Brüste amputiert
Etwa 1.000 Frauen, so Staatsanwalt Norbert Golsong, wurden aufgrund von Kemnitz-Untersuchungen unnötig verstümmelt. (Express, 3.6.1997, siehe auch Kästchen bei 2422)

2422 a) Wohlmeinende Fürsorge für Dein Kind? Nichts als Heuchelei. Lies 2422b und 2744a.
Vor dem Hintergrund dieser Zahlen sollte die Einführung eines sonographischen Hüftscreenings nicht länger hinausgezögert werden, da über die genannten finanziellen Aspekte hinaus dem einzelnen Patienten durch die frühzeitige Behandlung der Hüftgelenkdysplasie in vielen Fällen eine schmerz- und leidensreiche »Patientenkarriere« erspart werden kann. Über den Erfolg der Ultraschalluntersuchungen sollte jedoch die Wichtigkeit einer gründlichen klinischen Untersuchung nicht vergessen werden, da auch sonographisch unauffällige Hüften in seltenen Fällen behandlungsbedürftig sein können. (Dr med. A. Fallner, Orthopädische Universitätsklinik Kiel in Orthopädische Praxis 8/1995)
Hier wird angestrebt, allen im Krankenhaus geborenen Kindern auf angebliche Hüftschäden per Ultraschall zu untersuchen, damit immer mehr »Behandlungen« den Krankenkassen in Rechnung (mit entsprechendem Gewinnaufschlag) gestellt werden können. Beim kleinsten Verdacht gibts dann Spreizhosen, Hüftschienen oder Gipsbett.

2422 b) 📖 31, 321ff **Wir diagnostizieren gesunde Kinder krank!**
Unsere Großväter mußten es erleben, unsere Väter ebenso, und auch wir werden um die bittere Erfahrung nicht herumkommen: Über vieles, was wir heute als therapeutisches Nonplusultra unseren Patienten angedeihen lassen, werden wir morgen die Hände über dem Kopf zusammenschlagen. Aktuell Bilanz ziehen, sogar Routinemaßnahmen kritisch hinterfragen - dies machen uns die amerikanischen Kollegen mit einer erfrischenden Respektlosigkeit vor, bekannte Professor Dr. Jürgen Spranger, Universitätskinderklinik Mainz, auf der 89. Jahrestagung der Deutschen Gesellschaft für Kinderheilkunde. (...) Als besonderes Beispiel »weitreichender kinderärztlicher Maßnahmen auf brüchigem Boden« prangerte Prof. Spranger das Hüftscreening der Säuglinge an: »Wenn wir in der Praxis 3% aller normalen Hüften behandeln und 40% aller normalen Hüften als Risiko einstufen, so offenbart sich eine verhängnisvolle Tendenz der Kinderheilkunde, Normvarianten als pathologisch darzustellen und zu behandeln!« schimpfte er. (...)

- Noch 1947 erhielt fast jedes Kleinkind mit Durchfall Calomel, ein quecksilberhaltiges Präparat, mit dessen Elimination auch die Quecksilbervergiftungen ein Ende nahmen.
- Von den rund 50 verschiedenen Therapiemaßnahmen, die in den letzten Jahrzehnten für die Behandlung der respiratorischen Insuffizienz des Neugeborenen vorgeschlagen wurden, betrachtet man heute mindestens 35 als obsolet (unangebracht)!

Mediziner gehen mit Fäusten aufeinander los: Größere Schlägerei im Hause der Kassenärztlichen Vereinigung in der Sedanstraße konnte erst von der Polizei beendet werden. (Kölner Stadt Anzeiger 14.5.1997)

Doch der Irrtum ist auch unseren modernen Therapien immanent, und so wird man nie der Pflicht enthoben, sich kritischer Überprüfung zu stellen. »Amerikanische Kollegen gehen soweit zu sagen, daß 35 bis 45% aller ausgestellten Rezepte keine spezifische Wirkung haben, und daß bei 90% der in der hausärztlichen Praxis vorkommenden Erkrankungen die Wirkung der

Behandlung unbekannt ist oder es überhaupt kein spezifisches Heilmittel gibt.« Auch scheinbar plausible Behandlungsziele sollten mitunter hinterfragt werden. Macht es wirklich Sinn, Mädchen mit Turner-Syndrom jahrelang unter hohen Kosten (60.000 DM pro Jahr) mit Wachstumshormonen zu behandeln, damit sie statt 148 cm Körpergröße vielleicht 154 cm erreichen? Mit anderen Worten: Sind sie dann glücklicher? (...) Kein Arzt kann den Erfolg seiner Maßnahmen selbst wissenschaftlich überprüfen.»Wenn das Kind gesund wird, so kann es die Therapie gewesen sein oder die Kraft der Natur.« Aktionismus: Behandlung um der Behandlung willen (»Habe Behandlung, suche Patienten«). Ersatz von Zuwendung und Untersuchung durch vorschnelle Medikation. Wer am wenigsten untersucht, verordnet die meisten Medikamente. Verkennung des Normalen: Immer geringere Abweichungen von der Norm werden pathologisiert und damit therapiebedürftig. (Unterstreichungen vom Verfasser) (Medical Tribune 46/19.11.1993/14)

3 323 **Jahrelang falsche Krebsdiagnosen**
2000 Fälle in britischer Klinik müssen überprüft werden - Ärzte verschwiegen Zweifel an Kollegin.
Leidtragende des Verhaltens der Ärzte in Birmingham waren indes die Patienten. Eine unabhängige Untersuchung, deren Ergebnisse gestern bekannt wurden, ergibt, daß in mindestens 42 Fällen entweder gesunde Patienten unnötigen chemotherapeutischen Behandlungen oder chirurgischen Eingriffen unterzogen oder daß bösartige Wucherungen als gutartig diagnostiziert wurden. (...) In etlichen Fällen wurden beispielsweise letztlich gesunde Kinder sehr schmerzhaften Chemotherapie-Behandlungen ausgesetzt, deren Spätfolgen durch Strahlungsschäden nicht abgesehen werden können. (Kölner Stadt-Anzeiger 29.8.1993)
(...) wird vorgeworfen, jahrelang falsche Diagnosen bei Gewebeproben gestellt zu haben. Als Folge seien viele Patienten des Royal Orthopaedic Hospital in Birmingham chemo- oder radiotherapeutisch behandelt worden, obwohl sie, wie sich später herausstellte, nicht an Knochenkrebs litten. In mindestens einem Fall wurde auf eine falsche Diagnose hin gar ein Bein amputiert. Ein unabhängiger Untersuchungsausschuß geht derzeit die Krankenakten von 2291 Patienten durch, die zwischen 1985 und 1993 wegen Krebsverdacht im Royal Orthopaedic Hospital behandelt worden sind. (Ärzte Zeitung 148/31.8.1993/9)

4 322f COPPLESON, M./REID, B., »Precilinical Carcinoma of the Cervix uteri«, Oxford, London 1967.
Auch Rylander H. Med. Welt 1978/1713: *Die Fehlerquote bei einer Cervix-Vorsorgediagnostik beträgt bis zu 36%*, also bis zu einem Drittel aller Fälle kann eine falsch-positive wie auch eine falsch-negative Diagnose erstellt werden.
Das war 1977. Hat sich das bis heute gebessert? Nein, es wurde schlimmer:
Prof. Herrmann: *Fehldiagnosen sind an der Tagesordnung!*
»Fast die Hälfte unserer tödlich verlaufenden thyreotoxischen Krisen betraf alte Patienten, denen jodhaltige Kontrastmittel appliziert worden waren, ohne daß die zugrundeliegende Hyperthyreose (Schilddrüsenvergiftung) erkannt war.«
Die Unterfunktion der Schilddrüse wird im Alter noch häufiger übersehen als die Hyperthyreose (Überfunktion). Die Hauptsymptome sind Kälteempfindlichkeit, Teilnahmslosigkeit, Vergeßlichkeit und Müdigkeit. Es bietet sich natürlich geradezu an, diese Beschwerden in die Schublade »normale Alterserscheinung« oder »zunehmende Zerebralsklerose« zu stecken. Den traurigen Gang der Dinge beschrieb Prof. Herrmann so, wie ihn der Alltag offenbart: Der alte Patient wird wegen depressiver Psychose und Verwirrtheit in ein Heim oder in eine psychiatrische Anstalt eingewiesen. (Medical Tribune vom 13.9.1991)

5 323 »Hat man sich einmal diagnostisch verrannt, können sich für den Patienten zwei Schäden addieren: *Die Grundkrankheit bleibt unbehandelt; die eingeleitete falsche Therapie verschlechtert die ursächliche Krankheit.* So verbergen sich hinter der Diagnose Ischias nicht selten in Wirklichkeit funktionelle Störungen oder psychogene Fixierungen einmal durchgemachter Beschwerden. Folge können monate- und jahrelange - nicht organisch bedingte - Arbeitsunfähigkeit und endlose Krankenhausaufenthalte sein«, warnte der Nürnberger Neurologe Prof. Friedrich-Wilhelm Bronisch, »und das kommt leider nicht einmal allzu selten vor...«(Selecta zitiert in Blüchel, »Die weißen Magier«)

26 267, 323 *Das Ausmaß der nachweisbaren* **Fehldiagnosen bei der ärztlichen Leichenschau** *sei erschreckend*, so auch Professor Hans-Joachim Wagner aus Homburg an der Saar. Bei einer Untersuchung von 13.500 Todesfällen sei die Diagnose in 62% der Fälle falsch gewesen, darunter 6% mit verkanntem Fremdverschulden (Mord, Totschlag usw.). (Ärzte Zeitung vom 7.11.1991)

27 323 Ernüchternd war jedoch die Feststellung, daß einzelne Kardiologen in 10 bis 23% der Fälle unterschiedliche Diagnosen stellten, wenn ihnen ein EKG zweimal vorgelegt wurde. (Medical Tribune, 10.4.92/58)

28 323 Die Fehldiagnose kann Dutzende von Gründen haben. Der Doktor kann auf den Einsatz technischer Geräte verzichten und damit zu wenig tun - dann übersieht er, wie bei der 25jährigen »Depressiven«, womöglich einen Gehirntumor. Er kann in Panik geraten, die angeblich objektiven Befunde seiner Apparate übernehmen, und schon hat er einem nervösen Zappelphilipp den lebensbedrohlichen Herzinfarkt angehängt. Er kann sich auch, wie der Berliner Arzt Herbert Göpel bekennt, »auf die fest verwurzelte Überzeugung von der Güte eigener Tätigkeit« verlassen und dann, weil »korrigierende Kontrollen fast völlig fehlen«, blind wie ein Maulwurf werden. (DER SPIEGEL Nr. 48/1987)

29 486 »Am wenigsten sind Ärzte dazu geeignet, die Lebensqualität ihrer Patienten zu beurteilen. Einer der täglich zwölf bis 14 Stunden in der Klinik arbeitet, ist dem Leben ohnehin schon längst fremd geworden.« (PD Dr. Thomas Küchler, Kiel, auf einem Workshop über die Prostata-Ca.-Therapie in München)

30 128 Weder »Pap-Abstriche« noch die Mammographie noch die Untersuchung des Stuhls auf unsichtbare Blutspuren entsprechen den Anforderungen an einen guten Test. Der positive prädiktive Wert dieser Tests liegt zwischen 1% und 10%, das heißt, von 100 »positiven« Tests sind 90 bis 99 »falsch positiv«.   (Follies and fallacies in medicine, The Tarragone Press, Glasgow)

31 323 **Haarsträubende Fehldiagnosen** (Original Überschrift!)
Viele Patienten kommen auch mit haarsträubenden Fehldiagnosen in die Kopfschmerzsprechstunde. Und Prof. Diener erzählte dazu einige Beispiele aus der Praxis: Wenn sie von Gynäkologen kommen, haben die Kopfschmerzen eine hormonelle Ursache, und der Uterus muß raus. HNO-Ärzte halten die Schmerzen wieder eher für sinusitisbedingt (Nasennebenhöhlenentzündung) und operieren gerne in den Kieferhöhlen. Der Internist sieht einen niedrigen Blutdruck als Quelle allen Übels und versucht, *diesen* zu kurieren. (Medical Tribune 11/19.3.1993/21)

32 a) 128 **Brustkrebs-Diagnose:**
Die klinische Untersuchung allein reicht zur Früherkennung von Brustkrebs bei weitem nicht aus: Bei vier von tausend Frauen, bei denen kein Knoten in der Brust tastbar ist, läßt sich mit apparativen Methoden doch ein Karzinom nachweisen. Andererseits entpuppt sich nur bei 5 Prozent der Frauen mit Tastbefund nach gründlicher Aufklärung mittels Ultraschall, Mammographie und großzügig eingesetzter Feinnadel-

punktion der Knoten auch wirklich als Krebs. (Ärzte Zeitung Nr. 8/12.1993)

2432 b) Brustkrebshoffnungsmache in den Boulevardzeitschriften
Brustkrebs ist der häufigste bösartige Tumor bei Frauen. Und die Häufigkeit dieser Krebserkrankung nimmt aus noch unbekannten Gründen weiter zu. Das sind die schlechten Nachrichten. Die guten: Auch die Heilungs- und Überlebenschancen steigen. Je früher ein Brustkrebs erkannt wird, desto sicherer läßt er sich ein für allemal beseitigen. Noch raffinierter ist die Doppler-Sonographie, die gegenwärtig am Deutschen Krebsforschungs-Zentrum in Heidelberg weiterentwickelt wird. Dort arbeitet man auch an einer weiteren Untersuchungsmethode der Magnetresonanztomographie. Diese Methode läßt durch die Gabe eines Kontrastmittels die veränderten Durchblutungseigenschaften eines Tumors deutlich erkennen. Eine starke Durchblutung spricht für eine bösartige Geschwulst. Die neuen Untersuchungsverfahren werden von den Krankenkassen bezahlt. Sie helfen, im Kampf gegen den Krebs einen weiteren, oft lebensentscheidenden Vorsprung zu erreichen. (Dr. med. Sebastian Kroll in FRAU IM SPIEGEL/13.7.1995)

Erkenne: Die lügnerische und betrügerische Behauptung der Ärzte wird mit zusätzlicher Hoffnungsmache (im Beruhigungsinteresse der Leser) so lange Lieschen Müller angedient, bis es glaubt, daß sich Krebs ein für allemal beseitigen ließe. Die BILD-Zeitung bringt es sogar fertig, das Röntgen für gesund zu erklären:

Wann gibt es in Deutschland endlich eine Routine-Mammographie für Frauen über 50 Jahren? Dr Malter: »Sie ist längst überfällig. Die Kassen planen zur Zeit die Einführung nächstes Jahr. Denn die neue Studie aus Schweden beweist ja klipp und klar: Bei Frauen von 50-60 senkt das regelmäßige Röntgen der Brust die Todesrate an Brustkrebs um über 30 Prozent!« (BILD vom 18.8.1995/2)

Wer hat die Fragen an die Experten Prof. von Fournier und Dr. Malter gestellt? Kollege Dr. Christop Fischer.

2433 □ 322 Diagnose mit Kontrastmitteln: schwerwiegende Folgen
Abgesehen von Todesfällen, insbesondere infolge von Kontrastmittelüberempfindlichkeit, gibt es auch sonst schwerwiegende Myelografie-Folgen (Injektion in den Rücken-Spinalkanal), insbesondere dann, wenn ein öliges Kontrastmittel benutzt wird. Dies ist nie mehr vollständig aus der Rückenmarksflüssigkeit zu entfernen. Nicht selten führen die öligen Jodreste zu chronischen Entzündungen der Rückenmarkshäute. Derartige Patienten werden die Kreuz- und Ischiasschmerzen häufig nie mehr los. Bei mehreren Patienten habe ich wegen ihrer heftigen Beschwerden Jodölreste abpunktiert. Dies geschieht unter Mithilfe eines Fernseh-Röntgenbildverstärkers. Anders trifft man die im Liquor herumschwimmenden Fremdkörper nicht. Völlig abpunktieren läßt sich das Kontrastmittel fast nie. Deshalb können durch derartige Punktionen zwar die Beschwerden gemildert, aber meistens nicht völlig beseitigt werden. Mir sind mehrere relativ junge Menschen bekannt, die durch eine Myelografie zum Dauerinvaliden wurden. Zwar werden in den letzten Jahren vorzugsweise wäßrige Kontrastmittel benutzt, wodurch die Zahl der nichttödlichen Komplikationen sicher wesentlich kleiner geworden ist. Das Risiko ist aber trotzdem zu hoch, auch wegen der realtiv hohen Strahlenbelastung im Unterleibsbereich der Patienten. Kürzlich war eine Patientin im gebährfähigen Alter in meiner Sprechstunde, bei der in einem Vierteljahr drei Myelografien gemacht worden waren. Drei Myelografie-Röntgenserien mit je acht Bildern. Nicht eine einzige wäre notwendig gewesen. Nicht eine einzige wäre gemacht worden, wenn die Patientin die Freundin oder die Frau des »Myelografikers« gewesen wäre. (HACKETHAL, J. Sprechstunde, Ullstein, S.270)

2434 □ 322 Ein Röntgenkontrastmittel mit Folgen
Thorotrast war der Firmenname eines Röntgenkontrastmittels, das 1930 bis 1950 vor allem zur Darstellung von Blutgefäßen angewandt wurde. Inhaltsstoff war eine 24prozentige Lösung von Thoriumdioxid. Es ist zu trauriger Berühmtheit gelangt, weil die damit untersuchten PatientInnen Jahre später starben. Die Injektion des Stoffes hatte, wie jetzt Untersuchungen des Deutschen Krebsforschungszentrums in Heidelberg ergeben haben, vielfältige Folgen, die zum Tode führen können. Das Einspritzen von Thoriumdioxid in die Gefäße verursachte zum Beispiel eine lebenslange Alpha-Bestrahlung der Speicherorgane wie Leber, Milz und Knochenmark. Durch das freigesetzte Radon-220 wurden die Lungen belastet. Selbst die sogenannten »Nicht-Speicherorgane« enthielten geringe Mengen von Thoriumdioxidpartikeln. Sie wurden zudem durch die im Blut kreisenden Zerfallsprodukte wie Radon-220 und Radon-224 einer geringen, jedoch permanenten Alpha-Strahlung ausgesetzt.

2435 □ 323, 460ff Fehldiagnose AIDS! Ärzte runinierten mein Leben. Er verschenkte seine Eigentumswohnung, er warf seinen Job hin.

Kommst Du vom Arzt, überprüfe Dein Selbstbewußtsein.

Er war zum Arzt gegangen, weil er sich schlapp fühlte und müde. Es wird wieder Malaria sein, dachte N., die Symptome kannte er. Drei Jahre lang arbeitete der gelernte Schlosser aus Duisburg als Entwicklungshelfer in Papua-Neuguinea, erlitt dabei sieben Malaria-Attacken. Nur an Aids - an Aids hatte er keine Sekunde gedacht. Warum auch: Rainer N. gehörte nie zu den sogenannten Risikogruppen, er hatte eine feste Freundin, Treue war ihm wichtig. Und trotzdem: »Ich habe Ihr Blut auf HIV testen lassen. Sie sind positiv...« Bei all dem Grübeln, all der Verzweiflung gab es ein bißchen Hoffnung. Die Hoffnung auf den zweiten Test, die Hoffnung, daß der vielleicht ein anderes Ergebnis zeigen würde. Die Hoffnung trog. Im Laborbericht des zweiten Tests stand »HIV-1/HIV-2 Anikörper-POSITIV«. Und der Hausarzt ließ keinen Zweifel: »Die Krankheit wird bei Ihnen ausbrechen, ganz sicher. Es wird noch ein Jahr dauern, vielleicht auch zwei - nicht mehr.« Noch hatte Rainer N. nicht endgültig aufgegeben. Vielleicht, dachte er sich, irrt der Hausarzt doch. Vielleicht sagt mir ein Spezialist, daß ich weiterleben darf. Er ließ sich noch einmal in einer Klinik im Ruhrgebiet untersuchen und hörte erneut, was sein Hausarzt nicht geirrt hatte: »HIV-Infektion Stadium IIb.« Rainer N. las in dieser Zeit viel, las alles über Aids. Weil er wissen wollte, was ihn erwartet, um doch noch helfen wollte. Er las, daß an der Universität Hannover ein neues Präparat gegen Aids entwickelt wird, daß die Uni Testpersonen sucht. Er ist hingefahren, hat gesagt: »Ich bin HIV-Positiv, nehmt mich!« Sie haben den großen kräftigen Mann genommen, haben ihn ins Labor gesteckt: Nur vorher noch ein Bluttest, zur Sicherheit. Und dann haben sie ihn wieder nach Hause geschickt: »Wir können Sie für unsere Versuche nicht gebrauchen, Sie haben das Virus nicht, Sie sind gesünder als ich«, sagte ihm die Krankenschwester. Und der Arzt an der Uni betätigte: »Sie sind nicht HIV-Positiv, Sie sind es nie gewesen!« (HACKETHAL, J., Sprechstunde, Ullstein)

Und nun weißt Du auch, wieso es neben den 90% Fixern, Schwulen und Drogensüchtigen den 10%-Anteil von Menschen gibt, die angeblich das HI-Virus in sich haben und aidskrank sein sollen - obschon sie normalen Sex haben und zu keiner der Risikogruppen gehören. Die diagnostizieren das einfach und alle Welt glaubt's dann. (Mal davon abgesehen, daß wir alle diese Viren in den Lymphgefäßen sitzen haben) Das sind Fehlurteile der Labore, die wiederum die Angst an alle Heterosexuellen verbreiten und die Thesen mit den daraus zu ziehenden Profiten sichern, jeder könne sich anstecken und AIDS bekommen. Wenn die Labore nun die Meldung weiterleiten, gibt es dann sogar schon vier Normale mit AIDS... Das muß nicht mal Absicht sein, um mehr Mittel für die AIDS-Bekämpfung vom Staat zu erhalten. Zu den Fehldiagnosen kommt es einfach deshalb, weil es bei vielen anderen Erkrankungen auch »zu einer regelrechten Explosion des Immunsystems kommt. Es werden Antikörper gegen alle möglichen Viren gebildet, also auch gegen die HIV-Viren, selbst wenn diese im Körper nicht vorhanden sind.«

6 ⌑ 133, 323 Es ist Unsinn, eine Maschine darüber entscheiden zu lassen, wie der Zustand eines Menschen zu beurteilen ist. Bei 18% aller völlig normalen Menschen weist das EKG Störungen ihrer Herztätigkeit aus! Fatale Behandlungen werden dann angeordnet, obschon die Betreffenden überhaupt nicht krank sind. Am schlimmsten ist es, wenn daraufhin Kindern verboten wird, am Gymnastikunterricht teilzunehmen oder Sport zu betreiben. Anstatt das Herz zu trimmen, damit es kräftig wird, wird das »arme Kind« nun geschont und zu einem Fettklotz gemästet und so tatsächlich krank gemacht. Mindestens 27% aller Laborteste sind falsch! Millionen Frauen habe ihre Brüste für nichts und wieder nichts eingebüßt, nur weil die Labormäuse sich lieber für »bösartig« entscheiden als für »gutartig«. Der Mammograph verursacht mehr Krebs als er entdeckt - seine Strahlungen sind karzinogen. Dreimal Krebsvorsorgeuntersuchung - dann zeigt der Apparat beim vierten Male vielleicht schon die ersten Krebsknoten!
Mach Dir das ganz klar: Je eingehender die Ärzteschaft ihre Scheindiagnosen stellt, umso schlimmer ist das Ergebnis für Dich. Je gewissenhafter der Arzt ist, desto kränker wirst Du gemacht.

7 ⌑ 128 HACKETHAL, J., Operation - ja oder nein?, Bastei/Lübbe.
Insgesamt gesehen haben Kolposkopie und PAP-Test - so nützlich beide auch gelegentlich in Einzelfällen sein mögen - großes Unheil über unzählige Menschen gebracht. Sie sind verantwortlich für eine ungeheure Zahl von Krebs-Fehldiagnosen und dadurch verursachte unnötige Ängste, Quälereien, Verstümmelungen sowie Schädigungen mit tödlichem Ausgang.

8 ⌑ 128 **Diagnostische Logik**
(...) Der Kliniker von heute muß erkennen, daß die gegenwärtige Krankheitsbestimmung betrügerisch, fehlerhaft und ständig wechselhaft ist. (MACARTNEY, F. J. in British Medical Journal 295/21.11.1987)

9 ⌑ 128 Etwa jeder fünfte Gynäkologische Tastbefund selbst erfahrener Frauenärzte ist unkorrekt: Uterus, Adnexe und Raumforderungen im kleinen Becken werden entweder falsch bewertet, oder pathologische Befunde werden schlicht übersehen. Gar nicht so selten mit fatalen Folgen etwa für die Früherkennung des Ovarialkarzinoms. (Ärzte Zeitung 72/21.4.1994/4)

0 ⌑ 128 **Diagnosen ...**
So möchte ich mich der Kritik von Herrn Prof. Spranger anschließen und feststellen, daß immer mehr »untaugliche Diagnosen« (Fehldiagnosen) gestellt werden (das gesunde Kind wird krank diagnostiziert) und daraus dann durchaus »taugliche und untaugliche«, kostenaufwendige und den Patienten oft intensiv belastende Therapien abgeleitet werden. Beispiele wurden ja genug genannt.«
(Dr. H. Isenberg, Städtische Kliniken Darmstadt in Medical Tribune 46/11.3.1994/2)

1 a) ⌑ 85 **Typ II Diabetes**
(...) in über 86% sind Sulfonylharnstoffe die »Einstiegsdroge« - »ein schlicht irrsinniges Vorgehen, eine echte Tragik«, so der Referent. Sie sollten am Ende und nicht am Anfang der Diabetesmedikation stehen, betonte Dr. Hipp. Ein weiterer Problempunkt, den er nannte: Viele Typ-Zweier werden »insulinmißhandelt«. In Fällen, wo noch hohe Insulinrestproduktionen da sind, wo eine reine Insulinresistenzproblematik vorliegt, erfolgt die Insulintherapie oft zu früh! (Medical Tribune 10/11.3.1994
Das halten Kollegen vom Tun ihrer Kollegen beim Diabetes II

1 b) Sulfonylharnstoffe (antidiabetisch wirkende Pharmaka) verstärken Hyperinsulianämie (durch Insulin verursachte Blutarmut) stoffwechselneutral:
Beim Typ-II-Diabetes wird derzeitige Therapie als katastrophal bewertet
Erschreckend sei auch, daß zwei Drittel der zu 90 bis 95 Prozent Übergewichtigen mit Insulin, einem insulinotropen Sulfonylharnstoff oder einer Kombination beider Substanzen behandelt wurden. Damit werde nun eine bestehende Hyperinsulinämie (Blutleiden) weiter verstärkt. (Ärzte Zeitung 13/24.1.1996/3)

Neue Hoffnung beim Lyell-Syndrom, der gefürchteten Medikamenten-Nebenwirkung, bei der sich die Oberhaut in großen Fetzen ablöst:
Science, Vol. 282, No. 5388 (1998), S. 490-493

2 ⌑ 962f **Kein Schlaf wegen »Ruheloser Beine«?**
Besonders bei Älteren treten schwere Schlafstörungen wegen Kribbelns und Schmerzen in den Beinen auf - wenn sie sich zur Ruhe begeben haben. Wenn es keine Durchblutungsstörungen oder Nervenentzündungen sind, liegt dieses Restless-Leg-Syndrom meist an einem Eisen- oder Vitaminmangel. (Postgraduate Medical Journal, Vol. 69 (1993) S. 701-703)

Ein Bein zu kurz
Frage: Kann die UrTherapie mir auch bei einer 1,5 cm-Verkürzung meines linken Beines gegnüber dem rechten durch spezielle UrBewegung helfen? Mein Orthopäde, der das jetzt feststellte, sagt mir, ich soll einfach meinen linken Schuhabsatz erhöhen lassen.
Der Orthopäde müßte eigentlich wissen, daß kaum ein Mensch die gleiche Beinlänge besitzt. Der Körper hat sich längst daran gewöhnt und seine Statik darauf eingestellt. Eine Absatzerhöhung würde deshalb nur schaden.

3 ⌑ 837 **Diese Biester ...** Die Zecken können zwei Arten von Krankheiten immunschwachen Menschen übertragen: die weniger gefährliche Lyme-Borreliose (Rückfallfieber) und die Meningoenzephalitis. Letztere ist nur selten einzufangen. Eigentlich kann sie sich nur ein Gelähmter holen! Jeder normale Mensch merkt nämlich nach spätestens zwei, drei Stunden am Jucken, wo bei ihm eine Zecke sitzt und wird sich dann den kleinen Holzbock aus der Haut pulen.
»Aber, dann hat das Biest doch schon zugebissen, und -«
Nix und! Das FSME-Virus sitzt tief in der Darmwand der Zecke und es benötigt etwa zwölf Stunden, um durch den Stichkanal der Zecke in Dein Blut vorzudringen. Also von mir aus: Zeckenleib nicht berühren, Zeckenkopf bei gestraffter Haut mit spitzem Gegenstand zur Seite schieben!

2444 📖 104 **Mehrfachröntgen aus reiner Profitmacherei:** Wo früher Ärzte mit dem Brustton der Überzeugung ohne Röntgenbilder sagten, »da ist nichts gebrochen«, röntgt der heutige Arzt wenigstens in zwei, manchmal in vier Ebenen, fertigt zusätzlich »gehaltene« Aufnahmen und Schichtaufnahmen an, um dann zu sagen, daß kein sicherer Anhalt für eine knöcherne Verletzung zu erkennen sei, sicherheitshalber in einigen Tagen jedoch eine Kontrollröntgenaufnahme durchgeführt werden solle... Auch naturheilkundliche Kongresse eifern mit und heben mitunter ab: überall wird versucht zu verwissenschaftlichen und natürlich-selbstverständlich ablaufende Vorgänge zu verumständlichen. Kannte man in der Akupunktur früher »Punkterezepturen« bei verschiedenen Erkrankungsbildern, werden heute zunächst Störfelder ausgeschlossen, mit Ultraflinksicherungen zur Patientenerdung gearbeitet, diverse Gewebsschichten mit zonendominanten Punkten unterschieden, so daß aus jeder Einzeltherapie eine Wissenschaft für sich wird. Wer sie perfekt beherrschen will, muß anderes vernachlässigen und kann dann womöglich nicht einmal mehr einen banalen Effekt als solchen erkennen. (DER NATURARZT 8.1994)

2445 📖 133 **Mandelentfernung**
Eine von der »Amerikan Child Health Association« bei 1.000 Schulkindern angestellte Erhebung über den Rat zu einer Tonsillektomie (Mandeloperation) ergab: Von den 1.000 Kindern »waren bei 611 die Mandeln entfernt worden. Die restlichen 389 Kinder wurden nun von anderen Ärzten untersucht, und 174 wurden für eine Tonsillektomie ausgewählt. Damit verblieben 215 Kinder, deren Mandeln offensichtlich normal waren. Eine weitere Ärztegruppe wurde darauf angesetzt, diese 215 Kinder zu untersuchen, und jetzt hielt man bei 99 von ihnen eine Tonsillektomie für notwendig. Nochmals wurde eine Ärztegruppe beauftragt, die restlichen Kinder zu untersuchen, und fast die Hälfte wurde zur Operation vorgeschlagen.« (BAKWIN, H., Pseudodoxia Pediatrica, New England Journal of Medicine 1032/1945/961-697)
Bei Arztkindern bleiben die Mandeln drin (Ärztliche Praxis 97/5.12.1995/1)

2446 📖 133 Die Wissenschaft im Arzt tötet seine Humanität. (Prof. Schwenninger, Leibarzt Bismarcks)

2447 📖 85 **Zecken und Fuchsbandwurm** Die Diagnose einer Lyme-Borreliose ist nach den Ergebnissen einer amerikanischen Studie oft falsch. Doch der korrekte Nachweis ist bei der Lyme-Borreliose schwierig: Die klinischen Symptome sind oft unspezifisch und die serologischen Testungen nicht zuverlässig. (Ärzte Zeitung 72/21.4.1993) Bei einer angeblichen Lungen- bzw. Leberechinokokkose nisten sich meist die Finnen des Hundebandwurms ein - nicht die des Fuchsbandwurms.
42 Prozent Fehldiagnosen Aufgebauschte Meldungen dazu resultieren auch aus den diagnostischen Qualitäten mancher Kollegen. So wurden von 24 Meningitiden nur 14 überhaupt als Meningitis bestätigt. Zehn - also 42Prozent - waren Fehldiagnosen! Dr.med.Dipl.-Biochem. Rudolf Seuffer, Arzt für Laboratoriumedizin, Ferdinand-Lassale-Str. 40, 72770 Reutlingen (Ärztliche Praxis 69/9.6.1995/4)

2448 📖 85, 837 **Zeckeninfektion** - Kein Verlaß auf Serologie (Untersuchungsart von Körper- und Chemieflüssigkeiten)
...waren bis zu 55 % der Labors nicht in der Lage, positive Serumproben richtig zu identifizieren. Umgekehrt erging bei jeder vierten Serumprobe ein positiver Bescheid, obwohl der Proband niemals Kontakt zu Borrelia burgdorferi gehabt hatte.
(Journal of the American Medical Association 268 (1992) 891-895)

2449 📖 128 **Lebensqualität deutlich schlechter** - **Vernichtendes Urteil über Programme zum Prostatakrebs-Screening / Neue Studie: Screening auf Prostatakrebs schadet nur**
(Ärztliche Praxis 78/27.9.1994/3 und Journal of the American Medical Association 272 (1994) 773-779)
HACKETHAL hatte nach Jahren wieder recht, als er vor jeder ärztlichen Untersuchung der Prostata warnte. Damals haben die Mediziner ihn wegen dieser Behauptung bestrafen lassen wollen.
Und frage Du Dich mal ganz ernsthaft, lieber Leser: Wenn eine ärztliche Untersuchung Dir den Krebs ausstreut oder Dir Schaden bringt, dann muß das doch auch für viele andere gelten.
b) Screening (Untersuchung) der Prostata ist zu Deinem Schaden!
...neutralisiert. Eine kanadisch-amerikanische Arbeitsgruppe kommt sogar zu dem Schluß, daß Screening mehr schadet als nützt. (Ärztliche Praxis 36/5.5.1995/10)
Eine Seite später aber propagiert die gleiche Zeitung wiederum die Untersuchung. Es ist nicht zu glauben:
Tastbefund bei Karzinom-Verdacht: So hart wie der Daumenknöchel. Für die Diagnostik des Prostata-Karzinoms bedeutet Zeit nicht Geld, sondern Leben: Eine Chance auf Heilung besteht nur, wenn das Malignom noch auf das Organ begrenzt ist. Neben Sonographie und Bestimmung des Prostata-spezifischen Antigens (PSA) spielt die rektale Untersuchung eine wichtige Rolle. (Ärztliche Praxis 36/5.5.1995/11)
Haben die mit Dir auch so ein leichtes Spiel?
Je schlechter die Schul- oder Berufsausbildung einer Frau, desto höher ist offenbar die Wahrscheinlichkeit, daß sie wegen einer gynäkologischen Indikation ins Krankenhaus eingeliefert werden. Das hat jetzt eine Studie ergeben, in der die Anamnesen von mehr als 1 500 Frauen zwischen 15 und 43 Jahren untersucht worden sind. (Ärzte Zeitung 187/5.10.1995/1)
Ist doch klar: Einfältigere Frauen lassen sich nur zu leicht von Betrügern reinlegen - klügere hinterfragen schon eher deren: »Packen Sie sofort Ihre Sachen - morgen müssen sie unbedingt operiert werden."

Mögliche Folgen der Fluoridisierung:
Die Knochensubstanz wird derart dadurch entkalkt, daß schließlich die Atembewegungen des Brustkorbes allein genügen, um Rippen zu knacken. Es kommt zu knolligen Knochenauswüchsen, Einbettungen von Mineralkristallen in Muskeln, so daß z.B. Schultermuskeln geradezu entzweigesägt werden, und zu schmerzhaften Nervenreizungen. Keine der bekannten Maßnahmen vermochte diesen Zerstörungsprozeß am Knochengerüst durch die Fluorideinlagerung aufzuhalten.
In: »*The future for sales of hydrofluosilicic acid* (lästiges Abfallprodukt der Düngemittel- und Futtermittel-Industrie) *looks extremely good... with the growing demand for the acid or use as a fluoridating agent in water supplies*...« (Dunlop Dimensions, March/May 1966, Toronto).

Die letzte Feststellung: Fluoride können nicht mehr vor Karies schützen
Wie schon beim Antibiotika haben die Bakterien sich so angepaßt, daß ihnen die Fluoride zunehmend nichts mehr ausmachen. Diese mutierten Kariesbakterien haben sich einen Schutzmantel zugelegt, der die Fluoride wirkungslos macht. Denn normalerweise gelangt die Substanz in die Bakterienzelle. Dort verwandelt sich das Fluorsalz in Fluorwasserstoff. Dieser bringt den Stoffwechsel des Erregers durcheinander. Inzwischen sind die Steptokokken weitgehend resistent geworden. (Studie der Universät North Carolina 9/1996)

2450 Ärztliche Kollegenkritik an der Schulmedizin

📖 **307 Was sagt Paracelsus dazu?:** »....Die gegenwärtigen Ärzte begehren mehr, ihre Stellung abzusichern, als für Kunst, Gelehrsamkeit, Erfahrung, und Frömmigkeit zu kämpfen.... Die Werke machen den Meister und Doktor, nicht Kaiser, nicht Papst, nicht Fakultät, nicht Privilegia, noch eine hohe Schule« (Die Medizin des Paracelsus, raum und zeit 63/93)

📖 **544 Medikamente an Kinder: ein Verbrechen**
Amerikanische Doppelblindstudie: »Kinder mit Windpocken: Durch Aciclovir schneller wieder schulfähig«. (Ärztliche Praxis, 4/1991)
Ein vernünftig gebliebener Arzt schreibt dazu:
Aus pharmakologisch-toxikologischer Sicht ist es unverantwortlich, zur Behandlung einer harmlosen Kinderkrankheit ein Medikament mit potentiell schweren Nebenwirkungen zu empfehlen. Dazu möchte ich nur die wichtigsten kurz erwähnen: Depression, Kopfschmerzen, Schwindel, Störungen des Geschmackssinns, Diarrhö, Erbrechen, Kreatinin-Anstieg, Urtikaria, Alopezie. Ein anderer Gesichtspunkt sind die unverhältnismäßig hohen Kosten.
Bisher ist zum Glück noch niemand auf die Idee gekommen, eine unkomplizierte Angina tonsillaris außer mit Penizillin vielleicht noch mit Immunglobulinen zu behandeln. Aber es könnte durchaus sein, daß dazu auch schon eine einwandfreie »doppeltblinde« Untersuchung aus dem geschäftstüchtigen Amerika existiert. (Ärztliche Praxis, 23/1992)

📖 **353** Der Verfasser hält nichts von Geistheilern, aber: Wie sie spucken, die Mediziner, wenn einer von ihnen mal nicht nach der orthodoxen Schule behandelt und seine an ihn glaubenden Patienten keine kaputtmachende Chemie verpaßt, sondern wie Heiland Jesus die Worte spricht: »Dein Glaube hat Dir geholfen«:
Als »gefährlichen Mißbrauch von Patientenhoffnungen« hat die Ärztekammer Berlin den Auftritt des Berliner Arztes Professor Eli Erich Lasch als »Geistheiler« in der SAT 1-Sendung »Schreinemakers live« bezeichnet und gegen den ehemaligen Chefarzt die Einleitung eines »berufsgerichtlichen Verfahrens« angekündigt.

📖 **131 Behandeln ohne etwas zu wissen«** »Wenn es uns eines Tages gelingt, Krebs zu verstehen und zu behandeln«, sagt Axel Ullrich vom Münchner Max-Planck-Institut für Biochemie, »dann nur, weil es die Gentechnik gibt.« (BamS Nr. 49/ 13.12.1992/6-8)
Erkenne: Die verstehen bis jetzt nicht, was sie behandeln! Die behandeln, ohne etwas darüber zu wissen. Denke weiter, was das für Dich als kommenden Krebspatienten bedeutet...

📖 **155** »Die meisten Publikationen zur Therapie der chronischen Hepatitis *sind fehlerhaft*«, bemängelte Professor Dr. Josef Eisenburg bei der interdisziplinären Fortbildungsveranstaltung »Gastroenterologie Aktuell«. (Ärzte Zeitung, 26.6.1991)

📖 **353 Bei Blinddarmentzündung: Nulldiät** HACKETHAL, J., Operationen. Ullstein, Auszug: So gibt es unter den Chirurgen noch heute zwei ganz verschiedene Richtungen: Die einen operieren ohne Rücksicht auf die Dauer der Erkrankung immer sofort, wenn die Verdachtsdiagnose gestellt ist. Die anderen warten nach Ablauf von 48 Stunden mit der Operation, wenn nicht eindeutige Zeichen einer zunehmenden Verschlechterung des Krankheitsbildes bestehen. (...) Ich hatte im Laufe meiner Ausbildungsjahre die Möglichkeit, sowohl Erfahrungen mit der Strategie der Tauben wie der Falken zu sammeln. Mein chirurgischer Lehrer Prof. Franz Rose zog es vor, nach 48 Stunden Gewehr bei Fuß abzuwarten. Die Kranken wurden auf absolute Nulldiät gesetzt, *bekamen also weder zu essen noch zu trinken*. Die Ernährung erfolgte ausschließlich durch Infusionen. Zur Entzündungsdämpfung wurde zunächst eine Eisblase auf den Bauch gelegt. Selbstverständlich mußten die Kranken eine strenge Bettruhe einhalten, um den inneren Verklebungs- und Abkapselungsprozeß zu fördern, auf keinen Fall zu stören. Später wurde dann allmählich auf feuchte heiße Umschläge übergegangen und die Darmtätigkeit durch milde Abführmittel und vorsichtige Einläufe behutsam angeregt. Wenn dann Fieberschübe auftraten, die auf einen abgekapselten Eiterherd hindeuteten, der sich nicht von selbst auflöste, haben wir uns darauf beschränkt, lediglich ein Röhrchen in den Abszeß einzulegen und für eine Eiterableitung zu sorgen. Ich kann mich an sehr viele Patienten erinnern, die septisch ins Krankenhaus eingeliefert wurden und auf diese Weise schließlich gesund wurden. Der Wurmfortsatz stößt sich dann von selbst ab oder trocknet ein. Später lernte ich dann an der Universitätsklinik die Strategie der Falken kennen...

a) 📖 353 Ich habe sie erlebt, die geschlossene Front der Medizinordinarien, als ich einen der Ihren öffentlich anklagte. So sehr auch die Ordinarien aus Konkurrenzneid um die Spitzenposition in der Heldenchirurgie miteinander verfeindet waren, gegenüber dem Frevler und Ketzer wie mich gab es kein Pardon. Im harten Konkurrenzkampf um die nächste publicityträchtige Ruhmestat halten sie doch nach außen hin unerbittlich zusammen, wenn einer aufmüpfig wird. Und auf ihren Kongressen will das Schütteln der vom Patientenblut reingewaschenen goldenen Hände gar kein Ende nehmen. (...) das ist eine im Keim kaputte Medizin, in welcher der Patient weiterhin nur als Objekt zum Geldverdienen, zur Machtausübung und für Ruhmestaten mißbraucht wird. (HACKETHAL, J. »Der Meineid des Hippokrates«, Lübbe, S.206)
Wie klar doch Hackethal die Zustände sieht und seinen Lesern in aller Schärfe schildert!

b) Wenn's ums Geld geht... Trau keinem Kollegen!
Fazit: Geh nie ohne Zeugen oder Anwalt zu solchen Verhandlungen oder mache zumindest alles schriftlich, denn ein gegebenes Wort gilt (gerade) unter Kollegen nicht mehr! (Dr. Klaus Bischoff in Medical Tribune 47/26.1.1996/19)

📖 **155** BASTIAN, T., »Die heile Welt des Heilens«, Robinson-Verlag, Auszug:
»Das zentrale Begriffsproblem unseres Gesundheitswesens ist die Verwechslung von Krankheitsprozessen und Krankheitsursprüngen. Anstatt zu fragen, warum eine Krankheit auftritt und zu versuchen, die zu ihr führenden Bedingungen zu beseitigen, versucht die medizinische Forschung hauptsächlich, die Mechanismen zu verstehen, nach welchen die Krankheit abläuft, um in diese Mechanismen eingreifen zu können.«

📖 **640** Als »Unfug« hat der Münchner Gastroenterologe Professor Dr. Rudolf Ottenjann die weit verbreitete Ansicht bezeichnet, wonach jedes ektomierte (wegoperierte) Adenom im Kolon (Gewebeverhärtung im Darm, das bösartig werden kann) ein verhindertes Karzinom sei. (Ärzte Zeitung vom 9.3.1992)

📖 **155** Vornehmer hat es der Jesuit Ivan Illich ausgedrückt in seinem Buch »Nemesis der Medizin«: »Die größte Bedrohung der öffentlichen Gesundheit ist die medizinische Profession.« (→LV 2353)

📖 **262** COLEMAN, V., »Why Doctors Do More Harm Than Good?« by Dr. Vernon Coleman, Lynmonth, Devon EX 35 6EE England, für 2,50 £ bestellbar

2461 📖 531 MENDELSOHN, R. S., »Männermacht Medizin«, Waldthausenverlag, Stendorfer Str. 3 in 27718 Ritterhude:
Ärzte haben immer nur Medikamente, die sie kaum kennen, gegen Krankheiten, von denen sie noch weniger wissen, in menschliche Wesen gestopft, von denen sie überhaupt keine Ahnung haben. Und das sagte bereits Voltaire: *Alles, was von den Ärzten getan werden kann, wird auch jedem verfügbaren Opfer angetan werden.*
Das sagt im weisen Alter dieser mit vielen Auszeichnungen versehene, bekannte amerikanische Arzt. Dieses Buch und das noch bessere »Trau keinem Doktor« solltest Du lesen! Bestellung: 02492/1087, Waldthausen Verlag.

2462 📖 251, 263 Frage des Reporters, warum sie nicht mehr im Krankenhaus weiter tätig ist: »Es hat mich gestört, daß schwierige Operationen nur deshalb vorgenommen wurden, weil sie dem ärztlichen Ruf zuträglich waren, obwohl diese **Eingriffe sinnlos** gewesen sind.« Heidi Schüller, Ärztin und ehemalige Hochleistungssportlerin. (Kölner Stadt-Anzeiger vom 9.1.1990)

2463 📖 262 »**Nur 4 von 10 Schwestern und Pflegern** würden sich selbst dem Ärzteteam auf ihrer Station als Patient anvertrauen.« (P. Zeidler-Häßle (Dipl.-Kommunikationswirtin, Landauer Str. 6, 14197 Berlin 33): Zur Beziehung zwischen Pflegepersonal und Ärzteschaft, Berliner Ärzte 12 (1991), 17-21

2464 📖 251 77% bemängelten die zu schlechte Aufklärung der Patienten, 39% vertraten die Ansicht, Ärzte würden die Würde der Patienten häufig verletzen. (Ärztliche Praxis 5/1992)

2465 📖 251 »**Milliardenbeträge** wurden von den Krankenhausärzten für überflüssige medizinische Geräte ausgegeben. Die Technisierung der Medizin ist vielfach übertrieben und ein Jahrmarkt der Eitelkeit - die Anschaffung immer aufwendigerer Geräte wird zur Prestigefrage. Die Ärzte verschanzen sich immer mehr hinter den Gerätschaften.«
Der Präsident der Bundesärztekammer, VILMAR, in der Fachzeitschrift »Krankenhaus-Umschau«, zitiert aus: Naturheilpraxis 9/1980/71 - was er heute wohl kaum noch so sagen würde.

2466 a) **Alternative Krebstherapie richtig einsetzen / Krebskranke nicht den Wunderheilern überlassen**
Ärzte, die starr an der Schulmedizin festhalten, alles Alternative in einen Topf werfen und rundweg verdammen, treiben ihre Patienten dazu, unkontrolliert alternative Methoden zweifelhaften Nutzens anzuwenden. (Ärztliche Praxis 13/13.2.1996/94)
»Richtig einsetzen«, das meint: Nur ja aufpassen, daß der nicht tut, was ihn für immer gesundmachen könnte: Rohkost, UrKost usw. verteufeln, Heilpraktiker als Scharlatane abqualifizieren, damit der Patient nicht auf den Gedanken komme abzuwandern, dafür angebliche Naturheilmittel (Mistel- oder Thymusextrakt, Johanniskrautöl o.ä.) verschreiben.

2466 b) 📖 104, 138 **Krankheit ist ein Versuch der Giftausscheidung**

> **So mancher Professor schwört auf wunderliche Heilmethoden**
> Eher heiterkeitserregend ist das von anderen Universitätsprofessoren propagierte Konzept der sogenannten Homotoxikologie, das in den 50er Jahren von dem homöopathischen Arzt Dr.H.H. Reckeweg begründet wurde. Danach sind Krankheiten »zweckmäßige Giftabwehr-Vorgänge«, sämtliche Krankheiten sollen auf einer Auseinandersetzung des Organismus mit Giften beruhen, die Reckeweg als Menschengift oder »Homotoxine« bezeichnet. Nach der Meinung Reckewegs sind Medikamente wie etwa Antibiotika oder Chemotherapeutika auch bei schweren Erkrankungen abzulehnen, da ja Krankheiten gerade als biologisch sinnvolle Giftabwehr angesehen werden, welche nicht durch eine medikamentöse Behandlung gestört werden dürfe. Selbst bösartige Tumoren sollen nicht operativ entfernt werden, da diese einen »Ascheneimerprozeß« ausübten, in denen die »Homotoxine« gesammelt und konzentriert werden, um dadurch den restlichen Organismus zu schützen. Daß solche Vorstellungen von einem deutschen Professor als »eine naturwissenschaftlich gesicherte und erfolgreiche Behandlungsmethode« propagiert werden, ist wohl mehr als erstaunlich. So haben sogar Doktoranden dieses Professors ausdrücklich festgehalten, daß der Erkenntnisweg Reckewegs nicht nachvollziehbar ist, und das seinem Gedankengebäude jeder experimentell gestüzte Beweis fehlt. (Ärzte Zeitung 171/1.10.1993/7)

So logisch ist eine der alternativen Erklärungen von Krankheit, daß sie noch vor 50 Jahren durch einige Schulmediziner eingesehen und gelehrt wurde. Heute »erregen sie Heiterkeit«, stellen »wunderliche Heilmethoden« dar... - bei mir erregen die Schulmediziner nur noch Traurigkeit. Denn was will der Patient bei soviel Dummheit von den Ärzten erwarten! Jeglicher Wortwechsel mit ihnen ist reine Zeitverschwendung! Sie sind nun mal akademisch vorgeschädigt.... Aber: ... erklärt sich damit nicht schlagartig AIDS? Doch das Einfache, das Logische ist heute nicht mehr Sache der Mediziner. Wenn es nicht kompliziert wahrgenommen werden kann, so ist es von ihnen nicht mehr zu begreifen.

2467 📖 284, 287 **Blutübertragung**
Ich habe während der viereinhalbjährigen Tätigkeit in meiner Praxisklinik 2300 Operationen gemacht. Etwa 70 Prozent davon waren Großeingriffe wie Hüftgelenkersatzplastiken, Kniegelenkersatzplastiken, Bandscheibenoperationen etc. Es wurde keine einzige Bluttransfusion gemacht. Ich habe keinen einzigen Patient hat dadurch Nachteile erlitten, im Gegenteil: Es ist vielen ein chronisches Leberschaden und anderes erspart geblieben. (HACKETHAL, J., Krankenhaus, Ullstein, S.176)

2468 a) 📖 262 **Kriminalität und Verbrechensneigung bei Ärzten**
Ich gehe so weit, zu sagen: In der Ärzteschaft hat sich eine Art Medizin-Mafia entwickelt, eine Medmafia. Offene und geheime Verschwörung werden als Mittel zum Zweck benutzt. Um die Privilegien zu erhalten und zu vermehren, schreckt man vor Handlungen und Unterlassungen nicht zurück, die nach den Strafgesetzbüchern aller zivilisierten Länder der Erde als kriminell gelten. Das geht vom kleinen Vergehen bis zum großen Verbrechen: Unterlassene Hilfeleistung, Betrug, Untreue, Nötigung, Erpressung, Freiheitsberaubung sowie fahrlässige Körperverletzung ohne und mit Todesfolge. (HACKETHAL, J. Sprechstunde, Ullstein, S.12)

2468 b) Staatsanwaltschaft Wuppertal legt Zwischenbericht zur Herzklappenaffäre vor
»**Teil der Ärzte hat sich wirklich kriminell verhalten**« (Ärzte Zeitung 230/6.12.1995/7)

2468 c) In Großbritannien werden **ärztliche Kunstfehler** offengelegt:
Deutsche Ärzte sollen die Aura der Unfehlbarkeit aufgeben!
Immer wieder wird auch unter Kollegen der dem Bereich schwarzer Humor zuzuordnende Scherz

> Das Expertentum ist ein Tropfen von Scheinwissen in einem Meer von Unwissenheit - so präzisiert Max Planck den bekannten Spruch.

1036

weitererzählt, daß Chirurgen wie Maulwürfe sind, da sie auf ihrem Lebensweg zahllose Erdhügel produzieren. Damit wird nicht nur auf die unvermeidbaren Todesfälle angespielt, die alle Ärzte schicksalhaft begleiten, sondern auch auf jene tragischen Unfälle, die eigentlich vermeidbar wären, wenn sich die innerhalb der Ärzteschaft anzutreffende Kultur des Umgangs miteinander grundlegend ändern würde. Gemeint ist der bereits während des Medizinstudiums einsetzende Zwang zur permanenten Hochstapelei, die mit Opportunismus gekoppelt am erfolgreichsten ist. Obgleich gerade während der Ausbildung die Inkompetenz der jungen Kollegen sozusagen der Naturzustand ist, wird das Eingeständnis von Wissenslücken stets negativ vermerkt. Der aufmerksame Student lernt daher innerhalb kürzester Zeit, daß sich Ehrlichkeit nicht auszahlt, und daß offenbar die Nachfahren von Felix Krull mit Assistenten und Professoren allemal besser zurecht kommen als jene, die ihre Wissenslücken schamlos präsentieren. (Dr. Kubitschek in Ärzte Zeitung 230/6.12.1995/52 Unterstreichung vom Verfasser)

Folterknechte
In vielen Ländern sind auch Mediziner als Handlanger der Folterknechte an Mißhandlungen beteiligt: Sie geben Folteropfern keine ärztliche Hilfe, sind bei Hinrichtungen anwesend oder vertuschen Folterungen mit falsch ausgestellten Attesten. Das Buch »Verratene Medizin - Beteiligung von Ärzten an Menschenrechtsverletzungen« (Edition Henrich, Berlin) beschreibt anhand von Zeugenaussagen, wie Menschen mit Unterstützung von Ärzten gefoltert werden. (Ärzte Zeitung 37/27.2.19996/3)

📖 353 Zur Wissenschaftsgläubigkeit der Menschen an die Medizin.
Ausreden haben Ärzte immer, selbst beim krassesten Fehler. Wissenschaftlich fundierte Ausreden wohlbemerkt. Die medizinische Literatur ist voll von unsinnigen Theorien, die keiner kritischen Nachprüfung standhalten. Die Tatsache allein, daß solche Theorien aus einer Universitätsklinik stammen oder in einer medizinischen Zeitschrift veröffentlicht werden, beweist ihre »Wissenschaftlichkeit«. Angesichts der Wissenschaftsgläubigkeit vieler gebildeter, insbesondere auch medizinisch interessierter Laien wird durch eine derartige Wissenschaftskriminalität erheblicher Schaden angerichtet, Dies gilt ganz besonders auch im Hinblick auf die Auswertung solcher Arbeiten durch mit medizinischen Fragen befaßte Journalisten. Leider gibt es keinen Staatsanwalt, der Wissenschaftsverbrecher anklagt. Gesundheitsluxus betreiben bedeutet auch, keine Arzneichemikalien zu sich nehmen. Nach meiner Überzeugung gibt es überhaupt kein chemisches Präparat, das als Dauerarznei nicht durch Diätetik oder naturgemäße Heilung ersetzt werden kann, und zwar im Sinne eines höherwertigen Ersatzes. Es mag auch hier Ausnahmen geben, aber, wenn überhaupt, sind sie sehr selten. (HACKETHAL, J. Sprechstunde, Ullstein, S.64)

📖 353 HACKETHAL, J., »Humanes Leben bis zuletzt«, Ullstein. Auszug:
Doch wieder hatte ich die Rechnung uneingedenk der feinen Gesellschaft und der Machtinteressen gemacht, wie schon 1963 in Erlangen. Auch damals gab es erdrückende Beweise, daß meine schweren Kunstfehlervorwürfe gegen den Klinikchef auf Wahrheit beruhten. Aber was ich für unmöglich hielt in unserem Rechtsstaat, passierte:
Das Staatsinteresse, einem Aufmüpfigen gegen die herrschende Klasse aufs Maul zu schlagen, war weit größer als das an einer Aufklärung schlimmster Patientenverstümmelungen und -folterungen. So auch diesmal: Hackethal wollte den Ärzteführern und Kirchenfürsten ans Eingemachte, an das Recht auf Grauzone zur Machtausübung. Das mußte verhindert werden. Die Telefone der grauen Eminenzen klingelten bis zu den Chefredakteuren. (...)
Der Arzt ist zur größten unkontrollierbaren Gefahr der Neuzeit für den einzelnen Menschen geworden! Das ist der Preis für eine Schulmedizin, der die Technik über den Kopf gewachsen ist. Und dieser Preis hat sich in den letzten vier Jahrzehnten vervielfacht.

📖 299 Küssen heilt Magengeschwüre
Vorweg eine Gratulation zu dem lehrreichen Buntbild des Magen-Inneren und -Äußeren. Auch im übrigen finde ich es gut, daß Sie mit ihrer Medizin-Serie mehr Gesundheitsinformationen ins Volk tragen. Sie sollten aber bitte nicht nur Schulmediziner zu Wort kommen lassen. Zur Aussage von Prof. Meinhard Classen: Ich halte es für Quatsch, daß Magengeschwüre beim Küssen übertragen werden und damit als ansteckende Krankheit einzuordnen sind. Das gilt höchstens für eine ganz kleine Prozentzahl der Magengeschwürträger. Der Helicobacter-Bazillus spielt nur eine völlig untergeordnete Nebenrolle. Das ist wieder so ein Schulmedizinmärchen, über welches in gut zehn Jahren keiner mehr redet. Küssen heilt Magengeschwüre, aber macht sie nicht. (Julius Hackethal, BUNTE 3/1994)
Frage Dich, wieso dieser bewundernswerte Mann frei die Wahrheit sagen kann: Weil er sich unabhängig von der Schulmedizin gemacht und eine eigene Klinik aufgebaut hat und deshalb von niemandem abhängig ist.

📖 57 Minimal-invasive Chirurgie/ Der Reiz des Neuen und der Eid des Hippokrates
Zu sehen waren in besagtem Beitrag zwei junge Frauen, die sich in der Hoffnung auf kleine Narben und kurze Krankenhausaufenthalte minimal-invasiven chirurgischen Eingriffen unterzogen hatten. Was sie jedoch nach der Schlüsselloch-Operation erlebten, war für sie und ihre Angehörigen ein Alptraum: Darmperforation, Sepsis, ausgedehnte abdominalchirurgische Eingriffe, wochenlanges Schweben zwischen Leben und Tod auf der Intensivstation.
Zu sehen waren ferner zwei begeisterte junge Kollegen, die nach einem endoskopisch-chirurgischen Trockenkurs an einer Paprikaschote selbstbewußt meinten, diese Technik schon ganz gut im Griff zu haben. Die Fortschritte der Medizintechnik und auch - pardon - die schnelle Mark, die sich damit bisweilen machen läßt, sind verlockend. Dennoch: im Mittelpunkt ärztlichen Handelns müssen »Nutz und Frommen« der Patienten stehen.
Kunst kommt von Können - und ein nicht unerheblicher Teil der ärztlichen Kunst besteht darin, das eigene Können richtig einzuschätzen und sich auch einmal selbst auf die Finger zu klopfen. Mag der Reiz, durch neue Schlüssellöcher zu spähen, auch noch so groß sein. (Dr. med. Brigitte Schneider in Ärztliche Praxis, 6/18.1.1994/5)

📖 155ff Hoffen wir auf so ehrliche und klarsichtige Professoren:

```
INSTITUT FÜR ORGANISCHE CHEMIE Der Rheinisch-Westfälischen Technischen Hochschule Aachen
Sehr geehrter Herr Tomek,
(...) Meiner Meinung nach haben weder die Politiker noch die meisten größeren
Firmen ein Interesse daran, eine Substanz gegen Krebs zu entwickeln. Wieviel
Arbeitsplätze würden in den Firmen und Kurheimen verlorengehen? Welche Renten
müßten zusätzlich gezahlt werden!
                    Mit freundlichen Grüßen        Prof. Dr. Franz Dallaker
```

2474 a) 919 **Osteoporose-Welle in den Industrieländern**
Den behaupteten protektiven Kalzium-Effekt lassen die Autoren der britischen Untersuchung allerdings nicht gelten. Die genaue Nachprüfung einer jugoslawischen Studie, die eine Minderung des Osteoporose-Risikos durch hohe Kalziumzufuhr belegt hatte, erbrachte nämlich erhebliche Zweifel. Und: Ziehe man weltweit Bilanz, so die Briten, trete Osteoporose gerade in Ländern mit kalziumreicher Ernährung (Milch, Käse) vermehrt auf. (Ärztliche Praxis 82, 13.10.1992/3)

Gegenteilige Erkenntnisse wie diese bringen Ernährungswissenschaftler nicht in Verlegenheit. So gewandten Rhetorikern fällt da schnell eine Ausrede ein. Bekommen trotz - besser sag' ich wegen - deren Propaganda für den Milchabsatz die Milchsäufer, Sahneschlecker und Butter-dick-Aufstreicher die Osteoporose, dann heißt es bei ihnen: Nicht die Milch ist daran schuld, oder der Zucker, oder gar die Ernährung, oh nein, Schuld daran ist die böse genetische Veranlagung des Knochenschwundsüchtigen.

Können die Ärzte nicht mehr weiter als über ihren Rezeptblock blicken? Der Körper ist nun mal kein Automat, wo man oben etwas einschmeißt und unten kommt das Gewünschte heraus.

Es kommt nicht darauf an, was der Körper bekommt, sondern was und wie er es verwerten kann! Und zur richtigen Verwertung muß er zuerst einmal richtig gesund und schlackenfrei sein!

Bei der Milch müssen die führenden Lügenbarone der Schulmedizin der Bevölkerung die gleichen Märchen erzählen, wie die sich der Chemie-Ernährungswirtschaft höchst verpflichtet fühlenden Ernährungswissenschaftler. Denn der Milch- und Butterverbrauch ist schließlich von höchst pekunärphysiologischer Bedeutung für die Abkömmlinge der Familie Münchhausen. Es ist wie beim Fleisch: Man muß nur als Wissenschaftler oft genug überall erzählen, daß wir ohne Fleisch unterernährt wären oder ohne Milch Knochenschwund erleiden würden - und schon schallen aus allen Ecken die Dummheiten im gleichen Chor zurück.

Obwohl es doch zu offensichtlich und bekannt ist:
- daß in Afrika und Asien, wo so gut wie keine Milch getrunken wird, die Frauen nur in Ausnahmefällen an Knochenschwund (Osteoporose) leiden und auch Wechseljahresbeschwerden nicht kennen. (Ausnahme: auf den Philippinen, wo die US-Besatzung Büchsenmilchverbrauch einführte)
- daß bei den Eskimos, die weltweit den höchsten Eiweißkonsum (täglich bis zu 400 g) haben, bereits 25jährige an Osteoporose leiden.
- daß Vegan-Vegetarier weniger unter Knochenschwund leiden als andere. Immerhin stellt Blattgemüse für den Menschen die Hauptquelle für verwertbares Kalzium dar. Außerdem enthalten Nüsse, Körner, Bohnen und frisches Obst überdurchschnittlich viel Kalzium.
- daß ein überwiegen an Phosphat in der Nahrung (Cola, Limonade, Fleisch, Wurst, Konserven) zur Ausschwemmung von Kalzium führt.
- daß die milchgebende Kuh ihr ganzes Kalzium, das sie uns in ihrer Milch weitergibt, nicht durch heimliches Milchsaufen in ihrem Körper bildet, sondern offensichtlich durch das Kauen von Gras und Kräutern.

2474 b) 224, 289 **Das ist die Gesundheits-Nachricht: Knochenschwund jetzt vorhersagbar.**
Durch einen neuen Bluttest kann Knochenschwund jetzt schon lange vor dem Ausbruch festgestellt werden. Vorteil: Rund fünf Millionen betroffene Frauen können vorbeugen, z.B. mit kalziumreicher Ernährung (Milch, Käse, Joghurt). (BUNTE 16/12.4.1995/110)
So hätte sie lauten müssen:
Knochenschwund trifft durch Vorsorge-Bluttest eher ein. Je eher durch eine Vorsorgeuntersuchung vom Arzt Osteoporose ermittelt wird, desto eher rät Dir der Scharlatan zum Mehressen von Milch, Käse und Joghurt. Die Folge: Um so schneller **entkalken** sich Deine Knochen, desto mehr schreitet der Knochenschwund voran:

2474 c) 234ff **Osteoporose: Finger weg von der Milch!**
(...) Die Arbeiten, die den indirekten Zusammenhang zwischen hoher Eiweißzufuhr und Osteoporose wie auch die These, daß die kombinierte Aufnahme von Eiweiß und Kalzium lediglich zur forcierten Ausscheidung führt, belegen, sind schier unüberschaubar. Überdies untermauern zahlreiche Veröffentlichungen, daß die zusätzliche Einnahme von Kalziumpräparaten die kalziumraubende Wirkung des Eiweißes noch verstärkt, ohne dies allerdings zu erklären.

Hohe Kalziumzufuhr mittels Milch und Milchprodukten wird bei uns üblicherweise zur Vorbeugung von Osteoporose empfohlen (siehe Schwerpunkt Osteoporose, Ärztliche Praxis Nr. 17/1995). Ein Leser ist da ganz anderer Meinung: (...) daß ich in der gegenwärtigen Diskussion um die Osteoporose eine wissenschaftliche Einäugigkeit feststellte: Fixierung auf milchgebundenes Kalzium und Östrogene bei gleichzeitiger Überbewertung apparativer Diagnostik. Soziokulturelle Unterschiede finden keine Beachtung, der negative Effekt von Tabak, Alkohol, Koffein, Limonade und vor allem Bewegungsmangel wird kaum berücksichtigt. Dr. med. Winfried Beck, Orthopäde, Atzelbergstr. 54, 60389 Frankfurt (Ärztliche Praxis 30/14.4.1995/4)

»Wie kann man nur in einem ersten Gesundheitswerk so viele witzige Episoden einbringen!« sagen mir viele Leser. Ich kann nur antworten:
Den Deutschen fehlt mit Nietzsche ein wichtiges Instrument zur Unterrichtung und Gesundung der Menschen: der Humor.

Es gibt auch noch kluge Ärzte, die klar sehen und sich nicht scheuen, gegen den von den Fakultäten verordneten Krankhaltungstaktik-Strom zu schwimmen. Leider sind sie allzu dünn gesät.

2475 718 **Magnesiumermittlung - Magnesium-Schlucken ist derzeit »in«:** Die verbreitete Praxis, Magnesium-Werte im Blutplasma zu analysieren, bemängelte Elin als unzulängliches Verfahren. Die so ermittelten Werte hätten wenig Aussagekraft über den tatsächlichen Magnesium-Status in den Zellen, wo die enzymatischen Prozesse stattfinden. (Ärzte Zeitung 174/30.9.1992)

2476 718 **Was ist gesichert in der Therapie mit Magnesium?** fragt das arznei-telegramm 7/1991:
Eine unkontrollierte Studie deutet eine antihypertensive (blutdrucksenkende) Wirksamkeit der oralen Langzeitmedikation (15 mmol/Tag über 6 Monate) an. Spätere plazebokontrollierte Studien bestätigen jedoch bei vergleichbarer Magnesiumdosierung diese Ergebnisse nicht.
In der bisher einzigen plazebokontrollierten Doppelblindstudie hat Magnesium (15 mmol/Tag per os) nach 3 Monaten jedoch keinen signifikanten Effekt auf Gesamtcholesterin, LDL-Cholesterin und Triglyzeride.

Zuallererst wurde das tierische Eiweiß mit täglich 75g als unbedingt lebensnotwendig dargestellt. Schließlich wurde Kalzium als äußerst wichtig gepriesen. Dann wurde das Magnesium hochgespielt, dann war das Selen überaus wichtig für die Herren Professoren. Nun sind es die Enzyme - nur: Dir sollte klar sein, daß es sich stets um Dinge handelt, die man sich kaufen muß. Dinge, an denen die Beteiligten also verdienen. Wogegen auch nichts einzuwenden ist. Aber es ist etwas dagegen einzuwenden, daß weniger gut denken könnenden Mitmenschen suggeriert wird, sie würden allein mit dem Einnehmen eines Minerals oder Eiweißstoffes gesund werden.

📖 57 *Arthroskopie* (Betrachtung eines Gelenkinnenraums)
Bei aller Faszination für das arthroskopische Bild - die Methode der »Gelenkspiegelung« hat durchaus ihre Grenzen. Denn mit der Arthroskopie, die sich mittlerweile überall als Routineverfahren etabliert hat, lassen sich nur intraartikuläre (im Gelenk befindliche) Veränderungen erfassen. Dadurch wird so mancher Kollege dazu verleitet, Gelenkbeschwerden jedweder Art lediglich auf Strukturen innerhalb des Gelenkes zu projizieren und die extraartikularen Veränderungen außen vor zu lassen. Zu den bedeutenden Strukturen wie Muskeln, Sehnen, Kapseln und Bändern kann nämlich praktisch keine Aussage gemacht werden.
So verwundert es nicht, wenn das Entfernen einer »physiologischen« Synovialfalte (Gelenkschmierverhärtung) oder das Glätten von Knorpel nicht zu der erwünschten Linderung von beispielsweise Knieschmerzen führt. Aber schließlich ist ja der Arthroskopiker sowohl sich selber als auch dem Patienten gegenüber »verpflichtet«, etwas im Gelenk finden zu müssen. (Medical Tribune Nr. 35/28.8.1992/4, Unterstreichung vom Verfasser)

📖 262 Auch solche Patienten werden immer wieder arthroskopiert (Untersuchung des Gelenkinnenraums mittels Endoskop = Sehrohr in Narkose) und meniskektomiert (Herausnehmen des Meniskus) mit der Folge, daß die Arthrose aktiviert wird und der Patient in absehbarer Zeit doch eine Umstellungsosteotomie (Knochendurchtrennung) oder sogar eine Prothese braucht.
(...) Beim Niedergelassenen hängt es vom Zulauf ab: **Der Anfänger oder derjenige, der nicht so viel zu tun hat, wird sich *allein aus pekuniären Gründen* eher für als gegen eine Arthroskopie entscheiden.** Ich schätze, daß mindestens 20 % aller Arthroskopien überflüssig sind, wahrscheinlich sogar mehr. Das betrifft vor allem die diagnostischen Arthroskopien.
(Medical Tribune 42/16.10.1992, Hervorhebung vom Verfasser)

📖 113ff *Professor Dr. Hans Vetter aus Bonn kritisiert:*
Bei der (Blut-)Hochdrucktherapie haben Ärzte offenbar Wissensdefizite!
(Ärzte Zeitung, 23.1.1992)

> »Nichts zu tun ist das Beste in der Inneren Medizin.«
> Josef Skoda, berühmter Wiener Arzt, letzter Hippokratiker und Mitbegründer des Medizinischen Nihilismus.

📖 56 »Würde der Staat darauf halten, daß nur gesittete, mit Schulwissenschaften und einem guten moralischen Charakter begabte junge Menschen sich der Wundarzneikunst widmeten, so könnten die Regimenter und die Provinzen mit geschickten Wundärzten und nicht mit privilegierten Totschlägern versehen werden.« (BILGUER, Chirurg, 1791, Harenberg, Chronik der Medizin)

📖 310 Sie selbst bringen jährlich auf der Erde Millionen um, haben 95% Pfuscher und Scharlatane in ihren Reihen, die Herren Schulmediziner, und regen sich mit solchen Worten auf, wenn es auch unter den Heilpraktikern einen ihres Schlages gibt:
Vom Heilpraktiker um die Ecke gebracht

> Die Schulmedizin von heute: ein wieder zum Leben erwecktes Schreckgespenst!

Wer zum Heilpraktiker geht, riskiert unter Umständen sein Leben. Dies belegen Fallberichte Heidelberger Rechtsmediziner: Vier Patienten starben durch Pfusch von Heilpraktikern. Zwei Frauen wurden »nur« geschädigt. So versuchte ein Heilpraktiker durch eine selbstfabrizierte Mixtur gegen Hautleiden eine massive Atropinvergiftung. Ein anderer spritzte seiner Patientin ein Homöopathikum in die vergrößerte Schilddrüse - Folge: eine Strumitis. Vier Patienten starben, weil Heilpraktiker entweder Krankheiten nicht erkannt oder deren Gefahren unterschätzt hatten. Darunter ein zehnjähriger Diabetiker, der zur »Entgiftung« täglich zwölf Stunden lang an zwei Nickelstäbe (»Elektroden«) angeschlossen worden war. Diese Stäbe hingen an einem verzinkten Mülleimer, der mit homöopathischen Mitteln gefüllt war. Gleichzeitig halbierte der Heilpraktiker die Insulindosis des Jungen und kontrollierte selbst dessen Blutzucker.
Da er die Meßwerte nicht interpretieren konnte, starb das Kind nach vier Wochen an den Folgen einer hyperglykämischen Krise. Die Heidelberger Rechtsmediziner vertreten den Standpunkt, die Einwilligung eines Patienten in die Behandlung durch einen Heilpraktiker sei grundsätzlich unwirksam, Heilpraktiker könnten mangels fachlicher Qualifikation nicht ordnungsgemäß aufklären.
(Ärztliche Praxis 83/15.10.1994/1, aus Versicherungsmedizin 46 [1994] 171-174)

📖 824 **Ärztliches Wissen war schon immer nachteilig für die Kranken!** PETERSEN, J., Hauptmomente in der geschichtlichen Entwicklung der Medizinischen Therapie, A.F. Höst&Sohn, Kopenhagen 1877, Auszüge:
(...) und selbst der Typhus heilt am sichersten, wenn wir ihn nicht zu heilen versuchen, sondern der milden Obsorge der Natur überlassen. Diese und ähnliche Aeusserungen führen Laien und Aerzte täglich im Munde, und wir müssen gestehen, nicht ganz ohne Grund; denn keineswegs steht die Fülle unseres Wissens in einem geraden Verhältnisse zu den Erfolgen unseres Wirkens. Unser Wissen hat sich vielmehr in den letzten Decennien bis zu einer erstaunlichen Masse vermehrt; unser Wirken am Krankenbett hat sich, wenn nicht in demselben Verhältnisse, doch sehr bedeutend, vermindert; nicht als ob wir bei unserem vermehrten Wissen weniger zu wirken im Stande wären, als unsere Vorfahren bei ihrem beschränkteren Wissen, sondern weil wir gerade bei unserem vermehrten Wissen in vielen Fällen die Zweck- oder Nutzlosigkeit so manchen therapeutischen Verfahrens einsehen lernen. Es steht daher mit Recht zu besorgen, dass sich der Kreis unseres Wirkens in dem Gerade verengern, als sich jener unseres Wissens erweitern wird. (S. 191)
Erkenne: Große Ärzte haben schon sehr früh eingesehen, was mit Wissen vollgestopfte Kollegen wert sind...
Die praktische Medizin oder Therapeutik ist daher in der Anthropologie (Wissenschaft vom Menschen) begriffen und kann nur aus dieser entwickelt werden. Da diese jedoch noch selbst unterentwickelt ist, so ist es begreiflich, dass wir bis zum heutigen Tage noch keine wissenschaftlich begründete Therapeutik haben konnten. Das Kuriren war jedoch von jeher ein viel zu lockeres und dringendes Geschäft, um so lange verschoben zu werden; man hat daher zu kuriren begonnen, ohne sich erst um die Natur des Gegenstandes zu kümmern, den man kuriren wollte. So wenig die Alchymisten unter den Schlacken ihrer Schmelztiegel Gold herausförderten, ebensowenig vermochten die Heilkünstler der Vorzeit durch ihre zahlreichen Heilversuche eine rationale Therapie zu Tage zu fördern. (S. 192)
(...) Unsere Vorfahren haben stets zum Wohle der leidenden Menschen gearbeitet, ohne sich viel um das Gedeihen der Wissenschaft bekümmert zu haben. Wir arbeiten nicht nur zum Wohle der Menschheit, sondern auch zum Wohle der Wissenschaft! So wie sich unsere Vorfahren

mehr um den Erfolg ihrer Kuren bekümmerten, so bekümmern wir uns mehr um den Erfolg unserer Forschungen. Unsere Tendenz ist daher eine rein wissenschaftliche. (...) so belangreich ist, dass medicinische Praxis auch fernerhin für eine Kunst erklärt werden muss, zu deren Ausübung mehr, und etwas ganz anderes erforderlich ist, als die blosse wissenschaftliche Theorie. (S. 228) Es verfallen so Viele in den Fehler des Laien, der über dem einmaligen Erfolg seines Hausmittels hundert Fälle vergisst, wo es ihn im Stich gelassen. Es gibt eine Klasse von Aerzten, die eine wahre Idiosyncrasie (Überempfindlichkeit) für solche Mittelempfehlungen haben. Eine neue Salbe versetzt sie in Enthusiasmus; selbst die unwahrscheinlichste Heilungsgeschichte und das abenteuerlichste Mittel, das in der Journalliteratur auftaucht, reisst sie hin. (S. 233) Daher erkennen wir den wahren rationellen Arzt nicht an der Bestimmtheit der Diagnose, sondern an der Vorsicht, nicht an jenem kecken, und möcht ich sagen, frechen Mitsichfertigsein, mit dem man früher die Welt geblendet, sondern daran, dass er weiss und anerkennt, dass unser Wissen Stückwerk ist (S.237) (...)

die aus den dunklen Regionen der Volksmedicin und »Naturheilkunde« stammend, sich jetzt auch innerhalb der Wissenschaft einzubürgern beginnen, und unter welchen zunächst die Wasserkuren genannt werden müssen. Zwar vollzieht sich dieser Uebergang sehr gegen den Willen der neuen physiologischen Medicin; denn die roh empirische, von unwissenden Laien getragene Therapie ist der selbstbewussten, nach Exactheit strebenden Wissenschaft ein Gräuel. (S. 295)

Es gibt keine Krankheitsform, die nicht ohne sogenannte Medicamente geheilt werden kann, und bei welcher nicht dieselbe durch die tausend anderen Hülfsmittel, welche dem rationellen Arzt zu Gebot stehen, vollständig ersetzt werden können; und in der Mehrzahl der Krankheitsfälle ist die Verordnung von Medicamenten geradezu die Nebensache, in einer nicht kleinen Zahl entschieden nutzlos und blosse Concession, welche bei dem Aberglauben des Patienten und zur Befestigung seines Vertrauens wirklich oft unerlässlich ist. (S. 268)

2483   55 Berufsübel: ärztliche Arroganz
Es geht sehr wohl um eine »Herrenreiter-Mentalität«, allerdings nicht die der Arbeitgeber, sondern die mancher Ärzte, die meinen, für alle Aufgaben im Gesundheitswesen (omni-)potent zu sein. Und wenn diese Mentalität von Pflegearbeitern auch angesprochen wird, dann wird vielleicht deutlich, warum sie nicht etwas näher begründet wird. Professor Dr. Sabine Bartholomeyczik, Universität Frankfurt (Ärzte Zeitung 225/13.12.1994/17)

2484   643 Wo eigentlich findet Scharlatanerie statt?
Obskure paramedizinische Methoden und Heilversprechen eröffnen Heilpraktikern und Ärzten profitable Pfründe. **Scharlatanerie läßt sich mit natürlichen Heilweisen ebenso betreiben wie mit Computertomographen**, die wie ein archaisches Heilritual dargeboten werden. Nicht wenigen Patienten wird mit wissenschaftlich fragwürdigen oder ärztlich nicht indizierten Maßnahmen das Geld aus der Tasche gezogen. (S. 60)
HUBER, E., Handeln statt schlucken, edition g, Berlin, ISBN 3-86124-176-5 (Huber ist Präsident der Ärztekammer Berlin, Fettdruck vom Verfasser)

2485   155 Es gibt sie noch vereinzelt neben Hackethal, Ellis Huber und Heidi Schüller, die klarsichtigen, aufrichtigen Ärzte, die sich nicht scheuen, der Arroganz ihres Berufsstandes entgegenzutreten und den Verfasser in seinem Bemühen um eine sanfte, menschliche Therapie, ohne Gifte und Apparate, klassisch zu unterstützen:
Dank Euch, Dank für Euren Mut, Ihr Journalisten der Ärzte Zeitung, einen solchen Artikel zu veröffentlichen! Möge sich die Wahrheit so mehr und mehr ihre Bahn brechen. Denn nur so wird wieder Menschlichkeit in unser gemeinsames Bemühen kommen, den kranken Menschen und der kranken Erde echte Hilfe zuteil werden zu lassen.

2486   155, 267 Was bedeutet ärztliche Ethik? »Eure beeindruckende Sozialethik sieht in Wirklichkeit so aus: God bless me, and the hell with you« Der renommierte Gesundheitsökonom Professor Uwe Reinhardt von der Princeton-University in New Jersey. (Ärzte Zeitung 232/24.12.1994./6)

2487   80 Ob Akutbehandlung oder Rehabilitation: **Nihilismus prägt Therapie-Szene**
Die Schlaganfallbehandlung liegt vielerorts im Argen: Therapeutischer Nihilismus ist an der Tagesordnung, es fehlen einheitliche Handlungs- und Behandlungskonzepte. Die flächendeckende Einrichtung personell wie technisch erstklassig ausgestatteter »Stroke Units« ist noch in weiter Ferne. Die Rehabilitation älterer und akuter Schlaganfall-Patienten wird oft mehr als nachlässig gehandhabt - und Angehörige werden mit ihre »Pflegefällen« schmerzlich allein gelassen. (Ärztliche Praxis 87/29.10.1994)
Hatten wir nicht schon im Buchteil mal was von »Ärztlichem Nihilismus« gehört? Aber ja? Nur der hier aus der Jetztzeit beruht nicht auf der freiwilligen Basis der früheren Wiener Klinikdirektoren Skoda und Dietl - der hier beruht auf einfacher Unfähigkeit. (→LV 0642,0653,80)

2488   966 Alle, die sich für die Natur einsetzen, werden gnadenlos verfolgt oder verfemt:
Dr. Peter Schmidsberger ist gestorben
Er gehörte zu den ganz wenigen (an einer Hand abzählbaren) kritischen Medizinjournalisten, die ihre Meinung auch öffentlich vertraten ohne Rücksicht auf Ruhm und Karriere. Als langjähriger Kolumnist der »BUNTEN« (mehr als 25 Jahre) verfügte er über ein Sprachrohr, das Millionen erreichte. Diese »Reichweite« war es denn auch, die den »stern« nicht ruhen ließ, einen der fähigsten deutschen Wissenschaftsjournalisten in seiner Berufsehre zu diffamieren, in dem er behauptete, Schmidsbergers ärztliche Ratschläge seien lebensgefährlich. Nach achtjähriger Prozeßdauer hatte der »stern« zwar in letzter Instanz verloren, aber auch Schmidsbergers Gesundheit ruiniert. Peter Schmidsberger war nämlich einer, der für das, was er einmal als richtig erkannt hatte, kämpfte, und zwar ohne Rücksicht auf seine eigene Person. (raum&zeit 72/1994/60)

2489   536 »Durch High-Tech-Medizin erhöhen die Ärzte aus Spaß ihre Erfolgsquote, um problemlose Fälle auf den OP-Tisch zu bekommen.« Ärztin Heidi Schüller - eine der wenigen klarsichtigen Mediziner, die weiß, was gespielt wird, weshalb sie auch

---

**"Alles Routine",
versicherten die Ärzte
vor dem Eingriff.
Stunden später starb
Helga Lindner**

...er in die Klinik. Dort bot ein erschütterndes Bild: ...u lag zusammengesunken...tt, hatte sich mehrmals übergeben. Sie war nicht ansprechbar, zeigte keinerlei Reflexe."

Harry Lindner alarmierte das Pflegepersonal. Einen Kommentar vom Chirurgen bekam er nach zwei Stunden, telefonisch: „Der Eingriff verlief normal. Kein Grund zu Sorge." Auch die Stationsärztin beschwichtigte nach einem kurzen Blick auf die Patientin: „Ihrer Frau geht es gut. Fahren Sie jetzt nach Hause." Um sechs Uhr morgens klingelt bei Harry Lindner das Telefon: „Ihre Frau starb um 4.30 Uhr. Es ist uns völlig unerklärlich."

Heft 11 vom 9. März 1995

von der Versicherungsgesellschaft nicht gemocht wird: Vorsitzender Rolf Kegel unter Bezug auf das Interview Heidi Schüllers mit der Ärzte Zeitung (161/12.9.1994): »Wer so argumentiert, taugt nicht als Gesundheitsministerin.«

📖 373, 630 **Gutverdienende Orthopäden**
(...) scheint aus ihrer offensichtlich gut ausgeprägten Phantasie geboren zu sein. Sie sollten letztere mehr für ihre Patienten einsetzen, als für innerärztliche Neidhetze vergeuden. Vielleicht haben sie dann auch mehr Einkommen... Dr. Gerhard Fleischner, Bundesverband Niedergelassener Gebietsärzte e. V., Bezirksverband Oberbayern, 83722 Schliersee (Medical Tribune 42/21.10.1994/41)

a) 📖 241 **Begeisterung über Laserchirurgie hat nachgelassen** (...) Doch hätten einige Untersuchungen der letzten Zeit ergeben, daß dabei möglicherweise entgegen früheren Annahmen doch »ungewollt Läsionen in der Tiefe gesetzt« würden. Aufgrund welcher Mechanismen die Schädigungen entstehen, ist nach Angaben des Ulmer Orthopäden noch unklar. (Ärzte Zeitung 184/15.10.1994/4) (→LV 2346)

b) 📖 241 **Von den Tücken des Lasers bei der Prostata-Operation** Die transurethrale Resektion (TUR) ist und bleibt vorläufig der Goldstandard in der Behandlung der benignen Prostatahyperplasie (BPH). Goldener - da waren sich die Experten beim 29. Alpenländischen Urologensymposium einig - geht`s mit keiner anderen Methode. Die anfängliche Laser-Euphorie hat sich mittlerweile gelegt: Mit der TUR, so das Fazit der Experten, ist der Patient schnell und gut bedient, während er sich beim Lasern auf eine lange Krankheitsphase und eventuelle Zweiteingriffe gefaßt machen muß. »Der Laser ist gegenwärtig noch nicht aus dem Stadium einer experimentellen Therapie heraus", betonte Professor Dr. Detlef Frohneberg, Urologische Klinik am Städtischen Klinikum, Karlsruhe. (Medical Tribune 41/13.10.1995/11)

📖 37, 630 Seid glücklich, ihr Ärzte, denn es könnte noch schlimmer kommen, die Mediziner würden weiterhin untereinander kämpfen statt mit ihren Kontrahenten, und wenn Neid und Konkurrenzkampf allen Rest von Kollegialität und Anstand vernichten. Don't worry...(Ärzte Zeitung 232/24.12.1994/17)

📖 361 Dieser Arzt legt den Finger auf die Wunde: **Moderne Medizin: der Nimbus bröckelt**
Mit seiner Kritik macht sich der Autor selbst zum Maß aller Dinge, und genau das ist eine Anmaßung. Es liegt mir fern, hier die Anhänger der EAV bzw. der BFD zu verteidigen. Vielmehr sollte man erkennen, daß jene Weltelite, die in der Medizin das Sagen hat, unter einem Realitätsverlust leidet und sich standhaft weigert, diesen zur Kenntnis zu nehmen. Um die Öffentlichkeit vom eigenen Versagen abzulenken, wird unter Ausnutzung der allgemeinen Wissenschaftsgläubigkeit die allmählich erstarkende medizinische Opposition diskriminiert. Über diese mag man denken, wie man will. Immerhin steht die klassische chinesische Medizin auch im westlichen Lager unmittelbar vor der Anerkennung. Der Nimbus der modernen Medizin bröckelt unter der zunehmenden Bedrohung der Menschheit durch alte und neue Seuchen, und die Menschen fliehen zu den Außenseitern. Mögen diese auch den Ausweg nicht gefunden haben, so lassen sie doch erkennen, daß sie die Suche nach einem solchen für dringend erforderlich halten. (Dr. med. H. G. Eberhardt, Saarbrücken)

> **Auch Experten haben mehr Fragen als Antworten**
> (Ärzte Zeitung 21/6.2.1995/11)
> Wozu also willst Du dann noch die Meinung des Professors zu Deinem Leiden hören?

📖 279 (→LV 1903, 3737, 6326, 9489, 9471, 9615) **Ist Jod harmlos?**
Jodthyrox®. Zusammensetzung: Eine Tablette Jodthyrox enthält 100 mg Jod. Andere Bestandteile: Carmellose-Natrium, Siliciumdioxid, Magnesiumstearat, Cellulose, Mannit. **Nebenwirkungen:** Bei Jodüberempfindlichkeit Fieber, Hautausschlag, Rötung, Jucken und Brennen der Augen, Reizhusten, Durchfall, Kopfschmerzen (Tabletteneinnahme beenden). Gelegentlich: Zu Beginn der Therapie Tachykardie, Herz-Rhythmus-Störungen, Tremor, Unruhe, Schlaflosigkeit, Hyperhidrosis, Gewichtsabnahme, Durchfall (Tagesdosis reduzieren oder Medikation für mehrere Tage unterbrechen). E. Merck, 64271 Darmstadt.

Hier sagt ein Ehrlicher aus seiner Erfahrung mal seinen Kollegen die Wahrheit:
Ich rezeptiere also palliativ ein Analgetikum, stütze das verbrauchte Herz mit Nitraten und ACE-Hemmern, lasse ihn durch den Augenarzt, HNO-Kollegen, Urologen, Neurologen und Orthopäden fachärztlich mitbehandeln, höre mir geduldig die Geschichten aus dem Zweiten Weltkrieg an und helfe dem Patienten in einer seelsorgerischen Komponente, mit seiner Einsamkeit und seinen vielen Beschwerden fertig zu werden. Und als Ergebnis all dieser hausärztlichen Bemühungen kann ich mir letztlich als »medizinischen Erfolg« an die Fahne heften, daß dieser Patient noch älter, noch kränker, noch polymorbider (krankheitsanfälliger) und noch pflegebedürftiger wird. Die moderne Medizin (und ich als Hausarzt bin einer ihrer Repräsentanten) mit all ihren beeindruckenden und faszinierenden Möglichkeiten schafft also letztendlich nicht ein **Mehr an Zufriedenheit und Gesundheit**, sondern eigentlich ein **Mehr an Krankheit, Unzufriedenheit, Siechtum, Polymorbidität**. (Prakt. Arzt Dr. Drews, Mölln, in Medical Tribune 8/24.2.1995/12)

Der Wind weht den Medizinern schon etwas stärker ins Gesicht
Die Ärzte sollten doch aus den letzten Jahren gelernt haben, daß sie durch so manches Verfahren sehr viel Porzellan unter der Bevölkerung zerschlagen. Sie sollten aber auch gelernt haben, daß die Zeit vorbei ist, wo ein Arzt quasi ex cathedra alles in dieser Gesellschaft erreichen kann, was er erreichen will. (Dr. Harald Renniger, Allgemeinarzt Ingolstadt in Ärzte Zeitung 21/5.2.1996/22)

> **PRAXIS AKTUELL** Ärztliche Praxis • Nr. 46 • 7. Juni 1996
> **Die Ränke der Schmerz-Mafia**
> Schmerzpatienten in den Händen von Scharlatanen? Mit harten Bandagen kämpft Schmerztherapeut Jungck gegen „anmaßende" Kollegen, „die von Algesiologie nichts verstehen". Interview ▶ 3
> Wenn die ärztlichen Kollegen sich schon als Mafiosi bezeichnen, wie soll es da der Verfasser anders können?

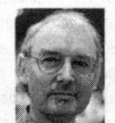

Das auch noch: 50% falsche Ratschläge für die Reise: So haben in einer Studie mit je 200 deutschen und schweizer Medizinern über die Hälfte der befragten deutschen Hausärzte falsche Prophylaxeempfehlungen für das Reiseland Thailand gegeben. Und dies, obwohl sie sich nach eigenen Angaben kompetent fühlten, die angehenden Touristen zu beraten.

Nur im Ausland können es sich ehrliche deutsche Mediziner erlauben, mal zu sagen, was sie wirklich denken:
»95% aller medizinischen Behandlungen sind überflüssig (...) Wir haben in Tübingen den Weg zur Gesundheit zwar in der Schublade. Wir halten es jedoch nicht für angebracht, ihn der Öffentlichkeit mitzuteilen, weil sonst Millionen von Ärzten überflüssig werden.« (Spanisches Fernsehen, 1.Programm, Sendung vom 3.12.1994, 9 Uhr in Preguntas y Respuestas)

a) **Die Sauerstoff-Mehrschritt-Therapie ist schlicht und einfach Humbug.** (Ärzte Zeitung 233/11.12.1989)

Verifizieren ließ sich in einer eigenen Untersuchung (4) nicht einmal die Grundbehauptung, nach der eine permanente Erhöhung des arteriellen Sauerstoffdrucks im Blut »wie in den besten Jahren der Jugend« über die Zeit der Sauerstoffgabe hinaus möglich sein soll. Wie zudem eine künstliche Erhöhung des altersphysiologischen Sauerstoffpartialdrucks im Blut eine koronare Herzkrankheit verhindern oder bessern soll, ist völlig unklar, denn das Sauerstoffangebot an die Körperzellen wird nur um wenige Prozentpunkte erhöht. (Deutsche Medizinische Wochenschrift 115/Nr. 10/395)

Die weitverbreitete Sauerstoff-Mehrschritt-Therapie hat weder bei Atemwegskranken noch bei Gesunden einen nachweisbaren Effekt. Einige der im Hufeland-Verzeichnis aufgeführten Methoden können zu Plazebo-Effekten führen, wie sie beispielsweise auch bei Asthma durch Suggestion und Hypnose zu erzielen sind. Von allen sonstigen Methoden des Hufeland-Verzeichnisses fehlt bis heute jeglicher Effizienznachweis, wie in einer demnächst in "Atemwegs- und Lungenkrankheiten" erscheinenden Übersicht belegt wird.

Insgesamt sind die "Therapierichtungen" der "biologischen Medizin nicht geeignet, irgendeinen Beitrag zur Verbesserung der etablierten medikamentösen und nicht-medikamentösen Behandlungsprinzipien bei chronischen Atemwegserkrankungen zu leisten." Deutsche Atemwegsliga e.V. Burgstr. 12, 33175 Bad Lippspringe in: (Forschung und Praxis 14.12.1994; Jg 013; Nummer 189)

Hier bin ich ausnahmsweise mal mit der Schulmedizin einer Meinung. Du aber merke Dir von allen alternativen Methoden, die Dir kein Eigenaktivität abverlangen und nur durch bequemes Erdulden hinter sich gebracht werden können: Sie sind die in sie gesetzten Hoffnungen und die damit vergeudete Zeit nicht wert - wenn sie auch nicht so schweren Schäden zufügen wie die etablierte Medizin.

Wie geht die Krebs-Mehrschritt-Therapie vor sich? Als Tumor-Patient wirst Du zwei Stunden täglich mit Sauerstoff-Inhalationen behandelt. Thymus-Extrakt, um die Abwehrlage zu verbessern, sowie Vitamin B und Magnesiumorotat erhältst Du außerdem neben Bewegungstraining. Zusätzlich wird Dir an Chemie verpaßt: **a) Per os: 1 Tablette Isoket® retard (20 mg Isosorbitdinitrat), 1 Tablette Oxygenabund1 (30 mg Thiaminhydrocklorid, 100 mg Magnesium-Orotat, 75 mg Dipyridamol), 1 Tablette Cebion® (1g Vitamin C). b) Sublingual: 1 Kapsel Strodival® spezial (6,0 mg g-Strophantihn).** Eine klinische Untersuchung mit Elektrokardiogramm, Belastungs-EKG, Lungenfunktionsdiagnostik, Puls, Blutdruck sowie eine Bestimmung von Laborparametern wie: großes Blutbild, Serum-Elektrolyte und Blutgas-Analyse, Leberenzyme, Tumor-Marker, Blutzucker einschließlich eines Glukose-Belastungs-Tests, Serum- und Immunelektrophorese, bildgebende Diagnostik mit Röntgenaufnahmen, Computertomographie, Szintigraphie, Ultraschall und Endoskopie erfolgt vorher beim Heimatonkologen oder im Behandlungszentrum der Ardenne Instituts. Vor jeder Behandlung wirst Du erneut untersucht, und laborchemische Parameter wie Blutgas-Werte, Elektrolyte und Blutzucker werden bestimmt. Für die Hypertermie- und Hyperglykämie-Phase erhältst Du eine Neurolept-Analgesie mit Dehydrobenzeridol und Fentanyl. Auf einer Infrarot-Liege bekommst Du dann kontinuierlich vierzigprozentigen Sauerstoff über einen Laminartrichter zugeführt - und zwar im Durchschnitt, je nach Temperaturhöhe und Bedarf, zwischen 20 und 50 Liter pro Minute. Die Behandlung dauert etwa vier Stunden. Bei der Nachtvariante etwa acht Stunden.

Als Urmethodiker muß Dein gesunder Menschenverstand über diese künstliche Methode zur Heilung so lauten: Wenn der Körper ein Gasgemisch erhält, an das er nie im Laufe der Evolution gewohnt, so wird er es als fremd erkennen und ablehnen - selbst wenn er sich anfangs dadurch "gestärkter", "schmerzfreier" oder "von Schwindel befreit" fühlt, wie es verschiedene Patienten danach behaupten. Erstbesserung ist fast jedem Medikament feststellbar.

Die Überzuckerung wird durch Infusion von fünf bis sechs Litern zehnprozentiger Glukose erreicht, über ein T-Stück werden gleichzeitig Elektrolyte in Abhängigkeit von den alle 15 Minuten bestimmten Laborparametern infundiert. Der erreichte Blutzucker-Wert beträgt danach über 400 Milligramm pro Deziliter. Die Wärme wird durch eine Infrarot-A-Strahlung zugeführt, wobei der Strahlung ein Wasserfilter vorgeschaltet ist. Erreicht wird die therapeutische Temperatur von 41,5 Grad Celsius nach etwa eineinhalb Stunden. Optimal sind 41,8 bis 42 Grad. Temperaturen über 42,5 Grad sind derzeit routinemäßig noch nicht möglich. Die Plateau-Phase dauert etwa 60 Minuten, dann mußt Du langsam abkühlen. Diese Phase dauert etwa fünf Stunden.

Für diese Therapie hast Du ca 40.000 DM auf den Tisch zu legen. Was Du allein durch die Überzuckerung an späteren Leiden bekommst, ist nicht auszudenken. **Merke: Dir kann nichts nützlich sein, wo andere Menschen ihren Profit mit machen!** Bei der Gesundheit gilt nicht der Satz "Was viel kostet ist gut", sondern "Was nicht viel kostet ist gut". Vergiß es nie!

2499 b) Ein Reisender in Sachen Angst/Sauerstoff-Mehrschritt-Therapie

Der naturwissenschaftliche Alleskönner der DDR, Professor von Ardenne, Manfred, reist wieder einmal durch die Bundesrepublik und propagiert seine Sauerstoff-Mehrschritt-Therapie. Und die Schar seiner Jünger wächst. Außenseiter haben zu Zeit Hochkonjunktur, und Wundermittel finden reißenden Absatz. Es ist ethisch bestimmt nichts dagegen einzuwenden, krebskranken Hoffnung zu geben und auch Methoden anzuwenden, die sich objektiven Prüfungen entziehen, aber in der Lage sind, die Qualen und das Ende zu erleichtern. Zum frommen Betrug greift jeder Arzt. Doch wird niemand behaupten, das Krebsproblem gelöst zu haben. Wenn die von Ardenne seit vielen Jahren angepriesene Sauerstoff-Mehrschritt-Therapie L wirklich so gut wäre, wie ihre Verfechter behaupten, hätte sie sich schon längst durchgesetzt. Die vielen verteufelte Schulmedizin ist eine empirische Wissenschaft und kennt keine Dogmen. Gutes, auch wenn es von Nichtmedizinern kommt, wird aufgenommen und umgesetzt. (JANSSEN, C., in Ärzte Zeitung 171/1989/2)

Wo hat die Schulmedizin je Gutes aufgenommen? So dreist wie dieser Prof. Janssen hat wohl kaum jemals ein Schulmediziner gelogen. Dann sollte doch auch schleunigst die Ur-Therapie aufgenommen werden... Schade nur, daß sie zu gut ist und den Medizinern ihr schönes Einkommen nehmen würde!

»Das Ideal der Medizin ist es, die Notwendigkeit des Arztes zu beseitigen.« (Dr.W.J. Mayo)

Was für leere Sprüche dieses Heuchlers - des reichsten Arztes der Welt, der zuvor in seiner berühmt-berüchtigten Klinik die ärztliche Notwendigkeit seiner Schadensdiagnosen den Kranken glauben machte.

2500 Ärzte und Pharmaindustrie

📖 348 **Ärzte und Pharma-Industrie gehen aufeinander zu** (Schlagzeile der Ärzte Zeitung 9/10.6.1993/1)

📖 440 Wie die Pharmaindustrie mit Geld die Mediziner kauft: 100.000 DM für die Klinik für Tumorbiologie der Universität Freiburg spendete die Firma Sertürner Arzneimittel, Gütersloh, anläßlich ihres 25jährigen Firmenjubiläums. (Ärztliche Praxis 65/15.8.1992)

📖 348 GODDARD, J., »The Medical Business«, Scientific American, 229/73, 161. WILDER, C., »Pulmonary«, Medical Communications of Mass. Med. Society 3/1848. SUTHERLAND, E. S., »White Collar-Crime«, Holt, 61 SCHREIER, H., »Medizinimperialismus«, Lancet, 1/74, 1161 und: Med. Pharm. Stud. Ges. e.V., »Die Bioverfügbarkeit von Arzneistoffen«, Bd. 6, Umschau 74

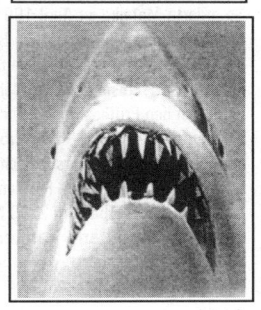

📖 348 **Pharmafabrik zahlt Ärzten 'Fortbildungs-Reise' in die Karibik.** (DER SPIEGEL 24/1994)

📖 348, 688 **Vorwurf der Kumpanei mit der Pharma-Industrie** Der Präsident der Berliner Ärztekammer, Dr.Ellis Huber, hat seine Berufskollegen aufgefordert, »ihre Kumpanei mit der Pharmaindustrie und dem medizinisch-industriellen Komplex insgesamt« aufzugeben. Die Menschen spürten, wie scheinheilig die Argumente dieser »Ärzte-Ayatollahs« seien, denen es hauptsächlich um die eigene finanzielle Gesundheit gehe, so der Berliner Präsident. (Kölner Stadt Anzeiger, 12.8.1992)

📖 966 **Asbestbranche schmiert Bundesgesundheitsamt** (taz v. 9.5.1988)
Das Bundesgesundheitsamt ist letzte Woche wieder einmal in Filzverdacht geraten. Die Staatsanwaltschaft ermittelt gegen einen ehemaligen Spitzenbeamten. Die Berliner Behörde steht nicht erst seit letzter Woche unter Filzverdacht. Schon 1985 hatte der damalige BGA-Präsident Karl Überla, 54, abtreten müssen - wegen allzu enger Verbindungen mit jenen Unternehmen, die das Amt eigentlich überwachen soll. Der Mediziner war unter anderem auf Kosten des Pharmakonzerns Bayer nach Israel gejettet, hatte sich von der Zigarettenindustrie nach Wien einladen lassen und saß zeitweise nicht nur in der BGA-Zulassungskommission für Medikamente als auch im Beirat einer Pharmafirma (...). Am Abend schleppten die Fahnder allein aus Aurands Berliner Wohnhaus zwei Säcke voller Beweismaterial heraus. (DER SPIEGEL, Nr. 19/1989)

📖 -348 **Ärzte als Söldner der Pharmaindustrie:**
Den Kampf gegen die zweite Gesundheitsreform läßt sich der Hartmannbund von der Firma Schwarz mit 300.000 Mark bezahlen. Ein Arzt (...) braucht Distanz zur Pharmaindustrie, sonst verfehlt er seinen Beruf. Denn Ärzte sind Schleusenwärter. Von den Pillen, Zäpfchen und Tinkturen sollen sie nur das Nützliche und Nötige zu den Patienten durchlassen. Doch leider halten viele Mediziner die Tore sperrangelweit offen. Ein Drittel der Medikamente, die sie verschreiben, gilt als umstritten: im besten Fall nutzlos, im schlimmsten suchtbringend. Die Industrie lacht sich ins Fäustchen, die Kassen zahlen sich krank...
Mancher Arzt legt allzuviel Wert darauf, dick Freund mit den Pharmaherstellern zu sein: Seminare in der Karibik, überbezahlte Gutachten. So schafft die Industrie ein günstiges Klima, und das Geld kommt über die Rezepte vielfach wieder herein. (DIE ZEIT, 11.9.1992)

📖 250 **Ärzte und Pharmazie: Komplott gegen den kranken Menschen:**
Ich habe selbst vier Jahre als Pharmareferentin gearbeitet und nicht zuletzt aufgehört, weil ich mich über die Machenschaften meiner damaligen Firma geärgert habe. Auf unseren Tagungen wurde stundenlang nur darüber diskutiert, wie und womit man den Arzt umgarnen kann. Ich hatte immer das Gefühl, daß es die Firma nie interessiert hat, ob dem Patienten wirklich geholfen wurde. (Sabine Freytag, Ratingen)
Sie schreiben in vornehmer Zurückhaltung: Weil den Ärzten oft die fundierte pharmakologische Ausbildung für eine sichere Beurteilung von Arzneimitteln fehle, seien sie dem Reklamerummel der Industrie fast hilflos ausgeliefert. Tatsächlich lernt man im Studium etwas über einige wichtige Inhaltsstoffe von Arzneien. Medikamenten-Namen werden jedoch nicht erwähnt. So sind angehende Ärzte heilfroh über jeden Vertreterbesuch, bei dem sie endlich das lernen, was sie tagtäglich unbedingt brauchen.
(Gisela Roggendorf, Nervenärztin, Bielefeld; STERN Nr. 42/1991)

📖 422 Dr.Knelleken, den besonders die deutsche Steuerfahndung durch unberechtigte Schätzungen in den Ruin trieb, war Initiator der öffentlichen Kampagnen gegen die Zuckerindustrie: Die Pharma-Zuckermafia besitzt beste Beziehungen! (Kölner Stadt-Anzeiger, 24.7.1983)

📖 249 **Proscar gegen Prostata**
(...) In einem »Marketing-Blitzkrieg« (The New York Times) will Proscar-Hersteller Merck solche Einwände niederkämpfen. Erstes Etappenziel sind Amerikas Urologen, die ein Präparat verschreiben sollen, das ihnen erhebliche Einkommensverluste bringen könnte: Ein großer Teil der 400.000 Prostata-Operationen pro Jahr, von denen jede bis zu 8.000 Dollar einbringt, würde womöglich überflüssig.
»Auf lange Sicht werden die Urologen noch mehr Geld verdienen«, beruhigte Mayer die besorgten Fachärzte; die Merck-Werbestrategie werde bei Amerikas Männern die Sorge um die Prostata schärfen, was die Zahl der Arztbesuche und Untersuchungen steigern dürfte; schließlich müsse weiterhin operiert werden, in jenen Fällen, wo Proscar nicht wirke.
So werde am Ende allen geholfen - Merck allerdings kommt dabei am besten weg: Die Firmenzentrale in Rahway rechnet mit einem weltweiten Proscar-Umsatz von einer Milliarde Dollar pro Jahr. (DER SPIEGEL 28/1992)

> Der Haifisch der hat Zähne. Und die trägt er im Gesicht. Und McHeath der hat ein Messer. Doch das Messer sieht man nicht...
> (B. Brecht, Dreigroschen-Oper)

📖 109, 549 Der Schweizer Chemiekonzern Ciba-Geigy hat 1991 seinen Gewinn nach Steuern um 24% auf 1,28 Milliarden Franken erhöht.
(Ärzte Zeitung, 1.4.1992)

Das sind die größten Pharmaproduzenten der Welt
Merck & Co. (USA), Glaxo (England), Bristol-Myers Squipp (USA), Hoechst (Deutschland), Roche (Schweiz), Smithkline Beecham (England), Pfitzer (USA), Ciba-Geigy (Schweiz), Sandoz (Schweiz), Bayer (Deutschland), American Home Products (USA), Lilly (USA), Johnson & Johnson (USA), Abbott (USA), Tekada (Japan)
Mit insgesamt für 83 Milliarden $ werden Ihnen von den Patienten ihre Medikamentengifte abgekauft.
(DIE ZEIT 11/10.3.1995/31)
Daneben werden für ca. 20 Milliarden Dollar homöopathische u.a. Arzneimittel und medizinische Geräte produziert. Welche ungeheure Macht! Was die allein an Werbung für ihre Produkte einzusetzen vermögen. Gegen diese gigantische Macht, die in eiserner Verbundenheit mit den Ärzten und Universitäten die

Menschheit beherrscht, kämpft dieses Buch einen einsamen Kampf. Hilf mit, seine neuen Ideen zu verbreiten und zu zeigen, daß die Macht des Geldes vor der Macht der Wahrheit nichts auszurichten vermag.

2511   250 **Medizinermafia** »Man kann sich als Laie kaum vorstellen, welche mafiaartig organisierte Kollegschaft ein Mediziner für seine Interessen mobilisieren kann«, sagt der Jurist Dr. Bernhard Giese, Leiter des privaten Tübinger Instituts für Medizinschaden-Begutachtung. (STERN 33/1993)

2512   250, 549 SAHUD A. COHEN R. J., Aspirin und Vitamin-C-Mangelerscheinungen«, Lancet, 8.5.71
»Bayer Leverkusen plant, bis zum Jahr 2000 den Umsatz im Bereich Gesundheit (Pharma, Selbstmedikation und Diagnostika) um 4 Milliarden DM auf 13 Milliarden zu steigern.« (Ärzte Zeitung, 19.3.1992)

2513   250, 549 DER SPIEGEL 15/84, S. 66, 75, 192, (...) donnerte er gegen die **skrupellosen Praktiken der Pharma-Industrie** und die »besorgniserregenden Tendenzen der Verschreibungspraxis der deutschen Ärzteschaft«. Schwangeren, erregt sich Sozialminister Prof. Farthmann, würden wegen angeblich drohenden Aborts Sexualhormone verordnet, obwohl die betreffenden Hersteller - aufgrund der klinischen Erfahrungen aus den letzten Jahrzehnten - solchen Einsatz nicht nur für sinnlos, sondern für gefährlich hielten, weil die Hormone zu Mißbildungen führen könnten. Kleinstkindern würden kortisonhaltige Einreibungsmittel verabreicht, schwerste Schmerzmittel, gefahrenreiche Antibiotika und sogar schlimme Antidepressiva wegen Bettnässens.

2514   178, 184 **Drei Lagen Friedhofskies für Asthmatiker** Die Zahl der Asthmatiker steigt kontinuierlich. Aufwendiger und teurer wird die Therapie, doch Hilfe scheint sie nicht zu bringen: Immer mehr Asthmatiker werden auch heute noch nur durch drei Lagen Friedhofskies von ihrer Krankheit geheilt. (...) Nach den neuseeländischen Untersuchungen steigt das Risiko, an Asthma zu sterben, durch die Fenoterol-Inhalationen auf das Eineinhalbfache. Bei Patienten unter zwanzig Jahren soll sich das Risiko sogar verdoppeln.
In Neuseeland haben die Gesundheitsbehörden den Ärzten einen warnenden »Dear Doctor«-Brief geschrieben und vor Fenoterol-Präparaten gewarnt. In Deutschland wird die Sache derweil noch hin und her überlegt. Das kann dauern, denn die ärztlichen Asthma-Experten sind meist gut Freund mit der Pharma-Industrie, ihrem Reisemarschall und Zubrotherren. (DER SPIEGEL 18/1991)
Alles, was die Pharmazeuten und Ärzte über Medikamente von sich geben, ist auf Täuschung abgestellt. Nur ein einziges, sie treffendes Wort sagt die Wahrheit: das Wort Pharmazie selbst. Es ist vom Griechischen pharmacon hergeleitet und bedeutet: Gift.

2515   630 LANGBEIN, K., »**Gesunde Geschäfte**«, Kiepenheuer & Witsch, führt den Nachweis über die Profitgier und Bestechlichkeit der Ärzte. Und wie diese nur als Erfüllungsgehilfen der pharmazeutischen Industrie fungieren. Zitat über Ärzte: »Die sterben für Publicity!«

2516   250, 348 **Erpressung, Nötigung - alles ist drin bei dieser Ärzte Pharmazie-Brüderschaft**
Deutsche Privatkliniken wollen die Ausstrahlung der ARD-Sendung »Die Abschöpfer« verhindern. Zur Zeit prüft der Sender den Film, der - wie es im Deutschen Fernsehen heißt - »die Machenschaften der Medizinmafia aufdeckt«. (BamS vom 25.10.1991)

2517   181 RUESCH, H., »Die Pharma Story«, Hirthammer Verlag, Auszug:
In unseren Tagen wird diese Gewaltherrschaft noch durch das Chemiesyndikat verstärkt, dessen einziges Ziel es ist, dem arglosen Herdenmenschen die lukrativen Therapien und gefährlichen Arzneien anzudrehen, mit denen das Kombinat ein Vermögen anhäuft.
(Siehe auch dazu: DER SPIEGEL vom 16.2.88)

2518   630 »...all diese Aufklärungsarbeit wird durch eine solche Kumpanei zwischen ärztlicher Interessenvertretung und pharmazeutischer Industrie in ein fragwürdiges Licht gerückt. Was diese Aktion für das ohnehin schwer angekratzte bis demolierte ärztliche Image in den Massenmedien und der Meinung der Bevölkerung bedeutet, darf man sich gar nicht ausmalen...« (Medical Tribune 38, 18.9.1992/48)

2519   250 »Interessengemeinschaft aus Geräteindustrie, medizinischer Bedarfsartikelindustrie, Pharmaindustrie und den Chefärzten der Krankenhäuser.« (OB Kronawitter im: DER SPIEGEL 50/1992)

2520   348 »**Gute Kommunikation zwischen Ärzten und Industrie**« (Original Schlagzeile) (Ärzte Zeitung Nr. 211, 23.11.1992/3)

2521   250 **Eine der verantwortungslosesten Berufsgruppen in Deutschland und der Welt: die Ärzte.** Bestechlich dazu!
»Die Ärzte fotokopieren den Rezeptblock - als Beweis, daß sie Arzneimittel verordnet haben. Dann kassieren sie von den Pharmafirmen als Umsatzbeteiligung entweder fünf Mark pro Rezept oder zehn% der verordneten Ausgabesumme.
Es gibt eine enge Verzahnung zwischen den Ärzten und der Pharma-Industrie in Deutschland. Da locken oft tolle Reisen und andere Präsente. Viele Pharmavertreter sind in Wirklichkeit mehr Reisevermittler als Informanten für sinnvolle Medizin.
Über eine Million Menschen in Deutschland sind tablettensüchtig - die meisten gehen auf das Konto der Ärzte. 900.000 Menschen sind durch ihre Ärzte tablettensüchtig gemacht worden. Solange das so bleibt, **ist der Ärztestand eine der verantwortungslosesten Gruppen in Deutschland.**« (Der Präsident der Ärztekammer Berlin, Dr. E. Huber am 28.8.1992, im ZDF)

2522   630 (...) Im bestehenden Gesundheitssystem führt die Verflechtung zwischen pharmazeutischer Industrie und Ärzteschaft zu einer Übermacht der Pharma-Interessen. Die Gesundheits-Interessen können sich demgegenüber zu wenig durchsetzen.«
(Der Präsident der Berliner Ärztekammer Dr. E. Huber in Ärzte Zeitung 164/16.9.1992/10)

> Lieber ein Gesundheitsradikaler als ein Krankheitsdulder.

2523   507 **Krankenkassen**
So orderte Matejka im April 1991 gleich nach seinem Amtsantritt (Präsident des Deutschen Naturheilbundes) im heimischen Bayern Computer-Software, die allenfalls einige tausend Mark wert war. Doch die AOK Chemnitz zahlte 13 Millionen Mark für das »Verwaltungskostenoptimierungssystem« (Vekos) an die Münchner Unternehmensberatung »createam« und an die Firma Lias in Trosberg in der Nähe vom Chiemsee. An »createam« ist Matejkas Bruder Franz zu 80 Prozent beteiligt. Und bei der zweiten Firma fiel den Prüfbeamten auf, daß »die Verträge mit der Firma Lias schon vor deren Gründung am 3.5.91 geschlossen wurden. Es besteht der Verdacht, daß das Vekos-Projekt nur deswegen initiiert wurde, um dem Geschäftsführer nahestehende Personen auf Kosten der AOK Vermögensvorteile zu verschaffen«. Von der AOK Chemnitz profitierte auch Magers Frau: Sie schulte jeweils eine Handvoll ostdeutscher AOK-Mitarbeiter in Seminaren. Für den eintägigen Kurs »Einheitliche Briefgestaltung« berechnete sie 900 Mark, für den zweitägigen Kurs »Kundenorientiertes Verhalten« 2760 Mark. Insgesamt kassierte sie so binnen zwei Jahren mehr als 600.000 Mark. (STERN 50/8.12.1994)
Frage: Wie sollen Krankenkassen Ärztebetrug verhindern, wenn sie selbst bis zum Hals im Dreck stecken? Wenn alle so asen - wie sollen da die Krankenkosten auf Dauer gesenkt werden? Gesundheitsminister: übernehmen Sie!

355 Ahnungslose Patienten als Versuchskaninchen?
Die Serie der Affären in deutschen Krankenhäusern reißt nicht ab: Klinikärzte und Pharmafirmen stehen im Verdacht, die gesetzlichen Krankenkassen um mehrere Millionen DM betrogen zu haben. (Kölner Stadt-Anzeiger 293/19.12.1994/8)

250 *Kindliche Leukämie*
Die heute praktizierte Krebsforschung und -medizin ist eine riesige Industrie, in der Milliarden investiert sind und Hunderte von Millionen jährlich umgesetzt werden. Deshalb dürfen zwei Dinge auf keinen Fall wahr sein: 1. Daß das alles seit Jahrzehnten keine Fortschritte mehr gebracht hat und 2. Daß man mit weniger Aufwand bessere Erfolge erzielen könnte.
Jedes unscheinbare Präparat, das nicht nur billig, sondern zudem noch unschädlich ist und gegen Krebs wirkt, ist eine subversive Gefahr für das Establishment. Kein Patient wäre mehr bereit, die giftigen Zytostatika zu schlucken, wenn er wüßte, daß er den gleichen Effekt auch mit einem ungiftigen Präparat haben könnte. Und in der Tat ist dies das Motiv einer steigenden Zahl von Patienten, die - von der Erfolglosigkeit der klassischen Verfahren enttäuscht - zu Naturheilmethoden drängen. Zudem würde dann die ungeheuerliche Erkenntnis dämmern, daß der ganze Riesenaufwand umsonst gewesen ist. (...)
In der Krebsmedizin ist nichts leichter als zu beweisen, daß ein Medikament »kein Wundermittel« ist. Dieser Beweis könnte auch für jedes Zytostatikum sehr leicht erbracht werden. Deshalb ist der Schulmedizin sehr daran gelegen, in der Diskussion um Außenseiterpräparate auf die falsche Alternative »Wunder oder Schwindel« hinzusteuern. Die Antwort liegt dann schon bereit: Da es keine Wundermittel geben kann, muß es ein Schwindelpräparat sein.
(...) Diese chirurgische Zerstörung der weiblichen Sexualität, die neben dem Verlust von Lustempfindungen meist noch zusätzliche Beschwerden durch die Operation mit sich bringt und in vielen Fällen zu Depressionen führt, schützt zudem keineswegs vor Krebs.
Ganz im Gegenteil. Zwei Teams von Krebsforschern fanden nämlich unabhängig voneinander heraus, daß Patientinnen, denen man nach einem verdächtigen Pap-Abstrich krebsverdächtiges Gewebe am Muttermund entfernt hatte später gleich häufig an Krebs erkrankten wie Patientinnen, bei denen man diese Maßnahme unterlassen hatte. Nur bekamen sie an einer anderen Körperstelle Krebs.
Die Zeit ist reif, die durch nichts gerechtfertigte Überheblichkeit aufzudecken, mit der das medizinisch-wissenschaftliche Establishment ganzheitliche Ansätze in der Krebsbekämpfung bisher unterdrückt hat. (BACHMANN, C., Die Krebsmafia), Frederic Vester (Vorwort)

944 Um 1900 wurden zahlreiche chronische Erkrankungen erfolgreich durch regelmäßige Sonnenbäder behandelt. 1903 erhielt der Däne Niels Finsen den Nobelpreis für die Heilung von Hauttuberkulose durch UV-Strahlen. Leider verschwand die Sonnentherapie mit der Entdeckung von Sulfonamiden und Penicillin weitgehend aus dem Gedächtnis der Ärzte. 'S war ja eh nicht viel für sie daran zu verdienen.

630 Ärzte im Pharmazieunternehmen: Librium: 293, »Worldwide Bibliography«, La-Roche-Labor, Jg. 1-4

109 Betrug durch Pharmabetriebe? Angeblich mehrere hundert Millionen Mark Schaden
Mit falsch deklarierten Krebstestreihen sollen Pharmaunternehmen die Krankenkassen um mehrere hundert Millionen Mark geprellt haben. Die beschuldigten Firmen hätten Testreihen an Krebspatienten mit nicht zugelassenen Medikamenten bei den Krankenkassen als Einzeltherapien in Rechnung gestellt. (Hamburger Morgenpost 9.10.1993)

a) 83, 212 ATTALI, J., »Die kannibalische Ordnung«, Campus Verlag.

b) Mit zunehmendem Entsetzen registriere ich derzeit einen Rückfall in vorkulturelle Phasen des Menschseins, der uns ausgerechnet als humanistischer Fortschritt angedient wird: Verlust der Ehrfurcht vor der Totenruhe durch Organentnahme, Wiederkehr des Kannibalismus in Form von Organtransplantationen, Verlust der Achtung vor dem Individuum im Allotransplantat, Aufweichung des Tötungsverbotes in der Euthanasiedebatte und nun die Mißachtung der persönlichen Einmaligkeit durch die Hirntransplantation. Das stereotyp wiederholte Argument mit der Heilungschance Kranker zieht hier nicht, denn fundamentale Entmenschung läßt sich nicht durch Wohltaten an Einzelnen rechtfertigen. Die Faszination des Machbaren darf nicht darüber hinwegtäuschen, daß technischer Fortschritt einen ethischen Rückschritt bedeuten kann. (Dr. med. Wolfgang E. Rosenberg 85635 Hohenkirchen-Siegertsbrunn. In: Ärztliche Praxis März/1995)

248 Krankenhaus und Pharmazie machen mit ihren Mißerfolgen ein besseres Geschäft als mit ihren Erfolgen.
Vor allem von den Operateuren drohen Infektionen. Immerhin sei mittlerweile in mindestens 50 Studien nachgewiesen worden, daß der Nasen-Rachenraum der Operateure und ihres Teams die Hauptquelle für exogene Staphylokokkus aureus-Infektionen sind. (Ärzte Zeitung vom 16.12.1991)

248ff HACKETHAL, J., Krankenhaus, Ullstein TB, S.258:
Und bekam den ersten schweren Zweifel an der sogenannten Reinheit wissenschaftlicher Forschung und Lehre an den Universitäten. Man hatte an der Klinik allen Operierten ein gerinnungshemmendes Medikament gegeben und seither angeblich keinen Embolietodesfall mehr gehabt. Das glaubte wohl auch der Klinikchef. Doch wußte er anscheinend nicht, daß ihm die Embolietodesfälle verschwiegen worden waren. Weil die Stationsärzte befürchteten, gefeuert zu werden. Denn der Glaube des Chefs an die Zuverlässigkeit des Medikaments war so groß, daß nur Verordnungsfehler und Überwachungsfehler des Stationsarztes bei einem Versager als Schuldgrund übrig blieben. Für ihn jedenfalls. Übrigens waren nicht nur Patienten an Embolie gestorben, sondern zusätzlich durch das gerinnungshemmende Medikament verblutet.

248ff, 348 Hier zeig ich Dir die kommenden Tricks der Pharmazie-Branche, Dir »natürliche Heilmittel« vorzugaukeln:
Apothekerverband Nordrhein initiierte Wettbewerb / Wald oder Erlebnispark - sieht so die Apotheke der Zukunft aus?
Die Wettbewerbsbeiträge reichen von visionären Gebilden - wie etwa einer Drive-in-Apotheke - bis hin zu einer Umgestaltung der Verkaufsräume in einen Erlebnispark. Neun der 35 wurden von einer Jury ausgezeichnet. Die Gewinner erhielten Preisgelder in Höhe von insgesamt 15.000 Mark. Der erst Preis ging an Monika Stork (28) aus Lattenbergen und Christiane Maulis (24) aus Dinslaken. Die beiden hatten eine Apotheke entworfen, die auf der einen Seite eine Art Wald mit Baumstämmen beherbergt, der Geborgenheit ausstrahlen soll. Entlang einer Lichtwand gelangen die Kunden in das Beratungszentrum. (Ärzte Zeitung 136/17.7.94/8)

708 Neben der DGE (Deutsche Gesellschaft für (Falsch-) Ernährung) existieren noch eine Unzahl anderer Vereine, hinter denen die Industrie mit speziellen Verkaufsinteressen steht. Ich greife da mal die GMF, die »Vereinigung Getreide-Markt und Ernährungsforschung« e.V. in Bonn, auf. Von der können Ärzte für ihre Patienten die Patienten Broschüre »Schlank werden u. bleiben« kostenlos hundertstückweise abrufen. Ist doch so praktisch: statt zeitraubender Beratung drückt der Arzt den Übergewichtigen diese Broschüre in die Hand, in der nichts als Koch- und Bratrezepte mit allen Fabriknahrungsmitteln angeboten werden. Mit zwei Unterscheidungsmerkmalen: Obendrüber steht die Kalorienangabe und darunter steht als zusätzlicher Dickmacher noch die Brotsorte, die man dem Gericht beigeben soll. Die Broschüre bezweckt also nicht anderes, als bei uns die französische Sitte einzuführen, zu jeder Mahlzeit das dickmachende Brot zu essen. Was natürlich nicht gesagt wird. Klar, das drückt man im Tenor des Heftes natürlich den Dicken viel geschickter aufs Auge: Nutzen Sie bei Ihrem persönlichen Schlankheitsbaukasten die Vielfalt bei Brot und Kleingebäck: Probieren Sie einmal Brot und Brötchensorten, die Sie bisher nicht kannten (Sie brauchen natürlich auf Ihre Lieblingssorten nicht zu verzichten). Alle Brot- und Brötchensorten enthalten etwa gleich viel Eiweiß und Energie. Die dunklen Sorten enthalten besonders viel Mineralstoffe und Vitamine. Unser Rat:

Geschnetzelte Leber, Kopfsalat, Grapefruit

100g Schweineleber	80g Zwiebel (1 Stück)	50g Paprika	**1 Portion enthält:**
20g Tomatenmark (1 EL)	10g Speck, fett	50g Kopfsalat	**525 kcal./2200 kJ.**
75g Joghurt, 1,5% Fett, (1/2 Becher)	75g **Mischbrot** (1 ½ Scheiben)	125g Grapefruit (1/2 Stück)	**20g Eiweiß, 16g Fett**
			65g Kohlenhydrate

2534 551 Was ist der Arzt?
Sehr geehrter Kollege Drews, der Vertragsarzt ist eben kein Medizinkaufmann, sondern ein Medizinverteiler; dies bringt ihn ja in die Bredouille. Dr. Hans-Peter Müller, Kinderarzt, 63785 Oberburg (Medical Tribune 42/21.10.1994/41)

2535 628 **Welle von Korruption - überall in der Welt der Medizin:** Der Industrie- und Kommunikationsminister ist bereits wegen Korruptionsvorwürfen zurückgetreten. Der zweite - Alain Carignon, zugleich Bürgermeister von Grenoble - sitzt gar in Untersuchungshaft. Gegen die Jugendministerin laufen Ermittlungen, weil sie **Geld aus der Pharmaindustrie** angenommen haben soll. (Kölner Stadt-Anzeiger 22.10.1994/2) Und von so einer Gesellschaft willst Du weiter Medikamente schlucken? Warum denkst Du wohl, daß die eine Jugendministerin bestechen?

2536 550 JÄCKLE, R., Die deutschen Ärzte und die Politik 1930 bis heute, München 1988 (→LV 2158,2536)

2537 262 Eine Verschwendung ohnegleichen: »**Chaos im OP**«
Annähernd 200.000 »Schlüsselloch-Operationen« wurden 1994 in Deutschland vorgenommen - unter archaischen Bedingungen. Eine einzige laparoskopische Cholezystektomie bereichert die Instrumentenbranche um gut 2500 Mark. So hoch sind die Kosten, wenn der steingeplagten Gallenblase mit Einmal-Instrumenten zu Leibe gerückt wird. Allein die Trochare, mit denen sich der Chirurg mittels Einstich durch die Bauchdecke den Instrumentenzugang in die Bauchhöhle verschafft, kosten etwa 600 Mark. Sie werden nach dem Eingriff ebenso weggeworfen wie Faßzangen, Scheren und Clip-Applikatoren. Schätzungsweise 50 bis 60 Millionen Mark wurden 1993 in Deutschland mit Einmalprodukten zur laparoskopischen Chirurgie umgesetzt. Umsatzsteigerung im Vergleich zum Vorjahr: 50 Prozent. (Ärzte Zeitung 17/31.1.1995/10)
Den Ärzten ist es egal, was das kostet - es wird ja alles bezahlt! Wie Ellis Huber mitteilt, stellen bei uns 98% der Ärzte bei jedem Patientenbesuch ein Rezept aus. In Holland gehen 44% der Besuche ohne Rezept zu Ende.

2538 Wenn Du aus diesem Buch nun entnehmen konntest, wie Dich die Ärzte oder andere Menschen belogen und betrogen haben, so verkoch' das nicht bei Dir in stiller Wut. Reg' Dich nicht länger darüber auf - was vorbei ist, das ist für immer vorbei. Negative Gedanken schwächen Dich nur - im Gegensatz zu den Gedanken von einem Neubeginn an der eigenen Gesundheit, von der Kraft und Herrlichkeit der Natur, von Schlankheit und Schönheit, die Du jetzt erreichen wirst. Bewege Dich jetzt keinen Augenblick mehr länger im Minusbereich!

Schock! Boris sagt US Open ab
»Das wird mein Jahr!« Boris Becker im Januar nach dem Sieg bei den Australian Open, seinem 6. Grand-Slam-Triumph. Es wurde ein Seuchenjahr! Ein entzündeter Wadenbeinkopf (Februar), schwere Bronchitis, Angina (März), schlechte Blutwerte durch Penicillin-Behandlung (April), Muskelfaserriß im Oberschenkel (Mai) und jetzt der Sehnenanriß im Handgelenk - die fünfte schwere Verletzung! Becker sagt über das Schinderjahr:»Ich weiß nicht, ob ich noch einmal die Kraft dazu habe...« (BamS, 25.8.1996/7)
Du weißt warum: Der ist bei einem berühmten Fit-Spritzen-Doktor in ständiger Behandlung! Wie da schnell geheilt wird, steht in der Medical Tribune 27/5.7.1996:
Schnelle Wirkung: Die Patienten erwarten rasche Hilfe! Wie Dr. Ludwig Bös von der ARCUS-Sportklinik in Pforzheim bei Sportunfällen, bei sportbedingten chronischen Überlastungsschäden und bei degenerativen Verschleißerscheinungen vorgeht, schilderte er auf einem Expertenworkshop der Firma Thiemann. (...) Im Bereich der degenerativen Verschleißerscheinungen ist das Supraspinatussehnensyndrom laut Dr. Bös eine klassische Indikation für lokale Glukokortikoide. Das Steroid wird in den subakromialen Raum nahe an die Sehne gespritzt. Gute Erfahrungen hat der Sportmediziner mit der Infiltrationstherapie auch beim Bandscheibenprolaps gemacht. Bei chronischem Reizknie hilft ebenfalls die lokale Injektion von Glukokortikoiden. Über Kortison weißt Du ja hinlänglich Bescheid!

Das richtige Amalgam-Entfernen sieht so aus:
Amalgam-Ausbohren ohne Schutz würde eine - für Kranke bedrohliche - zusätzliche Quecksilber-Vergiftung bedeuten. Deshalb ist die Beachtung folgender Schutzmaßnahmen beim Ausbohren sehr wichtig:
● Kofferdam (Gummituch zur Verhinderung des »Einschleuderns« von Amalgampartikeln in die Mund- und Rachenschleimhaut) ● Nach dem Ausbohren den Mund spülen. ● langsamer Bohrer (< 20.000 Umdr./min) ● stark Absaugen ● reichlich Wasser zuführen ● nur 1-2 Füllungen pro Woche entfernen ● wenn möglich: Sauerstoffzuleitung über Nasenbrille (Dämpfe) ● alle Metalle aus dem Mund entfernen, kein Metall (Gold) nach Amalgam!
Alternativmaterialien:
● Steinzement (hält 1-3 Jahre) - ohne Metallzusatz ● bei weniger starken Beschwerden: Kunststoff oder Keramik (6fach gebrannt) Gold nach Amalgam verschlechtert das Krankheitsbild und ist nur für nicht-Amalgamträger (Gold-Platin ohne Palladium!) zu empfehlen.
(ZAHN 46, Informationsstelle für Amalgam- und Zahnmetallgeschädigte e.V., Kölner Straße 131, 53879 Euskirchen, Tel. 02251-72563)

2600 Zahnärzte – allgemeines (siehe auch Vorseite LV 2538)

📖 441, 699 **Zahnschäden:** Über den Grad der Zahnschädlichkeit von Speisen und Getränken entscheiden die physikalisch chemischen Eigenschaften: Es kommt nicht nur auf den Gehalt an Kohlenhydraten und vor allem Zucker als höchstverdichtetem an, sondern auch auf die Verweildauer im Mund bedingt durch die Zahnadhäsion. Maiwald hat zum Beispiel nach dem Genuß von Sahnetoffees telemetrisch ein Absinken des pH-Wertes unter 5,5 über 45 Minuten gemessen, nach dem Verzehr des »gesunden Naturprodukts« Honig sogar über drei Stunden. (Ärzte Zeitung, 30.3.1992/16) Professor Dr. Michael Edgar von der Zahnmedizinischen Fakultät der Universität Liverpool berichtete bei der Weltversammlung der International Association for Dental Research 1990 in Cincinnati in den USA sogar über kurative Eigenschaften des Kaugummis. Bei einem Versuch mit Freiwilligen stellte Edgar fest, *daß sich innerhalb von sechs Wochen die Tiefe von Karriesläsionen (Löcher durch Karies) um über 40% verringerte, wenn nach den drei Mahlzeiten jeweils während einer Zeit von 20 Minuten Kaugummi gekaut wurde.* Auch Edgar beobachtete diesen Effekt sowohl bei zuckerhaltigem als auch zuckerfreiem Kaugummi. (Ärzte Zeitung, 30.3.1992) Was nichts anderes heißt, als daß kräftiges Kauen - durch das dadurch bedingte Kräftigen des Zahns - selbst die kariösen Stellen heilen kann - falls Du die nicht ausbohren und dadurch den Zahn kaputtmachen läßt. Deshalb gehe schnell zur harten UrKost über!

> **Vergiß es nie:**
> Allerhöchstens 10% der Zahnärzte tragen den Titel zu Recht - die restlichen 90% sind Zahnreißer übelster Sorte, von denen Du nach einer Röntgenaufnahme immer wieder hören kannst:
> »Die müssen alle raus!«
> Die müssen nicht! Laß Dich nicht so einfach unterbuttern. Jede Entzündung, jede Vereiterung kriegst Du mit Erdfasten und UrMedizin in kürzester Frist weg!

a) 📖 447 Dental-Reiseveranstalter Med-Tours, München, ist leider jetzt in Konkurs gegangen, Du mußt Dich in Thailand also selbst um einen Zahnarzt bemühen. Die First-class-Hotels haben gute Adressen von preiswerten Zahnärzten an der Hand. Auch auf den Philippinen kriegst Du Gebisse und Behandlungen spottbillig!

b) **Zahnbehandlung bis zu 66 % günstiger bei Zahnärzten in Ungarn**
Intermed-Kunden haben die Sicherheit, in modern ausgestatteten Zahnarztpraxen mit neuester westlicher Technik behandelt zu werden. Das Praxisteam spricht Deutsch. Eventuelle Schwierigkeiten nach der Behandlung werden mit den ungarischen Partnern abgestimmt und entweder dort kostenlos behoben oder bei einem deutschen Zahnarzt. Intermed Gesellschaft zur Vermittlung medizinischer und zahnmedizinischer Leistungen mbH, Markusstr. 18, D-63825 Schöllkrippen, Tel. 0624/630506 und 630507, Fax 06024/630508

a) **Die Erfahrungen eines Lesers:** Nach meiner Erfahrung wird die meiste Zahnsubstanz nicht von den Kariesverursachern gefressen, sondern von den Turbinenbohrern der Zahnärzte. Einem aufmerksamen Beobachter entgeht nicht, daß die Karies nicht mehr zu bremsen ist, wenn einmal Amalgam in den Mund kommt, welches ein Speichelmilieu schafft, das die Ausbreitung der Karies erst richtig fördert. Ich muß da an den Witz denken, in welchem der Mechaniker beim Ölwechsel gleich einen Löffel Sand mit einfüllt, damit der Kunde bald wieder kommt. Bei mir ist als über 50jährigem vor einem Jahr nicht nur ein Zahnstummel wieder »nachgewachsen«, sondern auch eine neben einer großen Bohrung noch stehengebliebene Zahnhälfte hat sich seit einem halben Jahr wieder regeneriert, sie ist wieder wie ein ganzer Zahn zu gebrauchen, obwohl mir von der Zahnärztin prophezeit wurde, daß ich den nächsten Sonntagsdienst brauchen werde. (Helmut K,. Bad Ems)

b) Was hat Bulimie mit den Zähnen zu tun? Wenn Du die Freß-Brechsucht hast (Bulimie), bekommst Du durch die immer wieder bei Brechen hochgebrachte Magensäure leicht an den vorderen Schneidezähnen Schäden am Zahnschmelz. Nach dem Erbrechen darfst Du Dir deshalb auf keinen Fall die Zähne putzen; denn durch das Bürsten geht der von der Säure oberflächlich erweichte Zahnschmelz endgültig verloren.

c) 📖 445 Einwirkung der meisten Säuren, Fruchtsäfte, Basen auf die Zähne (wissenschaftliche Untersuchungen von Dr. Schlenker, St. Gallen): Dr. Schlenker brachte gezogene Zähne und von diesen hergestellte Dünnschliffe in die Säuren der Fruchtsäfte und stellte die Veränderungen fest. Roter Johannisbeersaft: Nach 24 Std. läßt sich die aufgelockerte Schmelzpartie vom Zahn gleich einer Rinde abheben... Verlust 1/30. Nach 48 Std. 1/10. (raum + zeit 2/1991/54)
Aus diesem Laborversuch ist also die Behauptung von der Schädlichkeit der Fruchtsäure entstanden. Nun aber lies genau und ziehe Du die Schlußfolgerung daraus, was der Laborarzt Schlenker nicht fertigbringt: 1. Der Mann hat mit trockenen, nicht vom Speichel beständig geschützt umflossenen toten Zähnen gearbeitet. 2. Niemand wird so deppert sein, 24 Stunden lang Johannisbeersaft im Mund zu schwabbeln. 3. Jeder kann anhand einer pH-Messung selbst feststellen, daß die Fruchtsäure im Mund sofort durch den Speichel in eine Lauge verwandelt, also basisch wird. Und nun unterzieh mal in Zukunft alle solche hochwissenschaftlichen Berichte einer - eine nur winzige genügt schon - Prüfung durch Deinen gesunden Menschenverstand...

d) 📖 716 Obstsäfte trinken ist unnatürlich und bringt den Körper in Disharmonie
Naturtrüber Apfelsaft verursacht keine Durchfälle, dagegen kann der Konsum großer Mengen klaren Apfelsaftes bei Kleinkindern zu chronischen, unspezifischen Diarrhoen führen. Dies läßt darauf schließen, daß die Durchfälle durch nichtresorbierte Mono- und Oligosaccharide im Saft verursacht werden, die bei der industriellen Verarbeitung und enzymatischen Behandlung zur Getränkeklärung freigesetzt werden. (Archiv Dis Child 73/1995/126)

📖 431 PFRENGLE/PIETROCK, »Die Messung der Abrasivität von Zahnputzmitteln an Dentin«, in Fette - Seifen '67, Nr. 9. 1965/254.

> »Der Arzt kann Krankheiten beschreiben und diagnostizieren, aber nicht heilen« (Josef Skoda, 1846-1871, Vorstand der Wiener Medizinischen Klinik, berühmter Arzt und Diagnostiker, Mitbegründer des Medizinischen Nihilismus, letzter Hippokratiker.)

Zitronensäure macht Zahnschmelz porös
Nach einer Studie der Universität Köln machen Erfrischungsgetränke mit Zitronensäure langfristig den Zahnschmelz porös. Der ätzende Effekt der Limonen wurde nur zum Teil durch Speichel wieder aufgehoben, berichtete Dr. Michael Hundertmark. Seiner Ansicht nach schützt auch heftiges Zähneputzen direkt nach dem Säurezufluß nicht. Es verstärkt im Gegenteil sogar den Abrieb der porös gewordenen oberen Zahnschichten. (Ärzte-Zeitung 123 vom 4.7.1996)

📖 445 **Schadet Fruchtsäure tatsächlich Deinen Zähnen?**
Lieber Franz Konz, ich bin schon seit vielen Jahren konsequenter Anhänger Deiner Urzeitlehre und dank dessen kerngesund, vital und stets toll in Form. Das danke ich Dir nach langem Kranksein. Das erste Mal bekomme ich nun Zweifel. Wen auch immer ich bisher gefragt habe, niemand konnte es sich erklären. Nämlich, daß sich bei mir trotz 75%iger Früchte und 25%iger Grün-, Wurzel- und Nüßkost an den Zahnhälsen

im Vorderzahnbereich der Zahnschmelz abschilfert und so gelbe Vertiefungen sichtbar werden. Dabei putze ich mir nicht nur morgens, sondern in alter Gewohnheit nach jedem Essen die Zähne! Mit 42 Jahren darf man wohl noch ein wenig eitel sein... Der Zahnarzt sagt, das käme von der vielen Fruchtsäure im Obst. Aber um Himmelswillen - soll ich jetzt keine Früchte mehr essen, weil sie mir die Zähne ruinieren? Der Zahnarzt will mir jetzt Kunststoff-Füllungen dort legen. Und ich frage Dich, soll ich, soll ich nicht? Meine Partnerin will es unbedingt, sonst würde sie sich einen »gepflegteren« Mann suchen. Wilfried Gödde, Bonn. **Franz Konz antwortet:** Lieber Wilfried, laß das Mädchen sausen, wenn sie nur wegen Deines Äußeren bei Dir bleibt. Aber ich glaube ihr nicht. Die weiß doch, was sie an so einem gesunden Mann wir Dir hat. Frauen sind nun mal so. Wenn ich mit meiner hin und wieder ausgehe, muß ich mich auch immer fein in Schale werfen. »Schatz« sagt sie zu mir, »die Leute werden zwar sagen: 'Was hat der alte Bock für ein junges Ding als Frau - aber er trägt wenigstens elegante Kleidung!'.« Zur Sache: Dein Zahnarzt hat möglicherweise recht, daß diese Abschilferungen von der Fruchtsäure stammen. Nicht recht hat er damit, dort Kronen oder Ersatzfüllungen einzuarbeiten und die Strukturen der noch heilen, aber nur etwas weniger schönen Zähne zu schwächen. Du weißt doch, wie wichtig jeder Zahn (besonders im kommenden Alter) für Dich ist! Also:
Ihr zwei Hübschen müßt Euch mit diesen Schmelzabschilferungen vorerst abfinden. Nicht abfinden mußt Du Dich damit, lieber Wilfried, daß sich weitere Schäden einstellen. Du wirst natürlich nicht so dumm sein, die von Dir als richtig erkannte, sonst all Deinen Organen so zuträgliche Urkost aufzugeben. Überlegen wir deshalb mal, was da noch falsch an Deiner Lebensweise ist, daß die gerade dem Zahnverfall sonst so entgegenwirkende Urkost bei Dir zwar keine Karies aber doch kleine Schäden verursacht. In diesem Falle kann ein solches Überlegen immer nur eins bedeuten, wie ich Dir im Leseteil des Großen Gesundheits-Konz klarmachte: Sich fragen, wo man noch vom Natürlichsein abweicht. Dir und den anderen fällt da nicht viel ein, nicht wahr? Da Du bereits ein 100%iger Anhänger der wahren Naturheilkunde bist. Ich frage Dich jetzt mal ganz speziell, was Du hinsichtlich Deiner Zähne noch falsch machst? Nichts? Na, geh mal richtig in Dich, was nicht natürlich bei der Behandlung Deiner Zähne ist. Ist der Groschen gefallen? Noch immer nicht? Dann frag Dich letztlich, wie es unsere Affenbrüder halten, die keine Zahnschmelzabschilferungen kennen. Wie? Die putzen sich überhaupt nicht die Zähne! Na also, da hast Du doch endlich die Lösung Deines Problems! Und kannst nun auch hier sicher sein, daß Dir die Natur nie schaden kann, wenn Du sie richtig verstehst. Die Konsequenz: Nein, Du mußt nicht vom Zähneputzen (immer mit einer ganz weichen Bürste!) lassen. Aber Du wirst es nicht mehr sofort nach dem Früchteessen tun (das die beste Zahnreinigung darstellt), sondern erst dann, wenn zwei Stunden vorbei sind. Warum? Weil dann die Fruchtsäure ihre Arbeit - das Aufweichen des Zahnschmelzes zwecks Einbringen von festigenden Mineralienmolekülen in die Zähne beendet hat. Und somit unnatürlich scheuernde Borsten plus der Chemieschmiere Zahnpaste dem wiedererhärteten Zahn nichts mehr anhaben können. Vorausgesetzt die Abpufferung der Fruchtsäure mit verzehrten Wildpflanzen wird beibehalten. Und dann weißt Du auch, daß der Zahn bis in den letzten äußeren Teil lebt. Du kannst somit damit rechnen, daß nach einiger Zeit auch der Zahnschmelz wieder langsam erneuert und die gelben Flecke verschwinden. Es sei denn, die Schäden sind bereits schon vorher durch früheres Süßigkeiten-Essen vor Beginn der UrKost entstanden. Und werden jetzt durch die Urgesundheitskost erst sichtbar gemacht. Denn auch hier fegt deren Kraft alles Halbgesunde weg. Ebenfalls ist es denkbar, daß noch im Mund vorhandene Plomben oder Metallbrücken zahnzersetzende Verbindungen aufbauten, oder der Gebrauch von Zahnpasta mit aufweichenden Tensiden die Schäden verursachte. Wann überzeuge ich endlich meine Leser, daß wir unendlich viel von den Tieren zu lernen vermögen...? Viel? Alles! Denn es ist zu erkennen: Auch hier ist beim Rat der Zahnärzte : "Nach jeder Mahlzeit sofort die Zähne putzen" einmal mehr das Gegenteil richtig. Es wäre aber auch möglich, daß der Zahnschmelz bereits vor dem Aufnehmen von Früchtekost angegriffen war. Und der großen Reinigungskräfte der UrKost den halbzerstörten Zahnschmelz nicht mehr regenerierfähig abstieße. Das meiste, was im Obsthandel erhältlich ist, kann man vergessen, so unreif und schädlich ist es. Dieses grüne, saure Obst ist unnatürliche, zahnangreifende Säure und kann überdies nicht richtig verdaut werden. Vergleiche mal vollreife Pflaumen - diese köstliche tropische Frucht, die in unseren Breiten wächst - mit den widerlichen, sauren Pflaumen, die Dir Dein Obsthändler anbietet.
Ich möchte zusätzlich noch auf zwei mögliche andere Zusammenhänge der gelben oder braunen Flecken und Vertiefungen an den Zähnen durch Fruchtsäure hinweisen. 1. Bei Schlechtkostessern kann der Speichel eine derart verminderte Abwehrwirkung besitzen, daß Schäden durch Fruchtsäure denkbar sind. 2. Durch eine vorhergegangene oder noch bestehende Parodontose. Hier liegen die Zahnhälse meist mehr oder weniger frei. Diese sind - im Gegensatz zu den mit Zahnfleisch bewachsenen und fest umschlossenen gesunden Zähnen - deshalb wesentlich empfindlicher. Warum? Weil die Evolution nicht ahnen konnte, daß die Menschen frische, lebendige Pflanzen und Früchte einmal verschmähen würden, um dafür tote Nahrung aus den Fabriken der Menschen zu nehmen. Und um sich dafür Krankheit und Leid - u.a. auch den des Zahnfleischschwunds - einzuhandeln. So gab sie den Zähnen nur bis auf die Höhe der Zahnfleischansätze einen harten Schutzmantel mit: das Dentin. Darunter war dieser nicht erforderlich, da sie das weichere Zahnbein durch das Zahnfleisch schützte. Hat sich nun dieses z.B. aufgrund einer vitaminarmen früheren Ernährung auch nur ein wenig zurückgezogen, so können nunmehr auch natürliche Fruchtsäuren dort leichte Ätzungserscheinungen hervorrufen. Aus Erfolgsberichten an mich über die UrKost ist jedoch erkennbar, daß entsprechend gesunder Lebensführung auch das Zahnfleisch langsam wieder nachwachsen kann. Sei also guten Mutes!

2604 422 MANSBRIDGE, J. N.: Die Wirkung der Mundhygiene und des Süßigkeitsgenusses auf den Zahnkariesbefall. Brit. Dent. J. 109, 9,

2605 440 DUPIUS, Y. und FOURNIER, P.: Wirkung der Verabreichung einiger Zucker auf die Calcium-Verwertung und die Calciämie von jungen zuvor kalkarm ernährten Ratten. C. R. Acad. Sci. 248, 2246-48, (1959).
KLUSSMAN, W.: Der Gebißverfall im Lichte der Biologie. Zahnärztl. Rundsch. 1943, H. 18/19.

Charakteristische Zahnschmelzdefekte an den bleibenden Zähnen sind ein Erkennungszeichen vieler Patienten mit Zöliakie, nach einer finnischen Veröffentlichung in „The Lancet". (Das ist eine durch Getreideessen (Gluten) hervorgerufene Entzündung der Dünndarmschleimhaut. Bei Erwachsenen nennt man sie Sprue.)

2606 422 **Chronische Prostatitis** Neben der Schlechtkost können dafür auch verantwortlich sein:
Beherdete Zähne im Frontalbereich oben und unten, Zahnfüllungen mit Quecksilber, Stromspannungen im Mund zwischen unterschiedlichem Zahnmaterial, chronische Durchblutungsstörungen des unteren Rückens (Bandscheibenschäden dort) mit oder ohne Schmerzen, Beinverkürzungen mit nachfolgender Blockade im Iliosakralgelenk, ständiges sitzendes Arbeiten, Metallteile im Bett.

463 Schlechte Zähne sind ansteckend! (Original-Schlagzeile)
Zwischen den schlechten Zähnen einer Mutter und dem Kariesbefall ihrer Kinder besteht ein enger Zusammenhang. Die karieserregenden Bakterien mit dem Namen »Streptococcus mutans« werden durch Küsse oder beim Essen mit einem gemeinsamen Löffel übertragen, entdeckte Dr. med. dent. Leo Kremers von der Uni-Zahnklinik München. Intensive Zahnhygiene ist deshalb die wichtigste Schutzmaßnahme gegen Karies! (Ärzte Zeitung, 17.2.1989)

Die Bakterien sind nach Meinung der Mediziner auch an der Karies schuld! 'Intensive Zahnhygiene' das meint nichts anderes als Zähneputzen, Mundwasser, Zahnpasta - alles sinnlos gegen die Karies-Bakterien! Wer soll denn sonst das »aus Staub bist Du - zu Staub wirst du!« - verwirklichen und diesen Auftrag Gottes an die Natur durchführen, wenn nicht die Kleinstlebewesen, die eigens dafür geschaffen wurden?

Merkst Du allmählich, wie das Spielchen läuft: Diese Ärzteclique findet immer wieder etwas anderes, was schuldig zu machen ist: Nun spricht dieser - mit Verlaub - Dummkopf von Arzt, in höchster Verantwortungslosigkeit, sogar den Kuß einer liebenden Mutter für den Gebißverfall ihres Kindes schuldig. Und könnte damit bei vielen - Bakterien schlimmer als einen Tiger im Urwald fürchtenden - Müttern auch noch den Spleen auslösen, ihr eigen Fleisch und Blut nicht mehr zu herzen und zu küssen... Aus lauter Furcht, Kariesbakterien zu übertragen! Wird Dir jetzt klar, weshalb ich mich so sehr gegen die Ärzte wenden muß? Sie sind die größte Gefahr für die Menschen. Sie bringen es vor lauter Bakterien-Schuldigmachung fertig, unseren Kindern noch das letzte bißchen an Geborgenheit in dieser lieblosen Welt zu nehmen.

431 Hier kannst Du Dir Rat holen:

Interessengemeinschaft der Zahnmetallgeschädigten e.V.
Frau Loni Weber
Postfach 1222, Rechtenbach
Telefon: 0 64 41/7 47 43 oder 73 80 21
Beratungsstelle für Amalgamvergiftete e.V. (i. G.)
Rembrandtstr. 21a, 81245 München, Telefon: 0 89/8 20 12 26

Bundesverband der niedergelassenen naturheilkundlich tätigen Zahnärzte in Deutschland e.V. (BNZ) Mühlenweg 1-3, 50996 Köln (Rodenkirchen)
Telefon: 02 21/9 35 50 55, Telefax: 02 21/9 35 50 56
Die obige Adresse nutze aber nur für Anschriftenangaben von biologisch tätigen Zahnärzten
Selbsthilfegruppe Amalgam-Geschädigte in 26919 Brake-Golzwarden

431 Nähere Informationen zur Zahnbehandlung kannst Du beim »Forschungskreis Frequenzen«, Parkstr. 5 in 76131 Karlsruhe abrufen.

432 Wie der Zahnarzt Deine Zähne schädigt
Die hochdrehenden Turbinen bewegen sich ja bereits im Bereich von 20 Kilohertz, was an die Ultraschallgrenze heranreicht. Es können also in der Pulpa Schallwellenminima und Schallwellenmaxima entstehen, in deren Bereich Gewebsnekrosen auftreten. Die Wirkung degenerativ sklerosierender Veränderung in der Pulpa nach Turbinenbeschleifung als Herd oder als Störfeld läßt sich aber nicht histologisch, sondern nur über Diagnoseverfahren erfassen, die die gestörte Regulation des Gesamtsystems berücksichtigen.
Wenn Du trotz gewissenhafter Ur-Lebensweise nicht gesund wirst, dann weißt Du, daß es auch auf unentdeckte Faulstellen durch das Beschleifen mit dem Bohrer zurückgeführt werden kann.

436 Zahnwässerlein
Dabei müssen die Hersteller nicht mal beweisen, daß ihre Produkte etwas nutzen: Die Anti-Plaque-Mittel fallen unter die »Verordnung über kosmetische Mittel«. Danach können Chemiker beliebig Ingredienzen und Farbstoffe mit Wasser mischen - solange das Gebräu den Menschen nicht schadet. »Ein Positivnachweis der Wirkung ist nicht erforderlich«, sagt Michael Warnke, Biologe bei Colgate-Palmoliv.
Die Hersteller versuchen zwar, den Nutzen ihrer Anti-Plaque-Mittel wissenschaftlich zu untermauern und lassen Probanden unter zahnärztlicher Aufsicht spülen und spucken. »Doch auch wenn keine Wirkung gefunden wurde, können die dann den Stempel »klinisch getestet« auf die Packung drucken«, sagt Ursula Platzer. (stern 41/1994)

373 Kostentreibung
Noch vor sieben Jahren nahmen die Kassenärzte - mit einem durchschnittlichen Jahresumsatz von derzeit 650.000 Mark pro Praxis eindeutig Weltspitze - knapp sechs Milliarden Mark ein. In diesem Jahr dürfte dieser Betrag in den alten Bundesländern auf knapp elf Milliarden Mark hochschnellen. Ein Ende der Honorarspirale ist, wenn niemand eingreift, kaum absehbar. Die Schuld, meint Riedel, treffe alle Beteiligten, auch die Patienten, die sich um den Murks in ihrem Mund mehr als bisher kümmern sollen. Wie trickreich die Zahnärzte taktieren, wenn es ums Geld geht, bewiesen sie erst wieder im letzten Monat. Die ihnen nach dem Gesundheitsstrukturgesetz für 1994 zugewiesene Honorarsumme, so machte die Kassenzahnärztliche Bundesvereinigung geltend, sei - weil viel zu knapp bemessen - bereits nach drei Quartalen ausgeschöpft. Wenn das der Wahrheit entspräche, so rechnete der Ulmer Humangenetiker Horst Hameister in einem Leserbrief an die Süddeutsche Zeitung vor, dann hätten die Zahnärzte in den »letzten neun Monaten ihr Einkommen um 33 Prozent gesteigert«. (DER SPIEGEL 45/1994)

Zahnprothese hält nicht
Schmier etwas Honig drüber! Der süße Geschmack führt automatisch zu saugenden Bewegungen, die die Prothese fest an den Kiefer heranziehen, wo sie durch die Klebewirkung des Honigs und Kapillarkräfte für den ganzen Tag festgehalten wird.

Deine Zähne reagieren empfindlich auf kalt oder warm?
Der Zahn wird von einer schützenden Schicht umgeben - die Krone vom Zahnschmelz, die Wurzel vom Wurzelzement. Die Stelle, an der diese Schutzschichten aufeinandertreffen - etwa da, wo das Zahnfleisch beginnt -, nennt man Zahnhals. Bei Kindern und Jugendlichen ist der Zahnhals noch vom Zahnfleisch bedeckt, mit zunehmendem Alter bildet sich das Zahnfleisch bei Schlechtkostessern langsam zurück. Wenn diese Stelle empfindlich wird, liegt das meist daran, daß Schmelz und Zement dort, wo sie zusammentreffen, dünner werden oder kleine Teile des Schmelzes ausgesprengt werden. Dann liegt der Zahnkern (mit den schmerzleitenden Dentin-Kanälen) offen. Dein Zahnarzt kann offene Zahnhälse mit Fluoridlack oder Dentin-Adhäsiven, neuartigen Kunststoffen, versiegeln. Was aber nur etwas Halbes bedeutet. UrKost hilft als einziges.

b) Die Natur versteht keinen Spaß, sie ist immer wahr, immer ernst, immer strenge, sie hat immer recht und die Fehler und Irrtümer sind immer des Menschen. *Goethe*

2620 Zahnärzte-Pfusch

2620 📖 438, 449, 535 Gebißregulierungen
Es gibt keine Rückfallquote von 12%. Die Untersuchungen zeigen keinen einzigen Fall, in dem das Ziel der Behandlung, die »Eugnathie« (ein »fehlerloses« Gebiß), erreicht wurde. SCHULZE, Chr., Lehrbuch der Kieferorthopädie, Bd. 1, Berlin/ Chicago/ Tokio 1980

> Zahnärzte dürfen vor den Gefahren von Zucker nicht angemessen warnen, viele wollen es auch nicht. Die es tun, haben, sobald sie Nutella und Karies in einem Atemzug erwähnen, sofort einen Anwalt auf dem Hals. Die vertraglichen Vereinbarungen mit Zuckerherstellern sehen vor, daß die Zahnärzteschaft zwar sagen »darf«, daß Zucker schädlich ist, sie müssen aber ihren Aufklärungsschwerpunkt auf Fluor und Zähneputzen legen und diese als Allheilmittel darstellen. (FEDERSPIEL/LANGBEIN: Gesunde Geschäfte)

2621 📖 438, 535 Schuld daran sei zumeist der Arzt, berichtet Kieferorthopäde und Fachbuchautor Dr. Rolf Diernberger, der in seinen Büchern zahlreiche Fälle »absoluten Unvermögens des Behandlers« dokumentierte.
Zum Beispiel die Leidensgeschichte eines Jungen, der mit acht Jahren in Behandlung kam. Nach sieben Jahren Fehltherapie standen seine Schneidezähne stärker vor als zu Beginn. Zudem waren beide Kiefer überdehnt, der Biß verschoben - was die Kaugelenke belastet und frühzeitigen Verschleiß bewirken kann... Der Arzt macht für den Pfusch »Überheblichkeit und Desinteresse«, aber auch »mangelndes Können und Wissen« seiner Kollegen verantwortlich.
Der Darmstädter Kieferorthopäde Dr. Rolf Schlömer testete die Diagnose einiger Labors. Er schickte den Gebißabdruck seiner damals achtjährigen Tochter Miriam an fünf Labors und bat um Diagnose und Behandlungsplan. Nach der Untersuchung des Vaters hatte Miriam keine behandlungs-bedürftigen Zahnfehlstellungen. Nur ein Labor traf die aus Schlömers Sicht richtige Entscheidung: anderthalb Jahre zu warten, dann erneut zu urteilen, ob eine Therapie notwendig sei. Die anderen vier wollten Miriam gleich drei bis vier Jahre lang behandeln. (STERN, Nr. 25/1991)

2622 📖 426, 438, 450 (...)»Bis heute wird geschummelt, was das Zeug hält, nur geschickter als damals«(...). (→ LV 0650)
»Etwa jeder zwanzigste Zahnarzt handelt eindeutig kriminell, jeder fünfte bewegt sich hart an der Grenze zur Illegalität.«
An der Spitze der »Hitliste« stehen manipulierte Krankenscheinabrechnungen: Eine simple Zahnsteinentfernung wird zu einer langwierigen Parodontosebehandlung. Oder Zähne werden gefüllt, die der Patient schon seit Monaten nicht mehr im Mund hat. Selbst Toten wollten einige Zahnärzte - laut Krankenschein - noch bis zum jeweiligen Quartalsende Brücken und Goldkronen verpaßt haben. Eigentlich litt der italienische Gastwirt nur an einer leichten Parodontose. Weil aber sein Zahnarzt wegen privater Spekulationsgeschäfte bankrott war, zog ihm der Mediziner sämtliche Zähne, verpaßte ihm eine Vollprothese und verlangte dafür 19.000 Mark (...).
Im Ruhrgebiet ermittelte die Staatsanwaltschaft Dortmund gegen zwei Dutzend Kieferorthopäden. Die ließen zum Beispiel ihre Helferinnen Zahnspangen einpassen oder reparieren, rechneten das aber mit den Kassen als eigene ärztliche Leistung ab. 600.000 bis 1,2 Millionen Mark wurden auf diese Weise pro Praxis erschwindelt. (Mit freundlicher (bezahlter) Genehmigung des STERN, Nr. 33/1992 · Kurzauszüge eines Berichts von Karl Haselhorst)

Das war der berühmte Zahnwurm.

Zu nebenstehendem Bild: Man säuberte im Mittelalter mit einem Meißel die Zähne, dann verschloß man sie mit einer Plombe und schlug einfach mit einem Hammer verformbares Material, zum Beispiel Wachs oder Holundermark in das Loch.

➕ Erste Hilfe ➕

2623 Wenn Du einen schlecht riechenden Atem hast, so kommt er meist von einer Parodontose. Diese kannst Du selbst feststellen, indem Du mit einer Nadel zwischen die Zähne fährst und dann die Gewebsteile, die an der Nadel hängen, anriechst: Haben sie einen schlechten Geruch, ist das ein sicheres Zeichen von Parodontose.

2640 Behandlungsarten

> **Gift in den Wurzel** Untersuchungen haben ergeben, daß Wurzelfüllungen in Zähnen giftiges Cadmium enthalten. Betroffen sind Millionen von Bundesbürgern. (Der Spiegel, 46/1998)

2640 📖 432 Tote Zähne im Mund: nicht immer röntgenologisch zu ermitteln
Aber ein wesentlicher Teil toter Zähne kann auch dann starke Herdwirkung auf andere Teile des Organismus ausüben, wenn im Röntgenbild kein Entzündungsherd zu erkennen ist. Denn gerade das Fehlen örtlicher Abwehrreaktionen, vielleicht durch die Einwirkung von Wurzelfüllungsmedikamenten, kann den Organismus dazu zwingen, die Abwehrreaktionen in andere Teile des Organismus zu verlagern. So gibt ein einwandfreies Röntgenbild keinen zuverlässigen Aufschluß darüber, ob der tote Zahn auch wirklich unschädlich für den Gesamtorganismus ist. Dies ist einer der Gründe, warum wurzeltote Zähne generell problematisch sind und möglichst bei einer grundlegenden Sanierung entfernt werden sollten.

> Das sagt Dir kein Zahnarzt: Jeder erhaltene Zahn wird Dir im Alter unendlich wichtig. Er kann Deinem Gebiß dann noch Halt geben, das Dir sonst im Mund herumwackelt.

2641 📖 432, 441 Löcher in Zähnen lassen? Internationale Gesellschaft für Ganzheitliche Zahn-Medizin E.V., Franz-Knauff-Straße 2-4, in 69115 Heidelberg 1, Tel. 06221/166492, Fax. 06221/164889. Auskunft von ihr: »Sie fragen an, ob man kariöse Defekte offenlassen kann. Theoretisch ist dies möglich. Dazu müßte jedoch die Karies sauber ausgebohrt und die Kavitäten (Löcher) so präpariert werden, daß keine unter sich gehenden Stellen mehr da sind, in die sich Speisereste hineinsetzen können. Während einer Übergangsphase können diese Kavitäten aber sehr empfindlich sein.«

2642 📖 432ff Ein gekauter Brei von frischen Salbeiblättern soll, an einen schmerzenden, entzündeten Zahn gelegt, sofort helfen. Berichte mir!

2643 📖 434 Bohren mit Laser:
Was der Laser in den noch gesunden Teilen der besonders empfindlichen Nerven und Gefäße im Dentin und der Pulpa angerichtet hat, das

zeigt sich auch erst nach Jahren, wenn womöglich ein plötzlicher Zerfall einsetzt. Schon mehr als 5,5° Celsius erhöhte Temperatur können den Zahn später zum Absterben bringen. (DER SPIEGEL 1/1991)

4 a) 📖 448 **Viele Zahnimplantat-Verfahren sind unausgereift**
(..) Etwa 60.000 Drittzähne werden, in unterschiedlichen Formen und Verfahren, jährlich in Deutschland eingesetzt. Doch die Versuche, ein lückenhaftes oder gar zahnloses Gebiß mit Implantaten in den Kieferknochen wieder zu vervollkommnen, sind oft nicht von Dauer. Über kurz oder lang lockern sich die künstlichen Wurzeln mit Kronenaufbau und müssen wieder entfernt werden. Abstoßungsreaktionen des Patienten seien Schuld, lautet dann oft die Diagnose. (...) Nur wenige Implantatsysteme, erläutert Albrektsson, können 'akzeptable Fünfjahresergebnisse' vorweisen. Zu diesen zählt das an der Universität Tübingen entwickelte 'Sofortimplantat' aus Aluminiumoxid sowie das 'Hohlzylinder-Implantat' des schweizerischen Zahnheilkundlers André Schroeder. (...) Daten über zehn Jahre hinaus und darauf aufbauende Statistiken über die Funktionstüchtigkeit der eingepflanzten Brückenpfeiler gibt es nur beim Implantatsystem des Schweden Ingvar Branemark und bei den 'Klammer-Implantaten' des in Michigan praktizierenden Amerikaners Irwin A.Small. (DER SPIEGEL 26/1993)

4 b) Ich habe mich wirklich für Dich, lieber Leser, hier ganz intensiv bemüht, über dieses so bestechend aussehende Verfahren mehr in Erfahrung zu bringen, als die Magazine uns mit ihren schönen Zeichnungen dazu auftischen. 's wär ja auch zu schön, für die durch Brot und Kuchen kaputtgemachten Beißer wieder festsitzenden Ersatz zu bekommen. Aber Schmerzen, Entzündungen, Knochenabbau sind die Regel. Die normalen Zahnärzte müssen oft schon nach kurzer Zeit die ganzen Implanate, die in oft zweijähriger Behandlungszeit eingesetzt wurden, wieder herausreißen. Alle Befragten meinten: Der Kiefer ist verrottet, wenn das Implant nicht gut einwächst. Und das ist meist der Fall. Höchstens bei Jugendlichen kann ein Sofortimplantat zum Einsatz kommen. Es wird gleich nach dem Ziehen des Zahnes in den Knochen eingefügt und später mit einer Krone versorgt. Das kann längere Zeit gutgehen.
Soll ich schiefe oder schlecht stehende Zähne überkronen lassen? Um Gottes willen nein! Opfere nie den gesunden Zahnschmelz für einen beschliffenen mit Krone. Bei der Pfuscherei dabei kann leicht der Zahn absterben oder sich Paradontose bilden. Ein schiefer Zahn, das gibt doch Persönlichkeit.

5 a) 📖 422f, 444 **Zahnherde** Daß entzündete Zähne andere Krankheiten verursachen können, wird abgestritten. Denn Krankheiten sitzen ja nur an einer Stelle! (→ LV 1173)
Schlichtweg verneint wird die Existenz dentaler Herderkrankungen von vielen, nicht zuletzt von einer Reihe von Hochschullehrern, die davon nichts hören und sehen wollen - und dann auch nichts finden. Als überzeugter Anhänger der Schulmedizin wäre es mir auch lieber, beweisende Parameter zur Hand zu haben. Doch daß ausreichende Tests bisher nicht verfügbar sind, rechtfertigt es meines Erachtens nicht, die Angelegenheit zum Glaubenskrieg zu machen. Wer das Problem ernst nimmt, es quasi ständig im Hinterkopf parat hat und Patienten mit pulpatoten Zähnen gezielt befragt, der wird feststellen, das die Fokaltoxikose (Herdinfektion) gar nicht so selten ist. Als weiteres Beispiel möchte ich eine 44jährige anführen, die bei ihrem ersten Besuch ganz beiläufig berichtete, sie nehme Valium, weil sie seit der Kinderzeit herzkrank sei. Die anschließende Untersuchung zeigte, daß mehrere Zähne devital waren; ein Molar (Backenzahn) war röntgenologisch besonders stark beherdet. Bereits vier Tage nach der Zahn- bzw. Herdentfernung war die Patientin ihre Herzbeschwerden los. Während meiner ganzen 25jährigen Zahnarzttätigkeit hatte ich keine glücklichere Patientin. (Dr. Helmut Nickstadt, Arzt und Zahnarzt, Ottenshof 19, 30559 Hannover, in: Ärztliche Praxis 46/7.7.1994/7)

5 b) Vielleicht kriegst Du Deinen Zahnarzt auch zu dieser vernünftig klingenden Behandlung. Ein im Sinn der Patientengesundheit idealistisch tätiger Zahnarzt macht sich diese Mühe, wenn er nicht seinen Patienten veranlaßt (evtl. durch eine kleine Bohrung eine Öffnung zum Abfließen des Eiters zu sorgen), durch sofortiges Fasten die Entzündung auszutreiben: Er kürzt den vereiterten Nerv und behandelt ihn mit einer biologischen Einlage mit anschließender Füllung. In dieser beläßt er aber ein Loch, damit der Nerv mit Sauerstoff versorgt wird. Nach zwei- bis dreimaligen Wechseln der Einlage hat sich dann bei einem UrKöstler durch die gesunde Ernährungsweise wieder natürliches Zahnbein gebildet. Schlag das mal Deinem Zahnarzt vor.

7 a) 📖 444 **Störfeldern an die Wurzel gehen**
Jeder wurzelbehandelte Zahn stellt zunächst nur ein Störfeld dar, welches das Gleichgewicht der Körperfunktionen durcheinander bringt. Die dann auftretenden Beschwerden im Bewegungssystem diagnostiziert der Orthopäde regelmäßig als »frühzeitigen Verschleiß«. Ich stelle immer wieder fest, da dieser »frühzeitige Verschleiß« nach der Entfernung der wurzelbehandelten Zähne keine Beschwerden mehr macht. (...) Anders sieht die Sache aus, wenn aus dem Störfeld ein Streuherd geworden ist. Eine Zeitlang kann der Organismus die Sekretion des kranken Zahnes noch in den Griff bekommen und eine Dauerschädigung verhindern. Aber wie sieht es aus, wenn das nicht mehr möglich ist? Wir kennen das Krankheitsbild der cP, Dauerschäden der Nieren und Endokarditiden. Ich möchte behaupten, daß 90 Prozent dieser Dauerschäden durch wurzelgefüllte Zähne verursacht werden. Dr. med. H. V. Müller, Arzt für Allgemeinmedizin, Lindenthalgürtel 86, 50935 Köln (Ärztliche Praxis 84/18.10.1994/6)

7 b) 📖 426ff **Ersatz für Amalgam**
Einen ungiftigen Ersatz für die quecksilberhaltige Zahnfüllung Amalgam haben Experten des Würzburger Fraunhofer-Instituts für Silicatforschung gefunden. Die neue Paste, ein Gemisch aus Kunststoff und Glas, zeigte sich in ersten Kau-Tests wesentlich haltbarer als bisherige reine Kunststoffplomben, soll aber nicht teurer sein. Die klinische Erprobung dauert allerdings noch drei Jahre. (stern 14/1995)

8 📖 425 RIEDEL, E., Patient beim Zahnarzt, Universitas Verlag, Auszüge:
Wen wird es da wundern, daß bei diesen Hasadeuren in weißen Kitteln alles teure Blendwerk nur von kurzer Dauer ist. Die Studie entlarvt wiederum, daß bei der miserablen Behandlung fast doppelt so viele Zahnfüllungen innerhalb des ersten Jahres kaputtgehen als im Durchschnitt, daß Kronen gar viereinhalbmal so oft und Brücken und Teilprothesen gleich fünfmal so oft innerhalb von drei Jahren unbrauchbar werden wie beim Mittel aller Zahnärzte. Wie zum Hohn liegt für diese »Zahnkaputtkunde« der Honoraraufwand für die profitgierigen Behandler um ganze 44% über dem Durchschnitt. Denn ein schöner und von vornherein mit einkalkulierter Nebeneffekt der geringen Haltbarkeit sind die Kosten der Neuanfertigung. Da sage noch einer, auch diese Zahnärzte hätten ein Interesse an zufriedenen Patienten. (S. 65) Wenn wir nicht zulassen wollen, von einem nur unterdurchschnittlich begabten Zahnarzt behandelt zu werden, so müssen wir uns jedoch vor rund jedem

1051

dritten in Acht nehmen. (S. 67) Nach einer umfangreichen Untersuchung der Universität Münster sind ganze 52% aller Zahnersatzarbeiten so schlecht, daß sie eigentlich sofort erneuert werden müßten! (S. 73)

Ein großer Teil der Beutelschneiderei findet nun allerdings in völliger Abwesenheit der Patienten statt. Gemäß der erbarmungslosen Erkenntnis »Verdient wird nicht das, was am Patienten geleistet wurde, sondern nur das, was auf der Rechnung steht« geben sich viele Zahnärzte erheblich mehr Mühe bei der Rechnungserstellung als bei der Arbeit im Mund ihrer Patienten. (S. 107)

Füllungen
Wie kann man sich als Patient nun vor diesem weitverbreiteten Pfusch schützen? Die Qualität der Zahnsäuberung kann man zunächst an der Zeit messen, die das Bohren im Zahn dauert. Man sollte in keinster Weise froh sein, sondern eher mißtrauisch werden, wenn das Bohren in einem Backenzahn nur wenige Sekunden dauert. Bei einer kompletten Kariesentfernung vergehen gut und gerne zehn Minuten, vielleicht sogar einmal zwanzig. Je nach Lage und Größe der Karies reichen natürlich manchmal auch wenige Minuten. Nach dem Bohren sollte der Zahnarzt mit seiner spitzen Sonde über den Boden des Loches kratzen, um an einem Klirren der Sonde zu erkennen, daß das Zahnbein völlig hart, also gesund ist. Mißtrauen ist ebenfalls dann angesagt, wenn ein Zahnarzt zum Bohren im Zahn ausschließlich die hochtourige Turbine benutzt, die dadurch zu erkennen ist, daß sie ein durchdringendes pfeifendes Geräusch verursacht. Dieses Instrument ist lediglich dazu geeignet, den Zahnschmelz zu bearbeiten oder Zähne zur Aufnahmen einer Krone in ihren äußeren Schichten zu beschleifen. Kariöses Zahnbein kann jedoch nicht sauber entfernt werden mit einer Turbine, die wegen ihrer hohen Umdrehungsgeschwindigkeit viel eher die Gefahr in sich birgt, den Zahn zu stark aufzuheizen und durch Schädigung des tieferliegenden Zahnmarks sein Absterben herbeizuführen. Um dieses zu vermeiden, muß, je tiefer man in den Zahn vordringt, mit einem langsam drehenden Bohrer gearbeitet werden, der durch starke Erschütterungen des Zahns und der benachbarten knöchernen Struktur nur schwer mit der Turbine zu verwechseln ist. Obwohl er sich so »markerschütternd« anhört, stellt er das für den Zahn absolut schonendste Gerät dar. Ein optimal gereinigter Zahn muß nun natürlich genauso optimal mit einer Füllung versorgt werden. In den allermeisten Fällen und zumindest dann, wenn die Karies bis dicht an den Nerv heranreichte, muß zum Schutz des Zahnmarks die erste Füllung eines Zahns eine Unterfüllung sein. Den besten Schutzeffekt bieten hierbei unterschiedliche Zementfüllungen. Da das Einbringen von Zementen allerdings wieder mehr Zeit kostet, verwenden manche Zahnärzte schlichte Lacke, die bequem mit einem Pinsel aufgetragen werden, jedoch als Unterfüllung zum wirklichen Schutz des Zahnmarks in der Regel nicht ausreichen. (S. 198)

Alternative Kunststoffüllungen
(...) Während in der Front durch die geringen Druckkräfte, die auf die Füllungen einwirken, Kunststoff eine ausreichende Festigkeit besitzt, so ist dieses bei der Verwendung auf den viel stärker belasteten Kauflächen im Backenzahnbereich nicht mehr der Fall. Obwohl es heute kein Kunststoffüllungsmaterial gibt, das zur Verwendung auf Kauflächen zugelassen wäre, legen sehr viele Zahnärzte dennoch solche Füllungen. (S. 199) Genauso oft ragen dicke Kunststoffüberschüsse über die Schmelzränder hinweg, die vom Zahnarzt beim Ausarbeiten der Füllung übersehen werden. Hierbei hilft jeweils die eigene Kontrolle mit der Zungenspitze. Finden sich an der Füllung oder am Zahn scharfe Grate, Spalten oder Knoten oder stört die Füllung beim Zubeißen, muß der Zahnarzt sofort zur vollständigen Ausarbeit aufgefordert werden. Besonders kritisch ist eine überstehende Füllung am Zahnfleischsaum im Zahnzwischenraum zu beurteilen, da sich hier leicht bakterielle Beläge festsetzen, die zu einer ständigen Entzündung im Zahnfleisch und dessen Rückgang führen können. Hier kann jeder Patient von seinem Zahnarzt verlangen, daß die Durchgängigkeit des Zahnzwischenraums bis unters Zahnfleisch mit Zahnseide getestet wird, wobei der Patient dieses gleich im Spiegel verfolgen sollte.

Einlagefüllungen
Gegenüber den plastischen Füllungsmaterialien wie Amalgam oder Kunststoff haben Einlagefüllungen bei optimaler Herstellung eine deutlich bessere Haltbarkeit, sind dafür aber auch erheblich teurer und werden bislang von den gesetzlichen Krankenkassen nicht bezahlt. Wenn jedoch die Vorbereitung der Zähne so oberflächlich geschieht wie eingangs beschrieben, ist natürlich auch die teuerste Füllung ihr Geld nicht wert. (S. 200)

Inlays aus Gold
Zu breite Spalten sind nach dem Einsetzen mit Befestigungszement aufgefüllt, der sich jedoch sehr schnell auflöst und den Weg für die neue Kariesentstehung freimacht. Des weiteren muß jede Goldfüllung tief genug im Zahn verankert sein. Dieses erreicht der Zahnarzt, indem er innerhalb des Zahnes möglichst steile gegenüberliegende Wände herausfräst, die zusammen mit dem Befestigungszement die Füllung festhalten. Diese, für die Haltbarkeit der Füllung wichtigen Strukturen, kann man sich vom Zahnarzt auf dem Gibsmodell genau zeigen lassen. Schließlich muß die Kaufläche der Füllung präzise an die Gegenzahnreihe angepaßt werden. Solange ein Patient eine störende Aufbißerhöhung verspürt, muß er seinen Zahnarzt um sofortige Abhilfe bitten und darf sich keinesfalls mit den Worten: »Ach, das beißt sich schon ein!« vertrösten lassen (S. 201)

Inlays aus Keramik
Die »helle Füllung auf dunklem Grund«, das heißt Keramik in schlecht vorbereiteten kariösen Zähnen, wird bald auch dieses neue zahnärztliche Betätigungsfeld in Verruf bringen. Auf diesem sich schnell entwickelnden Gebiet gibt es heute zudem Techniken, die als noch nicht ausgereift zu bezeichnen sind. Zum Beispiel ist das Fräsen von Keramikfüllungen mittels eines Computers noch mit so großen Ungenauigkeiten behaftet, daß jeder Patient vor der Eingliederung so hergestellter Füllungen gewarnt werden muß. Vorsorglich sollte der Zahnarzt gefragt werden, ob er die Füllung mit einem solchen Gerät selbst produziert oder die Füllung aus keramischen Massen unter Verwendung einer aufwendigen Schichttechnik in einem Labor entsteht. Nur im letzteren Fall ist eine ausreichende Paßgenauigkeit und eine individuelle Farb- und Formgestaltung überhaupt möglich. (...) Solange so viele Zahnärzte so wenig gründlich in ihrer Arbeit sind, wird nämlich die schönste Keramikrestauration nur teure Makulatur bleiben. (S. 203)

Tote Zähne
Anstatt einen Zahn gründlich von der Karies zu befreien, selbst auf die Gefahr hin, bis zu dem dann meist schon erkrankten Zahnmark durchzubohren, um sofort die Wurzelbehandlung anzuschließen, belassen eine Menge der Zahnmediziner bakterielle Massen im Zahn, versuchen eine Schmerzstillung durch Einsatz bestimmter Füllungsmaterialien und überlassen die weitere Entwicklung dem Zufall. Wie groß dabei jedoch die Gefahr ist, daß erneute, heftige Schmerzen auftreten, die Zähne später unbemerkt absterben und sich Entzündungen im Kieferknochen entwickeln, das wird dem Patienten tunlichst verschwiegen. (...) Erfolgreich wurzelgefüllte Zähne nun auch langfristig zu konservieren, bereitet dem Zahnarzt weitere Probleme. In dem Moment, wo ein Zahn seines Zahnmarks beraubt ist, wird die Hartsubstanz, weil sie von innen nicht

mehr durchblutet und »feucht« gehalten wird, trocken und spröde. Oft passiert es dann schon in Jahresfrist oder eher, daß eine dünne Außen- und Innenwand eines solchen toten Zahnes bei einer starken Kaubelastung so umfangreich abbricht, daß jede weitere Versorgung des Zahnes sehr problematisch wird. Jedoch auch hier gibt es Methoden, dieses zu vermeiden und auch dem langsam fortschreitendem Dunklerwerden des toten Zahnes zu begegnen. wenn die Zahnwände zu dünn sind und sich deshalb das Füllen des Zahnes verbietet, muß die vorhandene Zahnsubstanz mit einer Krone insgesamt umschlossen werden. In diesem Moment beginnt allerdings ein ganz neues Kapitel zahnärztlicher Möglichkeiten und Unfähigkeiten. (S. 211)

Kronen
Dick aufgetragene Keramikschichten waren unwirksam und trugen nur zur kompletten Verunstaltung dieser Zähne bei. Ebenso katastrophal war die Verzahnung der Kronen im Seitenzahnbereich, wo über weite Strecken die Kauflächen, die sich beim Zubeißen eigentlich an mehren Stellen präzise berühren müssen, in der Luft hingen. (S. 53) Bei großen Defekten können diese Aufbaufüllungen manchmal nur befestigt werden, indem in die Zahnsubstanz oder, bei wurzelgefüllten Zähnen, in die abgefüllten Wurzelkanäle zunächst Metallstifte geschraubt werden. Sollen wurzelgefüllte einwurzelige Zähne wie Schneide- oder Eckzähne überkront werden, ist die Einbringung eines stabilen Wurzelstiftes sogar völlig unerläßlich. Zu groß wäre sonst bei der spröden Substanz des toten Zahnes die Gefahr des Abbrechens der Krone. (...) Umfangreiche Untersuchungen haben ergeben, daß eine Krone, deren Rand sauber unterhalb des Zahnfleisches abschließt, eine längere Tragezeit aufweist als eine, deren Rand im sichtbaren Bereich liegt. Abgesehen davon, daß dieses erhebliche ästhetische Probleme mit sich bringen würde, ist auch die Kariesanfälligkeit des unbedeckt bleibenden Zahnrandes sehr hoch. (S. 214)

Milchzähne
Eltern sind nämlich oft besorgt, wenn die Milchzähne oder auch die bleibenden Zähne ihrer Kinder anfänglich gedreht und gekippt zum Vorschein kommen. Eine Therapie ist hier aber in der Regel nicht erforderlich, da immer erst in dem Moment, wo alle Zähne vorhanden sind, diese sich, man möchte meinen, gegenseitig »an den Händen fassen« und sich im Kiefer ausrichten. Es ist zu beobachten, wie Zähne förmlich den Kontakt zu ihren Nachbarn suchen und genauso, beim Zubeißen, zu den Zähnen des Gegenkiefers. (...) Zahnlücken sollten zur Schonung des gesamten Gebisses daher nie lange unversorgt bleiben, um die gegenseitige Abstützung, aber natürlich eine unveränderte Kaufunktion wiederherzustellen. Der Zahnarzt muß nach gewissenhafter Auswahl und, wenn erforderlich, ausreichender Vorbehandlung der Pfeilerzähne diese in der Weise in eine konische Form schleifen, daß die fertigen Zahnstümpfe in eine Richtung zeigen. Nur so kann später eine Brücke aufgeschoben und ohne Klemmungen befestigt werden. (S. 223)

Implantate
An Stelle der Zahnwurzel wird hierbei ein sogenanntes Implantat in den Kiefer gesetzt, das dort unter günstigen Umständen vom Knochen umschlossen wird und fest einheilt. Auf diesem aus Titan oder ähnlichen gewebeverträglichen Metallen bestehende Ersatzwurzel kann dann ein Brückenglied direkt verschraubt werden. Diese auf den ersten Blick revolutionäre Technik hat jedoch ihre erheblichen Tücken, die besonders in der Dauerhaftigkeit einer solchen Versorgung zu suchen sind. Wirkliche Langzeiterfolge mit Implantaten über zehn Jahre oder mehr gibt es nämlich extrem selten. Zu groß ist oft der Druck auf die metallische Wurzel, weshalb sich der die Wurzel umgebende Knochen oft schon nach wenigen Jahren wieder auflöst. (S. 225)

Prothesen
Bei anfänglich festem Sitz einer mit Klammern getragenen Prothese werden durch das tägliche Herausnehmen und Wiedereinsetzen die Klammern sehr bald aufgebogen und die Prothese damit locker. Im lockeren Zustand wiederum bewegt sich eine Prothese zwischen den Zähnen hin und her und belastet diese in einer Weise, daß die Klammerzähne relativ bald auch gelockert sind. Die Natur hat Zähne hauptsächlich für eine in den Kiefer hineingehende Belastung konstruiert, wogegen alle dauerhaften waagerechten Schübe immer mit vorzeitigem Zahnverlust enden. In vielen Fällen entfernen Zahnärzte in Unkenntnis der technischen Möglichkeiten Zähne, die, nötigenfalls mit einer gründlichen, fachmännischen Vorbehandlung, als Pfeilerzähne durchaus geeignet gewesen wären und erhalten werden sollen. Gerade wenn als Konsequenz einer Zahnentfernung eine Vollprothese drohte, sollte der entscheidende Schritt genauestens mit dem Zahnarzt besprochen werden. Wenn dieser den Grund für die Zahnentfernung, wie zum Beispiel eine starke Lockerung, eine tiefe Zerstörung bis zum Knochenrand oder eine Entzündung im Kieferknochen, nicht schlüssig erläutern kann, sollte jeder Patient zur Sicherheit bei einem anderen Zahnarzt eine weitere Meinung einholen. (S.231)

Allgemeines
Viele verantwortungslose Zahnärzte haben die Segnung des »Selbstbedienungsladens Gesundheitswesen« erkannt und vor lauter Gier nach einem möglichst großen Teil des Kuchens ihre angestammten beruflichen Pflichten weit in den Hintergrund gedrängt. Bei genauen Analysen kommt daher zutage, daß etwa jede zweite Zahnersatzarbeit komplett erneuerungsbedürftig ist, obwohl die Krone, Brücke oder Prothese noch nicht einmal ein Jahr alt ist. Lediglich ein Viertel des von Zahnärzten produzierten Zahnersatzes ist akzeptabel. Verheerende Mängel sind oft auch da festzustellen, wo Patienten selbst zunächst keine Probleme verspüren und ihren Zahnärzten deshalb anfänglich sogar gute Noten geben. Wenn sie dann etwas später aus allen Wolken fallen, weil die Folgen zahnärztlichen Pfuschs zum Vorschein kommen, ist es für eine genaue Beweisführung meistens schon zu spät, und der Patient bleibt beim Zahnarzt wie auch vor Gericht erfolglos. (S. 237)

49 Die häufigsten Zahnstörfelder: Prüfe, ob sie bei Dir vorliegen:
• Vitale Zähne mit verringerter Vitalität oder Wurzelresorptionen • Vitale Zähne mit chronischer Pulpitis oder Pulpengangrän (Entzündung oder Gewebezerstörung, Brand) • Alle devitalen Zähne mit vollständiger oder unvollständiger Wurzelfüllung; Kontaktschäden durch Wurzelfüllmaterial • Zähne mit allen Formen von Paradontopathien wie Gingivitis (Zahnfleischentzündung), Taschenbildung etc. • Gekippte Zähne, Engstand der Zähne, vor allem im Weisheitszahnbereich • Im Kieferknochen retinierte oder teilretinierte, auch verlagerte Zähne • Zähne mit apikalen (a. d. Spitze) oder interradikulären Veränderungen wie Ostitis (Knochenentzündung), periapikalen Herden, Granulomen (Gewebezerfall) und dergleichen • Zähne mit interdentalem Knochenabbau und überstehende Füllungen oder Kronenränder • Luxierte oder frakturierte Zähne • Sklerosierende oder osteolytische Restitiden (Restentzündungen des Knochengewebes) • Fremdkörpereinschlüsse aller Art • Wurzelspitzenamputationen bzw. Rezidive nach Wurzelspitzenresektionen • Ostitis um Milchzahnwurzeln, Michzahnreste, Zahnkeime • Radikuläre oder follikuläre Zysten • Kieferfrakturen, Knochen- und Weichteilnarben, Fisteln • Störpotentiale durch verschiedene Metalle. Die häufigsten und damit wichtigsten Zahnstörfelder sind die toten Zähne mit und ohne Granulom, sowie die Restotitiden. Das Granulom ist eigentlich als sekundäres Störfeld anzusehen, da das primäre Geschehen, d.h. die vorher bestehende chronische Pulpitis, radiologisch unsichtbar ist. Ein gewissenhafter Zahnarzt wird jedes Granulom entfernen, da er weiß, daß derartig abgekapselte Herde einer tickenden Zeitbombe gleichen. (Ärztezeitschrift für Naturheilverfahren 37, 8/1996 S. 609)

2660 Werkstoffe der Zahnärzte (siehe auch unter LV 1700ff)

2660 a) 📖 69ff, 422ff DAUNDERER, M., »Handbuch der Amalgamvergiftung«, ecomed Vlg., Landsberg
EBM, E., »Gift im Mund«, Vlg. Medizin & Neues Bewußtsein, Wessobronn, Prof.Dr.Thomas Till, Wien, Prof.Dr.Leopold Altmann, Wien, Prof. Dr. Karl Hansen, BRD, Prof. Dr. M. Werner, BRD, Prof. Dr. Max Spreng, Schweiz, Dozent Dr. Mats Hanson, Schweden, Dozent Dr. Elena Djerassi, Bulgarien, um nur einige der betroffenen Wissenschaftler zu nennen, stellten schon vor Jahren fest:
Permanente Quecksilbervergiftungen finden durch Amalgamplomben statt.
Durch die Gegebenheiten im Mund (Galvanoelementbildung) geht ständig Quecksilber aus Amalgamfüllungen in kleinsten Dosen in Lösung. Es wurde der Nachweis erbracht, daß sich das aus Amalgamfüllungen stammende Quecksilber sowohl im Kieferknochen als auch an den Zahnwurzeln anlagern und speichern kann, es wurden dort Werte bis zu 1200 ppm gemessen. Es konnte tierexperimentell bestätigt werden, daß sich durch diese Amalgam-Quecksilber-Ablagerungen deutliche Knochenauflösungserscheinungen ergeben. Durch das sich herauslösende Quecksilber ist nicht nur das Auftreten von Allergien möglich, sondern auch eine langsam fortschreitende Erkrankung in Form einer Quecksilbervergiftung. *Diese Erkrankungsart ist äußerst schleichend und greift hauptsächlich das Zentralnervensystem an.*

2660 c) GAUTHIER, Y.: Das Gesundheitsbuch der Zähne, zitiert auf S. 112 eine Untersuchung, wonach der Quecksilberanteil in alten Füllungen nicht 50% wie beim Einsatz ist, sondern je nach Alter der Füllung geringer. Füllungen, die älter als 20 Jahre waren, enthielten weniger als 10% Quecksilber! Den Rest hat also der Körper aufgenommen. Amalgam zerstört nicht nur die Pulpa, sondern fördert Entkalkung von Zähnen (und Knochen). Deshalb findet sich in 60% der Fälle Sekundärkaries unter der Amalgamfüllung. Die Mundbakterien wandeln Quecksilber in das 100mal giftigere Methylquecksilber um.

2660 b) 📖 429 **Amalgam zerstört die Pulpa!** Minimalste Mengen Quecksilber reichen aus, um die Grundregulation in der Zahnpulpa zu zerstören. Das harmonische Gleichgewicht zwischen den zytokinen Gewebswachstumsfaktoren und der Proteolysesystemen bei der Steuerung der Grundsystemsynthese wird nachhaltig gestört. Quecksilber destruiert die Matrix-Metall-Proteinasen des Proteolysesystems. Es kommt zu einer starken Zunahme von Kollagen und Grundsubstanz, also zu einer Zahnpulpafibrose. Damit werden die Stoffwechselwege in der Zahnpulpa allmählich verlegt und der Zahn in seiner Funktion geschädigt. Heine wies darauf hin, daß derartige Reaktionen überall im Körper entstehen können, wo Quecksilber abgelagert wird, denn das, was für die Zahnpulpa gilt, gilt für das Grundregulationssystem des gesamten Organismus. (Dtsch. Zschr. f. Biol. Zahnmed. 11.2/1995)

2661 a) 📖 69ff, 422ff **Das Herausschleifen von Amalgamplomben...**
»Den Teufel mit dem Beelzebub austreiben hieße es, würde man sich alle Amalgamfüllungen entfernen und durch einen anderen Werkstoff ersetzen lassen. In den Füllungen sitzt das Amalgam als fester Block, hingegen entsteht beim Herausbohren und Zersprengen massenhaft Abrieb und Schleifschlamm - dabei vergrößert sich die Oberfläche des Metalls bis ums 600fache. Selbst die Amalgam-Kritiker geben zu , daß ein Herausnehmen aller Füllungen wegen der vorübergehend erhöhten Quecksilberbelastung des Organismus nichts bringt: Denn Kunststoff-Füllungen kontrahieren sich bei der Aushärtung und sind längst nicht so haltbar wie Amalgam. Sie halten im Schnitt nur 5 Jahre, Amalgam dagegen 10 Jahre. Bei häufigem Wechsel der Füllungen leidet der Zahn, - der Patient kann sich auf diesem Weg den frühen Verlust des Zahns einhandeln.« (Medical Tribune 21.2.1992/57) Studie über Quecksilberkonzentrationen:
»In allen Organen sei die Quecksilberkonzentration positiv mit der Zahl der amalgamgefüllten Zähne korreliert gewesen, berichtete Drasch. Dabei lagen die Quecksilberkonzentrationen in der Nierenrinde bei Personen, die mehr als zehn Zähne mit Amalgamfüllungen hatten, im Vergleich zu einer Kontrollgruppe mit weniger als drei amalgamgefüllten Zähnen bis zu elfmal höher.« (Ärzte Zeitung, 8.4. 1992/6)

2661 b) Du kannst auch deswegen einen Speicheltest durchführen lassen und bei einer Quecksilberkonzentration von mehr als 100 Mikrogramm pro Liter Speichel mit dem Zahnarzt über eine Entfernung der Plomben reden. Quecksilberuntersuchungen werden angeboten vom: NATEC Institut, Postfach 501568, D-22715 Hamburg, für 78 Mark (plus Mehrwertsteuer) oder vom Bund für Umwelt und Naturschutz Deutschland über die Momo-Stiftung, D-78315 Radolfzell, für 78 Mark (Verrechnungsscheck).

2661 c) Amalgam schnell aus dem Körper ausscheiden
- das möchtest Du am liebsten, aber ich rate nicht dazu. Naturheilärzte schlagen Dir dazu eine Therapie mit sogenanntem Quecksilber-Huckepack-Nehmen durch ein Chelat-Chemiemittel vor, um das Amalgam so zu den Ausscheidungsorganen zu bringen. Die Universität Hamburg hat dieses Verfahren geprüft, aber keinen nennenswerten Nettoaustrag ermitteln können. Durch diesen Chelat-Chemiedreck vergiftest Du Deinen Körper dann erneut und brauchst später wieder eine Anti-Chelat-Chemie zur Entgiftung. Außerdem zerfällt das Amalgam in den Nieren in seine Bestandteile. Wodurch sich das Zellgift Quecksilber zu schnell in diesen empfindsamen Organen anhäuft und sie noch stärker schädigt. Auch hier hilft nur die Natur am besten. Nach dem Herausbohren der Amalgamplomben unter größtmöglichsten Vorsichtsmaßnahmen machst Du Darmspülungen, danach Erdfasten und anschließend Urkost, mit vitamin- und selenreichen Wildkräutern. Dazu nimmst Du eine bis zwei Stunden vor dem Essen eine Mixtur aus Luvos und französischer Erde zu Dir. Ein Teelöffel jeweils dreimal am Tag. Das gleiche gilt für alle anderen Schadstoffe, die Dich noch belasten könnten, wie Alkohol, Lösungsmittel, Benzol, Dichlorethan, Toluol, Formaldehyd, Kohlendioxid, Kohlenmonoxid, Nikotin, Ozon, Stickoxide, Schwefeldioxid, polychlorierte Biphenyle, Phenol, Styrol, Radon.

2662 📖 422ff **Haarausfall durch Quecksilber**
Quecksilber aus alten Amalgamplomben ist möglicherweise für die Entstehung einer Alopezie bei Frauen von Bedeutung. Das lassen die Ergebnisse einer Heidelberger Studie vermuten. Bei Patientinnen mit dieser Krankheit wurden erhöhte Quecksilberwerte und Veränderungen des Immunsystems gefunden. (Ärzte Zeitung, 11.9.1992) Wieso nur bei Frauen? Weil nur sie getestet wurden...

2663 📖 422ff **Auch das für die Zahnkronen gebrauchte Palladium ist schädigend:**
Nach vorliegenden Laboruntersuchungen scheint sich Palladium mit vielen Zellbestandteilen zu verbinden, die Wirkung einer Anzahl von Enzymen zu hemmen und den Energiehaushalt von Nerven und Muskeln zu stören. In vitro hemmt es zahlreiche wichtige Enzymsysteme bei Tier und Mensch wie beispielsweise: Kreatinkinase, Aldolase, alkalische Phosphatase, Carboanhydrase, Trypsin, Chymotrypsin.
Palladiumvergiftungen äußern sich so bei Menschen mit geschwächten Abwehrkräften in Frühsymptomen

Starke Nervosität, extreme Müdigkeit, Benommenheit, Gedächtnisschwund, Schwindel, migräneartige Kopfschmerzen, Augenbrennen, Allergien, Immunschwäche, brennende Bläschen am Körper, Schmerzen an Zähnen und Kiefer, Zungenbrennen, Kältegefühl im Mund, Abschälen der Schleimhaut am Zahnfleisch, pilzartiger Belag am Rachen mit Halsschmerzen, schmerzende, geschwollene Lymphdrüsen am Hals, Absterben der Zähne, Granulome, Eitertaschen mit abgestorbenem Gewebe. Fortgeschrittene Symptome bei längerer Palladium-Belastung: angeschwollene Zunge, Nervenschmerzen im Gesicht, Lähmungen im Gesicht, Zucken der Zunge, Lippen und Augen, Nebenhöhlenentzündung, Bronchitis, Magen-, Darm-, Leber-, Blasen- und Nierenbeschwerden, Gewichtsverlust, Schmerzen an den Gelenken und Muskeln, Muskelzucken und -erschlaffung, Ohrengeräusche, Depressionen, Schlafstörungen, Schweißausbrüche, Herzrhythmusstörungen, Verwirrtheit (Naturarzt Nr. 10/ 1992)

4 422ff Jugend forscht: Die Bundessiegerin Chemie (...) hat gebräuchliche Zahnamalgame auf ihre Wärmebeständigkeit hin untersucht und festgestellt, daß beim Genuß heißer Speisen Quecksilberdämpfe frei werden. (STERN-Jugend-Forscht-Bericht 1993)

Per aspera ad astra! Durch das Dunkel zum Licht! Leider wird heute immer mehr vom Licht ins Dunkle geforscht.

5 a) 427 **Keramik-Inlays besser als Gold-Inlays**
Keramische Inlays können im Gegensatz zu Gold-Inlays unter Schonung der Zahnsubstanz präpariert werden, da sie mit der Adhäsivtechnik eingesetzt werden. Zahn, Befestigungsmaterial und Füllung bilden eine Einheit. Die Substanzschonung bringt folgende Vorteile: Dünne Wände können belassen werden, da bei dem Verbundsystem keine Bruchgefahr besteht. Von Karies unterminierte Stellen können teilweise belassen werden, da die Inlays mit Komposit eingesetzt werden. Die Pulpa wird durch die geringe Wärmeleitfähigkeit des Porzellans geschont. Bei keramischen Inlays besteht keine Möglichkeit von Sekundarkaries, da sich die Zementfuge im Gegensatz zu Gold-Inlays nicht auswaschen kann. Bei Keramik haben wir weniger Abnutzung. Es ist das einzige Material, das chemisch und elektrisch neutral ist, so daß wir keine Strombildung und keinen Metallgeschmack im Mund haben. Keramik ist das einzige Material, das keine Allergien verursachen kann. Gold dagegen enthält auch Unedelmetalle, nach dem Guß haben wir keine gleichmäßige Legierung mehr, wodurch Potentialdifferenzen entstehen. Auch müssen bei Gold-Inlays bruchsichere Höcker zu einem Inlay kürzer geschliffen werden. (Der Naturarzt 4/1993 - Dr. med. dent Gerold Müller, Königstein.)
Keramik oder Gold-Inlays?
Der missionarische Eifer und die Euphorie des Kollegen Müller für das Keramik-Inlay kann nur teilweise akzeptiert werden. So wie für alle Dinge gibt es auch hier zwei Seiten, die betrachtet werden müssen. Die allergene Potenz von Keramik ist zwar sehr gering, nicht aber die des Befestigungsmaterials. Es handelt sich dabei um einen sogenannten Dualzement (licht und selbsthärtend) auf Kunststoffbasis (Composite). Nervnahe Bereiche sollen nach den Vorschriften der Hersteller mit Unterfüllung abgedeckt werden, »weil die Irritation der Pulpa nicht auszuschließen ist«. Direkten Kontakt mit dem Zahn bis auf die abgedeckten Bereiche hat also nicht das Keramik-Inlay, sondern auf der gesamten Innenfläche der Kunststoffzement. Wenn diese Duozemente mit physio- oder bioenergetischen Testmethoden auf Verträglichkeit getestet werden, eröffnet sich dem Tester das gesamte Spektrum von Überempfindlichkeit und Unverträglichkeit bis zur Allergie. Es gibt nur wenige Patienten, die diese Materialien uneingeschränkt tolerieren können. Aber auch bei diesen ist es nicht sicher, ob sie nicht nach einer bestimmten Einwirkungsdauer dagegen sensibilisiert werden. Es handelt sich um einen Störfaktor mit übergeordneter Bedeutung. Dabei können nicht nur lokale Symptome am Zahn, sondern auch ganzkörperliche Regulationsstörungen auftreten. Im Gegensatz dazu haben Füllungskunststoffe auf Kompositbasis eine bedeutend bessere Verträglichkeit. Meine Forderung ist deshalb bis zur Entwicklung gut tolerabler Materialien: Enge Indikationsstellung und Testung des Befestigungszementes! (Dr. Hugo Schloßer, Kolbenmoor, in: Der Naturarzt 6/93)

5 b) 432 Besser, Du hältst Deine Zähne mit Wildkräuter-Rohkost in Ordnung:
Was ist von »Komposit« als Amalgamersatz zu halten? Gesundheitlich unbedenklich sind Komposit-Kunststoffe leider nicht. Einige ihrer Bestandteile stehen im Verdacht, Gewebeschäden hervorzurufen. (...) Zellen werden stark geschädigt oder deren Erbinformation verändert. (...) Als besonders problematisch erweisen sich aromatische Dimethylacrylate, die Grundbausteine vieler Komposite. Viele dieser Monomere enthalten zudem Bisphenol A das nach spanischen Untersuchungen so wirkt wie das Hormon Östrogen wirkt. (...) Die Mixtur der Komposite ist nicht das einzige Problem. Hinzu kommt ihre geringe Haltbarkeit. Schon nach zwei bis fünf Jahren müssen die Füllungen erneuert werden. (Wobei immer mehr Zahnsubstanz bei Dir flöten geht! sagt der Verfasser) Außerdem ist es trotz aufwendiger Forschung bislang nicht gelungen, das Schrumpfen dieser Zahnfüllungen während des Aushärtens zu verhindern. Dadurch entstehen besonders bei großen Löchern Spalten zwischen Zahn und Füllung, in die Bakterien eindringen und erneut Karies hervorrufen können. Dieses Risiko kann der Zahnarzt zwar reduzieren, indem er das Material sorgfältig schichtweise aufträgt. Vollständig verhindern kann man die Randspaltenbildung aber nicht. (...) Hat die Karies bereits das tiefer gelegene Zahnbein befallen, muß der Zahn mit einem Haftvermittler vorbehandelt werden, damit er mit dem Komposit verklebt. Diese Chemikalien stehen ebenfalls im Verdacht, Gewebe zu schädigen. Besonders bei sehr großen Löchern besteht die Gefahr, daß die Haftvermittler durch die dünne Zahnbeinschicht zum Mark durchdringen und dort Entzündungen hervorrufen. Auf jede Komposit-Schicht einzeln im Licht gehärtet wird, ist die Behandlung sehr zeitaufwendig. Bis vor kurzem mußten Patienten den Mehraufwand gegenüber Amalgamfüllungen aus eigener Tasche bezahlen. Inzwischen übernehmen alle gesetzlichen Krankenkassen auch die Kosten für Komposit-Füllungen im Backenzahnbereich. Eine Alternative zu Amalgam sind Kunststoffe nur bei kleinen Löchern, insbesondere im Bereich der Frontzähne. Vor allem intakte Plomben aus der Quecksilberlegierung sollten nicht voreilig durch Komposite ersetzt werden. Wer es sich leisten kann, ist mit möglichst hochkarätigem Gold in einer Platinlegierung am besten beraten. Verschiedene Metalle im Mund erzeugen jedoch Stromspannungen, wodurch sich das giftige Quecksilber schneller aus seiner Legierung lösen kann. Wer auf Gold umsteigen will, sollte deshalb alle alten Amalgamplomben sanieren lassen. (Kurzauszüge aus Öko-Test 10/1995)
Erkenne, lieber Gesundheitsfreund: An den Zähnen wird Dir deutlich, daß Du Deine ständigen Vorsätze, endlich brot- und zuckerfrei zu leben, bald, sehr bald in die Tat umsetzen und die fortlaufenden Kompromisse dieserhalb beenden solltest.

5 c) Bedenken auch bei Füllungen mit Keramik
Das Risiko einer Unverträglichkeit ist bei Kunststoff- und Keramikfüllungen nach aktuellen zahnmedizinischen Untersuchungen höher als bei Füllungen aus Amalgam. (...) Nach den Worten des Verbandspräsidenten können die in den Füllstoffen und Klebern enthaltenen Substanzen Allergien auslösen. (...) Schmalz verwies auch auf technische Probleme beim Einsetzen von Kunststoff- und Keramikinlays. Vor allem bei tiefen Löchern sei die Gefahr groß, daß Blut oder Speichel ein lückenloses Verkleben unmöglich machten. Tückischerweise laufe dieser Prozeß oft völlig schmerzfrei ab. (Ärzte Zeitung 2/7.1.1996/15)

1055

2665 d) 📖 422 ff Wurzelbehandlung - da wird viel gepfuscht!
SCHREIBER/SCHULZ-BONGERT/ BORN: **Zahnverlust kein Schicksal**. Bildschrift der Zahnärztekammer, mit der Du die Qualität der Arbeit und Berufsauffassung überprüfen kannst, vergriffen. Auszüge:
Aus Kunstfehlerprozessen wissen wir, daß von Gutachter zu Gutachter die Auffassung über das »lege artis« differiert und daß sogar die Lehrmeinung über die Machbarkeit und Zweckmäßigkeit zahnmedizinischer Behandlungskomplexe uneinheitlich ist. So gibt es z.B. heute noch Schulen, die Wurzelkanalbehandlungen an mehrwurzeligen Zähnen als wenig erfolgversprechend und von vornherein ablehnen. Zu Schadensersatz verurteilt wurde aber unlängst ein Zahnarzt, weil er einem Patienten einen mehrwurzeligen Zahn extrahierte, ohne auf die Rettungsmöglichkeit einer Wurzelbehandlung hingewiesen zu haben. (...) Dr. Franklin Weine, in Fachkreisen weltbekannt als US-Hochschullehrer und Spezialist für Wurzelkanalbehandlungen, vertritt die Meinung, daß bei einer Wurzelkanalbehandlung an einem mehrwurzeligen Zahn mit gekrümmter Wurzel eine Behandlungszeit von zweieinhalb bis dreieinhalb Stunden erforderlich ist. diese Zeitangabe entspricht aus sonstiger Erfahrung bei derartigen Behandlungen. (...) Um aus dem Dilemma herauszukommen, werden immer neue Variationen der Kanalaufbereitung und des Füllens empfohlen. Die folgenden allgemein anerkannten Grundlagen der Edodontie bleiben aber unverändert gültig: 1. Kanäle müssen bis zu einem bestimmten Mindestdurchmesser und bis zum physiologischen Ausgang an der Wurzelspitze vollständig aufbereitet werden, um sie danach dicht auffüllen zu können. 2. Das beste Füllmaterial ist gestopfte Guttapercha, im Verein mit einer speziellen, nur in geringer Menge benutzten Paste, zum Auffüllen etwa übrig gebliebener kleiner Hohlräume. ... wie dieser Abbildung entnommen werden kann. Hier sieht man die Wurzelspitzenbereich, nachdem ein geeignete Spitze abgeschnitten wurde. Man erkennt, daß das Lumen des Wurzelkanals mit Guttapercha hermetisch verschlossen ist. In diesem Fall hätte eine sogenannte Wurzelspitzenresektion Abhilfe geschaffen. Dabei wäre im Zuge eines chirurgischen Eingriffs die Wurzelspitze ebenso wie hier abgetrennt worden. Diese Möglichkeit wurde nicht genutzt, weil die eigentliche Ursache der Schmerzen verborgen blieb. (...) Daß sich im Bereich der Wurzelspitze bildende chronisch-entzündliche Prozesse (Granulome) nach einer exakt ausgeführten Wurzelkanalbehandlung ausheilen können, belegen diese und die folgende Abbildung. Man beachte die »Aufhellung« an der Wurzelspitze des als Brückenpfeiler dienenden zweiten Molaren (Pfeil). (...) In die Zahnfleischfurche ist nun eine Meßsonde, die Parodontalsonde, eingeführt, um die Tiefe der bestehenden Zahnfleischtasche zu ergründen. Resümee zu dem zuletzt gezeigten Behandlungsfall: Dem Außenstehenden mögen Zweifel aufkommen, ob es gerechtfertigt ist, einen solchen zunächst äußerst fragwürdigen Zahn in einem ohnehin stark dezimierten Gebiß mit so großem Aufwand zu sanieren. Folgende Gesichtspunkte sind jedoch bei der Beantwortung zu bedenken: ● Grundsätzlich ist jeder erhaltungsfähige Zahn wertvoll. Fehlende Zähne können nur unzulänglich ersetzt werden. ● In diesem Fall war der Zahn als Stützpfeiler für die prothetische Versorgung besonders wichtig. Allein deshalb hätte sein Verlust insgesamt sehr nachteilige Folgen gehabt. Besonderes Augenmerk muß stets auf die Vermeidung von Retentionsstellen für die bakterielle Plaque gerichtet werden. Überstehende Füllungs- und Kronenränder sind deshalb unbedingt zu vermeiden. Besonders genaue Ergebnisse erfordern überdurchschnittliche Sorgfalt und eine sehr gute Zusammenarbeit zwischen Zahnarzt und Zahntechniker. Die mikroskopische Prüfung fertiger Arbeiten beweist, daß gerade bei der Gestaltung von Rändern die Anforderungen an die Präzision nicht hoch genug gestellt werden können. Auch bei auf dem ersten Blick gut gelungenen Ergebnissen kann selbst der Fachmann nachträglich nur an Feinheiten erkennen, ob tatsächlich mit bestmöglicher Präzision vorgegangen wurde.
Nach herkömmlichen Schabemethoden gut hergestellte Kauflächen sehen z.B. rein äußerlich manchmal genau so aus wie die nach der sogenannten Aufwachstechnik gestalteten. Aufgewachste Elemente haben aber eine ungleich bessere funktionelle Wertigkeit. Das gilt selbstverständlich nur, wenn sie nach anerkannten Regeln gefertigt wurden und alles andere stimmt. Insbesondere muß die Lage des Unterkiefers stabil und physiologisch richtig sein.
● Nur der Patient ist letztlich befugt zu entscheiden, was in seinem Mund geschieht. Aufgabe des Zahnarztes ist es, ihn entsprechend zu beraten und einen auf dieser Grundlage erteilten Behandlungsauftrag gewissenhaft auszuführen. Dies ist der eigentlich wichtigste Gesichtspunkt. ● Der Arzt sollte weder selbstherrlich sein noch sich von irgendwelchen Kostgängern in seiner Berufsausübung mißbrauchen lassen.

2665 e) **Füllung aus gehämmertem Gold: die beste!**
Wir haben gezeigt, daß in der konserviernden Zahnmedizin die Goldhämmerfüllung mit fibrösem, reinen Gold die qualitativ hochwertigste Füllungsart ist, die uns heute zur Verfügung steht. Das erwünschte Ziel wird jedoch nur erreicht, wenn folgende Regeln Beachtung finden: 1- Es darf nur 24karätiges Gold in Form von Blattgold verwendet werden. 2- Vom Präparieren über das Restaurieren bis hin zum Finieren und Polieren muß systematisch, präzise, sauber, sorgfältig und gewissenhaft gearbeitet werde. Gleiches gilt für die Vorbereitung der Pellets. 3- Unter Beachtung der Grundregeln des Hämmerns wird die Molekularstruktur des Goldes verändert, man erhält die gewünschte Härte, Dichte und Paßgenauigkeit, Grundvoraussetzung für eine dauerhafte Einlage. Die Goldhämmerfüllung ist sowohl aus biologischer, als auch aus ästhetischer Sicht eine nicht zu übertreffende Art der Restauration.
Nicht vergessen werden darf das Abgasen der Ammoniakschutzschicht vom Gold. Merke Dir: Leider eignet sich das Einhämmern des Goldes nur für sehr kleine Füllungen, die nicht an Kauflächen liegen, die dafür aber jahrzehntelang halten. Weiter heißt es im u.a. Fachbuch:
Wir konturieren die Oberfläche und entfernen überschüssiges Gold mit einem grünen Stein im Zentrum der Füllung und einer Goldfeile und einem Goldmesser an den Rändern der Füllung. Wir brünieren, verdichten und härten die Oberfläche mit Scheiben, Gummikelchen, Schlemmkreide, Bimsstein und Zinnoxid. Führen wir die Präparation und Restauration einer Kavität der Klasse I wie oben beschriebene durch, erhalten wir, auch aus biologischer Sicht, die bestmögliche Füllung.

> Paß gut auf, besonders bei denen, wo alles routinemäßig abläuft: Verlorene Zähne gibt Dir keiner wieder!

Diese Beschreibung dient Dir als Kontrollmöglichkeit des Zahnarztes. Daß er für solch sorgfältige Arbeit dann ein Extrahonorar verlangen kann, ist ja klar.
(SMITH, G.E., MEDINA, J.E.,SCHMIDSEDER, J., Die Verwendung von Blattgold für Goldhämmerfüllungen, in: Phillip's Restaurative Zahnmedizin, München 1985, Band 1, S. 129-138)

2666 📖 462 Beim Kauen, bei heißem oder saurem Essen/Trinken, bei saurem Speichel (z.B. durch Obst), beim Zähneputzen (vor allem mit fluorhaltigen Zahnpasten) **lösen sich aus den** Amalgamfüllungen die Schwermetalle durch Abrieb und gelangen einerseits über den Speichel in den Magen-Darm-Trakt, anderseits als Quecksilberdampf über die Schleimhäute direkt ins Gehirn. Quecksilber und Zinn werden durch

Mundbakterien in extrem giftige organische Verbindungen umgewandelt; diese werden im Gehirn gespeichert und belasten permanent das Immunsystem. (Kongress der International Academy Of Oral Medicine And Toxicology, Oktober 1991, Düsseldorf)

7 ▢ 424 **Kopfschmerzen und Allergien werden durch Amalgam** unterhalten, und ich kann Ihnen genügend Patienten nennen, die nach Entfernung sämtlicher Füllungen keine Kopfschmerzen mehr und auch eine Besserung der Allergien haben. Mehr als 70 amalgamvergiftete Patienten habe ich bereits in meiner Praxis registriert... (Dr. Scharf-Meyweg in Medical Tribune, 10.4.1992)
Alzheimer-Patient ohne Amalgam-Füllungen: *Kennen Sie einen?* Frage der (Medical Tribune, 8.5.1992/2)
Paß auf, daß Deine Zahnpasta nicht zu viele Aufheller enthält. Die verhelfen zwar zu strahlendweißen Zähnen, geben der Umwelt aber Saures: Einer der Weißmacher ist nämlich Titandioxid. Wo dieser Stoff produziert wird, fällt Dünnsäure an, die dann schon mal ins Meer verklappt wird. Tausende tote Fische hast Du damit auf dem Gewissen.

8 ▢ 424, 430 **Mutter amalgamisiert: Kind quecksilberverseucht** Für Aufsehen sorgt jetzt eine Studie des Münchener Toxikologen Gustav Drasch. In den Gehirnen, Nieren und Lebern toter Embryonen und Säuglinge fand Drasch immer dann erhöhte Quecksilberkonzentrationen, wenn die Mütter mehr als zehn Amalgamfüllungen hatten. Das beweist, daß das Gift aus mütterlichen Füllungen in die besonders empfindlichen Organe der Kinder gelangt. (Stern, 9/24.2.1994)

9 ▢ 430 **Fluor schädigt** Nur bis zum Alter von ca. 14 Jahren sind die fluorbehandelten Kinder mit der Zahnkaries im Rückstand. Ab 15 Jahren Alter überholen sie die nicht fluorbehandelten Vergleichskinder in den Versuchen durch eine noch höhere Rate neuer Zahnschäden pro Jahr. (SCHNITZER,: »Nie mehr Zahnweh«, St. Georgen)

1 a) ▢ 430 **Vom Gift Fluor** konnte die Chemiegiftindustrie zur Kinder-Kariesbehandlung nicht viel absetzen. Was tut man also mit den Lagerbeständen? Wie beim Contergan in die Dritte Welt damit? Nein, daß Fluor ein viel heimtückischeres Gift ist, hat sich noch nicht herumgesprochen. Also können wir es hier loswerden, wenn wir einen entsprechend großen Markt dafür entdecken.
Verkrebste? Nein - die kriegen schon genug toxische Stoffe. Herz- und Kreislaufkranke? Die sind zu empfindlich. Aber da haben wir noch die Alten! Die leiden doch meistens unter Osteoporose. Sollen die Forschungslabors mal Studien machen. Professoren, die es günstig beurteilen, sind eh genug da. Die werden's schon in der Fachpresse unterbringen:
Fluorid-Gabe bei Osteoporose opportun. Darauf hat Professor Dr. H. Lehmbauer aus Heidelberg bei einem Osteoporose-Symposium des Unternehmens Krüppelberg auf dem Deutschen Orthopädiekongreß in Mannheim hingewiesen. (Ärzte Zeitung, 23.9.1992)

1 b) Nach unseren Beobachtungen, die sich genau mit den Befürchtungen des amerikanischen Gesundheitsministeriums decken, ist die Substitution von **Fluor und anderen Halogenen (Jod)** hochtoxisch, wegen der besonderen Affinität dieser Metalle zum Zellkern. (Dr. med. Friedrich Schüssler, Dr. med. Silke Hietkamp, 97828 Marktheidenfeld. In: Der Naturazt Nr.1/1995/5)

2 ▢ 430, 439 BRUKER, M.O., Vorsicht Fluor! Das Kariesproblem (eine Sammlung von wichtigen Materialien zur Wahrheitsfindung für Eltern, Zahnärzte, Ärzte, Krankenkassen, Behörden und Politiker.) emu-Verlag, 56112 Lahnstein, Taunusblick 1. Bestellbar unter Tel. 02621-40600

3 ▢ Experten empfehlen: Kinder sollten eine Fluorid-Zulage bekommen (Ärzte Zeitung 37/1.3.1993/10)

4 a) ▢ 430 **Fluoride für Kinder: Unbedingt verschreiben !** (ÄRZTLICHE PRAXIS 29/ 10.4.1993)
So raten sie 1993 - nachdem die Gesundheitsreform ans Geldsäckel der Mediziner geht.

4 b) ▢ 430ff **Kariesprophylaxe / Fluorid sollte bis zum zwölften Lebensjahr gegeben werden**
Weil zwischen dem dritten und sechsten Lebensjahr die bleibenden Zähne mineralisiert werden, ist in dieser Zeit eine ausreichende Fluorid-Zufuhr besonders wichtig, wie Dr. J. Becker vom Carolinum am Universitäts-Klinikum Frankfurt auf der 14. Jahrestagung der Deutschen Gesellschaft für Ernährungsmedizin in Darmstadt betont hat. (Ärzte Zeitung 45/11.3.1995/4)

> Wann beginnen mit der UrTherapie?
> Fang an bevor Du 65 bist! So um diesen Zeitpunkt herum erneuern sich Deine Zellen kaum noch. Da kriegst Du den alten Dreck nicht mehr so schnell aus ihnen heraus.

Hier erkennst du eindeutig das unheilvolle Wirken der Deutschen Gesellschaft für Ernährung (DGE), die statt gesunder Nahrung giftige Stoffe der Industrie zu Profit verhilft. Statt den kariesverursachenden Zucker zu bekämpfen, wird unseren Kindern noch das Breitbandenzymgift Fluorid verpaßt. Möglicherweise wird mit dem Gift die Karies um zwei Jahre verschoben. Dafür wird das Fluoridgift in späteren Jahren Krebs und andere Krankheiten ausbrechen lassen. (→Bruker, Vorsicht Fluor, emu)

Von 73 Kindern, die zwischen 1959 und 1964 im Kindergarten fluoridhaltige Tabletten bekamen, gaben bei einer Nachuntersuchung 1980, als Erwachsene also, fast 90 Prozent an, schnell zur Tablette zu greifen. Von der Kontrollgruppe, die als Kinder keine Fluortabletten bekamen, gaben nur 13 Prozent an, ohne Zögern zur Tablette zu greifen. Den Lernerfolg von Fluortabletten im Kindergarten drückte ein Vierjähriger ungewollt drastisch aus: »Wieso muß ich jetzt noch meine Zähne putzen, wo ich doch Tabletten nehme?« (Öko-Test, Rowohlt, S.182)

4 c) Kinder nehmen beim Zähneputzen viele Fluoride zu sich. Bei 11 bis 25 Prozent der Kinder kommt es dabei zu braunen Flecken am Zahnschmelz. Überdosierungen führen zu schweren Knochenmißbildungen, Erkrankungen der Lunge, Nervenlähmung, Blutveränderung oder gleich akut zu Atemnot und Übelkeit. Merke: Alle handelsüblichen Zahnpasten enthalten Putzkörper, Feuchthaltemittel, Bindemittel, waschaktive Substanzen (Tenside), Konservierungsmittel, Aromen und Süßstoffe (Saccharin, Cyclamat, Zucker), Färbemittel, Fluoridzusätze und wer weiß noch was all für einen Dreck. Laß dieses weiße Feuchtgift nie in Deinen oder den Mund Deines Kindes eintreten! Fall nicht mehr länger auf die seriös aufgemachte Werbung rein - Wasser genügt vollauf fürs Zähneputzen. Vielleicht ist's Dir noch nicht aufgefallen, aber es ist nachgewiesen, daß kleine Kinder über ein Drittel der Zahnpaste beim Putzen verschlucken. Das sehr gern, wenn der weiße Dreck nach Himbeeren usw. schmeckt und schön gefärbt ist. Was außerdem noch dazu führt, daß sie auf "süß" geeicht werden. Tenside die so in den Darm gelangen.

4 d) Kieferorthopädische Eingriffe bei Deinem Kind
Du solltest sie nur in Notfällen, aber nie aus ästhetischen Gründen vornehmen lassen, denn dadurch wird in

jedem Fall ein früher Zerfall der Zähne, Entkalkung und Karies durch Nischenbildung eingeleitet. Die Kieferorthopädie stellt einen gefährlichen Eingriff in ein kompliziertes, natürlich gewachsenes System dar und kann eine ganze Lawine von Veränderungen ins Rollen bringen und wegen der 90 % Nieten bei den Zahnärzten zu einem noch viel ungünstigerem Zustand des Gebisses führen als vorher. (→Schulze ‚Ch., Lehrbuch der Kieferorthopädie)

2674 e) Hättest Du das gedacht?
Daß gerade das Röntgen Deiner Zähne Dir besonders großen Schaden bringt? Warum? Weil diese Strahlen des vorzeitigen Todes und der Krebsauslösung hier auf Keimzellen treffen. Das Knochenmark des Unterkiefers gehört dazu. Genauso schlimm, wenn blutbildende Organe geröntgt werden. Da wird nicht nur ein kleiner Teil sondern der ganze Körper radioaktiv verseucht.

Federspiel, K., Zahn um Zahn, Kiepenheuer u. Witsch, Auszug:
Wann soll eine Brücke angefertigt werden? Nicht jede Zahnlücke muß künstlich geschlossen werden. Manche Lückengebisse funktionieren lange beschwerdefrei. Aber die Zähne neigen dazu, »nach vorne« in die Lücke aufzuschließen, dann »kippt« der Zahn oft in die Lücke, wird beim Kauen nicht mehr in Längsachse der Wurzel belastet und kann sich dadurch in seinem Zahnbett lockern; das Zahnfleisch bzw. der Knochen kann an der Vorderwand eine Tasche bilden, die sich entzündet; Gegenzähne können in eine Lücke »hineinwachsen«, es kann zu Störkontakten beim Beißen und zu einseitigem Kauen kommen. Die Folgen: Schmerzen im Kiefer, in der Kaumuskulatur und Kopfschmerzen. Hier ist dann - auch ohne, daß es bereits zu Schmerzen gekommen ist - eine Brücke notwendig.

2675 📖 424 Amalgam im Mund
Die Amalgamvergiftung ist für Betroffene schon schlimm genug. Verheerend allerdings wirken sich durch Amalgameinlagerungen in den Kieferknochen ausgelöste Entzündungsherde auf den Organismus aus, wobei neben den Schwermetallbelastungen durch das Amalgam noch körpereigene Toxine wirksam werden. Leider werden viele Patienten nach erfolgter Amalgamsanierung durch anschließend verwendete ärztliche Werkstoffe (z.B. Gold) und deren Gifte (Palladium, Iridium, Indium, Beryllium u.a.), erneut zu Vergiftungsopfern. (Stern 12/17.3.1994) AG der Dentalgeschädigten e.V. Varel.

Die Aufnahme von Quecksilber aus der Nahrung und aus den Amalgamplomben ist grundsätzlich unterschiedlich zu bewerten. Welcher Mensch hat schon ständig quecksilberhaltige Nahrung im Mund? Nur wer Amalgamplomben trägt, hat eine ständig schwärende Quecksilberquelle, deren besonders gefährliche Dämpfe auf direktem Wege in das zentrale Nervensystem gelangen. (Beratungsstellen für Amalgamvergiftete e. V. in Stuttgart und München)

2676 📖 69, 423 Zahnersatz / Palladium hat mich vergiftet
Beim Zahnersatz kommt es auch auf das richtige Metall an. Ihre leidvollen Erfahrungen mit Palladium schildert Frau Elinor Mendelsohn, Allgemeinärztin, Mengerscheid, im folgenden Leserbrief:

An Medical Tribune: Seit Jahren hatte ich im Ober- und Unterkiefer je eine Teilprothese, die an Kronen befestigt waren. Seit dieser Zeit hatte ich Zungenbrennen. Ein Zusammenhang mit der Prothese wurde von mehreren Zahnärzten verneint. Vor einem Jahr bekam ich zwei neue Teilprothesen und 9 neue Kronen. Die Kronen waren aus »Deva 4« (51,1% Gold, 38,5% Palladium, 9% Indium, Rest eventuell Zinn und Zink), während die Teilprotesen aus 28,5% Chrom, 65,7% Kobalt und 4,5% Molybdän bestanden. Das Zungenbrennen wurde unerträglich, besonders nach Fruchtsäuren und Halogenen (Kochsalz, Zahnpasta)... Da nach galvanischer Vergoldung der Teilprothesen das Brennen kurzfristig aufhörte, wurden nun die Teilprothesen auch aus Deva 4 hergestellt. Nun traten Metallgeschmack im Mund und Ätzgefühl auf der Zunge auf. Später stellten sich allmählich viele Allgemeinerscheinungen ein: starke Abgeschlagenheit, Kopf-, Kiefer- und Ohrenschmerzen, Nasenschleimhautatrophie mit kleinen Blutungen, Schlafstörungen, Gelenkschmerzen, Magen-Darm-Störungen mit Anorexie, Reizmagen und Durchfällen, Reizblase sowie tetanische Krämpfe in beiden Händen. Ich ließ mein Blut auf Palladium untersuchen, und es fand sich ein Wert von 0,7ng (der Grenzwert ist 0,2ng pro ml). Da sich niemand fand, der das Problem kannte, rief ich die Giftzentrale Mainz an. Man sagte mir dort, ich solle alles Palladium aus dem Mund entfernen lassen und dann 5 - 10 Kohletabletten täglich bis zum Verschwinden des Palladiums aus dem Blut einnehmen. Ein anderer Zahnarzt entfernte alles und ich bin nun bei der Kohletherapie. Langsam gehen die recht heftigen Vergiftungserscheinungen zurück. (...) (Medical Tribune 10/11.3.1994/32)

> Für das Jahr 2001 sind die Medizingauner an einem neuen Dreh dran, alle bisher noch nicht Erkrankten »vorbeugend« zu vergiften um sich zusätzlichen Profit zu verschaffen – was sie vornehm Chemoprävention benennen: (...) In einer eigenen Studie prüft Prof. Schmiegel an 600 Risikopatienten, inwieweit Mesalazin der Entsteung von Adenomen und damit dem Darmkrebs vorbeugen kann. In etwa eineinhalb Jahren werden wir mehr über den Stellenwert der Chemoprävention wissen, so der Kollege. (Medical Tribune, 51, 18.12.1998/21

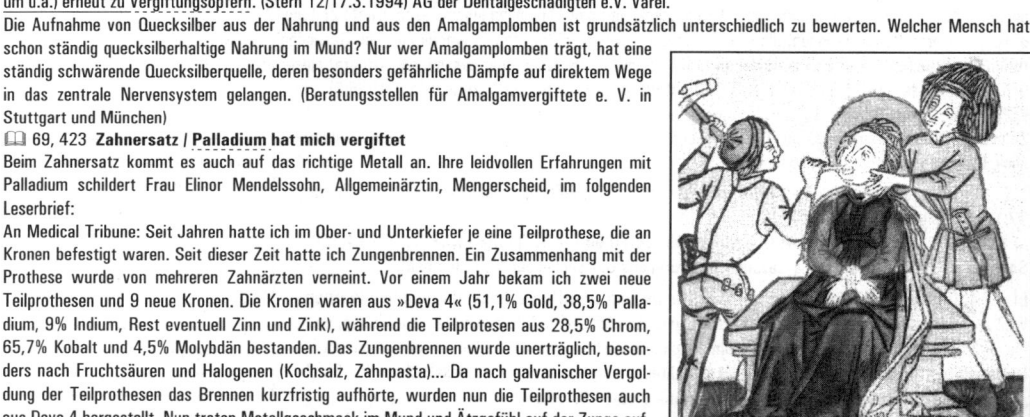

Frage: Was war schlimmer: diese Behandlung mit dem Hammer oder die mit Amalgam?
Bild: Histoire de la Médicine, Société Française, Paris 1978

2677 a) 📖 424 Amalgam: Füllung bei Müttern erhöhen fetales (im werdenden Baby befindliches) **Quecksilber**
So war die Quecksilbermenge sowohl in der Leber als auch in den Nieren bei jenen Föten, deren Mütter mehr als zehn amalgamhaltige Füllungen hatten, im Durchschnitt zweimal höher als bei Müttern , die weniger als zwei Füllungen aufwiesen. (Ärzte Zeitung 140/30.7.94/12)

Schrägliegende Zähne sollte Dir nur ein Könner neu einpflanzen!

Goldsalz-Medikamente
Bei 20% der behandelten Patienten treten als Nebenwirkung Entzündungen auf. Wahrscheinlich sind sie auf Autoimmunprozesse zurückzuführen. (Öko-Test 10/1995)

2677 b) Multiple Sklerose durch Amalgam
Quecksilber, das unter anderem in dem Zahnfüllstoff Amalgam enthalten ist, kann Autoimmunkrankheiten wie Multiple Sklerose, Rheuma und Diabetes auslösen. Zu diesem Ergebnis kommt eine Studie an der Universität Düsseldorf. Die Untersuchung ergab außerdem, daß auch Goldsalze zur Entstehung dieser Erkrankungen beitragen können. (Öko-Test 10/1995)

Merke: Auslösen heißt nicht verursachen: Da müssen vorher noch viele Gesundheitsfehler zugekommen sein.

⌑ 431 **Nicht nur Amalgam, auch Zahnpasta ist allergen** (erregt die Immunabwehr zu übersteigerten Reaktionen)
Bei einer Allergie-Testung auf zahnärztliche Werkstoffe dürfen nach Moltor aber auch jene Hilfsstoffe wie Holzteer, Eugenol, Parabene, Mintöl, Menthol, Limone sowie Sellerie nicht vergessen werden, die in Zahnpasten oder im Mundwasser enthalten sind. »Da werden große Sanierungen geplant und in Wirklichkeit liegt es an der Zahnpasta«, »unübersehbar« sei inzwischen auch die Anzahl der Nicht-Edelmetallegierungen. Von den Kunststoffen schließlich, die in der Prothesenherstellung verwendet werden, wisse man oft nicht, wie sich deren Monomere verhalten. Entscheidend sei beispielsweise, ob Kunststoffe kalt oder warm polemisiert werden. Zunehmend werden nach Molitors Beobachtungen Keramiken, von denen bekannt ist, daß sie nicht allergisierend wirken, auch als Füllungen verarbeitet. Ein großes Fragezeichen müsse aber hinter die Kleber gesetzt werden, die zur Befestigung der Keramik verwendet werden. (Ärzte Zeitung 159/ 8.9.94/14)

⌑ 423 **Zahnärzte sind dagegen, den Amalgam-Gebrauch einzuschränken**
Die geplante Einschränkung des Gebrauchs von Amalgam als Zahnfüllung für Mädchen und Frauen im gebärfähigen Alter wird von vielen Zahnärzten kritisiert. Zur Zeit werde eine »unbegründete Amalgam-Panik« verbreitet, heißt es in einer Pressemitteilung der Deutschen Gesellschaft für Zahn-, Mund- und Kieferheilkunde. Aus wissenschaftlicher Sicht gibt es keinen Grund, Amalgam, das seit über 150 Jahren in der zahnärztlichen Praxis eingesetzt werde, nicht mehr zu verwenden. Vor allem wiesen die Experten auch darauf hin, daß sämtliche Alternativen vom Composite bis zur gegossenen Restauration deutlich aufwendiger und teurer seien und bei ihnen ebenfalls unerwünschte Nebenwirkungen »denkbar« seien. (Aha! Nachtigall!) Auch die 50 Hochschulwissenschaftler, die am 3. Adolf-Witzel-Symposium in Bad Langensalza im vergangenen Monat teilgenommen haben, haben eine Resolution »Pro Amalgam« verfaßt. (Ärzte Zeitung 224/13.12.1994)
Erkenne: Diese schreckliche Kaltschnäuzigkeit und Gleichgültigkeit gegenüber den Patienten. Wenn die Mutter eine Mißgeburt auf die Welt bringt, die ihr das ganze Leben vernichtet - was kümmert das die Herrn Mediziner! »Ist doch nicht mein Kind! Soll Sie doch aus meiner Praxis bleiben!« Das ist die Haltung der Schulmedizinführung. Ein Glück, daß viele Zahnärzte mehr Gewissen besitzen und Schäden von den ihnen Vertrauenden abhalten.

⌑ 423ff **Zahnzement dünnt Kieferknochen aus!** Langfristig freilich ist die Lockerungsrate bei dieser Technik höher als bei zementfreiem Vorgehen. Zum einen altert der Knochenzement: Die Prothese verliert an Halt. Zum anderen ist das »Grenzschichtproblem« nach wie vor ungelöst: Der biologisch aktive Knochen dünnt an den Grenzflächen zum Zementmaterial aus, was im Laufe von Jahren die Lockerung des Implantats zur Folge hat. (Ärztliche Praxis 101/17.12.1994/9)

⌑ 423ff **Die Vitamin-C-reiche Urkost ist das Beste, die Amalgamgifte aus Deinem Körper zu treiben**
Vitamin C (Ascorbinsäure) ist nämlich in der Lage, karzinogene Substanzen zu oxydieren und zu eliminieren. Dazu gehören hauptsächlich Schwermetalle wie z.B. Blei, Quecksilber, Cadmium, Chrom, aber auch Nikotin und vor allem die Medikamentengifte. Überdies ist Ascorbinsäure in der Lage, die Bildung von Nitrosaminen aus Nitrit zu verhindern. Durch die Überdüngung der Felder und Konservierung der Lebensmittel gelangen täglich mehr oder weniger große Mengen von Nitrat über die Nahrung in das Verdauungssystem. Die Umwandlung von Nitrat in Nitrit erfolgt im Verdauungsapparat durch Bakterien, wobei dieser Umbauprozeß bereits in der Speiseröhre beginnt und im Dickdarm endet. Wenn im menschlichen Organismus ausreichend Ascorbinsäure vorhanden ist, kann eine Freisetzung von karzinogenen N-Niroso-Verbindungen aus Nitrit nicht stattfinden. Dies bedeutet, daß Vitamin C auch einen Schutz gegen Tumorbildung im gesamten Verdauungsapparat darstellt. Durch seine biologischen Eigenschaften kann Vitamin C eine Reihe von Hydroxylierungsreaktionen bewirken und dadurch eine Vielzahl von organischen und anorganischen Giftstoffen unschädlich machen. Infolgedessen können neben den bereits erwähnten Schwermetallen und Nitrosaminen auch Belastungen durch andere Umweltgifte, Lebensmittelzusatzstoffe, Suchtdrogen, Kohlenmonoxid und Schwefeldioxid vermindert werden.
Ascorbinsäure ist für die Biosynthese des Kollagens, einem wichtigen Bestandteil des Bindegewebes, von außerordentlicher Wichtigkeit. Wenn eine Unterversorgung von Vitamin C im menschlichen Organismus vorliegt, erfolgt eine reduzierte Umsetzung der Aminosäure Prolin in Hydroxyprolin, dem Baustein für das Kollagen. Kollagen ist zur Entwicklung und zum Aufbau der Knochen, der Muskulatur und Blutgefäße erforderlich. Tritt ein Ascorbinsäuredefizit ein, erfolgt zwangsläufig eine Reduzierung der Kollagensynthese mit der Konsequenz, daß das Bindegewebe geschwächt wird. Durch die Schwächung des Kollagens ist das Gewebe auch für Krankheitskeime viel durchlässiger und damit krankheitsanfälliger, in demselben Maße auch für den Befall von Metastasen. (Genauere Informationen darüber in Acta Biologica 2/Dez.1994)
Merke: Laß dir nicht vom Arzt oder Homöopathen die Gifte mit weiteren Giften "ausschwemmen" und neue Fremdstoffe einbringen, sondern tue das mit dem besten Verfahren: der UrTherapie.

⌑ 431ff **Verdienst Du auch täglich 1000 Mark nebenbei, wenn Du »Guten Tag« sagst?**
Da bricht vor kurzem meinem Bekannten die Zahnprotese ein Stückchen auseinander. Er gibt sie seinem Zahnarzt zur Reparatur. "Als ich sie nach zwei Tagen am Tresen abholen will," erzählt er mir gleich, "da schickt mich die Arzthelferin ins Wartezimmer. Ich protestiere, aber die Kleine besteht darauf: "Der Doktor muß sich das noch ansehen!" Ich sage: "Da gibt's nix ansehen - ich habe oben keine Zähne mehr. Also geben Sie schon her, ich bin Steuerberater, und die Zeit, die Sie mir hier stehlen, kostet mich viel Geld." Doch die Kleine bleibt stur: "Trotzdem! Sie müssen warten..." Als ich endlich in die feinen Klempnerräume komme und loswettern will, komplimentiert man mich zuerst in den Stuhl, bringt mich in die Waagerechte, und ich merke beim Umhängen des Papierlätzchens, daß ich mich den Mächten von oben unterlegen fühle. "Hier haben wir das reparierte Gebiß, " sagt die Stimme über mir, "probieren wir mal den Sitz." Ich öffne gehorsam den Mund. Was soll sich da in zwei Tagen in meinem Gaumen auch verändert haben? "Sehr schön," meint der Doktor, "aber ich bin lieber etwas mehr vorsichtig als zu wenig. Kommen Sie in einigen Tagen wieder, dann reinigen wir noch schnell Ihre beiden unteren Restzähne." "Nun sag mal," meint mein Freund, "warum hat der so 'ne Schau abgezogen? Ich ahne da zwar so was, aber Du kannst mir das wohl besser erklären. »Aber klar«, sage ich, und lege ihm die Ärztliche Praxis vom 6.2.1996/15 vor: (siehe nächste Seite):
In drei Sekunden etwa 50 Mark verdienen, davon können wir nur träumen. Das entspricht immerhin bei durchschnittlich 20 Patienten einem zusätzlichen Tagesverdienst von 1000 DM.

> Ein guter Zahnarzt arbeitet mit Vergrößerungsgeräten. Den erkennst Du daran, daß er bei jeder Behandlung, die die Pulpa verletzt, die Wunde ausbluten und den Zahn für mindestens zwei Stunden zur Ruhe kommen läßt. Damit sich eine Schutzschicht bildet, bevor die neue Füllung eingesetzt wird. Sonst bleibt der Zahn anfällig.

2684 Medikamente und Spritzen beim Zahnarzt schlagen auf Haut und Magen (Medical Tribune Kongreßbericht Nr. 8/21.2.97/42)
⇨ Zum richtigen Behandeln toter Zähne und Zahnwurzeln findest Du wichtige Ratschläge noch unter LV 1700c

Du ißt noch Gezuckertes? Dann ist zähneputzen sinnlos. Zuckerstoffe dringen sofort beim Essen in den Zahn über die kleinen Dentinkanälchen ein. Zähneputzen ist deshalb völlig sinnlos! Die Zähne werden von innen mit einer Flüssigkeit versorgt. Gesteuert wird diese Flüssigkeitsproduktion durch bestimmte Hormone. Sobald Zucker gegessen wird, wird das Hormongleichgewicht gestört, die Flüssigkeit bleibt aus und die Zucker werden von den Bakterien zersetzt - die sauren Zersetzungsprodukte zerstören den Zahn. (Wohl aus diesem Grund schadet der Fruchtzucker aus reifen Früchten nicht den Zähnen.) Du wirst sagen: Frückte besitzen ja ebenfalls viel Zucker! Ja – aber natürlichen mit organischen Mineralien. Und diese kräftigen beim Eindrigen den Zahn, denn auf diesen Fruchtzucker ist er programmiert!

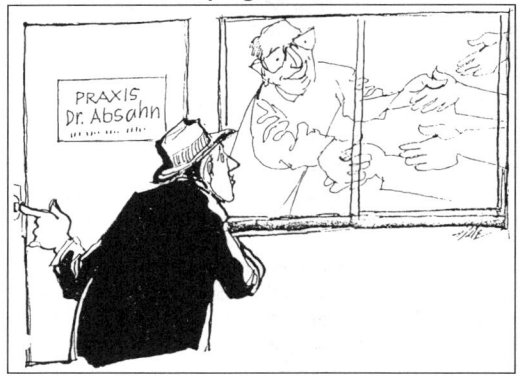

PRAXIS & WIRTSCHAFT
Für den Arzt als Unternehmer — Dienstag, 6. Februar 1996

Händeschütteln: 575 Punkte ca. 40DM
Diese Methode der Gebührenvermehrung hat sich in vielen Praxen eingebürgert. Patienten müssen warten, bis ihnen Frau oder Herr Doktor das Rezept persönlich in die Hand drückt.

»Sie können sich unbesorgt auf jeden Klodeckel setzen, aber geben Sie Ihrem Doktor nicht die Hand« (Prof. Franz Daschner, Freibg.).
(Süddeutsche Zeitung vom 4.7.1997)

2690 Kinderärzte

2690 a) 📖 544 Gleichzeitig starten die Kinderärzte eine Großaktion: **Kinderärzte fordern regelmäßige Vorsorgeuntersuchungen für Jugendliche.** Von sich aus gehen Kinder nie zum Arzt. Die Pädiater sehen schlimme Gefahren für deren Gesundheit. (Ärzte Zeitung, 5.11.1993)
Da sehen der Verfasser und inzwischen wohl auch Du, lieber Leser, mehr Gefahren darin, wenn die Kinder die Ärzte aufsuchen würden. Die hätten ihnen nämlich schnell eine Krankheit angehängt, um sie mit ihren Giften »behandeln« und als Goldeselchen behalten zu können. Alles in tief empfundener Sorge um deren Gesundheit...

2691 📖 320 Würzburger Psychiater wendet sich gegen ein altes Vorurteil: Nicht zu häufig, sondern eher zu selten erhalten Kinder eine psychopharmakologische Therapie
Gegen »das alte Vorurteil«, Kindern würden leichtfertig und zu häufig Psychopharmaka verschrieben, wehrt sich der Würzburger Kinder- und Jugendpsychiater Professor Dr. Götz-Erik Trott. Nach seiner Ansicht ist sogar eher das Gegenteil richtig: Trotz vorliegender Indikation werde Kindern und Jugendlichen in der Bundesrepublik eine psychopharmakologische Therapie oft vorenthalten. Bericht vom 2. Symposium »Psychopharmaka im Kindesalter«, unterstützt von Giftfabrik Hoffmann-La Roche, Straßburg 1993. (Ärztliche Praxis 33/23.4.1994)

2692 📖 320 Bislang noch kein Paradigmenwechsel
Denn es ist nun einmal Fakt, daß viel zu viele Kinder in sehr frühem Stadium fälschlicherweise zu entwicklungsgestörten oder kranken Kindern gestempelt werden und zu früh in einen Therapiekreislauf hineingeraten, aus dem sie oft nicht mehr so schnell herauskommen. Daß diese unnötigen Behandlungen beträchtliche Kosten verursachen, kommt natürlich noch erschwerend dazu. (Ärzte Zeitung 193/27.10.1994/2)

„Milcheiweiß, Obst und Nüsse – gesund, aber nicht für jeden"
Referat Dr. Dieter Vieluf, Kommissarischer Ärztlicher Leiter anläßlich des AOK-Patientenforums am 6.3.1997 in Hamburg
Wie kann allein nach dem gesunden Menschenverstand geurteilt, für einen Menschen etwas gesund sein und für den anderen nicht? Wahrlich, die heutige Verwirrung unter uns ist tausendmal schlimmer, als die frühere in Babylon. Was für medizinische Dummköpfe stellt die AOK nur an! Statt diese Quassler immer wieder in den Hintern zu treten, geben ihnen die Medien auch noch ständig Redefreiheit! Ist es da ein Wunder, wenn die Menschen immer kränker werden?

2693 📖 544 Pädiatrie: Kinderärzte impfen am häufigsten
Kinderärzte seien von allen Ärzten diejenigen, die am häufigsten impften und sich am intensivsten mit Impffragen beschäftigten, so Stück. In Hannover wiederholte er die Empfehlung, bei jedem Kind, daß zum Arzt in die Praxis komme, den Impfstatus zu kontrollieren und - falls erforderlich - sofort Impfungen nachzuholen, auch bei leichten akuten Infektionen. Zwei Drittel der Impfungen, die von der STIKO empfohlen sind und von den Kassen bezahlt werden, werden von Ärzten, die keine Pädiater sind, nicht vorgenommen. Hier sieht Stück einen erheblichen Informations- und Nachholbedarf. Auch kleine Frühgeborene sollten nach der achten Lebenswoche geimpft werden, am besten noch vor der Entlassung aus der Klinik. Dies gilt besonders für die Impfungen gegen Keuchhusten. Bei Risikokindern sollte die BCG-Impfung gegen Tuberkulose so bald wie möglich nach der Geburt vorgenommen werden, nicht erst im Alter von sechs bis neun Monaten. (Ärzte Zeitung 182/12.10.1994/18)

Usw. usw. folgen weitere 17 (siebzehn!) Impfungsarten, zu denen sie Dich überreden wollen. Und es vielfach dank ihrer geschulten Überredungskunst und Angstmache auch schaffen, daß die Mütter oft genug ein krankes und anfälliges Kind wegen des Fremdeiweiß' und der Giftstoffe des Impfmittels bekommt. Und ihm so ständig ihr Leid mit dem Kind klagen darf...

4   544 Erkenne, wenn Du Dir noch ein bißchen gesunden Menschenverstand bewahrt hast:
Gesundheitsgebot: **Eingetreten Schäden zu beheben, das ist schwer, Schäden vorzubeugen ist ein Kinderspiel!**
Hallo, gerade erst Mutti und Du läßt Dich **chemisch abstillen?** Dann wisse:
Nach Auffassung der wissenschaftlichen Beraterkommision der FDA überwiegt das Risiko schwerer Zwischenfälle durch Bluthochdruck, Krampfanfälle und Schlaganfälle bei weitem den marginalen Nutzen des Prolaktinhemmers für die Post-partum-Verwendung als Abstillmittel. In den USA sind bei Frauen unter 45 Jahren 531 schwere unerwünschte Reaktionen nach Bromocriptin, um den Milchfluß zu unterdrücken. (arznei-telegramm 9/94)

5   198, 493 **Entwicklungsstörungen bei Kindern durch oligoantigene Diäten (kleinste Antikörper hervorrufend) nehmen zu**
Zahlreiche Broschüren über Neurodermitis, die mittlerweile in jedem Buchhandel erhältlich seien, schürten zudem die Angst der Eltern vor der Schulmedizin. Immer öfter müsse man daher beobachten, daß Eltern mit ihren erkrankten Kindern ohne ärztliche Kontrolle und ernährungsphysiologische Beratung alternative Diäten gegen Neurodermitis machten. (...) könnten einseitige Neurodermitisdiäten zu Wachstums- und Gewichtsstillstand, psychomotorischer Retardierung, Jodmangelstruma und alimentärer Hypothyreose führen. (Ärzte Zeitung 172/27.9.1994)
Erkenne: Die Ärzte haben nicht den blassesten Schimmer von gesunder Ernährung, wollen aber zum Schaden ihrer Patienten (gegen Honorarpunkte) »Beratungen« durchführen.

6   351 **Wenn Kinder zum Röntgen müssen: Zu hohe Strahlendosis an der Tagesordnung**
Andere, europaweite Studien erbrachten ähnliche Resultate: Die Dosen sind in der Kinder-Radiologie ohne Automatik wesentlich geringer als mit Automatik. Gravierende Unterschiede auch bei den Belichtungszeiten: Sie rangieren bei Thoraxaufnahmen a.-p./p.-a. beim Säugling zwischen 1,4 und 86,6 Millisekunden. Dabei ist eine Belichtungszeit wegen der Bewegungsunschärfe sinnlos, betont Schneider. Sie verursacht lediglich eine unnötig hohe Strahlenbelastung.
Ein häufiger Fehler ist die Wahl der falschen Feldgröße. So wird bei Thoraxaufnahmen oft unnötig der Kopf mitexponiert. Außerdem muß bei Lichtvisieren auf gute Übereinstimmung von Licht- und Strahlenfeld geachtet werden. Weit verbreitet in der Pädiatrie ist immer noch der Irrglaube, eine gute Bildqualität sei zwingend an eine hohe Strahlendosis geknüpft. (Ärztliche Praxis 87/29.10.1994)
Bei einfachsten Schädelverletzungen wird meist eine Computertomographie (CT) durchgeführt. Das Kind wird so im Vergleich zur konventionellen Röntgenaufnahme einer 100- bis maximal 1000fach höheren Strahlenbelastung ausgesetzt.
Babys sind zudem allein durch die Muttermilch mit Strahlen belastet: Fragt man doch Frauen vor szintigraphischen Untersuchungen meist nur, ob sie schwanger sind - aber nicht, ob sie stillen. Nach einem Szintigramm ist daher die Muttermilch meist stärker radioaktiv belastet, als das mütterliche Blut. (4. Kurs Umweltmedizin, München, 30.9. bis 4.10.1994)
Nun weißt Du also, was Du den Arzt vor Genehmigung einer Röntgenaufnahme bei Deinem Kind alles zu fragen hast. Narre ihn damit, bis er platzt, und das sagt, was das Beste für Dich und Dein Kind ist: »Suchen Sie sich einen anderen Arzt!« Da Du weißt, daß der den gleichen Mist baut, wirst Du zu dem erst gar nicht hingehen und hast so Dein Kind vor den Spätschäden und Dich vor einem Krankenschwester-Dasein für Dein langsam verkrebsendes Kind bewahrt...

Solltest Du aber immer noch zuviel Zeit und Einfältigkeit für die Mediziner übrig haben, dann gehe zum nächsten und erweitere Deinen Fragenkatalog um weitere tödliche Nachlässigkeiten, welche die Ärzte beim Röntgen immer wieder begehen:

- Ist ihr Personal qualifiziert für diese Technik? Bitte zeigen Sie mir die Nachweise
- Beherrschen Sie selbst ebenfalls den Apparat oder der Sie?
- Weisen Sie bitte nach, daß Sie das korrekte Film/Folien-System benutzen, womit die Strahlendosis um dem Faktor 10 zu reduzieren wäre.
- Benutzen Sie überhaupt Filter? Wo stecken die? Welche sind es? Mit 0,1 mm Kupferfiltern wäre die Strahlenbelastung um 50% zu mindern.
- Fertigen Sie die Aufnahme mit einem Raster? Bei Kinder-, Thorax- und Extremitätenaufnahmen kann darauf ohne weiteres verzichtet werden: Einsparung um Faktor 50!

Lass Deinen Geist nach oben schweben, damit Du das Wahre erkennen lernst!

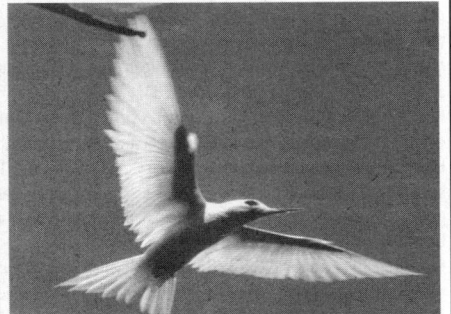

SUPER ASPIRIN

Die Schmerpillen greifen die Schleimhäute an. In jedem zweiten Fall verursacht ihre Einnahme, oft schon nach wenigen Tagen, leichte Magenbeschwerden. Bei dauerhaftem Pillenkonsum bleibt es nicht dabei: Etwa jedem dritten Patienten fressen die Mittel Krater in die Magenwand. In einigen Fällen sorgen sie für zum Teil lebensbedrohliche Vernarbungen und Verengungen der Speiseröhre oder für Schäden in der Darmschleimhaut. Etwa 100.000 US-Bürger pro Jahr müssen wegen Magengeschwüren, die von den Schmerhemmern herrühren, ins Krankenhaus – 10.000 bis 20.000 sterben daran. In Deutschland ist die Zahl der Todesfälle durch Antirheumatika »nie genauerer worden«, sagt Henning Zeidler, Rheumatologe an der Medizinischen Hochschule Hannover. Nur eines, erklärt sich Kollege Jürgen Frölich, sei sicher: »Diese Medikamente verkürzen das Leben der Rheumatiker.« Gefährlich ist vor allem, daß das stete Nagen an den Schleimhäuten nur selten bemerkt wird – oft erst wenn Blutungen auftreten, erkennen Mediziner, wie die Pillen den Magen verwüstet haben. Einen Umsatz von fünf Milliarden Dollar erhoffen sich die Hersteller in den kommenden fünf Jahren. Denn die neuen Wundermittel, so glauben sie, haben das Zeug dazu, auch jenseits der Rheumatherapie Karriere zu machen.

(DER SPIEGEL 47/9198)

2700 Operationen allgemein

> Das vorab: Chirurgen sind keine Ärzte. Sie sind aus dem Stand der Barbiere hervorgegangen - sie verstehen nur, mit dem Messer umzugehen.

2700 📖 294 **Die Anzahl der Operationen ist abhängig vom Profit**
MENDELSOHN, R. S., »Confessions of an heretical medicine«, Chikago 1979
Laut einer amerikanischen Untersuchung wird die Entfernung der Gebärmutter etwa dreimal häufiger vorgenommen, wenn die Chirurgen nicht mit einem festen Salär, sondern pro Operation bezahlt werden.

> **Geschmackssinn ging verloren**
> Durch Operation habe ich meinen Geschmacks- und teilweise auch meinen Geruchssinn verloren. Von Ärzten bekomme ich keine Hilfe. Wer weiß Rat?
> Carmen E., Weismain
> (NEUE POST 9/23.2.1995)

2701 📖 214, 294 **Die Anzahl von Operationen ist abhängig von der Anzahl vorhandener Chirurgen:**
DOYLE, J. C., in: »Unnecessary Hysterectomies«, Journal of the American Medical Association 151/53, 360 und LEWIS, C. E., »Variations in the Incidence of Surgery«, New England Journal of Medicine 281/69, 880

2702 📖 245 **Ärzte sind operationsscheu** Untersuchungen zum Thema überflüssige Operationen haben nicht nur national sondern international Aufsehen erregt. Zusammen mit Prof. Felix Gutzwiller und einem Tessiner Arzt hat Demenighetti 5898 Operationen analysiert. Die 1987 und 1988 bei rund 5898 Fällen erhobene und jetzt erstmals publizierte Untersuchung zeigt, daß die Operationshäufigkeit bei der Normalbevölkerung im Schnitt um knapp 33 Prozent höher liegt als bei den Ärzten. (Untersuchung der Tessiner Gesundheitsdirektion Sept. 1993)

2703 📖 623 **Was meint der erfahrene Chirurg Hackethal zur Blinddarmoperation und meinem Fastenvorschlag dazu?**
Am 14. Februar 1884 wurde in der Wohnstube eines Züricher Bürgers beim Schein einer Petroleumlampe und mit den aufgekrempelten Ärmeln eines Frackhemdes das »Jahrhundert der Chirurgen«, durch einen Bauchschnitt eröffnet. Der Feldherr, der einen in der Geschichte der Medizin, und der Medizin überhaupt, einmaligen »Weltkrieg« begann, war der Schweizer Chirurg Rudolph Ulrich Krönlein. Ein chirurgisches Jagdfieber ohnegleichen, bei dem allein in der Bundesrepublik Tag für Tag fast 1000 amputierte Wurmfortsätze auf der Strecke bleiben, eine Drittel Million pro Jahr. Die Chirurgie, der weltweite »Krieg« mit dem Messer gegen Krankheiten ähnelt in vieler Beziehung anderen Kriegshandlungen. Das Schiller-Wort »Manch blutig Treffen wird umsonst gefochten, weil einen Sieg der junge Feldherr braucht« gilt sicher in gleichem Maße. Auch sonst bestehen sehr viele Parallelen. Aber eines gibt es in der Chirurgie nicht: Heldenfriedhöfe für die zu Tode getriebenen Patienten.
Für Patienten und die Angehörigen bleibt nur die Warnung: Nicht Vertrauen, sondern größtes Mißtrauen ist stets am Platze, wenn eine Blinddarmoperation vorgeschlagen wird. Lassen Sie niemals zu, daß allein Assistenzärzte, Lehrlinge also, über die Notwendigkeit einer derartigen Operation befinden. Sie brauchen eine bestimmte Mindestanzahl von Blinddarmoperationen für den Facharztkatalog. Und man kann nie sicher sein, daß nicht ein völlig unerfahrener Lehrling oder ein grobschlächtiger Operateur den Eingriff ausführt.
Eine *chronische Blinddarmentzündung* gibt es als Operationsgrund überhaupt nicht. Jeder Wurmfortsatz entzündet sich im Laufe des Lebens unzählige Male, um den Organismus zu schützen, um Schädlinge abzuwehren. Die chronisch-rückfällige Entzündung ist die biologische Aufgabe eines Wurmfortsatzes.
Ist es gut, einen Wachhund zu erschießen, weil er bellt und beißt, wenn ein Einbrecher kommt? Oder beweist es die Richtigkeit der Tötung, daß man hinterher Narben feststellt, die sich der Hund bei der Abwehr früherer Einbrecher zugezogen hat? Genau das ist die Situation im menschlichen Organismus. Nur eine total in die Irre geratene Medizin kann eine »*chronische Appendizitis*« als einen vernünftigen Operationsgrund werten. (HACKETHAL, J., Operationen, Ullstein TB) (→LV 2751)

2704 📖 245, 294 **Operiert wird, um Geld zu verdienen oder Ruhm zu ernten** Untersuchung des amerikanischen Senatsausschuß': Jährlich werden in den USA 2,4 Millionen unnötige Operationen durchgeführt, die 12.000 Todesfälle verursachen und 4 Milliarden Dollar kosten. Fachleute gehen sogar von 6 Millionen unnötiger Operationen in den USA aus. Dies ist dadurch bedingt, weil der Chirurg für jede Operation extra bezahlt wird.

2705 📖 138, 294 McKINLAY, J. B., Social Science and Medicine, 13 A 541 ff/1979, »US Subcommittee on Overside and Investigations on unnecessary Surgery«, vom 15.7.1975 und SCHNEIDER, R. G., »When to say No to Surgery«, Prentice Hall, Englewood Cleffs, N.J./1982.

2706 📖 294 **Neues Herz für vier Tage altes Baby**
In einer fünfstündigen Operation ist einem vier Tage alten Baby in München ein neues Herz eingepflanzt worden. Der Eingriff unter Leitung des Herzchirurgen Bruno Reichert vom Klinikum Großhadern verlief nach Angaben vom Donnerstag ohne Komplikationen. (Kölner Stadt-Anzeiger, 7.3.1993)
Diese Ruhmsucht der Ärzte auf Kosten der Menschlichkeit ist wohl nicht zu bremsen.

» Da muß uns einer das Buch über die Urmedizin ins Haus geschmuggelt haben!«

2707 📖 245 **Keine Heilung!** Erhalten Patienten wirklich genügend Informationen, um abwägen zu können, ob sie die Operation machen lassen sollen oder nicht? Was wissen sie von den Gefahren der Operation, einschließlich des Fünf-Prozent-Risikos, auf dem Tisch einen Infarkt zu kriegen, einer Zwei-Prozent-Chance, zu sterben, und einer Zehn-Prozent-Chance, schwerer Komplikationen wie Schlaganfall, Schwächung des Herzmuskels und Infektion? Sind sie darüber aufgeklärt, daß sie möglicherweise nach der Operation mehr leiden werden als vorher? Wissen die Patienten, daß der Eingriff nicht heilt, sondern nur die Symptome beseitigt, und daß der Durchschnittspatient vielleicht binnen sieben Jahren eine neue Operation braucht, die risikoreicher und weniger erfolgreich sein wird als die erste? (Ärztliche Praxis Nr. 6/87)

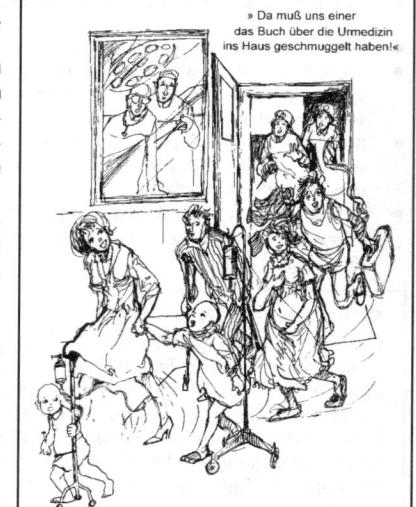

8 a) 📖 245, 451 **Ärztefehler bei Operationen** Wurde ausdrücklich vereinbart, daß ein bestimmter Arzt eine Operation vornimmt, so hat der Patient seine Zustimmung zum operativen Eingriff nur für diesen Arzt erteilt. (Oberlandesgericht Münster, 1 U 1649/89)
Das rät man den Ärzten:
Es besteht keine allgemeine Anzeige- und Offenbarungspflicht für eigene Arztfehler. Strafrechtlich gilt der Grundsatz, daß sich niemand einer strafbaren Handlung zu bezichtigen braucht. Da die ärztliche Fehlbehandlung Körperverletzung ist, kann der Arzt nicht gezwungen werden, sich einer solchen strafbaren Handlung zu bezichtigen. Die »Unfallflucht« nach einem Behandlungsfehler ist nicht strafbar. (Prof. Uhlenbruck in: Medical Tribune , 3.4.92)
Auch die Staatsanwaltschaften haben mit ihrer Einstellungspraxis Verständnis für die gefahrengeneigte Arbeit der Ärzte. Deshalb werte ich die Einleitung eines Strafverfahrens zur Vorbereitung zivilrechtlicher Ansprüche als anwaltlichen Kunstfehler, der oft leider auch aus Gebühreninteresse begangen wird. (Dr. Karl-Otto Bergmann, Rechtsanwalt, Hamm)
Dieser Anwalt sieht das anders als der Verfasser. Wäge ab und merke Dir: Wenn Du Schaden wiedergutgemacht haben willst, dann stehst Du einer halb-kriminellen Vereinigung vor...

8 b) Im Vertuschen sind sie ganz groß:
Während unsere Standespolitiker im Regelfall recht erfolgreich versuchen, heiße Themen wie ärztliche Kunstfehler, kriminelle Verstrickungen von Ärzten, bzw. Ärztegruppen oder die Frage ärztlicher Inkompetenz auszusitzen oder durch beschämende Gegenangriffe abzuschmettern, wird jenseits des Ärmelkanals deutlich mehr gesellschaftliches Verantwortungsbewußtsein demonstriert. (Dr. Kubitschek in Ärzte Zeitung 230/6.12.1995/52)

9 a) 📖 262 HACKETHAL, J., Operation - ja oder nein?, Bastei - Lübbe Verlag.
Unangemessenes Vertrauen zum Arzt ist gefährlicher als jede Krankheit. Daran sind zu allen Zeiten wahrscheinlich weit mehr Menschen gestorben oder zum Krüppel gemacht worden als an ärztlich unbehandelt gebliebenen Erkrankungen. (S.10) (...)
Nicht jeder, der mit Lues-Erregern (Syphilis), mit Spirochäten infiziert wird, bekommt eine Lues-Krankheit. Im Gegenteil, die weitaus meisten Infizierten bekommen sie nicht. Andernfalls gäbe es wahrscheinlich auf der ganzen Welt nur noch Lues-Kranke. (S.30)
Am 6. Juni 1979 verstarb die Patientin nach einem wahrscheinlich grauenhaften Krebsmartyrium. Die erste Radikaloperation mit anschließender Atomsprühfeuer-Kanonade hat Ende März 1974 stattgefunden. Ende März 1979 lebte die Patientin noch, konnte also als 5 Jahre-Heilung abgebucht werden. Es kann wohl keinen Zweifel geben, daß die Patientin ohne jede Behandlung wesentlich besser drangewesen wäre. (S.40)
Jedenfalls hat mich kaum etwas so darin bestärkt, in meinen Aktivitäten für eine bessere Krebsstrategie nicht nachzulassen. Je jünger die Patienten, umso stärker ist die Betroffenheit über ärztlich verursachte Behandlungsschäden, über den mit entsetzlicher Kaltschnäuzigkeit geführten Krebskrieg gegen Körper, Geist und Seele hoffnungsvoll vertrauender Menschen. (S.75)
»Wenn Du nicht willst, Mädchen, dann kannst Du nach Hause gehen und bist in 3 bis 4 Monaten tot.« So sagte der Stationsarzt am 10. Dezember 1978 zu der 39 Jahre alten Gerda Neher. Weil sie sich ihre linke Brust nicht amputieren lassen wollte. Daraufhin floh die Patientin aus der chirurgischen Abteilung des Großstadtkrankenhauses.
Vor der Beurteilung steht die Befundbeschreibung im einzelnen. Nichts spricht eindeutig für Krebs. Das ist für den klar, der Histologiebefunde eindeutig zu lesen versteht. Doch Chirurgen können das meistens nicht. Sie nehmen es wie ein Phantasie-Gemälde. Wenn es aussieht wie eine Herde friedlich grasender Schafe, aber darunter steht »Wolfsrudel im Angriff«, ist es ein Wolfsrudel, das man unschädlich machen muß. (S.79/80)
(...) denn der fortschreitende Dickdarmkrebs ist - wie alle Raubtierkrebse - eine Krankheit des gesamten Organismus. Und dieser kann die Krebskrankheit nur überwinden, wenn seine Abwehrkräfte durch die Operation nicht überstrapaziert werden. Dann nämlich nützt der technisch perfekteste Eingriff nichts, weil die immer bereits an anderen Stellen vorhandenen Krebszellensiedlungen aufsprießen und den Patienten schließlich umbringen. Bei den meisten Krebstodesfällen, die innerhalb von drei Jahren nach einer Radikal-Operation passieren, ist das zu große Operationstrauma der Hauptschuldige. (...) Auf keinen Fall sollte auch einer Röntgen-Nachbestrahlung oder einer zytostatischen Behandlung zugestimmt werden. Mit aller Behutsamkeit versuchte ich, den Eltern klarzumachen, daß bei starkem Bösartigkeitsgrad auch die radikalste Operation die Situation nur verschlechtern kann, hei weniger starkem aber eine örtliche Ausschneidung genüge.
Ende Oktober gaben die verzweifelten Eltern aber trotzdem ihre Einwilligung zu der riesigen Operation. Sie wollten sich nicht den Vorwurf machen lassen, nicht alles versucht zu haben. Wem sollten sie auch in dieser Situation glauben?! Sie entschieden sich, den Universitätsärzten mehr zu vertrauen.
Wenige Tage nach der Operation las ich die Todesanzeige: »Unsere kleine Tochter, Schwester und Enkelin ist nach schwerer Krankheit für immer von uns gegangen.« (S. 178/79 / Fettdruck vom Verfasser)

9 b) 📖 262, 265 **Laparoskopie, Endoskopie, Bauchspiegelung, Schlüssellochoperation, Pelviskopie** (Op durch Rohr im Nabelbereich)
Die minimal-invasive Chirurgie aus Patientensicht
Zusammenfassende Erfahrung von Einzel- und Gruppengesprächen:
(Alter der Frauen: Zwischen 28 und 63 Jahren)
Bezeichnend für den Erfahrungsaustausch ist, daß jede Frau gemeint hat, gerade sie wäre ein Einzelfall. Dies ist jedoch gerade nicht so, sondern es gibt mehrere Frauen mit fast

> Asymptomatische Karotisstenose:
> (Hauptschlagaderverengung)
> **Operieren dreimal tödlicher als Abwarten!**
> (Medical Tribune 12/24.3.1995)

gleichem oder ähnlichem Krankheitsverlauf. Die betroffenen Frauen haben 1 bis 4 Pelviskopien hinter sich und ein bis mehrere Nachoperationen (Bauchschnitte) gehabt. Manche Frauen wurden wegen einer angeblichen Zyste die Pelviskopie angeraten, und mit einem Bauchschnitt wachten sie dann aus der Narkose auf. Als Erklärung für den Bauchschnitt wurde dann gesagt, die Zyste(n) wären apfelsinengroß gewesen und/oder es wären angeblich zu viele Verwachsungen gewesen. Einige Frauen sind besonders schlimm dran; sie haben 1 bis 3 Pelviskopien und 1 bis 8 Bauchoperationen hinter sich. Bei diesen Frauen wurden die Pelviskopien zur Lösung der Verwachsungen im Bauchraum gemacht. Die Verwachsungen waren durch Jahre zurückliegender Bauchoperation(en) entstanden. Man versprach diesen Frauen Beschwerdefreiheit durch Lösung der Verwachsung mittels Pelviskopie. Bei fast allen dieser Frauen ging dies jedoch schief, und es kam zu Darmverletzungen, so daß ein künstlicher Darmausgang gelegt werden mußte, der in einer nochmaligen Operation zurückverlegt werden mußte. Somit hatten gerade diese Frauen als Folge der Pelviskopie noch mehr Bauchoperationen zu ertragen, und die Beschwerden und Schmerzen sind bei allen noch schlimmer geworden. Diese Frauen müssen nun mit ihren chronischen Schmerzen leben, weil ihnen niemand mehr helfen kann; nur in Notfall (bei Darmverschluß) würde man noch operieren. In einen Fall ist es bei der Pelviskopie zu Bauchfellverletzungen und Bauchfellzerreißungen gekommen, so daß eine chronische Entzündung im Becken entstanden ist. Als Folge einer Streuung hat diese Frau Entzündungen im ganzen Körper bekommen; Herz und Kreislauf sind schwer geschädigt. In einer komplizierten Nachoperation wurde dieser Frau ein Teil des Dickdarms entfernt, jedoch ohne Schmerzbeseitigung. Bei einer Frau hat man nach 2 Pelviskopien eine Totaloperation gemacht. Eine Frau hat nach 4 Pelviskopien immer stärker werdende Schmerzen. Bei fast allen Frauen sind die chronischen Schmerzen im Bauch, Becken, Blase, manchmal im Rücken und in den Beinen und Oberschenkeln. 2 Frauen haben brennende Schmerzen im Bauch, Unterleib, Leiste oder auch in einem besonders schweren Fall »Brandschmerzen« in einer Gesäßbacke zusätzlich. Alle Frauen klagen darüber, daß sie schwach fühlen und nicht lange stehen, sitzen und gehen können und noch weniger tragen können. Sie müssen sich immer wieder hinlegen. Allen Frauen wurde die Pelviskopie als harmlos empfohlen, und die Aufklärung über die Folgen war mangelhaft oder/und unklar. Was man letztlich wegoperiert hatte, darüber wurde meistens auch nur lückenhaft oder widersprüchlich von den Ärzten berichtet. Einigen Frauen wurde dringend zur Einnahme der »Pille« geraten, damit sie angeblich keine Zysten mehr bekämen, obwohl die Ursache der Zystenbildung auch im Dunkeln beibt. Eine Frau nimmt die »Pille« und bekommt trotzdem wieder Zysten, die sich bei der Pelviskopie dann doch nicht finden, sondern es wurden dann angebliche Verwachsungen gelöst. Die Mehrheit der Frauen will absolut nicht mehr in die Uni-Frauenklinik gehen; jedoch wissen die Frauen keine Alternative. Fast alle Frauen leiden - manchmal schon nach einer Pelviskopie - unter einem Schockerlebnis; sie fühlen sich wie ein »Versuchskaninchen«. Viele Frauen sind der Ansicht, daß sie mit Darmverwachsungen eigentlich in die Chirurgie gehört hätten und nicht in die Frauenklinik. Fast alle Frauen hatten nach der Pelviskopie innen (im Bauch) mehr Schmerzen als nach einem Bauchschnitt. Obwohl der Uni-Frauenklinik immer wieder behauptet wird, daß die mit Bauchschnitt gemachten Operationen zu Verwachsungen führten, hat der Erfahrungsaustausch gezeigt, daß nach 1 bis 2 Pelviskopien schon meistens eine Nachfolgeoperation (Gebährmutter-OP oder Bauch-OP wegen Darmbeschädigungen oder Darmverwachsungen) erfolgen mußte. Somit ist es wohl eher umgekehrt: Wenn eine Frau also 1 oder 2 Pelviskopien hatte, mußte meist der Bauchschnitt folgen; jedenfalls war es so bei den Frauen, die sich gemeldet haben. Und bei den mit Bauchschnitt voroperierten Frauen ging die Pelviskopie zur »Lösung der Verwachsungen« schief. Wenn die mehrfach operierten Frauen dann weiter über Schmerzen klagen, und man kann oder will nicht mehr operieren, wird von den Ärzten behauptet, die Schmerzen seien psychisch oder psychosomatisch. - Mehrere Frauen sind Frührentnerinnen (Alter: Zwischen 29 und 53 Jahren). Einige Frauen sind bedingt arbeitsfähig (sitzende Tätigkeit), Hausarbeit ist schon zu schwer. Die am schlimmsten betroffenen Frauen haben Schwerbehindertenausweise (Grad der Behinderung: 70 bis 100 %). Bei den meisten Frauen hat sich die Lebensqualität in Familien- und partnerschaftlicher Beziehung erheblich verschlechtert. Die Frau ist kein vollwertiger Ehepartner mehr. Bei der überwiegenden Zahl der Frauen kann der erlernte Beruf nicht mehr ausgeübt werden. Durch Zeitungsberichte wurde schon 1981 bekannt, daß es in Deutschland - wo auch immer - bei Pelviskopien zu Todesfällen gekommen ist. Viele Frauen würden bei richtiger Aufkärung über die gesundheitsgefährdenden Risiken einer Pelviskopie, insbesondere bei Verwachsungsbäuchen, eine Einwilligung verweigert haben. Durch Erfahrungsaustausch und gemeinsame Initiativen soll versucht werden, eine Verbesserung der schlechten Situation dieser betroffenen Frauen zu erreichen. Dazu sollte auch die Öffentlichkeitsarbeit gehören. (Kiel 11/1990)

2710 249 BRANDT/KUNZ/NISSEN, Intra- und postoperative Zwischenfälle, Thieme, Stuttgart, 4 Bände, und PICHLMAYR, R., Postoperative Komplikationen, Springer, Heidelberg. Diese Autoren weisen dankenswerterweise ihre (leider ja wohl nur ärztlichen) Leser daraufhin, was Dich während und nach der Operation erwarten kann.

2711 253 **Jährlich 40.000 Tote durch Krankheiten, die sie sich im Krankenhaus holten**
Jeder zehnte verstorbene Patient hatte sich vor Auftreten der nosokomialen Infektion einer Operation unterzogen, berichten die Autoren in der Zeitschrift »Gesundheitswesen«. (ZASTROW, K.-D., Schöneberg, Institut für Sozialmedizin und Epidemiologie des Bundesgesundheitsamts, Berlin; Gesundheitswesen, Jg. 56, Heft 3/1994/122 - 125)

2712 249 **Den Morbus Crohn operieren lassen?** (Ärzte Zeitung 85/10.5.1994)
Die chirurgische Therapie besteht hier zumeist in der Resektion des befallenen Kolon und Rektum und der Erhaltung des Schließmuskels. Als neues Verbindungsstück dient eine Dünndarmtasche (Pouch). Die Operation ist mit einer, so Herfarth, erheblichen Komplikationsrate behaftet.

2713 665 **Hämorrhoiden-Operation nur durch Könner machen lassen!**
Da die Hämorrhoidal-Zone selbst frei von empfindungsfähigen Nervenelementen ist, sind Schmerzen immer ein Zeichen der Involvierung der Afterhaut in das Krankheitsgeschehen. Diese reicht von der einfachen Reizung der Analschleimhaut über die schmerzhaften Analfissuren bis hin zur notfallmäßig zu behandelnden, extrem schmerzhaften perianalen Thrombose oder Inkarzeration vorgefallener Hämorrhoidalknoten im Afterkanal. Ausschließlich die letztgenannten akuten Krankheitsbilder stellen eine zwingende Indikation zum operativen Vorgehen dar. Alle anderen Hämorrhoidal-Leiden - und das sind rund 95 Prozent - lassen sich rein konservativ angehen. (...) Aufwendiger, dafür aber hinsichtlich der Spätergebnisse deutlich befriedigender, ist das operative Verfahren nach Parks. Dabei wird das erweiterte Gefäßkonvolut unter der Afterhaut entfernt. Die Afterhaut bleibt bei diesem Vorgehen ohne Defekte erhalten, spätere Prolapstendenzen werden verhindert. Ein derartiger Eingriff dauert ca. ein bis eineinhalb Stunden und muß in Vollnarkose durchgeführt werden. Angesichts exzellenter Spätergebnisse praktisch ohne Narbenbildung in der Afterregion und mit nahezu 100prozentiger Rezidivfreiheit bei nicht beeinträchtigter Schließmuskel-Funktion erscheint dieser Aufwand allerdings gerechtfertigt... Die geschilderten Hämorrhoiden-Operationen sind anspruchsvolle, diffizile Eingriffe, für die der übliche Ausbildungsstand eines Allgemeinchirurgen als nicht ausreichend angesehen werden muß. Einer generellen Verlagerung derartiger Eingriffe in den ambulanten Bereich stehen deshalb in erster Linie Qualifikationsprobleme entgegen, ein Manko, dem die Mitglieder des Berufsverbandes der Koloproktologen schon von jeher durch interne Qualitätsstandards Rechnung tragen.

2714 294 **Ausstreuen bei Hautkrebs** HACKETHAL, J. »Krankenhaus«, Ullstein TB 124
Maligne Melanome gelten mit Recht als besonders bösartig, weil sie rascher als andere Krebse Metastasen in anderen Organen bilden und auch schneller wachsen. Die Verbundlockerung der Krebszellen untereinander ist für alle bösartigen Krebse (=Raubtierkrebse) typisch. Diese Verbundlockerung ist bei malignen Melanomen extrem stark. Ein malignes Melanom kann man mit einem Bienenkorb vergleichen. Schon bei leichter Berührung schwärmen die Melanombienen aus. Bei der operativen Entfernung maligner Melanome muß mit äußerster Behutsamkeit vorgegangen werden. Es gilt als Kunstfehler, den Geschwulstknoten selbst dabei mit dem Messer zu berühren oder ihn anderweitig zu behandeln. Man muß ihn mit größerer Entfernung umschneiden, dabei möglichst jede direkte Berührung vermeiden.

2715 294 **Zu Blinddarmoperationen sagen die Frauen schnell ja.** (Ärztliche Praxis 13/12.2.1994/3)
»Ist ja auch nur so ein kleines Schnittchen...« sagt mir eine Seminarteilnehmerin.

6 294 Perioperative Immunitätslage
So supprimieren operative Maßnahmen unmittelbar postoperativ das Immunsystem vorübergehend. Das manifestiert sich entscheidend in einer Unterdrückung der Aktivität von Natural-Killer-Zellen und Lymphokin-aktivierten T-Lymphozyten. Solche Phänomene sind für verschiedene Tumore, wie zum Beispiel das Ösophagus-, Magen-, kolorektale Karzinom sowie das Mammakarzinom von verschiedenen Arbeitsgruppen belegt. (Ärzte Zeitung 117/28.6.1994/11) Operation gelungen - Immunkraft kaputt. Geöffnetes Scheunentor für viele kommende Leiden. Welchen Beweis willst Du noch für die Schädlichkeit einer Operation?!

7 a) 262 Laparoskopische Appendektomie (Blinddarm-Op durchs Schlüsselloch)**: Mehr Infektionen als bei normaler Operation.** In der Diskussionsrunde der Veranstaltung berichtete ein Kollege, heftigste postoperative Schmerzreaktionen nach laparoskopischer Appendektomie (Blinddarmentfernung durch Rohre) beobachtet zu haben, die den stationären Aufenthalt bis auf 17 Tage verlängert hatten! Ursache sei möglicherweise die durch Elektrokoagulation hervorgerufene Mesenterialreizung gewesen. Und außerdem stellte er eine erhöhte Infektionsquote nach dem laparoskopischen Eingriff fest. An seiner Klinik wurde diese Methode deshalb wieder aufgegeben. (Medical Tribune s. Nr./17.11.1992/39)

7 b) 1991 als größten Fortschritt der Medizin gepriesen: die endoskopische Operation. Und heute: Wer sich darauf einließ, kann bald von Krebs zerfressen sein und vor lauter Schmerzen nicht mehr schlafen können: Sicherheit aufs Spiel gesetzt (...) werfen konservative Frauenärzte ihren Kollegen vor, habe für manche Patientinnen fatale Folgen gehabt: Bei der Punktion oder Zerstückelung von Tumoren nach endoskopischer Methode seien Krebszellen ausgesät worden, die zu neuen Wucherungen geführt hätten, klagt der Münchner Gynäkologie-Professor Günther Kindermann (...) Nicht nur die endoskopische Eröffnung von Tumorkapseln oder Zysten kann ein schwerwiegendes Risiko bergen, meint der Gynäkologe. Volz, der selbst »begeisterter Laparoskopiker« ist, fand Einzelberichte über die unerwartete Tumorverschleppung in mittlerweile 200 Publikationen: Sie betreffen vor allem »Schlüssellochoperationen« bei Eierstockzysten und -tumoren. Aber auch nach der Entfernung von Gallenblasen beobachteten Ärzte plötzlich »Metastasen, die vorher nicht da waren«. Aufsehen erregte beispielsweise der Fall eines Patienten, dessen Gallenblase endoskopisch entfernt worden war. Nach diesem Eingriff stellten die Ärzte fest, daß ein zehn Jahre zuvor behandelter, bis dahin ruhig gebliebener Knochentumor plötzlich wieder auflebte und zahlreiche Metastasen im Bauch bildete. (...) Um die Organe inspizieren und anschließend mit dem ferngesteuerten Instrumentarium operieren zu können, müssen die Chirurgen den Bauchraum mit Kohlendioxid (CO_2) aufblähen. Diese »Bauchspiegelung« mit ihrer teilweise langanhaltenden Gaszufuhr »stört das Milieu und unterdrückt die Abwehr« (Volz): Die chemischen Reaktionen und mechanischen Veränderungen, die das CO_2 im Bauch auslöst, so folgert Volz aus seinen vor vier Wochen mit einem Wissenschaftspreis ausgezeichneten Tierexperiment, »begünstigen die Anhaftung und Vermehrung von Tumorzellen«. (...) Volz: »Was sich das an Problemen abspielt, wußte ja keiner.« (DER SPIEGEL 22/1996)

Hör Dir das an: Was sich da an Problemen abspielt, wußte ja keiner! Die wußten nichts und lassen sich doch für das Zu-Tode-Bringen und Schlimmer-Krankmachen fürstlich bezahlen. Wie vor 100 Jahren, als sie die Kranken lebendigen Leibs mit ihren Röntgenstrahlen verbrannten und ihnen bis heute ungestraft damit den Krebs beibringen dürfen. Wie vor 50 Jahren, als sie mit Diäthylstilböstrol der folgenden Generation den Krebs brachten. Wie vor 30 Jahren, wie sie mit Contergan Tausende Krüppel erzeugten. Wie vor 10 Jahren, als sie mit den Ultraschallgeräten wahrscheinlich größere Köpfe der beschallten Kinder verursachten und somit immer mehr profitreiche Kaiserschnittentbindungen für sie anfallen. Ich sag' es noch einmal, und nehmt es mir als einem der intimsten Kenner der Szene ab: Oh Mütter, Oh Kranke, was seid Ihr doch für dumme Esel und arme Schweine, wenn Ihr Euch mit dieser »Wußte-doch-Keiner« Bande einlaßt...

Laparoskopische Op schadet mehr als sie nutzt
Kann das laparoskopische Entfernen von Ovarial-Karzinomen der Patientin mehr schaden als nutzen? Nach einer Umfrage bei 127 deutschen Frauenkliniken ist dies anscheinend möglich (Geburtsh. u. Frauenheilk. 55, 1995, 687): Die Analyse von 192 Krankheitsfällen hat ergeben, daß nach endoskopischem Operieren von Patientinnen mit Ovarial-Karzinom praktisch in allen Stadien Tumorzellimplantate, Metastasen und Tumorprogressionen entstehen. (Ärzte Zeitung 40/2.3.1996/12)

17 c) Medical Tribune Kongreßbericht Laparoskopische Krebs-Operation
Trockare (Punktionsnadeln) **streuen Metastasen (Medical Tribune 35/29.8.97/13)**

17 d) Pille gegen Fettsucht
Schlankheitspille Reductil: Für Peter Sawicki, Internist an der Klinik für Stoffwechselkrankheiten und Ernährung der Universität Düsseldorf, ist bisher nicht bewiesen, daß die Pille überhaupt wirkt. Der Arzt warnt in der „ZEIT" auch vor möglichen Nebenwirkungen bei jahrelangem Konsum. Während eines Tests mußten 30 von 605 Probanden die Kapseln wieder absetzen. Sie litten unter Mundtrockenheit, Kopfschmerzen, Verstopfung und Herzrasen. Man könne zudem nicht ausschließen, daß es nach dem Absetzen der Pille zum „Jojo-Effekt" kommt und die verlorenen Pfunde um so schneller wieder zurückkehren. (dpa 12.2.1999)

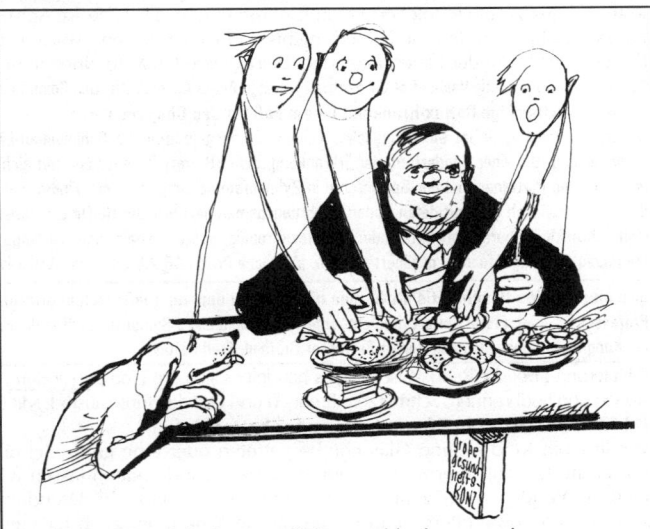

„Wenn Du nicht fasten willst um schlank zu werden, so kann ich Dir trotzdem einen guten Rat geben: Du mußt auf Deine gewöhnlichen Essensportionen nicht verzichten! Du suchst Dir nur noch drei andere, die davon mitessen:"

2718 📖 249 **Chirurgische Behandlungsfehler**
Die Chirurgie lag in all diesen Jahren stets an der Spitze der Unzufriedenheitsskala der Patienten, es folgten die Fachgebiete Gynäkologie und Orthopädie. An der Spitze der Vorwürfe gegen Chirurgen stehen die Infektionen (15,7%). Insbesondere ein zu spätes Erkennen von Komplikationen und inadäquate Konsequenzen waren zu bemängeln.

Rätselhafter Schulterschmerz nach laparoskopischer Operation: Das postlaparoskopische (nach einer Schlüssellochoperation) Schmerz-Syndrom, vorübergehende Schulterschmerzen zwei bis drei Tage nach laparoskopischen Eingriffen in Unter- oder Oberbauch, tritt bei fast zwei Drittel der Patienten auf. Die Ursachen sind bis auf weiteres ungeklärt. (Ärztliche Praxis 48/14.6.1994/2)

Radikaloperation - dabei war es gar kein Krebs: Nach Wochen macht ein Professor wieder Ultraschall- und radiologische Untersuchungen und bittet Magarete Güntsch danach in einen besetzten Hörsaal. Ohne Vorwarnung sagt er: »Nun haben wir's. Sie leiden an Schilddrüsenkrebs, wir operieren sofort.« Schon nach zwei Tagen wird die Schilddrüse total entfernt, wobei die Stimmbänder verletzt werden. Mit akuter Atemnot erwacht Magarete Güntsch und erleidet einen lebensbedrohlichen Kalziumschock. Vier Wochen später hört die kranke Frau, die jetzt ein offenes Loch in der Luftröhre hat: »Es war gar kein Krebs!« Die Folge: ein Nervenzusammenbruch. (FRAU im Spiegel 9.3.1995)

Professor Sauerbruch zu seinen Kollegen: Er hat mir vorgeworfen, ich hätte schon als Pathologe an der Universität in Jena die Karriere eines Gynäkologen durch meinen Sektionsbefund an einer Verstorbenen zerstört. Er hat mir vorgeworfen, dasselbe wolle ich jetzt ihm zufügen. Ich habe ihn nicht überzeugen können...« (S. 124) (THORWALD, J., Die Entlassung, Lübbe)

Erkenne: Der Patient ist ein Dreck für die Ärzte. Haben sie ihn versaut oder zu Tode gebracht, wird vom Sektionsarzt selbstverständlich erwartet, daß er lügt, um die Unglücklichen zu allem Leid auch noch um eine Entschädigung zu betrügen.

2719 📖 78 Erst 1801 wandte sich einer gegen den Wahnsinn des Fleischverbrennens bei Frauen mit Brustkrebs: Weidmann, Joh. Pet., über den Mißbrauch des glühenden Eisens, um brandige Knochenstücke abzusondern, a.d. Lat. mit Zusätzen und 8 Kupfertafeln von Jos. und Karl Wenzel. 1801

2720 📖 249 **Kurzsichtigkeit:** Die Laserstrahlen tragen im Zentrum der Hornhaut im Durchmesser von 3 bis 4 mm durch Verdampfung oberflächliche Gewebsschichten ab. 90% der gering bis mäßig Kurzsichtigen haben anschließend eine Sehschärfe von mindestens 20/50. Starke postoperative Schmerzen, bis die Wunde wieder durch eine Epithelschicht geschlossen ist, bis zwei Jahre anhaltendes Schleiersehen, Blendung im Dunkeln und verminderte Sehschärfe gehören zu den unerwünschten Wirkungen. Die Wundheilung kann den erzielten Effekt teilweise rückgängig machen. Insgesamt sind die Vorteile beider Methoden jedoch mit Vorsicht zu interpretieren. Es läßt sich nicht vorauszusehen, ob das - kosmetische - Ziel, Kurzsichtige von Brille und Kontaktlinsen zu befreien, erreicht wird. (Med. Letter 35/1993/95/ati d)

2721 📖 133, 249, 266 **Sieh den Ärzten bei der Blinddarmentzündung auf die Finger:** Wenn Du nicht von der Urzeit-Therapie fürs Behandeln eines Blinddarms überzeugt bist und lieber die Schulmedizin dazu in Anspruch nimmst, dann möchte ich Dich doch wenigstens davor bewahren, daß man ihn Dir und Deinem Kind sinnlos und grundlos (außer dem Profit des Operateurs) wegsäbelt. Verlange daher vor der Entscheidung für eine Operation, daß eine Prüfung des C-reaktiven Proteins erfolgt. Die Ärzte nennen das einen CRP-Status. Bei einer akuten Entzündung steigt der Proteinspiegel im Serum (der normal 0.08-0.8 mg/dl beträgt) stark an, nachdem sich die ersten Anzeichen einer Blinddarmentzündung bemerkbar machen. Liegt er über 2.5 mg/dl so kannst Du von einer Entzündung ausgehen. Liegt der Serumspiegel unter 2.5 mg/dl, aber über 1.0 mg/dl so spielen sich andere Entzündungsprozesse im Körper ab. Auf keinen Fall aber hat sich der Wurmfortsatz entzündet, und Du kannst so beruhigt sein. Da bei uns viele Kliniken noch nicht so weit wie in den USA sind, erkundige Dich vorher, ob das in Aussicht genommene Krankenhaus zu einer solchen Serumbestimmung in der Lage ist. Sonst suche Dir selbst ein Labor... Ja, der Konz hat sich bisher von den Medizinern nichts vormachen lassen - warum sollst du gleiches nicht auch vor dieser stets für mehr Profit auf der Lauer liegenden, betrugsbereiten Medizinerclique in unserer Welt fertigbringen? Siehe auch: ALBU, E., u.a. Diagnostic Value of of C-Reactive Protein in Acute Appendizitis. Dis. Colon Rectum 37/1994/49-51

2722 📖 657 **Hartnäckige Reflux-Krankheit ist ein Fall für den Chirurgen**
Die Reflux-Ösophagitis ist ein chronisches Leiden. Je ausgeprägter die Schleimhaut-Läsionen sind, desto geringer wird die Chance einer Selbstheilung. Bei einer Sonderform der Erkrankung, dem »Berrett-Ösophagus«, hat sich infolge des chronischen Entzündungs-Prozesses das ursprüngliche Plattenepithel der Speiseröhre in Zylinderepithel umgewandelt. Findet man in so einem Bereich hochgradig Dysplasien (Fehlbildungen), entwickelt sich auf deren Boden erfahrungsgemäß bei etwa der Hälfte der Patienten innerhalb von fünf Jahren ein Karzinom. Ist eine Reflux-Krankheit therapierefraktär oder sehr rezidfreudig, sollte deshalb nicht zu lange mit der operativen Sanierung mittels Fundoplicatio (Fältelung des Magenfundus) gezögert werden. (Ärztliche Praxis 46/7.6.94) Eine Woche später in der gleichen Zeitung :

> **»An einer Reflux-Ösophagitis stirbt man nicht, es sei den, man läßt sich operieren.«**
> Professor Dr. med. Erwin Seifert, Koblenz, zitierte während eines Symposiums über die Protonenpumpen-Blockade auf dem 100. Internationalen-Kongreß in Wiesbaden den Berner Professor Dr. med. Fred Halter.

Erläuterung : Bei der Reflux-Ösophagitis handelt es sich um eine Entzündung der Speiseröhrenschleimhaut, die saures Aufstoßen und Sodbrennen, Schmerzen, Brennen und Druckgefühle auslöst. Mit Urmedizin am einfachsten zu begegnen.

2723 📖 278ff, 282 **Ist's ein Pferdedoktor oder hat er Gefühl?**
Wenn Dein Kind in eine Glasscherbe getreten oder eine große Schnittverletzung erlitten hat, dann ist das Geschrei meist nicht so groß, als wenn du diese Wunde nähen lassen willst. (Wozu ich bei stark auseinanderklaffenden Wunden rate.) Will der Arzt nun die empfindliche Wundumgebung mit Schmerzbetäubungsspritzen zum Nähen vorbereiten, dann ist das für ein Kind (aber auch für viele Erwachsene) etwas Schreckliches. Deshalb fordere den Arzt auf, vor dem Einstich einige Tropfen des Lokalanästhetikums aus seiner Spritze über die Wunde träufeln zu lassen. Dann brennt die Wunde nicht mehr, der Stich schmerzt nicht mehr und Du kannst das Kind sogar mit den Worten »Sieh mal, was Du eine Stickerei auf die Haut bekommst!« zum Zusehen beim Nähen und Lächeln bewegen... Einfacher allemal ist das Klammern der Wunde.

2724 📖 297, 452 **Gallensteine nach Magenoperation häufig nach sechs Monaten** (Original-Schlagzeile) (Deutsches Ärzteblatt 89/44, 13.10.1992)

5 📖 341 **Sagt Dir der Arzt vorher, daß nach der Stent-Operation später Chemiegülle durch Deine Adern fließt?**
Die Stents aus Edelstahl werden mit Hilfe eines Ballonkatheters in die stenosierte Koronararterie eingeführt und dort expandiert. Wegen der Thrombogenität der »intravasalen Metall-Gerüste« ist eine intensive Gerinnungshemmung unverzichtbar. Beginnend mit Tag vor dem Eingriff erhält der Patient als Thrombozytenaggregationshemmer Acetylsalicylsäure und Dipyridamol. Dazu kommen während der Intervention Dextraninfusionen und eine intravenöse Heparinisierung. Letztere wird von einer oralen Antikoagulation unterschiedlicher Dauer abgelöst, wobei der Patient zusätzlich noch Thrombozytenaggregationshemmer einnimmt. (Medical Tribune 45/24.2.1994/47)

6 a) 📖 249 **Radikal-Therapie** Epidemiologen fanden heraus, daß zwischen 1991 und 1993 ca. 33 Prozent mehr Prostatakarzinome diagnostiziert wurden als zwei Jahre zuvor. Die Steigerungsquote für Prostatektomien (Ausschälen) betrug im selben Zeitraum mehr als 200 Prozent. Der Hang zur Radikaltherapie ist nach Darstellung von Dr. Syed Bilgrami und Dr. Bernard R. Greenberg vom University of Connecticut Health Center in den USA mit Erfolgen zu begründen. (Lancet 344, 1994, 700)
Warum die Häufigkeit von Prostatektomien (Herausschneiden) so drastisch zugenommen hat, können die Onkologen nicht so recht erklären: »Möglicherweise spielt hier die Einstellung der Ärzte eine Rolle«. Wenn dem tatsächlich so ist, sollte sich das ändern. Stellt man nämlich den fraglichen therapeutischen Nutzen der Operation den erheblichen Kosten und vor allem den Risiken gegenüber - ein Prozent Sterblichkeit, vier Prozent kardiopulmonale Komplikationen bei 65- bis 69jährigen, 34,5 Prozent Impotenz, sechs Prozent Harnröhrenstrikturen und 4,5 Prozent Streßinkontinenz - dann ist sie Strategie »Abwarten und Teetrinken« - wenn darunter auch regelmäßige Überwachung verstanden wird - eine durchaus konkurrenzfähige Alternative. (Ärzte Zeitung 211/24.11.1994/4)

6 b) Prostata-Krebs ganz früh feststellbar: Durchbruch bei der Bekämpfung von Prostata-Krebs. Jetzt ist eine Früherkennung durch Bluttests möglich, die die Heilungschancen erheblich steigert. Sowie eine erhöhte Konzentration des Glycoproteins PSA nachgewiesen wird, ist sicher, daß der Mann Prostata-Krebs bekommen wird. Der große Vorteil: Die höheren PSA-Werte treten schon zehn Jahre vor dem Ausbruch der Krankheit auf. (BamS 3.3.1996) Es existiert - wie gegen alle anderen Lebensweise-Krankheiten bis heute nicht eine einzige erfolgreiche Heilmethode gegen diesen Krebs. Trotzdem wird sie den Menschen weis gemacht: »... die die Heilungschancen erheblich steigert.« Was bedeutet, daß zum Vorteil der Ärzte und Pharmakonzerne die Verdächtigen noch früher mit Chemie behandelt und erst recht unter den Nebenschäden - ohne die bekanntlich kein schulmedizinisches Heilmittel wirksam ist - zu leiden haben. Während sie mit dem Haustierkrebs Prostata bis ans Lebensende zurechtgekommen wären. Ähnliches gilt auch für den Brustkrebs.

7 📖 296 **11 Frauen nach Sterilisation gestorben**
Immer mehr deutsche Frauen lassen sich sterilisieren - weit über 30.000 pro Jahr. Der Eingriff ist nicht ohne Risiko: 11 Frauen sind nach der Sterilisation gestorben - 6 in Deutschland, 3 in England, 2 in Amerika. In Süddeutschland wurde einer Patientin plötzlich schlecht. Anderthalb Liter Blut waren unbemerkt in ihren Bauch gesickert. Der Arzt hatte bei der vor dem Eingriff nötigen Bauchspiegelung versehentlich eine große Ader zerstochen. In Norddeutschland kam es bei einer Frau sechs Tage nach der Sterilisation zu einer tödlichen Bauchfellentzündung. Beim elektrischen Verschmoren der Eileiter war der Darm ebenfalls von einem Stromstoß getroffen worden. Professor Thomsen aus Hamburg, Gutachter bei vier Todesfällen: »Vor der Sterilisation muß der Arzt ein dünnes spitzes Rohr durch die Bauchdecke stechen. Durch das Rohr wird Kohlendioxid gepreßt, so daß der Bauch sich aufbläht. Dann kann der Arzt mit Hilfe eines kleinen Spiegels ins Bauchinnere schauen und mit einem weiteren Instrument beide Eileiter verschmoren. Bei ungenügender Erfahrung oder unzureichenden Instrumenten kann es zu Verletzungen kommen.« Der Kieler Professor Semm »verkocht« die Eileiter mit einem 100 Grad heißen Instrument und durchtrennt sie dann - die schonendste Elektro-Methode. Semm: »Manche Kliniken verwenden Hochfrequenzstrom. Dabei kann die Umgebung des Eierstocks verbrannt werden. Die Frau bekommt vermehrte Blutungen. Selten kann es passieren, daß die Gebärmutter herausgenommen werden muß oder daß die Frau früher in die Wechseljahre kommt.« Professor Thomsen macht auf Wunsch einen kleinen Schnitt in die Scheide, holt die Eileiter hervor und unterbindet sie: »Bei dieser Methode gab es noch keinen Todesfall.« (Bild-Zeitung vom 13.5.1981)

8 📖 262 Laparoskopie **High Tech im OP:** Prof. Volker Schumpelick kennt inzwischen ein ganzes »Horrorkabinett« fehlgeschlagener laparoskopischer Operationen. Zum Beispiel den Fall einer jungen Juristin, die nach einer Blinddarmentfernung insgesamt 30mal nachoperiert werden mußte. Verletzungen am Darm bei solchen eigentlich harmlosen Operationen gehören zu den häufigsten Zwischenfällen. Wenn sie nicht sofort bemerkt und behandelt werden, kommt es zu lebensgefährlichen Bauchfellentzündungen. Schumpelicks Kölner Kollege Prof. Hans Troidl berichtet von Blinddarmoperationen, die mit einer Amputation endete, weil der Chirurg wichtige Blutgefäße durchtrennt hatte. Der Kölner Patientenanwalt Boris Meinecke vertritt eine Frau, die bei einer laparoskopischen Operation soviel Blut verlor, daß sie seither im Koma liegt. Selbst Todesfälle sind inzwischen bekannt geworden. Die Umstellung auf die neue Methode verlangt der operativen Ärzteschaft ein immenses Lernprogramm ab. Doch verbindliche Prüfungen gibt es bislang nicht. Wo Trainingsprogramme angeboten werden, mischt die Industrie als Geldgeber und Lieferant des notwendigen Arbeitsmaterials kräftig mit. Ihr Ziel ist, möglichst viele ihrer Geräte möglichst bald in Anwendung zu sehen. So hat der amerikanische Hersteller Ethicon ein 50 Millionen Mark teures Ausbildungszentrum in Norderstedt bei Hamburg errichtet. Rund 3000 Ärzte werden hier pro Jahr durch gerade einmal einwöchige Kurse geschleust. Einer der gefährlichsten Momente jeder laparoskopischen Operation ist das Einführen der ersten Sonde in den Bauchraum. Das messerscharf zugespitzte Metallrohr wird vom Chirurgen »blind« durch die Bauchdecke gestoßen, erst anschließend werden Licht und Videooptik eingeführt. Dabei können die Darmschlingen, der Magen oder Blutgefäße verletzt werden, wenn der Operateur ungeübt oder beim Patienten ungewöhnlich anatomische Verhältnisse vorliegen. Die Folgen, wie innere Blutungen, Bauchfellentzündungen und Darmverschluß sind mit so dramatisch, wenn sie nicht rechtzeitig erkannt und behandelt werden. Erfahrene Operateure wie Prof. Troidl sind deshalb dazu übergegangen, die Bauchdecke zunächst mit einem kleinen Schnitt zu öffnen und dann eine stumpfe Sonde einzuführen. Doch durchgesetzt hat sich diese einfache Vorsichtsmaßnahme noch lange nicht. Weniger bekannt sind bislang die möglichen Risiken des zweiten Schnittes, bei dem der Bauch aufgeblasen wird. Gelegentlich entweicht dabei etwas Kohlensäuregas in die Bauchdecke, es ist dann beim Betasten durch Knistern unter der Haut, eventuell bis zu den Armen, zum Hals oder den Leisten zu fühlen. »Machen sich deshalb keine Sorgen. Das Gas wird innerhalb weniger Tage vom Körper problemlos aufgenommen«, heißt es in einem Merkblatt, das Patienten vor einer Operation in die Hand gedrückt bekommen. Doch viele Frauen aus der Kieler Gruppe berichten von monatelangen Schmerzen im Bauch, im Schulterbereich, in Armen und Beinen. (Ökotest Nr. 1/1994 - ein für Alternative zu empfehlendes Magazin)

9 a) 📖 262 **Ich rate allen Frauen vor der Gebärmutteroperation:** Zuerst diese Bücher lesen Und dann sich für Operation oder UrMedizin entscheiden:
BECK; L., Intra- und postoperative Zwischenfälle in der Gynäkologie, Thieme. Darin:
FRANGENHEIM; H., Komplikationen bei der gynäkologischen Laparoskopie, Frauenheilkunde 7/1962/597

2729 b) Seit zwei Jahren kein Sex mehr
Mit 35 mußte mir die Gebärmutter rausgenommen werden. Danach wurde meine Haut und besonders die Scheide sehr trocken. Seit fast zwei Jahren kann ich deshalb keinen Geschlechtsverkehr mehr haben. Wissen Sie einen Rat für mein Problem? (Marion C. [59] aus Ulm in BamS 3.3.1996)

2729 c) Ärzte überlassen die Wundbehandlung gerne den Pflegekräften, da ihnen oft die Zeit und leider auch das Interesse und zeitgemäße Kenntnisse fehlen. Sowohl im Medizinstudium als auch in der pflegerischen Ausbildung wird das Thema »Behandlung offener und sekundär heilender Wunden« meist vernachlässigt. Ärzte wie Pflegende sind hier auf Eigeninitiative und praktische Erfahrung angewiesen. Nicht selten regiert dabei das Motto »trial and error« [Versuch und Irrtum]. Dies liegt auch daran, daß bis dato keine eindeutig definierten wissenschaftlichen Standards der »richtigen« Wundbehandlung existieren. (Ärztliche Praxis 94/24.11.1995)
Du mußt nicht darauf warten, bis die Medizinwissenschaftler (garantiert falsch) herausgefunden haben, wie man Wunden richtig behandelt: Du gibst Deine Wunden frei für Licht, Luft und Sonne. Bei schweren Wunden packst Du Erde drauf und ißt gesund. Das ist alles - und das ist das Beste!

2730 Wirksamkeit von Operationen

»Kannst Du mir verraten, zu welcher Operation ich mich entscheiden soll, um abzunehmen? Fett absaugen? Magen zubinden lassen?« fragt Susi ihre Freundin.
»Ich an Deiner Stelle würde nicht so oft zum Tanzen gehen, das ständige Herumsitzen bekommt Dir nicht!«

2730 a) 📖 334, 341 **Stent-Implantation kann den Restenose-Prozeß (nach Behandlung erneut auftretende Verengung eines Darms oder Blutgefäßes) sogar beschleunigen.**
Bestanden die Stent-Einlagen aus dicht-an-dicht gewundenen »geschlossenen« Flachdrahtspiralen, dann erfolgte die Restenose sogar noch schneller als bei lose mit Zwischenabstand gewundenen »offenen« Einlagen. Dieser Effekt konnte besonders dann beobachtet werden, wenn durch fortgesetzte atherogene (Mehlbrei-) Diät die Hypercholesterinämie auf dem zehnfachen des normalen Serum-Gesamtcholesterins gehalten wurde. Offenbar kommt es durch das Stentmaterial zu einer sich zur Operationsläsion addierenden proliferativen (vermehrten) Reizung der Gefäßwand, die bei weiterlaufendem Atherosklerosierungsprozeß die Restenose gegenüber stentloser PTCA sogar beschleunigen kann. (Ärzte Zeitung 5/14.1.1994/11)

2730 b) Eine breit angelegte multizentrische Studie bewies, daß die Rechtsherz-Katheteter-Untersuchung mehr schadet als sie nutzt. In der Studie wurden 5735 kritisch kranke Erwachsene in 5 Herzzentren der USA zwischen 1989 und 1994 nachuntersucht. Es ergab sich, daß die Herzkatheteruntersuchung zu einer erhöhten Sterblichkeit und zu einer erhöhten Inanspruchnahme der Ressourcen führte. Irgendein Nutzen der Rechtsherzkatheter-Untersuchung für die Patienten konnte demgegenüber in dieser Studie nicht nachgewiesen werden. (JAMA 1996;276:889)

2731 📖 294 Die Batterie im Leib kannst Du Dir sparen! *Statt Herzschrittmacheroperation: Medikamente absetzen!*
Die Indikation zur Implantation von Herzschrittmachern wird oft voreilig gestellt, kritisierte Prof. Dr. Kurt Kochsiek aus Würzburg auf dem 31. Bayrischen Internistenkongreß in München. Bei der Hälfte aller zur Implantation vorgeschlagenen Patienten könne **auf den Taktgeber verzichtet werden, wenn** herzfrequenzmindernde Medikamente abgesetzt und deren Dosis reduziert werde. (Ärzte Zeitung, 10.12.1991, Fettdruck vom Verfasser.)
Ja, zum Teufel, merkst Du bei dieser kleinen Meldung noch immer nicht, wie hier gespielt wird auf dem Gebiet der Schulmedizin?! Wie hier ohne Rücksicht auf die Gesundheit der Menschen abgezockt wird?! Dann tust Du mir leid! Zudem müßtest Du Dir über den Wert der von den Ärzten verschriebenen Herzmedikamente mal ein paar Gedanken machen - nach den Worten, die der Herr Professor hier darüber verlauten ließ...

2732 📖 249 **Prostata: Jede zweite Operation überflüssig**
München - Über 2 Millionen leiden an einer gutartigen Vergrößerung der Vorsteherdrüse (Prostata). 60.000 werden jedes Jahr operiert. Mit Erektionsstörungen (häufig) und Impotenz (selten) als Folge. »Dabei ist die Hälfte dieser Operationen überflüssig«, sagt Prof. Hartwig W. Bauer, München. 80 bis 90% aller Prostata-Patienten kann mit pflanzlichen Mitteln (z.B. Extrakten aus Narzissen, Brennnesseln und Sägepalme) geholfen werden. (BILD, 25.9.1993) (→LV 9985)

2733 📖 250 **Über die Willkür von Operationen:** VAYDA, E., »A Comparison of Surgical Rates«, in: New England Journal of Medicine 289/73, 1224.

2734 📖 294 »**Ovariotomisten**«. So nannte man jene Chirurgen, deren Hauptoperation die **Eierstockentfernung** war. Ein englischer Chirurg hatte die Eierstöcke der Frau als Ausgang zahlreicher Krankheitsübel entdeckt und entsprechend die Ovariotomie, das Herausschneiden dieser weiblichen Keimdrüsen, als vorzügliche Behandlungsmöglichkeit empfohlen. Es begann ein gräßlicher chirurgischer Feldzug auf die Bäuche der Frauen, der sich von England auf das ganze Abendland ausdehnte. Einer der Eifrigsten war Sir THOMAS SPENCER WELLS (1818-1897). Ihm werden 'unter weit über 1000 Ovariotomien über 75 v.H. Erfolge' nachgerühmt. Jede 4. Frau starb bei diesem großen Könner! Wie viele mögen es bei seinen weniger talentierten Kollegen gewesen sein? In Deutschland tat sich hier besonders der Münchener Chirurg NEPOMUK V. NUSSBAUM (1829-1890) hervor. W. von BRUNN schreibt über ihn: Er war 'ein kühner Operateur; allein 600 Ovariotomien (Einschnitt in den Eierstock) hat er vorgenommen. Die Gesamtbeurteilung des Medizinhistorikers W. von BRUNN lautet: »Den berühmten angelsächsischen Ovariotomisten verdankt die Bauchchirurgie zum erheblichen Teil ihren Aufschwung.« (S. 300) (Quelle: HACKETHAL, J., Operationen - ja oder nein? Goldmann-Verlag)

2735 📖 261 **Umsonst operiert...**
»Wegen monatelang bestehender rechtsseitiger Unterbauchschmerzen hatte der Hausarzt die junge Frau mit der Diagnose Appendizitis in die Klinik eingewiesen. Die Schmerzen traten jedoch nach der Appendektomie (Blinddarm-Operation) wieder auf und auch eine operative Narbenrevision half nicht, weswegen unter Adnexitisverdacht (Eierstockentzündung) auch noch eine Laparoskopie erfolgte - mit negativem Ergebnis. Erst nach erneuter Klinikeinweisung bei 'akutem Abdomen' wurde die richtige Diagnose 'Bauchwandneuralgie' (Schmerz in dieser Region) gestellt. 'Dran denken' heißt also wieder mal die Devise. *Der 20jährigen Patientin hätten durch diese wenig aufwendige Diagnostik und die einfache Nervenresektion die oben beschriebenen Eingriffe und 2 Jahre Krankheit erspart werden können.*« (Medical Tribune, 28.2.1992)
Funktionelle Unterbauchbeschwerden: Oft macht der Arzt sie erst chronisch (Medical Tribune 35/1.9.1995/35)
Wie das? Die Mediziner finden keinen Grund dafür; behandeln ständig falsch und zuviel.

Kleinzystische Entartung des Eierstockes

6 ⌑ 255 **Bypaß** Nichts anderes als eine gefährliche, überflüssige Luxusdurchblutung.
Der Herzinfarkt hat andere Ursachen und muß anders verhütet werden. Das ist auch der Grund für das scheinbar paradoxe Ergebnis von Forschungen von Prof. Epstein, Nationales Institut für Herzkrankheiten der USA: Der Muskel ist stets voll durchblutet - auch ohne die Kunst der Chirurgen.

7 ⌑ 261 **Denen geht es um die Sensation, um Ruhm, nicht um das Kind:**
Laura starb Die kleine Laura Davies ist tot. Dem fünfjährigen Mädchen aus Manchester waren im September in einer sensationellen 15-Stunden-Operation in Pittsburgh (USA) sieben fremde Organe verpflanzt worden. Am Donnerstag starb Laura an Lungenproblemen. (Express, 12.11.1993) Wann wird man diesen Meldungen die richtige Überschrift geben?: **Laura wurde von publicitysüchtigen Ärzten ermordet!** Wenn Du nun glaubst diese wahren Kinderschänder nun mit ihren Verbrechen Schluß machen, bist Du schief gewickelt: siehe LV 3654)

8 ⌑ 255, 280ff, 440, 645, 764, 844f, 3237 TSCHOLL, R., »Priapismus-(Dauererektion) Operation ist Therapie der Wahl«, Euromed 17, 111f
9 ⌑ 339, 255 Prof. PRESTON, Medical Center, Seattle, über Bypass-Operationen:
In den Überlebensraten gab es keinen Unterschied zwischen Operierten und nicht Operierten. Doch wieder wurden diese Ergebnisse von den meisten Medizinern ignoriert. 1983 war die jährliche Zahl der Bypass-Operationen in den USA auf 191.000 angestiegen, ein Jahr später sogar auf 200.000. »Wir operieren Bypässe in den USA doppelt so oft wie in Kanada und Australien, und mehr als viermal so oft wie in Westeuropa. Kanadische Chirurgen bekommen ungefähr 1100 Dollar pro Operation - rund ein Viertel dessen, was ihre amerikanischen Kollegen kassieren.« (STERN 28.2.88)

10 ⌑ 244, 297 **Steinzertrümmerung in der Gallenblase** - Sensation oder verfrühter Optimismus?
Die Hoffnungen haben sich bisher nicht erfüllt. Nach sechsjährigen Erfahrungen mit der biliären extrakorporalen Stoßwellenlithotripsie fällt das Resümee ernüchternd aus: Bestenfalls jeder fünfte Patient, der seine Gallenblasensteine auf nichtoperativem Wege loswerden will, ist für die Steinzertrümmerung geeignet. (Ärzte Zeitung, 30.11.1991)

11 **Steinzertrümmerung (Lithotripsie)**
Bewirkt Schäden an den Nieren und dem umliegenden Gewebe. Stell Dir's doch vor: Da explodiert in Dir plötzlich ein harter Gegenstand! Das zerreißt doch große Teile des Organs und verursacht erhebliche innere Blutungen bis in die Hoden. Was oft genug zu völligem Nierenversagen führt. Zumindest wird die Filterungsfunktion bis zu 25 % künftig verlangsamt. Und in 40 % aller Fälle bilden sich neue Steine. Klar: Du frißt ja weiter den Normalkostdreck.

⌑ 334 **Rückenschmerzen bei jeder Bewegung. Mehrere Operationen erfolglos.** (Original-Schlagzeile)
»Bei meinem 40jährigen Patient wurde 1987 wegen einer rezidivierenden Lumbalgie (wiederkehrende Kreuzschmerzen) eine Spondylodese (operative Wirbelsäulenversteifung - welch ein Wahnsinn!) L5/S1 durchgeführt.
Mehrere Monate danach traten erhebliche Schmerzen im Lumbalbereich (im Rücken) auf, typischerweise stets beim Gehen und Stehen. Im April 1989 Entfernung des Osteosynthesematerials, (Nägel, Platten, Schrauben) wobei auch narbiges Gewebe abgetragen wurde, das laut Op.-Bericht den Duralsack (Hüllhaut des Zentralnervensystems) teilweise einschnürte. Meine Verdachtsdiagnose ist, daß es nach jeder Operation zur Bildung von Narbengewebe kam, das durch Druck diese typischen Beschwerden auslöst. Gibt es noch Hilfe für meinen Patienten?« Antwort: Leider ist es, selbst bei bester Indikation, durch neurochirurgische oder orthopädisch chirurgische Maßnahmen nicht immer möglich, das Problem »Kreuzschmerz« erfolgreich anzugehen. Das sogenannte »Postdiskotomie-Syndrom«, oder, wie es im anglo-amerikanischen Sprachraum heißt, das »Failed-Back-Syndrom« (Rückfall-Erscheinung), ist weder für den Leidtragenden noch für den orthopädischen Chirurgen beruhigend. Besagen doch diese Ausdrücke, daß - aus welchem Grund auch immer - eine oder mehrfache Operationen am Rücken nicht den gewünschten Erfolg gezeigt haben. (Medical Tribune, 33 /1991)

12 ⌑ 339 Untersuchung über 147 Angina-pectoris-Patienten, die nur mit Medikamenten behandelt und 141 solcher Kranken, die operiert worden waren: Hier stellte sich heraus, daß von der ersten Gruppe 4,1% nach der Behandlung starben, während die Quote der Todesfälle bei den Operierten über 5% betrug. Auch die Folgeuntersuchung nach zwei Jahren ließ erkennen, daß **Anteil der inzwischen Gestorbenen bei den Patienten ohne Bypass-Operation mit 5% unter dem der Operierten mit 5,2% lag.** Während des Krankenhausaufenthaltes erlitten 18% der Bypass-Patienten, aber nur 10% der außerhalb des Krankenhauses behandelten Angina-pectoris-Kranken einen Herzinfarkt. Die Infarktquote im dreijährigen Untersuchungszeitraum nach der Entlassung war in beiden Gruppen übrigens völlig gleich. Die Schlußfolgerung des Leiters der Untersuchung:
»Das Warten auf die Bypass-Operation erhöht für den Kranken nicht das Risiko, an Herzinfarkt zu sterben. Und bei zwei Dritteln der Fälle, in denen man diesen Eingriff heute ausführt, könnte sich der Kranke diese teure Operation ersparen. Weil sie nicht nötig war«. (→LV 2736)

Weißt Du auch das, Bypass-Aspirant?
»Im Vergleich zu unmarkierten Venen lassen die mit Methylenblau gefärbten eine signifikante Beeinträchtigung sowohl vasokonstriktorischer als auch vasodilatorischer Funktionen erkennen« (Journal of Thoracic und Cardiovascular Surgey 109/1995/21)
Überleg mal: Was hast Du von einem gesunden Bypass, wenn später Teile Deiner Venen kaputt sind?

13 ⌑ 261 **Nutzen der minimal-invasiven Tumorchirurgie noch nicht erwiesen**
Rektum- und Kolonkarzinom/Mit der »Schlüssellloch-Chirurgie« lassen sich nicht genügend Lymphknoten entfernen: Problem sind Frührezidive (Ärzte Zeitung 219/11.12.1993)

> »Deutsche Ärzte angeblich op.-wütig - Nur bei sich selbst kneifen sie!«
> Med. Tribune Sonder-Nr. vom 21.11.95, S.14

14 a) ⌑ 261 **Hüftoperation bei Kindern oft unnötig**
»Hunderte von Kindern mit einer Hüftgelenkverrenkung wurden und werden auch heute noch operiert, obwohl dies in den meisten Fällen unnötig ist.« Für seine seit Jahrzehnten vertretene Ansicht und praktische Medizin, daß ein »scheinbar operationsbedürftiger Befund nach Hüfteinrenkung *ohne jede Therapie einwandfrei ausreift*«, legte jetzt Prof. Imhäuser den wissenschaftlichen Beweis (auf biomechanischer Grundlage) vor. Außerdem kritisierte Professor Imhäuser, daß viele Ärzte eine Operation für unumgänglich hielten, weil sich bei der Hüftverrenkung der Kopfkern nicht - wie bei einer normalen Hüfte - in der Mitte der Kugel entwickelt hat, sondern am Kugelrand. Hier sei gar keine Behandlung erforderlich, stellte Imhäuser in jahrelangen Forschungen fest: »*Ohne jede Therapie wurden die scheinbar operationsbedürftigen Hüftgelenke des Kindes geheilt. Sie sind einwandfrei im Laufe seiner Weiterentwicklung ausgeheilt - ohne Operation.*« (Ärzte Zeitung, 14.6.87 Unterstreichung vom Verfasser)

14 b) Das darf natürlich nicht publik werden - welche Verluste drohten da der Ärztemafia, wenn sich die Meinung von so einem Außenseiter wie dem Herrn Imhäuser rundspräche? Da hält man als Universitätskliniker so dagegen:

Ein Ultraschall-Screening der Risikokinder reicht nicht - jedes Neugeborene gehört zum Hüft-Sono! Eine angeborene Hüftluxation muß so schnell wie möglich diagnostiziert und behandelt werden. Verschiedene Studien belegen eindeutig, daß bei sonographisch kontrollierter Frühtherapie (Spreizhose, Spreizschiene, Gips) nahezu 100% der pathologischen Hüftgelenke ausheilen. Ein verspäteter Behandlungsbeginn wird dagegen mit einer hohen Rate von Defektheilungen bezahlt. (Fallinger, A. u.a. Orthopädische Universitätsklinik, Michaelisstr 1, 24105 Kiel: Ergebnisse des sonographischen Hüftscreenings. Orthopädische Praxis 8/1995/538-544)

Die Angaben, um welche Studien es sich handelt und die Belege über die Behauptung von der hohen Rate an Defektheilungen sind nicht angegeben! Bedenklich, bedenklich...

2745 261 **Minimal invasive Chirurgie / Großer Etikettenschwindel**
Nichts ist minimal, nur der Zugang. Die Patienten fahren voll auf den Begriff »Minimal invasive Chirurgie« ab, und auch die Chirurgen stürzen sich voller Begeisterung auf diese moderne Technik. Fast alles erscheint möglich, selbst die Tumorchirurgie springt auf diesen Zug auf. Dabei ist der Begriff »minimal invasiv« eigentlich ein großer Etikettenschwindel, denn nichts an dieser Methode ist minimal - außer dem Zugang. Maximal sind dagegen die Komplikationen und die Kosten und ...
Die laparoskopische Realität sieht dagegen anders aus, erklärte Prof. Siewert. Über 50% der laparoskopischen Eingriffe wegen eines Kolonkarzinoms - dem besten Organ, um laparoskopische Tumorchirurgie »zu üben« - führen nicht zu einem adäquaten Tumorstaging. Es werden einfach zu wenig Lymphknoten entfernt. In einem hohen Prozentsatz kommt es beim »Herausquälen« des Resektates zu einer Freisetzung von Tumorzellen und zu Implantationsmetastasen an den Trokarstellen oder im Bereich der Minilaparotomie.
(Medical Tribune 19/13.5.1994/1 u. 23)

2746 334 **Das solltest Du wissen, wenn Du vor einer Operation stehst:**
Lymphbahnen können unterbrochen oder zerstört werden: Sehr häufig nach großen Operationen, z.B. bei Brustkrebs- oder Unterleibseingriffen, wenn die betroffenen Lymphknoten mit herausgenommen werden mußten. Außerdem nach schweren Knochenbrüchen (besonders am Unterschenkel), Bestrahlungen nach Krebserkrankungen oder auch durch bestimmte Tropenkrankheiten (Filariose), Lymphödeme können auch entstehen, wenn Babys durch eine angeborene Fehlbildung zuwenig Lymphgefäße haben. Bei Brustkrebs-Operationen werden häufig die Lymphknoten aus der Achselhöhle mitentfernt, damit sich dort keine Tochtergeschwüste bilden können. Die meisten klagen danach über einen Lymphstau im betreffenden Arm. Ähnliche Erscheinungen an den Beinen treten nach großen gynäkologischen Eingriffen und nach Operationen an der Knie-Innenseite auf. Auch Verletzungen und besonders Knochenbrüche am Fußgelenk können zu Lymphödemen führen. Der Fuß schwillt dann an. Merke: Eine Fettabsaugung beim Schönheits-Chirurgen führt zu schlimmen Komplikationen, weil dadurch viele Lymphbahnen zerstört werden.

2747 149, 355 Hältst Du es für gesund, wenn Du als **Kadaverempfänger** nicht mehr in die Sonne gehen darfst und ohne Vitamin D so Deine Knochen brüchig werden?
Patienten, bei denen eine Nierentransplantation erfolgt ist, sollten unbedingt darauf hingewiesen werden, eine Sonnenexposition zu meiden. Bei diesen Patienten ist nämlich das Risiko von Hautkrebs infolge UV-Strahlung deutlich erhöht. (Ärzte Zeitung 162/13.9.94/13)

2748 334 An der Grundkrankheit Peritonitis (**Bauchfellentzündung**) stirbt nach den Cottbusser Erfahrungen hingegen heute kaum noch ein Patient, viel eher an Komplikationen (der Operation) wie etwa Herzversagen, Pneumonie oder Embolie. (Der Chirurg BDC, 31. Jg., 9/1992/181-182)

2749 a) **Verwachsungen** nach Bauch-Operationen / Kann man vorbeugen?
Frage: »Ich hatte vor mehreren Jahren eine Appendektomie und eine Cholezystektomie (Gallenentfernung). Danach bildeten sich massive, derbe Verwachsungen in der Bauchhöhle, und ich mußte schon zweimal nachoperiert werden. Gibt es eine Möglichkeit, neuen Adhäsionen vorzubeugen?«
Antwort: Alles was das Darmtrauma und damit die Wunde verkleinert, schützt vor Adhäsionen (Verwachsungen), so der Verzicht auf grobes Anfassen, Vermeidung von Austrocknen, Ischämie und Entzündung. Dennoch sind Adhäsionen nicht vermeidbar, auch nach laparoskopischen Operationen treten Adhäsionen auf. Der Chirurg kann prophylaktisch durch Minimierung des Traumatisieung des Peritoneums wirken, im Rezidivfall ist dieses aber nicht ausreichend verläßlich. (Medical Tribune 7/16.2.1996/9)

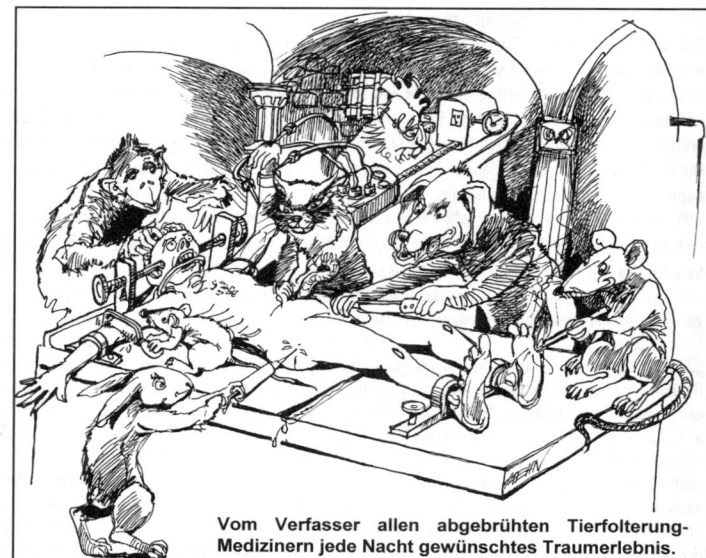

Vom Verfasser allen abgebrühten Tierfolterung-Medizinern jede Nacht gewünschtes Traumerlebnis.

Bedenke das, bevor Du Dich bei Frauenleiden in die Hände der Metzger gibst:
Tatsache ist, daß nach Eingriffen an den Adnexen (Eierstöcke), nach Hysterektomie (Gebärmutterausschneidung) oder Sectio (Kaiserschnitt) Adhäsionen (Verklebungen) bis hin zum totalen Verwachsungsbauch auftreten können. (Medical Tribune 49/6.12.96/14)

2749 b) Fäkale Einlagerungen im Querdarm können mehrere Kilo betragen. Die darmeigene Peristaltik wird dadurch lahmgelegt. (BRACHT, P., PROBST, K. u.a., Das Buch der ganzheitlichen Darmsanierung, fit fürs Leben Verlag, Ritterhude)

2750   Willkürliche Operationen

0   □ 261 **Der Eingriff ist ein Verbrechen** BRUKER; M.O./GUTJAHR, J., Reine Frauensache, emu Verlag, 56112 Lahnstein. Auszug: Vor wenigen Tagen rief zu später Stunde eine besorgte junge Frau an. Ihrem Bruder, 20 Jahre alt, waren Dünndarm und Dickdarm weitgehend entfernt worden. Diagnose: Colitis ulcerosa. Frage:»Was kann ich für meinen Bruder tun?« Antwort: »Der Eingriff ist ein Verbrechen, denn die Krankheit ist heilbar.« (...)

1   □ 136, 263 **Kaiserschnitt - darf es auch etwas mehr sein?**
»Meiner Tochter, Hausärztin, wurde im März 1991 während einer Sectio caesarea (Kaiserschnitt) auch die Appendix entfernt - ohne Indikation (grundlos). Nach 5 Tagen wurde sie mit komplettem Ileus (Darmblähung oder Darmverschluß), Pyometra (Eiter in der Gebärmutter), Uterusruptur(Gebärmutterzerreißung), Douglas-Abszeß und Unterbauchperitonitis (Bauchfellentzündung) notfallmäßig in eine Unversitätsklinik verlegt und dort operiert. Bei meiner Tochter mußte eine Hysterektomie (Gebärmutterentfernung) vorgenommen werden.«(...)
Seriöse gynäkologische Operateure verzichten grundsätzlich auf eine Begleit-Appendektomie. Ganz schlimm wird es, wenn die Appendektomie (Blinddarmentfernung) vorgenommen wird, um nach einer gynäkologischen Fehldiagnose, die zu einer überflüssigen Baucheröffnung geführt hat, eine Indikation nachzuschieben. (Medical Tribune, 26.6.1992/6) (→LV 2703) Selbst die eigenen Kolleginnen können nicht vor den Messerfaschisten sicher sein. Was meinst Du, wie das erst bei anderen Patienten aussieht!

2 a) □ 261, 263 **Blinddarmverdacht - und Du bist reif** Bei Verdacht auf akute Appendizitis gilt der Grundsatz, rasch zu operieren - auch dann, wenn diese Situation mitten in der Nacht auftritt. Nach dem Ergebnis einer irischen Studie mit fast 700 appendektomierten Kindern ist diese Eile offenbar nicht unbedingt notwendig. (Ärzte Zeitung 84/2.5.1993/4) Sofortiges Fasten löst das Problem auf einfache Weise.

✚ **Erste Hilfe** ✚

2   Und wie stellst Du fest, ob ein Blinddarmdurchbruch unmittelbar bevorsteht - es also schnell ins Hospital muß? Laß das Kind auf das Bett klettern und wieder herunterspringen. Wenn es das tut, ohne das Gesicht vor Schmerz zu verziehen, ist eine operationswürdige Entzündung derzeit nicht gegeben! Das kann sich natürlich in einigen Stunden ändern, doch für den Augenblick besteht keine Gefahr!

3   □ 261 **Zwei Organe weggesäbelt: doppeltes Honorar.** Was weg ist, wird nicht mehr krank, dachte sich der Gynäkologe und entfernte neben den Adnexen (Eierstöcken) gleich auch noch den Wurmfortsatz. Ein sinnvoller Simultaneingriff? Wer sich ohne Grund an die Appendix (Blinddarm) heranmacht, der riskiert unter Umständen mehr Todesfälle durch Ileus (Darmverschluß) als durch spätere Appendizitiden (Blinddarmentzündungen) zu erwarten wären, warnte.... (raum+zeit , Nr 48/1990)
Diese Rechnung möchte Professor Esser vor allem den Gynäkologen hinter die Ohren schreiben, die mit der Begründung einer möglichen Unfruchtbarkeit durch Appendizitis dem Wurmfortsatz bei Eingriffen im weiblichen Unterbauch gern den Garaus machen. Sie vergessen dabei, daß es auch eine Sterilität durch Appendektomie (Blinddarmwegnahme) gibt. (Medical Tribune 6/12.2.1993/39)

4   □ 261 Retrospektiv (rückblickend) zeigt sich, daß nur bei etwa 60 Prozent der in Notfalloperationen Appendektomierten (Blinddarmoperierten) tatsächlich eine akute Entzündung vorlag. (Ärzte Zeitung 26/12.12.1993/17)
Wenn der Blinddarm nachgewiesenermaßen die Folgen von Radioaktivität mildert (→Rz133), wieso denken die Mediziner nicht daran, daß er auch andere Funktionen der Entgiftung besitzen könnte? Hätten sie sich nicht auch etwas mit Biologie befassen müssen? Z.B. besteht die nach Ansicht unserer heutigen Ernährungsfachleute völlig unausgewogene Nahrung der Koalas ausschließlich aus Eukalyptusblättern. Unter 600 verschiedenen Eukalyptus-Arten suchen sie sich 35 ganz bestimmte aus - ausgerechnet die giftigsten. Sie enthalten Blausäure, also Zyankali. 25 Blätter töten ein Schaf auf der Stelle. Was ein Beutelbär, so sein korrekter zoologischer Name, Tag für Tag mampft, könnte 50 Menschen ins Jenseits befördern. Wieso sterben die Koalas nicht daran? Sie besitzen die perfekte Entgiftungsanlage im Körper, und zwar - im Blinddarm.

5 a) □ 255, 261 **Wenn das selbst eine Ärztefachzeitschrift zum Bypass zugibt...:**
(...) Dem Trend zur Dilatation (Weitung) kommt natürlich entgegen, daß die Herzchirurgen ihre Kapazität erhöht haben, wenn auch nicht im gleichen Maße wie die Katheterlabors. Zum Vergleich ein paar Zahlen: Anfang der 80er Jahre wurden in Deutschland pro Jahr 1.500 Patienten bypassoperiert und 1.500 dilatiert, heute werden knapp 40.000 bypassoperiert und 50.000 dilatiert. (Medical Tribune 35/3.9.1993/6)

5 b) Koronarstenosen aufdehnen **Produzieren sich Kardiologen ihre eigenen Patienten?**
In Einzelfällen - doch wieviele gibt es davon? - sollen Rezidivstenosen sogar bis zu 8 mal dilatiert werden. Hat ein Zentrum mit den Krankenkassen geschickt verhandelt, kann eine einzige Dilatation incl. 24-Stunden-Nachbeobachtung gut 10.000 DM kosten. Benötigt ein Patient mehr als 4 Sitzungen, bis er anhaltend revaskularisiert ist, kommt die Dilatation teurer als eine Bypass-Operation. (Medical Tribune 33/19.8.1994/6)

6   □ 250 **Die Machenschaften eines Chirurgen** NOHLEN, William A., M. D., The making of a Surgeon: »Wir eröffneten die Brust und sahen, daß sich der Krebs schon weit verbreitet hatte. 'Offenbar hoffnungslos', sagte Small. Ich erwartete, daß er sofort zumachte. Doch er schnitt erst ein Stück aus der Lunge heraus. 'Warum das', fragte ich. 'Das hilft dem Patienten doch auch nicht mehr.' Er lachte mich an. 'Das ist für den Pathologen. Die Versicherung zahlt uns für eine Lungensektion mehr als für einen bloßes Auf- und Zumachen. Dazu müssen wir ein Stück Lungengewebe vorweisen können. Was ist schon dabei! Dem hier tut es nicht weh.' (...)
In einem anderen Fall handelte es sich um einen durch Krebs verursachten Darmverschluß. Es ging mit dem Patienten zu Ende, eine Operation hätte ihm nicht mehr helfen können. Ich glaubte daher meinen Ohren nicht zu trauen, als Dr. Lund eine Operation ansetzte. Obwohl ich riskierte, mir die Zunge zu verbrennen, fragte ich ihn, ob denn das noch Zweck habe. 'Ich fühle doch Geschwülste im ganzen Unterbauch', sagte ich.'Hören Sie mal, Nohlen', fauchte er, 'solange sind Sie noch nicht hier, daß Sie mir Ratschläge erteilen könnten.' Sinnlos mit ihm zu streiten. Wir öffneten den Unterbauch, sahen, daß wir nichts tun konnten und machten wieder zu. Tags darauf starb der Patient. Der Fall hatte ganze 45 Minuten beansprucht. Dr. Lund **konnte so den Angehörigen eine Operation in Rechnung stellen.** Wir Anstaltsärzte kannten solche Schliche noch nicht...«

7 a) □ 339, 255 **»Vor Bypass wird gewarnt«** Artikel von Dr. med. Berthold Kern, Stuttgart
Seit Jahrzehnten ist wissenschaftlich unumstößlich erwiesen, daß die Herzerkrankungen ihre Ursache im Muskel-Stoffwechsel haben und nicht in der fehlenden Blutzufuhr, d.h. ernährungs- und bewegungsbedingt. Aber das kümmert die »Herzspezialisten« nicht. Sie setzen munter

weiter einen Bypass nach dem anderen, transplantieren, dehnen die Gefäße und gehen mit dem Herzen um wie Klempner, die verstopfte Rohre auswechseln. Der Autor ist Facharzt für Innere Krankheiten und räumt in diesem Beitrag nach den neuesten wissenschaftlichen Erkenntnissen mit dem Koronar-Hokuspokus auf. (raum+zeit, Nr. 57/1992)

2757 **b) Bypass-Op ist bei schwerer Koronarsklerose Medikation überlegen**
(...) Die Drei-Jahres-Überlebensrate lag bei den mit Umgehungsplastik versorgten Patienten um 30 bis 50 Prozent höher als in den Vergleichsgruppen, zusätzlich besserte sich die Herzfunktion der Patienten um durchschnittlich eine NYHA-Klasse. Die Sterblichkeit als Folge der operativen Behandlung betrug allerdings zwischen fünf und 30 Prozent. (...) (Ärzte Zeitung, 7.2.1995/23)
Wie sich die Brüder bestens in die eigene Tasche lügen: Über der Operation sterben sofort fast so viele, wie es die Überlebenden über drei Jahre schaffen. Warum die hier auf die Angabe Fünf-Jahres-Überlebensrate verzichten, wie sie die bei Krebs durchgeführt haben? Weil die Bypass-Operierten dann fast alle über die Wupper gegangen sind... Aber wer sagt das schon gerne?

2757 **c) Elektive Bypass-Chirurgie / Herz okay, Hirn im Eimer?**
Vor einer Bypass-Operation tut der Herzchirurg gut daran, den Patienten über zerebrale Komplikationen aufzuklären. Mit Schlaganfällen, Hirnleistungsstörungen und anderen schwerwiegenden neurologischen Störungen ist bei immerhin 6,1 % aller Operierten zu rechnen. Die Mortalität (Todesanfälligkeit) war bei all diesen Patienten um das 5- bis 10fache erhöht. (Medical Tribune 8/21.2.1997/24)

2758 ☐ 250 **Bevor wir gar nichts machen, operieren wir lieber**«, sei die Devise des Hauses, erklärt ein Mediziner. Kein Wunder, daß neun Patienten im Sechs-Bett-Zimmer liegen. Auffallend ist auch die »Taktik«, Patienten schon freitags stationär aufzunehmen, obwohl die Op-Termine bis Mitte der nächsten Woche bereits ausgebucht sind. (Ärzte Zeitung/7.5.1993/27)

2760 ☐ 250 »Die Indikationen für Operationen werden heute weiter gestellt. Chirurg und Krankenhaus müssen leben. Der risikolose Patient ist am leichtesten und kostengünstigsten zu operieren«
(SWF 2 Kulturchronik 21h, Prof. Rüdiger Siebert in Sdg. v. 17.8.1993)

2761 ☐ 250 **Unnötige Appendektomie** (Blinddarmentfernung) / **Studie: Frauen sind fast immer die Opfer**
(...) und zwar zu 69 Prozent Frauen - resezierte man einen völlig gesunden Wurmfortsatz. (British Medical Journal 308/1994/107-110)

2762 ☐ 250 **Koronarstenosen aufdehnen / Produzieren sich Kardiologen ihre eigenen Patienten? / Patienten bis zu 8mal dilatiert**
Eine Re-Dilatation jage die nächste, und selbst asymptomatische Patienten würden mit Katheter und Ballon beglückt, behauptet die Skalpellzunft. Die Krankenkassen zahlen brav. Noch. Deshalb geht Prof. Reifart vom Herzzentrum Frankfurt, selbst begeisterter Dilateur, in die Offensive: Er fordert die Kassen auf, nicht mehr als 40.000 Mark für Dilatationen pro Patient zu bezahlen. Und er setzt gleich noch einen obendrauf und fordert Qualitätskontrollen für alle interventionellen Kardiologen. Da fragt man sich: Wem platzt als erstes der Ballon? (...) (Medical Tribune 33/19.8.1994/17)

2763 ☐ 250 **Der Neid ist groß** In den Fachzeitschriften fallen die Ärzte übereinander her und machen sich Vorwürfe, wenn die einen mehr verdienen als die anderen. Dabei kommt so einiges heraus, nämlich daß man des Profits wegen auch die operiert, die gar nicht krank sein:

> Gastroenterologie/Laparoskopische Cholezystektomien werden zunehmend bei asymptomatischen Patienten vorgenommen:
> »**Viele gesunde Steinträger werden jetzt operiert**«
> Seit auch Chirurgen laparoskopische Operationen im Gastrointestinal-Trakt vornehmen, findet dieses Vorgehen ein explosionsartige Verbreitung. Was Internisten vorexerziert haben, hat seit drei Jahren nun auch die Chirurgen erfaßt: »Es ist zu einer geradezu unglaublichen Ausbreitung der Indikationsstellung gekommen«. verweist Siewert auf die rasante Zunahme minimal investierter Eingriffe. Doch was heißt hier minimal? Minimal, sagte Siebert, sei doch lediglich der Zugang zur Bauchhöhle, »im Bauchraum ist die Chirurgie weiterhin maximal«. (...) geringere postoperative Schmerzen und somit kürzere Liegezeiten seien fragwürdige Kriterien, den Therapieerfolg zu bewerten. Daten, die ein geringeres Operationstrauma belegen könnten, fehlten gänzlich. Expansion der Indikationsstellung »überschäumende Fallberichte«, fehlende Dokumentation - »man hat bei dem Eindruck«, sagte Siewert, »daß die Chirurgen aufatmen, sich der Zwangsjacke der Dokumentation zu entziehen.« (...) Siewert: »Viele gesunde Steinträger werden jetzt operiert.« Und »weil es schön machbar ist«, echauffiert sich der Münchner Chirurg, werde das minimal invasive Vorgehen auch für die Hernien-Chirugie (Leistenbruch) »sehr empfohlen«. Daß plötzlich so viele Reflux-Erkrankungen laparoskopisch angegangen werden, die Fundoplicatio der Refluxoesophagitis (Sodbrennen und andere Magenleiden) enorm zunehme, sei ein Indiz für eine »geradezu schrankenlosen Öffnung« der Indikationsstellungen. (Annahmen, daß bestimmte Leiden vorliegen würden), die es nun kritisch zu hinterfragen gelte. Siewert: »Dinge, die bislang eigentlich umstritten waren, Operationen, die längst vergessen worden sind, werden jetzt wieder eingeführt und akzeptiert, nur weil sie laparoskopisch durchgeführt werden können.« (Medical Tribune 72/21.4.93/10)

2764 ☐ 296 **Gebärmutter einfach ohne Zustimmung entfernt** Doch operierte Frauen berichten über ganz andere Erfahrungen: Der 37jährigen Sabine B. aus Hannover, die sich zur Sterilisation endoskopisch die Eileiter verschmoren lassen wollte, wurde vor zwei Jahren, ohne ihr Wissen, bei dem Eingriff die gesunde Gebärmutter wegoperiert. Dem Gynäkologen, Belegarzt in einer katholischen Klinik, unterlief obendrein noch ein Mißgeschick, das bei Hysterektomien keinesfalls selten ist: Er verletzte den in der Nähe des Operationsfeldes gelegenen Harnleiter und die Blase. Trotz zahlreicher Nachfolgeoperationen war der Schaden nicht mehr zu reparieren: Die Blase faßt nur noch 50 Milliliter; Sabine kann es außerhalb des Hauses kaum wagen, einen Schluck zu trinken. Die vernarbten, verwachsenen Unterbauchregionen verursachen derart starke Dauerschmerzen, daß sie beim Hinlegen oder Strecken das Gefühl hat, sie werde »zerrissen«. Ihre Sexualität ist »total eingeschränkt«, die ehemals leitende Angestellte hat ihre Berufstätigkeit aufgeben müssen. (DER SPIEGEL 47/1994/221)

2766 ☐ 133, 263 Warum Mädchen und junge Frauen so gerne unnütz am Blinddarm operiert werden...
Schon vor 30 Jahren sei auf die erhöhte Operationsfreudigkeit deutscher Chirurgen bei Appendizitis-Verdacht hingewiesen worden. Von Uexküll erwähnt einen Chirurgen, der 1982 in seiner Abteilung nach Blinddarmoperationen bei histologischen Untersuchungen eine Fehldiagnose von 40 Prozent ausgemacht und nachgedruckt habe. Bei Mädchen und jungen Frauen im Alter zwischen 13 und 25 Jahren sogar 60 Prozent. Bei Chirurgen betrugen die Fehldiagnosen 47, bei Chirurginnen »nur« 25 Prozent. (Ärzte Zeitung 190/24.10.1994/7)
Inzwischen hat sich das Bild in verschiedenen Kliniken etwas gewandelt. Es sind jetzt die Gallenblasen, auf die sie es in ihrer Schnipselwut abgesehen haben

2770 Schönheitsoperationen

a) 📖 547ff **HACKETHAL, J.**, »Der Meineid des Hippokrates« Lübbe, Auszug:
Obwohl die Patientin weit gereist war, um einen renommierten plastischen Chirurgen zu finden, erschrak sie beim ersten Verbandwechsel nach der kosmetischen Operation heftig. Die rechte Brust stand wesentlich höher als die linke und war erheblich kleiner. Links fanden sich nun auch noch häßliche Narben. Doch es kam noch schlimmer.
2 Tage später entwickelte sich eine starke Entzündung in der Umgebung des Kunstbusens. Der Chirurg erklärte: »Die Endoprothese (Ersatzstück) muß raus.« Die Operationsvorbereitungen liefen. Unmittelbar vor der geplanten Operation wurde dann der Chirurgie-Professor anderen Sinnes. Er wechselte und verstärkte die Antibiotikum-Behandlung. Tatsächlich gingen die Entzündungserscheinungen zurück. Doch es war nur ein Scheinerfolg.
Ein volles Jahr wurde die Patientin hingehalten. Man gab nicht nur immer wieder neue Antibiotika in hohen Dosen, sondern auch Cortison. Insgesamt schluckte die Patientin drei Wochen lang täglich drei Tabletten.
Das Cortison sollte die entzündliche Abwehrreaktion unterdrücken. Natürlich schwächte es die gesamte Abwehrkraft gleichzeitig. Das kosmetische Ergebnis blieb »miserabel«. Die Durchblutung des Hautmantels über dem Silikon-Kissen verschlechterte sich immer mehr. Die Haut wurde stark »geädert«, verfärbte sich dunkelblau. Gut ein Jahr nach der mißlungenen Verschönerungsoperation, im Juni 1978, drängte ein anderer plastischer Chirurg zur sofortigen Operation. Nicht nur die Endoprothese, sondern auch fast der gesamte Hautmantel wurde weggeschnitten. Die riesige Wunde mußte durch eine große Schwenkklappen-Plastik vom Rücken her gedeckt werden. Dies wiederum war der Anfang von einem noch schlimmeren Martyrium. Krebsmetastasen wuchsen an vielen Stellen des Knochenskelettes und in den Lungen.

> ... Sich ständig den ganzen Körper mit Schampoo oder Seife waschen:
> Ja, leuchtet Dir das denn nicht ein?: Deine Haut ist seit Urzeiten nicht darauf eingestellt, dauernd ihren Säureschutzmantel zu verlieren und ihn neu zu bilden. So störst Du beständig die Harmonie Deines Körpergeschehens und entziehst den Organen wichtige Stoffe. Hände, Geschlechtsorgane und Hals mit Seife (!) waschen – das genügt!
> Und Lotion, Cremes, Kosmetiks und der andere Fabrikationsdreck sind künstliche Giftstoffe, welche die Haut aufnimmt. Die dann im Körper abgelagert werden müssen und stille Ursachen von Krankheiten sind. Da ißt Du als Frau vielleicht gesund und guckst später dumm aus der Wäsche, weil Du doch Krebs bekommen hast...

b) 📖 547 Heinz Reinke: Drama um seine Frau
Jetzt redet er zum erstenmal über die schreckliche Wahrheit: Nach einer Silikonbehandlung diagnostizierten die Ärzte bei seiner Frau Brustkrebs! Danach 12 Chemotherapiebehandlungen. Der Schauspieler zu BamS: ,,Der Schmerz kam ganz leise. Meine Frau hatte sich Silikon in den Busen implantieren lassen, bekam damit hin und wieder Probleme. Als die Beschwerden immer stärker wurden, ließ sie sich im Krankenhaus das Silikon wieder rausnehmen. Dabei wurde sie auch gründlich untersucht, und vier Tage später kam die schlimme Diagnose Brustkrebs!" (BamS 19.2.1995)

c) Die Sicherheit von Brustimplantaten aus Silikon ist erneut im Gespräch
(...) hatten Brustimplantate aus Silikon. Von diesen gaben 231 Frauen an, daß sie nach der Silikonimplantation eine Auto-Immunerkrankung wie rheumatoide Arthritis, Lupus erythematodes oder Sklerodermie bekommen hatten. Im Vergleich zu den übrigen Frauen war bei den Frauen mit Silikonimplantaten das Risiko einer Bindegewebserkrankung um 24 Prozent erhöht. (Ärzte Zeitung 40/1.3.1996/1)

a) 📖 547 **Leichenfett für Brustvergrößerung**
Als 28jährige hatte sich die nunmehr 43jährige Patientin einer Augmentationsplastik (Defektfüllung) unterzogen. Der beidseitige Eingriff war damals mit homologen Fettimplantationen (Leichenfett-Implantationen) erfolgt. Jetzt, 15 Jahre danach, sind beide Brüste schmerzhaft verhärtet. Die linke Brust zeigt die Symptome einer akuten Mastitis (Brustentzündung). **Brustvergrößerung wurde vor allem in den 70er Jahren durchgeführt. In bestimmten Regionen, z.B. in Westberlin, war die Methode eine Zeitlang besonders beliebt.** (Medical Tribune, 1.2.1992)

b) Woher stammen Medikamente gegen Krankheiten und Mittel zur Kosmetik?
Es sind Schlachtnebenprodukte! 30% werden von Rindern und Schweinen gewonnen, wie Insuline, Heparine, Wachstumshormone, Thymuspräparate, Choretika usw. **Das kannst Du doch als ein mit diesem Buch bestens aufgeklärter Leser ahnen: Altersdemenz, Alzheimer, Creutzfeld-Jakob-Gehirnschwund werden hervorgerufen durch Medikamente und Steaks.**

📖 547 **Busenverschönerung**
Die Narbenkapsel um ein Silikon-Kissen herum hat meistens

> Wenn die Frauen nur wüßten, wie abstoßend für die meisten Männer ein Silikonbusen wirkt. Den erkennt ein Frauenfreund auf den ersten Blick! Und dann erst das widerliche Gefühl, wenn man so was anfaßt! Brrr! Ich bekäme dabei nie einen hoch...

die Neigung, konzentrisch in Richtung auf einen gemeinsamen Mittelpunkt zu schrumpfen. Das führt zu einer kugelartigen Verformung. Aus dem weichen Kissen wird eine harte Kugel. Oft so groß wie ein Tennisball, manchmal größer, manchmal auch kleiner. Dies buckelt die Haut vor, macht unangenehme Spannungsgefühle und eine schmerzhafte Druckempfindlichkeit. Bei ungleichmäßiger Narbenschrumpfung wird die Endoprothese in irgendeine Richtung verzogen. Die Beschwerden sind ähnlich, das kosmetische Resultat wird ebenfalls schlechter. (...) Eine Schwesternschülerin, 18 Jahre alt, schämte sich wegen ihrer relativ großen Brüste. Die Busen waren fest und symmetrisch gestaltet. Beim Film hätte die junge Mädchen mit diesen Brüsten leicht Karriere machen können. Viele ihrer Mitschülerinnen beneideten sie darum. Sie aber schämte sich, war offensichtlich falsch informiert. (...) Das Ergebnis war katastrophal. Es kam zu nahezu allen Komplikationen, die es bei einem solchen Eingriff überhaupt geben kann. Trotz mehrstündiger Operation standen die Brustwarzen schief, war eine Brust erheblich kleiner als die andere. Es bildete sich ein massiver Bluterguß. Teile der Brustwarzen und der Drüsenkörper starben ab. Eine massive Infektion folgte. Für das junge Mädchen wurde ihr Vertrauen in die chirurgische Kunst zu einem monatelangen Martyrium und einer lebenslangen Busenverschandelung. (HACKETHAL, J., Operation)

a) 📖 547 »Wir machen Ihnen wieder einen schönen Busen« Es gibt bereits zahlreiche Berichte, nach denen Frauen mit Brustimplantaten klinische Symptome aufweisen, die denen bei Sklerodermie (wachsartige Hautveränderung), rheumatoider Arthritis, systemischem Lupus erythematodes (schlimme Hautkrankheit) und anderen rheumatischen Erkrankungen ähneln. (Ärzte Zeitung 228/ 16.12.1992/12)

b) 📖 547 **Verkrüppelte Hände, gefährlicher Hautausschlag, Atemnot - immer Schmerzen / 180.000 Frauen in Deutschland tragen Kunstbusen, 15.000 kommen jährlich dazu.**
»Wenn eine Frau zu mir kommt und einen größeren Busen will«, gesteht Professor Gottfried Lemperle (58), plastischer Chirurg aus Frankfurt, »dann kriegt sie den auch. Wer ist schon das Gesundheitsamt?« (...) Dr. Ostermeyer hält viele Ärzte für skrupellos: »Es gibt 1.300 Hinweise in der Literatur, das Brustimplantate krank machen - im Schnitt nach 6 Jahren. Wer sie noch propagiert, macht entweder selbst gute Geschäfte - der Eingriff bringt bis zu 20.000 Mark - oder wird vom Hersteller bezahlt.« (BamS 2.4.1995/71)
Infos: Selbsthilfegruppe Silikongeschädigter Frauen, Weißdornweg 39, 63225 Langen.

»Ich selbst würde ja gar nicht so sehr auf einen größeren Busen drängen, aber mein Mann will unbedingt in der...«, sagst Du als Leserin dieser Zeilen. Dann sag' Deinem Blödian, er soll mich mal anrufen. Der Konz wird ihm dann einen Chirurgen benennen, der ihm seine Hände verkleinert...

2774   547 **Brustimplantate** In einer amerikanischen Studie von Dr. Judy M. Destouet und ihren Mitarbeitern vom Radiologischen Institut Mallinckrodt in St. Louis in Missouri wurden 350 asymptomatische Patientinnen, die ein Brustimplantat erhalten hatten, mammographisch auf klinisch stumme Komplikationen untersucht. Wie die Wissenschaftlerin berichtet, wiesen 73 % der Frauen eine Kapselfibrose, 26 % eine periprothetische Kalzifikation (Verkalkungs-Verhärtung des Gewebes) und 17 % Implantat-Hernien (Gewebebrüche) auf. Am meisten besorgniserregend ist nach Ansicht der amerikanischen Radiologin die relativ hohe Zahl der Frauen mit zuvor nicht erkanntem Silikonaustritt. (Ärzte Zeitung 17/1.2.1993/15)

2775   547 **Hättest Du das gedacht?**
Nach einer Schönheitsoperation im Gesicht läßt sich jeder Dritte von einem Psychiater behandeln - wird also nervenkrank. (Ärzte Zeitung 106/13.6.1994/16)
Chefarzt wegen fahrlässiger Tötung angeklagt / Schönheitsoperation trotz hohen Risikos
Ging übersteigerter Geschäftssinn über ärztliche ethische Grundsätze? Die übergewichtige Frau wollte sich ihre Fettschürze am Bauch chirurgisch entfernen lassen. Die Staatsanwaltschaft wirft dem Arzt vor, die Operationswunde nicht ordentlich versorgt zu haben. Eine Nachblutung sei wegen zu knapper Wunddrainage nicht erkannt worden. Das habe einen Schockzustand der Patientin ausgelöst und schließlich zu ihrem Tod geführt. (Ärzte Zeitung 6/15.1.1996/4)

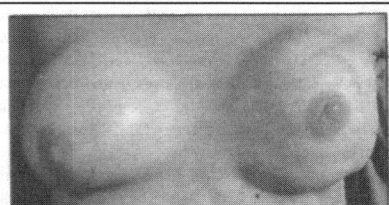

Steinhart *Das Gewebe, das der Körper um jedes Implantat aufbaut, hat sich verhärtet und zusammengezogen*

2776   547 **Die Schwierigkeit der Verkleinerungs-Plastik** besteht unter anderem darin, daß auch die Brustwarze versetzt werden muß. Diese Umpflanzung führt nicht selten zu Durchblutungsschäden mit gänzlichem oder teilweisem Absterben oder doch mit starken entzündlichen Reaktionen. Schrumpfungsprozesse mit Verziehungen und Einziehungen sind oft die Folge. Nicht selten sowie mißlingt oft die richtige, das heißt symmetrische Plazierung der Brustwarze während der Operation. Ein anderes Experiment leistete sich ein Berliner Schönheits-Chirurg vor knapp 10 Jahren. Er kam auf die Idee, Leichenfett als Füllmaterial zu benutzen, um Busen zu vergrößern. Es bildeten sich entweder »Ölzysten«, Hohlräume mit öligem Fett, oder massive Verhärtungen und Verkalkungen der Fettmassen sowie schwere Entzündungen. Der Schönheits-Chirug nahm sich 1977 das Leben. (HACKETHAL, J., Operationen?, Bastei/Lübe)
Die Fettabsaugung, im Fachjargon »Liposuktion« genannt, ist die am häufigsten gewünschte kosmetische Operation. Mit einer Pump-Saug-Spritze infiltriert man zunächst oberflächliches und tiefes Fettgewebe prall mit einer anästhesierenden Kochsalzlösung. Nur die Inzisionspunkte werden zusätzlich mit einem herkömmlichen Lokalanästhetikum betäubt, eine systemische Analgesie braucht man nicht, versichert Dr. Sattler. Die Kochsalzlösung enthält folgende Wirksubstanzen: ● Lidocain als Anästhetikum, ● Epinephrin als Vasokonstriktor, um die Resorption von Lidocain zu verzögern und eine quasi blutfreie Aspiration zu ermöglichen, ● Natriumbikarbonat, damit der Patient keinen brennenden Schmerz bei Injektion des sauren Lokalanästhetikums verspürt, und ● Triamcinolon als Antiphlogistikum und leicht euphorisierendes Medikament (erleichtert die Kooperation des Patienten). Nach einer Einwirkzeit von 10 bis 30 Minuten ist die Diffusion des... (Medical Tribune 6/9.2.1996/31)

2777   **Deutlich mehr Komplikationen als bei Schlanken / Dicke haben an Operationen oft schwer zu beißen**
Übergewichtige sind nicht nur schwer, sie haben es auch schwer. Bei jedem operativen Eingriff tragen sie Im Vergleich zu Schlanken ein deutlich erhöhtes Risiko für diverse Komplikationen: Wundheilungsstörungen, Lungenentzündungen, technische Probleme etc. sind bei Adipositas eindeutig häufiger zu beobachten. Rund 30 bis 35 Milliarden Mark Behandlungskosten gehen jedes Jahr auf das Konto Adipositasbedingter Krankheiten. (Ärztliche Praxis 10/4.2.1995)

2778   **Dicker Bauch nach Totaloperation**
Vor zwei Jahren hatte ich eine Totaloperation. Seit die Gebärmutter raus ist, wurde mein Bauch plötzlich dicker. Obwohl ich wenig esse, geht dieser Kugelbauch nicht weg. Welche Hilfe gibt es? Tanja R. (44) aus Dresden.
Professor Dr. Peter Scheidel, Chefarzt der Frauenklinik im Marienkrankenhaus in Hamburg: Die von ihnen angegebenen Symptome können verschiedene Ursachen haben. Ist die Totaloperation durch einen Bauchschnitt erfolgt, kann eine einfache Untersuchung klären, ob eine postoperative Schwäche der Bauchwand vorliegt. Nicht selten führen Verwachsungen im Bauchraum zu einer Störung der Darmtätigkeit mit Auftreibung des Bauchs. Falls nach der Operation eine Hormonbehandlung verordnet wurde, muß die Dosierung dieser Hormone überprüft werden. Die häufigste Ursache der Auftreibung der Darmschlingen durch gasbildende Bakterien. Tabletten können kurzfristig helfen, langfristig jedoch muß eine Umstellung der Ernährung unter Einhaltung einer speziellen Diät erfolgen. Zusätzlich sind eine ausreichende Flüssigkeitszufuhr und regelmäßige körperliche Betätigung (Gymnastik) für sie wichtig. (BamS 12.2.1995/65)

2779 a)   950 **Früher hatten es die Dickleibigen nicht so einfach wie heute:**
(...) Gesundheitsproblem begriffen wurde, galt sie dennoch als ein sozial unerwünschter körperlicher Zustand. Für Platon und Xenophon beleidigte die Dickleibigkeit den Schönheitssinn, beeinträchtigte die körperliche Tüchtigkeit und damit auch die militärische Leistungsfähigkeit eines Stadtstaates. Gerade deshalb wurde die Wohlbeleibtheit mißbilligt und mit Geldstrafen belegt. Bei den Spartanern soll es auch zu öffentlichen Auspeitschungen gekommen sein.

2779 b)   BERNHARDT, H., Fettleibigkeit, Stuttgart, Auszug: »Der Fettleibige ist zurückhaltend, ängstlich, empfindlich, mißtrauisch, etwas infantil, besonders beschlußunfähig, dabei in gewissem Sinne anlehnungsbedürftig und beeinflußbar. Es fehlt ihm eine gewisse allgemeine Spannkraft und Energie.«

2779 c) **Menschen gehen irrational mit gesundheitlichen Risiken um:**
Die meisten Mütter schätzten Risiken wie Ozon, Kernenergie und Luftverschmutzung als außerordentlich bedrohlich ein. Das eigene Übergewicht oder mangelnde Hygiene fanden dagegen kaum Beachtung. (Prof. Bergler in Ärzte Zeitung 91/18.5.1996/9)

Medizinische Therapiefreiheit
Zu meinem alten Schulfreund Heinz Orbach, Psychotherapeut im Ruhrpott, hatte ich einen meiner BUND FÜR GESUNDHEITS-Mitglieder geschickt, der unter ständigen Selbstgesprächen litt. „Na", frug ich, „hast Du den Mann inzwischen heilen können?" „Leider nein – aber ich habe ihm geraten, dabei stets ein Handy ans Ohr zu halten."

2780   Kosmetikdreckszeug

> Viele kosmetische Stoffe sind krebsverdächtig (Öko-Test 12/1998). Von irgendwo müssen ja die so stark zunehmenden Brustkrebse kommen.

0 📖 **547 Falten weg?** Antifalten-Cremes enthalten Faltenverschmierer wie Kollagen, Dextrin, Leichenkonservierungsmittel, Formaldehyd zur Präparatenkonservierung oder synthetische Schleimstoffe. Die Hormone darin erzeugen örtliche Ödeme. Diese bremsen die Sauerstoffzufuhr zu den Zellen, jene verschmieren die Haut und verhindern den Drüsenstoffwechsel sowie die elektro-magnetische Strahlung und bewirken einen Persönlichkeitsverlust.

1 📖 **547 Cremes gegen Augenfalten ohne Erfolg**
Sorgenfalten müßten Frauen und Männer bekommen, die ihre Krähenfüße mit speziellen Cremes zu lindern hoffen. »Qualität mangelhaft« lautet durchweg das Urteil der Stiftung Warentest, die gestern in Berlin das Ergebnis ihrer Analyse von sechs Augencremes vorstellte. Schon frühere Tests hatten ein schlechtes Ergebnis erwarten lassen. »Strafft die Haut und glättet Augenfältchen sofort« versprechen auch die sechs getesteten marktführenden Kosmetikfirmen und verlangen für 15 Milliliter, das ist kaum mehr als ein Fingerhut voll, Preise zwischen 15 und 95 Mark. Bei den 20 Frauen unterschiedlicher Hauttypen, die sich unter Aufsicht der Stiftung vier Wochen lang die Cremes um die Augen schmierten, tat sich reinweg gar nichts. »Eine Verminderung der Faltentiefe war nicht nachweisbar.« Zwei Frauen mußten gar die Analyse abbrechen, weil sie statt Linderung zusätzliche allergische Hautreaktionen bekamen. (Kölner Stadt-Anzeiger 47/25.2.1994)
Wenn das für Schönheitssalben gilt, dürfte es auch für medizinische Salben zutreffen...

2 Faltencremes: Alle mangelhaft Ich stopf mir doch nicht die Poren, die noch frei atmen sollen, mit Fremdstoffen zu! Stopfst Du Dir in Mund und Nase zum Schutz vor kühler Luft auch Watte rein?

3 📖 **-718 Altersflecke** sollen durch Vereisung entfernt werden können. Frage bei Kosmetikerinnen nach, wer das spezielle Gerät dafür besitzt. Im Raum Köln macht es Frau Sieglinde Müllender, Tel. 02203-65697, Köln-Porz, Heide 197
Altersflecke - Ablagerungen aus der Schlechtkost - hättest Du nur vermeiden können, würdest Du von Kind auf nur UrKost gegessen haben. Ob sie sich durch regelmäßiges Bestreichen mit Zitronenöl oder Benzoe bleichen oder sich durch Bestreichen mit Ringelblumensalbe (soll in ein paar Tagen wirken) zum Verschwinden bringen lassen, kannst Du mal ausprobieren und mir dann mitteilen. Ich glaub' an so was nicht.
Wie Du weißt, altert die Haut weniger schnell, wenn sie genügend Collagen bildet. Collagencremes nützen da nichts. Weinsäure-Gesichtsmasken sollen das Collagenbilden stimulieren. Als UrMethodiker(in) hast Du das nicht nötig. Die vielen Fruchtsäuren in Deiner Nahrung bringen das von mir viel besser fertig.

4 📖 **547 Achtung: Hirnschrumpfung (Creutzfeld-Jacob-Krankheit) droht Dir im Alter wegen BSE-Verseuchung des Rinderprodukts** Die Unterspritzung mit Rinderkollagen oder Hyaluronsäure zur Glättung von Falten halte meist nur einige Monate. In Amerika werden teilweise feine Kunststoffkügelchen verwendet, wobei aber die Gefahr der Verhärtung bestehe. (Ärzte Zeitung 160/10.9.1992/16)

5 📖 **547 Das Abschleifen der Haut ist nicht zu empfehlen**, es bringt Narben oder später noch schlimmere Pigmentierungen. Die häufig angewandte Kryotherapie mit flüssigem Stickstoff ist genauso sinnlos. Sie nimmt zwar die braunen, führt dafür aber zu weißen Flecken. Das Chemikal Peeling führt oft zur Narbenbildung. Wenn Du ein paar Monate Geduld aufbringst, bis Du eine Wirkung erkennst, dann kannst Du es mit der angeblich besten Methode (gegen meinen Rat) mit einer Kombination von Vitamin-A-Säure (0,1%), Hydrochinon (5%) oder auch Pigmanorm Creme Widmer versuchen und mir dann später berichten, ob das Zeug wirklich was genutzt hat. Füge aber einige Fotos (vorher - nachher) von Dir bei.

6 📖 **547 Altersflecke, Feuermale**
(...) Beispielsweise können heute Feuermale, aber auch einige Telengiektasien, mit dem sogenannten Blitzlampen-gepulsten Farbstofflaser, mit dem wir selbst seit März 1993 arbeiten, ohne Narbenbildung und nahezu schmerzfrei selbst bei Kleinkindern auf Dauer beseitigt werden. Eine ebensolche, auch ambulant problemlos durchführbare Therapiemethode bei Pigmentveränderungen, insbesondere den sogenannten Altersflecken der Haut, stellt der sogenannte gütegeschaltete Rubinlaser dar. Dieser »Q-Switched Ruby Laser« führt zu einer

> Dazu Dr. Christian Raulin, Zentrum für dermatologische Lasertherapie, Karlsruhe (MT 10.3.1996):
> Während der konventionelle Dauerstrich-Argon-Laser bei Kindern und Jugendlichen nicht mehr eingesetzt werden sollte, ist der Therapieerfolg durch den gepulsten Farbstofflaser bei kindlich dünner Haut hervorragend, das heißt, kindliche und jugendliche Feuermale blassen in der Regel bei der Farbstofflasertherapie noch schneller ab als die Naevi flammei von Erwachsenen.

selektiven photomechanischen Zerstörung von in der Haut befindlichen Pigmenten. Aufgrund unserer eigenen Erfahrungen seit April 1994 sind die Therapie-Ergebnisse auch mit diesem Lasertyp mit keiner der bisherigen Methoden vergleichbar. (Dr. med. Ernst Stein, Facharzt für Haut- und Geschlechtskrankheiten · Allergologie, Theaterplatz 2, 67059 Ludwigshafen in Ärztliche Praxis 82/11.10.1994)
Nach den Abbildungen in diesem Artikel zu urteilen, vollbringt der Laser hier wahre kosmetische Wunder. Wer die Behandlung in Anspruch nimmt, berichte mir mal über den tatsächlichen Erfolg.
Wenn Du nicht davon lassen kannst zu glauben, Dich mit äußeren Mitteln schöner machen zu können, dann sei Dir hier Rat zuteil: Versuche es statt mit den mit chemischen Konservierungsstoffen versehenen Fabrikationscremes einmal mit lebensfrischen Stoffen. Und nutze - falls Du was drum gibst - die angeblich verjüngenden Kräfte der Weinsäure, welche in den tieferen Hautschichten die Produktion von Collagen anregen und damit dem Bilden von Falten entgegenwirken soll. Nimm also täglich drei durchschnittene Weintrauben (sind keine zu haben, genügen Apfelscheiben) und reibe Dir damit Gesicht, Hals und Hände ein. (Die Obstsäuren sollen die oberen abgestorbenen Zellen sprengen und deren Erneuerung stimulieren.) Du magst mir dann schreiben, ob die so eingeriebene Haut tatsächlich straffer geworden bzw. faltenloser geblieben ist als die nicht behandelte. Nach meiner Meinung am besten: eine Lehmpackung aufs Gesicht. Schreib mir auch, ob diese Aussage zutrifft, dann hätten wir wenigstens einen Mediziner, der für was gut wäre:

> Mit dem gütegeschalteten Rubinlaser lassen sich Altersflecken nahezu schmerzfrei in einer Sitzung entfernen. Die Therapie sei nahezu schmerzfrei und würde aus diesem Grunde stets ohne Lokalanästhesie durchgeführt. Es könnten in einer Sitzung problemlos multiple Herde behandelt werden. Für die Dauer von vier bis sechs Wochen zeigten die behandelten Stellen noch eine diskrete Rötung, die sich jedoch nach dieser Zeit wieder verlieren würde.

So behauptet ein Dr. Christian Raulin, Arzt für Dermatologie und Venerologie, Zentrum für dermatologische Lasertherapie, Karlsruhe: in der Medical Tribune 8/24.2.1995/10

2787 📖 546 Kosmetik - Schadstoffe gegen **Schuppen**: Aus Teer-Shampoos gelangen mögliche Krebsauslöser in den Körper. (STERN 51/1994)

2788 📖 546 Teerhaltiges Anti-Schuppen-Shampoo im Test / Nach dem Haarewaschen Karzinogene im Urin
Viele Anti-Schuppen-Shampoos enthalten Steinkohlenteer. Alarmierendes Ergebnis einer kleinen Studie: Durch das Haarewaschen kann der Körper eine ganz schöne Ladung Karzinogene abbekommen. (Ärztl. Praxis 2/7.1.95/15)

2789 📖 567 **Haarschuppen** Mein Buch wirkte schon vor dem Druck auf meinen Mitarbeiter, der meine Unterlagen mit viel Geschick in den PC übertrug, positiv: Er ißt schon mal kein Fleisch mehr, klagt aber, seitdem hätten sich die Haarschuppen bei ihm stark vermehrt. Wenn Dir dieses oder etwas Ähnliches passiert: Das muß Dich nicht sorgenvoll stimmen, im Gegenteil. Das ist ein Zeichen dafür, daß sich der Körper bereits stärker zu reinigen beginnt.

2790 📖 **Warzen** Meist genügt eine dreimalige Behandlung im Abstand von 3 Tagen mit Ameisensäure (vorsichtig mit Kleinpipette (20 µl) aufgetragen), dann lassen sich die Warzen leicht mit einer Pinzette schmerzfrei herausheben oder mit Bimsstein abrubbeln.

> "Du führst hier auf, daß Kosmetika nicht gut für die Haut sind. Auf den Bildern erkennt man aber, daß sich Deine Frau Delia auch ganz schön ihre Äuglein schminkt! Es ist fürwahr ein armer Mann, der seine Frau nicht zwingen kann..." "Einer so lieben Frau lasse ich bei solchen Kleinigkeiten ganz gerne mal fünf gerade sein", meint der Franz Konz, "wo doch bereits Kleopatra in Ziegenmilch gebadet und sich mit Henna bemalt hat..."

2792 📖 546 **Näheres zur sogenannten Natur-Kosmetik**
Natürlich wird auch eine Anzahl von Pseudowirkstoffen beigegeben So hat eine frische, in Scheiben geschnittene Gurke, auf die Haut aufgelegt, eine befeuchtende und astringierende Wirkung. Diese Eigenschaft geht aber verloren, wenn der Gurkensaft konserviert wird. Weizenkeimöl enthält nur sehr wenig Vitamin A und E. Die in einem Kosmetikum enthaltene Dosis entfaltet auf der Haut ganz sicher keine Wirkung. Kollagen mag die Heilung offener Knochenbrüche unterstützen, ins unverletzte Gewebe können diese Makromoleküle jedoch nicht eindringen.

Parfüms enthalten oft über 100 verschiedene Substanzen
Neben den Konservierungsmitteln sind es bei den kosmetischen Ingredienzen gerade die Parfüms, welche die meisten Intoleranz-Reaktionen hervorrufen. Ein klassisches Parfüm hat chemisch gesehen immer eine höchst komplexe Struktur und oft über 100 verschiedene Bestandteile. Bei einer bestimmten Zahl natürlicher Essenzen kann ein allergisierendes Potential bestätigt werden, wie bei Peru-Balsam, Bergamotte, Iris, Lavendel, Minze, Vanille. (Ärztliche Praxis 26/31.3.1995/9)

2793 📖 93 Diese Chemiegifte dringen in Deinen Körper, wenn Du sie auf Deine Haut als **Hautpflegemittel** schmierst Was nützt eine gute Pflegecreme, wenn z.B. Stoffe versprüht werden, welche die Leber zerfressen!
Was soll man eine riesige Zahl von Veröffentlichungen, eine strahlend schöne gesunde Haut zu erhalten, wenn gerade im Namen der Schönheitswerbung tödliches Gift vertrieben wird? Ein Hautpflegemittel enthält beispielsweise Lachgas, Phenylquecksilberacetat und Hexachlorophen. Für die Intimpflege der Frau wird ein quaternäres Ammoniumsalz - Dimethylbeta-phenoxyäthyl (C_{12}- C_{16}-Alkyl)-Ammoniumclorid angewendet.
Ein desodorierendes Mittel enthält:
Alu-Hydroxychlorid, 3% N (Lauryl-colamionoformyl-methyl-pyridiumclorid, ein schweres Quaternärgift), 8% Harnstoff, 0,5 % Neomycin. Lotionen zum Verhindern von Fettglanz werden zusammengerührt aus: Kampfer, Resocin, Salicylsäure, Hexachlorophen, Formaldehyd, Narkotika und Alkyl-C_{14}-Dimethylammoniumchlorid. Die Haut soll also zuerst betäubt und dann vergiftet werden! (Neue Revue v. 12.5.1992) Lichtschutzmittel, sogenannte Sonnencremes enthalten: Metoxyphenol, Benzoyloxphenol, Hydrochinon, Brenzkatechin, 2-Mercapto-Äthylaminhydrochlorid - Alles Hautgifte!
Aerosolsprühzusammensetzungen, besonders für die Intimpflege der Frau enthalten: Cetyl-trimethylammoniumbromid, Bis-para-chlorphenyldiguanidohexandiguconat, 2,2-Methylen-bis-(3,4,6-Trichorphenol), Bis-para-chlorphenol-diguanidohexaacetat - quaternäres Gift, und nun auch Seveso-Gifte, und das für die Intimpflege der Frauen - arme Frauen!
Zahnputzmittel mit Bakteriziden (Doppel-Dreifachschutz, und was die Werbung sonst noch verspricht) enthalten: N^1-4 (Chlorbenzyl) - N^5 - 2,4 - diclorbenzoylbiguanid, Para-Chlorbenzydrylguanylharnstoff, Parachlorbenzyl-Biguanid, 1,6-Di-para-Clorbenzyl-Biguanidhexan, 1-Lauryldimethylammonium - 8 - para - chlorbenzyldimethylammonium-octan-diclorid, 5,6-Dichlor-2-guanidinobenzimidazol, N^1-para-Chlorbenzyl-N^5-Laurylbiguanid - Arme Mund- und Darmflora! Andere Zahnputzmittel enthalten: N^1-4(chlorbenzyl)-N^5-2,4-dichlorbenzoyl Biguanid, 4-Chlorphenyl-biguanid, 4-Chlorbenzydryl-biguanid und weitere 10 Seveso-Gifte. Die filmbildenden Produkte der Hautschutzmittel sind Nitrocellulose, Acetylcellulose, Acrylharze, Venylharze. Die Lösungsmittel: Aceton Äthylacetat, Amylacetat, Methylalkohol, Äthylalkohol, Toluol, Benzol, Methylenchlorid, etc., dazu verschiedene Farbstoffe und gefärbte Harze.
Sonnenbräunungsmittel enthalten: Mineralöl 40-75 Teile, Amyl-para Dimethylaminobenzol, 1,2 Teile Propyl-para-hydroxybenzol 0.1 Teil - saubere Mischung! Antiperspirationsmittel unter Verwendung eines Alu-Hydroxychlorid-Polyglycoläther-Komplexes: (Deodorants) Rezeptur: 3 Teile Komplex, 1,5 Teile Hexadecylalkohol, 1,5 Teile Silikonöl, 2 % Hexachlorophen, 15 Teile Isoprophylalkohol, 77 Teile wasserfreier Äthylalkohol. An Stelle von Hexachlorophen wird auch verwendet: 2,4-dichlor-3,5-metaxylenol; Para-Chlor-meta-Xylenol, 2,2 -thio-bis (4,6-dichlorphenol) auch Bithionol genannt, Trichloroxyxylenol; Tetra-Brom-ortho-Kresol; 2-Benzyl-4-chlor-Phenol, 2,4,4'-Trichlor-2'-hydroxydiphenyläther, dann: halogenierte Anilide, Trichlorsalicylanilid, 3,5,4'-Tribromsalicylanilid, Tetrachlor-Salicylanilid, 5-halo-3-trefluormethyl-Salicylanilide; halogenierte Diphenylharnstoffe oder Thioharnstoffe, z.B. Trichlorcarbanilid, Chlorhexidin (2,6-bis-4-chlorpylbiguanido-hexan) - Der Anteil aller dieser verheerenden Gifte: 0,1 - 3 %.
BABOR, M., Dr., Fachchemiker der Petrol-Chemie in raum & zeit, Nr. 66, Dezember 1993

4 ▭ **547 Jede ärztliche Null darf ran**
Das ärztliche Standesrecht gestattet jedem approbierten Arzt die Durchführung von Schönheitsoperationen. »Keine irgendwie geartete Qualifikation ist dazu erforderlich«, beklagte Prof. Dr. Dr. Heinz Gerhard Bull, Chirurg für Mund-, Kiefer-, Gaumen- und Plastische Chirurgie am St.-Joseph-Hospital in Krefeld, die allgemeine Misere. »Jeder Arzt darf Brüste korrigieren, Ohren anlegen, Fett absaugen. Das ist im Grunde ein Skandal.« (Medical Tribune 89/7.11.1996/4)

Pigmentflecke
Entstehen auch durch Haut»pflege«- mittel. (Prof. S. Nolting, Uni-Hautklinik Münster, BamS 21.7.1996)

Kaputte Herzklappen und Krebs durch Körperlotion und Kosmetika
Für Körperlotionen nehmen die meisten Hersteller nach wie vor Polyethylenglykole oder deren Abkömmlinge. Diese Stoffe können in die Haut eindringen und dabei Schadstoffe einschleusen. Paraffinöle: In hohen Konzentrationen können sie die Haut zukleistern und ihre Atmung beeinträchtigen. Außerdem können einige Vertreter dieser Stoffgruppe sich im Körper anreichern und dort Entzündungen verursachen. (...) Die Wissenschaft nimmt bisher an, daß der Mensch mit den kleinen Mengen in Kosmetika noch fertig werden kann. Wir sind jedoch der Ansicht, daß ein solcher Stoff in Pflegeprodukten nichts zu suchen hat. Zudem läßt sich kaum noch überblicken, wieviel Formaldehyd aus verschiedenen Quellen man heutzutage verkraften muß. Der Stoff steckt in Textilien ebenso wie in Spanplatten und im Zigarettenrauch. (ÖKO-TEST-Magazin 9/1996)

2800 Bestrahlungen

0 a) ▭ **164** Bei benigner (bösartiger) Prostata-Hyperplasie befinden sich Mikrowellen- und Lasertherapie bislang im Stadium des klinischen Experiments: Da weder der klinische Effekt noch die Komplikationsrate geklärt sind und auch keine Langzeitergebnisse vorliegen, sind diese Methoden für die allgemeine Anwendung noch nicht geeignet. (Ärztliche Praxis 6/18.1.1994)

0 b) ▭ **458** Ich kenne in ganz Hamburg mit 1,7 Millionen Einwohnern und zahlreichen Röntgenärzten in allen Stadtteilen nur zwei Praxen, in denen ich bei meiner Frau - und demzufolge bei meinen Patientinnen - eine Mammographie durchführen lasse. Das Gros der anderen Befunde könnte weitgehend durch Kaffeesatzlesen, was billiger wäre, ersetzt werden. (HOLZHÜTER, R., Wehrt euch Patienten, Ullstein TB 35488, S. 103)

0 c) Laser-Prostata Operation
(...) es entstehen keine Blutungen. Dafür müssen die Patienten relativ lange (1 bis 2 Wochen) mit einem suprapubischen Katheter zur Harnableitung versorgt werden. Denn nach der Koagulation bildet sich in der Prostata ein enormes Ödem, das nur langsam abklingt. Die Rate notwendiger Nachoperationen liegt derzeit für die ILK bei ca. 5 %. (Medical Tribune 8/21.2.1997)

Die Paul-Ehrlich-Stiftung
hat jetzt die Preisträger des Paul-Ehrlich- und Ludwig-Darmstaedter-Preises 1996 bekannt gegeben. Die Auszeichnung ist mit 90.000 DM dotiert.
In ihren Forschungsarbeiten haben die Preisträger wichtige Erkenntnisse darüber gewonnen, wie T-Lymphozyten eindringende Erreger erkennen können. Diese Erkenntnisse sind für die Entwicklung von Impfstoffen von großer Bedeutung. (Ärzte Zeitung 90, 17.5.1995/2
Erkenne: Um neues, nutzloses Impfleid über uns und unsere Kinder zu bringen, behängt man diese Giftmischer mit Preisen und Geldscheinen. O irre Welt!

1 ▭ **350** In der Bundesrepublik wird immer häufiger geröntgt. Das geht aus dem Bericht der Bundesregierung über Umweltradioaktivität und Strahlenbelastung 1993 hervor. Die Strahlenbelastung für den Patienten würde aber bei gewissenhafter Indikationsstellung im Vergleich zum Nutzen für seine Gesundheit in den Hintergrund treten. (Ärzte Zeitung 199/7.11.1994/6)

2 ▭ **351 Leukämie durch Röntgen**
Bei der Suche nach Ursachen für gehäuftes Auftreten von Leukämie unter Kindern gibt es eine heiße Spur: ionisierende Strahlung. Bei Elternbefragungen war den Forschern aufgefallen, *daß vermutlich alle erkrankten Kinder früher geröntgt worden waren, etwa wegen vermuteter Hüftanomalien oder Wirbelsäulenschäden. So hatte ein verstorbenes Mädchen 16 Röntgenuntersuchungen absolviert, ein mittlerweile ebenfalls toter Junge war neunmal aufgenommen worden.* Csicsaky: »*Da gibt es keine Wirkungsschwelle bezüglich der Kanzerogenität.*«
Man hat sich bisher nur auf die Folgeschäden Krebs durch Röntgen konzentriert (z.B. das Aufdecken eines Zusammenhangs des kindlichen Blutkrebses nach Bestrahlung der Mutter).
Erst 90 Jahre nach Röntgens X-Strahlenentdeckung erforscht man, ob die Strahlung nicht auch für andere Krankheiten ursächlich sein könnte! Und siehe da: **Diabetes, Herzgefäßkrankheiten, hoher Blutdruck, Grauer Star, Blutstörungen und Schlaganfall - alles hängt mit dem Röntgen zusammen!** (DER SPIEGEL, 3/1992)

3 ▭ **164, 351 Bestrahlungsschäden kannst Du dem Arzt nicht anhängen!** Bei Durchleuchtungen wird es oft unterlassen, Strahlenstärke und Durchleuchtungszeiten schriftlich festzuhalten. Schon viele Patienten sind auf dem Operationstisch im Rahmen einer vorzüglich gelungenen Knochennagelung ganz oder teilweise strahlenkastriert worden und ahnten nichts davon, als sie nach Jahren impotent wurden. (Persönliche Offenbarung eines nicht genannt werden wollenden Röntgen-Facharztes.) Wer weiß, an was Du heute, als fleißiger Arztgänger, nicht alles leidest, was Du den vorherigen Behandlungen zu verdanken hast!

4 ▭ **249 Bleischürze bei Röntgen-Thorax (Brustkorb) Mehr Schaden als Nutzen?**
Im Strahlenschutzkurs: »Strahlung kann durch Bleischürze unter Umständen im Körper sogar erhöht werden.«
Bei einer Thorax-Aufnahme wird aber das Abdomen, insbesondere der Uterus, nicht von Nutzstrahlung getroffen, sondern vor allem von Streustrahlung, die aus dem durchstrahlten Thorax-Bereich stammt und sich innerhalb des Körpers ausbreitet und daher von einer Bleischürze nicht geschwächt werden kann. (Ärztliche Praxis, Nr. 88/2.11.1993)

5 ▭ **164 *Star-Laser-Operation***
Die Euphorie vergangener Jahre ist vorbei: Die Lasertherapie des Glaukoms muß sich derzeit harsche Kritik so mancher Experten gefallen lassen. Nach 5 Jahren sei der Effekt bei den meisten Patienten so gut wie weg... (Medical Tribune, 21.2.1992)

Eine Bestrahlung des Abdomens (Bauch und Unterleib) in früher Kindheit kann die Entwicklung eines Diabetes mellitus Jahrzehnte später fördern. (The Lancet 346/1995/633)

2806 📖 351 **Röntgenstrahlen** sind den Gammastrahlen des Atomblitzes vergleichbar. Aus Hiroshima haben wir allmählich gelernt, daß das Krebsrisiko nach diagnostischer Strahlenanwendung mindestens zehmal höher angesetzt werden muß, als man noch vor kurzem annahm, - bei Kindern, je nach Alter, bis zu hundertmal höher. (Prof. Dr. R. Scholz in Der Gesundheitsberater 11/1993)

2807 📖 350, Strahlenbelastung beim Röntgen in Milli-REM (Jedes davon ist zuviel) Je nach Alter des Geräts kann sich die Strahlenbelastung verdoppeln! Mammographie 1.000
  Herz-Lunge, Zähne   30 - 100   Magen-Kontrasteinlauf   2.000
  Niere   500 - 2.000   Radiojodtest Schilddrüse   2.000.000
Der Münchner Strahlenbiologe, Professor Edmund Lengfelder, Präsident der neugegründeten Gesellschaft für Strahlenschutz, behauptet, daß jedes Jahr in der Bundesrepublik rund 20.000 Menschen sterben, weil sie in Arztpraxen oder Krankenhäusern geröntgt worden sind. Fest steht, daß dieses Risiko mit jeder neuen Röntgenuntersuchung wächst. Denn die Strahlenbelastung summiert sich. Jede Aufnahme, auch wenn sie noch so lange zurückliegt, belastet für alle Zeiten die Strahlenbilanz eines Menschen. (DIE ZEIT, 12.11.1991)

2808 📖 350 Wissenschaftler der Gesellschaft für Strahlenschutz haben für die Alt-BRD 40.000 Karzinomfälle jährlich durch medizinische Röntgenuntersuchungen errechnet. (»der artikulator Nr. 34/1991« Herausgb.: Vereinigung Demokratischer Zahnmedizin e.V., Kölnstr.198, Bonn)

2809 📖 350 Mit zunehmender Strahlendosis steigt das Krebsrisiko an, ohne daß es eine bestimmte Schwellendosis gibt. (Ärztliche Praxis Nr. 96 vom 1.12.1992)

2810 📖 249 Röntgenbestrahlung im Halsbereich kann noch nach Jahren eine Überfunktion der Nebenschilddrüse auslösen. Forscher von der Universität in Chicago untersuchten 2923 Patienten, die vor rund fünfzig Jahren wegen einer Vergrößerung der Rachenmandeln mit der damals üblichen Röntgenbestrahlung behandelt wurden. (DIE ZEIT, 12.11.1991)

2811 📖 249 **Unnötige Röntgen-Körperverletzungen:**
Auf 569 Röntgenbildern des Schädels wurden lediglich 13 Frakturen diagnostiziert, was einer Ausbeute von 2,2% entspricht.
Diese Diskrepanz geht, so die Aachener, auf verschiedene Ursachen zurück:
- Die Indikation zum Röntgen wird ohne vorherige klinische Untersuchung des Patienten von medizinischem Hilfspersonal oder Medizinern in der Ausbildung gestellt.
- Viele Ärzte veranlassen selbst bei Bagatelltraumen eine Röntgenuntersuchung, um sich - sei es aus *forensischen oder versicherungsrechtlichen Gründen - abzusichern*. Dabei ist eine Röntgenuntersuchung nur zum Zwecke der Dokumentation unzulässig.
- Die Erwartungshaltung der Eltern, daß nach jedem Unfall geröntgt werden müsse, ist auch ein nicht zu unterschätzender Faktor. Dabei ist - juristisch gesehen - jede Röntgenuntersuchung eine Körperverletzung im Sinne des Zivil- bzw. Strafrechts. (Ärztliche Praxis, 18.4.92)

2812 📖 249 **Der Röntgenapparat darf nie kalt werden** Ein dunkles Kapitel: Mir wird immer wieder von Patienten berichtet, daß der Klinikarzt nur ganz selten nach Röntgenaufnahmen fragt. Die gegebenenfalls hoffnungsvoll vom Patienten mitgebrachten Bilder werden allenfalls flüchtig durchblättert - um ihn dann zuerst einmal zur Röntgenabteilung zu schicken. (Medical Tribune v. 24.1.92/22)

2813 📖 249 Röntgenstrahlung / Atomkraftwerke
Die Diskussion über die diagnostische und therapeutische radioaktive Belastung muß auf eine viel wichtigere Thematik gerichtet werden: die korpuskuläre Strahlung aus langlebigen Elementen wie Plutonium. Ein solches Partikel feuert lebenslang in das Gewebe, in dem es sich festgesetzt hat. Dadurch steigt das Krebsrisiko! Ein einziges radioaktives Partikel im Knochenmark hingegen, das vielleicht nur 0,000002 Sievert abgibt, dies aber lebenslänglich, wird fast mit Sicherheit eine Leukose hervorrufen. (Medical Tribune, 16.11.1991)

2814 📖 350 Radiologen: **Von 100 röntgenologischen Aufnahmen des Schädels sind 99 unnötig.** (Ärzte Zeitung, 189/27.10.1993)

2815 📖 196 (Eine dreiwöchige Radon-»Kur« entspricht etwa 50 Röntgenaufnahmen.)
Das Zauberelixier Radon, mit dem auf breiter Front therapiert wird, ist ein Zwischenprodukt in der Uran-Radium-Zerfallsreihe. Bad Gastein führt ca. 170.000 Becquerel, Bad Kreuznach bis zu 200.000 Becquerel pro cbm Stollenluft. Im Stollen von Bad Kreuznach liegt etwas weniger vor. (Ärzte Zeitung v. 4.9.1991)
Krebsrisiko bei Radon-Kuren: Die Strahlendosis der Patienten hängt in Höhe und Verteilung von den verschiedenen Therapieformen ab. Am ungünstigsten sind die Inhalationstherapien in Heilstollen zu bewerten. Sie führen wegen der Folgeprodukte in der Luft zu vergleichsweise hohen, dabei therapeutisch unwirksamen, aber spezifisch schädlichen lokalen Dosen in der Lunge. (Ärzte Zeitung 91/12.11.1994/16)

2816 📖 351 Die Bremer Physikerin Professor Inge Schmitz-Feuerhake schätzt nach diesen Angaben die Zahl der Krebstoten durch Röntgendiagnostik im Jahr auf bis zu 40.000. Zum Vergleich: Im Straßenverkehr starben 1991 »nur« 11.300 Menschen.

2817 📖 249 **Zahnverfall durch Röntgenstrahlen** Die Kräfte der UrMedizin können also so stark giftstoffausscheidend wirken, daß sie Plomben aus den Zähnen herausdrücken. Die Ärzte werden Dir dann wieder weismachen, daran sei die Obstsäure schuld. Du aber weißt: Obst schützt die Zähne besser als jedes Zähneputzen. Du kannst es selbst nachmessen: Steck Dir ein paar Sekunden, nachdem Du eine Frucht verzehrt hast, ein pH-Meßblättchen in den Mund. Da wirst Du als gereinigter UrKöstler schon oben im Speichel bewiesen bekommen, daß der basisch ist! Aber:
Nach einer Strahlentherapie im Kopf-Hals-Bereich kann es binnen 6 Monaten zu einem kariösen Zerfall des gesamten Gebisses kommen! (Medical Tribune 4/29.1.1993/10) Siehe auch LV 2603
Und falls Du (noch) Obst schlecht verträgst, dann hast Du durch die bisherige Schlechtkost noch nicht die richtige Bakterienflora in Dir dafür aufbauen können. Das braucht 'ne kurze Zeit. Du ißt einfach anfangs etwas weniger Obst, dafür mehr Grün und Wurzelwerk.

2818 📖 547 **Künstliche Sonnenbestrahlung** Die kurzwellige UV-B-Strahlung hat nachweislich eine krebsauslösende Wirkung auf die Haut. Demgegenüber galt das langwellige UV-A lange Zeit als vergleichsweise harmlos. Doch in den letzten Jahren mehren sich die Hinweise, daß es einen Zusammenhang zwischen der weitverbreiteten Benutzung der »Sonne aus der Steckdose« und der Entstehung maligner Melanome gibt - und zwar unabhängig von der in vielen Solarien-Lampen vorhandenen UV-B-Reststrahlung. (Hautarzt 45/1994/517) (→LV 9673)

2819 📖 351ff **Röntgen: Auch kleinste Dosen schaden!**
Inzwischen ist unbestritten, daß auch kleinste Dosen schwere Schäden verursachen können. Neuere Untersuchungen des Marburger Professors Horst Kuni deuten darauf hin, daß die biologische Wirksamkeit von Röntgenstrahlen doppelt so hoch liegt wie die von Gammastrahlen. Die Strahlung aus der medizinischen Apparatur ist also zweimal so gefährlich wie die aus dem All oder aus Atomkraftwerken.

0 📖 249 Hast Du ein Feuermal, eine gutartige Geschwulst oder einen Blutschwamm bestrahlen lassen? Dann wisse:
Noch nach 30 bis 40 Jahren kommt es zu bösartigen Tumoren! (medwelt 1990, 41, 304)

> Ermittlungen im Herzklappen-Skandal weiten sich aus
> ## 2700 Ärzte unter Verdacht
> Firmen zahlten vermutlich 28 Millionen Mark Schmiergeld.
> Süddeutsche Zeitung 6.12.1998

2 📖 249 **Radiotherapie** (Bestrahlung)
...müssen wir uns darüber im klaren sein, daß wir mit einer Strahlendosis, die Tumoren vernichtet, im Oberbauch soviel Schaden anrichten, daß die Patientin keinen Nutzen davon haben kann. Durch die Anwendung der Strahlentherapie könne es zum Beispiel zu einer radiogenen Hepatitis (Leberentzündung) oder strahlenbedingten Nephritis (Nierenentzündung) kommen. (Ärzte Zeitung 44/10.3.1993/18)

3 📖 249 **Schicksale nach Röntgenbestrahlung** Ärzte bewegen ihre Patienten immer wieder zu den Röntgenapparaten, indem sie ihnen von einer 'nur schwachen Strahlen-Dosis' erzählen. Forscher der Hochschule Rochester (New York) haben das Schicksal von 1201 Frauen verfolgt, die als Kinder eine Strahlenbehandlung der Thymusdrüse (innere Brustdrüse) erhalten hatten. Beim Vergleich mit nicht bestrahlten Schwestern der Frauen wurde festgestellt, daß die erste Gruppe ein 3,6mal höheres Risiko hatte, an Brustkrebs zu erkranken. Für die andere Studie hatten Wissenschaftler des Nationalen Krebsinstituts von Kanada in Toronto 31.710 Frauen untersucht, die zwischen 1930 und 1952 gegen Tuberkulose behandelt und dabei mehrfach druchleuchtet worden waren. Auch hier wurde festgestellt, daß das Brustkrebsrisiko bei den Frauen am höchsten war, die zur Zeit der Behandlung 10 bis 14 Jahre alt waren. (Kölner Stadt-Anzeiger 12.11.89)

4 📖 164 *Krebstherapie*
Besonders deletär (tödlich) wirkt sich eine Kombination von Bestrahlung unterhalb des Zwerchfells und Alkylanzien (Zytostatika, Tumorhemmgifte) aus. 42% der so behandelten Frauen haben schon mit 31 Jahren ihre Periode nicht mehr. (Medical Tribune 40, 2.1.1992/4)
Merke: Jedes Medikament stört und schwächt die normalen Reaktionsmechanismen des Körpers

5 📖 164 *Bestrahlung erhöhte das Risiko für Schilddrüsenkrebs* (Original Schlagzeile)
Patienten mit einem Morbus Hodgkin haben *noch bis zu 25 Jahren* nach einer Bestrahlungstherapie des oberen Thorax ein hohes Risiko, eine Schilddrüsenerkrankung zu entwickeln. Dies hat eine retrospektive Analyse bei 1787 Patienten von Dr.Steven L. Hancock und Mitarbeitern von der Stanford Universität in Kalifornien ergeben. (Ärzte Zeitung vom 13.9.1991)

6 📖 164 *Brustkrebs in 25 Jahren vervielfacht* (Medical Tribune, 2.10.1992/15)
Chemisch kastriert und dadurch länger leben! Wann werden die Mediziner auch diese Ergebnisse - wie vornehm drückt man's aus - mal wieder »relativieren« müssen wie diese:
Bei einer Großfeldbestrahlung kommt eine dauerhafte Schwerbeschädigung von etwa 12 Prozent der Haut insgesamt hinzu sowie eine schwere Schädigung vom Knochenmark des Schultergürtels und fast aller Rippen der gleichen Körperseite. Die Folge ist eine erhebliche und dauernde Beeinträchtigung der Blutbildung im Knochenmark und der Abwehrfunktion von Haut und Lymphknoten. (...)
Atomsprühfeuerkanonade: Vier große Strahlenfelder werden angezeichnet und zwar im Bereich der Brustdrüse, der Achselhöhle, der Unterschlüsselbeingrube und der Oberschlüsselbeingrube. Und dann wird draufgestrahlt! Eine sehr häufige Folge ist der »Elefantenarm«, weil bei der Bestrahlung die Lymphbahnen zerstört werden, aus denen die Gewebsflüssigkeit des Armes abfließt. Auch wird nie in Rechnung gestellt, daß bei dieser Behandlung auch die Rippen und die Lungen sowie die Schulterknochen mitbestrahlt werden. Eine Unzahl von Mikroschäden sind gar nicht erkennbar. Selbst wenn der Patient an den Strahlenfolgen stirbt, wird das nicht der Bestrahlung sondern der Krebskrankheit angelastet. (HACKETHAL, J., Der Meineid des Hippokrates, Lübbe S.81)

8 a) 📖 164 »Weltweit werden durch zu niedrige Strahlendosen Heilungschancen für Krebskranke vergeben - meist sogar unwiderruflich, aus Angst vor unerwünschten Strahlenreaktionen, vor Spätfolgen, letztlich sogar aus Angst vor immer häufigeren und höheren Schadensersatzforderungen.« Derart harsche Kritik übt Professor Dr. Helmut Ernst an der oft **übervorsichtigen Strahlentherapie-Planung.** (Ärzte Zeitung 236/14.12.1992/ 6) Sie werden immer größenwahnsinniger, die Herren über verkürztes Leben, über vermehrtes Leid und Tod. Der hier spricht sogar schon von Heilung bei Krebs, wenn er - Gnade den Patienten, die ihm in die Hände fallen - gegen sie den totalen Atomstrahlenkrieg eröffnet. Hat dieser, immer noch legal tätig sein dürfender, Körperverletzer nicht gelesen, was die Ärzte Zeitung am 14.7.1992 dazu veröffentlichte?:
'Ergebnisse bestätigt, Radioaktivität kann doch die Ursachen für Leukämie sein!'
Du aber sieh Dir die Bilder über die bestrahlten, abgesäbelten Brüste der verkrebsten Frauen bei Rz 146 und 164 gleich wieder an, um zu wissen, was von den Umsatzmaximierungswünschen der Mediziner zu halten ist...

8 b) Computertomographie: Ist soviel als würden auf einmal 700 Röntgenaufnahmen bei Dir gemacht. Das sind die Tatsachen: Ein Techniker im Atomwerk darf nicht mehr als 30 millirem an radioaktiver Belastung im Jahr mitbekommen. Bei einer einzigen Mammographie bekommt die Frau bereits 4000 millirem verpaßt.

9 📖 164 *Herrn Hübeners tödliche Hybris*
In der Hamburger Uniklinik wurden Krebskranke verstrahlt. Der Chefarzt experimentierte. Die Patienten litten. Kollegen wußten Bescheid und schwiegen. Seit Jahren herrschen in der Strahlenabteilung Raffgier, Intrigen und Größenwahn (DIE ZEIT 30/23.7.1993) Was schrieb Montaigne den Ärzten schon 1581 ins Stammbuch: »Sie kümmern sich mehr um ihre Reputation und also mehr um ihr Einkommen als um das Wohl der Patienten.« Und er meinte weiter, daß manche Ärzte nicht zögerten, das Befinden ihrer Schutzbefohlenen zu verschlechtern, um dadurch noch mehr Geld kassieren zu können.

30 📖 164 *Myelographie* **(Röntgenuntersuchung des Spinalkanals) war tödlich**
Einen Tag nach lumbaler Myelographie trübte das Bewußtsein einer 48jährigen Patientin schnell zunehmend ein. (Ärztliche Praxis 66/17.8.1993)

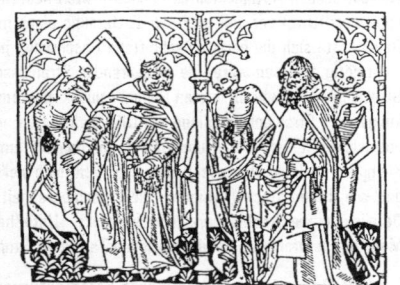

Ob frummb oder nit - so Du gahst zu den docters, der Tohdt staht nah by Dir. (Spruch 17. Jahrhundert)

2832 📖 164 **Mammakarzinom (Brustkrebs):**
Eine prospektive, randomisierte Studie bringt es an den Tag: Postoperative Strahlentherapie beim Mammakarzinom ohne Einfluß auf die Rezidiv- und Überlebensrate. Nach 10 Jahren leben noch 36 bis 38% der Frauen, gleichgültig, ob sie bestrahlt wurden oder nicht, berichtete Dr. Wilhelm Friedl von der Chirurgischen Klink der Universität Heidelberg auf dem Deutschen Krebskongreß. (Medical Tribune Nr. 6/1982)

2833 📖 164, 196 BEALLE, M., »The Drug Story«, Humanitarian Publishing PA. Auszug:
Es ist Tatsache, daß Bestrahlungen mit Röntgen oder Radium einen **besonders schweren Todeskampf** zur Folge haben und daß daraufhin Medikamente in hohen Dosen und Betäubungsmittel unerläßlich werden. Darum wird in der Werbung des Arzneimittelkartells auch »Bestrahlung als Zusatzmaßnahme zum operativen Eingriff« empfohlen. (...) Die tröstliche Betäubung der Schmerzen erweckt falsche Hoffnungen. Die Neuritis (Nervenentzündung), die der Bestrahlung folgt, führt trotz der enormen Mengen Betäubungsmittel, die verabreicht werden müssen und die der Patient mit einem Aufschlag von 10.000% auf die Herstellungskosten bezahlt, unweigerlich zum Tode.

2834 📖 218, 351 (...) Wenn etwa Wirbelsäule, Nieren oder Magen und Darm innerhalb weniger Monate mehrfach geröntgt werden, steigt das Blutkrebs-Risiko. Diesen Zusammenhang entdeckte die amerikanische Epidemiologin Susan Preston-Martin, als sie leukämiekranke Patienten aus Los Angeles nach der Zahl ihrer Röntgenuntersuchungen befragte. (STERN, Nr. 39/1993)

2836 📖 130 Doch auch bei **minimalen Strahlenmengen** läßt sich nicht ausschließen, daß eine normale Körperzelle in eine Krebszelle verwandelt wird. Wenn menschliche Keimzellen geschädigt wurden, sind Veränderungen an der Erbsubstanz möglich, die erst in der nächsten Generation zum Vorschein kommen. (DER SPIEGEL 32/1993/168)

2837 📖 164 Neu in der Krebs-Heilung: **Die schonende Strahlen-Therapie**
Jede zweite Krebs-Heilung gelingt nur mit Hilfe der Strahlen-Therapie. Doch die Erfolge werden oft durch erhebliche Nebenwirkungen der Bestrahlung getrübt. Aus diesem scheinbar unlösbaren Dilemma gibt es jetzt einen überraschend einfachen Ausweg: Die zur Zerstörung einer Krebs-Geschwulst notwendige Strahlenmenge wird auf doppelt so viele Einzelbestrahlungen verteilt wie bisher. Dr. Beck-Bornholdt wurde dafür mit Forschungs-Preisen der Hamburger Krebsgesellschaft und der Vereinigung der deutschen Strahlenschutzärzte ausgezeichnet. *Allerdings ist die neue Strahlentherapie auch teurer als bisher.* Denn sie erfordert (...). (Das Goldene Blatt, Nr. 27/1989, ein Blatt für ältere, kranke Leute) Ich halte fest:
1. Krebs ist durch die Schulmedizin nicht heilbar. Schon der erste Satz ist eine Lüge. 2. Dieses Die-Kranken-für-dumm-Verkaufen hört nie auf: Ob Du eine Flasche Schnaps an einem Tag austrinkst oder je eine halbe an zwei Tagen: Deine Leber kriegt die gleiche Schadensmenge ab. Das gilt natürlich auch für die Bestrahlung in Bezug die auf rem-Anzahl. 3. Was dahintersteckt, offenbart Dir der letzte Satz.

2838 📖 164 »Auf einen Blick«, Nr. 15/1990, Bericht einer 21jährigen, deren Krebs man strahlenbehandelte.

2839 📖 164 **Was schon alles für Unsinn in der Krankenbehandlung existierte:** Der Chirurg arbeitete eng mit der Universität zusammen. Dort machte man gerade eine Versuchsstudie. Vor der Radikaloperation wurden die Patienten mit einer Kobaltbombe vorbestrahlt. Hinterher sollte noch eine Nachbestrahlungsserie folgen. Dies wurde dem Kollegen gesagt. Er stellte sich als Versuchskaninchen zur Verfügung. Noch im November 1978 war die Atomsprühfeuer-Kanonade, kurz später die Radikaloperation. Das vom Krebs befallene Dickdarmstück wurde herausgeschnitten, vorübergehend ein Anus praeter angelegt, um die Nahtstelle zu entlasten. Nach Angaben des Operateurs konnte der Krebs vollständig entfernt werden. Der Heilungsverlauf war zunächst komplikationslos. Bereits 2 Wochen nach der großen Operation wurde der Anus praeter »zurückverlegt«.
In allerbestem Allgemeinzustand war der 57jährige zur Operation gekommen, als guttrainierter Hobbysportler, der regelmäßig seit Jahren seine Langläufe gemacht hatte. Nach der Bestrahlung und den beiden Operationen verschlechterte sich sein Zustand rapide. In kurzer Zeit war der ganze Bauch voller Metastasen. Es kam zu 'fürchterlichen Durchfällen'. Einmal wurde noch nachoperiert, um Darmverengungen zu beseitigen. Im Mai 1979 starb der Arzt, 1/2 Jahr nachdem er seine Zustimmung zu dem Experiment gegeben hatte. So rasch geht es eigentlich nur, wenn die Abwehrkräfte des Krebskranken derart maximal strapaziert werden, wie es hier geschah. (S. 167)
(...), daß allein schon eine sehr intensive Röntgen-Diagnostik das zerstörerische Wachstum eines Lungenkrebses erheblich beschleunigen kann. (S. 184) (HACKETHAL, J., Operationen, ja oder nein?, Ullstein TB)

Die Kosten der Dialysebehandlung stiegen von Dm 46.000,00 bis 1998 auf drei Milliarden für 36000 Patienten und es werden immer mehr.

2840 📖 164 **Immer neue Enthüllungen im Hamburger Strahlenskandal**
Auch Prostatakrebskranke wurden durch Überdosis innerlich verbrannt. Darm und Blase sind zerbröselt, nur noch über Plastikschläuche und künstliche Ausgänge können Urin und Kot nach außen abfließen. Auch die Knochen im Becken von Wally Meyer lösen sich allmählich auf, Scham- und Kreuzbein sind schon durchlöchert. Vor drei Wochen wurde ihr die linke Niere herausoperiert. Wally Meyer ist ein Strahlenopfer. Wie ein soeben fertiggestelltes Fachgutachten bestätigt, haben hohe Strahlendosen, die ihr im Sommer 1987 an der Hamburger Uniklinik Eppendorf (UKE) vor und nach der Entfernung eines markstückgroßen Darmtumors verabreicht wurden, ihr brutal den Unterleib verbrannt. Dabei hatte sich die herausgeschnittene Geschwulst noch in einem so frühen Stadium befunden, daß eine derart intensive Bestrahlung gar nicht nötig gewesen wäre. Die verheerenden Strahlenschäden, heißt es im Gutachten, wären mithin »weitgehend vermeidbar gewesen«. Der Strahlenskandal war im letzten Sommer publik geworden, als scharenweise Darmkrebspatienten in der Lokalpresse über schwere Nebenwirkungen der Strahlenbehandlung am UKE berichteten: verbrannte Gedärme, geschrumpfte Blase, zerstörtes Knochengewebe. Hübener bleibt uneinsichtig. Etliche der Krebskranken, die nun auf Entschädigung klagen, meint der Strahlendoktor allen Ernstes, stecken »finanziell in der Klemme«: »Ich bin überrascht, daß sich nicht noch viel mehr angebliche Strahlenopfer bei Herrn Funke gemeldet haben...« Doch mit Äußerungen wie diesen stachelt Hübener die Entschlossenheit des Anwalts nur noch an, der beinahe im Wochentakt die Öffentlichkeit mit neuen Details über die Brachialtherapie verschreckt. »Unfaßbares Elend« habe er in den letzten Monaten erlebt, sagt Funke, beispielsweise »wie ein Mann mit verbranntem Gesäß, der jeden Tag sechs Stunden in der Badewanne lag«. (DER SPIEGEL 4/1994)

2841 📖 249 **Querschnittslähmung nach Strahlentherapie:** Die Patientin litt 1974 unter Lymphogranulomatose. Im Krankenhaus erfolgte eine Kobalt-Bestrahlung. Die Patientin erhielt das Merkblatt für Bestrahlungspatienten. Ein Hinweis auf das Risiko der Rückenmarksschädigung erfolgte nicht. Bei der Patientin trat eine Querschnittslähmung auf. (OLG Frankfurt 25.3.82 - 1 U 17/79)

750.000 Mark für behindertes Kind
Ein drei Jahre alter Junge, der in einem Dortmunder Krankenhaus schwerstbehindert zur Welt gekommen war, soll 750.000 Mark Abfindung erhalten. Dieser Vorschlag des Landgerichts Dortmund wurde gestern bekannt. Organisatorische Fehler der Klinik waren laut zwei Gutachten die Ursache der Schädigung. (K.St.Anz. 2/27)
Bei Ärztepfusch kannst Du Gutachterkosten ersetzt bekommen:
Die Kosten des vorprozessual eingeholten Gutachtens des Instituts für Kunstfehlerbegutachtung kann der Kläger ersetzt verlangen. Diese Gutachterkosten waren für die zweckentsprechende Rechtsverfolgung notwendig. Gerade bei medizinisch schwierigen Sachverhalten ist die Beauftragung eines Sachverständigen erforderlich, um Fragen des Haftungsgrundes klären zu können. (LG Ulm 3.10.84 - 1 O 173/83. OLG Düsseldorf 30.1.86 - 8 U 211/84.)
2   145 Auch die vielfach geübte vorbeugende Bestrahlung etwa nach einer Brustoperation hat mehr Nachteile als Vorteile. Ist es nicht gelungen, alle Geschwulstteile zu entfernen, so gilt das oben Gesagte. Ist aber die Geschwulst völlig entfernt, so ist eine Bestrahlung ohne Sinn. (...) Wie es im positiven Bereich der Gesundheit eine Vollendung gibt, so gibt es sie auch im Krankhaften. Betrachtet man den Krebs als diese vollendete Krankheit, so ist sie vielleicht dazu auserwählt, dem verblendeten Fortschrittsgläubigen die Augen darüber zu öffnen, daß für jeden Eingriff in die Schöpfungsgesetze auch die entsprechende Rechnung präsentiert wird. Ein Menschengeschlecht, das nicht mehr fähig ist, die Warnsignale gegen die Eingriffe in seine Grundgesetze zu erkennen und nur im aussichtslosen Endstadium nach Heilmitteln Ausschau hält, **hat sich sein Schicksal selbst zuzuschreiben.** Wenn überhaupt noch eine Umkehr möglich ist, so müßte der Krebs besonders dazu geeignet sein, diese Einsicht zu vermitteln. (BRUKER/GUTJAHR, Reine Frauensache, emu-Verlag,)
Mach es Dir ganz klar, Du liebe davon Betroffene: Du hast keinen Brustkrebs, liebe Leserin: Du bist verkrebst! Durch und durch verkrebst und eine Tentakel des Krebs stößt in Deine Brust vor! Reize ihn nicht durch Probeentnahmen oder Amputation! Oder Chemo. Oder Bestrahlung. Nimm Deinem Körper den Grund, böse gegen Dich zu sein: Und führe Deinem Körper keine neuen Gifte auch noch von den Medizinern zu - die aus der heutigen miesen Ernährung genügend vorkommen!
4   145 Und Du nimmst den Weißkitteln immer noch ab, daß deren Atombestrahlung heilen kann?:

»Mal sehen, welchem lästigen Patienten heute sein letztes Stündlein wieder durch unsere Medikamentenverabreichungen geschlagen hat.«

Krankenschwester wegen Tötung von 14 Patienten verurteilt... (Express, 1.6.1997)

Hannes Messner wieder in der Klinik
...muß der berühmte Schauspieler sich einer erneuten Operation wegen seines Krebsleidens unterziehen. »Die Löcher, die durch eine Nuklearbestrahlung entstanden sind, müssen zugenäht werden.« (taz, 23.9.87)
Der Presse gegenüber markiert er den starken Mann, was glaubst Du aber, wie der im stillen Kämmerlein vom heulenden Elend überfallen wird und wie der es verflucht, sich diesen Schreckensscharlatanen in die Hände gegeben zu haben...
5   145 **Dickdarmkarzinom**
Werden Patienten mit einem kolorektalen (im unteren Darmabschnitt befindlichen) Karzinom postoperativ nachbestrahlt, stellen sich bei ihnen dreimal häufiger Ileusbeschwerden ein, die zur erneuten Hospitalisierung führen, als bei nichtbestrahlten. Sogar fünfmal häufiger ist bei Bestrahlten wegen eines Ileus eine Rezidivoperation erforderlich. Die Reoperationen nach Radiatio waren schwierig. Bei allen zehn Reoperierten bestanden ausgedehnte Adhäsionen, die Eingriffe dauerten bis zu sieben Stunden. (Ärzte Zeitung 133, 21. Juli 1992/13)
6   117 Wir warnen vor der **Ausbeutung Krebskranker** mit nicht zugelassenen Arzneimitteln wie dem von der medmark Pharma vertriebenen, vom BGA zur Zulassung abgelehnten »Antitumormittel« ET18OCH3 (**Edelfosin**). Die Patienten müssen für den Behandlungszyklus von drei Monaten bis zu 15.000 DM aufwenden. Hinreichende Belege für den Nutzen fehlen. (arznei-telegramm 2/91)
0   249 **Zum Teil bekamen die Probanden eine 1200fache Röntgendosis**
In Australien haben Ärzte mit radioaktiven Präparaten an hunderten von Kranken wie auch an Gesunden herumexperimentiert. Auch schwangere Frauen und Kinder unter 14 Jahren befanden sich bei den Testpersonen. (Ärzte Zeitung 66/13.4.1994/10/)
1   351 **Rund 40.000 Krebstote pro Jahr fordert das Röntgen**, hat der Marburger Strahlenexperte Kuni für die Bundesrepublik errechnet. Dieser Zahl liegt eine jährliche geschätzte Gesamtstrahlendosis pro Kopf der Bevölkerung von 200 Millirem zu Grunde und wurde eher unter- als übertrieben: Technische Defekte an überalterten Geräten oder unsachgemäße Anwendung durch unfähige Ärzte und anderes Personal blieben dabei unberücksichtigt. Die Hälfte aller Röntgengeräte in deutschen Krankenhäusern und staatlichen Untersuchungsstellen sind nach einer Untersuchung des Zentralverbandes der Elektroindustrie (ZVEI) älter als zehn Jahre und damit technisch überaltert, was zu vermeidbaren Wiederholungsaufnahmen und damit zur doppelten Strahlendosis führe. Jährlich wird bei uns an die 90 Millionen Mal geröntgt - Tendenz steigend, wie der Radiologe Kuni feststellt: »Da werden massenhaft Kinder im Vorschulalter geröntgt, weil sie mal auf den Kopf gefallen sind.« Wenn Arbeitgeber oder Krankenkassen vor dem Eintritt ins Berufsleben routinemäßig Röntgenbilder verlangen, für die es keine diagnostischen Gründe gibt, hat das besonders bei jungen Menschen fatale Folgen. Ein Organismus, der sich im Wachstum befindet, reagiert empfindlich auf ionisierende Strahlung. Da sich die Zellen häufiger als bei Erwachsenen teilen, pflanzen sich auch Schäden schneller fort. Dennoch ziehen auch Kinderärzte allzuoft die Röntgendiagnostik anderen Untersuchungsmethoden vor. (raum&zeit 87/1993)
2   208, 548 Wie war das? Wollen uns die Ärzte krankhalten oder nicht? Der kleine Doktor sicher nicht! Aber die Weichen für Arztprofit werden von oben gestellt:
Berufsrecht / Ein Reformhaus, eine Apotheke und ein Allgemeinarzt werben für ihre Gesundheitsseminare / Ärztekammer schmeckt Reklame für Diätkurse nicht (Ärzte Zeitung 33/22.2.1995/4)

Und sprechen die Führungsspitzen der Ärzte mal von Vermittlung von Gesundheit, dann sieht das so aus:
Enge Verzahnung von Bildung und medizinischer Versorgung angestrebt / Ärztekammer Nordrhein startet Projekt »Gesundheitsförderung in der Schule«
An zwei Wuppertaler Grundschulen wird die Ärztekammer Nordrhein ab Mitte diesen Jahres ein Modellprojekt zur Primarprävention erproben. Ziel des Modells »Gesundheitsförderung in der Schule« ist es, Schüler frühzeitig zu gesundheitsbewußtem Verhalten erziehen. Denn einmal verinnerlichte Verhaltensmuster ließen sich im Erwachsenenalter kaum korrigieren, so die ÄKNo. Im Mittelpunkt des Konzepts steht der Besuch von Schulklassen in einer Allgemeinarzt- oder Kinderarztpraxis. Dr. Beate Bialas vom Gesundheitsberatungsausschuß der ÄKNo: »Wir möchten den Kindern zeigen, was eine Arztpraxis ist, wer dort arbeitet und welche Tätigkeiten verrichtet werden.« Niedergelassene Ärzte sollen den Kindern ihre Arbeit anschaulich erklären. So könne Kindern beispielsweise die Angst vor Untersuchungen genommen werden. Mit dem Konzept strebt die ÄKNo eine enge Verzahnung von Bildung und medizinischer Versorgung an. Rund zwölf Prozent der Kinder und Jugendlichen sind heute chronisch krank, so Sabine Schindler von der ÄKNo. Zu den häufigsten Erkrankungen gehörten Allergien, Herz-Lungenkrankheiten, stoffwechselbedingte Krankheiten, Krebs, Nierenkrankheiten und psychosomatische Störungen. Lehrer hätten auf diese Entwicklung nicht angemessen reagieren können, weil das Lehramtsstudium nicht auf Gesundheitserziehung ausgerichtet sei. Zudem sei bei der Gesundheitserziehung ärztlicher Sachverstand gefordert. Ein interdisziplinär besetzter Gesundheitsberatungsausschuß bei der ÄKNo hat bereits Unterrichtsbausteine entwickelt, die flexibel in den Unterricht integriert werden können. Thema einer Unterrichtsstunde im Bereich Gesundheitserziehung · eingebettet in den Sportunterricht · lautet beispielsweise: »Wir untersuchen unsere Atmung«. Ärzte erläutern den Kindern, wie der Puls gefühlt wird und klären die ersten Fragen zu dem Begriff Puls. Mit Hilfe der Lehrer sollen Kinder ihre Pulsfrequenz messen und sie notieren. Später sollen sie die Messung nach einem Dauerlauf wiederholen und mit Ärzten über die Veränderung der Pulsfrequenz durch Belastung sprechen. Noch in diesem Monat will die ÄKNo weitere Schulen informieren und Pädagogen zur Mitarbeit und Fortbildung einladen. Eine Kooperationsstelle für Lehrer und Ärzte soll in Kürze eingerichtet werden. Außerdem vermittelt die Kammer Mediziner, die Unterrichtsstunden übernehmen oder bereit sind, Schulklassen ihre Praxen zu zeigen. (Ärztliche Praxis 50/18.3.1995/10)
Nichts von Gesundheit! Nichts von gesunder Ernährung! Nichts von Bewegung! Gesundheitsbewußtes Verhalten heißt für die Ärzte: Medizinische, also chemische Versorgung! Heißt: Arztpraxis zeigen, damit die Kinder schon früh wissen, wo man hingehört und wem die Chipkarte abzugeben ist. Dem ärztlichen Sachverstand alles überlassen. Obschon der erwiesenermaßen von Gesundheit und Ernährung nicht die Bohne versteht. Ach ja, und Puls fühlen und Vertrauen gewinnen zu dem Drogendealer und Chemiehändler, das ist es, was die Schüler lernen sollen... Nochmals: UrTherapie ist als Pflichtfach in die Schulen zu integrieren.

Frag Deinen gesunden Menschenverstand mal, wenn es um Deine Bestrahlung bei Krebs geht:
Sind die Menschen in Hiroshima und Nagasaki durch die radioaktive Bestrahlung gesünder geworden?

2853 Eingriffe am Herz unter Röntgenkontrolle
Die dabei entstehende Strahlenbelastung ist wegen der meist langen Durchleuchtungszeiten, Aufnahmeserien sowie der verwendeten · oft unnötigen · Hochkontrasteinstellungen sowohl für den Patienten als auch den Untersucher sehr hoch, wie Professor Dr. Manfred Schätzl von dem Münchner Klinikum Großhadern berichtet hat.
Dies könne dazu führen, so Schätzl, daß der Untersucher, um eine gesteigerte Bildqualität zu erhalten, höhere Hautexpositionsdosen für den Patienten als unbedingt nötig in Kauf nähme. Vor allem korpulente Patienten würden so häufig zur Erhöhung des Kontrastes einer zwei- bis vierfachen Hautdosis ausgesetzt. Ärzte Zeitung 107/13.6.1995

2864 | Die Medizinwissenschaftler brauchen für jede Dummheit 100 Jahre:
50 um sie zu begehen, 50 um sie einzusehen.

Das war schon zu Zeiten des Dichterfürsten so:
»Es wird in den Wissenschaften dasjenige als Eigentum angesehen, was man auf den Akademien überliefert erhalten und gelernt hat. Kommt nun einer, der etwas Neues bringt, das mit unserem Credo, das wir seit Jahren nachbeten und wiederum anderen überliefern, in Widerspruch steht und es wohl zu stürzen droht, so regt man alle Leidenschaften gegen ihn auf und sucht ihn auf alle Weisen zu unterdrücken. Man sträubt sich dagegen, wie man nur kann: man tut, als höre man nicht; man spricht darüber mit Geringschätzung, als wäre es nicht der Mühe wert, es nur anzusehen und zu untersuchen, und so kann eine neue Wahrheit lange warten, bis sie sich die Bahn bricht.«
(Goethe, Gespräche mit Eckermann)

2865 Krank durch Tampons
Ärzte warnen: Rund 90 Prozent aller Fälle des Toxischen Schocksyndroms (TSS) werden durch falschen Gebrauch von Tampons verursacht. TSS ist eine schwere Vergiftung mit Fieber, Erbrechen, Muskelschmerzen und scharlachähnlichem Ausschlag. Ausgelöst wird das Schocksyndrom durch eine bestimmte Gruppe des Bakteriums Staphylococcus.

Wird Parkinson einmal heilbar sein?
Frühestens in 20 Jahren, vermutlich durch die Gentechnologie. Immerhin kann man bei Ratten schon heute die Parkinson-Krankheit mit Hilfe einer Verpflanzung gentechnologisch vermehrter Gehirnzellen stoppen. (BUNTE 50/1998)

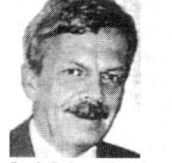

Prof. Reiner Thümler

Mit 37 unheilbar krank: Michael J. Fox
Der Hollywood-Star hat Parkinson.
BUNTE 50/1998

Das ist der große Unterschied zwischen der Schulmedizin und der Klassischen Naturheilkunde: Für letztere gibt es nichts Unheilbares!

2900 Fälschungen der Wissenschaftler sind gang und gäbe (→ LV 4207 u. 4403)

0 612, 649 GRAFTON, A., Fälscher und Kritiker. Der **Betrug in der Wissenschaft**, Wagenbach.
BROAD, W./WADE, N., Betrayers of the truth. Fraud and Deceit in the Halls of Science, Simon and Schuster N.Y. 1982. Auszüge:
Der Wissenschaftler, der bei einem kleineren Betrug ein Mindestmaß an Sorgfalt walten läßt, hat fast die Garantie der Straffreiheit, wenn er bloß die »Selbstüberprüfungsmechanismen« der Wissenschaft fürchten braucht. Die Belohnungen für das Betrügen wiederum können recht beträchtlich sein. Die Wissenschaft hält sich an Ergebnisse. Ein gutes Ergebnis bietet eine bessere Chance als ein mittelmäßiges auf Veröffentlichung, auf Zuweisung des nächsten Forschungsetats, auf Beförderung, Lehrstuhl, Prestige und Auszeichnungen. Angesichts hoher Belohnungen und geringerem Risiko des Gefaßtwerdens dürfen wir erwarten, das kleine Betrügereien sehr verbreitet sind. (...) Die Behandlung mit zwei verschiedenen Arzneimitteln erfolgte nach einem genauen Zeitplan, von dem Straus glaubte, daß er die Überlebensquote von Krebspatienten drastisch verbessern würde. Die Daten für die Untersuchungen wurden von Strausens Personal gesammelt, geordnet und in die umfangreichen Datenbanken von ECOG eingespeist. Nach Angaben von Team-Mitgliedern wurden immer wieder Daten gefälscht. Die meisten Fälschungen, darunter auch Berichte über falsche Labor- oder Testergebnisse, erfolgten entweder, um den Fehler zu vertuschen, die das Team bei der Einhaltung der besonderen Vorschriften der ECOG Untersuchung gemacht hatte, oder um Ärzten zu ermöglichen, von der vorgeschriebenen ECOG-Behandlung abzuweichen, ohne »die Anerkennung« dieser Fälle zu verlieren. Später, als die Universität Boston eine Untersuchung anstellte, stellten Beauftragte fest, daß fast 15% der Daten gefälscht worden waren. (...) (...) Daß die wissenschaftliche Methode keinen Schutz gegen Vorurteile bieten kann, macht besonders betroffen, wenn sich dieses Versagen nicht nur auf einen Einzelnen, sondern auch auf die Kollegen seiner Disziplin erstreckt. Was ist die Wissenschaft, wenn nicht eine Methode, die Welt objektiv zu sehen? Ist sie lediglich ein Etikett, das auf die Verpackung geklebt wird, nachdem der Inhalt feststeht? (...)
Natürlich haben die Ärzte, die für die Arzneimittelhersteller arbeiten, nur ein Ziel, nämlich Ergebnisse zu produzieren, aufgrund derer das Ministerium das jeweilige Medikament dann auch zuläßt. Und bei der sich verschärfenden Konkurrenz um die Prämien wollen Ärzte oft nichts weiter als »gute« Ergebnisse aufweisen, **die ihnen die Pfründe erhalten**. Da all die »netten« Forscher im selben Boot sitzen, scheinen sie auch besonders tolerant zu sein, was schlampige Experimente, unbestätigte Ergebnisse und deren fahrlässige Auslegung betrifft (...).

1 649 Betrug en masse in der Wissenschaft - wie überall
(...) Das Gespräch verlief ausgesprochen kritisch mit mehr Fragen denn Antworten. Wie etwa die Institutionen am besten darüber zu wachen vermögen, wie der ständig weiter betriebene Betrug von Wissenschaftlern zu verhindern sei und welches Außmaß er darstellt.
WRATHER; J.: Scientist and lawyers look at fraud in science. SCIENCE, 1987, Vol. 238 (4828), S. 813-4

> **Wie die angeblich 100% verläßlichen Doppelblindstudien verfälscht werden, siehe LV 9200.**

(...) Ein Forscher hat nach Angaben des baden-württembergischen Umweltministerium seine Studie des Landes über die Benzolbelastung der Luft gefälscht. (...) »Der Laborleiter wollte, man will es kaum glauben, damit seine Doktorarbeit schönen«, sagte Schäfer. Der Vorgang bedeutete einen Vertrauensverlust für die Politik und die ihr zuarbeitenden Experten. (Kölner Stadt-Anzeiger 35/10.2.1995)

2 649 Die Gefährdung durch Dioxine muß nach Meinung des Kieler Toxikologen Professor Wassermann neu bewertet werden. Das sei das Ergebnis neuester Untersuchungen der US-Umweltbehörde, sagte er. Das Immunsystem des Menschen werde schon bei niedrigen Konzentrationen beeinträchtigt. Die Grenzwerte müßten drastisch gesenkt werden.
Die Dioxin-Gefahr sei in den USA durch die Fälschung von Gutachten und die Bestechung von Wissenschaftlern verharmlost worden, meinte Wassermann. (Kölner Stadt Anzeiger, 12.11.1991)
Hier kannst Du Dich über die wissenschaftlichen Fälschungen der letzten Zeit sachkundig machen. Merke: Die vielen Fälschungen in der medizinischen Forschung werden deshalb so selten veröffentlicht, weil man • die Öffentlichkeit nicht verunsichern will. • Weil nur die Mediziner sich kontrollieren und die Fachzeitschriften Fälschungsberichte nicht veröffentlichen, weil sie anzeigenabhängig sind. • Weil durch Bekanntgabe und Aufdeckung Profitverluste für die Beteiligten eintreten würde. Siehe auch 2908 - 2910

3 649 JORAVSKY, D., The Lysenko Affair (Harvard University Press, Cambridge, 1970).
HUNT, M., »A Fraud That Shook the World of Science« The New York Times Magazine, November 1, 1981, pp. 42-75.
SPECTOR, M., (rising young biochemist at Cornell Universitiy) 1980-1981. A series of elegant experiments by Spector that pointed to a unified theory of cancer causation tunred out to be fakes. Spector denied any wrongdoing, saying somebody else spiked the test tubes.
Group of Straus's researchers and nurses admitted falsifying data in clinical tests and charged that some of the fakery was done on Straus's orders. (Eine Serie schönster Experimente erwies sich als Fälschung...)
BRUZELIUS, N. J. and KURUJIAN, S. A., »Cancer Research Data Falsified; Boston Projekt Collapses,« Boston Globe, five-part series starting June 29,1980, p, l.
WADE, N., »The Rise and Fall of a Scientific Superstar,« New Scientist, 24.9.81/781.
HANLON, J., »Top Food Scientist Published False Data,« New Scientist, 7.11.74/430.
KAUFMAN, M. T., »India Stepping Up Money for Science,« The New York Times, 17.1.82.
BROAD, W. J., »Report Absolves Harvard in Case of Fakery,« Science, 215, 874-876, 1982.
JAMES-ROBERTS, I. ST., »Are Researchers Trustworthy?« New Scientist, 71, 481-483, 1976.
JAMES-ROBERTS, I. ST., »Cheating in Science,« New Scientist, 72, 466-469, 1976.
HUGHSON, R. V. and COHN, P. M., »Ethics,« Chemical Engineering, September 22,1980.
WEINSTEIN, D., »Fraud in Science,« Social Science Quarterly, 59, 639-652, 1979.
Fraud in Biomedical Research. Hearings before the Subcommittee of Investigations and Oversight of the Committee on Science and Technology, U.S. House of Representatives, Ninety-Seventh Congress, March 31 - April 1, 1981 (U.S. Government Printing Office, No. 77-661, Washington, 1981), p. 12. (Betrug in biomedizinischen Untersuchungen)
WADE, N., »Physicians Who Falsify Drug Data,« Science, 180, 1038, 1973. (Mediziner, die Medikamenten-Daten fälschen)
ZIMAN, J. M., »Some Pathologies of the Scientific Life,« Nature, 227, 996-997, 1970. (Krankheiten im wissenschaftlichen Leben)
WEINER, J. S., The Piltdown Forgery (Oxford University Press, London, 1955).
Di Trocchio, F., Der große Schwindel. Betrug und Fälschung in der Wissenschaft. Campus Verlag

> Forschung und Wissenschaft sind keine hehren Inseln der Wahrheit, deren Erkenntnisse über jeden Zweifel erhaben wären. Betrug und Fälschung sind dort ebenso zu Hause wie in jedem anderen Bereich menschlichen Tuns – und das nicht erst in neuerer Zeit.
> (Ärzte Zeitung 4/12.1.1995/15)

> Der Berliner Biologe Franz Moewus, nahm sich 1959 das Leben. Er hatte durch die angebliche Entdeckung von Homosexualität bei einzelligen Algen den Nobelpreis zu erringen gehofft.

2904 📖 612, 649 SUTHERLAND, E., »White-Collar Crime«, N.Y. Holt und BURACK, R., »The New Handbook of Prescription Drugs«, N.Y. Pantheon. Die Verfasser berichten über die **'Weiße-Kittel-Kriminalität,'** und daß nach schweren ärztlichen Verfehlungen weder Strafverfolgung einsetzt noch zivilrechtlich verhandelt wird; wie sich die Ärzteschaft verschwörerisch vereinigt, um irreführende Informationen über giftige Medikamente zu verbreiten sowie die Koruptheit nicht weniger Medizin-Professoren. Über die medizinische Wirtschafskriminalität berichtet gut recherchiert: GODDARD, J. L., in »The Drug Establishment«, Esquire 3/1969.

2905 📖 612, 649 **Mit Geld ist alles zu erreichen:** Der schweizerische Hoffmann-La Roche-Konzern gab in zehn Jahren 500 Millionen Mark zur Steigerung des Umsatzes von »Valium« aus und beauftragte jährlich an die 200 Ärzte, wissenschaftliche Abhandlungen darüber zu verfassen. BRECHER, E. M., »Licit and Illicit Drugs«, Consumer Report, Boston, Little, Brown, 1973.

2906 📖 612, 649 (...) **Betrug bei Studien** stellte der britische Halcion-Gegner und emeritierte Psychiatrie-Professor Ian Oswald nach einer Untersuchung von Firmenunterlagen fest; Upjohn habe die Ergebnisse manipuliert.
Meldungen über Nebenwirkungen seien verschwunden oder geschönt worden. Testteilnehmer, die über schwere psychische Störungen nach der Halcion-Einnahme berichtet hatten, seien von den Untersuchungen ausgeschlossen worden. 20 Jahre lang habe die Firma von den Nebenwirkungen gewußt und dennoch geschwiegen. »Das Ganze«, so Oswald, »war ein einziger großer Betrug.« (DER SPIEGEL 9/1992)

2907 📖 612, 649 **Traue keinem medizinischen Gutachter!**
Damit deren Auftraggeber keine Entschädigungen zahlen müssen, werden die Blutproben einfach vertauscht: Da davon ausgegangen werden muß, daß beide Institute ordnungsgemäß untersuchen und messen, kann die Erklärung für diesen seltsamen Umstand nur darin gefunden werden, daß aus dem Institut von Prof. Dr. Triebig eine andere Blutprobe als die des Anzeigeerstatters an die ERGO Forschungsgesellschaft mbH gesandt worden ist. Prof. Dr. Triebig ist für unseriöse Gutachtertätigkeit bekannt. Das Wissenschaftsministerium hat seine diesbezüglichen Nebentätigkeiten gerade eingeschränkt. (FOCUS 3/1993)

2908 📖 612, 649 **Käufliche Professoren**
...wird ihm vorgeworfen, bei der Beurteilung von Berufskrankheiten »Gefälligkeits-Gutachten« für die Berufsgenossenschaften zu erstellen. Der Heidelberger Krebsepidemiologe Dr. Rainer Frentzel-Beyme zum Beispiel hat Triebig in dessen Veröffentlichung zur Frage des »Harnblasenkrebsrisikos bei deutschen Baumalern« Fehler durch **Weglassen und Falschzitate** nachgewiesen. Berufsrisiken zum Beispiel durch Lösungsmittel spiele Triebig mit »derartigen Manipulationen« herunter... (Ärzte Zeitung 219/3.12.1992/8)

2909 📖 612, 649 Der einflußreiche Professor, ehemals Ordinarius der Arbeitsmedizin an der Uni Hamburg, geriert sich gern als Papst der klassischen Arbeitsmedizin. Nach einem Urteil des Hamburger Oberlandesgerichts gilt er in der Fachwelt jedoch als »Experte für Unbedenklichkeiten«. Der Kieler Toxikologe Wassermann beurteilt ihn sogar als einen **»Fälscher«** ohne »einen Rest von Gewissen und Moral«.
Ins Zwielicht geraten ist Lehnert vor allem als Verharmloser des Supergifts Dioxin und als steter Interessenwahrer der Chemie-Industrie. (DER SPIEGEL 4/1993)

2910 📖 612, 649 **Fälschungen in der Wissenschaft**
Daß wir von Fälschungen in der Wissenschaft in Deutschland nichts hören, liegt nach meiner Meinung nicht daran, daß Fehler oder Betrügereien bei uns nicht vorkommen, sondern daran, daß sie weder entdeckt noch geahndet werden. (Ärztliche Praxis, Nr. 37 vom 9. Mai 1992)

2911 📖 612, 649 **Trau keinem Fuchs auf grüner Heid - und keinem Mediziner auf seinen Hippokrates-Eid:**
KOHN, A., False Prophets. Fraud and Error in Science and Medicine, Basil Blackwell Ltd. Oxford, 1986, gibt viele Beispiele über Fälschungen. Auszüge:
Dr. PURVES behauptete, daß Deoxyglucose von schlafenden Embryos langsamer aufgenommen würde als von wachen. Sein Versuch konnte nicht reproduziert werden. Darauf sandte er einen Brief an Nature, daß er seine Daten gefälscht hatte. (S. 114)
Dr. CORT veröffentlichte gefälschte Daten über das Hormon Vasopressin. Dann bekannte er in einem Schreiben an die New York Times (1982):»...Ich mußte Geld mit dieser Untersuchung verdienen oder sterben.« (S. 116). Das Ansehen der Wissenschaftler als uninteressierte Sucher nach Wahrheit und öffentliche Diener wurde in Frage gestellt. (Nach der Thalidomid-Affäre S. 169)
CULLITON, B. J. 1983d: AAAC speaks on coping with fraud. Science, 217:226.
BROAD, W. J. 1982: Yale announces plan to handle charges of fraud. Science, 218:37. (... wie mit dem Betrug umgehen?)
WRATHER, J. 1987: Scientists and lawyers look at fraud in science. Nature 329:813.
LEWIN, B. 1987: Fraud in science, the burden of proof. Cell, 48:1. (Betrug der Wissenschaft, die Last mit den Beweisen)
BRAUNWALD, E. 1987: On analysing scientific fraud. Nature, 325:215.2.
WINKLER, J. T. 1987: Publish or perish - or false it. US News & World Report, 8 June, p. 72. (Veröffentliche oder geh unter - oder fälsche!)
SAVAGE, G. 1965: Forgeries, Fakes and Reproduction. New York: Praeger.
STICKL, H. A. 1986: Irrtum und Fehler als notwendige Ingredienzen wissenschaftlichen Fortschritts. Der Kinderarzt, 17:1231.
DELACEY, G., RECORD, C. and WADE, J. 1985: How accurate are qoutation-references in medical journals? British Medical Journal, 291:884. (Wie verläßlich sind Quoten-Berichte in medizinischen Fachzeitschriften?)
HOLDEN, C. 1979: FDA tells senators of doctors who fake data in clinical drug trial. Science, 206:432.
BUDIANSKY, S. 1983: Food and drug data fudged. Nature, 302: 560
MARSHALL, E. 1983: Federal court finds IBT officials guilty of fraud. Science, 222:488 (Gericht spricht IBT des Betrugs schuldig.)

2912 📖 612, 649 GREENBERG, D., Publish or Perish - or fake it, US News & World Report, 8.6.1987/72-73 Auszug aus diesem Bericht »Veröffentliche oder verschwinde - oder fälsche«, in dem weitere wissenschaftliche Fälschungen aufgewiesen werden:
(...) Ethische Verfehlungen und ethische Aufweichungen sind heute in der Wissenschaft keine Seltenheit mehr, obschon zu sagen ist, daß die größte Mehrheit von ihnen von Ärzten stammt. (...) **Junge Mediziner dominieren bei den Betrugsfällen.** Junge Forscher, die zu Fälschungen neigen, finden die dazu geeignete Atmosphäre in vielen Medizin-Laboratorien. (...)
Ned Feder und Walter Steward, die an einer Arbeit über die Soziologie der Wissenschaft schreiben, prüften wahllos 100 Arbeiten, die in seriösen Wissenschaftsjournalen veröffentlicht worden waren. Sie fanden mehr Irrtümer als Erkenntnisse. Einschließlich so krasser Fehler, daß sie jeden gesunden Menschenverstand beleidigten.
(...) daß Hunderte Millionen Dollars an Forschungsgeldern jährlich zum Fenster herausgeworfen werden für Fälschungen und unentschuldbare,

schlampige Untersuchungen, die wiederum ehrliche Wissenschaftler auf falsche Fährten bringen. Trotzdem wird sich so gut wie nie angestrengt, dem zu begegnen.

3 612, 649 So verdient man sich als Forscher eine goldene Nase: **Gefälschter Forscherpreis**
Mit der Regel, daß der Wert eines Forschers sich an der Zahl seiner Veröffentlichungen bemißt (»Publish or perish«), soll zumindest in Großbritannien Schluß gemacht werden. Dieser »Wertmaßstab« hatte dazu geführt, daß viele Forscher ihre Ergebnisse in möglichst viele Einzelteile zerstückelten, um aus jedem eine Veröffentlichung zu machen.
Beliebt war es auch, sich an Forschungsberichte anderer Arbeitsgruppen anzuhängen, um in deren Veröffentlichungen als Mitautor zu erscheinen. Die für die Vergabe von Fördergeldern zuständigen britischen Gremien, haben bekannt gegeben, daß sie bei künftigen Evaluierungen nur noch die vier wichtigsten Veröffentlichungen eines Forschers aus den drei vorhergehenden Jahren berücksichtigen werden. Ähnliche Bestrebungen gibt es auch in den Vereinigten Staaten. (Kölner Stadt-Anzeiger, 192/19.8.1994/34)

4 612, 649 **Selbst auf die »amtlichen« Statistiken ist kaum Verlaß:**
»Niemand weiß, wie viele Tote genau untersucht worden sind, wieviele Totenscheine der Arzt aus Mangel an Zeit, aus Überschuß an Alkoholprozenten oder Unlust an Formularen unvollständig, unrichtig oder aus Verärgerung über einen gering bezahlten Gang völlig verkehrt ausgefüllt hat...« (GLATZEL, H., Sinn und Unsinn in der Diätetik, Thieme.)
Mit anderen Worten: Was Mediziner behaupten, das besitzt soviel wissenschaftliche Aussagekraft wie ein falsch getippter Lottoschein nach der Ziehung.

5 612, 649 »Was hier unter dem Siegel „Wissenschaft" zum Zwecke eindeutiger Werbung veröffentlicht und verteilt wird, ist grotesk. Solange Verkaufsorganisationen bestimmen, was wissenschaftlich relevant ist, braucht man sich über die Verunsicherung von Ärzten und Patienten sowie der gesamten Öffentlichkeit nicht zu wundern.« (SCHETTLER, G., Praxis Kurier 23/1979/13)

6 612, 649 Nicht nur die Schulmediziner, selbst Behörden versuchen mit allen Tricks, zu fälschen und uns hinters Licht zu führen, damit die geschädigten Kranken nur ja keine Möglichkeit bekommen, berechtigte Schadenersatzansprüche zu stellen:
Blutkrebs-Studie wertlos wegen Schlamperei?
Die Untersuchung sollte Leukämiefälle in der Umgebung des Atomkraftwerks Krümmel klären.
Bei der Suche nach den Ursachen der häufigen Blutkrebs-Erkrankungen bei Kindern nahe dem Atomkraftwerk Krümmel bei Hamburg sind dem früheren Bundesgesundheitsamt (BGA) möglicherweise erhebliche Fehler unterlaufen. (...) Die Kontrolle war veranlaßt worden, weil einer Fachkommission aufgefallen war, daß bei der Analyse der Blutzellen die vom Bundesgesundheitsamt ermittelten Werte »auffallend« unter denen der beiden anderen beteiligten Labors lagen. Die Medizinerin Helga Diekann, die auch der Kommission angehörte, warf dem BGA »Manipulation« vor. So sei die Studie wertlos. (DER SPIEGEL, 29/1994)
Auch hier erkenne: Das mit der Pharmaindustrie unter einer verfilzten Decke steckende ehemalige Bundeskrankhaltungsamt zeigt sich höchst einverstanden damit, daß die Atomwerke unschuldige Kinder verseuchen - denn hier steckt viel Geld im Spiel.

7 612, 649 Zu den Zahlen aus den »amtlichen«, bzw. »wissenschaftlichen« Tabellen, die man Dir zu Beweisen an den Kopf wirft:
So enthält Milch viel weniger Vitamin B_{12} als immer behauptet wird, zudem wird dessen Wirkung durch ein beigegebenes Antivitamin vermindert. Und vom Vorhandensein des Vitamins B_{12} in der Fleischnahrung haben sich die Chemiker durch ähnliche Strukturen täuschen lassen. Die sehen sich zwar ähnlich, hemmen aber in Wirklichkeit die echten B_{12}-Vitamine. (POLLMER,U., Prost Mahlzeit, S.43)
Die Wissenschaftler, die sich über den so gefährlichen Jodmangel aufregen, ermittelten ihre Werte aus dem Urin untersuchter Menschen. Wieviel Jod wurde ausgeschieden, war die Frage. Nicht dagegen wieviel Jod wurde *aufgenommen*. Nun wäre selbst gegen die falsche Meßmethode wenig einzuwenden, hätten sie auch den Kot der Untersuchten daraufhin kontrolliert, wieviel *ausgeschiedenes* Jod er enthielt. Da Forscher es aber bislang stets für selbstverständlich gehalten hatten, daß Jod nur über den Nieren-Blasen-Weg den Körper verlassen würde, war das Staunen plötzlich groß, als einer das nicht als sicher akzeptierte und kürzlich nachwies, daß sogar ganz erhebliche Mengen Jod durch den Darmkanal ausgeschieden werden! Wurde jetzt die Jodisierung von Salz oder die Jod-Angstmache bei uns abgeblasen? I wo - das Geschäft damit war schon für alle daran Profitierenden zu weit fortgeschritten ... Also: Nichts drum geben, was von der Wissenschaft kommt: Lebe natürlich, und Du gehst nie fehl.

8 718 Das kommt im Alter unter Normalkost auf Dich zu:
Diese Tabelle (siehe rechts) wurde selbstverständlich aufgrund von Messungen an normallebenden Personen ermittelt. Du kannst sie Lügen strafen, wenn Du rechtzeitig vor dem Altern beginnst (und nicht darin nachläßt), Deine Muskeln durch Ur-Bewegungs- und Fitneßtraining zu stärken. Unter UrKost fühlst Du Dich dazu stets in Lage. Meine Handmuskulatur ist z.B. heute stärker als in meiner Jugend. Mein Verstand ebenfalls.

9 464 **Bei der Hälfte der Patienten sind Viren nachweisbar**
Bei fast fünfzig Prozent der Patienten mit dilatativer Kardiomyopathie (Herzmuskelschwäche, Rhythmusstörungen, die Blutbahn zusetzende, nicht lösliche Gebilde-Embolie) können im bioptischen Material mit der Polymerase-Ketten-Reaktion (PCR) Viren nachgewiesen werden. Das bedeutet, daß die Ursache der Erkrankungen in einer anamnesisch (in Bezug auf die Kranken-Vorgeschichte) möglicherweise nicht mehr erkennbaren Virus-Infektion liegt.

Verbliebene Funktionsfähigkeiten im 75. Jahr	
(30. Jahr = 100%)	
Gehirngewicht	56%
Gedächnis	43%
Reaktionsgeschwindigkeit	72%
Zerbrale Zirkulation	80%
Herzausstoß in Ruhe	70%
Nieren-Plasmafluß	50%
Nervenfasern	63%
Geschmacksknospen	35%
O_2-Aufnahme	40%
Exspirationsstoß	43%
Vitalkapazität	56%
Handmuskelkraft	55%
Dauerleistung	70%
kurzfristige Spitzenleistung	40%
Körpergewicht (Mann)	88%

(HAHN, H.P., Das biologische Altern, Sandoz)

Die Diagnose könne nur mit der Biopsie erstellt werden, sagt Professor Dr. Heinz-Dieter Schultheiß vom Klinikum Steglitz der FU Berlin bei einem von Boehringer Mannheim unterstützten Workshop in München. Wichtig sei es, die lymphozytären Infiltrate zu identifizieren, die bei histologischen Untersuchungen nur zu einem geringen Teil entdeckt würden, da die Lymphozytennester unregelmäßig im Gewebe verteilt seien. Nach drei- bis vierwöchiger konservativer Behandlung der Herzinsuffizenz mit ACE-Hemmern, Diuretika und Digitalis und bei vergrößertem linken Ventrikel immer mit Antikoagulantien sollte erneut bioptisches Material entnommen werden. Wenn keine Besserung eingetreten sei, sollte sich eine immunsuppressive Therapie anschließen, deren Wirkung nach neun Monaten überprüft werde. (Ärzte Zeitung 225/ 13.12.1994/17) Lies das so: Es gibt noch Tausende nicht klassifizierbarer Virenarten, die in unserem Körper herumschwirren. Nun entdeckt man auch davon öfter ein paar Herzkrankheiten in der Lymphe und kann nun unwidersprochen behaupten (jeder glaubt ja an die Mär der bösen Mikroorganismen), daß mal wieder die bösen Viren an der Herzschwäche des Bewegungsfaulenzers schuld hätten. Dann lassen sich neben den üblichen Herzmedikamenten auch noch Kampfmittel gegen diese Schleimstrukturen in Dir einsetzen. Gegen Viren, die so hilflos sind, daß sie sich noch nicht mal selbst vermehren können. Und deren Mechanismen nicht mal alle bis heute geklärt sind. Aber so sind nun diese unsinnigen neuen Leistungen wieder berechenbar:

- Zusätzliche histologische Untersuchungen auf Virenverdacht,
- zusätzliche Biopsie (Lymphdrüsenentnahme),
- zusätzliche Laboruntersuchung des Lymphexsudats,
- zusätzliche immunsuppressive Behandlung,
- zusätzliche Medikamentenverordnung. So läßt sich für alle der Reibach bestens vergrößern...

> **Getrocknete Heidelbeeren** helfen! Was hilft gegen die Abschälungen der Zunge? Eine Beeinflussung der Landkartenzunge mit getrockneten Beeren ist von Vaccinium myrtillus möglich. Id est: Getrocknete Heidelbeeren, die auch als Darmadstringens bei Durchfällen wirkungsvoll sind. (Medical Tribune 1.2.1996/20)

2922 612, 649 Die Ärzte-Zeitung beschönigt das nicht: Forschung und Wissenschaft sind keine hehren Inseln der Wahrheit, deren Erkenntnisse über jeden Zweifel erhaben wären. Betrug und Fälschungen sind dort ebenso zu Hause wie in jedem anderen Bereich menschlichen Tuns - und das nicht erst in neuerer Zeit. (Ärzte Zeitung 4/12.1.1995/15)

2923 612, 649 Dieser Wissenschaftler wollte Homosexualität als etwas Natürliches darstellen: Der Berliner Biologe Franz Moewus nahm sich 1959 das Leben. Er hatte durch die angebliche Entdeckung von Homosexualität bei einzelligen Algen den Nobelpreis zu erringen gehofft. Ihm gebührt einer der »vorderen Plätze auf der Liste der Pechvögel unter den Fälschern«. Moewus erfand erstaunliche Beobachtungen zur Sexualität und Genetik kleiner Algen. Der Biologe wurde berühmt und galt als Kapazität seines Faches, bis der Betrug bei einem Vortrag in den USA offenkundig wurde.

Die Wissenschaftler, die heute betrügen, sind diejenigen, die wir als »Söldner der Wissenschaft« bezeichnet haben. Ihre Beweggründe sind weder ehrenwert noch interessant. Die in die Großforschung fließenden Milliarden fordern direkt zu Fälschungen heraus. Da sich in früheren Jahrhunderten mit reiner Wissenschaft ohnehin kein Lebensunterhalt verdienen ließ, lohnte diese Art Schwindel nicht. DI TROCCHIO, F., Der große Schwindel, Betrug und Fälschung in der Wissenschaft, Campus Verlag, Frankfurt/Main

2950 Wissenschaftliche Verblödungsversuche

2950 979 Auszug aus der Vereinszeitschrift der DGE (Deutsche Gesellschaft für Ernährung): **Kohlenhydrate unbegrenzt?**
(...) Daß beim Abbau der Kohlenhydrate gebildete Acetyl-CoA dem hepatischen Acetyl-CoA-Pool zufließt und da aus diesem heraus die De-novo-Synthese von Fettsäuren erfolgt, kann aus der Isotopenanreicherung im Acetyl-CoA-Pool und in den Fettsäuren der Very-Low-Density Lipoproteine des Serums (VLDL) die Neusynthese der Fettsäuren aus Glukose berechnet werden. Die über acht Stunden

> Auf unserem letzten Gesundheitskongreß in der Stadthalle Bad Godesberg nach Vortrag Prof. Hackethal ruft eine Teilnehmerin spontan ins Mikrofon: »Mein Gott! Wir werden ja total von den Ärzten verarscht!« Ich hoffe, Du begreifst auch so schnell. Und bei Dir kommt diese Erkenntnis nicht zu spät...

durchgeführten Messungen ergaben, daß unter den Versuchsbedingungen nicht mehr als 1 - 2% der täglich zugeführten Kohlenhydrate zur Fettsäuresynthese dienten. Weit stärker ist dagegen die Lipacidogenese, wenn sie von Fructose ausgehend erfolgt. Hierzu liegen neue, mit der eben beschriebenen Stabilisotopentechnik erarbeitete Befunde aus der gleichen Arbeitsgruppe [16] vor. Dabei wurde nachgewiesen, daß 24% der oral verabreichten Fruktose (bei halbstündigen Gaben von insgesamt 17g/6 Stunden) als Fettsäuren in die VLDL des Serums eingebaut wurden. (...) Von THIEBAUD et al. [19] konnte mit der euglykämischen Clamp-Technik bei gleichzeitiger indirekter Kalorimetrie gezeigt werden, daß die Stimulierung der oxydativen Glukoseverwertung bei einem Plasmainsulinspiegel ab 200 μU/ml maximal ist und auch bei höheren Plasmainsulin-Konzentrationen auf diesem Niveau verbleibt. Die Glukoseoxydationsrate lag dann bei 4.0 mg/kg und Min. Aus der Infusionsrate am maximalen steady state ergab sich eine Gesamtglukoseverwertung von 12,7 mg/kg und Min. Aus der Differenz dieses Wertes und der Glukoseoxydationsrate ließ sich eine nichtoxydative Glukoseverwertung (Glykogenbildung, Lipacidogenese) von 8,7 mg/kg und Min. berechnen. In Übereinstimmung mit früheren Untersuchungen kann man also davon ausgehen, das die Lipacidogenese aus Fruktose beträchtlich größer als aus Glukose ist. (Ernährungs-Umschau 11/1993/40)

Nun sag selbst: Wolltest Du Dich mit so einem Schiet befassen? Und vergebens in allen Nachschlagewerken blättern, was 'ne Lipacidogenese ist? Ergo: So was will werde ein Mensch lesen noch wissen. Das ist wie mit der Arbeit der Beamten: Man schiebt sich gegenseitig Unverständliches zu, damit nur nichts Handfestes dabei herauskommt, was nachweisen würde, daß man als Forscher oder Beamter eine absolute Null ist. Solche Wissenschaftler wollen die Menschen so verblöden, daß sie nicht mehr zu erkennen vermögen, wie einfach die Natur im Grunde alles geregelt hat und wie gut auf solche wissenschaftlichen Verkomplizierungstüftler verzichtet werden kann. (→LV 1815) Aber: Da dieses aufgeplusterte Nichts nun mal so unverständlich ist, schreiben ihm die Journalisten höchste Gelehrsamkeit zu. Und was gelehrt klingt, muß folglich richtig und die Wahrheit sein. In der Tat: Die Wahrheit ist so glitschig, daß man sie weder widerlegen noch bestätigen kann. Und so kommt es, daß alle die DGE als Hort über das rechte Ernährungswissen und kompetent für alle Fragen dazu ansehen.

1 📖 **182, 331, 628 Irrtum und Fehler als notwendige Ingredienzen wissenschaftlichen Fortschritts**
Indem die Wissenschaft neue Erkenntnis hinzugewinnt, wird das Wissen von gestern korrigiert. Damit stellt sich für uns die Frage, ob es überhaupt eine endgültige Wahrheit gibt? Denn Richtigkeit in wissenschaftlicher Methodik und Logik auf der einen Seite und Wahrheit sind nicht dasselbe. (...) Irrtum und Fehler als integrierte Bestandteile wissenschaftlicher Erkenntnisse verhindern, daß die Forschung ein dienliches Ziel erreicht: Veränderbarkeit und Plastizität der Wissenschaft sind eine große Quelle ihrer Kraft. Gerade ihre Instabilität befreit die Wissenschaft davon, tatsächliche Grenzen zu haben, und sie lehrt, Irrtümer zu verstehen und zu akzeptieren, als richtigen Weg zu neuen Erkenntnissen, als Weg zur Annäherung an die Wahrheit. - Das aber gibt Mut - trotz Irrtum und Fehler und manch bitterer Rückschläge - sich immer wieder wissenschaftlichen Fragen zu widmen und hiermit auch neue menschliche Dimensionen zu gewinnen.
Ich sehe das überhaupt nicht positiv. Was ist Wissenschaft wert, wenn auf sie kein Verlaß ist! Du erkennst immer wieder, - Dir hier deutlich gemacht - wie diese Burschen ihre Unfähigkeit zum wirklichen Heilen schönreden können! Wenn beständig Irrtümer und Fehler die medizinische Wissenschaft beherrschen, so kann ich das zwar versuchen zu verstehen und zu akzeptieren - aber dann ist das ein überaus triftiger Grund dafür, mich einer solchen Medizin oder »Wissenschaft« nicht in die Finger zu begeben. Wobei mir solches zugleich beweist, daß das (angebliche) »Wissen« der Menschen keinen Pfifferling wert ist und ich mich daher besser auf das »Wissen« von Gott (=Wahrheit), der sich uns in der Natur offenbart, verlasse.
Schließlich ist die Medizin, die als „Schulmedizin" ihre Erkenntnisse naturwissenschaftlich fundiert, enorm teuer geworden und beansprucht einen nicht unbeträchtlichen Teil des Volksvermögens. Wenn schon Wissenschaft so viel kostet, muß sie dann nicht auch gut sein und muß dann nicht auch die von wissenschaftlicher Erkenntnis zehrende Medizin gut sein? Wissenschaftliche Dispute mit jeweils „harten" Daten für jede Partei, die sich auf strenge Wissenschaftlichkeit beruft, scheinen das Gegenteil zu beweisen. (der kinderarzt,9/1986/1231)
Der vernünftige Mensch paßt sich der Welt an; der unvernünftige besteht auf dem Versuch, die Welt sich anzupassen. Deshalb hängt aller Fortschritt vom unvernünftigen Menschen ab. (George Bernard Shaw)

2 **Der sogenannte Fortschritt**
In den letzten 200 Jahren des sogenannten fortschrittlichen Industriezeitalters geht die Erde einem immer schnellerem Ende entgegen. Im Jahre 1800 betrug die Anzahl von Slumbewohnern weltweit ca. 7 Millionen. "Dank" unseres industriellen Fortschritts sind es heute 575 Millionen. Mit jeder industriell-maschinellen Entwicklung wird die Zahl der Arbeitslosen (und zukünftigen Slumbewohner) immer größer. Dank einer weltweit operierenden und beherrschenden Schulmedizinerkaste sowie der Pharma- und Chemieindustrie wird der Krankenstand der Weltbevölkerung immer größer. Wenn Du deren Lobeshymnen Glauben schenkst, verschließt Du die Augen vor der Wirklichkeit.

📖 **456 Wie seriös ist die Krebsforschung?** Mehr »Glasnost in der genetischen Forschung« hat der Molekularbiologe Professor Dr. Jens Reich vom Max-Delbrück-Zentrum für Molekulare Medizin in Berlin bei einem Symposium der Universität Heidelberg und Akademie für Technikfolgenabschätzung gefordert. (...) und kritisierte, daß Forscher unter dem Druck von Veröffentlichungen und Drittmittelzuwendungen zu früh Hoffnung weckten und nicht haltbare Versprechungen machten. Dies sei gerade beim Krebsproblem augenfällig, dessen Lösung schon mehr als einmal versprochen worden sei. (Ärzte Zeitung 228/19.12.1994/2)

3 📖 **240 Gespräch mit Prof. Dr. med. Otto Prokop:** Ich glaube, alle Wissenschaftler haben ihre Enttäuschung erlebt. Ich kann Ihnen zwei konkrete Beispiele für tragische Folgen einer schönen Hypothese geben: Für die Entdeckung der Leukotomie (chirurgische Durchtrennung der Kernmasse des Zwischenhirns zwecks »Chirurgie der Seele«) gab es in den 30er Jahren den Nobelpreis. Die Spätfolgen waren schlimm (psychische Alterationen (Gemütsveränderungen) mit Entdifferenzierung der Persönlichkeit, pathologische (krankhafte) Gleichgültigkeit, Enthemmung). Zweites Beispiel: Anfangs der 50er Jahre gab es die Theorie, die Antikörper würden in den Lymphdrüsen gebildet. Da ich rhesusnegativ bin, spritze ich mir rhesuspositives Blut in die tastbaren Lymphdrüsen, um Rh-Antikörper zu erzeugen. Effekt: Keine Rh-Antikörper, aber schwere Thrombosen. (Ärztliche Praxis 11/7.2.1995)

4 "Lieber Franz", schreibt mir mein Freund Helmut Wandmaker, "wie kannst Du nur so wenig Stolz besitzen und die vorne im Impressum Deines Buchs von Dir so gescholtenen Mediziner als Lektoren für Dein Buch engagieren? Wer sind eigentlich diese beiden - ein Privatdozent Dr. Krüger und ein Prof. Rutan?"
Ausgezeichnete Fachleute! Die besten die es gibt! Ich wollte das Buch doch 100%ig absichern und auf mögliche Fehler abchecken lassen! Du solltest Dir mal die Artikel des Dr. Krüger in den ärztlichen Fachzeitschriften ansehen! Etwa in Therapeutikon Nr.7(4) 4/1993 oder in der "Medical Tribune" Nr.19/1996/29, in 11/1995/36, in 38/1995, in 42/1995/25. Von letzterem eine kleine Kostprobe: (siehe rechts)
Du siehst: Das ist einer der wenigen, die noch mit klarem Menschenverstand die medizinischen Probleme angehen. Und erst dieser Professor Rutan! Der ist göttlich. Nicht zu übertreffen in seinem Schaffen! Der hat mir unendlich viel gegeben - was ich Dir als Leser hier in diesem Buch weitergebe. Ja, ich möchte fast sagen, das ist der eigentliche Verfasser dieses Werks.
"Trotzdem, das hätte meine Ehre nicht zugelassen!" antwortete mir Helmut. Was meinst Du, lieber Leser, hat Helmut Wandmaker recht, mir diese Vorwürfe zu machen? (Die Antwort findest Du unter Ziffer 9986, aber sieh nicht nach, bevor Du ja oder nein gesagt hast.)

Tips und Tricks für die Praxis
Praxis-Image: Aufpoliert dank Trockenpflaumen
von Priv.-Doz. Dr. Horst Krüger, Rösrath
Das Problem: Naturheilkundliche Verfahren werden bei Patienten immer beliebter. Mein Tip: Ein kleines Schild auf meinem Schreibtisch und ca. 20 DM Einsatz helfen mir, vom Geruch wegzukommen, nur ein Chemie-Doktor zu sein (siehe Abbildung). Die Folge: Damit halte ich alte und gewinne neue Patienten. Sie glauben nicht, liebe Kollegen, wie schnell sich das bei der Klientel herumspricht und das Image aufpoliert! Übrigens: Die Tüte mit den getrockneten Pflaumen leert sich bei mir mehr und mehr. Weil ich selbst mit viel Profit für meinen eigenen Stuhlgang ab und zu davon nasche...(Medical Tribune 42, 20.10.1995/25)

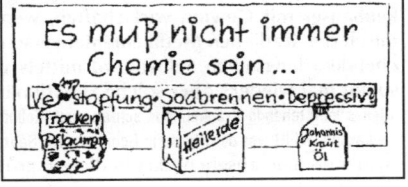

Es muß nicht immer Chemie sein...
Verstopfung • Sodbrennen • Depressiv?
Trocken Pflaumen • Heilerde • Johannis Kraut Öl

3000 Patienten allgemein

3000 📖 188 Ein Diabetiker sucht etwa jeden Tag seinen Arzt auf. (...) ihre Sterblichkeit ist gegenüber einer altersgleichen Kontrollgruppe um etwa 30 % erhöht. (Ärzte Zeitung, 30.3.1992/5) Sind sie nach 20 Jahren intensivster ärztlicher Behandlung denn gesünder geworden? Oder dann schon längst unter der Erde?
Milchschokolade: Ideale Spätmahlzeit für Diabetiker (Medical Tribune 38/22.9.1995/3)

3001 📖 188 **Diabetes** Bei Diabetikern liegt die Sterblichkeitsrate um das Zweifache höher als bei Nichtdiabetikern. (Medical Tribune, 26.6.1992)

> Glück hat nur der, der, während er das Glück erwartet, an seinem Glück arbeitet.

3002 📖 287 **Bluttransfusion abgelehnt**
Obwohl das Hämoglobin bei einer 37jährigen Frau nach einem schweren Autounfall auf 2,3 g/dl abgefallen war, lehnte sie als Zeugin Jehovas die notwendige Bluttransfusion ab. Bedeutete das trotz moderner Intensivmedizin ihren sicheren Tod? Keineswegs, durch Volumensubstitution, Beatmung mit hohem Sauerstoffanteil und hochdosierter Katecholamingabe konnte ihr Kreislauf stabilisiert werden. (Medical Tribune 50/ 11.12.1992/41)

3003 📖 188 Väter mit einem Typ-I-Diabetes übertragen ihre Erkrankung zwei- bis dreimal so häufig auf ihre Nachkommen wie diabetische Mütter. Bei der Mutter wird das Übertragungsrisiko von ihrem Alter bei der Diabetesmanifestation und bei der Geburt des Kindes beeinflußt. (Ärzte Zeitung, 8.4.1992)

3004 📖 240 Orginal-Schlagzeile: **Die alte Lehrmeinung ist überholt! Zig Jahre lang falsch behandelt!** (Medical Tribune Nr. 47, 20.11.1992/28)

3005 📖 357 **Die aktuellen Therapie-Trends** (Ärztliche Praxis Nr. 91/13.11.1993)
Du erkennst aus der Überschrift: Nicht, was den Menschen nützt wird praktiziert, sondern was modern ist!

3006 📖 307 Zwischen April 1945 und Juli 1947 haben amerikanische Ärzte »chronisch kranken« Patienten, die »mit hoher Wahrscheinlichkeit keine zehn Jahre mehr zu leben hätten«, teilweise hochdosiertes Plutonium injiziert. (...) Die Einwilligung der Probanden wurde, wie auch in vielen anderen Fällen »nicht eingeholt«. Erst 1974 haben die überlebenden Männer erfahren, daß ihnen das Nuklid gespritzt worden war. Für die Ärzte handelte es sich hierbei um eine »einmalige wissenschaftliche Aufgabe und Chance«. (Ärzte Zeitung Nr.10/21-22.01/1994)
Du bist für diese Ärzte kein Kranker mehr, dem geholfen werden muß - Du bist für sie nicht mehr als eine Testnummer zu wissenschaftlichen Zwecken:

3007 📖 250 **Transplantationen zum Ruhm der Ärzte**
Denen geht es um den Ruhm, nicht um den Menschen! Werde wach! Meide die Ärzte wie die Pest!
Der Pittsburgher Starchirurg Thomas Starzl verpflanzt einem zweijährigen Mädchen ein neues Herz, zwei Nieren und eine Leber. »Die erste Vierfachtransplantation an einer Zweijährigen«, sagt Starzl. Ein Team aus Rußland kommt mit seinem »4/2-Change«, wie diese spektakuläre Form der Transplantation nach Zahl der Organe und dem Alter heißt, um zwei Tage zu spät - Pech gehabt. (...) Moskauer Transplantations-Chirurgen triumphieren: Sie bringen das erste »5/1-Change« zustande. Das zweijährige Kind lebt auch am Tage nach der Verpflanzung seiner fünf neuen Organe noch, was in Fachkreisen als Sensation gilt. Das Pittsburgher Mädchen, die amtierende Change-Rekordhalterin, muß ihr Bett freimachen. (...) (DIE ZEIT, 27.1.1994)

3008 📖 149 Das sagt kein **Leichenfledderer-Mediziner** seinen künftigen Patienten:
(...) Als ich meinen Mann nach der zweiten Operation wiedersah, fiel ich fast in Ohnmacht und mußte gestützt werden. Mein Mann, dessen Augen vor Grauen entsetzlich geweitet waren, sah aus, als wäre er durch die Hölle gegangen und als hätte man ihn ermordet, zerstückelt und wieder zusammengeflickt. Wer eine Organtransplantation auf sich nimmt, weiß, daß es eine sehr schwere Operation sein wird; daß es sich aber um ein Martyrium handelt, kann kein Patient ahnen. Erst als er schon im Sterben lag, sagte mir einer der Ärzte, ich solle froh sein, daß mein Mann jetzt auf der Intensivstation sterben würde, denn das sei besser als ein Leben mit der neuen Leber. Das sei kein Leben, sondern ein schlechtes Leben mit täglicher Todesangst vor Abstoßung und Infektion. Diese Äußerung, über die ich sehr erschrocken war, bekam ich aber erst zu hören, als die Klinik und die Ärzte gegen unsere Krankenkassen eine Forderung in Höhe von 330.000 Mark gestellt hatten. (Dr. jur. Gerda Esser, Hagen, in »Evangelische Kommentare 7/1995«
📖 149 **Organtransplantation** Kein Minister, kein Politiker, keine Regierung hat das Recht, aufgrund der Aussagen von Wissenschaftlern einer Ethikkommission allein, die Menschen zum Recyclingobjekt zu degradieren:

3009 📖 738 **Auch Ärztekammer ist gegen Nichtrauchergesetz** (Ärzte Zeitung 177/5.10.94/8)
Sieh hinter die Kulissen der führenden Köpfe der Schulmedizinermafia in der Welt: Deren Politik läuft - wie bei jedem Unternehmen - darauf aus, immer größeren Umsatz zu erzielen und immer mehr Profit zu machen. Deshalb tun sie alles dazu, die Menschen krank zu halten und krank zu machen. Wegen Verschleierungstaktiken und äußerst geschickten rhetorischen Redensarten und vorgeschobenen Gründen bemerken die einfachen Menschen das nur nicht. Das beherrschen sie nämlich aus dem Effeff aus alter Jahrmarktschreierei-Tradition: Nur nichts befürworten also, was den Menschen das Rauchen vermiesen könnte. Das gäbe doch zu viele Einbußen an Lungenkrebsoperationen, an Herzmedikamenten und Verschreibungen, an Hustensäftchen für die Kinder qualmender Eltern, an Röntgenaufnahmen, an Beinabsäbelungen... Und, ach ja, wie sollten denn die Krankenhäuser mit Gewinn wirtschaften, wenn sie nicht stets mit 30% Patientengut belegt sind, die an Leiden durch die ärztlichen Medikamentenverschreibungen erkrankt sind und zu 20% mit Idioten, die den krankmachenden, langsamen Selbstmord mittels weißen, glimmenden Giftstäbchen an sich inszenieren... Der Konz spinnt mal wieder? Aber solche Funktionäre spinnen sicherlich nicht:
»Jedes leerstehende Krankenhaus schreit nach Vollbelegung.« (Dr. Diester Pfaffrath, Leiter des Wissenschaftlichen Instituts der Ortskrankenkassen (WIdO) vor der Presse in Bonn, am 10. September 1994)
Also muß man zusehen, daß in diesem großen Irrenhaus Erde etwas dafür getan wird, nicht wahr?!

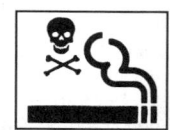

Und dann: Krankenhäuser sabotieren alle Versuche, gesunde Ernährung einzuführen. Die bieten einmal die normale Kost und dann gibt es noch die sogenannte Schonkost, die man sich bestellen kann oder verordnet bekommt und wo es etwas mehr Kartoffelbrei gibt. Einer meiner Leser berichtete mir, daß er - obschon ihm als 1. Klasse Patient eine »Wunschkost« zugesagt war, einfach nichts zu essen erhielt, weil er dem Arzt sagte, er vertrage die nicht, er sei Rohköstler. Also laß das nie verlauten und verpflege Dich selbst.

0 a) Beschliffene Zähne: Zahnärzte beherrschen ihr Handwerk nicht: Beschliffene Zähne, die ständig schmerzen, zu hohe oder zu niedrige Kronen und Brücken, Füllungen ohne Unterfüllung und so weiter erfordern oft lange und teure Nachbehandlungen. Die Marxkors-Studie im Auftrag des Bundesgesundheitsministeriums stellte vor ein paar Jahren fest, daß 52 Prozent aller untersuchten Zahnersatzarbeiten eine Neuanfertigung erforderten.

0 b) Kräftigende Mineralien werden von gesunden Zähnen aufgenommen, weshalb überkronte Zähne das nicht mehr können und so schnellstens zugrunde gehen. Aber: Hat Dich da jemals ein Zahnarzt drauf hingewiesen? Ja, ja, ich hör' Dich schon still innerlich stöhnen: Hätt' ich den Gesundheits-Konz doch schon früher in die Hand gekriegt...

1 302 **»Störfaktor Patient« verursacht viele unnötige Alarmfälle auf Intensivstation**
(...) Außer vom Monitor wird ein Patient im Mittel von vier Infusionssystemen, Flaschen, elektrischen Pumpen und Spritzenpumpen versorgt. Jeder zweite Schwerkranke muß beatmet werden, etliche brauchen zumindest eine Atemhilfe. Neun von zehn Patienten werden mit einem zentralvenösen Katheter versorgt. Und auch das fahrbare Röntgengerät wird häufig eingesetzt, denn jeder Intensivpatient wird im statistischen Mittel einmal am Tag geröntgt. (...) Konnten in den Anfängen des Monitorings nur wenige Meßparameter überwacht werden, sind es heute gut 65, darunter 15 Vitalparameter zur Herzkreislauf-Überwachung. (...) Von 100 schrillen Warnrufen wurden 99 durch Artefakte ausgelöst. Die Folge: Patienten werden mit Kabeln und Schläuchen gefesselt, damit sie ja still liegen, um keine Artefakte zu erzeugen. Dabei sei genau das Gegenteil wünschenswert, die frühzeitige Mobilisierung. Das Personal auf der Intensivstation, so ergab eine Analyse von Dr. Wolfgang Friesdorf, Anästhesist und Medizin-Ingenieur aus der Ulmer Universitätsklinik für Anästhesiologie, muß im Mittel rund 85 Bedien-Elemente und 65 Anzeigen mit 30 Alarmmöglichkeiten, gruppiert um ein einziges Intensivbett, im Auge behalten und beherrschen. Solche Arbeitsbedingungen, folgert Friesdorf, überfordern das Personal. (Ärzte Zeitung 205/15.11.1994/6)

2 362 **Patienten sind häufig bei ihrer Einlieferung in die Klinik gesünder als bei ihrer Entlassung.**
Die starke Zunahme von Gebärmutter-Entfernungen nach 1965 erklärt der Münchner Mediziner Professor Günther Kindermann unter anderem mit der Gynäkologenschwemme im selben Zeitraum: Innerhalb von zehn Jahren stieg ihr Zahl um 60 Prozent. Zugleich gab es 40 Prozent mehr Betten in der Gynäkologie, während die Geburtenrate um fast die Hälfte sank. »Geburtenzahlen sind nicht von Ärzten beeinflußbar«, kommentiert Kindermann trocken, «Operationszahlen schon eher.« (...) Schindluder treiben auch Orthopäden mit ihren Patienten. Da hobeln Ärzte ohne Not an Knorpel herum, um »Auffälligkeiten« zu beseitigen, die fast jeder Mensch über 30 hat. »Danach kommen die Leute oft nicht mehr richtig auf die Beine«, schimpft Dr. Ludwig Weh, Chefarzt der Orthopädischen Rehabilitationsabteilung an der Rheumaklinik Bad Bramstedt. »Durch Stärkung der Muskeln und Förderung der Durchblutung läßt sich viel mehr erreichen«, bestätigt der Eiblinger Orthopäde Dr. Bernd Reinhardt. Ein Renner sind auch Gelenkspiegelungen. »Statt das Knie in die Hand zu nehmen«, so Weh, »wird gleich technisch reingegangen.« »Der Untersuchte läuft danach oft tagelang mit dickem Knie herum. Beim »Tennis-Ellbogen« verursachen verspannte Muskelketten die Schmerzen. Statt die Verspannung zu lösen, wird der schmerzende Punkt operiert. (...) Das Wechselspiel zwischen Arzt und Patient hat der Chirurg Dr. Bernd Hontschik beschrieben. Während seiner Tätigkeit an einer Klinik in Frankfurt-Höchst war ihm die enorme Fehldiagnoserate bei Blinddarmoperationen aufgefallen. Sie betrug bei Mädchen und jungen Frauen 80 Prozent. »Normal« sind bis zu zwanzig Prozent. Über den Sinn oder Unsinn von Operationen macht sich die deutsche Ärzteschaft wenig Gedanken. Studien zur Qualitätssicherung sind Mangelware. »Solche Daten gibt man ungern raus, weil das mit Kontrollen zu tun hat«, bedauert der Regensburger Medizinsoziologe Professor Dieter Schmädel. Untersuchungen stammen in der Regel aus skandinavischen oder anglo-amerikanischen Ländern: So war bei 25.000 von 120.000 Patienten, denen 1983 in den USA ein Herzschrittmacher eingepflanzt wurde, der Eingriff nicht gerechtfertigt. Alle diese Angaben sagen jedoch wenig über das tatsächliche Ausmaß der Unfähigkeit. Ärzte, Krankenschwestern und Pfleger halten in der Regel dicht, wenn etwas schief gelaufen ist. Viele Patienten kommen gar nicht auf die Idee, ihre Beschwerden könnten mit Pfusch zu tun haben. Wenige finden wie Anja Timm die Kraft, gegen ihren Arzt zu klagen. Wenn sie es tun, müssen sie sich auf jahrelange Verfahren einstellen. »Auch bei offensichtlichen Behandlungsfehlern«, klagt der Bremer Internist Dr. David Klemperer, »findet sich noch ein Gutachter, der Entlastendes vorbringt.« (ÖKOTEST-magazin 4/1993 - Unterstreichungen vom Verfasser)
Als Skandal bezeichnete der Gynäkologe Wolfgang Kauffels von der Hannoveraner Oststadt-Klinik auf dem Kongreß der Deutschen Gesellschaft für Gynäkologie den Befund, daß bei jeder fünften Frau die Gebärmutter völlig ohne Grund entfernt wurde - bei jeder zwölften sogar ungefragt. Die meisten Patientinnen beklagen, sie fühlten sich nach der Hysterektomie »wie amputiert« oder »nicht mehr als Frau«. (Psychologie heute 1/1997/97)

13 494 Die Transfusion von Fremdblut ist wegen ihrer immunsupprimierenden Wirkung problematisch: Verschiedene Studien lassen eine erhöhte Rezidivrate und eine verkürzte Überlebenszeit befürchten. (Ärztliche Praxis 105/31.12.1994/7)

15 122, 164 **Zwei von drei lassen sich alternativ behandeln: Krebskranke über Schulmedizin enttäuscht**
Viele Krebspatienten sind mit ihrer Behandlung unzufrieden: Sie haben das Gefühl, daß die Angebote der Schulmedizin nicht ihren Erwartungen, Hoffnungen und Bedürfnissen gerecht werde. Zwei Drittel aller Krebskranken nehmen im Verlauf ihrer Erkrankung alternative Therapieverfahren in Anspruch, so H. H. Bartsch (Freiburg) auf einem Workshop des Tumorzentrums Freiburg. So wurden im Jahr 1990 für Medikamente mit zum Teil umstrittener Wirksamkeit etwa sechs Milliarden DM ausgegeben.
Eine Umfrage bei 125 Patienten, die zwischen Oktober und November 1993 in der Klinik für Tumorbiologie in Freiburg durchgeführt wurde, ergab, daß 90 dieser Patienten persönliche Erfahrung mit unkonventionellen Behandlungs-Methoden (z. B. mit Mistelpräparaten, Immunstimulanzien, Vitaminen und Spurenelementen) hatten. Fast fünf Prozent der Befragten hatten sogar eine empfohlene konventionelle Behandlung zugunsten alternativer Therapie-Verfahren abgelehnt. Die Patienten fühlten sich durch klassische Therapien wie Operation, Strahlenbehandlung und Chemotherapie in ihrer Lebensqualität erheblich beeinträchtigt. Alternative, unkonventionelle Therapien werden hingegen als stärkend erlebt. Als wesentlicher Vorteil ganzheitlicher Therapiemethoden nennen Betroffene die besseren Möglichkeiten, sich aktiv mit ihrer Erkrankung auseinanderzusetzen. (Ärztliche Praxis Nr. 87, 29.10.1994)

16 27 Auch der Stationsarzt sollte seine Patienten ganzheitlich behandeln (Ärzte Zeitung 7/17.1.1995/3)
Früher hätten die das Wort »ganzheitlich« nie in den Mund genommen - jetzt äffen sie den Alternativen alles nach.

1089

3017 📖 **665 Hände weg von der Sklerosierung / Warum Proktologen auf Gummi stehen...**
Die verbreiteste »konservative« Methode zur Hämorrhoidenbehandlung ist die Sklerosierung. Sie verfolgt das Ziel, die arterielle Blutzufuhr zu drosseln und den Knoten auf der angestammten Unterlage zu fixieren. Bei unsachgemäßer Injektion kann es jedoch zu schweren Komplikationen bis hin zu Rektumnekrosen kommen. Ferner sind Allergien möglich sowie nach häufigen Verödungen Vernarbungen im hochsensiblen Anoderm mit einer Analinkontinenz in der Folge.
Es geht aber auch anders. Gummiringe, ambulant unter proktoskopischer Sicht an der Basis des Hämorrhoidenknotens plaziert, führen nach 1 bis 10 Tagen dazu, daß Teile einzelner Knoten abgestoßen werden. Die Gefäßpolster der Corpora cavernosa recti, die für den Feinabschluß des Analkanals verantwortlich zeichnen, werden also nicht in toto entfernt, sondern lediglich verkleinert. Da das Anoderm nicht geschädigt wird, bleibt die Feinkontinenz intakt. (Medical Tribune 4/27.1.1995/22)

3018 📖 **917 Kurzsichtigkeit mit Laser beheben?** Laser-Chirurgie statt Brille: **Profitgier verzerrt Indikationen - Berufsverband verhängt Maulkorb-Erlaß**

> Entscheide Dich für das Rechte - ohne nach anderen zu fragen!

Gezielte Laienwerbung und eine freundliche Berichterstattung in den Medien - nach diesem Strickmuster wird die Nachfrage nach der Laserkorrektur der Fehlsichtigkeit geschürt. (...) **Das riecht doch förmlich nach einer voreiligen Ausweitung der Indikationen.** Medical Tribune recherchierte und traf auf eine Mauer des Schweigens. Während die Regenbogenpresse bereitwillig mit Jubelmeldungen bedient wird, bekamen wir auf kritische Fragen einfach keine Antwort: Praktiker und Internisten, hieß es lapidar vom Berufsverband der Augenärzte, brauchen sich dafür nicht interessieren! (Medical Tribune 5/3.2.1995/138)

3019 📖 **132 Brustkrebs / Protease-Test erspart Chemotherapie:**
Wissenschaftler am Münchner Universitätsklinikum rechts der Isar sind einem neuem Prognoseparameter für Tumoren auf der Spur. Wie der Gynäkologe Prof. Henner Graeff erklärte, werden Proteasen an der Zelloberfläche untersucht. Der Gewebeabbau, den die Enzyme bewirken, führt bei Malignomen zu erhöhter Aggressivität, so der Direktor der Frauenklinik der Technischen Universität München. Ziel ist, die Proteaseaktivität bei Tumoren zu blockieren. Die Forschungsgruppe hat in den vergangenen drei Jahren bei 320 Frauen mit Brustkrebs immunbiologische Protease-Tests durchgeführt. Fast jeder zweiten Patientin mit geringem Rezidivrisiko könne so die Chemotherapie erspart werden. (Ärztliche Praxis 9/31.1.1995/4)
Sieh das klar: Vom Einsatz der ersten Chemotherapie gegen Brustkrebs bis zum 31.1.1995 hat jede zweite Frau die Qualen der Vergiftungschemotherapie völlig umsonst erduldet! Und da sich die Ärzte die ersten Jahre um solche Veröffentlichungen einen Dreck scheren, die ihren Gewinn mindern, wird das auch noch einige Jahre so fortgesetzt werden. Bis sie Dir die noch teurere Gen-Behandlung aufschwätzen können, um Dich krank und als Scherschäfchen in ihrem Stall der Gläubigen zu halten.
Die Gentherapie von Tumoren setzt an, wo Effektorzellen nicht aktiviert werden (Ärzte Zeitung 21/6.2.1995/16)
(Auch hier wieder einer der seriös klingenden Erfolgs- und Selbstbelobigungstricks der Ärzte: Die haben zwar mal im Labor Effektorzellen aktiviert - aber noch nie damit einen Menschen vom Krebs geheilt!) Nun, wenn Du weiter an ein Seligwerden im Ärzte-Himmel glaubst und bei einem Brustkrebs den Vergiftungsspezialisten mehr traust als Deinem Gefühl, so verlange wenigstens vorher einen Protease-Test.
»Und warum soll ich Dir vertrauen?«
Weil ich mich um Geld einen Dreck schere. Weil ich den leidgeplagten Menschen helfen will. Weil ich so viel falsch in meinem Leben machte und endlich etwas Gutes tun will. Und weil ich ohne Rücksicht auf eigene Verluste ein so für mich persönlich äußerst gefahrvolles Buch (→LV9985, 9986) geschrieben und es in der jetzt Dir vorliegenden Großausgabe noch schärfer und präziser gefaßt habe. Du hast doch wohl hoffentlich erkannt, welche Macht diese Medizinermafia bei uns besitzt, welche längst den Staat unterwandert hat. Was sich daraus ergibt, daß sie die Menschen vergiften dürfen, ohne deswegen zur Rechenschaft gezogen zu werden.

3020 Veröffentlichte Studien geben nur einen Teil der Erkenntnisse über Arzneimittel wieder. Sofern Hersteller an Untersuchungen beteiligt sind, besteht Gefahr, daß für das Unternehmen mißliebige Daten unterdrückt werden. So können Metaanalysen verfälscht werden. Diese bringen zudem zweifelhafte Ergebnisse, wenn Studien aus Zeitschriften einbezogen werden, die eingereichte Texte ohne Prüfung auf wissenschaftliche Standards veröffentlichen. (Arznei-Telegramm 6/1996)

3021 Der Fernsehsender
RTL hat auch was über die UrTherapie gehört. Sie drehen den Film über mein Seminar im Haus Sanitas im Böhmerwald. Ich vergesse dabei, einen 150%igen jungen Teilnehmer um Mäßigung beim Verzehr der kleinen Natur-Apfelbananen zu bitten. Und wie das so ist: Ausgerechnet er fällt dem Kameramann ins Auge, wie er die Banane mit der Schale ißt! Du kannst Dir die Wirkung auf die Fernsehgemeinde vorstellen! (Und das neben dem Gorilla-Brust-Klopfen und dem Urschrei.) Dabei hatte ich dem Schalenesser immer wieder gesagt: »Roland! Was soll das? Selbst die Urwaldaffen ziehen sich die Schalen ab! Du nimmst doch auch sonst die Affen als Vorbild an.« Immer war seine Antwort: »Laß mich doch! Dabei fühle ich mich so richtig urig!«
Wie ernsthaft der Film die Sache anging, das kannst Du ahnen, wenn ich Dir seinen Titel verrate: »Millionär frißt Gras!« WDR III dagegen machte bei mir zu Hause eine seriöse Sendung über die UrTherapie. Weniger seriös, daß ich Fragen dann am Bürgertelefon nicht beantworten durfte, sondern nur ein Dr. Schäfer von der Ärztekammer. So verstehen es selbst anspruchsvollere Medien zu verhindern, daß sich Kranke der natürlichen Selbstbehandlung zuwenden.

> **Wer hat die besten Aussichten, mit diesem Buch gesund zu werden?**
> Es sind diejenigen Menschen, die sich sowohl durch ein großes Vermögen zum selbständigen, unabhängigen Entscheiden auszeichnen als auch die Fähigkeit besitzen, sich in keiner Situation die Initiative zum Handeln aus der Hand nehmen zu lassen. Und die weiter das Vermögen besitzen, Beziehungen einzugehen und sie über eine gewisse Zeit aufrechterhalten zu können. (Aus den Erfahrungen des Autors.)

3100 Der Patient als Versuchsobjekt

247 *Wenn eine neue Technik wirklich machbar sein sollte, dann bilde Dir nicht ein, daß dies bei Dir jetzt auch sicher zum Erfolg führen müsse. Der Spitzenkönner, der das erfunden hat, wird ja nicht eigens zu Deinem Fall gerufen. Die anderen sollten das erst lernen, aber dafür hat so ein Hospitalchirurg keine Zeit. Also probiert er's vielleicht an Dir. Oder übergibt die Sache einem seiner Assistenten. Was weißt Du denn? Dich haben sie ja wegnarkotisiert. In England guckt man den Ärzten besser auf die Finger - aber nicht bei uns:*

177, 251, 357 »**An unseren Patienten wird alles ausprobiert, egal, wie aussichtslos das scheint.** Oft denke ich, da geht es gar nicht um die Menschen, sondern nur darum, daß die Maschinen laufen und die Ärzte ihre Untersuchungsdaten für irgendwelche Veröffentlichungen bekommen.«
(Schwester Gisela aus Uniklinik München, DER SPIEGEL Nr. 47/1988)

302, 368 Aufzeichnungen eines Krankenpflegeschülers Wer zieht denn nun den Stecker heraus und wann? Die diensthabende, gerade erwachte Assistenzärztin hätte das nach der Todeserklärung anordnen können. Ausgeführt hätte es die studentische Extrawache. Aber es geschah erst einmal nicht: inzwischen war es acht Uhr, die Katecholamin-Gabe mußte gesteigert werden, damit der Blutdruck nicht noch weiter fiel. Und mit einem mal wurde klar, worum es ging. Die Ärztin sagte es deutlich: Man müsse durchhalten bis zur Visite und vorher noch mal eine Extraportion Katecholamin hineingeben (»prävitaler Bolus« nannte sie das), damit der Chef »nicht glaubt, wir hätten nicht alles versucht«. Es war zermürbend für den Studenten, der immer weitere Extraportionen hineinpumpen mußte, weil der Druck sank und sank. Woher konnte er denn wissen, wann die Visite nun käme? Und die ließ sich Zeit heute.
Einmal hatte der Chef seine große Stunde. Das erste Mal auf der Station legte er der Patientin einen doppellumigen Tubus. Das bedeutet, die Frau wurde mit zwei Beatmungsmaschinen beatmet. Die rechte Lunge mit einer, die linke Lunge mit der anderen. Mit jeweils eigener Atemfrequenz und Stärke. »Hört mal! Die eine Lunge atmet gerade aus, die andere ein!« Das rief er allen zu. Vorher hatte er einen anderen Chef benachrichtigt, und ganz viel Leute guckten zu. Ob er bemerkt hatte, daß andere der Meinung waren, die Aktion sei nicht nötig gewesen? Auf jeden Fall hatte er eine neue Technik demonstriert. Manchmal installiert er ein Gerät bei einem Patienten, der sowieso stirbt, damit das ganze Team die Technik üben kann. Das ist wichtig, sonst verlernt es den Umgang mit ihr.
(Die Zeit Nr 47/19.11.1993)

»Keinesfalls kunstfehlerhaft, lediglich ein schicksalhaft bedingter, negativer Leidensverlauf des Heilprozesses«

355 FRIEBEL-RÖHRING, »Sind wir schon alle Versuchskaninchen?«, Rasch Verlag. Hier ein Auszug:
Warum sollen sie (die Ärzte) denn ihre beste Einnahmequelle zuschütten? Warum sollten sie denn auch ein schlechtes Gewissen haben? Werden sie doch überall gelobt und als Helden gefeiert! Sie erhalten Ehrungen und Orden. Sie genießen hohes Ansehen. Und die Opfer? Wehren sie sich? Nein, denn sie sind geblendet durch die Angst, die sie durch die Götter in Weiß erfahren. Sie glauben, müssen einfach glauben, daß man es nur gut mit ihnen meint. Denn wenn man ihnen diesen Glauben nimmt, was bleibt denn dann?
Kein Zweig der Wissenschaft erhält so viele Lehrstühle wie die Medizin. Schließlich geht es um Geld und wieder um Geld! Man erhält es nicht nur von der Regierung, sondern auch vom Opfern selbst! Die dummen Karnickel sammeln es noch, damit auch immer genug Geld vorhanden ist, um für sie auch noch bessere Todesspielchen auszudenken. Außerdem tritt ja da auch noch die chemische Industrie. Sie spendet natürlich auch großzügig. Nach außen sieht es dann so aus, als dächte auch sie nur an das liebe Wohl des Volkes! (...)
Auch wenn Sie sich in Krämpfen winden und einfach nicht mehr können, auch wenn Sie nur noch in Frieden sterben wollen und sonst gar nichts mehr. Sie wollen sich einfach nicht mehr länger innerlich verbrennen oder vergiften lassen. Ja, glauben Sie tatsächlich, man wäre jetzt ein wenig human und ließe Sie würdig sterben? Nein und nochmals nein! Bevor Sie sterben, können Sie noch viel Geld wert sein! Also wird man weiter pressen! Das geht doch einfach nicht, daß Sie kneifen wollen. (...) Als ich mich im Krankenhaus befand, fragte ich gleich nach der Operation, ob ich eine bestimmte Diät einhalten müsse, man schmunzelte nur und meinte: »Das ist doch alles Humbug. Nein, das brauchen Sie auf keinen Fall.« (...)
»Es gibt zwei Sorten von Kranken, die einen, die wollen gesund werden und tun alles, was in ihrer Macht liegt, die anderen aber, die wollen gar nicht gesund werden, denn dann geht ihnen ja ein Machtmittel verloren, das meistens gegen die Familie anwenden. Und zu dieser Sorte gehören Sie!« Ein Patient zu seinem Arzt: (...)»er habe gelesen, mehr Vitamine könnten da helfen. Er gab dem behandelnden Arzt seines Kindes diese Fachzeitschrift zu lesen. Dieser antwortete ihm darauf kurz, er sei auf die Belehrung eines Laien nicht angewiesen.« (Unterstreichung vom Verfasser, von dem sich die noch junge, aber reichlich dicke Verfasserin des Buches »Ich habe Krebs - na und« nicht helfen lassen wollte. So wurde ihr denn von dem in ihr hausenden Kraken Krebs im Herbst 1995 gezeigt, wie er reagiert, wenn man seiner spottet.)

147 Leukämie Aber diese medizinischen Inquisitoren geben auch nach dem Tod noch keine Ruhe. Gegen den Willen der Eltern wurde das Kind obduziert. Die Pharma-Idiologen hatten auch keine Zeit mehr, den Ausgang eines Eilverfahrens vor dem Bundesverfassungsgericht abzuwarten, das die vom Tod ihrer kleinen Tochter ohnehin geschockten Eltern dort eingeleitet hatten. Sie wollten wissen, ob gegen ihren Willen obduziert werden darf. Noch während das Gericht beriet, wurde die Obduktion vollzogen. Hier wurde der wahre Charakter der Pharma-Idiologen im Gewand von Ärzten sichtbar: Nach dem Motto Chicagoer Polizisten »Erst schießen, dann fragen«, gingen sie das Risiko eines ablehnenden Bescheids gar nicht erst ein. Es geht und ging ihnen auch weder um die Gesundheit der kleinen Katharina, noch um sonst etwas Vernünftiges. Es ging nur darum, recht zu haben.
Und nun muß man befürchten, daß mit der Nacht- und Nebel-Obduktion, die wiederum ausschließlich von Helfershelfern des Memminger

Chefarztes durchgeführt wurde, nur einem Zweck diente: Der Beseitigung sämtlicher Spuren, die auf tödliche Nebenwirkungen der Chemotherapie schließen lassen. Denn Zytostatika, wie sie auch bei der kleinen Katharina verwendet wurden, hinterlassen schwere Organschädigungen, u.a. auch am Herzen, und Katharina verstarb drei Jahre nach der Chemotherapie an Herzversagen.
Normalerweise müßte man den Chefarzt wegen vorsätzlicher Körperverletzung mit Todesfolge anklagen. Es würde mich nicht wundern, wenn im Laufe eines solchen Prozesses herauskäme, daß an Katharina neue Medikamente ausprobiert wurden. Die Nacht- und Nebel-Aktion der Obduktion stärkt diesen Verdacht massiv. (raum & zeit, Nr. 66, Dezember 1993, Unterstreichungen vom Verfasser)

3105 a) 357 Sendung ZDF vom 15.5.1990, Report Silvia Matthies, »**Versuchskaninchen oder Patienten?**«, (Staatsanwalt Dr. Rosenbaum).

Ahnungslose wurden radioaktiver Strahlung ausgesetzt
Abschlußbericht des amerikanischen Energieministeriums über 435 Experimente mit 16.000 Menschen - Befürchtungen noch übertroffen (Kölner Stadt Anzeiger 17.8.1995)
Es waren 16.000 Männer, Frauen und Kinder, die von den dreißiger Jahren bis in die siebziger Jahre mit Billigung »von oben« zu menschlichen Versuchskaninchen gemacht wurden. »Wir können nicht behaupten, daß die Liste vollständig «, (...)
"Vieles geschah auf der Suche nach Erfolgen an der medizinischen Front."
30 Prozent zielten auf die Entwicklung neuer Diagnosetechniken und Behandlungsmethoden; der Rest sollte Aufschluß über die Wirkung radioaktiver Strahlen auf den Menschen geben, um ihn in oder in der Nähe von Atomanlagen davor schützen zu können.

3105 b) **Nur drei Monate später**:
Gegen die Frauenklinik des Hamburger Universitäts-Krankenhauses Eppendorf (UKE) sind neue schwere Vorwürfe erhoben worden. Krebspatientinnen der Frauenklinik sollen viele Jahre lang bis heute mit zu hohen Strahlendosen behandelt und erheblich geschädigt worden sein. (Kölner Stadt-Anzeiger 13.12.1995)

3105 c) **Krebspatienten sind die besten Versuchskaninchen!**
Krebspatienten, die auf Standardtherapien nicht ansprechen, sollten hier eine Maximaltherapie erhalten können, meinte Schmoll. Wenn eine Heilungschance bestehe, hält der Krebsexperte dabei auch Maßnahmen für vertretbar, die sich noch im Stadium der Erprobung befinden. (Ärzte Zeitung 211/9.11.1995)

Das Tabu, Menschen ungefragt zum Objekt der Forschung zu machen, darf niemals gebrochen werden. Daß der Erfolg solcher Eingriffe Heilung für andere Menschen verheißen kann - was eine der schändlichsten Lügen der Medizin darstellt - heiligt noch lange nicht die Mittel.

3106 241 *Parkinson-Patienten wurden zu Versuchstieren*
Die Parkinson-Chirurgie kommt einfach nicht zur Ruhe. Jahrelang wurde den Patienten suggeriert, daß eine Transplantation von autologem Nebennierenmark ihr Leiden bessert. Das war allerdings nur die halbe Wahrheit, was Tierexperimente mit erst seit heute beweisen. (...).
Erfolglose Operationen werden nicht gerne publiziert, und die sind derzeit eher die Regel als die Ausnahme.
(Medical Tribune vom 8.11.1991)

3107 355, 357 **Für jeden Versuchspatienten bis zu 4000 Mark**
Psychiatrie-Chefarzt Horst Berzewski
Wenn Berzewski kommt, tut sich für die Alten der Himmel auf. Ein Halbgott in weiß, milde blickend, wie einst Dieter Borsche, steigt zu ihnen herab. Kein Wunder, daß die Patienten den Doktor gewähren ließen. Bodo Hoffmann, 42, während des Hoechst-Versuchs Pfleger auf Station I, fiel auf, »daß die ausgewählten Patienten in der Mehrzahl nie oder selten Besuch bekamen«. Für die Staatsanwaltschaft gab er zu Protokoll: »Von den neun Personen, die auf meiner Station das Medikament bekamen, wußten nur zwei, daß sie bei einer Versuchsreihe mitmachten. Die meisten glaubten, es handele sich um Medikamente, die ihr jeweiliges Leiden, zum Beispiel Multiple Sklerose oder Rheumatismus, lindern sollten.« (Der Spiegel 3/1993)

3108 356 **Tod einer unwissenden Patientin durch Infusion von 5-fluorouracil (Krebsmedikament) in die Vene**
Die Diskussion enthüllte zwei beunruhigende Aspekte:
1. [...]. 2. Die Tatsache, daß Patienten überall im Land zu schwerwiegenden, gefährlichen klinischen Versuchen benutzt wurden, ohne darüber informiert zu werden oder vorher deren Zustimmung zu erbitten. (The Lancet 1.5.1982/1028)

3109 355 *Charité kassierte 1,5 Mio.*
Berlin - Die Ost-Berliner Charité hat zugegeben, West-Medikamente an Patienten getestet zu haben. Die Pharma-Firmen zahlten dafür von '85 bis '90 bis zu 1,5 Millionen Mark. (DIE ZEIT, 15.5.1992)
Auch die topische Behandlung mit Phospholipiden wie ***dem noch nicht zugelassenen Alkylphosphocholin*** ist vielversprechend. (Ärztliche Praxis, 6.6.1992)
G. Burg, R. Dummer, Schweizer Rundschau Medizin (PRAXIS) 81, (1992), 610-614.

3110 355 Von 1987-1993 mißbrauchte Prof. Schumann 1.000 - 1.500 Bundeswehrsoldaten mit 17 **noch nicht zugelassenen Chemiepräparaten** der Pharmagiftindustrie. Pro Test erhielt er 1.200 DM. Wunden dichtete er als Versuch mit Zahnzement ab, was zu langen Leiden der Verletzten führte. Zynisch schrieb er seinen Auftraggebern: »Therapie gesichert! Befehl ist Befehl!« Gegen 20 andere Ärzte sind Verfahren eingeleitet. (Panorama, Sdg. v. 22.4.1993)

3111 356 American Journal of Public Health, November 1992 »In den USA werden jährlich 20.000 Krebsmittel getestet.« (Ärzte Zeitung, 15.6.1991) Woran? An Versuchskaninchen in den Krankenhäusern.

3112 368 *Die Berliner Charité ließ aus Ruhmsucht Schwerstkranke von weither zu sich holen. Nicht, um sie zu behandeln - sondern um ihre Organe auszuschlachten.* Wie die ÄRZTE ZEITUNG erfuhr, sei in »einzelnen Fällen« den Transplantationen Vorrang vor der Patientenversorgung eingeräumt worden. (Ärzte Zeitung, 22.5.1992)

3113 a) 307 **Versuchskaninchen Patient**
Je renommierter und größer die Klinik, umso mehr wird mit den Menschen herumexperimentiert. Aus den Universitäts- und Hochschulkliniken kommen sogar die Erste-Klasse-Patienten vielfach nicht heraus, ohne das irgendetwas an ihnen getan wurde, was nur der Wissenschaft diente, aber nicht bestmöglicher Krankenversorgung. (HACKETHAL, J., Krankenhaus, Ullstein, S.40)

3 b) Dankbare Patienten
Viele Menschen, die im Krankenhaus waren, werden sagen: Das ist übertrieben, was in diesem Buch steht. Ich bin im Krankenhaus immer gut behandelt worden. Ich verdanke den Krankenhäusern sogar mein Leben. Darauf möchte ich mit einer bemerkenswerten Erfahrung antworten: Am dankbarsten zeigen sich in meinem mehr als 30jährigen Chirurgenleben oft gerade die Patienten, bei denen die meisten Fehler gemacht wurden. Solange die Patienten generell so schlecht über Möglichkeiten und Grenzen der modernen Medizin informiert sind wie heute, muß man ihren positiven Urteilen weit skeptischer gegenüberstehen als ihren negativen. Fragen sie befreundete Ärzte und andere im Krankenhaus Tätige, wenn sie ganz allein mit ihnen sind. Man wird Ihnen bestätigen, daß meine Kritik nicht übertrieben ist. Daß sie sich nur dadurch von den übrigen Eingeweihten unterscheidet: Sie wird offen und laut ausgesprochen. (HACKETHAL, J., Krankenhaus, Ullstein, S.40)

3 c) Versuchskaninchen-Opfer
Die Liste der »im Namen der Wissenschaft« begangenen, insgeheim durchgeführten kriminellen Experimente ist lang. Opfer dieser Machenschaften waren unter anderem: ● geistig behinderte Schüler, denen staatliche Organisationen in Massachusetts zum Frühstück radioaktive Milch verabreichten; ● Kleinstkinder aus farbigen oder armen Familien, denen man in den 40er und 50er Jahren radioaktive Jodpräparate injizierte, um - so die »Begründung« - Diagnoseverfahren für Schilddrüsenerkrankungen zu entwickeln; ● Alte Menschen und Schwerkranke, denen man in den 40er Jahren das hochgiftige Plutonium spritzte; ● männliche Gefängnisinsassen im US-Staat Oregon, deren Fortpflanzungsorgane man bestrahlte, ohne sie zuvor über das Krebsrisiko zu informieren; ● ja sogar Schwangere, denen man im Rahmen einer »Vorsorgeuntersuchung« radioaktive Pillen verordnete. Mehrere der ausgetragenen Kinder dieser Frauen starben an Krebs. Es stimmt nachdenklich, wenn in einem demokratischen Land, dem die Informationsfreiheit über alles geht, unter dem Deckmäntelchen der »nationalen Sicherheit« über Jahrzehnte hinweg kriminelle Experimente vorgenommen werden konnten, ohne daß die Presse hiervon Wind bekam. Es gibt offenbar sensitive Bereiche, an die sich selbst unerschrockene Journalisten kaum heranwagen, zumal es die überall präsenten Geheimdienste schon immer verstanden haben, allzu neugierige Ermittler vom Ort des Geschehens fernzuhalten bzw. falsche Fährten zu legen. (Die Gesundheitsinsel Nr.74/1994)

4 ▢ 357 Patienten wurden bewußt verseucht *(USA geben Skandal um Plutonium zu)*
Die USA haben zwischen 1963 und 1990 mehr als 200 unterirdische Atomtests geheimgehalten. Sie haben Ende der vierziger und Anfang der fünfziger Jahre nichtsahnenden Patienten geringe Mengen von Plutonium eingegeben, um Aufschluß über die Folgen der Kontaminierung zu erhalten. (Kölner Stadt-Anzeiger Nr. 287/10.12.1993)

Das wird alles mit kranken Menschen gemacht. Lege Dich deshalb nie in das Bett eines Krankenhauses - insbesondere nicht in eine Uni-Klinik. Haben Dich die Ärzte erst mal hilflos darin liegen, bist Du nur noch Patientengut. Zur freien Verfügung des Hauses...

5 ▢ 341 Die Wahrheit über die Behandlung mit Hyperthermie, Ballondilatation und Stents
Da wäre zum einen die Ballondilatation, die »nur von vorübergehender Wirkung« ist. Oder der urologische Stent, der häufig in das Gewebe einwächst und dann nicht mehr entfernt werden kann. Bei der Hyperthermie handelt es sich im Prinzip um einen Tauchsieder, der ins Rektum eingeführt wird. »Wenn Sie den dann entfernen, kühlt sich das Rektum wieder ab und die Prostata auch. Es ist dann weiter nichts passiert. Es ist aber ganz gemütlich und die Leute können dabei Zeitung lesen«, berichtete Prof. Frohmüller. (Medical Tribune 21/27.5.1994/8)

6 ▢ 250 In Pittsburg (US-Staat Pennsylvania) hat der Transplantationschirurg Thomas E. Starzl, 68, im August letzten Jahres einem fünfjährigen Mädchen in einer 15stündigen Sitzung gleichzeitig Leber, Magen, Darm, Bauchspeicheldrüse und Niere eingepflanzt - acht Wochen später war das Kind tot. (DER SPIEGEL 16/1994/207)

7 ▢ 246 Du wirst auch deshalb stets falsch vom Arzt behandelt:
Jedes Jahr Kongresse über die einzelnen Krankheitsgruppen, alle Naselang neue Studien, neue Prüfverfahren, neue Beurteilungen, neue randomisierte Tests - und plötzlich ist alles nicht mehr richtig, was vorher galt:
Neben Digitalis galten die Diuretika (verstärkte Wasserausscheidung) bisher als Mittel der ersten Wahl bei der Behandlung der Herzinsuffienz (Herzleiden). Das hat sich mit Veröffentlichung der SAVE- bzw. SOLVD-Studie geändert. Seitdem kommt man am frühzeitigen Einsatz der ACE-Hemmer (gefährliche Blutdrucksenker) nicht mehr vorbei. (Medical Tribune 48/2.12.1994/39)

Elektroschocks für Depressive, keine Folter, oft letzte Prüfung
(...) In den angelsächsischen und skandinavischen Ländern breitet sich die EKT (Elektrokrampftherapie) in modifizierter Form denn auch aus. In Deutschland und der Schweiz ist sie hingegen Symbol einer repressiven und inhumanen Therapie geblieben. (Medical Tribune 48/2.12.1994/47)
Zig Jahre war die Elektrofolter verpönt - jetzt soll sie wieder angewandt werden:
»Eine summarische Ablehnung der Elektrokrampfbehandlung beruht auf Unkenntnis der neueren Literatur«, konstatiert Frau Dr. Cécile Ernst, Psychiatrische Universitätsklinik Burghölzli, Zürich, in der »Schweizerischen Ärztezeitung«.

Alter Bekannter mit neuer Wirkung
(...) fiel Theophyllin, das jahrzehntelang neben Betaadrenergika Mittel der ersten Wahl war, in der Stufentherapie des Asthmas auf die hinteren Plätze ab. Jüngste Forschungsergebnisse zeigen jedoch, daß auch Theophyllin antiinflammatorisch und immunmodulatorische Eigenschaften besitzt.

Ich habe hier mal aus einer einzigen ärztlichen Fachzeitschrift - es gibt viele hundert! - von einem Tag nur drei neue, die alte Behandlungsweisen umwerfen, vorgestellt, um dem Buch nicht zehn andere Zusatzbände hinzugesellen zu müssen. Erkenne: Was heute in der Schulmedizin richtig war, ist morgen schon falsch und übermorgen kontraindiziert. Erkenne: Was ich heute über die UrMedizin veröffentliche, ist und bleibt so lange wahr, wie die Natur besteht. Welcher Medizin wirst Du Dich nun zuwenden?

8 ▢ 17 BÜCHNER, G., Woyzeck, 1834, Auszug:
Doktor. Ich hab's gesehn Woyzeck; Er hat auf die Straß gepißt, an die Wand gepißt wie ein Hund - Und doch zwei Groschen täglich. Woyzeck das ist schlecht, die Welt wird schlecht, sehr schlecht.

Woyzeck. Aber Herr Doktor, wenn einem die Natur kommt.
Doktor. Die Natur kommt, die Natur kommt! Die Natur! Hab' ich nicht nachgewiesen, daß der Musculus constrictor vesicae dem Willen unterworfen ist? Die Natur! Woyzeck, der Mensch ist frei, in dem Menschen verklärt sich die Individualität zur Freiheit. Den Harn nicht halten können! *(Schüttelt den Kopf, legt die Hände auf den Rücken und geht auf und ab.)* Hat er schon seine Erbsen gegessen, Woyzeck? - Es gibt eine Revolution in der Wissenschaft, ich sprenge sie in die Luft. Harnstoff, 0/10, salzsaures Ammonium, Hyperoxydul. Woyzeck, muß er nicht wieder pissen? Geh' er einmal hinein und probier er's.

3119 In den USA sind bis Mitte der 70er Jahre 16 000 Menschen für Versuche mit radioaktiven Strahlen benutzt worden. (BILD 19.2.1996)

> **So rollt der Jubel für die einen, für die anderen rollen die Rollstühle:**
> Für die HIV-Infektion stehen inzwischen zwölf wirksame antiretrovirale Substanzen zur Verfügung. Probleme bereiten aber mangelnde Compliance und Resistenzentwicklung. Hier bietet der neue Reverse-Transkriptase-Hemmer Abacavir eine Chance.(Med. Trib. 49/4.12.1998/8)

3200   Schaden und Tod nach Behandlung

3200 📖 80, 121, 367, 466 Die Realität in der Medizin: »Was wir in der Vergangenheit zu oft mißachtet haben: Wir therapieren maximal, und die Patientin stirbt mit einer Perücke auf der Glatze. Das darf nicht sein, das ist unwürdig!« So brachte Prof. Franz Porzsolt, Tumorzentrum Ulm, die bedrückende Realität auf den Punkt. (Ärztliche Praxis, 30.5.1992/10)

3201 📖 341 *Ballondilatation und das Setzen von Stents:* **Jetzt erst werden die Schäden sichtbar!**
Wer erinnert sich an die Zeit, als dies emphatisch in den Gazetten als eine der größten Erfolge der modernen Medizin gepriesen wurde? Das ist das Zeugnis der Kollegen nach zwei Jahren:
»Die späte Einsicht der Rekanalisateure, daß die mechanischen Balloneinwirkungen atherosklerotisches Material verdrängen, aber keinesfalls beseitigen, **daß sie statt einer glatten Gefäßwand Risse und Rupturen, Spalten und bizarr verformte Lumina (Adern, Venen) wird erst jetzt im vollen Ausmaß sichtbar.**« (Ärzte Zeitung, 12.12.1991/11)
Nichtsdestotrotz will man es neuerdings mit einer Adernerweiterung mittels Bohrköpfen, die mit messerscharfen Diamantensplittern versehen sind, versuchen.
Dies, obwohl man weiß, daß bereits der Ballongummi die Adernwände verletzte und der abgeschliffene Aderndreck ein paar Monate später die schönsten Embolien erzeugte... Und wenn das dann nach einigen Jahren fehlgeschlagen ist, wird man es mit gentechnisch erzeugten, aufs Cholesterinfressen programmierten Ameisen versuchen, die mittels Ventilen in Deine verstopften Adern eingeschleust werden. Und auch daran werden die Menschen glauben und die Gentechnologie und Gen-Fachärzte fürstlich dafür entlohnen.
Letzter Vorschlag in dieser Sache von der Ärzte Zeitung: »Ein Laser könnte die Plaques einfach verdampfen.«

3202 📖 341 **Stents**
Weil sich an dem Drahtgeflecht im Herzen Blutplättchen stoßen, kann es zur Entstehung von Blutgerinseln kommen; um das zu verhindern, müssen die Patienten tagtäglich blutgerinnungshemmende Medikamente einnehmen. Alles mal wieder zur Umsatzmache der Pharma-Industrie.

3203 📖 241 *Koronardilatation* (Herzkranzgefäßdehnung)
Todesrate bei Frauen fünfmal höher. (Ärztliche Praxis vom 10.12.1991)

3204 📖 244 Fortgeschrittene *Gefäßveränderungen* werden oft mit invasiven (in den Körper eindringenden) Methoden beseitigt, was eine erneute Traumatisierung (Schädigung) der Gefäßwand bedeutet. So kommt es wiederum zur Thrombozytenaggregation (Klumpenbildung) und Proliferation (Gewebewucherung) von glatten Muskelzellen. Dies erklärt die Restenosierung (Einengung der Verwachsungen), die bei zirka 30% der Eingriffe in den ersten 6 Monaten beobachtet wird. (Ärzte Zeitung vom 22.1.1992)

3205 📖 341 Die **Ballondilatation** von atherosklerotischen Gefäßen läßt sich eigentlich nur als ein »akut hervorragendes Verfahren« bezeichnen. Jedoch: In den 30 bis über 80 Prozent der Fälle **ist der Erfolg von ziemlich kurzer Dauer**. Häufig kommt es schon binnen weniger Monate zur Restenose (Wiederverengung) der dilatierten Gefäße. Versuche die Restenoserate durch weiterentwickelte oder veränderte technische Mittel - wie Laser oder die Rotablation - zu senken, schlugen bisher fehl. Denn eine Verfeinerung der Technik ändere letztlich am eigentlich »barbarischen Umgang mit den zarten Gefäßen« nichts, so Professor Dr. Karl Karsch aus Tübingen.
(Ärzte Zeitung 118/29.6.1993/2, Fettdruck: Verfasser)

3206 📖 341 **Luftballon in die Adern? O Gott, denk selbst, was die da treiben** Nicht einmal zwei Drittel der Ballon-Patienten gehören zu jener Gruppe, die fünf Jahre ohne Komplikationen überlebt haben. Von Wiederverengungen, Herzinfarkten, Notoperationen und Tod wurden innerhalb von fünf Jahren 38% der Behandelten betroffen. (...) daß bei diesem Eingriff in rund einem Drittel aller Fälle mit einem Herzinfarkt zu rechnen ist, Todesquote vier Prozent.
»Es kommt bei einem Drittel der Patienten innerhalb der nächsten Tage, Wochen oder Monate zu einer Wiederverengung. Bei Patienten, bei denen völlige Arterienverschlüsse aufgedehnt werden, beträgt die Wiederverengungsrate sogar bis zu 55%. Dieser hohe Prozentsatz ist nicht unerklärlich: Stellt die Aufdehnungsmaßnahme doch eine Verletzung der Gefäßinnenwand dar, das die vorbestehende Arteriosklerose verstärken muß.« (Ärzte Zeitung vom 23.5.1991)

3207 📖 341 Interview: ÄP: Betrifft das auch die Ballon-Dilatation und die Bypass-Operationen?
Lichtlen: Das betrifft auch die invasiven Verfahren. Die Inzidenz des plötzlichen Herztodes und der nicht tödlichen Infarkte läßt sich durch die jetzigen sekundär-präventiven Maßnahmen ebenfalls nur ungenügend beeinflussen. Man kann Infarkte kurzfristig verhindern; langfristig läßt sich die Progression der Krankheit damit kaum stoppen. Diese Erkenntnis ist in der Tat bestürzend. (Ärztliche Praxis 94/24.11.1992/ 25)

3208 📖 341 **Bypass u. Ballondilatation**
Nach den Ergebnissen zweier retrospektiver Analysen aus dem Jahre 1990 im Staate New York war ein Viertel aller Koronarangiographien nicht sicher indiziert oder unangemessen. Bei der PTCA traf dies sogar bei mehr als 40% zu.

Die hohe Rate an unsicheren Indikationen spiegelt wider, daß es dringend notwendig ist, eindeutige Indikations-Kriterien zu erarbeiten, um unnötige Eingriffe und Kosten zu vermeiden. Zwischen 1980 und 1990 hat sich die jährliche Zahl von Bypass-Operationen in den USA verdoppelt und die der Ballondilatationen (PTCA) vervierfacht. Die amerikanische Bevölkerung müßte also davon deutlich profitiert haben. Tatsächlich aber sind die Überlebenschancen und die Lebensqualität von Bevölkerungsgruppen, die weniger operiert und dilatiert werden (Frauen und Schwarze), zumindest nicht schlechter als die der Bevölkerungsgruppen, die mehr in den Genuß dieser Eingriffe kommen. (Ärztliche Praxis 21/13.3.1993/3)

9   241 KOPSA, H., »Dermatologische (Hautschäden) Komplikationen nach Nierentransplantation«, Dt. med. Wschr. 88/393

0   215 **Erythem (starke Hautrötung) durch Schröpfen**
Da die Ärzte wußten, daß ich als Arztsohn (Jahrgang 27) Arzt werden wollte, erhielt ich die Aufgabe, die groben Arbeiten bei den Sektionen zu machen (ca. 80 Sektionen).
Die Schröpfkopf-Behandelten konnte man sofort an der Haut erkennen. Das sehr auffällige jedoch: deutlich kreisrunde Gewebsveränderungen durch die ganze Lunge, ja selbst an Aorta und Herzbeutel fanden sich bläulich livide Verfärbungen in gleicher Größe der Hautveränderungen, kreisrund und in entsprechender Position. (Medical Tribune 40/8.10.1993/6)

1   241, 246 GÜTGEMANN, A., »Die Indikation zur Splenektomie« (Milzentfernung), Dt. med. Wschr. 78, 1059 f.
Milzoperation: »Die 'Behandlungserfolge' schienen die Methode zu rechtfertigen, obwohl bereits seit 1921 die mitunter fatalen Folgen des asplenen Status bekannt sind. Es ist Zeit, umzudenken!« (Medical Tribune, 27.4.1992/6)
Seit über 70 Jahren wissen die Mediziner, daß der Wegfall der Milz zu fulminanten Bakteriämien u.a. schlimmsten Schäden führt - trotzdem wird weiter das Skalpell gewetzt.

2   241 **Inselzell-Transplantation bei Zuckerkranken**
Selbst wenn die Transplantation geglückt ist und der Patient über längere Zeit kein exogenes Insulin mehr braucht, herrscht nicht nur eitel Sonnenschein: Nicht vergessen werden sollte nämlich, so Prof. Landgraf, daß *die Patienten dann die Insulinspritze durch Einnahme von anderen Medikamenten, insbesondere Immunsuppressiva, eintauschen.* (Medical Tribune 8/26.2.1993/34)

3   241 KÜTTNER, Fehler u. Gefahren bei chirurgischen Operationen, Fischer 1958, 647
4   149 Thromboseneigung nach Knochenmarktransplantation? (Schweiz. med. Wschr. 1991/121/Nr. 10)
5   296 RICHARDS, D. H., »Depression after hysterectomy«, Lancet II/1973, 430
6   DIAMOND, E.: Comparison... Sham Operat. f. Ang. Pect. mer. Journ. Cardiol. 1960.

7   70, 296 **Gebärmutter weg - Herzleiden dafür eingetauscht**
Neuerdings verdichtet sich der Verdacht, daß eine Hysterektomie vor dem Menopausenalter das Risiko einer koronaren Herzkrankheit empfindlich erhöht. Produziert womöglich die Gebärmutter Substanzen, die kardiovaskulär protektiv wirken? (Medical Tribune 6/ 12.2.1993/50)
Erkenne: Die Schulmediziner wissen nichts über die Folgen - zerschneiden Dich aber trotzdem!

8   70, 296 **Nach der Gebärmutterentfernung bedeuten die Wechseljahre für eine Frau nur noch ein Martyrium**
OLDENHAVE, A., u.a., Leiden University; American Journal of Obstetrics and Gynecology, Vol. 168 No. 3 (1993) S. 765-771
Die Operation war gut, nur könnte man nachher mehr gegen die Schmerzen tun. Nur muß ich mich jetzt zwingen, um meinen Mann nicht zu verlieren, Verkehr mit ihm zu haben. Das war vorher nicht. Ich weiche jetzt jeder Berührung aus. Nie wieder eine Operation auf dem Unterleibssektor. Man ist nachher nur mehr ein halber Mensch. Mit 35 Jahren keine Periode mehr und nie mehr ein Kind. Schrecklich. Ich habe diese Operation schon sehr bereut und würde sie, wenn ich könnte, rückgängig machen. 1. Ich habe bei jedem Geschlechtsverkehr Schmerzen in der Blase und überhaupt keinen Höhepunkt. 2. Ich kann den Harn nicht halten. Das heißt, die Operation war umsonst. 3. Hätte ich jeden Fall noch abwarten sollen, um mich besser informieren zu können. Heute weiß ich, daß ich etwas Falsches getan habe. Ich glaube, es wäre mir auf natürliche Art geglückt, den Gebärmuttervorfall wieder zu beheben. (Quelle: Erfahrungen mit Hysterektomie. Frauen Berichten. Herausgegeben von der IFF - Informationen für Frauen e.V. Heidelberg.)

9   70, 296 **Gebärmutter / Totaloperation**
Folgen: Erschöpfung, Reizbarkeit, Schlafstörungen, Schweißausbrüche, Sex-Unlust durch Hormonstörungen. Höhere Schmerzempfindsamkeit, weil die in der Gebärmutter gebildeten Schmerzblocker fehlen. Schmerzen beim Verkehr, Orgasmusverlust wegen fehlender Nervenreize am Muttermund. (→LV 3237)
Immer mehr Ärzte empfehlen, dabei auch gleich die Eierstöcke mitzuentfernen, da dies nicht mit erhöhten Komplikationen verbunden sei und der Eierstockkrebs »zu den gefürchtetsten Krebsarten gehört«. Die Ausfallserscheinungen seien »hormonal gut zu beherrschen«. BRAASMA J.T. »Akademische Tagung«, Wien 76. (→Lv1129)

0   70, 296 **Nach Entfernung der Gebärmutter ist das Infarktrisiko dreimal höher.**
Die Gebärmutter bildet Hormone, die vor dem Herzinfarkt schützen. Davon sind finnische Forscher überzeugt.
Wenn nämlich die Gebärmutter vor den Wechseljahren entfernt wird, verdreifacht sich das Risiko eines Herzinfarkts.
Das ergibt eine Studie an 246 finnischen Frauen, berichtet Professor E. Seppälä von der Universitäts-Frauenklinik Tampere. Nach Entfernung der Gebärmutter vor dem 45. Lebensjahr verdoppelte sich auch das Risiko einer Blutdruckerhöhung, und Frauen bekamen auch häufiger Herzrhythmusstörungen. (Aus »Illustrierte BUNTE«, 18/1987 Unterstreichungen vom Autor)

21 a)   241 LANGE, H., »Der Patient nach Nierentransplantation«, Internist 17, 282
Das HLA-Muster von Organspender und -empfänger hat einen maßgeblichen Einfluß darauf, ob ein Patient **nach einer Nierentransplantation Hautkrebs** bekommt oder nicht, berichten niederländische Ärzte. (Ärzte Zeitung vom 28.9.91)
Kinder-Nierentransplantation: Ist der Spender unter vier Jahren, beträgt die Überlebensrate 49%. Bei Spendern im Alter zwischen 13 und 15 Jahren 70%. (Ärztliche Praxis Nr. 94 vom 23.11.1991)
Lebertransplantation: Bei 9 bis 22% der Lebertransplantierten wird nach Organversagen eine Leber nochmals eingepflanzt, in etwa 5% der Fälle sogar ein drittes Mal. (Medical Tribune, 16.9.1991)

21 b) Nach einer Lebertransplantation stirbt auch heutzutage noch jeder zehnte Patient - in der Regel innerhalb des ersten postoperativen Jahres. Haupttodesursache sind mit 29,3 Prozent opportunistische Infektionen.
(Ärzte Zeitung 191/11.10.1995/17)

3222 📖 306 STAEHELIN, H. B., »Hyperlipidemias in patients with kidney transplants«, Klin. Wschr. 54, 869 f.
Gehirninfarkte, Anfälle, Delirien, komatöse Zustände, Halbseitenlähmungen, Psychosen nach Transplantationen
(Neurologic Clinics 6: 261, 305, 327, 349/1988)
Nach Nierentransplantation: vierfaches Krebsrisiko M. K. Walz: Dtsch. med. Wschr. 117 (1992) 927-934.

3223 📖 306 (...) Verschiedene Studien haben gezeigt, daß 3 Jahre nach Transplantation nur noch die Hälfte der Kinder am Leben ist, mit fraglicher Langzeitprognose. (...) Angesichts dieser Zahlen und des chronischen Mangels an Spenderorganen muß man sich fragen, ob der »Riesenaufwand« der Operation gerechtfertigt ist, wenn nur ein qualvolles und begrenztes Weiterleben der Kinder ermöglicht wird, meinte Prof. Messmer.
Das Problem betrifft nicht nur die Transplantation, sondern auch andere komplexe herzchirurgische Eingriffe. Erschütternde Schicksale von Patienten, die nach Mehrfachoperationen schließlich am Ende ihrer körperlichen und seelischen Kraft angekommen sind, lassen retrospektiv die Frage aufkommen, ob die im Kindesalter getroffene erste Operationsentscheidung immer sinnvoll war, ergänzte Prof. Dr. Fritz Hilgenberg, ehemaliger Direktor der Universitäts-Kinderklinik, Münster.
»Am Anfang ihres Leidensweges stand aber meistens die flehentliche Bitte der Eltern: »Tun Sie doch alles - wenn wir das Kind nur behalten dürfen!« (Medical Tribune 22/4.6.1993)

3224 📖 250 **Falsch, verpfuscht, gequält** Hackethal über Köpcke: Die Leidensgeschichte eines prominenten Patienten, Millionen Fernsehzuschauern bekannt. Dieses menschliche Wrack war nicht irgendein Kassenpatient. Nein, es ist ein Top-Privatpatient. Mein Bericht ist eine Anklage auf die Fehlentwicklung insgesamt verantwortlichen Ärzteschaft. (...)
Es sind die Gebote der Schulmedizin-Strategie, die zu diesem furchtbaren Ergebnis geführt haben: Zwei falsche, verpfuschte Operationen:
1. gegen Prostatakrebs, die sich verbietet, wegen des verheerenden »Metastasen-Sämaschinen-Effekts«.
2. Knieoperation: Sie mußte das Fortschreiten der Krebskrankheit beschleunigen. Abwehrkräfte wurden geschwächt. Der immer schwächer werdende Patient landete zum dritten Mal im OP. Wegen schlimmer Kreuz- und Ischiasschmerzen: Auch diese Operation hat dem Patienten weit mehr geschadet als genutzt. Dieser Patient wurde fast vier Jahre lang unvertretbar großen körperlichen und seelischen Qualen ausgesetzt. Er war einer jener Menschen, wie sie jährlich zu Hunderttausenden mangels ausreichender Aufklärung nach allen Regeln der Kunst und im Einklang mit den Maximen des hippokratischen Eids mißhandelt werden. (Der Meineid des Hippokrates, Lübbe)

3225 📖 547 DER SPIEGEL 51/83, 17/47/82 und 16/24/84.

3226 📖 338 **Herzimplantation**
Die Entwicklung einer koronaren Herzkrankheit (KHK) nach einer Herztransplantation bei Kindern ist nach den Ergebnissen einer französischen Studie häufig.
Frage Dich vor Deiner Zustimmung zu solch einem widernatürlichen Akt, ob Du das kommende Leid Deinem Kind zumuten oder nur vielleicht dem Profit und dem Ruhm des Professors dienen willst:
In drei Jahren 16 Kindern ein neues Herz implantiert
(...) betonte der Herzchirurg Professor Dr. Bruno Reichart von der Münchener Universität, daß zerebrale Störungen kein Hinderungsgrund für Herzoperationen seien, im Gegenteil: »Die Kinder sind durch die Hirnschädigung so stark gehandikapt, daß ihnen und ihren Betreuern durch die Korrektur am Herzen das Leben unbedingt erleichtert werden sollte.« Der kleinste Patient, der bisher in München operiert wurde, wog 2300 Gamm. (Ärzte Zeitung, Nr. 182/18.10.1993)
Ohne Herzverpflanzung hatte man dem Patienten und seiner Frau nur wenige Tage Überlebenszeit prophezeit. Der alte Mann lebte mit seinem kaputten Herzen danach noch fast zehn Jahre! (HACKETHAL. J., Der Wahn der mich beglückt, Lübbe Verlag S. 384)

3227 📖 296 **Immer mehr Schäden durch Gebärmutterentfernung stellt man fest:**
Beckenbodenfunktionsstörungen treten bei hysterektomierten Frauen signifikant häufiger auf als bei Patientinnen ohne vorangegangenen Eingriff im kleinen Becken. Diese These kann Dr. Dorothea Geile mit eindrucksvollen Zahlen aus ihrer proktologischen Praxis in München belegen.
Die häufigsten Erkrankungen als Spätfolge nach Hysterektomie (Gebärmutterentfernung) sind nach den Erfahrungen von Geile:
- Dickdarmenterocelen (Darmbrüche) mit komplettem äußerem Rektumprolaps,
- Dünndarmenterocelen mit gerade erst beginnendem äußerem Prolaps und maximal aufgeweitetem Analkanal und
- Darmentleerungsstörungen bei zu straff rekonstruiertem ligamentärem Beckenboden.

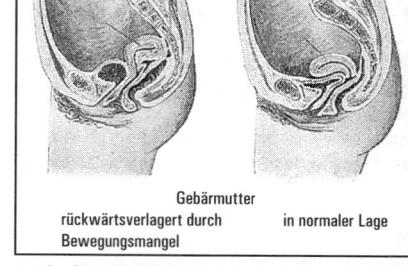

Gebärmutter rückwärtsverlagert durch Bewegungsmangel | in normaler Lage

Die Symptome der Beckenbodenfunktionsstörungen sind sehr vielfältig; sie reichen von der Obstruktion (div. Beschwerden) bis zur Inkontinenz (Harntröpfeln), über analen Schmerz oder Schmerzen im linken Unterbauch, Analspasmus, Obstipation, seltene Stuhlentleerungen, lange Sitzungen, Blutungen oder Schleimentleerungen. (Ärzte Zeitung, Nr. 159/15.9.1993)

3228 📖 180, 241 **Bauchspeicheldrüsen-Operation**
»Fast jeder zweite pankreatektomierte (herausgeschnittene Bauchspeicheldrüse) Patient stirbt an einer Hypoglykämie (Unterzuckerung), die oft als Trunksucht verkannt wird«. (Medical Tribune, 13.3.1992/22) **Frage Dich, warum man dann überhaupt operiert...**

3229 📖 425ff **Kieferhöhlenoperation: Folgen danach**
Nach der Schilderung ist als Zweiteingriff zur Behandlung der Kieferhöhlenentzündung eine Kieferhöhlen-Radikaloperation nach Caldwell-Luc durchgeführt worden. Nach einem solchen Eingriff sind postoperative Beschwerden leider nicht selten. Außer den beschriebenen Folgezuständen können oft auch neuralgiforme Schmerzen im Bereich des 2. Trigeminusastes oder sekundäre Mukozelenbildungen auftreten. *Die Häufigkeit und Intensität solcher postoperativer Beschwerden steigt natürlich bei jedem erneuten Eingriff.* (Medical Tribune, 22.5.1992/6)

3230 📖 321 **Manche Bandscheibenoperation verfehlt ihr Ziel gründlich.** Obgleich der störende Sequester ausgeräumt ist, plagt den Patienten hinterher erst recht fast jede Bewegung. Weitere Operationen folgen, mehr oder weniger lange Narben sowie unzählige Einstiche sind Zeugen meist fruchtloser Behandlungsversuche. (Medical Tribune 11/ 19.3.1993/32)

1 ⌑ 116 **Herzverpflanzung macht meist krank** Fünf Jahre nach einer Herztransplantation hat sich bei der Hälfte der Patienten eine Vaskulopathie (Erkrankung der Arterien und Sehnen) entwickelt. Außer wiederholten Dilatationen (Ausweitungen) bleibt oft nur noch die Retransplantation (neue Transplantation). (Ärzte Zeitung, 17.9.1991)
Ständige Angstgefühle und Drepession nach Organverpflanzung möglicherweise eine Folge des täglich einzunehmenden Giftes Ciclosporin, das eine Abstoßung verhindern soll. (Ärztliche Praxis vom 18.2.1992/3)
Nach Nierentransplantation: Nicht für möglich gehaltene Sehnenrisse
Häufige Komplikation: Achillessehnen-Ruptur. Auch andere Sehnen gefährdet. (Ärztliche Praxis vom 15.2.1992).

2 ⌑ 321, 862 **Einmal operiert und Du bist für immer dazu verdammt, Patient der Ärzte zu sein:**
Es begann mit Prostatabeschwerden. Köpcke wurde ins Harburger Krankenhaus eingeliefert und operiert.
Und damit begann ein Martyrium, das alle privaten, aber auch alle beruflichen Pläne des vielumworbenen Tagesschau-Mannes zerstörte: Elfmal mußte er nach der ersten Operation erneut ins Krankenhaus, elfmal wurde die Unterleibsoperation wiederholt, um Beschwerden zu beheben, die durch Wucherungen immer wieder auftraten.
(FUNK UHR 42/89). Siehe dazu auch HACKETHAL »Der Meineid des Hippokrates«, Lübbe. Dort wird der Fall ausführlich dargestellt.

3 ⌑ 294 GALTON, L, Passion Guide to Surgery, Havon, N.Y./1977 und VIANNA, N., The Lancet, 1/431/1971.

4 ⌑ 293, LV 2475 **Nervenschäden nach Tonsillektomien (Mandelentfernung)**
Zunge gelähmt, Geschmack gestört, Gaumensegel hängt schief, Darmentzündungen vermehrt nach Mandelentfernung.
F. Donati et al. (Medizinische Universitäts-Kinderklinik, Bern); Schweiz. med. Wschr. 121 (1991) 1612-1617. (Ärztliche Praxis 99/91)
Du wirst Dich fragen, wieso das möglich ist, wenn Mandeln und Dickdarm über einen halben Meter im Körper auseinander liegen.
Laß Dich an die Popp'schen Ergebnisse der Biophotonenforschung erinnern, wonach jede Zelle im menschlichen Körper über das Geschehen aller anderen Zellen ständig informiert ist. Im Sinne der von Hippokrates stets angenommenen Ganzheitlichkeit des Körpergeschehens ist vielleicht anzunehmen, daß der Verlust eines wichtigen Organs die anderen Organe so schwächt, daß sie ihre Funktionen nicht mehr voll erfüllen können. In diesem Fall also die Darmentzündung und Geschmacksstörung des sehr sensiblen Frauenkörpers auslösen.
Merke: Aus einem lebenden Körper gehört nichts weggeschnitten! Jedem ist klar, daß es dann einfach Störungen geben muß. Nur den Ärzten nicht! Die metzeln einfach drauf los. Sind also alle Chirurgen Esel?
Nein sicher nicht. Aber Du als der Patient bist der größte Esel. Wenn Du Dich auch jetzt noch auf deren Schlachtbank legst.

5 ⌑ 136 **Bei vielen Brustkrebs-Operationen müssen auch die Lymphknoten in den Achselhöhlen entfernt werden**, weil sie bereits von bösartigen Zellen befallen sind. Leider kommt es danach in fast jedem dritten Fall zu einer gefürchteten Komplikation:
Ein Lymphödem läßt den operierten Arm anschwellen, er ist dick und schwer, schlechter beweglich und schmerzt. Die Ursache dafür: Bei dem Eingriff werden Gefäße in der Achselhöhle verletzt, so daß die Lymphflüssigkeit nicht mehr gleichmäßig abläuft, sondern sich staut und das Ödem verursacht. (Ärzte Zeitung 219/11.12.1993)

6 ⌑ 296 Das sind die Tatsachen bei uns in Deutschland:
- Jede 100. Oberschenkelamputation hat ihre Ursache in einem ärztlichen Fehler;
- 1.500 Patienten sterben jährlich an Blinddarmoperationen, die gar nicht notwendig gewesen wären;
- weitere 9.000 Menschen sterben an Operationen, die aus streng ärztlicher Sicht überflüssig sind;
- jede 5. Knochenbruchoperation endet mit einem Mißerfolg, jeder 20. genagelte oder geschraubte Knochenbruch hinterläßt schwere Dauerschäden, wie beispielsweise Knochenentzündungen oder unheilbare Eiterungen im Knochengewebe;
- mehr als die Hälfte aller Narkosetodesfälle wäre vermeidbar;
- ein vom Arzt verordnetes Arzneimittel ist die Haupt- oder alleinige Ursache für den Tod von jährlich rund 15.000 Menschen;
- rund eine halbe Million aller Patienten, die in Krankenhäuser eingeliefert werden, leiden an Folgen, die durch Einnahme von Arzneimitteln hervorgerufen wurden, zu einem wesentlichen Teil deswegen, weil die von der Pharma-Industrie verhätschelten Ärzte treu und brav Medikamente verschreiben, deren wahre Wirkungsweise sie keine Ahnung haben. (K. Blüchel »Die weißen Magier«,Bertelsmann Verlag)

> Aus der Erfahrung des Autors bei sich und anderen:
> **Die meisten Operationen zeigen erst später ihre Janusköpfigkeit. Vermeide sie, wo immer Du kannst! Was Du hast, weißt Du. Was Du bekommst, nie!**

7 ⌑ 296 Weitere Zusammenfassungen der Ermittlungen des Verfassers aus dem Buch von Blüchel:
Fein - wenn Du Dir eine Penisoperation wegen Dauererektion machen läßt: Die Erektion kriegen die zwar weg - aber bei 92,3% aller Operierten auch die Potenz. (→Lv2738)
Oder leg Dich im Alter unters Messer, weil Deine Bauchspeicheldrüse raus soll: Zu 29% ist Dir der Tod sicher. Wenn sich bei der Operation herausstellt, daß eine Pankreasnekrose vorliegt, zu 50%. (→Lv3241) Willst Du die Prostata operieren lassen? Komplikationen tragen 58,4% der Operierten davon.
Oder willst Du gestatten, Dein frühgeborenes Kind ins Sauerstoffzelt zu bringen? Es bekommen 71,7% dieser Kinder bei über 50% Oz später einen Augenschaden. Weitere 33,4% holen sich bei unter 50% Oz Augenschäden. 27-50% der Frühgeborenen erblinden später. Die Milz muß raus - sagt der Arzt? Sagt er Dir auch, daß Deine Chance zu überleben in manchen Fällen nur 50% beträgt?
Von 165 früher bestrahlten Patienten ließ sich der weitere Lebensweg verfolgen:
Bei jedem fünften hatte sich an der bestrahlten Stelle eine Krebsgeschwulst entwickelt. Umgekehrt registrierten Ärzte einer Hautklinik, daß 20% der Patienten, die an Hautkrebs litten, an eben diesen Stellen wegen gutartiger Erkrankungen früher bestrahlt worden waren. In anderen Fällen entstanden nach Bestrahlung Schilddrüsengeschwülste, Knochensarkome und Leukämie. Am schlimmsten: Nach solch einer harten Behandlung ist das Immunsystem des Körpers fast völlig zerstört, weil Bestrahlung alle Enzyme vernichtet. Der Körper ist dann so geschwächt, daß kaum noch Selbstheilungskräfte vorhanden sind.

Deine Gebärmutter läßt Du Dir wegen Blutungen wegschneiden? Weißt Du, unter welchen Beschwerden Du später zu leiden hast? Unter Harnwegentzündungen, Blutungen, Lungenembolien, Blasenstörungen (kein Füllgefühl mehr, Harn geht willkürl. ab), Fisteln, Thrombosen, Embolien und am häufigsten unter Depressionen. Eine Bandscheibenoperation ist fällig? Der Mißerfolg liegt bei 75% aller Fälle.

Oder willst Du Dir einen Teil des Magens wegen Krebs entfernen lassen? 82% aller Operierten müssen binnen drei Jahren wegen eines neuen Karzinoms wieder unters Messer. Du kannst Dich drauf verlassen, daß dann nicht mehr viel von Deinem Magen übrigbleibt.

3238 B. CHO, »The forth dimension«, Harcourt, N.Y.

3239 241 **Schlüssellochoperationen**
Mittlerweile ist klar, welche Komplikationen bei der laparoskopischen Cholezystektomie (Gallenwegnahme) auftreten: intraoperative Blutungen, Zystikusstumpf-Insuffizienzen und Choledochusläsionen. »Ich muß sagen, es werden jetzt überall solche Katastrophen unter der Hand repariert.« (Medical Tribune 20/21.5.1993/22)

3240 244, 300 **Auch nach der Magenoperation treten noch häufig weitere Rezidive auf**
Die hohe Rezidivneigung von Duodenalulzera (Zwöffingerdarmgeschwüre) läßt sich durch die Art der Akuttherapie kaum beeinflussen. Mehr als 60% der Patienten leiden innerhalb eines Jahres nach Abheilung ihres Geschwürs erneut daran.
Neben Beschwerden infolge Rückfluß von Dünndarmsaft in den Restmagen und in die Speiseröhre und neben dem Beschwerdekomplex im Rahmen des sogenannten Dumping-Syndroms sowie systemischen Spätschäden durch Stoffwechsel-, einschließlich Vitamin- und Mineralstörungen wird auch über gehäuftes Auftreten eines sogenannten Magenstumpf-Carzinoms (Krebs im Restmagen an der Operationsstelle) berichtet.
Tierversuche und Obduktionsstatistiken beweisen für magenoperierte Patienten ein doppelt so hohes Krebsrisiko als für Magengesunde.
(Ärzte Zeitung 9.12.1991)

Pharma-Mafia
»Wenn ich mir meinen Bücherschrank angucke, ist da kaum ein Rheumafachbuch drin, das nicht auf irgendeinem Weg von der Pharma-Industrie finanziert worden ist. Und auch die Veröffentlichungen über einzelne Mittel stammen alle aus Schriftenreihen, die ihr Geld von dort bekommen«, beschreibt ein Rheumatologe, der nicht genannt sein will, die Situation.
»Wenn die Publikation eines Ergebnisses nicht genehm ist, dann stehen die Chancen nicht sehr gut, so was trotzdem rausgeben zu können.«
Professor P. Schönhöfer in »Der Öko-Test«, S. 182, Rowohlt

3241 241 JUNGHANNS, H., »Operationen am Pankreas« in »Fehler und Gefahr bei chirurgischen Operationen«, Fischer 1075 f., Dienstl. K., »Abdominalchirurgie...«, Wien Klinische Wochenschrift. 77, 732 f.

3242 249 **Hodenschmerz - Schmerztabletten** Bei chronischen Hodenschmerzen versagt die ärztliche Kunst oft. Selbst eine aggressive chirurgische Therapie hilft meist nicht weiter. Im Gegenteil, Diagnostik und Therapie können zu iatrogenen (durch Ärzte verursachten) Komplikationen führen, während ihr Einfluß auf die Schmerzen minimal ist. Das zeigte jetzt eine amerikanische Langzeitbeobachtung: Trotz zahlreicher Operationen blieben bei 29 von 31 Patienten die Schmerzen unbeeinflußt. (Medical Tribune, 22.5.1992/21)

3243 245 BRANDT/KUNZ/NISSEN, Intra- und postoperative Zwischenfälle, Thieme.
Solltest Du vor einer beabsichtigten Operation lesen. Dazu gehst Du einfach in die nächste Uniklinik und leihst es Dir im Lesesaal aus. Auszug:
Trotz der großen Fortschritte, die gerade auf dem Gebiet der operativen Medizin in den letzten zwei Jahrzehnten erzielt wurden, ereignen sich, selbst bei größter Erfahrung des Operateurs, doch immer wieder derartige Zwischenfälle...
Laß Dir auch dieses Buch vorlegen:
PICHELMAYR, R., Postoperative Komplikationen, Springer. Auszug:
»Von den drei großen und weitgefaßten chirurgischen Bereichen · Indikation, Operationstechnik, Nachbehandlung · sind für das Erreichen eines ungestörten postoperativen Verlaufs die ersten beiden weit wichtiger als die Nachbehandlung. Postoperative Komplikationen entstehen (...) vor allem durch Fehler bei der Operation. Im Rahmen der korrigierenden Behandlung aber gibt es wieder unzählige Fehlermöglichkeiten mit entsprechenden Risiken für die Qualität des Weiterlebens und das Überleben überhaupt.«
Sieh mal, wie fest die Mandeln da hinten als Sicherungskräfte von der Schöpfung postuliert worden sind! Und die soll man straflos herausmetzgern dürfen? Und mach' dir auch mal ein paar Gedanken darüber, wieso die Geschmacksknospen so weit rückwärts liegen.
Das bedeutet, daß nur der Akt des Schluckens der Nahrung das eigentliche Geschmackserlebnis vermittelt. Die Süß-Sauerempfindungen liegen mehr vorne auf der Zunge.

3244 521 MATTIG, W., »Komplikationsdichte ärztlicher Eingriffe«, G. Fischer. Auszug:

Frühkomplikationen bei Aortenklappenersatz:		Spätkomplikationen:	
Milde prärenale Azotämie (Blutveränderung)	25,3 %	Blutung	4,6 %
Embolie	4,9 %	Embolie (Blutpfropfenbildung)	13,6 %
Koronarostiumstenose (Aderverengung)	2,7 %	Hämolyse (Abbau roter Blutkörperchen)	22,7 %
Neurolog. Ausfälle binnen 8 Jahr. infolge Thromboembolie	9 %	Klappenversagen	4,6 %
Akutes Nierenversagen	11,5 %	Low-out-Syndrom (Blutdruckdifferenz)	9,1 %
Psychische Entgleisung	häufig	Nahtdehiszenz (Hautbrüche)	9,1 %
Thromboembolie binnen 3 Jahren	17 %	Plötzlicher Herztod	4,6 %
Thromboembolie binnen 8 Jahren	7 %	Frühtod	3,9 %
Tod	5-10 %	Frühtod durch thrombotische Ventilobstruktion	10,7 %
Tod (vorzeitig)	6,3 %	Hämatokritabfall (Verminderung der zellulären Blutbestandteile)	11,1 %
		Hämolytische Anämie (Autoimmunbedingte Verminderung der Blut-Eurythrozyten)	10 %

a) 📖 306 RAINER, K., »Urologische Komplikationen nach Nierentransplantation«, Urol. int. 31/272
Strikte Immunsuppression nach Organtransplantation vermindert vielfach nicht nur die Rate an akuten Abstoßungsreaktionen, sondern **erhöht auch das Tumorrisiko**. Dieses Problem ist zwar weltweit an allen Transplantationskliniken seit Jahren bekannt, aber nach wie vor nicht recht gelöst. (Ärzte Zeitung 21.7.1992/13)

b) Medizin: AIDS-Risiko bei Organverpflanzungen
Von Norwoods Organen profitierten 55 Menschen. Ihnen wurden Herz, Leber und Nieren, ferner die Augenhornhäute, Knochen, Knorpel und Hautteile des allem Anschein nach gesunden Mannes eingepflanzt. Das war Ende Oktober 1985. Fünfeinhalb Jahre später wurde deutlich: Norwoods postumes Geschenk war eine Zeitbombe. Die Empfänger von Norwoods Herz und Nieren waren zu jenem Zeitpunkt schon gestorben, Todesursache: AIDS. Mit dem HI-Virus infiziert waren auch der Organempfänger, der Norwoods Leber erhalten hatte, sowie drei weitere Patienten: Zwei von ihnen trugen je einen Oberschenkelkopf, der dritte die Kniescheibe des Ermordeten. Zwölf Patienten in Deutschland erhielten, innerhalb von fünf Wochen nach dem Tod des Spenders, Bruchstücke von Knochen des Toten. Erst Ende letzter Woche war das Schicksal der damaligen Knochenempfänger geklärt: Bei vier der zwölf Patienten führte die Transplantation zu einer HIV-Infektion. Zwei von ihnen sind gestorben (einer durch Selbstmord), die beiden anderen »leiden unter dem Vollbild AIDS« (DER SPIEGEL 43/1994)

📖 262 **Pelviskopie, Laparoskopie, Endoskopie (Eingriffe ohne Hautschnitt)**
(...) kam es meistens schon nach der ersten Bauchspiegelung zu chronischen Schmerzen, so daß dann immer wieder neue Eingriffe, auch ein Bauchschnitt, zur Beseitigung von Verwachsungen oder sogar die Entfernung der Gebärmutter erforderlich wurden. Viele Frauen, die eine Bauchspiegelung hinter sich haben, leiden unter starken Verdauungsstörungen mit erheblichem Blähbauch. Sie klagen über starke Schmerzen im Unterleib, Bauch, Becken, Rücken, den Leisten und in den Beinen. Es entstehen chronische Blasenentzündungen. Die meisten Frauen können schlecht gehen, sitzen und stehen. Sie fühlen sich stark leistungsgemindert und chronisch müde. In den ersten Jahren nach der Bauchspiegelung kommt es zum Gewichtsverlust, während etwa acht bis zehn Jahre danach Gewichtszunahme eintritt. Durch die »chronische Schmerzkrankheit« werden Frauen depressiv und kontaktscheu. (DER NATURARZT 6/1993, der auch ein Bild veröffentlichte, wie Du nach der »Operation ohne Narbe« aussiehst. grausam! →Rz 262)

📖 263 **Laparoskopie** Wenn auch geringe Beschwerden, kleinere Narben und kürzerer Krankenhaus-Aufenthalt deutlich zugunsten der laparoskopischen - Bauchspiegelung mittels Gastroskop (Rohr) - Techniken sprechen, so dürfen doch die möglichen Komplikationen nicht verdrängt werden. Bei der endoskopischen Cholezystektomie (Gallenblasenentfernung durch Röhre) sind an erster Stelle Verletzungen von Ductus choledochus, A. cystica (Gallenblasenschlagader) und einer atypisch verlaufenden A. hepatica (Leberschlagader) zu nennen. Bei der Appendektomie (Blinddarmentfernung) wird neben der Insuffizienz (Schwäche) des nicht versenkten Appendix-Stumpfes eine Verletzung von Darm oder Gefäßen gefürchtet. (Ärztliche Praxis, 21.12.1991)

📖 263 Die **Komplikationsrate** bei Laparoskopien (Hysterektomie, Adnexektomie, Myomektomie, Blasenhalssuspension und Lymphadenektomie) erreicht bedenkliche Höhen. (The New England Journal of Medicine, Vol. 328, No. 18/1993/1355)

📖 241 **Gallenblasenentfernung** Medical Tribune Kongreßbericht
Euphorische Sensationsmeldungen über die laparoskopische Cholezystektomie (Gallenblasenentfernung durch Rohre von außen) als »simple« Alternative zur konventionellen Gallenblasenentfernung sind mit großer Vorsicht zu genießen. Allzu schnell entstehen beim Patienten völlig falsche Erwartungen. Tatsache ist, daß die Methode noch in den Kinderschuhen steckt und mancherorts beachtliche Komplikationsraten aufweist. (Medical Tribune, 3.7.1992/14)
1. Fall: Nach dem Eingriff klagte eine erst 25jährige Frau über zunehmende Oberbauchbeschwerden mit Peritonismus. Bei der Relaparotomie fanden sich 1,5 l Galle im Abdomen. Im Choledochus (galleableitender Kanal) wurde ein ca. 1 mm großes Loch mit nekrotischen (absterbenden) Rändern entdeckt, das wahrscheinlich durch die Koagulation (Gerinnung) entstanden war.
2. Fall: (...) trat eine stark blutige Flüssigkeit zutage. Fünf Tage nach Entlassung mußte die Patientin mit Verdacht auf superinfiziertes Hämatom (Bluterguß) erneut hospitalisiert werden. Erst nach Anlage eines transkutanen Drainagekatheters besserte sich ihr Zustand.
3. Fall: Nach dem Eingriff entdeckten die Chirurgen beim Verschluß der Faszie (Muskelbruch) am Peritoneum (Bauchfell) eine adhärente (angewachsene) Dünndarmschlinge, die offensichtlich durch das Instrument perforiert worden war. Es erfolgte eine Minisegmentresektion mit End-zu-End-Anastomose. »..., aber ich fürchte, daß es mehr Todesfälle gibt. Ich weiß von lebensbedrohlichen Komplikationen, die nicht berichtet wurden.« (A. Gordon, ehemaliger Präsident der Gesellschaft für Endoskopie) »Manche Gymäkologen brachten sich die Technik selbst bei. Als Folge gab es eine Reihe schwerer Komplikationen.«
(V. Lewis, Präsident der britischen Gesellschaft für gynäkologische Endoskopie)

> Glaub mir, Du schaffst es! Wenn Du dem Gift da unten valet sagst.

📖 338 **Transplantation thorakaler Organe**
Spezifische Spätkomplikationen noch nicht im Griff (Ärztliche Praxis 101/18.12.1993/15)
Ja nun sag mir nur mal, wieso die Burschen dann eine solche Todesoperation überhaupt ausführen, wenn sie sie nicht beherrschen. Merkst Du nicht, wie sehr die Kranken allesamt nur Versuchskaninchen sind?! Oder würdest Du die Bremsen Deines Autos von jemandem reparieren lassen, wenn Du wüßtest, daß seine Kollegen heimlich in einer Fachzeitschrift berichteten, daß er das nicht beherrscht?

📖 40 Hier der Beweis, wie Medikamente Krankheiten unterdrücken und auf andere Leiden übertragen:
(...) daß die heilende wie die toxische Wirkung der Goldsalze durch denselben Mechanismus zustande kommen: Im ersten Fall unterdrückt das Medikament die Aktivierung der krankheitsverursachenden T-Zellen, im zweiten Fall verstärkt es sie, und zwar, indem es die Antigenerkennung mal verschlechtert, mal verbessert. Nierenschädigungen und Colitis durch Goldsalze: Ihr therapeutischer Einsatz wird jedoch sehr häufig durch schwere unerwünschte Wirkungen begrenzt, von denen die Dermatitis eine der häufigsten ist. (Ärzte Zeitung 156/5.9.1992/11)
Wie war das noch, als Cortés die Goldgeschenke Montezumas entgegennahm? Auf dessen Bitte, dann das Aztekenreich zu verlassen, entgegnete Cortés, daß die Spanier an einer seltenen Herzkrankheit litten, die nur durch Gold zu heilen sei: Er nahm Montezuma als Geisel und brachte das Gold nach Europa und hielt die spanische Sklavenherrschaft aufrecht.

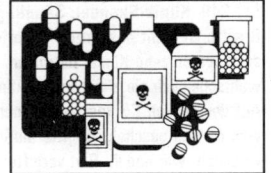

3252 📖 308 **Razzia in der Universitätsklinik** Ermittlungen wegen des Verdachts der fahrlässigen Körperverletzung gegen drei Neurochirurgen. In der Neurochirurgie der Kölner Uniklinik drängten sich gestern knapp ein Dutzend Kripobeamte und Staatsanwälte an den Patienten im Wartezimmer vorbei und nahmen im Behandlungszimmer Platz. Mitgebracht hatten sie einen richterlichen Durchsuchungsbefehl und den Beschluß des Landgerichts, insgesamt 29 Krankenakten zu beschlagnahmen.
(...) Die Eltern eines 13jährigen Jungen, dem unter der Regie des Klinikdirektors im August 1989 ein Tumor entfernt werden sollte, klagen auf Schadensersatz. Nach dem Eingriff war der Junge querschnittsgelähmt, vier vom Rechtsanwalt der Familie beauftragte Gutachter attestierten eine »grob fehlerhafte« Operation. Vorwürfe, in der Neurochirurgie werde nicht korrekt gearbeitet, gibt es seit langem. So hat der Klinikchef, Professor Norfrid Klug, seinem Oberarzt, dem Professor Karl-Eduard Richard, verboten zu operieren, weil seine Eingriffe »nicht nach den Regeln der ärztlichen Kunst« erfolgen. (Kölner Stadt-Anzeiger 33/9.2.1994/9)

3253 a) 📖 69 **Quecksilber** Jorgen von Rodenkyrchen überlebte die Gewaltkur von Quecksilber nicht. Vor Gericht sagte seine Frau später aus, daß der betreffende Wundarzt ihren Mann »dermaissen schmirdt hab, daß ime baldt seinem mondt gefallen, dhie vur uf die banck vom bedt gelagt, und paldt nach dem schmirren irem seligen eheman also jamerlich und beschwerlich sein monddt auffgelauffen und geschwullen und auch seine zunge im monde also dick und mißstalt worden, daß imesen spraech endtfallen und ehr darnach auch nit mehe hab essen khonnen, und das nhiemantz van groessen stancke der salben nit woll bey dem kranken dauren noch pleiben khondte und er dhann auch alspaldt von wegen solches des Bruessels schmirrens gestorben«. (Medizinische Handschriften, Zunftakten Köln, 241 V 242 r)
Was, wenn die ja auf keinen Fall dummen Zahnärzte aus langer Tradition und dem Studium solcher Schriften sowie aus eigener Erfahrung wußten, daß Quecksilber nach und nach auch die Zähne schädigte und sie deshalb Quecksilber in Amalgam steckten? Auch um ihren ärztlichen Kollegen damit genug Patienten zu verschaffen. Natürlich, das sind ja alles sehr ehrenwerte Leute, wie wir hier im Buch ständig gesehen haben, aber wundern würd's mi net...
Vor einer Fernsehdiskussion mit einer Professorin der Rechtsmedizin meinte der leitende Beamte im Gesundheitsministerium, der frühere Europameister im Weitsprung, Manfred Steinbach, zum daran teilnehmenden Heilpraktiker: »Ah, geh, diese verbissene Alte schaffen wir schon - mir ist eh lieber, die Mediziner würden abgeschafft als die Heilpraktiker.« (DER SPIEGEL 23/1993)

3253 b) 📖 170, 69ff **Erkältungs»heilmittel« (Hustensaft usw.) enthalten teilweise Quecksilber**
Für Kinder angebotene Päparate enthalten zum Teil Alkohol (z.B. INFLUDO: 64 Vol.-%) oder Quecksilber (NEDITONSIN H). (arznei-telegramm 1/1995)

3254 📖 217 **Vitamin A und seine Derivate wirken fruchtschädigend.** Systemische Retinoide wie Isotretinoin (ROACCUTAN) sind in der Schwangerschaft absolut kontraindiziert. Für Frauen im gebärfähigen Alter gelten strenge Anwendungsbeschränkungen (a-t 9/1988).
Das topische Retinoid Tretinoin (AIROL ROCHE u.a.) kann Mißbildungen auslösen. Schwangere dürfen das Aknemittel nicht verwenden. (Pharmazie Zeitung 139/1994/2370)

3255 📖 262 **Endoskopie-Blinddarm-Eingriff: Fast tödliches Ende**
»Claudias Zustand wurde von Tag zu Tag schlimmer«, fährt Mutter Roswitha fort. »So schlimm, daß sie schließlich als Notfall ins Allgemeine Krankenhaus Hamburg-Wandsbek eingeliefert werden mußte.« Noch am selben Abend wurde Claudia Doujak operiert. In ihrer Bauchhöhle, dort, wo der Blinddarm gesessen hatte, fanden die Chirurgen einen faustgroßen Abszeß. Was sie nicht fanden: Fäden oder Schweißstellen, die nach der vorangegangenen Operation dort hätten sein müssen. »Offenbar hat man nach der Blinddarmoperation die Darmnaht vergessen«, vermutet der Tübinger Jurist Dr. Bernhard Giese, Leiter des Instituts für Medizinschaden-Begutachtung. »Dadurch trat Darminhalt in den Bauchraum aus. Als Schutz hat der Körper mit einer eitrigen Verkapselung der offenen Stelle reagiert. Wäre diese geplatzt, hätte das mit großer Wahrscheinlichkeit den Tod der Patientin zur Folge gehabt.« (Neue Post Nr. 48, 15.11.1994)

3256 📖 306 Langzeitverlauf nach Nierentransplantationen **Nach zehn Jahren häufen sich die Malignome** (Ärztliche Praxis 87/29.10.1994)
3257 📖 306 **Nierentransplantation**
Eine höhere Frakturrate bei Patienten nach einer Nierentransplantation wurde jetzt nach einer Untersuchen an der Universität Freiburg festgestellt. Wie Dr. Grotz aus Freiburg beim 31. Kongreß der Südwestdeutschen Gesellschaft für Innere Medizin in Heidelberg berichtete, wurde bei den untersuchten Patienten eine um das Dreifache erhöhte Frakturrate beobachtet. Die mittlere Knochendichte sei bei den Patienten nach einer Nierentransplantation deutlich vermindert. (Ärzte Zeitung 184/15.10.1994/20)

3258 📖 262 **Schlüssellochchirurgie (Laparoskopische Operation): Britische Versicherer schlagen Alarm / Patientenklagen**
Ein MDU-Sprecher sagte der ÄRZTE ZEITUNG: »Innerhalb von zwei Jahren hat sich die Zahl der Patientenklagen nach operativem Entfernen von Gallensteinen von sechs auf 15 erhöht.« Bei anderen minimal invasiven Operationen sei ein ähnlicher Trend zu beobachten, was den Schluß nahe legt, daß die neuen Operationstechniken »nicht so sicher wie bisher angenommen« seien. (Ärzte Zeitung 5/14.1.1995/4)
b) Steine draußen und trotzdem Dolores ...
In Deutschland laufen 16 bis 20 Millionen Menschen mit Gallensteinen herum - die Masse nimmt ihre Konkremente mit ins Grab. In 80 % bleiben die Gallensteine bis zum Lebensende stumm. Stumme Gallensteine aber erfordern - wie man heute weiß - weder eine medikamentöse noch eine chirurgische Therapie. **Dennoch lassen sich tagtäglich Kollegen von Beschwerden beeindrucken, die gar nichts mit der Gallenblase zu tun haben. Sie raten zur Operation und wundern sich, daß es dem Patienten hinterher nicht besser geht.** (Medical Tribune 12/24.11.1995/24)

3259 📖 249 **Klinik-Skandal: Säuglinge in Kölner Krankenhaus mit Flüssigkeitsnahrung vergiftet**
Brigitte ist nicht das einzige Opfer des Skandals. Professor Felix Bläker, Chef der Kölner Kinderklinik, gibt gegenüber der BamS zu: »Insgesamt waren zehn Kinder betroffen. Vier davon starben. Sechs haben überlebt.« Aber für mindestens drei von ihnen ist es ein Leben, das sie wahrscheinlich nie allein führen können. Denn sie erlitten durch die verseuchte Flüssignahrung schwerste körperliche und geistige Schäden. Auf der Station C5 kam es zu einem schweren Zwischenfall. Fast fünf Jahre konnte er verschwiegen werden. Doch jetzt deckt BamS auf, was damals geschah. Brigitte mußte sterben, weil die Flüssignahrung auf der Frühgeborenenstation mit der Bakterie Enterobacter cloacae verseucht war und ihr Blut vergiftete.

a) 📖 249 Ärztliche Praxis Nr. 91, 12. November 1994, Auszug:
Leben nach der Transplantation: **Neue Leber - Erleichterung und neue Ängste**
ÄP-Mitarbeiter Dr. med. Lothar Reinbacher sprach darüber mit Frau Monika Kracht, die seit sieben Jahren Transplantierte betreut. 1987 hatte ihre Tochter eine »neue« Leber erhalten. (...) **Lebt das Kind völlig normal?** Daniela hat Phasen, in denen sie massive Angst hat. Das stelle ich auch bei anderen Patienten fest. Ich besuche mit ihr einmal im Monat eine familientherapeutische Beratung. (...) **Nimmt Daniela brav und regelmäßig ihr Ciclosporin ein?** Sie ist darin sehr diszipliniert und ist sich der Wichtigkeit der regelmäßigen Einnahme sehr bewußt. Sie weiß, was passiert, wenn sie das Immunsuppressivum vergißt.(...) **Haben Sie bei ihr Auffälligkeiten als mögliche Folge der Lebertransplantation beobachtet?** Die physische Situation realisiert Daniela sehr bewußt. Sie verspürt seit einiger Zeit starke Knochenschmerzen. Das höre ich auch von vielen erwachsenen Transplantierten. Solche Knochenschmerzen treten in Abständen auf. Manchmal haben die Patienten drei, vier Wochen Ruhe, dann wieder sind die Schmerzen in Armen und Beinen sehr ausgeprägt. Die Erwachsenen beschreiben den Schmerz, »als ob der Körper aufgeschnitten« würde, als ob jemand »mit einem Messer Teile des Armes oder Beines abschneide«. Das müssen höllische Schmerzen sein. Genau das schildert auch mein Kind. (...) **Ich kann mir Knochenschmerzen nicht vorstellen. Wie kommen die Patienten darauf, daß gerade die Knochen schmerzen?** Daniela sagt immer: der Schmerz ist innen drin. Auch die Erwachsenen können den Schmerz nicht genau lokalisieren. An manchen Tagen ist es so schlimm, daß Daniela noch nicht mal ihre Schultasche tragen oder lange Wege gehen kann. Sie weint und wird aggressiv. Sie weiß das und sagt: »Mama, es ist in mir drin.« (...) Häufig wird über Konzentrationsschwäche geklagt. Daniela hat deshalb die Schule gewechselt. Erwachsende können mangelnde Aufmerksamkeit leichter vertuschen. Zahlreiche Transplantierte leiden unter Gewichtsproblemen oder vermuten »hormonelle Störungen«. Auffallend ist auch die veränderte Körperbehaarung. Daniela war nicht so betroffen, weil sie hellhäutig und hellhaarig ist. Dunkelhaarige Erwachsene hingegen, insbesondere Frauen, nahmen in den ersten Monaten nach der Transplantation verstärkten Haarwuchs an sich wahr, der sie empfindlich störte. **War die Behaarung generell stärker?** Manche Kinder sehen wie kleine Äffchen aus, auch ihr Rücken ist seidig behaart. Das Kopfhaar wird schön. 30 oder 40 Leute haben mir gesagt, daß sie auffallend schönes Kopfhaar bekommen haben. Auch der Geschmackssinn ändert sich offenbar unter der Immunsuppression, zumindest anfangs. Einige Patienten haben mir berichtet, daß sie ohne optische Kontrolle nicht erkennen können, was sie essen: Sie schmecken weder Schinken noch Wurst oder Camembert. Auch bei Daniela habe ich skurriles Eßverhalten bemerkt: Sie aß zum Beispiel liebend gern Wasser mit Mehl. (...) **Dominiert Angst die Menschen mit einem fremden Organ?** Zuerst stand die ständige Überlebensangst im Vordergrund. Nach dem Eingriff hat der Transplantierte, je länger er lebt, Angst vor der Abstoßung. Eine Reha-Klinik für Organtransplantierte könnte durch den gezielten Einsatz geschulter Therapeuten den Zustand psychisch labiler Patienten bessern. Dann dürfte es gelingen, für viele dieser »unsichtbar Behinderten« eine akzeptable Ausgangsbasis zu schaffen, damit sie wieder ins Berufsleben eingegliedert werden können. (Monika Kracht, 1. Vorsitzende des Bundesverbandes der Organtransplantierten e. V. (BDO), Unter den Ulmen 98, 47137 Duisburg, Tel. 0203-442010, Fax. 0203-442127)

b) FUCHS, R., Tod bei Bedarf. Das Mordsgeschäft mit Organtransplantationen, Ullstein: (...) Dann folgen in den ersten drei Monaten drei große Abstoßungskrisen, die unter erhöhtem Einsatz von Immunsuppression beherrscht werden können. Als Folge dieser Behandlung kann der Patient einen Monat später eine schwere Cytomegalie-Infektion (Speicheldrüsenviruskrankheit) mit beatmungspflichtiger Pneumonie entwickeln, die er zwar übersteht, die aber nur langsam ausheilt. Am Ende des ersten Jahres kann eine Minderung der Nierenfunktion und eine schwere Hypertonie (Bluthochdruck) auftreten, deren Bekämpfung vier Hochdruckmedikamente erfordern. (...) Zu den klassischen Risikofaktoren zählen kardiovaskuläre Erkrankungen wie Hochdruck, Diabetes mellitus, Hypercholesterinämie und Übergewicht. (...) Bei Patienten mit einem fremden Herzen oder sogar mit einem Zweittransplantat entsteht als Folge der Langzeitbehandlung mit Immunsuppressiva überdurchschnittlich häufig Krebs.

📖 255 Automatischer Defi implantiert: **Qualvolles Sterben programmiert?**
Implantierte Defibrillatoren sind kleine elektronische Geräte, die Patienten mit lebensgefährlichen Herzrhythmusstörungen auf dem Boden schwerer Herzerkrankungen eingepflanzt werden können. Diese Geräte wachen über den Herzrhythmus und erkennen plötzliche lebensbedrohliche Ereignisse wie Kammertachykardien und Kammerflimmern. In diesen Fällen versucht das Gerät, durch Abgaben von Stromstößen die Herzrhythmus-Störung zu unterbrechen und für den Patienten einen normalen Herzrhythmus wiederherzustellen.
Eine Frage bewegt viele Patienten: Irgendwann hört das Herz einmal auf zu schlagen, was macht dann der Defibrillator? Gibt er bis zur Erschöpfung der Batteriekapazität ununterbrochen Elektroschocks ab, die zu einem qualvollen Tod führen könnten? Die Antwort lautet eindeutig: Nein. (...) Bei manchen Patienten rücken nach Einpflanzung eines Defibrillators ganz andere Krankheiten in den Vordergrund.
(Priv.-Doz. Dr. med. Harald Klepzig, Wolfgang-Goethe-Universität, Frankfurt, Ärztliche Praxis 93/19.11.1994/14)

📖 217 **Paß auf: Frühgeborene werden im Krankenhaus mit Surfactant** (Alveofact, Survanter) **behandelt**, damit »die Lunge besser wächst«, machen Dir die Ärzte weis. Und Du glaubst das, nicht zu fassen: Kinder entwickeln sich durch die ihnen ausschließlich bestimmten Milch der Mutter. Und das gut und richtig, und ohne daß sie Dir Sorge machen. Aber nicht durch pharmazeutische Präparate. Das Zeug wird durch Rinderlunge gewonnen - so früh kriegt Dein Baby also schon ein Kadaverprodukt und Fremdeiweiß! Du tust gut daran, Dir Dein Kind im Krankenhaus nicht abnehmen zu lassen, sondern an Deine Brust zu nehmen!

📖 231, 351 **Schilddrüsenentfernung** Frage: »Seit geraumer Zeit beobachte ich einige Ehepaare, in deren Ehe es kriselt bzw. es bereits zur Scheidung kam. Das Auffällige daran: alle Ehefrauen sind strumektomiert (Schilddrüsenwegnahme). Ist ein Zusammenhang bekannt zwischen Strumektomie und völligem Libidoverlust bei meist erhaltener Orgasmusfähigkeit? Diese Frauen sollen auch kein Bedürfnis nach Zärtlichkeit haben und auf Annäherungsversuche abwehrend bzw. aggressiv reagieren. Antwort von Professor Dr. Peter Pfannenstiel, Internist und Nuklearmediziner, Wiesbaden/Mainz-Kastel: Falls nach einer Strumaresektion (Schilddrüsenentfernung) die meist ungenügende Produktion von Schilddrüsenhormonen nicht ausreichend durch Levothyroxin-Tabletten substituiert wird, kann eine latente und vor allem eine manifestierte postoperative Hypothyreose (Schilddrüsenunterfunktion) bei geschlechtsreifen Frauen durchaus Ursache von Störungen in der Sexualsphäre sein. Wenn auch ein Libidoverlust meist eher durch äußere Umstände bedingt ist, erscheint es denkbar, daß die Libido durch Veränderungen der Gesamtpersönlichkeit infolge Antriebsarmut und Desinteresse an sich und dem Partner abnimmt. Darüber hinaus führt eine erhöhte TSH-Sekretion zur Hyperprolaktinämie und Corpus-luteum-Insuffizienz sowie Libidostörungen. Bei hyperthyreoten Frauen kommt es zu Zyklusstörungen und Schmierblutungen. (Medical Tribune 5/3.2.1995/34)

📖 647 Im konkreten Fall hatte die Patientin eine **Punktion des Kniegelenks** verweigert, später aber doch die Einwilligung gegeben. Als Folge einer Infektion versteifte ihr Knie nahezu komplett. Wegen mangelnder Aufklärung wurde die Ärztin zu Schadensersatz und Schmerzensgeld verurteilt. (Ärzte Zeitung 25.1.1995/1) (→LV 2074)

3300 Patienten und Arzt

3301 📖 496 **Ärzte haben die Schau nötig:**
Einige Patienten erwarten neben der Aufklärung über evtl. Gefahren, daß der Arzt die Zeckenentfernung in einer etwas anderen Art und Weise durchführt, als sie der Patient zu Hause selbst durchgeführt hätte.
Mein Tip: Bevor Sie die Zecke mit einer Zeckenpinzette herausdrehen, frieren Sie die Zecke auf der Haut mit Chloräthyl-Spray (»Kältespray«) kurz ein. (...) Der Patient fühlt sich besser behandelt, als es ein Laie selbst gekonnt hätte. Falls der Arzt unglücklicherweise den Kopf der Zecke abdreht, fühlt sich der Patient trotzdem professionell behandelt. Das Vertrauen des Patienten in seinen Arzt bleibt ungetrübt. (Medical Tribune, 44/5.11.1993/27) **Schulmedizin contra Naturmedizin?** »Wallraff-Methode bringt Praktiken alternativer Heiler an den Tag«, hieß es in der ÄRZTE ZEITUNG. Unser Mitarbeiter Dr. Jochen Kubitschek hatte einen Beitrag im »Stern« zum Anlaß genommen, um unseriöse und wissenschaftlich nicht haltbare alternative Heilmethoden anzuprangern. Damit provozierte er Leserbriefe von wütenden niedergelassenen Kollegen, die Naturheilkunde bei ihren Patienten praktisch anwenden. **Dabei bin ich - wie auch viele Naturheilkundige selbst - zu der Überzeugung gelangt, daß besonders die *klassischen Naturheilverfahren*, die sich auf den Einsatz von Sonnenlicht, Luft, Wasser, Massagetechniken, Gesprächstherapien und Diäten beschränken, ein wertvoller Bestandteil der Behandlung sein können.** Die Anwendung *anderer* Methoden, wie die Homöopathie und die klassische Akupunktur, müssen dagegen mit Skepsis betrachtet werden. (...) (Dr. Jochen Kubitschek in: Ärzte Zeitung, 64/4.4.1993/16) Diesen Worten zur Naturheilkunde des bekannten Medizinjournalisten kann diesmal der Verfasser voll beipflichten.

> Kommentar von Prof. Hackethal zum Bericht der Medical Tribune im Mai 1995 auf unserem Gesundheitskongreß über die 70%ige Heilungsquote nach Prostataoperation:
> »Und danach können sie die „Geheilten" dann im Knabenchor anmelden...«

> „Warum mag Ihr Hund mich nur so anbellen? Ob ihm mein Singen nicht gefällt? Ist es denn so schrecklich?" frage ich eine Gassi-Führerin und halte beim Laufen inne.
> „Nein – sie singen wunderschön. Und mein Bello ist das friedlichste Tier, das sie sich denken können. Aber das Singen ist ihm völlig neu, und das macht ihm angst. Und um die zu überspielen, bellt er jetzt so verrückt."
> Aha! Hab' ich doch jetzt endlich mal was über Hundepsychologie gehört.

3302 📖 155 **Was kritisieren Patienten an ihrem Arzt?**

unzureichende Kommunikationsbereitschaft	91 %	Fachchinesisch	87 %
Arroganz, mangelndes Einfühlungsvermögen	78 %	Zeitmangel	93 %
Unkonzentriertheit beim Zuhören	89 %		

(Ärzte Zeitung, 11.3.1992).

> Das ist der wahre Geist der Schulmedizin: »Wir müssen insgesamt überlegen, ob diese Zählebigkeit anhalten kann oder ob wir das sozialverträgliche Frühableben fördern müssen.« (Ärztepräsident Karsten Vilmar)

3303 📖 971 Natürlich treffen Ärzte mit ihren Patienten zusammen, aber sie sehen in diesen keine gleichwertigen Menschen. Das Arzt-Patienten-Verhältnis ist eher das zwischen Herr und Sklave; denn der Arzt ist abhängig von der totalen Unterwerfung des Patienten. Und in solchem Klima können kaum Gedanken ausgetauscht werden, die auch nur die Chance hätten, den Doktor zu erreichen. Seine berufsmäßige Absonderung führt dazu, daß er die gesamte Beziehung **ohne menschliche Einflüsse oder Werte** einstuft. Ärzte lassen sich höchst selten mit Nicht-Ärzten anders ein als eben rein beruflich (...). Psychiater können schon deshalb nach Gutdünken mit ihren Patienten umspringen, weil diese - zumindest zeitweise - gar keine mündigen Gesprächspartner sind oder zu sein scheinen. Viele Psychiater setzen sich forsch auch über Wünsche der Patienten hinweg. Die Ablehnung der Medikation führt allenfalls dazu, daß der Patient mit dem Etikett »krankheitsuneinsichtig« versehen wird. Und eine Aufklärung über die Risiken einer Behandlung mit Neuroleptika wird häufig als »therapieabträglich« abgelehnt. Das Strafbarkeitsrisiko solcher nicht vom Patienten gebilligten Eingriffe ist gering. Wenn der tatsächliche Wille eines Patienten nicht feststellbar oder nicht ernst zu nehmen ist, dann - so die Rechtsprechung - muß sich der Arzt an dem mutmaßlichen vernünftigen Willen orientieren, also praktisch an seinem eigenen. Solch willkürliche Vormundschaft ist allerdings ausgeschlossen, wenn dem Arzt der tatsächliche Wille des Patienten bekannt ist. (DER SPIEGEL 23/1993)

3304 📖 85 **Tod nach Vorschrift**
Auf Anordnung der Kemptener Justiz mußte eine 73jährige Frau auch nach jahrelangem Koma weiter künstlich ernährt werden. Ein Arzt und der Sohn der Frau, denen dies grausam erschienen war, sind wegen »versuchten Totschlags« angeklagt. (...) Im Herbst erlitt Edith Schwarza einen Kreislaufzusammenbruch. Nach fast viertelstündigem Herzstillstand holte ein Notarzt sie zwar ins Leben, aber nicht ins Bewußtsein zurück. Ihr Großhirn war durch den Sauerstoffmangel irreparabel geschädigt. Seit dem 2. September 1990 lag Edith Schwarza im Koma. Sie konnte sich nicht mehr bewegen, nicht mehr sprechen, hören, sehen, schlucken. Nahrung und Flüssigkeit mußten ihr über einen Schlauch durch die Nase zugeführt werden, was ständige Entzündungen verursachte. Der medizinische Fachausdruck für diesen Zustand zwischen Leben und Tod lautet »apallisches Syndrom«. Sohn Klaus besuchte sie weiterhin jeden Tag. Er hat dann »ständig mit ihr geredet, auch wenn nie eine Reaktion kam«. Behindert durch den Schlauch in der Nase ging der Atem nur rasselnd. Aus dem anderen Nasenloch floß Schleim. Zusammengerollt wie ein Kind lag Edith Schwarza zwei Jahre lang gewindelt in einer Hängematte, die das gefürchtete Wundliegen vermeiden sollte. Ihre Arme hielt sie wie zum Schutz vor dem Oberkörper zusammengepreßt. Trotz Gymnastik verkrampften sie sich immer mehr. In bizarren Formen ragten ihre Finger aus den verkrüppelten Händen. Sie magerte zum Skelett ab. (Stern, 24.2.1994)

Nächtlicher Totentanz (Holzschnitt von Wohlgemuth aus Schedels »Weltchronik«; Nürnberg 1493)

3305 📖 70, 57 **Das lieben die Patienten an ihren Ärzten nicht:**
Das Ergebnis ist für niedergelassene Mediziner und ihre Kollegen in den Kliniken gleichermaßen niederschmetternd. Beklagt wird, daß Ärzte:
• zuwenig Zeit haben (93 Prozent);
• fahrig zuhören und auf Fragen und Argumente oft nur oberflächlich eingehen (89 Prozent);

> Die Nebenwirkungen: Nach der Prostata-Operation: Impotenz 80 bis 100 %, Inkontinenz 5 bis 16 %, Strikturen 5 bis 20 %, Rektumfisteln 1 bis 12 %, Operationsletalität 0,5 bis 3,6%:

1102

- zu viele Fachwörter verwenden und die Diagnose nicht ausführlich genug erklären (87 Prozent);
- im falschen Augenblick einen burschikosen bis familiären Ton anschlagen, ihre Patienten offenbar nicht ernst nehmen (78 Prozent);
- ihnen wichtige Befunde anscheinend vorenthalten (64 Prozent);
- Medikamente verschreiben, aber Gegenanzeigen nicht berücksichtigen (61 Prozent).

Auf die Frage »Gehen sie gerne zum Arzt?« antworteten 80% mit »nein« - und lieferten aufschlußreiche Begründungen. Eine 16jährige Schülerin findet die meisten Ärzte »so arrogant, daß sie es nicht für nötig halten, einem zu erklären, warum sie einen wie behandeln«. »Nach der Untersuchung müsse man selbst nach Diagnose und Therapie fragen«, bemängelte eine Anwältin, 42. (...) Ähnliches gilt für das gängige Bombardement mit Fachvokabular. »Redet ein Zahnarzt von 'kalzifizierten Kanälen' oder von 'periapikaler Radiotransulzenz in der mesialen Wurzel', trauen sich viele nicht nachzufragen. Angst vor einer Blamage haben selbst Akademiker: »Ich schlage zu Hause im Lexikon nach«, gibt eine Doktorandin, 34, zu. (...) Die Zeichen des Protests gegen eine solch patientenferne Medizin sind bereits unübersehbar. Immer häufiger suchen Kranke Hilfe bei Außenseitern der Schulmedizin oder bei Heilpraktikern. »Die Abstimmung mit den Füßen«, sagt Toellner, »ist im vollen Gange.« (...) **Das lieben die Ärzte an ihren Patienten nicht:** Zugeknöpfte oder geschwätzige Patienten sind für viele Ärzte ein ebensolches Ärgernis wie Wichtigtuer, die mit halbfertigen Diagnosen ihre Gelehrsamkeit zeigen wollen. Manche Patienten nehmen Krankheitssymptome aufgrund ihres ungetrübten »Gesund-Schemas« gar nicht wahr, während überempfindliche Naturen alle möglichen, meist harmlosen Symptome akribisch beobachten. Besonders gefürchtet sind Patienten, die eine Kapazität nach der anderen konsultieren, den Wunderarzt erst idealisieren und dann verdammen. Mediziner sprechen vom »Koryphäen-Killer-Syndrom«. Ähnlich unbeliebt ist jener Typus, der alle Sozialkontakte auf Angehörige des Gesundheitssystems beschränkt hat. (DER SPIEGEL 9/1994)

6   58 **Ärzteschaft: Wer die ganze Zeit nur über Geld und Verordnungen redet,** braucht sich nicht zu wundern, daß der Eindruck entsteht, etwas anderes interessiere die Betroffenen auch gar nicht. Ärzte, seid ihr von allen guten Geistern verlassen? Ihr habt die kalte **Sprache der Verwaltung angenommen, redet von Belegbetten statt von Menschen.** Ihr habt euch in Abhängigkeit der Industrie begeben, argumentiert für Pharmazieunternehmen statt für Patienten. (Süddeutsche Zeitung MAGAZIN 4/28.1.1994)

7   85 **Fachzeitschrift-Anzeige:** Als Assistenzarzt der chirurgischen Abteilung können Sie in unserem Hause ein Bruttoeinkommen von bis zu 100.000 DM jährlich erzielen! Wir bieten das weitere: vielseitiges Krankengut mit hoher OP-Frequenz. (Ärzte Zeitung 105/2.6.1993)

8   155 Selbst der Ärzte Zeitung scheint die Glorifizierung ihrer Ärzte im Fernsehen zu dick aufgetragen:
Die Schauspieler wirken in manchen Szenen echter, als wirkliche Ärzte. »Immer im Einsatz - Die Notärztin«. In der neuen Serie muß die junge Frau immer neue Noteinsätze bewältigen. Dabei menschelt es natürlich immer sehr: So besucht die Ärztin in dieser Geschichte den MS-kranken Bankräuber hinterher im Gefängnis. In einer anderen Folge nimmt Christina Berthold sogar einen russischen Jungen für eine Weile bei sich auf, nachdem sie dessen Eltern bei einem Massenunfall auf der Autobahn versorgt hatte. Das ist zwar in der Realität sehr ungewöhnlich, sorgt aber im Film für einen abgerundeten Handlungsablauf. (Ärzte Zeitung 30/18.2.1994/34)

9   70, 169 **»Den mündigen Patienten gilt es zu verhüten«** (Prof. Linus Geisler in Ärzte Zeitung 175/1.10.1992/114) →12

0   85, 156 **Patienten wechseln ständig den Arzt** Die Ärzte Zeitung widmet manch gebeutelten Beutelschneidern einen Artikel »Hat der Arzt Anspruch auf Dankbarkeit?«. Hier ein kurzer Auszug:
Da viele Patienten ihrem Arzt die gleichen Gefühle entgegenbringen wie einem fleißigen Müllwerker, färbt diese emotionale Indifferenz in einer Art Pingpong-Effekt auch auf die Ärzte ab. Und der enttäuschte Arzt muß - will er seine Selbstachtung und psychische Stabilität nicht verlieren - sein berufliches Engagement abermals um eine Stufe zurückschrauben. Nur so kann er zukünftige schmerzliche Enttäuschungen vermeiden. Auf diese Weise entwickelt sich aus einem engagierten Idealisten ein zynischer Opportunist, der auf schmerzliche Weise erkannt hat, sich ausschließlich am eigenen Vorteil zu orientieren. Wer diese Metamorphose nicht folgenlos verkraftet, greift vielleicht zum Alkohol oder ist sogar ein Suizidkandidat. (Ärzte Zeitung, 30.7.1992/15)

1 Ja, ja, die Psychiatrie...

Schließlich kennt die Geschichte der Psychiatrie vielfältige Formen von Kriegsführung der Medizin gegen ihre Patienten. Psychisch Kranke wurden viele Jahrhunderte lang Peinigungen und Foltern ausgesetzt, die zur jeweiligen Anwendungszeit aber als Stand der psychiatrischen Wissenschaft betrachtet wurden. Patienten wurden in Verliesen angekettet, bis zur Bewußtlosigkeit auf eigens konstruierten Drehstühlen herumgeschleudert und über Stunden zwangsweise entweder in eiskalte oder warme Wannenbäder gesteckt, um ihnen die Verrücktheit auszutreiben. Unter »wissenschaftlicheren« Vorstellungen wurden schizophrene Patienten mit Insulininjektionen in Unterzuckerungsschocks versetzt. In den vierziger Jahren wurden in Deutschland alle sogenannten Heilanstalten mit Elektroschockgeräten ausgestattet, und zahllose psychiatrische Patienten wurden durch strominduzierte Krampfanfälle »behandelt«. Bevor hierbei Muskelrelaxantien und später die Narkose eingesetzt wurden, kam es regelmäßig zu Knochenbrüchen. Wenn man überhaupt eine Skala des Grauens innerhalb der martialischen Behandlungsversuche der Psychiatrie aufstellen will, so rangiert in der jüngsten Neuzeit vermutlich die verstümmelnde Gehirnchirugie an erster Stelle; seit den dreißiger Jahren des zwanzigsten Jahrhunderts wurden insbesondere bei schizophrenen Patienten in Serie Frontalhirnverstümmelungen durchgeführt, wobei diese Methode auch von chirurgisch völlig unerfahrenen Psychiatern jenseits aller Vorstellungen von gezielten operativen Eingriffen eingesetzt wurde.

6   134, 319 **Leserbrief, bei dem ich tief Luft holen mußte. Daß menschliche Dummheit so gewaltig sein kann:** »Herr Professor Hackethal tut den Ärzten unrecht. Ich habe aufgrund meines Krebsleidens in Kürze hintereinander beide Brüste, die Gebärmutter und dann ein Bein verloren. Jetzt stehe ich vor einer weiteren Operation. Aber immer wieder haben mir die Ärzte Mut zugesprochen und Hoffnung gemacht. Ich jedenfalls habe allen Grund, ihnen dankbar zu sein. Juliane K., Heimerzheim. (Quick Nr. 32/1986)

7   319 Ärzte müssen nicht nur ab einer bestimmten Risikohäufigkeit aufklären. Das Aufklärungsgespräch muß Patienten in die Lage versetzen, selbst zu entscheiden, ob er das Risiko eingehen möchte. Dem neuen Urteil des BGH vom 12.12.1991 lag die Klage einer Frau zugrunde, die nach einem Elektiveingriff Fremdblut mit Frischplasma erhalten und sich darüber mit NANB-Hepatitis-Viren und HIV infiziert hatte. Die Richter gaben der Klage statt, da die behandelnden Ärzte ihrer **Aufklärungspflicht** nicht genügend nachgekommen seien. Die Ärzte hatten nicht auf die Möglichkeit der Eigenblutspende aufmerksam gemacht.

9   58 **Herzklappen-Skandal / Umfrage: Vertrauen in deutsche Ärzte nicht erschüttert**
Die Herzklappen-Affäre hat das Vertrauen der Deutschen in die Ärzte nach einer Forsa-Umfrage offenbar nicht wesentlich erschüttert. 78% vertrauen den Medizinern noch genauso wie zuvor, nur für 18% ist das Vertrauen seitdem geringer geworden, ermittelte das Institut im Auftrag der Hamburger Wochenzeitung »Die Woche«. (Ärzte Zeitung 104/9.6.1994/5)

Du erkennst: Die Mediziner können sich, dank ihrer ständigen Propaganda, die für sie in den Medien (Gesundheitsfragen, Diskussion, Filmserien, Ärzte-Romanheftchen) getrieben wird, alles erlauben, ohne ihren Heiligenschein einzubüßen.

3320 85 **So sehen zwei der berühmtesten Ärzte ihre Patienten :**
»Schmutzfinken«: **Gottfried Benn**
»Den Hals umdrehen könnte ich ihnen allen«: Sigmund Freud (zitiert nach Drews, J., Zynisches Lexikon, Hermanns)

3321 85, 155 **Warum wünscht sich eigentlich fast jede Frau 'nen Frauenarzt zum Mann?**
Jede dritte Frau fürchtet sich vorm Besuch beim Gynäkologen. Hauptgründe: Frauen halten ihren Arzt für fachlich inkompetent. Sie fühlen sich wie am Fließband abgefertigt. Die Atmosphäre ist steril... Frauen wünschen: • Höfliche Sprechstundenhilfen. Freundliche Wartezimmer (Blumen, Bilder). • Vor der Untersuchung genug Zeit für »Entspannungs«-Gespräch. Keine Störungen durch Telefonate, dritte Personen. • Statt »Machen sie sich frei«, genaue Angabe, was man ausziehen soll. • Separate Umkleideräume statt »Zwangs-Striptease« vorm Arzt im Sprechzimmer. • Kein unangenehmes Warten, wenn man nackt auf dem Gynäkologenstuhl liegt. • Während der Untersuchung: Erklärung, was genau gemacht wird. • Schmerzen vorher ankündigen. • Keine kalten Hände und Instrumente! • Keine überflüssigen Fragen, Kommentare! • Nach der Untersuchung: Info-Gespräch, nachdem die Patientin angezogen ist. • Keine schwammigen Panik-Diagnosen (»Das sieht nicht gut aus...«). Übrigens: 70 Prozent der deutschen Frauen gehen lieber zum männlichen Gynäkologen. Weibliche Gynäkologen seien zu gefühllos! (BILD, 27.9.1994)

3322 309 **Der Trend zur Alternativ-Therapie**
Obwohl es sich bei den Patienten, die komplementärmedizinische Methoden in Anspruch nehmen, um keine homogene Gruppe handele, ließen sich doch tendenziell bestimmte Merkmale feststellen: Sie sind überwiegend weiblich, • haben ein hohes Bildungsniveau, • gehören zur oberen Mittelschicht,• sie sind 30 bis 50 Jahre alt, • sind Anhänger postmaterialistischer Werteprioritäten - zum Beispiel ökologischer Bewegungen, sowie ganzheitlicher Deutungsmuster von Krankheit und • sie wollen bei der Behandlung mitentscheiden.
(Ärzte Zeitung 159/5.9.94/2)

3323 188 Diabetes   Mit unter die medizininitiierten **Wortverfälschungen** rechne ich die raffinierten, die Medikamenteneinnahme geradezu aufzwingenden, von der Ärzte-Pharmamafia ins Denken der Menschen eingeschleusten Suggestivworte. Beispiel:

> Bei der Behandlung von Patienten mit nicht insulinpflichtigem Typ II-Diabetes (NIDDM) läßt sich unter einer Monotherapie mit Metformin eine vergleichbar gute Blutzuckerkontrolle erzielen wie unter der Behandlung mit Sulfonylharnstoffen. (Ärzte Zeitung 229/20.12.1994/12)

Nun, erkennst Du die Suggestion, der ein Kranker hier erliegen soll und auch erliegt, wenn sie ihm oft genug beigebracht wird? Klar, es sind die Worte »insulinpflichtiger Typ II-Diabetes«.
Lautet so die Diagnose der Beutelschneider also bei einem Patienten, dann bleibt dem damit keinerlei Wahl mehr: der ist wie selbstverständlich *verpflichtet*, die schulmedizinische Kurpfuschermethode der bloßen Symptombehandlung des Diabetes bis ans frühe Ende seiner kommenden, bemitleidenswerten Tage mit Insulin durchzustehen. So nimmt ihm diese Sippschaft jede Chance, beim Heilpraktiker oder aus eigener Kraft sich zuerst mit natürlichen Mitteln wieder völlig gesund zu machen. Es scheint, daß diesem Verein nach kaum etwas anderem der Sinn steht, als Geld zu scheffeln, haben sich unter dem Strahlenglanz ihres Heiligenscheins nun auch bezüglich des Metformins eine teuflische Idee ausgedacht:
Stellenwert eines oralen Antidiabetikum: Inzwischen wird auch die Möglichkeit präventiver Effekte in Studien geprüft
Übergewichtige Typ II-Diabetiker mit erhöhten Blutfetten sind die idealen Kandidaten für eine Behandlung mit Metformin. Diese Einschätzung hat Professor Dr. Hellmuth Mehnert aus München auf dem Symposium in Heidelberg geäußert. (...) Mittlerweile wird Metformin auch im Hinblick auf eine mögliche präventive (verhütende) Wirkung in mehreren Studien bei Patienten geprüft, die als Risikogruppe für die Entwicklung eines Diabetes mellitus anzusehen sind. (...) Bei Diabetikern wie auch Nicht-Diabetikern ist unter der Gabe von Metformin inzwischen auch ein Einfluß auf die Fibrinolyse (Verhinderung von Blutgerinnung) nachgewiesen worden. Gezeigt werden konnte ein Abfall des Plasminogen-Aktivator-Inhibitor-1 (PAL-1). Auch dieser Effekt dürfte nach den Worten Grants am ehesten auf eine Abnahme der Insulinresistenz zurückgehen. (Ärzte Zeitung 229/20.12.1994/12)
Ja, da denken doch die Fachjournalisten, die das lesen und fein für die Massen in die Tageszeitungen, Magazine und Gesundheitsspalten der Regenbogenpresse übertragen: O wie edel ist mal wieder die Schulmedizin: Beginnt sie nun auch erstmals damit, gegen Krankheiten vorzubeugen.

3324 169 **»Viermal täglich« wird noch von 39 Prozent eingehalten: Compliance (Pillenschluck-Einverständnis) sinkt um so mehr, je häufiger appliziert werden soll** Die besten Pharmaka und eine noch so ausgeklügelte Therapie nützen nichts, wenn sie vom Patienten nicht eingenommen werden, betonte Professor Dr. Ulrich-H. Cegla, Chefarzt der Hufeland-Klinik in Bad Ems. Darüber hinaus ist die Gewohnheit, die verschriebenen Medikamente zwar in der Apotheke abzuholen, aber dann nicht einzunehmen, ein erheblicher Kostenfaktor. Sozioökonomisch schlagen sich auch die Kosten, die durch die Krankheitsprogression bei Non-Compliance entstehen, nieder. Nach der Definition von Cegla versteht man unter Compliance die Bereitschaft und das Vermögen, einer ärztlichen Empfehlung zu folgen.
Als weiteren entscheidenden Faktor, der ebenfalls wesentlich die Compliance beeinflußt, bezeichnet Cegla die emotionale Bereitschaft des Patienten. Diesem psychologischen Problem ist mit kognitiver Wissensvermittlung nicht beizukommen. Hier kann aber nach der Erfahrung des Experten die emotionale Bindung des Patienten an seinen Arzt die Compliance verbessern helfen.
Zu dieser emotionalen Bindung können Patientenschulungen beitragen. (Ärzte Zeitung 193/27.10.1994/19)

3325 307 **So schätzen die Ärzte Dich ein:** »Lebensqualität« bedeutet in erster Linie »Gesundheit« - diese Meinung vertreten 99 Prozent aller Bundesbürger. Ihr Verhalten orientiert sich jedoch meist an anderen Vorgaben. Patienten mit Fettstoffwechselstörungen zu einer Änderung ihres Lebensstils zu bewegen, ist nach Auffassung des Düsseldorfers Medizinsoziologen Dr. Ulrich Müller eine »mitmenschliche Sisyphusarbeit.« Oft bleibe dem Arzt nur noch der Griff zum Rezeptblock

Wie jemand sein Leben gestalte, hänge ab von der sozialen Lage des Betreffenden und seiner Bezugsgruppe, der gegenüber er sein Verhalten rechtfertigen muß. **Der soziale Druck ist jedoch laut Müller immer stärker als die individuelle Motivation: Die menschliche Psyche ist nicht auf Heroisches ausgerichtet, sondern auf Anpassung und Übereinstimmung mit den Bezugsgruppen, der sozialen Umwelt,** erläuterte Müller. Im Umgang mit dem Patienten sollte der Arzt daher immer den verbalen und emotionalen Zugang über den sozialen Hintergrund suchen. Den Glauben an die Vernunft des Patienten sollte er dagegen besser aufgeben. Das medizinische Expertenwissen ist zwar nach wie vor richtig, so Müller, ist aber für die Wirklichkeit des Patienten »völlig überflüssig«. (Ärzte Zeitung 189/22.10.1994/22)

 104 In jeder Zeitungsecke findest Du die Beweise für die Unfähigkeit krankheitsbehandelnder Ärzte. Mach endlich Deine Augen auf: Weißt Du, was es für ein Kind bedeutet, schon mit 1 1/2 Jahren so schwer krank zu werden? Und was das an Leid für die Eltern und Großeltern bedeutet? Dafür werden die Zeiträume der Heilankündigungen immer kürzer:

■ **Als Baby schon zuckerkrank**
Obwohl er erst $1^1/_2$ Jahre alt ist, hat unser Enkel schon Zucker – von einem Tag zum anderen wurde er krank. Gibt es ein Mittel, das die Bauchspeicheldrüse heilen könnte, damit sie wieder Insulin produziert? Oder muß der Kleine jetzt immer Insulinspritzen bekommen?
Liesel S. aus Aitrach

Professor Dr. Heribert Thaler, Internist in Wien: Da die Zuckerkrankheit bei dem Baby bereits ausgebrochen ist, kommt nur die Behandlung mit der Insulinspritze in Frage. Es besteht begründete Hoffnung, daß das Problem im nächsten Jahrzehnt biochemisch oder gentechnisch gelöst werden kann. Bis dahin wird Ihr Enkel von seiten der Eltern viel Sorgfalt und Zuwendung brauchen.
BILD 17.5.1995

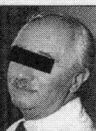

Kein Schnupfen mehr! In rund zwei Jahren wird ein Schnupfen nur noch zwei Tage dauern. Denn dann sind Medikamente mit Rezeptorenblockern auf dem Markt, die die Schleimhautzellen in der Nase gegen das Eindringen von Viren versiegeln. (Frau im Spiegel 7.10.1994)

Du vergißt auch nicht, nach zwei Jahren in der Apotheke nachzufragen, ob das »Heilmittel« vorrätig ist...? Und tatsächlich in zwei Tagen wirkt!

 169 **Ärzte kriegen die Giftmedikamente der Chemie schon unters Volk - und die Alten bald abhängig:**
Professor Erich Lang, Kuratoriumsvorsitzender der Hamburg-Mannheimer-Stiftung für Informationsmedizin auf dem 6. Informationsmedizinischen Tag in Hamburg: Bei den einzelnen geriatrischen (altersabhängigen) Krankheitsbildern könne oft mit gezielten, relativ einfachen Therapien viel erreicht werden; etwa bei der Schlaflosigkeit im Alter durch eine Kombination anregender und beruhigender Wirkstoffe. (Ärzte Zeitung 217/3.12.1994/9)
Das ist so zu verstehen: »Liebe Kongreßteilnehmer, alte Menschen sind tatterig, nicht mehr kritisch eingestellt. Auch wenn ihr wenig Ahnung von einer richtigen Behandlung habt, nehmen die euch bei entsprechendem Auftreten als Gott wahr, auch wenn ihr nur aus meiner Sicht einfältige Hausärzte seid. Verschreibt denen also ruhig für den Tag starke Anregungschemie. Dann sind die Abends noch aufgekratzt und können nicht schlafen. Dagegen verpaßt ihr ihnen wiederum ein kräftiges Schlafmittel. Wovon sie dann am anderen Morgen noch so bedusselt rumtapsen, daß sie dann wieder heilfroh sind, nach den von euch verschriebenen »anregenden Wirkstoffen« greifen zu können. Auf diese Weise werden dann immer mehr dieser "Wirkstoffe" mit der Zeit nötig. Ihr wißt, was das bedeutet - ha ha ha...« Und sein Professorenkollege pflichtet ihm (wörtlich und nicht wie eben vom Verfasser interpretiert) bei:
Ältere Patienten reagierten, so der Geriater Schütz, besonders sensibel auf das Verhalten des Arztes: seine persönliche Autorität wiege schwerer als seine Sachkompetenz. (Ärzte Zeitung 217/3.12.1994/9)
Laß das nicht zu, Du Sohn, Du Tochter: Daß die Mediziner, Deinen Vater, Deine Mutter mit den Giften der Chemieindustrie langsam aber sicher völlig abhängig machen! Die dürfen das noch immer völlig legal unter Billigung der schnellstens änderungsbedürftigen Gesetze und Rechtsprechung:
Immer mehr sterben den »stillen Tod«
Deutsche Rechtsmediziner schlagen Alarm: Immer mehr alte Menschen sterben den »stillen Tod«, könnten vielleicht noch leben, wenn sie nicht mit Medikamenten regelrecht vergiftet worden wären - ob vorsätzlich oder schlicht aus medizinischer Unkenntnis. Das betreffe Menschen in Alten- und Pflegeheimen ebenso wie jene, die von der Familie betreut wurden, so Professor Hans-Joachim Wagner auf einem Forum der Bundesärztekammer in Köln.
Angehörige oder Pflegepersonal registrieren oft nur, »daß die Oma immer tüddeliger wird« und verwechseln die Vergiftungs-Syptome mit Alterserscheinungen«, beklagt der frühere Direktor des Instituts für Rechtsmedizin der Uni des Saarlandes in Homburg. (EXPRESS, 12.1.1995/2)
Dein Weg mit diesem Buch stärkt Dein Selbstvertrauen und gibt Dir Kraft, dem kriminellen Anteil im Tun der Medizinkamarilla entgegenzutreten. So sieht sich die UrTherapie auch in der wichtigen Rolle eines Vorreiters, überkommene Verhaltensmuster von Arzt und Patient aufzuweichen, inhumanes Tun aufzuweisen und ihm zu begegnen.

 349 **Millionen von i.m. (intramuskulären) Spritzen (sind) eigentlich überflüssig**
Bei ausgeprägten Schmerzen entwickeln die Patienten eine aggressive Therapiebereitschaft - nach dem Motto »Was sehr weh tut, braucht auch eine sehr eingreifende, schmerzende Therapie«. Sie wollen schnelle Wirkung, und die scheint ein »reingespritzter« Wirkstoff eher zu vermitteln als eine geschluckte Tablette (auch wenn die Realität anders aussieht).
Statt verbaler Kommunikation »technische« Art der Verständigung
Doch auch für den Arzt gibt es gute Gründe, immer wieder zur Spritze zu greifen, obwohl das medizinisch eigentlich nicht indiziert ist:

- Er signalisiert damit, die Bedürfnisse des Patienten verstanden zu haben.
- Er braucht wenig zu reden, ersetzt verbale Kommunikation durch eine »technische« Art der Verständigung.
- Er öffnet die Tür zur Suggestion, setzt die Droge Arzt aktiv ein - vorausgesetzt, er delegiert das Spritzen nicht an die Helferin.
- Er sichert seine Rolle, behält die Fäden in der Hand, hat die letzte Entscheidungsmacht...
- Er wird dafür bezahlt. (Zentralblatt Allgemeine Medizin 70/1994/185 - 189)

3329 630 Äußerung aus dem Gesundheitsministerium. Sendung: Report, WDR 1 vom 6.2.1995 als Beleg für die Bestechlichkeit professoraler Gutachter der Medizin: »**Die beunruhigte Bevölkerung wird von uns beruhigt - mit welchen Mitteln auch immer.**«

3330 70 Montgomery, Chef des ärztlichen Hartmannbundes: »**Patienten sind nicht mündig, das ist eine Illusion.** Wenn sie krank sind, sind ihnen die Kosten egal. Erst wenn sie gesund sind, sehen sie eher auf die Kosten.« (Ärzte Zeitung 22/7.2.1995/7)
Zeigen wir's ihm, wie mündig wir jetzt sind!

3331 169 **Keine Götter**   Dr.Franz F. (41) hat in seiner Praxis mindestens 13 Patienten sexuell mißbraucht. Er hat sie vergewaltigt, zum Oralsex gezwungen. Vorher gab er ihnen eine Spritze - damit sie sich nicht wehren konnten! (BILD, 18.6.1993)

3332 249, 354 **Tödlicher Pfusch in deutschen Krankenhäusern. Was bei harmlosen Eingriffen alles schief geht. Die schlimmsten Fälle, die schwarzen Schafe.**
»**Ein korruptes System**« bekämpft der 42jährige, »das die Schuldigen am Tod des Buben schützt und seit vier Jahren jegliche Aufklärung verhindert.« Aus seiner Sicht sind Ärzte Täter, Patienten Opfer und die Justiz beugt das Recht.
Organisationsmängel, Inkompetenz und Überlastung des Personals sind in Kliniken an der Tagesordnung, lautet auch das Fazit von Hans-Konrad Selbmann, der im Auftrag des Bundesgesundheitsministeriums ein Gutachten zur Qualitätssicherung in deutschen Krankenhäusern erstellte. Selbmann: »Die Ergebnisse haben auch die Fachwelt überrascht.« Anstatt ein Ort der Genesung zu sein, scheint das »Krankenhaus« oft im zynischen Sinne des Wortes seinem Namen gerecht zu werden. (Ein schlimmes Kameradie-System, das es Patienten und ihren Anwälten oft unmöglich macht, dem Medizinerpfusch auf die Schliche zu kommen: »Krankenunterlagen werden gefälscht, Röntgenbilder verschwinden - und es wird manchmal systematisch vertuscht«, beklagt sich der Mönchengladbacher Jurist Walter Opitz, »nur ein klares Schuldbekenntnis: "Ja, ich habe Mist gebaut", das habe ich noch nie gehört.«
Dennoch wagen immer mehr Geschädigte den riskanten Kampf gegen das »Trio infernale« - Versicherungswirtschaft, Medizin und Justiz. Das läßt die Sorgenfalten auf der Ärztestirn immer tiefer werden. Die von Seehofer-Reform, Verdiensteinbußen, Herzklappen-Skandal und renitenten Patienten gebeutelte Ärzteschaft sieht sich in einer anschwellenden Flut von Schadensersatz- und Strafrechtsprozessen ertrinken. Die Angst vor einem möglichen Versagen wird die Medizin von morgen einschneidend verändern.

Ärztepfusch und Medien: Presse macht Druck
Ein kurzer Anruf genügt, und das Geld ist auf dem Konto. Auf diese Macht der Medien hoffen viele Kunstfehlergeschädigte, wenn sie verzweifelt ihre Krankenakten und Fotos an die Heimatzeitung, Zeitschriften, Nachrichtenmagazine und Fernsehsender schicken. Ihr Fall soll öffentlich werden. Dazu rät oft auch der vielbeschäftigte Patientenanwalt Boris Meinecke aus Köln und erzählt ein Beispiel aus der Praxis: Die Versicherung bietet einer geschädigten Patientin für einen Nierenschaden nur 5000 Mark an, Meinecke fordert 280.000 Mark. Dann ruft ein TV-Magazin bei der Versicherung an und stellt einige Fragen.
Wenige Tage später hat die Betroffene 50.000 Mark auf ihrem Konto. Versicherungen lesen ungern Negativschlagzeilen über ihre schlechte Zahlungsmoral. Oft kommen Strafverfahren auch erst durch die Presseberichte ins Rollen. Erfährt ein Oberstaatsanwalt beim Frühstück von einem schweren Kunstfehler in der Tageszeitung, muß er aktiv werden und ermitteln. Die Akte bekommt den roten Aufkleber »ACHTUNG PRESSESACHE« (Focus 13/1995)
Die Tatsache, daß die ärztliche Aufklärungspflicht in den letzten Jahrzehnten immer mehr Bedeutung gewann, hatte z.T. geradezu groteske Folgen, wie Prof. Schlund ausführte: Nicht wenige Mediziner aber arbeiten aus lauter Angst vor dem Kadi »mit angezogener Handbremse«, betrieben Überdiagnostik und verletzen damit ein Gelöbnis ihrer Berufsordnung, monierte Prof. Schlund: »Sie machen nicht die Gesundheit ihrer Patienten zum obersten Gebot, sondern sind vornehmlich auf ihre eigene Sicherheit bedacht.« Diagnostik »auf Teufel komm raus« aber treibt die Kosten in die Höhe, und damit kommt Prof. Schlund zu seinem ärgsten Vorwurf: Die bösen Juristen halten als Rechtfertigung für kostentreibende Diagnostik und Therapie her, die Defensivmedizin dient Ärzten als willkommener Vorwand, ihr Einkommen zu verbessern bzw. zu halten. (Medical Tribune 9/3.3.1995/23)

3333 »**Do leagst die nieda**«
Ich wandere mit ein paar Pärchen an einem heißen Sommertag in einer abgelegenen Gegend des Bayrischen Waldes. Bald haben wir alle Kleidung im Rucksack verstaut und marschieren singend (»Wir sind nicht stolz, wir brauchen keine Pferde«) und wie Gott uns schuf durch die herrliche Natur. Da begegnet uns doch noch jemand. Immer wieder schüttelt der Bauer seinen Kopf mit »Do leagst die nieda«. Aber auch nach 50 Metern hatte ihn dieser Schock noch nicht niedergestreckt, wie wir weiter hören konnten: »Do leagst die nieda«...

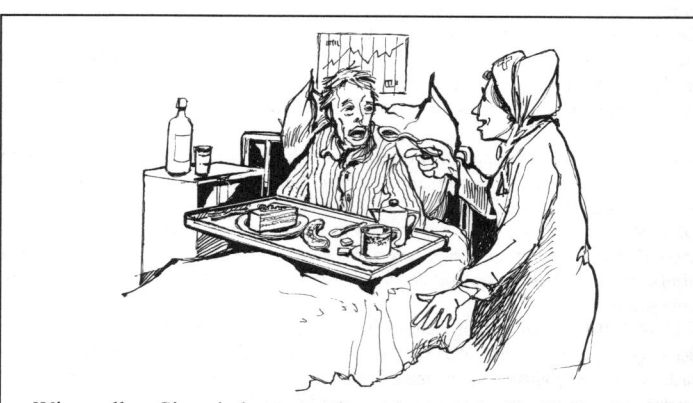

»Wie wollen Sie wieder gesund werden, wenn Sie Ihrem Körper seine tägliche Schadstoff-Menge verweigern?«

3400 Die feinen Zwangsmittel der Ärzte

📖 368 *Jugendamt will Mutter Kinder nehmen, weil sie diese gesund ernährt*
Diese Familie wurde von lieben Nachbarn beim Jugendamt angezeigt, weil die Mutter nicht fähig sei, den Kindern etwas »Vernünftiges« zu kochen. Die Mutter berichtet: »Das Jugendamt war nun schon dreimal da und meinte, daß unsere Kinder im Grunde genommen nicht unterernährt aussehen würden und aufgeweckt wären. Aber: Sie wollen ein ärztliches Attest, um sich bei anrufenden Nachbarn absichern zu können. Das wiederum sehen wir nicht ganz ein, denn wo gibt es denn sichere Beweise unserer Gesundheit als oben erwähnte?(...) Da wir uns nun weigern, unsere Kinder in die »Obhut« von Ärzten zu geben (die ja von Ernährung keine Ahnung haben), will das Jugendamt die Sache nun ans Vormundschaftsgericht weitergeben: »Man läßt uns im Moment auch deshalb so zu schaffen, weil ich im Mai mein 4. Kind erwarte und mich nicht einmal mehr darauf freuen kann. Bei sämtlichen unserer Ärzte will man nun »nachforschen«. Wir empfinden das als Entwürdigung, denn wir haben uns intensiv mit der Ernährung auseinandergesetzt. Bei anderen Eltern, die saufen und rauchen, die Kinder mit Süßem und Ungesundem abfüttern, schickt man niemanden hin. Das ist ja auch »normal«, daß man alles in sich hineinschaufelt und die Kinder zu kranken, degenerierten Erwachsenen erzieht.« (Lebenskunde-Magazin für Gesundheits-Praktiker, Nr. 3/ 1991)

📖 368 In Ketten zum Arzt: Zwangsbehandlung durch Mediziner
a) Es handelte sich um das Kind Ida des dänischen Ehepaars Helle und Eric Wils aus Kopenhagen.
 (DIE ZEIT vom 15.4.1991)
b) Das Amtsgericht Memmingen hat den Eltern eines dreijährigen, an Leukämie erkrankten Mädchens das Sorgerecht für ihr Kind entzogen. Der Grund: Sie weigern sich, die kleine Katharina erneut zur Chemotherapie in die Universitätsklinik Ulm zu bringen. (WAZ v. 10.10.91)
Daß die Herren Professoren in Ulm nichts dazugelernt haben, beweist die Tatsache, daß sie sich in Medical Tribune mit einem Artikel » Wir stehen dazu« auch noch ihrer Untat brüsten. Sie wagen es, in Medical Tribune zu schreiben, »Chancen verwirklichen sich nur, wenn man sie ergreift«. Chancen für wen?
Nun wurde erneut im Januar 1992 die Zwangsbehandlung für eine Knochenmarkpunktion von einem Chefarzt in Memmingen durchzusetzen versucht.
Das Amtsgericht Ulm ordnete am 17.10.1991 auf Anzeige des Klinikoberarztes (»Das Kind stirbt sonst in sechs Monaten«), die weitere Chemotherapie für das Kind an. Der Vater, der das Qual seiner Tochter nicht länger mit anzusehen vermochte, flüchtete zur Mayo-Klinik nach Amerika, später wurde das Kind durch eine Ärztin für Naturheilverfahren betreut. Die kleine Katharina starb trotzdem am 15.8.1993.
Eine späte Rechtfertigung der Schulmedizin? Nein. Das Kind lebte 1 1/2 Jahre länger als vorhergesagt - und das ohne die Schreckensbehandlung der Chemo. Unbeschwert, denn die Medikamente der Homöopathie bereiten keine Torturen. (raum + zeit, Nr. 57/1992)
Erinnere Dich: Eine Ärztin für Naturheilverfahren ist solches nur dem Namen nach. Auch sie behandelt mit fraglichen Mitteln, aber nicht mit der Urkraft der Natur, der UrMedizin. Das aber wollten die Eltern Katharina nicht zumuten, »sie ist doch so zart«, wie sie mir sagten. Doch nur die UrTherapie mit striktem Laufpensum (ja, auch eines sechsjährigen Mädchens!) und einer dadurch sichergestellten optimalen Sauerstoffversorgung des schwerstkranken Organismus wäre eine wirkliche Chance gewesen.
Wer den Fall in der Presse verfolgt hat, der denkt jetzt wohl an die hübsche kleine Olivia aus Wien. Deren Eltern gerieten damals an den schlimmen Scharlatan Dr. Hamer, dessen Behandlungsstrategie des »Nichtstun« sie vertrauten. Der Kerl hat sogar ein Buch über seine Geistheil-Theorie geschrieben, das ich Dir hier nicht aufweise und woraus ich Dir auch nicht zitiere, um Dich vor diesem dummen Gequatsche ohne Hand und Fuß zu bewahren. Leider war er - vielleicht gerade deswegen! - damit in der Lage, noch Dümmere für seine Theorie empfänglich zu machen.
Auch Olivias Eltern begaben sich also vor den Ärzten gemeinsam mit diesem Dummquatscher Dr. Hamer quer durch die Welt auf die Flucht. Die Kleine litt an einem sog. Wilms-Tumor im Bauchraum und der wurde nun durch »geistiges Einwirken« (auf ein Kind von 10 Jahren!) auch nicht kleiner. Schließlich erzwangen dann die Ärzte mit Hilfe der Justiz die Inhaftierung der kleinen Olivia ins Krankenhaus zur Vollziehung einer Operation und Chemotherapie. Dabei verlor sie eine Niere, behielt aber ihr Leben.
Nun wirst Du sagen: »Da war es doch diesmal richtig und gut, das Kind ins Krankenhaus zu geben!«
Nein, antworte ich Dir. Das Kind bekommt zu Hause (wie ich der Presse entnahm) wieder sein Lieblingsessen, Brötchen mit Leberwurst, Cola, Eis, Hamburger... Was meinst Du denn, wie lange das gut geht?

📖 367 Wahrheitsbewußtsein ist nicht Sache der Ärzte - Furchteinflößung üblich:
So scheint es aus der Sicht von Compliance-Forschern (Patientenpflicht, zu allem was der Arzt sagt und verschreibt, untertänigst und bereitwilligst ja und amen zu sagen) gelegentlich »eine gewisse Verzerrung der Wahrheit und die Anwendung von Zwang, zum Beispiel in Form der Furchteinflößung« gerechtfertigt: »So wird beispielsweise ein Arzt, der den Wunsch hat, daß ein hypertensiver (Hochblutdruckkranker) Patient die Behandlung mit Guanethidin fortsetzt, die Möglichkeit der Impotenz verschweigen; ein anderer Arzt wird die Gefahr eines Herzanfalls übertreiben oder mehr versprechen, als die Medikamente halten können.«
JONSEN, A.R., »Ethische Fragen zur Compliance«, Compliance Handbuch. 1982.

📖 368 Die Macht der Ärzte ist ungeheuerlich: Ein 17 Jahre alter, leukämiekranker israelischer Jugendlicher ist jetzt von zu Hause geflohen, weil er sich der von einem Gericht angeordneten Chemotherapie nicht aussetzen will. (...) Er weigerte sich jedoch, die Chemotherapie mit ihren unangenehmen Nebenwirkungen über sich ergehen zu lassen, und wollte es statt dessen mit einer homöopathischen Behandlung versuchen. (...) Ein Obergericht in Jerusalem ordnete daraufhin laut dpa die Zwangsbehandlung an und steckte den Kranken auf Antrag seiner Eltern in ein psychiatrisches Krankenhaus. (Medical Tribune Nr. 30/1991)
Du bist depressiv? Das kann Dir blühen, wenn Du einen Arzt deswegen aufsuchst:
📖 367 *Notfalls keine Scheu vor Zwangseinweisung! (Original-Schlagzeile)* (...) Kann man ihm nur in der Klinik optimalen Schutz gewähren, muß die Einweisung notfalls auch gegen seinen Willen erfolgen. (Dr. Gabi Hoffbauer in Ärztliche Praxis Nr. 4/12.1.1993)

Das ist der Rat an die Ärzte, wenn Du Dich mit einer Depression vertrauensvoll an einen Arzt wendest! Nicht geschützt bist Du in der Klinik vor zwangsweise verpaßten Giftspritzen, die ein Monster aus Dir machen.

3405 📖 365 **Zwangsbehandlung mit Wachstumshormonen**
Sohn Jean-Pierre, 9, hatte bei der täglichen Spritztour (mit künstlichen Wachstumshormonen) vor Angst immer so furchtbar geschrien. (...) Nach langem Streit, in dem die Ärztin sogar das Jugendamt eingeschaltet und mit dem Entzug des Sorgerechts gedroht hatte, brachen die Eltern die Behandlung ab.
Ein kluger Entschluß. Jetzt bekamen sie es von der Kinderklinik auf der Bult schriftlich: Jean-Pierre hätte gar nicht behandelt werden müssen, er hatte genügend eigene Wachstumshormone. (DER SPIEGEL 13/1993/58)
Siehe dazu den Bericht über die Schäden bei der Behandlung mit Wachstumshormonen unter (→2100)

> Bist Du oder Dein Kind direkt oder indirekt zu einer für die Mediziner profitträchtigen Behandlung gezwungen worden? Teile es dem Verfasser über den BUND FÜR GESUNDHEIT e.V., 52525 Heinsberg, mit.

3406 📖 368 **Besser wäre, alle rauchenden Frauen vorher zu sterilisieren:**
(...) verlor die Amerikanerin aus Sacramento (Bundesstaat Kalifornien) jetzt vor Gericht (wegen Rauchens) das Sorgerecht für ihre Tochter Elsye (8). Das asthmakranke Kind lebt vorläufig bei der Großmutter. (BamS, 17.10.1993)

3407 📖 368 **Der qualvolle Tod der Apothekerin durch ärztlichen Zwang**
Sie wehrte sich verzweifelt gegen das falsche Medikament - die Ärzte spritzten es trotzdem.
»Die Reihe der Arztfehler setzte sich fort«, so Gutachter Prof. Dr. Linus Geisler. Statt die Frau mindestens einen Tag auf der Intensivstation zu behalten, spritzte Dr. Preuß ihr große Mengen Beruhigungsmittel (Valium, Atosil und Urbason). Dazu Prof. Geisler: »Das bremst die Atemfunktion.«
Frau Beatrice Kind, Apothekerin in Burgwedel, wußte das auch. Sie protestierte heftig: »Auf gar keinen Fall Valium. Ja nicht.« Sie bekam es trotzdem. In einem Bericht wurde festgehalten, daß - um die Patientin zu beruhigen - die Etiketten von den Ampullen entfernt wurden.
»Was die Ärzte mit mir hier machen, ist falsch, lebensgefährlich für mich.« Aber für den Arzt war sie eine »randalierende Patientin«. Er ordnete ihre Fixierung an: Sie wurde mit Klettverschlüssen ans Bett gefesselt.
So blieb sie liegen bis 7.00 Uhr morgens: Festgeschnallt, allein mit ihrer Angst, mühsam nach Atem ringend. Am nächsten Morgen, um 9.20 Uhr, war Beatrice Kind tot. (NEUE REVUE v. 26.4.1991)

3408 📖 369 **Anthroposophisches Krankenhaus**
Eine Diskutantin gab sich als Krebskranke zu erkennen, die sich nur in Herdecke menschlich behandelt gefühlt habe und deshalb auch zum Sterben dorthin zurückkehren wollte. In anderen Kliniken hätten Ärzte ihr sogar »den Erstickungstod angedroht«, falls sie sich weiter gegen die schulmedizinische Therapie sträuben würde. (Medical Tribune 98/7.12.1991/44)

Aberglaube an Chemie und Giftmedikamente selbst bei sachlichen Richtern:

3409 📖 368 Aus der Begründung des Amtsgerichts Memmingen (23 C 289/92): »Diese Verhaltensweise der Mutter, (die ihr Kind nicht mit ärztlichen Medikamenten vollstopfen lassen wollte) die auch in den Berichten der beteiligten Jugendämter aufgezeigt wird, läßt sie als nicht zur Erziehung geeignet erscheinen. Daran ändert auch nichts, daß die Beziehung zwischen dem Kind und der Mutter emotional eng und liebevoll ist, wovon sich der Senat ebenfalls überzeugen konnte. Denn die Liebe zu einem Kind allein ist nicht ausreichend, um diesem verantwortungsbewußt eine gedeihliche, gesunde körperliche und seelische Entwicklung zuteil werden zu lassen.«

3410 📖 368 Als der geschiedene Vater eines vierjährigen Jungen erfuhr, daß seine Ex-Frau dem kranken Sohn nicht die verschriebenen Medikamente gab und ihn nicht nach den Weisungen des Arztes ernährte, beantragte er die Übertragung des Sorgerechts auf sich selbst. Seine Begründung: Der Elternteil, der das Kind betreut, hat besondere Fürsorgepflichten gegenüber dem Kind vor allem dann, wenn es krank ist. Das Kammergericht in Berlin folgte seiner Argumentation und entzog der Mutter das Sorgerecht: Es reiche nicht aus, wenn das Kind zwar liebevoll betreut werde, nicht aber die gewissenhafte Versorgung mit Medikamenten und Nahrung erfahre (Aktenzeichen: 18 UF 6668/89 - 158 F 8687/89 Amtsgericht Charlottenburg).

3412 📖 368 **Der Tod einer Versuchsperson**
An der krebskranken Ingeborg Findeisen (55) testeten die Ärzte ohne deren Einwilligung ein neues Medikament aus. Danach litt sie stark an den Nebenwirkungen. Ingeborg will nicht aufgeben. Sie ist eine Musterpatientin, sie vertraut ihren Ärzten blind. Was sie nicht ahnt: Sie wird von den Medizinern als laufende Nr. 9 in ein großangelegtes Testprogramm für ein neues Medikament aufgenommen. »Meine Mutter wußte nichts davon, sie wäre auch nie einverstanden gewesen« , sagt ihr Sohn Maik (34) heute. Die Folgen sind verheerend: »Schon nach zwei Wochen war ihr ganzer Körper mit Blutungen übersät, Mund und Kieferhöhle waren von Geschwüren zerfressen.« (...)
Zur selben Zeit wie Ingeborg Findeisen sind in Deutschland noch 6438 andere Patienten an diesem Großversuch beteiligt . Alle leiden an Blutkrebs, jeder bekommt eine andere Dosierung der Medikamente. Die behandelnden Ärzte melden die Zwischenergebnisse abends beim Versuchsleiter - per Telefon ordnet der Professor aus Münster dann die neue Dosierung für den folgenden Tag an. Ohne die Patienten je gesehen zu haben. (...) Jährlich finden mehrere Tausend solcher Tests statt - doch die Patienten müssen vorher einwilligen. Medizinrechtler Hans-Dieter Lippert: »Laut Paragraph 40 des Arzneimittelgesetzes muß die Einwilligung der Testperson schriftlich erfolgen.« Das Krankenhaus Altona hat dieses Gesetz offenbar gebrochen. Statt Ingeborg Findeisens Unterschrift stehen lediglich die Unterschriften der behandelnden Arztes und einer Krankenschwester auf der Einwilligungserklärung. Stellungnahme des Chefarztes gegenüber BamS: »Kein Kommentar.« (...)
Ingeborg Findeisen starb am 29. Juli 1990. Vier Jahre lang hat ihr Sohn Maik gebraucht, um beweisen zu können, wer seine Mutter auf ihren schmerzvollen Leidensweg geschickt hat. Jetzt steht der 34jährige am Grab - voller Trauer, voller Wut: »Meine Mutter ist einen qualvollen und sinnlosen Tod gestorben.« (BamS 21.8.94,/34)

3413 📖 740 **Beruhigungs-Tabletten: Das trügerische Glück** Fast immer sind es Beruhigungs-, Schlaf- oder Nerven-Pillen (die sogenannten Tranquilizer), die Menschen in die Sucht treiben. Endlich schlafen wie im Traum, endlich frei von Kummer, Problemen. Doch die Wirkstoffe sind tückisch, sie besitzen Rezeptoren (Landeplätze) auf Nerven- und Gehirnzellen, täuschen unsere Psyche nur. Die Folge: Bei längerem Gebrauch stumpfen und sterben Rezeptoren ab, wir brauchen immer höhere und höhere Dosen, immer mehr Tabletten, um schlafen zu können, seelische Erleichterung zu finden. Streß und eine oft katastrophale Ernährung tun ein übriges. Wenn Eiweiß, Vitamine und hochwertige Fettsäuren fehlen, verkleben nach und nach die unendlich feinen Myelin-Schutzschichten der Nerven- und Gehirnzellen. Gedanken quälen sich dann nur noch mühsam von Zelle zu Zelle - Konzentrationsschwäche. Weitaus schlimmer wirkt sich aus, daß Neurotransmitter (Nervenreizstoffe) wie z.B. Noradrelin oder Dopamin nicht mehr weitergeleitet werden. Denn gerade diese Happy-Macher unter den Hormonen sind es ja, die uns heiter stimmen, glücklich stimmen. Nur noch die aggressiven Wirkstoffe der sogenannten Benzos (Benzodiazepine), also der Tranquilizer dringen dann durch zähklebige Krusten der Nervenmembran zu Rezeptoren vor - der Hauptgrund, weshalb viele Menschen in diese Psycho-Pillen ihre letzte Hoffnung setzen. Ein Teufelskreis. Denn am Ende sind die Nerven ganz verkümmert. (Prof. W. POSER in BUNTE Nr. 50, 8.12.1994)

4 ⌑ 625 Schizophrene und Triebtäter werden heute schon in geschlossenen Anstalten mit Psychopharmaka wie Haldol besänftigt. Wegen der starken Nebenwirkungen suchen fast alle Pharmakonzerne nach verträglicheren Mitteln. (→LV 9458)

»Wieso machst Du Dir die Mühe, solch abscheuliche Fotos aus den Archiven auszugraben?« fragst Du. Damit niemals vergessen wird, was Chemie und Medikamente der Menschheit angetan haben und antun werden, wenn es nicht zu einem Umdenken kommt. Dazu muß ich das Dir als einzelnem Leser zumuten, der seine Abscheu weiter an seine Nächsten bekundet und so das Gedankengut weiterträgt.

> **Ein Drittel aller Medikamente landet auf dem Müll**
> Nach Angaben der Ortskrankenkassen (mittlere Schützungen) landen 30 Prozent der verschriebenen Präparate auf dem Müll: Medikamente im Wert von zehn Milliarden Mark! Vor fünf Jahren lag die Summe laut Wissenschaftlichem Institut der Ortskrankenkassen noch bei vier Milliarden Mark – weniger als der Hälfte. (PM 10/1997)

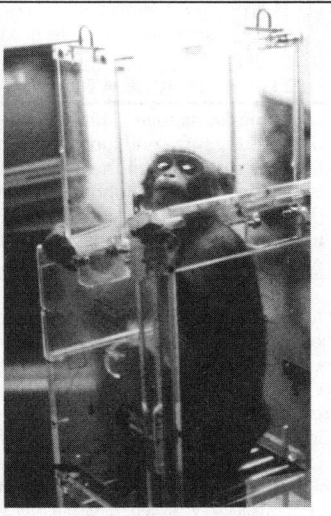

3490 Medikamente allgemein

0 ⌑ 539 Weggeschmissene Medikamente: Da kritisieren Ärzte die Pharmaindustrie wegen der mit einiger Vorsicht formulierten Beipackzettel: »Schlimm ist, daß die Beipackzettel vielleicht Verunsicherungen und Ängste wecken... Ein großer Anteil der Hormonpräparate landet deshalb im Abfall oder wird nur unter großen Bedenken kurzzeitig eingenommen. Bei den Ärzten und bei einsichtigen Patientinnen haben die oben genannten Tatsachen daher Ärger und Unmut hervorgerufen.« (Deutsches Ärzteblatt 90/Nr. 13/2.4.1993/968)

Merke: Die Ärzte waren einsichtig darin, daß es dadurch weniger in der Kasse klingelt. Die Frauen waren einsichtig darin, daß in ihnen das Chemiegift mehr durcheinander denn gut machte.

Höllenqualen leiden diese hilflosen Tiere wegen Dich vergiftender Medikamente in den Folterstühlen der Medizinforscher, meist promovierte Ärzte – Scheusale einer gnadenlosen Wissenschaft.

Ein kranker Mensch ist kein souveräner Konsument. Er ist nicht in der Lage, die Qualität eines ärztlichen Angebotes zu beurteilen, ohne daß ihm eine verläßliche Bewertung an die Hand gegeben wird. Wir brauchen eine bessere Qualitätssicherung im Gesundheitswesen von zwei Seiten: erstens als bewußte Kultur qualifizierter Tätigkeit von Experten und zweitens als Transparenz und Bewertung der Angebote durch unabhängige Stellen. (Dr. med. Ellis Huber, Präsident der Berliner Ärztekammer, in Patientenzeitung Hamburg, 3.9.1991) Hysterektomie (Gebärmutterausräumung) vor der Menopause, koronares Risiko steigt. Frauen, die hysterektomiert worden sind, kommen im Durchschnitt vier Jahre eher in die Wechseljahre. Bei jüngeren Frauen, deren Gebärmutter vor der Menopause entfernt worden ist, stellen einige medizinische Untersuchungen vermehrt Herzkrankheiten fest. (Medical Tribune 6/12.2.1993/4)

1 ⌑ 20, 213 Medizinische Wissenschaft: nur auf Manipualtion eingestellt!
Allein daß solche Glücksfälle unkommentiert existieren, weise auf ein Manko medizinischer Forschung hin, ja fast auf einen Sündenfall ärztlicher Wissenschaft, meint Gallmeier: Sie sei einseitig auf Krankheiten und deren Besetigung per Manipulation von außen ausgerichtet; sie erforsche die Pathogenese, die Leidensentstehung, kümmere sich aber zuwenig um die Salutogenese, die Gesundung, oder gar die Gesundherhaltung. Wer fragt schon, warum beispielsweise in Tierversuchen manche Ratten oder Kaninchen auf eine Infektion gerade nicht mit Krankheit reagieren, oder auf welche Mechanismen es beruht, daß »induziertes« Rheuma oder künstlich ausgelöster Krebs bei manchen Tieren auftritt, bei anderen aber nicht? Warum gibt es keine etablierte klinische Forschung zur Selbstheilung? (DER SPIEGEL 45/1994/211)

2 ⌑ 112, 203, 456, **Nie mehr Schnupfen**
Bei Glaxo in Hamburg ist der Impfstoff »GG 167« in der Endphase - »mit dem Sialidase-Enzym wird die Ausbreitung der Viren im Körper verhindert, eigene Abwehrkräfte werden mit dem Erreger fertig« (Glaxo-Sprecher Dr. Frank Laurich).
Aussichten: »GG 167« soll bis zum Jahr 2000 auf dem Markt sein. (BUNTE 48/1994)

3 ⌑ 228 **Warnhinweis:** Coenzym Q10 (Qumin Q10 u.a.) stört alle Antikoagulation
Coenzym Q10 (QUMIN Q10, VIVIT Q10 u.a.) wird als »Managerpille« rezeptfrei zur Stärkung von Herz und Immunsystem angeboten. Ein Nutzennachweis der nicht als Arzneimittel zugelassenen Nahrungsergänzung fehlt (a-t 7 [1993], 72). Für Personen unter Gerinnungshemmern kann die Selbstmedikation mit dem frei verkäuflichen Präparat bedrohliche Folgen haben. (arznei-telegramm 12/1994)

> Wann kommt die Zeit, in der die Menschen die Türen der Apotheken mit dicken Bohlen zunageln und davor Wachposten aufstellen werden?

Auch dieses Buch wird älter, veraltet aber im Gegensatz zu anderen Büchern nicht, weil sich seine Erkenntnisse nicht überholen oder durch neue Forschungen verändern können. Was sich ändert, das sind die Rattenfängerangebote der Pharmageier. Schreib's Dir gut hinter die Ohren: Ob der Pharmazieschund nun »Q10« oder »X für U11« heißt, das ist Pott wie Deckel. Frag mich also nicht, wenn den Edelganoven mal wieder was Neues eingefallen ist, an das Geld der Kranken zu kommen: »Was halten Sie denn jetzt davon, Herr Konz?« Der Konz hält von *allem* nichts, was Menschen für Kranke eigens herstellen. Klar?

94 Auch das Schnarchen hört auf
Macht Dich der große Zusammenhang, diese einmalige GanzheitsTherapie der UrzeitMethode staunen? Etwa beim Schnarchen. Der Grund ist eine Muskel- und Gewebe-Erschlaffung im Bereich des Nasen- und Rachenraums, die Muskeln halten den Weg für die Luft nicht mehr weit genug offen. Übergewicht, Alkohol und bestimmte Medikamente, z. B. Schlaf- und Beruhigungsmittel, führen zu einer Erschlaffung des Gewebes. Mit der UrTherapie beseitigst Du schon mal diese Gründe. Die Muskulatur im Rachenraum wird automatisch durch das Gesichtstraining gestärkt.

3495 📖 52, 589, 598 **Von frommen Klosterfrauen kann nur Gutes kommen...** (→LV 3654) Vor ein paar hundert Jahren mußten viele Mittelchen mit Weihwasser besprenkelt oder aus Kirchenglocken getrunken oder Punkt 12 auf einem Gottesacker geschluckt werden. Daß dieser Unsinn heute mit einer Weihrauch-Empfehlung wiederkehrt, hätte selbst ich nicht geglaubt. Was sich erstaunlich lange ohne je exakt nachgewiesener Heilwirkung dank vielfältiger Werbung hält, weil es sich religiöser Motive bedient, das ist **Melissengeist**. (→Rz598) Mit ein paar Nonnen am Klosterfenster bringt man hier die meist alten Leute dazu, besseren Schnaps zu konsumieren. Wobei man nicht weiß, worüber man sich mehr wundern soll: über die Geschäftstüchtigkeit der Firma oder die Dummheit der Erkälteten:

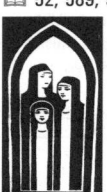

DER ERFOLGREICHE WEG	QUALITÄT, DIE ÜBERZEUGT
Erkältungskrankheiten mit der Heilkraft der Natur umfassend und wirksam zu lindern, setzt sich immer mehr durch: Bereits jeder vierte Bundesbürger wendet schon heute bei den ersten Erkältungssymptomen die zeitgemäße Natur-Arznei Melissengeist an.	Das aktuelle Wissen der Natur-Heilkunde zeigt Wege auf, wie die Gesundheit wieder ins Gleichgewicht gebracht werden kann. Immer mehr Menschen nutzen daher die Natur-Arznei Melissengeist aufgrund seiner schonenden und spürbaren Wirkung bei Erkältungsbeschwerden und der erfolgreichen Anwendung bei der Wiederherstellung des gesundheitlichen Wohlbefindens im Kopf-, Herz-, Magen- und Nervenbereich.

Du, als künftiger Naturfan, hast Dich hier und beim Angebot anderer Heilmittel aus Kräutern zu fragen, was die sonst nur auf urwüchsiger Erde wachsen sollenden Heil-Wildpflanzen für einen Wert wohl haben, wenn sie in riesigen Plantagen gezüchtet werden, ohne daß daneben ein Gräslein aufwachsen kann! (Melissenplantage)

3496 543 **Die Hitliste der 10 von Kinderärzten meistverordneten Medikamente zeigt: Ratio und »Magie« liegen dicht beieinander!**
1. Paracetamol 2. Vitamin D, Natriumfluorid 3. Xylometazolin 4. Ambroxol 5. Phenoxymethylpenicillin 6. Pflanzenextrakte 7. Erythromycin 8. Pentoxyverin, Methandiol, Cineol, Thymianextrakte 9. Linolsäure, Octadeciensäure, Betacaroten 10. Amoxicillin (Diss. M. Raber, Inst. Pharmak. Tox., München 1992)

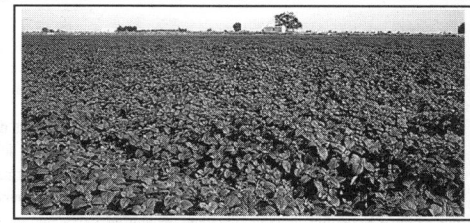

Foto Klosterfrau

Erste Hilfe bei Migräne
Kein Eis mehr essen! Wissenschaftler der Universität Turku/Finnland suchten nach Auslösern für Migräne bei Kindern: Eiscreme. Ich setze fort: Bei Erwachsenen ist der Auslöser all das, wo Zucker drin steckt: Kuchen, Bonbons, Schokolade und, und, und.
(BUNTE 30/ 16.7.1998/95)

3497 📖 567 **Endlich: Ein Dragee gegen Cellulitis**
Sie sehen harmlos aus wie Drops, aber sie haben es in sich: bunte kleine Dragees, die helfen, Fett abzubauen, zu entwässern, den Hunger zu stoppen und das Bindegewebe zu straffen. Ganz neu: Die Biobremse gegen Cellulite in Drageeform. Hoffnung für die 80 Prozent aller Frauen, die zu Orangenhaut neigen. Der Frankfurter Gynäkologe Dr. Erhard Römer hat sich von der Wirkung der Dragees überzeugt:
»Gerade das Substanzgemisch wertvoller Naturstoffe (Anthyane und Aminosäuren) ist in dieser Form besonders effektiv bei Bindegewebesschwäche, also bei Cellulitis.« (PETRA 7/94, die sogar die Bezugsquelle dieser Wunderdrops angibt. Sie kostet genau 299,50 DM ...)

Nicht zu fassen, daß die Frauen immer wieder auf so etwas hereinfallen. Noch weniger, daß ein Arzt noch seinen Namen dafür hergibt. Fragt sich nur, wie er sich von der Multiwirkung überzeugt hat ...

3498 📖 215 Preist eine Frauenzeitschrift die **Aroma-Therapie** wie folgt an:
Düften werden im Kamasutra, der altindischen Liebeslehre, wahre Wunder nachgesagt: Sie treiben den Geliebten zu erotischen Höchstleistungen und verderben dem Treulosen den Spaß. Nur ein Märchen aus 1001 Nacht? Die modernen Forschung beweist, daß mehr dahintersteckt. Düfte haben tatsächlich eine starke Wirkung auf den Organismus, nicht nur bei Liebesspielen. Sie gelten als wirksame Waffe gegen Fettdepots. Denn ätherische Öle wirken dreifach auf den Fettstoffwechsel: über das Riechzentrum, die Lunge und die Haut. Die Duftmoleküle fördern die Durchblutung und stärken die Bindegewebe. Beim Einmassieren steigt ihre Konzentration im Blut um das Hundertfache. Richtig gemischt, kann man mit Ölen eine hochwirksame Aromatherapie gegen Cellulite machen. (PETRA 7/94)

3499 📖 186 **»Bewährte« Rheumasalben aus Murmeltierfett oder anderen mittelalterlichen Zubereitungen**
Sie sterben für einen dummen Aberglauben: Da Murmeltiere ohne Krankheiten die langen Bergwinter in kalten und feuchten Höhlen verbringen, glaubt man, daß ihr Fett vor Rheuma schützt.
Übrigens: Weißt Du, wie Murmeltiere den Winter überleben? Sie leben von ihren Fettreserven, die sie sich im Herbst als dicke Speckschicht anfressen. Murmeltiere stopfen sich daher so mit Grün voll, daß sich ihr Gewicht innerhalb weniger Wochen verdoppelt. Erkenne: Genügend Wild-Grün das heißt: genügend Eiweiß, genügend Muskelaufbauprotein für Dich und genügend Fett für alle auf Lipidbildung im Herbst programmierten Winterschläfer. Siehst Du, das ist das Leben im Einklang mit den Naturgesetzen...

3500 📖 170, 510 Für die Bundesrepublik Deutschland sind also jährlich zwischen 80.000 und 120.000 schwere **Arzneimittelstörwirkungen** und 5.600 bis 8.800 arzneimittelbedingte Todesfälle zu erwarten. (arzneitelegramm 10/1992 - die einzige unabhängige, weil pharmazieanzeigenfreie Zeitschrift!)

3501 📖 194, 510 MOEBIUS/BECKER, »arznei-telegramm«, Arzneimittel Vlg., Bln.
In der Bundesrepublik leiden pro Jahr etwa 80.000 bis 120.000 Menschen an den schwerwiegenden und mitunter lebensbedrohlichen Nebenwirkungen von Medikamenten, die ihnen von Ärzten verschrieben worden sind. Zwischen 5.600 und 8.800 Bundesbürger sterben jährlich an den **Folgen medikamentöser Behandlung**. Diese Hochrechnung präsentierte gestern Professor Peter S. Schönhofer, Direktor des Instituts für Klinische Pharmakologie am Zentralkrankenhaus in Bremen. (Kölner Stadt-Anzeiger vom 10.12.1991)

181 Diesen Chemiedreck erhältst Du als Transplantierter ständig - wie wohl Du Dich dabei fühlst, kannst Du Dir denken:
Die Erhaltungs-Immunsupression erfolgt routinemäßig als Dreierkombination, bestehend aus Ciclosporin A, Azathioprin und Prednisolon. Bei guter Nierenfunktion wird mit Ciclosporin A bereits wenige Stunden postoperativ nach Lungen-/Herz-Lungentransplantation begonnen. Azathioprin wird nach der präoperativen Bolusgabe, mit dem ersten postoperativen Tag gegeben. Zusätzlich zu dem intraoperativen Bolus von 500 mg Methylprednisolon erhalten alle Patienten mit 12stündigen Abständen postoperativ dreimalig 125 mg Methylprednisolon.
Die Kortikoidapplikation wird hiernach oral mit Prednisolon in über 3 Monate absteigender Dosierung als Dauerimmunsupression fortgesetzt. Spezielle Situationen wie rezidivierende Anstoßungsreaktionen, Infektionen, Leber- und Nierenschäden, Leukopenie etc. erfordern spezifische Modifikationen der Basisimmunsupression. Die Abstoßungsbehandlung erfordert je nach Situation die Verabreichung gepulster Steroide bzw. eine passagere Erhöhung der Basisbehandlung mit Steroiden sowie in schweren oder rezidiveren Abstoßungssituationen die Applikation mono- oder polyklonaler Antikörper, unabhängig von der Art der Transplantation. (Ärztliche Praxis 99/11.12.93/21)

217 ...Leser fragen - Ärzte antworten. Frage: Was kann ich noch gegen meine angeblich hormonell bedingte Akne tun? Antwort: Neu ist in der Behandlung der Akne ist die interne Behandlung mit 13-cis-Retinsäure (Roaccutan), ein Vitamin-A-Abkömmling. Es handelt sich hierbei um eine Langzeitbehandlung, wobei bei Frauen darauf geachtet werden muß, daß sie während der Therapie und auch mehrere Monate nach Abschluß der Therapie eine sichere Empfängnisverhütung durchführen müssen, denn Roaccutan wirkt teratogen, d. h. keimschädigend. Dieses Medikament wirkt über verschiedene Mechanismen. Es verkleinert die Talgdrüsen und vermindert dadurch den Talgspiegel der Haut. (GONG, 43, 5.11.1992)

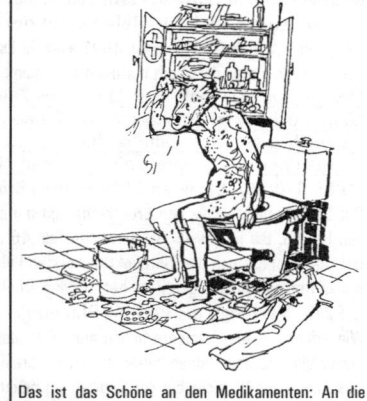

Das ist das Schöne an den Medikamenten: An die eigentliche Krankheit denkt man gar nicht mehr.

a) 564 Alle bisher angewandten Malariamittel (Resochin, Lariam, Fansidar, Halfan) haben sich als **wirkungslos** erwiesen, eignen sich weder zur Prophylaxe noch zur Langzeitbehandlung. (DER SPIEGEL 44/1992/314)

b) Das könnte der Beweis dafür sein, daß Urköstler nie an Malaria erkranken: (→LV 3509)

Ein Kraut gegen Malaria - Studien der London School of Hygiene and Tropical Medicine zeigten, daß der aus dem chinesischen Beifußstrauch (Artemisia annua) gewonnene Wirkstoff Artemisin nicht nur gegen chinin-resistente Malaria-Erreger wirkt, sondern daß er die Parasiten schneller und mit weniger Nebenwirkungen aus dem Blut entfernt als Chinin und dessen moderne Verwandte wie Chloroquin. (Stern 31/1996)

Du erkennst: Die Wirkungskräfte von Wildkräutern sind ungeheuerlich. Du hast es bereits bei der Neutralisierung des Knollenblätterpilzgiftes durch die Mariendistel gesehen. (→LV 9775) Mit dem Essen vielfältiger bitterstoff- und artemisinhaltiger Urpflanzen wird die höchstmögliche Stufe der Immunabwehrkraft erreicht, so daß Du gegen Infektionen und natürliche Giftstoffe bestens gefeit bist. (→Rz 979)
Willst Du aber (besonders als NichtUrKöstler) auf Nummer Sicher gehen, dann esse vor, bei und nach einer Reise in ein Malariagebiet viel vom (leider sehr bitteren) Beifuß. Der wächst auf fast jeder Schutthalde.

95 Verunreinigte Medikamente
Die Arzneimittelfirma A.S. ist vom Landgericht Tübingen verurteilt worden, monatlich 2081 DM Rente sowie eine Entschädigung von 80.000 DM zu zahlen. Die Frau hatte ein verunreinigtes Schlafmittel mit dem Wirkstoff L-Tryptophan eingenommen und leidet seither unter Muskelschmerzen, Sehstörungen, Krämpfen, Schwellungen und Haarausfall... (Ärzte-Zeitung 47/15.11.1993/4)

183 Wie Medikamente die Krankheit lediglich verschieben
Die Chemoprophylaxe (Vorbeugung) gegen Pneumozystis-carnii-Pneumonien (PcP) hat vielen HIV-Infizierten diese Krankheit erspart. Sie führt aber zur Verschiebung des Spektrums AIDS-assoziierter Krankheiten. Vier andere Krankheiten traten dafür nun mehr in den Vordergrund: Infektionen mit Mycobacterium avium (38% gegenüber 17% ohne PcP-Prophylaxe), Auszehrungs-Syndrom (18 vs. 6%), Infektionen mit Zytomegalie-Virus (45 vs. 25%) sowie Kandidose des Ösophagus (21 vs. 13%). Zusammengenommen waren diese vier Krankheiten in der Prophylaxe-Gruppe vier mal häufiger Erstmanifestationen von AIDS als in der Kontrollgruppe. (New England Journal of Medicine 329 (1993) 1922-1926)

183 »Ein Drittel aller Medikamente müssen nach Expertenurteil als unwirksam betrachtet werden.« (Original- Zitat)
Was die Schulmedizin den Naturheilmitteln ständig vorwirft - nämlich wissenschaftlich nicht erwiesene Wirksamkeit - trifft auf sie, der Chemiemedizin nicht wahrhaben. (raum und zeit 45/98)
99, 183, 207 LANGBEIN, K., »Bittere Pillen«, Kiepenheuer & Witsch, 83.
Die Schulmedizin weiß bei vielen Medikamenten nicht, wie sie wirken:
»Manche derzeit gültigen Vorstellungen über die **Wirkungsweise von Arzneimitteln müssen eventuell revidiert werden.«** (Original-Schlagzeile Ärzte Zeitung vom 10.12.1991)

95, 99, 207 »Die Wirkungen der Arzneimittel sind so vielfältig und kompliziert, daß sie nicht vorauszusehen sind.« (Prof. DANIELS in Medical Tribune 4/1967)

183 Betrug: Immunstärkung durch Chemie »Stefan Meurer vom Heidelberger Krebsforschungszentrum verwies auf der Münchner Tagung darauf, daß in der Roten Liste, dem Verzeichnis der erhältlichen Fertig-Arzneimittel, über hundert Substanzen aufgeführt sind, die angeblich das Immunsystem stärken oder stimulieren. **'Bei keinem dieser Stoffe ist ein entsprechender Wirkungsnachweis erbracht'**, sagte er. Jochen Kalden, Vorsitzender der Deutschen Gesellschaft Immunologie, bekräftigte diese Aussage. Wie fragwürdig die Behauptung ist, das Immunsystem »stärken« zu können, ging indirekt auch aus einem Vortrag von Klaus Eichmann vom Freiburger Max-Planck-Institut für Immunologie hervor. Unsere Abwehr ist demnach ein hochkompliziertes Gebilde aus vielen verschiedenen Bestandteilen, die sich über einer Fülle von Botenstoffen gegenseitig stimulieren oder dämpfen. 'Wir haben bisher zwar viele Bestandteile des Immunsystems analytisch untersucht. Aber es gibt ein entscheidendes Defizit: Wir kennen nicht die komplexe Funktionsweise des Immunsystems als Ganzes', sagte Eichmann. Das einzige, was die Ärzte derzeit einigermaßen zuverlässig beherrschen, ist eine *Unterdrückung* der Immunabwehr mit Cyclosporin oder Cortison.« (DIE ZEIT Nr. 8 vom 8.2.1989) Merke: Mit Chemie kann man wohltätige körperliche Funktionen zerstören. Aber nicht sie damit hervorbringen oder damit stärken!

Rinderwahnsinn vererbt sich von der Kuh auf das Kalb
(Stern 1.8.1996)

Es wurde festgestellt, daß Menschen mit einem niedrigen Eisenspiegel im Blut viel weniger von Malaria befallen werden.
Fleischesser, die immer zuviel Eisen im Blut haben, sind deshalb stärkstens gefährdet.

3511 📖 367 Harald Möhlmann von der AOK Berlin hatte darauf hingewiesen, daß ein Drittel aller verordneter Medikamente unangebrochen weggeworfen wird. (Ärztliche Praxis 20/9.3.1993)

3512 📖 367 **Zum Glück für viele landet der meiste Medikamentendreck im Müll**
57 Tonnen Arzneimittel landeten 1991 allein in Essen im Müll - 85 % der Packungen wurden nicht einmal geöffnet. Dabei erfaßt diese Bilanz des Recyclinghofes der Stadt nur die Altmedikamente, die von Apotheken eingesammelt wurden. (Ärzte Zeitung, 12.11.1992)
Überleg Dir das mal: Hast Du dieses Duckmäusertum vor den Ärzten, jetzt, wo Du dieses Buch gelesen hast, überhaupt noch nötig? Dankbar zu erscheinen, daß Dir der Doktor seine Gifte verschrieben hat und so zu tun, als würdest Du auch brav seine Gifte schlucken, während Du in Wirklichkeit - richtig ahnend, was für Schaden die Chemie in Deinem Körper anrichtet - die Packungen vergammeln läßt und später noch mit Gefahr für die Natur entsorgen mußt...

3513 📖 85, 170, 192 **Studie an 2.000 Frauen / Brustkrebs:»Minipille« in der Schußlinie**
Der Dauerbrenner »Pille und Brustkrebs« ist um eine weitere Studie reicher. Danach beschert die langjährige Einnahme oraler Kontrazeptiva den Frauen, die jünger als 36 bzw. älter als 46 Jahre alt sind, ein erhöhtes Krebsrisiko. Besonders in der Schußlinie: Pillen mit niedrigem Östrogenanteil. Auch der Zeitpunkt der ersten Pillen-Einnahme beeinflußt das Brustkrebsrisiko: Wer bereits vor dem 20. Lebensjahr zu einem oralen Kontrazeptivum gegriffen hat, bei dem erhöht sich das Risiko um den Faktor 1,4 pro »Pillenjahr«. (Ärztliche Praxis 84/18.10.1994/2)

3514 📖 213 **Verlange als Patient Placebos - da bist Du besser dran:**
Wie »richtige« Medikamente haben auch Plazebos ihre eigene Pharmakokinetik: Größere Kapseln wirken stärker als kleinere, zwei Kapseln länger als eine. Injektionen helfen besser als orale Plazebos, und auch chirurgische Interventionen können einen Plazebocharakter aufweisen. Das mahnt zur Vorsicht bei der Beurteilung neuer Techniken. Diese sind anfangs häufig den herkömmlichen Verfahren überlegen. Wenn der Enthusiasmus des Operateurs mit der Zeit nachläßt, überträgt sich das auf die Patienten. Die Erfolgsquote sinkt. (...) Die Verordnung von Plazebos ist keineswegs immer eine harmlose Sache. Manchmal verschlimmern sie das Krankheitsbild, nicht selten haben sie Nebenwirkungen. (Journal of American Medical Association, Vol 271, No 20/1994/1609)

3515 a) 📖 186 Helfen die dafür angepriesenen Spezialsalben mit Zusatz gerinnungshemmender Chemikalien zur Vorbeugung und Behandlung von Thrombosen und Embolien? Nach meinen Erfahrungen helfen sie nicht, jedenfalls nicht mehr als beispielsweise Nivea-Creme. (...) Von dem Hauptbestandteil, der die Salben in der Regel besonders teuer macht, nämlich dem gerinnungshemmenden Zusatz, ist eine zusätzliche günstige Wirkung nach meinen Beobachtungen nicht zu erwarten. Im Gegenteil scheint mir eine Gefahr darin zu bestehen, daß die Blutgerinnungsvorgänge durcheinandergebracht werden. Der gerinnungshemmende Stoff wird durch die Haut ins Blut aufgenommen und führt zu einer leichten Gerinnungshemmung. Diese Wirkung hört spätestens nach ein paar Stunden auf. Jeder Verzögerung der Gerinnung folgt zwangsläufig die Gegenreaktion, weil alle Lebensvorgänge zweiphasig ablaufen. (Quelle: Hackethal, Sprechstunde, Ullstein)

3515 b) 📖 551 Nur immer reingepackt, was reinzupacken geht, wenns nur money-money bringt von den lieben Kleinen:
Halbe Erwachsenen-Dosis ist meistens zu wenig / Wann Psychopharmaka an Kinder?
Psychische Erkrankungen im Kindes- und Jugendalter sind keineswegs ausschließlich psychogen oder soziogen bedingt und deshalb auch nicht durch Psychotherapie alleine angehbar. Vielmehr sind auch im Kindesalter Pharmaka integraler Bestandteil der psychiatrischen Therapie. Da der optimale Wirkspiegel nicht zu vereinheitlichen ist, empfiehlt es sich, mit sehr niedrigen Dosen in die Therapie einzusteigen und sich an die optimale Dosierung langsam heranzutitrieren. Die immer noch beliebte Verordnungspraxis »für Kinder die Hälfte« hält Trott jedenfalls für ein Relikt des wissenschaftlichen Mittelalters. Neben depressiven Syndromen sind die Enuresis nocturna (nächtliches Bettnässen), Angststörungen, Schlafstörungen wie Pavor nocturnus (Angstattacken im Schlaf) oder Somnambulismus (Schlafwandeln), Zwangssyndrome und das hyperkinetische Syndrom (Zappeligkeit) Indikationen für den Einsatz von Antidepressiva im Kindesalter. Gegen die Enuresis sind Antidepressiva (vor allem Imipramin) in 85% der Fälle wirksam - und zwar aufgrund ihrer Nebenwirkungen: Sie erhöhen den Sphinktertonus und vermindern den Detrusortonus der Blase. Außerdem verändern sie die Schlafarchitektur (Reduktion der Tiefschlaf-Phasen), so daß der Füllungsdruck der Blase während der Nacht besser wahrgenommen wird. (Ärztliche Praxis 33, 23.4.1994)

3516 📖 184 Rheuma: Nicht nur nach oraler, rektaler oder intramuskulärer Gabe eines nichtsteroidalen Antirheumatikums (NSAR) kann es zu Nierenschäden kommen: Besonders bei alten Patienten reicht unter Umständen die großzügige Verwendung einer »Rheumasalbe« aus, um nephrotisches Syndrom (häufige Nierenerkrankung) und interstitielle Nephritis (Nierenentzündung) auszulösen. (Ärztliche Praxis 20/ 8.3.1994/20)

3518 📖 212 **Asthmakranke helfen mit, die Erde zu zerstören**
Weltweit verwenden etwa 70 Millionen Menschen zur Behandlung ihres Asthmas und anderer Atemwegserkrankungen Dosieraerosole. Die synthetischen FCKW sind bereits in den zwanziger Jahren entwickelt worden. Seither sind sie vor allem als Kühlmittel in Klimaanlagen und Gefrierschränken sowie als Lösungs- und Treibmittel verwendet worden. Erst vor etwa zehn Jahren ist man nach Angaben von Haymann auf die Ozon-schädigende Langzeitwirkung der FCKW aufmerksam geworden. (Ärzte Zeitung 107/14.6.1994/3)
Hier hat es also 40 Jahre gedauert, bis die Forscher erkannten, wie gefährlich ihre neue Entdeckung war. Wann wird man die Schäden entdecken, die Ultraschallgeräte und Mikrowellengeräte anrichten?

3519 📖 514 Das meinen **Alternativ-Mediziner** zum Immunsystem: Die nicht-lokale Immunabwehr verläuft am wirkungsvollsten über das spezifische Immunsystem. Schwächen hierin würden sich in schweren Infektionsverläufen äußern. Spezifisches und unspezifisches Immunsystem sind über Mittlermechanismen gekoppelt und werden außerdem von anderen Systemen, insbesondere vom Hormonsystem beeinflußt. (UEHLEKE, B., Kneipparzt, therapeutikon 10.10.1991/533)

3520 📖 184 **Was ist am Kortison am gefahrvollsten? (...) sein Immunsystem durch Einnahme von Medikamenten (zum Beispiel Kortison) teilweise blockiert ist.** (Ärzte Zeitung 100/4.6.1994) Das heißt: Anderen Krankheiten werden Tür und Tor durch Kortison geöffnet.

> Entschlacke Dich auch seelisch: Laß los, was Dir überflüssig oder störend wurde.

3521 📖 319 **Heilen durch Medikamente?**
Die Ärzte wissen am besten, auf wie vielen Gebieten ihre Arzneibehandlung noch unbefriedigend oder gar überhaupt nicht existent ist, weil es noch keine geeigneten Medikamente gibt. (Ärzte Zeitung 111/20.6.1994/2)

3522 📖 165 **Volksarznei bestand wissenschaftlichen Test**
Ein alter Volksglaube erweist sich nach einer wissenschaftlichen Untersuchung als zutreffend: Preiselbeersaft verringert die Bakterienzahl im Urin. (Journal of the American Medical Association 271 (1994) 751-754)

Fragt sich nur, ob die wissenschaftliche Schulmedizin den volksmedizinischen Test nach dem gesunden Menschenverstand bestehen kann.

3 ▢ 212 **Keine Kontrolle über Einsatz von Contergan**
Genf: Der Contergan-Wirkstoff Thalidomid wird trotz Warnungen der Weltgesundheitsorganisation an Schwangere in Entwicklungsländern abgegeben. (Kölner Stadtanzeiger 159, 12.7.1994/27)

> Du hast vom Fleisch noch immer nicht die Nase voll?

4 ▢ 66 **Das Kultgetränk Coca Cola hat einst ein Arzt als Kopfschmerzmittel gebraut**
Der Arzt und Apotheker John Styth Pemberton braute 1886 in Atlanta im amerikanischen Bundesstaat Georgia ein bräunliches Elixier. Es sollte gegen Depressionen und Kopfschmerzen helfen. Der Mann ahnte nicht, daß er das später beliebteste Erfrischungsgetränk der Welt gemixt hatte. (Ärzte Zeitung 122, 5.7.1994)

5 ▢ 213 **Placebos** Individuen reagieren nicht konstant auf Plazebos. Besonders bei chronisch Kranken werde dieser Effekt oft unterbewertet. Denn diese Patienten haben meist fluktuierende Symptome, sie suchen aber den Arzt auf, wenn es ihnen besonders schlecht geht. Eine Besserung, die wahrscheinlich auch ohne Behandlung aufgetreten wäre, wird dann aber der Therapie des Arztes zugeschrieben. (Ärzte Zeitung 6/7.94/11)

> Du hast von Fleisch immer noch nicht die Nase voll?:
> **BSE-Übertragung durch Bluttransfusion?**
> (Bild, 22.12.1998)

6 ▢ 167, 724 **So blasen die Pharmafirmen Medikamentenschäden zu Erfolgen auf.**
(→Lv3721) **Ergebnisse klinischer Studien nüchtern betrachten:**
Behandlungserfolge werden häufig als Reduktion des relativen Risikos dargestellt, so etwa das Ergebnis der Helsinki-Herzstudie in der Werbung für Gemfibrozil (GEVILON): »34% weniger Herzinfarkt«. Die Minderung der Herzinfarkthäufigkeit über fünf Jahre von 4,1 auf 2,7 pro 100 behandelte Patienten - also um 1,4 pro 100 - wird dabei irreführend auf eindrucksvolle relative 34% Risikoverminderung »aufgeblasen«, indem 4,1 = 100% gesetzt werden (arznei-telegramm 5/1990)
Aber das ist nicht alles:
Bei drei Patienten verstärkt sich ein vorbestehender Tinnitus nach Einnahme des Lipidsenkers Gembifibrozil (GEVILON, 3620; s. auch a-t 4 [1990], 41), des »Durchblutungsförderers« Nicergolin (SERMION, 7158) bzw. des Säureblockers Omeprazol (ANTRA, 7203; a-t 11 [1993], 122). (arznei-telegramm 10/1994)

7 ▢ 237 **Rheumatologen plädieren für eine frühzeitige aggressive Therapie**
Bis vor kurzem war es noch üblich, bei Patienten mit Chronischer Polyarthritis Basistherapeutika und Glukokortikoide erst nach längerer Krankheitsdauer und bei Progression der Gelenkläsionen einzusetzen. Heute dagegen plädieren Rheumatologen dafür, mit einer aggressiven Therapie möglichst frühzeitig zu beginnen. Am erfolgreichsten erweist sich dabei das ursprünglich als Zytostatikum entwickelte Methotrexat, das immerhin jeder zweite Rheumatiker auch noch nach fünf Jahren nimmt. (Ärztliche Praxis 111/20.6.1994/19)
So geht das: »Bis vor kurzem - heute dagegen plädieren ...« Einmal soll das richtig sein, ein anderes Mal das Gegenteil. Ist das nun schlimmste Scharlatanerie oder nicht? Und überdies: keine der beiden Behandlungsarten ist richtig oder angebracht. In Kürze gilt das auch wieder für die Brustabsäbelung. Dann wird wieder die »großzügige Ausräumung« als richtig dargestellt...Wie kann nur ein Mensch solchem Hickhack vertrauen?

8 ▢ 183 Dazu meint die »Ärztliche Praxis 58, 19.7.1994, 6« dies :
Spätestens seit dem Urteil des Oberlandesgerichtes Köln (OLG Köln v. 30.5.19990, Az: 27 U 169/89) kann sich der behandelnde Arzt nicht mehr auf den Standpunkt zurückziehen, nur zugelassene Arzneimittel einzusetzen. Es wird vielmehr aufgegeben, auch das Spektrum der derzeit nur in Erprobung befindlichen Arzneimittel zu überblicken und letztlich abzuschätzen, welche Nutzen/Risikorelation hieraus für den Patienten erwächst. Dies gestaltet sich insbesondere in öffentlich diskutierten Bereichen wie der Onkologie oder AIDS-Behandlung als fast unmöglich - werden hier doch oft schon bloße Labordaten oder Tierversuchsergebnisse als wahre Siegeszüge für den Patienten gefeiert.

9 ▢ 196 **Ein Kostendämpfungs- und Heilmittelbeschränkungsversuch, der schon vor 200 Jahren vergeblich blieb:** Weit davon entfernt, den Arzneienvorrat, dem man ohnehin schon mehr Überfluß als Mangel zur Last legen kann, noch durch dieses Schriftchen vermehren zu wollen, ist vielmehr meine Pflicht, die Menge der Heilmittel einzuschränken, und manche gänzlich zu verbannen. (VOGLER G., Voglers Heilmittel-Liste, Wien, 1801)

0 ▢ 221 **Hohes Infarkt- und Krebsrisiko durch erhöhtes Serum-Ferritin?**
Eisenmangel ist nicht die häufigste ernährungsbedingte Defizit. Ein erhöhter Spiegel des Serum-Ferritin jedoch wird neuerdings mit einem gesteigerten Risiko für Herzinfarkt und Krebs in Verbindung gebracht. (Ärzte Zeitung 218/5.12.1994/1) Überlege: Wie wollen die Mediziner Medikamente richtig einsetzen, wenn ihnen die Abläufe im menschlichen Körper nicht genau bekannt sind? Wie z.B. im vorstehenden Fall beim Rat, Eisentabletten zu schlucken. Wie die Ärzte den Frauen die ja millionenfach verschreiben. Was haben die dann davon, wenn danach ihr Eisenspiegel im Blut wirklich wieder stimmt - sie wegen des künstlichen Mittels danach aber Krebs bekommen! Oder einen dadurch bedingten frühzeitigen Herzinfarkt. »Aber heute ist doch schon alles erforscht!« Hast Du 'ne Ahnung! Die Wissenschaft weiß noch immer nicht, wie die Verstoffwechslung im Körper eigentlich abläuft. Und dann nimm noch die Zirbeldrüse.
Nichts ist darüber bekannt, was die da oben im Kopf bedeuten soll. Jetzt erst haben sie festgestellt, daß sie lichtempfindliche Zellen besitzt. »Was sollen diese denn mitten im Gehirn?« fragst Du. Das frage ich mich auch. Wäre es nicht möglich, daß diese Drüse auf kosmische Strahlung angewiesen ist? Oder auf die bioenergetische aus dem Pflanzenreich? Wie dem auch sei: Du kannst nicht erwarten, alles in Deinem Leben geklärt zu bekommen. Daher gibt es nur eine Konsequenz: Lebe so natürlich wie möglich - dann machst Du es richtig, dann geht am wenigsten schief.

1 a) **Kosmische Strahlung ist gefährlich - über der Erdhülle! Gefährlicher Höhenflug**
Wie gefährlich ist die Strahlenbelastung bei Langstreckenflügen in großer Höhe? Für Piloten und Flugbegleiter, so zeigen jüngste Untersuchungen, ist das Risiko offenbar größer, als bisher angenommen. So ergab eine finnische Studie, daß bei 1577 Stewardessen die Brustkrebsrate fast doppelt so hoch lag wie im Bevölkerungsdurchschnitt; Knochenkrebs trat gar 15mal häufiger auf. Bremer Strahlenbiologen entdeckten bei neun Lufthansa-Besatzungsmitgliedern eine siebenfach erhöhte Zahl von Chromosomenschäden. (DER SPIEGEL 1/1996/153)

3532 📖 182 Medizin: Medikamente gegen Multiple Sklerose erfolgreich getestet (DER SPIEGEL 46/1994/5)
3533 📖 745 Nach den Kindern sind es die alten Menschen (die wieder langsam kindlich werden), die ohne viel zu fragen, den Medikamentendreck schlucken:
Keiner hört es gern, trotzdem werden »Senioren im Heim mit Tranquilizern gefüttert« (Ärztliche Praxis Nr. 82/1994, S. 1). Ein Leser meint zu unserer Nachricht, Psychopharmaka durchaus indiziert: Nach den Kindern nun die Alten, die scheinbar hoffnungslos ärztlicher Verschreibungswut ausgesetzt sind! (Ärztliche Praxis Nr. 86/25.10.1994/4)
3534 📖 205 (...) daß für mehr als fünf Milliarden Arzneimittel verordnet und weggeworfen werden, oder für etwa sechs Milliarden DM Arzneien konsumiert werden, deren Wirksamkeit nicht bewiesen ist. HUBER, E., Handeln statt schlucken, edition g
3535 📖 183 Die spektakulärsten und schwersten arzneimittelbedingten Hautreaktionen sind das Steven-Johnson-Syndrom und die toxische epidermale Nekrolyse (Lyell-Syndrom). Eine internationale Studie hat jetzt erste verläßliche Daten zu Inzidenz und Risikofaktoren ermittelt. Überraschendes Ergebnis: Kortikosteroide bergen für derartige Hautreaktionen ein sehr viel höheres Risiko, als bisher angenommen. (Ärztliche Praxis 101/17.12.1994/18)
3536 📖 320 Du mußt Dir das vorstellen: Jedes Kind unter fünf Jahren schluckt durchschnittlich eine Medikamentendosis, die ihm einer der 270.000 lizensierten Giftverschreibungsmediziner bei uns verordnet hat, jeder über 50 Jahre drei Dosen Gift! Und sieh Dir die ach so netten Kinderärzte an: Sie stehen an der Spitze der Drogendealer-Ärzte und legen die Grundlage dafür, daß für die Menschen Tablettengift so selbstverständlich einzunehmen wie das Kratzen wird.
3537 📖 336 Daß die schulmedizinisch-chemischen Heilmittel andere Krankheiten schaffen und (verniedlicht gesagt) schlimmere Nebenschäden verursachen als die Schäden, die sie bekämpfen sollen, das weißt Du bereits. Aber was sind denn das für »Heilmittel«, die mir ausgerechnet das Leiden an den Hals hängen, gegen das sie vorbeugen sollen?!

> **Embolien durch Heparin**
> (...) In schweren Fällen kommt es zur intravasalen Thrombozytenaggregation mit massiven und zum Teil sogar tödlichen Thrombenbolien. (Medical Tribune 4/27.1.1995/1)

Wird den Ärzten nach dieser Feststellung nun geraten, das Todesmittel nicht mehr zu gebrauchen? Es schnellstens aus ihren Giftschränken mit spitzen Fingern in den Sondermüll zu schmeißen? O nein! Das ist jetzt ein Grund für diese schulmedizinische Todesschwadron noch mehr »Behandlungen« abzurechnen. Heißt es im nächsten Satz der Mediziner-Fachzeitschrift:

> »Deswegen die Heparinisierung stark einzuschränken, hieße allerdings, das Kind mit dem Bade auszuschütten. Denn wer zu Beginn der Behandlung Thrombose engmaschig kontrolliert und auf einige andere Warnzeichen achtet, hat die Chance, den potentiell gefährlichen Verlauf rechtzeitig zu stoppen.«

Laß Dir das mal auf der Zunge zergehen: »... hat die Chance, den potentiell gefährlichen Verlauf rechtzeitig zu stoppen.« Die Ärzte behandeln lustig mit dem Mordpharmakon weiter. Der Patient hat ja die Chance, daß er die Behandlung damit überlebt!

3547 📖 226 Mal »nachgewiesen«, mal »Nachweis nicht erbracht«... Noch vor zwei Jahren hatte die LIMIT-2-Studie (Leicester Intravenous Magnesium Intervention Trial) ergeben, daß in der mit Magnesium behandelten Patientengruppe die Sterblichkeit nach Myokardinfarkt um 24 Prozent zurückgeht. Die Untersuchung fand an einem Kollektiv von etwa 2.000 Patienten statt. Inzwischen hat eine wesentlich umfangreichere Studie, ISIS-4 (International Study of Infarkt Survival) mit knapp 60.000 Patienten diesen Effekt nicht nachweisen können. (Ärzte Zeitung 145/6.8.1994/10)
3548 📖 226 (...) Da mit der Nahrung meist genügend Magnesium aufgenommen wird, ist der Anfang eines Magnesiummangels oft die gestörte Resorption des mit der Nahrung aufgenommenen Magnesiums im Gastrointestinaltrakt. So sind meist Steatorrhoen, Darmresektionen oder -fisteln die Begleitumstände, die auf eine Malabsorption schließen lassen. (...) Am Herzen können noch höhere Magnesiumkonzentrationen die Überleitungszeit stark verlängern. Im Extremfall kommt es dann zu einem Herzstillstand in der Diastole. (Ärzte Zeitung 145/6.8.1994/10)
3549 📖 226 **Fett und Zucker mindern Resorption von Magnesium**
Dennoch haben bis zu 20% der Bevölkerung in Industrieländern einen latenten Magnesiummangel. Nach Ansicht von Prof. Dr. H. Karppanen von der Abteilung für Pharmakologie und Toxikologie der Univerität Helsinki sind falsche Ernährungsgewohnheiten die Hauptursache dafür: ein zu hoher Anteil von Fett und raffinierten Zuckern und ein gesteigerter Salz- und Alkoholkonsum. Dadurch wird die Resorption des Magnesiums im Gastrointestinaltrakt beeinträchtigt. (Ärzte Zeitung 145/6.8.1994/11)
3550 📖 67 **Gelenkschmiere oder Anschmiere?**
Der Gelenkknorpel unterliegt dem Verschleiß. Gleichzeitig dient er der Resteverwertung von Tierkörpern. Knorpel-Knochenmark-Extrakte aus Brustkörben von Rindern (ARUMALON), Mucopolysaccharide aus Trachealknorpel von Rindern (ARTEPARON), Derivate des Kollagenbestandteils Prolin (Oxaceprol, AHP 200) oder Glukosaminsulfat aus Krustazeen (DONA 200-S) sollen ihn gesunden lassen. Nun kommen als jüngste Kreation Hahnenkämme, aus denen die für fragwürdige Produkte einschlägig bekannte Firma Fidia (Rinderhirnextrakt CRONASSIAL) Hyalonsäure als Gelenkschmiere gewinnt und über die Bayer-Tochter Tropon für die intraartikuläre Injektion teuer vermarkten läßt (HYALART Spritzampullen). (Arznei-telegramm, Mai 1993/45)
3551 📖 183 **Zu spätes Eingeständnis: mehr geschadet als genutzt**
Um die drohende Herzinsuffizienz (Herzschwäche) nach dem Infarkt abzuwehren, kämpfen Kardiologen um jede Myokardfaser. Dabei hat es sich bewährt, dem lädierten Ventikel nicht mit der Peitsche, sprich positiv inotropen Substanzen zu drohen, sondern lieber ein Zuckerbrot anzubieten, das für Entlastung sorgt, erklärte Dr. Hans Georg Predel, Institut für Herz-Kreislauf-Forschung der Firma Bayropharm. Die älteren Kalziumantagonisten haben Patienten nach überstandenem Herzinfarkt mehr geschadet als genutzt.
Die enttäuschenden Studienergebnisse müssen jedoch nicht unbedingt für moderne Substanzen wie Nisoldipin zutreffen, erklärte Dr. Friedhelm

Späh, Oberarzt an der Medizinischen Klinik I der Städtischen Krankenanstalten in Krefeld. Bei seiner Begründung stützte er sich auf die Beobachtungen bei zwei ischämischen Zuständen des Herzens, dem sogenannten »stunned« und »hibernating myocardicum«.

Zu einer ganz anderen Beurteilung kam Professor Dr. Wolfgang Kübler, Medizinische Universitätsklinik Heidelberg, auf einer Satellitenkonferenz im Rahmen des 15. Congress of the European Society of Cardiology.

Wenn nach einer Reperfusion (Darübergießen) das Phänomen des »stunned myocardicum« auftritt, bedarf das in der Regel keiner therapeutischen Intervention, so Prof. Dr. Kübler. Nur bei Zeichen einer Herzinsuffizienz wird eine Behandlung fällig - und zwar mit positiv inotropen Substanzen. (Medical Tribune 50/17.12.1993/26, Unterstreichung vom Verfasser)

Was von diesen Ausführungen zu halten ist, überlasse ich hier einmal ganz allein Deinem eigenen Denken. Nur eine kleine Hilfe dazu: Das »Heilmittel« Nisoldipin ist ein Kalziumantagonist der Firma Bayer mit Schadmittelinhalten, die zu Knöchelödemen, Kopfschmerzen, Hitzewallungen, Schwindel, Schwächezuständen, Atemnot, Hautausschlägen, Herzjagen, Blutdruckabfall führen, um nur einige zu nennen...

Muslimische Kleidersitten und Vitamin-D-Mangel: Verschleierte muslimische Frauen konfrontieren uns mit einem Krankheitsbild, das längst vergessen schien: Mangel an Vitamin D und Kalzium (Rachitis, „englische Krankheit"). Die Synthese von Vitamin D in der menschlichen Haut hängt von der Intensität der UV-Strahlen im Sonnenlicht ab. (arznei-telegramm 1/1997)

2 a) 217, 720, 754 **Vitamin- und Mineralschäden:**

Welche Schäden ziehst Du Dir bei Über- oder Unterdosierung von synthetischen Vitaminen, Mineralien und Spurenelementen zu? (→LV 3779) Die Schäden, die durch deren Einnahme selbst verursacht werden, sind bisher noch nicht ermittelt worden.) Aber auch Multivitamintabletten bringen bereits Durchfälle und Herzbeschwerden!

	Mangel	Überschuß bzw. zusätzliche Einnahme synth. Vitamine
Calcium	Herz- und Kreislaufstörungen, Infektionsanfälligkeit, Müdigkeit, Kopfschmerzen, Allergien, Osteoporose (Entkalkung der Knochen), Rachitis, Muskelkrämpfe.	Herzinfarkt-Risiko, Hochdruck, Streß, Depressionen, Nierenfunktionsstörungen.
Eisen	Blutarmut, Erschöpfungserscheinungen, Wachstumsstörungen, Beeinträchtigung der Atmungsprozesse, Mundwinkeleinrisse.	Kann Wachstum von Tochtergeschwülsten begünstigen, Pilzinfekte. Für Kinder: Todesgefahr
Folsäure	Schleimhautveränderungen	Schlaflosigkeit, Gemütsstörungen.
Natrium	Störungen des Flüssigkeitshaushaltes.	Hochdruck: Herz- und Kreislaufstörungen (Streß, Depressionen, Unbehagen), Störung der Nierenfunktion.
Niacin	Rauhe Haut, Durchfälle, Vergeßlichkeit, Depressionen.	Allergie-Symptome, Kopfschmerzen.
Pantothensäure	Ermüdung, Schlafstörungen, Depressionen, Migräne, Neurodermitis.	Noch nicht erforscht.
Phosphor	Beeinträchtigung der Stoffwechselprozesse, Wachstumsstörungen, Verhaltensstörungen.	Störung der Knochenmineralisierung, Nierenfunktionsstörungen.
Vitamin A	Nachtblindheit, Wachstumsstörungen, Hautveränderungen.	Wachstumsstörungen, Hautschäden, Haarausfall, Schwindel, Leberschäden.
Kalium	Herzrhythmusstörungen bis Herzstillstand, Muskelschwäche und -schmerzen, Appetitlosigkeit, Müdigkeit, Unbehagen, Brechreiz.	Störung der Nierenfunktion.
Kupfer	Infektionsanfälligkeit, Blutarmut.	Stoffwechselstörungen.
Magnesium	Herz- und Kreislaufstörungen, Herzinfarkt-Risiko, Muskelschwäche, Muskelkrämpfe.	Noch nicht erforscht.
Vitamin B1	Herz-Kreislaufstörungen, Müdigkeit, Verdauungsstörungen, Appetitlosigkeit.	Schweißausbrüche, Juckreiz.
Vitamin B2	Wachstumsstörungen, Schädigungen an Augen und Haut, Mundwinkeleinrisse, Muskelkrämpfe.	Hautabschilferungen, Unruhe, Unwohlsein
Vitamin B6	Depressionen, Müdigkeit, Hautschäden, Herz-Kreislaufstörungen.	Empfindungsstörungen auf der Haut, Lähmungserscheinungen, Taubheitsgefühl.
Vitamin B12	Anämie, Schädigung der Magenschleimhaut.	Akne, Hautschäden, Magengeschwüre, Abschilfern der Haut. (Übersicht über weitere Schäden → LV 3650
Vitamin C	Anfälligkeit für Infektionen, verzögerte Wundheilung, Hörschäden, schwerer Mangel: Skorbut.	Bildung von Harnsteine, Nierensteine, Durchfall, Säuglingsskorbut. Oxalat im Urin. Große Mengen von Vitamin C spülen B12 und Folsäure fort (Krebspapst Powell)
Vitamin D2	Rachitis.	Kalziumverlust, Nierenverkalkung.
Vitamin E	Unfruchtbarkeit, Herzinfarkt-Risiko, Lebererkrankungen, Neurodermitis, Müdigkeit.	Erschöpfung, Depressionen, Beeinträchtigung der Blutgerinnung.
Selen	Herz und Kreislaufstörungen, Störungen des Stoffwechsels, Beeinträchtigung des Atmungsprozesses, unregelmäßiger Herzschlag, Leberfunktionsstörung, Neurodermitis, Arthritis, Krebs-Risiko.	Noch nicht erforscht.
Zink	Akne, Verzögerung der Wundheilung, Neurodermitis, Gefahr von Fehlgeburten, Potenzstörungen, Störungen des Immunsystems, Beeinträchtigung des Geruchs- und Geschmackssinne, Magersucht, Beeinträchtigung der Eiweißbildung.	Kann Wachstum von Tochtergeschwülsten begünstigen, stört die Funktion der Leber.

In den USA und Kanada erkrankten Kleinkinder jedoch an **Skorbut, wenn die Mütter während der Schwangerschaft extrem viel Vitamin C** geschluckt hatten. Des Rätsels Lösung: Im Mutterleib hatte sich der kindliche Organismus an die massive Vitaminzufuhr gewöhnt. Er war darauf aber ebenso geeicht, viel Vitamin C auszuscheiden.

Als die Kinder nach der Geburt nur noch normale Vitaminmengen bekamen, war die Ausscheidungsrate zu hoch - sie litten an Vitaminmangel.

Merke: Synthetisches Vitamin C ist nur das: Ascorbinsäure und nichts weiter. Natürliches Vitamin C aus Hagebutten enthält Bioflavonoide, den gesamten C-Komplex, wodurch das Vitamin sehr viel wirksamer wird.

Die in der »UrMedizin« enthaltenen Vitamine sind nie zuviel und nie zuwenig. Nur die natürliche Zufuhr der Lebensstoffe garantiert Dir das Freibleiben von Krankheiten und Körperschäden.

3552 b) Kleine Schadensliste synthetischer Vitamine
● Vitamin A: Pseudo-Gehirntumore (obwohl es als Krebs-Vorbeugungsmittel verwendet wird!), Vergrösserung der Leber und Milz, Störungen am Magen und Darm, Migräne, Fieber, Tachykardie, Oedeme, aplastische Anämie (oft tödlich), Nierenfunktionsstörungen, trockene und orange-gefärbte Haut, Schüttelkrämpfe. ● Vitamin B1: Kollaps (vor allem wenn injiziert), Herzklopfen, Tachykardie, Oedeme, Blausucht. ● Vitamin B6: Parästesie, Akne, allergische Reaktionen, Migräne, Gedächnisstörungen, Nervenleiden. ● Vitamin. B12: anaphylaktischer Schock (besonders nach Injektion), Akne, Urtikaria, Exantheme, Kollaps, Thrombosen. ● Vitamin C: Steinleiden der Harnwege, Durchfall, Skorbut (sollte diesem zuvorkommen, bewirkt ihn aber bei künstlichem Vitamin!). ● Vitamin D: Nieren-Schäden, Magen-und Darmstörungen, Bauchspeicheldrüsen-Entzündungen, Müdigkeit, Migräne, Depressionen, Herzinfarkt, (...) verursachte es Kalk-Salz Ablagerungen in den Arterien und Nieren oft mit schweren Folgen. ● Vitamin E: durch Blutpfropfen verursachte Venenentzündung, Lungen-Embolie, Brusttumore, Müdigkeit, Migräne, Schock (besonders nach Spritzen). ● Vitamin K: während der Schwangerschaft eingenommen, kann es beim Neugeborenen Gelbsucht verursachen ("The Medical Letter" 19/1.10.1984). Immer: Leberschäden. (→Rz258,LV3600)

3552 c) Kontaktadressen: Arbeitskreis zur Selbsthilfe bei chemisch-pharmazeutischen Gesundheitsschäden, Bismarkstraße 16, 38667 Bad Harzburg, Telefon 05322-2956

3553 📖 67 **Feine Arznei von abgeschnittenen Hähnchenkämmen aus der krankmachenden Käfigtierhaltung**
Ein »Substitutionstherapeutikum« mit Hyaluronsäure aus Hahnenkämmen in Form der HYALART-Spritzampulle soll vom Arzt bei »Schmerzen« in den Gelenkspalt injiziert werden, wenn die »Gelenkfunktion bei Abbauerscheinungen« gestört ist, wie z.B. bei einer Gonarthrose (Kniegelenkerkrankung). Die Troponwerke bieten HYALART als neuartig an. »Dieses Arzneimittel enthält einen Stoff, der in der medizinischen Wissenschaft nicht allgemein bekannt ist...«, lesen wir in der HYALART-Fachinformation von Januar 1993. Die Innovation ist in Wirklichkeit ein altes Veterinärpharmakon für Pferde, über das bereits in den 70er Jahren in Tierheilkundejournalen berichtet wurde - z.B. im New Zeeland Veterinary Journal - und das jetzt für die beliebte intraartikuläre Behandlung der Gonarthrose umgewidmet wird. Eigenschaften: Hyaluronsäure ist ein normaler Bestandteil der Synovialflüssigkeit. HYALART enthält das Polysaccharid in einem Molekulargewicht von 500.000 bis 730.000 Dalton. Es wird im Körper rasch und vollständig verstoffwechselt, ohne daß es sich spezifisch im Bereich des Gelenkes anreichert. Nach intraartikulärer Injektion des radioaktiv markierten Polysaccharids findet sich für einige Stunden Radioaktivität in den Knorpelzellen. Ein Beleg dafür fehlt, daß es sich hierbei um eingebaute Hyaluronsäure und nicht um Stoffwechselprodukte handelt. (arznei-telegramm 5/1993)

3554 📖 67 **Hormonchemie ACTOVEGIN - von der Freibank zum hygienisch einwandfreien Medikament**
Blutwurst auf Kassenrezept? Dies fragt ein Krankenkassenapotheker. »Wird hier Schlachthofabfall zum Arzneimittelrenner?« Diese drastische Beurteilung wird durch die enormen Umsatzzahlen für das fragwürdige Kälberblutpräparat verständlich.
Daraus einen therapeutischen Nutzen bei irgendeiner Indikation zu postulieren, ist weder aufgrund der pathophysiologischen Voraussetzungen noch anhand von klinischen Studien nachvollziehbar. Dies gilt auch für Anwendungen im Bereich der Gynäkologie, für die keine rationalen Grundlagen vorliegen, sowie für spekulative Annahmen über eine Förderung der Wundheilung, die der Hersteller behauptet. Dem zweifelhaften Nutzen steht infolge der Fremdeiweißzufuhr die Gefährdung durch **allergische Reaktionen bis zum Schock** gegenüber. Entsprechend den Grundsätzen einer Risiko-Nutzen-Abwägung verbietet sich der Einsatz von Arzneimitteln, bei denen ein therapeutischer Nutzen nicht belegt, ein Risiko aber dokumentiert ist. (transparenz-telegramm 1992/93, S.535, bzw. Arzneimittel-Kursbuch-Wirkstoffwahrheit und Kostenklarheit - bestellbar bei dem seriösen A.V.I.-Verlag, der keine Anzeigen der Pharmazie aufnimmt und der auch das alarm-telegramm, eine seriöse Informationsschrift für Ärzte, von dem bekannten Dr. Moebius herausgibt. Adresse: Petzowerstr. 7, 14109 Berlin, Fax: 030-8054203).

3555 📖 549 **Nur mit Zustimmung des Arztes:** Die Professoren Sies und Beyreuther raten wegen des möglichen Schutzes gegen Arteriosklerose, Herzinfarkt, Krebs und auch Alzheimer vor allem Menschen in der zweiten Lebenshälfte, Vitamine als Radikal-Fänger einzunehmen, allerdings unter strikter ärztlicher Kontrolle. (STERN, 15.4.1992) Ei, so müßtest Du Dich als Leser mit intaktem Hausverstand doch fragen: Wenn künstliche Vitamine so gesund sein sollen, warum muß dann der Arzt das kontrollieren? Das wird sonst nur bei Nebenschäden praktiziert, oder weil er Chipkartengeber ergattern will.

3556 📖 170, 317 Hier ein paar Berichte über »**wirksame« Salben und Cremes** auf »naturheilkundlicher« Basis. Was Kortison bei einem Säugling anrichten kann, daß muß ich Dir ja wohl nicht erst klar machen:
Im Juni 1994 wurde ich auf die PEVIDERM-Creme der Firma RHEOSOM GmbH aus A-3820 Raabs an der Thaya aufmerksam. Mehrere Neurodermis-betroffene Patienten berichteten mir über sehr schnelle Heilungserfolge der Creme, die laut beigepacktem Zettel keine steroidalen Substanzen enthält. Ich behandelte einen acht Monate alten, an Neurodermitis leidenden Säugling und konnte nach drei Tagen ein beinahe vollständiges Abheilen der Efloreszenzen sowie einen vollständigen Rückgang aller Begleitsymptome (Pruritus, Durchschlafstörungen etc.) feststellen. Der Behandlungserfolg erinnerte sehr an eine Heilung nach lokaler Kortisonapplikation. (...)
PEVIDERM-Creme wurde offenbar gezielt als Geheimtip gegen Neurodermitis - nämlich als »naturheilkundliche Alternative« - lanciert. Staatliche Untersuchungsämter fanden inzwischen 16 bis 17 mg des stark wirksamen Lokalkortikoids Fluocinonid pro 100 g PEVIDERM-Creme (Pharm. Ztg. 139/1994/2124). Dies entspricht etwa einem Drittel des Fluocininid-Gehalts von TOPSYM Creme. Ein »Kosmetikum« darf keine verschreibungspflichtigen Stoffe enthalten. PEVIDERM Creme ist somit nicht verkehrsfähig und darf nicht mehr in den Handel gebracht werden. (arznei-telegramm 8/1994)
Nun sei nicht so naiv und denke: Die nächste, neu herausgebrachte Creme wird besser sein: Seit 10.000 Jahren »Heilkunst« der Mediziner hat sich herausgestellt: der alte Dreck ist so schlecht wie der neue.

Hautreaktionen durch Rheumaeinreibungen:
Ein zwölfjähriges Mädchen zieht sich beim Sport eine Zerrung im rechten Kniegelenk zu. Nach einmaligem Auftragen von MOBILAT-Gel (Salizylsäure, Nebennierenextrakt und Mukopolysaccharidpolysulfat) entzündete sich die Haut im behandelten Bereich. Neun Tage später hat sich aus der Kontaktdermatitis ein 3x4cm großes Hautulkus entwickelt. Heftige Schmerzen hindern die Schülerin am Feldhockey-Spiel (NETZWERK-Bericht 7319). Das NETZWERK DER GEGENSEITIGEN INFORMATION verzeichnet 27 Berichte über Hautreaktionen auf Rheumaeinreibungen, darunter Blasenbildungen durch TANTUM Creme (Benzydamin; 1278, 1279), VOLTAREN Emulgel (Diclophenac; 1765, 2775) und RHEUMON Creme (Etofenamat; 2210) sowie Kontaktvaskulitis durch VOLTAREN Emulgel (3830). Zwei Personen reagieren mit generalisiertem Hautausschlag auf FORAPIN Salbe (Bienengift, Nikotinate, Salizylat, Kampfer) bzw. DOLOBENE Gele (DMSO, Heparin, Dexpanthenol; 4660, 4904; vgl. a-t 5 [1992], 50). Eine Patientin entwickelte unmittelbar nach Auftragen von SPONDYLON N (Methylnikotinat, Heparin,

Kampfer) Urtikaria im Applikationsbereich sowie Gesichtsödem, Schluckbeschwerden und Flush (4135). Für eine 77jährige gehen mehrmals täglich vorgenommene Einreibungen mit DOLOBENE Gel tödlich aus. Nach fünf Tagen entwickln sich Blasen, dann eine tiefe Haut- und Fettgewebsnekrose, die sich innerhalb weniger Tage infiziert und massiv eitert. **Die Patientin stirbt im septischen Schock** (2824). (arznei-telegramm 8/1994, Fettdruck durch Verfasser)

📖 181, 621 **Jodierung** Eine rasche Steigerung der Jodzufuhr führt leider auch zu einem Anstieg der Zahl der Patienten mit Hyperthyreose (Schilddrüsenüberfunktion) bei funktionaler Autonomie. Es handelt sich dabei um eine zeitlich vorweggenommene Dekompensation einer bislang durch den Jodmangel kompensierten pathologischen Schilddrüsenhormonproduktion. (Der Naturarzt 8/1994)

a) 📖 184, 893, 8100 **Medikamente, die zu einer Obstipation führen:** Laxanzien (Hypokaliämie), Antazida, Anticholinergika, Antidiarrhoika, Analgetika, besondere Opiate, Antihistamine, Antihypertensiva (Clonidin, Prazosin, Propranolol), Kalzium-Antagonisten, Anti-Parkison-Mittel, Ganglienblocker, Antidepressiva, Antikonvulsiva, Colestyramin, Eisensalze, orale Antikonzeptiva, Diuretika, Wismutsalze, Zytostatika (Vinca-Alkaloide)

> Sitz nicht so bequem auf der Toilette. Hier findest Du bestens Gelegenheit fürs Händetraining.

b) Der Verdauungsschnaps - Prost Underberg!
Klinikum Mannheim: In einer Untersuchungsreihe, bei der unter anderem gesunden Testpersonen 100 ml Hochprozentiges auf die Magenschleimhaut geträufelt wurde, stellte sich heraus: Es bilden sich kleine Geschwüre, die zwar meist nach 24 Stunden wieder verschwinden, aber doch die Schleimhaut schädigen. Eine Anregung der Verdauung findet absolut nicht statt. Das gilt für alle destillierten Getränke wie Cognac, Whisky oder Schnäpse. Das Wohlbefinden, daß wir nach dem Trinken auch im Magenbereich empfinden, wird uns lediglich vom Alkohol vorgegaukelt. (Kölner Stadt Anzeiger 12.4.1997)

Verzweifeltes Warten auf neue Medikamente (Ärztliche Praxis 8/26.1.1996/37)
Nutze Deinen nun erwachten gesunden Menschenverstand zum Weiterdenken: Wenn die Ärzte so verzweifelt auf neue Medikamente warten, ja, dann müssen die alten verordneten Medikamente doch verzweifelt schlecht sein. Warum behandeln sie denn die Menschen weiter damit? Und was, wenn sich diese neuen kommenden Mittel ebenfalls als schlecht und noch mehr schädigend herausstellen? Das ist nach aller bisheriger Erfahrung sogar als sicher anzunehmen. Die Konsequenz: Dann nehme ich doch besser überhaupt nichts an chemischen oder gentechnich erzeugten Mitteln ein...

Ein Wort an meine jüngeren Leser:
Deine Sorglosigkeit als junger Mensch liegt darin begründet, daß Du noch Deinen Lebensweg bergauf wanderst. Noch erkennst Du nicht den schweren Abstieg hinter dem Berg, der jedem Menschen der Zivilisation bevorsteht. Könntest Du Dein Schicksal dort bereits sehen, so würdest Du die UrMedizin nicht mit ablehnenden Gefühlen wie jetzt, sondern mit lautem Jubel begrüßen.

Es gibt zum Glück aber auch viele Ältere, die mit dem Verfasser bergauf wandern.

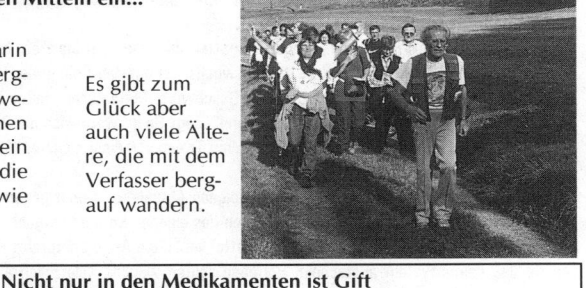

3600   Giftige Medikamente

📖 258 Britische Wissenschaftler glauben nachgewiesen zu haben, daß Kinder einem erhöhten Krebsrisiko ausgesetzt sind, wenn die Vitamin-K-Prophylaxe intramuskulär statt oral erfolgt. Dieses Rätsel wollte das Fernsehmagazin Report aufdecken. Report ließ im renommierten Fraunhofer-Institut in Hannover Konakion und gleich noch die Antibiotika Rocephin und Claforan auf Asbest untersuchen. Im Konakion und Rocephin wurden Asbestfasern gefunden. (Medical Tribune 6/12.2.1993)

Nicht nur in den Medikamenten ist Gift
Doch Umweltschutz ist für die Hersteller der ·»seltenste«Anlaß, ein Pestizid vom Markt zu nehmen, kritisiert Professor Paul Müller. Pflanzenschutz-Experte an der Universität Saarbrücken. Erst wenn »die Schädigung gegen das Mittel resistent werden oder aber das Patent abläuft«, zögen die Chemie-Multis ihre Produkte scheinbar bereitwillig zurück - um anschließend mit neuen Giften Profit zu machen. Und dabei werde der Teufel schon mal mit dem Beelzebub ausgetrieben. So entwickelten Chemiker Anfang der 70er Jahre sogenannte Pyrethroide, um damit die in Verruf geratenen Schädlingsbekämper DDT und Lindan abzulösen. Die Pyrethroide haben den Weltmarkt erobert - und gelten manchen weniger bedrohlich als ihre Vorgänger. 1993 wurde ein weiterer Stoff im Gift-Cocktail entdeckt: Moschus-Xylol. Der synthetische Duftstoff wurde jahrelang Waschmitteln, Seifen und Haarshampoos beigemischt. Vermutlich dringt die intensiv riechende Chemikalie - etwa beim Haarwaschen - über die Haut in den Menschen. Toxikologen haben bereits vor Jahren nachgewiesen, daß Moschus-Xylol bei Mäusen Krebs auslösen kann.   (Stern 20/1995)

📖 170 **Gift, Gift, Gift**
Das in Deutschland hergestellte Blutmedikament »Gammagard« steht im Verdacht, zum Teil mit Hepatitis C verseucht zu sein. Mindestens drei Patienten in Schweden und zwei in Spanien sollen sich bereits mit dem gefährlichen Virus infiziert haben. (Kölner Stadt-Anzeiger 45/23.2.1994)
Du wirst noch viele dieser Art in den Zeitungen finden bis die Kranken sich endlich besinnen und die Ärzte verprügeln, die ihnen Chemiemedikamente verschreiben wollen. Aber wir sind bereits derart an diese Nachrichten gewöhnt, daß wir sie gar nicht mehr wahrnehmen und tatenlos unserer eigenen und der Vergiftung unserer Erde zusehen.

📖 183 Die künstliche Anregung der Immunkräfte wird durch das Gift Germanium-Lactat-Citrat zu erreichen gesucht und in den USA als mißbräuchlich »natürliche« Immunstimulation gepriesen. Leber und Nieren werden dadurch nicht wieder gutmachbar zerstört. (Ärztliche Praxis, 64/1992) Die Germanium-Verbindungen kommen dem Trend nach der Verwendung von »natürlichen« Heilmitteln entgegen. Vor ihrem unkritischen Gebrauch muß - wie der Fall zeigt - nachdrücklich gewarnt werden. (→LV3510)
(RAISIN, J., Deletäre Folgen eines »Naturheilmittels«, Schweizer medizinische Wochenschrift 122 (1992), 11-13)
Die Immunologie wurde nur deshalb aus der Alternativmedizin in die Schulmedizin aufgenommen, damit kein Kranker auf die Idee kommt, sich durch Stärken seiner Abwehrkräfte mittels *natürlicher* Mittel selbst gesund zu machen. So können die Ärzte ihnen wieder weismachen, das wäre nur durch ihre toten Medikamente möglich - nicht durch vitalreiche, lebensfrische Nahrung.

📖 71, 73, 616 **Arsen** ist noch heute nicht wegzukriegen aus der Behandlung der Ärzte:
... Die PUVA-Langzeiteffekte (Photochemotherapie mit UV-A Licht) sind ein ernstes Problem, und es ist nicht neu, daß das Risiko, ein Spinaliom (Stachelzellkrebs) zu entwickeln, erhöht ist. Schon seit einiger Zeit werden jedoch noch andere karzinogene Einflüsse diskutiert, die vor

1117

der PUVA-Therapie datieren und unter der Behandlung aktiviert oder manifestiert werden. Dazu zählen z.B. die Behandlung mit Arsen oder Teer. (Medical Tribune 56/1.11.1991)

3604 📖 73, 616 **Arsen-Vergiftung durch Seetang**
Seetang-Tabletten können nicht nur, wie die Literatur belegt, durch den hohen Jodgehalt schwere Schilddrüsenveränderungen bewirken. Darüber hinaus reichert sich der Seetang auch an anderen Elementen, darunter Blei und Arsen an. (The Lancet 339/1992/1540)

3605 📖 128 BACHMANN, C., »**Die Krebsmafia**«, Fischer Verlag Ffm., Zitate:
»Wenn man all den marktschreierischen Presse-Elaboraten Glauben schenken könnte, welche in immer wieder neuen Variationen selbst ernstzunehmende Zeitschriften füllen, wundert sich der Fachmann eigentlich nur, warum es überhaupt noch Krebskranke gibt!« Prof. Hansjörg Senn, St. Gallen.

»Jedes unscheinbare Präparat, das nicht nur billig, sondern zudem noch unschädlich ist und gegen Krebs wirkt, ist eine subversive Gefahr für das Establishment. **Kein Patient wäre mehr bereit, die giftigen Zytostatika zu schlucken, wenn er wüßte, daß er den gleichen Effekt auch mit einem ungiftigen Präparat haben könnte.** Und in der Tat ist dies das Motiv einer steigenden Zahl von Patienten, die von der Erfolgsigkeit klassischer Verfahren enttäuscht, zu **Naturheilmethoden** drängen. Zudem würde dann die ungeheuerliche Erkenntnis dämmern, daß der ganze Riesenaufwand umsonst gewesen ist.«

»Durch verschiedene Umfragen ist belegt, daß die meisten Ärzte sich dagegen sträuben, mit denselben Methoden gegen Krebs behandelt zu werden, die sie selber an ihren Patienten praktizieren.« (→Lv1564, 2338)

3606 a) 📖 40 Bei einem Drittel der **mit Gold behandelten Patienten** treten allergische Reaktionen wie Dermatitiden (entzündliche Hautkrankheiten), lichenoide (flechtenartige) Hautreaktionen oder auch Glomerulonephritiden (nicht infektiöse Nierenerkrankungen) auf. (Ärzte Zeitung 13/26.1.1993/13)

3606 b) Wieder mal Goldbehandlung So wollen die Scharlatane das Immunsystem - nur eingestellt auf UrKost und UrBewegung - anstacheln:
Tricks gegen Tarnung
Ein Brüsseler Genforscher experimentiert mit einer Impfung gegen Krebs. Erste Versuche mit Patienten waren ermutigend.
Die Operation war fehlgeschlagen. Fingertief hatten die Chirurgen ins Fleisch geschnitten, um den Hauttumor zu entfernen. Kurz danach wucherten auf den Beinen der Patientin wieder schwarze Knospen: Vorboten eines neuen Geschwürs. Metastasen fraßen an Lunge und Herz. (...) "Die ersten Ergebnisse sind ermutigend", sagt Boon. Wenn sich die Seren bewähren, werde man auch Gesunde impfen können. Den Traum von einer sicheren Vorsorge gegen Krebs - könnte eine Impfung ihn wahr machen?

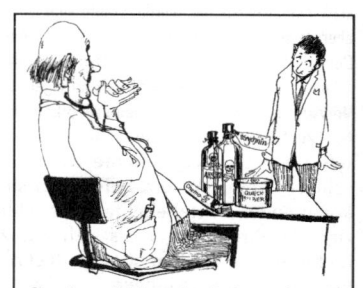

»Sie müssen sich irren, Herr Professor - bevor ich zu Ihnen kam, war ich bereits bei drei anderen Ärzten, und alle haben eine andere Diagnose gestellt.«
»Das mag ja sein, aber die Autopsie wird beweisen, daß *ich* recht hatte.«

Schon seit Jahren versuchen Ärzte, die körpereigene Abwehr im Kampf gegen den Krebs auf ihre Seite zu bringen - obwohl längst nicht klar war, wie das Immunsystem gegen Wucherungen des eigenen Körpers vorgeht.Mangelndes Wissen hofften die Mediziner auszugleichen durch um so phantasievollere Versuche. Kaum ein Mittel ließen die Ärzte unerprobt: Mit Mixturen aus Bakterien und zermahlenen Krebszellen wollten sie das Immunsystem anstacheln, Hormone sollten wahllos Killerzellen aktivieren, genbeladene Goldkügelchen heilendes Erbgut in die Geschwüre schleusen. Nie hielten die Therapien, was ihre Erfinder versprochen hatten. Krebsforscher Boon über seine Kollegen: "Die haben voller Ehrgeiz ins Blaue geschossen." Erst allmählich beginnen die Molekularbiologen zu verstehen.

Jetzt erprobt Boon die Impfung an Menschen. Rund zwei Dutzend Patienten in Brüssel und Frankfurt bekamen in den vergangenen Monaten das Serum gespritzt. Ergebnis:
⇨ In Brüssel bildeten sich bei 5 von 13 Schwerkranken die Geschwüre zurück; bei 2 Patienten verschwanden sie völlig.
⇨ Aus Frankfurt, wo die Impfung noch durch Immunstimulatoren unterstützt wurde, berichten die Mediziner von geschrumpften Wucherungen bei 7 von 12 Patienten; einer sei seither tumorfrei. Dennoch sind viele Krebsexperten skeptisch. Die Ergebnisse seien durchaus "interessant", kommentiert der Freiburger Albrecht Lindemann. "Aber einzelne Rückbildungen gab es auch schon bei anderen Immuntherapien, die sich dann allesamt nicht bewährt haben." "Wir wissen noch nicht, ob die Patienten vor neuen Geschwüren sicher sind", gibt auch Boon zu. Denn jene Killerzellen, die den Organismus dauerhaft vor Tumoren schützen könnten, wurden im Blut der Geimpften noch nicht gefunden. Und unbekannt ist, warum die Immunspritze nicht bei allen Patienten anschlug - entwickeln deren Tumoren Strategien, um sich vor Impfung zu schützen?

Mindestens zwei Jahre, schätzt Boon, wird es dauern, bis sicher ist, ob die Heilungen mehr waren als Zufallstreffer - "und dann noch zehn Jahre, bis wir ein Serum haben, das zuverlässig wirkt". Erst damit werde man auch vorbeugend impfen können, zum Beispiel Menschen mit hohem Krebsrisiko. Pharmaunternehmen wittern offenbar schon für die nahe Zukunft ein Massengeschäft mit dem Krebsimpfstoff. In den Labors des amerikanischen Konzerns SmithKline Beecham erforschen Chemiker bereits die Möglichkeiten, das Serum industriell herzustellen. (Der Spiegel 23/19996) (→LV 1624)

3607 📖 197 »Aber den **Epileptikern** wird mit den chemischen Mitteln doch gut geholfen.«
Glaub' doch nicht, daß die medikamentöse Anfallsvermeidung - die den Epileptikern das Autofahren ermöglicht - für nichts zu bekommen ist. Ich meine: Lieber mal einen Anfall statt eines mehr und mehr kaputten Immunsystems und schlimmer Hautschäden, Ödeme und Syndrome der verbrühten Haut.

Das Antiepileptikum LAMOTRIGIN (LAMICTAL), das zur ergänzenden Behandlung partieller Anfälle zugelassen ist, besitzt ausgeprägte immunogene Effekte. Es löst nach bisheriger Erfahrung bei etwa jedem Zehnten Hautreaktionen aus, darunter schwerwiegende Schäden wie Angioödem und LYELL- respektive STEVENS-JOHNSON-Syndrom (vgl. a-t 8 [1993], 78).

Ein 17jähriger, der seit einer schweren eitrigen Hirn- und Hirnhautentzündung im ersten Lebensjahr an epileptischen Anfällen leidet, muß mit lebensbedrohlichem Erythema exsudativum multiforme (STEVENS-JOHNSON-Syndrom) auf die Intensivstation einer Berliner Klinik aufgenommen werden. Er nahm neben Lamotrigin Phenobarbital (LUMINAL) und Carbamazepin (TEGRETAL u.a.) zwei Antiepileptika ein, die ebenfalls das Hautsyndrom auslösen können (NETZWERK-Bericht 6849, vgl. »Vom Verdacht zur Diagnose«, A.V.I., Berlin, 1992, Seite 122. arznei-telegramm 11/1993)

Sonnenschutz paradox: Hohe Lichtschutzfaktoren erhöhen möglicherweise das Hautkrebs-Risiko.
Denn sie schützen zwar vor Sonnenbrand, nicht aber vor der UVB-bedingten Immunsuppression - und so mancher Bräunungsfreak bleibt vielleicht gefährlich lange in der Sonne, da die Haut nicht rechtzeitig SOS funkt. (Ärztliche Praxis/Supplement 9/96)

149 **Adjuvante Knochenmarktransplantation ermöglicht Hochdosis-Chemotherapie**
Eine Knochenmarktransplantation als ergänzende Therapie könnte es in Zukunft erlauben, eine kurative Chemotherapie hoch zu dosieren. (Ärzte Zeitung 211/24.11.1994/14)

> Apothekerflaschen geben dem Tod zu naschen.
> (Alter deutscher Spruch)

93 **Nichts ist harmlos, was die Chemie auf den Markt wirft** In Fußpilzmitteln befinden sich beispielsweise Formaldehyd, Glutardialdehyd, Glyoxal oder Glyoxylsäure, die für ihre allergisierende Wirkung gut bekannt sind. In der Klinik gilt es deshalb als Kunstfehler, aldehydhaltige Mittel zur Hautdesinfektion statt ausschließlich für die Flächen- und Fußbodendesinfektion einzusetzen. Das BGA sah darin jedoch keinen zureichenden Hinderungsgrund, derartige Antimykotika nach AMG 76 als zur Pilzprophylaxe unbedenklich zuzulassen. Plötzlich bist Du allergiekrank und weißt nicht warum. Da tut's einfacher Apfelessig besser. Oder Erdepackungen!

217 **Mißbildungen und Krankheiten durch Medikamente aus Fleisch (Leber)** → 0652 Cave: Vitamin A (in Arzneimitteln und Leber) während der Schwangerschaft. Als mißbildungsauslösend gelten beim Menschen Tagesdosen von 7,5 - 12mg Vitamin A (25.000 - 40.000 IE) im ersten Schwangerschaftsdrittel. Ab 10g Kalbsleber wird diese Dosis erreicht. Für Kleinkinder besteht bereits durch 30mg Vitamin A (100.000 IE; ab 25g Kalbsleber) die Gefahr der akuten Intoxikation. Das BGA ignoriert in seiner um drei Wochen verspäteten Presseerklärung die im Arzneimittelbereich gewonnenen Erkenntnisse. Statt der unverbindlichen BGA-Empfehlung ist eine dringende Warnung auszusprechen: Schwangere müssen Leber und Leberprodukte wie Leberwurst oder Leberpastete meiden. Vitamin A ist ein essentieller Nahrungsbestandteil, jedoch muß das Vitamin weder mit Leber noch mit Vitaminpräparaten zugeführt werden. Neben Leber enthalten Karotten, Milchprodukte, Eier, alle grünen Gemüse, Tomaten, verschiedene Früchte sowie Margarine (vitaminisiert) Vitamin A. Durch diese Nahrungsmittel ist keine überhöhte Vitamin-A-Zufuhr zu befürchten. Der Vitamin-A-Bedarf in der Schwangerschaft liegt bei 5.000 IE Vitamin A/Tag. Die übliche Nahrung enthält 7.000 - 8.000 IE Vitamin A in Form von Retinol und Karotinen wie beta-Karotin, dem Provitamin A. Beta-Karotin verursachten bisher keine teratogenen Schäden bei Tieren oder Mensch. FAZIT: Wegen des zum Teil extremen Vitamin-A-Gehaltes sollten Schwangere keine Leber oder Leberzubereitungen (Wurst, Pastete) essen. Vor der Substitution von Vitamin A (A-VICOTRAT u.a.) in der Schwangerschaft bzw. bei Frauen im gebärfähigen Alter wird wegen des Risikos von Mißbildungen durch höhere Vitamin-A-Dosen gewarnt. (transparenz-telegramm '92/93, ca. 14.000 Seiten) **Die Krankheit Röteln** führt zu Mißbildungen. Du vermeidest sie, wenn Du Dich nicht impfen läßt und Dein Immunsystem intakt hältst. Hast Du schon mal gehört, daß reine Pflanzenkost schädlich wurde? Arzneimittel mit tierischen Substanzen lassen sich auf frühe Riten des Opferkultes und auf die Dämonologie zurückführen: Aberglauben aus dem tiefsten Altertum.

Die hier im folgenden aufgeführten Medikamente stehen nach Untersuchungen des Instituts für Arzneimittelforschung nur unter dem Verdacht, kindliche Mißbildungen zu verursachen. Der Verfasser bezweckt durch deren Anführung keinesfalls, Dein Vertrauen in diese Mittel, im besonderen bzw. gegen Medikamente im allgemeinen, zu erschüttern, oder Dich gar davor zu warnen, daß Du sie Dir als Schwangere nicht von Deinem Arzt verschreiben läßt. Ihm liegt völlig fern, die Profite der Pharma-Giganten zu schmälern, den Chemiemedizinern und Chefärzten nicht zu ihren Ferienvillen zu verhelfen. Oder gar die großen Verdienste all der anderen Mediziner zu bagatellisieren, die später an Deiner dadurch gesetzten Verkrebsung und den 1000 anderen Schäden und Schmerzen beteiligt sind.

217f, **349 Medikamente, die Mißbildungen verursachen:**

(A) **ACE-Hemmer gegen erhöhten Blutdruck** (Wirkstoff Captopril in Lopirin, Tensobon, Pres, Xanef Acerbon, Coric usw.) können Schädelmißbildungen hervorrufen.

(B) **Perioden (Eisprung, Menstruation) -auslösung** mit dem Wirkstoff Clomifen (Dynerie) können beim Baby Neuralohrdefekte, Fehlen des Schädeldachs, Degeneration von Gehirnteilen, Frosch- oder Krötenköpfe, Spaltbildung der Wirbelsäule bewirken

(C) »**Heilmittel« gegen Eileiterentzündung** in der Schwangerschaft (Wirkstoffe Co-trimoxazol, Etilefrin, Metamizol. Enthalten in Cotrim, Vomex a, Effortil, Novalgin, Neurobion) können asymmetrische Schädel, Wasserkopf, Schwerhörigkeit usw. verursachen.

(D) **Psychopharmaka gegen Depression** fördern schwerste Mißbildungen wie fehlgebildete Herzkammern und Herzklappen, sogenannte Ebstein-Anomalie. Höchstlebenserwartung: 20 Jahre, verursacht durch Wirkstoff Lithium. Enthalten z.B. in Hypnorex.

(E) **Hustenmittel** mit den Wirkstoffen Spindelgift und Noscapin (Capval u.a.) führen eventuell zu fetalen Fehlentwicklungen und frühkindlichen Tumoren

(F) **Vitamin A** in Arzneimitteln und Lebern von Tieren führen zu diesen Mißbildungen
 • keine Ohren, oder zu kleine, • Mißbildungen im Kopfbereich, • Intelligenzdefekte, • Harntraktanomalien

Du hast mehr als 10g Kalbsleber am Tag gegessen? Dann besteht schon erhöhte Gefahr für das wachsende Leben in Dir. Laß diesen Dreck aus Deinem Leib! Leichenteile gehören tief zum Verfaulen in die Erde. Nicht in Deinen mit Leben versehenen Leib.

(G) **Cumarin-Antikoagulantien** sind Mittel zur Vorbeugung und Behandlung von Thrombose. Herzinfarkt und Lungenembolie bewirken bei der Mutter:
 • - Frühgeburt, Totgeburt; beim Kind: • Unterentwicklung der Nase (Knollenspitze), • Schäden im Zentralnervensystem, • Blutungen, • Krebs,
 • Leukämie. Und glaub nur nicht, daß die nachfolgenden Gentech-Medikamente weniger Unordnung in Deinem gottgeschaffenen Leib anrichten...

(H) **Schuppenflechtmittel** (Wirkstoff Etretinat (Tigason)) bewirkt Mißbildungen, falls während der Schwangerschaft eingenommen. (Quelle: transparenz-telegramm, Petzower Str. 7, D-14109 Berlin (Institut für Arzneimittelinformationen, Telefax (030) 8054203, Herausgeber: A.T.I. Arzneimittelinformation Berlin GmbH, Seite 41-43).

73 **Algentabletten genommen - Blut schwer geschädigt!**
In Tabletten auf Algenbasis können offenbar so hohe Mengen an Arsen enthalten sein, daß schwere Schäden der Blutbildung auftreten. (Lancet 339/1992/1540) Algen sind am stärksten mit Schwermetallen und Giftstoffen belastet. Sie nach Entplombung zur Amalganentseuchung zu schlucken bringt mehr Schaden als Nutzen! Heißt: den Teufel mit dem Beelzebub austreiben.

Jeder zweite, der über Kopfweh klagt, hat kein Kopfweh. Er hat Verspannungsprobleme. Die Sonne wirkt Entspannungswunder. Sie produziert in Deinem Körper das Knochenaufbauvitamin D, das Du dringender als jede Kopfwehtablette brauchst.

3615 590 Finger weg von allen Abführmitteln: Abführmittelmißbrauch begünstigt durch Kaliumverarmung Obstipation. Anthrachinonhaltige Mittel (Präparate mit Aloe, Faulbaumrinde, Rhabarber, Sennesblätter und -schoten) schädigen zudem die Innervation des Plexus myentericus zum Teil irreversibel. Im Endstadium ist der Darm ein funktionsloses Rohr. (arznei-telegramm, 9/1991)

3616 165 ECHINACIN Ampullen, Madaus. *Lebensbedrohliche Schockzustände nach Injektionen des Sonnenhutpreßsaftes* sind dokumentiert. (alarm-telegramm 1989)

3617 181 **Akuter Kreislaufschock nach WOBE-MUGOS (Enzympräparat)**
Behandlung maligner Tumoren, zur intratumoralen Injektion, zur Instillationsbehandlung, als Adjuvans zu anderen Maßnahmen, zur Unterstützung der Strahlenbehandlung und gegen verschiedene Viruserkrankungen mit WOBE-MUGOS Enzyme Trypsin/Chymotrysin und Papainasen sowie ein Hydrolysat aus Kalbsthymus als Hilfsstoff Lidokain, welches als kanzerogen verdächtigt wird. (....) Über erneut beobachtete *lebensbedrohliche allergische Reaktionen* mit Angioödem (Gefäßschwellung), schwerer Atemnot, optischen Halluzinationen und Desorientiertheit bei Multiple-Sklerose-Kranken sowie über einen anaphylaktischen (sofortreagierenden) Schock berichteten wir in Ausgabe 10 (1988), 92. Wir halten Präparate wie WOBE-MUGOS und WOBENZYM für ein risikoträchtiges »Adjuvans« (Begleitmittel) ohne belegten Nutzen. (arznei-telegramm 8/1992)

3618 230 Konzentrierte Naturmittel sind gefährlich
Die hochdosierte Gabe von Vitamin E (E-MULSIN FORTISSIMUM u.a.) bei Intensiv-Patienten mir Membranfunktionssörungen kann zu schweren toxischen Leberparemchymschäden führen, die bisher nur unter parenteraler Anwendung von Vitamin E bei Neugeborenen beobachtet wurden und deren Lösungsvermittler Polysorbat zugeschrieben wurden. Da die verwendete Vitamin-E-Emulsion kein Polysorbat enthält, muß die hepatotoxische Wirkung dem Vitamin E angelastet werden. (Arznei-telegramm 1/94)

3619 312 Der Abführmittel-»Oldtimer« AGAROL enthält dickflüssiges Paraffin, Phenolphthalein und das aus getrockeneten Braunalgen gewonnene Polysaccarid Agar-Agar. Paraffinöl gilt heute als überholter und risikoreicher Bestandteil. Es lagert sich, wenn es absorbiert wird, in verschiedenen Körpergeweben ein und bildet Fremdkörpergranulome. Unbeabsichtigte Aspiration kann eine Mineralöl- oder Lipoidpneumonie (durch Lipoide ausgelöste Lungenentzündung) auslösen. Diese kann lange Zeit symptomlos verlaufen. Bei fortgesetzter Exposition ist eine fortschreitende Fibrosierung (Bindegewebevermehrung) der Lunge möglich. Paraffinöl kann zudem *Inkontinenz des Analsphinkters (Durchlässigkeit der Enddarmmuskulatur)* verursachen. Es beeinträchtigt die Absorption fettlöslicher Substanzen und wirkt möglicherweise karzinogen. Auch die Phenolphthalein-Komponente ist bedenklich. Das Laxans (Abführmittel) kann allergische Hautreaktionen auslösen, vor allem fixe Arzneimittelexantheme (Hautausschläge), die teilweise mit Hyperpigmentation und Blasenbildung einhergehen. Mehrere Fälle von LYELL-Syndrom nach Anwendung von Phenolphthalein wurden beschrieben. Nach *Überdosierungen ist mit Schocksymptomen, Azidose (Übersäuerung), Lungenödem, Hirnödem und Nierenversagen*, auch mit Todesfolge, zu rechnen. (alarm-telegramm 1989)
Die o.a. Stoffe kommen ausschließlich in pflanzlichen und nicht in chemischen Abführmitteln vor. Sie bewirken, daß die Darmwand ihre Durchlässigkeit ändert. Dadurch fließen Wasser und Natriumionen in das Darminnere, der Stuhl wird weicher und voluminöser.

3620 250 **Immununterdrücken mit Chemie nach Transplantationen**
Ein »ernstzunehmendes Problem« ist nach Auskunft der Kieler Experten auch die »Posttransplantationshypertonie« (Blutdruckerhöhung nach Transplantation), an deren Entstehung wahrscheinlich Ciclosporin maßgeblich beteiligt sei. Es gäbe Berichte, daß schon zwei Jahre nach einer Herztransplantation jeder zweite Organempfänger zu hohe systemische Blutdruckwerte aufweise. Daß Patienten nach Organtransplantation ein erhöhtes Malignomrisiko haben ist umstritten. (...) Riskant ist für sie nicht nur die mögliche chronische Transplatatabstoßung, es kann auch die Grunderkrankung rezidivieren, und ebenso können die Nebenwirkungen der immunsuppressiven Dauertherapie erhebliche Probleme bereiten. Die meisten Organempfänger sterben schließlich an kardio- und zerebrovaskulären Komplikationen. Dazu tragen einerseits die erhöhte Hypertonie- und Atherosklerosate sowie Ciclosporin-assoziierte Nephrotoxizität bei. anderersits kann auch eine Medikamenten-induzierte Hyperlipidämie (vor allem durch Steroide) die Problematik verschärfen. (...) Beim Ciclosporin sind die allgemeinen und die organspezifischen unerwünschten Wirkungen meist dosisabhängig. Zu den allgemeinen unerwünschten Effekten des Ciclosporins gehören: Hypertrichose, Gingivitis, Paräshesien, Diarrhoen, Hypertonie, Hyperlipämie, Hyperurikämie und Hypomagnesiämie. Bei den organspezifischen Nebenwirkungen bereitet in der Praxis die Nephrotoxizität die größten Probleme. Sie macht sich bemerkbar durch ein Abnahme der glomerulären Filtrationsrate, Hypertonie und Proteinurie nach Auskunft von Kremer jedem Organempfänger einer neuen Niere die Wahrscheinlichkeit der chronischen Transplatatdysfunktion. (Deutsche Medizinische Wochenschrift 119/ 1994/807)

3621 349 **Marcumar (Heparin) zur Behebung der Thrombose besteht aus Cumarin - einem Ratten- und Mäusevernichtungsmittel.**
HACKETAL, J., Operation?, Ullstein TB

3622 **Pille im Brunnen/ Arzneimittelrückstände belasten die Gewässer - neue Gefahr für Mensch und Tier?**
Über die Wirkung auf den Menschen herrscht ebenfalls Unklarheit. Zwar betonen Wissenschaftler wie der Würzburger Toxikologe Dietrich Henschler, daß die im Trinkwasser gemessenen Arzneimittelspuren jeweils weit unter den Wirkungsschwellen liegen, die für eine medizinische Therapie notwendig wären. Doch damit, meinen Kritiker, werde das Problem "nur schöngeredet". Die Endokrinologin Petra Stahlschmidt-Allner vom Forschungsinstitut ECT Ökotoxikologie im hessischen Flörsheim betrachtet den Vergleich mit medizinischen Dosen für Erwachsene als "völlig unverantwortlich". Bei den vorgefundenen Wasserverunreinigungen handle es sich nicht um zeitlich begrenzte Verabreichungen unter ärztlicher Kontrolle, sondern um Dauerberieselungen eines Grundnahrungsmittels. Überdies seien nicht nur Erwachsene unter den Konsumenten, sondern auch Kinder, Schwangere und sogar Föten. "Während der Entwicklung im Mutterleib oder im frühkindlichen Stadium", so

»Wie erklärst Du Dir denn, daß sich die Giftstoffe der Schlechtkost bei uns z.B. in den Adern oder Gelenken ablagern?
Ganz einfach! Unser Körper ist nur auf das Ausscheiden ihm bekannter Stoffe programmiert. Plötzlich auftauchende Fremdstoffe wie die durch den Kochvorgang (mit dem Entstehen von über 500 neuen, dem Organismus völlig unbekannten chemischen Verbindungen) veränderte Nahrung oder gar Medikamente verwirren ihn. In seiner Verwirrung lagert er sie einfach ab. Oder schafft sich nicht dafür vorgesehene Pforten: in der Haut durch Pickel, Pocken, Furunkel, in den Beinen durch offene Stellen; in den Ohren durch Eiterabfluß, in den Nieren durch Steinbildung und und und.

Stahlschmidt-Allner, "können Fremdstoffe ganz anders wirken als bei Erwachsenen." Künstliche Hormone wie der Pillenwirkstoff Ethinylestradiol seien im Wasser selbst in kleinsten Mengen "ein Risiko für das Ökosystem", erklärt die Wissenschaftlerin, die soeben eine umfangreiche Forschungsarbeit zu dem Thema vorlegte. Auch die Clofibrinsäure steht im Verdacht, hormonähnliche endokrine Wirkungen auszulösen. (Der Spiegel 26/1996/155) **Verharmloste Nebenwirkung**
Wenn die Nebenschäden der Chemie-Medikamente halb so wild sind, dann mal ne ganz dumme Frage, die Dich aber ganz schön schlau machen kann: Warum kriegst Du im Krankenhaus auf dem Tablett mit dem Schnäpschen (denk wieder an die geschickte Wortverharmlosung für Gift!), den Medikamentenkapseln und Pillen nicht die Beipackzettel mit den Hinweisen auf die »unerwünschten« Nebenschäden?

3650 Antibiotika und Hormone

a) Hormone - wie harmlos sich das anhört...
Schon im Jahre 1932 wußte man, daß Diäthylstilböstrol oder DES, ein durch die üblichen Tierversuche entwickeltes synthetisches Oestrogen, auf den Menschen krebserregend wirkt. Dies hinderte seine Hersteller nicht, es 1939 auf den Namen Stilböstrol-Borne erneuert anzubieten und es 1951 auf den Namen Destilbène-Ucepha umzutaufen. Seit 1930 vom Engländer Dodds im Labor synthetisiert, wurde es den Schwangeren zur Erleichterung der Geburt verschrieben. Resultat: Tausende von Mädchen, Töchter der Mütter denen DES verschrieben worden war, wurden in der Pubertät von Scheidenkrebs befallen. Viele von ihnen starben, noch bevor sie zwanzig Jahre alt waren, nach langem Leiden im Spital, wo man sie entsetzlichen Operationen, Bestrahlungen und intensiver (völlig nutzloser) Chemotherapie unterworfen hatte. Die riesige Tragödie zeigte sich schon in den sechziger Jahren in den USA, wo DES 1971 verboten wurde; aber dies war nachgiebigen und optimistischen Sanitätsbehörden anderer Länder keine Lehre. Im Jahre 1983 brach in Frankreich ein analoger, vielleicht noch grösserer Skandal aus: Einige französische Zeitungen berichteten, daß eine halbe Million Jugendlicher beiderlei Geschlechts von sexuellen Mißbildungen befallen waren und Krebs an den Genitalien zu befürchten hatten, weniger als ihren schwangeren Müttern im Jahrzehnt zuvor verschriebenen Destilbène (französischer Name des DES). Man glaubt, es mit Zauberei zu tun zu haben: Ein von einer Frau eingenommenes Medikament kann sich zwölf, fünfzehn oder auch zwanzig Jahre später als

Gemeine Geschäfte mit der Mutter-Vormilch
Jede medizinische Lösung erscheint primitiv im Vergleich zu unseren körpereigenen Mechanismen. Wie z.B. die Fähigkeit des Kolostrums, Antikörper zu bilden, um evtl. Infektionen des Babys zu bekämpfen, den Gehirnwuchs zu vervollständigen und die Sehschärfe zu initiieren. Es gibt die Hormone im Gehirn, die immer dann produziert werden, wenn es darauf ankommt, Ängste abzubauen. Das Risiko, daß eine Frau in der Schwangerschaft einen hohen Blutduerck bekommt, verringert sich sogar durch Hormone, je länger sie mit ihrem Partner zusammengewesen ist. Da konnte es nicht ausbleiben, daß jetzt ein USA-Doktor auf die Idee kam, die Vormilch gegen ein paar Groschen armen Müttern abzuluchsen und gegen 1000% Aufschlag als Medikament gegen Immunschwäche, Bakterien, Fettleibigkeit und das Altern zu verkaufen: dieser Schweinepriestermediziner Daniel G. CLARK, M.D.

schädlich erweisen, und dies an ihren Kindern! Die synthetischen Sexualhormone: Oestrogene (weiblich) wie das Stilböstrol, das Estradiol oder das Mestranol, oder auch Androgene (männlich) wie das Testosteron oder das Methyltestosteron sind klinisch verantwortlich, verschiedene Formen von Krebs auszulösen: an der Scheide, an der Brust, nebst bösartigen Tumoren als Zell-Leberkrebs. Ihr Gebrauch ist weit verbreitet; sie stellen eine der Haupt-Einnahmequellen der pharmazeutischen Industrie dar. Sie werden zudem, außer für die Schwangerschaft, auch als Komponente für Verhütungspillen verwendet, gegen Störungen der Menopause, in der Therapie gegen Prostatakrebs (obwohl sie ihn noch fördern!) und gegen Hypertrophie der Prostata. Außer neue Tumore auszulösen und die schon bestehenden anzuregen, verursachen sie eine ganze Reihe von schweren Störungen: zum Beispiel Blutungen aus den Genitalien bei der Frau, sexuelle Impotenz beim Mann und Wachstumsstop bei Kindern. Die Erwähnung der Kinder ist nicht zufällig: diese Hormone werden auch Schulkindern verabreicht und verursachen - unter anderem - sexuelle Störungen wie Veränderungen der Genitalien, Vermännlichung der Mädchen und Verweiblichung der Jungen. In der Schweiz sind ca. siebzig synthetische Hormonpräparate im Umlauf, unter ihnen das Stilböstrol: gut getarnt unter anderen Namen. Zum Beispiel Oestrostilben (Streuli AG, Uznach), vom IKS ruhig bewilligt und verschrieben in Fällen von Aussetzen der Menstruation, Menstruationsstörungen, Sterilität, Knochenschwund und... zur Unterstützung des Stillens! ("Codex Galenica"). Die genannten Substanzen sind nicht die einzigen, welche die plazentare Barriere durchbrechen. In der Abhandlung "Pericoli da farmaci" des Dr. Spadoni (vorgenannt) zählt der Autor einige auf, und stützt sich auf eine vom "Journal of the American Medical Association" veröffentlichte Liste: unter ihnen Cortison, für diverse angeborene Mißbildungen verantwortlich, darunter auch das "Wolfsrachen" (Palatoschisis), Längsöffnung des Gaumens, oft von Hasenscharte begleitet. (Übersetzt aus SCHÄR-MANZOLI, M. »Guida ai farmaci e vaccini« MEB)

b) 📖 192, 538 **Nebenschäden von synthetischen Sexualhormonen (Östrogene, Gestagene, Progesteron):**
Menstruationsstörungen, Beeinträchtigung der Leberfunktion, Kopfschmerzen, Euphorie, Depressionen, Krämpfe, Magen-, Darmbeschwerden, Lebertumoren, Blutdruckanstieg, Makulopapulöses Erythem (Augapfelrötung), Parästhesie (brennendes Hautkribbeln), Schmerzen und Ödeme in den Extremitäten, Glossitis (Zungenentzündung), Anorexie (Appetitlosigkeit), Übelkeit, Brechreiz, Durchfall, Verstopfung, Alopecie mit oder ohne Nagelwachstumsstörungen, Ödeme, Müdigkeit, Appetitlosigkeit, Schlafstörungen, Gelbsucht, Leberfunktionsstörungen, Nervosität, Schwindelgefühl, Akne, Gewichtszunahme, Muskelkrämpfe, Schweißausbrüche, Zittern, Hustenreiz, Atemnot, Kreislaufstörungen, Potenzstörungen, Brustschmerzen, Gallensteine, Hautausschlag, Vergrößerung von Uterusmyomen, Ausfluß, Sehstörungen, Geschmacksstörungen, Leukopenie (weiße Blutkörperchenverminderung), Agranulozytose (plötzliche Verminderung der Knochenmarkgranulozyten), Ovarial-Zysten, Knochenschmerzen, Stimmungsschwankungen, Pankreatitis, Hirsutismus, Endometriose, Thromboserisiko, Karzinomrisiko, Verschlimmerung von multiple Sklerose, Epilepsie, Krankheiten wie Otosklerose (Erkrankung des Ohrlabyrinths), Diabetes, Neigung zu erhöhtem Blutdruck, Leberstörungen, Asthma, Uterusmyomen, Herzinfarkt, Nierendysfunktion, Migräne u.a.m. können ungünstig beeinflußt werden. (a-t 8/2000)

51 📖 193, 279 **Antibiotika bringen Schmerzen** Antibiotika können zwar tödliche Komplikationen abwenden, *verlängern aber die Lebensfrist meist nur unwesentlich, machen das Leiden aber viel schmerzhafter*.
EXTON-SMITH, A. N., »Terminal Illness in the Aged«, Lancet 2/1964, 305.

52 📖 299, 537 Der tückische »Magenkeim« Helicobacter pylori hat Überraschungen auf Lager. Er kann trotz Antibiotikatherapie in einer kokkoiden Form überleben. (...) Da zwischen der Eradikation (Ausmerzung) des Keims und dem Auftreten von Ulkusrezidiven ein deutlicher Zusammenhang besteht, muß nicht nur die Elimination der vegetativen Keimform, sondern auch die Verhinderung der Kokkenbildung eventuell mit einer Kombination aus Wismut (Metall mit schlimmen Wirkungen) plus Antibiotika angestrebt werden. (Medical Tribune Nr. 37/11.9.1992/5)

3653 📖 466 Prof. SCHIRRMACHER:
Die Praxis heutzutage, bei jeder Krankheit gleich Antibiotika zu verabreichen, **führt zu einem Erlahmen des Immunsystems.** (»STERN« vom 12.4.88)

3654 a) 📖 193 **Antibiotika verschlimmern das Nierenversagen**
- *wahrscheinlich, weil dadurch zellgebundenes Toxin freigesetzt wird.* (Ärzte Zeitung, 18.12.1991)

3654 b) 5jährige bekam fünf Organe auf einmal
Eine 5jährige erhielt in Göteborg (Schweden) gleich fünf Organe auf einmal. Es war die umfangreichste Transplantation, die bisher in Europa durchgeführt worden ist. Die Ärzte hoffen, daß sie durchkommt. (Bild 10.10.1998) Es geht diesem Medizinergelichter nicht um das Wohl kranker Menschen. Es geht ihnen nur um ihren eigenen Ruhm. (→LV 2737).

+ Erste Hilfe +

Bei Kinderinfektion fürs Kind
Kind hat Infektion – Mediziner will Antibiotika geben: Kapuziner – oder Gartenkresse oder Meerrettich treiben sie besser und ohne Nebenschäden aus! Weil sie natürliche Antibiotika beinalten.

3654 c) Transplantierte Patienten: hohes Osteoporose-Risiko
Besonders hoch ist das Risiko einer sekundären Osteoporose bei Transplantations-Patienten. Kortikosteroide wie auch Ciclosporin beeinflussen den Knochenstoffwechsel negativ. Etwa 35 % der Herztransplantierten bekommen Frakturen. In einer plazebokontrollierten randomisierten Doppelblindstudie konnte nachgewiesen werden, daß eine Prophylaxe mit Calcitriol nach einer Herz- oder Lungentransplantation den Verlust von Knochendichte an Lendenwirbelsäule und Femur über 12 Monate signifikant reduziert. (→LV 1463) (Medical Tribune 47/20.11.1998/27a)

3655 📖 193 **Mögliche Antibiotikafolgen:**
Blutgerinnungsminderung, Leberschäden, Niereninsuffizienz, Dysamie, Gallenstauung, Gelbsucht, Nierenentzündung, Durchfall, Darmgeschwüre, Darmschrumpfung, Krämpfe, Kopfschmerzen, Sehstörungen, Unruhe, Psychosen, Schock, Taubheit, Schwindel, Ataxie, Allergien, Fieber, Vasculitis, Exantheme, Geschwüre, Dermatosen. (med welt 1990, 41, 869)

3656 📖 193, 279 **Wenn Antibiotika in hohen Dosen gegeben werden,** werden die normalen Darmbewohner abgetötet. Beim Absetzen der Antibiotika wird der Darm von Bakterien der Umgebung wiederbesiedelt. Clostridium difficile, das normalerweise mit Escherichia coli nicht konkurrieren kann, hat dann große Chancen - vor allem im Krankenhaus -, den Darm zu überwuchern. C. difficile bildet Toxine, schädigt die Zellmembran, so daß sich die Epithelzellen ablösen. (Ärztliche Praxis 98/7.12.1991/30)

3657 a) 📖 193 **Veba-Chef starb an Lungenentzündung**
»An einer Lungenentzündung stirbt heute keiner mehr«, machen uns die Ärzte weis, »dank der modernen Antibiotika!«

3657 b) Lungenentzündung / Meta-Analyse mit 33.000 Patienten / Letalitätsrate (Todesrate) bei Pneumonie-Patienten ist hoch
Nach den Ergebnissen einer Meta-Analyse amerikanischer Pneumologen liegt die Gesamt-Letalitätsrate nach außerhalb der Klinik erworbenen Pneumonien bei etwa 14 Prozent. Am höchsten ist sie mit mehr als 36 Prozent bei Patienten auf Intensivstationen, mit etwas mehr als fünf Prozent am niedrigsten bei ambulant versorgten Patienten. (Ärzte Zeitung 6/17.1.1996/1)

Tampons und Pille fördern den Scheidenpilz!
(Medical Tribune 18/2.5.97/16)

3658 📖 193 Männliche Unfruchtbarkeit durch Antibiotika
Bei 10 bis 15% der Paare bleibt trotz Kinderwunsch der Nachwuchs aus - in etwa der Hälfte wegen Unfruchtbarkeit des Mannes. Meist bleibt unberücksichtigt, daß auch Antibiotika hierzu beitragen können. Verschiedene Tetrazykline beeinträchtigen Spermien unterschiedlich stark.
Männer mit Fruchtbarkeitsstörungen sollen die langfristige Einnahme von Tetrazyklinen, z.B. gegen Akne, meiden. Gleiches gilt für Nitrofurantoin (FURADANTIN u.a.) sowie für Makrolidantibiotika, die im Verdacht stehen, Bildung und Beweglichkeit von Samenzellen zu hemmen. Aminoglykoside wie Gentamicin (REFOBACIN u.a.) können die Spermatogenese auf der Stufe der primären Spermatozyten unterbrechen. Nach fast vierzigjähriger Anwendung von Sulfasalacin (AZULFIDINE, COLO-PLEON) stellte sich heraus, daß dieses Sulfonamidderivat die Samenzellzahl vorübergehend mindert (MIDTVEDT, T. in: »Side Effects of Drugs«, Annual 16, Elsevier, Amsterdam, 1993, S. 262). Auch andere Sulfonamide kommen in Betracht: Bei 14 von 40 Männern, die wegen einer Infektion der Samenwege Co-trimoxazol (BACTRIM u. a.) einnahmen, verringerte sich die Zahl der Spermien im Ejakulat (MURDIA, A. et al.: Lancet 2 [1978], 375).
Siehe besonders: WEICHERT, C., Krank durch Antibiotika, Wissen & Leben Versand, Postfach 14 27 in 40739 Langenfeld, Tel. 02173-78705

3659 a) 📖 194 **Antibiotika-Gabe kann zu einer Candidose (Pilzerkrankung) führen**
Die Zystitis - eine sehr häufige Erkrankung bei Frauen - wird oft zu lange behandelt. Dadurch können Folgeprobleme wie eine Candidose auftreten. Auch Rezidive (Rückfälle) können durch die antibiotische Therapie regelrecht gefördert werden. (Ärzte Zeitung vom 21.5.1992)
Candida albicans: Durch deren Bekämpfen mit toxischen Medikamenten wird das Immunsystem geschwächt. Es können die Pilze auch noch ins Blut wandern und von dort den ganzen Körper überschwemmen. (Ärzte Zeitung vom 6.7.1991) **Merke zu Pilzerkrankung:** Der Pilz ist niemals die Ursache für eine Erkrankung der Haut. Der verschlackte Körper reinigt sich über die Symptomatik der Pilzinfektion von Stoffwechselgiften. So und nicht anders. Findet der Pilz auf einer Haut, die mit Stoffwechselgiften belastet ist, das zu seinem Fortpflanzen geeignete Gewebe, so kommt es zu seiner Vermehrung. Dadurch wird ein Ventil zur Verminderung der Gesamtstoffwechselbelastung geöffnet. Leider gibt's für eine einmal vom Pilz befallene haut keine Immunität – sie ist zu sehr vorgeschädigt. Deshalb sollte man sich der Gefahr eines Pilzbefalls möglichst nicht mehr in öffentlichen Bädern und fremden Warmduschen aussetzen. Um sich zu umgehen, so streue man sich nach dem Bad feines Erdpulver zwischen die Zehen (Luvos-Ultra).

3659 b) Haarausfall unter Antimykotikum Terbinafin (Lamisil)
Bedrohliche Leber- und Blutschäden sowie schwere Hautreaktionen und auffällig häufige Geschmacksbeeinträchtigungen sprechen u.E. gegen die breite systemische Anwendung von Terbinafin bei Nagelmykosen, die zwar oft kosmetisch störend, aber harmlos sind. (arznei-telegramm 11/1994/109)

3659 c) Neurodermitis, Psoriasis, Urtikaria - Liegt's an Pilzen im Darm? Keinesfalls sollte man diese Patienten kritiklos mit Antimykotika (Verpilzungsmedikamente) behandeln, warnte der Dermatologe, zumal eine Candida-Besiedelung des Darms für lange Zeit, vielleicht sogar lebenslang, bestehen bleibt und sich durch Antimykotika nicht beseitigen läßt. (Medical Tribune 42 vom 11.10.1996, S. 3)
Du weißt: Antibiotika bringt Verpilzung. Und dann behandeln sie Dich mit Nystatin. Was Dir noch zusätzliches Gift in den Leib bringt und sinnlos ist. Aber welcher gewöhnliche Feld-Wald-Wiesendoktor weiß das schon!

3660 📖 193 **Antibiotika viel zu oft unnötig gegeben**
Antibiotika müssen sehr kritisch eingesetzt werden, mahnte H. Lode (Berlin).

Häufig gemachte Fehler sind: • Behandlung von Virusinfekten, • Bekämpfung von Keimen ohne pathogenetische (krankhafte) Bedeutung, • ausschließlich medikamentöse Therapie undrainierter tiefer Infektionsprozesse (Empyem (Eitergeschwür), Abszeß), • Einsatz bei Fieber nicht-infektiöser Ursache, • unsinnige Prophylaxe (keinen Sinn macht z.B. die Pneumonie-Prophylaxe mit Antibiotika beim Apoplektiker).
Vor allem auf Intensivstationen werden Antibiotika viel zu häufig eingesetzt. Fehler werden darüber hinaus auch bei der Präparateauswahl gemacht. Bakteriostatische Antibiotika wie Tetrazykline sind bei Sepsis (Blutvergiftung), Endokarditis (Entzündung der Herzinnenhaut) und immungestörten Patienten meist kontraindiziert, ebenso Penizillin bei Harnwegsinfekten. (...) (Ärztliche Praxis Nr. 96/1.12.1992)

Wie viele Menschen sterben an den Nebenwirkungen?
Risiken und Nebenwirkungen quantitativ zu beziffern ist schwierig: In Deutschland gibt es zur Zeit 147.000 Arzneimittel, besser gesagt 147.000 verschiedene Namen für Arzneimittel. Unnötig viele, denn sie enthalten nur 3700 Wirksubstanzen – von denen laut Weltgesundheitsbehörde nur 300 existentiell wichtig sind. Der ehemalige Chef des Bundesgesundheitsamtes, Prof. Peter Schönhofer, hat versucht, das Risikopotential der Medikamente in Zahlen zu fassen: Danach kosten ihre Nebenwirkungen in Deutschland 5600 bis 8000 Menschen pro Jahr das Leben. 80.000 bis 120.000 leiden dadurch unter Gesundheitsstörungen. (PM 10/1997)

1 📖 193, 279 ZINZIUS, Joseph, »Die Antibiotika und ihre Schattenseiten«, Hippokrates Verlag, Stuttgart. Der als Kenner der Materie anerkannte Verfasser setzt sich kritisch mit den Nebenerscheinungen dieser Therapeutika auseinander, die in ihrer Bedeutung und Tragweite im ersten Enthusiasmus teilweise übersehen oder nicht kritisch gedeutet wurden.
Mit Recht prangert Zinzius z.B. die **kritiklose Anwendung der Antibiotika** bei banalen Infekten an und weist in klarer, überzeugender Formulierung auf die resultierenden Spätfolgen (Resistenzminderung) hin.

2 📖 193 **Der Freiburger Klinikhygieniker Prof. Franz Daschner wird nicht müde, Chirurgen, die tagelang ungezielt Antibiotika verabreichen, auf die Unsinnigkeit ihres Tuns hinzuweisen.** (Ärztliche Praxis 31/17.4.1993/27)

3 📖 193 Die anfänglich sehr gut wirksamen **Sulfonamide** entwickelten sich in der Nachkriegszeit ebenso wie Penizillin zu **stumpfen Waffen.** Resistenzen ließen die Hemmkonzentration drastisch ansteigen. So fanden immer neue Antibiotika gegen Tripper Verwendung. Jedesmal verlor sich deren Wirkung nach einigen Jahren. (arznei-telegramm 9/1990)

4 📖 249, 250 **Prüfe selbst nach, ob Deine Prostata bereits krankhaft verändert ist und was auf Dich zu kommt.** Frage Dich:
1. Wie oft mußtest Du nachts Wasser lassen?
2. Wie oft hattest Du Schwierigkeiten, das Wasserlassen hinauszuzögern?
3. Wie oft hattest Du einen schwachen Strahl beim Wasserlassen?
4. Wie oft mußtest Du mit dem Wasserlassen neu beginnen (Harnstottern)?
5. Wie oft mußtest Du innerhalb von zwei Stunden ein zweites Mal Wasser lassen?
6. Wie oft mußtest Du pressen oder Dich anstrengen, um mit dem Wasserlassen zu beginnen?
7. Wie oft hattest Du das Gefühl, daß Deine Blase nach dem Wasserlassen nicht ganz entleert war?
Wenn Du abends nach 18 Uhr kein Obst mehr ißt oder nicht viel trinkst, bedeutet zwei- bis dreimaliges Wasserlassen in der Nacht schon eine gewucherte Prostata, ab fünfmal bereits ein vollendetes Prostataleiden.
Du bist bereits schlimm erkrankt und meist verkrebst, wenn Du die Fragen 2-7 mit »immer« beantworten mußt. • Du bist äußerst gefährdet, bei »oft«.• Du bist ziemlich gefährdet, bei »selten«. • Du bist noch nicht so sehr gefährdet, bei »gelegentlich«.• Du bist nicht gefährdet, bei »nie«.

Nur das kleinste Anzeichen davon – und wenn Du dann nicht sofort in die UrTherapie einsteigst, kriegst Du als Mann ein Elend an Deinen Freudenpfriem, daß Du Deines Lebens nicht mehr froh wirst.

Merke:
Wenn die gesamten Nebenschäden eines ärztlich verordneten Chemiemedikaments auf dem Beilagezettel der Packung wahrheitsgemäß aufgezeichnet würden, müßte er die Größe von zwei Zeitungsseiten umfassen. (a-t 2/1998)

5 a) 📖 193 **Antibiotika-Behandlung** DORSCHNER, A., »Naturheilkunde - der Weg für Dich«, Ulrich Verlag, bringt Beispiele aus seiner ärztlichen Praxis über die **Schäden von Antibiotika u.a. ärztl. Behandlungen.** Auszug: Meine Frage nach einer vorher aufgetretenen Angina wird bejaht. Sie sei durch eine Penicillinspritze sofort behoben worden. »Und jetzt haben Sie sich dafür eine langwierige Nierenentzündung eingehandelt«, sage ich. Der Patient blickt mich ungläubig und erstaunt an. Als nach 5 Wochen die Nierenentzündung abgeklungen ist, ist die Angina wieder da. »Nun ist die Krankheit wieder dorthin zurückgekehrt, von wo sie durch das Wundermittel vertrieben wurde.«

5 b) Frage Dich, wenn Du unter Pilzbefall leidest, ob Du nicht irgendwann einmal Antibiotika geschluckt hast: "Mir haben die Antibiotika aber damals geholfen, eine schwere Entzündung wegzubekommen!" - Laß Dich durch Anfangserfolge nicht bluffen. Das ist ein alter Trick der Warenterminhaie und Falschspieler: Dir zuerst einen kleinen Gewinn zuzuschieben, damit Du die Burschen als seriös ansiehst. Aber dann kommt das dicke Ende später nach! Laß Deinen gesunden Menschenverstand sprechen: Antibiotika werden aus Pilzzuchten gewonnen. Das bedeutet: Jede antibiotische, *gegen* Bakterien gerichtete Therapie ist eine Therapie für Pilzbesiedelung! Wenn Du dann irgendwann später unter immer stärker werdendem Pilzbefall leidest, dem nichts wegzubekommen ist, dann weißt Du jetzt auch endlich, wem Du den zu verdanken hast. Und wenn ich an den schrecklichen, frühen Tod meines Schulfreundes durch Pilze denke - wo die Ärzte sogar den Leib öffneten, um die Pilzwucherungen mit Schwämmen auszuwaschen, nutzlos - dann möchte ich Dir das Schwärmen für's Penicillin und dessen Nachkömmlingen doch gerne etwas schwerer machen. Denn: Hast Du zu allem Überfluß auch noch ein paarmal das tolle Heilmittel Antibiotika bekommen - evtl. sogar noch vorsorglich -, dann könntest Du (ohne UrTherapie) bis ans Lebensende treue Gefährten haben: Trillionen von Pilzen... Auch hier erkennst Du: Eine nicht natürliche Behandlung kann nur die Krankheit verschieben - die Natur duldet keine Tricks.

1123

3665 **c)** Wie wurde Penicillin nach seiner Entdeckung in den Himmel gehoben! Damit seien die meisten Krankheiten heilbar. Jetzt nach 40 Jahren heißt der Titel eines Buches: Krankmacher Antibiotika (Jeffrey A. Fisher, dtv 30489) Wach auf mein Leser, erkenne endlich: Die verheißungsvollsten künstlichen Medikamente, die Dir der Arzt jetzt oder in Zukunft verschreibt, schaden Dir. Wie jede nicht natürliche Behandlung durch Salben, Operation, Bestrahlung. Aber selbst wenn Du keine Antibiotika einnimmst: Fisher weist nach, daß 2/3 der weltweit erzeugten Tausenden von Tonnen Antibiotika zur Wachstumsförderung bei Schlachttieren eingesetzt werden. Jetzt kommt bei Dir schon kein Rindfleisch mehr auf den Teller wegen des Rinderwahnsinns - aber mit Schweinefleisch und Geflügel schluckst Du nun die Dich vielleicht noch schlimmer und früher krankmachenden, künstlichen Antibiotika in Dich hinein...

3666 📖 192 **Pille** Irgendwann leidet die Psyche unter der Pille (Ärzte Zeitung 21.4.1993)

3667 📖 193 Studien zur Bakteriologie brachten widersprüchliche Ergebnisse. »Da finden Sie, was Sie wollen!« klagte Dr. Fitting. Einige zeigten eine Zunahme der Keimzahl bei Exazerbation (Wiederaufbrechen), andere wieder nicht.
Der klinische Effekt der Antibiotikatherapie ist in den meisten Studien nicht überzeugend, meinte Dr. Fitting. So war in einer plazebokontrollierten Studie das Antibiotikum Oxytetracyclin bei 26 von 26 Patienten wirksam, das Plazebo jedoch auch bei immerhin 22 von 27 Patienten. »Nicht schlecht für einen Plazeboeffekt, oder?« (Medical Tribune Nr. 26, 26.6.1992)

3668 📖 194 Das gefährlichste bei einer Immunsuppressiv-Hormon- und Antibiotika-Behandlung: Sonst harmlose Pilze (Candida albicans) können sich großflächig vermehren. Und das führt zu folgendem: Allergie, Migräne, Gelenkschmerzen, Depressionen, Verwirrtheit, Gefühl der Unwirklichkeit, Verlust der Libido, akute und chronische Verdauungsbeschwerden, Neurodermitis, periorale Ekzeme, Psoriasis (Schuppenflechte), Rosacea, Meteorismus (Blähungen), Wechsel von Verstopfung und Durchfall, Zwerchfellhochstand, Sodbrennen, Koliken im Bauch und Nahrungsmittelunverträglichkeit. (Lebenskunde-Magazin 1/1992)

3669 📖 192 **Bei Frauen nach der Menopause oft überdosiert: Hochdosiertes Thyroxin läßt Knochen schwinden** Schilddrüsenhormone werden bei Frauen nach der Menopause oft überdosiert. Folge ist eine beschleunigte Abnahme der Knochendichte. (Ärztliche Praxis 39/14.5.1994/1) Merke: Normal dosiertes wirkt genau so schädlich, nur etwas später...

3670 📖 785 **Hormone** Patienten mit Prostatakarzinom, klinisch oder latent, die androgen substituiert werden, entwickeln schneller Metastasen, verkürzen damit ihre Lebenszeit. Die unkritische Verordnung von Androgenen zur angeblichen Verhinderung männertypischer Alterserkrankungen oder auch zur Potenzbeeinflussung birgt erhebliche Risiken. (Medical Tribune 14/8.4.1994/2)
📖 785 Radikale Prostatektomie (Wegoperation)/Studien belegen Inkontinenzraten (Harntröpfeln) bis zu 58 Prozent
Nach Prostatektomie haben Männer häufig massive psychische Probleme (Ärzte Zeitung 216/16.11.1995/14)

3671 📖 785 **Brustkrebsbehandlung mit Hormonen** FAZIT: Das mit Tierversuchen karzinogene und teratogene Antiöstrogen Tamoxifen verursacht bei Frauen Gebärmutterkrebs. Anwenderinnen sind regelmäßig gynäkologisch zu untersuchen, um ein Uteruskarzinom frühzeitig zu erkennen. Die Nutzen-Risiko-Bilanz des Antiöstrogens zur adjuvanten Brustkrebstherapie erscheint dennoch weiterhin positiv. (arznei-telegramm 5/94) Wie das so seriöse Arzneimittel-Prüfinstitut Dr. Moebius zu diesem Schluß kommt, wäre zu fragen. Nun, dieser Dr. Moebius ist schließlich auch gezwungen, wirtschaftlich zu denken. Er hat bereits bei zu vielen Arzneimitteln deren Schädlichkeit nachgewiesen - er kann nicht, im Gegensatz zum Verfasser, alle verwerfen... Es genügt Dir als Brustkrebspatientin aber vollauf zu wissen, daß Du Dir mit einer ärztlichen Brustkrebsbehandlung statt dessen Gebärmutterkrebs holst. Inzwischen von der WHO als nachgewiesen krebserregend eingestuft. Deutscher Name: Novaldex (→ LV 1436)

3672 📖 556 **Depressionen** Cave intoxikation mit trizyklischem Antidepressivum Dosulepin (Idom). Antidepressiva sind die am häufigsten zur Selbsttötung verwendeten Medikamente. Verglichen mit nicht-trizyklischen Substanzen enden Überdosierungen trizyklischer Verbindungen eher tödlich. (arznei-telegramm 5/1994). Verschiebung der Schlafphasen hilft gegen Depressionen Studien in den Schlaflabors der Freiburger Uniklinik zeigen: Schlaf in der zweiten Nachthälfte und morgens wirkt oft stimmungsverschlechternd. Das neue Therapie-Konzept: Am 1. Tag dürfen die Patienten ab 20 Uhr nicht mehr schlafen. Am 2. Tag nicht vor zwischen 17 und 24 Uhr geschlafen. In den nächsten 7 Tagen wird die Schlafzeit dann jeweils um 1 Stunde zurückverlegt, bis sie wieder in der üblichen Zeit von 11 Uhr bis 7 Uhr morgens liegt.

3673 📖 192 **Die Pille**: Die Langzeiteinnahme oraler Kontrazeptiva kann bei bestimmten Altersgruppen offenbar doch das Krebsrisiko erhöhen. Eine holländische Studie hat ergeben, daß Frauen unter 36 Jahren sowie Frauen über 46 Jahren durch die Einnahme der Pille ein erhöhtes Brustkrebsrisiko haben können. (Ärzte Zeitung 175/3.10.1994)

3674 **a)** 📖 660 Tüchtig Zink auf die offenen Beine schmieren und im Alter verwahrlosen?
Zink steht in hohem Verdacht, Morbus Alzheimer (Verlust des Denkvermögens) auszulösen
Eine zu hohe Zinkkonzentration kann aus Aß-Protein die Amylora-Plaques bilden, die typisch für den Morbus Alzheimer sind. 3 Jahre zuvor war schon einmal der Verdacht aufgetaucht, Zink könne der Verursacher sein. Da haben Ärzte diesen Kranken schon einmal Zink »zur Heilung« gegeben, aber schon nach wenigen Tagen eine Verschlimmerung der Demenz feststellen müssen. Zink löst sich aus vielen Kochtöpfen... (KAISER, J., Science, Vol. 265, No. 5177 (1994), S. 1464 - 1467 und S. 1365). Inzwischen weißt Du: Schuld ist Dein nicht artgerechtes Verschlingen von Steaks und Rindfleisch! Egal ob das verseucht ist oder nicht! Dargestellt in RHODES, Rich.,**Tödliche Mahlzeit**: Kuru, Creutzfeldt-Jakob, Scrapie und BSE, die zu einer Zerstörung des Gehirns führen.

3674 **b)** Der Morbus-Alzheimer ist für uns eine rein geistige Krankheit, die sich nach vieler Menschen Meinung durch Fehlschaltungen im Gehirn abspielt. Sie drückt sich aber auch körperlich - wenn auch nur für einen Pathologen - sichtbar aus: Die Großhirnrinde ist beim Erkrankten (im Vergleich zum normalen Gehirn) stark zusammengeschrumpft.

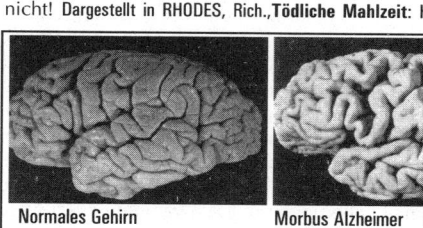

Normales Gehirn   Morbus Alzheimer   Foto: Prof. Maurer

3675 📖 546 **Läuse** Substanzen wie Benzylbenzoat (Lindan, Malathion oder Pyrethrum-Extrakt) usw. sind schlimmste Chemie. Das einfachste, billigste und sicherste, verhältnismäßig am wenigsten die Haut belastende Enreibemittel ist Benzin, mit dem sich bei Kopfläusen die ganze Familie die Kopfhaare für ½ Stunde einreiben und später mit Lavaerde auswaschen muß.

3700 Schäden durch Medikamente sind unausbleiblich

📖 546 Neuroleptikum Clozapin (Leponex): Interaktionsrisiko mit Letalfolge
Das Antipsychotikum Clozapin (LEPONEX) beinhaltet das Risiko eines tödlichen Atemstillstandes, insbesondere in Kombination mit Benzodiazepinen. (FRIEDMAN, L. J. et al: N. Engl. J. Med. 325 (1991), 518)

📖 349 Cumarinbehandlung 0.5% der Bevölkerung in den Wohlstandsgesellschaften sind bereits cumarinisiert. Das **Rattengift** führt zu folgenden, verhängnisvollen Körperschäden:
SYSTEMREAKTION: allergische Reaktion, Fieber; NERVENSYSTEM: Neuropathie durch Blutung; HERZ-KREISLAUF: Blutung, interzerebrale, Vaskulitis; BLUT/LYMPHE: **häufig** Blutung (bei älteren Menschen und bei Patienten in schlechter körperlicher Verfassung ist das Risiko am größten). Von den Blutungskomplikationen entfallen auf die Niere und Harnwege 40%, Nase/Rachen 18%, Magen/Darm 18%, Auge 13%, ZNS 3% sowie übrige Blutungen 8%. Selbst bei optimaler Einstellung beträgt das Gesamtrisiko 3-5% bleibende Schäden (z.B. Nervenlähmung) in Einzelfällen. **Ferner** Agranulozytose (plötzliche Blutkörperchenminderung), Eosinophilie (Vermehrung der Blut-Eosinopilen-Leukozyten), Leukopenie (Gesamtleukozytenminderung), Purpura (Haut- und Schleimhautblutungen); ATMUNGSORGANE: **häufig** Nasenbluten; VERDAUUNGSORGANE: **häufig** Darmblutung, Magen-Darm-Blutung, Zahnfleischblutung, ferner Appetitlosigkeit, Diarrhoe, Erbrechen, Ikterus, Leberfunktionsstörungen (»Cumarin-Hepatitis«), Leberschaden, Magenkrämpfe, Mundschleimhaut-Geschwür, Transaminaseanstieg, Übelkeit; HARN- UND GESCHLECHTSORGANE: **häufig** Mikrohämaturie, **ferner** Farbveränderungen des Urins in gelb-orange bei alkalischem Harn, Nierenschaden, Priapismus (Dauererektion); HAUT: Alopezie (vorübergehend) (Haarausfall), Dermatitis (Hautentzündung), Hautausschlag, Hautnekrose, Urtikaria (Nesselsucht); SONST.: Beeinflussung von Bestimmungsmethoden durch gelb-orange Färbung von alkalischem Harn, hämorrhagische Nekrose (gefäßblutender Zelltod). (transparenz-telegramm '92/93)

Zum Kaffeetrinken...
»Je giftiger eine Substanz«, schreiben die NASA-Forscher, »desto deformierter ist das Spinnennetz« (...) Schon nach Verzehr geringer Mengen Koffein tobte in den Spinnenköpfen hingegen das Chaos: Nichts klappte mehr, nichts paßte zusammen. Steckt in Kaffee oder Coca-Cola also ein Ultragift? (DER SPIEGEL 20/1995/208)

📖 198, 493, 974 **Nur zu, junge Mutter. Laß Dir von diesen Kinderverderbern das Heft des Handelns aus der Hand nehmen und Dir sagen, eine Operation sei nötig für Dein Baby. Was so gut wie nie stimmt. Jede Operation ist das ärztliche Eingeständnis, nicht heilen zu können.**

a) 📖 541, 570 Die Pille: Verursacherin kommender Leiden »Die wichtigsten unerwünschten Arzneimitteleffekte sind Thromboembolien (Verlegung der arteriellen Strombahn in den großen Kreislauf durch verschleppten Thrombus), Änderungen des Elektrolythaushaltes, Leberschäden und zentrale Nebenwirkungen. Auch über Folsäure- und Vitamin-B-Mangelzustände unter langfristiger Einnahme östrogenhaltiger oraler Kontrazeptiva wird berichtet. Der Arbeitskreis Ernährungs- und Vitamininformation gibt an, daß bis zu 40% niedrigere Folsäurewerte im Blut von »Pillen«-Patientinnen gefunden werden. Folge des Vitaminmangels sind Störungen der Hämatopoese (Blutbildung), die sich in einer hyperchromen makrozytären Anämie (Blutarmut) manifestieren können, und ein Stillstand im Knochenwachstum. Morphologisch finden sich megaloblastäre Dysplasien (Zellveränderungen) im Knochenmark sowie Leuko-, Lympho- und Thrombopenien (Blutplättchenmangel). Außerdem treten zytologische Veränderungen im Zervixschleim auf. Die Frauen sehen blaß aus, leiden unter Vergeßlichkeit, Schlaflosigkeit und manisch-depressiven Zuständen. Auch der Vitamin-B6 - und -B12-Spiegel sinkt unter der Einnahme oraler Kontrazeptiva. Orale Kontrazeptiva können außerdem den Tryptophan-Stoffwechsel so beeinflussen, daß das als Transmitter im Zentralnervensystem (ZNS) dienende Serotonin (5-Hydroxytryptamin) vermindert produziert wird. Kopfschmerzen, Reizbarkeit, Konzentrationsschwäche und Schlafstörungen der »Pillen«-Patientinnen sind mit großer Wahrscheinlichkeit auf den erniedrigten Serotonin-Spiegel im ZNS zurückzuführen.« (J. Bielenberg: »Folsäure- und Vitaminmangel durch orale Kontrazeptiva.« Med. Mo. Pharm. 14/1991, 244-247)
Anmerkung: Vergessen hat der Mediziner noch einige andere 'Wirkungen' der Pille. So begünstigt sie einen Candidabefall und schwächt das Immunsystem.

Langzeit-Pille
Ganz schlimm sind die Langzeit – Verhütungsimplantate, die bewirken, daß Du Dich ein paar Jahre nicht mehr übers Schwangerwerden kümmern mußt: Fettleibigkeit, Brustschmerzen, Pickel, Schwindel, Haarausfall, Depressionen, unregelmäßige Blutungen, Eierstockzysten, Vernarbungen und schlimme Schmerzen nach deren Entfernung. (Drugs and Therapeutic Bulletin, 1994/32(3): 17 – 19)

b) Erst jetzt kommt es heraus: Die Antibabypille greift das Zahnfleisch an, führt zu Parodontose. Das heimtückische daran ist: Der Zahnfleischschwund geht schleichend vor sich und völlig schmerzlos. Plötzlich stehen Deine Zähne im Freien, und Du wagst nicht mehr, Deinen Mund aufzumachen. Nach Meinung der Zahnärzte kann dem durch "eine bessere Mundhygiene" begegnet werden. Was natürlich eine unsinnige Hoffnungsmache bedeutet, der Krankheitsprozeß kommt schließlich von innen. (Gesundheits Zeitung, 17.4.1996)

a) 📖 541, 570 Weitere Nebenwirkungen der Pille
erhöhter Blutdruck, Blutungen, Amenorrhö (keine Periode vorhanden), Nervosität, Depressionen, Akne, Hautausschlag, starke Gewichtszunahme, Verzögerung der regelmäßigen Ovulation nach Absetzen des Präparates, Kopfschmerzen, Migräne, Schwindelgefühl, Übelkeit, Erbrechen, Thrombosen, epileptische Anfälle, pathologische Veränderungen der Körperzellen, Sichelzellenanämie, das Stillen ist bei Neugeborenengelbsucht zu unterlassen, Transaminaseanstieg, Hirsutismus (Bartwuchs), Pankreatitis, Schilddrüsenstörungen, Nierendysfunktion, Brustsekretion, Endometriose (Schleimhautansiedlung außerhalb der Gebärmutter), allgemeines Unwohlsein. Sie führt zur Zellulitis (Orangenhaut). Weiter: (Ist Dir das der Mann wert, für den Du da Deine Gesundheit und Schönheit ruinierst?)
Gefahr von Brustkrebs und Krebs der Unterleibsorgane sowie Tumore in der Leber.
»Soll ich mich nicht lieber sterilisieren lassen, um meiner Frau diese schlimmen Schäden zu ersparen?« fragst Du. Nein, laß nicht in die Abläufe Deines Körpers eingreifen. Kastrierte Tiere bekommen siebenmal öfter tumorartige Geschwülste als nicht operierte. Liebe lieber nach Knaus-Ogino.
Die Pille (...) da die Pille die Entwicklung des Skeletts hemmt, ist es klar, daß sie, von ganz jungen Mädchen genommen, deren Wachstum stoppt und ausserdem irreversible Schäden an den Eierstöcken verursacht; im weitern können Kinder, von erwachsenen Frauen nach Absetzen der Pille geboren, mit Schäden an der Wirbelsäule auf die Welt kommen.
Schäden: Schwächung der 'Sehkraft, Kurzsichtigkeit, Astigmatismus, Schäden an der Netzhaut, der Aderhaut, am Sehnerv, usw. ("Nebenwirkungen oraler Kontrazeptiva am Auge", R. Rochels, A. Nover, in "Geburtshilfe und Frauenheilkunde" G. Thieme Verlag, Stuttgart)

3704 b) Hormonale Kontrazeption / Die »Pille« kann Sängerinnen die Stimme rauben
Sängerinnen sollten zur hormonalen Kontrazeption nur Präparate verordnet werden, die keine Gestagene mit androgener Partialwirkung enthalten, betont Professor Dr. J. Blum aus Mainz. Das Auftreten von Stimmstörungen nach Behandlung mit androgenen und anabolen Hormonen oder Androgen-Östrogen-Kombinationen sei gut dokumentiert. (Deutsche Medizinische Wochenschrift 42/1995/1640)

3704 c) Gefährliche Folgen durch Hormontabletten. Frage: Die Mikropille verursachte bei meiner Tochter (30) lebensgefährliche Embolien und Thrombosen. Jetzt muß sie ständig blutverdünnende Mittel nehmen. Christel P., Salzbergen (Neue Post vom 24.7.1997)

Die Mediziner bezeichnen sich selbst als kriminell: (...) wenn sich ein niedergelassener Urologe im Spiegel unter dem Titel »Der Kranke ist Nebensache« in einem deftigen Rundumschlag zu dem in diesem Medium immer wieder beliebten und auflagensteigernden Thema »Der Arzt als geldgieriges und korruptes Monster« äußert. Da wird ferner das Abrechnungsverhalten der Vertragsärzte als »Beschaffungskriminalität« bezeichnet. Während der Drogensüchtige stehle, um sich seinen Stoff zu beschaffen, der ihm Wohlbefinden und Rausch verschafft, stehle der Arzt, um sich Wohlstand zu schaffen und Selbstbefriedigung - bis zum Rausch. (Medical Tribune Nr. 31 vom 1.8.1977, S. 14-15)

3705 📖 183 **Keine Kausaltherapie, aber wirkungsvoller Eingriff** (...) möglich.
Azathioprin (Immunsuppressivmittel) müsse daher *ausreichend lange und in hoher Dosierung* gegeben werden - bei Kindern 1,5 mg/kg KG pro Tag. Zu den kurzfristigen Komplikationen gehörten, so Hartmann, Knochenmarkdepressionen, allergische Reaktionen, Pankreatitis (Bauchspeicheldrüsenentzündung) und Hepatotoxizität (Lebervergiftung). Langfristig sei an die Gefahr der Induktion von Non-Hodgkin-Lymphomen zu denken. Bei perianalen Läsionen und resistentem Dünndarmbefall könne - in der Pädiatrie eher zurückhaltend - Metronidazol eingesetzt werden. Als Nebenwirkung sei die nicht-reversible periphere Neuropathie zu fürchten. Auch sei die Frage der Kanzerogenität noch nicht geklärt. (Ärzte Zeitung 195/29.10.1992/2)

3706 📖 67 Internisten aus Mannheim und Berlin berichteten dem NETZWERK DER GEGENSEITIGEN INFORMATION über Dermatomyositis (rötliche Gesichtspapeln) (Bericht 2079) bzw. Polymyositis (Muskelschwäche und -schwund) (Bericht 2145) nach Injektion von ARUMALON, einem aus kollagenhaltigem Knorpel und Knochenmark von Kälbern hergestellten sogenannten »Chondroprotektivum« (Knorpelschutz). (vgl. arznei-telegramm 8/1993)

3707 📖 311 **Sogenannte »Naturheilmittel« sind ebenfalls schädlich!** 1986 trat nach der Gabe von Frischzellpräparaten Anaphylaxie (Allergie, Überempfindlichkeit) auf, 1987 eine chronische immunogene Entzündung mit Lungenfibrose nach Behandlung mit Thymusextrakten und ein Grippe-ähnliches Immunsyndrom mit Hauterscheinungen bei der Einnahme von Echinacea-Extrakten. (arznei-telegramm 10/1992)

3708 📖 183 **Medikamente** Bloßes In-der-Nähe-Sein von Zytostatika-Infusionslösungen, Formalin, narkotisierenden Gasen und ionisierenden Strahlen erhöhten das Risiko für eine Eileiterschwangerschaft bei Krankenschwestern um das Zehnfache. (Lancet 341/1993/1169-1171)

3709 a) 📖 199 Akne vulgaris / Pigmentierung der Frontzähne **Verfärbung der Zähne nach Tetrazyklin-Therapie** (Ärzte Zeitung 210/23.11.1994)

3709 b) Akne-Heilmittel Immunerkrankungen durch Minocyclin (Klinomycin u.a.)
Akne bedeutet für Heranwachsende und junge Erwachsene eine starke psychische Belastung. Überwiegend reicht die örtliche Behandlung aus. Namensgebung (Aknereduct, Aknosan, Minakne u.a.) und Werbung (»Das Aknebiotikum«, »Akne-spezifisches Antibiotikum« u.a.) heben Minocyclin als Spezialmittel gegen Akne hervor. Zahlreiche Beobachtungen sprechen für ein vergleichsweise hohes immunogenes Potential. Die norwegische Gesundheitsbehörde versagte 1989 die Zulassung, weil »das Nebenwirkungsprofil schwerer zu sein« scheine als das anderer Tetrazykline. Neben der indirekten, dosisabhängigen Leberschädigung, die offensichtlich allen Tetrazyklin-Derivaten zukommt, weisen Fieber, Abgeschlagenheit, Lymphadenopathie und Eosinophilie bei Einsetzen der Hepatitis auf eine immunallergische Schädigung durch Minocyclin hin. Dem britischen Committee on Safety of Medicines (CSM) liegen 16 Meldungen über Hepatitiden in Verbindung mit dem Tetrazyklin vor. Zwei Patienten versterben unter der Aknetherapie, ein weiterer benötigt eine Lebertransplantation. Lungeninfiltrate mit Eosinophilie (über 30 Berichte, ein 15jähriger verstirbt an Myokardnekrose mit eosinophilen Infiltraten) sind eine andere Ausprägung der Minocylininduzierten Immunerkrankung. (Nature, 315/27. 1. 2000/24

3710 📖 183 **Gesunde Geschäfte:** Das Geschäft mit den Analgetika (Kopfschmerzmittel) und Antirheumatika summiert zu einem jährlichen Umsatz von weit über einer Milliarde Mark. Der unmittelbare Schaden ist etwa halb so groß: Pro Jahr muß die gesetzliche Krankenversicherung für Mitglieder mit schmerzmittelverursachtem Nierenversagen rund 500 Millionen Mark überweisen - allein die Blutwäsche an einer künstlichen Niere kostet im Jahr etwa 100.000 Mark. (DER SPIEGEL, 12/1988)

> Was bildet der Doktor sich eigentlich ein? Glaubt er, fähig zu sein, die von Dir und Deinem Fraß demolierten Billionen Zellen und das komplizierteste aller Organsysteme mit einigen chemischen Giftstoffen wieder in Ordnung zu bringen?

3711 📖 559 **Kinderkrankheiten:** Da hieß es in der Ärztlichen Praxis Nr. 4/1992:
»Kinder mit Windpocken: Durch Aciclovir schneller wieder schulfähig. Eine amerikanische Doppelblindstudie ergab...«
In Nr. 43/1992 protestiert ein Arzt mit Verstand: »Aus pharmakologisch-toxikologischer Sicht ist es *unverantwortlich*, zur Behandlung einer harmlosen Kinderkrankheit ein *Medikament mit potentiell schweren Nebenwirkungen* zu empfehlen. Dazu möchte ich die wichtigsten kurz erwähnen: Depression, Kopfschmerzen, Schwindel, Störungen des Geschmackssinns, Diarrhö, Erbrechen, Kreatinin-Anstieg, Urtikaria (Nesselsucht), Alopezie (Haarausfall). (...) Bisher ist zum Glück noch niemand auf die Idee gekommen, eine unkomplizierte Angina tonsillaris außer mit Penizillin vielleicht noch mit Immunglobulinen zu behandeln. Aber es könnte durchaus sein, daß dazu auch schon eine einwandfreie »doppeltblinde« Untersuchung aus geschäftstüchtigem Amerika existieren.«

3712 📖 267 **NSAR eingenommen -- Magen-Durchbruch!**
Besonders bei Frauen über 60 nimmt diese Nebenwirkung von NSAR (nichtsteroidale Antirheumatica) zu: Magen- und Zwölffingerdarm-Geschwüre, die ohne Vorzeichen perforieren. (ÄRZTLICHE PRAXIS 33/ 24.4.1993)

3713 📖 267 **Antirheumatika (NSAR)** Zahl der Magengeschwüre steigt auf das 46fache (Ärztliche Praxis 20/9.3.1993/18)

3714 📖 267 **Folgende Medikamentengruppen erhöhen die Blutfettwerte:**
Antihypertonika, Antiepileptika, Gestagene, Östrogene, Retinoide, Phenothiazine, Amiodaron, Antazida, Biguaniden sowie *Interferon*. HENKIN YI., Journal of the American Medical Association, Vol. 267, No. 7 (1992), S. 961-968.

3715 📖 194 Rund 60 Prozent der in der Roten Liste zusammengestellten **Arzneimittel weisen unerwünschte Wirkungen am Gastrointestinaltrakt auf.** Diese sind definiert als Reaktionen im Bereich von Mundhöhle, Speiseröhre, Magen und Darm und können toxischer, allergischer oder biologischer Natur sein. (Pharm. Zeitung Nr. 137, S. 691-696/1993)

3716 📖 267 Ein spezielles Problem stellt die Ulkuserkrankungen bei Patienten, die langfristig nicht-steroidale Antirheumatika (NSAR) nehmen. In der Bundesrepublik gibt es 3 Millionen Rheumatiker, die mit NSAR behandelt werden. Bei längerer Therapie entwickelt jeder fünfte ein Ulcus ventriculi oder Ulcus duodeni. **Besonders heimtückisch sind diese Ulzera, weil sie sehr häufig keine subjektiven Beschwerden verursachen.**

a) 📖 348 **Wie wirkt sich Aspirin bei kleineren Säugetieren** als dem Menschen aus?
In für Menschen vergleichbarer Dosierung ruft Aspirin bei Katzen Erbrechen, Blutungen im Magen oder Darm, Leberentzündungen oder auch zentralnervöse Störungen hervor. Auch Paracetamol, das häufig Kindern verschrieben wird, ruft bei Katzen bei entsprechender Dosierung innerhalb kurzer Zeit schwerste Krankheitssymptome hervor und führt bei längerer Anwendung sogar zum Tode. Ähnliches gilt auch für andere Schmerzmittel, z.B. Antirheumatika, die viele Katzenliebhaber versucht sind, ihrer Katze zu geben, falls diese offensichtliche Schmerzen im Bereich der Gliedmaßen hat. Schmerzlindernde Präparate, die ihre Wirkung von einem Stoff herleiten, der vom Pyrazol herstammt (zum Beispiel Phenylbutazon oder Phenazon) sind für Katzen äußerst gefährlich. (Medical Tribune 44/12.1.1992/7)

b) Aspirin
(...) laut Dr. Rowe könnte das Aspirin, wenn schwangeren Frauen verschrieben, zur Geburt von "blauen Kindern" führen. Der erwähnte Arzt brachte einleuchtende Beispiele vor: Einige Kinder, deren Mütter während der Schwangerschaft Aspirin eingenommen hatten, wiesen sehr geschwollene Wände der kleinen Lungenarterien auf. Unter der allgemeinen Bezeichnung "blaue Krankheit" werden verschiedene angeborene Herzleiden bezeichnet, die alle die bläuliche Verfärbung der Gesichtshaut gemein haben und die ihrerseits in "zyanotisch" und "nicht zyanotisch" unterteilt werden. Je nach Fall können defekte Herzkammern, Verengung der Lungenarterie oder der Ausgang der Aorta, von der rechten Herzkammer statt von der linken, usw. auftreten. Diese Defekte behindern die Zirkulation; die Verringerung der Blutmenge, welche den Lungen Sauerstoff zuführen sollte, läßt die Symptome der "blauen Krankheit" entstehen und verunmöglicht es den Kindern, jegliche Anstrengung auszuüben. (...) sind die bei Kindern auftretenden Vergiftungen auf Aspirin zurückzuführen. ("Clinica Terapeutica« 29.02.1962)

📖 **109 Durch Ärzte verursachte Krankheiten und Schäden**
SPAIN, D./HEINZ, R., »Iatrogene Erkrankungen durch Arzneimittel«, G. Thieme Vlg. Stgt.
AMMON, H., »Arzneimittel-Nebenwirkungen«
RAHN/HEINTZ, »Erkrankungen durch Arzneimittel«, alle Wiss.Verlagsgesellschaft, Stuttgart.
SHENTAL, J., »Multiphasic screening of the well patient«, Journal of the American Medical Association 172/60, 1.

> Ärzte sollen aufhören zu herrschen. Sie sollen dienen und nicht nur verdienen wollen. Sie sollen ihre Patienten lieben - nicht ihre Karrieren und ihr angehäuftes Vermögen.
> (Frommer Wunschtraum des Verfassers)

📖 **194 Medikamente als Knochenbrecher**
Allein die Anzahl der verordneten Medikamente erhöht beim Alterspatienten die Sturzgefahr - unabhängig von der Art der Arznei. Nicht nur Sedativa, Neuroleptika und Antidepressiva sind also gefährliche Stolpersteine für Senioren. Die »Polypharmazie« bringt den Senior in Gefahr. (Medical Tribune 10/1.3.1993/33)
In einer fünfjährigen Studie haben Bremer Ärzte unerwünschte Arzneimittel-Nebenwirkungen erfaßt. Dieser Studie zufolge sterben in Deutschland hochgerechnet jährlich bis zu 8.800 Menschen an unerwünschten Nebenwirkungen. Bei 80.000 bis 120.000 Patienten muß infolge von Arzneimittel-Nebenwirkungen mit erheblichen gesundheitlichen Störungen gerechnet werden. (vgl. Ärztliche Praxis Nr. 15/1992, S. 29: »Sieben Todsünden meldescheuer Ärzte«)
WADE, N., »Drug Regulation«, Science 1973/179 und
BEATY, H./PETERSDORF, R., »Iatrogenic Factors in Infectious Disease«, Annals of Internal Medicine 1966/65, 64-56
ACKERKNECHT, E. H., Iatrogene Krankheiten«, Therapeutische Umschau 1970, Nr. 6

> **Allergie:**
> **Kinder, die als Säuglinge eine Narkose bekamen, entwickelten zu 60% im späteren Leben eine Allergie.** (Studie der Universität Rochester USA)
> »Bio-Spezial« 2/3, 1989

📖 **183 Medikamente verschieben Krankheiten nur**
BIERMANN, H., Gesundheitsfalle Krankenhaus , Hoffmann und Campe, Auszug:
Bei anderen Krankheiten ändert das Kurieren eines Organdefekts wenig, weil sich das Leiden ein anderes Zielorgan sucht. (...)

> Pille: Vor kurzem wurde festgestellt, daß 90% von zuvor gesunden Frauen in Holland und Italien, und die eine Hirnsinusthrombose bekamen, orale Verhütungsmittel eingenommen hatten (British Medical Journal, 1998; 317: 483-84). Pille 192, 538 ff

📖 179 Ohrgeräusche/**Tinnitus Ohrgeräusche nach Arzneimitteln:** Ein Lehrer klagt unter Einnahme des Antihistaminikums Loratadin (LISINO) über Ohrgeräusche. Dröhnen u. Hallefrequenz quälen den 47jährigen. Der Hörtest fällt normal aus. Nach Umstellung auf Cetirizin (ZYRTEC) leidet er weiterhin unter Ohrgeräuschen. Drei Tage später kommt es zum Hörsturz links. Nach Absetzen und Therapie mit Pentoxifyllin (TRENTAL u.a.) und Naftidrofuryl (DUSODRIL u.a.) lassen die Beschwerden deutlich nach, treten aber einen Tag nach erneuter Einnahme wieder auf (NETZWERK-Berichte 7427, 7428). Antihistaminika gehören zu den wichtigsten Ursachen eines arzneimittelbedingten Tinnitus (vgl. »Vom Verdacht der Diagnose«, A.V.I., Berlin, 1992, Seite 394), wobei im Einzelfall zwischen arzneimittel- und krankheitsbedingtem Ereignis schwer zu unterscheiden ist. Ein hohes Risiko von Ohrgeräuschen laufen Anwender der potentiell ototoxischen Aminoglykosid-Antibiotika. Auch Antibiotika wie Erythromycin (MONONYCIN u.a.), nichtsteroidale Antirheumatika, tryzklische Antidepressiva (a-t 4 [1990], 41), Schleifendiuretika u.a. kommen als Auslöser in Betracht. Bei vorbestehenden Tinnitus ist besondere Vorsicht mit diesen Mitteln geboten (JANSMAN, F. G. A., T. F. J. TROMP: Pharma selecta 9 [1993], 110/ati d). Das NETZWERK verzeichnet 26 Berichte zu Ohrgeräuschen in Verbindung mit Arzneimitteln, darunter als Auslöser je viermal Östrogen-Gestagen-Kombinationen wie FEMOVAN und Antibiotika einschließlich Cephalosporinen, Gyrasehemmer und Erythromycin. Bei drei Patienten verstärkt sich ein vorbestehender Tinnitus nach Einnahme des Lipidsenkers Gemfibrozil (GEVILON, 3620; s. auch a-t 4 [1990], des »Durchblutungsförderers« Nicergolin (SERMION, 7158) bzw. des Säureblockers Omeprazol (ANTRA, 7203; vgl. arznei-telegramm 11 [1993], 122). (arznei-telegramm 10/1994)
Merke:Es liegt meist eine Gefäßerkrankung des Innenohrs vor. Diese Erkrankung ist sehr häufig eine Folgeerscheinung der üblichen zivilisatorischen vitalstoffarmen Ernährung.

📖 237 Polyarthritis, **Rheuma** Du erwartest, daß die Schulmediziner umdenken und heute sanfter vorgehen? Da bist Du aber schief gewickelt! Dir in die Augen hinein tun sie schön, aber nur in den Fachzeitschriften sagen sie, was tatsächlich gemacht wird:
»Wir behandeln heute frühzeitiger, beherzter und risikofreudiger.« Prof. Schattenkirchner: (...) der Umdenkprozeß, der inzwischen in den USA eingesetzt hat, hat auch uns veranlaßt, noch aggressiver vorzugehen.«
Forschung und Praxis: *Welche Medikamente setzen sie denn heute in der ersten Stufe ein?*
Schattenkirchner: Eine akut beginnende Polyarthritis behandeln wir nicht mehr über längere Zeit allein mit NSAR (nichtsteroidale-Antirheumittel), sondern wir geben tatsächlich einen mäßig hohen Kortikoidstoß und beginnen dann relativ bald mit Methotrexat.
Die Wirklichkeit, die Dich erwartet, **armer Rheumakranker und Polyarthritiker** ist noch was härter, denn - das sagen sie Dir natürlich nicht! - das »Heilmittel« Methotrexat ist ein Antimetabolit, ein Zytostatikum, also ein

ganz schlimmes Chemiegift, dem Kampfgas Lost (Gelbkreuz = Methylbis (β-chloräthyl)-amin) verwandt, nämlich 4-Desoxy-4-amino-10-methylfolsäure. Doch hör' Dir weiter den forschen Herrn Professor mal an, was er »in tiefer Sorge um das Wohlbefinden der Kranken« so alles zur Veranlassung an die seine Anweisung begierigst aufnehmenden Befehlsempfänger von Chef- und Oberärzten in den Kliniken «durchzuziehen« gedenkt (an seinen Worten soll man sie erkennen): Schattenkirchner: Man beginnt heute frühzeitig, beherzter und risikofreudiger. Das damit verbundene Risiko muß man aber auf sich nehmen. Die chronische Polyarthritis ist eine schlimme Krankheit, man kann sie nur mit Medikamenten in den Griff bekommen, die eben auch ihre Probleme haben. Aber wenn ich es auf mich nehme, bei gleichzeitigem regelmäßigen Kontrollen, guter Aufklärung und Überzeugungsarbeit gemeinsam mit dem Kranken eine aggressive Therapie durchzuziehen, dann ist ihm damit mehr geholfen, als wenn ich sage: »Die Therapie ist etwas gefährlich, warten wir lieber noch ab.« Allgemein kann man davon ausgehen: kleiner Effekt - kleines Risiko, großer Effekt - großes Risiko. Chloroquin ist zum Beispiel risikoarm, aber eben auch nicht so effektiv. Gold ist effektiv, aber deutlich risikoreicher. (...) Bei 30 Prozent der mit intramuskulärem Gold behandelten Patienten muß das parenterale Gold oft trotz guter Effektivität wegen Nebenwirkungen abgesetzt werden. (Forschung und Praxis Nr.187/Nov. 1994, Ärzte Zeitung)

3723 □ 540, 170 **Ekzem mit Kortison behandeln Kortison-Salbe macht's schlimmer** (Ärztliche Praxis, 7.4.1992)

3724 □ 204 **Kanzerogenes Potential von Lidokain (Örtliches Betäubungsmittel)**
Die in Versuchen an Ratten beobachtete Karzinogenität von Lidokain (XYCLOCAIN u.a.) beruht auf dem Metabolismus des Lidokains (Schmerzbetäubungsmittel) zu 2,6-Xylidin, das bei den Versuchstieren dosisabhängig karzinomatöse und sarkomatöse, sonst nicht vorkommende Tumore auslöst. (arznei-telegramm 8/1992) Eine größere Wunde unter örtlicher Betäubung nähen lassen und später davon verkrebst werden? Beiß lieber auf die Zähne und laß sie unbetäubt klammern!

3725 a) □ 564 Nachwirkung: Beipackzettel des **Malariamittels** Halofantrin (HALFAN) ausgetauscht - SmithKline Beecham stattet in einer Rücknahmeaktion HALFAN (Halofantrin)-Packungen mit einem neuen Beipackzettel aus · Grund: der im a-t 5 (1993), 50 referierte Kenntnisstand zum arrhythmogenen Potential des Malariamittels. Mit lebensbedrohlichen chininartigen Herzrhythmusstörungen ist zu rechnen, insbesondere bei der Anwendung höherer als der empfohlenen Dosierungen, bei Vorbehandlung oder Komedikation mit Mefloquin (LARIAM), vorbestehender Verlängerung des QT-Intervalls sowie bei Mangel an Vitamin B$_1$. HALFAN ist auf nüchternen Magen einzunehmen, da fettreiche Nahrung die Wirkstoffaufnahme und damit das Risiko von Herzrhythmusstörungen erhöht. (Pharm. Ztg. 138/1993/2358 und arznei-telegramm 8/1993)

3725 b) In der Literatur heißt es dazu: »Rückfälle einer Malaria tertiana treten in aller Regel nicht später als 4 Jahre nach der Infektion auf, die längsten in der Weltliteratur beschriebene Zeitintervalle betragen 8 Jahre.« (Medical Tribune 44/31.10.97/9)
Und das ist gar nicht sicher, ob es sich dabei um eine wundersame Wiedergeburt Malaria tertiana-Erregerchen handelte. (Ich bin bereits bei der Spirochaeta pallida darauf eingegangen →LV9408, 9493 und Rz 69, 72) Denn: **Diese Mikroorganismen besitzen wie alle anderen nur eine beschränkte Lebenszeit. Sie werden überdies von unseren Immunabwehrkräften ständig bekämpft und langsam abgebaut. Was mit den gegen Malaria eingesetzten Chemikalien viel schwerer möglich ist. Und die daher mehr Schäden verursachen als das Plasmodium falciparum. Das könnte der Beweis dafür sein, daß Urköstler nie an Malaria erkranken:**

Ein Kraut gegen Malaria Studien der London School of Hygiene and Tropical Medicine zeigten, daß der aus dem chinesischen Beifußstrauch (Artemisia annua) gewonnene Wirkstoff Artemisin nicht nur gegen chinin-resistente Malaria-Erreger wirkt, sondern daß er die Parasiten schneller und mit weniger Nebenwirkungen aus dem Blut entfernt als Chinin und dessen moderne Verwandte wie Chloroquin. (Stern 31/1996)

Du erkennst: Die Wirkungskräfte von Wildkräutern sind ungeheuerlich. Das hast du bereits bei der Neutralisierung des Knollenblätterpilzgiftes durch die Mariendistel gesehen. (→**LV 9775**) Mit dem Essen vielfältiger bitterstoff- und artemisinhaltiger Urpflanzen wird die höchstmögliche Stufe der Immunabwehrkraft erreicht, so daß Du gegen Infektionen und natürliche Giftstoffe bestens gefeit bist. (→**Rz 979**)
Willst Du aber (besonders als Nichturköstler) auf Nummer Sicher gehen, dann esse vor, bei und nach einer Reise in ein Malariagebiet viel vom (leider sehr bitteren) Beifuß. Der wächst auf fast jeder Schutthalde.

3726 □ 183 **Immunsuppression** (Immunkräfteunterdrückung)
Der Preis: schnell wachsende Urothelkarzinome (am Harnweg gelegener Krebs). (Ärztliche Praxis/21/13.3.1993/2)

3727 □ 348 **Nebenschäden durch Aspirin**: Bedrohliche Störungen des zentralen Nervensystems mit Schwindel, Kopfschmerzen, Hyperventilation, Halluzinationen, generalisierte Krämpfe (Salizylismus), Azidosedehydratation, hyperkaliämische Verminderung der Alkalireserven, Störungen des Magen-Darm-Kanals, Magenbeschwerden, Sodbrennen, Ulkus oder Ulkusblutungen, Asthma und Blutungen bei Babies und Schwangeren durch Aspirin. (Deutsches Ärzteblatt, Nr. 24/ 1990) Wie wirkt Aspirin bei Kindern?
Wegen der Gefahr des REYE-Syndroms, einer seltenen, aber lebensbedrohlichen Leber-Hirn-Erkrankung, dürfen Kinder mit Virusinfektionen keine Azetylsalizylsäure (ASPIRIN u.a.) erhalten. (vgl. a-t 1 [1989], 7 arznei-telegramm 1/1995) **Schlaganfall statt Herzinfarkt durch Aspirin** Als vor drei Jahren die Ergebnisse der »Physician Health Study« über die Senkung der Herzinfarkt-Rate um 44% in einer Gruppe von 22.000 Ärzten als Probanden publiziert wurden, begann ich sogleich mit meiner eigenen ASS-Prophylaxe und handelte mir nach einigen Monaten damit eine spontane *Subduralblutung* ein. Das Subduralhämatom mußte operativ entfernt werden. Erst später erfuhr ich, daß man das **Nebenergebnis** der amerikanischen ASS-Studie **wohlweislich unterdrückt** hatte: Das Risiko, an einer intrakraniellen, vor allem *intrazerebralen (im Gehirn befindlichen) Blutung zu erkranken, war unter ASS wesentlich deutlicher gesteigert als die Senkung des Infarkt-Risikos.*
Ich kann also nur davor warnen, ohne zwingende Indikation (Anzeige) prophylaktisch (vorsorglich) ASS zu schlucken; ein Schlaganfall ist schließlich nicht wesentlich erstrebenswerter als ein Herzinfarkt. (Ärzte Zeitung vom 19.11.1991)
Aspirin ist ein Vitamin-C-Räuber. Selbst eine kleine Menge kann die Ausscheidung von Vitamin C verdreifachen. Das kann auch zu einem Mangel an Folsäure und Vitamin B führen, was wiederum Anämie und Verdauungsstörungen verursachen kann. Du erkennst im Analogschluß: Gegen **Herzinfarkt** sind die gegebenen Medikamente vielleicht bei zwei Kranken von 3.000 nützlich - die restlichen 2.998 Patienten sind durch die Medikamente karzinogen verseucht. Da ist es doch wohl allemal besser, einfach täglich einen Apfel zu essen!
Schon gewußt?: Jeder Apfel enthält eine kleine Prise Salizylat 601, der Inhaltsstoff des Aspirin. Aber tausendmal ungefährlicher als Chemiesalizylat: weil harmonisch in der Frucht aufgegangen.

📖 170 **20 Grippe-Tabletten haben mein Leben zerstört.**
Sie hatte nur Husten, bekam ein Medikament. Die Folgen: Intensivstation, Operationen, Ausschlag, Sehschwäche
Sie ging zu ihrem Hausarzt, der ihr das Grippemittel Eusoprim-forte verschrieb. Sie las aufmerksam den Beipackzettel. Die Nebenwirkungen waren mit fünf Sätzen abgetan. Da stand u.a.: »Übelkeit, Erbrechen, Durchfall und Zungenentzündung wurden selten beobachtet. Nach Vorschrift nahm sie zwei Tabletten: eine morgens, die andere am Abend - insgesamt zehn Tage lang. Zwei Tage nach Absetzen der Tabletten kam es zur Katastrophe. Innerhalb weniger Stunden war der Körper mit einem schrecklichen Ausschlag bedeckt. Dicke rote Flecken mit Rändern rundum, die aussahen wie Brandherde. Hinzu kamen starkes Fieber, Schüttelfrost, Schwindel und Ohnmachtsanfälle. Aus den Geschwüren am Körper wurden große Brandblasen, dann löste sich die Haut ab. Sie mußte - wie bei Verbrennungen dritten Grades - in eine Isolierfolie zum Schutz vor bösen Bakterien. Die Augenbrauen fielen aus, ebenso Wimpern, Nägel und Haare, Lippen und Augenlider wuchsen zusammen und mußten operativ getrennt werden. Ljubicas Geschmacksnerven funktionierten nicht mehr, ebenso wenig ihre Libido. Sie konnte auch kaum noch sehen. (BamS, 14.4.92/52)

📖 212 **Das ist Chemie:**
Du unterstützt diese Erd- und Menschenvergiftungsindustrie u.a. durch Kauf von Medikamenten und Kosmetik.
20.000 erblindeten, 7000 starben: Bhopal-Unglück machte 600.000 Menschen krank
Täglich werden in diesem Spezialkrankenhaus, das 1985 eigens für die Chemie-Opfer eingerichtet worden ist, rund 1200 Menschen behandelt. Waren es 1992 noch rund 330.000 Betroffene, die sich behandeln lassen mußten, zählten die Krankenstationen im vergangenen Jahr bereits 375.000. Vielen hat das hochgiftige Methylisocyanat, das aus der Pestizidanlage entwichen ist, die Lunge regelrecht zerfressen. Bei vielen der über 3000 Opfer, die bereits kurz nach dem Unfall gestorben sind, bildete sich ein Lungenödem mit Infiltrationen, das zum Ersticken führte. Die Überlebenden weisen eine auffällige große Zahl von Organschädigungen an Augen, Muskeln, Knochen und Herz auf. Daneben gehören Fehlgeburten zu den häufigsten Spätfolgen der Vergiftung. Das Gas, so erklärt die in der Spezialklinik von Bhopal tätige Gynäkologin Dr. Rani Bang, »zersetzt teilweise das Gewebe der Gebärmutter.« Bereits in den ersten drei Monaten nach dem Unfall mußten deshalb fast 400 Kinder abgetrieben werden. Hunderte von Frauen würden noch heute, zehn Jahre nach der Katastrophe tote oder mißgebildete Kinder zur Welt bringen. (Ärzte Zeitung 218/5.12.1994/24)
Am 3. Dezember 1984 waren rund 42 Tonnen hochgiftiger Gase aus dem Pestizidwerk des US-Konzern Union Carbide ausgetreten, mit den o.a. Folgen. Schon allein das muß, ich sage muß, ein Grund für jeden verantwortungsvoll denkenden Menschen sein, auch noch den Bauern etwas abzunehmen, die ohne Chemie unsere Erde bewirtschaften - selbst wenn die Erzeugnisse zwangsläufig wesentlich teurer sind. Und weiter: Sich niemals mehr ein Medikament verschreiben lassen! Nur wir sind es, die durch Boykott aller Chemie diesem Wahnsinnstreiben Einhalt gebieten können. Es liegt mit an Dir, das Denken der Menschen auf Natur umzupolen!

3 📖 267 Wenn ältere Patienten nichtsteroidale Antirheumatika einnehmen, steigt ihr Risiko, peptische Ulzera (Magengeschwüre) zu entwickeln, gewaltig an. (Annals of Internal Medicine, Vol. 114, No. 4/1991, S. 257 bis 263)

4 📖 285 **Mehr als 10.000 Patienten mit AIDS durch Blutübertragung verseucht.** (DIE ZEIT, 23.11.1991)
(...) bei Patienten mit einem Kolon- oder Rektumkarzinom, die eine Bluttransfusion erhielten, sind Rezidiv- und Mortalitätsrate offenbar höher als bei nicht Transfundierten. (Ärzte Zeitung 64/7.4.1993/10)
Vermeide also jede Blutübertragung - sie bringt Dir später möglicherweise Krebs!

5 📖 123 Eine Arthritis-Symptomatik sei schließlich auch bei Patienten mit **Blasenkarzinom** beobachtet worden, die sich einer Therapie mit BZG-Vakzine unterzogen hatten, sagte Kahn. Bekannt wurden inzwischen auch Polyarthritis-Fälle bei Patienten, die wegen einer chronischen Hepatitis oder eines Karzinoms mit alpha-Interferon behandelt worden waren. Die Gelenkmanifestationen träten wenige Wochen oder Monate nach Behandlungsbeginn auf und hielten auch nach Absetzen des alpha-Inerferons an, berichtete Kahn.
(Ärzte Zeitung v. 2.12.1991) Begreife, begreife, begreife: Alles was hergestellt wird, wird des Profits willen hergestellt, nicht um Dich gesund zu machen!

6 📖 350 **Schilddrüsen-Überfunktionen** werden nicht selten iatrogen ausgelöst: Röntgen-Kontrastmittel mit ihrem hohen Jodgehalt können bei entsprechend disponierten Patienten eine bislang euthyreote (normale) Stoffwechsellage zur Dekompensation (Nachlassen der Funktion) bringen. (Ärztliche Praxis Nr. 82/13.10.1992/ 31)

7 📖 181 (...) Jod ist bei der Autoimmunthyreoiditis (aggressive Schilddrüsenentzündung) kontraindiziert, hob der Referent hervor. Auf eine Organverkleinerung würde man vergeblich warten. Wichtiger noch ist die Gefahr, durch Jod eine manifeste Hyperthyreose (Schilddrüsenüberfunktion) zu induzieren. (Medical Tribune 30/30.7.1998/5)
Erkenne wie bei Eisen und Kalk: Du kannst nicht einfach etwas Fehlendes isoliert schlucken und dann glauben, das könne so den Mangel ausgleichen. So was geht stets schief - denn nirgendwo in der Natur kann man sich Jod, Eisen oder Kalk in den Mund stecken. Und normalerweise kämst Du auch nie auf eine solche verrückte Idee, so etwas zu tun. Nur weil Dir ein fremder Mensch, der sich einen weißen Kittel übergezogen hat, mit ernster Miene das zu nehmen rät, nimmst Du plötzlich diese verrückte Idee auf: Dessen verrückte Idee, bzw. die seiner Hintermänner. Die Natur bietet das keinem ihrer Lebewesen frei an. Also ist es so in dieser Form nicht für Dich bestimmt. Was läßt Du da nur alles mit Dir machen?

8 📖 348 HIRSH, J./ STREET, D./CADE, J. F., u.a.: Relation between bleeding time and platelet connective tissue reaction after aspirin. In Blood 41, 1973. (Die Verbindung zwischen Blutungszeit und Blutplättchenbindegewebs-Reaktion nach Aspirineinnahme)
Schützt Aspirin vor dem Herzinfarkt?
Britische Mediziner fanden schon vor zehn Jahren, daß die Überlebensrate von Infarktopfern kaum schlechter war, wenn sie zu Hause ins Bett gepackt statt auf die nächste Intensivstation gefahren wurden. (DER SPIEGEL vom 16.2.1986)
Das Resümee all der Bemühungen ist ernüchternd. Tödliche Infarkte belasten unsere Volkswirtschaft mit rund 30 Milliarden Mark im Jahr. So ist der Wunsch von Patienten, Ärzten und Gesundheitspolitikern nach der harmlosen Pille mit großer Wirkung nur verständlich. Doch Aspirin ist es nicht. (DER SPIEGEL, 18.2.1992)

Keinem einzigen gebe ich prophylaktisch Acetylsalicylsäure (Aspirin). Auch nach einem Infarkt verzichte ich darauf, weil ich nicht genug über den Erfolg weiß. Die veröffentlichten Studien widersprechen sich eklatant. (Prof. Wolfgang Dißmann, Urban-Krankenhaus Berlin). (STERN vom 18.2.88). **Aspirin** kann bei Kindern im Zusammenhang mit Fieber das gefährliche »Reye-Syndrom« auslösen, bei dem Leber und Hirn geschädigt werden. (Ärzte Zeitung, 3.6.1992).
Nach dem Herzinfarkt - Werbung und Wahrheit: Der Leiter der amerikanischen Food and Drug Administration. Infarktkranke mit Lungenstauung haben unter Einwirkung von Kalziumantagonisten (Mittel, die meist bei Angina-pectoris-Anfällen zum Hemmen der Kalziumwirkung im Organismus gegeben werden, um den O_2-Verbrauch zu mindern) im Vergleich zu Plazebo sogar eine verkürzte Überlebenszeit. (KESSLER, D., zitiert nach Scrip 1628 (1991), 16) (arznei-telegramm 7/91)

Magenblutungen durch Aspirin »Trotz ASS (Aspirin) in Niedrigdosierung - Manchmal blutet es gefährlich!« (Medical Tribune 27/27.4.1992). Selbst Dosen von 30 mg ASS täglich sind offensichtlich nicht harmlos: Werden alle gastrointestinalen Nebenwirkungen (Dyspepsie, Ulkus, Blutung) zusammengefaßt, so bestand kaum ein Unterschied zwischen 30 und 300 mg ASS täglich (12,5% vs. 13,7%). (NEJM 325, 18; 1991, Seite 1262 bis 1266)
Daß »Low-dose«-ASS den Magen nachhaltig schädigen kann, weiß man. Entgegen der Erwartungen schädigt aber auch ASS in niedriger Dosierung nachhaltig die Schleimhaut des oberen Gastrointestinaltraktes: So lag in einer englischen Studie die Inzidenz eines peptischen Ulkus unter 500 mg ASS täglich um nahezu 60% höher als unter Plazebo; auch waren gastrointestinale Blutungsepisoden häufiger, immerhin mußten mehr als 2% der Patienten deswegen vorzeitig aus der Studie ausscheiden. In einer weiteren Untersuchung hatten Patienten unter 300 mg ASS täglich signifikant häufiger Blutungsereignisse als unter Plazebo. (Medical Tribune vom 23.5.1992/40). Fürs Herz solls gut sein, nur Magen oder Blut werden krank: Aspirin beeinträchtigt die Wechselwirkung zwischen der Freisetzung von Blutplättchen und dem Bindegewebe. Siehe auch: SPERRYN, P. N./ HAMILTON, E. B./PARSONS, V.: Double-blind comparison of aspirin and 4-(acetamido) phenyl-2-acetoxy-benzoate (benorylate) in rheumatoid arthritis. In: Ann. Rheum. Dis. 32, März 1973: Erheblicher Blutverlust durch Aspirin.

> **Schäden durch Gaben von Cobalamin** (Vitamin B12)
> SYSTEMREAKTION: anaphylaktische Reaktion, Quincke-Ödem – Hilfsstoffe beachten, z.B. Benzylalkohol, Schock
> SINNESORGANE: Optikusatrophie ((Prädisposition)
> HERZ-KREISLAUF: Kreislaufversagen nach i.v.- oder i.m.-Gabe, Thrombose (periphere)
> ENDOKRINIUM/STOFFWECHSEL: Hypokaliämie, Polyzythämie
> ATMUNGSORGANE: Lungenödem
> VERDAUUNGSORGANE: Diarrhoe
> HAUT: Akne vulgaris, Hautausschlag, Hautreaktion, allergische, Pruritus, Urtikaria
> SONST.: Tod, selten Reaktion an Injektionsstelle, Schmerz an Injektionsstelle (Arzneimittel Kursbuch 1998) Spätschäden sind noch nicht erforscht. (→ 3552a)

3739 📖 348 Azetylsalicylsäure (Aspirin ASS) und andere nicht-steroidale Antirheumatika scheinen das Risiko von Magen-, Kolon- und Rektumkarzinomen zu vermindern. **Zugleich steigt jedoch das Risiko für andere Krebsarten.** (...) wurde bei den Arthritis-Patienten eine bis zu 98% höhere Gefährdung für maligne Lymphome, Rückenmarkstumore und Leukämien beobachtet. Dies könnte nach Ansicht der Wissenschaftler jedoch auch auf häufige Röntgenbestrahlungen zurückzuführen sein. (Ärzte Zeitung 30, 18.2.1993/12)

3741 📖 237 **Immunstimulation kann Rheuma auslösen. (Ärzte Zeitung, 10.1.1992)**
Wohlgemerkt, eine durch künstliche Mittel ausgelöste Stimulation! Von der Natur hast Du nichts zu fürchten - im Gegenteil. UrMedizin ist reinste Natur. Mit höchster Immunstimulationswirkung.

3742 📖 540 **Hormontherapie mittels Kortison:**
Um so alarmierender erscheinen die sich mehrenden Berichte über das Auftreten teils multipler Knochennekrosen (Absterben des Knochens) schon nach kurzfristiger hochdosierter Glukokortikoidgabe. (Schweiz. Med. Wschr., 121. Jg., Nr. 18 (1991), S. 635-641 · Ärzte Zeitung vom 17.10.1991)

3743 📖 Kortikoide hemmen die Osteoblasten (Knochenbildner) und aktivieren die Osteoklasten (Knochenabbauer). *Und so liegt denn auch die mittlere Knochenmasse langfristig behandelter Patienten um 20 bis 40% niedriger als ohne Kortikoid-Therapie.* Die Auswirkungen sind abhängig von Dosis und Therapiedauer, *eine unbedenkliche Dosis gibt es aber nicht*, sagte Dr. Harms. (Medical Tribune, 16.9.1992)

> Mit Kortison Rheuma und andere Leiden zu behandeln heißt: Mit Kanonen auf Spatzen schießen - und das auch noch daneben!

3744 📖 170, 540 Wird Kortison länger als 5 bis 6 Tage verordnet, so kann es zur Hautatrophie kommen, warnte Frau Dr. Geile. Natürlich ist der Patient dank der verfehlten Kortisontherapie seinen Pruritus nicht los - ganz im Gegenteil. »Ein derart fixierter Pruritus (Gesichtspusteln) ist nur ganz schwer zu behandeln.«

3745 📖 **Sehnenriß durch Gyrasehemmer:** Sehnenschäden und Myopathien nach Kortikosteroidinjektionen sind literaturbekannt. Unter antibiotischer Therapie mit Gyrasehemmern können schon in der ersten Behandlungswoche Gehbeschwerden einstellen, die ihre Ursache in einer unilateralen oder bilateralen Entzündung im Bereich der Achillessehne haben. (arznei-telegramm 11/1992)

3746 📖 188 Insulin gilt nach neueren Erkenntnissen als Arteriosklerose fördernder Faktor. **Typ-II-Diabetiker** leiden meist unter einer Hyperinsulinämie (vermehrtes Insulin im Blut) und haben ein stark erhöhtes KHK (Kreislauf-Herzkrankheiten) -Risiko. (Ärzte Zeitung, 20.11.1992)

3747 📖 169, 185 **Das Schlafmittel Halcion kann zu Mordlust anstacheln!** (Ärzte Zeitung, 8.10.1991)

3748 📖 194 *Klinikpersonal krank allein nach Kontakt mit Arzneimittel.* Mehrere Mitarbeiter der Universitätsklinik Hamburg leiden nach ÖTV-Angaben unter Gesundheitsproblemen, nachdem sie mit Krebsmedikamenten in Berührung gekommen sind. (Kölner Stadt-Anzeiger, 18. Juli 1990).
Wenn schon die bloße Berührung mit den für die Kranken bestimmten Medikamenten Gesunde krank macht - stimmt so die ärztliche Logik, daß ein Kranker davon gesund wird, der sie schluckt?

3749 **Warnung vor Schäden durch Paracetamol**
📖 190 (...) kann es innerhalb der ersten Stunde der Einnahme zu Gesichtsschwellungen, Atemnot, Schweißausbrüchen, Übelkeit und Blutdruckabfall kommen. Insbesondere Eltern kleiner Kinder, die das Mittel gegen Fieber bekommen, sollten auf Nebenwirkungen achten und gegebenenfalls einen Arzt informieren. (Kölner Stadt Anzeiger 18.11.1993)

3750 a) 📖 348 **Aspirin schadlos?**
Kombinationsschmerzmittel mit Koffein können schwere Nierenschäden verursachen. Das, so das ARD-Magazin »Report« gestern, ergibt sich aus einer Studie der Universität Antwerpen. Danach können Schmerzmittel, in denen mindestens zwei Wirkstoffe - etwa Paracetamol und Acetylsalicylsäure - mit Koffein kombiniert werden, bei langjähriger Einnahme zu Nierenversagen führen. Dem Bericht zufolge handelt es sich um Medikamente wie Thomapyrin N, Spalt N, Doppelspalt, Vivimed, Neuralgin N und Eumed. (Kölner Stadt Anzeiger 299/1.12.1993)

Glaubst Du, daß ASS (Aspirin) allein eingenommen keine Schäden verursacht? Dann mußt Du schon sehr einfältig sein...

b) Aspirin ist ja so zu empfehlen - nur schnarchst Du später deswegen und Ehekrach ist vorprogrammiert: Gesichert sind nach den Worten von Albegger bisher nur Zusammenhänge mit allergischen Intoleranzreaktionen auf Acetylsalicylsäure und ein verstärktes Auftreten der Polyposis nasi bei Erkrankungen wie dem Cartagener-Syndrom, der Mukoviszidose und verschiedenen Immundefizienz-Zuständen. Am häufigsten gehen Nasenpolypen von der Siebbeinschleimhaut aus, an zweiter Stelle von der Schleimhaut der Kieferhöhlen, der Stirnhöhlen und seltener von den Keilbeinhöhlen. (...) Ein verblüffender Häufigkeitsanstieg der Polyposis nasi, so Albegger, werde ab dem 50. Lebensjahr beobachtet, möglicherweise als Folge eines vermehrten Medikamentenkonsums in dieser Altersgruppe.

Und dann sieh Dir mal die Nebenschäden an. Werbespruch:

»ASPIRIN® Mehr als ein bewährter Wirkstoff.«

Gegenanzeigen: Absolut: Magen- und Zwölffingerdarmgeschwüre, krankhaft erhöhte Blutungsneigung, bekannte Überempfindlichkeit gegen Acetylsalicylsäure oder andere Salicylate. Relativ: Asthma bronchiale, gleichzeitige Therapie mit gerinnungshemmenden Arzneimitteln (z. B. Cumarin-Derivate, Heparin). Überempfindlichkeit gegen andere NSAR oder andere Allergien auslösende Stoffe. Chronische oder rezidivierende Magen- und Zwölffingerdarmgeschwüre, vorgeschädigte Niere. Schwere Leberfunktionsstörungen, Glukose-6-Phosphatdehydrogenasemangel Schwangerschaft, Stillzeit. Kinder und Jugendliche mit fieberhaften Infekten wegen der Möglichkeit des Auftretens eines Reye-Syndroms. Patienten mit Asthma, Heuschnupfen, chronischen Atemwegsinfektionen oder bei Überempfindlichkeit gegen Schmerz oder Rheumamittel oder andere Stoffe sollen vor Einnahme den Arzt befragen. Allgemein: Langfristige Schmerzmitteleinnahme kann zu dauerhafter Nierenschädigung mit Risiko eines Nierenversagens führen. Nebenwirkungen: Häufig: Magen-Darm-Beschwerden und geringfügige Magen-Darm-Blutverluste. Gelegentlich: Übelkeit, Erbrechen. Durchfälle. Selten: Magenblutungen und Magengeschwüre, Überempfindlichkeitsreaktionen. Blutarmut durch verborgene Magen-Darm-Blutverluste. In Einzelfällen: Leber- und Nierenfunktionsstörungen, Erniedrigung des Blutzuckerspiegels sowie besonders schwere Hautreaktionen (bis hin zum Erythema exsudativum multiforme). Sorgfältige Überwachung der Behandlung bei Patienten mit akuten Magen-Darmgeschwüren oder in der Vergangenheit, bei eingeschränkter Leber- oder Nierenfunktion oder Herzinsuffizienz. Bei Auftreten von schwarzem Stuhl (Teerstuhl) sofort den Arzt benachrichtigen. Einsatz bei Patienten mit bekannter Überempfindlichkeit gegen Salicylate und verwandte Stoffe, sowie Allergiker nur unter Vorsichtsmaßnahmen (Notfallbereitschaft). Niedrig dosierte Acetylsalicylsäure kann bei prädisponierten Patienten einen Gichtanfall auslösen.

In großen Untersuchungen wie der Physican Health Study, an der mehr als 22.000 Ärzte teilnahmen, ist das Risiko für gastrointestinale Blutungen unter Acetylsalicylsäure(ASS)-Prophylaxe wohl zu niedrig eingeschätzt worden. Britische Mediziner haben jetzt Ergebnisse veröffentlicht, nach denen unter 300 Milligramm ASS täglich das Blutungsrisiko um mehr als das Dreifache und unter 1200 Milligramm sogar um mehr als das Sechsfache höher liegt als unter Placebo. (Ärzte Zeitung 200/24.10.1995/14)

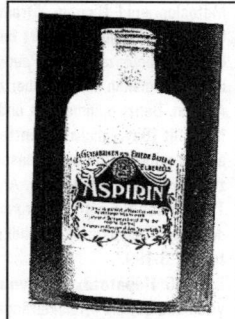

Bevor es Aspirin als Tablette gab, wurde es in Pulverform angeboten. Damit förderte Bayer um 1900 das nachfragesteigernde Einnehmen mit dem Löffel.

c) 348 Der größte Medikamentenhersteller von Deutschland bittet das Konzentrationslager in Auschwitz:
BAYER AG: "Bezüglich des Vorhabens von Experimenten mit einem neuen Schlafmittel würden wir es begrüßen, wenn Sie uns eine Anzahl Frauen zur Verfügung stellen würden.« Lagerkommandant Auschwitz: Wird erledigt.
BAYER AG: "Erhielten den Auftrag für 150 Frauen. Trotz Ihres abgezehrten Zustandes wurden sie als zufriedenstellend befunden. Wir werden Sie bezüglich der Entwicklung der Experimente auf dem laufenden halten"...Lagerkommandant Auschwitz: Verstanden.
BAYER AG Vollzugsmeldung: "Die Versuche wurden gemacht. Alle Personen starben. Wir werden uns bezüglich einer neuen Sendung bald mit Ihnen in Verbindung setzen."...

a) 206 Kannst Du als medikamentenbejahende Frau nun aufatmen daß es dieses schreckliche DES nicht mehr gibt? Vielleicht hast Du Brustkrebs und nimmst - vertrauensvoll wie alle Arzt- und Medikamentengläubigen - das neue Brustkrebsmittel Tamoxifen (Novaldex oder ähnliche) ein. Dann wisse: Das zur adjuvanten Behandlung des Mammakarzinoms verwendete Antiöstrogen Tamoxifen (NOLVADEX u. a., vgl a-t 12 [1992], 125) ruft im Tierversuch Fehlbildungen der Genitalschleimhaut weiblicher Nager hervor, wenn es während der Differenzierung des Müllerschen Epithels gegeben wird. Bei Ratten führt Tamoxifen zu Metaplasien (Blutbildung außerhalb des Knochenmarks) des Gebärmutterepithels (oberes Körpergewebe), bei Mäusen zu Adenomen (gut- bis bösartige Gewebeneubildungen) der Vaginalschleimhaut. Ähnliche Mißbildungen sind von dem strukturell verwandten Diäthylstilböstrol (DES, früher CYREN u.a.) bekannt. Frauen, deren Mütter während der Schwangerschaft das Anfang der achtziger Jahre aus dem Verkehr gezogene DES erhielten, erkrankten nach der Pubertät an Adenomen und »Clear-cell«-Karzinomen der Scheide (vgl. A-t 8 [1986], 75). Es läßt sich nicht ausschließen, daß Tamoxifen wie DES auch bei Menschen den Genitraltrakt der Nachkommen schädigt und das zwischen Exposition und Manifestation der Schädigung mehrere Jahre liegen. (VANCUTSEM, P., G. M. WILLIAMS: The Lancet 342 [1993], 873)

b) 132ff **Tamoxifen gegen Brustkrebs schadet mehr als es nützt**
Es scheint so, als würde Tamoxifen bei Brustkrebs-Patientinnen langfristig mehr schaden als nützen. In Amerika wurde vor kurzem eine große klinische Studie über die Auswirkungen einer Langzeitanwendung von Tamoxifen abgebrochen. Und das »British Medical Journal« formuliert kurz und eindeutig: »Mehr als 5 Jahre Tamoxifen sind nicht mehr gerechtfertigt.« (Medical Tribune 22/31.5.1996/22)

188 Obwohl sich *Insulin* aufgrund wissenschaftlicher Studien längst als eine der Ursachen für diabetische Erblindung erwiesen hat, wird es immer noch als medizinisches Wundermittel gepriesen. (New England Journal of Medicine, Bd. 323/90, S. 1361, 1413)

241 **Cholesterin macht impotent**
Ein zu hoher Cholesterinspiegel wirkt sich nicht nur auf das Herz, sondern auch auf das Sexualleben aus. Cholesterinablagerungen verstopfen im Penis die Blutgefäße. Die Folge: Impotenz. Untersuchungen an der Universität Boston belegen, daß eine fette, cholesterinreiche Ernährung zur Impotenz führt. Dr. Kazem Azadzoi hat männliche Kaninchen mit besonders fetter Nahrung gefüttert. Praktisch alle Rammler litten schon nach kurzer Zeit unter Impotenz. Dr. Azadzoi: »Sind die Gefäße erst verstopft, hilft auch keine Diät mehr.«

Diese Medikamente machen impotent:
Sulfonamide, Phenytoin, Carbamazepin, Azapropazon und Diazepam, Ostrogenen, Gestagenen, Androgenen, Anabolika, Spironolacton und Cimetidin, Allopurinol, Azapropazon, Cabromal, Dapson, Digitalis, Etomidat, Ganciclovir, Gemfibrozil, Kolchizin, Levamisol, Levodopa, Lisurid, Metoclopramid, Nicotin, Nitromidazol, Propranolol und Propafenon.
Bei den Antiepileptika führt besonders das Phenytoin zu Störungen der Fertilität (Fruchtbarkeit) durch Hemmung der Spermatogenese (32). Unter Carbamazepin und Phenytoin können Potenzstörung, Libidoverlust und Gynäkomastie auftreten. Unter den Sympatholytika Dibenamin und Phentolamin kann es über zentralnervöse Effekte zu einer Hemmung des Spermatozoen-Transports kommen.
Atropin, Benztropinmesylat und Methanthelin aus der Gruppe der Parasympatholytika können eine hemmende Wirkung auf die Spermatozoen-Motilität (Beweglichkeit) entfalten, über Potenz- und Libidostörungen wurde ebenfalls berichtet. Eine direkte Schädigung des Keimepithels erfolgt unter Zytostatika, besonders intensiv unter Cyclophosphamid und Chlorambucil, wie auch unter Behandlung mit gleichzeitig mehreren zytostatischen Substanzen. Andere Zytostatika führen zu einer meist langanhaltenden Azoospermie (Fehlen reifer Spermien). Störungen der Testosteron-Biosynthese ergeben sich unter verschiedenen Imidazol-Derivaten, besonders unter Ketoconazol, aber auch unter einer Kortikoide-Langzeitmedikation mit höheren Tagesdosen. Alkoholismus führt zu einer direkten toxischen Schädigung des Hodengewebes. (Ärzte Zeitung, 7.3.1992)

3754 📖 785 Hepatotoxizität von hochdosiertem Vitamin E (E-Mulsin Fortissimum u. A.)
Vitamin E gilt als »Radikalfänger« und wird »zur Abwehr von Radikalattaken bei oxidativem Streß« von Zellen und Zellmembranen empfohlen. Unter dieser Hypothese werden in der Intensivmedizin die Beeinflussungsmöglichkeiten von Membranstörungen durch Vitamin E diskutiert, weil Radikalbildungen bei der Entstehung von Folgeerkrankungen wie akuter respiratorischer Insuffizienz (ARDS) von pathophysiologischer Bedeutung sein können. Klinische Belege für diese Hypothese fehlen. Auf einer rheinland-pfälzischen Intensiv-Abteilung erhielten fünf Patienten hochdosierte Gaben von täglich 3 bis 6 g Vitmin E (E-MULSIN FORTISSIMUM u.a.) per Magensonde. Bei allen traten innerhalb von drei bis zehn Tagen Leberfunktionsstörungen auf mit schnellem, massivem Anstieg von Gamma-GT (bis auf Werte über 2500 U/l) und alkalischer Phosphatase (AP). Bei drei Betroffenen waren auch die anderen Leberenzyme und bei einem die Lipase erhöht. (a-t 5/1998)

3755 📖 183 Nach den Regeln der Kunst beinahe totgespritzt
Tatsächlich konnte man eine leichte Besserung des Zustandes feststellen. Die Gesichtshaut war nicht mehr so blaß-grau, die Atmung etwas langsamer. Das Herz schlug zwar noch recht schnell, aber nicht mehr ganz so unregelmäßig. Auch die Benommenheit war etwas zurückgegangen. Dies alles war natürlich nicht nur auf die frische Luft zurückzuführen. Vielmehr hatte der Patient in den letzten fünf Stunden keine Medikamente mehr genommen. Insbesondere hatte dadurch auch die Giftwirkung der Refobacin-Spritzen etwas nachgelassen. Noch nicht erwähnt habe ich den blutig-schleimig-eitrigen Auswurf des Patienten. Als ich ihn am Dienstag besucht hatte, bestand ein blutig-schleimiger Auswurf. Inzwischen war er eitrig geworden. Die Inhalations-Bakterienschleuder hatte ihre Wirkung getan. Ich meine damit den Kaltluft-Zerstäubungs-Inhalator, der zum festen Inventar der Wachstation gehörte, das Standardgerät jeder Intesivstation. (...) Am nächsten Morgen war Werner L schon fast gesund. Zum Waschen stand er auf. Er brauchte kaum noch Hilfe. Es ging rapide bergan. Auch der eitrige Auswurf verlor sich unter Kamilledampfbädern in wenigen Tagen. Schon drei Tage nach der Todesflucht aus dem Krankenhaus ging der Patient im Park spazieren. So rasch geht es, wenn Giftchemikalien abgesetzt werden und man das Heilungsbestreben auf natürliche Weise und vor allem so behutsam wie möglich unterstützt. (HACKETHAL, J., Krankenhaus, Ullstein, S.130/1)

3756 📖 183 Selektive Immunsuppression ist eine Wunschvorstellung von Transplantationsmedizinern und Internisten, die Patienten mit Autoimmunkrankheiten behandeln. Die bisher verfügbaren Mittel, und seien sie auch noch so wirksam, sind immer mit erheblichen Nebenwirkungen und einem erhöhten Infektrisiko behaftet. (Ärztliche Praxis 103/25.12.1993/8)

3757 📖 540 Morbus Crohn/ Kortison-Therapie erhöht das Risiko einer Katarakt (grauer Star)
Mehr als die Hälfte aller Patienten, die wegen entzündlicher Darmerkrankungen mit Prednison behandelt werden, entwickeln daraufhin subkapsuläre Katarakte, hat eine Forschergruppe berichtet. Bei den meisten war die Katarakt beidseitig. (Ärzte Zeitung 220/13.12.1993)

3758 📖 206 Statt Brustkrebs später Gebärmuttertumore
Bei Frauen, die das Mittel Tamoxifen länger als zwei Jahre erhalten hatten, war das Risiko eines Endometriumkarzinoms 2,3 mal und nach mehr als fünf Jahren Therapie dreimal höher als bei Nichtbehandelten. Dabei deutet sich mit zunehmender Dauer ein signifikanter Trend an. Gleiches geschah, wenn eine Gesamtdosis von 15 Gramm erreicht war. (The Lancet 343, 1994/483)

3759 📖 211 Magendurchbruch durch Rheumamittel (...) daß NSAR-induzierte Läsionen häufiger bei älteren Menschen - überwiegend Frauen - und bei Übergewichtigen auftreten. (...) besonders heimtückisch sei, wenn sich das Ulkus erst durch die Perforation bemerkbar mache - eine Komplikation, die unter NSAR-Einnahme eine höhere Letalität (Todesfolge) hat als das idiopathische peptische (ohne erkennbare Ursache entstandenes Geschwür durch Verdauung) Ulkus. (Med.Tribune 32/1998/17)

3760 📖 455 Wirkung von AZT gegen AIDS Kontrollierter Versuch mit 140 Patienten, die mit AZT behandelt wurden: Bei »21% der Teilnehmer waren mehrfache Transfusionen roter Blutzellen erforderlich.«
Das Medikament, welches das Fortschreiten von AIDS vorübergehend aufhalten soll, greift die Zellen des Immunsystems mit schweren Nebenwirkungen an und verursacht besonders Schäden am Knochenmark. (New England Journal of Medicine, 23.7.1987)

3761 📖 204 Nochmals: Cave (Vorsicht!) Parazetamol-haltige Mischanalgetika (Thomapyrin u.a.)
Bis zu 400.000 Menschen verwenden in Deutschland Schmerzmittelkombinationen wahrscheinlich mißbräuchlich. Vor über 20 Jahren warnten wir vor Nierenschäden durch anhaltenden Konsum parazetamolhaltiger Kombinationsschmerzmittel, die zudem Salizylate oder andere Analgetika und Koffein enthalten (THOMAPYRIN u.a.).
Zuvor galt allein der Phenzetingehalt von Schmerzmitteln als Verursacher der Folgeschäden mit Niereninsuffizienz, Dialysepflicht, Nierenbeckenkarzinom und Tumoren der ableitenden Harnwege (a-t 10 [1971], 56).
Die Analgetika-Nephropathie wird hingegen nicht durch einzelne Komponente der Mischanalgetika ausgelöst. Sie beruht auf einem Kombinationseffekt: Azetylsalizylsäure (Aspirin) und wahrscheinlich auch Pyrazolone hemmen die Prostaglandinbildung der Nieren und beeinträchtigen so die entscheidende Autoregulation der Blutversorgung, die die Nieren vor ischämischen Schäden schützt und wesentliche Voraussetzung für die Entgiftung von Parazetamol ist (vgl a-t 2 [1986], 9).
Das Risiko für die Entwicklung (terminaler) Nierenschäden steigt ab einer kummulativen Dosis von 0,5 bis 1 Kg Parazetamol in Mischanalgeti-

ka - enthalten z.B. in 125 bis 250 Packungen zu 20 Tabletten THOMAPYRIN. Auch relativ geringe Mengen der Kombinationsschmerzmittel - zwischen 15 und 60 Eindzeldosen monatlich - erhöhen bei fünfjähriger Einnahme das Risiko der Nierenschädigung. Eine prospektive Studie bestätigt das Schädigungspotential der Kombinationen. (arznei-telegramm 1/1994)
Erkenne: ASS (Aspirin) soll den Herzinfarkt vermeiden, macht Dir dafür aber die Nieren kaputt.

2 ▫ 251 **Frischzellentherapie: sinnlos bei Multipler Sklerose**
Das Behandeln der Multiplen Sklerose (MS) mit Frischzellen aus Schweinehirn- oder Nabelschnurgewebe ist ein Kunstfehler. Eine theoretisch überzeugende Begründung fehlt ebenso wie ein empirischer Nachweis der Wirksamkeit. Die Einpflanzungen von Gewebe aus Schweinehirn und anderen Tierorganen birgt etliche Risiken: Autoimmunreaktionen durch Übertragung von Parasiten oder anderen Krankheitserregern, lokale Entzündung und Abszedierung. Die Gefahren der Frischzellen-Implantation sind erheblich: So berichtet eine Publikation über erhebliche Komplikationen nach 3 von 38 Einpflanzungen: - eine noch gehfähige Patientin landete endgültig im Rollstuhl; ein anderer Kranker erlitt eine Polyneuritis mit Fazialis-Lähmung; im dritten Fall entwickelte sich sogar ein tödlicher Hirnstammschaden. (SUCHENWIRTH, M. A.: Frischzellentherapie bei Multipler Sklerose. internist. prax. 33 (1993) 615-616)

3 ▫ 123 **Das »Wunderheilmittel« Interferon** Wiederholt wird in der neuesten Literatur auf einen Zusammenhang zwischen einer Therapie mit a-Interferon und einem akuten Leberversagen hingewiesen. Onkologen vom Klinikum der Universität in Essen berichten in *The Lancet* über ein tödliches Leberversagen bei einer 43jährigen Frau, deren chronische myeloische Leukämie mit a-Interferon 2b behandelt worden war. (The Lancet 339/1992/123)
Entsinne Dich des Fernsehberichtes des Ärztelobhudelers Dr. Mohl, wo bei einem Verkrebsten der Tumor nach der Behandlung mit Interferon nicht mehr im Röntgenbild zu erkennen war. Das Medikamentengift hatte ihn tatsächlich weggeätzt - aber dafür die Leber vergiftet. Woran er dann schneller starb als an seinem Krebs.

4 ▫ 123 Glück dagegen hast Du, wenn es vorerst nur zu **Schuppenflechten** kommt:
Die Immuntherapie mit gentechnisch hergestelltem a-Interferon kann bei der Behandlung maligner Tumoren als unerwünschte Wirkung eine Psoriasis exazerbieren (auswuchernde Flechte) oder sogar zum erstenmal manifest werden lassen. (Ärztliche Praxis 4.2.1992)

5 ▫ 166 **Interleukin-2: Nur weil es unverschämt teuer ist, muß es doch nicht wirken - oder?**
Innerhalb von fünf Wochen wurden in Zellkulturen der staatlichen Großforschungseinrichtung 1,2 Gramm des Stoffes mit einem - theoretischen - Marktwert von 1,44 Milliarden Mark hergestellt. Das neue Verfahren soll jetzt für die industrielle Produktion vermarktet werden. Interleukin-2 wurde bereits erfolgreich bei Nierenkrebs und schwarzem Hautkrebs eingesetzt. Zur Zeit kostet eine Injektion noch 5000 Mark. (dpa 17.11.1992)
Erkenne, in welchen Größenordnungen sich das Geschäft mit der Krankheit abspielt!
Der Rattenfänger von Hameln war nur ein Märchen? Ok, dieser Dr. Rosenberg: Alle paar Jahre verspricht er in schöner Regelmäßigkeit Heilmittel gegen Krebs und AIDS. Und alle paar Jahre kauft die Presse diesem Spitzenscharlatan dies ab. Überlege: Vor 20 Jahren starb noch jeder fünfte, heute stirbt bereits jeder vierte an Krebs.

6 ▫ 123 **Interferon** induziert bei CML-Patienten (Chronische Leukämie) Komplett-Remission (vorübergehendes Abklingen der Krankheitsneigung). (Ärzte Zeitung 134, 21.7.1992/14)
Wenn's denn zutreffen sollte: was hat die zigtausende kostende Remission für einen Sinn, wenn die Kranken sie vor lauter Nebenschäden nicht aushalten?:
98 % der 182 Patienten brachen die Behandlung frühzeitig ab. Allan betonte, daß die Nebenwirkungen des Interferons nicht unterschätzt werden dürfen. Fast die Hälte der Patienten, die die Interferon-Therapie abbrachen, tolerierten die Nebenwirkungen nicht. (Ärzte Zeitung, 134, 21.7.1992/15)

7 a) ▫ 538 **Östrogen-Therapie erhöht das Risiko für Uterus-Krebs.** (Ärzte Zeitung, 3.9.1991)
Das kann Dich bei einer Hormontherapie erwarten:
Dr. Nuala Dwyer des Maternity Hospitals in Bristol schildert den Fall zweier Patientinnen im Alter von 51 und 53 Jahren, die unter starken abdominalen (Unterleibs-) Schmerzen litten. Beide hatten sich Monate vorher wegen Menorrhagia (veränderter Regelblutung) zu einer Endometrium-Resektion (Gebärmutterherausnahme) entschieden und begannen später aus unterschiedlichen Gründen mit der Hormonsubstitution, die mit einem Kombinationspräparat aus Progesteron und Östrogen erfolgte.
Beide Patientinnen bekamen nach Beginn der Hormoneinnahme kontinuierliche abdominale Schmerzen. Sonographische Untersuchungen ergaben den Befund von Hämatometra (Blutgeschwülste) in der Uteruswand (Gebärmutterwand). (The Lancet, 338, 1991, 1205)

7 b) ▫ 538, 540 Langzeitgebrauch von Östrogenen nach den Wechseljahren erhöht die Gefahr eines Endometriumkarzinoms (Krebs in der Gebärmutterschleimhaut) auch dann, wenn zyklisch ein Gestagen ergänzt wird. (BERESFORD, S. A. A. et al.: Lancet 349 (1997), 458).

8 a) ▫ 538 **Östrogene gegen Osteoporose** *Dadurch wird's nur schlimmer* (Ärztliche Praxis 95/28.11.1992/23)
8 b) Osteoporose und Schenkelhalsfraktur / Östrogen-Substitution nutzlos?
Erstaunlichstes Resultat der Untersuchung jedoch war, daß weder die diätetische Kalziumaufnahme noch die Östrogensubstitution einen Einfluß auf die Frakturrate hatten... (Medical Tribune 24/16.6.1995/37)
Na, endlich hast Du auch den Beweis, daß Milch oder Kalziumtabletten nichts nützen.

9 ▫ 538 **Häufig werden Östrogene ohne jede Bestimmung des Hormonspiegels verordnet.**
Es ist also gerade in der Prämenopause falsch, jedes klimakterische Symptom mit einem Östrogen-Gestagen-Gemisch zu therapieren. Durch solch blinde Kombinationstherapie wird man die Beschwerden oft sogar noch weiter verschlimmern. (Ärzte Zeitung 194/28.10.1992/12)

0 ▫ 510 **Erhöhte Rate von Gehirntumoren und Leukämie durch Wachstumshormone (Somatropin usw.)**
Die Anwendung von natürlichem oder gentechnisch hergestelltem Somatropin bei Kindern wurde mit vermehrtem Auftreten von Leukämien assoziiert. (vgl. a-t 2 (1988), 23, 5 (1988), 47 und 1 (1990), (arznei tele-gramm 5/1992)
Tödliches Virus: Hunderte britischer Jugendlicher, denen in den siebziger Jahren wachstumsfördernde Hormone gespritzt wurden, sind möglicherweise mit dem tödlichen Creutzfeld-Jakob-Virus infiziert. **Die Präparate lösen Nervenerkrankungen aus.** *Mehrere Jugendliche sind bereits gestorben.* (dpa, 14.5.1991)

3771 📖 300 **Magengeschwür:** Je schneller es mit Medikamenten geheilt wird, desto größer ist das Risiko eines Rückfalls. Zu diesem überraschenden Ergebnis kam Professor Richard H. Hunt aus Ontario nach der Auswertung von 75 Medikamentenstudien. (Ärzte Zeitung, 7.3.1987)

3772 📖 538 Die potentiellen Gefahren aus der Exposition gegen Östrogene sind nicht nur über die zunehmend häufigere Langzeitanwendung solcher Hormone durch die oralen kontrazeptiven Steroide gegeben, sondern auch über die Zufuhr solcher Östrogene, die als wachstumsfördernde Stoffe bei der Tiermast über Fleisch und Fleischprodukte zugeführt werden. Die tumorinduzierende Wirkung der Östrogene ist in Tierexperimenten belegt, vor allem auch die Wirkung als Promotor eines Tumorwachstums im Verein mit anderen Karzinogenen, wie sie heute vielfältig auf den Menschen einwirken. (Deutsches Ärzteblatt 88, Heft 18, 2. Mai 1991)

25 mal häufiger Krebs nach Magenoperation! (Ärztliche Praxis vom 5.6.1985)

3773 📖 207 **Sehstörungen und Blindheit nach Ulkus-»Heil«-mittel**
Aus dem norddeutschen Raum gingen dem Bremer Erfassungssystem innerhalb kurzer Zeit zwei Verdachtsberichte über bleibende Beeinträchtigungen des Sehvermögens nach parenteraler Gabe des Ulkusmittels Omeprazol zu. (arzneitelegramm 7/93)

3774 📖 541 **Neuigkeiten von der Pille:** Chemische Verhütungsmittel, die das nichtionische Tensid Nonoxynol 9 enthalten, hätten eine gesundheitsschädigende Wirkung für Frauen, heißt es in einer Pressemitteilung des Feministischen-Frauen-Gesundheits-Zentrums in Berlin. Die Organisation beruft sich dabei auf ein internes Schreiben des Bundesgesundheitsamtes. Hierzu ein Sprecher des Amtes auf Anfrage der Ärzte Zeitung: »Diese Mittel können nicht mehr uneingeschränkt als sicher und unbedenklich gelten.« Der Grund: Das Zwischenergebnis einer Literaturauswertung von insgesamt 40 Studien, die in den vergangenen zehn Jahren mit Nonoxynol-9-haltigen Kontrazeptiva (Verhütungsmittel) vorgenommen worden sind. Bisher sind etwa 20 Arbeiten ausgewertet worden. Wie Dr. Harald Schweim vom Bundesgesundheitsamt in Berlin im Gespräch mit der Ärzte Zeitung erklärt hat, können Nonoxynol-9-haltige Verhütungsmittel nach Studienergebnissen die Vaginalschleimhaut schädigen, die normale Vaginalflora beeinträchtigen und so vermehrt zu Entzündungen bis hin zu Ulzerationen führen. (Ärzte Zeitung 6/17.1.1994/12)

3775 📖 75 **Tuberkulin** erwies sich als Falle und Betrug in: (Anothers Berlin Core for Consumption, Medical Press, Dec. 5, 604 (1900) LLOYD, G.E.R.: Magic, Reason and Experience. Studies in the Origin and Development of Greek Science. Univ. Press, Cambridge (1979)

3776 📖 109 *Kreissägeschäden:* Dr. B. Giese vom Verein 'Pro Patiente' in Tübingen: 'Schwieriger wird der Nachweis, wenn ein Medikament mit verschiedenen Wirkungsgruppen oder mehrere Medikamente zugleich gegeben werden. Dann entsteht ein sog. Kreissägeschaden. Da weiß man auch nicht, welche Zacke der Säge nun jeweils für den Schnitt verantwortlich war.

3777 📖 183 **Warum Operationen Krankheiten verschwinden lassen können** »Natürlich streite ich nicht ab, daß für eine Zeit lang selbst ein giftiges Medikament oder eine Operation Krankheitssymptome wie mit Wunderhand verschwinden lassen kann - weshalb manche Patienten in der ersten Zeit voll Dankbarkeit gegen den Äskulapjünger erfüllt sind, und ihn gegenüber anderen sogar loben. Wenn dann die Plazebo-Wirkung nachläßt, verschweigt man seine Voreiligkeit natürlich.« BEECHER, H. K. »Surgery as Placebo«, Journal of the American Medical Association, 176/1961)

3778 📖 170 **Hustensaft fürs Kind** - klingt doch so harmlos...
Wirkt der Hustendämpfer Noscapin (CAPVAL u.a.) genotoxisch (keimdrüsenvergiftend)? Das britische Committee on Safety of Medicines (CSM) weist auf die mögliche Genotoxizität des Hustenblockers Noscapin (CAPVAL, LYOBEX RERARD, in MACINO TUSS, TUSSORETARD u.a.) hin. In vitro (am lebenden Objekt) induziert das Opiumalkaloid in Säugetierzellinien eine Vervielfachung von Chromosomensätzen (Polyploidie), deren Bedeutung für den Menschen zu klären bleibt. Die Möglichkeit eines genotoxischen Effektes kann nicht ausgeschlossen werden. (arznei-telegramm, 7/91)

3779 📖 720 Vitamin Research News 1, 40/1940

Vitamin-B₆ -Mangel fördert das Tumorwachstum. Diätetisch oder medikamentös (d-Penicillamin) erzeugter, *mäßiger* B₆ -Mangel führt bei gut der Hälfte aller Getesteten individuell zum Wachsen von Tumoren. (Deutsches Ärzteblatt 87, 26. Juli 1990 (45))

Wenn aber - wie geschehen - eine einzige Vitamin-Injektion in der Lage ist, einen Menschen binnen sechs Minuten zu Tode zu bringen, dann muß Dir auch hier Dein gesunder Menschenverstand wieder sagen: Natürliches wird zu Gift, wenn es künstlich hergestellt und unnatürlich verabreicht wird. Kannst Du Dir nicht auch denken, daß ein einzelnes Vitamin allein nichts bewirken kann, wenn ihm andere Vitamine, Enzyme und Lebensstoffe fehlen. Wie auch sollen sie isoliert ohne Trägerstoffe die inneren Schichten der Zellstrukturen durchdringen? Die äußeren mögen sie eine Weile schützen - aber bald toxisch wirken. So rufe ich den Patienten wie den Gesunden zu: Werdet vernünftig - die Schulmediziner werden es nie.

3780 a) 📖 317, 616, 785 **Künstlich hergestellte Vitamine und anorganische Mineralien:** Werden diese dem Körper (als Tabletten, als Spritzen usw.) zugeführt, so wird ein geringer Prozentsatz davon wirklich vom Körper verwertet. Und dies unter besonderer Belastung seiner Organsysteme. Eine normale biologische Verwertung dieser Stoffe ist nicht möglich. Die notdürftige Verwertung dieser Stoffe belastet die daran beteiligten Organsysteme nicht nur, sondern schädigt sie auch auf Dauer. Noch schlimmer wirken sich die Megadosen von Mineralstoffen, Spurenelementen und Vitaminen aus, die viele in sich hineinstopfen. Vor allem können alle, auf nicht natürlichem Weg in das eingespielte Verwertungsschema des Körpers gelangenden Lebensstoffe krankheitsverursachend abgelagert werden. Zur richtigen biologischen Aktivität braucht alles den Zusammenhang und das Eingebundensein in der Ganzheit. Erst dann kann das Vitamin, das Mineral, segensreich wirken. (Fit fürs Leben 3/1994)
Mein gewichtigstes Argument gegen das Schlucken künstlicher Vitamine: Solche Zusätze halten Dich davon ab, zu essen, was wegen körperlicher Harmonie notwendig ist und Du unbedingt brauchst: frische Pflanzen und Früchte. Niemand kann eigentlich drumherum kommen, will er bis ins hohe Alter beschwerdefrei leben...

📖 317, 616, 785 **Künstliche Vitaminzufuhr: sogar schädigend für Dich!**
Wissenschaftler am US-Krebsinstitut haben eine Studie zur Vitaminsubstitution gestoppt, den Beta-Carotin und Retinol Efficacy Trial. Der Grund: Die Substitution hat die Inzidenz von Lungenkrebs und die Todesrate bei Rauchern und Personen mit erhöhtem Lungenkrebs-Risiko nicht vermindert. Es gibt sogar einen statistisch nicht-signifikanten Trend zu einer erhöhten Krebs- und Todesrate in der Verum-Gruppe. (Ärzte Zeitung 34/22.2.1996/9)
Nur die reine Natur und kein Kunstprodukt, auch wenn es »völlig identisch mit der Natur« sein sollte, erweist sich allem menschlichen Tun überlegen und schadet nie. Was sind doch gerade in letzter Zeit die hohen künstlichen Vitamindosen (→ 223, 248, 2183) hochgelobt worden. Inzwischen hat sich aufgrund der Spekulationen von Linus Pauling die sogenannte Orthomolekulare Medizin entwickelt. Sie beruht auf der an sich richtigen Er-

kenntnis, daß wir heute nicht mehr in einer perfekten, optimalen Umwelt leben. Und deshalb die 45 verschiedenen Nährstoffe, die Ortho-Moleküle, in unserem Organismus nicht mehr vollständig und in genügender Konzentration vorhanden sein können. Weshalb sie künstlich zugesetzt werden müssen. Aber: Woher will man wissen und wieviel? Jeder künstliche Zusatz kann mehr an Körperharmonie zerstören als gutmachen. Nur die UrKost garantiert Unschädlichkeit bei vollkommenem Einklang mit der Weisheit des Körpers. (→1114)

> Unter der UrTherapie bist Du nicht mehr Behandelter, sondern Handelnder. Und allein dadurch stark für ein neues, aktives Leben.

US-Forscher der National Institutes of Health: Nach ihren Untersuchungen kann der Körper kaum mehr als 200 Milligramm Vitamin C täglich aufnehmen. Mehr ist nicht nur überflüssig, sondern möglicherweise sogar gefährlich: Ab einer Tagesdosis von einem Gramm fanden die Mediziner im Urin der patienten Oxalat, das zur Bildung von Nierensteinen führen kann. (Stern Nr.20/9.5.1996/168)

b) 317, 616, 785 **Ein Arzt, der klar sieht:** Auch hinsichtlich der **Vitamine** fragt man sich, wie die Menschheit all die Jahrtausende bisher ohne künstliche Zufuhr auskommen konnte. In dem Reigen der gesponserten Studien wird eine Arbeit völlig totgeschwiegen, die belegt, daß Vitaminpillen sogar krebsfördernd sein können. 29.000 Raucher in Finnland wurden in dieser Studie untersucht (1, 2), wobei sich zeigte, daß die als Antioxidantien verabreichten Vitamine E und A (bzw. Beta-Karotin) keinerlei Wirkung hatten. Im Gegenteil, die Verum-Gruppe (d. h. die Versuchspersonen, welche die getesteten Vitaminpillen erhielten) hatte eine höhere Lungenkrebs-Rate als die Placebo-Gruppe (d. h. die Versuchspersonen, welche nur ein Scheinmedikament erhielten). Ähnliche Ergebnisse ergab auch eine in Schweden durchgeführte Studie bezüglich Magenkarzinom (3). Die Erklärung dürfte einfach sein: In der Pflanze finden sich Hunderte an größtenteils noch unbekannten sekundären Pflanzen-Produkten (SPS: secondary plant products), neuerdings auch als Phyto-Chemikalien bezeichnet, welche erst in ihrer Gesamtheit ihre schützenden Wirkungen entfalten. (PROBST, K. J. in Medizin Kontrovers 1/1996)
Ich empfehle diesen aktuellen Gesundheitsbrief ausdrücklich - er liegt ganz im Sinn der natürlichen Gesundheit. Herausgeber: Naturarzt Dr. Dr. Probst, Greuth 3 in 87758 Kronburg.

c) Wußtest Du, daß 50 bis 90% vom Vitamin C über die Schleimhäute aufgenommen werden? Das Vitamin C besitzt sogar ein eigenes Transportprotein für das Einschleusen in die Körperzellen. Blut besitzt einen bestimmten Sättigungsgrad an Vitamin C, da unsere Körperzellen nur wenig Möglichkeiten haben, es an das übrige Gewebe weiterzuleiten. Deshalb ist es wichtig, daß Du Vitamin-C-haltige Nahrung ständig zu Dir nimmst. Weshalb meinst Du wohl, empfehle ich hauptsächlich Wildpflanzen und Früchte, die besonders viel von diesem Lebensvitamin in sich tragen? Und warum hält Dich die UrMethode dazu an, nicht mehr wie bisher Deine drei festen Mahlzeiten einzuhalten, sondern ständig den ganzen Tag über was zu futtern? Damit ist laufend der wichtigste Lebensstoff in Dir präsent und hält Dich über die Maßen fit und lebensfroh. Und den anderen gegenüber stets überlegen. Und in den Wildpflanzen kommt das Vitamin stets in Kombination mit Bioflavonoiden vor. Hier handelt es sich um eine Sicherheitsmaßnahme der Natur, welche es vor vorzeitigem Zerfall schützt. Und - lies zweimal - welches die Wirkung des Vitamins C im Körper bis um das 20fache erhöht. **Wenn Du eine Orange mitsamt ihrem Fruchtfleisch zu Dir nimmst, bekommst Du damit einen 20fach höheren Vitaminstoß als wenn Du nur den Saft trinkst.** Zudem werden zumeist in konservierter Ware die begifteten Schalen mit ausgepreßt... So, und nun weißt Du auch, weshalb ich Dich nicht so gerne Obstsäfte trinken sehe...

223 **Ultrahochdosierte Vitamin-D-Stöße** hingegen, die gelegentlich noch prophylaktisch zum Einsatz kommen, **sind obsolet und durchaus gefährlich:** Es droht eine massive Hyperkalzurie (übermäßiger Kalziumausstoß im Urin) mit nachfolgender Nephrokalzinose (Kalksalzablagerung im Nierengewebe). (Medical Tribune Kongreßbericht Lugano, Sept. 1991)

541 Pille Sie erhöht die Anfälligkeit für Pilzinfektionen wie folgt:
Frauen ohne orale Kontrazeption   18,9%,   Frauen mit oraler Kontrazeption   28,8%
Schwangere   28,4%   (Quelle: Geburtshilfe und Frauenheilkunde, 41/1981/630-634)

a) 170 **Macht das Magenmittel »Antra«, das innere Blutungen stoppt, die Empfänger blind und taub?**
Einer Frau, die an metastasierendem Brustkrebs litt und eine blutende Speiseröhrenentzündung bekam, spritzten die Ärzte Omeprazol. Die Schwerkranke sah Schleier und bald gar nichts mehr - wegen des Wirkstoffs oder als Folge der krebszellhemmenden Medikamente? Vier Tage später war sie tot. (...) So berichtete das unabhängige Arznei-Telegramm des Berliner Pharmakritikers Dr. Moebius von einem 58jährigen Mann: Schon am Tage, als ihm zum erstenmal Omeprazol intravenös gespritzt wird, klagt er über Schleiersehen, »vier Tage später kann er bei fast völliger Blindheit nur noch hell/dunkel unterscheiden. Die Blindheit läßt sich therapeutisch nicht beeinflussen«.

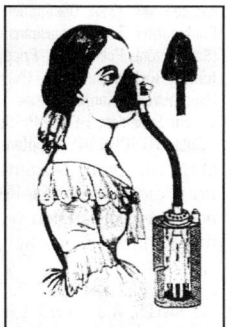

Der erste Narkoseapparat von Snow (1813-1858). Bild J. Snow, On Chloroform and other Anaesthetics, London 1858.

Die Vermutung, daß Omeprazol nicht nur diesen Nerv attakieren kann, wird durch vier Fälle von Hörschädigungen bis zur Taubheit nahegelegt. (...) so ein Rat in der Hektik der Intensivstation nicht immer zu beherzigen. Ohnehin neigen die dort tätigen Ärzte zu Wagemut. Omeprazol dosieren sie bis zu sechsfach höher, als die Firma empfiehlt, getreu der Ärzte-Hoffnung »viel hilft viel«. **(DER SPIEGEL 14/1994/233)**

b) 170 **Schwere Hautschäden unter Protonenpumpenhemmern**
Die japanischen Produktinformationen zu Protonenpumpenhemmern müssen in Zukunft auf schwere Hautreaktionen hinweisen. Das 1992 eingeführte Omeprazol (ANTRA u.a.) wird zweimal mit toxischer epidermaler Nekrolyse LYELL-Syndrom (ähnlich wie eine Hautverbrühung) in Verbindung gebracht. Im Netzwerk der gegenseitigen Information überblicken wir elf Berichte über Hautreaktionen wie Urtikaria, QUINCKE-Ödem und Exanthem unter den Protonenpumpenhemmern Lansoprazol, Omeprazol und Pantoprazol. (COX, N.H.: Lancet 340 (1992, 857, KASTRUP, E. K. (Hrsg.): »Facts and Comparisons«, St. Louis (USA), April 1998, **3050)** Mein unter Magengeschwüren leidender Freund hat seit Jahren nach Antra-Einnahme eine sich widerlich schuppende Haut mit vielen Hornstellen. Seine Freundin ekelt sich davor, ihn anzufassen.

3786 📖 212 **Arznei-Gift im Trinkwasser**
Das Bundesgesundheitsamt warnt: übermäßiger Medikamentenkonsum der Deutschen belastet zunehmend unser Trinkwaser. Nach dem Fund von Östrogenen (machen unfruchtbar) fanden Wissenschaftler bei Messungen jetzt 180 Nanogramm Clofibrinsäure pro Liter Wasser. Die Chemikalie kann menschliche Zellwände zerstören. Die Säure stammt aus lipidsenkenden Medikamenten, die Patienten zur Senkung erhöhter Blutfettwerte einnehmen. Über Ausscheidungen gerät sie in den Wasserkreislauf. Kläranlagen können sie nicht herausfiltern. (BILD, 31.3.1994) Überlege doch mal: Wenn der Medikamentendreck in dieser Verdünnung giftig ist - welche Giftwirkung wird er dann erst pur eingenommen beim einzelnen Patienten besitzen?!

3787 📖 183 **Jahrelange Tortur: erst Kopfweh, dann Pustulose** (eitrige Pusteln). Jede Therapie schlug fehl. Dabei hätte bereits die Medikamenten-Anamnese das Problem gelöst. (Ärztliche Praxis 43/29.5.1993/1)

3788 📖 540 **Schilddrüsenhormone:** FAZIT: Verordnungen von Schilddrüsenhormonen (EUTHYROX u.a.) für etwa 2,3 Millionen Personen lassen Verdacht einer Übertherapie aufkommen. Bei Frauen, die längerfristig Schilddrüsenhormone einnehmen, nimmt die Knochendichte ab. Besonders die ohnehin Osteoporose-gefährdeten älteren Frauen können betroffen sein. (arznei-telegramm 6/94). Der Kropf ist ein Schutz des Körpers gegen Gifte, um diese Stoffe aufzunehmen.

3789 📖 184 **Medikamenten Druckzerstäuber bei Husten, Asthma usw.**
Wer sich Medikamente mit Hilfe eines Verneblers in den Rachen einspritzt, muß damit rechnen, daß es häufig zu einer Überdehnung der Lunge kommen kann. Besonders groß ist das Risiko eines Schadens, wenn die Vernebler unter Preßluftdruck stehen. Diese bauen einen zu hohen Druck in Bronchien und Alveolen auf. (The Lancet 343 (1994) 670.) Erkenne: Medizinischen Fortschritt in Anspruch zu nehmen bedeutet, den geschickt verborgenen Schwanz des Teufels unter dem weißen Kittel der Ärzte nicht wahrnehmen zu wollen.

3790 📖 538 **Leberkrebs durch Arznei? / Zulasung für Hormonpräparate wird überprüft.**
Der häufig verordnete Arzneiwirkstoff Cyproteron-Azetat (CTA) steht im Verdacht, Leberkrebs zu verursachen. Das Bundesinstitut für Arzneimittel und Medizinprodukte berichtete gestern, es habe ein Prüfverfahren eingeleitet. An dessen Ende könnte der Zulassungswiderruf für die Hormonpräparate »Diane« und »Androcur« stehen. (...) Das auch empfängnisverhütend wirkende Mittel »Diane« ist seit über 16 Jahren auf dem deutschen Markt und wird vor allem Frauen mit fettiger Haut, Akne oder starker Behaarung im Gesicht und an den Beinen verschrieben. »Androcur« wird vor allem bei Prostataerkrankungen eingesetzt.

3791 📖 255 **Dialyse macht impotent** (Medical Tribune 35/2.9.1994/24)

3792 📖 122 KANDA, Y. u. a., The Lancet 343/1994/1134-1135: Ototoxische (ohrschädigende) Nebenwirkungen bei Interferon-Behandlung. Fast die Hälfte aller Behandelten erlitten Einbußen des Hörvermögens sowie Tinnitus (ständige Ohrgeräusche). Die „unerwünschten" Wirkungen bildeten sich bei kürzerer Behandlung zurück, bei längerer Behandlung ist mit ernsten Dauerschäden zu rechnen.

3793 a) 📖 170 **Schädigungen durch das Magenmittel Omeprazol**
SYSTEMREAKTION: Fieber, Kanzerogenität möglich - nach Langzeitgabe hoher Dosen bei Ratten karzinoide Magentumore, beim Menschen karzinogener Effekt nicht belegt, aber Krankheitsgefühl. NERVENSYSTEM: **häufig** Kopfschmerzen (3-7%), Schwächezustand (1%), **ferner** Aggressivität, Alpträume, Angstzustände, Anämie, Depression, Einschränkung des Reaktionsvermögens, Müdigkeit, Nervosität, Parästhesie, Schlafstörungen. SINNESORGANE: **häufig** Schwindel (1,5%), **ferner** Störung des Geschmacksinns, Tinnitus. HERZ-KREISLAUF: Angina Pectoris, Bradykardie, Ödeme, untere Gliedmaßen, Palpiationen, Tachykardie. BLUT/LYMPHE: Agranulozytose, Anämie, aplastische Anämie, Blutbildungsstörung, Leukozytose, Neutropenie, Thrombozytopenie. ENDOKRINIUM/STOFFWECHSEL: Gewichtszunahme, Gynäkomastie (1 Fallbericht), Hypoglykämie. ATMUNGSORGANE: **häufig** Atemwegsinfektion (2%), Husten (1%), **ferner** Nasenbluten, Reizhusten. VERDAUUNGSORGANE: **häufig** Abdominalschmerzen (2-5%), Diarrhoe (3%), Erbrechen (1-3%), Meteorismus (3%), Obstipation (1-1,5%), Übelkeit (2-4%), **ferner** alkal. Phosphatase erhöht, Appetitlosigkeit, Cholestase, Ikterus, Mundtrockenheit, Pankreatitis, Transaminaseanstieg (reversibel). HARN- UND GESCHLECHTSORGANE: Glukosurie, Hämaturie, Harnwegsinfektion, Hodenbeschwerden (Schmerzen), Pollakisurie, Priapismus ohne Libidosteigerung (Fallbericht), Proteinurie, Pyurie (mikroskopische), Serumkreatinanstieg. STÜTZAPPARAT: **häufig** Rückenschmerzen (1%), **ferner** Arthralgie, Myalgie, Schmerzen im Bein. HAUT: **häufig** Hautausschlag (1,5%), **ferner** Alopezie, Hauttrockenheit, Hyperhidrosis, Kontaktallergie aus Produktionsprozeß bekannt, Pruritus, Urtikaria. SYSTEMREAKTIONEN: Schock. SINNESORGANE: verschwommenes Sehen, Erblinden. HERZ-KREISLAUF: CPK-Erhöhung, EKG-Veränderungen, Hypotonie, Myokardinfarkt. BLUT/LYMPHE: Leukopenie. HARN- UND GESCHLECHTSORGANE: Impotenz, Kreatinkinaseerhöhung.

3793 b) 📖 298 Deine Magenschmerzen bist Du zwar für die erste Zeit los - aber nicht die Spätschäden (hat man ja längst noch nicht alle feststellen können, dafür sind sie viel zu kurz im Profit), die auf Dich nach Jahren zukommen! Als erstes wirst Du Dich wundern, warum Du die Schuhe nicht mehr ankriegst, dann füllen sich Deine Beine immer mehr mit Wasser - ach, stell es doch selbst fest, wenn Du unbedingt auf diese teuflische Schulmedizin setzen willst...

3794 📖 253, 737 HERBERT, V., The American Journal of clinical nutrition, Bethesda.
3795 📖 HAYES, W.J., LAWS, E.R., Handbook of Pesticide Toxicology. WORTHING, C.R., The Pesticide Manual, A World Compendium.
3796 📖 222 MACHLIN, L.J., Handbook of Vitamins. New York. HOLICK, M.F. u.a., New England Journal of Medicine 1992/326/1178. JACOBUS, C.H. u.a., New England Journal of Medicine 1992/326/1173. BAYER, W., SCHMIDT, K., Vitamine in Prävention und Therapie.

3797 📖 197 **Tinnitus: Nimm mal 14 Tage keinen Kaffee**
Das Problem: Die weitverbreiteten lästigen Ohrgeräusche. Mein Tip: »Lassen Sie mal bitte 14 Tage Kaffee und schwarzen Tee weg!« Ungläubiges Staunen auf seiten des Patienten. Seit ich diese Rezeptur in der verwöhnten Südstadtbevölkerung Hannovers propagiere, fühle ich mich zwar fast wie ein Barfußarzt, aber die 30 bis 40% Erfolge bzw. Besserungen - und das ist bei Tinnitus schon eine ganze Menge - bestärken mich in der Meinung, daß die Mitursache des Tinnitus vielfach mehr in einer zentralen Stimulation zu suchen ist als in einer zu geringen Durchblutung: Oft sind die Patienten bereits mit »Durchblutungsmitteln« bis zur Halskrause vollgestopft, an ihrem Ohr ändert sich aber nichts. (Medical Tribune 1/2.1.1986)

3798 📖 170 Jährlich 28 Millionen mal verschreiben Ärzte die Calcium Antagonisten (Adalat, Nifedipin, Isoptin, Duranifin usw.) gegen Bluthochdruck. Um dem Herzinfarkt vorzubeugen. Statt davor zu schützen, besteht eine 60% höhere Gefahr, ihm zu erliegen. »Sollte uns das bestätigen«, sagt Professor Karl-Heinz Rahn aus Münster, »werden wir unsere bisherige Verschreibungspraxis ändern müssen.« (Stern Nr. 13/22.3.1995/228)
Da haben sie jahrelang die Menschen in den Tod geschickt - und das ist alles, was die Ärzte zu sagen haben...Bis dahin rät Professor Psaty allen Betroffenen Patienten: »Wer Calcium-Antagonisten einnimmt und jetzt besorgt ist, sollte die Medikamente nicht eigenmächtig absetzen, sondern seinen Arzt sprechen.«

3799 a) **Was ist von neuen Medikamenten zu halten, die weniger Nebenschäden als die vorhergenden versprechen?**
Im halbjährigen Vergleich an Patienten mit rheumatoider Arthritis, bei denen täglich 7,5mg Meloxicam bei gleich guter Wirksamkeit Magen-Darm-Trakt und Nieren seltener schädigen als 750mg Naproxen (PROXEN u.a.), fehlen Angaben zur Altersverteilung. Beeinflussung der Er-

gebnisse durch fehlerhafte Randomisierung läßt sich so nicht ausschließen. (arznei-telegramm 8/1996)

b) Arzneimittel, die die Lichtempfindlichkeit der Haut erhöhen

Wirkstoff (Handelsname)	Wirkstoff (Handelsname)	Wirkstoff (Handelsname)	Wirkstoff (Handelsname)
Antibiotika/Chemotherapeutika	Indometazin (AMUNO u.a.)	Methotrexat	**Sonstige Wirkstoffe** ätherische Öle wie
Ciprofloxacin (CIPROBAY)	Ketoprofen (ALRHEUMUN u.a.)	(METHOTREXAT LEDERLE u.a.)	Johanniskraut-, Bergamott-, Lavendel-,
Co-trimoxazol (BACTRIM u.a.)	Nabumeton (ARTHAXAN)	Vinblastin (VELBE u.a.)	Limonen-, Sandelholz-, Zedern-, Zitronenöl (in Parfums und Kosmetika)
Dapson (DAPSON-FATOL)	Naproxen (PROXEN u.a.)		
Demeclocyclin (LEDERMYCIN)	Phenylbutazon (BUTAZOLIDIN u.a.)	**Malariamittel**	Alimemazin (THERALENE u.a.)
Doxycyclin (VIBRAMYCIN N u.a.)	Piroxicam (FELDEN u.a.)	Chinin (CHININUM SULF. u.a.)	Amantadin (SYMMETREL u.a.)
Flucytosin (ANCOTIL)	Tiaprofensäure (SURGAM)	Chloroquin (RESOCHIN u.a.)	Amiodaron (CORDAREX)
Griseofulvin (FULCIN S u.a.)		Mefloquin (LARIAM)	Azathioprin (IMUREK u.a.)
Lincomycin (ALBIOTIC)	**Bluthochdruckmittel**		Benzokain (ANAESTHESIN u.a.)
Minocyclin (KLINOMYCIN u.a.)	Captopril (LOPIRIN u.a.)	**Psychopharmaka**	Benzoylperoxid (PANOXYL u.a.)
Nalidixinsäure (NOGRAM)	Diltiazem (DILZEM u.a.)	Alprazolam (TAFIL u.a.)	Benzydamin (TANTUM)
Norfloxacin (BARAZAN u.a.)	Methyldopa (PRESINOL u.a.)	Barbiturate (z.B. LUMINAL)	Carbamazepin (TEGRETAL u.a.)
Ofloxacin (TARIVID)	Minoxidil (LONOLOX)	Chlordiazepoxid (LIBRIUM u.a.)	Chinidin (OPTOCHINIDIN u.a.)
Oxytetracyclin (TETRA TABLIN. u.a.)	Nifedipin (ADALAT u.a.)	Haloperidol (HALDOL u.a.)	Desoximetason (TOPISOLON)
Pyrazinamid (PYRAFAT u.a.)		Phenothiazin-Neuroleptika wie	Disopyramid (RYTHMODUL u.a.)
Sulfonamide (z.B. LONGUM)	**Diuretika**	Chlorpromazin (PROPAPHENIN)	**Fibrat-Lipidsenker wie**
Tetracyclin (HOSTACYCLIN u.a.)	Amilorid (in MODURETIK u.a.)	Fluphenazin (DAPOTUM u.a.)	Clofibrat (REGELAN N u.a.)
Trimethoprim (TRIMANYL u.a.)	Azetazolamid (DIAMDX u.a.)	Levomepromazin (NEUROCIL u.a.)	Fenofibrat (LIPANTHYL u.a.) u.a.
	hlortalidon (HYGROTON u.a.)	Perphenazin (DECENTAN)	Hexachlorophen (in AKNEFUG
Antidiabetika	Furosemid (LASIX u.a.)	Promethazin (ATOSIL u.a.)	SIMPLEX Creme u.a.)
Glibenclamid (EUGLUCON N u.a.)	Metolazon (ZAROXOLYN)	Thioridazin (MELLERIL)	Kontrazeptiva, orale
Glipizid (GLIBENESE)	Thiaziddiuretika wie Bendroflumethiazid (in DOCIDRAZIN u.a.)	Trifluoperazin (JATRONEURAL)	Methoxypsoralen (MELADININE)
Tolbutamid (RASTINON u.a.)		Triflupromazin (PSYQUIL)	Moschus (in Parfums)
	Hydrochlorothiazid (ESIDRIX u.a.)	Trizyklische Antidepressiva wie	Phenprocoumon (MARCUMAR
Antihistaminika	Polythiazid (POLYPRESS)	Amitriptylin (SAROTEN u.a.)	u.a.) und andere Kumarine
Cyproheptadin (PERITOL)	Trichlormethiazid (ESMALORID)	Clomipramin (ANAFRANIL u.a.)	Prokain (NOVOCAIN u.a.)
Diphenhydramin (BENADRYL N u.a.)	Triamteren (JATROPUR)	Desipramin (PERTOFRAN u.a.)	Pyritinol (ENCEPHABOL u.a.)
		Doxepin (APONAL u.a.)	**Retinoide wie**
Antirheumatika	**Krebsmittel**	Imipramin (TOFRANIL u.a.)	Acitretin (NEOTIGASON)
Azapropazon (TOLYPRIN)	Dacarbazin (D.T.I.C.)	Maprotilin (LUDIOMIL u.a.)	Isotretinoin (ROACCUTAN)
Diflunisal (FLUNIGET)	Fluorouracil (FLUROBLASTIN u.a.)	Nortriptylin (NORTRILEN)	Tretinoin (EPI-ABEREL u.a.)
Goldsalze (z.B. AUREOTAN)		Trazodon (THOMBRAN)	Steinkohlenteer (BERNITER u.a.)
Ibuprofen (BRUFEN u.a.)	Flutamid (FUGEREL)	Trimipramin (STANGYL u.a.)	

Die nichtsteroidalen Antirheumatika Benoxaprofen (COXIGON; vgl. a-t 3 [1981], 20) und Carprofen (IMADYL) kamen unter anderem wegen phototoxischer Hautschäden einschließlich Nagelablösung vom Markt. Das klinische Bild der **phototoxischen Reaktion** entspricht dem einer akuten Dermatitis bzw. eines akuten Sonnenbrands mit Rötung, Ödem, Blasenbildung und Schuppung. Unter den Antibiotika verursachen Tetrazykline wie Doxycylin (VIBRAMYCIN u.a.) besonders häufig Lichtschäden. Der Hautsymptomatik kann nach drei bis sechs Wochen eine schmerzhafte Entzündung unter den Fingernägeln (bisweilen auch Fußnägeln) folgen mit Ablösung des Nagels (Photoonycholyse). Das klinische Bild der **photoallergischen Reaktion** äußert sich wie ein allergisches Kontaktekzem mit sonnenbrandtypischen Beschwerden, die einer phototoxischen Reaktion ähneln. Es ist jedoch vielfältiger und geht mit starkem, überwiegend den Belichtungsort betreffenden Juckreiz einher sowie auch mit exematösen Bezirken, Papeln und Papulovesikeln. (arznei-telegramm 7/1995)

3800 Tod verursachende Medikamente

> Wir werden in eine Ära kommen, in der es gerade die alternativen Heil- und Behandlungsweisen sein werden, die von den Kassen bevorzugt erstattet werden, während die Bezahlung etwa von aufwendiger Chemotherapie oder Strahlenbehandlungen als »veraltet« abgelehnt werden wird. (Berendt, J. E. raum&zeit Nr. 84/1996)

📖 **212 Über die Pharmazie und Konsorten** Der Pharmakonzern Luitpold hat einen Auslieferungsstopp für das Medikament »Arteparon« verfügt, nachdem zwei Patienten nach Unverträglichkeitsreaktionen gestorben sind. Die Firma ersuchte in einem Schreiben alle deutschen Ärzte, das Präparat, ein Aufbaumittel für Knorpel, nicht mehr anzuwenden. Dies sei eine »eigenverantwortliche, freiwillige Maßnahme«. Das Bundesgesundheitsamt hatte bereits 1989 vergeblich versucht, das Medikament nach mehreren Todesfällen verbieten zu lassen. (Südkurier v. 1.1.1992)

> »Ich bin (geboren im Jahre 1857) ein sogenannter Vegetarier seit 1881. Seit mehr als einem Vierteljahrhundert lebe ich und arbeite ich ohne Fleisch, Fisch Geflügel, Tee, Tabak und Alkohol. Hat ein Beefsteakesser eine höhere Leistungsfähigkeit? Ich glaube, er hat eine niedrigere - Abstinenz-Enthaltsamkeit? In diesem Sinne bin ich kein Abstinent und kein Asket, sondern Genießer. - Mir riet allerdings ein Arzt einmal: "Essen Sie Fleisch, sonst müssen Sie sterben." Ich tat keines von beidem!« (George Bernard Shaw, starb mit 94 Jahren durch Unfall bei der Obsternte!)

Mach Dir mal ein paar Gedanken darüber, wieso das BGA das Verbot vergeblich versucht hat. Siehe auch letzter Absatz unter (→Lv3815) Antihistamine.

📖 **183 Milliardenprofit für die Medizinermafia - Tod für den Asthmatiker** FAZIT: Fallkontrollstudien deuten auf ein erhöhtes Risiko für Asthmatiker hin, die das Beta$_2$-Sympathomimetikum Fenoterol (BEROTEC, in BERODUAL, DITEC) als Dosieraerosol inhalieren, an ihrer Erkrankung zu sterben. Eine ähnlich ausgeprägte Gefährdung wurde für andere, ebenso effektive Dosieraerosole wie Salbutamol (SULTANOL u.a.) nicht beobachtet. Unveröffentlichte Daten einer vergleichenden Untersuchung aus Großbritannien bestätigen den Verdacht häufigerer kardialer Störwirkungen und von Hypokaliämien (Kaliumverlust) unter Fenoterol. (arznei-telegramm, 12/1990), (CRANE, J., et al.: Lancet 1 (1989), 917)

3802 📖 85 **Heimliche Killer (Original-Schlagzeile):** Arzneimittel, die den Herztakt stabilisieren sollen, haben eine **bislang unbemerkte Pharma-Katastrophe** ausgelöst. Noch vor wenigen Wochen attestierte die Herstellerfirma dem Arzneimittel »ausgezeichnete Verträglichkeit«: Inzwischen halten die Werbetrompeter des Tambocor-Produzenten die Luft an: Der angeblich so bekömmliche Herztaktgeber, seit 1982 auf dem deutschen Markt, ist in den Verdacht geraten, ein heimlicher Massenkiller zu sein. Anhand seiner Untersuchungsergebnisse läßt sich errechnen, daß in den letzten Jahren Tausende von Enkaid- und Tambocor-Schluckern einen vermeidbaren Tod gestorben sind. Das bewährte Präparat »Tambocor«, so hieß es in den Werbeprospekten des Pharma-Multis 3M, verhelfe allen Patienten mit Herzrhythmusstörungen wieder zu einem taktfesten Puls. (DER SPIEGEL v. 8.5.89)

3803 📖 336 »Und was ist von dem neuen **Migränemittel Migran** zu halten, das schon in 10 Minuten die schrecklichen Schmerzen nehmen soll?« Das Zeug kostet pro Attacke bis zu 150 DM! Zu erwarten hast Du Brustschmerzen, Brennen, Schwere- Druck- Engegefühl, Schwindel, Gesichtsrötung, Blutdruckanstieg, Leberfunktionsstörungen, Angina-pectoris-Symptome. Wer an Arteriosklerose leidet, darf es nicht nehmen. Was weiter angerichtet wird, weiß man bei neuen Mitteln erst nach Jahren. Von den mit so schönen Worten angekündigten fast gleichen Mitteln Zomax und Toratex (Slogan: Trifft den Schmerz und nicht den Menschen) wurde das erste inzwischen verboten, das letzte kannst Du auch nach 76 tödlichen Zwischenfällen noch kaufen...

3804 📖 212 *Medikament mit tödlichen Folgen* (Alival, Psyton, Meritae) **Anklage gegen drei frühere Hoechst-Ärzte** (Kölner Stadt-Anzeiger, 1.3.1992)

3805 📖 184 **Asthma: Tod durch Asthma** - »**Heilmittel**«: Daß der regelmäßige Gebrauch inhalativer Betasympathomimetika vom Typ des Salbutamol (TERBUTALIN u.a.) oder besonders Fenoterol (BEROTEC) mit einem erhöhten Risiko assoziiert ist, *an Asthma bronchiale zu sterben oder in lebensbedrohliche Krisen zu geraten*, lassen erneut Untersuchungen aus Kanada vermuten. Die Letalität (Todeshäufigkeit) korreliert direkt mit der Anzahl der monatlich pro Patient verordneten Dosieraerosole. In einem Begleiteditorial zu dieser Veröffentlichung ist von »Beta-agonistendilemma« die Rede. (arznei-telegramm, 4/92)

3806 📖 167 Es werden immer mehr Medikamente verschrieben. An Empfehlungen für ihren optimalen Einsatz mangelt es nicht. Trotzdem steigt die Asthmasterblichkeit weiter an. (BOLLIGER C. T., Schweizerische medizinische Wochenschrift, 122. Jg.48/1992/S. 1823 - 1830)

3807 📖 167 Vielleicht helfen regelmäßige Kortikosteroidinhalationen ein Paradoxon in der Medizin abzubauen, nämlich daß bei intensivierten Behandlungsmöglichkeiten die Sterblichkeit der Asthmakranken zunimmt. (New England Journal of Medicine Nr. 326/1992/501)

3808 📖 212 **Appetithemmer:** »Menocil hemmt den Appetit und ist auch bei langdauernder Anwendung praktisch frei von unerwünschten Nebenwirkungen.« So warb das Pharma-Unternehmen Cilag für einen Appetitzügler, der nach Schätzung des Bremer Instituts für Präventionsforschung und Sozialmedizin mindestens 1500 Opfer gefordert hat. Die meisten kamen nach qualvollem Leiden ums Leben. (STERN, 25/91) Die Appetitzügler Recatol, Fugoa und Boxogetten - alle mit dem Wirkstoff Norephedrin - werden jährlich zusammen über 1 Million mal verkauft. Sie verursachen neben Schweißausbrüchen, Bluthochdruck, Angstgefühl, Herzjagen, geistige Verwirrung und Verfolgungswahn und machen süchtig. (arznei-telegramm 2/1996) Redaktionelle Beiträge in der Laienpresse sorgen derzeit für Nachfrage per Desinformation. Für die »neue Schlankheitspille« ISOMERIDE sei »die gefährliche Blutdruckerhöhung im Lungenkreislauf, die ein anderer, früher gern verordneter Appetitzügler verursachte, ... nicht zu befürchten« - so ein »Experte« in der »Bunte.« **In Schlankheitsmitteln steckt der Tod!** Appetithemmer wie Fenfluramin (PONDERAX) oder Dexfenfluramin (ISOMERIDE) erhöhen das Risiko des stets lebensbedrohlichen Bluthochdrucks im Lungenkreislauf. Werden sie länger als drei Monate eingenommen, steigt die Gefährdung auf das 23fache im Vergleich zu Nichtanwendern. In den Produktinformationen fehlen deutliche Warnhinweise und eine strikte Begrenzung der Anwendung. (arznei-telegramm 10/96)

3809 📖 350 **Tod beim Darm-Röntgen / Kontrastmittel sprengte die Vagina** (Medical Tribune 20/21.5.1993/5)

3810 📖 551 **Tod durch Methadon-Überdosis** Scheinbar ist in der Schweiz die Substitutionsbehandlung sehr verbreitet, wohl auch wegen des guten Geschäftes. (Ärztliche Praxis 68/24.8.1993/9)

3811 a) 📖 892 **Heuschnupfen: Vorstufe zum Asthma**
Nimm ihn nicht auf die leichte Schulter, den Heuschnupfen. »Trotz verbesserter Therapiemöglichkeiten haben in den vergangenen Jahren Inzidenz und Mortalität (Aufkommen und Tod) des Asthma bronchiale in vielen Industrieländern dramatisch zugenommen. So haben Patienten mit allergischer Rhinitis ein deutlich erhöhtes Asthma-Risiko, wie die Beobachtung von 555 Patienten mit der Primärdiagnose allergische Rhinitis ergab. Innerhalb von acht Jahren entwickelten 40% ein Asthma bronchiale. Eine andere Auswertung von 420 Asthma-Patienten ergab, daß 50% vor ihrer Asthma-Diagnose an einer Rhinitis litten, ein Jahr nach der Asthma-Diagnose waren es bereits 75%.« (Ärzte Zeitung, 6.9.1991) Die Ärzte sind zu einer selbstkritischen Beurteilung unfähig oder stellen ihre zerstörerischen Behandlungsmethoden nie in Zweifel. Kurz nachdem sich erneut ein Asthmamittel als tödlich erwies, heißt es: »*Trotz* rasant ansteigender Verordnungen nehmen die Todesfälle an Asthma bronchiale nach wie vor ständig zu. Allein in der »alten« Bundesrepublik starben im letzten Jahr rund 5.100 Menschen an den Folgen eines Asthmas. (Ärzte Zeitung vom 9.4.1992) Das Wort »trotz« sollte richtig durch »wegen« ersetzt werden, stellt der Verfasser richtig.

3811 b) Wenn die Nase läuft und verstopft ist: Jeder zehnte bis zwanzigste Bewohner industrialisierter Länder leidet an Heuschnupfen (Pollinosis oder Pollenschnupfen, Pollenasthma, Heufieber, oder Heuasthma). Einzig kausale Therapie: Allergen-Karenz. Für die Symptomkontrolle unverzichtbar: Antihistaminika. Die klinischen Stigmata eines solchen Patienten umfassen: ● ein »Adenoid«-Gesicht, ● permanente Mundatmung, ● halonierte Unterlider, ● Unterlid-Ödeme, ● häufiges Hochwischen der Nasenspitze (sog. »Allergiker-Gruß«) und ● eine quere Nasenfalte im unteren Drittel. **Vorsicht vor der »Rhinitis medicamentosa«** Steht dagegen die Schleimhautschwellung im Vordergrund, so können die Antihistaminika mit Vasokontriktoren kombiniert werden, vor allem lokal in Form von Naphazolin, Xylometazolin oder Oxymetazolin. Diese Mittel darf man aber nur kurzfristig anwenden, weil sonst das Schleimhautepithel geschädigt wird (»Privinismus« oder Rhinitis medicamentosa) Suppl. 1/96 (Ärztliche Praxis) Hatten wir das nicht schon mehrere Male? Kopfschmerz durch Kopfschmerztabletten? Herzschwäche durch Herzstärkungsmittel?

3812 📖 67 *Gelenkknorpelverschleiß und die Präparate dafür* aus dem Abfall von Schlachthöfen
...Zweimal injizierte der Mediziner der Rentnerin das Knorpelschutzpräparat »Arteparon« ins schmerzende Gelenk. Den zweiten Schuß ins Knie, zehn waren geplant, verabreichte er am 18. Mai um 11.45 Uhr. Gut eine Stunde später war Frieda Ernst tot. Ihr Verdikt begründeten die BGA-Experten mit der Feststellung, daß die versprochene Wirksamkeit des Präparats nicht bewiesen« sei. Richtig ist: Kein Fachmann vermag zu erklären, auf welche Weise der Arteparon-Wirkstoff verschlissene Gelenkknorpel erneuern kann. Wissenschaftlich einleuchtend ist dagegen der Verdacht, daß sich in dem aus *Schlachthofabfällen hergestellten Heilmittel* tierische Fremdstoffe verstecken, die im Körper der Patienten gefährliche Immunreaktionen auslösen können. (...) Gegen die verhängte Zulassungssperre erhoben die Luitpold-Manager Klage vor dem Berliner Verwaltungsgericht - mit Erfolg: Es gebe, so das Gericht, keinen »begründeten Verdacht unvertretbarer schädigender Nebenwirkungen«. (DER SPIEGEL, 27/1992)

3813 📖 204 Schwerstkranke sind häufig in ihrer Herz- und Kreislauffunktion beeinträchtigt; Atemprobleme können hinzukommen. *Werden nun schmerzstillende Medikamente verabreicht, reduzieren sich häufig Kreislauf und Atemfähigkeit*, so daß durch höhere Dosen von Schmerzmitteln der Tod früher eintreten kann. (Ärzte Zeitung, 14.1.1993)

4 ⌕ 198, 974 **Allergie / Neurodermitis** Bereits eine harmlose Allergie-Behandlung kann Lebensgefahr bringen! Allein in Deutschland sind es jährlich 30 Todesfälle. (arznei-telegramm, 17/1991).

5 ⌕ 267, 974 **Allergie, Akne** Du nimmst Antihistamine (Terfenadin, Teldane usw.) gegen Allergien und Pickel oder Magenbeschwerden? 44 Meldungen über schwere Herz-Kreislauf-Zwischenfälle, neun davon tödlich... (arznei-telegramm 9/1992).

6 ⌕ 508 AZT-AIDS Verschlimmerungsmittel »Wir haben die AZT-Dosis schon seit langem reduziert, weil wir der Meinung waren, die Patienten nicht so toxisch (giftig) behandeln zu dürfen, daß 30% Transfusionen brauchen. Vor allen Dingen haben wir auch gesehen, daß Patienten nach Transfusion früher starben.« (Ärztliche Praxis vom 3.12.1991) Jetzt kriegen die dieses Gift in diesen Dosen, obwohl die Ärzte aus ihrer Zeitschrift wissen, daß ihre Patienten dadurch früher sterben:

Azidothymidin (AZT)	500 bis 600 Milligramm pro Tag, bei Beteiligung des ZNS: 750 bis 1000 Milligramm pro Tag
Dideoxycytidin (DDC)	3 mal 0,75 Milligramm pro Tag
Dideoxyinosin (DDI)	2 mal 200 Milligramm pro Tag (entspricht 2 mal 2 Tabletten á 100 mg/Tag)
Aciclovir	2 mal 400 Milligramm pro Tag
Pentamidin	300 Milligramm pro Monat per Inhalation
Trimethoprim/Sulfamethoxazol	3 mal 1 Tablette forte pro Woche (eine Tablette á 800 mg Sulfamethoxazol plus 160 mg Trimethoprim)
Fluconazol	200 Milligramm 3 mal wöchentlich

Quelle: H.W. Busch/ L. Gürtler

7 ⌕ 217 Cave: **Vitamin A** (in Arzneimitteln und Leber) während der Schwangerschaft
Als mißbildungsauslösend gelten beim Menschen Tagesdosen von 7,5 - 12mg Vitamin A (25.000 - 40.000 IE) im ersten Schwangerschaftsdrittel. Ab 10g Kalbsleber wird diese Dosis erreicht. Für Kleinkinder besteht bereits durch 30mg Vitamin A (100.000 IE; ab 25g Kalbsleber) die Gefahr der akuten Intoxikation. (transparenz-telegramm '92/93)

8 ⌕ 197 **Dein Kind leidet unter Allergie oder Neurodermitis?** An die 10millionenmal wird Kindern bei uns Antibiotika verschrieben, huntertausendmal Tetracycline, die ihnen nachweislich die Zähne zerstören. (Was Antibiotika anrichten, liest Du unter 3650 ff.) Selbst in den medizinischen Lehrbüchern wird vor den kampfer- und mentholhaltigen Einreibe- und Inhalationsmitteln gewarnt, die später zu Allergien führen und Vergiftungserscheinungen auslösen. Bereits 1 g Kampfer kann für ein Kind tödlich sein. Erbricht Dein Kind, leidet es unter Krämpfen, wird ihm schwindelig oder übel? Vielleicht hast Du es früher mit angeblich »lindernden« Substanzen eingerieben, die so wirksam-medizinisch und hygienisch riechen... Merke: Die Giftpharmazie arbeitet mit allen Tricks, Dir weiszumachen, ihre Produkte seien heilsam. Aber sie sind allesamt - weil Unnatur - nur schädigend! SICHVROWSKI, Krankheit auf Rezept, Kiepenheuer & Witsch

9 ⌕ 85, 510 »Grabschaufler«. Genauso nennt man in eingeweihten Kreisen **Medikamente gegen Rhythmusstörungen** des Herzens. Eine Großstudie hat die Skeptiker bestätigt und die Experten »verwirrt und hilflos« zurückgelassen: Sind doch behandelte Herzpatienten drei- bis viermal so häufig gestorben wie jene, die nur Scheinmedikamente bekamen! (Dr. P. Schmidsberger in BUNTE 5/1993)

10 ⌕ 204 **Tod aus der Ampulle:** Neuer Pharmaskandal: Ein angeblich schonendes Schmerzmittel brachte Dutzende von Patienten ums Leben. Die ärztlichen Lobeshymnen auf Toratex - Firmenwerbung: »Trifft den Schmerz und nicht den Patienten« - sind inzwischen verstummt. Alarmmeldungen aus aller Welt signalisieren, daß der angeblich so segensreiche Schmerzkiller ein Pharmadesaster verursacht hat.(DER SPIEGEL 25/1993 S. 167 21.6.1993)

11 ⌕ 211 »**Rheuma-Mittel: Sterben auf Rezept**« Wie bei der 25. Tagung der Deutschen Gesellschaft für Rheumatologie betont wurde, sind die nicht-steroidalen Antirheumatika (NSAR) das größte Sorgenkind: Sie belegen in der Statistik iatrogener (ärztlich verursachter) Todesfälle den ersten Platz. (Ärztliche Praxis Nr. 7/23.1.1993)

12 ⌕ 212 **Vernichte schnellstens diese Medikamente:**
• Schmerzmittel **Ketorolac** (TORATEX). Als »kostenintensives Luxusrisiko« von Dr. Moebius (arznei-telegramm) eingestuft. • Neuroleptikum **Remoxiprid** (ROXIAM) - Todesfälle durch Nierenversagen! • Sepsis-Antikörper HA 1A (CENTOCIN) Todesfälle • Virustatika Fialurdin gegen AIDS (Leberschäden, Bauchspeicheldrüsenschaden) • Krappwurzel (Rubiae tinctorum radix) erzeugt Tumore Dies zur Warnung, damit Du sie schnellstens vernichtest, sollen sie sich noch in Deinem Arzneischränkchen befinden: Erst gar nicht verschreiben lassen solltest Du Dir: • Zusatzantiepileptikum **Lamotrigin** (LAMICTAL), das Dir durch immunogene Effekte die Abwehr kaputtmacht.• Ulcusmittel **Omeprazol** (ANTRA, GASTROLOC, PROMAZOL), weil es zu teils irreversiblen Sehstörungen bis hin zur Blindheit führt. • Migränemittel **Sumatriptan** (IMIGRAN), das gefährliche Gefäßspasmen einschließlich Herzinfarkt und Schlaganfall auslösen kann. • Kontrazeptive FEMOVAN/MINULET wegen ihres Vergleichs zu anderen niedrigdosierten »Pillen« höheren thromboembolischen Risikos. • Zeckenmittel **FSME-Immunglobin** FSME-BULIN, das wahrscheinlich sogar einen schweren Verlauf der Erkrankung provozieren kann. • **FSME-Impfstoffe**, (FSME-IMMUN u.a.) auf Risikopersonen in Endemiegebieten angewendet. • Wirksamkeitsbelege fehlen für **Purpursonnenhutwurzel** (in: ESBERITOX N u.a., Jahresumsatz 1992: 46 Millionen DM) und **schmalblättriges Sonnenhutkraut** (in ECHINACEA-RATIOPHARM u.a., 10 Mio. DM), für das in dem Mischanalgetikum DOPPEL-SPALT N (21 Mio. DM) enthaltene **Phenazonsalizylat**, das Lokalantibiotikum **Fusafungin** (LOCABIOSOL, 25 Mio. DM). • Fertilitätsstörungsmittel **Kallidinogenase** (PADUTIN 100). • Bei **Proxyphyllin** (in NEOBIPHYLLIN u. a.) ist das toxische Risiko ungeklärt. Wirkt lebensbedrohend! • Asthmamittel NEOBIPHYLLIN. • Stimulans **Amfetaminil** (AN 1) bewirkt Angstzustände, Depressionen und Antriebsminderung. • Meprobamat (VISANO u. a.) und **Amobarbital** (in METROTONIN) und **Pentobarbital** (MEDINOX MONO) werden disqualifiziert vom arznei-telegramm 1/1994. Wie auch METROTONIN, TANTUM, ORPIDAN 150, ECHINACEA-RATIOPH in ESBERITOX N, LOCABIOSOL, PADUTIN 100, VISANO N, MINI NORMINOX in NEOPYRIN-N, MEDINOX MONO in DOPPEL-SPALT N, AXEEN-HOMMEL, NEOBIPHYLLIN, MEDIVITAN NEURO.

13 ⌕ 58, 285 **4.700 Menschen in den USA mit AIDS durch Blutübertragungen verseucht.** (STERN, 18.4.1989)

14 ⌕ 284 **Blutgerinnungsmittel (Cumarine):** (...) ist einer von 2000 Aids-Infizierten, die den Tod auf Raten über Blutgerinnungsmittel gespritzt bekamen. Die Versicherung zahlte ihm 90.000 Mark Entschädigung - inklusive Beerdigungskosten. (Stern 52/1992)

15 ⌕ 284 **Der Blut-Skandal: Tod auf Rezept** Aufgedeckt wurde der schlimmste Gesundheitsskandal durch den Stern:
Blut, das Leben retten soll, ist zum Risiko für tausende von Menschen geworden. Blutkonserven und daraus gewonnene Medikamente können bis heute aids-verseucht sein. Das Berliner Gesundheitsamt wußte davon, unterschlug aber Informationen und verharmloste die Gefahr. Sicher ist bislang offenbar nur, daß in Deutschland insgesamt mehrere tausend Menschen durch aidsverseuchte Blutspenden und daraus gewonnene Gerinnungspräparate wie Faktor VIII und PPSB dem sicheren Tod ausgeliefert wurden. (STERN 42/1993)

Was kaum erwähnt wird: die meisten bekommen durch die Blutübertragung die gefähliche Hepatitis B oder C.
Die Mehrzahl aller Post-Transfusions-Hepatitiden wird allerdings durch das Hepatitis-C-Virus (früher als NonA-NonB-Hepatitis-Virus bekannt) hervorgerufen. (...) Dies ist um so bedeutsamer, als jede zweite C-Hepatitis einen chronischen Verlauf nimmt; etwa bei jedem zehnten betroffenen Patienten entwickelt sich nach Jahren bis Jahrzehnten eine Leberzirrhose. (Leberverhärtung in Steinstruktur: einfallendes, mit roten Gefäßreisern überdecktes Gesicht, Lacklippen.) (Ärzte Zeitung 84/ 19.10.1993/8)

3826 a) 📖 58, 284 **Tödliches Blut aus Blutkonserven** (Original-Schlagzeile)
SPIEGEL: In Frankreich wurden für den Bluter-Skandal die dort verantwortlichen Mediziner vor Gericht gestellt und verurteilt. In Deutschland hat noch kein Staatsanwalt ermittelt. Die Ärzte, die Millionen mit den Blutkonserven verdient haben, bleiben ungeschoren. (...)
SEEHOFER: In Deutschland können sie halt gegen Beteiligte zivilrechtlich oder strafrechtlich nur vorgehen, wenn sie genug Material haben, das justitiabel belegbar und durchsetzbar ist. (...) Der Berliner Pharmaexperte Ulrich Moebius, Herausgeber des industriekritischen Arznei-Telegramms, geht noch weiter: Mit Absicht habe das Berliner Gesundheitsamt seine Verdachtsfälle in Schuhkartons gesammelt und unter der Decke gehalten, um die Hersteller der verseuchten Blutprodukte zu schützen. (DER SPIEGEL v. 11.10.1993)

3826 b) Der vom Bundesgesundheitsminister als "vorbildlich" bezeichnete Sicherheitsstandard von Blut und Blutprodukten bleibt Fiktion: Ausschließlich mit dem Solvent-Detergent-Verfahren inaktivierte Blutgerinnungsfaktoren (OCTAVI u.a.) können Hepatitis A und andere nicht umhüllte Viren übertragen. (Arznei-Telegramm 3/1996)

3826 c) Das blüht Dir bei einer Blutübertragung:
Bei Patienten, die sich durch Spenderblut mit dem Hepatitis-C-Virus infiziert haben, ist die Prognose offenbar schlechter als bisher angenommen: Nach dem Ergebnis einer amerikanischen Studie entwickeln die meisten dieser Patienten die klinischen Symptome einer chronischen Leberkrankung, mehr als 50 Prozent bekommen eine Leberzirrhose und über fünf Prozent ein Leber-Karzinom. (Ärzte Zeitung 23.6.1995)

3827 📖 163 **Zytostatika** (Krebschemotherapie-Medikamente): schon **bloßes Näherkommen** an diese Kampfgasgifte oder das Berühren von Körperflüssigkeiten damit behandelter Kranker **schädigt das Erbgut!**
...kam es bei Krankenschwestern, die immer wieder in Haut- oder Schleimhautkontakt (Auge) mit Zytostatika kamen, zu strukturellen Veränderungen der Chromosomen.
Auch die Exposition der Krankenschwestern gegenüber Urin, Schweiß, Stuhl und Erbrochenem von Zytostatikabehandelten, kann die Art und Zahl der Chromosomenaberrationen entscheidend beeinflussen. Mit diesen Körperflüssigkeiten muß deshalb genauso vorsichtig hantiert werden wie mit den Zytostatika selbst. (M. Glatzel u.a., Arbeitsmed. Sozialmed. Präventivmed., 27. Jg., Heft 7 (1992), S. 269-275)
Nun weißt Du hoffentlich, wie schrecklich dieses Gift der Pharmaindustrie ist, daß allein schon der Schweiß eines damit Behandelten noch andere Menschen schädigt. Oder das Sich-Annähern an das bloße Medikament.

3828 Erkenne: Sie vergiften Erde und Meere. Ihre Werke müßten längst geschlossen werden. Solange das nicht vollzogen wird, bleibt nur eine Konsequenz: Die totale Achtung all ihrer Produkte und Medikamente durch den Verbraucher. Durch Dich also! Gib keinen Pfennig mehr aus für diese Gifte!

📖 212 Die ständige Chemieverseuchung geht weiter: **Giftbeutel nähern sich den deutschen Inseln**
Die Beutel mit hochgiftigem Pflanzenschutzmittel, die bereits Strände in Spanien, Frankreich und Holland verseuchten, haben sich den ostfriesischen Inseln Borkum und Juist genähert. (Kölner Stadt-Anzeiger Nr. 19/24.1.1994/4)

3829 📖 216 **Der gefährlichste krebserzeugende Stoff - Asbest - bleibt nach wie vor in den Arzneimitteln:**
Im einzelnen, so das BGA, muß nach einer Überprüfung auch für eine Verunreinigung mit Asbest bedeutsamen Herstellungsschritte sichergestellt sein, daß Asbestfasern mit einer Länge unter 2,5 Mikrometer in einer Einzeldosis injizierbarer Arzneimittel gar nicht vorkommen und Asbestfasern mit einer Länge zwischen einem und 2,5 Mikrometer nur in geringer Konzentration enthalten sind. Fasern, die kleiner sind als 1 Mikrometer Länge, wurden nicht in die Bewertung einbezogen, weil sie nach dem bisherigen Stand der Wissenschaft keine gesundheitliche Relevanz haben. (...) (Ärzte Zeitung 5/14.1.1994/15)

3830 📖 564 **Plötzlicher Tod nach Malariamittel Halofantrin** (HALFAN) :
Eine 52jährige Lehrerin nimmt zur Behandlung einer Chloroquin (RESOCHIN u.a.)-resistenten Malaria im Abstand von acht Tagen zweimal 1.500 mg Halofantrin (HALFAN) ein. Am Morgen nach dem zweiten Einnahmezyklus wird die zuvor gesunde und leistungsfähige Frau tot aufgefunden. Es gibt keinen Anhalt für eine andere Todesursache als plötzlichen Herztod. (NETZWERK- Bericht 7189) (arznei-telegramm 6/1994)

3831 📖 284 **3 Tote durch Blutgerinnungsmedikament: Neuer Arzneimittelskandal**
271 Packungen des Gerinnungsmittels PPSB human (Prothrombinkomplex) mußten am Samstag auf behördliche Anweisung sofort aus den Regalen der Apotheken und Krankenhäuser verschwinden. PPSB human steht im Verdacht, den Tod von drei Menschen verursacht zu haben. Das Blutpräparat, das nach großen Operationen direkt in die Vene gegeben wird, soll dafür sorgen, daß große Wunden besser heilen. (...) Pharma-Kritiker Dr. Moebius warnte schon vor über einem Jahr vor PPSB human und kritisierte »die mangelnde Reinheit« der Medikamente. PPSB human ist seit 1986 auf dem Markt. Rund 125.000 Packungen (rund 52 Millionen Einheiten) wurden verkauft. (BamS 3.10.1994)

3832 📖 371 **Lost** m: Bis-(β-chloräthyl)-sulfid; Bez. nach den Herstellern Lommel und Steinkopf, auch als Gelbkreuz, **Senfgas** bezeichnet; Wirkung: N-Lost (Methylbis-(β-chloräthyl)-amin) und N-Lost-Derivate wirken radiomimetrisch und sind Ruhekerngifte (keine Mitosegifte); Blockierung von Enzym-SH-Gruppen. Therap. Anw. bei leukäm. Erkrankungen und bei der Lymphogranulomatose. (Pschyrembel, klinisches Wörterbuch, 258. Auflage)

3833 📖 284 **Tod nach der rettenden Spritze**
Seit Jahren steht ein Blutgerinnungsmittel im Verdacht schwerster Nebenwirkungen. Erst jetzt, nach drei Todesfällen, wurde es aus dem Verkehr gezogen. Hunderte von Patienten könnten also möglicherweise noch leben, hätten sie ordentlich hergestelltes PPSB bekommen. Seit 1986 wurden zum Beispiel 125.000 DRK-Packungen verabreicht. »Die Sache«, so Trobisch, »ist ein Fall für den Staatsanwalt.« (Herbert Stelz, stern 41/6.10.1994)

📖 486 Das ist doch die letzte Schweinerei von der AIDS-Behandlung, die da so langsam durch den Saustall der Medizinmacher durchsickert:
HIV-Patienten sollten nur noch mit Kombinationstherapie behandelt werden
Die antiretrovirale Therapie wird nach Einschätzung von Dr. Schlomo Staszewski von der Universitätsklinik Frankfurt/Main in den nächsten Jahren zur wichtigsten Waffe gegen HIV-Infektionen. Mit einer einzelnen Substanz sei die Replikation der Viren nicht zu stoppen. „Das Zeitalter der AZT-Monotherapie ist vorbei", sagte Staszewski auf einer Fortbildungsveranstaltung der Medizinischen Hochschule Hannover. Unter einer Zidovudin-(AZT)-Monotherapie kann die Virämie nur vorübergehend aufgehalten werden, bereits nach sechs Monaten sind die Erreger resistent, und die Substanz ist wirkungslos. Werde zu diesem Zeitpunkt das Medikament gewechselt, stiegen zwar die T-Helferzellen als Parameter des Therapieerfolgs geringfügig, aber dies wirke sich klinisch kaum aus. (...) Kreuzresistenzen zwischen AZT und ddC seien noch nicht gefunden worden. »Je früher mit der Kombinationstherapie begonnen wird, desto erfolgreicher ist die Virushemmung. Zur initialen Behandlung sollte deshalb AZT allein nicht mehr verwendet werden. Die Kombination von AZT und ddC kann auch prophylaktisch gegeben werden, wenn nach einer möglichen Infektion das Testergebnis abgewartet werden muß«, empfahl Staszewski. (Ärzte Zeitung 4/11.11.1996/13, Fettdruck vom Verfasser)
Nein, nicht die Einführung einer Mehr-Medikamente-Therapie ist das Schlimme - diese Taktiken zur Profitmaximierung sind Dir ja längstens bekannt. Nun kommt auch langsam heraus, daß dieses AZT nicht nur den Kranken stärkstens schädigt, sondern daß es bereits nach sechs Monaten gegen die HI-Viren, gegen die es ja gespritzt wird, völlig wirkungslos bleibt. Bis zu ihrem erbärmlichen Tod wurde und wird es den Fixern und Drogensüchtigen jahrelang eingeflößt wie verheißungsvolles Elexier - das Elexier des Todes. Gereicht von dieser verbrecherischen Krankheits-Schulmedizin! Und dann erneut dieser so beliebte, so dummdreiste, die so gut von jedem wegen seines Vertrauens in Medizinerrhetorik geschluckte Widersinnigkeit, die keinem auffällt: »...stieg der Therapieerfolg, aber dies wirke sich kaum aus«.

3850   Zurückgezogene Medikamente

📖 556   **Arznei-Telegramm 12/1987 / BÖNING, J., »Antidepressiva...«, Nervenheilkunde 4. 1982/172.**
(...) daß sich die Depressionsverläufe unter der Einnahme von Tranquilizern verlängern.

📖 157   **Das muß man anerkennen:**
Der Boykott deutscher Mediziner gegen Pharmavertreter der Frankfurter Firma Asta Medica, zu der die Ärzte-Initiative der Kinderhilfsorganisation »terre des hommes« im März aufgerufen hatte, ist beendet. Die Initiatoren hatten dem Unternehmen vorgeworfen, gesundheitsschädliche Präparate in Ländern der Dritten Welt zu vermarkten. (Ärzte Zeitung 105/9.6.1993/6)
Es handelte sich um die hier vom Markt genommenen Mittel wie Dasten plus, Dualid, Avamigran (Schlankheits- und Migränemittel). Doch hatten eben diese Ärzte nicht noch vor kurzem ihren eigenen Patienten die gleichen Medikamente verabfolgt?

a) 📖 212 **Contergan** - bei uns als kinderverkrüppelndes Schlafmittel bekannt, infolge des Zwangs der Ereignisse vor ein paar Jahrzehnten verboten, hat die herstellende Firma Grünenthal nicht in den Ruin getrieben.
Der schlimme Chemiedreck wird heute mit großem Erfolg und Profit in die Entwicklungsländer verschifft - diesmal als Lepra-»Heilarznei«. So machen nun die Chemiemittel die gleichen wundersamen Gebrauchswandlungen durch wie früher die Heilkräuter... (→Mistel)
b) 📖 521 **Die zweite Karriere des Thalidomid, das Kinder ohne Beine und Arme hervorbrachte**
Die Patienten, die Thalidomid erhalten, müssen allerdings regelmäßig auf Zeichen einer axonalen Neuropathie untersucht werden. Und Frauen dürfen während der Therapie auf keinen Fall schwanger werden. (Ann. Rheum. Dis. 53 (1994) 828-832.)

a) 📖 873 **Rheumamittel vom Markt genommen**
Wegen relativ häufiger und starker Nebenwirkungen hat das Bundesgesundheitsamt (BGA) in Berlin das Rheumamittel »Peroxinorm« vom Markt genommen. Das Medikament der Firma Grünethal wird vor allem bei Gelenkerkrankungen und Sehnenscheidenentzündungen gespritzt, teilte das Amt am Dienstag mit. Es seien insgesamt etwa 400 Meldungen über verschieden starke Nebenwirkungen eingegangen, wobei es in Einzelfällen sogar zu tödlichen allergischen Schocks gekommen sei. »Peroxinorm« wird dem Bundesgesundheitsamt zufolge aus tierischem Eiweiß hergestellt. (Kölner Stadt-Anzeiger, 6.4.94)

Warum wird den Schadenspraktiken der Schulmedizin trotzdem gefolgt? Gustave Le Bon sagt es:
Wir haben gesehen, daß die Massen nicht überlegen, daß sie Ideen in Bausch und Bogen annehmen oder verwerfen, weder Auseinandersetzung noch Widerspruch dulden, und daß die Einflüsse, die auf sie wirken, den Bereich ihrer Vernunft gänzlich erfüllen und danach streben, sich sogleich in die Tat umzusetzen. Wir haben gezeigt, daß die entsprechend beeinflußten Massen bereit sind, sich für das Ideal zu opfern, das man ihnen suggeriert hat. Wir haben schließlich festgestellt, daß sie nur heftige und extreme Gefühle kennen. Die Zuneigung wird bei ihnen schnell zur Anbetung, und kaum geborene Abneigung wandelt sich in Haß.

Verzweifeltes Warten auf neue Medikamente

Nicht-kleinzellige Bronchialkarzinome (NSCLC) machen etwa 80 Prozent aller Lungenkarzinome aus. Ein kurativer chirurgischer Eingriff ist nur bei wenigen Patienten möglich. Auf herkömmliche Chemotherapie-Regimes sprechen diese Tumoren nur mäßig an. Die Fünf-Jahres-Überlebensrate liegt etwa bei 15 Prozent und hat sich in den letzten zwei Jahrzehnten kaum verbessert.
Ärztliche Praxis • Nr. 19 • 5. März 1996

Du mußt nicht verzweifelt warten! Du hast Deine UrMedizin!

Gefährliches Fleisch
Schon 140g täglich fördern Krebs
(Medical Tribune 13/24.10.97/18)

3854 📖 204 **Selbst im harmlosen Kopfschmerzmittel steckt der Tod**
Das Unternehmen Glaxo in Hamburg hat an alle niedergelassenen Ärzte und Krankenhausärzte einen Rote-Hand-Brief zum Gebrauch des Migränemittels Sumatriptan verschickt. Anlaß hierfür, heißt es in einer Pressemitteilung des Unternehmens, seien akute Verdachtsfälle schwerer unerwünschter Arzneimittelwirkungen in Zusammenhang mit Fehlanwendungen von IMIGRAN® mit zum Teil tödlichem Ausgang. (Ärzte Zeitung 182/13.10.1994)

Kopfschmerzen, Bild: G. Cruikshank

3875 Genetik, Gentech

3875 a) Wer, wie die Zeitschrift behauptet, mit dem Gendefekt sei der Königsweg gegen Herzinfarkt gefunden, betreibt, gelinde gesagt, Volksverdummung! Auf solch unhaltbare Versprechungen sollte keiner reinfallen. Wer sein Herzinfarktrisiko senken will, muß nach wie vor gesund leben. (Professor Dr. Gerd Assmann, Direktor des Instituts für Arterioskleroseforschung der Universität Münster)

3 Todesfälle!
Anti-Parkinson-Mittel vom Markt genommen
Von Dr. Christopf Fischer
Tasmar – kleine beige Tabletten in blau-weißer Packung: Sie galten bisher als das modernste Anti-Parkinson-Mittel der Welt. Seit Oktober 1997 sind die Pillen auch in Deutschland zugelassen – gestern aber mußte der Pharmahersteller Roche das Mittel vom Markt nehmen. (Bild vom 19.11.1998)

📖 361 Gene Auch dieses Erforschen der Gene führt - wie das der Bakterien - natürlich nicht dazu, daß Krankheiten geheilt werden können. Es handelt sich wieder einmal nur um einen **abscheulichen Trick der Ärzte-Pharmazie-Mafia.** Man will das verblassende Ansehen von chemischen Medikamenten durch neue Hoffnungsmache aufwerten. Und Schuldgefühle an der sich verstärkenden widernatürlichen Lebensweise und den dadurch verursachten Leiden der Menschen abbauen. Um dem immer größer werdenden Heer von Kranken sagen zu können: Selbst wenn ihr gesünder lebtet, würde euch das gar nichts nutzen. Denn es ist euch ein schlechtes Gen vererbt worden, das eure Leiden verursacht. Und euch davon zu befreien, das vermögen nur die diese Krankheiten näher untersuchenden Forscher und die auf deren Arbeitsgrundlagen die Kunst-Gene herstellende Pharmaindustrie und die darauf dieselben richtig in den Körper einschleusenden Ärzte.
Diese einmalige Strategie ist umso glaubhafter, weil unsere Gene tatsächlich von Generation zu Generation durch die zerstörerischen Wirkungen der Zivilisation geschwächt werden. Und damit anfälliger für alle Leiden werden. Das ist doch klar: Krankmachende Gene hat die Schöpfung weder dem Menschen noch anderen Lebewesen eingesetzt. Wären wir sonst nicht schon vor Millionen Jahren ausgestorben? Jeder mit noch etwas gesundem Menschenverstand Ausgestattete lehnt - aus berechtigt tiefem Gefühl kommenden Unheils heraus - die Manipulation mit den Genen ab. Erwies sich doch bisher jegliche neue Masche in der Krankenbehandlung der Menschen durch die Ärzte, seit acht Jahrtausenden«, als nicht heilungsfähig und stets schädigend.
Seit einiger Zeit aber klingt das Wort »Genforschung« viel harmloser in unseren Ohren. Und warum? Weil die Medizinforscher den Menschen wieder einen Floh ins Ohr setzen konnten: Wegen der Genveränderung im Körper sei der Krebs schon früh zu erkennen und deshalb so zu heilen. Die Gen-Wissenschaft, die wir gestern noch zu Recht verdammten, wurde so durch einen raffinierten Trick plötzlich zu einem Hoffnungsträger manipuliert und wird nun immer mehr akzeptiert. Und wenn sie sich dann - ihr Janusgesicht geschickt verbergend - bei uns eingeschlichen hat und sich dann später - wie bei allen medizinischen Neuerungen - die an ihr haftenden Gefahren verhängnisvoll offenbart, dann ist *dies* nicht mehr rückgängig zu machen. Und die sie eingeführt haben, reden uns in alter Manier ein: »Jeder Fortschritt hat seinen Preis.« Wann wird die Menschheit aufwachen und bemerken, daß der Fortschritt bei genauem Hinsehen nichts als eine Farce - die lächelnde weiße neapolitanische Maske vor einem Totenkopf - darstellt?

3875 b) Prostata-Krebs: Gen "KAI 1" entdeckt. Dieses Gen unterdrückt die Bildung von Metastasen. Nur wenn "KAI 1" nicht aktiv ist, breiten sich die Krebszellen aus. Daher regelmäßig zur Vorsorge-Untersuchung. (BUNTE, 12.3.1996)
Durch solche Meldungen aus der Forschung will man medizingläubige Menschen veranlassen, noch öfter zu den Ärzten u. Vorsorgeuntersuchungen zu rennen. So bringt die Ärztegilde es den Medizin-Journalisten als Neuigkeit bei. Und die verstärken den öffentlichen Druck, daß immer mehr Gelder in die Genforschung fließen.

3876 a) 📖 361 So bereitet man den Boden für Untaten vor: Preisverleihung: Der Pathogenese (Wissen um die Entstehung einer Krankheit) **von Darmkrebs auf der Spur**
Der mit 30.000 Mark dotierte Preis der Werner-Otto-Stiftung für medizinische Forschung 1993 ist an Dr. Michael Neumaier verliehen worden. Der Wissenschaftler von der Abteilung für Klinische Chemie des Universitätskrankenhauses Hamburg Eppendorf ist in der Krebsforschung tätig. Er erhält den Preis, der alle zwei Jahre verliehen wird, für seine Arbeit zum Verlust von Adhäsionsmolekülen bei Darmkrebs. Neumaier hat erstmalig nachgewiesen, daß das im Dickdarm produzierte Zelladhäsionsmolekül BGP bei knapp 90% aller Patienten mit Dickdarmkrebs verringert ist und bei über der Hälfte gar nicht mehr gebildet wird. Es gibt erste Hinweise, daß der BGP-Verlust im Tumor mit einer verstärkten Bereitschaft zur Bildung von Tochtergeschwülsten einhergeht. Möglicherweise liegt dem BGP-Verlust ein genetischer Defekt zugrunde. (Ärzte Zeitung 17/1.2.1994/16)

Nicht nur daß wir Steuerzahler diese Leute für solch bedächtiges Herumschleichen um den Brei der wirklichen Krebsentstehung mit diesen lächerlichen Analysen fürstlich bezahlen, die bekommen auch noch Preise dafür! Es gibt inzwischen so viele, daß fast jeder Uniprofessor und Chefarzt einen bekommen haben dürfte. Aber ich will Dir verraten, warum der Herr Doktor den Preis von der Industriestiftung bekommen hat - der letzte Satz verrät es: Er präsentiert uns den Aperitif. Damit wir Geschmack auf das kommende Menü der Genmedikation bekommen. Wird das Entstehen von Krankheiten den Genen in die Schuhe geschoben und dem Kranken damit Absolution für seine Süchte erteilt, ist damit ein neues, weites, unbegrenztes Forschungsfeld für die uns alle einseifenden Wissenschaftler eröffnet, mit noch höheren Bezügen und nicht endenwollenden Preisverleihungen durch die dadurch zu einmaligen Höchstgewinnern durchstartende Chemie- und Pharmaindustrie.

b) Gibt es bald neue Hoffnung beim Darmkrebs? Ja. Wir erforschen intensiv die genetischen Ursachen. Wahrscheinlich können schon bald gefährdete Menschen frühzeitig beraten und behandelt werden. (BILD 24.2.1996)

⌘ 79, 361, 466, 537 **Finsteres Mittelalter:** Nun weißt Du, warum Du das Kapitel über die Geschichte der Medizin gelesen hast: **Gentherapie gegen Hirntumore / Mäusezellen ins Gehirn gespritzt**
Du weißt es nicht? Nun, die Ärzte haben früher ihren Kranken zerhackte Mäuse- und Rattenschwänze als Heilmittel gegen die Krankheit gereicht. Und tote Mäuse mußten sie sogar ganz herunterschlucken. Heute macht man es nur etwas rücksichtsvoller: Man spritzt Dir einen Extrakt aus deren Kadavern ein. Und erfindet - wie ein Gericht, das einen Angeklagten verurteilen will - auch eine Begründung, eine wissenschaftliche Begründung:
Folgendes ausgeklügelte Therapieprinzip wurde am National Institute of Health in Bethesda entwickelt: In Hirntumoren werden auf stereotaktischem Weg Mäusezellen eingespritzt, die als Virusreservoir fungieren. Denn die tierischen Zellen sind mit einem gentechnisch veränderten Retrovirus infiziert. Es enthält das Gen für die Herpes simplex-Thymidinkinase und kann sich nicht vermehren. Die Viren verlassen nach und nach die Mäusezellen und infizieren Tumorzellen in der Nachbarschaft. Diese werden durch die antivirale Substanz Ganciclovir zerstört. Gesunde Hirnzellen, die sich normalerweise nicht teilen können, werden von den Viren nicht tangiert.
Bislang wurde die Therapie von den Patienten gut toleriert, doch ist es noch zu früh, Aussagen zum Ergebnis zu machen. Sollte die Behandlung genauso erfolgreich verlaufen wie in den vorausgegangenen Rattenversuchen, wäre ein echter Durchbruch geschafft. (JAMA Vol. 269, No. 17 (1993), S. 2181-2182, Medical Tribune, 40/8.10.1993)
Wenn die Viren nun tatsächlich diese famose Intelligenz erstklassig ausgebildeter Medizinisch-Technischer-Assistenten besitzen sollten (und selbst die sind darin nicht perfekt) und vor Eintritt in eine Gehirnzelle selbige daraufhin zu prüfen vermögen (und dies ohne Augen und Färbemittel), ob sie kanzerogen oder gesund ist, um sie dann zu zerstören oder sich von ihr abzuwenden (o Gott, von Gott hat sie wesentlich unkomplizierere Aufgaben zugewiesen bekommen!), was geschieht dann da oben mit dem Mäusedreck im Gehirn? Der nicht abgebaut werden kann. Und der dann neue, mäusespezifische Leiden den Gengespritzten bringt. Und der sodann selbstverständlich wieder eine neue Art gentechnisch veränderter Freßzellen zu spritzen erforderlich macht? Auf das den Ärzten das Forschen und Spritzen und den Menschen die Dummheit nie ausgehe...

⌘ 361 Nur zu! Blindes Vertrauen auch in die letzten neuen genetischen »Heilmittel«: Wie gefährlich es aber ist, aus der Nahrung bestimmte Stoffe zu entnehmen und sie in hoher Dosis dem Körper zuzuführen, das erkennst Du aus dem als harmloses biologisches, aber mit Hilfe von *genetisch hergestellten* Bakterien hergestellten Mittel L-Tryptophan - einem in vielen Pflanzen enthaltenem Eiweißbaustein: **Diejenigen, die es genetisch synthetisiert gläubig von den Ärzten nahmen, bekamen bisher völlig unbekannte Krankheiten:** Die Haut über ihren Gelenken verhärtete sich panzerartig, Arme und Beine schwollen unförmig an, Muskelschmerzen hinderten sie am Gehen und und und. Trotzdem das Generzeugnis in den USA schon vom Markt genommen war, hielt es das (damalige) deutsche Bundesgesundheitsamt noch längere Zeit für völlig unbedenklich... (DER SPIEGEL 41/1990)

⌘ 361 **Neues Pocken-Virus bedroht Deutschland. *Gen-Manipulation! Bundesgesundheitsamt warnt vor Präparat***
Wird ein Alptraum wahr? Wird ein genmanipuliertes Virus nicht mehr beherrschbar? Selbst Wissenschaftler sind jetzt in Angst: Denn neue Pockenviren bedrohen Deutschland und es gibt keinen Impfschutz gegen sie. Die Viren sind künstlich hergestellt, stammen aus den Genlabors französischer Wissenschaftler. Als Freßköder sollen sie in unseren Wäldern ausgelegt werden und die Tollwut bei Füchsen bekämpfen. Das Bundesgesundheitsamt: »Der Einsatz ist unverantwortlich.« (...) Und wenn es nach dem Willen der EG-Kommission geht, wird das Mittel Raboral V-RG des französischen Pharmakonzerns Rhône Mérieux schon bald für die Füchse in unseren Wäldern als Köder ausgelegt. (...) wie gefährlich das Virus aus den Labors der Gentechniker ist, zeigte sich in Frankreich: Dort waren 1991, so Hiltrud Breyer, Experimente mit genmanipulierten Pockenviren gemacht worden. Das schreckliche Ergebnis: Drei von fünf Patienten starben. Und in Argentinien zeigte sich: ...(BamS, 23.1.1994/7)
Du erkennst schon jetzt: So wie jetzt laufend Medikamente verboten bzw. (vornehm) »vom Markt genommen werden«, so wird es bei den Gen-Mitteln ebenfalls kommen. Nur mit der größeren Gefahr, daß auch die daran sterben können, die sie nicht als Medikamente verschrieben bekommen haben... Weil es jetzt erstmals auf der Erde tatsächlich bösartige - weil nicht von Gott hervorgebrachte, sondern von vermessenen Menschen künstlich geschaffene - Viren und Bakterien existieren.

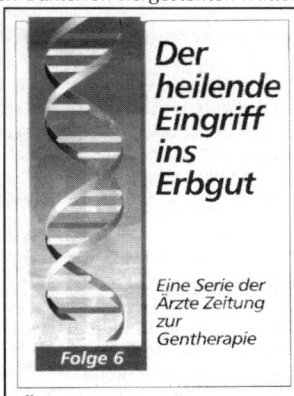

Der heilende Eingriff ins Erbgut

Eine Serie der Ärzte Zeitung zur Gentherapie

Folge 6

Ärzte ♦ Zeitung 8./9. Sept. 1995
Nach 10000 Jahren ärztlichen Wahnsinnstreibens auf diesem Planeten wagen es diese Mediziner erneut, unverfroren den Menschen neue Flöhe ins Ohr zu setzen. Gerade haben sie mal ein paar von Milliarden von Genen entdeckt, wissen nichts von deren Zusammenspiel im Körper und maßen sich schon an, von Heilen zu sprechen.

3880 📖 718 **Erbleiden: Keine Hoffnung auf Besserung?**
Was die sogenannten Erb- bzw. Genetischen Krankheiten angeht, so kannst Du das den Ärzten genauso wenig abnehmen, wie alles andere, was sie behaupten: Nämlich, daß alle Erbkrankheiten unabänderliches Schicksal seien. Da soll z.B. die Adrenoleukodystrophie (die Gehirn und Rückenmark zerstört) für die Betroffenen ein Todesurteil sein, weil überschüssige Fettsäuren nicht abgebaut werden. Das J.F. Kennedy-Institut in Baltimore und das Medical Center in Virginia vermochten jedoch, über eine Diät-Ernährung Behandlungserfolge zu erzielen. Wenn schon ärztliche, meist nur wenig wirksame Diät Erfolge erzielt, dann gib auch in solchen, scheinbar aussichtslosen Fällen die Hoffnung nicht auf und versuche es mit der besten Diät: der UrMedizin. Du weißt: Erbdefekte können durch falsche Ernährung und durch eine ungesunde Lebensweise aktiviert und umgekehrt kleingehalten werden.

3881 a) 📖 336 **Migräne wird durch ein defektes Gen verursacht:** Französische Forscher konnten jetzt die Annahme untermauern, daß Migräne eine vererbbare Erkrankung ist: Auf Chromosom 19 lokalisierten sie ein bei der familiär hemiplegischen Migräne (FHM) involviertes Gen. (Ärzte Zeitung, 30.8.1993/1) Noch kleiner als Bakterien und Viren sind die Gene. Da hat man es noch einfacher, Schuldige zu suchen. Und kann so die langsam in Verruf kommenden Kopfschmerzmittel durch noch gefährlicheren Dreck ersetzen.

3881 b) 📖 336 **Krebsforschung: Ein Gen verantwortlich für alle Formen von Brustkrebs** ..... 237 (DER SPIEGEL 45/1995)
Klar – wieder muß etwas anderes verantwortlich für den Schaden sein. Denn dann kann man so leicht und einfach an die Millionen kommen... Du erkennst immer deutlicher: Die wahre Ursache von Krebs darf niemand wissen. Denn wenn sie allgemein bekannt wird, kann man niemand anders dafür schuldig sprechen. (Wie hier nunmehr die Gene.) Damit würden die hohen Forschungsgelder fortfallen und für die Journalisten - das haben die in der Nase - die künftigen, für ihre Leser höchst interessanten Berichte über die medizinische Hoffnungsmache. Und damit würde auch die Selbstbelobigung der Wissenschaftler nicht mehr möglich werden, die sich hier z.B. wie folgt äußert:
"Wunderbar", "außergewöhnlich", "revolutionär": Mit derlei Superlativen reagierten im vergangenen Jahr die Krebsforscher, als das Fachblatt Science mit einem Triumph des amerikanischen Genforschers Mark Skolnick endete.
Doch von diesem »Triumph« blieb zum Schluß des Artikels - wie stets bisher seit 10 000 Jahren medizinischen Tätigseins nur ein weiteres Fragezeichen übrig:
"Doch warum verwandelt sich das Zellzentrum plötzlich in ein kaum überwindbares Hindernis? Die Experten haben einstweilen keine Antwort.« (DER SPIEGEL 45/1995/237)

3881 c) Neue Gen-Therapie! Im Herzen wachsen Adern nach
Können Ärzte durch die Gen-Therapie bald auf die Bypass-Operation verzichten? »Nicht ganz. Aber schwerkranke Patienten, bei denen eine Bypass-Operation nicht mehr möglich ist, können wahrscheinlich in Zukunft mit der Gen-Therapie gerettet werden.« Noch haben sie nichts fertiggebracht, und schon tönen sie, diese Hochstaplerbande.

3882 📖 766 Gentechnische Lebensmittel:
Brot: Die dänische Frima »Nova Nordisk« liefert genetische Backhilfen an deutsche Bäcker, bis April ca. 5000 Tonnen. Sie verkürzen die Backzeit, sind zudem billig. Gen-Gärhilfen sind auch in Joghurt, Götterspeise und Schnaps enthalten. Gen-Technologie-Forscher Paul S. Meyers: »Wir können nicht ausschließen, daß Gen-Nahrung unsere Psyche verändert oder Mißbildungen verursacht.« (BILD, 23.4.1993)

> **Magnetpartikel zerstören Krebs!**
> »Diese Eisenoxidpartikel werden mit einer Flüssigkeit direkt in den Tumor gespritzt. Schaltet man von außen ein magnetisches Wechselfeld ein, erhitzen sich die Kügelchen auf 43 bis 46 Grad und bringen den Krebs langsam zum Absterben«, erklärt der Biologe Dr. Andreas Jordan vom Universitätsklinikum »Rudolf Virchow« in Berlin. Es gelang bereits, Versuchsmäuse von Brustkrebs zu heilen. Die klinische Anwendung wird zur Zeit an herausoperierten Tumoren von Krebspatienten getestet. Dr. Jordan: »Wir brauchen 1,5 Millionen Mark, um die erste Therapiemaschine innerhalb der nächsten zwei Jahre bauen zu lassen - dann können wir sofort erste Krebskranke mit der neuen Methode behandeln.« (BamS. 1.6.1997/60)
> War die magnetische Therapie nicht schon mal dagewesen? Richtig! Das Schlitzohr Mesmer hatte damit vor 200 Jahren seine Schau abgezogen und sich 'ne goldene Nase verdient. (→Rz171)

3883 📖 170 **Gentherapie:** Geplant ist, Gelenkinnenhautzellen zu entnehmen, genetisch zu verändern und dann zu retransplantieren. **Gentechnik soll die Rheumatherapie bald verbessern**
(...) Das Wirtschaftsministerium des Landes NRW unterstützt die Forschungsarbeiten mit 1,25 Millionen DM, um ein »Standortsignal« für die Bio- und Gentechnologie zu setzen und zur besseren Akzeptanz dieser »Schlüsseltechnologie« beizutragen, wie Staatssekretär Hartmut Krebs sagte. (Ärzte Zeitung 147, 30.8.1993) Für den größten Wahnsinn, für die wirklich hoffnungsloseste Krankenbehandlungsmethode seit 10.000 Jahren Medizinerpraxis wird das Geld der Steuerzahler nur so aus dem Fenster geworfen. Wie lohnend, Forscher oder Arzt zu sein.

3884 📖 361 Der Bundestagsabgeordnete Dr. Voigt erklärte am 6.11.1987 in der Bundestagsdebatte:
»Wir brauchen Gentechnik, damit wir die Umwelt- und Gesundheitsschäden, die wir möglicherweise auch durch Freisetzen genmanipulierter Organismen hervorrufen, hinterher wieder reparieren können.«
Wem sich bei diesen Worten eines akademischen Politikers nicht die Haare sträuben, der lese ihn zweimal. Wie kam es eigentlich zu dem - nach der Erfindung der Atombombe - wahrscheinlich folgenschwersten Monsterausstoß aus menschlichen Hirnen, die es wagen, **Schöpfung zu spielen?** Da reichte eine Gruppe junger Forscher einer amerikanischen Fachzeitschrift eine Arbeit ein, mit dem Titel: »Konstruktion einer neuen Art Plasmid DNA durch In-vitro-Vereinigung von Eco-RI-erzeugten DNA-Fragmenten aus unterschiedlichen Plasmiden.« (Cohen/Dover/Chang/Helling) Damit ließen sich menschliche Gene in Bakterien einschleusen und dort vermehren, man konnte jedes beliebige DNA-Stückchen in beliebigen Mengen gewinnen - ein Vorgang, der als »Klonieren« bezeichnet wird.

3885 a) 📖 361 **Gen-Gefahren** Und mit jeder genmanipulierten Pflanze erhöhen wir die Wahrscheinlichkeit, daß ein zufälliger Genaustausch eben doch einmal einen neuen Krankheitserreger kreiert. Wie erheblich die Wahrscheinlichkeit angesichts des natürlich stattfindenden Gentauschs ist, bleibt noch offen. (DIE ZEIT, 12/18.3.1994/49) Merke Dir das Peter-Gesetz: Was bei den Menschen schiefgehen kann, das geht auch irgendwann einmal schief.

3885 b) 📖 361ff **Sich immer ein Türchen offen halten:**
Gentechnik kann viele, aber nicht alle Probleme lösen (Merke: Bisher hat sie noch kein einziges gelöst!)
Prof. Dr. Dr. J. Winckelmann (Ärztliche Praxis 14/18.2.1995)

Das Ende der Schulmedizin zeichnet sich ab
Die Medikamente der Schulmedizin sollen vor allem Symptome beseitigen. Deshalb neigen sie dazu, die Krankheit lediglich „umzuschichten". Sie beseitigen die eine und bereiten damit der nächsten den Boden. Indem sie die Immunität des Patienten angreifen, beginnen sie den schlimmen Kreislauf, der die leidenden Menschen immer neue und stärkere Mittel benötigen läßt. Dieser Kreislauf hält den Moloch unseres milliardenteuren Gesundheitswesens am Laufen. Deshalb klammern sich Schulmediziner, Kassen und pharmazeutische Industrie an ihn. Sie leben von ihm. (raum&zeit 84/1996/28)

Als UrMethodiker sagst Du zu Dir: Gentech kann keine Probleme lösen, die der Mensch selbst geschaffen hat. Sie kann die Probleme nur vergrößern. Der Mensch muß aufgeben, was ihm Probleme bereitet - nicht durch neue Tricks sie aus der Welt zu schaffen suchen. Die dann neue, schlimmere Folgen haben als die alten...

Molekularbiologen sind dem Neuronen-Tod auf der Spur; Morbus Alzheimer ist um ein paar Geheimnisse ärmer
Mit verschiedenen Modellsystemen, die Zellkulturen, Antisense-Technologie und transgene Mäuse beinhalten, gelang es, mehrere Gene zu identifizieren, die eine regulatorische Rolle beim Überleben bzw. Absterben von Neuronen spielen. Klar, alles muß schuld sein. Nur nicht das nicht menschenartgerechte Vertilgen von Rindfleisch, das die mit Alzheimer fast identische Creutzfeldt-Jacob-Krankheit auslöst. Nur: Als Forscher darf man nicht analysieren, aber nicht weiterdenken...

361 **Gentechnik hilft im Kampf gegen die Arthritis**
(...) Bei ihren Forschungen hatten die Ärzte herausgefunden, daß ein Tumor-Nekrose-Faktor genanntes körpereigenes Molekül ursächlich an der Entstehung der rheumatischen Arthritis beteiligt ist. Das neue Medikament enthält gentechnisch hergestellte monoklonale Antikörper, die dieses Molekül blockieren.
Allerdings wurde dieses Medikament nur an einer kleinen Gruppe getestet: am Londoner Charing Cross Hospital wurden seit langem unter schwerer Arthritis leidende Personen behandelt. Bei den meisten waren Verbesserungen aufgetreten, die bislang noch von keinem anderen Medikament erreicht wurden. (Die Welt 3.2.1994/10)

361 **So macht man Gentechnik als Heilhoffnung populär:**
Prostata-Krebs: Gen »KAI 1« entdeckt. Dieses Gen unterdrückt die Bildung von Metastasen. Nur wenn »KAI 1« nicht aktiv ist, breiten sich die Krebszellen aus. Daher regelmäßig zur Vorsorge-Untersuchung. Durch die Beobachtung des Gens können Ärzte jetzt frühzeitig erkennen, wann ein Tumor operiert werden muß. (BUNTE 4/1996)

Auf diese hinterhältige Weise bringt die Mediziner-Mafia die angebliche große Bedeutung der Gene zur Krankheitsbekämpfung ins Spiel. Die Medien nehmen begierig alle solche Meldungen auf und verstärken so den öffentlichen Druck, noch mehr Gelder in die Genforschung fließen zu lassen. Denn: Der Profit für die Beteiligten verdoppelt sich so in Zukunft, wenn nicht mehr nur Bakterien und Viren, sondern auch noch die Gene als Krankheitsverursacher gebrandmarkt werden.

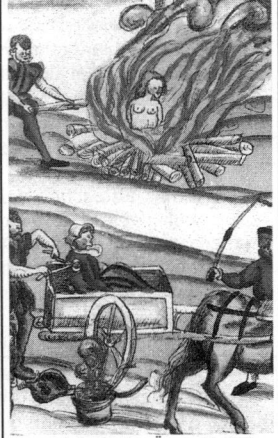

Das Verbrechen der Ärzte, die Weisen Frauen als Hexen verbrennen zu lassen, um nun auch aus der Geburt ihren Profit zu schlagen, könnte noch übertroffen werden vom künftigen Einsatz der Gentechnik bei Krankheiten.

a) 361 **Hoffnung: Gen-Spritze gegen Krebs**
Brauchen wir bald keine Operation mehr? Jetzt fanden 35 amerikanische und australische Wissenschaftler einen Gen-Impfstoff, mit dem selbst Patienten im Spätstadium geheilt werden können. Die Wissenschaftler: »Bald werden wir alle Krebsarten - sogar Blutkrebs - mit Gen-Spritzen heilen können.« (BILD 11.4.1994)
Bleibt Dir, nach allem was Du in diesem Buch gelesen hast, hier nicht die Spucke weg? Vor dieser unverfrorenen Hoffnungsmache? Die nur ein Ziel kennt: die Geldscheffelei für diese Betrüger der kranken Menschen.

b) Daß die genetische Behandlung genau so ein Flop wird wie alle übrigen - dieser Enttäuschung sorgen sie nach anfänglichem Paukenwirbel jetzt schon mit sanften Harfenklängen vor: Gentherapie bei Krebs ist noch Zukunftsmusik (Ärzte Zeitung 37/27.2.1996/13) Hoffen und harren...

c) Selbst der SPIEGEL muß zugeben:
Medizin: **Gentherapie - großes Geschäft mit falschen Versprechungen...** Bis auf weiteres riecht der Vorschußlorbeer, mit dem die Genetiker vielfach bedacht werden, leicht nach faulem Zauber: Es gebe bisher »so gut wie keinen Beweis, daß die Gentherapie Patienten oder auch nur Versuchstieren nützt", verkündete kürzlich Harolf Varmus, Direktor der US-Gesundheitsbehörde NIH. (...)
»Dies ist kein Akt der Nächstenliebe, es ist Business, Geschäft an vorderster Front von Forschung und Medizin.« (Der Spiegel 37/1998)
Fehlschläge meldeten Ende September im New England Journal of Medicine gleich zwei amerikanische Forschergruppen. Die eine scheiterte bei dem Versuch, Patienten mit der Erbkrankheit Mukoviszidose von ihrem Leiden zu heilen. Im Laborversuch war es gelungen, Ersatz für das fehlerhafte Gen mit Hilfe eines umprogrammierten Virus in isolierte Zellen Mukoviszidose-Kranker einzuschleusen. Doch was bei den Zellkulturen gelang, mißriet im Test mit zwölf Patienten (DER SPIEGEL 47/1995/240)

Germanische Viren tauchen wieder auf
Ich saß mit einer befreundeten Familie am Mittagstisch und schilderte einen Krankheitsfall. „Wahrscheinlich steckt wieder so ein neuentdecktes Virus dahinter", meinte der Gastgeber. Danach herrschte völlige Ruhe. So frug ich seine junge Tochter: »Weißt Du, was ein Virus ist?« Da schoß es aus ihr heraus: „Virus, Virus gib mir meine Legionen wieder!" Ich sage: „Danke, leicht abgewandelt kannst Du auch nach einer Antibiotikabehandlung bei Deinem Doktor ausrufen: „Medikus, Medikus gib mir meine Arbeitsbakterien und mich schützenden Viren wieder!"

361 **Invasion der Killerzellen** In wenigen Tagen ist es soweit: Die Medizin in Deutschland tritt in eine neue Ära ein - das vielbeschworene, aber auch vielgefürchtete Genzeitalter bricht an. Zum ersten Mal werden hierzulande Patienten mit Nieren- oder Hautkrebs genmanipulierte Zellen eingespritzt. Wie von einer Pioniertat nicht anders zu erwarten, ist der Ausgang ungewiß.
Auf der Gentherapie ruhen Hoffnungen im Kampf gegen bislang unheilbare Krankheiten, so auch gegen Krebs. Die Tumorforscher treffen sich

1145

diese Woche auf dem 21. Deutschen Krebskongreß in Hamburg. Unter ihnen ist der Freiburger Roland Mertelsmann, der als erster deutscher Wissenschaftler die Genehmigung zu einem Gentherapieversuch erhalten hat.

Die genmanipulierten Fibroblasten mischt Mertelsmann mit Tumorzellen, die er dem Patienten entnommen hat. Anschließend wird das Zellgemisch bestrahlt, um ein weiteres Wuchern der Zellen zu verhindern. Die Strahlendosis ist so berechnet, daß Tumor- und Bindegewebszellen nach etwa zehn Tagen absterben. Bis dahin produzieren die Fibroblasten Interleukin II - und zwar im Körper. Denn nun kommt der Schritt, der das Experiment zum Wegbereiter der Genära in Deutschlands Krankenhäusern machen soll: Das Zellgemisch wird dem Patienten unter die Haut gespritzt. Dort sollen die Fibroblasten mit ihrem Interleukin-II-Ausstoß Immunzellen anlocken. Die herbeigerufenen Immunzellen stürzen sich auf das Zellgemisch. Entscheidend für die Therapie ist, daß sie auch die Krebszellen angreifen. Denn nur der unmittelbare Kontakt mit den Krebszellen zusammen mit der Stimulation durch Interleukin II kann die Immunzellen scharfmachen. Sind beide Voraussetzungen erfüllt, vermehren sie sich rasend schnell. Eine Armee identischer Krebszellenjäger schwärmt nun in den Körper aus, um weitere Tumorzellen aufzuspüren und zu vernichten. So weit die Theorie. (DIE ZEIT 11/11.3.1994/51)

...ruhen die Hoffnungen! Wann merkt die Welt, daß sie nicht nur verdummt, sondern auch noch eben mit diesem seriös aufgemotzten Phrasenschaum verblödet wird?

3889 📖 119 **Mamma-Ca / Studie: Häufigkeit von erblichen Komponenten / US-Forscher haben ein zweites »Brustkrebs-Gen« lokalisiert**
Nur wenige Wochen nach Isolierung eines Gens (BRCA1), das mit einem extrem hohen Brustkrebsrisiko in Verbindung gebracht wird, haben US-Forscher jetzt ein zweites »Brustkrebs-Gen« lokalisiert. Wie Professor Dr. Tim Bishop aus Leeds auf dem 13. Europäischen Krebskongreß in Berlin bekannt gab, sollen Einzelheiten zur Entdeckung des auf Chromosom 13 lokalisierten BRCA2-Gens in der morgigen Ausgabe der Fachzeitschrift »Science« erläutert werden. (...) Bei 40 Prozent dieser Familien scheint das neuentdeckte BRCA2-Gen involviert zu sein, da es außerdem für die meisten der familiären Brustkrebsfälle bei Männern ursächlich sein soll. (Ärzte Zeitung 174/29.9.1994)

Hier hat man also schon das zweite »Brustkrebs-Gen« entdeckt. Bald wird es ein drittes geben, bis es dann eines Tages wie bei den Chemiemedikamenten davon an die 200.000 geben wird:

In immer schnellerer Folge enthüllen derzeit die Molekularbiologen den Aufbau von Genen, die eine erbliche Vorbelastung für Krebs und andere Leiden nach sich ziehen: Erst im vergangenen Jahr hatten US-Forscher zwei Gene für erblichen Darmkrebs entdeckt. (DER SPIEGEL 41/1994)

Du kannst mir glauben: nichts als Verdummung:

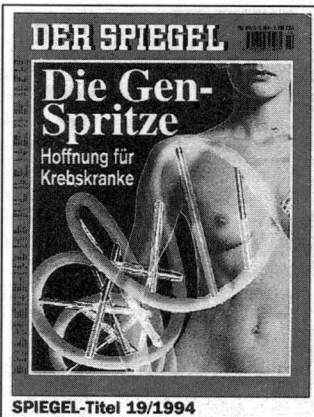

SPIEGEL-Titel 19/1994

3890 📖 166, 456, 511 Erkenne die neue, aber seit 10.000 Jahren immer gleichbleibende, ans Kriminelle grenzende Taktik der Schulmedizin mit ihrer betrügerischen Hoffnungsmache gegenüber der ihnen voll vertrauenden Kranken, die zuerst Dämonen u. Teufeln, dann Bakterien und Viren, und nun den Genen die Schuld an den Krankheiten zuschieben.:

Amerikanische Forscher haben das Gen für Brustkrebs isoliert
Nachdem das Gen BRCA1, das Frauen anfällig macht für Brust- und Ovarialkrebs, nach langer intensiver Suche gefunden wurde, haben jetzt amerikanische Forscher bekannt gegeben, daß sie das Gen isoliert haben. Dr. Samuel Broder, Direktor des National Cancer Institute (NCI) in Bethesda im US-Bundesstaat Maryland, versprach, die Entdeckung für Strategien zur Vorbeugung von Brust- und Eierstockkrebs zu nutzen. Das Gen ist 1994 in Deutschland Ursache für voraussichtlich 4000 neue Krebserkrankungen. (Ärzte Zeitung 165/16.9.94/4)

Natürlich weist man auch auf Gefahren hin... Aber wer will davon schon was wissen, wer will da diesen Pionieren Genehmigungen versagen, wo die Hoffnungen für die Menschheit mal wieder derart ins Unendliche gesteigert werden. Nun endlich also wird bald der Krebs von diesen Edelgangstern mal wieder besiegt sein.

3891 📖 361 **Gentech-Gefahren** Die Forscher beobachteten, daß auch in Muskelgewebe injiziertes Erbmaterial im ganzen Körper aktiv ist. Die Tatsache, daß in die Blutbahn oder andere Organe injizierte Gene sich über den ganzen Körper ausbreiten, könnte die Gentherapie zu einer ebenso einfachen Behandlungsform wie die klassische Therapie mit Medikamenten machen. Da sich fremde Gene über die Blutbahn erstaunlich leicht im ganzen Körper verteilen, ist beim Umgang mit Erbmaterial offenbar auch mit größeren Risiken zu rechnen, als man bislang angenommen hat. (Science, Bd. 261, S. 209. Unterstreichungen vom Verfasser)

3892 📖 361 Fortschritte in Diagnostik und Therapie
Ohne Gentechnik geht bei AIDS gar nichts / Eine faszinierende Chance
Große Hoffnungen setzen die Wissenschaftler in die Gentherapie, sagt Prof. Helga Rübsamen-Waigman, Wuppertal, auf dem 50. Kongreß für Gynäkologie und Geburtshilfe in München. Sie berichtete von ersten Forschungsergebnissen. Die Gentherapie gegen AIDS fußt auf der Tatsache, daß das Virus zu seiner Replikation eine Wirtszelle benötigt. Die Arbeitsgruppe um Dr. Flossie Wong-Staal, La Jolla/Kalifornien, isolierte ein Ribozym-Gen mit RNA-spaltenden Funktionen. Darauf beruht ein antiviraler Effekt. Als Vektor wurde ein Maus-Leukämie-Virus benutzt.
Vektor-Virus mit Anti-HIV-Gen macht gegen HIV-Infektionen resistent
In dieses Virus inserierte man das Ribozym-Gen und ließ den so modifizierten Erreger sich vermehren. Anschließend gelang es, Lymphozyten von gesunden Blutspendern mit dem veränderten Maus-Virus zu infizieren. (...) Im nächsten Schritt infizierten sie Stammzellen aus Nabelschnurblut und Knochenmark von Erwachsenen - beide sind deshalb ideal, weil sich aus ihnen alle Zielzellen für die HIV-Infektion entwickelt - mit dem manipulierten Mäuse-Virus. Der Forschungsansatz ist faszinierend, so Rübsamen-Waigmann. Allerdings wird es sicher noch einige Jahre dauern, bis die Methode tatsächlich in der Therapie der HIV-Infektion einsetzbar ist. Dr. Jorinde Krejci, Deutsche Gesellschaft für Gynäkologie und Geburtshilfe, 50. Kongreß, München 23. bis 27. August 1994 (Ärztliche Praxis 77/24.9.1994/19)

Erkenne, daß sich nichts geändert hat in der Scharlatanerie und gefährlichen Kurpfuscherei der Medizin: Noch im Mittelalter wurde den Kranken gehackte Mäuseschwänze verordnet. Statt der Schwänze wird man ihnen bald Mäusegene plus Zellen aus Nabelblut von Babys und Knochenmark von Leichen einspritzen. Die Worte

am Schluß fast aller solcher Artikel, die von »faszinierenden Chancen« oder »hoffnungsvollen Ansätzen« oder »Fortschritten in Diagnostik und Therapie« sprechen und mit Penetranz wiederholt werden, mußt Du so verstehen: Sieh her Öffentlichkeit, nur wir Mediziner sind in der Lage Wunderspritzen gegen Krankheiten zu entdecken. Bald werden wir Euch retten - nur müßt Ihr uns tüchtig weiter mit Forschungsmilliarden unterstützen, damit wir damit fein leben und die Jahrmarkt-Schau wie vor 200 Jahren fortführen können...
Und was soll's, wenn es in »einigen Jahren« mit der Methode nicht klappt! Uns kontrolliert doch keiner. Weder mit den Ergebnissen noch bei den verbrauchten Geldmitteln. Dafür ist unser Ansehen schließlich viel zu groß. Dienen wir doch so eifrig den kranken Menschen.
Und: Wer hält das überhaupt nach, was wir hier gesagt haben! Wer weiß den in »einigen Jahren« noch, was wir für einen Quatsch über die Mäusegene in der Ärzte Zeitung vom 24.9.1994 von uns gegeben haben!

 361 Akzeptanz von gentechnischen Verfahren soll verstärkt werden:
Biotechnologie-Studenten informieren über Gentechnik
(...) wollen Mitglieder dieser Initiative, meist Studenten der Biotechnologie in Braunschweig, die Akzeptanz und das Verständnis von gentechnischen Verfahren in der Bevölkerung erhöhen. Unter anderem steht die Initiative im Kontakt mit der Max-Planck-Gesellschaft Göttingen, dem Nobelpreisträger Professor Dr. Manfred Eigen, dem Institut für Biochemie München, dem Institut für Züchtungsforschung, der Biologischen Bundesanstalt, **dem Verband der chemischen Industrie** und dem Human Gene Therapy Research Institute im US- Bundesstaat Iowa. (Ärzte Zeitung 208/21.11.1994/20) Na, geht Dir bei den letzten beiden Namen ein Licht auf?

 361 Monoklonale Antikörper und Gentherapie eröffnen faszinierende Möglichkeiten:
Die Gentherapie wird im kommenden Jahrzehnt die Behandlung von Patienten mit entzündlich-rheumatischen Erkrankungen bereichern, meint Privatdozent Dr. Joachim Sieper vom Klinikum Steglitz der Freien Universität Berlin. In Zusammenarbeit mit der Charité und dem Deutschen Rheumaforschungszentrum Berlin erforscht Siepers Arbeitsgruppe Zytokine und Anti-Zytokine. Diese Eiweißstoffe seien derzeit »die heißesten Kandidaten« für die Entwicklung neuer Therapiestrategien, erklärt Sieper. (Forschung und Praxis 187/Nov. 1994)
»Die Behandlung bereichern...« das heißt im Klartext: Unser Erfindungsreichtum, die Kranken mit immer neuen, sie nicht heilen könnenden Gift- und Schadstoffen zu beliefern ist unerschöpflich. So unerschöpflich wie unsere Gabe, uns an der Menschheitsvergiftung ständig zu bereichern.

 361 Wirksame Therapie bei Multipler Sklerose? Nichts als Hoffnungsmache! Als in der ersten Oktoberhälfte die Ergebnisse des Großversuchs mit dem Gentech-Präparat veröffentlicht wurden, gingen die Aktienkurse der Herstellerfirma Biogen steil nach oben. Erstmals, so hatte der Neurologe Lawrence Jacobs, Leiter des Biogen-Testprogramms, auf einem Kongreß in San Francisco verkündet, gebe es nun eine »wirksame Therapie« für MS-Kranke - weltweit leiden 2,5 Millionen Menschen an der Krankheit. (...) Zudem sei unklar, ob der Nutzen die Kosten der Interferon-Kur rechtfertige. Auf 15.000 bis 30.000 Mark schätzen Fachleute die Kosten der MS-Behandlung mit Beta-Interferon pro Jahr und Patient. (DER SPIEGEL 46/1994/249)
Erkenne: Den immensen Profit für Ärzte und Pharmazie, des sich seit 2000 Jahren stets als vergeblich herausstellenden Medikamentenschwindels, trägst Du mit Deinen Krankenversicherungsbeiträgen.

 361 Osteoporose **Für die Entstehung sind auch genetische Faktoren bedeutsam** (...) Neuere Untersuchungen hätten nämlich bestätigt, daß eine genetische Komponente an der Osteoporoseentstehung beteiligt sei. (Ärzte Zeitung 188/20.10.1994/11)
Daß man erbliche Schäden für Krankheiten verantwortlich macht, bedeutet nichts anderes als die alte Masche, neue Schuldige für die alten Leiden zu suchen. Denn in den wenigsten Fällen wird eine Krankheit vererbt - nur die Anlage zu einer Krankheit wird weitergegeben. Wollte man eine Erbkrankheit beeinflussen, so müßte man bereits das Genpotential des Elternpaares behandeln - beim kranken Kind ist wohl auch Dir klar, daß ein »Genmedikament« nur ein neuer Betrug sein kann.

 361 **Gen-Technologie** - Gegen Krebs werden bereits Gene (Träger der Erbanlagen) eingesetzt. Mit Hilfe der Gen-Technologie wird beginnender Krebs bald so früh erkannt werden können, daß er noch heilbar ist. So wird der Arzt Dickdarmzellen entnehmen und mit einer Gen-Sonde untersuchen können. Aus dem Ergebnis kann er ablesen, ob die Zellen kurz davor sind zu entarten. Wenn ja, kann der Patient rechtzeitig behandelt werden, bevor der Krebs kommt nicht zum Ausbruch. Haha! Nur mit was wird dann rechtzeitig behandelt werden?
Erkenne: Alles nur Diagnose, aber keine Heilmittel!
Künstliche Organe - Schon jetzt hat Professor Thomas Chang von der McGill-Universität in Montreal eine künstliche Zelle entwickelt, die als Grundstock einer Ersatzleber und Ersatzniere dient. Der Forscher: »In fünf Jahren werden wir durch diese genetisch veränderten Zellen die ersten künstlichen Ersatzorgane schaffen können. Herzen oder Nieren von Toten müssen dann nicht mehr verpflanzt werden.«
Gesundheitskost - In den nächsten drei Jahren kommen immer mehr genetisch entwickelte Lebensmittel auf den Markt, die vor Krankheiten schützen: zum Beispiel besonders kalziumreiche Milch, die Frauen in den Wechseljahren vor Knochenschwund schützt. Neue Fischzüchtungen mit besonders viel Omega-3-Fettsäure, Spurenelementen und Vitaminen ißt man dann zur Vorbeugung gegen Herzinfarkt. (BamS 2.1.1995)

 361 **Unverantwortlich? Nein kriminell, um noch mehr Zuschüsse aufzureißen:** (...) sind manche journalistischen Veröffentlichungen über die Genforschung und Gentherapie schlichtweg als unverantwortliche Propaganda zu bezeichnen, die zum Zweck einer Zustimmung zu der Forschung beim Kranken und beim Gesunden unerfüllbare Hoffnungen erweckt. (raum & zeit Nr. 75/1995)
Das erste Mal, daß sie sich (ungewollt) verraten haben!
Stell Dir vor: Die behandeln Krankheiten und verstehen nichts davon, wie sie entstehen!
Offener Brief an alle Schweizerinnen und Schweizer: Genforschung rettet Leben - Angstmachen nicht!
Sehr geehrte Damen und Herren,
Die biologische und medizinische Grundlagenforschung ist unerlässlich, um das Entstehen von Krankheiten zu verstehen. Gentechnisch hergestellte Medikamente retten schon heute Leben und lindern Leiden. (...) Wir, 428 Wissenschafterinnen und Wissenschafter aus der ganzen Schweiz, arbeiten an Universitäten, Spitälern und Instituten für diesen Fortschritt. (...) Heute ist jedoch in der Schweiz die Forschung auf einem Gebiet bedroht, wo unsere bisherigen Leistungen einen international überdurchschnittlichen Rang aufgewiesen haben. Die Verbote, wie sie die "Gen-Schutz-Initiative" fordert, hätten verheerende Auswirkungen auf die biologische und medizinische Grundlagenforschung in unse-

rem Land, und sie hätten gravierende Folgen für Wissenschaft und Forschung, auch zum Nachteil von Patientinnen und Patienten. Um ihr politisches Ziel zu erreichen, schrecken die Gegner der Gentechnik vor nichts zurück. (...) Es ist unsere Verantwortung, daß wir an die Öffentlichkeit treten und sagen, was für die biologische und medizinische Grundlagenforschung in der Schweiz auf dem Spiel steht, wenn sich die Absichten jener durchsetzen, welche Genforschung bei uns verbieten wollen. Denn Angstmachen rettet kein Leben - Genforschung dagegen schon. Heute und in Zukunft. Die unterzeichnenden Wissenschafterinnen und Wissenschafter aus den Universitäten, Hochschulen, Instituten und Spitälern: 428 Unterschriften (Weltwoche, 5.6.1996)

Bleibt zu sagen: Alles Lüge wie gewohnt! Bis heute hat die Genforschung noch keinen Kranken gesund gemacht und noch kein Leben gerettet.

3899 a) Sehen wir uns mal an, wie die das mit der Gen-Therapie vorhaben und nehmen uns die Sonderausgabe der Ärzte Zeitung, die »Ärztliche Allgemeine« Nr9/1995 vor. Da heißt es auf Seite 35:

Um Krebskranke wirksam und sicher gentherapeutisch behandeln zu können, haben Forscher unterschiedliche Strategien entwickelt. Derzeit versuchen die meisten, durch gentechnische Eingiffe die Tumor-Abwehr zu verbessern. Es gibt erste Erfolge, auch in Deutschland.

Und wie sieht die neue Krebsbehandlung aus, mit der Erfolge erzielt sein sollen? So:

● Krebszellen werden dem Patienten entnommen und mit einem Zytokin-Gen ausgestattet, zum Beispiel mit einem Gen für Tumornekrosefaktor oder für ein Interleukin. Werden die Zellen anschließend teilungsunfähig gemacht und reinfundiert, aktiviert das exprimierte Protein des eingeführten Gens Lymphozyten zur Immunreaktion.

● Weiße Blutzellen werden entnommen, in vitro vermehrt und mit Hilfe von Zytokinen zunächst dazu angeregt, sich so umzuwandeln, daß sie an der Tumorzerstörung mitwirken. Per Gentransfer erhalten die Zellen zusätzlich Abschnitte der Erbsubstanz, die für Zytokine kodieren und damit in vivo weitere Helfer anlocken und aktivieren können. Sie können zusammen mit Krebszellen inkubiert werden, um eine tumorantigenspezifische Stimulierung hervorzurufen.

Und wie geht das technisch vor sich? So:

(...) physikalischen Methode: Die Zielzellen werden mit plasmid- und magnetpartikelbeladenen Goldkügelchen beschossen.

Da staunst Du als Laie, denn war die Behandlung mit Goldkügelchen nicht schon vor 400 Jahren bereits Mode? Nur: Damals wurden sie geschluckt - nun »schießt« man sie in Deine Zellen. Und wer dient als Versuchskaninchen für diesen schädigenden Unsinn? Hier erhalten die Mediziner die Millionen für ihre Versuche, die vor 400 Jahren bereits lächerlich waren:

»An der Universitätsklinik Freiburg behandeln Professor Dr. Roland Mertelsmann und seine Mitarbeiter Patienten mit fortgeschrittenem Nierenzellkarzinom, Melanom, kolorektalem....«

Und was steht am Ende des Artikels, wo Du nun als Laie um die am Anfang des Artikels angedeuteten Erfolge bei der Krebsheilung gerne etwas Näheres gewußt hättest?

Das: »...dies geschehe in der Hoffnung, klinische Effekte zu erzielen. Ob diese Hoffnung sich erfüllen wird, ob mit Gentherapie in Zukunft Krebs geheilt werden kann, ist aber heute noch ungewiß.« Verfasser SIEGMUND-SCHULZE, N.

3899 b) Geraucht, gesoffen, und trotzdem steinalt
Was schützt manche Menschen vor Krebs?

Medical Tribune Kongreßbericht 26/26.6.1998 ULM – Jeder kennt solche Geschichten: Der Großvater hat ein Leben lang kräftig gepafft und seinen Wein dazu getrunken und ist trotzdem 90 Jahre alt geworden. Anderen dagegen beschert der gleiche Lebensstil bereits mit 60 Jahren eine Krebserkrankung. Was schützt den einen, was dem anderen fehlt? (...) „Diese Befunde unterstreichen die Bedeutung eines endogenen, möglicherweise genetisch determinierten Krebsrisikos", erklärte der Experte. Er betonte aber, daß man besonders gefährdete Patienten noch nicht identifizieren könne. „Verlassen Sie sich lieber nicht auf Ihre Gene, sondern leben Sie vernünftig!" riet er daher den Zuhörern. „Hohes Alter trotz Alkohol- und Tabakkonsum ist ein individueller Glücksfall!" Den dann die Medien ins Licht heben.

Dein gesunder Menschenverstand muß es Dir sagen und Dir dieses Spiel der Mediziner durchschaubar machen: Seit ein paar tausend Jahren tun die so, als könnten sie den Menschen helfen, deren Fehler wieder gutzumachen. Mit allein diesem Erfolg: Sie machen alles nur viel schlimmer! Gentech schon ohne.

3899 c) Allergiker vertragen "alte" Obstsorten besser

Allergiker vertragen Obst aus alten Baumarten meist besser als gängige Obstsorten aus dem Handel. Dies liegt nach Angaben von Experten an der gentechnischen Behandlung der modernen Obstsorten. Damit Obst auch längere Transportwege übersteht, werde es mit identischen Eiweißmolekülen behandelt, so der Nordrhein-westfälische Landesverband vom Naturschutzbund Deutschland. Im Jahre 1882 gab es nach Angaben des NABU noch 1264 Apfel- und 1040 Birnensorten - heute seien dagegen nur noch 20 Standard-Sorten im Handel erhältlich.

Nun weißt Du auch, warum die Äpfel eine so glatte, zähe Schale haben...

3899 d) Jeder Mensch besitzt ein körpereigenes Informationssystem. Kündigt der Geschmackt eine Nahrung an, so gelangt diese Information sogleich in den Verdauungstrakt, der darauf alles erforderliche an Säften, Hormonen, Sekreten usw. aktiviert (→ Rz 769, 942)

3899 e) Die Gen-Forscher vom Rhein: Unsere Arbeit bringt Hoffnung für Millionen (Neue Post, 15.6.1998)

Ihre Selbstbelobigungen sind zum Kotzen! Sie werden mit ihrem »Den-lieben-Gott-spielen-Wollen« diese Erde vollends verseuchen und für unsere Kinder zugrunderichten, was die Chemie noch nicht kaputt bekam.

»Aber – bist Du da nicht ein bißchen voreilig? Woher willst Du das denn jetzt schon wissen?« meinst Du.

Weil bisher alles, was diese Eierköpfe und Weltverbesserer aus Profit aus ihren verquasten Köpfen hervorgebracht haben, unsere schöne Erde dem Abgrund ein Stück näher brachte.

Respektiere den Sterbenden
Wenn Du Dich genau nach dem Wunsch Deines sterbenden, stets appetitlosen Angehörigen richtest, dann mußt Du nicht mal Sorge haben, er macht das Bett voll. Flöße ihm nichts mehr ein, wenn er nichts haben will. Wer nichts ißt, hat auch keine Verdauung! Und setz den Arzt mit seiner Zuckerinfusionsflasche vor die Tür!

Was willst Du im Krankenhaus? Bleib besser zu Haus – Da stirbst Du wenigstens eines natürlichen Todes...

3900 Prothesenillusionen

291 »Das Hauptproblem der Plastikendoprothesen (künstliche Ersatzteile im Körper) ist die relativ hohe Rate von Re-Okklusionen durch duodenalen Reflux (Wiederverschlüsse durch einen Rückfluß aus dem Zwölffingerdarm oder der Galle). Nach drei bis vier Monaten tritt erneut ein Verschluß des Gallenganges auf.« (Ärzte-Zeitung, 18.3.1992)

> Wann wird den Ärzten die Ethik vor der Monetik gehen?

533 Hüftgelenkprothesen Egal, welche Art Du nimmst, beide haben Nachteile! Diese:

Zementfixierung	Zementfreie Fixierung
- Nur gering schwingfest	- Abrieb nicht gesichert
- Giftige Bestandteile der Beimischungen (Katalysatoren, Röntgenkontrastmittel)	- Oberschenkelschmerzen beim Laufen
- Gewebereizender Abrieb	- Belastungsschmerzen
- Zement ist schwierigst wieder zu entfernen	- Nicht immer stabil
- Gewebefäulnis wegen hoher Härtungstemperatur	- Abnehmende Beinmuskulatur - werden immer schwächer

521 Was erwartet Kranke mit künstlicher Herzklappe: So sind beispielsweise die biologischen Prothesen durch eine begrenzte Haltbarkeit gekennzeichnet, so *daß fünf bis sieben Jahre nach Implantation dieser Prothese* mit einer Reoperation gerechnet werden muß. Umgekehrt bieten mechanische Prothesen den Nachteil einer andauernd erforderlichen Behandlung mit Marcumar (viele Nebenschäden verursachend), das die Gerinnungseigenschaften des Blutes verändert. (Ärzte Zeitung 7.10.1993)

83, 531 »Iatrogene Talkum-Silikose«, Deutsches Ärzteblatt vom 14.2.1992. (Iatrogen = durch Ärzte verschuldet)

521 *Banges Leben mit der Klappe*
Jahr für Jahr werden rund 8.000 Deutschen künstliche Herzklappen eingesetzt - große Chirurgie mit großem Risiko: Ein bestimmter Klappentyp (»Björk-Shiley C-C«) kann ohne Vorwarnung zusammenbrechen; Todesrisiko: über 60 %.
Bisher bedürfen weder Herzklappen noch andere diffizile Prothesen einer staatlichen Zulassung. Jeder darf alles herstellen und ungeprüft vertreiben. (DER SPIEGEL 23/1992)

291 Das schreibt DER SPIEGEL über die Wirklichkeit bei Hüftoperationen:
Viele künstliche Hüftgelenke werden wieder locker, wackeln und brechen. Es gibt Patienten, *die deshalb zwölfmal auf den OP-Tisch gelegt wurden.* **So sieht die Wirklichkeit aus bei einer Hüftgelenk-Implantation:**
Gewöhnlich hält das chirurgische Ersatzteil höchstens 12 bis 15 Jahre. »*Im Verlauf dieser Zeit zerbröckelt der Zement langsam*«, erläutert Gerd Biehl, Orthopädieprofessor in Köln, »die Prothesen lockern sich, führen zu schweren Gelenkzerstörungen.« *Die Folgen: Der Patient hat starke Schmerzen, er kann das Hüftgelenk immer weniger belasten und bewegen. Jeder Schritt wird zur Qual.*

Spätere Lockerungen der Pfanne oder des Gelenkkopfes:	33,3%
Nötige Auswechslung eines oder beider Prothesenteile:	56,7%
Gelenkpfannenbrüche:	46,7%
Vollständige Prothesenentfernung nötig:	26,7%
Neue Operation erforderlich:	90,0%

In der Klinik von Rochester bekamen 70% der Operierten eine tiefe Venenthrombose, 10% trugen eine Lungenembolie davon, an der wiederum *jeder dreißigste Patient starb*. Wenn die Prothese erneuert werden muß - an der Uni-Klinik in Erlangen war das in den letzten 20 Jahren bei 1488 Hüftgeschädigten erforderlich, im Durchschnitt nach 13 Jahren -, sinkt die Erfolgsquote des Eingriffs: Bei jedem Fünften geht es beim zweiten Mal schief. *Nur zwei von drei Kranken werden jedoch mit dem Kunstgelenk wieder arbeitsfähig.* (DER SPIEGEL, Nr. 39/1987, Unterstreichungen vom Autor)
Chirurgen sind naturgemäß Optimisten und leiden hinsichtlich ihres Tätigseins an einer selektiven, barmherzigen Vergeßlichkeit, was die Komplikationsquote ihrer Eingriffe betrifft. (Gynäkologe Hans Hirsch)

> Für Patienten, die ein künstliches Hüftgelenk erhalten, ist die Thrombosegefahr auch dann nicht gebannt, wenn sie die ersten 5 postoperativen Wochen mit Heparin behandelt werden. (The Lancet 348, No 9022/1996/224-228 und 209-210)

521 (...) **Die Problematik des Herzklappenersatzes** liegt vielmehr darin, daß die uns heute zur Verfügung stehenden Prothesen - also die genannten biologischen Prothesen sowie mechanische Prothesen - optimale, von einer künstlichen Herzklappe zu erwartende Eigenschaften noch nicht aufweisen. So sind beispielsweise die biologischen Prothesen durch eine begrenzte Haltbarkeit gekennzeichnet, so daß 5 - 7 Jahre nach Implantation dieser Prothese mit einer Reoperation gerechnet werden muß. Umgekehrt bieten mechanische Prothesen den Nachteil einer andauernd erforderlichen Behandlung mit Marcumar, das die Gerinnungseigenschaften des Blutes verändert, um einer Thrombosierung bzw. Gerinnselbildung, die an einer solchen Prothese entstehen kann, entgegenzuwirken. Diese Art der medikamentösen Dauerbehandlung hat zur Folge, daß auf Sportarten mit hoher Verletzungsgefahr verzichtet werden muß, auch sind engmaschige Kontrollen des sog. Quickwertes erforderlich und ggf. diätetische Maßnahmen zu beachten. Prof. Dr. Rudolph. (Ärzte Zeitung vom 3.11.89)

291 Ein Kunstbusen - aber danach so was wie Multiple Sklerose:
Silikon Brustimplantate oder Injektionen von Silikon-Flüssigkeiten können offenbar schwere Autoimmun-Syndrome hervorrufen, die ähnlich einer Multiplen Sklerose sind. (Ärzte Zeitung 85/10.5.1994/4)

291 Silikon verursacht Sklerodemie beim Säugling. (tödlich endende, schreckliche Krankheit durch Nieren- und Lungenschwäche) Amerikanische Wissenschaftler haben jedenfalls bei sechs von acht Kindern, die von Müttern mit Silikonimplantaten gestillt worden waren, Motilitätsstörungen im Ösophagus nachgewiesen, die charakteristisch für eine systematische Sklerose sind. (Journal of American Medicine Association 271/93/240)

917 Einlagen zu oft verordnet
Ein gesunder muskelstarker Kinderfuß entwickelt sich am besten unter normaler Belastung und ohne einengendes Schuhwerk beim Barfußlaufen. Einen wesentlichen Beitrag dazu kann eine spezielle Gymnastik leisten. Sie ist bei fußmuskelschwachen Kindern einer Einlagen-Versorgung vorzuziehen bzw. sollte letztere stets begleiten.

Die Übungen - sie müssen einfach und phantasievoll sein (z.B. Malen mit den Füßen, Ballspielen und Tücher aufheben) - sind nur effektiv, wenn sie häufig wiederholt werden: zwei- bis dreimal täglich etwa zehn Minuten. Eine Einlagenversorgung beim Kind ist selten indiziert. (TW Pädiatrie 6/1993/498-503)

3910 290, 537 Eine Totalendoprothese - **Hüftgelenkersatz** - (TEP) bei rheumatischer Hüftarthrose funktioniert nicht immer problemlos. In sehr vielen Publikationen findet man - speziell bei juveniler Polyarthritis - hohe Raten vorzeitiger TEP-Lockerungen. Hauptgrund hierfür ist die bei diesen Patienten oft ausgeprägte Osteoporose. Insbesondere sogenannte »steife« Implantate sollten dann besser nicht verwendet werden. (Dirk E. Hans, Internationales Symposium »Rheumaorthopädie«, veranstaltet von der Medizinischen Hochschule, Hannover 1994, Ärztliche Praxis 86/25.10.1994)

3911 290, 537 Bei einer **Prothese** kommt es gewöhnlich nach zirka 15 Jahren zu einem massiven Abrieb des Kunststoffs. Dieser abgeriebene Kunststoff wird zunächst von den Lymphbahnen abtransportiert, nur geringe Mengen werden vom Körper verarbeitet. Fällt nun durch zu intensives Training zuviel abgeriebener Kunststoff an, kommt es zur Entzündung und dann letztlich auch zur Auslockerung dieses künstlichen Gelenks. (Ärztliche Praxis 25/28.3.1995)

3912 290 Na, jetzt weißt Du ja, um was es den Herren Medizinern wirklich geht...
Lies das mal mit dem Dir hier im Buch vermittelten Hintergrundwissen:
Seit Zukunftsminister Jürgen Rüttgers den deutschen Genwissenschaftlern im Juni 200 Millionen Mark für das deutsche Genomprojekt versprach, wird in den Labors der Republik an ehrgeizigen Forschungsvorhaben gefeilt.
Die menschlichen Gene, meint er, seien künftig Ausgangspunkte für neue Medikamente aus den Retorten der Pharmaindustrie. »Wir stehen«, so Lehrbach, »am Beginn einer Revolution.« Ohne das Genomprojekt, warnt der Forscher vom Berliner Max-Planck-Institut für molekulare Genetik, sei Deutschland in Gefahr, nach der Mikroelektronik auch diese industrielle Umwälzung zu verschlafen. Dabei hoffen die Mediziner, endlich zu den Ursachen der großen Killer in den westlichen Industrieländern vorzudringen. Nahezu alle Volkskrankheiten gelten den Molekularmedizinern als komplexe Genleiden: Massenmalaisen wie Krebs, Diabetes, Alzheimer oder Herz-Kreislaufkrankheiten entstehen, wie sie glauben, durch eine Kombination vieler Gene mit häufig nur subtilen Veränderungen der Struktur oder Aktivitätsmuster.
"Der Krebs", konstatiert etwa der Heidelberger Tumorforscher Harald zur Hausen, »tötet bei uns gut ein Viertel der Bevölkerung"; längst gilt unter Fachleuten als gesichert, daß auch die Krebsleiden durch eine Vielzahl erworbener oder ererbter Genfehler entstehen.
Schon beim Bluthochdruck, klagt der Berliner Kreislaufforscher Detlev Ganten, gehe es »unglaublich kompliziert« zu: Ungefähr 300 Gene, schätzt der Direktor des Berliner Max-Delbrück-Centrums für Molekulare Medizin, könnten an der Entstehung des gefährlichen Leidens beteiligt sein. (DER SPIEGEL 1/1996)
Welche finanziellen Aussichten für Forscher und Mediziner - 300 Gene! Das ist ein Ding, so famos! Jetzt ist der Geldsegen mal wieder für die nächsten 200 Jahre gesichert!

3921 Erfahrungsbericht mit **Tinnitus**: Ein Liedchen macht Dir's leichter
Doch welch belastender Zustand, wenn die Ohr- und Kopfgeräusche plötzlich oder auch langsam immer stärker werden! Nach drei bis vier Tagen starker Geräusche bin ich nervlich meist am Ende. Angst setzt da zwangsläufig ein, Angst, daß die Geräusche in dieser Stärke bleiben. Ein permanenter Tinnitus-Streß entwickelt sich. Depressionen schwerster Art folgen manchmal. Mit rund 40 Therapien habe ich in der Zwischenzeit versucht, meine Beschwerden zu mildern. Ich bekam Antidepressiva mit dem Ergebnis, daß es mir dadurch schlechter ging als zuvor. Lidocain- oder Procain-Spritzen verschafften mir Linderung für eine kleine Zeitspanne von 20 Minuten bis zu etwa drei Stunden. Ich versuche nun täglich mehrmals die inneren disharmonischen Schwingungen mit harmonischen zu überlagern, was sowohl mit Singen als auch mit Pfeifen funktioniert. Die wirkungsvollste Hilfe verspüre ich, wenn ich immer denselben Liedabschnitt etwa zehn- bis dreißigmal wiederhole. Der Liedabschnitt darf allerdings nicht zu lang sein. Als optimal erwies sich eine Spanne zwischen fünf und fünfzehn Sekunden. Welches Lied ich auswähle, ist dabei völlig gleichgültig. (Josef Krämer, 51515 Kürten)

3950 Verletzungen

3950 280, 312 **Bei Kreuzband- u.a. Bänderrissen** und Verletzungen hat sich das Aquajogging sehr bewährt. Hier kommt es nicht zu einer Schwellungsneigung der Gelenke, Muskelschwund wird durch rasches Krafttraining verhindert; das Training erfolgt weitgehend schmerzfrei, die Beweglichkeit im Wasser ist optimal. Die Patienten trainieren viermal pro Woche jeweils 90 Minuten und das über eine Dauer von bis zu zwölf Wochen. Nach dem Lauftraining im tiefen Wasser ohne Bodenkontakt wird ein Training im Flachwasser angeschlossen. (Ärzte Zeitung 174, 6.10.1993)

3951 a) 179, 312 **Hilfe bei Tinnitus** Viele Jugendliche sind schwerhörig, aber viele Jugendliche sind auch von Tinnitus betroffen, und beides auf Grund derselben Ursache: des Freizeitlärms durch Walkman, Disco, Rockkonzert. Vor allem nach Rockkonzerten erhalten wir oft verzweifelte Anrufe von Jugendlichen. Sechs Prozent unserer 13.000 Mitglieder zum Beispiel sind jünger als 30 Jahre. (...) die Hörgeräte-Akustiker sind, die es in der Hand haben, mindestens 30 Prozent aller Tinnitus-Patienten durch die Tinnitusverdeckung in Form eines sachgerechten Hörgeräteversorgung oder durch einen Tinnitusmarker ihr Leben zu erleichtern - aber möglicherweise hat sich das noch nicht so herumgesprochen. (Tinnitus-Liga, Erbschlöerstraße 22 in 42354 Wuppertal)

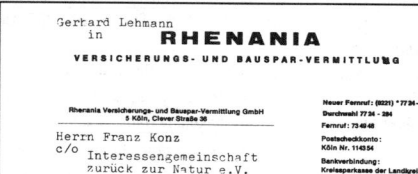

Gerhard Lehmann
in
RHENANIA
VERSICHERUNGS- UND BAUSPAR-VERMITTLUNG

Rhenania Versicherungs- und Bauspar-Vermittlung GmbH
5 Köln, Clever Straße 36

Herrn Franz Konz
c/o Interessengemeinschaft
zurück zur Natur e.V.
Postfach 1742
5062 Hoffnungsthal

Sehr geehrter Herr Konz!

Nach Darmspülungen, Fasten und nur 3 Wochen Urkost, verbunden mit viel Urbewegung geschah ein Wunder mit mir:
Mein beständig schreckliches Pfeifen in meinem Ohr das mich fast um den Verstand gebracht hatte, war plötzlich wie weggeblasen!

Ich kann es noch immer nicht fassen! Ich lebe wieder! Und wie! Denn daneben verschwanden nach einigen weiteren Wochen meine Probleme mit dem Wasserlassen, die schmerzenden Krampfadern, Kopfschmerzen und, und, und.

Dem Himmel sei Dank - nein, Ihnen Herr Konz. Hat Ihnen schon einmal jemand gesagt, daß Sie ein wahrer Wohltäter der Menschheit sind?

Herzlichst Ihr
Lehmann

1 b) 📖 312, 345 Das nenne ich Aktiv-Sein! **Laufband-Training läßt Gelähmte wieder gehen**
Querschnittsgelähmten Menschen, bei denen ein Rest von Motorik und Sensibilität erhalten ist, kann zu neuer Mobilität verholfen werden: durch Training auf dem Laufband. (Ärztliche Praxis 89/5.11.1994)

2 📖 282 **Erfrierungen:** Nach vorsichtigem »Auftauen«, lokalen Maßnahmen und Heparinisierung, 14 bis 42 Tage Iloprost i.v. in einer Dosis von 0,5 ng/kgKG die innerhalb von drei Tagen auf 2 ng/kgKG zu steigern und in dieser Höhe beizubehalten ist. Nach maximal 3 Tagen sind die Patienten schmerzfrei, die Durchblutungssituation bessert sich und es kommt zur vollständigen Wiederherstellung der betroffenen Extremitäten. (The Lancet, Vol. 344, No. 8930, 1994, S. 1152-1153)

3 📖 207 Willst Du wegen des Medikamentendrecks auch noch durch einen Unfall zum Krüppel werden? Lies das: Bei vielen Substanzen wird die Gefahr unterschätzt. Wer denkt schon daran, daß das Antihistaminikum, das den **Heuschnupfen** in Schach hält, fahruntüchtig machen kann, daß das Blutdruckmittel nicht nur normoton, sondern auch müde machen kann, daß das Schmerzmittel zugleich mit dem **Hexenschuß** auch der Konzentrationsfähigkeit den Garaus machen kann? Bei rund einem Viertel aller Verkehrsunfälle lautet die Unfallursache: eingeschränkte Fahrtüchtigkeit unter Medikamenteneinfluß. Wenn man es feststellt, wird auch der Führerschein eingezogen. (Ärztlich Praxis 103/24.12.1994/5 u. 9)

4 📖 280 **Achillessehne gerissen?** Bei konservativer Behandlung mit Adaption der Sehnenenden durch Plantarflexion, unter sonographischer Kontrolle und anschließendem gespalteten Unterschenkel-Gips, wächst sie problemlos zusammen. (Orthopädische Praxis 30/1994/495 - 499)

5 📖 266 **Meniskusdiagnose** Die MRT (Kernspintomographie) ist keineswegs in der Lage, bei Verdacht auf Meniskusläsion alle Fragen zu beantworten. Dies wurde auch durch die Züricher Studie bestätigt. Die Wahrscheinlichkeit, bei einem positiven MRT-Befund arthroskopisch einen Meniskusriß zu finden, lag nur bei 59 %, wie Dr. Imhoff mitteilte. Im MRT stellen sich nämlich auch Strukturen dar, die gar keinen Krankheitswert haben! »Bei klinischem Verdacht auf einen Meniskusschaden sind wir mit der Arthroskopie besser, ich würde sie daher vorziehen«, erklärte der Orthopäde. (Medical Tribune 2/13.1.1995/23)

6 📖 278 Wenn Du eine größere Wunde mit einem Pflaster schützen willst, das über Finger, Zehen oder runde Körperstellen geklebt werden soll, entstehen störende Falten. Wenn Du die Klebteile des Pflasters in schmalere Streifen schneidest, ist das Anlegen problemlos.

4000 Primaten, allgemein

10 a) Bekenne Dich mindestens zur »**Deklaration über die großen Menschenaffen**«

Artikel 1	Artikel 3 Der Schutz der individuellen Freiheit
Wir fordern, daß die Gemeinschaft der Gleichen so erweitert wird, daß sie alle großen Menschenaffen miteinschließt: Menschen, Schimpansen, Gorillas und Orang-Utans.	*Mitglieder der Gemeinschaft der Gleichen dürfen nicht willkürlich ihrer Freiheit beraubt werden; sind sie ohne vorheriges ordentliches Gerichtsverfahren eingesperrt, haben sie das Recht auf sofortige Freilassung.*
Artikel 2 Das Recht auf Leben	**Artikel 4 Das Verbot der Folter**
Das Leben der Mitglieder der Gemeinschaft der Gleichen ist zu schützen. Mitglieder der Gemeinschaft der Gleichen dürfen nicht getötet werden, außer in streng festgelegten Situationen, wie zum Beispiel Notwehr.	*Einem Mitglied der Gemeinschaft der Gleichen entweder böswillig oder für einen angeblichen Nutzen anderer wissenschaftlich ernsthaften Schmerz zuzufügen, gilt als Folter und ist unrecht.*

Der Vorschlag, den Affenmenschen gleiche Grundrechte wie den Menschen zukommen zu lassen, muß in die Tat umgesetzt werden. Der BUND FÜR GESUNDHEIT kämpft dafür. Unterstütze ihn durch Deinen Beitritt. (→ Kapitel 9.74 · Rz 978)

10 b) 📖 837 Affen haben keine Läuse Nach dem Bericht vom 20.8.1993 des Menschenaffen-Pflegers des Frankfurter Zoos, Horst Klose, an den Verfasser, sind die Affenmenschen frei von Läusen. Die Gorillas z.B. sind sehr sauber und wischen sich sofort ab, wenn sie mit Nahrung im Fell beschmutzen. Sie stehen zwar nicht auf, wenn sie pinkeln oder Stuhlgang haben, drehen sich aber so weit auf die Seite, daß alles außerhalb des Schlafnests fällt.

> Die beim Menschen vorhandene deutliche Menstruationsblutung mit vollständiger Erneuerung der oberen Schicht der Gebärmutterschleimhaut findet sich jedoch nur bei Catarrhinen. (Das sind die sog. Altweltaffen: Affenmenschen, Makaken, Paviane, Stummelaffen, Gibbons). Dagegen zeigt der Mensch keine genitalen Schwellungen... KNUSSMANN, R., Aber: Die Blutungen sind bei ihnen kaum bemerkbar und sehr schwach. Vergleichende Biologie des Menschen, G. Fischer (S. 257)

11 📖 385 Muß das sein? Als Zusatzgetränk erhalten die Menschenaffen des Frankfurter Zoos täglich 5g Nährhefe, 10g Basika (Mineralgemisch), 10g Honig oder Kakao, 100g Quark (1,5% Fett), 25g Kleie, 1 Ei, 10g Molkepulver mit Wasser angereichert. - weshalb sie öfter auf Schmalkost gesetzt werden müssen, weil sie sonst zuviel Fett ansetzen. Ich bedaure die unnatürliche Nahrungszugabe.

12 📖 383, 837 Wichtige Berichte über Feldforschung über Primaten, die Du Dir über Gemeindebüchereien bestellen kannst, wenn Du Dich näher mit diesem interessanten Thema befassen willst:
ABRAMS, J.T. Fundamental approach to the nutrition of the captive wild herbivore. Symp.zool.Soc.London 21,41-60, 1968
CHIVERS, D.J.; HLADIK, C.M. Diet and morphology in primates. Pp213-230 in: Food acquisition and processing in primates. D.J.Chivers, b.A. Wood, A.Bilsborough, Eds. London, Plenum Press, 984.
CROOK, J.H. Gelada baboon herd structure and movement: a comparative report. Symp.zool.Soc.London, 18,237-258, 1966
EVANS, E. and MILLER, D. S. Comparative nutrition, growth and longevity. Proc.Nut.Soc. 27, 121-129, 1968
FREELAND, W.J. and JANZEN, D.H. Strategies of herbivory in mammals: the role of plant secondary compounds. American Naturalist, 108, 269-289, 1974
GANZHORN, J.U. Soil consumption of two groups of semi-free-ranging lemurs (Lemur catta and Lemur fulvus). Ethology 74:146-154, 1987
HERRERA, C.M. Are tropical fruits more rewarding to dispersers than temperate ones? American Naturalist 118: 896-907,1981
HARRISON, M.J.S.; HLADIK, C.M. Un primate granivore: le colobe noir dans la fôret du Gabon; potentialité d'evolution du comportement, American naturalist 109, 171-182
HLADIK, C.M. Diet and evolution of feeding strategies among forest primates. Pb.215-254 in: Omnivorous Primates: Gathering and Hunting in Human Evolution. R.S.O. Harding; G.Teleki, eds. New York, Columbia University Press, 1981
HLADIK, C.M.; GUEGUEN, L. Géophagie et nutrition minéral chez le primates sauvages. Comptes rendus de l'academie des sciences, Paris, Serie D 279: 1393-1396, 1974

MILTON, K. and MAY, M.L. Body weight, diet and home range area in primates. Nature, London 259, 459-462, 1976
MILTON, K. The role of food-processing factors in primate food choice. Pp.249-279 in Adaptions for foraging in non-human primates. RODMAN, P.S., CANT J.G.H. eds. New York, Columbia University Press. 1984
NAPIER, J.R. and WALKER, A.C. Vertical clinging and leaping: A newly recognized category of locomoter behaviour of primates. Folia primatol. 7, 204-219, 1967
SCHOENER, T.W. Theory of feeding strategies. Ann.Rev.Ecol.Syst. 2, 369-404, 1971
WOOD/CHIVERS /BILSBOROUGH 233 Spring Street NY 10013: Food Acquisition and Processing in Primates, Plenum Press, NY
... beinhaltet die wichtigsten und besten Informationen über die Ernährung von Primaten. Unbedingt lesen, wer sich dafür interssiert; leider nur in Englisch zu haben.
WATERMAN, P.G. Food acquisition and processing as a function of chemistry. Pp. 177-211 in Food acquisition and processing in primates.

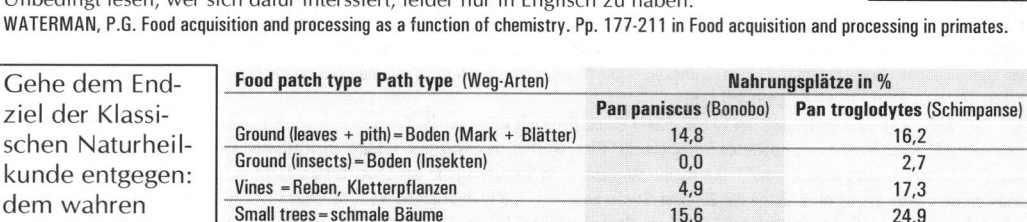

> Gehe dem Endziel der Klassischen Naturheilkunde entgegen: dem wahren Menschsein.

Food patch type Path type (Weg-Arten)	Nahrungsplätze in %	
	Pan paniscus (Bonobo)	**Pan troglodytes** (Schimpanse)
Ground (leaves + pith) = Boden (Mark + Blätter)	14,8	16,2
Ground (insects) = Boden (Insekten)	0,0	2,7
Vines = Reben, Kletterpflanzen	4,9	17,3
Small trees = schmale Bäume	15,6	24,9
Large trees = hohe Bäume	64,8	38,9

aus: WHITE, Frances J. & WRANGHAM, Richard W./ Ph. D. THESIS, Univ. of Cambridge, »Patch Size in P. Paniscus and P. Troglodytes«

Während sich wegen der für sie völlig fremden und unnatürlichen Vorfälle die Schimpansen und Paviane meist um die Beute streiten - so ähnlich, als wenn in eine Menge von Menschen Tausendmarkscheine geworfen würden - gehen Gefühlsaufwallungen beim Auffinden guter Futterplätze in der Natur, ohne daß ein Beobachter ihnen etwas von ihm Beschafftes hinlegt, bei den Bonobos in sexuelle Aktivitäten über. Diese begatten sich oft bis zehnmal am Tag und - kennen nie Streit. Erst nach der Liebe wendet man sich dem Essen zu. Erinnere Dich an das Gesundheitsgebot im Buchteil: Nur Lebewesen, die außerhalb der Zivilisation leben, sind glücklich. **Du erkennst, daß die Forscher leicht geneigt sind, nicht natürliche Zustände für ihre Forschungsobjekte zu schaffen. Damit verfälschen sie die von ihnen gewonnenen Ergebnisse.** Ich sehe es für möglich an, daß Jane Goodall, die ihre Affen mit Fleisch fütterte, damit die gelegentlichen Jagden der Schimpansen auf andere Tiere ausgelöst haben könnte. Sind doch die Affen sehr gelehrig. In Japan beobachteten Forscher, wie sie die ihnen an einer Küste zum Füttern in den Sand geworfenen Kartoffel plötzlich im Meer wuschen. Bald war dieses Tun auch bei Affen an weit entfernten Küsten zu beobachten. Ohne daß diese Makakenaffen Verbindung zueinander aufnehmen konnten. Es sind »geistige Strömungen« denkbar, die das Verhalten weitertragen und übermitteln: Wir wissen noch vieles nicht, was Wunderbares auf dieser Erde geschieht - und wir sind so eifrig dabei, sie zu zerstören. (Siehe auch LV 4310)

4003 📖 384 »Das Tierbuch«, 2001-Verlag, 60348 Frankfurt a. M. 61, Postfach. Unbedingt bestellen und verschenken!
4004 📖 384 GRZIMEKS Enzyklopädie, Kindler
4005 RULE, C., »Humane Behaviour based on studies of non-human primates«, Perspectives in biology and medicine, 67, 153.
SCHALLER, G.B., »The mountain gorilla«, New Scientist, 13/62, 16
4006 HONEGGER, R., »A Census of Captive Gorillas with Notes on Diet«, (Der Zoologische Garten (NF) 26/62, 203.)
DAVENSPORT, R., »The Orang-Utan in Sabah«, Folia primat. 67, 247.
4007 VERMES, E., »Zur vergleichenden Anatomie des Magen-Darm-Kanals der Primaten im Hinblick auf die Ernährungsfrage«, Zool. Garten 3/30,38

4008 **Essen verschiedener Nahrungsarten, aufgegliedert nach Prozenten und Stunden in der Trockenzeit**

Theropithecus Gelada	hour of day										
	7:00	8:00	9:00	10:00	11:00	12:00	13:00	14:00	15:00	16:00	17:00
	% of records										
Grashalme	44,3	32,0	17,4	9,3	17,5	23,2	19,2	38,5	42,9	32,2	59,5
Graswurzeln	47,5	44,5	79,6	88,1	72,9	72,0	77,3	59,0	54,2	46,0	38,0
Sonstige Kräuter	8,2	22,6	3,0	2,6	9,7	4,9	3,3	2,5	2,9	21,8	2,5
Anzahl der Berichte	61	146	436	344	656	371	331	200	310	261	121

(CLUTTON-BROCK, Hrsg., Primate Ecology, Academic Press London, Harcourt Brace Jovanoviech, Publishers)

Du erkennst: Die Gelada-Affen haben ständig was zwischen den Zähnen. Ihr ausgewogenes Essen besteht nur aus Grashalmen und -wurzeln und ein paar Kräutchen, die dazwischen wachsen...

4009 📖 383 **Tier oder Mensch? Über einen Gorilla**: Kokos Hobbys sind Zeichnen und Malen. Sie lacht gern, auch über eigene Witze oder ein Mißgeschick anderer - etwa als sich ihre Betreuerin auf ein Sandwich setzte. Menschen, die die Taubstummensprache noch nicht gut beherrschen, hilft sie geduldig beim Formen der Zeichen. Als ihr Spielkamerad, ein Kätzchen, überfahren wurde, trauerte sie monatelang. Was spricht dagegen, Koko als Person zu bezeichnen? Die Tatsache daß sie kein Mensch ist, sondern ein Tieflandgorilla? Nein, antwortet Kokos Lehrerin Francine Patterson. Das Etikett »Tier« habe der Menschheit lange genug dazu gedient, sich trotz Mißbrauch der Mitgeschöpfe ein gutes Gewissen zu bewahren.
(...) Peter Singer selbst ist Mitbegründer der »Tierrechtsbewegung«, die die **Grenze zwischen Mensch und Fauna** grundsätzlich aufheben will. Alle Wirbeltiere, so wird argumentiert, besäßen Bewußtsein und Leidensfähigkeit. Konsequenz: Verbot der Tötung von Tieren, radikaler Vegetarismus, Ende der Zoos und der Nutztierhaltung, Verzicht auf Tierprodukte, Ende jeglicher Tierversuche. (Focus 37/94)

383 BOWDEN, D.M. , WILLIAMS, D. D., Aging. Research on non-human primates. Ed. A.G. Hendricks. - Orlando, 1984. (Advances in veterinary science and comparative medicine; 28) Auszug:

Phylogenetic group	Genus	Common name	Longest known life spans (years) 0----10----20----30----40----50----
Hominoidea Apes	Pan Paniscus	pygmy chimpanzee	4-+++++++++++
	Pan Troglodytes	chimpanzee	11 +++++++++++++++++++++++++++++++
	Gorilla gorilla	gorilla	8-+++++++++++++++++++++++++
	Pongo Pygmeus	orangutan	8-+++++++++++++++++++++++++
Cercopithecoidea	Hylobates (6)	gibbon	20-+++++++++++++++
Old World monkeys	Cebus (4)	capuchin	15-++++++++++++++++++++++

The number of great apes approaching 55 years of age has increased considerably in the 5 years since the previous report, with the oldest gorilla (Gorilla gorilla), which was 46 years old in the earlier report, coming into the age range of the oldest chimpanzees (Pan troglodytes) and orangutans (Pongo pygmaeus). The pygmy chimpanzee (Pan paniscus) continues to appear short lived, but this is certainly to some extent an artifact of the recency with which the oldest known individuals entered captivity. If the pygmy chimpanzee proves in the future to have a relatively short life span of 30 to 40 years, comparable to that of the Old World monkeys, it will be a valuable representative of the ape genera for research on ageing, but the true maximal life span of this species remains to be seen.

Daß unsere Vettern nicht älter as 55 Jahre werden, dürfte genetisch bestimmt sein. Anderseits: Genaue Angaben sind das nicht - kein Forscher hat einen *wildlebenden* Homoniden bis an sein Lebensende begleitet.

2 a) 385 Paviane sind nicht so sehr den Menschen verwandt HARDING, R.S.O., Meat Eating and Hunting (bei Pavianen), in: Socioecology and psychology of primates, Ed. by R.H. Tuttle, The Hague, 1975, Int. Congress of Anthropological and Ethnological Sciences, 9. Chicago, 1973,21 Der Verfasser beobachtete eine Truppe von **Pavianen** (Papio anubis) die im Gegensatz zum normalen Verhalten schon einmal **Jagd auf andere Tiere** veranstalteten. Er kommt aber zu dem Schluß, daß auch hier dieses Verhalten mehr als ein Spiel anzusehen ist:
»Wenn auch bei diesem Trupp die Jagd-Rate ungewöhnlich hoch lag, so muß betont werden, daß ältere Weibchen, Kinder und Halbwüchsige vom Fleischessen ausgeschlossen wurden, während erwachsene Tiere nur zwei Prozent ihrer Zeit damit verbrachten, tierisches Protein zu sich zu nehmen. (...) es blieb ein relativ unbedeutender Teil ihrer Nahrung. (...) es ist wenig wahrscheinlich, daß das Jagen anderer Tiere eine spezielle, gestaltende Verhaltensform (Shaping) in der menschlichen Entwicklung war.

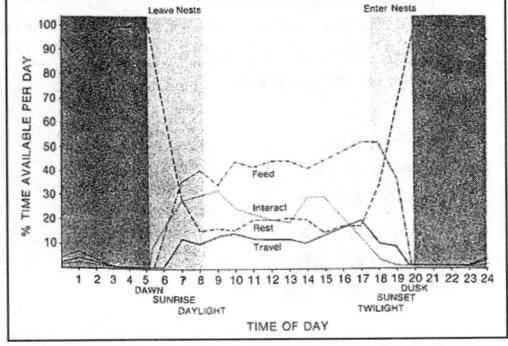

2 b) 789 Wann sollten auch wir - weil genetisch mit Schimpanse nahezu gleich geprägt - mit dem Essen beginnen? Fast die Hälfte ihrer Wachzeit (durchschnittlich etwa 47%) verbringen Schimpansen essend, und das meiste der restlichen Zeit (etwa 13%) wird dazu verwendet, um von einer Nahrungsquelle zur anderen zu gelangen (Wrangham und Smuts, 1980). Es sind zwei Hauptessenszeiten zu erkennen, eine am Morgen zwischen 7:00 und 9:00 Uhr und eine andere zwischen 15:30 und 19:30 Uhr. Wrangham verzeichnete einen dritten Anstieg um 13:00 Uhr. Natürlich kann Nahrung zu jeder Zeit aufgenommen werden - sogar (selten) in klaren Vollmondnächten. GODALL, J., Prof. Oxford Univ., The Chimpanzees of Gombe, Patterns of Behavior, Harvard University Press, Cambridge.

Zugeteilte Zeit-Prozentsätze der Gombe-Schimpansen zu vier Grund-Aktivitäten

Aktivitäten	tägliche Zeitspanne % in 15 Stunden	Zeitspanne % in 24 Stunden	trockene Saison (kein Regen) %	Regenzeit 1 (wenig Regen) %	Regenzeit 2 (viel Regen) %
Essen	42,8	27,1	44,4	44,0	40,2
Wandern	13,4	9,4	14,1	15,6	9,3
Ruhen	18,9	47,7	15,7	21,3	18,8
Sonstiges	24,9	15,8	25,8	19,1	31,7

Hier kannst Du Rückschlüsse auf die zeitliche Bewegungstätigkeit von Schimpansen und Menschen ziehen.

3 384 FOGDEN, M.P.L., A Preliminary Field Study of the Western Tarsier, in: MARTIN; R.D., DOYLE, G.A. und WALKER A.C., eds. Pp. 151-165, 1974. BUSSE, C.D., Do Chimpanzees Hunt Cooperatively?, in: American Naturalist 112, 1977, 771-774. LYNCH / FERNANDEZ, C., Tasaday, Philippine Sociological Review 20, 1972, 275-230

4 385 Die Affenmenschen halten nichts von destilliertem Wasser GLASER, D., Die Reaktion bei einigen Primaten auf H2O Destillat, Folia Primatologica 18, 1972, 433-443

5 HLADIK, C.M., Géophagie et Nutrition Minéral chez les Primates, in: Comptes-Rendus de l'Académie des Sciences D279, 1974,1393-96 MACKINNON, J.R., The Behaviour of Wild Orang-utans, in: D.J. Chivers and J. Herbert, eds 1978 Pp. 305-321. ZIHLMANN, A.L., Pygmy Chimpanzees as a Possible Prototype for the Common Ancestor of Humans, in: Chimpanzees and Gorillas Nature 275, 1978,744-746

20 860 **Bei Haustieren ist das Hirn stark geschrumpft** - schuld ist der Mensch mit seiner Fürsorge. Sexuelle Aktivität
Nur in einem sind die von Menschen verwöhnten Haustiere im allgemeinen besser drauf als ihre wildlebenden Gevattern. Bei Tieren in freier Wildbahn ist die geschlechtliche Fortpflanzung, entsprechend den Erfordernissen ihres Lebensraumes, normalerweise auf kurze Brunftzeiten und Brutperioden begrenzt. Wurfgröße und Eizahl sind optimal bemessen. Dafür sorgen bestimmte Erbfaktoren, sogenannte Modifikatorgene, die sich, wie Peters ausführt, der tief verankerten Fortpflanzungspotenz »sozusagen überlagern«.
Im Erbniedergang der Haustiere blieben die Modifikatorgene offenbar auf der Strecke. »Mit Regelmäßigkeit«, so Peters, seien die Haustiere, verglichen mit ihren in der freien Natur lebenden Stammformen, »sexuell deutlich aktiver und meistens auch fruchtbarer«. (Zoologe Prof. Peters, in DER SPIEGEL 26/1995)
Die Behauptung des Verfassers, daß die Tiere ihre Fortpflanzung genauestens auf Zweckhaftigkeit und die wechselnden Verhältnisse der Natur abstimmen, wird mit diesem Bericht bestätigt. Daß der durch das nicht

artgerechte Leben von Tier und Mensch in der Zivilisation ausgelöste Geburtenüberschuß aber für das Ganze - also unsere Erde und die Natur - eine Katastrophe darstellt, das ist nach diesem Werk, das u.a. auch in das natürliche Denkeneinweist, für Dich erkennbar.

4100 Bonobo (Zwergschimpanse)

(Das beste Werk über unsere allernächsten Verwandten: DE WAAL, F., Bonobos, Birkhäuser)

4100 □ 383 KANO, T., »Feeding ecology of the Pygmy chimpanzees« in: The Pygmy Chimpanzee, Plenum Press.
SUSMAN, R.L.: The Pygmy Chimpanzee, Plenum Press, NY, Auzug: Vergleich des Körpergewichts zu den Körpergliedern von fünf Hominoiden: Bilddarstellung aus diesem vorzüglichen Werk:
Das Buch läßt Dich alles Wesentliche von unseren allernächsten Verwandten, den Zwergschimpansen (Pan Paniscus) wissen - leider nur in englischer Sprache.

4101 □ 384 CORRUCCINI; R.S., Pygmy Chimpanzee Affinities in the Context of Allometry, Southern Illinois University
COVERT, H.H., The Positional Behavior of Galago senegalensis, Duke University America Ass. of Physical Anthropologists 48/5-7/1979

4102 □ 384, 390 **Gewichtsverteilung**

	Upper limbs	Lower limbs	Head/trunk
Homo sapiens	8	30	62
Australopithecus	12	28	60
P. paniscus	15.8	24.2	60
P. troglodytes	15.8	18	66.2
Pongo	18	18	64
Symphalangus	20	18	62

* Estimates
Percent of total body weight
Quelle: Pygmy Chimpanzee Affinities in the Context of Allometry, American Association of Physical Anthropologists, 48. San Francisco, Calif. April, 5-7, 1979

Bezeichnenderweise gibt es bei Schimpansen sowohl eine Kußfütterung der Jungen als auch Küssen bei Erwachsenen. Ein naher Verwandter des Schimpansen, der Bonobo, beherrscht sogar den Zungenkuß. (De WAAL, F., Der gute Affe, Hauser)

Wie Dich die Tierfilmer verarschen:
»Die Lemminge erreichen den tödlichen Abgrund«, raunt der Sprecher, »dies ist ihre letzte Chance zur Umkehr. Aber sie laufen weiter, stürzen sich in die Tiefe.« Aus einer dank perfekter Tiefenschärfe phantastisch anmutenden Kameraperspektive sieht der Zuschauer die Nager in die gähnende Schlucht eines Flußtales fallen, angeblich getrieben vom Todesinstinkt. Die Wirklichkeit war nach Vallees Recherchen erheblich profaner: Die Disney-Leute halfen nach, schubsten und warfen die wenig lebensmüden Lemminge in den Abgrund. (DIE ZEIT 38/12.9.1997)

Schimpansen-Geburt
Als sich einmal mitten am Tag unsere ganze Schimpansenkolonie unerwartet um Mai versammelte, kam es zu einer hochinteressanten Gefühlsäußerung. Alle Affen waren still und starrten wie gebannt auf Mais Hinterteil; einige stocherten vorsichtig mit einem Finger darin und rochen dann an ihrer Hand. Mit leicht gespreizten Beinen stand Mai halb aufgerichtet da; eine Hand hatte sie zwischen die Beine gelegt. Uns fiel auf, daß eine ältere Frau Mai nachahmte und auf genau die gleiche Weise die hohle Hand zwischen die Beine schob.
Nach ungefähr zehn Minuten spannte Mai sich an, kauerte sich tiefer auf den Boden und preßte ein Baby heraus, das sie mit beiden Händen auffing. Die Affenschar geriet in Bewegung, und Atlanta, Mais beste Freundin, tauchte daraus auf, stieß einen Schrei aus und umarmte ein paar andere Schimpansen in ihrer Nähe, von denen einer schrill bellte. Anschließend zog Mai sich in eine Ecke zurück, um das Kleine sauber zu machen, und verspeiste voller Genuß die Plazenta. Bei einem Streit am nächsten Tag verteidigte Atlanta grimmig Mai, und in den darauffolgenden Wochen groomte sich Mai häufig, starrte ihren gesunden neuen Sohn an und berührte ihn zärtlich. (DE WAAL, F., Der gute Affe, Hauser)

4103 In der Gefangenschaft sitzen die Bonobos allerdings beim Essen schon einmal zusammen. Ebenfalls erstaunlich: Deren Serumeiweiß ist identisch mit dem der Menschen.

4200 Schimpanse

4200 □ 389 Wichtige Berichte der Feldforschung über Schimpansen:
HLADIK, C.M. Alimentation et activité d'un groupe de chimpanzes réintroduits en forêt Gabonaise. La terre et la vie 27: 343-413, 1973
alimentaire. Revue d'ecologie (terre et vie) 41:281-298, 1986
HLADIK, C.M. Chimpanzees of Gombe: Some comparative data on the diet. Pp.481-501 in Primate Ecology. T.H.Clutton-Brook, ed.London, Academic Press, 1977
JONES, C. Stomach contents and gastro-intestinal relationships of monkeys collected in Rio Muni, West Africa. Mammalia 34, 107-117, 1970. Primates 31:113-120, 1990
REYNOLDS, V., »Chimpanzee behaviour in relation to the predominant food sources«, Animal Behavior, 11/63, 611.
TELEKI, G. The omnivorous chimpanzee. Scient.American 228(1), 32-42, 1973
TELEKI, G. The Predatory Behaviour of Wild Chimpanzees, Bucknell University Press, Lewisburg 1973
WRANGHAM; R.W. Feeding behaviour of chimpanzees in Gombe National Park, Tanzania. Pp.503-538 in Primate Ecologie. T.H.Clutton-Brook, ed. London, Academic Press, 1977

»Wie die Tiere ist der Mensch von Natur ein nachahmendes Wesen. Nachahmung ist ihm ein Bedürfnis, doch wohlgemerkt nur unter der Bedingung, daß sie leicht ist; aus diesem Bedürfnis wird die Macht der Mode geboren. Mag es sich nun um Meinungen, Ideen, literarische Äußerungen oder einfach um die Kleidung handeln, nicht viele wagen es, sich ihrer Herrschaft zu entziehen. Nicht mit Beweisgründen, sondern durch Vorbilder leitet man die Massen. Jedem Zeitalter drückt eine kleine Anzahl von einzelnen ihr Siegel auf, das die Masse unbewußt nachahmt. Aber diese einzelnen dürfen sich nicht allzu weit von den überkommenen Ideen entfernen. Die Nachahmung würde dann zu schwierig und ihr Einfluß wäre gleich Null. Deshalb haben die Menschen, die ihrer Zeit zu sehr überlegen sind, keinerlei Einfluß. Der Abstand ist zu groß. Aus demselben Grunde haben die Europäer trotz aller Vorzüge ihrer Kultur einen so unbedeutenden Einfluß auf die Völker des Orients.«
(G. Le Bon)

📖 383 **Aufgeschlüsselte Nahrungsarten wildlebender Schimpansen**

3 📖 387 **Die wichtigsten Werke zu den Menschenaffen, die beiden ersten** (4203a u. 4204) **nur in englischer Sprache:** CLUTTON-BROCK, T.H. Hrsg. Primate Ecology (Studies of feeding and ranging behavior in lemurs, monkeys and apes) Academic Press, Ld., NY, San Francisco, Harcourt.

4 a)📖 394 **Krankheiten bei Schimpansen** GOODALL, Jane, »The Chimpanzees of Gombe«, (Patterns of Behavior), The Belknap Press of Harvard University, Cambridge (s. auch 620).

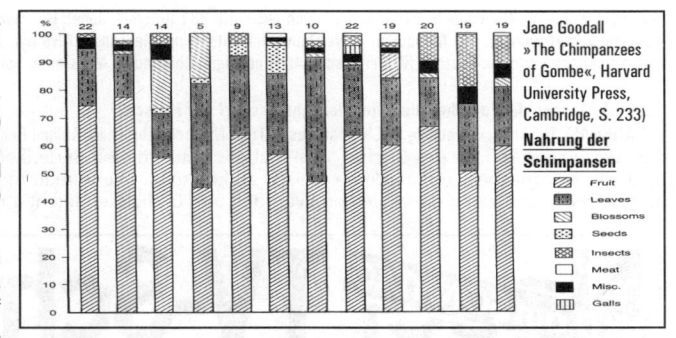

Jane Goodall »The Chimpanzees of Gombe«, Harvard University Press, Cambridge, S. 233

Nahrung der Schimpansen: Fruit, Leaves, Blossoms, Seeds, Insects, Meat, Misc., Galls

Auszug: Bei den Schimpansen wurden Krankheiten beobachtet. Da sie niemals Antikörper gegen die Polio bilden konnten, sind sie dieser ziemlich schutzlos preisgegeben. Unter Durchfällen leiden auch verschiedene Tiere, besonders dann, wenn eine bestimmte Fruchtart plötzlich reif wird und sie dieser besonders stark zusprechen. Meist sind sie zwar nach zwei Tagen wieder alle in Ordnung, aber bei manchen kann es Wochen dauern, wenn sie älter sind. Geschwüre und geschwollene Nasen wurden ebenfalls beobachtet. Bis zum Alter von drei Jahren zeigen sich bei den Schimpansen auch schon einmal Pickel um Nase und Mund. Bei den Zwergschimpansen sind dagegen noch keine Krankheiten beobachtet worden. Weil die mit Menschen bislang noch nicht so intensiv in Berührung gekommen sind?

Das widerspricht nicht meiner These von der grundsätzlichen Gefahrlosigkeit der Bakterien und Viren. Letztere haben sich in unserem Kulturkreis mit uns Menschen entwickelt und unser beiderseitiges Leben ist aufeinander abgestimmt. Sollten sie bei einem gesunden Menschen einmal Überhand nehmen, so setzen sich bei uns stets Antikörper in Bewegung, sie klein zu halten. Zufolge des Nichtkennens völlig fremder Mikroben vermochten sich bei den Affenmenschen auch keine Antikörper zu entwickeln. Aber weil sie so natürlich leben, können ihnen selbst für sie unbekannte Bakterien und Viren nicht viel anhaben. Das war anders bei den fleischessenden Mayas, deren Gewebe die Masernviren zu wenig Immunkräfte entwickeln konnten. als besonders gesundlebender UrKöstler vermagst Du dagegen mit Deiner auf höchste Spitze gebrachten Abwehrstärke ohne Ängste in die Tropen zu unbekannten Bakterien reisen... Wie mir eine Rohnahrung essende Leserin aus Bergheim berichtet: »Alle litten unter Mückenstichen, Durchfällen, Schwäche während ich mich während der ganzen Zeit meines Afrikaufenthaltes sauwohl fühlte...«

b) **Schimpansen heilen ihre Krankheiten mit speziellen Baumblättern**
Ich muß auf diese Meldungen nicht eingehen, da Schimpansen normalerweise nicht unter Krankheiten leiden. Und wie wir wissen, es keine speziellen Heilpflanzen für spezielle Leiden gibt. Sie wären ja auch schöpfungswidrig. In der zeitgenössischen Literatur wird z.B. oft die anrührende Geschichte kolportiert, daß ein Forscher auf einem seiner Ausflüge in den Apenninen einen räudigen Hund beobachtet habe, der bestimmte Kräuter gefressen und sich auf diese Weise selbst kuriert habe. Ähnliche Legenden finden wir auch in den Biographien anderer berühmter Vertreter der Naturheilkunde, so z.B. bei Prießnitz, der ein krankes Reh beim lindernden Bad im Wasser beobachtet haben soll. Wir wissen: Alles wiederholt sich auf dem Gebiet der Medizin. Keinem Forscher ist zu trauen. Je intellektueller, je näher steht er der Versuchung, mit Hilfe seiner überzeugend klingenden Rhetorik die Wahrheit zu verdrehen und die Dinge so herzurichten, wie sie am besten im Sinne seiner Gruppe, seines Fortkommens, seines Ansehens und seines Vorteils ausfallen. Es ist schon richtig, Schimpansen für kluge Tiere zu halten, aber wir sollten's auch nicht damit übertreiben.

Das ist so ähnlich wie „**Die Mär vom Selbstmord der Lemminge**", dem rätselhaften regelmäßigen Massensterben der Lemminge. Ursache ist kein „kollektiver Selbstmord", wie im Volksmund oft behauptet, sondern vielmehr das räuberische Hermelin. Wissenschaftler der Uni Freiburg beobachteten acht Jahre lang die Lemminge im Nordost-Grönland-Nationalpark. Ergebnis: Alle fünf Jahre schrumpft die Zahl der Nager drastisch, um dann wieder anzuwachsen. Bei den Hermelinen läßt sich die gleiche Dynamik beobachten, allerdings um 18 Monate versetzt. Das Hermelin jagt während der neun Monate dauernden Winterzeit. Beute sind die Lemminge. Überleben viele Lemminge, hat dies – zeitversetzt – einen Anstieg des Hermelin-Bestandes zur Folge. Sind mehr Hermeline da, werden wiederum mehr Lemminge getötet. Das knapper werdende Nahrungsangebot dezimiert schließlich die Hermeline, der Lemming-Bestand kann sich wieder erholen. So regelt die Natur das! Für die Legende, daß sich die Wühlmäuse aus Todessehnsucht in die Fluten stüzen, gibt es ebenfalls eine natürliche Erklärung: Wenn der Schnee schmilzt, begeben sich die Lemminge auf Nahrungssuche. In einem starken Lemmingjahr handelt es sich dann um eine richtige Massenbewegung. Überqueren die Tiere bei ihrer Wanderung Flüsse, ertrinken viele. Geraten sie an ein Steilufer des Meeres, drängen die hinteren so stark nach ohne die Gefahr zu erkennen, so daß die ersten sich nicht mehr halten können. Damit einem Filmteam solche Aufnahmen gelangen, stellte man links und rechts des Wanderweges feste Barrieren auf und richtete die Kamera nur auf die Mitte des Wanderstroms...«

5 📖 390 SUSMAN, R. L., »The Pygmy Chimpanzee«, Plenum Press, NY und London.
(Leider liegt das Buch nicht in deutscher Übersetzung vor, weil sie nur für einen kleinen, wissenschaftlich interessierten Kreis geschrieben wurden, wie mir die Verfasserin berichtete.)

6 📖 385 **Wieso finden heute - im Gegensatz zu früher - Primatenforscher schon mal Krankheiten bei Affen?**
Eine Rückfrage ergab, daß er die Information vom Tierforscher Collet (Produzent des Films »le peuple singe und dem Wissenschaftler Bruno Comby (ist in Deutschland mit einem Buch über das Essen von Insekten bekannt geworden) hatte. In diesem Gespräch bestätigte Collet, daß Schimpansen, die in freier Wildbahn immer mit Parasiten in Symbiose leben, bei der Aufnahme von gekochter Nahrung unweigerlich todkrank würden. Es unterschätzen viele dieser »Eindringlinge« auch die Auswirkung ihrer Anwesenheit, während dieser Beobachtung: »Ich sah z.B. während meiner Indonesien-Reise in einem Reservat für Orang Utans ein Muttertier mit einem Jungen, das sich gierig über ein vergessenes Stück Seife hermachte. Ganz zu schweigen von dem Aufziehen von mutterlosen Jungen mit Kuhmilchprodukten und den Zufütter- und Anlockmethoden, die ich dort sah. Wenn solche Tiere dann später im Urwald mit »Pickeln um Nase und Mund« gesehen werden, würde mich das

gar nicht wundern. Allerdings heißt es dann ja auch auf Seite 231 (Goodall, Jane): Bei Zwergschimpansen sind dagegen noch keine Krankheiten beobachtet worden, aus Mangel an ausreichendem Kontakt mit Menschen. Also müssen wir dort noch ein bißchen auf erste Anzeichen von Krankheiten warten. (Institut für Genetische Anthropologie, Château de Montramé, Soisy Bouy, F-77650 Longueville)

4207 📖 **385 Machen die Forscher die Affenmenschen scharf auf Fleisch?**
WRANGHAM, R., Artificial Feeding of Chimpanzees in Their Natural Habitat, in: Animal Behaviour 22, 1974, 83-93
Seit der ersten Auflage des Buches 1989 habe ich stets meine Bedenken geäußert, daß Menschenaffen Jagd auf andere Tiere machen, um an deren Fleisch zu kommen. Wenn man mit Sensationen in Tierfilmen aber 20 Millionen verdienen kann, dann bleiben Wahrheit und Ehrlichkeit leicht auf der Strecke...

BILD am SONNTAG 30. Juni 1996
Neuer TV-Schwindel: Tierfilme gefälscht!

Von HANS W. SAURE und HOLGER HOETZEL

Erst Lügen in Talkshows, dann frei erfundene Reportagen in TV-Magazinen. Jetzt liefert das Fernsehen einen neuen Skandal: Sogar Tierfilme sind gefälscht!

Der amerikanische Tierfilmer Marty Stouffer (47), dessen Beiträge auch in der ARD ausgestrahlt wurden, steht unter schwerem Verdacht: Für seine TV-Reihe „Wild America" soll er Wölfe und Löwen auf zahme Rehe gehetzt und Hasen mit einer Angelschnur als Köder für einen Waschbären an einen Holzpfosten gebunden haben.

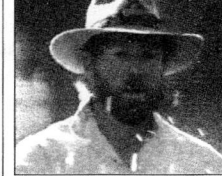

Belastet Marty Stouffer kassierte für seine 110 Dokumentationen mehr als 20 Millionen Mark

Um einen Bärenkampf filmen zu können, so berichtet die Zeitung „Denver Post", ließ er den wilden Tieren vorher die Zähne und Krallen ziehen. Er färbte zahmen Frettchen die Pfoten schwarz, verkaufte den Bericht mit dem Titel: „Das Leben des seltenen Schwarzfußiltis".

Geschützte Vögel, so ein weiterer Vorwurf, soll der preisgekrönte Tierfilmer mit Knallkörpern aus ihren Nestern vertrieben haben.

Marty Stouffer bestreitet nicht, Szenen für seine Filme inszeniert zu haben. Doch er beteuert: „Ich habe dabei nie Tiere gequält."

Das sieht ein ehemaliger Mitarbeiter ganz anders. „Ich habe ihn jahrelang mit wilden Tieren versorgt", sagt Pat Craig vom Rocky Mountain Wildlife. „Als er aber einen Berglöwen auf ein zahmes Reh hetzen wollte, war für mich Schluß."

Heinz Sielmann (79), Deutschlands großer Tierfilmer, fordert seine Kollegen am Dienstag bei einer Fachtagung der Tierfilmer in München zu Konsequenzen auf. „Ich fordere einen Ehrenkodex", sagt Sielmann zur BamS. „Dann können die Sender gleich erkennen, wer verantwortungsbewußt arbeitet. Sonst gerät unsere ganze Branche in Verruf."

Mutter der Stel Ruth P. bensgefa lag der sten Ko Koma. gehbehi Sondersc rufswuns werden, Nie wird schwere können. und die Opfer in Entschäd eine Ges dert es.

Bei den Affenmenschen weiß ich nur sicher, daß sie Ameisen essen - aber kein Fernsehfilm hat mich bei der angeblichen Jagd davon überzeugen können, daß sie die Tiere selbst getötet haben. Auch der letzte Film des Forscherehepaars Bösch, das über zehn Jahre im Urwald nahe den Schimpansen in einem feinen Haus lebte, ließ in keiner Szene erkennen, daß die Affenmenschen selbst das Tier fingen und durch Bisse selbst töteten. Zwar suggerierten die Sprecher ständig eine geplante Jagd mit den Worten: "Das ist der Treiber. Sie suchen Stummelaffen. Die Jagd beginnt. Jetzt sichern die anderen den Boden. Der Hinterhalt ist gelegt. Er hat keine Chance." Aber überlege selbst: Wie will man für kleinere, noch flinkere Affen als die Schimpansen im nach allen Seiten offenen, weiten Urwald einen Hinterhalt legen? Als behauptet wird: 'Es gibt für ihn kein Entkommen.', wird der Film dunkel. Als es heißt: 'Sie zerren ihn auf den Boden.', ist nichts davon zu sehen. Der Stummelaffe liegt plötzlich tot (geschossen?) in der Gruppe, und ein riesengroßes Geschrei beginnt, als die Schimpansen dann das Tier zerfleischen. Wie sagte ein Kameramann: Mit viel Filmmaterial und durch geschickte Schnitte kann man jeden Eindruck entstehen lassen...

20.00 Uhr SAT.1 Weltgeschichte des Tierfilms. Tricks und Risiken der Tierfilmer (→ unbed. 0565 ff, I. Tattersal)
Sendung vom 17.12.1996 (7.776) (6-teilig, 3. Teil) zeigte für Dich als Leser, der wie ich die Wahrheit über die angebliche Fleischeslust unserer nächsten Verwandten, der Schimpansen wissen will, aufschlußreiche Bilder: Schon 1930 waren Tierfilme außerordentlich beliebt. Am meisten wünschte man sich dramatische Szenen. Was aber tun, wenn sich die Tiere meist weit genug aus dem Weg gehen? Man fängt sie ein und sperrt sie dann zusammen in ein Gehege ein, aus dem sie nicht entkommen können. Und so vermochte das Ehepaar Jones, mit vielen Kurbelkameras die blutrünstige Jagd des Jaguars auf die Affen zu »dokumentieren« und das hörbare Aufatmen des Kinopublikums zu bewirken, als ein auf ein Holzstück ins Wasser ausgesetztes Affenbaby sich im letzten Augenblick vor dem fauchenden Leoparden in die Arme seiner Mutter am anderen Ufer retten konnte. Wie der Tierfilmer Alan Roots bei einem seiner Filme: »Der Schnitt ist alles!« Er war damals noch nicht ganz so geschickt wie heute. In seinem älteren Film über tierfleischgeile Schimpansen ist zwar deutlich ein ab und zu aufbrüllender Leopard bei der Mahlzeit an einer Antilope mitten im Wald zu erkennen, und ebenso klar eine tobende Schimpansenhorde. Aber (!) niemals sind auf dem Film Leopard und Affen zusammen - und sei es nur im Hintergrund zu erkennen. Leicht hat man da im Ton zum Film zu sagen:»Die Affen sind so aufgeregt, weil sie gierig auf Fleisch sind!« Waren nicht die Affen vielmehr deshalb aufgeregt, weil sich ein Leopard in ihr Revier begeben hat. Noch wahrscheinlicher: Die Filmemacher haben einen künstlichen Leoparden in die Nähe der Schimpansen gebracht, die sich darüber entsetzlich aufregen. Denn, als der Filmton fortfährt; »Das Verhalten der Affen hat den Leoparden nervös gemacht und er verläßt seine Beute«, wird nicht weiter gefilmt, wie sich nun doch eigentlich die Affen gierig auf den verlassenen Kadaver stürzen, sondern der Film endet plötzlich... Tja, hätte der Tierfilmer vorher durch stetes Füttern der Affen mit geschossenen Tieren ans Fleisch gewöhnt - vielleicht wäre ihm damals schon ein (echter) Beweis für salzloses Fleisch liebende Tiervettern gelungen... Was in diesem Film noch zu denken gab:» Die Forscher sind mit Tonnen von Nahrung für die wilden Tiere losgezogen...« hieß es.

📖 394 ff **Von den Affen kommt unsere Moral**
DE WAAL, F., »Good Natured, The Origins of Right and Wrong in Humans and Other Animals". Harvard University Press, Cambridge (Massachusetts); 296 Seiten, 24,95 Dollar. Für die Vorstadien eines moralisch handelnden Ichs im Affen präsentiert der Forscher eine Fülle von Beobachtungen - mehr als 6000 Stunden lang hat er den Primaten aufgelauert. Schimpansen trösten Trauernde, leisten Sterbenden Beistand, verteidigen die Schwachen in der Not, teilen Nahrung mit den Armen - all diese Formen von Altruismus deuten nach Auffassung de Waals auf eine bemerkenswerte Haltung bei Primaten hin: auf »ein Feingefühl für Übel, das andere betrifft". (DER SPIEGEL 9/1996)

📖 384 **Da trieft es vor schlimmer Heuchelei** »Ich bin tief davon überzeugt, das wir kein Recht haben, diese Versuche zu unternehmen«, sagt Professor Mahoney, »aber sie sind notwendig.« (Stern 36/35/1995) Mahoney ist Chef des Labors für experimentelle Medizin an Primaten Lemsip. Tuxedo, NY., der in obigem Artikel des STERN die Heuchelei so auf die Spitze treibt, daß Lieschen Müller die Tränen kommen werden. Weil der arme Medizinprofessor geradezu erpreßt wird, die Affenmenschen im Interesse der Schadensschulmedizin schrecklichsten Qualen auszusetzen. Aber Du weißt ja: Im Schönreden ihrer rhetorischen Begründen von Untaten sind die Herren große Klasse: Quer über die sich in der Narkose ruhig hebende und senkende Brust der Patientin ist dunkelblau der Code »CH-352« eintätowiert: »Chimpanzee 352«. Als der Bauch des Tieres mit einem Skalpell geöffnet ist, tastet sich Mahoney zu den Eingeweiden vor. Verwesungsgestank steigt dem Op-Team durch die Gesichtsmasken in die Nase. Mit dem kantigen Akzent seiner heimat stöhnt Mahoney ein paar Mal: »Oh, Jesus Christ.« Große Teile des Gewebes unter Missies Bauchdecke sind abgestorben. Mahoney und sein Team entscheiden sich darum, »CH-352« einzuschläfern und anschließend sofort zu obduzieren. (Stern 35/1995)
Frage Dich: Steigt aus einem Schimpansen außerhalb eines Labors für experimentelle Medizin jemals Verwesungsgeruch auf? Stirbt seine Bauchdecke in der Freiheit ab? Die Wahrheit: Diese Burschen sind nur geil auf die Obduktion des Menschenaffen. Werden deren Ergebnissen ihnen den neuen Impfstoff gegen AIDS und damit Millionen oder den Nobelpreis erbringen? Erkenne: Versuche für die nicht existierende Krankheit AIDS sind nicht notwendig. Ist es notwendig, drogensüchtigen Schwulen und Fixern ihr Faulenzertum und die weitere Sucht aus Übung und Verführung unserer Jugend auf Kosten der Gesellschaft durch den Terror an Affenmenschen zu ermöglichen suchen? Dadurch daß man ihnen bequeme Heilmittel verschafft, dem Laster fröhnen zu können und zur Belohnung der Spritzerei auch noch von naturbestimmten Krankheiten und vorzeitigem Tod verschont zu bleiben? Sind solch schändliche Tierquälereien erforderlich, da noch kein einziges Medikament aus der Primatenforschung nachgewiesene Heilung für irgendeine Krankheit erbrachte? Bei einer gesunden Lebensführung benötigt niemand irgendein Medikament. (→LV2147c)

Im Baum schlafen? Warum wohl bereiten sich die meisten Affenmenschen ihre Schlafstätten in den Bäumen zurecht? Klar doch: Am Boden gibt es zumeist zu viele Blutegel und Ameisen.

4300 Gorilla

> Natürlich wird im Seminar gelacht, wenn wir uns wie Gorillas kräftig vorne auf die Brust schlagen. Aber auf diese Weise beleben wir nicht nur unsere Thymusdrüse - wir richten und entladen Aggressionen so gegen uns, statt gegen andere.

📖 962 SCHALLER, G.B., »The mountain gorilla«, New Scientist, 13/62.

📖 656 SCHALLER, G. B., »The Behavior of the Mountain Gorilla«, in Primate Behavior, Ed. Harvard University Holt, Rinehard & Winston, NY.

HESS, Jörg, »Geschichte Familie Fünf«, Birkhäuser. Sehr schön bebildertes und mit Herz geschriebenes Buch über das Zusammenleben des Verfassers mit Gorillas. Zitat daraus: Gorillas haben ich zweimal Vulkanerde essen gesehen. S. 357

📖 385 **Wasser wird von Berggorillas** selten direkt aufgenommen. Wenn sich Individuen tief über das in einem Becken im trockenen Bachbett zurückgebliebene Wasser beugen, so trinken sie meist nicht, sondern betrachten interessiert ihre Spiegelbilder. (HESS, J., »Familie 5«)

📖 385 MAHANEY et al. »Geophagia by Mountain Gorillas«, Primates 31 (1), 113-120, Jan. 1990 Zitate daraus: »Ich habe noch niemals Gorillas in der Wildnis trinken gesehen.« S. 226 Gorillas essen des öfteren Erde - aber nicht die oberen, sondern die unteren Schichten. Sie wandern dann immer zu bestimmten Standorten, wo dann alle Gruppenmitglieder - außer den Babys - die ihnen zusagende Erde ausgraben und essen. Ob das für ihre Ernährung einen besonderen Wert hat oder nur auf Tradition beruht - das wissen wir nicht. Aber wir wissen: Erde essen tut gut. Und den Gorillas schadet es nicht.

> 40.000 Kinder verhungern täglich auf der Erde. Überlege Dir nur:
> Diese große Überlegenheit der wildlebenden Tiere über die Menschen: Kein Tier verhungert jemals! Sie stellen die Anzahl ihres Nachwuchses exakt auf den künftigen Bedarf und die Möglichkeiten ihres Überlebens ein. Ist der Mensch wirklich den Tieren überlegen?

📖 385 HESS, J., »Familie 5«: Es werden dort (in der alpinen Zone) von den Gorillas häufiger Wurzeln gegraben als in den tieferen Lagen, und dabei wird auch viel Erdreich mitaufgenommen. Zudem suchen Berggorillas oft steile Felswände auf und kratzen aus den Unebenheiten des Gesteins mit den Fingernägeln winzige Flechtenportionen, die sie dann immer wieder über den Eckzahn abstreifen und auf diese Weise zu sich nehmen. S. 122

📖 385 FOSSEY, Dian, »Gorillas im Nebel«, Fossey et al. berichten, daß Berggorillas sehr viel Disteln (Blätter und Stengel) essen, offensichtlich sind sie unempfindlich gegen die Stacheln.

📖 385, 706 **Wichtige Berichte der Feldforschung über Primaten**
CALVERT, J. Food selection by western gorillas (Gorilla gorilla gorilla) in relation to food chemistry.Oecologia 65:236-246, 1985
CASIMIR, M.J. Feeding ecology and nutrition of an eastern gorilla group in the Mt Kahuzi region (Republique of Zaire), Folia primatol.24, 81-136, 1975
MAHANEY, W.C.; WATTS, D.P.; HANCOCK, R.G.V. Geophagia by mountain gorillas (Gorilla gorilla beringei) in the Virunga mountains, Rwanda.
GOODALL, A.G. Studies on the ecology of the mountain gorilla (Gorilla gorilla beringei) of the Mount Kahuzi-Biega region (Zaire) and comparsions with the mountain gorillas of the Virunga Volcaneos. Unpublished Ph.D. thesis, University of Liverpool.
ROGERS, M.E.; WILLIAMSON, E.A. Density of herbaceous plants eaten by gorillas in Gabon: Some preliminary data. Biotropica 19: 278-281, 1987
ROGERS; M.E.; WILLIAMSON, E.A; TUTIN, C.E.G.; FERNANDEZ, M. Effects of dry season on gorilla diet in Gabon. Primate Report 22:25-33, 1988
SABATER PI, J. Contribution to the study of alimentation of lowland gorillas in the natural state, in Rio Muni, Republic of Equatorial Guinea (West Africa) Primates 18:183-204, 1977

SABATER PI, J. Rapport préliminaire sur l'alimentation dans la nature des gorilles du Rio Muni (Ouest Africain) Mammalia 30, 235-240, 1966
WILLIAMSON, E.A. Behavioral Ecology of Western Lowland Gorillas in Gabon. PhD Thesis, University of Stirling, 1988.
WILLIAMSON, E.A.; A demonstration of seasonal variation in fruit consumption by western lowland gorillas. In prep.
WILLIAMSON, E.A.; TUTIN, C.E.G.; Fernandez, M. Western lowland gorillas feeding in streames and on savannas. Primate Report 19:29-34, 1988
WILLIAMSON, E.A. Composition of the Diet of Lowland Gorillas at Lopé in Gabon, American Journal of Primatology 21:265-277, 1990

4307 388 BOURNE, G./COHEN, M., Die sanften Riesen, Kindler, Auszug: Friedliche Gesellen Dian Fossey betonte, daß den Gorillas jeder Aggressionstrieb fehlt, und sie sagte, sie habe in einer Beobachtungszeit von 2.000 Stunden nur vier Stunden lang ein Verhalten gesehen, das man aggressiv nennen könnte. Den gorilaähnlichen Laut brachte sie zustande, als fünf große brüllende Männchen auf sie zustürmten. Als der Anführer nur noch einen Meter von ihr entfernt war, breitete sie ihre Arme weit aus und rief: »Whoa«! Die ganze Gruppe blieb stehen. Sie schilderte Berggorillas als introvertierte, friedliche Vegetarier, eine Beurteilung, die zweifelsohne richtig ist.

4308 387 HESS, J., Familie 5, Birkhäuser. Auszüge: Ameisen scheinen für Gorillas eine Delikatesse zu sein. Ob bei dieser Vorliebe noch andere, mit der »Ameisenjagd« verbundene Reize eine Rolle spielen, ist schwer zu sagen. Sicher aber ist, daß der so erworbene Anteil an tierischer Nahrung für die Gesamternährung unbedeutend bleibt. (...) Berggorillas leben weitgehend vegetarisch. Man könnte sogar sagen, sie seien auf eine Diät von grünen Pflanzenteilen spezialisiert, denn diese machen den überwiegenden Teil ihrer Nahrung aus. Schosse, Sprosse, Blätter, Stengel und Ranken. Hinzu kommen Blüten, Fruchtstände, Rinde, morsches Holz, Wurzeln und Flechten. Zusammen mit Wurzeln wird auch Erde aufgenommen. (...) Bei Essen verweilen Berggorillas immer nur für einige Minuten bei ein und derselben Art, und sie wenden sich immer nur einem bestimmten Pflanzenteil zu, und dies auch, wenn sie von der betreffenden Pflanze alle Teile gerne mögen. Diese differenzierte Behandlung der Futterpflanzen hat sicher mit dem Wunsch nach Abwechslung zu tun, sie ist aber auch verdauungsfreundlicher, und wir können in ihr auch einen schonungsvollen Umgang mit der Nahrungsgrundlage sehen.

4309 386 **Auch diese Wissenschaftler müssen stets ihre alten Ansichten umwerfen:** (...) Die Daten »zeigen lediglich die Möglichkeit auf, daß es zwei Gorilla-Arten geben könnte«, so Adrienne Zihlmann, Anthropologin an der Universität California in Santa Cruz. »Und sie zeigen uns, daß wir das Aussehen, das Verhalten und die Umwelt des Tieres genauer anschauen und nach Unterschieden suchen sollten, die wir bislang übersehen haben.« Aus diesem Grund sind Veränderungen an der mtDNA nur durch Mutation möglich. Geschätzte Mutation pro Million Jahre: 0,8 Prozent. Indem die Wissenschaftler diese Rate zugrunde legten, konnten sie bis zu einem gemeinsamen Vorfahren zurückrechnen. Gorillas trennten sich demnach von Schimpansen und Menschen vor etwa acht bis zehn Millionen Jahren. Menschen und Schimpansen entwickelten sich vor sechs Millionen Jahren auseinander. Da die Westlichen und Östlichen Gorillas als genetisch so deutlich voneinander unterscheiden, nimmt Ruvolo an, daß ihre Trennung mindestens drei Millionen Jahre zurückliegt. (BBC WILDLIFE, Dezember 1994)

4310 386ff Menschenaffen mampfen ruhig ihr Essen. Sie schreien nur los, wenn sie dabei Unerwartetem begegnen. Wirft man ihnen die für sie im Urwald so seltenen Bananen hin, dann gibt es große Aufregung. So erklärt sich dieselbe auch über dem toten Brüllaffenbaby zu ihren Füßen, das im Fernsehfilm angeblich bei einer Affenjagd erlegt worden war: Es wurde nach meiner Meinung offensichtlich vorher geschossen und sodann zwischen sie geworfen. Natürlich kann's der Verfasser nicht beschwören, aber alles spricht dafür.

4311 a) 386 **Sich bewegen wie Affenmenschen:** Stell Dich doch mal vor das Affengehege der uns am nächsten stehenden Bonobos und guck nicht nur, sondern mach Dir mal ein paar Gedanken, wie unsere Vorfahren, die UrMenschen, es ähnlich gehalten haben. (Vor 6 Millionen Jahren etwa trennten sich Menschen und Menschenaffen.) Trotzdem es so langweilig dort für sie ist - weil sie sich mit dem Klettern in den Seilen keine Nahrung holen können - bewegen sie sich ständig. Und es sind stets alle Gelenke des Körpers, die dabei trainiert werden. Während wir von unserem Bewegungsradius nur einen geringen Teil wahrnehmen - meist auch wegen der zu beengenden Bekleidung - nutzen ihn die Affenmenschen voll aus. Wenn sie z.B. mit einem Arm an einer Stange hängen, drehen sie sich oft ganz um die eigene Achse. Kannst Du das überhaupt noch? Alle Körperteile werden so von Ihnen immer wieder mit Gewebeflüssigkeit versorgt. Sich ansetzen wollende Harnsäurekristalle werden so wieder aus den Gelenkspalten weggeschwemmt, die Lymphdrüsen voll ausgepreßt. Merke: Das Nichtausnutzen des Bewegungsradius kann auch verantwortlich sein für Deine Entzündungen, die sich plötzlich bei Dir melden.

4311 b) Manchmal sind Schimpansen Kannibalen und töten die Babys von zugewanderten Schimpansenfrauen. Es liegt tief in ihren Genen: Nur die Kinder der Gruppenväter werden liebevoll gehegt und gepflegt. Mit den Abkömmlingen von gruppenfremden Vätern will man keine Gemeinsamkeit. Erkenne: Die Natur ist hart und unerbittlich. Die Löwen handeln gelegentlich genau so. Kein Vater sorgt für fremde Kinder so gut wie für seine eigenen. Der Egoismus ist naturgewollt. Alles Schwächliche hat dem Starken zu weichen. So wird nur das Bessere überleben. Damit das Schwache dem Starken nicht zur Fürsorge zur Last fallen kann und damit das Starke schwächt und dessen Leben beeinträchtigt.

4312 Frankfurter Zoo u.a. Tiergehege sind trostlos - die Amerikaner schaffen weite Freigehege
Die Zoologen denken kaum an die Tiere und deren Wohl. Die Gehege sind immer noch nach der Bequemlichkeit der Menschen eingerichtet: betonierte Böden, gekachelte Wände, damit alles schnell auszuspritzen ist. Statt Holz Eisenstangen, statt Nischen zum Zurückziehen für die Tiere - oft noch volle Preisgabe ans neugierige Publikum. Die Affenmenschen werden nachts in Einzelkäfige gesteckt, obschon sie als Gruppentiere immer gewohnt sind, eng beieinander zu sein. Hohe Stroh- u. Heuschichten einzubringen, wäre das wenigste. Der Direktor des Kölner Zoos ist auf meine Nachfrage sogar stolz darauf, die Gorillas mit gekochtem Rind- u. Schweinefleisch zu füttern. Das Wort "artgerechte Haltung" scheint von Zoologen nicht sonderlich ernst genommen zu werden... COUSINS, D., Body measurements and weights of wild and captive gorillas, 2001. Garten N.F. Leipzig 41 (1972) 6, S.261-277 äußert sein Erstaunen:
Die Tendenz, gefangenen Gorillas Fleisch als Nahrung zu geben, ist unverständlich, denn es existiert kein einziger Beweis darüber, daß sie es in der Wildnis jemals gegessen hätten. Weder SCHALLER noch SABATER PI haben es bei ihren 10jährigen Expeditionen je bemerkt. **Es könnte aber möglich sein, daß dies in anderen Regionen vorkommt, wie dies bei wilden Schimpansen der Fall sein soll. Die man im Budongo-Wald nie jagen oder Fleisch essen sah, während es im Gombe-Reservat beobachtet worden sein soll.** Übrigens, die Gewohnheit, Gorillas Fleisch anzubieten, hat der Kölner Zoodirektor nicht selbst erfunden. Sie stammt aus einem Rezept des Zoologen Ratcliffe aus dem Zoo von Philadelphia, der es von Honegger und Menichini übernommen hatte.

4400   Orang-Utan

Daß Affenmenschen nicht so alt wie Menschen werden, führt ein Forscher auf die kleinere Körperhöhe zurück.

📖 385 Menschenaffen, National Geographic Society, RVA

📖 385 CLUTTON-BROCK, Studies of feeding and ranging behavior in lemurs, monkeys and apes, Academie Press Ltd. NY.GALDIKAS BIRUTÉ, »Reflections of Eden - My Years with the Orangutans of Borneo«, Little Brown/Gollanoz; 408Seiten; 24,95$ Die Orang-Utans paaren sich ebenfalls mit dem Gesicht zueinander, oft mehrfach bis zu 20 Minuten.

Na, nun sag selbst: Sind die nicht klüger als wir Menschen?
Der Schlüssel zu seinem Verständnis ist wohl die Tatsache, daß er seine große Masse (Männer wiegen 100 bis 120 Kilo) so gut wie ausschließlich von Früchten, Blättern und Baumrinde ernährt. Acht Stunden am Tag suchen Orang-Utans die Bäume mit dem reifen Obst. Würden sie sich gruppenweise auf einen solchen Baum stürzen, so verausgabten sie viel Energie mit Streitereien, bekämen am Ende doch zuwenig und müßten allesamt zum nächsten Streitfall weiterziehen. Die Frage für Biruté Galdikas war: Was machen sie mit ihrer Intelligenz im »Freiland"? Nach vielen Jahren, sagte sie, wurde ihr die Antwort klar. Auch ihr ruhiges, eintöniges Leben braucht Intelligenz. Sie fressen zum Beispiel von 400 verschiedenen Pflanzen und ziehen keineswegs auf Geratewohl im Laubdach umher, müssen also geradezu Botaniker sein; lernen, was eßbar ist, wann es wächst oder reif wird, wo es zu finden ist. Ihre soziale Intelligenz benutzen sie offenbar vor allem, um einander möglichst in Ruhe zu lassen, möglichst wenig Zeit an Auseinandersetzungen zu verschwenden, damit ihre Hauptbeschäftigung nicht leidet: Nahrung zu suchen und die lange abhängigen Kinder zu versorgen. (DIE ZEIT 26/28.6.1995/35) Merke: Kein Instinkt führt sie, sondern das Erinnerungs- oder Lernvermögen. Wie mich persönlich zu meinen Vogelkirschenbäumen.

a) Vergleich von Menschenaffe und Mensch Gehirn: **Alter:** RICKLEFS/FINCH; Aging, Scientific American Library, NY.: Life span and body mass are correlated in mammals

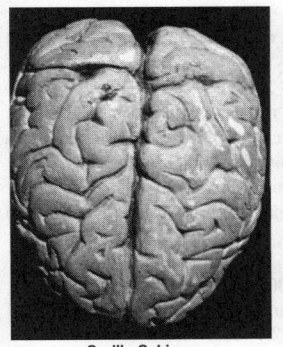

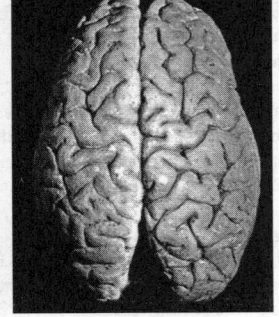

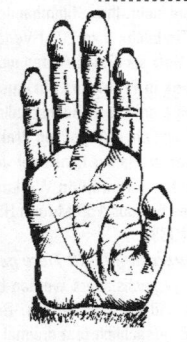

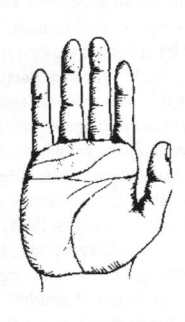

Gorilla-Gehirn   Menschen-Gehirn   Schimpansen-Hand   Menschenhand

b) ZDF-Doku-Spezialist packt aus:
So tricksen die Tierfilmer

(....) schließlich kostet eine 50minütige Spitzenproduktion mehr als eine Million Mark. Oft wird kräftig manipuliert und inszeniert. Radke erzählt: »In den USA gibt es Farmen, die Tiere für Filmproduktionen verleihen. Martin Staufer gelangen so sensationelle Aufnahmen von Pumas bei der Jagd. Daß die Szenen nur gestellt und die Kaninchen mit einer Sehne festgebunden waren, kam erst später heraus.« Unzählige blutige Jagdszenen von Raubkatzen und Antilopen wurden ähnlich manipuliert: Die Räuber jagten präparierte Opfer. Die Versuchung nachzuhelfen ist nicht neu. »Jacques Cousteau hat damals systematisch Tiere verheizt, Riffe gesprengt, ja sogar einen Wal mit einem Schiff gerammt und danach noch 'heldenhaft' die angelockten Haie getötet«, berichtet Radke. Ganz ohne Tricks kam auch der promovierte Biologe Radke nicht aus.   (Express, 18.06.1997)

Erkenne: Die Dich für dumm Verkaufenden machen - wie die Mediziner - alle einen vertrauenerweckenden Eindruck. Wer traut einem so tierliebenden Naturfilmer, einem so liebevollen und freundlichen Doktor mit so seriösem Gehabe schon zu, daß er uns an der Nase herumführt? Vergiß nie: Auch die liebsten und seriösesten Leute brauchen Geld. Und gerade die noch mehr als Du. Damit sie auch weiterhin so glänzend auftreten können... Und ob ich Dir solche Nachweise vor 30 Jahren, heute, oder in den kommenden 30 Jahren vorweise: Die Fälschungen werden höchstens noch schlimmer... Denn die Geldgier wächst überall und allerortens...

Evolutionsstammbaum der Primaten

Kitzele den Ehrgeiz des anderen.

Jemand spricht Dich auf Deine Verwandlung von einem kranken Fettkloß auf ein Jugendstilchen an? Möchte wissen, wie man das macht? Halt Dich nicht mit langen Erklärungen auf, verweise ihn nur auf dieses Buch. Und sage dann: »Weißt Du, dazu braucht man Willenskraft - und die hast Du nicht.« Dann hast Du ihn provoziert und heiß gemacht. Und kannst so erwarten, daß er sich ebenfalls gesund macht...

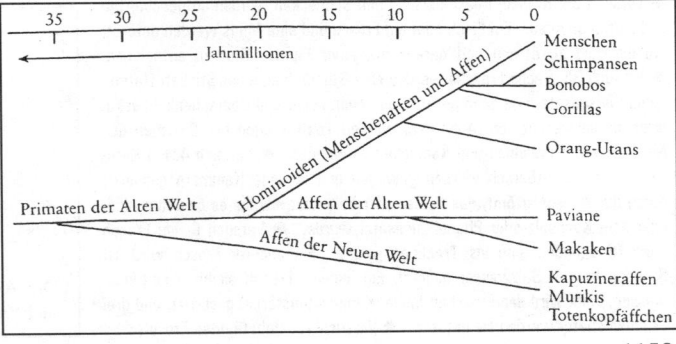

35 30 25 20 15 10 5 0
Jahrmillionen

Hominoiden (Menschenaffen und Affen)
Primaten der Alten Welt   Affen der Alten Welt
Affen der Neuen Welt

Menschen
Schimpansen
Bonobos
Gorillas
Orang-Utans
Paviane
Makaken
Kapuzineraffen
Murikis
Totenkopfäffchen

4500 Durch Ärzte des Grauens gefolterte Tiere

> Deine Tierliebe ist echt? Wenn Du in Gegenwart Deines Hundes rauchst (der besonders gegen diesen Qualm empfindlich ist), wirst Du ihm bald seinen Lungenkrebs angehängt haben. (→LV5308)

4500 235 **Tierfolterung durch Mediziner** Das geht Medikamenten voraus: DIE ZEIT, Nr. 4/1991:
In der Schmerzmittelforschung werden Tiere entsetzlichen Qualen ausgesetzt. Wird zum Beispiel die Wirkung von Schmerzmitteln gegen Verbrennungen getestet, werden die Tiere langsam verkohlt. Ohne Narkose.
Wegen ihrer großen Zähigkeit und hohen Empfindlichkeit sind Katzen die beliebtesten Tiere für neurologische Experimente. Da existieren verschiedene Vorrichtungen, um den Tieren den Schädel zu durchbohren und eine Kanüle in das Gehirn einzupflanzen. Das Bild links zeigt eine Katze mit permanent angebrachter Kanüle. Diese bleibt mit acrylsaurem Zement am Schädel fixiert, nachdem sie mit vier Schrauben vom Knochen verankert wurde, um die wiederholte Einführung von Spritzen, Sensoren, Elektroden u.a.m. zu erleichtern. Mit der Zeit bildet sich im Schädelraum um die Kanüle Eiter, der in die Augen und Stirnhöhlen sickert und zu Erblindung und Tod führen kann. Oben ein Bändigungsapparat, unter dessen Anwendung die Augen der Katze entfernt werden müssen.
Für Tierversuche in der experimentellen Chirurgie werden neben Schweinen und Katzen auch Hunde verwendet. Für Eingriffe ohne Betäubung ist es üblich, den Hunden die Stimmbänder durchzuschneiden, damit niemand ihre Schreie hört.
Hamburger Politiker wollten sich informieren und besichtigten ein Versuchslabor. Nach ihrer Aussage gerieten sie »in eine Hölle auf Erden«. Unter furchtbaren Qualen wälzten sich Beagle-Hunde auf dem Boden. Ihre Pfoten kratzten über den Beton, und ihre weit aufgerissenen Augen riefen um Hilfe. Schreien konnten sie nicht. Ihre Stimmbänder waren zerstört.
Auszüge aus dem Fotoband »Das Tierbuch« vom 2001-Verlag, Postfach 610637, 60348 Frankfurt 61, dessen erschütternde Dokumentation Du Dir unbedingt ansehen solltest. Gott sei diesen Ärzten nicht gnädig: Denn sie wissen, was sie tun.

4501 a) 235 **Was vom Geist Goethes in Frankfurt** übriggeblieben ist:
...erst in diesem Monat eine Umfrage unter den Hochschullehrern des Faches Physiologie beendet hat, mit dem Ergebnis, daß mehr als 98% von ihnen es für notwendig halten, »im physiologischen Praktikum für Mediziner Versuche an Probanden, Tieren beziehungsweise Tierorganen und Modellen« anzubieten. Professor Dr. Rainer Klinke der Johann Wolfgang Goethe-Universität, Frankfurt/Main. (Ärzte Zeitung, 10.4.1992)

4501 b) Amerikanische Mediziner werfen Katzen von Wolkenkratzern, um zu beobachten, wie die Tiere den Sturz bewältigten. Die Forscher stellten fest, daß Katzen sogar einen Fall aus 150 Metern Höhe überleben können, obwohl die Verletzungs- und Todesrate bei 30 Metern ihren Höhepunkt erreichte. (BUNTE, 27/1988)

4502 235 **Laborversuche:** *Heute werden 23.000 Tiere getötet*
Hamburg/Karlsruhe - in deutschen Versuchslabors werden heute, wie durchschnittlich jeden Tag, 23.000 Hunde, Katzen, Schafe, Hamster, Ratten, Mäuse, Kaninchen, Hasen und Frösche getötet. Dies geht aus einer neuen Statistik der pharmazeutischen Industrie hervor. Tierschutzorganisationen schätzen, daß tatsächlich fast dreimal so viele Tiere sterben müssen. (BILD vom 22.4.1988)
Was hältst Du von Politikern und anderen Heuchlern und Barrasliebhabern, die sich aufregen, wenn man ihnen sagt, daß Soldaten eine Ausbildung zum Mord vom Staat verpaßt wird. Die aber solche Anordnungen nicht im geringsten stören:
Im Auftrag des Bundesverteidigungsministeriums seien unter anderem 20 Boxer-Hunde von »hochrasanten 5,56 mm-Geschossen« zerfetzt worden. Die Hunde, die trotz der schweren Schußverletzungen überlebten, wurden operiert und bis zu ihrem Tod beobachtet. Zwergschweine seien einem Knalldruck von Geschützdonner ausgesetzt worden, der den Tieren die Trommelfelle und das Lungengewebe zerstörte. Hautgifte wie LOST, Nervengifte wie SOMAN und VX, alles würde an Tieren ausgetestet: »Die vergifteten Lebewesen sterben unter Krämpfen und Zuckungen.« (DER SPIEGEL 15/1992) Sag mal, greift Dir das nicht ans Herz, wenn Du so etwas liest? Und Du glaubst, Dich mit Hilfe milliardenfachen grenzenlosen Tierleids gesundmachen zu können?

4503 a) 155 Allein an der Uni der Main-Metropole kostet die medizinische Ausbildung jedes Semester 150 Fröschen den Kopf, der den Tieren ohne Betäubung mit der Schere abgeschnitten wird. (STERN vom 12.4.1991)
Der »Preis für Versuchstierforschung« ist ein Skandalpreis. Die diesjährige Vergabe erfolgte an zwei Mitarbeiter der Universität Münster, die eine Methode zur künstlichen Erzeugung der Nikotin-Sucht bei Krallenaffen entwickelt haben. (...) daß es den Beteiligten nur darum geht, eine Beschäftigungstherapie für Tierexperimentatoren aufzubauen. (Bundesverband der Tierversuchsgegner, Menschen für Tierrechte e.V., Darmstadt)
»Tierversuche tragen im Normalfall nicht nur nichts zur Arzneimittelsicherheit bei, sondern bewirken geradezu das Gegenteil.« (Pharmazeut Prof. Dr. Kurt Fickentscher von der Universität Bonn in »Diagnosen«, Nr. 3, März 1980)

4503 b) Auszug aus den Tierversuchen, die junge Mediziner zu absolvieren haben:
● Versuch 3a: Krebse, Miesmuscheln und Schnecken werden aufgeschnitten und bluten dann aus. Ein Fisch oder ein Frosch und eine Maus werden getötet, um ihr Herz zu öffnen und daraus mit einer Pipette Blut zu entnehmen.
● Versuch 3b: Sechs Frösche werden eine Stunde lang einer Stickstoffatmosphäre ausgesetzt und dann getötet, um ihnen Leber und Oberschenkelmuskulatur herauszuschneiden. Außerdem werden Testlösungen mit Enzymen aus Muskeln von Schweinen und Kaninchen verwendet. ● Versuch 4: Ein Karpfen und ein Buntbarsch werden gewogen und in enge Kammern gesperrt, durch die Wasser strömt, das heißer oder kälter ist, als sie es gewohnt sind, oder dem Kochsalz oder Phenol zugesetzt wurde. ● Versuch 9: Ein Frosch wird 16 Stunden lang ins Trockene gesetzt. Ein anderer Frosch wird 16 Stunden lang in Salzwasser gesetzt. Ein anderer Frosch bleibt in Leitungswasser. Dann wird den Fröschen Inulin (Kompositenstärke) gespritzt, und drei Stunden später werden sie getötet. ● Versuch 13: Unbetäubten Frosch

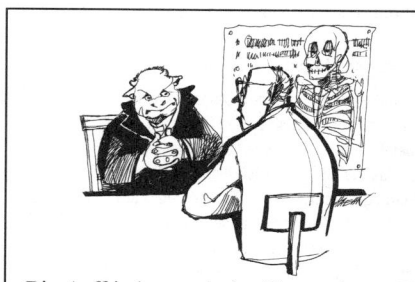

„Die Auffrischung mit der Thymusdrüsen-Kur macht bei Ihnen ja beste Fortschritte!"

»dekapitieren (das heißt: den Kopf abschneiden), Rückenmark ausbohren. Abziehen der Haut. (...) Nach Öffnung des Herzbeutels liegt das Herz frei. Aortenbögen und Venenbögen abbinden.« Reizung durch elektrischen Strom. ● Versuch 17: Einer unbetäubten Heuschrecke »werden Kopf und (...) (der vordere Brustteil) abgeschnitten. Dabei wird gleichzeitig der Magen-Darmkanal herausgezogen.« (RIEG, VÖLLM, FEDDERSEN, Über Leichen zum Examen?, Timona Verlag)

4 ⌨ 236 Was hast Du von Wissenschaftlern zu halten, welche drei groß angelegte Testreihen planen?: Hunde, Kaninchen, Zwergschweine und Ratten sollen mit chemischen Kampfgasen vergiftet und radioaktiv bestrahlt werden. Anderen Tieren wollten die Wissenschaftler schwere Brandwunden und ähnliche Verletzungen zufügen, um Schockreaktionen zu testen. (BamS, 17.10.1993)
Mit den geplanten Kosten von 600.000 DM hätten die tierquälenden Wissenschaftler ihr Säckel füllen können - wäre diese Gemeinheit nicht vorher bekanntgeworden. Die Proteste hatten zum Glück einmal Erfolg. Was meinst Du aber, was alles unbekannt bleibt! **Und was ist von einem Papst zu halten, der das Foltern der Tiere billigt? Verständlich: Brachte es doch ihr Begründer – der Gottessohn Jesus – noch fertig für die Heilung eines einzigen Menschen zweitausend Schweine als Strafe erschlagen zu lassen. Einfach so, als Schlachtvieh für die Hölle. Kein Wunder also, wenn sein Stellvertreter Johannes Paul II. am 23.10.1982 verkündet, „daß Tiere natürlich Gegenstand (!) von Experimenten sein können."** (BUGGLE, Wie kannst Du noch glauben!, Goldmann Verlag)

5 ⌨ 236 **Keine Einsicht bei den Tierquälern**
(...) Wie berichtet, hatten militante Tierschützer sich gegen den Tierversuch am Physiologischen Institut der Uni München gewandt, bei dem die Anatomie des okulomotorischen (Augenmuskeln) und vestibulären Systems (Ohrvorhof - die Schmerzen dort sind unbeschreibbar!) an Affen untersucht werden sollte. Die Projektleiterin am Institut für Neuropathologie Professor Dr. Jean Büttner-Ennever war dabei von den Tierversuchsgegnern als »Tierschänderin« mit Adresse und Telephonnummer öffentlich genannt worden. Inzwischen hat die Bayrische Rektorenkonferenz »mit Bestürzung« auf den Dringlichkeitsantrag der Grünen reagiert und bekräftigt, daß die medizinische Forschung derzeit nicht auf Tierversuche, solle der Mensch nicht selbst zum Versuchsobjekt gemacht werden. Ein Verzicht auf Tierversuche würde nach Auffassung der Rektorenkonferenz wesentliche Bereiche der Grundlagenforschung an bayrischen Universitäten unmöglich machen. Im gleichen Sinn hat sich auch das Kuratorium der Universität geäußert. (Ärzte Zeitung 15/28.1.1994/11)

6 ⌨ 236 Tierfolterungen »Er nennt's Vernunft und braucht's allein, um tierischer als jedes Tier zu sein.« (Goethe, Faust)

7 ⌨ 236 **22. Jahrestagung für Versuchstierkunde / Demonstrationen von Tierversuchsgegnern / Münchner Forscher: Tierexperimente notwendig für die Zukunft der Medizin**
Unter Polizeischutz fand am Dienstag dieser Woche in München die Eröffnung der 22. Jahrestagung für Versuchstierkunde statt. Durch transgene Schweine könnte die Organknappheit möglicherweise überwunden werden, so Hammer. (Ärzte Zeitung 164/15.9.94/21)
Kann das ein normaler Verstand begreifen, was diese grauenhaften Mediziner-Unmenschen da planen? Der von Gott erschaffene Mensch mit einem Herz vom Schwein... Wir sollten die Redensart »auf den Hund gekommen« schnell ändern.

8 ⌨ 570 **Versuche mit Affen gehen weiter**
Die Freie Universität Berlin darf ihre Versuche an lebenden Affen fortsetzen. Das Verwaltungsgericht: Ein Verbot derartiger Tierversuche verstoße gegen die im Grundgesetz verankerte Forschungsfreiheit der Wissenschaft. (EXPRESS 8.12.1994)

9 ⌨ 570 Liebe die Tiere, liebe jegliches Gewächs und jegliche Dinge! Wenn Du alles liebst, so wird sich Dir das Geheimnis Gottes in allen Dingen offenbaren, und Du wirst schließlich alle Welt mit Liebe umfassen! (Dostojewski)

1 ⌨ Na endlich schlagen unsere Brüder gegen die ständige Zerstörung ihres Lebensraumes zurück!
Von wilden Affen gebissen
In mehreren Dörfern in Mosambik zogen über 100 Affen durch die Straßen, fielen die Bewohner
an und raubten Lebensmittel. Zwei Menschen starben. (EXPRESS, 1.12.1994)
(HACKETHAL, J., Der Wahn der mich beglückt, Lübbe Verlag S. 341)

Wenn ich allein an die Hunde denke, die unnötig gefoltert und getötet wurden, nur um es »denen in Marburg zu zeigen«, werde ich zornig. Denn dieser Apparat war so überflüssig wie ein Kropf. Ich bezweifle, daß er je von anderen Herzchirurgen benutzt wurde. Dürfen quälerische Tier-Modellversuche in einer humanen Welt erlaubt sein? Meine Antwort stellvertretend für wohl alle Tierfreunde: Nein, niemals! Kein Forschungsprojekt, und richte es sich gegen die schlimmste Menschheitsgeißel, darf die einfachsten Anstandsregeln im Umgang mit Mensch und Tier verletzen, nämlich andere für das eigene Wohl zu quälen. Quälerische Modellversuche sind inhuman!

Achte auch einmal darauf: Wohlgefühl beziehst Du nicht nur von Deinem Gaumen und vollen Bauch, sondern auch aus Deinem geistigen und seelischem Tun.

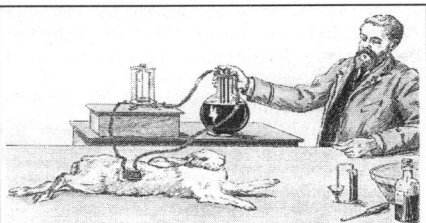

Umstritten: Bei einem Hasen soll mit Hilfe der Elektrolyse Strychnin durch die Haut ins Gewebe transportiert werden. Der Erfolg zeigt sich in Krämpfen.
Das war der Beginn der Mediziner-Verbrechen am hilflosen Opfer Tier, um 1800.

Der Vorgänger von Darwin, Jean Baptiste Lamarck hatte noch behauptet, es würden auch die Eigenschaften vererbt, die sich die Menschen im Laufe des Lebens erworben hätten. Wär ja schön, wenn es zuträfe, und es sich nur um die guten handeln würde. Aber das wurde von Darwin dann doch widerlegt.

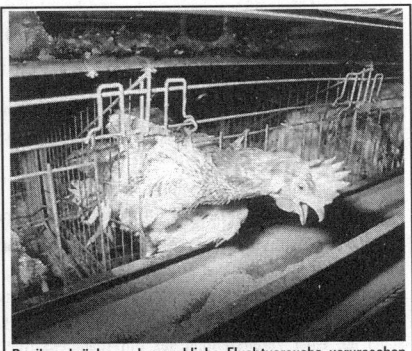

Panikausbrüche und vergebliche Fluchtversuche verursachen schwerste Verletzungen

5000 Süchte allgemein

5000 📖 738 Auch das Gehirn und damit das äußere Verhalten wird von Giftstoffen aus Umwelt und Nahrung betroffen.
Bei einem Alkoholiker wird das besonders deutlich: solange er den Stoff nicht hat, verhält er sich gereizt und nervös. Bekommt er ihn, kann er längere Zeit freundlich sein. Später kann das in Bösartigkeit, Streitsucht und Brutalität umschlagen.

5001 📖 738 Schon 300 v. Chr. erkannte der Arzt Herophilos, der in Alexandrien lebte:
»Wo Gesundheit fehlt, kann Weisheit nicht offenbar werden. Kunst kann keinen Ausdruck finden, Stärke kann nicht kämpfen, Reichtum wird wertlos, und Klugheit kann nicht angewandt werden.«

5002 📖 183 **Abrupt absetzen, nicht ausschleichen** Ein Schmerzmittelkopfschmerz läßt sich im Grunde nur durch Entzug behandeln. Dr. Volker Pfaffenrath, Vizepräsident der Deutschen Migräne- und Kopfschmerzgesellschaft: »Die Mittel müssen abgesetzt werden, *und zwar abrupt, nicht langsam reduziert* - das würde den Entzug nur unnötig verlängern. Danach geht es um konsequente und gezielte Behandlung der ursprünglichen Kopfschmerzen. Denn wenn die sich nicht bessern, ist für den Patienten die Drehtür wieder offen.« (Cosmopolitan, 3/1992)

5003 📖 203 Durch einen konsequenten Medikamentenentzug kann der Dauerkopfschmerz nach Darstellung von Soyka stationär oder ambulant meist innerhalb von sechs bis acht Tagen therapiert werden. Nach dem Absetzen des Analgetikums und /oder des Ergotamins kommt es zunächst zu einem Entzugssyndrom mit verstärkten Kopfschmerzen und begleitenden vegetativen Erscheinungen. (Ärzte Zeitung, 6.4.92) Die gleichen Entzugserscheinungen entstehen auch beim Entzug der Drogen Salz und Zucker: Die Qualen des Abgewöhnens von Giften.

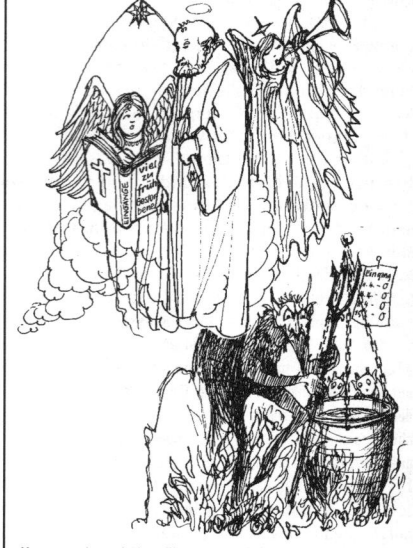

»Kaum noch verfrühte Eingänge, seitdem die Menschen sich wieder urzeitlich ernähren...«

5004 a) Laß Deinen Jungen
auch nicht mit angeblich "weichen" oder "harmlosen" Drogen anfangen. Ich habe viele Eltern aufgesucht, die das Haschischrauchen tolerierten. Die Jungs hatten bald darauf alle Interessen an ihren Hobbys, am Lernen, ja sogar an ihrer Familie verloren und "Null Bock" auf nichts mehr. Die Gesundheitsschäden kommen später...

5004 b) 📖 203 Kopfschmerzen durch Kopfschmerzmittel - ein Teufelskreis, aus dem nur der **Medikamentenentzug** heraushilft. (Medical Tribune 42/16.10.1992/53) Wichtig: Alle Schmerzmittel müssen **abrupt** abgesetzt werden. Unterstützend wirken dabei Ausdauersportarten. (Medical Tribune 22/29.5.1989)

5004 c) 📖 86 Die Abnahme der Inzidenz der Hepatitis B in den Niederlanden - registriert in den Jahren 1973 bis 1992 - ist im wesentlichen auf die Änderung des Verhaltens der Menschen zurückzuführen und nicht auf die Einführung der Hepatitis-B-Vakzine. (Ärzte Zeitung 52/21.3.1995)

5005 📖 203 Schmerzmittelmißbrauch führt zu einer Verstärkung der Kopfschmerz-Symptomatik und zu einem Symptomenwandel! (Ärztliche Praxis 10/2.2.1993/13)
Migräne-Zäpfchen als Ursache von Rektum-Ulkus. (Akt. Neurol. 18, 1991, 53)
Bei Migräne-Zäpfchen mit dem Wirkstoff Ergotamin kann es zur schmerzhaften und gefährlichen Verengung des Mastdarms kommen - warnen Mediziner der Universität Düsseldorf. (BUNTE, Nr. 45/1989)

> Wem ist es eigentlich ernst damit, die Gesundheit der Menschen zu erhalten? Mit 2.5 Milliarden DM Subventionen wird bei uns der Tabakanbau jährlich gefördert.

5006 a 📖 203 Fazit: Die Behandlung der Migräne mit der Serotoninvariante Sumatriptan (IMIGRAN) kann mit ergotismusartigen vasokonstriktiven Symptomen (Kribbeln und Erregungszuständen) einhergehen. Schwere Zwischenfälle nach Sumatriptan mit Myokardinfarkt und Hemiparese (halbseitige Lähmung) werden jetzt beschrieben. Die kostspielige Neuerung sollte u. E. angesichts des sich abzeichnenden Risikoprofils nur nach Ausschöpfung aller anderen medikamentösen und nichtmedikamentösen Maßnahmen verordnet werden, zumal bei der Hälfte der auf die Behandlung ansprechenden Patienten der Migräneanfall anscheinend nur um 24 bis 48 Stunden verschoben, aber nicht beseitigt wird.

5006 b Stark entzündungshemmende Ohrtropfen, wie sie auch bei Mittelohrerkrankungen verordnet werden, können bei längerer Anwendung *schwerhörig* oder sogar *taub* machen, warnen Schweizer Ärzte. (cep, 22.2.1992)

> Weiße Schokolade ist genaugenommen gar keine. Denn ihr fehlt die Kakaomasse. Grundprodukt zur Herstellung ist nur die helle Kakaobutter, Zucker und Milch. Jeder Deutsche nascht statistisch gesehen pro Jahr rund 10 Kilo vom süßen Fabrikationsdreck und Krankmachungsstoff Schokolade.

5007 📖 738 **Studie: Ärzte mitschuld an Abhängigkeit**
In Westdeutschland gibt es rund 1,4 Millionen Medikamentenabhängige. (KStA)

5008 📖 682 **Kohlenhydrate-Sucht: Wie Schokolade zur Droge wird**
Die »Süchtigen« konsumieren übermäßig Süßigkeiten, weil diese die Serotonin-Freisetzung im Hirn anregen, wodurch sich die emotionale Stimmungslage verbessert. Schokolade ist für die Menschen also eine Droge, mit der sie bei Bedarf Wohlgefühl auslösen. Diese These vertritt Prof. Dr. Richard J. Wurtman aus Cambridge. Wie der amerikanische Hirnforscher auf einer Veranstaltung des Unternehmens Itherapia in Grainau erklärte, wirkt Zuckerkonsum über eine Steigerung des Anteils von Tryptophan im Verhältnis zu anderen im Plasma vorhandenen Aminosäuren. Die gesteigerte Plasma-Tryptophan-Rate beschleunige die Synthese und Freisetzung von Serotonin. Proteinkonsum habe den umgekehrten Effekt: Da eiweißreiche Nahrung proportional mehr andere Ami-

nosäuren als Tryptophan enthalte, senke sie die Plasma-Tryptophanrate und damit auch die Serotoninspiegel. Dies führe dazu, daß wer gerade proteinreich gegessen habe, bei der nächsten Mahlzeit Kohlenhydrate bevorzuge. Wurtman nannte dies den »Nachspeisen-Effekt«: Nach einem guten Stück Fleisch steigt die Lust auf ein süßes Dessert. (Ärzte Zeitung 31/21.2.1994/4)

📖 738 **So machen Dich die Modedrogen kaputt:**

Ecstasy: Macht Dich schnell psychisch abhängig. Du meinst, nur noch mit Ecstasy gut drauf sein zu können. Folge: Depressionen, Schlafstörungen. Es schaltet die körpereigenen Warnsignale aus (Erschöpfung, Durst). Entzieht dem Körper Wasser und Mineralien. Hitzeschlaggefahr. Längere Einnahme verursacht Leber- und Hirnschäden (Gedächnisstörungen).
Tavor: Akute Suchtgefahr schon in niedrigen Dosen. Bei Absetzen Entzugserscheinungen. Bedrückende Angst und quälende Schlaflosigkeit machen Dir das Leben zur Hölle. Du hast weniger Lust auf Liebe (Libido-Verlust). Dazu Schwindelgefühle, Magen-Darm-Störungen und Leberschäden. Bei Frauen: Zyklusstörungen.
Prozac: Macht Dich abhängig: Angstgefühle, Schlaflosigkeit, Nervosität, Alpträume. Nach Absetzen Aggressionen. Folge: Sehstörungen, Übelkeit, Durchfall, Herzklopfen, Kopfschmerzen, Zittern, Gliederschmerzen, Hautausschlag, Sexstörungen.
Katovit: Du wirst süchtig nach dem »klaren Kopf«, den es Dir die ersten Male verschafft. Nach dem Absetzen: Leistungsabfall, geistige Erschöpfungszustände und eine innere Leere. Später langzeitiges Muskelzittern, Übererregung, Herzklopfen und Herzrhytmusstörungen. Dann völliges Erschöpftsein.

📖 551 **An ihren Worten sollt ihr sie erkennen:**
»Ganz ohne Pille kommt der Sportler nicht aus«, betonte Liesen zum Dauerthema Doping. (Ärzte Zeitung 182/18.10.1993/24)

📖 747 Der Drogenabhängige, der gerade mit Methadon substituiert wird, meint: »Hauptsache, ich fühle mich gut.« (Roland Groß von der Bundeszentrale für gesundheitliche Aufklärung, Ostmerheimer Straße 200, 51109 Köln)
Hand auf's Herz. Ein allzugroßer Unterschied zwischen diesem Süchtigen und dem normalen Zivilisationsmenschen sehe ich nicht... Kein Wunder, denn der ist ja wie der Junkie süchtig. Nicht nach baldigen Todesdrogen - wohl aber nach den Krankmachungsdrogen Salz, Zucker, Fleisch...

📖 738 Drogenszene Zürich: **Ausschuß der Menschheit oder bemitleidenswerte Kranke?**
Eine Schülerin schrieb in einem Brief an den Zürcher Stadtrat: »Vor zwei Wochen wurde ich von einem gefragt, ob ich wisse, wo es kleine Mädchen gebe, die ihm einen runterholen. Er sagte, daß er junge Mädchen wolle, so etwa in meinem Alter, zwölf- bis sechzehnjährige. Danach sagte er, daß ich auch nur zuschauen könne, er würde mir hundert Franken geben.« Ähnliches berichtete das Mädchen über Drogenhändler: »Die Dealer bieten Sugar und Coci an. Sie wollen unbedingt, daß ich alles probiere. Wenn ich nicht probieren will, sagen sie: "Komm mit mir nach Hause. Ich gebe es Dir gratis, wenn Du mit mir ins Bett gehst."« (...)
Aus hygienischen Gründen mußte die Stadt das stinkende Letten-Areal voller Ratten und Wespen im Sommer reinigen lassen. 45 städtische Angestellte mit Mundschutz, Handschuhen und Stiefeln schaufelten 30 Kubikmeter Unrat beiseite - für mehr als diese hilflose Symptombekämpfung reichte die Kraft der Stadt nicht mehr. (DIE ZEIT 6/3.2.1995/69)

40kg-übergewichtiger 25jähriger:
»Ich habe mich für das Schlemmen und die Genüsse entschieden. Ich will auskosten was mir heute das Leben alles bietet. Da laß ich mir auch von keinem reinreden. Auch nicht beim Rauchen. Und wenn ich deswegen wirklich krank werde, dann akzeptier' ich das. Ich muß damit ja auch allein fertig werden.
(Sendung ZDF, 9.2.95, 22.15 Uhr Doppelpunkt, Genuß auf der Kippe, Droht uns der Gesundheits-TÜV?)

Er kann einem schon leid tun, dieser intellektuelle Klugschwätzer. Ich frage mich, wie er zu dieser Überheblichkeit kommt, wo sich kein nettes Mädchen als Freundin mit ihm blamieren will. Welche vernünftige Frau will schon einen Partner, der sich nicht zusammennehmen kann und nur im Genuß sein Lebensziel sieht! Wann wird er wach werden, der da allein und einsam vor der Kamera saß?

Fall auch nicht auf Verführermaschen seriöser Magazine herein!
Schließlich gewähren die Alltagsdrogen auch jene kleinen Lustgefühle, von denen die Glücksforschung neuerdings behauptet, daß sie möglichst häufig und gleichmäßig über den Tag zu verteilen sind und zwar im Dienste der seelischen und, Gesundheitsapostel aufgemerkt!, körperlichen Gesundheit.
Denn gerade die vielen kleinen Lusterlebnisse, die durch Selbstbelohnung mithilfe der Alltagsdrogen vermittelt werden, stabilisiert das Immunsystem und wirken als Puffer gegen die Vielzahl der Stressoren, von denen wir umzingelt sind - Hetze, Lärm, Konkurrenz, Verkehr, Überstunden und so weiter.
(...) Auch wenn es frivol in den Ohren der Gesundheitserzieher klingen mag: Viele Alltagsdrogen haben eine präventive Wirkung, weil sie den Menschen kleine Inseln der Entspannung und des Lebensgenußes bieten, aber ihnen auch ermöglichen, dem Leistungsdruck und dem Streß standzuhalten, dem sie ausgesetzt sind. (...)
So eignen sich vor allem Schokolade und andere Süßigkeiten vor allem zur Stimmungs-Modulation - wer sich niedergeschlagen oder geistig »schlapp« fühlt, kann dem Gehirn eine sofort wirksame Aufmunterung zuführen.

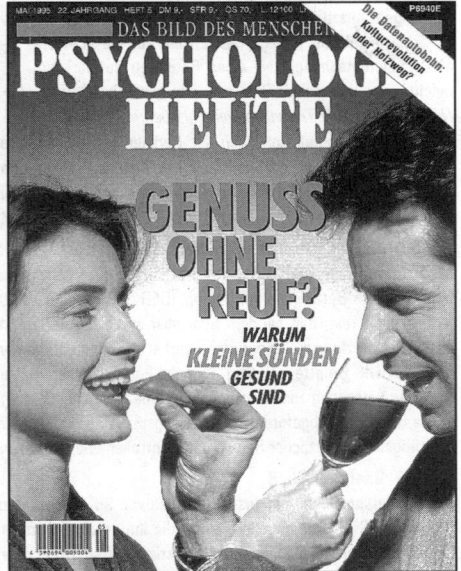

Wein und Bier helfen, sich zu entspannen, sich in sozialer Situation lockerer und ungehemmter zu verhalten - oder auch dabei, sich für eine Zeitlang selbst zu vergessen. (...) (Nun wird zitiert aus SCHIVELBUSCH, W., Das Paradies, der Geschmack und die Vernunft:)
»Das Gehirn ist der Teil des menschlichen Körpers, der die bürgerliche Kultur am meisten interessiert. ...Der restliche Körper dient nur als Untersatz des Kopfes, als notwendiges Übel... Der Kaffee wirkt positiv, als Anregungsmittel des Gehirns.«
- Um mit dem Streß fertig zu werden, helfen sich die meisten der Befragten mit den kleinen Freuden des Alltags - vorzugsweise das Gespräch oder Essengehen mit Freunden oder Kollegen (81 %), Kaffee- oder Teepausen (68 %), Softdrinks (50 %), Süßigkeiten wie Schokoriegel oder Kuchen (27 %), Rauchen (27 %), Alkohol während der Arbeit oder in der Mittagspause (5 %).
- 90 % aller Befragten sind der Ansicht, daß dies legitime und wirkungsvolle Mittel gegen Streß sind, wenn sie in Maßen genossen werden: »Sich mit gutem Gewissen selbst zu verwöhnen hilft nicht nur, den Streß abzubauen, es verbessert sogar die Leistung«.
(Heiko Ernst in Psychologie Heute 5/1995)
Du solltest Dir dazu sagen: Es ist eine freche Lüge, daß Alltagsdrogen Abwehrkräfte stabilisieren. Krankmachende Drogen machen den Körper und all seine Teile krank - mithin auch das Immunsystem.

Warum kleine Sünden eben nicht gesund sind:
- Weil - wie bekannt - die kleinen Sünden sehr schnell größere nach sich ziehen.
- Weil bereits genug mit Schlechtkost gesündigt wird, die Dich erkranken und erschlaffen läßt.
- Weil auch wenig Alkohol, über lange Zeit genossen, zum Alkoholiker macht.

5100   Abhängigkeit auf Rezept

Kein Arzt nimmt sich die Zeit, sich über die Tausende von Nebenschäden zu informieren. Deshalb sagt er auf Deine Nachfrage leichthin: »Die sind sehr selten. Wenn Sie Probleme haben, kommen Sie wieder zu mir.«
»Und was tut er, wenn ich die bekommen sollte?« fragst Du.
Sollte? Die bekommst Du so sicher wie das Amen in der Kirche. Nächsten Monat oder spätestens in ein paar Jahren. Dagegen kriegst Du dann wieder Antipillen. Neue Chemie, neue Gifte, die Schulmedizin hält ihre Sklaven bis an deren Lebensende fest.

Jährlich kommen in Europa und den USA an die 20.000 neue Medikamente auf den Markt. 15.000 werden jährlich abgezogen. Wegen durch sie verursachter Todesfälle und andere unakzeptabler Schäden.
SINGER, S., M.D., Medications, A.B.A.C.E. Publications, Gras Valley CA 95959

Glaub mir, Nebenschäden der Medikamente sind schlimmer als die Krankheit, für die sie verschrieben wurden!

5100 📖 551 **So sieht die Beutelschneiderei im einzelnen bei den Ärzten aus** ADLER, E., »Die verordnete Sucht«, (STERN 3/1990) und »Kranke Rezepte«, Greno Verlag, Nördlingen. Auszug: (Fettdruck vom Verfasser)
So erklärte mir ein Kollege, als ich ihn auf die schwere Medikamentenabhängigkeit eines Patienten aufmerksam machte, der aus meiner Praxis zu ihm gewechselt war: »Ich laß' doch keinen Krankenschein vom Tisch flattern. Dem hab' ich gleich eine Hunderterpackung Tranxilium verschrieben.«
Klaus-Heinrich Damm und auch der Berliner Ärztekammerpräsident Ellis Huber betonen, daß es sich keinesfalls um bloße Ausnahmefälle, sondern um ein »ganz großes, flächendeckendes Problem« handele: »*Tatsächlich gehören zahlreiche Ärzte von Rechts wegen auf die Anklagebank einer Strafgerichtskammer, wenn nicht gar hinter Gitter.* Denn nach einem Urteil des Oberlandesgerichts Frankfurt kann sowohl das Hervorrufen als auch das Aufrechterhalten einer Medikamentenabhängigkeit den Tatbestand einer Körperverletzung erfüllen.«

5101 📖 551 **Doping** schädigt den Körper schlimmstens! Oberster Grundsatz der Ärzte ist angeblich das »Niemalsschaden«. Die Wirklichkeit: **Mediziner geben sich für alles her:** So ermittelt die Staatsanwaltschaft (...) in Berlin gegen namhafte Mediziner und Wissenschaftler aufgrund ihrer Beteiligung am Doping. (DER SPIEGEL 53/1992) Siehe auch: Der Obduktionsbericht des Bodybuilders Maurice Ferranti, 23, aus Sydney hielt fest, daß bei dem Australier zwar das Äußere stimmte (»gut gebaut, sehr muskulös«), er seine inneren Organe jedoch ruiniert hatte. Die Herzkranzgefäße waren »verhärtet«, beide Hoden waren »deutlich atrophiert«. (DER SPIEGEL 5/1993/215)
BERENDONK, Brigitte, »Doping - Von der Forschung zum Betrug«, Rowohlt. Auszug:
Denn die Forschung zum sportlichen und medizinischen Betrug namens Doping ist zugleich auch ein weiteres Beispiel pervertierter deutscher Wissenschaft. Hochgeförderte Forschungsinstitute widmen ihre Arbeit der Suche nach besseren Dopingmitteln und -methoden, neuen Wegen des Umgehens sportlicher Regeln und Kontrollen wie der Vertuschung der Wahrheit.

5102 📖 551 **Dealer in Weiß**
Nach Untersuchungen des Instituts sollen von 96 Drogentoten aus dem Münchner Raum 21 ausschließlich an Dihydrocodein gestorben sein. Und dieser Stoff kommt allein durch die ihn verabreichenden Ärzte in die Szene. So scheint der Schluß nahe zu liegen: Sie sind der ärztlichen Substitutionspraxis zum Opfer gefallen. (Ärzte Zeitung 221, 7.12.1992)

5103 📖 551 DER SPIEGEL Nr. 20/82:
»Nicht nur von der Justiz, auch von den Gesundheitsbehörden haben die Dealer im weißen Kittel wenig zu befürchten.«

Wie wir alle bist auch Du der Überzeugung, der Größte zu sein, der Beste, ja oft sogar ein Auserwählter zu sein, der sich alles leisten kann.
Ich rücke dieses Denken hier in diesem Buch ein wenig zurecht. Allein Dir zuliebe!

5104 📖 203 Es erscheint ganz wichtig, erneut auf die zahlreichen Untersuchungen hinzuweisen, die zur Erkenntnis geführt haben, daß Analgetika-Gabe »nach Bedarf« unwissenschaftlich, ineffektiv und unmenschlich ist. Selbst bei der Verwendung von Morphin, aber »nach Bedarf«, werden unbefriedigende Ergebnisse erzielt. Wird Morphin richtig eingesetzt, also nach fixem Zeitplan, dann ist Toleranz kein Problem. Morphin-Abhängigkeit kommt beim richtig behandelten Tumorpatienten nicht vor. Wird Morphin oral gegeben und korrekt dosiert, dann ist die Gefahr der Atemdepression vernachlässigbar.

Das solltest Du wissen, wenn Du Opiate zu Dir nimmst:
Kinetisch begründete Dosierungsintervalle von Opioiden für die vorgesehene Tagesdosis

Substanz	Handelsname	Einnahme mg/Tag	Wirkdauer
Morphinlösung	--	6	4 h
Morphin (retard)	MST retard Mundipharma	2-3	8-12 h
Buprenorphin	Temgesic	3-4	6-8 h
Levomethadon	L-Polamidon (Hoechst)	1 (2)	12 (24-36h)
Pethidin	Dolantin	8-12	2-3 h
Pentazocin	Fortral	6-8	3-4 h
Tramadol	Tramal	6-8	3-4 h
Tilidin/Naloxon	Valoron N	12-24	1-2 h
Codein/Paracetamol	z.B. Nedolon P	4	6 h
Dihydrocodein	DHC Mundipharma retard	2	12 h

(Deutsches Ärzteblatt, 25.5.1992)

In der Bundesrepublik gibt es etwa 7,6 Millionen Patienten mit chronischen Schmerzen. (Ärztliche Praxis 20/9.3.1993/7)

Es ist schwer, gegen andere Menschen ehrlich zu sein - aber es ist unmöglich, es gegen sich selbst zu sein. Versuchen solltest Du es trotzdem.

Um die Verstopfung durch Opiate zu vermeiden, iß viel Leinsamen und bewege Dich tüchtig!

📖 549 **94% aller Medikamente verordnen die Ärzte der BRD gegen die Regeln der Heilkunst** aufgrund der Erhebungen des Instituts für Arzneimittelforschung. Die Pharma-Industrie schreckt nicht davor zurück, über die Ärzte die Kinder medikamentensüchtig zu machen.« MONITOR (WDR) von 27.3.84

📖 550f Schließlich aber, so meinte Uchtenhagen, nähmen Ärzte etwa durch die Verordnung psychostabilisierender Pharmaka längst integriert an der Verbreitung von Sucht und Suchtmitteln teil.
Pharma-Unternehmen finanziert Plakataktion der Ärzte: Ansehen der Ärzte restlos ruiniert... (Hartmann-Bund kassiert!) (Ärzte Zeitung vom 17.12.1991)

📖 551 **Suchtvorboten schon bei 8jährigen sichtbar**
Bereits im Alter von acht Jahren gibt es deutliche Hinweise darauf, ob ein Kind als Jugendlicher suchtabhängig wird oder nicht. So gelten nach Längsschnitt-Untersuchungen des Zentralinstituts für seelische Gesundheit in Mannheim extrem unruhige Kinder mit beginnenden Störungen im Sozialverhalten als besonders suchtgefährdet. Potentiell suchtgefährdet sind danach vor allem die Dreizehnjährigen, die bereits hin und wieder rauchen oder trinken, aggressiv sind, die Schule schwänzen, an den Nägeln kauen oder extreme Disziplinprobleme in der Schule haben. Familiäre Belastungsfaktoren (Scheidung der Eltern, Kriminalität des Vaters) spielen besonders häufig eine Rolle. (Ärztliche Praxis 15/21.2.1995)

📖 599, 739ff **Alkohol ist das Problem Nr. 1.** Legale Medikamente das Drogenproblem Nr. 2. Rund 3 Millionen Alkoholabhängigen stehen etwa 1,2 bis 1,5 Millionen Arzneimittelsüchtige gegenüber - erst dann folgen die etwa 200.000 Abhängigen von harten Drogen. Beliebteste Medikamentengruppe unter den Psychopharmaka sind die Benzodiazepine (»Tranquilizer«, bekanntester Markenname: Valium), die vor allem zur Dämpfung von Angst und Spannungszuständen dienen. Diese werden auch zur Beruhigung älterer Menschen oder gegen Schlafstörungen verschrieben.

📖 550, 718, 846 Etwa 800.000 Deutsche sind dement. Viele von ihnen müssen schließlich ins Heim. Einige aber sind nur scheinbar altersschwachsinnig. In Wahrheit sind sie - wie Helga Enderwin - vergiftet durch jahre- oder jahrzehntelangen Pillenkonsum. Auch der »stille Tod in Alten- und Pflegeheimen« sei häufig die Folge einer schleichenden Medikamentenvergiftung, warnte letzte Woche der Hamburger Rechtsmediziner Hans-Joachim Wagner. (DER SPIEGEL 3/1995/145)
Erkenne hieran, wie groß der Schiß und die Ergebenheit selbst des kritischsten Blattes in Deutschland ist. DER SPIEGEL, sonst nicht Tod noch Teufel fürchtend - vor den Medizinern geht er in die Knie! Also: Die Tatsache, daß die Ärzte die Menschen vergiften ist eindeutig. Aber werden die Herren angeklagt? Werden sie als den Kriminellen in nichts nachstehend gekennzeichnet? Oder auch nur deswegen gerügt? Nein! Nun gut - dann bin ich eben der einzige, der die Wahrheit nicht zu sagen scheut: Stellt die krankheitsbehandelnden Ärzte überall in dieser Welt als Gewohnheitsverbrecher vor die Gerichte. Erst dann werden sie lernen, die Menschen menschlich zu behandeln.

Wußtest Du, daß dem Bier Gips (Kalziumsulfat) zugefügt wird, um es schmackhafter zu machen?
Und dann: Alkohol ist die einzige Substanz, die durch die Wände des Magens sofort in den Blutkreislauf übertritt und somit schnell ins Gehirn übertritt - aber das wissen wir ja alle. Wie das möglich ist? Nun 30 Millionen Jahre haben die Gene der Primaten nie diesen Giftstoff verarbeitet und stehen ihm deshalb ziemlich hilflos gegenüber. Da aber im Gehirn die Galaktose in den Zellen und im Gehirnwasser vorhanden ist, greift der Alkohol diese an und löst sie langsam auf. Der kleinste Schluck schädigt also bereits Dein Gehirn. Je mehr und je regelmäßiger Du also den Giftstoff Alkohol zu Dir nimmst, je mehr wandert die Cerebrosesubstanz in Deine Blase. Sie fehlt Dir somit im Oberstübchen. Für Demenz und Alzheimer wird damit der Boden bestens bereitet.

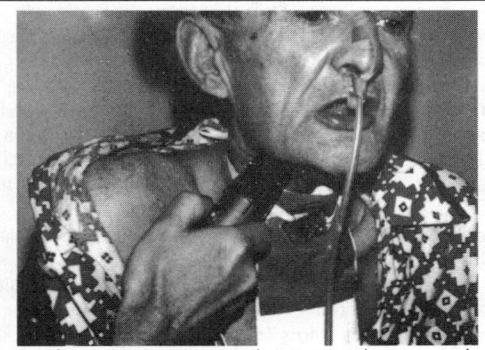

Bis kurz vor seinem Tod mit 53 Jahren, wurde Werner Leibold von den Ärzten wegen seiner Verkrebsung gequält und geschunden. (→Rz 361) Willst Du so was auch durchmachen? Oder lieber nicht doch ein bißchen gesünder leben?

1165

5200 Abläufe im Körper

5200 a   📖 217, 210 **Kaffee, Tee, Cola in der Schwangerschaft: Und wieder stirbt ein Kind...** (Medical Tribune Nr. 7/18.2.1994)
Alle Suchtgetränke wie Alkohol, Kaffee und Tee führen zu nächtlichem, stärkeren Schwitzen.

5200 b   📖 217 SCHULZ-RHESE/MESSING, „Geistig jung bleiben" VGG Verlag, 76663 Bad Schönborn, S. 43

Merke:	Verlaß Dich nur auf Deinen gesunden Menschenverstand.
Wisse:	Der ist bei Dir nicht kleiner als bei einem Mediziner oder Genwissenschaftler

5202   📖 514 **Wie funktioniert das Immunsystem?**
Bakterien und Viren, die in einen gesunden Körper gelangen und ihm nicht dienlich sind, werden dort von Freßzellen (Fachausdruck: Makrophagen) als Angreifer erkannt und analysiert. Die Freßzellen geben dieses Wissen an die T-Zellen weiter. Die durch Makrophagen alarmierten T-Zellen vermehren sich und bilden T-Helfer-Zellen. Diese aktivieren die B-Zellen. Die B-Zellen werden mit den Daten der eingedrungenen Viren gefüttert. Sie vermehren sich daraufhin und produzieren Antikörper, die die Viren gezielt angreifen und vernichten. Eine gewisse Anzahl bleibt übrig und kann später um so schneller wieder eingreifen.

5300 Rauchen

> Willst Du täglich glücklich sein? Dann nimm das Aufbereiten des Glücks aktiv in Deine eigenen Hände:
> Laufen, in der Natur bewegen, Deine Seele durch Singen beleben, lebendige Kost essen – das ist es schon!

5300 a)   📖 739 **Rauchen und Dickwerden** Du nimmst deshalb zu, wenn Du nicht mehr rauchst, weil Rauchen Deinen Kalorienverbrauch erhöht, um gegen die Giftstoffe im Tabak besser ankämpfen zu können.

5300 b)   📖 218 **Rauchen schädigt das Baby**
Die toxischen Substanzen lagern sich nicht nur in den Spermien, sondern auch im Gefäßsystem der Plazenta ab und führen in Scheide und innerem Genitale auch zu immunologischen Veränderungen. Der sehr gut durchblutete Uterus speichert vor allem karzinogene Substanzen.
Daraus resultieren höhere Abortraten, häufigere Fehlgeburten, vorzeitiger Blasensprung und Präklampsie (Harneiweiß, Ödeme, Bluthochdruck, Krämpfe). Das fetale Wachstum wird gehemmt; je nach Zigarettenkonsum kommen Babys von Raucherinnen bis zu 350 Gramm leichter zur Welt. »Jede gerauchte Zigarette«, so veranschaulichte Siedentopf, »reduziert das Geburtsgewicht.« Bei Genuß von 25 und mehr Zigaretten pro Tag sind das Gewicht um 9 %, die Länge um 2 % und der Kopfumfang um 1,5 % reduziert - ein Entwicklungsrückstand, der ebenso wie eine erhöhte Infektanfälligkeit noch bis zum 11. Lebensjahr des Kindes nachgewiesen werden kann. (Ärzte Zeitung, 30.5.1992/20)
Vor allem: Der gut durchblutete Uterus speichert Rauch-Karzinogene. Krebs ist für Dich als Frau, wenn nicht in der Lunge, dann im Unterleib vorprogrammiert. (Ich weiß, für Frauen ist es bei Normalkost besonders hart, von den weißen Sargnägeln wegzukommen. Doch nach Deiner Entgiftung durch Hydrokolontherapie und Fasten sieht das ganz anders aus - da wird es nicht gerade zum Kinderspiel, aber doch um vieles leichter.)
Chirurgie: Bei Rauchern sind Platzbäuche und schlecht heilende periphere Ulzerationen (nicht heilende Geschwüre und Entzündungen) einfach eher drin als bei Nichtrauchern. Inzwischen hat man im Experiment beweisen können, daß schon eine Zigarette die Sauerstoffversorgung der Wunde und damit die Kollagenbildung und die Infektabwehr deutlich verschlechtert. (Medical Tribune, Nr. 4, 1992)

5301   📖 739 Die Autoren schließen aus den Daten, daß das Rauchen *negative Auswirkungen auf höhere zerebrale (des Gehirns) Leistungen* hat. Insbesondere in Grenzsituationen, wenn hohe Anforderungen an die Fähigkeit zur Problemlösung gestellt werden, kann sich der akute wie der chronische Nikotinmißbrauch limitierend auswirken. (Journal of Addiction, 87 (1992), S. 1313-1326)

5302   📖 739 **Bauchhöhlen-Schwangerschaften** Größter Risikofaktor für die Bauchhöhlen-Schwangerschaften (zu 98 % im Eileiter) sind Unterleibsinfektionen, an zweiter Stelle steht bereits das Rauchen. Weitere Risikofaktoren sind Blinddarm-Operationen, Eingriffe an den Eileitern sowie bereits vorhergehende Bauchhöhlen-Schwangerschaften. (Medical Tribune 7, 12.2.1992)

5303   📖 218, 739, 184 **Asthma-Risiko für Jugendliche höher**
Kinder, deren Mütter während der Schwangerschaft rauchen, haben ein um 30% höheres Risiko, im Jugendalter an Asthma zu erkranken. Wie Dr. John Britton (Universität Nottingham) während einer Veranstaltung der British Thoracic Society in Nottingham sagte, lägen dieser Erkenntnis die Fallstudien von 15.000 Kindern zugrunde. Laut British Thoracic Society wird Asthma im Kindesalter von Hausärzten im Königreich noch zu häufig nicht bei der Diagnose übersehen. (Ärzte Zeitung 203/18.11.1993)

5304   📖 739 *23 Lebensjahre futsch* - **Rauchen ist der Killer Nr. 1** (Medical Tribune 29/17.7.1992)

5305   📖 739 **Operierter Mund-Rachen-Kehlkopfkrebs:**
Die durchschnittliche Überlebenszeit beträgt in der Gruppe die rauchen 16 Monate, bei Nichtrauchern 30 Monate. (New Engl. J. Med. 328/1993/159-163.)

5306 a)   📖 739 In der Bundesrepublik werden **jährlich etwa 35.000 Beine** infolge einer peripheren Durchblutungsstörung amputiert. Häufig sind Raucher schon im mittleren Lebensalter betroffen. (...) Innerhab von sechs Monaten sterben rund 35 Prozent der operierten Patienten an den Folgen der Amputation. (Ärzte Zeitung 39/3.3.1993/19)

5306 b)   **Nach Amputation: Was alles falsch gemacht wird** / Medical Tribune Kongreßbericht (Medical Tribune 39/27.9.1996/30)

5307   📖 739 **Rauchen führt zum Harntröpfeln bei Frauen** (Ärztliche Praxis, 5.9. 1992)

5308   📖 739 *Passivrauchende Tiere* - **Hunde sind besonders dafür anfällig:**
In Raucherhaushalten erkranken Hunde eher an Lungenkrebs. (New Scientist, Nr. 1814/1992, S. 16)
Elffach erhöhtes *Asthma-Risiko* für das Baby, wenn ein Elternpaar raucht oder zwangsweise mitrauchen muß. Fünfmal so hohes Risiko für

Allergien. (S. H. Arshad, Lancet, 339 (1992), 1493-1497)
Setz als Nichtraucher jeden rauchenden Partner vor die Tür:
(...) hat ein Nichtraucher, der mit einem Raucher zusammenlebt, ein um 30 % erhöhtes Infarkt-Risiko. Nach zehn Jahren Zusammenleben mit einem Raucher hat der Passivraucher ein um 100 % erhöhtes Risiko, an Bronchial-Karzinom zu erkranken. (Ärztliche Praxis, 11.1.92)
Um 10 Jahre älter ist durchschnittlich die Haut von Rauchern gegenüber Nichtrauchern.
(TRONNIER, H., Institut für experimentelle Dermatologie, Uni Witten-Herdecke)
»Die neue amerikanische Studie, die wir für unsere Berechnungen benutzt haben, zeigt, daß mehr als ein Drittel aller gewohnheitsmäßigen Raucher durch ihr Laster umkommen werden. Und die Hälfte davon wird bereits im mittleren Alter sterben.«
23 Lebensjahre büßen die Raucher im Durchschnitt ein. (Ärzte Zeitung, 22.5.1992/1)

Männer rauchen, weil es ihnen Spaß macht, Frauen hingegen aus Frust - wenn sie sich ärgern, sich ungeliebt fühlen oder Streß haben. Das ergab eine Studie der Universität Ontario. Deshalb fällt es Frauen auch schwerer als Männern, auf die Zigarette zu verzichten. (DIE ZEIT vom 17.3.1992)

📖 739 **Rauchen führt bei Frauen im Alter vermehrt zu Knochenbrüchen**
Brüche von Wirbeln, Unterarmknochen und Hüftknochen sind zum großen Teil auf Rauchen zurückzuführen. Ursache ist verminderte Knochendichte bei den betroffenen Raucherinnen. (New England Journal of Medicine 330/1994/387)

Rauchen in Schwangerschaft verzögert Babys Spracherwerb
(Frankf. Allgem., 26.09.1998)

📖 739 Alters-Leukämie wird durch Aktiv- und Passivrauchen verursacht. (Archives of International Medicine Vol. 153 No. 4 (1993), S.469-475)

📖 739 **Papillome** (Zottengeschwulste) **in der Blase durch Rauchen** Es haben z.B. Raucher statistisch häufiger Papillome oder Blasenkarzinome (**Blasenkrebs**) als Nichtraucher. Ferner ist eine ganze Reihe von Berufen bekannt, die mit einem erhöhten Risiko für die Entwicklung eines Harnblasenpapilloms oder -tumors einhergehen (farben-, gummi-, textil-, metall- und kohleverarbeitende Industrie sowie das Druckereigewerbe), wobei es allerdings bisher nicht gelungen ist, die zugrundeliegenden karzinogenen Mechanismen genauer aufzuklären. Heute kristallisiert sich immer klarer heraus, daß auch außerberufliche Umwelteinflüsse und bestimmte Lebensgewohnheiten, wie z.B. ein Analgetika-Abusus (Schmerzmittelmißbrauch) und das Kaffeetrinken dafür verursachend sind. (Ärzte Zeitung, 141, 13.6.1992)

📖 739 **Morbus Crohn und Rauchen** Offensichtlich disponiert Zigarettenrauchen nicht nur zum Morbus Crohn, sondern hat auch einen Einfluß auf die Aktivität der Erkrankung nach einem einmal erforderlich gewordenen chirurgischen Eingriff. (SUTHERLAND, L. R./RAM-CHARAN, S./BRYANT, H./FICK, G.: Effect of Cigarette Smoking on Recurrence of Crohn's Disease. Gastroenterology 98: 1123-1128, 1990)
Insbesondere bei Patienten, die vor dem 30. Jebensjahr an einem Morbus Crohn erkrankten, führte eine Kolonbeteiligung im Rahmen der Grundkrankheit zu einem um den Faktor 20,9 *erhöhten Krebsrisiko*, während bei älteren Patienten das Risiko mit 2,2 deutlich niedriger lag.

📖 739 **Mundkrebs durch Rauchen und Alkohol** Im Zunehmen begriffen sind die Mundhöhlenkarzinome - und parallel zum steigenden Alkohol- und Tabakkonsum. Eine Chemotherapie vermag einerseits zwar, die Geschwülste zu verkleinern bzw. zu beseitigen, andererseits werden durch Zytostatika Krebsvorstufen neu induziert!
(Medical Tribune 10/12.3.1993/16)

Schwestkrankheiten
An diesen Stellen befallen sie Deinen Darm zufolge Deiner schwerstverdaulichen Krankmach-Drecksnahrung:

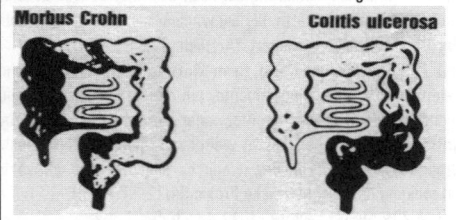

Morbus Crohn   **Colitis ulcerosa**

Die Colitis ulcerosa breitet sich vom Mastdarm bis zum Blinddarm aus. Dagegen kann der Morbus Crohn jeden Abschnitt des Magen-Darm-Traktes betreffen.

📖 739 **Diabetes** Gerade bei **Diabetikern** wirkt sich das **Rauchen** ganz gefährlich aus:
»Gegen jede Einsicht rauchen besonders viele junge Diabetiker, trotzdem allen der zusätzlich atherogene (arterioskleroseförderende) Effekt von Nikotin gerade beim Diabetes sowie das große Risiko einer rascheren Progredienz (Voranschreitens) diabetischer Nephropathien (Nierenversagen) und Retinopathien (Augennetzhauterkrankungen) unter Nikotineinfluß bekannt war. (Ärzte Zeitung, 24.3.1992)
📖 739 Letzte Erkenntnis im Dez. 1995: **Rauchen macht auch noch zuckerkrank** (Brit. Medical Journal No.6979 310/1995/555-559)

📖 885 **Nikotin-Entzug: die zweite Woche ist entscheidend**
Beim Nikotin-Entzug kann man in der zweiten »qualmfreien« Woche die Erfolgsaussichten erkennen. Wer hier noch zum Glimmstengel greift - und sei es auch nur ab und zu - wird mit 97prozentiger Wahrscheinlichkeit auch sechs Monate später noch an der Kippe hängen. Wer in der zweiten Entzugswoche hart bleibt und nicht mehr raucht, hat bessere Chancen , durchzuhalten. 41 Prozent dieser Patienten waren auch nach sechs Monaten noch »clean«. (Journal of the American Medical Association 271 (1994) 589-594.)

📖 885 **Willst Du das Deinem Kind antun?**
Von passiv bei Eltern mitrauchenden Kindern erkranken 60% im späteren Alter an irgendeinem Krebs.
(N3/10.7.1994, Moderatorin Dr. A. Kühnemann im Gespräch mit Prof. Hüttemann, Universität Göttingen)
Reporter: Frage an rauchende Mutter mit ihrem Baby im Arm, ob sie das gut finde.
Antwort: »Ach wissen Sie, es ist doch so viel Dreck in der Luft, da kommt es darauf auch nicht mehr an!«
Ich frage Dich: Würdest Du so eine Frau länger zur Freundin haben, oder sie gar heiraten wollen?
📖 885 Starke Raucher erkranken nicht nur häufiger an Bronchialkrebs, sondern auch an Blasen-, Bauchspeicheldrüsen- und Gebärmutterkarzinomen. Auch im Mund- und Nasenbereich sind Raucher stärker krebsgefährdet.

📖 885 **Rauchen verursacht auch Schuppenflechte** (British Medical Journal, Vol. 308, No. 6926(1994), S. 428-429)

📖 885 **Rauchende Frauen**
Mit dem Bildungsniveau sinkt die Einsichtsfähigkeit für die tödliche Gefahr des Rauchens, insbesondere bei Frauen. Inzwischen haben die rauchenden Frauen mit den

Du hast Dir doch schon lange vorgenommen, nicht mehr zu rauchen. Mit der UrTherapie schaffst Du es leicht, aufzuhören und mußt Dich dann nicht mehr länger zu den erbärmlichen Raucher-Typen rechnen lassen!

Männern fast gleichgezogen. Gute Schulbildung, Studium und Intelligenz hatten keinen Einfluß auf den Griff zur Zigarette. Nur ein kleiner Teil gebildeter junger Männer rauchten weniger. (Journal of Epidemiology and Community Health, 47 /1994, S. 54)

Erkenne: Von intelligenten Menschen darfst Du hinsichtlich der Frage wie man gesund wird oder sich gesund erhält keinerlei gute Ratschläge erwarten: **Wer leichtsinnig und verantwortungslos mit seinem eigenen Körper umgeht, wie wird derjenige erst mit dem Körper eines fremden Menschen verfahren? Willst Du einen solchen Partner, der Dir und Deinem Kind sein Krebs- und Herzgiftgas mit ins Ohren bläst.**

5320   885   Die Zigarettenindustrie merkt natürlich, daß sich immer mehr Menschen von ihrer Sucht befreien wollen. Was tut sie? Sie steigert die Nikotionwerte im Tabak, damit Du kaum eine Chance zum Aufgeben hast:

Anderseits liegen dem Komitee 26 verschiedene wissenschaftliche Arbeiten vor, alle geschrieben von Forschern, die für Brown & Williamson oder deren Muttergesellschaft BAT (British American Tobacco) arbeiten. Die Arbeiten haben Titel wie: »Eine vorläufige Hypothese zur Nikotinabhängigkeit« oder »Nikotin im Rauch und die physiologischen Reaktion beim Menschen«. Es wurde erforscht, wie Nikotin in den Blutkreislauf aufgenommen wird und wie das Gift die Hirnströme verändert. Gegen die lauteren Absichten des Unternehmens spricht auch, daß Brown & Williamson in den vergangenen Jahren Tabakpflanzen gezüchtet hat, die enorm hohe Nikotingehalte aufweisen: mehr als sechs Prozent im Gegensatz zu im Mittel 2,5 Prozent bei den meisten üblichen Zuchtformen. (Ärzte Zeitung 159/8.9.1994)

5321   885   **Exraucher nehmen an Gewicht zu - für wen stimmt das überhaupt?**

»Ich rauche weiter, weil ich sonst zunehmen würde«, ist eine immer wieder vorgetragene Behauptung. Viele von denen, die nach kurzer Abstinenz wieder rauchen, tun dies wegen ihres Gewichts. Diese Menschen quält die Frage, ob sie sich das Risiko Übergewicht aufhalsen sollen, weil sie das Risiko Rauchen abstellen wollen. Für überzeugte Nichtraucher oder Raucher ist das Gewicht jedoch kein Thema. Der praktische Arzt Dr. Karl-Heinz Bayer hat in Bad Peterstal Kurgäste und Einheimische nach ihren Erfahrungen zu Rauchen und Gewicht befragt. Überraschendes Ergebnis: Abstinent gewordene Raucher nehmen im ersten Jahr danach sogar ab, im zweiten Jahr nehmen sie dann etwas zu und im dritten Jahr erreichen sie ihr ursprüngliches Gewicht wieder. Außerdem haben insgesamt nicht die Nichtraucher, sondern die Raucher ein höheres Gewicht. (Ärzte Zeitung 177/5.10.94)

5322   885   ROTHACHER/KRÄMER/RICHARD, »Amaurosis fugax (flüchtiges Erblinden): Warnsymptom vor Schlaganfall und Herzinfarkt«, Dt. Ärzteblatt, 45/1990

> Das alles, was ich Dir hier vortrage, will nicht in Deinen Schädel? Aber ist nicht Dein Kopf rund, damit sich das Denken ändern kann?

Rauchen nach Infarkt: Dein Todesurteil!

Der wichtigste Faktor ist ein *regelmäßiges körperliches Training*; dies kann die Entwicklung der koronaren Herzkrankheit aufhalten. Die Mortalität der Patienten, die nach dem Infarkt weiterrauchten, betrug nahezu 90%; die Mortalität der Gruppe, die nach dem Infarkt das Rauchen eingestellt hatte, lag bei weniger als 40%. Ebenso haben großangelegte Studien erwiesen, daß eine Senkung des Cholesterinspiegels das Reinfarktrisiko verringert. (Ärztliche Praxis, 17.4.1992)

5323   739 Rauchen und Darm   Beim **Morbus Crohn** ist die Sache klar: Durch Nikotinkonsum wird die Krankheit verschlimmert. Starke Raucher benötigen oft mehr Medikamente, um die chronische Entzündung in den Griff zu bekommen. Wer aufs Rauchen verzichtet, kann die Dosis reduzieren oder kommt mitunter sogar ganz ohne aus. Und: Nach einer »kurativen« Operation ist die Wahrscheinlichkeit eines erneuten Eingriffs höher, wenn der Patient weiter zur Zigarette greift. Deshalb gilt das Einstellen des Rauchens als ein ganz wesentliches Therapieziel bei Crohn-Kranken - besonders, wenn es sich um eine aktive bzw. häufig rezidivierende Erkrankung handelt. (Ärztliche Praxis 94/22.11.1994)

> Mein Schwiegervater vor der Operation: „Jetzt wo ich das Bein abgenommen kriege, sterbe ich wohl bald - da kann ich bis dahin auch ruhig weiterrauchen ..."

5324 a)   739   **Jeder zweite stirbt durch den Tabak**

Die Hälfte der regelmäßigen Raucher stirbt an den Folgen des Tabakkonsums und verlieren somit im Durchschnitt 20 bis 25 Jahre ihrer Lebenserwartung. Das sagte Professor Richard Peto von der Universität Oxford laut AFP in Paris. Die Gesamtzahl der durch Rauchen verursachten Todesfälle schätzt Peto auf drei Millionen in den Industrieländern und eine Millionen in der Dritten Welt. (Medical Tribune Nr. 43/28.10.1994)

5324 b) Jedes Kind weiß, daß Rauchen schädlich ist und doch haben 95% aller Gewohnheitsraucher ihre erste Zigarette bereits im Teenager-Alter geraucht. Die 16jährige Victoria Klougart untersuchte das Rauchverhalten von 14- bis 16jährigen Jugendlichen in Dänemark und England sowie die schädigenden Auswirkungen von Nikotin. Die Dänin kommt zu dem Ergebnis, daß pure Neugierde und Gruppenzwang stärker sind als eindringliche Warnungen. In Experimenten konnte sie außerdem nachweisen, daß Nikotin nicht nur lebende Organismen nachhaltig schädigt, sondern ebenso als Giftstoff in Pestiziden die Umwelt zerstört. (7. Internationaler Wettbewerb »Jugend forscht«, 25. 11.1996)

5325   739 Informationen   Wer mit dem Rauchen aufhören will:

- Die Initiative Raucherentwöhnung, Postfach 701029, 81310 München, Tel.: 089/7193423 sagt, welche Therapeuten die *Taba-stop*-Methode anbieten. Fünf bis sechs Sitzungen kosten um 750 Mark, die Kassen erstatten nichts. Infomaterial kann man gegen drei Mark in Briefmarken anfordern.
- Der *Fünf-Tage-Plan* der Adventisten, Deutscher Verein für Gesundheitspflege, Senefelder Str. 15, 73760 Ostfildern, Tel.: 0711/413075, wird von manchen Kassen ganz oder teilweise bezahlt.
- Die Broschüre *Ja, ich werde Nichtraucher* gibt's gratis bei der Bundeszentrale für ganzheitliche Aufklärung, Ostmerheimerstr. 200, 51109 Köln, Tel.: 0221/8992-0.
- *Mit leichten Schritten zur letzten Zigarette* ähnelt dem Programm *Nichtraucher in 10 Wochen* der Bundeszentrale. Bei Volkshochschulen und Krankenkassen nachfragen, letztere übernehmen die Kosten für beide Kurse meist ganz.
- *Gutgelaunt aufhören, Nichtrauchen leicht gemacht*, 12-Wochen-Programm für Firmen, Institutionen und Behörden, erarbeitet von der Universität Marburg, angeboten von Firma Boeringer. Die Nikotinkaugummis, die die Firma anbietet, müssen nicht mitgekauft werden! Informationen bei Boeringer-Mannheim, Abteilung Gesundheitsförderung, Frau Huth, 68298 Mannheim, Tel.: 0621/7593324.
- Die Deutsche Ärztegesellschaft für Akupunktur, Raglovichstr. 14, 80637 München, Tel.: 089/1596888, verschickt eine Therapeutenliste gegen Rückporto.
- Deutsche Gesellschaft für Hypnose, Frau Helga Hüsken-Jansen, Druffelweg 3, 48653 Coesfeld, Tel: 02541/70007.
- Regelmäßige Treffen veranstalten *Die Anonymen Raucher*, Hertzbergstraße 22, 12055 Berlin.

> Wer sich durch die Natur heilt, hat Wissenschaft nicht mehr nötig. Er muß sich nicht mehr dem Mythos hingeben, die Wissenschaft diene nur dem Wohl des Kranken. Nein, sie dient nur der Karriere des Wissenschaftlers.

- Die Nichtraucherinitiative, Carl-von-Linde-Str. 11, 85716 Unterschleißheim, verschickt ein Verzeichnis mit Nichtraucher-Restaurants gegen 3 Mark in Briefmarken.
- Deutsche Herzstiftung, Wolfgangstr. 20, 60322 Frankfurt, Tel.: 069/955128-8. (Quelle: ÖKOTEST-Magazin, Sonderheft 13/1994)

300 Zigaretten kosten einen Baum
Die Aufklärung über die gesundheitlichen Risiken ihres Treibens beeindruckt viele Raucher herzlich wenig. Vielleicht hat ein Appell an ihr Umweltbewußtsein mehr Erfolg. Für die Zigarettenproduktion werden in den Entwicklungsländern ganze Wälder abgeholzt. Man macht daraus Zigarettenpapier, Zigarettenschachteln, Papiertaschentücher, die von Rauchern in besonders großen Mengen verbraucht werden, neigen sie doch zu hartnäckigen Erkältungen. Für 300 Zigaretten muß durchschnittlich ein Baum gefällt werden. (Tabacco Control 3/1994/191-,193)
Jürgen von Troschke, Leiter der Abteilung medizinische Soziologie der Universität Freiburg: 80 bis 90 Prozent der erfolgreichen Ex-Raucher schaffen es, von heute auf morgen aufzuhören.

 739 Raucher leiden vermehrt unter **Impotenz** (American Journal Epidemiology 11/1994/1003)

> Ein Drittel dessen, was der Mensch ißt, genügt zum Leben. Von den übrigen zwei Dritteln leben die Ärzte. (Alter Spruch)

 739 **Rauchen fördert den Einstieg zum Drogenkonsum**
Zigarettenrauchen kann bei Jugendlichen der Einstieg zum Drogenkonsum sein, denn rauchende Schüler trinken mehr Alkohol als nichtrauchende. Sie probieren außerdem eher Drogen wie Haschisch, Marihuana oder Heroin. Dies sind vorläufige Ergebnisse einer Befragung, die die Deutsche Herzstiftung bei einem Nicht-Raucher-Projekt mit 4800 Schülern im Alter zwischen zwölf und vierzehn Jahren in Hessen vorgenommen hat.
In der Untersuchung wurde festgestellt, daß 22,1 Prozent der rauchenden Schüler mindestens einmal wöchentlich ein Glas Schnaps tranken. Bein den Nichtrauchern waren es nur drei Prozent. Ersterfahrung mit Drogen hatten über 20 Prozent der Raucher im Vergleich zu 3,6 Prozent der anderen Schüler. (Ärzte Zeitung 221/8.12.1994)

 739 **Brustkrebs** / Studie mit über 600.000 Frauen ergibt: Raucherinnen haben erhöhtes Risiko, an Mamma-Ca zu sterben
Raucherinnen haben vielleicht in Vergleich zu Nichtraucherinnen ein erhöhtes Risiko, an Brustkrebs zu sterben. Nach dem Ergebnis einer amerikanischen Studie steigt diese Gefahr mit der Zahl der täglich gerauchten Zigaretten und der Dauer der Nikotinsucht. (Ärzte Zeitung 5/13.-14.1.1995/19)

 885 Auch hier das gleiche: Was aus besseren Verkaufsgründen vorgegeben wird, Dich vor Krebs zu schützen (weniger Tee), das verursacht ihn zusätzlich!
Krebs durch Filterzigaretten: Beim Inhalieren werden Zellulosefasern des Filters eingeatmet. Die winzigen Fasern werden vom Körper nicht aufgelöst oder absorbiert. Sie bleiben für immer in der Lunge stecken. Zellulose ist zwar ungiftig, aber kleinste Zellulose-Partikel können zum Kern werden, um den herum sich Krebszellen »ansiedeln«. Lungenexperte Professor Klaus-Michael Müller, Bochum: »Alle Fasern, die beständig, höchstens 3 Mikrometer (= tausendstel Millimeter) dick und mindestens 5 Mikrometer lang sind, können im Körper Krebs verursachen. Rein theoretisch gilt das auch für kleinste Zellulose-Fasern.« (Medical Tribune 7/1998/25)

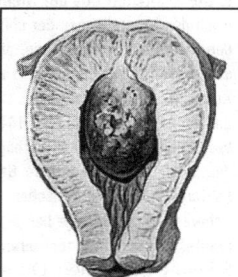

Myom unter der Schleimhaut der Gebärmutter, auch hieran sind Rauchen und Alkohol beteiligt.

 738 **Die Raucher sind nicht zu bremsen**
Trotz aller Warnungen der Ärzteschaft und der Ebbe in den Haushaltskassen wird in Deutschland weiter kräftig geraucht. Wie das statistische Bundesamt mitteilt, gaben die Bundesbürger 1994 insgesamt 34,9 Milliarden DM für Zigaretten und andere Tabakwaren aus. Das waren 4,6 Prozent mehr als im Jahr zuvor. In die Kassen der Finanzämter flossen daraus 20,2 Milliarden DM an Tabaksteuer.

 885 **Rauchen aufgegeben: Trotzdem 8faches Karzinom-Risiko**
Dies ist das Ergebnis einer in London vorgestellten Studie der »British Thoracic Society«, für die fast 900 Personen untersucht wurden. 23% der ehemaligen Raucher, die seit mindestens 20 Jahren nicht rückfällig wurden, erkrankten danach an Lungenkrebs. Bei den lebenslangen Nichtrauchern waren es dagegen nur 3%. »Die Raucher sollten sich nicht der Illusion hingeben zu denken, daß es o.k. sei, bis 30 oder 40 zu rauchen und dann aufzuhören«, kommentierte Dr. Ronan O'Driscoll gegenüber AFP das Ergebnis der Untersuchung. (Medical Tribune 6/10.2.1995/41)

Raucherinnen ausgenommen: **Dürre Frauen leben länger**
Schlecht ist es dagegen um die Lebenserwartung besonders korpulenter Damen bestellt. (Ärztliche Praxis 79/3.10.1995/2)
Also - was stört's Dich, wenn Du dünn bist? Du fühlst Dich leicht, beweglich, lebendig. Klar: Als UrMethodiker wirst Du zu einem Leichtgewicht. Aber genau so fühlst Du Dich auch! Die Neider tun Dir scheinheilig gegenüber, als würdest Du deshalb morgen schon abkratzen, obwohl Du sie alle überleben wirst: "Mein Gott, sind Sie dünn geworden! Das paßt doch gar nicht zu Ihnen!" Du kannst antworten: "Und wer hat Ihnen denn gesagt, und es ehrlich gemeint, daß Ihr umfangreicher Hüft- und Nackenspeck zu Ihnen paßt?"

Wußtest Du, daß Raucher im Durchschnitt 20 Jahre früher ihre Zähne verlieren als Nichtraucher?

 740 Der Beweis für das beste Antisuchtpotential der rohen Nahrung:
... namentlich ungekochte Kost wirkt zunächst außerordentlich durststillend; sie unterdrückt das Verlangen nach Flüssigkeitszufuhr, besonders auch nach Alkohol, und bewirkt trotzdem Harnausscheidung: so kommt es, daß die Rohkost, die selbst bis 80% Wasser enthält dennoch direkt als Trockenkost angesprochen werden kann. (Aus Bericht Dr. Eppinger über Versuch mit Rohkost in der 1. Wiener Universitätsklinik, in Wiener Klinische Wochenschrift 7/1983)

Zusammenhänge: Er schluckt und spritzt - Sylvester Stallone will unbedingt 100 werden. Los Angeles - Tablettensüchtig oder größenwahnsinnig? US-Kinoheld Sylvester Stallone (50, »Rocky«) will uralt werden. »Seit drei Jahren nehme ich täglich 65 Vitamintabletten. Jetzt habe ich gerade auf 30 reduziert, dafür gebe ich mir jeden Tag eine Spritze. Ich freue mich schon auf meinen 100 Geburtstag.« (BILD, 9.8.1996)
Sylvester Stallones Baby: schwer behindert geboren. (BILD vom 7.11.1996)

5400 Alkohol

5400 📖 599 **Kopfschmerz durch Rotwein - warum?**
Viele alkoholische Getränke, an erster Stelle Rotwein, enthalten starke Inhibitoren für das Enzym Phenolsulphotransferase P (PST), das endogene und diätetisch oder medikamentös zugeführte Phenole inaktiviert. Rotwein hemmt dabei die PST zu fast 100%; der inhibitorische Effekt von Weißwein, Sherry, Brandy und Whisky liegt im Mittel zwischen 56 und 80%. Am unteren Ende der Skala liegen Wodka und Gin mit 34 bzw. 20% Hemmwirkung. (British Journal of clin. Pharmacology 19 (1985), S. 275-278)

5401 a) 📖 599 **Migräne** Alkoholische Getränke lösen oft schon kurz nach dem Trinken oder nach einigen Stunden einen Migräneanfall aus. Meist führt aber nicht der reine Alkohol zur Migräne, sondern bestimmte Begleitstoffe. So können z.B die rotvioletten Traubenfarbstoffe im Rotwein Migräneanfälle auslösen. Auch betimmte Inhaltsstoffe in Käse, Würstchen, Schokolade oder manchen chinesischen Gerichten sind als Migräneauslöser bekannt geworden. Verlängerter Schlaf über das gewohnte Maß hinaus (speziell an Feiertagen oder im Urlaub) ist ein besonders häufiger Auslöser eines Migräneanfalles. Als Ursache dafür wird - bedingt durch die ungewöhnlich ausgedehnte Körperruhe bis in die späten Vormittagsstunden hinein - eine Störung der ansonsten eng aufeinander abgestimmten Gefäßtonusregulierung der Schlaf- und Wachphasen angenommen. (Ärztliche Praxis 22/1997/17)

5401 b) In der Zwischenzeit wurde der Zusammenhang zwischen dem China-Restaurant-Syndrom und Vitamin-B6-Mangel eindeutig nachgewiesen. Vor allem Frauen, die Kontrazeptiva einnehmen, sind von einem Vitamin-B6-Mangel betroffem. Der Grund: Östrogene können Vitamin-B6-abhängige Enzyme induzieren. Die verfügbare Menge der Coenzym-Vorstufen Pyridoxin, Pyridoxamin und Pyridoxal reicht dann nicht mehr aus, um den erhöhten Bedarf an Coenzym zu decken. (Pharmaz. Zeitung 27/1995/9-14)

5401 c) Die Krankheit aus der Sicht der chinesischen Medizin
Nach den Vorstellungen der chinesischen Medizin steht der Mensch und die gesamte Natur im Spannungsfeld der sich gegenseitig bedingenden Kräfte des Yin und Yang, die das "Wirkende", die "Lebenskraft" (Qi) hervorbringen, die den ganzen Körper durchfließt. Diese Polarität ist jedoch nicht statisch, sondern unterliegt der ständigen harmonischen Wandlung, die Grundlage einer gesunden Balance des Yin und Yang im Körper ist. Erst ein dauerndes Ungleichgewicht dieser Komponenten führt zur Disharmonie, wobei der Mangel des einen Aspekts das Übermaß des anderen impliziert [7,10,14]. Das gleiche Erklärungsmodell wird angewendet, um das Gleichgewicht von anti-pathogenes Qi - pathogenes Qi zu beschreiben. Diesem anti-pathogenen Qi wird von der chinesischen Medizin große Bedeutung beigemessen. Die "Widerstandskraft" (Zheng-Qi) des Individuums, die äußere Störungen (Xie) aus dem Körper vertreiben soll, ist abhängig von der Konstitution des Individuums (vererbte Faktoren), von der physischen und psychischen Verfassung, vom körperlichen Training und von der Ernährung [7]. Bei den Syndromen vom Schwäche-Typ (Xu), die bei den meisten Tumorpatienten zugrunde liegen, kommen dementsprechend stärkende Behandlungsprinzipien (Heilkräuter, Moxibustion, tonisierende Nadelung) zur Anwendung. (Therapiewoche 5/1996)
Erkenne auch hier: Die chinesische Medizin ist zwar eine Laienmedizin, die nicht viel mit der Schulmedizin gemein hat - aber auch hierin ist nicht viel vom gesunden Menschenverstand zu entdecken - es sei denn, daß sie den von ihr Behandelten wenigstens keine Schäden zufügt. Die Gründlichkeit der UrTherapie wird bis heute noch durch keine Therapieform erreicht.

5402 📖 156 **Ärzte und ihre Alkoholprobleme** Nach Schätzungen von Fachleuten beträgt die Suchtrate bei Medizinern 2 bis 5 %. Am häufigsten wurde unter den 100 von Dr. Mäulen behandelten Ärzten Alkohol mißbraucht, gefolgt von der Kombination mit Medikamenten (vor allem Tranquilizern). Ein Betäubungsmittelmißbrauch fand sich in fast 10 % der Fälle. Die Aufschlüsselung der Ärzte nach Berufsgruppen verwies die Chirurgen auf Platz 1 (18 %), gefolgt von den Allgemeinmedizinern (13,3 %), Internisten (10 %), Gynäkologen und Anästhesisten. Der Anteil der niedergelassenen Ärzte lag mit 51 % erstaunlich hoch, dies weist auf den besonders hohen Berufsstreß dieser Ärztegruppe hin. (Medical Tribune 5/5.2.1993/27) Da darf man sich nicht wundern, wenn es schließlich Leute gibt, die zu der Vermutung kommen, der sonst ethisch so hochstehende Ärztestand vertritt deshalb alkoholfreundlich, weil er die Verminderung der Krankheiten fürchte (in Schweden sind tatsächlich von der Bevölkerung 10 vH abstinent; von den Ärzten, die in erster Linie verpflichtet wären, den Kampf gegen alle Seuchen zu führen, nur 4 vH). Die Weinverschreibungen haben eine gewisse Tendenz, der eigenen Liebe zum Alkohol proportional zu sein, und was ich sonst in affektiver Propaganda für den Alkohol und gegen die Abstinenz erfahren habe, geht ins Aschgraue.
(BLEULER,E., »Das autistisch-undisziplinierte Denken in der Medizin...« Springer.)

5403 📖 599 In einer epidemiologischen Untersuchung aus Heidelberg fand sich bei 90% aller Patienten mit Kopf- und Hals-Malignomen regelmäßiger Alkoholkonsum, der im Tumorkollektiv etwa doppelt so hoch war wie bei der Kontrollgruppe. Das Risiko, einen solchen Tumor zu entwickeln, ist bei einem täglichen Konsum von 100 g (1 Liter Wein) 33mal höher als bei einer täglichen Alkoholdosis von 25 g. Starker Alkoholmißbrauch ist aber auch mit vermehrtem Tabakkonsum verknüpft. Beide Faktoren zeigen einen synergistischen (überadditiven) Effekt auf die Karzinogenese (krebsige Zellumwandlung) im oberen Alimentär(Nahrungs)-trakt. (Ärztliche Praxis Nr. 22 vom 17.3.1992)

> ✝
> Unerwartet und für alle unfaßbar,
> im Alter von 41 Jahren,
> verstarb unser lieber Vater,
> Ehemann, Sohn...

5404 a) Dänische Ärzte empfehlen: Mäßig, aber regelmäßig trinken/ Bei hohen Blutfetten schützt Alkohol das Herz
Mäßigen, aber regelmäßigen Alkoholkonsum empfehlen Kopenhagener Ärzte ihren Patienten mit hohen Blutfetten. Die Koronarien gerade dieser Personengruppe profitieren nämlich nach einer neuen Studie der Dänen vom "Gläschen in Ehren". (Ärztliche Praxis 35/30.4.1996/3)
So prostituieren sich die Ärzte mit billigen Sprüchen für die Alkoholindustrie (Bommerlunder - mäßig aber regelmäßig) und verführen so leichtfertig die Menschen zu Gewohnheitstrinkern. Denn es ist gerade der regelmäßige Griff zur Flasche, der später abhängig macht und immer mehr das Trinkquantum erhöht.

5404 b) Alkohol schützt das Herz - aber er macht Dich dick! (Verdauungskrankheiten 3/1995/133-135)
Du siehst aufs neue: Wo die Ärzte Dir einen Vorteil durch ein unnatürliches Mittel versprechen, hinkt wenig später ein Pferdefuß nach: Was Du Dir nämlich durch Dicksein später einmal alles an Krankheiten einfängst, das geht auf keine Kuhhaut.

5404 c) 📖 599 **Alkohol: auch wenig schadet!** Still und leise korrigiert man gegenwärtig eine peinliche wissenschaftliche Fehlleistung: »Mäßiger Alkoholgenuß schützt vor Herzinfarkt« - hatten die Experten jahrelang im guten Glauben an eine große amerikanische Untersuchung verbreitet. »Alles falsch« - heißt es nun. Denn bei der Auswertung dieser Studie waren den Forschern, wie erst jetzt aufgedeckt wurde, gravierende und geradezu dilettantische Fehler unterlaufen (ob wohl auch hier der Wunsch der Vater der Interpretation war?). Nunmehr gilt also: »Alkohol schützt nicht vor Herzinfarkt« - und man kann getrost hinzufügen, daß ein allzu sorgloser Umgang mit diesem Genußmittel Herz und Kreislauf im Gegenteil fortschreitend schädigt. (Journal Gesundes Leben, Nr. 1/1991)

Erkenne erneut: **Oft genug arbeiten Wissenschaftler genauso schlampig wie Bauarbeiter.** Verlaß Dich darauf und Du bist verlassen. Was ist eine medizinische Wissenschaft wert, die sich gezwungen sieht, ihre »Erkenntnisse« ständig zu widerrufen?

Für Rheumatiker ist Alkohol strikt verboten, denn er behindert die Harnsäure-Ausscheidung!

5 745 Bertrand Russel betonte: »Selbst ein gelehrter wissenschaftlicher Aufsatz über die Wirkung des Alkohols auf das Nervensystem wird im allgemeinen durch innere Beweise verraten, ob der Autor ein Abstinenzler ist oder nicht; in jedem Fall neigt er dazu, die Tatsachen so zu sehen, daß sie ein eigenes Handeln rechtfertigen.« (Der Arzt am Scheidewege)

6 599 Trägt Alkohol zur Risikoerhöhung für Brustkrebs bei?
Nach wie vor bleibt unklar, ob die Ernährung das Brustkrebsrisiko beeinflußt. Einige Studien weisen darauf hin, daß bei hohem Fettkonsum das Karzinomrisiko steigt. Eine große schwedische Studie konnte dies nicht bestätigen.
Sie ergab aber, daß vermehrter Alkoholkonsum möglicherweise zur Risikoerhöhung beiträgt, die reichliche Aufnahme von Beta-Karotinen dagegen wohl eher schützt. Fünf Gramm reinen Alkohols pro Woche erwies sich als Grenzwert, ab dem sich das Brustkrebsrisiko anscheinend erhöht. Ein Zusammenhang zwischen Brustkrebsentwicklung und Fettkonsum wurde nicht festgestellt. (Ärzte Zeitung 161/12.9.94/15)

Den Unsinn medizinischer Studien. Erkenne: Die vergleichen kranklebende mit kranklebenden Menschen, statt kranklebende mit gesundlebenden UrKöstlern. Wie wollen sie da echte Aussagen erhalten? Die eine Frau kriegt vielleicht Brustkrebs von zuviel Süßigkeiten, die andere von zuviel Fett oder Alkohol.

7 599 So unfaßbar war der »Plötzliche Tod« für die Rechtsmediziner auf ihrer 73. Jahrestagung nicht. Aufgrund einer Untersuchung an über 5.000 abrupt von den Beinen geholten, welche sogleich die Englein wegtrugen, war bei 43% Alkohol von mehr als 0,1 Promille im Spiel um Tod oder Leben. (Davon 13,6% mit über 2 Promille.) Ursache waren hier also alkoholbedingte Herzrhytmusstörungen, Herzmuskelschwächen u.a. alkoholbedingte Leiden. Nit nur em Wing, sujar enem kölsche Fastelovendsledche litt de Wohrheit: Schnaps, das war sein letztes Wort... (Medical Tribune 44/4.11.1994/47)

8 125 ff Männer, die mehr als 40 und Frauen, die mehr als 25 Gramm Alkohol täglich konsumieren, haben ein höheres Krebsrisiko als Menschen, die keinen oder weniger Alkohol trinken. Regelmäßiger Alkoholkonsum reduziere außerdem systemisch Immunfunktionen und schwäche damit die natürliche Krebsabwehr. Er vermindere die Speichelproduktion und erhöhe so Verweildauer und Konzentration toxischer Stoffe in Mund- und Rachenraum sowie in der Speiseröhre. Auch würden unter Alkoholeinfluß Zellmembranen durchlässiger, wodurch das Eindringen verschiedener Noxen in die Zelle erleichtert werde, sagte Maier. Verstärkt werde dieser Effekt noch dadurch, daß Alkohol im Organismus als Lösungsmittel fungiere, das verschiedene Substanzen in die Zelle schleuse. Schließlich fördere Alkohol diverse Stoffwechselprozesse, die die Umwandlung von Vorstufen kanzerogener Substanzen in Karzinogene bewirkten. (Ärzte Zeitung 27/2.3.1996)

Therapeutische Grenzstrang-Blockade	**Alkohol hilft gegen Raucherbeine** (Medical Tribune 51/22.12.1995/4)

9 **Alkohol verhütet Herzinfarkt** (...) ob es richtig sei, daß Alkohol, besonders Wein, einen Herzinfarkt verhüte. Man habe es gelesen. Und siehe da, in einer mitgeschickten Schrift entdeckte ich die Namen zweier mir gut bekannter Professoren, die sich mit dieser Aussage schmückten. Für Geld fließen nicht nur der Wein, sondern auch Gefälligkeitsgutachten. Selbstverständlich verhütet Alkohol keinen Herzinfarkt. Die Schäden durch Alkohol sind hinreichend bekannt. Wenn die rotweintrinkenden Franzosen als Argument erhalten müssen, wird leider verschwiegen, daß dort die Leberzirrhose als Folge des Alkoholkonsums den Herzinfarkt überrundet hat. (Gesundheitsberater 3/1996)

Wie könnte das Gift Alkohol gut für den Körper sein! Der ist doch Millionen Jahre nie damit in Berührung gekommen, nicht darauf eingestellt, damit fertig zu werden. Und es bedarf keiner Frage, daß dadurch seine Leber und sein Gehirn geschädigt werden. Gut am Wein sind die Restwirkstoffe der Trauben, die sich noch darin befinden. Die könnten, falls die Statistiken nicht mal wieder zur Umsatzsteigerung der Weinindustrie gefälscht sind - die Blutgefäße vielleicht etwas elastisch halten. Der Mensch stirbt unter Wein nicht so schnell am Herzinfarkt, dafür früher an kaputter Leber...:

Schutz durch Rotwein bezweifelt
Zweifel äußerte Heyden am »französischen Paradoxon« und der gefäßschützenden Wirkung des Rotweins. Seiner Ansicht zufolge ist die im Vergleich zu Deutschland niedrigere Herzinfarktinzidenz in Frankreich die Konsequenz fehlerhafter statistischer Methoden. Betrachtet man nämlich die durchschnittliche Lebenserwartung in beiden Ländern, wird kein Unterschied mehr offensichtlich, was angesichts einer angeblich deutlich niedrigeren Herzinfarktsterblichkeit jenseits des Rheins schwer verständlich sei. (Ärzte Zeitung 3/10.1.1996/10)

»Hast Du denn noch nie mit einer schönen Frau ein paar Gläschen köstlichen Weines zugesprochen?« Aber ja doch. Es existiert kaum etwas an angeblichen Genüssen, die ich nicht kenne. Und wenn es ab und zu mal bei ein paar Gläschen bleibt - das macht Deinem Körper sicherlich nichts aus. Bedenke doch nur, was die Menschen alles in sich hineinschütten, die sich um ihr Gesundbleiben einen Dreck scheren. Aber wenn es zur abendlichen Gewohnheit wird, dann ist das schlecht. Da halte ich die *gelegentlichen* Gläschen Wein mit einer schönen Frau schon für besser: Weniger für Deine Leber, als für Deinen Wunsch, die Begehrte einfacher ins Bettchen zu bekommen...

10 599 Ursache für das Trinken nach Expertenmeinung: Ursprung der Sucht sei im übrigen meist ein Gefühl der Minderwertigkeit. Der Alkohol hebe dieses auf und bewirke völlige Selbstüberschätzung. Das »aufgeblasene Ich« versuche, sich mit Attacken, Grobheiten und Unflätigkeiten noch größer zu machen.

Treue um Treue.
Wenn Du Dich der UrTherapie erst ganz am Schluß zuwendest, nachdem die Schulmedizin versagte und Dich mit ihrer Chemie vollstopfte, dann dauert es mit der Entgiftung und dem Gesundwerden leider wesenlich länger.

5500 Psychopharmaka

5500 📖 320 **Immer mehr Psychopharmaka werden an Kinder verschrieben**
Uwe Jensen (Name geändert) überragte als Neunjähriger bei einem Intelligenzquotienten von 135 mit schneller Auffassungsgabe und blendenden Leistungen alle Mitschüler. Das kam seinen Lehrern geradezu »unheimlich« vor. Sie überredeten die Mutter des Hamburger Jungen,

Laß Dich nicht von den Meldungen über die wenigen 100jährigen aus den Medien verführen, draufloszuleben. Du hast nicht deren Erbmasse! Fast alle 100jährigen haben karg gelebt und hart gearbeitet! Als sie geboren wurden, gab es kaum Weißzucker und erst recht nicht das weiße Mehl von heute. Alles mußte zu Fuß erledigt werden. Dabei wurden die Kalorien spielend verbrannt! Du bist aber ein Sitzmensch geworden und ißt dabei viel mehr, besonders Luxusschlechtkost!

mit dem »Überflieger« doch mal zu einem Nervenarzt zu gehen. Der Arzt verordnete dem Kind für die nächsten fünf Jahre dämpfende Medikamente.
Uwe, so der Kommissionsbericht, wurde lethargisch. Er mußte schließlich das Gymnasium, auf dem er inzwischen war, verlassen. Mit 13 sei Uwe vollends ein Fall der Psychiater gewesen. »Heute ist Uwe 16 und irreparabel verhaltensgestört.« Ein Psychologe schätzt, daß mindestens ein Drittel aller Schüler in der Bundesrepublik, die wegen Verhaltensstörungen in einer Nervenklinik landen, hochbegabt sind. (...)
Der Privatdozent Dr. M. von der Kinderabteilung des Max-Planck-Instituts für Psychiatrie in München habe wörtlich ausgeführt: »Die Behandlung mit Medikamenten kann für verhaltensgestörte Kinder eine große Hilfe sein. Bei Schulschwierigkeiten macht sie oft die Kinder erst fähig für das erforderliche spezielle Übungsprogramm.« (Neue Westfälische, 7.11.1981)

5501 📖 320 **Und hier ein Mach- und Schandwerk der heutigen Schulmedizin**, das die Süchtigmachung unserer Kinder mit Psychopharmaka propagiert:
EICHLSEDER, W., »Unkonzentriert? Hilfen für hyperaktive Kinder und ihre Eltern«, Verlag Bucher. Zitat daraus:
Im Gespräch teilen einige sehr erfahrene Forscher wie Paul Wender, Hans Huessy und Leon Oettinger für einzelne Fälle maximale Behandlungszeiten von über zwanzig Jahren mit. Die meisten Kinder kommen jedoch mit sehr viel weniger aus.
Ob zwanzig, zehn oder fünf Jahre: Ein einziger Tag mit Psychopharmaka ist schon zu viel! Doch nur zu, Eltern, die Ihr den Ärzten alles abnehmt, nur zu, laßt aus Euren Kindern kleine Monster machen - zum Wohl der daran Verdienenden.
Dieser Dr. Eichlseder zieht alle Register der Rhetorik, Mütter davon zu überzeugen, daß es von Vorteil ist, ein krankes Kind zu haben. Weil ein krankes Kind mittels Psychopharmaka ganz einfach zu einem gesitteten, ruhig für sich allein spielenden oder musizierenden Kind zurechtzubiegen sei. Wieso verfolgt man denn jetzt noch Drogendealer? Diesen Chemie-»Arzt«-Autor sollte man der schandbaren Aufforderung zur Körperschädigung anklagen und für ewig in Ketten legen, damit er kein Unheil mehr anrichten kann. Und sein Buch gehört wegen Verführung Minderjähriger zur Drogensucht für immer an den Pranger gestellt, sein Verfasser dreimal täglich ausgepeitscht! (→Lv5100)
Dieser Schreckensarzt brüstet sich, in München eine Kinderpraxis mit 1.400 Kindern als Patienten zu führen, die er mit Psychopharmakagiften füttert. Wer nicht wie ich fühlt, daß hier ein Kindesmißhandler als Giftverteiler sein Unheil über die bedauernswerten Kinder bringt, dem ist nicht mehr zu helfen. Wieviel Wölfe unter der Großmutterhaube gibt es bei uns? Auf wievielle Kinderärzte mag das zutreffen? Ihr Mütter von Rotkäppchen: paßt gut auf!
1988 verschrieben die Ärzte - Tendenz steigend - 10.700 Psychopharmaka an unsere Kinder. (Westf. Rundschau, 21.11.1989, Landesverband der Betriebskrankenkassen 20.11.1989/ Medical Tribune 48/2.12.1988/21) Heute geht diese Zahl in die Hunderttausende

5502 📖 320 **Das folgende Buch beschreibt die Wirkungen der Psychopharmaka:**
(W.D. ROSE, »Krebsgifte erkennen und vermeiden«, 4300 Produkte unter der Lupe, Mosaik Verlag)
Behandelt werden die erbarmungswürdigen Geschöpfe mit Mitteln wie DL-Amphetamin, Methylphenidat, D-Nor-Pseudoephedrin, Diäthylpropion usw. Gifte, die man sonst bei schwerer Angina pectoris, Schilddrüsenüberfunktionen, Bluthochdruck, Grauem Star, Prostataadenom und Nebennierenmark-Tumor verabreicht. Und regelmäßig an die Irren in den Nervenheilanstalten. Was handelt sich die Mutter nun für das bißchen künstliche Ruhe des Kindes ein? Dieses: Bald schon wird das Kind klagen, es fühle einen eisernen Ring um seine Brust, es leide unter inneren Erregungszuständen und Rhythmusstörungen, es schlafe nicht ein, weil es sein Herz so stark klopfen höre... Daß es immer wieder Zittern überfällt und es langsam süchtig wird, das kannst du selbst sehen! Davon steht natürlich kein einziges Wort im Rattenfängerwerk des Kinderarztes (→Lv5501), mit dem er die Psychopharmaka-Keule »zum Wohl der Kinder« - da kann man nur aufheulen! - seinen Kollegen und den Eltern empfiehlt.

5503 📖 320 Die Leiterin des Katholischen Kindergartens in Rösrath-Stümpen hatte im Vorfeld eines geplanten Ausflugs den Eltern ihrer Schützlinge einen Brief geschickt, in dem es heißt: **»Sollte Ihr Kind die Busfahrt nicht vertragen, verabreichen Sie vor der Abfahrt entsprechende Medikamente.«** (Kölner Stadt-Anzeiger 9.9.1991)

5504 📖 551 Eine zu unkritische Anwendung von Psychopharmaka durch Hausärzte beklagt Professor Dr. Michael Philipp von der Psychiatrischen Universitätsklinik Mainz.
In letzterer Gruppe wurden 39% der Patienten mit Psychopharmaka behandelt, 13% mit Benzodiazepinen und immerhin noch 6,5% mit Neuroleptika. Bei keinem dieser Patienten habe eine Diagnose vorgelegen, die den Einsatz dieser Medikamente rechtfertige, so Philipp. (Ärzte Zeitung, 13.6.1992)

5505 📖 549 **Darum geht es:** In einer marktwirtschaftlichen Konkurrenzsituation versuchen Kinderärzte, Kinder- und Jugendpsychiater sowie die psychosozialen Berufe, für ihr jeweiliges Therapieangebot genug Patienten zu rekrutieren. So verwundert es nicht, wenn immer mehr Kinder hierzulande als »psychiatrisch auffällig« diagnostiziert werden. (Kölner Stadt-Anzeiger, 2.7.1993)

Für die Ärzte ist der Umgang mit Drogen so selbstverständlich wie der Hure das Beinebreitmachen für Geld (nur mit dem Unterschied: Die Sexualtherapeutinnen, wie man sie gerechter und menschenachtender Weise richtig nennen sollte, schaden den Menschen nicht. Im Gegenteil...). Viele Ärzte schlucken selbst Drogen. Und wer zu Widernatürlichem greift, wie die Drogensüchtigen, der verliert schnell die Achtung vor allem, was normalen Menschen etwas bedeutet, dessen Gedanken kreisen nur um Gift und vergiften ihn selbst. Nur noch Geld steht dann im Vordergrund allen Denkens.

06 📖 561 Der Naturarzt 8 u. 11/1990 Psychopharmaka

Statt zu kooperieren, verhalten sich viele Ärzte lieber »wie die Haie« (Ärzte Zeitung 208/6.11.1995/8)

07 📖 563 **Medikament vom Markt genommen**
Das Antidepressionsmittel Levothym ist nach Angaben des Bundesgesundheitsamtes zeitweise vom Markt genommen worden. Auf Antrag des Herstellers habe das Amt das Ruhen der Zulassung für das Präparat angeordnet. Levothym stehe im Verdacht, das Eosinophilie-Myalgie-Syndrom (Muskelkrämpfe) auszulösen, das sich u.a. durch Blutbildveränderungen äußert. (Kölner Stadt-Anzeiger vom 6.2.1992)
Jährlich werden in Deutschland ca. 400 »Heilmittel« vom Markt genommen, weil sie schlimmste Schäden verursachen. Wäre das aufgelöste Bundesgesundheitsamt nicht ein Ableger der Pharmaindustrie, wäre die zehnfache Menge nötig gewesen.

08 📖 563 **Junge Frauen unter Psychopharmaka:** 17fach erhöhtes Risiko, an einem Herzinfarkt zu sterben bei Frauen zwischen 16 und 39 Jahren, wenn zuvor Psychopharmaka (besonders Antidepressiva und Benzodiazepine) eingenommen wurden. (The Lancet 340 Nr.8827/(1992)1067ff)

09 📖 563, 953 Es sieht so aus, als ob bestimmte Antidepressiva das Wachstum von Tumoren beschleunigen würden. (...) Die Wissenschaftler nehmen an, daß es an der Fähigkeit der Substanzen zur Bindung an intrazelluläre Histamin-Rezeptoren liegt.
(Science 257/1992/22-23; Medical Tribune 42/1992/17)

10 📖 549f **Psychodrogen an Kinder - das große Verbrechen! Kinder kann man nicht nur mit den Händen mißhandeln.**
Gute Erfolge wurden mit Psychostimulanzien (zum Beispiel *Ritalin*®) erreicht, die offenbar gezielt die Aufmerksamkeitsstörung positiv beeinflussen. Es wurden auch andere Psychopharmaka versucht, hauptsächlich *Neuroleptika (zum Beispiel Chlorpromazin, Megaphen, Thioridazin, Melleretten, Melleril)*, ferner *Antidepressiva (vor allem Imipramin, Tofranil)* und *Lithiumsalze*. Unter den Neuroleptika haben sich die *Thioridanzine* als relativ gut wirksam erwiesen. Auch Antidepressiva vom Typ des Imipramin sollen in bis zu 60% der Fälle erfolgreich sein.
(Deutsches Ärzteblatt, 11.7.1987) Eine Gegenstimme des gesunden Menschenverstandes:
Der Ritalinverbrauch stieg in wenigen Jahren allein in den USA auf weit über 100 Mill. Dollar an. Solcherart mißhandelte Kinder sind später 400% mehr gefährdet, drogensüchtig zu werden als andere. Ärzte, die Kindern solche Drogen verschreiben, gehören öffentlich an den Pranger gestellt und viermal täglich ausgepeitscht, bis ihnen klar wird, daß sie damit nicht »gute Erfolge« erzielen, sondern äußerst volksschädliche.
»George Powers und sein Zwillingsbruder Jerry waren 11 Jahre alt, als sie unter Ritalin gesetzt wurden. Beide wurden als »hyperaktiv« eingestuft. George nahm die Pillen nur einen Monat lang. »Ich fühlte mich wie ein Zombie«, erinnert er sich. Jerry schluckte zwei Jahre lang Ritalin, wurde depressiv und erhängte sich.« (Viele solcher Beispiele in raum+zeit, Nr.32/ 1988)

11 📖 550 **Drogensucht durch Psychopillen**
(...) Dieser Untersuchung zur Folge haben im letzten Jahr über 900.000 Kinder im Alter bis zu 14 Jahren Psychopharmaka bekommen. Das Fernsehmagazin »Report« enthüllte, daß sich seit 1986 die Zahl der Kinder, die süchtigmachende Psycho-Stimulantien verordnet bekommen, verzehnfacht hat.
Diese psychiatrisch verordneten Pillen im Kindesalter können den Grundstein für die spätere Rauschgiftsucht legen. Immer mehr Fachleute bestätigen inzwischen diesen Zusammenhang. (...) Wegen ihres hohen Suchtpotentials unterliegen Amphetamine dem Betäubungsmittelgesetz und sind, wie in psychiatrischen Studien unumwunden zugegeben wird, gefährlicher als Kokain. Gesunde Geschäfte mit einem mehrere Millionen betragende Ritalin-Umsatz werden auf dem Rücken von Kindern ausgetragen.
(Steglitzer Lokal-Anzeiger v. 16/17.2.1990)

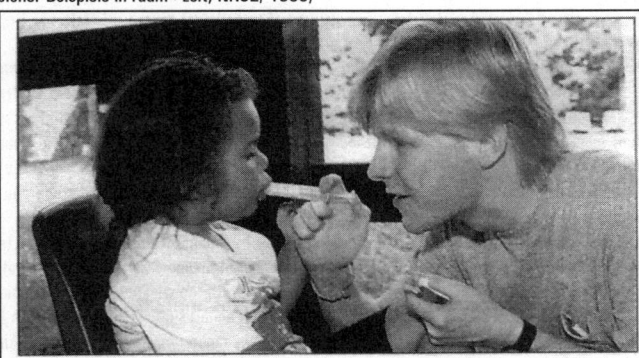

Bittere Medizin Zeit für die Tropfen. Ein Arzt flößt seiner kranken Patientin die lebenswichtigen Medikamente ein – anschließend darf das Mädchen wieder mit den anderen Kindern spielen
(aus „Stern" 47/1998)
Das kann man heute noch immer vernünftigen Menschen weis machen, daß Chemiegift lebensnotwendig sei. Da meinst Du, moderne Menschen seien nicht mehr abergläubisch...
Früchte sind lebenswichtig – Chemie ist lebenswidrig!

12 📖 563 **Ärztetest einer Zeitschrift / Die Pillen-Andreher** Zehn von 28 Wiener Ärzten verschrieben süchtigmachende Tranquilizer an Patienten, die sie nie gesehen hatten.
(...) Daß zehn der 28 getesteten Praktiker (siehe Tabelle) den unbekannten Patienten das Präparat mitgegeben hatten, wollte Otto Pjeta, Leiter des Medikamentenreferats der Österreichischen Ärztekammer zunächst nicht glauben. »Das ist verantwortungslos und standesschädlich«, tobte der Kammerfunktionär. »Die stehen mit einem, nein, mit zwei Füßen im halbkriminellen Bereich.« Stellungnahme der Verschreiber:

1173

»Es war mein erster Arbeitstag nach dem Urlaub.« »Ich weiß, daß die Patienten vom Temesta nicht mehr wegkommen und wollte helfen.« »Wenn ich es nicht verschreibe, geht er mit seinem Krankenschein zum nächsten. »Temesta ist ohnehin harmlos!« »Es war ein Tag, an dem ich 80 Patienten hatte.« »Die Leute vertragen mehr, als man glaubt.« »20 Prozent der Geschichten, die Patienten erzählen, stimmen sowieso nicht.« »Je nachdem, wie glaubwürdig der Angehörige ist, bekommt er eine große oder keine Packung.« »Ich kann mir nicht vorstellen, daß irgendein Arzt nein sagt.« (Der Wiener, 4.3.1993, Test von zwei Journalisten zur Verschreibungspraxis von Medizinern.)

Zwei Bücher zu diesem Thema:
Marc Rufer: Irrsinn Psychiatrie. Über Behandlungsschäden durch Neuroleptika, Antidepressiva, Tranquilizer und Elektroschocks, die Fragwürdigkeit des Begriffs der psychischen Krankheit, die politische Funktion der Psychiatrie.
Frank Tornatore u.a.: Unerwünschte Wirkungen von Psychopharmaka. Mediziner und Psychiater über nicht mehr zu leugnende Auswirkungen von Neuroleptika, Antidepressiva, Lithium, Tranquilizern, Antiparkinsonmitteln. Im medizinischen Fachjargon.

5513 551 **Diesen Herren müßte sofort der Beruf verboten werden:**
Es wird viel zu lang mit der Verschreibung von Psychopharmaka für Kinder gewartet.
(Prof. Martinius in Medical Tribune 46 vom 13.11.1992/ 35)

5514 549 Besonders rasch greifen die Ärzte bei **Frauen und älteren Menschen** zum Rezeptblock, bedauerte die Psychologin: Zwei Drittel der Benzodiazepinverschreibungen gehen an Frauen; 60 % der Menschen über 60 Jahre bekommen regelmäßig Tranquilizer verordnet! Und bereits 15,4 % aller Medikamentenverordnungen an Kinder betreffen Psychopharmaka! (Medical Tribune 4/27.1.1995/8)

5515 549 **Die meisten geben den Alten Hypnotika**
Und unter den verordneten Hypnotika werden die Antidepressiva vernachlässigt. Eine Umfrage unter 145 niedergelassenen Allgemeinärzten und 14 Nervenärzten ergab: Medikamente der ersten Wahl sind für die meisten Ärzte sedierende Neuroleptika. Der Umfrage zufolge werden etwa 65 Prozent der Insomnie-Patienten vom Hausarzt behandelt; bei etwa 15 Prozent wird keine zugrundeliegende Krankheit diagnostiziert. Mit dem Alter nehmen besonders die schweren Schlafstörungen zu, und es werden zunehmend häufiger rezeptpflichtige Hypnotika verordnet. (Deutsche Medizinische Wochenzeitschrift 110/1994/1538)

5516 **Pillen heilen keine Armut:** Kinder im Visier der Pharmaindustrie
Über 30 Prozent aller Kinder unter fünf Jahren sind mangelernährt und untergewichtig. Mangelernährung ist eine der wichtigsten Krankheitsursachen. Sie macht die Kinder anfällig für Infektionen, führt zu Erschöpfung, Müdigkeit und Appetitverlust. Abhilfe versprechen deutsche Firmen, indem sie Multivitaminpräparate, Appetit- und Wachstumsstimulatoren anpreisen. Die Firma Nattermann erklärt beispielsweise bolivianischen Eltern, die Kinder bräuchten ihr Multivitaminpräparat Mulgatol®, um gesund und stark zu sein. Boehringer Ingelheim bewirbt ihr Kiddi Pharmaton®, ein phantasievolles Gemisch aus zehn Wirkstoffen, nicht nur gegen Vitaminmangelzustände, sondern auch als "Körperaufbaumittel" zur Erhöhung der Leistungsfähigkeit und als Appetitstimulans. Diese Mischungen haben keinerlei therapeutische Rechtfertigung, aber sie suggerieren den Eltern, etwas für das Wohl ihrer Kinder zu tun. Wie sehr sie dabei getäuscht werden können, zeigt das Beispiel Bayer's Tonic®, das von Bayer in Indien vermarktet wird. Dieser Extrakt aus Leber und Hefe, der gegen Appetitverlust und allgemeine Schwäche helfen soll, ist mit soviel Alkohol versetzt, daß, folgt man der Dosierungsanleitung, Kinder täglich anderthalb Schnapsgläser 10,5prozentigen Alkohols zu sich nehmen. (Dr. med. Mabuse 99, Januar/Februar 1996)

5517 561 **Todbringende Psychopharmaka**
Kanadische Asthma-Forscher in Montreal fanden heraus, daß bestimmte weitverbreitete Psychopharmaka in Verbindung mit Asthma lebensgefährlich sind. Die Stimmungsaufheller, so eruierten die Ärzte aus den Daten von 131 Patienten, verdreifachen das Todes-Risiko.(Stern 6/96)

5518 Nur immer feste Antibiotika (= gegen das Leben) reingestopft in die Kleinen, damit Dauer-Patienten gezüchtet werden:
Kinderärzte halten sich bei Antibiotika-Verschreibung an offizielle Empfehlungen
Zur Erst- und Rezidivprophylaxe von Harnwegsinfekten wird den Ergebnissen der Umfrage zufolge Cotrimoxazol mit Abstand am häufigsten angewandt. Dies ist nach Ansicht von Hoppe für die Initialbehandlung ohne Antibiogramm auch sinnvoll. Allerdings genügten meist drei bis fünf Tage zur Behandlung. In der Umfrage wurde eine durchschnittliche Behandlungsdauer von sieben bis zehn Tagen ermittelt. Auf dem zweiten Platz folgte die Anwendung von Trimethoprim. Diskutiert werde zur Zeit, so Hoppe, ob die Sulfonamid-Komponente des Cotrimoxazols entbehrlich sei und Trimethoprim als Monosubstanz vorgezogen werden sollte. Zur endgültigen Klärung dieser Frage fehlten jedoch ausreichende Daten.
Ebenfalls häufig bei der Rezidivbehandlung wie auch bei komplizierten Harnwegsinfekten wurden Cephalosporine der neuen Generation verordnet. Dieses Verschreibungsverhalten entspricht dem aktuellen Stand, wie der Pädiater berichtet, da hier verstärkt mit ausgefallenen und resistenten Erregern gerechnet werden müsse. Zur Langzeitprophylaxe werde übereinstimmend mit Literaturempfehlungen wieder am häufigsten Cotrimoxazol oder Trimethoprim und Nitrofurantoin angewandt. Erfreulich ist nach Hoppes Auffassung auch, daß bei einem Harnwegsinfekt fast immer eine regelrechte Diagnostik vorgenommen wird. Auch bei Kleinkindern, bei denen als häufigste bakterielle Erreger Pneumokokken und Haemophilus influenzae auftreten, **seien Aminopenicilline und Makrolide als Antibiotika der Wahl anzusehen.** Nur sehr selten werde rein klinisch diagnostiziert. (Ärzte Zeitung 169/9.9.1995)

Damit hast Du am meisten zu kämpfen: Dein Verstand sagt Dir, daß es keinen anderen Weg gibt, sich von Krankheiten dauerhaft zu befreien und vorzeitigen Tod zu vermeiden, als nach den Grundsätzen der UrTherapie zu leben. Die Süchte in Dir sagen: Lächerlich. Suche nach einem Kompromiß, damit Du uns weiter genießen kannst. Der Verstand antwortet: Entweder - oder. Du kannst nicht beides haben. Schließlich gibt der Verstand klein bei. Und das alte Leid mit Deinen Krankheiten beginnt von vorne.

Das Leben muß aus Dir sprühen, muß aus Deinen Augen leuchten - aus all Deinen Poren muß Wachsamkeit und Aktivität drängen. Und das erreichst Du nur mit dem Zu-Dir-Nehmen lebendiger Energie: der Urkost.

6000 Ernährung allgemein

a) 672 **Fleisch frißt Wälder** - Seit 1960 wurden allein ein Viertel der mittelamerikanischen Tropenwälder in Weideland umgewandelt, um den Hunger auf Hamburger zu stillen. In Brasilien sind in den letzten 20 Jahren fast 40% des Regenwaldes abgeholzt worden, um Weiden zu gewinnen. Um ein Pfund Rindfleisch zu erzeugen, werden 9.000 Liter Wasser gebraucht - für 1 Kg Getreide nur 900 Liter. 1.3 Mrd Menschen haben nicht eimal die Mindestmenge von 20 Litern pro Tag. Selbst zum Treibhauseffekt tragen die über 1.3 Mrd Rinder, die auf der Erde leben, entscheidend bei. Sie produzieren beim Wiederkäuen 60 Mio. Tonnen Methangas pro Jahr - das sind 12% der Menge an giftigem Methangas, die jährlich in die Atmosphäre ausgestoßen werden. Über 50% der Wasserverschmutzung in Europa sind auf Massentierhaltung zurückzuführen. 98% der Rodung tropischer Regenwälder gehen auf Kosten der Fleischerzeugung, dadurch sterben jährlich 25 Pflanzenarten aus! Wer gibt wieviel für Werbung aus? Fleisch = 600 Millionen, Zucker/Süßwaren = 500 Millionen, PKW-Industrie 1.3 Millionen. (Fit für's Leben 18.4.1993)

> Der Arzt zum schlank gewordenen Patienten: »Stimmt, ich habe die Diät verordnet, aber ich habe doch nie geglaubt, daß Sie die einhalten.«

b) (..) beschäftigt besonders der illegale Einsatz des hochgefährlichen **Clenbuterols**. In Frankreich und Spanien wurden bereits 300 Fälle bekannt, in denen Menschen nach Verzehr von verseuchter Rinderleber wegen Herzrhythmusstörungen behandelt werden mußten. Und jedes Kalb, das mit dem Stoff gedopt in den Fleischhandel kommt, bringt dem Mäster bis zu 300 Mark mehr in die Kasse. Fachleute schätzen, daß rund 60 Prozent der Kälber und Jungrinder in Deutschland mit Clenbuterol verseucht sind. Bei ihrer nächsten Runde sollen auch ihre Kollegen aus Italien, Frankreich und Spanien mit an den Tisch, die bislang kein großes Interesse an intensiveren Kontrollen gezeigt haben. Schon jetzt schicken belgische Mäster bis zu 15000 Kälber monatlich über die Grenze ins Doping-Paradies nach Frankreich. (stern 11/96)

381 **Ginseng** – Literatur: Frische Wurzel, das wäre natürlich das Richtigste – aber leider ist da ja nicht dranzukommen...
BAO, T. T. und SAITO. H.: Effects of Red Ginseng, Vitamines and Their Preparations (IV): Effects of the Sex Cycle in Stressed Female Mice. Japanese Pharmacology & Therapeutics. 12(4). 37 (1984)
YANG, Y. T. u.a.: Immuno-Adjuvant Effect of Panax ginseng Extracts Against Sarcoma 180 Ascites Tumor Cells. Ann. Rept. Korean Ginseng Studies, Korea Ginseng & Tobacco Res. Inst., 1982

> Urgesund leben, das heißt Urkost essen.

YUN, T. K. u.a.: Study on Tumor Inhibitory Effect of Red Ginseng in Mice and Rats. Proc 3rd Int. Ginseng Symp. 1980/87.
SHIDA, K.: Studies on the Tonic Effect of Panax ginseng. Proc. Symp. Wakan Yaku, 3, 29 (1969)
PARK, D. L.: Effect of Panax ginseng on X-ray Irridation and Synergistic Study on Nitramin. Insam Munhun Teukjip (Seoul), 2, 55 (1964)
OKUDA, H. und Yoshida, R.: Studies on the Effect of Ginseng Components on Diabetes Mellitus. Proc. 3rd Int. Ginseng Symp., 1980, S.53.
OH, J. S. u.a.: Effect of Panax ginseng on the Central Nervous System. Korean J. Pharmacol., 5 (1), 23 (1969)
LEE, F. C. u.a.: The Role of Panax ginseng in Detoxification of Xenobiotics. Proc. 4th Int. Ginseng Symp., 1984, S.21.
OURA, H. und HIAI, S.: Biochemical Action of Panax ginseng Principle. Proc. 1st Int. Ginseng Symp., 1974, S. 23.
SATO, T. u.a.: Effect of Ginseng Saponin on Experimental Gastric Ulcer (I). Applied Pharmacol., 20 (4), 714 (1980)
SHIA, G. T. u.a.: The Effect of Ginseng Saponins on the Growth and Metabolism of Human Diploid Fibroblasts. Gerontology, 28, 121 (1982)
ISAAC GLI, CRADER DC. To what extent were early hominids carnivorous?: an archaeological perspective. In: HARDING RSO, TELEKI G, eds Omnivorous primates: gathering and hunting in human evolution. New York: Columbia University Press, 1981:37-103
SCHOENINGER MJ. Diet and the evolution of modern human form in the Middle East. Am J Phys Anthropol 1982; 58:37-52
CAVALLI-SFORZA, LL. Human evolution and nutrition. In: WALCHER DN. KRETCHER N. eds. Food, nutrition and evolution: food as an environmental factor in the genesis of human variability. New York: Masson, 1981:1-7
WEHMEYER AS. LEE RB. WHITING M. The nutrient composition and dietary importance of some vegetable food eaten by the !Kung Bushmen. S Afr Med J 1969; 43:1529-30
WEHMEYER AS. The nutrient composition of some edible wild fruits found in the Transvaal. S Afr Med J 1966; 40:1102-4.
BERKES F. FARKAS CS. Eastern James Bay Cree Indians: changing patterns of wild food use and nutrition. Ecol Food Nutr 1978; 7:155-72.
KAY R. Diets of early Miocene African hominoids. Nature 1977; 268:628-30.
HILL K. Hunting and human evolution. J Hum Evolut 1982: 11:521-44
SHIPMAN P. Early hominid lifestyle: hunting and gathering or foraging and scavenging? In: CLUTTON-BROCK J, GRIGSON C, eds. Animals and archaeology: hunters and their prey. Oxford: BAR, 1983:31-49
KAPPSTEIN, S.: Das Buch vom Ginseng. Morzsinay Verlag, Bern, 1980
RUMRICH, M., Ginseng neu gesehen, Baumeister, Stgt.:

Glykosidische Wirkstoffe des Ginseng	
	Ginsenoside (Saponine)
in der Wurzel	Ra1, Ra2, Ra3, Rb1, Rb2, Rb3, Rc, Rd, Ro, Re, Rf, 20-gluco-Rf
in den Blättern	F1, F2, F3
Chikusetsu-Saponine	Ia, Ib, III, IV

790, 955 Daß Autosuggestion sogar von Ernährungswissenschaftlern als erfolgreich bekundet wird, könnte Dich vielleicht dazu anhalten, diesem Buchvorschlag zu folgen:
Was Kinder an der Mutterbrust und später bei Tisch erlernen, pflegen sie später in moderierter Form an ihre Nachkommen weiterzugeben. (...) Ich hatte Glück, einige anorektische (magersüchtige) Patientinnen zu behandeln, die in der Zeit vor dem anorektischen Verhalten gute Esser waren und wenn nicht schon adipös (fett), dann doch übergewichtig waren.
Es war erstaunlich, wie gerade diese beiden Mädchen, an die ich denke, schafften, von der zunächst durchaus geliebten Nahrungsaufnahme so klar Abstand zu nehmen. Sie machten mich schließlich auf einen Umlernprozeß aufmerksam, in dem sie selbst emotionale und kognitive (denkerische) Elemente miteinander verbanden. Sie stellten sich immer wieder vor, daß hochkalorige Nahrung ekelhaft schmecke und erreichten es durch wochenlange mentale Übungen, daß tatsächlich eine Veränderung der Geschmacksempfindung erreicht wurde. (GUTEZEIT, G., »Interdependen zwischen frühkindlicher Erziehung u. Ernährungsverhalten. Arbeitsgemeinschaft Ernährung, Bd.3. Umschau Vlg.)

-240 »**Kochen ist ein bedeutender Teil unserer Kultur**« Gefühlsduseleien haben in der UrKost nichtszu suchen! Es geht nur darum: Ist etwas gut oder schlecht für Dich. Und: Hat die hemmungslose Genußsucht von heute noch etwas mit Kultur zu tun? Religion und Justiz haben nur notdürftig ein Tuch vor das Raubtier Mensch gehalten. Wir Deutschen haben in zwei Jahren 6 Millionen Juden vergast, die Nachbarstaaten mit Feuer und Kriegsmord überzogen - und schätzen uns besonders kulturell hochstehend ein. Die sich als Hort der Menschlichkeit und Gerechtigkeit - höchste Kulturgüter, nicht wahr! - ansehenden Amerikaner haben an zwei Tagen zwei Millionen mit Atombomben verstümmelt, zerfetzt, verbrannt. Und was sich heute in der Welt abspielt - das Wort Kultur müßte aus Scham längst aus unserem Wortschatz getilgt sein.

6004 📖 240, 845 KOLLATH, W.,Die Ordnung unserer Nahrung; Zivilisationsbedingte Krankheiten; Die Ernährung als Naturwissenschaft, alle im F. Haug Verlag, Heidelberg.

6005 📖 942, 767, 769, 797, 798 POPP, F.A.: Biophotonenanalyse in Fragen der Lebensqualität und des Umweltschutzes. Ökologische Konzepte. - Bad Dürkheim, 26/1987:
Durch Untersuchungen in vielen Labors, die in der inzwischen umfangreichen Literatur veröffentlicht sind, zweifelt heute kein Wissenschaftler dieses Fachgebiets mehr daran, daß alle lebenden Organismen ultraschwach leuchten. (So lassen sich z.B. mühelos Unterschiede zwischen Gewürzen, die durch Strahlung konserviert wurden u. solchen, die nicht strahlenbehandelt sind, nachweisen.) Man kann mit guter Berechtigung erwarten, daß auf diese Weise verläßliche Kriterien für die Qualität von Lebensmitteln pflanzl. u. tierischer Herkunft zu ermitteln sind.

6006 📖 617 OSTER, K. A./ROSS, D., »Favorite Food-First Killer?«, in Health Science 7/8 Aug. 1985

6007 📖 237 Puringehalt in mg Harnsäure/100 g: (Purine werden zu Harnsäure abgebaut)
Hefeflocken ca. 1500, Soja-Fleischersatz ca. 410-450, Rindfleisch ca. 160, Leber 320, Nüsse 20-30, Hülsenfrüchte 100-180, Gemüse 10-70, Matjeshering 1475, Würste 90-160.
»Sojabohnen enthalten beträchtliche Mengen an Purinverbindungen, welche in der Praxis in mg Harnsäure/100 g angegeben wird. Die Werte liegen zwischen 350-450 mg Harnsäure/100 g. Die Ansicht, daß dieses Produkt purinfrei sei, ist absolut falsch, aber leider weit verbreitet.«
(SCHERZ H. , Deutsche Forschungsanstalt für Lebensmittelchemie in Garching/München)

Weiter Fleisch essen? Willst Du, daß die Zeitbombe der Rinderwahnsinnsfolgen auch in Deinem Gehirn tickt?

6008 📖 612 HAENEL, H., »Lebensmittel-Tabellen«, VEB Vlg. Qu/145, H5

6009 a) 📖 677, 696 Übersicht über Harnsäure- Cholesterin - u. Chlorophyllgehalt in der Nahrung

Es beträgt der Gehalt an	Harnsäure	schädlichem Cholesterin	wichtigem Chlorophyll
		durchschnittlich auf 100 g	
bei Wild und Geflügel	130-180 mg	70-140 mg	0 mg
bei Fischen u.Fischwaren	100-560 mg	20- 70 mg	0 mg
bei Wurstwaren	70-140 mg	70-100 mg	0 mg
bei Fleisch (Rind, Schwein, Schaf)	120-200 mg	70-100 mg	0 mg
bei Innereien (Nieren, Leber, Bries)	240-1030mg	70-120 mg	0 mg
bei Eiern	1 mg	270 mg	0 mg
bei Milch, Sahne, Quark und Käse	0 mg	12-100 mg	0 mg
bei Butter	0 mg	240 mg/100 g	0 mg
bei Früchten	7-10 mg	0 mg	0 mg
bei Beeren	10-12 mg	0 mg	0 mg
bei Gemüsepflanzen	10-30 mg	0 mg	0,1 mg
bei Wildpflanzen u. Blättern	3-5 mg	0 mg	10,4 mg
bei Nüssen, Mandeln usw.	25-30 mg	0 mg	0,3 mg
bei Getreide	36-47 mg	0 mg	0,5 mg

(Quelle: Botanisches Institut der Universität Bonn)

Merke: Die Natur bietet Dir niemals Vitalstoffe in isolierter Form an. Gekoppelt an resorptionsfördernde Enzyme, gepaart mit Faserstoffen, angereichert mit Wasser und sekundären Pflanzeninhaltsstoffen schafft allein die Natur für Dich Lebensmittel, die kein Labor der Welt auch nur annähernd kopieren kann.

6009 b) pH-Messungen mittels Teststreifen im Urin
Wenn die Niere - aus welchem Grund auch immer - keine Säure aus dem Körper ausscheidet, dann ist der Urin wunderbar alkalisch. In Wirklichkeit aber gehört er einem hochgradig übersäuerten Kranken. Setzt jetzt die UrTherapie ein, die die Säure ausschwemmt, so wird der Urin sauer, der Kranke befindet sich jedoch auf dem Wege der Besserung. Eine ernsthafte Säure-Basen-Diagnostik muß darum immer nur im Blut erfolgen.

6010 📖 240 Was den Glauben an die Chemie, die Giftmedikamente und die Mediziner betrifft:
Es geschieht oft, daß ein universaler Glaube, ein Glaube, von dem niemand frei war ohne eine außerordentliche Anstrengung von Vorstellungskraft oder Mut befreien konnte, in einem späteren Zeitalter so greifbar zur Absurdität wird, daß die einzige Schwierigkeit darin besteht, zu verstehen, wie eine solche Idee jemals glaubwürdig erscheinen konnte. MILL, J.S. (London, 1806-1873)

6011 📖 763 Säure-Basen-Überschüsse von verschiedenen Nahrungsmitteln

(+ = Basenüberschuß ./. = Säure-Überschuß)					
Trockenfrüchte	+ 60 - 100	Nüsse (alt)	./. 2 - 18	Schnittkäse	./. 5
Beeren	+ 1 - 6	Apfelsaft	0	Quark	./. 17
Früchte	+ 2 - 6	Pilze	+ 4	Milch	+ 5
Gemüse	+ 5 - 27	Eiklar	./. 8	Joghurt	+ 3
Tomaten	+ 5	Eigelb	./. 25	Brot	./. 12
Wildpflanzen	+ 19 - 30	Fleisch, roh	./. 12 - 38	Reis	./. 18
Wurzeln	+ 9 - 11	«, gekocht	./. 9	Zucker/Honig	0*
Topinambur	+ 10	Fisch	./. 16	Fette	0
Erbsen, frisch	+ 8	Erbsen, getrock	./. 7		

*Dieser Aufstellung nach Heupke-Rost stehe ich kritisch gegenüber. Daß Milch und Zucker z. B. (was bei vielen Sodbrennen hervorruft) nicht säureüberschüssig wirken soll, ist sehr zweifelhaft.

2 📖 **793** Daß Getreide eine nicht dem Menschen bestimmte Nahrungsart ist, geht auch aus der Tatsache hervor, daß es über viele Jahrhunderte hinweg bei Menschen, die es zu sich nahmen, Massenerkrankungen, nämlich das **Antoniusfeuer** auslöste. Noch heute erinnert ein Fresko aus dem Jahre 1270 im Chorhaus der Kirche St. Kunibert zu Köln daran, welches den heiligen Antonius als Eremit darstellt, umgeben von Opfern des Heiligen Feuers, die ihm hilfesuchend ihre Arm- und Beinstümpfe entgegenstrecken.
Wie sehr die Menschen früher durch das Getreideessen litten, zeigt auch Matthias Grünewald in seinem Igenheimer Altar mit Gestalten der schrecklichen Hautveränderungen durch Mutterkornvergiftung. Erst 1782 wurde nachgewiesen, daß die »Krampfseuche« durch die Mutterkörner im Getreide hervorgerufen wurde, die das Getreide mit dem Pilz Calviceps purpurea durchsetzten. Heute verhindert man das Auskeimen der Mutterkörner weitgehend durch tiefes Pflügen. Schließlich sorgen noch Sortiermaschinen dafür, daß letztere nicht mehr in das Mehl gelangen.
Das Gift der Mutterkörner, das Ergotamin, Ergometrin und Ergocristin wird nun von den Ärzten als wehenauslösendes Mittel genutzt. Die getreideähnlichen Ähren alter Grasarten sind in keinem Falle von schwarzen Mutterkörnern besetzt. Sie sind ja auch natürlich gewachsen. Du kannst sie ohne Gefahr essen! Erkenne auch hier: Getreide ist keine dem Menschen naturbestimmte Ernährung, ist kultivierte, aber deshalb keine verbesserte Nahrung.

3 📖 **758 Nüsse sind nur frisch gut zu verdauen** HOWELL, E. »Enzyme Nutrition« Every Publishing Group, Wayne, NJ. Auszug:
Weder Vitamine, noch Mineralien, noch Hormone, noch Proteine arbeiten - das tun einzig die Enzyme. Sie halten den Lebensprozeß aufrecht. (...) »Die Wirksamkeit der rohen Nahrung bei Krankheiten liegt im einzigartigen Wert ihrer Enzymreichhaltigkeit.« (...) Dschungeltiere sind frei von Degenerationskrankheiten. Die Krankheitsanfälligkeit und frühe Sterblichkeit der Zootiere ist durch den Mangel an Rohnahrung bedingt. (...) Beinahe jeder kann ein paar Nüsse essen, ohne daß die darin enthaltenen Inhibitoren ihm Verdauungsschwierigkeiten machen. Aber Rattenexperimente erwiesen: Verdauungsprobleme, Bauchspeicheldrüsenvergrößerung und mangelhaftes Wachstum, wenn die Tiere überwiegend mit Nüssen gefüttert wurden.
HOWELL, Edward. »Food Enzymes for Health Longevity« Omangod Press Connecticut. Auszug:

ENZYM-INHIBITOREN IN DER NAHRUNG (ENZYME INHIBITORS IN FOODS)

Material	Enzyme Inhibited	Authority	University or Institution
Wheat, rye, corn (Weizen, Reis, Mais)	Amylase	Kneen u.a.	Nebraska
Sweet potato (Süßkartoffel)	Trypsin	Sohonie u.a.	Bombay Inst. Science
Seeds and beans (Samen u. Bohnen)	Trypsin	Laskowski u.a.	Marquette
Soybean (Sojabohne)	Trypsin	Lyman	California
Field bean (Feldbohne)	Trypsin	Banerji u.a.	Bombay Inst Science.
Lima bean, egg white (Limabohne, Eiweiß)	Trypsin	Lyman u.a.	California
Barley (Gerste)	Trypsin	Mikola u.a.	Helsinki Lab.
Wheat (Weizen)	Amylase	Militzer u.a.	Nebraska
Potato (Kartoffel)	Invertase	Schwimmer u.a.	USDA
Unripe mango, banana and papaya	Peroxidase, amylase and catalase	Matto u.a.	Baroda, India
Raw wheat germ (Rohe Weizenkeime)	Trypsin	Creek u.a.	Maryland
Egg white (Eiweiß)	Chymotrypsin, amylase	Rothman u.a.	Harvard
Sunflower seed (Sonnenblumenkerne)	Trypsin	Agren u.a.	Uppsala, Sweden
Rye (Reis)	Protease	Polanowski	Breslau, Poland
Lettuce (Salat-Samen)	Trypsin	Shain u.a.	Hebrew Univ. Israel
Wheat flour (Weißmehl)	Trypsin	Learmouth u.a.	British Soya Prod.
Peanut (Erdnüsse)	Trypsin, chymotrypsin	Hochstrasser	Muenchen, Germany
Corn and oat (Mais- u. Haferflocken)	Trypsin	Lorenc-Kubis	Wroclaw, Poland
Potato (Kartoffel)	Trypsin	Sohoni u.a.	Bombay Inst. Science
Potato (Kartoffel)	Chymotrypsin	DeEds u.a.	USDA
Soybean (Sojabohne)	Transamidinase	Borchers u.a.	Nebraska
Raw wheat, rye germs (Roher Weizen, Reiskeime)	Trypsin	Hochstrasser u.a.	Munich, Germany
Algae, (Prophyra vulgaris) (Algen)	Trypsin	Ishihara u.a.	Nutritional Abstracts
Squid liver (Tintenfisch-Leber)	Trypsin	Ishiksawa	Chemikal Abstracts
Radish seed (Radieschen-Samen)	Trypsin	Ogawa	Kyoto, Japan
Whole wheat flour (Grobes-Weißmehl)	Trypsin	Shyamala u.a.	California

Entwicklung der Thrypsin Aktivität		Erlöschen der Trypsin-Inhibitoren während des Keimens		
Hours of Germination	Trypsin Activity Units	Dauer der Keimstunden	Inhibitoren-Aktivität	Ende der Aktivität in %
0	7.5	0	2.07	0
24	60.0	6	0.73	65
48	257.0	15	0.30	86
72	333.0	24	0.00	100

Was ich für möglich halte: Die seit Jahrmillionen nur auf eine natürliche Menge Eiweiß eingestellten Organe, welche zu dessen Aufspaltung Enzyme absondern, können die auf sie beim Essen im Übermaß eindringende, ungewohnte Menge nicht bewältigen. Sie werden davon sozusagen erdrückt und sind dann nur mit Mühe arbeitsfähig. Sie können somit kaum noch Zerlegungsarbeit leisten und bleiben trotz des vielen angebotenen

Eiweiß' oder Kalziums inaktiv: Ihre Fähigkeit geht verloren, die aus dem Eiweiß gebildeten Lebensstoffe an und in die Knochen zu tragen.

Wenig Gift ist auch Gift:

Arsen	0,05	mg/l	Chlorid	250mg/l
Cadmium	0,005	mg/l	Eisen	0mg/l
Chromium	0,05	mg/l	Mangan	0mg/l
Cyanid	0,1	mg/l	Härte (als Calcium)	200mg/l
Fluorid	1,5	mg/l	Sulfat	400mg/l
Nitrat-N	10	mg/l		

6014 📖 533 Die **Mineral- und Kalkgehalte von Leitungswasser** schwanken. Die WHO hat 1982 hierzu »Richtwertempfehlungen« herausgebracht, die für Gesundlebende nicht akzeptabel sind:

6015 📖 380 Was das für »**Sexuelle Aufputscher**« sind, die durch die Zivilisationskost so überstark die Sexualgelüste anregen, das ist eine der wenigen Behauptungen, dich ich hier in diesem Buch nicht eindeutig zu belegen vermag. Ganz einfach deshalb, weil die Wissenschaft noch nicht so weit ist, das erforschen zu können. Daß meine Annahme aber berechtigt erscheint, das magst Du daraus erkennen, daß bei einer natürlichen Ernährung die Tiere (und nach meiner Erfahrung auch die frische artgerechte Rohnahrung essenden Menschen) kein Drang zu Vergewaltigung überfällt. Die Annahme, daß eine zu kalorienreiche vor allem tote Nahrung oder daß essen allein schon von Fleisch dies verursacht, scheint mir deshalb mehr als berechtigt.

»Mir aber keinesfalls«, meinst Du, »denn die großen Raubtiere, wie z.B. die Löwen, die ja nur Fleisch essen, die vergewaltigen ihre Partnerinnen ja auch nicht!« Hast Du mal im Fernsehen gesehen, wie zärtlich die an das Weibchen herangehen und wie sie sofort von ihr ablassen, wenn sich, um es mit Deinen Worten zu formulieren - die Löwendame abgeneigt zeigt! Kein Zeichen von brutaler Gewalt!«

Da muckst Du nun auf, um meine Annahme zu widerlegen und bestätigst sie direkt damit! Denn: Für den Löwen ist Fleischessen ganz und gar natürlich. Für den Menschen ist es unnatürlich, wie Du schon gelesen hast. (→Lv6122) Die Folge: natürliches Essen - natürliche Reaktion. Unnatürliches Essen - unnatürliche Reaktion: Vergewaltigungstendenzen. »Und wie wirkt sich das Fleischessen bei Frauen aus?« Blättere mal schnell die Nr. 6109 auf und lies das:

> „Wenn Du auf die Stimme des Herrn, deines Gottes, hörst ... und auf alle seine Gesetze (wozu die Naturgesetze gehören) achtest, werde ich dir keine der Krankheiten schicken, die ich den Ägyptern geschickt habe. **Denn ich bin der Herr, dein Arzt**" Ex 15, 26; vgl. 23, 25) Du weißt: Gott ist = Schöpfung, Gott ist = Natur.

6016 📖 284ff **Die Bibel sagt dazu:**
»... daß ihr euch enthaltet (...) vom **Blut** und von Ersticktem und von Hurerei; so ihr euch von diesen bewahret, tut ihr recht.« (Apostelgeschichte 15:28)

> Denn die Seele des Fleisches ist im Blut / keiner von Euch soll Blut essen / wer ein Tier ißt, der soll das Blut ausgießen und mit Staub bedecken (3. Mose 17:12,13)

6017 📖 240 **Die Bibel und Ernährung** Paulus: »Es ist gut, kein Fleisch zu essen!« Johannes der Täufer aß wohl auch nichts von Menschen Zubereitetes, sondern alle Nahrung in dem Zustande, indem sie ihm die Natur bot. Allerdings heißt es in der Lutherischen Bibelübersetzung: »Er nährte sich von Heuschrecken und wildem Honig.« Aber das von **Luther** mit »Heuschrecken« übersetzte Wort »acrytos« bedeutet nach neueren Forschungen »Kräuter« oder eine »Frucht einer Akazie«.

6018 📖 223 Die Ärzte-Zeitung schreibt hier einmal recht klug - aber zieht sie die Konsequenz, rät sie nun den Medizinern keine **Vitamine** zu verschreiben, bevor nicht der Patient entgiftet ist?:
Welche Auswirkung eine Krankheit auf den Vitaminstatus hat, hängt ab von Art und Schweregrad der Erkrankung, der Krankheitsdauer, möglicher Begleiterkrankungen, die bei alten Patienten typischerweise zahlreich vorhanden sind. Generell ist die Entstehung unbefriedigter Vitaminwerte auf folgende Arten denkbar: Eine verminderte Aufnahme von Vitaminen mit der Nahrung **beeinträchtigte intestinale Resorption, Störungen im Vitaminstoffwechsel oder -transport, verminderte Speicherfähigkeit** oder verminderte Eliminationen der Vitamine. (...) Inwieweit verschiedene Arzneimitteltherapien Wechselwirkungen mit Vitaminen haben können und wie diese sich auf den Vitaminstatus auswirken, ist bisher nur wenig untersucht worden. (Ärzte Zeitung 126/11.7.1994/14, Fettdruck: der Verfasser) Eine Dosis von 500 g Vitamin C Beta Carotin führt bei Rauchern vermehrt zu Lungenkrebs. Finnische Forscher brachen darauf Untersuchungen ab. Ian Podmore von der Universität Leicester entdeckte jedoch bei Versuchspersonen, die täglich nur 500 milligramm Ascorbinsäure geschluckt hatten, Schäden am Erbmolekül (empfohlene Tagesdosis für Vitamin C: 75 mg für einen Erwachsenen). **Erinnere Dich an DES (→ SV): Du nimmst künstliche Vitamine ein und Deine Kinder kommen blöd oder krank zur Welt!** Nach Angaben des Instituts für Medizinische Statistik (IMS) in Frankfurt schlucken wir jedes Jahr Vitamine und Nahrungsergänzungspillen im Wert von rund zwei Milliarden Mark – und jedes Jahr werden es zwei Prozent oder 40 Millionen Mark mehr! (BAMS, 30.8.1998)

> So blocken die Krankhalter gleich alle Gesundheitsbemühungen ab:
> "Die **Ärzte sind Verbrecher**, die behaupten, man könne Rheuma durch Ernährung heilen." Professor und Chefarzt einer Rheuma-Klinik (zitiert nach Dr. Hofmann auf unserem Gesundheitskongreß am 14.5.1996)

6019 📖 240 **Öffentliche Kritik an der Urmedizin** vom Medizinjournalisten Dr. Schmidsberger:
Müssen wir wirklich zurückkehren zu einer **Art von Urnahrung**? Wir können gar nicht zurück, selbst wenn das einzelnen mit Erfolg gelungen sein mag - doch solche Leute sind Verdauungskünstler, man kann ihre Erfahrungen nicht verallgemeinern. Dem normalen Sterblichen, vor allem den Verdauungskranken, sind enge Grenzen gezogen, die respektiert werden müssen, stellt Prof. Pirlet fest und zitiert Prof. Werner Kollath, der schon vor Jahrzehnten gefordert hat, daß man unsere Nahrung so natürlich wie möglich belassen solle. (BUNTE Nr. 35/16.9.1993)
Dazu sage ich: Journalisten und Professoren reden, ohne die Sache vorher getestet zu haben! Jeder Organismus wünscht sich nichts sehnlicher, als wieder zu der Nahrung zurückzukehren, auf die er programmiert wurde.
Als ehemaliger Magenkrebskranker mit halb zerfressener Magenschleimhaut bin ich wohl als alles andere als ein »Verdauungskünstler« zu bezeichnen. Ich merke noch bis heute, wie schwer sich mein Magen mit dem Verdauen tut. Jeder Regelverstoß rächt er sofort. So geht es übrigens den meisten UrKöstlern, wie ich höre. Der Organismus hat sich so präzise auf die für ihn einzig richtige Kost eingestellt, daß er jetzt unmittelbar mit einem Streik antwortet. Hier beginnen schon nach dem ersten »falschen« Essen die alten Rheumastellen zu schmerzen, dort überkommt den »Schwachgewordenen« Kopfnebel, Unwohlgefühl, Unlust - wem es möglich ist, mir es näher aufzuklären, der teile es mir mit. Bei meine ich nämlich: Der Körper ist durch die UrTherapie doch so gesund geworden - der müßte eigentlich doch mal kleine »Sünden« tolerieren. Oder liege ich da falsch? (siehe auch 6132)

19 Merke: Fleisch ist für jeden Rheumatiker tabu, da es im Gegensatz zu Fisch eine bestimmte Fettsäure (Arachidonsäure) enthält, die jegliche Entzündungsreaktion im Körper begünstigt.

20 📖 241, 876 SIEBECK, W., im Zeitmagazin 18 vom 29.4.1994
Schreibt der bekannte Gourmet: Der heutigen Angst vor dem Essen steht die Freude am Genuß entgegen.
Nur: Wenn ich so krankheitsanfällig wegen des begifteten und verkochten Essens bin, dann ist der Genuß ja nur von kurzer Dauer, weshalb ich seinen Satz so fortsetzen möchte: **Der Freude am Genuß steht die Gewißheit von Leid und frühem Tod entgegen.**

21 📖 391 WU-ZHU-CHENG, Beitrag zum Einsatz von Ameisen in die Ernährung unseres Volkes, (NEUES CHINA, 25.2.1994.) (→LV 6139b, 9108)

22 📖 241 BRUKER sagt dazu in »Unsere Nahrung, unser Schicksal« emu Verlag S. 204, ein sehr lesenswertes Buch:
Der größte Teil der ernährungsbedingten Zivilisationskrankheiten wird gar nicht als ernährungsbedingt erkannt. Diese Krankheiten gelten als solche, bei denen die Ursachen noch nicht geklärt wären. Die Folge dieser Unwissenheit ist, daß nach allen möglichen Scheinursachen gesucht wird und eine solche Scheinursache **ist auch die Annahme einer hypothetischen Übersäuerung.** Dabei handelt es sich aber um **einen völlig laienhaften verschwommenen Begriff, der konkret exakt nicht erfaßbar ist.** (...)
Nicht mehr so eindeutig führt er dann aus:
So gibt es eine Ernährungsrichtung, die glaubt, daß alle Erkrankungen durch Übersäuerung des Organismus zustande kämen. Sie

Die wichtigsten Gründe zum Abnehmen.	
Angaben von 3.500 Leserinnen eines Frauenmagazins	
Ich kann mich selbst so nicht leiden	41,6%
Ich will mich wohler fühlen	33,5%
Ich möchte gesünder leben	15,7%
Ich möchte mich schicker anziehen	13,7%
Ich möchte selbstbewußter werden	12,6%
Ich will meinem Partner besser gefallen	11,6%
Ich habe duch mein Gewicht körperliche Beschwerden	4,6%
Ich schäme mich vor anderen	3,8%
Mein Arzt hat mir dazu geraten	2,3%
Ich möchte von anderen mehr anerkannt sein	1,3%
(Quelle: Brigitte 7/1991/149)	

empfiehlt daher eine säurefreie Ernährung nach Fred Koch. Diese Anti-Acid-Methode ist ursprünglich von Kapff inauguriert. Es ist vom wissenschaftlichen Standpunkt aus nicht möglich, überhaupt von einer Übersäuerung des Organismus zu sprechen, da man differenzieren müßte, ob man das Gewebe meint, das Blut, den Urin oder den Speichel. Wird z.B. das Blut einem niedrigen pH-Gehalt, d. h. ist das Blut etwas nach dem Sauren hin verschoben, so findet man entsprechend das Gewebe alkalischer, d.h. der pH-Gehalt etwas höher, d.h. nach der Basenseite verschoben. Andererseits kann man aus einem sauren Urin nicht darauf schließen, daß entweder das Gewebe oder das Blut sauer ist, sondern man kann auch den gegeteilten Schluß daraus ziehen, daß der Organismus die Säuren ausscheidet und deshalb im Körper wenig Säuren sind. Dasselbe gilt entsprechend für den Speichel. (...) Wir haben aber im Organismus ein Puffersystem für den Säure-Basen-Ausgleich in der Kohlensäure, die zwar Säure heißt, aber genauso zu den Basen gerechnet werden kann. Deshalb wirkt die Kohlensäure als Puffersystem und regelt über die ständige Atmung den Säure-Basen-Haushalt. (...) In Laienkreisen findet man häufig die Vorstellung, daß die Übersäuerung durch zuviel Harnsäure bedingt wäre. Dies gilt nur für den Sonderfall der Gicht, bei der es sich tatsächlich um eine Harnsäurevermehrung handelt.
In seinem letzten Buch »Candida albicans« nimmt er nochmals dazu Stellung:
Die komplizierten chemischen Abläufe im menschlichen Organismus auf das einfache Denkschema »Säuren und Basen« zurückführen zu wolen, stellt eine unerlaubte Vereinfachung dar. Etwa gleichbleibend wäre im moralischen Bereich die Vereinfachung auf die Begriffe »gut« und »böse«. Andererseits kann man aus einem sauren Urin nicht darauf schließen, daß entweder das Gewebe oder das Blut sauer ist, sondern man kann auch den gegenteiligen Schluß daraus ziehen, daß der Organismus in der Lage ist, die Säuren auszuscheiden...
Ich für meinen Teil laß mich auf all diese Spitzfindigkeiten nicht ein. Es ist doch eigentlich lächerlich, ständig mit einem Meßstreifen festzustellen, welchen pH-Wert der Urin, das Blut, der Speichel besitzt. Das kann man einmal machen, aber ob ich das nun weiß oder nicht: So oder so muß ich als zu Krankheiten veranlagter Mensch zusehen, ganz gesund - das meint: ganz natürlich - zu leben, oder die Konsequenzen zu tragen. Was meint: Ein Leben voller Leid, voller Bekümmernisse, voller Schmerzen und Unwohlgefühle in Kauf zu nehmen. Und immer den baldigen Tod vor Augen...

23 📖 241 Erkenne diese widerliche Hybris der Medyziniker: **Großes Interesse an erstem Kurs über Ernährungsmedizin**
Hannover (jen). Auf große Resonanz ist der erste Kursus »Ernährungsmedizin« gestoßen, den die Niedersächsische Akademie für Ernährungsmedizin noch bis zum 29. Januar in Hannover anbietet. Die unter dem Dach der Akademie für ärztliche Fortbildung stattfindende Veranstaltung hat jetzt über 70 Mediziner in die sächsische Landeshauptstadt gelockt. Vor dem Hintergrund stetig steigender Studentenzahlen müsse es das Ziel der Ärzteschaft sein, »hier einen Markt zurückzuerobern«, sagte der Präsident der Ärztekammer Niedersachsen, Professor Heyo Ekkel.
Auch gegenüber den Patienten sei es unverantwortlich, diesen wichtigen Bereich ausschließlich »unqualifizierten Kolibris« zu überlassen. Nach den Worten des Präsidenten der Niedersächsischen Akademie, Professor Peter Schauder, ist die Ernährungsmedizin inzwischen zu einer anerkannten Disziplin geworden. Dazu habe nicht zuletzt die Kostenentwicklung beigetragen: Für ernährungsmitbedingte Erkrankungen würden heute 80 Milliarden DM ausgegeben. Forschungen in Frankreich hätten ergeben, daß ein Drittel aller Tumorleiden durch falsche Ernährung mitverursacht werde. (Ärzte Zeitung 222/15.12.1993/8)
Wie kannst Du Dich in die Hände solch arroganter Flegel begeben? Diesen Menschen Deinen Körper, Deine Gesundheit anvertrauen? Da halten sie seit 2.500 Jahren Scharlatanerie das erste Mal einen Kurs über die Ernährung ab (natürlich kommt nur die »ausgewogene« Schlechtkost in Frage), haben also keine blasse Ahnung und keinerlei Erfahrung und erdreisten sich, von einem »zurückzuerobernden Markt« zu sprechen - obschon sie sich bisher nie auf diesem »Markt« haben blicken lassen! Da nehmen sie sich die Unverschämtheit heraus, die sich seit mehr als 100 Jahren damit befassenden und bemühenden alternativen Gesundheitslehrer, die ihnen darin 1000fach überlegen sind, als »unqualifiziert« abzutun. Und wagen es darüber hinaus auch noch, - Gipfel unverschämter Heuchelei - von einer »Verantwortung« gegenüber ihren Patienten zu faseln, nachdem sie diese Patienten in unverantwortlichster Weise seit 2.500 Jahren, seitdem die den edlen Hippokrates verraten haben,

nie ernsthaft über gesunde Nahrung unterrichtet haben. Natürlich auch nicht zu unterrichten in der Lage waren - weil sie (s.o.) es ja erst heute für nötig halten, einen ersten Kurs darüber einzurichten. Wie sich kranke Menschen doch hinters Licht führen lassen! Das gestehen die Mediziner selbst ein:

Expertenrunde der Dr. Rainer Wild-Stiftung in Heidelberg/Umfrage unter Ärzten ergab: Das Thema Ernährung kommt zu kurz (...) der auch auf die äußerst geringe Honorierung der Ernährungsberatung in der Praxis hinwies. Ziel der Dr. Rainer Wild-Stiftung ist es, in Zusammenarbeit mit Ärzte-Verbänden und Universitäten dem Wissensdefizit durch Seminare, Fortbildungsveranstaltungen und Schulungen abzuhelfen. Weiteres Ziel ist es, nach Angaben des wissenschaftlichen Leiters der Stiftung, Dr. Norbert Schröder, dem Thema Ernährung in der Medizinerausbildung mehr Gewicht zu geben. Forschungsaufträge zum Thema Ernährung sollen in Zusammenarbeit mit den Universitäten vergeben werden. (...) Wie Dr. Walter Samsel von Institut für Gesundheit, Sport und Ernährung an der Universität Bremen gegenüber der Ärzte Zeitung erklärt hat, besteht gegenüber Ärzten zu Fragen der Ernährung ein hoher Erwartungsdruck von Seiten der Patienten. (Ärzte Zeitung 229/13.12.1993)

Der wirkliche Grund für die Mediziner, die Kranken nicht über die entscheidende Rolle ihrer Ernährung aufzuklären, war nicht deren Wohl und Heilung, nein: Es wurde ihnen zu wenig dafür honoriert, wie sie selbst oben schreiben. (→Lv6025) Nur die Gefahr, daß deshalb die Patienten abwandern, macht ihnen jetzt Beine...

6024 241 Überleg doch mal: Was sind 21 Tage Fasten gegen die kommenden 21 Jahre Leid, das von Jahr zu Jahr unerträglicher wird !

6025 241 »Es ist erstaunlich, wie wenig die Ärzte über Ernährungsfragen informiert sind.« (Der Vorsitzende der schweizerischen Gesellschaft für Präventivmedizin Prof. Mohler)

> Du bist übersäuert, wenn Du Dich fest in Deine Haut am Unterarm kneifst, und es tut Dir weh.

6027 241 Es gibt kein Medikament, durch dessen Verordnung sich der Type-II-Diabetiker die Ernährungsumstellung sparen könnte, konstatierte Professor Dietmar Sailer aus Bad Neustadt; vielmehr stellt die Diät die therapeutische Erstmaßnahme dar. (...) Nur 12 bis 15% seiner Kalorien soll er in Form von Eiweiß aufnehmen, diese geringe Menge begründet Sailer damit, daß die Stickstoff-Restriktion nephroprotektiv (nierenschadenvorbeugend) wirkt. Im übrigen haben Eiweiße eine Schlepperfunktion für Cholesterin und gesättigte Fettsäuren. (Ärzte Zeitung 138/27.7.94/12)

Na schön: Von den Forderungen nach mindestens 60g Eiweiß täglich, vornehmlich vom Tier, kommt man langsam ab. Aber warum soll das nur für Kranke gut sein, die Zucker haben? Wieso gilt das nicht für alle? Verstehst Du diese Ärzte-Logik? Und warum muckt keiner von den Millionen Ärzten in der Welt gegen all diesen Unsinn auf?

6028 708 Brüskiert sich die DGE : Die Art und Weise wie die von allen wissenschaftlichen Institutionen anerkannten Empfehlungen unserer Gesellschaft zur Nährstoffzufuhr disqualifiziert werden, zeigt, daß es hier nicht um eine sachliche Aufarbeitung, sondern um pure Verunglimpfung der wissenschaftlichen Lehrmethoden geht. (Dr. Helmut Oberritter, Wissenschaftlicher Leiter der Deutschen Gesellschaft für Ernährung e.V. Frankfurt, stern Nr. 5.1994 über ein Buch von Udo Pollmer, das die Pudelschen Erkenntnisse verwarf)
Leider sagt er uns nicht wer die »wissenschaftlichen Institutionen« sind...

6029 777 Amerikanische Autoren vertreten sogar den Standpunkt, daß der Körper aus dem **Luftstickstoff einen Teil seines nötigen Eiweißes gewinnen kann**. Auch die Nieren sollen aus den abgeschiedenen Stoffen Eiweiß wiedergewinnen können: Der Stickstoff in der Luft wird vom Blut aufgenommen und in die Leber befördert. Die Leber löst ihn in seine Atome auf und stellt daraus Aminosäuren her, die dann zum Aufbau von Zelleiweiß dienen. Die Theorien des Menschen mit seinen Medikamenten und Therapien sind kompliziert, die natürlichen Wege sind jedoch ganz einfach. Da die meisten Menschen anorganische, d.h. tote Nahrung im Übermaß verzehren, ernähren sie ihre Zellen nicht ausreichend. Trotzdem bleibt der Mensch auch dann lebensfähig, wenn er - sei es aus Unwissenheit, sei es aus Gleichgültigkeit - Nahrungsmittel ißt, die zwar seinen Appetit ansprechen, aber seinen Körper schädigen; denn die Natur hat uns einen sehr anpassungsfähigen Körper gegeben, der jahrelangem Mißbrauch standhält. WALKER N.W., The natural Way to vibrant health.

6030 240 PUDEL, V., Ernährunspsychologie, Hogrefe-Verlag. (→LV 6317)
Gott bewahre Dich davor, dieses Buch des ehemaligen Präsidenten der Deutschen (McDonald-Mieskostfördernden) Ernährungsgesellschaft zu lesen, aus dem ich auch hier - schade ums Papier - einen Auszug aber nur deshalb zumute, um Dir zu zeigen, was für ein Wirrkopf im Grunde dieser Mann ist, von dem wir uns belehren lassen sollen, wie wir uns richtig zu ernähren haben. Mit diesem als »Wissenschaft« aufbereiteten Beispiel höchster Irrwitzigkeit will dieser mir widerliche Fürsprecher für Junkfood und toter Fabrikationskost uns hier beweisen, daß es auf das Wort »gesund« beim Essen nicht ankommt

---

Beispiel für eine eigene Simulation

Damit ist folgende Regressionsgleichung zu berechnen: Situationspräferenz für »Premium-Frischmilch« im Restaurant = 0.049 x [S = 4.56] x [L = 1.5] 0.023 x [S = 2.83] x [L = 0.0] 0.060 x [S = 3.79] x [L = 2.5] · 0.153 [Konstante] Es errechnet sich ein Wert von + 0.75, der für eine positive Situationspräferenz steht. Würde das Image der »Normalmilch« mit »schmeckt« - 0.5; »kalorienarm« = + 0.5 und »ausgefallen« 0 - 1.5 angenommen, sinkt die Situationspräferenz im Restaurant auf - 0.57 ab. Dieses Beispiel zeigt auch, daß die Präferenz im Restaurant durch das Kriterium »gesund« nicht verändert wird.
Der neue zusätzliche Weg, der durch das kognitive Modell der Ernährungsentscheidung gewiesen wird, besteht darin, **die Images der Lebensmittel - nach den Vorgaben des Modells - aktiv zu verändern, um über diese Maßnahmen zu einer Änderung des Eßverhaltens beizutragen.** In diesem Fall werden die Einstellungen des Verbrauchers akzeptiert, die Images der Lebensmittel allerdings entsprechend verändert. Bei der aufgezeigten, eher vagen und wenig konkreten Einstellungs- und Kenntnisstruktur, die der Bevölkerung gegenüber Lebensmitteln hat, erscheint dieser Weg nicht ohne Aussicht. (...) Das ursprüngliche Modell hatte die Form: EE = f($g_1 s_1 F_1$, $g_2 s_2 F_2$,...$g_n s_n F_n$). Wobei mit EE die individuelle Ernährungsentscheidung bezeichnet wird, die Ernährungsentscheidung wurde als Funktion von einer Reihe von Motivationsfaktoren Fi aufgefaßt, wobei diese durch individuelle und situative Faktoren (g_i bzw. s_i) gewichtet werden. Die Ernährungsentscheidung entspricht in dem Modell der Wahrscheinlichkeit, mit der ein Lebensmittel in einer bestimmten Situation gegessen wird, also der Situationspräferenz. Die verschiedenen Motivationsfaktoren würden den verschiedenen Beurteilungskategorien entsprechen und die individuelle und situative Gewichtung kommt in den von jeder Befragungsperson angegebenen Situationsbewertungen zum Ausdruck. Für die verschiedenen Lebensmittel wird für jede Situation eine multiple Regressionsanalyse berechnet: $P_{s1} = b_{0s} + b_{1s} S_1 L_{i1} + b_{2s} S_2 L_{i2} + ... + b_{9s} S$ usw, usw. (Fettdruck vom Verfasser)

Hinter diesen fachwörtergespickten toten Hasenbraten unverdaubaren Kauderwelschs verschanzen sich diese Nullen der Ernährungswissenschaft von heute. Damit niemand ihre zu schöpferischem Denken unfähigen Hohlköpfe erkennt und Du sie für klüger hältst als sie Dich.

1 a) 📖 811, 814 **Das soll der Grund für Deine Rückfälle in die alte Schlechtnahrung oder das völlige Aufgeben von UrKost sein:**
US-Forscher nehmen an, daß der Gebrauch von Suchtmitteln zu langfristigen Veränderungen im Gehirn führt.
Die Sucht wird im Unterbewußtsein zur alten Lebensgewohnheit
Der Prozeß des Süchtigwerdens, so die Forscher, ähneln dem Lernprozeß einer unterbewußten Lebensgewohnheit. Solche Lernprozesse liefen im Corpus striatum ab. Verbindungen von Nervenzellen zwischen dem Corpus striatum und dem Cortex sorgen dafür, daß das Unterbewußtsein mit bewußten Erfahrungen im Austausch steht. Bewußte Erinnerungen förderten dann über das Unterbewußtsein den Rückfall. (Ärzte Zeitung 190/24.10.1994/4)
Ich halte das für eine richtige Erklärung, auch wenn sie nur auf Drogen bezogen ist. Auch Salz und Zucker sind Suchtstoffe. Fleisch besitzt ebenfalls einen drogenähnlichen Charakter. Erinnere Dich an Deine spontanen Rückfälle: Ging einem nicht oft genug ein Geruch aus einer Bäckerei, ein Anblick essender Menschen oder allein ein Werbespot übers Essen voraus, der Dich alle Vorsätze vergessen ließ? Weshalb ich Dir nahelegte, nirgendwo in Deiner Wohnung irgendwas Eßbares liegen zu haben, was Dir nicht gut tut oder Deine Sucht befriedigen könnte.

> Ja, ja - diese schrecklichen Rückfälle in die verführerische ungesunde Schlechtkost. Aber von Mal zu Mal werden die Zeitabschnitte dazwischen länger. Weil Du merkst, daß Du Dich danach körperlich einfach nicht wohlfühlst. Dein Gespür für Deinen Körper wächst.

Dagegen aber stets genügend Arten von Gesundkost, auf welche Du beim Suchtaufkommen sogleich ausweichen und zurückgreifen kannst, wie etwa getrocknete Feigen, Datteln, Durian- oder Mangoschnitzel, Rosinen oder Johannisbrot. Oder frische Maiskolben, Möhren, Topinambur, Mandeln, Kokosnüsse usw.

1 b) Da merkst du erst, wie Deine Abwehr nach einer gesunden Kost auch gesund reagiert:
Seit Herbst 1989 sind wir Sonnenköstler (Obst, Gemüse, Nüsse, Samen, Keimlinge - alles roh). Seither sind meine Kinder gesund (ich muß sie nicht einmal mehr nach dem Baden eincremen), mein Asthma ist spurlos verschwunden, ebenso die chronische Bronchitis meines Mannes (und noch einige andere lästige Leiden wie Migräne, übermäßiges Schwitzen, Kreislaufstörungen, ständige Erkältungen...).- Nur, sobald meine Jungen etwas Gekochtes bzw. ein Stückchen Brot (beim Jüngsten schon nach erhitzten Nüssen!) von »wohlgesinnten« Nachbarn bekommen, die uns für Spinner halten, sind die Kinder am nächsten Tag krank! Eiter fließt aus der Nase, im schlimmsten Fall heftige Fieberschübe. Ein Tag Fasten mit Volvic und sie sind wieder wohlauf. (Brigitte Kühn, Alzey in: Lebenskunde-Magazin 3/1991)

1 c) Der erste Rückfall in eine Kleinigkeit Kochkost zeigt Dir überdies, wie recht ich damit hatte zu behaupten, daß Salz ein Giftstoff sei. Die geringste Menge bringt bereits den Wasserhaushalt Deines Körpers durcheinander: Du mußt trinken! (Aber auch die Instinkto- und Sonnenköstler werden durstig, weil sie 90 %ig, aber nicht 100 %ig natürlich essen.)

2 a) 📖 919 Osteoporose: **Kaffee stört die Aufnahme von Kalzium.** Denn dadurch wird die Aufnahme der jeweiligen Mineralien stark beeinträchtigt. Außerdem behindert Koffein die Eisenaufnahme. Eisentabletten helfen einer Kaffeetrinkerin allein aus diesem Grunde nicht. (Ärzte Zeitung 208/21.11.1994/12)

> Du solltest tunlichst Blätter und Blüten von Wildpflanzen kurz vor der Vollblüte an sonnigen Tagen, am besten um die Mittagszeit pflücken. Dann nämlich ist der Gehalt an ätherischen Ölen am höchsten.

2 b) **Kaffee macht Orangenhaut (Zellulitis)**
»Ich trinke doch so leidenschaftlich gerne Kaffee! Was soll da schlimm dran sein?« Du mußt Dich schon entscheiden, was Du willst: Die ständige leicht nervöse Erregung und Quatschsucht als Kaffeetante oder eine schöne Haut, die keinen Mann abschreckt. Bei Cellulite sind Blut- und Lymphzirkualtion gestört - die gefäßverengende Wirkung des Kaffees macht deren Fließen träger. So können sich mehr und mehr Abfallstoffe einlagern.

3 a) 📖 766 **Macht uns unser Essen krank?** (...) **Dr. Stück:** Unser Lebensmittelrecht läßt es zu, daß wir nicht genau erfahren, was wir tatsächlich essen und trinken. Weil wir nichts Genaueres über die Inhaltsstoffe wissen, können wir uns noch nicht einmal frei für eine gesunde Ernährung entscheiden. Gesunde Nahrung hat deshalb eine schlechte Marktchance.
Lebensmittel aktuell: Aber die Inhaltsstoffe von Lebensmittelprodukten müssen doch deklariert werden...
Dr. Stück: ...jaaiin! Die momentan praktizierte Deklaration ist eher eine Irreführung als eine Information. Einfacher gesagt: was drauf steht, muß nicht drin sein und was drin ist, steht meist nicht drauf. (...) Die Ausnahme zur Deklarationspflicht gilt auch für die Angebote in der Käsetheke der Supermärkte. Der Zusatzstoff Diacetat, ein Konservierungsmittel, beispielsweise muß als E262 deklariert werden. Beim Brot aber nicht. Dort gilt er nicht als Konservierungsstoff, sondern als Säuerungsmittel. Deshalb darf Brot mit E262 als »frei von Konservierungsstoffen« bezeichnet werden. In Brühwürstchen brauchen Chemikalien wie Lactate, Tartrate und Zitrate nicht deklariert zu werden. Ein Fruchtjoghurt mit der Bezeichnung »ohne Konservierungsmittel« darf dennoch diese Stoffe enthalten, nämlich dann wenn sie sich in der Fruchtzubereitung befinden. Sind darin auch Zuckerstoffe oder Dickungsmittel enthalten, sind sie für die Deklaration praktisch nicht existent. Ein anderes, appetitverderbendes Beispiel: handelsübliche, vorbehandelte Pommes frites mit der Angabe »Kartoffel, pflanzliches Fett« enthalten die hochwirksamen Allergene E224 und E450A. Beide Stoffe wirken in ihrer Schädlichkeit vervielfachend. Pro Tonne Pommes werden zwei Kilogramm davon zugesetzt. (...) Sogenannte technische Hilfsstoffe müssen grundsätzlich nicht aufgeführt werden. Dazu gehören Leichtbenzin, Phosphorsäure und Natriummetylat bei der Margarineherstellung, Kalk und das krebserregende Formaldehyd zur Zuckergewinnung oder Entcoffeinierung. Die tatsächliche Anzahl und Menge der verwendeten Zusatzstoffe ist völlig unbekannt und oftmals streng gehütetes Betriebsgeheimnis. Unsere Marmelade enthält im Schnitt 50 Milligramm des Schaumverhüters Dimethylpolysiloxane pro Kilogramm. Als Zusatzstoff ist die Chemikalie verboten, als technischer Hilfsstoff ohne Angabe auf der Zutatenliste zulässig. Solche Beispiele ließen sich endlos fortsetzen. (...) Deshalb sind Allergiker durch die fehlende Fürsorgepflicht des Staates einer ständigen Bedrohung ausgeliefert. Hierunter sind einige Krebserreger und beispielsweise auch das Thymin-Hyperoxid, das als sogenanntes Mutagen ungeborenes Leben schädigen kann.

Lebensmittel aktuell: Kann man bestrahlte Nahrung erkennen?
Dr. Stück: Nein. Die Bestrahlung verhindert Fäulnis und Alterung der Nahrung und gaukelt Frische vor. (Anm. des Verfassers: Sie ist entkeimt – und damit abgetötet: nur noch ein Kunstprodukt!) Es bedarf der chemischen Untersuchung. Die allerdings kann die bestrahlte Nahrung sofort entlarven. Die Bestrahlung wird bisher bei Gewürzen, Fluganas, Papayas und Mangos eingesetzt. In Deutschland ist das Bestrahlen verboten, aber der Verkauf bestrahlter Ware dagegen zugelassen. Die Nahrungsmittelindustrie plant aber bereits den Einsatz der Bestrahlung in größerem Stil. (...) Ein in Deutschland zugelassenes gentechnisches Medikament, das Eiweiß L-Tryptophan mußte vom Markt genommen werden. Es hat alleine in den Vereinigten Staaten 30 Todesfälle gefordert und zu 10.000 unheilbaren kranken Menschen geführt. Wie ich gehört habe, soll dieser Stoff jetzt als Zusatz für Pudding erlaubt werden. Ich kann mich des Eindrucks nicht erwehren, daß es der Gentechnologie erlaubt werden soll, den Menschen als Versuchsobjekt im Freilandversuch zu nutzen. (...)
(Lebensmittel aktuell Nr. 11-12/1994, Nova Media Verlag 56577 Rengsdorf)

6033 b) Strahlenfrisch auf den Tisch - 40-seitiger Ratgeber über Anwendung und Auswirkungen der radioaktiven Lebensmittelbestrahlung von Gerd Billen (Verbraucher Initiative Bonn). DM 8,- incl.Versand (nur gegen Vorkasse) bei der Ökologischen Verbraucherberatung, Am Wallgarten 13, 415 Krefeld 11.

6034 📖 611, 665 **Faserreiche Ernährung**
Die jüngste Hypothese bezieht sich auf den Abbau der Faserstoffe zu kurzkettigen Fettsäuren. Diese Fettsäuren haben neuen Forschungsergebnissen zufolge tatsächlich eine nachweisbare antikarzinogene Wirkung. (Medical Tribune 51/52, 23.12.1994, S. 5)

6035 📖 66 **Tuberkulose - Krankheit als Folge der Mangelernährung**
Die Tuberkulose ist eine Krankheit der Mangelernährung sowie der schlechten hygienischen Verhältnisse. In den 1980er Jahren ist z.B. in den Slum-Vierteln US-amerikanischer Großstädte ein starkes Ansteigen der Erkrankungen zu verzeichnen. (Die Chronik der Medizin, Harenberg, Chronik Verlag)

Das ist das einzige, übrigens empfehlenswerte Buch, das einmal auf die wahre Ursache einer Krankheit hinweist. Ich will noch vervollständigen: Nicht nur Mangel an Nahrung, sondern auch Mangel an gesunder Ernährung sind u.a. (z.B. Mangel an Vitaminen, an frischer Luft, Mangel an Sonne) ursächlich für dieses Leiden, nicht die Tuberkelbazillen, die übrigens jeder im Blut hat. Daß diese Bazillen dann im widerstandslosen Lungengewebe ihr Zersetzungswerk ausführen und (im Röntgenbild sichtbare) Löcher ausstanzen (können) - das ist ein anderes. Die Tb deshalb als Werk der Bazillen und Bakterienkrankheit zu bezeichnen ist völlig abwegig.

6036 a) 📖 715 **Saftpressen** Der gepreßte Saft wird natürlich durch den sofort in ihn einfließenden Luftsauerstoff ziemlich wertlos. Aber es soll noch einen Grund geben, der Dich veranlassen könnte, lieber zur Frucht zu greifen: Alternativ-Wissenschaftler stellten fest, daß im Mittelpunkt der Zentrifuge positive Elektrizität und in der Flüssigkeit negative Elektrizität herrscht. Diese Elektrizität tötet die Oxydationsenzyme. Hersteller von hydraulisch arbeitenden Entsaftern, z.B. Champion Entsafter, Combi Press, Elektro-Universal-Fruchtpresse, Jupiter Küchenmaschinenfabrik, 93489 Schorndorf, haben dieses Problem nicht. Apfelsaft ist gekocht! Du weißt ja: Gekochte Früchte verlieren ihre alkalischen Eigenschaften und werden in gekochtem Zustand sogar extrem säurebildend.

6036 b) Fruchtsäfte »Synthetische Produkte, die keinerlei Äpfel gesehen haben« (Expertise eines Berliner Lebensmittellabors) (...) bestätigen lassen, daß das »Apfelsaft-Konzentrat, 100 Prozent naturrein, ohne jedwede Zusätze« sei. Insgesamt 57mal lieferten die Kaufleute vom Niederrhein dann zwischen April und Oktober 1995 die ölige, braune Flüssigkeit in Tanklastern an Abfüllbetriebe, Safthersteller und Exporteure in ganz Europa: über 1.400 Tonnen zum Gesamtwert von 3,9 Millionen Mark. Bei den Abfüllern wird das eingedampfte Konzentrat mit Wasser verdünnt und mit Aromastoffen verfeinert. Mehr als acht Millionen Liter Apfelsaft können so fabriziert werden. Über ein Dutzend Betriebe haben zugegriffen. Die verwendeten Zusätze stammen aus hochmodernen Labors im Fernen Osten. Dort sitzen Künstler der Biotechnologie. Die produzieren aus jedem Mist die feinsten Sachen und erschweren damit leichte Nachweismöglichkeiten. (stern 9/1996/116)

6037 📖 237 SAUERBRUCH, F. / HORN, C.T., Das war mein Leben
In den Jahren zwischen dem Ersten und Zweiten Weltkrieg war Professor Sauerbruch der bekannteste Arzt in Deutschland. Früher wie heute wurde die Hauttuberkulose von der Orthodoxen Medizin als nicht heilbar angesehen. Trotzdem griff er bei 450 Lupus-vulgaris-Patienten den Vorschlag des Naturarztes Dr. Gerson auf - er setzte sie auf eine salzfreie Diät. Und sie wurden alle geheilt.

6038 📖 297, 327 **Mach Deine Nieren nicht mit zuviel unnatürlicher Nahrung vorzeitig kaputt**
Deine Nieren sind wahre »Arbeitstiere«: Zeit Deines Lebens filtern sie Tag für Tag, Minute für Minute unermüdlich alle jene Abfallprodukte des Stoffwechsels aus dem Blut heraus, die Dein Organismus nicht weiter verwerten kann. Rund 1,2 Liter Blut durchfließen die Nieren in jeder Minute und werden dabei von allen Abfällen aus der Nahrung befreit. Je mehr Abfall die Nahrung enthält, desto mehr haben die Nieren zu arbeiten. Das machen die so: Kernstück Deiner körpereigenen Kläranlage sind die jeweils über eine Million Nierenkörperchen, die mit bloßem Auge gerade noch als Punkt zu erkennen sind. Jedes dieser als Filter dienenden Nierenkörperchen besteht aus einem Knäuel haarfeiner Blutgefäße, zu dem sich eine winzige blutzuführende Arterie verästelt. Über eine andere ebenso winzige Arterie fließt das Blut wieder ab. Von den Nierenkörperchen, die in doppelwandigen Kapseln stecken, führen Harnkanälchen zu stärkeren Sammelrohren, die sich zu immer größeren Rohreinheiten vernetzen, über die unsere flüssigen Abfälle schließlich in den Harnleiter und von dort in die Blase weiterfließen. Über die zufließende Arterie gelangt das abfallbeladene Blut in die Haargefäße, durch deren mit mikrofeinen Poren durchsetzte Wand es der eigenen Druck - in Zusammenarbeit mit anderen physikalischen Kräften - wieder hinauspreßt. Die lediglich drei- bis viermillionstel Millimeter starken Poren lassen allerdings nur Wasser und kleinmolekulare Stoffe wie Salze, Zucker, Aminosäuren (Eiweiß-Bausteine) und

Harnstoffe durch. Diese sammeln sich als Primärharn in der Nierenkapsel, um von dort aus in die Harnkanälchen zu fließen. Alle großen Moleküle - rote und weiße Blutkörperchen und Blutplasma - Eiweißstoffe wie die Globoline und Albumine- werden dagegen zurückgehalten und erneut in den Blutkreislauf gepumpt. Sie sind schließlich lebenswichtig für Dich. Was aber für eine Schufterei für die beiden nur faustgroßen Organe, die ja nur so klein im Körper wurden, weil sie während ihrer Entwicklung nur wenig Eiweiß aus der UrNahrung zu verarbeiten hatten. Und jetzt sollen sie plötzlich mit diesen Übermengen aus der Zivilisationskost fertig werden?!
Doch längst nicht alles, was die Poren passiert hat, gehört zum Abfall. Auf seinem Weg zu den Sammelrohren werden dem Primärharn daher in den Harnkanälchen alle noch verwertbaren Stoffe entzogen. So zum Beispiel 99 Prozent des Wassers - und sogar 100 Prozent des Zuckers. Über das Säubern hinaus haben Deine Nieren noch mehr Aufgaben: Sie regulieren den Wasser- und Salzhaushalt und sorgen für ein Säuren-Basen-Gleichgewicht im Organismus. Darüber hinaus werden in den Nieren zwei wichtige Hormone gebildet. Das Renin kontrolliert die Kochsalzkonzentration im Blutserum und wirkt so auch auf den Blutdruck. Ohne Erythropoetin ist weder der Eiseneinbau in den Blutfarbstoff Hämoglobin noch eine Ausreifung der roten Blutkörperchen möglich. Weitere lebenswichtige Hormone - unter ihnen Kortison und Adrenalin - werden in den Nebennieren produziert.
Insgesamt werden 99 Prozent des Primärharns, überwiegend Wasser, resorbiert - ein fast perfektes Recycling! Was übrigbleibt, ist wirklich unverwertbarer Abfall, falls nicht zuviel davon die Kanäle langsam zu verstopfen beginnt. Andererseits kann der Primärharn auf seinem Weg durch die Harnkanälchen aber auch mit durchaus noch verwertbaren Stoffen befrachtet werden - dann nämlich, wenn sie im Blut im Überschuß vorhanden sind und dadurch dessen konstante Zusammensetzung aus dem Gleichgewicht zu bringen drohen. Den so schließlich entstehenden »Endharn« scheidest Du als Urin aus. Das sind im Durchschnitt knapp zwei Liter am Tag.

9 844 **Menstruation bei anderen Völkern** Gesundheitsgeschädigte Frauen haben die längste Periode. Die Beschwerden verringern sich, wenn sich die Gesundheit bessert. Bei einem Volk im australischen Busch, das ausschließlich von Früchten lebt, dauert die Menstruationsperiode der Frau rund zwanzig Minuten, wobei sie ungefähr einen Teelöffel Blut verliert... Die Indianerinnen in der nordamerikanischen Prärie, die sich einfach ernährten und angestrengt arbeiteten, hatten eine kurze, unkomplizierte Menstrualperiode, von der sie kaum etwas merkten. (zitiert nach BIELER a.a.O.)

40 a) 711 GÜNTER, M., in raum&zeit Nr. 70/1994:
Alle Getreidearten sind Säurebildner. Das um so mehr, wenn sie gekocht sind. Nicht säuernd sollen sein - falls roh gegessen: Buchweizen, Hirse, Mais, Amaranth und Quinoa. Dinkel, wenn er nicht mehr als 60 Grad erhitzt wird.

40 b) **Zur Kokosnuß** informiert Orkos so:
Entgegen der Kokosnuß »jung«, gesucht für ihren durststillenden Saft und ihr zartes Fleisch, wird die Kokosnuß »trocken« für ihr fettes und knackiges Fleisch und ihren konzentrierten Saft geschätzt. Die Nuß reift, einmal von der Palme geerntet, natürlich nach, die Schale bekommt jene tiefe dunkelbraune Farbe, und im Inneren verbirgt sich

> »Also - paßt gut darauf auf, was ihr für Nahrung zu Euch nehmt« sage ich zum Schluß meines Vortrags bei einem Workshop. »Noch Probleme?« Da meldet sich eine zaghafte Stimme: »Ich habe weniger Probleme damit, auf meine eigenen Mahlzeiten aufzupassen als auf den Zwang, dauernd zu beobachten, was die anderen essen.«

ein weißes Fruchtfleisch von ca. 1cm Dicke, das eine mäßige Menge klaren Saftes umhüllt. Man nennt diesen »Kokossaft«, während der Begriff »Kokosmilch« eine weiße Flüssigkeit bezeichnet, die man durch das Mixen von Saft und den Fetten des Fruchtfleisches erhält (für Instincto nicht geeignet!). Wenn die Nuß von guter Qualität ist, erinnert der Geschmack des Fleisches an süße Kondensmilch, nur knackig. Beim Kauen entsteht eine genüßliche fette Schmelzcreme, Anzeichen für den Anteil an hochwertigen Fettstoffen, die es in sich trägt. Der Saft verändert sich mit der Reife, wird immer zuckriger, während er sich reduziert. Die Kokosnuß ist besonders reich an Fettsäuren (65%) und an Zuckern (23%); sie enthält nur 7% Protein, und gestattet so, seinen Bedarf an Fettstoffen zu decken, ohne sich mit Eiweiß zu überlasten. Sie ist ebenfalls eine exzellente Quelle an Magnesium und Phosphor. Die Nuß als ganzes lagert sich mehrere Wochen im Kühlfach bei 4°C. Die Kokospalmen finden sich wild in zahlreichen tropischen Regionen. Diese gigantische Nuß ist sicherlich eine der Säulen unserer ursprünglichen Nahrungspalette. Die Orang-Utans ernten, öffnen und genießen sie ohne nur irgendwelche Hilfszeuge auf ihre Zähne zurückzugreifen. Um den Saft auf zivilisierte Weise trinken zu können, bohren Sie einfach in das weichste Loch (zwei von den drei Lochansätzen am oberen Pol der Nuß sind sehr hart) mit einem spitzen Messer oder, besser noch, mit einem Korkenzieher, damit keine Schalenreste in das Loch fallen können, und führen Sie dann in das entstandene Loch einen Strohhalm ein. Um die Nuß zu öffnen, ohne Probleme mit den Nachbarn zu bekommen, legen Sie sie auf ein Kissen, mit einem Handtuch bedeckt, und schlagen Sie einige trockene Schläge mit einem Hammer (der Knackhammer GCB eignet sich besonders dazu) auf die Nuß. Die Schale wird in mehrere Teile zerspringen, und wenn sich das Fleisch nicht von selbst löst, können Sie es mit dem Austernmesser leicht lockern.
Werfen Sie die Teile, die Sie nicht sofort verzehren können auf keinen Fall weg! Getrocknet wird das Fleisch einen verblüffenden Geschmack nach »Bounty« annehmen, oder lassen Sie sie einfach unbelassen »nachreifen«, diverse natürliche Schimmelpilze werden den Stücken in wenigen Tagen Käsegeschmäcker geben, die von Käsesahnetorte, über Roquefort bis hin zu Ziegenkäse gehen... keine Bedenken: Für Sie »schädliche« Schimmel würden Sie an einem für Sie unangenehmen Geschmack erkennen.

40 c) Kaum sagt auch mal eine Medizinerzeitung etwas Vernünftiges:
Warnung vor Colagetränken: sie führen bereits bei Kindern zu Osteoporose und Knochenbrüchigkeit. (Ärztliche Praxis 7.1.1997) gibt die industriefinanzierte Deutsche Gesellschaft für Ernährung (DGE) bereits einen Tag später, am 8.1.97, eine Presseerklärung heraus, in der darauf hingewiesen wurde, daß es keinen Grund gäbe, »...Kindern den Genuß von Cola-Getränken zu verbieten«. Wie es sich für das geschmierte Trio Medizinindustrie, Nahrungsmittelindustrie und Medien gehört, beeilte sich die deutsche Presse wiederum ihrerseits, diese Presserklärung bereits einen Tag später, am 9.1.1997, unter großen Schlagzeilen der Bevölkerung weiterzugeben:
Schwäbische Zeitung Nr.6, 9.1.1997, S.5: »Kinder müssen auf ihr geliebtes Cola-Getränk nicht verzichten«

1183

6100 Grundlagen richtiger Ernährung

Das sind jetzt Deine Medikamente!
Nur die Natur hält Dich gesund und macht Dich gesund!

> Wer natürlich lebt, der braucht keine Medikamente. Wer unnatürlich lebt, dem helfen keine Medikamente.

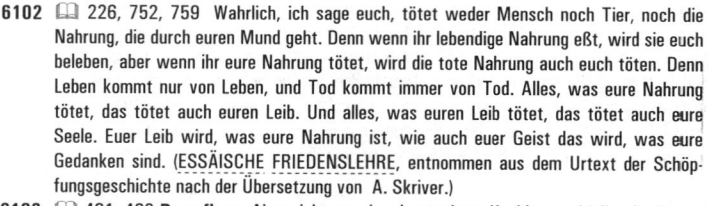

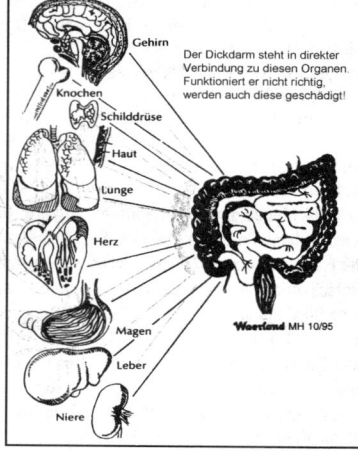

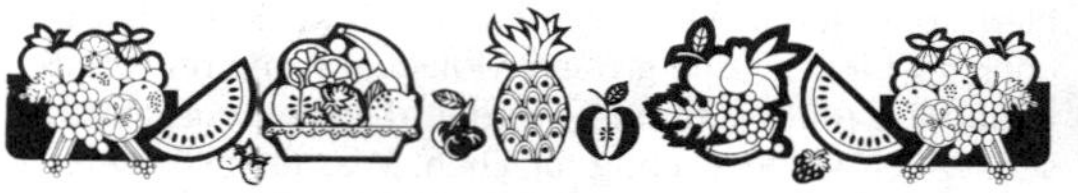

Der Dickdarm steht in direkter Verbindung zu diesen Organen. Funktioniert er nicht richtig, werden auch diese geschädigt!

Gehirn — Knochen — Schilddrüse — Haut — Lunge — Herz — Magen — Leber — Niere

Woestland MH 10/95

6100 📖 764 **Eisen im Blut ist nicht so wichtig**
Übrigens, daß Eisen im Blut gar nicht so wichtig ist - haben die Mediziner noch nicht mal rausbekommen! Wenn Du nämlich genügend Chlorophyll in den Körper bekommst - und glaub mir, mit der UrMedizin bekommst Du davon Höchstmengen -, dann übernimmt dieses nämlich die Aufgabe des Eisens, rote Blutkörperchen zu bilden und den Nitrogenstoffwechsel anzuregen. Daneben verbessert es die Eiweißaufnahme und -ausnutzung, wirkt so dem Hungergefühl entgegen, normalisiert den Blutdruck, stimuliert die Atmung, vermindert den Insulinbedarf, verbessert den Kreislauf, regt die Ausschüttungen der Thymusdrüse an und hält das Basensäure-Gleichgewicht im Körper aufrecht. Siehe auch WHITEHOUSE, G., »Stop Poisoning Yourself«, Award Books

6101 📖 601 WEISE, D. O., »Die harmonische Ernährung«, Smaragdina Verlag, Perlschneiderstr.39, 81241 München. (→Lv6625)

6102 📖 226, 752, 759 Wahrlich, ich sage euch, tötet weder Mensch noch Tier, noch die Nahrung, die durch euren Mund geht. Denn wenn ihr lebendige Nahrung eßt, wird sie euch beleben, aber wenn ihr eure Nahrung tötet, wird die tote Nahrung auch euch töten. Denn Leben kommt nur von Leben, und Tod kommt immer von Tod. Alles, was eure Nahrung tötet, das tötet auch euren Leib. Und alles, was euren Leib tötet, das tötet auch eure Seele. Euer Leib wird, was eure Nahrung ist, wie auch euer Geist das wird, was eure Gedanken sind. (ESSÄISCHE FRIEDENSLEHRE, entnommen aus dem Urtext der Schöpfungsgeschichte nach der Übersetzung von A. Skriver).

6103 📖 431, 462 **Darmflora** Aber nicht nur eine denaturierte Kochkost schädigt die Bakterien des Darmes. Gifte in der Nahrung, wie Spritzmittel der verschiedensten chemischen Konstitution, der Mißbrauch von Konservierungs-, Färbungs- und Aromatisierungmitteln, von Zahnpasten, gechlortem Wasser, von Sulfonamiden und Antibiotika verursachen eine Degeneration normaler Darmbakterien. SANTO, RUSCH und KOLB konnten experimentell nachweisen, daß Penizillin in einer Lösung von 1:10 Millionen, oder Mercurius cyanatus 1:2 Millionen innerhalb kurzer Zeit eine Entartung normaler Darmkeime mit erheblicher Zunahme der Virulenz (Aggressivitätsgrad) verursachen. Allein schon nach dem Genuß von Backaromen, Einmachhilfen usw. fand SANTO einen hochgradigen Verlust an normalen Kolibakterien von 134 auf 4. Nach SCHRÖDER und STEINHAUSEN erlangen die Kolibakterien eine abnorme Fähigkeit der Peroxydbildung und zerstören so das Vitamin C der Nahrung, bei Hypazidität (Übersäuerung) auch noch das Vitamin B_1 und den Antipellagrafaktor Nikotinsäureamid. STEPP, SCHRÖDER und MORELL (1938) *konnten nachweisen, daß die Vitamine durch eine minderwertige Darmflora zerstört werden.* (Erfahrungs-Heilkunde, Zeitschrift für ärztliche Praxis, 1973/4)

6104 📖 718, 226, 785 **Anorganische oder organische Mineralien?** Tatsächlich ist es so, daß die nicht assimilierbaren Mineralstoffe allmählich im Organismus Ablagerungen bilden. Diese Erklärung führt sofort zu einer zweiten Frage: Warum sollen die Mineralwässer, die Mineralsalze enthalten, die für das Leben unerläßlich sind, für unseren Organismus schädlich sein? Das ist alles eine Frage der Zytologie (Zellehre): Die Grundstoffe aus dem Mineralreich können nicht direkt von der tierischen Zelle assimiliert werden. Im Pflanzenreich werden die anorganischen Mineralsubstanzen, die dem Wasser oder der Erde entnommen werden, direkt von den autotrophen (sich selbst ernährenden) Algen und Pflanzen assimiliert, die ihnen eine neue Struktur geben (das Vermögen polarisiertes Licht zu drehen), während im Tierreich nur die Zellen organische Salze mit Drehvermögen assimilieren können. Solche also, die bereits von Pflanzen assimiliert worden sind.
Die nicht assimilierbaren anorganischen Salze, ohne Drehvermögen, die im Trink- oder Kochwasser enthalten sind, führen zu einer Überbelastung des Blutes an Elektrolyten (stromleitende und sich dadurch zersetzende Lösungen), welche dann durch Nierenfiltration ausgeschieden werden müssen. Die ständige kalkablagernde Wirkung der nicht assimilierbaren Elektrolyten stört über kurz oder lang die normale Ausscheidung der Niere: daraus folgt unvermeidlich, daß das Blut unvollständig gereinigt und so der Weg für die degenerativen Krankheiten geebnet wird. Die unvollständige Filtration führt nämlich zu Ausfällungen, die sich akkumulieren. Diese sind immer der Ursprung für Mineralablagerungen: Kalzifikationen im Organismus, alle Verkalkungskrankheiten, wie der vorzeitigen Alterung, der Senilität wie z. B. Steine in Niere, Galle, Ablagerungen in Lunge und Gehirn sowie Gelenkverkalkungen, Wirbeldekalzifikation und Papageienschnabel, nicht zu vergessen ihr Einfluß auf Arthritis, Arteriosklerose, Taubheit, Katarakt (Star) sowie ihre entscheidende Rolle bei der Entstehung von Thrombosen und Karzinomen. (Öko-Test vom 4.7.1991)

6105 a) 📖 615, 385, 755 **Knochendichtemessung** Brief an den Verfasser: »Ich habe vor kurzem eine Knochendichtemessung machen lassen. Die sah nicht gut aus. Mir hat der Arzt gesagt, wer an Kalkarmut und Knochenabbau leidet, der dürfe vor allem keine Nahrungsmittel zu sich nehmen, die Oxalsäure enthielten. Letztere würden nämlich die Kalziumaufnahme im Körper verhindern. Du empfiehlst mir aber z.B. Giersch und Engelwurz (dem Spinat verwandte Wildpflanzen) und auch den Rhabarber zu essen. Spinat, Rhabarber, Mangold und Tomaten enthalten aber besonders viel Oxalsäure.«
Der Oxalsäure-Forscher hat - in seinem sterilen Labor vor Reagenzgläsern hockend - etwas analysiert und will nun seine (somit zwangsläufig naturfernen) »Erkenntnisse« auf den lebenden Organismus eines Menschen übertragen. Immer wieder liest Du doch bei den alle paar Monate hinausposaunten medizinischen Erfolgsmeldungen zum Aufrechterhalten von Hoffnungen für Kranke: »Im Laborversuch hat es schon geklappt - eingeschleuste Gene killen Krebszellen.« Dabei bleibt es dann aber auch ... (→Lv2602)Im Labor mag die Oxalsäure das Kalzium wohl binden. Aber wenn Du ein bißchen weiter überlegst, so mußt Du Dir doch sagen, daß pflanzliche Oxal-

säure in das Knochen- und Körpergewebe nicht so einfach einfließt, wie ins kalziumgefüllte Reagenzglas des Forschers. Vertraue der Natur - und nicht den sich alle 50 Jahre ändernden »Erkenntnissen« von sich wichtigtuenden Forschern, was sie dann stolz »Wissenschaft« nennen.

Würden die Forscher nicht auf halbem Wege mit ihrer Erkenntnis »Keinen Rhabarber und Spinat essen, da sich darin schädliche Oxalsäure befindet« stehenbleiben, sondern sich sagen: »*Beide Lebensmittel werden im Verdauungstrakt durch Enzyme und Stoffwechsel dem Organismus zuträglich gemacht*«, würde keiner was um eine so selbstverständliche »Erkenntnis« geben und sein Name würde in keiner Fachzeitschrift gedruckt.

So aber kann er der Schöpfung vermeintliche Mängel vorwerfen und darauf als scheinbar kluger Mensch mit dem Finger weisen. Doch drei davon zeigen bekanntlich auf den Menschen selbst zurück.

Aber: Es ist hier verrückterweise tatsächlich drin, daß er recht mit seiner Behauptung hat, Oxalsäure sei schädlich für den Organismus. Nämlich dann, wenn es sich um eine solche handelt, die aus gekochtem Rhabarber oder Spinat stammt ... Die dadurch eine vollkommen veränderte chemische Struktur erhält und damit ihre natürliche Beschaffenheit verloren hat. Dann nämlich muß die naturfremde Oxalsäure schädlich für den Körper sein, denn er ist nicht programmiert auf das Verarbeiten denaturierter (hier gekochter) Nahrungsmittel.

5 b) 📖 719 **Destilliertes Wasser** WALKER, N. N., Wasser, Water. Waldthausen Verlag. Auszug: Nur anorganische Mineralstoffe werden von den Zellen und Geweben des Körpers zurückgewiesen. Anorganische Mineralstoffe können Verstopfungen in den Arterien oder noch gefährlichere hervorrufen, wenn sie nicht ausgeschieden werden. Diese Mineralstoffe müssen entfernt werden, und das ist gerade mit destilliertem Wasser gut möglich.

Frage Dich: Wenn der Körper anorganische Mineralstoffe zurückweist, ja, wieso lagern sie sich trotzdem ab? Und wie soll ausgerechnet destilliertes Wasser sie herausbringen. Wie soll die magnetische Wirkung zustande kommen? Der UrKöstler muß sich das nicht fragen. Er trinkt nicht.

6 📖 785 **Schilddrüsen- und andere Hormone bewirken Knochenabbau!**
(...) führen über Trijodthyronin-Rezeptoren (wäßrige Jodlösungsempfangsstellen) am Knochen zu einer Aktivierung von Osteoklasten und Osteoblasten sowie zu einem vermehrten Knochenumsatz. Die Folge ist, so der Münchner Internist, eine niedrigere Knochendichte und ein gesteigerter Knochenabbau bei postmenopausalen (nach Aufhören der Menstruation) Frauen auch unter hochdosierter Therapie mit Levothyroxin. (Medical Tribune Nr.36/4.9.1992/31)

> Statt ins Restaurant geh bei Hunger in einen Park und iß dort Deine Gesundkost unter Vogelgezwitscher.

7 📖 672 (...) daß der verwendbare **Aminosäuregehalt der Pflanzen** weit höher ist, als der in der Fleischnahrung. (raum + zeit Nr. 53/91)
Einige Wissenschaftler haben bereits die alten Ansichten aufgegeben und meinen nun, daß auch pflanzliche Eiweiße alle Aminosäuren enthalten, selbst die essentiellen, so damit also vollwertig sind. Das sind im einzelnen u.a.: Phenylalanin, Threonin, Valin, Leucin, Isoleucin, Tryptophan, Methionin, Histidin, Arginin, Lysin, Cystin. Wie sollte das auch anders sein? Daraus geht auch hervor, daß der Vegetarier kein tierisches Eiweiß benötigt. Decken doch die pflanzenfressenden Tiere alle ihren Eiweißbedarf nur mit unerhitzten Pflanzen.

> Ich muß Dir als Erneuerer des Naturheilverfahrens das Grundsätzliche dieser UrTherapie klar und präzise darlegen. Nur so kannst Du dann sicher und frei entscheiden, ob ein Davonabweichen als wesentlich oder unwesentlich anzusehen ist. Ich geb' Dir dafür ein Beispiel: Falls Du halbwegs an Placeboeffekte glaubst, wäre das Einnehmen von Kürbiskernen oder Sabalfrucht-Extrakt gegen hartnäckigere Prostatabeschwerden völlig unwesentlich - falls Du, und nur darauf kommt es an, bei der UrTherapie wirklich voll in den Riemen hängst.

8 📖 674 Das sah der Sohn von Bircher Benner, Ralph Bircher, schon sehr früh:
Es muß jedermann bewußt und kann dem öffentlichen Gewissen nicht zu viel eingeschärft werden, daß das heutige Ausmaß des Fleisch- und Eierkonsums eine ungeheure und nicht zu verantwortende Vergeudung darstellt. In den USA werden derzeit volle 78 Prozent der Getreideernte an Tiere verfüttert, wobei 20 Millionen Tonnen Eiweiß der Menschenernährung entzogen werden. Dem einzelnen Rind werden 20 kg Eiweiß zugeführt, um in seinem Fleisch ein einziges Kilogramm Eiweiß zurückzuerhalten. Ähnlich bei der Schweine- und Hühnchenmast und der Eierproduktion. In den USA allein wird jährlich soviel Eiweiß verschwendet, daß man damit jedem Erdbewohner 12 Gramm am Tag geben könnte, und eine Verminderung des Fleischtierbestandes um die Hälfte würde genug Getreide erübrigen, um das Kaloriendefizit der Entwicklungsländer vierfach zu überdecken. Nicht genug damit: Die USA importieren auch noch jährlich 700 Millionen Kilo Fleisch aus unterentwickelten Ländern, und bei uns steht es nicht viel anders. So als wirken sich unser scheinwissenschaftlicher Vieh- und Tiereiweiß-Aberglaube, so unsere Fleisch-Eßgier aus. Verzeihen sie diese scharfen Ausdrücke. Sie sind nötig. Ich spreche als Volkswirtschaftler und aus sozialem Verantwortungsgefühl. Mit Vegetarismus hat das kein Jota zu tun. Und nicht genug damit. Wir fördern überdies in jenen Ländern, die den Fruchtboden für ihre Ernährung dringend brauchten, ernährungsfremde Genußmittel-Kulturen, wie Tabak, Kaffee, Kakao, Zucker. Und das nimmt ständig zu. Hülsenfrüchte könnten zehnmal mehr Eiweiß aus derselben Bodenfläche herausholen, ohne sie zu erschöpfen, als Rinderaufzucht. Man erinnere sich, daß Hülsenfrüchte, mit Mais kombiniert, eine völlig ausreichende Eiweißversorgung von einer biologischen Qualität liefern, die jener des besten Einzeleiweißes überhaupt entspricht, also von besserer Qualität als Fleisch- und Milchprodukte. Soviel pflanzliche Nahrung muß verschwendet werden, um einen Teil Tiernahrung zu gewinnen:

| Brot | 1:1 | Schweinefleisch | 3:1 | Eier | 4:1 | Milch | 5:1 | Rindfleisch | 10:1 | Hühnerfleisch | 12:1 |

(BIRCHER, R., Wendepunkt 7/1974)

9 📖 408 Ein hoher **Fettspiegel im Blut** bewirkt bei Männern stark aggressives und feindseliges Verhalten, bei Frauen nicht ganz so starkes aber gleichwohl erhöhtes herrisches Verhalten. So das Ergebnis einer Studie an 1 600 Einwohnern Edinburghs.
(FOWKES, F. G. R. u.a., in: The Lancet, Vol. 340, No. 8826 (1992), S. 995-998). (→Lv8310)
Einen Schritt weiter ging bereits die orthomolekulare Medizin - begründet von Linus Pauling. Sie sieht z.B. die »endogene Psychose« -Schizophrenie (die Persönlichkeitsspaltung) als durch Vitamin- bzw. Mineralstoffmangel,

durch Schwanken des Zuckerstoffwechsels und zu niedrigen Histaminspiegel (ein biogenes Amin) bedingt an. Ähnliches wird auch von der Epilepsie angenommen. Entlang der Neuronen werden die Ionen (Mineralien), die für die elektrischen Reize verantwortlich sind, durch Aminosäuren aufgebaut. Stellt sie der Körper mit gesunder Nahrung nicht zur Verfügung, dann kann es in der elektrischen Aktivität des Gehirns zu Kurzschlüssen kommen.

So ist - meine ich - auch ein gesundes Denken und friedfertiges Verhalten von der gesunden Ernährung abhängig. Wie wollen die Politiker und die Mächtigen der Erde, die derart ungesund leben, die richtigen und erforderlichen gesunden Entscheidungen für die Gesundheit der Menschen und der Erde fällen können? Wie wollen sie ihre Aggressivität, die Verachtung für die Minderheiten zügeln? Wie sollen sie am Erhalt der Natur und der Schöpfung interessiert sein, die uns doch allein gesunde Nahrung geben kann?

Die Konsequenz: Nur gesundheitsbewußt lebende Menschen besitzen entsprechendes Verantwortungsbewußtsein dafür. Nur sie dürften eigentlich Machtpositionen besitzen. Nur: Wer wählt schon eine Gesundheitspartei?

Gleiches muß auch für unser geistiges Leben gelten, wenn wir die Seele als Gefäß des Geistes - oder umgekehrt - ansehen. Fehlt es den Gehirnzellen an wichtigen Lebensstoffen, werden sie ihnen durch unvollständige Nahrung nicht in genügender Menge geliefert, dann können sie, und mit ihnen der Geist, nicht mehr richtig arbeiten. (Allein der Vitamin B$_1$- oder Magnesiummangel kann Depressionen und Vergeßlichkeit hervorrufen.) (LV6611)

6110 a) 📖 672 (...) daß, wenn der Mensch so viel Eiweiß ißt, er da nicht nur seinem Gesundsein nicht dient, sondern direkt seinem Kranksein dient, weil der größte Teil Eiweiß im menschlichen Darmorganismus fault. So daß also der menschliche Organismus dadurch, daß er am Tag 120 Gramm Eiweiß verzehrt, fortwährend etwas wie faule Eier im Darm hat, die den Darminhalt furchtbar verunreinigen und die Gifte ausschwitzen, die dann in den Organismus, in den Körper übergehen und nicht nur das im Körper leicht erzeugen, was dann im späteren Alter zur sogenannten Arterienverkalkung führt - die meiste Arterienverkalkung kommt nämlich von zuviel genossenem Eiweiß -, sondern was auch den Menschen außerordentlich leicht für alle möglichen Krankheiten ansteckbar macht.
(STEINER, Rudolf, Naturgrundlagen der Ernährung, Verlag Freies Geistesleben.)

6110 b) 📖 Auch die sogenannte alternative Naturheilkunde hat ihre Verrückten und Spinner, die mit der wahren Klassischen Naturheilkunde nur einen Namensteil gemeinsam haben! Wie z.B. Rudolf Steiner. der mit einer konfusen Zusammenwürfelung von Gestirnen, weitschweifigen Gedanken und Metallen auf einzelne Organe heilend einwirken will. Sein Medikament gegen Arteriosklerose:»Es besteht aus metallischem Blei, Honig und Zucker. Das Blei wirkt auf den Organismus so, daß es die Abbauwirkung der Ich-Organisation fördert. Bringt man es also in den Organismus, der eine zu geringe Abbauwirkung der Ich-Organisation hat, so tritt diese Förderung ein, wenn die Dosierung in der nötigen Stärke vorgenommen wird...« Aber er hat trotzdem viel Gutes getan, z.B. die Waldorf-Schulen initiert.

6111 📖 408 **Charakterliches Verhalten und Ernährung sind miteinander gekoppelt** Ein übergroßer Anteil von Triglyzeriden (Fettsäuren in der Nahrung), behauptet nun die Erhebung aus Schottland, verursache »feindliche Gedanken, dominantes Verhalten und offene Aggression« (...). Jedenfalls neigen viele von ihnen, so will es zumindest die Untersuchung, bei erhöhtem Cholesterinspiegel zu Mißlaune, Reizbarkeit und einem Benimm wie bei einem Bullenbeißer, dem man den Keks verweigert hat. (DER SPIEGEL 45/1992)

6112 📖 412, 786 **Wie Ernährung das Immunsystem beeinflußt**
Wer in der Vergangenheit einen Zusammenhang zwischen Ernährung und Rheuma postulierte, mußte damit rechnen, in die Ecke der Quacksalber gerückt zu werden. Mittlerweile aber mehren sich die Anzeichen, daß die Ernährung für die Immunantwort und für rheumatische Erkrankungen eine nicht unwichtige Rolle spielt. (Medical Tribune 40/20.10.1992/31)

6113 a) 📖 737 »(...) Die Höchstmengen waren in keinem Fall überschritten. Das sagt nichts über die **Gefährlichkeit der Rückstände** aus!« urteilt der Germersheimer Lebensmittelchemiker Udo Pollmer. Erstens seien die Höchstmengen so hoch angesetzt, daß sie nur noch in Ausnahmefällen überschritten würden. Zweitens verbinde sich ein Großteil der Pestizidrückstände so fest mit den Erdbeeren, daß sie bei der Laboranalyse nicht erfaßt würden. Pollmer: »Im Körper werden diese sogenannten gebundenen Rückstände freigesetzt und entfalten ihre Giftwirkung.« Vor allem die Spritzmittel, die man bei der Lebensmittelüberwachung auf den Beeren nur schwer findet, sind bei den Anbauern beliebt.

Daß auch geringe Chemiespuren den Körper durchaus belasten können, zeigt Pollmer an einem Rechenexempel: Eine Zehn-Gramm-Erdbeere, die mit einem Zwanzigstel der zulässigen Höchstmenge des Pestizids Procymidon verunreinigt ist, enthält zehn Billiarden Moleküle des Giftes. Das ist eine Zahl mit 16 Nullen. Pollmer: »Mit jedem einzelnen Molekül muß sich das Immunsystem auseinandersetzen. Man sollte also nicht so tun, als spiele diese Belastung überhaupt keine Rolle.« (raum & zeit Nr. 52/1992)

Beispiel: Frische Erdbeeren. Drin sind: Dichlofluanid, Dicofol, Lindan, Procymidon, Tetradifon, Vinclozolin. Kauf den Giftlandwirten nichts mehr ab!

6113 b) Es ist wohl selbstverständlich, daß Du die im Winter angebotenen Erdbeeren links liegen läßt. Um nahezu 100% mehr Pestizide als gewöhnlich würdest Du sonst mitschlucken.

6114 📖 773 Ökotest, Nr. 2/1990: Bereits nach einem Tag Lagerzeit verliert Gemüse 40% seiner Vitamine.

6115 📖 526 BRUKER, M. O.: Die Schlüsselstellung des Zuckers in der Pathogenese. Diaita Nr. 6, Dez. 1960
BUCHINGER, O.: Schädlichkeit des raffinierten Zuckers. Hippokr. 1951, 14, 397.
GOUNELLE: Le sucre roux. Engouement sans preuves. Presse Médicale 28, 665, (1956)

6116 📖 422 BRUKER, M.O. »Zucker, Zucker«, emu Verlag, 56112 Lahnstein

6117 📖 431 **Wenn allerdings die Eltern Schlaffis sind...** Im Westen hängen viele Schüler hingegen schlaff in den Bänken; häufig haben sie gar keine Nahrung oder nur Süßigkeiten im Ranzen. »Die Kinder«, sagt Zentgraf, »sind nämlich besser als ihr Ruf«; sie versichern dem Stullenforscher glaubhaft, daß sie Obst genauso gern essen wie Schokoriegel. (DER SPIEGEL 53/1992)

6118 📖 613 BRUKER, M.O. **Was uns die Milchindustrie einredet** und wie die Wahrheit aussieht« (Der Gesundheitsberater 6/1993/10) Auszug, nicht die Milch, aber die Breite seiner Themen beleuchtend: »Die Unzuverlässigkeit des PAP-Abstrichs mag man daraus ablesen, daß das Vorkommen von angeblicher Bösartigkeit bei den gleichen Abstrichgraden von 33% bis zu 100% und von 5% bis 60% reichte.«

Feiner Rat:
Das schnell hart werdende Johannisbrot kriegst Du wieder fruchtig weich, wenn Du jeweils ein paar Stangen davon in ein feuchtes (und feuchtzuhaltendes) Tuch einwickelst.

📖 473 Die wirkliche Zahl der jährlichen **Salmonellose** -**Opfer** in der Bundesrepublik ist demnach seit 1985 wahrscheinlich von 300.000 auf zwei Millionen gestiegen. Hamburgs Gesundheitsbehörde rechnet damit, daß »möglicherweise jeder Zehnte« Bürger im Laufe des Jahres an einer Salmonellose erkrankt, leichte Verläufe inbegriffen. (...) Auch bei den zahllosen Salmonellose-Fällen, bei denen die Patienten mit tagelangem Brechdurchfall und Todesängsten davonkommen, sind - abgesehen von vereinzelten Vergiftungen durch verdorbenes Fleisch, Fisch oder Muscheln - meist Hühnereier der Auslöser. (SPIEGEL 6/1993)

Hast Du schon mal gehört, daß Dich pflanzliche Nahrung krank macht? Wie lange willst Du noch Eier aus der KZ-Käfighaltung zu Dir nehmen?

📖 919 **Osteoporose** (Demineralisierung der Knochen) beschäftigt die amerikanischen Frauen immer mehr, in China tritt dieses Problem kaum auf, obwohl die Chinesen im Vergleich zu den Amerikanern nur halb so viel Kalzium zu sich nehmen. Den weitaus größeren Teil ihres Kalziums nehmen die Chinesen duch grünes Blattgemüse, Hülsenfrüchte und Gereide zu sich, denn die meisten ernähren sich ganz ohne Milchprodukte! (raum&zeit Nr. 68/1994)

📖 408, 696 **Vegetarier-Vergleich**   (300 Vegetarier im Test, Angaben in %)

Krankheiten	Vegetarier männlich	Nichtvegetarier männl.	Krankheiten	Vegetarier männlich	Nichtvegeta-ri-er männl.
Bluthochdruck	13,5	24,3	Erhöhung der Blutfette	7,9	23,7
Herzdurchblutungsstörungen	2,6	15,8	Krankheiten der Gelenke	13,5	29,7
Harnsäureerhöhung, Gicht	7,9	13,2	Leisten- und Zwerchfellbrüche	10,5	15,8
chron. Blutkrankheiten, Blutarmut	2,7	8,1	Krampfadern, Hämorrhoiden	34,2	39,5
Leber, Galle, Bauchspeicheldrüse	13,2	23,7			(Vitasana Magazin 5/1993)

a) 📖 750, 967 **Alte Karamellen, aber gut aufgemacht**
DIAMOND, H. u. M., Fit for Life, Waldhausen, Ritterhude. Auszüge:
- Die Leber eines Fleischfressers kann 10-15 mal mehr Harnsäure ausfiltern als die Leber eines Nicht-Fleischfressers. Unsere Leber kann nur eine kleine Menge Harnsäure ausfiltern. Harnsäure ist ein äußerst gefährliches Gift, das eine Menge Unheil in unserem Körper anrichten kann. Jeder Fleischverzehr hinterläßt große Mengen

> Für einen Bissen Fleisch nehmen wir einem Tier die Sonne und das Licht und das bißchen Leben und Zeit, an dem sich zu erfreuen, seine Bestimmung gewesen wäre. *Plutarch*

Harnsäure in unserem Organismus. Der menschliche Organismus verfügt jedoch nicht über das Enzym Uricase, wie es die Fleisch- und Allesfresser haben, um Harnsäure abbauen zu können.
- Ein Fleischfresser kann Schweiß nicht durch die Haut absondern, er hat keine Hautporen. Wir können schwitzen und wir haben Poren.
- Der Urin eines Fleischfressers ist sauer. Unser Urin ist alkalisch.
- Die Zunge eines Fleischfressers ist rauh, unsere Zunge ist glatt.
- Unsere Hände haben die perfekte Form, um Obst vom Baum pflücken zu können, sie sind nicht dafür geschaffen, Därme aus dem Kadaver eines toten Tieres zu reißen, wie es die Pranken eines Fleischfressers können.
- Die Zähne eines fleischfressenden Tieres sind lang, scharf und spitz, und zwar alle! Unsere Backenzähne haben die Aufgabe zu zerquetschen und zu zermahlen. Die Kiefer eines Fleischfressers bewegen sich nur aufwärts und abwärts, zum reißen und beißen. Unsere Kiefer bewegen sich seitwärts, um zu mahlen.
- Der Speichel eines Fleischfressers ist säurehaltig und für die Verdauung tierischen Eiweißes eingerichtet, er enthält kein Ptyalin, ein Wirkstoff für die Stärkeverdauung. Unser Speichel ist alkalisch und enthält Ptyalin für die Verdauung der Stärke.
- Der Magen eines Fleischfressers ist ein einfacher runder Sack, der zehnmal so viel Salzsäure absondert wie der Magen eines Nicht-Fleischfressers. Unser Magen hat eine komplizierte Struktur und ist in einer Windung mit dem Zwölffingerdarm verbunden.
- Die Därme eines Fleischfressers sind dreimal so lang wie sein Körper, um eine rasche Ausscheidung schnell faulender Nahrung zu gewährleisten. Unsere Därme sind zwölfmal so lang wie unser Körper, um eine Nahrung so lange zu halten, bis alle Nährstoffe aufgenommen werden können. Ich füge diesen Argumenten noch eines hinzu:

Fleischverzehrer decken ihren Kalziumbedarf aus den verzehr-

> Du willst Russisches Roulette spielen, besitzt aber keinen Revolver? Iß doch Rindfleisch!

ten Knochen des Beutetieres. Da Raubtiere, wie schon erwähnt, zehnmal so viel Salzsäure im Magen aufbringen wie wir, ist es diesen möglich, verschlungene Knochenbestandteile aufzulösen. (→LV 6011) Vorstehende Argumente der Diamonds sind der Naturheilkunde entlehnt. Eines haben sie dabei vergessen: **Tiere essen immer frisch.** Du aber ißt fast immer nur abgehangenes Fleisch. »Tiere essen aber doch auch Aas!« sagst Du. Hast Du das schon mal gesehen? »In fast jedem Raubtierfilm wird's gezeigt.« Dann sieh doch mal genauer hin: Die Raubtiere lassen kein Blut vorher ab. Das Gewebe des gerissenen Tieres wird also für einige Zeit weiterhin von den Lebensstoffen der zuvor gegessenen Pflanzennahrung bestens versorgt. Und niemals ißt ein Säugetier altes, gut abgehangenes entblutetes Fleisch oder Monate lagernde Wurst. Selbst die Hyänen und Geier essen ein paar Stunden nach der Löwenmahlzeit noch frische Reste. Aas - das essen nur die dazu bestimmten Larven, Käfer und Kleinstlebewesen.

b) 📖 411 ff **Fleisch essen - das muß einfach sein!**
Aber für zu viele unserer Patienten war die allzu naturbelassen-rohe Kost schlecht verdaulich. Sie lag ihnen im Bauch wie dem Wolf die Wackersteine der sieben Geißlein. Die allzu vegetarische Ernährung erwies sich als zu arm an wichtigen Kraftstoffen, Vitaminen, Hormonen, Vorhormonen, Mineralien und Spurenelementen. Wir Menschen sind eben doch als »fleischfressende Pflanze« geboren, weniger als Raubtiere - obwohl sich manche so benehmen - , eher wie Schafe und Kühe. Als Drittes schließlich war uns Ärzten sehr auf Gesundheit programmierte Angebot bei der klassischen Vollwertkost etwas zu wenig vorfreude- und freudespendend. Gutes Fleisch ist überreich an lebensnotwendigen Nährstoffen. Es enthält viel Eiweiß von hoher biologischer Wertigkeit, viele wertvolle Vitamine und Mineralstoffe, die man in pflanzlicher Nahrung allein zum Teil nicht oder nur wenig bekommt. (HACKETHAL, J., Der Wahn der mich beglückt, Lübbe Verlag)

Leider unterliegt der Chirurg - ohne jedes Wissen über Ernährungsfragen - wie die meisten Ärzte - einem Arsenal von Vorurteilen. Zuerst einmal glaubt er seinen das leckere Essen vermissenden Patienten unbesehen, was die ihm vormachen. Denn die tun ja alles, um nur wieder Kochkost und Fleisch vorgesetzt zu bekommen. Die Patienten bleiben unaufgeklärt, ja sind der Meinung, nach einer Operation, die Störendes wegschneidet oder kranke Teile ersetzt, seien sie wieder gesund. Wozu also dann noch gesund essen? Hätte Hackethal doch mal selbst die Rohkost ausprobiert! Dann würde er gemerkt haben, daß diese nicht schwer im Magen liegt, sondern so leicht, daß sie anfangs (ohne vorheriges Erdfasten) sogar Hungergefühle erzeugt. Daß Fleisch überreichlich Nährstoffe besitzt, das wissen wir alle. Nur muß tiefer nach seiner Verstoffwechselung im menschlichen Organismus nachgefragt werden - so wie wir das hier in diesem Buch tun. Fleisch enthält zudem viele Abfallstoffe, die unserem Körper äußerst abträglich sind und ihn nach und nach vergiften (- was noch schneller vonstatten geht, wenn es von den Prionen des Rinderwahnsinns verseucht ist.) Daß Pflanzennahrung Lebenswichtiges nicht enthalte, das hat Hackethal nur vom Hörensagen, wie dieses Buch beweist.

6123 a) 📖 615 **Der Körper ist versäuert** Eine azidotische (säureüberschüssige) Stoffwechsellage ionisiert Kalzium und Phosphat. Kalzium wird auf diese Weise gelöst und aus dem Knochen abtransportiert. Es dient der Pufferung und Neutralisation von Säuren und wird mit diesen Säuren ausgeschieden. Nur so ist es zu erklären, daß unsere in der Regel genügend kalziumreiche (aber zu stark säuernde) Nahrung dennoch einen Kalziummangel begünstigen und hervorrufen kann! Bleibt es bei der gewohnten sauren Ernährung, nutzt es wenig, mit Kalziumtabletten zu therapieren, weil das Kalzium zur Neutralisation von Säuren und nicht zum Einbau in die Knochensubstanz benötigt wird. Der Genuß von phosphathaltigen gezuckerten Getränken verstärkt die meist schon vorhandenen Gewebsazidosen (Gewebeübersäuerung) in drastischer Weise. Bei der durch Limonaden aufgenommenen großen Phosphorsäuremenge kann der Kalziumbedarf durch die übrige Nahrung keinesfalls mehr gedeckt werden! Der einzige Ausweg bleibt die Freisetzung des Kalziums aus den Knochendepots! (raum & zeit 60/92/17)
Hirnschäden durch Kalzium: Zuviel Kalzium kann Hirnschäden verursachen. (...) Eine Überdosis Kalzium läßt Nervenzellen im Gehirn absterben. (Studie der Ruhr-Universität Bochum v. 12.9.1993)

6123 b) 📖 658, 771 So läuft die Verstoffwechslung ab:
1. Der Nahrungsbrei wird durch Speichel aufgeschlossen.
2. Die Verdauung beginnt in der Mundhöhle durch das stärkespaltende Enzym (Amylase) im Speichel.
3. Im Magen werden Eiweiße durch Pepsin und Salzsäure (HCl) in kürzere Bruchstücke (Peptide) zerlegt. Nur ein übersäuerter Magen tötet Kleinstlebewesen und Bakterien - was nicht in einem alkalischen Magenmilieu geschieht.
4. Die Leber, die größte Drüse des Körpers, bildet Galle. Sie speichert Kohlenhydrate, synthetisiert Hormone, entgiftet Medikamente und Toxine, bildet Eiweiße und macht Stoffwechselendprodukte harnpflichtig und hat andere zahlreiche komplexe Aufgaben.
5. Die von der Leber produzierte Galle enthält unter anderem Gallensäuren für das Emulgieren der Fette.
6. Die Niere scheidet die harnpflichtig gewordenen Stoffe und Wasser aus.
7. Die Bauchspeicheldrüse liefert das wichtigste Verdauungssekret. Es enthält Enzyme zur Spaltung von Kohlenhydraten (Amylase), Eiweiß (Trypsin) und Fett (Lipase).
8. Sekrete der Dünndarmschleimhaut enthalten peptidspaltende Peptidasen, malz- und rohrzuckerspaltende Maltasen sowie Stoffe, die die Gallen-, Magen- und Darmzottenaktivität anregen.
9. Der Dickdarmsaft wird alkalisch. Hier läuft u. a. die Ausscheidung von Schwermetallen und Calcium ab. Es folgt das Aufsaugen von Wasser und von Salzen nebst Elektrolyten.
10 Der Dickdarm enthält die Hauptmenge der Darmbakterien, die sich im gesunden Organismus in einem ausgewogenen Gleichgewichtszustand befindet. Das Gleichgewicht wird besonders durch Schlechtkost gestört. Der Kot setzt sich zusammen aus unverdauten Pflanzenfasern, großen Mengen von Bakterien, Wasser und anorganischem Material.
11. Der normale Kot ist ungeformt, mehr wässrig als fest, riecht kaum. Bei viel UrKost ist er grün, bei Kost von Roten Beeten dunkelrot, bei überwiegender Früchtekost gelblich gefärbt. Bei Fleischkost muß man vor dem Gestank reißaus nehmen. Bei Heidelbeeren möchte man vor der Lieblichkeit des Geruchs gar nicht abspülen...

Schon gehört? Im Marmeladenzuckergeschlabber soll neben all den Fremd- und Konservierungsstoffen auch noch Obst drin sein...

6124 📖 763 SANDLER, »Der Säure-Basen-Haushalt des menschlichen Organismus«, Hippokrates Verlag.

6125 📖 805 **Basen und Säuren** Das Leben aller Geschöpfe dieser Welt kann nur in einer eng begrenzten Spalte der pH-Skala bestehen, nämlich zwischen pH 6 und pH 7,5. Für die physiologischen Vorgänge im Menschen aber ist die Begrenzung noch viel enger (zwischen pH 7,25 und pH 7,41). Obwohl im Körper unablässig große Mengen Säuren gebildet werden (Fett-, Eiweiß-, Kohlenhydratstoffwechsel, Kohlensäure durch den Atem, Milchsäure durch Muskelarbeit), gelingt es dem Körper, mittels einer Anzahl Ausgleichs- und Regulationsmechanismen die physiologische Konstante zwischen pH 7,25 und 7,41 aufrechtzuerhalten. Die denaturierte Kost führt ständig zu einer Überforderung dieser Systeme. (GÜNTER, M. in raum & zeit, 57/1992)

6126 📖 763 **Fruchtsäuren** Diese Säuren, wie beispielsweise die Apfelsäure, die Milchsäure, Zitronensäure usw. sind organische Säuren. Sie werden rückstandslos im Atmungsstoffwechsel verbrannt. Was davon übrigbleibt ist Wasser und Kohlendioxyd, das beides über die Lunge abgeatmet wird. In der Bilanz bleibt keine von diesen Säuren übrig. Das ist also anders als mit den starken Anionensäuren, den anorganischen Säuren aus Schwefel und Phosphor, die vor allem in den Nahrungsmitteln Milch, Fleisch und Brot enthalten sind. Aus ihnen entstehen gefährliche Säuren, wogegen der Organismus nicht gewappnet ist. Der Körper ist leider nicht in der Lage, mit diesen Säuren fertig zu werden. Er kann sie nur über den Harn ausscheiden. Die Kohlensäure, die Zitronensäure und die Apfelsäure usw., diese atmet er über die Lunge ab als Gas. So haben wir die Erklärung dafür, warum letzten Endes Obstsäuren im Säuren-Basen-Haushalt in der Bilanz nicht zu Buche schlagen. (KOCH, W. im Lebenskunde Magazin 6/1990, Waldhausen Verlag, Ritterhude)

6127 📖 So ist die Wissenschaft: Plötzlich scheint die diese verteufelte Oxalsäure und damit der Rhabarber sogar lebensnotwendig zu sein:

Ist Oxalsäure lebensnotwendig? Eine ungewöhnlich große Menge Oxalsäure konnten Steffen Albrecht und seine Mitarbeiter vom Chemischen Institut der Dresdner Universität in menschlichen Blutzellen feststellen (Angewandte Chemie, Bd. 33, S. 1780).
Mit einer neu entwickelten Meßmethode ließen sich 262 Milligramm der Säure pro Liter Blut ausmachen. Bislang galt die Säure, die in Rhabarber und Tomaten vorkommt, als menschliches Stoffwechsel-Endprodukt und als Verursacher von Gallen- und Nierensteinen. Albrecht vermutet aufgrund der großen Menge in den Blutzellen eine Rolle im Immunsystem. (DIE ZEIT 47/18.11.1994)

📖 198 **Na, sieh mal da: Ein Jahr später symptomfrei: Allergie heilt bei Diät oft von selbst**
Nahrungsmittelallergien heilen bei einer konsequenten Eliminationsdiät oft von selbst aus. Wie Privatdozent Dr. A. Knapp aus Freiburg auf der MEDICA in Düsseldorf berichtet hat, reagieren fast ein Drittel der Patienten, die eine Hühner- und Milcheiweißallergie hatten, nach einjähriger Diät bei einer Provokation nicht mehr symptomatisch. (Ärzte Zeitung 209/22.11.1994)

b) »**Durch Diät vor der Nervenheilanstalt bewahrt**«
Allergie gegen Nahrungsmittel und Chemikalien, Richard Mackarness, Hippokrates Ratgeber;
Unter UrMedizin bist Du Deine Allergie in spätestens 12 Wochen los.

📖 567 Wenn Dein Grundgewebe stark übersäuert ist, droht **Cellulitis**. Die Lymphe, die eiweißhaltige Flüssigkeit im Bindegewebe, ist eigentlich für den Abtransport von Stoffwechselmüll zuständig. Zuviel Säure stört ihre Arbeit. Das heißt, die Schlacken werden nicht mehr richtig abgebaut. Folge: Das Lymphsystem staut sich. Die UrMedizin schwemmt die Säure aus. Du kannst das mit ph-Teststreifen nachkontrollieren.

📖 613 **Zur Frage des Säure-Basen- Haushalts** (→LV 6011) Nochmals: Ich enthalte mich der Stimme. Zu widersprüchlich sind hier die Ansichten. Exakte Untersuchungen liegen darüber nicht vor. BRUKER z.B. hält eine Übersäuerung für unmöglich (→Lv6022), andere Gesundheitslehrer fürchten sie wie die Pest. Ich weiß nur: Wer UrKost ißt, bei dem regelt sich alles bestens von alleine. Im Gegensatz zu Maschinen sind Meßapparaturen für den menschlichen Körper weder vorgesehen, noch müssen seine Werte beobachtet werden, wenn er den Gesetzen der Natur folgt. Wer sich mit diesem langweiligen Thema amüsantere Stunden kaputtmachen will, der greife zu den Büchern von:
VASEY, C., Das Säure-Basen-Gleichgewicht, Midena Verlag, CH - 5024 Küttingen
GLAESEL, O.: Heilung ohne Wunder und Nebenwirkungen Labor Glaesel Verlag, Pf 5264 in 78431 Konstanz
GLAESEL, O., Ist Vollwertkost immer vollwertig?
Die Bücher sind von dort bestellbar. Tel.: 07531/63363. Auszug:
Leben und Gesundheit unseres Körpers hängen von der Homöostase, von der Aufrechterhaltung des inneren Milieus ab. Der Organismus verfügt dafür über Regelsysteme, mit denen beispielsweise die Körpertemperatur, der Hormonhaushalt, der Wasser-, Elektrolyt- und Säure-Basen-Haushalt im Gleichgewicht gehalten werden. Im Verlauf des Stoffwechsels werden ständig saure Endprodukte gebildet. Dabei ist es lebenswichtig, daß die Wasserstoffionen-Konzentration, also der durch den pH-Wert gekennzeichnete Säuregrad, keine Abweichungen

Siehe dazu dringend Rz 6130!
100 bis 150 Gramm pro Tag sind drin
Gicht: Wenn's um die Wurst geht, nicht zu kleinlich sein Ärztliche Praxis, Nr.15, Feb.2000
Erkenne jetzt glasklar: Diese Mediziner und Gehirnvortäuscher-Schweinebande handelt nach Gutdünken! Sie hat kein immergültiges Behandlungskonzept. Einmal rein in die Kartoffeln, einmal raus aus die Kartoffeln. Laß Dich drauf ein und Du bist bald unter die Kartoffeln...

erfährt. Schon geringe Abweichungen können zu drastischen Änderungen der Stoffwechseltätigkeit der Zellen führen, gesundheitliche Störungen hervorrufen oder sogar das Leben gefährden. Um die lebenswichtige Säure-Basen-Bilanz erhalten zu können, verfügt der Körper über mehrere Mechanismen. Die Regelung erfolgt durch Pufferung und durch den Atmungs- und Nierenregelmechanismus. Daher kommt es bei einer vermeintlich guten und ausgewogenen Mischkost trotzdem zum Ausbruch der heute vorherrschenden chronischen Krankheiten. Sogar junge Menschen sind zunehmend davon betroffen. Chronische Krankheiten entstehen ja gerade, wenn die körpereigenen Regelmechanismen langfristig überfordert werden, so daß sich deren Kapazität erschöpft. Die Vorgänge sind schleichend, so daß sie nach außen nicht deutlich in Erscheinung treten. Wir haben erst durch Harnanalysen an einem großen Untersuchungsgut Einblick in diese Zusammenhänge bekommen.
Das ganze stoffliche Geschehen im lebenden Organismus ist von der Wirksamkeit von Enzymen abhängig. Diese hängen aber von der Wasserstoffionenkonzentration, also vom pH-Wert, ab. Sie zeigen nur bei einem bestimmten pH-Wert ein Wirkungsoptimum. Die Enzyme reagieren auf pH-Änderungen sehr empfindlich, so daß auch Vitalstoffe nur voll zur Wirkung kommen können, wenn die Nahrungswahl stimmt. Deutlich zeigt sich dies beispielsweise schon dann, wenn die Nahrung zu viel Vollkorngetreide enthält, das einen hohen Phosphorgehalt aufweist. Zu dieser Erkenntnis gelangten wir nicht nur durch theoretische Erwägungen, sondern durch Krankheitsfälle, die entgegen den Erwartungen auch bei Vollwertkost eintraten. So kam es beispielsweise nach Umstellung auf Vollwertkost, die nach den mit großer Überzeugungskraft gegebenen Empfehlungen begeistert aufgenommen wurde, schon nach sechs Jahren zu einer Hüftarthrose. Die Behandler waren zufrieden, wenn sie hörten, daß Vollwertkost gegessen wurde. (...)

📖 710 **Getreide: Strenge Diät senkt das Lymphomrisiko**
Bei strenger glutenfreier Kost sinkt für Zöliakie-Patienten das Lymphomrisiko (Lymphknotenschwellung), das ohne Diät zehn bis 20fach höher ist als in der Normalbevölkerung. »Ein bißchen Diät nützt nichts, sie muß strikt lebenslang eingehalten werden«, sagte Professor Dr. Wolfgang Caspary aus Frankfurt gestern auf dem 100. Internisten-Kongreß in Wiesbaden. Die Kranken müßten glutenfreie Nahrung zu sich nehmen, also alle Speisen meiden, die Mehl von Weizendinkel, Roggen, Hafer uunnd Gerste enthalten. (Ärzte Zeitung 66/13.4.1994/4)
Nun denke doch einmal logisch mit: Wenn Getreideessen in vielen Menschen tumorartige Wucherungen des lymphatischen Gewebes bewirkt, wie kann es bei anderen gesund sein? Bei denen, die keine Zöliakie entwickeln, wirkt sich das Getreide dann in noch nicht erkennbarer Art und Weise versteckt krankmachend aus oder führt zu einem frühen Tod...

6132 📖 213, 845 »**In dem Maße, wie der Körper gesünder und reiner wird**, verträgt man das früher so wohlschmeckende Essen immer weniger. Hat man sich eine Zeitlang an Rohkost gewöhnt, so können gekochte Speisen und tierische Produkte Übelkeit und Durchfall hervorrufen. Der Körper lehnt wie der eines gesunden Kindes ungeeignete Nahrung unmittelbar ab. (...) Der Körper wird geheilt, wenn er mit der Nahrung und dem Leben Liebe erfährt. (...) Wir müssen mit den Universalgesetzen der Natur arbeiten. Um in den **Garten Eden zurückzukehren**, ist manches erforderlich: Entgiftung des Körpers, natürlichere Umgebung, Arbeit mit der Erde, durchgeistigter Lebensstil, Vervollkommnung jeder nachfolgenden Generation...« (KULVINSKAS, V, Leben und überleben, Hirthammer Verlag)

6133 📖 856 Ein Obdachloser bettelt vor dem Kaufhaus eine gut bekleidete Frau an.»Entschuldigen Sie bitte, schöne Frau, ich habe seit sechs Tagen nichts mehr gegessen.« »Mein Gott«, sagt sie, »ich wünsche, ich hätte Ihre Willenskraft.«

6134 📖 620 Konsequentes Vermeiden von Kochsalz reduziert **Eiweiß im Urin** und entlastet die Nieren. (Zeitschrift für Kardiologie, Band 83, 1993, S. 76)

> Bedenke als noch Gesunder:
> **Die Menschen verdrängen lieber ein Risiko, als gegen drohende Gefahren zu planen.**

6135 📖 102 **Milieu im Uterus entscheidet über das spätere Diabetes-Risiko**
Das im Vergleich zu gesunden Frauen veränderte Milieu in der **Gebärmutter** bei diabetischen Schwangeren hat für den Feten schwerwiegende Folgen: Sein Risiko, später im Leben selbst an Diabetes zu erkranken, ist deutlich erhöht. (...) sei nachgewiesen worden, daß der Transfer von Glukose und Aminosäuren durch die Plazenta bei trächtigen Ratten mit leichtem Diabetes erhöht sei. Dadurch würden die Betazellen des Feten stimuliert und Insulin vermehrt ausgeschüttet. Außerdem werde das Wachstum des Feten gesteigert. Dadurch vermindert sich dann im späteren Leben des Tieres die Kapazität zur Insulinsekretion. (Ärzte Zeitung 193/27.10.1994/17)
Erkenne: Es sind nicht die Gene, es ist die (durch richtige oder falsche Ernährung bedingte) Gesundheit der Mutter, die bestimmt, ob ein Kind später krank wird oder nicht. Ob es sich dabei um Diabetes oder Krebs handelt, ist in meinen Augen das Gleiche!

6137 📖 966 Nur keine Ängste! LOGUE, A., »Die Psychologie des Essens und des Trinkens«, Spektrum Verlag. Auszug: Umgekehrt erregt eine Speise, die noch nie gekostet wurde Skepsis - manchmal sogar Widerwillen. **Die Wissenschaft nennt das Neophobie, die Angst vor Neuem.** Volkstümlich gesagt: Was der Bauer nicht kennt, frißt er nicht! Es gibt kaum einen Europäer, der Spaß daran hätte, geschmorte Ratten zu probieren, die immerhin bei 42 Völkern weltweit im Kochtopf schmurgeln. Doch hätten wir sie seit unserer Kindheit auf dem Teller, wären sie für uns selbstverständlich.(...) Oft wissen wir instinktiv was gut für uns ist und was nicht. So trinkt kaum ein Afrikaner Kuhmilch, da er den Milchzucker nicht verträgt und fürchterlichste Blähungen bekommt. So stopfen sich Kleinkinder manchmal Lehm und Erde in den Mund, wenn sie an Mineralstoffmangel leiden.
Diese Neophobie steckt natürlich auch in Dir, wenn Du mit der UrKost anfängst. Das ist ja zuerst auch alles so ungewohnt, Dir so vollkommen fremd.

6138 **Frühstücke früh!** Bedenke: Morgens früh nüchtern zu bleiben ist eine (wie immer) falsche wissenschaftliche Überlegung. Der Körper sei in der Entgiftungsphase. Weshalb er dabei nicht auch Nährstoffe aufnehmen sollte, ist unerfindlich. Gerade zum erforderlich glatten Übergang aus dem Schlaf- in den Wachzustand ist eine schnelle Nahrungsaufnahme erforderlich. Weil der Körper sie aus genetisch geprägten Gründen sofort in Energie umsetzt. (Was auch alle weiter Schlechtkost Essenden gut merken sollten, weil sie davon nicht dicker werden.)

> *Das Maul ist des Leibes Henker - und Arzt*
> (Alter Spruch)

6139 a) **Verzehr von Ameisen soll Krankheit und frühes Altern verhindern**
Gesunde Ernährung liegt im Trend, auch in China. Für den Europäer vielleicht etwas ungewohnt klingt der Rat, den Professor Wu Zhicheng in der ostchinesischen Stadt Nankin all denen gibt, die hundert Jahre alt werden wollen. Er empfiehlt laut AFP den Verzehr von Ameisen. Mehr als 40 verschiedene Kuchen und etwa ein Dutzend Alkohol- und Teesorten hat Wu bisher auf Ameisenbasis entwickelt. Nach Angaben der Zeitung »Neues China« ist der Professor ein bekannter Ameisenexperte. Die kleinen Krabbeltiere bezeichnet er als wahren Schatz, was ihren Nährstoffgehalt angeht. (Medical Tribune 10/11.3.1994/29) Hast Du Deine erste Scheu davor überwunden, so erweckst Du mit dem ersten Berühren des unterdrückten flinken Läufers die dafür eingerichtete schlummernde Urprogrammierung in Dir - und das Knabbern daran wird zur gar nicht so üblen Selbstverständlichkeit.
Ameisen können mutige Schwangere ruhig ab und zu mal zwischen ihren Zähnen zerbeissen. Schmecken fein nach Zitrone. So sichern sie sich ihren Vitamin B12 Vorrat (→LV9490b)

6139 b) **Ameisen essen** (→ LV 9108, 9480) wegen B_{12}-Depotauffüllung: „Meinst Du im Ernst, daß wir Ameisen essen sollten – Du bist doch sonst so strikt dagegen, was vom Tier – also Leichen – zu essen!" Ameisen werden von höheren Lebewesen so oft zertreten, getötet, sie sind so stark reproduktionsfähig, haben kein „Gesicht", und niemand bezeichnet eine getötete Ameise als Leiche. Sie schmecken ausgezeichnet, und zwar nach Zitrone. Ebenfalls Grillen. Kleine Kinder nehmen sie ohne Scheu zu sich. „Also, ich würd' Ameisen nur essen, wenn ich am Verhungern wäre!" sagst Du. - Und dann auch nur die leckeren Schenkelchen nehmen, nicht wahr ...

6140 📖 721 "**Ich bin zu dürr!**"
»Ich fühle mich zwar blendend - aber ich bin viel zu dürr von der UrKost!«, klagst Du. Sei doch froh. Was willst Du mehr! Rank und schlank, ohne mitzuschleppenden Ballast - das ist doch wunderbar. Sieh Dir mal die Bonobos oder Schimpansen an, wie dürr die sind. Du bist für eine Speckschicht, wie sie die Schweine und Robben besitzen, gar nicht geprägt worden. Aber vielleicht vergrößerst Du den Wildkräuteranteil an Deinem Essen mal etwas, dann nimmst Du gleich zu. Denke auch daran, wenn Du zu dünn bleibst, ob Du wirklich in allen Punkten der Ganzheitstherapie des Verfassers gefolgt bist! Viele meiner Schmalzrippchen nahmen plötzlich rapide an Gewicht zu, als sie die Gift- und Elektrobelastungen in ihren Wohnungen weggebracht hatten.

6141 a Eine Neuheit, die Dich verzaubern wird: Die Kenari-Nuß! Butterschmelzende Weichheit gibt's beim Orkos-Versand (→Rz 980[2]). Übrigens: Orkos lagert die Nüsse (wie auch Tropenfrüchte) bei einer Temperatur von 13 - 15 Grad, das Gemüse bei 6 Grad und Trockenobst bei 1 Grad Celsius.

6141 b Zwischen dem quantitativen Fleischkonsum einer Bevölkerung und ihrer Kolon-Karzinom-Prävalenz (Anfälligkeit) besteht nach Darstellung des Onkologen eine enge Korrelation. (Ärzte Zeitung 56/27.3.1993/15)

Gesundheitsgebot:
Die Natur bietet Dir hier die große Chance, Dein Leben in Tausend Wonnen zu verbringen. Abzüglich einer: übertriebener Gaumengenuß.

Faust. Hat die Natur und hat ein edler Geist	Begib dich gleich hinaus aufs Feld,
Nicht irgendeinen Balsam ausgefunden?	Fang an zu hacken und zu graben,
Mephistopheles.	Erhalte dich und deinen Sinn
Mein Freund, nun sprichst du wieder klug!	In einem ganz beschränkten Kreise,
Dich zu verjüngen, gibt's auch ein natürlich Mittel;	Ernähre dich mit ungemischter Speise,
Allein es steht in einem andern Buch,	Leb' mit dem Vieh als Vieh, und acht' es nicht für Raub,
Und ist ein wunderlich Kapitel.	Den Acker, den du erntest, selbst zu düngen;
Faust. Ich will es wissen.	Das ist das Mittel, glaub',
Mephistopheles. Gut! Ein Mittel, ohne Geld	Auf achtzig Jahr dich zu verjüngen!
Und Arzt und Zauberei zu haben:	(Aus Faust I von Goethe)

📖 761 Auch die äußeren Schalen mitessen. Warum?
Phenolsäuren finden sich überwiegend in den Randschichten der Pflanzen. So sind z. B. in Kartoffeln 50 % der Kaffeesäure in der Schale sowie im angrenzenden Gewebe zu finden. Warum? Der Grund für die hohe Konzentration der Phenolsäuren im Schalenbereich von Gemüse und Saaten ist in ihrer Funktion als Antioxidans zu sehen. Phenolsäuren in den Randschichten schützen das darunter liegende Gewebe vor Sauerstoffmolekülen. Der Phenolsäure-Gehalt ist in frisch geerntetem Obst und Gemüse am höchsten, da Phenolsäuren aufgrund ihrer Oxidationsempfindlichkeit während der Lagerung abgebaut werden. (PHAN, C. T. Phenolies in Carrots, CRC Press, Boca Raton 1991/559-67)

📖 Das überlesen die Schulmediziner, auch wenn's von ihrer Seite kommt: Durch einen hohen Verzehr von frischem Gemüse und Obst wurde eine Verminderung des Krebsrisikos auf weniger als die Hälfte beobachtet. Das deutlichste Ergebnis zeigte dabei frisches, unerhitztes Gemüse: in 87 % aller Studien wurde eine vorbeugende Wirkung beobachtet. (STEINMETZ, K. A., POTTER, J. D., Vegetables fruits and cancer, Cancer Causes Control 2 (1991a) 325-57 und 427-42)

> *Reichtum spendet die Erde verschwenderisch, friedsame Nahrung, und sie gewährt euch Gerichte, die frei sind von Mord und vom Blute.* (Ovid)

6200 Falsche Ernährung

📖 230, 705 Das versteht man unter vollwertiger Ernährung In der Klinik-Broschüre wird zwar unter der Überschrift »Essen und Trinken hält Leib und Seele zusammen« unter anderem folgender Text angeführt: »Darum servieren wir Ihnen eine gesunde vollwertige Ernährung, zusammengestellt von Ernährungsfachleuten« usw. Die Tatsachen waren: Mein Frühstück bestand wechselweise aus einer kleinen Kanne Kaffee oder Tee sowie fabrikmäßig abgepackten kleinen Kunststoffbehältnissen mit Butter, Marmelade, Quark, Milch und zwei, drei Scheiben Schwarzbrot. Zu Mittag: eine Schale Suppe, auf einem kleinen Menüteller ein kleines gedünstetes Fleckchen Rindfleisch, etwas Schweinefleisch, etwas Spargelgemüse und eine geviertelte Salzkartoffel. Als Nachspeise ein kleines Schälchen Kompott. Das Abendbrot aus einer Schale Milchreis oder Grießauflauf oder auch aus einer Teigwarensuppe, jeweils mit einer kleinen Schale Kompott oder kunststoffverpackter Milch. Ich erhielt in diesen elf Tagen zwei Äpfel und zwei Bananen. Weiteres Gemüse oder gar Salate bekam ich nie zu Gesicht.« (Leserbrief in »Die Gesundheitsinsel für Waerlandfreunde«)

📖 526 Was ist drin in Kuchen und kandierten Füchten? Zur Herstellung von Torten, Kuchen und Stollen produziert die Industrie kandierte Früchte. Hierzu verwendet man u.a. Pulp der grünen Papaya oder der Wassermelone, die in einer Soße aus doppelschwefelsaurem Natrium - als Konservierungsmittel - gelagert wird. Neben dem hochkonzentrierten Zucker werden diesen kandierten Früchten Natriumbenzoat, Glukose, chemische Farbstoffe wie grüne, rote und gelbe Aniline, chemisch gewonnene Zitronensäure und andere Stoffe zugesetzt.

📖 473, 526, 772 Bei gesunden Personen mit intakter Immunabwehr ist die Salmonellen-Enteritis eine sich selbst-limitierende Infektion, die nur eines Flüssigkeitsersatzes bedarf. In schweren Fällen mit einem Flüssigkeitsverlust mit über zehn Prozent des Körpergewichtes ist allerdings eine bilanzierte Elektrolyt - und Flüssigkeitssubstitution indiziert. Treten Komplikationen (z. B. Sepsis) auf oder handelt es sich um Risikopatienten, so empfiehlt Dr. Siegfried Münch, Oberarzt am Städtischen Krankenhaus Kulmbach, die Gabe von Ciprofloxacin (Ciprobay®) in einer Dosierung von täglich zweimal 250 bis 750 Milligramm. (Ärzte Zeitung 144/25.8.1993/8) Warum ich die Dosierung hier aufführe? Na, wenn Du Dich als Fleischesser demnächst mit Salmonellen infizierst und sie Dich ins Krankenhaus bringen, kannst Du eine falsche Behandlung verhindern. Ich stelle Dir hier mal die ungefähre Anzahl der Dir gefährlich werden könnenden Fäulnisbakterien von zwei Tage alten Lebensmitteln zusammen: (→Lv6203)

📖 412 Fäulnisbazillen in 1 Gramm (Das sind diesmal tatsächlich Krankheitserreger, weil Fleisch keine artgerechte Ernährung darstellt.)

Beefsteak	1.500.000	Fischfleisch	120.000.000
Schweinefleisch	2.900.000	Ei	150-220.000.000
Rinderleber	31.000.000	Kalbsmist	15.000.000
Hamburgerbeef	75.000.000	Pferdemist	25.000.000
Schweineleber	95.000.000	Früchte	30
Pflanzen	60		

> Proteste gegen die Gentechnik nützen nichts. Es geht um Milliardengewinne der internationalen Konzerne. Um Marktbeherrschung und politische Einflußnahme. Weil Revolutionen aus der Mode gekommen sind, wäre das einzig wirksame Mittel ein Boykott aller Waren der Nahrungsmittelindustrie. Aber auf Schokoriegel verzichten, auf Pizza und Limo? Machen wir uns keine Illusionen. Die Sorge um eine intakte Natur wird nicht wichtiger genommen als ein paar Ameisen auf einer geplanten Flugplatzerweiterung. Das Problem sind nicht nur gentechnisch veränderte Nahrungsmittel, deren Kauf man boykottieren kann, sondern unsere unveränderten Vorlieben für Schokoriegel und Limo.

6204 📖 240 **Milch solltest Du nicht mehr trinken** Tiermilch ist in ihrer Zusammensetzung ganz auf das Wachstum des Jungtieres abgestimmt. Je schneller ein Tierkind sein Gewicht verdoppeln muß, um baldmöglichst von der Mutter unabhängig zu sein, um so höher ist der Milcheiweißgehalt. (Als Beispiel: Kaninchen-Milch 41% Eiweiß, Gewichtsverdoppelung in 6 Tagen; Kuhmilch 21% Eiweiß, Gewichtsverdoppelung in 47 Tagen; Muttermilch 11% Eiweiß, Gewichtsverdoppelung des Menschenbabys in 180 Tagen.) Kuhmilch ist genau auf die Bedürfnisse des Kälbchens abgestimmt: schnelles Wachstum, starker Knochenbau, kräftiges Fell - jedoch mäßige Gehirnentfaltung. (Eiweißanteil - bezogen auf die Trockensubstanz)

6205 📖 804 **Bier am Abend** Stoffwechsel: Schweizer Forscher untersuchten metabolische (Stoffwechsel) Folgen des Alkoholkonsums Schon ein Bier am Abend bremst die Lipidverbrennung (eigentliche Fette) und macht dick. (Ärzte Zeitung, 12.7.1992)

6206 📖 526 **Fabrikzucker, dieses Lieblingsgift der Omas, die damit ihren Enkelkindern die Zähne zerschlagen und sie so dem Krebs u.a. Leiden überantworten, ist nichts als reine Chemie.** Der Zucker wird aus Zuckerrüben gewonnen, diese werden gewaschen, geschnitzelt, dann ausgelaugt. Um den Zuckersaft zu reinigen, wird Kalk zugesetzt. Diese Scheidung vernichtet infolge ihrer alkalischen Reaktion fast alle Vitamine. In die mit Ätzkalk vermischte Flüssigkeit wird Kohlensäure geleitet, um den Kalk zu füllen. Die saturierte Flüssigkeit wird in Filterpressen gepumpt, um den Zuckersaft von dem Schlamm zu trennen. Nach einer weiteren Behandlung mit Kalziumsulfit, wodurch gleichzeitig der Saft durch die schweflige Säure gebleicht wird, dampft man den Dünnsaft zu Dicksaft ein und kocht ihn im Vakuum bis zur Kristallisation.
Durch Ausschleudern in einer Zentrifuge wird die Masse in Sirup und Rohzucker getrennt. Dieser Rohzucker muß in den Zuckerraffinerien in Verbrauchszucker verwandelt werden, wozu eine nochmalige Reinigung mit Kalk-Kohlensäure, ein nochmaliges Bleichen mit schwefliger Säure, Filtrieren durch Knochenkohle und »auf Korn kochen« notwendig ist.
Dieser chemische Giftstoff, der sich dann Zucker nennt, ist Hauptbestandteil Deiner Süßigkeiten, wohl bekomm's!
Und glaube bloß nicht, daß Fruchtzucker, Rohzucker, Traubenzucker, Milchzucker, Rohrzucker, brauner Zucker, nicht raffinierter Zucker gesünder wären!

6207 a) 📖 741 **Ohne Salz keine Lust aufs Saufen** Dem Zusammenhang zwischen Alkoholkonsum und Kochsalzverbrauch ging J. P. van de Walle aus den Niederlanden in einer umfangreichen Untersuchung nach. Dabei zeigte sich ein eindeutiger Zusammenhang zwischen dem größeren Alkoholverbrauch in den Gruppen, die entweder wegen salzfreier Ernährung eines Familienmitgliedes nachsalzen oder die Salz verwenden, ohne vorher das Essen gekostet zu haben. Umgekehrt hatten diejenigen einen signifikant geringeren Alkoholverbrauch, die nie das Essen nachsalzen. (Presse Médecinal. 20, 1991, 1491) Muß ich dazu noch einen Kommentar abgeben?

6207 b) 📖 691 **Hier der lächerliche Grund dafür, daß Salzessen nicht einzuschränken** Ergebnissen einer neuen Studie aus Jena zufolge kann vermutet werden, daß die Deutschen nicht viel mehr Salz essen als von der Deutschen Gesellschaft für Ernährung empfohlen wird. Frauen liegen nur 0,8 g und Männer 2,5 g über der Empfehlung von 6 g/d. Der Unterschied zu der in anderen Studien zugrunde gelegten, durchschnittlichen Aufnahme von 12 g/d erklären sich die Forscher damit, daß früher die Verzehrsmenge auf Basis von Verkaufszahlen (und nicht der tatsächlich verzehrten Lebensmittel) errechnet wurde. Aufrufe, die Aufnahme um ca. 6 g/d zu reduzieren, hält Prof. Stumpe aus Bonn besonders in bezug auf ältere Menschen für gefährlich. Alte Menschen trinken z.T., infolge eines verminderten Durstempfindens, sowieso schon zu wenig. Wegen der guten Wasserbindungsfähigkeit von Salz kann eine zu geringe Zufuhr zur Dehydratation führen. Treten nun noch starke Flüssigkeitsverluste (Durchfall) auf, besteht die Gefahr von Auswirkungen auf das Herz-Kreislauf-System (Herzrhythmusstörung oder Kreislaufkollaps). Aber auch der strikte Zusammenhang zwischen Blutdruck und Salzaufnahme wird heute immer mehr in Frage gestellt. Nur ca. 30% der Bevölkerung reagieren auf eine Salzrestriktion mit einer Blutdrucksenkung. Alkoholkonsum und das Körpergewicht sind für den Blutdruck mindestens genau so wichtig.
(Informations- und Dokumentationsstelle im Institut für Ernährungswissenschaft der Justus-Liebig-Universität Gießen/August 1995)
Hier haben wir den dummen Grund gefunden, weshalb plötzlich das weiße Gift Salz empfohlen wird: um das Trinken anzuregen. Natur und natürliches Verhalten interessiert die Professoren einfach nicht mehr. So müssen sie mit allem, was sie raten, völlig danebenliegen. Dir soll klar werden, nachdem Du hier so grundlegend die Naturgesetze der Gesundheit (ich hoffe mit Amüsement) studiert hast: Die Primaten sind von der Natur aus nicht zum Trinken vorgesehen. Sie haben das bei einer natürlichen Ernährung nicht nötig. Deshalb muß die Empfehlung der Wissenschaftler falsch sein, mittels eines Suchtstoffes (Salz bedeutet für den menschlichen Körper Gift!) *künstlich* in ihm Durst erzeugen zu wollen.

6207 c) Salz ist für Kinder ein tödliches Gift. In einem amerikanischen Krankenhaus verwechselte eine Schwester Salz mit Zucker bei der Babynahrung. Mehrere Kleinkinder starben, andere wurden schwer krank.

6208 📖 635, 637 **Destilliertes Wasser: paß auf !** Nochmals anderer Meinung:
Aus epidemiologischen Studien ergaben sich Hinweise auf eine inverse Beziehung zwischen *Sterblichkeit durch Herzkreislauferkrankungen und Trinkwasserhärte.* (arznei-telegramm, 7/91)

6209 📖 637 Nach Versuchen scheint erwiesen, daß destilliertes Wasser anti-isotonisch wirkt, den isoosmotischen Druck senkt und dadurch die roten Blutkörperchen zerstört. (New Engl. Journal of Medicine, 1967/377)
Wie wird die anti-isotonische Wirkung von destilliertem Wasser begründet? Viele Ärzte und Biologen behaupten, daß der Stoffaustausch nach den Gesetzen der Osmose abläuft. Das ist eine nur mechanistische Sicht. Jeder gesunde Organismus hält die Stoffe zurück, die er braucht, auch wenn die Konzentration im Innern höher ist als außen. Ich möchte an die Rückgewinnung aller wertvollen Stoffe in den Nieren erinnern. Stets ist der Körper der Meister. Wenn nicht, ist der betreffende Organismus krank. Weitere Gründe, destilliertes Wasser abzulehnen:

1. Destilliertes Wasser weist eine sehr hohe Wasserstoffionenkonzentration auf, d.h. der pH-Wert ist sehr niedrig. Wer durch Schlechtkost übersäuert ist, wessen Nieren es nicht mehr schaffen, die vielen Wasserstoffionen auszuscheiden, der kann durch destilliertes Wasser ernstlich geschädigt werden. Ebenso kann es beim Fasten zu Problemen führen, wenn die Nieren wegen der Ausscheidung der Schlacken überlastet sind.
2. die Reinigungsleistung läßt bei leicht flüchtigen Stoffen zu wünschen übrig (insbesondere organische Stoffe, Dioxine, Chlorverbindungen). Sie gehen mit dem Dampf in das Destillat über. Die Gerätehersteller verschweigen dies.
3. Destilliertes Wasser schmeckt widerlich. Dem kann nur durch einen Aktivkohlefilter abgeholfen werden, der nachgeschaltet wird. In diesem Filter können sich Bakterien sammeln, die das Destillat irgendwann unkontrolliert verschmutzen.
4. Wird das Wasser mit einer elektrischen Heizspule verdampft und mit einem elektrischen Lüfter abgekühlt, soll das Wasser durch die elektromagnetischen Felder in seiner molekularen Struktur verändert werden. Das sollen Forschungen von Rudolf Hauschka und Fritz-Albert Popp erbracht haben.
5. Die Destillation ist teuer und mit einem hohen Ressourcenverbrauch verbunden. Pro Liter Wasser werden 0,85 bis 1 KWh an Strom und damit etwa 2,5 bis 3 KW an Primärenergie verbraucht. Man kann sich ausrechnen, welche zusätzliche Kraftwerkskapazität installiert werden müßte, wenn jeder Deutsche oder Erdenbürger nur einen Liter am Tag konsumieren würde. Ein Gerät, das 500 DM kostet, eine Kapazität von 0,6 l/h hat und für jeden Liter zusätzlich Kosten von knapp 20 Pf. verursacht, ist schlechter als eine Umkehr-Osmose-Anlage, die für eine deutlich bessere Wasserqualität sorgt, je nach Wasserdruck 10-15 l/h bringt und mit keinen Energiekosten verbunden ist.

Ein Umkehr-Osmose-Gerät könnte aber auch für einen UrKöstler eine gute Anlage sein. Auch wenn er keinerlei Wasser trinkt. Schließlich gibt es immer Salat oder Wurzelgemüse zu waschen, Trockenfrüchte oder Nüsse einzuweichen. Das Leitungswasser ist dafür zu giftig. Auch den Grünpflanzen bekommt das Leitungswasser nicht gut. Ferner für durstige Normalköstler, die man zu Gast hat, zur Reinigung von Geschirr, Gläsern, Scheiben, Gesichts-, Haar- und Körperpflege. Kleiderwäsche mit weichem Wasser spart Waschmittel.

Wasser trinken? In Leitungswasser ist in aller Regel das Gift Chlor zugesetzt, man überlegt auch schon, dem Trinkwasser das hochtoxische Natriumfluorid beizumischen, zur »Kariesbekämpfung«, wie es heißt! (→LV 6310)
In Frankreich ist das bereits üblich. In anderen Ländern wird Fluor zugesetzt. Stell Dir mal diesen Schwachsinn vor, und das alles nur, weil geschäftstüchtige Schurken dieses Abfallprodukt der Metallverarbeitung, Fluor, verkaufen wollen. In jedem Fall ist Dein Leitungswasser mit Pestiziden und Nitrat verseucht, es gibt zwar sogenannte »Grenzwerte«, aber was will das Wasserwerk machen, wenn diese überschritten sind? Dir dann das Wasser abstellen?

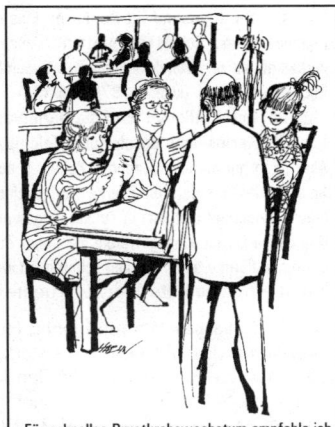

»Für schnelles Brustkrebswachstum empfehle ich der Dame Knödel mit Speck vom speziell antibiotikagespritzten Schwein. Vielleicht auch Schnitzel vom mit vielen Wachstumshormonen gemästeten Kalb. Als besonders prostatawucherungsfördernd rate ich dem Herrn Gemahl zu einem Steak von Rindern mit reichlich Clenbuterol-HIC-Injektionen, lange Krankschreibungszeiten garantiert. Für das Töchterlein haben wir heute die hausgemachten Salzburger Nockerl, die in Verbindung von bester Puderzuckerung mit Klebemehl schnellstens zu schönen künstlichen Zähnen verhelfen. Unsere Schokoladen-Mousse als Abschlußdessert erspart Ihnen allen dann noch für einige Tage den so lästigen Gang zum WC.«

709 Manchmal schmachtest Du unter der UrKost nach einem Stück Brot. Tröste Dich. Ich hoffe, Du bist inzwischen durch die Presse informiert, was die Bäcker Dir alles an Giften da hinein mixen - neben Seifenresten, Gips und Tocopherolen.
In einem *Brötchenbackmittel* sind enthalten: Zucker, Malzmehl, Verdickungsmittel Guarkernmehl E 412, Emulgator verestertes Mono-Diglycerid E 472e, Lecithin E 322, Monoglycerid E 471, Malzextrakt, Sojamehl, Säureregulator Phosphat E 341, Weizenkleber, Mehlbehandlungsmittel Ascorbinsäure E 300, L-Cystein 920, Enzyme. (Übrigens, die flinken Helfer L-Cystin und L-Cystein sind aus Schweineborsten oder Menschenhaaren produziert worden.) (→LV 6320)
»Aber Cystein ist doch was ganz Natürliches, eine Aminosäure...« *Tortenguß* auf dem Kuchen wird aus Knochen von der Freibank hergestellt wie Gelatine und die Gelenkschmiere-»Heilmittel«.

1 688 **Am liebsten essen Kinder Pommes frites** Kinder essen am liebsten Pommes frites, vor Leber laufen sie davon. Das ergab eine Umfrage der Zeitschrift »Eltern« unter 2 110 Schülerinnen und Schülern zwischen sechs und 14 Jahren. Auf dem zweiten Platz hinter den »Fritten« stehen Spaghetti, Pizza und Hamburger. Platz fünf nimmt »Süßes« (Schokolade, Gummibärchen, Lakritze, Fruchteis und Kuchen) ein. Auf Rang sechs schließlich stehen Hähnchen. Auf den unbeliebtesten Speisen führt Leber die Rangliste an. Es folgen Knoblauch, Hirn und Haferschleim. Auf Platz fünf rangiert Kohl. (EXPRESS vom 3.4.1987)

2 613 **Milch - das krankmachende Getränk** SCHÖNHOLZER, G., »Bestehen Bedenken gegen die Milch«, Der Sportarzt, 60, 144
SPILLER, W., Kuhmilch macht krank, Waldthausen Verlag

3 705 **Eben noch beim Essen: ... und plötzlich waren sie tot**
Welche Speisen führten zum anaphylaktischen Schock und brachten die Leute um? Was war darin verborgen, wie hieß das auslösende Allergen? Das führte zum Tod:
Wurstauflage einer Pizza, Chili mit Erdnußbutter, Krabbensalat, in betrunkenem Zustand verzehrt, Vietnamesisches Essen, angeblich erdnußfrei, Kuchen, Erdnußbutter, Falafel-Burger, Likör, Kuchen, Eiskaffee, Sandwich, Keks, Milchschokolade, Keks, Wurstsandwich, Senfsoße, Käsekuchen, Käsefondue, Hamburger. Authentische Fälle nach VIETHS u.a. (Medical Tribune 13/31.3.94/11)

6214 📖 705 **So ungesund ist Popcorn:** Eine mittlere Portion hat 56 Gramm Fett, mehr als ein Big-Mac oder ein Steak mit Kräuterbutter und Pommes frites. Schuld am »fetten« Popcorn ist Kokosnuß-Öl, in dem die Maiskörner geröstet werden. Das Fett verursacht Arterienverkalkungen und Herzkrankheiten.»Gesünder wäre es, die Maiskörner mit heißer Luft zum 'Poppen' zu bringen«, so Ernährungsexperte Michael Jacobson. (science, 37/1996/134)

6215 📖 705 **Durch Alkohol wird die Darmwand für Toxine durchlässig** (Ärzte Zeitung 90/18.5.1994)

6216 📖 705 **Karies auch durch Kartoffelchips**
Aber nicht nur die verschiedenen Zucker schaden den Zähnen, sondern prinzipiell jedes vergärbare Kohlenhydrat. Dazu gehören alle stärkehaltigen Produkte, sofern die Stärke »aufgeschlossen« wird (durch Kochen oder anderweitiges Erhitzen). Die Stärkekörner werden nämlich in die Plaque eingebaut und dort in Zucker umgewandelt. So kommen auch die beliebten Kartoffelchips zu einem erheblichen kariogenen Potential! Und einige Erfrischungsgetränke mit hoher Zucker- und Phosphorsäurekonzentration greifen die Zähne in einem derartigen Tempo an, daß die Spuren in Form weißer Flecken schon nach wenigen Tagen sichtbar werden. (Ärztliche Praxis, Nr. 13, 12. Februar 1994/27)
Nicht eingeweichte Trockenfrüchte können zu Karies führen. Hier sofort gründlich Zähne putzen!

6217 📖 705 **Blähungen** Warum blähen Hülsenfrüchte so stark?
Sie blähen deshalb besonders stark, weil sie die Oligosaccharide Stachyose und Raffinose enthalten, die nicht enzymatisch aufgespalten werden können. Alle Vegetarier und auch Rohkostesser haben mehr mit Blähungen zu tun als Normalkostesser. Angeblich, weil die Kohlenhydrate nur einen schwachen Reiz auf die Säureproduktion im Magen auslösen und weil Gemüse rasch in den Darm weiterbefördert wird. Dabei bleibt der Magenpförtner offen, so daß Magensäure in den Zwölffingerdarm gelangt. Das Milieu im oberen Darmbereich ist dann nicht alkalisch, sondern sauer, sagen die Mediziner. Ich bin davon nicht so ganz überzeugt. Festgestellt haben die Mediziner, daß zudem 15% der aus Getreide hergestellten Nahrungsmittel oder auch Getreide selbst unverdünnt in den Dickdarm gelangen, wo keine Verdauung mehr möglich ist. Hier können sie dann starke und auch schmerzende Blähungen erzeugen. Da bei erwachsenen Menschen die Laktose nicht gespalten werden kann, weil das zuständige Enzym fehlt, führen die meisten Milchprodukte zu Blähungen. Darmgase bestehen zu 99% aus Stickstoff, Wasserstoff, Kohlendioxid, Methan und Sauerstoff. Die Zusammensetzung hängt von der Ernährung ab. Ihr übler Geruch rührt von dem einen Prozent her: Ammoniak, Schwefelwasserstoff und den flüchtigen Fettsäuren Essigsäure, Buttersäure und Propionsäure. Die unangenehmsten Düfte produziert das Bakterium Clostridium difficile, das sich bei Darmentzündung stark vermehrt, wenn dagegen Antibiotika gegeben werden.
»Die Darmgase gehen auf zweierlei Weise ab: Erstens via naturalis über den Anus und zweitens über die Lunge. Das große Rätseln, woher übler Mundgeruch kommt, müßte überhaupt nicht sein: Darmgase werden genauso resorbiert wie Nahrungsbestandteile. Physikalisch im Blut gelöst, gelangen sie in die Lunge und damit in die Aus-Atemluft«, meint ein Professor in einer Fachzeitung dazu.

6218 📖 412 **Rindersuppe ohne Fleisch - trotzdem alles andere als gesund!**
Klare Rindersuppe Instant (100g) - wie sie von Lebensmittelkonzernen hergestellt wird: Dosierung: 17 g Pulver für 150 ml Wasser

getrocknetes Gemüse granuliert(Möhren, Sellerie, Lauch)	2,0 g	Gewürz-Aromasalz	0,05 g	Ajinomoto (Geschmacksverstärker)	0,2 g
Fettpulver	2,0 g	Suppengrün-Aroma	0,1 g	Kochsalz	6,0 g
Natriumglutamat (Geschmacksverstärker) Fleischbrühe	3,0 g	Macis-Aromasalz	1,0 g	Instant-Nudeln	5,0 g
Proteinhydrolysat (Würzstoff)	5,0 g	Fleischsaft-Aroma	0,2 g	(geschmacksneutraler Füllstoff)	
		Maltodextrine	75,45 g	Snowflake C 875	

Der amerikanische Konzern General Foods bastelt aus Wasser und Glukosesirup, Milcheiweißpulver, Stärke, Farbe, Aromen und Säuren vor allem täuschend echte Apfelstückchen. Zu finden sist sie vorwiegend in Apfeltorten. Dem Bäcker erleichtert es die Arbeit: Er rührt das Fertigpulver einfach mit etwas Wasser an. (BamS, 10.7.1994)

6219 📖 705 **Das tägliche Bierchen am Abend** kann dazu beitragen, daß der Mensch allmählich in einen Magnesiummangelzustand gerät. Alkohol hemmt die Magnesium (Mg)-Resorption, erhöht die Mg-Ausscheidung und führt so zu einem Mg-Defizit. Auch Medikamente, zum Beispiel Östrogene, Diuretika, Laxantien und Immunsuppressiva, können den Mg-Spiegel senken. (Ärzte Zeitung 29.8.1994/4)

6220 📖 705

Als Säurungs-Teigmittel ist in Gebrauch:		Die Emulgatoren sind:	
40,2%	Maisquellmehl	25,5%	Puderzucker
16,5%	Zitronensäure	20,5%	Weizenmehl
10,9%	Monocalciumphosphat	15,4%	Maltodextrin
10,7%	Salz	10,3%	Sojamehl
4,9%	Dextrose	10,3%	Diacetylweinsäureester
6,7%	Calciumsulfat (Gips)	7,2%	Guarkernmehl
3,1%	Calciumacetat	4,1%	Calciumcarbonat
1,2%	Natriumdiacetat	2,6%	Tricalciumphosphat
1,5%	Tricalciumsulfat (Mottengift)	1,0%	Schimmelpilzamylase
4,3%	Lecitin	1,0%	Ascorbinsäure
		2,1%	Lecithin

GESUNDHEIT & MEDIZIN

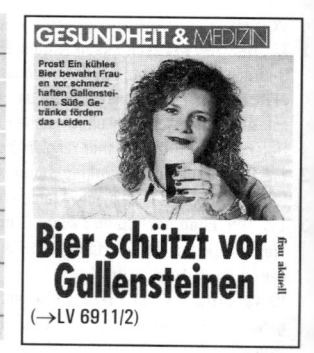

Prost! Ein kühles Bier bewahrt Frauen vor schmerzhaften Gallensteinen. Süße Getränke fördern das Leiden.

Bier schützt vor Gallensteinen

(→LV 6911/2)

Die *Teigsäuerungsmittel* sind laut Rezeptur aus folgenden Ingredienzen hergestellt: 40,2 % Maisquellmehl, 16,5 % Zitronensäure, 10,9 % Mono-calciumphosphat, 10,7 % Salz, 4,9 % Dextrose, 6,7 % Calciumsulfat, 3,1 % Calciumacetat, 1,2 % Natriumdiacetat, 1,5 % Tricalciumphosphat, 4,3 % Lecithin. *Emulgatorbackmittel* bestehen aus:
25,5 % Puderzucker, 20,5 % Weizenmehl, 15,4 % Maltodextrin, 10,3 % Sojamehl, 10,3 % Diacetylweinsäureester, 7,2 % Guarkernmehl, 4,1 % Calciumcarbonat, 2,6 % Tricalciumphosphat, 1 % Schimmelpilzamylase, 1 % Ascorbinsäure, 2,1 % Lecithin. (STERN, Nr. 27/1992)

▭ 705 **Herstellung von Margarine, Chips, Cornflakes** - **So wird das Kunstprodukt Margarine fabriziert:**
1. Ölsaat (vornehmlich von pestizidverseuchten Sojabohnen) wird 2. geschält, 3. zerkleinert, 4. extrudiert um das Eiweiß zu denaturieren, 5. entlecithinisiert. 6. entschleimt, 7. mit Natronlauge entsäuert, 8. mit Bleichmitteln entfärbt, 9. mit 250°C Wasserdampf desodoriert, 10. mit Nickelkatalysatoren unter Bildung neuer chemischer Verbindungen gehärtet, 11. umgeestert mit Natriumalkoholat, 12. fraktioniert mittels Kälte- und Lösungsmittel, 13. nachraffiniert, 14. rekombiniert durch Zugabe von Emulgatoren, 15. gegilbt mit Carotinen, 16. aromatisiert mit Säure und Salz, 17. eiweißangereichert um einen Buttereffekt zu erzielen und letztlich 18. haltbar gemacht mit Synergisten und Antioxidantien. Laß Dir die Stulle gut schmecken. Wie, Du ißt nur Butter? Nun, die ist als Tierfett noch schlimmer.

So kommen Kornflakes und Kartoffelchips zustande:
Vom Getreide werden Schalen und der Keimling abgetrennt. Der Mehlkörper wird vermahlen und kommt zusammen mit Zucker, Malz und Salz in den Extruder. Der Extruder kann alles: Er macht Kartoffelchips, Schokoriegel oder Erdnußflips genauso wie Brötchen. Er ist einem Fleischwolf ähnlich. Er verwandelt die Rohstoffe Zucker, Malz und Mehlgemisch durch Druck, Scherkräfte und Hitze in eine plastische, zähflüssige Masse. Die sich dann ausdehnt und steif wird. Ein Messer schneidet zum Cornflake-Produzieren die gelierten Stärkestränge in fünf Millimeter breite Streifen. Danach werden die Extrudate zu Flakes, Ringen oder Kügelchen geformt, abgekühlt und mit viel synthetischen Vitaminen besprüht. Gasdicht verpackt, erhält das Kunstprodukt aus gezuckertem und geröstetem Maismehl seine Knusprigkeit. Kartoffelchips entstehen ähnlich. Nur: Der Geruch nach frischen Bratkartoffeln stammt nicht von der Kartoffel, sondern von einer Chemikalie namens 2-Methoxy-3-äthylpyrazin... Das nennen die Chemiker modernes food-design zwecks Speichelbildung.. Weißt Du nun auch warum Du nicht mit dem Essen von Chips aufhören kannst, bevor die Tüte leer ist: Die Chemiker haben mit ihrem »backgroundflavor« dafür gesorgt, daß Dir immer auf's Neue das Wasser im Mund bei den nächsten Chips zusammenläuft... Und nun weißt Du auch, warum Du Dich nach dem Verzehr der Hamburger - ist übrigens nach dem gleichen Prinzip konstruiert - nie richtig satt fühlst... (ASKAR,A., BIELIG, H.J., Alimenta 1976/15/3)

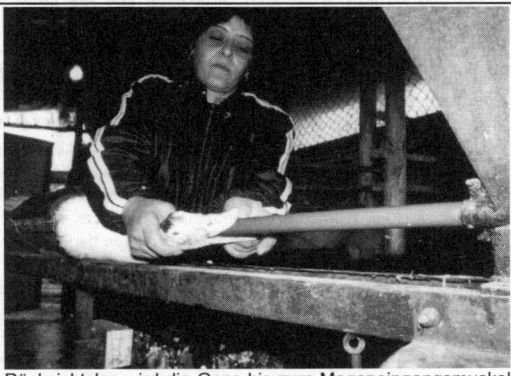

Rücksichtslos wird die Gans bis zum Mageneingangsmuskel in das Stopfeisen gestoßen, das die Lebermästmasse einpumpt - für den Gaumenkitzel sogenannter Feinschmecker...

▭ 301 **Milch- und Eipulver: ganz gefährliche denaturierte Stoffe, die mit Sicherheit krankmachen (in allen Eß-Riegeln drin)**
Für andere Forscher zeichnen nicht die Cholesterine für die Arteriosklerose verantwortlich, sondern die Oxidationsprodukte des Cholesterins, die durch die Bearbeitung und Verfälschung der Lebensmittel (Braten, Fritieren, Backen) erst entstehen. Als noch schlimmer wird die industrielle Verarbeitung durch die Lebensmittelfabriken angesehen, wenn sie Ei- und Milchpulver, Sprühfette oder auch nur Parmesamkäse herstellen. Weil aber die pulverisierten Eier und der Milch-Trockenextrakt in fast alle Kinder- und Erwachsenenprodukte (Fertigmenüs, Puddingpulver, Kinder-Milchschnitten, weiße Schokolade, Schokoriegel, Mayonaisen, Nudeln, Eiskrem und und und) reingerührt wird, deshalb ist die frühzeitige Arteriosklerose nach Ansicht der folgenden Wissenschaftler so verbreitet (was die Deutsche Gesellschaft für Ernährung vehement bestreitet): SIEBER, R., Ernährung/Nutrition 10/1986/547, FISCHER, K. H. u.a., Lebensmitteluntersuchung und Forschung 181/1985/14, HUBBARD, R. u.a., Progredience in Foot Nutrition Science 13/1989/17
Nur zu, ihr Mütter, folgt den süßen Schalmeitönen dieses Wissenschaftlers - der Bursche ist schließlich Professor, und zu dem schauen die Massenmenschen voller Ehrfurcht mit glänzenden Augen hoch. Selbst wenn sich das Kind dadurch mit den schlimmsten Krankheiten herumschlägt. Denn essen wollen sie heute nur noch Hamburger, Fritten und dazu Cola trinken: Dreckkost in höchster Potenz!

Professor Volker Pudel, bekannter Ernährungswissenschaftler, hat ein Buch geschrieben: »Ketchup, Bigmac, Gummibärchen.« Darin fordert er die Eltern auf: Lassen Sie ihr Kind ruhig essen, was es will! Vorschriften, Speiseverbote oder Zwang bei Tisch - das alles führt zu Eßstörungen, Unlust, schlechter Laune. Der Familienfrieden wankt. Kinder wüßten instinktiv von selbst, was ihr Körper braucht.
(BILD, 4.11.1995/2)

---

a) Vollwertkost ist gesund? Die Ernährungsberatung von Patientinnen mit Osteoporose ist oft schwieriger als zunächst vermutet. Selbst vermeintlich gesunde Kost wie Frischkornbrei hemmt die Kalzium-Bioverfügbarkeit, denn Phytinsäure aus unverarbeitetem Getreide geht mit Kalzium Komplexe ein. (Ärzte Zeitung 212/11.11.1995/15)

b) ▭ 708 Vollwertkost-Urteil
»Nach Jahren, eventuell erst nach 10 bis 20 Jahren kommt dann der gesundheitliche Zusammenbruch. Oft ein überraschend früh einsetzender Alterungsprozeß, etwa im arteriellen System, am Gelenksystem. Völlig verfahrene Zustände. Ich erlebe sie Tag für Tag in meiner Praxis. Natürlich will dann niemand wahrhaben, daß doch so gesunde Ernährungsweise der vergangenen Jahre verantwortlich sein soll für das jetzt in Erscheinung tretende gesundheitliche Fiasko.« (PIRLET, K., Erfahrungsheilkunde 1992/41/345)

▭ 705 **Vom Kindergeburtstag direkt auf OP-Tisch**
Bei dem kleinen Mädchen hatte die Fressorgie unliebsame Folgen. Eine davon: blutig tingierter Chylus in der freien Bauchhöhle. Erholt hat sich die kleine nach der Operation übrigens schnell und gut. Hotdogs, Pommes frites und Pralinen sind aber von jetzt an out: Bei der Hyperchylo-

mikronämie (neueste Krankheitsschöpfung: Überfüllung von Blut mit Lipoproteinen (fettlösliche Substanzen) und im Gefäßsystem) hilft nämlich nur eine strenge Diät! Nur bei Krebs nicht? Hätte er doch auch mal geschaut in die Ärztliche Praxis/22 vom 15. März 94, wo es heißt: **Üppig gegessen – bewußtlos.** Eine üppige Mahlzeit kann für Patienten mit Herz-Kreislauf Störungen ernste Folgen haben: z. B. eine Synkope durch Abfall des Bluthochdrucks oder eine Angina-pectoris-Attacke. Ärzte Zeitung Nr.48 vom 16.3.94:

Koronare Herzkrankheitserfolg bei Verhaltensumstellung wurde auch angiographisch nachgewiesen / Ornish-Studie bestätigt den Nutzen einer Änderung der Lebensgewohnheiten
Allein durch eine tiefgreifende Veränderung der Ernährungs- und Verhaltensgewohnheiten kann bei KHK-Patienten eine signifikante und klinisch relevante Regression (Rückgang) der Koronarsklerose (Verschluß der großen Herzarterien) erreicht werden.(...)In der Interventionsgruppe wurde konsequent das Rauchen eingestellt und eine Vollwertdiät eingerichtet, die abgesehen von einer halben Tasse Magermilch oder Joghurt am Tag **absolut frei von tierischen Eiweißen und Fetten war.** Oder nur ein paar Seiten später:

Ernährung: In der Klinik ist das Essen zu fett- und eiweißreich. Studie ergab: Binnen weniger Tage steigen Cholesterin und Triglyceridwerte / Krankenhauskost entspricht nicht den gängigen Empfehlungen
Die Krankenhauskost entspricht nicht den Empfehlungen der Deutschen Arbeitergemeinschaft für Klinische Ernährung und Dätetik. Das Krankenhausessen hat daher keinerlei Vorbildcharakter, es muß sogar als Risikofaktor eingestuft werden.
Eigene Zeitschrift warnte bereits einen Monat zuvor vor üppiger Ernährung:

Feuerkost: Vor 500.000 Jahren wurde angeblich das Feuer von den Menschen gebraucht. Ob es allerdings sofort zum Kochen benutzt wurde, ist nach neueren Untersuchungen eher fraglich. Wahrscheinlicher scheint, daß das Feuer erst seit dem Neolithikum, also mit Einsetzen der Landwirtschaft vor ca. 10.000 Jahren, eine stärkere Rolle für die Nahrungszubereitung spielt. (PM 9/1997)

Ich empfehle aber dringend in allen Bio- und Naturläden das SALINAS-Salz für ein meerähnliches Badewasser zu kaufen. Damit hilfst Du, daß in Gorleben keine Atomabfälle gelagert werden können. Dieses Material soll man in die Wohnungen der Atomlobbyisten und der Beamten bringen, die diesen Wahnsinn genehmigt haben.

6225 ⌑ 440, 705 **Saccharin konsumiert, Leber lädiert** Ist der vielbenutzte Süßstoff Saccharin wirklich unschädlich für die Leber? Von wegen, wie ein Fallbericht aus Turin demonstriert. (Ärztliche Praxis 75/17.9.94/1)

6227 ⌑ 253 Schon 1914 wurde Krankenhauskost beklagt Die für Kranke und Gesunde so wichtige Zubereitung der Speisen wurde ja bisher von der »wissenschaftlichen« Heilkunst, die sie der näheren Berücksichtigung unwerthe, allzu gewöhnliche Sache angesehen, und es ist demzufolge die Kochkunst, selbst in den größten Hospitälern, so mangelhafter Natur, daß die um die Hospitalhygiene so hochverdiente und energische Miss Nightigale noch vor wenigen Jahren sich mit vollstem Rechte darüber beklagen mochte, »daß Diät und Zubereitung der Speisen als sanitäre und heilende Agnes noch so wenig anerkannt würden.« (S. 380) PETERSEN, J., Medizinische Therapie, Höst 1377

6228 ⌑ 691 Ich will Dir zeigen, wie es dann weiter ist und wie die Wortführer der Medizin das Volk verdummen. Damit nur ja nicht die durch zuviel Salzessen ausgelösten Krankheiten, insbesondere die Bluthochdruckleiden, umsatzmindernd für die Interessierten zurückgehen. Kaum ist also obiger Artikel in einer Fachzeitschrift erschienen, da greifen das die Ärzteschreiberlinge auf. Hier eine für die Regenbogenpresse arbeitende Frau, Dr. Ruppert, die den Schmarrn des Professors (z.B. für »frau aktuell«) breittritt und ihn so für Lieschen Müller lesbar macht. Damit in deren Spatzengehirn das Vorurteil bestätigt wird: So wie ich koche ist es also richtig:

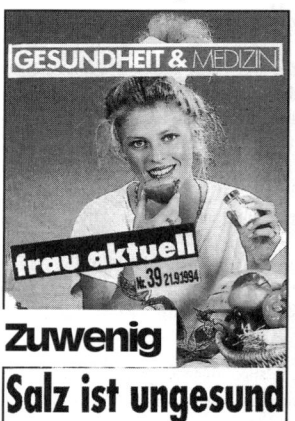

Zuwenig Salz ist ungesund (Aussage ist zurückzuführen auf LV 6616)
Immer wieder wird es geraden älteren Menschen als guter Rat mit auf den Weg gegeben: »Schränken Sie ihren Salzverbrauch ein.« Salz ist ungesund. Es fördert hohen Blutdruck, begünstigt damit Herzerkrankungen und den gefürchteten Schlaganfall. Jetzt kommt mit der Entwarnung die Kehrtwendung: Wer zuwenig Salz durch die Nahrung zu sich nimmt, muß mit fatalen Folgen rechnen. Denn für eine optimale geistige Leistungsfähigkeit ist gerade Kochsalz unerläßlich. Eine streng salzarme Kost kann sich deshalb bei älteren Menschen ungünstig auswirken. Dr. Maria Ruppert von der Medizinischen Universitätspoliklinik in Bonn stellte fest: »Bei einer starken Verringerung der Salzaufnahme mit der Nahrung verlangsamt sich die Geschwindigkeit, mit der Informationen des Gehirns weiterverarbeitet werden.« Das führe zu einer deutlichen Verschlechterung des Kurzzeitgedächtnisses und habe außerdem nachlassende Aufmerksamkeit zur Folge. Die Salzeinschränkung könnte somit bei älteren Menschen zur Entwicklung von Hirnleistungsstörungen führen. (frau aktuell 39/21.9.1994)

Natürlich, wenn die Tomaten nicht schmecken, gehört der Salzstreuer mit tüchtig Salz daneben. Auf der nächsten Seite nochmal dieselbe Masche, damit die Frauen zu stillen Trinkerinnen, zum Profit der Ärzte, gemacht werden:
(→LV 6335: Salz bewirkt Knochenschwund)

Im Alter nicht mit Salz sparen Speziell ältere Menschen sollten nicht am Salz in der Nahrung sparen. Denn es könnte die Leistung des Gehirns beeinträchtigen, wie eine Bonner Untersuchung jetzt zeigte. Dort wurden gesunde Testteilnehmer im Alter zwischen 65 und 85 Jahren eine Woche lang kochsalzreich und eine Woche lang wenig kochsalzarm ernährt. Das Ergebnis des Tests ist verblüffend: Unter der **Im Alter: Kochsalzreich essen** kochsalzarmen Diät war die geistige Leistungsfähigkeit deutlich schlechter als bei der salzreichen Kost. Das „vielgepredigte Salzsparen" (vor allem gegen Bluthochdruck) kann laut Professor Klaus O. Stumpe von der Medizinischen Poliklinik der Universität Bonn, an der die Untersuchung lief, unter Umständen mehr schaden als nutzen. **Salzburger Nachrichten** DONNERSTAG, 4. Mai 1995

Durch Salzrestriktion besserte sich die atopische Dermatis
(Ärzte Zeitung 199/7.11.1994/18)

Wie verkehrt die Ansicht der Ernährungswissenschaftler ist, man brauche zusätzliches Salz zum Leben, kannst Du allein mit Deinem gesunden Menschenverstand erkennen: Du kennst einige Zeit nachdem Du nur salzlose UrKost zu Dir genommen hast, keinerlei Durstgefühle mehr und fühlst Dich wunderbar wohl. Wenn Du nun hingehst und zu einem Wildsalat eine kleine Portion von leicht gesalzenen Kartoffeln ißt, dann bekommst Du

1196

spätestens eine halbe Stunde danach das erste Mal wieder richtigen Durst. Durst, den Du Dir am liebsten mit einem Getränk stillen möchtest. Und nun versetz Dich zurück in die Urzeit. Wie hättest Du den stillen können, wenn es weit und breit kein Wasser gab?

📖 412, 680 **Keinen rohen Fisch essen!** Italiens Gesundheitsminister hat davor gewarnt, rohen Fisch zu essen. In Bari sind zehn Menschen nach einer Fischmahlzeit an Cholera erkrankt. (EXPRESS, 14.11.1994)

> Es ist nie zu spät, sich etwas Gutes anzutun!

📖 413 **100 Tote nach Fischmahl / Hai vergiftete 500 Leute**
Schlecht bekam ihre Vorliebe für Haifischfleisch Bewohnern der Stadt Manakara an der Ostküste Madagaskars. Der Verzehr eines Schweinsaugen-Hais verursachte dort eine teilweise tödliche Massenvergiftung. Bisher ist die Ursache der Vergiftung immer noch ungeklärt. Über 500 Personen erkrankten kurz nach der Mahlzeit mit Symptomen wie Gefühllosigkeit in den Armen, Bauchschmerzen, Schwindel, Ataxie, Gelenkschmerzen und - in einigen Fällen - anhaltendem Juckreiz am ganzen Körper. 98 Haifisch-Esser wurden komatös und starben. Eine Möglichkeit wäre Ciguatera - eine Fischvergiftung, die in tropischen Meeren nicht selten ist und durch Toxine einzelliger Algen, den Dinoflagellaten, verursacht wird. (Ärztliche Praxis 81/10.10.1995)
Willst Du immer noch behaupten, Fisch sei eine für uns Menschen bestimmte artgerechte Nahrung?

📖 677 Jetzt ist es klar, **Cholesterinsenkung** rettet Leben (Ärzte Zeitung 207/18-19.11.1994/24)

📖 605 Die **Knoblauchzwiebel** enthält Alliin als Vorstufe eines stark keimhemmenden Wirkungsmechanismus, das sogar Nagetiere vertreibt. Na, wenn sogar Tiere die Nase vom Knoblauch voll haben und ihn meiden: Warum eigentlich begeistern wir uns so dafür zu stinken? Und den oben vertrauensvoll grinsenden Herstellern, die sich unterhalb des Bildes, nicht sichtbar für Dich, kräftig die Hände ob der ewigen Dummheit der Menschen reiben? Bei Verletzung der Zelle wird durch das in einem besonderen Feld vorliegende Enzym Alliinase aus Alliin Allicin freigesetzt. Allicin ist nicht sehr stabil und wird rasch zu verschiedenen schwefelhaltigen meist stark riechenden Molekülen abgebaut. Wie sollen da einzelne dieser Abbauprodukte für die angeblich lipidsenkenden, blutfluiditätserhöhenden und leicht blutdrucksenkenden Wirkungen verantwortlich sein?

📖 600 **Was geschieht eigentlich bei der Zubereitung von Zivilisationkost?**
Backen: Zunächst dehnen sich die Luftblasen des schaumig geschlagenen Teigs aus, Backpulver oder Hefe spaltet Kohlendioxid ab. Der Kuchen dehnt sich aus und nimmt seine feste Form an. Die Proteine aus Ei, Milch und Mehl gerinnen. Die Hitze verkohlt sodann die trockene Oberfläche leicht, Duftstoffe können trotzdem herausdringen.
Kochen: Ständig prallen ekstatisch vibrierende Wassermoleküle auf das Gemüse und übertragen dabei Energie. Im Gegensatz zu tierischen Zellen haben Pflanzenzellen starre Zellwände. Hitze zerstört deren Pektine und die Hemizellulosen, welche den Zellwänden Halt geben. Das Gemüse zerfällt und verliert durch den Zerfall des empfindlichen Chlorophylls seinen besten Inhaltsstoff, das Chlorophyll. Dieses verträgt außerdem keine Säure. Säuren stecken aber im Gewebe der Gemüse selbst. Beim Kochen werden sie frei, greifen das Chlorophyll an und entreißen ihm sein wichtigstes Atom, das Magnesium. Das Ergebnis: Das Gemüse wirkt bräunlich-grau oder schmutzig-olivgrün.
Braten: Brat-Hitze besitzt einen unheimlichen Effekt auf die Muskelfasern eines Fleischstückes. Schon bei 54 Grad beginnen sie zu schrumpfen. Bei 77 Grad fehlt ihnen die Feuchtigkeit. Zellflüssigkeit tritt aus: Wasser, Fett, lösliche Vitamine und Mineralstoffe - der Bratensaft. Das Pigment Myoglobin verändert die Farbe. Es verwandelt sich zunächst in das leuchtende Oxymyoglobin und nimmt dann eine bräunlich-graue Färbung an, in der sich große Mengen krebserregender Stoffe versammelt haben, die darauf warten, bald ihr zerstörisches Werk in Deinem Körper zu entfachen.

a) 📖 241 **Die Deutsche Gesellschaft für Ernährung informiert** - Infothek »Diätetik«, Ausgabe f. 1995, Essen u. Trinken für Krebskranke

Krebskranke sind besonders empfänglich für viele, selbst kuriose Ratschläge und sind bereit, diese auszuprobieren. Gewarnt werden muß vor allem vor solchen »Diäten«, die keine ausreichende Energie- und Nährstoffversorgung gewährleisten, und die für sich in Anspruch nehmen, Krebs heilen zu können. Allein eine Ernährungstherapie kann Krebs nicht heilen, sie unterstützt jedoch die Strahlen-/Chemotherapie, hilft, die Belastung einer Operation schneller zu überwinden. Sie kann entscheidend sein für den Erfolg einer Krebsbehandlung.
Ein Krebskranker braucht keine besondere Diät. Die Kost soll leicht verdaulich, abwechslungsreich und ausgewogen sein, d.h. den Energie- und Nährstoffbedarf decken. Da viele Krebskranke appetitlos sind, wird oft zu wenig gegessen. Die Folge: Der Krebskranke nimmt ab. Es empfiehlt sich eine Wunschkost anzubieten.
(Unterstreichungen vom Verfasser)
Erkenne, was die DGE bezweckt: Das Denken der Menschen allein auf den Energie- und Nährstoffgehalt des Essens zu lenken - weg von Lebens- und Vitalstoffen und Vitaminen, damit sie nicht nach gesunden, sondern nach den für sie schlechten Nahrungsmitteln greifen, zu den verseuchten Fleisch- und Tierprodukten - im Interesse der landwirtschaftlichen Chemiegroßbetriebe, den Käfig-Hühner- und Hähnchen- und Eierfabriken und der daraus Einheitsnahrung herstellenden Industrie.

> An eine frühere Seminarteilnehmerin erinnere mich besonders gut, weil der von ihr »mitgebrachte« kranke Ehemann keine Urkost, sondern ausschließlich gekochte vegetarische Kost in unserem Haus Sanitas aß, die man neben Ur- und Rohkost ebenfalls dort bekommen kann.
> »Den wird' ich auch noch dafür rumkriegen«, sagte sie mir damals beim Abschied vor 3½ Jahren.
> Als ich sie jetzt auf dem Kongreß wiedertraf fragte ich sie: »Na, wie ist das mit Deinem Mann ausgegangen?« Sie antwortete: »Oh, der ißt schon seit drei Jahren keine Kochkost mehr!«
> »Gratuliere für Deinen Erfolg - aber warum hast Du ihn nicht mitgebracht?« fragte ich. »Weil er seit 2½ Jahren auf dem Friedhof liegt«, war die Antwort...

b) Neuester Auswurf an Inkompetenz von den Professoren der DGE:
Kindern sollte vor dem 2. Lebensjahr keine Rohkost gegeben werden wegen der durch Erhitzung bedingten geringeren Verkeimungsgefahr.
(Bruker/Gutjahr, Candida albicans, emu)

📖 562 Selbst medizinischen Gesundheitsexperten graut es vor McDonalds Hamburgern:
Zuviel und zu fett - immer mehr Asiaten sind Ernährungssünder
(...) Statt Reis und Gemüse kommen immer öfter Pizza, **Hamburger** und andere Schnellgerichte auf den Tisch.

Fast-Food ist in der britischen Kronkolonie inzwischen so beliebt, daß Gesundheitsexperten vor ernsthaften gesundheitlichen Folgen warnen. Erste Alarmsignale gibt es bereits. Nach einer neuen medizinischen Studie haben Kinder den zweithöchsten Cholesterinspiegel weltweit. Übertroffen werden sie nur von den Finnen. (...) Der Trend zur schnellen Mahlzeit wird nur schwer umzukehren sein, meinen die Ärzte. »Die Menschen müssen besser über die Folgen falscher Ernährung informiert werden«, meint Richard Fung, »die meisten wissen gar nicht, was sie sich antun.« Auch hier gibt es bereits erste Folgen. Die Zahl der Herzkranken, vor allem unter den Jüngeren, ist in den vergangenen Jahren stark gestiegen. Über den Grund sind sich die Ärzte einig: Zuviel Fleisch und zuviel Fast-Food. »Von einem Trend kann man schon gar nicht mehr sprechen, es ist bereits eine Gewohnheit.« (Ärzte Zeitung 181/11.10.1994/32

6235 743 **Koffein**
Koffein ist eine psychoaktive Substanz, von der man abhängig werden kann. Entzugssymptome: schwere Kopfschmerzen, Müdigkeit, depressive Verstimmung, Energieverlust. (Journal of American Medical Association 272 (1994) 1043 - 1048 und Journal of American Medical Association 272 (1994) 1065 - 1066. (→LV 6309)

6236 628 **Fleisch soll sogar das Gegenteil bewirken: ein Antikrebsmittel sein...** Ja - da war aber ein Forscher an der Universität Wisconsin, der herausgefunden hatte, daß im Fleisch Substanzen enthalten sind, die Krebs bekämpfen: »Dr. Parizas Ergebnisse beziehen sich hauptsächlich auf Rindfleisch in Form von gebratenen Hamburgern, aber er sagte, es gebe Hinweise darauf, daß die Substanzen, die gegen Krebs wirken auch in Schweine- und anderem Fleisch enthalten seien.« Der Hamburger als Inbegriff von Gesundheit...? (International Herald Tribune, 24.12.1984) Erkenne: »Wissenschaftlich« läßt sich alles begründen. Der Hauptkrebsverursacher Fleisch wird zum Schützer gegen Krebs umfunktioniert - wenn man die Strichjungen der Wissenschaft nur gut genug schmiert, läuft das bestens... Merke: 100g Spitzwegerich besitzt genau so viele Kalorien wie 100g Hühnerbrust.

»Man hat 100 Jahre Leben zur Verfügung, wenn man sich jedoch nur einmal beim Essen vergißt, so ist das sehr schade, denn das Leben wird dadurch verkürzt«, schrieb ein chinesischer Diätetiker am Kaiserhof Anfang des 14. Jahrhunderts. (Hu Szu-hui nach -Gwinner, S. 194)

6237 479ff, 615 **AIDS** Wer wird hier schon protestieren, wenn die Hungerkrankheiten der Afrikaner als angeblicher AIDS deklariert werden?
Raquel und Jaime stehen jeden Morgen um fünf auf. Er geht in den Wald, um Bäume zu fällen. Sie geht auf den handtuchschmalen Acker, um zu säen, zu jäten oder zu ernten. Ohne die Mitarbeit der Frau könnte die Familie nicht überleben. Auf dem kärglichen Land wächst gerade genug, um die Mägen zu füllen. Jeden Tag, jahraus, jahrein, die gleiche Kost: Maisbrei mit Bohnen, Bohnen mit Maisbrei. Es gibt kaum Arbeit. Die Hoffnung auf einen bezahlten Job haben die meisten längst begraben. Die ausgelaugten Böden geben immer weniger her. Das Flußwasser, diese dreckige Brühe, löst tückische Krankheiten aus. (DIE ZEIT 11/10.3.1995/33 Bericht aus Afrika)

6238 479 ff Die meisten Ernährungsbücher werden von der Industrie gesponsert. Daher der unglaubliche Mist mit krankmachenden Ratschlägen darin, z.B. das von der Gesellschaft für Ernährung herausgegebene Buch Kasper, H. (bekannter Falschernährungsprofessor)
KASPER, H. u.a. Ernährungsmedizin, 517 S., 123 Abb., 197 Tab.; 78 DM, Georg Thieme Verlag, Stuttgart · New York 1995
Nützliche Hinweise liefern hier auch die Ernährungsempfehlungen der Deutschen Gesellschaft für Ernährung und das Kapitel über Außenseiterdiäten mit kritischer Bewertung derselben. **Die sehr gute Ausstattung des Buches** (alle Abbildungen und Tabellen in Farbe) und der infolge **Unterstützung durch die Fa. Kellogg sehr niedrige Preis empfehlen seine Anschaffung.**

> Da sagt mir eine mehr als korpulente Dame, die unter starken Herzschmerzen leidet: »Was? Ich soll Heilkräuter essen? Da sind doch überhaupt keine Kalorien drin!« Ist das zu fassen? Das Herz wird vom Fett fast erdrückt und macht ihr Schmerzen, Angst und Beklemmung - und sie sorgt sich um ungenügende Kalorienzufuhr...

Säuerliche Früchte, die viel Pektin enthalten, signalisieren „satt". Der Grund: Die wasserlöslichen Pektinfasern (ein Quellstoff) wandern nur langsam aus dem Magen in den Verdauungstrakt weiter. Viel Pektin ist in Äpfeln, Weintrauben und in Grapefruits.

Das merken sich alle mal, die bisher durch rohe Kost nie richtig satt oder zu dünn geworden sind: Nicht in den angebauten Kulturpflanzen, sondern nur in den von der Schöpfung dem Menschen zugedachten Wildpflanzen hat die Natur einen bislang von der Wissenschaft noch nicht entdeckten Sättigungsfaktor eingebaut. Dieser läßt in uns keine Hungergefühle mehr aufkommen - wenn wir auch noch am Abend eine kleine Menge von Wildgrün zu uns nehmen. Und weil wir so in Zukunft stets satt werden, wird sich abgemagertes Körper- und Muskelgewebe wieder bis zum Normalzustand auffüllen. Vorausgesetzt, es wird genügend tüchtig von Dir bewegt und gekräftigt.

6239 a) 737, 760 **Spargel-, Zitronen-, Apfelsinen-, Mandarinen- und Bananenbehandlung**
Die mit Biphenyl, E 230 und E 231 behandelten Zitrusfrüchte sind kennzeichnungspflichtig. So kann etwa ein Siebtel des Fungizids über die Hände (vom Schälen her) auf die Frucht gelangen und mitgegessen werden (deshalb vor dem Schälen warm abwaschen oder die häufig angebotenen unbehandelten Früchte kaufen). Bananen werden ganz überwiegend mit Thiabendazol behandelt (Deklaration auf dem Handelskarton, jedoch keine Kennzeichnungspflicht für lose Bananen). Nach Untersuchungen der Bayerischen Lebensmittelüberwachungsbehörde gelangen rund 15 bis 25 Prozent in das Innere. Feiner Spargel ist deshalb so weiß, weil er vielfach mit Formaldehyd bearbeitet wird.

6239 b) 440 Fructose und Sorbit spielen hier eine wichtige Rolle: Etwa die Hälfte der Erwachsenen reagiert auf Gabe von 10 g Sorbit mit Durchfall - es genügen also 5 zuckerfreie Kaugummis oder ein bißchen Diätschokolade. Iatrogen (durch Arzt verursacht) können zum Beispiel Acarbose, Laktulose oder Lactitol die vermeintlichen Reizdarmbeschwerden auslösen.

6239 Tiermast
Immer mehr Mediziner, Biologen und Tierärzte warnen vor den Folgen, die der Einsatz von Leistungsförderern bei der Tiermast für den Menschen haben kann. Die Liste der zugelassenen Zutaten liest sich wie die Inventur einer Apotheke: Chinoxaline, Ionophore, Makrolide,

Phosphoglycolipide, Peptolide - allesamt Produkte aus den Labors der Pharmakonzerne. Alarmierend ist für die Fachleute vor allem der steigende Verbrauch von Antibiotika. (DER SPIEGEL 40/1996/235)

Gefahr durch erhitztes Rapsöl Wok-Delikatessen in Krebsverdacht
Schlechte Nachrichten für Liebhaber der Wok-Küche: Dämpfe von stark erhitztem Rapsöl verursachen nach Erkenntnissen amerikanischer Krebsforscher möglicherweise Lungenkrebs. Beim Kochen in der China-Pfanne werde das Öl so stark erhitzt, daß Substanzen wie Butadien, Benzol und Formaldehyd freigesetzt würden. Laut einer Veröffentlichung in der neuesten Ausgabe der Zeitschrift des Nationalen Krebsforschungsinstituts könnten die Dämpfe für die ungewöhnliche ...

Das Zahn- und Knochenzerstörungsgenußmittel par excellence:
Eis - Warum es so gesund ist. Fitmacher für den Sommer
Keine Angst vor Karies. Eisessen regt den Speichel an, sorgt so für eine natürliche Reinigung der Zähne.
Das gesündeste Eis: Ob man sich die Kugeln vom Italiener gibt oder Eis am Stiel bevorzugt - Milcheis ist eine Nährstoffbombe. Es enthält zwar Zucker, aber auch jede Menge wertvolle Mineralien wie Kalzium (für Knochen und Zähne) und Magnesium (fürs Herz). Zusätzlich deckt man mit einer Tüte Eis einen Teil des Tagesbedarfs an Vitamin A, B2 und B12. Mediziner-Tip: Wenn Kinder keine Milchprodukte mögen, ist Milcheis eine gute Alternative, um sie mit Kalzium zu versorgen.
Das beste Eis für Kinder. Ernährungsforscher empfehlen Bussi Bär für 80 Pfennig. Das enthält 70% Milch und ist daher besonders reich an Kalzium (wichtig für das Knochenwachstum). Übrigens: Eis steht auf der Hitliste von Kindern ganz oben, wird lieber genascht als Schokolade und Cola und ist dabei viel gesünder. So das Ergebnis einer Studie des Instituts für Jugendforschung. (»Für Sie« Nr. 31 /1997)
Auch in anderen Käseblättchen veröffentlicht diese schon nicht mehr als Frau zu bezeichnende »Journalistin« Anja Gerken diesen Schandartikel. Da fühlt der Franz Konz bis in den dicken Zeh hinein - und Du und der Richter wohl auch, wenn er über die Beleidigungsklage dieser Kindergesundheitsschänderin demnächst zu entscheiden hat: Diese verantwortungslose, furchtbare Gelbe-Presse-Zuträgerin der Zuckerindustrie ist bestochen und gekauft! Aber wir können es ihr nicht nachweisen. Das ist schade, denn sonst müßte sie wegen schwerer, öffentlicher Körperschädigung angezeigt werden. Die um so schwerer wiegt, weil diese Art von Presse nicht nur sehr verbreitet ist, sondern besonders noch von einfältigen Menschen gelesen wird, die alles abnehmen, was da schwarz auf weiß gedruckt steht. Und dann keine Hemmungen mehr haben, kiloweise ihre Gefriertruhen mit diesem Industriedreck für die lieben Kleinen und sich zu füllen. Lautet doch die frohe Botschaft der CMA (Centrale Marketing-Gesellschaft der deutschen Agrarwirtschaft): »Ohne Zucker iss nich.« Früher: »Zucker zaubert.« Merke: Zucker darf als Schadstoff bezeichnet werden. Urteil des Hanseatischen Oberlandesgerichts (3 U 11/87).

a) Nur mit ihrer Arroganz sind die Mediziner den Ernährungsaposteln überlegen - sie strotzen nur so von Ignoranz: Die Ernährungsapostel beziehen ihre Weltanschauung von »gesunden« Nahrungsmitteln vornehmlich aus eigener Beobachtung und sind schon deshalb nicht geeignet, den Anspruch einer Allgemeingültigkeit zu erheben. Nahrung ist der tägliche Fremdstoff, der, in Energie umgesetzt, eine ungeheure chemische Leistung darstellt. (Medical Tribune 24/22.3.1994 /8)

b) Da streiten sich die Fachleute herum... sagt der eine: **Kartoffeln sind keine Säurebildner!**
Der Verzehr von zuviel »Säurebildnern (z.B. alle Arten von Fleisch, Geflügel, Fisch, Eier und Käsesorten sowie Getreide, Naturreis und Kartoffeln) führt zu einer Übersäuerung«, hieß es in einem MT-Beitrag zur Hayschen Trennkost (»Haysche Trennkost macht gesund - Wer's glaubt, ißt krank«). MT 8/95/S.14 An Medical Tribune: Sie haben die Kartoffel unter die Säurebildner eingereiht! Dies ist schlichtweg falsch, sie ist ein Basenbildner. Aus diesem Grunde könnte man sie nicht nur als ein Nahrungsmittel, sondern auch als ein Heilmittel bezeichnen. Es ist nachgewiesen, daß sich Sportler nach einem anstrengenden Wettkampf viel schneller regenerieren, wenn die Ernährung überwiegend basisch ist. Dr. H.J. Tieman, Arzt für Innere Medizin, Garbsen.
Dazu Frau Dr. E. Luttermann-Semmer: Doch sie sind es! In der Original Hayschen Trennkost, 43 Aufl. (Autoren Dres. Walb und Heintze), die meinen Ausführungen zugrunde liegt, sind Kartoffeln in die Rubrik »Konzentrierte Lebensmittel vorwiegend kohlenhydrathaltig (Stärke, Zucker)« eingereiht, werden also nicht als Basenbildner erwähnt, sondern aufgrund ihres hohen Kohlenhydratgehalts (Stärkegehalts) den schwachen Säurebildnern zugeordnet.
Was ist eine Gesellschaft für Ernährung wert, wenn sie keine eigenen Nachweise führt, sondern sich auf andere Bücher bezieht...? Wir wissen: Nur gekochte Kartoffeln sind säurebildend!

Eis essen
Hast Du es eigentlich schon bemerkt, daß Du nach dem Essen von Eis Kopfschmerzen bekommst? Nö? Dann hast Du Glück, jedem dritten Eisschlecker passiert´s. (British Medical Journal Nr. 74 vom 27.6.1997, S. 413-414)

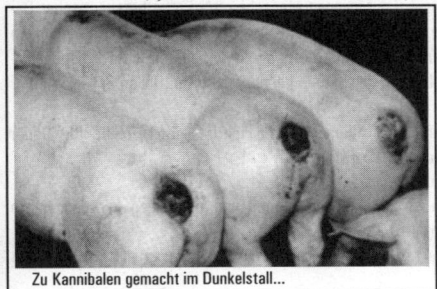

Und der Mensch frißt's, frißt's und frißt's!

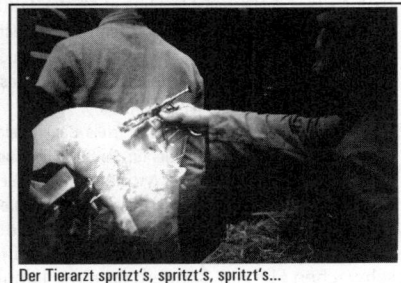

Zu Kannibalen gemacht im Dunkelstall...

Der Tierarzt spritzt's, spritzt's, spritzt's...

6300 Folgen schlechter Nahrung

6300 📖 210 »Wenn Sie glauben, **Koronarsklerose** (sich mehr und mehr verschließende große Herzarterien) sei ein degeneratives Leiden, das den einen schicksalhaft einholt und einen anderen ausspart, dann sind Sie auf dem Holzweg«, formuliert es der Referent provozierend. »Der Hauptschuldige sind Sie selbst, denn was Sie heute vielleicht als Angina pectoris plagt, haben Sie sich in jahrelanger Kleinarbeit genußreich oder gedankenlos angefressen!
Die Koronarsklerose ist auch kein lokalisierter Prozeß, sondern betrifft das gesamte Gefäß- und Koronarsystem diffus: Gut zur Hälfte findet der Pathologe - wenn er sich nur die Mühe macht - dichtes Fibrosegewebe in den Herzkranzgefäßen Koronarkranker, dazu noch 20 bis 30 % lockeres Fibrosegewebe, macht zusammen über 75 % fibröse Proliferation (Wucherungen), die in atheromatösen (beweglichen Zysten), fettüberladenen Gefäßpolstern ihren Ausgang nehmen.« (Prof. W. C. Roberts in Medical Tribune 47/22.11.1991)

6301 a) 📖 853 **Schon ein bißchen Kochkost** kann für sehr empfindliche Kranke nachteilig sein: »Vor ca. 2 Jahren begann ich mit 100%iger Rohkost-Ernährung, ich fühlte mich schon nach kurzer Zeit vitaler und leistungsfähiger und konnte nach 9 Monaten meine Arbeit wieder aufnehmen. Wenn ich mich zu 100 % mit Rohkost ernähre, habe ich weniger rheumatische Beschwerden, esse ich gedünstetes Gemüse dazu, dann muß ich mehr Schmerzen hinnehmen.«
(Hedwig B., Bonn, in »FIT fürs LEBEN« 1/93, erscheint im Waldthausen Verlag, Stendorfer Str. 3, D-27718 Ritterhude.)
Sauerkraut enthält Milchsäure, (D-) oder (L+) oder beides mit den bekannten Auswirkungen auf die Darmflora. Die Milchsäure muß aber, wie auch die Milchsäure aus ihren Muskeln, neutralisiert und wieder ausgeschieden werden. Das geschieht nach unserer Auffassung unter erhöhtem Verbrauch von Calcium, Magnesium und Silicium. Jede Gärung ist aber eine Belastung für die Stoffwechselorgane.
Merke: **Kein Schmetterling vermag aus einer gekochten Blüte Nektar zu saugen.**

6301 b) 📖 599 **Sauerkrauttatsachen**
Bei der Milchsäure-Gärung von Kohlgemüse kommt es ebenfalls zu einer Verringerung des Glucosinolatgehaltes. So waren nach vierzehntägiger Gärung keine intakten Glucosinolate im Weißkohl nachzuweisen. (Daxenbichler, M.E., Journal Agric. Food Chem. 28/1980/809-11)

6302 📖 660 Neben dem Essen von Fleisch u.a. tierischen Produkten, entsteht **Mundgeruch** auch noch dadurch:
Der Geruch kann aus der Mundhöhle stammen wie bei Paradontose, kariösen Zähnen, Zahnstein oder auch durch bakterielle Einflüsse entstehen.
Auch Verletzungen der Mundschleimhaut, Kapillarschäden durch Mangel an Vitamin C oder Vergiftung mit Schwermetallen können schuld sein. Blutkrankheiten wie Agranulozytose oder Leukämie verursachen Mundgeruch ebenso wie Entzündungen und Vereiterungen in den Nasennebenhöhlen. Chronische Bronchitis verursacht ebenfalls starken Mundgeruch.

6303 📖 411 **Der Verzehr von tierischen Fetten begünstigt die Entstehung eines Kolonkarzinoms.** (...) Theoretisch geht man davon aus, daß eine vermehrte Fettaufnahme eine vermehrte Sekretion von Gallensäuren bewirkt. Diese werden zu zytotoxischen, sekundären Gallensäuren metabolisiert und wirken proliferationsfördernd auf das Darmepithel und somit möglicherweise als Promotoren der Karzinogese. Mit amorphem Kalzium, der intestinalen Form, bilden Fett- und Gallensäuren schwer lösliche Komplexe. (Ärzte Zeitung 192/26.10.1994)

6304 📖 210 **Herzklappenersatz erfordert Giftmittel** Bei üblicher Zivilisationskost besteht aber z.B. nach Operationen und bei Krampfadern die Gefahr einer Thrombose, da nach Operationen vorübergehend vermehrte Gerinnungsstoffe im Blut vorhanden sind. Sie sind eine sinnvolle Reaktion des Organismus, um Nachblutungen zu vermeiden. Der wirksame Stoff im Marcumar, das bei Herzklappenersatz verschrieben wird, ist das Cumarin (MARCUMAR). Er wird auch zur Rattenvernichtung verwendet. (Medical Tribune, 6.9.1991/21)

6305 a) 📖 526 **Cola-Trinker** Als besonders gefährlich erwiesen sich während eines dreijährigen Versuchs mit 1009 Patienten im Alter zwischen 18 und 75 Jahren Cola-Getränke, die ausschließlich mit Phosphorsäure (E338) angesäuert sind.
Cola-Trinker litten zu 15 Prozent häufiger an Steinen in Niere, Blase oder Harnleiter als Softdrink-Abstinenzler. (Stern 21/1993)

6305 b) Coca Cola Darin eingelegte Zähne lösen sich nicht nach einem Tag auf. Wohl aber waren die Zähne von Ratten, die ein halbes Jahr Cola zu trinken bekamen, fast völlig verschwunden. (Versuch der Cornell-Universität in: DIE ZEIT Nr.48/27.11.97/87)
Wenn das Dach über Dir zusammenbricht, kannst Du die Sterne wieder sehen.

6306 a) 📖 950 **Depression** (...) Danach sind die endogene Depression und Subtypen dieser seelischen Erkrankung primär nicht der Ausdruck einer *gestörten Stimmungslage, vielmehr sind Angst und Aggressivität als zentrale Leitsymptome anzusehen.* (Ärzte Zeitung, 10.10.1991)
Und wie ich Dir belegt habe, rühren letztere aus dem erschwerten Stoffwechsel der Zivilisationsfabriknahrung!

6306 b) Depressionen als Folge falscher Ernährung
Nach Aussage des National Institute of Mental Health befinden sich in Amerika rund 6,4 Millionen Menschen in psychotherapeutischer Behandlung. Daß nicht nur seelische Krisen, sondern auch eine falsche Ernährung Depressionen auslösen können, ist wenig bekannt. So kann ein Mangel an Magnesium , Phosphor, Calcium, Mangan oder auch Zink eine Fehlsteuerung des Blutzuckers bewirken, die u.a. tiefe Hoffnungslosigkeit, Verlust jeglicher Lebensfreude, sogar Angstzustände, Panik und innere Unruhe zur Folge haben können. (Natur u. Heilen 3/1996)

6307 a) 📖 599, 742 **Alkohol** ist so harmlos
Ebenso wie für die Leber gilt das auch für die Bauchspeicheldrüse: eine Menge, unterhalb der Alkohol unschädlich ist, gibt es nicht. Auf Dauer kann sogar ein Bier am Tag zuviel für die Bauchspeicheldrüse sein! (Ärzte Zeitung vom 22.10.1991)
Das war 1991 wahr! Vier Monate später ist dies die alkoholikerberuhigende Wahrheit:
Mäßiger Alkoholkonsum verringert das KHK (koronare Herzkrankheits)-Risiko. Dies ist schon länger bekannt und auch belegt worden. (Ärzte Zeitung, 14.2.1992) Mein Rat an alle koronare Herz- und Kreislaufkranke:
Schluckt Alkohol, damit dieses Rauschgift als Medizin empfohlen werden kann. Auf daß Ihr sterbt nicht am schwachen Herzen, sondern an einer kaputten Leber...

6307 b) 📖 597, 741ff, 818 **Je besser der Whisky desto karzinogener**
Je besser und teurer der Whisky ist, desto höher ist nach einer Studie der Universität Maastricht der Gehalt an krebserregenden Substanzen. Das hochprozentige Getränk wird aus Gerstenmalz hergestellt, das über Torffeuer gedörrt wird und dadurch den typischen Rauchgeschmack

erhält. Beim Alterwerden des Whiskys in Eichenfässern entstehen dann laut Untersuchung polyzyklische aromatische Kohlenwasserstoff-Partikel, die krebserregend sind. Je sorgfältiger das Brennen und Reifenlassen des Whiskys, desto höher seien die Werte.

c) Alkohol hilft gegen Raucherbeine (Medical Tribune Kongreßbericht)
Die unverantwortlichen Quatscher Dr. Christoph Maier und M. Gleim auf dem Deutschen Schmerzkongreß 1995/Heidelberg

a) 📖 597, 741, 743, 818 LUFF, K./ VOGLER, T./ Bardong, H., Über den Einfluß des Coffeins auf das Leistungsverhalten am Kugeltestgerät. Mitteilungen der Deutschen Gesellschaft für Verkehrsmedizin e.V., 14/1963/101 ff. Merke: All das hier Gesagte gilt in gleicher Weise für Tee.

b) Ist Kaffeekonsum ein Risikofaktor für Arteriosklerose? Hoher Kaffeekonsum hat eine Erhöhung des Gesamtcholesterin- und des Triglyceridspiegels im Serum zur Folge. Weitere Untersuchungen ergaben zusätzlich eine Steigerung des LDL- und Senkung des HDL-Cholesterins. Diese Konstellation gilt als Risikoindikation für Arteriosklerose. (Infostelle Universität Giessen 1996)

d) 📖 197 Kaffeetrinker aufgepaßt:
Der tägliche Konsum von eineinhalb bis drei Tassen Kaffee reicht aus, um im Verlauf einer unkomplizierten Schwangerschaft das Risiko einer Fehlgeburt zu verdoppeln. Werden mehr als drei Tassen Kaffee getrunken, so verdreifacht sich das Risiko. (Journal of American Medicine Annuals 270, 24, 1993, 2949)
Falls Du vor dem Frühstück Dir angewöhnt hast, Kaffee zu trinken um munter zu werden und Dein Denken auf Trab zu bringen, so erreichst Du das Gegenteil: Du schickst Dein Gehirn regelrecht schlafen. Der Grund: Um arbeiten zu können, braucht das Gehirn Zucker. Der leere Magen kann ihn aber nicht liefern, das Gehirn drosselt die Durchblutung, schaltet ab.

📖 210, 743, 818 Schon zwei Tassen **Kaffee** am Tag machen süchtig: Plötzliche Abstinenz führen zu Entzugserscheinungen: zu Kopfschmerzen, Müdigkeit, Antriebsarmut, Niedergeschlagenheit und psychomotorischer Verlangsamung. (Ärztliche Praxis 92/17.11.1992/2)

Koffeingehalt in einer Tasse			
Entkoffeinierter Kaffee	18 mg	Kakao	30 mg
Filterkaffee	175 mg	Cola	110 mg
Aufgegossener Kaffee	90 mg	in einer Tablette:	
		Schlankheitsmedikamente	200 mg
Schnelllöslicher Kaffee	90 mg	Schmerzmittel	150 mg
Aufgegossener Tee	50 mg	Erkältungs- und Allergiemittel	20 mg
Beuteltee	40 mg		

Gift, Gift, Gift
Selbst Bio-Tees sind so hoch mit Giften belastet, daß sie nicht verkauft werden dürften. (Öko Test 4.4.1995/44)

Schon gewußt?
Tulpen- und Schwertlilienblüten schmecken köstlich - auch die Tulpenzwiebeln, wenn ohne Kunstdünger und Pestizide großgeworden!

📖 430 **Fluor ins Trinkwasser?**
Für die Gesundheit der Zähne gilt fluoridiertes Trinkwasser als ein großer Gewinn. Auf den Knochen scheint sich diese Praktik jedoch weniger günstig, wenn nicht sogar schädlich auszuwirken: Eine amerikanische Studie hat ergeben, daß über 65jährige Männer und Frauen, die etwa 20 Jahre lang in einer Gegend mit fluoridiertem Wasser lebten, häufiger *Oberschenkelhalsfrakturen* hatten als gleichaltrige Personen in einem Gebiet mit unfluoridiertem Wasser. (Ärzte Zeitung Nr. 147/24. August 1992) So sehen die Medizinspezialisten das 1992.(LV6209)

📖 412 **Fisch macht infarktanfällig** Amerikanische Forscher beobachten vier Jahre das Schicksal von 21 185 männlichen Teilnehmern der »Physician Health Study«. Die Teilnehmer wurden je nach Anzahl der Fischmahlzeiten einer von vier Gruppen zugeteilt. Die niedrigste Anfälligkeit wurde für die Männer mit dem geringsten Fischkonsum (weniger als eine Mahlzeit pro Woche) ermittelt. Bei allen anderen war der Herzinfarkt häufiger. (MORRIS, C., Harald Medical School, Boston. Cirkulation, Vol. 86. No. 4/1992/436)

📖 596, 853 Fortdauernde Reizung durch heiße Speisen und Getränke kann Zungen- und Kehlkopfkrebs bewirken (Lancet 643/1997/317/9)

📖 412 Einer alternativen Theorie zufolge soll nur einem Hitzeprozeß unterworfenes Fleisch einen stinkenden Stuhl und übel riechende Blähungen zur Folge haben, weil dessen Eiweiß erst im Dickdarm von Fäulnisbakterien zersetzt werden kann, während roh verbliebenes fleischliches Eiweiß bereits im Dünndarm abgebaut wird. (Lebenskunde Magazin Nr. 5/1991) **Nicht auszurotten der Ratschlag, Kümmel sei gegen Blähungen wirksam.** Überlege mal, so ein kleines Samenstückchen soll gegen die Macht der Darmgase was ausrichten. Du weißt doch, mit welcher Macht sie oft Deinem Allerwertesten entweichen.

📖 380 **Prof. Eberhard Standl über Typ-I-Diabetiker:** Mehr als die Hälfte wird falsch behandelt
Bisher ist immer noch völlig unbekannt, was den Organismus dazu bringt, Antikörper gegen ein zentrales körpereigenes Hormon zu bilden. (Ärztliche Praxis, Nr. 87/30.10.1993)
Übrigens: Am wenigsten geneigt, gesünder zu leben sind Diabetes-Leidende. Genauer gesagt leiden die in der ersten Zeit, wie auch Hochdruck-Kranke, gar nicht groß unter diesen Krankheiten. Gerade das wirkt sich hier besonders verhängnisvoll aus. Denn wenn die Bauchspeicheldrüse einmal ganz verschrumpelt ist, wecken sie auch alle Lebensgeister der »UrMedizin« nicht mehr auf. Und dann kommt unabwendbar Schreckliches auf sie zu. Wie auf die Hochdruckkranken: Schlaganfall oder Infarkt.

📖 873 Gespräche mit jungen Leuten unter 20. **Dick genudelte junge Mädchen**
»Zuerst hab ich das ja gar nicht anders gekannt, als eben auch dick zu sein, und das war eben so. Die anderen in der Schule haben auf mir rumgehackt. Das war auch immer so gewesen. Dann kam die Zeit, da fing das mit den Jungen an. Disco und so. Ich bin da nie mitgegangen. Undenkbar! Mit dem Bauch! Den Speckhüften! Dem Arsch! Ich hatte mit acht Jahren schon Busen. Das war bloß Fett. Meine Mutter hat mich immer getröstet: Laß die anderen. Guck deine Eltern an. Ich hab' doch auch einen guten Mann bekommen. Und so weiter. Aber dann mit ihr Einkaufen gehen. Damenkonfektion. Damenoberbekleidung. Im Kaufhaus. Ich hab' mich immer geschämt. Zu Tode geschämt hab' ich mich. So leben? Ich ? Nein! Meine Mutter kann sein wie sie will. Bloß, ich glaub' ja, daß sie mich als ihre Tochter von Anfang an absichtlich dick gemacht hat, damit sie nicht alleine die Dicke ist.« (DIE ZEIT 10/3.3.1993)

a) 📖 688 **Mutter, halte um Gotteswillen Dein Kind schlank!** Das Risiko, an einer koronaren Herzerkrankung oder einer sonstigen Arteriosklerose-Manifestation zu erkranken, war bei fülligen Männlein wie Weiblein gleichermaßen erhöht. Junge Männer mit Übergewicht hatten außerdem ein erhöhtes Dickdarmkrebs- und Gichtrisiko, während bei schwergewichtigen Mädels später ein erhöhtes Arthritis-Risiko zu Buche schlug. Mit anderen Wor-

ten: kleinere und größere Sargnägel bohren sich schon in jungen Jahren ins Holz, wenn das Körpergewicht aus dem Ruder läuft. Fazit der Autoren: Ungeachtet einer weiteren Gewichtszunahme im späteren Leben ist auch das Übergewicht im Pennäleralter kein Webfehler, der sich später »auswächst«, sondern ein ernstzunehmendes Gesundheitsproblem mit Zeitzünder-Effekt! So ermittelt aus dem
The New England Journal of Medicine, 327, No. 19 (1992), S. 1350-1355. Siehe dazu unbedingt (→Lv1215)

6316 **b) Frage einer Workshop-Teilnehmerin an mich:**
»Was soll ich denn tun? Ich weiß ja, daß Obst gesund ist - aber mein Stefan haßt es richtig. Und frühmorgens will er überhaupt nichts essen!« Ich frage: »Mögen Sie denn gerne Obst?« Antwort: »Nö - ich bin mehr für deftige Kost.« Meine Antwort: »Dann essen Sie ihrem Jungen eine Früchtemahlzeit erstmal vor und werfen ihn früher aus dem Bett. Damit sich sein Hunger genügend zur Schulbesuch entwickeln kann. Erwarten Sie nichts von Ihren Kindern, was Sie selbst nicht tun.«

6317 📖 853 **Cola plus Fastfood - und Diabetes explodiert in der Dritten Welt** (...) Während diese Völker in ihren traditionellen Lebensgemeinschaften fast nie an Diabetes erkrankten, haben sie heute mit Inzidenzen zwischen 30 und 50 % die höchsten Diabetesraten der Welt. Und was besonders schlimm ist: Die Menschen erkranken sehr jung - oft vor dem 20. Lebensjahr - und sehr schwer, sagte Prof. Zimmet und zeigte erschreckende Bilder junger Menschen, die Augenlicht und Gliedmaßen aufgrund ihres Diabetes schon verloren hatten. (Medical Tribune, 25.10.1991)
Ziehen die Ärzte als Leser dieser Fachzeitschrift Konsequenzen, verbieten sie die Aufstellung von Cola-Automaten wenigstens im Krankenhaus?

Diabetes-Karbunkel, Bild: Therapeutische Technik, Thieme

6318 📖 422 DER SPIEGEL, vom 17.1.1984, 65.KStA v. 27.6.67: - **Falsche Ernährung im Säuglingsalter** kann zu Hirnschäden führen. Bisher sind 15 ernährungsbedingte Ursachen des Schwachsinns festgestellt worden.

6319 📖 526 Reformrundschau 1950, H. 7: Tod durch Zucker.

6320 📖 60, 743 RAUWOLF, Leonhard, »Raiß inn die Morgenländer«, 1583 (kein Druckfehler!) erschienen. Zitat über Kaffee: (...) hatten die Türken in Aleppo ein gut geträncke, Chaube von jnen genennet, das ist gar nahe wie Dinten so schwartz, unnd in gebresten, sonderlich des Magens, gar dienstlich. Das ist Wissenschaft: **Gestern noch angeblich richtig, heute wieder falsch!** Willst Du Dich auf so etwas verlassen? Denk selbst:
Kaffee kann anscheinend doch schädlich für das Herz sein - wenn er in größeren Mengen genossen wird. Vier Tassen oder mehr am Tag steigern das Herzinfarktrisiko um 40%. Zu dieser Auffassung kam jetzt dasselbe US-Ärzteteam, das dem beliebten Trunk mit Blick auf Gesundheitsgefahren 1973 Unbedenklichkeit bescheinigt hatte. (Ärztliche Praxis, 3.9.1991) Einmal diese Meinung, ein anderes Mal die entgegengesetze: So verläßlich, so wissenschaftlich ist medizinische Forschung!
4 Tassen Kaffee schadet nicht (Ärztliche Praxis 34/26.4.1996/22)

6321 📖 210, 742f MENDEN, E./ MÜLLER, B./ SCHIFFMANN, A.: Über die Chlorogensäure und ihre Wirkung, Gießen 1959
KADEN, O.F., Über Röst-Reizstoffe im **Bohnenkaffee**, Medizin und Ernährung, 1962/4/94f. Dieser Verfasser sieht einen Zusammenhang zwischen Herztod und Kaffee, weil das vegetative Nervensystem bei längerem Genuß schwer geschädigt wird. Es wird über die nötige Ermüdung hinweggetäuscht und zu verhindert, daß sich Nervensystem und Kreislauf entspannen können.
KLEIN, O., Zur Pathogenese des **plötzlichen Herztodes**, Med. Klinik, 52/1957, Heft 45/1941
KÜHNE, P., Grundlagen der Gesamtwirkung des Kaffees. Medizin und Ernährung, 1962/11/254
BRUKER, M.O., Vom Kaffee und seinen Wirkungen, emu-Verlag, Lahnstein, Auszug: So spielt der Kaffee für Entstehen und Bestehenbleiben der sogenannten Spannungskrankheiten eine ausschlaggebende Rolle. Bei etwa zwei Drittel aller Migränekranken liegt ein *chronisches Überlastungssyndrom* vor, das ohne Kaffee häufig gar nicht zu einem solchen Maße hätte anwachsen können. (...)
Ich habe von mehr als 30 Jahren als erster deutscher Arzt vor Ort gegen die Errichtung von Atomkraftwerken gekämpft. Deshalb wurde ich prompt als Linksradikaler verdächtigt und mein Büro von der Kripo durchsucht.
Du siehst: Die Schulmediziner wollen alle fertig machen, welche wirklich etwas für die Gesundheit der Menschen tun. Weil es ihren Profit schmälert.

6322 **a) 📖 909 Isotonische Getränke** DER SPIEGEL, 36/1989
Während einige Produkte beispielsweise nur mit 120 Milligramm Kalium pro Liter versetzt sind, enthalten andere die 13fache Menge. Zu hoch, fanden die Chemiker heraus, ist bei einigen Iso-Drinks die Konzentration von Natrium und Chlorid, die sich im Körper zu Kochsalz verbinden können. Da viele Menschen mit der Nahrung ohnehin zuviel Salz aufnehmen, erhöhe sich durch den Konsum dieser Getränke das Risiko möglicher Folgeschäden wie Bluthochdruck oder gar Arteriosklerose.

6322 **b) »Energy Drinks« - machen sie fit und leistungsfähig?**
Wer erhöhte Leistung bringen muß oder seine Nerven stärken möchte, dem scheint durch die Einnahme von koffeinhaltigen »Energy Drinks«, wie z.B. »Red Bull« oder »Flying Horse« schnell geholfen zu sein. Laut Zutatenliste enthalten diese Getränke Wasser, Zucker, Zitronensäure, Koffein, verschiedene B-Vitamine sowie Hilfs- und Zusatzstoffe, aber auch Substanzen mit ungeklärter Wirkung wie Taurin, Inosit und Glukuronolakton. Aus ernährungswissenschaftlicher Sicht handelt es sich bei diesen »Energy Drinks« um koffeinhaltige Erfrischungsgetränke. Der Koffeingehalt ist jedoch mit 320 mg/l höher als bei Colagetränken (250 mg/l) bzw. vergleichbar mit dem von Kaffee. Der Energiegehalt ist aufgrund des hohen Zuckergehaltes (ca. 10 %) mit dem von Limonade vergleichbar (400-480 kcal/l).
Taurin ist das biogene Amin der Cysteinsäure, das beim Abbau der Aminosäure Cystein im Körper gebildet wird. Taurin wird z.B. zur Synthese der Gallensäuren Taurocholsäure und Taurochenodesoxycolsäure benötigt. Eventuell es ist auch Übertragersubstanz im Gehirn. Ob Taurin für Säuglinge essentiell ist, wird noch untersucht. Möglicherweise verstärkt Taurin aber auch die Wirkung des Koffeins. Das würde erklären, warum »Energy Drinks« angeblich mehr aufputschen als Kaffee. Zur Verstärkung ihrer Wirkung werden die Getränke auch oft mit Alkohol gemischt, wovon dringend abzuraten ist. Der gelegentliche Konsum von »Energy Drinks« ist für Erwachsene nicht schädlich. Für Jugendliche sind diese Getränke zur Überbrückung von Leistungstiefs in der Schule oder bei Konditionsschwierigkeiten jedoch nicht geeignet. Sie können für Kinder, Schwangere und empfindliche Personen sogar ein gesundheitliches Risiko darstellen.
(Informations- und Dokumentationsstelle am Institut für Ernährungswissenschaft der Justus-Liebig-Universität Gießen/Juli 1994)

440 FÖRSTER, H., »Anstieg der Serumharnsäure nach Saccarose, Fructose, Sorbit und Xylit«, Medizin und Ernährung 13/72, 193
Der Zusammenhang zwischen Zucker und Karies ist jedoch eindeutig. Auch wenn von den in der Nahrung enthaltenen Zuckern 99% direkt in den Magen-Darm-Trakt gelangen und nur 1% für die Säurebildung in der Plaque (Zahnbelag) sowie für die Speicherung als extra- und intrazelluläre Polysaccaride zur Verfügung stehen, kann dieser Anteil zur Karies führen.
Prof.Dr.Dr. W. Ketterl, Klinik für Zahn-, Mund- und Kieferkrankheiten der Universität Mainz, Supplement zur Zeitschrift für Ernährungswissenschaft, Bd. 29 1 (1990)

793 ...**Das weiße Kunstpulver, das Kinder statt der Muttermilch bekommen, könnte schuld dran sein:** Sektionen (Leichenöffnungen) mit besonderem Augenmerk fürs Koronarsystem wurden an 100 Kleinkindern und Jugendlichen unter 20 Jahren durchgeführt, die Opfer eines nichtkardiovaskulären (Herz und Blutgefäße betreffenden) Todes geworden waren.
Die drastischen Befunde aus dieser Studie dokumentieren: Bereits ab dem zweiten Lebensjahr zeigten alle untersuchten Kinder proliferative (wuchernde) Veränderungen, die als Vorstufen einer späteren Arteriosklerose zu werten sind. Im Alter zwischen 15 und 20 hatten bereits 25% asymptomatische arteriosklerotische Plaques! (Medical Tribune, 49/1992)

412 **Geräuchertes** (...) fand sich durch den Genuß von geräucherten Nahrungsmitteln ein erhöhtes Risiko für Gliome. (Geschwülste im Gehirn). (Ärzte Zeitung)
Nitritpökelsalz - Gefahr für die Gesundheit
Untersuchungen ergaben, daß Magenkrebs besonders häufig bei Personen auftritt, die vermehrt geräucherte und gepökelte Speisen sowie Salz verzehren. Fleisch wird oft mit Nitritpökelsalz behandelt. Bei Einwirkung großer Hitze, z.B. beim Braten oder Grillen, können sich daraus Nitrosamine bilden. NaCl (Kochsalz) steht in Verdacht, als sog. Irritans die Entwicklung der Oberflächengastritis zu begünstigen und die Ausbildung einer chronischen Atrophie zu induzieren. (Infostelle Universität Giessen 1996)

a) 620 LEWIN, L.,Gifte und Vergiftungen, Harvard University Press. Auszug:
»Der dauernde Gebrauch von **jodhaltigem Speisesalz**, anstelle des gewöhlichen Speisesalzes, rief wiederholt bei Strumösen (Schilddrüsenkranke) schwere Vergiftungen hervor: hohe Pulszahl, vasomotorische Erregbarkeit, Schweiße, Tremor, psychische Labilität, Glykosurie, Albuminurie, Azentonorie, Verminderung der Zahl der roten Blutkörperchen. Als weiteres können Jodsalze hervorrufen: Polyurie (zuviel Harnabgabe) und Oligurie (zuwenig Harnabgabe), Hämaturie (Erythrozytenausscheidung über Harn) und Albuminurie (Eiweißausscheidung im Urin), Melaninurie (Melaninausscheidung im Urin), und noch: Trübung des Sehvermögens, bis zur Blindheit nach Jodemphigus, Blutungen in der Netzhaut, Keratitis (Hautverhornung), Linsentrübung usw., Gewebeschwellungen an den verschiedenen Körperteilen und vielgestaltige Hautausschläge bis zum Erythema (Hautrötung) nodosum und zu Pemphigusformen. Die Knoten in der Haut (Jodderma tuberosum) können bis zu Handtellergröße wachsen. Auch Hautblutungen und Hautgangrän können entstehen. Zu den Hautveränderungen können sich andere Symptome, wie Perikarditis, gesellen und in den Tod führen. Von nervösen Störungen erscheinen bisweilen: Zittern, Nystagmus (Augenzittern), Parese (Lähmung) von Gliedern, Hemiplegie (halbseitige Lähmung), Brustbeklemmung und Schmerzanfälle in verschiedenen Nervenbahnen, auch im Trigeminus. Nach längerer Einführung selbst kleiner Dosen kann Jodachexe oder der konstitutionelle Jodismus auftreten, der sich durch fahle Hautfarbe, Abmagerung, Schwund des Fettes und in seltenen Fällen auch der drüsigen Organe (Brustdrüsen, Hoden), durch gestörte Verdauung, Herzklopfen, allgemeine Körperschwäche, sogar auch durch vorübergehende Lähmung der Extremitäten kundgibt.
Wie das doch alles so seltsam zusammenhängt mit den Industriedreck empfehlenden Professoren. Merke gut: Wenn die Mediziner irgendwo ermitteln und beweisen, was für unnatürliche, den Menschen nicht bestimmte Lebensmittel spricht, dann kannst Du Dich hundertprozentig darauf verlassen, daß die Beweise verfälscht sind oder aus der Laborchemie stammen. Mit der läßt sich alles beweisen, da sie Vorgänge in Reagenzgläsern unberechtigt auf den Organismus lebender Menschen überträgt. (→Lv2602)

b) 279 Wie verträgt sich das, wenn das Gesundheitsministerium vor dem Genuß von **Meeresalgen** wegen deren Gehalts an Jod warnt und andererseits gegen jodiertes Speisesalz nichts einzuwenden hat. Das Bundesinstitut für gesundheitlichen Verbraucherschutz warnt vor lebensbedrohlichen Zuständen bei Jodeinnahme. (Schrot&Korn 3/1995) Du kannst bei zusätzlicher Jodzufuhr nie sicher sein, ob Du die richtige Menge erhältst. Nur bei natürlicher Kost kann Dir nichts passieren! Es kann auch ein anderer Grund für eine mangelnde Jodverwertung bei dem einen oder anderen Schilddrüsenleidenden bestehen: Ihr Ursprung mag auch in einem verkrusteten, verkoteten Darm liegen. Der das Jod der Nahrung durch die Darmzotten in den Körper (und damit später zur Schilddrüse) nicht durchpassieren läßt.

412, 853 **Krebsverursachende Malonaldehydkonzentration in verschiedenen Fleischsorten** (Angaben in µg/g)

Filetsteak	roh	1,2 ± 0,4
	geschmort	5,8 ± 2,1
Lendenbraten	roh	8,4 ± 3,1
	gebraten, 2 Std. bei 325°	27,0 ± 6,3
Hacksteak	roh	3,8 ± 0,4
	15 Minuten gegrillt bei 450°	10,4 ± 2,2
Schweinekotelett	roh	1,3 ± 0,2
	gebraten, 1 Std. bei 425° (paniert)	8,1 ± 2,3
Hähnchen	roh	7,7 ± 2,1
	gegrillt (1 1/2 Std. bei 350°)	39,0 ± 8,0
Kalb	roh	4,0 ± 0,8
	gekocht (1 Std. bei 100°)	26,0 ± 5,2

(Quelle »Bio-Magazin« 13/1987)

An der Entstehung von Karzinomen in Kolon und Rektum wirken tierische Nahrungsfette mit. Deren Senkung um die Hälfte könnte vermutlich auch die Kolonkarzinomrate halbieren. Zusätzlich verhängnisvoll wirkt sich faserstoffarme Kost mit ihrem verlangsamten Kolontransit aus. Vermeidbare Krebsursachen sind (...) Medikamente mit karzinogenem Potential, UV-Licht, Röntgenstrahlen in der Medizin sowie chronische Irritationen. Überschätzt werden im allgemeinen die Karzinogen-Gefahren am Arbeitsplatz.
(HENDERSON, Brian E., Comprehensive Cancer Center, University of Southern California School of Medicine, Los Angeles; Science, Vol. 254, No. 5035 (1991), S. 1131-1137)

Bei bundesweiten Kontrollen im vergangenen Jahr seien 41% der Kalbsleberproben mit Kupferrückständen über 200 mg pro Kilo Fleisch belastet gewesen. Teilweise seien sogar 700 mg nachgewiesen worden. Mäster verabreichten den Tieren Kupfer, weil es für das begehrte weiße Fleisch bei Kälbern sorge. (Südd. Zeitung, 5.2.97)

6328 📖 680 Hast Du jemals gelesen: »Vergiftung durch Früchte schlürfen?«
Infektionen mit Norwalk-Virus: Austern schlürfen - ein Genuß mit Reue
Durchfall und Leibschmerzen nach einer Muschelmahlzeit? Der Verdacht auf eine Infektion mit dem Norwalk-Virus liegt nahe. Ein sicherer Nachweis dieses Erregers ist allerdings immer noch schwierig - meist sind Speziallabors gefordert. (Ärztliche Praxis 94/22.11.1994)

6329 📖 853 **Faul, schleimig, glitschig** - so schildern Insider Fleisch, das in Schlachhöfen verarbeitet worden sei. In drei von vier überprüften Betrieben fanden Kontrolleure gefährliche Hygienemängel. Quälerei und Schmuddel im Handel: Die Fleischproduktion ist zur Sauerei geworden. (DER SPIEGEL 40/1993)

6330 📖 605 **Knoblauch – Gewürz aber kein Blutfettsenker**: In einer von Lichtwer Pharma geförderten, plazebo-kontrollierten Doppelblindstudie an 50 Patienten mit LDL-Cholesterin und Plasmatriglyzeridwerten von 160 mg/dl bzw. 350 mg/dl oder darunter wird der Effekt von Knoblauchpulver (KWAI u.a.) geprüft. Dreimal täglich 300 mg über 12 Wochen lassen im Vergleich zu Plazebo Blutfette und Blutdruck unbeeinflußt (ISAACSOHN, J.L. et al.: Arch. Intern, Med. **158** (1998), 1189). Ebenfalls keinen Nutzen ergibt der zwölfwöchige Vergleich von zweimal täglich 5 mg Knoblauchzwiebelöl (TEGRA u.a.) mit Plazebo. Die mit öffentlichen Mitteln und durch die Firma Hermes geförderte Studie erfaßt 25 Patienten mit mäßiger Hypercholesterinämie (BERTHOLD, H.K. et al.: J. Am. Med. Ass. 279 (1998), 1900). Somit schlägt der Nachweis einer Blutfettsenkung durch randomisierte Studien erneut fehl (vgl. a-t 11 (1996), 115). Bisherige Metaanalysen, wonach unter Knoblauch das Gesamtcholesterin rund 10% sinken soll, sind wegen erheblicher Mängel eingeschlossener Studien wertlos (zum Teil Lipidbestimmung in verschiedenen Labors ohne standardisierte Messmethode, ohne Berücksichtigung von Diäteffekten, keine Bindung u.a.) (arznei-telegramm 7/1998)

6331 📖 526, 686, 689, 697 **Schokolade fördert** vermutlich chronische **Darmentzündungen.**
Die chronische Darmentzündung Morbus Crohn wird sehr wahrscheinlich durch Zucker gefördert. Eine Studie der Universität Essen ergab, daß Menschen mit diesem Leiden auffallend *viel Schokolade und Bonbons verzehren* und auch mehr süße Limonade trinken als Gesunde. (BUNTE vom 13.10.87)

6332 📖 853, 412 Zwischen dem quantitativen **Fleischkonsum** einer Bevölkerung und ihrer Kolon-Karzinom-Prävalenz besteht nach Darstellung des Onkologen eine enge Korrelation. (Ärzte Zeitung 56/27.3.1993/16)

6333 📖 605 Allylsenföl, Oleum Sinapis, Allylisothiocyanat, C_3H_5NCS, ist im schwarzen Senf, Semen Sinapis, in Glykosidform (Sinigrin) enthalten und war als synthetisches Produkt offizinell. Teils Allylsenföl, teils ähnliche Ester finden sich in Meerrettich, Rettich, **Knoblauch** und **Zwiebel**. Senföl und Senfmehl, die in Form von Senfgeist, Senfbädern, Senfpflastern als hyperämisierende (Blutüberfülle) Hautreizmittel Anwendung finden, können auf der Haut Blasenbildung, selbst Nekrosen (Absterbung) erzeugen, auch innerlich starke Hyperämie der Unterleibsorgane hervorrufen. Sie wurden daher als Volksabortiva (Abtreibungsmittel) innerlich und äußerlich (zu Fußbädern) gebraucht. Einatmung von Senföldampf verusacht starke Reizung der Atemwege, die bis zum Lungenödem gehen kann. In Senffabriken sind namentlich Augenschäden beobachtet worden. Neben der lokalen Reizwirkung mit Übelkeit und Erbrechen kann übermäßiger Senfgenuß resorptiv (durch Aufsaugen) Nierenschäden mit Albuminurie (Eiweiß im Urin) und Hämaturie (Blutkörperchen im Urin), Herzschwäche und Kollaps verursachen. Ein Fall von Meerrettichvergiftung beim Verarbeiten von 5 kg der Wurzel und ein Fall von Rettichvergiftung durch Gebrauch von Rettichsaft als Gallensteinmittel wurden beschrieben. Die Zwiebel enthält wahrscheinlich als tränenreizenden Stoff 1-Propenylsulfensäure der nachstehenden chemischen Formel: $H_3C-CH=CH-S-OH$ Das gehäufte Auftreten von Kropf in manchen Gegenden des Libanon wird mit dem Essen großer Zwiebelmengen in Zusammenhang gebracht. (WIRTH/GLOXHUBER, Toxikologie, Thieme Vlg.)
Die Brahmanen geboten ihren Anhängern, nur reine Speise zu sich zu nehmen und sich Zwiebeln, Lauch, Pilze und Knoblauch zu enthalten sowie aller auf Mist gewachsenen Pflanzen. (HINTZE, E., Geographie und Geschichte der Ernährung, Thieme/Sändig, Vaduz)

6334 📖 853 Als krebsfördernd - besonders bei Brustkrebs - erwies sich ein relativ hoher Verzehr von *tierischem Eiweiß* ...und besonders von rotem Fleisch. (The Lancet, Vol. 337, No. 8751 (1991), S. 1197-1200)

6335 a) 📖 412, 682 Je höher die Serum-Triglyzerid-Werte (Neutralfette, an Glyzerin gebundene Fettsäuren), desto häufiger wird jedenfalls aggressives Verhalten gefunden - zumindest bei Männern.
Die Hypothese: niedrige Cholesterinspiegel (unter 250 mg/dl) begünstigten aggressives Verhalten. (Lancet 340 (1992) 995-998)

6335 b) Tierisches Eiweiß wird ohne jeden Nachweis von den Ernährungspäpsten stets als höchstwertig bezeichnet. Und das nur deshalb, weil das Tier über der Pflanze anzusiedeln sei. Außerdem enthalte es mehr Vitamine und Mineralien. Das ist richtig, nur ist doch zu fragen, ob dem Menschen dieser Überschuß an Vitamin überhaupt zuträglich ist (→LV 3254 Rz 684/5). Und Weiter: Zusatzstoffe machen das Eiweiß selbst noch lange nicht höchstwertig! Wenn aber die Pflanzen den Primaten von der Schöpfung als Nahrung zugeteilt wurden, so ist allein deshalb schon - mal ganz abgesehen vor der Verschiedenartigkeit der Strukturen - dieses Eiweiß für uns höherwertig. Weil die Natur stets nur das Allerbeste jedem ihrer Lebewesen zugedacht hat. Wenn er sich an deren Gesetzte hält. Das ist jedem gesunden Menschenverstand - von dem die medizinischen Wissenschaft nie etwas wissen möchte - offenbar. Wir brauchen nicht mehr Eiweiß und wir brauchen nicht höherwertiges Eiweiß als es uns die Natur in ihren Pflanzen gibt. Denn wir sind auf die Natur seit 30 Millionen von Jahren programmiert und nicht auf die persönlichen Meinungen einiger sich wichtig nehmender Ernährungswissenschaftler von heute mit ihrer unverdaubaren Technologie.

6337 a) 📖 210 POTTENGER, Francis, »The effect of heat-processed foods and Metabolized Vitamin D-Milk on the dentofacial structures of experimental animals«, (Journal American Medicine Annual, 3.12.1945 (923)) Zitat:
Katzen, die mit **pasteurisierter Milch** und gekochtem Fleisch gefüttert wurden, waren nach zwei oder drei Generationen nicht mehr zeugungsfähig. Sie starben gewöhnlich an Arthritis, Herzerkrankungen oder an gastritischen Komplikationen. Außerdem wurden sie zudem bösartig und litten an Allergien und Hautkrankheiten. Als Pottenger seine Katzen für einige Generationen nur mit gekochter Nahrung fütterte, entwickelten sich nicht nur viele ernsthafte Mangelerscheinungen, sondern sie wurden auch homosexuell und verloren ihre normalen Erbanlagen hinsichtlich ihrer sexuellen Rassencharakteristik. Das bedeutet auf uns bezogen:

Nun essen die Menschen zum Glück nicht nur Gekochtes. Die wenige Rohkost, die sie sich heute zuführen, verzögert wohl die Degeneration. Durch Kochen entstehen unverträgliche Moleküle, die bei vielen vom Organismus nicht auszuscheiden sind. Auch Rattenversuche ergaben eindeutig deren krankmachende Wirkung. Zudem kannten unsere Vorfahren auch noch nicht so viel Chemie in ihrer Nahrung. Bei den Katzen dauerte es vier Generationen, bis durch Wiederaufnahme einer natürlichen, rohen Nahrung alle Gebrechen wieder verschwunden waren. Doch sieh Dir mal unsere Kinder an - woran die nicht schon alles leiden! (→LV9999d)

7 b) 📖 210 **Was Kochkost so alles zerstört:**

Vitamin-C Gehalt	mg/100g Frischgewicht unerhitzt	erhitzt
Gartenkresse	121	0
Kohlrabi	109	73
Rosenkohl (gefroren)	91	61
Rotkohl	67	55
Brokkoli	61	37
Brokkoli (gefroren)	51	21
Blumenkohl (gefroren)	41	28
Rettich	13	0

Das Erhitzen von Kruziferen verringert den Glucosinolatgehalt durchschnittlich um 35% (Sones et al. 1984, Tab. 2-5). Neuere Untersuchungen gehen beim Weißkohl jedoch von einem Glucosinolatverlust nach 10 Min. Kochen von mehr als 50% aus (Rosa und Heaney 1993). Die beim Erhitzen entstehenden Indolverbindungen besitzen im Tierversuch eine geringere antikanzerogene Wirkung als die im unerhitzten Kohlgemüse vorliegenden Indolverbindungen. (SLOMINSKI, B.A./ CAMPBELL, L.D. Journal Agricol. Food Chemistry 37/1989/ 1297-302)

Mit dem Auftreten des Buddhismus scheinen die Vorschriften noch strenger geworden zu sein. Die höheren brahmanischen Kasten verzichten auf den Genuß von Fleisch und Alkohol und die Gesetzbücher (Dharmaschastra) setzen hohe Strafen auf die Übertretung. Auch heute noch meiden sie alle animalische Kost einschließlich Eier, ebenso Spirituosen, Zwiebeln, Knoblauch, außer in Kaschmir. Besonders groß ist die Abscheu vor Rindfleisch. HINTZE, K., Geographie u. Geschichte der Ernährung, Thieme, Sändig Reprint Verlag, Vaduz. Das überzeugendste für mich am Buddhismus ist, daß in seinem Namen noch nie ein Krieg geführt wurde.

7 📖 377 **80 % weniger Koronartote, wenn gesättigte Fette auf 1/3 reduziert werden**
Medical Tribune Kongreßbericht - Wie viele Opfer Herzinfarkt und Schlaganfall in einem Land fordern, hängt stark von den Ernährungsgewohnheiten ab. Wo wenig Salz und gesättigte Fette verzehrt werden, verlieren diese Geißeln der Zivilisation viel von ihrem Schrecken. Die kardiovaskuläre Sterblichkeit sinkt um bis zu 80 %, erklärte Dr. Satoshi Sasaki, Department of Epidemiology der Universität Leuven, auf dem 12. Weltkongreß für Kardiologie. Den Zusammenhängen zwischen Ernährung und kardiovaskulärer Mortalität ging Dr. Sasaki in einer epidemiologischen Studie nach. Nach Auswertung der Daten aus 23 Ländern kam der belgische Kollege zu dem Schluß, daß die Zahl der KHK-Toten signifikant mit dem Anteil der gesättigten Fette in der Nahrung korreliert. (Medical Tribune 50/16.12.1994/S. 30)

8 📖 526 »100 g Zucker schwächen« zwei Stunden lang die Immunabwehrkraft der Lymphozyten um bis zu 40%. Grund: Die Glukose des Zuckers »schwimmt« zu den Ankerplätzen der Immunkörper und besetzt sie. Das schützende Vitamin C kann nirgendwo mehr festmachen.« (Dr. Ernst Farmer, Biochemiker an der Universität Kalifornien) (raum&zeit Nr. 68/1994)

9 📖 301 **Osteoporose bekommst Du durch Milch und Milchprodukte!** Genau das Gegenteil von dem, was Mediziner sagen, ist richtig!
AIHARA, H., »Milch, ein Mythos der Zivilisation« und
BRUKER; M. O., »Osteoporose - Dichtung und Wahrheit«, emu Verlag, 56112 Lahnstein, sofort von dort zu beziehen, noch besser:
SPILLER, W., Kuhmilch macht krank, Waldthausen Verlag, 27718 Ritterhude, Tel. 04292-816310
Bruker, zu Recht ein eingeschworener Zuckerfeind, den die Industrie deswegen mit Prozessen überzog, führt den Knochenabbau auf den Verbrauch von Zucker zurück. In der Tat: 7g Zucker täglich einem Kaninchen verfüttert und in drei Wochen hat es bereits eine ausgeprägte Osteoporose. Du merkst von deren Beginn nichts, weil die Knochen .- wie die Leber - keine Schmerznerven besitzen. Ich möchte noch einen weiteren Grund anführen: das Fleisch: Es übersäuert den Körper und fördert die Osteoporose.

10 a) 📖 210 (...) betrachtet man heute die folgenden Merkmale als zusätzliche, beeinflußbare Risikofaktoren für Osteoporose:
Nulliparität (keine Geburt) · Bewegungsmangel · niedrige Kalziumaufnahme · hagerer Körperbau · hoher Konsum von Kaffee, Zigaretten, Alkohol und tierischem Eiweiß. (Medical Tribune, 30.4.1992/26) UrTraining ist das beste gegen Osteoporose!
Aus einer kürzlich veröffentlichten Untersuchung kanadischer Forscher: Weibliche Freiwillige in den Wechseljahren bildeten drei Gruppen: Alle bekamen täglich 500-1000 mg Kalzium als Medikament. Die erste Gruppe machte nichts, die zweite Gruppe dreimal pro Woche Gymnastik ohne Krafttraining, die dritte Gruppe ein intensives Krafttraining. Das Ergebnis: In der ersten Gruppe nahm die Osteoporose trotz medikamentöser Kalziumbeigaben zu. In den beiden anderen Gruppen nahm sie ab. Am stärksten in der Krafttrainings-Gruppe. (Zitiert nach Hackethal, S. 404,: »Der Meineid des Hippokrates«, Lübbe)

10 b) Bodybuilding verhindert Knochenschwund. Unbedingt für ältere Frauen zu empfehlen!
(Journal of American Medicine Association, Vol. 272 24/1994/1909-1914)

11 📖 613, 301 **Milch ist bei vielen Menschen schuld an Husten, Schnupfen, Heuschnupfen, Hautleiden, rheumatischen Beschwerden** (vor allem der Gelenke), Appetitlosigkeit, Verstopfung mit Krämpfen, Darmentzündungen, Nabelkoliken, Blinddarmreizungen, Reizblase und anderem mehr. Maskiert treten diese Beschwerden als psychische Symptome wie Störungen der Aufmerksamkeit und der Konzentration, Depression, Überreiztheit, Aggression auf. (Dr. K. Werthmann, Leiter des Instituts für Allergieforschung in Salzburg, B 39/1990)

12 📖 615 Der Mensch besitzt im Blut eine heute bereits isolierte Substanz, die als natürliches Rheumaabwehrmittel wirkt. Deren Wirkung wird durch überschüssiges Tryptophan zunichte gemacht. Tryptophan ist eine Aminosäure, die insbesondere in **Kuhmilch** gebildet wird. Bakterielle Abbauprodukte der Aminosäure Tryptophan besitzen Giftwirkung und führen zur Eiweißfäulnis im Darm. Diese Abbauprodukte sind z.B. Indol und Skatol.

13 📖 615 **Milch als Auslöser für Typ-I-Diabetes**
Für den Zusammenhang zwischen Kuhmilch und Typ-I-Diabetes sprechen nach Ansicht von M. Atkinson, Universität Florida, auch die epidemiologischen Beobachtungen, daß die Diabetes-Inzidenz einer Population parallel mit dem Konsum von Kuhmilch einhergeht. (New England Journal of Medicine. 327, 1992/348-349)

Müßte der Arzt nicht wenigstens seine Fachzeitschriften lesen und seine Diabetesklientel solches wissen lassen?
Werden Milchprodukte davor den Kindern gegeben, konnte das Diabetes-Risiko entscheidend gesteigert werden. (Ärzte Zeitung 47/12.3.1996/24)

Der feine Hüttenkäse...
Weißt Du, was viele Molkereien benutzen, um ihn anzudicken? Kalziumsulfat. Weißt Du was Kalziumsulfat ist? Gips! Was der in Gewebe und Blut anrichtet, magst Du Dir selbst ausdenken... (ROBBINS, A., Unlimited Power, Research Institute)

6344 a) ⌂ 240 **Kuhmilch schuld an Zuckerkrankheit?**
Der heranwachsende Organismus, dessen Immunsystem gerade erst lernt, zwischen »körpereigen« und »körperfremd« zu unterscheiden, attackiert aus bislang unbekannten Gründen das Protein der Kuhmilch. Daraufhin bildet das Abwehrsystem des Babys Antikörper, ebenfalls Eiweißstrukturen, die im Blut kreisen. Diese Antikörper können zwischen dem fremden Milcheiweiß und der Proteinstruktur auf den eigenen Drüsenzellen nicht unterscheiden - die Krankheit nimmt ihren Lauf.
Den naheliegenden Rat, Babys sollten vorsorglich nicht mehr mit Kuhmilchprodukten, sondern an der Mutterbrust genährt werden, wollen die kanadischen Wissenschaftler nicht geben. (New England Journal of Medicine, zit. im: DER SPIEGEL 34/1992) Ja, ja die Lobby der Landwirtschaft!
»Es ist nicht möglich, ohne Milch und Milchprodukte die Kalzium-Versorgung sicherzustellen!« (Professor Dr. Edmund Renner, 57, auf einem Symposium in Berlin, 7.3.1994, MT 16/1994)
Professoren-Unsinn hoch [10] - diese vorurteilsbeladene Blödhaftigkeit ist nicht begreifbar, da die Bevölkerung in ganz Asien ohne Milchversorgung mehr Kalzium in den Knochen hat und keine Osteoporose kennt. Ob sich möglicherweise bei den Herren Professoren der Medizin und der Ernährungswissenschaft, als Sonderspezies der Primaten der Kalk aus der von ihnen getrunkenen Milch in deren Gehirn ablagert?

6344 b) Bericht von Dr.med Ritter über die Besichtigung einer Tierkörperverwertungsanstalt, welche die Grundstoffe für die Herstellung von Tierfutter (Legemehl für Geflügel usw.) liefert.
Angeliefert werden alle Abfälle aus den Schlachthöfen und von den Keulaktionen der mit Schweinepest verseuchten Schweine. Diese rutschen vom Wagen gleich in einen großen Trichter, an dessen Ende sich große Schredderwalzen befinden. Auf die Frage von Dr. Ritter: "Macht es denn nichts, wenn die Eingeweide der Tiere noch mit Kot gefüllt und andere (wegen des Gestanks) zusammen mit den Plastiksäcken geschreddert werden?" antwortet der Geschäftsführer: "Im Gegenteil - das sind doch Balaststoffe!" Dann wird das jetzt nicht als Kadaver-Kot-Plastikbeutelmehl benannt. Dafür erhält es die verschönernde, alle Gewissen beruhigende Bezeichnung "Kraftfutter". Wissenschaftlich korrekt wird dann nur das aufgeführt von den Säcken: der Proteingehalt. (Der Bericht ist lieferbar auf Kassette von Bionika, 27718 Ritterhude)

6344 c) Überzeuge Dich persönlich, ob der Bio-Bauer tatsächlich einer ist: Bei ihm steht das Getreide auf Abstand, damit der Wind durchziehen und Schimmelbildung vermieden werden kann. Spritzt er die Felder, kann er die Samen enger setzen, den Ertrag somit erhöhen und die Erde und Menschen nach und nach vergiften.

6344 d) Das ist ein echter Hammer!
So erhöht 1 l Milch die Kalziumausscheidung um 35%, das Steinbildungsrisiko klettert um 26%. Der Trick mit der Reiskleie hilft wenig: Zwar senkt dieser Faserstoff Kalziumabsorption und -exkretion, steigert aber gleichzeitig die Oxalsäureausscheidung signifikant. (Medical Tribune Nr. 41 vom 11.10.96, S. 32).
So sind die Schulmediziner! Die lesen ihre Fachzeitschriften nicht! Bei ihrer schlechten Verdauung hätten sie auf dem Klo genug Zeit dazu! So tragen sie zum allergrößten Schaden ihrer Klientel und besonders der jüngeren weiterhin das Märchen vom knochenbildenden Kalzium der Milch vor! (-> 6344, 63342)

6345 ⌂ 526 *Schlechte Schulnoten durch Süßigkeiten*
Zuviel Zucker in der Nahrung beeinträchtigt die Konzentrationsfähigkeit der Kinder. Auf zuckerreiche Kost, so fand die Yale-Universität heraus, reagieren Kinder mit der Ausschüttung des Hormons Adrenalin. Außerdem kam es bei fast allen Versuchspersonen zu Schwäche, Zittern, flauem Gefühl und Nervosität. Nach Ansicht von Dr. Bill Tamborlane können diese Anzeichen im Unterricht oder während der Hausaufgaben auftreten und die schulischen Leistungen eines Kindes beeinträchtigen. (Medical Tribune, 13.7.1980) (→Lv8310)
Willst Du Dir kein widerspenstiges, aggressives Kind heranziehen, willst Du ein liebes Wesen, das Dir keinen Kummer macht? Dann entziehe ihm alle Zuckersachen.

Es ist eine schwere Sache, zum Bauch zu reden, der keine Ohren hat. (Cato)

6346 ⌂ 526 Schon zwei kleine **Kuchenteilchen** heben den Adrenalinspiegel (nervenerregender Botenstoff) bei Kindern (nicht bei Erwachsenen) um das Zehnfache an. (B. Tamborlane in Ärzte Zeitung, Nr. 7/1990)

6347 ⌂ 562 Wie weit soll die Degeneration durch die Fastfood-Fütterung unserer Kinder noch weiterschreiten? Viele erkennen keinen Unterschied zwischen salzig, bitter und sauer. Gar jeder zweite Schüler kann Petersilie nicht von Schnittlauch unterscheiden. (Ökotest Feb. 1995)

6348 ⌂ 210 Weltweit leiden immer mehr Kinder an Zuckerkrankheit. **Daß falsche Ernährung Krankheit bringt**, ist schon früh erkannt, aber nie geglaubt worden. Die alten Ägypter erwähnten bereits, daß Krankheiten durch überflüssige Nahrungsmittelaufnahme oder durch Rückstände der eingenommenen Speisen entstehen. Der Papyrus anonymus Londinensis vermerkt bereits Stoffe, die vom Organismus nicht aufgenommen werden, sondern Abfälle hinterlassen, die faulen und so Krankheiten verursachen.

6349 ⌂ 620, 184 **Salz und Asthma: Nur für Männer unheilträchtig**
Asthmatiker tun gut daran, beim Salzen ihrer Speisen Zurückhaltung zu üben. Seit Jahren nämlich mehren sich die Befunde, die für eine enge Beziehung zwischen dem Kochsalzkonsum und der Asthmasymptomatik sprechen. Asthmatikerinnen dürfen das lockerer sehen. Ihre Bronchien sind gegen die unheilvollen Einflüsse des NaCL offenbar weniger empfindlich. (Medical Tribune 6/11.2.1994)

6350 ⌂ 412 **Fleisch bildet Fäulnis beim Verdauen**
Gelangt Fleisch in den Magen, so kann es nicht vollständig abgebaut werden. Durch Magenauspumpen erhält man auch noch mehrere Stunden nach einer Fleischmahlzeit unverdaute Fleischreste. Sie gelangen in den Dickdarm, wo sie den besten Nährboden für Fäulnisbakterien bilden. Ein Gramm Fleisch enthält 2-150 Millionen Fäulnisbakterien, die auch durch Kochen oder Braten nicht eliminiert werden. 70% aller Krebser-

krankungen betreffen die Verdauungsorgane. Die Häufigkeit von Darmkrebs verläuft proportional zum Fleischkonsum (Opitz). Mit etwa 85-90 Kg pro Kopf und Jahr halten die Deutschen den Weltrekord. Nach Untersuchungen (Opitz) führen 200g Fleisch durch die Fäulnisbildung im Darm zur Bildung einer solchen Menge krebserzeugender Stoffe, wie im Rauch von 19 Zigaretten enthalten ist. (raum&zeit Nr. 68/1994)

📖 412 Allmählich kommen die Amerikaner darauf: **Fleisch als Ursache von Prostatakrebs**
Eine amerikanische Studie hat jetzt weitere Hinweise erbracht, daß bei einem erhöhten Plasmaspiegel an Linolensäure das Risiko für Prostatakrebs um das Zwei- bis Dreifache steigt. Möglicherweise wird diese Wirkung durch niedrige Spiegel der Fettsäure Linoleinsäure verstärkt. Bereits in einer früheren Untersuchung ist eine Korrelation zwischen Prostatakrebs und übermäßigem Verzehr von Fleisch, in dem beide essentielle Fettsäuren vorkommen, beobachtet worden. (Ärzte Zeitung 21/21.2.1994)

📖 637 **Warum destilliertes Wasser schädlich sein soll:**
Der Körper muß zwar Wasser aufnehmen, kann es aber nur mit Hilfe von Natrium-Ionen (Elektrolyte) im Körper halten. Da ihm mit dem destillierten Wasser keinerlei Mineralstoffe und Spurenelemente (Elektrolyte) zugeführt werden, kommt es zur Verdünnung dieser Stoffe im Blut: Der Körper mobilisiert dann nämlich seine ganzen Elektrolyt-Reserven. Das führt zu Müdigkeit, Schwächegefühl und Kopfschmerzen. Ob diese Annahme stimmt, wer weiß das? Der Verfasser hält sich wegen Sinnlosigkeit dieser Diskussion hier heraus. In der UrTherapie wird nur ausnahmsweise einmal Kokosnußsaft getrunken. Oder beim Fasten.

📖 620 **Der Knochenschwund nach den Wechseljahren wird durch Kochsalz verursacht**
Kochsalzrestriktion bei postmenopausalen Frauen ist in der Lage, eine erhöhte Kalzium- und Hydroxyprolinausscheidung im Urin - beides Zeichen des beschleunigten Knochenabbaus - zu verringern. Auch dem verringerten Extrazellulärvolumen (Folge der Kochsalzrestriktion) wird eine Rolle bei der verbesserten Kalzium-Reabsorption zugeschrieben. Dies erklärt, warum auch Thiaziddiuretika (Rückresorption hemmendes, harntreibendes Medikament) die Kalziumkonzentration im Urin verringern und im Klimakterium den Erhalt des Knochens fördern. (Archives of Intern Medicine, Vol. 151, No. 4 (1991) S. 757-759)
Salz (Natriumchlorid) ist anorganisch! Es ist kein Nährstoff. Es ist ein Reizmittel und wirkt im Körper genauso wie ein Gift. Es wird im Körper nicht verdaut. Es wird salinisch und muß im Körper durch Wasser gespeichert werden. Der Körper kann es unter gar keinen Umständen verwerten. Kein frei lebendes Tier braucht Salz, was auch immer behauptet wird. Es ist im menschlichen Organismus nicht verdaubar. Von den Ärzten wurde es früher in salinischer Lösung zur Abtreibung in die Venen von Schwangeren eingespritzt.

📖 709 **Der Begründer der Vollwertkost wurde krank durch Getreideessen**
Nach Kollath ist Langlebigkeit nur wünschenswert, wenn sie die Dauer der Jugend, nicht aber die des Alters vergrößert. Er ging davon aus, daß man das Erreichen hohen Alters bei voller Gesundheit durch den Vollwert der Nahrung erheblich steigern kann. Dieses Ziel hat Kollath tragischerweise mit seiner Getreidefrischkost nicht erreichen können. Schon 1950 bereiteten ihm Schluckbeschwerden, die sich in größeren Abständen zu wiederholen begannen, große Sorgen. Im Verlauf der Jahre steigerten sie sich, so daß schließlich 1958 im 66. Lebensjahr die Aufnahme fester Nahrung ganz unmöglich wurde. Es war eine Stenose, eine Verengung der Speiseröhre, wie sie durch Speiseröhrenentzündungen (Ösophagitis) hervorgerufen wird. Bis ans Lebensende ist daraufhin drei-, viermal im Jahr eine endoskopische Erweiterung (Bougierung) der Speiseröhre erforderlich geworden. Hinzu kam noch eine Herzkrankheit. (Waerland-Hefte)

📖 526 **Gebiß für immer durch Zucker ruiniert beim Kleinkind** Auch die deutsche Nestlé-Alete-GmbH ist als Produzentin gesüßten **Kindertees** für Zahnschäden von Kleinkindern verantwortlich gemacht worden. Der von Nestlé ausgedruckte Warnhinweis auf den Kleinflaschen reicht nach Auffassung des Karlsruher Bundesgerichtshofs (BGH) nicht aus, um Eltern hinreichend vor möglichen Zahnschäden zu warnen. (BGH, Az.: VI ZR 41/93)

Mein Rat: Versuche zu beweisen (Zeugen wie Kindermädchen, Kindergartenschwester, Hausangestellte), daß Dein Kind als Süßigkeit nur Milka-Schokolade ißt - was Du als verantwortungslose Mutter nicht unterbunden hast - wodurch seine Zähne verfaulten. Und reiche dann gegen den Schokoladenhersteller oder Gummibärchen Haribo und seinen Propagandisten Thomas Gottschalk Klage auf Schadenersatz (Verminderung guter Heirats- und Berufschancen, Krankheiten wegen mangelnden Kauvermögens usw.) und Schmerzensgeld ein. Wir sollten damit die Zuckerwarenfabrikanten zwingen, Warnungshinweise mit der Abbildung eines verfaulten Gebißes zu bringen, wie Du sie im Buchteil unter Rz 431 siehst.

📖 240 **Lungenkrebs durch Fett und Fleisch**
Du kannst auch Lungenkrebs bekommen, wenn Du kein Kettenraucher bist. Schuld daran sind gesättigte Fettsäuren.
(US-Studie. BUNTE Nr5/1994)
Durch die Luftröhre gelangt die Atemluft in zwei engere Röhren, die Bronchien. Sie verzweigen sich in Hunderte kleiner Röhren, die Bronchiolen. Diese enden in den 300 Millionen Lungenbläschen. Hier erfolgt der Sauerstoff- und Kohlendioxidaustausch zwischen Blut und Atemluft. Aber wie schnell sind die zu vom Teer im Rauch!

📖 526 Eltern paßt auf, daß ihr Euer Kind nicht zum Fettsack auffüttert!
Als Kind bereits zu dick oder krank...
Die große Unzufriedenheit ist nicht der einzige Nachteil frühreifer Mädchen. Mehr noch geht das negative body-image bei ihnen häufig auch mit schlechten Schulleistungen und sozialer Auffälligkeit einher. Nicht selten wird hier der Grundstein für spätere Depressionen gelegt.

> **Die Topinambur**
> hat eine Menge zu bieten: Der Hauptinhaltsstoff ist, neben dem Wasser, die Stärke. **Die Stärke gehört zu den sogenannten langkettigen Kohlenhydraten, die im Körper langsam abgebaut werden und lange sättigen.** Wie alle pflanzlichen Lebensmittel liefert sie auch Faserstoffe, die den Darm in Schwung halten.
> Sie enthält nur etwa 2% Eiweiß - aber von einer hochwertigen Qualität sondergleichen!

Verschiedene Untersuchungen zeigen, daß es gerade bei Mädchen einen deutlichen Zusammenhang zwischen einem negativen Körperbild und der Entwicklung von Depressionen gibt. Chronisch kranke Mädchen und Jungen haben ein gleichermaßen negatives body-image. Ganz offensichtlich hat die chronische Krankheit ein solch starkes Gewicht in der Selbstwahrnehmung, daß Geschlechtsunterschiede geradezu nivelliert werden. Die Vermutung liegt nahe, daß sich dies negativ auf die altersgemäße Entwicklung der Geschlechtsidentität auswirkt. Insgesamt zeigen die Ergebnisse, daß Jugendlichkeit noch lange kein Garant für ein positives Körperempfinden ist. Im Gegenteil: Jugendliche stehen ganz offensichtlich unter dem Druck, den perfekten Körper inszenieren zu müssen, wie dies für viele Ältere gilt. Von Identitätsproblemen schon ausreichend gebeutelt, leiden sie zunehmend unter einem Ideal, als dessen Stellvertreter sie oft genug mißbraucht werden. (Ärzte Zeitung 171/26.9.1994/2)

6358 📖 526 »Immer wenn ich Schokolade esse, bekomme ich einen Migräne-Anfall«, klagt die junge Frau, »und dann denkt mein Mann wieder, ich spinne, weil man durch Schokolade doch keine Kopfschmerzen bekommen kann.«
(...) Viele Unklarheiten gibt es bei der Differenzialdiagnose (z.B. Abgrenzen der Cluster-Kopfschmerzen), aber auch bei der Therapie. Diese kann neben differenzierter Medikation ein Entspannungstraining und Verhaltensführung umfassen. Im Prinzip unwirksam sind dagegen häufig angewendete Behandlungsverfahren wie Akupunktur, Neuraltherapie, Fußsohlen-Reflexmassage, Lymphdrainage, Homöopathie, chiropraktische Behandlung, Ozontherapie, Herdsanierung oder Entfernung von Amalgamfüllungen; sie haben allenfalls einen Placebo-Effekt. Dieser ist jedoch häufig, meist aber nur vorübergehend zu beobachten, wodurch er Heilerfolge vortäuschen kann. So ist beispielsweise bekannt, daß es viele Auslöser der Migräne gibt: Rotwein, Nahrungsmittel (Käse, Zitrusfrüchte, Schokolade), Medikamente (Kalzium-Antagonisten, Nitroglycerin, Anti-Baby-Pille), hormonelle Veränderungen. (...) Aber der häufig angeschuldigte Wetterwechsel und der Föhn sind als Auslöser nicht bewiesen! (Ärztliche Praxis 18/1.3.1994/16)
Merke: Bei der Urzeittherapie gibt es solche Auslöser nicht, wenn Du sie konsequent befolgst. Ist es da nicht logisch, daß sie auch die einzig richtige Behandlungsform für Kopfschmerzen darstellt?

6359 a) 📖 571ff Hier der Nachweis für die Wichtigkeit der Darmpflege
Morbus Parkinson | Die idiopathische Störung geht mit einer Obstipation (Verstopfung) einher (Ärzte Zeitung 56/27.3.1995/17)

6359 b) Zerstört Kochen die Vitamine?
Die Hitze macht's! Je höher die Temperatur, desto größer die Vernichtung. Die Vitamine sind mit allen anderen Stoffen in der Nahrung eng vernetzt. Wenn nur eine Art in der Nahrung fehlt, ob von Vitaminen oder Mineralstoffen, so ist der Wert der Kost vermindert. Vitamin A und Beta-Karotin werden durch Kochen oxydiert und vernichtet. Vitamin E ist ebenfalls sehr empfindlich. Alle Vitamine des B-Komplexes sind wasserlöslich. Das Kochen von Nahrung, die einen hohen Anteil dieser Vitamine beinhaltet, wirkt größten Teils zerstörend auf den ganzen Komplex dieser B-Gruppe! Aus gleichem Grunde wird auch Vitamin C zerstört. Die Reste aus dieser C-Vernichtung sind unbrauchbar und schädlich für den Körper (zum Teil werden sie sogar zum Vitamin C-Verzehrer!) Und: Das Erhitzen der Nahrung auf nur 40 bis 50°C zerstört bereits die Enzyme in der Nahrung! Die in rohen Früchten, Salaten und Gemüsen enthaltenen Enzyme spielen eine große vitale Rolle im Stoffwechselgeschehen der pflanzlichen Zelle. Enzyme sind komplexe Proteine, die in - und von - der Pflanze aus zumeist anorganischen, wasserlöslichen Stoffen gebildet werden. In Verbindung mit der Kraft von Sonne und Luft werden diese von den Wurzeln der Pflanze durch die Photosynthese aufgenommen. Wie bei allen anderen Eiweißen, die in der Nahrung enthalten sind, wird die chemische Struktur der komplexen Enzymmoleküle durch Feuerbehandlung verändert und ihre Enzymkraft vernichtet. Überdies sind wir bereits kurz darauf eingegangen, daß zerkochte Nahrung eine starke Vermehrung von weißen Blutkörperchen hervorruft, zwei- bis viermal höher als bei roher Kost. Der Körper produziert diese vermehrten weißen Blutkörperchen nur zu dem Zweck, die giftigen Stoffe abzuwehren und das kostet ihn eine große Energie und beeinträchtigt die Harmonie der organischen Abläufe, weil es so oft geschieht..

6360 📖 411 Präparate wie Testosteron und Clenbuterol sind als **Masthilfen** verboten, werden aber nach wie vor eingesetzt. Bei Cortison, Antiparasitika gegen Wurmbefall, Sulfonamiden gegen Bakterien und Beruhigungsmitteln wie Stresnil sollten mehrtägige oder sogar mehrwöchige Wartezeiten eingehalten werden, bevor das Vieh geschlachtet wird - aber deren Rückstände bleiben drin.

6361 📖 708 **Jesus und die UrTherapie**

Was sagt er zum Bewahren unserer Erde?
»Ich aber sage euch, Ihr Menschenkinder: Ehret eure Erdenmutter, und haltet alle ihre Gesetze - auf daß ihr lange lebet auf dieser Erde...«
»Wahrlich, ich sage euch, ihr seid eins mit der Erdenmutter; sie ist in euch, ihr seid in ihr. Aus ihr seid ihr geboren, in ihr lebt ihr, und zu ihr werdet ihr wieder zurückkehren. Haltet daher ihre Gesetze; denn niemand kann lange leben, noch glücklich werden, es sei denn, er ehre seine Mutter und befolge ihre Gebote. (...) Doch wer sich an die Gesetze seiner Mutter schmiegt, an den schmiegt sich auch seine Mutter. Sie wird alle seine Leiden heilen, und er wird nie mehr krank werden.«
Was sagt er zur Anwendung von Erde?
»Senkt eure Füße in diesen Schlamm, damit die Umarmung des Erdengels allen Schmutz und alle Krankheit aus euren Knochen ziehen kann.«
Was sagt er zum Essen von Fleisch?
»Du sollst nicht töten. Gibt doch Gott allen das Leben, und was Gott gegeben, soll der Mensch nicht wegnehmen. Denn ich sage euch wahrlich, alles, was auf Erden lebt, kommt von der einen Mutter. Wer daher tötet, tötet seinen Bruder. Und die Erdenmutter wird sich von ihm abwenden und wird ihm ihre belebenden Brüste entziehen. Und ihre Engel werden ihn meiden, und Satan wird in seinem Leibe Wohnung beziehen. Und das Fleisch der erschlagenen Tiere wird in seinem Leibe zu seinem eigenen Grabe werden. Denn wahrlich sage ich euch, wer tötet, tötet sich selber, und wer das Fleisch gemordeter Tiere ißt, ißt vom Leibe des Todes. Denn in seinem Blute wird jeder Tropfen ihres Blutes zu Gift.«
Was sagt er zur Art des Essens?
»Atmet während des ganzen Mahles lang und tief, damit der Luftengel es segnen möge. Und kauet die Speise gut mit euren Zähnen, damit sie zu Wasser werde und der Wasserengel sie in eurem Leibe in Blut verwandeln kann. Und eßt langsam, als wäre ein Gebet zu Gott.«
Was sagt er zur Eigenverantwortung gegenüber der Krankheit?
»Und ich habe euch gesagt, ihr sollt nicht ehebrechen. Aber ich sage euch, wenn ein Mann und Weib sich in Ehe verbinden mit kranken Körpern und kranke Nachkommen zeugen, so sind sie schuldig, wenn sie auch nicht ihres Nächsten Weib genommen haben...«
Diese Texte sind dem Urevangelium in seiner ursprünglichen Form (aus dem Aramäischen übersetzt von E. Székely) entnommen.

Warum der Verfasser die Urbibel für die gültigere Bibel hält: Nach der Genesis gab Gott den Menschen nur Wildkräuter und Früchte zu essen (Mose 1, 29/30). Dann verfluchte er die Erde und die Bibelschreiber nahmen erst zur Zeit Noahs - nachdem das Essen von Fleisch schon üblich und nicht mehr wegzudenken war - den Zusatz auf: Alles was sich regt und lebt, das sei eure Speise (Mose 9, 3/4). Die Bibelschreiber waren schließlich nicht dumm: Das Christentum hätte nicht verbreitet werden können, wenn seine Anhänger das Fleischessen - was damals schon zu einer Sucht geworden war - als Sünde gegen die Gebote Gottes verboten worden wäre. Damit wären die Christen nur eine kleine verlachte Sekte geblieben. Eine Sekte ohne Kraft, die ob ihrer kleinen Mitgliederzahl keine Beachtung gefunden und keine Mittel geschenkt erhalten hätte, viel Propaganda für sich zu machen. Denn nur in der Massensuggestion und im Glauben vieler - wenn Millionen den Unsinn von der Empfängnis ohne Samen oder der Himmelfahrt eines Toten für wahr halten - dann kann man vernünftige Menschen dazu bewegen, die Erzähler solcher Märchen in Gold und Seide zu hüllen und ihnen ein gutes Leben ohne Arbeit zu verschaffen. Übrigens solltest Du wissen: **Christen wurden damals nicht deswegen verfolgt, weil sie Christen waren, sondern weil sie den Frieden des römischen Kaisers ob ihrer Unduldsamkeit und Rechthaberei in Gefahr brachten.** Ähnlich heute wie die Islamisten. Und darauf bestanden, den einzig wahren Glauben zu besitzen. Es verstieß gegen alle Regeln des menschlichen Zusammenlebens „widerliche Feste zu feiern, bei denen behauptet wurde, einen Toten (nämlich Jesus) unter sich zu haben und Pseudo-Kannibalismus zu treiben, wie das Blut einer Leiche zu trinken, einen verwesenden Leib in kleine Teile zu zerstückeln und ihn hinabzuschlucken. Das sei gegen einfachste moralische Gebote gerichtet. Auch wenn es nur bildlich geschehe. Und einen Menschen zu einem Gott und damit obersten Herrscher zu erklären, das war staatsgefährdend.

2 59, 215 Was sagt eine Heilige über die richtige Nahrung in ihrem medizinischen Hauptwerk
»Die Ursachen und Behandlungen der Krankheiten«, Seite 145: »Wenn aber manche Menschen zuweilen irgendwelche Speisen in übermäßiger Menge genossen haben, d.h. rohe und ungekochte oder halbgare und besonders fette und schwere oder auch saftlos und trockene, dann können manchmal das Herz, die Leber und die Lunge und die andere Wärme, die im Menschen ist, dem Magen nicht mit soviel Feuer helfen, daß die Speisen gar gekocht werden. Daher gerinnen sie im Magen, verhärten sich und werden schimmelig...« Auch sonst betont **Hildegard von Bingen** immer wieder, wie schädlich die Rohkost ist, daß zunächst die Milz darunter leidet woraus später ein Herzschaden entstehen kann.

Mit Verlaub: Menschen die einen anderen Menschen verehren, nur weil er prominent ist oder einen alten Ruf besitzt, die halte ich für einfältig. Einen Kult um Personen zu machen ist leider aber allzu menschlich.

Eine Untersuchung der Justus-Liebig-Universität in Gießen belegt, daß Obst und Gemüse heute erheblich weniger Mikro-Nährstoffe enthalten als noch vor 30 Jahren. Fast täglich werden neue Zahlen über Schadstoffbelastungen in Lebensmitteln veröffentlicht.

3 a) 191, 770, 794 **Wie verändern sich Getreide-Nährstoffe während des Keimprozesses?** Keimlinge sind Jungpflanzen, die noch vom Nährgewebe des Samens zehren. Mit dem Aufquellen des Kornes wird die Unterbrechung der Keimentwicklung beendet. Innerhalb von 3 Tagen steigt der Wassergehalt von ca. 10 % auf 75 %, das Volumen verdoppelt sich. Enzyme werden aktiviert und neu gebildet, die Inhaltsstoffe je nach Keimmaterial, -bedingungen, und -stadium ab-, um- und aufgebaut und in den Sproß verlagert, wo sie als Bausteine oder als Energielieferanten dienen. Aus komplexen Kohlenhydraten werden dabei Monosaccharide, wodurch Hülsenfrüchte weniger blähend wirken. Der Gehalt an Polyenfettsäuren erhöht sich (Aufwertung der ernährungsphysiologischen Qualität). Die biologische Wertigkeit des Getreideproduktes steigt während des Keimvorganges durch de-novo-Synthese essentieller Aminosäuren (Lysin!). Die Eiweißzusammensetzung verändert sich durch Verschiebung der Proteinfraktionen (Albumin steigt, Prolamin und Glutenin sinken) und der Aminosäure-Anteile der einzelnen Fraktionen. Die keimungsinduzierte Vitaminanreicherung ist bei der Vitamin-B-Gruppe mengenmäßig am interessantesten, am stärksten erhöht sich der Riboflavin-Gehalt. Durch Reduktion des Phytinsäure verbessert sich die Bioverfügbarkeit der zweiwertigen Kationen (Besonders calciumreich sind Soja, eisenreich sind Alfalfa- und Linsenkeime).
(Informations- und Dokumentationsstelle am Institut für Ernährungswissenschaft der Justus-Liebig-Universität Gießen/Januar 1995)
»Also besitzt gekeimtes Getreide doch sehr wertvolle Inhaltsstoffe.«
Natürlich, das habe ich nie bestritten. Und besser als der Dreck der Fabrikanten ist es allemal. Du weißt aber: Ihm fehlen die Kräfte der Erde. Und es ist keine Urzeitpflanze, sondern degeneriertes, gedüngtes Kulturgut. Angeblich kann Getreide auch auf Erde gekeimt werden. Getreidegräser bleiben aber trotzdem ein kulturelles Erzeugnis. Doch das wäre immerhin besser als gar kein Grün...

Diese gewaltigen Vitalkräfte des Baumes: Laß sie auch Deinem Leben zugute kommen!

3 b) Biochemiker Bruce N. Ames, in: Feuerkost ist Gift, Goldmann (**Wandmaker**)

6400 Richtige Ernährung

6400 📖 241 Ein Pionier für die einzig gesunde Nahrung: rohe Kost
SHELTON, H. M., »Richtige Ernährung«, Waldthausen Vlg., S. 54: »Experimente haben gezeigt, daß die besten Resultate erzielt werden, wenn Grünpflanzen mehr als 50% der gesamten Nahrungsmittelzufuhr ausmachen.«

6401 a) 📖 241 Heute haben die Forscher - im Gegensatz zu früher - endlich ermittelt, daß pflanzliche Eiweiße alle Aminosäuren enthalten. Auch alle essentiellen. Es sind u.a.: Phenylalanin, Threonin, Valin, Leucin, Isoleucin, Tryptophan, Methionin, Histidin, Arginin, Lysin, Cystin. Du siehst, daß auch Vegetarier kein tierisches Eiweiß nötig haben um ihren Eiweißbedarf gut und vollständig zu decken.

6401 b) Merke: Eiweiß aus UrKost wird vom Stoffwechsel besser verwertet. Hitze kann Aminosäuren zerstören, z. B. Lysin, das an der Produktion unseres Euphoriehormons Beta-Endorphin maßgeblich beteiligt ist. (Menschen, die wenig lachen, leiden meist unter Lysin-Mangel.) Eiweiß in erhitzten gezuckerten oder Fettstoffen: (Pommes frites, Kuchen) wird oft im Darm nicht mehr ausreichend verdaut und verwertet.
Eiweißspaltende Enzyme (z. B. Bromelain in Ananas) können den Eiweißstatus im Körper wesentlich erhöhen. Eiweißreiche, tierische Nahrung führt sogar oft zu Eiweißmangel - so überraschend dies auch klingt. Wenn Du eine fleischreiche Mahlzeit ißt, wird der Großteil der in die Leber gelangten Aminosäuren zu Harnsäure abgebaut. Ein kleinerer Teil verbleibt in der Leber als Eiweißrohstoff für Enzyme. Oft gelangt dann lediglich ein dürftiges Viertel der Fleisch-Aminosäuren ins Blut und zu den Körperzellen - die reinste Verschwendung also. Deshalb ist es richtig, seinen Eiweißbedarf mit pflanzlicher Nahrung zu decken.

6402 📖 618 Den Kindern Beispiele geben: In einigen Schulen erhalten die Kinder eine drastische Form der Aufklärung über gute Ernährung durch *Laborversuche mit Ratten.*
Das 1. Rattenpaar erhält eine natürliche Nahrung ohne Konservierungsmittel, Farbstoffe, Zusätze oder raffinierte Kohlenhydrate. Das 2. Paar erhält eine Nahrung aus Hamburgern mit Weißbrot, Pommes frites, alten Kohlabfällen, Milchshakes, Cola-Getränken, Kirschkuchen u. Wasser. Das 3. Paar bekommt gesüßtes Müsli, Weißbrotprodukte, Pudding, abgepackte Kuchen, süße Brausen, Milchshakes, Dosenfrüchte u. Wasser. Die Ergebnisse nach 37 Tagen der Beobachtung: Paar 1 schien glücklich, ruhig und gesund. Die Ratten wuchsen gut und ließen sich ruhig anfassen. Paar 2 wurde fett, faul und lustlos. Die Ratten ließen sich kaum berühren, waren kleiner als das 1. Paar, das Fell war räudig, die Augen stumpf. Paar 3 war nervös, mager, hyperaktiv und zeigte Fellverfärbungen. Die Ratten waren bissig und kleiner als die beiden anderen Paare. (Let's Live, 2/1984) (Ärztliche Praxis, 11.2.1992/3)

6403 📖 241 Anthroposophie STEINER, Rudolf, »Naturgrundlagen der Ernährung«, Verlag Freies Geistesleben, Stuttgart.

> Mein Rat: Unter UrzeitTherapie sieh Dir keine Werbung im Fernsehen an. Die erwecken nur unnötige Gelüste in Dir.

6404 📖 408 Wieder andere halten an der Ansicht fest, daß, wenn sie nicht Fleisch essen, sie schwach und unfähig zur Arbeit würden. Dies ist ein großer Irrtum. Sie haben wohl nie von den Japanern und den Hindu-Sikh-Soldaten in Indien gehört, welche die tapfersten und besten Streiter des britischen Heeres sind; sie werden nie einem Feinde im Felde den Rücken wenden. Ein Sikh-Soldat kann drei Fleischesser im Handgemenge vernichten. Diese Soldaten aber berühren nie weder Fleisch noch Fisch, noch trinken sie Weine oder rauchen Tabak. (Vegetarische Warte, 2.10.1909)

6405 📖 709 Wenn Du von Körnern nicht loskommst, dann zerstöre durch Ankeimen wenigstens deren Antienzyme. Verwende dazu aber nur biologisch angebautes Getreide. Am besten Sprießkornhafer. Du kannst Dir aber auch wegen der etwa gleichen Ankeimdauer *Weizen und Roggen* im Reformhaus oder Naturladen besorgen. Landwirtschaftliches Saatgut eignet sich natürlich nicht. Nehme von dem Körnergemisch je Person 2 Kaffeelöffel voll (10-12g) und lasse es 24 Stunden in Leitungswasser quellen. Für eine kleine Familie kannst Du ein Marmeladenglas mit Deckel nehmen, feucht abgedeckte Schalen oder das käufliche Keimgerät »Biosnacky«. Nach dieser Zeit des Quellens bei Zimmertemperatur wird das Wasser abgegossen (es eignet sich besonders gut zum Begießen von Zimmerblumen) und das Keimgut mit frischem Wasser aus der Leitung *gründlich durchgespült.* Dies ist wichtig, um Pilzbefall zu verhüten.
Nun bleiben die Körner nochmals 24 Stunden kühl stehen, diesmal jedoch nur im feuchten Zustand, *nicht mehr unter Wasser.* Am Morgen ist der Keimvorgang abgeschlossen, die Keime sind jetzt 1-2 mm lang, also eben gut sichtbar. Sie sollten nicht länger werden, denn mit fortschreitendem Wachstum des Keimlings zehrt dieser die Vitalstoffe wieder auf.
Diese Keimdauer gilt für das Sommerhalbjahr. Zwischen Oktober und März verlangsamt sich dieser Vorgang, man merkt es am Härterwerden der Körner. Nach dem Durchspülen am zweiten Morgen bleiben diese deshalb während dieser Monate weitere 24 Stunden feucht stehen. Am 2. bzw. 3. Tag sind die abermals durchgespülten Körner weich geworden und haben einen leicht süßlichen Geschmack angenommen.
Mein Rat allerdings: Wer auf gekeimtes Grün nicht verzichten will, der sehe zu, daß er die Keimlinge wenigstens in guter, leichter Erde zieht. Ratschläge dazu findest Du in NÖCKER, R. M., »Gesundheit aus dem Zimmergarten«, Heyne.

6406 📖 861 Wenn Du mal die Yambean(Beng Koang)-Knollen in einem Asian-Shop (in allen größeren Städten zu finden) siehst: greif zu! Die sehen aus wie größere Randen - nur statt rot leicht bräunlich gefärbt. Innen strahlend weiß, saftig und von einem nicht beschreibbaren, leicht ins Süße gehenden, wundervollen Geschmack: Was die Natur nicht alles an Herrlichem hervorbringt! (Das ist eine **Süßkartoffel** zum Rohessen!) Sieh Dich dort auch mal um, was es sonst an exotischen Früchten gibt. So verschaffst Du Dir Abwechslung!
Orkos hat sie aber auch meist vorrätig. Du kannst sie Dir also schicken lassen. (→Rz 980[2])

📖 755, 798, 942 Für streng wissenschaftlich Denkende mag es sich simpel anhören, wenn ich von der in Pflanzen gespeicherten »Sonnenkraft« spreche. Ich will präzisieren: Die kleinsten Energieträger und -überträger in der Natur sind die **Biophotonen**, für das menschliche Auge unsichtbare Licht-Quanten, die wir aus den Sonnenstrahlen und über die Nahrung zu uns nehmen. An keimenden Linsen wurde nachgewiesen, daß sich die Photonen-Aktivität und Photonen-Ausstrahlung (»Aura«) während des Keimens gegenüber dem Ruhestand vervielfacht. (Siehe POPP, F., a.a.O.) Ist eigentlich ja auch selbstverständlich: Wenn Dir einer Freude entgegenstrahlt, »strahlst« Du doch auch zurück!

📖 755 BIRCHER-BENNER, Max, »Kernsätze der Ernährung«, (Ein Ernährungspionier, aber seine Sahne-Getreide-Milch-Müslis ließen ihn früh an Krebs sterben.)
Auszug: (...) daß bei Rohnahrung eine bestimmte Reaktion im Körper ausbleibt, die bei erhitzter Nahrung unfehlbar zu beobachten ist; Jedesmal, wenn der erste Bissen einer Mahlzeit den Gaumen passiert hat, tritt sonst die 'Verdauungsleukozytose' ein: Auf eine Meldung der Geschmacksnerven hin erfolgt ein Aufgebot weißer Blutkörperchen (Leukozyten). Diese verlassen ihre Reservestellung und besetzen die Darmwände für die Dauer von etwa 1 1/2 Stunden, als drohe Gefahr aus dem Darm. Leukozytose bedeutet an sich eine Vermehrung der weißen Blutkörperchen im Blut zur Bekämpfung infektiöser Prozesse, also ein Vorgang, der sich im Laufe einer Erkrankung abspielt. Es gibt eine Bedingung, unter welcher sie ausbleibt: dann nämlich, wenn die Mahlzeit aus pflanzlicher Rohnahrung besteht. Sie bleibt sogar auch dann aus, wenn die Mahlzeit kräftig mit lebensfrischen Speisen beginnt und dann mit anderen fortfährt (kommt jedoch am Anfang auch nur ein Stück Zucker vor, so wird die ganze Reaktion ausgelöst). 1897 errichtete Bircher-Benner eine kleine Privatklinik an der Zürcher Asylstraße, in der er Patienten mit »Rohdiät« behandelt. Aus aller Welt eilen die Kranken zu ihm, weil sich die Heilerfolge durch persönliche Schilderung von Mund zu Mund unter den Intellektuellen herumsprechen. Bircher-Benner konzentriert seine Diät später ganz auf pflanzliche Rohkost. Er studiert alle verfügbare Literatur seiner Zeit mit ungeheurem Fleiß und kommt zu dem Schluß, die unbearbeitete pflanzliche Rohkost enthalte Lichtquanten, mit deren Freisetzung die Lebenskraft gewonnen werde. Sie sei die »Heilnahrung par excellence«. Er bezieht ihre Wirksamkeit auf sog. Sonnenlichtwerte und weist seine Heilerfolge damit als erster Arzt klinisch nach. In seinem »Wendepunkt einer anspruchsvollen Periodika«, führt er die Grundlagen seiner Arbeit näher aus und stellt auch deren ethische Grundlagen dar. Diese Magazine sind heute noch aktuell und äußerst lesenswert, leider nur in Bibliotheken einzusehen.

Seminar auf Schloß Montramé:
»Den Affenmenschen schmecken die Blätter auch nicht besonders. Sie essen sie aber beständig.« Ein Teilnehmer zu mir: »Woher weißt Du, daß sie den Affen nicht schmecken?«
In der Tat, diese Garantie kann ich Dir aufgrund meiner Erfahrungen geben: Nach einem halben Jahr konsequenter Urkost schmeckt Dir jedenfalls keine gutbürgerliche Kost mehr.

Wenn Du mein ganzes Buch auch als Zumutung oder als »unmöglich!« abtust: Lieber Leser, tue wenigstens eins, was auch dem fanatischsten Kochköstler möglich ist: Iß vor jedem normalen Essen, besonders vor jeder warmen Mahlzeit einen kleinen Teil rohe Nahrung! Du glaubst nicht, was das schon ausmacht!

a) 📖 221 RHIGI-SPANFELLNER, G., Eisenmangel beheben Das beste natürliche »Eisenpräparat« ist Erde oder Lehm. Damit haben die Naturvölker stets ihren Eisenbedarf gedeckt.

JUSTUS-LIEBIG-UNIVERSITÄT GIESSEN
Institut für Ernährungswissenschaft
Prof. Dr. Claus Leitzmann

Eisenstatus von Rohköstlern

Sehr geehrter Herr Konz,

Der Eisenstatus von 201 Rohköstlern, die einen Anteil von mindestens 70% Rohkost verzehren, wurde anhand der Eisenblutparameter Eisen, Ferritin, Transferrin und Eisenbindungskapazität sowie Blutbild (Hb, HK, MCH, MCHC und MCV) untersucht. Die Teilnehmerinnen der Vollwertstudie, die vom gleichen Arbeitskreis mit den gleichen Methoden untersucht wurden, dienten als Kontrollgruppe. Ein hoher Prozentsatz der Rohköstlerinnen weist einen niedrigen Eisen- und Ferritinspiegel auf. Bei einem großen Anteil der männlichen Rohköstler zeigt sich anhand des Blutbildes eine Anämie. Bei den weiblichen Rohköstlern ist dieser Anteil geringer. Bei zunehmender Dauer der Rohkost-Ernährung verschlechtert sich der Eisenstatus der männlichen Rohköstler während der Dauer der Rohkost-Ernährung bei Frauen, keinen Einfluß zeigt. Frauen, die sich zu 90-100% von Rohkost ernähren, haben einen niedrigeren Eisenspiegel im Vergleich zu Frauen, die sich von weniger Rohkost ernähren. Im Vergleich zu Misch- und Vollwertköstlerinnen weisen Rohköstlerinnen einen schlechteren Eisenstatus auf.
Ihnen alles Gute und viel Freude.
Mit freundlichen Grüßen, auch an Ihre liebe Frau,
Ihr
C. Leitzmann

Junge, Junge, das klingt äußerst fatal: Bleichsüchtige, eisen- und energiearme, blutarme männliche Rohköstler... Auf dem letzten Loch pfeifend... Haben die Untersucher sich ihre Probanden nicht angesehen, denen sie da den bösen Eisenmangel anhängen?
Nun ja, so ist das mit den Wissenschaftlern: Statt auf die rosigen Gesichter der Rohköstler sehen sie auf die bleichen Papiere ihrer Analysenergebnisse. Du mußt genau lesen: »zeigt sich anhand des Blutbildes eine Anämie.« Nicht nach den Tatsachen, nicht nach dem Wohlfühlen urteilen diese Eierköpfe, sondern nach einer Zahl auf dem Papier! Wenn nicht mehr Zahlen und Figuren sind die Schlüssel aller Kreaturen... (→Seite XII)
Zum Glück ist Prof. Leitzmann ein humorvoller Mann. Er wird es mir zufolge unserer langjährigen Verbindung verzeihen, wenn ich ihn hier einmal mehr aufweise, daß rein analysierende Forschung nicht zur Wahrheit führt.
STRASSNER, DÖRRIES/LEITZMANN in Zeitschrift für Ernährungswissenschaft, Band 35, Heft 1/1996 (→LV 6534b)
Merke: Diese Studie führt Rohköstler und nur wenige Urzeitköstler an. Wer Urpflanzen ißt, kann trotz Fleischenthaltsamkeit niemals an Eisenmangel leiden. Denn schau mal in die Tabelle von Kap.9.84 (Rz 987). Da wirst Du feststellen, daß die Wildpflanzen meist den drei- bis zehnfachen **organischen** Inhalt von Eisen besitzen im Vergleich zu den Kulturpflanzen. Solange die Ernährungswissenschaft für ihre Vergleichspersonen keine sich vollkommen - wie früher die Urvorfahren - natürlich ernährende Menschen zu Vorbildern heranziehen und deren Blutwerte als maßgeblich erklären, ist sie nicht nur nicht aussagefähig, sondern (wie bislang immer) in die Irre führend. Also auf Irrtümer beharrend und neue erzeugend, kurz: hochgelehrte Dummheit.

6410 📖 197 **Verzicht auf Kaffeekonsum senkt den Blutdruck signifikant**
Vermutet wird es schon lange, doch jetzt ist es in einer Studie nachgewiesen worden: Der Verzicht auf Kaffeetrinken führt zu einer deutlichen Blutdrucksenkung. (Ärzte Zeitung 93/24.5.1994/18)

> Tomaten sättigen sehr. Als Abendmahlzeit mit etwas Grün nehmen sie alle Lust-auf-Essen-Gefühle.

6411 a) 📖 696 **Koronares Herzleiden** Eine zehnprozentige Cholesterinsenkung vermindert das KHK-Risiko (Koronare Herz-Krankheiten) um 30 Prozent. Der größte Teil des Nutzens einer solchen Senkung wird bereits nach zwei Jahren erreicht. Niedrige Cholesterinspiegel erhöhen nicht das Gesamtmortalitätsrisiko. (British Medical Journal 308/1994)

6411 b) **Nein, nein, nein: das ganze Blatt soll es sein!**
Stell Dir vor, wie der fein zerschnittene Salat sofort von den Rändern her vom Sauerstoff durchdrungen werden kann - die Ränder bluten ja vom Schnitt in ihren Lebenssaft aus. Die Vitamine werden sofort abgebaut - und die sollen ja im Mund erst in den Körper und in den Speichel abgegeben werden -in voller Urkraft.

6412 📖 241 **Essen wie die Affen - und Sie bleiben gesund**
Zum Frühstück etwas Fleisch von der Kokosnuß, dazu ein Glas Kokosmilch, mittags Bananen, gemixt mit anderen Früchten, und abends ein fein gemischter grüner Blattsalat - Affen mögen das. Daß diese Mischung aber auch für Menschen ideal wäre, ergab eine Studie der Universität Berkeley in Kalifornien. Die Ernährungswissenschaftler fanden heraus: Die Pflanzenkost der Affen enthält viele Vitamine, besonders Vitamin C fürs Immunsystem, lebenswichtige Mineralstoffe, einen gesunden Anteil an Fettsäuren und Faserstoffen sowie eine Menge Pektin, das den Cholesterinspiegel senkt. (BamS/5.6.94)
Manchmal haben Journalisten den richtigen Riecher - aber hättest Du eine solche Meldung ernst genommen, bevor Du in dieses Buch schautest...?

6413 📖 241 Wenn die Kulturgemüse schon so viel kann, **was vermag erst die Wildpflanze?**
Natürliche Bestandteile der Brokkoli haben sich in Tierversuchen als potenter Schutz gegen die Entstehung chemisch induzierter Tumoren herausgestellt. Auf welche Weise die pflanzlichen Schutzstoffe ihre protektive Wirkung entfalten, ist noch nicht geklärt. (Proceedings 91/1994/3147)

6414 📖 326, 599 Menschen, die viel Obst und Gemüse essen, sind seltener vom Kolonkrebs bedroht. Das ist erwiesen. (Medical Tribune 36/9.9.1994/23)
So blocken die Krankhalter gleich alle Gesundheitsbemühungen ab:
»Die Ärzte sind Verbrecher, die behaupten, man könne Rheuma durch Ernährung heilen.« Professor und Chefarzt einer Rheumaklinik (Dr. Hofmann auf unserem Gesundheitskongreß am 14.5.1996)
Ich habe geantwortet: »Dann bin ich ein Verbrecher!«
Sich kaputtmachende Fixer, Junkies, Drogensüchtige werden als bemitleidenswerte Kranke behandelt und gehätschelt. Zur Gesundheit Aufrufende werden vom Establishment fertigzumachen versucht.

6415 a) 📖 966, 982 **Ein Nahrungsinstinkt existiert nicht - zur Instinctotherapie von G.C. Burger**
Daß kein irgendwo vermuteter »Nahrungs-Instinkt« uns zur richtigen, uns gemäßen Ernährung führt, ergibt sich aus dem Einsatz neuer zell- und molekularbiologischer Forschungen. Nach diesen wurde erkannt, daß die Wirkung von Geruchsstoffen auf die Sinneszellen des Riechepithels ähnlich funktioniert wie die Stimulierung der Körperzellen durch Hormone. Womit die bislang verschiedenen Hypothesen über die Sinneszellenfunktionsweisen nunmehr auf einen Nenner gebracht wurden. Es sind nicht die von der Instinktotherapie vermuteten seelisch-vagen Eindrücke, die nach bestimmten Inhaltsstoffen einer Nahrung verlangen. Bestimmend dafür, ob wir eine Nahrung als angenehm und eßbar (und nicht als für die Körperchemie als unmittelbar nötig oder unverzichtbar) empfinden, sind die olfaktorischen, im Riechepithel eingebauten Stützzellen, die mit ihren Riech-Zilien sich zu feinen Nervenbündeln vereinen und zum Bulbus olfactorius ziehen. Dort werden die Duftstoff-Moleküle an Rezeptoren gebunden, wodurch ein Signalstrom ausgelöst wird, der mittels des Enzyms Adenylatzyklase den intrazellulären Spiegel von cyklischem Adenosinmomophosphat ansteigen und an die Empfängerzellen weiterleiten läßt.

> Vergiß mir nicht, den Samen der Heilkräuter mit Bedacht, ich möchte fast sagen mit Andacht in Deinen Körper aufzunehmen. Ihm hat die Pflanze das Höchste gegeben, was ihr möglich war: den göttlichen Keim des Lebens. Darin schläft Gott selbst. Wenn Du ihn als wahre Hostie wertest: Das letzte Opfer, das die sterbende Pflanze den höheren lebewesen erbringt. Wir Urzeitmethodiker sehen Gott nicht nur beständig, wenn wir seine Natur besuchen – wir nehmen ihn auch in uns auf. Da können wir doch mit gutem Recht darauf vertrauen, daß er uns das Heil bringt. Im Juni ist es der Samen des Lieschgrases – im Juli der Samen des Wiesenkopfs, im August der des Wegerichs, im September der Wildsträucher, Vogelbeere, Weißdorn, Brombeere bis in den Oktober, der sich bei uns anbietet.

Das Entscheidende: Grundlage für diese Vermittlung von Hormonrezeptoren und dem Enzym sind G-Proteine, welche die Duftsignale verstärken und in eine elektrische Erregung der Zellmembranen umwandelt. Das Geheimnis »Instinkt« gibt es nicht.
Von dort wird nun die empfangene Duftinformation an die höheren Ebenen des Gehirn weitergegeben. Während die Empfindungen des Sehens und Hörens direkt an den Neokortex geleitet werden, gehen die Geruchsempfindungen sogleich an das limbische System. Dieses ist entwicklungsgeschichtlich das ältere, wodurch zu verstehen ist, daß uns z. B. archaische Gerüche so tiefgreifend zu erregen vermögen. Wie etwa bei einem Mann der Duft aus der Vagina einer gesunden Frau. Oder bei einer Frau der Schweiß eines gesunden Mannes. Die zweite Station für die Geruchsempfindung geht dann von der Amygdala über den medidorsalen Thalamus zum Neokortex. Willst Du mehr darüber wissen, so lies nach bei:
BEER, J., KRIEGER, H.: Der Geruchssinn: Die Grundlagen der Duftwahrnehmung. Biologie in unserer Zeit, 24 (1994) 70 - 76.
McGEER, P. L., ECCLES, J. C., McGEER, E. G.: Molecular Neurobiology of the Mammalian Brain. 2. Auflage, Plenum Press, New York 1987. (→LV 9400)

6416 📖 723, 810, 846 WALKER, N.W., Strahlende Gesundheit, Waldhausen, Auszug aus dem Buch des 100jährigen Rohköstlers:
»Ich kann wahrheitsgemäß sagen, daß ich mir meines Alters niemals bewußt bin. Seit Erreichung meiner Reifezeit habe ich nie bemerkt, daß ich älter geworden bin. Und ich sage ohne Zweideutigkeit oder Reserviertheit, daß ich mich heute lebendiger fühle als mit 30 Jahren! Ich empfinde, daß die besten Jahre noch vor mir liegen! Ich denke niemals an Geburtstage, noch feiere ich diese! Heute erkläre ich, daß ich mich meiner strahlenden Gesundheit erfreue! Ich halte nichts davon, den Leuten mein Alter zu sagen.«

> Bist Du ihn nicht bald leid, diesen ewigen Dauerkonflikt zwischen Vernunft und Deiner Eßgier - richtiger Deiner Sucht nach Salz und Zucker...?

📖 **727 Iß tunlichst nach 18.30 Uhr abends kein Obst mehr.**
»Und warum nicht?« Weil sich um diese Zeit Deine Urzeitvorfahren bereits zur Ruhe begaben und die einbrechende Dämmerung die Suche nach Früchten nicht mehr möglich machte. »Und wozu soll das gut sein?« Du bleibst so im urzeitlich geprägten Eßrhythmus, und wirst in der Nacht nicht mehrmals vom Urindrang geweckt. So bleibst Du auch im gewohnten Schlafrhythmus und stehst morgens erholt auf.

Meine Tante, Gott hab sie selig, wußte früher immer, was es bei mir zu essen gab. »Daß mir was Anständiges auf den Tisch kommt!« warnte sie vor ihrem Besuch stets meine zweite Frau, nein, ich glaube, es war die dritte, denn die vierte ist Filipina und hat noch nie was von einem so mühevollen Gericht wie Rheinischer Sauerbraten mit Kartoffelklößen gehört. Und wenn der auf dem Tisch dampfte, so aß sie dann unser UrKostgericht halb auf...

Ständige Gegenteils-Behauptungen überall in der Wissenschaft:
Der Urknall. Aufgrund neuer Berechnungen behaupten Kosmologen: Den „Big Bang" hat es nie gegeben! (PM vom 1.7.1997)

6500 Gesundmachende Ernährung

📖 **764 Im Alter kriegst Du keinen grauen Star, wenn mehr Grün gegessen wird: Vermehrtes Essen von grünem Blattgemüse senkt das Risiko, an grauem Star zu erkranken. (British Medical Journal, Vol. 305, No. 6849, 1992, S. 335)**
Der graue Star - die Betroffenen können nur noch hell-dunkel sehen - wird durch genügend Vitamin C (in Früchten) verhindert. Aber ebenfalls auch durch das dunkle Grün der Pflanzen.
Nach einer Untersuchung der Harward Medical School, Boston vom 2.1.1992 beruht diese Schutzwirkung der Augen auf den Farbstoffen in Früchten Lutein und Zeaxanthin.

> Vergiß nicht, den Samen der Heilkräuter mit Bedacht, ich möchte fast sagen mit Andacht in Deinen Körper aufzunehmen. Ihm hat die Pflanze das Höchste gegeben, was ihr möglich war: den göttlichen Keim des Lebens. Darin schläft Gott selbst, wer es so sehen will. Sieh diesen Samen als die wahre Hostie an: das letzte Opfer, das die Pflanze höheren Lebewesen erbringt. Wir Urzeitmethodiker sehen Gott nicht nur beständig, wenn wir seine Natur besuchen – wir nehmen ihn damit auch in uns auf. Da können wir mit gutem Recht darauf vertrauen, daß uns das Heil zuteil wird. Im Juni ist es der Samen des Lieschgrases, im Juli der Samen des Wiesenkopfs, im August der des Wegerichs, im September der Wildsträucher, Vogelbeere, Weißdorn, Brombeere bis in den Oktober, im November von Brennesseln, der sich uns anbietet.

📖 **493 Diät heilte den kleinen Klemens**
Dagmar Wilke ging mit ihrem kranken Baby zu einem Facharzt für Hautkrankheiten. »Der verschrieb Harnstoffsalbe und eine Kortisoncreme«, erzählt sie. »Doch damit gingen die Probleme erst richtig los. Der Kleine hat nicht mehr geschlafen, nur noch geweint, geschrien, sich dauernd gekratzt.« **Die Ernährungsumstellung** der Mutter auf allergen- und glutenfreie rein pflanzliche Produkte - und die zusätzliche Ernährung des Babys mit einem Milchersatz aus Mandelmehl und Dattelzucker führten zu einem sensationellen Erfolg: Innerhalb von nur drei Wochen verschwanden die neurodermitischen Symptome. Die Haut von Klemens wurde weich und glatt. Er hatte keine Beschwerden mehr. (BamS, 12.9.1993)

📖 521 PINK, C. V. M.D. »Vegetarianism in Medical Practive«, Croydon Veg. Soc. 1945.

📖 230 NOLFI, K. Dr. med. und Ärztin, »Meine Erfahrungen mit Rohkost«, Med. Vlg. PF 1160, Hilchenbach/Westf. S. 5: »Wieder kehrte ich zur 100%igen Rohkost zurück, wodurch die Schmerzen schnell verschwanden und auch die beginnende Müdigkeit wich. Und der Krebs, der sich in der Haut über der Brust bei der gewöhnlichen vegetarischen Kost verbreitet hatte, kam zum Stillstand.«

📖 230 GLAESEL/NOLFI, »Geheilt durch lebendige Nahrung«, Labor Glaesel Verlag, Konstanz 12
GLAESEL, »Heilung ohne Wunder und Nebenwirkungen« Labor Glaesel Verlag, Postfach 5264, 78431 Konstanz. Auszüge:
Darmblutung: Seitdem habe ich mich streng an Frischkost gehalten. Inzwischen sind zwei Monate vergangen. Ich wiege jetzt 42 kg, habe überhaupt keine Schmerzen, schlafe überaus gut und bin viel bessere Stimmung als zu der Zeit, als ich noch gesund war, fühle mich herzlich leicht und wohl. Ohne die Frischkost wäre ich heute tot, das ist sicher, denn die Ärzte hatten mich aufgegeben.
Krebs: Diese Patientin aus Malmö war 38 Jahre alt und hatte einen walnußgroßen Knoten in der einen Brust. Sie sollte in zehn Tagen operiert werden. Die Brust sollte entfernt und die Achselhöhle ausgeräumt werden. Während dieser zehn Tage aß sie laufend Frischkost. Als sie wieder zu ihrem Arzt ging, hatte der Knoten nur noch die Größe eines großen Reiskorns. Die Operation wurde abgesetzt.

📖 230 ERNST, E., »Blood rheology in vegetarians«, British Journal of Nutrition (1986), 56. 555-566.

📖 809 LOSSEN, H., »Chirurgie«, F.C.W. Vogel, Lpz. 1988, II./V. Aufl. S. 289, Auszug:
»Beginnend mit dem Jahr 1928 konnte Dr. Ewers sen. in Deutschland zeigen, daß eine strenge Beschränkung auf Rohkost das Krankheitsbild der Multiplen Sklerose zu verbessern vermag. Etwa 1935 war der damalige Präsident der Deutschen Neurologischen Gesellschaft, Professor Nonne, in Hamburg die deutschen Neurologen zusammengerufen, um dieses neuartige und eindeutig nachweisbare klinische Phänomen zu diskutieren.«

📖 809 Links die Reihe der Dicken. Orginalton einer Dickmadam: »Ich hab mindestens 15 verschiedene Diätkuren hinter mir. Zuerst abgenommen, danach immer mehr zugenommen. Jetzt hab' ich's für immer als sinnlos aufgegeben, jetzt stehe ich zu meiner Figur.« Rechts die Gruppe der allesamt schlanken Esser roher Nahrung: »Ich esse die Rohkost auch deshalb, weil ich mich so wohl dabei fühle. Früher hatte ich zu nichts Lust. Heute könnte ich Bäume ausreißen!« (NDR III Fernsehabend, 4.1.1994, 21^{00} mit Prof. Raffke DGE, früher BGA, und meinem Freund H. Wandmaker)

Solltest Du ebenfalls einige Kilopakete zu viel auf Deinen Rippen haben, so mach Dir diese enttäuschte Haltung der Erstgruppe um Gottes willen nicht zu eigen. Du mußt das ganz klar sehen: Die UrTherapie ist keine »Diät« die das Wort »Diätetik« für acht Wochen mißbraucht. Die UrMethode ist wie die Diätetik die Lehre über eine vernunftgemäße, natürliche Lebensweise für das ganze Leben. Die man - einmal darauf eingeschworen - nicht mehr aufgeben mag.

Die Haltung der Dicken führt nicht zur Vernunft, sondern zu Trotz: Ich bleibe wie ich bin. Basta. Anders ausgedrückt: Ich will krank werden. Basta?

6510 📖 241 Im Wettlauf mit dem Erreger und dem Überträger unterlag die Medizin: Die Tropenseuche Malaria ist bedrohlicher denn je. (DER SPIEGEL 44/1992) **Als Urköstler besitzt Du so viele Abwehrkräfte, daß Du auch damit fertig wirst.** Schwäche Dein Immunsystem also nicht noch mit den Antimalaria-Medikamenten.

Für die Koch- und Fleischköstler gibt es einen weniger gefährlichen Ausweg: Da gibt es doch Autan, mit dem man sich einreiben kann und das die Mücken fernhält. Damit dieses Gift aber nicht über die Haut in den Körper gelangt, träufelst Du davon ein paar Tropfen auf die Außenseite eines Handgelenk- oder Knöchelbändchens und trägst abends in stark malariagefährdeten Gebieten langärmelige Hemden, Nachthemden und lange Hosen.

> Merke: Du nimmst als zu dicker Mensch unter UrKost zwar an Gewicht ab, aber an geistigen und an Abwehrkräften zu!

6513 📖 241 SANDLER, H., »Sonderernährung verhütet Kinderlähmung«, Hippokrates Verlag.

6514 📖 671 **Fleischlos leben** »Vegetarier können nicht mehr als Spinner abgetan werden, die durch ihre Ernährungsweise die eigene Gesundheit gefährden. Denn sie leben länger und sterben nicht so oft an Herz-Kreislauf-Erkrankungen und Krebs wie nach herkömmlichen Eß- und Verhaltensgewohnheiten lebende Zeitgenossen.« (»Prospektive epidemiologische Studie bei Vegetariern« Ergebnisse nach 10 Jahren Follow up von CHANG-CLAUDE, FRENTZEL-BEYME, EILBER, Deutsches Krebsforschungszentrum, Heidelberg 1991)

Unerhört! Europäische Union erlaubt Wasser-Schinken Die Schweineschinken - auch nicht mehr echt?
Fleischer protestieren: Durch neue EU-Richtlinien darf in Deutschland neuerdings dänischer Wasserschinken verkauft werden. Der Trick: Die Fleischer kochen den Schinken, geben dabei das Mittel "Caragen" hinzu. Ergebnis: Das Fleisch nimmt große Mengen Wasser auf. Der Verbraucher bezahlt 40 Prozent Wasser - und nur 60 Prozent Schweinefleisch. (BILD 14.3.1996)

6515 📖 671 Die in Kalifornien ansässigen **Sieben-Tage-Adventisten** führen ein Leben ohne Genußmittel wie Alkohol und Zigaretten und halten sich zum Teil an eine lakto-vegetabile (pflanzliche Kost + Milch + Milchprodukte) Diät. Sie leben im Mittel sieben Jahre länger als Durchschnittsamerikaner. Ihre Herzinfarkthäufigkeit beträgt ein Siebentel der übrigen Bevölkerung. (arznei-telegramm Nr. 8/ 1992)

6516 📖 230, 671, 696 **Vegetarier: Todesrate halbiert**
Kardio-vaskuläre (Herz und Kreislaufsystem betreffende) Todesfälle waren bei Männern um mehr als die Hälfte reduziert, die Koronarmortalität (Herztodesfälle) betrug bei ihnen sogar nur gut ein Drittel des zu erwartenden Wertes.
Bei Männern war auch die Krebsmortalität halbiert, bei Frauen nahm sie immerhin um ein Viertel ab.
Das Sterberisiko war besonders niedrig, wenn der vegetarische Lebensstil schon lange (mindestens 20 Jahre) befolgt wurde. (Medical Tribune 45/6.11.1992/56)
Da haben die Mediziner festgestellt, daß Vegetarier gesünder sind und weitaus weniger an Krebs leiden als die Fleischesser - und doch diffamieren die Professoren sie noch immer:
»Es sei denn, es massakriert sich jemand selbst«, sprach Prof. Ernst die Gruppe der eingefleischten Vegetarier an. (Medical Tribune vom 6.9.1991) Was sagt der Philosoph: »Durch den vollkommenen Mangel an Vernunft in der Küche ist die Entwicklung des Menschen am längsten aufgehalten und am schlimmsten beeinträchtigt worden. Ich glaube, daß die Vegetarier mit ihrer Vorschrift, weniger und einfacher zu essen, mehr Nutzen gestiftet haben als alle modernen Moralsysteme zusammen.« (F. Nietzsche)

6517 📖 241 **Keine Ängste als UrKöstler** »Muß ich als UrKöstler auch keine Angst in Gebieten haben, wo Cholera herrscht?«
Nein - Dein Körper ist doch längst basisch eingestellt. Trotzdem solltest Du mögliche Gefahren nicht herausfordern: Trink also dort kein Wasser (höchstens Mineralwasser aus Flaschen) und iß dafür nur Obst. Solltest Du dennoch bei einer Reise von Montezumas Rache verfolgt sein, dann kannst Du Dir mit Heilerde sofort helfen.
Merke: Das Risiko, an echter Cholera zu erkranken, liegt bei 500.000 : 1.
Als relativ sicher sind kohlensäurehaltige Mineralwässer einzuschätzen. Je niedriger der pH-Wert ist, um so weniger ist mit einer Vermehrung der säureempfindlichen Vibrionen (Stäbchenbakterien) zu rechnen. (Ärzte Zeitung 230/ 19.12.1992/10)

6519 📖 241 NIEPER, H., »Revolution in Medizin und Gesundheit«, MIT Vlg., Postfach, 3680 Oldenburg. Auszug:
»Großes Aufsehen hat über die sechziger und Anbeginn der siebziger Jahre ein Arzt auf sich gezogen, der an einem branchiogenen (krebsigen) Tumor litt (Tumor seitlich am Hals). Er konnte zeigen, wie dieser Tumor aufflammte, wenn er amerikanisches Hühnerfleisch aß, und wie er drastisch zurückging, wenn er allein auf Hirse-Diät blieb.«

6520 📖 611 Der toxischen Wirkung von Drogen, Chemikalien und Nahrungsmittelzusätzen kann durch eine ausreichende Zufuhr von Faserstoffen teilweise entgegengewirkt werden. Faserstoffe, die ja in pflanzlicher Nahrung reichlich enthalten sind, vermögen eine Vielzahl von giftigen Stoffen im Darm zu binden, die dann ausgeschieden werden können. (Kenton, 1987, S. 66)

6521 📖 613 Schadstoffe können auch durch die schon erwähnten Bioflavonoide in ihrer Wirkung gebremst werden. Nobiletin und Tangeretin sind zwei Pflanzeninhaltsstoffe, welche bestimmte Enzyme in ihrer Aktivität verstärken. *Diese Enzyme vermögen wiederum den Organismus von Schwermetallen, Drogen und toxischen Kohlenwasserstoffverbindungen zu befreien.* Bioflavonoide wirken daher indirekt einer Krebsentstehung entgegen.

- Die Vitamine E und C vermögen nachweislich freie Radikale, welche durch radioaktive Bestrahlung entstehen, in den menschlichen Zellen abzufangen.
- Durch eine naturbelassene Ernährung werden unsere Ausscheidungsorgane zu einer vermehrten Tätigkeit angeregt. Dadurch können auch radioaktive Isotope vermehrt ausgeschieden werden. Dies liegt u.a. darin begründet, daß ein optimales Kalium/Natrium-Verhältnis die Entgiftung über die Nieren steigert. Die vermehrte Faserstoffzufuhr erhöht die Ausscheidung über den Darm.
- Die Mineralstoffe Kalium und Calcium vermögen nebst einigen weiteren Mineralien die Resorption von Radioisotopen durch einen Verdrängungsmechanismus zu vermindern.
- Ist unser Körper in optimaler Weise mit allen essentiellen Mineralstoffen versorgt, werden weitaus weniger Isotope in den Knochen und im

Gewebe eingelagert. Da die vegetarische Rohkost die Leistungen unseres Immunsystems verbessert, ist somit ein weiterer Schutz vor Schadwirkungen gegeben.
* Da radioaktive Isotope, genau wie alle anderen Schadstoffe auch, innerhalb der Nahrungskette angereichert werden, sind tierische Lebensmittel im allgemeinen wesentlich stärker belastet als pflanzliche Nahrungsmittel (Kumulationseffekt). Dazu kommt, daß Radioisotope aus tierischer Nahrung aufgrund fehlenden Faserstoffgehalts leichter im Darm aufgenommen werden als aus vegetabiler Nahrung. (DIEL, F., und MEIER-PLOEGER, A., Radiologische Umschau 1987, S. 64 f.).

Erkenne, welch immense Vorteile eine natürliche Ernährung mit sich bringt.

> Zur Geschmacksverfeinerung ihrer Speisen lassen Japaner in Europa Rosenblätter aus biologischem Anbau einfliegen.

2 ⌂ 345 *Brummi-Fahrer sah Arm*
Unglaublich! 29 Tage nach einem schweren Verkehrsunfall lag eine junge Frau mit schweren, jedoch bereits verheilten Knochenbrüchen zwischen fast meterhohem Unkraut auf einem nicht mehr bearbeiteten Feld in einer Bodensenke neben der Autobahn A 2 - und überlebte. Sie war 40m weit vom Unfallort aus dem Wagen geschleudert worden. Ihr Auffinden verdankt sie einem Brummi-Fahrer, der zufällig zum Seitenfenster hinausschaute und dabei einen winkenden Arm bemerkte. (...) In der Klinik staunte man nur: Arm- und Beinbrüche waren tadellos zusammengewachsen - die angebrochene Wirbelsäule, wegen der Angelika sich zu erheben gefürchtet hatte, war auf dem Weg zur vollständigen Heilung. **In der Klinik konnte Angelika M. auch erklären, wie sie an die ungewöhnliche Stelle gekommen war.** Gemeinsam mit einem Bekannten war die Braunschweigerin in dessen Audi auf der Heimfahrt. Als der 44jährige - wahrscheinlich wegen Übermüdung gegen die Leitplanke raste, flog die 33jährige 40m weit aus dem Wagen, während ihr Begleiter im Wrack eingeklemmt wurde. Dort fand ihn auch die Polizei mit einem schweren Schock und einer Gehirnquetschung, die sein Kurzzeitgedächtnis ausgelöscht hatte. Als der Brummifahrer den Rettungsdienst benachrichtigte, meinte ein Sprecher der Autobahnpolizei: »Ein Wunder, daß sie überlebte!« Denn Angelika hatte nur von dem Unkraut leben können, das in ihrer unmittelbaren Umgebung wuchs. Bei Durst hatte sie Gras gekaut...
(Express v. 24.8.1988)

4 ⌂ 241, 645 Eine **Gewichtsabnahme** kann sich günstig auf Begleiterkrankungen der Adipositas (Fettsucht) wie Diabetes mellitus und Hypertonie (Bluthochdruck) auswirken, so daß vorher benötigte Medikamente stark reduziert oder sogar ganz abgesetzt werden können. (Medical Tribune Nr. 50/11.12.1992/21)
Allein schon durch Fasten kannst Du oft Deinen Diabetes loswerden! Aber danach mußt Du schon gesünder leben. Oder willst Du Dich umsonst strapaziert haben?

5 ⌂ 241, 930 **Jeder Mensch könnte 110 Jahre alt werden!** Diese sensationelle These vertraten Molekularbiologen und Mediziner auf einer internationalen Konferenz in Berlin. Zentraler Schlüssel zur Lebensverlängerung: Eine Ernährung mit weniger Kalorien, die den Körper auf Sparflamme setzt. Das zeigte sich im Tierversuch. Senkt man bei Mäusen die »normale« Kalorienzufuhr um 40 Prozent, steigt die Lebenserwartung um ein Drittel. Setzt man unsere nächsten Verwandten im Tierreich, die Affen, auf kalorienarme Diät, sterben die Tiere nicht nur später, sondern sind aktiver und gesünder bis ins hohe Alter. Artgenossen in Vergleichsgruppen, die soviel essen dürfen wie sie wollen, werden träge, fett, schlaff. Und sterben früh. Offenbar steuern frei schwebende Sauerstoff-Radikale (lateinisch: »Oxidantien«) den Alterungsprozeß. Bildet der Körper viele, altert der Mensch schnell. Diät schaltet den Organismus von Wachstum auf Instandhaltung um. Folge: Die Sauerstoffradikale werden gedämmt. (Kölner Stadt-Anzeiger, 1.3.1994)
Lies das mit Vorbehalt: Das sind »Erkenntnisse« aus dem Zoo, nicht aus der Wildnis. Im Zoo wird nicht vollkommen natürlich ernährt!

26 ⌂ 241 **Kein Fleisch mehr! Sojareich ernährt/ Prostata-Krebs gehemmt** (Ärzte Zeitung 102/21.12.1993/1)

27 ⌂ 241 **Was Obst nicht so alles vermag:** Der Tip: Ein oder mehrere Äpfel hintereinander gegessen, bringen innerhalb einer halben Stunde Beschwerdefreiheit. (Medical Tribune 45/7.7.1986)

28 a) ⌂ 241 **Fischöl - wie gut? Biokost gut für Potenz** Bio-Kost steigert die Potenz, ergab eine Studie in Dänemark. Danach hatten Männer, die sehr viel Öko-Produkte essen, doppelt so viele reife Geschlechtszellen in ihrem Sperma. (BILD, 22.2.1994)

28 b) ⌂ 255, 380, 440, 645 **Männliche Zeugungsfähigkeit bedroht** Männer könnten nach Einschätzung britischer' Wissenschaftler schon in gut 50 Jahren zeugungsunfähig werden. Wenn die Qualität des Spermas im gleichen Tempo sinke wie bisher, sei die Fortpflanzungsfähigkeit der Männer in Gefahr, heißt es in einem am Freitag veröffentlichten Bericht des British Medical Journal. Der Wissenschaftler Stewart Irvine schreibt in dem Fachmagazin, er habe bei der Untersuchung des Spermas von 577 Männern in Schottland festgestellt, daß die nach 1970 geborenen über 24 Prozent weniger Spermien verfügten als zwölf Jahre früher geborene Männer. (Süddeutsche Zeitung 24.2.1996)

> **Brustaufbau** Immer häufiger werde nach einer radikalen Operation die Brust meist mit körpereigenem Gewebe rekonstruiert. Eine Methode besteht nach Bohmert darin, einen Gewebeblock aus Haut, Unterhautfettgewebe und Muskulatur vom Unterbauch in die Brustregion zu transferieren und zu einer Brust zu formen. Weil hierfür erhebliche Bluttransfusionen erforderlich sind, wird die Rekonstruktion etwa zwei bis vier Wochen nach der Entfernung des Primärtumors vorgenommen. (Ärzte Zeitung 48, 15.3.1995) Was Du Dir durch Bluttransfusionen alles zuziehst: →LV 3823 · 26

Wenn der Menschheit sich selbst durch die von ihr vergiftete Nahrung ausrottet, wäre das schon ein Glück für das Überdauern der edleren Lebewesen der Erde, welche die Schöpfungsgesetze achten.

29 a) ⌂ 241 Die Medizinforscher haben herausgetüftelt, daß es die im Fischöl enthaltenen Omega-3-Fettsäuren sein sollen, welche den Cholesterinspiegel senken und der Arteriosklerose vorbeugen. Dafür hast Du als Ur-Köstler eine bessere Alternative: Wissenschaftler der Universität Gießen entdeckten im Portulak hohe Konzentrationen von Omega-3-Fettsäuren und empfehlen das Gemüse, das lange Zeit als Unkraut angesehen wurde, als Salat. Was noch für Portulak spricht: Er enthält sechsmal mehr Vitamin E als z.B. Spinat, ist außerdem reich an Magnesium und Eisen. (→6717)
Zu Fischölkapseln sagt Carper, J., Nahrung ist die beste Medizin, ECON:
Obwohl Forscher bei Tests reines Fischöl verwenden, sollten sowohl Kapseln mit konzentrierten Omega-3-Fettsäuren als auch Lebertran sparsam und mit Vorsicht genommen werden. Lebertran enthält sehr viel Vitamin D und Vitamin A, fettlösliche Vitamine, die von der Leber

aufgesaugt und in toxischen Mengen gelagert werden können. Manche Experten machen sich Sorgen darüber, daß die Einnahme von zu viel Omega-3 in Kapseln eine Bumerangwirkung haben könnte, durch eine Überladung des Systems, die nicht hilfreich ist, sondern schädlich, weil sie den Prostaglandinen Auftrieb gibt. Zuviel Omega-3 kann außerdem die normale Blutgerinnung hemmen und zu übermäßigen Blutungen führen. Fischölkapseln haben darüber hinaus im allgemeinen einen hohen Cholesteringehalt und diejenigen, bei denen das nicht der Fall ist, fördern möglicherweise die Lipidperoxidation, einen Prozeß, der die Zellen zerstört. Sie können überdies Diabetes verschlimmern, indem sie einen steilen Anstieg des Blutzuckers und eine Verminderung der Insulinausscheidung bewirken.

6529 b) Beim Fischfang fällt sehr viel unbrauchbares Öl ab. Aber wegen seines penetranten Gestanks ist das nicht mal für das Einlegen der Fischkonserven in Dosen brauchbar. Die Manager der Fischindustrie überlegten daher: Welche Konsumentengruppe ist für diesen Abfalldreck am aufgeschlossensten? Natürlich, das waren die Kranken. Denen war noch immer alles weiszumachen. Ein williger Gutachter-Professor wurde beauftragt, nach »wertvollen Inhaltsstoffen« im für

> **Energie und Lebensfreude aus dem Meer**
> **Munter wie ein Fisch im Wasser**
> Omega-3 Fettsäuren in reiner Form gibt es als Fischöl-Kapseln. Täglich 3x2 Kapseln versorgen Ihren Organismus ausreichend mit Omega-3-Fettsäuren. Fischöl-Kapseln sind ein hochwertiges Naturarzneimittel. (NEUE POST 24/1995)
> **So wirst Du mit Worten hinters Licht geführt. Die Werbefachleute beherrschen ihr betrügerisches Fach aus dem Effeff!**

den Stoffwechsel des Menschen abträglichen Fischöl zu suchen. So kam er nach altbewährter Manier auf die Idee, die unangenehme Assoziationen erzeugende Wort »Fett« durch »Lipide« zu ersetzen. Und weil die Lipide im Öl ja wesentlich sind, wäre es ja sonst kein Öl, setzte er das wissenschaftlich klingende Fremdwort »essentiell« davor. Und wie wunderbar - nun vermochte man auf einmal stinkenden Fischtran als »essentiell lebenswichtige Lipide« zu bezeichnen. Jetzt konnte man ihn in Kapseln abfüllen und nicht nur den Kranken gegen Rheuma und Polyarthritis, sondern sogar noch Gesunden als »wertvollen Vitaminlieferanten« andienen. Und bald war Fischöl, wie weiland der schon seit Jahrzehnten unmodern gewordene Lebertran, in aller Munde.

6530 460, 814 Das **Kolon-Karzinomrisiko (Darmkrebs)** nimmt mit steigendem Konsum von Gemüse, Zitrusfrüchten und Getreidefasern sukzessive ab. Es reduziert sich bei Frauen mit dem höchsten Gemüsekonsum im Vergleich zu denen mit dem niedrigsten um ein gutes Drittel. Bei Männern um 30%. (THUN, M. Journal of the National Cancer Institute, Vol. 84 19/1992/1491-1500) Merke: Darmpolypen sind die Vorstufe zum Darmkrebs – dann ist's bald mit Dir zu Ende. Krampfartige Bauchschmerzen sind u.a. für einen beginnenden Darmverschluß typisch. Auch er kann durch ein Karzinom verursacht werden. Blässe und Blutarmut sind Hinweise darauf, daß der Darm längere Zeit unbemerkt leicht geblutet hat (Sickerblutungen). Gewichtsverlust und Kräfteverfall deuten darauf hin, daß sich eine Krebserkrankung ausgedehnt hat. Ein wachsender Tumor zehrt aus (drastische Abmagerung).

6531 a) 612 CHUI NAN LAI, Dozent an der Universität Texas System Krebscenter in Houston im Ames Bacterial-Mutagentest: » Chlorophyll ist der aktive Bestandteil, der den Stoffwechsel von Krebserregern befreit.« (The Lancet 673 (1987), 474-478)

6531 b) Chlorophyll und Chlorophyllin (ein Abbauprodukt, welches im Verdauungstrakt des Menschen entsteht) hemmen die mutagene Wirkung von Pyrolyseprodukten aus tierischen Lebensmitteln. Vermutlich bindet Chlorophyll die Mutagene und macht sie u. a. dadurch inaktiv. In kürzlich durchgeführten Versuchen wurde erstmals in vivo eine tumorhemmende Wirkung durch Chlorophyll bzw. Chlorophyllin bei durch Aflatoxin B, induziertem Leberkrebs nachgewiesen. Die eingesetzte Menge an Chlorophyllin entsprach der in einer Portion Spinat vorhandenen Menge an Chlorophyll. Die tumorhemmende Wirkung von Chlorophyll könnte teilweise die in epidemiologischen Studien beobachtete protektive Wirkung von grünem Gemüse erklären. (WATZL, B., LEITZMANN, C. Bioaktive Substanzen in Lebensmitteln, Hippokrates)

6531 c) Das Chlorophyll in den dunkelgrünen Wildpflanzen ist konzentriert. Kondensierte Sonnenkraft setzt das lebenswichtige Magnesium im Körper frei und bildet unverzichtbares Eisen im Körper. Durch bessere Versorgung mit Sauerstoff beschleunigt es die Zellteilung und stärkt mit seinen grünen Farbpigmenten alle Organe und die Immunkraft, weil es ein einzigartiges Enzympotential besitzt, das sich bis in den Stoffwechsel des Gehirns auswirkt. Außerdem bekämpft es freie Radikale und verhindert so ein vorzeitiges Degenerieren der Zellen.

6532 396, 413 Junge Mädchen, die sich fleischlos ernähren, haben besonders viel von einem speziellen Hormon im Blut, das später vor Brustkrebs schützt. (Quelle: Studie der Universität Chicago), (BUNTE, 14.4.92)

6533 764 ROBINSON, C., Health Magic Through Clorophyll, Omangod Press, PO Box 64, Woodstock Valley, Connecticut 06282

6534 764 **a) Formen der Rohkost-Ernährung und ihre Begründer, Universität Gießen 1995:** Nach Prof. Leitzmann

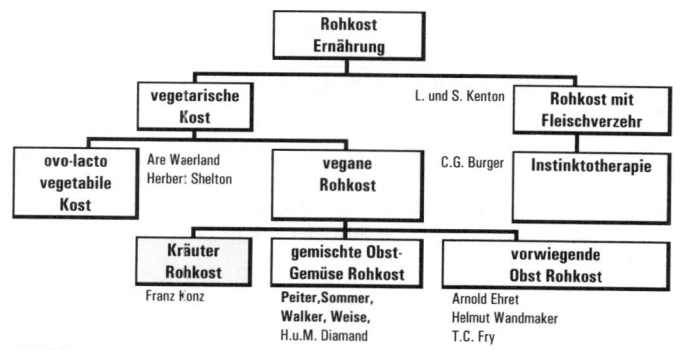

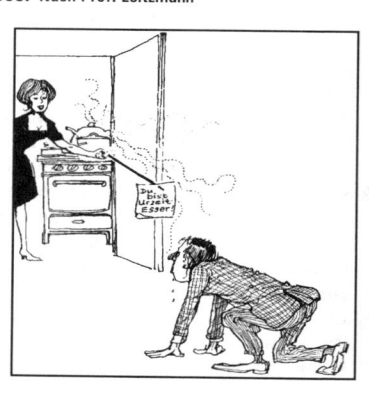

		Rohkost Ernährung		
	vegetarische Kost	L. und S. Kenton	**Rohkost mit Fleischverzehr**	
ovo-lacto vegetabile Kost	Are Waerland Herber; Shelton	**vegane Rohkost**	C.G. Burger	**Instinktotherapie**
	Kräuter Rohkost Franz Konz	**gemischte Obst-Gemüse Rohkost** Peiter, Sommer, Walker, Weise, H.u.M. Diamand	**vorwiegende Obst Rohkost** Arnold Ehret Helmut Wandmaker T.C. Fry	

> Ein Schälchen mit Heilerde im Kühlschrank bringt die Gerüche zum Verschwinden.

b) WILBERT, K., Diplomarbeit (Februar 1997) (Institut für Ernährungswissenschaft Universität Gießen) →LV 6409b - Auszug
Persönlichkeitsmerkmale von Rohköstlern und Zusammenhang von Ernährung und Psyche
Allgemeine Hypothesen aus der Studie
Rohkost trägt positiv zu Wohlbefinden, seelischem Gleichgesicht, Entspannung und ausgeglichener Stimmung bei. (...) Rohköstler erscheinen in Hinsicht auf die Vergleichsgruppe gelassener, weniger leicht aufzuregen oder zu provozieren. Auch in der Skala »Aggressivität« liegen die Durchschnittswerte der Rohköstler unter denen der Vergleichsgruppe, das heißt sie schildern sich als eher passiv, weniger aggressiv und soweit kontrollierbar, daß es nicht zu aggressiven Reaktionen kommt. Auch fühlen sie sich im Durchschnitt weniger beansprucht, den an sie gestellten Aufgaben eher gewachsen und weniger überarbeitet. Für beide Vergleichsgruppen ergaben sich bei der Bewertung der körperlichen Beschwerden sehr niedrige Skalenwerte, wobei hier die Skalenwerte der Rohköstler trotzdem noch signifikant unter denen der Mischköstler liegen. Sie klagen über sehr wenige Befindensstörungen und körperliche Beschwerden. Im Durchschnitt sind Rohköstler eher darauf bedacht einen guten Eindruck zu machen und an konventionellen Umgangsformen orientiert. Sie sind mit ihrem Leben zufriedener, nehmen die Dinge leicht und sind ausgeglichener als die Vergleichsgruppe. Bei den Frauen ergaben sich zusätzlich noch ein signifikanter Unterschied in der Skala »Gehemmtheit«. Die Frauen der Rohkostgruppe erscheinen im Durchschnitt weniger gehemmt im sozialen Umgang, geselliger und kontaktbereiter.

Bei den Männern ergab sich ein signifikanter Unterschied zwischen den Kostgruppen in der Skala »Gesundheitssorgen«, das heißt Rohköstler machen sich mehr Gedanken um ihre Gesundheit, sind um medizinisches Wissen bemüht und suchen öfter ärztlichen Rat. Im Allgemeinen haben sich die von den Rohkostvertretern aufgestellten Thesen als richtig erwiesen. *(Das sind wir Autoren!)* (...)

Signifikante Unterschiede bei diesem Persönlichkeitstest ergaben sich zwischen den Frauen der Kostgruppen bei der Skala »Soziale Resonanz« und »Grundstimmung«. Hier fühlen sich die Frauen der Rohkostgruppe im Vergleich zu den Frauen der Mischkostgruppe an schönem Aussehen interessierter und anziehender. Sie sind im Durchschnitt eher unabhängiger und lassen Ärger eher heraus. Hier kann die Vermutung angestellt werden, daß selbstbewußte Frauen aus kosmetischen Gründen eine Rohkosternährung durchführen, zumal diese sich positiv auf einen Gewichtsverlust auswirkt. Bei der Skala »Kontrolle« ergaben sich signifikante Unterschiede sowohl zwischen den Frauen als auch den Männern der Kostgruppen. **Rohköstler haben im Durchschnitt eine höhere Intensität der Triebregulation, sie sind eher ordentlich, eifrig, stetig und wahrheitsfanatisch** als die Personen der Vergleichsgruppe. Hier kann die Hypothese aufgestellt werden, daß Personen mit den genannten Eigenschaften auch zu einer kontrollierten Form der Ernährung neigen. (Erkenne die abwertende Terminologie der angespitzten Akademikerin! Wahrheitsfanatisch) (...) Der größte Teil der Rohköstler empfindet es als eher leicht bei der Rohkost konsequent zu sein, allerdings gab auch ein beachtlicher Anteil (22%) an, daß ihnen Konsequenz in ihrer Ernährung eher schwer fällt. Das körperliche Wohlbefinden ist bei der überwiegenden Mehrheit der Teilnehmer besser als zu Beginn der Rohkosternährung. Das seelische Befinden ist seit Beginn der Rohkosternährung bei der Mehrheit besser als zuvor und ebenfalls die meisten der Rohköstler geben an, die Ernährungsweise zu genießen. (...) Die Frauen der Rohkostgruppe geben im Durchschnitt an, ein weniger großes Schlafbedürfnis, geringere Erschöpfbarkeit, Müdigkeit und Mattigkeit zu haben als der Durchschnitt er Mischkost-Frauen. Bei den Männern ergab sich ein signifikanter Unterschied zwischen den Kostgruppen nur bei Müdigkeit. Die Männer der Rohkostgruppe beschreiben sich signifikant weniger müde als die Männer der Mischkostgruppe. (...) Die Rohkost-Frauen unterscheiden sich im Hinblick auf den Erschöpfungsgrad stärker von den Frauen mit Mischkost als die Männer sich zwischen den Kostgruppen unterscheiden. Eine Hypothese diesen Sachverhalt zu erklären wäre eine stärkere Wirkung der Rohkost auf die Frauen in der Hinsicht, daß sie eher das Gefühl haben, wacher zu sein als die Männer.

Einzelfeststellungen
Neigung andere zu überzeugen
Eine eher starke Neigung andere von der Rohkost zu überzeugen haben insgesamt 54% der Befragten, 19% geben eine neutrale Antwort und 27% finden, daß sie eher eine schwache Neigung haben andere von Rohkost zu überzeugen. Dies unterstützt die Annahme, daß Anhänger von alternativen Kostformen einen starken Hang haben zu »missionieren« und andere von ihrer Art zu Leben zu überzeugen.
Emotionalität
Rohkost trägt positiv zu Wohlbefinden, seelischen Gleichgewicht, Entspannung und ausgeglichener Stimmung bei. (S. 50)
Freundeskreis
Für 53% der Rohköstler hat sich der Freundeskreis seit dem Beginn der Rohkost weder zur Zufriedenheit noch zur Unzufriedenheit verändert. Sie bewerten diese Aussage neutral. Für 14% hat sich der Freundeskreis eher zu ihrer Unzufriedenheit verändert, für 31% eher zur Zufriedenheit. Der Mittelwert der Antworten liegt bei 4,4. Dieses Ergebnis ist etwas anders als erwartet, da viele Anhänger alternativer Ernährungsarten von einer Isolation oder Beschränkung der sozialen Kontakte auf Gleichgesinnte berichten. Der Freundeskreis der meisten Rohköstler hat sich dagegen nicht verändert.
Sexualität
Die Aussage, daß sich ihre Sexualität durch die Umstellung der Ernährung zur Zufriedenheit oder zur Unzufriedenheit verändert habe, bewerteten 56% der Rohköstler neutral. Lediglich 9% der Befragten finden, daß sich ihre Sexualität seitdem sie Rohkost essen eher zu ihrer Unzufriedenheit verändert hat, während 25% angeben, daß sie sich eher zu ihrer Zufriedenheit verändert hat. Die meisten Rohköstler sind der Ansicht ihre Sexualität habe sich eher zu ihrer Zufriedenheit verändert seit sie ihre Ernährung umgestellt haben.
Schlußbetrachtung
Rohköstler sind eine bis dato noch nicht genau untersuchte Gruppierung, was vor allem deutlich wurde bei der Suche nach vergleichbaren Studien. (...) Es kann aufgrund der Studienergebnisse keine Aussage darüber gemacht werden, ob ein bestimmter Persönlichkeitstyp besser für eine bestimmte Kostform geeignet ist als ein anderer, daß heißt, ob eine Prädisposition für Rohkost aufgrund eines bestimmten Merkmals gegeben ist. Da sich Ernährung und Psyche wechselseitig beeinflussen, kann nicht zwischen Ursache und Wirkung unterschieden werden. Beeinflusst ein bestimmtes Persönlichkeitsmerkmal die Auswahl der Nahrungsmittel, oder wirken sich bestimmte Nahrungsmittel so stark auf die Psyche aus, daß es zu Veränderungen bei bestimmten Merkmalsausprägungen in der Persönlichkeit kommt. (...) Ob die Kostform Veränderung

rungen auf psychischer Ebene auslöst, kann nicht nachgewiesen werden, da der Studie keine Werte der Probanden von vor Beginn der Nahrungsumstellung vorliegen. Ebenfalls kann ein Placebo-Effekt nicht ausgeschlossen werden, der ein verändertes Verhalten nach Nahrungsumstellung impliziert. Eine Langzeitstudie könnte hier darüber Aufschluß geben, ob sich bestimmte Tendenzen in der Ausprägung der Persönlichkeitsstruktur in eine einschlägige Richtung verstärken, oder ob diese Effekte sich nach Beendigung der Rohkosternährung abschwächen. Erst dann könnte man mit Sicherheit die Nahrung als auslösendes Moment z. B. von verringerter Aggressivität ansehen, wenn die Probanden bei Normalkost wieder höhere Werte erreichen.

Genauere Untersuchungen der Rohkost ist wünschenswert um wissenschaftlich fundierte Aussagen hinsichtlich der Wirkung auf den Verlauf von chronischen Krankheiten machen zu können. Gerade in diesem Bereich ist die Wirkung von Rohkost noch nicht genau erforscht, dabei wären ernährungstherapeutische Maßnahmen bei bestimmten Krankheiten wie coronaren Herzerkrankungen, Stoffwechselstörungen oder auch Adipositas (Fettsucht) sicherlich zweckmäßiger als Pharmakotherapien oder operative Verfahren. Die würde allerdings vorausgesetzten, daß auch die Ausbildung der Mediziner sich mit Ernährung befasst. Weitere Studien über die positiven Wirkweisen alternativer Kostformen können dazu beitragen, daß sie gesellschaftlich akzeptiert werden und vielleicht auch irgendwann vermehrt als Therapieform von Ärzten empfohlen wird. Was auch für die Motivation bei der Durchführung einer doch sehr extremen Kostform sehr wichtig wäre. Allein das Gefühl selbst aktiv zum Heilungsprozeß beitragen zu können und nicht von Ärzten abhängig zu sein, ist für viele schon heute ein wichtiger Grund sich mit alternativen Möglichkeiten wie einer Ernährungstherapie auseinanderzusetzen. Bis dahin allerdings werden immer wieder Menschen mit Krankheitsbekämpfung bzw. Gesundhaltung suchen. Inwieweit hier die Ernährung das Verhalten beeinflußt kann nicht ermittelt werden. Allerdings stehen die Ergebnisse im Einklang mit den Aussagen verschiedener Autoren, die der Rohkost die aufgelisteten Effekte zuschreiben. Ebenfalls ist aus diesen Daten nicht ersichtlich, ob eine psychische Prädisposition für diese Ernährungsform vorliegt, aus der geschlossen werden könnte, daß besonders ruhige und gelassene Persönlichkeiten zur Rohkost neigen.

Obwohl sich teilweise interessante und signifikante Unterschiede zwischen den Kostgruppen ergeben, kann nicht davon ausgegangen werden, daß es sich bei den Rohköstlern um eine psychisch auffällige Personengruppe handelt. Alle Werte bleiben im Rahmen des Normalen.

Mit drei Grün-Hauptmahlzeiten am Tag schaffst Du immer Deinen 20%igen-Anteil an Wildkräutern. Dazwischen greifst Du zu Nüssen, Wurzeln, Beeren, Früchten und auch zu kleinen Knabbereien wie Datteln, Trockenfeigen, Rosinen usw. So fällt Dir der Verzicht auf die Schlechtkost kaum noch schwer. Mein Vorschlag: Etwa gegen 7:00 Uhr nur Wildkräuter, da sich zu diesem Zeitpunkt der Körper noch mit einfachster Nahrung zufrieden gibt. 8:00 Uhr reichlich Obst. 9:00 Uhr drei Feigen mit Nüssen. 10:00 Uhr eine Mango oder anderes Tropen-Obst. 11:00 Uhr Möhren oder Topinambur. 12:00 Uhr Avokadocreme mit Wildkräutern, Sonnenblumenkernen, Kümmel, kleinen Cherry-Tomaten. 14:00 Uhr getrocknete Datteln. 15:00 Uhr Bananen mit Apfel oder Birnen. 16:00 Uhr Kohlrabi oder rote Bete mit Nüssen. 18:00 Uhr: Obstsalat mit Wildkräutern oder Mandeln und Früchte mit Kräutern. 19:00 Uhr Rambutan, Birnen, Johannisbrot.

Das Traurige: Die Zerstörer und die Gutwilligen sitzen in einem Boot. Und wenn die ersteren immer mehr Löcher in den Boden bohren, versinken wir alle. Und der einzige Rettungsring, die UrMedizin, geht dann auch noch verloren. Widersetzen also denen, die sie untergraben mit ihren Sprüchen, Dich für die Kompromisse zu gewinnen. Halbheiten, die Dich schnell wieder dahin zurückführen, wohin Du niemals wieder zurück wolltest: zur Schlechtkost. Die Sprüche der Dünnbrettbohrer: »Woher wollen Sie denn wissen, daß gerade für Sie rohe Kost das beste ist?« Oder: »Was für den Franz Konz gut ist, muß für Sie doch nicht auch gut sein!« Oder: »Zwingen Sie sich nicht zur Rohkost, solange Sie noch Ängste, Frust und Sorgen in sich tragen. Sie kommen ohne Druck von selbst dazu, wenn die hinter Ihnen liegen.« Oder: »Erfolg liegt nur in den Kompromissen.« Entscheide Dich: weiterhin für Halbheiten oder für das Gründlich-Sein!

6600 Ärztliche Empfehlungen zur Ernährung

6600   563 **Insulin ist eigentlich nicht nötig** Daß die Behandlung mit Insulin gegenüber der Einhaltung von Diät *keinen Vorteil bietet:*
MEINERT, C. L., »A Study of...Diabetes«, Diabetes 19, Suppl. 2/70, 789.
Daß die unmittelbaren Beschwerden bei Zucker nur kurzfristig verringert werden:
KNATTERUD, G. L., »Effects of Hypoclycemic...«, Journal of the American Medical Association 217/71, 777.

6601   DER NATURARZT, Februar 1990, Bericht Dr.med.ABELE.

6602   411, 673 Aber hören wir auch, welche Argumente die Fleischereiwirtschaft aufbringt, um den Fleischverzehr wieder auf Vordermann zu bringen. Zuerst das geschickt-psychologische Eingeständnis:
Fleisch - Warum wir es trotzdem brauchen / LEBEN & GENIESSEN
Skandalgebeutelt schrumpft die Verzehrmenge des einstigen Stars der deutschen Küche von Jahr zu Jahr stärker zusammen. Die Meldungen über Hormone im Kalbfleisch, Schweinepest und Salmonellen, Rinderwahnsinn und grausame Transporte über Tausende von Kilometern, die Vernichtung von Regenwäldern und der Ozonschicht, die Angst vor Gicht und Infarkt haben nach neuesten Untersuchungen der Centralen Marketing-Gesellschaft der deutschen Agrarwirtschaft (CMA) über 80% der Verbraucher verunsichert. Und trotzdem: Es gibt kaum ein Lebensmittel, das so viele hochwertige Nährstoffe enthält und mit dem es so einfach ist, sich ausgewogen zu ernähren.
Ja, wir liefern zwar den schlimmsten Ausschuß und machen damit die Erde kaputt - aber leider, leider, lieber Geldbeutel zückender Verbraucher, leider muß Du den Dreck fressen, denn Dein Körper braucht ihn ja! Du holst Dir zwar damit die Gicht und schlimmste Schmerzen, Du fällst auch schon in jungen Jahren durch einen Herzinfarkt um, aber wenn Du es nicht in Dich reinschlingst, dann fehlt Dir doch die ach so wichtige ausgewogenen Ernährung. Und es fehlen Dir die so wichtigen Vitamine und Mineralien!

Die moderne Ernährungswissenschaft empfiehlt eine ausgewogenen Versorgung sowohl mit pflanzlichen als auch mit tierischen Lebensmitteln. Dabei sind Obst, Salat und Gemüse genauso unverzichtbar wie Milch und Fleisch. Eiweiß aus tierischen Nahrungsmitteln ist essentiell. Proteine sind wichtiger Bestandteil unserer Körperzellen, und da diese sich ständig erneuern, ist es wichtig, dem Körper täglich Eiweiß mit der Nahrung zuzuführen. So beeinflußt z.B. das Vitamin B_{12} die Bildung der roten Blutkörperchen und den Eiweißstoffwechsel. Es kommt fast nur in tierischen Lebensmittel vor und wird deshalb bei vegetarischer Ernährung häufig in zu geringen Mengen aufgenommen.
Kapiert, Verbraucher? Wir haben in obigen Text auch einige Halbwahrheiten eingebaut, damit das Lügengebäude nicht so leicht zusammenfällt. Z.B., daß Fleischeiweiß »gut« (richtig wäre »schnell«) in Körpereigenes Eiweiß »umgebaut« (richtig wäre »schädlich verwandelt«) werden kann. Was allerdings damit für ein Dreck an Harnsäurekristallen und Schlechtcholesterin gebracht wird, darüber schweigt des Sängers Hinterhältigkeit. Und nun klären wir Dich auch noch darüber auf, warum wir Dir keine frische, sondern alte Ware (aufgemotzt mit Giften, damit sie schön rot bleibt) liefern:
Ganz frisches Fleisch hat eine hellrote Farbe und sieht sehr appetitlich aus. Leider ist es meistens auch entsprechend zäh im Biß. Fleisch muß reifen oder - wie es unsere Großmütter nannten - abhängen. Gereiftes Fleisch ist an seiner dunkelroten Farbe zu erkennen.
Und warum Du auch das schädliche Fett mitessen sollst:
»Fleisch darf kein Fett haben«, wer so einkauft, der ißt Fleisch, das trocken und so fad schmeckt wie ein Salat ohne Dressing. Fett ist der Geschmacksträger im Fleisch und macht es saftig.
(Aus dem neuen Sprachrohr der Tier- und Giftlandwirteproduktion, Lebensmittel aktuell, Heft Nov.-Dez./1994)

3   241   Der einzige Stoffwechselexperte, der sich mit meiner These von der UrKost näher befaßt hat, Professor Karl Pirlet, kommt zu dem Ergebnis, daß **Vollwertkost für manche auch ungesund sein könne**. Eine lächerliche Aussage. Was für einen Menschen gesund ist, kann einem anderen nicht schaden. Denn die genetische Veranlagung ist bei allen Menschen gleich. Vollwertkost ist besser als Normalkost - aber für alle unvollkommen gesund. Zur UrKost behauptet er, niemand könne zu seiner Urnahrung zurück. Es sei denn, er wäre ein Verdauungskünstler. Denn diese Rückkehr zur UrKost würde nur einigen wenigen Ausnahmemenschen gelingen, deren Erfahrungen man nicht verallgemeinern könne.
»Dem normalen Sterblichen, vor allen den Verdauungskranken, sind enge Grenzen gezogen, die respektiert werden müssen«, meint Professor Pirlet.
Hat er dafür irgendwelche Beweise? Hat er auch nur einen einzigen kranken Menschen einmal mit UrKost behandelt? Daß er naturgemäße, vom Schöpfer uns zugedachte Kost nur für Ausnahmegeschöpfe mit starkem Verdauungstrakt als eßbar ansieht, das sagt er unbelegt, weil er es glauben will. Doch gerade die mit einem schwachen Verdauungstrakt versehenen Menschen, wie der Verfasser (und viele seiner überzeugten UrKost-Leser) mit seinem krebszerfressenen Magen, vertragen die UrKost ausgezeichnet.
Erkenne: Wir dürfen dem Körper nur das anbieten, was er ordnungsgemäß verdauen, im Stoffwechsel schlackenfrei umsetzen und schließlich über Niere, Darm, Lunge und Haut restlos ausscheiden kann. Sonst kommt es zur Giftbildung im Darm: Fuselalkohole und Fäulnisgifte gelangen nachweislich in den Körper, schädigen Organ- und Immunzellen und machen uns krank.

4   691   Wie man am schnellsten die Menschen zum nächsten Arztbesuch reif macht, weiß dieser Medizinprofessor:
Salzheringe gegen Wetterstreß
Nahezu jeder zweite Bundesbürger leidet unter Wetterfühligkeit. Da die lästigen Begleiterscheinungen wie Kopfschmerzen und Schlafstörungen meist vorübergehend sind, sollte man möglichst nicht gleich zu Tabletten greifen. Professor Felix Gad Sulman, Universität Jerusalem, rät vielmehr: »Wir brauchen bei Wetterempfindlichkeit drei Dinge - Wasser, Salz, Zucker. Wir müssen Heißgetränke stärker als sonst süßen, das Essen kräftiger salzen und mehr trinken. Vor allem aber: Salzheringe essen!« (...) daß dadurch vermehrt Streßhormone ausgeschüttet werden. Dagegen helfen Salzheringe. Denn sie enthalten (neben Salz) bestimmte leichtverdauliche Eiweißgruppen, die Streßhormone schneller abbauen. (GONG, Nr. 4/811.1993)
Nur zu! Hör auf solche Ratschläge, damit die Mediziner schön weiterverdienen und Du Deine Wetterfühligkeit los wirst - Dir dafür aber alle möglichen Leiden zuziehst. Diese Ratschläge sind unüberlegt, setzen sich aber von Generation zu Ärztegeneration fort und halten die Menschen krank. Brief einer von Sauerbruch (der berühmteste Arzt Deutschlands) zu Tode Operierten im Jahr 1951: »*Ab zwei Tagen bekomme ich schon wieder Bestrahlungen. Habe fürchterliche Schmerzen. Du weißt, ich bin kein Mensch, der klagt. Ich kann aber vor Schmerzen kaum essen. Frage später mal die Kinder ... ich aß zehn Tage Matjesheringe. Die blieben ... im Magen. Ich soll recht viel Salz essen.*« (S.236, THORWALD, J., »Die Entlassung«, Knaur)
Erkenne: Die Ärzte verstehen nichts von der Natur, der natürlichen Ernährung, und daß der Organismus artgerecht gehalten werden muß, wenn er sich wohlfühlen und gesunderhalten will. Sie werden und wollen das nie begreifen. Deshalb sind sie Feinde der Menschen. Deshalb warne ich Dich so eindringlich vor ihnen. Der blinde Glaube an den berühmten Namen »Prof. Sauerbruch« hat sie zu Tode geführt:
Ich habe Dich, lieber Leser, im Buchteil des öfteren darauf hingewiesen, nie etwas um die gemachte Glorie für einen Menschen, nie um den vorauseilenden Ruhm oder die allgemeine Verehrung einer Menschenkaste zu geben. Heiligenscheine über einem Menschen sind Gebilde der Einbildung. Die blinde Verehrung für einen Sterblichen, das Halleluja der Masse für ihn benimmt Dir den eigenen gesunden Menschenverstand - und gerade den will ich in Dir mit diesem Buch wiedererwecken: (→ u.a. LV 6362)
(...) Sauerbruch operierte heute im Beisein von Prof.Madlener ein Mädchen mit Magensarkom (einer gefürchteten Krebserkrankung, die oft schon bei Jugendlichen auftritt). Bei der Operation stellte sich heraus, daß erhebliche Teile des Darmtraktes ergriffen waren und entfernt werden mußten. Dann kam es zur Katastrophe. Sauerbruch stellte keine Verbindung zwischen Magen und Darm her, sondern verschloß den Magen vollständig. Ebenso verschloß er das freie Darmende, so daß keine Verbindung zwischen Magen und Darm bestand. Natürlich ist das Kind gestorben. (S.93)

6605 📖 241 **Diätempfehlung des Hippokrates** Du darfst Dir darunter bei den alten Griechen nicht eine Krankenkost oder eine der schädlichen »Diätkuren« von heute vorstellen: Diät war bei Hippokrates Fasten und einfachste Lebensweise. (Eubiotik)
Ganz so berechtigt im Sinne der UrTherapie, wie im vorausgegangenen Buchteil dargetan, ist die Vorbildhaftigkeit und Idealisierung von Hippokrates nicht. Denn was von ihm oder anderen Verfassern der großen Lehrsammlung, des *Corpus Hippocratum*, stammt, ist unbekannt. Zum einen ist die Zivilisation Mitte des 4. Jahrhunderts v.Chr. mit der Kochkunst längst zur Selbstverständlichkeit geworden, zum anderen vermochte es auch ein Hippokrates nicht, sich völlig vom medizinischen Denken seiner Zeit - geprägt von Platon und Aristoteles - zu lösen. In seiner für die wahre Naturheilkunde wichtigsten Schrift *Die Hygiene* wird zwar eine gemäßigte Lebensweise zum Vermeiden von Krankheiten empfohlen - aber wir wissen ja, daß auch das Zusichnehmen geringer Mengen von Fisch, Fleisch, Eiern, Milch, Käse und Getreide zu vielen Krankheiten führt. Und diese längst üblichen Gewohnheiten waren auch für Hippokrates nicht wegdenkbar. Und noch weniger für seine Nachfolger in der Antike. Wie z.B. in der Epistel des Diokles von Karystos, der die einzelnen menschlichen Organe zur Grundlage seiner Gesundheitslehre nimmt. (Und damit bereits erste Ansätze zur Anwendung von einer Ganzheitssichtweise erkennbar werden läßt.) Oder wie Plutarch in seiner Schrift *De tuenda sanitate praecepta*. (Der übrigens dieses Werk wie der Verfasser hier in Dialogform schrieb.)

6606 Diätempfehlungen von heute
(...) 1982 unterzog sie sich wieder einige Wochen dieser ATKINS-Diät. Prompt kam es erneut zu einem Multiple-Skleroseschub. Als sie 1983 eine sogenannte Würstchen-Diät vornahm (jeweils mehrere Tage nur Würstchen, Eier bzw. Bananen), kam es erneut zu einem Schub. (arzneitelegramm, 4/1991)

6607 📖 241 »Weder bei Colitis ulcerosa noch bei Morbus Crohn gibt es eine wirksame Diät.« (Medical Tribune 42/ 16.10.1992/46)
Das nehme ich denen sogar ab, wenn man weiß, was die Mediziner darunter verstehen...Eine Übersicht über alle Diäten mit seinem Kommentar findest Du in BRUKER, M. D., Wer Diät ißt wird krank, emu Verlag, 56112 Lahnstein, Taunusblick 1, Tel. 02621-40600

6608 📖 181, 708 Merke:
Für unsere Ernährung braucht es keine Wissenschaft. Ernährung zur Wissenschaft machen, das heißt, einen Araberhengst zum Esel machen. (→LV 6619)

> Der Schlemmer gräbt sein Grab mit dem Mund. (Indischer Spruch)

6609 📖 241 **Eier und Butter schaden Baby nicht** Ein- bis Zweijährige dürfen ruhig Eier und Butter essen - der Cholesteringehalt schadet den Kleinen nicht; denn sie haben in der Wachstumsphase einen anderen Nährstoffbedarf als Erwachsene. Trotzdem raten Kinderärzte: Nicht nur mit Butter kochen, sondern auch Margarine oder leichte Pflanzenöle verwenden. Auch Eier bekommen Babys prima - aber bitte nicht zuviel Eiweiß! Besser: Zwei- bis dreimal wöchentlich nur das Eigelb füttern. Es enthält wichtige fettlösliche Vitamine, Lezithin, Kalzium und Spurenelemente. (BamS 4.8.91) Wieso wegen des hohen Cholesteringehalts der Eier schaden, aber den noch (und sich damit noch viel schneller zusetzenden) feineren Äderchen der Babys nicht - diese Logik soll Dir mal erst einer erklären. Hier kann nur von einer verbrecherischen Werbekampagne der hinter diesem Artikel stehenden »Medizin-Wissenschaftler« gesprochen werden kann. Welche die Volksgesundheit der Menschen bereits im frühesten Kindesalter, zum Vorteil der KZ-Hühner- und Rinderhaltung, schädigt. Entschuldige, aber es treibt mir heilige Zornesröte auf die Stirn, wenn ich an all die Millionen unschuldiger Kinder denke, die unter den Qualen von Allergie und Neurodermitis schreiend den Medizinern in die Hände fallend...

6610 a) 📖 241 **Jetzt empfehlen Ärzte sogar Schokolade!** Schokolade lindert Frauen-Leiden
Die Tage vor der Regelblutung machen vielen Frauen zu schaffen. Die Betroffenen klagen zum Beispiel über Rücken- oder Brustschmerzen und über Depressionen. Süßigkeiten können oft die Beschwerden lindern. Kanadische Wissenschaftler vermuten, daß in der Zeit vor der Menstruation bei vielen Frauen ausgeprägte Heißhunger auf Kohlenhydrate und damit auf Süßes hormonell bedingt ist. Aus falscher Rücksicht auf die schlanke Linie sollen Frauen also nicht auf Bonbons und Schokolade verzichten. (DAS NEUE BLATT 31/Nr. 15/1990) Und wenn Du als Frau unter diesem Ratschlag endlich Deinen Hüftumfang verdreifacht hast, und Deine Zähne verfault sind, und Du einen, für solche wissenschaftlichen Aussagen bestens bezahlten Wissenschaftler heiraten möchtest, dann wundere Dich nicht, daß der auf Dich verzichtet...
Dabei ist ein anderer Inhaltsstoff in der Schokolade fast noch gefährlicher als das weiße Gift Zucker: das Theobromin (Koffeinabart, in Kaffee und Tee ebenso) ist eine gefährliche Droge. Es ist die bittere Substanz im Kakao. Die Menschen nehmen dieses Anregungsmittel ahnungslos in Produkten wie Schokolade, Kakaogetränken, Speiseeis, Bonbons usw. zu sich. (Es wird als anregend bezeichnet, weil der Körper seine Aktivität erhöht, um es so schnell wie möglich wieder loszuwerden.) **Diese Droge wird sogar Babys gegeben!** In Verbindung mit Zucker zur Überdeckung des bitteren Geschmacks, (Theobromin wäre sonst nicht genießbar) ist es die Nummer eins unter den Süßwaren. Man könnte es auch als die Nummer eins unter den Drogen bezeichnen. Schokoladenprodukte werden beinahe weltweit verzehrt. Schokolade steht auf der Liste der allergieauslösenden Substanzen an dritter Stelle. Es ist ganz richtig, daß der Körper allergisch gegen Gifte ist. Milch steht an erster Stelle und Getreide an zweiter Stelle. Hallo, ihr lieben Bruker-Fans und alle anderen Vollwertköstler: Warum macht Ihr vor diesen Tatsachen einfach die Augen zu?

6610 b) Jahre später ist sie bereits zum Herzmittel avanciert! Klar, das ist die meist auftetendste Krankheit.
Schokolade ist gut fürs Herz
Eine tolle Nachricht für Schleckermäuler: Schokolade enthält Stoffe, die das Risiko von Herz-Kreislauf-Erkrankungen senken können. Diese sogenannten flavonoiden Phenole sind die gleichen Substanzen, welche auch dem Rotwein und dem roten Traubensaft ihre herzschonende Wirkung verleihen. Das fand jetzt ein Forscherteam der Universität von Californien heraus. Die Wissenschaftler empfehlen deshalb die leckere Kombination von dunkler Schokolade und Rotwein, um das Arteriosklerose-Risiko zu vermindern. (Gong 23/1997)

6610 c) **Vorsicht: Zuviel Schokolade verursacht Nierensteine**

Vor zuviel Schokolade wird gewarnt, vor allem, wenn man sie zwischen den Mahlzeiten ißt. Denn dann nimmt man über den Darm große Mengen der Substanz Oxalat auf und kann deshalb Nierensteine bekommen. Diese Gefahr droht bereits Kindern. (Prof.Heckers in Ärzte Zeitung 192/2.11.93) →LV 6610b

226 SCHOLZ, Heinz, »Mineralstoffe und Spurenelemente - nötig für unsere Gesundheit« 2. Auflage, Hippokrates Verlag, Stuttgart, 1985
SHUITEMAKER, G. E., Dr.,»Orthomolekulare Ernährungsstoffe«, Verlag für orthomolekulare Medizin, Freiburg, 1986

2 786 *Alles essen, was sie wollen*
Wichtig ist es dagegen, schon initial dem Patienten die Befürchtung zu nehmen, »er dürfe in Zukunft all das nicht mehr essen, was er gerne mag«. Solche Angst aktiviert Abwehrmechanismen. (Medical Tribune, 20.3.1992)

3 241, 621 Die Deutsche Gesellschaft für Ernährung (DGE) , Vorsitzender: der Fast-Food-Empfehler Prof. Pudel, dieser verbale Equilibrist spricht sich in ihrem Ernährungsbericht 1992 eindeutig für eine bundesweite »Jodmangelprophylaxe« aus. Seit 1988 darf Säuglingsnahrung, die als »Beikost auf Getreidegrundlage« bezeichnet wird, mit Kalium- und Natriumjodid angereichert werden. Seit 1990/91 werden alle Säuglingsmilchnahrungen auf dem deutschen Markt mit Jod angereichert! Die Konsequenz für Dich: Kauf das Kunstzeug mit Jodgift nicht. Mach die Babynahrung selbst! Aus frischen Bio-Früchten plus Wildkräutern.

4 241 **Krankenhauskost** Eigentlich sollte im Krankenhaus alles getan werden, damit es den Patienten möglichst schnell wieder besser geht. Doch das Essen, das den Kranken in deutschen Kliniken serviert wird, kann zur Gesundung offenbar kaum beitragen. Im Gegenteil: Krankenhauskost ist in der Regel noch fettreicher und damit ungesünder, als das Essen, was die Bundesbürger tagtäglich bei sich zuhause konsumieren. Zu diesem Ergebnis kommt eine kürzlich bekannt gewordene Untersuchung der medizinischen Universitätsklinik Göttingen. (Ärzte Zeitung Nr. 155, 15.10.1992) (→LV 6713)
»Bald wird in Europa jeder jedermannes Krankenwärter sein!« (Goethe in seinen Gesprächen mit Eckermann)

5 a) 708 **Sind Sie bestechlich Herr Pudel?**
Professor Volker Pudel, Präsident der einflußreichen Deutschen Gesellschaft für Ernährung (DGE), wirbt im Vorwort einer McDonald's Broschüre für die Produkte des Fast Food-Restaurants. Kritiker aus den eigenen Reihen werfen ihm vor, bestochen worden zu sein.

5 b) Das ist die Folge: Die Populismus-Blätter drucken's noch entsprechend nach. Der Mann ist schließlich Ernährungswissenschaftler und Professor.
Big Macs, Fritten, Pizzas - genießen Sie Fast food ohne schlechtes Gewissen.
Ernährungswissenschaftler geben jetzt grünes Licht für die schnellen Snacks. Der Göttinger Wissenschaftler Volker Pudel (leitet die Deutsche Gesellschaft für Ernährung) hält den Burger für die »fast ideale Zwischenmahlzeit«. Er rät allerdings, statt Cola Milch oder, noch besser, Buttermilch dazu zu trinken. Cola ist nämlich viel zu süß. Und Milch hat die Vitamine, die dem Burger fehlen, von Gurke, Salatblatt und Tomatenscheibe mal abgesehen. Insgesamt also eine Ehrenrettung für Fast Food. Speziell für den Burger. (...) Das einzig ungesunde kann doch einzig nur die Zigarette sein, die man hinterher raucht. (FÜR SIE 6/1996/10)

6 a) 691 **Jeder Mediziner hat eine andere Meinung über die Ernährung, obschon keiner auch nur eine blasse Ahnung darüber besitzt:** (→LV 6627)
Mehr Salz! Denn Salz schadet nicht
Risikofaktor Nr. 1 bei Herz- und Kreislauferkrankungen: Bluthochdruck. Der »Übeltäter« Kochsalz wurde jetzt rehabilitiert. Prof. Stumpe (Poliklinik Bonn) erklärt, daß Kochsalz für den Anstieg des Blutdrucks allenfalls eine untergeordnete Bedeutung hat. (BUNTE 4/1993)
Hat dieser Professor mit diesem, die Volksgesundheit beeinträchtigenden, schädlichen Ratschlag das etwa ordnungsgemäß und wie es die Wissenschaft gebietet, nachgewiesen? Ach was, wenn Du in der Zeitschrift nachliest, wie oberflächlich er sich an die angebliche Rehabilitierung des Volksvergiftungsmittels Nummer zwei (Nummer eins ist das, ebenfalls weiße, Gift Zucker) drangegeben hat - nichts da von einer placebokontrollierten Doppelblindstudie oder irgendetwas in dieser Richtung - dann ahnt man gleich, was hier für ein Schelmenstück mal wieder in gewohnter Manier abläuft...

6 b) Übergewichtige Jugendliche Finger weg vom Kochsalz!
Schon für dicke Teenies ist Kochsalz Gift. (Medical Tribune 23/6.6.97/16)
Was ist das für eine Mediziner-Logik: Ältere brauchen Salz - jüngere nicht. Findest Du in der UrTherapie auch nur ein einziges Mal solch dumme Widersprüche?
Weniger Salz:
Der Zusammenhang zwischen Kochsalzkonsum und Blutdruck kann heute als gesichert gelten. An einer *Einschränkung des Salzkonsums* führt auch nach Einführung der Diuretika (Ausscheidung von Wasser und Natrium beeinflußende Medikamente) kein Weg vorbei. (→LV 2115)
Vorsicht ist auch bei diversen Mineralwässern geboten, die bis zu 100 mg Natrium pro Liter enthalten. (Ärztliche Praxis, Nr. 98/1991)
Mehr Salz:
Der Griff zum Salzstreuer ist gerade für Hochbetagte wichtig
...Die Salzenthaltsamkeit könne sich jedoch insbesondere bei älteren Menschen sogar schädlich auf kardiale Risikofaktoren auswirken. In Verbindung mit einer geringen Flüssigkeitsaufnahme seien auch Durchblutungsstörungen mit einer Unterversorgung des Gehirns und Schwindelanfällen zu erwarten. (Ärzte Zeitung, 24.2.1992)
Zu wenig Kochsalz in der Nahrung kann besonders alten Menschen schaden. (Ärzte Zeitung 108/15.6.1993/1)
Nur rein mit dem weißen Gift in die alten Menschen, das sind die besten Kunden der ärztlichen Krankhaltungs-Gilde. Salz aus den Salinen, Eisen aus dem Labor, Kalzium aus Kalkgestein wird vom Organismus nicht verstoffwechselt. Das Chlor des Kochsalzes kann sich der Körper auch nicht für die Magensäureproduktion

---

Da sollst Du und Dein Kind nicht krank werden:
71 Liter Milch, 21 Liter Sauermilch und 19 kg Käse nimmt der Normalbürger im Durchschnitt jährlich zu sich.

Vermindertes Sexualleben mit dem Partner: Wer nur 1,5 Stunden Fernsehen am Tag schaut, dessen Lust sinkt bereits um 30 Prozent.

Das schreibe Dir genau hinter die Ohren:
Du übst die UrTherapie nur unvollständig aus, wenn Du nicht genügend Sonne in völlig nacktem Zustand tankst! Das gilt besonders für alle Rückenleidende, Kunstgelenkanwärter, Rheumatiker und an Polyarthritis Leidende.

nutzbar machen - es ist ein Gift für diesen. Trink mal eine Tasse Salzwasser. Ein halber Liter Salzwasser dient in China dazu, sich ins Jenseits zu befördern. Salz im Blut wird zudem nur schwierig ausgeschieden.

6616 d) Wenn diese Pfuscher schon bei den eigenen Kollegen alles verkehrt machen - was denkst Du wohl, was Du bei denen zu erwarten hast:

Arzt beim Arzt...   Diabetes erst kurz vorm Koma erkannt
Der Arzt beim Arzt - ein schwieriges Kapitel, der Kinderarzt Dr. Roland Frey hat es am eigenen Leib erfahren. Mit 59 fing seine Pechsträhne an, nach einer Prostatektomie konnte er drei Jahre lang nur noch stehend praktizieren. Einen leicht erhöhten HbA beachtete er nicht weiter, wegen trockener Mundschleimhaut empfahl ihm der HNO-Kollege 40% Luftfeuchtigkeit im Schlafzimmer, und das lästige Jucken in den trockenen Augen weckte beim Augenarzt den Verdacht auf ein Sjögren-Syndrom. Völlig deprimiert und apathisch ertrug Dr. Frey noch wochenlang ausgetrocknete Schleimhäute, ständigen Durst, permanenten Harndrang und viele kollegiale Ratschläge. (Medical Tribune 48/29.11.1996/1)
Was denken die lieben Ärzte wirklich über Dich, wenn sie sich untereinander mal aussprechen (und wenn ihnen kein Fernsehserien-Autor schöne Worte in den Mund legt):
„Ich habe einen ziemlichen Haß auf alle Patienten, am liebsten würde ich Kfz-Mechanikerin werden. Wenn ich mich über einen Patienten ärgere, schreibe ich das in seine Akte hinein, z.B. Stinkstiefel." (Medical Tribune 48/29.11.1996/32 in Bad Orb auf der interkollegialen Sprechstunde „practica")

6616 e) Ernährung von Hypertonikern **Studie: Salzarme Kost gefährdet das Herz**
Wenn ein Hypertoniker salzarm lebt, tut er seinem Herzen nichts Gutes: Salzarme Kost geht nach einer neuen Studie mit erhöhtem Infarktrisiko einher. (Hypertension Nr.6/1995)

> Wieso glaubst Du eigentlich, es träfe immer erst einmal die anderen?

6617 📖 563 BRUKER, M.O., Ärztlicher Rat aus ganzheitlicher Sicht, emu Verlag
Man muß sich natürlich fragen, wieso unentwegt vor Frischkost gewarnt wird. Bei genauer Prüfung zeigt es sich, daß diese Warnungen immer von Seiten kommen, denen die Praxis fehlt. Dies gilt insbesondere für den ärztlichen Bereich. Wir Ärzte werden an der Universität in Ernährungsfragen nur unzureichend ausgebildet, so daß ein Arzt im Durchschnitt von Ernährung weniger weiß als ein an Ernährungsfragen interessierter Laie. Dies ist zwar ein unhaltbarer und unvorstellbarer Zustand, aber leider ein nüchternes Faktum. (...) Aber solche Meldungen sind wir ja gewohnt. Die Presse läßt keine Gelegenheit aus, um Frischkost und Vegetarismus in Mißkredit zu bingen. (...)
So ist es: Ein bis zwei Vorlesungen über die überholte Kalorienlehre gestattet die Schulmedizin gnädigst.

6618 📖 787 ...Die Ärzte müssen all diesen Unsinn reden, damit sie überleben und sich ihre Ferienvillen in der Schweiz kaufen können und weiter beliebt bleiben. So antwortet denn auch der berühmte Krebsprofessor, der gerade einem operierten Jungen das Karzinom aus dem Magen geschnitten hatte auf die Frage der auch so verständnisvollen Moderatorin, Frau Dr. Kühnemann, »Darf der Kleine nun auch wieder seinen geliebten Sauerbraten essen?« »Natürlich, jetzt kann er wieder essen, was er will!« (Sdg. vom 13.4.1994)
📖 563, 787 Diesen Unsinn lehren die Mediziner:

Richtige Ernährung beugt vielen Krankheiten vor
Zur Vorbeugung der Osteoporose empfahl Professor Dr. Elmar Keck aus Wiesbaden, täglich wenigstens zwei Scheiben Schnittkäse und einen Becher Milch oder Joghurt zu essen. Neurodermitiker profitieren wie auch Rheumatiker nach Angaben der Ernährungswissenschaftler von der Zufuhr von Vitamin E und C sowie von Fischöl, Selen und Zink. 600 Diätassistenten, Diplom-Ökotrophologen, Mediziner und Apotheker waren auf Einladung des Vereins zur Förderung der gesunden Ernährung und Diätetik (VFED) zu der Fachtagung gekommen. (Ärztliche Praxis 91/14.12.1995/6) Gute Nacht Mattes! Aber das bleibt nicht aus, wenn man sich mit Krankheiten und nicht mit Gesundheit beschäftigt.

6619 📖 787 Weiß man nach dem Rinderwahnsinngeschehen wieviel Gehirnschäden noch durch Hamburgeressen auf die Menschen in den kommenden Jahren zukommen?

Fast Food-Restaurants sind exakt auf die Bedürfnisse des modernen Essens eingestellt: angemessene Portionen zur richtigen Zeit. Sie bieten Eßlust und, bei richtiger Kombination der Menüauswahl, auch ausreichend Nährstoffe, um fit und leistungsfähig zu bleiben. McDonalds unterstützt den flexiblen Eßstil, hält zu jeder Zeit Zwischenmahlzeiten bereit und ist schnell erreichbar.
Fast Food-Restaurants verkörpern so in gewisser Weise den modernen Lebensstil, der sowohl Fast Food auf der einen Seite bejaht, und auf der anderen Seite die Erlebnisgastronomie nicht als Gegensatz, sondern als Ergänzung der verschiedenen Lebenssituationen empfindet. (Professor Dr. Volker Pudel, Ernährungspsychologische Forschungsstelle der Universität Göttingen)

Die zum Teil recht fragwürdigen Aktivitäten der Deutschen Gesellschaft für Ernährung werden indirekt aus dem Geldbeutel des Steuerzahlers finanziert. Die DGE wird mit öffentlichen Mitteln von Bund und Ländern gefördert - behauptet:
»Der Gesundheitsberater 5/1993« Was sagt M. O. Bruker dazu?

• Fast Food trägt bei zur »Eiweißmast«, d.h. zur Überernährung mit tierischem Eiweiß
• Fast Food trägt bei zu Vitaminmangel • Fast Food bedeutet Umweltzerstörung. Allein der McDonalds-Müllberg in der Bundesrepublik beläuft sich auf 10.000 bis 20.000 Tonnen jährlich • Fast Food bedeutet: Ausbeutung der sog. Dritten Welt. • Für Fast Food

> »Ich bin UrMethodiker, weil ich keine Schwierigkeiten mit mir selbst haben will.« (Seminarteilnehmer)

werden Wälder gerodet. In den Staaten Mittelamerikas wird ein Drittel der abgeholzten Fläche zu Viehweiden umfunktioniert, um den gesteigerten Rindfleischbedarf der Industriestaaten zu decken. Daran sind Fast-Food-Konzerne mitschuldig. Von dem Getreide, das für den Fleischkonsum eines Europäers nötig ist, können in der Dritten Welt 70 Menschen ernährt werden. Die Übersättigung der Reichen erzeugt den Hunger der Amen. (Der Gesundheitsberater 2/1993)

Der Fast-food-Konzern McDonald's will zwei mittellosen Kritikern den Mund stopfen - und blamiert sich in einem Marathonprozeß. (Seit Juni 1994)
In packenden Kreuzverhören gelang es den Justizlaien Steel und Morris, die sich mangels Eigenmitteln selbst verteidigen, McDonald's-Vertreter im Zeugenstand immer wieder in Bedrängnis zu bringen. So konnten sie die Behauptung widerlegen, daß McDonald's kein Rindfleisch aus Herden verarbeite, für deren Aufzucht Regenwälder in Lateinamerika gerodet wurden. (...) Den Doktor Sidney Arnott, vom Hackfleisch-Riesen als Krebsspezialist aufgeboten, fragten sie, ob man »mit Recht« behaupten könne, daß »ein hoher Nahrungsmittelanteil an Fett, Zucker, Tierprodukten und Salz sowie geringe Anteile an Faserstoffen, Vitaminen und Mineralien mit Brustkrebs und Darm- und Herzkrankheiten in Verbindung stehen«. Arnotts Antwort: »Für die Laienöffentlichkeit gesagt«, halte er diese Aussage »für durchaus gerechtfertigt«. Die Beklagten triumphierten: Sie hatten damit einen Kernsatz vorgelesen, mit dem sie ihren Vorwurf der Gesundheitsgefährdung durch Junk food begründeten. Selbst das unternehmerfreundliche New Yorker Wall Street Journal zollte den Pfiffikussen Respekt und urteilte schadenfroh, der Konzern habe vergebens gehofft, die mittellosen »Vegetarier-Aktivisten zu Hamburgern zu verarbeiten«.(DER SPIEGEL 51/1996/148) (...) Die beiden gehören der radikalen Londoner Greenpeace-Gruppe an, einer Umweltorganisation, die mit Greenpeace International nichts gemeinsam hat. Sie hatten 1986 erstmals Flugblätter verteilt, in denen McDonald's der Zerstörung von Regenwäldern, des Verkaufs ungesunder und gar krebsfördernder Nahrung, der Verführung von Kindern durch tückische Werbung sowie sklavenartiger Ausbeutung seines Personals bezichtigt wurde.
Erkenne, daß auch Du als kleiner Mann durchaus etwas gegen die Vergiftung unserer Kinder und der Erde ausrichten kannst, die die Mächtigen uns antun. Wenn Du nicht bestechlich bist. Der Verfasser kämpft wie diese Beiden gegen eine genauso große Macht an. Pharmaindustrie, Chemiegiganten und Millionen Bigotter Schulmediziner auf dieser Welt. Unterstütze seinen BUND FÜR GESUNDHEIT!

9 b) Selbstverständlich sind die großen Krankenkassen Mitglied der DGE und singen das vorgegebene Lied. Kaum eine wagt es, aus der Reihe zu tanzen. Die Verantwortlichen wollen das absolut kontrollierte einheitliche System. Es geht dabei nicht um Aufdeckung der echten Krankheitsursachen, sondern um die Wirtschaftlichkeit, denn schließlich leben Krankenkasse, Pharmakonzerne, Mediziner und zahlreiche andere Einrichtungen von der Krankheit. (Gesundheitsberater 3/1995)

10 787 Wundervoll. Endlich kann ich essen, soviel ich will. Mein Übergewicht hängt laut Professor Pudel ja nicht mehr mit meiner Ernährung zusammen. Haben Sie einmal überlegt, welchen Schaden Sie mit Ihrer »Lizenz zum Fressen« anrichten?
(Leserbrief im STERN 13/93, Helga Burkert, Ökotrophologin)
Mit der Dummheit in Sachen Ernährung stand es früher nicht anders:

11 787 Ein besonders weiser Rat ist auch, den Patienten zu sagen, sie sollen sich »kräftig nähren«; teils hat das gar keinen Sinn, weil gerade in solchen Fällen von Appetitmangel meist die Assimilationsfähigkeit des Organismus darniederliegt, oder weil der Patient die pekuniären Mittel zur Anschaffung der kräftigen Nahrung nicht hat, teils macht dieser daraus, was ihm eben beliebt. Er versteht darunter mit oder ohne ärztlichen Wink meist viel Fleisch und Alkoholika, eventuell auch Butterfett, jedenfalls teure Sachen (was oft das wesentliche am Begriff erscheint), so namentlich auch Eierspeisen, die manchmal der Verdauung Mühe machen. Hat überhaupt jemand untersucht, ob und eventuell unter welchen Umständen die beständig in den Tag hinein verschriebenen Eier das viele Geld wert sind?
BLEUER, E., »Das autistisch undisziplinierte Denken in der Medizin«, Springer

22 422 Typisch blöder, nicht durchdachter Professorenrat: »Unser Gehirn verbraucht pro Stunde einen Teelöffel Zucker. Bleibt dieses Quantum aus, sackt der Blutzuckerspiegel, eine Leistungsminderung ist die Folge. Um leistungsfähig zu bleiben, empfehle ich, regelmäßig etwas zu trinken: Tee, Kaffee oder Fruchtsaft mit Zucker.« (Prof. Dr. med. Wilfried Diebschlag, »Fernsehwoche«, Nr. 14/ 1990
Der gelehrte Herr weiß nicht einmal, daß der Körper keinen Zucker verstoffwechselt. (Fabrikzucker wird zu CO_2 und H_2O abgebaut unter großem Verbrauch des Vitamin B-Komplexes und Vitamin C)

23 241 Typisch dummer, unverantwortlicher ärztlicher Rat:
Wer einen durch Krankheit besonders sensiblen Patienten Angst und Schuldgefühle einflößt, weil er seinem Appetit auf Schnitzel oder Sahnetorte nachgegeben hat, kann ihn damit nur noch kranker machen. (Dr. Bruntsch, in: Neue Post, 6/1990)

24 241 Typisch dummer Politiker-Rat: Der Spezialist für die Wirtschaft hat nur die sich in den Lagerhäusern türmenden Fett- und Fleischberge, nicht Dein Gesundsein im Sinn: Wirtschaftsminister Borchert: »Fett ist beim Fleisch der Geschmacksträger. Deshalb meine Empfehlung: Eßt Fleisch mit mehr Fett.« Was halten Sie von Bio-Produkten? Borchert: »Wenig. Sie sind weder gesünder, noch schmecken sie besser.« (BamS 11/12.4.1993) (→Rz652) (→LV 6602)

25 787, 967 WEISE, D. O., »Harmonische Ernährung«, Smaragdina-Vlg., Perlschneiderstr.39, 81241 München. Auszug:
Wissenschaft wird getragen vom Wissensdrang, der in uns allen mehr oder weniger stark steckt. Angetrieben werden die Forscher vom Ehrgeiz und von der Notwendigkeit, ihr Leben damit zu finanzieren. Wie jeder andere Beruf beruhigt die Wissenschaft auf mannigfache Weise die geheimen Lebensängste, die jeder unbewußt in sich trägt. Darin liegt die Ursache dafür, daß sie von vielen so ernst genommen wird. *Indem man sich daran klammert, hofft man, einen sicheren Anker in den Wechselfällen des Lebens gefunden zu haben. Daß die Wissenschaft dies nicht bieten kann, sieht man nicht gerne. Das führt dazu, daß man sich mit der Wissenschaft identifiziert, daß jeder Angriff auf wissenschaftliche Ergebnisse persönlich genommen wird.*
Das ist gut gesagt und scharfsinnig von diesem Arzt-Verfasser beobachtet - ändert aber nichts daran, daß WEISE einem verhängnisvollen Fehler bezüglich seiner Ernährungsratschläge unterliegt. In seinen Vorträgen hört sich seine These derart einleuchtend an (weil unseren heimlichen Wünschen nach Abwechslung und leckerem Essen so das Wort redend), daß ich auf die Gefahr für die kranken Menschen hinzuweisen habe. Da heißt es dann so:
»Jeder besitzt seine ihm spezifisch eigenen Bedürfnisse. Es bestehen erhebliche biochemische Unterschiede zwischen den Menschen. Die Bauchspeicheldrüse arbeitet bei dem einen stärker, beim anderen weniger stark. Schon die einzelnen Konstitutionstypen lassen erkennen, daß nicht jeder gleich geartet ist...«

Guter Rat:
Wenn Du mal im August im Süden weilst, vergiß nicht, Dir frische grüne Mandeln in der Schale zu besorgen, köstlich!

Womit WEISE jeden herausfinden lassen will, welcher Kostform er bedürfe. Nein:
Und wenn schon bei dem einen die Bauchspeicheldrüse mehr und beim anderen weniger produziert: die Ur-Kost ist für beide die richtige. <u>Sie gleicht alles aus, weil unsere Organe alle auf die gleiche Kost programmiert sind.</u> Die Produktion der Bauchspeicheldrüse ist nicht abhängig von der Art des Menschen, sondern von der Art der Nahrung, die in den Menschen fließt. Ist die Drüse gesund, so produziert sie viel Insulin, wenn die Verstoffwechselung der Nahrungsstoffe viel Insulin erfordert. Und umgekehrt. (Klar, daß sie bei 2m-Riesen mehr Insulin zur Verfügung stellen muß als bei schmächtigen Persönchen.) Wie falsch zu sagen:
»Die weniger Insulin produzierenden Konstitutionstypen müssen sich mit mehr Süßem versorgen, um die Drüse zum Ausstoß anzuregen - im anderen Falle umgekehrt.«
Wenn jeder nach der Form seiner Nase, der Größe seiner Ohren oder der Dicke seines Hinterns gemäß ein eigens auf ihn abgestimmtes Essen bedürfte - ich überlasse es Dir, den Gedanken weiter auszuspinnen.

6626 📖 691 **Ab 60 fehlt oft Salz** Menschen über 60 sollten ihr Essen nicht zu knapp salzen. Schon eine mäßige Einschränkung kann den Blutfluß in den Schlagadern der Arme und Beine um bis zu 20 % verringern - warnt Professor Klaus O. Stumpe von der Universität Bonn. Der geringere Blutfluß kann Hirnleistungsstörungen zur Folge haben. Ein schwaches Gedächtnis und Verwirrtheit im Alter sind oft nur eine Folge von Salzmangel. Mit <u>salzarmer</u> Diät können Frauen in den <u>Wechseljahren</u> ihr <u>Osteoporose-Risiko</u> senken - fanden australische Forscher heraus. Weil die Kalziumausscheidung im Urin dadurch verringert wird, können altersbedingte Schäden des Knochengewebes aufgehalten werden. (BUNTE, Nr. 40 u. 46, 7.11.1991)

6627 📖 691, 967 »Lieber das Gewicht reduzieren als weniger Kochsalz essen«, empfahl Privatdozent Dr. Rainer Kolloch auf einem Pressegespräch zur »Bedeutung einer Kochsalzrestriktion bei kardiovaskulären Erkrankungen« in Bonn...
Kolloch plädierte dafür, das kardiovaskuläre Risiko als ein *multifaktorielles* Geschehen zu begreifen, an dem nach Schätzungen über 250 Einzelfaktoren beteiligt sind, *von denen viele noch gar nicht bekannt sind.* (Ärzte Zeitung, 17./18. Januar 1992)
Nun lies mal hier nicht einfach drüber weg oder laß Dich einlullen von diesem so bedeutsam und gelehrt klingenden Geschwafel dieses Dozierenden: Erkenne, daß hinter diesen Wortblähungen nichts, aber auch gar nichts steckt und er noch weniger weiß über das, was er redet. Diese Klugschnacker reden dem Salz das Wort, obschon er von beteiligten Faktoren spricht, die ihm *nicht alle bekannt* sind. So ist das bei den Medizinern: Reden ohne fundierte Kenntnisse zu besitzen... (→LV 6616)

6628 📖 705 **Lächerliche Ernährungstherapie bei Magen-Darm-Erkrankungen**
Ein Eisbein kann beim Ulkus bekömmlicher sein als eine Milchsuppe. Einseitige <u>Milchdiäten</u> erhöhten zudem das Herzinfarktrisiko der Ulkus-Patienten. (Ärzte Zeitung Nr. 229, 17.12.1992/1)
Es ist nicht zu glauben, was die Mediziner von sich geben, wenn es um eine der wirklichen Ursachen eines Magengeschwürs geht! Empfehlen sie hier doch die krankmachendste Speise überhaupt: Mit Pestiziden, Fremdhormonen und Antibiotika überbelastetes, sauerstoffärmstes Schwabbelfett vom mit schlimmstem Dreck gefütterten Schwein! <u>Empfehlen - von allem logischen Denken verlassen - allerortens Milch. Und nur beim Ulkus-Patienten soll sie schaden. Vor diesem zerfahrenen Gefasel, von dieser Mischung aus Gerede, Ignoranz und Geistesverwirrtheit kann man sich nur mit Grauen abwenden.</u>

6629 📖 683, 705 Untersuchung des Max Planck-Institutes München, 'das neue' Nr. 19/1990
Der Eiweißrummel basiert auf einem <u>Bericht des Chemikers Voight</u> von 1891, nachdem 20% (später nach seinem Mitarbeiter Walter 30%) der Nahrung aus <u>Eiweiß</u> bestehen sollte.

Das aber wisse:
Jedes Argument gegen irgendeine der Thesen dieses Buches – gleich, ob es von einem Intellektuellen oder einem Dummkopf stammt – gründet sich, ohne daß es dem Ausredefindenden bewußt sein muß, auf seine geliebten Gewohnheiten, seine Bequemlichkeit oder seine Eß- und Trinkgelüste.

6631 📖 617 <u>Käse bewahrt die vor Karies</u>: Wissenschaftler erforschen die Wirkung von Edamer, Mozzarella und Camembert (Kölner Stadt-Anzeiger, 21.1.1994)
Das mag ja sein, vorausgesetzt, man ißt keinen Zucker. Doch was hast Du von einem besseren Gebiß, wenn der Käse zu hohem Cholesterin im Blut führt und Du frühzeitig einen Herzinfarkt bekommst? Erkenne: Ernährungswissenschaftler können oder wollen nicht in Zusammenhängen denken: Wollen nicht, weil sie der Nahrungsindustrie nach dem Mund reden müssen um finanziert zu werden. Nichts als Käse«, was sie von sich geben: Wissenschaft ist Lüge!

6632 📖 563 Als einzige Ausnahme unter den von der Industrie bezahlten und damit für positive Aussagen zu deren krankmachenden Drecksgüterproduktion vielfach bestochenen Ernährungswissenschaftlern profilierte sich vorsichtig, aber immerhin die Wahrheit nicht wider besseres Wissen verleugnend, Prof. Claus <u>Leitzmann</u> vom Institut für Ernährungswissenschaft der Universität Gießen. Hier ein Auszug aus seinem Referat beim 22. Kongreß der Steirischen Akademie für Allgemeinmedizin im Mai 1992:
Zurück zur Natur ist die beste Devise!
»Bei einer Darmlänge, die seine Rumpflänge 12mal übertrifft, ist der Mensch keineswegs als Allesfresser, sondern ganz überwiegend als Pflanzenkonsument konstruiert. Sie glauben gar nicht, was Pflanzen so alles an antientzündlichen, wundheilenden, antibiotischen und antikanzerogenen Stoffen produzieren, die wir uns - ohne Griff in den Arzneischrank - so ganz nebenbei via Mutter Natur zuführen könnten.
Zwischen 25 und 45% Insulin ließen sich einsparen, wenn Diabetiker sich physiologischer ernähren würden. Haben Sie schon mal beobachtet, wie physiologisch langsam ein Blutzuckerprofil nach Genuß eines Müslis im Vergleich zu einem Stück Sahnetorte ansteigt?
Wer vor dem Schlafengehen noch ein üppiges Mahl einnimmt, gleicht einem Lokomotivführer, der seine Maschine voll anheizt und sie dann in den Schuppen stellt. Wundern Sie sich also bitte nicht über unsere Morgenmuffel-Gesellschaft. Würden die Leute, anstatt sich nächtens den Bauch voll zu schlagen, eine kleine Abendmahlzeit zwischen 5 und 6 Uhr einnehmen, hätten sie morgens auch guten Grund, mit Appetit auf ein kräftiges Müsli gerne aufzustehen!«

6633 📖 241 <u>Brustkrebs</u> - an der Ernährung liegt es nicht. (Medical Tribune 2/15.1.1993/20)
Du erkennst das geradezu krampfhafte Bemühen der Ärzte und der Pharmaindustrie, nur ja nicht den Gedanken bei der Bevölkerung aufkommen zu lassen, es könne an der heutigen Schlechtkosternährung liegen, daß sie verkrebsen. Mit allen Mitteln wird das eingepeitscht, weil sie sonst den noch schlimmeren Medikamentendreck den Kranken nicht mehr anzudienen vermöchten.

4 ⌑ 615 Der krankmachende Unsinn des, an allen Orten immer wieder zugunsten der Milchwirtschaft unters Volk gebrachten, ärztlichen Sermons: »Decken Sie unbedingt Ihren Kalkbedarf mit Milch und Milchprodukten!«, scheint unausrottbar zu sein: Die Chinesen in den Landbezirken kennen weder Milch noch Käse als Kalklieferanten, sie decken ihren Kalkbedarf nur aus Pflanzenkost - und kennen doch keine Osteoporose, die bei uns sehr verbreitet ist (Untersuchung an 8.000 Chinesen). Das nämlich entgeht ihnen: In Kuhmilch finden wir zwar bedeutende Mengen Kalzium (Kalk = Ca), doch nicht einmal im Rohzustand vermag sie unseren Bedarf zu stillen, enthält sie doch gleichzeitig den Ca-Antagonisten Phosphor - ebenfalls in hohen Dosen. Durch Milchkonsum kann ein Ca-Defizit geradezu heraufbeschworen werden. Merke: Das Kalzium diffundiert vom Darm in die Blutgefäße, von dort in die Knochen. Ein saures Stoffwechselmilieu entfernt es aber zum Großteil daraus, um die Säure im Körper auszugleichen. Die Milch schafft ein saures Klima - deshalb wird zum Verstoffwechseln der Milch mehr Kalzium verbraucht als sie dem Körper bringt. So einfach ist die Schädlichkeit der Milch nachzuweisen!

5 ⌑ 705, 974 **Allergiker sollen Kernobst meiden** (Ärzte Zeitung 71/20.4.1994/12)
Nun versuchen sie auch noch, die Menschen vom Obstessen abzuhalten. Klar - heißt doch ein alter Spruch: Jeden Tag einen Apfel essen und Du kannst den Doktor vergessen.

⌑ 863 **Streben nach Gesundheit macht krank**
Im Rahmen des 8. Deutschen Ärztekongresses in Dresden nutzten ein Arbeitsmediziner und ein Psychologe, unterstützt von einem Sozialwissenschaftler, die Gelegenheit, nahezu alle herkömmlichen Gesundheits-Vorsorgemaßnahmen in Frage zu stellen. (...) Noch schärfer ging Reinhold Bergler vom Psychologischen Institut der Universität Bonn mit Medien und Gesundheitspolitikern ins Gericht. »Paronoid-hysterisch« nannte Bergler Ängste vor »Restrisiken« bei Impfschäden, Müllanlagen und bestrahlten Lebensmitteln. Über die Reinheit von Naturprodukten werde eine ideologische Diskussion geführt, in der industriell gefertigte oder gentechnisch veränderte Nahrungsmittel unsinnigerweise verdammt würden. (...) Kühn geht noch weiter: Nicht nur bringe Gesundheitsradikalismus nichts, seine »Negativeffekte« seien sogar noch größer. Die Schuld werde auf das Individuum verlagert, Politik und Ökonomie entlastet. (..)
Hagen Kühn, Privatdozent am Wissenschaftszentrum Berlin, (räumte) auch hier gründlich auf. Der in den westlichen Industrieländern propagierte »gesunde Lebensstil«, so die von Kühn auch in einem Buch (»Healthismus«) ausgewalzte These, bleibe jeden Erfolgsnachweis schuldig. Nach dem englischen Spruch »The proof of the pudding is in the eating« bemühte Kühn Statistiken, die belegen sollen, daß eigentlich alles nichts bringt: Jogging, Verzicht auf Alkohol und Tabak, Gewichtsreduzierung, bewußte Ernährung, Vorsorgeuntersuchungen. (Kölner Stadt-Anzeiger 2.7.1996)
Auf den Ärztekongressen spricht die Führungsschicht der Ärzte, also die, welche den Ton angeben und die Richtung bestimmen, wo's langgehen soll. Wenn Du genau hinhörst, wirst Du die Untertöne bemerken, die den Gesundheitswillen der Menschen zerschlagen wollen. Damit sich die Ärzteschaft an immer mehr Krankheitsfällen mästen kann. Sie wollen keinesfalls, daß »die Schuld auf ein Individuum verlagert wird«. Der Grund: Die Ärzte sollen, koste was es wolle, in jedem, auch dem kleinsten Schnupfen das Heft in der Hand behalten, sollen anordnen, was der Patient zu tun und zu lassen hat. Sie sollen sagen, welche Mittel er zu nehmen habe, damit die Nebenschäden, die sie verursachen, sie bald wieder in ihre Arme treibt. Dazu muß das Individuum dumm und abhängig gehalten werden, müssen industriehörige Professoren mitspielen, daß es nicht auf gesunde, sondern auf "ausgewogene" Kost (→704,706) ankomme.

6 a) ⌑ 705 **Die Bibel der Kalorienforscher strotzt vor dubiosen Daten**
So lautet denn die Maxime: Obst, Fisch oder Salat abwiegen, Kalorien zählen und dann erst zubereiten. Dem Göttinger Ernährungspsychologen Professor Volker Pudel, Präsident der Deutschen Gesellschaft für Ernährung (DGE), war selbst das noch nicht konsequent genug: Er hielt es für notwendig, »die Kalorien für viele Nahrungsmittel auswendig zu lernen«, um »informiert eine Auswahl treffen zu können. (stern 33/11.8.1994)
Natürlich ist Professor Pudel auch ein Anhänger der Schulmediziner-Theorie, es keine Schlackenstoffe im menschlichen Körper gibt. Klar - das paßt natürlich bestens zu seinem Plan, uns weis zu machen, daß die uns mit Gift- und Fremdstoffen schlimmstens versorgende Nahrungsmittelindustrie nichts Ungesundes liefert.

6 b) Daß Menschen trotz der von Pudel stolz propagierten 40jährigen (Fehl-)Ernährungsberatung der DGE immer häufiger an ernährungsbedingten Zivilisationskrankheiten leiden, erwähnt der Autor selbstverständlich nicht. Das vorliegende Buch »Ketchup, Big Mac, Gummibärchen« ist nichts anderes als eine auf 150 Seiten ausgewalzte Werbung für jegliche Industrienahrung, ohne auch nur die geringste Differenzierung und kritische Bewertung anzustreben. (Martina Bang in Gesundheitsberater 7/1995)

7 ⌑ 708 **Auch bei der Vitaminfrage disqualifizierte sich die DGE selbst:**
(...) Bei der Ermittlung der Folsäurewerte für Kinder nimmt das Fixieren der Richtwerte durch die DGE-Experten bizarre Züge an. Da überhaupt »keine experimentellen Daten« existieren, behilft sich das Gremium mit »Schätzungen, die auf der Grundlage der für Erwachsene erhobenen Befunde basieren« - also mit Schätzungen auf der Basis anderer Schätzungen. **Das hindert die DGE nicht, präzise Empfehlungen mit hochwissenschaftlichem Anstrich zu veröffentlichen.** So legt man Kindern zwischen einem und vier Jahren eine tägliche »Zufuhr« von exakt 120 Mikrogramm Folsäure nahe. Viele Eltern mißverstehen das und geben ihren Kindern Folsäure-Präparate. (stern 32/1994)
Dieser Mc-Donald-Mann versteht es nur allzu geschickt, die Menschen zu verdummen:
Viele Autoren, so auch Pudel, glauben, daß er gegenüber anderen Unwissenschaftlichkeiten vorzuwerfen, und die wahre »Wissenschaft« für sich gepachtet zu haben. Zitat Pudel: »Alles sind Lebensmittel, die in den richtigen Mengen ihre Funktion haben. So gesehen sind Bonbons wie Kartoffeln, Hamburger wie Spaghetti, Obst wie Milch, Schokolade wie Cola.« Kinder sollten die Chance haben, weitgehend unbeeinflußt das Essen zu finden, das sie mögen. ... Jede zusätzliche Einmischung von außen kann mehr stören als nutzen.« Mit diesen Sätzen schließt Pudel seine Ausführungen ab. Die durch diese Lektüre stark gebeutelten Eltern können wieder aufatmen: Ungesundes gibt es nicht, Kinder kombinieren von sich aus, was für sie gut ist, und das Weglassen bestimmter Nahrungsmittel, wie Fabrikzucker, **führt nur zu der Gier danach.** Also kann alles beim alten bleiben. (Gesundheitsberater 7/1995)

38 ⌑ 705 **Dummquatscherei erster Klasse - aber Liebling des STERN:**
POLLMER, U., u.a.Prost Mahlzeit!, Kiepenheuer&Witsch
Der Verfasser, ein Diplomchemiker, bringt es mittels 700 Quellen aus der Fachliteratur fertig, einem weniger

1225

kritischen Leser tatsächlich einzureden, gesundes Essen mache ihn krank. So gibt es für ihn keine ernährungsbedingten Krankheiten, wenn die Industrie nur »vernünftige« Lebensmittel herstellt.

6639 979 **Das Kartell der Experten**
Die Deutsche Gesellschaft für Ernährung wirkt im stillen. Sie bestimmt, was und wieviel wir essen sollen. Ihre Urteile finden sich in Magazinen und Wartezimmern. Wie neutral sind die Ernährungspäpste? Text Karin Haug, Auszüge: Kernpunkt der Vorwürfe: Pudel sei nachweislich auf zahlreichen Veranstaltungen der Industrie zu finden. Der Eklat schlug sich in einem offenen Brief nieder, indem Fachjournalisten die DGE als »profitorientierte PR-Agentur« rüffelten, wobei »der Verbleib der Profite offen bleibt«. Wenn es der Publicity nützt, bricht der Präsident auch mit den Empfehlungen des eigenen Hauses. So erlaubt er in seiner »Neuen Pfundskur« Süßes ausdrücklich. Die »Zehn Regeln« der DGE hingegen raten dazu,»Zucker nur selten und in kleinen Mengen« zu konsumieren. Zu dem Leitsatz, »mit Salz soll man zurückhalten umgehen«, sagt der Präsident nur lapidar: »Wir dürfen nicht allen Leuten verbieten, was nicht für alle schädlich ist, und wir dürfen nicht allen etwas empfehlen, was nicht für alle nutzbringend ist.«

Des Pudels geschickter Volksverdummungskern liegt in seiner äußerst geschickten Handhabung seiner rhetorischen Fähigkeiten als verbaler Parterreakrobatiker, die ich Dich hier noch kurz zu durchschauen lehren möchte, weil sie auch von Seiten halbalternativer Gesundheitslehrer auf Dich zukommen: Pudel stellt sich durch die raffinierte Wortwahl »...den Leuten nichts verbieten« selbst einmal als Autorität, aber sogleich auch als verständnisvoller Philanthrop dar. Denn wer läßt sich heute gerade im Bezug auf's Essen gerne etwas verbieten!

Merke: Die Menschen haben sich noch immer alles so ausgelegt, wie sie es am liebsten hören wollten. Die Kunst der Schlepper besteht darin, den Menschen vorzugaukeln, sie entschieden sich selbst unbeeinflußt für das Richtige - das in Wahrheit das Falsche ist.

6640 238 **Noch ist Rheuma nicht heilbar.** Prof. Joachim Robert Kalden, Deutschlands Rheuma-Papst
Immer öfter hört man, daß Rheuma durch eine falsche Ernährung ausgelöst wird. Was darf ich essen, um kein Rheuma zu bekommen? Es gibt bis heute keine Erkenntnisse darüber, daß Rheuma ernährungsbedingt sei. **So gesehen dürfen Sie alles essen, was Ihnen schmeckt**, es gibt keine spezielle Rheumadiät. Allerdings bedeutet Übergewichtigkeit immer eine zusätzliche Belastung für die Gelenke. Deshalb sollten sie versuchen, Ihr Normalgewicht zu halten. (BUNTE (49. Folge Medizinserie) Nr. 47/1994/S. 93)

Ich nehme auch diesem Herrn a la Pudel seine volksschädigende Ignoranz nicht ab. Mit diesen gemeingefährlichen, auf die Dummheit der Kranken spekulierenden, nie durch Doppelblindstudien nachgeprüften Falschsuggestionen bezwecken diese Herren nichts anderes als ihre Existenzsicherung und die der Pharmaindustrie, von der sie abhängig sind. Auf Kosten der Millionen immer hilfloser werdenden Rheuma-Kranken.

6641 613ff **Ein Orthopäde provoziert: Milch macht Osteoporose!**
Die Osteoporose tritt am häufigsten da auf, wo am meisten Eiweiß verzehrt wird. Eskimos konsumieren weltweit die meisten Proteine und leiden schon ab 25 darunter. Afrikanische Bantu-Frauen dagegen nehmen ungewöhnlich wenig Eiweiß zu sich, haben außerdem einen extrem hohen Kalziumbedarf, da sie bis zu 10 Kinder stillen müssen und dennoch - keine Osteoporose. (Medical Tribune 11/17.3.1995/58)

Ob die Ärzte noch vor den Ernährungswissenschaftlern hinter die Wahrheit kommen?

Osteoporose verhindern / Mit Milch ganz sicher nicht
Die Osteoporose entsteht womöglich durch eine zu eiweißreiche Ernährung, meint Dr. Heinrich Kuhn, Altensteig, im folgenden Leserbrief. (Medical Tribune 7/17.2.1995/43)

> Willst Du selbst mal mit hochgestochener wissenschaftlicher Ausdrucksweise imponieren, so antworte immer damit: Nun, das ist die reine Inkarnation des mediteranen Soseins im absoluten Einssein mit dem sinnlichen Zuhandensein. Du wirst sehen: Alle sind beeindruckt von Dir, halten Dich für kompetent obschon Du nur Stuß von Dir gegeben hast - aber wissenschaftlich ausgedrückt...

6642 691 **Im Alter schadet Salzrestriktion eher als sie nützt**
Salzarme Kost kann die geistige Leistungsfähigkeit im Alter beeinträchtigen. Das hat eine neue Untersuchung an der Universitätsklinik in Bonn ergeben. »Eine Kochsalzrestriktion kann alten Menschen somit leicht mehr schaden als nutzen«, so Professor Klaus O. Stumpe beim Kongreß »Ernährung und Herz-Kreislauferkrankungen« in Bonn. (Ärzte Zeitung 50/18.3.1995/26)

6643 613ff **Kinder mit chronischer Verstopfung / Kost ohne Kuhmilch - Stuhlgang wieder flott** (Ärztliche Praxis 22/18.3.1995)

6644 Schon die geringste Verstopfung führt zur Bildung von Schlacke.
Durch fehlenden Reiz bei der Nahrungsaufnahme wird der Darm träge. Der Darminhalt wird zu langsam ausgeschieden, und die eigentlich nützliche Tätigkeit der Darmbakterien wird ins Gegenteil verkehrt: Durch die mikrobielle Zersetzung des Darminhalts entstehen Produkte, die keinen Schaden anrichten, wenn sie mit normaler Häufigkeit des Stuhlgangs aus dem Körper ausgeschieden werden. Wenn diese Substanzen wie Indol, Skatol, Phenol aber zu lange im Darm bleiben, werden sie zum Teil über die Darmschleimhaut in das Blut aufgenommen. Sie gelangen dann über den Blutkreislauf überall in den Organismus und verursachen Krankheiten. Am häufigsten tritt Kopfschmerz auf. Nach Meinung der wissenschaftlicher »Experten« allerdings darf es den Kopfschmerz bei Verstopfung gar nicht geben, weil – wie sie meinen – eine Aufnahme der Giftstoffe in den Körper gar nicht stattfinden könne.

705, 979 **Mit Yoga und vegetarischer Kost gegen den Herzinfarkt** Als Ornish 1990 die Ergebnisse seiner Arbeit in der englischen Medizinerzeitschrit »The Lancet« veröffentlichte, war die Sensation perfekt. Allein durch Änderung des Lebensstils, ohne Medikamente und medizinische Eingriffe, ließ auch nach seinen Erkenntnissen das Wachstum von Ablagerungen in den Herzkranzgefäßen stoppen, ja sogar zurückbilden. Umstritten ist allerdings unter den Medizinern, ob die amerikanischen Rezepte einfach auf deutsche Verhältnisse zu übertragen sind. Das fängt bei einfachen Dingen an: Der Speiseplan führe zu erheblichen Blähungen. In Amerika werde das mit Medikamenten unterdrückt, die in Deutschland nicht zugelassen seien, sagt ein Kritiker. Andere Mediziner werfen den deutschen Ornish-Jüngern eine Überbetonung des Diätfahrplans vor und kritisieren das Niveau der psychologischen Betreuung. (Kölner Stadt-Arzeiger 3.12.1995) Ornish lehnt sich weitgehend mit seiner Methodik an die 1980 begründete UrTherapie an. Er macht für die USA dann entsprechende Kompromisse.

> Lieber Franz,
> nach einer Krebs-Bestrahlungsserie leide ich seit fünf Jahren unter einer Darmschwäche, die ich bislang durch kein Mittel und keine Kostform beheben konnte. Aber schon am zweiten Tag nach Deiner UrTherapie meldete sich bei mir die nach so vielen Jahren nur durch Einläufe erzwingbare Verdauung zurück. Alles hat sich dank der Kraft der Wildpflanzen - für mich wie ein Wunder - normalisiert. Du kannst Dir denken, wie glücklich ich wieder bin.
> Hedda Kösel, Bonner Str.214, Köln

6663 SPIEGEL: Geht es den Immunologen Gallo und Kurth mit ihrem PR-Feldzug in erster Linie darum, weitere Forschungsgelder lockerzumachen? STILLE: Forschung muß auch finanziert werden, das ist doch allen Insidern klar. (SPIEGEL 50/1995/209)

6664

Das Neueste gegen Krebs: High-Tech aus dem Weltall (BUNTE 48, 25.11.1998)
Wie war das noch mit allem, was neu ist? Gleich wird es von der Betrugs-Schulmedizin aufgegriffen und zum Wundermittel hochstilisiert. Jetzt soll auch noch das Weltall den Verkrebsten helfen. Erkenne es: Der Glaube an eine Heilkraft der Schulmedizin ist nichts als eine Fortsetzung mittelalterlichen Aberglaubens.

6700 Wogegen Ärzte sind

 165 Pharmakologen und Toxikologen lehnen es ab, daß Medizinstudenten in Zukunft über <u>Naturheilverfahren und Homöopathie</u> im 2. Abschnitt der <u>Ärztlichen Prüfung</u> befragt werden. Es solle kein Gebiet geprüft werden, daß keine wissenschaftlich abgesicherten Grundlagen besitze. (Ärzte Zeitung, 12.1.1993) Merke: Bei allen Versuchen, die Medizin in den gewichtigen Mantel der Wissenschaft zu kleiden – ist ein großer Teil von dem, was sie heute als medizinische Standardpraxis betrachtet, nicht viel mehr als Voodoo des 20 Jahrhunderts. In Ihren eigenen Publikationen - von denen die Medien als deren Komplizen natürlich nicht berichten – akzeptieren Fachleute auf dem Gebiet der Medizin diese Tatsachen öffentlich. Der New Scientist vom 17.9.1994/23 verkündete kürzlich auf der Titelseite seiner Ausgabe, daß 80 % der medizinischen Verfahren, die heute verwendet werden, niemals richtig getestet wurden.
Diese unverschämten Heuchler, diese hochnäsige Medizinerkaste ist gerade dabei - weil die Menschen sich mehr von ihrer schädigenden Chemiemedizin abwenden - nun der unwissenschaftlichen Naturheilkunde den Hof zu machen. Da es um den Profit geht, spielt Wissenschaftlichkeit, spielen bislang unterlassene randomisierte Doppelblindstudien für diesen, sich sonst seiner Seriosität rühmenden Verein auf einmal keine Rolle mehr. Deutlich wurden sie ja bereits mit ihrem Bericht in der Medical Tribune:»Den Heilpraktikern nicht das Feld überlassen«. (→0614, 1425, 6800f, 6821) Vorher verteufelt - jetzt kann schon nicht mehr darauf verzichtet werden: Neuere Studien und Anwendungsbeobachtungen belegen die Wirksamkeit des Johanniskrautextrakts bei leichten bis mittelschweren Depressionen. Im Vergleich gegen Plazebo zeigte sich eine signifikante Verbesserung in der Hamilton-Depressions-Skala ebenso wie bei einem Test gegen Imipramin, wo sich in beiden Gruppen die gleiche Verbesserung des Befindens einstellte, allerdings ohne die Nebenwirkungen des Antidepressivums, so Prof. Wagner. Die Angst vor Photosensibilisierung als Nebenwirkung erwies sich als unbegründet. Es ist also was dran an Hypericum perforatum - aber was ist drin? Charakteristische Inhaltsstoffe sind die rotgefärbten Hypericine, ein Gemisch aus zehn unterschiedlichen Naphtodiathronen, sowie Bioflavonoide, von denen eine ZNS-dämpfende Wirkung bekannt ist. Ein Problem bei der Entwicklung von Phytopharmaka stellen die variierenden Mengen der Inhaltsstoffe im pflanzlichen Ausgangsmaterial dar. Dieser Wankelmütigkeit der Botanik begegnet Bayer durch standardisierten Anbau und patentierte Extraktion, so daß definitiv jede Tablette die gleiche Zusammensetzung aufweist. (Medical Tribune 7/10.2.1996/35) Und einen Monat später - ich traute meinen Augen nicht - heißt es bereits auf der Titelseite der Ärztlichen Praxis:
Medizin am Scheideweg **Lanze für alternative Krebsmittel**
Nun haben sie es geschafft: Ohne irgendwelche Skrupel die befehdete Pflanzenheilkunde (zum Kassieren) einkassiert.

1 165 Verfolgung von <u>Gesundheitslehrern und -förderern</u> In den USA wird seit Jahren ein unerbittlicher Kampf gegen die Vertreter der <u>Naturheilkunde</u> geführt. (...) An einem frühen Morgen wurden in Florida alle <u>homöopathischen Ärzte</u> verhaftet, sämtliche Geräte wurden zerstört oder bis auf weiteres eingezogen, die Medikamente beschlagnahmt, die Praxen geschlossen. Die <u>inhaftierten Ärzte</u> konnten sich nur durch hohe Kautionen auslösen. Ein Weiterarbeiten war für sie auch ohne Mittel nicht mehr möglich. Viele biologische Kliniken und Praxen mußten aus Mangel an Medikamenten schließen, da der größte Teil aus dem Ausland importiert werden mußte und die Behörden die Einfuhr untersagten. (NA 11/85) Auch Dr.Shelton und bei uns Dr.Issels wurden wegen Verbreitung der Rohkosttherapie ins Gefängnis geworfen. Für die Ärzte und das Establishment stellt sie halt eine zu große Gefahr von Einkommensverlust dar.

2 a) 165 »<u>Alternativmedizin</u> - alles für die Katz« hieß der Leitartikel von Prof. Dr. med. Hermann Arnold in ÄP Nr. 25/1992, S. 5, in dem er vor dubiosen Geschäftemachern warnt und seine Vorschläge zur Gegenkampagne unterbreitet. Zwei Leser sind empört: Kein Wort vom ernsthaften Studium des Autors in Sachen Misteltherapie, in der es doch wahrlich nicht an kritischen, statistisch ausgewogenen Veröffentlichungen fehlt. Kein ausgewogener Kostenvergleich zwischen konventionell anerkannter - auch bei den alternativen Kollegen therapieintegrierter! - Therapie und der von ihm angegriffenen Alternativen. <u>Kein Wort davon, daß malignomerkrankte Kolleginnen überwiegend diese Therapie für sich selbst einsetzen.</u> Unfaßbare Vorwürfe gegen genügend selbstkritische KollegInnen, irrationale Angriffe auf therapeutische über 60jährige Bemühungen ... und dann: »An den Praxen der Schulmediziner läuft das Geschäft vorbei.« Pecunia medici suprema lex!? Dr. med. Günther Burckhardt, Fichtenweg 5, W-6440 Bebra

2 b) Seltene Einsichten einer Ärztezeitschrift zu professoralen Ratschlägen:
Die Zahl der Studien, überwiegend mit abenteuerlichen Bezeichnungen, ist Legion. Alle machen sie Furore, bringen Chefarzt- und Professoren-Positionen - und werden geglaubt. Zeigt nach Jahren eine Gegenstudie, daß alles Unfug war, sind die Erst-Auguren längst emeritiert. Die neueste Studie (vom Albert Einstein College für Medizin in New York) zeigt, daß Salz das <u>Herzinfarktrisiko</u> senkt - und zwar drastisch. Der Effekt sei um so deutlicher ausgeprägt, je mehr <u>Salz</u> jemand zu sich nehme, heißt es. Kein vernünftiger Mensch wird das glauben, aber der Ablauf wird der übliche sein. Es wird Chefarzt- und Professorentitel regnen. Eines Tages wird's dann heißen: Außer Spesen nichts gewesen. (Ärztliche Praxis Juli/1995)

3 165 **Ist jeder 2. <u>Arzt ein Dummkopf</u>?** (Original-Überschrift) Ganz im Sinne der von außen gesteuerten Kampagne gegen die Alternativmedizin schreibt er pauschal von Scharlatanerie, von wirkungslosen Medikamenten, usw. Dabei tut er so, als habe die Medizin nicht eine sehr lange - von vielen Irrtümern begleitete - Entwicklung durchlaufen, als sei unsere heutige Medizin das Ergebnis eines Schöpfungsaktes. Nun, so etwas kann man getrost als sein Privatvergnügen stehen lassen. Man braucht sich auch nicht darüber aufzuhalten, daß er medizinisch Andersdenkende als Fanatiker, Unbelehrbare, Verbohrte betrachtet. Schließlich gilt noch immer: Wer mit dem Finger auf andere zeigt, richtet vier Finger seiner Hand auf sich selbst.
Ungeheuerlich ist jedoch Herrman Arnolds Vorschlag, wie mit den Andersdenkenden zu verfahren sei. Bemerkenswert dabei die Arroganz, mit der er mehr als die Hälfte aller deutschen Ärzte - so viele verordnen alternative Heilmittel - für manipulierbare Dummköpfe hält.
Arnold hält sich anscheinend für fähig, in die Entwicklung der Medizin eingreifen zu können. Er schlägt allen Ernstes vor, ein Blatt zu gründen, das seine wahre Identität hinter alternativem Getue verbergen soll. Wahrhaft seriös! Dr. med. Karl Beier, Arzt für Allgemeinmedizin - Homöopathie, Aulberstraße 10, W-7410 Reutlingen. (Ärztliche Praxis 28/1992)

> Homöopathische Heilmittel werden zu 65 Prozent aus Pflanzen, zu 30 Prozent aus Mineralien und zu fünf Prozent aus tierischen Produkten gewonnen. Sieben Arzneiformen gibt es: die Dilutionen (flüssige Zubereitung), Triburationen (pulverförmig), Tabletten, Globuli (Streukügelchen), Injektionslösungen und Salben.

6705 📖 966f So sieht das aus, wenn der Gesundheitsminister ein Arzt ist, da haben natürliche Methoden trotz eindeutigen Willens des Volkes keine Chance: **Naturheilkunde bleibt vorläufig weiter untersagt**.

6706 📖 966f **Heilpraktiker** Die Diffamierung der Heilpraktiker durch die Ärzte wird immer schlimmer. Die erhalten keine Zulassung nach ihrer Prüfung am Gesundheitsamt, nein, die werden »auf die Patienten losgelassen«. (MEDICAL TRIBUNE 31.8.1991)

6707 📖 165 **Nahrung ohne Effekt auf Remissionsdauer** (Nachlassen der Krankheitserscheinungen)
Die Dauer einer Remission unterscheidet sich bei Morbus-Crohn-Patienten mit oder ohne Nahrungsmittelunverträglichkeit nicht signifikant. (Gut 34, 1993, 783) Dies hat eine Untersuchung an 42 Morbus-Crohn-Kranken ergeben, die unter Elementardiät in Remission gekommen waren. Ein Drittel der Patienten hatte einen Rückfall, der unabhängig von der Art der Nahrungsmittel auftrat oder darauf zurückzuführen war, daß der Studienplan nicht eingehalten werden konnte. (Ärzte Zeitung 222/15.12.1993)
Solche Überschriften suggerieren dem dies lesenden Arzt, der seine Fachzeitschrift für sein Handeln und Denken als maßgeblich ansieht: Aha! Man kann essen, was man will - die Krankheit läßt sich davon nicht beeinflussen. Diese Einstellung fließt dann auch in die Gespräche mit seinen Patienten ein. Schließlich hat er's ja schwarz auf weiß. Daß die Ärzte in den Stuben der Redaktionen auch keinen blassen Schimmer von richtiger Ernährung haben, die Forscher noch weniger - so weit zu denken ist einem so hart arbeitenden Mediziner nicht zuzumuten. So weiß er auch gar nicht, daß unter »Elementardiät« nichts anderes als wertlose Breinahrung zu verstehen ist.

6708 a) 📖 704 **Weiterhin zur Dialyse?**
Warum sind Dialysepatienten so häufig von einer Aluminium-Intoxikation (Vergiftung) bedroht? Wegen der gestörten Nierenfunktion können sie aufgenommenes Aluminium nicht wieder ausscheiden, und obendrein müssen sie auch noch aluminiumhaltige Phosphatbinder einnehmen, um einer Hyperphosphatämie (Vermehrung des anorganischen Phosphats im Blut) vorzubeugen. Aber das allein ist als Erklärung nicht ausreichend: Wie sich herausgestellt hat, ist bei Dialysepatienten außerdem der Aluminiumresorption im Vergleich zu Gesunden um das Doppelte gesteigert. Die Folgen sind Enzephalopathie (nichtentzündlicher Hirnschaden), metabolische (stoffwechselbedingte) Knochenerkrankungen und Frakturen oder Verstärkung der renalen Anämie (Nierenfunktionsschädigung). (Ärzte Zeitung, 20.7.1992, PD Dr. Thomas der RWTH Aachen)
Das Ergebnis einer Meta-Analyse von 46 Studien hat jetzt bestätigt, daß eine *eiweißarme Diät* das Nierenversagen und damit die Notwendigkeit der Dialyse bei Patienten mit chronischer Niereninsuffizienz herauszögern kann. (Ärzte Zeitung, 1.2.1992)
Wisse: Zwei Badewannen voll Blut treiben die Nieren täglich durch ihre feinen Kanäle. So fleißig sind sie, daß sie das nur mit 6 Litern Blut schaffen.

6708 b) Chronisch nierenkranke Patienten, die über Jahre dialysiert werden, haben ein erhöhtes Krebsrisiko. Besonders häufig sind Nieren- und Lebertumore. (Ärztliche Praxis 16/23.2.1996)

6708 c) Fünf halbe Bier täglich - und das Kehlkopfkrebs-Risiko erhöht sich um das 18fache (Ärztliche Praxis, Nr.25, 26.3.96)

6709 📖 704 **Obstverbot durch Ärzte:** Frage: Wie ist das zu verstehen, daß bei Schrumpfnieren den Patienten rohes Obst und rohes Gemüse verboten wird, Kartoffeln und Gemüse in viel Wasser gekocht werden sollen und das Wasser weggegossen werden muß, damit kein Kalium zugeführt wird, die Vitamine nur chemisch gegeben werden dürfen, da der Patient sonst an die Dialyse müßte?
Antwort: Genau das Gegenteil ist richtig. Der Grund dafür, daß diese falschen Ratschläge gegeben werden, liegt darin, daß wir Ärzte an der Universität in Nahrungsfragen nicht genügend, z. T. sogar falsch ausgebildet werden. (Bruker im Gesundheitsberater 6/144)

6710 a 📖 704 **Kochsalzarme Diät für Hypertoniker nicht zwingend**
Die generelle Empfehlung einer kochsalzarmen Diät für Hypertoniker ist heute nicht mehr aufrechtzuerhalten. »Vielleicht gibt es die Salzsensivität und -resistenz gar nicht«, so die »ketzerische Idee« von Professor Dr. Friedrich C. Luft vom Klinikum Berlin Buch.
(Ärzte Zeitung 203/18.11.1993/17)

6710 b
> **Enzym-Diät** Ganz gleich, ob Ananas, Papaya oder Zitrone – Enzyme sollen die Pfunde zum Schmelzen bringen. Aber Enzyme sind Eiweiße – sie werden schon im Magen zu Peptiden verdaut und verlieren ihre Wirksamkeit, können sich also gar nicht entfalten.
> (Der Gesundheits-Berater Nr. 2/2000)

Da hast Du das streng wissenschaftliche Denken der Professoren der Schulmedizin: »Vielleicht...« Vielleicht gibst Du es bald auf, Dich im Krankheitsfall auf solch Daherredende zu vertrauen... Was Wunder! Das rührt noch aus alten Zeiten: Denn wie der Zucker, war auch Salz früher, als es noch selten und teuer war, ein gefundenes Fressen für die Mediziner: Der römische Militärarzt Dedacius Dioskurides setzte Salz als Heilmittel bereits intensiv ein. Erst kürzlich wurde ein neues Buch auf den Markt geworfen: WORMSER, E., Die Heilkraft des Salzes, Kochsalz als natürliche Medizin... Südwest-Verlag.

6712 📖 704 Zucker- und Margarinekonsum zeigen, über die Jahre beobachtet, kein der Prävalenz des **Morbus Crohn** entsprechendes Verhalten. Somit müssen andere Faktoren für die charakteristische Epidemiologie (gehäuftes Erscheinen einer Krankheit) des Morbus Crohn herangezogen werden. Entsprechend erscheint es *nicht gerechtfertigt*, diätetische Restriktionen (Einschränkungen) dem Patienten mit Enterocolitis granulomatosa (regionale **Dickdarmentzündung**) aufzuerlegen. (Deutsches Ärzteblatt, 24.5.1990)
Wirklich, es ist unfaßbar! Nur weil für die Ärzte (aufgrund von Todeszahlen, nicht etwa aufgrund von Studien!) nicht klar erkennbar sei, daß Zucker und Fett was mit Morbus Crohn zu tun haben könnten, raten sie dazu.

6713 a) 📖 697 **Mit dieser Argumentation lehnt die Schulmedizin gesunde Kost ab:**
»...Bereits seit Jahrzehnten wird eine Reihe von Kostformen zur Behandlung maligner Tumoren empfohlen. Sie basieren auf Spekulationen, falsch interpretierten oder bereits widerlegten Ergebnissen wissenschaftlicher Befunde. Der therapeutische Effekt keiner dieser Kostformen konnte bisher von ihren Befürwortern bewiesen werden. Immer wieder insbesondere in der Laienpresse veröffentlichte Berichte über positive Wirkungen sind nicht belegt. Vor der Anwendung solcher Kostformen muß dringend gewarnt werden.« ('Die Ernährung der Tumorkranken' von Prof. H. Kasper, Uniklinik Würzburg, Deutsches Ärzteblatt, 13.9.1990)

Lies die beiden Sätze des Klinik-Kaspers nochmal mit Bedacht: Da warnt der Mann nur deshalb dringend vor gesünderem Essen, weil dessen Wirkung für ihn angeblich »nicht belegt« ist. Für soviel Ignoranz sollte man solche Befürworter von krankmachender Schlechtkost alle Stunde in den Hintern treten dürfen...

3 b) Unter sich geben sie zu, daß die Schulmedizin nicht nachgewiesen ist:
Universitätsprofessoren im Expertengespräch Nov. 1995 zu »Therapieprinzipien auf dem Prüfstand« (Verlag VdAK EV, Siegburg Mai 1996) Schließt man aus der Erhebung auf den gesamten GKV-Bereich, so würden nur ca. 400. Mio. DM pro Jahr für unkonventionelle Verfahren ausgegeben. Daran gemessen ist die »Aufregung« über unkonventionelle Therapieverfahren auf seiten der KVen unverständlich, zumal wenn man diesem Betrag die 6,7 Mrd. DM in der konventionellen Arzneimittelversorgung gegenüberstellt, die jährlich für Arzneimittel mit umstrittener Wirksamkeit ausgegeben werden. (S. 10) In der Diskussion wurde im weiteren Verlauf deutlich, daß auch bei der konventionellen Medizin keineswegs die Wissenschaftlichkeit im strengen Sinne gegeben ist, wie von ihren Therapieprotokollen bei Patienten mit Karzinomen verwiesen, für die diese Protokolle nicht gedacht waren, weil man ärztlicherseits meine, dem Patienten könne so geholfen werden. Dieses Beispiel wurde als Beleg gewertet, daß auch in der konventionellen Medizin die individuelle Kompetenz des Behandlers und die Bedürfnislage des Patienten oft jenseits formaler Wirksamkeitsnachweise entscheiden (S. 11) Die Annahme, das Konventionelle sei »bewährt« (Woraus dann folgt, das Unkonventionelle nicht), hielt keiner Prüfung nicht stand und ist auch im Laufe der Diskussion nicht bestätigt worden. Beziehnt man es auf das, was an der Universität gelehrt wird, ist »konventionell« ein normatives Kriterium, es umfaßt das gesellschaftlich Akzeptierte, ohne aber sich bezüglich der Wirksamkeit durchgehend von den unkonventionellen zu unterscheiden. (S. 12) Aber wenn die Wirksamkeit der Schulmedizin gar nicht nachgewiesen ist, wo ist dann die Legitimation dafür? Warum werden an diese Verfahren, nicht genau dieselben Fragen gestellt, wie wir sie gerade an die alternativen Verfahren stellen? (S. 77) Meine Bitte ist, nicht zu vergessen, daß alle Methoden, die heute wissenschaftlich anerkannt sind, sich irgendwann auch einmal in einer Phase befunden haben, in der sie noch nicht wissenschaftlich anerkannt waren. (S. 79) Wenn von Scharlatanerie die Rede ist, dann müssen wir immer daran denken, daß es natürlich auch im etablierten System Scharlatanerie gibt - die die Professoren aber nur hinter vorgehaltener Hand zugeben. (S. 80)
Wie, was! Die haben Dich bislang immer behandelt, ohne daß es einen Nachweis darüber gab, daß es sinn- oder zweckvoll war?

4 697 »Der noch immer weitverbreiteten Magen-, Leber- oder Galle-Schonkost fehlt sogar jede wissenschaftliche Grundlage.« (Ärzte Zeitung Nr. 229/ 17.12.1992/1)

5 201 SATTILARO, A., »Rückruf ins Leben«, Verlag Mahajiva, Holthausen/ Münster.
Wie sich ein studierter Arzt gesund machte, der ausnahmsweise keine Scheuklappen trug, das schildert er selbst (und wie er deshalb von seinen Kollegen angefeindet wurde): An einem Tag im Juni kurz vor seinem 47. Geburtstag erfuhr Dr. med. Anthony J. Sattilaro, er sei von Krebs befallen und habe keine Chance mehr, seinen 50. Geburtstag noch zu erleben. Weder Operationen noch Chemotherapie konnten die weitere Ausbreitung der furchtbaren Krankheit stoppen... oder die qualvollen Schmerzen lindern, die ihn ständig peinigten. Heute, nach einer radikalen Veränderung in Ernährung und Lebensweise, hat er die 50 erreicht und **ist frei von Krebs! Er berichtet uns, wie die Nahrung, die wir lieben, uns zumeist auch tötet.**

6 697 Professor Dr. Dietmar Sailer aus Erlangen: Die Magenschonkost hat mehr geschadet als genutzt, sie ist inzwischen obsolet (veraltet). (Ärzte Zeitung 92/19.5.1993/14)

7a 697 Wie kommen die Ärzte eigentlich zu der sich ständig wiederholenden Behauptung, Rheuma sei durch Ernährung nicht heilbar? So: Ärztliche Praxis Nr. 18/1.3.1994/11: **Eine Rheumadiät gibt es nicht**
Eine »Rheumadiät« im engeren Sinne, die unmittelbar heilend wirkt und für jeden Rheumatiker empfohlen werden kann, gibt es nicht. Diäten, die diesen Anspruch erheben, hielten einer wissenschaftlichen Prüfung nicht stand. Dennoch sollte der Wunsch der Patienten, durch Diät ihr Leiden zu bessern oder die Progression zu bremsen, nicht als unsinnig abgetan werden. Empfehlenswert ist auf jeden Fall eine ausgewogene Diät: nicht zu viel, mehr Pflanzenfasern, weniger Fett und Salz. Vor allem sollte statt Fleisch möglichst oft Fisch als Eiweißspender dienen. Wird zum Thema Rheuma und Ernährung von ärztlicher Seite nicht Stellung genommen, besteht die Gefahr, daß sich die Patienten aus der Regenbogenpresse oder einschlägigen Bestsellern »informieren« und womöglich für sie schädliche Extremdiäten ausprobieren.
Wenn ein Patient nun anstatt mehr Fleisch mehr Fisch ißt, so ist damit nichts gewonnen: Wenn der Patient von einer falschen Diät zu einer anderen falschen Diät überwechselt, so kann natürlich kein Erfolg eintreten. Und die Aussage, daß nach einer wissenschaftlichen Prüfung »eine Rheumadiät nicht heilend wirke« ist für den Vergleich Normalnahrung / Rheumadiät zwar richtig, aber in der Aussage dennoch falsch, weil Unwirksames mit Unwirksamem verglichen wird.
680 Häufiger Verzehr von Fisch schützt nicht vor Insult
Fisch-Esser haben - anders als vermutet - kein vermindertes Schlaganfallrisiko. Im Gegenteil: Nach den Ergebnissen der Chicago Western Electric Study scheint häufiger Verzehr von Fisch das Schlaganfall--Risiko sogar zu erhöhen. (Ärzte Zeitung 34/22.2.1996/9)
Endlich wird von der Wissenschaft die Mär von wertvollen Fischöl mit all den Inhaltsstoffen widerlegt. Glaubst Du nun, daß damit das Märchen vom »gesunden Fisch« aus der Welt ist?
Was meinst Du, wie lange noch Fisch wegen seiner angeblichen Infarktverhütung angepriesen wird... (→ 6529)

7 b) Diät gegen Rheuma:
Dr. Thomas Karger, Rheumatologe in Köln: "Die größte Freude, die sie einem langjährigen Rheumatiker machen können ist, ihm alles zu erlauben, denn er hat schon alles verboten gekriegt." (Medical Tribune 20/17.5.1996/35)
Bescheidene Frage: Sehen die Ärzte ihre Aufgabe darin, den Menschen Freude zu bringen? Oder sie gesund zu machen?

8 165 Kann sich die Wahrheit dieses Buches gegen eine solche Pro-Ärztepropaganda durchsetzen?:
Arztserien erfreuen sich eines noch nie dagewesenen Booms / 16 Fernseh-Doktoren sind unermüdlich im Einsatz
(Ärzte Zeitung 54/23.3.1995)

9 »Franz! Warum soll ich nur auf Dich hören, sagst Du immer. Sapere aude! Wenn ich das tue, dann spricht eine Stimme in mir: Höre dazu auch noch andere Gesundheitslehrer!«

1229

Von mir aus! Nur: beeil Dich ein bißchen! wer weiß wieviel Zeit Dir bei Deinem Leiden noch bleibt. Deshalb meine ich: Vorsichtshalber solltest Du gleich die UrMedizin nehmen. Dann ist dir die beste Therapie schon mal sicher...

»Ich hab' das immer nur vage geahnt: Dein Sagen lag in meinem Inneren bereit - und Du als Verfasser brachtest es an den Tag. Ich hab es nur nicht ausdrücken können.« So sagen es mir viele Buchleser. Du auch?

6800 Naturheilmittel - was ist davon zu halten?

Medikamente aus Pflanzen und homöopathische Mittelchen sind keine Natur! Sie sind tot. Du aber brauchst lebendfrische »Heilmittel«!

6800 📖 84, 370, 458 Der hohe Stellenwert der Phytopharmaka (**Heilkräuter**) ist auch daran zu erkennen, daß Ärzte sich selbst auch mit Phytotherapeutika behandeln würden, wenn sie eine BPH hätten. Das ging kürzlich aus einer TED-Befragung während eines Urologen-Kongresses in München hervor. »Mit welchen Medikamenten würden Sie sich in den Anfangsstadien selbst behandeln?« wurde gefragt. 94 Prozent der anwesenden Ärzte antworteten: mit Phytopharmaka. (Ärzte Zeitung 160/ 10.9.1994/15) (→LV 1564, 2338)

6801 📖 84 Den Ärzten ist es völlig wurscht, was sie Dir verpassen - Hauptsache, die Verschreibung wird bezahlt. Noch bis vor wenigen Jahren haben diese Heuchler und Wetterhahnärzte die homöopathischen Naturheilärzte bis aufs Messer bekämpft, haben die pflanzlichen Heilmittel verachtet, denunziert und als Scharlatanerie deren Anwendung lächerlich gemacht. Und jetzt, wo die Kranken immer mehr erkennen, was ihnen von den Chemiesklavenärzten mit deren synthetischen Giftmitteln angetan wird, tun sie so, als seien sie plötzlich auch dafür: **Phytotherapie (Kräuterbehandlung)- bewährt, beliebt und doch umstritten** (Original Schlagzeile):
»Bei allem Streben nach Wissenschaftlichkeit dürfen bei der Beurteilung der Wirksamkeit (von Phytopharmaka) subjektive Empfindungen nicht ausgeklammert werden. So können zum Beispiel auch Anwendungsbeobachtungen einen wertvollen Beitrag zum Wirksamkeitsnachweis leisten.« (Ärzte Zeitung Nr. 188/26.10.1992/1)

6802 📖 84 **Was sagste nun!**
So schnell ging die Wende von der verachteten Naturheilung zur wissenschaftlichen Anerkennung: **Phytotherapie bei Depressionen: Wirksam, schonend, wissenschaftlich anerkannt.** (Medical Tribune · Inter Report Medical · Nr. 37/17.9.1993)

Um Bananen schnell und optimal nachreifen zu lassen, legst Du sie mit Äpfeln zusammen in eine geruchsneutrale Plastiktüte an eine warmen Ort. So werden die Reifegase konzentriert, und sie sind schon nach wenigen Tagen genussreif.

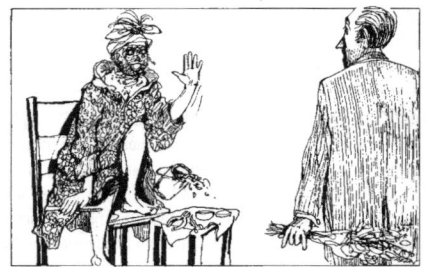

Beim Auflegen von Heilerde als Maske (→LV 9949b) vermeide tunlichst unerwarteten Besuch von heiratswilligen Freunden.

Auch die Schulmedizin akzeptiere, daß die »vielen anerkennenswerten medizinischen Fortschritte letztlich nur Teilgebiete der Heilkunde abdecken und kein befriedigender Ausweg aus vielen Erkrankungen sein können«. So seien sogar ehemals bekämpfte Methoden der Volks- und Naturheilkunde wieder in die Verordnungsprogramme aufgenommen worden. »Ob aus Überzeugung, ob dem Drängen der Patienten folgend, ob aus Konkurrenzgründen - das sei dahingestellt.« (Ärzte Zeitung 123/6.7.1995)

6803 📖 84, 314 Als wendigster unter allen Wendehälsen erweist sich Prof. Dr. Michael Habs, der sogar postuliert:
»**Phytopharmaka** (Pflanzliche Heilmittel) **sind klassische Schulmedizin**«
Was geschieht denn in der Chirurgie, wenn ein neues Operationsverfahren eingeführt wird? Doppelblindstudie? Nein, es wird kontrolliert untersucht! Man kann also unter den gleichen Bedingungen, unter denen auch sonst Forschung in der Medizin gemacht wird, pflanzliche Arzneimittel untersuchen. (Ärztliche Allgemeine, Okt.1993, Jg.4, Medizin u. Gesellschaft, Themenheft der Ärzte-Zeitung)
Dieser Taschenspielertrick »schlägt das Faß das Auge aus«, so könnte man vor lauter Kopfschütteln sagen. Diese Mediziner können die Menschen so gut an der Nase herumführen, daß selbst die Politiker noch von ihnen lernen könnten: Vor zehn Jahren noch wegen »Unwissenschaftlichkeit« strikt abgelehnt und dem Staatsanwalt zur Verfolgung übergeben (Huflatticshanklage und Verbot), vor fünf Jahren wegen fehlendem wissenschaftlichem Nachweis als Scharlatanerie abgetan, 1992 als »wissenschaftlich nicht ganz exakt« toleriert, 1993 als »wirksam« und bereits »wissenschaftlich anerkannt« deklariert und somit zum wesentlichen Bestandteil wissenschaftlicher Schulmedizin erklärt, wird seit 1994 bereits über den grünen Klee hochgelobt, weil nunmehr die Phytotherapie immer mehr nach Geld stinkt (→LV 6800ff):
Experten brechen Lanze für Phytopharmaka (Ärztliche Praxis 79/1.10.1994/2)
Welch Pech für die betrogenen Gauner, daß auch die Kräuterheilkunde nicht die Bohne heilen kann und wie die Schulmedizin nie etwas anderes als ein Betrug war - hier allerdings ohne dem Kranken Schaden zuzufügen...

6804 Heureka!
Wenn die blöden Patienten es verlangen, sollen sie es auch bekommen! Außerdem können wir damit den Heilpraktikern ihr Brot nehmen, die haben uns lange genug Konkurrenz gemacht. (→LV8334)

Medical Tribune
Kein Zweifel:
Phytotherapie ist heute Schulmedizin
Der Trend zu einer schonenden Medizin ist unaufhaltsam. 98% der Ärzte können sich pflanzliche Arzneimittel aus der täglichen Praxis nicht mehr wegdenken. Acht von zehn sagen: "Phytopharmaka sind für mich bei vielen Indikationen eine sinnvolle Alternative zu chemisch-synthetischen Arzneimitteln."
(Nr.25 vom 21.Juni 1996)

Merke aber außerdem:
Heilkräuter sind nichts wert, die auf gedüngten, gepflügten und gespritzten Feldern von der Pharmaindustrie aufgebaut, von abgassprühenden Traktoren geerntet, in Maschinen zerkleinert und mit vitaminzerstörendem Sauerstoff alkoholisiert oder gewässert auf Flaschen gezogen oder in Pillen vollends abgetötet werden.

Ein Zitat, gemünzt auf die ewigen Heuchler:
»Verrecken will ich, wenn Du würdig bist, dem Hippokrates das Nachtgeschirr nachzutragen, oder meine Schweine zu hüten, Du Taugenichts! Was schmückst Du Dich mit gestohlenen Federn! Deine Ruhmredigkeit hat kurze Beine. (...) Am besten ist für Dich ein Strick, an dem Du Dich aufhängen kannst, nachdem man Deine Windbeuteleien erkannt hat.« (Paracelsus über die damaligen Schulmediziner)

4 b) Eigenimpfstoff aus Kot in Homöopathie
Die Behandlung mit Autovakzinen. Der Eigenimpfstoff wird aus der Stuhlprobe hergestellt; die Autovakzine-Therapie beruht auf dem Prinzip der Homöopathie beziehungsweise Isopathie. Sie finden gewiß einen Arzt für Naturheilverfahren in Ihrer Nähe, der sich mit dieser Methode auskennt.

5 605, 408 »Jetzt hat ein renommiertes Institut eine randomisierte, plazebokontrollierte Doppelblindstudie vorgelegt, nach der Knoblauch die Blutgerinnung und Blutverfettung senkt, vor Artherosklerose schützt und auch noch mild blutdrucksenkend wirkt«, sagt Du.
Du mußt nur klar sehen: Die Ärzte müssen - die Patienten verlangen's immer mehr - auf Naturheilmittel umschwenken.
Darauf bereiten sie sich bereits seit etwa einem Jahr langsam vor. Und können dann sagen, was man heute ja unbedingt hören will: Für die Wirksamkeit natürlicher Mittel ist ebenfalls der wissenschaftliche Nachweis erbracht! Um etwas an den Mann zu bringen, kann man von jedem Professor oder Institut den Nachweis einer verkaufsfördernden Wirkung bescheinigt haben - wenn man denen genügend Bares auf den Tisch legt. Was der Stoff dann sonst im Körper anrichtet, also an negativen Wirkungen besitzt - das wurde im Prüfungsauftrag zu sagen ja nicht verlangt... Natürlich bereitet es den streng orthodoxen Schulmedizinern noch einige Anfangsschwierigkeiten, plötzlich positiv zu sehen, was sie bisher so mies gemacht hatten:

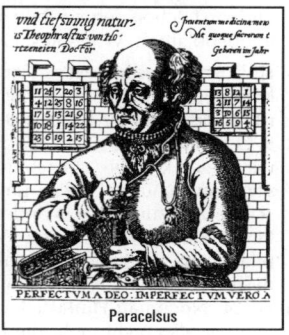

Paracelsus

7 a) 84 **Knoblauch jetzt auch gegen Grippe.** Sagen Sie nicht, Sie wüßten schon alles über Knoblauch. Es gibt viele neue wissenschaftliche Erkenntnisse. Englische Wissenschaftler wiesen jetzt nach: Knoblauch-Dragees sind eines der besten Mittel, um Grippe und Erkältungen vorzubeugen. Der Wirkstoff Allicin stärkt die Immunabwehr, verhindert Entzündungen. (BILD 29.9.1993)
Redakteure suchen ständig nach leicht erfüllbaren Ratschlägen, um ihre Leser bei der Stange zu halten. Kommt die Winterzeit, dann empfehlen sie die Grippeimpfung. Wird's Frühling kommen die Vitamin-Hinweise gegen die Frühjahrsmüdigkeit... Da sich heute jeder Dummkopf von »wissenschaftlichen Erkenntnissen« oder »Wissenschaftlern« beeindrucken läßt, werden diese Worte möglichst oft eingebaut. Die UrTherapie sieht das so: Die englischen Wissenschaftler verdrehen die Tatsache der Giftigkeit des im Knoblauch enthaltenen Allicin in eine immunabwehrfördernde Wirkung. Das Wort »Immunabwehr« ist inzwischen positiv besetzt - das wirkt!

7 b) Nie mehr Grippe / Neuer Wirkstoff entdeckt
Endlich eine gute Nachricht. US-Foscher melden den Durchbruch bei der Bekämpfung der Grippe. sie haben einen Wirkstoff entdeckt, der als Medikament oder vorbeugend gegen die Infektion genommen werden kann. Bei Versuchstieren, die mit dem Wirkstoff behandelt wurden, verschwanden die Grippesymptome schon nach einem Tag ganz ohne Nebenwirkungen, berichtet die Fachzeitschrift »Journal of Chemical Society«. Nach den Erfolgen bei Tierversuchen wollen die Forscher noch in diesem Jahr klinische Versuche mit Testpersonen durchführen. Daran wird sich auch der schweizer Konzern Hoffmann-La Roche beteiligen. (Express 29.1.1997)

7 c) 605ff **Knoblauch verbrennt Hautgewebe**
Die Londoner Dermatologen, sie wissen von Babys und Kindern, den die liebe Oma wegen kleinerer Wehwehchen Knobi-Verbände anlegte, und damit große Nekrosen bescherte. Andere Autoren berichten über 3 israelische Soldaten, die sich mit frischem Knollenübel besser auskannten als mancher Doktor: Sie produzierten mit frischem Knoblauch wunderschöne Ausschläge an Armen und Beinen, um sich vor dem Dienst zu drücken. (The Lancet, Vol. 347, No. 9009 (1996). S. 1195). Und was geschieht an den empfindlichen Schleimhäuten? Verbrennen werden sie wohl nicht - aber ob es ihnen guttut?

8 84 Therapie mit pflanzlichen Wirkstoffen hat zunehmend Anerkennung gefunden (Ärzte Zeitung 156/5.9.1992)

9 84 **Plötzlich hofieren die Mediziner sogar die bisher verlachte Homöopathie** (→LV 6704): Als sparsame Therapie hat die Homöopathie durchaus eine Chance. Ist die Homöopathie die »Medizin der Zukunft«? (Ärzte Zeitung, 222, 17.11.1992) (→LV 8213) Phytotherapeutika (Heilkräuter) als subjektiv und objektiv wirksam, gut verträglich und günstig beurteilt. (Ärzte Zeitung, Nr. 219, 3.12.1992 und Nr. 228, 16.12.1992)

10 84 Noch vor ein paar Jahren hätte man den Medizin-Redakteur für eine solche Meldung in einem Ärztefachblatt gesteinigt - heute ist es schon selbstverständlich.
Löwenzahnsaft nach der Mahlzeit läßt die Gallensäfte fließen.
Zubereitungen aus Löwenzahn werden neben einer diuretischen (urinausscheidungsfördernd) auch anregende Wirkungen auf den Gallefluß nachgesagt. Eine Studie stützt jetzt die Annahme einer choleretischen (leberzellenbildende) Wirkung des Löwenzahns. (Ärzte Zeitung, 8.7.1992) Ach ja, wie war das noch?: Sich vom Heilpraktiker nicht die Wurst vom Brot nehmen lassen. (→LV 8334)

11 84 Naturheilmittel: Ätherische Öle sind als Therapeutika wirksamer als man denkt. (Prof. Schilcher, Uni Berlin, in: Ärzte Zeitung, 185/21.10.93/15)

12 84 Phytopharmaka (Pflanzenheilmittel) verbessern Sekretolyse (Schleimlösung) und Clearance (Arzt-Patient-Beziehung) bei Sinusitis (Nasennebenhöhlenentzündung). (Ärzte Zeitung, Nr. 179/13.10.1993)

Erkenne: Wie die Flundern auf dem Meeresboden stets die Farbe ihrer Umgebung annehmen, so identifizieren sich die Ärzte stets mit der Meinung der Masse.

6813 📖 84 **Ein Extrakt aus Bärentraubenblättern wirkt bakteriostatisch (keimhemmend)**
Bei unkomplizierten Harnwegsinfekten, auch solchen, zu denen es als Folge eines Dauerkatheters kommt, können pflanzliche Arzneimittel offenbar eine Alternative zu Antibiotika sein. Nach Aussage von Dr. Heike Helff, niedergelassene Ärztin in Heidelberg, haben dies offene, kontrollierte Studien ergeben. Und muß man nur noch Professor sein und viel Latein ausspucken können - und schon sind die bislang als Scharlatanerie verschrieenen Anwendungen von Kräutern aus dem Garten Gottes im Handumdrehen »wissenschaftliche Heilmittel«.
Welchen Inhaltsstoffen des Präparats die heilende Wirkung bei Harnwegsentzündungen zugeschrieben wird, erläuterte Professor Dr. Heinz Schilcher. Ebenfalls ausschwemmend, zudem noch antiphlogistisch (entzündungshemmend) wirkt Goldrutenkraut, dessen Phenolglykoside Virgaureosid und Leicarposid zu Salizylsäure metabolisiert (verstoffwechselt) werden. Ferner ist ein Extrakt aus Schachtelhalmkraut hinzugefügt, der einen spasmolytischen (entkrampfenden) Effekt besitzt. (Ärzte Zeitung, Nr. 183/20.10.1993)
Du wirst schon sehen: Bald verschreibt man keine Antibiotika mehr, dafür aber Cystinol®-Lösung aus Bärentraubenblättern. Was soll's: Der Onkel Doktor erhält schließlich die gleiche Rezeptgebühr von 27,- DM.

6814 a) 📖 84 **Pflanzenextrakt verfügt über mehrere Wirkstoffe und Wirkmechanismen**
Neben Hypericin und Pseudohypericin finden sich in dem Pflanzenextrakt auch Derivate von Xanthon und Flavon, die zumindest eine strukturelle Ähnlichkeit mit trizyklischen Antidepressiva aufweisen. (Ärzte Zeitung, Nr. 158/14.9.1993)

6814 b) **O Schmerz laß nach!** Frische Wirsing- oder Weißkohlblätter mit der Nudelrolle auswalzen oder Löffel leicht naß weich klopfen, auf schmerzende Stelle legen, mit Leinentuch (keine Folie!) abdecken, mit wollenem Pullover oder Schurwolldecke umhüllen, einige Stunden drauflassen, soll Haut-, Gelenk-, Muskel- und Knochenschmerzen zum Verschwinden bringen.
Eine Erklärung dafür wäre: Wir Menschen empfangen wegen unserer Naturferne und Bekleidung kaum noch pflanzliche Biophotonenstrahlungen. (→Rz 768) Die unmittelbare Abstrahlung auf die traumatische Stelle könnte deshalb belebend wirken. Bitte, liebe Leser, berichtet mir, ob dies keine Zufälle sind.

6815 📖 84 **Nochmal: Huflattich** Wir haben so oft schon unsere Kittel gewendet, wenn sie dreckig waren. Verteufeln wir also nicht mehr die Pflänzlein, wie früher den Huflattich. Behaupten wir doch jetzt einfach frechweg, daß sie nach neueren wissenschaftlichen Untersuchungen sogar höchst wirksam bei Krankheiten sind. Natürlich dürfen die Kranken die nicht selbst sammeln, da könnten wir und die uns so gut schmierende Pharmaindustrie ja nicht mehr daran verdienen. Also müssen wir die Gutachter so polen, daß sie nur »standardisierte Pflanzenpräparate« als heilend hinstellen. Auch die nur in Monokultur mit Pestiziden, Kunstdünger und Fungiziden halb vergiftet in die Zubereitungstrommeln der Pharmazie gelangen:
Phytotherapie (Kräuterheilkunde): Minz-, Pfefferminz- und Eukalyptusöl bei Atemwegserkrankungen. Die Wirksamkeit der ätherischen Öle wird zunehmend klinisch objektiviert. (Bemerke wieder die geschickte Terminologie!)
Für die Anwendung standardisierter Präparate gebe es heute genaue pharmakologische und klinische Daten, sagte der Berliner Pharmakologe Professor Dr. Heinz Schilcher auf der Expopharm '93 in Berlin.
Für Minzöl sind von der Kommission E viele Wirkungen anerkannt worden. Äußerlich angewandt wirkt es hyperemisierend, lokal anästhetisch und kühlend, was vor allem auf den Mentholgehalt zurückzuführen ist. Als Einreibung kommt es vor allem bei Muskelschmerzen, Rheuma, Neuralgien und Juckreiz zur Anwendung. Bei Erkältungskrankheiten werden in Form von Inhalationen auch die sekretolytischen, expektorierenden, schleimhautabschwellenden und antibakteriellen Wirkungen genutzt. Bei akuter Rhinitis (Erkältung) konnte bei einseitiger Inhalation die abschwellende Wirkung des Minzöls auf die Nasenschleimhaut im direkten Seitenvergleich nachgewiesen werden. Im Magendarmtrakt wirkt Minzöl spasmolytisch (entkrampfend) auf die Darmmuskulatur, cholagog (gallenblasenentleerend) und antibakteriell. Es kann somit auch bei funktionellen Beschwerden angewandt werden. (Ärzte Zeitung, Nr. 190/28.10.1993)
Ei, wie war das noch vor ein paar Jährchen, Herr Professor, als Sie bei den Naturpräparaten überheblich abwinkten: Keine Nebenwirkung - keine Hauptwirkung? Wieso empfehlen Sie denn heute ihren Kranken Mittel, die nicht wirken? Und wenn Du denen wirklich abnimmst und daran glaubst, daß Dir Efeu den Husten in Windeseile wegnimmt, so pflück Dir von der Hauswand ein paar Blättchen ab und schnipsle sie Dir übers Essen. Da hast Du sie frisch und doppelt so wirksam wie der Extrakt daraus vom Fabrikanten. Am besten wirkt bei Erkältung 3 x täglich ein Teelöffel Luvos-Heilerde.

6816 📖 715 **Krank durch Mineralwasser** Drei Jahre litt die vierjährige Anita P. (Name von der Red. geändert) unter schwerer Neurodermitis. Ständig mußte sie gegen den unerträglichen Juckreiz behandelt werden. Dann kamen die Ärzte auf eine ganz neue Idee: Sie nahmen Anita ihr salzhaltiges Mineralwasser weg und gaben ihr eine andere Sorte mit weniger Kochsalz und Kalzium. Schon nach zwei Wochen konnte das Kind endlich wieder lachen: Der Juckreiz war wie weggeblasen. (Gesundheits-Zeitung 1/1994)

6817 📖 318, 590 **Heilpflanze Weißdorn** Als das wahrscheinlich relevante Wirkprinzip hat sich in den letzten Jahren eine Phosphodiesterase-Hemmung vor allem durch die Oligomeren Procyanidine herauskristallisiert, nachdem früher verschiedene andere Wirkprinzipien diskutiert wurden. (...) Langzeitstudien zur Beeinflussung der Lebenserwartung von Herzinsuffienz-Patienten mit Weißdorn liegen allerdings genauso wenig vor, wie für Digitalis-Präparate, Diuretika und andere Herzinsuffizenzmittel (gegen Herzschwäche). Weißdorn hat jedoch im Gegenteil zu all diesen Mitteln den Vorteil, daß überhaupt keinerlei Nebenwirkungen bekannt sind, so daß in Frühstadien einer beginnenden Herzinsuffizienz, insbesondere beim sogenannten Altersherz mit einer unspezifischen Myokarddegeneration, Weißdorn das Therapeutikum der ersten Wahl darstellt, während ja selbst die modernen gut verträglichen ACE-Hemmer gelegentlich schwere Nebenwirkungen auslösen können. (...) Aussichtsreich erscheint auch die Prüfung der Frage, ob die Ausbildung und das Fortschreiten einer Herzinsuffizienz durch Weißdorn präventiv gehemmt werden kann. (UEHLEKE, B., therapeutikon 7.10.1993)
An der pflaumenweichen Formulierung merkst Du schon: Nichts Genaues weiß man nicht... Und nur wegen der Nichtwirkung, die seine Nebenwirkung vereitelt, den Weißdornextrakt zu kaufen und damit schulmedizinischen Thesen noch in den Sattel der Alternativmedizin zu verhelfen - nö!

📖 **590 Nur reine Natur schadet nicht:** Vorsicht bei pflanzlichen Abführmitteln wie Tees und Früchtewürfeln: Sie enthalten Anthranoide, die im Verdacht stehen, das Erbgut zu verändern und Darmkrebs zu begünstigen, warnt der Lübecker Toxikologie-Professor Claus-Peter Siegers. Alternative: Rizinusöl. (BUNTE 48/1994) (→LV 6353)

📖 **84 Renaissance für den Fingerhut: Müde Herzen brauchen Digitalis**
Medical Tribune Kongreßbericht: Wundern Sie sich noch über die stürmischen Kehrtwendungen, die seit Jahr und Tag die Diskussion über Digitalis nicht abreißen lassen? Wurde der bei Herzinsuffizienz Digitalis verordnende Arzt unlängst noch als Homöopathie-verdächtiger Oldtimer belächelt, ist er heute wieder rehabilitiert. (Medical Tribune, Nr. 40/8.10.1993/14)

📖 **84, 215 Gewürze - was Gutes?** Was die auf einmal (und wie schnell!) alles feststellen können, wenn's um Geld geht: Gewürze eignen sich zur Therapie vieler Krankheiten, meint Professor Dr. Heinz Schlicher aus Berlin. In ausreichender Dosierung seien sie den synthetischen Wirkstoffen ebenbürtig. (Ärzte Zeitung 25.1.1994/1+16)
Warum haben sie bisher nur immer die Menschen mit der Chemie vergiftet, solltest Du Dich fragen!

📖 **84** »Die Akupunktur ist ein ebenso logischer wie spezifischer Bestandteil der ärztlichen Physiotherapie.« (Ärztliche Praxis, Nr. 81/9.10.1993/5) Merke: Die Schulmedizin ist eine Hure, die jeden Freier ins Bett nimmt, der sie bezahlt. Es dauert nicht mehr lange, dann haben die Schulmediziner von den als Scharlatanen verschrieenen Heilpraktikern und Naturheilärzten alle Behandlungsmethoden für sich kassiert...

📖 **84 Auch die Presse schwenkt auf die neue Linie ein: Zurück zur Natur**
Die Pharmaindustrie besinnt sich auf ihre Wurzeln. Im Dschungel, in Wüsten, aber auch auf heimischen Wiesen suchen Forscher nach Blüten, Blättern und Hölzern, um neue Medikamente gegen Krankheiten wie Aids oder Krebs zu entwickeln. (Stern, 43/1993)
Du weißt: Richtig muß es statt »Wurzeln« heißen: Zurück zur Unsinnsmedizin des Mittelalters. Die Medikamente aus Pflanzen helfen genau so wenig, wie die aus der Chemie. Denn sie sind durch die schmutzigen und gierigen Hände der Menschen gegangen. Und: Es gibt keine Heilmittel! Kein Weg führt daran vorbei, zu einer natürlichen und gesunden Lebensweise überzugehen, wenn Du fit und krankheitsfrei leben willst.
»Wieso haben die Forscher und Wissenschaftler denn eigentlich die Heilpflanzen nie früher wissenschaftlich auf deren Wirkungen untersucht?« Du tust Dich wirklich schwer im Begreifen: Keinen interessiert Dein Wohl - alle interessiert nur das Geld. Heilpflanzen kann man nicht patentieren lassen, man kann sie nicht in Lizenz vergeben, es ist nicht möglich, sie frisch zu verkaufen. Und mit Säften oder Auszügen oder trockenen Pillen daraus ließ sich kein Geld verdienen. Die Nachfrage danach war zu gering, denn den Menschen war von den Ärzten als schneller Heilbringer die Chemie angedient worden.
Jetzt, wo sie endlich die Nase davon voll haben, wollen sie wieder sanftere Medizin und schreien danach. Und flugs drehen sich die Medizinheuchler um 180 Grad und schustern sich wissenschaftliche Begründungen für deren Heilkraft zurecht: →LV 6824, 6830, 6833, 6834, 6815, 6817, 6814

📖 **310 Welche Kosten werden von den Krankenkassen bei Heilpraktikern übernommen?**
Patienten sollten ausschließlich Ärzte aufsuchen, die den Zusatztitel Homöopathie oder Arzt für Naturheilkunde erworben hätten. Therapien bei Heilpraktikern werden grundsätzlich nicht erstattet. Diese Alternativverfahren unterstützt die Kasse mit durchschnittlich 75 Prozent der Behandlungskosten bis zu den im folgenden genannten Höchstbeträgen:
- Neuraltherapie mit 25 DM je Behandlungseinheit,
- Thymustherapie mit 25 DM je erforderliche Injektion,
- Eigenblutbehandlung mit 20 DM je Behandlungseinheit,
- Sauerstoff-Mehrschritt-Therapie mit 45 DM je Behandlungseinheit,
- Ozontherapie, Akupunkturbehandlung und Bioresonanztherapie mit jeweils 60 DM je Behandlungseinheit.

Voraussetzung für die Erstattung der Kosten ist allerdings die Zustimmung des Medizinischen Dienstes der Krankenkassen zur jeweiligen Alternativ-Methode. (Nach Auskunft bei den Innungs-Krankenkassen) (Ärzte Zeitung 173/28.9.1994)

📖 **318 Weißdorn-Extrakt so wirksam wie ein ACE-Hemmer** (Ärztliche Praxis, Nr. 81/9.10.1993) (→LV 7019)
Weißdorn-Extrakt beeinflußt anaerobe (sauerstoflose) Schwelle positiv (Ärzte Zeitung 224/18.12.1993/17)

📖 **84** Auch die Mystik wird heute wieder modern. **Kraft aus Affenhoden** (DER SPIEGEL 1/1994)
Erkenne: Aller Unsinn kehrt in der Medizin wieder, der Wunderglaube an Mystisches von früher hat sich trotz unseres aufgeklärten Zeitalters in der Medizin nie verloren. Die Dummheit der Menschen ist grenzenlos...

a) 📖 **84** Und hier fällt die Maske:
Prävention, Privatpatienten, alternative Methoden: Die glorreichen Drei gegen das Umsatzminus
In diesen harten Zeiten, in denen Ärzte einen Zwei-Fronten-Krieg (GSG und Rezession) gegen Umsatzeinbußen führen, sind Rezepte zum Gegensteuern gefragt. PPA lautet die Erfolgsformel. Gemeint ist damit: Setzen Sie auf Prävention (etwa Check-up), auf Privatpatienten (stabiles Füllhorn) und alternative Heilmethoden (Abkehr vieler Patienten von der Schulmedizin). (Ärztliche Praxis, 81/9.10.1993/5)
Die Nachtigall trapst mal wieder durchs niedere Medizinerunterholz: Ehe daß wir an die Heilpraktiker und Homöopathen einen Chemiepatienten verlieren, widerrufen wir lieber unsere These von der Unwirksamkeit der Heilpflanzen und lassen durch die allzeit bestechlichen Gutachter einfach das Gegenteil des von ihnen bislang Gesagten ermitteln. Wir werden unseren uns alles abnehmenden Patienten schon klarmachen, daß wir eigentlich schon immer für Naturpräparate waren! Ehre hin, Ehre her - was schert uns unser Geschwätz von gestern! Welcher Kranke hält das überhaupt nach! Noch Zweifel?:

a) 📖 **314 Ja, ja - die früher so verachteten alternativen Heilmethoden:**
Umsatzsteigerung, so wird ihm eingetrichtert, heißt der Ausgang aus der Misere. Er solle nicht am Personal sparen, sondern Umsatz machen. Dazu solle er schon mal die früher als so verachteten alternativen Heilmethoden anbieten. Der männliche Arzt solle seine Patienten und der weibliche seine Patientinnen auf Sexualprobleme ansprechen. Da werden Kurse (u. wörtlich!) Verkaufsgesprächsführung für selbst zu zahlende ärztliche Gesundheitsleistungen angeboten. Mit diesen Kursen wird gut Kasse gemacht - von den Kursanbietern. Wir sollen uns ein penetrantes Zahnpastalächeln als Eigenwerbung antrainieren. Mit dem Mundgeruch der Praxissorgen können wir keine neuen Patienten gewinnen. (Ärztliche Praxis, 101/18.2.1993/24)

6827 b) Der Verfasser spricht nicht allein von einer Mafia: **Größter Ärzte-Betrug - Sonderkommission ermittelt**
Staatsanwälte und Krankenkassen sind einem der größten Betrugsskandale im deutschen Gesundheitswesen auf der Spur! Jahrelang sollen niedergelassene Herzspezialisten in ganz Deutschland mit manipulierten Abrechnungen Kassen und Beitragszahler betrogen haben. Der Schaden ist noch nicht absehbar, geht aber mindestens in den dreistelligen Millionen-Bereich.
Die Staatsanwaltschaft Hannover ermittelt. Alle gesetzlichen Krankenkassen haben beim Bundesverband der Innungs-Krankenkassen (IKK) in Bergisch-Gladbach eine Sonderkommission eingesetzt.
Ein hoher Kassen-Funktionär zu BILD: „Ein mafioses Ärzte-Kartell hat die Kassen systematisch betrogen. Wir sehen erst die Spitze des Eisbergs!" Den Stein ins Rollen brachte ein Arzt, der sich den Kassen offenbarte. Er steht bereits unter Zeugenschutz. (BILD 4.7.1997/2)

6828 79 Urin-Eigenbehandlung Mir schmeckt das Badewasser nie. Ich denke immer an Pipi, und kann das auch belegen. (Joachim Ringelnatz)

6829 314 **Naturmittel nutzen** auch **nicht:** Durch kein Phytopharmakon wird das Prostatavolumen verkleinert. Also kein Therapie-Erfolg nach objektiv meßbaren Kriterien? Richtig, zu einer Abnahme des Prostata-Volumens kommt es durch Phytopharmaka eindeutig nicht. Das ist als objektives Kriterium für die Beurteilung des Therapie-Erfolgs allerdings auch nicht ausschlaggebend, **solange sich die klinischen Symptome bessern.** (Ärztliche Praxis 25/26.3.1994)
Lies das zweimal! Wie diese Burschen sich winden! Wie sie intelligente Dummquatscherei betreiben, um nicht ihr Heuchler-Gesicht zu verlieren! Hör Dir das an: Kein Erfolg, aber klinische Besserung!

6830 633 Medizin am Scheideweg? (→6700) Onkologie / Auch Schulmedizin sollte sich dem Fragenkatalog zur Beurteilung alternativer Behandlungsverfahren stellen
(...) Eine in dem Katalog der onkologischen Fachgesellschaften angeführte Frage zur Überprüfung von alternativen Therapien lautet, ob die Behandlung überwiegand Erfolge habe oder auch Mißerfolge bekannt seien. Dies gelte aber auch für die Schulmedizin. Irmey hierzu: »Wer im Glashaus sitzt, darf nicht mit Steinen werfen.« So seien zum Beispiel bei der Chemotherapie gerade bei fortgeschrittenen epithelialen Tumoren sehr wohl Mißerfolge und Fehlschläge zu verzeichnen gewesen. (Ärzte Zeitung 1/9.1.1995/13)
Die Töne werden immer gemäßigter! Die Alternativen werden nicht mehr wie früher bespuckt. Was Wunder! Bald werden sie gezwungen sein, deren verächtlich gemachte Thesen selbst zu praktizieren. Immer mehr Patienten wandern von ihnen ab, erkennen die Krankhaltungs- und Schädenallopathie.

6833 318 **Leichte Herzinsuffizienz / Hochdosierter Weißdornextrakt hat eine große therapeutische Breite**
(Ärzte Zeitung 144/4.8.94/11) Sieh mal an, wie die Ärzte plötzlich den immer belächelten Weißdorn so langsam hochjubeln. Wenn sogar ein Professor dafür ist, ziehen die anderen Feld-Wald-Wiesenärzte, die längst jedem Eigendenken entsagt haben, schon nach und verschreiben ihren Patienten statt, das zur Sprengung von Brücken benutzte Nitroglyzerin jetzt Weißdornextrakt. Denn das ist wohl sicher: Egal ob sie Dir Chemie verschreiben oder Pflanzensäfte - wenn das Geld im Kasten klingelt, der Doktor jeden Klimmzug klimmt.

6834 a) 314, 319 **Verblüffende Erfolge in deutschen Kliniken / Mistel hilft gegen Krebs**
»Bei der Vorbeugung von Metastasen sind Mistelpräparate unverzichtbar!« **Derzeit prominentester Patient in der Nachbehandlungsphase: Show-Master Hans Rosenthal.** (Goldene Gesundheit 16/S.41) Nur: Hat's ihm was genutzt? Der ist trotz Mistel ganz schnell unters Gras gekommen!

6834 b) Die Verehrung der Mistel als Heilmittel stammt von den brahmanischen Druiden, die später von den keltischen Druiden übernommen wurde. Die Mistel war den Druiden heilig, weil ihre Blätter zu je drei Stück am gleichen Stengel vereinigt waren.[1300] Plinius schildert ihre Anwendung gegen Geschwüre. Danach wurde sie gegen krampfartige Anfälle verwendet. Misteln, die auf einer (früher als heilig angesehenen) Steineiche wuchsen, wurden als besonders wirksam angesehen, weil damit der Baum als ein von Gott auserwählter angesehen wurde.[1301] Wundert's Dich, wenn schließlich die Mistel als Heilmittel gegen Unfruchtbarkeit und bald darauf als Aphrodisiakum den Menschen von den damaligen Ärzten in Form von getrocknetem Pulver in kleinen Briefchen angedreht wurde. Heute verabreicht der Naturarzt in Form von Spritzen das Mittel in moderner Form gegen Krebs - aber es ist das gleiche unsinnige Tun wie vor zweitausend Jahren. Ich hoffe, ich habe Dir bald die Lächerlichkeit des Behandelns mit »Heilpflanzen« deutlich genug gemacht.

6837 314 **Zu den derzeit modernen Ginkgo-Präparaten: Bei der Herstellung von pflanzlichen Zubereitungen werden organische Lösungsmittel verwendet, die in Spuren im Endprodukt bleiben.**
Davon sind als relativ unbedenklich eingestuft worden: Methanol, Ethanol (mit 1 % Methylethylketon), Azeton, Heptan, Ethylazetat, Methylethylketon, 2-Butanol und 2-Propanol. Als bedenklich eingestuft wurden: Azetylazeton, Benzol, Chloroform, Ethylenglykol, Methylenchlorid, Tetrachlorkohlenstoff, Trichlorethan und Toluol.
Ob mehr oder weniger bedenklich, darum geb' ich nichts - beides ist nicht gut für Dich! Weshalb ich vom Gingko-Extrakt abrate, aber nicht vom Essen der Blätter des Ginko-Baumes. Selbst die Ginkgo biloba-Filmtrockenextrakttabletten sind mit Farbstoffen, Talkum, Lactose 1H$_2$O, Magnesiumstearat, Methylhydroxypropylcellulose und Macrogol verseucht (Rökan).

6838 a) 915 **Thymusextrakt soll bei Rheumakranken wahre Wunder wirken!**
In der erst kürzlich erlassenen Anordnung des Bundesinstituts für Arzneimittel in Berlin ist im Hinblick auf eine mögliche Gefährdung des Patienten die Verwendung von Organextrakten, zu denen auch Thymusextrakte gehören, grundsätzlich verboten worden. Für Thymusextrakte fehlt somit nicht nur der Wirksamkeitsnachweis; es besteht gegebenenfalls sogar eine Gefährdung für den Patienten. Bei grundsätzlich bisher nicht heilbaren Erkrankungen werden wöchentlich »Wunderdrogen« in allen möglichen Journalen angeboten. (Medical Tribune 5/2.2.1996/5)

6838 b) Ab 50 braucht unser Körper Hilfe
Die Thymusdrüse erreicht ihre maximale Größe mit 20g Gewicht kurz vor der Pubertät, um danach unaufhaltsam zu schrumpfen - und damit geht die Leistungskraft des körpereigenen Abwehrsystems zurück. Die neueste Erkenntnis der Forschung: Schon mit 50 Jahren produziert die menschliche Thymusdrüse nur noch ein Fünftel der Thymus-Peptide, die unser Immunsystem braucht. Das bedeutet: Wir werden immer leichter gegen Krankheiten anfällig. Somit ist medizinische Hilfe unverzichtbar. (Ärztliche Praxis 22/16.4.1996/45)

Erkenne den Trend: Die Menschen dafür weichkochen, daß sie ab 50 in die Hände der Mediziner gehören - und dies einfach zur Selbstverständlichkeit in der Bevölkerung werden lassen.
»Ja stimmt das denn nicht, daß mit 50 die Thymusdrüse schrumpft?«
Natürlich stimmt das. Aber nur bei Normalkostessern. Und nur die bekommen die Ärzte zu Gesicht. Und nur die können sie deshalb auf den Leistungsrückgang der Thymusdrüsen untersuchen. UrKöstler brauchen keinen Doktor und behalten bis ans Lebensende funktionsfähige Drüsen. Alle, einschließlich der Keimdrüsen.

2 a) WOBENZYM N (Mucos)

"Bei allen Verletzungen WOBENZYM - systemische Enzymtherapie gegen Schwellungen und Entzündungen« und »WOBENZYM rekanalisiert Arterien und Venen« - so wirbt die Firma Mucos für das Enzymgemisch aus Pankreatin, Protease, Bromelain, Papain, Chymotrypsin und Trypsin sowie Rutosid. Die Werbung scheint zu wirken: 1987 wurde fast 1 Million Packungen im Wert von 61 Millionen DM (Apothekenabgabepreis) verkauft, 1991 1,05 Millionen Packungen für 80 Millionen DM. Für die beanspruchten Indikationen »Entzündungen, Thrombophlebitis, Thrombose", fehlen Wirksamkeitsbelege. Indikationsangaben wie Durchblutungsstörungen wurden inzwischen fallengelassen. Versprechungen wie »Hebt Venenklappeninsuffizienzen auf", »Reinigt die arterielle Intima und verhindert das Entstehen und Ausbreiten sklerotischer Gefäßprozesse", »Verbessert die Blutfließeigenschaften durch Aktivierung der Fibrinolyse« oder »Beseitigt Entzündungen in den Gefäßen", sind derart phantastisch, daß WOBENZYM ein »Wundermittel« sein müßte. Der breite Indikationsanspruch des Präparates für die Behandlung von Krankheiten mit unterschiedlicher Pathogenese berechtigt zur Skepsis.
Für die angeführten Indikationen finden sich keine hinreichenden Belege der Klinischen Wirksamkeit (vgl. SCHÖNHÖFER, P.S.: intern. prax. 22 (1982), 567). Nach Bewertung der US-amerikanischen FDA fehlt ein günstiger Einfluß proteolytischer Enzyme auf Entzündungen und Ödeme nach chirurgischen Eingriffen, Verletzungen sowie infektiösen oder allergischen Reaktionen (vgl. arznei telegramm 5/1987/46).
Die Enzyme des Krebsmittels mit fraglicher Wirksamkeit sollen »nekrotisches und entartetes Gewebe auflösen, ohne daß somatische Zellen angegriffen werden« - eine Vorstellung, die an das inzwischen wegen Unverträglichkeit verbotene, aus der fleischfressenden Venusfliegenfalle gewonnene Krebsmittel CARNIVORA erinnert (vgl. a-t 1 (1985), 6). WOBE-MUGOS-Zubereitungen werden nicht nur bei Malignomen, sondern bei Wurmerkrankungen des Darmes, Sinusitis, Magenfunktionsstörungen, Nervosität und Schwäche rezeptiert (vgl. a-t 4 (1984), 29). Multiple-Sklerose-Kranke erhalten WOBE-MUGOS parenteral in hohen Dosen mit Kosten zwischen 500,-- und 1000,-- DM pro Schub. Exakte Daten über Spezifität, Behandlungsrisiko oder Therapieerfolg fehlen. Der zweifelhaften Wirksamkeit stehen dokumentierte Risiken gegenüber. Bei Multiple-Sklerose-Kranken werden eine lebensbedrohliche allergische Reaktion mit Angioödem, schwerer Atemnot, optischen Halluzinationen und Desorientiertheit sowie ein anaphylaktischer Schock beschrieben (vgl. a-t 10 (1988), 92).
Unsere **Ausweichempfehlung**: Keine; risikoträchtiges »Adjuvans« ohne belegten Nutzen.
Die Quelle stammt aus dem Arzneimittel-Kursbuch des renommierten Dr. Moebius, das genau so viele Seiten wie dieses Buch besitzt. Wer über die Wirksamkeit und Schädlichkeit aller am Markt befindlicher Medikamente aufgeklärt sein will, der bestelle dieses Werk beim AVI-Verlag in 14109 Berlin, Petzower Str. 7.

2 b)

Manche Hersteller versuchen, das System unabhängiger wissenschaftlicher Begutachtung auszuhebeln. Sie verfolgen Sachverständige mit persönlicher Herabsetzung, Beschimpfung, Bespitzelung bzw. Ordnungsgeldforderungen in existenzbedrohender Höhe von mehreren hunderttausend DM, wenn sie vor Gericht gegen geringes Entgelt bereit sind, wissenschaftliche Sachverhalte firmenunabhängig zu beurteilen. Solche Versuche haben zum Ziel, kritische Gutachter so einzuschüchtern und zu demotivieren, daß sie nicht mehr dazu bereit sind, weitere Gutachten abzufassen. Zum Beispiel versucht die Firma *Mucos* (Mugos/Wobenzym) einen ihr nicht genehmen Sachverständigen dadurch einzuschüchtern, daß sie von ihm verlangt, eine Firmenstellungnahme zu seinem Gutachten »unverzüglich« an alle Personen bzw. Institutionen weiterzuleiten«, denen er seine Stellungnahme ohne »Wissen und Einverständnis« der Firma übergeben habe - als ob ein Sachverständiger für seine Beurteilung eine Erlaubnis des Herstellers einzuholen hätte. (arznei-telegramm 9/97)

3   186   Halluzinationen nach Einreiben mit Menthol- Kampfer- und Eukalyptusölhaltiger Salbe. (arznei telegramm 3/1993)

4   319   Blutvergiftung nach Injektion von Mistelextrakt Lymphogranulomatosis (Sarkoidose) nach Behandlung mit Mistelextrakt (Helixor M). (arznei-telegramm 3/1993)

5   319   Gelée-Royal kann Allergien auslösen

/ Bienenprodukt enthält Substanzen, die für Asthmatiker und Allergiker gefährlich sein können. Die günstigen Wirkungen von Gelée Royal, der als Mittel zur allgemeinen Stärkung der Gesundheit gepriesen wird, seien keineswegs belegt, sagte Professor Roland Chung-chuen Leung vom Prince of Wales Hospital der Ärzte Zeitung. Hingegen seien schon starke Nebenwirkungen wie schwere Asthmaanfälle, Anaphylaxie und sogar Todesfälle nach der Einnahme von Gelée Royal registriert worden. (Ärzte Zeitung 26/12.2.1996/14) Frage Dich: Kann für den Gesunden gut sein, was sich für den Kranken als schlecht herausstellt?

6   213   Was benutzen die Homöopathen eigentlich als »Heilmittel«?

Das sind einmal die Nosoden: sterilisierte Zubereitungen aus Krankheitsprodukten von Tieren und Menschen, aus Krankheitserregern, deren Stoffwechselprodukten oder aus Zersetzungsprodukten tierischer Organe. Wie z.B. Vaccinium aus Pockenlymphe, Medorrhinum aus gonorrhoischem Eiter oder Pyrogenium aus Preßsaft von gefaultem, mageren Rindfleisch.
Zum anderen gibt es die tierischen Stoffe. Es können entweder die ganzen Tiere zu Arzneimitteln verarbeitet werden, etwa Ameisen (Formica), Spanische Fliegen (Cantharis), Meerschwämme (Spongia), oder es werden Teile oder Ausscheidungen von Tieren verwendet, z.B. getrocknetes Sekret der Tintendrüse von Tintenfischen (Sepia) oder das Gift der mittelamerikanischen Buschmeister-Schlange (Lachesis).
Weiter verordnen sie anorganische Stoffe. Verwendet werden metallische und nichtmetallische Substanzen und ihre Verbindungen. Beispiele sind Arsen(III)-oxid (Arsenicum album), Kaliumcarbonat (Kalium carbonicum) oder Schwefel (Sulfur).
Schließlich werden Dir noch verabreicht: getrocknete pflanzliche und organische Stoffe. Zu ihnen zählen unter anderen Nitroglycerin (Nitroglycerinum), Kampfer (Camphora), Grafit (Graphites) oder aus Holz von Rotbuchen oder Birken hergestellte Kohle (Carbo vegetabilis).
'ne schöne Sauerei, würd' ich sagen, wenn ich nicht wüßte, daß die Chemie der Ärzte noch schrecklicher ist.

7 Ajurveda (Ayurveda)

Im Ajurveda werden konstitutionelle und individuelle Aspekte besonders berücksichtigt, um eine differenzierte und für den einzelnen optimale Therapie zu ermöglichen. Was schon faul ist, wie Du weißt. Zu welchem Dosha neigt man? Ein Vata-Typ sollte sich anders ernähren als ein Pitta-Typ. Eine Sportart, die für einen Kapha-Typ sinnvoll ist, könnte einem Vata-Typ schaden. Ja, warum sollte in anderen Kulturen oder Ländern weniger Unsinn bei ärztlichen Behandlungen existieren? Überall will man sein Geld verdienen, nicht war... Wenn man dann noch hört, daß die Heilmethoden ständig weiterentwickelt und darüber hinaus auch einer modernen wissenschaftlichen Überprüfung unterzogen werden, dann hast Du hoffentlich begriffen, was das z. Zt. in Mode gekommene Ajurveda in Wirklichkeit darstellt.

6848 📖 215, 314 Ozontherapie / Arzt und Helferin zu Geldstrafen verurteilt:
Tod durch Embolie nach einer Eigenblutbehandlung (Ärzte Zeitung 57/26.3.1996/13) (→2059)

6849 📖 644, 989 **Was sagen die Mediziner über Einläufe?** Neben der kontrollierten Darmentleerung bietet die Irrigation noch eine Reihe weiterer Vorteile. Die gasbildende Dickdarmflora wird »kurzgehalten«, die Gasentleerung dadurch reduziert, ohne jedoch zu einer unkontrollierten kompletten qualitativen oder quantitativen Zerstörung der Darmflora zu führen. (Medical Tribune 49/6.12.1996/22)
Also nichts Negatives, nichts über Kaliumverluste! Trotzdem sagt die Klassische Naturheilkunde: Auch Einläufe sind widernatürlich. Wir wollen sie deshalb nur als Notbehelf zur Entgiftung ansehen.

6851 Echinacea-Extrakt-haltige Präparate Seit zehn Jahren berichten wir über zum Teil lebensbedrohliche immunallergische Folgen der nicht verschreibungspflichtigen (!) Injektion (arznei-telegramm [1986], 53): Ein 35jähriger entwickelt einen Tag nach Einnahme von ESBERITOX-N-Lösung Schleimhautblutungen bei Thrombopenie und hämolytischer Anämie. Elf Tage später stirbt der junge Mann an intrakranieller Massenblutung (6617). Information über unerwünschte Wirkungen von Echinacea-Präparaten versucht Madaus zu unterdrücken: Die Veröffentlichung einer Mitteilung der Arzneimittelkommission der Deutschen Ärzteschaft über 97 Verdachtsmeldungen C-1926), die routinemäßig vorab den Herstellern zuging, wollte die Firma durch Klageandrohung unterbinden. (Deutsches Ärzteblatt 93 [1996])

6852 📖 319 **Araberstute von Asthma befreit**
Auf die Wirksamkeit des ägyptischen Schwarzkümmelöls kam man in Deutschland gewissermaßen durch Zufall. Die wertvolle Araberstute einer 14jährigen Schülerin erkrankte an schwerem Asthma. Hilfe schien es nur durch Cortison zu geben.
Doch dann fand das um sein Pferd besorgte junge Mädchen einen naturheilkundlichen Tierarzt, der einen befreundeten ägyptischen Kollegen um einen Tip der »sanften« Medizin bat. Tatsächlich wußte dieser Rat. So kam das orientalische Gewürz in eine deutsch Arztpraxis. Und mit durchschlagendem Erfolg: Das wertvolle Pferd wurde erstaunlich schnell wieder gesund, als man ihm die Samen ins Futter gemischt hatte. Es gewann danach noch etliche Medaillen und der Siegeszug des pflanzlichen Heilmittels war auch bei uns nicht mehr aufzuhalten. Die Schwarzkümmel-Samen und Schwarzkümmel-Öl-Kapseln gibt es jetzt in jedem Reformhaus. Buchtip: Im soeben erschienenen Werk von Dr. med. P. Schleicher und Dr. Dr. med. Mohamed Saleh »Natürlich heilen mit Schwarzkümmel« (Südwest Verlag) sind viele interessante und wichtige Hinweise über Wirkungsweise und Verwendung zu finden. Nähere Informationen erhalten interessierte Leser vom BIO-Leserservice.
Bei der Alternativmedizin spult sich die gleiche Masche wie bei der Schulmedizin ab: Die Ägypter wurden ihren Kümmel nicht mehr los, weil kaum noch einer Handkäse oder Mainzer mit Kümmel mag. Dann stachelt man den Aberglauben der Menschen mit Mitteln aus dem Ausland an, erfindet dazu ein Pferdemärchen, das niemand nachprüfen kann, lanciert es durch Journalistenfreunde in die Presse, kauft sich eine Ölmühle und der Rubel rollt. Danach schließen sich die gelowitternden ärztlichen Autoren mit einem billigen, in ein paar Wochen hingeschmierten Buch in Großdruck an. Zuletzt verdient auch noch der Leserservice der Zeitschrift am Buch und Verkauf des billigen Öls...

6853 📖 319 **Wo wird noch weiter abgesahnt?** Einer altersgeschwächten Patientin wurden vom Augenarzt wegen trockenem Auge Tränenersatztropfen verordnet. Diese sollen viermal täglich appliziert werden. Da die Patientin dies nicht selbst bewerkstelligen kann, wird sie damit von einer Helferin des Alten- und Pflegeheimes versorgt - sie wohnt in einer betreuten Altenwohnung. Da die Applikation viermal erfolgen soll, wird vom Altenheim viermal Behandlungspflege pro Tag abgerechnet mit jeweils 17,50 DM. Die macht pro Tag 70 DM aus, im Monat 2100 DM, im Quartal 6300 DM. (Medical Tribune 49/6.12.1996)
Die Krankenpflege nach dem unmöglichen Pflegegesetz gehört zur Medizinmafia, die uns Steuerzahler so bluten lassen!

6854 Grapefruchtsaft birgt eine 44% höhere Gefahr zu anderen Getränken, Nierensteine zu bilden. Quelle: Dr. Gary C. Curhan, Channing Laboratory, Brigham and Women's Hospital, Boston, et al.: Annals of Internal Medicine; Vol. 128, No. 7 (1998), S. 534-540.
Bei Orangensaft, der ungeprüft blieb, dürfte es nicht anders sein. Nun weißt Du auch, warum ich gegen die Gerson-Therapie bin. (→ LV 8250)

> Dein Lächeln steckt auch andere an. Zieh einfach die Mundwinkel hoch und lächele. Lachen gelingt Dir, wenn Du's einfach tust! So können Dir erst gar keine trüben Gedanken in den Sinn kommen. Weil Du dann gleichzeitig Deine Thymusdrüse und Dein Immunsystem aktivierst.

6900   Belastete Nahrung

6900 📖 749 **Schäden durch Umweltgifte**
Verschiedene Untersuchungen hatten zum Ergebnis, daß Vitamin C einer Blei- und Cadmiumvergiftung wirksam entgegentritt. Eine Bleivergiftung kann auch durch eine Kombination von Vitamin D und Calcium verhindert werden. Das wichtige Spurenelement Selen vermag die Giftigkeit von Methylquecksilber eindeutig zu senken. Kommt hinzu, daß die Vitamine C und E es fertigbringen, daß sich Nitrosamine im Organismus nicht erst bilden. Die bei den vielen Verbrennungsvorgängen gebildeten krebsauslösenden Aldehyde werden durch die Vitamine B_1 und C sowie die Aminosäure Cystin weitgehend neutralisiert.
Die Mineralien Kalium und Kalzium und alle anderen Vitamine und Lebensstoffe der UrKost können schädliche Radioisotope im ebenfalls soweit unschädlich machen, daß sie vom Darm nicht aufgenommen werden. (Studie der Universität Berkeley v. 7.11.1992)

6901 📖 749 **Vitamin-E-Gehalt wird z.B. beim Tiefkühlen weitgehend vernichtet.** Spinat verliert bei zweitägiger Lagerung bei 20° C etwa 79% (!) seines Vitamin-C-Gehalts. *Salat verliert beim Waschen (15 min. in stehendem Wasser) etwa 30% seines Vitamin-C-Gehalts.* Dampfdruckkochtopf: 75% weniger Vitamin-C-Verlust bei Kartoffeln und z.B. 50% weniger Vitamin-A-Verluste bei Leber gegenüber herkömmlichem Kochgeschirr. (Studie der Universität San Diego/Kalifornien, dpa vom 9.3.1990)
Orangen verlieren nach einer Woche fast ihren ganzen Vitamin-C-Gehalt. (raum+zeit, 54/1992) Überlege sofort weiter: Was kann da denn noch in einem Orangensaft an Vitamin-C drin sein?

02 📖 797 **Bestrahlte Nahrung:** Bei Tieren mit bestrahlten Nahrungsmitteln beobachtete man unter anderem *Störungen der Fruchtbarkeit, Herzmuskelschäden und Erblindung.* Darüber hinaus besteht der begründete Verdacht auf Veränderungen der Zellstruktur, *Schädigung der Erbsubstanz, Blutveränderungen und Schwächung der Abwehrkräfte.*(Der Naturarzt 7/1992)

03 📖 716 Hochgiftige Substanzen wie Nitrate aus Stickstoff-Dünger und Cadmium, hauptsächlich aus Phosphat-Dünger, reichern sich nicht nur in Pflanzen an, sondern gelangen auch ins Grundwasser und verseuchen unser großes Trinkwasser-Reservoir.

04 📖 635, 749 **Mehr Gift im Mineralwasser als im Leitungswasser** Der Neuenahrer Brunnen hat allen Grund, den Vergleich mit Leitungswasser zu fürchten: Was er in Flaschen füllt, dürfte aus keinem Wasserhahn sprudeln. »Vorsicht Mineralwasser!« warnte vor drei Jahren das Umweltmagazin NATUR und wies *im Wasser jedes zweiten Mineralbrunnens mehr Natrium nach, als die EG-Norm für Trinkwasser vorschreibt.* »Apollinaris« erlitt damals empfindliche Umsatzeinbußen. *Mit einem halben Gramm Natrium je Liter enthält der Sprudel mehr als das Dreifache, das Allheilwasser »Heppinger« sogar fast das Sechsfache der für Leitungswasser vorgeschriebenen Höchstmenge.* Natrium steht in Verdacht, zu hohem Blutdruck beizutragen; das Bundesgesundheitsamt empfiehlt, den Verbrauch auf zwei bis drei Gramm am Tag zu beschränken. Wer aber »mindestens 1 1/2 Liter Heppinger täglich« trinkt, wie es die Werbung empfiehlt, kann dem Rat der Gesundheitsbehörde kaum folgen - allein mit dem Mineralwasser schluckt er dann *1,3 Gramm Natrium pro Tag.* (DIE ZEIT, 25.3.1991)
Mineralwasser in Flaschen und Büchsen ist tot, trotz der meist künstlich hineingebrachten Kohlensäure. In den USA darf es sogar zu 50 % aus Leitungswasser bestehen...

05 📖 572 **Kulturgemüse und Kopfsalat** Manches Gewächshausgemüse und vor allem auch unter Glas gezogener Blattsalat enthält pro Kilo bis zu 3 Gramm Nitrat - warnt der Frankfurter Biochemiker Dr. Gerhard Ohlenschläger. Um Gesundheitsschäden zu vermeiden, sollte man nach dem Verzehr von Salat und Gemüse vorbeugend Vitamin C einnehmen.

06 📖 572 *Bundesgesundheitsamt empfiehlt:* **Kein Frischgemüse für Kleinkinder**
Gemüse sollte möglichst in der Saison gegessen werden, in der es normalerweise wächst - also bevorzugt in den lichtreichen Frühjahrs- und Sommermonaten. Denn im Winter werden in Gewächshäusern Gemüse mit besonders hohen Nitratgehalten geerntet.

Warum das ehemalige Bundesgesundheitsamt das nur für Kleinkinder empfiehlt: Die vom Staat mit Milliarden subventionierte Landwirtschaft soll schließlich nicht auf ihrem Giftdreck sitzen bleiben, der sich Gemüse nennt. Tatsache: Nitrate sind für Erwachsene noch schädlicher! Vom biologischen Anbau hatte dieses frühere Amt, das sich mißbräuchlich Gesundheitsamt nannte, noch nie etwas läuten gehört...

07 a) 📖 311 **Tee: die große Verseuchung mit Gift!** 21 der angeblich wohltuenden Kräuterauszüge - also ein Viertel aller Tees - überschritten wegen zu hoher Pestizidbelastung die Grenzwerte der Trinkwasserverordnung.
Absolutes Schlußlicht war der Kamillentee von Kneipp: Sein Gehalt an den Insektenkillern Dimethoat und Malathion übertraf die zulässigen Höchstmengen der Trinkwasserverordnung um das 100- und 130fache. Der chinesische oder schwarze Tee (Thea nigra) enthält neben 1 bis 4,5% Thein (Koffein), Theophyllin, Theobromin und anderen Inhaltsstoffen auch 7 bis 25% Catechin-Gerbstoffe. Diese gehen im Verdauungskanal mit verschiedenen Mineralstoffen - vor allem mit Eisen - schwer lösliche Verbindungen ein. Deshalb können die lebenswichtigen organischen Vitalstoffe nicht mehr aufgenommen werden, sondern gehen ungenutzt mit dem Stuhl ab. Das gilt zumindest für die wichtigsten der Mineralstoffe. Bei regelmäßigem Teekonsum zu den Mahlzeiten kann es also zu Mangelzuständen kommen.
Als grünen Tee (Thea veridis) bezeichnet man die durch Erhitzung getrockneten, aber nicht fermentierten Teeblätter. Sie enthalten noch mehr Gerbstoffe als der Schwarztee, können also die Mineralstoffaufnahme noch stärker behindern. Die Gerbsäure ist außerdem oft verantwortlich, wenn der Tee nicht gut vertragen wird. Sie kann nämlich die Magenschleimhaut reizen und entsprechende Beschwerden verursachen. (STERN-Untersuchung Nr. 28/1990) Die Studie ist selbst Klinikern zu lächerlich:

07 b) **Grüner Tee kann Krebs hemmen?**
Grüner Tee vermindert nach Ansicht von US-Forschern das Krebsrisiko. Wie die Arbeitsgruppe um Jerzy Jankun vom Medical College of Ohio herausfand, blockiert eine spezielle Substanz aus dem Tee ein wichtiges Krebs-Enzym und hindert den Tumor an der Metastasenbildung. Die entscheidende Substanz ist das sogenannte „Epigallocatechin-3-Gallat" (EGCG). Es gehört zur Gruppe der Catechine, die natürlicherweise in vielen holzigen Pflanzen vorkommen, unter anderem in Teesträuchern. Das EGCG blockiert das Enzym Urokinase. Die Urokinase zerschneidet Proteine (Eiweiße) und ist unter anderem an der natürlichen Blutgerinnung beteiligt. Krebszellen produzieren das Enzym in großen Mengen; sie zerstören mit seiner Hilfe umliegendes Gewebe, um darin eindringen und wachsen zu können. (KStA/5.7.1997)
Anorganische Mineralien werden auch teilweise aufgenommen – nur gelangen sie nicht an die richten Plätze.
Auch hier ist wieder das Gegenteil richtig: Grüner Tee ist krebsverursachend → LV 1131, 6907a.

08 📖 757, 759 **Brasilnüsse** enthalten jede Menge schädlicher Aflatoxine, Strontium 90, Radium 226 uns 228 aus der vergifteten Erde, in der sie wachsen. Kaufe sie nur beim Naturwarenversandhandel (Siehe Kapitel 9.76).

09 📖 757, 759 Wenn ich allein die unserem Organismus nahestehenden Wildschweine im Herbst sich dusselig an Eicheln und Bucheckern essen sehe, dann kann mich der beste Biochemiker der Welt nicht überzeugen, daß Antienzyme in *frischen* Eichel- und Buchenfrüchten die Nußverdauung unmöglich machen würden.
Es schmeckt natürlich besonders gut, wenn Du Dir über den Obstsalat Nüsse hackst oder Mandelmus mit Wasser als Soße dazugibst. Doch es hilft nichts: Wenn Du es als schwer- oder chronisch Kranker richtigmachen willst, mußt Du darauf verzichten - es sei denn, Du hast ganz frische Nüsse. Bei alten Nüssen entstehen, werden sie zusammen mit Obst gegessen, eine Art schwerstverdauliche Maische.

> »Ein Kennzeichen der Herrenmedizin ist es seit langem, daß sie sich mehr für die Krankheiten interessiert als für den Kranken.« (Peter Sloterdijk)

Bestell Dir bei den Tropenfrüchte-Versendern frische Kokosnüsse! Die kriegst Du das ganze Jahr über! (→980[1])

6910 a) 📖 797, 517, 572

Was wird wo an Lebensmitteln bestrahlt?

Niederlande:	Spargel, Erdbeeren, Garnelen, Fischfilet Krabben, Gewürze, Geflügel, Getreide in Müsli, Hülsenfrüchte, Fischfilets, Muscheln, getr. Tropenfrüchte, sterilisierte Kost in Krankenhäusern	**Italien:**	Kartoffeln, Zwiebeln, Knoblauch
		Spanien:	Kartoffeln, Zwiebeln
		Belgien:	Kartoffeln, Zwiebeln, Knoblauch, Schalotten, Erdbeeren, Paprikapulv., Pfeffer, Gewürze, getr. Gemüse Krabben, Kräutertees
Frankreich:	Kartoffeln, Zwiebeln, Knoblauch, Schalotten, Gwürze, Getreide, getr. Gemüse, getr. Früchte, Geflügelfleisch, Eiweiß, Erdbeeren, gefr. u. gekühlte Krabben	**Japan:**	Kartoffeln
		Kanada:	Kartoffeln, Zwiebeln, Weizen, Weizenmehl
Dänemark:	Gewürze, Kräuter	**USA:**	Kartoffeln, Zwiebeln, Weizenmehl
Großbritannien:	nur in Krankenhäusern ist die Bestrahlung erlaubt. Ja, zeigt Dir das nicht, was Kranke dort wert sind?		

Darüber hinaus werden auch in der Tschechoslowakei, Ungarn, der GUS, Israel und Südafrika bestrahlte Lebensmittel auf den Markt gebracht.

Über die Hintertüre von EG-Beschlüssen erleben wir bereits auch in Deutschland die radioaktive Bestrahlung von Früchten und anderen Agrarprodukten mit Atommüll. Die Strahlungsdosen, die hier verwendet werden, betragen etwa das 1.000- bis 10.000-fache der für einen Menschen tödlichen Dosis. Dies wird alles verschwiegen und in der Öffentlichkeit nicht klar bekannt gegeben. Die Waren, die bestrahlt worden sind, werden nicht gekennzeichnet.

6910 b) Warum Du niemals radioaktiv bestrahlte Nahrung zu Dir nehmen solltest:
1. Weil die Vitamine B_1, A und E weitgehend verloren gehen
2. Weil sich Eiweiße, Fette und Kohlenhydrate durch die Bestrahlung chemisch verändern. Es kommt unter anderem zur Bildung von Radikalen
3. Weil Du nicht mehr prüfen kannst, ob die Nahrungsprodukte frisch sind. Denn Hauptzweck der Bestrahlung ist, Lebensmittel die von Natur aus zum Schlechtwerden bestimmt sind, länger haltbar zu machen. Dadurch wird es möglich Uraltfraß als frische Ware vorzutäuschen

6910 c) Bestrahlte Lebensmittel
BILLEN, G. "Strahlenfisch auf dem Tisch", Die VERBRAUCHER INITIATIVE e.V., Breite Str. 51, 5300 Bonn 1 Auszug:
Fest steht: Lebensmittel, die mit hohen Dosen von 50 bis 100 kGy bestrahlt wurden, führen zu massiven Gesundheitsstörungen. In Tierversuchen ergaben sich eine verminderte Gewichtszunahme oder Fruchtbarkeitsstörungen bei Ratten oder Küken. Langzeitfütterungsversuche ergaben schwere Nierenschäden. Doch auch bei mittleren oder niedrigen Strahlendosen kam es in Tierversuchen zu Gesundheitsschäden. Dazu zählen Veränderungen der Nieren oder des Blutbildes. Schwerwiegend sind auch indische Untersuchungen, die 1975 mit unterernährten Kindern durchgeführt wurden. Danach führte eine Ernährung mit frisch bestrahltem Weizen zu einer Erhöhung der Zahl abnormer roter Blutkörperchen. Andere Versuche bestätigen die Ergebnisse. Die Frage, ob durch die radioaktive Bestrahlung auch krebsauslösende Substanzen gebildet werden, ist noch völlig ungeklärt (...) Die radioaktive Lebensmittelbestrahlung ist eine Technologie, die sich besonders für die Schönung von Lebensmitteln eignet, weil sie die "Lebensdauer" auf Transportwegen und in den Regalen künstlich verlängert.
Dazu einige Beispiele:
— Bei bestrahlten Champignons öffnet sich der Hut nicht mehr. Der Frischegrad ist für die Verbraucherinnen nicht mehr zu erkennen.
— Whisky und Cognac können künstlich gealtert werden. Statt einer durch Lagerung erwarteten Qualitätsverbesserung kaufen Verbraucherinnen schnell "gealterte" Ware.
— Erdbeeren können in Folien verpackt werden und bringen so mehr Gewicht auf die Waage. Sie sehen länger frisch aus, obwohl ihre Qualität eher "gekochten" Erdbeeren entspricht.
— Mikrobiell verseuchtes Geflügel oder Meeresfrüchte können "gesund" bestrahlt werden. (...)
Daß die Befürchtung, Lebensmittelbestrahlung diene der Schönung und Täuschung der Verbraucher, nicht aus der Luft gegriffen sind, belegen folgende Fälle:

Bestrahlte Garnelen
Eine der größten Vertreiberfirmen von Seefrüchten läßt mikrobiell verseuchte Garnelen in den Niederlanden bestrahlen und führt sie wieder illegal nach Großbritannien ein. Die Firma gibt den Gesetzesverstoß zu, eine Anklage erfolgt nicht.

Bestrahlte Muscheln
Mikrobiell verseuchte Muscheln aus Dänemark werden in Holland bestrahlt und dann wieder illegal nach Dänemark importiert.

6911 a) 📖 747 Biertrinker aufgepaßt! Bei der Herstellung von Bier braucht man hartes Wasser, so daß die Brauereien oft bis zu 35mal mehr Mineralstoffe hinzufügen müssen, als schon im Wasser vorhanden sind. Man nimmt dafür große Mengen Kalziumsulfat. Der Zweck dieses Zusatzes ist die Erhöhung des Kalziumgehaltes des Wassers.
Was halten Sie davon? Die Menschen trinken Bier, ohne dabei einen Gedanken an den Gips zu verschwenden, den sie mittrinken und der ihre Arterien verstopft.
»Man darf sich nicht irreführen lassen und denken, daß aufgrund des im Kessel befindlichen Kalks das Wasser nach dem Kochen nun frei von Kalk sei. Es ist zwar richtig, daß beim Kochen von Wasser etwas Kalk ausfällt, aber der Hauptteil der Sedimente bleibt drin. Die Ablagerung stammt ja nur aus dem Teil des Wassers, der sich in Dampf verwandelt hat oder verkocht ist.«
(Walker, IV.W., Wasser kann Ihre Gesundheit zerstören!, Waldthausen Verlag)

6911 b) Biertrinker sind sehr in Gefahr, an Mastdarm- und Lungenkrebs zu sterben, auch wenn sie Nichtraucher sind. (Carter, J., Nahrung ist die beste Medizin, S. 161, Econ)

2 📖 **747 Das Reinheitsgebot für das deutsche Bier - nichts als Täuschung und Schönfärberei**
Nichts hindert die Bierfabriken, Chemie zu verwenden: Mit Methylenchlorid wird der Hopfen extrahiert, mit Sulfit das Malz konserviert und mit dem Kunststoff PVPP seine Haltbarkeit erhöht.
Wie ist das trotz Reinheitsgebot möglich? Ganz einfach: Das Biersteuergesetz hebt das Gebot auf und gestattet ausdrücklich Ausnahmen.
Das Reinheitsgebot für Bier: Zum lachen!
Vor einiger Zeit war ein Bierbrauer bei mir in Behandlung. Da ich in den letzten Jahren zunehmend Allergien nach Biergenuß beobachtet habe, fragte ich ihn, wie solche zu erklären seien. Er sagte mir augenzwinkernd, daß der Hopfen nach der Ernte zu einem Extrakt verarbeitet wird, welcher durch Konservierungsmittel haltbar gemacht werden muß. Mit diesem Extrakt entsteht dann unser »reines« Bier. Das Konservierungsmittel muß nicht deklariert werden! Allergien oder die häufig auftretenden Kopfschmerzen nach Biergenuß sind also eine Reaktion auf das Konservierungsmittel. Tatsächlich hält Bier - im Gegensatz zu früher - monatelang. (Dr. med. Gisela von Braunschweig, Am Rottgarten 22, 63571 Gelnhausen in Ärztliche Praxis 74+77/1995/4)

3 📖 **749** Was sind Suppen-Brühwürfel? Es sind mit Leichtbenzin ausgelaugte Sojarückstände, die in konzentrierter Salzsäure zerkocht und mit Natronlauge neutralisiert werden. Guten Appetit!

4 📖 **614, 188 Die Menge des Milchverbrauchs in der Bevölkerung steht in unmittelbarer Verbindung mit der insulinabhängigen Diabetes.**
MUNTONI, S. u.a., Diabetes Care 17/1994/347. Nach einem Jahr Süßstoffgebrauch erhöht sich das Körpergewicht. STELLMAN, S., Garfinkel, L., Letters Prevention in Medicinne 15/1986/15/195

> **Kann ich hoffen, daß Du bald ebenso antwortest?**
> Ich treffe zufällig in Köln einen alten Schulkameraden wieder.
> »Na, Franz, bist Du noch immer bei Deinen verrückten Wildkräutern? Sag mal, fehlt Dir da bei der kargen Kost nix?«
> Ich antworte: »O doch, Karl, mir fehlt Dein Hängebauch und Deine Weiberbrust, wie Du siehst.«
> Anmerkung: Beide Merkmale lassen sofort den Biertrinker erkennen. Hopfen enthält ein Hormon, welches Östrogene inaktiviert, dagegen das Testosteron fördert. Bei Frauen wirkt sich neben der Krebsgefahr mehr das Rauchen körperlich unansehnlich machend aus: langsam wächst ihnen ein Damenbart auf der Oberlippe, die Schulterblätter und andere Knochenteile wachsen mehr und mehr aus dem Körper heraus, ein männlicher Habitus setzt sich durch.

5 📖 **715** Warum eigentlich lehren wir unsere Kinder nicht, Obst zu essen oder zumindest doch Wasser an Stelle der Limo zu trinken, wenn sie durstig sind? Auch hier werden die nach nichts fragenden, unverantwortlichen Fabrikanten unsere Kinder bald noch mehr chemikalisiert haben: Wie beim Biertrinken der Alkohol Durst auf mehr erzeugt, sind die Food-Designer dabei, mittels Zusätzen auch mehr Nachdurst bei den Limos zu erzeugen... KROLL, B., Food Technology 11/1990/78

6 📖 **614 Trockenmilch/Trockenmilchpulver wird so hergestellt:**
Der homogenisierten Milch werden mit dem Wasser zuerst einmal die wasserlöslichen Vitamine radikal entzogen. Die Konzentrate werden bei einer Trocknungstemperatur von 180 bis 230 Grad in einen Sprühturm geschickt, dort verdampft, wobei die Trockenmasse in feinen Kügelchen an die Wände gespritzt wird und später abgekratzt werden. Um das Milchpulver haltbar zu machen - es dient zum Teil als nationale Notstandsreserve -, begast man es vielfach mit Akrylnitrat, einer krebserzeugenden Substanz. Als Babynahrung ist die aus dem Trockenpulver mit Wasser zusammengerührte Trockenmilch als langwirksame Gift anzusehen. (→LV 6222)

7 📖 **793** N-Nitrosamine/Warnung aus Niedersachen: **Krebserregende Stoffe in der Baby-Milchnahrung**
Die auch für Menschen als krebserregend geltenden sogenannten N-Nitrosamine sind offenbar in viel mehr Lebensmitteln enthalten, als bisher angenommen wurde. Sie seien jetzt, wenn auch in »sehr geringen Spuren«, sogar in Säuglingsmilchnahrung nachgewiesen worden, teilte das Niedersächsische Landwirtschaftsministerium mit. Auch in anderen Nahrungsmitteln, die bisher als nitrosaminfrei galten, habe das Lebensmitteluntersuchungsamt Braunschweig **dank weiter verbesserten Analysemethoden mehrere Stoffe aus der Gruppe der Nitrosamine gefunden, so in Milch- und Molkepulver.** (Ärzte Zeitung 192/26.10.1994/8)
Überlege Dir, was das heißt: Da gibst Du Deinem Baby bereits seit Jahren Säuglingsnahrung und glaubst, die ist bestens. Aber die ist mit Giftstoffen überschwemmt. Nur merkte das keiner, weil die Geräte das nicht zu messen in der Lage waren...

8 📖 **766** Aromalabor, industriell **aromatisierte Lebensmittel:** »Die Rezepturen kennt keiner«
Rund 15.000 Tonnen industrieller Geschmacksstoffe haben die Bundesbürger im vergangenen Jahr verzehrt, verteilt in 15 Millionen Tonnen Lebensmitteln. Ob Maggies Nudelgericht »Pasta du Chef«, Bahlsens Kuchen »Lecker Locker« oder Müllers »Knusper Joghurt Schoko Müsli« - alles Aroma. Jahr für Jahr werden mehr Geschmacksstoffe in den Verkehr gebracht. Dabei gibt es bislang wenig Kenntnis darüber, wie die industriell erzeugte Würze auf den menschlichen Organismus wirkt: Nur ein Bruchteil der Geschmackszusätze ist überhaupt erforscht, zumeist halten die Hersteller ihre Rezepturen geheim - behördliche Lebensmittelkontrolleure tappen bei ihren Analysen im dunkeln. Dem Hühneraroma Typ »Brat« aus dem Hause Dragoco reichen 12 Geschmacksbausteine, alle chemisch synthetisiert. Doch die dürfen als »naturidentisch« verkauft werden, weil solcherlei Stoffe auch in der Natur vorkommen - irgendwo. Ein bedeutsamer Bluff: Nach einer Akzeptanz-Studie des Knorr-Konzerns lehnen 60 Prozent der Kunden »künstliche« Aromastoffe ab, hingegen bestreiten ein Viertel der Käufer natürliche oder naturidentische Geschmacksstoffe als bedenklich. Die Dragoco-Chemikalie Dimethylhydroxyfuranon ist solch ein Stoff. Die Substanz kommt im Gewebe von echten Hühnchen vor, aber auch in Erdbeerfrüchten. Chemiker haben den Stoff künstlich nachgebaut: Im Erdbeeraroma »macht er Ihnen das Fruchtig-Karamelige«, schwärmt Dieter Wiese, Entwickler bei Haarmann & Reimer, über die vielseitige Chemikalie. (DER SPIEGEL 48/1994/215)

9 📖 **698f** Honig ist so stark begiftet, daß Du ihn allein aus diesem Grunde nicht essen solltest. Die Bienen sind stark krank, von Milben und Pilzen befallen. Kein Wunder, wenn man ihnen ihre natürliche Nahrung wegnimmt und ihnen statt dessen Chemiezucker vorsetzt. Die ständige Begasung der Bienen mit Ameisensäure geht auch in den Honig über - was unschädlich sein soll, da es ein natürliches Mittel sei. Fragt sich nur, wie man die Ameisen melkt, um sie in den von zigtausenden Imkern benötigten Mengen zu gewinnen... Alle denken eben, sie könnten den anderen für dumm verkaufen! Honig ist ja auch so wertvoll, so voller Vitamine. Wachsmottenbehandlungsmittel (Paradichlorbenzol) und sogenannte Pflanzenschutzmittel wie Ronilan (Rapskrebsmittel/Wirkstoff Vinclozolin) tun ein übriges. Nur stecken auch die Gifte drin, die gegen die Varroamilbe eingesetzt werden - womit die Bienen verseucht sind. Als da sind von Bayer, Ciba-Geigy, Alvetra Chemie u.a.: Apitol, Bayvarol, Cekafix, Folbex VA neu, Illertisser Milbenplatte, Perizin und Asuntol. Es handelt sich durchaus um Präparate, die Phosphor- Chlor- und Bromverbindungen enthalten, die als Nervengifte fungieren. Die Gefährlichkeit machen die Gebrauchsanweisungen deutlich, die vor Hautkontakt und Nahrungsaufnahme während der Anwendung warnen und bei unsachgemäßer Handhabe Muskelzittern und Erbrechen in Aussicht stellen. Da sich diese Dreckschemiegifte vor allem im Bienenwachs anreichern, weil die verwendeten Wirkstoffe fettlöslich sind, werden diese Mittel dann wieder in den Honig geschleust. Coumaphos ist der Wirkstoff, der in Perizin, dem bei uns am häufigsten verwendeten Mittel, enthalten ist. Fluvalinat kommt in Apistan vor. Bayvarol von Bayer enthält das synthetische Pyrethroid Flumethrin. Pyrethroide, die als bienenfreundlich gelten, sind allgemein im Verdacht, krebserregend zu wirken. Untersuchungen des Bienenwachses ergaben sogar Rückstände von Bienenbehandlungsmitteln. (De Greef 1994)

Als großen Vorzug des Honigs bewerten die Ernährungswissenschaftler stets seine antibakterielle Eigenschaft. Richtig, er verdirbt nicht, Wunden eitern nicht, wo man ihn draufschmiert. So wie das auch mit allem der Fall ist, was mit Zucker fabriziert ist. Du könntest also auch genau so gut Marmelade, Eis oder Schokolade darüber schmieren. Aber den Kariesbakterien bietet er beste Gelegenheit, im Mund die Zähne zu zerstören, während er wiederum im Darm die gute Darmflora angreift...

6920 📖 737, 584 Die Delany Comp. bestätigte, daß 1949 zwei Firmen allein 10 Millionen Pfund Chemikalien für 30.000 Bäcker lieferten. (Wieviel 1991?) Chemische Vergiftung erfolgt schon beim Aussäen der Saat, um Unkraut zu vermeiden.

6921 📖 980[2-4] »Du empfiehlst Naturversender unter Rz 980 und Naturläden - warum nicht Reformhäuser?« Vorsicht ist angebracht, wenn ein Chemie-Gigant wie Sandoz die Reform-Eden-Gruppe, die Reform-Rundschau, den neuform-Kurier und Reformhausunternehmen wie Freya und Wasa aufkauft... Und dann: 80% von deren Ware gibt es in Büchsen, Tüten oder Kapseln, 19% in Kühltruhen. Es handelt sich also nicht um lebensfrische sondern um von Menschen produzierte Fabriknahrung.

6922 a) 📖 572 Nun weißt Du, warum Tomaten nach Seife oder nichts schmecken.

In sonnenverwöhnten Regionen der Erde oder in Treibhaus-Städten angebaut, steht der wärmeliebenden, aber leicht verderblichen Tomaten oft ein langer Transportweg bis zu uns bevor. Daher werden sie in der Regelfall im grünen Zustand gepflückt. Ihr Aroma ist aber neben der Sorte und der Lichtintensität während der Kultur auch vom Reifezustand beim Ernten abhängig. Während der Lagerungsphase wandelt sich das grüne Chlorophyll zwar ins rote Lycopin um, Aromastoffe bilden sich dagegen nicht mehr. Sogenannte Long-life-Tomaten, seit ca. 4 Jahren im Handel, sind dagegen 3 bis 7 Wochen lang haltbar. Sie überstehen wegen ihrer festen Schale trotz des Ausreifens an der Pflanze selbst den preisgünstigeren Schiffstransport unzermatscht. Im Winter besteht mittlerweile der Großteil des Angebots aus diesen - nach Expertenmeinung allein durch züchterische Anstrengungen entstandenen - Long-life-Sorten.

Gentechnisch veränderte Tomaten (Flavr-Savr = Geschmacksretter) sind seit Mai 1994 in den USA erhältlich. Die durch eingeschleuste Erbinformationen verringerte Produktion eines zellwandmodifizierenden Enzyms zögert ihr Weichwerden bis zu zwei Monate hinaus. Unter dem makellosen Äußeren beider Neuheiten gehen die Alterungs- bzw. Abbauvorgänge allerdings, für Kaufwillige unkenntlich, weiter. Die z.Zt. häufig angebotenen Rispentomaten sind in der Regel Long-life-Früchte. Bedauerlicherweise entspringt ihr »tomatiger« Geruch oft nur ihrem Grün. (Informations- und Dokumentationsstelle am Institut für Ernährungswissenschaft der Justus-Liebig-Universität Gießen/Juni 1995)

6922 b) Das bringt uns die Zukunft beim Kranksein: Verdoppelung der Krebsfälle vorausgesagt

WHO legt in Genf ihren Jahresbericht vor: Die Zahl der Krebserkrankungen wird sich nach Prognosen der Weltgesundheitsorganisation WHO innerhalb der nächsten 25 Jahre mindestens verdoppeln.(...)Die Organisation sagte weiter voraus, daß die Zahl der an Diabetes erkrankten Menschen von 135 Millionen im Jahr 1995 auf 300 Millionen bis zum Jahr 2025 steigen werde. Dies wiederum werde zu häufigeren Nierenerkrankungen und Blindheit führen. Auch daran habe die Verwestlichung des Lebensstils in den Entwicklungsländern großen Anteil. (KStA 6.5.2000)

6923 Und wie sieht es mit der Prüfung von Chemiemedizin aus? Drei weitere Tierarzneien, die europaweit als Futterzusatzstoffe eingesetzt sind und möglicherweise als Ursache für Resistenzbildungen in Frage kommen: die Makrolid-Antibiotika Spiramycin, Tylosin und Virginiamycin. Weil sie auch in der Human- oder Zahnmedizin den Patienten verabreicht werden, gelten sie als besonders riskant.

Fünf weitere Zusatzmittel - Zinkbacitracin, Monensin-Natrium, Flavophospholipol, Carbadox und Olaquindox - sind als sogenannte Altstoffe europaweit zugelassen und noch nicht einmal auf ihr Resistenzrisiko getestet worden. (DER SPIEGEL 51/1996/75)

Das bringt uns die Zukunft beim Essen:

Schluß mit den Tabletten. Gegen Bluthochdruck, hohe Cholesterinwerte und Diabetes gibt es jetzt Huhn in Senfsauce, Würstchen auf Toast, Popcorn und Erdnußbuttersnacks. Die amerikanische Campbell Soup Company, einer der größten Lebensmittelkonzerne der Welt, bietet seit Januar kranken Amerikanern komplette Tiefkühlkostmenüs an, die ihre Leiden lindern sollen. In drei klinischen Tests wollen die Suppenköche aus New Jersey bewiesen haben, daß ihre „Intelligent Quisine"-Menüs tatsächlich wirken. Zum Dank rühren große Gesundheitsverbände wie die American Heart Association und die American Diabetes Association nun für Campbell die Werbetrommel. Über sechzig Millionen kranke Amerikaner sind potentielle Kunden.

Der Campbell-Kost gegen Herzinfarkt sollen viele andere Produkte folgen. Die nächste Generation von Lebensmitteln, das sogenannte Functional food, soll die Verbraucher nicht nur ernähren, sondern, so hofft die Industrie, ganz gezielt bestimmte Krankheiten verhüten oder gar heilen können. Einen Schokoriegel gegen Osteoporose (Knochenschwund), die Salamisemmel gegen Krebs und einen Schluck Limonade zur Vorbeugung des Herzinfarkts, demnächst sollen wir uns sogar am Kiosk gesund essen können. Altbekannte oder frisch designte Lebensmittel werden dafür mit allerlei neuen oder neu kombinierten Stoffen versetzt, die gezielt auf den menschlichen Organismus wirken sollen. Die Amerikaner sprechen deshalb ganz unverblümt auch von *nutraceuticals*.

Schon seit den achtziger Jahren macht Functional food in Japan Kasse.(...)Spätestens aber im nächsten Jahrtausend, so Potter, wird Functional food ein großer Erfolg sein.
(DIE ZEIT 19/2.5.1997/25)

4 📖 **141 ff Birgt Öl aus Sonnenblumen Krebsrisiko? / Bei Frauen veränderten sich Körperzellen**
Sonnenblumenöl birgt nach einer Studie des Deutschen Krebsforschungszentrums (DKFZ) Heidelberg möglicherweise ein Krebsrisiko. Die Veränderung des Erbguts sei nach dreiwöchigem Konsum von stark linolhaltigem Speiseöl nur bei Frauen aufgetreten. Öl aus Oliven enthält im Gegensatz zu dem aus Sonnenblumen weniger Linolsäure.

5 Eine Papaya muß auf der Oberfläche leicht angeschimmelt sein. Dann schmeckt sie am besten. Und Du hast die Gewißheit, eine unbestrahlte Frucht in Händen zu haben. Schimmel im Brot ist gefährlich, da es ein Kunstprodukt darstellt. Auf Fleisch ebenfalls, da es für den Menschen nicht artgerecht ist und er keine Abwehrstoffe dagegen besitzt. Bei Obst ist das was anderes. Das spuckst Du automatisch aus, wenn es zu stark verfault ist. Hier tritt eine genprogrammierte Abwehr ein, weil Obst eine artgerechte Nahrung für den Menschen darstellt. Solltest Du also von Pilz befallene Stellen mitessen, so ist das seit 30 Millionen Jahren immer wieder geschehen und der Körper hat längst Abwehrstoffe dagegen eingerichtet. Oder er toleriert dies. Es hat noch nie eine Obstvergiftung gegeben, das weißt Du bereits.

6 a) Das Non-plus-ultra einer Verdummungsanzeige
Gelantine aus Rinderknochen soll exakt den Weg in Deine kaputten Gelenke finden! Mit einem Raffinement an Werbetext für Einfaltspinsel, das seinesgleichen sucht. Diese Rattenfängerfirma zog sofort diese Anzeigen zurück, als die Rinderseuche die Rindfleischesser für kurze Zeit in Schrecken versetzte. 1997/98 erschienen sie wieder in den Boulevardblättchen, auf die Vergeßlichkeit der Menschen bauend. (Das meiste BSE-Gift steckt in den Rinderknochen!) Denk doch nur mal drüber nach, wie diese Drecksgelantine genau in Deine Gelenke sich durch Deinen Leib durchwursteln soll und nur nach dort? Aber vielleicht hat dieser Fabrikantengauner diesen Eiweißmolekülen einzeln feinstoffliche Geister eingehaucht...

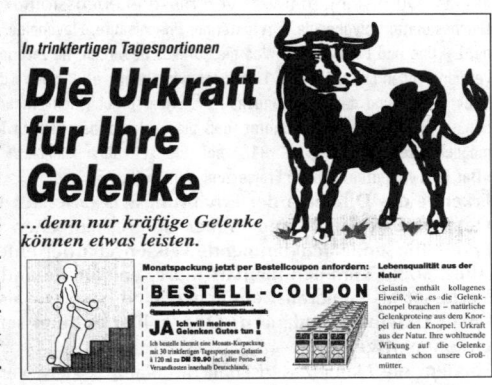

Nun bilde Dir nicht ein Du könntest sorglos wieder Steaks essen. Es ist das für uns Menschen verderbliche Fleisch, das Dir Dein Alter zerstört und zu einem Leidensweg macht. Denn auch das normal gefütterte Rind (oder Schwein oder Lamm oder Huhn) bringt Dir Demenz, Alzheimer oder Jacob-Creutzfeld. Das fleischgefütterte Tier bringt (nur etwas schneller!) das gleiche Leiden, jetzt BSE benannt.

26 b) BSE-Kühe geschlachtet Erster Fall von Rinderwahnsinn in Luxemburg. Das Tier und 80 weitere vom selben Hof werden notgeschlachtet. (EXPRESS, 3.12.97)

27 Hossfeld: Es gibt eine unglaubliche Diskrepanz zwischen unrealistischen Erwartungen bezüglich der Gentherapie einerseits und den tatsächlichen Erfolgen mit den konventionellen Verfahren Chirurgie, Strahlen- und Chemotherapie andererseits. Fast immer sind es Grundlagenforscher, die solch überzogene Hoffnungen in die Welt setzen - Wissenschaftler, die noch nie einen Patienten gesehen haben. In Wahrheit hat die überwiegende Zahl der Genforschungsprojekte mit Therapie gar nichts im Sinn (...) Und wenn sich da jetzt einer hinstellt und sagt, Gentherapie - das ist die Therapie der nächsten Jahre, dann klingelt natürlich wieder Forschungsgeld in der Kasse. (DER SPIEGEL, 39/1997)

Anti-Fett-Pille schon vergriffen
Schon zwei Wochen nachdem das Wundermittel »Xenical« auf den Markt kam, ist es in vielen Apotheken vergriffen. (→LV 9476b)

Die Schlank-Sensation durch Apfelessig – Kapseln!
Ein natürlicher Fett-Fresser für Eilige!
Apfelessig als Schlankmacher wurde schon vor längerer Zeit entdeckt, aber erst jetzt ist es der Wissenschaft gelungen, daraus einen natürlichen hochwirksamen Fettfresser zu entwickeln – und es ist ein Schlankheitswundermittel entstanden!
Das Raffinierte: Die Anzeige beruft sich auf etwas annähernd Natürliches und auf die Wissenschaft. Doch wie es der letzteren gelungen ist, aus einfachem Apfelessig einen angeblichen Fettfresser zu machen, vielleicht etwa durch Zufügen eines chemischen Pülverchens, das wird in der langen Anzeige nicht gesagt. Hauptsache, das Wort »Wissenschaft« wurde dem Leser eingeprägt.

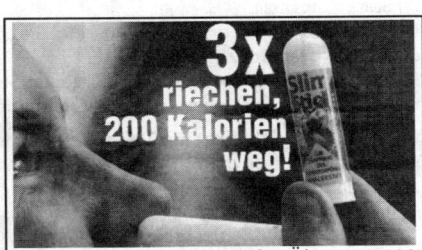

Ob Du es glaubst oder nicht: Über 450.000 mal hat diese Dummenfänger-Pharmafirma diesen Stift in Deutschland verkauft. Sind dicke Leute blöder als dünne?

Artischockenextrakt hilft als »Fettlöser«

6950 Vitamine - Mineralien

6950 a) 📖 227 **Das letzte neue Vitamin**, sagen wir besser: ein für das gesunde Leben unentbehrlicher Wirkstoff wurde 1989 entdeckt: das Pyrrolchinolinchinon (PCC), das für eine gesunde Haut, gute Nerven und die Potenz wichtig ist. Und für die werdende Mutter zum Bilden der Plazenta. Wo es überall drin ist, dafür hat man sich noch keine Zeit genommen, das festzustellen. In der sauren Gurke soll viel davon drin stecken - weshalb dies auch den Hunger der Zivilisationskostenessenden Schwangeren nach eingelegten Gurken erklären soll - lächerlich! Doch Du darfst

> Du bist gut beraten, vor Ausbruch Deiner Krankheiten die UrTherapie aufzunehmen! Danach fehlt den meisten vielfach die Kraft dazu!

> Anruf eines Seminarteilnehmers, 14 Tage später: »Bei Deinem Tagesablauf, früh um sechs raus, kalt duschen, laufen, sich mit Wertvollem beschäftigen - einfach Spitze. Ich habe abends nicht mal mehr Lust aufs Fernsehen. Ganz toll!«

Dich darauf verlassen, daß es ganz bestimmt in der UrKost drin steckt! YAMAGUCHI, K., Biochemie 57/1993/1231, GALLOP, P.u.a, Trends in Biochemical Science 1989/14/343, KILLGORE, Ja u.a. Science 1989/245/850

6950 b) Hast Du bislang mal was von diesen Lebensstoffen gehört?
Glucosinolate, Polyphenole, Phytosterine, Phenolsäure, Flavonoide, Quercetin, Phytoöstrogene, Glucarate, Phthalide, Phytonzide, Phytoalexine, Lektine und Ferulasäure. Was die so alles bewirken, da zerbricht sich z. B. das Ernährungsinstitut der Universität Gießen unter seinem verdienstvollen Leiter Prof. C. Leitzmann noch immer etwas den Kopf. Da heißt es z. B. in seinem Buch »Bioaktive Substanzen in Lebensmitteln«: »Aufgrund der vorliegenden, z. T. widersprüchlichen Ergebnisse ist festzustellen daß die cholesterinsenkende Wirkung von Saponinen...« (S.83) »Es wird vermutet, daß die cholesterinsenkenden Mechanismen...« (S. 101) »Daraus wurde geschlossen...«, »eignet sich möglicherweise jedoch...« (S. 81), »denn so ist wahrscheinlich...« (S. 77), »nennen die Dickdarmzellproliferation wahrscheinlich...« (S. 57) »Das läßt vermuten, daß die Freisetzung von...« (S. 75)
Erkenne das Dilemma der Ernährungswissenschaft: Deren Detailversessenheit (oder sage ich noch treffender Detailbesessenheit?) und immer tieferes Eingehen in die Materie hindert sie an genauen und eindeutigen Erkenntnissen. Nachkommende Wissenschaftler entdecken wieder Neues und bezweifeln damit zwangsläufig Altes. Somit kommen niemals Klare, endgültige und für immer bestimmte Aussagen zustande. Da hat es der Verfasser als Generalist einfacher. Und kann Dir als Leser Handfestes bieten. Soll er nun deswegen den Professor Leitzmann bedauern? Oder soll er es tiefer sehen und feststellen:
Gesundheitsgebot:
Seitdem die Naturwissenschaft die Natur seziert, vermag sie nicht mehr deren Zweckmäßigkeit zu erkennen. Und muß folglich in die Irre führen.

6951 📖 317 **Mineralien!** Starker Anstieg der Infektion und Todesfälle unmittelbar nach Darreichung von Eisenpräparaten und Multivitamincocktails von Ärzten an Kinder in Afrika.
MURRAY, M.J. u.a., British Medical Journal, 7.6.1980/1351.

6952 📖 221 **Ein Überschuß an Eisen im Körper** führt zum Entstehen von Oxy-Cholesterin, das mitverantwortlich für Herzinfarkte und Arteriosklerose sein kann. WEINBERG, E.D. u.a., Demography and Disease. New York 1992/105. CERUTTI, P.; Science 1985/227/375.
Hohe Eisenbelastung kann Tumore entstehen lassen:
SIEGERS, C-P, Cancer letters, Amsterdam1992/65/245; STEVENS, R.G. u.a., New England Journal of Medicine, 1988/319/1047

6954 📖 657, 975 **Kohle oder Erde?** Eine Faustregel sagt, daß man - gemessen an der eingenommenen Giftmenge - einen achtfachen Überschuß an Kohle verabreichen muß. Damit erreicht man unter günstigen Voraussetzungen, also bei leerem Magen, eine praktisch vollständige Giftabsorption. Wie aber sieht es bei Ingestion von 5 g Acetylsalicylsäure oder Paracetamol aus? Dann muß man etwa einem dreijährigen Kind 40g Kohle (= 160 Kohlekompretten a 0,25g) verabreichen. Ob die zitierten Autoren das schon einmal selbst versucht haben?
Merke: **Erde ist wirksamer!**

6955 📖 657, 975 DEXTREIT, R., Our Earth - Our Cure, Swan House Publishing Co., P.O.Box 170, Brooklyn, N.Y. 112233: Auszüge:
Experimente mit dem Geiger-Zähler haben nachgewiesen, daß **trockener Lehm** einen wesentlichen Teil von Radioaktivität aus ihrer Umgebung absorbierten. In Vergessenheit geraten ist auch die angeblich heilende äußere Wirkung von Sand, von dem man nachsagt, daß er die Kraft der Sonne in sich speichern vermöchte. Es gibt einen Autor, der das auch dem Lehm nachsagt und empfiehlt, vor Gebrauch den Lehm der Sonne auszusetzen.
Ich halte das für übertrieben. Immerhin sind die unteren Erdschichten von der Natur aus nicht ausersehen, von der Sonne bestrahlt zu sein.

6956 📖 657, 975 **Erde mit viel Bakterien gegen Seuche** Russische Soldaten bekamen im 1. Weltkrieg täglich 200g Erde zugeteilt. Sie blieben allesamt frei von der damals überall um sich greifenden Ruhr.

6957 📖 317 »Wer sich einzelne Vitamine hochdosiert einverleibt, der provoziert eher Störungen und Fehlernährung, als daß er sie damit verhindert.« So behaupte ich. Obschon mich mein Freund Wandmaker zeiht: »Franz, zeige, daß Du auch im Alter noch anpassungsfähig bleibst! Ich empfehle die in meinem neuen Buch »Rohkost statt Feuerkost« ausdrücklich!« Da kann etwas dran sein für Menschen, die nicht daran denken, von der bisherigen Mangel- und Schlechtkost abzulassen. Aber: künstliche Vitamine sind Chemie. Die Klassische Naturheilkunde weiß, daß alles was nicht reine Natur darstellt, die harmonischen Abläufe stört. Chemie kann für kurze Zeit täuschen, kann Besserungsempfinden auslösen, aber nie dauerhafte Gesundung erbringen (→LV 3552)

6958 a) 📖 989 **So gehen heute Vitamine und Mineralien verloren:**
(...) Da hatten Orangen aus dem Supermarkt einen derart niedrigen Vitamin C-Gehalt, daß kaum auszuweisen war. Vermutlich lagerten die Früchte viel zu lange und waren vorzeitig gepflückt. Dagegen enthielten Orangen, die unmittelbar von der Plantage noch am gleichen Tag auf den Prüfstand gelangten, pro Frucht 180 mg Vitamin C, also 116 mg je 100 g Fruchtfleisch. Gängige Ernährungstabellen schreiben für Oran-

gen einen durchschnittlichen Vitamin C-Anteil von 80 mg fest. Das Ärzteteam fand aber eine Spannbreite von 0 bis 180 mg pro Frucht und damit wäre ein Durchschnitt von 90 mg je Orange gegeben. Dieser Wert weicht noch nicht einmal von den Ernährungstabellen ab. Trotzdem ist die Mogelpackung offensichtlich. Schließlich interessiert es Sie, wieviel Vitamin C in der Orange steckt, die Sie zum Frühstück auspressen. Und das kann - anhand dieser Untersuchung - viel oder überhaupt nichts sein.(...) Der Mineralstoffanteil unserer Ackerböden fiel durch Monokulturen, exzessive Landwirtschaft, Überdüngung, sauren Regen und Schwermetallbelastungen ins Bodenlose. Die industrielle Verarbeitung tut ein übriges ... viele essentielle Nährstoffe werden hierbei minimiert oder bleiben vollends auf der Strecke. (...) Gemüse wie Spinat, Brokkoli, Spargel, Bohnen und Paprika ergeht es nicht wesentlich anders. Sie haben bei kühler Lagerung meistens 50 Prozent ihres Vitamin C-Anteils eingebüßt, ehe sie überhaupt im Regal des Supermarkts liegen. Knackige Frische wird mit Hilfe von Sprühwasser vorgetäuscht, und das Auge läßt sich verführen, obgleich die Ware vielleicht schon mehrere Tage daliegt: Was wirklich drinnen ist, geht niemand was an! Das Waschen und Kochen der Gemüse zerstört mindestens weitere 25 Prozent des Vitamin C, bis zu 70 Prozent des Vitamin B1 sowie 50 Prozent des Vitamin B2. (LANGE-ERNST, M. E., Stop dem Schlankheitswahn, PE Verlag)

Vitamine, Spurenelemente und Mineralien sind unentbehrlich für den Körper. Innerhalb von 100 Tagen sind fast alle Körperzellen erneuert. Beim Blut dauert es 24 Monate, jeden Monat entwickelt sich eine neue Haut, innerhalb von sechs Monaten haben sich fast sämtliche Proteine ausgetauscht, innerhalb von 12 Monaten haben sich das Skelettsystem und der ganze Körper, je nach Nährstoffqualität, mehr oder weniger positiv erneuert.

58 b) SCHUPHAN, W. Zur Qualität von Nahrungspflanzen, BLV.

Pflückerbsen, zarte, in vollem Wachstum befindliche, also physiologisch unreife Samen, werden aus einer Hülse, die sie gegen Witterungsunbilden schützen, z. B. durch eine Erbsendresch- oder -Löchtemaschine, ausgepahlt. Die ausgepahlten Erbsen sortiert man und weicht sie - z. B. in einigen Betrieben der USA - für 30 bis 60 Minuten zur Farberhaltung und Verbesserung des Geschmacks in einer zweiprozentigen Sodalösung ein (59-63). Dann unterwirft man sie einer Wasser- oder Dampfblanchierung. Dieser Arbeitsgang strapaziert die mehr oder minder zarte Test der Samen verschiedener Entwicklungsstadien. Unmittelbar an den Blanchierprozeß schließt sich ein kombinierter Reinigungs- und Abkühlvorgang an, das Abbrausen mit kaltem Wasser beim Laufen der Erbsen über Fließbänder (Nachverlese). Hierbei tritt ein erneuter Verlust an Mineralstoffen und an jenen wasserlöslichen Substanzen ein, die oben aufgezählt wurden. Nur werden die in Dosen gefüllten Erbsen nicht etwa mit ihrem durch Filtering von Schwebeteilen befreiten Blanchierwasser beschickt, sondern mit 1 % Zucker und je Liter 100 bis 150g CaO zur Ausfällung der Bikarbonate zugesetzt (53-63). In der Büchse setzt sich der Auslaugungsvorgang beim Samen fort. Die Vitamin-C-Verluste betragen bei Erbsen nach dem Blanchieren etwa 30 %, nach dem Sterilisieren nochmals etwa 30-40 %, so daß nach einer ¾jährigen Lagerung, die weitere Verluste bedingt, insgesamt 90 % der ursprünglich vorhandenen Vitamin-C-Mengen abgebaut sind. Auch die Vitamine B1 und B2 erleiden Einbußen - allerdings geringere - beim Blanchieren und etwas stärkere beim Sterilisieren. Im Durchschnitt enthielten gelagerte Konserven nach einem ¾ Jahr noch 50 % des ursprünglich vorhandenen Vitamins B1 und 80 % des Vitamins B2. Es zeigt sich, daß das im Zellsaft gelöste Kalium durch den Konservierungsprozeß um 30 (Spargel) bis 66 % (Erbsen) abnimmt, während das Natrium in kaum vorstellbarer Weise, z. B. bei Bohnen (+45000 %), Spargel (+5800 %) und Erbsen (+1400 %) zunimmt. (Natrium = weißes Metall, Bestandteil von Kochsalz.)

59 227 **Die stickstoffreichen Pflanzenlebensstoffe: Glykoside**

Für Saponine wurde von einer Arbeitsgruppe, die systematisch eine große Anzahl von Saponinen auf antimikrobielle Wirkung untersuchte, eine hemmende Wirkung auf das Wachstum von Pilzen berichtet, die für alle untersuchten Saponine charakteristisch war (TSCHESCHE und WULFF 1965 und 1975). Die Wirkung der Saponine gegen Pilze wurde mit einer Komplexbildung zwischen Saponinen und Sterinen der Pilzmembran erklärt. Die antimikrobielle Wirkung der Saponine ließ sich durch Zugabe von Cholesterin aufheben. Da Saponine nur in sehr geringem Umfang im Darm resorbiert werden, ist es wahrscheinlich, daß sie ihre stärkste antifungale Wirkung im Darm ausüben. Die Tatsache, daß im Darm bei jedem Verdauungsprozeß Cholesterin vorhanden ist, führt jedoch zu dem Schluß, daß eine antimikrobielle Wirkung der Saponine für den Menschen keine Relevanz besitzen dürfte. (WATZL, B./ LEITZMANN, C., Bioaktive Substanzen in Lebensmitteln, Hippokrates)

7000 Wildpflanzen

+ Erste Hilfe +

00 585 **Unkraut, die Wildkräuter und Giftpflanzen haben besondere Schöpfungsaufgaben:** Der amerikanische Botanikprofessor Dr. Cocannouer stellte diese These auf, daß Pflanzen, die man gewöhnlich für schädlich und unnütz hält, weit davon entfernt sind, Schaden anzurichten, sondern im Gegenteil Mineralstoffe aus den unteren Schichten des Bodens holen und damit die angebauten Pflanzen Nährstoffe liefern, die sie sonst nie erreichen würden. Löwenzahn, von Rasenbesitzern gleich ausgegraben wird, trägt in Wirklichkeit zur Lockerung des Bodens bei, indem er besonders Kalzium aus tieferen Erdschichten emportransportiert. (raum & zeit 55/92)

Achtung! Iß zu Beginn der UrKost nur die Pflanzen, die Du genau kennst und vorher probiert hast. Solltest Du Dir mal Schwindel, Durchfälle, Unwohlsein o.a. Nachteile infolge Essens von nicht genau als ungefährlich erkannter Pflanzen zuziehen, so iß schnell 10 Teelöffel Luvos-Erde.

01 611 **Erdfasten und UrKost schwemmt Umweltgifte aus** Das wichtige Spurenelement Selen vermag die Giftigkeit von Methylquecksilber eindeutig zu senken. (Scholz, 1985, S. 180) UrKost besitzt große Mengen an Selen.

02 210, 471, 755 **Mineraliengehalt der UrKost** Stammt das Gemüse dann noch von ausgelaugten, künstlich gedüngten Äckern, findet sich darin an Mineralien und Spurenelementen so gut wie nichts mehr. Nehmen wir als Beispiel mal das krebsvorbeugende Selen, dessen Mangel besonders bei Schwangeren und stillenden Müttern zu gesundheitlichen Komplikationen, zu Muskelerkrankungen, Pseudo-Albinismus, Zellzerstörungen usw. führt. Ißt Du aber von den auf Urböden wachsenden Wildpflanzen oder wenigstens etwas Gras, kannst Du sicher sein, daß Dein Körper genügend davon bekommt.

Es zeigte sich, daß bei uns die tägliche Selenaufnahme deutlich unter der Empfehlung des National Research Council liegt (0,77 µg Selen pro kg Körpergewicht) und in der ehemaligen DDR sogar die niedrigsten Werte Europas aufweist. (Selen-Roundtable-Gespräch, veranstaltet von der Fresenius AG, Frankfurt 1991 Ärztliche Praxis/Nr. 19 vom 7. März 1992) **Aber das gilt für anorganisch zu sich Genommenes: Selen ist toxisch:** Chronische Überladung (z.B. ab 800 µg/Tag) führt zu Abmagerung, Erbrechen, brüchigen Nägeln, Haarausfall u.a. (a-t 2 (1987), 22.) Wir raten von Therapieversuchen mit Selen ab.

7003 772 **Die Guava enthält viele lösliche Faserstoffe** Tropische Frucht verbessert das Lipidprofil (Fettzusammensetzung im Körper) und senkt Blutdruck (Ärzte Zeitung Nr. 226/14.12.1992/4)

7004 612, 772 **Disteln kannst Du gut essen!** Der beste Leberschutz ist die Distel. Nicht ohne Grund ist sie unter den Pflanzen der UrMedizin aufgeführt. Frühere Alkoholiker sollten sie regelmäßig essen. (Klar: Das ist ein Versuch, festzustellen, ob sich - im Gegensatz zur Schulmedizinischen Meinung - eine lädierte Leber wieder erholen kann. Ich bin im allgemeinen gegen solche Einzelaktionen, will aber nichts unversucht lassen zu helfen. Voraussetzung: Es wird voll nach der UrTherapie gelebt. Bitte berichtet mir.) Flavonoide wie das Silibinin gelten als Radikalfänger.
Der Leberschutz durch diese Substanz ist als Antidot (Gegenmittel) gegen das Gift des Knollenblätterpilzes, das Phalloidin, wissenschaftlich gesichert. (Wissenschafts-Journal Forschung und Praxis, Ärzte Zeitung vom 4.3.1992)

7005 584, 586 HRUBY, K., Knollenblätterpilzvergiftung, Intensivmed. 24/269-247 (1987); VOGEL, G., u.a. Protection by Silibin against Amanita phalloides Toxicology and Applied Pharmacology 73, 355-362 (1984); KEIBEL/WEILEMANN, Knollenblätterpilz - Intoxikationen, Intensivmedizin 26:354-359 (1989); FAULSTICH u.a. »Amanita Toxins and Poisening«, Witzstrock.

7006 a) 210, 471, 764, 766 **Chlorophyll**
Nur im Wildgrün befindet sich das für Säugetiere unentbehrliche, dem Chemismus des Haemoglobins fast identische Chlorophyll in genügender Menge. Das allein die für eine optimale enzymatische Sauerstoffbindung nötigen Eisen- und Magnesiumatome enthält und damit in der Lage ist, die anaeroben (sauerstofflosen) pathogenen (krankmachenden) Keime soweit zu begrenzen, daß sie zwar die Immunkräfte anregen, aber nicht krankmachen. (Aus den Arbeiten der Nobelpreisträger Fischer/Willstätter)

Kürzlich riß eine schrecklich ängstliche Dame nachts um zwei Uhr unseren Wildpflanzenführer aus seinen Träumen: sie habe nach dem Essen von Wildpflanzen Brechreiz- und Schwindelgefühle, was sie machen solle. Statt ihr zu raten, ein paar Löffel Heilerde zu nehmen schickte er sie noch halb im Schlaf zum Arzt. Später stellte sich heraus, daß sie Bärlauch- mit Maiglöckchenblättern verwechselt hatte. Nicht gefährlich - aber man sollte schon die Pflanzen genau kennen, bevor man sie ißt.

Chlorophyll und Chlorophyllin (ein Abbauprodukt, welches im Verdauungstrakt des Menschen entsteht) hemmen in vitro die mutagene Wirkung von Pyrolyseprodukten aus tierischen Lebensmitteln (Hayatsu et al. 1988). Vermutlich bindet Chlorophyll die Mutagene und macht sie u.a. dadurch inaktiv. In kürzlich durchgeführten Versuchen wurde erstmals in vivo eine tumorhemmende Wirkung durch Chlorophyll bzw. Chlorophyllin bei durch Aflatoxin B_1 induziertem Leberkrebs nachgewiesen (Anonym 1994). Die eingesetzte Menge an Chlorophyllin entsprach der in einer Portion Spinat vorhandenen Menge an Chlorophyll. Die tumorhemmende Wirkung von Chlorophyll könnte teilweise die in epidemiologischen Studien beobachtete protektive Wirkung von grünem Gemüse erklären. (WATZL, B./ LEITZMANN, C., Bioaktive Substanzen in Lebensmitteln, Hippokrates)

7006 b) 665 **Das sind die am besten schmeckenden Urpflanzen:**

Lindenblätter, im April und Mai
Wiesenbocksbart, ganze Pflanze (Süßgras)
Taubenkropf oder Aufgeblasenes Leimkraut,
Windenknöterich, verwandt mit Buchweizen,
Knollige Fetthenne (ganze Pflanze, auch Wurzelknöllchen gut eßbar)
Zweijährige Nachtkerze, ganze Pflanze, Wurzel im 1. Jahr, Mark der dicken Stengel sehr schmackhaft,
Weidenröschen (alle Arten),
Veilchen,
Vogelknöterichsamen,
Melde,
Guter Heinrich,
Samen Breit- und Spitzwegerich.

Siehe Tabelle im Glanzbildteil (T/1)

Bachbungenehrenpreis, hat fleischige Blätter,
Wiesen- oder Schlangenknöterich
Malven (besonders Wegmalve u. Moschusmalve),
Wiesenlabkraut,
Vogelmiere,
Alle Arten der Glockenblumen,
Gänseblümchen (Blätter und Blüten)
Löwenzahn,
Ackersenf, Barbarakraut, Bärenlauch, Brunnenkresse,
Waldkresse, Sauerampfer, Sauerklee, Pfefferknöterich.
Beinwell*, Taubnessel, Borretsch, Blätter der Ulme.
Kakteen, Disteln und deren geschälte Stiele.

* von Beinwell solltest Du allerdings höchstens alle zwei Tage ein kleines Blatt essen. Der kann Dir Schwindel bringen, ißt Du zuviel davon. Pflanze lieber dafür Borr an.

7006 c) Die grüne Pflanze
Sie ernährt alle Lebewesen, spendet darüber hinaus den Sauerstoff, ohne den kein Leben möglich wäre und bindet laufend die Kohlensäure, die am Grunde unseres Luftmeeres immer allzu reichlich vorhanden ist. Je geringer die Aufnahme grüner Substanz (des Chlorophylls) als Nahrung, desto geringer ist auch die optimale enzymatische Bindung des Sauerstoffs.
Im Gegensatz zu grünen Substanzen sind Samen (Getreidekörner, Nüsse etc.) sowie Hefen und Soja, insbesondere in der üblichen industriell aufbereiteten Form, arm an Chlorophyll. Die falsche Bewertung der grünen Substanz (dem Chlorophyll), des kostbarsten Nahrungsbestandteils überhaupt und ihr viel zu geringer Anteil an unserer heutigen Ernährung bitte mitverantwortlich für die Zivilisationskrankheiten, das seelische Kümmerling und die zunehmende charakterliche Disharmonie. Das Chlorophyll ist eine komplizierte Magnesium-Verbindung mit vielen Spurenelementen. Lassen wir uns nicht irritieren: Das Kostbarste, was die Pflanze dem Menschen zu geben vermag, ist das Chlorophyll, der Träger und die Voraussetzung aller lebenden Substanz. Doch diese überragenden Eigenschaften des Chlorophylls sind noch nicht das Entscheidende für seine Bewertung als primus agens, als Wertfaktor Nr. 1, als das Coenzym oder als die prosthetische Gruppe des Lebensstoffes überhaupt. Entscheidend für die Sonderbewertung des Chlorophylls ist die Tatsache, daß die Chlorophyll-

körnchen als einzige Lebewesen die Träger der Photosynthese und damit auch gleichzeitig die Träger der Chemosynthese sind.

Chlorophyll allein besitzt die Fähigkeit, das Sonnenlicht zu binden, d. h. bestimmte Lichtquanten des gesamten Spektrums werden vom Chlorophyll resorbiert und umgekehrt. Ohne den Einfluß der Sichtquanten kann kein Chlorophyll entstehen. Dies unterstreicht die immense Bedeutung des Sonnenlichts. Diese Fähigkeit, aus dem Sonnenlicht bestimmte Quanten zu binden und mit Hilfe der Sonnenkraft die vielen Kohlenwasserstoffe aufzubauen, die dem Menschen und dem Tier als Nahrung dienen, ist noch nicht restlos geklärt. Es sind also Farbstoffe und Lichtquanten, die uns die großen Nahrungsmoleküle (Energieträger) aufbauen. Bei dem komplizierten Abbau dieser großen Moleküle im Verdauungsvorgang wird die potentiell gebundene Sonnenenergie wieder frei und wirkt als kinetische Energie im Körper. Diese Freisetzung der potentiellen, schlummernden Energie und ihre Umformung in kinetische (Bewegungs-) Energie ist in jedem Falle an die Phosphorylierung gebunden, d. h. eine energiereiche Phosphor-Verbindung ist der Träger und Umformer jeder Energie. Somit ist das, durch das Chlorophyll eingefangene Sonnenlicht die Bewegungsenergie, die durch die Spaltung der Riesenmoleküle in den körperlichen Dissimilationsprozessen (physiologische Verbrennung) frei wird. Erst dank der Tätigkeit der Chlorophyllkörner ist es den heterotroph lebenden Tieren und dem Menschen überhaupt möglich zu leben. Die Chlorophyll-Moleküle sind die eigentlichen Energie-Empfänger, -Binder, -Träger und -Überträger. Diese Chlorophyllkörner sind als kleine, aber wichtige Sonnenmaschinen anzusehen. Das Chlorophyll in den Choroplasten der grünen Pflanzen ist als alleinige Substanz befähigt, die Energie des Sonnenlichtes als tragende Energie aller Lebensprozesse zu binden und diese potentielle, ruhende Energie jederzeit als kinetische (Bewegungs-) Energie im Körper freizumachen.

Merke: die Wurzel als Aufbau und Saugorgan ist abhängig von der Chlorophyllmenge der Blätter.

Gedanken zu Chlorophyll der Mikroalge Spirulina platensis, einem wesentlichen Unterschied zu Hefe, Soja und Getreide.

Ein überragendes Kennzeichen der Mikroalge Spirulina platensis ist die grüne Farbe. Diese ist Ausdruck von einem der wichtigsten pflanzlichen Lebensvorgänge, denn erst durch den grünen Farbstoff, das Chlorophyll, gewinnt die Pflanze die wunderbare Fähigkeit, aus der Kohlensäure der Luft und aus dem Wasser organische Verbindungen, zunächst Stärke und Zucker, synthetisch herzustellen. Weder die Tier noch der Mensch sind zu ähnlichen biochemischen Leistungen fähig. Alle Bau- und Betriebsstoffe ihrer Körper nehmen Mensch und Tier mit der Nahrung auf, welche die Pflanze vorbereitet. Die Pflanze ist autotroph (selbsternährend). Tier und Mensch leben heterotroph, d. h. durch Fremdernährung, und sind abhängig von der synthetischen Arbeit der grünen Pflanze. Das bedeutet: Wir leben mit der Pflanze auf Gedeih und Verderb in einer Symbiose. Folgender Grundsatz ist deshalb bei der Bewertung der Mikroalge Spirulina platensis als Zusatz zur menschlichen Ernährung sehr wesentlich: Die Struktur aller tierischen und damit auch menschlichen Organismen und Organe ist durch die Tätigkeit des Chlorophylls entstanden. Auch die Samenzellen und der Regent, der Zellkern, wären ohne Chlorophyll undenkbar. Die Samen der Pflanzen reichen das Grün der nächsten pflanzlichen Generation weiter, solange die chemischen, thermischen und atmosphärischen Verhältnisse dies zulassen. Zu den Zellbausteinen wie den Mitochondrien oder den Mikrosomen, gehören auch die Plastiden, die im Proto- und Cytoplasma eingebettet sind. Sie können nur durch die Teilung entstehen und niemals aus dem Protoplasma oder dem Zellkern hervorgehen. Sie bestehen aus einem lebendigen, eiweißhaltigen Substrat, in dem das Chlorophyll eingelagert ist. Ihre besondere Bedeutung gewinnen die Plastiden, die Chlorophyllträger durch ihre autotrophe Produktion organischer Verbindungen. Diese Plastiden sind die Träger der Farbstoffe - heute auch als SPS, sekundäre Pflanzenstoffe bezeichnet - von denen das Chlorophyll mit Abstand der wichtigste ist. Sie haben die Fähigkeit, bei Chlorophyll in den Kohlenstoffassimilation bezeichneten Vorgang zu vollziehen, bei dem aus CO_2 und H_2O die Grund- und Baustoffe der Zucker und Stärken entstehen.

07 ☐ 769 **UrKost wirkt auf Strahlenschäden ein!** Zum Glück wehrt sich der Körper auch gegen Chemie- und Strahlungsschäden. Letztere z.B., daß er die dadurch entstandenen freien Radikale mit der Schutzsubstanz Glutathion angreift. Die in den Zellmembranen sitzenden Vitamin-E-Moleküle können Kettenreaktionen von aggressiven Sauerstoffradikalen mit den ungesättigten Fettsäuren der Membranen verhindern.

Wildpflanzen atmen! Also sammle sie in einem luftdurchlässigen Körbchen. Brauchst Du längere Zeit sie zuzubereiten, so steck sie mit den Stengeln in ein Glas mit etwas Wasser. Die Würstchengläser können Dir aber noch einen letzten, diesmal guten Dienst erweisen. Der luftdicht schließende Schnellschraubverschluß vermag es, unsere eben gepflückten Wildpflanzen lange frisch zu halten, wenn wir den Boden des Glases etwa 2cm hoch mit Wasser füllen und dieses dann in den Kühlschrank stellen.

---

08 ☐ 772 **Samen und Nüsse** Samen und Nüsse sind von der Natur aus mit einem Antienzym vor dem vorzeitigen Keimen geschützt. Das hat die Natur deshalb so eingerichtet, damit die Pflanze nach dem Keimen beste Bedingungen - vor allem genug Wärme vorfindet - um zu einer Pflanze bzw. einem neuen Baum zu wachsen. Sobald feuchte Wärme auf den Samen trifft, löst sich das Inhibinenzym auf und gibt das Wachstum frei. Aus diesem Grunde liegen ältere Nüsse manchen schwerer im Magen und verdauen langsamer. Das gilt auch für Getreide und anderen gelagerten Samen. In kleinen Mengen genossen, wie z.B. Leinsamen, dürfte der Organismus damit fertigwerden.

09 ☐ 730, 755 **Gras** haben die Menschen früher auch gegessen »Und dann sind unsere Kartoffeln sehr schlecht. Viele werden krank davon und essen lieber Gras.« »Menschen essen hier Gras?« entsetzte sich Oberlin. »Manche essen jeden Tag Gras. In den langen Kriegs- und Hungersnotzeiten haben wir es gelernt.«

1245

SCHEUERMANN, Wilhelm, »Ein Mann mit Gott«, Verlag DBG, 1937
Früher aß man also in gewissen Gegenden Gras - warum sollen wir es heute nicht ebenso halten können, wenn kein anderes Wild-Grün zur Verfügung steht? Wir essen es aus Vernunft, die Hungernden, um gesund zu überleben! Wir sind nur jetzt durch dieses Buch etwas klüger geworden und werden das Gras nicht kochen, sondern roh essen - was zudem auch besser schmeckt! (→LV 6522, 7002, 7008, 9956)

7010 567, 755 Der Stamm von Jesus empfiehlt das Essen von Gras: **»Wir können auch das zarte Gras essen**, auf daß die Kraft der Erdenmutter in uns eintrete. Aber kaut die Halme gut, denn der Sohn des Menschen hat andere Zähne als die Tiere, und nur wenn wir gut kauen, kann der Engel des Wassers in unser Blut eintreten und uns Kraft geben. Eßt denn o Söhne des Lichts, von diesem vollkommenen Kraut auf der Tafel unserer Erdenmutter, auf daß eure Tage auf dieser Erde lang währen mögen, denn dies ist den Augen Gottes wohlgefällig.« (→LV 6102, 9828) (Aus: SZEKELY, D., Das geheime Evangelium der Essener/Buch 4, Seite 25)

Also, wenn es denn der göttliche Stamm von Jesus empfiehlt, willst Du den Verfasser als »Gras-aus-Not-Essensempfehler« da noch länger für verrückt halten...? Erkenne: Die Menschen sind vom einfachen, unkomplizierten Denken abgekommen. Die Nahrung muß durch (verteuernde) Behandlung zuerst maschinell, chemisch oder durch Erhitzung verändert werden. Das sie auch einfach »nur so« zu sich genommen werden kann - auch Gras -, das scheint nicht mehr denkbar!

Es scheint so, als könnten mit bearbeitetem Fett (oder Öl) behaftete Blätter nicht richtig verdaut werden. Nicht anzunehmen ist das aber beim natürlichen Fett der Avocados.
Völlig verkehrt ist es natürlich, sich mit Öl einen Salat anzumachen.

GUHA, B.C., Leaf protein as a human food, The Lancet 1/705/1960
SCHNABEL, C.F., Vitaminic product from grass juice, US Patent 2133362.
PIRIE, N.W., Leaf Protein, Cambridge University, Press. Auszug: Es wäre schon möglich, durch chemische Prozesse, für die Menschen eine Ernährung aus Gras zu gewinnen, aber die dafür aufzuwendenden Kosten würden das Projekt nicht lohnend erscheinen lassen.
DIELS, D., Ersatzstoffe aus dem Pflanzenreich, Stgt. 1918
PIRIE, N.W., Leaf Protein and it's byproducts in human and animal nutrition, London 1987

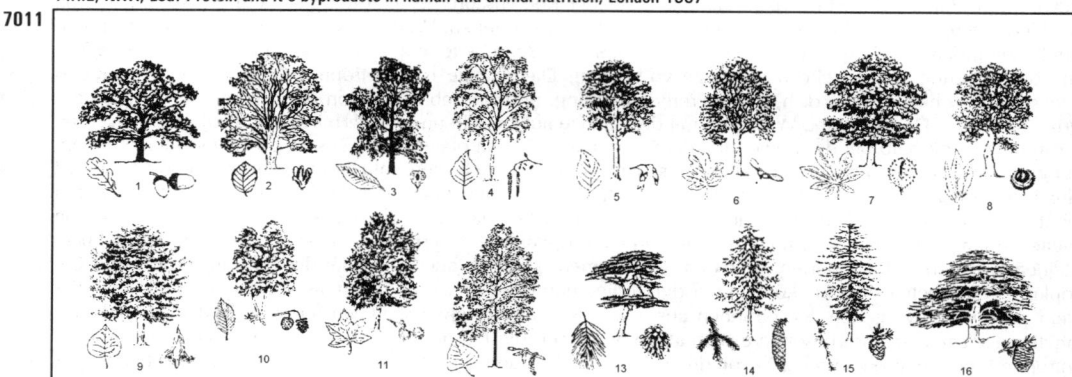

7011
Auch Blätter und Triebe sind eßbar: 1) Eiche, 2) Buche, 3) Ulme, 4) Birke, 4) Esche, 6) Ahorn, 7) Roßkastanie, 8) Süßkastanie, 9) Linde, 10) Erle, 11) Platane, 12) Kanad. Zeder, 13) Kiefer (gemeine), 14) Fichte, 15) Lärche, 16) Zeder

 760 **Beinwell/Comfrey** Ich rate, nicht mehr als zwei kleine Blätter täglich zu essen!
A. Die Mitglieder der Hdra in Australien wissen, daß Comfrey ein Alkaloid von der Art enthält, wie sie von der CSIRO, Department für Tiergesundheit geprüft wird; sie wurden darüber durch die verschiedenen Veröffentlichungen der Hdra in England, besonders im letzten Comfrey-Bericht, unterrichtet.
B. In England wurden Untersuchungen von angesehenen Instituten ausgeführt. Diese Tests zeigten, daß lange und ausgiebige Verwendung der Comfrey-Pflanze als Viehfutter keine schädliche Wirkung zur Folge hatte, sondern vielmehr beträchtliche Förderung der Gesundheit der Tiere.
C. Im Besitz der Hdra in Australien sind keinerlei Unterlagen über die Verursachung von Leberschäden bei Menschen oder Tieren durch Comfrey.
D. Ich habe seit neun Jahren Comfrey gegessen, manchmal zu zwei Mahlzeiten am Tag. Ich verspüre nichts als ausgezeichnete Gesundheit.
E. Es gibt viele tausend Menschen in der ganzen Welt, die für sich selbst und für ihr Vieh Comfrey anbauen und verwenden.
F. In über 40 menschlichen Krankheitszuständen wurde durch den Gebrauch von Comfrey als Nahrung oder Heilmittel geholfen.
HILLS, L.B. + DOUBLEDAY, H., »The safety of Comfrey« Bocking, 20 Convent Lane, Braintree/Essex
HIRONO, I. u.a., (1978) Journal National Cancer Institution 61 3 865-869, Carcinogenic Activity of Symphytum officinale. 2. British Medical Journal (3 March 1979) p. 598. 3. BERRY, M. I., (16 March 1979) Report No. 1
Merke: **Beinwell** wächst wild, Comfrey ist das kultivierte Beinwell

7012 611 Pilze verursachen Krebs In Pilzen sind Antibiotika gefunden worden, doch sie produzieren auch kanzerogene Substanzen. Chinesische Wissenschaftler haben entdeckt, daß der Fungus Candida albicans bei einem Drittel von 155 Patienten Speiseröhrenkrebs verursacht hat. Studien des Sloan-Kettering-Instituts in New York führten zu der Erkenntnis, daß Pilze verstärktes Epithelialwachstum bewirken und als Katalysatoren bei der Entstehung von Kanzerogenen aus anderen Substanzen fungieren (z.B. natürliche Amine aus Getreide und Nitriten, die die extrem kanzerogenen Nitrosamine bilden. (Buys, 1980 in E. Efron, »Die Apokalyptiker«, Goldmann 11/86.)

Penicillinsäure wird von folgenden Fungi produziert: Penicillium puberulum, P. cyclopium, P. thomii, P. suaveolens, P. baarnense, Aspergillus ochraceus und A. melleus. Penicillinsäure erzeugt bei Ratten und Mäusen Sarkome (IARC, Bd. 10, 1976).
Griseofulvin ist ein Stoffwechselprodukt vieler Penicilliumpilze. Es soll bei Mäusen kanzerogen wirken (Kraybill, 1977; IARC, Bd. 10, 1976).
Eine ganze Reihe verschiedener Formen des Penicillins, dem aus den Penicilliumpilz gewonnenen Antibiotika, wirken bei Tieren kanzerogen (Kraybill, 1977; NIOSH, 1976).
Pilze werden auch mit dem Urin ausgeschieden. Einmal aus dem Körper, ein andermal deswegen, weil der Urin Candidapilze aus der Scheide mit ausschwemmt. Den Urin zu trinken und die Pilze wieder oben hineinzuschütten - ich weiß nicht. Doch es soll gerade gegen Verpilzung wirksam sein.

3   612 **Auch Schöllkraut lindert Verdauungsstörungen**
Bei leichteren Funktionsstörungen der Verdauungsorgane hat sich Cynarzym N von Roland Arzneimittel, Hamburg, bewährt. Das Medikament nutzt u.a. die Wirkstoffe von Artischocke und Schöllkraut, um Leber und Bauchspeicheldrüse zu erhöhter Produktion anzuregen. Eine wissenschaftliche Untersuchung von Cynarzym N ergab, daß nach 14tägiger Behandlung bei jedem zweiten Patienten eine deutliche Besserung der Beschwerden eintrat. Dagegen wurde in einer parallel untersuchten Patientengruppe, die ein Plazebo bekommen hatte, kein Fall von deutlicher Besserung festgestellt. (Ärztliche Praxis 17/26.2.1994)
Noch vor zwei Jahren wäre eine solche Darstellung in einer ärztlichen Fachzeitschrift unmöglich gewesen. Cynarzym N hätten die Mediziner durch das BGA wegen der Giftigkeit des Schöllkrauts (so, wie sie das mit dem weitaus harmloseren Huflattich machten) verbieten lassen. Erkenne auch hier: Der Körper wehrt sich gegen das Gift und sucht es schnellstens herauszutreiben. Die Ärzte bezeichnen es als »Linderung von Verstopfung«. Durch Falschbezeichnung und Verwechseln der Tatsachen werden bei der Kräuter- und Medikamentenbehandlung pure Giftstoffe in Heilmittel umgemünzt.

4 a)   121, 124, 145, 149 **Jetzt sollen nicht nur Tiere, sondern auch Bäume für Menschen sterben**, die ihren Körper zu einen krebsverseuchten Mülleimer durch Rauchen, Alkohol und Fast-Food machten!
Taxol, Du hörst recht, hat mit Taxus zu tun. Ein Abkömmling der allesamt sehr giftigen, aber so wunderschönen, immergrünen Eibenarten. Dazu schreibt - selten offen - die Ärzte Zeitung (Nr. 168/22.9.1992/2):
Um ein Kilo des Medikaments zu gewinnen, müssen 9.000 Kilo Rinde verarbeitet werden, denn das trizyklische Molekül mit der langen Seitenkette ist schwer synthetisch herstellbar. Zur Behandlung eines einzigen Krebskranken sind bis zu sechs Bäume nötig; dabei gibt es allein in den USA pro Jahr etwa 100.000 Patienten, die für eine Therapie in Frage kämen. Die Eiben jedoch stehen unter Naturschutz.
Ist diese Begeisterung wirklich gerechtfertigt? Dr. Dr. Wolfgang Scheef, Chefarzt der Bonner Robert-Janker-Klinik, sieht es nüchterner: »Viele Mittel - denken Sie nur an die Interferone - sind zuerst hochgelobt worden, aber dann waren es nur Seifenblasen, Windeier.«
»Es heilt nicht, wie auch andere Zytostatika selten heilen.«

4 b) Die Kerne der Aprikosen enthalten das giftige Amygdalin oder Leatrile. Es wurde noch vor kurzem als Krebsheilmittel propagiert und bestens als "Naturheilmittel" verkauft. Natürlich völlig erfolglos. Warum? Du weißt: Die weise Schöpfung hat die Aprikosenkerne derart hart gemacht, daß man sie (ohne künstliche Mittel) nicht knacken kann. Was bedeutet, sie sind nicht für den Menschen zu essen bestimmt, wie die Brechnuß. So einfach mußt Du denken, dann löst Du jedes Problem Deiner Gesundheit.

4 c)   927, 942 PREUSCHOFF, G., Die heilende Kraft der Bäume, Knaur, Auszug: Nun stehst du auf und gehst zu einem Baum am Rande der Wiese. Setz dich unter diesen Baum. Die grünbelaubten Äste des Baumes hängen tief herab. Du lehnst dich mit dem Rücken gegen den Stamm und atmest den reinen Sauerstoff ein, den die Blätter abgeben. Du atmest auch den Sauerstoff ein, der in Form von blau-goldenem Licht aus Sonne und Himmel durch die Blätter dringt. Atme Kohlendioxid in Form von grauem Rauch aus, den die Blätter aufnehmen und in Sauerstoff umwandeln. Die Blätter geben den Sauerstoff wieder ab, er fließt durch den Baumstamm und strömt durch die Poren in deinen Körper ein. Auf diese Weise verschmilzt dein Atemrhythmus mit dem des Baues. Deine Finger und Zehen graben sich wie Wurzeln in die Erde und nehmen ihre Kraft in sich auf. Verweile dort und hol dir so viel Energie aus der Erde, wie du brauchst... (S. 45) Bäume brauchen uns nicht, aber wir brauchen die Bäume. Ohne Bäume würde es keine Menschen geben. Unsere Vorfahren schienen das deutlich zu fühlen, denn in germanischen, keltischen, indianischen und vielen anderen Schöpfungsmythen wird erzählt, daß die Götter aus Bäumen Menschen machten. (S. 15)

15   121, 124, 145, 149 **Onkologen setzen große Hoffnung auf den jetzt auch in Deutschland zugelassenen Eiben-Wirkstoff** Taxol®. Die Erwartungen sind immens: Das Mittel soll das Chemotherapiespektrum bei verschiedenen Krebserkrankungen bereichern und die Überlebenszeit der Patienten verlängern, eventuell sogar zu deren Heilung beitragen. Mit welchen Nebenwirkungen muß bei der Therapie gerechnet werden? Charakteristisch sind Neutropenien (Abtöten der Granulozyten und damit Verlußt der Immunabwehr), die aber, so die Experten, in der Regel keiner G-CSF-Gabe bedürfen. Außerdem fallen den Patienten komplett die Haare aus, was aber reversibel ist. Weiterhin treten leichte Polyneuropathien (entzündliche und degenerative Erkrankung der Nerven) und Myalgien (Muskelschmerzen) auf.
Merke: Ein Pferd windet sich nach Aufnahme von 100 g Eibennnadeln zu Tode. Und dieses Gift soll Dich heilen...
In Kanada sind sie schon dabei, die Eibenwälder abzuholzen und wenn diese Medizinmafia (was bei dem jetzt einsetzenden Trend nach Natur»heilmitteln« durchaus zu befürchten ist) eines kommenden Tages wissenschaftlich analysiert, daß ein noch besseres Universalheilmittel gegen Krebs in den Buchen und ein zwei Monate lebensverlängerndes Heilmittel gegen AIDS in den Eichen steckt, womit die Pharmazie den Millionen Kranken hier und in Afrika (gegen gute Bezahlung) helfen könnte, dann sind wir unsere Wälder schneller los, als durch die Abgase...

16   584, 586 ROTH/DAUNDERER/KORMANN, »Giftpflanzen« - Pflanzengifte«, ecomed Vlg.s. Ges.mbH, Landsberg-München, III 1989.

> Übrigens, das Pflänzlein »Fette Henne« schmeckt ganz besonders lecker - aber nimm höchstens drei kleine Blättchen davon. Es ist sehr selten!

17   694, 955 Das Vitamin B_{12} (= Extrinsic Castle Faktor) wird durch Laktobazillen (Lb. acidophilus, Lb. casei, Lb. fermenti) aus Pseudovitaminen synthetisiert. Bei vielen Tierarten ist bewiesen, daß eine Korrelation zwischen

1247

Darmbakterien und Wirtsorganismus beziehungsweise Darmschleimhautzellen besteht, derart, daß die Darmbakterien des Dickdarms 1. unverwertbare Nahrung erschließen und sie für den Wirt verwertbar machen, 2. wichtige Vitamine synthetisieren, wie die Vitamine K, B, usw., 3. pathogene Keime unterdrücken und eine Infektion durch diese verhindern, indem sie das Darmepithel wie eine Tapete überziehen und pathogene Bakterien ins Darmlumen abdrängen. (PFEIFFNER, J. J. in Erfahrungs-Heilkunde 1973/5, S. 1324)

Merke: Vitamin B_{12} wird von den Darmbakterien des Ileums nach Bedarf hergestellt. Wer aber nicht genügend ungewaschene Wildkräuter zu sich nimmt und seinen Darm durch Fasten nicht für Bakterien bewohnbar gemacht hat, muß damit rechnen, daß bei ihm ein Mangel daran auftritt. Künstlich (wegen des angeblich Vegetariern drohenden Anämie oder Leukämie) Vitamin B_{12} zuzuführen kann - aus Gründen der Unwissenheit über die fehlende Menge, die hier, wegen der genauesten auf den körperlichen Bedarf, abgestimmten natürlichen Produktion, äußerst wichtig ist - besonders schädigend sein. Der Mensch ist kein Automat, in dem man oben bestimmte Markstücke einwirft und unten Gesundheit zu entnehmen ist. Frage Dich, warum das B_{12}-Märchen immer wieder in den Medien aufgetischt wird... Überleg doch mal: Der Fleischverbrauch sinkt - und Fleisch besitzt ja davon genug... Ameisen essen sollten auf jeden Fall die Schwangeren, wenn sie keine von Milbenhonig besprenkelten Blätter zu sich nehmen. Bei einigen Frauen kann es aus noch nicht geklärten Gründen zu einem Vitamin-B-12-Mangel kommen, den man dann auch mit den knackigen, würzigen - vorher zerdrückten - Insekten beheben kann. Wenn kein Wald mit Ameisennestern in der Nähe sein sollte, wo die B_{12}-haltige Ameisensäure durch das Essen der Tierchen durch Überstreichen eines Ameisennests mit einem Grashalm oder bespeicheltem Finger zu erhalten ist. (→ LV 3301 Frage)

7018 📖 319 **Mistel** noch heute ein Wundermittel? Krebsforscher untersuchten Hunderte Krebsmittel aus der Naturheilkunde. Lediglich dem Mistelpräparat Iscador sprachen sie eine gewisse Wirksamkeit zu. Über Selen lautet das Ergebnis der Autoren: Niedriger Selenspiegel bei Ovarialkarzinom, Korrelation zwischen Selenspiegel und Krankheitsverlauf sowie Selenspiegel und Krankheitsstadium.
Die Ergebnisse dieser Untersuchung lassen vermuten, daß *ein niedriger Selenspiegel eher Folge als Ursache der Krebserkrankung ist.*
NAGEL/SCHMÄL/HOSSFELD, »Aktuelle Onkologie, Bd. 49«, Zuckschwerd Verlag.

7019 📖 318 **Wandel der angeblichen Heilkräuterwirkungen** Im ersten Jahrhundert nach Christus war der Weißdorn in der griechischen Medizin, als Mittel gegen Verschleimung gebräuchlich. Bis ins späte Mittelalter wurde Weißdorn dann gegen Durchfall und als lebensverlängerndes Elixier empfohlen. Dann geriet er in Vergessenheit. Erst im 19. Jahrhundert erinnerten sich in Deutschland die Mediziner und Geschäftemacher wieder an den Strauch und machten ihn wegen der leuchtend roten Farbe und Herzform seiner Beeren zu einem Heilmittel für Herzleidende. (→LV 6824)

7020 📖 764 **Brennessel** enthält u. a. an Wirkstoffen: Chlorophyll, das aus dem Phytol (eine Komponente der Vitamine E und K) gewonnen wird. Lezithin, pflanzliche Hormone und Enzyme, Gerbstoffe, Schleim, Kiesel-, Ameisen- und andere Säuren, Wachs, Provitamin A sowie eine verhältnismäßig große Menge an Vitamin C, Acethylcholin, Sekretin, Histamin (Ausscheidungen der Brennhaare) sowie größere Mengen an Mineralstoffen wie Eisen, Kalzium, Kalium, Natrium und Kieselsäure sowie Stickstoff und Phosphorverbindungen. Wie die Bohne und Heidelbeere sind auch bei der Brennessel Glukokinine nachgewiesen, die einen gewissen Einfluß auf die Insulinproduktion haben sollen.
Zu den Lebensstoffen: Das Ferment Sekretin wirkt auf die Bauchspeicheldrüse, die Leber- und Gallenproduktion sowie auf die Magensekretion und fördert die Verdauung. Eisen, Mangan und Magnesium regeln die Atemtätigkeit, den nervösen Haushalt, wirken auf Blut, Hirn und Rückenmark. Kalium wirkt wasserentziehend, Natrium fördert die Osmose. Potenzstärkend soll's ebenfalls sein...

7021 a) 📖 584, 586 Das beste Buch über die Gifte ist m.E. von Wirth, dem Du natürlich auch nicht alles abnehmen kannst. So liest sich z.B. auf S. 286 unter Fingerhut: »Von den Digitalisblättern mit einem Gehalt von rund 0,3% an herzwirksamen Glykosiden gelten 2,3g als tödliche Gabe...« Also - ich habe bereits drei Blätter in einer halben Stunde hinuntergewürgt, aber weder eine Gift- noch eine Wirkung auf das Herz verspürt. Bei der Arnika dagegen, die nur Durchfälle und Erbrechen hervorrufen soll, bekam ich dagegen stärkstes Herzklopfen. Arnika aber wird in den Naturheilpraxen nur zur Herzstärkung, sondern nur zur Wundheilung gereicht. Du erkennst: Auch hier stimmts hinten und vorne nicht. Ein Schreiberling nimmt vom anderen einfach zu viel ab, statt den Behauptungen selbst nachzugehen...
📖 585 Von der Brechnuß – aus ihr wird das Strychnin gewonnen – ist nur der Samenkern giftig. Der ihn umhüllende Fruchtmantel – genau wie bei der Eibe – ist ungiftig und ist besonders bei den Klammeraffen eine beliebte Mahlzeit. Die höchstgiftige Nuß wird dabei oft verschluckt - aber das macht nichts, denn sie ist – wie bei der Eibe – undurchdringbar durch die Magensäure. Sie wird nur soweit aufgeweicht, daß sie beim Ausstoß aus dem Darm die richtige Keimfähigkeit besitzt. Der Kot hält sie dann noch einige Zeit weiter feucht. Fällt sie in ein Gebüsch, wo es dunkel ist, treibt der Keim darin aus, gräbt sich in den Boden, und ein neuer Strauch kann entstehen: die Natur plant alles bis ins Feinste!
WIRTH/GLOXHUBER, Toxikologie für Ärzte, Naturwissenschaftler und Apotheker, G. Thieme Verlag. Ebenfalls kann ich empfehlen: FROHNE/PFÄNDER, Giftpflanzen, Ein Handbuch für Apotheker, Ärzte, Toxikologen und Biologen, Wiss. Verlagsgesellschaft Stuttgart.
Preiswert aber gut: BRAUN, H., Heilpflanzenlexikon, G. Fischer Verlag
Eigentlich brauchst Du - falls Du Dir die unter Kapitel 9.95 aufgeführten Giftpflanzen nicht einprägen kannst - nur ein ganz kleines, gut bebildertes Giftpflanzenheftchen bei der Wildpflanzensuche einstecken, damit Du keine falschen erwischst: PAHLOWS GIFTPFLANZENKOMPASS, Gräfe und Unzer in einem Kunststoffumschlag.

7021 b) Am späten Abend ein Anruf des 15jährigen Töchterchens meiner viel Urkost essenden Nachbarin bei mir: "Herr Konz, kommen Sie schnell rüber. Mutti hat heute abend eine Schüssel Wildsalat gegessen. Helfen Sie uns. Jetzt liegt sie im Sterben!" Meine Frau wundert sich, wieso ich plötzlich so blaß bin, aber da rase ich auch schon den Berg hoch zur Leni. 48 Jahre jung liegt sie auf dem Küchenboden, die Hände aufs Herz gepreßt und stöhnt und stöhnt. Dazwischen ein: "Das ist mein Tod, das ist mein Tod." Die zwei Töchter stehen hilflos herum. Der angesäuselte Ehemann Karl hockt leicht ernüchtert neben ihr und stammelt: "Lenche, dun mir dat nit ahn! Lenche, Lenche, blieb bei mir!" Ich übernehme die Initiative: "Nun mal sofort ins Wohnzimmer aufs Sofa mit ihr. Und jetzt macht die Tür hinter Euch zu." Ich fühle nach dem Puls, der erstaunlicherweise ruhig und langsam schlägt. "Nun sag mir mal schnell, mit welchen Kräutern Du den Salat gemacht hast? In unserer Gegend gibt's doch außer dem Fingerhut gar keine Giftpflanzen." Ein leichtes Zwinkern in ihren Augen hält mich davon ab, ans Telefon zu greifen, um einen meiner speziellen Freunde von der Ärztegilde zum Setzen einer Diazepam-Spritze kommen zu lassen. Leni gibt für einen Moment das Ächzen auf: "Gut, daß Du gekommen bist, Franz.

> Warum willst Du Pollen im Reformhaus kaufen, wenn Du den Blütenstaub gleich frisch in voller Urkraft mit den Blüten vom Baum pflücken kannst?

Geh jetzt rüber zu meinem Mann, und laß mich hier noch ein bißchen stöhnen. Sag ihm, daß mich nicht die Wildkräuter ins Grab gebracht hätten, sondern die Aufregung über seine Sauferei. Und daß er sofort für immer damit aufhören muß, wenn er seine Frau noch länger behalten will..." Da ist es dann auch wieder Ehrensache für mich, Karl zu sagen: "Wenn sich die Leni nochmal über Dein Trinken so aufregen muß, hast Du sie nicht mehr lange. Du willst doch nicht an ihrem Tod schuld sein. Diesmal ist sie dank der herzstärkenden Wildkräuter noch mal davongekommen..."

1 c) 584, 825, 830 **Goldregen** (nicht Ginster!) ist leicht giftig - besonders im Samen. Kinder greifen aber meist nur nach den leuchtenden Blüten. Aber: Nach dem Essen von Pflanzenteilen verhindert ein schnell einsetzendes Erbrechen das Aufnehmen größerer Cytisinmengen. Dies erklärt auch die Tatsache, daß in der Mehrzahl nur leichte Vergiftungssymptome beobachtet wurden. In einem einzigen Todesfall hat eine wahrscheinlich vorangegangene Behandlung mit dem zentral dämpfenden Arzneimittel (Largactil®) diese Schutzmaßnahme des Körpers verhindert. (→ LV 9690)

1) d) 524, 825, 830 Im Walde, an lichten Stellen, findest Du oft ein einzelnes, dunkelgrünes Blatt, manchmal auch als Zwilling mit einer umgekehrt traubenförmig hochwachsenden Blüte: das Schattenblümchen. Ich esse es schon seit Jahrzehnten obschon ich nach den Hinweisen in den Pflanzenführern längst vergiftet sein mußte... (→LV 9606) Merke Dir: Brennt oder ätzt das kleine Blattstückchen im Mund oder ist es so bitter, daß Du es nicht schlucken kannst: spuck's aus. Dieses Grün ist für andere Tiere bestimmt.

2 641 Nicht überall wurde **Erde als »Dreck« abgetan**. Vor 50 Jahren noch buk man auf Sardinien ein spezielles Brot aus Eicheln. Um den bitteren Geschmack zu mindern, mischte man es mit bis zu 10% Tonerde. Selbst in Afrika wurden Tonerden benutzt, um Vergiftungen und Magenkrämpfen zu begegnen. JOHNS, T., With Bitter Herbs Thes Shall Eat It, Tucson

3 255, 380 **Wiesen-Bärenklau fördert die Potenz**
Frage: »In einem Artikel über das Seminar von Franz und Delia Konz von einem Teilnehmer über eine Wildkräuter-Wanderung berichtet. Eine ganz spezielle Pflanze soll die Potenz bis ins hohe Alter erhalten. Vor VIAGRA habe ich Angst. Bitte gib mir deren Namen bekannt.«
Antwort: Ich will es allen nochmals deutlich sagen, die da Impotenz fürchten. Oder die krank sind. Oder die gesundbleiben wollen. Oder die frigide sind. Oder die Probleme mit ihrer Potenz haben: Niemand kann auf Dauer Erfolg erzielen, wenn er Gesundheit oder Manneskraft durch ein einziges Pflänzchen gewinnen will. Oder seinen Körper nur wie bei einem Kinderbaukasten aus verschiedenen Einzelteilen zusammengesetzt sieht. Dessen Funktionen - falls sie nicht wie gewünscht ablaufen - durch »spezielle« Mittelchen oder Wirkstoffe ins Lot zu bringen wären. Um es klar zu machen: Es ist sicher, daß es zur Aufrechterhaltung der sexuellen Lust beim Mann wie auch bei der Frau bestimmter Lebens- und Vitalstoffe bedarf. Einige davon sind bekannt, wie z.B. das Vitamin E. Einige davon sind unbekannt, wie z.B. die Wirkstoffe in der Ginsengwurzel.
Doch was sollen diese nutzen, wenn sie der Körper mangels kräftiger Bewegung nicht an die Orte bringen kann, wo sie wirksam werden sollen? Z.B. weil der Gesamtorganismus zu wenig tragendes Hämoglobin bildet, weil ihm das Chlorophyll der wilden Grünpflanzen fehlt.
Oder, wenn schon diese drei Voraussetzungen erfüllt wird, der Blut- und Säftezufluß zum Penis und zur Scheide deshalb nicht stattfinden kann, weil die feinen Äderchen in der Beckenregion mit Cholesterin, Kalk und anderen Ablagerungen verstopft sind. Und deshalb ein genügendes Auffüllen der Schwellkörper mit Blut nicht ermöglichen. Und das mit Schlechtnahrung aufgefüllte Bindegewebe einen interzellulären Flüssigkeitsaustausch nur erschwert zuläßt. Warum? Weil keine gründliche innere Körperreinigung mittels Hydrokolontherapie und Erdfasten hinter sich gebracht wurde. Doch so sehr sind die Menschen von der Wirkung spezieller Heilkräuter besessen, daß sich in Japan z.B. vor 30 Jahren kein einziges Löwenzahnpflänzchen mehr finden ließ. Obwohl Taraxacum als eine der häufigsten Pflanzen auf der Erde wächst. Warum? Weil man den japanischen Frauen weismachte, er enthalte ein besonderes Hormon, welches den asiatisch-zarten und wohlgeformten Busen zu ungeahnter Fülle verhelfen würde... Nachdem die klugen Japanerinnen aber merkten, daß der Löwenzahn ihnen nicht half, ihre feingeformten Brüste in protzige Balkone zu verwandeln, ließen sie von ihm ab. – Und so kannst Du ihn als Urköstler heute wieder in Japan futtern...

Wir wenigen Klarsichtigen sollten uns endlich davon lösen und wissen: Es gibt keine speziellen Wirk- und Heilkräuter! Es gibt überhaupt keine Heilmittel! Weder pflanzliche noch chemische.
Es gibt nur ein Aufrechterhalten und Wiedergewinnen der Gesundheit (und damit der Potenz) durch eine richtige natürliche Ernährung. Plus tüchtigem Bewegen. Plus In-Ordnung-bringen des Gefühlslebens. Es gibt auch auf diesem Gebiet keine Wunder. Es gibt nur harte Arbeit an sich selbst durch Niederkämpfen seiner schlechten Gewohnheiten, Gelüste, Laster und Neigungen.
Leider ist es mit den Lastern bei Dir wie mit denen auf den Straßen: sie sind am schwersten zu bremsen. Damit ich meinen Frager aber nicht enttäuscht und traurig zurücklasse: Hier hast Du eine Aufstellung der Pflanzen, denen eine aphrodisiakische, potenzsteigernde Wirkung nachgesagt wird:

• Besengingster (getrocknete Blüten des schottischen, kanarischen oder spanischen Ginsters), • Brennesseln (Flagellation des Beckenbereichs) • Fenchel, wilder, • Durian (sehr sättigend, kriegt man in Asien-Shops oder von Orkos →Rz 980(2)), • Ginseng (besitzt eine allgemein belebende Wirkung), • Kapuziner- und Gartenkresse, • Löwenzahn, Osterluzei (nur in geringer Menge, wenn überhaupt, nehmen!), Sauerkirschenkerne (Vitamin B17 = Laetril, davon halte ich gar nichts!), Süßholzwurzel, • Yamswurzel (auch Blätter), Yohimbin (Rinde eines afrikan. Baumes, in Kapseln erhältlich), • Blutwurz (dem man die lateinische vielsagende Bezeichnung Potenzilla erecta gab)

Bärlauch nicht verwechseln mit Herbstzeitlose, Schattenblume oder Maiglöckchen, die leicht giftig sind. Bei allen Waldpflanzen vorsichtig sein!

Und da ist die von unserem Pflanzenführer für besonders wirksam gehaltene Pflanze: Wiesen-Bärenklau (der Stengel ist gut roh eßbar. In alten Kräuterbüchern wird er beschrieben als »gut zu ehelich Wercken«...)
Wer aber seinen Aberglauben diesbezüglich bereichern will, der greife zum Taschenbuch »Aphrodisiaka« von R. Stark (Heyne TB). Oder zu Graupe/Koller »Delikatessen aus Wildkräutern«, Orac Verlag. Oder Messegue, Heilkräuter-Lexikon.

7025 Feine Beigaben zur künstlichen Erektion (Spätere sind noch in der Ermittlungsphase)
»POTENZPILLE« SILDENAFIL (VIAGRA) Häufige Störwirkungen sind Kopfschmerzen (bis 19%), Verdauungsstörungen (bis 14%), Sehstörungen (bis 11%), verschwommenes Sehen, beeinträchtigte Farbwahrnehmung, blaue Schleier für einige Stunden, Lichtempfindlichkeit u.a. Plush (bis 9%), Muskelverspannungen (7%) und Durchfall (bis 5%). Photosensibilisierung, Anämie und Leukipenie (Knochenmarkschädigung), Hypoglykämie (Blutzuckerverminderung, verursacht kalter Schweiß, Zittern, Hungergefühle, Apathie, Doppelbilder, Wutausbrücke, Herzklopfen, Blässe), Tremor, Vertigo (Schwindel), Depression, Tinnitus, Nykturie (ständiges nächtliches Wasserlassen) und Orgasmusstörung sowie Herz-Kreislauf-Effekte einschließlich Angina pectoris. AV-Block, Herzstillstand, Synkopie (Ohnmachtsanfälle), Zerebralthrombose und Migräne. (arznei-telegramm 5/1998)

Arzneimittelsicherheit und Viagra – Plädoyer für die einstweilige Marktrücknahme
Einige Arzneimittelnamen stehen für mehr als nur für die Bezeichnung eines Arzneistoffs. So gilt CONTERGAN als Synonym für die Arzneimittelkatastrophe schlechthin und die Notwendigkeit, ein Arzneimittelgesetz zur Risikoabwehr zu schaffen. Der als Krebsmittel bezeichnete Presssaft der fleischfressenden Pflanze Venusfliegenfalle CARNIVORA erinnert an die fatalen Folgen, wenn lebensbedrohliche Schadeffekte als Wirksamkeitsbeleg fehldeklariert werden (a-t 7 (1985), 51; 8 (1986), 70; vgl. Silikon, Seite 60). Schließlich bringt der Appetithemmer PONDERAX die Erfahrung, daß häufige lebensbedrohliche Risiken auch noch ein Vierteljahrhundert nach Markteinführung erstmals auffällig werden können (a-t 9 (1997), 100). Auch das Potenzmittel Sildenafil (VIAGRA) hat bereits einen Platz unter den bedeutungsträchtigen Arzneimitteln. Als Schnellstarter Nr. 1 der Arzneigeschichte gelangt er innerhalb von sechs Wochen von null auf eine Millionen Verordnungen. Dies gilt unter Experten für Arzneimittelsicherheit als höchste Alarmstufe. So ließ sich der in den 80er Jahren durch die Laienpresse stimulierte Massengebrauch von CARNIVORA angesichts lebensbedrohlicher Schockreaktionen nur durch Vertriebsstopp in den Griff bekommen (a-t 1 (1986), 6). Aggressive Werbung in Fach- und Laienmedien bescherten Lilly ein Anfangshoch in den Verordnungszahlen des Rheumamittels Benoxaprofen (COXIGEN). Wegen tödlicher Cholestase oder Nierenversagens sowie schwerer Hautschäden mußte es brüsk gestoppt werden (a-t 7 (1982), 61; 8 (1983), 75). Ein ähnliches Strohfeuer erlebten die als »Rheumainnovation« dieses Jahrzehnts« bezeichneten Indometazin-Retard-Formulierungen AMUNO GITS/OSMOGIT, die wenige Monate nach Markteinführung wegen ihres »Lötlampeneffektes« an der Magen-Darm-Schleimhaut aus dem Handel gezogen werden mußten (a-t 9 (1983), 87). (...)

Todesfälle in Verbindung mit VIAGRA werden auf verstärkten, irreversiblen Blutdruckabfall in Kombination mit Glyzerintrinitrat (NITROLINGUAL u.a.) und ähnlichen Mitteln zurückgeführt. Ist Herzmuskelgewebe minderversorgt, kann dies zu Infarkt und Tod führen. Pfizer warnt in den USA vor der Interaktion mit Nitraten und dem NO-Donor Nitroprussid-Natrium (NIPRUSS). Erfahrungsgemäß werden die wichtigen Hinweise jedoch selbst bei lebensbedrohlichen Folgen der Fehlanwendung oft nicht beachtet (Beispiel Terfenadin (TELDANE): a-t 1 (1997), 16). Ist eine Nebenwirkung Teil einer alltäglichen Situation oder der zu behandelnden Erkrankungen, wird ein Medikament als Auslöser oft übersehen. Solche Abgrenzungsschwierigkeiten verhinderten, daß die leberschädigenden Effekte des »Leberschutzstoffes« Cianidanol (CATERGEN) rechtzeitig erkannt wurden (a-t 9 (1985), 73). Gleiches gilt für Antiarrhythmika, deren lebensbedrohliches arrhythmogenes Potential lange unbeachtet blieb. **VIAGRA: Immer noch nicht genug Tote?** 39 Todesfälle nach (gesicherter) Einnahme von VIAGRA, weitere 38 Todesfälle, bei denen möglicherweise VIAGRA eingenommen wurde. Pfizer hat Skrupel bei der Vermarktung fallen gelassen und peilt Milliarden-Umsätze an. Die Firma nutzt ihre Monopolstellung, das orale Potenzmittel zu fantastisch überhöhten Preisen zu vertreiben. (arznei-telegramm 8/98.)

> Iß **Jackfrucht**, **Durian** und **Cempedak** stets für sich allein - außer mit Blätterzugabe. Warte mit weiterem Essen dann zwei Stunden. Sie sind schwer verdaulich!

> Weitere Todesfälle durch Viagra (dpa 1.12.98)
> Überlege: Wenn eine Pille jemand zu Tode bringen kann, was mag sie bei denen alles anrichten, die nicht leblos davon umfallen...?

7025 Melatonin in Wildpflanzen Eine mögliche Erklärung für die Wirksamkeit vieler Heilkräuter fand Dr. Rolf Dubbels an der Universität Bremen, als er in ihnen Melatonin entdeckte. Diese Substanz N-Acetyl-5-Methoxytryptamin entfaltet eine Schutzwirkung im Stoffwechsel der Körperzellen, in denen sie Freie Radikale unschädlich macht. (Natur & Heilen Nr.7/1996)

7026 755 Dürfen wir überhaupt Pflanzen essen?
In meinen Seminaren, die ganz schön rannehmen, ist mir keine Frage zu dumm: „Wie jetzt festgestellt wurde, sind Pflanzen sehr empfindsame Lebewesen. Man kann sogar mit ihnen sprechen! Sie lieben gute Musik und gedeihen damit viel besser. Dürfen wir sie daher überhaupt essen?"
Natürlich dürfen wir! Pflanzen haben sogar den Wunsch, gegessen zu werden. Es sind den höheren Lebewesen gegenüber dienende Geschöpfe. Durch das Abessen wachsen sie stärker nach und vermögen ihren Samen in viele Richtungen zu verbreiten. Pflanzen wollen gegessen sein.

7029 📖87ff **Früchte schützen auch vor Kinderlähmung:**
Die geprüften, unverdünnten Fruchtextrakte hemmten die Polioviren fast vollständig. Eine Verdünnung der Fruchtextrakte (1:10) war ebenfalls antiviral sehr wirksam. Allerdings war die antivirale Wirkung der Fruchtextrakte nur bei bestimmten Viren zu beobachten. Weitere Untersuchungen identifizierten die Gerbsäure als eine in allen Fruchtextrakten vorhandene Phenolsäure, die antiviral wirkte. (KONOWALCHUK, J./SPEIRS, J.J., Antiviral activity of fruit extracts, Journal Food Science 41/1976/1013-7)

📖 **755 Frische Moosbeeren hätten wohl die 10fache Wirkung:** In einer neuen Studie tranken ältere Frauen täglich etwa 300 ml Moosbeerensaft. Diese Gruppe hatte nach sechs Monaten ein um 58% geringeres Risiko, an Harnwegsinfektionen zu erkranken als die Kontrollgruppe (AVORN, J., u.a., Journal Americ. Med. Association 271/1994/751-4). Eine Wirkung auf die bakterielle Adhärenz wurde neben Moosbeeren auch durch Heidelbeeren nachgewiesen (OFEK, u.a., New Engl. Med. 324/ 1991/1599). Die antimikrobielle Wirkung von Möhren soll u.a. auch durch die darin vorhandenen Hydroxyzimtsäuren Ferula- und Kaffeesäure bedingt sein (VIRTANEN, A. I., Angewandte Chemie 70/ 1958/ 544-52).

> „Wenn Sie in Zukunft das verordnete VIAGRA schnell hinunter schlucken, statt es langsam zu lutschen, werden Sie nicht mehr über Zungen- und Halssteife zu klagen haben."

📖 772, 791, 797 **Feinschmecker - Pasten und Soßen**

Avocado-Creme
• 1 bis 2 Bund Petersilie, • 2 bis 4 süße Lauchzwiebeln fein hacken, • evtl. 1 bis 2 Knoblauchzehen auspressen, • 2 reife, würzige Avocados pürieren, • ½ bis 1 Zitrone auspressen und alles vermischen, • evtl. mit etwas reinem Wasser eine flüssigere Konsistenz geben. Diese Creme paßt zu allen Kohlsorten und zu Salaten mit Wildkräutern. Wer einen exotischen Geschmack möchte, kann auch noch 1 bis 2 TL Spirulina- oder Chlorella-Süßwasseralgen untermischen.

Dressing oder Dips
• 2 TL Kümmel, • ½ Zitrone entsaften, •1 mittlere Tomate, • 2 Stengel Sellerie stückeln, • 1 Avocado entkernt in einen Mixer geben und auf Höchststufe kurz laufen lassen. Sofort über fertig gemachten Wildsalat geben.

Möhrentorte
• Die Schale einer halben bis einer Orange pürieren, so daß das Aroma frei wird. • 1 Handvoll frische Kokosnuß raspeln, • 3 Handvoll Möhren, • ½ Handvoll eingeweichte Sonnenblumenkerne, • 1 EL Rosinen und evtl. 1 Dattel pürieren, • einige Rosinen im ganzen zugeben. Alles gut vermischen und auf einem großen, flachen Teller zu einer Torte formen und mit frischem Kokosraspel bestreuen.

Grüner Salat
• 2 reife Avocados zerdrücken, • 3 Handvoll Kräuter fein hacken (z. B. Petersilie, Dill, Basilikum, Vogelmiere, Schafgarbe, Wegerich), • Lauchzwiebeln schneiden, • evtl. 2 Knoblauchzehen auspressen, • 1 Apfel reiben oder in kleine Stücke schneiden, • dazu Biogemüseblätter (auch Kohlrabiblätter u. dergl.), Spinat und • 4 bis 6 Tomaten in mundgerechte Stücke schneiden, alles gut vermischen, garnieren und servieren.

Das sind leckere Kombinationen mit Kulturgemüsen
• fein geschnittener Fenchel mit Mangoschnitzen und frischem Orangensaftdressing • grob geraspelter Blumenkohl mit Bananenscheiben und etwas Zitronensaft, • in feine Streifen geschnittene Rote Bete und Äpfel mit einem Hauch Meerrettich, • geraspelte junge Kohlrabi mit frischen Birnen und Nüssen, • Sauerkraut mit Ananas, Apfel oder Trauben, • in feine Streifen geschnittener Paprika - rot, grün oder gelb - oder eine Mischung daraus mit feingehackten roten Zwiebeln, Orangenfilets und schwarzen oder grünen Oliven, • Zucchini und Möhren, beides in sehr feine Streifen geschnitten, mit Rosinen und gehackten Nüssen, • Möhren mit Mandeln

Süppchen für Zahnkranke
Gib Äpfel oder Birnen in einen Mixer, gib Quellwasser dazu und je nach Süßwunsch eingeweichte Feigen, Datteln oder Rosinen dazu. Garniere die Suppe mit Korinthen.

Japanische Paste
• 3 mittlere Zwiebeln, • 1 T eingeweichte und gekeimte Sonnenblumenkerne fein hacken, • Radieschenblätter von 1 Bund, • 4 bis 5 große Radieschen, • 2 Tassen Hokkaido-Kürbis (im Asien Shop) oder Möhren, hacken; • 1 Knoblauchzehe, • 1 Zitrone auspressen, • evtl. etwas Curry oder Cuminpulver

Maladivische Kokos-Creme
• 1 EL Ingwer fein hacken; • 2 Tassen frische Kokosnuß pürieren, • 1 TL Kurkuma, • ⅓ TL gemahlenen Kardamom, • ½ Zitrone entsaften, • Kokosmilch nach gewünschter Konsistenz zugeben, mischen.

Bananen-Sesam-Sauce
• 1 Tasse Sesam fein mahlen, • ½ Bund Schnittlauch oder 1 Lauchzwiebel fein hacken, • 1 EL Ingwer fein hacken, • 2 - 3 Bananen fein schneiden, • ½ Tasse eingeweichte Rosinen pürieren, • etwas Rosinenwasser nach gewünschter Konsistenz zugeben, •1 Zitrone auspressen, • ¾ TL Kurkuma zugeben und alles gut mischen.

Götterpaste
• 1/3 Bund Koriander, • 1 bis 2 mittlere Kurkuma-Wurzelknollen (im Asien Shop), Topinambur oder Möhren fein hacken, • 1 große Zwiebel, • 2 - 3 Tassen Kürbis, • Blätter von 1 Kohlrabi, • ½ Bund Radieschen fein hacken, • 1 bis 1½ Zitronen auspressen, • ½ Tasse Sonnenblumenkeimlinge, • etwas Muskat und Muskatblüte, • etwas gemahlenen Kreuzkümmel (Cumin) und alles gut mischen.

Feigenbrei zum Süßen von UrKost-Gerichten
1 kg Feigen gut waschen, Stiele abschneiden und mit Quellwasser einweichen, das die Früchte fast bedecken darf. Man kann auch 1/3 der Masse Datteln und getrocknete Bananen dazu nehmen. Das ganze über Nacht stehen lassen, durch den Fleischwolf drehen und den übrigen Fruchtsaft dazu geben. (Es kann auch mit dem Mixer püriert werden.) Man kann noch zwei Eßlöffel gehackte Nüsse dazu geben. Alles in kleine Gläser füllen und kühl lagern.

Mandel-Dressing für Wildkräutersalate
Gib Mandeln in einen Mixer, zerhacke sie fein, gieße Möhrensaftzu bis alles zu einer Paste oder Soße wird.

Pinien- oder Pistazienkerne-Dressing
Hier mixt Du Bio-Tomaten mit Pinien- oder Pisatzienkernen wie oben bei Mandel-Dressing angegeben. Guten Appetit!

In der Küche schwirren winzige Fliegen um das verderbende Obst. Sie kämen nicht von außen angeflogen, sondern gingen aus den Faulstellen der Früchte hervor, meinen viele.
Der Philosoph Arthur Schopenhauer hielt das Entstehen von Lebewesen aus dem Nährboden für höchst wahrscheinlich. Ich habe zur Sache folgendes ermittelt: Die Tau- oder Essigfliege (Drosophila funebris) z.B. legt ihre Eier an pflanzliche Nährsubstrate ab. Nach einem Tag schlüpfen die Larven. Nach weiteren 4-5 Tagen sind die Larven erwachsen und verpuppen sich. Die Fliegen können schon nach 24 Stunden Eier legen. Ihre ganze Entwicklung dauert 10 Tage. Ein Befall kann bei entsprechender Wärme das ganze Jahr auftreten, vorwiegend aber im Spätsommer, wenn faulende Pflanzenreste vorhanden sind. Aber: Wenn die Ei-Entwicklung ca. 10 Tage dauert, ist damit nicht erklärbar, daß sich plötzlich nach einem Tag Obstaufbewahrung hunderte Taufliegen darauf befinden. Während keine Fliegen vorhanden sind, wenn sich kein Obst in den Räumen befindet. Oder sollten irgendwo abgelegte Eier nur dann sich zu Fliegen heranbilden, falls Obstgeruch an sie dringt?

Wie machen die Sportärzte die Sportler kaputt?
Indem sie letztere mit dem entzündungshemmenden Cortison fitspritzen. Das wirkt. Denn Schmerzen und Entzündung, die dem Sportler anzeigen: Belaste das Glied nicht, es braucht Ruhe, um sich zu regenerieren, unterdrückt das Cortison. Weil es die Produktion neuer Zellen verhindert. Nur tut es das auch später weiterhin. So entwickelt sich die Arthrose und der Sportler ist bald ein Sportkrüppel.

8000 Bewegung, allgemein

8000 📖 877, 881 **Bewegung erzeugt Glücksgefühle** An diesen wohltuenden Auswirkungen der körperlichen Bewegung sind nach den neuesten Erkenntnissen die sogenannten »Endorphine« maßgeblich beteiligt. Diese körpereigenen Opiate kennt man erst seit einigen Jahren. Es sind regelrechte »Glückshormone«, die Schmerz und Unlust dämpfen und das Wohlbefinden steigern können. Sie bewirken zum Beispiel die wohligen Gefühle beim Essen: Während der Mahlzeit werden Endorphine freigesetzt, die dem Gehirn das Gefühl des »satten Wohlbefindens« signalisieren. Auch körperliche Anstrengungen führen zur Ausschüttung von Endorphinen. So erklärt sich zum Beispiel die euphorisierende Wirkung des Laufens.

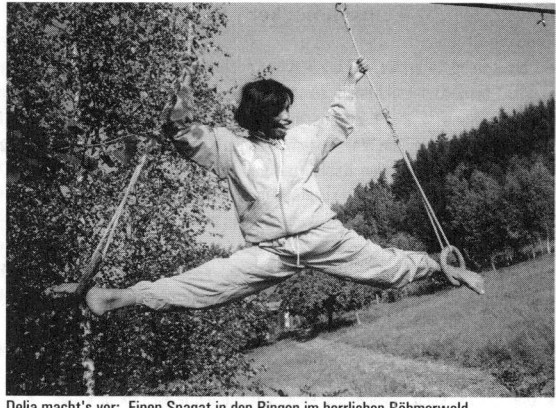

Delia macht's vor: Einen Spagat in den Ringen im herrlichen Böhmerwald

Während der Geburt produzieren übrigens die Organismen von Mutter und Baby ebenfalls verstärkt Endorphine. Dadurch wird die Schmerzempfindlichkeit herabgesetzt und das Glücksgefühl verstärkt. Und der Geburtsvorgang beschleunigt und leichtgemacht. Die fremde Atmosphäre im Krankenhaus, die technische Überwachung der Geburt und die Anwesenheit fremder Personen bedeuten dagegen Streß und heimliche Sorge und verhindern das Ausschütten der Hormone.

> *Unser Körper ist ein Garten.*
> *Unser Wille ist der Gärtner.*
> (Shakespeare)

Bewegung erspart Transplantation
Ein konsequentes Bewegungstraining durchbricht bei Herzschwäche den Teufelskreis.
Sogar bei Patienten mit schwerer linksventrikulärer Dysfunktion (Störung) ist eine gezielte, individuelle Bewegungstherapie möglich und sinnvoll, meint Dr. Ladislaus Samek aus Bad Krozingen. (...) Aber wenn diese Kranken zusätzlich zur medikamentösen Therapie unter klinischen Bedingungen trainierten, kämen sie zumindest mit verbesserter Kondition zur Transplantation. *Von den Teilnehmern seiner Untersuchung hätten sogar einige von der Transplantationsliste genommen werden können.* (Ärzte Zeitung vom 29.10.1991)
Führe den Gedanken einmal weiter: Transplantationen kosten die Volks- und Versicherungsgemeinschaft viele Zigtausende. Sollen die anderen sich von denen das schwer verdiente Geld aus der Tasche ziehen lassen, nur weil die zum Bewegen zu faul sind?

8001 📖 877, 892, 905 **Krebszellen vermehren** sich am stärksten im **sauerstoffarmen Milieu.** (STERN, 24.8.1990)
Intensives Urzeittraining verschafft es Dir auf natürliche, nicht schädliche Weise und erspart Dir die Sauerstoffbehandlung!
Merke Dir als Frau: Bodybuilding schützt Frauen vor Krebs und Herz-Kreislauf-Problemen. Die amerikanische Professorin Dr. Rose Frisch von der Harvard-Universität fand heraus:
● Das Risiko an Unterleibskrebs zu erkranken, wird durch Bodybuilding 2.5mal geringer.
● Das Risiko, an Brustkrebs zu erkranken, verringert sich durch Bodybuilding um die Hälfte.
● Auch das Risiko für Herz-Kreislauf-Krankheiten wird erheblich geringer.

8002 📖 877, 892, 905 **Regelmäßiger moderater Sport senkt das Krebsrisiko.** Dieser Effekt läßt sich immunbiologisch erklären: Schon nach einem Fünf-Kilometerlauf steigen sowohl Anzahl als auch Qualität der für die Tumorabwehr wichtigen Killerzellen im Blut. (Ärzte Zeitung vom 19.10.1991)

8003 a) 📖 877, 892, 905 Ein gezieltes **Ausdauertraining kann die Aussaat von Krebszellen mindern oder sogar stoppen.** Das haben Kölner Ärzte und Wissenschaftler der Deutschen Sporthochschule nach jahrelanger Forschung festgestellt. Die Abwehrzellen werden durch den Sport derart beeinflußt, daß sie gegen Krebszellen aggressiver werden, sie »killen«.
(Der Immunbiologe der Kölner Universität, Professor Gerhard Uhlenbruch, in Sportmedizin 6/1991)

8003 b) Der Grund, warum Sportler lange gesund und leistungsfähig sind, könnte dieser sein: Durch die intensive Bewegung und den starken Sauerstoffverbrauch wird in den Blut- und Lymphgefäßen und -bahnen das Gift aus der Schlechtkost sehr schnell aus dem Körper getrieben und hat so keine Gelegenheit, sich krankheitenbildend abzusetzen. Hört der Sportler aber der immer auf und ißt seine gewohnten Steaks fleißig weiter, so ereilen ihn um so schneller die Zivilisationskost-Leiden.

8004 📖 889, 892, 905 Diabetes Schon eine **körperliche Aktivität** pro Woche, bei der nur 500 Kilokalorien verbraucht werden - das entspricht in etwa einer Stunde Joggen, Radfahren oder Schwimmen - **senkt das Diabetesrisiko** um sechs Prozent, fanden kalifornische Wissenschaftler von den Universitäten Berkeley und Stanford heraus. Jede Steigerung der sportlichen Intensität um weitere 500 Kilokalorien reduziert auch das Risiko um weitere sechs Prozent. (New England Journal of Medicine, 325, 1991, 147)

8005 📖 894 Wirbelsäulensyndrome: Ohne Bewegungstherapie hilft Massage gar nichts. (Medical Tribune 9/5.3.1993/13)

8006 📖 877, 894 **Viel Sitzen ist schlecht!** Hocken kurbelt - anders als das Sitzen - den Kreislauf an und fördert den venösen Rückstrom. (LIESHONT, J., in The Lancet 339, 8798 (1992), 897ff)

📖 919 **Kräftigungstraining vor dem PC oder Schreibtisch**.
1. Hände hinterm Kopf verschränken, Ellenbogen nach hinten bewegen, fünf Sekunden halten. Dann mit dem Kopf sanft nach vorn und halten.
2. Ellenbogen abwechselnd Richtung Decke schieben und sie dabei ansehen. 3.Mit der Hand über den Kopf fassen und fünf Sekunden behutsam zur Seite ziehen - Schultern nicht bewegen. 4. Handflächen unters Kinn legen und Kopf gegen deren Widerstand nach unten drücken.
5. Abwechselnd linke und rechte Hand neben die Schläfen legen und Kopf gegen den Druck pressen. Die Schultern erst beidseitig zugleich

und danach wechselseitig einige Male heben und senken. Dann beide Schultern nach vorn und hinten bewegen und anschließend erst vorwärts, dann rückwärts kreisen lassen.

📖 889 Regelmäßige körperliche Aktivität scheint das Risiko für Kolonkarzinome zu verringern. Ein solcher Zusammenhang ist bereits in früheren Untersuchungen beobachtet und jetzt in einer prospektiven Studie in den USA mit über 17.000 Männern bestätigt worden. (Ärzte Zeitung, 26.4.1991)

📖 889, 251 **Sieh zu, daß Dein Kind sich viel bewegt!** Unter Knochenschwund oder »Verschleiß« leiden die am wenigsten, die sich als Kind schon tüchtig bewegt oder Sport getrieben haben. Nur in der Jugend kann sich das Knochengewebe so verdichten, daß es für ein ganzes Leben stark genug bleibt - ständige Urzeitbewegung vorausgesetzt. Später werden die Knochen nicht fester, auch wenn Du viel Kalzium zu Dir nimmst. Also scheuch Deine Kinder vom Fernseher auf und raus mit ihnen zum Toben, Spielen und Sporttreiben.
McCULLOCH, R. G. et al.: Effects of physical activity, dietary calcium intake and selected lifestyle factors on bone density in young, women, Can Med Assoc J. (1990), 142 (3), 221-227.
McCULLOCH, R. G., Faculty of Physical Activity Studies, University of Regina, Sask. S4S0A2, Canada.

📖 892 **Asthma und Bewegung** Einer meiner Patienten hatte immer Sport getrieben. Ab 1981 pausierte er im Sport, es kam dauernd zu Atemnot, Heuschnupfen, allergischer Konjunktivitis sowie Rhinitis. Es ging soweit, daß er stärkere Atemnot-Anfälle hatte und des häufigeren stärkere Medikamente benötigte. Ab 1990 hat der Patient erneut mit Sport angefangen. Zusätzlich lief er 2- bis 3mal/Woche 5 km durch den Wald. Dieses Joggen führte er das ganze Jahr aus; er kam kräftig ins Schwitzen und bemerkte seitdem, daß er keinerlei Asthma-Beschwerden mehr hatte, geschweige denn Heuschnupfen. Dr. R. Schmitt, Arzt für Allgemeinmedizin, 7524 Östringen-Odenheim. (Medical Tribune, 30.4.1992/2)

📖 894 VAN AAKEN, »Alternativ-Medizin durch Ausdauer«, (Dauerbewegung als Voraussetzung zur Gesundheit), Mehr-Wissen-Verlag, Düsseldorf, Manuskriptdruck.

📖 345 **Bewegungstherapie trainiert die Wadenmuskelpumpe und verbessert so den venösen Rückstrom zum Herzen.** (Ärzte Zeitung, 4.6.1992)

📖 889 **Mit Sport den Krebs besiegt**
Kaum zu glauben, daß dem Mädchen wegen eines Brustwandtumors kurz nach seiner Geburt auf der rechten Seite sechs Rippen entfernt werden mußten. »Das alles haben wir nur dem Sport zu verdanken«, ist sich die Mutter der beiden vom Krebs genesenen Kinder, Elke Weisel, heute sicher. (...) »Das allerwichtigste war aber«, so Elke Weisel, »daß wir den Ärzten immer selbstbewußt gegenübergetreten sind.« (Kölner Stadt-Anzeiger, 18/22.1.1994)

📖 380 **So wichtig ist viel Bewegung, damit Du frühzeitigen Tod vermeidest**
Alle Gelenke und Organe sind darauf abgestimmt, daß wir uns nach unserer genetischen Urprägung bewegen. Wenn Du Dich wohlfühlen und nicht krank werden willst, mußt Du sie Dir täglich verschaffen.
Death rate by degree of exercise and age group during a period of approximately one year after last survey. For example, in the age group 60-64, 1 per cent (1/100) of the men in the heavy exercise category died, whereas 5 per cent of those in the no-exercise group died during the follow-up year. (Adapted from Hammond [226].)
(Quelle: HORNE, R., The Health Revolution, Southwood Press)

📖 892, 251 **Erfolg bei multipler Sklerose nur bei hartem Bewegungstraining**
»In den frühen 1960ern, als Prof. Russell am Stoke Mandville Hospital arbeitete, beobachtete er, daß die Bewegungsprogramme, die er für MS-Patienten mit Wirbelsäulenschäden ausgearbeitet hatte, auch ihre allgemeinen MS-Symptome günstig beeinflußten. Daraufhin wurde das Training auf alle MS-Kranke ausgedehnt. Der Erfolg war überwältigend...«
(RUSSELL, H., Multiple Sklerosis, Control of the Desease, Pergamon Press 1976)

Treibt Sport, bewegt Euch, Ihr multiplen Sklerotiker! Die Ärzte raten nach Krankheitsausbruch körperliche Schonung an. Es herrscht allgemein die Meinung, sportliche Betätigungen könnten einen Schub auslösen und somit die Progredienz der Krankheit beschleunigen. Diese Auffassung muß mittlerweile revidiert werden. (Deutsche Zeitschrift für Sportmedizin 46/1995/12)

Bei den echten Konzianern gibt's kein Fernsehen. Schon gewußt?: Echte Freude schenkt nur tüchtige Bewegung

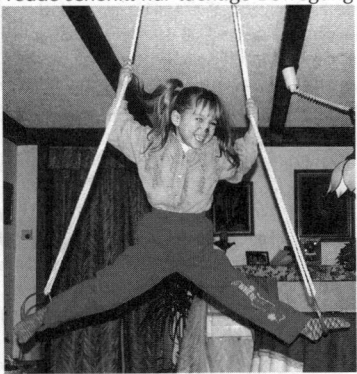

»Kann ich nicht schon toll den Spagat? Mami macht's mir immer vor. Ich will doch mal Urbewegungs-Sportlehrerin werden.«

Das Gewebe, das Du durch UrTherapie verloren hast, waren kranke, belastende Zellen. Es wird keine Gesundheit abgebaut. Du merkst bald die erstarkende Kraft und Beweglichkeit, wenn Du sie konsequent durchhältst.

Und nun, wo Du älter und weiser geworden bist, sollst Du die Ergebnisse Deines Klugseins nicht mehr genießen können? Und auch noch früher ins Gras beißen als nötig? Nur weil Du von Deinen Süchten und Dich krankmachenden Genüssen nicht lassen kannst? Das wäre doch gelacht!

8015 📖 870, 893f,933 **Rückenschmerz: Training macht Patienten wieder arbeitsfähig**
Jeden Tag wurde 7 Stunden lang trainiert. Die Verbesserung von Ausdauer, Kraft und Muskelfunktion stand dabei ebenso auf dem Plan wie individuelles Arbeitstraining, Verhaltenstherapie, Entspannungsübungen und theoretischer Unterricht zum Thema Rücken.

> **Chronisches Kreuzweh**
> **Krankengymnastik bringt nichts**
> (Medical Tribune 22.11.1996/5

6 Monate nach Abschluß der Therapie hatten sich Wirbelsäulenbeweglichkeit, Kraft und Ausdauer, sowie Hebefähigkeit deutlich gebessert, und die Patienten fühlten sich insgesamt wohler. Über 60% der zuvor im Mittel über 8 Monate arbeitsunfähigen Teilnehmer konnten wieder in den Arbeitsprozeß integriert werden. (Der Schmerz, Band 7; Suppl. 1(1993), S. 5)

8016 📖 893, 896 Experten-Workshop »Aktuelle Aspekte in der Sportmedizin«, unterstützt von der ASTA Medica AG, Frankfurt, 1993
»Bück dich für den Wurm, und du spürst das Kreuz des Friedens« (aus dem Gesangbüchlein »Tierlieder für Christen«).
Der Verfasser rät: ändere das Wort »Wurm« in »Wildkraut« um...

8017 📖 873 Cher ist nicht allein auf Tour. Im Schlepptau der dunkelhaarigen Halbindianerin reisen ihre Schwester, eine Freundin und der Fitneßtrainer, mit dem sie täglich zwei Stunden trainiert. »Ich fände es viel schöner, in Jeans auf die Bühne zu gehen. Dann müßte ich nicht ständig meinen Arsch für diesen ganzen Erotik-Krempel trainieren.« (EXPRESS, 10.5.1992)

8018 📖 893 »Verschleiß« gibt es nur, wenn
* Körpergewebe entzündet ist und dadurch aufquillt und auffasert. Erst dann kann eine Belastung zu Verschleiß führen. • der Gelenkknorpel durch die Ablagerungen der Harnsäurekristalle und Giftstoffe aus Fleisch- und Brotnahrung deformiert wird. Nur in solchen, von der Natur nicht vorgesehenen Fällen, kann etwas verschleißen - was aber nichts mit dem normalen Älterwerden unseres Körpers zu tun hat.

> **Du zweifelst noch immer?** Praktiziere doch erst mal ein Jahr die UrTherapie, dann wirst Du sehen, ob Dir die Zähne weiter ausfallen, die Knochen immer steifer oder die Hüften immer speckiger werden. Fast alle Rückenbeschwerden und Wirbelsäulen-Probleme haben ihren Ursprung im Magen-Darm-Trakt. (F. X. Mayr)

> **Glücklichsein**
> mit einem Experiment haben britische Forscher bewiesen: Glücksgefühle sind erlernbar. Drei unglückliche Testpersonen mußten zwei Monate lang jeden Tag mit einem herzlichen Lächeln vor dem Spiegel beginnen. Wichtig war, daß sich die Augenmuskeln mitbewegten. Nach sechs Monaten zeigten Hirnstrom-Messungen: Die Miesepeter waren richtig glücklich.

8019 📖 380, 909 **Körperliche Ausdaueraktivität** löst im Organismus eine Reihe von Umstellungsreaktionen hervor: Zum einen erhöht sich die Lipolyse-Rate (gesteigerte Mobilisation von Triglyceriden aus den Fettgeweben durch hormonintensive Lipase), zum anderen werden vermehrt Fettsäuren als Energielieferanten der Muskulatur verbraucht. Gleichzeitig ist die Aktivität peripherer Schlüsselenzyme, die im Cholesterinstoffwechsel eine entscheidende Rolle spielen, gesteigert. Die Folge: Freies Cholesterin wird vermehrt von peripheren Zellen und zirkulierenden Lipoproteinen (wichtige Fetteiweiße) auf cholesterinarme HDL-Partikel übertragen und gelangt zurück zur Leber. Insgesamt steigt durch die körperliche Belastung das HDL (insbesondere das HDL_2) an, während sich das Profil der LDL-Subfraktionen normalisiert. »Entscheidend für die günstigen Effekte von Sport auf die Lipide ist jedoch der Sog, die Typ-I-Muskelfasern auf die Triglyceride (Neutralfette) im Blut ausüben«, so Prof. Berg. Und gerade diese Typ-I-Fasern werden bei mäßiger Ausdauerbelastung aktiviert. Bei stärkeren Belastungen kommen dagegen besonders die Typ-II-Fasern zum Zuge, die ihre Energie vor allem anaerob (sauerstofflos) über die Glykolyse gewinnen. (Medical Tribune, 31.1.1992)

8020 📖 889, 892 **Seitenstechen beim Laufen** Seitenstechen beim Laufen hat meist harmlose Ursachen:
* Fast immer werden Seitenstiche durch Gassammlungen im Dickdarm rechts und links unter dem Zwerchfell hervorgerufen.
* Wenn zu kurz vor dem Lauftraining zu viel gegessen wurde, drückt und sticht der volle Magen.
* Stiche in der Herzgegend, die vorwiegend bei Aufregung und unabhängig von körperlicher Anstrengung auftreten, sind völlig ungefährlich und verschwinden im allgemeinen beim Lauftraining.
* Nur bei Herzmuskelschwäche kann es zu einer Rückstauung des Blutes in die Leber und die Milz kommen. Dadurch überdehnt sich die umgebende Kapsel dieser Organe und verursacht Schmerzen. (Van AAKEN, E., Alternativ-Medizin durch Ausdauer, Vlg. Mehr Wissen, Düsseldorf)

> Du hast kein Geld, um Hanteln zu kaufen? Alte Socken, mit Sand gefüllt, tun's auch! Wenn Du kein Federgerät zum Krafttraining für die Hände dabei hast, zerknautsche 'nen Zeitungsbogen zum Ball und preß den zwischen den Händen zum Kräftigen.

> Du bist selbst in der Lage, die Kraft Deines positiven Denkens bei Dir nachzuprüfen, das ich Dir in Kap. 9.46 (→Rz960) nahebrachte: Du legst Uhr und Schmuck ab und stellst Dich mit leicht gegrätschten Beinen vor einen Partner draußen auf einer Wiese. Dann streckst Du bis zur Schulterhöhe einen Arm zur Seite, wobei Du versuchst, den Druck der auf Deinen Unterarm aufgelegten Hände nach unten zu widerstehen. Nun sagt Dein Partner: »Wenn Du wirklich willst, kannst Du mit der UrTherapie Deine Krankheit los werden. Sag mal ja! Der Partner preßt nach unten, Du stemmst Dich dagegen. Der Arm ist nicht nach unten zu pressen. Nun legt der Partner erneut die Hände auf und fordert Dich auf, nein zu sagen. Was passiert? Du hast jetzt keine Kraft mehr, dem Druck standzuhalten. (Der Verfasser sieht das trotzdem kritisch.)

8021 📖 880 **Das sagt der Arzt der Sportprominenz:**
Bewegung und regelmäßiges Training sind unbedingt notwendig, um lebenswichtige Körperfunktionen zu erhalten. Das gilt nicht nur für das Herz/Kreislauf-System. Auch eine Sehne paßt sich Belastungen an. Stellt man sie ruhig, wird sie reißanfälliger. Ein inaktiver Knochen wird brüchig (osteoporotisch), weil sich die Knochensubstanz vermindert. Darum geht zum Beispiel ein Skifahrer am ersten Urlaubstag ein viel größeres Risiko einer Knochenverletzung ein als nach zehn Tagen auf den Hängen - wenn sich die Knochen der erhöhten Belastung angepaßt haben. Ein Gelenk, das länger ruhiggestellt wird, ist kaum mehr zu gebrauchen. Es benötigt eine geraume Zeit der Regeneration, bis es seine Aufgaben wieder erfüllen kann. Die »Schmierungen« und der Stoffwechsel im Gelenk reduzieren sich bei einer Ruhigstellung drastisch, so daß der Knorpel seine Nährstoffe nicht bekommt und »schrumpft«. (...)

Ein Vierzigjähriger muß schon doppelt soviel trainieren wie ein Zwanzigjähriger, um den gleichen Kraftzuwachs zu haben. Tröstlich ist dabei allerdings, daß selbst ein Sechzigjähriger durch regelmäßige Übung - vor allem durch gezielte Gymnastik - seinen Körper im Zustand eines Vierzigjährigen erhalten kann. Ein Autofahrer muß lenken, kuppeln, Gas geben, bremsen - und biegt sich dabei automatisch nach hinten durch. Er verläßt seine natürliche Sitzhaltung, und das stundenlang. Die meisten Autositze sind immer noch so konstruiert, daß sie der Wirbelsäule keine ausreichende Stütze geben und die Stützfläche nach hinten abfällt. Die Folge: Der Fahrer hängt wie ein Flitzebogen im Auto - und fährt so vielleicht zehn Stunden lang in die Ferien. Steigt er dann aus, hat er Rückenschmerzen: Die Bandscheiben waren stundenlang falsch belastet, die Gelenke standen dauernd in einer Fehlstellung. Ähnliches gilt für Flugpassagiere. (...) Wir wissen daß das Bandscheibengewebe ein sehr hohes Wasserbindungsvermögen hat. Nur dadurch ist die Bandscheibe elastisch. (...)
Wahrscheinlich aus in die Urzelle eingewanderten Algen entstanden die »Weltmeister der Energie-Umsetzung«, die Mitochondrien. Sie bergen das Geheimnis der Leistung ebenso wie das Geheimnis des Todes. Wer am meisten davon im Muskel hat, hält am längsten durch. Durch das Training und regelmäßige Bewegung ist das steuerbar: Die Zahl der Mitochondrien läßt sich dadurch in Grenzen vermehren.
(MÜLLER-WOHLFAHRT, A.W., KÜBERL, U, edition ferenczy bei Bruckmann München /1993/313)

📖 893, 894 **Rückenschmerzen / Jeder Tag im Bett kostet drei Prozent der Muskelmasse** (Ärzte Zeitung 154/1.9.94/5)

📖 534 **Meniskusschäden im Alter** Medical Tribune Kongeßbericht
(...) Dabei zeigte sich eine deutliche Wechselbeziehung zwischen sportlicher Aktivität und Schäden am Vorderhorn des lateralen Meniskus. Die degenerative Veränderungen nehmen mit dem Alter zu. Somit ist der ältere Sportler am meisten gefährdet, nach seine Meniskusdegeneration Beschwerden zu bekommen. (Medical Tribune 48/2,12,1994) Aus meiner Erfahrung: Ich selbst habe vier Meniskusoperationen hinter mir, weil ich so dumm war, eine unnatürliche Sportart 20 Jahre lang zu pflegen: Judo. Trotzdem habe ich im Alter dank der UrMedizin noch immer keine (sonst übliche) Arthrose.

📖 897 **Schuheinlagen** In sehr vielen Fällen beruhen einlageforderende Beschwerden auf falscher Gewichtsverteilung: »Normal« wird das Gewicht des Stehenden hälftig auf Ferse und Vorfuß verteilt. Jeder Absatz, flach oder hoch, verschiebt diese Verteilung nach vorne. Folge: Vorfußüberlastung, periachilläre Lymphabflußstörung, leichte Knieflexion als Dauerhaltung mit nachfolgender Hüftgelenks-und LWS-Störung. Beim »normalen« Gang ohne Absatz tritt man mit der Außenkante der Ferse auf (Phase I mit Spreizreflex des Vorfußes), belastet dann die Außenkante des Mittelfußes (Phase II) und rollt über das Großzehengrundgelenk ab (Phase III). Es gibt sog. Nullabsatzschuhe verschiedener Firmen (Jacoform, Bär usw.). Dr. Friedrich W. Degenring, 69502 Hemsbach (Medical Tribune 31/1994)

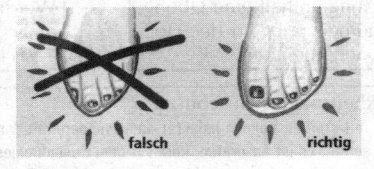

Glaube mir, das macht unheimlich Spaß, mit Deinem Kind im Wald zu laufen. Besonders, wenn Du kleine Wettläufe veranstaltest: »Wer ist zuerst wieder an der Straße?« - und natürlich Dein Liebstes gewinnen läßt.

📖 871f Lesenswerte Ausführung üb. Körperbewegung: FELDENKRAIS, M., Die Entdeckung des Selbstverständlichen, Frankfurt a.M. 1987
FELDENKRAIS, M., Bewußtheit durch Bewegung: Der aufrechte Gang, Frankfurt a.M. 1978
FELDENKRAIS, M., Abenteuer im Dschungel des Gehirns. Der Fall Doris, st 663, Frankfurt 1981
Mein Rat vor jeder längeren Fahrt oder Flugreise: ein kleines Schüsselchen Leinsamen gut zerkauen, essen und viel Obst danach essen.

Schuhe nach dem Vorbild der Natur
Bei einem gesunden Fuss verteilt sich das Körpergewicht beim Barfusslaufen auf eine Fläche. Auf hartem Untergrund setzt der Fuss jedoch nur an drei Punkten

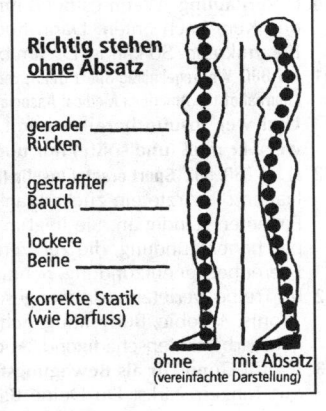

Richtig stehen ohne Absatz

gerader Rücken
gestraffter Bauch
lockere Beine
korrekte Statik (wie barfuss)

ohne   mit Absatz
(vereinfachte Darstellung)

a) 📖 870 **Nun weißt Du, warum Du UrBewegung und nicht Sport betreiben sollst:** Testosteron, ein international sehr beliebtes Dopingmittel, baut sich im Körper sehr schnell ab. Bei den Wettkämpfen wissen die Athleten bereits im Vorfeld, wann und wo kontrolliert wird. In Deutschland werden außerdem nur Kaderathleten überprüft. Die Gefahr besteht, daß im unteren Leistungsbereich oder von Kindern und Jugendlichen massenhaft gedopt wird. Anabolika-Konsum darf nicht zum Kavaliersdelikt werden. **SPIEGEL**: Die Erfahrung lehrt, daß sich mit guten Apellen nichts ändert. **Schänzer**: Vielleicht überzeugen ja sachliche Argumente. Professor Klaus Addicks und Christos Tagurakis vom Fachbereich Anatomie an der Universität Köln haben in Zusamenarbeit mit uns gerade erst durch Tierversuche nachweisen können, daß Anabolika neben allen anderen Nebenwirkungen für Leber und Geschlechtsmerkmale auch massiv das Herz schädigen. Trainiere ich normal, paßt sich automatisch auch das Herz an. Nehme ich zusätzlich Anabolika, wächst zwar die Muskelmasse des Herzens, die Anzahl der Kapillaren im Herz nimmt aber nicht entsprechend zu. Es kann zu einer gefährlichen Unterversorgung mit Sauerstoff kommen. (...) In letzter Zeit hat etwa auch die Einnahme von Schmerzmitteln extrem zugenommen. Die Mittel werden prophylaktisch eingenommen, vor allem von Triathleten und Radfahrern, deren Leistung von der Schmerzgrenze limitiert ist. Selbst bei Volksläufen nehmen manche Teilnehmer schon Aspirin, um dem Schmerz zuvorzukommen. **SPIEGEL**: Worin bestehen die Gefahren für den Sportler? **Schänzer**: Jedes Schmerzmittel hat Nebenwirkungen, gerade in den hier angewandten Dosen. Wenn Sportler, nur um Leistung zu produzieren, zu Analgetika greifen, werden bei Vorschädigungen des Gewebes die Symptome überdeckt. Das Vorwarnsystem der Muskeln und Bänder wird somit ausgeschaltet. Ich sehe derzeit aber keine Möglichkeit, Schmerzmittel zu verbieten, da diese für therapeutische Zwecke gebraucht werden. (DER SPIEGEL 1/1996/152)

Und nun weißt Du auch, warum ich gegenüber den kranken Menschen eine so harte Sprache spreche und sie provoziere: "Die Erfahrung lehrt, daß sich mit guten Apellen nichts ändert." Siehe oben.

Die besten naturbezogenen Schuhe und Pantoffel (ich lebe fast nur in denen von Nr. 5090.06) bietet Comfort-Schuh, Schleinkopfstr.2a in 76275 Ettlingen, Tel. 07243-377711, Fax 377778. Fordere unter Bezug auf dieses Buch ein Info.

b) **Schwere Persönlichkeitsstörungen durch Anabolika-Missbrauch**
Über Risiken wie Hodenatrophie, Infertilität, Lebererkrankungen und -tumoren, Gelbsucht, Herzschäden, Gynäkomastie und Prostatakarzinom

(arznei-telegramm (1989), 7) wissen die Anwender meist kaum etwas. Hauterscheinungen wie schwerer Akne kommt eine Signalwirkung für Anabolikamißbrauch zu. (...) Im Vergleich zu 12 nicht gedopten Sportlern fallen paranoide, schizophrene, aggressive, asoziale, narzistische und theatralische Wesensänderungen sowie Borderline-Symptome auf. (arznei-telegramm 12/96)

8030 Durch zu geringes Naturtraining (Springen, Laufen, Hüpfen) erschlaffen die inneren feinen Muskeln. So führt die nachlassende Spannung der Beckenbodenmuskulatur dazu, daß die inneren Organe nicht mehr in ihrer Position im Unterleib gehalten werden. Sie rutschen in die Scheide. Die Folgen sind nicht nur Probleme beim intimen Verkehr und Schmerzzustände, es kann auch immer wieder zu spontanem Urinabgang kommen. Nochmals: Die tägliche Kräftigung der Organmuskulaturstränge ist gerade bei Frauen unerläßlich!!

Überarbeite Dich nicht!
In der Mittagshitze ruhen die Affenmenschen schon mal für einige Stunden aus. Auch daran sollten wir uns halten. Eine Stunde Mittagspause zwischen der Arbeit ist zu wenig.

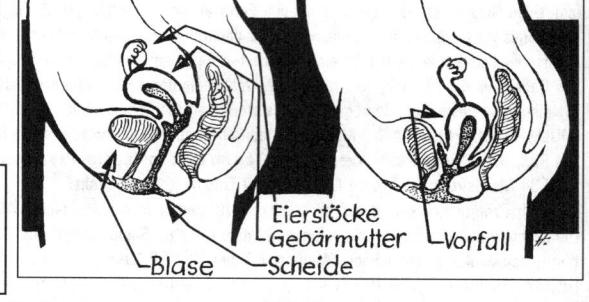

Die Kunst des chinesischen Qi-Gong enthält eine Übung, bei der man den Rücken an Bäumen reibt, in der Hoffnung die Kräfte der Natur in sich aufzunehmen.

Wer in Hallenbädern schwimmt, atmet nach einer Untersuchung des Magazins »öko-Test« krebsverdächtiges Chloroform ein.

Wie Du Dich wirksam vor Krankheitsbakterien schützt:
Ärztliche Praxen sind wie Krankenhäuser mit starken Keimen belastet. Insbesondere mit den verschiedenen Formen der Bakterienart stutitia medicus. Ansteckungen sind gar nicht so selten. Es ist anzuraten, kurz vor dem Besuch eines Arztes die Ohren- und Nasenöffnungen fest mit steriler Watte auszustopfen, das Sprechen weitgehend zu vermeiden sowie Mund und Rachen mit einem starken Desinfektionsmittel auszusprühen, rät Priv. Doz. Dr. H. Krüger, in der Medical Tribune 11/13.2.1997/14.

8100 Welche sportliche Aktivitäten zu empfehlen?

8100 a) 📖 893 **Therapie der chronischen Obstipation (Verstopfung)**
Sport macht die Faeces (Kot) geschmeidig und steigert zudem die Darmmotilität. (Ärzte Zeitung 118/30.6.1992)
Mach nicht den Fehler, den Verdauungsreflex häufig zu unterdrücken. So wird der normale Reflex zur Stuhlentfernung immer schwächer. Außerdem wird dem im Enddarm verbliebenen Kot Wasser entzogen, er wird hart, kaum noch transportabel. Hast Du mal zwischendurch Verstopfung? Gras essen hilft Dir sofort aufs Thrönchen.

8100 b) Verdauung Wenn es noch immer nicht gut klappt: Geh in der Toilette dreimal tief in die Hocke und beuge den Kopf nach unten. Dann hocke Dich auf einen kleinen Hocker vor die WC-Schüssel oder gleich auf den Keramikrand. So kannst Du am besten pressen und Dich vollständig entleeren.

8101 880 Wer regelmäßig Sport treibt, verringert damit wahrscheinlich sein Risiko, einmal zum Zuckerpatienten zu werden. (Journal of the American Medical Association, Vol. 268, 1/1992/63-67)
Und wer Insulin bereits nimmt, der hole sich selbst nach ausdauernder sportlicher Aktivität den Sofortbeweis: Er muß (und sollte) nur noch 20-50% der gewohnten Menge nehmen.

8102 a) 📖 889, 892 **Sport ersetzt Insulin** (Medical Tribune 20/21.5.1993/30)
Halten die Ärzte ein zuckerkrankes Kind zum Sport an? Seit Beginn der 70er Jahre steigt die Zahl der Dialyse-Patienten ständig an. Sie liegt in Deutschland zur Zeit bei knapp 30.000. Häufigste Ursache ist die Nierenkörperchenentzündung, die zur Vernarbung und Schrumpfung der Niere führt. Ausgelöst wird sie durch Diabetes, Nierenbeckenentzündung, Schmerzmitteleinnahme oder Zysten.

8102 b) Treibe verletzungsfreien gesunden Sport, wie Leichtathletik, Schwimmen, Gymnastik, Ring- und Tisch-Tennis, Aerobic, Bodystiling. Schon bei Volleyball sind die plötzlichen Sprung- und Torsionsbewegungen ziemlich wirbelsäulenschädigend. Auch die Fingergelenke leiden.

8103 📖 873 **Gönn Dir als Bewegungsfauler wenigstens den Spaß des Tanzens**
Mit Tanzen stärkst Du Deine Bauch- und Rückenmuskulatur, lockerst Verspannungen, tust was für den Stoffwechsel und gegen Durchblutungsstörungen und Fußschäden (50% leiden daran). Und dann hat man herausgefunden, daß Paare, die oft gemeinsam zum Tanzen gehen, weniger streiten, harmonischer leben und ein erfülltes Sexualleben genießen. Denn das Tanzen stimuliert die Sinnlichkeit und aktiviert die Liebeshormone. Zudem werden die Gedanken von Verpflichtungen und Sorgen abgelenkt. Man konzentriert sich auf Musik und Rhythmus. Damit wird das Tanzen zur Streßtherapie. Durch Musik und Rhythmus werden Polypeptide aktiviert, die direkt auf die Gehirnzentren wirken. Das sind Hormone, die fröhlich stimmen.

8104 📖 870, 903 **Leistungssport** kann zu erheblichen Beeinträchtigungen des Immunsystems führen. Immer wieder ist zu beobachten, daß bekannte Sportler rezidivierende (wiederkehrende) Infekte zum Teil auch mit opportunistischen Erregern aufweisen. Dieser Effekt sei durch einen Anstieg von Cortisol, Adrenalin, Nor-adrenalin und endogenen Opioiden zu erklären, die hemmend auf die Immunzellen wirken. Maßvolle körperliche Aktivität dagegen habe sogar deutlich positive Auswirkungen auf das Immunsystem. So konnte in einer Studie an 36 Frauen mit

1256

rezidivierenden Atemwegsinfekten belegt werden, daß durch fünfmal 45minütiges Walking (schnelles Gehen) in der Woche die Aktivität der natürlichen Killerzellen erhöht wurden. Die Dauer der auftretenden Infekte ging von im Mittel sieben auf 3,6 Tage zurück. Ähnlich positive Effekte habe man auch schon bei sportlich aktiven HIV-Patienten beobachtet. (Ärzte Zeitung 999/4.11.1992)

📖 880, 892 **3mal pro Woche laufen oder stramm gehen senkt bereits deutlich Gesamtcholesterin und Triglyzeride. Mit Kraftsport gelingt das hingegen nicht.** (...)
LDL-Cholesterin: Sowohl in der Geh- als auch in der Laufsportgruppe nahmen diese Fette um signifikante 8% (Gesamt) zw. 12% (LDL-Cholesterin) ab. Das Krafttraining hingegen ließ hier keinen sicheren protektiven Effekt erkennen. Demnach kommt der Dauer der Belastung offenbar größere Bedeutung zu als ihrer Intensität, weil es einer gewissen »Anlaufzeit« von 15 bis 20 Minuten bedarf, bis der Muskel auf die Energiereserven in den Fettdepots zurückgreift. Beim Kraftsport wird diese Zeit nicht erreicht, weil die Belastung nicht kontinuierlich, sondern in Intervallen erfolgt. Eine Rolle spielt auch die Drosselung der Muskeldurchblutung während der Anspannung, infolge derer der Muskel vermehrt auf anaerobe Energiegewinnung - und damit weniger auf die Fettreserven zurückgreift. Die Triglyzeride nahmen sowohl beim Lauf- als auch beim Kraftsport um jeweils etwa 18% ab. Hier hatte der Gehsport keinen Einfluß. Die Zunahme des HDL-Cholesterins schien wiederum an die etwas höhere aerobe Belastungsintensität des Laufsports gebunden zu sein: Nur in dieser Gruppe nahm HDL um - nicht signifikante - 10% zu. Übrigens: Alle Veränderungen im Lipidprofil waren unabhängig von der Verbesserung der körperlichen Fitneß oder einer Gewichtsreduktion. (Deutsche Zeitschrift für Sportmedizin, 45. Jg., 1/1994/18 - 30)
Hier ist ein Ergebnis, daß Dir mal »wissenschaftlich« bestätigt, daß ein Rückbesinnen auf die Affenmenschen, die ja viel gehen und laufen, am besten für den Körper sorgt:
Die regelmäßige Teilnahme an den Aktivitäten einer Herzsportgruppe reicht nach Ansicht von Dr. Manfred Irmer aus Freiburg nicht aus, um eine bereits bestehende kardiovaskuläre Erkrankung günstig zu beeinflussen. Um dies zu erreichen, müsse mehr trainiert werden, als es im Programm von Herzgruppen üblicherweise vorgesehen sei. (Ärzte Zeitung 126/11.7.1994/4)

📖 **880 Endlich kommen die Forscher dahinter, was die UrTherapie schon seit Jahren predigt:**
Körperliches Training wirkt sich auf alle Organsysteme positiv aus und ist daher therapeutisch erheblich nutzvoller als die beim Patienten beliebten, weil bequemen passiven Verfahren. Besonders ausgeprägt ist der günstige Einfluß auf das Herz-/Kreislaufsystem und den Stoffwechsel. Jede Erhöhung des Cholesterinspiegels läßt sich nach Meinung von Jung durch die Kombination von Sport und Ernährungsumstellung senken. Wissenschaftlich belegt ist außerdem, daß durch bessere Sauerstoffversorgung die Widerstandskraft der Leber gegen Toxine steigt. Widerlegt ist das insbesondere von bewegungsfaulen Intellektuellen gehegte Vorurteil, Sportler hätten es mehr »in den Muskeln als im Gehirn«. Tatsächlich werden bestimmte Gehirnanteile beim Sport besser durchblutet, unter anderem der motorische Kortex. Körperliche Belastung fördert sogar die Denktätigkeit. Aus dem Gleichgewicht von Sympathikus und Parasympathikus resultiert eine bessere Konzentrationsfähigkeit und ein tieferer Schlaf. Nicht zu unterschätzen sind die psychischen Wirkungen körperlichen Trainings: Angestaute Aggressionen bekommen »freien Lauf«, das Selbstwertgefühl steigt, wenn das anfängliche Phlegma erst einmal überwunden ist. Für das wohlige Befinden nach dem Sport ist vermutlich die Ausschüttung von Endorphinen verantwortlich. Sportliche Übungen als fester Bestandteil des Therapieplans bei rheumatischen Erkrankungen vermitteln dem Patienten überdies das positive Gefühl, selbst etwas zu seiner Gesundung beizutragen. (Dr. Susanne Kammerer, 88. Ärztlicher Fortbildungskongreß des Zentralverbandes der Ärzte für Naturheilverfahren (ZÄN), Workshop »Bewegungstherapie«, Freudenstadt 1995) (→ LV 8115 e)

> Nur durch **tägliches** Urbewegungstraining kannst Du aufkommende Schwächen Deines körperlichen Zustandes wahrnehmen und entsprechend gegensteuern.
> Du merkst hierbei nämlich: Da zwickt es, da wird was steifer, da geht's nicht mehr so gut - und weißt nun, daß Du für diese Stellen was mehr tun mußt.

6 📖 132 Onkologie/Viele Risikofaktoren lassen sich nur wenig oder gar nicht beeinflussen **Die beste Prophylaxe gegen Brustkrebs ist offenbar, Sport zu betreiben** (Ärzte Zeitung 183/13.10.1994/4)

7 a) 📖 892 **Wie funktioniert das mit Deinen Knochen?** Deine Knochen kannst Du mit Hilfe von Bändern, Sehnen und Muskeln durch Deine Gelenke (die mit Knorpel überzogen sind) bewegen. Auch dieses harte Knochenmaterial lebt und will richtig ernährt sein. Es besteht aus lauter Zellen, den Osteoklasten, die altes Knochengewebe abbauen und aus anderen Zellen - den Osteoblasten - die neues Knochengewebe aufbauen. Nur körperliche Bewegung, und zwar kräftige und vielseitige, stimuliert die Produktivität der Osteoklasten, altes Knochengewebe abzubauen: Außerdem werden dadurch die Osteoblasten angeregt, Kollagen zu bilden und an die Außenhüllen der Zellen abzugeben. Dort wird es mineralisiert, um neues, hartes Knochengewebe zu bilden. Nicht nur die Osteoblasten des Knochengewebes, auch Sehnen, Bänder und Knorpel besitzen kollagenbildende Zellen. Das sind die Fibroblasten und die Chondroblasten im Knorpelgewebe. Dieses Kollagen besitzt im Gegensatz zum Knochenkollagen - sieh mal wie wunderbar sich das alles in Deinem Körper von selbst einrichtet! - kein Kalk. Ist ja klar: Sehnen, Bänder und Knorpel müssen immer elastisch bleiben. Bewegst Du Deine Gliedmaßen aber nicht kräftig genug, und führst Du ihnen außerdem noch tierisches Kalk, wie z.B. das aus der »gesunden« Milch hinzu, so setzt sich kalkhaltiges Knochenkollagen daran ab. Die Folge: Sie werden spröde, verweigern mehr und mehr ihren Dienst, schmerzen schnell und brechen leichter. (→ LV 8115 e)

7 b) **Kalzium nutzt nur, wenn auch Sport getrieben wird** Entscheidend für die Festigkeit der Knochen ist ihre mechanische Belastung in Form sportlicher Aktivität. Sportarten wie Turnen und Klettern sind bei ausreichender Versorgung mit Kalzium besonders förderlich. Zudem beeinflussen genetische Faktoren die Entstehung einer Osteoporose. (Ärzte Zeitung 47/14.3.1995)

7 c) **Osteoporose und Schenkelhalsfraktur Östrogensubstitution nutzlos?**
Erstaunlichstes Resultat der Untersuchung jedoch war, daß weder die diätetische Kalziumaufnahme noch die Östrogensubstitution einen Einfluß auf die Frakturrate hatten. Im Falle der Östrogene, geben die Autoren zu bedenken, hat jedoch wahrscheinlich eine negative Selektion eine Rolle gespielt. Gerade Osteoporosepatientinnen mit besonders hohem Risiko erhalten schließlich gezielt eine hormonelle Ersatzbehandlung. (Medical Tribune 24/ 16. 6. 1995/37)

8 a) 📖 892 **Bewegungsmangel:** »Die Todesfälle in Verbindung mit Bewegungsmangel sind nach internationaler identischer Auffassung etwa in der gleichen Größenordnung zu sehen wie jene, die durch Zigarettenrauchen verursacht sind. Körperlich inaktive Personen erleiden zum Beispiel doppelt so häufig einen Herzinfarkt wie vergleichbare Personen mit aktiven Lebensstil.« (Ärztliche Praxis 33/23.4.1994)

8108 b) 📖 338ff **Schnell ins Krankenhaus bei Herzinfarkt? Hilft alles nichts:**
»Die Daten zeigen, daß die Möglichkeiten, die Infarktletalität durch eine verbesserte Klinikbehandlung zu reduzieren, begrenzt sind«, konstatierte Prof. Keil. »Ein Drittel der Betroffenen stirbt zu hause oder auf dem Weg zum Krankenhaus. Die sieht der Kliniker nicht. Und bei denen, die das Krankenhaus erreichen, ist offenbar keine große Modulation des natürlichen Verlaufs durch die Akutbehandlung mehr möglich! Die Hoffnung, die Menschen vor dem Tode zu retten, muss denn den ersten oder zweiten Infarkt bekommen, ist jedenfalls mit epidemiologischen Daten nicht zu untermauern. « (Medical Tribune. (Nr9/28.2.1997/26))

a) 📖 872 **Sport von Jugend an senkt Brustkrebs-Risiko**
8109 Frauen, die sich von ihrer Jugend an vier oder mehr Stunden pro Woche sportlich bewegt haben, reduzieren ihr Risiko, vor den Wechseljahren an Brustkrebs zu erkranken, um 60 Prozent. (Journal of the National Cancer Institute 86, 1994, 1403)

b) Bereits vier Stunden Sport pro Woche senken das Brustkrebsrisiko um 50%

> Hanteln stemmen und ein bißchen Fluorid – Macht weiche Knochen hart
> Medical Tribune Nr. 23 / 5. Juni 1998

Die Forscher nehmen an, daß regelmäßige körperliche Aktivität auf lange Sicht die FSH-Ausschüttung (follikelstimulierende) vermindert, die luteale Phase (Menstruationszeit) verkürzt und dadurch den Progesteronspiegel (steuerndes Gelbkörperhormon) senkt. (Journal of the National Cancer Institute, Vol. 86 18/1994/1403-1408)

8110 📖 870 Medical Tribune Kongreßbericht: Laufen Kennen Sie die **Läuferentzündung?** Daß das Kilometerfressen in Turnschuhen den beteiligten Muskeln zusetzt und mitunter die Kreatinkinase in die Höhe treibt, weiß man inzwischen. Weniger bekannt ist dagegen, daß ausgiebiges Joggen im Körper regelrechte Entzündungsvorgänge auslösen kann. Über beeindruckende Erhöhung des C-reaktiven Proteins (CRP) bei Marathonläufern berichtete Dr. W. Frey, Schulthess-Klinik, Zürich, auf dem Gemeinsamen Kongreß der Schweizerischen Gesellschaften für Rheumatologie, für Physikalische Medizin und Rehabilitation sowie zum Studium des Schmerzes (Medical Tribune 48/2.12.1994)

Na, hab' ich recht damit, Dir beim Urtraining kein Kilometerfressen zuzumuten? Dafür aber Singen. Mein Nachbar: »Ich sehe Sie jeden Morgen laufen und denke, der Kerl muß schon eine Menge Disziplin in seinem Körper haben – aber warum mag er nur singen und sich der Lächerlichkeit aussetzen. Sagen Sie es mir?«
Ich antworte: »So wird mir das Laufen nie langweilig. Und außerdem macht es mir riesigen Spaß!«

»Unser Nachbar nimmt die UrzeitMethode aber besonders ernst!«

> **Was die UrTherapie so alles an Erkenntnissen vermittelt...**
> Sagt mir einer: »Ich kann bei Deiner UrKost meine bisherigen Leistungen beim Marathon nicht mehr erbringen, dazu fühle ich mich nicht mehr stark genug.« Ich stutze im ersten Augenblick. Daß ich über die UrKost Negatives höre, das ist außergewöhnlich. Doch dann antworte ich ihm, auch hierin ein Zeichen der Natur zu erkennen, das ihm deutlich macht: Spitzensport liegt nicht in deren Sinn! Dadurch, daß Du ihn nicht mehr zu leisten vermagst, schützt die Natur Deinen Körper vor Übertreibungen und schützt Dich so vor Ungemach und späteren Schäden an Deinem Bewegungsapparat, besonders den Gelenken.

8111 a) 📖 931 Das dritte Gute, was ich nach langem Studium der ärztlichen Fachliteratur entdecke - ein computergesteuertes Bodybuilding: **MedX - gegen Rückenschmerzen**
Leider sperren sich einige Krankenkassen gegen die Kostenerstattung der MedX-Therapie mit unsachlichen Argumenten: »wissenschaftlich nicht erwiesen, schädlich, erst mal zur Kur...« Mit der lumbalen MedX-Therapie sind wir in der Lage, auch therapieresistenten Patienten wirkungsvoll, langfristig und nachweisbar zu helfen. Die Ergebnisse sind meßbar! Verblüffend erfolgreich ist das lumbale MedX-Verfahren übrigens bei Senioren. Dr. Ulrich Damerau, Sportmedizin, Chirotherapie, 38518 Gifhorn (Medical Tribune 42/21.10.1994/40)

b) Nihilistische Therapie! Akute Rückenschmerzen? Nicht zum Arzt! Sofort Urtraining aufnehmen:
Zwischen Studien und Praxisalltag liegen häufig Welten. Wahrscheinlich fühlt sich ein Patient bereits betreut, wenn er in eine Studie aufgenommen wird. Da mag der Rat »business as usual« auch Therapie sein. Sucht ein Patient dagegen eine Arztpraxis auf, wäre es dem Patienten gegenüber sicherlich unverschämt, wenn der Arzt sagt: Ihre Kreuzschmerzen gehen am besten weg, wenn wir gar nichts tun. Dieser Patient würde sich nicht ernst genommen fühlen, was dem Heilerfolg bestimmt abträglich wäre. Ein Patient, der sich entschließt einen Arzt aufzusuchen, möchte auch betreut und behandelt werden. (Medical Tribune 14/7.4.1995/6)

> Bodybuilding ist am späten Nachmittag am wirkungsvollsten. Dann wachsen die Muskeln am besten.

8112 📖 931 **Auf zum Krafttraining:** Frauen, die nach der Menopause zweimal pro Woche ein Krafttraining absolvieren, können dadurch offenbar nicht nur ihre Muskelkraft stärken, sondern auch die Knochendichte bewahren und das Gleichgewicht besser halten. Das belegen die Ergebnisse einer Studie, die Sportwissenschaftler an 39 Frauen im Alter von 50 bis 70 Jahren gemacht haben. Es wird somit nicht nur der Osteoporose vorgebeugt, sondern auch Stürzen und dadurch verursachten Frakturen. Schon durch einfache sportliche Aktivitäten wie Wandern läßt sich bei Frauen in der Postmenopause die Knochenmineraldichte günstig beeinflussen, wenn auch nur in geringem Maße. (Ärzte Zeitung 5/14.1.1995/1)
Es ist ja möglich, daß Dir Bodystyling langweilig zu sein scheint, wenn Du sehr geistig veranlagt bist. Dem ist einfach abzuhelfen: Ich z.B. nehme mir immer ein Sprachenlehrbuch mit und lerne dabei Vokabeln auswendig oder formuliere fremdsprachliche Sätze. Na, ist das nicht 'ne gute Idee? Auch für Dich?!

8113 📖 927 **Schwimmen soll gesund sein - ich hab' da meine Zweifel beim Chemiegewässer** Wegen der Chlorung enthält Schwimmbadluft 20 bis 200mal mehr Chloroform als Außenluft. Besonders Leistungsschwimmer nehmen davon soviel auf, daß sie bis zu acht Stunden brauchen, um die in ihrem Blut angereicherte Menge von bis zu zwei Mikrogramm Chloroform je Liter abzubauen. Dies haben Wissenschaftler der Universität Marburg und Münster ermittelt. (Ärzte Zeitung 19/2.2.1995)

Die Anordnung der Wasserchlorung stammt von den Medizinern. Durch Schwächung des Immunsystems mit dem Kampfgas-Gift Chlor werden die Menschen krankheitsanfällig und müssen öfter zum Arzt... Auch durch Chlor ist Wasser nicht keimfrei zu bekommen.

a) 881ff **Deine Füße haben's nötig, glaub mir.** Versuche, soviel barfuß zu laufen wie möglich! So mußt Du mehr auf den Vorderballen auftreten, mußt geschickter all den Steinen, Wurzeln und abgefallenen Ästen ausweichen. Schnelle Schritte zur Seite machen. Das verlangt höchste Aufmerksamkeit und schnelles Schalten. Mit anderen Worten: Dein Denkvermögen profitiert ebenfalls stark! Erkennst Du den innigen Zusammenhang von Körper und Geist?

Übrigens: Meine versteifte Schulter nach einem Skiunfall habe ich nur mit UrBewegungen (in der Hauptsache 9b) wieder flott bekommen.

Iß vor jedem frühen Urzeit-Lauf eine Apfelsine oder ein anderes kleines Stück Obst, damit Du keinen trockenen Hals bekommst.

b) Was nutzt es, die „heimtückischen" Viren zu vernichten:

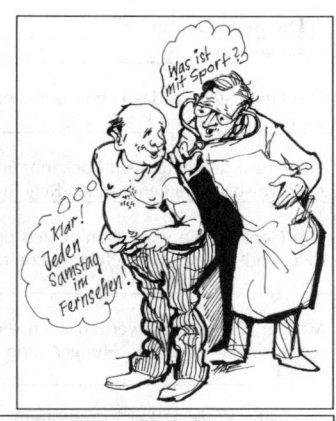

Sein Kampf um Karriere und Glück
Stürmer-Star Bodden. Jeden Tag 50 Spritzen

Meine Ratschläge gingen ihm nicht ein. Inzwischen ist er völlig abgewrackt. Was will man auch von einem Mann erwarten, dessen Unterschrift nur aus rollenden Fußbällen besteht?:

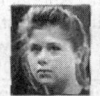

Immer noch schlapp! Tanja sagt die EM ab

Eine heimtückische Viren-Krankheit (Eppstein-Barr und Coxsakie B) verseuchte Tanjas Blut, hatte sie monatelang geschwächt. Nachdem der Molekular-Biologe Dr. Ullrich Kübler alle Viren vernichtet hatte, stieg Tanja sofort voll ins Training ein. Jonas: „Aber nach drei Tagen konnte sie vor Schmerzen kaum noch springen." kel wurden schwächer – Dreifachsprünge unmöglich.
Tanja läßt sich jetzt von Bayern-Arzt Dr. Müller-Wohlfahrt behandeln, macht außerdem Krafttraining mit Oliver Möller, dem Physiotherapeuten von Borussia Dortmund. (BILD 2.7.1997)

Die könnte es schaffen, wenn... Ja wenn Sie ihre Spritzärzte zum Teufel jagen würde. Ich vermute, die verpassen ihr Kortison – ihr ehemals straffes Gesicht näherte sich inzwischen dem eines Eierpfannekuchens...

Mit 60 Jahren beginnt bei Dir ein rapider Verfall Deiner Muskelkräfte, der zu den meisten Altersbeschwerden führt. Nur ein konsequentes, tägliches UrBewegungstraining hält ihn auf. Also: dranbleiben

a) 998 **Die Weisheit des Körpers**
ist auch bei der körperlichen Anstrengung wirksam. Während der eigentlichen sportlichen Aktivitäten selbst wird die normale Tätigkeit und Leistung des Magens zwar vorübergehend eingeschränkt und unterschiedlich stark verlangsamt, doch holt er das Versäumte innerhalb kurzer Zeit wieder auf, indem er in der Stunde danach seine gewohnte Funktionstüchtigkeit nicht nur wiedergewinnt, sondern auch deutlich erhöht.

b) Laß bei Dir keine Osteoporose zu! Das Wolffsche Gesetz besagt, daß der Knochen an jenen Stellen die höchste Festigkeit entwickelt, wo er dem größten Druck und der schwersten Belastung ausgesetzt ist. Stärkere körperliche Aktivität stimuliert osteoblastische (knochenaufbauende) Aktivität, während eine Minderung der körperlichen Aktivität die osteoklastische (knochenabbauende) Aktivität begünstigt. So beseitigen die Osteoklasten nutzlose Knochenstrukturen, die Osteoblasten füllen in Bereichen, in denen größere Festigkeit erforderlich wird, diese Schäden durch stärkere Knochenbildung wieder auf. Je aktiver wir sind, desto stärker und widerstandsfähiger wird das Skelett. (→ 8105 ff)

Mit dem Alter verringern sich die körperlichen Aktivitäten der Menschen dramatisch. In der Folge fangen die Knochen an, sich zu demineralisieren, was zu einer Schwächung der ganzen Struktur führt.

c) Das bewirkt Körpertraining bei Dir
Durch Körpertraining werden die Lunge und ihre Struktursynergeten kräftiger, wider-

Ob Profi oder Hobby-Radler
Radfahren macht impotent
Regelmäßiges Fahrradfahren ist nach einer neuen Studie aus den USA gut fürs Herz, aber schlecht fürs Kinderkriegen. Der Urologe Irwin Goldstein von der Universität Boston fand heraus, daß bei bestimmten Fahrradsätteln Männer mit Impotenz und Frauen mit sexuellen Störungen rechnen müssen. Gefahr drohe vor allem bei Sätteln, die nicht flach genug sind, weil dann beim Strampeln Arterien im Genitalbereich schwer beschädigt werden können. Deshalb sollten Profi- und Hobbyradler darauf achten, daß der Sattel zumindest horizontal eingestellt, aber noch besser leicht nach vorn geneigt ist. (Medical Tribune 48/2.11.1997/27)

standsfähiger und leistungsfähiger. Alles wird besser mit Sauerstoff versorgt. Zwischen der Lunge und allen anderen Körpersystemen besteht eine Wechselwirkung. Nur wenn all diese Systeme reibungslos und wirkungsvoll funktionieren, kannst Du den besten Gesundheitszustand erreichen und das Leben mit allem genießen, was es zu bieten hat. Der Körper muß mit Organen und Geweben ausgestattet sein, die stark und leistungsfähig genug sind, den Organismus und damit auch den Geist selbst während der anstrengendsten Tätigkeiten zu unterstützen. Zwischen Geist und Körper besteht eine natürliche, untrennbare Beziehung. Ein Ungleichgewicht beeinträchtigt das Potential von Körper und Geist. Die Natur hat beide zu einem Bund zusammengeschweißt. Der Geist hängt vom Körper ab, nicht nur wegen der Versorgung mit Blut, sondern auch wegen der sensorischen Stimulation durch Augen, Ohren, Nase, Haut und Zunge.

8115 d) Die neue Gentechnik

Behauptungen	Biologische Realität
Die Gene steuern das Leben und sind verantwortlich für Gesundheit und Krankheit.	Falsch! Es sind Bakterien in unseren Zellen, die die Energie erzeugen und die Entwicklung steuern. Keine Energie = Tod, zu wenig Energie führt zu Entzündungen und Krebs.
Gene für Krankheiten sind bekannt und im Test sicher nachweisbar. Die genetischen Regeln sind bekannt.	Falsch! Es gibt keine »Gene« für Krankheit, kein »Gentest« hat je funktioniert. Es gibt in der Gentechnik mehr Ausnahmen als Regeln.
Die Gentherapie wird Krankheiten ursächlich behandeln und genetische Defekte gezielt reparieren können.	Falsch! Alle Krankheiten kann man nur über Beeinflussung des Stoffwechsels heilen, wogegen Erbsubstanzverlust/Zerstörung, besonders wie sie in den Bakterien in unseren Zellen geschehen, nicht reparierbar sind.
Mit der Gentechnik werden auch die anderen Probleme der Menschen, Hunger und Arbeitslosigkeit gelöst.	Falsch! Die »Gentechnik« ist keine Technik, sondern zerstörerische Manipulation. Sie dient allein dazu, Pflanzen, Tiere und menschliche »Gene« zu patentieren und ausschließlich dem erhofften Profit von etwa 600 Gen-Konzernen der Welt.
Gentechnik ist sicher. Optimierte Gene erzeugen bessere Produkte und können punktgenau und stabil in die Zellen eingebracht werden.	Falsch! Manipulierte Erbsubstanz verursacht immer Schäden: Allergien auf der einen Seite und Zerstörung der eigenen Erbsubstanzen auf der anderen Seite, durch unkalkulierbares und unwiderrufbares Eindringen der Fremderbsubstanz. (r+z Sept./1998)

8115 f) Die Wissenschaftler der Gentechnik wollen Gott nahekommen. Das war von den Babyloniern schon einmal versucht worden. Sie bauten den Babylonischen Turm, der nach 1. Mose 11 bis in den Himmel zu Gott reichen sollte. Doch verhinderte Jahwe seine Vollendung, verwirrte die Sprache seiner Erbauer und zerstreute sie in alle Lande. So kam es zur Babylonischen Verwirrung. Erkenne, daß unsere Intelligenzia, die Forscher und Wissenschaftler, in Wahrheit die größten und gefährlichsten Wirrköpfe unserer Zeit sind.

8116a Die berühmten 5 Tibeter

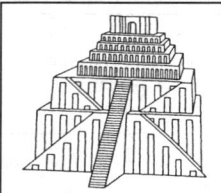

Um den Körper fit zu halten, wird z. B. für die Tibeter ein zehnminütiges Training täglich empfohlen, in manchen Magazinen (Brigitte) begnügt man sich mit bestimmten Übungen für eine 5-Minuten-Dauer. Das genügt nicht und kann nicht genügen, wenn wir uns als Maßstab für unser eigenes Verhalten die genetische Prägung der Urmenschen (erkennbar an den derzeitigen Bewegungsweisen der Affenmenschen) als Vorbild nehmen. Die sind 8 Stunden in Bewegung. Ich selbst kann aus eigener 40jähriger Erfahrung verläßlich behaupten, daß ein zweistündiges, konzentriertes, allumfassendes Training aller Körperteile und Muskeln, wie es in den UrBewegungsarten niedergelegt ist, Deinen Körper bis ins hohe Alter voll beweglich und fit hält.

Sport schmiert auch arthrotische Gelenke:
Nach den Studienergebnissen bessern sich Schmerz und Funktion, ohne daß der Knorpelverschleiß beschleunigt wird. (Medical Tribune 8/21.2.1997/24)

Laufen ist gleichzeitig auch seelische und geistige Stärkung:
Es befreit von negativen Gedanken und macht geistig fit zufolge der besseren Durchblutung des Gehirns.

Schwache, schmerzende Füße?
Lege dieses Zusatztraining ein:
● Gehe auf der Außenkante des Fußes.
● Gehe auf der Innenkante des Fußes.
● Gehe auf der Ferse.
● Gehe auf den Zehenspitzen.

Kraft für mehr Klimmzüge gewinnst Du so: Ein paar Minuten, nachdem Du sie das erste Mal gemacht hast, gehst Du nochmals ran und versuchst 3/4 der zuvor geschafften hinzukriegen.

✛ Erste Hilfe ✛
Die Wunde will ihre Hitze über die Haut abgeben.
Und da tanzen die Fußballmasseure mit Kältespray oder dem Eisbeutel an. Und drängen die gute Reaktion des Körpers wieder zurück!

Auch das Schnarchen hört auf! Macht Dich der große Zusammenhang, diese einmalige GanzheitsTherapie der UrzeitMethode staunen? Etwa beim Schnarchen? Der Grund ist eine Muskel- und Gewebeschlaffung im Bereich des Nasen- und Rachenraums. Die Muskeln halten den Weg für die Luft nicht mehr weit genug offen. Übergewicht, Alkohol und bestimmte Medikamente, z.B. Schlaf- und Beruhigungsmittel, führen zu dieser Erschlaffung des Gewebes. Mit der UrTherapie beseitigst Du schon mal diese Gründe. Und die Muskulatur im Rachenraum wird zusätzlich durch das Gesichtstraining gestärkt. (→Rz926)

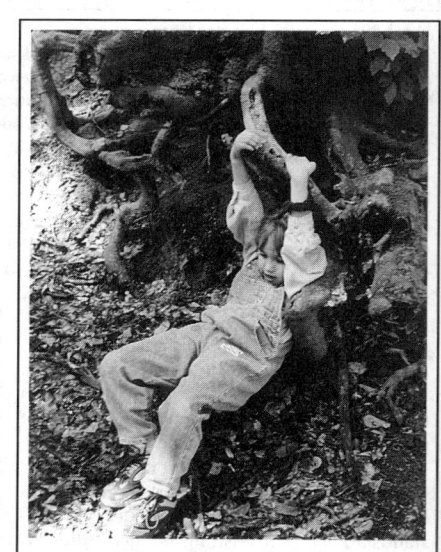

Frauen und Mädchen üben das Heraufziehen an Ästen (Klimmzug) so: Arme strecken, Hände umklammern Ast (oder Stange). Füße etwas wegstrecken, aber am Boden lassen: Jetzt geht das Sich-Hochziehen schon viel leichter... Jeden Tag ein paar mehr...

8200 Andere Heiltherapien unter der Lupe

> Nimm es dem Verfasser ab: Die innere Heilkraft Deines Körpers ist chemieärztlichem Tun tausendfach überlegen, wenn dieser naturgemäß tätigwerden kann.

1 📖 215 **Der Heusack wirkt über ätherische Öle auf die Synovia (Gelenkschmiere)**
Bei richtiger Anwendung lassen sich mit Hilfe der Kneipptherapie Arthrosen mit sehr gutem Ergebnis behandeln. (Ärzte Zeitung 105/05.06.1993)

📖 215 KNEIPP, S., Kinderpflege in gesunden und kranken Tagen. Ratschläge von Monsignore Sebastian Kneipp, Verlag Ludwig Auer, Donauwörth 1913. Auszug: Neuerdings impften Ärzte gesunden Menschen auch noch andere schwere Krankheiten ein, um sie so vor einer natürlichen Krankheit zu schützen. Man kann darin geradezu ein Verbrechen und eine Gotteslästerung erblicken. Gott hat den Menschen so vollkommen geschaffen, daß derselbe keinen anderen Schutz braucht, als die Befolgung der Naturgesetze ihm gewährt.
Siehst Du, der Mann dachte und handelte noch natürlich!
Also: Warum nicht kneippen? Nur: Weil Regen von oben nach unten auf die Menschen fällt - sollten Güsse nicht von unten nach oben geführt werden, wie es Kneipp für die unter dem Herzen liegenden Körperteile vorschreibt, so darf ich den guten Kneipp berichtigen. Aber was soll's! Hauptsache ist wohl, Du bringst überhaupt mal erst viel kaltes Wasser an Deinen (noch) verweichlichten Leib heran!

2 📖 962f **Schlafstörung** kann bei Alterspatienten Folge einer Medikation sein. (Ärzte Zeitung 153/1.9.1992)
Kneipp gab schon den einfachen Rat: Du solltest, wenn Du nicht einschlafen kannst, den warmen Körper kurz mit einem nassen Lappen kalt abwaschen - nur Gesicht und Hände danach abtrocknen und Dich wieder ins Bett legen. Ich habe herausgefunden, daß Du das gleiche erreichst, wenn Du Dich nackt für kurze Zeit ans offene Fenster stellst.

> Leider haben alle früheren Naturheilkundler nie eine Ganzheilmethodik entwickelt. Kneipp empfahl vor Wasser, Felke den Lehm, Kühne das Reiben mit Wasserlappen. Nur der UrTherapie blieb es vorbehalten, mit einfachsten natürlichen Mitteln das Ideal einer Heilbehandlung zu verwirklichen. Und nun tun wir Menschen uns schwer damit. Denn uns ist nicht nur das einfache Leben, sondern auch das einfache Denken schwer geworden.

3 📖 214, 196 KNEIPP, S., »So sollt ihr leben«, »Meine Wasserkur« Ehrenwirth Vlg.
Das Kneipp-Buch erreichte bereits 1894 seine 50. Auflage. Die **Wasserkur** wurde anfangs von den Ärzten als »üble Scharlatanerie und schlimme Kurpfuscherei« von den Ärzten attackiert, die von den damaligen Naturärzten in der Mitte des 19. Jahrhunderts wiederum als »Medikaster« und - sieh mal da, die hatten sie noch früher erkannt als der Verfasser! - als »Giftmischer« bezeichnet wurden. Kneipp machte seine damals als radikal angesehene Heilmethode der Schulmedizin jedoch schließlich damit schmackhaft, daß er sie als »auf der Humoralpathologie aufbauend« bezeichnete, nach der Krankheitsstoffe »abgeleitet und aufgelöst« werden sollten. Kneipp war nicht im geringsten sozialreformerisch gestimmt, im Gegensatz zu den damaligen Verfechtern der Naturheilkundebewegung. Da er weder Alkohol, Tabak und Fleisch ablehnte, gewann er unter den Ärzten viele Anhänger. Die Zusammenarbeit mit ihnen förderte er damit, als er 1894 mithalf, den »Verein Kneippscher Ärzte« und den »Internationalen Verein Kneippscher Ärzte« zu gründen. Inzwischen gibt es Kneipp-Fabriken, die Pflanzensäfte, Pflanzen-Dragees, Kosmetik und Badesalze herstellen, welche den Kurgästen zusätzlich zu einer Art Vollwert-Grünkost gegeben werden. Rohkost wird empfohlen. Aber lies mal selbst, wie die Kneipp-Ärzte das mit der Ernährung sehen:
BRÜGGEMANN/UEHLEKE, Kneipp-Vademecum Pro Medico, »Sebastian Kneipp« Gesundheitsmittel-Verlag, Würzburg. Auszug: »Die Kost soll möglichst breitbasig aufgebaut sein und ausreichend Faserstoffe enthalten. Zur Ergänzung des Faserstoffanteils eignen sich besonders auch Kneipp® Fruchtfasertabletten. Überernährung muß sorgfältig vermieden, Fett auf etwa 80g (ein Drittel in Form von mehrfach ungesättigten Fettsäuren, z.B. Mais- oder Sonnenblumenöl sowie ca. 0.9 g Ω 3 Fettsäuren aus Nordmeerfisch, z.B. Vita-Kneipp® Nordmeer Fischölkapseln) begrenzt und auch reine Kohlenhydrate in Form von Zucker und Süßigkeiten eingeschränkt werden. Als Eiweißträger werden mageres Fleisch, Quark, Fisch und Sojabohnen empfohlen.« Sehr positiv: Täglich sind dynamische Bewegungsübungen neben den Wassergüssen usw. im Programm.

5 a) 📖 384, 546, 594, 901 **Waschen mit heißem Wasser: Warum willst Du Dir schaden?**
»Wir leben heute in einem Zeitalter des zuviel Waschens.« Zu häufiges, zu langes und zu heißes Duschen löst wasserbindende Aminosäuren, Elektrolyte sowie Harnstoff aus der Haut und trocknet sie aus bis hin zur Ausbildung eines Exsikkationsekzematids (gelblich-rote, schuppende und wieder austrocknende Pusteln). Das Auswaschen des körpereigenen Antimykotikums Undecylensäure (Pilzbefall-Verhütungsstoff) begünstigt Mykosen, betonte Professor Dr. Erwin Schöpfl, Direktor der Freiburger Universitäts-Hautklinik. (Ärzte Zeitung, 9.6.1992) Erkenne, daß auch die als Naturheilmittel gepriesene Warmwasser-Dauerdusche nichts als Bauernfängerei darstellt.

5 b) 📖 384, 546, 594, 901 **Heißes Duschen schadet der Haut**
Zu langes, zu häufiges und zu heißes Duschen zerstört den Schutzmantel der Haut - warnen Forscher der Universität Freiburg.

6 a) 📖 214, 546 **Kalt duschen stärkt die Immunkräfte. Kneipp wußte es bereits vor 100 Jahren:** Die Annahme, daß die Kneipp-Therapie wissenschaftlich nicht abgesichert sei, konnte auf dem Kneipp-Ärztekongreß in Bad Wörishofen an einigen Beispielen widerlegt werden. (..) daß die Behandlung mit Kaltwassergüssen nach Sebastian Kneipp tatsächlich zu einer »Abhärtung« im Sinne einer Stimulierung des Immunsystems führt. Das Blut gesunder Probanden wurde vor und nach einer Anwendung immunologisch untersucht. Nach der Anwendung kam es im peripheren Blut zu einer Abnahme der Gesamt-Lymphozytenzahl und einer leichten Zunahme der Granulozyten (im Knochenmark gebildete Blutkörperchen - Leukozyten im lymphatischen System). Die Untersuchung der Subpopulationen der Lymphozyten (kleine Blutzellen) ergab einen Anstieg der T-Lymphozyten und einen Abfall der B-Lymphozyten. Die T-Helferzellenzahl stieg an bei gleichzeitiger Abnahme der T-Suppressorzellen. Auch die Zahl der Killerzellen sank ab. Zudem nahm die Zahl der T-Zellen mit HLA-DR-Antigenen auf ihrer Oberfläche zu. Entsprechende Befunde der Lymphozytentransformationstests sowie Messungen der Zytokinsekretion (Ausstoß an

nachwachsenden Zellen) untermauerten die Annahme einer Immunstimulation. Als Wirkmechanismus wird ein direkter Temperatureinfluß auf Immunorgane der Haut mit nachfolgender regionaler Zytokinfreisetzung diskutiert, die einer generalisierten Immunantwort vorausgeht. (Kneipp Zeitung Nr. 2/2000...)

8206 b) Der Verfasser fragt aber immer bei der Natur nach, wie Du weißt, den überzeugt menschliches Sagen nicht: Instincto-Magazin NR.63/Aug. 1994 "Barfuß im Dschungel"
Der Regen ist eine echte Plage. Ohne Sonne ist kalt, eine Flut stürzt auf uns herab: Wir regen uns auf, tanzen wild herum, brüllen vor Zorn, aber alles bleibt beim alten, also versuchen wir es geduldig zu ertragen und suchen ein Blatt, am besten das größte in der Nähe, wenn möglich nicht eingerissen, was sich nicht als so einfach erweisen sollte, (und überhaupt ist es schon zu spät, wir sind schon so naß, als ob wir mit Kleidern in den Fluß gesprungen wären), wir drücken uns aneinander, mit der einen Hand das Blatt über dem Kopf, am ganzen Körper zitternd, am Herummaulen, daß es doch aufhören möge. Glücklicherweise dauert es nie sehr lange, höchstens eine Stunde Zwangsduschen pro Tag.
Du erkennst: Auch die Urzeitmenschen sind trotz ihres Lebens in den warmen Tropengebieten immer wieder mit kaltem Wasser "gesegnet" worden. Und das nicht wie bei Kneipp mit ansteigenden Güssen oder Fußbädern, sondern von oben. Womit also das Duschen das Natürlichere wäre - hab' ich recht?
Der Gedanke, daß Gott und die Natur eins ist, wurde bereits von dem Pantheisten Spinoza vertreten – doch nie von den Menschen beachtet. Das rächt sich nun, wo sie die Natur immer mehr verseuchen und zerstören!

8207 ⌨ 840 Eine objektive populärwissenschaftliche Darstellung über die **Erdstrahlen** findest Du auch in PM 12/1993. Fazit: Nur ein einziger Rutengänger war in der Lage, Wasseradern - aber keine Erdstrahlen! - aufzuspüren. PM sagt dazu:
Der Baubiologe Wolfgang Maes startete dazu ein interessantes Experiment: Er ließ seine Wohnung von sechs verschiedenen Rutengängern untersuchen. Die Rutengänger wußten nichts voneinander · und auch nichts davon, daß er für jede Untersuchung sein Bett an eine andere Stelle schob. Nachdem die Strahlensucher durchschnittlich zwei Stunden geblieben waren (und dafür im Schnitt 440 Mark kassierten), lieferten sie sechs völlig unterschiedliche Ergebnisse, die sich nur in einem glichen: Wo auch immer das Bett gestanden hatte, gerade dort hatte der jeweils beauftragte Rutengänger eine besonders gefährliche Störzone ausgemacht. Die Störzonen wurden als so bedrohlich beschrieben, daß ein ängstlicher Mensch eigentlich nur zwei Alternativen sehen konnte: Ausziehen oder »Entstören«. Fünf der sechs Rutengänger empfahlen denn auch gleich die Abschirmung gegen die Erdstrahlen - weitere tausend Mark wären dann für Bergkristall, Torfdecke, Magnetwellensender oder Spezialwasser fällig gewesen. (PM Nr. 42/1993)

8208 ⌨ 314 Der Naturarzt, 8/93: Durch passives Schwitzen erzeugt der Körper eine vom Normalen völlig abweichende Schweißzusammensetzung.

> Die UrBewegungen zeigen Dir auf, wo es bei Dir überall fehlt.

8209 a) ⌨ 314 **Mystische Heilung durch Akupunktur?** »Wir wissen heute, daß durch die Akupunktur der Endorphinspiegel ebenso wie die Serotonin- und Kortisol-Konzentration im Blut erhöht wird«, sagte Molsberger. Damit könnten die entzündungshemmenden Eigenschaften der Akupunktur erklärt werden. (Ärzte Zeitung, 28.11.1991)

8209 b) Bei der Akupunktur bin ich noch etwas im Zweifel, wenn man über die Heilberichte von Tieren liest, bei denen sicherlich eine Placebo-Wirkung auszuschließen ist. Aber was ist davon Wirklichkeit? Ich könnte mir schon vorstellen, daß damit z.B. Verspannungen zu lösen sind. Denn Akupunktur ist eine der ältesten Erfahrungsanwendungen. Kurzfristiger Erfolg ist möglich, langfristig bei chronischen Leiden leider nicht.

8210 ⌨ 314 Eine andere Meinung zur Akupunktur lautet:
Auch Akupunktur kann nicht heilen, sondern nur vorübergehend lähmen, weil sie Serotonin (Schlüsselmanipulator in der Gehirnchemie) freigibt, und damit Schmerzen betäubt werden. Dadurch wird ein falsches Wohlgefühl erzeugt.

8211 ⌨ 314 **Akupunktur** Möglich wäre es aber auch, daß sie die chinesische Form einer frühen ärztlichen Behandlung darstellt, die durch kleine Verletzungen (Baunscheidtieren, Aderlaß, Schröpfen) die Immunabwehrkräfte anregt und zu Besserungszeichen führt. Als Mikroverletzung könnte sie sogar noch wirksamer sein als die gröberen europäischen Eingriffe vor ein paar hundert Jahren.

8212 ⌨ 439, 198 Mütter von Kindern mit atopischem (erblichem) Ekzem von der Notwendigkeit einer externen Glukokortikoidtherapie zu überzeugen, gelingt vielfach kaum noch. Um den quälenden Juckreiz loszuwerden, greifen sie unter dem Stichwort »Natur« lieber auf das frei verkäufliche Murmeltierfett zurück. (...) Murmeltierfett enthält Nerzöl und dieses wiederum enthält Kortikoide, weil die Tiere während des Winterschlafs reichlich davon ausschütten und die Substanzen dann im Fettgewebe anreichern: Eine Tatsache, die übrigens selbst Apothekern in der Regel nicht bekannt ist! (Medical Tribune 7, 19.2.1993/37)

8213 a) ⌨ 213 »**Die Homöopathie ist eine Irrlehre**«, verkündet er. Ihr Konzept bestünde darin, »längst bewiesene Irrtümer, wie die Ähnlichkeitsregel *(similia similibus)* und das Potenzieren von Arzneimitteln durch tausendfache Verdünnung von Wirkstoffen, als Wahrheiten zu verkünden.« Damit nicht genug: »Das Wirkprinzip der Homöopathie ist die Täuschung des Patienten, verstärkt durch die Selbsttäuschung des Behandlers.« (DIE ZEIT 10/5.3.1993/39) Prof. Voigt, Phillip-Universität Marburg (→LV 6809)
Ich stimme ihm zu! Aber mit noch größerer Sicherheit ist zu sagen:
Die Allopathie ist eine Irrlehre. Ihr Wirkprinzip ist die schleichende Zugrunderichtung von Patienten mit den Giften der Chemie - verstärkt durch die Täuschung, Krankheiten, Bakterien und Viren seien an seinem Leiden schuld, nicht er selbst.

8213 b) **Allopathie**. Denke bei diesem Wort nicht an eine Behandlungsform. Das Wort »pathie« leitet sich von »pathos« also »Leiden« ab. Korrekt übersetzt und korrekt mit der Wirklichkeit übereinstimmend, wie Du es als ihr bisheriger Anhänger festgestellt haben wirst heißt es: »Anders leiden«. Nicht mehr an der eigentlichen Krankheit, sondern an den Giften, welche sie Dir verabreicht.

8213 c) **Homöopathie hilft, aber: Homöopathische Medikamente sind unwirksam / Paradoxes Ergebnis einer hervorragenden Studie**
Prof. Gaus kommt in seiner Interpretation der Studienergebnisse zu dem scheinbar paradoxen Schluß: Die individuelle homöopathische Behandlung ist bei chronischen Kopfschmerzen nachgewiesenermaßen wirksam. Die Studie liefert jedoch keinen Anhaltspunkt dafür, daß diese Wirkung auf dem verabreichten homöopathischen Medikament beruht. Somit haben die Kollegen genau das negiert, was sie mit der Studie beweisen wollten: die Wirksamkeit homöopathischer Medikation. (Medical Tribune 50/15.12.1995/6)

Auch hier liegt der Verfasser wohl richtig mit seiner Meinung über die Homöopathie als eine zeitweise Placebowirkung.

d) WHITMONT, E.C., Die Alchemie des Heilens, Bookman Ltd. Interview mit Dr. Edward C. Whitmont:
U.H.: Welche Rolle kommt ihrer Meinung nach der Allopathie zu? E. C. Whitmont: Das Leiden der Menschheit zu verlängern (lacht). Da kann ich mich schon auf Paracelsus beziehen, der sagte: Jeder Mensch hat den Arzt, den er verdient. Also: die richtige Arztfindung ist ja auch ein Teil des Schicksals und des Weges. (...) Also, Homöopathie sehe ich als Mysterienmedizin an. Das ist den Homöopathen selber noch nicht klar.
U. H.: Sehen Sie überhaupt keinen Sinn in irgendeiner allopathischen Behandlung? E. C. Whitmont: Sie kann sicher oft Symptome und Leiden mildern. Aber im großen und ganzen sehe ich die Allopathie eher als destruktiv denn als wertvoll an. Es ist eine Situation des Wollens und Versuchens und Nicht-Könnens. Man ist da in einem blinden Weg gefangen und meint vorwärtszukommen und kommt aber nicht vorwärts. Diese Sackgasse ist aber scheinbar auch ein Stück des Menschheitsschicksals. Sehen Sie sich doch die Geschichte der Medizin an. Schauen Sie mal, was Paracelsus über seine Zeitgenossen zu sagen hatte: Dummköpfe, sehen nicht, wollen nicht sehen. Sehr scharf beobachtet. Aber das war damals so wahr wie heute. (...) Chirurgie ist nicht Allopathie. Allopathie ist das Verschreiben einer konträren Medizin. Traditionell wird ja Chirurgie nicht einmal als ein Bereich der Medizin angesehen. In Amerika gibt es ja immer noch »physician« und »surgeon« als Titel. Also, das ist etwas Separates. Der Chirurg ist der Bader. U. H.: Aber im öffentlichen Bewußtsein ist ja heute die Chirurgie ein Hauptzweig der Medizin. E. C. Whitmont: Das ist eine Auswirkung des mechanistischen Denkens unserer Zeit. Das ist ja dieselbe Haltung, die unseren Planeten ruiniert. Man nimmt's und bricht's ab und tut's zurück und schneidet usw., und das wird schon in Ordnung sein. U. H.: Das ist wiederum der Mißbrauch der Chirurgie, aber sie hat ja unter Umständen ihre Berechtigung. E. C. Whitmont: Sie hat natürlich ihren Platz, ja U. H.: Zum Beispiel bei Krebs... E. C. Whitmont: Also, bei Krebs habe ich für die Chirurgie kein gutes Wort. Bei Krebs am allerwenigsten (...) Wissen Sie, ich habe immer noch eine Patientin in Behandlung mit einer lymphatischen Leukämie mit 100.000 Lymphozyten. Ich habe sie jetzt schon 25 Jahre in Bandlung, sie läuft noch immer herum, frisch, fromm, fröhlich. Sie hat den Befund... es macht nichts aus. Natrium muriaticum... Sie sollte schon längst tot sein.
Edward C. Whitmont schloß sein Medizinstudium an der Medizinischen Fakultät der Universität Wien 1936 ab und unterzog sich einer Ausbildung in Adlerscher Psychologie. Ein grundlegendes Interesse an Psychosomatik und ganzheitlichen Ansätzen führte ihn seit 1940 zu Forschungen auf den Gebieten Naturheilkunde, Chiropraktik, Ernährung, Yoga, Astrologie und Homöopathie. Von 1947 bis 1951 lehrte er Homöopathie an der Postgraduate School of the American Foundation for Homeopathy. (N+H 12/1995)

935 BECKER, F., »Der Weg zur vollkommenen Gesundheit - Erfahrungen eines 92jährigen Naturarztes«, Bionika, 27721 Ritterhude. Auszug: »Es gibt einen Muskel in unserem Körper, dessen hoher Wert im alten Griechenland genau wie im alten Indien bekannt war, den Zwerchfellmuskel. Die Griechen schätzten seinen Wert so hoch ein, daß sie in ihm den Sitz der Seele wähnten.
Fett- und Gasbäuche verhindern sein Herabtreten, lassen ihn zu einer papierdünnen Matte verkümmern, die nicht mehr imstande ist, eine massierende Wirkung auf die inneren Organe auszuüben. Die Lungensanatorien und die vielen Anstalten für Asthma und Bronchialkranke wären gezwungen, ihre Pforten zu schließen, würde es sich die Ärzteschaft zur Aufgabe machen, den Kranken wieder den rechten Gebrauch des Zwerchfellmuskels zu vermitteln. Leider ist auch hier wieder der Hinweis viel zu einfach und unkompliziert, als daß ihn die heutige Menschheit, die nur nach den neuesten Mitteln sucht, verstehen würde...«
„Fettschürze" und „Reithose" – Fettabsaugen riskant: Bei der heute gebräuchlichen Tumeszenz-Technik zur Figurkorrektur wird das Körperfett mit einer Lösung aus Kochsalz, Lidokain (XYLOCAIN u.a.) oder anderen Lokalanästhetika, Adrenalin (SUPRARENIN u.a.) und Bikarbonat aufgeschwemmt. Die kardiotoxische Wirkung des Lidokains kann zu den fatalen Verläufen beitragen. Da der Eingriff teilweise in Vollnarkose oder unter Anwendung sedierender Medikamente wie Midazolam (DORMICUM u.a.) erfolgt, werden frühe neurologische Warnzeichen einer Lidokainintoxikation unterdrückt. **Aufklärung der Patienten über tödliche Risiken des Eingriffs ist erforderlich.** Eine Meldepflicht sollte insbesondere für tödlichen Ausgang eingerichtet werden. (Engl. J. Med. 340 [1999], 1471) →Rz 2776

5 766, LV 9610 Kranke Gesundheitslehrer Krank sein, das dürfen sich Ärzte erlauben, aber keine alternativen Gesundheitslehrer. Die Ärzteschaft leidet unter all den vielen Krankheiten noch schlimmer als ihre Patienten. Wie kannst Du aber Vertrauen finden, wenn Gesundheitslehrer sich selbst nicht helfen können? Der Begründer der Frugivoren-These, Herbert Shelton, Heilpraktiker, kein Mediziner, deshalb oft eingesperrt, bewies an sich selbst deren Mangel an rein pflanzlichen Wirkstoffen. Erst spät riet er zu einem Anteil von rohem Gemüse zur reinen Früchtenahrung.
Zu Bewegungsfragen hat er sich nie geäußert, nur die Ernährung war ihm, wie den meisten geistig veranlagten Menschen, wichtig. Wahrscheinlich vernachlässigte er sie so sehr, daß dies der Grund für seine Bettlägerigkeit wurde. Schade für diesen großen Mann! Er war 17 Jahre lang bis zu seinem Tod bettlägerig. Sein deutscher Übersetzer, Helmut Wandmaker, wurde schwerstens nierenkrank! Seine Verdienste um die alternative Gesundheitsbewegung, die Natural Hygiene, sind jedoch bewundernswert, seine Bücher überaus zu empfehlen. Erkenne: Die Sonnenkost ist auf halbem Weg stehen geblieben. Vor allem fehlt ihr die Ausweitung zur Ganzheitstherapie (→LV 9610) (→Rz980, Waldthausen Verlag, Ritterhude)
(BIOWELL, Victoria, »The Health Seekers' Year Book«, Freemont/Cal., ISBN-0-941701-13-1)

6 a) 644 Kolon-Hydrotherapie Die auflösende Wirkung des Wassers und die gleichzeitig warm-kühle Reizung des Darmes bewirkt, daß dieser wieder zu arbeiten beginnt und selbsttätig den angesammelten und stagnierten Darminhalt weiterbefördert. Durch zusätzliche Zuführung von Sauerstoff zum Wasser erhalten die gesunden und erforderlichen Darmbakterien ihre Nahrung. Die Kolon-Hydrotherapie erzeugt keine Schmerzen oder Krämpfe und wird als wohltuend empfunden. Das geschlossene System verhindert, daß sowohl für den Patienten als auch für den Therapeuten unangenehme Erscheinungen, in Form von Gerüchen oder Ekel entstehen. (Der Naturarzt, Nr. 6/1992)

6 b) 644 »Bettlägerige Patienten - **Wie bekomme ich den Stuhlgang in Schwung?**« Hier mein Rezept, das sich sehr gut bewährt hat: Einen sogenannten Heb- und Senkeinlauf (wenn's sein muß, geht es auch mit Klistierspritze): In ca. 500 ml körperwarmes Wasser 300 ml Glycerin einrühren und 1 Eßlöffel Luvos Heilerde innerlich, fein. Damit lassen sich Koprostasen »erweichen«. In 2 Fällen hat es sich sogar bei Darmverschluß bewährt. Ich hoffe, der Kollege hat auch Erfolg damit! Dr. Edith Odenheimer, Regensburg. (Medical Tribune Sondernummer vom 15.11.1994/2)

8216 c) Wenn die Darmwände verschmutzt und mit Überzügen aus verhärtetem Schleim verklebt und verkleistert sind, wenn sich in seitlichen Ausbuchtungen des Darmes uralte Kotreste befinden, die dort seit Jahren bis Jahrzehnten lagern, wie dies bei sehr vielen Menschen in unterschiedlichem Ausmaß der Fall ist, dann können Sie nicht davon ausgehen, daß Sie gesund sind. Der Körper kann dann kaum noch Giftstoffe über den Darm ausscheiden, er kann Nährstoffe aus dem Darm nur noch in ungenügender Weise aufnehmen, und er wird ständig durch Stoffe belästigt, die durch Fäulnis im Darm neu entstehen und von dort ins Blut gelangen.

8217 963 Akupressur Vora, D.: Health in your Hands. Acupressure Therapy (reflexology). 3rd Edn. Gala Publishers, Bombay (1984)

8218 967 Rousseau tritt u.a. auch für **Abhärtung** ein, etwa durch harte Betten, kaltes Baden, Barfußgehen und Leibesübungen. Zu dicke Kleidung, das Wickeln der Kinder, das die Bewegungsfreiheit beeinträchtigt, ebenso wie das Einschnüren des Körpers durch modische Kleidung verurteilt er. Die Empfehlungen verbinden sich mit einer heftigen Medizinkritik. Jean Jaques Rousseau »Emile« - immer noch lesenswert! Wie seine übrigen Werke. Der Philosoph des gesunden Menschenverstandes.

8219 314 **Akupunktur: nutzlos**
Bei Verstopfung wurde keine Besserung erreicht. Zwei Patienten von acht machten die Studie nicht länger mit, weil sie noch seltener als vorher Stuhlgang hatten. Bei den übrigen sechs nahm die Dickdarmpassagezeit sogar von zuvor 97 Stunden auf 198 Stunden zu. (Zeitschrift für Gastroenterologie, Band 31, Heft 10 (1993), S. 605-608)

8220 215ff **Alternativ-Medizin** Mit seinem Therapieansatz steht Runow der Schulmedizin als »Außenseiter« gegenüber. Nun gibt es in der Medizingeschichte zahlreiche Beispiele dafür, daß Außenseitermethoden zunächst nicht aufgenommen wurden, sich hingegen später durchsetzten. Man muß jedoch bei der Beurteilung der »Vakzinationstherapie« nach Runow die gleiche Richtschnur anlegen wie bei experimentellen Therapieformen der Schulmedizin. (Medical Tribune 5/4.2.1994/6)

215 Es erschüttert diejenigen, die ernsthaft um integrative Ansätze in der Heilkunde bemüht sind, wenn Psychopathen wie Hamer zum Symbol werden für das, was die Schulmedizin abgrenzend als »Alternative Heilmethoden« bezeichnet. (Dr. med. Hanne-Doris Lang in DER SPIEGEL 12/1996)

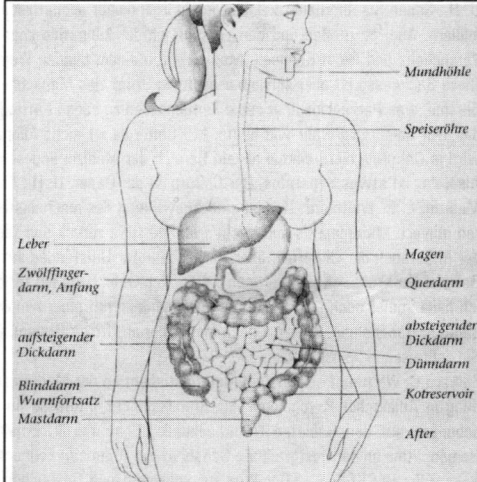

Verdauungstrakt: Über Mundhöhle und Speiseröhre gelangen die Speisen in den Magen, wo sie mit Magensäure vermischt werden. Der saure Speisebrei wird im Zwölffingerdarm neutralisiert, mit Gallensaft und Enzymen der Bauchspeicheldrüse (die hinter dem Magen liegt) versetzt, im Dünndarm aufgespalten in kleinste Teile, die über die Darmschleimhaut in die Blut- und Lymphgefäße gelangen. Im Dickdarm (Blinddarm, aufsteigender Dickdarm, Querdarm, absteigender Dickdarm, S-förmige Schlinge) wird dem Speisebrei Wasser entzogen. Vom Kotreservoir gelangt der Kot in den Mastdarm und wird über den After ausgeschieden.

8221 a) 215 In Deutschland hat eine Befragung unter Ärzten ergeben, daß die meisten von ihnen nicht nur der Schulmedizin vertrauen, sondern auch **alternative Therapien** anwenden. Mehr als 50% hätten angegeben, Neuraltherapie, Phytotherapie, Homöopathie oder anthroposophische Medizin anzuwenden. Mehr als ein Drittel der Ärzte nutzten Diät und eine immunstimulierende Therapie. (Zentralblatt Allgemeine Medizin 68/1992/1184)

8221 b) 215 Ei der Daus: Was liest man denn da in der Ärztliche Praxis Nr. 1/2/3 vom 9.1.1996? Es ist nicht zu fassen! Eine seriöse Ärzte-Zeitschrift redet hier tatsächlich von einer noch vor 100 Jahren als Quacksalberei mit höchster Verächtlichmachung bedachten Kräutertherapie:
Kümmel-Einreibung vertreibt Bauchgrimmen
Zur unterstützenden Behandlung des Reizdarm (colon irritabile) eignen sich innerliche und äußerliche phytotherapeutische Anwendungen, z. B. Einreibungen mit Kümmelöl. Neueren Studien zufolge wirkt auch Pfefferminzöl spasmolytisch. Bei Bauchgrimmen bringt eine Einreibung des Abdomens mit reinem Kümmelöl bzw. ätherischem Kümmel-in-Olivenöl (10%ige ölige Lösung) Linderung. Eine klinische Studie bescheinigte auch Pfefferminzöl in Form magensaftresistenter Kapseln (Mentacur) gute Wirksamkeit. In der Gruppe der behandelten Patienten nahm im Vergleich zu einer Kontrollgruppe u. a. die Stuhlfrequenz ab, Völlegefühl und Beeinträchtigung durch Blähungen besserten sich.

> Überdenke mal, ob das, was Du in Deiner Freizeit so alles treibst, nicht auch überflüssiger Müll ist, den Du schnell entsorgen solltest, weil er Dich vom wirklichen Leben abhält.

Daß wir uns richtig verstehen: Hier handelt es sich um Pseudo-Naturheilkunde. Kümmel-Einreibungen sind Quacksalberei-Methödchen und Kurpfuscherei! Sie werden zwar von den Ärzten für Naturheilverfahren den Patienten jetzt angedient - aber sie haben nichts mit der wahren Naturheilkunde und der sie verwirklichenden UrTherapie zu tun. Letztere handelt nur völlig natürlich. Kümmel ist zwar ein Pflänzlein der Natur. Es gehört gegessen - also in den Bauch. Und nicht als Öl auf den Bauch. Was soll es auch da? Auch mit der größten Fantasie ist nicht vorstellbar, wie es von dort in die Darminnenwände gelangen soll. Und wenn das wirklich der Fall sein sollte, ist nicht vorstellbar, wie es das »Grimmen« zu lindern vermöchte - es ist alles, aber kein Betäubungs- und Schmerzmittel. O Gott - man muß sich wirklich ernstlich um die bislang so hoch gepriesene Seriosität ärztlichen Wirkens sorgen...

Andere Kollegen suchen ihr Heil in der Akupunktur. Auch sie haben dankbare Patienten. Was jeder alternative Heiler dem Geheilten verschweigt: Da die meisten Krankheiten auch von allein ausheilen, sich zumindest bessern oder die Symptome im Auf und Ab von Kurven wellenförmig verlaufen, kann jede unsinnige Methode auf Erfolge verweisen. In Deutschland ist jeder Unsinn erlaubt: Handauflegen, Iris-Diagnostik, Pendeln. Am Ort gibt's einen Kollegen, der bei allen Patienten, die er besucht, die Betten verstellen läßt: Wasseradern, wie Krankheiten dann unterhalten. Er soll mit diesem medizinischen Blödsinn großartige Erfolge erzielen. (Der SPIEGEL Nr. 27 /1997)

8222 a) 278 **Offene Wundbehandlung**
Deckgewebe-Verletzungen der Hornhaut werden meist mit Antibiotika-Salbe und einem Verband bedeckt. Die Abdeckung des Auges ist über-

flüssig und verzögert die Heilung. (Ärztliche Praxis 15.1.1994/13)

2 b) Meist ist im koloproktologischen (Enddarm) Bereich aber eine offene Wundbehandlung nicht zu umgehen, d.h. die Wunde kann nicht primär vernäht werden, sondern muß sekundär heilen. Dies gilt vor allem für Operationen mit Einbeziehung des Darmlumens. »Eine verschlossene, dann aber eiternde Wunde heilt trotz Gegenmaßnahmen schlechter als ein Operationsfeld, das gezielt der offenen Heilung überlassen wurde«, betonte Dr.Staude. Über eine Infektionsgefahr durch den Stuhl braucht man sich jedoch dafür keine großen Sorgen zu machen. »Der Stuhl stellt gerade die beste Heilpaste dar«, meinte der Chirurg. Doch die Nachbehandlung muß stimmen! Kontraproduktiv ist beispielsweise das Föhnen der Wunde. Das massive Austrocknen der Wundfläche schafft eine oberflächliche Nekrose, die als Hemmbarriere wirkt. Entgegen einer weitverbreiteten Meinung verläuft die Sekundärheilung im feuchten Milieu ungestörter ab. (Medical Tribune 16/18.4.1997)
Nekrotisches, schlechtheilendesGewebe bei Dir? Maden einsetzen – wähle Tel.: 0172-4552051, Fax:040-6528717. Dort bekommst Du sie.

3 963 **Auf der Erde schlafen - eine Anregung für Naturfreaks:**
Die Ausdünstung frisch gegrabener und von Zeit zu Zeit durch neue ersetzter Erde in Gefässen auf dem Ofen in Krankenzimmern wird von manchen empfohlen. Seitz, Trost der Armen 37. »Im Gegentheile könnte einer bald muthmassen, dass das lange Leben unserer Voreltern, wie auch deren Stärke daher rühre, dass sie über heilsame Kräutern vielfältig auf der Erden geschlaffen.« (Hildegard. Subtilit II. 14.)
Da fliegt der heiligen Hildegard endlich einmal eine gute, bedenkenswerte Idee zu!

4 660 Die alten Anweisungen zur **Heilerdebehandlung**: Man soll nicht erst auf die Wunde einen leinenen Lappen oder Gase legen aus Furcht, die Heilerde könnte, direkt in die Wunde gebracht, irgendwie nachteilig wirken. Die Heilerde ist das größte Reinigungsmittel, ich glaube sogar das einzige! - Bei Bienenstichen, kleinen Verletzungen und kleinen Wunden ist ein Verband nicht nötig; da genügt das Auflegen der Erde allein.
Man erneuert den Erdverband, besonders bei recht hitzigen Wunden und Hautleiden, anfangs immer nach einigen Stunden. Nachher kann man, wenn die Hitze nachläßt und die Erde nicht mehr so schnell trocken wird, den Verband länger liegen lassen, vielleicht die ganze Nacht oder den ganzen Tag. Die mit kaltem Wasser angerührte Heilerde muß schlamm- bzw. breiartig sein. Sie soll sich ja eng an den Körper anschmiegen und kühlen. Sehr zu empfehlen ist das Gurgeln mit Heilerde-Wasser. Bei Erkältungen, Hals- und Mandelerkrankungen tut es hervorragende Dienste. Die Erfolge sind überraschend. Erste Hilfe, wenn eine Erkältung spürbar wird: Erde dreimal täglich einzunehmen. Hier nicht die französische, sondern Luvos.
Fango-Schlamm und heiße Moorbäder sind infolge ihrer heißen Zubereitung, Herkunft und Anwendung kaum noch natürliche Heilmittel; sie haben nicht mehr die Wirkung wie in Zusammensetzung und Struktur unveränderte lebendige Erde. Sie dienen lediglich als heiße Anwendung bzw. als heißhaltendes und nicht als heilendes Mittel.
Bei nicht fröstelnden Kranken trage man den Brei nicht so dick auf und sorge für Wärmflaschen und Wärmkruken. In manchen Fällen wird der Umschlag am Abend beim Schlafengehen angelegt und bis zum anderen Morgen liegen gelassen. Man schläft im allgemeinen im Umschlag ungestört, bei schmerzenden Krankheiten oft besser als ohne ihn.
Man macht aber auch gute Erfahrungen, wenn man in feuchte Wunden (auch jauchige Wunden) oder auf feuchte, nässende Hautstellen trockenes Heilerdepulver - Heilerdepuder - streut. Man breitet evtl. eine Binde darüber, um die Erde festzuhalten.
(JUST, A., Kehrt zur Natur zurück, Luvos 1930)
Just war medizinischer Laie, was aber seinen Heilerfolgen keinen Abbruch tat. Auch Vinzenz Prießnitz, ein Bauer, der Fuhrmann Johannes Schroth, der Forstmann Rausse, Pfarrer Kneipp, Pastor Felke, der Prediger Eduard Baltzer, der Apotheker Theodor Hahn, der Färbereibesitzer Arnold Rikli, der Schwede Are Waerland, ein Student der Philosophie, sie alle waren keine ausgebildeten Mediziner und in ihrer Zeit und bis auf den heutigen Tag weiterwirkend bedeutende Persönlichkeiten der Naturheilkunde.

5 660 ABEHSERA, M., The Healing Clay, Citadell Press Book, 120 Enterprise Avenue, Secaucus, NJ 07094 USA, Auszug:
Ein Berliner Arzt behandelte erfolgreich die asiatische Cholera in Deutschland mit Lehm. (...) Die russischen Soldaten erhielten im ersten Weltkrieg mit ihren Rationen je 200g Lehm und blieben frei von der Ruhr. Bei den französischen Soldaten wurde er mit Senf vermischt genommen...

7 a) 251 »Ich stelle geradezu dramatische Heilung von MS fest.« (RUSSEL, P., Multiple Sclerosis, Control of Diease, Pergamon Press, 1979)
Mit Diät und täglichen, sehr anstrengenden Übungen, die den Herzschlag heftig erhöhten und die Kranken außer Atem brachten, machte er MS-Kranke gesund. Die **Multiple Sklerose** kehrte wieder zurück, sobald die Leidenden zu Hause wieder ihr bequemes Leben aufnahmen.

7 b) Gen-Einfluß auf MS-Entstehung größer als erwartet
An der Entstehung der Multiplen Sklerose (MS) sind bisherigen Vorstellungen zur Folge Genfaktoren und Umgebungsbedingungen beteiligt: **So sollen Infektionen mit Viren dazu beitragen, die Erkrankung auszulösen.** Jetzt sind auf dem 11. Europäischen Multiple-Sklerose-Kongress in Jerusalem Daten einer kanadischen Studie mit 20.000 MS-Patienten vorgestellt worden, die belegen, daß die genetische Disposition deutlich mehr Einfluß hat als Umweltfaktoren. (Ärzte Zeitung 167/6.9.1995/1)
So wird den Multiplen Sklerotikern mal wieder Hoffnung auf kommende Gen-Medikamente gemacht. Damit sie nur schön in ihren Rollstühlen hocken bleiben und nicht die mühsamere UrTherapie aufnehmen. Wenn doch bald ein bequemes Pillchen für die Heilung zu erwarten ist.

8 a) 974, 641, 660, 662
• **Morbus Crohn:** Nach zusätzlicher Gabe von LUVOS HEILERDE ULTRA 3 x 1 Teel. 1/2 Stunde vor den Mahlzeiten (während die übrigen Medikamente nach dem Essen verabreicht wurden) stellte sich schlagartig eine wesentliche Besserung ein. Die Stuhlkonsistenz normalisierte sich, die Anzahl der Entleerungen reduzierte sich auf normal. Blutauflagerungen wurden gar nicht mehr beobachtet, Hämo-Cult-Test war nur noch gelegentlich

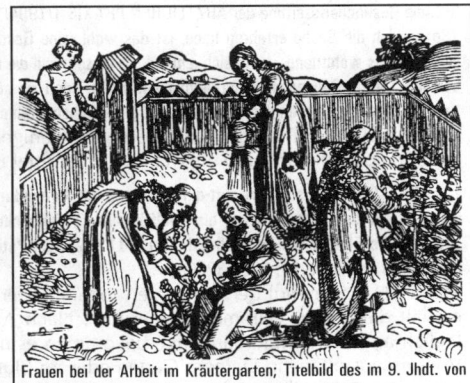

Frauen bei der Arbeit im Kräutergarten; Titelbild des im 9. Jhdt. von Walahfrid Strabo verfaßten »Hortulus« (Kloster Reichenau)
Merke: Gezüchtete »Heilpflanzen« sind kraftlos!

positiv. Subjektiv klagte die Patientin über keine Beschwerden mehr. Die Anämie war bereits nach 3 Wochen auf 12,5 g %Hb gebessert, keine Linksverschiebung mehr im Diff. Blutbild nachweisbar. Die Leistungsfähigkeit des Mädchens nahm deutlich wieder zu. (Dr. med. Kaestner, Landeswohlfahrtsverband Hessen)

- **Strahlen-Kolitis:** Die Auswertung der Therapie-Ergebnisse weist eine Heilungsquote von 56,6% und eine wesentliche Besserungsquote von 15% aus. Das ergibt einen Heilwirkungsgrad von über 70% und zeigt somit sehr beachtliche Behandlungserfolge mit dem belastungsfreien Naturheilmittel LUVOS-HEILERDE. (Dr. R. Mang, Sachverständiger für Untersuchungen, Frankfurt)
- **Kniegelenkbeschwerden:** Krankengeschichte: Eine Patientin, G. E., Alter: 55 Jahre, mäßige Adipositas (Fettleibigkeit), litt seit 1 Jahr zunehmend an Beschwerden im Bereich der Kniegelenke... 14 Tage nach täglichen Anwendungen von Heilerde auf beide Kniegelenke hatten die Schmerzen in den Kniegelenken bei Belastung deutlich nachgelassen. Die Heilerde wurde als besonders angenehm empfunden.
- **Lumbalgie:** Herr W. H., 60 Jahre, litt an einer Lumbalgie (Schmerzen im Bereich der Lendenwirbelsäule). Unter täglichen Heilerdepackungen, kombiniert mit anderen Behandlungsmaßnahmen der physikalischen Medizin, kam es zu einer zunehmenden Lockerung der paravertebralen Muskulatur im LWS-(Lenden-Wirbelsäulen)-Bereich. Die Packungen wurden als besonders angenehm und entspannend wirkend empfunden, so daß nach der Anwendung weitgehende Beschwerdefreiheit vorlag.
(Prof. Dr. med. R. Fricke, Höxter, Weserberglandklinik)

8228 b) 975 **Untersuchungswerte französischer Heilerde (Argiletz):** Der Untersuchungsbefund des Chem. Laboratoriums Dr.Mang läßt erkennen, daß sich in der Argiletz Argile verte pate noch Leben befindet:

Konservierungsstoffe Sorbinsäure	nicht nachweisbar	
Konservierungsstoffe Benzoesäure	nicht nachweisbar	
aerobe mesophile Gesamtkeimzahl	31.300	KBE/g
coliforme Keim	n.n.	KBE/g
E. coli	n.n.	KBE/g
Mikrokokken	13.400	KBE/g
Pseudomonaden	17.800	KBE/g
aerobe Sporenbildner	100	KBE/g

Beurteilung: Die Erdpaste enthält keine Lebensmittel-Konservierungsstoffe (Benzoesäure, Sorbinsäure) und ist auch in der bakteriologischen Beschaffenheit nicht zu beanstanden. (Chemisches Laboratorium Dr. Mang, 7.2.1996) (→LV8338)

Gutachten v. 24.6.98: Gute bakteriologische Beschaffenheit, keimarm und nicht zu beanstanden. Toxische Spurenelemente im ppb-Bereich.

> Sehr geehrter Herr Konz!
> Sie raten immer dazu, man sollte die Dinge so einfach wie möglich sehen. Ich habe das getan und an meinen Wasserkessel gedacht, dessen Kalkstein ich immer mit Essig auskoche. Gegen meine Arterienverkalkung trinke ich deshalb jetzt immer viel Essig. Geben Sie den Rat doch bitte ihren Lesern weiter.
> (Gudrun Dümmer, Ritterhude, Stenhoferstr. 3)
> Dümmer als mit Essig geht's nicht, Frau Dümmer! Trinken Sie nichts mehr, dann kann sich auch nichts absetzen: Und man muß sich nicht völlig falsch mit einem Wasserpott vergleichen. Obst enthält genügend Flüssigkeit für den Körper, wenn man auf Salz verzichtet.

8229 213 Professor Happle sprach der **Homöopathie** jedoch die **Wissenschaftlichkeit** ab. Nach seiner Ansicht ist diese Therapierichtung »mit rationalem Denken« nicht faßbar. Sie sei eine »Glaubensrichtung«. Ihre therapeutischen Erfolge, die er anerkenne, seien begründet im Glauben des Arztes und des Patienten an diese »Irrlehre«. (Ärzte Zeitung 66/13.4.1994/3)

Nun sage aber einer, die Schulmedizin, welche die Krankheit mit Gift und Chemie bekämpft, Organe einfach wegschneidet oder mit Todesstrahlen behandelt sei mit rationalem Denken faßbar!

8230 215 Was ist dran an der **Farb-Therapie?** »Farb-Energie weckt die Heilkraft des Körpers« wird in einem Artikel von *Goldene Gesundheit* behauptet (Heft Nr. 9, 94). Von verblüffenden Erfolgen auch bei schweren Allergien ist die Rede. Bunte Plastikfolien verwandeln sich in den Händen der Heilpraktikerin Doris Moll zu »Sendboten«. Doch die richtige Folie muß es sein: »Feinstoffliche Schwingungen sagen es ihr; die Folie in ihrer Hand und in der Hand des Patienten verstärkt ihren Impuls. "Das ist ein Prickeln in den Fingern..." Dann weiß ich, ob der Patient reagiert und welche Farbfolie für ihn die richtige ist.« So weit Doris Moll in *Goldene Gesundheit*. Weiter im Text:
»Mit der Folie geht der Kranke nach Hause. Jeden Tag muß er für ein paar Minuten durch die Folie schauen. Nachts soll er sich das Kärtchen unters Kopfkissen legen, tagsüber unter den Essens-Teller. Und muß sie immer bei sich tragen, dann wird er wieder gesund. Das kann Wochen dauern oder auch Monate und Jahre - je nach Schwere der Krankheit. Eines Tages tritt die Heilung ein...« Übrigens: Die Farbuntersuchung kostet 150 DM, pro Folie ist der Patient mit 10 DM bis 50 DM dabei.
(GZ, die Gesundheitszeitung der ÄRZTLICHEN PRAXIS 1/1994/10)
»So wie ich die Sache erfahren habe, ist das wohl reine Geschäftemacherei! Manche Patienten finden es sicherlich als wohltuend, wenn sich jemand - in diesem Fall die Heilpraktikerin - auf alternative Weise um sie bemüht. Da die Behandlung überhaupt nicht wirkt, kann sie auch nicht schaden.« (Dr. med. Monika Agathos, Leitende Oberärztin des Städtischen Krankenhauses München-Schwabing)

> Säe Borretsch in Deinen Garten oder ziehe ihn in Deinen Balkonkästen. Obwohl er etwas pelzig ist, läßt er sich fein essen.

Hier hat die Ärztin recht. Außer einigen wenigen (wie Kneippen oder Lehmbäder) bleiben auch alle anderen alternativen Heilmittel und Heilverfahren ohne positive Wirkung.

8232 198, 493 60 bis 70 Prozent der Patienten mit **Neurodermitis** sprechen auf diätetische Substitution mit Gammalinolensäuren an. Mit einem Effekt darf erst nach vier bis zwölf Wochen Verabreichungsdauer gerechnet werden. (...) Ausdehnung und Schweregrad des Ekzems sowie die Schübe werden deutlich reduziert. 30 Prozent der Patienten sprechen nicht auf die Zufuhr von Gammalinolensäuren an.
(Deutsches Ärzteblatt 87, 3229-3230)

Merke: Das Samenöl der schwarzen Johannisbeere, der Nachtkerze von Boretsch und des Beinwell (Comfrey) enthält die meiste Gamma-Linolensäure. Nach Angabe des Blattes braucht ein erwachsener Neurodermitiker täglich an die 400 mg. Säuglinge bekommen es mit der Muttermilch, wenn die Mutter viele Wildpflanzen ißt. Von mir aus pflanzt du in Deinem Garten oder im Blumenkübel die gut schmeckende Boretschpflanze an:
Ein neues Behandlungskonzept der Neurodermitis wurde in dem wdr 3 Medizin-Magazin extra (19.12.1994, 21.) vorgestellt. Die Hauptursache der Neurodermitis wurde in einem vorausgegangenen Trennungstrauma gesehen. Diese wurde dann psychologisch aufgearbeitet. Außer dem Verbot von Süßigkeiten blieb es dagegen in der Ernährung beim alten. Mutter und Kind beziehen im Krankenhaus für ein halbes Jahr ein Zimmer - ein

Wahnsinnsaufwand und Streß für die Eltern mit äußerst fraglichem Erfolg bei einer fast rein psychischen Behandlung.

3 📖 **646** Die Ärzte machen Dir meist weis: **Fasten nur unter ärztlicher Kontrolle!** Fasten kann zu schlimmen Eiweißmangel- und Leberschäden führen. Frage sie mal, wie sie die denn beim Fasten überhaupt feststellen können. Und wenn, ob sie Dir dann einen Ochsen am Spieß braten wollen, um den »Schaden« zu beheben. Richtig ist: Das Dreckeiweiß muß aus Deinem Körper raus! Das führt nicht zu Schäden, der Organismus bedient sich lediglich aus den Eiweißreserven, die sich durch Schlechtkost in den Basalmembranen der Kapillaren und in der bindegewebigen Grundsubstanz angesammelt haben. Das verbessert die Durchblutung und scheidet eiweißgebundene Gift- und Schlackstoffe zusätzlich aus. Und was die Leber betrifft, so bedingen die veränderten Stoffwechselprozesse in diesem Organ damit die Transaminierungsvorgänge zu beschleunigen.
Was geht beim Fasten (wissenschaftlich gesehen) weiter vor? Das Körpergewebe schwemmt seine giftigen Ablagerungen und Schlackstoffe (→Rz 649, 655, 9601a/11) in Blut und Lymphe – im ersteren nachweisbar durch die angestiegenen Xanthoprotein- und Indikanspiegel. Im Harn und Serum ist Indoxyl in Konjugation mit aktivem Sulfat nachweisbar. Das Blut dickt sich vorübergehend ein (der Fastende fröstelt leicht), die Azidosis nimmt zu, der Alkalivorrat sinkt, wie der Blutzucker. Die Gerinnungsfähigkeit des Blutes nimmt vorübergehend zu. Der erhöhte Blutdruck sinkt stetig, während ein zu niedriger Blutdruck sich nach dem Fasten erhöht. Der gesamte Organismus strebt wieder ein normales Eiweiß-Kolloiditätsgeschehen an und beschleunigt die regenerativen katalytischen Stoffwechselvorgänge und enthemmt die fermentativen Prozesse. Das so lebenswichtige Bindegewebe vor allem wird aktiviert und biologisch aufgewertet – man kann auch sagen: verjüngt. Fasten führt aber auch zu einer verminderten Synthese akuter Phaseproteine, wodurch sich beispielsweise die entzündliche Aktivität beiAutoimmunerkrankungen abschwächt. Fasten ist der Königsweg zur Gesundheitswiederbelebung.

5 a) 📖 213 Homöopathie HAHNEMANN, S., Organon der Heilkunst: Erneuter Nachdruck der von Richard Haetzl herausgegebenen 6. Auflage, Stuttgart 1982. KRUG, A., Heilkunst und Heilkult: Medizin in der Antike, München 1984

5 b) Homöopathische Behandlung von Rückenleiden im Akutfall, bei chronischen Beschwerden und zur Vorbeugung
In erster Linie werden Heilmittel pflanzlichen Ursprungs verwendet. Bekannt und wegen ihrer guten Heilwirkung geschätzt sind unter anderem: Arnica (Arnika, Bergwohlverleih), Rhus toxicodendron (Giftefeu), Nux vomica (Brechnuß), Hypericum perforatum (Johanniskraut), Symphitum officinale (Beinwell), Colocynthis (Koloquinte, Bitterapfel). Als Grundlage langfristiger Besserung oder Ausheilung von chronischen oder "ererbten" Rückenleiden dient Hahnemanns Lehre von den Miasmen. Daß sich solche Therapien oft über Jahre hinziehen können, sehr viel Geduld erfordern und die psychisch-seelische Struktur eines Menschen mit einschließen, bedarf hier keiner besonderen Hervorhebung. Ob dabei mit C-, LM- oder D-Potenzen gearbeitet wird, hängt von der Sensibilität des Patienten und der Schwere der Erkrankung ab. Die strittige Frage nach Tief-, Hoch- oder Höchstpotenzen kann meiner Meinung nach nur nach Erfahrung des Behandlers entschieden werden. (Natürliches Heilen Nr.6/1995)
Du erkennst, wie hilflos (nicht nur hier) die Homöopathie vor einem der häufigsten Leiden steht. Warum? Sie ist eben keine Ganzheitsbehandlung und hat mit wahrer Naturheilkunde nichts zu tun. Daß Rückenleiden nur über ein Kräftigen der Rücken- und Bauchmuskulatur zu beheben sind, hat die Homöopathie nicht erkannt.

6 📖 644, 647 MICHL, C., Fastenwanderungen, Verlag Mensch-Umwelt-Erde, Auszüge:
Begreifen Sie denn nicht, wie ernst es um Sie steht! Verstehen Sie nicht, in einem halben Jahr sind Sie nicht mehr!« Entschlossen konterte ich: »Das werden wir ja sehen, Herr Doktor! Einer wird recht behalten, entweder Sie oder Ich!« Um mein Herz doch noch zu erweichen, erinnerte er

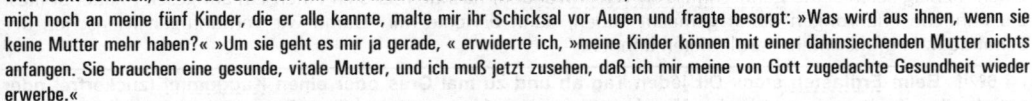

„Tut's weh?"

mich noch an meine fünf Kinder, die er alle kannte, malte mir ihr Schicksal vor Augen und fragte besorgt: »Was wird aus ihnen, wenn sie keine Mutter mehr haben?« »Um sie geht es mir ja gerade, « erwiderte ich, »meine Kinder können mit einer dahinsiechenden Mutter nichts anfangen. Sie brauchen eine gesunde, vitale Mutter, und ich muß jetzt zusehen, daß ich mir meine von Gott zugedachte Gesundheit wieder erwerbe.«
(...) ging ich am gleichen Tag mittags noch zur Ärztin. Beim Eintreten erzählte ich: »Frau Doktor, ich habe eine Überraschung für Sie. Meine Brustwarze ist wieder da! Ich machte die Brust frei. Erstaunt hob die Ärztin ihre Hände in die Höhe und rief ganz entzückt: »Ja Frau Preisler, das ist ja kaum zu glauben!« - Ab jetzt konnte ich machen, was ich wollte. Die Ärztin äußerte sogar einmal, daß sich die Rollen zwischen ihr und mir vertauscht hätten: »Sonst bestimmt der Arzt, was der Patient zu tun hat. Hier aber erklärt Frau Preisler, was ich machen soll.«
Als ich dann nach etwa sechs Jahren wieder bei ihm war und die Leberwerte untersuchen ließ, erklärte er mir bewundernd: »Es muß einmal gesagt sein: Was Sie da gemacht haben, ist ein einmaliges Beispiel für die Schulmedizin. Ich hätte nicht gedacht, daß Sie es schaffen. Frau Preisler, ich gebe Ihnen recht. - Nur: Ihre Methode kann man nicht verordnen. Sie muß aus der Überzeugung und aus dem Herzen kommen.«

7 📖 **613 Einzelheiten zur Milch-Frage:**
Menschen mit Laktose-Intoleranz besitzen keine Laktaseaktivität in der Bürstensaummembran des Dünndarmepithels. Bei ihnen führt der Konsum von Milch zu gastrointestinalen Beschwerden, die u. a. Durchfall zur Folge haben können. Ein Laktasemangel ist für den überwiegenden Teil der Weltbevölkerung der normale Zustand. Lediglich bei hellhäutigen Nord- und Mitteleuropäern und ihren Nachkommen in anderen Erdteilen ist auch im Erwachsenenalter eine intestinale Laktaseaktivität vorhanden.
FERNANDES; C: F., Thelactic acid bacteria in health and disease Elsevier, London, 1992/ 297-339, KIRCHGESSNER, M.: Experimentelle Ergebnisse aus der ernährungsphysiologischen und metabolischen Spurenelementeforschung. Tierernährung, 15 (1987), 152-191,

1267

LÖNNERDAL, B.:Bioavailability of trace elements from human milk, cow's milk and infant formulas. In: Composition and Physiological Properties of Human Milk. Schaub, J. (ed.), Elsevier Science Publishers, Amsterdam-New York-Oxford (1985), 3
SANDSTEAD, H. H.: Are estimates of trace elements requirements meeting the needs of the user? In: Trace Elements in Man and Animals. TEMA, G. MILLS, C. F., BREMNER, I., CHESTERS, J. K. (eds.), Commonwealth Agricultural Bureaux, Farnham Royal, (1985), 875-878
SCHELENZ, R. F. W.: Intake of Zn, Mn and Se by adult females. A total diet study. In: Trace Element Analytical Chemistry in Medicine and Biology, Teil 3.

8238 a) 644 »Warum stinkt's bei mir immer noch, wenn ich vom Klo komme?« fragst Du. »Wo ich doch kein Fleisch mehr esse!« vielleicht ist Dein Darm noch nicht genug gereinigt. Oder Du machst zu wenig Urzeit-Bewegungstraining. Weshalb die verringerte Peristaltik die Aufenthaltsdauer der Nahrung im Verdauungskanal verlängert. Dies wiederum führt dazu, daß sie fault, bevor sie ausgeschieden wird. Die Exkremente beginnen so zu stinken. Sie werden außerdem trocken bzw. fest und haben dann die Tendenz, an den Darmwänden hängen zu bleiben, was die noch angelagerten Schichten abermals verdickt. Der Darm bekommt auf diese Weise Ausweitungen und Auswüchse. Es kann so wieder zu Polypen, Fisteln und Darmentzündungen kommen. Halt Dich also in allem an das, was ich Dir hier in diesem Buch empfehle - dann bist Du bestens bedient.
Wenn Du Dir eine auswärtige Hydrokolonbehandlung nicht leisten kannst - für Deine Gesundheit sollte keine Mark zuviel sein! -, dann kannst Du es auch zu Hause mit einem ganz preiswerten Einlaufgerät im stillen Örtchen selbst praktizieren. Womit man auch fürs erste hartnäckige Verstopfung lösen kann. Das Ende des dünnen Schlauches kommt in den Darmausgang, das andere Schlauchende hängst du in den Eimer. Dazwischen befindet sich ein kleiner Ball. Darauf drückst du und schon beginnt die Darmspülung. Sofortiger Erfolg stellt sich ein. (Zu bestellen bei: Genius, Postfach 470112, 48075 Münster, Tel. und Fax 02506/2419)
Die Darmreinigung für alle, die sich die teure Hydrokolon-Therapie oder ein teures Gerät nicht leisten können: Du stellst den Wasserbehälter eines einfachen Einlaufgeräts (preiswerter Irrigator aus Sanitätshaus) mindestens 1m höher, als Du selbst liegst. Am besten liegst Du auf der linken Seite und ziehst das linke Bein leicht an, damit das Wasser leichter einläuft. Oder, wenn möglich, läßt Du das Wasser im Knien einlaufen, während Du den Oberkörper vorbeugst und Dich mit den Unterarmen auf dem Boden abstützt. Führst Du die Darmschlauchsonde nach und nach ganz ein, so dringt das Wasser tiefer ein, und die Wirkung ist umso größer. Es werden dabei nicht nur die täglichen Verdauungsprodukte ausgespült, wie bei einem einfachen Klistier, sondern durch das große Darmbad erreicht man auch die ältern Ablagerungen in den Falten und Darmzotten des Dünndarms. Du läßt soviel wie möglich Wasser einfließen; es darf Druck, nicht aber Schmerz verursachen. Dann wird der Darmschlauch langsam herausgezogen und ein Tuch gegen den Darmausgang gepreßt. Kannst Du beim ersten Einlauf nicht ausreichend Wasser einfließen lassen und halten, weil Du nicht entspannt genug bist, läßt Du nach Entleerung einen zweiten, evtl. einen dritten folgen und hälst dieses Wasser solange, bis Du mit dem wichtigsten Teil, dem Leibkneten, fertig bist.
Dazu greifst Du mit beiden Händen in den Unterleib, faßt immer soviel, als Du fassen kannst, ziehst und rollst alles nach dem Nabel zu, läßt los, faßt wieder und ziehst zum Nabel, usw. Zuerst knetest Du alles von der rechten Seite nach dem Nabel zu, indem Du die Eingeweide mitsamt der Haut nach dem Nabel zu ziehst und immer wieder fallen läßt. Danach wird die linke Seite ebenso zum Nabel hingeknetet, dann von unten her, dann von oben her zum Nabel hin. Dabei entwickelt man immer neue Kunstgriffe und knetet den Leib und die Eingeweide wie Brotteig. Je mehr Du knetest, umso größer ist der Erfolg. Soweit so etwas wie ein innerer Schmerz entsteht, rührt er von den Ansammlungen der Fremdstoffe her, während das Kneten selbst wohltuend ist. Nachdem Du 20 bis 30 Minuten geknetet hast, gehst Du Dich entleeren. Du wirst Dich wundern, was da alles zu Tage kommt. Ein weiteres, praktisches Einlaufgerät liefert Dir: Mazdaznan-Pflegemittel-Versand, Martin Schröder, Seesener Str. 15, D 31167 Bockenem, Tel. + Fax: 05067-6362.

8238 b) Wenn ich meinen Freund nicht so gut kennen würde, hätte ich gesagt der spinnt. Erzählte er mir doch, mit einem Schlag seien seine Zahnschmerzen verschwunden, nachdem er sich einen Einlauf gesetzt hatte. Solltest Du ähnliche Erfahrungen damit gemacht haben, dann berichte mir. Damit wir vernünftigen Menschen der Schulmedizin immer mehr Paroli bieten können.

8239 622ff **Beim Erdfasten steck Dir jeden Tag ab und zu mal Gras oder einen Kaugummi (zuckerfrei oder spucke den Zuckersaft aus) in den Mund und kaue drauf herum. So bleiben Deine Zähne fest und Mundgeruch kommt nicht auf.**
Der Verfasser versichert Dir: Beim Fasten mußt Du nur 3 Tage durchhalten, bei der UrKost nur 3 Wochen - und es haben sich die Hungergefühle eingestellt bzw. Der Geschmack umgestellt. Letzteres heißt: Dir schmeckt kein gutbürgerliches Essen mehr! So wie dem Rauchentwöhnten die erste Startzigarette auch (noch) nicht schmeckt.
Was beweist: Die Schlechtkost ist eine Suchtkost.

So verlierst Du allen Frust und rettest Deine Ehe
Ich setze jetzt erstmals einen Gedanken in Dich, über den noch keine Studien oder Nachweise existieren. Ich behaupte allein aus meinem Gefühl: Singen ist das Allerbeste gegen jede Depression! Du wirst jede Art von Frust und Schwermütigkeit damit seelisch und körperlich los, sie entfleuchen im wahrsten Sinne des Wortes aus Deinem Mund. Und sing viel mit Deinem Partner: Gemeinsam mit ihm singen und musizieren erbringt Euch das höchste Gefühl von Zusammengehörigkeit, das denkbar ist.
Nun seufze nicht nur auf, wenn Du das liest, sondern setz es gleich in die Tat um. Meldet Euch in einer Singgemeinschaft oder im Kirchenchor an oder setzt Euch einen Singabend fest und gebt Eure Kinder in den Musikunterricht. Und wenn Dein Partner ein Muffel ist, such Dir Freunde, die mitmachen.

»Herzstück der Erziehung« nennt Herder die Musik. Und »Eine ganze jugendliche Seele zu füllen, Gesänge in sie zu legen, die lebenslang in ihnen bleiben - welch ein Zweck, welch ein Werk!«

2
Pflanzenextrakt
aus dem roten Sonnenhut soll das Immunsystem stärken. In einzelnen Fällen aber kann er auch allergische Schocks auslösen, die bis zum Tode führen. (DIE ZEIT 20/10.5.1996/33)

Wenn der Pflanzenextrakt gefährlich für mich sein kann, wie soll er da bei Krankheit gut sein können? Halt Dir immer wieder vor Augen: Nur das ganz Natürliche ist gut für mich. Extrakt ist die erste Vorstufe des Unnatürlichseins.

Der Kluge sagt sich: Ich ziehe die UrTherapie freiwillig jeden Tag durch, ehe ich durch schwere Leiden dazu gezwungen werde.

Johanniskraut-Kapseln verursachen bei vielen Menschen Pigmentflecke im Gesicht (Uni-Hautklinik Münster)

3 **Bandscheiben-Operation**: lieber heile Dich mit UrBewegung!
Wenn Ihr Arzt zur Operation rät, holen Sie ein zweites, drittes, notfalls auch ein viertes Gutachten ein. Wurde Ihnen nämlich erst ein Gallertkern entfernt, so fehlt Ihnen von da an einer der »Stoßdämpfer« im Rücken, erklärt Dr. Joel Press, medizinischer Leiter des Zentrums für Rückgraterkrankungen, Sport und berufliche Rehabilitation am Chicagoer Reha-Institut. Die Bandscheiben darüber und darunter müssen dann die zusätzliche Belastung aufnehmen.
Forscher an der Klinik der George-Washington-Universität in Washington haben 67 Personen, die noch nie Rückenschmerzen hatten, mit der Kernspintomographie untersucht. Bei 35 % der jüngeren und bei fast allen älteren Menschen waren auf den Bildern vorgefallene oder degenerierte Bandscheiben zu sehen. (Readers Digest 7/1995)
Der Verfasser rät: Wenn Du die Zeit, die Du zum Ärzteaussuchen und Untersuchenlassen dafür verwendest, Deinen Rücken intensiv mit UrBewegung zu stärken, hast Du bereits keinerlei medizinische Behandlung mehr nötig. Falls Du auch Dein Gewebe mit UrKost wieder regeneriert hast.

4 📖880ff »Einige Übungen sollen nach Ansicht von Physiotherapeuten eher gesundheitsschädlich sein.«
Wisse: Das UrzeitTraining richtet sich nach der Natur und Affenmenschen-Bewegungen. Und solange Schimpansen im Geäst Ihre Köpfe nach allen Seiten rollen, sollten wir das nachmachen, auch wenn der Kopf nicht in einem Kugelgelenk rotiert.

5 a) 📖527 **Selbsternannter Wunderheiler verhaftet**
Nach dem Tod seines Sohnes, der im August 1978 aus noch heute ungeklärtem Grund vom italienischen Prinzen Vittorio Emanuele von Savoyen angeschossen wurde und vier Monate später seinen Verletzungen erlag, hatte sich Hamer der von ihm formulierten „Neuen Medizin" verschrieben. Den eigenen Hodenkrebs ließ er zuvor jedoch noch von Schulmedizinern behandeln. Dann aber gab er seine neue Lehre, die ihm der verstorbene Sohn zum Teil aus dem Jenseits geschickt haben soll, zum besten: Krankheiten wie Krebs würden durch einen „Erlebnisschock" ausgelöst.
Bei Olivia zum Beispiel diagnostizierte er einen „Flüchtlings- und Verhungerungskonflikt". Die Familie war zu den Großeltern gezogen, und der Kleinen schmeckte angeblich das Essen der Oma nicht.
Vor dem Kölner Landgericht mußte er sich im Februar 1993 jedoch geschlagen geben. Der „Retter der Menschheit" wurde wegen Verstoßes gegen das Heilpraktikergesetz zu vier Monaten Haft auf Bewährung verurteilt. Hamer hatte das mit Knochenkrebs befallene Bein eines 18jährigen Schülers aus Hamburg in Gips gelegt. Sechs Wochen später mußte das Bein amputiert werden. (Kölner Stadt-Anzeiger, 23.5.97)
Krebsarzt Ryke Geerd Hamer (62), der selbsternannte Wunderheiler - festgenommen wie ein Schwerverbrecher.
Was wird ihm vorgeworfen? - Es geht um drei an Leukämie erkrankte Patienten, die Hamer zwischen Oktober 1995 und Juni 1996 aufgesucht hatten. Alle starben nach seinen Heilversuchen.
- Einer todkranken Frau (59) aus Bonn soll Hamer geraten haben: „Trennen Sie sich von Ihrem Freund, das hilft."
- Einem Kölner soll Hamer gesagt haben: „Nicht den Notarzt rufen." Der Patient starb noch am selben Tag.
- Auch ein kleiner Patient (10) aus Österreich starb später ohne Behandlung. (Expreß, 29.5.1997)
Der aufgedunsene, grobklotzige Mann wohnt in meinem Dorf. Meine Frau sah ihn zuletzt um 9 Uhr sein Frühstück einkaufen: Nichts als 10 Brötchen und zwei Kilo Rindergehacktes. Und das mitten in der BSE-Diskussion. Ich finde, das sagt genug über seine Heilmethode. Das sei gewiß: Durch meine Urzeitheilmethode erleidet niemand auch nur den geringsten Schaden.

5 b) So hilflos sind sie inzwischen gegen das immer größer werdende Sterben:
Zucker gegen Krebszellen
„Zucker stoppt Metastasen" - diese aufsehenerregende Erkenntnis haben die beiden Kölner Universitäts-Professoren Gerhard Uhlenbruck (Immunbiologie) und Gerhard Pulverer (Medizinische Mikrobiologie) gestern vor internationalen Experten an der Kölner Universität belegt: Mit Hilfe einer simplen Zuckerlösung (D-Galaktose) werden Krebszellen daran gehindert, sich in der Leber festzusetzen, Metastasen zu bilden, fanden die beiden in langjähriger Forschungsarbeit heraus. Uhlenbruck: „Wenn sie in der Leber nicht landen können, haben sie auch keine Chance, ein anderes Organ zu befallen, weil der Prozeß so spezifisch ist." Und die Wissenschaftler sind davon überzeugt: „Die Zucker-Therapie kommt in Kürze zur klinischen Anwendung." Der Antrag auf Zulassung der D-Galaktose-Lösung beim Bundesgesundheitsamt sei gestellt und eine Hersteller-Firma bereits gefunden. (Kölner StadtAnzeiger vom 26.11.1996, S. 27)
Wir erinnern uns aus der Geschichte der Medizin: Nach seiner Erfindung im 4. Jahrhundert wurde er lange nur als ein Heilmittel für Kranke gebraucht. Du siehst: Die alten Betrügereien werden immer mal wieder aufgegriffen - diesmal aber nicht mystisch - sondern „wissenschaftlich" begründet... Was, bei Licht besehen, genau das gleiche ist.

Treue um Treue.
Wenn Du Dich der UrTherapie erst ganz am Schluß zuwendest, nachdem die ganze Schulmedizin versagte, dann darfst Du nichts Unmögliches erwarten.

8250 **Die Gerson Therapie: Heilung „unheilbarer" Krankheiten**
Ist zu bequem und unnatürlich, um schnellen und dauerhaften Erfolg zu bringen. Aber immer noch viel besser als die schulmedizinische Unheilsbehandlung. Viel Widernatürliches wurde und wird empfohlen:
Rinder- und Haifischknorpel - Neuere Versuche mit Knorpel zeigten Vorteile für Krebspatienten. Es gibt verschiedene Methoden der Anwendung, einschließlich rektale Implantierung. **(Wird ab 1998 angeblich weniger angewandt)** (→LV 6926)
Wobe-Mugos - Das sind hoch konzentrierte Bauchspeicheldrüsen-Enzyme. Bei Patienten mit großer Tumorbelastung kann die Zufuhr von Wobe-Mugos Enzymen die Fähigkeit des Körpers verbessern, Tumorgewebe zu verdauen und zu zerstören. (→ LV 3617)
Tahebo-Tee (auch als Pau d'Arco bekannt) und Essiactee sind bestimmte Kräuterkombinationen, die von amerikanischen Ureinwohnern angewendet wurden, und die Antikrebs-Eigenschaften zeigten.
Homöopathische Arzneien, Akupunktur und traditionelle orientalische Medizin, chiropraktische Handgrifftechnik und Massage sowie vieles andere sind geeignete Ergänzungen.
Was ist das für eine Therapie, die „ständig geeignete Ergänzungen" aufnehmen muß - also unvollständig angeboten wird? Die ihren Patienten für eine an die 20.000 bis 30.000 DM teure Behandlung anbietet. Aber wer's versuchen will und aufbringen kann: Gerson Institute, P.O. Box 430, Bonita, CA 91980-0430, USA, Tel. (619)-585-7600

8291 **b)** Kneippen (statt dem teuren Bad Wörishofen) kannst Du billiger unterwegs beim Wandern, wenn Du Dich Deiner Schuhe und Strümpfe entledigst und Dir im nächsten Bach oder im betauten Gras, oder frisch gefallenem Schnee Frische an die Füße holst.

8292 In der sogenannten Hochleistungs-Medizin unserer Tage sieht man die Ursache der Krankheit im geschädigten Organ. Dieses Organ wird mit einem Aufwand von Millarden Kosten ausgetauscht, obwohl die Ursache, nämlich der gestörte Stoffwechsel, nicht behoben ist und so der ohnehin geschädigte Organismus noch zusätzlich mit einem fremden Organ fertig werden muß. (MENDELSOHN, M. Univ. Berlin 1928)

> Überlege Dir gut, ob Du Dein leukämiekrankes Kind durch eine Knochenmark-Transplantation foltern läßt. So lautet die Original-Überschrift der Medical Tribune 43/24.10.1997/10:
>
> Knochenmark-Transplantation überstanden
> ## Und schon lauert der zweite Krebs (→ 1450 ff)
> Da hat ein junger Leukämie-Patient dank einer Knochenmarktransplantation seine Krankheit überwunden, aber ein paar Jahre später stirbt er an einem Hirntumor.
> Einen deutlichen Zsuammenhang fanden die Kollegen zwischen dem Alter des Patienten und dem Krebsrisiko: Bei Kindern, die bis zu ihrem 10. Lebensjahr das Transplantat erhalten hatten, lag es fast 40mal höher als das erwartete Risiko.
> Auch Patienten, die vor der Transplantation bestrahlt worden waren, wiesen ein höheres Tumorrisiko auf.
> Ebenso die Gefahr, später ein solides Karzinom zu entwickeln: Nach einer Ganzkörperbestrahlung mit Dosen von mehr als 10 Gy traten 3- bis 4mal häufiger bösartige Erkrankungen auf als bei Nichtbestrahlten.
> (New England Journal of Medicine, Vol.336, No.13/1997, S.897-904 und S.949-950)

8293
Genetische Schlepper können Entzündungen auslösen
Lange Zeit galten gentechnisch veränderte Adenoviren den Forschern als ideales Transportvehikel (»Vektor«), mit dem sie hofften, fremde Gene in den Körper von Patienten zu schleusen und so schwere Krankheiten von Krebs bis Alzheimer zu behandeln. Doch inzwischen wachsen die Zweifel: Schon im letzten Jahr hatten Wissenschaftler der Oxford University entdeckt, daß als Genschlepper eingesetzte Adenoviren im Tierversuch offenbar gefährliche Entzündungen auslösen können. (DER SPIEGEL 50/1997)

Erkenne schon jetzt: Auch die genetische Krankenbehandlung wird - wie alle von den Medizinern seit 2000 Jahren erfundenen »Heilmittel« nicht den kranken Menschen, sondern dieser Mafia in weißen Kitteln das Heil in Form von reichlich flatternden Geldscheinen bringen.

8294 **Bald haben die Mediziner uns alle in der Hand!**
Ein Mikrochip sagt, wann man zum Arzt muß.
Nicht mehr lange, dann trägt jeder Mensch eine Art Bordcomputer. Ein Tropfen Blut reicht – und er stellt die Diagnose.
Amerikaner forschen an einem medizinischen Mikrochip – eine elektronische Diagnose, die sagt, ob man zum Arzt muß. (BamS Nr. 2/1999)

So wird den Dummen im Lande immer mehr eingefleischt, daß man zum Arzt gehen muß! Bald haben diese Rattenfänger alle zur ständigen Krankhaltung einkassiert.

8295 *Also am Menschen liegt es. Dem ist nichts gut und nichts recht; der will immer etwas anders und etwas Neues; will immer bauen und bessern; ist immer nicht reich, nicht mächtig, nicht geehrt genug; und der macht gute Einrichtungen schlecht und schlechte gut. Der Mensch also muss gebessert werden. (Matthias Claudius)*

8300 Naturheilkunde

0   79, 181 **Das muß kein Gegensatz (zur Schulmedizin) sein.** Beide Methoden können sich möglicherweise sinnvoll ergänzen, wenn alte Strukturen in der medizinischen Versorgung aufgebrochen werden und ein gegenseitiger Austausch mehr Qualität bringt. (...) Das klassische Argument »Ich vertraue nur der Schulmedizin« wird in West- und Ostdeutschland mit jeweils nur 28 Prozent genannt. Nur 20 Prozent der Befragten führen die »mangelnde Wissenschaftlichkeit« als Grund für ihre reservierte Haltung an. (...) Nach Ansicht der Innungskrankenkassen könnten die Krankenkassen durch die Einbindung der **Alternativmedizin** sogar Kosten sparen. (Ärzte Zeitung, 181/16.10.1993/10)

> *Suche Deine Freuden nicht in den Dingen, die du Dir anschaffst oder die Du besitzt, sondern in Dir selbst.*   (Der Verfasser)

1   181 **Umfrage des Bielefelder Emnid-Institutes:** Frauen befürworten **Mittel aus der Natur** mit 88%, die Männer mit 81%. Das ist noch dümmeres Gerede, als das von Ärzten. Kaum sind sie in deren Praxen, lassen sich die meisten widerspruchslos die Chemie wieder andrehen...

2   181 **Einer Befragung unter Niedergelassenen im Raum Freiburg** zufolge wenden in Deutschland die meisten Ärzte unkonventionelle (also alternative) Heilmethoden an. (Zentralblatt Allgemeine Medizin 68/1992/1184)

3   181 **Jetzt auch eine Chance für naturheilkundliche Therapieverfahren** In einem Verzeichnis werden naturheilkundliche Therapieverfahren ausgewiesen, die sich als erfolgversprechend bewährt haben und in ihrer Wirksamkeit erprobt sind. Diese Rechtsunsicherheit ist durch das Urteil des Bundesgerichtshofes (vom 23.6.1993) entstanden, in dem in der sogenannten »Wissenschaftsklausel« die Leistungspflicht und der Leistungsumfang bei den besonderen Therapieeinrichtungen neu festgelegt worden ist.

> **Gottes Natur auf ihre Richtigkeit von einem Menschen prüfen lassen?**
> »Tja«, sagt mir da ein bekannter Hochschulprofessor, »das klingt alles schön und gut mit Ihrer UrTherapie, doch es müßte erst noch durch eine multizentrische, prospektive, randomisierte Doppelblindstudie wissenschaftlich nachgewiesen werden.«
> »Wozu die Mühe?«, sage ich, »daß die Natur recht hat, bedarf doch keiner wissenschaftlichen Prüfung. Das spürt man doch. Oder Sie etwa nicht?«

4   66 **Noch immer gilt frische Luft bei den Ärzten krankheitsverursachend:** Alle anderen bisher bekannten Asthmaauslöser, wie z.B. kalte Luft, körperliche Belastung, Infektionen usw., würden damit vorerst ins zweite Glied der Triggerfaktoren rücken. (Medical Tribune 15/16.4.1993/24)

5   278 DOSQUET, W., »Offene Wundbehandlung und Freiluftbehandlung«, Georg Thieme Lpz. 1916
KERN, »Die offene Wundbehandlung«, in Thorwald, Das Jahrhundert der Chirurgie, S. 116, Knaur TB 275.
Laß also Luft dran! Mit Verbänden wickelt man Leichen zu Mumien, keine lebenden Menschen.
Dr. GÄSTRIN (Universität Lund): »Die Erfahrungen im Vietnam-Krieg haben gezeigt, daß Verwundete, bei denen der Bauch sofort wieder verschlossen wurde, ernsthafte Infektionen bekamen, während andere, die drei bis sieben Tage mit offenem Bauch hatten, ihre Verletzungen komplikationslos überstanden.« (STERN, Nr. 26/1974)

6   927 So ist die **Segment-Massage**, eine besondere Form der **Reflexzonen-Massage**, im Westen noch nahezu unbekannt. Unter dem ganzheitlichen Motto »Keine Krankheit ist lokal begrenzt« werden dabei Reflexbeziehungen ausgenutzt, die innerhalb von neuronal verschalteten Körpersegmenten bestehen. Organische Störungen und Schmerzzustände äußern sich auch durch reflexbedingte Veränderungen in Bindegewebe, Haut und Muskulatur. Durch eine gezielte Massage dieser Reflexzonen können die organischen Störungen durch »Fernwirkungen« beeinflußt werden. (Medical Tribune, 18.4.1992/25)
Wenn die Mediziner hier plötzlich die These der lokalen Unbegrenztheit aufgreifen, dann hast Du Dich zu fragen, wieso glauben sie denn nicht daran, wenn sie ihren Patienten einfach Organe wegnehmen?

7 a)   190 **Fieber besitzt Kräfte zum Aktivieren gesundmachender Kräfte - zerstöre sie nicht** Es hat sich gezeigt, daß Fieber ein wunderbarer Immunstimulator ist. Wenn man die Temperatur von 37° auf 39° Celsius anhebt, dann steigt das Antikörperbildungsvermögen um das 20fache! (Ärzte Zeitung 12.3.1993)
"Apropos Fieber - da kann ich Dir auch einen guten Rat geben - aber vielleicht hast Du ihn auch nur zu erwähnen vergessen: Kalte Fußwickel ziehen das Fieber auf natürliche Weise herunter", sagt Du.
Ja warum soll man es denn "herunterziehen"? Soll das Fieber denn da wirken, wo es Dein Körper in seinem klugen Gesundungsbestreben gar nicht hinhaben will? Es soll z.B. bei einer fiebrigen Erkältung doch in Deinem Brustraum und in den Stirnhöhlen wirken und helfen. Damit gerade dort die Krankheitsstoffe eliminiert oder der Bakterien am weiteren Ausbreiten gehindert werden. Verfalle doch jetzt nicht in den gleichen Fehler der Ärzte, ein Gegenmittel gegen das Wollen Deines Körpers einzusetzen: Man kann auch mit natürlichen Mitteln allopathisch - also falsch - therapieren. Was wir beide doch in Zukunft vermeiden wollen...
Merke: Das Immunsystem befindet sich zu 80% in der Wand des Dünn- und Dickdarmes. Immunglobuline (Eiweißkörper mit Abwehreigenschaften) werden zum großen Teil im Darm gebildet. Die Schleimhaut des Dickdarmes ist das erste und wichtigste Verteidigungssystem gegen Giftstoffe. An zweiter Stelle erst folgen Leber, Nieren, Lymphe, Lunge und die Hautoberfläche.

> **Vorwärts zur Natur!**

7 b)   **»Wie entsteht eigentlich Fieber?«**
Der Körper heizt den Stoffwechsel an, um schnellstens allen Dreck aus dem Körper zu bringen. Richtiger: Der schnellere Stoffwechsel führt zu einer höheren Temperatur - man darf also nicht versuchen (bis 40°C) sie zu senken.
»Also auch keine 'das Fieber herabziehende' Wadenwickel anwenden?«
Nein - das sind Oma-Hilfen. Aber Du weißt: Die wahre Naturheilkunde »behandelt« nicht. Sie fordert nur ein sofortiges, natürliches Verhalten!

> *Der Kranke ärgert sich über jeden Strohhalm, der im Weg liegt.* (Russischer Spruch)

7 c)   342 **Über den Unsinn der Ärzte, das Fieber im After messen zu lassen**
Die axilläre Temperatur plus 1°C ist nach dem ersten Lebensmonat ein zuverlässiger Hinweis auf die Temperatur im Rektum. Bei Kindern bis zu fünf Wochen muß man pro Lebenswoche 0,2°C hinzuaddieren. (Arch. Pediatr. Adolesc. Med. 150/1996)

8307 d) 📖 190, 998 **Ganz so einfach wie im Buchteil geschrieben kommt's zu Fieber nicht:**
Die Körperwärme entsteht in erster Linie im Leber- und Muskelstoffwechsel. Das Fieber wird dagegen im vegetativen Hirnteil erzeugt. Die dort sitzenden Temperaturfühler setzen den Wärmesollwert beträchtlich herauf, was über Hormonstoffe erfolgt, so daß in Windeseile alle Körperzellen ihren Stoffwechsel steigern und damit mehr Wärme in Form von Überschußenergie bereitstellen.

8308 📖 982 Lehmbäder nach Felke und ihre Wirkung
1. Harnsäurewerte gingen bei purinarmer Kost mit Lehmbädern um 0,8 mg/dl zurück. Die Lehmbäder verbesserten die Nierendurchblutung, erhöhten das Harnvolumen und erleichterten so die Harnsäureausscheidung.
2. Normalisierung der erhöhten Cholesterinwerte LDL, als gefäßschädigender Teil des Gesamtcholesterins sank bei gleichzeitigem Fasten um 100 mg/dl in drei Wochen.
3. Erhöhte Leberwerte (Gamma-GT, Bilirubin, GPT als Zeichen einer durch Alkohol, Fett und Medikamente überlasteten Leber) normalisierten sich. Die Lehmbäder verbesserten die Durchblutung innerer Organe.
4. Blutdruck: Hypertoniker mit Werten über 160/95 mmHg erreichten ohne zusätzliche medikamentöse Therapie nach einer Woche Lehmbäder Werte von 140/90 mmHg.
5. Die körperliche Ausdauerleistung erhöhte sich um ca 20%, auch bei gleichzeitigem Fasten. (Sobernheimer Studie Juli 1992)

Wie nimmt man Lehmbäder? So: Man hebt eine 30 cm tiefe, etwa 130 cm lange und 70 cm breite Grube aus, gibt sie voll Lehm und tritt ihn mit Wasser zu Brei, setzt sich hinein und bestreicht den ganzen Körper immer wieder mit Lehm, dreht sich, kniet sich, dehnt sich, streckt sich, reckt sich, sucht mit gekreuzten Armen immer wieder den Rücken zu umfassen, gibt die Hände hinter den

Ein gesunder Baum ist bares Geld wert
Daß wir nicht bereits in unseren Abgasen erstickt sind, sie außschließlich den Leistungen natürlicher Ökosysteme zu verdanken, betont Prof. Dr. Bernd Heydemann von der Universität Kiel. Die schädlichen Abgase der Bundesrepublik Deutschland hätten sich schon 150 Meter dick über der gesamten Erdkugel verteilt, wenn es die natürlichen Regulationsmechanismen nicht gäbe. Wollte man bei der Energieproduktion die gleiche Menge des Treibhausgases Kohlendioxid einsparen, wie ein einziger großkroniger Baum aufzehrt, würden dabei Kosten in Höhe von 500 DM anfallen. In einem Hektar Wald stehen durchschnittlich 1000 Bäume!

Rücken vom Kopf aus oder von der Seite und sucht immer mehr, die Schultern beweglicher zu machen. Nach frühestens einer halben Stunde streicht man mit einem Holzschaber den Lehm ab, massiert mit den Resten nochmals den Körper und spritzt sich mit kaltem Wasser ab. Danach läuft man sich nackt trocken.

8309 📖 776 BIRCHER-BENNER, M.: Mein Testament, Bircher-Benner Verlag
Der Bezirksarzt kommt zur Kontrolle meines Sanatoriums. »Was«, sagt er, »Sie geben keine Medikamente?« - »In 99 Prozent der Fälle, wo ihr anderen Medikamente verordnet, beseitige ich die Krankheitsursachen, dann gesunden die Kranken von selbst und haben nicht an Neben- und Nachwirkungen der Medikamente zu leiden«, antworte ich. Weitere Bücher: Vom Werden des neuen Arztes, Dresden 1938. - Ordnungsgesetze des Lebens (Londoner Vorträge), Zürich 1938 (auch englisch). - Rheumakrankheiten, Zürich 1939. - Zur Diätik des Magen- und Zwölffingerdarmgeschwürs, in Zeitschrift für Ernährung 5/6 (1935)

8310 a) 📖 521 Der Körper heilt sich selbst - nicht die Medizin: Zuerst muß der Verstand zur Heilung bereit sein Die Hinweise verdichten sich, daß der Körper über ein Heilungsprogramm verfügt, von dessen Leistungsfähigkeit Gesundheit, Krankheit und Genesung abhängen. (...) Gedanken und Gefühle beeinflussen über das Gehirn das Zentralnervensystem, das wiederum mit dem Immunsystem gekoppelt ist, und die Qualität der Gedanken und Gefühle entscheidet mit darüber, in welcher Weise und mit welcher Intensität diese Subsysteme des Körpers arbeiten. Dieses Modell von Wirkungszusammenhängen ist erst in Umrissen erkennbar und wird ständig ergänzt und erweitert durch neue Erkenntnisse der Mind-Body-Forschung: So wird allmählich die offenbar große Bedeutung der Neuropeptide (Spaltprodukte aus Eiweißabbau, die nervlich wirksam sind) für seelische und körperliche Prozesse erkannt: Neben dem Nervensystem und seinen Neurotransmittern existiert ein Parallelsystem, das mit körpereigenen Chemikalien »arbeitet«, von denen noch 1967 erst drei bekannt waren. Heute kennt man schon etwa 60 Neuropeptide, die im Körper wichtige Aufgaben erfüllen. (ERNST, H., »Die Weisheit des Körpers. Kräfte der Selbstheilung« Piper)

8310 b) Apparatemedizin
Schon Schopenhauer lehrte uns: Der Staat ist seinem Wesen nach nicht gut. Wie die Menschen da annehmen können, die Staatsmedizin könne es sein, das ist unerfindlich. Aber den werbegestylten Massenmenschen zieht es magisch zu den teuren und komplizierten Apparaturen. Davon wollen sie untersucht werden. Die sollen ihnen noch genauer sagen, was bei ihnen krank ist. Als wenn davon ihre Seligkeit abhinge. Er möchte möglichst einen Spezial-Spezialisten dicht neben sich wissen, denn er glaubt sich nur bei ihm sicher. Bis er nach und nach merkt, daß ihm der Kult der Technik nichts gebracht hat, daß die Faszination über deren Glanzleistungen nur Schau war.

8311 📖 645 Daß Not erfinderisch macht, davon weiß ein Kollege zu berichten, der Lagerarzt in russischer Gefangenschaft war. Im Kriegsgenenlager ging die Ruhr um, Medikamente gab es nicht. Als verzweifelten Versuch erhitzte er Lehm eine Nacht lang am offenen Feuer. Am folgenden Tag wurde die trockene Masse pulverisiert. Jeder Mitgefangene, der Durchfall oder Magen-Darm-Beschwerden hatte, mußte nüchtern einen Eßlöffel davon zu sich nehmen. Schlagartig war die Epidemie, die vorher Tag für Tag fast 8 Menschen das Leben kostete, beendet. (Ärztliche Praxis, 27.6.1992)

8312 📖 662 »Erde enthält auch einen Teil Aluminium....« (→LV 8338) In den Gehirnen verstorbener Alzheimer-Kranken wurden besonders Aluminiumanteile festgestellt, so daß an einen Zusammenhang des Aluminiums mit diesem Altersleiden gedacht wurde. Dieser bestätigte sich jedoch nicht. Mit jedem Essen nun nehmen wir Al_2O auf. Der gesunde Körper scheidet davon aus, was ihm schaden könnte, weil er an diese Arbeit seit Jahrmillionen gewohnt ist. Der Aluminium-Anteil in der Heilerde ist nur geringfügig und deshalb als unbedenklich anzusehen. (Schreiben des Frauenhofer Instituts, Hannover, an den Verfasser) Wenn der nächste Atom-GAU (vielleicht aus russischen oder bulgarischen Anlagen) seine Todesstrahlung über uns bringt, dann sind auch hier die UrzeitKöstler besser dran: Das Caesium kann zum großen Teil durch das Essen von Heilerde (vor jedem Essen 1 Teelöffel) gebunden werden. (Bericht der Forschungsanstalt des Demeter-Bund, Demeter Blätter Nr. 40/1986)

Man führt das positive Wirken der Erde auch darauf zurück, daß sich deren elektrisch geladene Moleküle und Atome gegen andere Ionen aus den sie umgebenden Schadstoffen austauschen. Was die Hypophyse und Nebennierenrinde zum Ausschütten von körpereigenen Hormonen anregt, welche die eigenen Heil- und Immunkräfte auf Trab bringen. Während weiterhin - im Gegensatz zu den körperfremden Medikamenten - sich Gleichgewichte im Körper herstellen. So gleichen sich z.B. im Magen die Wasserstoff-Ionen der Magensäure und dem H+-Ioneneinbau der Erde derart aus, daß die Säure nie völlig egalisiert wird, sondern in der nötigen Menge stets verfügbar bleibt.

3 a) 📖 645, 662 Therapiebericht infektiöse Kolitis Unter alleiniger Therapie mit Heilerde »Ultra« rasche Beschwerdefreiheit, keine Diarrhoen mehr. Bei der coloskopischen Kontrolle unauffälliger Schleimhautbefund. Wir verabreichten 3 x tgl. 1 Teelöffel Heilerde in Tee, 1/2 Stunde vor den Mahlzeiten. Die Abheilung war innerhalb von ca. 14 Tagen während des stat. Aufenthaltes eingetreten. (Dr. Zastrow, Klinikum Stadt Nürnberg, 10.12.1990)

Strahlen-Kolitis (3 x 1 Teelöffel Erde)
Die Therapie-Ergebnisse mit einer Heilungsquote von 56,6% und einer wesentlichen Besserungsquote von 15%, somit einem Heil-Wirkungsgrad von über 70% liegen weit über dem medizinischen Erwartungs-Durchschnitt. Gastritis, Enteritis, Diarrhoe, Koliken, Meteorismus, Pankreatitis, Arthrose, Polyarthritis, Reizcolon, Morbus Crohn:

Heilung bei	68 Pers. = 67,3%
wesentliche Besserung bei	19 Pers. = 18,8%
Zusammenfassung	87 Pers. = 86,1%

nach LUVOS-Heilerde-Anwendung. (Radioonkologische Klinik Nordwest, Frankfurt/M). (LV8338)

> Knoten, Geschwülste, Geschwüre Blutvergiftung, Schmerzen: Alle zwei Stunden legst Du frische naßfeuchte Erde oder Lehm drauf – und die Kräfte der Natur wirken voll auf Dich ein!

> Die Früchte des Sandbüchsenbaums sind giftig. Die Aras laben sich als einzige Art daran. Aber wie neutralisieren sie das starke Gift? Ganz einfach - so wie Du Dich auch entgiften solltest:
> Sie fliegen zum Ufer eines nahen Flusses und nehmen ein paar Portionen des dort freiliegenden Lehms (Letten) auf.
> (ATTENBOROUGH, D., Das geheime Leben der Pflanzen, Scherz)

b) 📖 645ff
Hier erkennst Du, wie schnell die Erde Keime und Pilze absorbiert. Insbesondere die sich immer mehr verbreitenden Candida albicans:

📖 **645, 655, 657 Wenn die Erde bei Pferden so gut wirkt, dann wohl auch bei Dir!** Bei äußerlicher Anwendung steht die aufsaugende Wirkung im Vordergrund. Die Giftstoffe werden aus den Poren ausgeschwemmt, entzündliche Absonderungen auch aus der Tiefe, sowie Talg und Schweiß aufgesaugt, Reizungen gemildert, Entzündungen gelindert und Eiterungen nach außen geöffnet, so daß der Eiter abfließen kann. Eine trockene Anwendung mit der Heilerde erfolgt bei eiternden und stinkenden Wunden. Das Pulver wird direkt in die Wunde gegeben. Wundhöhlen werden damit ausgefüllt. Über diese trockene Anwendung kommen feuchte Lehmwickel oder Auflagen. Durch diese Trockenbehandlung wird erreicht, das der Eiter oder die sonstigen feuchten, oft übelriechenden Exsudate (durch Entzündung bedingte Flüssigkeit) der kranken Teile schnell aufgesogen und somit der Zersetzungsgeruch gebunden wird. Die darüber gegebene feuchte Anwendung begünstigt die Granulation

Aufeinanderfolgende Hinzufügung von 25 g Erde in 500 ml Wasser	Aufzählung im Fortbestehen (in ml) von Candida albicans
ohne Erde	$6,63.10^6$
erste Zufügung	$5,55.10^6$
zweite Zufügung	$4,15.10^6$
dritte Zufügung	$2,05.10^6$
vierte Zufügung	$1,06.10^6$

Über die französische Erde habe ich ebenfalls ein französisches Labor-Gutachten angefordert. Hier ist's:

INSTITUT DE RECHERCHE MICROBIOLOGIQUE SOUS ASSURANCE QUALITE

RUE NEWTON Z.I. MITRY-COMPANS F-77s90 MITRY-MORY Tél. (1) 64.27.64.27 FAX (1) 64.27.63.30

Le nombre de Listeria monocytogenes dans le surnageant décroît de $3,80.10^7$/ml à $1,10.10^3$/ml après 8 ajouts de 25 g d'argile.

Celui de Yersinia enterocolitica de $8,40.10^6$ à $3,50.10^2$,
Celui de Candida albicans de $6,60.10^6$ à $2,20.10^4$,
Celui d'Aspergillus niger de $2,30.10^6$ à $5,30.10^1$,
Celui de Penicillium verrucosum de $4,00.10^6$ à $1,00.10^2$,
Celui de Salmonella enterica de $2,00.10^7$ à $9,10.10^6$.

Adresse Tonerdebestellung
Siegfried Bachert Argiletz
Postfach 1105
65701 Hofheim

L'adsorption sur les particules d'argile s'effectue donc d'une façon de plus en plus rapide et importante suivant les espèces soumises aux essais : elle est la moins intense avec Salmonella, dépasse 99% avec Candida et atteint ou dépasse 99,99% avec Listeria, Yersinia et les spores de moisissures Aspergillum et Penicillium.

La gamme des microorganismes étudiés est représentative des différents types de contaminations affectant nos aliments (bactéries Gram -, Gram +, champignons unicellulaires ou filamenteux. Ces résultats démontrent leur adsorption sur des particules d'argile laissent présager des mêmes phénomènes in vivo : lors de l'ingestion répétée de suspensions d'argile dans de l'eau il est probable que ces phénomènes se reproduiront, l'argile entraînant une grande partie de la microflore rencontrée sur les parcours.

Date d'émission : 12 juin 1992

Christophe NOUGAREDE
Directeur Adjoint
Responsable des Essais

Amélie CHANTEFORT
Directeur
Docteur en Sciences Biologiques

(körnige Fleischwärzchenbildung des jungen Narbengebildes) bei der Wundheilung. Bei einer feuchten Anwendung wird für Auflagen bei Wunden, Quetschungen, Verstauchungen, Entzündungen, Geschwüren und Drüsenschwellungen die Heilerde mit Essig oder Heilkräuterzusatz zu einem dicken Brei verarbeitet und messerrückendick bis ein cm dick direkt auf die Haut gegeben. Darüber wird ein ungefärbtes Woll- oder Flanelltuch gewickelt. (HECK,H. »Neues Lexikon der Pferdekrankheiten«)

Erde besitzt das höchste Sorptions- und Absorptionsvermögen von allen Mitteln. Sie bindet Gifte, Gase, Flüssigkeiten und Farbstoffe. Durch Oberflächenenergien adsorbiert sie schädliche Substanzen. Wenn wir ein Erdklümpchen von ca. 1 cm Durchmesser schlucken, bildet sie beim Auflösen eine Gesamtoberfläche von 60 qm - weil ihre Einzelpartikel so klein sind. Da der weiße Ton aus Frankreich fest zusammenklebt (→Rz 975(^)), ist er nicht so schnell giftaufsaugefähig, wie die feinstgemahlene LUVOS-Heilerde Ultra, sondern Nr. 1. Befürchten, erstere könne die Darmschranke passieren und ins Körpergewebe übertreten. Da aber Nr. 1 ebenfalls kleinste (und gröbere) Partikel enthält, sehe ich keinen Grund für einen speziellen Rat. Adsorption ist eine spezielle Eigenschaft aller festen Körper. Sie ist bedingt durch die an der Oberfläche nach außen wirkenden Elektronenwolken, die im Innern der Körper durch Atome, Ionen, Moleküle gleicher Art ausgeglichen werden. Diese Kräfte wirken um so stärker, je größer die Oberfläche ist. Je kleiner die Teilchen, um so größer die Gesamtoberfläche. Viele gute Wirkungen der Erde führt man auf den Ionenaustausch zurück. So wird angenommen, daß der Ionenaustausch Hypophyse und Nebennierenrinde anregt und damit die Ausschüttung körpereigener Hormone fördert, die wiederum zur Heilung von z.B. Frauenkrankheiten und Rheuma wichtig sind. Das größte medizinische Nachschlagwerk, der PSCHYREMBEL breitet auf 1876 kleinst bedruckten Seiten das gesamte medizinische Wissen aus: Aber mit keinem Wort ist dort etwas über die Erde oder Heilerde gesagt - eine Schande für die Medizin. Hippokrates würde es nicht fassen!

8315 a) 📖 657, 662 Die große Aufnahmefähigkeit der Erde für Gifte wies kürzlich auch eine Studie der Universität Wien nach: Schweinen, die radioaktiver Bestrahlung ausgesetzt waren, gab man Erde ins Essen. Diese Tiere überstanden die Strahlung, während die anderen, denen man keine Erde gegeben hatte, dahinsiechten und starben. Man ermittelte, daß die Erde in der Lage ist, die Strahlungsschwingungen umzuwandeln. Fast möchte man glauben, die Schöpfung habe den Irrsinn der Menschen vorausgeahnt. Und einigen wertvollen Menschen die Möglichkeit des Überlebens gegeben, damit sie nach der kommenden Katastrophe nicht alle ausgetilgt werden...

> Heilerde nimmt auch positiven Einfluß auf das Nahrungscholesterin!

8315 b) Hallo, Franz!   Schwarzenfeld, 4.2.1996
Es war heuer im heißen Sommer. Unsere Schwiegertochter hatte sich eine dicke Blase an der Oberseite der mittleren Zehe beim Wandern geholt. Unvorsichtigerweise hatte sie die Blase aufgestochen und war, weil sie gerne schwimmt, auch regelmäßig zum Baden gegangen. Nach ein paar Tagen hatte sich alles entzündet und war vereitert. Ihre Schwester, die Kinder-Krankenschwester, hatte behandelt, Desinfektionsspray usw., nur war die Eiterung nicht weggegangen, es kam noch eine Blutvergiftung dazu, ein ca. 15 cm langer roter Strich verlief auf dem Rist nach oben. Nun kam Onkel Gerold's große (einfache) Tat. Ich entfernte mit einer Hautschere die Haut der Blase, wischte mit VOLVIC und Tuch den Eiter weg und versiegelte die Wunder der Zehe mit Heilerdebrei. Nach ca. 1 1/2 Stunden war der rote Strich verschwunden, die Zehe schmerzte nicht mehr so, da staunte selbst die Krankenschwester nicht schlecht, und meine Schwiegertochter liest seit dieser Zeit den GROSSEN GESUNDHEITS-KONZ mit größtem Interesse. (Gerold Scholz, Hochfelstr. 8, 92521 Schwarzenfeld)

8316 a) Die Bach'chen Blüten-Heilmittel aus „Torheiten und Trugschlüsse in der Medizin", von Dr. Edward Bach (1886-1936) erfunden, kündigten Heilung an bei: Juckreiz, vorzeitiger Ejakulation, ungebührlichem Benehmen hirngeschädigter Kinder, Delirium tremens, Schrammen und blaue Flecken, hohem Fieber, seelischer und körperlicher Schock, Krampfanfällen und Menstruationsbeschwerden. Außerdem helfe es als Wehenauslöser. Hinter die Ohren gerieben, belebe es bewußtlose Tiere wieder, und es sei ein wunderbares Stärkungsmittel für Pflanzen, die nicht gut drauf wären. Literaur: Vlamis G.: Flowers of the Rescue. The Healing Visions of Dr. Edward Bach, Thorsons, Wellingborough (1986).

8316 b) 📖 215 f Wie kam es zum Hokuspokus und den Visionen der Bach-Blütentherapie?
Im Jahr 1930 gab sich der Arzt Dr. Edward Bach auf die Suche nach einer »einfacheren, natürlichen Heilmethode«, die negative Gemütszustände und Charaktereigenschaften wie Depression, Angst, Verzweiflung, Trauer, Neid, Haß, Pessimismus, mangelndes Selbstvertrauen u. a. akute und chronische Krisen und Krankheiten verhindern könne. Bach fand »38 negative Seelenzustände der menschlichen Natur«. Ihnen stellte er als Heilmittel die von ihm auf intuitivem Weg gefundenen und nach ihm benannten 37 Bach-Blüten sowie »rock water« (Quellwasser) und »rescue« gegenüber, die sich durch eine hohe, spezifische Pflanzenenergie auszeichnen sollten. Diese Energie der einzelnen Blütenkonzentrate führt zu einer »Reharmonisierung disharmonischer Anteile im bioenergetischen Feld des Patienten ...« und damit zur Beseitigung der krankheitsauslösenden negativen Gemütszustände und Charakterschwüchen. Warum gewinnt dieser Nonsens heute so viel Zulauf, der sich gerade zu einem Boom entwickelte? Ganz klar: Weil die Ärzte die Menschen glauben machten, man müsse selbst nichts dazutun, um bestimmte seine Krankheiten loszuwerden - das gibt ganz bequem: auch im riechen.

8317 📖 645 **Heilung von Multipler Sklerose im Endstadium durch Fasten:** »Der Todgeweihte lehnte jede weitere ärztliche Behandlung ab, schmiß die chemischen Tabletten ins Klosett, fastete 39 Tage und wurde gesund.« (RÖDELBERGER, F.K. »Bodenlos«, Novalis)

8318 📖 645 KOUSMINE, C., »Die **Multiple Sklerose** ist heilbar«, Delacheaux & Niestlé, Neuchatel - Paris, bestellbar bei D. & N., 79, Route d'Orion, CH-1000 Lausanne 21. Auszüge: »Nach einem ersten Alarm mit 18 Jahren etabliert sich eine Multiple Sklerose bei einer jungen 24jährigen Frau. Trotz Hilfe der Schulmedizin verliert sie in drei Jahren ihre motorische Unabhängigkeit und ihre Arbeitsfähigkeit. Sie befolgt treu meine Anweisungen während 3 1/2 Jahren, wird unabhängig und fängt wieder an, teilweise zu arbeiten. Dann verzichtet sie auf die gesunde Ernährung und schafft dadurch genau die Bedingungen wieder, die die Krankheit und den Rückfall verursacht hatten. Der Nervenstatus hat sich erneut verschlechtert, und von Ende August an konnte sie nicht mehr allein auf die Straße gehen (...).
Die Patientin wird 21 Monate nach Beginn ihrer Krankheit von mir behandelt. Vor der Behandlung bei mir hat sie drei Schübe in 18 Monaten gehabt und war vollständig arbeitsunfähig. Dank meiner Behandlung lassen die Symptome innerhalb von 13 Monaten endgültig nach; nach ihrer Aussage erlangt die Patientin eine Arbeitsfähigkeit von 95% wieder (...).
Behandlung bei mir seit März 1981: Ihr Zustand bessert sich zusehends, sie erlangt all ihre Funktionen zurück und treibt regelmäßig Sport: Skifahren, Schwimmen, Rollschuhfahren, usw. Kleinere Schübe, die sich nach 3 Tagen Behandlung mit Einläufen und Fasten zurückbilden, treten noch zweimal auf: einmal wegen Nichteinhalten der Diät, einmal wegen starken entzündlichen Erkrankungen. In 18 Monaten treten keine mit den Schüben der vorangehenden Monate vergleichbaren Symptome mehr auf, die Patientin hat gelernt, mit ihrem Körper richtig umzugehen und hat wieder Freude am Leben. Im September 1983 ist sie gesund (...).

> Viren sollen mal wieder Schuld sein:
> An der Entstehung der Multiplen Sklerose (MS) sind bisherigen Vorstellungen zufolge Gen-Faktoren und Umgebungsbedingungen beteiligt: So sollen Infektionen mit Viren dazu beitragen, die Erkrankungen auszulösen. (Ärzte Zeitung 6.11.95)

Das atopische Ekzem ihres 7jährigen Sohnes, das von der Schulmedizin als »unheilbar« bezeichnet wurde und seit dem ersten Lebensjahr konstant vorhanden war, verschwindet ohne Behandlung durch Normalisierung der Ernährung. Die »Schule« gibt auf Befragen der Patienten, welche Diät sie einhalten sollten, in der Regel an: »Essen Sie, was Ihnen schmeckt. Eine Krebsdiät gibt es nicht.« Oder in einem besonderen Fall: Was Ihnen die Außenseiter anbieten, ist alles Unsinn«, oder »unbewiesen« (eine sehr häufige Floskel).

8319 📖 308, 646 **Mayr-Diät und Fasten erbringt in der Überlebenszeit von Frauen mit metastasierendem Mammakarzinom eine Reduktion des Fettanteils auf 20 Prozent der Gesamtenergiezufuhr und steigert die Aktivität von Natural-Killer-Zellen signifikant.**
Die Befunde berechtigten aber nicht - wie es leider immer wieder geschieht - zu voreiligen positiven Äußerungen über Möglichkeiten, mit einer

Diät oder einem speziellen Nährstoff den Verlauf einer Tumorerkrankung positiv zu beeinflussen.
Es gibt jedoch keinerlei Hinweise darauf, daß die ebenfalls in dieser Broschüre empfohlenen Molketrinktage oder die F.X.-Mayr-Diät irgendeinen positiven Einfluß auf den Verlauf einer Tumorerkrankung haben. Kostformen, mit denen nach Angaben der Autoren pro Tag etwa 1000 bis 1500 kcal und 40 Gramm Protein aufgenommen werden, sind bei Tumorkranken mit einem oft erhöhten Energiebedarf, bei denen es gilt, eine Kachexie (Auszehrung) zu verhindern, kontraindiziert. (Prof.Dr.med. H. Kasper, Deutsches Ärzteblatt, Heft 36, 5.9.1991 (45) B-1957)

0   644 **Fasten verlängert das Leben** Nicht nur Kälte, auch Hunger dämpft den Stoffwechsel und die Produktion von freien Radikalen. Das beweisen Tausende Mäuse und Ratten, die in den Käfigen des National Toxicology Laboratory in Little Rock in strenger Diät leben. Der Lohn ihrer Entsagung: eine Verdopplung der Lebenszeit. (Nature, 134/12.7.1991, 736-744)

> Beim Fasten müssen Radio und Fernsehen abgestellt sein, Zeitungen und Magazine ungelesen bleiben.

  634 **Fastenbrechen geht auch bestens mit Cassia**: Kannst Du auch mit 15 Scheibchen der Cassia fistula, auch unter dem Namen Manna geläufig. Cassia ist das ganze Jahr über aus Indonesien oder Indien erhältlich. Kühl, luftig und feucht gelagert, ist sie gut haltbar. Trockene und zu alte Cassia läßt stark in ihrer Wirkung nach, Du solltest sie nicht nehmen. **Stumpfe und matte Scheiben sind ein Zeichen** von alter und **fermentierter** Cassia. Um ein frühes Austrocknen zu verhindern, wickele sie in feuchte Tücher (mit Mineral- oder Quellwasser getränkt). Du öffnest die Stangen am besten mit einem Nußknacker. Mit dem bearbeitest Du durch leichten Druck die gesamte Stange, bis sie der Länge nach aufplatzt. Jetzt lassen sich die Scheiben gut herausnehmen. Die Plättchen halten sich dann in Gläsern noch länger.
Im normalen Handel ist allerdings nicht gewährleistet, daß Du sie unbestrahlt kriegst. Sicher für höchste Bio-Qualität bist Du da nur bei ORKOS Diffusion (→ 980 [2])

1 a)   640, 645 **Brauchst Du Vitamine beim Erd-Fasten?** »Aber beim Erdfasten bekomme ich doch keinerlei Vitamine in den Körper! Und die braucht der doch dringend, so sagst Du doch selbst!«
Ja - aber doch nur dann, wenn Du ißt! Wenn Du fastest, und so dem Körper keine Nahrung zugeführt wird, benötigt der Organismus auch keine Vitamine und andere biologische Wirkstoffe. Denn die braucht er doch nur zum Verarbeiten der Nahrung, Du Schlaumeier. Aber meinetwegen preß Dir 'ne Zitrone in die Wasserflasche aus - was soll's schon! Hauptsache, Du hältst das Fasten durch.

1 b) **Gefühle beim Fasten** Während der selbstgewählten Askese beschreiben Frauen und Männer, daß sie sich selbst und ihre Umwelt auf eine neue Art erlebt haben. Sie empfanden intensiver, waren sensibler für Gerüche und Farben. Sie konnten Spaziergänge und Wanderungen mit offenen Sinnen genießen und sich viel leichter für Musik und Meditationen öffnen. Wer sich aufs Fasten einläßt, träumt häufiger und in ungewohnten Bildern. Viele haben in dieser Zeit das Gefühl, »sich selbst ungeschützter gegenüber zu stehen«. Verdrängte Probleme wühlen die Seele auf. Die Erfahrung des Fastens macht sensibler für die materielle Übersättigung der eigenen Umwelt. Wie der einzelne eine Fastenwoche erlebt, ob als stressige Hungerkur oder als prägende Erfahrung mit Krisen und euphorischen Momenten, läßt sich nicht vorhersagen. PSYCHOLOGIE HEUTE Nr. 2/2000

22   640, 645 SCHEELE, H., »Das Heilfasten mit EKG-Kontrollen«, Die Heilkunst 1/64 Jg.

23   625 **Fastenperioden**: Fastenperioden steigern die Reaktionsfähigkeit des Menschen. Tests mit kombinierten Reizen aus Licht- und Tonimpulsen, die den Anforderungen im Straßenverkehr am ehesten entsprechen, ergeben schon nach wenigen Tagen Nahrungskarenz deutlich verkürzte Reaktionszeiten. (Ärzte Zeitung, 5.11.1991)

24 a)   645 **Heilfasten und medizinisch undiszipliniertes Denken (BLEULER)** Das Wort vom »Heilfasten« trifft beim **Rheumatiker** wirklich zu. (Ärztliche Praxis vom 3.12.1991)
Die Mediziner stellen den Wert des Heilfastens allerdings bei anderen Krankheiten in Frage - haben das aber noch nie untersucht. Das ist deren logisches Denken...

> Sehr Dicke erdfasten, wenn es ihnen zu schwer fällt, zweimal innerhalb eines halben Jahres. Ganz Dünne hören mit dem Fasten auf, wenn sie sich noch nach fünf Tagen von Hunger geplagt und sich zu schlapp fühlen.

24 b) **Monoklonale Antikörper Wunderwaffe gegen Rheuma!**
Rezeptor-Antagonisten und monoklonale Antikörper bilden die neuen Wunderwaffen gegen rheumatoide Arthritis. Destruktiv wirksame Zytokine und Adhäsionsmoleküle bilden die therapeutischen Angriffspunkte. Erste klinische Studien ergaben überraschend günstige Effekte auf klinische Symptome und Entzündungsparameter (Ärztliche Praxis 13/13.2.1996/7)

25 a)   630, 640 **Quellen für das Ansteigen der Harnsäureproduktion bei Fasten:**
LANG, F.: Pathophysiologie, Pathobiochemie, Stuttgart (Ferdinand Enke) 190; 4. Auflage. S. 332.
LÜTZNER, H.: Wie neu geboren durch Fasten, München (Gräfe und Unzer) 1992, 3. Auflage. S. 55.
Was geschieht also, wenn unser Körper durch falsche Ernährung und zuwenig Bewegung sauer wird? Unser Blutkreislauf, das lebensnotwendige »Verkehrsnetz« des Körpers, reagiert besonders empfindlich auf ein Zuviel an Säure. Wird unser Blut zu sauer, so ist kein Leben mehr möglich. Um diesen »Übersäuerungs-GAU« zu verhindern, hat unser Körper ein Notprogramm entwickelt.
Wertvolle Mineralien werden überall im Körper abgezogen, um die Säuren zu neutralisieren. So etwa Kalzium aus Knochen und Gelenken oder Magnesium aus dem Muskel- und Nervenappparat. Diese lebenswichtigen Mineralien reagieren mit den Säuren und verwandeln sie in harmlose Verbindungen. Der Blutkreislauf bleibt so in einem stabilen Säure-Basen-Verhältnis. Die Mineralien aber fehlen dem Körper. Dazu kommt, daß unsere Lebensmittel heute durch ausgelaugte Böden u. schnelle Zubereitung ohnehin schon weniger Mineralien liefern als früher.

25 b) Abgebaut beim Fasten werden überwiegend Fett aber auch Eiweiß. In den ersten Fastentagen kommt eine starke Entwässerung hinzu. Als Brennstoff für den Stoffwechsel fungieren Glucose und auch Fett (je nach Mahlzeitzusammensetzung). Wenn Du fastest, mobilisierst Du am ersten Fastentag eine Glucosereserve aus der Leber, das Glycogen, aus dem Du Energie für etwa 24 Stunden gewinnen kannst. Danach werden rasant Fettsäuren aus den Fettdepots mobilisiert (im Durchschnitt decken sie ca. zwei Drittel des Energiebedarfs), und das letzte Drittel des benötigten Brennstoffs kommt aus Eiweißstrukturen. Je mehr das Fasten fortschreitet, je weniger wird Eiweiß abgebaut. Der Eiweißabbau ist reversibel, die Leistungsfähigkeit der Muskeln bleibt bei verstärkter UrBewegung weiter erhalten.

26   238 **Chronische Polyarthritis**

8327 Im akuten Schub bessert totales Fasten rasch und zuverlässig die Schmerzen. (Schweiz. Rundschau Med.,PRAXIS 82,1993)
📖 634, 640 BUCHINGER, O., »Das Heilfasten«, Hippokrates Vlg., DER SPIEGEL Nr. 11/ 1988

8328 📖 133, 263, 266 **Hauptursache einer Blinddarmentzündung sind Verstopfung der Lichtung.**
Dafür gibt es verschiedene Gründe. In etwa einem Drittel findet man »Kotsteine«, etwa apfelsinenkern- bis erbsengroße Gebilde aus einem faserigen Kern mit kalkiger Schale. Manchmal wird der Wurmfortsatz durch andere Fremdkörper verstopft. Alles mögliche ist schon in entfernten Blinddärmen gefunden worden, vom Kirschkern angefangen bis hin zur Stecknadel. *Derartige Fremdkörper finden sich aber nur in weniger als 5%.* Ein Kirschkern als Ursache einer Blinddarmentzündung wird in seiner Gefährlichkeit also weit überschätzt. (...) Die häufigste Ursache für akute Blinddarmentzündungen sind aber nicht Kotsteine oder Fremdkörper, sondern Schwellungen der Lymphknötchen, die wahrscheinlich vor allem im Zusammenhang mit Darminfektionen entstehen. (...) Jede dauerhafte Verstopfung führt zu einer Stauung des Schleimes, der von der Blinddarmschleimhaut produziert wird. Da immer Darmbakterien vorhanden sind, kommt es zu einer bakteriellen Entzündung, häufig mit Eiterbildung. Dann kann der sich kolbig auftreibende Wurmfortsatz platzen. Auch besteht die Möglichkeit, daß die Wandentzündung an einer Stelle oder an mehreren Punkten so stark wird, daß das Gewebe abstirbt, brandig wird. (HACKETHAL, J., Operationen - ja oder nein?, Goldmann)

> **Wie kommt's zu Kotsteinen?**
> Durch Gase wird der Kot in die Taschen und Falten des Dickdarms gedrückt und verwächst schließlich mit der Darmschleimhaut. So entstehen starke Kotrückstände, die sich über viele Jahre aufbauen. Bei Vollwertköstlern findet man sie wegen des vielen Getreideessens am meisten.

Und was treibt sofort, schnellstens, sicher und zuverlässig jede Entzündung aus dem Körper? Richtig: Das Erdfasten! Und warum ist es so wichtig, das 10 cm lange Stückchen Wurmfortsatz, anstatt es im Abfallkübel des Chirurgen landen zu sehen. Richtig: weil die Appendix ein Entgiftungsorgan ist, das wie die Gaumen- oder Rachenmandeln oder die Polypen der körperlichen Entgiftung dient. Vor allen den Giftstoffen vom Tier, die Du laufend Deinem Körper naturwidrig zu verarbeiten zumutest. Wenn es aber dann dem lymphatischen Gewebe und den Lymphknötchen im Wurmfortsatz zu viel des Giftes wird, dann zeigt er's Dir durch Schmerzen an; aufhören mit diesem Fraß, ich schaff' es nicht mehr. Und wenn Du auf Deines Körpers Meldung nicht hörst, sondern auf einen anderen Dummkopf, nämlich auf den Rat eines Arztes, der ihn Dir dafür gut bezahlt herausschneidet - natürlich immer in letzter Minute, damit er als Held dasteht, dann wirst Du meist beim feigen Besseren darüber belehrt, was dieses als »wertlose« entbehrliche Organ in Deinem Leib für einen Wert besaß.

8329 📖 380 Bei **Kindern mit Diabetes** ist mir noch nicht bekannt, ob die »UrMedizin« in der Lage ist, die insulinproduzierenden »Betazellen« in der Bauchspeicheldrüse wieder aufleben zu lassen. Sicher ist aber, daß die noch intakten nicht weiter absterben. Weshalb es hier besonders wichtig ist, die UrzeitTherapie sofort aufzunehmen! Dann geht man daran, nach und nach das Insulin langsam abzusetzen, bis der Körper dessen Produktion wieder voll aufgenommen hat. Es ist aber durchaus damit zu rechnen, daß die verbliebenen Betazellen nun unter der sie stärkenden »UrMedizin« vermehrt das Hormon Insulin ausschütten, um den Stoffwechsel der nunmehr nicht mehr belastenden Kohlenhydrate zu steuern.

8330 📖 122, 124, 128 **Krebsheilung**
Ellen Schneider, Krebs: Von der Schulmedizin aufgegeben. Durch Naturheilkunde geheilt. (Naturarzt 2/1988/18-19)

> **Wer lächelt, statt zu toben, ist immer der Stärkere.**
> Chines. Lebensweisheit

8331 📖 251 **Die sanfte Therapie** Dauer-Diät kann mutliple Sklerose und Rheuma stoppen. Neue Wege. Dr. Uwe Fratzer entwickelte nach einem MS-Fall in seiner Familie die neue Strategie. (BamS, 6.4.1994) **Rheumaqualen und kein**

> Lieber Herr Konz, mein Göttergatte hat schwer mit Rheuma zu tun. Besonders machen ihm die Wetterumschwünge stark zu schaffen. Ich hätte ihm eigentlich weniger Fleisch vorsetzen sollen. Andererseits war es mir auch immer sehr praktisch, durch ihn zu erfahren, wie das Wetter wird. Weshalb ich ihm stets verboten habe, sich wegen seiner arthritischen Beschwerden in ärztliche Behandlung zu begeben. Wenn ich jetzt in Ihrem Buch lese, was ich ihm dadurch für schreckliche Nebenschäden erspart habe, ist nunmehr mein doch zeitweilig aufgetretenes schlechtes Gewissen völlig verschwunden. Dafür möchte ich mich ganz herzlich bei Ihnen bedanken. Annemie Reiter, Linzer Straße 102, Baden, Wien.

Arzt darf helfen:

8332 a 📖 215, 624 Nach einer - leider Gottes - im Sommer letzten Jahres von mir freiwillig durchgeführten **Mayr-Kur** (gedacht als Entgiftung und Entschlackung und zur allgemeinen Regenerierung) klappte mit meinem Darm zunächst gar nichts mehr. Bis zu diesem Tag noch nie mit Stuhlproblemen konfrontiert, klappte nach meiner Rückkehr der Stuhlgang nicht mehr, d.h. ich hatte 5 Tage lang überhaupt keinen! In leichter Panik wollte ich es erzwingen und preßte und drückte häufig am Tag mit allen Kräften! Der Erfolg war, daß ich bereits nach drei Tagen beachtliche Hämorrhoiden hatte, und zwar innerlich wie auch äußerlich! (Der Gesundheitsberater 2/1991) (→LV 9008)

8332 b Lützner, H.: Aktive Diätetik. Hippokrates, Stuttgart 1993
Buchinger, O.: Das Heilfasten. 22. Aufl., Hippokrates, Stuttgart 1992
Fahrner, H.: Fasten als Therapie. 2. Aufl., Hippokrates, Stuttgart 1991.

8333 📖 106, 500 HUFELAND, D.H., Makrobiotik (1805), Ideen über Pathologie (1796), Praktische Heilkunde (1800)
Er ist als der erste alternative Arzt zu bezeichnen. Er führte, zwar gehört, aber natürlich unbeachtet, den Begriff der Lebenskraft als innersten Grund aller Lebensvorgänge und als Selbsterhaltungsprinzip des Organismus in die Medizin ein. Die besondere Funktion der Lebenskraft sei eine erhaltende Kraft, eine regenerierende und neubildende Kraft, auch eine Lebenskraft des Blutes sowie eine Nervenkraft. Krankheit war für ihn jede Störung der reizbaren Lebenskraft durch krankmachende Reize. Die »Vie medicatrix naturae«, die Heilkraft der Natur und die Lebenskraft waren für ihn wesensgleich, ja identisch. Er forderte, daß sich jedes therapeutische Handeln des Arztes und jede Selbsttherapie des Patienten prinzipiell auf die Unterstützung der individuellen Lebenskraft zu richten habe.

> **Hättest Du das gedacht?**
> Im Darm leben ca. 500 verschiedene Darmbakterien. Die Gesamtzahl aller Bakterien ist größer als die Zahl der Körperzellen des Menschen. Darüberhinaus ist der Darm unser größtes Immunorgan (ca. 200 - 300 qm) und hier finden sich auch die meisten Abwehrzellen.

Hinter die Schweinereien der Schulmedizin steigt man als unbefangener Leser ärztlicher Fachliteratur nur dann,

wenn man ganz aufmerksam auch ganz sachlich geschilderte Untersuchungen durcharbeitet. In einer langen Untersuchung über das Hüftscreening finde ich diesen Satz:
Bei Tönnis wurden die Hüftdysplasien entweder als Instabilitäten direkt nach der Geburt oder in den ersten Lebensjahren röntgenologisch erfaßt, während unsere Daten sonographisch in der ersten Lebenswoche gewonnen werden. (aus Ortopädische Praxis 8/1995/542)
Wenn Du jetzt nicht ganz wach bist, lieber Leser, dann liest Du da einfach drüber weg. Obschon offenbar wird: Die Mutter liegt nach der Geburt ermattet im Wochenbett. Die lieben besorgten Ärzte und Schwestern »versorgen« das Baby und verpassen ihm zwischendurch mal schnell eine Röntgenbestrahlung, damit ein publizitätssüchtiger Doktor irgendeinen wissenschaftlichen Aufsatz verfertigen kann. Hier geht Dr. A. Fallner aber seiner Meinung nach sorgsamer mit den fremden Kindern und den Müttern um und informiert sie vorher über die vorzunehmende Beschallung - der Vorsorge wegen, und wegen der Sorgfaltspflicht des Arztes. Und unterwirft sie »nur« einer Ultraschalluntersuchung... von der sich in vielleicht 80 Jahren herausstellen wird, welche Schäden sie ausrichtet... (→LV9653f, 9486, 9658, 9105, 9112)

4 📖 79, 310, 316 So unfair kämpfen die Ärzte gegen die Heilpraktiker:
Wie Sie dem Heilpraktiker die Wurst vom Brot nehmen
(Medical Tribune 43/28.10.1994) (Originalschlagzeile)

> **Rat zur Heilerde**
> Wenn Du Dir Deinen Lehm selbst holst, ist er zwar was grobkörniger – aber Du bringst so einen lebenden Stoff in den Körper!

5 📖 830 ROTHSCHUH, E., Naturheilbewegung, Reformbewegung, Alternativbewegung
Hippokrates-Verlag, Stuttgart, 1983
JUST, A., Der Kampf um die Wahrheit! Die naturgemäße Lebensweise (Erde und Lehm) vor Gericht, Jungborn-Stapelburg a/Harz, Rudolf Just Verlagsbuchhandlung, 1907
LONG, P., Therapeutischer Nihilismus, Wiesemann

> Hüte Dich vor den Lehrern jener, deren Überlegungen nicht von der Erfahrung bestätigt sind.
> (Leonardo da Vinci)

6 📖 588 **Lächerlichkeit der Kräuterbehandlung:** Wie die angebliche Heilwirkung von Krankheit zu Krankheit wechselt - früher gegen Rheuma, jetzt gegen Herzleiden Das sichere Mittel, das Wunderlich gefunden zu haben glaubt, ist die Digitalis, auf welche übrigens Traube schon 10 Jahre früher die Aufmerksamkeit hingeleitet, und deren temperatur- und pulserabsetzende Eigenschaften er bei Lungenentzündung und rheumatischem Fieber nachgewiesen hat. (S. 354) PETERSEN, J., Medizinische Therapie

7 📖 591 Das **Geistige Heilen** geht auf die Anhänger von Mary Baker-Eddy zurück (die sich 1866 von ihrer Krankheit durch das Lesen der Bibel geheilt fühlte), die daraufhin die »Christian Science-Bewegung« ins Leben riefen.

8 📖 662, 975 (...) Danach können nach Einnahme von 10g Heilerde/Tag 8mg Aluminium freigesetzt und letztlich vom Organismus aufgenommen werden. Auch ich halte diese Menge bei bestimmungsgemäßem Gebrauch von Heilerde für sehr gering, wenn man bedenkt, daß die tägliche Aufnahme von Aluminium mit der Nahrung etwa die 8fache Menge beträgt, siehe Übersichtsartikel Elinder & Sjögren, 1986, S.6« (Prof. Dr. Bartsch, Fraunhofer Institut für Toxikologie und Aerosolforschung, Hannover vom 4.9.1991). »100 g Luvos Heilerde wurden in künstlichem Magensaft suspendiert und in einem verschlossenen Gefäß 12 Stunden geschüttelt. Anschließend wurde filtriert und das in Lösung gegangene Aluminium durch AAS bestimmt. Wenn angenommen wird, daß am Tage etwa 3 Teelöffel (ca. 10 g) eingenommen werden, ergibt das eine Menge von 0,8 mg Aluminium pro Tag für 70 kg Körpergewicht bzw. eine wöchentliche Aufnahmemenge von 5,6 mg Aluminium.« (Dr. Mang, Chemisches Laboratorium Frankfurt)
Deutsche Heilerde (naturreiner Löß) besteht nach einer mineralogischen Analyse aus: 45,0% Quarz, 20,0% Feldspat, 10,5% Kalkspat, 10,0% Glimmer, 8,0% Montmorillonit, 3,5% Dolomit. Dabei kommt Aluminium in gebundener, unlöslicher Form nur in Feldspat vor. Aluminium kann deshalb durch den sauren Magensaft aus dem Feldspat nur in sehr geringer Menge freigesetzt werden.

9 📖 723 **Ein deutscher Rohkostpionier - sogar ein Arzt. Aber was für einer!**
MALTEN, H., So heilt die Natur, Süddeutsches Verlagshaus 1935 (Unterstreichungen vom Verfasser)
Diesen leitenden Arzt der ehemaligen Anstalt für Nerven- und Stoffwechselkranke in Baden-Baden bezeichne ich als den letzten Repräsentanten der rohe Kost Genießenden in Deutschland. Er hatte schon sehr früh unser rein materialistisches Denken und das kriminelle Tun der Schulmedizin durchschaut. Auszüge:
Kein Organ ist so verborgen, daß wir es nicht untersuchen können. Wir sehen im Röntgenbilde die Herzvergrößerung, mit dem Magenrohr das Magengeschwür, und die Wassermannsche Reaktion zeigt uns die Anwesenheit des Syphiliserregers an. Alles unbestreitbare, materielle Tatsachen, einfach und klar. Kein Wunder, daß sich der Arzt vielfach mehr für die Feststellung einer Krankheit, als für ihre Heilung interessiert, wie jeder Blick in eine medizinische Fachzeitschrift lehrt. Denn hierfür reicht das materialistische Fundament aus, hier hat die Medizin sicheren Boden unter den Füßen. Als Arzt, »zu dem man zuletzt kommt«, erlebe ich täglich den Kontrast zwischen seitenlangen Untersuchungsbefunden - mit den kniffligsten und geistvollsten Methoden erarbeitet - und der tatsächlichen Heilbehandlung! (S. 27) Die rein materielle Einstellung führt weiter dazu, in den nachweisbaren Veränderungen allein die Krankheit zu erblicken. Das heißt, für den Mediziner ist die Krankheit gleichbedeutend mit der Summe aller nachweisbaren Veränderungen, mögen sie sich nun am körperlichen oder geistigen Stoff abspielen. Eine Krankheit, die keine nachweisbaren Veränderungen macht, ist keine! Und ein Mensch ohne solche ist eben gesund. Damit mußte man zur Auffassung kommen: Eine Krankheit »beginnt« in dem Moment, wo die ersten Krankheitszeichen auftreten. Das heißt, die Krankheit entsteht plötzlich in einem bis dahin kerngesunden Körper! Der Krebs beginnt mit der ersten wuchernden Krebszelle, die Tuberkulose mit dem ersten, Tuberkelbazillen enthaltenden Knötchen.
Was der Krankheit vorherging, wird überhaupt nicht berücksichtigt, weil es ja materiell nicht faßbar war. Allenfalls wird es mit dem Begriff der »Disposition« (= Krankheitsbereitschaft) abgetan. So sehen wir das Bild, daß für den Mediziner immer wieder Menschen aus »voller Gesundheit«, d.h. einem krankheitslosen Zustande heraus von den schwersten Krankheiten befallen werden. Und dann ist es oft genug für die Behandlung zu spät - siehe den Krebs! (S. 31)
Fast die ganze wissenschaftliche Arbeit dient dem Suchen nach Ersatzmitteln für die körpereigene Heilkraft. So blieb bisher das mächtigste Heilmittel fast ungenutzt - so ergab sich eine weitgehende Unkenntnis über die tatsächliche Leistungsfähigkeit der Heilkraft und über die Wege der Möglichkeiten, sie über den beim Kranken gerade vorliegenden Grad hinaus zu steigern. Gerade an diesem Punkte aber setzt die naturgemäße Behandlung an! (S. 65)

(...) So erklärt es sich, daß die vom Speiseröhrenkrebs befallenen Menschen sich vorwiegend aus den »Heißessern« rekrutieren. Natürlich wird auch der Magen betroffen - eine Schädigung mehr zu den anderen, welche von der Kochkost ausgehen! Auch hier vermeidet die Rohkost als naturbestimmte Ernährung alle derartigen Nachteile. Andrerseits begegnet man manchmal dem Einwand, daß sie nicht »wärme«, d.h. daß ihre die Wärme der Kochnahrung ermangle.
In Wirklichkeit spielt die Wärmezufuhr durch die Temperatur keine Rolle, da nur die Kalorien Körperwärme erzeugen. (S. 91)Daraus zog die Wissenschaft bisher den Schluß: Die gleichbleibende Harnsäuremenge trotz verminderter Zufuhr beweist eine negative Bilanz: es wird mehr Eiweiß verbraucht als zugeführt. Die Rohkost liefert nur die Hälfte des verbrauchten Eiweißes, folglich lebt der Organismus zum Teil von seinen Vorräten. Er verbraucht täglich eine Ei-
weißmenge, welche dem schraffierten Teil der Harnsäure entspricht, ohne daß diese zugeführt wird. Folglich: Die Rohkost deckt den Eiweißbedarf nicht, sie ist zu eiweißarm. Daher schleunige Rückkehr zur eiweißreichen Mischkost, ehe die Versuchsperson Schaden erleidet! So erklärt sich die immer wiederkehrende Behauptung von der »Eiweiß-Unterernährung« bei naturgemäßer Diät. Der Naturarzt weiß, daß das nicht stimmen kann. Denn die naturbestimmte Ernährung muß ausreichen. Folglich liegt der Fehler auf Seiten der Wissenschaft. Setzen wir also - in der sicheren Gewißheit, daß die Natur immer recht hat - den Versuch fort. Überraschenderweise steigt die Harnsäureausscheidung vom 9. bis 17. Tag sogar an, sie erreicht fast 0,9 g. Das würde besagen, daß bei der eiweißärmeren Rohkost sogar mehr Eiweiß verbraucht wird als bei der Mischkost. Hierfür liegt natürlich gar kein Grund vor. Vielmehr ergibt sich: Es ist nicht richtig, für die gesamte, ausgeschiedene Harnsäuremenge eine parallellgehende Bildung aus Eiweiß anzunehmen; sondern: Die täglich gebildete Harnsäuremenge beträgt nur 0,3 g. Aber die Versuchsperson besitzt aus früherer Zeit Vorräte an Harnsäure, die nunmehr langsam abgestoßen werden. Die schraffierte Säulenteile sind also zusätzliche Ausscheidung vorher gespeicherter Harnsäure. Die Richtigkeit dieser Auffassung ergibt sich aus dem weiteren Verlauf: Bei gleichbleibender Rohkost sinkt die Harnsäureausscheidung vom 21. Tag an fortschreitend ab und erreicht am 35. Tag den Normalwert von 0,3 g. Von diesem Tag ab wird nur soviel Harnsäure ausgeschieden, wie der Zufuhr in der Nahrung entspricht, d.h. der Verbrauch hat sich vollkommen auf letztere eingestellt. Damit ist bewiesen, daß die Rohkost den Eiweißbedarf des Menschen völlig ausreichend deckt, denn die Eiweißbilanz ist im Gleichgewicht.
Immerhin hat die weitverbreitete Teebehandlung praktisch ihre gute Seite. Weitaus die meisten Menschen sind von dem Glauben besessen, zur Heilung müsse irgendein besonderer Stoff in den Körper gebracht werden. Da hat der Naturarzt einen schweren Stand. Hat er alles Notwendige verordnet, eine strenge Diät, Wasser-, Licht- und Bewegungsbehandlung oder Bettruhe, was alles zusammen zehnmal mehr Arbeit für ihn und den Kranken bedeutet als die Verschreibung von Tabletten, so überrascht ihn letzterer schließlich doch noch mit der Frage: »Und sonst nichts?« Die umfangreichste und beste Behandlung gilt dem Kranken und seinen Angehörigen nichts, wenn er nicht noch etwas zum Einreiben, Einnehmen oder Einspritzen bekommt! Hier spielt auch die Wundersucht eine große Rolle. Zwar versteht der Kranke von Diät, Wasser- und Lichtwirkung nichts. Aber er vermeint diese Dinge zu verstehen, weil sie scheinbar so einfach sind! Tropfen, Pillen und Ampullen sind ihm hingegen ganz unverständlich - daher die maßlose Überschätzung ihrer Wirkung. Außerdem überträgt er - unbeschwert von Sachkenntnis und Erfahrung - die materielle Kausalität seines täglichen Lebens auf das biologische Geschehen der Krankheit. Sein primitives Denken ist oft noch materialistischer als das der Wissenschaft in der Zeit des Materialismus. Wie nur der passende Schlüssel das Schloß öffnet, so heilt nur das besondere Mittel die besondere Krankheit! Diesem Mittelhunger des Publikums trägt die Teebehandlung Rechnung: Für jede Krankheit eine besondere Teemischung. Damit ist der Kranke befriedigt, führt die übrigen Anordnungen des Naturarztes durch und leidet wenigstens keinen Schaden. Denn wenn's schon nicht ohne Medikament geht, dann lieber mit einem wirkungslosen als mit einem schädlichen! So erleichtert oft in der Praxis die Teebehandlung das Naturheilverfahren, obwohl es seinen Grundsätzen widerspricht. (S. 147)

(...) Aber auch diese Blähsucht ist wiederum eine Folge der Untätigkeit der Bauchmuskulatur. (S. 311) Aber die anderen! Sie möchten wohl gern gesund werden - sie wissen oft ganz genau, daß es um Leben und Tod geht. Und bringen doch nicht den Willen auf, selbst ernstlich das Notwendige dazu zu tun. Man mag ihnen vorstellen, daß sie doch sonst um eines Zieles willen Mühe auf sich nehmen, daß sie doch sicher einer schmerzhaften und lebensgefährlichen Operation zustimmen würden, um gesund zu werden. Es hilft nichts - der Herdengeist ist stärker! Schwere und gefährliche Operationen sind an der Tagesordnung und allgemein »üblich« - also würde sich der Kranke nötigenfalls unter dem

---

Dr. med. univ. Leonhard Hochenegg
Facharzt

Eugenstraße 1
A-5060 Hall in Tirol

Lieber Franz Konz

Wer das Glück hat, den GROSSEN GESUNDHEITS-KONZ zu besitzen, der kann getrost die übrige Gesundheitsliteratur als überholt und unvollständig vergessen. Das ist die Spitze unseres Heilwissens, die jeder Arzt beherrschen sollte. Schade, daß Franz Konz nicht so laut schreit, daß den Deutschen Würste und Schweinshaxen im Hals stecken bleiben.
Ich drücke Ihr Buch all meinen klugen und für die Wahrheit aufgeschlossenen Patienten in die Hand und sage ihnen: "Ich kann Euch nur für eine gewisse Zeit helfen. Wenn Ihr wirklich für immer gesund werden wollt, so handelt danach."

Dr.med.univ. Hochenegg ist als »Wunderheiler von Tirol« weithin bekannt. Kranke aus aller Welt suchen ihn auf. Zu seiner Klientel gehören z.B. Prinz Charles, der Kaiser von Japan, Filmstars, Papst Johannes Paul II., der österreichische Bundespräsident Klestril u.a.,. (→LV9458c)

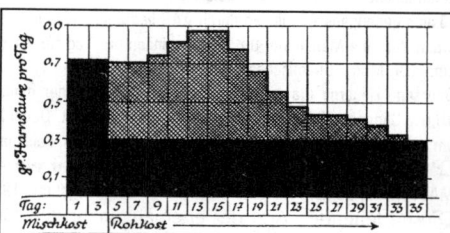

Mischkost bildet etwa 0,7 g Harnsäure im Tag, Rohkost hingegen nur etwa 0,3 g. Bei einem Übergang von Mischkost zu Rohkost am vierten Tage müßte die Harnsäureausscheidung demnach dem schwarzen Felde des Bildes entsprechen. Tatsächlich verläuft sie aber nach der oberen Grenze des schraffierten Feldes: Es wird längere Zeit viel mehr Harnsäure ausgeschieden, als die Nahrung zuführt.

Beifall der Familie dareinschicken. Die schmerzlose und ungefährliche Rohkost aber ist neu, widerspricht dem gewohnten Denken und den Ansichten der Umgebung. Außerdem verlangt sie eigene Arbeit. Das alles bringt der Kranke nicht fertig. Er mäkelt ununterbrochen, daß die Rohkost zu »kalt« oder zu »wenig nahrhaft« sei, daß er von Kräften komme oder gelegentlich Leibschmerzen habe, erhört auf die Meinung seiner Umgebung, welche zwar weder von der vorliegenden Krankheit noch von der Diät etwas versteht, trotzdem aber immer mit Ratschlägen und Warnungen bei der Hand ist - und zum Schluß kehrt er zu seinen »kräftigen Fleischtöpfen« zurück. Die Natur jedoch kehrt sich nicht um die Energielosigkeit der Kranken. Handelt er gegen ihre Ernährungsgebote, so treffen ihn die Folgen. Und mit dem Leben endet alle »Kräftigung« und »Erwärmung«, welche den Kranken vom richtigen Weg abbrachten! Das sind die traurigen Erfahrungen des Naturarztes, Kranke, welche er sicher hätte retten können, die aber zugrunde gingen, nur weil sie nicht mitarbeiten wollten. (S. 150) Wer natürlich jede Rohkostspeise beargwöhnt, ob sie nicht zu kalt, nicht zu schwer oder auch nahrhaft genug sei - wer mißmutig in der ungewohnten Kost herumstochert und ewig seinen früheren Lieblingsgerichten nachtrauert, der darf sich nicht wundern, wenn diese negativen Gedanken die Bekömmlichkeit der Rohkost beeinträchtigen. Diese Gedanken sind es - und nicht die Rohkost -, die ihm dann »schwer im Magen liegen«!

40 ▢ 112 **Ur-Rezept gegen Schnupfen** Durch natürliche Behandlung kann man sich den Schnupfen erleichtern: Sobald es kribbelt oder läuft schnupfe man die Nase mit Wasser ein paarmal durch. Und schon ist sie frei. In eine Gummi- oder Kunststoffspritze (gibt's in der Apotheke) saugt man dann etwas LUVOS-Heilerde auf und spritz die unter gleichzeitigem Einatmen ins linke und rechte Nasenloch. Das kitzelt etwas, aber die Schleimhäute erhalten eine natürliche Besänftigung.

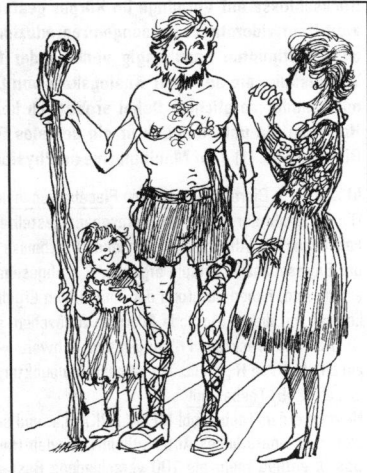

Schon mal Schnupfen?
Es kann durchaus sein, wenn Du von dem unter UrTherapie auch nicht völlig frei wirst, daß frühere Impfungen Deine Reaktionen geschwächt haben. (→SachwortVerz.: Impfung)

Unser Tip »Hausmittel bei Erkältung: Salzprise für Triefnasen« (Ärztliche Praxis Nr. 90/1995, S. 9) stieß auf Widerspruch: Nur salzlos inhalieren
Unter anderem las ich in obigem Beitrag den Hinweis, Wasserdampf aus einer Schüssel mit heißem Wasser zu inhalieren. Nach Angaben des Vereins der Deutschen Salzindustrie - von dem diese Empfehlungen stammen - soll man einen Eßlöffel Salz in das Wasser geben.
Grundsätzlich kann die Befeuchtung und Anwärmung der Atemwege bei Erkältungskrankheiten Linderung bringen. Der Eßlöffel Salz ist jedoch völlig sinnlos, wenn nicht gar falsch. Durch die Zugabe von Salz in das heiße Wasser erhöht sich der Siedepunkt der Lösung und damit senkt sich die Dampfentwicklung. Das Salz wird aber nicht - wie bei der Inhalation von Aerosolen - eingeatmet, sondern verbleibt in der Lösung. (Dr. med. Martin Diefenbach, Holljehof 9, 26188 Edewecht)
Zum Glück kann ich da nur sagen. Aber wir machen den Unsinn nicht mit: dieses widersinnigen Dampfeinatmen.

40 „Ich hab´ einen Zug mitbekommen", „Ich hab´ mich nicht warm genug angezogen", „Ich hab´ mich verkühlt..." Dadurch erkältest Du Dich nicht! Deinen Schnupfen holst Du Dir am Eßtisch! (H. Wandmaker in *Natürlich Leben* 1/1997)

41 ▢ 76, 255, 0614, 1425, 1568 SCHILCHER, H., Professor an der Freien Universität Berlin macht erste Strampelversuche, den Ärzten die alten Großmutterweisheiten beizubringen, um seiner Kaste weglaufende Patienten zurückzugewinnen. Und zwar in seinem Artikel in der Beilage des »Wissenschafts-Journal Forschung und Praxis« der Ärzte-Zeitung Nr. 191/Febr. 1992/S. 25. Damit aber die Pharma-Industrie nicht zu kurz kommt, unterläßt er es natürlich nicht, selbstverständlich aus Überdosierungssorgen, standardisierte Fertigarzneimittel wie z.B. Prospan®-Tropfen, Kindersaft oder Tabletten zu empfehlen...

42 ▢ 255 **Gesundheitsministerin warnt vor »künstlichen Gegensätzen«** Für eine sinnvolle Verknüpfung von Schulmedizin und Naturheilkunde hat sich die bayerische Gesundheitsministerin Babara Stamm ausgesprochen. (...) Auch Naturheilverfahren wirkten in nicht unerheblichem Maße auf den Körper und seine Funktionen ein und diese Wirkung müsse nicht immer ganz so schonend sein, wie es manchmal klinge. Naturheilkundliche Verfahren müßten deshalb in den Händen verantwortungsbewußter und Ärzte liegen. »Scharlatanerie und Beutelschneiderei, die letztlich auf dem Rücken der betroffenen Patienten ausgetragen werden, müssen streng getrennt werden von neuartiger Behandlung mit echtem medizinischen Wert«, betonte Stamm. (Ärztliche Praxis 26/13.2.1995)
Erkenne: Die es wirklich ehrlich mit den Kranken meinenden alternativen Naturheilkundigen werden bereits vom Staat diffamiert, werden als verantwortungslos und unerfahren, ihre Behandlungspraxis als ohne echten medizinischen Wert hingestellt. Während die Scharlatanerie doch auf Seiten der Ärzte liegt, wie ich Dir in diesem Buch zu beweisen in der Lage war. Die hier vorgegebene politische Marschrichtung bedeutet keine Verknüpfung von Schulmedizin und Naturheilkunde, sondern Machtübernahmeversuch der letzteren durch die Ärzte. Steh mir zur Seite, bei meinem Kampf für die Wahrheit!

»Auch wenn Du nach der UrMethodik lebst, mußt Du nicht unbedingt in diesem Aufzug ins Büro gehen.«

43 ▢ 478 **Was die Mediziner wegzubringen versuchen - die Krankheit - das ist bereits ein Akt der Wiedergenesung!** Daher ihre Mißerfolge. Daher das Wiederauftreten der alten Krankheiten und das Neuerscheinen anderer Leiden. Daher das Chronischwerden des Leidengeschehens. So, nun weißt Du es! Wenn Dich das jetzt nicht schlau macht und Dich weiter zu den Ärzten rennen läßt, dann mußt Du Dein Krankenschicksal halt in Gottes Namen tragen...
Nimm den heute so beliebten Hustensaft. Seine Wirkung: Das in ihm enthaltene Kodein lähmt den Hustenreflex und spielt Dir bei Deinem Kind vor, es befände sich bald nach dessen Einnehmen im Zustand des Gesundseins. Gleichzeitig schaltet das Gift aber einen zweckhaften Vorgang aus: Mit dem Abhusten und Ausstoßen der in den Luftwegen befindlichen Gift- und Abfallstoffe bezweckte die Weisheit des Körpers eine gründliche Reinigung! Die jetzt vereitelt wird.

1279

8344 a) Reizthema Naturheilverfahren - Diskussionsforum Hannover:
Klare Fronten schaffen gleich die ersten Referenten. »In Wirklichkeit handelt es sich bei Naturheilverfahren nur um Placebo-Effekte", die durch ärztliche Zuwendung hervorgerufen werde, meinte Professor Dr. Fritz Scheler, langjähriger Vorsitzender der Arzneimittelkommission der Deutschen Ärzteschaft. Die »Droge Arzt« werde von den Patienten gesucht. Das sei auch eine Herausforderung an die Schulmedizin - aber man könne auf Naturheilverfahren ansonsten verzichten.
Ähnlich äußerte sich Dr. Klaus Bock, emeritierter Professor für Innere Medizin: Für keines der alternativ-medizinischen Verfahren sei eine Wirksamkeit bewiesen - deshalb habe man sie auch nicht in die Schulmedizin aufgenommen. Seiner Meinung nach werden Patienten durch das massive Marketing für Naturheilverfahren verwirrt. Ressourcen würden damit fehlgeleitet - (Ärzte Zeitung 188/7.10.1995/7)
Nochmal: Die Klassische Naturheilkunde befaßt sich nicht mit Krankheiten und Diagnosen. Das mutet man mir als Verfasser dieses Buches in dieser oder ähnlicher Form aber ein paarmal täglich zu:
"Meine Mutter steckt schon voller Metastasen, ich komme deshalb extra zu Ihnen, helfen Sie uns. Heilerde haben wir ihr schon etwas einflößen können..."
"Wann kann ich Sie aufsuchen und Ihnen mal meine Geschwülste persönlich zeigen?"
"Beigeschlossen eine Probe meines Morgenurins. Vielleicht können Sie damit besser beurteilen, welche speziellen Heilkräuter ich einnehmen soll."

> Das sei allen Ärzten ans Herz gelegt:
> Primum non nocere - vor allem nicht schaden!
> Primum utilisse esse - vor allem nützen!
> Salus aegroti suprema lex - das Wohl des Kranken ist oberstes Gebot!
> Voluntas aegroti suprema lex - der Wille des Kranken ist oberstes Gebot!

Alle, die mir mit solchen Fragen die Zeit stehlen, sage ich: Es gibt keine Krankheiten, deshalb kann ich dazu nichts sagen. Es gibt nichts Spezielles. Ändere Deine Lebensweise oder behalte Deine Leiden. Die Kranken versuchen sich durch solche Schreiben nur ein bequemes Alibi und Zeitaufschub für das Aufnehmen der als schwierig angesehenen UrzeitTherapie zu gewinnen. Erläutert ihnen der Gesundheitslehrer nochmal den genauen Weg, so bringen sie - Argumente erzeugen Gegenargumente - wieder andere Sprüche dagegen auf, bis dieser genervt aufsteckt. So haben sie wieder einen Schuldigen für ihre Drückebergerei gefunden: "Ich habe alles versucht, aber der Konz antwortet ja nicht!"

8345 a) Beurteilung der vielgepriesenen Bioresonanztherapie Energetische Medizin: In der Hand-Elektrode sammeln sich also Fernsehwellen, Radiowellen und andere Kommunikationssignale, - ein störender Umstand, den wir bei Messungen im Labor mit Hilfe des Oszillographen und des Spektrumanalyzers dauernd präsent sehen. In diesen Störsignalen mit Makroamplitude verschwinden die körpereigenen Signale mit Mikroamplituden meistens vollständig. Die Idee der hochfrequenten Bioresonanz ist gut, die technischen Verfahren nicht. Wenn dennoch überzeugende therapeutische Effekte auftreten, so sind andere Mechanismen entscheidend; vordergründig der alles entscheidende Glaube des Patienten und des Arztes. Aber das ist ein ganz anderes Thema. Dr. rer. nat. Ulrich Warnke, Technische Universität des Saarlandes, (Medizin transparent 2/1996/37)
Bei der Bioresonanz werden als Fortentwicklung der Elektroakupunktur nach Voll (EAV) die Hautwiderstände gemessen, die Rückschlüsse auf Vorgänge im Körper gestatten sollen. In einer Untersuchung (1) wurde i einer Blindstudie untersucht, inwieweit Hautwiderstandsmessungen reproduzierbar, das heißt als Meßwert überhaupt aussagefähig sind. Zwei erfahrene Untersucher bestimmten unabhängig voneinander bei 64 männlichen und weiblichen Studenten die Hautwiderstände entlang der Wirbelsäule, die auf einer Analogskala von 0 bis 100 mm ausgegeben wurde. Die Meßreihen der beiden Untersucher wurden miteinander verglichen. Dabei ergab sich keine wesentliche Übereinstimmung der Meßergebnisse. Fazit: Bioresonanz ist wie, wie Homöopathie und Akupunktur ein geniales Placebo. Einmal mehr hilft der Glaube an die Medizin - diesmal der Glaube an die Bioresonanz. (1) J. of Manipulative an Physiological Therapeutics 1993; 16:453-459 (Ges.. Infodienst - aktuell 1/1997/3)

8345 b) 📖 215 Bioresonanz: nur ein Placebo von vielen
Die Mehrzahl der durch die Bioresonanz gestellten Diagnosen - 63,4 Prozent - waren Fehldiagnosen.

> Ab heute bleibt die Küche kalt
> Wir holen uns Essen aus Feld und Wald

Ähnlich enttäuschende Ergebnisse haben sich auch für die Wirksamkeit der Bioresonanz—Therapie ergeben. (...) Abgesehen davon, daß einige Hypothesen der Bioresonanz mit den Erkenntnissen der Physik unvereinbar sind, haben aufgrund der eindeutigen Ergebnisse dieser Studie die Verfechter der Bioresonanz bereits zugestanden, daß es nicht möglich sei, mit dieser Methode Allergien zu löschen, sie könne aber Therapiehindernisse ausräumen, wie Kofler sagte. Kommentar von Professor Dr. Alain de Weck aus Fribourg in der Schweiz: »Die Bioresonanz ist ein geniales Placebo! Sie hat ein bißchen von dem Talismann-Glauben, ein bißchen von High-Tec, ein bißchen Akupunktur und ein bißchen Homöopathie.« (Ärzte Zeitung 35/25.2.95)

8345 c) 📖 215 Teebaumöl
Heute wird Teebaumöl MELALEUKA u.a. und seine Zubereitungen wieder gegen Hauterkrankungen, für Rachenspülungen und Inhalationen sowie als »natürliches Antiseptikum« für den Haushalt, ja sogar als Zusatz für das Wischwasser gegen Pilzbefall der Wohnung empfohlen. Das Öl enthält mehr als 100 verschiedene Bestandteile, darunter zu 50% bis 60% Terpene und bis zu 8% Cineol. Einige der Inhaltsstoffe können Kontaktallergien hervorrufen. Es besteht Verdacht auf Kreuzallergien mit dem Geigenharz Kolophonium, das sich in manchen Pflastern und Kosmetika findet. Den schwedischen Behörden liegen 222 Berichte über kontaktallergische Ekzeme in Verbindung mit Teebaumölzubereitungen vor. (arznei-telegramm 2/1997)

8345 d) 📖 255, 380, 827 Rheuma, Arthrose usw.: Machst Du die Natur zu Deinem Partner, kannst Du sofort Deine Chemiepillen absetzen Im Rahmen einer Anwendungsbeobachtung im ambulanten Bereich erhielten 8955 Patienten mit Arthrose oder rheumatoider Arthritis täglich 2mal 2 Kapseln Brennessel-Extrakt (Rheuma-Hek). In über 50% der Fälle wurde das Präparat als Monotherapeutikum eingenommen und führte nach einer 3wöchigen Einnahme zu einer durchschnittlichen Beschwerdebesserung von 48%. Der zusätzliche NSAR-Verbrauch konnte durch die Rheuma-Hek-Therapie bei 38% der Patienten mit starken und sehr starken Beschwerden gesenkt werden, 26% konnten sogar ganz darauf verzichten. Abgesehen von leichten gastrointestinalen Beschwerden wurde die Medikation gut vertragen. (Medical Tribune 21/23.5.1997/12) Magenprobleme und späteren Krebs mußt Du beim Zudirnehmen von frischen, fein zerhackten Brennesseln im Obstsalat nicht fürchten.

215 Das Geheimnis alternativer Wundermittel »Bamfolin«, ein japanischer Extrakt aus Bambusblättern, »Petroleum«, (von einer österreichischen Metzgersfrau), »Carcitox A-C« und »Recancostat«, Gemische von einfachen Eiweißverbindungen und schwefelhaltigen Aminosäuren. Die darin befindlichen Inhaltsstoffe reichen von A (Arsen) bis Z (Zyankali). Ein mexikanisches Krebsmittel enthält sogar, in Gelatinekapseln abgefüllt, getrocknete und zerkleinerte Fleisch- und Skelett-Teile von Klapperschlangen. Das Wirkprinzip bleibt bei allen Rezepturen im dunkeln. »Levitiertes Wasser«, mit Levitationsenergie (negativer Gravitation) aufgeladenes Leitungswasser zur Entgiftung des Körpers und Entwicklung von Krebstherapeutika. Seit mehr als 25 Jahren wird »Amborum special F« aus Sri Lanka nach Deutschland exportiert. Ihm wird von Ärzten und Patienten eine erstaunliche Wirksamkeit attestiert. Kein Wunder: Dieses Asthmamittel, das den Eindruck eines Naturprodukts erweckt, enthält synthetische Kortison-Derivate in wechselnden, zum Teil sehr hohen Konzentrationen. Ein ostasiatisches Heilmittel »Chuifong Toukuwan«, das angeblich nur aus 59 verschiedenen pflanzlichen, tierischen und mineralischen Substanzen besteht. Manche schwören darauf, weil es sie weitgehend von Schmerzen und anderen Beschwerden befreit. Hier findet der wundersame Behandlungserfolg eine einfache Erklärung. Die schwarzglänzenden Pillen enthalten zusätzlich hochwirksame synthetische Arzneistoffe in hoher Dosierung, nämlich Dexamethason und Indometacin. Ein anderes schweres Geschütz zur Arthrose- und Rheumabehandlung sind die »Chinese Black Pills«. Davon gibt es zwei Varianten: Nummer eins (mit matter Oberfläche) enthält lediglich die deklarierten 22 Inhaltsstoffe, Nummer zwei (stärker glänzend) zusätzlich Indometacin, Mefenamsäure und Diazepam-Chemie. (Z. Allg. Med. 70 (1994) 338-342.)

Folsäure schützt offenbar nicht bei adipösen (verfetteten) Frauen
Stark übergewichtige Frauen haben im Vergleich zu Normalgewichtigen ein erhöhtes Risiko, ein Kind mit Neuralrohrdefekt (NRD) (aus ihm entwickelt sich beim Embryo Gehirn und Rückenmark) zu gebären. Das haben die Ergebnisse zweier Studien bestätigt. Die Überraschung: Bei Übergewichtigen wird durch ausreichende Versorgung mit Folsäure (Vitamin, das früher zum B-Komplex gerechnet wurde - ein Mangel daran führt zu einer makrozytären Anämie Mangel an Blutmakrozyten) im Gegensatz zu Normalgewichtigen offenbar keine Schutzwirkung erzielt. Danach haben Frauen, die 80 bis 90 kg wiegen, ein im Vergleich zu Frauen mit einem Gewicht von 50 bis 55 kg zweifach erhöhtes Risiko für ein Kind mit NRD. Bei Frauen, die mehr als 110 kg wiegen, ist dieses Risiko sogar um das Vierfache erhöht. Zu ähnlichen Ergebnissen sind Wissenschaftler vom California Birth Defects Monitoring Program gekommen. Sie hatten die Mütter von über 500 Kindern mit NRD und über 500 Kindern ohne Mißbildung nach deren Körpergewicht zu Beginn der Schwangerschaft befragt. (Journal of American Medical Association 275, 1996, 1093)

- Du erkennst auch hier einmal mehr: Künstlich zugeführte Vitamine nützen Dir nichts, wenn Du zu dick bist. Sie schaden Dir, wenn Du nicht zu dick bist.
- Wenn Du ein gesundes Kind willst, mußt Du Dich vorher schlank und rank gemacht haben. Aber nicht mit zweifelhaften Diäten oder gar Medikamenten, sondern nur mit der UrTherapie. Damit bereitest Du die beste und gesündeste Wiege für Dein Kind vor.

a) 998 Hoffnung bei Hirntumor
Forscher der Uni Gießen und Bochum fanden heraus, daß das Weihrauchextrakt H 15 aus der Ayurveda-Medizin bei zwei der häufigsten und besonders gefährlichen Hirntumorarten hilft: bei Glioblastomen und Astrozytomen. (BUNTE 6,30.1.1997/96)→8350b

c) Weihrauch bei Rheuma oder entzündlichen Darmerkrankungen
Durch Deklaration als traditionelles Ayurvedisches Arzneimittel lassen sich in Indien Produkte ohne die sonst erforderlichen Studien bzw. Qualitäts- und Preiskontrollen anbieten. Kontrollierte klinische Studien nach wissenschaftlich anerkannten Qualitätsstandards, die einen Nutzen von Weihrauch bei entzündlichen Darmerkrankungen oder Rheuma belegen, finden wir in einer Datenbankrecherche (Medline) nicht. Eine kleine offene, nicht randomisierte Untersuchung, die den Extrakt mit Sulfasalazin (AZULFIDINE u.a.) bei Colitis ulcerosa vergleicht, ist für eine Bewertung ebenso wenig hilfreich wie lediglich auf einer Tagung vorgestellte Ergebnisse bei Patienten mit rheumatoider Arthritis. Unter der Anwendung kommen retrosternales Brennen, Völlegefühl, Schmerzen im Epigastrium und Anorexie vor. Allergische Reaktionen sind möglich. Ayurvedische Arzneimittel sind zum Teil erheblich mit Blei belastet. Mehrfach treten bei der Einnahme chronische Bleivergiftungen mit Kopfschmerzen, Darmkrämpfen und Anämie auf. (arzneitelegramm 4/97)

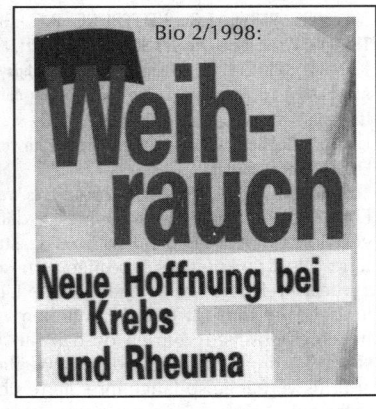

b) Weihrauch gegen entzündete Därme?
Medical Tribune Kongreßbericht: Ein altes indisches Heilmittel, der Weihrauch, könnte sich auch bei Morbus Crohn und Colitis ulcerosa als segensreich erweisen. In klinischen Einzelfallbeobachtungen ließen Bauchkrämpfe und Durchfälle unter der Weihrauchbehandlung nach. (Medical Tribune 27/19.4.1997/17). Erkenne: Alles Schwindel, wenn Mediziner auf einem von der Pharmamafia finanzierten Seminar sprechen und den Aberglauben des Mittelalters den Kranken von heute wieder in die Köpfe bringen wollen. Diese Gauner sagen sich: Den balsamisch-narkotisierenden Duft des Weihrauchs werden wir – versinnbildlicht in dessen Namen – als sozusagen »göttliches Heilmittel« den Kranken andrehen. Uns als deren weiße Götter nehmen sie es schon ab! Erkenne: An Kranken, Religionsgläubigen und den heutigen Massenmenschen ging das Zeitalter der Aufklärung mit seiner beabsichtigten Befreiung von autoritätsbezogenen, irrationalen Denkweisen spurlos vorüber. So vermögen die Mediziner es auch weiterhin, den Aberglauben zu ihrem Profit einzusetzen.

1 183, 349 Herzinsuffizienz / Erstmals prospektiv nachgewiesen: Therapie mit Digitalis hat keinen Einfluß auf die Sterblichkeitsrate (Ärzte Zeitung 28.3.1996)

2 **998 Allergie durch Teebaumöl**
Den schwedischen Behörden liegen 22 Berichte über kontaktallergische Ekzeme in Verbindung mit Teebaumölzubereitungen vor. An naturstoffhaltige Präparate wird auf der Suche nach den Auslösern von Hauterkrankungen häufig nicht gedacht. (arznei-telegramm 2/97)

8363 Erkenne, zu was sich Medizin-Professoren hergeben:
Wie seriös ist der neuartige Duft-Stift (Slim-Stick, Apotheke) ? In Amerika wurden zwei Studien gemacht. Dr. Alan Hirsch, ein Neurologe aus Chicago, sagt:» Diese Nase ist der direkteste Weg zum zentralen Nervensystem. Wir haben den Duft-Stift mit über 3000 Übergewichtigen getestet. Die Patienten nahmen in 10 Tagen bis zu 3 Kilo, in einem Monat bis zu 8 Kilo ab. Einige Patienten mußten Slim-Stick sogar absetzen, weil sie viel zu rasch abnahmen. Das zeigt: Das System funktioniert.« Professor John de Castro aus Atlanta testete Slim-Stick an über 2000 Patienten. Er sagt: »Wer nur 3x kräftig an dem Stift schnuppert, nimmt bei jeder Mahlzeit im Schnitt 200 Kalorien weniger auf. (BILD 14.7.1995)

> **Siehst Du das auch so wie der Verfasser, lieber Leser?**
> Das Dilemma der Schulmedizin ist, daß sie sich seit Virchow so gänzlich naturwissenschaftlich orientierte. Der postulierte 1843: »Ich scheue mich nicht zu sagen:"Es ist die Wissenschaft für uns Religion geworden..."« Und 1865 setzte er in der Frankfurter Naturforscherversammlung fort: *"Die Wissenschaft ist die höchste und reinste der Mächte, welche die Welt bewegen!"* Weitergetragen wurde diese Überheblichkeit von Wilhelm Ostwald, der in seinem Werk »Monistische Sonntagspredigten« (1911-1916) verkündete: *"Glück ist unser höchstes Gut. Es wird geliefert von der Wissenschaft und ihren unmittelbar glückbringenden schöpferischen Gedanken. Die Wissenschaft beseitigt Unglück und Krankheit. Sie erfüllt das, was die Religionen versprachen. Die ganze Kulturgeschichte tendiert daher immer nur auf die Ersetzung der Religion durch Wissenschaft. Von dieser erwarten wir, daß sie alle Dinge ohne Ausnahme, die für unser Leben in Betracht kommen, ihrer Herrschaft unterwirft.*
> So war es der Medizin vorbehalten, die Wissenschaft an die Stelle Gottes und der Schöpfung zu setzen und die Menschen an sie und ihre Jünger glauben zu machen. Was ihr zunehmend so gut gelungen ist, daß wir uns heute allem unterordnen, was das Prädikat »wissenschaftlich« trägt.
> Nur schwer und zu langsam kommt die Menschheit angesichts einer immer kränker werdenden Welt dahinter, welch teuflischem Gott sie sich da zugewandt hat. Ich ziehe das Fazit: Reine Naturwissenschaft ist wert- und sinnfrei. Die explosivartige Ausbreitung des Fachwissens macht uns immer hilfloser. Spezialisten sind nicht in der Lage, seelische Zuwendung, grundlegendes Denken und Klarheit zu schaffen. Das vermag nur eine universelle, von gesundem Menschenverstand geleitete Weltanschauung: die wahre Naturheilkunde.

9000 Seele / Seelenwohlgefühle / Glauben

9000 📖 805 PERLS, F.S., HEFFERLINE, R.F., GOODMAN, P., »Gestalt-Therapie: Wiederbelebung des Selbst«, Stuttgart, Klett-Cotta

9001 📖 134 SCHEELE, B., »Kognitions- u. sprachpsychologische Aspekte der Arzt-Patient-Kommunikation«, in: Mitteilungen der Deutschen Gesellschaft für Verhaltenstherapie, 12. Jhg., Heft 2/1980

9002 📖 700 SEEGER, »Therapeutische Qualitäten von Helianthus tuberosus«, Erf. Heilkunde 1980/II

9003 📖 953, 299 DETHLEFSEN, T., »Krankheit als Weg«, Bertelsmann Verlag
Ein Buch, dem man sofort anmerkt, daß es von jemandem geschrieben wurde, der Psychologie studiert hat. Denn er führt alle Krankheit als Störungen im seelischen Verhalten zurück: Krebs z.B. zeige nichtgelebte Liebe bzw. pervertierte Liebe an und sei durch Hinfinden zur echten Liebe zu heilen. Menschen würden deshalb zu Rheumatikern, weil sie zu unruhig, zu aktiv und zu beweglich seien. »Die Polyarthritis verhänge so lange ihre Starre über sie, bis die Krüppelhaftigkeit sie zur Ruhe zwingen würde...«

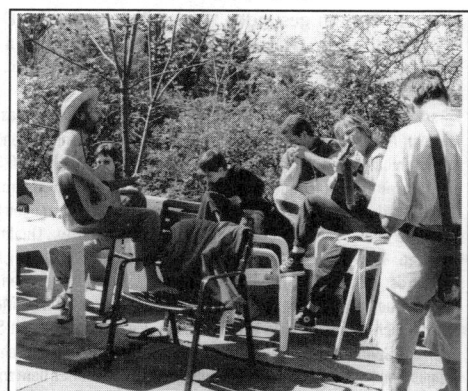

Dr. Petra Bracht und Dr. "Sadham" Wormser gaben auf dem Seminar von Franz Konz zu unseren Liedern die rechte Begleitung auf der Gitarre.

Du erkennst: Gelehrte kommen nicht los von dem, was sie einmal gelernt haben. Der Psychologe erklärt das Kranksein mit rein psychologischen Gründen, so wenig das auch zu etwas führt, denn noch so viel Liebe und noch so wenig Bewegung machen aus Krebs- und Rheumakranken gesunde Menschen.

9004 📖 943 KIME, Z. R., Sonnenlicht und Gesundheit, Waldthausen Verlag - D-27718 Ritterhude. Telefon 04292 - 816310. Fax 816329, Auszug: Das Sonnenlicht ist in letzter Zeit arg in Verruf geraten. Wir Menschen haben es tatsächlich geschafft, diese einzigartige Energiespenderin zur Gefahrenquelle werden zu lassen. Daß die Sonne Grund unseres Lebens ist, gerät dabei sogar in Vergessenheit.
Verschaff Dir Energie zum Durchführen der schweren UrTherapie: Die Dir diese schenkende Zirbeldrüse wird nur durch Sonnenlicht draußen angeregt!

9006 📖 935 »Nature« v. 24.6.88 / »Psychologie heute« 3/78.

9007 📖 935 · 963 Psychologie · heute 8/1988 / SAGAN, L. A., True Causes of Sickness and well Being und »The Sciences« Nr. 3/4, 1988

> **Unheil kommt aus dem Mund, Krankheit durch den Mund.** (Chinesischer Spruch)

9008 a) 📖 625 DOHAN, T. C. Schizophrenie und neuroaktive Peptide; Abteilung für Molekularbiologie, Psychiatrisches Institut Pensylvania (USA), The Lancet, 12. Mai 1979, S. 1031, Auszug: (...) daß die während der Verdauung von Getreide entwickelten Polypeptide Effektoragenzien sind und habe von einigen die mit Endorphinen vergleichbare Aktivität beschrieben. Dabei (...) stützte ich mich auf diese Beobachtungen:
1. Eine starke Korrelation zwischen den veränderten Verhaltensweisen Schizophrener im Anfangsstadium der Krankheit und den Veränderungen vom Verzehr von Weizen oder Weizen plus Reis (multiple Rückbildungen).

2. Die verschiedenen Ernährungsarten und die epidemiologischen Gegebenheiten deuten darauf hin, daß das Morbiditätsrisiko (Krankheitsanfälligkeit) Schizophrener dort am größten ist, wo Weizen (und Reis) in großen Mengen verzehrt werden. (...)
Gluten (Getreideprotein) erhöht das Risiko für maligne Tumoren des Dünndarms (Zöliakie)

> Immer nur lächeln, immer vergnügt - der ist zufrieden, der selbst sich besiegt

Die glutenfreie Diät sei heute Therapie der Wahl. Die Intoleranz der Dünndarmschleimhaut gegen das Gliadin, eine Komponente des Glutens, müsse behandelt werden. Unter dieser Diät komme es zu einer deutlichen Reduktion der Antikörper gegen Gliadin (AGA) und gegen Endomysium (EMA). Nach zwei Jahren glutenfreier Diät könne eine Reduktion von EMA auf 20% beobachtet werden.
Zudem erhöhte Gluten bei Sprue-Patienten das Malignomrisiko.
(Ärzte Zeitung 213/25.11.1992/13) Auch: Ärztliche Praxis 43/29.5.1993/11)
Wenn also **Brot Krebs** im Dünndarm **erzeugen** kann bei einem Teil der Menschen, wie soll es da einem anderen Teil nicht schaden? Nun ist der dankbare **Bruker-Anhänger** (→LV 8332) zwar seine Verstopfung für eine Zeitlang quitt - handelt sich dafür aber vielleicht bald irgendwo einen bösartigen Tumor oder eine andere Krankheit ein... Und dann ist das Wunders groß: »Aber ich habe doch immer so streng und gesund nach Dr. Brukers Anweisungen gelebt! Wie ist das denn nur möglich?!« Ich will es Dir, mein lieber, enttäuschter Bruker-Vollwertkost-Fan, sagen:
Du hast nach den Vorstellungen und dem Rat eines Menschen gelebt, der so klug war zu sehen, daß er mit der reinen Lehre der Naturheilkunde keine ihn verehrenden Anhänger zusammenbekommt, weil es

> *Wer hofft ist jung*
> *Wer könnte atmen ohne Hoffnung*
> *dass auch in Zukunft Rosen sich öffnen*
> *ein Liebeswort die Angst überlebt*
> Rose Ausländer
> Unter UrTherapie darfst Du Dir alles erhoffen...

für den verwöhnten Menschen von heute nicht einfach ist, diese durchzuziehen. Und der deshalb einen gleich sattmachenden Nahrungs-Kompromiß anbietet, ohne an andere, noch wichtigere Faktoren zum Gesundwerden zu denken: Bewegung, Geist und Seele. Und vor allem: Du hast Dein eigenes Denken beim Annehmen der gebotenen Gesundheitslehre ausgeschaltet und angenommen, ein anderer Mensch könne besser Denken als Du! Dabei hast Du vergessen: Die von Menschen aufgestellten Lehren und Vorschriften sind stets fehlerhaft, unvollständig und unterliegen dem Wandel der Zeit. Nur die Vorschriften und Gesetze der Natur sind sind ewig gültig und wahr. Nur auf diese kannst Du bauen und Dich verlassen.

b) Milzpeptide bei Menopause-Beschwerden/ Die Natur austricksen. (Medical Tribune 6/9.2.1996/2)
Was sich doch so ein kleines Menschlein einbildet! Man kann schon mal die Steuer, aber nie die Natur austricksen. Die ist göttlich.

> Was bleibt vom Leben, außer geliebt zu haben?

935 »Psychologie heute«, Spezial Nr. 1/89.

a) 935, 946, 953 **Körper und Seele sind nicht trennbar** Es ist ja auch in der Tat sehr schwer zu sehen - so meinte Pascal - wie ein Körper mit dem Geist verbunden sein kann. Ich meine: Schon eine einzige Träne, aus Leid vergossen, ist der Beweis: Seele und Körper sind eins. Der Körper macht die Seele nach außen sichtbar. Im glückseligen Lächeln wie im wimmernden Schrei.Was die Seele erregt, beantwortet der Körper, was den Körper trifft, trifft auch die Seele. Die Wechselwirkung kann positiv oder negativ sein, kann uns gesünder oder kränker, glücklicher oder leidender machen. Jedes körperliche Befinden kann über die Psyche zum Guten oder zum Schlechten hin verändert werden. Wie selbstverständlich auch jedes seelische Befinden über den Körper zum Guten oder Schlechten hin verändert werden kann:

»Noch niemand konnt' es fassen, wie Leib und Seel' so schön zusammenpassen.« (Faust II, Goethe)

> Die UrTherapie heilt mit dem Geist den Körper. Der Verstand hat so viel Einsicht gewonnen, daß es ihm möglich ist, den Körper zum Vollzug der neuen Lebensformen voranzutreiben. Der vorangetriebene Körper gibt nun seinerseits der Seele und den mit ihr verbundenen Gefühlen höchstes Wohlbefinden zurück.

b) Aus meinem Buch lernst Du sicherlich viel - aber nur für Dein Leben Wertvolles!:
Wer viel lernt, lebt länger. Zu diesem Ergebnis sind Wissenschaftler des GSF-Forschungszentrums für Umwelt und Gesundheit in Neuherberg bei München bei der Untersuchung der durchschnittlichen Lebenserwartung von Menschen mit unterschiedlichem Bildungsniveau gekommen. (Ärzte Zeitung 66/10.4.1995)

c) Mit diesen Alterserscheinungen so ab 60 mußt Du Dich abfinden:
• Verarmung an Gewebswasser • Veränderungen der Proteinstruktur • Verlangsamung des Stoffumsatzes • Elastizitätsverlust • Reduktion des Muskelumfangs • Verlangsamung der Regeneration • Hautdünnung • Pigmentzunahme • Ergrauen der Haare • Zahnverlust • stetige Haarlichtung • Schwächung der körperlichen Kräfte • Funktionsverlust von Drüsen mit innerer Sekretion • Abnahme der Muskelaktivität • Vitalitätsabnahme.

a) 955 **Psychotherapeuten** füllen bereitwillig die Lücken, die der Ego-Trip im Leben vieler Menschen hinterlassen hat. Sie sind Ankerpunkte im Leben der Einsamen und Depressiven, sie reden mit Menschen, die verlernt haben, mit anderen zu reden, sie hören zu, wo kein anderer Mensch mehr zuhört. Psychotherapeuten ersetzen die Freunde und manchmal auch den Partner. Psychotherapie individualisiert die Probleme, die durch das Streben nach Individualisierung und Selbstverwirklichung entstehen und leistet somit einen erheblichen Beitrag zur Aufrechterhaltung egoistischen Denkens und Handelns. »Sich selbst pflegen und den Rest der Welt seinen Weg gehen lassen - welche bessere Strategie ließe sich für die Festigung der bestehenden Strukturen denken?« (PSYCHOLOGIE HEUTE Juni 93)

b) Schneller Erfolg bei einer Anorektikerin Statt, wie bisher von allen Beteiligten vergeblich versucht, die Tochter zum Essen zu motivieren, deutete die Psychiaterin die Situation wie folgt um: So ernst der Zustand der Tochter auch sei, ließe sich doch nicht übersehen, daß sich daher auch um ein loyales Opfer handelte, das den anderen Familienmitgliedern, in ihrer Sorge um den Zustand der Patientin ihre eigenen Probleme zu ignorieren. Eine Besserung des Zustands derTochter würde daher eine Verschlechterung der Lage für die anderen bedeuten. - Noch auf der Fahrt nach Hause erklärte die Patientin, sie habe keine Absicht, ein Opferlamm zu sein, und begann, etwas mehr zu essen. (Paul Watzlawick in »Was macht den Menschen krank?«, Birkhäuser)

9012 📖 935 Häufig wird von der sogenannten **Krebspersönlichkeit** gesprochen und dies als wesentliche Krankheitsursache angesehen. Eigenschaften wie depressive Stimmungslage, soziale Angepaßtheit, gehemmter Ausdruck von Bedürfnissen und Gefühlen etc. sollen bei Tumorpatienten schon vor der Erkrankung gehäuft vorkommen. Anhand der Daten einer präbioptisch-prospektiven Studie über Persönlichkeitsmerkmale bei Patienten mit Verdacht auf Mamma- oder Bronchialkarzinom konnte R. Schwarz zeigen, daß die psychischen Phänomene bei Krebskranken **als Folge der Erkrankung zu verstehen sind und nicht als Ursachenfaktoren**. (Medical Tribune 24/12.6.1992)

9013 📖 935, 953 **So untergräbt die Zivilisation Urgefühle der Menschen** (...) und vor allem hat es die verfeinerte Tötungstechnik mit sich gebracht, daß dem Handelnden die Folgen seines Tuns nicht unmittelbar ans Herz greifen. (...) Die tiefen gefühlsmäßigen Schichten unserer Seele nehmen es einfach nicht mehr zur Kenntnis, daß das Abkrümmen eines Zeigefingers zur Folge hat, daß unser Schuß einem anderen Menschen die Eingeweide zerreißt. Kein geistig gesunder Mensch würde auch nur auf die Hasenjagd gehen, müßte er das Wild mit Zähnen und Fingernägeln töten. Nur durch Abschirmung unserer Gefühle gegen alle sinnfälligen Folgen unseres Tuns wird es möglich, daß ein Mensch, der es kaum fertig brächte, einem unartigen Kind eine verdiente Ohrfeige zu geben, es sehr wohl über sich bringen kann, den Auslöseknopf einer Raketenwaffe oder einer Bombenabwurf-Vorrichtung zu betätigen und damit Hunderte von liebenswerten Kindern einem gräßlichen Flammentod zu überantworten. (LORENZ, K., »Das sogenannte Böse.«)

9014 a) 📖 946, 958 Psychology today 3/4.1993

9014 b) **Gemüt oder Seele kurz auf den Grund gegangen**
Wie wir heute von »Leib und Seele« sprechen, so sprach man früher von »Leib und Gemüt«. Im Nibelungenlied aus dem Anfang des 13. Jahrhunderts heißt es noch: »der Lip und auch der muot«. 300 Jahre später bei Sebastian Franck, dem Begründer der deutschen weltgeschichtlichen Forschung, ist aus dem althochdeutschen »muot« schon das »gemüt« geworden. Bei ihm lesen wir: »Du darfst nicht denken, dasz die reichen ein solid creuzlos leben führen, wie es der arm von auszen ansieht, sie sind gemeiniglich von leib und gemüt krank, voller Angst, anfechtung und bösem gewissen.« - Und bei Johannes Fischart, der in der zweiten Hälfte des 16. Jahrhunderts, also kurz nach Luther lebte, heißt es; »Das Gemüt ist im Leib wie die Unruh in den Uren und wie der Reuter auf dem Pferd« und in einem anderen Vers: »Nach des gemuets sitten und gestalt / auch der leib sich sittet und halt, / das gemuet zieht wie es will den Leib.«
Auch im ganzen 18. Jahrhundert wird der Mensch noch als die Einheit von Körper und Gemüt verstanden, und den Vorrang hat das Gemüt.

9014 c) 📖 951 **Ärger verkürzt Dein Leben** Es ergab sich, daß sich das Risiko für einen Herzinfarkt zwei Stunden nach einer Ärger-Episode um 230 % erhöhte. (1) Auch eine neuere belgische Studie (2) zeigte in Übereinstimmung mit anderen Studien (3), daß die Sterblichkeit bei Patienten mit koronarer Herzkrankheit deutlich höher ist, wenn die Patienten eine negative Lebenseinstellung haben oder Gefühle nicht gut äußern können, sondern unterdrücken.
(1) Circulation 1995;92:1720-1725, (2) Lancet 1996;347:417-421, (3) Lancet 1996;347:413-414

> Selbst den Medizinern ist's jetzt aufgefallen:
> Darm funktionell gestört: Vorsicht, irritables Hirn.
> (Medical Tribune 37/12.9.1997/16)

9015 📖 521, 935 **Krankheit wirkt sich auf den Verstand aus**: Zwei Dinge trüben sich beim Kranken: a) der Urin b) die Gedanken (Eugen Roth) Erkenne: Wenn Du schwer erkrankt bist, trägt auch Dein Denken Schäden davon: **Morbus Crohn und Kolitis: Das Hirn leidet mit:** Crohn- und Kolitis-Patienten haben Kernspin-Tomogramm-Befunden zufolge gehäuft Hirnläsionen: Indiz für eine Beteiligung der zerebralen Gefäße. Solche Herde sind fast so häufig wie z. B. bei multipler Sklerose. (Lancet 345 (1995) 897-898.) Marcel Proust deutete bereits in »Auf der Suche nach der verlorenen Zeit« an, daß das Gehirn ein Apparat sei, der sich so lange gegen neue Einsichten sperre, bis er durch große Schmerzen dazu gezwungen werde, anzunehmen. Wenn dem so ist - bei Krankheiten stimmt's ja fast immer - dann scheint meine Meinung nicht so abwegig zu sein: Der Mensch ist nur zu »naturnahem Denken« (von Gott oder der Schöpfung) »gemacht« und somit befugt. Zum Denken also mit und im Sinn der Natur. Allem anderen Denken solltest Du deshalb mit äußerster Vorsicht begegnen. (→LV8310)

> Der Mensch das Ebenbild Gottes? Wohl eher das des Teufels!

9016 📖 953 Kontrollierte Studie an Depressiven der Psychiatrischen Anstalt Vikersund (Norwegen).

9017 📖 953 **Neurotiker und unter Zwängen Handelnde: welche Therapie?** Auch für die Heilung von Zwangshandlungen (Waschzwang und anderen Neurosen) liegen die besten Chancen der Gesundung in Dir selbst. So: 1. Schreibe in ein Tagebuch, was genau eine Zwangshandlung bei Dir auslöst. 2. Nimm Dir vor, jeden Tag bewußt und wissentlich gegen einen dieser Auslöser anzugehen, indem Du nicht darauf reagierst. Schreibe auf, was Du als erstes auf's Korn nimmst. Dann suchst Du bewußt diese Situation auf und versuchst, stark zu bleiben. 3. Du begibst Dich immer wieder aufs neue in die gleiche Situation , bis es Dir nicht mehr schwerfällt, dem Zwanghaften in Dir zu begegnen. Über Erfolg und Mißerfolg und Deine Gefühle dabei berichtest Du im Tagebuch ausführlich. So gelingt Dir langsam eine Verarbeitung. 4. Nach und nach nimmst Du Dir auch die anderen Auslösesituationen vor, bis Du Dich von allen rituellen Zwängen befreit hast. Aber merke Dir: Ohne UrKost, UrBewegung und Urgefühlserwecken, die Dich einem natürlichen Verhalten näherbringen, wird es nicht zu machen.

9018 📖 935, 953 **Seelisches Kranksein** JANOV, A., »Die Urschreitherapie«, Fischer TB. Zweig der Psychotherapie, der davon ausgeht, daß seelische Störungen durch »Verleugnung des Fühlens« entstehen.

9019 📖 953 in der modernen Gestalttherapie, die von Fritz Perls begründet wird, wird Ähnliches versucht - nur »wissenschaftlicher« erklärt: An seelischen Krankheiten Leidende, die bereit sind, sich mit intensiven Gefühlerlebnissen auseinanderzusetzen, sollen durch den spontanen Ausdruck ihrer Gefühle und durch Rollenspiele ihrem Leben eine »abgerundete Gestalt« geben. (Anerkannte gute Psychotherapie mit guten Ergebnissen, Stern Nr. 44/1993) & 327

9020 📖 327, 949, 714 **Streß macht nicht krank** Wer seine koronare Herzkrankheit auf den beruflichen Streß zurückführen will, irrt. Denn: Eine Studie zweier amerikanischer Universitätskliniken zeigte jetzt, daß bei Koronarkranken das objektiv feststellbare psychologische Streßniveau im Beruf keineswegs höher liegt. Im Gegensatz zu der weitverbreiteten Meinung, daß Streß im

> Auch hier erkennst Du den Zusammenhang von Seele und Vitalität:
> Erfolg macht sexy und läßt die Hoden wachsen. Bei Fischen erwiesen, bei Männern vermutet.
> (New Scientist, Vol.155/2095, 1997/21)
> Also, Ihr Mädchen: Seht zu, daß Ihr durch UrTherapie schön schlank und attraktiv werdet und Euch einen erfolgreichen Mann angelt. Da bekommt Ihr auch mehr Spaß an der Liebe.

Beruf eine koronare Herzkrankheit (KHK) verursachen könne, waren in dieser Studie psychologische Anforderungen am Arbeitsplatz sogar eher positiv mit dem Fehlen von Koronarveränderungen verknüpft. (Medical Tribune, 7.8.1992/3) Nicht zu verwechseln mit Streß (Anstrengung) ist Ärger über andere Menschen. Dazu sagt Bruker etwas Treffendes:

a) Nicht über den Partner ärgern ist klug: Der Mensch ärgert sich, wenn der andere sich anders verhält, als er erwartet hat. Er hat etwas anderes erwartet, da er stillschweigend angenommen hat, der andere würde so handeln, wie er selbst an dessen Stelle gehandelt hätte. Er projiziert unbewußt sein Denken in den anderen hinein. Praktisch bedeutet dies, daß er den anderen nicht richtig erkannt hat; er hat sich in gewissen Punkten in ihm getäuscht. Der Ärger über den anderen ist daher nichts anderes als ein Ärger über sich selbst, nämlich über den eigenen Fehler, den anderen falsch beurteilt zu haben. Dieser Erkenntnismangel wird oft am dem Ausspruch deutlich: *Aber so etwas tut man doch nicht; ich jedenfalls würde so etwas niemals tun.* Aus dieser Äußerung geht klar hervor, daß der Betreffende erstens eine genormte Vorstellung in sich trägt, was man tut; er nimmt stillschweigend fälschlicherweise an, daß alle Menschen in derselben Situation gleich handeln würden. Und zweitens lebt er in der ihm unbewußten Täuschung, daß das, was er tun würde, das richtige wäre und daß - deshalb - auch alle anderen Menschen so handeln müßten. Welche Kette von *Fiktionen*! Man könnte sagen, daß ein solcher Mensch gar nicht in der Wirklichkeit lebt, sondern in einer von ihm erdachten Märchenwelt. Aus:
BRUKER, M. O., »Lebensbedingte Krankheiten«, früher »Krank durch Streß«, emu-Verlag in 56112 Lahnstein, Taunusblick 1 (sofort dort bestellbar, Tel. 02621-40600)
Ich finde alle Bücher von Bruker lesenswert, auch wenn er zum Vollwertgetreide-Essen rät, das besonders für Kranke Gift ist. Aber sein Kampf um eine gesündere Ernährung gab und gibt vielen Anstoß, sich auf den richtigen Weg zu begeben.

> Ich rate Dir: Sich zu entschuldigen befreit die Psyche von innerem Druck, der sonst das Immunsystem schwächt. Wer für sein falsches Verhalten um Verzeihung bittet, bleibt länger jung und gesund als der starrsinnige Dickkopf.

b) Um Dich nicht zu ärgern bleibst Du Single?
Warum tust Du Dich so schwer damit, einen Partner zu finden? Ohne Familie gleitet das Leben sinnlos an Dir vorbei. Wenn Du glaubst, als Single wärest Du glücklich, machst Du Dir was vor. Du hast in diesem Falle den Sinn für die Wirklichkeit verloren. Ich merk's an meinem großen Leserkreis: Die meisten sind maßlos von sich eingenommen und überschätzen sich. Sie halten sich für was Besonderes, obschon nicht viel Substanz dahintersteckt. So wie sie es machen, ist es allein richtig. Eine echte Selbsterkenntnis können sie nicht vollziehen. So entstehen maßlos überschätzte Werte über sich selbst, die durch nichts gerechtfertigt sind. Weil ich der Beste bin, muß der Partner vollkommen bestimmten Idealvorstellungen entsprechen. Man selbst besitzt eine vermasselte Figur - der zukünftige Partner aber muß jederzeit bei einem Schönheitswettbewerb einen Preis erhalten können. Warum bleibst Du Single?
Meist deshalb: Deine Perfektionswünsche sind ins Unerfüllbare gewachsen! Du hast den Sinn für die Realität verloren, was die eigene Person betrifft: Sehr viele Menschen neigen auch zur Selbstüberschätzung - sie verkennen ihren „Marktwert" und halten sich für so attraktiv, daß ihr Traumpartner eine absolute Eins sein muß: Gutaussehend und erfolgreich, intelligent und einfühlsam, humorvoll und seriös...

665, 935 C. G. Jung sah noch übertriebenen Ehrgeiz als Ursache von Zwangsneurosen an. Inzwischen nehmen amerikanische Wissenschaftler (J. L. Rapoport) an, daß da etwas aus der Balance geraten ist: organische Erkrankungen im Gehirn, Hormon- und Stoffwechselstörungen.

a) 935 Gibt es eine Chemie der Seele? Lassen sich geistige Eigenschaften auf Eigenschaften der Materie zurückführen? Ja, meint Professor Dr. Hanns Möhler vom Institut für Pharmakologie der Universität Zürich. (...) hat er Beispiele dafür aufgezählt, daß Änderungen der Neuronen unsere Wahrnehmung verändern und umgekehrt. (Ärzte Zeitung 223, 9.12.1992/18)

b) 935 **Krankheiten durch seelisches Fehlverhalten**
Daß negatives Gefühlsverhalten sich aber auch negativ auf das körperliche Wohlbefinden auswirkt, davon bin ich jedoch - wir sind eine Ganzheit! - überzeugt. Du kannst Dir das so vorstellen: Die seelischen Gefühle laufen nicht in den natürlich geprägten Rahmen ab: Das überträgt sich zunächst auf das Gehirn und das Nervensystem, dann wird das Immunsystem in Mitleidenschaft gezogen und geschwächt, weil die Nebennieren mehr Hormone ausschütten, wodurch das Immunsystem weniger arbeitet. Fühlst Du Dich seelisch wohl, werden über das Nerven- und Hormonsystem die Abwehrkräfte gesteigert. Die Folge: Krankheitserreger können nur schwer in den Organismus eindringen.

a) 868, 946, 950 **Seele und Charakter auch von der Ernährung beeinflußt?** Daß die Art der Ernährung auch Einfluß auf die seelische Verhaltensweise besitzen soll, ist für viele Leser schwer glaubhaft. Ich beziehe mich hier auf einen Doppelblindversuch mit inhaftierten Jugendlichen in den USA, deren Verhaltensstörungen (Gewalttätigkeit, Aggressivität, Disziplinlosigkeit usw.) um 80% sanken, nachdem sie auf Rohkost gesetzt worden waren. Der Leiter des Versuches: »Anstelle der jugendlichen Verbrecher sollte man richtiger den Zucker vor Gericht stellen.« (→LV 9768)

b) Merke: Ein leidender Körper zieht auch den Geist und Seele in Mitleidenschaft.
Ein Organismus, der in seinen Funktionen gestört ist, belastet auch den Geist, denn alle Beschwerden treffen den ganzen Menschen, unabhängig davon, wo sie im einzelnen auftreten.

868 **Konsumwahn führt zum charakterlichen Sichgehenlassen? DUERR:** Da verhalten sich die Amerikaner eindeutiger. Sie sind sowohl im eigenen Land als auch außerhalb ungemein gewalttätig und brutal. Denken Sie an den Vietnamkrieg und seine Grausamkeiten, die man nur Menschen in archaischen Gesellschaften zugetraut hätte. Zahllose GIs haben Vietcong-Soldaten Ohren und Penisse abgeschnitten, aus Hodensäcken Geldbeutel gemacht, junge Mädchen wie die Tontauben abgeschossen und noch deren Leichen mit Schanzwerkzeugen penetriert. Wenn also heute haßerfüllte Serben schwangeren bosnischen Frauen die Bäuche aufschlitzen und die Föten an den Baum nageln, hat das eine grausige Tradition.
SPIEGEL: Archaische Akte wie die Kastration des Gegners, sexuelle Folterungen von Frauen und Männern geschehen in der Moderne offenbar noch häufiger als in früheren, vermeintlich unzivilisierten Gemeinschaften. Vielleicht führt der Konsumwahn irgendwann zu einem Übersät-

tigungseffekt, zu einer asketischen Gegenoffensive?
DUERR: Ich halte das für wahrscheinlich. (DER SPIEGEL 2/1993)

9026 a) 873 **Trotz aller »Dicksein-ist-in Propaganda« der Dicken:** Gefragt von ca. 80% der Männer sind schlanke Taillen, feste Brüste, durchtrainierte Körper bei Frauen. Das ermittelte die Münchener Gesellschaft für Rationelle Psychologie in 1993.

> Überlege dir endlich, wie Du leben willst! Wann willst Du dem eigentlichen Leben, dem Leben mit und nicht gegen die Natur näher kommen?

9026 b) 251, 612 Die UrzeitTherapie darf für sich im Gegensatz zu anderen Krankheitsbehandlungen in Anspruch nehmen eine fundierte Lehre zu sein. Die Definition von Popper lautet dafür: **Das Merkmal für die »Härte« einer Lehre sei die Anzahl der Möglichkeiten, die sie ausschließe.** Dazu führt er Newton an, dessen Berechnungen nur eine Möglichkeit zulassen würden, wie sich die Planeten bewegten. Daß sich die Himmelskörper auch anders bewegen könnten - diese Möglichkeit schloß Newtons Theorie aus. Ich überlasse es dem Leser zu urteilen, ob er nach Durcharbeit dieses Buches noch andere Möglichkeiten erkennt, wie sich ein Kranker wieder gesund machen kann.

9027 563, 803 **Ärzte und Menschlichkeit** »Ich war zeitweise sehr deprimiert. Die Ärzte haben mir dann Psychopharmaka verschrieben, damit 'meine Seele beruhigt' wird. Aber was ich vermißt habe, war ein Gespräch darüber mit dem Arzt. Bei der Chefvisite beispielsweise kommen die Oberärzte und der Chef ins Zimmer rein und fragen mich: 'Na, wie geht's?' Ich hatte aber das Gefühl, daß sie sich im Grunde genommen gar nicht dafür interessieren...« (A.M. Tausch, Ärztliche Praxis, 17.3.1992)

9028 563, 665, 935 **Das ist der Erfolg psychiatrischer Behandlungen:**
Nach 20 Jahren ist jeder zweite Angstneurotiker immer noch krank. (Ärzte Zeitung 44/10.3.1993/17)

9029 299, 935 **Psychosomatische Krankheitsbilder** Theorien über psychosomatische Krankheiten existieren indes zuhauf, seitdem der Arzt und spätere Psychiater Johann Ch. A. Heinroth den Begriff »psychosomatische Medizin« erstmalig in die Welt der Krankheiten einbrachte. Damals wurde es von Seiten der Mediziner Mode, sündhafte, besonders sexuelle Leidenschaften als Ursache von Zipperlein, Tuberkulose, Krebs oder Epilepsie auszugeben. Freiherr Friedrich von Hardenberg (Novalis) meinte sogar: »Jede Krankheit kann man Seelenkrankheit nennen.« Im Lehrbuch der deutschen Psychosomatiker Walter Bräutigam, Paul Chrisian und Michael von Rad sind von der großen Auswahl bis zum 15. Trostpreis wie auf der Kirmes die psychosomatischen Theorien auswählbar. Das zur Zeit liebste Kind psychosomatisch angehauchter Ärzte ist die Theorie krankheitsspezifischer, psychodynamischer Konflikte. Hiernach liege jeder psychosomatischen Störung, wie auch jeder Neurose, ein unbewußter emotionaler Konflikt zugrunde. Derselbe habe eine Ursache im Widerstreit zwischen zwei Bedürfnissen oder einem Bedürfnis auf der einen und einem Verbot auf der anderen Seite. Während bei der Neurose blockierte Bedürfnisse zumindest in der Phantasie ausgeführt würden, unterlasse der Psychosomatiker die Handlung, mit der das Bedürfnis befriedigt werden könnte, vollständig. Die unterlassene emotionale Handlung rufe nun dauerhafte Veränderungen der Körperfunktion hervor, wobei die Form der Veränderung von der blockierten Bedürfnisart abhänge. So könne angestaute aggressive Spannung zu Bluthochdruck führen. Wenn jedoch passiv-regressive Wünsche nach Behütung und Umsorgung blockiert würden, könnten Magengeschwüre oder Asthma im Körper entstehen.
Schließlich schlägt auch noch das »bio-psychosoziale Modell« Thure von Uexkülls einigen Schaum auf dem großen Meer menschlicher Seelengelehrsamkeit. Es folgt der Mode von Funktions-, Situations- und Regelkreisen. Seine Hauptaussage lautet, daß irgendwie alles mit allem zusammenhänge. Eine Wahrheit, der zuzustimmen man nicht umhin kommt. Nur: Was fangen Du und ich damit an? Ein anderer Psychologe will sogar eine psychosomatische Persönlichkeitsstruktur festgestellt haben. Danach seien die für psychosomatische Krankheiten besonders anfälligen Menschen durch banale, sterile und leere sprachliche Äußerungen ebenso gekennzeichnet wie durch ihre Unfähigkeit zur Phantasie. Statt mit Worten sprächen diese Menschen deshalb mittels ihres Körpers, und der Körper spreche nun einmal mittels seiner Krankheiten. Das ist der neueste Hit der Krankheitserklärungen, vornehm hochtrabend die Alexithymie (Unfähigkeit Gefühle auszudrücken) nach ihrem Erforscher Alexander benannt. Na, da hast Du's mit meiner Definition der Krankheit ein bißchen einfacher, nicht wahr?

> Du kennst den alten Psychotherapeuten-Witz?: »Wo bitte geht's zum Bahnhof?« «Keine Ahnung, aber es ist gut, daß wir darüber gesprochen haben.«

9030 935 SCHELLENBAUM, P., Nimm Deine Couch und geh!, Kösel. Auszug: »**Das eigene Selbst, nicht der Psychotherapeut heilt!**«

9031 935ff, 140 **Transplantiert - aber danach reif für's Irrenhaus**
Nach Literaturangaben treten bei fünf bis 30% aller Organempfänger zum Teil schwerwiegende, irreversible oder sogar tödliche ZNS- (Zentralnervensystem) Komplikationen auf. Die meisten Komplikationen ereignen sich in der peri- und postoperativen Akutphase, jedoch sind die Patienten bereits präoperativ gefährdet. Und ein die Transplantation indizierendes Leberversagen habe bei vielen Patienten bereits präoperativ (vor der Operation) eine Hirnatrophie (Gehirnrückbildung), hepatitische Enzephalopathien (nichtentzündliche Gehirnerkrankung) oder besonders bei fulminanten Verläufen ein zelluläres Hirnödem (Geschwulst) verursacht. (Ärzte Zeitung 85/10.5.1994/14)

9032 a) **Wissen ist nur als vorläufig zu definieren.** Popper, der Begründer des Kritischen Rationalismus, war einer der wenigen Philosophen, der in der Lage war, das Theoretische mit dem Praktischen zu verbinden. Er stellte die ewige Fehlbarkeit aller menschlichen Erkenntnisse scharf heraus und machte klar, wie vorläufig und unsicher unser Wissen ist. (→ LV2098)
Mach Dich von dem Wahn frei, nur das zuletzt Erforschte, das heute von Menschen Gesagte und die z. Zt. herrschenden Ansichten müßten die richtigen sein. Bedenke doch: Aus dieser die Erde zerstörenden, in Selbstzerfleischung und brutalstem Egoismus verfangenen Welt kann nichts Gutes kommen. Das gelangt nur von der Schöpfung auf Dich zu!

b) Poppers großes philosophisches Verdienst: Wissenschaftliche Theorien können nur falsifiziert, nie verifiziert werden. Wir müssen immer damit rechnen, daß wir irren. (Wenn die Schulmediziner Positivlisten und Beweise fordern, so zeigen sie, daß sie von der Wissenschaftstheorie nichts verstehen.) Wenn Schulmediziner ihre Theorien aufrechterhalten, obwohl sie millionenfach widerlegt sind, so zeigen sie nur ihre intellektuelle Inkompetenz oder ordnen die Wahrheit - sofern sie überhaupt ein Gespür dafür haben - ihrem Profitstreben unter. Nimm es mir nicht übel, aber ich behaupte, daß Du mit der Theorie von der UrMedizin die medizinische Wissenschaft sehr befruchtet und bezüglich der Erkenntnisse das Beste vorgelegt hast, was bisher auf diesem Gebiet geleistet wurde. Wenn die Ärzte dem nicht folgen können oder wollen, so liegt das nicht an Deiner Theorie. Popper gibt an, daß man für jede wissenschaftliche Theorie zeigen sollte, wie sie zu falsifizieren wäre. Wenn alles beachtet wird, was Du in Deinem Buch forderst, dann wäre die UrzeitMethode z.B. falsifiziert, wenn es gelingt nachzuweisen, daß Menschen, die einer anderen Methode folgen, länger und gesünder leben und zu größeren geistigen und körperlichen Leistungen fähig sind. Wenn ein solcher statistisch gesicherter Nachweis nicht gelingt, ist die UrzeitMethodik allen anderen Krankheitstherapien überlegen. Sie kann nur von denen bewertet werden, die diese wenigstens für 10 Prozent ihrer bisherigen Lebenszeit konsequent selbst praktiziert haben.

c) SPIEGEL: Gibt es für diese These wissenschaftliche Belege?
SPENGLER: Die Wissenschaft kommt in meinem Buch generell nicht gut weg. Die Meinungen über die Ursachen des Rückenschmerzes ändern sich ja ohnehin mit jeder neuen Ausgabe der Fachzeitschrift *Lancet*. Also muß ich mich auf die reine eigene Beobachtung und eine poetische Plausibilität verlassen. (Der Spiegel, 46/1996, 212, Kurzgeschichten-Band "Wenn Männer sich verheben", Rowohlt Berlin Verlag)

📖 **936 So allmählich steigen auch einige Mediziner etwas hinter den Sinn der Naturheilkunde** Die neuen Erkenntnisse seien durchaus den traditionellen Vorstellungen aus Fernost vergleichbar, sagt Rainer Landgraf, Leiter der »Arbeitsgruppe Verhaltens-Neuroendokrinologie« am Münchener Max-Planck-Institut für Psychiatrie. »Die Harmonie der Systeme ist absolut notwendig für das Ganze« - also auch für Gesundheit. Er spricht von einer Körperharmonie, die durch das Gehirn verantwortet wird«. Landgrafs Mitarbeiter untersuchen unter anderem, warum und wie Fieber müde macht - und sind damit womöglich dem alten Wissen vom »Heilschlaf« auf der Spur. Es ist bekannt, daß bei jeder Erhöhung der Körpertemperatur um ein Grad Celsius, also bei gesteigerter Energieproduktion, die Aktivität des Metabolismus (Stoffwechsel) um rund 20 Prozent zunimmt. (DER SPIEGEL 45/1994/210) Merke: Alles Fremdartige, das Du in Deinem Körper aufnimmst, stört sein fein eingerichtetes Komplementärsystem und zerstört es langsam.

📖 **947 KONZ, F., Charakterbildung und Persönlichkeitsreifung durch Graphotherapie**, H. Wolf Verlag, Karlsruhe, Auszüge:
Mit etwas Vernunft wird man sich sagen müssen, daß die körperliche Gesundheit für das Lebensglück und den Lebenserfolg bedeutend wichtiger ist als der flüchtige Genuß eines Augenblickes. Das tiefste Glück aber empfinden wir, wenn wir das Leben meistern, auch in schweren Tagen. Wenn wir stolz auf unsere Leistungen sind vor allem auf uns selbst sein können. Tief zufrieden mit mir kann ich sein, wenn ich das Leben gut und erfolgreich führe und nicht von ihm geführt werde oder getrieben werde. Und wenn ich es mir versagen kann, alles haben oder mitmachen zu müssen, was die anderen besitzen oder tun, und wenn ich weiß, wo die tieferen Werte liegen, die mich reich machen. (S. 13) Vielen Menschen versagt sich der Lebenserfolg nur deshalb, weil sie überlastet und übereilt handeln. Sie schludern, während die anderen etwas Besseres schaffen und ihnen daher überlegen sind. Gewissenhaftigkeit schützt uns vor unüberlegten Handlungen und dem unkontrollierten Ablauf unserer Antriebe. Der gewissenhafte Mensch ist in seinem Tun nicht abhängig von fremden Werturteilen. Er arbeitet sich selbst getreu, auch in den kleinsten Dingen. Weiß er doch, daß sich das Höchste bereits im Kleinsten offenbart. Echte Gewissenhaftigkeit hat nichts mit Pedanterie zu tun, aber der Kampf gegen alle Halbheiten und Flüchtigkeiten schenkt eine erstaunliche Lebenskraft. Der Gewissenhafte macht sich diese »erzieherische Kraft der Kleinigkeiten« im besonderen Maße zunutze. Ihn dirigiert nicht die Zufälligkeit des Lebens, er handelt nach seinen Vorsätzen aus sich heraus und bleibt damit Herr im eigenen Haus. Die Gewissenhaftigkeit seines Handelns schenkt ihm Besonnenheit und sorgt dafür, daß sich in seiner Tätigkeit sein bestes Selbst ausdrückt. (S. 15) Ausdauer und Beharrlichkeit lassen auch den weniger begabten Menschen sein Ziel erreichen. Das größte Talent bleibt unfruchtbar ohne deren treibende Kraft. Widerstände kommen auf jeden zu. Strecken wir vor ihnen die Waffen oder kämpfen wir und arbeiten beharrlich weiter bis zum Ziel? Stärken wir doch gleich an den Hindernissen, die dieses Buch uns aufgibt, unsere Ausdauer. Alles liegt daran, strikt zu Ende zu führen, was wir uns vorgenommen haben, und nicht beim ersten Überdruß aufzugeben. Fechten wir es einmal durch, und wir werden sehen: Jeder Sieg über unsere Laschheit bedeutet einen kleinen Lustgewinn, und die Kraft unserer Ausdauer wird um ein Vielfaches stärker als das kommende Hindernis. Immer leichter fällt es uns, die an uns herantretenden Schwierigkeiten zu überwinden. Der Mensch, der sich treiben läßt und sein Leben verbummelt, meint vielleicht, die größtmögliche Freiheit für sich erreicht zu haben. In Wirklichkeit dämmert er dahin und verpaßt das Leben. Nur der beharrliche Hingabe an eine Aufgabe bewahrt einem seine jugendliche Kraft und schenkt Zeit für echte Lebensfreude und Erholung. (S.16)
Das Buch ist vergriffen. Es kann neu aufgelegt werden, wenn sich genügend Interessierte dafür beim Bund für Gesundheit, Talstr. 36 in 52525 Heinsberg melden.

📖 **215 Esoterische Heilslehren - die abenteuerliche Heiler-Szene**
Therapeutisch nützen sie neben einem möglichen Placebo-Effekt rein gar nichts. (Psychologie heute 9/1994) Spiegelt indes der Umfang des Unsinns, den Leute zu akzeptieren bereit sind, nicht auch das Ausmaß der Sehnsucht nach Sinn und Dabeisein wider? (DER SPIEGEL 52/1994)

a) 📖 635 CARUS, Novalis, Die Chronik der Medizin, Chronik Verlag
b) 📖 823ff, 935 **Naturromantik**

> Indianer lebten ja stets sehr nahe der Natur. Von ihnen ist bekannt, daß sie sich unter die Bäume stellten, die Arme ausbreiteten und Kraft von ihnen erbaten.

CARUS, C.G., königlicher Leibarzt, Philosoph, Naturforscher, von Schelling und Goethe stark beeinflußt, war einer der wenigen Ärzte, der die Ganzheit des Menschen klar erkannte und ihn auch so behandelt wissen wollte. Leider drangen seine Ideen nicht durch. Auszug aus seinem Werk »Symbolik der menschlichen Gestalt«:
»Wir müssen bedenken, daß alle Krankheit eine allgemeine ist, daß, wenn einmal es dazu kommt, daß am normalen Organismus ein besonderer Krankheitsorganismus sich entwickelt, nichts in ersterem vollkommen normal bleiben kann. **Der Organismus ist eine Totalität, er ist nur als solche überhaupt möglich.** Wenn daher in uns nur immer eine scheinbar noch so lokale Krankheit sich entwickelt, nie ist

dann nur dieses oder jenes Gebilde krank, sondern der ganze Mensch ist krank und nur in diesem oder jenem Teile besonders leidend.«
Sinngemäß meint er weiter: Alle Krankheit sei eine innere, weshalb der Mensch verantwortlich dafür wäre. Krankheit als Ausdruck einer disharmonischen Entwicklung erfordere zur Genesung die aktive Teilnahme des Erleidenden zur Überwindung der Disharmonie. Da der Mensch ein Wesen mit Selbstbewußtsein und Willen sei, habe er die Möglichkeit zu einer bewußten Einflußnahme auf das körperliche und psychische Geschehen durch Selbstregulation. Die Verantwortung für Gesundheit und Krankheit, Leben und Tod, würde dadurch in die Hände des einzelnen Menschen gelegt. Jeder trage demnach persönliche Verantwortung für sein Leben.
HARDENBERG, von, F., der Dichter der Blauen Blume besang nicht nur die Herrlichkeit der Natur. Er machte in seinen Schriften auch deutlich, daß die Harmonie des Organismus durch Diätetik und Streben nach Gesundheit zu unterstützen ist. Dazu entwarf er diese Lebensordnungslehre, welche die Heilungskräfte durch Entsprechen des inneren mit dem äußeren Leben sorgsamst unterstützen wollte. Ein kundiger im Heilwesen sollte nicht mehr tun, als dies: den Kranken zur Selbstverantwortung zu führen. Und versuchen, auf dessen Lebensweise im positiven, d.h. natürlichen Sinne einzuwirken.

9037 299 **Seelische Krankheiten** CARUS, C.G., Psyche: Zur Entwicklungsgeschichte der Seele. Pforzheim 1846, Auszug:
Wir müssen bedenken, daß alle Krankheit eine allgemeine ist, daß, wenn einmal es dazu kommt, daß im vorher normalen Organismus ein besonderer Krankheitsorganismus sich entwickelt, nichts in ersterem vollkommen normal bleiben kann. Der Organismus ist eine Totalität, er ist nur als solche überhaupt möglich. Woher daher in uns immer eine scheinbare noch so lokale Krankheit sich entwickelt, nie ist allein dieses oder jenes Gebilde krank, sondern der ganze Mensch ist krank und nur in diesem oder jenem Theile besonders leidend.

9038 875 Aus Günter Stracks, des deutschen Fernsehlieblings, Lebens-Schule: Genieße Dein Leben so oft wie möglich. Schlage ab und zu über die Strenge. Iß, was dir schmeckt: Entenbraten, Knödel, Nudeln, Wildschwein etc.. Stracks (65) Fazit: Lieber einen fröhlichen Bauch als eine düstere Seele. (BILD, 19.1.1995) Wieso stellen sich die Übergewichtigen vor, daß schlanke Menschen nur Miesepeter seien? Na, lassen wir ihnen diese Tröstung...

9039 a) 580 Le BON, G., Psychologie der Massen, Kröner Verlag (→2021)

280 SIEDLER, Deutsche Geschichte in 12 Bänden, 1994
Der deutsche Großadmiral von Dönitz in einer Rede vor seinen Marineoffizieren am 17.11.1943: »Wenn ich vom Führer Adolf Hitler komme, fühle ich mich immer wie ein kleines Würstchen...«

9039 b) Man kann jeden Zweifel an einer gewollten Ansicht dem Massenmenschen nehmen, in dem man nur das druckt und sendet, was der gewünschten Richtung entspricht. Und alles andere wegzulassen, was dem zuwiderläuft. So wurde die Aidslüge über die Welt gebracht, weil sie der Medizinmafia und den Medien Gewinn brachte. Und so wird die immer mehr vergiftete, bestrahlte, genmanipulierte Fabriksnahrung mittels der Werbung in höchstem Glanz erstrahlen gelassen. Merkst Du später, daß es nicht stimmte, so nahmst Du eher an, selbst einen Fehler gemacht zu haben, als das von den Medien verbreitete zu bezweifeln.

9040 935 Körper-Seele Zusammenhang FAUST, B.C., Gesundheitskatechismus zum Gebrauche in Schule und beym häuslichen Unterrichte, 1790

9042 Wie überwindest Du Liebeskummer oder anderen Seelenschmerz? Am besten so:
1. Heul Dich erstmal tüchtig aus.
2. Nimm die kleinste Gelegenheit sofort dazu wahr: zu wandern, zu laufen, zum Fitneßstudio zu gehen oder anderen Sport zu treiben.
3. Hefte ein großes Blatt an die Schlafzimmertür, worauf Du gut lesbar schreibst, welche Vorteile Dir das schmerzliche Ereignis brachte. (Zum Beispiel weniger Sorge mit, weniger Ärger um den anderen, mehr Freiheit, klüger geworden für kommende Zeiten, und, und, und...) **Und dann singe! Singe!**

9043 (4) Regelmäßiges musikalisches Training verbessert das Gehirn und fördert die Denkprozesse. Offensichtlich sorgt das musikalische Training dafür, daß sich neuronale Schaltungen in Hirnregionen verändern, die mit Musik primär überhaupt nichts zu tun haben. (New Scientist, Bd. 153, Nr. 2073 (1997), S. 17) Ebenfalls die Kontinenz wird gestärkt, weil beim Singen auch die Unterleibs-Muskelpartien einzusetzen sind. Wie in der Sexualität vor dem Orgasmus, wie bei der Geburt, wie auf dem Klo vor dem Stuhlgang.

9044 a) 946 HASSAN: Effects of newspaper stories on the incidence of suicide in Australia: a research note. Austr. New Zeal. J. Psychiatr. 1995;29:480-483. Eine australische Studie, in der die unmittelbare Auswirkung von Zeitungsnachrichten auf die Leserschaft nachgewiesen wurde: Es wurden alle Artikel in zwei großen australischen Tageszeitungen zwischen 1981 und 1990 ausgewertet, in denen über Selbstmorde berichtet worden war und in Beziehung gesetzt zu der Zahl der Selbstmorde am Tag der Zeitungsmeldung, sowie an den zwei darauf folgenden Tagen. Dabei ergab sich, daß die Zahl der Selbstmorde nach entsprechenden Zeitungsmeldungen signifikant anstieg, was die hypnotische Wirkung der Massenmedien belegt.

9044 b) 998 Die heilende Kraft des Singens
Das Lungenvolumen nimmt zu. Was besonders wichtig für sich wenig oder nur schlecht bewegen könnende ist. Zugleich werden die Bronchien gestärkt, die Sekretion gefördert. Zugleich verbesserten sich die Blutwerte wie sich das seelische Leben festige. (THE NEW ENGLAND JOURNAL OF MEDICINE/Dec. 27/1984/ S. 1704 und Vers-Nouhuys A. Proctor DF, Mead J. Kinetic aspects of singing. J Appl Physiol 1966; 21 (2):483-96)
Die Heilkräfte der Musik erkannten:
LUTHER: »Musik ist das beste Labsal eines betrübten Menschen und nach Gottes Wort der höchste Schatz auf Erden.«
LENIN: »Wenn ich Musik höre, möchte ich alle Menschen umarmen.«
HESSE: »So begierig ich auf manchen anderen Wegen nach Erlösung, nach Vergessen und Befreiung suchte, so sehr ich nach Gott, nach Erkenntnis und Frieden dürstete, gefunden habe ich das alles nur in der Musik.«

9045 a) 942 »Was in der Einsamkeit mich schon ergötzte, / Die Freude des Gesangs; ich unterhielt / Mich mit mir selbst, ich wiegte Schmerz und / Sehnsucht / Und jeden Wunsch mit leisen Tönen ein. / Da wurde Leiden oft Genuß und selbst / Das traurige Gefühl zu Harmonie.«(Goethe)
Sich mit Poesie beschäftigen hilft heilen
Wodurch? Indem man sich mit den Gedichten identifiziert, indem es starke Gefühlswallungen verschafft, die man herauslassen kann. Es hilft selbst bei Eßproblemen und Depressionen. Spontan berichtete Gesundheitsvorteile durch Poesie: nach »The Lancet« Vol 347/Febr. 3, 1996, S. 333

Poesie

	Lesende	Schreibende
Streßminderung	147 (75)	127 (65)
Gefühlsaufbesserung	19 (10)	6 (3)
Erleichterung bei Trauerschmerz	6 (3)	12 (6)
Besserer Schlaf	5 (3)	-
Verminderte Körp. Schmerzempfindung	4 (2)	-
Auflösung depressiven Verhaltens	4 (2)	11 (6)
Verminderung von Schmerzen aus Eheproblemen	2 (1)	10 (5)
Verminderung schmerzlicher Kindheitserlebnisse	1 (0.5)	4 (2)
Gesamtwerte für Gesundheit	**177 (90)**	**137 (70)**

Siehe auch Pini P, Horton R. Department of poetry. Lancet 1995; 346: 1508. Philipp, R, Coppell C, Freeman H. Poetry and the art of medicine. BMJ 1994; 308:63.

Senile Makula-Degeneration (der gelbe Fleck im Auge): Gendefekt entdeckt (Medical Tribune 5.12.1997/15). Schwindel: Bisher haben sie krankheitsverursachende Bakterien und Viren - jetzt werden immer mehr krankheitsverursachende Gene entdeckt. Nur damit die Mediziner wieder was Neues dem Menschen weismachen können.

5 b) Trantüten beißen früher ins Gras
Per Interview hatten sich die Kollegen zunächst ein Bild von den kulturellen Aktivitäten ihrer Probanden gemacht, wobei sie grob 3 Bereiche abfragten: Erstens Besuche von kulturellen und sportlichen Veranstaltungen (Theater, Kino, Konzerte, Live-Musik, Kunstausstellungen, Tennismatches etc.), zweitens Lesen von Büchern oder Zeitschriften, und drittens Musizieren oder Singen in einem Chor. In den folgenden 9 Jahren registrierten sie dann die Todesfälle (insgesamt rund 850) und fanden tatsächlich vielsagende Zusammenhänge: Für die kulturellen Schlappies, die sich zu den genannten Aktivitäten nur selten aufrafften rechnete man ein knapp 1,6fach erhöhtes Sterberisiko. (...)

6 □ 947 Besser als Computertraining Klavierspielen bringt das Hirn auf Trab
Nach 6 Monaten Unterricht wurde der Puzzletest wiederholt, und siehe da, allein die Piano-Kinder konten ein deutliches Plus an Leistung für sich verbuchen. Sie waren um 34% besser als vor den Klavierstunden, berichtet die Zeitschrift "New Scientist". Offensichtlich sorgt das musikalische Training dafür, daß sich neuronale Schaltungen verändern, die mit Musik primär überhaupt nichts zu tun haben, meinen die amerikanischen Wissenschaftler. (Medical Tribune 17/25.4.1997)

7 □ 480 Früher wurde Religiosität von den Psychologen mehr verachtet als Kriminalität, und sie setzten alles daran, ihre Klientel davon „freizumachen". Gegen 1997 hat sich ihre Meinung geändert:
Wenn Du an eine höhere Macht, an die Widergeburt oder wenigstens an einen tieferen Sinn im Leben glaubst, dann fällt es Dir nicht so schwer, Lebenskrisen, Streß und soziale Konflikte zu bewältigen. Außerdem bist Du weniger anfällig für seelisch-körperliche Leiden. Ja, Dein Glauben wirkt sogar vorbeugend dagegen. Wenn Du trotzdem mal erkrankst, bringst Du viel mehr Vertrauen dem Onkel Doktor entgegen. Was angeblich die Heilung begünstigen soll. Da Du es aber gleichzeitig damit den Ärzten leichter machst, Dich zum Giftschlucken und Zermetzgern zu überreden, dürften viele spätere Krankheiten auf Dich zukommen. Die man als gläubiger Mensch wegen seiner Ergebenheit in Gottes Wille sicherlich leichter erträgt als ein anderer. Möglicherweise bist Du als frommer Mensch auch nur deshalb weniger krank, weil Du weniger Alkohol, Zigaretten und andere Drogen als ein Nicht-Gläubiger zu Dir nimmst: Dein Glaube beeinflußt Deinen Lebensstil ganz gewaltig zu positiven und gesünderen Gewohnheiten. <u>Dann vermagst Du vielleicht auch den Schluß ziehen, daß Gott, der Herr, in der Zivilisationskost zerstückelt, zermahlen, verseucht, verstrahlt, verfeuert und vergiftet wird</u>... Positiv ist weiter für Gläubige zu vermerken:
Das Sterben wird leichter akzeptiert. Du erlebst die letzte Lebensphase weniger verzweifelt. Dein Glaube an ein zukünftiges Leben tröstet Dich über Dein schmerzen- und leidvolles Erdenleben hinweg. Nur: Ist das ein Grund nicht auch in der Wirklichkeit Glück durch Gesundheit zu finden?

0 a) Musiktherapie Merke: Singen führt als wesentliches Element der Klassischen Naturheilkunde zur Harmonisierung der Gehirnaktivität.

> Hüpfen, hüpfen, hüpfen! Wo immer Du Gelegenheit dazu hast. Das Beste zum Stärken Deiner Organaufhängungsmuskulatur!

Tüpker, R., Ich singe, was ich nicht sagen kann, G. Bosse Vlg., Dt. Volkslieder, Pawlak
G.W. Wise et al: Exploration of the relationship between choral singing and successful aging. Psychological Reports 1992;70; 1175-1183, A. Cadalbert et al: Singing with and without words: hemispheric asymmetrix in motor control. J.Clinical und Experim. Neurol. 1994; 16; 664-670
S.E. Trehub et al: Mothers' and fathers' singing to infants Developmental Psychology 1997; 33; 500-507

0 b) Das ermittelten Sozialmediziner der schwedischen Universität Umea in einem Langzeitversuch. Vor zehn Jahren befragten sie 12.982 Seniorinnen und Senioren nach ihren Lebensbedingungen, ihrer Krankengeschichte und ihrer Freizeitgestaltung. Es wurde überprüft, wieviele der damals Befragten noch leben. Ergebnis: Die Sterblichkeit der Kulturbegeisterten lag um ein Drittel unter der von Menschen, die mit Musik, Theater und Lyrik nichts anzufangen wissen. (Der Naturarzt Nr. 9/1997, S. 50)
Na, was meinst du wohl, wieso das sein könnte? Ist doch klar: Wenn Deine Seele auflebt, dann lebt auch Dein Immunsystem auf! Deine Wohlgefühle, die Du Dir durch Musizieren, Singen, gute Literatur und Befassen mit der Kunst erwirbst, stärken es ungemein! Da brauchst Du zudem auch keine Antidepressiva und Beruhigungsmittel!

0 ANSTETT, R. E. & POOLE, S. R. (1983, Nov). Bibliotherapy: An adjunct to care of patients with problems of living. Journal of Family Practice, 17 (5), 845-853.
BUNTING, K. P. (1985, Apr). The use and effect of puppetry and bibliotherapy in group counseling with children of divorced parents. Dissertation Abstracts International, 45 (10-A), 3094.
CORNETT, C. E. & CORNETT, Ch. F. (1980). Bibliotherapy: The right book at the right time. Indiana: Bloomington.
PETZOLD, H. (1983). Poesie- und Bibliotherapie mit alten Menschen. Integrative Therapie, 27-65.
SCHEBACH, W. (1974). Ansätze zu einer Bibliotherapie für Stationär-Kranke. Bertelsmann Briefe, 83, 25-35.
STEVENS, M. & Pfost, K. (1982). Bibliotherapy: Medicine for the soul? Psychology: A quarterly Journal of Human Behavior, 19 (4), 21-25.
SIEBERT, M. (1979). Über Möglichkeiten kognitiver Ärgerkontrolle. In R. van Quekelberghe (Hrsg.). Modelle kognitiver Therapien (S. 215-234). München: Urban & Schwarzenberg.

Pardeck, J. T. & Pardeck, J. A. (1984c). Bibliotherapy: An approach to helping young people with problems. Journal of Group Psychotherapy, Psychodrama and Sociometry, 35(1), 41-43.

Munzel, F. (1984). Bibliotherapie - eine vergessene Heilmethode. Schritte ins Offene, 3, 10-11. Auszug:

Bibliotherapie ist die Nutzbarmachung des Lesens zu therapeutischen Zwecken. Im engeren Sinn ist sie eine Hilfsmethode der Psychotherapie und kann als eine unterstützende Maßnahme in der Medizin, Psychiatrie und psychotherapeutischen Behandlung eingesetzt werden. Im weitesten Sinn ist mit Bibliotherapie der Einsatz des Lesens bei der Bewältigung von Lebensaufgaben und Lebenskrisen gemeint.

Merkle, R., Bibliotherapie, PAL. Auszug:

Die Verwendung von Büchern als Heilmittel ist nicht, wie man vermuten könnte, eine Erfindung der modernen Psychologie. Die Erkenntnis, daß Bücher und Texte Heilwirkung haben können und daß diese eine echte Lebenshilfe sein können, ist schon sehr alt. Das wohl älteste und bekannteste »Selbsthilfe-Buch« der Welt dürfte die Bibel sein, die die Menschen seit jeher benutzen, um in ihr Trost und Hoffnung zu finden. Über der Bibliothek von Alexandria stand der Satz »Medizin für die Seele.« Die Römer betrachteten Erzählungen als eine Möglichkeit für Patienten, ihre geistige Gesundheit zu verbessern.

9075   819 **Lachen ist eine UrMedizin**

Lachen stärkt das Immunsystem durch Anstieg der Immunglobuline, steigert die Durchblutung der Haut, verbessert das Gedächtnis, trainiert das Herz, steigert die Zahl der T-Lymphozyten, stärkt die Elastizität der Lungen, erhöht den Gasaustausch und fördert das Ausscheiden von Cholesterin. Zudem werden die Entzündungshemmer Adrenalin und Noradrenalin, sowie natürliche Killer-Zellen ausgeschüttet.

9100   Geburt / Kind

Verloren ist jeder Tag, an dem wir nichts Nützliches gelernt haben. (Beethoven)

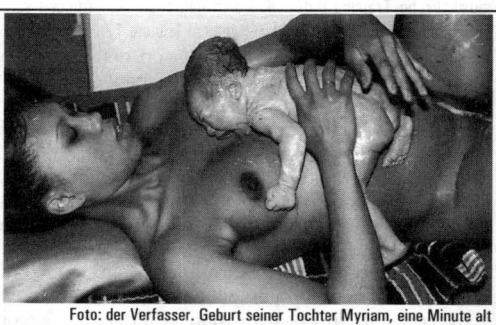

9100   82, 219 **Kaffeetanten aufgepaßt:**

Der tägliche Konsum von eineinhalb bis drei Tassen Kaffee reicht aus, um im Verlauf einer unkomplizierten Schwangerschaft das Risiko einer Fehlgeburt zu verdoppeln. Werden mehr als drei Tassen Kaffee getrunken, so verdreifacht sich das Risiko. (Journal of American Medicin Annuals 270, 24, 1993, 2940) (→LV 9103)

Falls Du Dir angewöhnt hast, vor dem Frühstück Kaffee zu trinken, um munter zu werden und um Dein Gehirn auf Trab zu bringen, so erreichst Du das Gegenteil: Du schickst Dein Gehirn regelrecht schlafen. Der Grund: Um arbeiten zu können, braucht das Gehirn Zucker. Der leere Magen kann ihn aber nicht liefern, das Gehirn drosselt die Durchblutung, schaltet ab. Früchte bringen Dir sofort die nötige Glukose. Und was blüht den stillenden Müttern, die nach der Geburt auf das

Foto: der Verfasser. Geburt seiner Tochter Myriam, eine Minute alt

Wohl ihres Babys nichts geben und auf Kaffee und Tee nicht verzichten wollen? Das: Ein unruhiges, von Koffein bzw. Teein aufgeputschtes Kind, das keine richtige Ruhe mehr zum Schlafen findet, so vor Übermüdung ständig schreit und so die Mutter zum nervlichen Wrack macht und für ihre Sucht bestraft... Tja, liebe Mutti, es liegt in Deiner Hand, ob Du Dir das Leben schwer oder leicht machst...

9101   920   Natürlich sind die Ärzte nicht an allen **Komplikationen** schuld, die während einer Geburt auftreten. Ich halte es für durchaus möglich, daß eine Mutter, die sich während der Schwangerschaft ständig mit Schokolade, sauren Gurken, Kuchen und Cola vollstopft, durch das Gift Zucker ihrem Fötus zu solch starkem Wachstum oder anderen Wachstumsanormalitäten verhilft, daß ein Damm- und Kaiserschnitt oft nicht zu umgehen ist. **Dammschnitt macht nach der Geburt stärkere Beschwerden als ein Dammriß** (Ärzte Zeitung 44/7.3.1996/8)

9102   920   Forschungen an Schwangeren haben gezeigt, daß die Zusammensetzung der Verdauungssäfte in Menge und Kraft eindeutig von der Tätigkeit der obersten Befehlsdrüse des Körpers, nämlich der Hypophyse abhängen. Und diese sitzt im Hirn, genau unter der Stelle, wo die seelischen Vorgänge geschaltet werden, ja, sie wurzelt darin und empfängt ihre Befehle daraus. So wird selbst der »niedere« Vorgang des »bloßen Verdauens« zu einem geistig gesteuerten Prozeß. Er ist somit eingebunden in unser Gesamtwohl und -wehe. Er verändert sich, wenn wir hetzen, hasten und schimpfen, bitten oder beten. Essen und die Auswirkungen des richtigen und falschen Speisens kann so ganz eng mit Religion verbunden werden. (raum & zeit Nr. 12/1987)

Der Verfasser meint: Die Wiener Psychiater Wagner/Jauregg waren auf dem rechten Weg, daß sie den **Sitz der Geisteskrankheiten** im Darm sahen. Dennoch wurden zwischen 1936 und 1957 mehr als 18.000 Geisteskranke lobotomiert (Sonden werden ins Gehirn gestoßen) - wobei der US-Chirurg Walter Freeman den Patienten einen Eispickel durch die Augenhöhle ins Gehirn trieb. Es ist auch vorstellbar, daß alle Vorgänge unseres zentralen Nervensystems wie sehen, riechen, schmecken, fühlen, hören, tasten, empfinden, wollen, tun usw. von der Substanz der Nerven abhängig sind. Da die Nerven aus den Bausteinen unserer Ernährung zusammengesetzt sind, führt eine Fehlernährung nicht nur zu körperlichen Symptomen und Krankheiten wie etwa Augenleiden, Hörfehlern usw., sondern auch zu seelischen Krankheiten wie Depressionen, Angst, Suizidgedanken oder Zwangsvorstellungen und Neurosen. **Der Verfasser meint sogar, daß auch nicht vererbte Geisteskrankheiten vielfach durch Schlechtkost bedingt und durch eine strenge UrTherapie gebessert, wenn nicht geheilt werden können. Eines Tages wird man erkennen, daß die Lebensstoffe der frischen UrKost auch die wichtigsten Bestandteile für das Gesundsein der Seele darstellen.** Vielleicht empfangen wir sogar - wenn man sich nicht durch rein stoffliches Denken Scheuklappen vorbindet, ist das nachvollziehbar - mit den Nahrungsmitteln nicht nur chemische Substanzen und Kalorien, sondern auch seelische Werte und Unwerte. Besonders beim Fleisch in seiner Verbindung mit dem für den Menschen genetisch nicht vorgesehenem Töten höherer Lebewesen ist das denkbar. Wir speisen mit den seelischen Werten der Nahrungsmittel vielleicht auch unsere Menschenseele, d.h. wir ernähren oder mißernähren sie. Dies ist leider für die heutige Wissenschaft, die lediglich die zur Zeit möglichen Beweise gelten läßt, noch zu hoch.

BIRCHER-BENNER sagte bereits, das die Seele das ist, was oft als »Ich« bezeichnet wird. Also unser Verhalten, unsere Gefühle und Empfindungen, Affekte und Reaktionen, Charaktereigenschaften, Lebensgefühle usw. Noch ein anderer hat dazu etwas gesagt: »Wahrlich, ich sage euch, der, der tötet, tötet sich selbst und wer vom Fleisch erschlagener Tiere ißt, ißt vom Körper des Todes. Denn in seinem Blut wird jeder Tropfen ihres Blutes sich in Gift umwandeln... Tötet nicht, noch esset das Fleisch eurer unschuldigen Beute, wenn ihr nicht Sklaven des Satans werden wollt. Tötet weder Mensch noch Tier, noch eure Nahrung, die euer Mund aufnimmt. Denn wenn ihr lebendige Nahrung eßt, wird sie euch beleben, aber wenn ihr eure Nahrung tötet, wird euch die tote Nahrung ebenfalls töten. Denn Leben kommt nur vom Leben und vom Tod kommt immer nur der Tod. Denn alles, was eure Nahrung tötet, tötet auch euren Körper. Und was eure Körper tötet, tötet auch eure Seelen. Und eure Körper werden, was eure Nahrung ist, so wie euer Geist das wird, was eure Gedanken sind. Eßt darum nichts, was Feuer oder Frost oder Wasser zerstört hat. Denn gekochte, erfrorene und verfaulte Nahrung wird euren Körper ebenso verbrennen, erfrieren und ertränken wie eure Seele. Denn wahrlich, ich sage euch, lebt nur durch das Feuer des Lebens, und bereitet eure Speise nicht mit dem Feuer des Todes, das eure Nahrung tötet, eure Körper und Seelen auch.« (Jesus Christus, zitiert nach SZÉKELY)

📖 217, 219 Frühgeburten Schon ein Jahr vor, nicht nur in der Schwangerschaft, hängen Tod des Ungeborenen, Fehlgeburt oder Frühgeburt mit all den Gefahren und Komplikationen vom Koffein ab.
Eine Tasse Tee enthält etwa 34 mg Koffein, eine Dose Cola 47 mg und eine Tasse Kaffee 107 mg. Je nach der Menge konsumierten Koffeins wurden vier Gruppen gebildet: unter 48 mg täglich, 48 bis 162 mg/Tag, 163 bis 321 mg/Tag und mehr als 321 mg/Tag. Das Fehlgeburtenrisiko stieg mit steigendem Koffeinkonsum an. Dies nicht nur während, sondern auch schon vor der Schwangerschaft. Für die Gruppe mit dem höchsten Verbrauch vor der Schwangerschaft wurde im Vergleich zur sparsamsten Gruppe ein auf 1,85 erhöhtes Risiko errechnet. Frauen erst nach Eintritt der Schwangerschaft von übermäßigem Kaffeekonsum abzuraten, ist zu spät. Während der Schwangerschaft sind nicht erst Koffeinmengen über 300 mg/Tag schädlich, wie mehrere Arbeitsgruppen gefunden haben.
(Journal of American Medicine Association, Vol. 270, No. 24 (1993), S. 2940-2943 u. Journal of American Medicin Annuals 2973-2974)

📖 240 Geburt und Kindererziehung LIEDLOFF, J.: » Auf der Suche nach dem verlorenen Glück«, Verlag C. H. Beck München

a) 📖 216 Ist die Ultraschall-Untersuchung sinnvoll?
Ziel der Ulraschall-Untersuchungen in der Schwangerschaft ist es, Zwillingsgravidität, angeborene Mißbildungen, Wachstumsretardierung und Plazenta-Insuffizienz frühzeitig zu entdecken. Daduch kommt es nicht zu einer Senkung obiger Erkrankungen und Todesfälle. Zudem werden mehr als die Hälfte aller in der Fallgruppe durch Ultraschall entlarvten Mißbildungen erst nach der 24. Schwangerschaftswoche entlarvt. Zu einem Zeitpunkt, wo es für einen Schwangerschaftsabbruch zu spät ist. (Effect of Prenatal Ultrasound Screening on Perinatal Outcome. New England Journal of Medicine 329 (1993) 821-827)

Zum Linkshänder werden, das ist die erste Behinderung, die mit Ultraschall bestrahlte Kinder davontragen können! Dazu sind sie im Wachstum gehemmt und lernen später sprechen. Warte mal ab, was da noch alles an künftigen Schäden herauskommt! (Canadian Med. Ass. Journal 1993/149 (10): 1435-40)→ 9126

b) Ultraschall diagnostiziert in einer Studie 10 gutartige Zysten als Krebs. Frau umsonst verstümmelt (Radiation Medicine, 1994/ 12(5) 201-8): Ultraschall trägt die Schuld an Fehlgeburt: → LV 9126 und 9130 a

📖 217 KITZINGER, S., »Wie soll mein Kind geboren werden?«, Kösel Verlag, München
KITZINGER, Sheila, »Natürliche Geburt«, München, Kösel, 1985, und »Bereit zur Geburt. Das Übungsprogramm mit Tonkassette«, München, Kösel, 1985
KITZINGER, Sheila, »Alles über das Stillen«, München, Kösel, 1986
MARSHALL, Klaus und KENNELL, John, »Mutter-Kind-Bindung«, München, Kösel 1983
MACFARLANE, Aidan, »Die Geburt«, Stuttgart, Klett-Cotta, 1978
Wer natürlich gebären will, bestelle das entzückende Büchlein von OMALJEV-BONGARTZ, Dirvna »Tagebuch einer Schwangerschaft«, Bionika, Pf 1155 in 27717 Ritterhude

📖 217 Wie berechnest Du den Geburtstermin?
Maßgebend ist der erste Tag der letzten Blutung

- **Bei regelmäßiger 28tägiger Periode ist zu rechnen:**
Vom ersten Blutungstag der letzten Periode sind drei Monate abzuziehen
und 7 Tage zuzuzählen. Beispiel erster Blutungstag: 1.8.96
Voraussichtliche Geburt: 8.5.97

- **Bei regelmäßiger, aber verkürzter, unter 28 Tage liegender Periode:**
Vom ersten Blutungstag der letzten Periode sind drei Monate abzuziehen,
7 Tage zuzuzählen und die Tage abzuziehen, die an einer 28tägigen Periode fehlen.
Beispiel bei 25tägiger Periode:
Erster Blutungstag: 1.8.96
Voraussichtliche Geburt: 1.5.96 plus 7 Tage = 8.5.96 - 3 Tage = 5.5.97

- **Bei regelmäßiger, aber verlängerter, über 28 Tage liegender Periode:**
Vom ersten Blutungstag der letzten Periode sind drei Monate abzuziehen,
7 Tage plus der Tage zuzuzählen, die über den 28tägigen Rhythmus hinausgehen.
Beispiel bei 30tägiger Periode:
Erster Blutungstag: 1.8.96
Voraussichtliche Geburt: : 1.5.96 plus 7 Tage = 8.5.96 + 2 Tage = 10.5.97

Merke: Ganz korrekt ist der Geburtstermin nie zu berechnen, da der genaue Zeitpunkt der Empfängnis kaum zu ermitteln ist.

Warum nur Muttermilch?
Die Därme des Säuglings sind bis zum 6. Lebensmonat porös! Warum? Damit die in der Muttermilch befindlichen Vitalstoffe gegen Infektionen in die kindlichen Gewebe eindringen können. In Kunstmilch befinden sich keine solchen Lebenskräfte. Das Zeug ist tot! Ist Ursache für ein später anfälliges, krankes Kind!

Baby mit der Flasche aufziehen:
Nur zu, dumme Mutter. Wenig später kriegst Du ein Sorgenkind, das unter Typ-II-Diabetes leiden wird. (The Lancet 350/9072, 1997, S.166-168)

9108 a) 📖 240 **Stillen ist unentbehrlich!** DIE ZEIT Nr. 17 vom 17.4.1989:
Nach einer englischen Untersuchung sollen Flaschenkinder, die mit Kuhmilch großgezogen wurden, später zu Arterienverkalkung, Herzinfarkt und hohem Blutdruck neigen.
Nur 3mal täglich stillen?
Dr. Shelton führt als Grund für seine Empfehlung nur dreimal am Tage zu Stillen, folgendes an: Jedes Säugetier in der freien Natur stille ad libitum nach einem strikt gesteuerten Rhythmus. Nicht jedes Weinen sei Hunger. Mag schon sein - aber das an die Brust genommene Kind erfährt sogleich Geborgensein - sein Weinen verstummt sogleich. Wie sollte das schlecht oder unnatürlich sein! Ich habe bei meinen Beobachtungen und Anfragen nur festgestellt, daß die Menschen ihre Kinder sehr oft täglich an die Brust nehmen, um sie zu stillen. Das mag genügen.

> Zu Frühgeburten (5-12%) kommt es häufig auch deshalb, weil zu viel vaginal untersucht wird. Die Trennschicht zwischen Amnion und Chorion wird dadurch leicht verletzt, was immunologische Prozesse auslöst. (Medical Tribune 38/19.9.1997)

9108 b) Sich mit Vitamin B_{12} in der Schwangerschaft versorgen:
Damit das Gerede der Mediziner vom angeblichen Vitamin-B_{12}-Mangel endlich aufhört, rate ich allen schwangeren Frauen dazu, hin und wieder mit dem Honigtau von Milben benetzte Baum- oder Strauchblätter zu sich zu nehmen. Aber auch der bei urmenschen sicherlich übliche Genuß von Ameisen (Ja - ist einer, wenn auch nur ein kleiner) bringt B-Vitamine. (→LV 6021, 6140, 9490a, Rz391) Auch Bienen bedienen sich des Kots der Milben und Blattläuse: Sie verarbeiten ihn zu dem, was Du später als »Reiner Waldhonig« im Laden findest.

Wenn eine urkostessende Frau sich dennoch nicht wohlfühlt, gar noch krank wird oder als Schwangere zu wenig Vitamin B12 aufbaut, so kann das auch daran liegen, daß sie ihrer Haut zuviele Giftstoffe über Cremes, Duschgels oder 'Pflegelotions' zuführt, die nach innen wandern und die Körperharmonie zerstören.

9108 b) Bei dem heutigen zivilisierten Menschen werden von den Darmbakterien des Menschen Vitamin B_{12}-Arten produziert, die zum großen Teil vom Menschen nicht verwertet werden können, zudem findet die Vitamin B_{12}-Produktion im Dickdarm statt, wo heutigen zivilisierten Menschen keine Resorption des Vitamins möglich ist. Es ist aufgrund der bekannten Konzepte in der Natur denkbar, daß nach jahrelanger Ernährung mit reiner UrKost bei gesundem Lebensstil Zusammensetzung und Ort der bakteriellen Darmflora sich derart ändert oder normalisiert, daß dann auch der Mensch seinen Vitamin B_{12} Bedarf aus seiner Darmflora deckt, eindeutig nachgewiesen ist das bis heute nicht, obwohl einige Untersuchungen an seit Generationen rein vegetarisch lebenden Bevölkerungen darauf hinweisen.

9108 c) Der sagenhafte Vitamin B_{12} - Mangel
Lieber Franz Konz, unser Baby ist jetzt vier Monate alt, allerdings sehr klein und trotz ausschließlichem Füttern von Muttermilch sehr schwach. Es bewegt sich kaum, kann das Köpfchen nicht heben und noch nicht strampeln.
Wieso habe ich trotz UrKost diese Probleme? Nun konnte ich auch nicht dem Drängen meiner Eltern widerstehen und habe im Krankenhaus meinen Thomas untersuchen lassen. Die Ärzte haben bei mir und ihm einen Vitamin-B_{12}-Mangel festgestellt, den sie jetzt nachspritzen. Sie sind alle ausgesprochen nett und hatten gegen meine UrKost nichts einzuwenden. Viel gebessert hat sich allerdings noch nichts. Christine Fischer, Aachen
Wenn ein Baby sich kaum rühren kann, dann hat das nichts mit der gesunden UrKost zu tun, sondern mit der Muskulatur und mit einem Mangel an Bewegung.
Achte in den Naturfilmen doch mal genauer auf das Tun unser Verwandtschaft, die uns die besten Hinweise darauf geben kann wie sich früher die Urmenschen verhalten haben. Und da wirst Du bei achtsamen Betrachten der uns nahe verwandten Affenmüttern erkennen, daß sie mit ihrem Baby viel herumturnen. Die packen ihr Kleines plötzlich an einem Arm und schwingen es so zu ihrem Körper. Und sieh genau hin: Sein Köpfchen wird durch den Ruck von hinten nach vorne geworfen, so daß sich die Bauch-, Rücken- und Nackenmuskulatur bilden und kräftigen kann, die ihm später zum selbständigen Aufrichten verhilft. Seine Händchen müssen schnell zugreifen, um sich an der Haut der Mutter festzuklammern - was die gesamte Hand-, Arm- und Schultermuskulatur, wie auch die Beinchen kräftigt. Und wie schlackern alle seine kleinen Glieder, wenn die Mutter von Ast zu Ast springt! Da wird es gerüttelt und geschüttelt und es muß sich mit seinen Muskeln immer wieder dagegenstemmen. Das Baby muß all seine Kräfte anstrengen, will es nicht fallen. Du erkennst: nur ständiges Bewegen und Bewegtwerden entwickelt Kräfte - auch bei einem Baby. Nur klettern wir Menschen heute nicht mehr in den Bäumen herum, um nach Blättern und Früchten zu greifen. Unsere Babys werden stets mit beiden Händen von den Müttern getragen und dann wieder hingelegt. Selbst müssen sie sich nicht mehr festhalten und eigene Anstrengungen aufbringen. Zum Glück schnürt man sie nicht mehr wie früher wie Rollschinken ein. **Aber aus lauter Sorge, das kleine Würmchen könne erfrieren, wird es oft so dick angezogen und mit soviel Bettzeug zugedeckt, daß es kaum durch Strampeln seine Muskelpartien stärken kann.**
Unsere Myriam beispielsweise strampelt sich nachts immer frei - aber ihr Körper und die nackten Hände haben sich noch nie kalt angefühlt. Versetzte Dich als junge Mutter zurück in die Urzeit, wo es noch keine weichen Bettchen für die Neugeborenen gab. Auf festem Naturboden können Babys sich frei und ungehindert bewegen - im Rücken finden sie genügend Halt, um die Beinchen hoch genug in die Luft strecken zu können. So bereiten sie sich auf das eigenständige Drehen aus der Bauch- in die Rückenlage und umgekehrt vor. Denn nur mit einer gekräftigten Bauchmuskulatur wird ihnen das möglich.
Frage Dich: Hat Dein Kind eine genügend harte Schlafunterlage? Möglichst aus Kapok- oder Kokosfasern oder wie das Jesuskind - aus Stroh? Was einem göttlichen Baby recht war, das wir für Deines wohl nicht schlecht sein. Bedenke auch, liebe Christine, daß sich im Stall von Bethlehem wohl kaum ein Kissen finden ließ, welches das kleine Köpfchen in zu weichen Daunen bettete, die zum Hochrecken keinen Halt boten. So vermochte sich die Wirbelsäulenmuskulatur von Jesus gleich vom ersten Tag an bestens zu entwickeln und ihm Halt für ein kräftiges Rückgrat zu geben, das er später vor den Pharisäern und seinen Verfolgern bewies. Und glaube auch nicht, daß der kleine Jesus vor

nächtlicher Kälte besonders gut geschützt war. In den alten Kuh- und Eselsställen pfiff der Wind durch alle Ritzen, und um sich warm zu halten, war viel Strampelei nötig. Doch die frische Luft gab ihm später einen klaren Kopf für das erstaunliche Wirken in seiner Sekte. Und Jesus wurde auch nicht täglich in warmem Wasser gebadet oder in dicke Kleidung gepackt. So entging er aller Verweichlichung. Denn wenn er unterwegs auf Wanderungen war, mußte er oft genug im Freien schlafen und sich von Kräutern und Früchten ernähren. Aber zurück zu Dir und Deinen kleinen schwachen Thomas. Vielleicht ahnst Du jetzt schon, was Du in den ersten Monaten bei ihm falsch gemacht hast. Zudem weißt Du auch, daß zuviel Wärme müde macht. Und aus lauter Sorge, ein Lüftchen könnte an sie kommen, leiden die heutigen Babys regelrecht unter ständigem Überhitztsein, einem künstlichen Fieber, das vitaminaufbauende Bakterien abtötet, das die Muskulatur erlahmen und die Immunabwehr schwächen kann. Duscht Du Dein Kind morgens überhaupt kalt ab? Da solltest Du mal unsere Myriam sehen, wie die da loszappelt! Und machst Du es auch, nach dem er die Windel vollgemacht hat? Auch Dein Thomas ist nicht aus Zucker. Gerade schwächliche Kinder brauchen die meiste Abhärtung. Und ab und zu muß auch mal ein Urzeitbaby schreien, damit seine Lunge kräftig wird. Die Oma muß ja nicht gerade dabei sein.

Vielleicht hättest Du Dir aus dem großen Gesundheits-Konz einen Grundsatz fester einprägen sollen, der da lautet, sich zu fragen: Wie wäre es denn in der Urzeit gelaufen, wenn ich da mein Kind bekommen hätte? Dann wärest Du tagtäglich mit dem Baby auf dem Arm zum UrzeitTraining aufgebrochen, um Dir in der Natur Blätter und Früchte zu besorgen und durch das Herumschlenkern würde es kräftige Muskeln entwickelt haben. Denn: Wenn der Motor des Bewegungstriebs beim Baby nicht von selbst anspringt, muß er von Dir angekurbelt werden.

Ißt Du auch wirklich die UrKost so, wie sie vor 3 Millionen Jahren von unseren Vorfahren gegessen werden mußte? Biologische Früchte und von Straßen weit genug entfernte Blätter von Bäumen und Wildkräuter? Und diese wiederum so, wie sie Dir die Natur darbietet? Ungewaschen und damit voller Blütenstaub und den auf ihnen befindlichen Kleistlebewesen, Blattläusen, Milben, Bakterien und deren Ausscheidungen, die Dir die richtigen Verdauungsenzyme bieten? Die teils Vitamin-B_{12}-Lieferanten sind, zum anderen diese im Darm aufbereiten können. Du hättest Dir den Rat aus meinem Buch, möglichst viele verschiedenartige Wildpflanzen zu Dir zu nehmen, einprägen müssen. Viele besitzen selbst einen hohen B_{12}-Gehalt, wie z.B. Klee, Lupinen und Beinwell. Dann könnte Dir ganz sicher kein Mediziner sagen, Du und Dein Baby hätten einen Mangel daran, was das Wachstum Deines Kindes beeinträchtigen würde. Im übrigen: Wächst nicht ein Kind schneller als das andere, weil ihm die Mutter vielleicht gezuckerte Nahrung verabreicht? Oder wenn sie ihr Kind stillt und dabei Zucker zu sich nimmt? Schließlich ist bekannt, daß letzteres das Wachstum der Kinder über Gebühr fördert.

Da die Ärzte so gut wie nie eine Frau kennenlernen, die Süßigkeiten entsagt, müssen sie zu falschen Schlüssen bei »zuckerfreien« Babys kommen und annehmen, die künstlich schneller wachsenden Zuckerfutterbabys seien als »normal« anzusehen. Während doch Dein zwar kleiner bleibender, aber natürlich aufwachsender, Thomas das eigentlich normal große Menschlein ist. Ehe ich meiner Myriam Spritzen von den netten Ärzten in das kleine Popöchen hätte setzen lassen, würde ich sie lieber für eine kurze Zeit nackt auf eine Wiese gelegt haben. Als sie der Gefahr auszusetzten, daß die in der Ampulle befindlichen Konservierungs- und Fremdeiweißstoffe ihr später Schaden bringen. Auf diese Weise wäre es, wie weiland wahrscheinlich auch das Jesuskind, von den Ameisen auf sanfte Weise zum wilden Hin- und Herzappeln angetrieben worden - unter kostenloser und natürlicher Beigabe von Vitamin-B_{12}-haltiger Ameisensäure. Denn glaube mir: Die Ärzte wissen schon, warum sie so freundlich gegenüber den heimlich von ihnen verlachten Rohköstlern sind! Ich sehe schon die nächste Schlagzeile in einem Ärzteblatt vor mir: Schulmedizin beweist Überlegenheit vor Naturheilkunde - krankes Rohkostbaby wieder aufgepäppelt. Aber was könnte erklären, daß die vollkommenste Nahrung der Welt, die UrKost, bei meinem Töchterchen Myriam so ausgezeichnet funktioniert, während sie im anderen Falle zu Muskelschwäche und Wachstumsstörung führen soll? Das wäre möglich, und das kann nach Lehre der UrTherapie nur ein Rest verbliebenen Unnatürlichem sein: Vielleicht könnte vorhandenes Amalgam im Mund von Christine die B_{12}-Depots auslaugen? Oder es könnten wegen entnommener Mandeln Umweltgifte nicht bei ihr eliminiert worden sein? Oder es sind andere Gifte wegen versäumten Nichtfastens noch nicht völlig aus ihrem Körper ausgeschieden worden und ließen eine B_{12}-Aufnahme aus der Nahrung nicht zu.

Oder wäre es gar bei Christines Mutter möglich gewesen, daß diese ein Chemiemedikament schluckte, welches nicht bei ihr, wohl aber bei ihrer Tochter Christine das Vitamin-B_{12}-Depot zerstörte? So daß letztere ihrem Baby keins weitergeben konnte... Das hältst du für unmöglich? Dann kennst du aber die Heimtücke der Chemie schlecht: Da bekamen die Töchter Krebs, deren Mütter in den 50er Jahren das Medikament DES (Stilböstrol) eingenommen hatten. Oder will gar die Natur selbst wegen irgendeinem Erbdefektes oder einer genetischen Schwäche das Kind nicht so schnell wachsen lassen? Möchte sie zuerst dessen Muskulatur schwach halten, weil sie die inneren Organe zuvor kräftigen will?

Liebe Grüße von F.K.

Frage: Der Arzt sagt mir als Rohköstlerin, mein Kind habe zu wenig Vitamin B_{12}!
<u>Das könnten Gründe dafür sein:</u>
- Die Mutter wäscht ihren Körper mit zu viel Seife oder chemischen Duschgels. So zerstört sie den Säuremantel der Haut und das hautaktive B_{12} wandert statt in ihre Muttermilch nun zur Haut und verbraucht sich dort zu schnell. Oder sie schmiert sich den Körper mit einer »hautpflegenden« chemischen Lotion ein, deren durch die Haut einwandernden Giftstoffe die körperliche Harmonie ausgerechnet bei der Produktion von B_{12} durch die Bakterien stören.
- Ihr Darm ist von der früheren Vollwertkost mit Getreideresten zugesetzt, die den Aufbau einer natürlichen Bakterienflora nicht zulassen bzw. eine verstoffwechselnde Arbeit zur B_{12} Eigenproduktion hindern.

- Ausdünstungen von giftigen Stoffen aus (bei einer jungen, im Aufbau befindlichen Familie zwangsläufig) billigen Kunststoffmöbeln, Chemie-Teppichen und Tapeten bringen den normalen Ablauf der Verstoffwechslung im Körper der Mutter *oder* des Babys in Unordnung.
- Kind und Mutter gönnen ihrem Körper zu wenig Licht, Luft und Sonne auf nackter Haut. Der dadurch verknappte Vitamin-D-Aufbau steht im engen Zusammenhang mit dem Aufbau von Vitamin B_{12}, der damit nicht weiter in Gang gesetzt wird.
- Durch zu geringes UrTraining der Baby-Mutter wird dem Blut und den Geweben Sauerstoff zugeführt. Die Folge: Das Milieu für die Vitamin B_{12} aufbauenden Bakterien ist für deren korrektes Arbeiten nicht vital genug... (Weitere Briefe → 9202)

Erkennen wir beide:
Wir wissen noch längst nicht alles von der Natur, von ihrem und dem Willen Gottes:

Geheimnisvoll am lichten Tag, lässt sie sich des Schleiers nicht berauben...

Nun, ich anstelle von Christine hätte jedenfalls als Anhänger der wahren Naturheilkunde nie mein Kind der bekanntlich übergroßen Infektionsgefahr eines Krankenhauses ausgesetzt. Ich wäre in den Wald gegangen und hätte die stark von den Ausscheidungen der Milben und Blattläuse glänzenden Blätter von Buchen, Birken, Linden oder Ulmen gefuttert. Und dann anschließend meinem Baby gleich von Mund zu Mund etwas Vorgekautes davon zugesteckt. (Zartbesaitete und empfindsame Leser mögen beim Wort »Blattläuse« daran denken, daß sich auch der Honig zuerst im Verdauungstrakt der Bienen befindet, bevor er ausgewürgt wird). Wäre es Winter gewesen, würde ich zu einem Ameisenhaufen gegangen sein. Dort hätte ich einen trockenen Grashalm leicht über das Nest geführt, dann die daran haftenden Ameisen abgeklopft und die Vitamin B_{12}-haltige Ameisensäure abgeschleckt. (Die du als in der Urzeit lebende Frau auch ohne Ablecken in den Körper bekommen hättest, weil du dich damals noch, als die Menschen keine Bekleidung kannten, mit nacktem Po ins Gras setzen mußtest...) Und bevor ich meinem Kind - im Alter von vier Monaten noch ohne Zähnchen und entsprechender Verdauungsenzyme - die höchst widernatürliche meeresverseuchte Fischnahrung auf Medizinerrat hätte eintrichtern lassen, würde ich ihm eher Meeresalgen (Spirulina) zugefüttert haben, die den höchsten pflanzlichen Vitamin-B_{12}-Gehalt besitzen. Und sie auch selbst gegessen haben, um die eigenen Reserven aufzufüllen.

9108 d) Noch ein Wort zur Vitamin B_{12} –Diskussion

Wenn tatsächlich Vegetarier, Veganer oder Rohköstler mit wenig Vitamin B_{12} versorgt sind, so liegt das nicht daran, daß deren Organismus zu wenig Fähigkeit besitzt, dieses herzustellen. Es liegt daran, daß die richtigen Bakterien dazu im Darm fehlen: Weil das Wildgrün abgewaschen wird, auf dem sie sich befinden. Oder weil nur gezüchtetes Kulturgrün gegessen wird. Laß Dich nicht irremachen: Die Hindureligion mit ihrer Vorschrift, eine altbewährte Lebensweise ohne Vitamin B_{12}-haltiges Fleisch zu führen, besteht 10.000 Jahre. Die Schulmedizin, die tierische Proteine für »unersetzbar« erklärt, gerade mal 100 Jahre...

9108 e) Eine kalifornische Mormonenstudie an mehr als 10.000 lebenslang vegetarisch lebenden Probanden zeigte - wie auch die norwegische Interventionsstudie an 1.232 männlichen Vegetariern, die amerikanische Fitneß-Studie an 13.344 sich fleischfrei ernährenden Männern und Frauen sowie die Osloer Rheuma-Studie - keinerlei Vitamin B12-Mängel. Hier wurde der Beweis geführt, daß die vegetarische Kost auch als Therapie eingesetzt werden kann und nicht nur subjektive, sondern auch objektiv meßbare, bleibende Besserungen rheumatisch-entzündlicher Gelenkerkrankungen bewirkt. (Hartinger W., Waerland Hefte 3/1997)

9109 294 ph-Messen deckt vaginale Infektion auf

Eine der häufigsten Ursachen für vorzeitige Wehentätigkeit sind aufsteigende Infektionen, die sich durch eine Verschiebung des Säurezustands der Scheide bemerkbar machen. Die pH-Messung mit Indikatorpapier ist eine einfach zu handhabende Methode, um vaginale Infektionen früh zu erkennen.
Schwangere könnten damit in regelmäßigen Abständen den Säurezustand der Vagina selbst bestimmen.
Zwischen dem Nachweis eines erhöhten pH-Wertes der Vagina und der Besiedlung mit nicht den im gesunden Zustand anzutreffenden Keimen besteht nach Angaben von Forschern ein enger Zusammenhang. Verschiebt sich der pH-Wert ins basische Milieu, könne mit einer Vaginalinfektion als Ursache gerechnet werden. Der normale Wert liege in der Schwangerschaft unterhalb eines pH-Wertes von 4,4.
Einige Forscher halten einen genauestens dem Stoffwechsel entsprechenden pH-Wert des Körpers für unerläßlich und meinen: Schon ein kleiner Mangel an organischen Mineralien kann den pH-Wert beeinflussen. Selbst wenn dies nur ganz geringfügig geschieht, so kann dies schon zur Folge haben, daß sich anorganische Mineralien an den Engstellen der Blutgefäße, in den Gelenken oder im Unterhautzellgewebe absetzen.
Was denen nicht passieren kann (und den mehr auf Zahlen als ihren gesunden Menschenverstand Vertrauenden will ich das nicht vorenthalten), welche ihren Blut-pH-Wert auf 7,38 bringen. Nach genügendem Fasten und anschließender UrKost stellt sich dieser Wert übrigens von selbst bei Dir ein.

9110 240 MARSHALL, Klaus und KENNELL, John, »Mutter-Kind-Bindung«, München, Kösel, 1983.
DU CHATEAU, P., »The influence of early contact on maternal and infant behaviour in primiparae«, in Birth and the Family Journal, 4 (1976), 149-55.

9111 217 »Geburten«, rororo Bd. Nr. 7916.

9112 216 Wird das Wachstum des Feten durch Ultraschall gestört?
Ultraschall-Untersuchungen während der Schwangerschaft beeinträchtigen möglicherweise das Wachstum des Feten. Das lassen die Ergebnisse einer Studie mit 2834 Schwangeren vermuten: In der Gruppe, in der häufig sonographiert wurde, traten vermehrt intrauterine Wachstumsstörungen auf.

Junges Mädchen: Du willst Dir Deinen von den Jungs so (natürlich nur heimlich) sehr bewunderten knackigen Po lange bewahren? Dann aber schnellstens auf zur UrTherapie!

Die Zahl der wachstumsretardierten Feten war in der mehrmals sonographisch untersuchten Gruppe um ein Drittel erhöht. Und das, obwohl sich die beiden Studienkollektive nicht bezüglich Risikofaktoren für intrauterine Wachstumsretardierungen unterschieden. Die Forscher halten einen kausalen Zusammenhang zwischen Sonographien und fetaler Wachstumsstörung für möglich. **In einer Studie mit Affen sei dies bereits explizit untersucht und nachgewiesen sowie in weiteren Studien bestätigt worden.** (Ärzte Zeitung, 181/16.10.1993/1)
Wenn schon Wachstumsstörungen ermittelt wurden, dann bedeutet das natürlich: Auch andere Schäden können durch Ultraschall verursacht werden. Sie sind nur nicht zu ermitteln, weil die Kinder nicht für eine Untersuchung zur Verfügung stehen.
Wer nach Lesen dieses Literatur-Verzeichnisses als gesunde Schwangere noch einen einzigen Schritt über die Schwelle einer Arztpraxis oder eines Krankenhauses setzt, dem sollten im Interesse seines Kindes und seiner selbst vorher die Füße ihren Dienst versagen.

⌑ 217 Der Chefarzt des Marien-Hospitals in Bensberg drohte am 7.6.1981 einem Freund des Verfassers (der vor den noch nicht eingesetzten Wehen noch einen anderen Arzt zu dessen Entscheidung: »Wir müssen einen Kaiserschnitt machen«, hören wollte): »**Das wäre Mord!**« Das Kind wendete zwei Tage später, unterstützt durch spezielles Bewegungstraining der Mutter, von der Steiß- in die Kopflage und kam ganz normal auf die Welt. So werden Frauen für diese schreckliche Operation fertiggemacht, verlieren über schlimmsten Schmerz (Peridiual-Narkose) ihr wunderbares Geburtserlebnis. (Dem Chefarzt Chirurg bringt es ja nach Klasse an die 5.000 DM ins Säckchen.)

⌑ 920 BRUKER, M. O./GUTJAHR, J. »Reine Frauensache«, emu Verlag, 56112 Lahnstein, S. 82 + S. 95 kommen ebenfalls zu dem Ergebnis, daß die richtige Ernährung während der Schwangerschaft den Kopf des Babys in entsprechend geringem Umfang hält.

⌑ 217 Eine Übersicht über die einzelnen Methoden der Geburtshilfe gibt KILLUS, J., »Geburtsmethoden«, Rotation Vlg., Mehringdamm 51, 10961 Berlin. Auszug:
Ärzte und Angehörige können durch ihr Denken, Verhalten und Handeln schmerzlindernd oder schmerzverstärkend wirken. Bemerkungen wie »Nur keine Angst, wir haben reichlich Medikamente, falls es zu schlimm wird«, sind geradezu eine Einladung zum Schmerz.

⌑ 240 Bestes Still-Buch: MESSENGER, »Stillen«, im Otto Maier Verlag, Ravensburg

⌑ 217 Laß Dir nie als Mutter, die kein Baby bekommen kann, mit Chemie den Eisprung auslösen. Dann kriegst Du vielleicht ein Baby - legst damit aber auch die Grundlage für Deine Verkrebsung in den nächsten Jahren. (Amerikanische Studie über Clomifen-Therapie, Ärzte Zeitung 11/22.1.1993/1)
Was will ein Kind mit einer Mutter, die an Krebs gestorben ist? Mach lieber Deinen Körper mit der UrzeitTherapie gesund und normal, dann wirst Du auch ohne Chemie fruchtbar!
Und wie kommt es eigentlich zur Unfruchtbarkeit? Die Allopathie sagt:
Die Inbalance zwischen Östrogen und Progesteron verursacht einerseits Blutungsanomalien und Infertilität (Unfruchtbarkeit), zieht aber auch Symptome wie Mastodynie und -pathie (degenerierende Umbauprozesse in der Brustdrüse, Schmerz- und Spannungsgefühle), Kopfschmerzen und Depressionen nach sich. (Ärzte Zeitung 5/14.1.1993)
Die UrzeitTherapie sagt: Du lebst unnatürlich. 3 Monate UrMedizin und nicht nur der Eisprung kommt in Ordnung - alles andere auch!

> Abtreibungsklinik Stimezo, van Bevering
> 134 Den Haag, Tel. 0031-70-512341

⌑ 217 Wer **wenig Zutrauen zu sich** selbst hat, kann sich auf eine natürliche Geburt vorbereiten lassen im
1. Entbindungsheim Hebamme Frau Haarburger, 72762 Reutlingen, Aaraustr. 29., Tel.: 07121 / 23 90 23.
2. Geburtshaus Schledehausen, Am Berg 9, 49143 Schledehausen, Tel.: 05402 / 75 11.

⌑ 240 »Du und dein Baby«, Herausgeber: Britische Mediziner Gesellschaft
VELLAYS, P., »Childbirth without pain«, Hutchinson Vlg.

> Es stimmt doch gar nicht, daß Du keine rechte Lust am Leben findest! Du hast nur noch kein rechtes Lebensziel!

⌑ 995ff KAPLAN, L., Prof. in München, »Ein Mann bleibt ein Mann«, Ariston Vlg., steht auf dem Standpunkt, daß ein Baby vom ersten Tag an den **Eigengeruch seiner Mutter** riechen muß, und dieser nicht durch Sprays, Seifen, antiseptische Lösungen, mit Waschmitteln gewaschenen Nachthemden usw. überdeckt werden darf. Natürlich auch nicht durch Waschen des Babys selbst mit Seife oder was sonst auch immer.
Junge Mutti, laß es nicht zu! Denk daran: Eine Rehmutter liebt ihr süßes Bambi nicht mehr und läßt es verhungern wenn es von einer Menschenhand berührt wurde.

⌑ 746 Hast Du ein ruhiges, stilles Kind? Dann lies mal den neuesten Dreh, den die Ärzteführer (natürlich raffinierterweise nur indirekt) raten, damit mehr Honorare für sie anfallen. Diese Bande schreckt vor nichts zurück:

Physiologisch (Lebensvorgänge im Organismus) ist belegt: Kleinkinder können sehr wohl starken Schmerz empfinden
Wenn man Neugeborenen Morphium gibt, ist die Atmung zu kontrollieren
Schmerzen lassen sich bei kleinen Kindern nur schwer erkennen. Oft kann erst der Behandlungserfolg die Diagnose sichern. »Ein Kind, das nur still daliegt und weder spielt noch schläft, kann sehr wohl Schmerzen haben«, erklärt der dänische Pädiater Dr. Olav Bennedbaek. Wenn es Analgetika bekommt, kann sich die Besserung in einer Veränderung des Verhaltens zeigen. Das kleine Kind setzt sich zum Beispiel auf und beginnt wieder zu spielen. Erfahrene Therapeuten könnten diese Symptome sehr wohl als Schmerzqualität deuten. Viele jedoch, so Bennedbaek, übersehen diese indirekten Zeichen, und es kommt zur Fehleinschätzung, daß Kinder weniger Schmerzen empfinden. Dies ist pathophysiologisch widerlegt, betont Bennedbaek unter Hinweis auf entsprechende Studien. Schon von der 26. Schwangerschaftswoche an seien die neuronalen Strukturen des Feten zur Schmerzleitung fähig. Neugeborene hätten zwar durch die noch unreife Myelinisierung eine langsamere neuronale Leitung, die kortikalen Funktionen zur Schmerzwahrnehmung seien jedoch selbst bei Frühgeborenen schon ausgebildet.
Für die Behandlung gelten deshalb die selben Prinzipien wie für Erwachsene. Paracetamol sei bei leichten Schmerzen in einer Dosis von oral 50 Milligramm pro Kilogramm Körpergewicht täglich , verteilt auf vier Dosen zu geben, rektal die doppelte bis dreifache Menge. (Ärzte Zeitung 186/18.10.1994/10)

Erkenne - der Artikel bedeutet nichts anderes, als ruhigen Kleinkindern Schmerzen anzudichten, damit mit einer Süchtigmachungsmedikation Geld gemacht werden kann - welch gemeines, fast kriminelles Potential der Ärzte sich aus diesem Artikel offenbart. Ich fühle, wie liebedienerisch die Medizinpresse das Streben nach immer mehr Medikamentensüchtigmachung der Ärzteschaft verbreitet, statt ihre Spalten solchem Unrat zu verweigern. → LV9481

Man könnte fast daran denken, daß sich manche Medien wie Huren verhalten, die für Geld ja ebenfalls bei jedem Ganoven die Beine breit machen. Wobei man entschuldigend zu den Huren zu sagen hat, daß die ihre Freier vorher nicht kennen. Ich möchte aber auch sagen, daß ich die meisten Ärzte hier für zu einsichtig halte, dem Rat ihres Kinderarzt-Kollegen zu folgen. Nicht dazu fähig halte ich die Frauenärzte und Geburtshelfer (→9481)

Meine Gefühle brechen immer wieder stark in mir auf, wenn ich, wie hier mal wieder, an das kriminelle Tun vieler Ärzte erinnert werde: Da möchte ich Dich am liebsten bitten, in meinem Namen beim Vorbeigehen vor deren Praxen kräftig auszuspucken. Mein Anwalt sagt mir jedoch, von so etwas solle ich Dir abraten, sonst müßte ich mit einer teuren Beleidigungsklage rechnen. Eventuell sogar mit Schadenersatzforderungen, wenn andere darüber ausrutschen und sich die Knochen brechen...

9122 📖 217, 995 ODENT, Michel, »Die Geburt des Menschen«, Kösel Verlag, München
Hier ein kurzer Auszug aus diesem Buch:
Jeder Arztbesuch birgt die Gefahr in sich, daß die Frau erfährt, der Gebärmutterhals sei ein wenig zu weich, ein wenig zu kurz, ein wenig zu offen, der Uterus sei ein wenig zu klein oder ein wenig zu groß, die Gewichtszunahme geschehe zu rasch oder zu langsam, der arterielle Blutdruck sei zu hoch oder zu niedrig und eine Echographie werde zusätzliche Angaben liefern.

> Wer als Frau eine größere Brust ohne Operation oder eine verlorene ersetzen möchte, kann sich eine solche auch unsichtbar aufkleben. Info von: Robens Trading, Küssnaburgstr.10, 79801 Hohentengen, Tel. 07742-96820

(...) Die Schwangerschaft bietet Gelegenheit, häufig das Krankenhaus oder die Klinik aufzusuchen, Orte, an denen sich gewöhnlich Kranke aufhalten. Sie bietet außerdem Gelegenheit, Bücher zu lesen oder zu Rate zu ziehen, Ratgeber, in denen auf 240 Seiten alle Risiken zusammengefaßt werden, die mit der Schwangerschaft, dem Leben des Fetus oder des Neugeborenen zu tun haben können. Schließlich endet die Schwangerschaft gewöhnlich in einem Kreißsaal, der große Ähnlichkeit mit einem Operationssaal hat.

9123 📖 217 **Bei Geburt fehlende Glieder und Hände** Es zeigte sich eine klare Korrelation mit dem Zeitpunkt der Biopsie: je früher der Eingriff (frühestens am 49. Tag nach der Regelblutung), desto schwerer der Defekt. (Lancet 343/1994/1069-1071)

9124 📖 995ff **Vorzeitiger Blasensprung** (...) Dies ist (mit zu 20%) eine der häufigsten Komplikationen in der Schwangerschaft. Doch wie man sie behandelt, darüber sind sich die Experten nicht einig. (Medical Tribune 18/6.5.1994/36)

9125 📖 899 In Belgien reagierten vier Sechs- bis Neunjährige, die das Anticholinergikum gegen Einnässen erhielten, mit Halluzinationen, Alpträumen und Verwirrtheit (Geneesmiddelenbulletin 28 [1994],3). Nach Auswertung französischer Berichte aus fünf Jahren sind Kinder, die empfohlene Dosis von täglich 10mg Oxybutynin einnehmen, viermal häufiger von Störeffekten betroffen als Erwachsene. Bei 14% der Kinder verlaufen die Nebenwirkungen so schwer, daß sie in eine Klinik aufgenommen werden müssen. Atropinartige Effekte äußern sich am häufigsten als optische oder akustische Halluzinationen, Unruhe, örtliche oder zeitliche Desorientiertheit oder Delirium. Seltener wird über erweiterte Pupillen, Akkommodationsstörungen, zu schnellen Herzschlag, Mundtrockenheit, Fieber und Hautrötung berichtet. Kinder unter fünf Jahren sollen Oxybutynin nicht bekommen. Eine Wirksamkeit gegen Bettnässen ist nicht belegt (La Revue Prescrire 13/1993/142).

9126 📖 995 **Nachweis von Adeno-assoziierten (im Zusammenhang mit Tumor stehenden) Viren: Ein Parvovirus (Vermehrung in sich aktiv teilenden Zellen) schuld an Fehlgeburten** (Ärztliche Praxis 72/6.9.94) Mal wieder sollen Viren schuld sein...
Ultraschall-Untersuchung schuld an Fehlgeburten (Radiology / 1989, 173 (2): 304-6 Journal of Nurse Midwiferi, 1984/29(4): 241-6)
Auch die »nötige Ausschabung« der Gebärmutter nach einer Fehlgeburt (»Sie können dabei verbluten«) ist meist unnötig und schädigend. Der Körper regeneriert sich selbst am besten (→ 0760 b S. 297(6) und LV 9105 und 9130a)

9127 a) 📖 134 Durch **Hormonstimulation (In-vitro-Fertilisation) zwecks Geburt** eines sog. Retortenbabys wird bei den Müttern vermehrt Brustkrebs ausgelöst. (The Lancet 344/1994/610-611)
Du siehst: Die Natur läßt sich nicht austricksen. Jetzt hat die Mutter ihre Vier- oder Fünflinge mittels ärztlicher Kunstgriffen bekommen - aber bald wird sie dafür mit Krebs weggerafft... Wenn Du Dir jetzt trotzdem für Deine »Wechseljahresbeschwerden« vom Arzt Hormone verschreiben läßt, dann folge meinem Rat aus dem Buchteil und schlauche tüchtig Fleisch in Dich hinein. Dann kriegst Du sie in allen Schattierungen. Erkenne: Es existiert nicht nur eine Ärzte-Pharmamafia. Daneben gibt's auch noch eingens eine Hormonmafia:
Der mit dem Aufspüren von Hormonspuren in Masttieren beauftragte Van Noppen war vorige Woche erschossen worden. Die Regierung sprach von einem Krieg der Hormonmafia gegen die Behörden und kündigte einen besseren Schutz für die Amtstierärzte sowie eine Verschärfung der Kontrollen in Ställen und Schlachthöfen an. Belgien gehört zu den Ländern, in denen am meisten Hormone in der Tiermast gespritzt werden. (Kölner Stadt-Anzeiger 1.3.1995)

9127 b) 📖 78,124,132ff **Primär operable Tumoren**
Lokaltherapie: Zum Zeitpunkt der Diagnose lassen sich 80% bis 90%der Tumoren operieren. Therapie der Wahl ist heute eine brusterhaltende Operation mit anschließender Bestrahlung, sofern bestimmte Voraussetzungen (z.B. Einzeltumor, Größe etwa bis 3 cm) erfüllt sind, ferner die radikale Mastektomie, (Brustabsäbelung) überwiegend unter Belassung der Pektoralmuskeln (modifiziert). Die Gesamt-Überlebensraten erwiesen sich als gleichwertig. Die Entfernung axillärer Lymphknoten unter therapeutischen Gesichtspunkten bleibt umstritten. Der geringeren Rezidivrate stehen häufige Komplikationen gegenüber, vor allem Schwellungen und Schmerzen im Arm sowie gestörte Beweglichkeit. Die Überlebenszeit bleibt gleich. Dennoch wird eine Entnahme überwiegend befürwortet, um Prognose und weitere Therapieplanung besser bestimmen zu können. Nach brusterhaltender Operation gilt eine Nachbestrahlung zumeist noch als unverzichtbar. Bei radikaler oder modifizierter Mastektomie verringert die postoperative Bestrahlung die örtliche Rezidivrate auf ein Drittel. Die Überlebensraten nehmen dabei langfristig nicht zu, möglicherweise weil mehr Frauen strahlenbedingt an kardialen Ursachen sterben. (...) Mammakarzinome bilden frühzeitig Mikrometastasen. (...) Fortgeschrittenes Mammakarzinom: Bei Frauen mit fortgeschrittenem Mammakarzinom (Rezidive, primäre Fernmetastasen oder inoperable Tumoren) bleibt eine langfristige Erhaltung, möglichst Verbesserung von Befinden und Leistungsfähigkeit oberstes Ziel. Die durchschnittliche Überlebenszeit von 18 bis 24 Monaten nach dem Auftreten von Metastasen lässt sich meist nicht verlängern. Die Hochdosis-Chemotherapie mit anschließender peripherer Knochenmarkstammzell-Reinfusion wird in Studien auch bei fortgeschrittenem Mammakarzinom erprobt. Trotz häufiger Vollremissionen lassen sich bislang keine Überlebensvorteile erkennen. (arznei-telegramm 2/97)

c) Rosmarin schützt: Das Gewürz Rosmarin kann vor Brustkrebs schützen. Das fanden jetzt US-Forscher an der Pennsylvania State University in Tierversuchen heraus. Inwieweit die Ergebnisse auch auf Menschen übertragbar sind, ist noch unklar. (Gesundheits Magazin 7.9.1996) Wenn Du's glaubst: Ich hab nichts dagegen, wenn Du Dir im sonnigen Süden über Deinen Wildkräuter- oder Obstsalat die Blüten oder die harten, frischen Spitzen des Strauchs fein zerzupft drüber gibst.

d) Die Annahme, daß ein Mammakarzinom eine primär regionale Erkrankung ist, basiert auf der Untersuchung der regionären Lymphabflußgebiete durch Virchow und Volkmann im vorherigen Jahrhundert. Diese Auffassung war die Basis für die durch Halsted in den USA und Rotter in Deutschland eingeführte radikale Mastektomie mit Entfernung der Brustmuskeln und der regionären Lymphabflußgebiete. Nach Entdeckung der Röntgenstrahlen wurde versucht, die Sanierung der regionären Lymphabflußgebiete durch eine postoperative Radiatio zu ergänzen. Dieses Verfahren ist über Jahrzehnte, zum Teil auch noch bis in jüngere Zeit, durchgeführt worden. Randomisierte, klinische Studien haben dieses Verfahren und die ihm zugrundeliegende Hypothese grundsätzlich in Frage gestellt. Insbesondere die Studie der NSABP B04 unter Bernard Fisher hat zu der Ablösung der „Halsted-Hypothese" und Ersatz durch die „Fisher-Hypothese" geführt. (Medical Tribune Nr. 9 vom 28.2.1997, S. 8) Erkenne: Immer neue Hypothesen. Seit 1500 Jahren Schulmedizin und keine richtig.

e) Lotion und Körpercreme in Verdacht, karzinogen zu wirken. (IARC, Bd.24/1997)

254 Erhöht Naturkost Zeugungsfähigkeit beim Mann?

In Neuseeland wird derzeit wissenschaftlich untersucht, ob es einen Zusammenhang zwischen der Ernährungsweise und der Sperma-Produktion beim Mann gibt. Diese Untersuchungen erfolgen mit Blick auf die Konferenz über organische Landwirtschaft, die im Dezember in der neuseeländischen Hauptstadt stattfinden wird. Die Studie wird am Institut für Urologie und Gynäkologie der Christchurch-Schule in Wellington vorgenommen. Zu der Konferenz wird auch ein dänischer Forscher erwartet, der angeblich nachweisen konnte, daß Männer doppelt so viele zeugungsfähige Spermien haben, wenn sie sich mit Naturkost ernähren. (Ärzte Zeitung 177/5.10.1994/5)

a) 254ff, 164 **Unfruchtbar** macht zu viel und zu fettes Essen. Übermäßiges Fettgewebe kann den weiblichen Hormonhaushalt stören (bei bis zu 30% der Frauen mit Zyklusstörungen und Sterilität spielen Ernährungsfehler eine Rolle). Bei Frauen, die täglich mehrere Tassen Kaffee trinken, steigt das Risiko bis um 224 Prozent, länger als ein Jahr auf eine Schwangerschaft warten zu müssen (Studie der US-Uni Yale). Starkes Rauchen kann bei Frauen und Männern die Fruchtbarkeit beeinträchtigen.

Verabschiede Dich von der Vorstellung, daß die Nacht die beste Zeit für die Liebe ist. Der Eisprung findet bei den meisten Frauen zwischen zwei und vier Uhr nachmittags statt. Das ist auch die beste Zeit für eine Zeugung.

> Sei sauber, um von den anderen respektiert zu werden. Scheue es aber auch nicht, Dich gelegentlich mal richtig mit Erde schmutzig zu machen, um Dich sauwohl zu fühlen. Und gönn das auch Deinen Kindern!

b) Autofahren macht Hoden schwach
Langes Sitzen schädigt Spermienbildung
Die männlichen Fortpflanzungsorgane mögen's kühl, sonst läßt womöglich der Nachwuchs auf sich warten. Besonders fortpflanzungsschädlich ist regelmäßiges, mehrstündiges Autofahren. Auch die Arbeitsbedingungen können durchaus von Bedeutung sein, wie P. Thonneau und Kollegen am Krankenhaus in Kremlin-Bicêtre nahe Paris herausfanden. In einer Entbindungsklinik wertete man die Fragebögen von 522 Patienten aus, die gerade (geplanten) Nachwuchs bekommen, also keine Kontrazeption betrieben hatten. Hatte die Frau geraucht, war dadurch der Eintritt der Schwangerschaft um etwa drei Monate verzögert worden. Gleiches galt für zwei weitere der erfaßten Bedingungen: ● eine berufliche Hitze-Exposition des Vaters sowie ● dessen Sitzen in einem Kraftfahrzeug für mindestens drei Stunden täglich. Insbesondere im letzteren Fall war die Minderung der Fertilität (Zeugungsfähigkeit) statistisch signifikant. (Ärztliche Praxis 11/6.2.1996/3)

a) Kaiserschnittgefahr durch Ultraschall: New Engl. Journal of Medicine 1990/322: 588-93

Prostata: Nimm Pflanzenhormone statt der künstlichen! Phyto-Östrogene sind Isoflavone und Lignane. Überall in Wildpflanzen vorhanden!

b) 487, 746 Therapieversuch bei Babys
Gentherapie soll vor einer Infektion mit HIV schützen
Einen gentherapeutischen Ansatz, mit dessen Hilfe Zellen gegen eine Infektion mit dem HI-Virus geschützt werden könnten, hat Professor Dr. Anthony Ho von der Universität von Kalifornien in San Diego bei der 36. Tagung der American Society of Hematology in Nashville / Tennessee vorgestellt. (Ärzte Zeitung 220/7.12.1994/1)
Die Betrügereien der Ärztemafia der vergangenen Epochen habe ich Dir aufgezeigt - sie sind ein Nichts gegen das, was sich heute abspielt. Ich hoffe Du erkennst: Die Mediziner erfinden mit AIDS eine neue Krankheit, gegen die man machtlos sei, die man aber trotzdem behandelt und sich so goldene Nasen daran verdient. Und nun - siehe obigen Bericht - geben sie (nur um das große Geld weiter zu machen!) auch noch vor, dagegen mit deshalb nicht wirksam sein könnenden (aber natürlich gut bezahlten) Mitteln vorbeugend schützen zu können. Vor Viren schützen zu wollen, die jeder im Körper trägt. Und dieser Irrsinn wird geglaubt und diesen Spitzbuben abgenommen. Weil sich auf einer Lüge eine neue deshalb so gut aufsetzen läßt, weil damit die vorherige bestens zu vertuschen ist. Und so bald niemand mehr nach der ersten fragt, die zur Wahrheit wird...
Entbindung ohne Wehen bedeutet vermindertes HIV-Übertragungsrisiko
Welche Vorstellungen haben die Berliner Ärzte zu den Ursachen des Zusammenhangs zwischen Wehen und dem Risiko der vertikalen HIV-Übertragung? Mit der Entstehung der Wehen ist ein plötzlicher Anstieg von inflammatorischen Zytokinen und Chemotaktika an der maternofetalen Grenzschicht verbunden. Die Stimulation von maternalen Immunzellen kann, wenn sie infiziert sind, zur verstärkten Produktion und Freisetzung von HIV führen. (Ärzte Zeitung 225/14.12.1994/1+2)
Erkenne die wieder so geschickte Formulierung: Statt zu sagen »5.000 DM für den Chefarzt - Kaiserschnittoperation...« heißt es in der Überschrift »Entbindung ohne Wehen...«.
Verschleierndes Wissenschaftschinesisch, wann gebietet der Staat endlich diesem elendigen Treiben Einhalt und erläßt einschneidende Vorschriften, solche Auswüchse zu beschränken und die Menschen vor den sie schädigenden Medizinern zu schützen?

9130 b) Forschungsministerium / Mit Gentherapie gegen Hirntumore
Patienten mit Hirntumoren sollen mit Hilfe der Gentherapie bessere Heilungschancen erhalten. Das Bundesforschungsministerium richtete einen neuen Förderschwerpunkt »Therapie mit molekulargenetischen Verfahren« ein. Günstige Behandlungsoptionen werden vor allem für das Glioblastom, einem bösartigen Hirntumor, erwartet. In den nächsten drei Jahren unterstützt das Ressort 58 gentherapeutische Forschungsvorhaben mit insgesamt 33 Millionen DM. (Ärzte Zeitung 47/12.3.1996/24)
Meinst Du nicht auch, diese Gelder seien besser angelegt, wenn das Ministerium allen Kranken bei uns dieses Buch hier zur Verfügung stellen würde?

9131 a) 997 Zur **Instinctotherapie** von G.C. BURGER Die durch den Geruch und nicht durch einen Instinkt erzeugte innige Bindungsfähigkeit oder Ablehnung zwischen den Lebewesen gilt aber besonders für das neugeborene Kind und seine Mutter:
Schon die Berührung eines Menschen (und damit bereits vermittelte feinste Geruchsabgabe) mit dem frisch geworfenen Rehkitz veranlaßt die Mutter oft, sich von ihrem Baby abzuwenden. Wurde eine Brustseite mit Seife unmittelbar nach der Geburt gereinigt, so wendet sich das Baby nur dem nicht gereinigten Busen zu. (Ärztliche-Praxis 90/8.11.1994)
Zur Muttermilch: Ich vermute also, daß auch ein sofort - wie leider üblich! - nach der Geburt von seiner duftenden Käseschmiere befreites und »sauber« gewaschenes Kind von der Mutter nicht bewußt gerochen wird und dies deshalb die Mutter-Kind-Beziehung weniger stark aufleben lassen kann, als das sonst bei natürlichem Verlauf möglich wäre. Hier liegt wohl auch der Grund, wenn das Baby das Trinken verweigert oder die Milch nicht einschießt. Würde ein Instinkt das Nahrungsverhalten leiten, so würde dieser den Mund des Babys auch dann an die Brust führen, wenn sie vorher gewaschen wäre... (→LV 6415)

9131 b) Das ist die Erkenntnis aller Affenforscher:
Was eßbar für sie ist, daß müssen die kleinen Affen erst von ihrer Mutter lernen. (Zitat aus »Die Sprache der Tiere«, Sendung des WDR III vom 2.3.1996) Es existiert eben kein Instinkt bei den Primaten für das, was richtig oder nach Lebensstoffen nötig an Nahrung wäre. Wäre ein Instinkt in der Frühzeit unserer Ahnen vorzeitig auf gewisse Pflanzen geprägt worden, so würde er auf ganz bestimmte Pflanzenarten zugeschnitten worden sein. Neu hervorgegangene Pflanzenarten oder Ortswechsel würden die Primaten dann hilflos dastehen gelassen haben.

9131 c) Seminar auf Schloß Montramé: Ich habe Lust auf eine Kokosnuß!
Ich versuche, mich in die Instinktotherapie einzuleben und rieche an zwei dort zum "Instinkterwecken" bereitliegenden Kokosnüssen: Die junge, halb geschälte riecht dumpf nach Keller, in dem sie gelagert worden war, die glatte Schale der Trinkkokosnuß riecht überhaupt nicht. Ich frage einen Instinkto, was ich in einem solchen Fall tun soll. "Überhaupt keinen. Dein Körper sagt Dir, daß Du keine brauchst." Schon möglich, aber ich habe doch Lust gerade auf eine Kokosnuß. Ich breche die mit der muffig riechenden Schale auf, und sie schmeckt himmlisch... Am gleichen Tisch sitzt die 15jährige Christine. Sie bekommt eine schwarze Gesichtsmaske übergezogen, damit ihr nur der Instinkt aufgebe, was sie heute abend essen soll. Sie riecht an 12 aufgeschnittenen Kulturgemüsesorten, an 18 verschiedenen Früchten, an drei Eierarten und auch noch an rohen Fischen und Algen. Die ihr am besten riechenden Nahrungsmittel werden ausprobiert, bis das ihr am besten riechende übrig bleibt. Die Maske bleibt auf, Christine beißt in die erwählte Baumtomate hinein - und spuckt sie sogleich auf den Teller aus. Erklärung der Animateurin: "Ist mir unverständlich!" Reaktion Christine: "Soll ich gleich hungrig ins Bett gehen?" Dann ißt sie Nüsse und eine Möhre, ohne vorher daran zu riechen...
Burgers Hauptargument für einen Instinkt: Wenn der Körper genug von den Inhaltsstoffen einer Frucht habe, wehre er sich, diese weiterzuessen. Aber dieses angebliche Phänomen tritt nur bei stark säurehaltigen Früchten wie Ananas und Kiwi auf. Deshalb kann man nicht weiteressen: „Doch schon nach 3 Tagen haben mir die Fasern der Ananas den Gaumen halb weggebrannt." Traumschiff Stewardeß Heide Keller in BILD 3.8.1998/b. Dir und mir geht das schon nach ein paar Stückchen so. Der Körper warnt – damit es zu Schäden erst gar nicht kommt.

9132 615 **Babynahrung** ist mit einem Anteil von Trockenmilch zubereitet, wie die weiße Kinderschokolade. Wie schlimm das ist: →LV6916 und 6222

> Nichts macht einen zarteren und tieferen Eindruck auf den Geist eines Menschen als das Beispiel. (John Locke)

9133 997 Erkenne die Absicht der Medizinermafia: Betreuen, das heißt: Noch mehr gefahrvolle **Fruchtwasser-Bauchdurchstech-Untersuchungen**, noch mehr Ultraschallbehandlungen und vor allem: noch mehr Medikamente und noch mehr Ärzte, damit sie sich immer mehr vom Einkommen der Schaffenden sichern können. Erkenne auch den Willen der Schöpfung, werdende Mutter: Nicht-lebensfähige Kinder lasse in Frieden in den Kinderhimmel eingehen, statt sie in die Hände der Ärzte zu geben. Wenn Dein Baby in Deinem Schutz und an Deiner Brust nicht groß werden kann, ersparst Du ihm (und auch Dir) nur Kummer und späteres Leid. (→LV1705b)
GERSTÄCKER, F. (*10.05.1816). Unter den Penchuenchen, so schreibt er in seinen zuverlässigen, ethnographischen Berichten, daß viele Indianerstämme jedes Neugeborene in der ersten Nacht unbedeckt nackt vor ihr Zelt legten. Lebte es, so gab ihm die Mutter weiter ihre Milch und es wurde für wert befunden, in ihrer Gemeinschaft zu leben. Ohne diese und seine Mutter zu belasten. Um später dann in der Lage zu sein, selbst gesundem Nachwuchs das Leben zu schenken.

9134 995[37] Plazenta-Essen REICH, E., Schwangerschaft, Geburt und Selbststeuerung, Emotion 1989, 12-19
Eva Reich, Tochter des bekannten Psychologen Wilhelm Reich, ist promovierte Medizinerin und leitet Selbsterfahrungsgruppen.
GREIFELD, K., Der verborgene Vater und die rohe Plazenta, in: Der Weg ins Leben, interim 8, Museum für Völkerkunde, Stadt Frankfurt/Main.

> Diese Kinderheilkunde ist kriminell bis ins Mark! Fettes und salzhaltiges Essen ist richtige Ernährung!
> Fettreich und salzhaltig - so sollte Essen eines Mukoviszidose-Patienten zubereitet werden. Denn unter richtiger Ernährung läßt sich die Prognose dieser Erkrankung deutlich verbessern.
> Mit diesen Worten bereitet das Zentrum für Kinderheilkunde und Humangenetik, Medizinische Hochschule Hannover, Medizinische Klinik, 90. Jg, Nr. 1 (1995), S. 40-44 die am schlimmsten leidenden Kinder bei uns noch größeren Qualen. Der dümmste Arzt weiß heute wie sehr Fett und Salz schaden - nur die Hochschulmediziner wollen diesen Trend wieder umkehren, damit sie an den Kindern ihren Profit machen.
> Mutti: Nimm doch heute Dein Kind solchen Kinderärzten aus der Hand und zeige sie wegen körperverletzender Beratung an.

Folsäure schützt offenbar nicht bei adipösen (verfetteten) Frauen
Stark übergewichtige Frauen haben im Vergleich zu Normalgewichtigen ein erhöhtes Risiko, ein Kind mit Neuralrohrdefekt (NRD) (aus ihm entwickeln sich beim Embryo Gehirn und Rückenmark) zu gebären. Das haben die Ergebnisse zweier Studien bestätigt. Die Überraschung: Bei Übergewichtigen wird durch ausreichende Versorgung mit Folsäure (Vitamin, das früher zum B-Komplex gerechnet wurde. Ein Mangel daran führt zu einer makrozytären Anämie) im Gegensatz zu Normalgewichtigen offenbar keine Schutzwirkung erzielt.
(JAMA 275, 1996, 1089) Danach haben Frauen, die 80 bis 90 Kilogramm (kg) wiegen, ein im Vergleich zu Frauen mit einem Gewicht von 50 bis 59 kg zweifach erhöhtes Risiko für ein Kind mit NRD. Bei Frauen, die mehr als 110 kg wiegen, ist dieses Risiko sogar um das Vierfache erhöht.
Zu ähnlichen Ergebnissen sind Wissenschaftler des California Birth Defects Monitoring Program gekommen. Sie hatten die Mütter von über 500 Kindern mit NRD und über 500 Kindern ohne Mißbildung nach deren Körpergewicht zu Beginn der Schwangerschaft befragt (JAMA 275, 1996, 1093). Eine Erklärung für den Zusammenhang zwischen Übergewicht und NRD gibt es bisher nicht. (Ärzte Zeitung 74/22.4.1996/)

Du erkennst auch hier einmal mehr:
- Künstlich zugeführte Vitamine nützen Dir nichts, wenn Du zu dick bist.
- Wenn Du ein gesundes Kind willst, mußt Du Dich vorher schlank und rank gemacht haben. Aber nicht mit den zweifelhaften Diäten oder gar Medikamenten aus der Werbung in der Regenbogenpresse, sondern mit UrTherapie. Damit entgehst Du nicht nur allen Nebenschäden - Du bereitest auch so die beste und gesündeste Wiege für Dein Kind vor.
- Vergiß die orthomolekulare Medizin, die mit künstlichen Vitaminen und Mineralzusätzen nichts anderes erreichen will, als die Hersteller des Drecks reich zu machen.

Wie die Medizinwissenschaftler selbst kontrollierte Doppelblindstudien verfälschen:
Sie stehlen aus den entsprechenden Umschlägen heimlich wichtige Daten oder brechen einfach den Schreibtisch des Versuchsleiters zwecks fälschender Änderungen der Ergebnisse auf.
(SCHULZ, K., New Scientist, Heft 2008, S.10)
Nur wenn sie Dir sagen können: Nach unseren Unterlagen ist der (unheilbare) Krebs zu 70% heilbar, können sie Dich ködern... Manipulationen sind für sie lebensnotwendig.

9200 Nette Briefe von Lesern, gestrenge Antworten vom Verfasser

0 973 Ein Kranker, der mich mit endlosen Laborbefunden und nervenden Fragen eindeckte, wollte wissen: »Und wieviel genau an Heilerde soll ich bei meinem speziellen Leiden einnehmen? Und zu welcher Uhrzeit?« Ich antworte: »Nehmen Sie drei Monate alle Viertelstunde 10 Eßlöffel davon.« Der Anrufer stockt: »Und was soll das bringen?« Ich: »Das stopft ihnen den Mund und hält Sie mir 90 Tage vom Hals.«

1 636, 957, 974 **Wie kann ich meiner kranken Mutter helfen?**
Frage: »Ich selbst bin seit August 1992 Mitglied im »Bund für Gesundheit« und seit dieser Zeit ein absolut gesunder und glücklicher Mensch. Das Buch »UrMedizin« hat mich im wahrsten Sinne des Wortes gerettet. Meine mehrmaligen Bemühungen, meiner schwerkranken Mutter wenigstens Heilerde zu "verordnen", sind bisher gescheitert. Sie nimmt nur ihre Medikamente. Von Wildpflanzen will sie nichts wissen. Wie kann ich ihr Leiden trotzdem lindern? Es tut mir weh, das so hilflos ansehen zu müssen. Gibt es keine Aufbau-Nährmittel für sie?« I. Thaller, Waldkirchen
Antwort von Franz Konz: Sie müssen begreifen lernen, daß man nicht allen Menschen helfen kann. Ihre Mutter besitzt nicht die Energie, die Sie selbst aufgebracht haben, sich zu heilen.
Welche Kraft mußten und müssen Sie heute noch aufbringen, die UrKost durchzuhalten. Von Schmerzen befreien Ihre Mutter nur Opiate - aber die befreien sie dann auch von einer geregelten Verdauung und schaffen zum Medikamentengift auch noch vermehrt Darmfäulnisgifte in den leidgeplagten Körper. »Aufbaumittel« wünschen Sie von mir genannt zu haben. Die »Aufbaumittel« stecken nun mal nur in der UrKost und in der Erde. Aber beide zu essen, weigert sich ihre Mutter. So können Sie ihr also nicht helfen! Zum Gesundbleiben gehört auch die seelische Gesundheit. Ich meine insbesondere die von Ihnen! Merken Sie nicht, daß Ihre Seele vor lauter Sorge um eine Unwillige bereits mehr leidet als die derjenigen, die sich nichts von Ihnen sagen lassen will?
Wollen Sie jetzt Ihr erworbenes Wohlgefühl einbüßen wegen deren Alters-Uneinsichtigkeit? Vielleicht leidet deren Seele aber bald ebenfalls, wenn Sie ihr so zusetzen mit etwas, das sie gar nicht will. Und: Wäre ihre Mutter nicht auch die rührende Fürsorge ihrer Tochter los, wenn die so fein Betreute plötzlich gesund würde? Ich bedaure es von Herzen, aber hier kann ich keine Lösungsvorschläge unterbreiten.
Auch wenn es die eigene Mutter ist: Nach dem Erwachsenwerden ist jeder nur noch für sich selbst verantwortlich. So wie es falsch und widernatürlich ist, daß sich Eltern immer wieder in das Leben ihrer groß gewordenen Kinder einmischen und sie nicht selbständig werden lassen, so verkehrt ist es, wenn die Kinder ihr eigenes Leben für das ihrer Eltern aufopfern.
Sorgen Sie, daß Ihre Mutter ihr Auskommen hat und nicht Not leiden muß - aber sehen Sie auch klar, daß hier keine Hilfe gewollt ist. Und ich glaube sogar - das vermag ich aus dem Abstand zu Ihnen beiden wohl etwas klarer zu sehen -, daß sie von Seiten Ihrer Mutter dafür gar nicht als kompetent angesehen werden. Denn Sie sind und bleiben für sie nun mal das »dumme Kind«, ja sogar eine anmaßende Frau, welche die Blasphemie begeht, sich klüger als die studierten weißen Götter und eine in Ehren grau gewordenen Mutter zu halten.«
Wissen Sie, wie fest dieses Vorurteil in den Dickschädeln der Menschen sitzt? Daß in Bezug auf Gesundheit wie Krankheit nur Ärzte allein im Besitz der absoluten Weisheit sind?

Konsequenz: Werfen Sie die geistig noch an Ihnen verbliebene Nabelschnur ab. Warum sollten Sie für nicht aufzubrechende Dickschädel büßen?

9202 Anfrage: Lieber Franz Konz, seit heute weiß ich ganz sicher, daß ich Multiple Sklerose habe. Das Entsetzen, das mich packt, ist unbeschreiblich. Nun habe ich inzwischen Deinen »Großen Gesundheits-Konz« gelesen - voller Fassungslosigkeit, was da alles drinsteht. Noch nie im Leben hat mir jemand so die Augen geöffnet. Derzeit habe ich es bisher noch nicht geschafft, mich weitgehend mit roher Nahrung zu ernähren. Auch kaufe ich nach wie vor im Supermarkt und rupfe nicht auf der Wiese nach Wildkräutern. Als ich heute die Diagnose MS hörte, wurde ich seitens der Zigaretten und Kaffees leider rückfällig. Aber ich sollte es wohl künftig bleiben lassen. Das gänzliche Verzichten auf tierische Nahrung dürfte mir allerdings schwerfallen, wie wohl auch das Aufgeben unseres Hausweins. Für die Gewißheit, meine Gesundheit wiederzuerlangen, würde ich bestimmt vieles tun - auch Dinge, die mir momentan noch zu umständlich und fremd sind. Ich möchte aber nicht für meinen Mann ein Pflegefall und eine Last werden. Zur Zeit ist ein pharmazeutischer Großangriff der Ärzte bei mir gegen die MS im Gange. Doch ich hasse Tabletten, traue ihnen nicht über den Weg. Ich erwarte Deine Hilfe in Wort und Tat. Martina Kiefer, Großgerau.

Antwort
Liebe Martina, mein Entsetzen ist noch unbeschreiblicher. Nämlich über Menschen wie Dich, die stets von anderen Hilfe einfordern, selbst aber nie ernstlich daran denken, auch nur einen Finger für ihr Gesundwerden zu rühren. Ich antworte Dir nur deshalb, weil Du ja nicht der einzige Mensch unter den Lesern meiner Bücher bist, die es sich vor sich selbst nicht eingestehen wollen, was für Traumtänzer sie sind.

»*Ich will niemand zur Last fallen*«, sagst Du - aber das ist nur ein scheinheiliger Vorwand von Dir für spätere Zeiten, wo Du gemütlich im Rollstuhl sitzend Deinen Angehörigen eine fürsorgliche, königliche Bedienung zumutest und daß sie sich für Dich aufopfern. Du suchst nichts anderes als Ausreden für eigenes Handeln, um anderen Menschen die Verantwortung für Dein Versagen und Deine Bequemlichkeitssucht aufzubürden. Bis es soweit mit Dir ist, daß sie Dir auch noch den Hintern abwischen müssen.

»*Du bringst kein Verständnis für Deine Leserin auf*«, so wirst Du sagen. Richtig. Jammertanten, die mir schreiben, was sie alles tun möchten, sind für mich wie faule Nüsse. Statt Deine Zeit mit Briefeschreiben zu vergeuden, was Dir mal später nur als Alibi dienen soll, wärest Du besser 'ne halbe Stunde im Park gejoggt und hättest Dir dort Wildkräuter gepflückt. Nein, Kranke Deiner Art haben kein Mitleid, sondern einen Tritt in den Allerwertesten nötig. Der Franz Konz ist kein ärztlicher Krankheitslehrer, der Dir nur rät: »Sie müssen lernen, mit Ihrem chronischen Leiden zu leben«. Um sich damit eine sein Einkommen sichernde dauerhafte Patientin zu erhalten. Ich bin konsequenter Gesundheitslehrer und nur der harten Wahrheit verpflichtet. Wenn Du diese nicht ertragen kannst, mußt Du weiter krank bleiben, denn fast alles Kranksein ist selbst verschuldet.

Doch glaube nicht, daß Du später als fein im Rollstuhl Geschobene Dich allzulange an Deinem schön versorgten Behaglichkeitsleben erfreuen kannst! Bald kommen sie über Dich, die Augenmuskellähmungen, die Schluckbeschwerden, Verstopfung, Ileus, Lungenentzündungen, Dekubitus, Thrombosen, Blaseninfektionen, Depressionen, paranoide Psychosen und am Ende die Querschnittslähmung. Ja - könntest Du dann noch mal das Angebot der Urzeit-Therapie aufnehmen...

9203 Lieber Franz, Du erkundigst Dich dann nach dem Stuhlgang der Teilnehmer: bei mir war noch kein Erfolg. Dann kam Hinweis auf Heilerde zu jeder Mahlzeit. Ab sofort nahm ich jetzt zu jeder UrKostmahlzeit = 1 Teel. Heilerde. Von da an hatte ich allein Stuhlgang ohne Mühe, ohne Blähungen, Festigkeit eher weich = 3-4 mal tgl. Du kannst Dir nicht vorstellen, wie glücklich ich war!!! Zuhause habe ich dann öfter die Erde weggelassen - aber da wurde auch der Stuhlgang wieder träger. Auch diese natürliche Bewegung, die Du uns gezeigt hast und die lange Zeit, die wir uns im Wald bzw. im Freien aufgehalten haben, ist so schön, so angenehm, so wohltuend, so logisch und so einfach!

Ich kann Dir gar nicht genug danken, was Du mir gegeben hast und sicher auch vielen anderen!!!! Ich dusche seit Rohrbach nur noch kalt - möchte es nie mehr anders und fühle mich so wohl. Ohne die Gymnastik, die ich noch vor dem Dienst - ca. um 6.30 Uhr mache (bin Bankkauffrau - muß viel sitzen) fühle ich mich lahm und steif.

In großer Dankbarkeit
Hedda Mosel, Sonthofen

Lieber Onkel Konz, 18. Februar 1996

Und nun zum "Unbeschreiblichen Entsetzen" in fit fürs Leben 1/1996. Unsere Telefonistin, von mir mit MS seit 10 Jahren beobachtet, fährt inzwischen an die 8 Stufen unserer Hochschule, läßt ihren Rollstuhl stehen und hangelt sich am Geländer hinunter. Ich gehe hin, um den Stuhl zurückzuschieben, da höre ich sie jammern: "Wann kommt denn endlich der Aufzug?" Der geplant, aber die Realisierung läßt auf sich warten, die Servo-Tür ist schon installiert. Ich sage: "Wieso denn einen Aufzug, dann haben Sie ja gar keinen Grund mehr, sich zu bewegen". Dann kam Ihr Artikel, Sie gehen ja noch viel härter mit Ihren Briefschreibern ins Gericht, aber nach 10 Jahren kann man auch nicht mehr sagen, "ach hättestu doch"! Darum habe ich gleich eine Kopie gemacht und sie unserer Freundin, Sängerin, geschickt, die die angebliche MS-Diagnose seit einem 3/4 Jahr hat. Ich sprach ihren Freund, er fand Ihre Philippika ziemlich heftig, aber ich meinte, man muß wirklich ganz zu Beginn auf's Drastischste darauf hinweisen, wo die Heilung sein könnte, wenn überhaupt.

Wir essen seit 5 Jahren roh und waren dann reif für Ihr Buch und die Wildkräuter: das ist überhaupt der Durchbruch gewesen, und unendliche Freiheit wird einem zuteil. Jeder Verstoß gegen die "Regel" wird innerhalb von drei Tagen direkt manifest, wenn man nicht noch an Einlagerungen mit langfristigen Folgen denken muß.

Mit freundlichen Grüßen

Andreas K.
Andreas & Lilofee Kleinefenn

Prof. Dr.-Ing. Andreas Kleinefenn
Papenbergweg 27 D-32756 Detmold

(Anmerkung vom Buchautor zu diesem Brief: Prof. Kleinefenn ist einer der wenigen Leser, denen bewußt wurde, daß gewisse Menschen nur durch härteste Provokation wachzurütteln sind. Alle zu Bedauernde, die einen Kranken zu pflegen haben oder hatten, werden mir innerlich zustimmen. Die Protestbriefe gegen meine obige Antwort kamen fast alle nur von Ärzten, Heilpraktikern und Inhabern von Kurheimen...)

9400 Forschung und Wissenschaft auf den Zahn gefühlt

0 📖 215, 314 **Baunscheidt-Verfahren:**
Ist als Variante der Reflexzonentherapie einzustufen; die mit erkrankten Organen korrespondierenden Hautareale werden mit einem speziellen Instrument, dem Baunscheidt-Apparat angeritzt. Diese Stelle wird anschließend mit einem »aggressiven« Öl (Crotonöl) eingerieben. Brennen und Rötung ist die Folge. Dadurch soll es über vegetative Nervenbahnen zur Stimulierung der erkrankten Organe kommen. Placebo- bzw. Ablenkungsmedizin.

»Es muß einen anderen Zugang zur Wahrheit geben als den der Stützung durch die Autorität. Ich muß zur Wahrheit selbst kommen. Eine Möglichkeit ist, daß ich alles anzweifle, und was dann übrig bleibt, das ist wahr.« (Descartes)

1 📖 718 Da haben sie zuerst Aluminium im Gehirn von Alzheimer-Kranken gefunden, und viele Jahre glaubten die Mediziner daran, daß die Demenz dadurch verursacht würde. Jetzt erst haben andere ermittelt, daß die Medizinforscher Reagenzien mit Aluminiumsilikat verwendeten - also selbst das Aluminium in die Präparate brachten! (J. P. Landsberg et al. Nuclear Physics Laboratory, University of Oxford, Oxford; Nature, Vol. 360, No. 6399 (1992), S. 65-68)

2 📖 611, 618 Lügen machen sich halt bezahlter, als belanglose Berichte... Die Forscher des Münchner Instituts für Anthropologie und Humangenetik haben in neun ägyptischen Mumien aus der Zeit von 1000 vor Christus bis 400 nach Christus Nikotin-, Haschisch- und Kokain-Rückstände in den Haaren ermittelt und machen die Welt damit glauben, die alten Ägypter seien bereits rauschgiftsüchtig gewesen, damit man die Fixer, die Drogen- und Medikamentensüchtigen entschuldigen und als Kranke behandeln und somit an ihnen verdienen kann. (Nature 387/12.10.1991/211-214) Das glaubst Du doch, nicht wahr? Du würdest doch nie daran zweifeln, was solch hochangesehene Forscher mittels modernster Spektro- und Chromatographen ermittelt haben! Und dies, obschon die Tabakpflanze und der Kokastrauch Neuweltpflanzen sind und der Schiffverkehr Amerikas mit Ägypten erst um 1800 aufgenommen wurde...

3 📖 316, 310 *Biogenerator wirkungslos:* Das Ding heißt »Biogenerator«, soll helfen bei Streß, Rheuma, Kopfschmerzen und kostet 89 Mark. Die Packung ziert Heilpraktiker Manfred Köhnlechner. Ein Mann, dem Millionen Bundesbürger in Sachen Gesundheit vertrauen. Die einzige Garantie, die jetzt Gutachter dem »kleinsten Biomagnetfeldgenerator der Welt« im Prozeß gegen den Versandhändler bescheinigten: Das Gerät ist 100% wirkungslos. (DIE ZEIT, 14.5.1989)
Die Herstellerfirma des vom Heilpraktikerpapst Köhnlechner empfohlenen 'Biogenerators', die in nur fünf Monaten 4,5 Millionen Mark von den Kranken abzusahnen vermochte, wurde verurteilt. Du sagst: zu Recht. Ich halte den Gerichtsspruch in Bezug auf schlimmere Krankenverdummer für ungerecht. Denn der 'Biogenerator' schadet nicht im geringsten. Die ebenfalls nicht helfenden Medikamente der Großindustrie bringen dagegen z.B. Millionen Kranken viel mehr Elend, während deren Manager und die sie vertreibenden Ärzte ungeschoren davon kommen. Übrigens, der Mann, der diesen Betrug erst mit seinem Namen möglich machte, Dr. Köhnlechner, Heilpraktiker Numero eins bei uns, blieb ungeschoren...

4 📖 197 Epilepsie (...) dann hätte man nicht nur einen »Marker« für die nach wie vor rätselhafte Erkrankung zur Hand, man müßte auch therapeutisch umdenken und vielleicht eher *Immunsuppressiva greifen als zu Neuroleptika!* (Medical Tribune, Bericht vom 11.2.1992 über 2. Congress of the Paneuropean Society of Neurology, Wien) Wenn die Erkrankung bereits rätselhaft ist, so kann der Mediziner doch nur noch rätselhafter behandeln, oder? Dir leuchtet das ja ein - aber keinem Arzt.

5 a) 📖 511 **Heiße Spur** (...) haben Wissenschaftler ein bislang unbekanntes Retrovirus bei MS identifizieren können. (Ärztliche Praxis 12/09.02.1993/34) Du hast keine Zeit abzuwarten, MS-Kranker!
Die natürliche Regeneration funktioniert nur, solange die Nervenzellen noch nicht vollständig abgestorben sind. Es sei daher wichtig, erläuterte Compston, zu einem möglichst frühen Zeitpunkt der Krankheit die Reparaturvorgänge zu unterstützen.
Multiple Sklerose ist gekennzeichnet durch herdförmige Entzündungen und den Zerfall der Markscheiden im Zentralnervensystem. Compston beobachtete, daß geschädigte Nervenzellen in begrenztem Umfang repariert werden können, indem Satellitenzellen - Oligodendrozyten - neue Markscheiden bilden. (Ärzte Zeitung 227/1.12.1995)

5 b) MS-Kranke und Hoffnungsmache
Copolymer 1 (Copaxone), ein synthetisches Eiweißgemisch, soll bei täglicher subkutaner Verabreichung von 20 mg die Schubrate um durchschnittlich 29% reduzieren und das Fortschreiten von Behinderungen günstig beeinflussen. In England findet derzeit eine Mixtur aus Aminosäuren (in Cola), Vitamin B12 und einem Antidepressivum Verbreitung. Solange der Entstehungsmechanismus der Erkrankung im Dunkeln bleibt und wirksame Medikamente fehlen, richten MS-Kranke ihre Hoffnungen auf solche ungeprüften Mittel. Das **immunsuppressiv wirkende** Deoxyspergualin scheiterte im April vergangenen Jahres im Zulassungsverfahren, weil sich eine Wirksamkeit nicht nachweisen ließ.
Interferon beta-1b (Betaferon) - schon bei Markteinführung überholt?
Mehr als 50.000 Personen leiden in Deutschland an Multipler Sklerose (MS), einer der häufigsten organischen Nervenerkrankungen unserer Breiten. Bei jedem Zweiten verläuft die vermutlich immunologisch bedingte Entmarkungskrankheit in Schüben mit teilweiser Rückbildung der neurologischen Symptome. Mit dem Anfang des Jahres eingeführten Interferon beta-1b (INFß, Betaferon), dem angeblichen "Meilenstein in der MS-Forschung", will Schering "die Dynamik der MS bremsen". Es ist nur zur Behandlung gehfähiger Patienten mit mindestens zwei (teilweise) reversiblen Schüben während der letzten zwei Jahre zugelassen - nicht jedoch für progrediente Verlaufsformen. (Arznei-Telegramm 3/1996)

5 c) Professor Dr. Klaus Felgenhauer, Neurologische Universitätsklinik, Göttingen, schätzte die jährlichen Kosten einer MS-Therapie auf 25000 bis 30000 Mark. (Medical Tribune Nr. 46 vom 15.11.1996, S. 5)

5 d) BUCHBESPRECHUNG
ABART, J., Mein Weg aus der Multiplen Sklerose, Herder, Auszüge:
1. Kurz nach dem ersten Aufenthalt in Würzburg verordnete Dr. Larious mir Imurek als Dauermedikamtent. Das ist ein Immunsupressivum, das zwar das Immunsystem »kaputt« macht, die Leukozytenzahl verringert und auch nicht ursächlich an der Krankheit ansetzen kann, aber den vermuteten autoaggressiven Charakter der Krankheit stoppen sollte, bis das geeignete Medikament gegen die MS da war. Ich erfuhr, daß es bei MS mit Erfolg eingesetzt wird, um die Anzahl der Schübe zu reduzieren. Bei MS wendet sich das Immunsystem gegen den eigen-

Körper. Durch Imurek wird diese Selbstzerstörung auf ein Mindestmaß abgesenkt. Eine andere Möglichkeit sah der Arzt nicht, um meinen schnellen Verfall aufzuhalten. Ich willigte natürlich ein. Was hätte ich auch sonst machen können? (S. 40)

2. In Würzburg wurde ich mit Cortison und Krankengymnastik behandelt. Der Zustand besserte sich schnell wieder. Zuerst ging ich am Stück 20 Meter, dann steigerte ich das Gehen schon auf Spaziergänge um die Klinik. Nach zwei Wochen ging ich wieder ganz locker durch die Weinberge am Main entlang. Jetzt fragte ich mich, ob es nicht doch gescheiter gewesen wäre, sich gleich der Universitätsklinik anzuvertrauen, statt auf alternative Methoden zu setzen. Ich wollte jetzt auf diesem Weg bleiben und beschloß, Dr. Wunsch in Erlangen einfach nicht mehr aufzusuchen und bat Mechthild, für mich abzusagen. Das zu erwartende Gespräch war mir unangenehm, und ich wich diesen Situation aus. Dr. Larious in Würzburg hatte zwar auch kein Patentrezept und sagte dies ehrlich. Aber ich hatte zumindest sicheren wissenschaftlichen Boden unter den Füßen und spürte bei unseren Freunden Rückendeckung, die ich bei der anderen Methode von niemandem außer von Mechthild gehabt hatte. (S. 40) (...)

3. Noch am ersten Vormittag ging die Behandlung los. Ich nahm das Cortison, wußte aber zugleich, daß ich davon wegkommen wollte. Nur wußte ich noch nicht wie. (S. 112/3)

(Warum nimmt er das Zeug denn?) Der Mann ist Wissenschaftler und Berater für MS-Kranke. Wieso kann er nicht wissenschaftlich - logisch denken?

4. Auf dem Buchrücken heißt es: Joachim Abart, Dr. rer. nat., arbeitet in der Industrie im Bereich Entwicklung, lebt in Erlangen. Ausbildung zum ehrenamtlichen Berater für MS-Kranke. Das Wundermittel gibt es nicht. Aber er hat den Weg aus der Krankheit geschafft.

Wie sich selbst intelligenteste Menschen etwas vormachen. Jeder kann sich denken, wie gespannt ich auf dieses Buch war, wenn es da einer geschafft hatte, aus der von der Schulmedizin als unheilbar bezeichneten Multiplen Sklerose einen Weg zu finden, ohne daß er die UrTherapie angewandt hatte.

9406 352, 360 »Es ist der Beginn einer neuen Ära. Wir hatten die Biotechnologie, und wir hatten die Gentechnologie. Jetzt haben wir die **Evolutionstechnologie**, und sie ist die Technologie der Zukunft.« Kein Geringerer als Professor Dr. Manfred Eigen vom Göttinger Max-Planck-Institut für Biophysikalische Chemie wagt diese Prognose.
Der Nobelpreisträger begeistert sich für eine neue Methode, bisher unbekannte Stoffe mit ungeahnten Eigenschaften zu schaffen.
Auch die pharmazeutische Industrie wurde bereits hellhörig. So unterstützten Bayer, Hoechst, Hoffmann-La Roche und die BASF (...). (Ärzte Zeitung 227/15.12.1992/15) Muß ich es nochmals deutlich machen?: Nur von (dem Körper) *altbekannten* Stoffen kannst Du Gesundsein erwarten - denn nur darauf ist er genetisch seit 30 Millionen Jahren geprägt. Solche Wissenschaftler kriegen die Menschen und die Erde schon kaputt...

9407 635, 717 Ich halte nicht viel von Assoziationen wie: Hartes, kalkreiches Wasser verkalkt die Wasserrohre - das kann in Blutleitungen des Körpers kaum anders sein. Einmal weil sich in arteriosklerotisch veränderten Blutgefäßen kaum Ablagerungen von Kalk befinden. Die **Stoffwechselvorgänge im Körper** sind so gut wie nicht erforscht. Und was davon erforscht wurde, das widerspricht sich. Z. Zt. besteht in England eine Richtung in der Meinung von Medizinforschern, die glauben, die Gefäßkrankheiten nehmen deshalb zu, weil die Menschen in den Industrieländern mit Kalzium überfüttert würden. Eine epidemiologische Studie aus Amerika behauptet, daß zwischen den durch Herz- und Kreislaufkrankheiten verusachten Todesfällen ein umgekehrter Zusammenhang bestünde: Je weniger hart das Wasser, desto höher wäre die Todesrate.
Andere Forschungen vermuten, daß viel Kalzium vor den Folgen der heute so natriumreichen und kaliumarmen Zivilisationskost schützen kann: dem Bluthochdruck. Eine andere Forschergruppe behauptet das Gegenteil: Daß erhöhte Kalziumspiegel im Blut das Risiko vergrößern, an Kreislaufleiden zu erkranken und an Herzinfarkt frühzeitig zu sterben. Die allerneueste Studie weist wiederum angeblich nach, daß Kalziumspritzen, nach der 20. Schwangerschaftswoche schwangeren Versuchskaninchen verpaßt, besänftigende Wirkungen auf deren Bluthochdruck ausgeübt hätten... Was lernst Du daraus:
Wer sich auf die Wissenschaft verläßt, ist verlassen. Sie führt in die Irre. Sie führt die Erde in die Vernichtung, den Kranken ins Verderben, wenn er auf sie, das heißt auf die Stimme von Menschen hört. Nur die Natur gibt uns die richtige Antwort. Die spricht so: Du Mensch bist von der Schöpfung dazu bestimmt, das für Dich lebensnotwendige Naß sauber und von allen Stoffen frei, die nicht in Deinen Körper gelangen sollten, feinstens gefiltert nur aus Früchten und Wildpflanzen zu Dir zu nehmen. Du bist auch nicht dazu bestimmt, Dir Salz aus den Tiefen der Erde zu graben, um damit Deine Nahrung zu bestreuen und dadurch Gefühle von Durst in Dir zu erzeugen, die Du bei einer natürlichen Nahrung nie in Dir erregen könntest.
Merke: Das Bedürfnis nach Trinken überkommt Primaten wie Menschen nur in seltensten Ausnahmefällen, wenn sie sich mit UrKost ernähren. Für sie stellt sich deshalb die Frage nicht, ob sie Regen-, Leitungs-, Quell-, Bach- oder Mineralwasser zu sich nehmen sollen.

1) ZIEGLER, R. »Fördert Leitungswasser die Kalkablagerungen im Gewebe?«	Warum möglichst kein anderes Wasser als das aus Pflanzen? Weil die alles Leben der Erde spendende Sonne es aus dem dunklen Erdreich geholt, durchleuchtet, mit Schwingungen versehen und belebt hat.
2) SCHARPER, A. G., u.a., »Water hardness and hypertension« Hypertension 7/4, 1985/607	
3) GRUCHOW, H. W. u.a., »Calcium intake...« American Journal of Clinical Nutrition 48, 1988/1463	
4) LIND, L. u.a., »Relation of serum calcium to metabolic risc factors...« BMJ 297, 1988/960	
5) BELZAN, I. M., u.a., »Calcium supplementation...« New Engl. J. Med. 325/1991/1399	

Vielen meiner Leser der ersten Auflagen ist das Thema Wasser sehr wichtig, sie möchten aber vorstehende Bücher nicht eigens dafür lesen müssen. Ich fasse die Erkenntnisse daraus und von weiteren Untersuchungen deshalb hier zusätzlich zusammen:
Es gibt Studien, die zu dem Schluß kommen, daß weiches Wasser für eine höhere Sterblichkeitsrate sorgt. Nach Helmut Elmau, Das Wasser und seine Aufbereitung, Der freie Arzt, Nr.1 und 2/1993 trifft dies nur auf chemisch enthärtetes Wasser zu. Doch dieses Wasser hat viele Natrium- und Chlorionen, die schädlich sind. Wirklich weiches Wasser - man sollte besser sagen reines oder mineralarmes Wasser - wirkt positiv auf Pflanzen

(Regenwasser ist besser als mineralreiches Leitungswasser), Tiere und Menschen. Louis-Claude Vincent soll das in umfangreichen statistischen Untersuchungen für Frankreich und auch in Tierversuchen belegt haben. (Ich habe allerdings seine Schriften noch nicht gelesen.) Für Pflanzen kann diese Tatsache jeder Gärtner bestätigen. Deshalb sollte jeder, der nicht konsequent rohe und salzfreie Pflanzennahrung zu sich nimmt, seinen Flüssigkeitsbedarf mit reinem Wasser aus Granit-, Basalt oder sonstigen Urgesteinsquellen beziehen oder es über die Umkehr-Osmose selbst reinigen.

Statistische Untersuchungen, welchen Einfluß die Wasserhärte auf die Gesundheit hat, sind wenig einsehbar. Die Wasserhärte beruht auf der Menge an Ca- und Mg-Verbindungen im Wasser. Über den Wasserzustand wird nichts ausgesagt. Das Wasser kann mit sonstigen Giften sehr verschmutzt, aber weich sein. Wenn man den Gesundheitseinfluß des Wassers untersuchen möchte, muß man den gesamten Wasserzustand heranziehen und nicht nur seine Härte. Außerdem dürfen nicht die anderen Faktoren, die die Gesundheit bestimmen, vernachlässigt werden. Wer sie ignoriert, macht die elementarsten Fehler. Die Ernährung ist viel stärker zu gewichten als die Wasserqualität. Von Japan weiß man, daß sie dort den höchsten Kochsalzverbrauch in der Welt haben, welcher die Sklerotisierung der Blutgefäße wesentlich mitverursacht und demzufolge auch für Gehirnschlag verantwortlich zu machen ist.

Die Schlußfolgerung scheint gerechtfertigt, daß anorganische Mineralien, die im Wasser gelöst sind, der Gesundheit schaden. Sie müssen wieder über die Nieren ausgeschieden werden. Wenn die Reinigungskapazität der Nieren nicht ausreicht, werden sie im Körper und auch in den Blutgefäßen abgelagert, so daß der gesamte Körper wahrlich verkalkt.

48 a) 72, 69, →LV 9493 **Vergleich der Symptome** nach Roche Lexikon Medizin MSD - Manual

Syphilis (Tertiärstadium) (4)	Quecksilbervergiftung (Spätschäden)
Schuppender Hautausschlag (Nekrosen)	grauweißer Schorf, Hautschuppung (Teerkrankheit) (1)
Ulzerationen	*
Knötchen am Gaumen, Rachen, Nasenseptum	Verfärbung von Gaumen-Wangenschleimhäuten (1)
Gummata am und im Körper (Granulome)	*
Zungenschleimhautentzündung (Glossitis)	Glottisödem (1)
Knochenhautentzündung (Periostitis)	Knochenschäden (1)
Knochenhautverhärtung (Osteosklerose)	Knochenschäden (1)
Entzündung der Aortenwand (Aortitis)	Kammerflimmern des Herzens (1)
Entzündung des Herzmuskels (Myokarditis)	Herz-Rhythmus-Störungen (3)
Herzwandausbuchtung (Aneurysma)	*
Kopfschmerzen, Schwindel, (Meningo-Konzentrationsstörungen, vaskuläre	Kopf- und Nackenschmerzen (1) Gedächtnisschwund (2)
Mattigkeit, Schlaflosigkeit, Neuro syphilis) Nackensteife	* Nackenschmerzen (1)
Pupillenstarre nach 10 Jahren (Argyll-Robertson-Zeichen)	**
Sprachstörungen	Sprach-Hör-Sensibilitätsstörungen (1)
Muskelschwund im Schultergürtel	Muskelschwäche (1)
Verlust der Sphinkterkontrolle	Diarrhöe (1)
(Stuhl nicht halten können)	Darm-Katarrh (2)
Knochenmarkentzündung (Myelitis)	Knochenschäden
Epileptische Anfälle, Hirnkrämpfe,	Enzephalopathie (Hirnschädigung) (1), Erethismus (2)
Gedächtnisverfall, Lethargie,	Gedächtnisschwund (2), Delir (2)
Depression, Größenwahn, Erschöpfung (Neurasthenie)	Tobsuchtsanfälle (2,) Lichtscheu · depressionstypisch (1)
Gliederschmerzen, Reizbarkeit	Knochenschäden (1)
Zittern des Mundes, der Hände (Tabes dorsalis) der Zunge, des Körpers, Schmerzen,	Tremor (Zittern) (1) Speichelfluß (1), Psellismus (Stottern) (3)
Bewegungsstörungen, schwankendes Gehen,	Zahnlockerung (1)
Harninkontinenz, Ulzera an Füßen,	Muskelschwäche (1)
Gelenkdestruktionen, (Trophische Läsionen)	Bewegungsstörungen (1)
Knochenschwellung	Metallgeschmack, Erbrechen, Schock (1)
Haarausfall nicht beschrieben, weil früher medizinisch nicht als Krankheit klassifiziert - aber annehmbar.	Haarausfall

Anmerkungen:

* = Als sicher auch bei der Quecksilbervergiftung anzunehmen bzw. Syphilis,

** = Ähnliches Symptom bei Quecksilbervergiftung noch nicht festgestellt bzw. es wurde unbeobachtet gelassen,

(1) nach Roche Lexikon Medizin,
(2) nach MSD-Manual,
(3) nach Heyl, Goerzallee 253, 14167 Berlin und Zeltkin/ Schalbach, Wörterbuch der Medizin.
(4) aus darüber bestehenden allgemeinen Literaturquellen.

Wichtiges Beurteilungsmerkmal für die Aufdeckung, daß es sich beim 3. Stadium der Syphilis in Wirklichkeit um die Spätschäden der Quecksilberbehandlung handelt: Die Dreistadientherapie der Syphilis wurde bereits 1838 durch Philippe Riconi aufgestellt - zu einer Zeit also, in der die Quecksilberbehandlung noch in voller Blüte stand.

...Wie heißt es doch: Wenn ein Spiegel zerbricht, bringt es Unglück. Könnte das Erfahrungswissen sein und etwa darauf beruhen, daß früher die Spiegel dick mit Quecksilber beschichtet waren, das zum Teil in die Lehm- oder Holzfußböden drang und dessen Dämpfe Krankheiten und Siechtum brachten?

48 b) Der Komponist der Moldau, Bedris Smetana berichtete in seinem Tagebuch von einer »Schmierkur«, der er zu Hause über mehrere Wochen unterzogen worden sei, bei geschlossenen Fenstern. Schmierkuren mit Quecksilbersalben galten seit Jahrhunderten als das einzige Mittel gegen die Syphilis. Wie eine Schmierkur aussah, hätte er bei Ulrich von Hutten lesen können, der auch syphiliskrank gewesen war und zwölf solcher Prozeduren überstanden hatte - ohne geheilt zu werden:

»Mit der Salbe von einem und drei oder mehr Medikamenten schmierten die Chirurgen Arm- oder Beingelenke ein; oder auch das Rückgrat und den Nacken..., auch die Schläfen... oder den ganzen Körper, einmal oder zweimal täglich... Die Kranken wurden in eine Hitzstube eingeschlossen, die ununterbrochen und sehr stark geheizt wurde, zwanzig, ... dreißig Tage hindurch, manchmal noch länger... Kaum lag der Kranke in der Schmiere, fühlte er sich seltsam matt. Die Salbe war von solcher Kraft, daß sie aus den fernsten Teilen des Körpers das Krank-

1303

hafte in den Mund trieb und von da aufwärts zum Hirn. Daher floß durch Rachen und Mund die Krankheit ab... Rachen, Zunge, Zahnfleisch schwollen an, ... Der Speichel floß ohne Unterlaß aus dem Mund, furchtbar stinkend. Es stank die ganze Wohnung... Vielen wurde das Gehirn angegriffen, daß sie Schwindel bekamen, andere wurden tobsüchtig... Viele habe ich mitten in der Kur sterben sehen... Nur wenige sind überhaupt genesen...«

Mut hätte ihm diese (hier gekürzte) Darstellung wohl kaum gemacht, wenngleich die Kur zu seiner Zeit nicht mehr gar so entsetzlich ablief. Heute wird jedem halbwegs intelligenten Menschen klar, daß Tod und Krankheitsleid durch solche Prozeduren nur beschleunigt wird. **Niemand wird aber klar, daß sich der gleiche Wahnsinn jetzt bei der Chemotherapie des Krebses abspielt: Wie kann man nur den Verbrechensmedizinern abnehmen, Gesundheit sei durch Vergiftung und Körperschädigung zu erlangen?** Den schrittweisen Abbau seiner Persönlichkeit hat er noch klar erkannt. Er registrierte wachsenden Gedächtnisverlust, Ausbleiben von Ideen, immer größere Schwierigkeiten, seine Gedanken in gewohnter Weise zu beherrschen. Manchmal brummte ihm der Kopf, manchmal hörte er unbekannte Stimmen, manchmal hatte er Visionen. Einen Monat nach seinem 60. Geburtstag wurde er nach einem Tobsuchtsanfall in die Landesirrenanstalt seines Geburtsortes gebracht. Seine Sprache war kaum noch verständlich. Er nahm ab, erlitt er Ohnmachten, manchmal hatte er Wahnvorstellung. (siehe Tabelle 9408a Quecksilber, Zeilen 6 und 9 von unten.

Die Darstellung folgt Ernst Bäumler: »Amors vergifteter Pfeil - Kulturgeschichte einer verschwiegenen Krankheit«, Hoffmann & Campe

9409   197, 636   Bäder und Kuren sind keine UrTherapie, daher nicht zu empfehlen! **Thermische Kuren:** Um seine Behauptungen »wissenschaftlich gesichert belegen zu können«, habe er seine Untersuchungen von 2.100 Patienten bis zum 31. Januar 1989 ausgewertet. Danach bildeten sich bei einer täglichen »Verweildauer« von 20 Minuten in der Therme »bereits innerhalb der ersten beiden Wochen bei 610 Patienten« - das sind fast 30% - »eine oder mehrere schwerwiegende Nebenwirkungen«. Günther will vor allem ein Absinken des Blutdrucks beobachtet haben sowie Herz- und Kreislaufstörungen, Hautveränderungen »zum Teil erheblichen Ausmaßes«, Infektionen und Pilzkrankheiten »Zoster- (Gürtelrose -) und Karzinom-Entwicklung«, Gallenstein- und Nierensteinbeschwerden, Gelenkentzündungen und Hexenschuß. (DER SPIEGEL, 7.4.1993)

9410   718 Ursache für **Morbus Alzheimer (Altersverwirrtsein) gefunden?** (LV 9875)
Die Ursache des Morbus Alzheimer hätten britische Wissenschaftler entdeckt, hieß es in diesen Tagen in Pressemeldungen. Es sei das β-Amyloid-Vorläuferprotein (β-APP). (Ärzte Zeitung 12/ 25.1.93)

Erkennst Du, daß dieses in immer komplizierteren Analysen sich verlierende Forschen nur weiter vom Ziel weg führen muß, die wirklichen Ursachen zu finden? Das ganze System medizinischer Forschung ist nichts als eine Beschäftigungs- und Geldmachungsmaschinerie. Nun wird man als nächstes ein Antimittel gegen diesen neuen schrecklichen Menschenfeind BetaAPP (wie schön wissenschaftlich sich doch so eine Bezeichnung ausmacht, das beeindruckt doch alle, die das nur halb verstehen) mit Milliardenaufwand erforschen, natürlich auch was finden (wie z.B. das ATH gegen AIDS) und mit Milliardengewinnen in die Gehirne der Alzheimer Patienten spritzen... (→LV 9401) Und verlaß Dich drauf: Bald werden auch wieder Steaks und Kälber gemampft. Wer will schon auf höchste Lebenskraft verzichten! Und dann: Die Welt will betrogen sein, Du merkst es doch immer wieder. Denn Du glaubst doch nicht, wenn in England, Dänemark, Holland und der Schweiz gemahlene Schafskadaverabfälle an die Rinder verfüttert wurden, daß ausgerechnet unsere Hormone und Clenbuterol spritzenden Chemielandwirte darauf verzichten. Die Giftspritzbauern bzw. die Behörden haben es nur besser verheimlichen können...

Wußtest Du übrigens, daß die Ärzte die Alzheimer-Privatpatienten nur widerwillig behandeln?
»Nee - ist mir völlig neu.«
Ist doch klar: Die vergessen immer, ihre Rechnungen zu bezahlen...
Erkenne die Januskröpfigkeit der Schulmedizin:

> Ein gesunder armer Mann ist ein halber Reicher. (Chinesischer Spruch)

Alzheimer. Ein neues Merkmal haben US-Mediziner im Gehirn von Alzheimer-Patienten entdeckt. Professor John Trajanowski von der Universität in Philadelphia: »Das könnte die Aufklärung der rätselhaften Krankheit voran treiben.«

Nachdem Du dieses Buch gelesen hast, bist Du jedem Medizinprofessor überlegen! Erkennbar an der kleinsten Notiz. Wie dieser hier: Du könntest ihn - falls es seine Arroganz einem Laien gegenüber zuließe, schon klarmachen, daß es erstens keine rätselhaften Krankheiten gibt und zweitens die Mediziner auf obige Weise schon seit 1000 Jahren erfolglos für Kranke die Ursache von Leiden erforschen.
Dafür mit um so mehr Erfolg für ihr eigenes Wohlergehen.

9410   b) Das unersetzliche, wertvolle tierische Eiweiß mit seinen wichtigen Aminosäuren... Jetzt zersetzt es schon Dein Gehirn:
Ursache von Alzheimer entdeckt? Forscher der Universität Alabama entdeckten feine Eiweißüberlagerungen in den Gehirnen von Alzheimer-Kranken. (The Lancet 410 (1997), S. 101-109)

> Britische Forscher bestätigten jetzt, daß der BSE-Erreger (Rinderwahnsinn) auch die Creutzfeld-Jakob-Erkrankung (CJD) beim Menschen auslöst. Die Symptome sind nahezu identisch: Bewegungsstörung der Arme und Beine, sowie Schwachsinn. Ä.P. 28/27.7.1998/4

9411   213 Über die Wirkung von **Placebos:** Über ein Drittel (36 %) der Probanden sind für ein Plazebo sensibel, manche Studien sprechen sogar von 50 %. Gläubige Erwartung spiele eine große, wenn nicht gar die größte Rolle. Wer sich von der Injektion mehr erhoffe als von der oralen Einnahme, spüre auch bei der Injektion mehr Wirkung. Und je begeisterter der Arzt von der Wirksamkeit einer Substanz spricht, desto größer sind die Chancen, daß viele darauf ansprechen. Aber auch: Je ängstlicher ein Individuum ist, desto größer sind seine Chancen, auf ein Plazebo zu reagieren. (therapeutikon Nr. 4/1991)

 591 **Die tiefere Bedeutung von Placebo-Effekten**
Judith Schuler in ihrem Forschungsbericht über philippinische Heiler, die durch Trance-Operationen Berühmtheit erlangten. »Es geht einzig und allein um die magische Wirkung. Denn die Krankheit wird durch die Entfernung ihres Symbols geheilt.« Die philippinischen Heiler behaupten, bei ihren »geistigen Operationen« das Übel mit bloßen Händen herausziehen zu können. In Wahrheit ist das ein Taschenspielertrick, bei dem der Pseudo-Chirurg einen Fremdkörper aus dem Ärmel »zaubert«. »Die Extraktion eines Fremdkörpers ist eine uralte Behandlungsweise, deren

magische Faszination in unserem tiefsten Inneren fortlebt. In den Augen vieler gilt der Chirurg als Arzt schlechthin und die Operation als ärztliches Handeln par excellence.« Die Wirkung dieser »Stimulation regenerativer Kräfte« - wie es in der Fachsprache heißt - wird mittlerweile auch von der modernen Wissenschaft der »Psycho-Immunologie« bestätigt. Neue Forschungen belegen: Starke Gefühle können wie Medikamente wirken! Den Kräuter-Medizinmännern ist dieser Zusammenhang zwischen Leib und Seele offenbar schon immer geläufig. Denn ob am Amazonas, in Asien oder in Afrika - überall verstärken die »Zauberer« seit jeher den Psycho-Effekt, indem sie die ganze Familie, ja den ganzen Stamm in die Behandlung mit einbinden. Es ist deshalb müßig, von Schwindel und Betrug zu sprechen«. (PM 2/1996)

Der Placeboeffekt spielt generell bei Heilerfolgen eine erhebliche Rolle. Da er einen durch die Einbildung bewirkten Heilerfolg darstellt, ergibt sich folgendes: Die auf ihrer Wissenschaftlichkeit beharrende Schulmedizin akzeptiert und praktiziert Einbildung als therapeutische Maßnahme. Einbildung und Wissenschaftlichkeit sind jedoch klassische Gegensätze, die einander ausschließen. Der somit nolens volens unwissenschaftlich gewordene Schulmediziner macht sich lächerlich, wenn er andere Heilmethoden als wissenschaftlich unhaltbar abtut.

3 a) 352, 360 **Hoffen auf die Gentherapie** Der im Tiermodell erfolgreiche lokale Transfer eines Dystrophin-Minigens durch französische Molekularbiologen ist sicherlich erfreulich. Die routinemäßige Anwendung der Gentherapie bei Muskeldystrophie vom Typ Duchenne ist jedoch noch ein Zukunftstraum. Denn noch ist es nicht gelungen, einen systematischen Applikationsweg für den Gen-tragenden Vektor zu finden, so daß alle erkrankten Muskeln das fehlende Dystrophin produzieren können. Würde dies gelingen, wäre dies vermutlich ein großer Fortschritt. Eine kausale Therapie, etwa die Ersetzung des Dystrophin-Gens, ist daher ein Traum, dessen Realisierung den Molekularbiologen hoffentlich gelingen wird. (Ärzte Zeitung 224/18.12.1993/2)

3 b) 361 Immer mehr Leiden als genetisch bedingte oder vererbte Krankheiten zu klassifizieren ist ein weiterer Trick der Mediziner. die nicht mehr dem Patienten, sondern dem schlimmen Schicksal die Verantwortung in die Schuhe zu schieben. Damit der Kranke nur ja nicht auf den Gedanken kommt, sich selbst zu helfen und sich so vom Medizinmann abzuwenden.

4 535 **Schielende Kinder: ein Ausnahmefall, wo Ärzte richtig handeln:** twa mit dem Rhythmus: 3 Tage wird das gute Auge zugeklebt, 1 Tag bleiben beide Augen offen, ist für spätere Binokularfunktionen erfolgversprechender. (Medical Tribune 45/1992)

> Die Schulmedizin legt lediglich Wert auf das, was sich beweisen läßt - nicht auf das, was sich durch Erfahrung als wahr herausstellt. Leicht zynisch aber nicht unberechtigt gesagt: Operation gelungen - Patient tot. Oder noch kränker.

4 b) Außenbandruptur – bloß nicht operieren! (Medical Tribune Nr. 28 vom 11.7.1997, S. 2)

5 280 **Sportverletzungen / Meniskus**
Beim Meniskusabriß aus der Gelenkkapsel solle immer eine Refixation (Wiederanheftung im Kniegelenk) angestrebt werden, empfiehlt der Orthopäde. Ebenso gebe es Verletzungen, bei denen die Refixation kombiniert mit der Resektion kleiner Meniskusanteile die Methode der Wahl sei. Unter günstigen Umständen funktioniert ein refixierter Meniskus offenbar wieder »wie neu«. Andere Techniken, bei denen der Meniskusriß per Arthroskopie im Gelenk genäht wird, bergen nach Meinung von Bruns die Gefahr von Nerven- und Gefäßverletzungen. Für einen vernünftigen Kompromiß hält er ein kombiniertes Vorgehen, bei dem das Durchstechen arthroskopisch erfolgt, zum Knotenknüpfen jedoch ein kleiner Hautschnitt vorgenommen wird. (Ärzte Zeitung, 12.11.1991)
Ruhigstellungen des Gelenkes für mehr als 2 Wochen werden nicht mehr empfohlen. Da Bänder und Gelenke aber 6 Wochen zur Ausheilung brauchen, wird - nach anfänglicher Ruhigstellung für ein bis zwei Wochen - mit der funktionellen Schiene frühfunktionell bis zur sechsten Woche behandelt und anschließend ansteigend belastet. (Ärztliche Praxis Nr. 3/12.1.1993/24) Rund 30 % der Arthroskopien sind überflüssig. Am häufigsten »gespiegelt« wird das Kniegelenk. Böse Zungen sagen, die Indikation wird von der menge der zur Verfügung stehenden Operateure bestimmt. Doch was tun bei feizlosen Läsionen, die zufällig im Kernspin entdeckt werden. Und wie verhält man sich während einer Arthroskopie bei kurzen Radiär- oder Längsrissen, bei Randausfaserungen, Narben und Verkalkungen? Dies alles sind keine Indikationen zur Operation, erklärte Professor Dr. Peter Hertel, Unfallchirurg (Medical Tribune Bericht v. 22.5.1998/21/17)

6 280 So hat man inzwischen z.B. festgestellt, daß ein **gerissenes Innenband** am Knie besser heilt, wenn es nicht genäht und nicht ruhig gestellt wird! (Ärztliche Praxis, 11.8.1992/3)

7 280 **Bänderriß** heilt **ohne Gips** besser (Selecta Nr. 12/1992)

> Koffein löst bei vielen Menschen Heißhunger-Attacken aus. Ebenso Wein.

Sportfähigkeit bleibt trotz Sehnenersatz meist eingeschränkt
Die Sportfähigkeit nach einer Ruptur des vorderen Kreuzbandes bleibt bei den Patienten trotz eines Patellarsehnentransplantats häufig vermindert. Einbußen gibt es sowohl bei der Wahl der Sportart als auch beim Sportniveau. (Ärzte Zeitung 162/30.81.995)

8 282 **Reißverschluß statt Naht oder Klammer**
Ein völlig neues Verfahren zum Verschluß von Operationswunden und Schnittverletzungen hat das Dortmunder Unternehmen K. W. an Haack GmbH auf der Interhospital in Hannover vorgestellt. Der AH-med-Wundverschluß ist im Verhältnis zu den üblichen Methoden des Hautwundenverschlusses eine atraumatische Alternative. Entwickelt hat ihn Professor Dr. Hanz-Jürgen Kaeßmann aus Hamburg. Wie er sagte, ist eine automatische Wundrandadaptation möglich, bei der die einzelnen »Klammern« - hier die Verschlußreihe der Krampen - mit dem Wundrand selbst nicht in Berührung kommen. Das Verfahren ist einfach: Nach Ankleben der selbstklebenden Streifen des Reißverschlusses auf der Haut rechts und links der Wunde wird der Verschluß zugeschoben. (Ärzte Zeitung 154/20.10.93/12)

9 534 **Gerissene Sprunggelenkbänder: Wenn Du Dir Zeit lassen kannst: Laß keine Operation machen!** Patienten, die keine sprunggelenkbelastenden Sportarten ausüben oder schon über 50 sind, können getrost konservativ behandelt werden, erläuterte Prof. Hess beim Symposium »Sports related injuries«... Klinisch machen sich die Unterschiede nach beiden Behandlungsalternativen jedoch weit weniger drastisch bemerkbar. Nur 8 % der konservativ Therapierten klagen über gelegentliches Umkippen im Vergleich zu 2% der Operierten. Das heißt, auch nach konservativem Vorgehen sind langfristig rund 92 % der Behandelten zufrieden. (Medical Tribune, 30.4.1992/28) (→LV9430 und 9440)

20 475, 462 Neue Erkenntnisse zur **Osteoporose** / Paul-Beiersdorf-Preis für vier Wissenschaftler: Gefräßige Killer-Osteoklasten fräsen Sollbruchstellen in das Knochengerüst. (Ärzte Zeitung, 26.2.1992)

Neue Erkenntnisse? Alte Tricks, dem Kranken und den dumm-gutgläubigen Ärzten weiszumachen, nicht der Patient selbst zerstöre durch Zuckerkonsum sein Knochengerüst, sondern gefräßige Killer.

»Unklar bleibt aber immer noch, warum Osteoklasten (Zellen der Knochensubstanz) zu Killer-Zellen entarten. Naheliegend wäre es, wie die Pathologen mutmaßen, daß bei Osteoporose die übliche hormonelle Steuerung entgleist und das sonst geordnete Gleichgewicht zwischen Osteoklasten (Knochenfreßzellen) und Osteoblasten (Knochenmutterzellen) gestört wird.«
Wieso ist es für die Forscher niemals naheliegend, daß die Nahrungsweise des Osteoporosekranken entgleist ist, da die Nahrung die Hormone steuert? Wie einfach wäre es doch, klipp und klar die wirkliche Ursache des Knochenzerfalls zu finden, statt in die Ferne zu schweifen: Daß die Osteoklasten nur deshalb entarten können, weil zuvor die sie bildenden Nahrungsstoffe in Verbindung mit sauerstoffzuführender Körperbewegung entartet waren. Der Besitzer entarteter Knochenzellen ist aus der Art geschlagen, die ihm Gott bzw. die Natur zugedacht hat: Er nimmt nicht zu sich, was artgemäß für ihn wäre, er bewegt seinen Körper nicht so viel, wie es artgemäß erforderlich wäre. Also warum schweifen die Wissenschaftler in die Ferne?: Weil nicht sein kann, was nicht sein darf! Es wäre zu einfach. Es würde weitere Forschung und weitere Preisgelder für sie verhindern, sie überflüssig machen. Ich weiß, ich sage das zum wiederholten Male. Aber ich muß es zu Deinem Vorteil in Dich einhämmern, daß Du es nie mehr vergißt.

9421 336 Migräne-Patienten haben zerebralen Enzym-Mangel. (Ärzte Zeitung 173/29.9.1992/13)

9422 a) 159 »Die Illustrierte BUNTE«, Nr. 15/1990, zum Strafverfahren gegen ihren Medizinjournalisten Dr. P. Schmidsberger: »Die Staatsanwaltschaft stützt sich auf ein Gutachten, das vom Wissenschafts-Dogmatismus diktiert worden ist: Straffällig ist, wer sich nicht strikt an die Schulmedizin hält, selbst dann, wenn diese längst mit ihrem Latein am Ende ist. Eine **Hexenjagd** unter dem Deckmantel der Wissenschaft.«

9422 b) Willst Du Dich weiter an Bord des bereits leck geschlagenen Schiffes Schulmedizin aufhalten und mit ihm untergehen? An allen Ecken und Enden brechen die Wasser ein. Mit diesen Worten wollen die Kapitäne der orthodoxen Schule ihr Schiff noch zu retten versuchen:
Insbesondere der medizinische Nachwuchs neigt außerdem dazu, auf eine wissenschaftliche Promotion zu verzichten, und sich statt dessen lieber ein Schild »Naturheilkunde« an die Tür zu hängen. (...) Die Wissenschaft indes befindet sich scheint's in einer Krise. Man traut ihr »vieles, aber kaum mehr Gutes zu.« Doch wer die »Schulmedizin« für inhuman, alternative Verfahren dagegen für human hält, der irrt. Kollegen, die sich in Abhängigkeit von dubiosen Therapieformen und damit von Ideologien und Dogmen begeben, setzen die ärztliche Autorität, die für den Heilerfolg so wichtig ist, aufs Spiel. Statt auf der Esoterikwelle zu schwimmen, sollten die Ärzte sich auf eine fundierte Medizin zurückbesinnen. (Prof. Marx. In: Medizinische Klinik, 90. Jahrgang, Nr. 2/1995/107ff)

9422 c) 560 (→LV 3305) **Uns Ärzten fehlt Zivilcourage** Ich bin seit über 40 Jahren Arzt an vorderster Front und muß, soweit ich die Szene überblicken kann, Herrn Prof. Schlund leider recht geben: Überdiagnostik ohne jede Konsequenz, aggressive Therapien, die nur die Lebensqualität verschlechtern, ohne das Leben lebenswert zu verlängern, sind Tagesordnung; dabei zunehmend ein erschreckender Mangel an Risikobereitschaft, Zivilcourage und menschlicher Zuwendung für den leidenden Patienten! Was doch eigentlich, unter Zurückstellung des eigenen Selbstverständnisses hinter die Not des Patienten, ursprüngliche Aufgabe des Arztes, sein sollte. (Dr. Hans Huber, Echterdingen .In: Medical Tribune 13/31.3.1995)

9423 263 Falls Du nicht das Erdfasten vorziehst: Das verlange von jedem Arzt, bevor er sich dranmachen will, einen **Blinddarm** wegzuschnibbeln: Eine eindeutige Sonografie-Diagnose, daß der tatsächlich entzündet ist! Aber nur von einem erstklassigen Fachmann auf dem Gebiet der Ultraschall-Untersuchung, sonst wird das wieder nur eine Scheinoperation. Und dann verlangst Du, nach der Exzision, das Stück zu sehen! Du kannst Dir anhand der Bilder hier in diesem Buch ohne weiteres zutrauen zu beurteilen, ob ein Blinddarm entzündet war oder nicht. Bei einer plegmonösen Appendizitis, so nennen die einen entzündeten Wurmfortsatz, ist das gute Stück bis auf die sonst helle Außenhaut blutrot mit Resten kleiner weißer Stellen durchsetzt.

9424 618 »Mit ihrer Forderung nach statistisch auswertbaren Studien«, sagt Peter Mathiessen, leitender Arzt am anthroposophischen Gemeinschaftskrankenhaus in Witten-Herdecke, »nimmt die exakte Wissenschaft schon längst nicht mehr eine dienende Rolle ein, sondern schwingt sich zur Herrin über die Heilkunst auf« - und das, obwohl schätzungsweise nur 10 Prozent der medizinischen Praxis tatsächlich auf solider Wissenschaft beruhen. (DER SPIEGEL 45/1994/208)

9425 612 Die Wissenschaftler interessierte das Schicksal der Menschen nie - es ging ihnen stets nur um ihren eigenen Ruhm und das damit verbundene Geld. Dem Erfinder der **Atombombe**, Eduart Teller, war genau bewußt, wie viele Menschen damit einen gräßlichen Tod erleiden konnten.
»Es war die glänzende Bestätigung einer kühnen, von der Überzeugung der objektiven Wahrheit der Physik getragenen Voraussage.« So schwärmte **Nobelpreisträger** Max von Laue, als er von Hiroshima und Nagasaki und dem Verbrennungstod von über 400.000 Menschen hörte. Das war vor 50 Jahren. Vor 30 Jahren ließen die USA im Vietnamkrieg kleine Kinder als brennende Fackeln herumirren. Hat sich etwas in der Behandlung der Menschen durch die Mächtigen geändert? Vor Kurzem folterten und massakrierten die Serben die Moslems und umgekehrt. Spezialisten denken nicht an ihren Nächsten, an das Leid der Welt. Sie bekämpfen sich gegenseitig und wollen nur sich selbst und ihre Überzeugungen behaupten, wie es die verschiedenen Nationen, Religionen, Parteien tun. Wie es genau so die Politiker in ihren Wahlkämpfen halten - oder wie wir, wie du und ich, wenn wir mit anderen konkurrieren. Jeder ist in erster Linie um seinen Erfolg, sein Image, seine Macht, sein eigenes persönliches Heil, seine Sicherheit und Befriedigung besorgt, ist von seiner eigenen Wichtigkeit eingenommen, will Recht haben oder glaubt die Wahrheit allein gepachtet zu haben. Deshalb:
Verhalte Dich wie ein König, der erkannte: »In die Doctores der Medizin setze ich ebensowenig Glauben wie in die der Theologie.« (Friedrich der Große an Voltaire) (→LV 6617)

9426 162 Wie tief die Mediziner das Vertrauen in ihre Kunst in die Köpfe der Menschen einpflanzen konnten, das beweist die Tatsache, daß in den USA Cryonics (Einfrieren des Körpers nach dem Tod bei einer noch nicht heilbaren Krankheit, um sich nach Erforschung eines Heilmittels auftauen und damit behandeln zu lassen) so viele Anhänger gewinnt. Obschon das etwa dem Versuch gleicht, einen Napfkuchen in ein blühendes Weizenfeld zurückzuverwandeln.

27 📖 695 DER GESUNDHEITSBERATER, 56112 Lahnstein, Heft 1/2, 1988
BIRCHER, Ralph, »Geheimarchiv der Ernährungslehre«, Verlag Edition Wendepunkt
HARDING, M. G. und CROOKS, H., »Non-flesh dietaries adequate and inadequate«, J. Am. Diet. Ass. 1964/45, 537 n. Plant Foods f. H. N. 1969; 2.
HÖPPL, Karl Albrecht, »Die Versorgung mit Vitamin B_{12}«, Wendepunkt 2/ 1976, S. 59-63, Wendepunkt 3/1976, S. 118-122, Wendepunkt 4/1976, S. 162-167
HÖPPL, Karl Albrecht, »Erfreuliches über Vitamin B_{12}«, Der Vegetarier 3/1980, S. 52
HUTCHINGS, I. J., Nutritional Observatory 10: 45, 1949 in TURRELL, R., Diseases of the Colon and Anorectum I, p. 92, 1959
LONG, A. und WOKES, F., »Vitamins and minerals in plants«, in Plant Foods fur Human Nutrition, Bd. 1, Heft 1, Mai 1968
Kaum zu überbieten, die offenkundige Empfehlung eines Professors zum Wohl der Fleischindustrie:

> Das Vitamin B_{12} ist (wie auch Vitamin D) nur in tierischer Kost enthalten, also z.B. in Fleisch, Milch oder Käse. Selbst herstellen kann es unser Stoffwechsel nicht. Veganer (Vegetarier, die auch auf Milch und Eier verzichten) müssen daher für ihre Versorgung mit Vitamin B_{12} unbedingt Sorge tragen. Ihr Hinweis, daß ja auch die vielen hundert Millionen indischer Landbewohner fleischfrei leben und dabei gesund bleiben, zählt nicht. Denn im Gegensatz zu unserem Getreide, das von Pestiziden totgespritzt wird, leben im indischen Korn winzige Käfer u. Insekten, die Vitamin B_{12} enthalten und die den minimalen Bedarf an diesem kostbaren Naturprodukt decken. (OBERBEIL, K. »Fit durch Vitamine« Südwest Verlag)

Ei, woher weiß der neunmalkluge Daherschwätzer, daß unser Organismus das B_{12} nicht selbst herstellen kann? Hat er Belege dafür? Hat er gar einmal Versuche wie sein Kollege Prof. Leitzmann deswegen mit natürlich essenden Menschen unternommen (→LV 6534), die eine intakte Darmflora (richtigerweise müßte sie Darmfauna von der exakten Wissenschaft benannt werden) ihr eigen nennen? Die dann auch in der Lage ist, B_{12} bestens zu produzieren? Und weiß er oder will er etwa im Interesse der Deutschen Ernährungsindustrie nicht wissen, daß die vegetarisch lebenden Inder seit langen Jahren geschälten und weiß betalkumten, pestizidverseuchten Reis als Getreide essen, in dem kein lebendiges Käferlein oder Insekt überdauern kann? Was den Indern Vitamin B_{12} evtl. zu liefern in der Lage wäre.

28 📖 178 **Psychologen weisen nach: kein Gesunder ist gesund** Endlich ist bewiesen, daß sich auch der »harte Kern« der ganz Gesunden spalten läßt. Dreistündige Befragung im Experteninterview macht nämlich garantiert auch jedem expertendefinierten psychisch ganz Gesunden erst bewußt, unter was allem - von Phobien, Sorgen, Schwitzen über Müdigkeit bis zum Kloßgefühl im Hals - er tatsächlich leidet. Um die Beschwerden der Gesunden aufzuspüren, wurden 100 Erwachsene der Geburtsjahrgänge 1935, 1945 und 1955 aus Mannheim in dreistündigen Interviews exploriert. Nach Operationalisierung der Probanden zeigte sich ein »harter Kern von 38 Prozent Gesunden«. Die von den Experten erfragten häufigsten Symptome der Gesunden waren: Phobien (38 Prozent), allgemeine innere Unruhe (38 Prozent), Kopfschmerzen (35 Prozent), Zwangshandlungen (34 Prozent), depressive Verstimmungen (33 Prozent), Zwangsdenken oder -befürchtungen (31 Prozent), Suchtverhalten (30 Prozent), funktionelle Oberbauchbeschwerden (25 Prozent), Schmerzen im Muskel- und Skelettsystem (24 Prozent), Schlafstörungen (22 Prozent), Partnerkonflikte (20 Prozent). (Medical Tribune, Nr. 35/28.8.1981)
Was wirkliche, echte Gesundheit ist, das erlebst Du erstmals nach einem halben Jahr UrMethodik.

29 📖 81, 299, 952 DETHLEFSEN,T., Schicksal als Chance, Goldmann. Dethlefsen ist Esoteriker, und es lohnt sich für manchen, ihn zu lesen, um seinen Blick zu weiten. Auszug:
Das Gesetz des Karma fordert vom Menschen die Übernahme der vollen Verantwortung für sein Schicksal - ein Schritt, den der Mensch unserer Zeit nicht machen will. Die Abwehr breiter Kreise gegen die Lehre der Reinkarnation ist nur zu verstehen - hat man doch mit viel Mühe und Aufwand endlich perfekt erscheinende Theorien fabriziert, die den Menschen von der Eigenverantwortung befreien und die Schuld auf Gesellschaft, Krankheitserreger oder den bösen Zufall projizieren. Begreiflich, wenn man sich entrüstet über das Ansinnen, diese raffinierten Theorien menschlicher Schläue als Eigenbetrug zu entlarven - sie zusammenstürzen zu lassen und ganz schlicht wieder die Schuld bei sich selbst zu suchen.
Theoretisch funktionieren ja auch all diese Denkmodelle ausgezeichnet- das praktische Versagen versucht man mit positivistischer Fortschrittsgläubigkeit zu vertuschen. Wenn der Mensch jedoch beginnt, gegenüber sich selbst ehrlich zu werden - und dies ist die schwerste Form der Ehrlichkeit -, muß er erkennen, daß erst mit der Übernahme der vollen Verantwortung für alles, was ihm geschieht und was er erlebt, die Sinnhaftigkeit erkennen kann. Verantwortung und Sinnhaftigkeit lassen sich nicht voneinander lösen - beide bedingen sich gegenseitig.

30 📖 280 **Sprunggelenk verletzt** Konservativ oder operativ behandeln? Diese Frage ist bei Außenbandverletzungen des Sprunggelenks nicht immer einfach zu beantworten. In den meisten Fällen kann man jedenfalls ohne operativen Eingriff auskommen. Konservative Therapie bei:
• laterale Aufklappbarkeit < 10 bis 15 Grad, • Schreibtischarbeiter, • Gelegenheitssportler, • Patient will keine Operation, • älterer Patient (ab 45), • Syndesmosis (Bänderverbindung der Knochen) ist aktiv (Medical Tribune 5/4.2.1994/6) (→LV9419 und 9440)

> **Süßstoff macht dick**
> Süßstoff regt den Körper an, vermehrt Insulin zu produzieren. Und das fördert die Entstehung von Fettpölsterchen. Wer mehr als einen Liter Light-Getränke oder mehr als acht Tassen Tee oder Kaffee mit Süßstoff zu sich nimmt, bekommt diesen Effekt bereits zu spüren. (Ärztliche Praxis 2/1999/31)

31 📖 974 **Zu dumm für eine Allergie?**
»Was nicht alles erforscht wird! 'Das Kind ist zu dumm für eine Allergie!' meint die Krankenschwester und plappert damit nach, was der Volksmund sagt. Hat er recht? Nun haben wir es tatsächlich schwarz auf weiß: der Allergiestatus des Kindes korreliert mit dem Bildungsstand von Vater und Mutter. 27% der Nachkommen von Eltern mit Abitur und bloß 18% der Kinder von ehemaligen Hauptschülern sind zur Allergie prädisponiert.« Diese überraschende Feststellung hat Dr. Ulrich Wahn, Professor an der Kinderklinik der Freien Universität Berlin, auf einer Pressekonferenz der Essex Pharma vorgetragen. (Medical Tribune 10/8.3.1991/3)

9432 📖 352 **Empfindlicher Magen**
Um einen empfindlichen Magen widerstandsfähiger zu machen, bedarf es statt dessen einer ständig ansteigenden, unterschwelligen Reizung. »Empfehlen sie einem solchen Patienten zunächst, seinen Tee etwas heißer zu trinken als gewohnt«. Hat der Magen die erste Stufe des Programms überstanden, kann der Patient von Kamillentee zu schwarzem Tee oder Kaffee übergehen. Später ist sogar ein Gläschen Sekt oder Bier am Abend erlaubt. »Ermuntern sie ihre Patienten, ihre Speisen hin und wieder kräftig zu würzen«, so ein weiterer Rat. Das regt die Durchblutung der Magenschleimhaut an, die Bikarbonatsekretion steigt, und auch die Prostaglandinsynthese nimmt zu. All diese Faktoren sind zum Aufbau einer intakten, abwehrkräftigen Magenschleimhaut nötig, erläuterte Prof. Dr. Miederer. Nicht empfehlenswert ist jedoch das vielgepriesene fleißige Kauen und Einspeicheln der Nahrung, was »in Magendiäten immer wieder fälschlicherweise angegeben wird«. (Medical Tribune, 44/5.11.1993). Das solltest Du über die Funktion des Magens wissen: Sein tageszeitliches Energiepensum zeigt gegen 7 Uhr bis 9 Uhr morgens sein Maximum, und um etwa 19 Uhr bis 21 Uhr am Abend sein Minimum an. Auch die energetischen Funktionszeiten des Darms liegen in diesem Bereich, so daß sich Dein Essen am späten Abend auf viele organische Funktionen schlecht auswirkt. Der Magen kann in seinen Energieruhephasen die aufgenommene Nahrung nur ungenügend zersetzen und aufspalten und belastet dadurch zwangsläufig auch die Darmfunktionen. Auch diese haben ab 19 Uhr nur ein geringes Energieangebot zur Verfügung. Der Darminhalt sitzt dann während der Nachtstunden fest und „kompostiert". Das heißt, er zersetzt sich durch Vergärung, die durch Gemüse, Obstbestandteile, zuckerhaltige Speisen und Getränke sowie verfaulende Eiweiße in Gang gesetzt wird. Die so entstandenen Fusel- und Fäulnisstoffe überschwemmen während der Nachtruhe den Organismus. Es entstehen Gase und Zersetzungsgifte, die je nach biologischer Qualität der Nahrung unterschiedlich giftig wirken. Die Darmschleimhäute werden dadurch aufgeschwemmt und entzündet, so daß sich die Darmzotten vergrößern und stark durchlässig werden. So wird die notwendige Entgiftungsfunktion des Darms stark beeinträchtigt. Der Darm wird dann nach und nach zur Giftquelle und überfordert im Verbund mit den ermangelnden Energieströmen den gesamten Organismus.

9433 📖 584 **Kindlicher Geschmack** Viele Erwachsene wundern sich über die ungesunden kulinarischen Vorlieben ihrer Kinder. Doch die können laut New Scientist (Heft 1891 S. 17) nichts dafür. Ihr Geschmackssinn ist noch nicht ausgereift. Amerikanische Wissenschaftler testeten die Geschmacksnerven von Achtjährigen. Jungen nahmen die Geschmacksrichtungen süß, salzig, bitter und sauer zwei- bis fünfmal schwächer wahr, als Erwachsene. Mädchen waren lediglich im sauren Bereich weniger sensibel. Der Mensch, so das Resultat der Studie, wird also erst nach und nach zum Feinschmecker. (Die Zeit 41/8.10.93) Überlege mal mit mir: Könnten die Feststellungen nicht ein Hinweis darauf sein, daß die weniger geschmacksintensive UrKost für die Kinder genau die richtige Kost bedeutet und sie somit als Erwachsene später nicht so leicht nach Feinschmecker-Gelüsten gieren? Die Natur will möglicherweise nicht, daß die Lebewesen zu viele und zu große geschmackliche Unterschiede wahrnehmen können...

> **Erste Hilfe bei Ameisen"stichen".** Die Ameise sticht nicht, sie spritzt ihre Säure (nur bei Gefahr ab. Wenn Du das sofort mit Spucke verreibst, brennt's nicht mehr so sehr und so lange. ➕ **Erste Hilfe** ➕

9434 📖 569, 596 **Schuld am Schnarchen: die Schilddrüse**
Schnarchen sei oft nur die Folge einer Unterfunktion der Schilddrüse (Hypothyreose). Auch die für Herz und Gehirn so gefährlichen nächtlichen Atempausen (Schlafapnoe) können dadurch verursacht werden. Ärzte des Schottischen Nationalen Schlaflaboratoriums meinten: Die Unterfunktion wirke ganz ähnlich wie Alkohol oder Schlafmittel: Die Muskeln der oberen Atemwege erschlaffen. Deshalb schnarcht man schnell, und es kommt zu Atemstörungen. Andere Forscher halten wegen Schlechtkost zu schwerfällig arbeitende Lymphgefäße der Halsregion dafür verantwortlich. Ich weiß nur eins: Nach UrTherapie schnarchst Du nicht mehr. Was schert mich also noch eine Diagnose! Die Hauptsache ist, Dein Partner kann wieder ungestört neben Dir liegen! Versucht es doch mal so, Ihr Schnarcher: Durchbohrt eine Holzkugel und befestigt sie an der Rückseite vom Schlafanzug. Jetzt ist ein bequemes Schlafen in Rückenlage (=Schnarchlage) nicht mehr möglich. Man dreht sich um, das Schnarchen bleibt aus...

9435 📖 188 **Deinen Tod, Diabetiker, kündigen Linsenveränderungen in Deinem Auge an!**
»Die Schicksalsfunktion war von anderen prognostisch aussagekräftigen Faktoren wie Alter und Geschlecht unabhängig.«

9435 📖 188 **»Wodurch entsteht eigentlich Diabetes?«**
Es gibt zwei Diabetes-Arten. Die schwere aber seltene Form (Typ I) entsteht in der Jugend. Die Zellen der Bauchspeicheldrüse, die Insulin produzieren, werden von der Körperabwehr angegriffen und zerstört. Du mußt Dir Insulin spritzen. Die leichtere Form (Typ II) entsteht meist zwischen dem 50. und 60. Lebensjahr durch eine allmählich nachlassende Insulinproduktion. Die Bauchspeicheldrüse muß mehr Insulin produzieren. Bist Du zu dick, braucht der Körper noch mehr Insulin, wobei sich die Produktion der Bauchspeicheldrüse erschöpft.

9436 📖 660 **Akute Vergiftung - Erste Hilfe · Sofortmaßnahme der Ärzte richtig?**
Die Magenspülung war bis vor kurzem die Standardmaßnahme bei peroral (durch Essen) vergifteten Patienten. Heute sollte man sie, ebenso wie das induzierte Erbrechen, weitgehend aus dem therapeutischen Repertoire streichen, meint Professor Dr. Josef Meier-Abt, Leiter der Abteilung klinische Pharmakologie, Universitätsspital Zürich. Mindestens so effizient und viel ungefährlicher ist es nämlich, Aktivkohle zu geben, und das nicht zu knapp. (Medical Tribune 50/17.12.1993/26). Sieh den Weißkitteln also auf die Finger, wenn Du ins Krankenhaus rennst, wenn Dein Kind ein paar Giftbeeren (halb so wild) geschluckt hat. Natürlich wirst Du diesem Dummkopf nicht folgen und Dir eine Vergiftung durch eine andere ersetzen lassen. Aktivkohle ist verbrannte Materie und schadet dem Körper, obschon sie Giftstoffe aufzunehmen vermag. Du wirst statt dessen Erde essen, die zudem tausendmal besser als Kohle wirkt!

9437 📖 919 **Kein Schutz vor Osteoporose nach Menopause durch Östrogen.** (Ärztliche Praxis 16/22.2.1994/14)

9438 📖 767, 942 Zu den beiden Fotos, für deren Überlassung ich Prof. Popp sehr zu danken habe, gibt er folgende Erläuterung:

Die Kirlianfotographie hat eine wissenschaftlich begründete Basis. Letztlich wird die Ladungsdichteverteilung auf der Oberfläche des untersuchten Objekts dargestellt. Man zieht mit Hilfe eines elektrischen Feldes (Wechselspannung von einigen Kilovolt) Ladungsträger der Oberfläche des Objektes heraus, die dann durch Stoßionisation Moleküle des Füllgases anregen. Das »Rekombinationsleuchten« wird dann fotografisch dargestellt. Da somit kein Licht entstehen kann, wenn keine Ladungsträger vorhanden sind, stellt die Kirlianaufnahme ein Muster der Ladungsdichteverteilung auf dem Objekt dar. Der bekannte Mechanismus, der dabei genutzt wird, tritt im Prinzip beispielsweise auch in jeder Leuchtstoffröhre auf oder denn, wenn Sie sich auf einem Kunststoffteppich aufladen und an die metallische Türklinke greifen... Daß dieser Effekt tatsächlich diagnostische Bedeutung gewinnen kann, erkennen Sie daran, daß in kannibalischen Tierstämmen immer jene Tiere gefressen werden, die eine pathologische Ladungsdichteverteilung auf der Hautoberfläche besitzen. Anstatt eine Therapie einzuleiten, werden jene hilflosen, durch ihre verschobene Ladungsdichte auffallende »Patienten« aufgefressen, vermutlich deshalb, weil es bei Tieren keine Krankenkasse gibt... In der Beilage sehen Sie Kirlian-Aufnahmen einer biologisch gedüngten und einer konventionell gedüngten Möhre, die jeweils in der Mitte der Länge nach durchgeschnitten und unter gleichen Bedingungen abgebildet wurden. Solche Unterschiede lassen sich statistisch signifikant belegen, wenngleich bisher keine ausführliche wissenschaftliche Untersuchung duchgeführt wurde. Prof.Dr. habil. F- A. Popp INTERNATIONAL INSTITUTE OF BIOPHYSICS Technology-Center, Opelstr. 10 67661 Kaiserslautern.
Ausgezeichnete Informationen vermittelt Professor Popp in seinem dankenswert verständlich - amüsant geschriebenen Buch unter dem Aspekt Lebensmittel in neuer Sicht mit dem Titel »Die Botschaft der Nahrung«, Reihe Fischer alternativ

39 a) 🕮 873 Übergewicht macht nicht nur krank, dicke Menschen sind auch ärmer und sozial isolierter als Normalgewichtige.
Bei einer Nachuntersuchung waren in der Gruppe der Übergewichtigen, sowohl der Männer wie auch der Frauen, weniger Personen verheiratet als bei den Normalgewichtigen. Ihr Einkommen war signifikant niedriger, und es gab mehr Arme. Wurden die Ereignisse korrigiert für die grundlegenden Merkmale wie Haushaltseinkommen, eigener Bildungsstand und Bildungsstand der Eltern, Intelligenzquotient und chronische Gesundheitsstörungen, Körpergröße, Selbstwertgefühl, Alter, Rasse und ethnische Zugehörigkeit korrigiert, stellte sich heraus, daß besonders die Frauen unter negativen Konsequenzen ihres Übergewichts zu leiden hatten. (Ärztliche Praxis 4/11.1.1994/9)
Das Pech: Weil sie sich so dick haben weden lassen, sind sie behäbig geworden. Ihr Wunsch, etwas an sich zu verändern, bricht wohl zeitweise schon mal auf, aber am wirklichen, echten Willen, das bis zum völligen Schlanksein durchzusetzen, da hapert es. **Für die Dicken sind drei Teelöffel Heilerde täglich Pflicht. Die entfetten im Dünndarm das Zuviel an Fett.**

Auf nach Leverkusen Ihr Dicken, wenn Ihr Euch abgespeckt habt:
Wir führen regelmäßig Bauchdeckenplastiken durch und haben auch Erfahrung bei Adipositas-permagna-Patienten. Beispielsweise haben wir zur Zeit eine 4-Zentner-Patientin, die nach ebenfalls 40-kg-Abnahme eine monströse, bis auf Knieniveau reichende Fettschürze hatte. (Dr. Kampmann, Oberarzt der Frauenklinik, Klinikum Leverkusen)

39 b) Auf was Millionen Dicke in letzter Zeit hereinfielen:
● Spirulina, die Mikroalge aus der mexikanischen Hochebene, enthält eine Aminosäure, die Heißhungerattacken und das Verlangen nach Süßem vom Tisch fegen soll. Nachteil der Reformhaus-Tabletten: Bei manchen färben sich die Zähne grün. Bedenke: UrMethodiker haben das Zusatzzeug nicht nötig. 30 Millionen Jahre haben die Menschen nichts aus dem Meer gegessen. UrKost ist ausschließlich frische Nahrung. Keine getrockneten, grünen Algenpillchen, an denen sich andere `ne goldene Nase verdienen. Unser Körper hat meisten Extrakte oder Verpulvertes zu essen bekommen und es daher nur falsch verwerten. Das Geld wird Du dafür ausgibst ist in der Tat verpulvert. (→LV 6855)
● Die Wurmdiät: In den 80er Jahren schluckten hoffnungsvolle Patienten verkapselte Bandwurmeier, die aus Südafrika und den Beneluxländern nach Deutschland kamen. Als innere Mitesser sollten die Parasiten dafür sorgen, daß die Dicken ihre Last verlieren.
● die in Kilo Nit 2.000 enthaltenen Hagebuttenextrakte sollten die »empfindlichen Geschmackspapillen der Zunge ablenken«. Wie das?
● Mit riesigem PR-Aufwand wurde im Sommer 1995 ein mit Duftaroma gefüllter Plastikstift (»3mal riechen - 200 Kalorien weg!«) in deutschen Apotheken angeboten. Der Preis: satte 69 DM (Medical Tribune 38/22.9.1995/6)
● Mehrere Menschen mußten sterben, weil sie schlank sein wollten. Wieviele, ist noch immer unklar. Der Euskirchener Allgemeinarzt Dr. Reinhard Jansen mußte ins Gefängnis, weil seine Rezepturen für den tödlichen Ausgang der »Wunderdiät« verantwortlich gemacht werden. Seine Rezeptur: 305 Solidago + Lycopodium ana 20.,0; Glandula thyreoidea 150,0; Triac 0,1; Gland supraranalis 10,0; Hypothalamus 0,0°; Hypophyse 10,0; Pankreas 100,0; Metformin; Diethylpropion 25,0; Triamteren 25,0; mf Kps Lx DS 2x1; 27-83-739
● Xenical – die Antifettpille. Durch die erwünschte Blockade der fettverdauenden Enzyme im Dünndarm wird die Ausnutzung erwünschter Inhaltsstoffe der Nahrung verringern. Die lebensnotwendigen, fettlöslichen Vitamine A, D, E und K sowie die ebenso wichtigen Fettsäuren gelangen nur noch eingeschränkt in den Körper. Was das bewirkt, dafür kriegst Du in ein paar Jährchen später Dein Fett weg 9476b

39 c) Schneller nimmst Du so ab:
Laß Dich von vorne, hinten und von der Seite farbig nackt fotografieren und die Bilder auf DIN A 5 vergrößern. Dann klebe sie auf die Vorderseite Deines Kühlschrankes und links und rechts an Deinen Frisierspiegel.

Die Werbegauner wissen, wie träge die Dicken sind und was man ihnen deshalb weismachen muß:

Schlank im Schlaf

In der ORF-TV-Sendung „Wir" von Medizinern gutgeheißen, von beeideten, gut geschmierten Sachverständigen bestätigt: Die Hauptwirkstoffe der Neuner Schlankheitskur funktionieren.

39 d) **Warum stopfen Dicke ständig in sich rein?** Weil ihr Magen ausgeleiert ist!
Bei Übergewichtigen ist der Magen geradezu ausgeleiert - ein wesentlicher Grund, warum die Sättigung verspätet eintritt. Man weiß heute, daß Sättigungssignale primär über Dehnungsreize im Magen entstehen, in Synergismus mit den Nahrungssubstraten. Diese Reize werden über afferente Bahnen des Nervus vagus in den lateralen Hypothalamus geleitet. (Medical Tribune 46, 15.11.1996/3)
Du erkennst: Es ist gar nicht so sehr die leidende Seele, die nach Industriefraß verlangt! Die Ärzte wollen mit einem Band gegen die Fresserei den Magen verkleinern. Das ist künstliche, aber keine ursächliche Behandlung! Die Klassische Naturheilkunde liegt hier wieder richtig: Nur längeres Fasten läßt den Magen wieder schrumpfen!

40 🕮 280 **Bänder gerissen** Isolierte Kreuz- und Innenbandrupturen müssen nicht in jedem Fall operiert werden. Beim hinteren Kreuzband sollten nur knöcherne Ausrisse operativ versorgt werden, beim vorderen ist die Situation weniger eindeutig.

1309

Gegen operatives Vorgehen bei Bänderrissen sprechen:	Für operatives Vorgehen sprechen:
• hohes Alter des Patienten,	• junger Patient
• geringe Belastung des Knies durch Beruf und/oder Sport,	• deutliche Belastung des Kniegelenks durch Beruf und/oder Sport,
• Patient ist schwer zu motivieren,	• Bereitschaft zur Rehabilitaton,
• vorbestehende Arthrose.	• Begleitverletzungen. LV 9419, 9430

Das Innenband kann sogar bei kompletter Zerreißung konservativ behandelt werden, wenn Begleitverletzungen ausgeschlossen wurden (arthroskopisch oder MRT). Teilrisse und Zerrungen werden kurzfristig ruhiggestellt. Falls die Verletzung eine Operation erfordert, sollte diese möglichst in den ersten zwei Wochen nach dem Unfall durchgeführt werden. (Ärztliche Praxis 91/13.11.1993/9)

9441 661 **Endlich ein Mittel gegen Krampfadern?** Hoffnung für Millionen, die unter Krampfadern leiden: Prof. José Renacle von der Universität Namur (Belgien) hat entdeckt, daß Sauerstoffmangel die Aderwände schwach werden läßt. Der Wissenschaftler ist sicher: Jetzt können wir ein Medikament entwickeln, mit dem sich Krampfadern verhindern lassen. (Express, 20.2.1991) Merkst Du allmählich, warum die Pharma-Ärzte-Verbrüderung forscht? Wenn sie - was 1.000mal wirksamer bei Krampfadern wäre - z.B. sauerstoffförderndes Laufen empfehlen würde...

9442 282 Selbst eine einfache **Augenklappe** hindert noch die Heilung und verzögert sie:
Nach Entfernung eines kornealen (in der Hornhaut) Fremdkörpers ist der Schaden in aller Regel nach 24 Stunden wieder behoben. Der Verband schafft ein ungünstiges Hornhautmilieu, behindert die Regeneration des Epithels (Gewebe) und reduziert die Sauerstoffversorgung. (British Medical Journal, Vol. 307, No. 6911 (1993), S. 1022)

9443 a) 567f **Der Mundgeruch kommt meist aus der Lunge... Aber UrKöstler stinken nie aus dem Mund!**
Schon die Frage nach dem Mundgeruch führt auf eine falsche Fährte. Es sind eben nicht nekrotisierende (gewebeauflösende) Prozesse im Bereich der Mundhöhle, die einen üblichen Mundgeruch machen. Mundgeruch, wie ihn Herr Kollege Doerck charakterisiert, z.B. bei der Diphterie, kann man nur bei angehaltenem Atem feststellen. Dies ist jedenfalls die Technik, die ich gelernt habe und die auch verständlich ist. Deshalb riecht man niemals einen üblen Mundgeruch. (Also, ich rieche es, wenn einer aus dem Mund riecht. Ein Arzt nicht...) Beispielsweise ist der Alkoholfoetor (Gestank) eine alkoholische Halitosis (übler Mundgeruch). Der letzte Satz: eine bezeichnende Doppelmopplung in Latein zum Angeberzweck. Durch Fremdworte kann ein Text viel Ausdeutung gewinnen, auch wenn nichts dahintersteckt. Worauf ist das ganze Medizinwissen aufbaut: ein riesiger, scheinbar mit Heil gefüllter, dickwandiger Ballon. In den man aber nur mit einem genügend scharfen Messer hineinstechen muß, damit man erkennt, daß er mit nichts anderem als mit gepreßter Luft gefüllt ist. Wie Du, lieber Leser, zur Kenntnis nimmst, wenn ich mal wieder zugestochen habe... Der Foetor ex ore (Gestank), bzw. die Halitosis (Mundgeruch) kann auch ohne Krankheitssymptome durch ein gestörtes Darmmilieu entstehen. Dabei gelangen foetide (stinkende) Substanzen über den Ductus thoracicus in die Lungenstrombahn und werden dort abgegast. (Ärztliche Praxis 9/29.1.1994/7)
Du siehst: Alles hängt im Körper voneinander ab.
Was helfen Dir Pfefferminz- und Chlorophylltabletten gegen den Mundgeruch, die überdecken, aber das Übel nicht angehen, das hier im Darm liegt, falls man das diesen ärztlichen Klugschwätzern abnehmen will. Die Medikamente des Arztes haben genau so den Zweck, nur zu überdecken. Die Symbioselenkung, die Beeinflussung der Darmfunktion mittels Zuführung fehlender Darmbakterien also, durch den Heilpraktiker ist schon etwas vernünftiger. Sie versucht Einfluß darauf zu nehmen, daß die Darmverhältnisse wieder normal werden. Aber auch das ist vergebens, wenn der Kranke weiterhin falsch lebt und somit die Lenkung keine Chance besitzt zu überdauern. →LV1658 und 9834b

9443 b) Symbioselenkung Völlig anderer Ansicht zur Verpilzung sind:
BRUKER, M.O./ GUTJAHR, J., **Candida albicans - Pilze, Mykosen, Bakterien** - Mythen und Fakten, emu Verlag, Lahnstein
Er (Candida albicans) kommt also überall vor, nicht nur beim Kranken, sondern auch beim Gesunden. Er gehört zu den „natürlichen Bewohnern" des Darms. Und der „außergewöhnlich starke Befall"? Darauf muß gleich die Gegenfrage folgen: Was heißt außergewöhnlich? Welche wissenschaftlichen Untersuchungen liegen über den Krankheitswert der angeblich „übermäßig" vorkommenden Pilze vor?
Zahlreiche Patienten, bei denen sich im Stuhl das Mehrfache an Pilzen findet als bei anderen, haben keinerlei Beschwerden. Ein Beweis dafür, daß auch ein „übermäßiges" Vorkommen von Candida keinerlei pathogene (krankmachende) Bedeutung hat. (S.48)
Darüber hinaus kann aber eine krankhafte Darmflora auch ihrerseits wieder nachteilige Rückwirkungen auf den Organismus haben. Man hat zum Beispiel nachgewiesen, daß die bei Gesunden vorkommenden Coli-Bakterien Vitamin K erzeugen. Andererseits wurde festgestellt, daß bei Krebskranken unter anderem auch ein Vitamin-K-Mangel besteht. Daraus ist aber nicht der Schluß erlaubt, daß der Krebs nur durch Vitamin-K-Mangel entsteht, sondern nur, daß irgendwelche inneren Beziehungen zwischen der zivilisatorischen Ernährung, der gestörten Darmflora, dem gestörten Vitalstoffhaushalt und dem Krebs bestehen. (S.59)
Da jeder Mensch Hefe, Bakterien, Pilze, Candida albicans und zahlreiche andere Mikroorganismen im Darm (Darminhalt) hat, ist die Diagnose „Pilze im Darm" ein Zeichen dafür, daß der Arzt oder Heilpraktiker eigentlich nicht weiß, woher die Beschwerden kommen - also eine unbrauchbare Scheindiagnose. Diese Pilze sind auch kein neues „Phänomen", wie manche „Pilz-Autoren" schreiben, sondern eher die Art, wie man sie auf hypochondrisch anmutende Weise beurteilt. (S.110)

9443 c) Merke: Bakterien, Viren, Keime, Mikroorganismen sind so wenig Ursache für Krankheiten wie Blütenstäube Ursache für Heuschnupfen ist. Ursache für Heuschnupfen ist die durch Zivilisation geschwächte Abwehrkraft des Menschen gegen natürliche Vorkommnisse. Somit ist das Tun der Ärzte, Bakterien zu vernichten und das Tun der Heilpraktiker, Bakterien künstlich einzuführen, gegen die Logik und den gesunden Menschenverstand gerichtet.

9444 364 Eine **Falte im Ohrläppchen** deutet auf einen baldigen Tod durch Herzschwäche hin. (American J. of Medicine, 91/1991/248)
Wie sieht der größte Engländer den Tod? So: Von allen Wundern, die ich je gehört / Scheint mir das größte, daß sich Menschen fürchten / Da sie doch sehen, der Tod, das Schicksal aller / Kommt, wann er kommen soll. (Shakespeare, Julius Cäsar)

9445 347 **Sagt die Ärztezeitschrift Medical Tribune am19.7.1991:** Einer anderen Studie zufolge leben in den letzten 6 Monaten vor ihrer Herzoperation 91% der Patienten sexuell abstinent, 22% auf Anraten ihres Arztes. Nach der Herzoperation ändert sich das Bild jedoch drastisch: Immerhin 47% der Operierten werden wieder regelmäßig sexuell aktiv. *Ich* sehe das so: Nach einer Herzoperation ist es für 53% aller Operierten mit dem Sexleben aus! Du erkenne, wie gerissen und nur zu ihrem Vorteil die Mediziner zu argumentieren verstehen!

46 254 **Besser lieben mit UrTherapie, statt es mit Tricks zu versuchen** Ganz unterschiedlich waren die Nebenwirkungen der beiden Verfahren. SKAT (Schwellkörper-Autoinjektionstherapie) führte bei 48 % der Patienten zu Schmerzen bzw. örtlichen Mißempfindungen, daneben traten Hämatome (Blutergüsse) (17 %), Indurationen (Gewebeverhärtungen) und Leberfunktionsstörungen (je 26 %) gehäuft auf. Nach Anwendung des Vakuumzylinders war in 40 % die Ejakulation (Samenausstoß) blockiert. (Medical Tribune, 26.6.1992)
Heißer Tip, wenn in Bett nichts mehr läuft: Kürbiskuchen backen. Der Geruch macht schlappe Männer munterer als das betörendste Parfüm.Die Wirkung ist wissenschaftlich erwiesen. Bis zu 40 Prozent mehr Blut strömte in den Penis von Versuchsmännern, die über Masken Kürbiskuchenduft einatmeten. Mit dem Blut kommt die Potenz. Wer danach Hunger hat, kann den Kürbiskuchen auch noch essen. Das Rezept erhalten Sie auf Wunsch von der Redaktion. (Gesundheits-Zeitung, Verlag Ärztliche Praxis, 82166 Gräfelfing, 14/1996)
Also - sicherer und garantiert weniger schädigend als Zucker-Kürbiskuchen ist da die UrMedizin...

47 936 **Nicht nur chemisch kann man Wohlbefinden auslösen!** Du bist mal wieder mißtrauisch? Hier hast Du's wissenschaftlich erklärt. Am Beispiel der Gesichtsmuskulatur:
Beim kräftigen Lachen, bei dem sich auch die Augenmuskeln bewegen, wird nach den Feststellungen englischer Forscher im EEG (Elektroenzephalogramm) eine bestimmte Stelle in der linken Gehirnhemisphäre aktiviert, welches mit Gefühlen der Freude im Zusammenhang steht. (Science, Vol. 262, No. 5132/1993/336) Müssen wir Wissenschaftler dafür haben, was jeder einzelne Mensch spürt: Lachen bringt angenehme Gefühle.

48 831, 833, 835 **Schreckliche Krankheiten drohen dem Menschen beim Waldspaziergang durch Fuchsbandwurmeier**
»Keine Waldfrüchte roh verzehren.« Echinococcus multilokularis gilt als einer der gefährlichsten Parasiten für den Menschen! Der Zwischenwirt Mensch, der sich als Rohköstler infiziert hat, ist tödlich gefährdet im Gegensatz zum Hauptwirt Fuchs, der bekanntlich Fleischfresser ist.«
Diese Meldung des Veterinärsamtes Memmingen geistert in dieser oder jener Form alljährlich durch alle Zeitungen mit mehr oder weniger langen Warnungen der Presseleute, die zum großen Glück ja nur vor den Medizinern in die Knie gehen. Ein ärztlicher Behördenleiter, der sonst keine Beachtung findet, kann sich hier wichtig tun und »Verdienste um die Aufklärung der Bevölkerung« und Beförderungpunkte einheimsen. Damit den einfachen Argumenten des Verfassers einfach nicht Glauben geschenkt werden muß, führe ich zusätzlich die Argumente zweier auf dem Gebiet tätiger Wissenschaftler an:
Prof. Rainer Gothe, der in »Ärztliche Praxis« Nr. 87 vom 29.10.1991 unter dem Artikel:»Ist der Fuchsbandwurm durch Hund und Katze übertragbar?« dazu schreibt: *»Das Erkrankungenrisiko (beim Menschen) ist aber zu relativieren, da Menschen für die Entwicklung der Metazestoden nicht besonders geeignet sind, sie also häufiger Eier aufnehmen als erkranken«.*
Dr. Peter Vogel, in den Mitteilungen des Veterinärsamtes Westallgäu vom 25.9.1991: »Die umfangreichsten Untersuchungen wurden auf der Schwäbischen Alb gemacht. Demnach haben 0,5 % der Bevölkerung Antikörper im Blut, was bedeutet, daß diese Menschen schon einmal mit dem Fuchsbandwurm in Berührung gekommen sind.« (...) »Das beste wäre, alle noch lebenden Füchse abzuschießen.«
Wenn man Lebewesen vernichten will, müssen die Henker sie zuvor verteufeln.
Wollen die Richter einen Unliebsamen besonders hart bestrafen, macht man ihn vor der Welt erst mal zu einem unsympathischen, verachtenswerten Drecks-Kerl. Ist dem Kinoheld aufgegeben, jemanden zu töten, so war das immer berechtigt, denn der war ja ein böser, scheußlicher Mensch. Wollte die Kirche gemeinsam mit den Ärzten die unliebsame Konkurrenz der Weisen Frauen vernichten (→LV 0569), dann erklärte man sie zu mit dem Teufel hurenden Hexen. Wollte Hitler ein ganzes Volk zum Wohl für die deutschen Herrenmenschen vernichten, so wurde das Russen zuvor als Untermenschen niedergemacht. So wird aus dem Schöpfungswerk Fuchsbandwurm ein gefährliches Monster für den Menschen, dessentwegen man alle Füchse ausrotten darf.
Und alle, die da so die Wissenschaft anbeten, sollten sich, wenn schon - denn schon - auch gründlich und nach allen Richtungen hin informieren. Und sich über einen Forschungsbericht israelischer Wissenschaftler Gedanken machen in bezug auf die schrecklichen Gefahren, die da drohen, wenn man Waldfrüchte verzehrt: **Danach verhindern Wirkstoffe der Moos- und Heidelbeeren Entzündungen der Harnwege! Die solche verursachenden Escherichia coli (Bakterien im Inneren des Körpers) vermögen sich nach deren Verzehr nicht an der Blasenwand mehr festzusetzen. (Ärzte Zeitung vom 8.1.92)**
Siehst Du, so zweckmäßig ist alles von der Natur eingerichtet.
Ich halte es für mehr wahrscheinlich als für unwahrscheinlich, daß diese und andere, bisher noch nicht von der Wissenschaft ermittelten Wirkstoffe der Wildpflanzen auch den E. multilokularis an der Fortpflanzung im menschlichen Organismus hindern, wenn der Mensch natürlich, d.h. der Urzeit angenähert lebt!

49 a) 834 »Fuchsband-Hysterie im deutschen Wald. Da lachen ja die Räuber«, meint die Medical Tribune (Nr. 28/26.7.1993) wonach im angeblich höchstbefallenen Gebiet Bayern in 5 Jahren angeblich 58 Menschen an Fuchsbandwurm erkrankt sein sollen, 47 in Deutschland. Das Erstaunliche: Man kann nicht differenzieren zwischen diesem und dem Hundebandwurm! Was tut man, um die angeblich tödliche Gefahr in unseren Wäldern aufrecht zu erhalten? Man nimmt einfach an, daß beide Echinokokkus-Arten fast gleich häufig vorkommen und schlägt so 45% der Fälle einfach dem Fuchsbandwurm zu. Wenn Du weißt, wievviele Menschen mit ihren Hunden zusammen im Bett schlafen, kannst Du Dir denken, woher die Echinokokuskrankheiten wirklich rühren und warum das Wildtier Fuchs für die Prügel herhalten muß, die des Deutschen liebstes Kind, der Hund, verdient hat... (→LV 2447)

> **Krankheit ist strafbar in Erewhon**
> Du gibst nichts um Deine Gesundheit und wirst irgendwann zu einer Last für Deine Angehörigen und den Staat?
> Im Roman »Erewhon« von Samuel Butler (1872) werden alle schwer bestraft, die sich krank werden ließen...

49 b) 838 **Lyme – Borreliose von Zecken**
Die »Lymies« sind ganz besondere Patienten: »Ich glaube, das Besondere an ihnen ist, daß sie gar keine Lyme-Borreliose haben!« kam es pointiert von Professor Dr. Peter Herzer, Rheumatologe in München. Auch in Deutschland ist die Lyme-Krankheit zu einer Mode-Diagnose geworde, die inflationär benutzt wird. Vor allem bei ungeklärten Arthritiden gehen viele Kollegen – übrigens auch Experten – der vermeintlichen Lyme-Krankheit buchstäblich auf den Leim. (Medical Tribune 44/4.11.1994/6)

9449 c) **Analysierende Begründung zu meinen Fuchsbandwurmeier-, Zecken- und Allergiethesen für alle der Wissenschaft hörigen Leser:** Alle Abwehrreaktionen gegen unbekannte, dem Organismus gefährlich werden könnende Keime, Stoffe, Bakterien, Pilze, Viren usw. werden von den Dendritischen Zellen eingeleitet, die dicht bei dicht in den Schleimhäuten und in der Haut gestaffelt sitzen. Ist die Haut nicht genügend mit Gesundstoffen ausgestattet, so sind auch die Dendritischen Zellen nicht genügend stark für eine Abwehr gerüstet. Aufgabe dieser Immunabwehr ist es, alle in die äußeren und inneren Hautschichten(Bronchien, Darm, Schleimhäute) eindringenden Fremdkörper (z.B. Pollen, Eier des Fuchsbandwurms, bakteriell verseuchter Zeckenschleim) einzusammeln. Sie »zerbeißen« diese Antigene zu Peptiden und nehmen sie Huckepack auf ihre Zelloberflächen. Damit schwimmen sie in eine naheliegende Lymphbahn bis zum nächsten Lymphknoten.

Dort werden sie von den für sie zuständigen T-Zellen erwartet, die jeweils auf das Erkennen eines einzigen Peptids eingerichtet sind. Jeder Mensch besitzt fast eine Billion davon im Körper. Den T-Zellen hat die Schöpfung die Aufgabe zugewiesen, die an sie herangetragenen Peptide auf ihre Bekömmlichkeit und ihren Nutzen für den Organismus zu prüfen. Wozu sie aber nur in der Lage sind, wenn der Körper hinlänglich gesund gehalten ist. Denn wir wissen als UrMethodiker ja: Alles im Körper steht mit allem im Zusammenhang. Es kann kein Einzelteil in ihm krank sein. Zufolge der Biophotonenstrahlung (→Rz796,942) weiß jede Zelle vom Zustand der anderen. Und eine jede wird in Mitleidenschaft gezogen, wenn es der anderen nicht gut geht. Findet die T-Zelle das Partikelchen, auf das sie geeicht ist, so reagiert sie sogleich: Sie teilt sich. Worauf die neue, mit dem Allergen-Peptid geimpfte Zelle die Immunabwehr ankurbelt. Sie entwickelt sozusagen aus dem Nichts Myriaden genau auf den Fremdstoff abgestimmter Immunglobuline E-Antikörper. Diese verteilen sich nun über Lymph- und Blutbahnen, um sich an die Mastzellen der Haut anzuklammern. Damit ist der gesamte Körper in Bereitschaft versetzt, ihm schädlich werden könnende Fremdstoffe unmittelbar nach deren Eindringen zu widerstehen. Es sei denn, es handelt sich um Stoffe, die er nie kennengelernt hat, wie z.B. Chemiemedikamente. War der Körper aus irgendeinem Grunde jedoch geschwächt und nicht in der Lage, zum Beseitigen der Allergene seine Freßzellen (Phagozyten) einzusetzen, dann sehen sich die Mastzellen gezwungen, die Abwehr selbst in die Hand zu nehmen. Obwohl sie dafür eigentlich nicht vorgesehen und damit überfordert sind. Weshalb sie nun - wie bei einem Schock oder einer Verbrennung - zu übereifrig tätig werden und gefäßaktive Substanzen ausstoßen. Welche aber ausgerechnet die Haut nicht verträgt. Insbesondere ist es das Histamin, welches vor allem Hautrötungen, Schmerzen und Juckreiz darin auslöst - eben die bekannten allergischen Erscheinungen. Oder die Fehlreaktionen lassen in seltensten Ausnahmefällen Keime weiter in den Körper wandern, um dort Krankheitsprozesse auszulösen. Auch hier gehen die Mediziner nicht auf die Ursache der Ursachen ein - nämlich auf die von ihm vernachlässigte Gesundheit des Allergikers, sondern sie reagieren darauf kämpferisch mit Einspritzen von stetig ansteigenden Portionen der unverträglichen Allergene (Hyposensibilisierung). Um angeblich so den Organismus allmählich an den Fremdstoff zu gewöhnen. (Welch ein Unsinn das ist, das wirst Du, nun am Ende des Buches angekommen, gewiß selbst herausfinden.) Dieses Tun hat die Allergiker schon eine Reihe von Toten gekostet, wenn z.B. die »Arznei« in die Blutgefäße gelangte. Befindet sich der Organismus dagegen im Stadium der Natürlichkeit und Gesundheit, dann richtet sich seine Abwehr nicht durch Histaminfehlschaltungen gegen den eigenen Körper, sondern gegen die ihm nicht zusagenden Fremdstoffe wie Pollen, Zeckeninfekte, Keime von Hunden und Fuchsbandwürmern u.a.m.. Diese These über die Ursache der Allergien ist allerdings rein hypothetisch. Die UrTherapie hält es für sehr wahrscheinlich, daß es vor allem die Naturentfremdung unserer Kinder ist, die zu Allergien führt. Was sich aus der Tatsache ergibt, daß diese in den Ländern nicht auftreten, wo die Kinder noch im Schmutz spielen dürfen. Und wo zu Hause wenig nach Sauberkeit gefragt wird. Dort sind die Immunoglobuline-E bereits auf die den Menschen schädlich werden könnende Mikroorganismen so gut trainiert, daß sie spielend mit ihnen fertig werden. Bleiben nämlich die Abwehrblutkörperchen ohne Beschäftigung, dann könnten sie sich vielleicht andere Stoffe oder Kleinstlebewesen aussuchen, gegen die sie in krankhafter Überreaktion angehen, um ihren von der Natur gegebenen Auftrag zu erfüllen. Und schaffen so Allergien und Neurodermitis, weil die Natur nicht Stubenhocken, Eisessen, Mc Donald's-Fast food, Tiermilch und Cola und rattenfängerischen prof. Pudelgedankenmist (→Sachverzeichnis) für Menschenkinder vorgesehen hat.

9450 📖 213 Dieser Frage hat sich auch der Arzt zu stellen, der einem Kranken ein **Placebo** verordnet und der dann gemeinsam mit ihm mehr oder weniger engagiert hofft: »Ut aliquid fiat«, zu deutsch: »Daß (irgend) etwas geschehen möge.« (Deutsches Ärzteblatt 89/27.11.1992/19) Selbst die chirurgische Tätigkeit kann Placebowirkung besitzen!: BEECHER, H. K., »Surgery as Placebo« Journal of the American Medical Association 176/1961)

> Gesundheit ist für den Menschen die Grundlage seines Glücks, aus ihr schöpft er seine ganze Kraft.
> (Disraeli)

9451 📖 962f **Mozart-Sonate steigert Intelligenz** Zehn Minuten Mozart täglich sollen Intelligenz, abstraktes Denken und räumliches Vorstellungsvermögen fördern. (Nature/6447)

9452 📖 892 **Venenpatienten radeln ihr Ulkus fort** ...ein spezielles Pedal-Ergometriegerät entwickelt. Bei gezieltem und regelmäßigem Gefäßtraining heilten offene Beine schneller und neue Geschwüre traten seltener bis gar nicht mehr auf, berichtete Dr. Klyscz. (Medical Tribune, 41/15.10.93/11) Besser ist natürlich ein Lauf im Park oder Wald, das ist ja wohl klar.

9453 📖 280 Aussagen der Sportärzte zu **Muskelkater**: »Keinesfalls sollte die körperliche Aktivität unterbrochen werden.« **Zerrung**: Die Muskelfaser ist über die Grenze ihrer Elastizität hinaus gedehnt, aber noch nicht gerissen. Jede weitere Dehnung schmerzt höllisch. Kühlen, kühlen, kühlen - am besten mit Natureis und für mindestens 20 Minuten, bis der Schmerz gelindert und die Muskulatur erschlafft ist. Anschließend kann sofort mit vorsichtigem Stretching (wippende Übungen sind obsolet! (nicht mehr gebräuchlich)) begonnen werden, wobei die Dehnung für 6 bis 8 Minuten beibehalten werden sollte.

Beim **Muskelfaserriß**: (typisch: ein messerstichartiger Schmerz) Hinterläßt je nach Schweregrad eine mehr oder weniger große tastbare Delle im Muskelverlauf. Es gilt, die weitere Blutung aus den Fasern zu verhindern. Kühlen und ein Kompressionsverband für mehrere Stunden.

Heparinhaltige Salben nicht benutzen, Salbenverbände mit entschwellenden und schmerzlindernden Substanzen haben sich bewährt. Erst nach 2 bis 3 Tagen darf mit der Massage begonnen werden. Diese ist jedoch speziell ausgebildeten Physiotherapeuten vorbehalten, die viel Erfahrung in Querfriktionsmassage (quer zum Faserverlauf der betroffenen Struktur) und Lymphdrainage haben. Durch vorsichtige Dehnübungen und assistive Bewegungen (der Patient bewegt, unterstützt durch den Therapeuten) unter begleitender Elektrotherapie läßt sich erreichen, daß es nach 14 Tagen zu einer gerichteten Vernarbung kommt.

Bei der **Muskelprellung** (Pferdekuß) soll der Verband von den Therapiezeiten abgesehen, 48 Stunden lang belassen, das Bein bei größeren Prellungen während dieser Zeit hochgelagert werden. Massagen, Wärme und Heparinsalben sind kontraindiziert. Ödemresorption durch Elektrotherapie und Lymphdrainage als weitere Therapie aber sind anzuraten. Ist der Muskel zum Teil oder in seinem gesamten Querschnitt gerissen, bleibt oft nur der chirurgische Eingriff.

WEGNER, U., »Sportverletzungen - Symptome, Ursachen, Therapie«, Schlütersche Verlagsanstalt und Druckerei, Hannover 1993, S. 31-36

974 **Und welches sind die tatsächlichen Heilerfolge mit einzeln verordneten, angeblichen Naturheilmitteln?** (...) Durch die Gabe von essentiellen Fettsäuren allein bessert sich eine atopische Dermatitis (Hautkrankheiten) nicht. Zwar benutzten alle Neurodermitiker mittlerweile weniger Steroide, doch in der Plazebogruppe hatte sich der Verbrauch am stärksten reduziert. Auch die Selbsteinschätzung der Patienten zeigte in den Tagebüchern keinen Vorteil durch die Substitution mit essentiellen Fettsäuren, insbesondere nicht beim Juckreiz. (J. Berth-Jones et al., Dept. of Dermatology, Leicester Royal Infirmary, Leicester; The Lancet, Vol. 341, No. 8860 (1993), S. 1557-1560)

28, 29 **Schuppenflechte** Beim derzeitigen Wissensstand gibt es keine Heilung der Psoriasis, sondern lediglich eine günstige Beeinflussung des natürlichen, chronischen Verlaufes. (Forschung + Praxis, Ärzte Zeitung, 7.8.1992/ 10)

917 **Kurzsichtigkeit**
Eine japanische Studie, in der 2000 Schüler, Jugendliche und Erwachsene im Alter von sechs bis 30 Jahren untersucht worden seien, hätten eindeutig nachgewiesen, daß häufiges Lesen eine Myopie (Kurzsichtigkeit) hervorrufen könne. (Ärzte Zeitung 91/18.5.1993/10)

947 **Sex im Alter verlängert das Leben** Untersuchungen in österreichischen Pensionsheimen hätten gezeigt, daß die durchschnittliche Lebenserwartung in den Heimen um sieben Jahre höher sei, wenn die Bewohner geschlechtliche Kontakte hätten. Auch der Medikamentenverbrauch sei in solchen Heimen deutlich geringer. (Ärzte Zeitung, 6. Nov. 1991)

Immer mehr Frauen leiden an null Lust auf Sex Immer mehr Frauen leiden an sexueller Lustlosigkeit. 80 Prozent der Patientinnen, die bei sexualwissenschaftlichen Ambulanzen Rat und Hilfe suchen, kämpfen mit diesem Problem. Die Quote sei in den letzten 15 Jahren sprunghaft angestiegen, stellte die Leiterin der sexualwissenschaftlichen Ambulanz an der Rheinisch-Westfälischen Technischen Hochschule in Aachen, Dr. Sabine Brandenburg, fest. Lustlose Frauen würden von ihren Partnern oft so behandelt, als seien sie krank. Dabei bleibe außer acht, daß sich beziehungsimmanente Spannungen stark in der Sexualität widerspiegeln. (Ärztliche Praxis 2/8.1.1996/4)

Klar, wo soll die Lust auch herkommen, wo im Essen von heute alle wesentlichen Lebensstoffe fehlen...

a) 620 **Weniger Kochsalz - stabilere Knochen** Derart vereinfacht könnte man die Ergebnisse einer Studie zusammenfassen, die australische Autoren jüngst veröffentlichten. Sie fanden heraus, daß eine Kochsalzrestriktion bei postmenopausalen (nach Wechseljahren) Frauen in der Lage ist, eine erhöhte Kalzium- und Hydroxyprolinausscheidung (Aminosäuren) im Urin - beides Zeichen des beschleunigten Knochenabbaus - zu verringern. Im Nierentubulus werden Kalzium und Natrium über den gleichen Transportweg rückresorbiert. Verringerte Kochsalzzufuhr senkt den Natriumgehalt des Urins und erleichtert so die Rückresorption von Kalzium. (Allan G. Need et al., Division of Clinical Chemistry, Institute of Medical and Veterinary Science, Adelaide; Arch Intern med., Vol. 151, No. 4 (1991), S. 757-759)

1 g Kochsalz bindet im Körper 100g Wasser!(Neue Fleischer Zeitung 52/30.6.1993. Amtl. Verbandsorgan Baden-Württ.)

b) Die Untersuchungen des Verfassers hinsichtlich eines behaupteten Salzbedarfs von Nieder- und Hochwild ergab:

Salzbedarf beim Wild
Forschungsstelle für Jagdkunde und Wildschadenverhütung in Bonn: »Im Gehege trat praktisch kein Salzbedarf hervor... Dieses Ergebnis findet auch weitgehend in freier Wildbahn eine Bestätigung, wenn man berücksichtigt, daß viele der angeblich vom Wild angenommenen Steine nur vom Regen abgewaschen sind. (...) Die Vorstellung, daß allgemein ein großer Salzbedarf besteht, dürfte nach diesen Erfahrungen nicht zutreffen.« Das artifiziell bereitgestellte Salzangebot, so Herr Dr.Wölfel, diene einzig als Lockmittel. Ein zusätzliches Salzangebot sei überhaupt nicht erforderlich, da das Wild seit Jahrtausenden ohne Salzdarreichungen genauso gut ausgekommen ist wie heute.

c) 478 **Diese Ärztemafia scheut nicht die gemeinsten Tricks, die Menschen von einem gesunden Leben abzuhalten: Zwangseinweisung eines Rohköstlers in die Irrenanstalt!**
Erkenne:

❶ Dieses skandalöse, tendenziöse und hundsgemeine Gutachten, das einen jungen Jurastudenten zum Irren macht, nur weil er gesund leben will, hat dieser Dr. Held selbst nötig zu wissenschaftlich zu bezeichnen, weil er fürchtet, daß ihm das aufgrund seiner haarsträubenden Thesen sonst nicht einmal das Gericht seine Begründung würde.

❷ Bei dem für gefährlich verrückt erklärten »mageren« Jurastudenten Keilig handelt es sich um einen schlanken, sportlichen jungen Mann mit einem Gewicht von 79Kg bei einer Größe von 1.80m. So vermag dieser Arzt allein durch diffamierende Wortwahl das gewünschte Ergebnis zu erzielen.

❸ der Jurastudent ist mithin gesund - trotz Rohkost! Widersprüche stört Ärzte wohl nie!

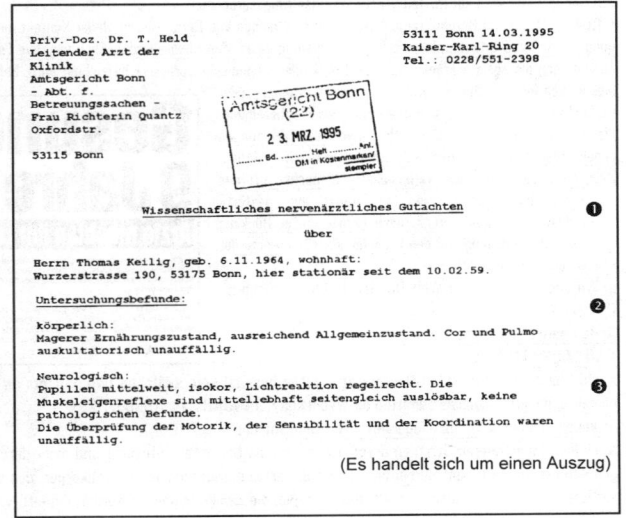

```
Priv.-Doz. Dr. T. Held                 53111 Bonn 14.03.1995
Leitender Arzt der                     Kaiser-Karl-Ring 20
Klinik                                 Tel.: 0228/551-2398
Amtsgericht Bonn
- Abt. f.
Betreuungssachen -
Frau Richterin Quantz       Amtsgericht Bonn
Oxfordstr.                        (2.2)
                              2 3. MRZ. 1995
53115 Bonn

        Wissenschaftliches nervenärztliches Gutachten                ❶
                              über

Herrn Thomas Keilig, geb. 6.11.1964, wohnhaft:
Wurzerstrasse 190, 53175 Bonn, hier stationär seit dem 10.02.59.

Untersuchungsbefunde:                                                ❷

körperlich:
Magerer Ernährungszustand, ausreichend Allgemeinzustand. Cor und Pulmo
auskultatorisch unauffällig.

Neurologisch:                                                        ❸
Pupillen mittelweit, isokor, Lichtreaktion regelrecht. Die
Muskeleigenreflexe sind mittellebhaft seitengleich auslösbar, keine
pathologischen Befunde.
Die Überprüfung der Motorik, der Sensibilität und der Koordination waren
unauffällig.

                        (Es handelt sich um einen Auszug)
```

❹ In der Nervenheilanstalt läuft ständig das Fernsehen. Im Aufenthaltsraum, wo er seine juristischen Bücher liest, kann er sich dem nicht entziehen. Trotzdem benutzt dieser »Arzt« diese Gegebenheit, damit der Rohköstler und Student als infantil bewertet werden kann.

❺ Dieser »Arzt« attestiert ohne nähere klinische Prüfung des Begutachteten »Wahn« und Zwanghaftigkeit. Während es doch das Irrenhaus ist, welchem den Betroffenen den Zwang auferlegt.

❻ Weil der klardenkende Student noch immer keine Psychopharmakadrogen freiwillig schlucken will, die einem Menschen lebendigen Leibes zu einem seelisch toten Monster umformen, erklärt das Gutachten ihn zu einem Schizophrenen. Und kann ihm so die medikamentöse Behandlung aufzwingen. Mittels Anlegen einer Zwangsjacke und hölzernen Mundkeilen, die man ihm zwischen die Zähne schlägt. (→Pillen in der Psychiatrie - der sanfte Mord. DER SPIEGEL 12/1980 /98-124)

Das Amtsgericht machte sich dieses irrsinnige Gutachten zu eigen:
Es gibt diesen Herrenärzten recht, die es eigentlich sein müßten, die hinter Schloß und Riegel gehörten.

```
Psychopathologischer Befund:
Der Patient ist bewußtseinsklar und ansprechbar. Er ist zur Person, Ort,
Zeit und Situation ausreichend orientiert. er wirkt sehr aufmerksam im  ❹
Gespräch. der Gesprächsablauf wird erschwert durch deutliche Ideenflüchtigkeit.
die Gedankengänge sind eingeengt auf seine Tagesbeschäftigungen, insbesondere
Tageszeitungen, Mülltrennung, Kinderfernsehsendungen und Eßgewohnheiten.
Durchgängig imponiert ein komplexes paranoides Wahnsystem nach Art des systematisierten
Wahns, nach dem er seinen Tagesablauf zwanghaft ausrichtet.
Er ist nicht in der Lage, von seinen Inhalten und Gedanken sich kritisch zu
distanzieren. Kein Anhalt für produktive Symptomatik. Wiederholte           ❺
Impulsdurchbrüche mit fremdaggressivem Verhalten. Kein Anhalt für
Suizidalität. Es wurde versucht, mit dem Patienten ein Krankheitsmodell
zu entwickeln, daß seinen Problemen bestimmte Emotionen und Defizite auf der
Verhaltensebene zugrunde liegen und seine Zwänge ein Lösungsversuch dieser
Probleme sein könnten. Weiter wurde thematisiert, daß eine medikamentöse
Therapie die Grundlage für eine Veränderung sein könne und diese deshalb sehr
empfehlenswert ist. Bisher konnte er sich jedoch nicht zu einer
medikamentösen Therapie entschieden.
Gesprächen über eine evtl. Gesundheitsgefährdung durch die Ernährung sind    ❻
dem Patienten überhaupt nicht zugänglich. Diese fanatisch anmutenden
Ernährungsgewohnheiten haben sicherlich einen derartigen Charakter, in dem Sinne,
als daß er sich von diesen Gedankeninhalten überhaupt nicht distanzieren kann
bzw. unfähig ist, eine kritische Position beziehen zu können.

Wir sind daher der Meinung, daß die weitere Unterbringung auf einer geschlossenen Station
der Rheinischen Landesklinik Bonn für die Dauer von 6 Monaten, sowie die
medikamentöse Behandlung.

Dr. Briel              Priv.-Doz. Dr. T. Held           Dr. Dickkopf-Kaschenbach
Stationsärztin         Leitender Arzt der Klinik        Oberarzt
```
(Es handelt sich um einen Auszug)

9458 d) **Opfer der Psychiatrie** Der Fall des Psychiatrieopfers Klaus-Peter Löser ist nur die Spitze des Eisberges.

9458 e) **Anklage vor dem LG Innsbruck am 5.9.1996 gegen einen jungen Mann wegen Verführung einer Unzurechnungsfähigen**
GUTACHTER A: Leitender Professor Grandl der Landesklinik Wien,
GUTACHTER B: Dr. HOCHENEGG, Facharzt für Neurologie (→LV 8339)
GUTACHTER A: »Der Angeklagte hätte am steifen, trippelnden und vornübergebeugten Gang und den müden Augen der jungen Frau erkennen müssen, daß es sich um eine schizophrene, geistig gestörte Person handelte.«
RICHTER zu Dr. HOCHENEGG: »Die Frau war dann bei Ihnen wegen Schizophrenie in Behandlung. Stimmen Sie dem zu?«
Dr.HOCHENEGG: »Richtig ist, daß Schizophrene trippelnd steif und vornübergebeugt gehen und geistig mehr und mehr abtreten. Aber das nur in einer Nervenklinik, wenn sie Herr Prof. Grandl mit Psychopharmaka vollgestopft hat. Ich behandelte die Frau aber nicht schulmedizinisch mit Chemie, sondern mit Naturheilmitteln, die keine der oben genannten Symptome nach sich ziehen. Die junge Patientin war darüber hinaus sogar fähig, sich in den Angeklagten zu verlieben. Der Angeklagte liebte demnach eine durch Naturheilbehandlung gesundete Frau, die z.Zt. ihrer gemeinsamen Liebe völlig gesund war, da sie der Klinik von Prof. Grandl fernbleiben konnte. Weil zudem Liebe seelische Kräfte freisetzt, die in diesem Falle die psychische Gesundheit der »Verführten« stärkten, wäre dem Beschuldigten hier eher ein Lob auszusprechen, denn ihn zu bestrafen.« RICHTER: »Der Angeklagte wird auf Kosten der Staatskasse freigesprochen.«

9458 f) RUFER, M., Irrsinn Psychiatrie und Wer ist irr? Zytglogge Vlg. Bern, Auszug: Jeder Kontakt mit der Psychiatrie macht »krank«. Außer einer vorläufigen Beruhigung der äußeren Situation hat die Psychiatrisierung eines Menschen ausschließlich negative Folgen. Wer von seinen Angehörigen und ganz besonders von Psychiaterinnen als »geisteskrank«, »schizophren« oder »mannisch-depressiv« bezeichnet wird, befindet sich in einer vergleichbaren Situation wie jemand, der von einem Spezialisten der schwarzen Magie verzaubert oder verflucht worden ist. Die »Diagnose« wird zur Prophezeiung, die sich selbst erfüllt (S. 60/61). Was immer die Patientinnen sagen oder tun, wird zum »Symptom« gemacht werden. Beispielsweise ziehen sich verunsicherte Menschen oft aus Angst vor der Stigmatisierung, aus Angst, als »gestört« aufzufallen, zunehmend zurück; doch gerade dieser Rückzug wird von der Umgebung und den Experten als »Symptom« der »Störung« interpretiert (S. 59).

9458 g) Wo auch immer in der Welt Du bist: Doktors Pfusch ist Dir gewiß:
Ärzte operierten falsch:
KANSAI/NATIONAL
Asahi Shimbun, YOKOHAMA-Doctors at a public hospital here switched two patients on Monday, conducting heart surgery on a patient with heart ailments, hospital officials admitted on Wednesday. JANUARY 14, 1999-01-29

9458 h) Neues Medikament, neue lügenhafte Hoffnungsmache
Nachdem die schweren Schäden durch Tamoxifen als Brustkrebsgift mehr und mehr durchdringen macht die Mafia bereits neue Hoffnung mit einem gentechnischen Figt, dem Herceptin: »Es ist der erste maßgeschneiderte Antikörper, den wir in der Krebsbehandlung einsetzen können«, sagt Professor Eiermann. »Im Gegensatz zur Chemo-Therapie, die Zellen im ganzen Körper angreift, wirkt Herceptin punktgenau an der Tumorzelle.« Naturlich ist

1314

Gesunder Mann saß 9 Jahre in Nervenklinik
Ärzte machten ihn zum Wrack – jetzt bekommt er 500 000 Mark

Ärzte haben ihn ans Bett gefesselt wie einen Schwachsinnigen. Sie gaben ihm 2,3 Kilogramm Psychopharmaka. Sie machten ihn zum Wrack!
Jetzt ist Zahltag!
Klaus-Peter Löser (42) saß 9 Jahre lang zu Unrecht in der Psychiatrie. Das Landgericht Marburg verurteilte die Landeswohlfahrtsverband Hessen gestern zur Zahlung von 500 000 Mark Schmerzensgeld.

Die höchste jemals in einem solchen Fall verhängte Summe (in Europa).
***
1972 wurde Löser, damals 19, gegen seinen Willen in eine psychiatrische Klinik eingewiesen worden. Zunächst für 6 Wochen. Diagnose: Schwachsinn, Selbstgefährdung. Nach 60 Geisteskranken unter einem Saal, bekam Medikamente. Ein Gutachter: »Erst dadurch

wurde er richtig krank gemacht, aggressiv.«
Der Richter gestern: »Ja, Löser wurde falsch behandelt. Die Freiheitsentziehung war rechtswidrig.«
Löser, der eigentlich 4,5 Millionen Mark Schmerzensgeld sowie eine Rente erhalten hatte, sagte nach dem Urteil: »Ich bin im Aufwind. Mein Anwalt beraten, ob ich in die Revision gehe.
20. Juli 1995 ★ BILD ★ Seite 5

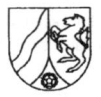

AMTSGERICHT BONN
BESCHLUSS

In der Betreuungssache
betreffend   Herrn Thomas Keilig

wird im Wege der einstweiligen Anordnung die vorläufige Unterbringung des Betroffenen nach persönlicher Anhörung in einer geschlossen Abteilung eines psychiatrischen Krankenhauses bis zum 27. März 1995 vormundschaftlich genehmigt.

Gründe:
Gefährdung der körperlichen Gesundheit durch die anoraktische Symptomatik bei fast ausschließlicher pflanzlicher Kost.

Quantz
Richterin am Amtsgericht

Ausgefertigt

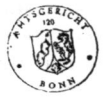

Justizangestellte als Urkundsbeamter der Geschäftsstelle des Amtsgerichts

(Es handelt sich um einen Auszug)

das was teurer als der alte Dreck: Allerdings liegen die Kosten für eine Ampulle (reicht für etwa vier Infusionen) bei über 4000 Mark. (BamS 25.1.1999) Jetzt sieh Dir mal die Krebsbilder bei Rz 187 an, wie da die Krebszellen wild und verquollen wuchern und wie da eine Spritze in Deine Vene das Herceptin »punktgenau« treffen will und soll. Nun weißt Du auch, warum ichDir diese »schrecklichen« Bilder zugemutet habe. Damit Dein gesunder Menschenverstand wieder wach wird und endlich erkennt, wie die Professoren die Kranken verweißern. Die ersten dummen Reichen hat man dafür schon gefunden. Klotzt die BamS großartig:

> **Die Münchner Lehrerin Maria Bauer (60) bekam als eine der ersten Deutschen das Antikörper-Medikament Herceptin aus den USA**
>
> „Neues Brustkrebsmittel hat mir das Leben gerettet"

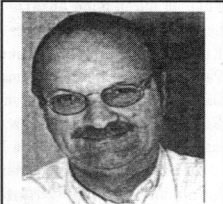

Studienleiter Prof. Eiermann aus München war maßgeblich an der Prüfung von Herceptin beteiligt. Er hält es für einen Meilenstein in der Krebstherapie.

Da hat die Bedauernswerte Brustkrebs operiert bekommen, dann wandert der Krebs in die Leber. Jetzt bekommt sie in der Rot-Kreuz-Frauenklinik das Herceptin aus der Tropfflasche in die Vene eingeträufelt: 1000 DM je Chemieeinflößung. Und weil sie noch lebt, macht man ihr weis, das neue Zeug sei ihre Rettung. Wo doch allen klar sein müßte, daß der Krebs keine Gnade kennt. Befindet sich sein Hauptherd im Hirn geht's binnen Jahresfrist in die Kiste. Woanders im Körper kann es fünf bis zehn Jahre unter Qualen dauern, bis es soweit ist. Ich habe einen (mir gegenüber) ehrlichen Krebsspezialisten-Medizinprofesor dazu befragt. Seine Antwort: »Wir müssen auch bei noch in Prüfung befindlichen Mitteln den Patienten Hoffnung machen. Damit sie uns nicht auch noch depressiv werden. Die Placebowirkung hält sie zudem auch ein bißchen länger aufrecht... So kann man schon sagen, daß wir das Leben wenigstens für eine kleine Zeit retten.«

i) <u>Hab ein wenig Ehrfurcht</u> vor diesem Wunderwerk der Schöpfung – Deinem Körper! Fast unvorstellbare 60 Billionen einzelne Zellen werden individuell von einem feinsten Bluthaargefäß versorgt! Aneinandergereiht sind diese so lang, daß man mit ihrer Kette etwa viermal den gesamten Erdumfang umrunden könnte. Ebenfalls versorgt und entsorgt werden all diese Quellen auch von den Lymphbahnen in etwa der gleichen Länge. Und von einem nervengeflecht. Und von einem Strahlungsgeflecht. Wäre man in der Lage, dem Menschen bis auf die Blutgefäße alle anderen Strukturen seines Körpers wegzunehmen, so würde man dennoch anhand des dann allein übrig gebliebenen fein verzweigten Blutgefäß-Systems diesen immer noch sofort erkennen, weil seine anatomische Struktur vollkommen unverändert – wenngleich rot verfärbt – erhalten bliebe. In diesem Wunderwerk sind dann auch noch Billionen geheime Informationsquellen integriert, die bei irgendeiner Beeinträchtigung dieses Systems sofort reagieren und Heilprozesse aus allen Quellen einleiten. Die umso schneller und wirksamer ablaufen, je natürlicher der Organismus durch seinen Träger versorgt wird.

j) <u>Kultur Obst kommt Ur-Früchten nahe:</u>
Natürlich wäre es das Tüpfelchen auf dem i für die UrTherapie, wenn wir auch noch urzeitliche Wildfrüchte zu uns nehmen könnten. Aber dafür müßten wir in den tiefsten Urwäldern leben. Was weder Du noch ich wollen. Oder wir müssen uns die Urfrüchte von den Bewohnern aus den noch unberührten tropischen Zonen pflücken lassen. Was genauso utopisch bleibt. Was wir vielleicht könnten: Die Samen von Urzeitbruchtbäumen in biologisch-dynamischen Anbau zu nehmen, bevor die letzten Ur- und Regenwälder vernichtet sind.
»Warum siehst Du das als so wichtig an?« fragst Du.
Weil augenscheinlich ist, daß uns noch die Meßgeräte fehlen, um viele andere Vitamine, Spurenelemente und Lebensstoffe zu finden, die sich in diesen, uns noch völlig fremden Pflanzen verbergen. Wer weiß, welche unbekannten, starken Sättigungs- und Harmonisierungssubstanzen sich darin verbergen...
»Sprich deutlicher.«

> **Krebs durch Folie?**
> Eine Substanz, die in einigen Frischhaltefolien als Weichmacher verwendet wird, kann den Organismus schädigen. Der Weichmacher heißt Diethylhexyladipat (DEHA). Versuche zeigten, daß sich die Substanz auf die eingepackten Lebensmittel (Wurst, Käse) überträgt. BamS, 15.1.1999

Nun – Erst mit dem Beginn der Zivilisation – also dem gezielten Anbau von Kulturpflanzen und dem Züchten, Erjagen und Töten von Tieren – begannen die Menschen, sich gegenseitig die Köpfe einzuschlagen. Irgendeinen Grund muß es wohl haben, daß wir plötzlich so gänzlich aus der Art geschlagen sind. Möglicherweise könnte ein »Friedfertigkeitsenzym« oder ein »Sanftheits-Gen« in den Wildfrüchten sein. Oder aber auch ein bislang ebenfalls noch nicht entdecktes Aggressivhormon im Fleisch...
Was schon viel eher anzunehmen ist, wenn Rindfleischessen nachweislich das Gehirn aufweicht.
Wir wissen doch alle, daß in dem was wir essen und trinken <u>viele</u> Aufreizstoffe enthalten sind. Auch wenn die – mangels Interesse – bislang noch nicht erforscht wurden...

a) 661 <u>Krampfaderbildung</u> Eine Stammvarikose (Krampfaderbildung) ist nicht wie oft angenommen eine *isolierte* Erkrankung, sondern schädigt schon früh das Venensystem. Und sie ist auch keine typische Alterserscheinung. Die Manifestation beginnt meist schon zwischen dem 20. und 30. Lebensjahr. (Ärzte Zeitung, 27.5.1992)
BRUKER rät, <u>Krampfadern</u> mit einer 27%igen Kochsalzlösung zu <u>veröden</u>. Bitte lieber Leser, schreibe mir Deine evtl. Erfahrung damit.
b) **Wie entstehen Krampfadern** Die Venen-Wand wird durchlässiger, Flüssigkeit kann in das Gewebe austreten, die Beine schwellen direkt an. Die feinen Venenklappen werden durch Mangelnahrung an Lebensstoffen geschädigt und schließen nicht mehr richtig, das Blut fließt immer wieder zurück und sackt nach unten. Durch mangelnde Bewegung erschlaffen die Beinmuskeln und können nicht mehr genügend auf die Venen drücken. Kommt Übergewicht hinzu, werden die Venen noch stärker belastet. Das Herz pumpt das Blut über die Arterien bis zu den kleinsten und entlegensten Körperzellen und dem umgebenden Bindegewebe. Für den Weg über die Venen zurück zu Herzen werden auch die Muskelkräfte der Beine eingesetzt. Sie helfen zusammen mit den Venenklappen das Blut entgegen der Schwerkraft eineinhalb Meter hoch zurück zum Herzen zu transportieren. Die feinen Venenklappen wirken dabei wie Ventile. Sie öffnen sich nur in eine Richtung und verhindern, daß das Blut wieder zurück nach unten fließt.

223, 694 Kann eine so simple Maßnahme wie die erhöhte Zufuhr von <u>Vitamin E</u> das KHK-Risiko (Kreislauf-Herzkrankheit) wirklich nachhaltig senken? Der Schluß liegt zumindest nahe. (Medical Tribune 7/19.2.1993/37) Vitamin E ist ein sogenannter »Radikalenfänger«. Radikale sind chemische Verbindungen, die im Körper Oxydationsprozesse fördern. Auf Oxydationsprozessen aber beruht die Alterung unserer Zellen, deren Membran geschädigt wird.

9461 📖 237 Dt. Med. Wschr. 100/75-2265 u. Edwards Labor in Clinical report Nov. 74 und F. KREBEK in Zentr. Allgemeinmedizin 6/1985, 7 u. Coll. rheumat.

Rheuma durch hohe Absätze Hohe Absätze an den Schuhen machen rheumakrank. Vor allem Pfennigabsätze sind oft schuld an derartigen Gelenkbeschwerden. Das erklärten die Ärzte der Deutschen Rheuma-Liga in Bonn. (Express v. 12.3.88)

Kein Wahnsinn in der Behandlung wird ausgelassen: Ein deutscher Arzt erprobt als erster in Europa eine neue Rheumatherapie. Er bringt seine Patienten in eine Kühlbox mit minus 120 Grad. (Stern 5/1991)

Die Ursachen der meisten rheumatischen Krankheiten liegen noch im Dunkeln. Nur über die pathogenetischen Schritte bei Entzündungsreaktionen und Gelenkläsionen ist einiges bekannt. Jedoch reichen auch diese Erkenntnisse nicht aus, um eine kausale Therapie durchführen zu können. **Die medikamentöse Rheuma-Behandlung ist daher vorwiegend symptomatisch** (nicht auf die Ursachen gerichtet) (Ärzte Zeitung 22.6.1992). Das heißt: sinn- und zwecklos!

9461 b)**Deja vu: Werbung für Antirheumatika**

Verträgliche Präparate wegen Unverträglichkeit vom Markt:

Benoxaprofen*:	»Hervorragende Magenverträglichkeit« (COXIGON)
Indometazin-GITS*:	»Minimierung gastrointestinaler Nebenwirkungen« (OSMOGIT, 1983)
Isoxicam*:	»Ausgezeichnete Verträglichkeit - auch in höheren Dosen (PAGYL, 1983)
Pyrazinobutazon*:	»Mit überlegener Verträglichkeit« (RANOROC, 1976)
Tolmetin*:	»Höchstmögliche Nebenwirkungsfreiheit« (TOLECTIN, 1977)

(arznei-telegramm 8/1996)

9462 📖 237 50 Prozent der radiologisch faßbaren Knochendestruktionen sind bei Patienten mit **chronischer Polyarthritis** bereits während der ersten vier Jahre nachweisbar. Deshalb empfehlen Rheumatologen heute schon frühzeitig den Einsatz hochpotenter Antirheumatika. Vor allem junge Männer, bei denen die Erkrankung eine besonders ungünstige Prognose aufweist, profitieren von einer bereits initial aggressiven Therapie. (Ärztliche Praxis 8/26.1.1993)

Als UrKöstler bekommst Du Dein Jod mit dem Erdeessen – aber auf natürliche Weise!: Wissenschaftler der Uni von Toronto (Kanada) glauben, daß hungernde Menschen, die aus Verzweiflung Erde essen, sich keinesfalls vergiften. Sie führten im Gegenteil ihrem Körper sogar wichtige Nähr- und Abwehrstoffe zu. Die Forscher untersuchten Erdproben aus China, Zimbabwe und den USA. Und entdeckten dabei Eisen, Kalzium, Magnesium, Kaolinit (wirkt gegen Durchfall) und Jod. (dpa, 17.10.97)

Noch klarer kann ich's Dir wirklich nicht machen: Je eher die Ärzte eine Krankheit bei Dir entdecken, desto eher bist Du falsch behandelt oder unter der Erde. Weißt Du, was hochpotente Antirheumatika sind? Sieh mal unter Kortison und NSAR nach! Weißt Du, was eine aggressive Therapie bedeutet?

9463 📖 240, 238 **Rheumafolgen sind teurer als Rheuma:** So war beispielsweise in Paris aus den USA zu erfahren, daß sich die Kosten für die Behandlung mit NSAR-Medikamenten auf eine Milliarde US-Dollar im Jahr belaufen. Jedoch müssen im gleichen Zeitraum 1,8 Milliarden Mark für die Behandlung der durch diese Mittel verursachten Magenerkrankungen (Gastropathien) ausgegeben werden.

9464 📖 960 Bis zum heutigen Tag gibt es für die Behauptung, daß die Aufnahme von **Gelatine** sich positiv auf den Verlauf von **Arthrosen** auswirkt keinen einzigen wissenschaftlich fundierten Nachweis. (Medical Tribune 61/30.7.1994/12)

9465 a) 📖 361 **Genetik ermöglicht neue Therapien** / »Tag der Forschung« in der Kölner Uni

In wenigen Jahren hoffen sie, Therapien bei Krankheiten einsetzen zu können, die bisher noch nicht behandelbar sind. Das jedenfalls wurde deutlich bei dem »Tag der Forschung« in der Kölner Universität. Namhafte Kölner Ärzte und Wissenschaftler sagten dabei, was »Molekulare und medizinische Genetik« möglich machen. (Kölner Stadtanzeiger 126/3.6.1994/16)

9465 b) **Welche Bedeutung haben Gene für die Krebstherapie?**

Derzeit arbeiten Wissenschaftler weltweit am sogenannten »Genomprojekt«. Wenn dieses Forschungsprojekt im Jahr 2005 abgeschlossen ist, kennen wir alle Bausteine unseres Erbgutes. Dann wird es möglich sein, die Wachstumsvorgänge in den Zellen genau zu studieren und die komplexen Störungen zu erkennen, die zu einer Krebserkrankung führen. Eine ursächliche Therapie wird dann wahrscheinlicher.

Zu den Atomen der Stoffe sind sie bereits vorgedrungen - jetzt geht' s noch tiefer und da will man nun endlich die Ursache zu finden ... ha ha ha

9465 c) Das menschliche genetische Material läuft Gefahr, irreparabel beschädigt zu werden. Unsere Gene sind die Kulmination von mindestens drei Milliarden Jahren **Evolution**; sie sind die Quelle der menschlichen Art. Fehler in der DNS-Struktur verursachen Krankheiten, die fortan weitervererbt werden. Diese Tragödien werden sich dann über unzählige Generationen in der Zukunft fortsetzen.

9466 📖 461 **Nie mehr magenkrank**

Bakterien sind es, die Gastritis, Magen- und Zwölffingerdarmgeschwüre verursachen: Diese Erkenntnis, bislang von vielen Ärzten geleugnet, beginnt sich durchzusetzen - und bietet erstmals die Chance, chronisch Magenkranke dauerhaft zu heilen. (DER SPIEGEL 21/1994)

Es ist nicht zu fassen, für was die Bakterien unverantwortlicherweise von den Ärzten verantwortlich gemacht werden - damit die Antibiotika nur nicht im Umsatz sinken!

9467 📖 514 **Was bekommt dem Immunsystem?** Schwere Schicksalsschläge wirken sich unterschiedlich auf die Killerzellaktivität aus. Werden sie gut bewältigt, war die Aktivität höher als bei »negativen« Reaktionen. Auch positive Stimmungen und Humor sind dem Immunsystem zuträglich. Humorvolle stillende Mütter besitzen mehr Immunglobulin-Aktivität. Aber: Nicht nur die Mütter, sondern auch die Neugeborenen erkranken seltener an Atemwegsinfektionen. (Schweizerische Medizinische Wochenschrift, 123. Jg. Nr. 49 (1993), S. 2323-2341)

9468 📖 514 **Wird das Immunsystem durch Streß geschwächt oder gestärkt?** Die Frage ist nicht zu beantworten, auch nicht für eine Stärkung gibt es gute Argumente: Das Immunsystem ist für Streß sozusagen angelegt, es ist lernfähig und kann sich gut adaptieren. Daraus ergibt sich eine dritte Möglichkeit: Streß und psychische Einflüsse können Immunreaktionen fein modulieren und zwischen Förderung und Hemmung ausbalancieren. Das würde bedeuten, es gibt keinen Trend in die eine oder andere Richtung, sondern eine große Zahl von individuellen, komplexen Reaktionen, die auch bei ein- und derselben Person verschieden ablaufen können. (Medical Tribune 24/17.6.1994/22)

9468 Der Mensch ist kein geschlossenes chemisch-physikalisches System; der Placeboeffekt ist bereits deutlich, wieweit Kräfte Einfluß auf die körperlichen Prozesse nehmen können, die nur schwer faßbar oder gar zu quantifizieren sind. Wissenschaftler, die trotz randomisierter **Doppelblindversuche** doppelt blind bleiben vor menschlichen Erkenntnismöglichkeiten wie Erfahrung, Einfühlung und Intuition, die außer dem, was man zählen, messen und wiegen kann, nichts gelten lassen wollen, sind nichts anderes als geistlos. Man kann auch sagen doppelt blind. Müßten die Mediziner nicht konsequenterweise das ärztliche Gespräch ebenso verwerfen, da dessen Wirksamkeit ja bisher in keinem Doppelblindversuch nachgewiesen wurde?

a) 📖 455, 618, 612 **Was sagt Goethe zu den Wissenschaftlern?**
»Das ist nicht zu verwundern«, sagte Goethe zu Eckermann, »solche Leute gehen im Irrtum fort, weil sie ihm ihre Existenz verdanken; sie müßten umlernen, und das wäre eine sehr unangenehme Sache.«
»Aber«, sagte Eckermann, »wie können ihre Erkenntnisse die Wahrheit beweisen, da der Grund ihrer Lehre falsch ist?«
»Sie beweisen auch die Wahrheit nicht«, sagte Goethe, »und das ist keineswegs ihre Absicht, sondern es liegt ihnen bloß daran, *ihre* Meinung zu beweisen. Deshalb verbergen sie auch solche Experimente, wodurch die Wahrheit an den Tag kommen und die Unhaltbarkeit ihrer Lehre sich darlegen könnte.« Goethe fuhr fort: »Man muß das Wahre immer wiederholen, weil auch der Irrtum um uns herum immer wieder gepredigt wird, und zwar nicht nur von einzelnen, sondern von der Masse, in Zeitungen und Enzyklopädien, auf Schulen und Universitäten.« (Eckermann, Gespräche mit Goethe)
b) Unvorstellbar, wieviele Dummheiten die Wissenschaftler in der Vergangenheit über Erde und Weltall produziert und als „festen Bestandteil unseres Wissens" postuliert haben.

a) 📖 430, 621 Zur **Karies- und Strumaprophylaxe** sind Fluor- und Jod-Gabe der »falsche Weg«.
Trinkwasser enthält zu wenig Fluor, berichtete die ÄRZTE ZEITUNG (96,1994,14). Auf dem Deutschen Ärztekongreß in Berlin hat deshalb Professor Dr.Yiamrembel vom Bundesgesundheitsamt zur Anwendung von fluoriertem Speisesalz geraten. Dr. med. Silke Hietkamp und Dr. med. Friedrich Schüssler kritisieren:
(...), die sich genau mit den Befürchtungen des amerikanischen Gesundheitsministeriums decken, ist die Substitution von Fluor und anderen Halogenen (Jod) hochtoxisch wegen der besonderen Affinität dieser Metalle zum Zellkern.
Das Department of Health and Human Services in den USA warnte 1990 vor der Verwendung von Fluor wegen der krebserzeugenden Wirkung von Natriumfluorid im Trinkwasser. Auf einem Krebskongreß hatte bereits 1989 Dr. Yiamouyannis auf den Zusammenhang von Fluorgaben im Kindesalter (zum Beispiel durch D-Fluoretten) und der Minderung der geistigen Funktionsfähigkeit, motorischer Unruhe, der Neigung zu chronisch-rezidivierenden Infekten und Neurodermitis hingewiesen. Zwar wird durch Fluorgaben ein (ungesunder!) zu harter Zahnschmelz gefördert, jedoch um den Preis der schädlichen Nebenwirkung auf die Gesamtgesundheit. (...)Viel wichtiger als Substitution ist die Entgiftung und Regeneration der gesamten Drüsenfunktion des Körpers, womit dann der Organismus auch bei weniger Angebot durch optimale Ausnutzung ausreichende Versorgung mit Spurenelementen zur Verfügung hat. Diese Drüsenfunktionsverbesserung gelingt nur durch Vermeidung schädlicher Therapien wie Jod- oder Fluorsubstitution, Impfungen, Antibiotikagaben und Antipyretika (Fiebersenkungsmittel). Ein Gesundheitsminister wäre gut beraten, solch unreflektierten und eindimensionalen Ausführungen seiner BGA-Beamten zu mißtrauen und auch einmal Praktiker mit alternativen Heilmethoden miteinzubeziehen. (Ärztliche Praxis 114/23.6.94/23)

b) Merke: Fluor wird vor allem über die Zahnpasta aufgenommen, aber auch über Fluortabletten - und in vielen Ländern bereits über das Trinkwasser. Ein Rest reichert sich vor allem in den Knochen an, wo es zu Störungen des Stoffwechsels kommt und das Skelett vorzeitig versteift. **Fluor wurde im 19. Jahrhundert als Rattengift benutzt.** Die Aluminium Company in Amerika (die Fluor herstellt) besaß ein großes Interesse daran, Abfallprodukte aus der Herstellung von Aluminium loszuwerden. Diese enthalten eine große Menge Fluorin. Fluorverbindungen sind am Waldsterben beteiligt und eine der Hauptverschmutzer von Seen. Fluor verlangsamt die lebenswichtige DNS-Reparatur-Enzymaktivität des Immun-Systems.
»Du berichtest nur Nachteiliges - macht Fluor die Zähne nun härter oder nicht?« fragst Du.
Natürlich macht es sie härter, die Mediziner sind viel zu clever, um sich bei falschen Angaben ertappen zu lassen. Die Raffinesse besteht darin, nicht publik zu machen, daß Härte dem lebenden Körperteil Zahn nicht gut tut. Der Pharmaziegläubige setzt Härte mit »Starksein und Widerstandsfähigkeit« gleich.
Der Urmethodiker weiß: Zähne dürfen nicht »hart« sein. Sie müssen zwar kräftig, vor allem aber elastisch sein! Fluor aber härtet die Zähne, bis sie brüchig werden, verhärtet auch die inneren Organe und das Gehirngewebe. Zähne sollten einen elastischen Schmelz haben, um ihre Stabilität zu erhalten.

> **Der Zähn-Artzt**
> „Eine kurtze Beschreibung allerley Stands-Ambts- und Bewerbs-Persohnen", P. ABRAHAM a S. CLARA, Würzburg 1699:
> Wir Menschen leider! alle insgesambt haben das Zähn-Wehe / und zwar thun uns je und allzeit wehe die Zähn / mit denen Adam in den verbottenen Apffel gebissen; Wer aber den ersten Zahn habe ausgerissen / ist allerdings bekandt; vor diesem / da noch die liebe Mässigkeit in Speiß und Tranck gewest / da noch der Vogel Vielfraß in der Wildnus geblieben / und nicht in die Städt und Märckt geflogen / hat man gar wenig gewust um die Zähn-Schmertzen. Wie Moyses / der grosse Mann GOTTES / auf dem Berg Nebo gestorben / und zwar im Jahr nach Erschaffung der Welt 2493. von dem Sünd-Fluß Anno 836 vor Christi Geburt Anno 1456. da war er auch hundert und zwantzig Jahr alt / ein schönes Alter! und gleichwohl hatte er noch alle Zähn im Maul / wie es klar die heilige Schrifft bezeuget: nec dentes illius moti (*Seine Zähne sind nicht bewegt worden*). Zur selben Zeit haben die Zähn-Brecher wenig Arbeit gehabt / oder etwann diese Profession noch gar nicht gewest. Wer will zweiffeln / daß nicht unter den Zähn-Artzten auch fromme und gottsförchtige Leuth anzutreffen seyn / zwar von heiligen Zahn-Artzten wird man wenig lesen / außer das die heilige Jungfrau und Martyrin Apppolonia sehr vielen die Zähn-Schmertzen gewendt / welche ihr Zuflucht zu ihr genommen. In übrigen aber findet man unter diesen Leuthen etliche sehr liederliche und nichtsnutzige Gesellen / die sich auf das Lügen und Betrügen stattlich verstehen /

📖 380 **Diabetes:** *Medical Tribune Kongreßbericht:* **Die Experten wissen's auch nicht**
Hand aufs Herz: Wissen Sie, womit man Typ-II-Diabetiker behandeln sollte, wenn Diät allein nicht ausreicht? Sind orale Antidiabetika wirklich in der Lage, Prognose und Lebensqualität der Patienten zu verbessern? Oder betreibt man damit lediglich »Blutzuckerkosmetik«? Wann im Krankheitsverlauf soll man zu Insulin greifen?
Wenn Ihnen auf diese Fragen keine klare Antwort einfällt, dürfen Sie beruhigt sein: Die Experten wissen's auch nicht! Bei der 29. Jahrestagung der Deutschen Diabetes-Gesellschaft bekannte man offen, daß die Kontroverse um die optimale Therapie des Typ-II-Diabetes derzeit nicht lösbar ist! (Medical Tribune 27/8.7.1994/41)
Sagte ich es nicht: Zum Arzt gehen, wo auch immer in der Welt, kann nur verkehrt sein!

📖 461ff **Bakterien sollen an allem schuld sein! Hahaha!**
a) Jetzt machen sie die sogar schon für die Bewegungsfaulheits-Krankheit Herzleiden verantwortlich:
Das Cardiobacterium hominis als Verursacher der Endokarditis
Das **Cardiobacterium** hominis ist ein Saprophyt, der zur sog. HACECK-Gruppe, in der die gramnegativen Keime Haemophilus, Actinobacillus, Cardiobacterium, Eikenella, Capnocytophaga und Kingella zusammengefaßt sind, gehört. (La Presse Medicale 23 (1994) 325)

> Geh allen Operation künftig aus dem Wege – es sei denn, Du hast einen Unfall.
> Überall wo sie Dich mal geschnitten haben, kriegst Du später Probleme.

Coxsackie-Viren verursachen möglicherweise Diabetes-Typ-1. Immer mehr verdichten sich die Hinweise, daß Coxsackie-Viren - RNS-Viren ohne Lipidhülle - bei der entstehung des Typ-I-Diabetes beteiligt sind. (Ärzte Zeitung 25/11.2.1995/17) Solange die Dummen auf der Welt nicht aussterben, suchen die Klugen unbeirrt auf deren Kosten nach dem Phantom der Medizin weiter. Erkennst Du, was uns der Wissenschaftler Louis Pasteur mit seiner Angstmache vor den Kleinstlebewesen eingebrockt hat? Falsche Ansichten über die Mikroben, die dem Giftfabrikanten Milliardengewinne bringt – dem Menschen nur mehr Leid und Not. Oder der Chemiker Justus von Liebig mit seinem Kunstdünger, der die Pflanzen so schwächt, daß sie nun auch noch mit Pestiziden, Herbiziden, Fungiziden verseucht werden müssen, damit die bis zur Ernte überdauern! Dem man nun wiederum mit der genetischen Veränderung der Pflanzen entgegentritt, um durch deren Patentierung jetzt seinen großen Reibach zu machen. B is alle Göttlichkeit und Harmonie in der Natur zunichte gemacht und ein gesundes Leben unmöglich gemacht sein wird...

9473 **b) Rinderseuche: Den Wahn gespürt**
Ein französischer Mechaniker gilt als das erste BSE-Opfer außerhalb Großbritanniens. Der 27jährige merkte, wie er langsam verrückt wurde (Stern 23/1996)
Hier trifft es bereits einen 27jährigen - weißt Du, ob es nicht auch viele unserer Fleischesser einmal trifft?

> Die Münchner Uni fand heraus, daß die Tiere kleine magnetähnliche Teile in der Schnabelhaut haben, die wie ein Kompaß wirken. Diese Magnetfeld-Sensoren sind auch schon bei Wasserbakterien nachgewiesen worden.

9474 📖 228 **Manager Pille / Ein Mangel an Coenzym Q10 noch nicht nachgewiesen**
»Hier haben Marketingexperten einen Stoff zum Vitamin befördert«, so der wissenschaftliche Leiter der DGE, Dr. Helmut Oberritter.
Die Behauptung, der Mensch produziere ab dem 40. Lebensjahr nicht mehr genügend Coenzym Q10, sei schlichtweg falsch. Auch die Behauptung, Herzerkrankungen könnten mit dem »Herzwunders Q10« deutlich verbessert werden, stimme nicht. (Ärzte Zeitung 116/27.6.1994/14)
Die Werbung für Q10 Präparate hält Professor Helmut Erbersdobler, Ernährungswissenschaftler der Uni Kiel, für eine Masche aus Amerika. »Die greifen sich irgendeine Substanz raus, die natürlich wichtig ist, und erhoffen sich eine besondere Wirkung«, meint Erbersdobler. »Aber meistens hat es überhaupt keinen Effekt, wenn man einen Nährstoff über den normalen Bedarf hinaus zuführt. Außerdem könne das Coenzym Q10 bei Bedarf vom Körper selbst hergestellt werden.« (ÖkoTest Sonderheft Gesundheit 13/1994)

9474 **b) Vereinszeitschrift der DGE** (Deutsche Gesellschaft für Ernährung) Auszug für Dich, um festzustellen, ob Du so ein Käseblättchen beziehen willst:[2950] (→Rz 69)
Kohlenhydrate unbegrenzt? (...) Da beim Abbau der Kohlenhydrate gebildete Acetyl-CoA dem hepatischen Acetyl-CoA-Pool zufließt und da aus diesem heraus die De-novo-Synthese von Fettsäuren erfolgt, kann aus der Isotopenanreicherung im Acetyl-CoA-Pool und in den Fettsäuren der Very-Low-Density Lipoproteine des Serums (VLDL) die Neusynthese der Fettsäuren aus Glucose berechnet werden. Die über acht Stunden durchgeführten Messungen ergaben, daß unter den Versuchsbedingungen nicht mehr als 1 - 2% der täglich zugeführten Kohlenhydrate zur Fettsäuresynthese dienten. Weit stärker ist dagegen die Lipacidogenese, wenn sie von Fructose ausgehend erfolgt. Hierzu liegen neue, mit der eben beschriebenen Stabilisotopentechnik erarbeiteten Befunde aus der gleichen Arbeitsgruppe [16] vor. Dabei wurde nachgewiesen, daß 24% der oral verabreichten Fructose (bei halbstündigen Gaben von insgesamt 17g/6 Stunden) als Fettsäuren in die VLDL des Serums eingebaut wurden. (...) Von THIEBAUD et al. [19] konnte mit der euglykämischen Clamp-Technik bei gleichzeitiger indirekter Kalorimetrie gezeigt werden, daß die Stimulierung der oxydativen Glucoseverwertung bei einem Plasmainsulinspiegel ab 200 μU/ml maximal ist und auch bei höheren Plasmainsulin-Konzentrationen auf diesem Niveau verbleibt. Die Glucoseoxydationsrate lag dann bei 4.0 mg/kg und Min. Aus der Infusionsrate am maximalen steady state ergab sich eine Gesamtglucoseverwertung von 12,7 mg/kg und Min. Aus der Differenz dieses Wertes und der Glucoseoxydationsrate ließ sich eine nichtoxydative Glucoseverwertung (Glykogenbildung, Lipacidogenese) von 8,7 mg/kg und Min. berechnen. In Übereinstimmung mit früheren Untersuchungen kann man also davon ausgehen, das die Lipacidogenese aus Fructose beträchtlich größer als aus Glucose ist. (Ernährungs-Umschau 11/1993/40)
Diese Ausführungen des Prof. Pudel sind mir weniger verständlich als die des Orakels von Delphi. Ich hoffe nur, Du fällst in Zukunft vor so ähnlichem professoralen Gedankenscheiß nicht in die Knie und betest solche Wissensbomben deswegen an.

9475 a) 📖 408 **Fleischlose Ernährung / Prospektive britische Studie belegt einen protektiven Effekt**
Vegetarier leben gesünder - und länger. Diese Aussage hat eine große britische Studie jetzt wieder bestätigt. Wer fleischlos lebt, hat ein insgesamt um mehr als 20% verringertes Mortalitätsrisiko und die Wahrscheinlichkeit an Krebs zu sterben, sinkt sogar um etwa 40%, haben Dr. Margaret Thorogood aus London und ihre Kollegen herausgefunden. (Ärzte Zeitung 117/28.6.1994)

9475 b) 📖 408 **Vegetarier bekommen selten eine Appendizitis (Blinddarmentzündung)**
Vegetarier scheinen seltener eine Appendizitis zu bekommen als Fleischesser. Das hat eine Studie bei 11.000 Personen ergeben, von denen 6.000 Vegetarier waren (Epidem. and Comm. Health 49, 1995, 594). Die Personen, die Fleisch aßen, hatten häufiger Notfall-Appendektomien und die Operationen erfogten auch zu einem früheren Zeitpunkt im Leben. (Ärzte Zeitung 20/15.2.1996/8) Eduard Baltzer bemerkte, daß er keine Asthmaanfälle mehr bekam, wenn er kein Fleisch mehr aß. 1867 gründete er den »Verein für natürliche Lebensweisen« - den ersten Vegetarierbund, der den Verzicht auf Fleisch zur sittlichen Forderung erhob.

9475 c) **Ärzte: Vegetarier leben ungesund**
Wer sich streng vegetarisch ernährt und außer auf Fleisch auch auf Milch und Eier verzichtet, leidet unter Mangelerscheinungen. Dem Körper fehlen wichtige Vitamine und Mineralstoffe. Besonders davon betroffen sind Kinder. Die deutschen Kinderärzte warnten auf ihrer Tagung in Braunschweig davor, Babys streng vegetarisch zu ernähren. Gesundheitstip der Mediziner: Möglichst viel Obst und Gemüse essen, dafür weniger Fleisch. Sparsam mit Fett umgehen. (EXPRESS 10.6.1995)

»Gesundheits-Pudel-Hamburger«

9475 d) Der Fortschritt: Inzwischen hat die Mode gewechselt. Jetzt schneiden sie die Gallenblasen mit Vorliebe weg. Und finden dafür natürlich genügend »Gründe.« Warum? Weil du danach ständig Medikamente einnehmen mußt. Am Blinddarm verdienten die ja nichts... (Bericht darüber in DIE ZEIT Nr. 30, vom 18.7.1997, S. 29)

9476 a) 📖 120 **Immunsuppression (Unterdrückung körperlicher Abwehrkräfte) rettet Gelenke**
Die besten Therapie-Erfolge bei der Psoriasisarthritis, die zur Gruppe der Spondarthritiden zählt, lassen sich bei schweren Verläufen mittels Immunsuppression erzielen. Dadurch können die Gelenkdestruktionen verlangsamt und sogar länger anhaltende Remissionen induziert werden, erläutert Professor Dr. Wolfgang L. Gross, Medizinische Universitätsklinik Lübeck.
Im Sinne einer Stufentherapie beginnt man die immunsuppressive Behandlung zunächst mit Azathioprin* in einer Dosis von 2 mg/kgKG pro Tag oral oder mit Methotrexat* (7,5 bis 25 mg/kgKG Gesamtdosis pro Woche, oral oder intravenös)

Bei 60% bis 80% der Patienten gehen die Symptome unter der Therapie mit Azathioprin deutlich zurück, während die Ansprechrate unter Methotrexat mit 40% bis 50% deutlich niedriger liegt. (Medical Tribune 26/1.7.1994/15)
Auch hier erkenne: Die Symptome gehen zurück, wie beim Krebs, den sie bei einzelnen mit ihrer Chemie ebenfalls manchmal zurückdrängen können. Warum? Der Körper unterläßt für eine Zeit die Ablagerung von Körpergiften und die damit verbundene Gelenkverformung - weil er seine ganzen Abwehrkräfte dafür benötigt, das ihm lebensgefährliche, weil seine Immunabwehr vernichten wollende Gift Azathioprin zu bekämpfen. Und das werten die mit solchen Pokertricks arbeitenden Scharlatane dann als Erfolg! Meldet Euch mal nach einem Jahr, ihr damit behandelten Psoriasisarthritiker und zeigt mir Eure geretteten Gelenke, wie die dann aussehen...

b) ORLISTAT (XENICAL REDUCTIL): Die Idee, zum Abnehmen in die Verdauung einzugreifen, ist nicht neu. Schon 1982 wurden fälschlich als Lebensmittel bezeichnete alpha-Amylaseblocker (KALBLOCKER u.a.) vom Markt genommen. Sie sollten die Verdauung von Stärke verhindern. Der Nutzen blieb unbelegt (a-t 11 (1982), 100). Auch Acarbose (GLUCOBAY) ist ein Enzymhemmer. Dieser soll die Aufnahme von Glukose bremsen, wie bekannt, ohne relevanten Einfluß auf das Körpergewicht. (...) Unerwünschte Wirkungen und ungeklärte Risiken – z.B. Stuhlinkontinenz und Verdacht auf erhöhtes Brustkrebsrisiko bei Orlistat sowie Anstieg von Blutdruck und Herzfrequenz bei Sibutramin – können das medikamentöse Abspecken zur Tortur machen bzw. mehr Schaden als Nutzen anrichten. Behauptete positive Auswirkungen auf Laborwerte sind erst dann relevant, wenn sie sich im Langzeitversuch bestätigen und die Lebenserwartung günstig beeinflussen. Hierzu fehlen Daten. Wir raten von der Verwendung beider Mittel wegen der zum Teil beträchtlichen unerwünschten Folgen ab. (arznei telegramm 9/1998)

 112, 468 Noch schöner: Bei einem Veröffentlichungstag zwei verschiedene Meinungen!
Zwei Züricher Forscher empfehlen eine verblüffende Aids-Therapie: Sie wollen das Immunsystem der HIV-Infizierten schwächen. Zumindest in jener Infektionsphase, in der die rabiat gewordenen HIV-Jäger zum Vernichtungsschlag gegen die T4-Helferzellen ausholen, könnte es sich nach Ansicht der Züricher Experten als hilfreich erweisen, das Immunsystem zu *schwächen*.
(DER SPIEGEL 26/1994, Seite 187) Die wollen Immungeschwächte noch mehr schwächen.
a) 514 »Vielleicht müssen wir mehr darauf setzen, das Immunsystem des Menschen zu stärken«, sagt Klaus-Dieter Bremm, Mikrobiologe im Forschungszentrum von Bayer in Wuppertal. Von der Evolution sei dieses schließlich seit Jahrmillionen auf die Mikrobenabwehr spezialisiert. Jeder Mensch ist ständig von mehr Bakterien besiedelt, als je Menschen auf der Erde gelebt haben. Nur selten wird er damit fertig. »Vielleicht genügt es«, so Bremm, »ihm dabei mit Medikamenten etwas unter die Arme zu greifen.« (DER SPIEGEL 26/1994, Seite 183)
Höre Dir diesen Wahnsinn der Profitmacher an: mit chemischem Medikamentengift Deinen Körper »stärken« - das ist unfaßbar, daß man denen dies allen Ernstes abnimmt! Wie hilflos ist diese wissenschaftliche Medizin geworden? So sehr, daß die Laien sie belehren können!

b) Immunabwehr erfolgreich gesteigert / Wie läßt sich das beweisen?
»Welche gesicherten Möglichkeiten gibt es, um die Immunabwehr des Körpers zu steigern? Wir werden in der Praxis immer wieder danach gefragt, unsere Antworten sind leider oft eher "hausgemacht".« Antwort von Prof. Dr. B. Manger, Medizinische Klinik III der Universität Erlangen-Nürnberg: Diese Frage muß leider aus wissenschaftlich-immunologischer Sichtweise derzeit unbeantwortet bleiben. Der Grund dafür liegt darin, daß die Meßmethoden, die zur Quantifizierung zellulärer und humoraler immunologischer Funktionen zur Verfügung stehen, zwar hilfreich sind, wenn ausgeprägte Defektsituationen (z.B. HIV-Infektion, genetische Immundefekte, hämato-onkologische Erkrankungen) vorliegen. Sie sind jedoch nicht sensitiv genug, um Steigerungen der Immunabwehr eines an sich gesunden Individuums anzuzeigen, d.h., um Veränderungen innerhalb des »Normalbereichs« zu erfassen. (Medical Tribune 10/8.3.1996/29)
Beim Verfasser dieses Buches muß diese Frage nicht unbeantwortet bleiben. Der sagt Dir: Als angeblicher AIDS-Kranker kommt Deine Immunabwehr immer wieder zum Erliegen. Du kannst soviel immunstärkende chemische Mittel nehmen wie Du willst, das hilft Dir nicht. Und je länger Du das Chemiezeug schluckst, je schlechter fühlst Du Dich. Nach 8 Wochen UrTherapie aber fühlst Du Dich immer besser und bald sogar sauwohl. Aber das ist ja für Herrn Professor Manger und die gesamte Schulmedizin kein Wert, der meßbar genug wäre. Denn er wird doch nicht »Gefühle« als Beweise einer starken Immunabwehr anerkennen! Damit würde er schließlich »den Boden einer wissenschaftlich gesicherten Medizin« verlassen. Und seine Kollegen würden ihn fragen, ob er denn von allen guten Geistern verlassen wäre...

c) Tolle Pläne - stille Pleiten
Brillante, nahezu zwingend logische Konzepte entstanden. Die praktische Erfahrung freilich strafe die Forscherlogik Lügen: Was auf dem Papier gut aussah und im Labor geradezu phantastisch funktionierte, versagte am Krankenbett kläglich. Immun- und Gentherapeuten machen immer wieder eine Erfahrung: die Realität ist viel verzwickter als angenommen. Back to the basics - zurück auf die Schulbank -, lautet denn auch die Empfehlung einer US-amerikanischen Forscherkommission, welche die National Institutes of Helth, den wichtigsten Finanzier gentherapeutischer Projekte in den USA, über das weitere Vorgehen beriet. Der gleiche Rat könnte auch den Immunologen gelten. Deren Zunft hätte durchaus Grund zur Resignation. Messerscharfe Methoden stehen der Immunologie heute zur Verfügung: Bei sogenannten Knockout-Mäusen läßt sich nach Wunsch fast jedes Rädchen der biologischen Abwehrmaschinerie lahmlegen, um dessen Funktion zu erforschen. Transgene Versuchstiere sind verfügbar, deren Immunsystem für einen Versuchszweck maßgeschneidert ist. Monoklonale Antikörper spüren jedes Protein auf, dank der extrem empfindlichen PCR-Technik bleibt kaum ein DNA-Schnipsel im Erbgut einer Zelle unentdeckt. Und doch hat es den Anschein: Je mehr Details über das Immunsystem bekannt werden, desto weiter entfernen sich die Immunforscher von therapeutischen Konzepten. (DIE ZEIT 16/12.4.1996/35)
Dein gesunder Menschenverstand muß es Die sagen und Dir dieses Spiel der Mediziner durchsichtig machen: Seit ein paar tausend Jahren tun sie so, als könnten sie den Menschen helfen, deren Fehler wieder gutzumachen. Mit allein diesem Erfolg: Sie machen alles nun viel schlimmer.

 75, 193 »Dann gnade uns Gott«
Die Wissenschaft glaubte die Infektionskrankheiten für immer besiegt zu haben. Jetzt kehren die Mikroben zurück. Die Antibiotika verlieren ihre Wirksamkeit gegen Tuberkulose, Wund- und Lungenentzündungen. Ersatz ist nicht in Sicht. Wissenschaftler befürchten eine medizinische Katastrophe. (DER SPIEGEL 27/1994)
Die Menschen, einschließlich der Spiegel-Journalisten sind derart auf die Mediziner eingeschworen, daß sie ihnen widerspruchslos deren Worte abnehmen, die Infektionskrankheiten seien fast ausgestorben, obschon sich Zigtausende jährlich in den Krankenhäusern infizieren (→2711) und daran sterben. Trotz Antibiotika als die noch wirksam waren.

9480 📖 132 **Hodenkrebsanfällig sind bewegungsfaule Jugendliche** Wer mit 20 Jahren 15 Stunden pro Woche und mehr körperlich aktiv war, reduziere sein Tumorrisiko gegenüber Stubenhockern um ein Drittel, infolge einer Erhöhung bestimmter Gonadotropine. (British Medical Journal 308 (1994) 1393)

9481 📖 996, 997,1118 Bisher gibt es nur Empfehlungen, bei einem Eingriff dem Feten direkt schmerzstillende Mittel zu verabreichen - aber es dürfte nicht mehr lange dauern, dann dürfte auch das bald zur ständigen Routine werden:
Wie geschickt diese medizinisch-pharmazeutische Verschwörungskamarilla das fertigbringt, die Menschen immer mehr mit Chemiegiften krank zu machen, damit es ihnen nie an Kunden mangelt, ist kaum zu glauben, selbst wenn Du es schwarz auf weiß vor Dir liegen siehst! Jetzt haben sie als letztes nun auch noch die Ungeborenen dafür entdeckt! Unter dem bekannten Mäntelchen von Vorsorge und Mitleid - Psychopharmaka für leidende Kinderseelen - kann man nun auch noch die Feten mit Analgetika-Chemie unter dem Slogan abspritzen: »Kein Schmerz für das erwachende Leben im Mutterleib!« (→LV9121)
Biochemischer Beweis, daß Feten Schmerz empfinden
Britische Gynäkologen haben jetzt den biochemischen Beweis erbracht, daß Feten Schmerz empfinden. Die Wissenschaftler haben beobachtet, daß sich etwa bei der Blutentnahme aus der intrahepatischen Vene des Feten deutlich die Plasmawerte für Kortisol und Beta-Endorphin erhöhen, die als Streßparameter gelten. Die Ergebnisse legen nach Angaben der britischen Gynäkologen nahe, wie bisher bei Neugeborenen auch bei Feten Analgetika (chemische Schmerzmittel) zu verwenden. (Ärzte Zeitung 130/16.7.1994/3)
In Deutschland haben die Mediziner schon längst das Feld dazu vorbereitet:
»Jenseits der 22. Woche post conceptionem (nach Empfängnis) ist zunehmend mit einem (wie auch immer gearteten) Schmerzerlebnis des Fetus zu rechnen, so daß die Indikation zu anästhesiologischen (betäubenden) Maßnahmen, die auch den Fetus einbeziehen, gegeben ist.« (Deutsches Ärzteblatt 88, 1991, A-4157)

9483 a) 📖 361 **Gentherapeut Gansbacher**, der die Fesseln sprengen möchte, die seiner experimentellen Heilkunst noch angelegt sind, schrieb in Berlin den Gegnern der **Gentechnik** eine Mitschuld am Fortgang des Massensterbens (durch Krankheiten) zu. »Wollen Sie«, rief er polemisch in den Saal, »daß alles so weitergeht?«
(DER SPIEGEL 16/1994)
Hat je (indirekt) ein Medizinforscher die ganze Kläglichkeit der Schulmedizin exzellenter zugegeben? Wann endlich begreifen es die Menschen, daß ihre Heiler ihre Vernichter sind? Wie lange noch jubeln sie den Ärzten zu?

9483 b) Jetzt wollen sie sogar die Erbkrankheiten mit Gentech beseitigen!
Wie die das Maul immer voller nehmen! Sollen sie zuerst einmal eine einzige der normalen Krankheiten beseitigen - ohne schwere Nebenschäden zu verursachen!

9484 📖 453 »Der menschliche **Körper ist voll von Retroviren**. Wir wissen nicht, ob es hunderte, tausende oder hunderttausende sind. Wir haben erst vor kurzem begonnen, sie zu erforschen. Aber sie haben bisher niemals irgendjemanden getötet. Die Menschen haben immer mit Retroviren überlebt.«
»Das Geheimnis um dieses verflixte Virus ist durch die zwei Milliarden Dollar erzeugt worden, die jährlich dafür ausgegeben werden. Sie können jedes beliebige Virus nehmen, jährlich zwei Milliarden Dollar dafür ausgeben und um dieses Virus ebenfalls ein paar große Mysterien aufbauen.« (Nobelpreisträger Mullis, Kary in PSYCHOLOGIE HEUTE Mai 1994)

9485 📖 547 **Blasenentzündung** »Bei ungefähr 90 Prozent aller Frauen mit rezidivierenden Blasenentzündungen ist die Ursache eine Überempfindlichkeit gegen Pflegemittel und sonstige Chemikalien.« (Ärzte Zeitung 132/19.7.1994) (→LV 1573)

9486 📖 841 **Lege solche Armbanduhren** möglichst ab oder trage sie in der Tasche:
Bei Armbanduhren aus Plastik kann sich radioaktives Tritium, das für das Leuchtzifferblatt benutzt wird, locker durch den Plastikboden »hindurchschaffen«, und zu einer unnötigen Strahlenbelastung führen.
Die Uhren mit Leuchtziffern setzen bis zu 160 000 Bq/l (andere Berichte sprechen von bis zu 300 000 Bq/l) frei. Sie würden nach den Kriterien des gewerblichen Strahlenschutzes längst als radioaktiver Abfall zu entsorgen sein. Wie auch andere Autoren in der Zeitschrift »The Lancet«, Vol. 343, March 12,1994, pp. 669, bestätigen, kann im 24-Stunden Urin von Trägern von Uhren mit Leuchtziffern eine nicht unbeträchtliche Menge an Tritium gemessen werden... (Medical Tribune 5 und 18/6.5.1994/38)

9487 📖 216 **Ultraschall zerstört Tumorgewebe** (Ärztliche Praxis 50/21.6.1994/11)
Begreifst Du? Wenn der schon hartes Tumorgewebe zerstört - soll er da einem zarten Körperchen im Mutterleib nicht schaden?
Vergleichen wir die neuen Strahlungsgeräte Mikrowelle und Ultraschall mal mit dem Röntgengerät zur Zeit dessen Aufstellung in den Praxen der Ärzte.
Niemals kam - wie riesengroß und dumm ist doch das Zutrauen zu den weißen Göttern! - auch nur ein Funke von Angst vor Schäden auf, die man, als Frau, durch ihn erleiden könnte. In der prüden Zeit um anno 1896 entstand lediglich die Befürchtung, den Doktoren könnte es mit Hilfe der X-Strahlen möglich werden, sich an den Lieblichkeiten fraulicher Geschlechtsteile aufs Genaueste erfreuen zu können. So vermochte ein Londoner Unternehmen, *das strahlenundurchdringliche Unterwäsche* auf den Markt brachte, schnell steinreich zu werden. Und in den Staaten wurde auf Veranlassung einflußreicher Operndivas in New Jersey ein Gesetz eingebracht, den Einbau von Röntgenstrahlen in Operngläsern zu verbieten...
Derartige Ängste kennen unsere selbstbewußten Frauen von heute nicht mehr. Sie befürchten höchstens bei Ultraschalluntersuchungen, Slip, Lidschatten und Make-up könnten zu wenig eindrucksvoll auf den vor ihnen sitzenden Gott wirken...

> Ich mach's Dir andersherum klar:
> Je weiter Du in die Medizingeschichte zurückblickst, um so ungefährlicher waren die Ärzte, desto weniger Schäden richteten sie unter den ihnen Vertrauenden an. Aber auch die ersten um ihre Patienten tanzenden Medizinmänner richteten bereits Beeinträchtigung des gesunden Menschenverstandes bei ihren Kranken an: Sie machten glauben, Leid sei durch andere, sie beeindruckende Menschen von ihnen wegnehmbar.

a) 📖 **236 Sie zahlen es uns heim** - und das ist gut so!
Vom Ebola-Virus sind nur die Afrikaner so rasch gestorben, die vorher Schimpansenfleisch - eine dort sehr beliebte Fleischspeise - gegessen hatten. Daß Fleischessern die Teilhabe am Töten und Essen durch Krankheit heimgezahlt wird, weißt Du aus diesem Werk. Daß Töten und Essen unserer Brüder, die Affenmenschen, noch schneller gerächt wird - ich finde das nur zu gerecht.
b) 📖 **235 Uni Marburg setzt umstrittene Affenversuche fort**
An der Marburger Universität darf ein umstrittener Versuch mit jeweils zwei Rhesusaffen fortgesetzt werden. (Ärzte Zeitung 80/3.5.94/16)
📖 **235, 570 Es hört nicht auf mit dem Wahnsinn:** Jährlich werden in Deutschland etwa zwei Millionen Tiere für Versuchszwecke gebraucht, davon mehr als die Hälfte für die Entwicklung und Prüfung von Arzneimitteln. (Ärzte Zeitung 191/11.10.1995/23)
c) Was sind das für Tierverbrecher-Biologen (Bio = Leben), die den Tod verabreichen? Auszüge aus: »Tierversuche« Universelles Leben e.V. Haugerring 7, 97072 Würzburg: In einigen Fällen starben die Tiere einfach nach dem Versuch, und ihre Körper wurden in die Abfalltonne geworfen. In anderen Fällen wurden sie lebend zerstückelt, um ihnen bestimmte Organe für spätere Analysen zu entnehmen. Ich habe des öfteren folgendes sehen können: Öffnen des Bauches eines lebenden Kaninchens oder einer lebenden Ratte mittels Schere oder Skalpell (die interessierenden Organe: Gedärme, Leber, Nieren usw.) ohne die geringste Beachtung der Todesschreie des Tieres, das lebendig zerschnitten wurde. Zerstören der Augen eines lebenden Tieres mit einer Nadel oder einer Glasröhre zur Entnahme von Blut oder Augenflüssigkeit. Zerschneiden des lebenden Tieres mit einer Säge oder einer Fräse - wie der Fleischer Schinken schneidet. Zermalmen in einem Fleischwolf von lebenden Küken und anderes mehr. Ich kann bezeugen, daß die Biologen im allgemeinen diese Aufgaben nicht nur nicht widerwillig taten, sondern im Gegenteil ihre Ehre daranzusetzen schienen, es ohne das geringste Mitgefühl zu tun. Entsprechend ihrem Korporationsgeist würde jede Sensibilität ihrerseits als Zeichen geistiger Unterlegenheit oder beruflicher Unfähigkeit gewertet werden... (Michael Brière, Physik-Elektronik-Ingenieur in der biologischen Abteilung des Kernforschungszentrums Saclay/Unterstreichung v. Verfasser)
d) Katzen werden aus diesen an den Haaren herbeigezogenen Gründen gnadenlos gefoltert:
Die Katzen mußten einen langen Weg gehen, bis der Tod sie erlöste. Nach Kastration, Enukleation und Durchtrennung der Wirbelsäule wurden die für die "terminalen" Experimente vorgesehenen Katzen noch in ein "stereotaxisches Gerät" eingeklemmt, das mit zwei Stahlstäben ausgerüstet war, die tief in die augenlosen Augenhöhlen griffen. Weitere Klammern komprimierten die Trommelfelle, um auch die minimalste Bewegung des Tieres zu unterbinden. Dann wurde der Penisnerv dieser hilflosen, völlig bewegungsunfähigen Tiere operativ freigelegt, an eine "mit Haken bewehrte Silberdraht-Elektrode" angeschlossen und ununterbrochen Stromstößen ausgesetzt, bis zur "Termination" des Tieres.
Frage: Dr. Dennis, würden Sie dem Publikum den Zweck dieser Experimente erklären? Frau Sherrye Henry hat die Protokolle vor sich liegen.
Antwort: Es wird Ihnen bekannt sein, daß Vergewaltigungen ein ernstes Problem sind, und Sie wissen, daß es im Sexualleben Abnormitäten gibt, die eine Rolle dabei spielen, daß es zu Vergewaltigungen kommt. Ich glaube, die Forscher versuchten, durch ihre Arbeit mit Katzen, die in mancher Hinsicht ein Gehirn haben, das mit dem menschlichen vergleichbar ist - ich weiß, ich weiß, es ist nicht annähernd so komplex, aber in mancher Hinsicht für diesen Zweck ist es - und sie studierten, glaube ich, mit diesem Ziel im Auge. Das war es, glaube ich, woran sie jahrelang gearbeitet haben." (Rüsch, H., Die Pharmastory, Hirthammer Verlag)
📖 **103 Tierversuche sind sinnlos und eine Schande für die Menschheit**
Da verursachen die Herren Mediziner z.B. Diabetes bei einem Hund. Das geht so: Sie metzgern dessen Bauchspeicheldrüse raus oder entfernen Teile von ihr, mit dem Vorwand, daß diese »Krankheit« eine Schwäche des Pankreas mit sich zieht. Dabei leuchtet doch ein, daß noch nie ein Patient aus solchen Gründen an Diabetes erkrankt ist. Es besteht zwischen den beiden Krankheitsbildern, jenem des Hundes und jenem des Menschen ein grundlegender Unterschied: derselbe, der zwischen Symptom und Krankheit liegt. Der Hund zeigt die Anzeichen von Diabetes, aber er ist nicht daran erkrankt. Sein Leiden hat keinen Namen. Es ist ein absurdes Fabrikat des Labors, welches in der Wirklichkeit nicht vorkommt. Das gleiche: Es werden Lähmungen erzeugt, indem glühende Eisen in das Rückenmark von Katzen oder Affen gestoßen oder indem gewisse Nervenzentren durch Entfernen von Teilen des Gehirns lahmgelegt werden. Taubheit wird erzeugt, indem kochender Siegellack in die Ohren von Kaninchen gegossen wird, oder man provoziert Schwachsichtigkeit, indem man Katzen ein Augenlid zunäht. Diese Scheußlichkeiten unternehmen zivilisierte Menschen. Unterstütze alle mit Spenden, die dagegen angehen. Hier drei seriöse Adressen von Tierversuchsgegner-Vereinen: 1. Antivivisektion e.V. Tierversuchsgegner Rhein-Ruhr - Geschäftsstelle - Postfach 201, 53569 Unkel, Tel.: 02224/76207, Fax: 02224/74843 2. »Das Tier« e.V. Grüneburgstr. 154, 60323 Frankfurt, Tel.: 069-559589. 3. Bundesverband der Tierbefreierinnen, An der Markthalle 16, 55127 Mainz.
Indem man Mäusen während Monaten oder Jahren die gleiche Substanz verfüttert, erhält man zwar Tumore - aber sie haben mit denen des Menschen nichts gemeinsam.
Gemeinsam ist ihnen höchstens ein gewisser Anschein der Symptome - und da offenbart sich wieder das Dilemma und die falsche Basis, auf welche die Schulmedizin aufbaut: Sie hält bloße Symptome für die Krankheit und deren Ursache (→Rz103f). Dieses Gleichsetzen von Symptom und Krankheit war Auslöser für die Tierversuche, die deshalb für vertretbar gehalten wurden. Du magst nach wieder erkennen, wie wichtig und unverzichtbar der Grundsatz ist, daß kein Zweck die Wahl der Mittel heiligen darf. Diese unverzeihbare, noch immer aus Profitgründen daran festgehaltene Irrlehre ist die Schande der symptomatischen Schulmedizin. Derjenigen, welche sich anmaßt, anhand von Symptomen zu diagnostizieren und zu behandeln und den tatsächlichen Ursachen nicht die geringste Beachtung zu schenken.
e) »Die heutige Krebsforschung ist das beschämendste und traurigste Kapitel seit Jahrhunderten - hat man doch mit mehr als 300.000 Stoffen experimentiert. 6.000 Krebsmittel wurden am Tier mit Erfolg erprobt - beim Menschen haben sie alle versagt.« Dr. med. H. Stiller (Spezialarzt für Psychiatrie und Psychotherapie, Hannover).
📖 **621** Heute steckt fast hinter jeder sogenannten wissenschaftlichen Empfehlung ein Geschäft. Damit das Geschäft in Gang kommt und läuft, wird es wissenschaftlich begründet. Wenn wir durch die Eiszeit auf diesem Planeten an Jod verarmt sind, warum wird dies jetzt erst behauptet? Jetzt, nach zehntausend Jahren, hat man dies plötzlich entdeckt. Solche Entdeckungen, aus der als Resultat die Empfehlung eines Produktes (jodiertes Speisesalz) hervorgeht, ist von vornherein sehr verdächtig, daß es sich nicht darum handelt, daß die gefährdete Menschheit gerettet wird, sondern daß ein Produkt verkauft wird.

(...) »Uns geht's ums Jod«, so lautet der schwachsinnige Slogan der jüngsten Jod-Kampagne. - »Uns geht's ums Geld!«, das käme der Wahrheit doch wohl näher. (Gesundheitsberater 5./1994)

9490 a) 612 **Wissenschaftler, welche nicht völlig natürlich arbeiten, müssen zu falschen Schlüssen kommen**
Klar, daß die Wissenschaftler bei der Aufstellung der Vitamintabellen die Pflanzen gründlich säuberten, man will schließlich keinen Dreck im Labor! So kam es denn, daß in Grünpflanzen so gut wie nie Vitamin B12 eruiert wurde. In Tabellen steht es denn auch so drin. Tja, so ist das mit aller Laborarbeit, wenn man nicht mit der Natur denkt: **Die auf den Pflanzenblättern hinterlassenen Ausscheidungen von Bakterien und Insekten enthalten B12-Vitamin!** Und die diese Ausscheidungen aufnehmenden Ameisen enthalten ebenfalls das Vitamin B12. Du weißt es, und weißt deshalb, warum Du möglichst die gesammelten Wildpflanzen nicht waschen sollst. Nur die nicht mit der wirklichen, der unverfälschten, lebenden Natur befassten Wissenschaftler wissen es nicht und gehen deshalb immer wieder fehl. →LV9605
HARRIS, M., Wohlgeschmack und Widerwillen.

9491 612 Merkst Du, daß Wissenschaftler nie hinter den Sinn und die Zweckhaftigkeit der Natur steigen können: **Vitamin A und Krebs** - Über 300 Studien deuten darauf hin, daß Hasen eine richtige Ernährungsweise haben. Weshalb über 20.000 Ärzte gemeinsam mit der Universität Harvard und dem Nationalen Krebsinstitut an einer Krebsverhütungsstudie auf Hasenforschungsgrundlage in den USA zusammenarbeiten. (Aus dem Gesundheitsreport der Universität Berkeley, Jan. 1993) Dieser Bericht ist kein Witz!
Eine elegante Art, an Vitamin B12 zu kommen: Nimm Dir einen dünnen, vertrockneten Grashalm zur Hand und streiche leicht damit über die Ameisen eines Ameisenhaufens. Klopfe ihn an einem Baum von den Insekten frei und schlecke die Ameisensäure mit dem Vitamin B12 ab. Das ist allemal besser als synthetisches B12. Übrigens: In Lupinensamen ist ebenfalls viel natürliches B12 enthalten.
Vitamin B12 - Am Fleischessen liegt's nicht!
Der Bedarf an B12 ist bei Ernährung mit reiner Pflanzenkost wesentlich geringer als beim Verzehr von Tieren. Vitamin B12 wird von Bakterien im Dickdarm erzeugt. Dies setzt eine gesunde Darmflora voraus. Die enzymreiche Frischkost hat auf die Darmflora einen ausgesprochen regenerierenden Einfluß, während Fleischkost ungünstig wirkt. Fleisch »enthält« nicht B12, sondern ist Träger dieses Vitamins. Bereits Ralph Bircher, der Sohn des berühmten Bircher-Benner, wies darauf hin, daß Fleischesser trotz aller B12-Zufuhr an B12-Mangel litten, da ihr Organismus nicht auf wirksame »Eigenproduktion« umschalten kann, wie dies beim Vegetarier der Fall ist. Dem oft gerühmten Vorteil, daß gemischte Kost - also mit Fleisch - eine Zufuhr von B12 garantiert, steht der Nachteil gegenüber, daß sie die bakterielle Grundlage seiner Produktion im Körper selbst gefährdet. Vitamin-B12-Mangel ist also kein vegetarisches Problem, sondern in erster Linie ein Problem der Darmflora. (Gesundheitsberater 4/1996)

9490 b) **Der deutsche Universitätsprofessor ist mit sich und seiner Arbeit »in hohem Maße«** zufrieden: Im internationalen Vergleich sieht er sich als als exzellenten Forscher und begnadeten Lehrer. Das einzige, was ihn bei der täglichen Arbeit stört, sind etwa 70 Prozent der Studenten. Diese hält er für nicht tauglich und nicht gut auf das Studium vorbereitet.
Diese Selbsteinschätzung fördert eine Untersuchung der Kasseler Berufsforscher Jürgen Enders und Ulrich Teichler über das Berufsbild der Lehrenden und Forschenden an westdeutschen Hochschulen zutage. (Ärzte Zeitung 25.2.1995)
Stolz und Selbstzufriedenheit töten jedes eigenständige Denken!

9490 c) **Die sensationelle Erkenntnis des »Ernährungswissenschaftlers« Prof. Volker Pudel zur Fettleibigkeit:**
»Nudeln kann der Mensch essen, soviel er will«. (Ärzte Zeitung 27.6.1995)
Der Mann macht sich lächerlich, denn Nudeln sind ein völlig totes Fabrikerzeugnis, aber einen Professor nimmt man ja ernst...

Mamma-Ca.
Krebs durch Spaghetti

AVIANO — Italienische Krebsforscher haben eine neue Spur: Kohlenhydrate — vor allem Stärke, die aus Weizenmehl für Spaghetti verwendet wird — begünstigen Brustkrebswachstum. Frauen, die viel Pasta zu sich genommen hatten, wiesen in einer retrospektiven Untersuchung ein um bis 30 Prozent höheres Mamma-Ca.-Risiko auf.
Ärztliche Praxis 46 • 7. Juni 1996
Lancet 347 (1996) 1351-1356.
Wäre der Prof. Pudel als Nudel, nein als Industrie-Nudelempfehler nicht verpflichtet, solche Forschungen zu kennen?

9492 159 »Daß **Galilei seine Erkenntnisse widerrufen** mußte, dies kann heute aber unter dem Zeichen der Freiheit von Wissenschaft und Forschung zum Glück nicht mehr passieren«, meinst Du.
Da irrst Du mal wieder. Alles bleibt gleich! Nur sind heute die Methoden etwas feiner. Wer heute etwas gegen die herrschende Meinung sagt, der wird schnellstens von seinem Posten enthoben und mundtot gemacht:
Der Druck auf Prof. Höhn wirkte bis nach Kairo. Nach heftigen innenpolitischen Turbulenzen um ihre umstrittenen Äußerungen hat die Bevölkerungswissenschaftlerin Charlotte Höhn am Freitag Konsequenzen gezogen: Auf eigenen Wunsch, so das verantwortliche Bundesinnenministerium, wolle Höhn die Konferenz vorzeitig verlassen. Hintergrund des Streits ist ein Interview, das die Berliner »Tageszeitung« ohne Zustimmung Höhns veröffentlicht hat. Dort war sie mit den Worten zitiert worden: »Ist das erstrebenswert, daß sich Menschen, die krank sind, vermehren?« Mit »Bekümmernis« hatte sich Höhn laut taz auch über »unwissenschaftliche Denkverbote« geäußert und auf die Frage, was sie damit meine, gesagt: »Zum Beispiel, daß man sagt, daß die **durchschnittliche Intelligenz der Afrikaner niedriger ist als die anderer.«** (Kölner Stadt-Anzeiger 5.10.1994)

»Bist Du denn auch der Meinung?«
Nein, aber ich habe Dir doch schon Voltaire zitiert, der für die Freiheit jeder Meinungsäußerung eintrat, auch wenn sie ihm selbst nicht zusagte. Mich tangiert das nicht, da sich fast jeder Kranke mit der UrTherapie ja wieder gesund machen kann.
Und daß sich die Intelligenz der in Hunger und Elend lebenden Afrikaner nicht so groß entwickeln kann wie etwa im geordnet lebenden Europa mit seinen Schulen und Universitäten, das ist ja leider wohl kaum abzustrei-

ten. Dafür besitzen sie aber viel mehr Menschlichkeit und Wärme. Und ich weiß nicht, was wertvoller ist.
a) 📖 69, LV 9408 **Syphilis- oder Quecksilber-»Krankheit« ?** Ein Schriftwechsel darüber mit dem Institut für Geschichte der Medizin der Universität Würzburg erbrachte keine Klärung meiner These. Es wurden zu schwache Gegenargumente von dort an mich gerichtet. Dr. E. Gerabek, vom 19.12.1994 führt aus:
a) Ulrich von Hutten, der wenige Jahre nach seiner Ansteckung (wer weiß das schon genau zu bestimmen!) an den Folgen der Infektion starb, habe sich statt der Quecksilber- einer Guajak-Kur unterzogen. Aber dennoch eine fulminante Symptomatik der Tertiären Lues entwickelt.
b) Bei den mit Quecksilber behandelten Patienten des Bombastus von Hohenheim habe sich das dritte Stadium der Syphilis nicht herausgebildet. (Vielleicht weil sie bei dessen hohen Quecksilber-Dosen zu schnell unter der Erde waren?)
c) Die heutigen medizinischen Lehrbücher würden das Tertiär Stadium nicht immer noch weiter erwähnen, wo doch die Quecksilberbehandlung schon über 1000 Jahre obsolet sei. Somit müsse wohl doch ein drittes Stadium exisitieren.
d) Die im III. Stadium bei der Neurolues z.T. festgestellte Pupillenstarre sei bei einer Quecksilbervergiftung noch nicht beobachtet worden.
Ich überlasse es dem interessierten Leser sich darüber Gedanken zu machen, ob die Stichhaltigkeit obiger Argumente zu bejahen ist im Hinblick auf die in meiner Gegenüberstellungstabelle aufgewiesenen vielen Gemeinsamkeiten. (→LV9408)   Was sagt der Psychyrembel: »Spätsyphilis, Tertiärstadium (Lues III), Beginn ca. 5 Jahre p.i. wird heute nur noch selten gesehen (Zufallsbefund).« Inzwischen gehört es zu Aids...
e) 📖 69, ZIRKEL, H. Dr. med., **Die Vorbeugung der Syphilis durch Salvarsan** (Ehrlich-Hata 606), Auszug:
»Das ist das wunderbare im neuen Hata, daß es das giftige Arsen enthält und dennoch ungiftig ist. Kein nennenswertes Restchen Arsen bleibt im Körper zurück, es vermählt sich mit dem vorher feindlichen Syphilis-Erreger, und aus der friedlichen Vereinigung beider ergeben sich harmlose, unschädliche Nachkommen als Verbindungsprodukte. Man kann sich des geradezu überwältigenden Eindrucks vor der machtvollen Majestät der Wissenschaft nicht entbinden, wenn man bedenkt, daß es der Forschung scharfsinniger Köpfe gelungen ist, aus dem menschenmordenden, furchtbar giftigen Arsen eine geradezu ideal ungiftige Arsenverbindung zu schaffen, deren Wirkung manches bisher Dagewesene übertrifft. Wir stehen ehrfurchtsvoll bewundernd vor dem Allerheiligsten des großen Tempels der Wissenschaft« usw., usw.:
Kurz darauf lagen die mit der »ungiftigen Arsenverbindung« Behandelten siech und sterbenskrank danieder...
📖 215 Die Anthroposophie von Steiner schwebt über den Sphären, ohne praktischen Wert für die menschliche Gesundheit. STEINER, R., Meditative Betrachtungen und Anleitungen zur Vertiefung der Heilkunst: Vorträge für Ärzte und Medizinstudierende 1980, Geisteswissenschaft und Medizin: Zwanzig Vorträge gehalten v. 21. März bis 9. April 1920, Dornach 1985, Anthroposophischer Menschenkenntnis und Medizin, in: Mensch und Heilmittel, Sonder-Nr. der Weledakorrespondenz für Ärzte Nr. 100.
WEIZSÄCKER, V. von, Pathosophie, Göttingen 1950
📖 680 GILSON, E., Etudes de philosophie médiévale, Université de Straßbourg, 1921, Auszug: »Interessant ist allein die Wahrheit«
📖 632 Du bist mal wieder über die schonungslose Sprache des Autors pikiert? Oder gar geschockt? Nun - eben das will ich ja. Damit es tief in Dir sitzt und Du mir in Zukunft gesund bleibst. Bisher wurde uns immer gesagt, das erste und älteste Gewerbe der Welt hätten die Huren ausgeübt. Wäre auch möglich. Aber sie waren nie ein *betrügerisches* Gewerbe! Gegen harte Münze lieferten sie stets das Gewünschte. Während bereits die ersten Medizinmänner, die um den Kranken tanzten, nichts als eine irre Schau abzogen... Und nicht das Gewünschte, nämlich die Gesundheit, lieferten.

Die dritte Woche nach der Infektion. Der Hautausschlag überzieht den ganzen Körper, insbesondere die Genitalregion. Später schwellen die Lymphknoten an, Schädigungen innerer Organe können u.a. auftreten. (Bild: Geschichte der Medizin)

Medizin - eine Naturwissenschaft? (...) lernen Ärzte schon als Medizinstudenten, ein Modell..., das die Physik... entwickelt hat und das in der zweiten Hälfte des 19. Jahrhunderts seinen Siegeszug...antrat: das Modell der Maschine. (...) die Naturwissenschaften haben inzwischen die Voraussetzungen radikal revidiert, ohne daß die Medizin daraus die Konsequenzen gezogen hat. So ist die Medizin im 20. Jahrhundert eine Naturwissenschaft des 19. Jahrhunderts geblieben. (Th.v. Uexküll)
Zur Theorie des Descartes, die von der Schulmedizin übernommen wurde: der menschliche Organismus sei einer Maschine vergleichbar:
Klar: Die Gesetze der Physik treffen auf die Pumpleistung der menschlichen Herzen zu. Chemische Verbindungen, Oxidation und Synthese derselben laufen wie im Reagenzglas ab. Die Erfahrung der Forscher zeigt ihnen aber, daß z.B. die Hydraulik des Kreislaufs sich durch äußere Umstände im lebenden Menschen durch Aufregung, Ärger, Sorgen usw. drastisch ändern können und einander widersprechende Prozesse gleichzeitig ablaufen können. Die aber durch keinen Laborversuch zu imitieren sind. **So werden also die Naturgesetze im lebenden Menschen völlig anders verwirklicht als in einer Retorte.** Deshalb müssen die Forschungsergebnisse der Medizin zu falschen Schlüssen kommen. Denn wichtige Einflüsse werden weder unterstellt noch erfaßt. Zumindest aber bei den vielfältigen komplexen Verknüpfungen von biologischen, psychologischen und sozialen Faktoren verschleiert und damit fehlinterpretiert. Erkenne: Die medizinischen Forschungen führen in die Irre - das Denken mit dem gesunden Menschenverstand nicht. Die Römer haben es gelehrt: Sapere aude.

Die meisten Menschen sind arme Schweine, die ihr ganzes Leben lang alles unternehmen, um ihre Leere auszufüllen. Sie befriedigen sich mit Ersatzmitteln wie Geld, Karriere, materiellem Besitz, sie verlieren sich im Alkohol und betäuben sich mit Zigaretten und Essen im Übermaß. Diese ununterbrochene Selbstbetäubung stumpft gleichermaßen ihre Begeisterungsfähigkeit und Lebensfreude ab. So werden sie zu emotionalen Krüppeln und schleppen sich wie Halbtote durch das Leben. Um dann zu sterben, bevor sie erfahren haben, wer sie eigentlich sind.

9500 Gefälschte Statistiken - die Regel in der Medizin

9500 a) Warum heute der Wissenschaft nicht zu trauen ist:
»Die Wissenschaftler, die heute betrügen, sind diejenige, wir als „Söldner der Wissenschaft" bezeichnet haben. Ihre Beweggründe sind weder ehrenwert noch interessant. Die in die Großforschung fließenden Milliarden fordern direkt zu Fälschungen heraus. Da sich in frühheren Jahrhunderten mit reiner Wissenschaft kein Lebensunterhalt verdienen ließ, lohnte diese Art Schwindel nicht.
DI TROCCHIO, F., Der Große Schwindel. Betrug und Fälschung in der Wissenschaft, Campus Verlag

9500 b) 📖 154, 646 **Was hat Krebs mit Ernährung zu tun?** Im Jahre 2004 wollen die Ärzte Dir sagen, was daran ist... Die wollen Dich nach zehn Jahren aufklären - und Du kannst Dir ja denken wie. Mit Fragezeichen nach jedem Satz, damit aus den ärztlichen Kronen nur kein Stein herausbricht und die Einkommen der Mediziner nicht geschmälert werden: Onkologie / Die auf zehn Jahre angelegte Untersuchung steht unter der Federführung der WHO **Europaweite Studie soll Zusammenhang zwischen Krebs und Ernährung klären**
(Kölner Stadt-Anzeiger 212/25./26.11.1994)
Da kann nichts bei herauskommen - denn alle die da untersucht werden, leben ja mehr oder weniger ungesund!

HACKETHAL in der Sendung »Der heiße Stuhl« v. 15.6.1993 über die angebliche Heilungsrate von 70% bei Leukämie: »Alles zusammengeschwindelt!«	**Erste Hilfe** Schmerzender Stuhlgang wegen äußerer Hämorrhoiden Der einzige Fall, wo ich Creme (Vaseline, Palliativ) zum Einschmieren des Anus empfehle.

9501 a) 📖 348 Diese Studie, wonach **Aspirin das Herzinfarktrisiko bei Männern um 40% senkte**, wird leider nie vollständig zitiert: Die Gesamtsterblichkeit der Untersuchten war bei Aspirinschluckern und nicht Aspirin schluckenden gleich geblieben! Mit anderen Worten: Die Aspirin einnehmenden Männer starben weniger an Herzinfarkten, dafür aber mehr an anderen Krankheiten, besonders an Gehirnschlag, Krebs, Magen- und Darmkrankheiten. Eine britische Studie wies den Amerikanern folgende Fehler nach: 1. Die Studie basierte nicht auf Aspirin, sondern Bufferin, ein Mittel mit einem hohen Anteil Magnesium neben dem Aspirin. 2. Alle Versuchspersonen des Tests waren Ärzte weißer Hautfarbe, und Nichtraucher, die ein statistisches Herzinfarkt-Risiko von ein Achtel der Gesamtbevölkerung haben. 3. Eine regelmäßige Untersuchung oder Beobachtung fand nicht statt. 4. Die Ergebnisse wurden von den teilnehmenden Ärzten oder deren Angehörigen selbst mitgeteilt. (New England Journal of Medicine, Bd. 427/1993 S. 1361)
Fettfrei mit Aspirin?
Sogar das gute alte Aspirin muß in manchen Publikationen als Fettfresser herhalten. Die gängige Empfehlung: Aspirin in Dosierungen von 325 bis 650 Milligramm pro Tag soll den Energiestoffwechsel anheizen und dabei vor allem das Fett in den Feuerofen der Zellen schicken. (Brigitte 15/1995) Überall wird das Zeug gelobt - so muß es doch einfach was Gutes sein ...

9501 b) Aspirin für manche Herzpatienten schädlich
KHK-Patienten mit chronischer Herzinsuffizienz (Herzschwäche) könnte Acetylsalicylsäure (ASS) eher schaden als nutzen, so Dr. Cleland auf dem 12.International Course on Myocardial Infarction and Angina Pectoris - Cardiology Update. (Medical Tribune 24, 13.6.1997/21)

9502 📖 147, 161, LV 9509, 9510, 9838 »**Verfälschte Statistiken in den USA**« (Original Schlagzeile)
Daß die Sterberaten von unterprivilegierten Minderheiten drastisch nach unten »korrigiert« wurden, zeigen jüngste Untersuchungen in den USA. (Ärztliche Praxis vom 10.3.1992) Glaube nicht, daß das bei den Medizinern in Deutschland anders ist!

9503 📖 97, 494 HACKETHAL, J., »Nachoperationen«, Auszug:
»Krebs ist eine örtliche Erkrankung. Wäre das nicht der Fall, so würde jeder chirurgische Eingriff sinnlos sein.«
Nachdem Prof. Hackethal also jahrelang sinnlos Krebs operierte, kam ihm später doch noch endlich die Erleuchtung!

9505 📖 147 »Keine Ahnung, wo der seine Zahlen her hat«, bekannte etwa der Hamburger Krebsspezialist Lutz Hoffmann, Leiter der onkologischen Abteilung am Allgemeinen Krankenhaus Barmbek: »**Jeder, der sich auskennt, weiß, was er von den Krebsstatistiken zu halten hat; die stehen alle auf wankendem Boden.**« (DER SPIEGEL, Nr. 11/1986 Fettdruck durch Verfasser)
Wie heißt es doch: Trau keiner Statistik, die Du nicht selbst gefälscht hast!

9506 📖 144, 154 (...) Der Onkologe beklagte auf einer Pressekonferenz, **daß es bis heute keine Studien mit belegbaren, zuverlässigen Kontrollen gebe**, die beweisen, ob die üblichen therapeutischen Maßnahmen gegenüber einem rein palliativen (lindernd, aber nicht heilend) Ansatz dem unheilbar Krebskranken wirklich ein mehr an Lebenserwartung und/oder an Lebensqualität böten.
(Prof. Dr. F. Porzsolt/Ulm in Ärzte Zeitung, 1.4.92/22) → auch Journal of the American Medical Association vom 3.11.75.

9507 📖 147 FÖLSING, A., »Der Mogelfaktor - der Wissenschaftler und die Wahrheit«, Rasch + Röhring, Hbg. 1984
Werden Labordokumente zu Märchenbüchern degradiert?
Medizin-Nobelpreisträger aus dem Jahre 1975, Professor Dr. David Baltimore hatte zusammen mit Tereza Imanishi-Kari 1986 eine Arbeit in der Zeitschrift »Cell« (45, 1986, 247) veröffentlicht. In der Publikation ging es um Experimente mit gentechnisch veränderten Mäusen. Die Autoren gaben an, ein Immun-Gen erfolgreich in die Tiere geschleust zu haben.
Margot O'Toole, eine Mitarbeiterin im Labor Imanishi-Karis, entdeckte per Zufall, daß die veröffentlichten Daten nicht mit den Werten im Laborbuch übereinstimmten. Imanishi-Kari gab nach Angaben von O-Toole schließlich zu, Experimente nicht durchgeführt und Ergebnisse erfunden zu haben. Erst nach zwei Untersuchungen durch die amerikanische Gesundheitsbehörde bröckelte die Allianz der beteiligten Wissenschaftler. Durch Gutachten konnte eindeutig geklärt werden, **daß Daten gefälscht oder nachträglich eingetragen waren**. Aber während Prof.Baltimore zum Präsidenten der renommierten Rockefeller Universität ernannt wurde und Imanishi-Kari eine Position als Professorin an einer anderen Universität erhielt, hatte O-Toole schon lange ihre Stellung verloren - ihre Karriere war ruiniert. (Ärzte Zeitung vom 21.9.1991)

9508 📖 85, 494 KÖHNLECHNER, C.M., »Medizin ohne Maß«, Knaur TB, Auszug: Diesen Erfolg (daß die **Lebenserwartung gestiegen** war) suchten die naturwissenschaftlich-experimentelle Medizin und die Medikamentenhersteller allein auf ihr Konto zu verbuchen (...).
Allein Umweltfaktoren, wie die Verbesserung des Lebensstandards, bessere Ernährung und Trinkwasserversorgung, Hygiene und sanitäre Einrichtungen waren dafür verantwortlich, daß die tödlichen Seuchen schlagartig zurückgingen und auch die bis dahin so hohe Tuberkulose-

sterblichkeit gestoppt wurde. (Und so die Altersgrenzen hochzogen.)
(...) Durch Scheinerfolge bei Scheinkrebsen werden Heilerfolge vorgetäuscht, die es nicht gibt. (S. 147)

📖 147f, 161 Im Bericht über die Uni-Krebskliniken Hannover und Bonn vom 27.2.1992 SWF beklagte sich eine Mutter: »...wurde mir mein krebskrankes Kind von einem Tag auf den anderen zurückgegeben. Nach einer Woche starb es zu Hause.«
Du weißt nun warum. Der besseren Statistik wegen: So was ergibt dann die »70% Erfolge in der Heilung von Leukämie.« Selbst wenn Du dem ganzen Lügengewebe trauen wolltest: Würdest Du Deinen beschädigten Automotor einer Werkstatt überlassen, die Dir eine 70%ige, erfolgreiche Reparatur verspricht? Doch sieh Dir die amtliche Krebsstatistik an (→LV 0806), die solche Schutzbehauptungen entlarvt: **Immer mehr Todesfälle durch Krebs - das ist die Wahrheit!** (→LV 9512)

📖 147, LV 9502, 9833 Waldsterben Dieser Trick, die Menschen für dumm zu verkaufen, wird auch von anderen mächtigen Organisationen angewandt. Mit der Begründung, das Volk darf nicht in Aufregung versetzt werden, wenn die Wälder absterben, nimmt man bereits kurz vor ihrem Tod (und damit zum Fällen bestimmte) und bereits abgestorbene Bäume aus der Statistik heraus. Sind die Bäume alle abgerodet, sind sie in der Statistik verschwunden! Ist doch klar: Wo es keine Bäume mehr gibt, können auch keine sterben. Merke: So wie die Ärzte ihre Kranken, so lügt der Staat die unter seiner Obhut stehenden Bäume gesund:
»Im Waldzustandsbericht, der früher treffender Waldschadensbericht hieß, sieht das anders aus. 1985 wurden in den Bayrischen Alpen acht Prozent der Bäume als stark geschädigt ausgewiesen. Drei Jahre später waren es nur noch drei Prozent. Kein Ergebnis einer wundersamen Heilung, sondern trickreiche Manipulation.« (BamS, 9.5.1993)
Merke: Jede Statistik, die von einer interessierten Stelle selbst erstellt oder verbreitet wird, ist bis zum Beweis des Gegenteils als manipuliert zu betrachten.
»Was die generelle Aussagekraft solcher Statistiken angeht, so glaube auch ich mittlerweile an keine Statistik, die ich nicht selbst gefälscht habe.« (KRAMER, W., Professor für Statistik, Universität Dortmund, »Statistik verstehen«)

📖 147, 154, 161 **Internationale, über die ganze Welt hin geführte Untersuchungen an 26.000 Patienten erwiesen:** Hatten die Ärzte bislang von Fortschritten oder gar von Erfolgen in der Krebstherapie (noch vermessener) von erhöhten Heilungsraten gesprochen, dann war dies niemals auf die Art, die Güte, die Sorgfalt oder auf neue 'Heilmittel' ihrer Behandlung zurückzuführen.
Zurückzuführen waren angebliche Erfolge und erhöhte Heilungsraten auf nichts anderes als darauf, daß sie sich vorher für ihre Studien und Statistiken Patienten ausgesucht hatten, die entweder gar nicht an richtigem Krebs litten oder deren Prognosen für einen Behandlungserfolg von vornherein sehr günstig waren. (→LV 1115, 1222) Die Mediziner erreichen die Fünf-Jahres-»Heil«-Schwelle, weil sie früher damit anfangen, die Krebstage der Patienten zu zählen. In welcher Weise die NCI-Zahlen geschönt sind, läßt sich am Beispiel Brustkrebs darlegen. Für diese Krebsart geben die US-Statistiker eine relative Fünf-Jahres-Heilungsquote von 74% an. In Wahrheit bilden sich bei etwa sieben von zehn an Brustkrebs operierten Frauen Metastasen, was ihre Überlebenschancen drastisch vermindert. Allerdings: in 80% der Fälle treten die Metastasen innerhalb der ersten drei Jahre nach der Operation auf, und auch danach erleben die Frauen meist noch zwei oder drei Jahre - so gehen sie, unter Umständen kurz vor ihrem Tod, als Fünf-Jahres-Geheilte in die Statistik ein.
Überdies verbirgt sich noch hinter der Quote der Fünf-Jahres-Geheilten ein statistischer Kunstgriff: Die wahren Zahlen sind um die durchschnittliche Lebenserwartung des jeweiligen Lebensalters »bereinigt«: Ein 70jähriges Mütterchen wird demnach schon nach zwei oder drei Jahren Überlebenszeit in die Kategorie der Fünf-Jahres-Geheilten eingestuft.
Durch statistische Tricks werde der »wirkliche Fortschritt künstlich aufgebauscht«, lautet denn auch das kritische Resümee eines 133 Seiten starken Untersuchungsberichts. (DER SPIEGEL Nr. 26/1987, Fett vom Verfasser)

📖 161 JONES, H., »A report on cancer«, American Cancer Society 11th Annual, Science writers conference New Orleans, 7.3.1969
Die bisherigen relativ »günstigen« Statistiken für Therapie-Erfolge »klassischer« Waffen beruhten auf der folgenden *Manipulation*: **Die hoffnungslosen, inoperablen Fälle waren von vornherein der statistisch auszuwertenden Patientengruppe entzogen worden!** Dadurch wurden die Chancen der »klassischen« Tumortherapie als wesentlich besser dargestellt (niedrigere Todesrate!), als sie in Wirklichkeit sind. Denn es wurden damit die einer erfolgversprechenden Therapie nicht zugänglichen Krankheitsstadien bewußt ausgeklammert! (→LV 9509), Sind wir nun, nachdem das aufgedeckt wurde, vor neuen Fälschungen sicher? Fünf Jahre später: Prof. Jones: Die von der Amerikanischen Krebsgesellschaft veröffentlichten Statistiken sind falsch und führen zu falschen positiven Urteilen über die Möglichkeiten »klassischer« Tumortherapie. Die ersichtliche Lebenserwartung unbehandelter Krebsfälle scheint größer zu sein, als die der behandelten Fälle. (Journal of the American Medical Association 177/13,637,GO v. 4.7.1974)
Sind nun die Fälschungen zu Ende, nachdem das wiederum aufgeflogen war? 10 Jahre später:

📖 161 **Ist Krebsstatistik gefälscht worden? (Original Schlagzeile)**
Der Kieler Toxikologe Professor Otmar Wassermann hat dem Präsidenten der Deutschen Gesellschaft für Arbeitsmedizin Professor Gerhard Lehnert Fälschung und Manipulation vorgeworfen. (DIE ZEIT, 14.9.1979)
So etwas lassen sich die Wissenschaftler doch nicht noch mal vorwerfen. Jetzt haben sie doch endlich für immer die Nase voll, ihre Kollegen und die sie als neue Glaubensheilige so verehrende Menschheit zu betrügen. Ihr Image steht doch auf dem Spiel. Ach was! Wer glaubt, der läßt sich nur zu gerne betrügen, damit er nicht aufwachen und die Wirklichkeit sehen muß. Zwei Jahrzehnte später:

b) Diese schönen farbigen Erklärungszeichnungen im SPIEGEL oder Stern, die ich im Original nicht wiedergeben darf: alles Schwindel. Nichts anderes als der Phantasie geschickter Zeichner entsprungen! So wie ich meinen Buchillustrator anweise, meinen Ideen hier zeichnerisch Ausdruck zu geben, so lassen die Medizinforscher zum Gefährlichmachen böser Bazillen und Viren ihre Phantasiegebilde durch ihre Zeichner aufs geduldige Papier bringen: sich geschickt in Zellen einnistende Viren, mit speziellen Schlüsseln versehene Killerbakterien, die heimlich und heimtückisch in die guten, von Medikamentengiften, Nikotin, Alkohol und Industriefraß geschwärten Zellen des so edlen Körpers eindringen, dort ihr böses Werk gleich einer zerstörerischen Kreissäge verrichtend:

9514 📖 150, 161 **Wissenschaftskritik / Mit Zahlen läßt sich fast alles belegen (Original-Schlagzeile)**
Statistik sei ein unter dem Deckmantel der Wissenschaftlichkeit daherkommender, legitimierter Betrug, sagen die Kritiker solcher Zahlenwerke und stellen die These auf, mit Hilfe der Statistik lasse sich - je nach Interessenlage - alles oder nichts beweisen. Diese an den Grundlagen unseres Wissenschaftsverständnisses nagenden Behauptungen bekommen wider Willen immer wieder Nahrung, wenn mit Statistiken widersprüchliche Interessen durchgesetzt werden sollen, wenn es vielleicht sogar um viel Geld geht. (Ärzte Zeitung vom 9.10.1991)
Noch schlimmere Betrugsaffairen offenbart:
ROAD, W./WADE, N., »Betrayers of the truth - Fraud and Deceit in the halls of science«, Loompanics Ltd., Port Townsend WA, 98368 USA

9515 📖 87, 90f, 161 Schon vor 100 Jahren haben sie zum Durchsetzen der **Diphterie-Impfung** die Statistiken gefälscht:
»Kaum jemals«, so sagte er, »ist von einem Manne der Wissenschaft ein so schwerwiegender Vorschlag zur Immunmachung gegen Diphterie mit weniger Berechtigung und geringerer Überlegung gemacht worden, als von Behring. Zahlreiche, von Behring angeblich immunisierte Kinder sind innerhalb der nächsten Wochen an Diphteritis erkrankt, einzelne verstorben. Trotz Behandlung mit großen Dosen sind viele Kinder einige Wochen später neuerdings an Diphteritis erkrankt. In zahlreichen Fällen sind Kinder, die am ersten Tage der Erkrankung mit ausreichenden Dosen des Heilserums behandelt wurden, ihrer Krankheit erlegen. Der Procentsatz der an Diphteritis Sterbenden ist nicht herabgegangen, wenn auch in den Spitälern ein größerer Procentsatz von Heilungen angeführt wird, weil leichtere Fälle mitbehandelt und mitgezählt werden. Lähmungen und Nierenaffektionen treten nach Behandlung mit dem Serum in viel schwererer Form auf, als sonst gewöhnlich. Bei der größeren Anzahl der Serumstodesfälle ist der Tod infolge Herzparalyse (Lähmung) eingetreten. (...) Vergebens kämpfte unter anderen auch der im Alter von 77 Jahren verstorbene Sanitätsrath Dr. Lorinser in Wien ein ganzes Leben lang und noch am Grabesrande gegen diesen und andere Irrtümer der Medicin an. Gegen die Autorität eines englischen Baders und asiatischer Hexen aus dem vorigen Jahrhundert vermochte er nicht aufzukommen. Resigniert rief er aus: »Ich arbeite und kämpfe, ohne von der Gegenwart Erfolg zu hoffen. Aber die Nachwelt soll wenigstens nicht sagen können, daß zu meiner Zeit lauter Schwachköpfe gelebt haben.« Dr. Epps, der 25 Jahre lang Direktor des Fennerschen Impf-Institutes gewesen und etwa 120 Menschen geimpft hatte, erklärt: »Pockenstoff ist weder ein Gegenmittel, noch ein Verbesserungsmittel, noch ein Linderungsmittel gegen Menschenblattern, sondern nur ein Mittel, welches Körperkräfte lähmt.« Dr.Stowell in Brighton, der gleichfalls 25 Jahre lang Impfarzt war, sagt: »Die Vaccination (Impfung) ist nicht bloß eine Täuschung, sonder auch ein Fluch für das menschliche Geschlecht.« Dr.August Wilhelm König in Dresden äußert sich: »Das Einimpfen von Kuhpocken ist ein schaudererregendes Verbrechen gegen die gesamte Menschheit.« Dr.Collins, ein englischer Impfarzt, gesteht, nachdem er auch in 25 Jahren tausende von Kindern geimpft hatte: »Wenn ich von den Opfern meiner eigenen Impfungen nur zum dritten Theile die Leidensgeschichte erzählen wollte, dann würde die Schilderung dieser Greuel euch das Blut in den Adern erstarren machen!« Dr.Weihs in Neuenburg legt folgendes Schuldbekenntnis ab: »Ich sollte an der höchsten Tanne des Schwarzwaldes aufgehangen werden zur Sühne für die Impf-Missethaten, die ich lange an dem armen Volke ausgeübt habe! (...) Es mag an dieser kleinen Blütenlese genug sein. Von all dem erfährt das liebe Publicum nichts. Es hört nur immer: geimpft muß sein! Ohne Blatternarben ist kein Fortkommen in der Welt möglich. Bekanntlich werden in manchen Bildungsanstalten Ungeimpfte gar nicht aufgenommen. Nebst dem, das dies ein Unrecht ist, bildet es einen Unsinn, einen Widerspruch gegen die Behauptungen von dem Nutzen der Impfungen. Man gibt vor, dieselbe schütze vor den Blattern, fürchte aber eine Ansteckung der Geimpften, also der Geschützten, durch die Ungeimpften. Das ist doch logisch ein Unsinn. (Dr. Simonis Vorträge, Verlag »Gesundheitswarte« Heiden, CH, 1897)

9516 📖 154, 161 **Statistikfälschungen der Ärzte** Von besonderer Bedeutung ist hier, daß für medizinstatistische Auswertungen der Tod eines Patienten nicht als Operationsfolge gewertet wird, wenn er nach der Entlassung aus der stationären Behandlung oder bei fortdauernder Krankenhausbehandlung erst nach Ablauf von vier Wochen eintritt. Statistisch ist also der Patient Karl F. nicht an den Folgen der Krebsoperation verstorben! In einer zusammenfassenden Erfolgsstatistik der Klinik über die Sterblichkeit nach Speiseröhrenkrebs-Operationen wird der Patient Karl F. unter der Rubrik »Verstorben« nicht mitgezählt. Dieses Verhalten entspricht dem in der Schulmedizin allgemein üblichen Vorgehen bei Forschungsberichten. (HACKETHAL, J., Krankenhaus, Ullstein, S.33/34)

9517 a) 📖 154, 161 BULTMANN, A., SCHMITHALS, F., (Hrsg), Käufliche Wissenschaft, Knaur.
📖 147, 161, 630 **Hier kannst Du Dich von den Fälschungen der Wissenschaftler überzeugen:**
WEINSTEIN, D., »Fraud in Science«, Social Science Quarterly, 59, 639-652, 1979, Auszug: Obwohl der Betrug in Widerspruch zu den Zielen der Wissenschaft als einer kulturellen Tätigkeit steht, ist er in der institutionalisierten Wissenschaft in der Gesellschaft von heute strukturell endemisch (überall verbreitet).
HUGHSON, R. V./COHN, P. M.: »Ethics«, Chemical Engineering, 22.9. 1980

Singen und Musik sind die unentbehrlichsten Vitamine für Dein Herz.

MERTON, R.:»The Normative Structure of Science«, in The Sociology of Science, Norman W. Storer, Hrsg. (University of Chicago Press 1973), S. 267-280.
MERTON, R.:»The Matthew Effect in Science«, in The Sociology of Science, Norman W. Storer, Hrsg. (Univ. of Chicago Press 1973), S. 439-459.
NYE, M. J.:»N-Rays: An Episode in the History and Psychology of Science«, Historical Studies in the Physical Sciences, 11:1, 125-156, 1980. Auszug: Für seine Entdeckung der N-Strahlen verlieh die französische Akademie der Wissenschaften dem Wissenschaflter BLONDLOT 1904 den wertvollen Leconte-Preis. Die Wirkung von N-Strahlen wurde zwischen 1903 und 1906 von mindestens vierzig Personen beobachtet und in mindestens 300 Aufsätzen von 100 Wissenschaftlern und Ärzten analysiert.
Nur: Es gibt sie nicht, die N-Strahlen. Nur weil BLONDLOT ein so angesehener Wissenschaftler war, dem man keinen Betrug zutraute, wollten die anderen Wissenschaftler die N-Strahlen ebenfalls wahrgenommen haben.
ROSTAND, J., :»Error und Deception in Science (Basic Books, New York, 1960), S.28. (→LV 2924)

9517 b) Meist nichts als Lügner und Schwindler und Betrüger: die großen, hoch verehrten Wissenschaftler! Z.B.:
Sigmund Freud, der Begründer der Psychoanalyse. Er fälschte Krankenberichte, um sich als Heiler darzustellen.
Karl Marx, Verfasser des »Kapital«, Theoretiker des Kommunismus unterschlug Fakten, die seinen Darstellungen widersprachen.
Heinrich Schliemann gab den von ihm angeblich entdeckten »Schatz des Priamos« als echt aus, obwohl es sich um billige Kopien alter Stücke handelte. (Psychologie Heute 9/1997)
Nun weißt Du wohl allmählich, was von Psychoanalytikern, Kommunisten und Archäologen zu halten ist...
Begreife endlich: Auf keinen Menschen ist Verlaß. Vertaue Du nur Dir und der Natur.

875 Umfrageergebnis zur Figur

	mager	sehr schlank	schlank	verfettet	Fettkloß
Wen halten sie für den Verträglichsten?	3	22	43	22	10
Wer hat die meiste Freude im Leben?	7	29	45	15	4
Mit wem möchten sie gerne befreundet sein?	6	31	54	9	0
Wer hat die größte Lebenserwartung?	8	47	34	7	4
Wer hat die meiste Freude bei der Liebe?	7	37	47	7	2
Wer hat die attraktivste Figur?	6	45	44	4	1
Wer hat die am wenigsten attraktive Figur?	17	4	3	3	75

b) Du denkst, Du wirkst anziehend auf andere? Attraktivste Frauenfigur - Frauenmeinung und Männermeinung in Prozent:

a) 540, 885 **Knochenschwund** Regelmäßiger und langjähriger Zigarettenkonsum - eine Schachtel pro Tag - vermindert bei Frauen die Knochendichte um fünf bis zehn Prozent und erhöht damit das Risiko von Knochenbrüchen nach der Menopause. (New England Journal of Medicine 330/1994/387 - 392)

b) Erektionsschwäche / Rauchen stärkster Potenzkiller
Rauchen macht Männer häufiger impotent als Zuckerkrankheit oder Bluthochdruck. Das ergab die Untersuchung von 440 Impotenten in Wien. Zigarettenrauchen führt zur Verkalkung der Arterien im Penis. Folgen: Durchblutungsstörung und Erektionsschwäche. Aber auch schon lange vor der Gefäßverengung kann das Rauchen direkt, durch eine Störung der Nervenfunktionen im Penis, die Erektionsfähigkeit mindern - warnt der Wiener Professor Stackl.
Laß Dich nicht von Deinem Slip kastrieren! Das rät Dir der Verfasser. Dein Schniedelwuz muß frei hängen können!

c) Was Passivrauchen alles anrichtet:

- **intrauterin:** mehr Früh- Fehl- und Totgeburten, höhere perinatale Sterblichkeit, (durchschnittlich 200 g) niedriges Geburtsgewicht
- **Säuglingsalter:** erhöhtes Risiko für den plötzlichen Kindstod: relatives Risiko 1,9 (1-9 Zigaretten/d), 2,6 (10-19 Zigaretten/d), 5,1 (> 20 Zigaretten/d)
- **Kleinkindalter:** mehr Mittelohr-Entzündungen, häufiger akute Entzündungen der Atemwege
- **ältere Kinder:** häufiger chronische Erkrankungen der Atemwege, häufigeres Asthma, höheres Allergie Risiko, vermindertes HDL-Cholesterin
- **Erwachsenenalter:** höheres Lungenkrebs-Risiko bei Personen, die in der Kindheit Passivraucher waren; bei Frauen um 50 Prozent reduzierte Fruchtbarkeit, wenn ihre Mütter während der Schwangerschaft geraucht haben. (Ärztliche Praxis 25/28.3.1995)

d) Für die Trocknung des Tabaks wird Holz von mindestens 1,2 Millionen Hektar Wald pro Jahr verbraucht. Damit ist die Tabakindustrie der zweitwichtigste Verbraucher von Brennholz. (Regenwald Report 4/92)

e) Schon bei gelegentlichem Mitinhalieren, wie es in der familiären Wohnung vorkommt, stieg das Risiko der Nichtraucherinnen, später einen Infarkt zu erleiden, um 58 Prozent. Bei regelmäßigem passivem Mitrauchen am Arbeitsplatz war das Risiko der Frauen um 91 Prozent höher als dasjenige der Versuchsteilnehmerinnen, die zu Hause und im Beruf rauchfrei lebten. (Ärztliche Praxis 25/1995)

231 Überraschung bei der Aktion Schilddrüsenmobil
Gemessen wurde in 32 Städten. Überraschendes Ergebnis: Ein Süd-Nordgefälle gibt es bei vergrößerten Schilddrüsen nicht. (Ärzte Zeitung 91/10.5.1994/11)
Dazu muß Du wissen: In der ehemaligen DDR wurde von 1984 bis 1992 die Speisesalze sowie das Viehfutter gesetzlich jodiert. Was der Artikel verschweigt: Die angebliche Jodmangelstruma liegt in der DDR höher als im Westen:
42% Stadt. 51% in Neubrandenburg, 32% in Hannover, 47% in Potsdam, 45% in Düsseldorf, 57% in Magdeburg, 44% in Darmstadt, 64% in Dresden.
Du erkennst: Die Behauptung, daß Jodmangel am Kropf schuld sei, ist nicht haltbar.

147 Vier von zehn Krebskindern leiden an Langzeitfolgen
Spätfolgen der chemischen Krebstherapie
Neben den Zweittumoren sind Fortpflanzungsfähigkeit und mögliche Schädigungen der Nachkommen eine der Hauptsorgen der Patienten. So kann es bei Jungen nach Bestrahlung eines Hirntumors zu sekundärem Hypogonadismus kommen, nach bilateraler retroperitonealer Lymphknoten-Dissektion zu retrograder Ejakulation. Bei Mädchen führt die abdominale Bestrahlung mit 4 bis 7 Gy bei Morbus Hodgkin oder Kno-

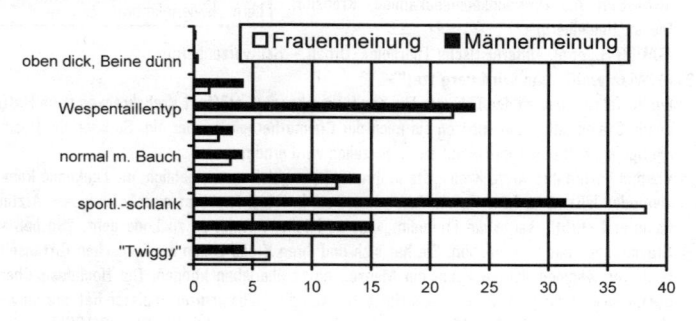

Würstchen essen kann zu Leukämie führen wegen des für die Rotfärbung verwendeten Nitritpökelsalzes!
(Medical Tribune 46/14.11.1997)

Nicht mal richtig ansehen können Dich die Ärzte: »Die sollen sich die Leute angucken, dann haben sie mehr und bessere Informationen als durch die Messung der Hautdicke.« (Prof. H. Minne, Bad Pyrmont, bei der Osteoporose-Aktionswoche 1994)

Der Sucht des Rauchens
kann vor allem dann wirksam und auf Dauer begegnet werden, wenn zuerst einmal kein Fleisch mehr gegessen wird. Denn der für den Mensch gefährliche Giftstoff Xantin darin besitzt eine enge Affinität zum Giftstoff Nikotin. Das Aufgeben des Rauchens fällt damit um vieles leichter - selbst wenn nicht voll auf Ur-Kost übergegangen wird. Gleiche Zusammenhänge bestehen zu Alkohol und Koffein. Oder gehörst Du etwa zu den Witzbolden? Der den gerade das Rauchen Aufgebenden an den Kopf wirft: »Was jammerst Du denn? Nichts ist leichter als das! Nimm Dir ein Beispiel an mir. Ich hab' noch mit dem Qualmen aufgehört! Und das mindestens schon hundertmal!«

chenmark-Transplantation zu einem irreversiblen Verlust der Ovarialfunktion. Daneben können auch Zytostatika die Keimdrüsen schädigen; von dieser Nebenwirkung sind Kinder vor der Pubertät jedoch seltener betroffen. (Ärztliche Praxis 51/26.6.94/11)

9522 a) 📖 147 Die chronisch **myeloische Leukämie** geht in eine akute Leukämie mit massenhafter Ausschwemmung ganz unreifer Zellen aus dem Knochenmark über (sog. Blastenschub), im Mittel nach 36 Monaten. Wenn einmal eine Blastenkrise manifest geworden ist, ist die Prognose infaust. Hier sprechen nur noch ca. 30% der Patienten auf eine Behandlung an.
(GAISSER A., »Erwachsenenleukämie«, Krebsinf. Dienst, Heidelberg)

Minderwuchs	Gehirnentzündung
Gewichtsverlust oder Verfettung	Neurologische Symptome
Schilddrüsenfehlfunktion	Schwerhörigkeit
Zeugungsunfähigkeit	Chronische Herzkrankheiten
Wirbelsäulenverkrümmung	Leberzirrhose- und entzündung
Blutvergiftung nach Milzentfernung	Nierenleiden
Krümmung von Gliedmaßen	Zweitmalignom oder Zweittumor
Unterentwicklung sowie Schwund von Weichteilen	Lungenfibrose
Lernschwierigkeiten	(entzündliche Gewebevermehrung)

(SAUER H., et al, »Internistische Therapie«, Urban + Schwarzenberg)

9522 b) "Man weiß, man wird vergiftet"
Ein Verfahren, das an der Tübinger Uni-Klinik erprobt wird, eröffnet Krebskranken neue Hoffnung: Die Ärzte entnehmen den Patienten blutbildende Stammzellen und spritzen sie nach der Chemotherapie wieder ein. So kann die Dosis der Zellgifte aufs Fünffache gesteigert werden, die Schlagkraft des Angriffs auf die Krebszellen wird erhöht. (...)
Viermal hatten ihre Ärzte Krebsgifte in ihren Körper geleitet - vergeblich, die Leukämie kam zurück. Karla Blend wollte aufgeben: »Was Gravierendes läßt du nicht mehr machen", hatte sie beschlossen. Erst eine befreundete Ärztin hat sie dazu überredet, weiterzumachen. »Wer kämpfend stirbt", sagte die Freundin, »hat es leichter, wenn es zu Ende geht. "So ließ sie doch noch etwas Gravierendes mit sich machen: Sie hat sich und ihren Krebs einem medizinischen Giftanschlag ausgeliefert, den noch vor wenigen Jahren kaum ein Mensch hätte überleben können. Die Hochdosis-Chemotherapie mit Blutstammzellen-Transplantation ist das Härteste, was die Krebsmedizin zu bieten hat; nur an wenigen spezialisierten Klinikzentren in den USA und Europa wird sie derzeit erprobt. (DER SPIEGEL 33/1995)
Merk auf: »erprobt«! Kaum zu glauben, daß die Ärzte die Menschen vergiften dürfen - noch weniger, daß es Menschen gibt, die das klaren Verstandes mit sich machen lassen.

> Merke: Wo auch immer Dir bei einer Operation etwas weggeschnitten wurde, da kriegst Du im Alter Beschwerden mit.

9523 📖 219 **Notfälle** »Selbst wenn ein Arzt rechtzeitig bei einem Notfall-Patienten eintrifft, hat dieser oft nur die Illusion von Sicherheit. Denn nur 30 Prozent aller Ärzte sind wirklich sattelfest in der Durchführung lebensrettender Maßnahmen.« (Ärztliche Praxis 51/25.7.1994/5)

9524 📖 561 **Autismus, Heufieber / Hyperaktivität, Zappelkinder durch Impfung?**
In der alten Bundesrepublik Deutschland (also ohne die fünf neuen Bundesländer) erhielten 1990 1,4 Mill. Kinder unter 12 Jahren wegen dieser Hyperkinesie Psychopharmaka, d.h. Medikamente, die auf das seelische Verhalten dämpfend wirken, (...).
Schilderung: »In den ersten vier Lebensjahren war unser Junge ein ausgesprochen liebes, zufriedenes und fröhliches Kind. Um den Kindergarten besuchen zu können, mußte er eine Fünffachimpfung erhalten. Danach trat eine Verhaltensänderung in seinem Wesen ein. In der Schule gab es dann später ständig Klagen. Er sei unkonzentriert, unruhig, mache keine Hausaufgaben, er sei der Klassenkasper. Die schulischen Leistungen lagen dadurch immer weit unter seinen Möglichkeiten. Entsprechende Verhaltensweisen zeigten sich auch zu Hause: Er ist hyperaktiv, extrem unordentlich, er stiehlt, es besteht keine Bereitschaft zur häuslichen Mithilfe, aber ein hoher Verbrauch an Süßigkeiten.« Eines wird jedem, der sich mit dieser Materie beschäftigt, klar: Wir werden kräftig auf der ganzen Linie belogen. In den letzten Jahren haben etwa 10000 Wissenschaftler mehr als 60000 Arbeiten über Aids veröffentlicht, damit Karriere gemacht und gut verdient. Jetzt ist man sich darüber einig, daß nach mehr als 10 Jahren intensiver Aids-Forschung weder ein Medikament noch ein Impfstoff gefunden wurde und man auch keine Aussicht sehe, die Immunschwächekrankheit heilen zu können.
(...) Die These ist einfach: Wenn es einen viralen Erreger gibt, braucht man nur ein Medikament oder ein Impfserum, und schon ist Aids besiegt. Damit fließen die Fördermittel! Das ist nicht nur in Amerika so! Dort wurde die Aids-Forschung mit 2 Milliarden Dollar subventioniert, während ein deutscher Forscher die geringen deutschen Forschungsergebnisse damit begründete, daß die öffentliche Zuwendung »ein Pappenstiel« sei. Das Heufieber wurde erst zur Massenerkrankung, nachdem die Ärzte in den Jahren nach dem letzten Krieg »fieberhaft« zu impfen begannen. Als Massenerkrankung ist der Heuschnupfen nur zu verstehen, wenn man eine Sensibilisierung gegen **artfremdes Eiweiß** im größten Stil zugrundelegt. Wenn bedacht wird, in welchem Maß das empfindliche Immunsystem bei Säuglingen und Kleinkindern durch die Unzahl der heute durchgeführten Impfungen belastet wird, so liegt der Verdacht nahe, daß die riesige Zahl der durch Impfungen zugeführten Giftkeime Ursache dieser auf immunologischem Gebiet liegenden Störungen sind. (BUCHWALD, G., Impfen, EMU-Verlag)

9525 📖 198, 493 **Mehr Ekzeme bei Oberschicht-Kindern**
Ekzem wird bei Kindern höherer sozialer Schichten in Großbritannien doppelt so häufig diagnostiziert wie bei Kindern der unteren Sozialschichten. Wie aus einer Studie »National Child Development Study« hervorgeht, leidet jedes 20. Kind aus höheren Sozialschichten an allergischem Hautausschlag. Dagegen wurde Ekzem bei Arbeiterkindern nur in jedem 40. Fall diagnostiziert. An der Studie des St. George Hospital in London nahmen 8000 Kinder teil. (Ärzte Zeitung 172/27.9.1994/11) Klar - weil die mehr im Dreck spielen!

9526 📖 198, 493 **Dramatischer Anstieg »34 Prozent aller Kinder leiden an einer Allergie«** (Ärzte Zeitung 52/22.3.1994/6) So ist es. Aber: Immer mehr Familien, auch »Allergikerfamilien«, halten Haustiere, vor allem Katzen, Meerschweinchen, Hunde und Vögel. Immer mehr Kinder werden früh gegen die Allergene dieser Tiere sensibilisiert. Sind sie einmal sensibilisiert, reichen auch nach Abschaffung der Tiere winzige Allergenmengen - wie sie etwa von anderen Kindern über deren Kleidung in die Klassenzimmer gebracht werden - aus, um schwere allergische Reaktionen auszulösen, etwa Asthmaanfälle.

> Verzichte im Analbereich auf alle Desinfektionsmittel, Deodorantien, Alkoholtüchlein, Seifen usw. Das macht die feinen Schleimhäute dort nur kaputt. Merke: Chemie hat selbst am Hintern nichts zu suchen. Dein Po soll sauber aber nicht steril sein! Ich streife mit dem Gift-Toilettenpapier (besonders vergiftet, wenn es recycled ist!) kurz das Gröbste ab und wasche sodann gründlich den Allerwertesten gleich mit kaltem Wasser. So hat man stets das gute Gefühl ständigen Sauberseins.

📖 168, 199 **Presse kuscht unter der Fuchtel der Schulmediziner:**
Stimmgewaltig gab der belgische Onkologe Herman van den Berghe Order aus: Nur der Grundlagenforschung seien die bisherigen Erfolge der Krebstherapie zu danken, diktierte der scheidende Präsident der europäischen Krebsforscher den Journalisten in den Block, »ich will, daß Sie das schreiben«. (DER SPIEGEL 41/1994)

Das muß man sich mal klarmachen, dieses Diktat: »Ich will, daß Sie das schreiben!« Klarmachen bei der Tatsache, daß die angeblichen Erfolge nichts als ständige Mißerfolge darstellen, daß sie - wie hier gezeigt, nichts als Fälschungen darstellen und immer mehr Menschen (1990 noch 1/5tel, 1994 bereits 1/4tel) an Krebs sterben. Du erkennst: Die göttliche Ausstrahlung der Mediziner ist so blendend, daß sie selbst die Medien zu verblenden vermochte.

Allein in Deutschland entstehen uns 30 Milliarden DM volkswirtschaftliche Schäden durch Alkoholtrinker, die 16 mal häufiger am Arbeitsplatz fehlen als Nichttrinker.

📖 157, LV 2299 **Die Doktormacher**
Mit von der Partie sind »geldgierige Professoren, augenzwinkernde Ministerialbeamte, lahme Ermittler, überforderte Mitarbeiter in den Einwohnermeldeämtern, Staatsanwälte, die an der Aufdeckung dieser Straftaten nicht sehr viel Interesse zu haben scheinen«.
Wozu eigentlich promovieren, wenn's einfacher geht? (BIALLO, H., »Die Doktormacher«, Verlag Carl Ueberreuter)

📖 769 **Diese Forscher gelangten zu einem ähnlichen Ergebnis: Schalter für viele Reize**
(...) Angestoßen wurden die jetzt preisgekrönten Arbeiten durch die zahllosen offenen Fragen, die vor zwanzig Jahren noch mit der Signalverarbeitung von Zellen verbunden waren: Wie schafft es die Katze, nachts so gut zu sehen? Wie können männliche Schmetterlinge ihre Weibchen aus enormer Entfernung riechen? Oder anders ausgedrückt: Wieso kann eine einzelne Sinneszelle bereits auf einem einzelnen Lichtquant oder ein einzelnes Duftmolekül reagieren? Die Physiologen suchten einen Stoff, der die Wirkung eines winzigen Reizes im Inneren der Zelle verstärkt. Eine andere offene Frage war, wie es zu Beispiel dem Streßhormon Adrenalin gelingt, gleichzeitig den Herzschlag zu erhöhen, die Magentätigkeit herabzusetzen, den Blutzuckerspiegel anzuheben und vieles mehr. Wie schaffen es die Botenstoffe des Körpers, an verschiedenen Organen völlig unterschiedliche Reaktionen auszulösen, obwohl sie nicht in die Zellen eindringen können?
Martin Rodbell wollte diese Fragen alle auf einen Streich beantworten. Er und seine Kollegen von den National Institutes of Health bei Washington, D.C., **fanden heraus, daß es ein informationsverarbeitendes Eiweiß im Inneren einer Zelle geben muß, das äußere Signale für ihren speziellen Bedarf übersetzt und verstärkt.** (...)
Diese Reaktionen können so verschieden sein wie die Zellen selbst. In den Sinneszellen des Auges werden zum Beispiel Kanäle für elektrisch geladene Teilchen (Ionen) geschlossen, während in Riechzellen solche Kanäle geöffnet werden. Beides führt zu Änderungen der elektrischen Eigenschaften der jeweiligen Sinneszelle, die zum Gehirn weitergeleitet werden. (...) Und weil jede Zelle ihre eigenen G-Proteine besitzt, die ganz spezielle Reaktionen in Gang setzen, kann das gleiche Hormon an verschiedenen Organen unterschiedlich wirken. (DIE ZEIT 42/14.10.1994/53)

📖 562 **Fernsehen macht wirklich dumm.** Jetzt in den USA von einem Forscherteam bewiesen: Schon nach drei Wochen läßt die Gehirnleistung meßbar nach, wenn man sich täglich mehrere Stunden durch Fernsehen berieseln läßt. Schlimmer noch: Wer viel fernsieht, verliert die Fähigkeit zum selbständigen Denken. Die Forscher empfehlen eine TV-Diät von täglich nicht mehr als 90 Minuten bis zwei Stunden. (BUNTE Nr. 44/1994)

📖 974[56] Aszites (Blähbauch) bei Leberzirrhose / **Weniger Salz - und das Wasser strömt ab!** (Ärztliche Praxis 37/9.5.1995/15)

Die Schulmedizin macht nur kränker! Nicht nur der Verfasser behauptet dies - der Herr Professor gibt es selbst zu: Mit dem rasant schnellen Fortschritt in der Medizin, der ständig neue und teurere Verfahren erzeuge, könne die wirtschaftliche Entwicklung nicht Schritt halten. Neue Angebote schafften neuen Bedarf. Denn, und hier sieht Prof. Krämer die moderne Medizin als das »Opfer ihres eigenen Erfolges«, mit den neuen Möglichkeiten würden die Menschen im Schnitt ja nicht gesünder, sondern kränker.« (Medical Tribune 7/16.2.1996/56)

Mit schrecklichen und tiefsitzenden Vorurteilen geschlagenen Menschen hast Du zu tun, wenn Dir auf Dein"Probier's doch nur mal mit der UrMedizin" geantwortet wird: "Das mag vielleicht bei Dir klappen - aber nicht bei mir!" Vergiß diese Menschen - sollen sie weiter im Tiegel von Dummheit und Kranksein schmoren.

Die Unterschiede in der Symptomatik sind kaum auszumachen beim Hunde- bzw. Fuchsbandwurm

	E. granulosus (Hundebandwurm)	*E. multilocularis (Fuchsbandwurm)*
Organlokalisation	Leber ca. 75%, Lunge 10-25%, Milz, Nieren, ZNS, usw. > 2%	fast nur Leber (evtl. Metastasen in Lunge oder ZNS, Infiltratio von Nachbarorganen)
Symptome	Druck-, Völle-, Fremdgefühl im rechten Hypochondrium, uncharakteristische epigastrische Schmerzen, Inappetenz, Müdigkeit, postthepatischer Ikterus mit sekundärer Zirrhose, portable Hypertension mit Aszites, Cholelithiosis-ähnliche Anfälle, Pankreatitisschübe ohne Gallensteinnachweis, Magenausgangsstenose, Einschränkung der Zwerchfellbeweglichkeit, atemabhängige Schmerzen	
Befall der Leber		
Befall der Lunge	Reizhusten, Hämolysen, Thorakales Druckgefühl, vermehrter Auswurf	sehr selten
Befall der Milz	Schwere- und Druckgefühl im linken Hypochondrium, Hämaturie und kolikartige Schmerzen bei Verdrängung der linken Niere	sehr selten
Befall des Gehirns	Symptome eines langsam wachsenden benignen Hirntumors, epileptische Anfälle, Halbseitensymptome	sehr selten

Die Echinokokkose - derzeitiger Stand von Diagnostik und Therapie, T. Seifert, G. Endsberger, M. Stolte, in: Leber Magen Darm 23 (4/1993) S.161ff.

Der Mensch ist akzidenteller Zwischenwirt des Hundebandwurmes (Echinococcus cysticus). Hunde sind Träger und Ausscheider der geschlechtsreifen Würmer; Schafe, aber auch andere Säugetiere (Pferd, Schwein und Katze) sind Zwischenwirte der Finnen. Die Durchseuchung von Hunden beträgt in Mitteleuropa etwa 1%. In vielen Regionen der Welt treten Echinokokkosen des Menschen endemisch auf, in Europa vor allem in den Mittelmeerländern. Auch in Gebieten Europas mit niedriger Inzidenz der zystischen Echinokokkose ist jedoch an eine Hundebandwurminfektion zu denken, wenn entsprechende Symptome, meist Oberbauchbeschwerden, auftreten.

KREFT, B., u.a., Deutsche medizinische Wochenschrift 120 (1995), 758-762 **Erkenne: Bei dem angeblichen Fuchsbandwurm, dessen Larven so gefährlich sein sollen, handelt es sich meist um die Larven des Hundebandwurms. Der Mensch lebt erst seit etwa 5000 Jahren mit dem Kulturprodukt Hund zusammen. Somit konnten sich gegen seine Bandwurmeier noch keine Antikörper bilden - wohl aber gegen die des Fuchses.**

9532 Wenn Dein Kind etwas Giftiges verschluckt ✚ Erste Hilfe ✚

Chemikalien, wie z.B. Entfärber, Fleckenwasser gehören weggeräumt. Am häufigsten vergiften sich Kinder mit Medikamenten. Aber die hast Du zu Deinem Glück ja längst weggeschmissen (in den Sondermüll!). Auch schon das Kauen einer Zigarette oder ein kräftiger Schluck Alkohol können ein Kleinkind in Lebensgefahr bringen und darf deshalb nicht einfach so greifbar sein.

- Telefonnummern von ärztlichem Notdienst, Rettungsleitstelle und nächstgelegenem Informationszentrum für Vergiftungsfälle (Giftnotruf, siehe Telefonbuch) mußt Du als sorgsame Mutti immer griffbereit haben.
- Hat das Kind eine gefährliche Substanz geschluckt, warte nie erste Vergiftungserscheinungen ab, sondern rufe schon beim leisesten Verdacht an den Arzt oder die Giftnotzentrale an. Man sagt Dir dann, was Du tun mußt.
- Bei deutlichen Vergiftungserscheinungen wie Übelkeit, Erbrechen, Verwirrtheit, Krämpfen, Atemnot rufe sofort den Notarzt an.
- Ist das Kind bei Bewußtsein und hat es sich mit Medikamenten, Tabak oder Alkohol vergiftet (nur dann!), ist sofortiges Erbrechen ratsam. Dazu gib Deinem Kind reichlich lauwarmes Wasser zu trinken. Aber kein Salzwasser, denn das kann tödlich sein. Auch keine Milch.
- Bei Vergiftungen durch Haushaltsreiniger und andere ätzende Lösungsmittel solltest Du dem Kind sofort reichlich Leitungswasser einflößen, um das aufgenommene Gift zu verdünnen. Auf keinen Fall provoziere das Erbrechen, weil die Ätzgifte aus dem Magen wieder Speiseröhre und Mund schädigen. ●Gib nichts zu trinken, laß nicht erbrechen, wenn das Kind schäumende Spül- oder Waschmittel getrunken hat. Das muß im Krankenhaus behandelt werden.
- Nimm unbedingt Reste oder Verpackungen der giftigen Substanz sowie eventuell Erbrochenes mit zum Arzt bzw. in die Klinik.

✚ Erste Hilfe ✚
Gerötete Nase, die nicht Alkohol zur Ursache hat: Gib täglich einen halben Teelöffel Bio-Weizenkeimöl aus dem Reformhaus (nur dort kriegst Du es frisch) ins Essen.

9533 Und solchen Strolchen schenkst Du Dein Vertrauen:

Seit im Mai dieses Jahres bekannt wurde, daß mehrere Arbeiten des Krebsforschers Prof. Herrmann auf falschen Daten beruhen, ist die biomedizinische Forschung in Aufregung. Der Fall entpuppte sich als der größte deutsche Fälschungsskandal. Nach und nach zog er immer mehr Institutionen und Forscher in Mitleidenschaft.

(...) Inzwischen wurden nicht nur in über dreißig Arbeiten von Herrmann gefälschte Daten entdeckt, sondern auch in zwölf Veröffentlichungen des Freiburger Mediziners Roland Mertelsmann. <u>Der wurde 1994 als erster Deutscher gefeiert, der eine Gentherapie gegen Krebs wagen wollte.</u> (...)

Der Schock saß tief. Plötzlich wurde man sich der Tatsache bewußt, <u>daß auch in der deutschen Wissenschaft gelogen und betrogen</u> wird und Daten zurechtgebogen werden. Besonders peinlich: Professor Herrmann war selbst Mitglied des Senats- und Bewilligungsausschusses der Deutschen Forschungsgemeinschaft (DFG) für Sonderforschungsbereiche. Wenn selbst die Gutachter betrügen, worauf kann man sich dann noch verlassen? (DIE ZEIT Nr.52/ 19.12.1997/33)

Du glaubst, das sind nur Einzelfälle? Für die anderen Betrügereien hat sich nur noch keiner gefunden, der sie aufdeckte! Wieso der Franz Konz sich da so sicher ist? Weil die gesamte (!) medizinische Wissenschaft nichts anderes als Gaunerei darstellt.

9534 Das stellt Dir der Autor anheim:

Wenn wir die UrMethodik zum Erlangen von Ur-Gesundheit für Mensch und Erde weiter verbreiten wollen, so ist das nur möglich, wenn wir sie zu Anerkennung und Geltung bringen. Die UrMethodik verdient solches Ansehen, weil sie das Gute will und das zur Zeit Beste für Mensch und Erde zu erbringen vermag.

Wir müssen es allein aus der Verantwortung für unsere Kinder und Kindes-Kinder heraus schaffen, daß unser Streben nach einer tier- und naturliebenden Lebensweise überall auf dieser Welt von den Mitmenschen geachtet wird. Jeder UrMethodik Befolgende sollte seinen Nächsten klarzumachen suchen:

Nur in der Rückkehr zum Natürlichen liegt das wahre, eigentliche Menschentum begründet.

Trage deshalb, lieber Leser, mit zum Verbreiten der UrMethodik bei, wenn Du von deren Wert für die Menschheit überzeugt bist. Sei Vorbild für die anderen und suche Verbindung mit den Menschen, die es wert und dafür geistig aufgeschlossen sind, sie kennenzulernen.

9535

Helicobacter verursacht
▶ 90% aller Gastritiden
▶ 95% aller Ulcerosa duodendi
▶ 75-80% aller Ulcera ventriculi

(Medical Tribune 2/7.1.1994 / S.14)

Muß ausgerottet werden, so heißt es seit 1991. Und jetzt, neun Jahre später im Jahr 2000: Sie wissen es nicht!
Bakterie Helicobacter pylori: Doch kein Teufel. Die Vertreibung von Helicobacter pylori aus dem Magen erhöht die Refluxgefahr (Sodbrennen) In einer kanadischen Multizenterstudie mit 87 Patienten entwickelten 29% der erfolgreich eradizierten innerhalb des Jahres refluxtypische Symptome, 21% zeigten bei der Endoskopie eine Ösophagitis. (American Journal of Gastroenterology, Vol.95,2000, S.914-920)
Aber: Alle Medikamente sind des Teufels – erkennst Du es jetzt endlich, hier am Ende des Buches?

9600 Körperliche Abläufe und Funktionen

> Jeder Eingriff in die Gesetze der Evolution richtet sich gegen uns selbst.

a) 📖 928, 547 <u>Haarwuchsmittel</u> Ein Rezept aus dem Papyrus Ebers: 'Ein Heilmittel, um das Haar wachsen zu lassen...: Bein einer Windhündin, Kerne von Datteln, Huf eines Esels, alles in einem Topf mit Öl/Fett kochen und damit salben'. Merke: Einmal abgestorbene Haarwurzeln wachsen auch unter der UrMedizin nicht nach.

Trockene Haut durch <u>Kosmetikdreck</u>: Eine kontinuierliche Pflege der Haut mit Öl/Wasser-(O/W)-Emulsionen fördert deren Austrocknung und schädigt langfristig deren Lipidstruktur. (Ärzte Zeitung 160/10.9.1992/15)

> **Jogger hören besser**
> Grund: Durch die Ganzkörper-Bewegung wird auch das Innenohr mit seiner Gehörschnecke besser durchblutet.

> Bislang warst Du meist gutgläubig. Nun kennst Du die Wahrheit. Nun weißt Du, daß Du nur noch der Schöpfung vertrauen kannst.

b) 📖 998 **Die Haare fallen frühzeitig aus...**
Erst ab dem 60. Lebensjahr darf sich das männliche Haar anfangen zu lichten. Dann werden die Lebensenergien immer schwächer, alles fällt mehr und mehr an Dir nach unten. Was Du nicht verhüten, aber unter UrTherapie angenehm und leicht ertragbar machen kannst. Schließlich ist die Ursache des <u>Haarausfalls</u> zum einen durch einen Mangel an Mineralien und Hormon bedingt, zum anderen durch eine Vergiftung des Gesamtstoffwechsels aufgrund einer widernatürlichen Lebensweise. Aufsteigende Gifte des Verdauungstraktes und der Keimdrüsen oder die Übersäuerung durch Nierenausscheidungsschwäche lassen die Haarwurzeln früher absterben als vorgesehen, wobei natürlich auch der Erbmasse eine bedeutende Rolle spielt.

c) 📖 998, 992 **Haarausfall unter Antimykotikum Terbinafin (LAMISIL)**
Bedrohliche Leber- und Blutschäden sowie schere Hautreaktionen und auffällig häufige Geschmacksbeeinträchtigungen bis zum totalen Geschmacksverlust sprechen u.E. gegen die breite, systemische Anwendung von Terbinafin bei Nagelmykosen, die zwar oft kosmetisch störend, aber harmlos sind. (arznei-telegramm 2/97)

d) <u>Fettige Haare</u> kriegst Du nicht durch Pilze, sondern durch das häufige Waschen mit Schampons. Der Haut wird durch das viele Waschen ständig Fett entzogen. So bemüht sie sich, dieses erneut zu produzieren wodurch die Überproduktion entsteht.

a) 📖 649 <u>Schlacken im Körper</u> Sowohl bei <u>Zersetzungsprozessen</u> von <u>tierischem Eiweiß</u> als auch bei Gärungsprozessen entstehen Fäulnisstoffe wie Indol, Phenol, Kresol, Skatol und biogene Amine, ebenso Gärungsprodukte wie Methanol, Butanol und Propanol, sogenannte Fuselöle. (Medical Tribune 15.4.1982)
Erleben die Mediziner nicht täglich die Schlacken in den Zivilisationsköstlern?

> Proteinschlacken im Gehirn verstopfen bei verschiedenen Leiden die Kerne der Nervenzellen. (Cell, Bd.90, S.537, 549)

Beim Stich mit Injektionskanüle oder Akupunkturnadel in menschliche Gewebe können Härten, Widerstände, knirschende Geräusche auftreten - ganz im Gegensatz zur Stichantwort gesunden Gewebes.Sehen sie diese nicht im Mikroskop in Form von Cholesterin- und Harnsäurekristallen, Amyloid, im Sonogramm, durch die Biopsie oder durchs Röntgenbild? Doch selbst praktisch tätige Ärzte stehen blind den Schlacken-Abstreitern bei - weil nicht sein kann, was nicht sein darf und behaupten:
Schlacke - das ist nichts anderes als Wasser! (Ärztliche Praxis 92/17.11.1992/32) Unerfindlich, wie eine Zeitung sich entblöden kann, ohne nachzudenken so etwas zu drucken - aber im Nachplappern dessen, was sogenannte Wissenschaftler festgestellt haben wollen sind sie ja groß. Sie haben schließlich nie etwas anderes gelernt und folgen mit verbundenen Augen den vorgegebenen Maximen, die ihnen von oben ex cathedra verkündet werden... Nun ja, die Menschen zeichnen sich vornehmlich durch Dummheit, verborgen unter dem Mantel der Überheblickeit aus. Wie sollte das bei einer Klasse der Menschen, den Medizinern, anders sein, wo es nur wenige Jahrzehnte her ist, in der unser ganzes Volk einem Wahnsinnigen und dessen absurden Thesen blindlings folgte: dem Gröfaz Hitler...Vor allem die unsere Zellmembranen verklebenden Eiweißschlacken verhindern, daß die Zellen genügend versorgt und entsorgt werden. So werden sie immunschwach und übersäuern. Wenn dann noch ständig säurebildende Nahrungsstoffe (Getreide, Fleisch, Süßwaren) hinzukommen, muß der Mensch versauern.
Bedenke: Auch der Wald stirbt an Übersäuerung durch den sauren Regen.Der heute bekannteste (und am unfundiertesten redende und deshalb für die Volksgesundheit gefahrenvollste) Ernährungswissenschaftler Prof. Volker Pudel (Vertreter der Wohlfühlgewicht-Theorie) in einer Fernsehsendung, als über Entgiftung gesprochen wurde: »Sie könnten der Ärzteschaft einen großen Dienst erweisen, wenn Sie das Vorhandensein von Schlacken beweisen könnten!« (→LV 6632) Hätte diese medizinische Niete mal zuerst die Schlacken an seinem eigenen Gehirn beseitigt und sich über die Ergebnisse der neuen Gehirnforschung schlau gemacht, die verschlackte Areale bei Alzheimerkranken ermittelte und ihnen sogar einen Namen gab: neurofibrillare Verklumpungen. (→LV 5200 b, S. 16)

b) Fastenärzte sehen es wieder anders: Als <u>Schlacken</u> bezeichnen die Fastenärzte nicht nur jene Stoffe, die im Stoffwechsel natürlich anfallen, (z.B. Harnsäure) und bei Überlastung sowie bei bestimmten Organschwächen nicht ausreichend ausgeschieden werden können. Hinzu kommen »Zellruinen und Eiterherde« (Dr. Hermann Geesing). Genannt werden beispielsweise weiße Blutkörperchen, die sich im Kampf gegen Eindringlinge »geopfert« haben oder Überreste von zerstörten Bakterien und Viren. Hinzu kommen Schadstoffe wie etwa Schwermetalle (Blei, Cadmium, Quecksilber), PCB und DDT; die im Fettgewebe abgelagert wurden.

📖 649, 655 **Plötzlich sind sie aus dem Nichts auferstanden - die Schlacken**
Krebsärzte schätzen sie immer mehr: die <u>alternative Krebsmedizin</u> als Unterstützung der klassischen Heilmethoden wie Chemotherapie, Operation und Bestrahlung, z.B.: Entgiftungstherapie: "Darmreinigung" durch Faserstoffe und Verbesserung der Darmflora durch Milchsäurebakterien entgiftet den Körper von **Schlackstoffen.** (Dr. med. C. Fischer in BILD 13.3.1996)
Früher verlacht, verhöhnt, als "unwissenschaftlich" abgetan, was wir Gesundheitslehrer klarlegten.(→9611)

Heute, da man schnell die alternativen Denkweisen des sonst entgehenden Profits wegen in die Schulmedizin integrieren möchte, erscheinen sie wundersamerweise wie Phönix aus der Asche wieder.

9602 📖 18 Zwangsläufige Körperabläufe vom SPIEGEL für teuflisch erklärt Sie wirken wie der perfekte Teufelsbeweis. Denn wer anders als könnte diese wandernden Armeen des Todes ersonnen haben? Wer anders als könnte sie mit ihren Tarnkappen und Spezialwerkzeugen, ihrer Falschheit, ihrer Zähigkeit und ihrer mörderischen Entschlossenheit ausgestattet haben? Metastasierende Krebszellen sehen nicht aus wie planlos im Körper umherstreunende Irrläufer. Eher gleichen sie einer gedrillten und hochgerüsteten Spezialeinheit auf gezielter Mordmission. Der Krebstod beginnt, wenn sich die ersten Mitglieder dieser Spezialtruppe aus dem Tumorverband lösen. (DER SPIEGEL, 35/1992)

9603 a) 📖 919 Du willst auch das wissenschaftlich begründet haben? Bitte: **Das Knochenskelett ist kein totes Gerüst**, das lediglich den Körper stützt. Knochen dienen auch als Mineralstoffreservoir. Sie werden ständig mineralisiert, neue Knochenmasse wird immer wieder aufgebaut. Bei Bewegung biegen sich die feinen Knochenbälkchen, aus denen der Knochen zusammengesetzt ist, und erzeugen über den sogenannten piezoelektrischen Effekt einen elektrischen Strom. Diesen Strom brauchen die knochenbildenden Zellen (Osteoblasten) als Anreiz, um verfallendes Knochengewebe wieder ersetzen zu können.

9603 b) **Denke daran: Leg Dich bei einem Knochenschaden sofort in die Sonne!** Damit Dein Körper schnellstens zu dessen Heilung das nötige Vitamin D dazu erzeugen kann! Alle, die vor dem Einpflanzen einer neuen Hüftgelenkprothese stehen, gilt dieser Rat – so ist es oft noch zu verhüten!
c) Siehst Du das auch so?

> Sag das all denen, die Dich als UrKöstler für blöde halten:
> **Herzlichen Dank,**
> **Euch Fleischessern dafür,**
> **daß Ihr so umweltschonend die Entsorgung von hormon- und antibiotikaverseuchten Tierleichen ermöglicht.**

»Nun hast Du solch ein den Menschen helfendes Werk hinterlassen und wirst dafür verfolgt, niedergemacht und totgeschwiegen. Macht Dich das denn nicht fertig?« frug mich ein Leser.

Das ist nun mal das Schicksal der Menschen, welche die Wahrheit sagen. Damit muß ich leben.

»Ich an Deiner Stelle würde sagen: Die es wert sind, die nehmen die UrTherapie auf - um die anderen ist es nicht allzu schade.«

O nein! Ich bin kein Fatalist. Um jeden einzelnen Leidenden ist es schade, dem die Krankheit sein Leben zerstört. Und genau so schade ist's um die weitere Zerstörung der Erde, die durch die UrMethodik einzudämmen wäre.

Doch es gibt auch noch einige positive Stimmen, wie die Heilpraktikerbands-Zeitschrift NATURHEILPRAXIS, (Fachzeitschrift für Naturheilkunde, Erfahrungsheilkunde und biologische Heilverfahren, Pflaum Verlag, München):

Sowohl ich meinte, die Schulmedizin gründlich zu kennen, hat mir Konz für viele Mißstände die Augen geöffnet, die ich bisher nicht wahrgenommen hatte, da zu sehr den Suggestionen der Schulmedizin erlegen.

Konz ist ein blitzgescheiter Mann. Mit der UrMedizin hat er sich von Krebs geheilt. Kein Wunder, daß er darauf schwört und Sendungsbewußtsein von ihm ausgeht. Sein Buch ist wahrhaft bestrickend. Es liest sich wie ein Krimi.

Oder:

Mie seinem unvergleichlichen wahrhaft, monumentalen Buch hat Franz Konz ein Werk geschaffen, das die Heilkunde auf neue Grundlagen stellt und die Medizin revolutioniert. Seine »UrMedizin« besiegt Krebs, Rheuma, Fettsucht, Allergie und chronische Leiden... und hält für immer fit, schlank und gesund. Der GROSSE GESUNDHEITS-KONZ ist das kompromißloseste Buch für die Erhalten und Wiederherstellung der Gesundheit auf dem Wege der Selbsthilfe aus eigener Kraft. MEHR WISSEN BUCH-DIENST, 40764 Langenfeld, Lise-Meitner-Str. 11

Der Leser gewinnt den Eindruck, daß es sich bei dem Autor um einen sehr streitbaren Reformer handelt. Er geißelt mit einer riesigen Fleißarbeit die etablierte medizin und behauptet, daß diese auch heute noch mit Hilfe von Rundfunk, Fernsehen und Medien verdummt und durch immer neue Heilsbehauptungen für die Zukunft, ungerechtfertigte Heilshoffnungen propagiert. »Natur-Heilkunde« Nr. 2/1997 Fachmagazin

9604 📖 65 (...) denn jede Krankheit ist eine Reinigung, (...) hierin liegt die wahre Unheilbarkeit ihrer Krankheiten, im Mangel an und im Widerwillen gegen Erkenntnis, hierin, nicht in Bakterien. (Christian Morgenstern)

> ✚ **Erste Hilfe** ✚ bei Migräne: Schmerzstillend sind nicht deutsche oder japanische Minzöle, dafür aber der Wirkstaff Eugenal, der sich in der Gewürznelke befindet. Nelkenöl gibt's in der Apotheke.

Überlege Dir nur mal die Hirnrissigkeit dessen, was uns die heute gültige Wissenschaft weismachen will: Milliarden verschiedener Bakterien und Viren hat die Natur geschaffen zum Vorteil ihrer Lebewesen. Und da sollen ein paar darunter sein, die ihren Geschöpfen schaden wollen? Daß sie dann schaden müssen, wenn der Mensch widernatürlich lebt - d.h. gegen Gott -, das ist ihr Auftrag. Als wenn nicht alles sinnvoll und von höchster Instanz durchdacht wäre, was die Schöpfung vollbracht hat.

9604 b) Böse Viren sollen Schuld daran sein, daß Du dick wirst Zu dieser Erkenntnis kamen 2 Wissenschaftler der University of Wisconsin in Madison: Sie hatten im Blut von 199 Probanden nach Antikörpern gegen Adenovirus Ad-36 - im Tierversuch als Fettmacher überführt - gesucht. Bei allen 45 Schlanken war das Testresultat negativ. Dagegen ließen sich bei 15% der 154 Adipösen Ad-36-Antikörper nachweisen. Wie das Virus die Leute dick machen soll, bleibt vorerst unklar. (The Lancet, Vol. 349, Nr. 9059/1997, Seite. 1150)

> Wußtest Du, daß Du durch Nachtarbeit ständig zunimmst? Sieh zu, daß Du da rauskommst!

Welcher dicke Mensch liest solchen Unsinn nicht gerne, der ihn schuldfrei für den Zustand seines Körpers macht? Jetzt muß man nur noch - wie bei AIDS - Medikamente gegen die ÜGV (Übergewicht-Viren) einnehmen und wird bequem wieder schlank. Die UrMethodik sagt Dir und solchen Wissenschaftlern: Lernt endlich begreifen, daß Dicksein den Körper in Unordnung bringt und Viren darin vermehrt. Und Viren nicht das Dicksein verursachen.

5 a) 694 Die **Synthese von Vitamin B**$_{12}$ durch die Darmflora im Dickdarm des Menschen erscheint für den Körper ziemlich bedeutungslos, da die Resorption des Cobalamins offenbar nur im Dünndarm erfolgt. Allerdings besitzen wir auch ungeheuer viele Bakterien im Dünndarm (Laktobazillenflora), so daß eine gewisse Menge an Vitamin B12 zur Verfügung steht. Die Leber stellt durch ihre Speicherkapazität eine Reserve dar, die den Bedarf bis zu fünf Jahren decken kann. Diese verschiedenen Quellen erklären, warum auch Veganer keinen Vitamin B12-Mangel haben müssen. Außerdem wird eine gewisse Menge an Cobalamin durch die natürliche Bakterienflora auf Lebensmitteln, die Mundflora und mittels Wurzelgemüse (durch Bodenbakterien) zugeführt. (MÜLLER/LEIRMANN, Vegetarismus u. Gesundheit, Der Naturarzt 9/1993) →LV9490

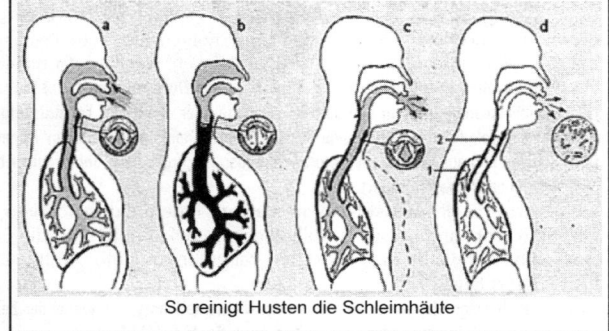

So reinigt Husten die Schleimhäute

5 b) Falls Du oder Dein Kind aus noch bestehenden Vergiftungen keinen Vitamin B$_{12}$-Bestand besitzt, so kannst Du ihn Dir besser aus Beinwell oder Algen aufbauen statt aus Fisch oder Fleisch. In Bio-Qualität wird Spirullina Microalgen-Pulver geliefert von: LIFE LIGHT, Naturwaren Handelsgesellschaft m.b.H., A-7572 Deutsch-Kaltenbrunn, Rohrbrunn 53, Tel. 03383/3310-0, Fax 3310-4. Noch besser Ameisen essen!

5 c) Das ist die derzeitige Ansicht der Wissenschaft dazu:
Vitamin B$_{12}$ kann nur von Mikroorganismen synthetisiert werden und ist fast ausschließlich in Nahrungsmitteln tierischer Herkunft enthalten. Geringe Mengen finden sich in milchsauer vergorenen Lebensmitteln, einigen Meeresalgen sowie bestimmten Hefen, weshalb strenge Vegetarier keinen Vitamin B$_{12}$ - Mangel erleiden müssen. Es ist wissenschaftlich belegt, daß die Darmflora einen gewissen Beitrag zur Vitamin B$_{12}$ - Versorgung beitragen kann, wenn reichlich Faserstoffe mit der Nahrung zugeführt werden, was eine beachtliche Besiedlung des unteren Dünndarms zur Folge hat. Daß hier synthetisierte Vitamin B$_{12}$ kann vom Körper aufgenommen werden, nicht jedoch die sehr viel größeren Mengen an Vitamin B$_{12}$, die im Dickdarm von Mikroorganismen hergestellt werden. Weitere Quellen für geringe Mengen an Vitamin B$_{12}$ sind Wurzelgemüse (Bodenbakterien), nicht völlig keimfreie Rohkost sowie allerlei Kontaminationen (Verschmelzungen). Aus diesen Gründen erklärt sich auch, warum Menschen mit vergleichbaren Ernährungsgewohnheiten in einer sehr hygienischen Umgebung einen Vitamin B$_{12}$ - Mangel entwickeln und Menschen, die unter weniger hygienischen Bedingungen leben, keinen Vitamin B$_{12}$ Mangel aufweisen. Ältere Angaben über den Vitamin B$_{12}$ - Gehalt von Lebensmitteln müssen korrigiert werden, da mit der alten Analytik alle Vitamin B$_{12}$- Isomere gemessen werden, auch die für den Menschen nicht verwertbaren. Die neuen Analysenmethoden dagegen messen nur das für den Menschen bioaktive Vitamin B$_{12}$, von dem wir 1 - 3 Mikrogramm pro Tag zuführen sollten. (Prof. Dr. C. Leitzmann, Universität Gießen in Fit fürs Leben 2/95)
Ich kann nur nochmals vor dem chemischen B12 warnen! Wasser in den Beinen ist das erste, was es Dir bringt! Und das noch nach Jahren, so heimtückisch ist dieser Dreck. Und wie es sonst noch Deinen Körper in Unordnung bringt, das wird sich vielleicht in 80 Jahren erweisen...

6 714 Der Körper will Gifte zwar schnellstens loswerden, aber er wartet nicht solange damit, bis es empfindliche Organe kaputt gemacht hat. Zuerst versucht er es in seinen **Entgiftungsorganen** in ungefährliche Stoffe umzuwandeln. (Weshalb nicht das Gift, sondern dessen Abbauprodukte im Urin nachgewiesen werden.) Kann er das nicht, wird es in weniger empfindlichen Geweben abgelagert (Chemiegifte z.B. im Bauchfett).
Goldregen (nicht Ginster!) ist leicht giftig - besonders im Samen. Kinder greifen aber meist nur nach den leuchtenden Blüten. Aber: Ein nach dem Essen von Pflanzenteilen schnell einsetzendes Erbrechen verhindert das Aufnehmen größerer Cytisinmengen. Dies erklärt auch die Tatsache, daß in der Mehrzahl nur leichte Vergiftungssymptome beobachtet wurden. In einem einzigen Todesfall hat eine wahrscheinlich vorangegangene Behandlung mit dem zentral dämpfenden Arzneimittel Largactil diese Schutzmaßnahme des Körpers verhindert →LV9690.

7 311, 917 Lesen macht kurzsichtig Kurzsichtigkeit entsteht gehäuft dann, wenn die Betroffenen vermehrt in die Nähe sehen. Das ist nach der Einschulung der Fall, kann aber auch bei jungen Erwachsenen auftreten, die vorher nicht viel gelesen haben, nun aber im Studium beginnen oder eine Anstellung antreten, bei der überwiegend Naharbeit geleistet wird. Offenbar existiert also ein Regelkreis, über den das Auge sein Längenwachstum selbst steuert, postuliert Dr. Schaeffel. Dieser Regelkreis paßt die Achsenlänge des Auges der Brennweite an, indem er die mittleren Sehentfernungen am Tag mißt. Liegen sie überwiegend in der Nähe, wie bei einem Schulkind, das viel liest, sorgt der Regelkreis dafür, daß das Auge entspannt dorthin sehen kann: Der Akkommodationsruhepunkt wird aus der Ferne in die Nähe gerückt. Dazu wird das Auge länger und der kleine Patient kurzsichtig - vorausgesetzt, der Regelkreis ist »zu aktiv«.
Bei einem Kurzsichtigen reagiert das Auge jedoch auf jede Änderung der Seherfahrung. Wenn er z.B. mit Korrektur liest, wird der Akkommodationsruhepunkt durch die Brille wieder in die Ferne verschoben. Da die mittlere Sehentfernung jedoch weiterhin in der Nähe liegt, reagiert der Regelkreis erneut. Das Auge wächst weiter, der Refraktionsfehler wird immer größer. Aus diesen Überlegungen würde folgen, daß Kurzsichtige bis etwa minus 3 Dioptrien beim Lesen besser keine Brille tragen sollten, so Dr. Schaeffel. Aus den gleichen Erwägungen könnte es auch sinnvoll sein, eine Myopie eher um etwa 0,5 Dioptrien unter- als überzukorrigieren. Es ist nämlich denkbar, daß durch die Überkorrektur das Auge zu weiterem Längenwachstum angeregt wird. (Medical Tribune 48/3.12.1993/30)

8 a) 63, 113 Leichte Blutdruckerhöhung - selbst wenn sie im normotonen Bereich liegen - verursachen möglicherweise bereits Schädigungen der Niere. (Journal of American Medical Association 269/1993/488)

9608 b) 📖 658 Wie laufen Körperfunktionen ab?
Unser Herz schlägt gegen Abend am schnellsten. Körpertemperatur und Atemfrequenz erreichen ihr Tageshoch am Nachmittag. Die Haut erneuert sich am stärksten um Mitternacht. Und die Blase füllt sich in der Frühe am häufigsten. Morgens erzeugen die Nebennierenrinden viel, dann ständig weniger und nachts überhaupt kein Kortison. Die Drüsenzellen des Magens produzieren gegen 20 Uhr besonders viel Magensäure. Viele Lebensvorgänge schwingen in tages- mondphasen- oder jahresperiodischen Zyklen. Der Blutdruck steigt morgens allmählich an und fällt nachts wieder ab. Das bedeutet z.B. für einen unter hohem Blutdruck Leidenden: äußerst schädliche Blutdrucksenkungsmittel bleiben auch dann noch im Kreislauf des Kranken, wenn sie gar nicht nötig sind!

9609 a) 📖 199 **Vielleicht gibt Dir das zu denken, wieso Du Akne hast:** (...) Die talgproduzierende Zelle, der Sebozyt, platzt nach Erreichung seiner lipidbeladenen Endform und gibt den Talg frei, der durch den Talgdrüsenfollikel nach außen an die Oberfläche gelangt. Ausdruck der Aktivität der Talgdrüse ist die Menge des produzierten und ausgestoßenen Talges. Dieser besteht aus Cholesterin, dessen chemischer Vorform Squalen und aus Wachs. Die Vergrößerung der Talgdrüse beim Seborrhoiker beruht darauf, daß sie mehr Einzelläppchen hat, deren Volumen sich bei der Akne vergrößert. (...)
Dem Verfasser des Berichts »**Akne vulgaris**«, dem Dermatologen Dr. Böker, kommen gegenteilige Gedanken in den Sinn. Für ihn und seine Kollegen trägt bekanntlich nie die Ernährung an einer Krankheit die Schuld. (Muß ja so sein, wie wollte man sonst den Patienten mit gutbezahlter Chemie vollpumpen können.)
Und so fährt er fort:
...andere auslösende Momente genannt, so der Menstruationszyklus, wobei der Zeitpunkt der Besserung oder Verschlechterung im Verhältnis zum Zyklusablauf unterschiedlich angegeben wird. Auch die Abhängigkeit von der Ernährung, z.B. nach Essen von Schokolade, vom Wetter, von der Außentemperatur, von der Jahreszeit, von Streßsituationen und von vielem anderen wird anamnestisch (krankheits-Vorgeschichte berichtend) vorgebracht. Sicher können solche Momente auch einmal zur Entstehung einer Akne beitragen; sie lassen sich aber nicht in ein allgemein gültiges Schema fügen. (Ärztliche Praxis, Nr. 23/20.3.1993)

9609 b) Aknetherapie Narbenkorrekturen: Trotz bester Behandlung kommt es immer wieder zu narbigen Restzuständen und zu häßlichen Keloiden nach einer Acne conglobata. Man sollte mit einer korrektiven Behandlung zirka zwei Jahre warten, denn in dieser Zeit können Narben noch abflachen. Später empfiehlt sich die Dermabrasion des Gesichtes. Man sollte mit dieser Indikationsstellung sehr streng sein und die Patienten intensiv aufklären, da es oft zu postinflammatorischen Hyperpigmentierungen und gelegentlich zu hypertrophen Narben kommen kann. (Zeitschrift für DERMATOLOGIE 182/1996)

9609 c) Aknenarben beseitigen: die beste Methode
Es gibt einen neuen CO_2-Laser, mit dem Hautschäden wie Aknenarben geglättet werden können. Der Patient wird mit einer Beruhigungsspritze in die Vene in Halbschlaf versetzt. Mit dem Laser trägt der Arzt 0,1 Millimeter der oberen Hautschicht ab. Das dauert 30 bis 45 Minuten. Durch dieses »Laserpeeling« wird ein Schrumpfungsprozeß in Gang gesetzt, es bilden sich neue Kollagenfasern - die Haut wird elastischer. Heilungszeit etwa drei Wochen. Natürlich sollte der/die von Pusteln Befallene mit dem Industriefraß aufhören.

9609 d) Ohne Chemie hilft sich der Körper allein am besten
Sobald Bakterien oder Pilze in die Haut einzudringen versuchen, feuern die Hautzellen große Mengen der keimtötenden Substanz Beta-Defensin-2 ab. Die Zellwände der Erreger werden von den „biochemischen Granaten" (Schröder) regelrecht durchsiebt. Die leckgeschlagenen Mikroben laufen aus, fallen in sich zusammen und gehen zugrunde.
„Bislang galt die Haut nur als eine rein passive, physikalische Barriere gegen Erreger", erklärt Schröder. „Doch wie wir nun erkennen, werden Angreifer aus der Mikrowelt auch aktiv bekämpft." Das Abwehrsystem auf der Haut funktioniert zudem gänzlich unabhängig von der bekannten Immunabwehr im Körperinnern, bei der eindringende Keime von Killer- und Freßzellen unschädlich gemacht werden. (Der SPIEGEL 28/1997) Und diesen natürlichen Schutz willst Du Dir mit heißem Wasser und Shampoo ständig kaputt machen?

9610 📖 764, LV 8215 SHELTON; H., Living Life To Live It Longer, NH-Press 1926. Auszug:
»Das Leben des Menschen sollte nicht durch die **Schonung seiner Energien** und nicht durch ihre Verschwendung aufgebaut werden!«
Besitzen wir hier den Schlüssel zum Rätsel des großartigen Dr. Shelton und seiner 17jährigen Bettlägerigkeit? (BIDWELL, V., The Health Seekers Yearbook, Getwell 1990) Hat er sich vielleicht deshalb ins Bett gelegt, um seine Energien zu schonen? Ohne vielleicht krank zu sein? Und war er dann auf einmal zu geschwächt, um wieder aufstehen zu können?
Nein: Gerade das Gegenteil ist richtig: **Unsere Energie darf nicht geschont werden. Erst durch Verausgabung unserer Energie gewinnen wir nötige und neue Kräfte.**

> Falls keine Pilzerkrankung vorliegt, oder Aknemittel bzw. Chemie-Medikamente genommen wurden, ist Haarausfall meist durch Mineral- und Vitalstoffmangel bedingt. Hier können Dir Wildpflanzen am besten helfen.

9611 📖 568 Menstruation bleibt aus nach UrKost Man hat festgestellt daß Menstruationsblut nicht nur die abgestoßene Gebärmutterschleimhaut, sondern Schlacken und Giftstoffe, die von anderen Ausscheidungsorganen wie Nieren, Darm, Leber und Drüsen enthält.
Leben Frauen wegen ihrer Menstruation länger? Sieh dies nicht als Nachteil, sondern als Vorteil, denn die Periodenblutung ist tatsächlich eine Reinigungs-Blutung. Diese vierwöchige Spezialreinigung des Körpers ist vermutlich auch die Ursache dafür, daß Frauen länger als Männer leben. Die schwächere bzw. ausbleibende Monatsblutung zeigt an, daß die Klärgrube langsam gereinigt ist. Ihre Angst, daß Sie deswegen unfruchtbar wären, wird weder in der Literatur, noch von eigenen Erfahrungen gestützt. Im Gegenteil, ich durfte bereits verschiedentlich Zeuge sein, daß kinderlose Ehepaare nach konsequenter Fit-fürs-Leben-Umstellung auf natürlichem Wege gesunde Kinder bekommen haben. Im übrigen schreiben Sie ja selber, wie gut Ihnen allgemein die Umstellung auf Rohkost bekommen sei.
Fangen Sie an, »das neue Leben kindlich zu genießen«, und lassen Sie sich nicht von der sogenannten Wissenschaft verunsichern. Je länger, je mehr habe ich den schlimmen Verdacht, daß die von der Wissenschaft gegen die natürliche Gesundheitslehre ausgestreuten Bedenken ein ganz bestimmtes Ziel verfolgen, nämlich die Krankheitsindustrie weiterhin in Brot und Arbeit zu erhalten. Wo kämen wir denn hin, wenn noch mehr Menschen Ihrem Beispiel folgen würden? (Dr.habil.Dr.Dr.med. K. J. Probst in Fit fürs Leben 1/1996)

910c (Hrsg.) Altmann u.a., Handbuch der Allgemeinen Pathologie, 3. Bd., Zwischensubstanzen, Gewebe, Organe, 6. Teil, **Lymphgefäß-System**, Berlin, Heidelberg, New York (Springer), 1972, S. 98 (WENZEL, J., Normale Anatomie des Lymphgefäßsystems) Auszug:
Die Klappen des Ductus thoracicus (Brustmilchgang) gehen aus kreisförmigen Endothelfalten (die Lymphgefäße auskleidendes Deckgewebe) hervor, die wie bei den Venenklappen durch Zellproliferation (Wachstum des Gewebes) höher und durch den Lymphstrom in die entsprechende Richtung gedrängt werden. Für die außerhalb der Organe verlaufenden Lymphgefäße sind halbmondförmige Klappen charakteristisch. Die innerhalb der Organe vorkommenden Klappen sind anderer Bauart und erinnern an Irisblenden mit z.T. exzentrisch gelegener Öffnung. Andere Autoren sprechen nach Art der Einmündung und der Form der Taschen von Segment- und Taschenklappen und Einmündungs- oder Trichterklappen. Besonderheiten mit Klappencharakter wurden im Capillarbereich (Blutgefäßinneres) beobachtet. Ableitende Lymphcapillaren sind in erweiterten Ektasien (Ausbuchtungen) regelrecht invaginiert, so daß die invaginierten (hohlraumigen) Anteile einen Ventilcharakter annehmen können. Im Bereich von Gefäßanastomosen (Verbindungen zweier Hohlorgane) sind die Capillaren mit Einzelblattklappen und in den Endabschnitten durch Doppelblattklappen gegen einen Rückstrom weitgehend gesichert. Im allgemeinen sind die Klappen bicuspidal (zweihöckrig), seltener tricuspidal (dreihöckrig). (...) Die Gesamtheit aller Klappen ist unter normalen Strömungsbedingungen die Ursache für einen nur zentripetal gerichteten Lymphtransport.

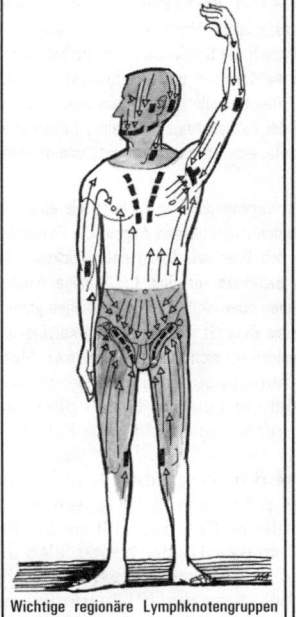

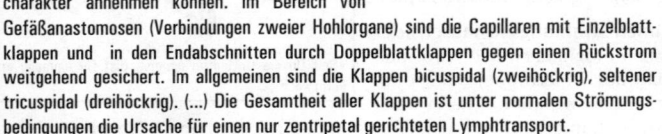

Wichtige regionäre Lymphknotengruppen und ihre Zuflüsse

Hier zeige ich Dir mal stark vergrößert den Längsschnitt durch einen Dünndarmabschnitt

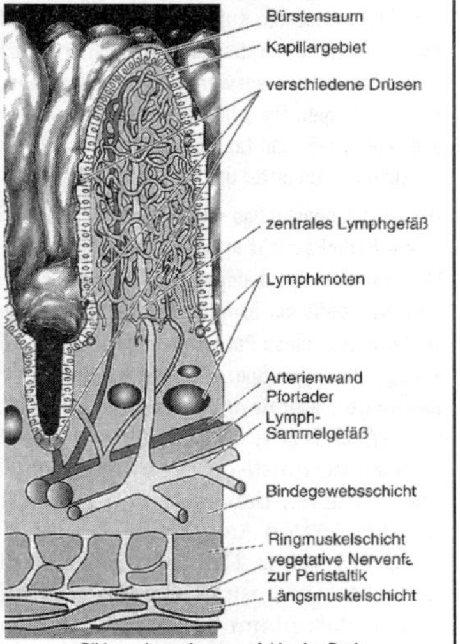

Bürstensaum
Kapillargebiet
verschiedene Drüsen
zentrales Lymphgefäß
Lymphknoten
Arterienwand
Pfortader
Lymph-Sammelgefäß
Bindegewebsschicht
Ringmuskelschicht
vegetative Nervenf. zur Peristaltik
Längsmuskelschicht

Bild aus dem sehr zu empfehlenden Buch: Hietkamp/Schüssler, Handbuch der Regena-Therapie
Du erkennst, welch ein Wunderwerk Dein Körper ist, wie er aufs Feinste die Durchblutung, die Bewässerung, Versorgung und Entschlackung eingerichtet hat. Vor allem bedenke, wenn Du vor der Entscheidung Operation - ja oder nein - stehst, daß alle diese feinen Bahnen und Kanäle durchtrennt werden und die Lymphflüsse für immer dort gestört sind, Du Dir also eine Immunschwächung für Dein ganzes Leben damit einhandelst.

Sorge vor allem für das Fließen Deiner Lymphe
Der wesentliche Motor für den venösen Rückstrom aus dem Bein ist die Wadenmuskel-Sprunggelenkpumpe. Genau daran hapert es vielleicht bei Dir, wenn Du Probleme mit Deinen Venen hast. Dann schwindet Deine Wadenmuskulatur und die Sprunggelenkbeweglichkeit, vor allem die Fähigkeit zum rückwärtigen Beugen des Fußes geht mehr und mehr zurück. Diesem Teufelskreis kannst Du durch ein Krafttraining des Unterschenkels entgegenwirken: UrBewegung! Plus UrKost!

Was hat es eigentlich mit der Lymphe auf sich? Die Lymphe besteht aus weißen Blutkörperchen (Leukozyten) und aus Freßzellen, den Phagozyten. Jede Zelle und jedes Gewebe im Körper wird ständig in dieser Lymphflüssigkeit gebadet. Ausnahme: Knorpel, Nägel, Nagelhaut und Haare. Hintereinander gelegt hätten alle Lymphgefäße eine Länge von weit über 150 000 Kilometern. Auch Darmwände sind angefüllt mit Lymphknoten, welche die Körpereingänge ständig gegen das Eindringen zerstörerischer Substanzen und Flüssigkeiten verteidigen. Weitere Millionen von ihnen befinden sich an strategisch wichtigen Stellen im Körper. Selbst der cerebrospinale Liquor (Gehirn- und Rückenmarksflüssigkeit ist Lymphe. Er dient dem Gehirn und Rückenmark als Schutz gegen die Knochenwände. Die Lymphe wird von den feinsten Kapillaren der Blutgefäße des Gehirns erneuert und ausgetauscht. Gehirn und Rückenmark beeinflussen jede Bewegung auf ihr ausgewogenes Zusammenwirken und ihre ungestörte Funktion hin. Die Muskeln erhalten ihre Impulse für die Bewegungen vom Rückenmark, während ihre Koordination vom Gehirn ausgeht. Halte sie sauber! Mit sauberer Nahrung![9621]
Merke: Die Werte von Lymphozyten und anderen Abwehrzellen steigen bei sportlicher Betätigung deutlich an. Jetzt weiß man, daß die Abwehrkraft kurz nach der Belastung am höchsten ist und 24 Stunden danach wieder abfällt.

753 Die Mär vom überlegenen, »**wertvollen tierischen Eiweiß**« können sich die Fleischbefürworter und Ernährungswissenschaftler der DGE endlich abschminken, da nun auch die gleiche Erkenntnis den Ernährungsexperten bekannt geworden ist, welche die Alternativen längst schon vertreten haben:
(...) daß aufgrund der Eiweißspaltung während der Verdauung im Magen-Darm-Trakt sämtliche Aminosäuren gemischt freigesetzt werden und der Organismus nicht zu unterscheiden vermag, aus welchem Nahrungsprotein die zur Synthese von Körperprotein notwendigen Aminosäuren kommen. (Ärztliche Praxis Nr 20/8.3.1994)

a) 304 Warum es gegen den Sinn der UrzeitTherapie verstößt - außer im Falle höchster Not oder bei einem Unfall - einen Arzt zu konsultieren: Du weißt, daß Du nur der Natur vertrauen kannst. Das läßt Dich Selbstsicherheit gewinnen. Selbstsicherheit bedeutet einen großen Heilfaktor an seiner Seite zu wissen. Nicht zum Arzt gehen gewinnt Dir zusätzliches Selbstvertrauen. Und dieses steigert Deine Immunkräfte auf das Doppelte!

9614 b) 📖 121ff **So sieht es ein ehrlicher Hausarzt: Bei Krebspatienten viel zu optimistisch**
Da wird eine 49jährige Patientin mit einem metastasierten Mammakarzinom nach den ersten sechs Chemotherapiezyklen aus der Universitätsklinik entlassen. Kurz vor der Entlassung ruft mich der Stationsarzt an und berichtet hörbar zufrieden, die Patientin habe die ersten sechs Zytostatikastöße erstaunlich gut toleriert. Auch die Knochen- und Lebermetastasen hätten sich nach dem Ergebnis des letzten Computertomogramms bemerkenswert zurückgebildet. Die Patientin solle sich nun ein paar Tage zu Hause erholen, bevor dann weitere Chemotherapiezyklen erfolgen. Die Stimme dieses Kollegen bei der Fallbeschreibung meiner Patientin klingt derart von der bislang durchgeführten Therapie überzeugt, daß man fast den Eindruck haben könnte, eine kausal therapierte und gesunde Patientin würde aus der Klinik entlassen. Die Realität sieht jedoch bitter und deprimierend aus.

Die einst lebenslustige und blühende Patientin ist abgemagert, sie schlurft wie eine alte Frau ins Sprechzimmer, die nagelneue modisch gelockte Perücke steht in seltsamem Gegensatz zu den eingefallenen Augen. Die Patientin klagt über eine unerträgliche Müdigkeit und Schwäche, dazu sei ihr dauernd übel, und sie könne den Brechreiz kaum unterdrücken - der Hausarzt sieht ein bemitleidenswertes Bild des Jammers vor sich. (...) Wenige Wochen später erliegt diese Patientin ihrem Leiden... Können oder wollen vor allen Dingen jüngere Kollegen in diesen Spezialzentren die therapeutische Realität von inoperablen Karzinompatienten trotz aller Bestrahlungs- und Chemotherapieserien nicht sehen? (Dr. Drews, Mölln. In: Medical Tribune 13/31.3.1995/49) Die Krankenhaus-Krankheitsgewinnler sind zu optimistisch? Warum beschönigt der gute Dr. Drews die einfache Tatsache, daß es seinen Kollegen nichts ausmacht, ihre Patienten bis zum letzten Atemzug zu quälen...

9615 a) 📖 621 Wenn Du aber den Chemikern mehr glaubst als mir, dann verzichte wenigstens darauf, **jodiertes Salz** oder Brot zu schlucken und tu das: nimm ein paar Körnchen elementares Jod, füll sie in eine leere Schuhcremedose, die im Deckel ein paar Löcher besitzt, kleb die Dose zu und leg sie unter das Bett. Auf Jahre hin ist die Jodversorgung gesichert. Hier hast Du keine Körperbelastung durch Überdosierung, weil der kleine Jodanteil ausreicht. Der Aufwand ist sehr gering. Was soll dann noch die Problematik über die Nahrungskette und Präparate?

9615 b) 📖 647ff Zufolge des innigen **Biophotonen-Strahlungsaustauschs der gesamten Zellen** im menschlichen Körper - möglicherweise wird man irgendwann auch einmal erforschen, daß auch Hormone, Säfte oder andere Informationsströme von Zelle zu Zelle wandern - kann auch

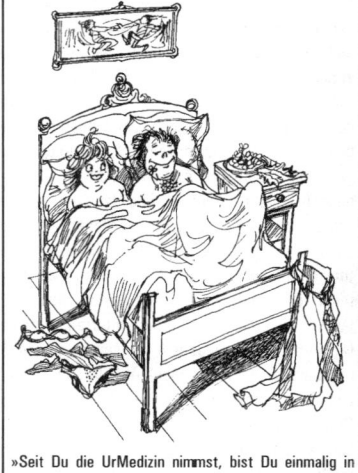

»Seit Du die UrMedizin nimmst, bist Du einmalig in Form...«

eine mangelnde Jodverwertung ihren Ursprung in einem verkrusteten, verkoteten Darm haben. Der das Jod der Nahrung durch die Darmzotten in den Körper und damit später zur Schilddrüse nicht passieren läßt. Fragt der Arzt danach? Nein. Er sieht nur Deine dicker werdende Schilddrüse. Deinen verkoteten Darm sieht er nicht, weil er Dir (noch!) keine großen Beschwerden macht. Achtet er überhaupt auf die Zusammenhänge im menschlichen Organismus? Nicht die Bohne, wie Du weißt. Das würde ihm ja auch seine Arbeit viel zu kompliziert machen. Er vertritt ja noch immer die Ur-Opa-These Virchows, die Krankheit sitze in einem ganz bestimmten Zellhaufen im Körper und habe mit dem übrigen Organismus nichts zu tun. Du erkennst somit auch: Selbst wenn Du das Salz aus der Nahrung wegläßt, dann mußt Du mich nicht zeihen, wenn Dein Schilddrüsenleiden nicht in 12 Wochen verschwunden ist. Wenn Du nämlich zuvor nicht - wie es die UrTherapie fordert - Deinen Darm durch Hydrokolonspülung und Erdfasten gereinigt hast. Falls Du also meinst, du könntest Dir etwas von dem ersparen was ich Dir hier rate oder einen eigenen Weg gehen, dann fällst Du ganz schön auf die Nase. **Wenn der Körper ein Ganzes ist, dann muß er auch bei einer Krankheit im ganzen behandelt werden.** Und wie Du das durchexerzierst, das habe ich Dir hier genau beschrieben. Nun denk auch weiter an die anderen Lebensstoffe, die Dein Körper braucht: Kalzium, Eisen, Vitamine... Wie sollen die von Deinem Körper ins Blut und von dort in die Organe kommen, wenn der zugesetzte Darm sie nur zu einem geringen Teil durchläßt?

9616 📖 547 **Chemie schwächt die Knochen**
»Krankheiten wie Allergien, Rheuma, Beschwerden der Bandscheibe oder Arthrose sind zur Volksseuche geworden, weil wir falsch leben«, doziert Dr. Mauch. **Chemikalien, Kosmetika und Putzmittel blockieren den Stoffwechsel und führen zur Schwächung der Knochen und zu allergischen Fehlreaktionen.** »Weniger ist mehr, am besten ganz darauf verzichten und natürliche Mittel wie Badesalz ohne Zusätze, Schlämmkreide für die Zähne oder Essigwasser fürs Putzen und Kaiser Natron zum Spülen nehmen. (Express 22.10.1994)
Faule sterben früher: Faulpelze sterben früher als Fleißige, haben US-Wissenschaftler herausgefunden. Erste Ergebnisse einer Langzeitstudie: Die Sterberate von Faulen ist 30 % höher. (BILD, 10.2.1996)

9617 a) 📖 838, LV 0767, 0766 Mit einer Spezialpinzette (Tiergeschäft) soll auf jeden Fall die **Zecke** links herum herausgedreht werden, sonst bohre sie sich noch mehr in die Haut, meint die Chirurgische Praxis Nr. 48/1994. Merke: Erst nach 24 Stunden können Borrelien aus dem Darm der Zecke in deren Speichel gelangen. So lange wirst Du sie doch wohl nicht in Deiner Haut lassen, oder? (Medical Tribune 47/24.11.1995)
Zecke: Leib zerquetschen oder mit Stecknadel reinstechen, eine Stunde hängen lassen, später lösen sich die gespannten Krallen. Dann ist sie vollständig zu entfernen.
Zecken entfernt man am besten mit einer gebogenen Pinzette. Viel effektiver als das empfohlene Drehen - links oder rechts herum - ist leichtes Schaukeln beim Rausziehen.

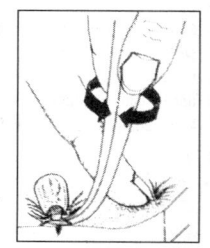

b) 📖 835, 837 **Die bösen Zecken...** Wieder ein Bericht über Lyme-Borreliose und wieder ist nur von Zecken die Rede... Macht man beim typischen Erythema chron. migrans, der Erstmanifestation der Lyme-Borreliose, genaue Anamnesen, so können sich maximal 30 % der Patienten an eine Zecke erinnern. Da Zecken meist nicht von selbst abfallen, sondern mechanisch entfernt werden müssen, ist anzunehmen, daß die Angaben der Patienten stimmen. Mehr als die Hälfte der Fälle können sich an Stiche durch fliegende Insekten erinnern. Ich nehme daher an, daß die meisten Fälle von Borreliose durch fliegende, blutsaugende Insekten, wie etwa Bremsen, übertragen werden. Ich glaube, daß die Borrelienforschung zu einseitig auf die Zecken ausgerichtet ist. Zecken sind eben leichter zu sammeln als umherschwirrende Blutsauger! (Dr. Wolf Gschwandtner Facharzt für Hautkrankheiten A-6020 Innsbruck, in: Medical Tribune, 42/21.10.1994/2) (→LV 9910)

So entfernst Du eine Zecke:
Unter leichtem Drehen ziehst Du sie dann mit einer Pinzette aus der Haut. »In welche Richtung muß ich drehen?« fragst Du, »nach links oder rechts.« Das überlaß ich ganz Deiner politischen Überzeugung... Siehst Du, solche Art von Fragen bekomme ich täglich haufenweise mit der Post auf den Tisch. Verzeih mir also, wenn ich in einem eventuellen Schreiben an Dich (nur bei Rückkuvert-Beilage und wenn Du Mitglied im Bund für Gesundheit bist) einzig und allein die hier mit diesem Buch noch ungeklärten Fragen und Probleme beantworte - und das sind herzlich wenige...

c) „Holzböcke können nicht lebend entfernt werden," las ich in einem Text. Da lachen ja die Hühner. Es darf beim Drehen nur nicht an der Zecke gezogen werden, sondern man drückt sie leicht gegen das Gewebe, dann legen sich die Widerhaken am Rüssel besonders gut an. Keinesfalls sollte an der Zecke gezogen werden, da reißt sie leicht ab. (Dr. med. Elisabeth Innemee, Ludwigslust, 277308 Kirchlinteln)

📖 293, LV 3234, 2445 WALKER, N.W., Darmgesundheit, Waldhausen, Auszug:
Die Mandeln haben eine eindeutige Beziehung zu den Geschlechtsdrüsen, Gonaden genannt (Hoden und Ovarien). Die Calderolis wiesen nach, daß Männer und Frauen, die 28 Jahre alt oder älter sind und keine Mandeln haben, weniger maskulin und weniger feminin sind. Ausgedehnte physiologische und klinische Forschungen haben gezeigt, daß zwischen Mandeln und Ovarien eine sehr enge Beziehung besteht. Die Entfernung der Mandeln kann durchaus die Häufigkeit und das Ausmaß der Menstruation beeinflussen, eine Tatsache, die Frauen in Alarmzustand versetzen sollte. In diesen Fällen ist Leukorrhö zwischen Menstruationsperioden häufig ein ernstes Problem. Viele Mütter geraten in Panik wegen der Leukorrhö ihrer Töchter und auch wegen des übermäßigen Blutverlustes während der Menstruation. Wie ich bereits betont habe, folgt die Entfernung der Mandeln bei jungen Frauen häufig der Verlust der sexuellen Empfindungsfähigkeit - sie werden frigide. (S. 87) Wenn der Dickdarm einer Frau stark verstopft ist, es mehr als wahrscheinlich, daß die Lymphdrüsen im Bereich der Brust Abfallstoffe sammeln - wahrscheinlich aus dem Dickdarm - und sie in den Lymphdrüsen der Brust speichern. Dadurch entwickelt sich ein Knoten - als Warnung. Ich kenne Fälle, wo Darmspülungen die Knoten innerhalb von Tagen zum Verschwinden brachten. Die wichtigsten Warnzeichen bei einer Vernachlässigung des Dickdarms sind Drüsenstörungen. (S. 53) (→Rz 967[7], LV 6105b, 6416)

📖 691 **Das Kochsalz**: Es handelt sich dabei um eine Verbindung aus den beiden Elementen Natrium und Chlor. Sie bestimmen die chemischen, physikalischen und geschmacklichen Eigenschaften des Kochsalzes, wozu vor allem das beträchtliche Bindungsvermögen für Wasser und der salzige Geschmack gehören. 1 g Kochsalz kann im Körper 100 g Wasser binden.
Nitritpökelsalz: Dieses ist ein Gemisch von Kochsalz und höchstens 0,4 bis 0,5 Prozent Natriumnitrit. Das Nitrit ist als Salz der salpetrigen Säure ein Herzgift, weil es im Körper dem Blut den Sauerstoff entzieht. (Neue Fleischer Zeitung 6/1993)

📖 937 Folgende Gedanken können das **Leib-Seele-Problem** der Schulmedizin wenigstens ansatzweise lösen:
- Das Immunsystem läßt sich konditionieren - man kann Tieren beibringen, allein auf unspezifische Reize wie etwa Geruch immunologisch so zu reagieren, als würden sie infiziert. Werden sie zunächst den Sinneswahrnehmungen, kombiniert mit Viren oder Allergenen, ausgesetzt, lernen Immunzellen - vermittelt durch das Gehirn -, das Auftreten des Geruchs schließlich als bevorstehende Infektion zu erkennen. Das Tier riecht, sein Immunsystem wird aktiv.

| Es gibt kein Verbrechen - außer dem des Nicht-Verzeihens |

- Gehirn und Immunsystem sind miteinander verdrahtet - feine Nerven reichen bis in die Immunorgane Milz und Thymus sowie in Darm, Haut und Lymphknoten. Allein durch Trennung dieser neuronalen Verbindungen läßt sich in Versuchstieren die Immunaktivität steigern oder drosseln, lassen sich sogenannte Autoimmunkrankheiten wie rheumatische Arthritis bremsen oder beschleunigen.
- Die bei der Abwehr aktiven, frei beweglichen Zellen des Immunsystems reagieren auf Botenstoffe des Gehirns und des Hormonsystems. So ist das Immunsystem über Gefühle und Gemütszustände stets informiert.
- Das Immunsystem seinerseits reagiert auf Streß, der über eine Hormonkaskade vom Hypothalamus über die Hirnanhangdrüse zur Nebennierenrinde durch Cortisol ausgelöst wird. (→LV9612)

📖 910 Einzelheiten über die Arbeit der **Lymphgefäße** »Für Lymphgefäße bestehen strukturelle Besonderheiten, die eine gerichtete Motorik der Lymphgefäßwandung ermöglichen. Die den muskelhaltigen Lymphgefäßen vorgelagerten Gefäßabschnitte sind so in die Muskulatur eingebaut, daß sie durch Kontraktion dieser Muskulatur ausgepresst werden. Dabei entleert sich die Lymphe aus diesem Abschnitt im Schwall in das erste postmurale (nachwandige) Segment des Lymphgefäßes. Ist der Klappenabschnitt prall gefüllt, so kontrahiert sich die Muskulatur und preßt die Lymphe durch die proximale Klappe in das nächste Segment... Kontraktionswelle und Stellung der in die Lymphbahnen eingebauten Klappen verhindern normalerweise einen Rückstrom und zwingen der Lymphe den zentripetalen Abfluß auf.« (ALTMANN u.a., Handbuch der Allgemeinen Pathologie, 6. Teil Lymphgefäße-System; Berlin, Heidelberg, New York (Springer) 1972. STAUBESAND, J., (Hrsg.), Sobotta, Atlas der Anatomie des Menschen, 2. Bd., Brust, Bauch, Becken, untere Extremität; 19. Aufl., München, Wien, Baltimore, Urban&Schwarzenberg 1988)

📖 943 **Solarien meide als künstliches Bräunungsmittel**? Lichtschwielen erzeugt die Haut, wenn sie von den kurzwelligen UV-B-Strahlen getroffen wird. Die Bräunung entsteht unter Einfluß des etwas langwelligeren und ungefährlicheren UV-A-Lichts. Da Solarien nur mit UV-A-Strahlen arbeiten, lassen sie die Haut zwar dunkeln, erzeugen aber keinen ausreichenden Schutz vor der Sonne.
Du verträgst die Sonne nicht?Es ist zu vermuten, daß Unwohlsein in der Sonne dadurch mitbedingt ist:Durch fehlende UrKost sind bei manchen Menschen zu wenig Pigmentstoffe in Blut und Gewebe vorhanden. Deren vermindertes Aufsteigen in die oberen Hautschichten melden die Zellen sofort in die Zentrale weiter, die sodann durch Schwindel und Unwohlsein den Körper gegen eine mögliche Verbrennung schützt, indem sie ihm den längeren Aufenthalt darin verleidet! Das stark sonnenbeschienene dunkle Grün der Wildkräuter bildet genügend Schutzpigmente in Deinem Gewebe!

a) 📖 844, 9633ff, 9649, 9684 »**Dressed to kill**« - **kann ein Büstenhalter Krebs verursachen?**
In den letzten Tagen hat eine Studie für Schlagzeilen in der Publikumspresse gesorgt und inzwischen viele Frauen verunsichert. Danach könne das Tragen eines BH zu Brustkrebs führen. Was ist an der Behauptung dran, die eher wie ein schlechter Scherz klingt?

Hierzu Professor Dr. Walter Jonat: »Ich will nicht sagen, Unfug. Aber mir erscheint es sehr problematisch, wie das statistische Material der Untersuchung generalisierend interpretiert wird.«

Die Ergebnisse haben unter anderem gezeigt: Frauen, die mehr als zwölf Stunden täglich einen Büstenhalter tragen, hätten 21 Mal häufiger Brustkrebs, als diejenigen, die auf den BH entweder verzichten oder ihn nur kurze Zeit tragen. Vor allem eng sitzende Büstenhalter würden den Lymphfluß im Fettgewebe der Brust beeinträchtigen, wo sich in beträchtlichem Maße Umweltgifte einlagerten, die nun über die Lymphe nicht mehr abgebaut werden könnten. Auch ob das Tragen falscher BH oder das zu lange Tragen von Büstenhaltern als Co-Faktor bei einem cancerösen Entstehungsprozeß eine Rolle spielt, hält Jonat für eine hypothetische Fragestellung. Denn wie wolle man das messen?

Was bleibt, sind einige hochsignifikante Zusammenhänge in der Studie von Singer. Zum Beispiel, daß 99 Prozent der Krebspatientinnen angegeben hatten, vor ihrer Erkrankung mehr als zwölf Stunden täglich einen BH getragen zu haben. (Ärzte Zeitung 74/24.4.1995/24)

Aber: Die Naturheilkunde ist der Schulmedizin stets einen Schritt - was sage ich, unendliche Längen! - voraus: Ein Beweis dafür, daß Du der Alternativ-Medizin mehr vertrauen kannst, als der Schulmedizin. Was die Krebsforscher heute feststellen, daß haben die Alternativen bereits vor mehr als zwei Jahrzehnten erkannt:

HERRMANN; S., Der Brustkrebs - ist der BH schuld?, Der Naturarzt 9/1969/310, empfehlenswert (→Rz979)

> Im Jahre 1775 ging der Londoner Chirurg Sir Persival Pott der Ursache nach, warum der Schornsteinfeger vom Hodenkrebs befallen werden. Erstmalig kam die Erkenntnis auf, daß Ruß die Ursache des Hodenkrebses der Schornsteinfeger ist.

Die Wissenschaft ist zu der Erkenntnis gekommen, daß der Krebs nicht rassebedingt, auch nicht klimatisch bedingt ist, daß er nicht ansteckend ist. Er wird allein von den Umweltbedingungen, zusätzlich durch die Lebensgewohnheiten von jedem selbst erworben. Der Büstenhalter gehört zu den von jedem selbst bestimmten Lebensgewohnheiten. Niemand ist gezwungen, ihn zu tragen, obwohl Modeeinflüsse bei den meisten unselbständig denkenden Menschen entscheidend werden für ihr Tun, so daß man sie zu den Umweltbedingungen rechnen kann.

Du kennst meine Gesundheitsgebote. Darin ist klipp und klar gesagt, daß Krebs durch die unnatürliche Lebensführung der Menschen bedingt ist. Zur widernatürlichen - will sagen, in der Urzeit nicht gebräuchlichen - Lebensweise von heute gehört der statt des früheren Leibchens erst im 20. Jahrhundert immer mehr in Mode gekommene Büstenhalter.

Was für wahre Naturheilkunde (die UrTherapie), die sich dem gesunden Menschenverstand verpflichtet fühlt, sofort offensichtlich wird, das gelingt der sich als wissenschaftlich ansehenden Schulmedizin trotz (besser gesagt: wegen) ihres Analysierens, Sezierens und In-die-Tiefe-Gehens nicht: hinter die wirkliche Ursache einer Krankheit zu gelangen. Zu einer einfachen Betrachtungsweise will Dich dieses neues Denken prägende Gesundheitsbuch führen. Mit welchem Du allen Gelehrten, Forschern, Ärzten und Medizinpäpsten überlegen bist. Tatsache ist:

1. Dicke Frauen werden viel öfters vom Brustkrebs (u.a. Krebsarten) befallen. (Ja, warum denkst Du, bin ich wohl so hinter Dir her, daß Du Dich mit der UrMethodik für immer schlank machst!)
2. Frauen, die Kinder gestillt haben, bekommen meist keinen Brustkrebs.
3. Japanerinnen (u.a. südostasiatische Frauen), die wegen ihrer kleinen straffen Brüste gute Stillerinnen sind, werden nur in Ausnahmefällen von Brustkrebs befallen.
4. Wir wissen, daß sich im Muskelgewebe, weil es meist (zumindest in jüngeren Jahren) ständig aktiv bewegt und durchblutet wird, fast niemals Krebs bildet. Wohl aber dort bilden sich Tumore, wo den Körperteilen die Bewegung entzogen wird. Der Büstenhalter, tagsüber ständig getragen, nimmt den Brüsten das ihn festigende Auf und Ab. Den Brüsten ist naturbestimmt, sich aus eigenem Vermögen selbst zu tragen. Was allerdings nur dann gilt, wenn sie nicht durch Verfettung zu schwer geworden sind.

Lose aufliegende Unterwäsche reibt und massiert in leichter Form bei jeder Bewegung des Körpers die von einem Halter befreiten Brüste. Zudem wird dabei ein beständiger Luftwechsel ermöglicht. Reibung, Bewegung und Sog wirken gemeinsam als Reiz, regen den Kreislauf an, durchbluten und beatmen die Zellen der Brüste. Durch das Stillen werden zusätzlich das Brustgewebe und die Zellen durchblutet und so mit Sauerstoff versorgt. (Was eigentlich in jedem Mediziner ein Licht aufgehen lassen sollte, der von Krebs als einer »Sauerstoffmangelerkrankung«

> Schwangere ist dick und rund
>
> **Das Kind bezahlt's mit Fehlbildungen**
> Medical Tribune Kongreßbericht (19.11.1998/41)

spricht.) Die Folge: Alles was viel bewegt und gut durchblutet wird, das setzt kein Fett an. Die überschüssigen Stoffwechselprodukte und auch die aus der Umwelt einströmenden krebsbildenden Substanzen suchen sich einen ruhigen Platz, wo sie sich einnisten können. Sollte es also Zufall sein, daß der Brustkrebs bei unseren Müttern und Großmüttern so gut wie unbekannt war?
Natürlich nicht.

Gesundheitsgebot:

Mit jedem neuen Teil, mit dem diese überbordende, kein Maß und vor allem kein Ziel kennende Zivilisation die Menschen »beglückt«, wird mehr und mehr Schaden über sie gebracht.

Die Brustmuskulatur kann nur ohne Büstenhalter gut arbeiten. Denn der große Brustmuskel, der den oberen Teil des Brustkorbes bedeckt und in einer Sehne am Oberarm endet, besitzt eine Anzahl von Muskelsträngen, die in die Brust münden. Bei jeder Armbewegung nach vorn bewegt sich also auch die Brust. Diese Muskelteile werden aber immer schwächer, wenn der Büstenhalter ihre Bewegungsfreiheit abwürgt, und ihr Tätigwerden verhindert. Nur ein ständig bewegter Muskel ist und bleibt funktionsfähig. Der natürliche Halt der Brust läßt sonst nach und es entsteht allmählich die Hängebrust. Sogar schon bei jungen Mädchen, wie Du unschwer auf FKK-Geländen feststellen kannst.

Der Büstenhalter umschließt die Brüste dagegen eng und hebt sie stets ein wenig an. Er täuscht eine hochsitzende, wohlgeformte Brust vor. Die Brüste sind so eingepreßt in die reizlose Eigenwärme des Körpers, wodurch ihnen kein Luftwechsel ermöglicht wird.
Gleichzeitig sind sie abgeschirmt gegen die eine bessere Durchblutung anregende Reibung der aufliegenden Kleidung. Da der tragende Muskulatur die Arbeit abgenommen wird, kann sich die übrige körperliche Bewegung nicht mehr auf deren Gewebe auswirken. Der Büstenhalter preßt außerdem die Brust zusammen und nimmt ihr so den normalen Zu- und Abfluß des Blutes. Was für die Pflanze Wasser, ist für den Körper das Blut.
Die Folge: Der Kreislauf in den Brüsten versagt und Sauerstoffmangel tritt auf:
Gesunde Zellen gehen nach und nach in Krebszellen über.
Selbst beim Sport behalten die meisten Frauen heute ihren Büstenhalter an. Sie wollen auch hier eine feste, hochsitzende Brust vortäuschen. Gehen sie zum Schwimmen, so tauschen sie den Büstenhalter gegen einen noch fester anliegenden Badeanzug bzw. einen Bikini-Halter um. Immer wenn Luft-, Wasser-, Bewegungsreize möglich wären, werden sie durch den Büstenhalter verhindert.
Was besonders fatal auf ein so fein strukturiertes und mit wichtigen Aufgaben von der Natur bedachtes Organ wirkt. Welches ja doppelt anfällig für jeden Schaden und jedes unnatürliche Tun ist, was ihm zugeführt wird. Wenn Du schlau bist, junge Frau, dann ziehst Du Deine Büstenhalter in Zukunft nur noch bei besonderen Gelegenheiten an. Statt eines Triumph gewinnst Du sonst nichts als einen frühen Tod...

3 b) Wenn mir einer auf den Wecker geht, mit seinem Gestöhne: »Was meinen Sie, an was ich alles leide! Unwohlgefühl, Reizbarkeit, Übelsein, Kopfschmerz...«, dann fahre ich ihm schnell so in die Parade:
»Ja, ja - ich weiß schon die Diagnose: Sie sind verheiratet.«

4 📖 175, 724 **Warum werde gerade ich so krank?**
Dr. Frederika Pererra von der Columbia-Universität (New York) hat entdeckt, warum manche Menschen auf den Angriff von Umweltgiften (Chemie, Zigarettenrauch, Nahrungsmittel, Luftverschmutzung) nicht reagieren. Sie haben Gene, die den Körper befähigen, die Giftstoffe ganz schnell zu entgiften. Andere Menschen haben Gene, die damit viel langsamer fertig werden. Wenn diese Menschen mit zu vielen Giftstoffen in Berührung kommen, bekommen sie Krebs. Von Geburt an tragen sie dieses Risiko in sich.
Dr. Ilan Kirsch vom US-Krebsinstitut in Bethesda entdeckte einen zweiten »Bio-Marker« für Krebs im Genmaterial des Menschen. Er ist in jeder 5000. bis 50 000. weißen Blutzelle des Körpers vorhanden, am Chromosom 7. Wer diese Veränderung im DNA-Material hat, erkrankt 100mal eher an Blut- oder Lymphdrüsenkrebs. Er entdeckte diese Krebsspur bei der Untersuchung von Farmern, die im Sommer besonders hohen Werten von Pestiziden, Herbiziden und Anti-Pilzmitteln ausgesetzt sind. Bei ihnen gab es Veränderungen am Chromosom 7. (BdFr. 32/94)

> **Sind abgestorbene Zellen keine Schlacken, die raus müssen?**
> Die äußere Darmwand wird alle drei Tage komplett erneuert. Die alten Zellen bringen sich selbst um. Ein wahres Massaker ist der tägliche Massenselbstmord von Immunzellen. Der Körper tauscht jeden Tag ein Drittel dieser Zellen als verbraucht oder veraltet aus. Dabei muß er einen riesigen Überschuß produzieren, denn nur etwa drei Prozent der neuen Immunzellen haben die gewünschten Eigenschaften. Die anderen erkennen entweder keine Krankheitserreger oder greifen gar den eigenen Körper an. Sie alle erhalten den Befehl zum Suizid, gleich dort, wo sie gereift sind: in der Thymusdrüse. (Bild der Wissenschaft 5/1996/27)

Meine Annahme im Buchteil, daß es an der guten oder schlechten Erbmasse liegt, wenn der eine krankheitsanfälliger als der andere ist, scheint also zuzutreffen. Nur: Bedenke wo das hinführt, da das Erbgut immer schlechter wird... Nun können die Mediziner sagen: Ihnen fehlen leider die Gene, die die Giftstoffe aus Umwelt und Nahrung nicht abwehren konnten. Die werden wir - Genforschung sei Dank! - Dir jetzt verschaffen, lieber Patient! Die Einschleusung wird zwar Zigtausende kosten, aber was soll's. Noch besitzen wir zwar keinen einzigen Beweis, daß sie was nutzt - aber vielleicht sind Sie der erste, bei dem das anschlägt. Dann hätten wir ihn. Es muß jedenfalls alles versucht werden... Solange jemand da ist, der uns das alles bezahlt...

4 📖 724 **Warum wird der eine früher als der andere krank**
Nachdem die Nahrung im Verdauungstrakt angekommen ist, wird sie in viele verschiedene Bestandteile (z. B. Aminosäuren) zerlegt, aufbereitet, verflüssigt und in die Blut- und Lymphströme verbracht. Diese führen die neu eingebrachten Lebensstoffe sodann den Körperzellen zum Weiterbestehen und sich erneuern zu. Jede erhält den ihr gemäßen, ihr zustehenden und nur für sie bestimmten Teile aus einer Vielzahl besonderer Lebensstoffe. Besonders für das Weiterleben wichtige Drüsen und Organe aber sind wählerisch. Sie nehmen noch lange nicht alles an, was ihnen aus der Nahrung zugeführt wird. Sie nehmen vor allem so gut wie keine toten und halb zerstörten Moleküle aus der Schlichtkost aus Selbsterhaltungsgründen auf. Weshalb die Kochkostesser lange nichts davon merken, daß die übrigen Körperzellen längst an Hunger nach unzerstörten Lebensstoffen leiden - denn die wichtigsten halten sich verhältnismäßig lange intakt, um bei Krankheit oder Hunger in steter Alarmbereitschaft stehen zu können.

> Nur kleine Geister schleppen sich am Haß gegen andere zu Tode.

»Da komm ich nicht ganz mit«, unterbrichst Du.
Nun, daran hat die Wissenschaft bislang noch nicht gedacht, das zu erforschen: Daß die in den Organismus einkommenden Zellen der Nahrung verschiedene Aufgaben zu erfüllen haben und deshalb zu verschiedenen Organen hinziehen. So brauchen die Nieren ganz bestimmte Moleküle, um zu entwässern, die Leber um zu entgiften, das Knochenmark um harte Gebilde zu schaffen, das Rückenmark um weiße, die Milz um rote Blutkörperchen zu bilden. So bestehen die Drüsen nicht aus gleichartigen, sondern aus verschiedenen Arten von Zellen. Deren Muskelzellen unterscheiden sich von deren Nervenzellen, diese von dem Gewebezellen und diese wiederum von den vielen Gastzellen, die sich darin finden. Daher kann die Drüse nur dann intakt blei-

ben und beste Sekrete absondern, wenn ihr beste Grundstoffe aus frischer naturbestimmter Nahrung zugeführt werden. Aus tierischen und dazu noch durch Kochen geschwächten Stoffwechselprodukten des Eiweiß' können höchstens die einfachsten Drüsenzellformationen etwas für ihren Aufbau gewinnen, aber nicht die komplexer aufgebauten: Die halten sich im Aufnehmen minderwertiger Lebensstoffe zurück und warten lieber, bis irgendwann lebende Nährstoffe an sie herangeführt werden. Mit anderen Worten: bis der Mensch mal wieder eine Frucht zu sich nimmt. Doch immer und ewig halten die starken, evtl. dank Deiner Vorfahren noch nicht stark degenerierten Zellen das nicht aus. Und dann fangen die Krankheiten auch bei Dir an.
Der unglaubliche Druck der Schlechtkostmoleküle zwingt den Körper zuerst zu deren Ablage an Orte, die sein Leben vorerst nur wenig gefährden können.. Also schafft er sich dafür Geschwulste, Tumore oder Fettdepots am Bauch und Hüften etwa dafür an. Oder legt sie an die Ränder der größeren Adern als Cholesterin ab. Oder im Bruchwasser, als anorganisches Salz oder in größeren Zellen mit viel Nukleinsäure. Oder er schiebt die Giftstoffe an die äußeren Zwischenräume der Gelenke. Oder unter die Haut in Form vorn Ablagerungen, dunklen und weißen Flecken bzw. Grützbeutel, Schuppen und anderen Abschilferungen. Weitere Ablagerstätten schafft er sich noch in den Nischen der Därme oder in den Lipidzellen.
Dagegen sind die Zellen aus einer rein natürlichen Ernährung lebendig, rein und auf die Zellen des menschlichen Körpers geeicht. Wenn sie in ihn eintreten, hinterlassen sie daher keinen Abfall, der eigens entsorgt und wieder mühsam aus dem Körper geschafft werden muß, wie bei der Schlechtkost. Doch trotz aller belastender, aufreibender Mühe ist es dem Organismus nicht möglich, sofort alle Gifte aus dem Körper zu schaffen - ein Rest bleibt immer drin, der sich auch an die Zellen lebenswichtiger Organe anheften und diese auch in ihren Immunpotentialen schwächen: Auch hier: beim einen mehr, beim anderen weniger. Wie schlechter Umgang Dein Kind verdirbt, so verderben die Schlechtkostmoleküle die guten Zellen Deines Körpers, infiltrieren und infizieren sie. Bei dem einen schneller, beim anderen langsamer. Bis dann auch die bislang gesunden Zellen immer mehr nach Schlechtkost schreien. Genauer gesagt: sie strahlen ihre Süchtigkeit mittels Biophotonenstrahlung an die Appetitzentren des Gehirns.

> Der Mensch kann nur aus sich selbst gesund sein. Kein anderer kann ihn gesund machen.
> (Heraklit, 550-480 v. Chr.)

9630   Wohnung / Haus / Werkstoffe

9630 635 **Trinkwasser stark belastet** (Ärzte Zeitung Nr. 188/20.10.1994/6)

9631 844 »Das ist ein Verbrechen. Denn die Chemikalien gelangen über die Haut in den Körper und greifen die Organe an. Im günstigsten Fall lösen sie nur Kopfschmerzen aus, im schlimmsten Fall Krebs«, sagt Dr. Daunderer. Und Karl Aurand, früher Chef vom Bundesgesundheitsamt, sagt: »Chemie in Strampelanzügen kann Leukämie bei Kindern verursachen.« Anders als bei Lebensmitteln müssen chemische Zusätze in der Regel nicht in einem Etikett angegeben werden. (Neue Revue Interview vom 15.4.1992)

9632 927 **Soviel Chlor befindet sich im Schwimmbad:**
Entsprechend den Vorschriften »Deutscher Badebetrieb und Trinkwasserverordnung« muß das Wasser in Schwimmbädern chloriert werden: 0,1 mg freies Chlor/l und 0,3 mg gebundenes Chlor/l; pH 7,0.
Doch das Chlor entwickelt auch noch andere, weniger erwünschte Aktivitäten. So kennt jeder den Chlorgeruch und das Brennen, wenn Wasser in die Augen kommt. Die Ursache hierfür sind Chloramine, eine Verbindung von Chlor und Schweiß oder Urin. Wenn nun das Wasser zu wenig umgewälzt und gefiltert und zu reichlich Chlor hinzugegeben wird, gibt es rote Augen. In fünf von zehn Hallenbädern haben wir Chloroform gefunden. Auf die Bundesrepublik hochgerechnet, heißt das: In über 1.700 von rund 3.500 Hallenbädern ist das Betäubungsmittel nachweisbar. Im Unterschied zu den Aminen, die man riechen und fühlen kann, merkt der Badegast nicht, daß er im Chloroformnebel paddelt. Denn für einen richtigen Rausch reichen die Mengen nicht aus, die sich in der Hallenluft anreichern. Doch das ist kein Grund zur Beruhigung, denn Chloroform gilt als krebserregend. (Öko-Test 11/1991)
Zu Ende des 19. Jahrhunderts löste Chloroform als Narkosemittel in der Chirurgie den hochexplosiven Äther ab. Ein weiterer Vorteil des Chloroforms beruhte auf seiner leichteren Handhabung der Narkosesteuerung. Es erreicht schnell hohe Blutkonzentrationen und wird aufgrund seiner hohen Lipidlöslichkeit gut in das Zentralnervensystem aufgenommen, wo es somit rasch zur Bewußtlosigkeit führt. Es traten jedoch mit zunehmender Narkosetiefe stärker werdende Atmungsdepression bis zum Atmungsstillstand und ebenso Herzrhythmusstörungen bis zum Herzstillstand auf. Ab 1934 kamen mit den Barbituraten, sowie in der Gegenwart mit der Anwendung von Halothan und Perfluran immer bessere Narkosemittel auf den Markt und ersetzten Chloroform als Narkotikum. (Lehrbuch der inneren Medizin, SIEGENTHALTER, W. u.a., Georg Thieme Verlag, Stuttgart 1992)
Krebs durch Chlor im Hallenbad?
Bonn · Chemische Verbindungen, die durch Chlor-Desinfektion in Schwimmbädern entstehen, sind nach Darstellung von Wissenschaftlern möglicherweise krebserregend. Besonders Schwangere und Kleinkinder sollten vorsichtshalber keine Hallen- und Freibäder besuchen, sagte jedenfalls der Bremer Professor Wolfram Thiemann. (Kölner Stadtanzeiger 120/24.5.19995/44)

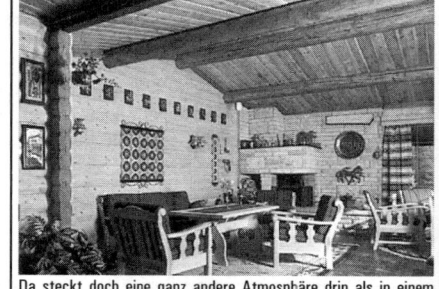

Da steckt doch eine ganz andere Atmosphäre drin als in einem Betonkasten... Vikin-Blockhaus der Fewo GmbH, Hann. Münden

9633 840 **Küchenspülmittel und Zahnpasten können Herzleiden und Diabetes verursachen** Es gibt sogar einen offensichtlichen Zusammenhang zwischen dem Anstieg der Herzleiden und des Diabetes II mit der Einführung von Tensiden und Detergentien in die Küche, die bewirken, daß der im Körper gebildete Zucker nicht mehr genügend in die Zellen eingebracht werden kann. (Öko-Test, (13.4.1992) Du bist bestens beraten, wenn Du nur gebrauchte Bekleidung (besonders für Babys und Kinder) auf dem Flohmarkt oder im Secondhand-Shop kaufst - da ist das meiste Gift wenigstens schon rausgewaschen!

4 📖 844 **Chemisch behandelte Kleider** machen krank. Erst verkümmerten die Zimmerpflanzen, dann fielen die Fliegen tot zu Boden, und schließlich war auch die Besitzerin krank. Webereien, Färbereien und die sogenannten Textilveredler operieren mit rund 8.000 verschiedenen Färbemitteln und etwa 6.000 anderen Substanzen. Ein bislang völlig unterschätzter Schadstofftransfer setzt ein: <u>Über Hautkontakt und Atemluft, das ergaben neuere Untersuchungen, gelangen viele Gifte sogar schneller ans Ziel als über die Nahrungsaufnahme.</u> Und solange die Kleider noch neu sind, werden besonders viele Schadstoffe mobil. (DER SPIEGEL, 15/1992)

5 📖 336, 645 Undefinierbare Kopfschmerzen? Schläft der Patient mit **Heizdecke**? (Medical Tribune, 4/1992)

6 📖 840, 844 ...würde die Konsumenten lieber darüber aufgeklärt wissen, welche Chemikalien trotz Öko-Label nach wie vor in der Kleidung stecken - wohl wissend, daß dann »das Etikett länger als das Hemd wäre«. (DIE ZEIT, Nr. 35/1992)

7 📖 841 ROSE, W.D., »**Elektrostreß**«, Kösel Verlag, München Auszug:

- Benutzen Sie keine Leuchtstoffröhren-Lampen in Schlafzimmer und an den Wänden der angrenzenden Räume, auch nicht in den darüber- und darunterliegenden Zimmern.
- Nehmen Sie netzbetriebene Elektrogeräte aus dem Schlafraum, oder ziehen Sie wenigstens die Netzstecker aus der Steckdose. Das gilt nicht nur für Fernsehgeräte, sondern beispielsweise auch für Solarien oder elektrische Trimm-Geräte.
- Bringen Sie Leselampen nicht über dem Kopfende des Bettes an. Verwenden Sie keine Lampen aus Metall, sondern aus Holz, und machen Sie sie zweipolig abschaltbar.
- Stellen Sie ein Telefon möglichst nicht ans Bett; benutzen Sie einen Schwenkarm aus Holz mit einer Ziehleine.
- Benützen Sie keine elektrischen Heizkissen und Heizdecken.
- Wenn Sie auf Radio, Radiowecker oder Digitaluhr im Schlafzimmer nicht verzichten wollen, versuchen Sie es mit Batteriegeräten ohne Netzanschluß, oder halten Sie zumindest einen Abstand von zwei bis drei Metern vom Kopf ein.

> **➕ Erste Hilfe ➕**
> Gezerrte oder gerissene Muskeln ruhig stellen.
>
> **Tod durch Viagra**
> Fünf Männer sind in England nach der Einnahme der Potenzpille Viagra gestorben. Laut Aufsichtsbehörde wurden in den letzten 6 Monaten weitere 41 Fälle registriert, bei denen Viagra negative gesundheitliche Folgen wie Herzattacken ausgelöst hatte. BamS, 17.1.1999

Das Licht herkömmlicher Leuchtstoffröhren bringt den Hormonhaushalt des Menschen durcheinander. So stieg bei Versuchspersonen, die intensivem, künstlichem Licht ausgesetzt waren, das stark vom Sonnenlicht abwich, der Spiegel des Antriebs- und Stresshormons Cortisol beträchtlich. Zugleich produzierte der Körper jedoch auch mehr von dem beruhigenden Hormon Melatonin, **das die Sonne erst mit ihren abendlichen Strahlen im Körper stimuliert**. Ein aufreibendes Wechselbad für den Menschen. (Ökotest Ratgeber Büro 1995)

Noch bestreiten viele, daß die elektromagnetische Strahlung schädliche Folgen zeitigen könnte. Ich sehe das anders: Viele renommierte Grundlagenforscher haben durchaus glaubhaft über Beeinflussungen von Drüsenfunktionen, neurophysiologischen Auswirkungen und Wechselwirkungen mit Zellmembranen berichtet. Merke weiter: Fernsehgeräte geben außer elektrostatischen und elektromagnetischen Feldern auch ionisierende Strahlung (als Röntgenstrahlung) ab, die in alle Richtungen ausstrahlt. Das Strahlendiagramm ist nicht einheitlich, sondern von Gerät zu Gerät verschieden. Im Schlafzimmer kann ein TV-Gerät die Ursache für schwer behebbare Schlafstörungen und Nervenschmerzen, Migräne, Angstträume und Herzrasen sein. Deshalb muß man unbedingt auf einen genügenden Abstand von der Schlafstelle achten. Wenn das Fernsehgerät mit dem Rücken vor einer Innenwand steht, dringt die Strahlung durch die Wand hindurch, als sie diese nicht vorhanden. Vorsicht mit Betten hinter einer solchen Wand. Für Neugeborene und Kinder bedeutet vor allem Röntgenstrahlung, so gering sie auch sein mag, immer eine Gefahr. Fernsehen während der Schwangerschaft kann dem Kind eine Strahlenbelastung zufügen und sein Krebsrisiko erhöhen. Zu jedem Fernsehgerät sollte man mindestens einen Abstand von 4 Metern einhalten. Wenn das Gerät nicht benutzt wird, unbedingt den Stecker ziehen. Auch bei ausgeschaltetem Gerät kann die hohe Spannung der Röhre viele Stunden anhalten. **Lege zwei dicke Decken drüber!** Radiogeräte und andere elektrische Geräte, die mit Netzsteckern betrieben werden, strahlen ständig elektrische und magnetische Energie der Frequenz 50 Hz aus. Die meisten haben Kunststoffgehäuse und besitzen keine Abschirmung. Die Zuleitungskabel liegen frei und erzeugen ebenfalls elektromagnetische Felder. Nachtspeicher-Heizgeräte sind Großverbraucher an Strom und verursachen dementsprechend starke magnetische Störfelder, auch entlang der Zuleitungen. Daß die Stromaufnahme nachts erfolgt, ist besonders ungünstig für die Schlafenden. Vor allem Kleinkinder und Babys leiden darunter. Ähnliches gilt auch für Elektrobioler.
Spiegel reflektieren elektromagnetische Wellen besonders gut und führen zur Ausbildung sogenannter stehender Wellen. Diese haben zur Folge, daß sich die vorhandenen Felder an manchen Stellen auslöschen, an anderen dagegen überlagern. Deshalb ist das Vorhandensein eines Spiegel im Schlafzimmer problematisch.
Elektrokabel unter dem Bett, Radio-Wecker, Fernsehapparate, eingebaute Motoren zur Lattenrostumstellung, Stereoboxen u. v. m., können die Schlafstelle zu einer Antenne werden lassen. Viele Untersuchungen haben gezeigt, daß die elektrischen Anschlüsse, die sich am Kopfende des Bettes befinden, elektromagnetische Felder auf das Gehirn des Schlafenden ausstrahlen.
Durch die Einwirkung magnetischer Felder kann auch eine Übersäuerung des Blutes entstehen. Energetische Erschütterungen können den ganzen Körper erfassen und ihn durchlaufen (Streß), was pH-Wert (sauer) und an der Körpertemperatur (Feuchtigkeitsschwitzen) erkennbar wird.
Blut ist eine Materie, die sich aufladen kann. Wenn ein Mensch in der Nacht mehrere Stunden in Ruhestellung einer schädlichen Störstrahlung ausgesetzt ist und das über Monate oder Jahre, dann kann sein Blut, das normalerweise magnetisch ist, elektrisch werden.

39 📖 841 Viele Geräte haben eingebaute und somit nicht sichtbare Trafos. Sie arbeiten stur nach dem gleichen Konzept: Die Geräte werden geschaltet, nicht die Trafos. Deshalb fressen sie munter weiter Strom, stundenlang, wochenlang, jahrelang, nutzlos, und machen kritische Felder, und kosten unser Geld, und belasten die Um-

1341

welt, und forcieren den Bau des nächsten unnötigen Kernkraftwerkes, und behindern - derweil Stromverbraucher - die erwünschte und segensreiche Funktion der im Sicherungskasten eingebauten Netzfreischalter. **Die Fotokopierer z.B. verbrauchen auch dann noch 35 Watt Strom, wenn sie am Hauptschalter sicher ausgeschaltet werden.** Merke: Ziehe überall den Stecker bei diesen Geräten raus!

Du lebst gesund und weißt nicht, wieso es Dir so schlecht geht? Merke: Haushaltsgeräte strahlen (genau wie Hochspannungsleitungen) elektromagnetische Felder in niederer Frequenz aus - mit »langfristigen Auswirkungen auf die menschliche Gesundheit«, so Professor Ross Adey, Leiter der Forschungs-Kommission. Diese Felder stören im Körper die Produktion des lebenswichtigen Hormons Melatonin. Die Folgen: Krankheiten wie Krebs, Leukämie, Parkinson und Alzheimer. Außerdem fördern die Strahlen das Wachstum von Tumoren, zerstören Zellen, schädigen das Immunsystem.

9640 843 **Asbest wurde 60 Jahre als völlig ungefährlich eingestuft. Glaswolle soll heute ungefährlich sein...**
(...) waren die röntgenologischen Veränderungen der Lunge und Pleura bei mindestens 13% der Betroffenen auf den Kontakt mit der Glaswolle zurückzuführen. Beim Asbestersatz Glaswolle scheint es sich um einen Wolf im Schafspelz zu drehen. Zumindest aus pulmologischer Sicht muß vor beiden Materialien gleichermaßen gewarnt werden. (British Journal of Industrial Medicine, Vol.49/1992, S.714 -720)
Wir wissen so vieles nicht! Doch darauf kannst Du Dich verlassen: Was heute noch als schädlich fraglich beim Zivilisationskram ist, wird sich morgen als sicher schädlich erweisen! Nämlich, daß alles Unnatürliche krank macht:

9641 a) 841 **Elektromagnetische Strahlen** Weitgehend einig sind sich Biologen und Mediziner aber darüber, daß auch schwache elektromagnetische Felder ausreichen können, um den Informationstransport zwischen menschlichen Körperzellen zu verändern. Denn der basiert auf elektrisch geladenen Doppelschichten an den Zellwänden. Von außen kommende elektromagnetische Felder, wie sie selbst von der Schreibmaschine im Büro oder dem Toaster in der Küche ausgehen, können diese feinen Gefüge stören. Damit aber verändern sie auch die elektrischen Ströme, über die Informationen von einer Zelle zur anderen, die in unsere Organe oder ins Gehirn gelangen.
Fraglich ist, ob die Veränderungen der Informationsströme im Körper auch krank machen. Dr. Anrás Varga vom Hygiene-Institut der Universität Heidelberg glaubt, dafür Beweise zu haben. Als Folge der elektromagnetischen Bestrahlung registrierte er etwa schwere Mißbildungen bei Hühnerembryos. Und in Feldern, die nur doppelt so stark waren wie das schwache natürliche Magnetfeld der Erde, verringerte sich bei Ratten die Ausschüttung von Melatonin um 30 bis 50%. Das Hormon ist vermutlich an der körpereigenen Abwehr von Haut- und Brustkrebs beteiligt. (STERN, 26.3.1992)

9641 b) Können elektromagnetische Felder Krebs auslösen?
(...) und machten auch gleich die Ursache aus. Die Elektroleitungen in den Häusern waren nicht fachgerecht verlegt, zwischen den drei Kabeln mit verschiedenen Phasen bestanden große Abstände, die erhebliche Magnetfelder induzierten. Aber noch eine weitere Beobachtung erschien Michaelis wichtig. Die Melatoninbildung in der Zirbeldrüse war offenbar unter dem Einfluß eines starken Magnetfeldes gehemmt. Von dieser Substanz ist bekannt, daß sie bei Säugern der Entstehung solider Tumoren entgegenwirkt. (Ärzte Zeitung 95/24.5.1995/2)

9642 a) 841, 963 **Armbanduhren aus Plastik: radioaktiv** Tritium - ein β-Strahler - wird häufig zur Markierung der Zifferblätter verwendet. Aus Kunststoff-Uhren kann es entweichen und dann resorbiert werden. Wer drei Jahre lang solch ein poppiges Chronometer trägt, bekommt soviel Strahlung ab wie ein Bewohner der nördlichen Hemisphäre durch Nukleartests. (Ärztliche Praxis, 25.1.1994) (→LV9645)

9642 b) Quarzuhren und Metallarmbänder
Durch den Unterarm verlaufen sechs Körpermeridiane (Energieleitbahnen), die durch das geschlossene Metallarmband wie auch durch Ketten gestört werden. Wie offene Metallarmreifen aus verschiedenen Metallen stören, muß jeweils getestet werden, besonders auch, ob ein Langzeit-Tragen angezeigt ist. Die Photonenstrahlung und das elektrische Feld der Batterie (gilt auch für Solarzellen) stört die Körperzellen und Mitochondrien (für die Zellatmung wichtige Organellen, Red.) und ist unphysiologisch. Die Schwingung des Siliziumquarzes stört die Zellinfo und ebenfalls die elektromagnetischen Abläufe in der Zellen. Abhilfe: Ersatz der Quarzuhr durch eine mechanische, automatische Uhr. (Der Naturarzt 9/1993)

9643 840 **Kunstlicht macht krank** Versuche, aus einem Büro zu entkommen, in dem Leuchtstoffröhren das Licht spenden. Eine australische Studie, welche die Gründe für den starken Anstieg von Melanomen (Hautkrebs) untersuchte, erwies eine 44% höhere Gefährdung für Personen, die über 10 Jahre unter fluoreszierendem Licht gearbeitet hatten. (The Lancet, 7.8.1992) Meine Meinung: Wenn das Kunstlicht bei dem einen auch nicht gerade Hautkrebs auslöst, so schadet es ihm in irgendeiner anderen Weise.
Noch kränker macht Lärm: Mehr als 30 Dezibel (leises Flüstern) beeinträchtigen einen erholsamen Schlaf. Da darf der Rettungswagen mit seinem infernalischen Lärm bei einer 10 km Fahrt zigtausenden Menschen die Gehörhärchen zerstören, um einen Selbstmörder vielleicht noch in sein verpfuschtes Leben zurück zu bringen. Da fahren sie in die Ferien um Ruhe vor Lärm und Alltag zu finden - und statt das Rauschen des Meeres beschallt sie der Lärm der Werbeflugzeuge, die mit Werbefahnen, die sie hinter sich herziehen, für Kekse oder Eis werben. Schon Schopenhauer fand es wahnsinnig, daß ein Pferdewagen voller Steine einer halben Stadt auf die Nerven fallen dürfe. Wieso bringen wir es nicht fertig, die Hersteller von Mopeds dazu zu bringen, daß jeder Jugendliche nicht damit Lärm wie ein Müllwagen machen darf. Lärm kann sich auch schlau an Deinem Herzinfarkt tragen!

9644 964 **Vergiftet sind sogar die künstlichen Nistkästen für Vögel:**
Als »sehr kritisch zu bewerten« fanden die Prüfer auch den Dioxinwert bei einem untersuchten Endprodukt. Er lag um das Fünffache über dem Grenzwert von fünf Mikrogramm pro Kilogramm, darüber hinaus fanden die Kontrolleure auch extrem hohe Belastungen mit Blei, Kupfer und Cadmium. »Bei derartigen Gehalten an Schwermetallen und vor allem hochtoxischen organischen Schadstoffen«, so das vernichtende Fazit der Justizgutachter, »sollte jedweder Hautkontakt mit diesen Materialien vermieden werden.«
(DIE ZEIT 5/28.1.1994/28)
Fragen diese Fabrikanten nach Deiner Gesundheit, oder etwa gar nach dem Wohlergehen unserer zwitschernden Gesellen? Ach was! Die fragen nur noch nach ihrem Profit. (→LV 9705)

5 📖 841 The Lancet, Vol. 343, No. 8889 (1994), S. 116 bezeichnet
Plastikuhren mit Leuchtzifferblatt sogar als **Kernkraftwerk am Handgelenk.** Es summieren sich übers Jahr gerechnet 197 Bq/l im Körper zu einer Dosis von 4 Mikrosievert. Die maximal gemessene Konzentration von 1133 Bq/l erbringt sogar 20 Mikrosievert.

6 📖 844 Alle drei Studien förderten signifikante Zusammenhänge zwischen einer chronischen Exposition gegenüber **Fossilbrennstoffeinzelöfen** oder -herden und Karzinomen im oberen Aerodigestivtrakt zutage. Gefährdet waren besonders diejenigen, die über lange Zeit Kohle, Briketts, Koks, Torf, Holz oder Gas verfeuert hatten. Knapp ein Drittel der Pharynx-Ca.-Patienten, aber nur 14,9% der Kontrollpersonen, hatten mindestens 40 Jahre lang mit den Einzelöfen und Herden geheizt. (HNO, Band 42, Heft 1 (1994), S. 41-48)

7 📖 840f BLANC/HERTEL, Studie **Mikrowellengeräte**, schweizerischer Ingenieur 4/1994. Auszug:
Die im **Mikrowellenherd** erhitzte, aufgetaute oder gekochte Nahrung (Milch, Gemüse) verursachte im Blut von Probanden teils signifikante Veränderungen wie u. a. Abnahme der Hämoglobin-Werte und teilweise auch der Lymphozyten und Zunahme der Leukozyten. Diese Ergebnisse lassen auf den Beginn eines pathogenen Prozesses, mindestens auf eine Streßsituation für den Organismus schließen, ähnlich den Veränderungen im Vorfeld eines Krebsgeschehens.

8 📖 672 RIFKIN, J., Das Imperium der Rinder, mit einem Geleitwort von Ernst U. von Weizäcker. (Orginaltitel: Beyond Beef), Campus-V., Frankfurt-New York. Auszug:
Fakten:
- 1,28 Milliarden Rinder gibt es zur Zeit auf der Erde. Sie nehmen 24% der Landmasse in Anspruch, und mit den Getreidemengen, die sie verschlingen, ließen sich einige hundert Mio. Menschen ernähren.
- Seit 1960 wurden mehr als 25% der Regenwälder gerodet, um Weideflächen zu schaffen. Für jeden Hamburger müssen 5 m² Dschungel weichen.
- Rinder stoßen Methangas aus, das zu 18% für den Treibhauseffekt verantwortlich ist.

Lies es gründlich. Wenn Du danach noch ein Steak anfaßt und Dir dabei nicht speiübel wird....

> Ist das nicht logisch? Weil die Krankheit überall steckt - auch wenn's nur an einer Stelle schmerzt - muß auch an allen Orten daran gearbeitet werden, sie rauszubringen.

9 📖 840 Wissenschaftler des renommierten Instituts für ökologische Chemie der Universität Bayreuth untersuchten 35 **T-Shirts** und andere Kleidungsstücke. Rund ein Drittel war mit Dioxin sowie ebenfalls krebsauslösenden Furanen belastet. Dorthin gelangt sind die Gifte vor allen als Verunreinigung in Pentachlorphenol (PCP).
Mit dieser in Deutschland verbotenen Chemikalie werden zu Beispiel Sweatshirts in Übersee zum Schutz vor Insektenfraß imprägniert. Beim Tragen der Kleidung wird Dioxin durch den Schweiß herausgelöst. Nach den Untersuchungen der Bayreuther Wissenschaftler steigt die Konzentration auf der Haut bis zum 90fachen an, wenn dioxinbelastete Kleidung getragen wird. Ein Teil des Giftes wird vom Körper aufgenommen. (stern 37/1994)

10 📖 216 **Schlank durch Ultraschall**
(..) Diese Sonde transportiert Ultraschallwellen direkt auf die Fettzellen - und zwar mit soviel Kraft, daß diese zerplatzen. Danach wird die ölige Zellflüssigkeit abgesaugt. Außerdem ist die Operationsmethode noch umstritten. »Man weiß zum Beispiel nicht, wie sich die Ultraschall-Belastung langfristig auswirkt«, sagt Dr. Felix Giebler, Vizepräsident der Deutschen Akademie für kosmetische Chirurgie in Friedrichstadt. (BamS, 16.1.1994)
Und Du glaubst, daß eine Apparatur, die Fett unter Deiner Haut aufzulösen imstande ist, dem werdenen Leben in Dir nicht schaden kann, werdende Mutti?

11 a) 📖 216, 262 **Neues Op-Verfahren Laparaskopie (Endoskopie · Spiegelungs-Schlüsselloch-Chirurgie)**
So habe man beispielsweise festgestellt, daß die Anwendung der Laparaskopie zur Entfernung des Blinddarms oder auch bei einem Leistenbruch im Gegensatz zur Gallenblase noch problematisch sei. Der Arzt spricht offen: »**Tausende Patienten werden da oftmals falsch behandelt. Auf diesem Gebiet passiert viel Verheerendes.**« (Prof. H. Troidl, Chef der Chirurgie im Klinikum Merheim und Inhaber des Chirurgischen Lehrstuhls II an der Universität Köln im Kölner Stadt Anzeiger, 1.12.1992/ 11)

📖 533 **Leistenbruch: immer wieder zur Operation**
Da mag ein Freiberufler folgendermaßen kalkulieren: »3 Wochen Umsatzausfall bei laufenden Betriebskosten bedeuten 50.000 DM Verlust. Da der Leistenbruch im Schnitt alle 5 Jahre neu operiert werden muß, warte ich lieber mal fünf Jahre, dann habe ich 50.000 DM gespart.« Dr. Klaus Dieter Kossow (Medical Tribune Sondernummer vom 21.11.1995/15) Verlange unbedingt die sorgsame Bassini-Methode, die aber schwierig und nur von Spitzenchirugen beherrscht wird. (Leisten-Operationen werden meist zum Üben den Assistenz-Ärzten überlassen).

b) »**Chaos im OP**« (Originalüberschrift)
Annähernd 200.000 »Schlüsselloch-Operationen« wurden 1994 in Deutschland vorgenommen - unter archaischen Bedingungen. (Ärzte Zeitung 17/31.1.1995/10)

c) **Mörderische Schlamperei im Gyn-Op?** (Originalschlagzeile der Medical Tribune)
Wird bei der endoskopischen Operation von Ovarialtumoren geschlampt? Mißachten zahlreiche Kollegen bewußt onkologische Sicherheitsstandards, die bei jedem offenen Eingriff unstrittig sind, und setzen so die Überlebenschancen der Patientinnen aufs Spiel? Folgt man der herben Kritik namhafter Gynäkologen, scheint in vielen bundesdeutschen Kliniken das Motto »Hauptsache minimalinvasiv« zu lauten - ohne Rücksicht auf die Folgen. Tatsächlich ist das laparoskopische »Anoperieren« (Ausstreuen von Krebszellen, die schnell zu Tochtergeschwülsten, den todbringenden Metastasen führen) von Ovarialtumoren aber gang und gebe - eine frustrierende Bilanz, die Professor Dr. G. Kindermann und Dr. V. Maaßen, beide Universitätsfrauenklinik München, und Professor Dr. W. Kuhn von der Universitätsfrauenklinik Göttingen angesichts ihrer Umfrageergebnisse unter bundesdeutschen Frauenkliniken ziehen. Für etliche Frauen hatte dies alles gravierende Folgen. Dank »offener« Op.-Technik und postoperativer »Bummelei« wiesen 13 von 25 Patientinnen mit Ovarialkarzinomen der Stadien Ic bis III und 31 von 81 Frauen mit Stadium-Ia-Tumoren zum Zeitpunkt der Laparotomie bereits makroskopisch sichtbare Implantationsmetastasen in den Laparoskopiekanälen oder intraabdominelle Metastasen auf. (Medical Tribune 45/8.11.1996/6)
Nur zu: Vertraue ihnen, wenn Du Dich von schlampigen Mördern vorzeitig umbringen lassen willst. Was zögerst Du noch, verkrebste Frau, verkrebster Mann?

12 📖 216 Warnungen dieserhalb darfst Du von unseren schlafmützigen, gesundheitsdesinteressierten Behörden nicht erwarten. Sie ergingen jedoch hinsichtlich des **Ultraschallgeräts** von der Weltgesundheitsorganisation (WHO). (Natur Nr. 7/1988)

9652 Vielfach wird beobachtet, daß der Fötus im Mutterleib sich abdreht, wenn der Ultraschall auf ihn trifft. Frag Dich mal warum? Jetzt kommt sogar dreidimensionaler Ultraschall auf uns zu. Mit noch mehr Gefahren für Dein Baby. Traue den Beschwichtigungsversuchen der Ärzte nicht!
Jetzt soll sogar ein Sonographie-Paß eingeführt werden. Frage Dich warum?

9653 📖 216   Hochfrequenter **Ultraschall** führt energieabgängig zum Zerplatzen der wasserreichen Zellverbände. (Ärztliche Praxis 1/5.1.1993/1,6)
Professor Armin Henglein, Physiker am Hahn-Meitner-Institut in Berlin, hat in einem Projekt der Deutschen Forschungsgemeinschaft die Wirkungen von Ultraschall untersucht. Seit längerem wissen die Forscher, daß Ultraschall chemische Reaktionen auslösen kann. Henglein fand heraus, daß dabei auch Riesenmoleküle wie Eiweiße und die Erbsubstanz DNA zersetzt werden können, die für das Leben von Zellen sehr wichtig sind. Diese gefährlichen Nebenwirkungen entstehen durch die sogenannte Kavitation: Ultraschall reißt in Flüssigkeiten kleine Bläschen auf, die anschließend wieder in sich zusammenfallen. Bei diesem Vorgang werden im Inneren der Bläschen extreme Temperaturen von einigen 1.000 Grad Celsius erreicht. (ÖKO-TEST-Sonderheft Kleinkinder 1994/77)

9654 📖 361   Genau das (Vorsichtsregeln) will die deutsche **Gentechnik**-Elite aber künftig unterbinden. Schließlich werde »seit 20 Jahren in aller Welt und in Millionen Versuchen ohne Gefahr gentechnisch gearbeitet«, begründet Professor Dieter Gallwitz, Direktor des Göttinger Max-Planck-Instituts für biophysikalische Chemie, die Forderungen seiner Zunft. Dies müsse »man jetzt einfach mal zur Kenntnis nehmen«.
Das gleiche Argument, hält die Gentechnik-Kritikerin Tappeser dem entgegen, habe die Chemische Industrie auch für die Verwendung ihrer Chlorchemikalien angeführt und Millionen Tonnen der inzwischen berüchtigten Fluorchlorkohlenwasserstoffe (FCKW) in die Umwelt entlassen. Bis zur Entdeckung des Ozonlochs über der Antarktis, Resultat der Chlor-Verseuchung der Atmosphäre, vergingen über 50 Jahre. (DER SPIEGEL 46/1992)
Ultraschallwellen besitzen zerstörerische Kräfte! So werden den dummen Frauen, die sich beim »Schönheits«-Chirurgen Zellulitisdellen beseitigen lassen z.B. mit der neuesten Ultrasonic-Technik durch gesendete Ultraschallwellen die Hüllen der Fettzellen zum Platzen gebracht, das Fett damit verflüssigt und zwischen die Dellen im »Lipo Planing« verteilt.

9655 📖 216 Erste Anzeichen für deren Gefährlichkeit gibt es bereits: **Linkshänder durch Ultraschall**
Die Vorsorge-Untersuchung von Schwangeren mit Ultraschall, um die Entwicklung des Babys zu kontrollieren, kann bei dem Kind später die Entstehung einer Linkshändigkeit begünstigen. Kinder von Frauen, die mit Ultraschall untersucht wurden, sind zu 32 Prozent häufiger Linkshänder - entdeckten norwegische Forscher. Weitere Untersuchungen *sollen klären*, ob Ultraschallwellen die Gehirnentwicklung von Babys stören können. (Bams, 29.8.1993)
Vielleicht braucht der Arzt schon eines der neuen »Doppler-« oder »Duplex-«Geräte. Da kriegst Du und Dein Baby gleich Intensitäten verpaßt, die den bisherigen Grenzwert gleich bis zum Zehnfachen übersteigen.

9656 📖 216   **Ultraschallgeräte** wurden 1980 eingeführt, Röntgenapparate 1895. Für letztere wurden Schutzvorschriften erst am 8.1.1987 - über 90 Jahre später - erlassen!

9657 📖 535, 920   Ein **Bruchband** kann sogar lebensgefährlich sein: Denn das Risiko, daß der Darm in den Bruch eingeklemmt wird, erhöht sich deutlich durch das Tragen eines Bruchbandes. (British Medical Journal 232/15.11.1991/74)

9658 📖 216   **Therapeutischer Ultraschall: Bewährte Behandlungsmethode oder Quacksalberei?**
Vor allem, wenn es einen Tennisellenbogen oder eine Periarthropathia humeroscapularis (krankhafte Prozesse im Bereich um das Schultergelenk) zu behandeln gilt, ist Ultraschall aus dem therapeutischen Arsenal kaum wegzudenken. Daß es während einer solchen Therapie zur Schmerzlinderung und Verbesserung der Gelenkbeweglichkeit kommt, scheint durch ältere Studien gut belegt. Doch hat hier vielleicht die Zeit geheilt? Betrachtet man nämlich neuere Untersuchungen mit besserem Studiendesign, sehen die Ergebnisse ganz anders aus. Von den sieben plazebokontrollierten Studien zeigten sechs ein eindeutig negatives Ergebnis, also keinen »Pluspunkt« für den Ultraschall. (Medical Tribune, 44/5.11.1993/4)

9659 📖 601   »**Spülmittelrückstände führen wahrscheinlich zu Krebs**«, R. NIEPER in »Der Naturarzt«, Nr. 7/1990/244. Auszug:
Fettlösungsmittel (wie Glykole) haben die dumme Eigenschaft, sich zwischen den in der Zelle zu verarbeitenden Fettkörper und die Zellorganismen zu schieben. Sie wirken wie eine Grenzflächenbeschichtung. Da der Herzmuskel jedoch einen Großteil seiner Energie aus der Verbrennung von Fett deckt, kann sein Stoffwechsel erheblich dadurch in Unordnung kommen.

9660 📖 424   Nachdem in Großbritannien mehrere Fälle von durch **Computerspiele** ausgelösten epileptischen Krampfanfällen gemeldet worden waren, sind nun auch in Frankreich ein Dutzend solcher Fälle aufgetreten. (Ärzte Zeitung 39/3.3.1993/12)

9661 📖 718, 844 **Netz-Freischalt-Automat**
Mit Gleichspannungen geringen Ausmaßes können wir ständig leben. Vielleicht benötigen wir sie auch. Denn wenn man ein Wollhemd anzieht oder einen Wollpullover, gar ein Seidenhemd, dann leben wir *mit einigen hundert* Volt Gleichspannung. In der freien Natur existieren ja - seit Jahrmillionen - zwischen Füßen (Erde) und der Höhe des Kopfes ca. *150 - 200 Volt ständige* Gleichspannung. Wo diese fehlt, wie in Stahlbetonbauten, werden wir müde, »betonmüde«, »Faraday-Käfig-müde«, am Ende allgemein lebensmüde! (Aus dem Briefwechsel des Verfassers mit dem Erfinder, Dr. HUBERT PALM, D-78465 Konstanz-Wallhausen, Linzgaublick 2, Telefon (0 75 33) 12 88).

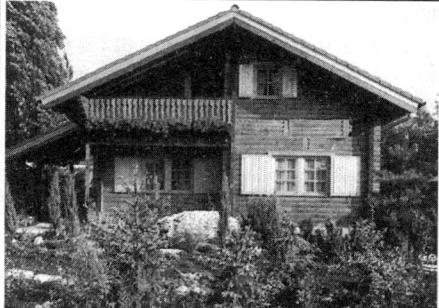

Wenn Du schon baust, dann nur noch in Holz! 'Ahh - wie wohl Du Dich darin fühlst! Dieser Duft! Diese gesunde Naturatmosphäre! (Musterhaus der Hunsrücker Holzbau GmbH Leideneck/Kastellaun)

9662 📖 840, 258   Kaum habe ich das niedergeschrieben, erscheint eine britische Studie mit dieser Aussage: Glaswolle kann zu schwerwiegenden Funktionsstörungen der Lunge führen, die der Asbestose zum Verwechseln ähnlich sind. (British Journal of Industrial Medicine, Vol. 49 (1992), S. 714)

3 963 (...) daß mit **Quarzuhr** am Handgelenk die (Haut-) Widerstände auf ca. 5.000 Ohm hochschnellen. Wird die Uhr abgenommen, gehen die Werte augenblicklich auf etwa 1.000 Ohm zurück, was etwa einem normalen Wert entspricht.
(Der Naturarzt 7/1993/350)

5 645, 840, 844 **Schäden durch Bekleidung:** Neben Medikamenten, Genußmitteln und von Menschen hergestellten Nahrungsmitteln sind vier Stoffe besonders geeignet, Allergien hervorzurufen: Nickel, Kaliumdichromat, Kobalt und Formaldehyd. Nickel ist enthalten in Modeschmuck, Wasserhähnen, Armbändern, Ohrringen, Münzen, Sicherheitsnadeln, Trockenschleudern und Waschmaschinen, Blumendraht und vielem andern mehr.
Kaliumdichromat in: Leder, imprägnierten und gefärbten Textilien, Abbeizmitteln und Farbstoffen, Bleifarben, Rostschutzanstrichen.
Kobalt in: Farben, Glasuren, Waschmitteln, Kunstdünger.
Formaldehyd in: Deodorants, Zahnpasten, Haarfestigern, Nagellacken, Toilettenpapier, Desinfektionsmitteln, Geschirrspülmitteln, Waschmitteln, Konservierungsmitteln, Plastik, Leder, Kunststoffen, in fast allen Appreturen für Textilien. (Ökotest Nr. 7/1992) (→LV3310)

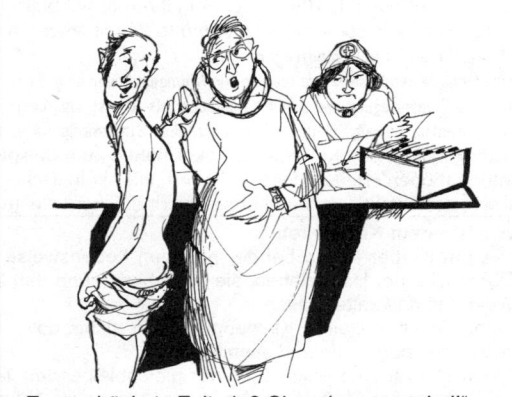

„Es war höchste Zeit, daß Sie gekommen sind!"
„Woher sollte ich denn wissen, Herr Doktor, daß Sie so dringend Penunzen brauchen!"

5 756, 786 Wirst Du zu dünn unter **UrKost**, so überlege, ob Deinem Körper die volle Harmonie der UrMethodik zugute kommt. Die kann bereits zerstört sein, wenn Du zuwenig Muskeltraining leistest oder zuviel Formaldehyd- oder **Polyurethandünste** aus Möbeln oder Schaumstoffsitzkissen oder -matratzen ihr Gift in Dich tragen.

6 841, 980 CHOY/MONRO/SMITH, »Eletromagnetic Fields, High Dilutions and Extreme Sensitives«, Nightingale Hospital, London.

7 840, 980 SCHNEIDER, A., »Das Haus - Ursache allergischer Erkrankungen«, Hrsg. Institut für Baubiologie und Ökologie, Holzham 25, 8201 Neubeuren, Ltg. Prof. Dr. A. Schneider. Äußerst empfehlenswert für jeden Bauherrn!

8 841, 842 MARHA, K., »Elektromagnetisches Feld und Umwelt«, San Francisco 1971

9 841, 842 MALYSEW, V. M., »Elektromagnetische Wellen«, Leningrad 1968

0 842 RUHENSTROTH G., Max-Planck-Inst. in »Fortschritte der Medizin«, 2/1988

> NEC NATURA SINE DEO EST NEC DEUS SINE NATURA: QUID ENIM ALIUD NATURA EST QUAM DEUS? Weder besteht die Natur ohne Gott noch Gott ohne die Natur. Was ist nämlich die Natur anderes als Gott? Seneca

1 944 **Sonnencreme:** Eine neue Untersuchung ermittelte, daß 14 von 17 Cremes »PABA« (p-Aminobenzoesäure) enthalten, die bei Sonneneinstrahlung krebsfördernd sein können. Eine andere Untersuchung bestätigt, daß PABA Erbschäden im DNA-System der Haut hervorrufen können. Dr. Kime, Verfasser von »Sunslight«, ist überzeugt, daß die meisten Sonnencremes das Wachstum von Krebszellen fördern. (The Swannanoa Health Report, USA, 1989/Wohnung + Gesundheit 56/90.)
Bemühe mal wieder Deinen gesunden Menschenverstand: Sobald die helle Haut etwas zuviel Sonnenstrahlung abbekommt, schält sie sich später. Warum wohl? Damit die geschädigten Zellen nicht krebsig entarten! Die chemischen Schutzmittel verhindern das. Nun folgere Du mal weiter...

2 a) 944 »Besonnungsdauer in der Freizeit, **Sonnenbrände**, Solariumbesuche haben mit einem Auftreten von Melanomen (bösartige Hautgeschwüste) nichts zu tun« (Therapie der Gegenwart Nr.5/1993)
Mal wieder anderer Ansicht, der nächste Wissenschaftler! Deshalb gib um keinen etwas! Sonne ist Natur - Solarien sind es nicht! Sonne bleibt solange in Maßen natürlich, solange der Selbstzerstörer Mensch das strahlungsregulierende Ozonschild nicht vernichtet. Was auch das Pflanzenwachstum zum Erliegen bringen kann.

Sonnencreme mit Lichtschutzfaktor
Chemische Filtersubstanzen belasten die Haut und das Immunsystem. Reib Dir die Chemieschmiere nicht in die Haut! Gewöhne Dich langsam an die Sonne. Suche schattige Plätze auf!

2 b) Sonnenschutz paradox: Hohe Lichtschutzfaktoren erhöhen möglicherweise das Hautkrebs-Risiko. Denn sie schützen zwar vor Sonnenbrand, nicht aber vor der UVB-bedingten Immunsuppression - und so mancher Bräunungsfreak bleibt vielleicht gefährlich lange in der Sonne, da die Haut nicht rechtzeitig SOS funkt. (Supplement 9/96, ÄRZTLICHE PRAXIS)

3 944f »Wir können bis heute nicht beweisen, ob das **Solarienlicht** krebserregend ist oder nicht. Es gibt nämlich kein Versuchstier, das eine Haut hat wie der Mensch.« Obwohl die Gegenbeweise weit überwiegen, hält der Universitätsprofessor eine »Hautkrebswelle in 15-30 Jahren für möglich«. (Prof. Dr. med. Helmut Ippen, Universitäts-Hautklinik Göttingen in der Ärzte Zeitung vom 26.7.1989)

4 562 **Fernseher und dessen Abgase können Krebs bewirken:** Aus den TV-Apparaten strömen hochgiftige dioxinähnliche Gase, vor allem aus neuen Geräten. Nach einer dreitägigen Betriebsdauer wurde in einer Entfernung 3 m vom Fernsehapparat eine Konzentration von 11 Pikogramm (ein Billionstel Gramm) pro Kubikmeter Luft gemessen. In 3 m Entfernung waren immer noch 2,7 Pikogramm der Chemikalie TBDF (Tetrabromdibenzufurane) in der Luft. TBDF kann Krebs auslösen und nach Jahren auch zu häufigen Infektionen und unheilbaren Nervenleiden führen. Da das gesundheitliche Risiko nicht abzuschätzen ist, solltest Du beim Fernsehen öfter das Zimmer lüften, wenigstens jede Stunde. (Die Giftkonzentration, die sich nach langem TV-Konsum im Wohnraum ansammelt, entspricht jener einer dichtbefahrenen Großstadtkreuzung.) Die gefährlichen Chemikalien sind als sogenannte Flammenhemmer in der Rückwand der Geräte eingebaut. Sie werden auch bei Haarföns, Computern und anderen elektrischen Geräten verwendet. Beim Erhitzen entwickelt sich die giftigen Gase, die sich in Deinem Körper anreichern. (KURIER, 13. April 1989)
Wart mal ab, wie verkrebst später Deine Kinder sind, die Du schon in so frühen Jahren vorm Fernseher sitzen läßt... Merke auch für Dich: Daß nur die Bilder sich bewegen, die lieben Kleinen aber nicht, das ist nicht nur fürs Gehirn kein Segen; es schlägt auch mächtig auf's Gewicht.

9675 📖 258 Auf einmal, 1993, nach 50 Jahren ausgiebigsten und höchsten Verbrauchs von den »Wissenschaftlern« festgestellt, was vorher ihre verdammte Pflicht gewesen wäre. So viel Verlaß ist auf diese Gesellschaft:
Mineralfasern sind krebserregend
Künstliche Mineralfasern - sie werden zur Wärmedämmung eingesetzt - sind nach Untersuchungen einer Arbeitsgruppe verschiedener Bundesinstitute krebserregend und damit gefährlicher als Asbest. Das bestätigte ein Sprecher des Bundesgesundheitsamtes in Berlin. Die Arbeitsgruppe fordert deshalb Schutzmaßnahmen. (Kölner Stadtanzeiger 4.9.1993)
Nimm statt dessen Kokosfaser. Kokosmatten zum Beispiel aus Sri Lanka sind frei von giftigen Stoffen. Genauere Informationen erteilen der Bundesverband ökologischer Einrichtungshäuser, Subbelrather Str. 26a, 50823 Köln, sowie der Qualitätsverband umweltverträglicher Latexmatratzen, Engelbergerstr. 41, 50674 Köln. (→LV 9684)

> **Was Deinem Körper fehlt**
> Deinem Körper fehlen bei der heutigen Lebensweise die natürlichen Reize der Natur, die das Blut an die Oberfläche der Haut ziehen, sie durchbluten und den Zellen den Sauerstoff bringen, die Luft, die Sonne, der Wind und das kalte Wasser.
> Eingewickelt in Deiner Kleidung läßt Du nichts davon an Deinen Körper heran. Klimaanlagen und Zentralheizungen begünstigen diesen Zustand.
> Wenn Du dauernd bekleidet einer gleichbleibenden Temperatur ausgesetzt bist, wirst Du zum Abladeplatz überschüssiger Stoffwechselprodukte. Nicht zum Abbau gezwungen, können diese chemisch und metallisch durchsetzten Zellen nach Ablauf der Latenzzeit krebsreif bei Dir werden.

Alles was die Natur ersetzen will, kannst Du vergessen:
Sog. Luftwäscher bzw. -reiniger fielen im Test vollständig hinten runter. Keines der angebotenen Geräte war in der Lage, Tabakqualm, Hausstaub, Bakterien oder Viren aus der Luft zu entfernen. Als wahre Schleudern für Mikroorganismen können sich die Luftbefeuchter selbst entpuppen. (Deutsche Medizinische Wochenschritt. 120 Jg, Nr. 48/1995/1678)

9676 a) 📖 840 **Hast Du noch Altgifte in Deiner Wohnung?** Wer seinen alten PCB-Fußboden drinläßt und die alten, durch ihn vergifteten Möbel, Tapeten, Holzdecken usw. - der darf sich nicht wundern, wenn er nicht gesund wird! 17 Jahre bevor sich das von Industrie und Pharmazie geschmierte Bundesgesundheitsamt dazu entschloß, das Zeug zu verbieten, hatten die Japaner das Verbot von PCB bereits erlassen!
Raus mit allem Chemiekram und Kunststoff aus der Wohnung!

9676 b) Wer Qualität kauft, lebt gefährlich **Gifte in Wollteppichen**
Oft zerstören Wohngifte die Gesundheit. Wer erkrankt, sich ohne Grund schlecht fühlt, sollte seine eigenen vier Wände überprüfen. Selbst ohne Insekten- und Holzschutzmittel droht unter Umständen Gefahr. Sie lauert in den Teppichböden mit Wollsiegel. »Abartig! Das Wollsiegel steht für Qualität. Die Bestimmungen zwingen die Hersteller jedoch, ihre Ware zu vergiften. Nur wer sie gegen Insektenfraß schützt, bekommt das Siegel«. Der Stoff, die Motten vom Fressen abhält, ist auch für Menschen gefährlich, bleibt nicht an der Wollfaser haften. 500 Teppich- und Staubproben landeten letztes Jahr in den Untersuchungslabors der Bremer Umweltinstituts. Ergebnis: Zwei Drittel aller Proben enthielten erschreckende Mengen Gift. Es wird in die Luft gewirbelt, schädigt Schleimhäute und Nerven. Konzentrations- und Gedächtnisstörungen, Müdigkeit und Depressionen sind die Alarmzeichen. Mal treten Lähmungen auf, mal schütteln Krämpfe. Selbst in Wollpullovern wurde das Giftzeug gefunden. Wann kommt endlich die Kennzeichnungspflicht? Laßt den Verbraucher selbst entscheiden, was er in seine Wohnung reinläßt. (Gesundheits-Zeitung 6/1995)

9677 📖 844 **Holz ist besser als Plastik**
Seit Jahren galt als ausgemacht, daß Plastikschneidebretter in der Küche hygienischer sind als solche aus Holz. Bei dem Versuch, Holzbrettern die gleiche Sicherheit gegen lebensmittelvergiftende Bakterien zu verleihen, wie sie Plastik zugeschrieben wurde, machten Wissenschaftler der University of Wisconsin eine überraschende Entdeckung: Vorsätzlich mit Bakterien wie Salmonellen, Listeria oder Escherichia coli verseuchte Holzbretter waren nach drei Minuten hygienisch einwandfrei - 99,9 Prozent der Erreger waren abgestorben. Auf den Vergleichsbrettern aus Plastik waren die Mikroorganismen alle noch lebensfähig. Ließ man die verseuchten Schneidebretter bei Raumtemperatur ungewaschen über Nacht liegen, vermehrten sich die Bakterien auf den Kunststoffbrettern. Auf den Holzbrettern konnten am nächsten Morgen keine Mikroorganismen mehr entdeckt werden. Insgesamt untersuchten die Forscher sieben Holzarten und vier Typen Kunststoff. Die Ergebnisse waren stets ähnlich. (DER SPIEGEL 7/1993)
Willst Du noch mehr Beweise, daß die Natur, und nur sie, alles am besten regelt!

9678 📖 964 Chemisches **Chlor ist der Hauptvernichter der Erde**: Chlormoleküle zerstören die schützende Ozonschicht, Chlorverbindungen fördern deren Aufheizung. Chlorverseuchte Pflanzengifte der Landwirte vergiften Grundwasser, zerstören Mikroorganismen und die Zeugungsfähigkeit von kleineren Säugetieren und Vögeln und fördern damit das Artensterben. Chemische Chlorverbindungen zerstören die Abwehrkräfte der damit behandelten Kinder.
Gott schuf 91 Elemente, der Mensch mehr als ein Dutzend und der Teufel eines: das Chlor. (Otto Hutzinger, Prof. für ökol. Chemie, Bayreuth)
Auch der andere todbringende Kampfstoff des ersten Weltkriegs (»Senfgas«, »Grünkreuz« - Chlorverbindung), ist ebenfalls heute ein kaum mehr wegzudenkendes Massenproduktionsmittel.... Es befindet sich in 11.000 verschiedenen Produkten, auch in künstlichem Penicillin, Malariamedikamenten, Solarzellen und Computerchips.

9678 b)   **Die Reden des Häuptlings Tulavii**
»Ich glaube aber, daß dies nur ein Vorwand ist und der Papalagi (weißer Mann) einem schlechten Triebe nachgeht. Daß der eigentliche Zweck seines Denkens ist, hinter die Kräfte des großen Geistes zu kommen. Ein Tun, das er selber mit dem wohlklingenden Titel »Erkennen« bezeichnet. Erkennen, das heißt, ein Ding zu nahe vor die Augen zu halten, daß man mit der Nase daran, ja hindurch stößt. Dieses Durchstoßen und Durchwühlen aller Dinge ist eine geschmacklose und verächtliche Begierde des Papalagi. Er ergreift den Skolopender (eine Art Tausendfüßler), durchstößt ihn mit einem kleinen Speere, reißt ihm ein Bein aus. Wie sieht so ein Bein getrennt von seinem Leibe aus? Wie war es am Leibe festgemacht? Er zerbricht das Bein, um die Dicke zu prüfen. Das ist wichtig, ist wesentlich. Er stößt einen sandkorngroßen Splitter vom Beine ab und legt

1346

ihn unter ein langes Rohr, das eine geheime Kraft hat und die Augen viel schärfer sehen läßt. Mit diesem großen und starken Auge durchsucht er alles, deine Träne, einen Fetzen deiner Haut, ein Haar, alles, alles. Er zerteilt alle diese Dinge, bis er an einen Punkt kommt, wo sich nichts mehr zerbrechen und zerteilen läßt. Obwohl dieser Punkt allemal der kleinste ist, so ist er doch zumeist der allerwesentlichste, denn er ist der Eingang zur höchsten Erkenntnis, die nur der große Geist besitzt. Dieser Eingang ist auch dem Papalagi verwehrt, und seine besten Zauberaugen haben noch nicht hineingeschaut. Der große Geist läßt sich seine Geheimnisse nie nehmen. Nie. Es ist noch niemand höher geklettert, als die Palme hoch war, die seine Beine umschlungen hielten. Bei der Krone mußte er umkehren; es fehlte ihm der Stamm, um höher hinauf zu klimmen.«

9 216 BRODEUR, P., Mikrowellen, die heimliche Gefahr. Augustus Verlag.

0 216 BIANC, B.H./ HERTEL, H.U., Hände weg vom Mikrowellenherd, raum&zeit 55/1992, Gesundheitsberater 3/1992
Hier weisen zwei Schweizer Professoren der Universität Basel die Schädlichkeit nach.

1 216, 672 Ausschließlich bei Erwärmung durch die Mikrowelle wurden D-Amino-Säuren in den betreffenden Lebensmitteln gefunden. Ihnen wird eine gesundheitsschädliche Wirkung zugeschrieben.

2 798, 844 Fragen zur Elektrobelastung POPP, F., »Biologie des Lichts«, Parey Verlag, Bln. 1984 und: Bericht aus Bonn »Ergebnisse eines Forschungsauftrages zum Wirksamkeitsnachweis der Homöopathie«, Novamed, Postfach 1207, 30584 Gehrden
Die Kommunikation zwischen den Zellen führt Popp auf "schwache elektrische Impulse" zurück! Aber als Forscher hat er damit nur eine erforschbare Ursache aufgedeckt. Weiter wagt er nicht zu gehen. Die UrTherapie fragt weiter: Was steckt hinter den elektrischen Impulsen? Wer gibt ihnen in Bruchteilen einer 1000stel Sekunde zum richtigen Zeitpunkt das Signal, die richtige Entscheidung zu treffen? Wer ist der Dirigent dieses riesigen, gigantischen Orchesters? Die Klassische Naturheilkunde forscht weiter und kommt zu dem Schluß, den ein Forscher nicht von sich geben darf, weil es "unwissenschaftlich" wäre: Hinter der Ursache der Ursache steckt die Schöpfung! Die den Körper des Menschen mit eigener Weisheit ausgestattet hat.. Überlege diese Leistung: In einer Sekunde verlieren wir 10 Millionen Zellen und bauen sie neu wieder auf. Die UrTherapie vernichtet nicht einfach die wuchernden Zellen mit Gift oder schneidet sie weg:Sie bringt die gesunden Zellen des Körpers dazu, die kranken Zellen aufzusaugen und zu erneuern.

3 216, 672 Mikrowelle
Das deutsche Imker-Journal (3/92) veröffentlichte eine ausführliche Studie des niedersächsischen Landesinstituts für Bienenkunde, Celle. Man darf diese Studie an dem einen Lebensmittel Honig wohl dahingehend interpretieren, daß Mikrowelle generell aus vollwertigen Lebensmitteln »tote« Nahrungsmittel macht, die dann langfristig gesehen nicht mehr für die Ernährung und Gesunderhaltung des Menschen taugen. Mikrowellen schädigen die Enzyme als Träger der Lebensfunktionen, sie sind lebensfeindlich! (Der Gesundheitsberater 6/1992) »Daß solche Kleinstpartikel vorhanden sind, ist ein natürliches Phänomen«, erklärte Hoechst. »Solche winzigen Teilchen stellen - wie jahrzehntelange Erfahrungen mit Injektionspräparaten zeigen - kein Gesundheitsrisiko dar.« Nur 'lange' aber keine 'kurzen' Asbestfasern würden Krebs auslösen... Es ist eine Schande, für wie dumm man die Menschen hält!

4 a) 843, 258 Asbest, Glaswolle Nur weil Du Deinem Partner die Sachen gewaschen hast, gehst Du nach 17 Jahren elendig an Krebs zugrunde! Auch für Angehörige von Asbestarbeitern ist das Risiko für ein Mesotheliom (Bronchialkrebs) beträchtlich erhöht. Der Arbeits- und Sozialmediziner von der Poliklinik der Universität Gießen beschrieb die Kasuistiken (Krankheitsbefunde) von sechs Frauen im Alter von 55 bis 68 Jahren, die zwischen 1986 und 1994 starben. Bei fünf von ihnen konnte histologisch (im Gewebe) ein Mesotheliom diagnostiziert werden, eine Patientin hatte Lungenkrebs mit Pleura-Asbestose. Alle Frauen waren mit Asbestarbeitern verheiratet, von denen zwei bereits an der Asbestose erkrankt waren. Die Frauen erkrankten nach einer Latenzzeit von 17 bis 36 Jahren. (Ärzte Zeitung 198/5.11.1994/1) Erkenne: Das Asbest war so ein Sauzeug, daß der aus der Fabrik in den Haaren oder Kleidern der Arbeiter mitgebrachte Staub den Frauen Krebs brachte. Jetzt erst, nach 40 Jahren Asbestverarbeitung wird das festgestellt! Der Asbest, der aus den Decken von Kinderheimen und Schulen jahrelang herabrieselte, wird in etwa 10 Jahren bei unzähligen, dann erwachsenen Kindern einen der gefährlichsten auch mit »UrMedizin« nicht heilbaren Krebs bringen.
Du aber schaue schnell nach, ob in dem Haus, in dem Du wohnst, nicht der warme Mief mittels Glas- oder Steinwolle zurückgehalten wird. Von dem wirst Du - wenn Du nicht bereits vorher an Faserkrebs eingegangen bist - dann auch nach 40 Jahren über dessen Krebsauslösung durch die Gesundheitsbehörden aufgeklärt. Die doch eigentlich verpflichtet gewesen wären, diesen Ausschuß der Fabrikanten 40 Jahre auf Eis zu legen und zu prüfen, ab wann Glas- und Steinwolle Krebs bei uns Menschen auslöst. Genau so wie bei der Mikrowelle, beim Ultraschallgerät, beim...(→LV 9675) Über alle Wohngifte informiert mit Hersteller und Namenangabe: KUR, F., Wohngifte, Eichborn.

4 b) 132ff Brustkrebs durch BH - die alle aufregende BILD-Meldung
Zunächst sollten wir das Wissenschaftlerehepaar, das in Hilo auf Hawaii das Institut für Zivilisationskrankheiten leitet, nicht gleich mit besserwisserischem Spott überziehen, sondern uns ihre Argumente einmal in Ruhe ansehen, denn die statistischen Zahlen können uns schon zum Nachdenken anregen. Ross Singer und Soma Grismaijer gehen davon aus, daß wir täglich durch Nahrung, Wasser und Luft eine Vielzahl von Giften in unseren Körper aufnehmen. Normalerweise werden diese Stoffe durch den regelmäßigen Lymphfluß abtransportiert. Kommt es aber zu einem mechanisch induzierten Stau, so bleiben Zellgifte im Brustgewebe und können bewirken, daß sich aus normalen Zellen Krebszellen entwickeln. (Medical Tribune 22/2.6.1995/7) So stark sind die Vorurteile bei den Medizinern: Weil das ihnen zu lächerlich klang, lachten alle Ärzte zunächst darüber. Dann nahm die Medical Tribune die Sache etwas ernster und schon sah es anders aus. Dann kam die Zeichnung, die der Sache näher auf den Grund ging und zeigte, wie die wichtige Lymphdrüsenarbeit durch einen BH tatsächlich beeinträchtigt wird: Runter also mit dem BH! (Wenigstens so lange wie Du damit keine Männerblicke auf Dich ziehen willst!)

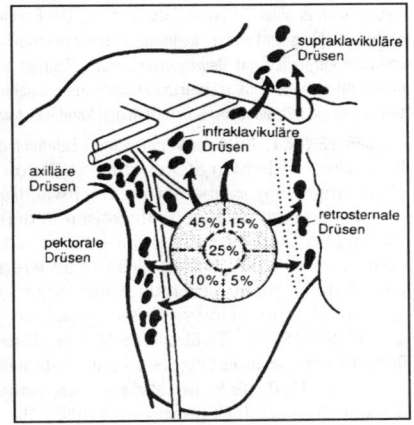

1347

9685 📖 844, 980 **Haushaltsdinge aus Kunststoff - Test auf Cadmium:**
»Zur Selbstzerstörung brauchen wir keinen Einsatz von militärischen Kampfmitteln mehr«, stellte der Deutsche Verbraucher-Schutzverband in Wiesbaden fest. »Denn wir haben genug nicht sichtbare, nicht riechbare, nicht schmeckbare, nicht fühlbare, nicht hörbare hochgiftige Schwermetalle in unserer Umwelt ... Eines der schädlichsten unter den Schwermetallen ist das Cadmium.«
Wenn Sie Keramik mit gelben und / oder warmtönigen Innenfarben erstanden haben, dieses womöglich noch ausländischer Herkunft ist und Sie nicht sicher sind, ob es sich um sehr gute Qualität handelt. Nehmen Sie es als Schaustück - nicht daraus essen! Falls Sie es doch in der Küche verwenden wollen: »Das neue Geschirr eine halbe Stunde lang mit heißem Essig auskochen und mit Leitungswasser kräftig nachspülen«, rät Dr. Rüdt: »Dann ist der Großteil der löslichen Schwermetalle weg. (Ökotest, Rowohlt, S.101)

> Vergiß beim Aufnehmen all des Neuen aus diesem Buch nicht:
> **Handeln ist mehr wert als Wissen**

> Bei einem Jugendseminar begleitet uns Stefan mit der Gitarre beim Singabend. "Hat's Spaß gemacht", frage ich ihn, "Du hast klasse gespielt!" Stefan antwortet mir: "Na ja, alle kriegen ein Mädchen in den Arm - doch ich bin der einzige, der mit 'ner Gitarre übrig bleibt."

9690   Literatur

9690 📖 364 NULAND, S.B., »Wie wir sterben«, Kindler, Auszug:
Wenn unser letztes Stündlein schlägt und die Erkenntnis unausweichlich ist, daß wir »den Weg allen Fleisches gehen«, wie es Brownings Jochanan Hakkadosh sagt, dann müssen wir uns daran erinnern, daß die Natur ihre eigenen Pläne mit uns hat. Wir können Aufschub erwirken, sie aber nicht durchkreuzen. Selbst der Freitod fügt sich in den Kreislauf des Lebens ein, und nach allem, was wir wissen, ist sein Auslöser angelegt in einem großen Plan, der ein weiteres Beispiel für die unabänderlichen Gesetze der Natur und ihrer Ökonomie ist.

9691 📖 RATZERT, B., Attacke mit Antikörpern, (Die Zeit 21/20.5.1994/47)
9692 📖 386, 390 DE WAAL, F., Wilde Diplomaten, Carl Hauser Verlag, ISBN 3-446-16003-5, Auszug:
Also: Wenn man Extrapolation aus, sagen wir, dem Verhalten von Rhesusaffen auf das Verhalten von Schimpansen akzeptiert, so gibt es keinen Grund, ähnliche Vergleiche zwischen Menschen und Schimpansen zu beanstanden - besonders, wenn man berücksichtigt, daß dieses Paar mehr biologische Merkmale miteinander teilt als jenes.
Wenn wir solche Vergleiche ziehen, ist es sehr wichtig, daß wir Menschen auf dieselbe Weise betrachten wie Affen und Menschenaffen; es gibt keinen Grund, uns selbst auf das übliche Podest zu stellen. (S. 11)
Bonobos weisen drei der Elemente auf, die in Drehbüchern der früheren menschlichen Evolution eine Rolle spielen:

> »Was hast Du denn diesmal für eine Gruppe?« fragt der Förster die Leiterin von Haus Sanitas, »Laufen mit nackten Füßen im strömenden Regen mitten durch den Wald, heulen wuh, wuh, wuh nach Art der Indianer, sich auf den Mund klopfend. Fuchteln mit Tannenzapfen herum und schreien plötzlich alle auf einmal, wie Wahnsinnige am Marterpfahl, daß die Rehe vor Schreck davonschießen. Der Anführer scheint Rheinländer zu sein - übt der schon für den Karneval? Oder sind das schon die berühmten "Bläck Föss" aus Kölle?«

1. Weibchen sind über ausgedehnte Zeiträume hinweg sexuell empfänglich. 2. Das Sexualleben ist vielfältig und häufig mit der Nahrungsaufnahme gekoppelt. 3. Bonobos scheinen müheloser auf zwei Beinen zu gehen als andere Menschenaffen. Die übrigen Elemente der Theorien fügen sich nicht so gut ein. 4. Es gibt keine Beobachtungen von nennenswerter Kooperation zwischen Bonobomännchen.
5. Bonoboweibchen bleiben nicht »zu Hause«; sie bewegen sich mit ihren Jungen in demselben Bereich wie die Männchen.
6. Über die Paarbindung ist bei dieser Spezies nichts bekannt, doch begleiten Männchen gelegentlich Weibchen, und diesen Verbindungen wird nachgesagt, daß sie stabiler und ausdauernder als bei Schimpansen sind. Vieles muß noch enträtselt werden, aber man kann nicht leugnen, daß der Bonobo als Schlüsselspezies für das Verständnis der menschlichen Evolution darstellt. (S. 186)

9693 📖 15ff POPPER, K., Trial and Error, Auszug: »Medizin ist eine Erfahrungswissenschaft«
9694 📖 718, 846 FUHRMANN A., Das Alzheimer-Schicksal meiner Frau - lebendig begraben im Bett; (Trias i. Thieme-Verlag)
   📖 718, 846 **Bleib aktiv!**
Daß ein körperlich wie psychisch aktives und sinnerfülltes Leben sogar bei beginnenden dementiellen Problemen helfen kann, bestätigte sich zudem auch in einer jüngsten Untersuchung. Die Psychologen trainierten dabei mehr als 300 ältere Menschen über 75 Jahren je nach Versuchsbedingung entweder kognitiv (Gedächtnistraining, Kompetenztraining für Alltagsfertigkeiten oder schwierige Lebenssituationen) und/oder körperlich mit Bewegungsübungen (Tanzen, Jonglieren, Balancieren). Ergebnis: Die trainierten Teilnehmer hatten selbst in diesem hohen Alter die jeweils trainierten Fähigkeiten ausnahmslos gesteigert. Gedächtnis- und Kompetenztraining führten zu noch besseren Effekten, wenn sie mit den sportlichen Übungen kombiniert wurden. (PSYCHOLOGIE HEUTE 11/1995)

9695 📖 585 LEWIN, L., Gifte und Vergiftungen - Lehrbuch der Toxikologie, Haug Verlag
Im Walde, an lichten Stellen, findest Du oft ein einzelnes, dunkelgrünes Blatt, manchmal auch als Zwilling mit einer umgekehrt traubenförmig hochwachsenden Blüte: das Schattenblümchen. Ich esse es schon seit Jahrzehnten obschon ich nach den Hinweisen in den Pflanzenführern längst vergiftet sein mußte...
Merke Dir: Brennt oder ätzt das kleine Blattstückchen im Mund oder es ist so bitter, daß Du es nicht schlucken kannst: spuck's aus. Dieses Grün ist anderen Tieren bestimmt.
Dir ist sicher nicht die Entdeckung entgangen, daß Pflanzen auch eine Seele besitzen und mit den Menschen sprechen können. Und sie besser gedeihen, wenn die Menschen sich mit ihnen liebevoll unterhalten. → LV 9606
9696 📖 371 SCHOTT, H., »Die Chronik der Medizin«, Chronik Verlag, Auszug:
Deutsche setzen erstmals Giftgas ein. Für die Ärzte stellt diese Kampfart offenbar kein besonderes ethisches Problem dar... (S.388)
9697 📖 846 GSELL, O.: Die Basler Studie über longitudinale Altersforschung, 1955-1965. In: Herz und Atmungsorgane im Alter. Veröffentl. der Deutschen Gesellschaft für Gerontologie,1 (1968), 16

250 Der Chirurg Leonard Bailey von der kalifornischen Lome-Linda-Klinik pflanzt einem 14 Tage alten Mädchen das Herz eines 8 Monate alten Pavians ein. Das Kind stirbt 21 Tage später an den Folgen der Abstoßungsreaktion.
Ich kann Dir dieses Buch nur sehr ans Herz legen und es zu erwerben suchen: Die Chronik der Medizin. (→LV 9696)

362f HUMPHERY, D., Selbstmord Ratgeber »In Würde sterben«
208 OESER, H., »Krebsbekämpfung: Hoffnung und Realität«, Thieme, Stgt.
694 SEEGER, P. G., Z. »Zellforschung«, 19/3441.

> **Minimal invasiv schneller in den Tod**
> Immer häufiger werden vermeintliche Ovarialzysten laparoskopisch angegangen, immer häufiger sticht man dabei unerwartet in ein Karzinom.
> (Medical Tribune 12.5.1995)

a) 251, 645, 708 **Macht Geld allein Experten und ihre Wissenschaft käuflich?**
Ist es wirklich nur das viele Geld, der »Polstersitz im Leben« - so der Publizist Carl Amery - der als Belohnung für gezinkte Gutachten und Fälschung in der Wissenschaft winkt, ist es der Geschmack der Macht, ist es falsches Konkurrenzdenken?
(...) Tatsachen allein reichen noch längst nicht, um all das verstehen zu können, was die gekauften Experten dazu bewegt, alle Grundsätze der exakten Wissenschaften über den Haufen zu werfen und zu notorischen Lügnern zu werden. Denn wer die Ursachen nicht genau kennt, der wird sich am Ende schwertun mit der Therapie.
Daß dies aber bitter nötig ist, macht Carl Amery unmißverständlich klar: »...daß sich die machtvollen Interessen die Mittel sparen sollten, mit denen die die eigenen Experten und den ihnen anhängenden Rattenschwanz bis hinunter zu bayerischen Rundfunk bedienen. (Ärzte Zeitung 31/20.2.1995/29)
Schummel-Forscher: Lug und Trug mit Doktorhut (FOCUS 8/1995) Es wird behauptet:
Endlich einmal sorgt ein Interferon für eine positive Überraschung. Nachdem die Botenstoffe des Immunsystems hochgespannte Erwartungen als »Wunderwaffe gegen den Krebs« nicht erfüllen konnten, kommt die frohe Botschaft nun aus einer ganz anderen Richtung: Bei Patienten mit Multipler Sklerose (MS) bremst Beta-Interferon das Fortschreiten der Krankheit. Zu diesem Ergebnis kommt eine Medizinergruppe unter der Leitung des Neurologen Prof. Lawrence Jacobs von der State University of New York in Buffalo.
Das ist der Stand des derzeitigen Wissens über die Multiple Sklerose
(...) Fachleute sprechen von molekularem Mimikry. Dieser Trick dient den Erregern dazu, die Immunabwehr des Organismus zu unterlaufen. Viele MS-Experten vermuten nun, daß eine Infektion mit solchen Erregern - die Jahre, sogar Jahrzehnte zurückliegen kann - dazu führt, daß das Immunsystem potentiell autoaggressive Antikörper und Abwehrzellen bildet. Sie zirkulieren im Blut, richten aber zunächst keinen Schaden an. Durch einen noch nicht ausgemachten Prozeß werden diese »immunologischen Zeitbomben« scharf gemacht. Sie durchbrechen die Blut-Hirn-Schranke und sorgen nun im Gehirn für eine Entzündung. Im Zuge dieser Entzündung locken Botenstoffe weitere autoaggressive Zellen an, die das Entzündungsgeschehen weiter forcieren. Doch dies ist zur Zeit nur eine Hypothese, und selbst wenn sie sich bewahrheiten sollte, wäre immer noch fraglich (...).
Du erkennst: Man weiß so viel wie nichts. Trotzdem hat man schon ein Gen-Medikament parat. Das ist der Sinn der neuen Hoffnungsmacher-Maske, das steckt dahinter:
Diese Frage beschäftigt indes nicht nur Patienten, sondern auch die drei Beta-Interferon-Anbieter, die mit ihren Produkten einen Markt anpeilen, den Finanzexperten für 1998 auf 1,4 Milliarden US-Dollar taxieren. Drei Pharma-Unternehmen konkurrieren um das Milliarden-Geschäft. Wenn sich nur ein Viertel der rund 120.000 MS-Kranken in Deutschland zukünftig mit Beta-Interferon behandeln lassen sollte, so würden nach einer Berechnung des Neurologen Prof.Dietmar Seidel vom Augustahospital in Anholt auf Krankenkassen und Patienten Kosten von rund 500 Millionen Mark zukommen. (Bild der Wissenschaft 2/1995)
Erkenne: Um absahnen zu können, werden die Gesundheitskosten um immer neue Milliarden höher geschraubt. Solange, bis der unausweichliche Kollaps erfolgt. **Die Wissenschaft ist es, die uns ruiniert.** Erkenne ihr Ziel: Vernichtung der Erde!

b) 612 Meine Verachtung der Wissenschaft scheint nicht ganz unberechtigt zu sein
- Die Spielregeln des Wissenschaftsbetriebes bedingen, daß unter häufig scharfen Konkurrenzbedingungen die berufliche Existenz und Fortschritte in der Karriere in erster Linie von der Quantität der wissenschaftlichen Publikationen abhängen (»publish or perish«). Publikationen minderer Qualität bis hin zu Fällen von Betrug sind die Folge.
- Die »akademisch-industriellen Beziehungen« mit daraus folgenden finanziellen Abhängigkeiten und Interessen der Wissenschaftler können die Objektivität von Forschungsarbeit beeinträchtigen (Kassirer und Angell 1993, Thompson 1993, Blumenthal 1992. Relman 1989).
- Wissenschaftliche Untersuchungen, welche die Alltagsbedingungen berücksichtigen, sind eher rar. Wirksamkeitsnachweise unter Studienbedingungen und Anwendbarkeit in der Praxis sind durchaus nicht gleichzusetzen, wissenschaftliche Erkenntnisse somit nicht automatisch auf die Patientenbetreuung übertragbar.
Randomisierte Studien bevorzugen als Untersuchungsobjekte weiße Männer im mittleren Lebensalter und schließen Frauen und Minderheiten aus bzw. lassen sie unterrepräsentiert; die Übertragung der Ergebnisse auf andere Gruppen darf dennoch nicht unkritisch erfolgen (Wenger et al. 1993, Bennett 1993, Merkatz et al., Angell 1993, Cotton 1990 I und II).
- Wissenschaftliche Studien mit statistisch signifikanten Ergebnissen werden mit größerer Wahrscheinlichkeit publiziert als solche ohne (»publication bias«) (Easterbrook et al.1991).
- Wissenschaftliche Daten werden bisweilen solange »gequält«, bis sie das aussagen, was der Untersucher wünscht (»data torturing«) (Mills JL 1993).
- Die Ergebnisse unterschiedlicher wissenschaftlicher Studien zu einem Problem sind häufig widersprüchlich.
- Die Erfahrungen des Praktikers stehen bisweilen im Widerspruch zur wissenschaftlichen Erkenntnis. (KLEMPERER, D. in »Dr. Mabuse« 99/1-2(1996)/22)

> Daß Auge und Körpersäfte miteinander ganz eng verbunden sind, wissen wir alle. Wenn wir was Leckeres sehen, läuft uns das Wasser im Mund zusammen.
> Daß auch Ohr und Urinmuskel über Biophotonen miteinander kommunizieren, wissen viele Ältere: Wenn sie die Wasserleitung rauschen hören und sie der Drang zum Pinkeln überfällt...

9702 c) Justizministerium wirft dem FBI-Labor Schluderei vor
Das renommierte Institut trug Untersuchungsergebnisse vor, die wissenschaftlich nicht haltbar waren (Kölner Stadtanzeiger 89/17.4.1997)

9702 d) So können also einige korrupte Mediziner Ansehen nebst der dummen Masse die Überlebensideen vermindern. Erst wenn es die Wissenschaft schafft, daß aus einem von ihr produzierten Samenkorn eine Pflanze entsprießt, kann man etwas um ihr Sagen und ihre Erkenntnisse geben. Und so lange sie das nicht schaffen, sollten sie ihre gottverdammten Mäuler halten und nicht sagen daß, nur fully balanced Nahrung gut ist und nötig sei und Milch die Knochen stärkt.

9703 📖 74 BÄUMLER, E., Die großen Ärzte, Lübbe, S. 107

9704 📖 805 EIBL-EIBSFELDT, »Der vorprogrammierte Mensch. Das Ererbte als bestimmender Faktor im menschlichen Verhalten.«, Wien, Molden 1973

9705 📖 128 KOCH, E. R., »Krebswelt«, Kiepenheuer & Witsch, führt in einer Liste **hunderte von Medikamenten aus dem Alltag an, die dringend im Verdacht stehen, Krebs zu erzeugen**, aber fleißig weiter verschrieben werden; namentlich und mit Herstellerfirma!

9706 📖 Hier werden auf 1533 (!) Seiten, so klein wie hier gedruckt, alle Schäden aufgelistet, welche durch Medikamenteneinnahme entstanden sind - Bestellung empfehlenswert:
»Arzneimittel-Kursbuch« »Vom Verdacht zur Diagnose« (für unerwünschte Arzneiwirkungen), AVI. Arzneimittel-Verlags GmbH, Petzower Str. 7, 14109 Berlin, Telefax: 030 - 80542003

9707 📖 402 WEINER, J. S., »Entstehungsgeschichte des Menschen«, Edit. Rencontre.

9708 📖 301, 313 KROTH, E., »Das Tierbuch«, 2001 Verlag, 60348 Frankfurt, Postfach 610632

9709 📖 176 KOTHARI/MEHTA, »Ist Krebs eine Krankheit?«, Rowohlt. Die Verfasser weisen die Fälschungen der ärztlichen 'Erfolgsstatistiken' nach. Durch verschiedene Umfragen ist belegt, daß die meisten Ärzte sich dagegen sträuben, mit denselben Methoden gegen Krebs behandelt zu werden, die sie selber an ihren Patienten praktizieren.

9710 📖 141 HOUSTON, R./NULL, G., »The great cancer fraud«, Penthouse, USA, 9/10/1979

9711 📖 868 Der Naturarzt, Januar 1990: Einfluß der Ernährung auf unser Fühlen, Denken und Handeln.

> Das Rechte erkennen und nicht tun ist Mangel an Mut.
> (Konfuzius)

9712 a) 📖 148 Rauchen verursacht im Alter Leukämie: Brownson, R. C., Missouri Department of Health, Columbia.

9712 b) Raucher leiden häufiger an Rückenschmerzen als Nichtraucher. Denn das Nikotin schädigt die Bandscheiben. Sie werden nicht genügend mit Sauerstoff und Nährstoffen versorgt, degenerieren dadurch und verschleißen übermäßig. All dies sind die Auslöser für die chronischen Rückenschmerzen.

> Starke Schmerzen nach Hüftgelenkimplantation: normal (Medical Tribune 47/20.11.1998/19)

9713 📖 966f SONNTAG, D., Issels - Protokoll eines Skandals, raum&zeit Verlag

9714 📖 743, 967 HORNE, R., The Health Revolution, Happy Landings Pty Ltd 21 Trappers Way, Avalon Beach, N.S.W. Australia, Fourth Edition (Revised) 1985

9715 a) 📖 215 Die einzig positive Stimme und Anerkennung der Klassischen Medizin von medizinischer Seite fand ich im wertvollen Buch »Chronik der Medizin«, herausgegeben vom Chronik Verlag:
»Durch die Betonung der Selbständigkeit des Kranken in seiner körperlich-seelischen Einheit trägt die alternative Gesundheitsbewegung dazu bei, daß viele Patienten kritischer gegenüber professionellen Empfehlungen, Diagnosen und Therapien werden.«

9716 📖 241 HACKETHAL, J., Sprechstunde, Ullstein, siehe S. 147 u. 74 Auszüge:
Operationsinfektion Gasbrand durch Schenkelhalsnagelung; Schenkelhalsbruch Pfusch auch in New York; Brustwirbelkörperbruch Querschnittslähmung durch Schlamperei; angeblicher Kniescheibenbruch; Kriminelle Operation; »Hysterisches Wirbelsäulen-Syndrom«; Kollegiale Zusammenarbeit von Menschenverächtern; Operationshygiene-eigene Methode aus Not und Schweiß geboren; künstliches Hüftgelenk; Warnung vor Ausbeutern und Nicht-oft-Operateuren; Hüftgelenk-Ersatzplastik- eigene Technik Weltweit zusammengestohlen; Gelenkumstellungs-Operation; Operation gelungen - Gelenk ruiniert.
Die Ärzteführer ändern selbst krasseste Mißstände freiwillig nie, weil sie und ihre Kollegen dank raffinierter Gebührenordnungen an selbst fabrizierten Krankheiten das meiste verdienen. Immer hoffte ich, die Bücher würden auch von den Mächtigen gelesen. Doch das war ein Irrtum. Die viel größere Patientennot, unbarmherzigen, ruhmsüchtigen und arroganten Heilgöttern und ihren eitelgehorsamen, geschäftstüchtigen Halbgott-Kollegen gnaden- und wehrlos ans Messer geliefert zu sein. Genauer gesagt: Ihrem Totalen Krieg mit RAC-Waffen - Radikal-Operation, Atomsprühfeuer-Kanonade und chemischem Giftkrieg (mit Keulen, Pfeilen, Maschinengewehren und Stalinorgeln) - nicht nur gegen Haustier- und Raubtier-Krebs, sondern gegen fast alles ausgeliefert.

9716 b) Die höherrangigen Mediziner halten sich für Träger unangefochtener Wahrheiten und Dogmen, die es a priori ablehnen, andere Ansichten ernstlich anzuhören oder zu diskutieren. All ihren für heilig erklärten Grundsätzen widersprechende Meinungen werden als nicht beleg- oder beweisbar, als unrelevant oder absurd abgetan oder totgeschwiegen. Es wird höchste Zeit, ihnen klarzumachen, daß die Zeiten der Menschenverdummung für sie zu Ende gehen.

9716 c) In den 75 deutschen Herzzentren werden dieses Jahr rund 70 000 Patienten operiert. Doch auf das hochgerüstete System, das Milliarden Mark verschlingt, fallen Schatten: In vielen OP-Sälen herrscht pannenträchtige Hektik, gestreßte oder unfähige Ärzte liefern Pfusch ab, in manchen Kliniken liegt die Sterbequote unvertretbar hoch. Der Pfusch nimmt zu, seit im Geschäft mit den Herzkrankheiten der Konkurrenzdruck wächst. Neben den Kardiologen, die mit ihren fast unblutigen Katheter-Künsten das Operationsmonopol der Chirurgen knackten, drängen mehr und mehr Klinikunternehmen auf den Markt: Ein Kampf um die herzkranke Klientel ist entbrannt, der durch die staatlich verordnete Sparpolitik der Krankenkassen noch verschärft wird. In vielen OP-Sälen herrscht seither pannenträchtige Hektik. »Hastiker« (Krankenhausjargon) und streßanfällige Operateure führen das Skalpell, überforderte Organschneider, die unsauber nähen und schnell die Übersicht verlieren. (...)
In der Bonner Herzchirurgie (Leiter: Professor Paul Gerhard Kirchhoff) schwankt die Sterbequote nach Angaben von Ärzten zwischen 6 und 8 Prozent - sie liegt damit doppelt so hoch wie im Bundesdurchschnitt (3,36 Prozent). Die neu eröffnete Herzchirurgie am Klinikum Nürnberg Süd (Chefchirurg: Norbert Doetsch) weist eine Sterbequote von 6,2 Prozent auf. Zweifelhafte Resultate werden auch aus Ulm gemeldet. Der

Kardio-Olympier Andreas Hannekum hat seine Klinik durch eine Serie von Murks-Operationen in die Bredouille gebracht. (...) Der Chefanästhesist und stellvertretende leitende Direktor des Klinikums, Michael Georgieff, mochte das Treiben nicht länger mit ansehen. Ende Juni zeigte er Hannekum an (SPIEGEL 30/1995). Georgieffs Vorwurf: Pfusch im OP bis hin zur Todesfolge. Seitdem ist in Ulm die Hölle los. Erstmals hat ein C 4-Professor einen anderen Professor angezeigt und damit gegen die wichtigste Standesregel der Mediziner verstoßen, die da lautet: »Verpfeife nie einen Kollegen.«
Der vom baden-württembergischen Wissenschaftsministerium eingesetzte Gutachter Wolfgang Bircks, ein Düsseldorfer Emeritus, stellte dem Beschuldigten denn auch flugs einen Persilschein aus. Im Schnelldurchlauf checkte Bircks gut 100 Todesfälle durch, die sich unter Hannekums Regie während der letzten Jahre in der Ulmer Kardiochirurgie ereignet haben - und sprach den Chef frei. Solche Erlebnisse wirken auf kritische Ärzte wie Warnschüsse: Wer es wagt, ärztliches Versagen anzuprangern oder gar die Scheidekunst des Chefs in Zweifel zu ziehen, kann mit Unterstützung durch den Staatsanwalt kaum rechnen - und darf seine Chirurgenkarriere als beendet betrachten. Hat ein Operateur einmal den Status eines Ordinarius erworben, ist seine Machtfülle fast unbegrenzt. Die deutsche Chirurgie ist traditionell eine knallhart autoritäre, hierarchische Organisation. Bei soviel Selbstherrlichkeit, Relikt preußischer Wissenschaftsbürokratie, können einem leicht die ethischen Maßstäbe abhanden kommen. »Die werden so hofiert, daß sie jede Relation für ihr Handeln verlieren«, meint Chirurgie-Aussteiger Hoffer: Der Assistenzarzt Gustav Quade gab dem Staatsanwalt zu Protokoll: »Kirchhoff war so betrunken, daß er sich am Thorax (des Patienten) festhielt.« Neun Monate später stand der zeitweise suspendierte Chef wieder im OP. Dort macht er bis heute weiter. Prorektor Jürgen Aschoff. Der empfahl: »Lassen Sie eine Blutprobe machen.« Solche Tips, die den Vorwürfen eine justitiable Basis gäben, taugen für die Praxis wenig. Mediziner aus Hamburg-Eppendorf erinnern sich noch gut an einen »prominenten Ordinarius«, der »jahrelang volltrunken gearbeitet« habe. »Soll man da die Polizei rufen?« fragte sich damals das Kollegium. Keiner traute sich.
Öffentliches Aufsehen scheuen die Mediziner seit je. Was hinter den OP-Türen wirklich geschieht, soll niemanden kümmern. Noch nie wurde ein deutscher Herzoperateur vor Gericht gestellt. Stets versickerten die Anschuldigungen, und waren sie noch so schwerwiegend, im Bermuda-Dreieck zwischen Klinikleitung, Ministerium und Staatsanwaltschaft. (242 DER SPIEGEL 44/1995)

6 c) 15 Jahre nach dem ersten Erscheinen meines Buches:
Medikamente / Überblick verloren »Schwerste Fehler« unterlaufen deutschen Ärzten beim Ausstellen von Rezepten. Manche Pillenkombinationen machen Kranke noch kränker. (DER SPIEGEL 6/1997)

> Ecstasy ruft Pickel hervor
> (arznei-telegramm 9/1998)

6 c) Alljährlich werden in Deutschland bis zu 10.000 Kunstfehler bekannt; indes weiß niemand, wie oft tatsächlich gepfuscht wird. Außerdem werden häufig viele unterschiedliche Behandlungsmethoden und Arzneien am Patienten erprobt, »Polypragmasie« nennen das die Ärzte. Mit Sorge sehen die Patienten, wie sehr die Indikation für einen Eingriff schwanken kann. Eine Schweizer Studie belegt, daß Durchschnittspatienten knapp doppelt so häufig die Gallenblase entfernt wird wie Medizinern. Und eine Studie der Deutschen Gesellschaft für Gynäkologie und Geburtshilfe zeigt, daß vierzig Prozent bestimmter Operationen am Eierstock medizinisch schlichtweg nicht zu begründen und damit überflüssig sind - etwas mehr Glasnost im Krankenhaus könnte Patienten vor solchen Folgen der ärztlichen Therapiefreiheit schützen. (DIE ZEIT Nr. 30, 18.7.1997, S. 30)

7 a) 746, 559 Berichte über Menschen, die den Ausstieg aus der Sucht schafften:
REICHMANN, L., Wege aus der Drogensucht, Mosaik Verlag
Hier schildert der Betroffene aus erster Hand in Erzählform alles Nötige, was Eltern wissen sollten, um ihr Kind wieder aus der Sucht herauszuführen. Das wichtige Fazit: Daß der Einstieg in die harte Droge nicht über Hasch erfolgt, sondern über Zigaretten, Alkohol und Tabletten. Diese Suchtmittel darf es in Deinem Haus nicht geben, hörst Du! Dann ist Dein Kind geschützt und Du verlierst nicht viele Jahre Deines Lebens voller Sorge und Verzweiflung.

> Eine Seminarteilnehmerin erzählt: Mein Arzt erhält alle Laborbefunde zurück und sagt zu mir:
> »Ja - was wollen wir denn jetzt mal probieren... ?«
> Ich denke, mich trifft der Schlag - aber der meinte das völlig ernst.

Hohes Krebsrisiko durch Haschisch. Jetzt, wo das Hasch-Rauchen fast legal geworden ist, gibt es eine neue Schreckensmeldung: Ein Joint ist mit viermal so hohen Lungenkrebsrisiko verbunden wie eine Zigarette, warnt Lungenspezialist Professor Donald Tashkin von der Universität Los Angeles (USA). Grund: Der Rauch wird eingesogen und viel länger in der Lunge festgehalten als normaler Tabakrauch. Im Hasch-Paradies Kalifornien leiden ungewöhnlich viele junge Menschen zwischen 15 und 19 Jahren an Lungenkrebs - 90 Prozent von ihnen sind Marihuana-Raucher.

7 b) Daher folgt dem rein körperlichen Entzug in fast allen Fällen der Rückfall, wenn nicht nachher eine handlungsorientierte Entwöhnungstherapie durchlaufen wird, beziehungsweise die psychischen Selbstheilungskräfte auf anderem Wege stimuliert werden. Das gestörte Lustsystem normalisiert sich mit der Zeit, wenn auf das Suchtmittel verzichtet wird. Darum ist die Stimmung in unseren Einrichtungen für Suchtkranke keineswegs überwiegend durch Depressionen geprägt. Wir bauen vielmehr auf die Heilkraft der guten Laune und der Lebensfreude. Daher brauchen wir auch keine Pillen zur Beeinflussung des Hirnstoffwechsels der Abhängigen. Süchtige haben gelernt, Mißstimmungen mit chemischen Substanzen zu bekämpfen. Wenn wir ihnen vorgaukeln, die unangenehmen Konsequenzen dieses Mißbrauchs ebenfalls mit chemischen Substanzen überwinden zu können, dann verstärken wir ihr Suchtverhalten. Dies ist die falsche Botschaft.
U.J OSTERHUES, Fachverband Freier Einrichtungen in der Suchtarbeit, Nürnberg, Tel. 0911/2060920 (Der Spiegel 39/1996)

8 830, 935 Es gab auch vorbildliche Ärzte, die keine miesen Mediziner waren: Georg Groddeck (1866-1934) darf ich nicht vergessen. Er war ein bewundernswerter Arzt, ein großer Mensch, der die Gedanken Sigmund Freuds für die Behandlung von Kranken aufgriff mit seiner Psychoanalyse des Organischen. Er ließ sich nicht von einer »Schule« vereinnahmen - ein Pionier der psychosomatischen Medizin:
Krankheit, und das ist eine Lockung, der schwer zu widerstehen ist, macht schuldlos: Der Kranke hat kein Schuldbewußtsein, oder wenigsten besitzt er ein Mittel, das Schuldbewußtsein zu vernichten, dadurch zu vernichten, daß er immer kränker wird, am Ende die Erkrankung so weit treibt, daß jedes Bewußtsein und damit jedes Verantwortungsgefühl aufhört. Ist es so sinnlos, krank zu werden, wenn es so große Vorteile bietet? (...) Freilich, eines bleibt fraglich: Erkrankungen enthalten in sich die Lüge, den Betrug. Die Erkrankung ist kein ehrlicher Weg, und wer es für begehrenswert und für möglich hält, ehrlich zu sein, der tut gut, dem Es andere Wege zu weisen. Gibt es solche? Sie liegen jenseits von Gut und Böse. Jenseits von Gut und Böse gelangt der Mensch aber höchstens für Augenblicke. Es hat einen tiefen Sinn, wenn Christus diesem

oder jenem Kranken, statt ihm Heilung zu geben, sagt: »Dir sind Deine Sünden vergeben.« (GRODDECK, G., »Die Natur heilt«, Ullstein Taschenbuch.)
Erkenne die Hilflosigkeit, das Überfordertsein der Ärzte, das durch noch so viel unnützes Wissen nicht von ihnen überspielt werden kann. Du merkst es, wenn Du ihnen mal richtig auf die Zähne fühlst.

9719 a) 249 Es ist zu bezweifeln, daß durch Frühdiagnose und radikale Prostektomie (Prostataentfernung) die Mortalitätsrate (Todesrate) vermindert wird. (GREENBERG, R. in: The Lancet 343/1994/251)

9719 b) **Selbstheiler** Er berät wie ein Freund: »Dich, Dich ganz persönlich spreche ich hier in diesem Buch an.« Diesmal aber offeriert Erfolgsautor Franz Konz, 70, nicht einen seiner »1000 ganz legalen Steuertricks«. Vielmehr möchte er dem Leser einen Fluchtweg aus der Schulmedizin zeigen. Die sei, so der Klappentext in »Der Große Gesundheits-Konz«, nichts »als ein im Laufe der Jahrtausende geschickt aufgebautes Schwindelsystem«. So führt Konz auf mehr als 1400 Seiten, illustriert mit vielen bizarren Nacktfotos, durch das dunkle Dickicht seiner »Ur-Medizin«: »Du wirst sehen: Die schlimmsten Krankheiten verschwinden oder werden erträglich.« Krebs? Kein Problem. Allerdings: »Entweder Du befolgst voll und ganz meine Ratschläge, oder Du mußt elendiglich vor die Hunde gehen!« Lediglich bei einem Leiden will es allem Anschein nach noch nicht so recht klappen: »Die UrMedizin kann leider nur selten und dann auch nur langsam Hämorrhoiden kurieren.«
(Stern 5/1996)
Das Vorurteil ist nicht auszuhebeln: Daß nur durch ein Uni-Studium ausgebildete, auf Krankheitserkennung aber nicht auf Krankheits-Heilung gedrillte Menschen seien in der Lage, mit viel Chemie und Säbelei den Kranken zu helfen. Nun weißt Du, warum es der Verfasser so schwer hat, seine UrTherapie allen Menschen zugute kommen zu lassen.
In der TV-Sendung "Nachtcafé" vom 29.3.1996 (SWF III) entlarvte sich die Verfasserin dieses Verrisses selbst, als sie diesmal von den »schweinischen Fotos« in meinem Buch sprach: Es war die Wiener Journalistin Federspiel des »stern«, die eng mit der Rechtsprofessorin Oepen (LV 9981) zusammenarbeitet. Die Dame war verklemmt! Warum heuchelt sie und echauffiert sich nicht über die vielen Sexfotos des »stern«, die das Magazin allwöchentlich seinen Lesern bietet?

9720 271, 822 KULVINSKAS, V., »Leben und Überleben«, F. Hirthammer Vlg.
9721 714, 822 Weitere Literatur zur Romantischen Medizin:
CARUS, C.G., Von den Forderungen der Zeit an eine Reform des Medizinalwesens, Leipzig 1847, Dresden 1989
CARUS, C.G., Einige Worte über das Verhältnis der Kunst krank zu sein zur Kunst gesund zu sein, Leipzig 1843, Dresden 1989
CARUS, C.G., Erfahrungsresultate aus ärztl. Studien und ärztlichem Wirken während eines halben Jahrhunderts, Leipzig 1859, Dresden 1989
CARUS, C.G., Lehrbuch der Gynäkologie. Leibzig 1820
CARUS, C.G., Natur und Seele, Hrsg. Hans Kern, Deutsche Reihe Bd. 93, Jena 1939
LEIBBRAND, W., Die spektakulive Medizin der Romantik, Hamburg 1956
LEIBBRAND, W., Romantische Medizin, Hamburg 1937
HIRSCHFELD E., Romantische Medizin: Zu einer künftigen Geschichte der naturphilosophischen Ära, in: Kyklos 3, S. 1-89, 1930
HASLER, L. (Hrsg.), Schelling, Seine Bedeutung für eine Philosophie der Natur und der Geschichte: Referate und Kolloquien der Internationalen Schelling Tagung, Zürich 1979, Stuttgart 1981

> Die Erde gehört nicht den Menschen. Der Mensch gehört zur Erde. Und sie braucht uns nicht, aber wir sie.
> Chief Seattle

9722 655 Studie 1988 über Fastenkuren von Dr. Winkler, Lanserhof, in Zusammenarbeit mit der Universität Innsbruck.
9723 337 Operationsfreie **Kurbehandlung von Bandscheibenvorfällen** durch Dr. Helmut W. Weber, Bad Wildbad.
Bandscheiben-Operation? Nur für den, der sich auf sein Glück verläßt... Lies zuvor:
WHITE, A., »Failed Back Surgery Syndrome«, Hanley und Beltus, Philadelphia, 1986
9724 825 POLUNIN, O., »Pflanzen Europas«, BLV Vlg. Anst. 71. AICHELE, KOSMOS »Was blüht denn da?« Klein-Pflanzenführer
GARCKE, A., »Illustrierte Flora«, Parey, 72. »Pareys Blumenbuch« v. Filter/Blamey.
Kosmos - Taschenbuch - Pflanzenführer, Kleines Handbuch, Kosmos Verlag
Umsonst bekommst du das ausgezeichnet bebilderte Büchlein über »Wildpflanzen« von Deiner AOK, Wirtschaftsdienst, Lange Str. 13, 60311 Ffm, (069/29907-0)
GESSNER, O., »Gift- und Arzneipflanzen von Mitteleuropa«, Winter.
BRAUN, H., »Heilpflanzen-Lexikon für Ärzte und Apotheker«, G. Fischer, 1981.

> Alles geht ums Geld! Ärzte messen die Knochendichte aus primär monetären Gründen, denn die Meßverfahren taugen nicht. (Report, ARD Sendung 3.4.1995)

9725 645, 647, LV 8339 Literatur-Quellen für das Ansteigen der Harnsäureproduktion bei Fasten:
LANG, Florian; Pathophysiologie, Pathobiochemie; Stuttgart (Ferdinand Enke) 1990; 4.Aufl.; S.332
LÜTZNER, Helmut; Wie neu geboren durch Fasten; München (Gräfe und Unzer) 1992; 3.Aufl.; S.55
9726 a) 241, 250, 251 **Der hatte die Ärzte voll durchschaut:** SHAW, Bernhard, Des Doktors Dilemma, Suhrkamp. Auszüge:
(...) daß der medizinische Beruf eine Verschwörung ist, die den Zweck hat, die eigene Unzulänglichkeit zu verbergen.
(...) Ärzte sind genau wie andere Menschen: Die meisten von ihnen haben keine Ehre und Gewissen.
(...) Das Studium der Ärzte läßt oft die Frage aufkommen, ob man eine medizinische Erziehung genießen und dabei noch einen Funken gesunden Menschenverstandes zurückbehalten kann.
Krähenmentalität. Sarkastisch erklärte dazu Rechtsanwalt Dr. Augstein: »Der Fall ist beim Ordentlichen Gericht doch besser aufgehoben.« Er verwies darauf, daß beim Berufsgericht Ärzte mitzuentscheiden hätten. »Ärzte«, so meinte er, »verbeugen sich aber schon bis zum Boden, um einen Ordinarius nur ansprechen.« Außerdem war er der Ansicht, daß »leichter ein Kamel durch ein Nadelöhr zu bringen sei als einen Arzt zu veranlassen, von einem anderen zu sagen, daß er einen Fehler gemacht habe.« Wahrscheinlich, so ergänzte der Anwalt, werde es nötig sein, vom Ausland Ärzte als Gutachter beizuziehen (HACKETHAL, J., Der Wahn der mich beglückt, Lübbe Verlag S. 463)
Ärzte haben kein Rückgrat. Das Kreuz war ihnen schon in der Assistenz- und Oberarztzeit heraus operiert worden... Ohne herausoperiertes Rückgrat wird man kein Medizin-Ordinarius. (HACKETHAL, J., Der Wahn der mich beglückt, Lübbe Verlag S. 858)
9726 b) Hat sich die Ausbildung heute gebessert? Das sagen zwei Professoren:
Hahn: Jeder Busfahrer oder Jumbo-Pilot schafft seine Prüfung nur, wenn er die Knöpfe im Cockpit hundertprozentig sicher bedienen kann. Ein deutscher Arzt kommt beim Examen schon durch, wenn er nur 60 Prozent der Fragen richtig beantwortet hat. Da ist alles viel zu lasch.

(...) Es gibt unter den Doktores so manchen, der Antibiotika wild verordnet in der Hoffnung, es werde schon etwas dabeisein, was weiterhilft.. Dazu kommt der Druck der Pharmavertreter, die diese Ärzte beschwatzen nach dem Motto: »Je breiter, desto besser.«
Göbel: Das Ergebnis ist eine blinde Medikamententherapie ohne Sinn und Nutzen. (DER SPIEGEL 51/1996/77)

c) Die Kollegen haben kein Rückgrat
Die Kollegen machen das mit, weil sie gierig sind und ihren Hals nicht voll genug kriegen können, anstatt daß sie eine ordentliche Medizin betreiben, um dadurch den Ruf der Ärzteschaft zu stabilisieren. (Medical Tribune Nr. 33 vom 27.3.1997, S. 14)

d) Gutachter sind abhängig!
Die Erfahrung lehrt die Mediziner, die für Berufsgenossenschaften ein Gutachten erstellen sollen, sich der Gefahr bewußt zu sein, daß sie, wenn sie zu oft Gutachten (aus objektiven Gründen) zugunsten der Patienten ausfallen lassen, mit immer weniger Gutachtensaufträgen zu rechnen haben. Das ist eine Tatsache, die keiner bestreiten kann. Die Juristen müssen sich fragen lassen, ob sie juristisch ungeschliffene, evtl. in ihrer Diktion unkonventionelle Gutachter, die jedoch ihre Praxiserfahrung aus dem Alltag mitbringen, lieber wollen oder nicht. Meine Erfahrung ist, daß sie, vor die Wahl gestellt, solche »Leute« als Gutachter eher nicht wollen. (Medical Tribune 17/25.4.97/11)

e) 📖 167 Betrug bei Abrechnung

	Rechnen Ärzte bei Kassen u. privaten Krankenversicherungen Leistungen ab, die sie gar nicht erbracht haben?			Erbringen Ärzte Ihrer Meinung nach therapeutisch überflüssige Leistungen?	
Was Patienten antworteten:		Was Ärzte antworteten:	Was Patienten antworteten:		Was Ärzte antworteten:
15%	häufig	12%	12%	häufig	25%
37%	gelegentlich	30%	35%	gelegentlich	43%
23%	selten	34%	31%	selten	24%
16%	nie	15%	18%	nie	7%

Was die Mehrheit der Patienten vermutet, trauen auch die Doktoren ihrem Berufsstand zu. (aus:Capital 6/1997)

Handlungsbedarf für die Gesetzesmacher: Fast alle Mediziner räumen überflüssige Leistungen ein.

7 📖 503 PSCHYREMBEL, »Klinisches Wörterbuch«, De Gruyter Verlag, 1.876 Seiten
ROCHE Lexikon Medizin, Urban & Schwarzenberg, 2029 Seiten. Diese ausgezeichneten Fachbücher wurden von mir immer wieder herangezogen, wenn es galt, medizinische Begriffe zu klären.

8 📖 854, 955 Ein einfühlsames Buch zu diesem Thema:
BRUCH, H., »Gespräche mit Magersüchtigen«, Fischer
Gefährliche Magersucht: 20 % hungern sich zu Tode. Heilung mit schulmedizinischen Methoden nur in 40 % zu erwarten.

> Dein Körper fordert bei schweren Entzündungen u. den meisten anderen Krankheiten vollkommene Ruhe sowie keine Nahrungszufuhr.
> Im Krankenhaus wirst Du ständig gestört und eventuell sogar künstlich ernährt.

Die Hauptschuld trägt das Schlankheitsideal unserer Zeit, die Sehnsucht nach der Barby-Puppen-Figur. »Das Korsett der modernen Frau ist der Schlankheitswahn«, gab sie zu bedenken. Beispielsweise ist Miß Amerika jedes Jahr noch etwas leichtgewichtiger als ihre Vorgängerin. Magersucht findet sich zu 95 % beim weiblichen Geschlecht und beginnt meist in der Pubertät. Doch auch Männer können erkranken, prädisponiert sind z. B. Sportler, Tänzer und Jockeys. Der Unterschied zur Bulimie besteht darin, daß bei Magersüchtigen meist kein Therapiebedürfnis und wesentlicher Leidensdruck vorliegen. In der Regel wird die Situation verleugnet. Die Patientinnen sind unzugänglich und nur schwer für therapeutische Bemühungen zu gewinnen. In ihrem Wesen und ihrem Verhalten ähneln sie einander oft wie Zwillinge. Sie sind pflichtbewußt, leistungsbezogen und beschäftigen sich - obwohl sie selbst nichts essen - leidenschaftlich mit Ernährung, bekochen ihre Angehörigen und sammeln aus Hobby Kochrezepte. (Medical Tribune 49/6.12.1996/29)

Merke Dir: Der Wunsch nach Schlanksein ist ein natürlicher Wunsch und positiv zu werten. Er muß aber deshalb nur mit natürlichen Mitteln verfolgt werden: UrTherapie ist natürlich.
Selbsthilfegruppe Anonyme Eßsüchtige Tel: 0421-327224

9 📖 982, 993 MATHIES, Silvia, Bayr. Fernsehen in der Sendung Globus vom 16.11.1993, Fehldiagnose - Die Folgen trägt der Patient.
Ausgezeichnet recherchiert, wie Ärzte sich vor Entschädigung ihrer von ihnen verpfuschten Patienten drücken; wie sie die gefährlichen Fruchtwasseruntersuchungen mit allen Tricks der Angstmache durchsetzen wollen und sich dabei auf völlig unsichere Untersuchungsmethoden berufen; wie durch die Schuld der Ärzte plötzlich durch ein abgestrittenes bzw. nicht diagnostiziertes Kanülenabszeß die Patienten gelähmt und um ihre Entschädigung geprellt wurden. Siehe auch: WIESE, B., Ärztliche Kunstfehler, S. Fischer Verlag

10 📖 713, 759 NICKEL, u.a., Anatomie der Haustiere, Band V: Anatomie der Hausvögel; Parey.
SCHEUNERT/TRAUTMANN: Veterinär-Physiologie; Paul Parey.

11 📖 947, 949 MOELLER, M. L., »Die Wahrheit beginnt zu zweit«, »Die Liebe ist das Kind der Freiheit«.
Zur Tagung der Spitzen seiner Ernährungs-Selbsthilfegruppen wurde ich zwar vonihm eingeladen – mir wurde aber gleichzeitig verboten, über die UrTherapie ein Wort zu verlieren. Was ist das für eine medizinische „Wissenschaft", die sich vor Gesundheitsinitiativen fürchtet ...?

> Mach's nach, was Dich die Klassische Naturheilkunde lehrt. Aber mach alles nach!

2 a) 📖 359, 235ff Religiöse Fragen - Tierfolterungen
SKRIVER, Carl Anders, »Der Verrat der Kirchen an den Tieren«, Starczewski-Verlag GmbH, München. SKRIVER, Carl Anders, »Die Lebensweise Jesu und der ersten Christen«, Verlagsges., Husum.

2 b) Dun bedde un arbeide! Et sin ehrer vill, die vun dir levve welle. (Aus der Kölner Mundart: Bete und arbeite! Es sind deren viel, die von dir leben wollen.)

3 📖 741 SCHMIDSBERGER, P., »Der kritische Patient«, Südwest Vlg., München.

5 a) 📖 964 »... viele Bauern die Bewirtschaftung ihrer Felder aufgeben, da die Rebellen diese verminen. In manchen Gebieten leiden zwischen 20 und 30% der Kinder an Unterernährung. Einige hunderttausende Erwachsene bewegen sich am Rand dessen, was man als chronische Unterernährung bezeichnen könnte. (Betraying the National Interest, Lappé, Schuhmann u. Danaher, Grove Press, 1987)

> **Wissenschaftler - die geborenen Fälscher**
> (...) der verschwiegene Riedel erhielt bald sogar eine vorübergehende Professur in Bayreuth, und wirtschaftlich derart abgesichert, sprang er in den dann demokratisch gewendeten Zeiten sofort Heike Drechsler bei, als sie in einer gerichtlichen Auseinandersetzung mit Frau Berendonk auf ihrer dopingfreien Karriere bestand. Er habe ihre Daten gefälscht, sagte der Akademiker leichthin.
> (Kölner Stadtanzeiger 249/27.10.1997/23)

Zum gleichen Thema siehe auch: Jones, J., Bad Blood, Mc Millan, NY

📖 **964 Fleisch und Milch zerstören die Regenwälder der Erde**
Die Produktion von Nahrungsmitteln verursacht allein 150 Millionen Tonnen CO_2 - rund 85 Prozent davon entfallen auf die Herstellung von Fleisch, Milch und Eiern. Der Anteil ist deshalb so hoch, weil Pflanzenfresser - und damit die meisten landwirtschaftlichen Nutztiere - für die Zunahme um ein Kilogramm Lebendgewicht rund die zehnfache Menge an pflanzlicher Nahrung brauchen. Außerdem entstehen bei der Tierhaltung große Mengen Methan - ein weiteres hochwirksames Treibhausgas.
Die Systemforscher schätzen, daß durch geringeren Verzehr von Fleischwaren und Molkereiprodukten die ernährungsbedingten, klimawirksamen Emissionen um vierzig Prozent gesenkt werden können. (Bild der Wissenschaft 8/1995)   ✚ **Erste Hilfe** ✚

9735 b) 📖 942
MÜLLER-BERG, Manfred: Auf Bäume hören - mit Bäumen sprechen, ISBN 3-530-30002-0. HUWILER, Frida: Bäume - Mittler auf dem Weg zur Selbsterkenntnis, ISBN 3-530-39389-4
Der heilige Baum: ein indianisches Weisheitsbuch, ISBN 3-530-33833-8

Ameisen quälen Dich nicht so sehr, wenn Du Dich einfach so ins hohe Gras legst. Da können sie ausweichen, während sie sich auf einer glatten Decke von Deinem Körper bedroht fühlen und Dir ihre Säure auf die Haut spritzen. Merke: Sobald Du das erste Brennen wahrnimmst, schalte gleich und reibe schnell etwas Speichel darüber. So wird die Ameisensäure verdünnt und brennt nicht mehr so stark.

9735 c) Der Einfluß von saurem Regen auf die Boden- und Weizenqualität
Saurer Regen schadet nicht nur den Bäumen im Wald, sondern auch Kulturpflanzen auf den Feldern. Dies ist das Fazit eines Experiments, in welchem Danica Galonic auf einer Testfläche Weizenpflanzen mit verdünnter Schwefelsäure »bewässerte«. Neben der erwarteten Versäuerung des Ackerbodens und einer Abnahme der Humusschicht führt die Säureberieselung zu einer überraschend starken Absenkung des Stärkegehalts der Weizenkörner um bis zu zwei Drittel - entsprechend mager wird die Mehlausbeute nach dem Dreschen und Mahlen. (7. Internationaler Wettbewerb »Jugend forscht«, 25. 11. 1996)

9736 📖 540 STARK, R., Aphrodisiaka, Heyne

9737 a) 📖 262, 293f, 347, 296 **Uterus raus? Gallenblase auch gleich mitnehmen (Medical Tribune 34/24.8.1984/3]**

9737 b) Jede vierte junge Frau, bei der die Gebärmutter entfernt wird, hat danach mit ovariellen Ausfallserscheinungen zu kämpfen. Sogar wenn die Ovarien verschont bleiben, stellen sich nicht selten Schweißausbrüche und Hitzewallungen ein, oft folgen dazu auch noch psychosexuelle Probleme.(Zwickau, et al., Zentralblatt für Gynäkologie, Jg. 118, Heft 4 (1996), S. 206-212)

9737 c) Muskel- und Bindegewebeschmerzen entstehen durch Gebärmutter- und Eierstockentfernung

9738 DITTMAR, K. (Hrsg.); AIDS, Die politische Krankheit; o.O. (Steinweg), o.J. ARNHEIM, C., (Hrsg.); AIDS - der dritte Akt der Syphilis, Der Irrtum des AIDS-Establishments (darin enthalten ein sehr informativer Aufsatz [allerdings schon von 1925] über die Geschichte der Syphilis seit 1494; Dortmund (pad) 1990. RAPPOPORT, J., Fehldiagnose »AIDS«, Geschäfte mit einem medizinischen Irrtum; Südergellersen (Bruno Martin) 1990

9739 a) Steh auf, Dein Glaube hat Dir geholfen! Der feste Glaube, daß Gott die Heilung unterstützt ist wirksam.
Religiöser Überzeugung kann tatsächlich körperliche Wirksamkeit zugeschrieben werden. Es stellte sich heraus, daß Patienten, die sich selbst als sehr religiös bezeichneen, viel rascher ihre körperliche Kraft zurückgewinnen. Vergleichbare Wirkungen des Glaubens an Gott stellten Forscher auch bei jenen Menschen fest, die für die Kranken während der Genesungszeit sorgten. Familienangehörige, die sich um einen Schwerkranken kümmern, erleiden derart oft die zusätzliche Belastung oft selbst starke Beeinträchtigungen ihrer Gesundheit. Jene Personen jedoch, die sich auf feste religiöse Überzeugungen stützen konnten, blieben bei guter Verfassung. Wer nicht an einen persönlichen Gott glaubt, ersetzt dies durch den Glauben an die Kräfte der Natur, an die man sich unter der UrTherapie wendet.

9739 b) 📖 935 Jeder Denker beurteilt die Krankheit nach dem, was er am meisten schätzt:
So wie der Mediziner das gegen Deine Krankheit einsetzt, was er gelernt hat und was man ihm eingeredet hat, das würde gegen die Krankheiten der Menschen helfen - nämlich seine Medikamente - so verweist Dich der Fachmann für Religion zur Heilung auf den Glauben:
Krankheit kann nur in Bezug auf den Gott, der alles geschaffen hat, verstanden werden. In der vergehenden Welt erfährt der Mensch die Gebrochenheit seiner Existenz in Christus, die aber in der Auferstehung zur Wiederherstellung des Ganzen führt.
Krankheit ist somit Anteilnahme an der Geborgenheit, birgt aber im Glauben die Überwindung zur neuen Existenz. Wenn, wie D. Bonhoeffer feststellte, der Mensch unmittelbar zu Gott ist, so kann Krankheit nicht außerhalb dieser Unmittelbarkeit bestehen. Krankheit ist daher auch mit dem Sinn des Heimrufes zu Gott verbunden. Er ruft den Menschen aus den Peripherien zu seinem Zentrum, wie es Augustin ausdrückte: Cor nostrum inquietum est, donec requiscat in te. Zur erfolgreichen Bekämpfung der Krankheit ist nach Apostel Paulus die göttliche Gnade unerläßlich, Ep. ad Corinth. I. 12. 30: »num omnes donum habent sanationum?« Nur der durch die kirchlichen Heilsmittel Entsündigte kann auf Heilung durch die Gnade Gottes hoffen, anders ist die ärztliche Behandlung vergeblich. (→ LV 9741) (Prof. Dr. Werner Stroh, August-Messer-Straße 9, Gießen im Deutschen Ärzteblatt Nr. 24/1993/B13027) (→ LV 0676b) »Die Würde der Person hat Vorrang vor gesellschaftlichen Interessen. Medizinische Eingriffe dürfen nur mit Zustimmung des Patienten vorgenommen werden.« (Satzung der europäischen Menschenrechtskommission)
Hier aus diesem Buch hast Du erkennen können: Der Schamane redet Dir ein, seine Zauberei mit dem Werfen von Knochenstückchen könne Dich heilen. Der mittelalterliche Quacksalberarzt machte Dir weis, seine Mixturen aus Mäusefett und Krokodilskot würde es vollbringen.
Der heutige Arzt macht Dir Hoffnung, nur was schädigt (und wie das seine chemischen Medikamente tun!) könne Dir Heilung bringen. Der religiös angehauchte Arzt will Dich durch Beten gesund machen. Dann gibt es da noch eine Gruppe von Intellektuellen, die mit ihrem Alle Erkenntnis gepachtet haben wollenden vornehm beeindruckendem Wortgeschwafel so wunderschöne, zu nichts führende Bücher schreiben können: Es sind die ständig im Transzendentalen schwebenden Spitzenleute der Psychologie, die Krankheiten nur durch seelische Probleme entstehen sehen. Und die folglich deren Heilung nur durch Worte und die dadurch veranlaßte Charakteränderung möglich machen wollen.
Auf die Wahrheit verwies Dich bis heute keiner. Jeder will sein eigenes Süppchen kochen. Nur die UrTherapie unternimmt es, Dir die wahre Heilung anzubieten.
Jeder Verfasser verweist nur auf das, was er gelernt hat und über das er dann natürlich am besten seinen Quark, angereichert mit seinem Salbungsöl und würzigem Schnittlauch verbreiten kann. Er will - merke Dir das gut! - nur

sein eigenes glänzendes Gerede zur Schau stellen und Dich damit beeindrucken. Dich zu heilen, das hat er erst gar nicht vor. Dem ist nicht an Dir, sondern nur an seiner blendenden Imponier-Rhetorik gelegen. Die sich so liest, daß Du Dir vor so viel Geist-Nonsens-Verspritzerei ganz klein und dumm vorkommst. Besonders bei:

📖 81, 300, 299, 935, 952, 974 (siehe unbedingt LV9739) DETHLEFSEN/DAHLKE, »Krankheit als Weg«, Bertelsmann
Der UrMethodiker sieht die Krankheitursache im naturwidrigen Verhalten des Menschen, der Schulmediziner sieht sie gestern noch in der Zelle, heute in den Kleinstlebewesen, morgen in den Genen, der Psychotherapeut wiederum sieht die Krankheitsursachen im Geistigen:

Unter UrTherapie kann Dich im Leben nichts mehr überraschen.

Die Autoren wollen mit diesem Buch einen Weg zum tieferen Sinn der Krankheit weisen. Jedes Symptom sei ein Hinweis der Seele auf einen grundsätzlichen Mangel.
Daß von Rheuma nur starre und sture Menschen befallen werden, daß Entzündungen stofflich gewordene seelische Konflikte und gemiedene Auseinandersetzungen seien, daß Allergien Manipulationsmittel gegenüber anderen bedeuten würden und Asthmatiker gemiedene Gefühle nicht in sich hineinlassen und lieber nehmen denn geben. Ich habe da andere Erfahrungen als diese beiden vielgelesenen Spinner. Eher nachvollziehen kann man schon, daß von Krebs und AIDS Befallene an der Liebe erkrankt seien. Und ihr Kranksein einem von der Liebe abgewandten bzw. nur von primitiver Sexualität erfüllten Leben verdanken. Nun - das Buch vermag vielleicht zur Selbsterkenntnis führen, aber niemanden vom Kranksein befreien...
DAHLKE,R. »Krankheit als Sprache der Seele«, Bertelsman. Auszüge: »Symptome werden von Organ zu Organ, Patienten von Spezialist zu Spezialist verschoben.« Krankheitsbilder lassen sich jeweils unter einem Doppelaspekt betrachten. Zuerst einmal machen sie ehrlich und zeigen uns, was wir bisher nicht wahrhaben wollten. Eine Lähmung mag dem Betroffenen z.B. andeuten, wie lahm und unbeweglich er im seelisch-geistigen Bereich (geworden) ist. Zum zweiten hat jedes Krankheitsbild Sinn und erfüllt eine Aufgabe. Die Lähmung könnte etwa verraten, daß es gilt, die bewußte Kontrolle zu lockern und sich der Ruhe hinzugeben. Nach dem Grundsatz »Krankheit macht ehrlich« wird die unerlöste, nach »Krankheit zeigt die Aufgabe« die erlöste Ebene des Musters deutlich.
So sieht Dahlke z.B. beim Fußpilz ein Erschlaffen unserer Krallen, für die er die menschlichen Zehen hält: Wird er von geistig-seelischer Seite entsprechend entlastet, kann der Körper seine verletzten Waffen wieder herstellen und das verlorene Territorium zurückerobern. Deshalb sollte man sich fragen: Wo versäume ich es, die geistigen Krallen zu zeigen und mich festzukrallen? Welches körperliche Grenzland lasse ich brachliegen und verkommen? Wieso liegt die Vitalität meiner Krallen in den letzten Zügen?
Weltfremder aber klugschnackender kann man nicht reden. Ich halte dieses Denken für absurd. Dem Menschen wurden von der Schöpfung keine Waffen gegeben. Er ist als Friedtier konzipiert und sollte sich daran halten. Seine Nägel brechen in der Natur vorzeitig ab und sind nicht als Krallen zu nutzen. Dahlke hat versäumt, sich die Nägel unserer Nebenmenschen, den Hominiden, anzusehen. Aber schön zu lesen ist sie schon, diese Argumentationsakrobatik in hoher Vollendung und in größter Höhe des Seelenzirkuszelts der Esoterik. Nur: Gesund wirst Du von diesem Gurugebabbel für Intellektuelle, die sich auf so fein und körperlich etwas gegen ihre Krankheiten zu tun, nichts. (→auch 9739) Das sagen die Ärzte dazu: Die Krebspersönlichkeit, der kurz Typ C genannte Typus cacinomatosus, ist tatsächlich bloß ein Hirngespinst der Psychosomatik. (Ärztliche Praxis 28/7.4.1995/2) WEIZSÄCKER, V. von, Körpergeschehen und Neurose, Enke, Auszug:
Bei der Krankheit gibt es keine Möglichkeit, zu beobachten, ob die psychische oder physische Erscheinung die Ursache gewesen sei, sie wirken simultan.

Victor von Weizsäcker sagt damit, daß eine wechselseitige Abhängigkeit von Leib und Seele vorhanden ist. Eine Reduktion auf psychologische wie physiologische Phänomene ist nicht möglich.
MITSCHERLICH, M., Der interaktionelle Ansatz im psychosomatischen Denken, in: Th.F. Hau und F. Wyatt (Hrsg), Therapeutische Anwendungen der Psychoanalyse, Vandenhoeck & Ruprecht, Göttingen 1984

📖 935 »Es gibt keine geistigen und seelischen Krankheiten, sondern nur körperliche. Psychotherapie ist nur Mystik.« Behauptet:
SZASZ, The myth of psychotherapy, Syracuse University.
SHORTER, E., »Moderne Leiden. Zur Geschichte der psychosomatischen Krankheiten«. Rowohlt Verlag

📖 128 BURNET, M., »Genes, Dreams and Realities«, Bucks.

📖 197, 200 HUGHES, Patrick H., Institute for Research in Psychiatry, University of South Florida, Tampa;
VAILLANT, George E., Department of Psychiatry, Dartmouth Medical School, Lebanon; Journal of American Medical Association, Vol. 267, No. 17 (1992), S. 2333-2339 und 2373-2374.

📖 40 **Chronische Polyarthritis**
Die Goldtherapie ist noch lange nicht reif für den Ruhestand. (Ärzte Zeitung, 6.4.1992)
Rund 45% der Patienten mit schmerzhafter Polyneuropathie sprechen auf Scheinmedikamente an. Der vor allem in den ersten vier Wochen deutliche Effekt verliert sich innerhalb von sechs Monaten. Plazebo lindert die Intensität der Schmerzen etwa um 25%. Arznei-telegramm 11/96

📖 431 Untersuchung der Akademie der Wissenschaften/USA, »Coping with stress in caring«, Blackwell Scientific Oxfort/1985 Bacthy.

📖 294, 424 BRAUNWALS, E., 'New England Journal of Medicine', 297/663/1977;
ROSATI, R.A., Postgraduate Medical Journal, 52/749/1976; Europäische Studiengruppe für Koronar-Chirurgie, The Lancet, 1/889/1976

> Während den Universitätsbibliotheken gerade mal 40 Millionen aus Länderkassen angedient werden, machen die Bundesländer allein für den Religionsunterricht der Großkirchen Jahr für Jahr an die 4000 Millionen locker, also das Hundertfache!

> **Fersensporn**
> (...) verordnete Hekla Lava D3 (DHU), dreimal täglich zwei Tabletten. Ich war sehr skeptisch und daher sehr verwundert, daß die Sporne sich schon bald verkleinerten und ganz verschwanden. Seitdem kann ich alles Schuhwerk tragen, ein Rückfall ist nie eingetreten. Dr.Irmgard Heck (Der Naturarzt 6/95)

9747   345, 399, 718 Vermutete Faktoren für Altersdemenz listet die Ärztliche Praxis vom 26.11.1991/31 auf.
9748   59 HERTZKA/STREHLOW, »Handbuch der Hildegard-Medizin«, Bauer Verlag, Freiburg
Der esoterische Hermann-Bauer Verlag in Freiburg hat allein sechs »Klassiker« der Hildegard-Medizin in seinem Programm. Wenn Du Dich damit befassen willst, so fordere Prospekte darüber an: Tel.: 0761/70820
9749   408 MORRIS; D., Der nackte Affe, Knaur. Der Verfasser spinnt ein bißchen - aber amüsant geschrieben. Besser: Das Tier im Mensch.
9750   367 Prof.Dr.H. Helmchen, Psychiatr. Klinik u. Poliklinik der Freien Universität Berlin; Der Nervenarzt, 62. Jg., Heft 5/1991/265 - 268.
9751 a)   73, 492 BECHAMP/PASTEUR, Humebook pp. 217/8. 1963
9751 b) SCHADEWALDT, H., Die Rückkehr der Seuchen
In Südamerika flammt die Cholera öfter auf. Warum? Weil dort etwa ein Viertel der Andenbevölkerung ständig Koka-Blätter kaut. Wär ja noch natürlich. Aber die Leute bestreuen diese stets mit gelöschten Kalk, bevor sie sich die Blätter in den Mund hinter die Backenzähne schieben. Deshalb, weil dort so das Kokain mit dem Kalk verbindet, aber auch, weil es die Magensäure neutralisiert! Und so kann der Bazillus wiederum ungehindert in den Dünndarm gelangen. Und sich dort vermehren, wenn es auch noch das Milieu erlaubt.

Der Verfasser ist angetreten, dem Wahnsinn Schulmedizin den Todesstoß zu versetzen und die Menschen und Dich vor weiteren Schäden durch sie zu bewahren. Sieh ihm nach, wenn Dich manchmal seine Worte ärgern.

9752   341 Untersuchungsbericht einer Krankenanstalt in Ohio/USA. (BUNTE Nr. 10/1990)
9753   24 HANSEN, A., »Der Hexengarten«, Trikont, München.
9754   571b Ärzte Zeitung, 23.7.1992
9755   294 Acta Obstet Gynecol Scandinavia 1993/17
9756   393 BUNTE, Nr. 23/1990
9757   203 HOUSTON, R./NULL, G., »Our Town«, vom 3.9. u. 29.10.78
9758   324 The Lancet, 2/695, 1983
9759   854a DER SPIEGEL Nr. 53/28.12.1992 (Bilharziose)
9760   601 Forschungsbericht der VW-Stiftung in: Naturarzt, 2/1991
9761   313 UHLENBRUCK, G., Prof. Dr. med., Direktor des Instituts für Immunbiologie der Universität zu Köln.
9762   821 BERRETT, M., »Millionen könnten besser sehen«, Heyne
9763   769 DER SPIEGEL, Nr. 29/1990 vom 16.7.1990
9764   769 BÖHLAU, V., Max-Bürger-Institut für Altersmedizin kommt auf eine Programmierung von 110-120 Jahren. DIB Nr. 41/1989
9765   31 GALEN, Opera Omnia, Lpz. 1826
9766   385, 314 RTL Sendung vom 10.8.1993: Prof. Klaes »Der heiße Stuhl«
9767   575 transparenz-telegramm für 1992/93, Dr. Moebius, Berlin (siehe Kap. 9.75)
9768   695 Bericht über die Jahrestagung der Süddeutschen Gesellschaft für Kinderheilkunde 1987 in Bad Dürkheim.
9769   952 DER SPIEGEL vom 7.8.89 Nr. 32/43. , Institut für Stimmpädagogik Leonard Del Ferro, Amsterdam.
9770   149 KALIKOWSKI, B., in Lancet 27/1965
9771   838 Stern-Bericht »Jugend forscht«, Nr. 2/13, 3.1.1974 und: WINTER in Ernährungs-Umschau 6/1959/135-8
9772   244 Ärztliche Praxis, 27.1.1992/5 Goldene Gesundheit 1/1989)
9773   56 SCHLEBISCH /SCHEINER /WENDLING, »Die Vernichtung der biologischen Medizin«, Heyne Report (Prof. Clausen, Univ. Odensa/USA)
9774   290 Untersuchung der Universitäts-Klinik Heidelberg, F. R. vom 10.5.1989
9775   586 Knollenblätterpilze ohne Todesfolge essen bei Mariendistel-Einnahme

Das Alter ist nicht schrecklich. Es wird nur dann schlimm für Dich, wenn Du Dich der UrTherapie versagst. Das Alter erst schenkt Dir unter Klarsichtigkeit die größte Lebensfreude!

Verlangst Du als Kranker, wie viele, nach sich selbst genügenden mystischen Heilwesen? Besteht die Tendenz, das Irrationale mit verstärktem Selbstbewußtsein zu verklären? Damit wirst Du bald schnell auf die Nase fallen!

  838 Kresse und Meerrettich gibt natürliches Penicillin
Der Verzehr von 10-40 g Blättern der Garten- oder Kapuzienerkresse oder der gleichen Menge Meerrettichwurzeln beinhaltet die Aufnahme von 20-80 mg antimikrobiell wirksamen Inhaltsstoffen. Diese Mengen führen dazu, daß in den ableitenden Harnwegen therapeutisch wirksame Konzentrationen (20-100μg Senföle/ml) an diesen Substanzen vorliegen. Diese Mengen können leicht im Rahmen einer normalen Ernährung aufgenommen werden. die therapeutischen Wirkungen dieser Mengen sollen bei Infektionen der Harnwege gesichert sein. Die Ausscheidung erreicht nach 4 - 6 Stunden ihr Maximum und ist nach 10 - 24 Stunden beendet. (WATZL, B., LEITZMANN, C., Bioaktive Substanzen in Lebensmitteln, Hippokrates)

AZÉMA; R.-C. (1976): Conduite à tenir et conseils à donner par un mycologue devant un empoisonnement réputé mortel par les champignons. Bull. Soc. Mycol. France 92: (79)-(81).
BASTIEN, P. (1976): Actualités 76 sur l'intoxication phalloïdienne. Archives médicales de Normandie No 5, mai 1976
BASTIEN, P. (1980): 1970-1980 dix années de lutte contre ies intoxications par l'amanite phalloïde. Médecine du Nord et de l'Est 4 (12): 1019-1035.
DUMONT, A.-M. (1981): A propos du Dr. Bastien. Le Généraliste No 340 (31.1.1981)
EBNETER, K. (1976): Vergiftungen durch Knollenblätterpilze. These de doctorat de la Faculté de Médicine de l'Université de Zürich, No 1412
MONTHOUX, O., Eine gewollte Selbstvergiftung mittels Amanita phalloides, Schweizer Zeitschrift für Pilzkunde, 60. Jg. Nov. 1982/11
PAHLOW »Das Große Buch der Heilpflanzen« Bericht über einen Versuch mit dem Mariendistelextrakt (Legalon) der Fa. Madaus.

9776   726 'Physikalische Medizin', Balneologie und medizinische Klimatologie v. 13.10.1989, BUNTE Nr. 40/1989
9777   905 Untersuchung der Universität Queensland/Australien, NP Nr. 14/1990

Wirklich, Du lebst, als wärest Du unsterblich! Weitaus besser geht es Dir, wenn Du Dir mal öfters klarmachst, daß Dir nur eine kurze Zeit auf dieser noch schönen Erde zugestanden wird. Die Du deshalb nur für wesentliche, Dich fördernde Dinge nutzen solltest.

- 955 KÜHN, K. G., »Materia Medica«, Springer.
- 751 (DER SPIEGEL, Nr. 25/1989)
- 327 MUTHNY, F.A. et al. (Abt. Rehabilitationspsychologie der Uni Freiburg): Psychother. Psychosom. med. Psychol. 42 1992), 41-53.
- 823 STERN, Nr. 24/1976
- 249 Ärztliche Praxis vom 14.1.1992/15).
- 129, 534, 130, ZWIPP, H., Med. Hochschule Hannover (Ärzte Zeitung, 25.2. 1990)
- 128 - 367 Medical Tribune, 17.1.1992
- 680 Versuch von MINTON, J. P., University Columbiana/Ohio N.W. 38/ 1989
- 353 Al-Nadim im Fihrist, Kap. 7, Teil 3.
- DALEN, James E., Tucson; Archives of Internal Medicine, Vol. 515, No. 6 (1991), S. 1066-1069.
- 281, 359 (Quick Nr. 52/1983)
- 146 Fernseh Kolleg des SWF vom 2.9.1990

> Wichtig für Dich:
> Bleibst Du bei Deiner fettigen Ernährung, so nimm wenigstens einen Rat mit.
> Iß eine Stunde vor der Mahlzeit einen Teelöffel deutsche Luvos-Lehmerde. Warum? Nachdem sie sich mit Magensäure angereichert hat, bindet die Heilerde mit 3/4 ihres Gewichts die gesättigten Fettsäuren und wirkt so auch noch gegen das Dicksein.

- 424 Prof. GASSER, Fritz, Basel, laut »Tages-Anzeiger« vom 16.3.80, Zürich.
- 356 NIETZSCHE, Friedrich, »Menschliches, Allzumenschliches« I/243
- 428 Quick 37/1989
- 507, 515 raum&zeit, Nr. 64/1993
- 197 Medical Tribune, Kongreßbericht vom 17.11.1984
- 836 Deutsches Ärzteblatt, Nr. 247/1990
- 603 EXPRESS vom 3.7.1989 und Kölner Stadt-Anzeiger 3.7.1989
- 654 HIPPOKRATES 39/1936-1045
- 876 Bericht über die Untersuchungen der Professoren Schoenthaler und Fishbein an der Universität Baltimore in »Der Naturarzt«, Nr. 7/1992.
- 128 NIEDERLE, P., »Clinical detection of rejection...«, Urol. Nephrol 8/71
- 116 PLETKA, P. G., »Secunadry hyperparathyroidism...«, Nephron 17/371
- 210 BRITISH MEDICAL JOURNAL 17/27/84
- 214 BUNTE, Nr. 43/1987
- 645 BUNTE v. 20.10.1988: Studie des Russels-Hall-Hospitals in Dudleu.
- 88 Bericht der Universität Utrecht Nr. 106/1986
- 404 FROMM, E., Haben oder sein, Deutsche Verlags-Anstalt, Stuttgart, 1980
- 531 Dr. ELLIS , Austin, USA, »Das Neue Blatt«, 10.1.1990.
- 166, 731, 733, 910 ROBINSON, C., Health Magic Through Chlorophyll, Omangod Press, POB 64, Woodstock Valley Connecticut 06282
- 102 SILLO-SEIDL, G., »Die Wahrheit über Semmelweis«, Ariston Verlag, 12/1981
- 796 Natur + Medizin 4/89, Herausgeber: Veronica Carstens.

> Ziehe Dich einfach mehr in die Natur zurück. Auf daß Du dort Ruhe und Entspannung findest. Damit Du Dich dem großen kosmischen Kraftfeld und der Abstrahlung aus den Pflanzen der Erde anschließen kannst, die Dir lebende Naturenergie verschafft. (→Rz769,942)
> Du wirst dann spüren:
> Ich bin damit unverwundbar, mich kann weder etwas schrecken noch aus der Fassung bringen - was immer auch auf mich zukommt.
> Mit Hilfe der UrMethodik bin ich in einen Zustand tiefer Zufriedenheit und hohen Wohlgefühls gelangt.

- 134 »Geo - Wissen« Nr. 1 vom 9.5.1988, S. 178
- 740 The Jewish Press, Brooklyn NY, June 19, 1973
- 398 SELECTA vom 20.11.71
- 314 BENINI, A.,Lumbago u. Ischias, Schweizerische Rundschau Medizin 65, 1323 f.
- 62, 65 SCIENTIFIC AMERICAN, 63/768
- 442 Dr.dent WINKELMANN, D., Bielefeld im Lebenskunde-Magazin »Der Gesundheits-Praktiker«, Nr. 3/1990, Waldthausen Vlg., Ritterhude.
- 288 Untersuchungen der Kinderklinik in Verbania von Dr. G. CORBO, (GONG, 15.1.1990)

> Du hast wenig Selbstwertgefühl?
> Du glaubst vielleicht, nicht viel wert zu sein? O, mein Leser, das ist tödlich! Die UrTherapie behebt all Deine Lebensprobleme. Du mußt Dich nur drangeben! Heute noch!

- 436 British Medical Journal 17.27.84
- 93 ÖKO Test Magazin, Sept. 1989
- 249, 384 ROHDE, B., in »VITAL«, 7/1989
- 439 Ökotest-Sonderheft Nr. 2/1988
- 250 Journal of the American Medical Association 74/1988/712
- **235, 323 Bericht Prof. ZENKER/Witten 1986, Dto (Ärzte Zeitung vom 18.6.1991, Studie am Tumorzentrum Heidelberg).**
- 139 SIMONETON, André, »Radiations des Aliments - Ondes humaines et santé«, Le courrier du livre, 21 rue de la Seine, Paris, 1971
- 317 ZINGG, »Retropubische Prostatektomie«, Akt. Nephrol. 2, 40
- 219 raum & zeit, Nr. 29/1988 u. 35/88.
- 436 »Vitamin Robbers«, Keats, New Canaan, 1983 und Nutrition Revews, 42, 141 ff, 1984 und Drog Induced Nutritional Deficiencies, Westport, Conn. Av. 1976
- 15 - 77 »Il libro di casa Ceruti«, Vlg. Mondadori.
- 853 SZÉKELY, E.,
  - Heliand, Evangelium des vollkommenen Lebens, Drei Eichen Verlag, Ergolding,
  - Heliand, das Friedensevangelium der Essener, Verlag Bruno Martia, Südergellersen
  - Das Evangelium des vollkommenen Lebens, Humatra Verlag, Bern 6

> „Frühchen" sind später oft behindert. Amerikanische Forscher haben erstmals das Schicksal extrem früh geborener Kinder verfolgt. Die Hälfte aller Kinder brauchte eine Sonderschul-Erziehung, 21 % waren geistig stark eingeschränkt, 25 % hatten schwere Sehstörungen. Appell der Forscher: Schwangere besser betreuen.
> **BUNTE** 3. März 1995

> Würmer – Als natürliches Wurmabführmittel sollen sich frische Papaya erwiesen haben, die allerdings mit dem leicht pfefferigen Samen zu essen sind. Möglichst drei Tage allein oder mit etwas anderem Obst oder Nüssen. Da der Verfasser noch nie unter Würmern litt, bittet er um Mitteilung entsprechender Erfahrungen.

Unter UrTherapie konsultierst Du den besten Arzt den es auf der Welt gibt: Dich selbst!

9829 📖 998 Auf den Berg der Erkenntnis? Dort oben sitzt Ulrich Moebius, 56, Arzt aus Berlin und winkt mit seinem *Arznei-Telegramm*, einem kämpferischen, industrieunabhängigen Informationsdienst. Jetzt hat Moebius die Basis verbreitert: Der Medikus verlegt sein »Therapie-Kursbuch«, dick (1328 Seiten) wie die Bibel, teuer (149 Mark) und gut. Der »Klartext für den erfolgreichen Umgang mit Medikamenten« (berechtigtes Selbstlob) führt (...). (DER SPIEGEL 41/1994)

9830 📖 740 Der erste Versuch eines Arztes (Sanitätsrat Dr. Bonne), selbst Verbrecher als Kranke zu definieren, wurde 1927 unternommen:
BONNE, G., Das Verbrechen als Krankheit, Verlag Ernst Reinhardt, München.

Das bedeuten die Abkürzungen in den Karteikarten der Mediziner:	
VIP:	Der anspruchsvolle Patient
COP:	Der Compliance (mitmachwillige) gestörte Patient, der keine Einsicht in seine Krankheit zeigt
CRIP:	Der Patient, der kritisch beobachtet werden muß
LIP:	Der liebe Patient
HIP:	Der schreckliche Patient
DOP:	Der doofe Patient

Wichtige Voraussetzung zur Einführung eines Secret-Buches in der Praxis sind absolut loyale Mitarbeiter. (Medical Tribune 23.5.1997/35)

9831 📖 368 **Herausgabe von Krankenunterlagen/Einsichtsrecht**. Jeder Patient hat das Recht, seine Krankenakte einzusehen bzw. Kopien (Kosten muß er übernehmen) davon anzufordern. Das gilt allerdings nur für, so der Bundesgerichtshof, »naturwissenschaftlich objektivierbare Befunde«; nicht aber für »persönliche Eindrücke« des Arztes. Weitere Informationen beim Allgemeinen Patienten-Verband, Postfach 1126, 35001 Marburg.

9832 📖 368 **Recht der Patienten** »Der Patient hat gegenüber Arzt und Krankenhaus grundsätzlich auch außerhalb eines Rechtsstreits Anspruch auf Einsicht in die ihn betreffenden Krankenunterlagen, soweit sie Aufzeichnungen über objektive physische Befunde und Berichte über Behandlungsmaßnahmen (Medikamente, Operation etc.) betreffen.« (BGH, Urteil vom 23.11.1982 - VI ZR 22/79) Angesichts der Schwierigkeiten, die Ärzte ihren Patienten mitunter machen, sobald diese Unterlagen einsehen wollen, hat u. a. die Verbraucherzentrale Berlin einen besonderen Service entwickelt. Sie stellt im Rahmen ihrer Patientenberatung einen Musterbrief zur Verfügung, in dem Ärzte bzw. Krankenhäuser aufgefordert werden, Krankenunterlagen zu übersenden. Wer sich dafür interessiert, kann einen adressierten und frankierten Rückumschlag senden an die: Patientenberatung der Verbraucherzentrale Berlin, Bayreuther Straße 40, 10787 Berlin.

9833 a) 📖 128, 130 Aus Ullstein-Sachbüchern: HACKETHAL -Zitate

»Keine Angst vor Krebs«
(S. 247) Mit der schulmedizinischen Rabiat-Strategie bei Krebs und Krebsverdacht werden weit mehr Menschen gequält, verstümmelt und getötet als ohne Therapie. Die Einführung der gesetzlichen Vorsorgeuntersuchung in der Bundesrepublik hat großes Unglück über weite Teile der Bevölkerung gebracht. Es ist wirklich allerhöchste Zeit, daß unsere Regierung den folgenschweren Irrtum korrigiert, in den sie durch medizinische Wissenschafts- und Standes-Funktionäre getrieben worden ist.

»Sprechstunde«
(S. II) (...) Die Ärzteführer ändern selbst krasseste Mißstände freiwillig nie, weil sie und ihre Kollegen dank raffinierter Gebührenordnungen an selbst fabrizierten Krankheiten das meiste verdienen.

»Krankenhaus«
(S. 33) Man muß auch fragen dürfen, ob bestimmte Handlungsweisen von Ärzten nicht Mord sind.
Alle angeführten Strafgesetzbuchs-Delikte kommen im Falle des Intensivstations-Patienten KARL F. in Frage: Betrug, Untreue, Nötigung, Erpressung, Räuberische Erpressung, Freiheitsberaubung, Fahrlässige Körperverletzung und Tötung, Vorsätzliche Körperverletzung und Tötung, sowie schließlich Mord.

»Humanes Leben bis zuletzt«
(S: 46) Doch wieder hatte ich die Rechnung uneingedenk der feinen Gesellschaft und ihrer Machtinteressen gemacht, wie schon 1963 in Erlangen. Auch damals gab es erdrückende Beweise, daß meine schweren Kunstfehlervorwürfe gegen den Klinikchef auf Wahrheit beruhten. Aber was ich für unmöglich hielt in unserem Rechtsstaat, passierte: Das Staatsinteresse, einem Aufmüpfigen gegen die herrschende Klasse aufs Maul zu schlagen, war weit größer als das an einer Aufklärung schlimmster Patientenverstümmelungen und -folterungen. So auch diesmal: HACKETHAL wollte den Ärzteführern und Kirchenfürsten ans Eingemachte, an das Recht auf Grauzone zur Machtausübung. Das mußte verhindert werden. Die Telefone der grauen Eminenzen klingelten bis zu den Chefredakteuren. (...);
(S. 302) Der Arzt ist zur größten unkontrollierbaren Gefahr der Neuzeit für den einzelnen Menschen geworden! Das ist der Preis für eine Schulmedizin, die der Technik über den Kopf gewachsen ist. Und dieser Preis hat sich in den letzten vier Jahren vervielfacht. (...);
(S. 95/96) Sowohl bei den Volkskiller-Krankheiten Aderenge und Krebs als auch bei den Volkskrüppel-Krankheiten Rheuma und Gicht ist die Schulmedizin keinen Schritt weiter. Hier wird mit Arzneichemikalien und Wahnsinns-Operationen herumexperimentiert, daß es einem kalt den Rücken herunter läuft.
Wissenschaft wird in einem Umfange zu Patientenbetrug und Patientennötigung mißbraucht wie nie zuvor. Und diese Herrschaft verdanken wir weniger jener Unkontrollierbarkeit, als der von den Ärzteführern gepflegten und geschützten Unkontrolle in Bereichen, die kontrollierbar wären. Das geht von der Unkontrolle der Krankenschein-Abrechnung bis hin zur Unkontrolle von Folterung und Tötung.

»Operation - ja oder nein«
(S. 75) (...) Je jünger die Patientin, um so stärker ist die Betroffenheit über ärztlich verursachte Behandlungsschäden, über den mit entsetzlicher Kaltschnäuzigkeit geführten Krebskrieg gegen Körper, Geist und Seele hoffnungsvoll vertrauender Menschen.;
(S. 12) Ich gehe so weit, zu sagen: In der Ärzteschaft hat sich eine Art Medizin-Mafia entwickelt, eine Medmafia.
(S.13) Ist es nicht Habgier, wenn bei einem Privatpatienten eine unnötige Operation gemacht wird, deren tödlicher Ausgang nicht unwahrscheinlich, ja sogar wahrscheinlich ist? (...)?

Noch 1,3° bis zum Klima-Kollaps

Die Welt steht am Rande einer Klima-Katastrophe, doch die Politiker kümmert's wenig: Das Interesse am internationalen Weltklima-Gipfel in Berlin ist noch geringer als erwartet. Die Wissenschaftler schlagen Alarm: Erwärmt sich die Erde durchschnittlich um nur weitere 1,3 Grad, kommt es zur Katastrophe. Wenn insbesondere die Industrieländer den Kohlendioxid-Ausstoß nicht deutlich verringern, erreichen wir den Umkipp-Punkt schon in 25 Jahren.
(Express, 18.34.1995)

Gallenblase ist raus - aber Patient klagt weiter (Medical Tribune, Nr. 37 / 12.9.1997)

(S. 63) Wen interessiert es! Wie verrückt spritzt man weiter Kortisone in höchster Dosierung, ebenso Breitbandantibiotika und viele andere hochgiftige Medikamente. Obwohl man sehen könnte, daß dies häufig den Kranken noch kranker machen. Man blendet die Patienten und sich selbst mit Scheinerfolgen, vorgetäuscht durch Symptom-Unterdrückung - ein Nachteil für das Heilstreben des Organismus. (...) Ärzte sind seit eh und je eine der wichtigsten Krankheitsursachen dort, wo es eine staatlich geschützte Schulmedizin-Wissenschaft gibt. (...)
Nach dem Lesen von Hackethal wirst Du auch mein Buch immer besser verstehen.

> Medikamente verlängern nicht das Leben – sie verlängern das Sterben.

b) 📖 128, 130 Aus Ullstein-Sachbüchern: HACKETHAL - Zitate

c) Das Dilemma der technischen Medizin:
Durch die zunehmende Spezialisierung der im Krankenhaus tätigen Menschen wird deren Verantwortungsbereich kleiner und das Beobachtungsfeld enger, so daß der kranke Mensch als ganzer mehr und mehr aus ihrem Blickfeld gerät und sich für ihn nicht mehr »zuständig« fühlen. Auch für sie selber hat das Folgen. Der eigene Dienst, die eigenen Dienstleistungen werden nicht mehr als Teil des Ganzen gesehen, erlebt und erfahren, so daß sie sich in dem nicht mehr überschaubaren Prozeß schließlich selber klein und verlassen vorkommen. (BÖCKLE, F., Humanitas et scientia, Dt. Ärzteblatt 51/20.12.1988/3029)

a) 📖 79 Wenn Du Dich lieber, statt Wildpflanzen zu essen, zum Urintrinken überwinden willst - die beiden Bücher geben Dir das nötige Wunderwissen preis:

> Wer nicht dankt – wie kann der glücklich sein? (Friederike Görres)

1) HASELER, U. E., »Eine eigene Apotheke ist in dir«, Eigenverlag, 2. Auflage 1994, ISBN 3-9520373-0-3
2) THOMAS, C., »Ein ganz besonderer Saft - Urin«, vgs verlagsgesellschaft Köln, 1. Auflage 1993, ISBN 3-8025-1268-5

Ärzte wie Paracelsus (1439 bis 1541), Van Helmont (1577 bis 1644), Boyle (1629 bis 1691) und Michael Etmuller (1690) priesen bereits den Urin an: Aus dem Harn eines weintrinkenden zwölfjährigen Knaben, den man mit menschlichem Kot zusammen destilliert hatte, stellt man den »Harngeist« her, der bei Austreibung von Steinen von großem Nutzen war, »trotzdem er ganz abscheulich stank«. Ferner gebrauchte man ihn bei der Behandlung der Gicht, des Asthmas und der Blasenleiden. Es gab noch mehrere andere Herstellungsarten für diesen »spiritus urinae per destillationem«. Ferner gab es noch einen »spiritus urinae per putrefactionem«, Harngeist durch Faulwerden hergestellt. Um ihn zu erzeugen, brachte man den Harn eines zwölfjährigen, weintrinkenden Knaben in ein Gefäß, das man vierzig Tage lang mit Pferdemist umgab und so ließ man den Harn faulig werden, dann mußte er über Menschenkot abklären und man destillierte ihn schließlich in einem Kolben usw. Es gab noch andere Herstellungsweisen, aber die Beschreibung dieser einen wird genügen. Die sich zuletzt ergebende Flüssigkeit sah man als das »große Heilmittel« für alle möglichen Schmerzen an und verordnete sie sowohl innerlich als auch äußerlich bei Skorbut, Schwermut, schlechtem Blut, Gelbsucht, Gallenfieber, Nierensteinen und Blasensteinen, fallender Sucht und Wahnsinn.

> **Das darf doch nicht wahr sein, Herr Professor!**
> Bei der Diagnose von Krebserkrankungen besteht heute, trotz des technischen Fortschritts, eine größere Unsicherheit als früher, meint Professor Dr. Peter Gutjahr aus Mainz. (Ärzte Zeitung 21.2.1995)

»Und wie erklärst Du Dir die angeblichen Erfolge der Urintrinker?«
Ganz einfach: Zum einen, weil Urintrinker, solange sie ihren Urin trinken, keinen Doktor an sich heranlassen. Und sich so die Selbstheilkraft des Körpers ungestört zu entfalten vermag. Wozu erklärend zu sagen ist:
Die Tendenz des Körpers, sich gesund zu machen und sich wiederherzustellen ist ihm einprogrammiert und wird fälschlich (aber so bestens verständlich), als Selbst»heil«kraft gedeutet. Dabei handelt es sich nur um eine Rückkehr zum Status quo ante. Die Giftstoffe des Urins, dem Körper also wieder zuzuführen, ist vielleicht nicht so gefährlich wie Medikamentenchemie, aber doch äußerst unratsam.
Denn die Gifte wurden vom Organismus verflüssigt, in organische Verbindungen überführt, an die Salze der Schwefelsäure gebunden und mittels der Glukuronsäure in der Leber in eine inaktive Verbindung gebracht. Und nun rinnt Dir dieser widerliche Saft die Kehle herunter und dieser wird im Darm erneut freigesetzt und von den Darmzotten aufgenommen. Man kann also sagen: Der Erfolg tritt nicht wegen des Urintrinkens ein, sondern trotz dieser Perversität.
Warum denkst Du denn, daß der Urin so ekelerregend stinkt? Was gehört doch für eine Überwindung dazu, den »besonderen Saft« überhaupt erst an den Mund anzusetzen! Hör auf Dein Gefühl! Oder auf eine leichtes Schmunzeln erregende Bachkantate, in der es heißt: »Laß Fürstin, laß noch einem Strahl auf unsere Häupter niedergehen...« Auf Dein Haupt meinetwegen also, aber nicht in Deinen Mund! Und dann: Kein einziges Tier trinkt Urin. Außer der männlichen Giraffe. Die mit diesem Fendeln prüft, ob das Weibchen empfängnisbereit ist. Danach spuckt sie den Urin aber auch wieder aus!

b) Der Arzt verschreibt Dir Hormone?
Du ekelst Dich auch so vor Urin wie ich? Dann solltest Du wissen, daß viele Hormone von im Krankenhaus gesammelten Pipi kranker Frauen hergestellt werden:
Arzneimittel mit follikelstimulierendem Hormon (FSH), das aus Urin von Frauen nach der Menopause gewonnen wird, sind zum Teil deutlich verunreinigt. In einer Reihenuntersuchung des Zentrallaboratoriums Deutscher Apotheker weist FERTINORM HP 75 den geringsten Gehalt an Fremdproteinen auf im Vergleich mit den übrigen FSH-Präparaten HUMEGON, HUMEGON BERAGENA, MENOGON und PERGONAL. Diese enthalten einen hohen Anteil von Fremdeiweiß in unterschiedlicher Zusammensetzung. Am schlechtesten schneidet PERGONAL ab, bei dem sich alle exemplarisch getesteten Proteine (z. B. Urokinase) nachweisen lassen. (arznei-telegramm 6/1997)

c) Medikamente gegen Unfruchtbarkeit und mangelndes Wachstum
Zwischen 1956 und 1985 wurden kleinwüchsigen Kindern in Großbritannien Wachstumshormone verabreicht, die aus der Hypophyse von Leichen gewonnen wurden. 300 Frauen bekamen Hormone aus menschlichen Gehirnen zur Behandlung ihrer Unfruchtbarkeit. Mindestens zwölf dieser Patienten sind inzwischen an CJK gestorben, wie vielen der anderen ein ähnliches Schicksal noch bevorsteht ist ungewiß.

d) Candida albicans /Unterleibsentzündungen
Unterleibsentzündungen sind ebenfalls ein Hinweis auf erhebliche Giftbelastungen. die nun über diese Entzündungen ausgeschieden werden. Candidapilze sind nicht etwas Krankhaftes, sondern eine höchst sinnvolle Abwehrmaßnahme des Körpers, um die zu reichlich vorhandenen Schadstoffe auszuschleusen. Auch hier gilt:

1359

bei konsequenter UrTherapie wird sich das Problem lösen, weil die Pilze keine Aufgabe mehr zu erfüllen haben und der Körper seine Gastarbeiter« wieder entlassen kann.

9834 e) Warum trinken die Kranken Urin? Weil ihnen die Mediziner nicht helfen konnten. Sie tun´s aus lauter Hilflosigkeit und Verzweiflung. Weil man als Kranker nach jedem kleinsten Strohhalm greift. Statt zu schwimmen!

9835 📖 215 **Esoterik und ähnlicher Unsinn** Wer seine wertvolle Lebenszeit damit vergeuden und sich einer dieser Spielereien zur Krankheitsheilung zuwenden will, der findet das erforderliche Anschriftenmaterial in dem Buch, das alle esoterischen Heilweisen erläutert: BREDEN, H., Natürlich gesund werden, Midema Verlag, CH - 5024 Küttingen-Aarau. Was mit »natürlich« so wenig zu tun hat wie »Arzt« mit »Gesundheit«.

9836 📖 769 POPP, F.A.: »Biologie des Lichts«; Verlag Paul Parcy, Berlin. Popp/Warnke/König/Peschka (Herausgeber): Electromagnetic Bio-Information; Urban & Schwarzenberg, München. Hippokrates war es, der die Forschungsergebnisse von Popp vorgeahnt hat. Er ließ uns bereits wissen: »Das ganze einzelne Geschehen muß immer auf das Ganze und das Ganze auf das Einzelne bezogen werden. Demzufolge kann man nicht den kleinsten Teil des Körpers wegnehmen und schädigen wollen, ohne daß der ganze Körper den Eingriff fühlt.« Nach ihm ist die Medizin die Wissenschaft von den Beziehungen des menschlichen Körpers zu den umgebenden Dingen. Und so wirkt eine Krankheit nicht in diesem oder jenem Organ, sondern ist eine Störung des ganzen Organismus.
Was Popp heute zu beweisen in der Lage ist, das wurde 1923 von Lakhovsky, einem russischen Elektroingenieur beobachtet. Er faßte es in die Worte:
»Lebende Zellen kommunizieren auf der Ebene ultravioletten Lichts miteinander. Sie tauschen durch Frequenzen Botschaften, Informationen und Signale aus. Wird die Zelle nun einer Dauerbelastung artfremder Frequenzen ausgesetzt, wird nicht nur ihre Basis zum Austausch von Informationen mit anderen Zellen gestört, ihr geht auf die Dauer die Fähigkeit der Anpassung verloren. Sie kann sich nicht mehr selbst behaupten. Das heißt, ihr Ich und ihr Selbstwert gehen verloren, und das heißt dann Krankheit.«
Sein von ihm entwickeltes Gerät wurde allerdings nur dazu benutzt, Erdstrahlen zu messen.

9837 a) 📖 386ff COUSINS D., Krankheiten und Verletzungen wilder und gefangener **Gorillas**, Veterinary work and zoologie. Auszüge: Hakenwürmer machen den gesunden wilden Gorillas nichts aus, während sie jedoch schnell ein Tier mit geringerer Widerstandskraft zu schwächen vermögen - was dann der Fall ist, wenn sie plötzlich in Gefangenschaft geraten. (...) Gemeinsam mit Menschen sind Affen sehr anfällig für Erkältungen. (Im Zoo!) (...) Wenn die Gorillas über das Meer zum Zoo in Barcelona gebracht wurden, injizierte man ihnen zuerst Antibiotika und Vitamin C. Bei ihrer Ankunft gab man ihnen eine speziell präparierte Diät. Zum Frühstück: Joghurt mit geröstetem Weißbrot, Zum Tee: Rohe Leber, hartgekochte Eier, Karotten, Gemüse und gekochten weißen Reis, Zum Abend: Früchte und Fleischbrote.
Zoodirektoren sind studierte Menschen: Gibt es eine größere Blödheit, als einem gerade aus der Wildnis gekommenen Tier, das sich immer von frischen Blättern und Früchten ernährt hat, Zivilisationskost vorzusetzen? Angenommen, ich stecke einem Affenforscher als Verbandschef der Fleischindustrie ein paar Millionen zu, der für sein ganzes Leben ausgedient hat. Und deute an, daß ich dafür einen Filmbericht über fleischfressende Affen erwarte, da der Fleischabsatz rückläufig ist - ja was denkst Du dann, was da so ein Abenteurer-Fotograf wohl alles unternimmt?

9837 b) Zu den Krankheiten bleibt zu sagen: Die Forscher Jörg Heß und Dian Fossey, die lange Jahre mit **Gorillas** zusammenlebten, haben keinerlei Krankheiten an ihnen festgestellt. Dagegen berichtet COUSINS, D., Notes on the Occurrence of Skin Infections in Gorilla, Zoologischer Garten, N. F., Jena 54 (1984), 333ff, daß sie überraschenderweise anfällig für Hautkrankheiten seien. Gefunden hat man bei ihnen hauptsächlich kleinere Hautentzündungen, Krätzmilben und die durch den sogenannten Sandfloh (Phlebotomus) verursachten Hautschwellungen der Leishmaniase, die erst nach einem Jahr verschwinden, aber für immer immun dagegen machen. Auch ich brachte von meinem letzten Philippinen-Aufenthalt ein solches Andenken mit und hätte mich normalerweise gefragt, wie das mir, einem so gesunden, immunstarken Naturburschen überhaupt passieren konnte. Wenn aber die noch gesünderen Affenmenschen auch damit zu tun haben, so sage ich mir, dann ist das so wie die Zecken am Hals einer Katze zu sehen: keine Krankheit, sondern ein Training der Natur, die Immunabwehr ihrer Lebewesen immer schön auf Trab zu halten. Und wenn ich gleiches bei den Affenmenschen erkennen kann, dann muß ich mich nicht mehr ärgern und werde, wenn mich ein Sandflohstichjucken sollte: Das wohltuende Gefühl von Befriedigung nach dem Kratzen ist sogar ein kleiner Lustvorgang. Im Gegensatz zur krankhaften Neurodermitis, wo es eine schlimme Qual darstellt.

9838 📖 147, 161, 154 HAMBLIN, T.J. Betrug! British Medical Journal 283/19.12.1981/1671
Fälschungen, Streiche, Betrügereien und weit verbreitete Fehler ziehen sich als roter Faden durch Wissenschaft und Medizin.

9839 📖 93 Röteln HORSTMANN D., Persistence of vaccine-induced immune responses to rubella: comparison with natural infection, 1985. Epidemiology of rubella. Subclinical infection and occurence of reinfection. Rubella: reinfection of vaccinated and naturally immune persons exposed in an epidemic.

Allergie durch gesalzene Erdnüsse
Das amerikanische Komitee für Toxikologie und Nahrung hat herausgefunden, daß Erdnüsse und Ernußprodukte schon bei Kindern im Mutterleib das Allergierisiko fördern.

9840 📖 455, 459 AIDS SIEGEL, B., Prognose Hoffnung, ECOW, Auszug:
Denken Sie nur an den Mut, den jemand benötigt, der eine bestimmte Krebserkrankung besiegt, die vor ihm noch nie jemand überlebt hat. Zu diesem Mut verhalf William Calderon, dem ersten dokumentarisch belegten **Aids-Überlebenden**, seine Fähigkeit zur Hoffnung. Bei Calderon wurde im Dezember 1982 Aids festgestellt. Seine Ärzte sagten ihm, daß er wahrscheinlich nur noch sechs Monate zu leben habe. Er tat seinem Körper Gutes, machte Gymnastik und nahm nahrhaftes Essen mit viel Vitaminen zu sich. Von diesem Zeitpunkt an wies sein Immunsystem eine überraschend positive Reaktion auf, und seine Tumore begannen zu schrumpfen. Zwei Jahre nach der Diagnose zeigte Calderon keinerlei Anzeichen mehr für eine Aids-Erkrankung.

9841 📖 75 **Allergien:** Zu deren Verständnis rate ich Dir, besonders das Buch BUCHWALD, G., Impfen - das Geschäft mit der Angst, emu Verlag, Lahnstein zu lesen.

9842 📖 964 DIE ZEIT 47/18.11.1994/45. »**Fataler Fatalismus**«:
Personen, denen puritanische Selbstkontrolle viel gilt und die überdies zur Intoleranz neigen, werden ausgeprägtere Rassisten und *fatalists*

sein als andere. Wer zum politischen Konservatismus neigt, fällt leichter Vorurteilen gegenüber Schwarzen und Dicken anheim. Beide Annahmen konnte der Psychologe mit Befragungen bestätigen.

b) Allergie durch Gen-Food
US-Forscher haben den ersten Beweis für einen lange gehegten Verdacht gefunden: Eine genetische Veränderung von Lebensmitteln kann Allergien hervorrufen.

📖 494 McKEOWN, Die Bedeutung der Medizin, Suhrkamp Verlag.
führte den Nachweis, daß die Steigerung der allgemeinen Lebenserwartung nicht der Schulmedizin zu verdanken ist, sondern der Beseitigung des Hungers.

a) 📖 293 **UrMedizin beseitigt Nasenpolypen** Daß Du hier nachschlägst, weist Dich als kritisch-nachdenklichen Leser aus. Wie sollen Verknorpelungen im Nasenraum durch eine UrMedizin verschwinden? Das geht doch nur durch eine Operation, ist die erste Reaktion. Nehmen wir an, diese Feststellung trifft zu:
Polypen in der Nasenhöhle sollten, selbst bei unauffälliger Anamnese, an eine Intoleranz gegenüber Acetylsalicylsäure und verwandten nichtsteroidalen Analgetika denken lassen.
Bei jedem zehnten Patienten mit Polyposis nasi kann man eine derartige Überempfindlichkeit nachweisen. Liegt zusätzlich ein Asthma bronchiale vor, ist sogar jeder dritte betroffen. (Medical Tribune, 25/24.6.1994/11)

> **Jedes zweite Hähnchen verseucht**
> Verbraucherschützer in Brüssel schlagen Alarm: In Europa ist fast jedes zweite Hähnchen oder Huhn mit Salmonellen oder anderen gefährlichen Bakterien verseucht. Das kam bei einer Untersuchung von Hähnchen in elf Ländern heraus. In Deutschland waren es genau 48 Prozent. Die Bakterien können Erbrechen, Durchfall, Fieber, in schweren Fällen auch Kreislaufschwäche und Nierenversagen verursachen. (Bild 17.4.1995)

Die Einnahme von Medikamenten - auch die angeblich so »harmlosen« wie Aspirin - gemeinsam mit der UrMedizin (gleich zu welcher Zeit, vorher oder nachher oder überhaupt) verbietet sich. Wird also die Ursache von Polypenbildung - Salicylsäure in anorganischer Form - beseitigt, kehrt der Körper in seinem Bestreben nach Selbstheilung wieder zum gewohnten (polypenfreien) Zustand infolge der Gesundungskraft der UrMedizin zurück. Merke: Viel Salicylate enthalten konservierte Säfte, Wein und Bier.

> Infektionskrankheiten wie Pilzbefall, Hautjucken und Hautreizungen in der Scheide, insbesondere bei abnormal starken oder langen Monatsblutungen und nach der Geburt eines Kindes. Dazu nimmst Du eine Gummispritze aus der Apotheke.

Merke: Bei den im Volksmund sogenannten Polypen handelt es sich um die Rachenmandelhyperplasie oder auch adenoide Vegetation. Die vergrößerte Rachenmandel verlegt den Nasen-Rachen-Raum bei Kindern. Meistens bildet sich aber schon vor Beginn der Pubertät die Rachenmandel von selbst zurück, und beim Erwachsenen findet sich im allgemeinen keine vergrößerte Rachenmandel mehr.
Verengung der Nasenscheidewand (die Chirurgen sprechen bei der Operation von einer „Fensteröffnung"), Polypen, Rheuma, Migräne, Kopfschmerz, Stirnhöhlenvereiterung sind hauptsächlich Folgen der hitzebehandelten Stärke in Getreide, Brot, Nudeln, Reis, Kartoffeln, Mais usw.

b) Kommt die Pille gegen Polypen? Eine spezifische Therapie von Nasenpolypen ist bislang nicht bekannt. Das wird sich möglicherweise bald ändern. Die eosinophilen Polypen, die den Großteil dieser »Gebilde« ausmachen, enthalten nach neuesten Erkenntnissen den Zellbotenstoff Interleukin-5, der in normaler Schleimhaut praktisch nicht vorkommt. Das Zytokin soll eine ständig schwelende Entzündung bewirken. Interleukin-5-Antagonisten könnten den Prozeß unterbrechen. (Medical Tribune Kongreßbericht 1996)
Nach dieser Meldung jauchzen alle Chemiegläubigen mal wieder bei uns auf. Bist Du, mein Leser, da noch mit von der Partie? Oder endlich vom »Heilmittel«-Denken geheilt? Übrigens, Ihr Mütter, Ihr müßt Euch nicht sorgen, wenn Eure Kinder heftig in der Nase bohren - das gibt keine Polypen. Heimlich ist das auch noch im Alter beliebt, besonders bei Männern. Nur das Entsorgen sollte schon im Taschentuch geschehen. Wie sagt uns doch Tolstoi: Wer das Ergebnis des Nasebohrens unter der Tischplatte abheftet, sollte nicht in den Himmel kommen.

c) Zigarettenrauch, Ozon, trockene Luft und Medikamente können die Ursache für eine chronisch verstopfte Nase sein.

📖 21, 337 **Trepanation (Schädelöffnung)** PAHL, W.M.: Altägyptische Schädelchirurgie, Gustav Fischer Verlag Stuttgart-Jena-New York. Der Radiologe will anhand computertomographischer Aufnahmen nachweisen, daß es sich bei den altägyptischen Kulturbereich vorgenommenen Trepanationen nicht um postmortale Rituale, sondern um krankheitsbedingte, chirurgische Eingriffe handelte. Er stilisiert die altägyptischen Ärzte zu »Meistern der Schädelchirurgie« hoch.

📖 681 Wer sich näher über die **Höherwertigkeit des pflanzlichen Eiweißes** informieren will, der befasse sich mit (leider nur in Englisch):
PIRIE, N.W., Leaf protein and its by-products in human and animal production. Cambridge University Press, 1987, 2nd Edition.

📖 133 KIYAN, S., Hochsignifikanter Eierstockkrebs (56,68) 14 Jahre nach Blinddarmentnahme
📖 133 AMTRUP, F., Erhebungen an 1155 Sektionsmaterialproben von Dickdarmkrebs nach vorausgegangener Blinddarm-Resektion.

a) 📖 263 NcVAY, Zusammenhänge zwischen Appendektomie (Blinddarmhängsel-Wegnahme) und Dickdarmkrebs.
Alle in Hackethal »Operationen«, S. 244, Ullstein TB
📖 383 Professor Hackethal zum Krebstod von Werner Veigel und anderer **Prominenten**:
Prominente suchen ihre Ärzte meist ganz anders aus...

1. Diskretion. Menschen, deren Namen jeder kennt, entscheiden sich meist für einen Arzt mit Wartezimmer für Privatpatienten am Nebeneingang. Einen Arzt, der auch ganz früh, ganz spät oder am Wochenende zur Verfügung steht.
2. Vertrauen. Wer bevorzugt behandelt wird, glaubt gerne, daß auch die medizinische Behandlung die bestmögliche ist.

> Die argentinische Polizei ist offenbar einem neuen Medizinskandal auf der Spur, der das angeschlagene Image der Ärzte in dem südamerikanischen Land weiter verschlechtern könnte.
> Derzeit untersuchen die Behörden **Anzeigen, nach denen einige Ärzte häufig Krebs diagnostizierten, um Patienten intakte Organe zu entfernen** und an Organhändler zu verkaufen. (Ärzte Zeitung 14.4.1992)

3. Ahnungslosigkeit. Viele, die in der Arbeit aufgehen, hatten nie Zeit, sich über alternative Therapien zu informieren.
4. Opfer. Sie hören auf ahnungslose oder falsche Ratgeber und Wichtigtuer.

Am sichersten ist immer der **GIMP**, der **G**ut **I**nformierte **M**itdenkende **P**atient. Die **SIMP**, die **S**chlecht **I**nformierten **M**edizinblindgläubigen **P**atienten sind allen Ärzten wehrlos ausgeliefert. Sicher laufen Prominente nicht so sehr Gefahr, als Versuchskaninchen für irgendwelche klinischen Studien mißbraucht zu werden. Aber dafür sind sie den Halbgöttern der Schulmedizin stärker ausgeliefert, haben sie weniger Chancen, deren »totalem Krebskrieg« mit Bestrahlung und Chemotherapie zu entkommen.« (Freizeit Revue 7.5.1992/11)

Hackethal, der große, mutige Mann, der unerbittliche Kämpfer gegen Universitätsprofessoren und Chefärzte der Schulmedizin, aber nicht so willensstark, um gegen sich selbst zu kämpfen. Er wollte sich wegen seines Prostatakrebses nicht operieren lassen. 1997 ließ er es doch machen - obschon er in seinen Büchern dringend davon abrät, weil dadurch der Haustierprostatakrebs zum Raubtier wird. Aber auch dieser Krebs, von dem fast alle Männer im Alter befallen werden, kann unerträglich werden. Da muß man sich eben frühzeitig entscheiden: Schlechtkost und Qualen oder gesund leben.

Er hat sich mit den Worten »da habe ich einen guten Tausch gemacht« zwar mit seinem letzten, mir gewidmeten Buch bedankt, aber was meine Darstellungen über die Ernährung beträfe, da sei er doch anderer Meinung. Du erkennst: Auch sonst so kraftvolle Männer sind schwach, was ihre eigenen Süchte angeht.

9849 aa) Nun hat er selbst Krebs:

Julius Hackethal im BUNTE-Gespräch unvermittelt: „Ja, ich habe Krebs - seit zehn Jahren. Einen Haustierkrebs, der nie behandelt wurde." Und wie sein Tod einmal aussehen wird, das hat Dr. Hackethal auch schon festgelegt: „Wenn ich ernsthaft krank werden sollte ... der Krebs bekommt mich nicht. Mein Tod wird so aussehen: örtliche Betäubung im Brustbereich - und ein Stich mit dem Skalpell mitten ins Herz." (BUNTE, 22.5.1997)

Ist das nicht enttäuschend, daß so ein bedeutender Mann sich so schändlich aus dem Leben davonschleichen will? Vor kurzem verehrte er mir sein letztes Buch, ich ihm dieses hier. „Da habe ich aber einen guten Tausch gemacht", schrieb er mir. Aber auch er ist ein Beispiel für die meisten: Sie lesen nur - sind aber zum Handeln zu bequem. Und lassen sich trotz schlimmster Schmerzen nicht von ihren Fleischtöpfen abbringen...

9849 Das Ideal der Medizin ist es, die Notwendigkeit des Arztes zu beseitigen. (Dr. W. J. Mayo)

Was für here Sprüche dieses Heuchlers - des reichsten Arztes der Welt, der zuvor in seiner berühmt-berüchtigten Klinik die ärztliche Notwendigkeit seiner Schadensdiagnosen den Kranken glauben machte.

Die Ärzte haben nicht mal Ahnung von den Medikamenten, die sie Dir verschreiben. So schreibt einer:

Was haben wir denn an Ausbildung genossen auf dem Fach der Pharmakotherapie? Gab's das Fach während unseres Medizinstudiums, wurde dies systematisch betrieben während unserer Facharztausbildung und Weiterbildung? Wenn wir Glück hatten, war allenfalls unser Chef auf der Inneren im Krankenhaus vielleicht ein versierter Pharmako-Therapeut, dem wir was abgucken konnten.

Das Fach Pharmakotherapie existiert einfach nicht! Begreifen Sie die Ungeheuerlichkeit? Ein so potentes Instrument in unserer Hand, der Hand der Internisten und Allgemeinmediziner vornehmlich, welches das gesamte Spannungsfeld zwischen »Umbringen« und »Heilen«, »Verstümmelung« und »Bessern« ausmacht. Tun wir nicht unser Skandal, daß wir das so schleifen gelassen haben und es weiter lassen?
(Dr. med. Peter Ruf, Arzt für Allgemeinmedizin, Waldstraße 50, 77876 Kappelrodeck in Ärztliche Praxis 40/19.5.1995)

Nun weißt Du auch, warum die mit ihren Chemie-Medikamenten die Kranken so oft krankerhaltend behandeln! Die Ärzte beziehen ihr fragliches Wissen in der Hauptsache von den Vertretern der Pharmaindustrie. Und was die für Interessen haben, das kannst Du Dir ja denken!

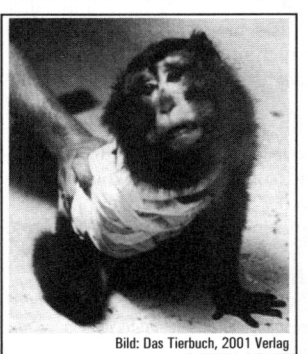

Bei der Erforschung von Behandlungsmethoden gegen sogenannte Phantomschmerzen wurde bei Menschen das Mittelhirn gereizt. Die Patienten bezeichnen die Schmerzen als so furchtbar und entsetzlich, daß die Versuche sofort abgebrochen werden mußten.

Bei Affenexperimenten werden Affen dieser Folter wieder und wieder ausgesetzt, bis zu 120 mal. Hier siehst du einen davon.

Ich wiederhole: Wer sich einmal mit chemischen Medikamenten einläßt, an dem rächen sich die Milliarden gequälter Versuchstiere. Und die ihm kostbar sein sollende Lebenszeit muß er künftig unnütz bei Ärzten und in Krankenhäusern - mit Bekümmernis und Schmerzen verbringen!

9849 Bild: Das Tierbuch, 2001 Verlag

b) 247 Brutaler Tod einer alten Dame

"Ich bin so gesund wie ihr alle auch", erklärte die 93jährige, als sie die Klinikärzte erstmals zu Gesicht bekam. Doch diese schafften es, durch brutale "therapeutische" Übergriffe auf ihre Persönlichkeit, den Willen der fröhlichen Oma innerhalb kürzester Zeit zu brechen. Die alte Frau zog die Konsequenzen: Nach wenigen Tagen legte sie sich nieder und starb. Auch wenn sie noch so gut gemeint ist - die Krankenhausmedizin bringt eben manchmal mehr Schaden als Hilfe. Weil ihr Gedächtnis nachließ und sich die häuslichen Bedingungen verschlechterten, hatte man die alleinlebende alte Dame gegen ihren Willen in eine gerontopsychiatrische Klinik gebracht.

(...)Doch die 93jährige wollte sich wie gewohnt umherbewegen, und vergaß dabei mitunter ihre Infusionsschläuche. Also fixierte man sie - wegen heftiger Gegenwehr schließlich mit Lederbändern an Händen und Füßen. Am 2. Kliniktag gelang es der Unglücklichen, sich aus den Fesseln zu winden, die Schläuche zu zerbeißen und in die Eingangshalle zu flüchten, doch weiter kam sie nicht. Sicherheitskräfte überwältigten sie nach erbittertem Kampf und schafften sie zu ihren 4-Punkt-Fesseln zurück.

Ihr Sohn, der sie in dieser verheerenden Verfassung vorfand, war außer sich: "Das Krankenhaus bringt meine Mutter um!" Wegen eines tuberkuloseverdächtigen Herdes hieß die nächste Station des Leidenswegs statt dessen "Isolation". Am 5. Kliniktag erklärte die alte Frau erneut: "Ich sterbe jetzt", und am frühen Nachmittag fand man sie dann auf - ohne Atmung und Puls. Man zögerte auch nicht, die 93jährige zu reanimieren, was aber (glücklicherweise?) erfolglos blieb. Die Autopsie zeigte ein lokal begrenztes Zökumkarzinom, jedoch fand sich weder eine Tbc noch eine klare Todesursache.

Dabei sind die Zusammenhänge zwischen gebrochenem Willen und Tod schon lang bekannt, wettert Dr. Robinson in seinem Kommentar. (Medical Tribune 19/10.5.1996/16) Hin zur Ursprünglichkeit. Das Sterben erleichtern?

> Das Altern bringt schleichende Steifheit, Unbeweglichkeiten, Muskelkräftenachlaß und -schwund mit sich. So wie Dein Gesicht sichtbar altert, so geht es unsichtbar in Deinem Innern zu. Aber unter UrTherapie bleibt alles noch bis zum Tod voll funktionsfähig!

Wer bei sterbenden Patienten auf die parenterale Flüssigkeitszufuhr verzichtet, tut damit oftmals sogar etwas Gutes. Durch die Dehydratation nimmt der kardiale Streß ab, es treten weniger Ödeme auf. Die Produktion von Bronchialsekret geht zurück, die Erbrechensneigung wird aufgrund der reduzierten Magensäure gemindert. Außerdem kommt es zur Freisetzung von Endorphinen und dadurch zu einem analgetischen Effekt. Leidet der Patient unter Schmerzen, bietet sich die Gabe von Morphin bzw. Benzodiazepinen an. (MT Nr. 27 vom 4.7.1997, S. 12)

Das sollten die Ärzte eigentlich besser als ich wissen. Ich möchte als Sterbender verhungern, aber nicht verdursten und deshalb Apfelsinenstückchen gereicht haben, woran ich saugen kann. Doch das ist Geschmacksache. Jedenfalls mit einer Kunststoffkanüle im Arm werde ich nicht zur Erde zurückkehren. Das werde ich mir alles vorher wünschen und bestimmen. Ich will weder, daß mir das Sterben durch Morphium »erleichtert« noch durch Schläuche oder Apparaturen erschwert wird. Den letzten Akt des Übergangs will ich bewußt erleben!

c) Gaumen-Lippenspalten

Damit ein Säugling mit Lippen-Kiefer-Gaumen-Spalte trinken kann, sollte er gleich in den ersten Lebenstagen eine Gaumentrinkplatte erhalten. Solche eine Trinkplatte (später auch Sprechplatte genannt) wird nach einem Abdruck hergestellt und verschließt den Gaumen provisorisch. Die Operation von Lippenspalten erfolgt am besten noch im 1. Lebensmonat. Bereits wenige Stunden nach der Korrektur kann dann die Mutter ihr Baby stillen! Bis zum Ende des 1. Lebensjahres muß auch der Gaumen verschlossen werden, damit normales Hören (Belüftung des Mittelohrs!) und Lautbildung gewährleistet sind.

d) Literatur zum Thema Singen, Musik und Poesietherapie:
ADAMEK, K., Die Stimme - Quelle der Selbstheilung. DEEST, H. van, Heilen mit Musik, dtv. MERKLE, R., Bibliotherapie, pal-vlg. WOLF, D., Bibliotherapie in der psychotherapeutischen Praxis, pal-vlg. BÖHMER, U., Die Sprache der Poesie. In: Integrative Therapie (1993, Heft 19, S.18-31, WERDER, Lutz von, Schreib- und Poesietherapie, Beltz-Verlag, Petzold, H., Poesie und Therapie, Beltz-Verlag, BALOWIN, M., Healthy singing, Semin Neurol 1989 Jun; 9(2):117-8, PHILIPP, R., / ROBERTSON, I., Poetry helps healing [letter] Lancet 1996 Feb 3; 347 (8997): 332-3 Wähle Musik, Die Dein Herz erfreut. Bei der modernen Musik von heute, die das Radio uns immer mehr aufzwingt, kann man nur schnellstens den mistigen Mißklang abdrehen. Schrecker, einer von den Schreckenstönern der Modernen „Klassik" sagt über sich: »Ich bin ein Dokument des Untergangs.« Sagt Dir das nicht genug?!

e) Noch länger Betrügern die Hände schütteln?
So gut wie alle Mediziner sind Gauner mit Heiligenschein. Wer die Gemeinschaft betrügt, betrügt auch den einzelnen Patienten. Wie lange noch willst Du Ganoven vertrauen?

Beutelschneiderei oder Verzicht aufs Honorar
Ein Leser, dessen Ehefrau von einem HNO-Arzt regelrecht ausgezogen worden war, wollte wissen, welche Erfahrungen anderen Kollegen mit Arztrechnungen haben. MT45/97, S.2.
An MEDICAL TRIBUNE: Ich kann dem Kollegen nur voll zustimmen. Ich frage mich, was aus unserem Stand geworden ist, der angeblich seine Ethik so hoch hält. Ich habe von zwei verschiedenen Anästhesisten bei Operationen meiner Kinder und meiner Frau Rechnungen bekommen, in denen Dinge aufgeführt wurden, die zwar zur Diagnose paßten, aber nicht durchgeführt wurden. Eine Infusion über mindestens 30 Minuten, obwohl das Kind nach 20 Minuten wieder in unseren Armen lag und ein Einstich nicht feststellbar war. Eine »1« und »65«, wobei sich meine Frau lediglich an eine Begrüßung mit »Guten Tag« und ein Händeschütteln erinnern kann. Vielleicht wurden die »1« und »65« während der Narkose erbracht...
An MEDICAL TRIBUNE: Der Kollege fragte, ob auch andernorts schlechte Erfahrungen diesbezüglich gemacht worden sind. Ich kann dies persönlich in einem Falle meines Sohnes nur bestätigen, denn nach einem Bagatelltrauma am Knie nach Basketball mit einer einzigen ca. 15-minütigen Arzt-Patienten-Kontaktbegegnung bekam ich eine Rechnung über 3.000 DM zugeschickt, die mir schlichtweg nur die Sprache verschlagen hat. (Medical Tribune 49/5.12.1997/3)

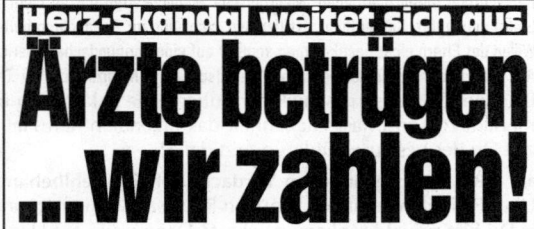

> **Herz-Skandal weitet sich aus**
> **Ärzte betrügen ...wir zahlen!**
> BILD 22.11.1997
> Der Millionenbetrug in deutschen Herz-Praxen - wir sehen bisher nur die Spitze des Eisberges! (...) Im Klartext: Alle anderen haben möglicherweise abgezockt, die Kassen um Millionen geprellt. Gleichzeitig wurde bekannt, daß die Krankenkassenbeiträge 1999 in Westdeutschland erneut steigen sollen - um das Milliardenloch der Ost-Kassen zu stopfen.

> **Verdacht jetzt auch gegen Laborärzte**
> Nach Herzspezialisten, Radiologen und Augenärzten stehen jetzt auch Laborärzte unter Verdacht, die Krankenkassen durch überhöhte Rechnungen betrogen zu haben.
> (Kölner Stadtanzeiger 1.12.1997)

»O je! Ich höre Ihr Mann ist inzwischen gestorben. Mein Beileid«, sage ich zu einer Teilnehmerin, die zum zweiten Mal mein Seminar besucht, »hat er denn keine UrTherapie gemacht, wie ich es ihm doch dringend angeraten hatte?«
Sie antwortet: »Dafür war der nie zu haben. Aber er ist ja zum Glück nicht an seinem Krebs, sondern an einer einfachen Grippe gestorben.«

9850 Ratschläge, Aufklärungen und Erste Hilfe-Tips

> Am besten ist es, Sie holen sich erst gar keinen Kollegenrat ein. Dann leben Sie mit Sicherheit glücklicher. In Teilaspekten hat Hackethal wohl doch nicht so unrecht! (Ärztliche Praxis 37/9.5.1995/15)

9850 a) 📖 983 Welches Recht hast Du an Deinen Krankenunterlagen?
Der Arzt muß Deine Behandlung dokumentieren. Er muß darüber Krankenblätter anfertigen, die die Krankengeschichte, die Diagnosen, die Therapien und die Ergebnisse der Behandlung enthalten. Während und nach der Behandlung hast Du das Recht Deine Krankenunterlagen einzusehen und Kopien davon ausgehändigt zu bekommen (die Kosten für die Kopien mußt Du allerdings selber tragen). Zu den Krankenunterlagen gehören alle Aufzeichnungen wie Krankenblatt, Befundbericht, Arztbriefe, Röntgenaufnahmen. Persönliche Notizen des Arztes sind ausgenommen (sie sind auf der Kopie meist eingeschwärzt). Das wird von der Rechtsprechung damit gerechtfertigt, daß die Bekanntgabe solcher Notizen das Arzt-Patienten-Verhältnis belasten könnte. Du hast auch das Recht, eine Abschrift der Röntgenanordnung zu erhalten, aus der Zeitpunkt und Art der Untersuchung hervorgehen, die untersuchten Körperregionen genannt und die Höhe der Strahlenbelastung angegeben werden. Wie, der Arzt verweigert es Dir, die Krankenunterlagen herauszugeben, weil Du ihn verklagen willst? Selbst wenn Du ihn deswegen nicht bezahltest, hat er kein Recht dazu. (AG Freiburg 4196/89) Du schreibst ihm also:

> Sehr geehrter Herr Doktor Geheimniskrämer
> Hierdurch bitte ich Sie, mir folgende Behandlungsunterlagen in Kopie zu übersenden: Arztberichte, -briefe, Protokolle, Fieberkurven, EKG, EEG, Aufzeichnungen über Medikationen, OP-Berichte, Krankenhaustageblätter, Ultraschallaufnahmen, Entlassungsbericht, Karteikarten vom einweisenden Arzt. Röntgenaufnahmen bitte ich Sie mir leihweise im Original zu überlassen. Die Kosten für die Kopien wollen Sie mir bitte in Rechnung stellen.
> Nach § 810 BGB habe ich einen gesetzlichen Anspruch auf Einsicht in eine in fremdem Besitz befindliche Urkunde. § 26 Abs. 2 BDSG klärt, daß Betroffene Auskunft über die zur ihrer Person gespeicherten Daten verlangen können. Mehrere Gerichtsurteile haben Patienten und Patientinnen darin bestätigt, Einsicht in ihre Behandlungsunterlagen zu erlangen oder diese in Kopie oder als Original ausgehändigt zu bekommen (vergl. NJW 83, 328f.).
> Ich bitte Sie, mir die Unterlagen innerhalb von drei Wochen ab Datum des Briefes zukommen zu lassen. Bitte bestätigen Sie, daß Sie mir alle Unterlagen vollständig übersandt haben. Mit freundlichen Grüßen!

Fehldiagnosen und Recht:
Ein Arzt darf für eine falsche Diagnose und die Folge-Behandlung kein Honorar verlangen. (Urteil Amtsgericht Frankfurt, AZ 32C4581/91)

9850 b) Du verweigerst Deinem Kind eine ärztliche Therapie?
Bei fehlender Einwilligungsfähigkeit des Patienten ist der Arzt an die Entscheidung des Sorgeberechtigten gebunden. Gefährden die Eltern durch ihre Entscheidung das Wohl des Kindes, muß der Arzt zunächst alles in seiner Macht stehende versuchen, um einen Konsens herbeizuführen. Bei der Beurteilung der Situation muß er die Folgewirkung der elterlichen Entscheidung auf das körperliche und seelische Wohl des Kindes berücksichtigen. Er muß auf das Verhältnis von Chancen und Risiken der Therapie hinweisen, muß den Nutzen und die Belastungen der abgelehnten Therapie abwägen. Schließlich ist auch der Hintergrund, das heißt sind die Beweggründe und die Ziele der elterlichen Ablehnung in die Betrachtung miteinzubeziehen. Medizinische Möglichkeiten dürfen nicht allein maßgebliches Element der Entscheidung sein. Verstoßen die Eltern gegen ihre Sorgepflicht, ist der Arzt nicht nur zur Behandlung berechtigt, sondern auch verpflichtet. Kann er dieser Pflicht gegen den Willen der Eltern nicht nachkommen, muß er auf eine vormundschaftsgerichtliche Entscheidung hinwirken.
Aus den Empfehlungen der Deutschen Gesellschaft für Medizinrecht zur Therapieverweigerung bei Kindern und Jugendlichen.
Erkenne: Das ist so geschickt formuliert - die bekommen immer recht. Deshalb: Geh nie mit Deinem Kind zum Kinderarzt, sonst hast Du schnell das Jugendamt am Hals. Mach es selbst gesund. Nach Lesen dieses Buches bist Du der bestausgebildetste Arzt dafür!

9851 a) 📖 983 Bei begründetem Verdacht auf eine Fehlbehandlung gibt es Möglichkeiten sein Recht einzufordern:
Über Patienteninitiativen kann ein Rechtsanwalt erfragt und eine Zivilklage erhoben werden.

9851 b) Du bist privat krankenversichert? Dann prüfe auf Herz und Nieren jede ärztliche Rechnung. Nur so schützt Du Dich vor einem überraschenden Eigenanteil, der etwa nach einem dreiwöchigen Krankenhausaufenthalt leicht einige tausend Mark betragen kann. Und führe bei einem Aufenthalt im Krankenhaus ein Tagebuch über alle Leistungen, Behandlungen und die nach Deiner Meinung mit Dir gemachten Fehler. Das prüfe:
· Wurden die in der Rechnung aufgeführten Maßnahmen auch erbracht?
· Wer führte sie durch? Der Chefarzt oder sein Stab?
· Sind die Maßnahmen auch in der richtigen Anzahl berechnet? · Welcher Steigerungsfaktor wurde berechnet und gab's bei Überschreitung des 2,3fachen (Regelhöchstsatz) eine wahrheitsgemäße Begründung? · Enthält die Liquidation allem Anschein nach zu viele oder falsche Positionen, so laß

> Fettersatz frißt Vitamin E auf – Forscher der Uni Cambridge haben vor dem Fettersatz „Olestra" (bisher nur in den USA) gewarnt. Es mache tatsächlich nicht dick, verringere aber den Gehalt wichtiger Nährstoffe wie Vitamin E und Carotinoide im Körper. Bei Tests traten erheblich Darmstörungen auf. EXPRESS 11.8.1998-09-06
> Wie harmlos man sie auch anpreist: Jede Pille schädigt Dich!

die Rechnung vor dem Begleichen vom zuständigen Sachbearbeiter des Krankenversicherers prüfen.

9852 a) 📖 983 Wenn Du den Arzt jetzt noch, nachdem ich Dich hier so gründlich aufgeklärt habe, für seinen Pfusch an Dir haftbar machen willst, merke:
Die dreijährige Verjährungsfrist beginnt zu dem Zeitpunkt, an dem der oder die Verletzte vom Schaden allgemein Kenntnis erlangt. Das gilt auch dann, wenn zu diesem Zeitpunkt der genaue Schadensumfang noch nicht abzusehen ist. (OLG Frankfurt, Az.: 1 U 123/88; OLG Köln, Az.: 27 U 145/91)

b) Alter

Ein Kind sei fünf Jahre alt. Dann umfaßt ein Kalenderjahr den fünften Teil seines ganzen bisherigen Lebens, das sind 20%. Bei einem fünfzigjährigen Menschen entspricht ein Kalenderjahr dem fünfzigsten Teil der vergangenen Lebenszeit, das sind 2%, und bei einem achtzigjährigen Greis nur 1,25%. Das fünfjährige Kind empfindet deshalb auf Grund seines Erinnerungsvermögens die Zeitdauer eines Kalenderjahres als sehr lang, der achtzigjährige Greis aber als sehr kurz. Das ist der Grund, weshalb die Zeit scheinbar dem Kind sehr langsam, dem Greis aber sehr schnell vergeht. (Wolf, W. A., Warum die Zeit im Alter so schnell vergeht, raum&zeit 84/1996)

182 Krankenbehandlung im Alter
...Schließlich ist im Alter vermehrt mit Arzneimittelnebenwirkungen zu rechnen, vor allem aufgrund der deutlich verminderten Nierenfunktion. Diuretika (natrium- und damit wasserausscheidende Arzneigifte) können zur Exsiccose (Austrocknung) und Hypokaliämie (Kaliumunterversorgung) führen. Blutdrucksenker können einen ischämischen (durch Durchblutungsstörungen veranlaßten) Hirninfarkt auslösen. (Ärzte Zeitung, 29.5.1992)

838 Mückenschutz
...übrigens gibt es eine »Dschungel-Milch« mit Naturwirkstoffen aus dem Regenwald. Sie schützt angeblich vor saugenden und beißenden Insekten wie Mücken, Bremsen, Moskitos und sogar, wie es heißt, vor Zecken. Die Wirkung hält nach dem Einreiben etwa acht Stunden an. Die Mischung basiert auf indianischen Rezepturen und ist völlig giftfrei.

Damit Dich die Mücken im Sommer nicht auffressen
Als Schlechtkostesser sind Dir Mückenstiche noch unangenehm. Damit Du im Sommer aber besonders nachts gut und in frischer Luft schläfst, bau Dir auf alle Fälle ein Fliegenfenster ein!

> Krankheit ist die Quittung für mangelndes Konsequent-Sein.

Mehrere Reisegruppen haben sowohl in Afrika als auch in Skandinavien Tests durchgeführt. Dabei hat sich angeblich gezeigt, daß eine Lotion mit australischem Teebaumöl nicht nur desinfiziert, sondern auch viele Stunden vor Insekten schützt.

a) 665 Hämorrhoiden Nachdem mir eine Leserin vorwarf, daß meine Warnung vor den Ärzten - hier vor den Proktologen - doch wirklich fehl am Platz sei, würden sie doch sogar in Kürze ihre Hämorrhoiden *veredeln*, will ich Dich auch vor dem Veröden warnen: Paß nur auf, daß der Arzt beim Sklerosierungsspritzen den Hämorrhoidalknoten nicht mit einem Analkarzinom verwechselt, dann geht's Dir schlecht! Wiederholte Verödungen sind übrigens sinnlos, führen oft zu Inkontinenz. (LV9949e)

Das Veröden der Hämorrhoiden mit 20 % Chininlösung ist - wie alles, was die Ärzte gegen Deine Krankheiten unternehmen - nur ein Behandeln der Symptome, nicht der Ursachen. D.h., die Hämorrhoiden kommen wieder. Sie werden aber unter der UrzeitTherapie beschwerdefrei. Denn durch die UrBewegung und UrKost wird der Stuhlgang so weich, daß Du Dir nicht mehr die Seele aus dem Leib pressen mußt.
Wer sich zur UrzeitTherapie nicht entschließt, soll vor dem Entschluß zur Sklerosierung oder Operation sicherstellen, daß seine Beschwerden nicht durch eine Thrombose oder ein Ekzem verursacht werden. Das prüfen die Ärzte meist nicht nach. Übrigens werden durch das Veröden aus den Hämorrhoidaltrauben keine Korinthen, sie werden nur wieder mit der Verödung an ihrem Platz fixiert. (Ärztliche Praxis, 11.7.1992/14)

Hämorrhoiden: zu viele sklerosiert
Bei einer Rezidivhäufigkeit von - je nach Studie - 70 bis 90 Prozent nach drei Jahren ist diese Therapieform zu hinterfragen, wie Sie es tun. Dr. med. Christoph F. Förster, Chirurg, Seerheincenter, Zähringer Platz 7, 78464 Konstanz (Ärzte Zeitung 10/ 4.2.1995/7)

Die richtige medizinische Behandlung von Hämorrhoiden
Falls Du Deine bisherige Ernährung nicht umstellen willst, kann Dir das vielleicht 'ne Zeit helfen:
Gute Hilfe leistet dabei ein kegelförmiger Analdehner, 2mal täglich 15-20mal vorsichtig in den Analkanal eingeführt (Gleitmittel verwenden!) sorgt er für eine Dehnung des Sphinkterapparates [Schließmuskel] und stellt die reflektorische Erschlaffung bei Rektumfüllung wieder her. Der Patient kann außerdem die Kontraktion des Sphinkters gegen den Widerstand des Kegels trainieren.
Hämorrhoiden 1. Grades, die noch oberhalb der Linea dentata fixiert und nicht mit dem Finger palpabel [tastbar] sind, lassen sich durch diese Maßnahmen in 80% der Fälle oft schon binnen einer Woche beheben. Prof. Otto rät allerdings, die Behandlung 3 bis 4 Wochen lang fortzusetzen. Bei längerer Anwendung des Analdehners kann es sogar gelingen, prolabierende [vorfallende] (sich aber noch spontan retrahierende) Hämorrhoidalknoten II. Grades ohne weitere Eingriffe vollständig zu beseitigen. Bluten die Hämorrhoiden trotz aller Basisbemühungen weiter, kommt eine Infrarot-Verödungsbehandlung in Frage - grundsätzlich aber nur bei Hämorrhoiden 1. Grades.
Durch (exakt dosierbare) Infrarotkoagulation [Gerinnung] gelingt bei 90% der Patienten nach 2 bis 3 Sitzungen in Abständen von 3 bis 4 Wochen die Beseitigung der Beschwerden. Leicht verstärkte peranale Blutungen in etwa 5% der Fälle sind das einzige Risiko. Die Rezidivrate [Rückfallrate] nach einem Jahr beträgt 10% und ist damit niedriger als nach Sklerosierung (15bis 20%). Unsachgemäße Injektionstechnik kann bei dieser außerdem erhebliche Komplikationen nach sich ziehen.
Hämorrhoiden II. und vor allem III. Grades, die stark elongiert [verlängert] und fibrös [aus derbem Bindegewebe] umgewandelt sind, lassen sich zu 90% durch Gummibandligatur [Abbindung] unter Kontrolle bringen. Schmerzen nach 8 bis 10 Tagen sowie teils massive Blutungen sind mögliche Nebenwirkungen, über die der Patient informiert werden muß. Konservative Behandlung und Ligatur beseitigen Hämorrhoidalleiden zu je 45%. In höchstens 10% der Fälle wird eine Operation notwendig. (Medical Tribune 25/21.6.1996)

b) 647 Ein wohltuender Rat des Verfassers:
Wenn Du die UrMedizin nicht zu Dir nehmen und Du weiterhin Schwierigkeiten mit zu harter Verdauung haben solltest - was bei Hämorrhoiden ganz schön schmerzhaft ist - dann empfehle ich: Iß täglich fünf bis zehn Scheibchen Kassia. Die kannst du bei den Tropenfrüchteversendern bestellen. (→Rz 983)

c) Obstessen nach dem Fasten nicht vertragen?
»Gerade habe ich das Fasten hinter mich ge-

Afterjucken, Hämorrhoiden
Am Tag: Gib an die schmerzende Stelle die Heilerdepaste und zieh einen engen Slip darüber.
In der Nacht: Bestreiche den Unterleib vom Steissbein bis zur Hüfte mit Tonerde-Paste. Sodann wird er mit einem Stück Stoff, welches zwischen den Beinen durchgeführt wird, umwickelt. Schließlich wird das Ganze mit einer Bandage befestigt.
Das nutzt natürlich nichts, wenn Du nicht zusätzlich unter UrTherapie stehst.

bracht. Aber ich vertrage nicht so viel Obst, wie ich zu mir nehmen sollte, um satt zu werden. Magen und Darm streiken. Was soll ich tun?«
Deine Bakterienflora im Darm hat sich wahrscheinlich noch nicht wieder so weit aufgebaut, daß Früchte abgebaut werden können. Eß mal mehr rohe Wurzeln, und nimm beim Obst kleinere Mengen zu Dir, aber öfter.

9855 **d) Fastenbrechen**
Nimm stets ungeschroteten Leinsamen, kaue ihn gut und iß Obst dazu, denn der braucht Flüssigkeit zum Aufquellen. Geschrotet besitzt er kaum noch Lebensstoffe, und dann quillt er bereits im Darm auf und besitzt dann keine peristaltikfördernde Wirkung mehr im Darm. Selbst wenn Du ihn kaust, dann rutscht immer noch ein Teil davon unzerbissen durch die Zähne. Flohsamen quillt zum 50fachen seines Volumens auf (→LV 3650a)

9855 **e)** Die Hämorrhoiden-Verödung ist nicht ohne Risiko. Landet das Sklerosierungsmittel ein bißchen zu tief, ist die Manneskraft womöglich für immer verloren. Drei derartige Fälle stellt ein Urologe aus Cambridge im »British Medical Journal« vor. (British Medical Journal, Vol.314, No. 7078 (1997), S. 419)

> Zum Erdfasten: In manchen Ausnahmefällen kann sich die Entgiftung über Jahre hinwegziehen. Schwarze Flecken auf der Zunge, Brennen im Mund, dunkles Sperma beim Mann, bräunlicher Ausfluß bei der Frau, öfters kalte Füße z.B. sind Zeichen, daß noch zu viel Schmutzstoffe im Blut und Gewebe noch nicht völlig ausgeschieden sind. (Rz 974[58]) Mein Rat: Halte durch. Du hast nur diese einzige Chance. Viele, viele Jahre hast Du gegen die Naturgesetze gelebt - bei Dir dauert es halt etwas länger... Frage Dich auch immer wieder, ob Du **alles** richtig nach meinen Ratschlägen gemacht hast, sonst mußt Du Hydrokolontherapie und Erdfasten noch mal wiederholen.

9856 204 **So begegnest Du Deinen Schmerzen natürlich:**
»Nach all dem, was ich jetzt gelesen habe, sage ich mir zwar: Das ist das richtige, und der Erfolg wird sich schon noch zeigen, selbst wenn es etwas länger dauert. Nur ist Deine Forderung, sofort alle Medikamente abzusetzen, einfach für mich nicht machbar. Dann gehe ich mit meinen Krankheitsschmerzen die Wände hoch!«
Dann weichst Du halt auf natürliche Schmerzmittel aus. Mit Kältekompressen oder -anwendungen lassen sich Kopfschmerzen, Migräne, Nasenbluten, Blutergüsse, Fieber, Insektenstiche, Zahnschmerzen, Prellungen, Verstauchungen oder Gelenkbeschwerden lindern.
Wärme hilft bei chronischen Schmerzzuständen wie zum Beispiel Rückenschmerzen, Muskelkater, Hexenschuß oder Menstruationsbeschwerden. Allerdings darfst du sie nicht gegen Entzündungen einsetzen.
Und so wirken Temperaturreize von außen auf den Organismus: Über die Rückenmarksnerven werden bestimmte Reaktionen an den verschiedensten inneren Organen, Muskeln und Gelenken hervorgerufen. Wärme wirkt z.B. durchblutungsfördernd, sie regt den Stoffwechsel und die Ausscheidung von Krankheitsstoffen an, sie löst Verkrampfungen und Koliken. Wenn Kälte und Wärme nichts nutzen, dann hilft Dir immer eins gegen den Schmerz: Erdfasten. Und bei starken Zahnschmerzen hilfst Du Dir fürs erste mit Nelkenöl.

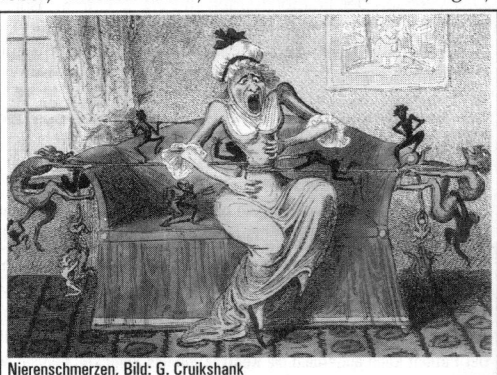

Nierenschmerzen, Bild: G. Cruikshank

9857 **a)** 899 **Stuhlgang bei Kindern sofort herbeiführen:**
Weiche ein Wattestäbchen sehr gut mit Penatenöl ein und öle damit sowohl den After innen als auch außen ein. Der Erfolg tritt entweder sofort oder mit 3stündiger Verspätung ohne »Bauchkneifen« ein.

9857 **b)** Merke: Der Darminhalt wird nur durch die Peristaltik (Darmmuskelbewegung) weiterbefördert. Diese untersteht nicht dem Willen. Erst wenn der Stuhl durch die Peristaltik bereits in den Enddarm befördert worden ist, kann durch den Preßakt, bei dem die Bauchmuskeln und die Muskeln des Beckenbodens angespannt werden, die Entleerung erfolgen. Das Pressen selbst hat aber keinerlei Einfluß auf die Darmperistaltik, und damit auf die Kotbeförderung.
Dick- oder dünnbreiiger Stuhl ist kein Krankheitszeichen, sondern normal. Wurstiger Stuhl ist dagegen ein Hinweis auf zivilisatorische Schlechtkost.
Sein Geruch wird bestimmt von der zugeführten Nahrung. Verzehrst Du viel tierisches Eiweiß (Milch, Quark, Käse, Fleisch, Wurst, Fisch, Ei), so nimmt die Eiweißfäulnis überhand. Durch Bakterien werden die Aminosäuren zerstört, wodurch der üble Geruch entsteht.
Jeder zoologische Garten belehrt Dich darüber, wenn Du am Käfig eines Pflanzenfressers oder an einem Raubtierkäfig vorbeigehst...

> Erkenne: Der Kopf birgt bei den Massenmenschen nichts anderes als Geliehenes oder von anderen Eingetrichtertes.

> Gönn Dir auch nicht das kleinste Nickerchen am Tag, wenn Du nachts schnell einschlafen willst!

9858 **a)** 894, 962, 184 **Wie am besten schlafen?**
Entweder legst Du Dich auf eine mittelharte Matratze, die auf einem festen Lattenrost oder auf einer festen Unterlage liegt (kein Brett!), oder Du legst Dich auf harte Matratze, die auf einem etwas nachgiebigen Lattenrost liegt. Damit ist gewährleistet, daß bei fast allen Rückentypen eine optimale Abstützung der Wirbelsäule erreicht wird.
Wir Menschen haben 30 Millionen Jahre im Freien unter den Düften der Natur geschlafen. Wer schläft, der hole sie sich ins Zimmer. Ein Säckchen z.B. mit Lavendelblüten neben Dich ans Kopfende gestellt, kann Wunder wirken, weil alte genetische Programmierungen wieder wach werden. Das bestätigt sogar eine Studie in The Lancet 346/1995/701)

b) Ist eine Latexmatratze empfehlenswert?
Laß Dich nicht von Werbeanzeigen zu einem unnatürlichen Liegen verleiten. Hier sollen moderne Schaumstoffe mit natürlichen Bezügen oder Matratzen aus Latex sich der Gewichtsverteilung des Daraufliegenden anpassen. Da wird in den schönen Bildchen von einer »flexiblen Stütze durch hohe Punktelastizität« dargestellt, wie sich die Matratze wellenförmig dem Arm-, Po- und dem Kniedruck nachgebend anpaßt.
Die Urmenschen haben sich aber stets nur auf ziemlich harten Unterlagen ihr jeweils wechselndes Schlaflager zurechtgemacht. Eine mäßig harte Kapokmatratze mit vielleicht einer sogenannten Rheumadecke aus Schafschurwolle im Winter darunter trainiert auch noch beim Schlafen die Stützmuskulatur der Wirbelsäule. Einfach dadurch, daß Du auf einer harten Unterlage öfter die Schlaflage wechselst. Wodurch die Rückenmuskeln mal angezogen und wieder entspannt werden. Nachts schwitzt Du ½ Liter Flüssigkeit aus. Nur Naturfasern nehmen die problemlos auf, aber keine Latex- oder Schaumstoffmatratzen. Letztere sind mit Polyurethan aufgeschäumt, das aus dem alten Kampfgas Phosgen hergestellt wird. Ich habe auf Reisen immer meine Kamelhaardecke mit. Selbst in den besten Hotels mutet man Dir oft zu, unter dem Schund von Decken aus künstlichen Fasern zu schlafen.
c) Merke: Nimm keine Probleme mit ins Bett. Grübele nie im Schlafzimmer darüber nach.
- Wenn Du ins Bett gehst schalte das Licht mit der Absicht aus, einzuschlafen. Wenn Du das nicht innerhalb kurzer Zeit schaffst, steh auf und geh in einen anderen Raum. Bleib dort so lange auf, bis Du Dich müde fühlst - dann erst geh wieder ins Bett.
- Verzichte auf den Mittagsschlaf, wenn Du unter Ein- oder Durchschlafstörungen leidest.

a) 📖 **383 Schnupfen** Mein Rat: Putze bei Erkältungen nie mit Papier- oder Stofftaschentüchern die Nase. Sie wird nicht rot und schwillt nicht an, falls Du sie über einem Waschbecken durch Einziehen von Wasser ausschneuzt.
b) 📖 **998 Paß auf, wenn Du hustest**

Du hustest so ?	Dann ist das los mit Dir:
trockener Husten, nach 4 bis 5 Tagen Auswurf, Rötung des Rachenringes, Brustschmerz	Infektionen der oberen Luftwege
trockener, schmerzhafter Husten mit gelblich-grünem Auswurf, Rasselgeräusche, grobblasige	akute Bronchitis
Husten mindestens 3 Monate im Jahr in drei aufeinanderfolgenden Jahren, Rasselgeräusche, mittelblasige	chronische Bronchitis
Fieber, Husten, anfangs geringer, später gelblich-rötlicher Auswurf, Dämpfungs- oder Rasselgeräusche	Lungenentzündung
Atemnot, beim Ausatmen nächtlicher Husten mit glasigem Auswurf	Asthma bronchiale
trockener, über Wochen persistierender Husten, leichtes Fieber	Lungentuberkulose
Hüsteln, geringer Auswurf, nächtliche Atemnot	Lungenödem
oft trockener Husten über mehr als 3 Wochen Gewichtsabnahme	Tumore
morgendlicher Auswurf mit Husten	Umweltgifte. Höchstes Warnzeichen: Raucher, bald kommt mehr auch Dich zu.
trockener Husten	von Medikamenten, z.B.: ACE-Hemmer
kurzes Hüsteln am Morgen	Anfänge von Lungenkrebs (Raucherhusten)

(BUNTE 20/11.5.1995) Auszug: **Schnupfen-Viren**
Die Schnupfen-Viren sollen besonders hitzeempfindlich sein. Kann man sie nicht durch das Einatmen heißer Luft bekämpfen.
Das Problem dabei ist, daß die Schnupfen-Viren nicht auf, sondern in den Zellen der Nasenschleimhaut sitzen. Dort müßten Temperaturen über 50 Grad erreicht werden. Doch selbst in einer 90 Grad heißen Sauna steigt die Zell-Temperatur des Körpers höchstens bis 40 Grad. Eine Temperatur von 50 Grad und mehr würde niemand überleben.

c) Tennisellbogen
Akupunktur soll helfen? Dumme Frage: Warum spielst Du einen Sport, der tatsächlich zum Verschleiß führt?
📖 710, 797, 858 **Hafer** ist meiner Ansicht nach deshalb von allen Getreidearten so gut verträglich, weil ihm Prolamine fehlen. Zu diesen gehören in der Gerste das Hordein, in Mais das Zein, in Weizen und Roggen das Gliandin. Letzteres kann bei Kleinkindern die Dünndarmschleimhaut-Krankheit (Zöliakie) auslösen. Was für Kinder schlecht ist, kann für Erwachsene nicht gut sein, meint der Verfasser und sieht damit die Meinung des Vollwertpapstes Dr. M.O. Bruker als widerlegt an. Dessen Argumentation zum Getreide, die er verschiedentlich in seinem Hausorgan »Der Gesundheitsberater« (zuletzt in Nr. 7/1992) veröffentlicht:
»Warum hat uns der Schöpfer denn eine Vielzahl wunderbarer Lebensmittel beschert? Es gibt keine plausible Begründung dafür, auf einen Teil dessen, was der Schöpfer uns anbietet zu verzichten.«
Leider befindet sich der verdienstvolle Dr. Bruker im Irrtum. Nicht die Schöpfung bringt das Getreide hervor, sondern der Mensch, der es kulturell gezüchtet hat und unter Pflege und unnatürlichen Bedingungen zum Wachstum bringt. Die Schöpfung, die Natur, will eben nicht, daß die Lebewesen es zu sich nehmen: Steck einmal ein Getreidekorn in den Boden einer Wiese. Wenn es dann überhaupt aufkeimt, wird es bald von den Naturgräsern erstickt. Ja, der Magen verträgt Hafer wunderbar - nur halt Dein Gewebe nicht, das mehr und mehr mit Stärke überfrachtet wird. Auch wenn nur wenige an Glutinunverträglichkeit im Alter leiden, ist dies ein eindeutiger Grund, Getreide als Nahrung abzulehnen. Zumal klumpenweise alte Ablagerungen von Getreide in den Därmen von Vollwertköstlern vorgefunden wurden. Mehr Samen als Getreide ist das von Kleinbauern in den Anden angebaute Korn mit hohem Mineralgehalt: Quinua. Wer glaubt, ohne Getreide nicht leben zu können, kann sich damit schon mal helfen - ohne größeren Schaden für seine Gesundheit. Nach 24 Stunden in Wasser keimt es bereits leicht und kann dann roh verzehrt werden.

Wir wissen: Getreide ist vor allem abgelagert. Wenn Du es nicht ißt, vermeidest Du daß sich das krebsverursachende Gift Ochratoxin bei Dir ansammelt, das in fast allen aus Getreide hergestellten Produkten, in Brot, Nudeln, aber auch in Bier, Rotwein oder Kaffee drinsteckt. Dieses Gift bildet sich, wenn Rohstoffe einer Feuchtbehandlung unterliegen oder zeitweise gelagert werden.

> Wenn Du einen Fehler zugibst, bist Du vielleicht etwas weiser als zu der Zeit, als Du ihn begingst.

9861 841f **Langstreckenflüge**
bringen Dir hohe radioaktive Strahlendosen. Sorge durch gesunde Nahrung auf dem Flug vor, daß Deine Abwehrkräfte voll da sind. Hier rate ich ausnahmsweise dazu, vor dem Flug und alle 5 weiteren Stunden einen Teelöffel Weizenkeimöl zu nehmen, falls Du nicht unter dem Vitamin E-Schutz der UrMedizin stehst.
Noch besser den Jet-Lag überwinden soll man mit einem Baldrian-Konzentrat. Berichte mir. **+ Erste Hilfe +**

9862 841 Da wir schon mal beim Fliegen sind: **Wie ist der Jet-Lag am besten zu überwinden?**
Viel Licht kann dir dabei am besten helfen. Also: Kommst Du todmüde morgens in Bangkok an, und mittags will Dich der Schlaf übermannen, dann leg Dich nicht ins Hotelbett, sondern geh an den Strand und beweg Dich viel in der Sonne, bis es Abend wird. So findest Du Dich am schnellsten in den neuen Tages- und Nachtrhythmus hinein. Richte Deine Ankunft so ein, daß Du danach noch sieben Stunden wach in der Sonne bleiben kannst.

> Eine tolle Wärmeflasche: Kirschkerne erhitzen und in einen Beutel füllen. Hält zwei Stunden die Hitze.

9863 929 Den ärztlichen Rat, wie eine **Glatze zu vermeiden** ist, will ich Dir nicht vorenthalten: Vor dem Abendessen eine halbe Tablette Eryfer oder Lösferron in Wasser aufgelöst einnehmen. (Hast Du bei der eisenhaltigen UrKost nicht nötig.) Die zweite Maßnahme besteht in einer einminütigen Kopfmassage. Dazu werden die Haare morgens angefeuchtet. Dann massiert man mit gespreizten Fingern unter schärfstem (!) Druck zur Kopfmitte hin, indem man die Finger gegeneinander bewegt. Der Kopf wird so von vorne nach hinten massiert. Das wird zwei- bis dreimal hintereinander durchgeführt. Reiben ist zwecklos. Es muß Schmerzen bereiten, sonst nützt es nichts. Die schmerzempfindlichsten Stellen der Kopfhaut sind die mit der größten Neigung zum Haarausfall. Wird diese Kombinationsbehandlung über Monate und Jahre durchgeführt, wird der Haarausfall gestoppt. Und noch etwas beobachtet man dabei: Die Haare werden nicht so schnell grau. (Ärztliche Praxis 76/20/9/1994)

9864 547 Vielleicht läßt Du Dich leichter davon abhalten, über die Wahrheit Deines Aussehens eine fettige Kosmetikschicht Lüge zu schmieren (bei den meisten Älteren wäre ein Lederpflegespray angebrachter), wenn Du diesen Auszug aus der Ärzte Zeitung Nr.107 vom 14.6.1994 liest:
»Muttermilch enthält künstliche, vermutlich kanzerogene Duftstoffe: Das für Kosmetika verwendete Moschus ist für manchen ein betörender Duftstoff, aber leider kein ungefährlicher. So sind in 91 Prozent von 723 Muttermilchproben Moschusverbindungen nachgewiesen worden. Besonders für Moschusxylol besteht jedoch nach einem BGA-Gutachten ein »Anfangsverdacht« für eine kanzerogene Wirkung.«
Doch solltest Du Dir nicht einbilden, nur Dein Kind würde mit dem von Dir gebrauchten Chemiedreck mit Krebs verseucht. Der Dreck ist auch in Deinem Körper! Das Gift der von Dir gebrauchten Cremes, Lotions, Parfüms und Gels wandert von außen nach innen! Also nicht nur in Deine Muttermilch, sondern auch in all Deine feinen Drüsen, die Feinstsäfte in Nanogramm-Mengen produzieren und die der Chemiedreck jetzt in Unordnung und Disharmonie in ihrer Produktion bringt. Und nach einigen Jahren des Hauteinschmierens wunderst Du Dich, warum Dich der Krebs zerfrißt oder Du Dich mit anderen Krankheiten herumzuschlagen hast. Probier's mal selbst: Die Fußsohle mit Knoblauch eingerieben - und Du spürst den Geschmack zwei Stunden später auf der Zunge. Da hast Du den Beweis fürs Eindringen!

9865 a) 730 **Tiefsitzender Splitter nicht herauszubringen?** Du mußt nicht mal zum Doktor, wenn Du **+ Erste Hilfe +**
einen tiefsitzenden Splitter im Fuß oder in der Hand nicht heraus bekommst: Du kaufst in der Apotheke die Fertiginsulinspritze und schiebst die Kanüle bei gleichzeitigem Einspritzen an die verletzte Stelle. Du benötigst nur ein bißchen Insulin und schon ist das um den Splitter sitzende Gewebe für kurze Zeit betäubt, und Du kannst Dir mit einer Nadel (damit geht's meistens am besten - noch besser durch den Folgetip) schmerzlos den Splitter herauspuhlen. Fertige Dir das beste Gerät zum Entfernen eines Splitters selbst
Besorge Dir die feine Kanüle (12er oder 20er) einer Injektionsspritze, biege einen kleinen Teil der Spitze zu einem Häkchen um - und schon besitzt Du das beste Werkzeug, um Splitter aus der Haut zu ziehen.

9865 b) Du bist in einen Seeigel getreten? Die abgebrochenen Stacheln sitzen tief drin?
Tropfe flüssiges Wachs auf die maltraitierte Fußsohle. Innerhalb von 2 Stunden sind die Schmerzen fast weg und schon am nächsten Tag kannst Du den Fuß wieder vorsichtig belasten. Am dritten Tag schließlich fällt das Wachs zusammen mit den Stacheln ab.

Nachtblindheit
Ein Wirkstoff in der Heidelbeere mindert die Blendanfälligkeit.

9866 967 Mit DIAMOND, Harvey, (»Fit fürs Leben«) habe ich auf unserem Gesundheitskongreß im Mai 1992 in Bonn das Obstmittagessen einnehmen können. Er weiß seine Hörer mit viel Humor für eine gemäßigte rohe Nahrung aufzuschließen. Wir konsequenteren Gesundheitslehrer müssen ihm dankbar sein für die Massen, die er anspricht und für eine gesündere Essensweise aufschließen kann. Im persönlichen Gespräch läßt er sein Schauspielertalent beiseite und zeigt sich ernst und besonnen... Er selbst hält sich nicht an die ihm zu schwere Trenndiät und ißt nur Rohkost, wie er sagt.

9867 15 - 77 »Von der gesunden Lebensweise nach dem alten Handbuch der Fam. Cerutti BLV« Vlg.Ges.
(Besser hieße es »Von der ungesunden Lebensweise«!)

9868 569 **Warzenbeseitigung** 1. Die verhornten Schichten von vulgären bzw. Plantarwarzen werden mit einem aufweichenden salicylathaltigen Präparat vorbehandelt (Salyzyl genügt auch).
2. Anschließend wird mit einem einfachen Brennglas (Lupe) das Sonnenlicht auf die Warze gebündelt, bis es schmerzt. Dieser Vorgang wird 2 bis 3mal am Tag wiederholt, bis die Warze verschwunden ist. Oder Eintupfen der Warzen mit konzentrierter Ameisensäure, die in jeder Apotheke billig zu haben ist (am besten mit einer Mikropipette). Abdecken der eingepinselten Warzen mit einem luftdichten Verband aus wasserundurchlässigem Leukoplast. Alle 2 bis 3 Tage wiederholen, oft geht die Warze dann schon mit dem Abziehen des Leukoplastes ab. Wenn

nicht, dieselbe Behandlung fortführen. Narben bleiben nicht zurück. Noch einfacher: Bearbeite die Warze einfach 2mal die Woche mit einem Hornhauthobel. Das ist vollkommen schmerzlos und hilft meistens. (Ärzte Zeitung, 24.6.1992)
Oder: Eine vom Apotheker gemischte fünfprozentige Salicylsalbe. Ihr Rezept: Acid. salicylic. 1,0/Eucerin. anhydric. ad 20,0/M. f. unguentum. Man reibt die Warze samt Umgebung morgens und abends ein - nach einigen Wochen ist die Warze weg.

Warzen-Therapie keine Hexerei
● Abwarten ● Entfemen mit dem scharfen Löffel ● Vereisen mit flüssigem Stickstoff ● Elektrokoagulation plus Kürettage ● Lasern ●Immuntherapie mittels potenter Kontaktallergene ● Bleomycin-Injektion direkt in die Warze (Ärztliche Praxis 19/15.3.1996/9)

a) 📖 748 **Schluckauf** Gegen Schluckauf hat sich ein Kühlakku oder ein Eiswürfel bewährt, der für ca. 10 Sekunden auf die Halsvorderseite gedrückt wird. Der Erfolg ist verblüffend! →LV 9925b ✚ **Erste Hilfe** ✚   ✚ **Erste Hilfe** ✚

b) Essensbrocken steckt in der Kehle
Was tun, wenn man allein ist und sich beim Essen verschluckt und kurz vorm Ersticken ist? Kopf nach vorn! Eine Hand wird zur Faust geballt, zwischen Nabel und Brustbeinende aufgelegt, und mit der anderen gefaßt. Das Zwerchfell wird jetzt ruckartig nach oben innen gedrückt. Ist einer dabei, soll er kräftig auf den Rücken klopfen oder stellt sich hinter Dich und drückt Deiner das Zwerchfell genau so kräftig mit der Faust pressen, indem er sich hinter Dich stellt.

📖 112, 203, 383 **Schnupfen** Bei manchen wirkt's angeblich: Beim ersten Anzeichen von Schnupfen Vaseline auf die Nasenschleimhäute geben - er soll dann nicht ausbrechen. Ein bereits bestehender würde damit abgekürzt. Bitte berichtet mir, ob es zutrifft - ich bekomme ja keinen mehr.

a) 📖 184, 963 **Du kannst nicht einschlafen?** Bade die Füße in kaltem Wasser, nicht abtrocknen. Baumwollsocken drüber und so ins Bett. Das zieht mehr Blut in die Beine, also weg vom Gehirn - Noch besser: Ein Abendlauf. Sonst als Ersatz: Rubbele die Fußsohlen kräftig über eine Fußrolle oder ein Stück Besenstiel. Oder: Versuche, wach zu bleiben. Dann fehlt der Einschlafstreß - und Du dämmerst weg.

b) Vor allem der Vormitternachtsschlaf ist vom entscheidender Bedeutung für geistig-seelisches Wohlbefinden. Dieses Zusammenhänge sind inzwischen wissenschaftlich bestätigt worden: Es zeigte sich, daß es für das Wohlbefinden am folgenden Tag wichtiger ist, zeitiger schlafen zu gehen, als viel zu schlafen. Außerdem konnte nachgewiesen werden, daß die Schlafqualität weniger von den Problemen des Alltags beeinflußt wird, sondern vielmehr umgekehrt durch mangelnde Schlafhygiene (Sleep 1994;17:466-475)
Erkenne auch hier: Bei objektiver Berichterstattung kann die Wissenschaft nichts anderes feststellen als das, was dieses Buch lehrt: Nur das natürliche Verhalten ist am besten für den Menschen. Und: Die Affen, die sich sehr früh zur Ruhe begeben, wie wir wissen, sind mal wieder beispielhaft für uns.

So schläfst Du tiefer
Du drehst Dich weniger im Bett herum und schläfst besser, wenn Du Lavendel-Samen neben Deinem Bett oder im Kopfkissen hast. Vor dem Schlafengehen nimmst Du jeweils ein paar davon, zerdrückst sie zwischen den Fingern, gibst sie in Dein Schlafkissen oder legst sie neben Dich. (Lavendelöl tut's vielleicht auch.)

c) 📖 963 Du kannst nicht gesund werden, wenn Du nicht spätestens um 1/2 10 ins Bett steigst und bald einschläfst. Nur beim Schlaf zwei Stunden vor Mitternacht regeneriert sich das Gehirn.

📖 294 **Ausfluß** Jede dritte Frau leidet unter Ausfluß. Ein Leiden, welches vielfach der stille Grund dafür ist, wenn sich Männer scheiden lassen, fremdgehen oder sich von einer Frau abwenden. Man kann den Partner nicht mehr riechen - hier trifft der Satz im Wortsinn zu. Bei diesem Leiden wird offensichtlich, daß Medikamente auch nicht die kleinste Wirkung haben! Nichts hilft, denn es ist eine Erkrankung des *gesamten* Organismus. Und nur durch die UrzeitTherapie in Griff zu bekommen. Der Ausfluß ging bei manchen jungen Frauen schon weg, wenn sie das Rauchen und Alkohol trinken aufgaben und zu fleischloser Kost übergingen.

📖 282 **Wundpflaster** schmerzlos entfernen: einige Tropfen Öl daraufstreichen und ¼ Stunde ✚ **Erste Hilfe** ✚ einwirken lassen. **Du solltest nicht nur deshalb kein Pflaster auf eine Wunde klebe, weil es das Abtrocknen verhindert, sondern auch deshalb, weil dessen Klebstoff u.a. Propylendinitrolodikresol aufgenommen wird: Gift für ihn!** (Zeitschrift für Hautkrankheitn Bd. 73, Heft 6/1998/S. 402-404)

a) 📖 899 **Wenn Dein Kind noch ins Bett macht**, so schimpfe nie mit ihm, zeige Dich auch nie besorgt oder ängstlich darüber - so verstärkst Du nur seine Furcht. Du bist meist daran schuld: Deinem Kind fehlen Gefühle der Geborgenheit und Zuwendung. Nimm es zu Dir ins Bett, damit es Deine Wärme und Liebe spürt. Du wirst sehen: Das Bettnässen ist bald vorbei - wenn Du es nicht vor anderen damit beschämst.

b) **So wirst Du das Nägelkauen los!**
Der Grundstock wird in den frühen Lebensjahren gelegt, wenn Dir als nervöses Kind das Nägelkauen als Entspannung und Ablenkung von Steßsituationen zur Gewohnheit wurde. ● Mach Dir erst einmal klar, in welchen Situationen bei Dir der Zwangsimpuls einsetzt und Du die Finger zum Mund führst. ● Übe, daß in diesem Moment in Deinem Bewußtsein eine Art Alarmglocke schrillt. ● Wenn Du merkst, daß Du die Finger zum Mund führen willst, kannst Du den Zwangsimpuls stoppen, indem Du sofort einige Minuten Deine Hände zusammenführst und sie ineinander fest verschränkst. Das mußt Du nicht offen zeigen. Du kannst das auch unbemerkt tun - unter dem Tisch oder hinter dem Rücken. Merke: Das Nägelkauen ist eine verfestigte Verhaltensgewohnheit, die jahrelang eingeübt worden ist und die Du durch Bilden einer Gegenwohnheit wieder wegbringen kannst.

5 📖 718, 846 **Alzheimer: Im Wahn, bestohlen zu werden, offenbart sich senile Demenz.** (Ärztliche Praxis, 7.10.1993) (→1004, 9410, 9694, 9747)

6 📖 636, 657, 658 Wenn Du es Dir leisten kannst, magst Du auch eine **Fastenkur im Felke-Natur-Heilerde-Bad** unter gleichzeitiger Erdebehandlung in 55566 Sobernheim 1, Tel. 06751/23 30 machen.

7 a) 📖 337 Bandscheibenschäden behandelt auf natürliche Art: Dr. WEBER/Dr. KNOBLIG, Uhlandstr. 5. 75323 Wildbad
Bandscheiben-Killer-Auto Mittelklasse-Fahrer können aufatmen: Ihre Bandscheiben kommen besser weg als die ihrer Kollegen aus der Upper-class. Mit der Luxus-Limousine direkt zum Bandscheibenvorfall? Eine Studie der Uni Münster deckte auf: Großkarossen rütteln ihre

1369

Insassen mehr durch. Gefährlich belasten sie die Bandscheiben und schieben die Wirbelsäule seitlich aus dem Lot. Mit seinem Kreuz muß der Fahrer für sein Prestige-Auto büßen. (Gesundheits Zeitung 1/1994/1)

9877 b) Bandscheibenschaden: **Geheilt durch dynamische Selbstbehandlung:**
Eine muskeldynamische Selbstbehandlung kann im Einzelfall sogar bei gesichertem Bandscheibenvorfall zu einem Rückgleiten des Nucleus pulosus an seine angestammten Platz führen. (The Lancet 342, 1994, 212/3)

9878 ▢ 797, 963   Gesundheitshaus SANITAS, Fürling 10, A-4150 Rohrbach, Tel. 0043-7289-6433, Fax 0043-7289-208 bietet eine ganz vorzügliche vegetarische Küche, Sonnen- und UrKost neben einer noch heilen Umwelt.

9879 ▢ 215, 310   Wenn du wissen willst, wo in deiner Nähe ein Chirotherapeut tätig ist, wende dich bitte an die Deutsche Gesellschaft für Manuelle Medizin, Ostenallee 80, 59071 Hamm 1, Tel. 02381/8 39 40.
Einen besonders guten in Berlin: W. Nadolny, Riehlstr. 3, 14057 Berlin, Tel: 030/3258728
Was die Rückenschmerzen angeht, so geben viele Ärzte dagegen Opiate. Dazu meint ein chiropraktisch tätiger Arzt, er könne bei chronischen Schmerzpatienten Kreuzschmerzen mit gezielten Manipulationen, ein betroffenes Segment direkt erfassen und Opiate überflüssig machen. Der Chirotherapeut setzt die Bandscheibenfasern, die dem dislozierten Nucleus pulposus gegenüber und jenseits des Ligamentum longitudinale commune dorsale in angespanntem Zustand stehen, direkt ein und reponiert mit ihnen den fehlstehenden Nucleus pulposus und damit die ursächliche Therapie der an erster Stelle stehenden Krankheit. Dr. Kuno Baier, Arzt für Orthopädie, Karlsruhe (Medical Tribune 4.3.1995/28)
Kranke berichten mir von einer ersten Erleichterung nach einer Behandlung – aber man müsse immer wieder hin... Du siehst auch hier: Ohne UrBewegung und gewebestärkende UrKost läuft nichts.
»Chirotherapeutische Eingriffe haben durchaus ihre Berechtigung. Trotzdem muß, wie in diesem Fall, mit zum Teil auch sehr ernsten Nebenwirkungen gerechnet werden. Wesentlich häufiger als Verschlüsse der Arteria carotis, die eine absolute Rarität darstellen, sind Durchblutungsstörungen im vertebrobasilären Versorgungsgebiet, oft mit noch fataleren Folgen. Besonders gefährdet sind Patienten mit arteriosklerotischen Gefäßveränderungen.« (H.-J. Braune, Dtsch. med. Wschr. 116 (1991), 1047-1050)
Merke: Unter UrTherapie kennst Du keine Rückenschmerzen.

9880 ▢ 844 **Freischalter** Info darüber erhältst du von BIOLOGA, Postfach, 88662 Überlingen-Goldbach, Tel. 07551/5498. Aber auch Elektrofachgeschäfte können Dir damit helfen.

9881 ▢ 843, 844 **Original-Blockhaus** Zimmermann HERBST, A-5091 Unken 33, Land Salzburg, Tel. 0043/6589 /272.

9882 a) ▢ 701 **Topinambur selbst ziehen** Topinambur-Saatzucht MARQUARDT, M., Sandstr. 16, 29328 Müden/ Örtze, Tel. 05053/350. Fordere Prospekt an. Nebenstehendes Bild zeigt die Ablegerzucht von Beerensträuchern.

Ableger ziehen

9882 b) **Topinambur**
Das Geheimnis der tollen Knolle: die Kompositenstärke Inulin (nicht zu verwechseln mit dem Hormon Insulin). Und so funktioniert's: Inulin kann vom Körper nicht verdaut werden, gelangt daher unverändert in den Magen-Darm-Trakt. Zusammen mit Wasser quillt Inulin auf und bildet so ein Gel, das die Magen- und Darmwände von innen auskleidet. Dickmachende und hungerauslösende Zuckermoleküle werden vom Körper nur verzögert aufgenommen. Der Blutzucker-Spiegel bleibt konstant, dadurch treten die gefürchteten Heißhungerattacken erst gar nicht auf. Gleichzeitig füllt das Gel Magen und Darm auf, eine gewisse Sättigung tritt ein. Man ißt also nicht mehr, als man möchte.

9883 ▢ 844   Äußerst wichtig für den Erfolg der UrzeitTherapie ist, daß Du in **biologischen Möbeln** lebst. Damit Du beim Kauf neuer Möbel nicht betrogen wirst und beste Bio-Qualität nebst qualifizierter Beratung erhältst, wende Dich an Bio-Möbel Genske, Aachener Str. 65, 50674 Köln 1, Tel. 0221/24 75 05. (Merke: Die Möbel von Fagus sind von vollendetem Schick, die von Team 7 rustikaler.) Aber auch Versandfirmen bieten Gutes an, z.B. »Grüne Erde«, Postfach 1127 in 84353 Simbach.

9884 ▢ 448   **Zur Implantatbehandlung durch Zahnärzte: Ruinen hinter weißer Fassade**   Marlies Schlange kann nur noch Suppe, Rührei und Quarkspeise essen. Denn obwohl ihr Gebiß auf den ersten Blick tadellos aussieht, kann sie damit weder beißen noch kauen. Sie hat chronische Zahnfleischentzündung, leidet unter dauerndem Schmerzen, Mundgeruch und einem fauligen Geschmack auf der Zunge. Obendrein lispelt sie. Eingebrockt hat ihr das, wie sie sagt, Dr. Klaus Peter Thiel, leitender Zahnarzt der privaten Maximilianklinik für Zahnmedizin im Villenviertel von Bonn Bad Godesberg. Für die zwei Behandlungen wollte Dr. Thiel insgesamt 52.000 Mark kassieren. Auf eine Kleinanzeige im Bonner »General-Anzeiger« mit der eine unzufriedene Thiel-Patientin Leidensgefährten suchte, meldeten sich prompt 140 Geschädigte. Ein Gutachter erkannte auf dem Röntgenbild, daß die Verankerung des Implantats am linken Oberkiefer nicht ganz von Knochen erfaßt wird. Der Gutachter: »Die Herstellung der korrekten Bißbeziehung ist total danebengegangen.« (STERN 31/94)
Verlange, falls Du überhaupt mit dem Gedanken eines Implantats spielst, zuerst einige Adressen von Patienten, die er behandelt hat, um dich dort zu erkundigen, wie sie zufrieden sind. Rückt der Zahndoktor damit nicht heraus, verlasse fluchtartig die Praxis. **Implantate im Kiefer aus Titan:**
»Die Schwingungen passen nicht zueinander,« sagt mir ein Heilpraktiker, »die vom Titan und dem Körper«. Berichtet mir doch, ob Ihr so was nochmal machen lassen würdet:.
Ob ein so gesund lebender Mensch wie ein Rohköstler einen solchen Fremdkörper nicht irgendwann abstößt?

9885 ▢ 381, 980 Eleutherokokk gemahlen kann man über die Apotheke oder direkt bestellen bei Bio-Diät-Braun, 1000 Berlin 31 (ca. 80 DM für 250 g).

9886 a) ▢ 533, 536 **An Fersensporn und Rückenschmerz Leidende:** Das Buch ISMAKOLOGIE von Dr. Podleschak, Neutorgasse 5/8, A-1010 Wien, kann helfen: «...ich kann trotz beidseitiger Fersensporne wieder beschwerdefrei gehen, da ich gelernt habe, die Füße richtig aufzusetzen. Durch körpergerechte Haltung ist es mir möglich, Streß und Müdigkeit abzubauen.« (Ursula Klaus, Oberursel) (→LV 9888)
Deinen Fersensporn hast Du Dir durch das ständige Latschen über flache Böden geholt. Dabei wird die Achillessehne so gut wie nicht beansprucht. Drück Dich also mal öfter zwischen zwei Baumstämme (ersatzweise in einen Türrahmen) und presse die Fersen kräftig nach unten. Die Achillessehne als größte Körpersehne sollte Dir

dabei leicht schmerzen. Willst Du vorerst nur schnell die Schmerzen weghaben so kannst Du es mit einer genau fokussierten Stoßwellen-Therapie unter Narkose mit 60 % Erfolg versuchen. (führt Krankenhaus Tabea in Hamburg aus). An einem schmerzhaften Fersensporn leiden in Deutschland etwa 500000 Menschen. Ursache: Fehlbelastung, Übergewicht, Tennis und Squash, stehender Beruf auf hartem Boden. Das Leiden kann beidseitig auftreten: Es handelt sich um eine Entzündung. Und denen begegnet man am besten mit Fasten. Danach stellst Du dann die Fehlbelastungen ein und lebst ein bißchen gesünder.

b) 532 ff **Hier empfehle ich die Schulmedizin**: Auf alles kann ich hier natürlich nicht eingehen. Manchmal läßt sich eine Operation auch nicht umgehen. So etwa bei einem Strahlen-Ulkus durch schulmedizinische Behandlung. Diese Löcher sind nur wieder von einem plastischen Chirurgen durch Muskellappentransplantation zu verschließen. Die sollen wieder halbwegs in Ordnung bringen, was sie vermasselt haben.

a) 718 **Nimm Dir 'ne junge Frau:** Wenn Männer richtig (und in Freuden) alt werden wollen, dann sollten sie sich eine junge Frau nehmen. Das jedenfalls läßt sich aus einer Untersuchung der Universität Oklahoma schließen: Männer mit (bis zu 24 Jahren) jüngeren Frauen hatten eine um 13% geringere Mortalitätsrate als der Durchschnitt gleichalter Männer. Waren die Frauen älter als die Ehemänner, so war die Sterberate um 20% erhöht. Warum das so ist, konnte die Untersuchung allerdings nur vermuten: ein »Vor-Hochzeits-Faktor« (jüngere Frauen suchen sich besonders aktive und gesunde ältere Männer aus und umgekehrt) und ein »Nach-Hochzeits-Faktor« (junge Frauen möbeln die älteren Herren psychologisch und sozial besser auf) werden diskutiert. (Medical Tribune 8.3.1985/3)

c) Altersbedingte anatomische Veränderungen im Bereich der Sinnesrezeptoren vermindern die Informationsmenge, die dem Nervensystem pro Zeiteinheit übermittelt werden kann, woraus eine Abnahme des Tempos der Wahrnehmung oder der Erkennung von Reizen resultiert. Des weiteren nimmt die Bewegungsgeschwindigkeit und die allgemeine Geschicklichkeit ab. Neben diesen sensorischen und motorischen Komponenten spielen zentralnervöse Vorgänge eine Rolle. So nimmt die Nervenleitgeschwindigkeit im Alter um bis zu 15% ab. Bei der synaptischen Erregungsübertragung kommt es leichter zu Störungen, es müssen daher öfter Kompensationsmechanismen eingeschaltet werden. Die Verschlechterung sensorischer und motorischer Qualitäten sowie der Übertragungsvorgänge im Nervensystem führen zu einer Abnahme der Reaktionsgeschwindigkeit und zu einer Rigidität des Verhaltens. Zeitpunkt des Beginns des Alterungsprozesses und dessen Ausmaß werden neben einer Steuerung durch Vererbungsfaktoren bestimmt durch das Auftreten kardiovaskulärer Erkrankungen, Stoffwechselstörungen, entzündliche und degenerative Prozesse. Eine besondere Bedeutung wird der erhöhten Auftretenswahrscheinlichkeit zerebraler Hypoxie im Alter beigemessen. (BIRREN, J.E.: Altern als psychologischer Prozeß, Lambertus Verlag)

894 PODLESCHAK, M. »Schön, geschmeidig, lebensfroh durch Befreiung von Haltungsschäden.« Das Buch lehrt, wie man richtig sitzt und geht. Frau Dr. Podleschak führt auch Seminare durch. Info: Lugert, Mentenstraße 83, 81247 München, Telefon: 0 89/ 83 29 01

a) 964 **Die Bevölkerungszahlen explodieren bereits.** Natürliche Verhütungsmethoden erfährst Du über PRO FAMILIA (in allen Großstädten)

192 **Empfängnisverhütung in alter Zeit**
Ein „Pessar" aus Krokodilkot und Honig war bei den alten Ägyptern der verbreitetste Schutz vor nicht erwünschter Schwangerschaft. Sex ohne Reue ist keine Erfindung unseres Jahrhunderts. Das älteste überlieferte Verhütungsrezept stammt aus dem Jahr 1550 v. Chr.: Im sogenannten Eber-Papyrus wird ein Tampon beschrieben, der aus zermahlenen Akazien, Feigen, Honig und Baumwolle besteht. Als Verhütungsmittel für den Herrn ist seit Urzeiten das Kondom im Gebrauch. Kondome aus feinen Tierhäuten gab`s bei den alten Ägyptern. In der Vor-Latex-Zeit wurden Kondome vor allem aus Schafsdärmen hergestellt. Ein solches Schafsdarm-Verhüterli (handbemalt!) erzielte 1992 im berühmten Auktionshaus Christie's den stattlichen Preis von 6.000 £. Casanova sorgte mit halbierten Zitronen dafür, daß seine zahllosen Amouren folgenlos blieben. Seine Bettgefährtinnen mußten sich die Zitrusfrüchte als Pessar in die Vagina einführen. Was der Liebeskünstler nicht wußte: Zitronensaft wirkt spermientötend.

Eine gerade Haltung stellt sich im Nu bei Dir ein, wenn Du Deine Hände auf den Rücken gibst und mit der linken Hand das rechte Handgelenk (je höher je effektiver!) umfaßt. So jedenfalls halten es die Monarchen, wenn sie fotografiert werden. Und im Gehen tust Du so, als würdest Du von oben an einem Zopf hochgehalten.

Empfängnisverhütung nach ungeschütztem Verkehr
Verzichte auf die „Pille danach", die Erbrechen erbringt und nicht sicher ist wegen des Östrogenzusatzes. Zweimal im Abstand von 12 Stunden 750 µg Levonorgestrel (Gestagen), etwa 20 Minipillen (Gehalt daran prüfen!) verhinderten Thrombosen und Migräneanfälle und treiben besser ab. (The Lancet, Vol.352/9126 (1998) S.416+428ff)

b) 976 Wenn man wirklich den Kranken helfen will, kriegt man gleich eins auf die Finger.
Daß die Selbstheilungskräfte über die Psyche aktiviert werden können, ist eine uralte Weisheit und wird von Psychoneuroimmunologen wissenschaftlich bestätigt. Erste Erkenntnisse kamen aus der Krebsforschung: An der amerikanischen Stanford Universität verfolgten Mediziner den Krankheitsverlauf von Patientinnen, die an fortgeschrittenem Brustkrebs litten. Jene Frauen, die regelmäßig an Gruppensitzungen teilnahmen, lebten im Durchschnitt noch doppelt so lange wie die anderen. (STERN 12/96).
Na ja, da wird mal wieder maßlos übertrieben. Woher sind denn diese Pseudowissenschaftler so überzeugt, daß es nur der Gesprächsaustausch war, der sie länger leben ließ? Ich nehme eher an, daß sich die Frauen - diesmal befreit von ärztlichen Krankheitungsabsichten - sich mehr über flankierende, alternative Heilmethoden unterhielten denn über Chemiemedikamente. Wozu auch eine gesündere Ernährung gehörte. Und daß viele durch Selbsthilfegruppen zu einer gesündern Lebensweise kamen. Ich habe dem verdienstvollen Initiator der deutschen Selbsthilfegruppen vorgeschlagen, die Gesundheits-Selbsthilfegruppen des Lebenskunde e.V. und des Bund für Gesundheit e.V. seinen Krankheits-Selbsthilfegruppen nahezubringen, damit letztere auch einmal etwas Konkretes und Durchdachtes über eine gesündere Lebensweise hören würden. Und sie ihnen durch Berichte von denen, die sich selbst so geheilt haben, Mut zum Nacheifern vermitteln wird. Und all seinen vielen hundert Gruppen wollte ich den kostenlos den »Großen Gesundheits-Konz« zusenden. Worauf ich seine schriftliche Absage dazu erhielt: UrMedizin sollte in seinem Bereich nicht mal diskutiert werden. Und er selbst hatte sie so gelobt! (→Rz 979 d) Was meinst Du, warum zeigt er mir plötzlich die kalte Schulter?

»Vielleicht hast Du ihm mal zu aufreizend ins Auge geguckt, ohne dich zu bekreuzigen?« tippst Du.
Nein, so ein Mensch ist das nicht. Das ist ein feiner Kerl. Aber müßte ihn darob als Arzt und nach seinem hippokratischen Eid nicht schrecklich sein Gewissen plagen, den tausenden Menschen in seinen Selbsthilfegruppen eine mögliche Heilung vorzuenthalten?
»Jetzt erlebe ich Dich erstmals, naiv! Mich klärst Du so eindeutig hier über die Ärztemafia auf, wie z. B. unter **LV 2456 a, 2511 oder 3801**. Und wenn Du mal selbst persönlich mit einem Spitzenmann zu tun hast, meinst Du, der muß anders sein... na weißt Du!«

9889) c) Zur Tagung der Spitzen seiner Ernährungs-Selbsthilfegruppen werde ich zwar von ihm eingeladen - mir wird aber gleichzeitig verboten, über die UrKost ein Wort zu verlieren. Was ist das für eine medizynische Wissenschaft, die sich vor einem an die Gesundheit erinnernden Wort fürchtet...?

9889 d) Der ärztliche Leiter einer Krebs-Selbsthilfegruppe zu den Teilnehmern: »Wenn ihr den Konz zu einem Vortrag holen wollt, habt ihr mich das letztemal hier gesehen.« Die Einladung an mich blieb aus.

9890 ▢ 979 Wer über Gesundwerden und Gesundbleiben weiter aber wahrheitsgetreu informiert werden will, der trete dem vom Verfasser geleiteten BUND FÜR GESUNDHEIT, Talstr. 36 in 52525 Heinsberg bei. Verlange Info unter Tel. 02452-22678 AB, Fax 02452-101078, e Mail: BFG V@t-online.de

9891 ▢ 255 **Geisteskrankheiten:** RUFER, Marc, »Wer ist irr?«, Zytglogge Verlag, Bern 1991
Das Buch des Zürcher Psychiaters und Psychotherapeuten ist ein Muß für alle, die Angehörige in einer Anstalt haben. Auf jeden Fall solltest Du Dich dann der Kommission für Verstöße der Psychiatrie gegen Menschenrechte e.V., Tel.: 089-3590872 anschließen.

9892 ▢ 181 **Rote Liste**, Hrsg. Bundesverband der Pharmazeutischen Industrie e.V., Karlstr. 21, 60329 Frankfurt.

9893 ▢ 262, 444, 451 Die streitbarsten und besten Anwälte gegen Ärzte findest Du bei der Kölner Rechtsanwaltskanzlei Meinecke, Riehler Str. 28, 50668 Köln 1, Tel. 0221/73 14 60.

9894 ▢ 797, 858 **Bio-Frisch-Flocker:** einziger Hersteller Eschenfelder, 76546 Hauenstein, Landauerstr. 16, Tel.: 06392-7119, Fax: 7119

9895 ▢ 911 Das **Kipp-Gerät** wird von der Firma Kettler hergestellt und ist über alle Sportgeschäfte zu beziehen. Ein - auch auf Reisen mitnehmbares - Kleingerät für Klimmzüge kann bei der Oppermann Versand AG, Pf. 22 11, 24512 Neumünster, bestellt werden. Es wird einfach über eine Tür gehängt - trägt aber nur Personen bis 70 kg. Kein Problem für Dich nach einer Fastenkur! (→LV 9642)

9895 b) Schnellste Hilfe bei Hexenschuß ✚ **Erste Hilfe** ✚
• Sofort Eiswürfel in ein Handtuch wickeln und draufbinden.
• Auf den Boden legen, Kopf auf ein dünnes Kopfkissen. Füße so auf einen Stuhl legen, daß der Sitz an die Kniekehlen stößt. Zehn Minuten liegenbleiben.
• Rechts und links zwei Fingerbreit neben dem Schmerzgebiet sanft kreisend massieren lassen.
• Schmerzgebiet fünfmal am Tag mit Pfefferminz-, Arnika- oder Beinwellöl einreiben. Tuch darüberlegen.

> Wenn Du Meerrettich magst, solltest Du ihn regelmäßig essen. In den Monaten „mit R" hat er das meiste Vitamin C – doppelt soviel wie Zitronen. Das stärkt Dein Immunsystem.

• Warme Lehmpackung auflegen, feucht halten. Danach nur vor dem Schlafengehen: 3 Eßlöffel Samen des schwarzen Senfs (Reformhaus) mit etwas kaltem Wasser zu einem Brei verrühren. Messerrückendick auf ein Tuch auftragen. Senfbrei 5-7 Minuten auf dem Tuch ruhenlassen (erst dann werden die heilenden ätherischen Öle frei), dann auf das Schmerzgebiet legen, bis der Senf anfängt zu brennen.

9896 ▢ 487 Warum können die Medizin-Journalisten und Reporter in den Magazinen und Zeitungen nicht objektiv die Leser unterrichten? Wieso wollen sie z.B. die AIDS-Lüge nicht klarstellen?
• Weil sie abhängig sind von den forschenden Medizinern, die sie ständig mit der beim dummen Leservolk so gut ankommenden Hoffnungsmache versorgen.
• Und sich nicht erlauben können, gegen einmal angefahrene Trends zu arbeiten - z.B. daß AIDS nicht durch Drogen, sondern durch einen Virus verursacht wird.

9897 a) ▢ 536 **Häßliche Blutgerinsel unter den Zehennägeln** ✚ **Erste Hilfe** ✚

> Krankheit ist die Quittung für Ursachenverleumdung.

Diese können bereits durch einen Tritt auf den Fuß oder einen heruntergefallenen Gegenstand entstehen. Daß sie schmerzhaft sind ist nicht so schlimm wie deren Folge: Das Wachstum des (meist dicken) Zehennagels verkümmert, der Nagel sieht häßlich aus und wächst danach immer wieder ins Fleisch ein. Hier ist das Beste: Unter örtlicher Betäubung den Nagel wegnehmen, ihn innen säubern, an den Seiten je 1 mm schmäler schneiden, den Bluterguß vom Nagelbett entfernen und den Nagel wieder auflegen und durch ein paar Stiche mit den Nagelwällen festnähen lassen. Nach 20 Tagen bei dem Nagel die Fäden entfernen, der fast immer danach haften bleibt, während der neue Nagel nachwachsen kann. Ist die Blutung nur klein, so genügt es, in die Nagelplatte ein kleines Loch zu bohren und das Blut abzusaugen.
Hier ist allerdings ein Leukoplastverband erforderlich, der den Nagel ausdrückt, damit er wieder mit der vom Blut befreiten Stelle zusammenwächst. (BARAN/BARTH/DAWBER: »Krankheiten der Nägel«. Deutscher Ärzte-Verlag, Köln 1993)

9897 b)**Eingewachsene Zehennägel** Als junge Assistentin in der Chirurgie erhielt ich von meinem erfahrenen Chef einen Tip, der sich bei mir selbst seit 30 Jahren bewährt hat. Zehennägel, die die Tendenz zum Einwachsen haben, sind meist sehr dick und gewölbt. D.h., wenn man von oben drückt, setzt sich der ganze Druck in die seitlichen Nagelfalzen fort. Dieser Chef nun nahm eine Nagelfeile und feilte den Nagel von oben derart dünn, daß er auf Druck weich-elastisch reagierte. Diese Prozedur muß natürlich alle 2 bis 4 Wochen wiederholt werden. Die aufgerauhte Oberfläche der Nägel schützt man am besten mit einer dünnen Lackschicht. Keinesfalls dürfen die Nagelecken zu kurz geschnitten werden. (Dr. Telse Zimmermann Betriebsärztin) →LV 9948 Wer damit nicht zurechtkommt, sollte eine Spezialistin in der Fußpflege aufsuchen, die individuell angepaßte Metallspangen einzusetzen vermag. Nachfragen! Eine gute Adresse hab' ich da für Dich: **Medizinische Fußpflege Gisela Heinrichs**, Max-Planck-Str.2, 51467 Bergisch-Gladbach, 02202-82915

9898 a) ▢ 381 **Jeder achte Mann in den Wohlstandsländern ist impotent!**
Wenn Du findest, mehr Sex wäre schön für Dich, dann versuch es zuerst mit Ginseng. Wirkt der nicht stark genug, nimm ab und zu mal in Deinen Salat etwas Selleriöl. Aber schluck die Gelantinekapsel nicht mit. In

der folgenden Zusammensetzung bekommst du es von der Firma Svensson Natur und Gesundheit, Vitamin Spezialitäten Vertriebs GmbH, Schmidtstr. 67, Postfach 930230, 60326 Frankfurt/Main 93: Selleriesamenöl 3 mg, α-Tocopherolacetat (Vitamin E) 2,25 mg, Basilicumöl 3 mg, Rosmarinöl 3 mg, Zimtöl 3 mg, Pfefferminzöl 3 mg, Paprika-Extrakt 1,5 mg, Weizenkeimöl 281,25 mg. Reines Sellerieöl wäre natürlich idealer, aber die dies herstellende Firma ist mittlerweile in Konkurs gegangen.

Wieviel mal Lieben ist normal?

Alter	Liebesakte	Alter	Liebesakte
18-25	2,5 mal wöchentlich	56-65	0.8 mal wöchentlich (dreimal im Monat)
26-35	2 mal wöchentlich	66-80	0,2 mal wöchentlich (einmal alle 5 Wochen)
36-45	1,6 mal wöchentlich (dreimal alle 14 Tage)	über 80	Liebesleben eingestellt
46-55	1,2 mal wöchentlich		

So vermeidest Du - falls Du in einem hellhörigen Miethaus wohnst -, daß die Nachbarn auf Deine Impotenz aufmerksam werden und hinter Deinem Rücken dumm schwätzen: Bitte Deine Frau jeden Samstagabend darum, gemeinsam mit Dir ein bißchen Liebesgestöhne von sich zu geben...

8 b) Die Pille gegen Impotenz fertig
Die Pille wurde von einem norwegischen Professor entwickelt und wurde jetzt vom sehr strengen dänischen Gesundheitsamt anerkannt. Sie wird demnächst in Dänemark auf den Markt kommen. Die Pille ist aus befruchteten Hühnereiern hergestellt. Untersuchungen ergaben: Das Protein der Eier sorgt für eine normale Erektion. Die Pille steigert auch die Lust auf Sex. PS. Bald auch bei uns. (BamS 3.3.1996)
Sagte ich nicht, alle 50 Jahre wiederholt sich der Glaube an die Kraft von halb ausgebrüteten Hühnerküken? Und wieder werden die Menschen darauf reinfallen und vergebens auf Heilung hoffen. Wie sollten sich auch zugesetzte Schwellkörper-Blutgefäße durch zusätzliches Eiweißgift von ihren Schlacken befreien?

8 c) Nur für Männer: Tragt nie mehr Unterhosen! Sie sind unnatürlich und können Dich impotent machen. Warum denkst Du, daß die Beduinen und Scheiche keine Unterhosen tragen, sondern lange Röcke? Weil sie in langer Erfahrung feststellten, daß sie ohne das Gemächt beengende Hosen viel öfter ihre Frauen zu beglücken vermochten. Statte Dich statt der Unterhosen mit extrem langen Hemden aus. Laß Dir dazu eine Liste der Hemdenstoffe zusenden. Verlange nur naturbelassene Baumwolle. Maßgeschneiderte Hemden sind teuer, aber Du willst Dich ja darin wohl fühlen, nicht wahr! Ordere eine Länge mit einer Handbreit über die Knie gehend. Ab Mitte Oberschenkel knopflos bei: Regine Sabielny GmbH, Maßatelier, Schillerstraße 2, 32052 Herford Tel.: 05221-53027, Fax: 05221-53038

9 a) 747 **Selbsthilfe und Abstinenzorganisationen:** Al-Anon Familiengruppen - Selbsthilfegruppen für Angehörige von Alkoholikern, Alateen - Selbsthilfegruppen für Kinder und jugendliche Angehörige von Alkoholikern, 4128 Essen, Emilienstraße 4, Tel. (02101) 773007, Anonyme Alkoholiker Interessengemeinschaft e.V., 80939 München, Ingoldstädter Straße 68a, Tel. (089) 3164343, Fax (089) 3165100, Deutsche Hauptstelle gegen die Suchtgefahren e.V., 59065 Hamm, Westring 2, Tel. (02381) 90750, Fax (02381) 15381.

Sechs Schritte für Alkoholabhängige
1) Erkenntnis der Notwendigkeit einer Änderung (»so geht es nicht weiter«)
2) Anerkennung der Hilfsbedürftigkeit (»ich schaffe es nicht allein«)
3) Akzeptieren der angebotenen Hilfe (»ich lasse mir helfen«)
4) Anerkennung des Alkoholikerstatus (»ich bin Alkoholiker«)
5) Anerkennung des Abstinenzziels (»ich darf überhaupt keinen Alkohol mehr trinken«)
6) Anerkennung eines allgemeinen Verhaltenswandels (»ich muß mein Leben anders gestalten, wenn ich nicht mehr rückfällig werden will«) Cage-Test

C(ut down) = Haben Sie (erfolglos) versucht, Ihren Alkoholkonsum zu reduzieren?
A(nnoyed by criticism) = Ärgern Sie sich über kritische Bemerkungen wegen Alkoholkonsums?
G(uilt feelings) = Haben Sie Schuldgefühle wegen Ihres Trinkens?
E(ye opener) = Brauchen Sie morgens Alkohol, um erst richtig leistungsfähig zu werden?
Wenn mehr als zwei Fragen positiv beantwortet werden, ist die Diagnose »Alkoholismus wahrscheinlich.

Toller Rat vom Verfasser fürs Reisen:
Cholera und Montezumas Rache
Wenn Du Dir auf einer Reise um die Wasserqualität Sorgen machst: 2 Eßlöffel Zitronensaft töten in 1l Wasser alle Choleraerreger ab. Ein mit Zitronenwasser gewaschener Salat kann daher bedenkenlos gegessen werden.

Stillen macht Babys klüger
Stillen schützt das Baby nicht nur vor Allergien, sondern auch vor Dummheit und Diabetes. Neuseeländische Forscher fanden heraus: Brustkinder haben einen höheren IQ als Flaschenkinder. Sie können im Alter von zehn besser rechnen und lesen. Und eine US-Studie zeigt: Gestillte Babys werden um 40 Prozent seltener zuckerkrank.

39 b) 217, 747 **Leben mit einem «hyperaktiven» Kind** (von Alkoholikerin adoptiertes Baby)
Joachim war nicht zu bändigen! Ich ließ ihn schreien. Fünf Nächte schaffte ich es, nicht zu unserem Sohn zu gehen. Dies war jedoch wie eine Folter. Nachdem Joachim dann in der Nacht vor extremer Aufregung erbrochen hatte und darin eingeschlafen war, konnte ich diesen Weg nicht mehr gehen. Also stand ich Nacht für Nacht wieder auf, trug ihn, streichelte ihn, erzählte ihm etwas, gab ihm zu trinken. Joachim litt unter anderem an einer chronischen spastischen Bronchitis, so daß ich sehr häufig beim Arzt war. Alle acht bis zehn Wochen hatte er Fieber und Hustenanfälle mit Auswürfen. Es war eine einzige Quälerei! Tagsüber und nachts ein dauernd schreiendes oder krankes Bündel. (...) Er ging ins Zimmer und schrie. Er stampfte, hämmerte mit Gegenständen gegen die Tür, warf mit sämtlichem Spielzeug um sich. Anschließend riß er seine Wäsche aus dem Schrank und trampelte darauf herum. Zum Schluß saß er im Schrank, bewaffnet mit seinem schweren Spielzeugauto und versuchte ihn zu demolieren. Mit anderen zu teilen war ihm etwas Unvorstellbares. Er nahm alles in seiner Umgebung in seinen Besitz. Niemand bekam etwas ab. Auch den Besitz anderer respektierte er nicht. Ihm gehörte alles. (...) Wenn Kinder uns besuchten, lief er zur Höchstform auf. Er rannte wie ein Besessener durch die Wohnung und riß alles um, was nicht fest verankert war. Das Kinderzimmer ähnelte einem Schlachtfeld. (...) Ob er nun mit Erwachsenen oder Kindern zusammen war, tat was er wollte. Dauernd wer er in Bewegung. Nichts konnte er tun, ohne dabei zu hampeln und zu trampeln. Er vibrierte und hantierte mit Armen und Beinen, ja sogar mit seinem Gesichtsausdruck, immer gleichzeitig. Er konnte nicht gehen, er rannte nur. Und das schön laut. Seine Schreierei aus der Babyzeit hatte sich zu hysterischen Anfällen gesteigert. Täglich kam es mehrfach vor, daß er lange und ausgiebig schrie und dabei einen beängstigenden Gesichtsausdruck zeigte. Er wirkte wie geistig behindert. (...) VOSS, R./Wirtz, R., Keine Pillen für den Zappelphilipp, rororo

9899 Nasenbluten Kaltes Tuch oder Beutel mit Eisstückchen in den Nacken legen. ➕ Erste Hilfe ➕

9900 📖 715 Nach neuen Erkenntnissen in der Medizinforschung soll der Mensch mindestens zwei Liter täglich trinken. (BUNTE 6/1994) Merke: Immer schön das Gegenteil von dem tun, was die Medizin rät. Dann liegst Du richtig! Vorausgesetzt Du bist UrMethodiker. Als Salzesser ist das nachteilige, aufschwemmende Trinken als Behelf schon angebracht!

9901 📖 952 Hast Du Dich schon mal gefragt, wie es wohl kommt, daß die Stotterer alle singen können, ohne dabei zu stottern? Mir werden beste Erfolge berichtet, wenn die Familie zu einer melodiösen Sprechweise überging. Über eine leicht singende Unterhaltung lernten die Stotterer dann ein ganz normales Reden. Versucht es aber mal alle mit einer melodischen, klangvollen Aussprache!

9902 📖 739 **So vertreibst Du den Gestank** Mußtest Du aber aus irgendwelcher dummer Rücksichtnahme einen dieser rücksichtslosen Raucher/innen in Deinen Räumen dulden, so wisse wenigstens, wie Du den Gestank des Zigarettenrauchs los wirst: Stell die Nacht über eine Schüssel mit Essigwasser in die verqualmten Zimmer.

9903 📖 294 **Frau starb an Tampon** (BILD 23.1.1994) Merke: Alles Unnatürliche kann zu schlimmen Schäden führen. Der Tampon beläßt das Blut zu lange im Körper, das er herausbefördern will. Es bildet Giftstoffe, die in die offene Gebärmutter einwandern und sie infizieren. Auch Pilze und übelriechender Ausfluß können darauf zurückzuführen sein.

9904 📖 186 Eine Salbenbehandlung könnte nur in einem Fall helfen: Bei einer Vorhautverengung Deines Kindes. Du massierst zweimal täglich von außen etwas Niveacreme von der Eichel an die Verwachsungsstelle. Das Kind soll dabei immer wieder versuchen, die Vorhaut nach hinten zu schieben. Kennzeichnet sich die Phimose durch ein ballonhaftes Ausweiten, wird der Urinstrahl stark beeinträchtigt oder hilft die Hormonsalbe nicht, dann ist der Chirurg an der Reihe. (Monatsschrift Kinderheilkunde, 141, 7 (1993), S. 607-608)

9905 📖 688 Vergiß nicht: Niemand kann Kinder auf die Dauer mit Worten überzeugen, denen er selbst laufend zuwider handelt. Von Anfang an **mußt Du vermeiden, Kinder mit verwöhnenden Genußmitteln zu trösten** oder zu beruhigen. Dieses Verhalten legt die ersten Grundsteine einer späteren Sucht: Denn das Kind lernt früh, sich mit einem bestimmten Vehikel über Enttäuschungen und schlechte Stimmung hinwegzutrösten. Nähere Informationen - Bitte drei Mark für Porto beilegen - erhältlich bei: Deutsche Behindertenhilfe Aktion Sorgenkind e.V., Franz-Lohe-Str. 17, 53129 Bonn. Dr med. Gaby Hoffbauer.

Ausdruck eines erhöhten Suchtrisikos:

• Absondern oder zurückziehen von anderen;	• Unfähigkeit oder Unwille, sich einzufügen;
• übermäßige Ängste;	• Unsicherheit, Unselbstständigkeit, Streßanfälligkeit und Entscheidungsschwäche;
• Konzentrationsstörungen und Zerfahrenheit;	• ständige Langeweile, »Null Bock«;
• zunehmende Versponnenheit in Phantasie und Traumwelten;	• fehlende Freundschaften
• unangemessene Gewalttätigkeit gegen Sachen oder Personen;	• Interesselosigkeit

9906 📖 278 **Fingerverletzungen ruhig stellen** Laß Dir vom Arzt die Finger oder Zehen ➕ Erste Hilfe ➕ nicht schienen oder gipsen wenn sie verletzt oder genäht wurden. Beim Aus- und Ankleiden hast Du große Mühe, oft platzen dadurch die Wunden wieder auf. Das beste: Der Arzt (oder Du selbst) fixiert mit Hilfe von schmalen Pflasterstreifen oberhalb und unterhalb der Verletzung das benachbarte Finger- oder Zehenglied mit dem beschädigten. Man koppelt sie also einfach aneinander.

9907 📖 899 **Vorhautverengung (Phimose)** Achte bei Deinem Söhnchen darauf, daß seine Eichel nicht mit der Vorhaut verklebt. Ziehe die Vorhaut des Penis beim Baden immer wieder tief herunter, bis die Eichel freibleibt. Hast Du das versäumt, und ist das kaum noch möglich, dann raten die Ärzte meist zur Operation der Phimose oder wollen mit Hormonsalbe ran. Du löst das Problem einfacher, schließlich sollst Du den Jungen später mal eine Frau glücklich machen können: Du stellst Dich hinter Dein Kind, wenn es Harn lassen muß - am besten draußen im Freien - und presst seine Vorhaut mit Daumen und Zeigefinger zusammen. Dann sagst Du:»So, jetzt mach Pipi, los, drück fest!« Der Druck des Urins weitet so auf schmerzlose Weise die Vorhaut, die sich dann leicht über die Eichel zurückschieben läßt. Natürlich können größere Kinder das auch selbst praktizieren. (→LV 9905)

9908 📖 280, 748 **Schulterschmerzen** im Schultergelenksbereich wegen starker Muskelschmerzen bei Seitwärtsbewegungen des Arms können lange anhalten, wenn Du ➕ Erste Hilfe ➕ nicht aktiv dagegen angehst. Schlage in der Mitte an der Oberseite des Zimmertürrahmens einen mittelgroßen Eisennagel bis zum ersten Drittel ein. Der Nagel muß schräg nach oben stehen. Um den Nagel herum führe ein mittelstarkes Seil. In das Seil knüpfe in Herzhöhe zwei große Schlaufen, durch die beide Hände greifen können. Mit dem gesunden Arm wird der Erkrankte nun in die Höhe gezogen. Du erreichst so eine Bewegung im erkrankten Gelenk, ohne daß die umgebende Muskulatur aktiviert wird und größere Schmerzen bereitet. Rasche und schmerzlose Wiedererlangung der Beweglichkeit im Schultergelenk wird so erreicht. ➕ Erste Hilfe ➕

9909 a) 📖 567 Wenn die Wespe gestochen hat, kannst Du die Stelle mit einem anästhesierenden Gel z.B. Scandicain Gel bestreichen. UrMethodiker haben das nicht nötig - bei ihnen schmerzen die Stiche kaum.

9909 b) Warum schmerzen die stärker, als wenn ich mich mit einem Messer geschnitten habe oder eine Spritze vom Arzt bekomme? Weil die Insekten einen natürlichen Giftstoff absondern, der ein genetisch programmierter Reaktion in Deinem Körper ablaufen läßt: He, Freundchen, halt Dich von uns fern, laß uns unsere Befruchtungsaufgabe tun, damit Du genug Wildpflanzen finden kannst. Zudem nehme ich an: Ab und zu brauchst Du so einen schmerzenden Stich, damit die Immunkräfte in Dir wieder einen neuen gesunden Schub kriegen.

0 📖 835, 837f LV 9617, 0767/6 **Zecken** So geht's auch: Betupfe die Zecke gut mit **+ Erste Hilfe +** einem ätherdurchtränkten Wattebausch. Danach ist sie mühelos herauszuziehen. Noch einfacher als Ersticken soll das Rauskitzeln sein: Die Zecke mit Zeigefinger oder Nagelfeile (usw) umkreisen (ohne sie selbst zu berühren). Nur die Haut kratzen. Nach einer halben Minute, höchstens fünf, löst sie sich von selbst (Medical Tribune 92 / 7.8.1998/7)

1 📖 881 Wenn Du Dich im fortgeschrittenen Alter nicht mehr so aufrecht halten kannst, wie es zu wünschen wäre, so gibt es da noch neben der täglichen Urbewegung ein weiteres, ziemlich unbekanntes Hilfsmittel: Den **Geradehaltergurt**. Du bekommst ihn in jedem Sanitätsgeschäft. Täglich zwei Stunden tragen genügt.

2 📖 569 **Nasenbluten stillen: Nasenklammer ist ideal**
Du erhältst sie im Sportgeschäft, da sie auch von Schwimmern gerne benutzt **+ Erste Hilfe +** wird. Ein Stück Löschpapier unter die Zunge soll ebenfalls sofort helfen.

3 📖 568, 569 Einige Alternativschriftsteller sind auch der Ansicht, daß die **Menstruation nicht normal** sei, weil sie bei einer natürlichen Lebensweise nicht auftritt. Und die Frau nur deshalb nach dem Index der Lebenserwartung um drei Jahre älter als der Mann würde, weil sie durch das Ventil der Menstruation in der Lage wäre, sich von den aufgenommenen Giftstoffen zum Teil befreien zu können. Denk mal darüber nach.

4 a) 📖 899 **Harn nicht halten können (Inkontinenz bei Frauen)** Wer die (natürlich besseren) Muskelübungen nicht ausführen kann, der mag sich vorerst mit dem »VIVA - Harnröhrenregulator« behelfen (siehe Abbildung), womit sich ein unbewußtes Beckenbodentraining, welches durch die Reizung des Harnröhrenschließmuskels durch die einliegenden Kugeln hervorgerufen wird, erreichen läßt. Solange das noch nicht wirksam wird, vermag dieses in der Harnröhre angeblich zu tragende Röhrchen das Tröpfeln aufzuhalten. (Bei Petzold, Melsungen, bestellbar)

4 b) 📖 899 **Es tröpfelt bei Dir?** Frauen haben es da mit ihren Vorlagen einfacher. Als Mann kannst Du Dir aber auch bei **Inkontinenz** helfen. Nämlich so:
Nimm windelartigen Saugstoff, wie alte Handtücher u.ä., ca. 45 mal 45 cm groß, falte es einfach und umwickle damit Deinen tropfenden Hahn etwa anderthalbmal. Als Überzieher verwende feine Kunststofftüten, z.B. vom Gemüsestand im Supermarkt. Halte alles mit einem gewöhnlichen Slip in Position.

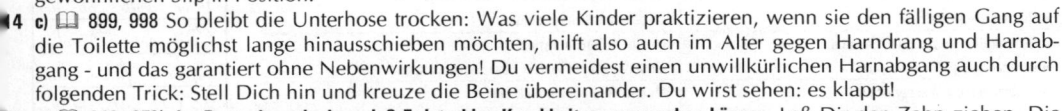

4 c) 📖 899, 998 **So bleibt die Unterhose trocken:** Was viele Kinder praktizieren, wenn sie den fälligen Gang auf die Toilette möglichst lange hinausschieben möchten, hilft also auch im Alter gegen Harndrang und Harnabgang - und das garantiert ohne Nebenwirkungen! Du vermeidest einen unwillkürlichen Harnabgang auch durch folgenden Trick: Stell Dich hin und kreuze die Beine übereinander. Du wirst sehen: es klappt!

6 a) 📖 840 **65% der Deutschen glauben, daß Erdstrahlen Krankheiten verursachen können.** Laß Dir den Zahn ziehen. Die Natur hält nichts Schädliches für ihre Lebewesen bereit. Du weißt, wie kritisch ich wissenschaftlichen Erkenntnissen gegenüberstehe, aber hier stimme ich der Aussage des Physikprofessors Löb, Gießen, zu was an Strahlung unserer Erde bekannt ist: »Die natürliche Radioaktivität von ungefährlichen 100 Millirem pro Jahr - und sonst nichts.«

6 b) 📖 172 **Krebs-Drama um Hajo Friedrichs. Die Freunde bangen um das Leben des Tagesthemen-Moderators**
Freunde bewundern Hajo Friedrichs, wie tapfer er den Kampf gegen die schwere Krankheit aufgenommen hat. Mit großem Respekt berichten sie darüber, wie Hajo Friedrichs trotz der umfangreichen Behandlungen seine Biographie »Journalistenleben« bis zur letzten Seite weiterschrieb. (BamS 12/19.3.1995/10) Das ist die Wahrheit über die ihm attestierte »Tapferkeit«: Friedrichs nahm nicht mal den Kampf gegen seine Rauchsucht auf, wie seine Lebensgefährtin Ilse Madaus offenbarte...

6 c) <u>Dein Kind kommt mit einer Kopfplatzwunde heulend an?</u> **+ Erste Hilfe +**
Keine Aufregung. Tupfe vorsichtig das Blut ab, verknote die gegenüberliegenden Haarbüschel und ziehe so die Wunde kosmetisch besser zusammen als ein Mediziner (nur unter viel Geschrei) nähen kann.

17 a) 📖 101 **So wurde der Verfasser als Krebspatient entlassen:**
Da heile ich mich mit Ernährung von Krebs, aber in einem Fragebogen von Readers Digest wird behauptet, daß gastritische Beschwerden nichts mit Ernährung zu tun haben! Wie kann eine Medizin, die sich damit brüstet, konsequent und wissenschaftlich vorzugehen, solche Absurditäten verkünden? Du weißt es!

Jeder Arzt fühlt sich überfordert und belästigt, solltest Du ihn mit einer Frage über **Sex** einmal angehen. Er will nicht wissen, welch hohen Stellenwert das Liebesleben für die Gesundheit einnimmt. Denn nur wenn hier alles bestens abläuft, fühlt sich der Mensch wohl.

9918   **Gesundheitstest**
📖 178, 325, 687 Du bist nicht gesund, wenn Du mehr als dreimal die Ja-Spalte angekreuzt hast:

Ich habe manchmal	Ja	Nein	Ich habe Schwierigkeiten	Ja	Nein
• Verstopfung, zu harten Stuhlgang			• mit dem Alkohol		
• längere Zeit Durchfall			• mit dem Essen		
Schmerzen			• mit dem Abschalten-Können		
• Kopfschmerzen			• mit Medikamenten		
• Rückenschmerzen			• mit Süßigkeiten		
• Ohrenschmerzen			• mit meiner Aggressivität		
• Gliederschmerzen			• mit Feigheitsgefühlen		
• Muskelschmerzen			• mit unbestimmten Angstgefühlen		
• Magenschmerzen			Ich möchte mich am liebsten verkriechen		
• Hämorrhoiden			Ich habe oft Zukunftsängste		
• Herzschmerzen			Ich habe oft schlechte Laune		
• Gelenkschmerzen			Ich glaube, mich liebt niemand		
• Unterleibsschmerzen			ich glaube, ich rede zu viel		
• Zahnschmerzen			Ich kann keine Kritik vertragen		
• bei der Menstruation			ich fühle mich oft einsam		
• Müdigkeitsgefühle tagsüber			Ich fühle mich oft als Opfer		
• Schwächegefühle			Ich fühle mich stets angespannt		
• Übelkeit			Ich fühle mich oft hilflos		
• Schwindelgefühle			Ich weine oft		
• Atemnot			Ich gebe stets anderen die Schuld		
• Schlafstörungen			Ich kann Ungerechtigkeiten nicht vergessen		
• Husten, Heiserkeit			Ich sehe meist alles schwarz		
• Geschwüre, Hautjucken, Ekzeme			Ich bin oft hoffnungslos		
• unregelmäßige Menstruation			Ich denke immer wieder über Gleiches nach		
• Probleme beim Wasserlassen			Ich kritisiere oft die anderen		
• Sehstörungen			Ich kann andere nicht loben		
• Erbrechen			Ich möchte meist Recht haben		
• Krämpfe			Ich gebe mir an allem die Schuld		
• Ohrgeräusche			Ich leide oft unter Depressionen		
• Brennen im Körper			Ich bin oft durcheinander		
• Zähneknirschen nachts			Ich komme mit anderen nur schlecht zurecht		
• Keuchen			Ich möchte nicht gerne Verantwortung tragen		
• Schweißausbrüche			Ich nehme Drogen		
• Konzentrationsschwierigkeiten			Ich nehme mehr als drei verschiedene Medikamente täglich		
• Handschweiß					
• plötzlichen Haarausfall			**Frauen speziell**		
• Gehschwierigkeiten			Ich habe manchmal	Ja	Nein
• Unwohlgefühl			• Ausfluß		
• Übergewicht			• vormenstruelle Beschwerden		
• Ich bin sehr oft verschnupft			• nachmenstruelle Beschwerden		
• Heuschnupfen			• keine Lust am Sex		
• Sodbrennen			• Brennen in der Scheide		
• fleckige bzw. fahle Haut			• Candida in der Scheide		

Denn es gehet dem Menschen wie dem Vieh, wie dies stirbt, so stirb er auch; und haben alle einerlei Odem; und der Mensch hat nichts mehr denn das Vieh: denn es ist alles eitel. Es fährt alles an einen Ort; es ist alles von Staub gemacht und wird wieder zu Staub. Wer weiß, ob der Geist des Menschen aufwärts fahre, und der Odem des Viehes unterwärts unter die Erde fahre? Darum sage ich, daß nichts Bessers ist, denn daß der Mensch fröhlich sei in seiner Arbeit; denn das ist sein Teil. Denn wer will ihn dahin bringen, daß er sehe, was nach ihm geschehen wird?
Prediger Salomo, Kap. 3, 19-22

9919 a) 📖 898 **Gefühlskalte Frauen (Frigidität)** Bei einem hohen Prozentsatz der Fälle zeigte sich, daß »fehlende vaginale Empfindungen« und sogenannte Frigidität (Gefühlskälte) auf eine Fehlentwicklung der Funktion der vaginalen Ringmuskulatur zurückgeführt werden konnte. Und daß, aufgrund seiner Untersuchungen, ein enger Zusammenhang zwischen der *Stärke der Muskeln* und den sexuellen Empfindungen bestand. (...) Zusammengefaßtes Untersuchungsergebnis der Beckenbodenmuskulatur:
Frauen, die niemals oder selten einen Orgasmus erlebten, besaßen die schlechteste, die lediglich einen Klitorisorgasmus kannten, eine bessere, die jedoch Klitorisorgasmus und Vaginalorgasmus erlebten, die kräftigste Muskulatur.
KEGEL, A., »Über die Fehlfunktion des Pubococcygeus Muskels«, in Journal of the American Medical Association 1951, 41/1568.)

9919 b) In diesem Zusammenhang:
Ich bekam mal wieder Grund, heimlich dem Schicksal dafür zu danken, daß ich meine Jugendfreundin Anni damals nicht geheiratet habe. Trotzdem sind wir noch immer dick befreundet, zumal ich sie mit einem meiner Spezis zusammenbrachte, dem schüchternen Karl-Heinz.
»Hallo Franz, der Karl-Heinz bekam gestern einen leichten Schlaganfall«, rief sie mich vor kurzem an, »Du hast doch Erfahrung mit so was. Meinst Du, der kann mir jetzt noch weiter die Wäsche waschen? Oder sie mir

wenigstens bügeln und unsere Enkelkinder beaufsichtigen? Ich möchte mich nämlich nur ungern von ihm scheiden lassen. Wie Du weißt, kriegt der 'ne schöne Rente...«

0 📖 184, 280 **Einschlafen können** Wer nicht schlafen kann, sollte folgenden Trick versuchen: den mittleren Zeh zwei Minuten lang mit zwei Fingern pressen, dann den Zeh rechts vom mittleren Zeh, den Zeh links, den kleinen Zeh; zuletzt den großen Zeh. Tip des Kettler-Instituts für Naturheilverfahren.

1 a) 📖 **Einlagen im Schuh schwächen nur!** Wenn Du den nicht mehr funktionstüchtigen Fuß auch noch in eine starre Einlage zwängst, gibt er auch den letzten Rest von Selbständigkeit auf. Das Ruhigstellen eines Gelenks widerspricht der Gelenkfunktion. Gelenke brauchen den Reiz der natürlichen Bewegung, sonst versiegt die Gelenkschmiere, die Muskeln verkümmern, die Sehnen verkürzen sich, und nach kurzer Zeit hast Du nur noch Schmerzen. Das Naturmittel: UrBewegung! Mit nackten Füßen über Stock und Stein und Wiesen laufen!

1 b) Mein Fußballen schmerzt mich oft wie wahnsinnig. Was soll ich nur tun?
Schiefe Zehen, Hammerzehen und Fußballen wirst Du Dir auf keinen Fall operieren lassen. Die Zehen versteifen, und die Ballen kommen meist schmerzhafter wieder. In der Nacht kannst Du sie schienen, und ansonsten nutze jede Gelegenheit, barfuß zu laufen. Fußoperationen sind - weil der gesamte Körper den Fuß belastet - selbst von besten Spezialisten nie befriedigend machbar.

📖 533, 536 **Wie kann es denn nur zu Fußballen kommen?** Wieso verbreitert sich plötzlich der Knochen am großen Zeh: Weil die Frauen zu wenig Mineralien aus ihrer bürgerlichen Kost in die Knochengewebe bekommen und sie so durch das ständige Gehen auf den flachen Böden mit falschem Schuhwerk die Füße durchtreten.

2 a) 📖 903 **Sportverletzungen** Übertriebene Anwendung von Eis kann zu überschießenden Entzündungen führen. (Ärzte Zeitung, 30.9.1993) ➕ **Erste Hilfe** ➕

2 b) **Muskelriß** im Bereich der Wadenmuskulatur während des Sports z. B. auf dem Tennisplatz. Den Verletzten sofort auf den Rücken legen, das verletzte Bein ähnlich wie bei Kreislaufkollaps 10 bis 15 Minuten senkrecht nach oben halten. Wesentlich geringere Ausprägung des ansonsten zu erwartenden Hämatoms (Blutergus). Erhebliche Schmerzreduktion schon nach wenigen Tagen. Erstaunlich schnelle schmerzfreie Belastbarkeit der verletzten Wadenmuskulatur schon nach zwei bis drei Wochen. (Medical Tribune 21/23.5.2997/27)

2 c)»Die Humeruskopffraktur ist das Paradigma der hausärztlichen Nachbehandlung die braucht keine Chirurgie, nur Überwachung und Motivation«, betonte Dr. Martin Röthlisberger, Arzt für Allgemeinmedizin, Arosa, auf der practica '96. (Medical Tribune 16/18.4.1997)

3 📖 13 **Die »UrMedizin« kann nur noch in Ausnahmefällen helfen,**
• wenn sich der Krebs im Endstadium befindet,
• wenn der Krebs durch eine Chemo oder durch radioaktive Bestrahlung behandelt wurde,
• wenn der Krebs oder das Leiden durch nicht mehr entfernbare Fremdstoffe der Zivilisation (z.B. Asbestfasern, wie Pfeile in der Lunge sitzende Glas- oder Steinwollsplitter, Metall- und Steinstäube, Talkum, Amalgam (kommt selten vor) verursacht wurde,
• wenn die Immunkräfte des Körpers durch andere bösartige chemische Medikamente weitgehend zerstört sind. (Zwar wird die Abwehrkraft des Körpers auch durch schädliche Nahrungsstoffe geschwächt, aber es lassen sich deren Ablagerungen durch Erdfasten und die UrzeitTherapie meist wieder aus dem Körper bringen.)

> Wer seine Gewohnheiten beherrscht, der beherrscht das Leben

4 a) 📖 959 **Urschrei als längere Behandlungsart** Die durch etliche Nachfolger überarbeitete Therapie von Arthur Janov versucht, durch manipulative Körperarbeit und vor allem durch hyperventilierendes Atmen eine Regression in vorgeburtliche Entwicklungsphasen herbeizuführen und traumatische (Primär-)Erfahrungen (Konzeptionstrauma, Implantationstrauma, Geburtstrauma) durch Vergegenwärtigung und kathartisches Durcharbeiten zu beheben. Janov selbst warnt davor und stimmt damit der vereinfachten Urschreitherapie des Verfassers zu.(siehe auch www.primaltherapie.com und www.primalinstitute.com) Mir ist das alles zu überspitzt und unnatürlich. Wenn wir uns mit tiefen Schreien aus dem Urgrund unseres Wesens kurzzeitig von den seelischen Qualen und Verletzungen der Zivilisation entäußern und befreien wollen, dann kann das nur spontan geschehen. Das ist nicht möglich, wenn ich solches zuerst in einem Kursus erlernen soll, der sich fast über ein Jahr erstreckt, für den ich dann noch 10.000 DM auf den Tisch legen soll!

4 b) **Neben dem Urschrei gehört zur UrTherapie noch das Frustentlastungsschreien. Hierbei wird der Körpereinsatz mittels Schlagen von Zweigen auf den Boden erheblich verstärkt. So werden dadurch die Aggressinshalte noch besser zur Entladung gebracht. Im Gegensatz zum Urschrei, der den Lebensschmerz lösen soll.**
Ehrlich: War Dir nicht oft schon zum Brüllen zumute? Wolltest Du nicht bei bestimmten Anlässen oder Situationen Deine ganze Not, Deinen ganzen Frust durch einen Schrei aus der Tiefe Deines Wesens zur Entladung bringen?!

➕ **Erste Hilfe** ➕

5 a) 📖 263 **Was besagen Magenschmerzen beim Kind?** Dumpfer Dauerschmerz = Ulcus. Wellenförmiger Schmerz = Nieren- und Gallenkoliken. Bei Kindern: Krampfartige, kolikartige Schmerzen (Kind krümmt sich, plötzlich blaß) = Darmeinstülpung, Darmlähmung oder Darmverschluß. Ziehende Schmerzen im rechten Unterbauch = Blinddarmentzündung, wenn das Kind fünf bis acht Stunden erbrochen hat, bevor die Schmerzen stärker werden. Nach Stunden: Durchfall.
Bei jedem Kind mit dieser Symptomatik und unklarer Diagnose lohnt es sich, erst einmal abzuführen. Damit kann man quasi nichts falsch machen und 50 Prozent der Kinder sind so zu heilen. In der Praxis reichen oft ein- bis zwei Mikroklistiere aus, um den Pfropf, der den Darm wie beim Ileus verschließt, um die Beschwerden zu beseitigen. (Ärzte Zeitung 231/21.12.1991) Und dann immer: Fasten lassen!

5 b) 📖 547 **Schrunden und aufgerissene Hände, eingerissene Fingernägel** ➕ **Erste Hilfe** ➕
Trage ein oder zwei Tropfen eines Sekundenklebers auf die Schrunde auf. Dieser Kleber trocknet sehr schnell ein - allerdings Vorsicht, daß Du Dir nicht zwei Finger zusammenklebst. Mit Salben und kleinen Verbänden sind Schrunden schlecht zu behandeln. Sie heilen aber unter diesem unauffälligen Wundverband schnell ab.
Ähnlich kannst Du verfahren, wenn Dir ein Fingernagel einreißt. Hebe den Riß ein klein wenig auf und lasse

den Sekundenkleber in den Riß hineinlaufen. Zusammendrücken, evtl. auf das Nagelende noch einen Tropfen geben, fertig. So mußt Du nicht den Nagel tief zurückschneiden.

9925 c) Bei **Schluckauf** hilft sofort: Mund schließen, Nase zuhalten bis es nicht mehr geht, dabei Speichel schlucken. →LV9869 **+ Erste Hilfe +**

9926 a) 📖 198 **Neurodermitis wie behandeln?**
Merke: Kratzen wirkt zentral als überlagernder Reiz und mildert die Juckempfindung. Es verursacht aber auch Hautschäden aus denen Histamin freigesetzt wird, das den Juckreiz verstärkt - ein teuflischer Kreis. Wasser und Fettmangel sind die Hauptprobleme trockener, rissiger Haut. Oft lindert schon ein feuchter kühler Umschlag die schlimmsten Symptome. Fettende Salben erschweren die Aufnahme und Bindung von Wasser in der Haut; sie ist dadurch gleichsam abgedichtet und vermag nicht zu atmen. Raus also in Licht, Luft und Sonne! Nackt den ganzen Körper darin baden. Erdbäder nicht vergessen! Dazu UrMedizin und bald ist dieses schreckliche Leiden vergessen. Das ist die Lösung der schlimmen Krankheit Neurodermitis nach Meinung der Schulmedizin:

Einen Spezial-Overall für Neurodermitiskinder (Ärztliche Praxis 9/1995/2)
Hände und Füße wie in einer Zwangsjacke verpackt! Und die Mütter kaufen und vergrößern noch mehr die Qual ihrer Kinder. Du erkennst: Die Mediziner streben keine Heilung an!

Atopisches Ekzem / Neurodermitis
Bessere Haut durch Sport
(Der Hautarzt 11/1994/751.755)

9926 b) NETZWERK-ERFAHRUNGEN: Der Chefarzt einer kardiologischen Abteilung berichtet über eine Patientin mit Herz-Kreislauf-Stillstand durch Torsade de pointes unter Terfenadin. Nach Einnahme von zwei TELDANE FORTE Tabletten verspürte eine 21jährige aus völligem Wohlbefinden heraus Herzrasen und Kollapssymptomatik. Die Patientin legte sich zu Bett und wird sechs Stunden später tot aufgefunden. Die Autopsie ergibt Verdacht auf Myokarditis. Ein Allgemeinmediziner aus Bayern berichtet über lebensbedrohliches rezidivierendes Kammerflattern mit Synkopen bei einem 57jährigen Mann, der TELDANE eine Woche lang gegen Pruritus (Hautjucken) einnimmt. Eine junge Frau erleidet unter Einnahme von Astemizol Herzrhythmusstörungen und Kammerflimmern. Nach sofortiger Reanimation liegt sie drei Monate im Koma und verstirbt schließlich. Drei Berichte in Verbindung mit Astemizol beschreiben Tachykardie/Tachyarrhytmie. (arznei-telegramm 1/1997)

9927 a 📖 814 Ohrgeräusche (**Tinnitus**) stellen die Folge der Hörsinneszellschädigungen der sogenannten Haarzellen dar. Je nach der Dauer des Krankheitsbildes ist mit einer Beseitigung dieser Funktionsstörungen nicht mehr zu rechnen. (Ärzte Zeitung, 18.3.1992/13)

Bei einem **Hörsturz** ist eine sofortige Massage um die Ohrgegend angebracht, um die Durchblutung schnell zu fördern. Manchmal hilft das für eine Zeit. Aber Du mußt sofort auf Erdfasten und UrMedizin übergehen, wenn Du nicht taub werden willst.

Vielleicht warst Du mal beim Ohrenarzt und der hat Dir gegen einen Schmerz oder wegen einer Mittelohrentzündung mal Chemie ins Ohr geträufelt. Oder sie haben mal eine großflächige Wunde (Verbrennung usw.) bei Dir mit Antibiotika behandelt. Oder mit Antiseptika. Oder bei einer Operation sind in Lunge, Bauchraum usw. Aminoglykosidantibiotika (AA) eingebracht worden - dann weißt Du auch, worauf Du später einen Hörschaden zurückführen kannst! Ich wünsche Dir nicht, daß Du einen Tinnitus kriegst - deshalb sorge vor!! Halte Dein Blut- und Lymphgefäßsystem sauber mit Urnahrung.

+ Erste Hilfe +

Was sagt eine Schwimm-Europameisterin über die Ärzte? Das:
Aber entweder schwimme ich gar nicht mehr, weil ich sowieso weiß, daß ich keine Chance habe. Oder ich sage: Ich will wissen, was ich kann, und weiß, daß ich clean bin.
STERN: Waren Sie selbst nie in Versuchung?
VÖLKER: Für mich ist das nie in Frage gekommen. Ich habe aber schon öfter etwas angeboten bekommen...
STERN: Von wem?
VÖLKER: Unterschiedlich, häufig von Ärzten, die sich damit auskennen. (stern 21/1995)

Asthma-Anfall nach abgesetztem Medikament:
Kräftig die Brust bis zum Rotwerden bürsten
(Tip der Medical Tribune)

Erkenne: Ärzte haben keine Skrupel junge Menschen kaputt zu machen - auch nicht nach all den Skandalen und Todesfällen. Um wieviel leichtfertiger werden sie bei Dir als einen völlig fremden Patienten handeln?

9927 b) Träufle zuerst einmal etwas warmes Öl ein, damit der Pfropf weich wird. Danach füllst Du die Ohrausspülspritze - die kriegst Du preiswert in jedem Sanitätshaus - oder einen Gummiballon (zur Scheidenspülung) mit warmem Wasser und spritzt damit vorsichtig das Ohr aus. Wird das Ohr nicht frei, dann besorge Dir eine Einmalspritze in der Apotheke (20 ml oder größer). Setz darauf ein Stückchen Fahrrad-Ventilschlauch und führe das Schläuchlein etwas tiefer in den Gehörgang ein. Meist gelangst Du damit hinter den Pfropf, der so leicht herausgespült wird. Verletzen kannst Du Dich dabei nicht. Gleichzeitig nimmst Du Dir vor, nie mehr mit Watte zu tief im Ohr zu stochern oder Wattestäbchen zu benutzen, die solche Pfropfen bilden können. Dafür gibt es spezielle Ohrreiniger in der Apotheke. Falls der Pfropfen nach relativ kurzer Spülzeit nicht zum Vorschein kommt, nimmt man ein Geschirrspülmittel. Nach 5- bis 10minütiger Einwirkzeit lassen sich auch hartnäckige Schmalzklumpen meist gut herausschwemmen.

9928 📖 835 Nach **Zeckenstich: 12 Stunden Zeit zum Rausziehen: Infektionsgefahr fast Null!** (Ärztliche Praxis 56/13.7.1993/6)

9929 📖 208, 523 **Fragen zum Ausstieg aus dem Medikamentengift** »Nimm mal an, ich machte derzeit eine Kortikoidtherapie durch, weiß also jetzt um deren Gefährlichkeit und möchte so schnell als möglich aussteigen. Wenn ich ab sofort mit der UrzeitTherapie beginne, kann ich damit auch zugleich das Kortison absetzen?«

Das kommt drauf an, ob die Mediziner Dir die eigene Kortisolproduktion schon kaputtgemacht haben oder nicht. Du kannst alles Medikamentengift stets *sofort* weglassen. Mit einer Ausnahme: Wenn die Ärzte Dich mit künstlichen Hormonen verseucht haben - ein plötzlicher Entzug könnte zu schockhaft sein, falls Du länger als 14 Tage mit Hormonen, hier also mit Kortisonpräparaten behandelt worden bist.
Auch wenn Du nicht mehr als 7,5 mg Prednison täglich bekommen hast, bleiben bei einem sofortigen Absetzen Hypothalamus, Hypophyse und Nebennierenrinde ziemlich intakt.
Beim *Insulin* ist den Medizinern noch nicht bekannt, wie sich hier der Ausstieg auswirkt - klar, denn wer rät

1378

seinen Patienten schon dazu.
Nach meiner Erfahrung kommen Diabetiker bereits nach dreiwöchigem *Fasten* ohne das Hormon der Bauchspeicheldrüse aus. Wenn, ja wenn sie danach UrMedizin zu sich nehmen. Wer dennoch Schwierigkeiten hat, der muß sich als Diabetiker genauso aus der Behandlung ausschleichen.
Bei Aufgabe der Kortikoidtherapie liegen die Erfahrungswerte wie folgt: Bei vorheriger Gabe von 10 mg wird alle drei Wochen die Dosis um 3 mg reduziert. Wurde hochdosiert mit 100-250 mg (wegen fieberhafter Entzündung oder Operationskomplikationen) gespritzt, so wird täglich um ein Viertel verringert. Nach Ankunft bei 10 mg stellt man dann auf 2mg-Schritte um.

b) Daß die Menschen ihre längere Lebenszeit nicht der Schulmedizin verdanken, haben wir festgestellt. Daß die Menschen immer kränker werden, wissen wir auch. Daß sie dieses zum großen Teil der Schulmedizin verdanken, wird immer offensichtlicher. Denn deren Medikamente sollen Symptome zum Verschwinden bringen. Somit beseitigen sie eine Krankheit und bereiten durch Schwächen der Immunkräfte für die nächsten den Boden. So werden immer neue Mittel und Behandlungen erforderlich.

📖 **380** Bei **Impotenz** (→LV 9898) ist m. A. die **Vakuum-Saugpumpe** die beste Hilfe statt SKAT. Nein, Skatspielen wirkt nicht potenzfördernd, 's wäre ja auch zu schön und einfach. Mit SKAT bezeichnen die Mediziner die Schwellkörper-Autoinjektions-Therapie. Von der ich Dir wegen des dafür zu spritzenden 45 mg Papaverin und 1,5 mg Phentolamin nebst 40 µg Prostaglandin E 1-Gemischs dringend abrate. Was sagt ein Fachmann zum Saugpumpenersatz?:
Die Vakuum-Saugpumpe wird vorwiegend also nur von solchen Patienten akzeptiert, die mit der Autoinjektion in den Schwellkörper nicht klarkommen oder aber auf SKAT nicht reagieren. Die Anwendung ist praktisch komplikationslos und kann jederzeit wiederholt werden. Allerdings sollte der Einsatz der Saugpumpe wegen potentieller ischämischer Gewebsschäden durch die Vakuumerzeugung auf 30 Minuten beschränkt werden. Außerdem läßt sich der Einsatz der Pumpe nicht so diskret machen wie die Schwellkörperspritze, so daß eine stabile Partnerschaft notwendig ist. Alles in allem ist die Vakuum-Saugpumpe bei nicht kausal therapierbarer organischer Impotenz für die Homburger Urologen eine echte Alternative.
Derouet,H.,Zehl,U. (Homburg): Die Behandlung d. erektilen Dysfunktion mittels Vakuum-Saugpumpen (EHS). Urologe (A) 32 (1993) 312-315.

📖 **998 Männer-Frage: Welcher Jahrgang bist du?**
Europas Männer der Geburtenjahrgänge von 1955 bis 1960 sind ungewöhnlich unfruchtbar. **Sie haben oft kleine Hoden und eine geringe Spermienzahl.** Den Grund entdeckten jetzt britische Wissenschaftler der Uni Edinburgh: **Chemische Nebenprodukte der Verpackungs- und Plastik-Industrie** enthielten damals Spuren von **Östrogen** (weibliches Geschlechtshormon). Sie beeinflußten Babys im Mutterleib oder im ersten Lebensjahr. In dieser Wachstumszeit entscheidet sich, wie stark die männlichen Geschlechtsorgane für den Rest des Lebens ausgebildet werden. (BILD 30.10.1995)
Und die vielen chemisch-synthetisierten Östrogene, die in hohen Dosen von den Medizinern in die Frauen hineingepumpt werden, was ist damit? Sie werden ausgepinkelt und gelangen über das Klärwerk (was Östrogen nicht herausfiltern kann) wieder in die Wasserleitung und machen die Männer zu »Softies« und impotent.

Erektionsstörungen meist bei Rauchern! Impotent! Sex geht in (Zigaretten-)Rauch auf!
Der Zigaretten»genuß« wird oft teuer erkauft: Bei vielen Rauchern klappt's im Bett nicht mehr. Wenn Mann es schafft, vom Glimmstengel loszukommen, winken möglicherweise als Belohnung bessere Erektionen.
(Ärztliche Praxis 18/4.3.1995)

Merke: Die angebliche Lebensfreude Rauchen vermiest Dir die echte Freude Sex.
Merke: Die angebliche Lebensfreude Gut-Essen verschafft Dir die Antifreude Krankheit.

📖 **899 Harn nicht halten können - bettnäßende Kinder** Zu der »Start-und-Stopp-Technik«, zu urinieren und dann den Harnstrahl zwei oder dreimal durch Kontraktion der Beckenmuskeln zu unterbrechen, solltest Du das Kind mindestens dreimal täglich zu zehn solcher Übungen »trocken« anhalten. Am meisten Spaß machts, wenn der Vater es gemeinsam mit seinem Sprößling macht, und das nicht nur beim Urinieren.
Zudem sollten die Kinder stündlich Wasser lassen, was durch viel Obstessen leicht erreichbar ist. Dabei wirst Du dann immer wieder das Kind zur Start-und-Stopp-Technik anhalten.

📖 **184 Einschlafschwierigkeiten** Das Gegurre von Tauben soll die beste Einschlafhilfe sein. Laß Dir eine Kassette mit Taubenlauten von einem Taubenbesitzer aufnehmen. Brandungsgeräusche und Bachrieseln halte ich für besser.

📖 **208** Warum **Medikamente** sofort bei Beginn der UrzeitTherapie **abzusetzen** sind: Sie bringen die Chemie des Körpers durcheinander, verhindern oft genug die Vitaminaufnahme.
Säureblocker Omeprazol (ANTRA u.a.) hemmt Vitamin B12-Aufnahme: Magensäure und Pepsin lösen mit der Nahrung aufgenommenes B12 (Vyanocobalamin) aus der Eiweißbindung, so daß es an den Intrinsic-Faktor angelagert und im Dünndarm absorbiert werden kann. (MARCUARD, S. P. u.a.: Annuals of Internal Medicine 120/1994/211, s. auch S.25)

📖 **249 Screening entdeckt schwach malignes (bösartiges) Karzinom**
Trotzdem muß die ganze Prostata radikal raus (Medical Tribune 19/13.5.1994/12)
Fein, was Du da hörst und wobei HACKETHAL sofort wegen der Krebsausstreuung warnen würde: Danach bist Du nur noch so was wie ein Eunuch! Wenn die UrMedizin die Prostatabeschwerden nicht behebt, so könnten dafür noch folgende Gründe vorliegen:
Beherdete Zähne im Frontalbereich oben und unten, Zahnfüllungen mit Amalgam, Stromspannungen im Mund zwischen unterschiedlichem Zahnmaterial, chronische Durchblutungsstörungen des unteren Rückens (Bandscheibenschäden) mit oder ohne Schmerzen, Beinverkürzungen mit Blockade im Iliosakralgelenk, Darmpilze, chronische Entzündungen in: Kieferhöhlen, Stirnhöhlen, Blinddarm oder Gallenblase.

✚ Erste Hilfe ✚
Tennisarm
stütze Deine Handfläche immer wieder federnd mit nach rückwärts weisenden Fingern auf den Boden oder die Tischplatte bis zur Schmerzgrenze ab. Hilft sofort!
(→letzte Bild S. 1453 als Beispiel)

Prostata:
Auch enge Hosen - vor allem Slips - tragen Schuld. Denk doch: 30 Millionen Jahre hat der kleine Mann frei wackeln dürfen und seine ständige Bewegungsaktivität in die Prostatadrüse hineingetragen und für deren Durchblutung gesorgt - jetzt sitzt er in der Unterhose wie in einem Gefängnis.

9935 📖 283 **Verbrennungen**
Solltest Du durch einen Unfall größere Verbrennungen erlitten haben, so laß Dich ➕ **Erste Hilfe** ➕
nur dort behandeln, wo die Brandhaut sofort mit Schweinehaut (noch besser: gezüchtete Haut) abgedeckt wird. Warum? Die Narben bleiben zart, sei es durch die geförderte Epithelialisierung oder durch den Wegfall ständiger Verbandwechsel. Die Dauer der Wundheilung ist deutlich verkürzt, der Wundschmerz unter der Schweinehaut erheblich reduziert. Aufgrund der geringen Schmerzen kann die Krankengymnastik sehr früh einsetzen. Dadurch werden insbesondere bei Handverletzungen sehr gute funktionelle Resultate erzielt.
Findet sich da kein Haus, so laß Dich schnellstens an die Unfallchirurgische Klinik des Kreiskrankenhauses Bad Hersfeld transportieren. Nach dem Abtragen abgestorbener Hautteile ist binnen 48 Stunden die Bedeckung nötig. Die Schweinehaut verklebt sofort mit dem Wundgrund. Ein Verband ist nicht nötig.

📖 998 **Kaugymnastik gegen Kopfschmerz** hilft Dir vielleicht fürs erste. ➕ **Erste Hilfe** ➕
Ständige Kopfschmerzen, Nackenschmerzen, Schwindel und Rückenschmerzen · häufiges, unbewußtes Zusammenbeißen der Zähne kann die Ursache sein. Aber auch eine falsche Zahn- oder Kieferstellung. Laß beim Zahnarzt die Ursache abklären. Kiefergymnastik befreit Dich oft von den Beschwerden. Ausgangsstellung: Mund leicht öffnen.
- Schiebe das Kinn waagerecht mehrmals vor und zurück,
- verschiebe das Kinn mehrmals waagerecht nach beiden Seiten,
- massiere mit Zeige- und Mittelfinger Deine Kaumuskeln, am besten mit Kreisbewegungen,
- reiße den Mund mehrmals weit auf und schließe ihn wieder.

> Wenn Du Deine Träume erfüllt sehen willst, darfst Du nicht weiter schlafen. (Jüdisches Sprichwort)

9936 📖 569 Bei **Feigwarzen** im Anus- und Genitalbereich, die sich auch unter der UrzeitTherapie nur langsam zurückbilden, rate ich zwecks schneller Eliminierung und Vermeidens von Ansteckung statt einer chemischen Behandlung mit Podophyllin (Condilox) - wie in der Schwangerschaft! - und einer Exzision, Kürettage, Elektrokauterisation und Kyrochirurgie ist wegen des verminderten Blutrisikos eine CO_2-Laseranwendung vorzuziehen. Die wissen selbst schon bestens Bescheid, die Herren Ärzte:

> **Was der Heilpraktiker dem Arzt voraus hat:**
> Der schaut seinen Patienten noch an! Das ist schon viel wert, wenn man bedenkt, daß wir gelernten Ärzte nur noch auf unseren Computern herumhämmern.
> Wir sehen Ziffern auf dem Bildschirm, den Patienten sehen wir nicht. Haben Sie schon mal einen Heilpraktiker mit Computer gesehen?
> Aber wir werden offensichtlich nicht aus unseren Fehlern schlau. Gehen Sie doch mal selbst als Patient zu einem Kollegen. Sie werden entsetzt sein! Sind wir wirklich alle so, wie uns viele Patienten beim Schwätzchen auf der Straße schildern? Die Konjunktur der Heilpraktiker scheint das zu bestätigen. (Ärztliche Praxis 92/15.11.1994)

9937 a) 📖 792 Aufklärung z.B. über **Kompostbereitung** erhältst Du von AID, dem Informationsdienst für Ernährung, Landwirtschaft und Forsten (AID) e.V., Konstantinstr. 124 in 53179 Bonn, mit Förderung durch den Bundesminister für Ernährung, Landwirtschaft und Forsten. Tel. 0288/8499-0, Fax 8499-177 und 9526955. Der Verfasser arbeitet eng mit AID zusammen - für mehr wertvolle Natur bei uns und in der Welt.
Bio-Garten-Grundsätze:
1. Der Boden wird nur mit der Grabegabel gelockert und dann mit der Hand vom Unkraut befreit.
2. Auf Wege werden Kartonstücke gelegt - so bildet sich kein Gras oder Unkraut.
3. Niemals frischen Mist und Düngekalk an die Pflanzen geben. Alles Kompostieren + Steinmehl + Küchenabfall + Erde. (Steinmehl aber auf Pflanzen bei Schneckenfraß!) Schicht für Schicht gießen - das gibt Heißkompost, der Unkrautsamen entkeimt. Kompost sollte im Schatten liegen.

9937 b) **Das beste biologische Gartengerät** Willst Du Dir die Bodenfauna im urzeitlichen Sinne erhalten und damit Kulturpflanzen höchster Qualitätsstufe ernten, dann grabe Deinen Garten nicht mehr beschwerlich mit dem Spaten um, sondern mit der jetzt entwickelten Gartenkralle. Wenn Du deren vier äußeren Zinken im Uhrzeigersinn drehst, schrauben sie sich von selbst nach unten in den Boden. Da jede Zinke ein wenig anders geneigt ist, wird die Bodenoberfläche rund um den Kopf des Gerätes herum aufgebrochen. Die zwei inneren Zinken zerkleinern dabei die noch verbleibenden Erdklumpen. Wenn Du das Gerät dann anhebst, fällt die Erde ab, so daß Du kein großes Gewicht heben mußt. Jetzt lassen sich auf leichteste Art alle Kräuter mit Wurzeln zu ermöglichen. Das Gerät ist für alle Böden geeignet. Die Gartenkralle ist auch ideal zum Auflockern und Belüften des Bodens. Du kannst damit die Erde rund um bestehende Pflanzen und Sträucher bearbeiten, um so eine bessere Wasser- und Sauerstoffaufnahme zu ermöglichen. Das Gerät kriegst Du in Woolworth-Läden, in Baumärkten usw. Du kannst aber auch ein Blumengeschäft damit beauftragen, es Dir zu besorgen von Joseph Enterprises GmbH, Arnold-Sommerfeld-Ring 2, 52499 Baesweiler, im Ausland: Joseph Enterprises Inc., 425 California St., #1300 San Francisco, CA 94101

9938 📖 966 Unter **Papst Urban VIII** verklagte der Kirchenstaat den Mathematiker Galileo Galilei mit der Begründung, Galilei propagiere die Abkehr von der Lehre, daß sich die Sonne um die Erde dreht, ohne dafür Beweise vorzulegen.
Die beratenden Staatssekretäre von Papst Urban akzeptierten die mathematisch begründeten Argumente Galileis nicht als Beweise. Sie kritisierten vor allem auch, daß der italienische Gelehrte allgemeinverständlich in seiner italienischen Muttersprache schrieb · statt in der Gelehrtensprache Latein. Das Inquisitionsgericht bestätigte damals, was der Staat vorher zur wissenschaftlichen Wahrheit erklärt bzw. als

Wahrheit befohlen hatte. Der Ketzer wurde eingesperrt und mußte widerrufen. Man entlarvte ihn als unseriösen Scharlatan und warnte vor ihm und seiner Lehre öffentlich.

Gelähmten-Ratschlag
Wer kann mit dem Laufband wieder gehen lernen?
Praktisch alle inkomplett spastisch Gelähmten, die nach einer Rückenmarkverletzung im Rollstuhl sitzen, Tumorpatienten sowie Patienten, die durch Myelitiden oder Durchblutungsstörungen geschädigt wurden.
Auch bei Tetraplegikern würde ich die Laufband-Therapie in Erwägung ziehen, wenn zumindest die Chance besteht, daß sie mit ein oder zwei Hilfspersonen wieder gehen können.
Wer also gehfähig werden möchte, der muß - einfach ausgedrückt - vor allem gehen, gehen und nochmals gehen? Richtig. Anders ausgedrückt: Es genügt nicht, daß man nur statische Übungen im Liegen durchführt und darauf wartet, daß der Patient den Rollstuhl von selbst wieder verläßt. Wenn man gehen möchte, muß man das aufrechte Gehen, schließlich unter völliger Belastung der Beine trainieren.
Es hat mich erstaunt, wie viele Patienten, die zu Beginn der Therapie als völlig rollstuhlabhängig galten, wieder auf die Beine kamen, wenn auch mit viel Fleiß und harter Arbeit. Wichtig ist, daß das gesamte Körpergewicht nach und nach auf die Beine verlagert wird. Sehr wichtig für den Erfolg ist der Zeitpunkt des Therapiebeginns. Grundsätzlich gilt: Je früher nach einem Unfall die Behandlung beginnt, desto besser. Aber auch Jahre nach einem Unfall sind noch gute Erfolge zu erzielen. (Ärztliche Praxis 39/16.5.1995/17)

9 ⌂ 835, 837f **Bei Kindern verläuft die Lyme-Borreliose nach einem Zeckenbiß meist mild**
Insgesamt hat sich aus der Untersuchung der tschechischen Forscher ergeben, daß Folgeschäden bei Kindern mit Lyme-Borreliose nur selten auftreten und sich meist als intermittierende Kopfschmerzen oder Müdigkeit manifestieren. (Ärzte Zeitung 79/2.5.1994)

0 a) ⌂ 901 **Die kalte Dusche senkt Harnsäure** Bereits durch leichten thermischen Streß wie beim kalten Duschen wird der Organismus mit Sauerstoffradikalen belastet, die einen »Verbrauch« des natürlichen Radikalfängers Harnsäure nach sich ziehen. Durch wiederholte Einwirkung von Kaltreizen mit ihrer Radikalbelastung werden die antioxidativen Schutzsysteme gestärkt. (Wien. Medizinische Wochenschrift 144 (1994) 66-68)
Harnsäure wird im Körper durch Abbau sogenannter Purine geschaffen. Dies sind vor allem Innereien (Bries, Hirn, Leber, Niere), Ölsardinen und Sardellen und Körner sowie Fleischextrakt. In UrKost findet sich keine Harnsäure! Harnsäure findet sich nicht in Pflanzen und kaum in Tieren. Harnsäure ist ein Produkt aus den Eiweißstoffwechsel, das der Mensch nicht zu dem weniger giftigen Harnstoff abbauen kann. Fleischfresser können dies. Problematisch wird es, wenn der Mensch viel tierisches Protein zu sich nimmt und die Nieren nicht mehr die viele Harnsäure ausscheiden können. Deshalb ist eiweißreiche tierische Nahrung tabu für alle, die krankheitsfrei leben und alt werden möchten.

0 b) **Eine eiskalte Dusche** - das kann bei Heuschnupfen-Kranken Wunder wirken. Durch das kalte Wasser wird die Bildung des körpereigenen Hormons Kortison angeregt, das entzündungshemmend wirkt. Warum morgens? Hier schüttet der Körper am meisten Kortison aus.
Was für Gesunde gut ist, das ist auch für Kranke das beste. Nun weißt Du, warum die UrTherapie empfiehlt, morgens nur den Kaltwasserhahn an der Dusche auf volle Kraft einzustellen. (→Rz 902, 8206) Ich selbst bleibe durch einen Trick ans Kaltduschen gefesselt: In meine Dusche habe ich erst gar keinen Heißwasseranschluß einbauen lassen... An Deiner kannst Du aber auch jetzt noch den Griff abmontieren! Ähnlich funktioniert der Habe-Hunger-Trick: Keine Schlechtkost im Kühlschrank und sofort mit 'nem guten Buch ab in die Falle.

0 c) **Was ist Kortison?** Dieses Hormon gehört in die Gruppe der Corticosteroide. Man kann sie als Streßhormone bezeichnen, denn sie werden unter besonderen Belastungssituationen im Körper gebildet. Sie bewirken, daß der Körper mehr Energie mobilisiert, um die Streßsituation zu bewältigen. Werden sie von außen als Medikament dem Körper zugeführt, wirken sie genauso. Da sie aber in größerer Menge gegeben werden - die eigenen Hormone zirkulieren nur in geringsten Spuren von wenigen Tausendstel Gramm im Körper -, ist die Wirkung natürlich stärker. Außerdem treten dann noch Effekte auf, die man therapeutisch nutzen kann. Eiweißstoffe, die Entzündungen hemmen, werden vermehrt produziert, Proteine, die Entzündungen verstärken, gehemmt. Zusätzlich bremst Kortison Botenstoffe, die Abwehrzellen aktivieren. Das wird bei der Behandlungen von Allergien und allergischen Reaktionen wie z. B. Asthma sowie gegen Abstoßungsreaktionen nach Transplantationen genutzt. Was es bedeutet, die eigene Immunkraft zu schwächen, sagt uns nicht die Wissenschaft, wohl aber der gesunde Menschenverstand.

1 ⌂ 896 **Klimatisierte Büros machen krank. In klimatisierten Büros ist der Krankenstand bis zu 5mal höher als in normal belüfteten Räumen.** (Medical Tribune 24/17.6.1994/6)

1 k) **So sieht eine Koreanische Krankenschwester deutsche Kranke und Ärzte**
Viele deutsche Patienten tun so, als gehörte ihr Körper nicht ihnen, sondern den Ärzten. Dementsprechend folgsam verhalten sie sich den ärztlichen Anweisungen gegenüber. Doch das eigentlich Problem im deutschen Gesundheitssystem ist die Spezialisierung. Knieschmerzen behandelt ein Orthopäde, Magenkrankheiten der Internist, und für den weiblichen Unterleib sind Gynäkologen zuständig. Auf diese Weise gehen für das Gesamtbild wichtige Informationen verloren. Wenn Leute zur Akupunktur kommen - ich arbeite nebenberuflich als Heilpraktikerin -, muß ich oft erklären, daß nur sie selbst sich heilen können und ich ihnen lediglich dabei helfen kann. In Korea gilt es als großes Unglück, wenn Angehörige nicht im Familienkreis sterben. Hier muß man die Polizei rufen, um "Fremdverschuldung" auszuschließen, wenn jemand zu Hause gestorben ist. (DIE ZEIT 8/14.2.1997/71)

> Was ist das größte Vergnügen für den Zivilisationsmenschen?
> Das Befriedigen seiner Sucht! Der Alkoholiker vermacht dafür Haus und Hof und seineFamilie. Der Heroinsüchtige wird dafür zum Einbrecher, zum Wrack, die Kokserin zur Nutte. Die Medikamentenschlucker opfern dafür ihren Schlaf und ihren Geist. Die Salz- und Zuckersüchtigen opfern dafür ihre Gesundheit und Leben.

9942 📖 904 Wer für das **Kippgerät** (→LV 9895) kein Geld oder Platz in der Wohnung hat, der lege sich eine Schwebeschaukel aus Stoff zu, die ich immer auf Reisen mitnehme.
Hier hängst Du nicht an den Füßen, sondern wirst etwas bequemer mit einem Gurt um den Beckenbereich im Kopfhang gehalten. Preis: um die 150 DM. Info bei B. Fobbe, Zum Alten Zollhaus 48 in 42281 Wuppertal.

9943 Kunstmilch trägt Mitschuld an Neurodermitis Deines Kindes? Vieles weist darauf hin. Aber die Kuhmilch ist deshalb nicht gut. Lies STILLER, Wolfgang »Macht Kuhmilch krank?« Waldhausen Verlag, Auszüge:
Hedda Haselhorst, Friedländerstraße 31, 61440 Oberursel »... 1982 wurde unsere Tochter geboren. Ich konnte sie leider nur zwei bis drei Tage stillen, weil wir dann beide einen schweren Magen-Darminfekt bekamen. Nicht lange danach habe ich aus verschiedenen Gründen abgestillt und Mareike mit Milupa-Produkten ernährt. Im Laufe der Zeit entwickelten sich bei ihr verschiedene Hauterscheinungen, aber erst als die Neurodermitis massiv zum Ausbruch kam, wurde die Diagnose gestellt und uns mitgeteilt, daß ...«
Barbara Rach, Südstraße 19, 71083 Herrenberg » Mit unserer ältesten Tochter haben wir die Erfahrung gemacht, daß sie uns nicht mehr grundlos »ausrastet«, seitdem sie keine Milch mehr trinkt. Wenn sie bei ihrer Großmutter wieder einmal Milch trinkt, kann es sein, daß sie Zornausbrüche bekommt, schreit und um sich strampelt. Lassen wir die Milch weg, haben wir wieder ein ruhiges liebes Kind ...«
📖 198 **Neurodermitis-Kinder besonders gefährdet / Juckreiz kann Neurosen bahnen**
Wer ein Kind mit atopischer Dermatitis betreut, braucht mehr als dermatologische Fachkenntnisse - z.B. viel Zeit für die Gespräche, die erforderlich sind, um eine Familie mit einem Neurodermitis-Kind angemessen zu begleiten. Im Mittelpunkt der symptomatischen Behandlung steht die Linderung des meist quälenden Juckreizes, um einer frühzeitigen Neurotisierung des Kindes vorzubeugen. (selecta, 25.7.1997)

9944 📖 901 **Kein Badezimmer in der Wohnung - das vermeidet später Morbus Crohn (schwere Darmkrankheit)**
Wer in der Kindheit ohne Bad aufgewachsen ist, hat ein geringeres Risiko, an Morbus Crohn zu erkranken.
Ein M. Crohn tritt bei Kindern, die mit fließend heißem Wasser aufgewachsen sind, statistisch signifikant um den Faktor 5 häufiger. Um den Faktor 3,3 ist das Risiko erhöht, wenn die Wohnung ein separates Badezimmer hat. (The Lancet 343 (1994) 766-767)
Nun weißt Du auch, warum es von mir empfohlen wird, nicht nur Dich, sondern auch Dein Kind möglichst nur kalt zu waschen.

9947 📖 184 **Warum** ist der Schlaf zur rechten Zeit so **wichtig** für die Gesundheit? Weil Untersuchungen ergeben haben, daß die Hautzellen sich im Schlaf beinahe doppelt so schnell regenerieren wie tagsüber. Eine innere Uhr setzt nachts Hypophysenhormone, vor allem das Melatonin frei, das den Regenerationsstoffwechsel der Haut steuert und stimuliert. Zwischen zwei und drei Uhr nachts erreicht die Melatoninfreisetzung einen Gipfel. Schlafmangel vermindert die Hautregeneration besonders stark. Aber das liest Du ja am anderen Morgen im Spiegel bei dir selbst ab. Und: **Jeder braucht acht Stunden! Nicht weniger – aber auch nicht mehr!**

9948 📖 536, 748 **Fußnägel,** einwachsende.   ➕ **Erste Hilfe** ➕
Bei einwachsenden oder Zangennägeln, bei denen sich die Nagelränder einrollen, hilfst Du Dir so: Du fräst die Nagelkuppe flach und klebst mit Sekundenkleber einen ca. 5mm breiten, ca. 0,3 - 0,5mm dicken Streifen aus elastischen Kunststoff quer (bis zu den Hautanfängen) über den Nagel. Der Nagel wächst wieder normal. →LV9897

9949 a) 📖 184 **Schlaf: Ob was dran ist? Einzeln schläft es sich geruhsamer als zu zweit**
Obwohl die meisten Menschen davon überzeugt sind, besser zu schlafen, wenn ihr Partner das Kopfkissen mit ihnen teilt, ist das Gegenteil der Fall: Einzelschläfer erholen sich besser.
Das Ergebnis: Ältere Paare, die viele Jahre miteinander verbracht hatten, störten sich gegenseitig weniger während der Nachtruhe als jüngere Paare. Schon einzelne Bewegungen des einen Partners störten den Schlaf des anderen. Bei der Hälfte der Studienteilnehmer rief allein eine Bewegung des einen eine 30 Sekunden lange Reaktion, etwa Herumdrehen im Bett, des anderen hervor. Mehr Frauen als Männer der britischen Studie gaben an, sich sicherer zu fühlen, wenn ihr Partner neben ihnen liege. Diejenigen, die von vornherein lieber allein schliefen, gaben als Gründe die permanente Ruhelosigkeit, lautes Schnarchen des Partners oder »sie machen sich im Bett breit« an. (Ärzte Zeitung 152/30.8.94/2) Wenn ich da mal wieder auf die Affenmenschen blicke: auch die schlafen für sich alleine ...

9949 b) 📖 **Gesichtsmaske:** Die einzige kosmetische Behandlung des Gesichts, die Dir was bringt: Heilmaske für unreine, fettige Haut: ● 1 EL Zitronensaft ● 2 EL Heilerde ● 2-3 EL Regenwasser

| **Bleihaltiges Souvenir machte ganze Familie krank** Ursache war ein kannenförmiges, bleihaltiges Mitbringsel, aus dem die Familie Wein genossen hatte. (Bild 2.3.1997) |

Alle Zutaten mischen, die Maske auf Gesicht und Hals auftragen, dabei die Augenpartie großzügig aussparen. 10 bis 15 Minuten wirken lassen. Mit einer warmen Kompresse aus dem Regenwasser die angetrocknete Masse aufweichen und sanft abnehmen. Diese Maske strafft dir Haut, verengt die Poren und heilt Hautunreinheiten. Sie eignet sich daher für unreine, fettige Haut.

> **Reise und komm nicht gerädert an!** Lege nach längeren Flug-, Bahn- und Bus-Reisen nicht bei Dir die Ursache für Thrombosen und Durchblutungsstörungen. Deshalb:
> Genier Dich nicht vor den Mitreisenden. Dummkucker lächle an und sage zu ihnen: »Wollen Sie lieber nicht mitmachen?«, wenn Du alle halbe Stunde nebenan in die Sitzreihe trittst und zehn Minuten (Dir dort mögliches) UrzeitTraining machst. Und dabei Laufen auf der Stelle mit hochgezogenen Oberschenkeln treibst. Und weiter im Sitz fleißig Fuß- und Unterschenkelmuskulatur aktivierst und natürlich nicht die Autositzbewegung (→Rz933) und die Kraftübung ohne Geräte (→Rz920) immer zwischendurch vergißt. So schläfst Du besser, falls Du es Dir bequem dabei machst, die Schuhe auszieht und Dich nichts einengt.
> **Bei Autoreisen** kommst Du ohne Ausbrechen und Unwohlsein davon, wenn Du eine halbe Stunde vor der Reise einen Teelöffel Ingwerpulver schluckst.

9949 c) 📖 665 **Hämorrhoiden / Gefäßknoten** strangulieren statt sklerosieren   ➕ **Erste Hilfe** ➕
(...) Kritischer, wenngleich nicht an ihrer Wirksamkeit zweifelnd, sieht er die Verödungstherapie. So möchte er sie nicht angewendet wissen bei Hämorrhoiden Grad drei und vier, bei Entzündungen (wegen drohender Funktionseinschränkungen) Nebenwirkungen einer Sklerosierungstherapie (Verödung) sind allergische Reaktionen, Beckenbodenphlegmone (eitrige Zellgewebeentzündungen) und Nekrosen (Gewebezerfall).

Nach Ligatur (Unterbindung von Hohlorganen oder Blut- und Lymphgefäßen) kein Kontinenzproblem (Harntröpfeln)
Wesentlich vorteilhafter als die Sklerosierung (Gewebeverhärtung) ist für Prof. Otto ganz eindeutig die Gummibandligatur der Hämorrhoidalknoten. »Wir erreichen damit bei 90% der Patienten optimale Ergebnisse«, versicherte er, sehr gut sei aber auch das Langzeitresultat.
Das Prinzip: man stranguliert - immer oberhalb der Linea dentata, also außerhalb des sensiblen Anoderms - die Knoten, was zunächst zur Ulzeration und dann zu ihrer Vernarbung führt.
Wesentlich ist, daß bei diesem Verfahren der hämorrhoidale Gefäßkomplex nicht völlig beseitigt wird, sondern nur die überflüssigen Gefäßaussackungen. Die Methode garantiert laut Prof. Otto die Wiederherstellung und Erhaltung der Feinkontinenz und ist ambulant durchführbar. In Kombination mit dem Analdehner werden die meisten Patienten innerhalb von 14 Tagen beschwerdefrei.

Analtrainig zahlt sich aus
Apropos Analtrainer, den K. Arnold (Wiesbaden) auf der gleichen Veranstaltung als »Analtrainer« bezeichnete: 15- bis 20mal soll er schon eingeführt und wieder herausgezogen werden, allerdings mit langen Pausen dazwischen. Wenn die Patienten sich an das Gerät gewöhnt haben, rät ihnen Otto, den Sphinkter maximal dagegen zu kontrahieren. Der Patient soll ja schließlich aktiv an seiner Gesundheit mitarbeiten. (Ärztliche Praxis 102/21.12.1993/9)

d) 310 **Chirotherapie** ist nach Aussagen Schröders prinzipiell bei allen auf Wirbel- und Gelenkblockaden beruhenden Schmerzen anwendbar. Mit bloßem »Einrenken« sei es jedoch keineswegs getan. Die mechanische Manipulation müsse vielmehr Teil eines weitergehenden Behandlungskonzepts sein, um erneute Blockierungen zu verhindern und eine muskulöse Balance herzustellen, sagt der Chirotherapeut. Häufig seien hierzu 30 bis 50 krankengymnastische Behandlungen angezeigt. (Ärzte Zeitung 12.9.1991)
Bei Skoliose, Gelenkverschiebungen, verkürzten Gliedern und Kreuzschmerzen solltest Du einen guten Chiropraktiker konsultieren. Mit der UrTherapie lockerst Du alle eventuellen Blockaden Deiner Gefühle (der Arzt würde sagen: Deiner Psyche) auf. Denke stets daran: Nur eine natürliche Bewegung, nämlich die UrBewegung, kann auf die unnatürlichen Hemmungen bei Dir zurückwirken und sie auflösen.

e) 688 **Pommes frites:** Gift drin! Ein anderes, appetitverderbendes Beispiel: handelsübliche, vorbehandelte Pommes frites mit der Angabe »Kartoffel, pflanzliches Fett« enthalten die hochwirksamen Allergene E224 und E450A. Beide Stoffe wirken in ihrer Schädlichkeit vervielfachend. Pro Tonne Pommes werden zwei Kilogramm davon zugesetzt. **Durchfall:** Stündlich 1 Teelöffel getrocknete Waldbeeren gründlich kauend essen. ➕ Erste Hilfe ➕

g) Was tun, wenn Dein Kind zu ersticken droht?
Verfahren bei einem nicht hustenden, nicht bewußtlosen Kind: ➕ Erste Hilfe ➕
Du nimmst das Kind in Bauchlage auf Deinen Arm, seinen Hals auf Deinen Oberschenkel. Dann schlägst Du fünfmal kräftig mit der flachen Hand zwischen die Schulterblätter:
Dann halte danach das Kind unter leichtem Schütteln noch einige Sekunden in dieser Lage, wobei Du ihm die freie Hand auf den Rücken legst. Anschließend drehst Du das Kind um auf Deinem Oberschenkel, drehst seinen Kopf zur Seite und tief nach unten und preßt mit den Fingerspitzen langsam rhythmisch ebenfalls fünfmal seine Brust nach unten. Bei Kindern über einem Jahr - die Bauchorgane sind dann nicht mehr so anfällig für Verletzungen - versuchst Du in nebenstehender Stellung den Fremdkörper hinauszubefördern, indem Du den Bauch des Kindes fünfmal »in Richtung nach oben« komprimierst. Dabei beachte, daß die Faust weder Brustbein - auch nicht dessen unteren Teil - noch die Rippenbogen berührt. (Der Daumen liegt also zwischen Brustbeinende und Nabel.) Dieses wiederholst Du, falls es erfolglos bleibt. Merke: Das alles ist nicht nötig, solange das Kind hustet und versucht, sich des Fremdkörpers selbst zu entledigen. Gibt es hingegen keinen Laut von sich, und sind keine Atembewegungen sichtbar, dann greife sofort wie nachstehend beschrieben ein: Zum Trost gibt es danach was aus dem Buch „Kinderernährung" von Urs Hochstrasser, H. Nietsch Verlag, Freiburg mit Leckereien.

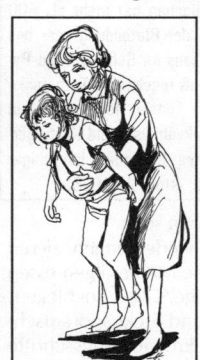

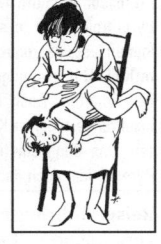

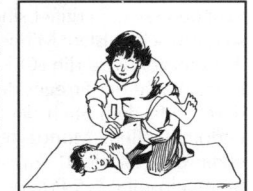

Verfahren bei einem bewußtlosen Kind
Lege es - mit dem Kopf zur Seite - auf den Rücken. Die oberen Atemwege müssen offen sein. Drücke die Kiefer leicht auseinander. Lege eine Handfläche zwischen Nabel und Brustbeinende, die andere Hand darüber. Dann drückst Du mit kräftigem Stoß in den Bauch, und zwar streng in der Mittellinie mit Richtung nach oben. Nötigenfalls machst Du dies fünfmal hintereinander. Atmet das Kind dann immer noch nicht, beginnst Du das Ganze wieder von vorne. Versuche nie, in den Mund zu greifen, oder ihn freizuwischen. Du würdest so den Fremdkörper nur noch tiefer hineindrücken. Weitere Ratschläge über Erste Hilfe und bei Verletzungen findest Du ab LV-Ziffer 9865.

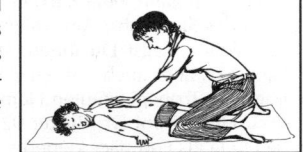

- Bienenstiche, 9909   • eingewachsene Fußnägel, 9948
- Magenschmerzen beim Kind, 9925
- Nasenbluten, 9912   • Schluckauf, 9869
- Schulterschmerzen, 9908   • Sportverletzungen, 9922
- Splitter, tiefsitzende, 730, 9865

Die wahre Naturheilkunde ist unabhängig von akademischen Dogmen und vom Ballast sich ständig wechselnder Ansichten über Mittel und Art von Behandlung in der Medizin. Sie ist einzig und allein für den Kranken da.

- verschluckte Gräte, 680
- Verbrennungen, 9935 • Wespenstiche, 9909
- Wundpflasterentfernung, 9873 • Zeckenbisse, 9910
- Zehennagel-Blutgerinnsel, 9897

+ Erste Hilfe +
Quallengift abbekommen?
Sofort Sand aufstreuen und die Nesseln vorsichtig mit Messerrücken abstreifen, ohne sie zu beschädigen. Was durch ein Handtuch oder gar mit der Hand passieren würde und die restlichen Nesselzellen platzen ließe.

9949 h) Schulter einrenken zu Hause **+ Erste Hilfe +**
Zum Einrenken setzt Du Dich auf einen hohen Stuhl. Der luxierte Arm liegt dabei über der mit einem Polster versehenen Lehne und ist im Ellenbogengelenk ungefähr rechtwinklig gebeugt. Mit beiden Händen zieht ein »Laienarzt« am Arm, und zwar in der Richtung, die am wenigsten schmerzt. Der darf aber nicht zu ruckartig oder zu fest ziehen, sonst spannst Du Dich dagegen. Irgendwann - meist nach ½ bis 1 ½ Minuten - macht es klack und der Kopf ist wieder drin. So einfach ist das. Hilf Dir selbst - wer weiß, was für ein Ärztepfuscher an Dir rummacht!

Was sind das für Lebensstoffe aus der Nahrung, die unser Gehirn und damit unser Denken beeinflussen?
Es sind Eiweiß-Bausteine oder Aminosäuren als Vorstufe von sogenannten Neurotransmittern, die als sogenannte Botenstoffe des Gehirns fungieren. Z.B. Tryptophan beeinflußt über den im Darm und im Nervensystem vorkommenden hormonähnlichen Stoff Serotonin. Dieser Lebensstoff stabilisiert die Stimmungslage, reduziert die Schmerzempfindlichkeit und fördert den Schlaf. Der Lebensstoff Tyrosin wirkt in einem ähnlichen Mechanismus aktivitätssteigernd. Serotonin und andere Amine kommen aber auch in einzelnen Nahrungsmitteln direkt vor. Es sind weiter die essentiellen Fettsäuren, die der Körper mit der Nahrung erhalten muß, da er sie nicht selbst bilden kann. Diese werden benötigt für den Aufbau von Zellmembranen, insbesondere im Nervensystem, und als Ausgangssubstanz der Prostaglandine. Diese Zellhormone sind für den Stoffwechsel der Zellen - auch im Gehirn unerläßlich. Kindern mit Verhaltensstörungen, Hyperaktivität oder Zappelphilipp-Syndrom, die eine Nahrung erhalten, welche reich an der essentiellen Fettsäure Gamma-Linolensäure ist, wurden zusehends ausgeglichener. Aber auch Vitamine und Mineralstoffe nehmen großen Einfluß auf den Hirnstoffwechsel. Mangel an Folsäure und einzelnen B-Vitaminen führt zu Reizbarkeit, Schlafstörungen, Vergeßlichkeit und Depressionen. Magnesiummangel überreizt nachgewiesen das Nervensystem. Aber nicht nur fehlende Lebensstoffe, sondern auch Lebensmittelzusatzstoffe wie Farb- und Geschmacksstoffe, Stabilisatoren und Genußmittel wirken nachteilig auf den Gehirnstoffwechsel und damit auf das Denkvermögen. (Ausführungen stammen vom Verfasser)

Krebs aus der Spraydose
Nach einer neuen Studie schädigen Pyrethroide, ein Bestandteil der meisten Insektengifte, nicht nur Nerven- und Immunsystem. Sie lösen auch Leukämie aus. (...) Pyrethroide sind als Wirkstoff in fast allen Insektensprays enthalten und kommen auch in Wollteppichen und Holzschutzmitteln zur Anwendung.
Professor Helmuth Müller-Mohnssen vom Forschungszentrum für Umwelt und Gesundheit in Neuherberg bei München hat mehr als 600 Pyrethroid-Opfer in seiner Kartei, die sich durch Insektenvertilger Schädigungen des Hirns, des Nervensystems, der Blutbildung oder des Immunsystems zugezogen haben. Bei einem Neunjährigen, der vor vier Jahren nur wenige Tage in einem Ferienhaus im Schwarzwald Pyrethroid-Dämpfe eingeatmet hatte, kann das Knochenmark keine weißen Blutkörperchen mehr bilden. Das Kind muß regelmäßig Transfusionen erhalten. Auch ihm droht Leukämie. (...)Dennoch werden in Deutschland weiterhin Jahr für Jahr über 15 Tonnen der chemischen Insektenvertilger in Küche oder Schlafzimmer versprüht und verdampft. Weitere Tonnen verseuchen Schulen, Krankenhäuser und Kindergärten. Das Bundesinstitut für gesundheitlichen Verbraucherschutz fordert zwar Einschränkungen bei der Verwendung besonders langlebiger Pyrethroide, doch das Bundesgesundheitsministerium hat noch nicht mal den Entwurf für eine Verordnung vorgelegt. (stern 21/1995)

Reise-Mitbringsel aus den Tropen - weil Du keine Antikörper dagegen im Blut hast - das können sein:
Leishmaniose (Orientbeule), Zerkarien-Dermatitis, Larva migrans cutanea, Filariose, Korallenverletzungen, deren Wunden leicht vergiftet sind und lange brauchen, um zu heilen. (Ein Hinweis, daß man keine Meeresalgen essen soll) Am schnellsten: Mindestens 4 Tage fasten, danach Tropenfrüchte essen, Heilerdeumschläge, Glied hochlagen. Am meisten wird die »Orientbeule« mitgebracht. Sie wird duch die Sandfliege übertragen und juckt sporadisch. In ihr macht der Erreger der Orientbeule, das Protozoon Leishmania tropica, verschiedene Entwicklungsschritte durch. Mit dem Stich der Fliege werden die Erreger auf Menschen oder Tiere übertragen. Dort dringen sie in Endothelzellen, Monozyten und Lymphozyten ein und setzen ihren Entwicklungszyklus fort. Der Hausarzt erkennt meist nicht, um was es sich handelt und gibt kortisonhaltige Salben dagegen. Besser soll sein: Paromomycinsulfat (15 Prozent) und Methylbenzethoniumchlorid (12 Prozent) in Vaseline, das Du Dir in der Apotheke mixen lassen kannst. Die Leishmaniose, beginnt mit einer hellroten Papel, die bald an Größe zunimmt und nach einiger Zeit ein zentrales schmerzhaftes, Eiter und Blut absonderndes Ulkus bilden kann. Schließlich bildet sich eine warzenartige Kruste. Die Hautveränderung, die einzeln oder mehrfach am Körper erscheinen kann, heilt nach etwa sechs Monaten narbig ab und hinterläßt dann für immer Immunität gegen den Stich des Sandflohs. Am Anfang solltest Du gleich eine Ausschabung verlangen. Wenn die Hausärzte da nicht ran wollen, sagst Du ihnen, sie sollten sich mal aus der Ärztliche Praxis 81/10.10.1995 schlaumachen. Du kannst es aber auch mit einer Vereisung versuchen, die Orientbeule schneller loszuwerden. Probleme? Nachfrage bei Tropeninstituten Hamburg: 040-428180, Heidelberg 06221-565041 (Durchwahl Dr. Jänicke), Düsseldorf (Durchwahl Dr. Rieke: 0211-322803). Die kannst Du übrigens auch als 100% ige UrKöstler bekommen, da Du ja als Europäer keinerlei Antikörper gegen den in Dir trägst.

Wespen- oder Bienenstich bzw. Zeckenbiß: **+ Erste Hilfe +**
Ziehe die Haut dort leicht auseinander und sauge (oder laß saugen) die Stelle des Stichs gut 15 Minuten aus. Dann gibt es keine Schwellung und keine allergische Reaktion und Schmerzen halten sich in Grenzen.
Wenn Du in der Nähe eines Bienenstocks gestochen wurdest, solltest Du sofort flüchten und dann erst den Stachel ziehen. Stechende Bienen sondern Stoffe ab, die das ganze Volk alarmieren und stechwütig machen.

9950 Umwelt / Natur

1   Der Bund für Umwelt- und Naturschutz ruft dazu auf, **auf weitgereiste Früchte und Blumen zu verzichten**. Ich meine: So lange nicht jeder Wohlstandstourist seine Reiseziele zu Fuß ansteuert, erscheint es mir zynisch, sein Gewissen auf Kosten der Entwicklungsländer zu entlasten und diesen auch diese letzte Möglichkeit zu nehmen, ihre landwirtschaftlichen Produkte zu verkaufen, um sich ihr Brot zu verdienen. Die Entwicklungsländer sind auf internationalen Handel angewiesen.
Was würden die deutschen Bürger (= Arbeitnehmer) sagen, wenn der ausländische Verbraucher ähnliche Überlegungen anstellen würde und anstatt deutscher Produkte Waren aus heimischer Erzeugung einsetzen würde?
Diesem Schäferhund wurde eine Sonde in den Magen eingeführt, aus der alle paar Tage eine Flüssigkeit tropft, die in dem Tier Magengeschwüre erzeugt.
Dabei wird der Hund künstlich über eine Vene ernährt. Stell Dir vor, man würde Dich monatelang in dieser Lage gefesselt halten, den Mund weit aufsperren ohne die Möglichkeit, diesen auch nur einmal schließen (oder schlucken) zu können...

Einmal ein guter ärztlicher Vorschlag gegen Schmerzen, die jeder Therapie trotzen:
Gegen chronische Schmerzen mal Cannabis, also Marihuana, also die sogenannten Joints!!! zu verschreiben:
Das wirkt gegen schwere Schmerzzustände, gegen Depressionen, gegen Spastik, gegen spastische Bronchitis, so ziemlich gegen alles, über was der Patient klagt. Morphium wird ihm zu viele Nebenwirkungen bringen, wirkt auch nicht so wünschenswert. Und süchtig macht Marihuana nie, und wenn schon, lassen wir ihn doch süchtig und glücklich ohne Schmerzen werden. (Medical Tribune 8/24.2.1995/8)

3   302 **Zu fordern ist:**
- Naturgemäße Lebensführung muß als Pflichtfach an allen Schulen gelehrt werden. Wie sollen die kommenden Generationen anders Liebe zur Natur und unserer Erde entwickeln?
- Die effektive Vorsorge gegen Krankheiten ist in die Lehrpläne aufzunehmen, sowie
- die Verfestigung der Eigenverantwortlichkeit in dem Sinne, daß für Unpäßlichkeiten und Krankheiten nicht der Arzt, sondern der einzelne selbst verantwortlich ist. Die Drogensucht in ein Recht auf Rausch umzudeuten entspricht dem Zeitgeist

4   409 **Was ist gesunder Menschenverstand?**
Laß Dir von den Eierköpfen nicht weismachen, der sei identisch mit dem Massendenken oder den gebe es nicht. Der Verfasser versteht darunter das innere Gespür des Lesers, ein aus dem Unterbewußtsein aufsteigendes intuitives Gefühl, dem er vertrauen kann. Mit anderen Worten: Es ist die innere Stimme der Wahrheit, die auf den richtigen Weg hinweist. Ein feines Ahnen des wirklich Richtigen. Das jeder von uns schon fühlte, die er aber wegen der ihm wichtiger oder besser scheinenden Meinung der Mehrheit oder der geschickten Rhetorik eines anderen beiseite schob. Meist zum späteren Ärgernis...

5 Vermeide staubige Luft in Deiner Wohnung - besonders in der Stadt. Mein Tip: Ein einfacher Industriestaubsauger, z.B. „Allessauger" (in jedem Baumarkt preiswert zu erstehen), ca. zu ¼ mit Wasser gefüllt - ich füge noch einige Tropfen Lavendelöl hinzu - bindet nahezu 100%ig Pollen, Bakterien, Staub, Rußpartikel, Haare etc., das im Wasser gebundene Sauggut ist später über die Toilette problemlos zu entsorgen. Der Abscheidemechanismus via Verwirbelungsprinzip kann durch Verlängerung des Ansaugstutzens (Baumarkt) noch verstärkt werden.

Wer gegen die Gesetze der Vernunft verstößt, wird unglücklich und krank. (Kant)

6   731 **Ur-Bibelvorschriften zum Gras**
Schließet Eure Augen wenn ihr das Gras berührt, wisset auch, das der Engel der Liebe in den Grashalmen gegenwärtig ist. Legt Euer Gesicht nah an das Gras, atmet tief ein und laßt den Engel der Luft in Euren Körper treten.
Aber von allen Dingen noch von vielen anderen mehr ist das kostbarste Geschenk Eurer Erdenmutter das Gras unter Euren Füßen, sogar jenes Gras auf das ihr gedankenlos tretet.
Das Gras ist mehr als Nahrung für Mensch und Tier. Alle Geheimnisse des Lebens sind im bescheidenen Gras enthalten, wenn ihr es sanft berührt und Eure Herzen dem Engel des Lebens darin öffnet. (SZÉKELY, E.B., Das Evangelium der Essener, Verlag Martin)

6   Du junges Grün, du frisches Gras,   Wie treibt's mich von den Menschen fort,
wie manches Herz durch dich genas,   mein Leid, das hebt kein Menschenwort.
das von des Winters Schnee erkrankt.   Nur junges Grün ans Herz gelegt,
O wie mein Herz nach Dir verlangt.   macht, daß mein Herze stille schlägt.
                 (Julius Kerner)

Schon wächst du aus der Erde Nacht,
wie dir mein Herz entgegenlacht!
Hier in des Waldes stillem Grund,
drück ich dich, Grün, an Herz und Mund.

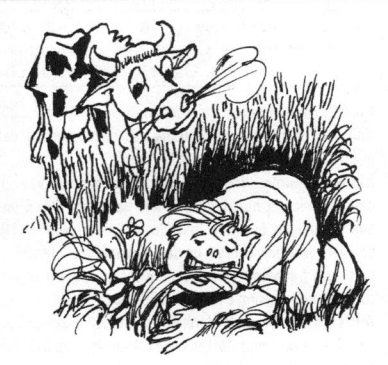

Merke:
Leben heißt: immer neu dazu lernen!

Nicht vergessen will ich hier den Arzt Paul Schreber und sein »Buch der Gesundheit: eine Orthobiotik nach den Gesetzen der Natur«, dessen Namen in den Schrebergärten weiterlebt. Seine pädagogischen Ideen in der Körpererziehung wurzelten ebenfalls in der Naturheilkunde.

📖 515 SIMONTON, O. u.a., Wieder gesund werden, rororo, Auszug:

9957 **Was sind das für Menschen, die am ehesten schwere bzw. für unheilbar gehaltene Krankheiten überleben?**

- Das psychische Profil der Überlebens-Patienten ist robust.
- Gewöhnlich sind sie in den Berufen, die sie gern ausüben, erfolgreich.
- Sie üben ihren Beruf auch während ihrer Krankheit aus.
- Selbst in Situationen größter Anspannung handeln sie nicht nur aus Selbstinteresse, sondern auch im Interesse anderer.
- Sie bringen die Dinge ins Lot und machen alles sicherer oder wirksamer.
- Sie geben etwas von sich selbst, und sie hinterlassen die Welt besser, als sie sie vorgefunden haben.
- Sie kehren bald an ihren Arbeitsplatz zurück.
- Sie sind empfänglich und kreativ, aber manchmal feindselig, haben ein starkes Ego und wissen, was sie leisten.
- Sie haben einen hohen Grad an Selbstachtung und Selbstliebe.
- Sie sind selten besonders fügsam.
- Sie behalten stets die Kontrolle über ihr Leben.
- Sie sind intelligent, haben einen starken Sinn für die Realität.
- Sie besitzen Selbstvertrauen.
- Sie brauchen nicht von anderen miteinbezogen zu werden, obwohl sie Beziehungen zu anderen Menschen schätzen.
- Sie sind zwar um ihr eigenes Wohlergehen besorgt, aber trotzdem tolerant in moralischen Dingen.
- Sie haben keine Vorurteile.
- Sie schätzen es, wenn sich Menschen unterschiedlich verhalten.
- Sie verlassen sich auf ihr eigenes Urteil und suchen nach Lösungen, anstatt sich Depressionen hinzugeben.
- Sie sehen in Schwierigkeiten Herausforderungen, nicht Mißerfolge.
- Sie lesen im Wartezimmer des Arztes, anstatt mit leerem Blick vor sich hin zu starren.
- Sie wissen: »Pessimismus ist ein Luxus, den ich mir nicht leisten kann.«

Klar, daß solche Menschen auch die UrzeitTherapie am ehesten aufgreifen und sich durch nichts und niemanden entmutigen lassen oder vorzeitig aufgeben, das ist auch meine Erfahrung.

9958 📖 296 Um Facharzt werden zu können, müssen genügend Gebärmutteroperationen nachgewiesen werden können. Da kann man nur mit Schiller sagen (Wallenstein): »Manch blutig Treffen wird umsonst geschlagen, weil einen Sieg der junge Feldherr braucht.«

9959 📖 731ff **Marathonmann. Zehn Tage in der Wüste verschollen**
Mit weiteren 140 Teilnehmern aus 14 Ländern war Prosperi zu dem 200-Kilometer-Lauf in sechs Etappen angetreten. Beim längsten Abschnitt mit 70 Kilometern am 14. April war er bei der dritten Kontrolle noch unter den ersten. Danach fehlte jede Spur von ihm. Den Hunger stillte ich mit Gräsern und Wurzeln. (Oberösterreichische Zeitung, 27.4.1994)

9960 📖 652 **Wissenschaftliche Medizin**
Tatsache ist, daß die akademische Gesellschaft - trotz ihrer Tendenz zur Innenschau und ihrem Bestreben, sich viel darum zu bekümmern, was sonst in der Welt vor geht - äußerst leicht zu kaufen und zu verkaufen ist. (ZIMAN, J. M. in Nature 227, Sept. 5/1970)

> Du kannst auch sagen: Ich lasse mich und mein Kind nicht impfen, weil ich eine mir stark bewußte Verantwortung gegenüber meiner Gesundheit übernehmen möchte. Und damit besser um meine Gesundheit besorgt bleibe. Das gilt auch für mein Kind. Dann achte ich auch besser auf dessen Gesundbleiben.

9960 **Plötzlicher Kindstod** In einer Studienarbeit über 103 Säuglinge, die an diesem Phänomen gestorben waren, fanden die Wissenschaftler an der Medizinischen Fakultät der University of Nevada heraus, daß 70 Prozent dieser kleinen Opfer innerhalb der letzten drei Wochen vor ihrem Tod eine Impfung mit DPT erhalten hatten!

Kinderlähmung Von Dr. Jonas Salk, der das Vakzin aus abgetöteten Viren erstmals entwickelt hatte, gibt es aus dem Jahr 1976 die Aussage, daß der Impfstoff aus lebendigen Erregern (das Sabin-Vakzin, wie es 1962 auf den Markt geworfen wurde), welcher überall in den Vereinigten Staaten und Kanada zur Anwendung kam, „die hauptsächliche, wenn nicht gar die alleinige Ursache" sämtlicher gemeldeter Fälle von Poliomyelitis seit 1961 war.

Autismus trat in den Vereinigten Staaten, Japan und Europa gleichzeitig mit der Einführung des Impfstoffes gegen Keuchhusten in Erscheinung. (Buchwald, G., Impfen, Knaur.)

> Das genau trifft auf die Schlechtkost zu: Unsichtbar wird die Dummheit, wenn sie genügend große Ausmaße angenommen hat. (Bertolt Brecht).
> Wir empfinden unsere Dummheit nicht mehr, wenn wir unsere Nahrung zerstören!

9960 **b) Wie gefährlich ist passiv impfen?**
Ein 7-jähriger Junge verstarb nach monatelangem Leiden unter dem Bild eines apallischen Syndroms (verschiedene Arten von Körperschädigung und Schock), ein gleichaltriges Mädchen trug eine Hemiparese (halbseitige Lähmung) sowie eine kaum einstellbare Epilepsie davon. Von einer postexpositionellen Immunprophylaxe (nachträgliche Vorbeugung) ist bei Kindern daher dringend abzuraten. (Medival Tribune Kongreßbericht 14.7.1997) Nun weißt Du, warum Ärzte auf die Impfung bei sich verzichten.

9961 **a)** 📖 94 Du bist noch immer für die Impfung? Wenn Naturschützer übereifrig sind. Gegen Tollwut geimpfte Tiere aus der Serengeti sind gestorben. Woran weiß man nicht. Man weiß nur, daß nicht geimpfte Tiere noch leben. (Süddeutsche Zeitung, 26.11.1992)

> Ein kleiner Verein organisiert für Stadtmüde den begrenzten Ausstieg
> Die »willingworkers on organic farms« (wwof) vermitteln Arbeitswillige auf biologisch wirtschaftende Bauernhöfe. Arbeit: hart. Zeitdauer: einige Wochen bis mehrere Monate. Entlohnung: Kost, Logis und die Chance, mit dem Land zu leben. Einsatzorte: wwof-Höfe von Ghana bis Neuseeland, von Budapest bis zum oberbayrischen Albaching. Eine Liste der deutschen Höfe gibt's gegen 15 Mark bei Freiwillige Helfer auf ökologischen Höfen e.V., Postgiroamt Köln, BLZ 37010050, Konto 27180-503. wwof, Stettiner Straße 3, 354415 Pohlheim.

1 b) 📖 85ff **Impfstoff-Herstellung**
Übereinstimmend lassen die Rückgangskurven aller Infektionskrankheiten folgende Zusammenfassung zu: Impfungen sind wirkungslos und daher nutzlos. Sie werden aus rein kommerziellen Gründen durchgeführt. So war es z.B. nur eine hygienisch-technisch-zivilisatorische Leistung, die ab 1901 den Rückgang aller Infektionskrankheiten in Hamburg bewirkte. Nämlich die Verbesserung der Trinkwasser-Qualität durch Einführung der sogenannten Sand-Filtration des aus der Elbe entnommenen Trinkwassers. Warum sollen die Rückgänge bei anderen Infektionskrankheiten andere Ursachen haben? (Dr. med. Buchwald in „Der Gesundheitsberater", Juni 1997)

1 c) Unser geplagter Gesundheitsminister wäre mit einem Federstrich aus seiner ganzen Finanzmisere heraus, wenn er anordnete: Wer sich oder sein Kind impfen lassen will, der soll es tun. Er soll es aber selbst bezahlen. Das brächte Einsparungen sinnloser Ausgaben in Milliardenhöhe! (Dr. Buchwald in „Der Gesundheitsberater", 6/1997)

2 📖 845 **So wirst Du 120 Jahre alt! Die Wunderwirkung angebrüteter Eier**
Wir können ein überraschend wirksames und einzigartiges Mittel zum ersten Mal bekanntgeben, das als Waffe im Kampf gegen das Altern und als Werkzeug zur Erringung des Sieges über den Tod für jeden erschwinglich, für jeden Normalmenschen ohne ärztliche Hilfe anwendbar ist: Hühner-Embryonen - das konzentrierte Wunder. Wird ein befruchtetes Ei in einen Brutapparat über neun Tage bei 38 Grad Celsius in den Zustand gebracht, der eines Tages zur Entwicklung eines Kükens führen müßte, dann gehen in diesem Ei sensationelle Dinge vor. In dem Ei entwickeln sich sogenannte Trephone. (Hypothetischer Stoff, der auf Epithel- und Bindegewebezellen wachstumsfördern wirken soll. Der Verfasser) Gelingt es uns, diese Trephone für uns einzusetzen, erlebt unser Organismus im Laufe von 30 Tagen eine physiologische Schockwirkung, die einer Verjüngung gleichkommt. (Düsseldorfer Wochenpost, 19.4.1952)

Kaum war der Artikel erschienen, war der Teufel los. Alle Zeitungen brachten groß aufgebauschte Berichte und nicht nur Kranke, auch Gesunde wollten das Zeug roh schlucken. Noch vor einem Jahrzehnt erinnerte man sich daran:
Hühnerfarmen richteten einen Neun-Tage-Eier-Service ein, Bauern verhökerten besonders sorgfältig ausgesuchte Eier an Kunden, die sich entschlossen hatten, in ihrer Küche oder gar im Wohnzimmer mit Hilfe eines extra zu diesem Zwecke konstruierten Apparates in eigener Regie das Anbrüten zu besorgen. In Zeitungsanzeigen offerierte die Apparatebau-Firma E. Reinhardt in Villingen-Schwarzwald »ein Anbrutgerät für Neun-Tage-Eier mit Gebrauchsanweisungen, patentiert und gesetzlich geschützt«. Der Auftragsboom blieb nicht aus.

> Die UrMethodik lehrt Dich, die Gesetze der Natur klar zu erkennen und zu den uns nicht mehr bewußten essentiellen Werten des Lebens zurückzufinden

Heute sagt Erwin Reinhardt (69), Bruder des inzwischen verstorbenen ehemaligen Firmenchefs Ernst Reinhardt: »Wir haben damals Tausende von Brutapparate an Privatleute geliefert. Noch jetzt rufen mich alte Kunden an, die immer noch von der Neun-Tage-Eierkur begeistert sind.« (DIE WELT, 22.8.1985) Nur - diesmal wollte sich keine Nachfrage mehr danach einstellen.

> Sei wie ein Gänseblümchen: Das richtet sich auch sogleich wieder auf, so oft es auch niedergetreten wurde.

»Die Welt« gab nämlich gleichzeitig bekannt, daß es nur die Spinnerei eines Düsseldorfer Journalisten gewesen war. Weil der von der chinesischen Vorliebe für halbfaule Eier gehört hatte ...

3 GRMEK, M. D. (Hrgb.) »Geschichte des medizinischen Denkens, C. H. Beck, Auszug:
Entdeckung der Krankheit als etwas Seiendes oder Konstruktion der Konzepte?
Sind Krankheiten etwas Seiendes oder prozessuale Vorgänge? Sind ihre Definitionen Reflexe einer objektiven Wirklichkeit oder nur eine bequeme Methode, mit dem Intellekt eine komplexe und sich stets wandelnde Wirklichkeit beherrschen zu wollen? Anders ausgedrückt: »Entdeckt« man die nosologischen Entitäten oder »erfindet« man sie? Diese Fragen spiegeln einen Konflikt, indem man seit dem Anfang der westlichen wissenschaftlichen Medizin die »nominalistischen« Vertreter der dynamischen Pathologie und die »realistischen« Anhänger der ontologischen Nosologie einander gegenüberstehen. Man kann in der ontologischen Konzeptualisierung zwei historische Phasen unterscheiden: Ursprünglich faßt man das Seiende einer Krankheit, ens morbi, als eine konkrete Entität auf; danach wird - in einer subtilen philosophischen Version - daraus ein logischer Typus, eine Idee.
Das kommt dabei heraus, wenn sich Wissenschaftler mit dem Thema Krankheit befassen.

> »Ehrlich - vor dem Erdfasten stand Dir der Anzug besser...
>
> ... aber Du sahst mit Deinem Bauch- und Hüftspeck viel schlechter aus.«

4 a) 📖 168, 199 Das sind die lesergewinnenden Schlagzeilen, die Deine Untugenden so angenehm bestätigen:
»Verzicht macht krank«, haben Ernährungsforscher erkannt, deshalb: Pflegen Sie Ihr kleines Laster. Kaffee, Tee steigern die Konzentrationsfähigkeit, das Gedächtnis wird angekurbelt, die berufliche Leistung steigt - was ja wiederum auch Spaß macht. Schokolade ist reine Nervennahrung und hebt die Laune, weil sie den Organismus unterstützt, Endorphine (»Glückshormone«) zu produzieren. Und alle zusammen machen Lust auf Sex - eins der schönsten (und gesündesten!) Laster! (BamS 27/3.7.1994)

9964 b) Ja, ja, 2000 Jahre Praxis der Verscheißerung von kranken Menschen haben die Schulmediziner bestens gelehrt, mit der Materie Krankheit umzugehen. Übertroffen werden sie dabei nur noch von den Pharma-Multis, die 99,9% aller medizinischen Fachzeitschriften (richtiger: deren Propaganda-Blätter) beherrschen. Gegen die sich die Medizinjournalisten des SPIEGELS, des Stern usw. natürlich hüten, ein böses Wort zu sagen. Bei allem Respekt vor der Wahrheitssuche der Medien: Die endet da, wo sie ihre Eigeninteressen in Gefahr sieht. Würden die Nachweise eines Autoren veröffentlichen, der das ganze System der Medizin als Betrug entlarvt hat, so würde man – keine Anzeigen der Pharmazeuten mehr erhalten, - keine interessanten Berichte über die Fortschritte und Techniken der Mediziner veröffentlichen und – Lesen und Hören mit keiner Hoffnungsmache mehr Flausen und Aufmunterungen in den Kopf setzen können.

9965 📖 805, 705 Wir können uns an die Erkenntnis halten, daß jeder Aspekt unseres Lebens wichtig ist für unsere Gesundheit. **Es gibt keine allgemeingültigen Rezepte, was dem einzelnen gut tut. Das muß jeder selbst herausfinden. (PM, 7/1994)**
Selbst eine gute Zeitschrift verbreitet Quark. Wenn Du dem folgst, wirst Du noch auf dem Totenbett überlegen, was Dir eigentlich »gut tut«.

9966 📖 705 Schreibt der bekannte Gourmet: Der heutigen Angst vor dem Essen steht die Freude am Genuß entgegen. SIEBECK, W. im Zeitmagazin 18 v. 29.4.1994 Nur: Wenn ich so krankheitsanfällig wegen des begifteten und verkochten Essens bin, dann ist der Genuß ja nur von kurzer Dauer, weshalb ich seinen Satz so fortsetzen möchte: **Der Freude am Genuß steht die Gewißheit von Leid und frühem Tod entgegen.**

9967 a) 📖 128, 132 **Krebs durch Hitze heilen**
Kaum hat sich der eine Professor über die Wärmebehandlung bei Krebs lustig gemacht, so kommt ein anderer daher, um sie wieder zu empfehlen:

Schon bei Wilhelm Busch ging von dem Bügeleisen, »auf den kalten Leib gebracht«, eine heilsame Wirkung aus. Doch nicht nur die Unterkühlung, auch Krebszellen lassen sich mit Wärme vertreiben. Ihre Bewährungsprobe als ergänzende Maßnahme zu Stahl, Strahl und Chemotherapie hat die Hyperthermiebehandlung jedenfalls bestanden, erläuterte Privatdozent Dr. Rolf Issels, Medizinische Klinik III, Klinikum Großhadern. Maligne Zellen sterben bei Erwärmung im Temperaturbereich zwischen 40 und 44 Grad Celsius dosisabhängig ab. Außerdem entstehen an ihrer Oberfläche

> **Apfelessig ist so gesund!**
> Unglaublich, zu was so manche sich alternativ dünkende Schreiberinnen alles raten. Sie durchdenken ihre Ratschläge nicht im geringsten - nur um was Neues aufs Tapet zu bringen. Wie sich mit Apfelessig einzureiben! Wodurch fast die gesamte Schutzflora der Haut dann mit einem Schlag zerstört wird... Zur Zeit ist er in Kapseln zum Abnehmen ganz modern...

neue antigene Strukturen in Gestalt von Hitzeschockproteinen, die einen immunmodulatorischen Effekt haben könnten, erklärte Dr. Issels die Wirkung der Hyperthermie. Ganz billig ist die Sache nicht; apparativer und personeller Aufwand sind hoch. Seit 1993 wird die Hyperthermie von den Krankenkassen durch ein Sonderentgelt beglichen, das pro Sitzung 6000 Mark vorsieht. (Medical Tribune 22/3.6.1994/12)

Ach ja, die Ärzte sind schon zu bedauern. Sie müssen ja auch immer was Neues für ihre Patienten finden. Was die um Gottes willen auch nicht zu sehr belasten sollte - sonst kriegen sie Ärger. Und was sie auch wieder nicht gesund machen darf, sonst kriegen sie keine Patienten.

9967 b) »Die ersten Ergebnisse sind ermutigend,« sagt Boon. Wenn sich die Seren bewähren, werde man auch Gesunde impfen können. Den Traum von einer sicheren Vorsorge gegen Krebs - könnte eine Impfung ihn wahr machen? Schon seit Jahren versuchen Ärzte, die körpereigene Abwehr im Kampf gegen den Krebs auf ihre Seite zu bringen - obwohl längst nicht klar war, wie das Immunsystem gegen Wucherungen des eigenen Körpers vorgeht. Mangelndes Wissen hofften die Mediziner auszugleichen durch um so phantasievollere Versuche. Kaum ein Mittel ließen die Krebsärzte unerprobt: Mit Mixturen aus Bakterien und zermahlenen Krebszellen wollten sie das Immunsystem anstacheln, Hormone sollten wahllos Killerzellen aktivieren, genbeladene Goldkügelchen heilendes Erbgut in die Geschwüre schleusen. Nie hielten die Therapien, was ihre Erfinder versprochen hatten. Krebsforscher Boon über seine Kollegen: »Sie haben voller Ehrgeiz ins Blaue geschossen.«

9967 c) Merke: Schon der geäußerte Verdacht bei einem Knoten im Körper, dies könnte Krebs sein, muß Dir genügen, Dich ab sofort von den Medizinern fern zu halten. Selbst wenn der nur harmlos sein sollte! Denn oft genug entwickeln sich aus harmlosen später bösartige. Denn von nun ab wirst du von dieser Profitmafia ständig solange in Angst versetzt, bis Du in die Operation und Chemo eingewilligt hast. Gefühle von Angst aber bringen Deine Abwehrkräfte - bereits stark geschwächt durch die Krankheit in Dir - mehr und mehr zum Erlahmen. Nur wenige Ärzte wünschen sich für die verkrebsten deshalb eine Angst-Psychotherapie (Singer, D., Weber, W., Hoffnung bei Krebs).
Nutzlos. Völlig nutzlos! Denn wenn Du aus diesem Buch alle Quellen über Krebs studiert hast, dann weißt Du, daß Deine Angst voll berechtigt ist. Und jede noch so zielgerichtete Psychotherapie Dich nie davon zu überzeugen vermag, dieser nur Leid und frühen Tod bringende Schulmedizinterror würde das Richtige für Dich sein.

9968 📖 769 Wie Du es nennst: Aura, Tsi, Lebenskraft, Prana, Biophotonenstrahlung - es gibt mehr zwischen Himmel und Erde als die Wissenschaft bisher erkannt hat ...

9969 📖 927, 947 Als zusätzliche Einnahmequelle regten wir in Ärztliche Praxis Nr. 42/1994, S. 17, für den Vertragsarzt an: »Vitamine verkaufen.« Ein Leser ist begeistert: **Vitamine verkaufen: hervorragende Idee** (Ärztliche Praxis 50/21.6.1994)

9970 📖 540, LV 2184 **Rinderwahnsinn - Leichenfledderei und die Folgen:**
Der Grund des Desasters: Die Hormonmittel für die Rinder wurden aus den Hypophysen menschlicher Leichen hergestellt. Die Pharmakonzerne rührten dabei etliche Hypophysen in Pools zusammen. Ist nur ein Hirnanhangdrüse von einem CJK-infizierten Toten dabei, wird die gesamte Charge zum Todescocktail. Ständig kramen die Fachblätter neue Schreckensfälle hervor. 1982 wurde einem Mann aus Queensland/Australien eine Hirnhaut eingepflanzt. Das Transplantat stammte von einem deutschen Spender, in dem - unerkannt - der Morbus Creutzfeldt-Jacob geschlummert hatte. Fünf Jahre später lag der Australier im CJK-Koma. Angesichts solch alarmierender Berichte nimmt sich die EU-Tarifnummer 02062210 fast kurios aus. Unter dieser Rubrik lieferten die Briten im letzten Jahr 56 Tonnen Rinderleber nach Deutschland. Verwendungszweck: »Herstellen von pharmazeutischen Erzeugnissen.« (DER SPIEGEL 23/1994)

> In zahlreichen klinischen Studien ist es nicht gelungen, mit hochdosierten Vitaminpillen die Krebsentstehung zu verhindern (Prof. Riemann in FOCUS 28/1998)

9972 📖 753 **Durchschnittlicher Nitratgehalt in g/Kg**

9973 Ärzte sind nichts als wandelnde Rezeptbücher. Laßt die Natur walten. (Epiktet)
Ja ja, die Griechen hatten den Kopf weniger voll unbrauchbarem Wissen, dafür mehr voll gesunden Menschenverstandes.

	Kopfsalat	Radieschen	Petersilie
Glashaus	3,60	2,86	3,40
Feldgemüse	1,56	1,53	0,80
biologisch	1,19	1,31	0,11

(Bundesanstalt für Lebensmitteluntersuchung, Salzburg)

Hat sich das Bild der Mediziner gewandelt?
»Die Aerzte spalten sich in Secten, deren jede sich durch den heftigen, zum Theil unbegründeten Widerspruch der andern noch inniger erbittert und unzugänglich gemacht wird für alles Gute derselben. Eine Meinungswuth und eine Verfolgungssucht wird immer gewöhnlicher unter den Aerzten, die mit der Meinungswuth und Verfolgungssucht der enragirten Religionssecten ehemaliger Zeiten sich nur dadurch unterscheidet, dass sie glücklicherweise zu ohnmächtig ist, um den weltlichen Arm mit Feuer und Schwerdt gegen ihre Widersacher zu bewaffnen.« (Hufteland, bekannter Arzt zur Zeit Goethes)

Einfluß von Ernährung auf Prostata-Carcinom hat sich bestätigt
Fettreiche Nahrung begünstigt Tumor-Wachstum offenbar.
(Ärzte Zeitung 80/3.5.1995/12)

---

a) 603 **Was sind »freie Radikale«?** Das sind kleinste unvollständige Verbindungen, die in unserem Körper herumschwimmen. Diese freien Radikale reagieren höchst aggressiv. Im Blut schwimmende Fettpartikel werden von ihnen dermaßen attackiert, daß sie im wahrsten Sinne des Wortes ranzig werden. Dieses ranzige Fett kann nicht mehr ausgeschieden werden. Es lagert sich in den Innenwänden unserer Arterien ab und verengt sie auf Dauer immer mehr. Dadurch ändert sich auch die Beschaffenheit des Blutes: Es wird dick und zäh wie Honig und fließt zusehends schlechter durch die verengten Arterien. Jetzt kann das Blut den lebenswichtigen Sauerstoff nicht mehr in ausreichender Menge zu den Organen und Körperteilen transportieren.

b)

a) 540 **Wechseljahre werden jetzt zur Krankheit gemacht** Zur Vergiftung der Menschen und damit Ausweitung ihres Profits, fällt der Medizinmafia immer Neues ein, aus normalen Lebensvorgängen Krankheiten zu machen. Jetzt sind sie dabei, das Klimakterium als neues Leiden und die neue Patientin die in die Wechseljahre kommende Frau zu deklarieren. Und hör mal, wie psychologisch geschickt die Apotheken da mitziehen. Die sagen nicht plump: »Im Sonderangebot jetzt Hormone«, oder »Chemie-Hormone sind das Beste für Deine Wechseljahre«. Nein, die drücken jetzt den

> LUDWIG-MAXIMINIMAL UNIVERSITÄT
> 80539 München, Geschwister-Scholl-Platz 1
>
> H a u s v e r b o t
>
> Aufgrund des Wissenschaft und Medizin verunglimpfenden Schmähwerks der GROSSE GESUNDHEITS-KONZ "UrMedizin" (unter Abbildung unbekleideter Frauen- und Kinderkörper in zweifelhaften Positionen) untersagen wir
> Herrn Franz Konz, Schriftsteller in Hoffnungsthal,
> bis zu seinem Lebensende den Zutritt zu allen Räumen der Universitäts-Bibliothek München sowie deren Toiletten. Dieses Edikt ergeht zwecks Verhinderung zukünftiger Maledictionen, Pasquinaden und Diffamierungen. Diese Verfügung ist nicht anfechtbar.
>   Seine Exzellenz
>   der Rektor
>   von Glaubersalz

Frauen um die 50 eine teure Hochglanzbroschüre des Pharmazeuten in die Hand, deren Titel vornehm-vertrauenerweckend lautet: »Der Wechsel in ein neues Lebensgefühl«. Da muß frau sich doch fragen, inwieweit sie verantwortungslos handelt, wenn sie ihrem natürlichen Versickern von Geschlechtshormonen nicht durch lebenslängliches Schlucken der neue Lebensgefühle verschaffenden Hormonpräparate (→LV 9970) entgegensteuert... Kapier es endlich: Das sind Haie. Meinst du, die kämen an ihre Millionen durch gemeinnütziges Denken oder Mildtätigkeit?

b) **Infektionsabwehr in der Zunge**
In der Zungenoberfläche von Rindern hat ein amerikanisches Forscherteam antibiotisch wirkende Substanzen entdeckt, die das Tier bei Zungenverletzungen etwa durch scharfes Gras vor Infektionen schützen. Der Leiter des Teams, Michael A. Zasloff, hatte vor acht Jahren die Forschung begonnen, weil er sich darüber gewundert hatte, warum etwa gesunde Tiere und auch Menschen nur selten an Infektionen der Zunge erkranken, obwohl diese fast ständig mit einer großen Zahl krankheitserregender Mikroben in Berührung kommt. Bei ihren Untersuchungen fanden die Wissenschaftler eine Reihe natürlicher Antibiotika, das häufigste war ein Eiweißkörper, den sie nun LAP (für »lingual antimicrobial peptide«) nannten. Robert I. Lehrer, ein Experte für Immunabwehr von der University of California, nannte das ganze »einen wunderbaren Beweis dafür, daß unterschiedliche Körperteile sich gegen Verletzungen und Infektionen durch die Produktion lokaler Antibiotika schützen können«.
(DER SPIEGEL 14/1995/243)

Staatsanwaltschaft
Geschäfts-Nr.: 116 Js 25/85
Bitte bei allen Schreiben angeben!

5000 Köln 1 den 13.8.1985
Dienstgebäude:
Appellhofplatz
Fernruf: (0221) 20661
b. Durchwahl: 2066
Fernschreiber: 8881483

A n k l a g e s c h r i f t

Der Schriftsteller Franz Chrysostomos K o n z , geboren am 16. Mai 1926 in Köln, Deutscher
wird a n g e k l a g t

in der Zeit von Anfang 1984 bis mindestens Januar 1985 vorsätzlich und fortgesetzt handelnd dem Verbot der irreführenden Werbung zuwidergehandelt zu haben, indem er
1) Arzneimitteln, Verfahren, Behandlungen, Gegenständen oder anderen Mitteln eine therapeutische Wirksamkeit oder Wirkungen beilegte, die sie nicht haben;
2) fälschlich den Eindruck erweckt zu haben, daß ein Erfolg mit Sicherheit erwartet werden kann, bzw. bei bestimmungsgemäßem oder längerem Gebrauch keine schädliche Wirkungen eintreten würden;
3) unwahre oder zur Täuschung geeignete Angaben über die Zusammensetzung oder Beschaffenheit von Arzneimitteln, Verfahren, Gegenständen oder anderen Mitteln oder über die Art und Weise der Verfahren odr Behandlungen gemacht zu haben. (...)

Nach dem derzeitigen Stand der medizinischen und pharmazeutischen Wissenschaft sind derartige Ausführungen als Irreführung einzuordnen. (...)

Die Exemplare des Buches können gem. §16 des Heilmittelwerbegesetzes eingezogen werden. (...)
Es wird beantragt, das Hauptverfahren
vor dem Amtsgericht - Strafrichter - zu eröffnen.
                gez. (Happe)
                Oberstaatsanwalt

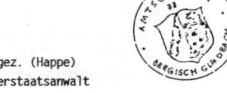

(Es handelt sich um einen Auszug)

Alles was die Forschung »neu entdeckt« kann immer nur bestätigen, daß die Natur alles vollkommen und jedes Lebewesen autark geschaffen hat. Erkenne auch hier wieder wie richtig der Grundsatz der Klassischen Naturheilkunde ist, den Körper als eine Ganzheit anzusehen. (→Rz767ff)

9978 □ 599, 770 Gemeint sind die **Primitiv-Denker**, die zu wenig Horizont besitzen, um andersgeartete Ansichten ertragen zu können, um dann mit Gehässigkeiten oder hinterhältigem Terror nach Bürokratenart aufzuwarten. Als Schreiber stellen sie sich dienerisch dem kitschigen Denken der Masse zur Verfügung - deren Vorurteilen und Dummheit laufend billiges Futter bietend, statt diese auf ein höheres Niveau zu heben suchen. Ich unterscheide sie allerdings sehr von den Angehörigen des PP's, über denen sie nun doch einige Stufen höher stehen. PP, das meint Primitiv-Pack, wie Jungnazis, drauflosschlagende Skinheads, Kinderschänder, Fixer, Säufer, Junkies, Professoren, die ihr Gewissen an die Junk-food-Anbieter oder die Schlecht-Nahrungsmittel-Industrie verkaufen und Frauenquäler.

Arzt verkaufte Wundermittel
Razzia in einer Arztpraxis in Feldatal bei Fulda. Bei dem Urologen (51) fanden die Beamten Flaschen eines angeblichen Wundermittels, die der Arzt an Todkranke verkauft hatte. Für die aus Kräutern und Alkohol gepanschte Tinktur soll er 6.000 Mark und mehr verlangt haben. Der Arzt gehört, wie 150 andere Kollegen, dem »Arbeitskreis für Evirontologie« an. Die Millionengewinne aus dem Verkauf des Mittels sollen auf ein Konto der Leiterin des Arbeitskreises geflossen sein. Sie hat sich in die Schweiz abgesetzt. (Express 18.3.1995)

9980 □ 964 **Stirbt im Jahr 2005 das arktische Meeresplankton?**
Im Oktober des Jahres 2005 wird die Ozonschicht über der Anarktis überhaupt nicht mehr vorhanden sein, wenn die Ozonmenge gleichbleibend abnimmt. Folge: Das Meeresplankton wird ernsthaft geschädigt, als die Basis der Nahrungskette antarktischer Tiere. (Ärzte Zeitung 165/16.9.94) Sollen diese Meldungen immer so weitergehen? Soll es Im Jahr 2005 heißen: »Stirbt im Jahr 2015 das gesamte Grün auf der Erde?« Wenn erst mal kein Futter für die Rinderherden wächst, ist es eh aus mit Steaks und Hamburgern.

9981 a) □ 967 Wer die Menschen gesundmachen kann, der wird verfolgt, bis die Schulmedizin ihn kaputtgemacht hat. (→1069, 966) Hausdurchsuchung, Beschlagnahme - was die Mediziner doch für eine Lobby und Macht (und besonders für gute Verbindungen in den Bürokratien dieser Welt) besitzen. Ja, wir Schriftsteller scheinen den Mächtigen gefährlicher als die Gifte der Chemie und Atomkraftwerke zu sein - man denke nur an den seit Jahren durch Mordandrohung verfolgten Salman Rushdie.

9981 b) **Franz Konz, der unbefugte Heiler**
Meinem Rechtsanwalt berichtete ein Staatsanwalt vom Anruf eines Medizinprofessors: »Dieser Konz ist weder als Arzt noch als Heilpraktiker durch unsere Prüfungen gegangen. Legen sie dem mal schnellstens das Handwerk - der heilt völlig unbefugt kranke Menschen.« Da ich die Menschen nicht heile, habe ich mich nicht getroffen. Der Herr Medizinprofessor hätte nämlich richtigerweise fordern müssen: Legen sie der Natur mal schnellstens das Handwerk - die heilt völlig unbefugt kranke Menschen.

Finanzamt Dresden III

Dresden, 17.1.2000

... ist dem Bund für Gesundheit weiterhin die Gemeinnützigkeit zu versagen, da er die Gesundheit nicht nach den Grundsätzen der wissenschaftlichen Medizin fördert. gez. *Stenzel*

Wieso fällt nur alles Gute den Bluthunden zum Opfer?
(C. Colloni in »Pinoccio«)

AMTSGERICHT BERGISCH GLADBACH

BESCHLUSS
In der Ermittlungssache

gegen Franz Chrysostomus K o n z
geb. am 16.5.1926 in Köln
wegen Verstoßes gegen das Heilmittelwerbegesetz wird gemäß §§ 102, 105 StPO die Durchsuchung der Wohn-, Geschäfts- und sonstige Räume und Kraftfahrzeuge
a) der Interessengemeinschaft Natur e.V. 5064 Rösrath-Hoffnungsthal,
b) des Beschuldigten Franz Konz, 5064 Rösrath-Hoffnungsthal,
angeordnet, weil zu vermuten ist, daß die Durchsuchung zur Auffindung von Beweismitteln führt.
Bergisch Gladbach, den 13.2.1985
Amtsgericht, Abt. 40
Zillekens
(Es handelt sich um einen Auszug)   Richter am Amtsgericht

Achte auf die Worte im Durchsuchungsbeschluß des Gerichts »...zur Auffindung von Beweismitteln führt!«
Die Kripobeamten, die das Büro des Vereins und meine Wohnung auf den Kopf stellten, um Beweise für die Unlauterkeit des vom Finanzamt als besonders förderungswürdig anerkannten Gesundheitsvereins zu finden, taten mir schließlich leid. Ich pflückte in ein Körbchen Löwenzahn und Gänseblümchen aus meiner wilden Wiese und übergab es den Beamten mit den Worten: "Da haben Sie lauter Beweise für Ihren Staatsanwalt, welche die große Gefahr, die von der UrMedizin ausgeht, bezeugen können."

DER REGIERUNGSPRÄSIDENT KÖLN

Ihr Zeichen, Ihre Nachricht vom   Mein Zeichen (bitte immer angeben)   Köln

Sehr geehrter Herr Konz,

in dem von Ihnen verfaßten Buch... werben Sie unverhüllt für Verfahren und Behandlungen der „Urmedizin", wobei sich die Werbeaussage auf die Beseitigung und Linderung von Krankheiten, Leiden und krankhaften Beschwerden bei Menschen bezieht.
Die von Ihnen betriebene Werbung... verstößt in besonders krasser Weise gegen die §§ 3, 12 HWG. Verstöße gegen diese Bestimmungen des HWG sind als Ordnungswidrigkeit bußgeldbewehrt (max. 50.000 DM). Ich beabsichtige gegen Sie ein Bußgeld festzusetzen und gebe Ihnen hiermit rechtliches Gehör bis zum 15. 11. 1989.

Im Auftrag:

(Es handelt sich um einen Auszug)

Ist Dir klar, was es bedeutet, wenn für ein Buch nicht mehr geworben werden darf? Dann ist es tot, gestorben! So setzte sich die versuchte Vernichtung fort: Der 13.Senat des Finanzgerichts Köln zerschlug den das Buch herausgebenden Verein. Warum? Weil dieser einen Punkt seiner Satzung nicht erfüllt habe, der vorsah, ein Sanatorium für Schwerkranke zu bauen. Wie ein kleiner Verein in wenigen Jahren die vielen Millionen bei noch ständigen Verlusten aufbringen soll, interessierte dieses Gericht nicht, das mich wie einen Schwerverbrecher für mein aufopferungsvolles Tätigsein für diesen Verein anschrie. **Aber die Behörden haben ja auch im Falle des Johann Wolfgang Goethe vermocht, dessen Werke Werther, Claviga, Stella und Götz von Berlichingen zu indizieren. Nun: Welche Namen haben überlebt? Die Namen der Dichter und Denker oder die der Richter und Henker? Die der Journalisten, die Bücher verdammen oder die der Autoren, die sie schrieben?**

---

966   Prof. Dr. med. Irmgard Oepen   D-3550 Marburg 1, den 04.Juli 1985
       Institut für Rechtsmedizin der Universität Marburg   Bahnhofstraße 7, Tel. 06421/284048 o. 284061
An die Staatsanwaltschaft Köln Az.: 116 Js 25/85   --- **Medizinisches Gutachten** ---
Die von Herrn Konz propagierte sogenannte Urzeitmethode (...), kann nur als plumper Versuch bezeichnet werden, unter dem Vorwand einer neuen Heilslehre Menschen um sich zu versammeln. (...) Diese vernichtende Beurteilung wird (...) folgendermaßen begründet:
Die Folgen dieser Diffamierung (von Medizinern) beeinträchtigen das für eine sinnvolle ärztliche Therapie unerläßliche Vertrauensverhältnis zwischen Arzt und Patient, wobei der Patient in seiner Hilfsbedürftigkeit den größeren Schaden erleidet.
Dies ist auch schon durch die wiederholten Aufforderungen zur Selbstbehandlung bei einer Vielzahl von Krankheiten zu befürchten, die in den Zitaten genannt wurden. Andererseits wird das Ausleben der Sexualität als gesund angepriesen.
(...) ist auch der Ratschlag des 14-tägigen Fastens, währenddessen nur Wasser getrunken werden darf, nicht ungefährlich. Eine solche radikale Empfehlung hat schon mehrfach Todesfälle verursacht. (...) Die besondere Bedeutung dieser unzutreffenden Behauptung besteht darin, daß es sich bei der Zielgruppe der Kranken um hilfsbedürftige und suggestible Personen handelt, die leicht beeinflußbar sind und ausgebeutet werden können. (19 Seiten geht es so weiter..., es handelt sich hier um einen Auszug daraus)

Mit solchen Schwierigkeiten muß jeder querdenkende Reformer rechnen. Galilei wurde seinerzeit zu lebenslänglichem Gefängnis verurteilt, bloß weil er die Entdeckung, die Kopernikus ein Jahrhundert

> »Die Menschen sind ein Wolfspack, das die zu Tode hetzt, die ihm Gutes tun wollen« (Sigmund Freud)

früher gemacht hatte, laut verbreitete. Fünfzig Jahre früher war Vater Bruno, der das gleiche behauptete, noch verbrannt worden. Es war damals ein Tabu, zu behaupten, daß die Erde um die Sonne kreist. Die UrTherapie mit dem Nachweis über die Schäd- und Schändlichkeit der Schulmedizin stülpt - hoffentlich! - die Lebensweisen der Menschheit später einmal mehr um, als sich das alte geozentrisch-ptolemäische durch den Wechsel der astronomischen Koordinatenachsen qualvoll in das heliozentrische Denken ändern mußte. Ich kann deshalb heilfroh sein, daß Scheiterhaufen aus der Mode gekommen sind...

In einem Prozeß, den der Medizinjournalist Dr. Peter Schmidsberger über acht (!) Jahre geführt hatte, und der in allen Teilen positiv für ihn ausgegangen war, hatte das Oberlandesgericht Hamburg das Urteil auch über »Sanfte Medizin« wie Frau Prof. Oepen, gesprochen: Frau Oepen sei inkompetent und verbreite den täuschenden Eindruck von Wissenschaftlichkeit oder juristischer Fundiertheit. Ihre Ausführungen in ihren Arbeiten und Vorträgen seien unausgewogen, aggressiv, unfair und unkollegial, sie stellten ein Kuckucksei im Nest der Rechtsmedizin dar. (Aus »Hufeland-Journal« 7.1 1992 Dr. med. Holzhüter, Wehrt Euch Patienten. ein Kassenarzt packt aus, Ullstein)

> **AIDS durch UrKost überwunden!**
> *Franz Konz, Du bist mein Lebensretter!*
> Roland Müllers, 38J., (früher heroinabhängig)
> Kaiserhöhe 9, 42499 Hückeswagen. Leider hat der Kerl immer noch die alte Fixer-Unruhe im Leib u. wechselt wie viele Homos Wohnung und Partner. Ich hab'Ihn unter dieser Adresse 1998 nicht mehr erreicht. Ich wollte wissen, ob er „AIDS" wirklich quitt ist und UrKost beibehalten hat.

Zum Gutachten der Prof. Oepen über mein Buch fragte ich einen bekannten Prominenten-Arzt: »Wie konnte denn eine Medizinerin mit einem derart beschränkten Horizont Professorin werden?« Seine Antwort: »Weißt Du, Franz, der Titel Professor schützt vor Dummheit nicht. Wie will denn eine Rechtsmedizinerin über Naturheilkunde urteilen können, von der sie nicht den Schimmer einer Ahnung besitzt... Und auf welchen Wegen man insbesondere als Frau an den Titel Professor kommen kann, das hast Du ja schon bei den Schilderungen von Hackethal gelesen.«

a) Wer heilt hat recht! Die Gutachten von ehrlichen Menschen sind aufschlußreicher für Dich als die einer verklemmten Professorin (→9982):

Multiple Sklerose durch Naturkost überwunden Ich bin 29 Jahre alt und seit 1993 an Multipler Sklerose erkrankt. Ich bekam Depressionen, verfiel in Kauf-und Eßsüchte, um mich zu „trösten". Ich entwickelte mich zum Hypochonder und haßte mich selbst und meinen Körper. Alles war sooo ungerecht, und ich fragte mich:Warum gerade ich ? Ich hatte zuvor bereits das Buch „Fit for Live"der Diamonds gelesen, aber es war mir keine Hilfe. Die Krankheitsschübe kamen trotz aller Bemühungen unerbittlich wieder und wurden mit Kortison „behandelt". Später entschied ich mich auf dringenden ärztlichen Ratschlag für die Einnahme des Immunsuppressivums „Imurek", was die Zellteilung im Körper verlangsamt, die Anfälligkeit für Infektionen verstärkt und schwere, irreparable Schäden verursacht.
Trotz allen Selbstmitleids dämmerte mir, daß ich etwas falsch machen würde, die Ursache außer einer erbbedingten Veranlagung noch woanders liegen mußte. (Obwohl mir von ärztlicher Seite vehement versichert wurde: Gegen diese Krankheit ist man machtlos - sowohl in der Vorbeugung als auch in der Verlaufsbehandlung! Genau zu diesem Zeitpunkt fiel mir Ihr Buch »Willst Du gesund sein« in die Hände. Ich las den Anfang kopfschüttelnd - aber dann zündete der Funke! Ich hatte gerade die dritte Sehnervenentzündung auf dem rechten Auge hinter mir, fragte mich, wann ich wohl so blind wie ein Maulwurf sein würde - und war aus Verzweiflung zu allem bereit. Und so begann ich zum allgemeinen Entsetzen meiner Verwandtschaft damit, das „gute" Mittagessen, Brot, Wurst und dergleichen zurückzuweisen. Schwerste Mangelerscheinungen und Magersucht wurden mir vorausgesagt; meine besorgt Mutter sah mich bereits als ausgezehrtes Skelett auf der Intensivstation am Tropf hängen. Im Frühjahr 1997 hatte ich noch drei Krankheitsschübe, ließ mich aber nicht mehr mit Kortison behandeln und siehe da: alle Beschwerden bildeten sich binnen weniger Tage zurück. Heute, ein Jahr später, bin ich 12 Kilogramm leichter und fühle mich pudelwohl.

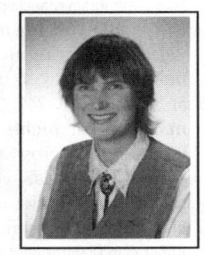

Aber... es ist des Menschen Verhängnis, daß er allzu schnell vergißt. So hatte ich in diesem Sommer im Urlaub einen Rückfall. Kekse, Kuchen, Schokolade, Käse, Brot usw. en masse im Rudel der Familie („Wir haben dir ja gleich gesagt, daß...!") ißt es sich ja doppelt so gut. Und solange es einem danach nicht sofort schlecht geht, muß man nicht darüber nachdenken.

Zum Glück dauerte es nicht lang, bis mein „Akku" endgültig leer war. Zwei Wochen später kehrten meine Depressionen zurück. Ich fühlte mich wie in „guten alten Zeiten" wieder unendlich müde und erschöpft, nahm zu, schleppte mich mit Schniefnase auf bleischweren Beinen und steifen Gelenken durch die Gegend und war ständig grundlos gereizt. Sehnsucht nach jener grenzenlosen Euphorie, welche in mir steckte, als ich mich nur von Obst ernährte, zwang mich zur Umkehr. Es dauerte mehrere Tage, bis ich mich wieder umgestellt hatte, aber dann...

Ich kann nicht mit Worten beschreiben, was mit mir zum zweiten Mal passiert: Ich bin ein völlig anderer Mensch! Alle Sorgen fallen von mir ab, ich werde immer lockerer und gelassener im täglichen Leben, und das, was in meinem Kopf vorgeht, kann ich nur als gigantischen geistigen Output im Vergleich zu früher bezeichnen.

9983 b) Es geht! Es funktioniert wirklich - wenn man der Natur nicht mehr im Weg steht und sich endlich zusammenreißt. Ich jedenfalls bin wild entschlossen, dieses Mal durchzuhalten, denn ich ahne: Wenn diese tiefe, durch nichts zu beschreibende Zufriedenheit, diese unsagbare Leistungskraft das Resultat von nur elf Monaten sind, wie mag es wohl erst in ein paar Jahren aussehen?

Karies in den Zähnen belassen und danach nur UrKost essen ● ● ● ● ● ●
... wir sind dem Rat von Franz Konz gefolgt. Die Zahnärztin fand tatsächlich bei unserem Sohn wieder einen verhärteten Zahnschmelz vor - super!
(Marianne Widmer, Turnhallenstr.42, CH-8357 Guntershausen)

Allein dieses Gefühl ist es schon wert, es immer wieder neu zu versuchen.

Aber - es ist des Menschen Verhängnis, daß er allzuschnell vergißt. Ich kann mich hundertmal als Beweis dafür hinstellen, daß das, was ich jetzt esse, niemanden auf die Intensivstation an den Tropf bringt - es hilft nichts: Meine Mutter ißt trotz ihres hohen Blutdrucks weiter das selbstgebackene Vollkornbrot nach Bruker und ist der festen Meinung, sich dadurch wertvolle Vitamine zuzuführen. Mein schwer krebskranker Schwiegervater nimmt in rauhen Mengen Alkohol, Zucker und gekochtes Essen und als Nachtisch eine winzige Portion Tomatensalat zu sich. Er hat mir erzählt, daß er geweint hat, als er die Diagnose hörte. Ich könnte weinen, wenn ich sehe, was er seinem Körper antut! Aber nach der zweiten Chemotherapie sind die Ärzte sehr zufrieden, sagt er, ergo...

Meinen Mann habe ich nach der letzten Bluthochdruckattacke (über 220 mit Notarzt!) klipp und klar gefragt, ob er mich in zehn Jahren als Witwe zurücklassen will. Dann habe ich anhand der Beipackzettel seiner Medikamente gemerkt, daß sie sich gegenseitig in der Wirkung verschlimmern (der Arzt wußte natürlich von nichts!). Sehr nachdenklich hat ihn meine Bemerkung gemacht, daß ein Arzt an einem Patienten, der mindestens einmal im Quartal seiner Tabletten wegen zu ihm kommen muß, mehr verdient als einer, welcher das Übel beim Schopf packt und eine Ernährungsumstellung rät. Ein gesunder Mensch kommt nicht wieder!

Jetzt hat mein Mann 30 Kilo abgenommen, sieht um Jahre jünger aus und hat einen Blutdruck von 120/80. Aber welchem Mitbetroffenen er auch immer raten möchte - die Leute jammern, aber winken trotzdem ab. (*Astrid Gliemann, Dr.-H.-Georgi-Weg 8, 01855 Sebnitz*)

9983 c) Mit 40 Jahren war ich Multiple Sklerotikerin. Mein Leiden verschlimmerte sich immer mehr. Ich war nur noch ein Häufchen Elend und voller Verzweiflung. Dann stellte ich nach einer Information einer Bekannten mein Leben auf völlige Rohkost um. Heute, mit 57 Jahren ist die Taubheit aus meinen Beinen verschwunden (außer ich esse unkorrekt – dann kommt sie sogleich wieder). Ich habe nun keine Krämpfe oder Lähmungserscheinungen mehr, auch Ödema sind aus meinen Beingliedern verschwunden. Mein Gedächtnis hat sich prächtig erholt und meinen Rollstuhl habe ich verkauft. (Lonna Lee Hiatt, Forest Lake, Minnesota, USA, (AHNS Letter, Sept./Okt. 1997)

9984 📖 596, 600 **Zum Abschluß noch ein kleiner Zuckerl für Dich**, der Du Dir die Mühe machst, dieses Literaturverzeichnis zu lesen: Das 1841 erschienene Buch »Die allmähliche Erkaltung der Speisen und die daraus entstehenden Gebresten« des französischen Arztes und seinerzeit berühmten Physikers Montserrat Plastique wurde zu einem Bestseller, weil er nur heiße Speisen empfahl.

Nun wollten alle durch **heißes Essen** gesund werden. Und so entstand die Gewohnheit, bereits am frühen Morgen frisch gekochte Grütze oder wenigstens heißen Kaffee zu sich zu nehmen. Ein Jahr nach Erscheinen des Buches stiegen daraufhin die Preise für Brennholz und Brennkohle der Köhlereien stark an - während der Mediziner Plastique heimlich bereits an einem Brennholzgroßhandel beteiligt war und seine Frau in ihrem Mädchennamen eine große Manufaktur zur Herstellung von Warmhalteplatten gegründet hatte...

Wie schön, wenn mein Buch ebenfalls eine derartige Nachfrage nach Früchten und Wildkräutern entfachen würde! Ich hab's nicht nötig, aber vielleicht willst Du Dich jetzt noch schnell an einem Obstgroßhandelsunternehmen beteiligen oder Waldränder und Unkrautfluren von den Bauern aufkaufen...

9985 a) 📖 140, 160, 241, 330, 487, 546 (→LV 2732) **100.000 Frauen-Operationen, 100.000 mal Leid für nichts und wieder nichts:** Von 200.000 jährlich vorgenommenen ist jede 2. Unterleibs-OP überflüssig (Ärzte Zeitung 215/28-11-1994)

Wußtest Du, daß vor größeren Operationen eine Routine-Brustkorbaufnahme gemacht wird? Völlig unnötig, dient nur zur Profitmache und Immunschwächung.

Du mußt wegen einer Gesichtsstraffung nicht zum Schönheitschirurg. Es gibt eine, die Du selbst vornehmen kannst: Lächeln.

9985 b) »Störfaktor Patient« verursacht viele unnötige Alarmfälle auf Intensivstation
Außer dem Monitor wird ein Patient im Mittel mit vier Infusionssystemen, Flaschen, elektrische Pumpen und Spritzenpumpen versorgt. Jeder zweite Schwerkranke muß beatmet werden, etliche brauchen zumindest eine Atemhilfe. Neun von zehn Patienten werden mit einem zentralvenösen Katheter versorgt. Und auch das fahrbare Röntgengerät wird häufig eingesetzt, denn jeder Intensivpatient wird im statistischen Mittel einmal am Tag geröntgt. (Ärztliche Praxis 209/18.11.1994/16) Mediziner müßte man wegen ihrer Geschicklichkeit, die Menschen zu betrügen, einen zusätzlichen Doktortitel, den des Dr. fraud., verleihen.

9985 c) Käufliche Wissenschaft CROSSEN, C., Tinted Truth - The Manipulation of Fact in America (Befleckte Wahrheit - Die Manipulation der Fakten in Amerika) Auszüge: Report des renommierten Princeton Dental Resource Center, der feststellte, daß Schokolade die Zähne vor Löchern schützt. Mit dieser lächerlichen Begründung: Das im Kakao enthaltene Tannin verhindere die Bildung bakterieller »Plaques«, die als Vorstufe von Karies gelten. Zudem löse sich karamelhaltige Schokolade im Mund schneller auf als stärkehaltige Häppchen, etwa Kartofchelchips. Die Studie sollte die Reputation von Schokoriegeln retten - bestellt hatte sie der Branchenriese M&M, Hersteller solch dental ruinösen Naschwerks.

Weißbrot, stellte das »Cooper Institut für Aerobic Research« im Auftrag der Großbäckerei Wonder Bread fest, macht nicht dick, wenn es zusammen mit faserreicher Nahrung gegessen wird. Untersucht wurden 118 Personen, eingeteilt in vier Gruppen. Eine Gruppe mußte sich normal ernähren, die anderen aßen täglich vier oder acht Scheiben Weißbrot zusätzlich. Nach acht Wochen hatte sich das Gewicht bei keinem Probanden signifikant geändert. Da erklärten die Forscher, sie »glauben«, die Brotesser würden bei einer Fortsetzung der Studie abnehmen. Prompt veröffentlichte die Nachrichtenagentur Associated Press dieses Ergebnis.

Eine der Hauptursachen für solchen Mißbrauch der Wissenschaft ist die Verknappung der öffentlichen Mittel. So sind Forschungsinstitute und Universitäten vermehrt auf »Drittmittel« angewiesen, die zumindest aus der Industrie stammen. In den USA zahlten industrielle Auftraggeber 1981 rund 292 Millionen Dollar für Auftragsforschung an die Universitäten. Zehn Jahre später waren es bereits 1,2 Milliarden Dollar. Meist suchen sich die Firmen solche Labors, die bereits Studien in ihrem Sinn veröffentlichten. Die Forscher ihrerseits kennen die Erwartung ihrer Kunden. Fällt ein Ergebnis anders aus als gewünscht, sind etwaige Folgeaufträge dahin.

Professoren-Interview:
BUNTE: Eine der häufigsten Virus-Krankheiten ist der **Schnupfen**. Warum gibt es immer noch kein Mittel dagegen?
Prof. DIETZ: Schnupfen wird durch Rhino-Viren ausgelöst, von denen es über hundert verschiedene gibt. man müßte gegen jedes einzelne ein Mittel finden, das wäre zu aufwendig. Dazu kommt, daß auf diesem Gebiet nicht so intensiv geforscht wird, weil Schnupfen harmlos ist und bald von selbst wieder verschwindet. (BUNTE, 16/1996)

»35 Jahre forsche ich nun schon nach einem Mittel gegen Schnupfen. Nun gebe ich auf - es ist nicht zu machen.« (A.Gordon, M.D., Chefforscher des Pharma-Riesen Wellcome, Britisch Medical Journal, Vol. 304, 6831, 1992 S.1107-1108)

Überall nichts als Verlogenheit und Volksverdummung, um sich zu Unrecht aufzuspielen, damit man nur an ihre Künste glauben soll. Nach nichts wurde intensiver geforscht als nach einem Schnupfenmittel, denn ein größeres Geschäft wäre für eine Pharmafabrik nicht denkbar. (→siehe nebenstehenden Kasten)
Natürlich hat Helmut Wandmaker recht!
Das wäre doch eine Schande sondergleichen, mich von Medizinern korrigieren zu lassen, denen ich nichts abnehme und noch weniger zutraue. Bleibt zu sagen, daß ich mir einen kleinen Spaß mit Dir zu machen erlaubte: Dr. Krüger, das bin ich selbst - der Name ist mein Schriftsteller-Pseudonym, mit dem ich mich als Autor bei den Ärztezeitschriften eingeschlichen habe und so viel gute Untergrundarbeit leisten kann. Als Laie ohne Dr.-Titel und unstudierter Schulmediziner wanderten dort meine Artikel doch gleich ungelesen in den nächsten Papierkorb. Ja, was tut man nicht alles, um den Menschen immerwährende Gesundheit zu bringen! Und wenn Du wissen möchtest, um wen es sich bei Prof. Rutan handelt (siehe auch LV 1727), dann mußt Du nur seinen Namen von hinten lesen... Aber verrat' mich nicht, sonst können die Mediziner nichts mehr von mir lernen...

📖 76, 255 »**Phytopharmaka** sind ein fester Bestandteil der Schulmedizin« (...) Diese Therapie ist keine Alternative zur Schulmedizin, sondern deren fester Bestandteil. Dies betonte Professor Dr. Heinz Schlicher. (Ärzte Zeitung 77/27.4.1995/11)

Auch die Pharaonen litten an Bilharziose Offenbar litten schon die Ägypter zur Zeit der Pharaonen an Bilharziose, auch Schistosomiasis genannt, denn in Mumien fanden Wissenschaftler Hinweise auf diese Tropenkrankheit. Ausgelöst wird die Bilharziose, die in Afrika, aber auch in Südamerika und in Südostasien vorkommt - und dort als Berufskrankheit der Reisbauern gilt -, durch den Pärchenegel. Dieser, in den Venen großer Säugetiere und dem Menschen lebende Parasit, bei dem das Weibchen ständig in der Hautfalte des Männchens lebt, stößt ständig befruchtete Eier aus, die über Urin oder Stuhl ins Wasser gelangen, sich dort zu Larven weiterentwickeln, den Zwischenwirt Wasserschnecke passieren und dann als **Zerkarien** (Gabelschwanzlarven) erneut ins Wasser kommen, von wo sie wieder den Menschen infizieren. **Die Zerkarien werden entweder mit dem Wasser getrunken - was häufig der Fall ist - oder dringen über die aufgeweichte Haut ins Kapillarsystem.** (Ärzte Zeitung 7/3.2.1996/2)

Wer eine Hausratversicherung abschließen will, der kann zuvor Vergleichslisten und Ratgeber studieren. Aber wer sich im Krankenhaus behandeln lassen will oder muß, kann sich nicht über Güte und Qualität der schicksalhaften Dienstleistung informieren; der Patient ist Ärzten ausgeliefert, die er meist gar nicht kennt. Wie geschickt und erfahren ist der Operateur?
Vergiß es nie, wenigstens diese Lehre aus meinem Buch mit ins Leben zu nehmen: Laß Dich nie, hörst Du, nie von noch so überzeugend klingenden oder rhetorisch bestechenden Artikeln wider das Natürliche beeinflussen oder Dich von Deinem Lebensweg ablenken.
Auch die besten Artikelschreiber stehen heute im Bann der „fortschrittlichen" Wissenschaft. Vor ein paar hundert Jahren standen alle im Bann der Religion und ordneten ihr Denken dem Aberglauben unter. Daß nur Gott die Übel von den Menschen zu nehmen imstande wäre. Der Glaube an die Naturwissenschaft, daß nur sie die Menschen gesund machen und die Erde vor ihrer Verseuchung und Zerstörung bewahren könne, bedeutet, dem gleichen Aberglauben - diesmal an einen anderen Gott - verfallen zu sein. Wie ich es im Literaturteil dieses Werks nachweise. Und wisse, daß dieser Aberglaube stets in gleicher Form auch zukünftig fortsetzen wird - gleich ob ich Dir hier Artikel aus den Jahren 1857, 1907, 1957 oder 1997, kurz vor Erscheinen der 3. Auflage, zitiere. Deshalb veraltet das Buch nie. Du wirst im Prinzip immer dasselbe über die Krankheiten in stets anderen, aber stets falschen Variationen lesen:

In allen Körperzellen schlummert ein Todesprogramm. Forscher wollen es zur Krebsbekämpfung nutzen. Wer das Todesprogramm in den Zellen gezielt starten oder abschalten könnte, hielte den Schlüssel zu hocheffektiven Therapien und wirkmächtigen Medikamenten gegen eine Reihe heimtückischer Krankheiten in der Hand - eine Vorstellung, die Ärzte und Pharmaforscher elektrisiert.
Denn die Ursache von Krankheiten wie Krebs oder Aids liegt gerade darin, daß entartete oder infizierte Zellen, potentielle Selbstmörder also, sich nicht ums Allgemeinwohl scheren und den Befehl zum Abgang ignorieren. Statt dessen teilen sie sich immer weiter und wuchern zu bösartigen Tumoren heran. (...) »Das Forschungsfeld entwickelt sich explosionsartig«, sagt Peter Krammer, Apoptose-Experte von internationalem Rang und Leiter der Abteilung Immungenetik am Deutschen Krebsforschungszentrum (DKFZ) in Heidelberg. (...) Erste Versuche, den hochsensiblen »Klingelknopf« (Krammer) mit einem gentechnisch hergestellten Botenstoff auszulösen, verliefen vielversprechend. Krammer hatte menschliche Tumorzellen in Mäuse verpflanzt, und den Nagern anschließend den Wirkstoff injiziert. Innerhalb weniger Tage bildeten sich

pflaumengroße Geschwülste restlos zurück. (...) Krebsforscher Krammer, inzwischen mit etlichen Medizin- und Wissenschaftspreisen ausgezeichnet, hielt für seine Kollegen im letzten Dezember eine weitere Neuigkeit bereit. (...) Obwohl die neueren Forschungsergebnisse wenig hoffnungsfroh klingen, bleiben viele Wissenschaftler optimistisch. Früher oder später, meinen sie, werde es gelingen, im Labor konstruierte Todesboten für die Krebstherapie zu entwickeln. In den USA richten sich schon jetzt eine Reihe großer Firmen und kleiner Labors auf einen florierenden Zukunftsmarkt ein. (DER SPIEGEL Nr. 21/1997/216) Und das ist der letzte Hinweis für Dich vor Druck der dritten Auflage. Du aber durchschaust jetzt ja längst deren Spielchen und weißt: **Das Tun der Menschen ist ein Beweis für die Geduld und Nachsicht des Schöpfers mit uns. Nur: Wie lange noch?**
Wann beginnst Du damit, einmal alles kritisch zu hinterfragen, was Dir - es sind Menschen wie Du und ich! - »hochstehende Persönlichkeiten« alles an klug klingendem Geschwafel auftischen?

9991 »Halt! Etwas hast Du vergessen, zur Gesundheit zu sagen...«
»Der KONZ vergißt nichts, was gut für Dich wäre...Steht's hier nicht drin, dann ist es auch nicht wichtig. Und wenn ihm wirklich etwas durchgegangen sein sollte, dann kannst Du Dir Deine Frage stets selbst beantworten mit einem "Wie wäre es denn *natürlich?*"«
»Für mich ist es aber wichtig zu wissen, ob das Kulturobst von heute den Vergleich mit Urfrüchten bestehen kann«, beharrst Du.
Natürlich wäre es das Tüpfelchen auf dem i für die UrTherapie, wenn wir auch noch die urzeitlichen Wildfrüchte zu uns nehmen könnten. Aber dafür müßten wir in den tiefsten Urwäldern leben. Was weder Du noch ich wollen bzw. können. Oder wir müssen uns die Urfrüchte von den Bewohnern der noch unberührten tropischen Zonen pflücken lassen. Was genauso utopisch bleibt. Doch was wir vielleicht könnten: Die Samen von Urzeitfruchtbäumen dort in den biologisch-dynamischen Anbau zu nehmen, bevor die letzten Ur- und Regenwälder vernichtet sind. »Warum siehst Du das als so wichtig an?« fragst Du.
Weil augenscheinlich ist, daß uns noch die Meßgeräte fehlen, um viele andere, bisher nicht entdeckte Vitamine, Spurenelemente und Lebensstoffe zu finden. Wer weiß, welche unbekannten, starken Sättigungs- und Harmonisierungssubstanzen sich darin verbergen...
»Sprich deutlicher.« Nun - Tatsache ist doch, daß sich erst mit dem Beginn der Zivilisation - also dem gezielten Anbau von Kulturpflanzen, dem Züchten, Erjagen und Töten von Tieren - die Menschen begannen, sich gegenseitig die Köpfe einzuschlagen. Irgendeinen Grund muß es ja dafür geben, daß wir plötzlich so gänzlich aus der Art geschlagen sind. Möglicherweise könnte es ein Friedfertigkeitsenzym oder ein Sanftheitsgen in den Wildfrüchten sein. Oder aber auch ein Agressivhormon im Fleisch. Was ich schon viel eher annehme, wenn Rinderwahnsinnseiweiß nachweislich das Gehirn zerstört.

9992 Lebensrettender Hinweis nach ärztlicher Behandlung
Nach letzten wissenschaftlichen Untersuchungen droht nicht nur im Krankenhaus, sondern auch nach ärztlichem Besuch eine Infektion durch den Streptococcus expectora aeri medicus. In nebenstehender Abbildung aus dem Elektronenmikroskop ist deutlich (bitte hinter Lichtquelle halten) seine ätherische Struktur erkennbar. Privatdozent Dr. Horst Krüger rät daher im Patientenfachblatt »Medizin-heute«. Der starke Umgang mit Kranken führt im Mundschleim bei Medizinern oft zu einer Konzentration von spezifisch pathologischen Aeriuskeimen. Sensitive Patienten sind daher durch die Atemluft krankenbehandelnder Ärzte oft mehr gefährdet als durch ihre Krankheit. Der Gefahr einer Ansteckung kann man jedoch durch kräftiges, dreimaliges Speichelentleeren unmittelbar hinter der ärztlichen Praxistür entgehen. Gleiches ist auch vor Eintritt in die Praxis zu empfehlen, um die infizierbare Sputummenge möglichst gering zu halten. (KRÜGER, H., Medizin heute, 33/1999 S. 11)

> »Seitdem Du UrKost ißt, bist Du wieder fröhlich geworden«, sagte meine 18-jährige Tochter zu mir. Wenn das kein Grund ist, die Miesmacherkost für immer zu meiden!
> (Inge Machalup, Köln, Zillestr.9)

Da rezensiert die Psychologiezeitschrift mich mal richtig:
9993 »Dieses Buch kann Leben retten«. ("Ich", Zeitschrift für Lebensfreude 1/1997.

Krankheit: die Quittung für Feigheit vor einem natürlichen Leben.

9994 Das ist der schlimmste Kindesmißbrauch:
Bei dieser Behandlung, kurz LP genannt, werden Zytostatika durch den Wirbelkanal ins Nervenwasser gespritzt, weil nur so mögliche Krebszellen im Gehirn wirksam bekämpft werden können. Dieser berüchtigte »Rückenpieks« ist die größte Tortur in der gesamten Leukämie-Behandlung, schlimmer als die aggressive Flüssigkeit im Tropf. Ellen hat eine höllische Angst davor und schreit regelmäßig die gesamte Station zusammen. Eigentlich sind in Ellens Therapieplan 12 Lumbalpunktionen vorgesehen, eine am Anfang und eine am Schluß vor jedem der sechs Behandlungsblöcke. Die verpatzten Punktionen, die wiederholt werden müssen, nicht mitgezählt. Aber verpatzt werden sie bei Ellen oft!
Die Kinder sollen während der LP (Lumbal-Punktion) einen Katzenbuckel machen und ganz still sitzen bleiben. Nur ein winziges bißchen Wackeln bedeutet, daß der Arzt eine neue Stelle am Rücken suchen und die Nadel noch einmal ansetzen muß. So oft, ausführlich und eindringlich wir auch immer wieder versuchen, Ellen die Notwendigkeit des Stillhaltens klarzumachen - die Angst ist größer! Sie wehrt und windet sich mit aller ihr zur Verfügung stehenden Kraft. Obwohl ich ihr von vorne den Kopf mit Gewalt nach unten drücke und zwei Schwestern sie von rechts und links in den Schwitzkasten nehmen, gelingt es Ellen trotzdem unter ohrenbetäubendem Geschrei, den Po ein ganz kleines bißchen hin- und herzubewegen. Meistens reicht das, damit der Arzt oder die Ärztin noch einmal an anderer Stelle ansetzen muß. Es ist Ellen kein klarzumachen, daß sie ihre Schmerzen verdoppelt oder verdreifacht, sie ist für kein Argument zugänglich, sondern nur voller panischer Angst.
Gestern hatte ein junger Assistenzarzt Dienst, dem man die Unsicherheit vor der vor ihm liegenden LP an der Nasenspitze ansah, als ich mit meiner schreienden, wild um sich schlagenden Tochter auf dem Arm in Begleitung der beiden kräftigsten Schwestern der Station im Behandlungszimmer ankam. Wie nicht anders zu erwarten, ging alles schief, einmal, zweimal - und Ellen schrie!
Aber auch der Professor, der die Anzahl seiner Lumbalpunktionen sicherlich schon lange nicht mehr zählen kann, mußte vor Ellen kapitulieren. Etwas unwirsch erklärte er im Hinausgehen, daß »diesem Kind wohl nur mit einer Narkose beizukommen« sei, machte die Tür zu und ließ uns in unserem Elend allein. Panik ergriff mich bei dem Gedanken, daß Ellen von jetzt an pro Behandlungsblock zweimal narkotisiert werden sollte - also zweimal in einer Woche. Mit meinen Nerven am Ende trug ich das Häufchen Elend, das nun völlig fertig und naßgeschwitzt auf meinem Arm hing, in sein Bett zurück. (WIR 3/1996, Zeitschrift für krebskranke Kinder)

5 Aus dem Antwortschreiben der Barmer Ersatzkasse auf den Vorschlag des Verfassers, die UrMedizin ihren Kranken bekanntzumachen. (...) Wenig Verständnis kann ich für die Bebilderung ihres Bewegungskapitels 8.7 und 8.9 aufbringen, das aus meiner Sicht unnötigerweise Fotografien mit nackten Kindern, Jugendlichen und Erwachsenen nutzt, die eher einem Reisekatalog für Nudisten-Reisen angemessen wären und die ich so gar nicht in Übereinstimmung mit der derzeitig mit Recht sehr offensiven Diskussion um das Verbot der Vermarktung solcher Fotografien bringen kann. Außerdem meinen wir, daß nur Verfahren zur Anwendung kommen sollten, die in ihrem Nutzen für den Patienten ausreichend geprüft und deren Risiken bekannt sind. Ich persönlich halte in der Medizin nichts für problematischer als die Beliebigkeit. Dr. Gerd Glaeske, medizinisch-wissenschaftliche Beratung der BEK. Der Herr will mir vornehm andeuten, ich rege mit meinen Fotos zum Kindesmißbrauch an. Wie heißt es doch: Wes des Herz voll ist, des läuft der Mund über... Du erkennst: Auch den heuchlerischen Krankenkassen ist an der Gesundheit ihrer Mitglieder nichts gelegen. Klar, sie würden sich damit nur brotlos machen. Mit ihrem kontrollfreien System fordern sie die Mediziner zum Betrug geradezu auf. Hier liest ihnen mal ein Arzt die Leviten: „Die Krankenkassen jammern zu Unrecht. Wer seinen Kunden Blankoschecks ausstellt, darf sich nicht wundern, daß dies in die Pleite führt. Schließlich hat jeder Mensch sein Herz, bei fast allen von uns hängt es auch am Geldbeutel." (Dr. Berenson in Medical Tribune Nr. 30 vom 25.7.1997, S. 2)

6 Wichtiger Hinweis: Meinen hier vorangegangenen Vorschlägen, allen medizinisch tätigen Personen und Krankenhäusern in aller Welt Dein Vertrauen zu entziehen und deren Tun schärfstens zu hinterfragen, liegt einzig und allein Dein körperliches und soziales Wohl sowie das unseres durch deren Kostentreiben geschädigten Staatswesens zugrunde. Dir will ich damit nicht die Möglichkeit beschneiden, Dich anders zu entscheiden oder Dich in Notfällen an diese Institutionen zu wenden.

7 Den letzten Trübsinn verjagen: Eine Teilnehmerin meines 7-Tage-Seminars: »Wir sind alle mit der heimlichen Hoffnung nach hier gekommen, der Franz Konz gibt uns hier aus seinem geheimen Schatzkästlein ein besonders wirksames Pflänzlein oder Früchtchen an, weil er doch sonst in seinem Buch immer nur davon spricht, daß allein die Gesamtheit der Urnahrung unserer Wehwehchen Herr werden könnte...«
»Gegen welches Leiden möchtest Du denn wissen?« fragte ich. Sie antwortete:
»Wenn ich hier in der Gemeinschaft UrKost esse, dann fühle ich mich noch äußerst fidel. Was aber, wenn ich zu Hause bin und meinen Mann mampfen sehe, und ich heimlich schmachten muß? Und mich schließlich trübsinnig in eine Ecke verziehe...?«
»Na, für diesen wirklich schlimmen Fall will ich Dir doch ein äußerst erfolgreiches Mittel an die Hand geben, daß Dich schnellstens in Munterkeit versetzen wird: ein Glas Kokosnußsaft, frisch von einer jungen Pagoden-Nuß! Das schmeckt himmlisch und wirkt als toller Muntermacher. Ich habe das früher oft selbst ausprobiert.«
»Du machst mich ja direkt happy!« strahlt meine Teilnehmerin. »Allerdings«, sage ich, »Du darfst nicht vergessen, den Saft kräftig 1/2 Stunde lang zu schütteln – nachdem Du ihn getrunken hast.«

---

8 Bedenke bei Deinem heimlichen Ärgernis,

daß andere sich scheinbar alle leckeren Sachen zu essen erlauben können: Diese Menschen wissen gar nicht, was echte Ur-Gesundheit ist. Die glauben, weil sie nicht schlimm erkrankt sind, sei das bereits das Leben. Weit gefehlt! Dieses wirklich volle froh- und glücklichmachende Leben lernst Du nur als UrMethodiker kennen: diese Leichtigkeit des Seins, dieses »Die-ganze-Welt-umarmen-Können«, diese einmalige Klarsicht des Denkens, dieses unglaubliche Gefühl von Freiheit und Unabhängigkeit, diese herrliche körperliche Beweglichkeit, dieses Nie-müde-Sein, diese Gewißheit einer unbeschwerten und glücklichen Zukunft, dieses höchste, sonst nie gekannte Selbstwertgefühl! Alle die Halbgesunden haben das ja nie kennengelernt. Nur Du kennst diesen unermeßlichen Vorteil als Adept der Klassischen Naturheilkunde.
Also blicke nicht mehr neidvoll auf diese anderen. Bei stark resistenten Erbanlagen ist es schon einmal möglich, daß hart körperlich Arbeitende bei kleinsten Essensmengen ohne die großen Krankheiten durchs Leben gelangen, die 99,9% aller übrigen Menschen zu durchleiden haben. Du wirst Dir doch jetzt nicht mehr vormachen wollen, ausgerechnet Du gehörtest zu diesen 0,1% ...

---

b) „Das von Europäern für die Kranken als nützlich betrachtete Hühnerfleisch wurde von den Japanern als Gift angesehen." Thunberg, T.: „Travells in Europa, Africa, and Asia made between 1770 and 1779", Rivingston, London, Vol.3, S.49

c) »Eins möchte ich aber als Dein Leser zum Schluß des Buches noch loswerden: In diesem großen Literaturteil hast Du Dich so oft der Wissenschaft bedient, wenn sie Dir als Nachweis dienen konnte. Während Du dagegen im Buchteil kein gutes Haar an ihr gelassen hast!«
Sei mal nicht päpstlicher als der Papst: Ich nehme die Wissenschaft nicht in Anspruch. Ich führe sie nur an, wenn sie mein Denken nach dem gesamten Menschenverstand beweist. Weil Du mir ja nur dann etwas abnimmst, wenn es auch wissenschaftlich nachgewiesen ist. Aber ich hab' sie zum Beweis der Richtigkeit natürlichen, von Gott begründeten Tuns nicht nötig.

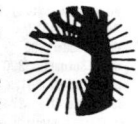

9 *Ich hoffe, lieber treuer Leser, der Du mir bis hierher gefolgt bist, Du kannst Dich nun mit Gautama Buddha zu den vollständig Erwachten zählen. UrKost und Singen sind die Sänften, Dich künftig glücklich durchs Leben zu tragen. Vielleicht treffen wir uns auch gelegentlich mal. Konzianer erkennen sich gleich daran, daß sie sich beim Spazierengehen oder Joggen schon von weitem singen hören. Ja, nur Mut! Welch einen Zuwachs an Selbstbewußtsein und Selbstsicherheit gewinnst Du für Dich, wenn Du das offene Singen überall wagst und ausübst, meint*

Franz Konz

Die Gefahr bei der Suche nach der Wahrheit besteht darin, daß man sie findet...

9.95 Sachwortverzeichnis nach Randziffern (1-999) und Literaturverzeichnis-Nummern (0001-999)

Ein- bis dreistellige Zahlen bedeuten: Randziffern sind im Buchteil zu finden
Vierstellige Zahlen bedeuten: Zahlen sind im Literaturteil zu finden, bzw. als kleine hochgestellte Ziffern im Buchteil

Erkenne: Krankheiten sind jetzt, nachdem Du dieses Buch gelesen hast, nur noch Resultate fortgeführter Engstirnigkeit

A

Abel 1562
Aberglaube 9990
Abführmittel 312, 3615, 6219, 6818
- Mißbrauch 3615
- »Oldtimer« 3619
- Pflanzen - 1918
- schaden allesamt 311, 590
- Sennesblätter u.a. 24, 311
Abgeschlagenheit 998
abgetrenntes Raucherbein 739
Abhärtung durch Waschen 901
Abkehr der Patienten von Schulmedizin 6826a
Abmagerung 6530
Aborigines 903
Abraham à Sancta Clara 0620
Abrechnungstricks 2042
Absätze 8024
Abschälungen der Zunge 2919
Abstammung des Menschen 405ff
Abstillmittel 2694
Abstinenzorganisationen 9899
Abstrahlung →Bestrahlung 9789
Absurdes Klinik-Theater 2421
Abszesse 998
- Spritzenabszesse 2059
Abtreibungsklinik 9118
Abwechslungsreich essen ist falsch 706, 776
Abwehrkraft →Immunkraft
- des Körpers stärken 137, 190, 514, 943, 0730, 9449b
- gegen AIDS stärken 460, 1717
- heftigst bestritten 2007
- UrMethodik bedeutet Eingabe von - 460
Abwehrschwäche 998
Abwehrsystem der Haut 9609
Achillessehne 3954a
Aciclovir 3711
Acker-Minze 867
Ackersenf 867
Acker-Stiefmütterchen, Acker-Veilchen 867
Ackerwinde 867
Adenom im Kolon 2458
Aderlaß 215, 0607, 0651a
Adernetz des Menschen 226
Adrenalin 6038
Adventisten 6515
Affe Kopfkolter 388
Affenhoden 6825
Affenmenschen
- Abstammung von ihnen 382
- als Vorbild? 385, 852
- Alter unter dem des Menschen 398
- artgerechte Haltung 4312
- Aufregung 4310
- deren Kinder 383
- deren Sexualität 390
- deren UrKost 391
- der nackte Affe - 9749
- Ernährungsunterschiede zum Mensch 392, 9955
- ihre Essenszeiten 9131d
- Krankheiten der - 394, 9837a/b, 4204-4206
- Nahrung - Durchschnittswerte 385, 393
- Nahrungszugabe im Zoo 4001
- scharf auf Fleisch 4207
- Schlafstätten 4209
- schlagen zurück 4511
- sollen Heilpflanzen bewußt essen 4215
- Unterschied zum Menschen 853
- verführt von uns zum Fleischessen 395, 4207, 4310, 4312
- Vergleich zum Mensch 4403
- Versuche mit 9488b
- was essen sie? 391
- wichtigste Werke über 4203

- wie sie ihre Kinder behandeln 398
Afrika und Chemie 964
Afterjucken 1684, 645
Aggressivität 998, 1077, 6335
Ägypter - die alten 6348
AIDS →HIV
- Abwehrkräfte stärken 460, 1717
- Afrika 1710, 1754c, 1757a
- Allgemeines 1715, 1721, 1772a/b, 6237/8, 9740
- andere Natur-Therapien 1853
- Angstmacherei 1853
- Anstieg unwahrscheinlich 1849
- Arzt geheilt 1800, 9840
- auf Serum warten? 488
- aus vielen eine Krankheit gemacht 478
- Ausweitung des Krankheitsbildes 1714
- Autosuggestion 960
- AZT 1703, 3616
- Baby plötzlich gesund 1852a
- Behandlungs-Schweinerei 3834
- Betrug des Jahrhunderts 1704
- Bluter 1801
- chronische Vergiftung
- doch nicht tödlich? Beispiele 485, 974 (56)
- Drogen 1751
- durch Blutübertragung 285
- Durchbruch in der Forschung 1754d, 1821
- eine heilbare Krankheit 1707
- erste Heilberichte 485, 487
- Establishment 1765
- Fehldiagnosen 2435
- Fixer 478, 484
- Folge exzessiven Lebenswandels 1756
- Frauen 1716
- Gentherapie gegen - 3892
- geheilt von - 1850
- Geld f. Forschung vergeudet 475,488,507
- Gewebekulturen 1799
- Gott und - 1849
- Grünaffen sind geschützt 485, 503
- Härte gegen sich erforderlich 454
- Heilmittel dafür wäre Katastrophe 464
- Heilmittel dagegen 1799
- Hilfe möglich 453, 505, 506, 1800, 9840
- HI-Virus hat jeder 485, 1724, 1759
- Hoffnung für HIV Infizierte 1774
- Hoffnungsmache bei° - 511, 1713a
- Immunschwäche 1752
- immunsuppressive Therapie 480, 1805
- Immunsystem nur durch Natur stärken 455
- Impfstoff immer ohne Wirkung 1713b, 3559
- Impfung 0714
- Infizierte, symptomlose 1812
- Interleukin-16 1799
- in zwei Jahren heilbar? 511, 1806
- kein Todesurteil 495, 514, 974 (56), 1721
- keine Ansteckung unter 1754d
- Kombinationstherapien 1816
- Kranke: probieren geht über studieren 495
- Kranke sollen schlemmen 241
- Kranker: ohne Therapie gesund 1852b
- Lügen 974 (56), 1813
- mit Syphilis verwechselt 1757a
- Natur-Therapien, andere 1853
- neue, einfache Definition 1714
- nicht unheilbar 974 (56), 1853, 9840
- nie in ärztl. Behandlung damit begeben 461
- ohne infiziert zu sein 1712
- Patienten, Behandlung 1700b
- Patienten kosten 200.000 Mark 1760
- Profit, um Profit geht es 1800ff
- rätselhafte Seite 1849
- Rauchen verstopft AIDS 469
Risiko 1721
- bei Organverpflanzungen 3245b

- schöpfungsgerechte Lebensweise 1853
- Schwule 484
- seelische Mitarbeit zur Überwindung 960
- Selbstmorde deswegen - wie dumm 502
- steckt in jedem 1755
- Test, Glücksspiel 1701/2
- Tod ist sicher? 1717
- Therapie 1723, 1749
- Trick, um Geld zu machen 1800ff, 479
- viele Leiden zu einem zusammenfassen 478
- Überlebende 9840
- Übertragungsrisiko 9130a
- Unehrlichkeit der -Forscher 488, 489, 1800ff
- Ursache: unverdautes Eiweiß 9963
- Verschlimmerungsmittel AZT 3816
- viele krankheiten einer gemacht 478
- Vitaminmangel? 1756
- von Ärzten hausgemacht? 479
- warum zu vielen Leiden zusammengestellt? 479
- warum zukünftige Heilmittel versagen werden 453, 505
- was Wissenschaftler betrügerisch versprechen 508, 511, 9963
- was zu tun logisch wäre 487, 504
- wie aus Lüge Wahrheit wird 9130a
- wieder negativ 1851
- wird die Mediziner noch lange beschäftigen 1719
- Zirkumzision deswegen 3834
AIDS-Hilfe 1771
Ajurveda - Medizin 215, 6847/9
Akademie für Ernährungsmedizin 2359
Akne 199, 998, 2330b, 3709a/b, 9609
Aktivsein - wichtig 954
Akupressur 971, 8217
Akupunktur 314, 6821, 8209a/b
- falsches Wohlgefühl 8210, 8211
- Verstopfung lösen 8219
Alchemie des Heilens 8213d
Algen 718, 3604
- Meeresalgen enthalten Jod 6326b
- Tabletten enthalten Arsen 3614
Alkohol 5110, 5400ff, 6215, 6307, 5109
- Ärzte 156, 2002, 2161, 5402
- auch wenig schadet 3614, 5000
- →Bier, Wein
- hilft gegen Raucherbeine 5408
- Kinder von Alkoholikern 9899b
- macht dick 5404b
- Migräneanfall 5401a
- plötzlicher Tod 5407
- schützt das Herz? 5404a-c
- wissenschaftliche Aufsätze 5405
- und Rheumatiker 5404c
Alkoholabhängige - sechs Schritte tun 9899a
Alkoholgenuß - schützt vor Herzinfarkt 5404c
Alkoholiker
- anonyme 499, 739, 747
- Gehirn betroffen 5000
- Selbsthilfegruppen 499
- UrKost hilft weg vom Alkohol 740, 7004
Alkoholmißbrauch und Tabakkonsum 5403
- wegzukommen mit UrTherapie 599, 741
Alkoholtüchlein 9526
Alkoholverbrauch - geringeren - wann? 6207a
Allergien 998, 3702, 3815, 6128, 9740, 9841, 982(1)
- AIDS-Mittel 1703
- des Kindes 9431, 9526
- durch Erdnüsse 9841
- durch Kochtopfmetall 601
- Kernobst meiden 6635
- Neurodermitis-Institut 982[1]
- Pseudoallergie 784

- Todesfälle 3814
- wie loswerden? 198, 493, 982(1), 6128
- zu dumm dafür 9431, 9525
Allergikerfamilien 9526
Allgemeine Beschwerden 1012
Allopathie 55, 104, 8213ff, 2096
Alltagsbedingungen berücksichtigen 9702
Alpträume 998
Alraune 47
Alte Oma, cie nicht läuft 880
Alter 2918, 6525, 9697, 9887a/b, 769
- Affenmenschen 4000ff, 398
- Aussehen danach 9887 a/b
- auch dann noch gesund sein 846, 9010b
- Durchschnitts - 2043
- Erotik des Alters 810, 930
- Fasten - Verdopplung der Lebenszeit 8320
- höheres erreichbar 9010b, 9764
- natürliches 769
- Sturzgefahr 2050
- verdanken wir der Medizin? 494,9508,98
- verliert unter UrTherapie seinen Schrecken 9764
- vermehrt Nebenwirkungen 9853, 9857
- vorzeitiges durch Mineralien 718
Alter Fritz 0625
Alter Opa, der rauchte und trank 725
Alternative hatten recht 2007
alternative Heilweisen 215, 0650, 1513, 6826a, 8220, 8234, 9411
alternatives Branchenbuch 980[5]
Alternativ-Medizin 1068, 2159b 3602, 670 8220, 9411, 9715a
- Anerkennung der - 9715a
- durch Ausdauer 8010
Alternativ-Patienten - Bildungsgrad 1564f
Alternativ-Therapie 3322
Altersdemenz 9747
Altersflecke 718, 2783/6
Altersforschung 9697
Altersleukämie 5310
Altersmedizin 2224, 9764
Alterspatienten
Aluminium 662, 166, 8338
- Alzheimer 9401
- in Erde 662, 8312, 8338
Alzheimer 1849, 3674a/b
- Kranke 718, 846, 1004, 8312, 9401, 9412, 9694, 9747, 9875
- Krankheit 12, 166, 178, 718, 1004, 3674a/b, 9410, 9639
Amalgam 423,425,432/3, 2537,2600ff, 2538
- ausscheiden 2661c, 2538
- Ersatz 2647b
- Gifte 2682
- Kopfschmerzen und Allergien 2667
- Multiple Sklerose durch - 2677b
- Quecksilbervergiftung 2660a
Amanita phalloides 9775
Ameisen 391, 6021, 6140, 9108, 9490a
- erste Hilfe 9733
- essen 6139
- programmierte 3201
Aminosäuren 221, 462, 613, 649, 674, 68 772, 6401
- Gehalt der Pflanzen 6107
- Mikrowelle 9681
Ampferknötherich 867
Amphetamine 187, 747
Amputation - Beine 5306
Anabolika 191, 8026
Analysieren bringt Unwissen 361, 3675
Analkarzinom 9855a
Analaverkehr 476

mie 73, 91, 974, 1355
nas 760
sthesistin lackierte während OP Fingernägel 2234
ere Menschen werden nicht krank - wieso ich? 176, 724, 725
ocur 3790
ogene 3670
ille, epileptische 998
na pectoris 170, 998
stneurotiker 956, 9028
stzustände
gemeine u. exzessive 998
rzicht auf Kaffee 197
eimen von Körnern 6405
indigung von Krebs und Krankheit 180
nasdiät 9131 c
nyme Alkoholiker 499, 739, 747
exie 955, 1752, 6002, 9011b, 9728
chriften - Bio-Versand-Firmen 980
chwellen Gelenk 646
ios 900
ropologie 0575
roposophie 215, 6110, 6403, 9494
roposophische Medizin
iotika 12, 193, 3651/4a, 3665b/c, 3668, 5518, 3661, 279, 643
ernative 6813
* Intensivstationen 3660
* Lungenentzündung 3657a
gen 3655
ren zur Nierenentzündung 3665a
ren zur Unfruchtbarkeit 3658
ren zu Pilzerkrankungen 3659
men das Immunsystems 3653
en Epithelzellen ab 3656
ürliches 838
iceboeffekt 3667
nötig 3660/2
lieren Wirksamkeit 9479
hne, braune, geflecktete dadurch 429
Wachstumsförderung bei Schlachttieren 3665c
depressiva 3672, 3850, 5507/9
gen 556, 557
alten-Cremes 2780
gene 9449b
istamine 3815
nistaminika gegen Schnupfen 1648
körper 9448, 9691, 0771
Plaque-Mittel 2611
heumatika 9462
eugt Magengeschwüre 3713, 3733
art zu Magen-Durchbruch 3712
rbung 1853, 9461b
umormittel 2846
verdauungsenzyme 758, 759
niusfeuer 6012
a 3785
kalt waschen 901
älte für Arztverfahren 451, 983, 9893
lessig 546, 1691, 9967, 6926a
saft 2602d
saftkonzentrat 6036b
l 6527
e lagern? 796, 797
lsäure 6126
odisiaka 540, 6834b, 9736
etithemmer Menocil 3808
titmangel/Appetitsteigerung 998
n, Thomas von 954
8313
äologen u. ihre Krankheitsfeststellungen
bei den Urmenschen 839
dt, Hannah 9702c
r 952, 9014c
r über Partner vermeiden 949, 9021
panduhren
s Plastik 9645
ioaktiv 9486, 9642
arzuhren ubd Metallarmbänder 9642
ka - macht Herzflattern 593
atherapie 215, 3498

aromatisierte Lebensmittel 6918
Aronstab 867
Arroganz 2130
Arsen 71, 73, 3603/4
Arterienverkalkung 998
- durch Leitungswasser? 635, 717
Arteriosklerose 715
artgemäß essen 858
Arthritis 645, 998, 2352
- durch Interferon 3735
- Risiken, viele Leiden zu einem zusammenfas
-sen 1753
- rheumatische 0810
Arthrose 785, 847, 960, 974, 8345
- Gelatine 9464
Arthroskopie 2329, 2477
Artzney-Kunst 0630
Arzneibehandlung 3521
Arzneimittel →Medikamente
- Abhängigkeit 998
- Asbest drin 3829
- Kaffee als XO
- Rückstände 3622
- Störwirkungen 3500
- veröffentlichte Studien über 3020
- verordnet und weggeworfen 3534
- Verordnungen 2153
- wirkungslose 2218
Arzneimittel-Kursbuch 3617
Arzneimitteltherapie - wer bestimmt sie 2203
Arznei-Telegramm 9829
Arzt-Testament 968
Ärzte   →Mediziner
- abgestumpft 157
- Abrechnungsbetrug 2138, 2279, 2285a
- Abrechnungstricks 2336, 2344
- Abzocker 0735
- Achtzig % ihrer Verfahren sind ungeprüft 6700
- ägyptische 47
- Ahnung von Medikamenten, keine 9849a
- Alkohol 2161
- Alkoholproblem 156, 2002, 2161, 5402
- alle Jahre andere Behandlung 2095
- allopathische 104
- als Gutachter 983, 2279
- als vorherige Jahrmarktsschreier 66
- ältere 2105
- alternative Heilmethoden 8302, 8221a
- ändern Lehrmeinung ständig 85,255, 974[21]
- amerikanische, ihr Einkommen 2318
- Amigos 2328
- Anfänger 2478
- angeklagt 2015
- Angst als Helfer 2165
- andersdenkende 723
- Ansehen i.d. Bevölkerung 530, 2166
- Ansteckung bei ihnen 2180, 9998k
- arrogante Heilgötter 55, 79, 2023, 2169, 2171, 2219, 9716
- Assistenz 7
- Bruttoeinkommen 3307
- auf Bäume jagen 345
- aufrichtige 2485
- aufzusuchen, war früher nicht üblich 78
- Ausbildung 2025, 2032, 2035, 9726
- Ausbildung ist praxisfern 2032
- ausgeliefert bist Du ihnen 9989
- Autoritätshörigkeit 0561
- aztekische 47
- Bankrott durch- 1060
- beabsichtigen Tötung 2198
- beachten ihren Lehrmeister nicht 29
- bedeuten größte Gefahr für Kranke 86
- bedrohen 338
- Bedrohung der Gesundheit 2459
- behandeln
  - auch wenn es schadet 80, 2069, 2210
  - nutzlos 80, 2102c
  - sich selbst meist nur mit Naturmitteln 370, 458, 1564d
  - sich selbst nur mit Phytotherapeutika 1564d, 6800

- Ursachen der Krankheiten nicht 103f, 9488d
- verschiebt nur Symptome 3217, 2102c
- wie im finstersten Mittelalter 35, 121, 367, 466, 1687
- Behandlungsmethoden 1603, 2314
- beim Arzt 6616d
- bekämpfen Körper des Kranken 104
- beklagen sich über alle 9975
- bekommen den Hals nicht voll 2138
- Berufsmoral schlecht 9833
- besser als Gott ? 748
- bestechliche 630
- bestellen Dich immer wieder zu sich 2333
- bestraft wann? 0652
- Betrüger 2261b, 2281a, 2285b, 9849e
- Betrügereien von ihnen 167, 2280/9c, 2317, 2336, 9849e
- Beutelschneider 0620, 0678
- bezahlen erst nach Erfolg 251
- brauchen nicht zu heilen, sondern sich nur auf Wissenschaft berufen 182
- bringen mehr um als sie heilen 0607, 0609
- Busengrapscher 2160
- Charakter 2137
- Chefärzte - Nebeneinkünfte 2326, 2349e
- Chefärzte operieren betrunken 2149a
- chinesische 65
- Dealer in Weiß 5102
- dem Leben fremd geworden 2429
- demonstrierende 2340
- den Hals umdrehen 3320
- denken nur ans Geld 2297
- diagnostizieren Krebs, um Organe entnehmen zu können 9849b
- die Patienten lieben 2037
- Doktorarbeiten können sie kaufen 157, 9528, 2168, 2299a/b
- Doktortitel 2108, 2299a/b
- dopen u. spritzen Sportler zu Tode 2069
- Drogendealer, strafbefreite 551, 2534, 3536
- Dummköpfe 2207, 6703
- Dummquatscherei von ihnen 202
- durch Anfassen schädigen sie Dich schon 531, 3903
- durchschauen 9726
- edle Absichten am Anfang 155f, 267
- Ehrenerklärung für sie 267
- ehrliche 2473 →Hackethal 2485
- Eingriffe, ärztliche - sinnlos 2462
- Einkommen 2334 →Einkommen
- Einsparungspotentiale 2022
- Elite der Gesellschaft 2164, 2163
- empfehlen dieses Buch, XIII 748
- empfehlenswerte 981
- Entmystifizierung durch Verf. 203
- Entscheidungen, ärztl. - zu viele falsch 2411
- Epiktet über sie 9975
Ärzte (Fortsetzung)
- Erfolg - nichts als Bluff und Illusion 154, 352
- erfolgreiche 2205
- Erfüllungsgehilfen der Pharmaindustrie 688, 2515
- erhöhen Kindersterblichkeit 2076
- Erklärung 1
- Ernährung: keine Ahnung davon 316,597, 697, 786, 787, 2037, 6025, 6617g
- erste vom Autor entdeckte Erkenntnis 0730
- Ethik 267, 369, 2126, 2131/6/7, 2176, 2343, 9971, 155, 965[1], 1855, 267, 369, 2128, 2486, 9971
- Experten 2494
- Fach- müssen unnütz operieren 2030
- Facharztdiplom - Drang zum - 2402
- fällt immer was Neues ein, die Menschen abzuzocken 361
- falsche Prophylaxeempfehlungen durch Hausärzte 2479
- fälschen Statistiken 9513ff →Statistiken →Ärzte-Tricks
- fälschen Akten 2288
- faul u. geldgierig 2138
- Fehler - keine Offenbarungspflicht 2708a
- Fehlbehandlung ist sicher 334,2210

- fehlt menschliche Zuwendung 9422c
- Fernsehfilme 2166
- Fernsehwirkung auf Einfältige 2024, 6718
- finanzielle Interessen vorwiegend 251, 2504
- Folterknechte 2468
- früher besser als heute 26, 51
- früher fahrende Gesellen 51,64,0613/6,0656
- fühlen sich allein zuständig 328
- fürchten alternative Methoden und UrTherapie 633, 707
- fürchten frische Luft 66, 0637/9, 8304
- Ganzheitlich ist ihnen fremd 306
- Garantieerklärung verlangen 266
- Gaunern noch die Hand geben? 9849e
- geachtet 2166
- Gefahr fürs Baby 9122
- gefährlich 531, 2421
- gefährlicher als Geburt 81, 83
- gefährlicher als Krankheit 99, 353, 2709a
- gehen Operationen aus dem Wege 2338b
- gehört Beruf verboten 531
- Geldgier 2119, 9849e
- gemeine Rhetoriker 1353
- genau das Falsche tun, was sie raten 598
- Genozidpolitik 2135
- geschädigt durch - 2066
- Geschäftemacher 2133
- geschickt zu Drogendealern aufgerufen 551
- gesellschaftliche Elite 2163
- Gesundheit 211
- gewissenhafte und nette bedeuten schlimmere Gefahr 323
- griechische - 23
- große 9703
- größte Ambitionen 1016
- gute Kommunikation mit Industrie 2520
- gute und schlechte - 2014
- haben kein Rückgrat 9726b
- haben leichtes Spiel mit Dir 39, 130
- haben Schau nötig 3301
- Haftbeschulde gegen - 2289a
- Haie 5506
- halten nichts von UrKost - wie kontern? 786
- Händeschütteln bringt ihnen Monni 2683
- Halunken 2014
- Handlungsweisen Mord 9852a
- häufigste Behandlungsfehler 2052a
- Hausärzte - verheerendes Urteil 2104, 2261a
- Hautärzte - goßes Geschäft 1772a
- hebräische 48
- heilen nicht, sondern schädigen 68
- hilflos 1360
- hippokratische 0583
- höchst geachtet 530, 2166
- Höchstverdiener der Nation 2343
- Hoffnungsmacher seit Jahrhunderten 167, 1575, 1578
- homöopathische 6701
- hüte Dich davor 0665
Ärzte (Fortsetzung)
- Idealisten unter ihnen 131, 155, 156, 267, 467, 9614b
- ihnen ausgeliefert sein 9989
- ihr neuester, übelster Trick 140, 161
- ihr Wissen ist nachteilig für Kranke 2482
- im Fernsehen 3308
- im Pharmazieunternehmen 2527
- Image 9849a
- in Geheimkliniken 2123
- Informationen verweigern 2155
- inhaftierte 6701
- israelische 2063
- je mehr, desto mehr Kranke 2054
- je weniger, um so weniger Tote 0619, 2063
- nur jeder 10. Patient wird richtig behandelt 2233
- jeder sagt was anderes 1203
- junge 2043
  - was die lernen 155, 9726
- Kaltschnäuzigkeit, ärztliche 33, 9833
- Kassenärzte betrogen Krankenkasse 2282
- Keimanhäufung in ihren Praxen 2180, 9998k

A

- keine Ehre und Gewissen 9726
- keine Krähe hackt - besonders nicht bei Prominenz 2056, 9726
- kennen keine gesunden Menschen 251
- Kenntnis äußerst unzureichend 1202
- Kinder- →Kinderärzte
- Kirchenverbindung 53, 0626, 9448
- klarsichtige 2013
- kleinere nicht verurteilen 155
- Kollegenvernichtung 2511
- Komplikationsdichte ihrer Eingriffe 3244
- können nicht mehr alles erreichen 2496
- können u. dürf. nicht naturgemäß heilen 160
- konnten nie heilen 99
- Koofmichs 2317
- köpfen als Studenten Frösche 135
- Kostenersparnisdenken 2308a
- Kotau machen? 241
- Krähenmentalität 2056, 9726
- Krankheitsursachen interess. sie nicht 321
- Krebs durch ärztliche Behandlung 131
- Krebsfrüherkennung - Vorbild 1073
- Kriegspropaganda 0632
- Kriegshetze 0632
- kriminelle Körperverletzer 241, 561, 1808a
- kriminelle Machenschaften 2284, 2468b
- Kumpanei mit Pharmaindustrie 348, 688, 2503/4, 2518, 2500-2537
- Kunst, ärztliche - ist Unheilkunst 530
- Kunstfehler 323, 2052b, 2220, 2246b, 2468c, 9716b
- Kurpfuscher, Scharlatane 2190a/b
- KZ- 99, 2158, 2536
- lassen ihre Kinder nicht impfen 89
- lassen sich nicht impfen 0710, 0801
- Lateintick 135, 330, 2041, 6813, 9443
- leben ungesund 302, 2002
- lehnen Fasten bei Krebs ab 646
- lehnen Operationen für sich ab 2338a/b
- Lehrprogramme für junge 159
- leichtfertig bei Brustkrebslabortest 2408
- leisten bei Krankheit nichts 2018
- leisten wann gute Arbeit? 535
- leugnen die Schuld der Kranken an deren Leiden? 25, 373
- lieben High-Tech 2037
- liebevolle unter ihnen: Gefahr! 155
- Lob für Unfähigkeit 1204
- lügen, was das Zeug hält 494, 1427, 1434, 1562, 1601/7
- machen alles kompliziert 329
- machen andere schlecht 165, 214
- machen Angst 338
- machen aus Dir Versuchskaninchen 357, 2124, 2134, 2290, 2524, 3103, 3113a/c, 3250
- machen jede Mode mit 28, 43ff, 134
- machen Kinder drogenabhängig 320, 549, 549ff, 3536, 5501, 5510 9121
- machen kränker 246, 306
- machen Menschen abhängig 594
- machen ununterbrochen Werbung 165

Ärzte (Fortsetzung)
- Mafia 2511
- Medizinverteiler 2534
- Mensch ist ihnen gleichgültig 3314
- Metzger 2256b, 2257
- Mitleid mit ihnen? 155, 302, 9975
- Moral 0582
- Mörder 2536
- Motivation 2137
- müssen falsch behandeln 354
- müssen gut verdienen 631, 2314
- müssen Unterlagen rausrücken 2496
- müssen zurückstecken 2496
- müssen Zusammenhang Krankheit/Ernährung leugnen 630ff
- nach der Leistung bezahlen 251
- nach Jahrhunderten gesehen 19ff
- Narkosefehler 2159d
- Naturärzte 106, 500, 830, 9718
- nehmen für sich selbst Naturheilmittel 458,

2338
- nehmen Schmerzen weg 203
- Neid und Konkurrenzkampf 2492, 2763
- Neidhämmel 2138, 2490, 2492
- Nervenärzte 556
- neue Tricks 8292
- nicht interessiert an Gesundheit ihrer Patienten 2140, 2164, 3305, 9027
- nicht konsultieren - Warum 9614a
- nie hingehen 2335
- nihilistische 80, 0642, 0653
- nimmt man alle Untaten ab 589
- nötigen und zwingen 347
- operierten falsches Knie 2262
- Operation: drängen darauf 347
- Operationshäufigkeit 2702
- Paramedizin wird akzeptiert 2145
- Patient-Kommunikation 9001
- Patient unwichtig 2140, 3305, 9027
- Patienten kritisierten sie 2016, 3302/5
- peinlichste Fehler 2111
- pekuniäre Gründe 2478
- permanente Hochstapler 2468c
- Pfusch 240, 2055/6, 2220ff, 2246a, 2248/9, 2251, 2263, 2279, 2841
  - bei Notaufnahme - tödliche 2235
  - Chirurgen- 533, 2256a, 2262, 9716
  - Darm perforiert 2159e
  - Gebärmutter perforiert 2056
  - Gehbehinderung 2056
  - Hirnschäden 2056
  - in Japan 9458 I
  - nach Operation gelähmt 2056
  - Niere 2279b
  - Querschnittslähmung 2056
- pfuschen in Naturgesetze hinein 92
- pfuschen, vertuschen 2228a, 9729
- Pharmaindustrie
  - Abhängigkeit 0731-0733, 3306
  - Komplott 2507
  - Kumpanei 348, 688, 2503/4, 2518, 2500-2537
- Pharmazie-Brüderschaft 2357/8, 2516
- Praxis verseucht 2180
- Preisverleihungsspitzensportler 235, 325, 2303, 3876
- Profitgier 373, 630, 838, 0638, 1812, 2138, 2290-2349b/c, 2500-2537, 2613, 6827
- Prominenten-Behandlung 2323
- Propaganda 6718
- Prozesse 2229
- Prüfung 6700
- Qualifikation fehlt 2101
- rauschgiftsüchtig 247
- Ratschläge differieren 1203
  - für Prozesse mit ihnen 2229, 2279g
- Rechnungen - bankrott durch 1060
- Recht zu töten 0551
- Röntgenpaß gefragt? 2173
- Ruhmsucht 1016, 1356, 2706, 3007
- ruhmsüchtige Heilgötter 9716
- sahnen ab 2349b
- sattelfest? 9523
- schädigen mehr als sie gut machen 304, 2227, 2317
- Scharlatane 76, 85, 500, 2170, 2190b, 2484
- Schau 2341b
- Scheren, Binden, Klammern im Bauch vergessen 257
- schlampige 2052a
- Schliche 2756
- schlimmer als Krankheit 99,304,1611,9614a
- schlimmes Treiben 0622
- Schmarotzer 2041
- schmeißen ständig alte Lehrmeinungen um 1603, 1617, 2004
- Schmutzfinken 81, 2172, 3320
- schneiden Fröschen Köpfe ab 135, 2031/8, 4503
- Schreckens- 1617
- schrieben selbst Geschichte der Medizin 70
- schwenken um, wenn es sein muß 255,

1425, 1568, 0614
- seelenlos 2129
- sehen keine kranken Menschen mehr 307
- sehr optimistisch 1223
- Seuchenarzt 0611
- Sexualfeindlichkeit 78
- Sicht, ärztliche 2016
- sind das Problem der Krankheit 67
- sind die Pfaffen von heute 373
- sind feige 9422c, 1855
- sind fleißig 156
- sind frauenfeindlich aus Tradition 136
- sind Freiberufler 531
- sind Götter? 70, 149, 251, 353
- sind höchst anspruchsvoll 2166
- sind keine Übermenschen 333
- sind Metzger 2256b
- sind ohne Rückgrat 9726
- sind raffinierte Burschen 0807
- sind Scharlatane 76, 85, 500, 2170, 2190b
- sind stets Risiko 85
- sind überfordert 155, 2183
- sind unsauber 81, 2172, 3320
- sind Unternehmer 355, 631
- sind vermessen 340
- sind verantwortungslos 2145
- sind Verbrecher 6019, 6414
- Skandal 2287
- so gut und schlecht wie wir alle 140
- so schätzen sie dich ein 3325
- Söldner der Pharmaindustrie 348, 2357/8, 2506
- sollte man Beruf verbieten 531, 2263
- sollten was tun? 3718
- Sozialneid 2072
- Sportmediziner 892, 922
- Spritze aus der Hand schlagen 349, 2069, 3407
- Staatsanwaltschaft 2171
- standen früher Natur näher 26
- sterben für Publicity 2515
- Stundenlohn von 1300 Mark 0735
- Strafanzeigen gegen- 211
- sträuben sich, gegen Krebs behandelt zu werden 3605
- streikende 2063, 2250
- streuen Krebs aus 84
- Stundenhonorar 5000,- DM 2294
- süchtiger als Patienten 5402
- Symptombehandlung nur 103f, 9488d
- therapieren maximal 3200
- tiefere Gründe für Menschenverachtung 30
- Tierärzte 836
- Todesfälle gehen zurück, je weniger sie tätig werden 2076
- Todsünden 3719
- töten Humanität 2446
- Totschläger 2480
- Totschläger und Verderber 65, 1066, 2069
- Tranquilizer an Wildfremde verschrieb. 5512
- Trick bei der Erklärung von Nebenwirk. 181
- Tricks 0629, 0643, 0650
- Tricks bei Krebs 19,21,46,58, 62, 254, 291
- Tricks bei Syphilis 68ff, 71
- tricksen Öffentlichkeit aus 0807

Ärzte (Fortsetzung)
- überflüssige Operationen 2077
- unbarmherzige Heilgötter 9716
- und Heilpraktiker 2119c
- und Pharma-Industrie 2500
- Unkontrollierbarkeit 2173
- Unmenschlichkeit 2154/8
- unpersönliche Behandlung 0628
- Unsauberkeit 81, 2172, 3320
- Unterdrückungsmechanismen 2033
- Ursachen der Krankheit finden und beseitigen sie nicht 105, 321, 1911
- verächtliches Gesindel 597
- verantwortungsloseste Berufsgruppe 2521
- Verantwortungslosigkeit 2607
- Verbrechensneigung 2158/9, 2468a
- verbrecherische Behandlung 355, 2536
- verbreiten Sucht 5106

- verderben Kinder 550
- verdienen zuviel 2281a
- vergewaltigen Frauen 1808b
- verhalten sich wie Haie 5506
- Verheerendes 9651
- verkaufen uns für dumm 0622
- verkaufen Wundermittel 9978
- verklagen bei Pfusch? 451
- verkrüppeln Dich 323, 2251
- verkürzen Lebenszeit von Brustkrebskran 323
- verletzen Patientenwürde 2464
- verpflichtet, andere Ideen zu prüfen 220
- verschreiben, was Patienten wünschen
- verseuchte Praxis 2180
- Verstrickungen von - 2708b
- versuchen sofort, nicht spurenden Kolleg das Brot zu nehmen 2511
- vertrauen selbst nicht Schulmedizin 360 2338a, 8221a
- Vertuschung 2245, 2708b
- verursachen Krankheiten 3718
- Verursache erfinden 1627
- viele können nicht mal richtig Spritzen se 2052b
- vierzig Prozent ihrer Verordnungen falsch 2
- völlig hilflos 2112
- vom Thron stürzen 492
- von allen guten Geistern verlassen 3306
- vorbildliche 9718
- vor ihnen versagt klares Denken 590
- Vorsicht 2010
- Vorwurf: Pflanzliche Heilmittel seien ungeprüft 320
- wagen nicht, was sie empfehlen 2338a
- wann empfiehlt sie der Autor?
- wann nötig?, wann tolerierbar? 523, 53 494
- wann und warum nicht nötig? 494, 534
- warum nicht konsultieren? 9614a
- warum sie die Geschichte der Medizin se schrieben 75
- warum sie keine einzige Krankheit behan dürfen 256
- warum sie mit allen Tricks Kunstfehler abstreiten 452
- warum sie Urzeit-Therapie nicht anerken 181, 631
- was ist deren Doktortitel wert? 157, 2 1
- was sie alles zu heilen versprechen 177
- was sie falsch machen 8015
- was sie nicht alles wegen Ruhmsucht tu 1356
- was sie sich unter »Heilung« vorstellen
- was sie unter erfolgreicher Behandlung verstehen 1454
- was sie unter gesundheitserhaltender Ernährung verstehen 2193a/b, 6200ff, 6250, 66
- was sie unter segensreich verstehen 14
- was sie verdienen 2334
- was sie vergessen
  - Klemme im Bauch 2240/2
  - Schere im Bauch 2241
  - Tuch 2239, 2260
  - zwei Klemmen im Bauch 2242
- wechseln ständig ihre Methoden 1603

Ärzte (Fortsetzung)
- weiße-Kittel-Kriminalität 2904
- Weiterbildung 1209d
- wenden nur Mist um 2000
- wenden sich stets dem Neuen, Moderner 63, 181
- wenden sich wieder Heilkräuter-Therapie 76, 0614, 1425, 1568
- werden gebraucht 156, 494, 532
- wie kamen sie zur Allopathie? 71
- wie sie die Wahrheit verdrehen 550
- wie sie früher warben 0616
- wie sie Patienten quälen 9614b
- wie sie mit Technik beeindrucken und da Erfolg feiern 98, 2166
- wie Wissenschaft, wenn sich ständig ihr Methoden als falsch erweisen? 1617

ener Schule (therap. Nihilismus) 69, 80, 0505, 0642, 0653, 1570, 2487, 8335
rksamkeit 2061
ssen 3521
ssen nichts über Ernährung →Ärzte-Ernährung
ssen nichts von der Heilkraft des Körpers d natürlicher Nahrung 347
ssenschaftlichkeit wird langsam aufgegeben 2955
ssensdefizite 2479
für bezahlt 2187
llen Kranke für dumm verkaufen 91, 307
llen krankhalten 208, 548
llen nur Geld verdienen 2144
llen nur High-Tech 63
llen was finden 352
llen wirklichen Ursachen nicht auf den Grund gehen 1911
rtverdreher 46, 74, 94, 163, 383
rtvernebler 1661, 475
cher 2292b
hn- 422ff
ilcourage fehlt 9422c
eigenen Gedanken fähig? 1106
empfehlende 748, 858, 981
empfehlende Zahnärzte 981 (1)
n Abschuß freigeben 9975
wangsmittel 0723
ingen bereits Patienten 367, 2159
hische Opportunisten 3310
aführer 9833
-Initiative anerkennen 3851
emafia 2289b, 2744b
erecht 9850a
esendungen 2001b
aschaft 2017
dizin-Mafia 9833
cks der 1758
häufigkeit - je höher, desto mehr Tote 2063
nnen 748, 2339b
st 216, 1111/3, 9684a, 1108
Arzneimitteln 3829
abs durch 153
eneimerprozeß 2466b
n-Shops 6406
tische Wunderheiler 20
t durch UrKost 756
epios 23, 0501
in 348, 3717a/b, 3739, 8026, 9501
Kindern? 2147a, 3727b
eugt Nierenschäden 3750a
rt zu Blutungen 3717a
rt zu Schlaganfall 3728
gen Herzinfarkt 3729
mm Blutversorgung 3761
Apfel 3729
er und Hirn geschädigt 3738
benschäden 3727a, 3739, 3750a/b
ützt vor dem Herzinfarkt? 3738
wenig genommen und deshalb Kopfschmerzen? 349
rina Infantil 2147a
r, Strand- 867
ma 645, 889, 974, 982, 0782, 2514, 5303, 5517, 6349, 6852, 3801, 9210
fälle 998
nchiale 998, 2117
ch Tiere 0678
uschnupfen wird viel leicht - 178,0782, 3811a
nder 2350
anke - Sterblichkeit nimmt zu 3806/7
lz 6349
alisches Leiden 960
d durch Heilmittel 3805
d Bewegung 8009
onautenkost 241
es 974[56], 9531
n schlechter 2623
übungen sind sogar gefährlich 909
rosklerose - Bakterien 1653
s-Diät 6606
nbestrahlung 2844

Atombombenerfinder-Meinung 9425
Atomkraftwerke 2813, 2839
Aufbaumittel für Knorpel 3800
Auffrischung 2315
Aufklärungsgespräch 3317
Aufputscher, sexuelle 6015
Aufputschmittel 187, 747
Aufteilung - Wildpflanzen: Früchte 774
Augendruck - erhöhter 998
Augenfaltencremes 2781
Augenklappe hindert Heilung 9442
Augenlidentzündung 998
Augenoperation 533, 2012
Augenschmerzen 998
Augentraining 917
Augustinus 804
Aura 9968
- der Bäume 769, 938, 942
Ausbildung als GesundheitsPraktiker 982[11]
Ausfluß
- bei Frauen 294, 1684/9, 9872, 9903
- vaginaler 998
ausgewogene Ernährung →Ernährung
Auslastung der Geräte 2418
Ausräumung trotz ungeklärtem Vorteil 112
Ausrottung und Raubzüge begründen 54
Ausschabung 533, 9126
Aussichten - wer hat die besten, gesund zu werden? 3020
Aussteiger 9961
Austern 6328
Auszehrung 6580
Autan 6510
Autismus 1434
Autofahren und Singen 963
Autor 6663
- allein im Besitz der Wahrheit? 866
- als Präsident eines Gesundheits-Vereins 978
- Animositäten gegen Ärzte 326
- Anschrift von ihm 978
- bedient sich der Wissenschaft 9998b
- bei Pastor Fliege 414
- bekommt immer noch Lust auf Leckeres 803
- bekommt kein Asthma 892
- bietet Dir die Meinung berühmter Professoren und Spitzen-Fachleute 107
- Briefe an ihn 663, 957, 974
- dachte, über Kranke die Erde zu retten 497
- erfüllt keine Erwartungen 678
- erhält Dankesbriefe 974, 979c
- erhält Hausverbot von Uni 9976 b
- erhält keine Honorare von Industrie 612
- erspare Dir dessen Fehler 805
- erzählt über seine Frau 915
- gegen ihn steht Hackethal ein Heiligenschein zu 967
- gibt Anstöße 346
- gibt lebensrettenden Rat 343, 344
- ging später nie in Behandlung 188
- glaubt an affenartige Vorfahren
- hat alles am eigenen Leibe ausprobiert 101
- hat noch mehr Bücher geschrieben 9034
- hat Rückfälle wie Du 860
- hat Wunsch an Dich 240
- hatte selbst Magenkrebs 101, 9917
- haut aus Krankenhaus ab 9917
- heiratet eine junge Frau 916
- im Kirschbaum 927
- im Krankenhaus 188, 8915
- ist kein Asket oder Guru 0, 670
- ist große Gefahr 1727
- ist zu fanatisch 571
- kann nicht heilen 101
- kann Essen nicht bei sich behalten 860
- kann sich schön den Tag einteilen 931
- kommt wann zu Dir? 947
- Krebs-Biopsie 9917
- kriegt Schnupfen 383
- kritisiert nichts, ohne zu verbessern 326
- läßt Antienzymbildung prüfen 759
- leistet seinen Eid 0
- macht Fremdwortgebrauch nicht mit 330
- macht Schonung des Lesers nicht mit 958

- macht selbst UrMethode, um lange vital zu bleiben 915
- möchte mit Dir zusammen essen 756
- muß Zecken entfernen 547, 838
- nahm anstatt zu geben 973
- nimmt Dich zum Waldlauf mit 818
- persönliche Anregungen 977
- rät Ärzten 8343
- Referenzen im Film: 0
- sagt nichts als die Wahrheit 678
- schlägt Schulmedizin mit eigenen Waffen 651, 998
- schonungslose Sprache 9497
- schreibt böse Briefe 2043b, 9200ff
- sein Buch nicht beachten: 819
- schreibt Buch über Graphologie 9034
- schreibt offenen Brief 1855
- sein Pseudonym 0, 2954, 9992
- seine Eitelkeit 331
- seine Entlassungspapiere 9917
- seine Frau 844, 915
- seine Seminare 978
- seinen Ratschlägen folgen oder vor die Hunde gehen 8, 125
- verfolgt von Staatsanwaltschaft 0, 966, 3725c, 9977a/f
- vermißt keine Genüsse mehr 821
- Vermittler der Natur 670
- versuchte Quadratur des Kreises 973
- verweist auf Boulevardblättchen 168
- wagt Spekulation 483
- was kann er UrMedizin-Abweisern letztlich noch geben 972
- was schreiben ihm die Leser? 135, 581, 819
- will lieben können 865
- wurde angeschrien für Hilfsbereitschaft 137
- zitiert aus Boulevard-Presse: warum? 168
- zu scharf gegen Ärzte? 155, 266, 373, 630
Autoreisen 9949b
Autosuggestion- Behandlung 969
Avicenna 31
Avocado 772, 858
Ayurveda 215, 6847
AZT (Azidothym) 486, 508, 1711, 1751, 1762, 1804, 1811, 3760, 3816, 3834
Betrug, Betrug
- gegen AIDS 3760, 1762
- wirkungslos 3834
Azteken 797
Baby →Schwangerschaft und Geburt →Säuglinge
- schon medikamentisiert 9130a
- Eier und Butter 6609
- Kopf des- 9114
- mit Urzeit-Ersatzmuttermilch stillen 793
- mißgebildete 217
- Milchnahrung 6917
- nachts stillen ohne Aufwachen 995ff
- neues Herz 2706
- ohne Hände 1015
- unruhiges 366, 9100
- von Vegetariern 694ff
- will Mutter an sich spüren 366, 383
Babykost
- Flaschenmilch macht sie zuckerkrank 9106
- Mandelmilch 793
- Trockenmilch 9132
Bach H.-D. 967[7]
Bach-Blütentherapie 215, 8316b
Bachbunge, -Ehrenpreis 867
Backen 6232
Bäcker arbeiten mit Chemikalien 6920
Bäder, Kuren 636, 9409
- Kamillen-Dampfbad 1648
- Lehm- →Lehmbäder
- Moorbäder 8224
- Sandbad 945
- Sonnenbäder 2526
Badezimmer in der Wohnung 9944
Badminton 920
Bärchen 1434
Bakterielle Sabotage 1654
Bakterien/Viren 75, 0504, 1691b, 466

- alle Menschen haben HI-Viren 485
- als Teufel 475, 1105, 1657
- Angst davor schüren liegt im Sinn des Schulmedizinkomplotts 2607
- Ärzte wissen nicht Bescheid 75, 1682
- auf Wildpflanzen 799
- Bakteriologie 75, 0554
- Cholera 463, 1681, 6517
- Darm 431, 465, 1114, 1122, 1686, 6103, 7017, 8216ff, 8328, 9443
- deren Aufgabe 476
- durch Übersäuerung 1680
- es gibt keine schadenwollenden 462
- Fäulnisbakterien 412, 476, 641, 965, 6202/3, 6313, 6350
- Grund ist maßgebl., auf d. sie leben 75, 463
- heimtückische 1678a, 114
- Herzleiden 9473a
- krankmachende: ungefährlich 1683
- ihr Entdecker 65
- müssen sich bei Kranken vermehren 75, 464
- müssen wir dankbar sein 471
- neue These der UrMedizin 75
- nicht abwaschen 799
- nötig zur Immunsystemstärkung 114
- Pasteur 75, 1647
- selbst Karies- haben ihr Gutes 470
- sind Ergebnis, nicht Grund der Krankheiten 464, 1675, 9604
- sind nicht hinterlistig oder schlimm 461, 462, 470
- sind zu fürchten? 463
- sollen an allem schuld sein 461ff, 9473a
- Teufel 1105
- Tuberkel-Bazillen 75
- Überschwemmung - warum? 1670, 1680
- Umfeld wichtig! 485
- wandeln ihre Form 469
- was sie zerstört 465
- werden durch uns bösartig gemacht 1691b
- wollen lebensstark machen 114, 457
- Zeichnungen davon wertlos 0713
Bakteriologie 75, 0554
Baldrian 1569
Balint 0629
Balkon: Pflanzen ziehen? 736
Ballaststoffe 856, 6520, 1771
Ballondilatation 157, 341, 3115, 3205/7/8
- Erfolg von kurzer Dauer 3205
- Stents 3115, 3201
Ballon-Patienten 3206
Baltzer 0604, 9475b
Bananen 737, 760
- biologische 737
Bänderriß 534, 3950, 9417, 646
- ohne OP heilen 9417
Bänderverletzung 9415, 9419, 9783, 646
Bandscheibe 2346
- Operation 2056, 2247, 3230/7/9
- Schäden behandelt 9877a
Bandscheibenschaden: muskeldynamische Selbstbehandlung 9877b
Bandscheibenvorfall 337, 2056, 8021, 9877a/b
- operationsfreie Kurbehandlung 9723
Barfußgehen 887, 8114
Bärenklau, Wiesen- 867
Bärentraubenblätter-Extrakt 6813
Bärlauch 957
Barmer Ersatzkasse 9995
Basaliom 191
Basedow, M. - Retroviren 1656
Basen und Säuren 6125, 763
Bauchaussehen 973
Bauchdeckenplastiken 9439a
Bauchdeformationsarten 967[6]
Bauchfellentzündung 998, 2748
Bauchfisteln 2232
Bauchhöhlengeschwülste 998
Bauchhöhlenschwangersch. 533, 5302

B

Bauchschmerzen 998
Bauchspeicheldrüse 180, 189, 231, 380, 628, 645, 3237
- Entzündung 998
- kann Kohlenhydrate u. Eiweiß verdauen 777
- Operation 3228
Bauchspeicheldrüsenkrebs 1567
Bauchwandbrüche 261, 642
Bauchschmerzen 2735
Bauen, Wohnen, Fragen zur Baubiologie 980
Baum (Bäume)
- Aura 769, 938, 942
- gesunder ist Geld wert 8308
- sich daran reiben 8026
- sterben für Menschen 7014a
- umarmen 927, 942, 6363b, 8030, 9036
- Wert 8308
Baumharz, süßes 800
Baumschule 980(8)
Baunscheidverfahren 215, 9400
Bayer Leverkusen 2512
Becker, Boris 2537
Behaarung
- vermehrte 998
- bei Frauen 998
Behandeln ohne etwas zu wissen 2453
Behandlung
- ganzheitlich 3016
- keine die Beste 2197
- medikamentöse: Folgen 3501
- schadet 2206
- völlig verkehrt 85, 2095
Behandlungsfehler, häufigste 2052a
Behandlungsmethoden - Ärzte 1603, 2314
Behördentricks 2916
Bei Mäusen hat's schon geklappt 475
Beifuß 867
Bein(e)
- Amputation 5306
- vorsorglich 1566a
- offene 5, 46
- ruhelose 2442
- Wasser in Beinen 6, 974[13]
- zu kurz 2442
Beinwell (Comfrey) 760, 867, 7011, 8232
Beitragszahler - Der Dumme 2293
Bekleidung
- krankmachende 844,9633/4/6, 9649, 9684b
- Schäden durch 9665
Belassen von Tüchern 2238
Belehrung eines Laien 3103
Belgische Ärzte streiken: Todesfälle gehen zurück 2701
Benommenheit 998
Benzodiazepin 557
Benzol 649, 1100b
Berg der Nahrungsköstler
Bericht - Afrikareisende 6512
Beruhigungs-Tabletten - trügerisch 3413
Berühmte Professoren sollen Dir nur raten 107
Berührung löst Krebs aus 120, 164
Beschwerden, allgemeine 1012
Besprechen von Krankheiten 592
Bestrahlte Lebensmittel 6910ff
Bestrahlte Champignons 6910c
Bestrahlte Nahrung →Nahrung - bestrahlte
Bestrahlter Weizen 6910c
Bestrahlungen →Röntgen
- bei Schmerz 280
- des Zwerchfells 2824
- elektromagnetische →Elektromagnetische Strahlen
- Lebensmittel 6033a/b, 6910ff
- lösen Krebs aus 120, 154, 1100a, 1152, 1206, 1227, 1408, 1455, 1505, 2825, 3237, 3739
- Methode Prof. Schlag 164
- Monsterkinder dadurch 217
- nach Brustoperation: mehr Nachteile 2842
- Schäden 77, 146, 164, 9486
- schonende 177
- verursacht Schilddrüsenkrebs 2825
Betablocker 1017

Betäubungsmittel - kein Segen 204
Betonie 0501
Betrug in der Wissenschaft 612, 649, 0655, 2900/1/2
Betrüger im Labor 1700
Betrugsdezernat 2362
Bett kostet Muskelmasse 8022
Bettlägerige - wie sich fit halten? 893, 9610
Bettnässen 998, 9125, 9874a
Beulenpest 0617b
Beutelschneiderei 5100
Bevölkerungsexplosion 380ff, 721
Bewegung →UrBewegung
- beeinflußt Todesrate 8013
- Erfolge bei Mulptipler Sklerose 8014
- erspart Transplantation 8000
- erspart Krebs 8001
- erzeugt Glücksgefühle 8000
- Urzeitmenschen 900
Bewegungsarten-Übersicht 900
Bewegungskoordination - Störungen 998
Bewegungsmangel 8108
Bewußtlosigkeit - kurze 998
Bewußtseinsstörungen 998
Bezoarsteine 43, 0611a
BH macht Krebs 1452, 9623
Bibel 58, 187, 387, 398, 595, 638, 853, 907, 964, 965, 6016, 6102
- Ernährung 6017
- Urbibel 708, 0644
Bibernelle, kleine - 867
Bienenstich(e) 9949e
- nicht mehr gefährlich 569
→Wespenstich 9909
Bier 5110, 6205, 6708c, 6912
- Hopfengift 1434
- macht Krebs 739, 998
- Reinheitsgebot 6912
- und Kalziumsulfat 6911a
- wird Gips zugefügt 5110b
Bierhefe 768
Biertrinker 6911a/b
Bild-Berichte
- AIDS-Heilung 487
- Krebs-Heilung 489, 491
- Neurodermitis-Heilung 493
Bilharziose 854a, 9759, 9988
Bilsenkraut, schwarzes u. gelbes 867
Bingen, Hildegard von 59, 215, 0615a, 6362
Bio-Bauer 6344c
Bio-Einkaufsführer 980[1]
Bioflavonoide 3780
Bio-Frisch-Flocker 9894
Bio-Generator 9403
Bio-Häuser 980[6] →Blockhaus
Biologie 475, 9488c
biologische Medizin, Vernichtung der 9773
Biologische Nahrung bevorzugen 734, 738
Bio-Möbel 9883
Bionika 967[7]
Biophotonenanalyse 769, 942, 6005, 6407
Biophotonenstrahlung 9449b, 9615b
Biopsie 127, 1126, 1150, 1415, 9123
Bioresonanztherapie 8345a-b
Bio-Schalter 844
Bio-Schlaf 980[4]
Bio-Trockenfrüchte Spezialisten 980[2/3]
Bio-Versand-Firmen - Anschriften 980
Bircher-Benner 632, 776, 967[7], 6108, 6408, 8209
Biß- oder Schußverletzungen 8222
Bitterstoffe 677, 759
Blähungen 567, 998
- durch Fleisch 6313
- durch Hülsenfrüchte 6217
Blähbauch 974[56], 9531
Blasenentzündung 9485
Blasenkrebs 153, 998, 1050, 1508, 1511, 1556, 2908, 5311
- häufig Rückfälle 1508
Blasenoperation 246, 1508
Blasenreizung 998

Blasensprung - vorzeitiger 9124
Blasensteine 297, 0631, 2110/1, 2740
Blätter von Wildpflanzen
- finden/waschen? 736
Blattern 0735
Blattläuse 9108b
Bleischürze erhöht Strahlung 2804
Bleivergiftung 6900
Bleuler 2194/7, 2210/2, 6621
Blindstudien 212
Blinddarm 133, 263, 266, 6535, 9423
- Eile nicht notwendig 2752
- Frauen 2405/6
- laparoskopisch entfernt 2150, 2717a/b
- Notfalloperationen 2754
- Operation 2703, 2715/7a, 3236, 2766, 2259
- Wegnahme 1129a
Blinddarmentzündung 998, 2455, 2721
- Kotsteine 8328
- selten bei Vegetariern 9475b
Blindheit 998, 2229
Blockhaus 9881 →Biohäuser
- Wer baut gute? 980
Blumen - weitgereiste 9951
Blut 6016
- pH-Wert - Anstieg, Senkung 998
- Chemotherapie keine Bildung 1384
- Erkrankung 998 →Leukämie
- Fettwerte 3786
- Gerinnungsmittel 3824, 3831
- Todesfälle durch 3833
- Sicherheitsstandard von Produkten 3826b
- Störungen durch Röntgen 2802
- übertragen 2319a →Blutübertragung
- Versorgung durch Aspirin 3761
- von Menschen trinken 78 ff, 0562
- Blutabnahme nicht beherrscht 2231
Blutbildveränderung - allergische 998
Blutdruck 113, 380, 615, 753, 772, 841, 998,2115
- Abfall 998
- Behandlung nach Naturheilkunde 113
- Erhöhung - Schädigung der Niere 9608
- hoher 1021, 2405
- Knoblauch 606
- Krise 998
- Messung schon verkehrt 324, 2233
- niederer, in USA kein Leiden 652, 2202
- Steigerung 998
- überhöhten 113, 115, 2404, 9608, 2802
- wie wirkt Chemie, wie UrTherapie? 113
- Wissensdefizite 2470
Bluter 263, 265, 461, 482, 494, 1647, 1801
Blutgefäße, Länge 777
Blutkonserven
- schaden 2327
- tödliche 3826a
- und daraus gewonnene Medikamente 3825
Blutmedikament 3601
Blutpropfbildung 998
Blutreinigungs-Cur 0613
Blutschwämme 1117
Bluttransfusion 1514
- abgelehnt 3002
- Folgen 2319a
- keine 2467
Bluttransfusions-Manie 2075, 2319a
Blutübertragung 58, 279, 284ff, 455, 998, 3823/5/6a, 3833
- bei Karzinomen 3734
- und AIDS 285, 3013, 3732
Blutung
- allgemein 998
- gynäkologische 998
Blutvergiftung 998, 8315b
Blutwäsche 3710
Blutwerte 324
Blutwurst auf Kassenrezept 67, 3554
Bodybuilding 6340b, 8111a/b
Bodybuildinggeräte 931, 980[7]
Bodystyling 765, 907, 931, 8001f, 8111a/b
Bonbons - davor warnen 686

Bonobos 390, 4002, 4100/3, 9692
- beim Essen 4103
- Sexualität 390, 4002, 9692
Borchert 6624
Boretsch 867, 8232
Borrelien-Infizierte 0700
Borreliose - Zecken 835 ff
Boule Medicamenteuse 0621
Bracht, Dr.med. 748, 2749b
Branchenbuch, alternatives 980[5]
Brandverletzungen 283, 533
Brasilnüsse 6908
Braten 6232
- erzeugt zu viel Giftstoffe 601
Brauchle A. 1063
Brechnuß - nur Samenkern giftig 7021a
Brecht, Berthold 9966, 154
Brennesselblätter essen? 755, 827
Brennessel-Extrakt 8345
Brennesselwurzelsaft 8345
Briefträger als Amtsarzt 3315
Brillianz des Denkens durch UrTherapie 70!
Brillen verschreiben vermeiden 917
Brokkoli 6413
Brombeerdornen-Risse - heilen schnell 262
Bronchialkrebs 1508
Bronchitis 998
Brot
- erzeugt Krebs 9008a
- ist keine Urzeitkost 702
- was ist alles drin? 714
Brotaufstrich bei AIDS 1808a
Brötchenbackmittel 6210
Bruchband lebensgefährlich 9657
Brühwürfel 6913
Bruker, M. O. 966, 967, 973, 1151, 2672, 6022, 6115/6/8, 6321, 6339, 6617, 6709, 6711, 9020/1
Brummi-Fahrer 6522
Brust
- ab - nicht heulen weg. d. Fleischstücks 22
- ab - obschon gesund 323
- abgenommen - weil asymmetrisch 1353
- absäbeln 0638
- Amputation →Brustamputation
- Aufbau 3950
- der jungen Frau 1231
- erhaltende Therapie 1225
- für nichts eingebüßt 1217, 2436, 9986
- Gesunde ließ sie sich abnehmen 1156
- Gewebe - großflächige Entfernung 1202
- große - 2772
- Implantat →Brustimplantat
- ist überflüssig 134, 1207, 2257
- Krebs →Brustkrebs
- sehen sie als überflüssig bei Frauen an 1: 1207, 2257
- Vergrößerung mit Leichenfett 1222, 277! 2776
- Verkleinerung 135ff, 2118
- vorsorglich abschneiden 1156, 1200b, 1
Brustamputation 135, 1066, 1155/8, 120; 1212, 1220/2/5/7/9, 1353, 2264, 912 1621
- keine Vorteile 1229
- leichtfertig 2409
- neues Leiden 1212
- überflüssig 1207
- vorsorglich auch die zweite 1200b
Brustbildung 998
- vorsorglich auch die zweite 1200b
Brustdrüsensekretion 998
Brustdrüsenvergrößerung beim Mann 998
Brustimplantat 1207, 1220, 2258, 2770 2773a/b, 2774, 3907, 9127 →Silikor
- Kapselfibrose, Kalzifikation, Gewebebrüc 2774
Brustkrankheiten überlagern Karzinom 1168
Brustkrebs 78, 124, 132ff, 974, 998, 115! 1217, 1224, 1232/7b, 1503, 1853c, 2264, 5328, 6532, 9127, 1621, 1436, 1463, 138
- Abtasten völlig sinnlos 1243

zte verkürz. Lebenszeit von -kranken 323
ussichten: Wann wird brusterhaltend
 operiert? 1209a
swuchtung 0509
icht durch 138
 ehandlung
Lymphödem 1423
 mit Hormonen 3671, 5410
 mit PDS-Laserbestrahlung 164, 1420
ohne Totalamputation keine sorgfältige -
 2101
wirkungslos 1239
bei fetten Frauen 1211
bricht nach außen durch 138
bricht durch 138
hemotherapie sinnlos 1555
agnose 2432a
cke Babys sind später gefährdet 1215
urch Büstenhalter 1433,1452,9623,9684b
urch Fleisch 6532c
urch Mutter 1102
urch Pille 1110
urch Sonne 1436
ektro-Smog treibt ihn an 9637
 nährung 6633
tte Frauen 1210
eisch verbrennen 2719
üherkennung sinnlos 1237a, 1239b
en 1679a, 3881b, 3889
offnungsmache 2432b
mer aggressiver 2283b
t überall im Körper 1350
apanerinnen 9623
abortest 2407
ilch, Fleisch u. Sahne macht ihn 1236,
 6531c
ittel 3758
ach Silikonbehandlung 2770b
achsorge wirkungslos 1239a
eue Hoffnung auf Heilung 1241, 1463 ff
peration 164, 1420, 3235, 1621
 nach Periode 1202
neue Krebse folgen 1213
schnellerer Tod 1221
siko 5406, 8109a/b
durch BH 9684b
durch Röntgen 2823
Fettkonsum 15
reduzieren 8109a/b
osmarin schützt 1853c
elbsterkennung 1239b, 1568
icht der Krankenschwester 1205
onne schützt 1436
erberaten signifikant höher 2283b
tudie Hormonverabreichung 1255
ymptome →Krebs
amoxifen 3751
eilausräumung 1227
umor unter Warzenhof 1228
er Art der OP sollte Patientin
 mitentscheiden 1238
nlogik 1214
orsorgeuntersuchung 1214
arnzeichen
as sofort tun? 9967c
st aufklelen lassen 9122
stmuskulatur 9623
stabsäbelungsaktion - Bericht über - 1200a
: 745, 0735, 1514b, 2043, 2281c, 3508, 514
cher
mpfehlungen 965
flanzenerkennung 982[4], 9724
chner, G. 3118
hse der Pandora Seite 1424
schwald, Dr.med. 967[1], 0706/7/8, 0711/8,
 0763, 0807, 9841b,
dha, Siddharta 413, 690, 6337
etten-Schneuzer 568
imie 567, 849, 1917, 2602b
desgesundheitsamt 686, 2505
desgesundheitsminister 686
für Gesundheit e.V. 978
ger, G. C. 966[3], 6415b, 9131a, 301

Büroarbeit 1010
Busen
 - Implantate - Kapselfibrose 1202
 →Brustimplantate
 - total verpfuschter 1216
 - Vergrößerung 1171
 - Verkleinerungs-Plastik 2776
Busenplastik 2258
Büstenhalter verursacht Brustkrebs 1452,9623
Bypass 339, 2755a, 3207/8
 - kein Unterschied zwischen Operierten und
 Nicht-Operierten 2739
 - Operation 337, 339, 2742, 2755a / ff
 - Operierte sterben häufiger 2742
Cadmium 9685
Cage-Test 9899
Calcium Antagonist 3798
Candida albicans 194, 1684, 3703 a, 7012,
 8314
Cannabis 9951
Carus 9036, 9721
Cassia 664, 801, 8320, 9855b
Cellulitis 567, 6129
 - Dragee gegen 3497
Cervix-Vorsorgediagnostik 2424
Chamisso v.A. 961
Charakter u. Ernährung 868,6111,9024a,9711
Charakter und Krankheit 868
Charakterbildung durch Handschrift 9034
Charakteroffenbarung der Ärzte 2137
Checkliste „Was Du falsch gemacht haben
 könntest" Seite 1454
Chefärzte 2326, 2348
 - für 3 Min. Stippvisite bis zu 120DM Honorar
 2349c
 - Nebeneinkünfte 2326
 - operieren betrunken 2149a
Chelat-Therapie - ein Wahnsinn 195
Chemie 0674
 - Bhophal-Unglück 3731
 - Glaube an 6010
 - versucht nicht nur Dich, auch die Erde 212
Chemie-Landwirte 737
Chemiepräparate - noch nicht zugelass. 3110
Chemiespuren - Körper 6113
Chemiesyndikat 2517
Chemikalien in der Kleidung 9636
Chemotherapeutika-Komplikationen 1355
Chemotherapie 1206, 1237b, 1362, 1383,
 1424, 3104, 1169, 1433
 - bei jungen Patienten 1407
 - bringt Blutbildung zum Erliegen 1384
 - effizient wie Kastration 1563
 - Eingeständnis Wahnsinn 150, 154, 1425
 - Elektrochemotherapie 1600
 - erfolgreich bei In-Anführungsstrich-Krebsen
 164, 1307
 - falsch eingesetzt 2101
 - Folgerung der Jetztzeit 169
 - Hochdosis- 1235, 1307
 - Hirnschaden oder Tod bei 1422 ff
 - intensive 1382a
 - keinerlei Nutzen 1354, 1567
 - Kinder 148, 149
 - Krepierbehandlung 1409
 - löst neuen Krebs aus →Bestrahlungen lösen
 Krebs aus
 - Mehrfach- 1416
 - nutzt bei das geringste 124, 128, 1555,
 1563, 1352, 1234, 1565 ff
 - Protease-Test erspart sie 3019
 - rädert Lebensmut 1404
 - reduziert Sauerstoffversorgung 1418b
 - Resultate 1353
 - strahlensensibilisierende 1619
 - Tumoren entwickelten sich 1456
 - Tumormasse verschwindet 1562
 - überleben 1305
 - umsonst erduldet 3019
 - verheerende Nebenwirkungen der 1418a
 - was sind das für Mittel 220
 - widersetzt 1430
 - Zwangsbehandlung 3401

· Zweittumoren Risiko 1460
· Zyklen 9614b
Cher 8017
Cherimoya 801
China-Restaurant-Syndrom 5401b
chinesische Gerichte und Medizin 5401a/c
Chips 6221
Chiropraktiker 310
Chirotherapeut 9879, 8015, 9949h
Chirurgen
 · nicht lernfähig 2103, 9698
 · sind Metzger 2256b
 · Transplantationschirurgen 3116
Chirurgenpfusch 2256a, 9716
Chirurgie
 · Allgemeines 57, 0576, 0641
 · Dachdeckerhandwerksarbeit 9845
 · minimal invasive 2745
 · Neurochirurgie 21, 337, 9845
 · Schädel- 9845
 · Schönheitschirurgie 262, 2246a, 2770ff
 · Trepanation 9845
 · wegschneiden heißt: nicht geheilt! 164, 299
 · Behandlungsfehler 2718
Chlamydien-Infektion 1651
Clark, H.'s "Heilung von Krebs" - ein schlimmes
 Schundbuch 974[56]
Chlor
 · Hauptvernichter der Erde 9678
 · im Schwimmbad 9632
Chlorgas-Kampfstoff 9678, 9696
Chloroform 9632
Chlorophyll 764, 6009, 6100, 6531c, 7006,
 7006c, 9807
Chlorophyllin 7006
Cholera 463, 1681, 6229, 6517, 8225, 9899
Cholesterin 8105, 8315a, 9609
 · Knoblauch 607
 · in Eiern 420, 677
 · macht impotent 3753
 · Süchte wegen - 741
 · Tabelle 6009
 · Wandern senkt Cholesterinspiegel 889
Cholesterinsenkung 6411a, 6230
Chorionkarzinom i. kein. richtige Krebsart 1307
Christen: warum verfolgt? 1434
Christus 2190a →Jesus 6361 ff
chronisch Kranke 2385
Claudius 0588
Clenbuterol 6000b
Clioquinol 85
Clofibrat 85
Clofibrisäure 3786, 2067
Cola 5200, 6305
 · als Heilmittel 66
 · als Kopfschmerzmittel 3524
 · Kinder dürfen sie nicht trinken 526
 · und Fastfood 6317
Colitis ulcerosa 660, 2750, 5312, 6712
Collagencremes 2783
Comfrey 760, 7011, 8232
Compliance 0657a, 1604
Computer zerstrahlt Krebszellen 166, 1602
Computerspiele 9660
Computertomographie 351, 2828b
Contergan 212, 868, 1803, 3523, 3852a
Conrad & Co 979b
Convavanin 794
Cornflakes 6221
Cortison →Kortison
Coué 961, 0735, 2190a-c
Creme 2793
 · Antifalten- 2780
 · Falten- 2782
 · Sonnen- 9671
Creutzfeld-Jacob →Alzheimer
Crous, J.M. · erfand 1. Heilmittel in
 Tablettenform 75
Cryonics · Einfrieren des Körpers nach dem Tod
 9426
Cumarin 6304
Cumarinbehandlung 3701
Dahlke, R., Krank durch Seele 935ff, 9429,

 9740
Damen · feine, würdige 889
Damenbart 2218
Dammschnitt 995(7), 9101
Dämonen 0635
 · als Krankheitsverursacher 17
Darm
 · Bakterien 431, 465, 1114, 1122, 1686,
 6103, 7017, 8216a, 8328, 9443
 · des Säuglings 9106
 · gärt 6909, 973
 · hängt herab 885
 · Hydrotherapie 981
 · Kotreste im - 644
 · so arbeitet er 642
 · verengt sich nach UrKost 851
Darmbakterien 1686
Darmblutung 6505
Darmentzündung 998
 · Schokolade fördert sie 6331
Darmflora 6103, 9475, 640 ff
Darmgesundheit 967[6], 9618, 973
Darmkrebs 326, 599, 876, 1072, 1129a/b,
 1276, 2043, 2414, 3876, 6316a, 6350,
 6530, 6818
Darmleiden 770, 998, 1902
Darmpflege · Wichtigkeit 6359a
Darmpolypen: Krebsvorstufe
Darmreinigung 8238a
Darmschwäche 6663, 973
Darmverschluß 261, 998, 6530
Darmwände · verschmutzte 8216c
Datteln 801
Darwin 385
Dauerkopfschmerz 5003
Dawa yamboga 964
DDC 3834
Dealer in Weiß 551, 1758, 3536, 5103, 5501
Defibrillatoren 3261
Degeneration · Schuld an immer mehr
 Krankheiten 481, 6337a
Dehydratation 6207b
Deklarationspflicht bei Lebensmitteln 6033a
Delirium 998
Demenz 5110
Demut lernen 940
Denken
 · besseres bei UrKost 982 [3]
 · Geschicklichk. kommt ihm zugute 919
 · ist v. Ernährung beeinflußt 936, 6109, 9711
 · ist von Krankheit geschwächt 521, 9015
 · positives 940, 954, 955, 969, 8020
Deodorants 547, 995[15], 2793, 9665
Depot-Präparate 1004
Depressionen 766, 953, 998, 0701, 1404, ,
 2112, 3014, 3215, 3404, 3613, 3672,
 3850, 6306a/b, 6357, 6802, 9045
 · Johanniskraut gegen - 8239
 · seelisches Leiden 955. 959
 · Singen gegen - 2783
 · Vitamin B₁- oder Magnesiummangel 6109
 · UrBewegung am besten 907
Der Naturarzt 0709, 0757, 0769b, 6109
DES - Hormon: verursachte Krebs in 2.
 Generation 13, 206, 361, 540, 1115c,
 3751, 3650a
Descartes 69, 3334
Desensibilisierung 198
Destilliertes Wasser trinken? 637, 4014,
 6208/9, 6352 →Wasser
Dethlefsen 935ff, 9003, 9429, 0740
Deutsche Krebshilfe 2132
Deutsches Krebsforschungszentrum 2354
DGE (Deutsche Gesellschaft für Ernährung)
 707, 789, 979c, 2533, 2950, 6013ff,
 6028-30, 6040, 6222, 6233, 6509, 6613,
 6615a/b, 6619a/b, 6637, 6639, 6663ff,
 9474, 9490c
 · keine Präventivmedizin 2196
 · profitorientierte PR-Agentur 6639
Diagnosen 8345
Diabetes 2102b, 2805, 3323, 6314,
 6914, 8102, 9472, 0645b

D
E

- auf Nachkommen übertragen 3003
- Augenlicht, Gliedmaßen verloren 6317
- Diät, warum? 787
- durch Röntgen 2802
- durch Flaschenmilch 9106
- Fasten, das beste dagegen 629
- Früherkennungsmal 262
- Insulin, gut dafür? 188
- Inulin ist das Beste 700
- Jugendlichen-Diabetes 0713
- Kinder 1902, 8102, 8329
  - bekommen sie schneller 8102
  - bleiben krank 1003
- Maden gegen faulende Zehen
- Milch als Auslöser 6343
- Therapie 2109
- Therapie katastrophal 2441b
- Topinambur: Muß für Diabetiker 700, 701
- und Rauchen 5314
- Risiko 8004
  - Gebärmuttermilieu 6135
  - Sport verringert es 8101
  - wie erfolgreich bekämpfen? 701, 6524, 8004, 8329
- wie UrMedizin darauf wirkt 380, 8329
- Zuckersucht bestens begegnen 812
- zwei 2441a/b
- Ankündigung Deines Todes 9435
- durch Flaschenmilchgabe 9106
- falsch behandelt 2102a
- ist glücklich, daß es Insulin gibt 188
- durch Milchschokolade essen 3000
- Maden heilen am besten 0645b
- Sonderanweisung Essen 775
- Sterblichkeit 30 % erhöht 0645, 3000
- Sterblichkeitsrate 3001
- Type-II 6027
- und Sauberkeit 0654
- Diabetikerinnen - schlechte Liebespartner 1002
Diagnose
- auf den Grund gehen 335
- besser: keine machen zu lassen 98, 126
- bevor Du krank bist 8292
- Computer-Tomographie 144
- der Krankheit 1016
- durch Klebepflaster täglich 360
- falsche 2217, 2425
- Gefahren 322
- häufigste: die Fehldiagnose 1019, 2412, 8345
- hilflose 2419
- Illusion 1076
- ist nichts als Schau 154
- jede zweite ist verkehrt 266, 2381
- Kaffeesatzlesen besser 321
- Kinder - gesunde werden krank diagnostiziert 2440
- Krebs 98, 121, 323
- lateinische 2041
- lukrative Falschdiagnose 1072
- mit Kontrastmitteln 2433
- ohne Konsequenz 1172
- schädigend 322
- Spekulation 2119b
- stimmt nicht überein 2056
- tödliche Folgen 323, 2380ff
- Unsicherheit 2382b
- Verdachtsdiagnose 2400
- vorzeitige 9127
- wann doch machen? 324, 2382a
- weshalb, wenn nur UrTherapie hilft? 313
- wundersame 2413
Diagnosesicherheit bei Krebs 2410
Diagnose-Untersuchungen 2383
- Gehirnschäden durch 2411
Diagnostik als Ritual 1019
Diagnostiker ohne Durchblick 2387
Dialyse 1908, 2313, 3791, 6708a/b
- Nierendialyse 494
Diamond, H. 777, 967[4], 6122a, 9866

Diane 3790
Diät
- Atkins- 6606
- eiweißarme - Dialyse 6708a
- Enzymdiät 6710b
- F.X.-Mayr- 8319
- für Rheumatiker 6717a/b
- heilte 6502
- Hippokrates-Diätempfehlung 6605
- Kuren 6509
- Null- 2455
- Operation besser 2356
- Pille - tödliche 2043
- salzfreie 6037
- verabreichen 0508
- wirksame 6607
Diätassistentinnen 6707
Diäthylstilböstrol →DES
Dichter - große 3310
Dick
- genudelte Mädchen 0678, 6315
- sein 875, 950, 2777, 9026
- werden 875, 5300
Dickdarm
- Entzündung 6712
- Karzinom 2845
- Krebs 9848/9
  - nach Blinddarmwegnahme 1129a
Dicke
- ärmer, sozial isolierter 9439a
- auf was sie hereinfallen 9439b, 6927
- haben dicke Kinder 9439c
- haben ausgeleierten Magen 9439d
- Operation: Komplikation 2777, 9439a
- schnell abnehmen 9439c
- Viren machen dick 9604b
Dicke Kinder 0678
Dicke Partner 950
Dicker Mann 875
Dickerchen - verzeiht mir 876
Dickes Mädchen 873
Dickleibige 2779a, 9439 a-c
Dietl, Dr.med. 0658, 2487
Digitalis 344, 6819, 8361
Digitaluhr im Schlafzimmer 9637
Diktat der Medizin 9527
Dilatation 2755a, 2762
Dilettanten 0561
Diphteritis 9515
Diphtherie 0719, 0805
Disteln für Alkoholiker 7004
Diziplin beim Essen 856
Dogmen 9715b
Doktor - trau keinem 2167b
Doktorarbeiten können Ärzte kaufen 157, 2299a, 9528
Doktormacher 9528
Doktortitel 2299a/b
- was ist er wert 157, 2168
Dolantin 1118
Dolasetron 1418
Doping 191, 892, 5010, 5101, 8026
Doppelblindversuche 9469
Doppeltsehen 998
Dosieraerosole 3518, 3801
Dost 867
Dostojewski 4509
Dreißig Millionen Jahre alt - Urahn des Urzeitmenschen 405
Dreißig Millionen Jahre genetisch geprägt 75, 112, 175, 193, 221, 262, 386, 391, 396, 402, 404, 405, 411, 576, 668, 699, 709, 715, 799, 910c, 928(1), 941, 965(3), 997
Drewermann E. 164, 570, 2119a
Drews, Dr. 262, 0678, 0714, 2300, 2495, 2534, 9614,
Drogenabhängige 5011
Drogendealer in Weiß 551, 1758, 2534/6, 5103, 5501
Drogen
- harmlose? 5004a
- Modedrogen 5009
Drogensucht 9951/3

- Kinder 5511
- Süchte 599, 740, 741, 964 →Süchte
Drogenszene 5012, 5107
Drohungen - frühe 0626
Drüsenstimulation 915
Duesberg 1711, 1751/6
Duftstift 8439
Dünne Frauen leben länger 5331b, 6238b
Düstere Prognose 1053
Dummen Einwänden begegnen 704
Duodenalulzera 3240
Durchblutungsstörungen der Extremitäten 998
Durchbrüche in der Medizin 1608
Durchfall 998
Durchliege-Wunden 8222
Durian 7024, 801
Durst 388, 620, 635, 715, 6228
Duschen 8206a/b
- heißes 8205
- kaltes 901, 8206a, 9940a/b, 975
- Warmwasser-Dauerdusche 8205
Ebola-Virus 1853, 9488a
Echinacin 3616, 1600
Echinococcus multilocularis 831-836
Ehrenerklärung für Ärzte 220
Ehrenpreis, Acker- 867
Ehret 967[5]
Ehrgeiz kitzeln 6363
Ehrlich, Paul 74
- Stiftung 2800a
Eibe giftig außer Samenhülle 585
Eibenwirkstoff als Krebsheilmittel 43, 7015
Eicheln 755, 759, 770, 773, 987, 6909, 7022
Eichendorff 941. 942, 963
Eichenmispeln 0649
Eichhörnchen 758
Eier
- angebrütete - 9962
- Cholesteringehalt 420, 677
- darf ich essen? 674
- sind von höchstem Wert? 676
Eierstockkrebs 9847
- nach Blinddarmentfernung 1129a
- durch Kondome 1136
Eierwecker - wozu gut? 929
Eigenblutbehandlung 287, 314, 6850
Eigenblutspende 2008
Eigengeruch der Mutter 9120
Eigenharnbehandlung 2316, 9834
Eigenschaften
- der Materie 9023a
- geistige 9023a
Eigensuggestion 969
Eigenurin 9834
Eileiteroperation 2727, 2764, 5302
Eileiterschwangerschaft 533, 3708
Einbildungen 0502
Einfachheit 0577, 0583
Eingerissene Fingernägel 9925b
eingewachsene Zehennägel 9897b
Eingriffe
- ärztliche sinnlos 2462
- nicht ordentlich bei einem Viertel 2226
- überflüssig 2415
Einheit von Forschung und Lehre: Illusion 2003
Einimpfen - schauderreg. Verbrechen 9515
Einkommen
- amerikanischer Ärzte 2318
- Chefärzte - Nebenneinkünfte 2326
- der Fachärzte-Gruppen 2334
Einladungen - wie hoch? 781
Einläufe 644, 6849 →Hydrokolontherapie
Einreibemittel 3818
Einschlafen 9920 →Schlaf
- schwer 9871
- Einschlafhilfe 9932
Einsehen ist noch kein Tun 957
Einstein 6922b
Einzelschläfer erholen sich besser 9949a
Eipulver und Milch 6222
Eis 421, 6250
Eisen 6100

- und Kaffee 6032a
Eisenbarth 64, 166, 0612
Eisenhut, blauer - 867
Eisenmangel 221, 995[18], 998, 6409
- durch Kaffee 6032a
Eisenpräparate schlucken 2408, 6951
Eisentabletten 3531a
Eisenüberschuß 6952
- Geschwulstbildung 221
Eis für Kinder 800
Eiskreme - empfiehlt Professor 421, 6250
Eis für Kinder 800
Eisprung auslösen 9117
Eiweiß 6629, 6342
- sein Abbau ist reversibel 8325b
- Allgemeines 750
- Aufspaltung zu Aminosäuren 681
- aus Luftstickstoff 6029
- Bauchspeicheldrüse kann Kohlenhydrate verdauen 777
- Bedarf bei Rohkost 8339
- Fremd- bei Kindern 239, 240
- im Urin 6134
- informationsverarbeitendes 9529
- kann zusammen mit Kohlenhydraten verdaut werden 777, 989
- macht gereizt 682
- Moleküle verfilzen beim Erhitzen 680
- nicht zu speichern beim Menschen 777
- pflanzliches 6401, 9846
  - das einzig richtige 2193b
- tierisches 9613
  - ist pflanzlichem überlegen 9613, 9846
- tierisches: krebsfördernd 6334
- tierisches: nur für Raubtiere 681, 683
- Tumor enthält übermäßig viel 680
- Trennung von Kohlenhydraten? 777
- Vergleich des Gehalts mit Wildpflanzen 7
- zuviel genossenes 6110a
Ejakulationsstörungen 998
Ekzeme bei Oberschichtkindern 9525
Elektrochemotherapie 1600
Elektroheilweisen 215, 1624
Elektrolytverluste bei Hydrokolontherapie 9
Elektromagnetische Strahlung 9637, 9641
- ausschalten 841
- Felder 9639
- Lebenskräfte 751, 9668/9
Elektromagnetismus 9637, 9641, 9664/8/9
Elektromedizin 0662
Elektroschockbehandlung 215, 0651b/c
Elektrostreß 9637
Eleutherokokk 9885
Ellis Huber 2485
Eltern
- Erwartungshaltung 2811
- hart bleiben 522
- hart bleiben - Schuld eingestehen 525
- krebskranker Kinder 1366
- Tapferkeit 523
- Verantwortung selbst tragen 527
Embolie 998
Empfängnisverhütung 997 [37], 9889a
Empfehlung - ärztliche 3324
Emulgatoren 6220
Endorphine 8000
Endoskopie 2709b, 3246, 3255, 9651
- UrBewegung 911, 897
- Operation 262, 2537
Energetische Medizin 8343
Energie Drinks 909, 6322a
Energien-Schonung 9610
Engadin 941
Engelbrecht, Constanzes Krebstod 127
Engelmann 239
Engelwurz 867
Entbindungsheime 9118
Entfernung - großflächig v. Brustgewebe 1
Entgiftung 9855b
Entgiftungsphase 6138
Entschuldigungen finden für ungesundes Leb 788, 820
Entsetzen - unbeschreibliches 9202

ugserscheinungen 5003
indung 279, 642, 998, 9728, 8292
r Speiseröhrenschleimhaut 2722
ste Hilfe 3654
seitigt sie 645
me 230, 759, 2051, 6013, 6130
tiverdauungsenzym (Inhibine) 758, 759
freien 6521
krowellen 9683
10 →Q 10
offwechsel 980[12]
kase (Enzym) 412
benzym 6842
psie 998, 9404
rzicht auf Kaffee 197
ptiker 3607, 9404
e gesund werden? 197, 6109
ut - Eingriff ins 3879
rankheiten 12, 13, 3880, 3896
iden 12, 13, 718, 3880
echen 998, 1251, 1418
en in Büchsen 6558b
eeren, frische 6113
irnen →Topinambur
6954/5/6, 9789
r Dreck abgetan 7022
uminium drin! 662, 8312, 8338,
besten so belassen wie sie ist 855
alyse 8313b
erlich anwenden 658, 660, 8314
kterienabsorption 8314a
i offenen Wunden 1688
i Pferden 8314
lor - Hauptvernichter der Erde 9678
sen wegen Aluminiumanteils schädlich?
662, 8312
sen von- wirkt in zwei gegensätzliche
Richtungen 647
sen: Gorillas 4303/3/4/8
n gemahlen oder grobe? 718
rtschritte sind Rückschritte 331, 2951
Schweine 8315a
anzösische Tonerde täglich essen 975
gen Ruhr u. Cholera 6956, 8225
schichtliches darüber 8311b
genteilige Wirkung 658, 647, 2114
sichtsmaske damit 9949b
tachten darüber 8228b, 8314
are damit waschen 659
Kühlschrank nimmt Gerüche 6534
munabwehr stärkend 9461b
ianer essen sie schon lange 657ff
erlich anwenden 636ff, 8314
neneinbau 8312
chen der Menschen zerstört sie 964
ankheiten und kranke - 964
st Verstopfung, beseitigt Durchfall 658
gnetfeld 842
onschild 945
tten - UrMethodik hilft 964, 9889
hlafen auf - 8223
liebevoll zu ihr 923, 964
zeit 991
rsender 975
rtraue ihr 923
rgifter der Erde: Landwirte 737
ll Bakterien 23
m Matterhorn 647
r Fasten essen 657, 8312
ar erstes Heilmittel 23
e am besten essen? 659
rstörung der Erde 964
sten 622ff →Fasten
aste 8228b
trahlen 840, 8207
ankheiten 9916a
ernichtung 964, 9678
otes 9704
tion - postmortale 2073b
hrungen des Praktikers 9702
g - Illusion 2060
lge - einfache unerwünscht 984
gsautor FRANZ KONZ 9719b

Erfrierungen 3952
- nicht behandeln 282
Erkältung 112, 203, 383, 456, 998, 2210,
  3495, 6807, 6815, 8224
- keine Papier-/ Stofftaschentücher 9859a
- „Heilmittel" enthalten Quecksilber 3253b
Erkenntnis 2176
Erkenntnismangel →Wissen...
Erkenntnisse - Fehlbarkeit menschlicher - 9032
Erkrankung
- im Gehirn 9022
- rätselhafte 9404
Erlesener? 868, 974[58]
Ernährung →Essen →Nahrung →UrKost
- abwechslungsreich 706
- Wissen der Ärzte darüber 6200ff, 6250, 6617
- ausgewogene 583, 704ff, 712, 731
 - falsch! 583, 704, 705
- beeinflußt Denken 936, 6109, 9711
- beeinflußt Seele u. Charakter 936, 938,
  9023b
- beste Medizin 378
- braucht keine Wissenschaft 6608
- Brustkrebs 6633
- Charakter 868, 6111, 9024a, 9711
- Empfehlungen der Deutschen Gesellschaft für
  Ernährung 6238
- Fehlernährung führt zu Depressionen, Angst,
  Suizidgedanken, Zwangsvorstellungen,
  Neurosen 9102
- fleischlose 9475a
- Fühlen, Denken, Handeln 9711
- gesunde: Krankenhäuser sabotieren
  Einführung 3009
- Giftrückstände darin 766
- harmonische 6101, 6625
- im Säuglingsalter, falsche: Hirnschäden 6318
- Immunsystem 6112
- individuelle nötig? 805
- ist von Natur vorbestimmt 854
- kein Einfluß auf Krankh. 237 , 238, 630, 697
- keine langen Experimente machen 805
- Kinder 6402
- richtige selbst ermitteln? 805
- säurefreie 6022
- schlechte, wieso von vielen vertragen 724,
  725
- Schulung der Heilpraktiker 316
- sei von Persönlichkeit abhängig 976
- Seminare über rohe - 982
- Sportler trotz Fehlernährung gesund? 892
- Thema kommt zu kurz 6023
- Tröstung der Mutter 848
- und seelisches Verhalten 9024a
- vollwertige 6200 →Vollwertkost
Ernährungsbehandlung - im Sanatorium 982
Ernährungsberatung - äußerst geringe
  Honorierung 6023
Ernährungsfaktoren zu spät studiert 1236
Ernährungsmedizin
- Ärzte wissen zu wenig 2185
- Kurs über 6023
Ernährungsreligion 6958
Ernährungsweise irre machen 9914
Ernährungswissenschaft 6638
Ernährungswissenschaftler →Medizin-
  Wissenschaftler
- Beispiele dummen Geschwafels 676
- gekaufte 2359
- ihre Taschenspielertricks, uns zu verdummen
  615, 677, 708
- sehen nicht, daß sich Kontinente fleischlos
  ernähren 408
- wesentliche Wissenslücken 2193a
Erotik des Alters 810
Erpressung 2516
Erreger sind schuld 1650
Ersatzteillager Mensch 58, 212, 2120b
Erschütterungen beim Laufen wichtig 881, 886
Erven 967[7]
Erste Hilfe 748, 1307, 2190c, 9850ff, 9862,
  9865a/b, 9869, 9873, 9897a/b, 9906ff,
  9922/5, 9935, 9948/9

Ersticken verhüten 9949g
Erweiterung des Horizonts 982[6]
Escherichia coli - in Milch 1612c
Esoterik 9835
Esoterische Heilslehren 215, 9035
Essäische Friedenslehre 6102
Essen →Lebensmittel →Nahrung
  →UrKost
- abends spät nicht mehr 789
- abwechslungsreich, ausgewogen 706, 776
- als kulturelles Gut 705, 752
- andere vertragen alles 724
- ausgewogenes →Ernährung - ausgewogene
- bedächtiges 856
- bei Partys 781
- bereits früh anfangen 790
- bestrahltes 602, 603, 609, 667, 797,
  6033a/b, 6902, 6910ff
- der Normalfamilie 749
- Disziplin halten? weniger - ? 856
- hat nichts mit Krankheit zu tun 238, 578
- heiße Speisen 6312
- heißes ist schädlich 596, 9984
- Heißesser 8339
- im Krankenhaus 253, 6200
- in Zukunft 6922
- ist Akt der Kultur 75
- kalte Speisen 9751b
- kann nicht damit aufhören 721
- Liebe vorziehen 865
- Lust des Abends 857
- makrobiotisches 710
- nicht als Genuß gedacht 726
- nichts aus Fabrikation 523
- nur was die jeweilige Jahreszeit
  hervorbringt? 773
- Partnerprobleme 580
- Plazenta 997[36/37], 9134
- Säuglinge, was - ? 793
- schonend garen 858
- selbst herausfinden, was für einen richtig ist?
  805
- soll gut schmecken? 726
- später nach Krankheit wieder normal
  speisen? 845
- Speisen kräftig würzen 9432
- Spucken ins Essen 233
- Tagebuch führen 812
- Teil unserer Kultur 75, 705, 9966
- Vollwertkost →Vollwertkost
- von Gras 7010
- von Natur vorbestimmt 854
- Vorschläge für den Tag 789
- warmes - 596, 602
- warum danach so müde? 742
- warum fällt Übergang zur UrKost so schwer?
  581, 803
- warum kann ich nicht wie alle lecker - ? 811
- was Du immer für Dich tun kannst 817
- welches ist gut für Dich? 805
Essener 708, 0644
- Friedensevangelium der 6361, 9828
Essenstagebuch führen 812
Eßlust nicht aufkommen lassen 2210
Eßprobleme 9045
Eßrhythmus 6417
Eßsüchtige 955, 6002, 9728
Establishment unterdrückt Krebsbekämpfung
  2525
Ethik 2176, 2486
- Ärzte →Ärzte - Ethik
- Kommissionen 2120a
Ethische Grundsätze 2775
Evolution 9465
Evolutionstechnologie 9406
Exotische Früchte 989
Experimente
- an Kindern, Kranken, geistig Behinderten
  2159
- kriminelle 3113c
- terminale 9488d
Experten - Spezialisten 1356
Exraucher - Gewicht 5321

Extrakte aus Pflanzen 8239
- wirkungslos 60
Extrinsic Faktor 1686
Eysenbart 0625
- Doktor, seine Methoden 64
F.X.-Mayr-Diät 8319
Facharzt
- angehender 2030
- Ordinarien-Dünkel-Sumpf 2023
- werden 9958
Facharztdiplom - Drang zum - 2402
Fachleute (Psychologen, Religionslehrer,
  Wirtschaftsminister, Therapeuten) sehen
  nur ihren Denkkreis 935, 9739
Fachmann - Religion 9739
Fahrende Heiler 0656
Fäkalien 1809
Fakten, haarsträubende 2255
Falschdiagnose, lukrative 1072 →Diagnose
falsche Klinik 2019
Fälscher der Medizin 2909, 9135
Fälschungen der Wissenschaftler 1775, 9135,
  9517, 9702
Falte im Ohrläppchen 9444
Falten - UrBewegung bekämpft sie 927
Faltencremes 2782 ff
Familie soll zusammen UrKost essen 802, 809
Fango-Schlamm 8224
Farbe, rote - heilungsfördernd 44
Farbentherapie 215, 8230
Farbveränderung
- der Haut 998
- der Nägel 998
- des Stuhls 998
- des Urins 998
Farn als Luftreiniger 844, 8319ff
Faserstoffe wertvoll! 856
Fasten (Erdfasten) 622ff, 0589, 6024, 8236,
  9725
- Ärzte raten davon ab 8319
- ärztliche Kontrolle 8233
- auch bei Kindern? 646
- bei Krebs? 646, 8319
- beseitigt Alkoholprobleme 649
- beseitigt jede Entzündung 645
- beseitigt jede Verstopfung 641, 645
- beseitigt Kopfschmerz und Migräne 645
- brechen 647, 9855b/d
- danach ißt Du weniger 850
- Diabetes 6524
- Einlauf zuvor 644
- Entgiftung klappt nicht ganz 9855b
- entschlackt Dechen und Gehirn 625, 8323
- Folgen von Nicht- 785
- Gefühle dabei 8321b
- geistiges - 938
- Gicht dadurch? 630
- Harnsäureproduktion 8325a
- heilt nicht allein 634
- hemmt Entzündungsreaktion 1112b
- im Sinn der Natur ? 629
- Kauen dabei nicht vergessen! 8239
- Kaugummi gegen Mundgeruch 8239
- Kaugummi kauen 634
- Mayr-Kur 8319, 8332
- mit Cassia? 8320
- nicht gefastet: Folgen 785
- nicht urzeitgemäß 624
- Obst essen danach 9855c
- ohne Erfolg? 9855b
- Partner soll mitmachen 634
- Reduktion einer Tumormasse 1112a
- regeneriert Darmflora 641
- rührt Giftstoffe auf 640
- Schlaf 963
- Schweine wissen's besser 628
- sehr Dicke können zweimal fasten 663
- stärkt Liebesfähigkeit 623
- steigert Reaktionsfähigkeit 8323
- stoppt Migräne 645
- Stuhlgang 634
- Tod durch - 364

F
- überwindet Alkoholprobleme 645
- überwindet Freßsucht 626
- überwindet Schizophrenie 625

G
- unverzichtbar 622
- Verdopplung der Lebenszeit 8320
- verstärkt Regenerationsfähigkeit 655
- Vitamine dabei nötig? 8321
- Vorbedingung zum Gesundwerden 622
- Wandern 648, 982[4]
- wann erfolgreich? 645
- wann nicht ratsam 647
- was bewirkt es und wie? 8325b
- was trinken dabei? 635
- wie danach schlank bleiben? 667
- wie lange? 663
- zumutbar für Kranke? 639

Fastenbrechen 634, 8320, 9855b/d
Fastenkur 9722, 9876
Fastenleiter - 967[7]
Fastenwandern 982[4]
Fast Food 6347
- Ehrenrettung für 6615b
Fast-Food / McDonalds 562, 1114, 6234, 6317, 6615b, 6119
Faule sterben früher 9616
Fäulnisbakterien 412, 476, 641, 965, 6202/3, 6313, 6350
Fäulnisbazillen 6203
Faust 6174
Fegefeuer bei Ernährungsumstellung 704
Fehlbehandlung
- bei Ärzten sicher 334, 2210
- Routine 2231
Fehldiagnose 2380, 2421, 2447, 9729, 9740
- als häufigste Diagnose 2412
- AIDS 2435
- bei Krebs 1159
- durch Verhalten des Arztes 2381
- Gründe 2428
- in der Praxis 2401
- haarsträubende - 2431
- Leichenschau 2426
- Literatur 1019
- und Recht 9850a
Fehlende Glieder und Hände 9123
Fehlernährung führt zu Depressionen, Angst, Suizidgedanken, Zwangsvorstellungen, Neurosen 9102
Fehlgeburt 9126
- Ausschabung unnötig 9126
- Kaffee 9100
- Risiko bei Koffeinkonsum 9103
Feigen - einweichen, Feigensaft über Obstsalat 761, 857
Feigwarzen 9936
Feinde entmachten 937
Feinnadelpunktion bringt Metastasen 1120
Feinschmecker - Pasten und Soßen 7030
Feldenkrais 8025
Felke-Lehmerda-Kur 982[2]
Fernsehen
- macht dumm 9530
- vergiß es! 174, 562, 9674
Fersensporn
- Leidende 533, 9744, 9886a
- Hammerzehen 536, 2244
Feten (Föten)
- empfinden Schmerz 9481
- Geschäfte mit - 2291a
Fett(e)
- gesättigte 6337
- mit weniger kochen 6363
- verarbeitetes 7010
Fettabsaugung 2776, 8206c
Fettdurchfall 998
Fettembolie 998
Fetthenne 867
Fettleibige 2779b, 2717d
Fettsäuren 6034
Fettspiegel - aggressives Verhalten 6109
Fettsucht 998, 9439a/b, 9604b→Dicke Leute

Fettverzehr 9203
Fettzellen - bleiben ewig 667
Feuerkost 6224
Feuerlauf 215
Feuermale 535, 2786, 2820
Fibrome 1908
Fieber 190, 998, 8307a/b
- Immunstimulator 8307a-c
- Kindbettfieber 58, 81, 146, 0605
Fiebermessen 324
Figur - Umfrageergebnis 9518
- betrachten 967c
Filterzigaretten - Krebs durch 5329
Finger oder Zehen nicht schienen 9906
Fingerhut 867, 585
Fingernägelkauen 9874b
Fische
- essen gesund? 680,6009,6011, 6229, 6717a
- Japaner aßen quecksilberverseuchte 72
- kein Schutz vor Infarkt - im Gegenteil 6717a
- roh 6229
Fischkonsum macht infarktanfällig 6311
Fischöl 6529a/b
Fischvergiftung 412, 6229
Fitneßparcours 977
Fitneßtraining wann? 765
Fixer und Junkies 478, 484, 1722
FKK
- unbedingt empfehlenswert 914, 982[6/7]
- Zentren 982[7]
Flaschenkinder - Kuhmilch 9108a
Flatten, Dr.med. zerreißt mein Buch 920
Fleisch
- Antikrebsmittel 6236
- bildet Fäulnis 6350
- essen 6122a/b
- Eßgier 6108
- faul, schleimig, glitschig 6329
- Fresser - Argumente 6122a
- frisches 6602
- frißt Wälder 672, 964, 6000
- Konsum 6174, 6332
- Lungenentzündung durch Fett und - 6356
- macht Brustkrebs 6334
- macht Lungenkrebs 635b
- macht schwach und unfähig zur Arbeit 6404
- Prostata-Krebs geheimt 6526
- sein Eiweiß ist dem pflanzlichen überlegen? 9613, 9846
- Ursache für Prostatakrebs 6351
- Verdauung nur gut möglich durch Enzym Urikase 412
Fleischessen 6108, 9735
- ab wann? 396
- Argumente 6122a
- Blähungen 6313
- bedeutet Erdzerstörung 672, 964, 6000a
- edle Menschen verschmähten es! 413
- entwicklungsgeschichtlich gesehen 396
- erloschene Lebenskräfte durch - 752
- essen, was ein Tier haßt 673
- führt zu Vergewaltigungen und Bevölkerungsexplosion 381
- Hunsa und Inder kannten es bis vor kurzem nicht 407
- nach Urzeitart essen 669
- Organe sind nicht darauf eingestellt 411, 412, 742
- überreizt Sextrieb 380
- vergiftet langsam den Körper 412
- verroht die Menschen 408
- vor Verbrauch allg. warnen 686
- warum so müde danach? 742
- wurde in Urzeit nicht gegessen 391ff
- zu dünn ohne es? 765
- zuviel Vitamin A 684
Fleischindustrie 9427
Fleischlos leben 6514, 6532
Fleischvergiftung wieso? 413
FLIC's 2137
Fliege, Jürgen, Pastor 414
Fliegenpilz 867

Fliegerei 930, 9861/2
Flüchtigkeitsfehler bei Notaufnahme 2235
Flugreisentip 930
Fluor 2671a/b, 2673/4, 6310
- albus 9872
- schützt 430, 2669, 2672, 9471
- vaginalis 1689
- zertört Immunsystem bei Kindern 1412
Fluoride 2673/4
- unbedingt verschreiben? 2674a
Fluoridisierung 430, 967[11], 1412, 2449, 6310, 9471
Flourid-Zulage 2673
Flying Horse 6322b
Folsäure 9135
Folter von Tieren →Tierfolterungen
Folterungen abgeschafft? 1411
Formaldehyd 3610, 9665
Formulädiät 6239
Forscher aßen - Medizin-Wissenschaftler
Forscherlogik-Lügen 3899b
Forscherpreis gefälscht 2913
Forschung
- AIDS - Geld ist vergeudet 475, 488, 507
- Ergebnisse der -: Bluff 154
- Krebs 1381/2a, 2355, 2952
- Mittel auftreiben 2351
- Prostata - Arbeitskreis 1552
- Versuchstiere 4503a
- zu Gunsten besserer Marktchancen 2041
Forschungsgelder lockermachen 6663
Forschungsmittelgen 2296
Forßmann - Nobelpreisträger 157, 2730k
Fortschritt ist Rückschritt 331, 2952
Fossey, Dian 4305/7
Fossilbrennstoff-Einzelöfen 9646
Fotokopierer 9639
Franzosenkraut, kleinblütiges 753, 867
Französische Tonerde 975
Frau(en) 0630
- AIDS 1716
- als Herrin der Geburt 58
- befürworten Mittel aus Natur 8301
- Behaarung 998
- Blinddarm 2405/6
- dicke - Brustkrebs 9623, 1210
- blöde kinder 9439c
- die gestillt haben - Brustkrebs 9623
- dürre leben länger 5331, 9887b
- fette - Brustkrebs 1210
- gefühlskalte 9919
- Inkontinenz 9914
- leiden an Übergewicht 9439a
- lieben Ärzte 2264
- rauchende 3406
- stillende 540
- unattraktive - was tun? 948
- unfruchtbar 216, 219, 6711
- vergewaltigte 1808b
- Vermännlichung 998
- Weißfluß bei - 294
- Wünsche 3321
Frauenarzt zum Mann nehmen? 3321
Frauenklinik 3105b
Frauenmantel 6142
Freie Radikale 603, 9976
Freiheit der Forschung 1705b
Freikörperkultur
- unbedingt empfehlenswert 914, 982[6/7]
- Zentren 982[7]
Freiluftbehandlung 8305
Freischalter 9880
Freitod 9690
Fremdstoffe 3616
Fressorgie 6224
Freßsucht - wie bekämpfen 626, 849, 851
Freß-Brechsucht 2602b
Freud, Sigmund 9517b
Freude
- am Genuß 6020
- verständnislos für - 580
Friebel: Krebs zu leicht genommen 1411
Friedensevangelium der Essener 9828

Friedrich der Große 0625, 9425
Frieren an Füßen 764, 9106
Frigidität 3919
Frische Erdbeeren 6113
Frische Luft macht Ärzten Angst 202
Frische vorgetäuscht 6958
Frischzellentherapie 35, 67, 3762
Frösche - Köpfe lebendigen Leibs abschneide 135, 2031/8, 4503b
Früchte
- Bio-Trockenfrüchte Spezialisten 980[2/3]
- exotische 988
- israelische u.a. 797
- kandierte 6201
- Kulturfrüchte OK? 9991
- lagern richtig 796, 797, 988
- Lagertemperatur 797
- Lebensstoffe der 990
- nicht zu spät abends essen 6417
- nur biologisch angebaute nehmen 727
- Reifung 988
- Schalen vergiftet 6239
- Schalenritessen 6142
- Südfrüchte 760, 801, 980, 990
- Trockenfrüchte 761
- Tropenfrüchte 760, 799ff, 988
- „unbehandelt" ist nur die Schale 797
- vertrag' ich nicht 703
- wann reif? 1172
- wann waschen? 796ff, 6239a
- weit gereiste 9951
- wuchsen Urmenschen nicht in Mund 764
Fruchtsäfte
- Einwirkung auf die Zähne 2602c
- sind oft gepfuscht 6036b
- warum nicht trinken? 715, 716
- warum sie den Körper in Unordnung bringe 2602d, 3780c
Fruchtsäure 2603, 6126,
- soll Zähnen schaden 445, 2602c
Fructose 6323
Frühbehandlung - verschlechtert Zustand 2353, Bild versetzt
Frühchen 1364, 9133
Früherkennung
- Brustkrebs 1237a
- kein Überlebensvorteil 1233
- Krebs 1155
- Ärzte - Vorbild 1073
- von Krankheiten 964
Frühgeborene 3262
Frühgeburt 217, 3237, 9103, 9106
Frühlings-Scharbockskraut 867
Frühstücke früh! 6138, 6238
Frustentlastungsschreien 910a, 9924b
FSME 2443
- Impfung 0765/6/7
Fuchsbandwurm - tödliche Gefahr? 831,944 9449a, 9511
Füchse einfach abschießen? 834, 9448
Füllmaterial, bestes 2665ff
Füllungen 3010 →Zähne
- Wechsel der - 2661a
Fünf Experten - fünf Meinungen 2005
Fünf-Jahres-Geheilte 9511
Fünf-Jahres-»Heil«Schwelle 9511
Fünf Tibeter reichen nicht 8116, 931
Furchteinflößung 3402
Fürsorgepflichten 3410
Furunkulose 998, 8339
Fußballen 9921b
Fußballenoperation 533, 536
Fußdesinfektionsduschen 1913
Füße
- kalte - wie vermeiden? 910
- schmerzende - wie vermeiden 8117
Fußeinlagen 3909, 9921a
Fußnägel - einwachsende 9948
Fußpilz 1913, 9740
Fußpilzmittel 546, 0765b, 3610
Fußsohlen-Einlagen 917
Fußsohlen-Reflexmassage 928
Galen 31, 0566

ilei 940, 0584, 9492, 9938
lenblase 9475d
lenblasenentfernung 2342, 3249, 2228b
lenblasenentzündung 998
lenblasenkarzinom 1122
lenoperation 241, 3239
ann Krebs verursachen 1122
lensteine 296, 297,452, 122,2724, 2740, 3258, 6026
lagenoperation 2724
tumme 3258
lenwegeentzündung 998
le-Schonkost 6714
linium 927
llo 463, 1657, 1711, 1764, 1773, 1810
'vani 0645
ngstörung 998
nseblümchen 867
nsedistel 867
nzheit 120, 0666a
nzheitsbehandlung gab's nur bei Hippokrates 27, 120
nzheitsmethoden 120, 1351
rinchia - Rechtsaußengott 528
rten 701, 792
rten Eden 6132
rtenbesitzer - Informationen 9937a/b
rtengerät - biologisches 9937b
stritis 2414
umenspalte 9849c
bärmutter 1018
einen Geschlechtsverkehr 2729b
hne Zustimmung entfernt 2764
peration 296, 2700, 2729a
nd ohne zu fragen gleich Gallenblase mit entfernt 9737
weg: Herzleiden 3217
wegschneiden 3237
bärmutterentfernung 47, 262, 293, 294, 296, 347, 974[38], 998, 3012
nfarktrisiko 3220
Martyrium 3218
Schäden 3227, 9737
bärmutterhalskrebs 128, 296, 658, 974, 1357, 1451
bärmutterkörperkrebs 998
bärmutterkrebs 1357, 3767
bärmuttersenkung 898, 906, 8030
beugte Haltung 998
bißregulierungen 2620
burt →Schwangerschaft und Geburt
burtshelfer - größtes Risiko 2233
burtshilfe 4102
Methoden 9115
wie sie die Ärzte an sich zogen 56
burtstermin berechnen 9107
dächtnisstörungen 998
fährliche Keime 9982
fängnis 2007
fäßentzündung 998
fäßveränderungen 3204
fäßverschlußleiden 720
flügel 6910c
fühle →Seele
bhärten 951
das ist die Seele 936
einfachen Dingen zuwenden 946
entgiften 937
Jrzeitmensch 946
hen - richtiges 897
hfähig werden 9938
hirn 9949e
oraucht Zucker 6308d
Entzündung 998
Erkrankung im - 9022
Geschwülste 6325
hälften verbinden 918
klügeres durch UrKost 982 [3]
eidet unter Schlechtkost 936, 946, 982 [3]
Leistungen 5301, 9530
Schädigungen 998
von Toten 0668
ehirnchirurgie 21

Gehirnleistung leidet unter Vitaminmangel 955
Gehirntumor 126/7, 1127, 1250/1/2/4
Gehirnwäsche 210
- durch die Medizinwissenschaftler 651
Gehör braucht Urlaub 930
Geistige Klarsicht durch UrKost 982 [3]
Geisterheilung 592
»Geistekranker« gesund nach Amalgamplombenentfernung 424
Geisteskrankheiten 7
- Sitz der: Darm 9102
Geistheiler 591, 2452, 8337
Gekeimtes Getreide 491, 770, 794
Gelada-Affen 706, 4002
- Essen 4008
Gelähmte 9938
Gelantine - verseuchte für Gelenke 6926
Gelbsucht 998, 0808
Gelée Royal 6845
Gelehrten wurde stets geglaubt 76
Gelehrtenblabla 9963
Gelehrtheit ist nicht Klugheit? 58
Gelenkentzündung 998
Gelenkschmerzen 998, 646
Gelenkknorpel 3550
- Gelantine als Heilmittel 6926
- Verschleiß 3812, 8018
Gelenkspiegelungen 2232
Gelenkwasser 646
Gelüste
- begegnen lernen 431
- sei kein Sklave Deiner - 821
Gemfibrozil 3526
Gemüse
- alles gezüchtet 766
- als Ersatz für Wildpflanze: mehr nehmen 774
- genügt nicht 8215
- Gewächshaus- 6905
- lagern richtig 1772
- schonend garen 980[10]
Gemüt 7023, 9014b →Seele
Gen
- defektes 3881a
- für Brustkrebs 3890
- Gefahren 3885a
- implantieren 1564a
Gene 1657
- nicht geprägt für Angst vor Nahrung 824
- nicht geprägt für Krankheitsvorbeugung 993
- Trick der Ärzte-Pharmazie 3875a
Gen-Einfluß auf MS 1918
Genetik 9465
genetische Krebskiller transportiert 1564a
genetischer Defekt 3876, 9465
genetische Unterschiede 4311
Gen-Food macht Allergien 9842b
Genforschung 3875b, 3898, 9999[9]
- Veröffentlichungen über 3898, 3881c
Genmanipulation 2157
genmanipulierte Zellen bei Nieren- und Hautkrebs 3888
Genmedikament 9702
Genmediziner experim. mit Mäusezellen 1381
Gen-Nahrung verursacht Mißbildungen 3882, 9841b
Genomprojekt 3912
Genschlepper 8292
Gen-Spritze gegen Krebs 3887a
Gentechnik 361, 475, 1601, 2143, 2157, 2331, 2352, 2453, 3106, 3201, 3895/7, 8115e, 9483, 9654, 96
- Gesundheitskost 3897
- hilft 3886
- kann keine Probleme lösen 3885b
- künstliche Organe 3897
- populäre Heilhoffnung 3886
- Realität 8115e
- soll die Zukunft sein 361, 2157, 9465, 9654, 9841b
- soll Rheumatherapie verbessern 3883
- und Realität 8115f
- veränderte Tomaten 6922
- verursacht Gesundheitsschäden 3884

gentechnische Eingriffe 3106, 3899a
gentechnische Verfahren - Akzeptanz 3893
Gentherapie 1601/5, 3891/4, 9130a/b
- bei Krebs 0640b, 3887b
- gegen AIDS 3892
- gegen Hirntumor 9130b
- großes Geschäft 3887c, 6927
- Hoffung 9413
- Rückschläge 3898
Genüsse 5012
- krankmachende 8026
Geradehaltegurt 897, 920, 9911
Gerätetraining 931
Geräuschen - Risiko für Gliome 6325
gerissenes Innenband 9416
Germer, weißer - 585, 867
Gerson-Therapie 8250, 6854
Geruch 9131a
Geruchsinn - Störung 998
Gerüche 6534
Gesang 9045 →Singen
Gesäßpolster - fettüberladene 6300ff
Geschichte der Medizin
- allgemein 15ff, 0500ff
- Ärzte schrieben sie selbst 70
- in Jahresabschnitte teilen 85ff
- nur über »Große« wurde berichtet 410
Geschmack 578
- kindlicher 9433
Geschmacksgedächtnis 726
Geschmackssinn 9433
- Störung 998
Geschwülste
- harmlose? 295, 2820
- nie bekommen 1162
Geschwüre im Magen-Darm-Trakt 998
Gesellschaft, akademische 9960
Gesetze der Natur 9008a
Gesichtsmaske 9949b
Gestagene 3650b
Gestank 9902
gesund werden - wer hat die besten Aussichten? 3020
Gesunde
- Geschäfte 3710
- keiner ist gesund 9428
- kommen alle noch dran 178, 179, 324
- lassen sich am besten operieren 2759, 2763
- Leben auskosten 504
- ließ sich Brüste abnehmen 1156
- operiert man am einfachsten 536, 2489
- so äußern sich kommende Leiden 180
- Toleranz bewahren 687
- warum auf alles Schöne verzichten? 504
- was erwartet sie? 178, 324
Gesunder Menschenverstand 0615a, 967(5), 1772, 9478c, 9726, 9954
- in Gefahr 4, 78, 108, 129, 148, 169, 398, 409, 685, 839, 9954
Gesundes Denken durch gesunde Ernährung 6109
Gesundheit
- beginnt im Kopf 521
- bekommt man durch gesundes Leben 512
- besitzt keiner 9428
- erstm. 1994 dafür Lehrstuhl errichtet 9498
- Folgen 627
- gibt es nicht umsonst 704, 890
- manche haben was dagegen 863
- muß man nur ernstlich wollen 820
- nicht käuflich 890
- nur durch ungeliebtes Tun? 890
- Streben danach macht krank 6635
- warum Sorgen darum machen? 325
- warum so wichtig? 930
- welche Stufe gewünscht? 770
- wollen die Ärzte nicht! 208, 548, 627
gesundheitliche Risiken 2779c
Gesundheitsberater - 967[7]
Gesundheitsbuch - Gutachten über 9981b
Gesundheitsgrad 9737
Gesundheitsgrundsätze - zusammengefaßte 868

Gesundheitshaus f. UrTherapie u.a. 982
Gesundheitskatechismus 9040
Gesundheitskongresse 982
Gesundheitskur 982
Gesundheitslehre muß in die Schulen 529
Gesundheitslehrer 0582
- die falsches lehren 707, 805
- kranke 8215
- mit falschen Anweisungen 854, 862, 967, 6635, 9965
- werden verfolgt 966, 967, 6321
Gesundheitsmagazin »Fit fürs Leben« 966, 979
Gesundheitsminister handeln als 982[11]
Gesundheits Praktiker - Ausbildung als 982[11]
Gesundheitsradikalismus 6635
Gesundheitsstufen 770
Gesundheitstest 9918
Gesundheitswesen - Betrug 99, 167
Gesundwerden - wodurch erschwert? 12
Getränke 596 →Trinken
- Kaffee 5311 →Kaffee
- isotonische 909, 6322a
- müssen nicht sein 715
- Tee →Tee
Getreide 6012, 6040a, 6130/1, 9860
- aufbewahren wie 795, 797
- essen? 709ff, 752, 793, 859, 6012, 6131, 6217, 6354, 9860
- gekeimtes 491, 770, 794, 6363
- immer roh 859
- ist keine Frischkost 711
- ist keine UrKost 714, 710
- ist säurebildend 714
- keimen lassen? 794
- krank durch 6354, 9475
- Nährstoffe 6363
- Quinoa - Leichtgetreide 858
- schädigt 710
- wann tolerierbar? 859
Getreideinformation 9008a
Gewächse - Tumorvorstufen 295
Gewächshausgemüse 6905
Gewebeentnahme 127, 1126, 1150, 1415, 9123
Gewichtsverlust 998
Gewichtsverteilung bei Affe und Mensch 4102
Gewohnheiten
- ändern 574
- bilden 83
- Macht der 756
Gewürze 6820
Gicht
- durch Fasten? 630
- durch Harnsäure 632
Gichtanfall 998
Giersch, Zaun- 867
Gift in Gehirn einpflanzen 1252
Giftausscheidung 2466b
Gifte →Vergiftung
- alle aus Haus u. Wohnung entfernen 843
- brauchen angeblich Gegengift 65
- Buch über 7021a
- die Dosis macht's angeblich 60, 61, 63
- in Wollteppichen 9676b
- Kampfgas- 1365, 9696
- Nerven- 4502
- Ratten- 3701
- Umwelt- 6900, 9630ff
- ausschwemmen 7001
- wie Ärzte sie in Heilmittel umdrehten 63, 74
- wie Körper sie loswird 9606
- wie vermeide ich sie? 584
- wundersam in Heilmittel umwandeln 63
Giftgas 9696
Giftiges verschluckt 9531
Giftpflanzen 7016, 7021b
- gefährliche 6835
- nicht gefährlich beim Wildkostsammeln 584, 8313
Ginkgo 765
- Blätter des Ginko-Baumes 6837
- Präparate 6837

1405

G

Ginseng 381, 800, 6001, 9885, 7023
Glaswolle 9640, 9662, 9675, 9684a
Glaube 9047
Glatze 9863
- vermeiden 929
Glatzenbildung 2793
Glatzköpfige - infarktgefährdet 1001
Glaube an Heilmittel 480
Glaube an Gott 359
Gleichgewichtsstörung 998
Gliemann Astrid, XII, 9983a
Glockenblume, rundblättrige - 867
Glucosinolatverlust 6336b
Glück 9, 416, 417, 622, 941, 947, 3001
Glücksforschung 5013
Glücksgefühl 622, 897
- durch Bewegung erzeugt 8000, 897
- ist erlernbar 8018
Gluten 710, 6131, 9008a
Goethe 564, 793, 946, 999, 0624/7, 0784, 1609, 2613 b, 2864, 6174
- über Wissenschaftler 9470
Goethes Geist in Uni Frankfurt 4501a
Gold 0556, 0656, 3606a/b
- als Medizin 40, 9774
- Behandlung - Rheuma 40, 0556, 2000, 2223/9, 3722
Goldbärchen 1434
Goldhämmerfüllung 2665e
Gold-Inlays 428, 2665a, 3010
Goldkügelchen 3899a
Goldregen 714, 867, 9606
Goldsalze 3251, 2677a
Goldtherapie 40, 2000, 2223/9
Goodall, Jane 395, , 4201-4206, 4306
Gorillas 4005/6, 4300
- Aggressionstrieb fehlt 4307
- als Vorbild 386ff
- Berggorillas trinken? 4302
- leben weitgehend vegetarisch 4308
- essen Disteln 4305
- essen Erde 4301/3/4/8
- fehlen keine Aminosäuren 675
- Krankheiten 394, 9837a/b
- sind sehr sauber 386ff, 4000
- was sie essen 387
- welche Krankheiten haben sie? 394ff, 4311
- westliche und östliche 4309
- Zusammenleben mit - 4301
Gott
- besser als Ärzte 748, 939
- Glaube an - 480, 9047, 359
- gleich Natur 852, 8206c
- ist in der Natur 939
- ist in Dir 646
- schuf Vollkommenes 332
- wo findest Du ihn? 939, 646
Gottesbeweis 8339
Gottes Wille 9047
Gourmet 9966
Gradwanderung 1206
Grapefruit-Kerne - z.Zt. modern 319
Gras 7010, 9956
- als Schlafdecke 754
- gegessen 7009
- gekaut und überlebt 6522
- im Winter essen? 731
- was sagt die Bibel dazu? 9956
- wie entdeckt, wie eßbar? 731
- wie essen 733, 826
Grassamen auch essen 773
Grauer Star 998, 6501
- durch Röntgen 2802
Greenpeace 977
Griechen 9973
Grenzwerte 1108
Grippe 6807
Grippeimpfstoff 0769b
Grippeimpfung 91, 0731, 0759, 0769b
Grippe-Tabletten: Leben zerstört 3730
Gruhl 967[10]

Gründe fürs Nichtgesunden 841, 815
Grüne als Partei 964
Grünpflanzen - 50% 6400
Grzimek 4004
Guava 7003
Günsel, kriechender - 867
Gummibärchen 1434
Gundermann (Gundelrebe) 867
Gutachter 2907
- beste für Arztprozesse 983
- Krähenmentalität 2056, 9726
- Bestechlichkeit der 3329
gutartige Zysten 1574a
Guter Heinrich 867
Gymnastik - nicht evolutionsgeprägt 903
Gynäkologen 9985a

H

H2-Blocker 2013
Haarausfall 998, 0557
- begegnen 929, 9600
Haare
- mit Erde waschen 659, 976
- fettige° 9600b
Haarfärbemittel 1511
Haarschuppen 2789
Habgier 940, 9833
Hackethal
- liegt falsch 1166
- Statistiken der Medizin sind Schwindel 9504
- über Köpcke 3224
- Zitate 9833
Hafer 1973
Haferflocken
- quetschen 980[9]
- selbst machen 980[9]
Hagebutte 867
Hähnchen - verseucht 9843
Hähnchenkämmen 3553
Hahnemann, Samuel 213, 2181
Hahnenfuß, kriechender - 829, 830, 867
Haifischzähnepulver gegen Krebsmetastasen in Knochen 314
Haldol 3414, 9458
Halluzinationen 998, 6843
Hals steif 1775b
Halsschmerzen 998
Haltungsschaden - Befreiung von 9888
Hamburger Arzt verkrüppelte straflos 200 Patienten 323
Hammerzehen 536, 2244
Hämorrhoiden 665,998,1853, 9855a-c, 9949c
- Analtraining 9949c
- Operation 2713
- richtig behandeln 1853b, 9500
- Sklerosierung 3017
- veröden 3017, 9855a
Handel mit Leichenteilen 2140a
Händeschütteln macht reich 2683
Hanf schmeckt prima! 980[11]
Harmonie gewinnen 105, 942, 950, 960, 9033
Harmonische Ernährung 6101, 6625
Harn - nicht halten können 899, 9914
Harnanalysen 6130
Harnfluß 1573b
Harnleiter verstopft 244, 1910
Harnleitersteine 1910
Harnröhre - Spirale in - 1401
Harnsäure 237, 6009, 6122a
- dadurch Gicht 632
Harnsäure-Gehalt 6009
Harnsäureanstieg im Blut 998
Harnsäureausscheidung bei eiweißarmer Rohkost 8339
Harnsäuresteine 1910
Harnsteine, Harnblasenpapillome 243
Harntröpfeln 5307
Harnvergiftung 998
Harnverhaltung 998, 9043
Harnwegeentzündung 998
Hartmann - Leipziger Arzt 1917
Hasen - Ernährungsweise 4000
Haß 937, 747
Haus 9667

Hausen, von und zu 0640a
Hausmusik 947
Haustiere: Hirn geschrumpft 4020
Haut 9609
- Abschleifen 2785
- Farbveränderung 998
- Lichtempfindlichkeit 998
- Messung der Dicke 9519d
- Pflegemittel 2793
- Risse 1775 b
- von Rauchern 5308
Hautausschläge 998
Hautblutungen 998, 9925b
Hautentzündung 998, 9925b
Hauterkrankungen 546, 645, 998, 1703, 3606a, 6336, 9454, 9925b
Hautkrebs 943, 1161, 9671
- durch Sonnenstrahlen? 943, 9672
Hautnekrose 2227
Hautpatienten - Behandlung mit Psoralen und UV-A-Bestrahlung 1455
Hautreaktion - allergische 998
Hautreizung 998
Hay'sche Trennkost 777, 967[4]
Health- und Wellness-Clubs 982[10]
Hebamme 995[2], 997[25]
- kirchliche Anweisung 52
Heckenkirsche 867
Hederich 867
Hefepilz 1640
Heidegger 651, 964
Heidelbeeren 2919
Heidi Schüller 2163, 2170, 2485
Heilankündigungen 3326
Heilen
- mit Luft und Wasser 196, 3301
- sehr fragwürdig 2195
Heiler oder Töter? 2175
Heilerde →Erde
- Aluminium 8312
- Morbus Crohn 8228a
- Therapiebericht 8313
- zu welcher Uhrzeit 9200
Heilerbehandlung einer Wunde 8224
Heilfasten 8327
- mit EKG-Kontrolle 8322
- Rheumatiker 8324a
Heilformen, sanfte 1564c
Heilkraft 8339
- körpereigene 8339
Heilkunde, alternative 1513
Heilkunst - Folter 1414
Heilmethoden →alternative Heilweisen
- alternative 3301, 8302
- Umsatzsteigerung durch 6827
- wunderliche 2466b
Heilmittel
- Beschränkungsversuch vor 200 Jahren 3529
- der Kl. Naturheilkunde 212, 215, 7023
- echte gibt es nicht 104, 317, 318, 588, 1918b
- Erde war erstes - 23
- homöopathische 6704
- immer neue müssen her 84, 319
- keine Einzelpflanzen können wirksam sein 7023
- Ketchup als - 44
- Knochen als - 35
- modische 319
- natürliche 6802
- nur durch Pflanzengesamtheit 7023
- modische 226, 319, 5009, 6926
- müssen schädigen, um zu wirken 60
- Nebenschäden 63, 181
- ostasiatisches 8346
- pflanzliche 6805
- pflanzliche gibt's ebensowenig 1918b
- wie man sie erfand 593
Heilpflanzen
- einzelne unwirksam 7023
- gibt es nicht 588
- Glaube daran ist Nonsens 588
- können schädigend sein 590
- sind heute nicht mehr natürlich 589

Heilpraktiker
- Allgemeines 310, 3322, 6706
- bauen Mist 2058
- bringen Patienten um die Ecke? 320, 2481
- empfehlenswerte 981
- Ernährungsschulung 316
- für Hydrocolontherapie 981
- Kosten 6823
- nicht das Feld überlassen 2301
- Pfusch 2481
- Scharlatane 316, 0582, 2301, 2481, 682 8203
- sind besser als Ärzte 320
- Todesfall 320, 2481
- wann kannst Du Vertrauen dazu haben 500
- was er dem Arzt voraus hat 9936
- Wurst vom Brot nehmen 8334
Heilung
- durch Autor oder andere ist nicht möglich 101
- durch Glauben: sehr kurzfristig 592
- durch Operation 1560
- gibt es nicht 110
- im heißen Rohr 470, 0676
- nur durch das, was man nicht liebt? 889
- nur ganzheitlich möglich 70
- traut man immer nur anderen zu 25
- Trick mit Fünf-Jahres-Frist 163
- unmöglich, solange noch Dreck im Körper 590
- Versprechungen 343
- was Ärzte darunter verstehen 142
Heimliches Ärgernis 9998
Heinroth - J.C.A. 9029
heiße Speisen 6312, 9984
heißes Wasser ist schon schlecht 596
Heißesser 0632, 8339
Heizdecke 9635
Heizkissen, Heizdecken: Gefahr! 216
Helianthus tuberosus 9002
Helicobacter 662, 1105, 1651/9
- pylori 1906, 3652, 9535
Health- und Wellness-Clubs 982[10]
Heparin - Embolien durch 3537
Hepatitis 2454
- B , 0704, 0803
- in den Niederlanden 5004c
- B oder C 3825
- C-Erreger 1679b
- chronischer Verlauf 3825
Heraklit 0666b
Herbalife 6239
Herbstzeitlose 867
Herpes 14[1]
Herr statt Sklave sein 821
herrisches Verhalten 6109
Herz - neues für Baby 2706
Herzensbildung 2137
Herzfrequenz
- gesteigerte 998
- verminderte 998
Herzflattern - Arnika macht es 593
Herzimplantation 3226
Herzinfarkt 998, 8108 →Herzleiden
- Alkohol verhütet ihn 5409
- Allgemeines 338, 1001, 1651, 2070, 2090 2209, 2736, 3530, 3728/9, 3738, 3822, 5404a/c, 5508, 6337, 6515
- Ankündigungen 343, 2070/1, 5322
- Aspirin vorher? 3738
- Bakterien sollen schuld daran sein 1651
- Behandlung falsch 2068, 2070
- bewegen, bewegen 345, 8108
- Chlamydien-Infektion 1651
- durch Bakterien 1651
- durch Gebärmutterentfernung 3217, 3220
- mässiger Alkoholgenuß schützt 5404a/c
- Medizin, Pleite der - 2070
- Neue Erkenntnisse 1651
- Psychopharmaka erhöhen Risiko 5508
- Risiko 6702b
- Schutz durch Rotwein bezweif. 5409
- Sterblichkeit 5409
- tödliche Wirkung 2094

1406

rzkatheder 157, 2730b
rzklappen
Entzündung durch Körperlotion 520ff, 2794b
ünstliche 3902
künstliche: Todesrisiko über 60 % 3904
Skandal 3319
rzklappenersatz 349, 6304
Problematik 3906
rzkrankheit 2731
rz-Kreislauf-Krankheiten 1905
rzkreislaufversagen 998
rzleiden 1017, 2071
Bakterien 9473a
durch Röntgen 2802
harten Sport treiben! 346
Herzinfarkt →Herzinfarkt
erzkatheter 157
Herzklappenersatz →Herzklappen
Herzmittel schaden mehr als sie nutzen 183, 349, 2067/8, 3526
Herznebentöne 543
Herzstillstand 195
Herzverpflanzung 3007, 3231, 9698
Kaffee-Einwirkung darauf 6320
Strophantin 344
wie UrMedizin dagegen wirkt 345, 380
rzmedikamente - Nutzen derselben 2731
rzmittel 183, 349, 2068, 2180, 3526
rzmuskelinfarkt 998
rzmuskelschwäche 2919
rzpatienten 3819
rzrhythmusstörungen 998, 1904
rzschäden 998
rzschrittmacher sparen 2731
rzschwäche 998, 3551
rzsportgruppe 8105
rztod - plötzlicher 6321
rzverpflanzung macht krank 3231
rzversagen 998
euchelei 2037
usack 8200
uschnupfen 0782, 9940b
Milch 6341
Vorstufe zum Asthma 3811a
wird leicht Asthma 178, 0782
exen 54, 0569, 0578, 0585, 0634, 0654, 9448, 9515
exenhammer 0578
exensalbe 41
exenschlaf 0585
exenschuß 337, 660
exenverbrennung 6700
gh-Tech Medizin 1666, 2037, 2489, 2728
ldegard v. Bingen 59, 215, 0615a, 6362
ldegard-Medizin 9748
If-Dir-Selbst 528
ppokrates 0508, 0566/7, 0571/2/3, 0580, 2026, 2382a
ahnte Bioenergie des Körpers bereits 9836
Diätempfehlung 6605
seine Heilmethode 27, 28, 38, 39, 308, 369, 571, 573, 641, 848, 899, 937
UrTherapie folgt ihm 30
rn eines Toten 2184
rnhautentzündung 998
rnnervenschädigung 998
rnschaden 6708a
durch Aspirin 3738
Kalzium 6123
oder Tod durch Chemotherapie 1422
irntod 2125, 2139b, 2176
irntoter 2139c
irntumor →Gehirntumor
istamin 9449b
itzegefühl 998
IV →AIDS
IV-Ansteckbarkeit 1715
IV-Impfung 0714
IV-Infizierte, symptomlose 1812
I-Virus hat jeder 1705a
IV-Übertragungsrisiko 9130a
obbys nachgehen 931

Hochdosis-Chemotherapie 1235, 1302, 9127
Hochenegg, L. Dr.univers. Prominentenarzt 999b, 8339, 9458
Hochstrassers Kinderleckereibuch 1383
Hoechst-Pharma-Spende 0640c
Hoden 0574
- unwichtig 78
- weg 2220
Hodenexstirpation 1558
Hodenkrebs 78, 974, 9480
- bei Schornsteinfegern 9623
Hodenschmerz 3242
Hodenverkleinerung 998
Hodgkin-Lymphom ist keine richtige Krebsart 1307
Höfe - ökologische 9961
Hoffen - vergebens 1501
Hoffnung auf stark verbesserte Therapie für HIV-Patienten
Hoffnungen machen 166, 456, 511, 1575, 1602/5, 1624b, 2952, 3881b
Hoffnungsmache - unverantwortliche 1578
Holistic-Health 0666a
Holistische Medizin 215
Holunder 679, 867
Holzbock 1916
Holzhüter, R., Dr.med. 1418b
Holzschutzmittel - nie verwenden 153
Homöopathie 36, 213, 215, 1564c, 6700, 6809, 8213a/c, 8229, 8235a/b, 9682
- unwirksam 8213c, 311
- Wirkprinzip 213, 2013, 6846, 8213a
homöopathische Ärzte 6701, 6846
Homoniden 4010
Homosexualität 476, 998, 2923
Homosexuelle leben widernatürlich 482, 9963
Honig 698, 2600, 2613, 6919, 9108b
- ist begiftet 6919
- Mikrowelle 9683
Hopfenvergiftet 1434
Hörfähigkeit - Feststellen der 982[8]
Horizont - Erweiterung des 982[6]
Horizonterweiterung durch Magazin 982
Hormonbehandlung akzeptabel? 538ff, 540, 1103/6, 1400, 1554, 1623, 2065, 2100, 3413, 3650ff, 9834b, 9970
Hormone 2219b, 3622
- aus Leichengehirnen 9834c
- bewirken Knochenabbau 6106
- bewirken seel. Störung 2219 b
- Brustkrebsbehandlung 3671
- wachstumsfördernde 3770
- werden aus Pipi hergestellt 9834b
- wirken auf Charakter 2219 b
Hormonhaushalt wegen Leuchtstoffröhren durcheinander 8334
Hormonstimulation zwecks Geburt 9127
Hormon-Therapie 1209b, 1237b
Hornhautentzündung 998
Hornhauttrübung 998
Hornung, G. 198, 748
Hörstörungen 998 Seite 1405
Hörsturz 2057b, 3721, 9927
Hörtest-Telefone 982
Hörverlust 998
Hospiz 362, 2833
Hot-Dogs machen Leukämie 9712b
Hörverbesserung durch Laufen 9600
Hovanessian 967[5]
Huber, E. Dr.med. (Ärztekammerpräsident) 1172, 2041, 2384, 2484/5
Hufeland 0587, 2499a
Huflattich 867
Huflattichverbot 6803
Hüftgelenk
- künstliche: werden wieder locker 3905
- künstliches 290, 903, 9716, 9999 [10]
- Verschleiß 290
Hüftgelenkdysplasie 2422a
Hüftgelenkersatz 3910
Hüftgelenk-Implantation: Wirklichkeit 3905, 5312, 9414, 9603b
Hüftgelenkprothesen: Nachteile 3901

Hüftscreening Säuglinge 2422b
Hühnereidotter 1808a
Hühnereier 6119
Hühnerembryonen 9962
Hühnerfleisch und Tumor 6519
Humeruskopffraktur 9922
Humor 192, 212, 302, 341, 351, 381/3, 383, 442, 536, 546/7, 563, 573, 579, 580, 582/4, 583, 608, 623, 645, 647, 663, 701, 716, 729, 731/9, 736, 739, 747, 751, 754, 758, 766, 768, 769, 780, 782, 793, 797, 810, 812, 815, 821, 844, 867, 872, 872/5, 874/3, 875, 879, 882, 884, 885, 889, K 895 899, 898, 901-915, 912, 916, 919, 920, 921, 926/8, 927, 934b, 937, 950, 959, 961, 964, 968, 979c + d, 998/9, 0735, 1077/8, 1078, 1693, 1727, 1854, 2730, 2779, 2789, 3333, 5331, 6000, 6233, 6912, 7021b, 8292, 8831, 9685, 9690, 9692, 9717, 9919b, 9986, 9992, 9997
- macht gesund 2474 c
Humoralpathologie 0550
Hunde 5308
Hundebandwurm 9531
Hundspetersilie 867
Hundsrose 867
Hungergefühle 579, 856
- wie kriege ich sie weg? 664, 857
Hungerkrankheiten 6237
Husten 998, 9859b
- Milch 6341
- Reizhusten 998
Hustensaft 170, 8343
- Kinder 3778
Hutten, Ulrich von 9493
Hüttenkäse 6343
Hydrokolontherapie 644, 981
- Elektrolytverluste dabei 981
- Heilpraktiker, die sie praktizieren 981
- was meinen Mediziner? 6849
Hydrotherapie 8216a
- Darm 981
Hygiene - Steinzeit- 1666
Hyperaktivität des Kindes 554, 994 →Kind
Hyperkinetisches Syndrom 555, 998, 1900a
Hyperthermie
- Beutelscheiderei 250, 1501, 1550/9, 1613/4, 9967
- Prostata 250, 1614
- Radiofrequenz- 1613
Hypertoniker - 4 von 10 nicht erkannt 2404
Hypnotika 5515
Hypokaliämie 3801, 9853
Hypophyse 9102
Hypothesen 2098
Hysterie 998
Iatrogene Krankheiten 66, 253ff, 2066, 3718f
Iatrophobie hätscheln 326
Ileus - Todesfälle 2753
illegale Gewinne 2347
Illich 2459
Imigran 183
Immunabwehr
- geschwächt 0734
- gesteigert 9478b
Immunabwehrkraft - Zucker schwächt - 6338
Immunglobuline 8037a
Immunität gegen Krankheiten 112, 145, 1717
Immunkraft →Abwehrkraft
- kaputt 2716
- Stärkung 514, 9478a
- durch Verletzungen 8211
- Unterdrückung 112, 468, 3726, 9477
Immunschwäche 998
Immunstärke durch Chemie 1506, 3510
immunstärkende Mittel 1807
Immunstimulation 6826c
- kann Rheuma auslösen 3741
Immunstimulator Fieber 8307a
Immunsuppression 3705, 3726, 3756, 9476
Immunsuppressiva - ein Schwindel 480
immunsuppressive Therapie - AIDS 1805

Immunsupressivmittel 3705
Immunsuppressoren 1802
Immunsystem 0782, 5202, 8037a, 9467, 9478c
- Antibiotika lähmen es 3653
- Bakterien nötig 114
- durch Alternativmedizin entdeckt 77
- Ernährung 6112
- kann mit HIV fertig werden 1775
- körperliche Aktivität 8104
- schwächen 9477, 9023a
- stärken 215, 1506, 8206a, 9478a
- Streß 9468
Immuntherapie 1506, 1565
- besser 1565
Impf-Aktion 0703
Impfbereitschaft - bei Erwachsenen 9428b
Impfbescheinigung verlangen 970
Impfempfehlungen 0721b
Impfen 0711
- Ärzte lassen ihre Kinder nicht impfen 89
- Ärzte lassen sich nicht impfen 0710, 0801
- für Leukämie ursächl.? u.a. Krankheiten? 88
- Höchstprofit 0769a
- Schularzt böse 968[4]
- sich nicht impfen lassen 9960
Impfkomplikationen 0770
Impfmittel - gentechnische 0751
Impfmoral 75
Impfmüdigkeit 0768b
Impfopfer 96, 0724, 9961
Impfprogramme haben versagt 0718
Impfschäden 90, 96, 97, 0705, 0750a, 0769b, 0800
Impfschadenanträge (Statistik) 0800
Impfschutz 0723 →Impfung
- Auffrischung 0729
- bei Kindern 0732
- bei Masern 981
- ein Märchen 87ff
- versucht 775
Impfschwindel durchschaut 0721a
Impfstoff(e) 0728
- AIDS 1713a/b
- gegen Malaria 0725
- krebserregende Seite 1424
- Ursache für plötzlichen Kindstod 1434
- verseuchte 0775b
impfstoffbedingte Komplikationen 0750a
Impfstoffherstellung 95
Impfung 93, 0757, 0782, 9961 →Impfschutz
- AIDS 0714
- bei Masern sinnvoll 0809b
- bei Tieren 0763, 9961
- Bescheinigung 968[3]
- Betrug 0767 b
- das große Geschäft 0711, 0755
- Diphterie 91, 9515
- erzeugt Zappelkinder 9524
- FSME 0765/6/7
- schuld an Kreuzschmerzen 0761
- Grippe 91, 0731, 0759, 0769b
- Irrtum 0768a
- Keuchhusten 89
- Kinderkrankheiten 93
- Krebs 145
- löst Multiple Sklerose aus? 88, 0774
- Malaria 96
- Mumps 0772/9
- neue, kommende 2800
- Nicht-Impfung sei Körperverletzung 0778
- Pocken 0707, 0735
- Polio 0720, 0760
- Rheuma 96
- Risiko-Kinder 0721b
- Röteln 96
- Schularzt vermeiden 968
- schützt nicht 0783
- Tetanus 0717
- tolerieren 0711
- Tollwut 0716
- Tote durch die - 0758

1407

I J K

- Verbrechen 8521
- verbrecherische Versuche 0784
- Zeckenbiß 0701, 0750a, 0773, 0784
- Impfungsskandal Seite 1424
- Implantate 3010, 3907/8, 3910, 447 →Brustimplantate
  →Silikon
- Gen 1564a
- überteuerte 2295
- Silikon-Kissen 1220
- Zähne 448, 2644a, 2681, 3010, 9884
- Implantatsbehandlung Zähne 9884
- Impotenz 998, 3650a, 9898a/b, 9930
  →Potenz
- Ginseng 9898a
- Injektionen dagegen: Unsinn 254
- Operation 255, 2732
- Vakuumzylinder 9446, 9930
- wie beseitigt sie die UrMedizin? 380
- wodurch? 255, 1408, 1561, 2732, 2803, 3402, 3753, 3791/3
- In-Anführungsstrich-Krebse 1307
- Inder 408
- Indianer 1298
- Indianer, Letten der 657, 659
- Infarktopfer ins Bett 3738
- Infarktrisiko durch Serum-Ferritin? 3530
- Infektion - vaginale 9109
- Infektionsabwehr in Zunge 9977b
- Infektionskrankheiten 1012
- verschwunden durch Medizin? 86
- Infektrisiko 3756
- Inhalieren - nur salzlos 8340
- Inhalations-Bakterienschleuder 3755
- Inhalationsmitteln 3818
- Inhaltsverzeichnis I - X
- Inkontinenz 899, 1561, 2229, 3227, 9043
- Anal 998
- bei Frauen 8030, 9914
- Urin 998

- Inlays
- Gold 428, 2665a, 3010
- Keramik 436, 2665a/c, 3010
- Innenband, gerissenes 9416
- Innenbandrupturen 9440
- Insekten
- Abwehrmittel 153, 546, 998, 9854
- Gift 1310
- Stiche 660
- Inselzell-Transplantation 3212
- Instinkt für Essen gibt es nicht 577, 965 (2), 6415a, 9131b
- Instinktotherapie 577, 2043b, 9131a/c
- an Ort und Stelle kennenlernen 982, 982[5]
- Insulin 188, 2164, 8102
- fördert Arteriosklerose 3746
- nicht nötig 6600
- stattdessen UrMedizin 189
- Wundermittel? 3752
- insulinmißhandelt 2441a
- Intellektuell - reagieren wie 705
- bewegungsfaule 8105
- Intelligenz steigern 9451
- Intensivgehen 889
- statt Laufen 882
- Intensivstation 302, 1690, 3011
- Fehlbehandlung 2073a
- Störfaktor Patient 9985b
- Tod auf 248, 364, 1690
- Interferon 123, 1799, 3714, 3763, 3792
- erzeugt Arthritis 3735
- Nebenschäden 3766
- Interleukin 166
- Interleukin-2 1504, 1605, 3765
- Irisdiagnose 313, 9438
- Irrenanstalt 9458c/d
- Ischias 68, 2425
- Ismakogie 982[12], 9886a
- Isoliermaterialien - billigste 1 1213
- Isomeride 3808
- Isotonische Getränke 909, 6322a

- Israelische Ärzte streiken: Todesfälle gingen zurück 2063
- Issels 1069, 9713
- Jackfrucht 7024
- Jahrmillionenprägung des Menschen 111, 669, 953
- Jacobs, ehrl. Hp. 748
- Janov 9018, 9924a
- Japaner/innen
- aßen quecksilb.verseuchte Fische 72
- Brüste zu zart 7023
- lebten fleischlos 408
- mehr Magenkrebs 326
- Jenner 0774
- Jesus 638, 1426, 1434, 6361, 9102
- Jet-Lag 9862
- Jod 279, 3737, 9471, 9489, 9615a
- Angstmache 2917
- harmlos? 2494
- jodarme Landstriche 1903
- jodhaltiges Speisesalz 6326a/b
- Jodierung 1903, 621
- führt zu Schilddrüsenüberfunktion 3557
- Jodmangelprophylaxe 6613, 621
- Jodversorgung gesichert 9615a
- Jodzufuhr 1903, 621
- Joggen 8110
- Jogger hören besser 9600
- Johannisbrot 760
- Johanniskraut 0614, 1918b
- gegen Depressionen 8239
- Juckflechte 998
- Juckreiz 998
- Jugendamt nimmt Kinder 3400
- Jugend-forscht-Berichte 2664
- Jugendliche 1011
- Jugendlichen-Diabetes 0713
- Jugend übernimm 677
- Junge Frau 9887a
- Junk-Food 688, 0615b, 6615b
- Junkies und Fixer 478, 484, 1722
- Just 8224
- Justsche Lehmbehandlung 0602
- Kaffee 0633, 5200, 6032a/b, 6235, 6308b, 6321, 6410, 5311
- als Arznei 60
- führt zu Fehlgeburt 9100
- führt zu nächtlichem Schwitzen 5200
- führt zur Osteoporose 617
- führt zu Schlaflosigkeit beim Baby 366
- führt zu Zellulitis 6032b
- nicht trinken bei Rauchentwöhnung 742
- schädlich für das Herz 6320
- verhindert Eisenaufnahme 6032a
- verhindert Empfängnis 219
- Verzicht heilt Angstgefühle 197
- Verzicht heilt Epilepsie 197
- was hab ich noch vom Leben ohne ihn? 743
- wieso schädlich? 210
- Kaiserschnitt 136, 9101, 9113, 9130a
- Appendix entfernt 2751
- Erschwernis 996[22]
- Kalbsknochen gegen morsche Knochen 291
- Kalbsleber 3613(F)
- Kalbsleberproben 6327
- Kaliumverlust bei Darmspülungen 981
- Kalkbedarf - Milchprodukte 2193, 6634
- Kalkmangel - mit Medikamenten behebbar? 225, 2193
- Kalt duschen 901, 9940a/b →Duschen
- stärkt Immunkräfte 8206a
- Kalte Füße - wie vermeiden? 910
- Kaltes Wasser 0573
- Kältegefühl 998
- Kalorienbomben 9895
- Kalzium 2193, 2474a/c, 6123, 8107b
- und Milch 615
- und Phosphor 6634
- Tabletten 2193a
- zusätzliches nötig 224ff, 616, 2193
- Kalziumanreicherung 3738
- Kalziumaufnahme verhindern 2193, 6105a
- Kalziumsulfat 6911a

- Kamille - Hunds- 867
- Kamillen-Dampfbad 1648
- Kamillentee wirkt? 597
- Kampf - ärztlicher: hat er sich gelohnt? 2213
- Kampfgas 4504
- des II. Weltkriegs als Heilmittel 371
- Kampfgas-Gift 1365
- Kampfsportarten 1127
- Kammerflimmern 3261
- kandierte Früchte 6201
- Kaposi-Sarkom 1720, 9963
- Kapuzinerkresse 9771
- Kardiologen 2755b
- Karies 998, 0750b, 0803, 2602a
- Entstehung 423
- Kartoffelchips erzeugen - 6216
- Käse bewahrt vo - 6631
- Prophylaxe 9471
- »Spaltpilze« 1644
- verschwindet von selbst 1447
- Karpaltunnelsyndrom 531
- Kärtchen zur Erinnerung schreiben 743
- Kartoffelchips erzeugen Karies 6216
- Kartoffelrose 867
- Kartoffeln: Säurebildner 6251b
- Karzinomatöser Schwachsinn 1122
- Karzinome 1574a →Krebs
- Blutübertragung 3734
- Brustkrankheiten überlagern sie 1168
- Chorionkarzinom ist keine richtige Krebsart 1307
- inoperable 9614b
- tierische Nahrungsfette 6327
- Karzinophobie 1226
- Käse 618, 5401a
- bewahrt vor Karies? 6631
- uringewürzt 0636
- Kastration
- chemische 1400
- künstliche 1611
- Kater 998
- Katharina 1305, 1430, 3104
- Katholischer Kindergarten 5503
- Katzen
- beliebt für neurologische Experimente 4500
- Pottengers Katzenversuch 6337a
- von Wolkenkratzern geworfen 4501b
- Kauen
- beim Fasten unbedingt nötig 8239
- kräftiges: Kräftigen des Zahns 2600, 8239
- nicht empfehlenswert 9432
- wichtig 761, 6142, 754
- Käufliche Wissenschaft 9985c
- Kaugummi 2600, 8239
- kausale Behandlung 1566b
- Kehlkopfkrebs 128, 180, 1505, 5305, 6312, 6708c
- Kehrtwende 1568, 1617
- keimfreie Bedingungen 1649
- Keimen von Samen 794
- Kenari-Nuß 6144
- Keramik Inlays 436, 2665a/c, 3010
- Ketchup als Heilmittel 44
- Keuchhusten (Pertussis) 89, 97, 0730/3, 0756, 0780, 0801
- Impfung 89
- Statistik 0801
- Kieferorthopädie 2674d
- Kieferhöhlenentzündung 3229, 9934
- Kieferhöhlenoperation 2431, 3229
- Killer-Viren 0713
- Killerkeime schleichen sich ein 467, 3888
- Kindbettfieber 58, 81, 146, 0605
- Kind/Kinder
- als Versuchskaninchen 0784
- Ärzte lassen ihre Kinder nicht impfen 89
- Ärzte machen Kinder süchtig 320, 549ff, 5501, 5518, 9121
- ärztliche Therapie verweigern 9850b
- Allergie 9431, 9526

- asthmakranke 2350
- auf deren Gefühle aber nicht dummen Wünsche was geben 524
- Baby, was braucht es? 383
- Babykost 793, 9949a
- bettnäßende 9931
- Blinddarm: Eile nicht notwendig 2752
- Brief des Verfassers an Mutter 216ff
- der Affenmenschen 383
- Diabetes 1902, 8102, 8329, 9107
- dicke 6357, 1770
- dicke bekommen eher Diabetes 1215
- Drogensucht 5511
- dürfen keine Cola trinken 526
- einnässende 899
- Eiskreme 800, 1770, 9949a
- Eltern krebskranker 1366
- Entwicklungsstörungen 2695
- Entzündung 3654
- erhalten Psychodrogen 5510
- Ernährung 6402
- erstickende 9949a
- erziehen 524
- essen am liebsten Pommes frites 6211
- Fasten? 646
- fehlernährt 0615b
- Flaschenkinder macht sie zu Diabetikern 91
- Fremdeiweiß 239, 240
- frühere Leukämiebehandlung 1100b
- Geschmack 9433
- Gesunderhaltung 0706
- gesunde werden krank diagnostiziert 2440
- Gesundheitslehre muß in Schulen 529
- Glotze 562
- hart gegen sie bleiben 561ff
- hat nichts zu schämen Seite 1453
- heraus auf die Wiese 791
- Hüftoperation 2744a
- Hüftverrenkung 2744a
- Hustensaft 3778
- Hyperaktivität 555, 994/8, 9134
- ihnen nicht zugelass. Mittel verschreiben 5
- im Sauerstoffzelt 3237
- Immunsystem arbeitslos 0730
- Impfschutz 0732
- in Ketten der Pharmamafia Seite 1456
- ins Krankenhaus: unverantwortlich 1677
- Jugendamt nimmt Kinder 3400
- katholischer Kindergarten 5503
- keine Muttermilch 6324
- keine zu bekommen? 219, 3658
- Kinderärzte sind kriminell 9134
- können fasten 646
- Krebs bei - 147, 149, 150, 527, 1058, 1359a/b, 1615
- Krebskinder 9521
- krebskranke, wie sie leiden 149, 150
- Krebstherapie 1359a/b
- Läuse 546, 9982
- Leckerein wie abweisen? 563, 9949a
- Leckereis u.a. für sie 800, 1383, 1770
- Leichtathletik zuleiten 562
- Leukämie →Leukämie
- Liebe, echte zu ihnen 383
- lieben am meisten Fritten und Cola 688, 6211, 9949e
- machen ins Bett 9874a
- machen sich Zähne kaputt 431
- Magenschmerzen 9929a
- Mandelmilch für Babys 793
- medikamentensüchtig machen 5105, 9121
- mongoloid 5, 5000b
- mißgeborene 217
- mongolide 217, 5000b
- Muttermilch verweigern 9131
- Nägelkauen 9874b
- Naschrezepte für sie 800
- Natur wie sie lebensstark sehen 544
- Oma u. Opi klüger machen 563, 1770
- Party-Tips 800
- Pharmaindustrie ist gegen sie rücksichtslos 549, 559, 557, 5516
- Persönlichkeitsentwicklung 962

1408

sychopharmaka 550ff, 5500/1, 5513
heuma 2107
ichtig trösten 9905
häden durch Krebsbehandlung 9521, 9983
chiefe Zähne 535
chielende 535, 9414
chlaflos wegen Mutters Kaffeekonsum 366
chlagen 398
chlank halten 6316a
chokoriegel 6117, 6222, 1770
ind leicht motivierbar 581
innlos geröntgt 2322
o machst Du sie sicher gesund! 522
ofort aus Krankenhaus nehmen bei Krebs! 522, III
ollen naschen 545, 563, 1770
ollten Chance haben 6137
tuhlgang 9857
üchtig? 200, 746, 802, 5108
- wie verhalten 747
apferkeit der Eltern 523
nbeugsam bleiben bei kranken - 522
nd Pharmaindustrie 5516
nnötige Behandlungen 2692
nruhige 557, 558
nter Chemo 148, 149
iel bewegen 8008
orhautverengung 9904
achstumsgestörte 2100
achstumsstop 3650a
werden süchtig gemacht 549
wie Ärzte sie drogenabhängig machen 549, 3536, 5501, 5510
wie Professoren ihnen das weiße Gift Zucker empfehlen 422, 6222
wie sie Eltern am Schlaf hindern 558
wie zur UrKost bekommen? 815
Vildheit bei - 998
vill kein Obst essen 6316b
will keine Muttermilch trinken 9131
wirkliches Wohl 383
appelige° - 561, 992/4, 9134
u Krüppeln geimpft 0757
uckerkrank 1902, 8102
ytostatika verursachen Schäden 1359b, 1432
aderärzte 545,550,2024, 2063, 5505, 5518
im impffreudigsten 0809b, 2693/6
an der Spitze der Drogendealer 3536
en-Versuche 2065
e weniger, desto weniger tote Kinder 2063
meistverordnete Medikamente - 3496
vas sie raten 545, 546, 552, 2690ff, 6609
vas sie raten sollten 563
Vachstumshormonspritzung 365
derkrankheiten 3711
mpfung 93
derkrebs →Kinder - Krebs bei
derlähmung (Polio) 87ff, 0757, 0767b, 0802/7, 0804, 1434, 6513, 7029
uch bei geimpften Kindern 0781
olio-Erkrankung durch Vakzine 0776
derliedchen summen 946
der-Milchschnitten 6222
der-Nierentransplantation 3221a
dertee 6355
desmißbrauch 9994
dliche Leukämie 2525
adstot - plötzlicher 1434
p-Gerät gegen Rückenschmerz 911, 9895
che
un die Weisen Frauen mißfiel ihr 52, 54
und Ärzte 41, 52, 53ff, 3495
und Medizin 53, 0626
errat an den Tieren 9732
chenfürsten 9833
chl. Anweisungen an Hebammen 52
lian-Fotografie 9438
wis (Chinastachelbeere) 760
ammrodt 0615b
arsicht: bessere durch UrKost 982 [3]
assische Naturheilkunde →UrTherapie
Definition 4, 172, 212, 215,

- duldet keine Halbheiten 822ff, 904
- hat nicht geholfen Seite 1454
Klee, Wald-, Sauer- 867
Klehr 1612a
Kleider - Schadstoffe 6134, 9649
Kleinstkinder - Kortison 2513
Kleinstlebewesen - Zweck 457
Klerus, Kirche und Ärzte 41, 52ff, 3495, 9448
Klima
- Anlage 9943
- Katastrophe 2024
Klimatisierte Büros 9941
Klimatologie 9776
Klimawirksame Emissionen 9735
Klimmzüge - Kleingerät 9895
Kliniken   →Krankenhaus
- hygienische Sauställe 2254
- falsche 2019
klinische Erprobung erleichtert 1814
Klosterfrau 3495, 3654b
Kneipp 196, 214f, 252, 546, 901, 966, 982, 8201/3, 8292
Kneippen 8201
Kneipptherapie 8200ff
Kniegelenkbeschwerden 8228a
Kniegelenkpunktion 646, 2074a/b
Knoblauch 6231, 6330/3, 6337, 6806/7
- senkt Blutdruck 606
- vermindert Cholesterin ? 607, 6330
- wirkungslos 6330
- wirkt antibakteriell 605
Knoblauchraute 867
- als Heilmittel 35
- als Mineralstoffreservoir 9603
- Chemie schwächt sie 2158, 9616
- Dichtemessung 6105a
- Erschütterungen: wichtig 881, 886
- Kalbsknochen gegen morsche - 291
- und Gliederschmerzen 998
Knochenabbau durch Hormone 6106
Knochenbrüche 998, 5309
Knochenbruchoperation 3236
Knochendichte 9724
Knochenentkalkung - UrBewegung bekämpft sie 920, 8014
Knochenerkrankungen 6708a
Knochengewebe
- abbauen, aufbauen 8107a
- 8107a
Knochenhautentzündung 998
Knochenmasse - Aufbau durch UrBewegung 919, 9603
Knochenmarkentzündung 998
Knochenmark-Extrakte aus Rindern 3550
Knochenmarkschädigung 998
Knochenmarkschwund 998
Knochenmark von Kälbern 3706
Knochenmarktransplantation 0678, 149, 1308/9, 1382a, 1507, 3214
- bei Leukämie keine Verbesserung der Überlebenschance 0678, 1301
- erfordert Ganzkörperstrahlung 1450
- ermöglicht Hochdosis-Chemotherapie 3609
Knochennekrosen durch Kortison 3742
Knochenschwund 224, 289, 998, 1907, 2474b, 9519a →Osteoporose
- im Kiefer 449
Knochensklerose 998
Knollenblätterpilz 584, 585, 867, 7004/5
- Mariendistel 9775
- ungefährlich, wenn 584, 586, 825
Knopfkraut, Kleinblütiges 867
Knorpel 1775b, 3706
Knoten 1775 b
Knöterich 729, 755
Koalas 2754
Koch, Robert 75, 463, 0753a
Köche kochen große Not 949
Kochen 6232, 6336
- ist Kultur 6003
- nie mehr 600
- nur ein bißchen 6301

Kochsalz
- verursacht Knochenschwund 6353
- weniger: stabilere Knochen 9458a
Kochtopf zum Halbgaren 980[10]
Kochtöpfe geben Metalle ab 601
Koffein 6308a, 3700, 6309
Koffeinkonsum - Fehlgeburtrisiko 9103
Kohle 6954
Kohlenhydrate-Eiweiß-Trennung 777
Köhnlechner 2058, 9403, 9508
Kokain-Exzesse 1700a
Kokosnuß 6040b, 762
Kollagen 943, 8107a
Kollath, W. 775, 1063, 6004
Kollegschaft - mafiaartige 2511
Kolibal, G. 982 (1)
Kolik 998
Kolonkarzinome 6303, 8007
Koma 3304
Kombucha-Tee 312
Komposit-Kunststoffe 2665b
Kompostbereitung, Information von AID 9937a
Kompresse in Bauchhöhle 2260
Kondome verursachen Krebs? 1136
Konfekt 800
Konsumwahn - Übersättigungseffekt 9025
Kontaktlinsenträger 1663
Kontinentaldrift 633
Kontinenz 9043
Kontrastmittel 3809
Konz, Franz
- Graphologiebuch von ihm 9034
- seine Krebsbiopsie 9917
- seine Adresse 978
- unbefugter Heiler 9981b
Konzentrate 2110
Köpcke 3232, 3224
Kopernikus 385
Kopf der Babys 9114
Kopfläuse 546, 9982
Kopfsalat 6905
- Analyse 753
- eß ich viel 571
Kopfschmerz 998 →Migräne
- Dauerkopfschmerz 5003
- erste Hilfe 3497, 9603
- Fasten beseitigt ihn 645
- Kaugymnastik hilft fürs erste 9935
- Ursachen? 336
Kopfschmerzmittel 5004b
Kopfweh und Sonne 3614
Koradgee 21, 0635
Korallenverletzungen 9949e
Koronardilatation 3203
Koronasklerose 6300
Körper
- Abwehrkraft stärken 137, 190, 514, 943
- Ärzte bekämpfen den Körper 104
- besitzt Selbstheilungskraft 23
- besitzt eigenes Informationssystem 3899d
- braucht harte Stöße von Fußgrund her 881
- braucht keinen Kampf 104, 114
- Fleisch vergiftet ihn langsam 412
- Geruch nicht unangenehm 16
- Heilkraft, körpereigene 8339, 111
- in Sonne dem 943
- ist Ganzes 9615b
- ist geprägt auf UrNahrung 805
- nicht geprägt für Krankheit 399
- nie bekämpfen 104
- nimmt nur Urzeitliches richtig an 707
- objektiv ansehen 967b
- reagiert verschieden auf Verordnungen 209
- Schäden beheben 909
- Schlacke 649, 655, 9601a, 9611
- Seele Verhältnis 299, 9024b
- sehnt sich nach seiner UrNahrung 414, 576
- seine Weisheit 111, 114, 8115d, 278
- teile sind normal voll gebrauchsfähig bis in den Tod 290, 289
- Tempel Gottes 187, 876
- übersäuert 230

- und Seele 9010a, 9023a/b, 9040, 9115c, 9620
- voll von Retroviren 9484
- will zum Normalzustand zurück 111, 114
- wird von Ärzten bekämpft 104
- Zusammenhang mit Geist 5115c
Körperabläufe teuflisch? 9602
körperliche Aktivität 8019, 8105
Körperlotion macht Krebs und Herzklappen kaputt 2794b
Körperpflege 547 →Kosmetik
Körpertraining: warum wichtig 8115
Körperverletzung mit Todesfolge 9833
Körperzelle/Krebszelle 2836
Kortikoide - es gibt keine unbedenkliche Dosis 3743
Kortikosteroide 3535
Kortikosteroidinjektion - Entzündung der Achillessehne 3745
Kortison 540, 3520, 3556, 3757, 6038, 9833, 9929, 9940b
- erzeugt Knochenkrosen 3742
- gegen Rheuma 3741
- Kleinstkinder 2513
- was ist° 9940c
- wenn länger als 5 bis 6 Tage verordnet, wie ausschleichen? 3744, 9929
Kortison-Salbe macht's schlimmer 3723
Kosmetik 547, 2770, 9600, 9864, 3723
- Lotion verursacht Krebs 2794
- Naturkosmetik 2793
- Trockene Haut 9600
Kosmos - kosmische Strahlung 842, 896
Kost - gesunde: von Schulmedizin abgelehnt 6713
Kosten der Medizin 2349c
Kot 0636, 1687
Kotau von Ärzten? 241
Kotbehandlung - auch heute noch! 1687
Kotreste im Darm 644
Kotsteine 649, 8326
Krampfadern operieren 2222
Kraftfutter 6344b
Krafttraining 6340a/b
- bewahrt Knochendichte 8112
Kräftigungstraining am Schreibtisch 8006
Krähenmentalität der Mediziner 2279
Krähenschwarmkrebs 122, 1462
- wissenschaftlicher Beweis 1462
- Krähenschwarm-Theorie 122
Krampfadern 569, 6261, 9452/9, 9458a
- Mittel vorhanden 9441
- veröden 9459
Krampfanfälle 998
Kranke   →Patient(en)
- als Versuchskaninchen 355
- aufsässige : greifen der Schmerz blind zu 60
- Beipackzettel verlangen 251
- Denken ist ebenfalls krank 521, 8310
- denken: der Arzt muß es besser wissen! 25, 328, 496
- Du mußt Dich entscheiden 769, 863
- Eigenverantwortung stärken 39
- emanzipiert Euch! 307
- Fasten? 963
- feiern krank 2156
- geben anderen die Schuld 328
- glauben, nur andere könnten ihnen helfen 25
- helft Euch selbst 2, 497
- ihr Denken ist auch krank 521
- kein Schuldbewußtsein 9718
- könnten Ende retten 397
- leiden an Voreingenommenheit 496, 498, 3014
- leiden lieber, statt sich selbst zu helfen 515
- Letzter Wille als Kranker 968
- mit Erde wieder gesund machen? 497
- Mitleid mindern zu ihnen 497
- müss. gesund leben - nichts sonst 512
- müssen Gesundheit wollen 210
- müssen Ratschläge befolgen oder zugrunde gehen 125, 725, 848
- Recht auf Unterlagen 9850

K

- Referenzen von ihnen 974
- rennen am meisten zum Arzt 108
- seid froh, daß es Euch jetzt schon trifft 725
- seit wann werden sie vergiftet? 62
- sind dumm? 3312
- sind frei in ihrer Entscheidung 3
- sind in ihrer Ganzheit krank 285
- sind tapfer? 172
- sterben lassen ohne Qual 2197
- stört im Gesundheitswesen 3313
- Tapferkeit 172, 523
- UrTherapie zu schwer für sie? Nein! 862
- verschlangen lebende Kröten u. Küken 79,0618,9962
- Verstand muß zuerst bereit sein 520
- warum ich? 175, 724, 9624
- was taten und tun sie alles? 79, 0618, 9962
- wehrt Euch! 368
- wie gesund werden? 513
- wie viele gibt es? 178, 9428
- wollen keine Konsequenzen ziehen 25, 362
- wollen keine Verantwortung tragen 25, 362
- wollen krank bleiben 516
- wollen stets vom besten Arzt behandelt werden 107
- worüber klagen sie am meisten? 3014
- wurden immer betrogen 15
- Zahlen darüber 178, 2186
- zum Gesundwerden genügt ein Versuch 397
- zuviel Mitleid schadet ihnen 519

Krankengymnastik 8215

Krankenhaus (Krankmachungshaus) 1664
- 40.000 Tote 2711
- anthroposophisches 3408
- Beipackzettel verlangen 25
- bringt Wundinfektionen 254
- dessen Kosten 2312
- dort ist man ausgeliefert 9989
- Ernährung katastrophal 253
  →Krankenhauskost
- für schwerkranke Patienten - Empfehlg 982
- gibt nichts um Gesundheit 253, 9999 [11]
- hol Deine Lieben dort raus 248
- Infektionen 2530, 9999[6]
- krank durchs 1665
- lebensgefährlichster Ort 1668,2250,9999[6]
- Lungenentzündung durchs 1675
- Menschenfalle 2030, 2052a
- nicht reingehen 249, 2055, 2155
- Pfusch 3332
- Rechnung 2349a
  - bankrott durch 1060
- sahnt ab 2311
- Säuglinge vergiftet 3259
- Saustall 154
- Schädenliste 998
- Todesgefahr im - 1667/8
- tödliche Pilze 1676

Krankenhauskost 6200, 6224/7
- ungesund 253, 6614

Krankenkassen 2523, 6619b, 9995
- System ist grundfalsch 0592
- zum Medizinkartell gehörend 0592, 2349g, 9851

Krankenpfleger - Aufzeichnungen 3102
Krankenunterlagen 9850a
Krankenversicherung 9851
Krankhaltung der Menschen 7013

Krankheit(en)
- als Akt der Wiedergenesung 8343
- als Feind erklärt 55, 106
- als Freund sehen 175
- als Schicksal 100, 1104a
- als Seiendes 1382b
- als Züchtigung Gottes 200
- Anzeichen 180
- Armuts - 1754b
- Arzt ist das Schlimmste dabei 99
- Bandscheibenschäden 337, 9877a/b
- bedeutet Warnung 521
- beeinflussen Benken 9015
- behandeln vor deren Ausbruch 8292
- Behandlung schadet 99
- bekämpft man nicht 104
- besprechen 592
- blaue Kinder 3717b
- Charakter und - 868
- Definition 202
- Degeneration - Schuld an immer mehr - 481
- Denken gestört dabei 8310, 9015a-c
- durch Ärzte 99
- durch Schlafstörung 1915
- eine Ursache für 40.000 325, 326
- ernährungsabhängige 6026
- es gibt nur eine 325
- Folge von Fehlverhalten 101ff
- früh erkannt, früh gestorben 1171
- Früherkennung →Früherkennung
- frühzeitig erkennbar 964
- Geburt wird als solche behandelt 56ff
- gegen jede ist ein Kraut gewachsen 0591
- gehen zurück durch Nichtbehandeltwerden 99
- Geistheilung der - 592, 8337
- Genen in die Schuhe geschoben 3876
- gibt es nicht 102, 8344b
- Giftabwehr 2466b
- Gorillas 9837a/b
- Gründe dafür sieht jeder Spezialist in seinem Fach belegen 325, 2021, 9739
- Gründe für Nichtgenesen 814
- hatten früher keine Namen 49
- iatrogene 66, 253ff, 2066, 3718/9
- Immunität gegen - 112, 145, 1717
- in Lebensabschnitte 868
- ist Reinigung 9604
- ist Versuch, sich Vergiftungsstoffen zu entledigen 478
- Kämpfen dagegen ist falsch 104
- Kombination von 16 Möglichkeiten 326
- Körper ist nicht dafür geprägt 60
- Kosten 507, 2159c, 2312
- Kraut gewachsen 0591
- Medikamente bewirken nur Wechsel der Krankheit 189, 3506, 3720
- Mensch besitzt keine Prägung dafür 60
- nach Ärzte-Gleichung 466
- nicht durch Körper herausschneidbar 130, 299
- nicht behandeln ist besser 80, 103, 256, 303
- nie bekämpfen 103
- nur symptomatisch behandelt 103f, 9488d
- Produkt dämonischer Einflüsse 0553
- psychisch bedingt? 2021, 9739
- psychosomatische 299, 9029, 9037
- Schimpansen 4204
- schuld ist wer? 1005
- seelisch bedingt? 9740, 9018
- seelisch bedingt? 299, 2021, 9739f
- seelische Beeinflussung heilt sie? 299
- seelische - →Seelische Leiden
- sind sinnvoll? 297
- sind Vergiftung 104, 2466b
- Soziologie 1016
- Streß ist keine - 9020
- überfallen uns unschuldig? 100
- Urzeit: mutieren 418
- Verstand leidet 8310, 9015a-c
- vierzigtausend verschiedene? 325, 326
- vorbeugen 13, 33, 374
- warum gerade ich? 175, 724, 899b, 9624
- warum so viele verschiedene 326
- was ist das? 102, 104
- werden in modernen 3506, 3720
- wie Ärzte sie verdecken 71
- wie krank willst Du bleiben? 770
- wie UrMedizin auf sie wirkt 380, 514, 103
- wollen uns etwas sagen 476
- Zahlen 178
- Krankheitsanfälligkeit, erhöhte 2300b
- Krankheitsbestimmung betrügerisch 2538
- Krankheitsfälle bei Vollwertkost 6130
- Krankheitssymptome - frei v. ihnen wie? 1006
- Krankheitsursprünge 2457
- Krankheitswesen nicht mehr bezahlbar 2159
- Krankheitszahlen 178
- krankmachende Bakterien: ungefährlich 1683
- Krankmachendes erkennen 573
- Krankmachungssyndikat 2300a
- Krankschreibungstrick 2156

Kranksein
- heißt Warnungen empfangen 115
- kann zweckmäßig sein 2466b
- Strafe Gottes 0556

Krätze 998
Kräuterbehandlung 6801, 8336
Kräuterheilmittel gibt es nicht 317, 318
Kräutertees 596
Kräuterweiblein 24
Kräuterwiesen anlegen 980[8]

Krebs 998, 0810, 1035, 1070, 1513, 3015, 3899a, 6505, 6715, 9740
- 40.000 Krebstote durch Röntgen 2851
- Anfälligkeit 1626
- Aktivierung durch Abtasten, Berührung und vor allem Operation 84, 131, 1066, 1072, 1162, 1458, 2714
- Alkohol bringt - 5408
- Allgemeinerkrankung 1566a
- als Hydra u. Krake im Körper vorstellbar 122
- als Schicksal 1104a
- als Seelenleiden? 164, 299
- amtliche Statistik 149
- angebliche Tapferkeit der darunter Leidenden 172, 9916b
- Ankündigungen zum Heilen 145
- an seiner Wurzel packen 0640b
- Anus befallen 1451
- Anzeichen 180
- aus der Spraydose 9949e
- Autosuggestionsbehandlung 961
- bald häufigste Todesursache 1077
- Bauchspeicheldrüsen- 1567
- begünstigend: Pille 1103
- Behandlung
  - in der Bundesrepublik 1410, 3700
  - nur ein Experiment an Dir 120, 121, 2134, 2159, 2205, 2829, 2850, 3250
  - mit pflanzlichem Medikament 1425
- Behandlungstorturen 152, 154, 1252, 1453
- bei Kindern - Kinder - Krebs bei Kindern
- Bekämpfung unterdrückt 2525
- Berührung löst ihn aus 120, 164
- besiegt? 1575, 1602
- Bestrahlung löst ihn aus 120, 154, 1152, 1206, 1227, 1408, 1455, 1505, 2825, 3237
- Biopsien 121,1072, 1126, 1150ff, 9123
- Blasen- →Blasenkrebs
- Bronchial- 1508
- Brustimplantate →Brustimplantat
- Brust- →Brustkrebs
- Burt Lancaster 1577
- Charaktersache? 868
- Chemotherapie →Chemotherapie
- Darm- →Darmkrebs
- Diagnose 98, 121, 323, 2423
- Diagnosesicherheit bei - 2410
- die Wahrheit: Bronson, Remick, Kast, Sinjen 143, 1078
- durch Alkohol 5402
- durch ärztliche Behandlung 131, 9967c
- durch Asbeststaub usw. 153
- durch Bier 739
- durch Brot 9008a
- durch Büstenhalter 1452, 9823
- durch Chemotherapie 1100a
- durch Hitze heilen 9967
- durch Kondome 1136
- durch Mineralwolle 1113
- durch Pflanzen-Tee 1131
- durch Punktion 2717 c
- durch Rauchen 739
- durch Rheumabehandlung 1119
- durch Spaghetti 9490
- durch Spülmittelrückstände 9659
- durch Vitaminzufuhr 1114
- durch Viren 6700
- durchgebrochene 138
- Eibenwirkstoff 43, 7014a, 7015
- Eierstock- →Eierstockkrebs
- entsteht in Zelle 1106
- Erfolgsbericht des Forschungs-Instituts 1
- Ergebnisse der Forschung: Bluff 154, 646, 9500/6, 144
- Erlebnisse einer Brustoperierten 134
- erneut im Bauchraum 1453
- falsche Hoffnungen werden erweckt 166
- Fasten bei - 646
- Fernseher 9674
- Feststellung schwierig 121
- Fitness gegen 2265
- Fortschritte 1616
- Frisches Gemüse 6143
- Früherkennung 127, 164, 323, 975, 1073, 1121, 1155/7, 1171, 1224, 1233, 1xx, 1576, 2283b, 2432a, 2439
- Ärzte - Vorbild 1073
- auch unter UrTherapie nicht besiegbar 123
- Darm- 2043d
- Fünf-Jahres-Heilgrenze 141, 161, 2283b
- Gallenoperation kann ihn verursachen 112
- Gebärmutter- →Gebärmutterkrebs
- gefährlich und sinnlos die Therapien 140
- Gehirn- →Gehirntumor
- Gen entdeckt 1574a
- Gen-Spritze gegen - 3887a
- Geschäft mit - 2283c
- Geschichte des - 78, 1050
- Geschwulst - nie berühren! 1162
- gleich, ob, behandelt oder nicht 120, 121, 1510, 3605, 9705, 9742, 9799
- Goldbehandlung 3606a/b
- gutartige Knoten 2420
- Haustier- wird Raubtier- 131
- Haut- 943
- Heilmittel Taxol 7014a
- Heilung wird stets angekündigt 166
- Heilung wird vorgetäuscht 147ff
- High-Tech-Hilfe 6664
- Hoden- →Hodenkrebs
- Hyperthermie 9967
- In-Achrungsstrich-Krebse 164, 1307
- Impfen erzeugt es Seite 1424
- Impfung gegen - 145, 9967b
- jede Behandlung ist falsch 120, 132, 107
- jeder hat seinen eigenen - 121
- jeder vierte stirbt daran 124, 3765
- Karzinom - →Karzinom
- Kehlkopf- 128, 180, 1505, 5305, 6312
- Kinder- →Kinder - Krebs bei -
- Knochen- 1560, 3531
- Kolonkrebs 6414
- Krähenschwarmkrebs 122
- Krebs ist unbesiegbar 176
- Krebsforschungszentrum Heidelberg 144
- Krebspapst Krokowski 131,1307,1458,16xx
- Krepier-Behandlung 1409
- Kuru 3674a
- Langzeitschäden durch Behandlung 9521
- Leid als Verursacher? 299
- Leukämie →Leukämie
- liegt nicht in der Familie 119
- Lungen- →Lungenkrebs
- Lymphdrüse gleich mit weggesäbelt 136
- Magen- →Magenkrebs
- Malignitätswechsel 128, 139, 1159
- Medikament - zehnfache Dosis 2228b
- Meeresorganismen gegen Krebs 493
- Metastasen →Metastasen
- Mistel hilft? 319, 0648, 1407, 1564d, 3015, 6834, 6844, 7018
- Mund-Rachen-Kehlkopf- 5305
- Muskelschwäche 1116
- Muttermund- 1072, 2525
- nicht herausschneidbar 130
- Operation 120, 1275, 139
- Operationen sind wie eine Jagd auf Vogelschwarm 122, 131
- örtliche Krankheit? 129
- Pap-Abstrich 2525
- Prävention: Gegenteil erreicht 1550
- Prostata- →Prostatakrebs
- psychischer Einfluß 1104b

1410

sultate: niederschmetternd 120, 1217, 1353
siko durch erhöhtes Serum-Ferritin? 3530
ntgen - Risiko 2806
hicksalhaft 1104a
hilddrüse 181
hlemmen bei -? 241
hnellschnittverfahren 121
elische Mitarbeit wichtig 690
xuallebens kaputt durch - 132
ege gegen ihn? 144
zt im ganzen Körper 122, 129
ätfolgen 9521
eiseröhren- 1134
ort hält ihn klein 172
ort senkt Risiko 8002
atistik →Krebsstatistik
eigende Tendenz 124
erberate bei - 5, 124, 128, 2250
llen verhütet - 997
rahlenbehandlung 2838
bstanz gegen - 2473
mptom einer Allgemeinerkrankung 1071
mptombehandlung 103, 9488d
mptome gehen zurück 9476
pferkeit, wahre, bei - 172, 9916b
stuntersuchung 1123
erapie 1606a
erapien aller Art 215, 1602ff
erapien, neue 1602ff, 1611
erapieverweigerer leben länger 1509
desfälle 1053
eibjagd auf - 1403
icks der Ärzte gegen Dich bei - 19,21,46, 58, 62, 254, 291
atz Sinnlosigkeit behandeln sie 9614
mor ist nicht die Krankheit 122
erall im Körper 1350
erlebensraten 1379, 2283 b
besiegbar 1136
Bewegung bekämpft ihn 881, 905
sachen 1130, 241
zeitmensch hatte ihn? 420
egetarier haben weniger - 408
ele Formen 1639
rher schmerzhaft 1062
rsorgeuntersuchungen 140ff, 164, 218, 322, 323, 998, 1133, 1157, 1612, 1622, 2001a, 2325, 2337, 2690, 9833
ächst weiter 647, 1621
achstum doch an künstlicher Ernährung 1112a
as sofort dagegen tun? 9967c
ie wirkt UrMedizin darauf 380
ieso bekommen ihn andere nicht ? 3899b
ird durch Behandlung ausgestreut 154
ungenkrebs 461
usammenhang mit Ernährung 9500
weitkrebs ist schmerzhafter 1405, 1159, 8250
weittumore Folge ärztl. Behandlung 84
ytostatika →Zytostatika
ysarten 1055, 1505
sbehandlung - in der Bundesrepublik 1410
sfälle-Verdopplung 6922
sforschung 144, 1052
sforschungs-Institut 819, 965 (1)
sgifte 9522b
ssheiler - gefeierter 1504
ssheilung, alternative 8330
sskiller - durch manipulierte Zellen transportiert 1564a
sskranke 1128a, 3899a
epressionen, Delirien, Angstsyndrome 1404
istere Prognose 1053
örper überzuckern 1625
ebensqualität 9506
smafia 2324, 3605
ockiert Fortschritt 2356
bsmittel getestet 3111
m Tier erprobte 9488e
bspapst Krokowski 131, 1307, 1458, 1615

Krebspersönlichkeit 868, 9012
Krebsrisiko 6708b, 9717
Krebsstatistik
- (amtliche) 0806
- gefälscht 9513, 9502/5, 9509-17, 9838
Krebstestreihen - falsch deklarierte 2528
Krebstherapie
- 80% Zweittumore 1450
- alternative 2466a, 9601b
- Erfolge 9511
- Gefahren 1429
- Morgenblämmerung der - 1601
- Spätfolgen 9521
Krebstote - Zahl der - 1068
Krebstumor - durch Mineralwolle 1113
Krebs-Verschiebung 1115b
Krebsvorsorge: ökon. Säule 2330a
Krebszellen
- Aussaat von - 8003
- entwickeln sich 9684b
- Explosion 1166
- Vermehrung im sauerstoffarmen Milieu 8001
- verschleppte 1150
Kreislauf-Kollaps 998
Kreislaufleiden - (KHK) 380, 2067, 9407
Kresse
- anpflanzen 736
- erzeugt Penicillin 838, 9771
Kreuzband gerissen 3950, 9440
Kreuzschmerzen 698
Kriegsjahre - Menschen waren gesund 632
Krokodilkot als Heil- u. Verhütungsmittel 33, 9889
Krokowski, E. 131, 1057, 1128a, 1307, 1458, 1615, 2200
Krokus 867
Kronen bei Zähnen 436, 3010
Kropfbildung 998
- durch Zwiebel 6333
- Jodzufuhr 1903
- warum? 3788
Kröten
- fein gehackt 0618
- und Küken als Medizin 47
Krüger, Dr. Priv.Dozent 0, 748, 2954, 9992
Kuchen 6201, 6346
Küchenschelle 867
Kuhne, L. 1463
Kultur? 866, 9025
Kulturbegeisterte 9050
Kulturgemüse 6905
Kulturgut Essen 752
Kulturobst gut? 9991
Kulturpflanzen
- wie sie aufwachsen 724, 766
- Vergleich Wildpflanze 753, 9998b
Kulvinskas 6132, 9720
Kümmeleinreibungen 8221b
Kunstfehler 323, 2052b, 2220, 2221
- 100.000 jährlich 2052b, 2228b, 2279b
- anwaltlicher 2708a
Künstliche Ernährung bringt Krebswachstum 1112a
künstliche Niere 3710
Kunststoffüllungen 3010
Kürbiskerne 6107
Kuren, Bäder 636, 9409 →Bäder
- Blutreinigungs-Cur 0613
- Diätkuren 6509
- Fastenkur 9876
- Gesundheitskur 982[1]
- Radon»kur« 2815
Kurhaus 982[2]
Kurpfuscher 2190a
Kuru 718, 3335
Kurwässer trinken 634
Kurzatmigkeit 342
Kurzsichtigkeit 2720, 9607
- beheben 917
- besser keine Brille tragen 9607
- durch häufiges Lesen 9456
- Kuß einer liebenden Mutter 2607
KZ-Ärzte 2158, 2536, 3750c

Labkraut 867
Labordokumente - Märchenbücher 9507, 2407
Labortests machen lassen 998(6)
Laboruntersuchungen: 27 % sind falsch 322
Laborverusche - 23.000 Tiere getötet 4502
Lagern von UrKost 795, 797, 6901, 796, 1772
Lachen 9447
Lachen und Wohlgefühl 9447
Lagerverluste Vitalstoffen 795ff, 988, 6114
Lähmungen überwinden 345
Lähmungserscheinungen 998
Laienfleiß 649
Laienmedizin 5401c
Laktase 613
Landwirte: Vergifter 737, 6344a
Landwirtschaft - Lobby 6344a
Langstreckenflüge 9861
Langzeitverhütung 3704 a
Lao-Tse 882
laokoonische Verstrickung 810
Laparoskopie 2537, 2728/9a, 3246, 9651, 3248, 2709b; 3247, 2232, 262, 2717a/b, 3247, 2232
Lärm 9643
Laser 2643, 2720
- Euphorie hat sich gelegt 2491b
- Laser-Chirurgie 164,1420,2346, 2491a, 3018, 2805, 3018, 2800a
Latein schätzen d. Ärzte -warum? 58,135, 330, 2041, 6813, 9443, 9963
Laufbandtraining 3951b
Laufen 8110 →UrBewegung
- Anfängerprogramm 891
- barfuß am besten 887, 8114
- erleichtert Raucherentwöhnung 885
- Erschütterungen wichtig 881, 886
- Krämpfe vermeiden 887, 920
- Seitenstechen beim - 8020
- stärkt Willen für UrKost 884
- statt dessen Intensivgehen! 882
- Todesfall deswegen 886
- Urzeitlauf 818, 879, 8114
- verbessert Hörfähigkeit 9600
- Wadenkrämpfe dabei 887
- Waldlauf mit Autor 818
- wie lange? 878
- wie läufst Du richtig? 891, 8114
Läuse 3675
Lavaerde 975, 980[1]
Leatrile 7014b
Leben
- auskosten 504
- einfach leben 824, 946, 947
- Entschuldigungen finden für ungesundes 788, 820
- in 1000 Wonnen 738
- leben ohne Heuchelei 947
- lieber kurz - dafür aber gut 504
- vertiefen 947
Lebenserwartung 9010b
- Steigerung 9508, 9843
- verdanken wir hohe der Medizin? 494, 9508
Lebensfreude
- durch Rauchen? 9930
- durch UrKost einbüßen? 665, 687, 770, 861, 967
- gut essen 9930
Lebensführung
- ändern, wenn krank 240, 6224, 6644
- äußere wirkt auf Seele zurück 302
- gesunde 0588, 1621
- natürliche 302
Lebenskräfte
- der Nahrungsmittel 751
- elektromagn. Strahlung 751, 9668/9
- erloschene durch Fleischesen 752
- Möhre 989
Lebensmittel →Essen →Nahrung
- aromatisierte 6918
- belastete Pestizide 6521
- bestrahlte 6910ff
- Bestrahlung 6033a/b, 6910ff

- Deklarationspflicht 6033a
- Tabelle der Lebensstoffe 987
- Tabellen 6008
Lebensmittelrecht 6033a
Lebensqualität spielt kaum eine Rolle 1403
Lebensreform 0604
Lebensrettender Hinweis 9992
Lebensstil - Änderung 6644
Lebensstoffe 9971
- der Früchte 990
- der Nüsse 991
- der Kulturpflanzen 989
- der Pflanzen: Vergleich 988
- der Tropenfrüchte 988
- der Urpflanzen 987
Leberentzündung 998
Leberflecke 998
Leberfunktionsstörungen 998, 3754
Leberschäden 998
- durch Aspirin 3738
- durch Saccharin 6225
Leber-Schonkost 6714
Lebertransplantation 3221a/b
Leberkrank 998, 49
Lebewesen d. Zivilisation leiden nur 383
Le Bon 2050, 4200, 967[3]
Leckerlis - gesunde 800
Legalon 9776
Lehmbäder 982[2], 8308
Lehrpläne 9953
Lehrmeinung - rheumatologische 2004
Lehrtätigkeit 1607
Leichen
- ausgeweidet, ausgeschlachtet 2139c, 2139ff, 2140a, 3008, 2139a
Leichenfett zur Brustvergrößerung 1222, 2771a, 2776
Leichenfledderei 58, 212, 2121/2, 2139ff, 2291b, 2315, 2141b, 3008, 9834c
Leichengifte als Hormone 2141a
Leichenschau 2219, 2426
Leichtgläubigkeit 0665
Leichtigkeit des Seins 6922
Leiden sucht anderes Zielorgan 2208
Leinsamen 9855d
Leipziger Arzt Hartmann 2000
Leishmania 9949e
Leistenbruch 533, 0578, 9651/7
Leistungsschwäche 998
Leistungssport 1710
Leitungswasser 6904, 6014 →Wasser
- macht Arterienverkalkung? 635, 717
Leitzmann 0, 208, 6409b, 6534, 6632/9, 6950b
Lektoren 2954
Lemminge 4204
Leonidas 0509
Leponex 3700
Lepra geheilt - mit Rohnahrung 521, 3852a
Lesen ist etwas anderes als Tun 957, 9607
Leser
- alle machen Dir UrKost schwer 864, 1614
- schwer zu überzeugen 820
- Ausreden, Entschuldigungen 788
- Autor trotz der zugrunde gehen 125, 725
- berichten mir über ihre Rückfälle 847
- bestimmt mit Verstand weniger üb. sich 802
- bist Du nur bloß Betrachter? 951
- Haftungsvermerk 0, 9996
- hat Angst vor Giftpflanzen 584
- ist frei, den Buchvorschlägen zu folgen 3
- jüngere und der Autor 3559
- kann nicht sachlich sein 819a
- kann sich nur selbst helfen 2
- mich trifft es nicht 177
- möchte nicht so leben wie der Autor 768
- sei kein Sklave mehr Deiner Gelüste 821
- seine Objektivität 819b
- sieh Dich im Spiegel an 973
- soll mit Masse rennen 1
- soll selbst herausfinden welche Nahrung für ihn gut ist 805

1411

L

- soll sich nicht kränken lassen 951
- steht auf Wissenschaft 831
- unterstützen den Autor 815

M

- warum immer müde? 893
- wann spucken 9992
- warum trifft ich? 175
- was er wenigst. verwirklichen kann 817
- was er so ißt 749
- wie sie auf das Buch reagieren 819
- will beste Professoren f. seine Krankheit 107
- will wissenschaftlich bewiesen haben 651
- will nicht auf alles verzichten 864
- zerreißt mein Buch 920

Letalitätsrisiko 1579
Lethargie 998
Letten der Indianer 657, 659
Letzter Wille als Kranker 968
Leuchtstoffröhren 9643
- bringen Hormonhaushalt durcheinander 9632
Leuchtziffern schädlich 127ff
Leukämie/Leukose 1051, 3104
- Allgemeines 147,1100b, 1300, 9522a, 9639
- 70% Erfolge 9509
- bei Kindern 88, 1512
- bei Kindern durch Strampelanzügen 9631
- Chorionkarzinom ist keine Krebsart 1307
- durch Hot-Dogs 9712b
- durch Rauchen 9712a
- durch Röntgen 2802
- durch Schluckimpfung 88
- frühere Mißbehandlung 1100b
- Hodgkin-Lymphom ist keine Krebsart 1307
- ist nicht so gefährlich wie Krebs 1307,8213d
- kindliche 2525
- Knochenmarktransplantation 149, 1306/8, 1507
- Langzeitschäden 1432
- lymphoblastische - 148, 1303
- myeloische - 149
- Therapie 1413
- Trick, Heilungsprozentsätze vorzutäuschen 147, 9502, 9510, 9838
- war früher auch nie tödlich 1100b

Leukozyten 9612
- Wanderung 2000, 2097b, 6338, 6408

Leukozytose
- Reaktion 2097b
- Verdauungs - 2097b

Libidoverlust 998
Lichtempfindlichkeit der Haut 998
Lichtschutzfaktor 3608
Lidokain: kanzerogen 3724a
Liebe - dem Essen vorziehen 865
Liebeskummer 9042
Liebesleben verbessern 898, 9042, 9919
Liebig, Gustav 0655
Lieder - altmodische 3310
Liguster 867
Limo 6915
Lindenknospen im Winter 731
lipidsenkende Medikamente 3786
Lippenentzündung 998
Lippenkrebs 361
Liselotte von der Pfalz 0590
Liste, rote 9892
Literatur zuwenden 947
Lithotripsie 2740/1
Lobe alle 937
Löcher - in Zähnen lassen 432, 2641
Longan-him 801
Lorbeerkränze (für Ärzte) 2303
Lorenz, Konrad 9013
Lost 371, 1432, 2151, 3832
Löwenzahn (Kuhblume) 867, 7000
Löwenzahnsaft 6810
L-Tryptophan 3878
Ludwig XIV. 82, 372, 0590, 0606, 0637
Luft
- frische:- krankheitsverusachend 8304, 0637
- frische: Ärzte fürchten sie 66, 0637/9, 8304
- Heilen mit Luft und Wasser 196, 3301
- ist schädlich 66, 0639

Luftbefeuchter 9675
Luftembolie 998
Luftröhrenentzündung 998
Luftwäscher 9675
Lumbalgie 8228a
Lumbal-Punktion 9999
Lungenembolie 998
Lungenentzündung 193, 251, 998, 3657b
- Antibiotika 3657a
- durch Akne-Bakterium 1641
- durch Krankenhausaufenthalt 1675
- Todesrate 3657b
Lungenkrebs 124, 1615, 5308
- durch Fett und Fleisch 6356
- ehemalige Raucher 5331
Lungentuberkulose - aktiv 998
Lungenvolumen 9044
Lupus erythematodes 0810
Lupuskrank durch Medikamente 3620
Lust auf Sex 9457
Lusterlebnisse 5013
Lüscher-Test 215
Lüste austreiben 65
Luther 51, 6017
LUVOS-Heilerde 8314
Lyme-Borreliose 1916, 2447, 9617b
Lymphdrainage - Massage nach Krebsoperation 1572
Lymphdrüsen und -leitungen 9684b, 910c
Lymphgefäße 136, 770, 897, 1639, 9612, 9621, 897, 915
Lymphknoten 9127, 910c
Lymphknotenoperation 136, 1067
Lymphknotenschwellung 998, 6131
Lymphödem 1423
Lymphtraining 910, 897, 915
Lymphtransport 9458i, 9612, 897, 910c
Lyrik 963
Lyse 1579
Mädchen - fettes, unattrakt. 873, 6315, 6357
Madenadresse 8222
Maden, heilen nekrotisches Gewebe 0645b, 8222
Mafia-Chefarzt 2292a
Maden heilen Wunden 0645b
Magen
- durch Schlechtkost geschädigt 1550
- empfindlicher 9432
Magenbeschwerden 3815
Magenblutungen 298, 3738
Magen-Darm-Störung 998
Magendurchbruch 531, 998
- durch Rheumamittel 3712, 3759
Magengeschwür 1054, 1906
- Antraschadensmedikament 537
- aus seelischen Gründen 299, 537
- durch Antirheumatika 3713
- Omeprazolschadensmedikament 537
- Risiko eines Rückfalls 3771
- vom Küssen? 2471
Magenkarzinom operieren - je radikaler, je besser 1560
Magenkrämpfe 998
Magenkrebs 138, 298, 300, 1107, 2414
- Autor hatte selbst Magenkrebs 101
Magenkrebskranke 1061
Magenleiden 298
Magenmittel Omeprazol, Antra 3793
Magenoperation 3772
- nur zu! 298
- Rezidive 3240
Magenschleimhaut 1659, 998
Magenschmerzen 998, 1061
- Kinder 9925a
Magenschonkost veraltet 6716
Magenspülung 9436
Magenstumpf-Karzinom 3240
Magersucht 955, 6002, 9728
- Selbsthilfegruppe 9728
Magnesium 47, 195, 225, 226, 533, 615, 620, 715, 718, 720, 753, 754, 766, 975, 980, 989, 991, 998, 2475/6, 3547-3549
Magnesium-Resorption 6219

Magnetbehandlung
- alte - 171, 0619
- moderne - 3882
Magnetismus 0672
Mahler, Gustav 973
Mahlzeiten 6534
Mahlzeiten-Vorschläge - nach Eßmengen 791
Mahlzeiten-Vorschläge - nach Eßzeiten 789
Maiglöckchen 585
Makrobiotische Kost 710, 8333
Malaria 96 71,73,76,85,88,96, 472, 564, 565, 645, 833, 0725ff, 2124, 3504, 3509, 6510
- Immunschutz 0726
- Impfung 96, 0722, 0725
Malariamittel 96, 166, 979b, 9678, 3725
- Chemie wirkungslos 3504
- Halofantrin 3830
- Wildkräuter wirken 3504b
Malten, H. 8339
Malve, Moschus-, Weg- 867
Mammakarzinom →Brustkrebs 1209c, 1224, 1237b
Mammographie 164, 323, 2800b, 1163/9
- Gefährlichkeit 1230 ff
Managerpille 3493
Mandeln - Beziehung zu Geschlechtsdrüsen 9618
Mandelentfernung 2445
- Nervenschäden nach - 3234
Mandelmilch als Babykost 793
Mandeln - frische besorgen im Juni/Juli 6625
Mandeloperation 293, 2445
Mango, leckersten 801
Mangustan 801
Manna 9855b
Männer mit jüngeren Frauen 9887a
Marathonläufer 8110
Marathonmann 9959
Marcumar 3621, 3902
Margarine 6221
Mariendistelextrakt 9775
Marx, Karl 9517b
Masern 0702
- Epidemie - Ursache 0777
Masernimpfung
- sinnvoll? 87ff, 0809a/b
- führt zu chronischen Darmkrankheiten 0809a
Masernimpfschutz 981
Massage 1406, 1572, 8005, 8306
- aus Leichen 2141b
Massenmenschen 580, 967[3], 9039
Masthilfen 6360
Matratze 9858
- Naturware 980[4]
Matrix 1106
Maul- und Klauenseuche 90, 94, 0763
Maulbeeren für Zuckermäuler 760, 980 (11)
Maus - zuckerkrank gemacht 0713
Mäuse, dabei hat's geklappt 151,186, 475, 1713
Mäuse und Krebshoffnungmache 147
Mäusegene 3892, 173
Mäusekot 0636
Mäusezellen
- als Medikament wie früher 173, 466
- ins Gehirn 3877
maximal therapieren: Patient stirbt 1500
Mayr-Kur 215, 8319, 8332
McDonalds 6619a
Medien 9896
Medikamente →Arzneimittel
- **80% der Verfahren sind ungeprüft 6700**
- Allgemeines 183, 194, 234
- absetzen bei UrTherapie 9933
- Abführmittel, Laxanzien →Abführmittel
- als Knochenbrecher 3719
- alte - 0656
- an Kinder: ein Verbrechen 2451, 5514
- an Patienten getestet 3109
- Antitumor - Umsätze mit diesen 1562
- aus Fleisch: Krankheiten durch 3612
- aus Leichen 2141b
- unverzichtbar 927/8
- außen hygienisch, innen voller Schmutz 95,

258, 1111, 3505
- bewirken nur Wechsel der Krankheit 189, 3506, 3720
- Bloßes In-der-Nähe-sein von Zytostatika macht bereits krank! 3708
- bringen Abwehr durcheinander 183
- bringen Tod 212
- Clioquinol 85
- Clofibrat 85, 170
- Contergan 212, 868, 1803, 3523, 3852a
- DES - Hormon brachte in zweiter Generation Krebs 13, 206, 361, 540, 1115, 3751
- Druckzerstäuber 3789
- ein Drittel unwirksam 3507
- erhöhen die Blutfettwerte 3714
- Folgen zeigen s. viel später 183, 1604, 3
- für Notfälle 999
- Gift, Gift, Gift! 170, 3601
- haben bei Mäusen gewirkt 186, 475
- haben Gutes? 109
- heilen nie 99, 202, 0667
- heimtückische 183, 3759
- helfen? 306
- Herceptin 9458h
- Herzmittel 183, 349, 2068, 2180, 3526
- Hustenmittel 998, 2194, 3613, 3730, 3778, 6815
- impotent machende - 3753
- jährlich werden 400 Präparate zurückgezogen 170, 358
- killen, nicht Bakterien 1675
- Kortison 523
- krank allein nach Kontakt 3748
- Krebsverdacht 9705
- Kreissägeschäden 3776
- kritisch gesehen 9849
- lipidsenkende 3786
- machen krank 109, 117, 194, 1425, 3490ff, 3700ff, 3800ff
- machen Monsterkinder 217
- meistverordnet von Kinderärzten 3536
- muß ich nicht schlucken 323
- Nebenschäden 194
- nehmen Fähigkeit zur Selbstheilung 205
- neue anstelle alter 3799
- neue mit weniger Nebenschäden 1434,379
- neues rettete mir das Leben 9458h
- Nichteinnahme 1604
- nie mehr- 109
- nur unheilstiftend und schädlich 109, 117, 183ff, 0667
- ohne therapeutische Wirkung 1553
- Omeprazol 170, 3785, 3793
- Placebowirkung 20 →Placebo
- Psychopharmaka 184, 320
- Salvarsan 74
- Schäden durch Einnahme 9706
- Schäden durch sie 207, 3700ff, 3800ff
- Schädenliste 998
- schädigende - 170, 194
- Schlachthofabfall 3554, 3812
- Schlafmittel 184, 3747
- Schlachtnebenprodukte 2771b
- Schlafstörung als Folge 8202
- schwächen das Immunsystem 183
- sind ungeprüft 2696
- sofort wegschmeißen 205
- Spätschäden 207
- Tambocor 85, 3802
- Tamoxifen 1623, 3671, 3751
- Testprogramm für - 3412
- Thorotrast 322, 2433
- tödliche Folgen 3804
- unerwünschte Wirkungen am Gastrointestinaltrakt 3715
- unterdrücken und auf andere Leiden übertragen 3251
- unkontrollierte im Gebrauch 6923
- Verbrauch 2153
- Verdacht auf kindliche Mißbildungen 3613
- verdreckte 95, 258, 1111, 3505
- vergiften 3327
- verhindern Verdauung 184, 3558

1412

M

erschieben und verdrängen Krankheit 3506, 3720
erunreinigte erzeugen Krebs 1111
erzweifeltes Warten darauf 3559
vann tolerierbar? 537
weggeworfene 3511
werden nur modernisiert 49
werden zum Glück gleich weggeworfen 1605, 3490, 3953
vieso wirken sie so oft? 202
u vernichtende 3822
urückgezogene 170
dikamentenabhängige 5007
dikamentendreck
n Müll 1605, 3490, 3512
acht zum Krüppel 3953
dikamentengift - Ausstieg 9929
dikamentenverbrauch 2153
ditation 962/3, 970
dizin (Schulmedizin) 9422b
jurveda 215
ls Schwindel entlarvt 1772a
lte 0613
lternativ- →Alternativ-Medizin
lters- -110-120 Jahre 2224, 9764
lteste Methoden waren die besten 14
m Scheideweg? 6830
ndere Methoden gibt es auch noch! 4
ndert ihre Lehrmeinung ständig 85, 255, 974[21]
nthroposophische 215
rzte vertrauen sich nicht - 8221a
autor schlägt sie mit eig. Waffen 651, 998
egriffe 9727
ehandlungsmethod. wechseln ständig 1603
este -: Ernährung 19
etrug von Anfang an 19, 99, 167
hinesische - 5401c
hronik der - 9036a
lenkt um 6826c
ilemma der - 8439, 9833
urchbrüche in der - 1608
ine Erfahrungswissenschaft? 9693
lektro- 0662
nde der - 2192
rfolgsmeldungen 1427
rnährungs- →Ernährungsmedizin
rweitert ständig ihre Grenzen 560
Fälschungen, Streiche, Betrügereien 2909, 9838, 3491
ortschritte 0611b
Freiheit der Lehre? 159, 9492
ür Gemüse 964
Geschichte derselben in Abschnitte teilen 85
Geisteswissenschaft 2035
Gold als - 40, 9774
Heilung vor Krankheitsausbruch 360
hierarchisch geprägt 2028
High-Tech Medizin 1666, 2489, 2728
Hildegard- 9748
holistische - 215, 0650
dioten studieren - 2033
hr vertrauen 8300
st Dogma - daher nicht Wissenschaft 309
n der Antike 8235a
st künstliches Tun 652
kann nicht helfen 99
kaputte 2456c
keine Wissenschaft 0658
kennt ihre Grenzen? 560
Kirche und - 53, 9448
Kläglichkeit 9483
korrupt 628, 2535
Kritik nicht erwünscht 966, 2007
kritisch gesehen 2192
edizin (Schulmedizin) *(Fortsetzung)*
Kröten und Küken als Medizin 47
lehnt gesunde Kost ab 6713
Lobby 9981a
Lug und Trug und Hoffnungmache 99, 167
Lügengebäude aus Scharlatanerie 309, 2096
macht andersdenkende Ärzte fertig 723
macht krank 2071, 9531

- macht nur Hoffnungen 166ff
- Mafia 2511
- Methoden zu früher: kein Unterschied 79
- muß UrMedizin ablehnen 630, 707, 6713
- Namensgebung 0579
- naturwissenschaftlich orientiert 8439
- Nimbus 2493
- Nobelpreis 2361
- nicht nachgewiesen 6713b
- nur eine Kunst 652
- Presse kuscht unter - 9527
- Profit 2138
- psychosomatische- 299
- romantische - 822, 0670/1, 9036, 9721
- Scherbenhaufen 2068
- Schmarotzertum 2041
- schürt Angst vor Bakterien 2065
- setzt Wissenschaft an Stelle von Gott 8439
- sind keine Grenzen gesetzt 452, 2154
- Studentinnen der - 2010
- sucht Dumme 0733, 1016
- Suggestion der - 165, 116
- Technik über den Kopf gewachsen 2140, 9833
- Thesen sind auf Sand gebaut 0586
- überflüssige Geräte 2465
- Unlogik der - 2050
- Unterschied zur UrTherapie 113
- Unwissenschaftlichkeit der - 2162
- verdanken wir hohes Lebensalter? 494
- Verknüpfung mit Naturheilkunde 8342
- versagt 2209
- voller Korruption 628, 2535
- warum wird ihr gefolgt? 3850
- was heute richtig ist, ist morgen falsch 3117
- wechselt Art der Behandlung ständig 85, 1603
- wie sie Dich m. ihrer Technik beeindruckt 98
- wie sie Mißerfolge in Erfolge ummünzt 97
- will and. Heilmethoden nicht akzeptieren 633
- wissenschaftl. Ansprüche gibt sie auf 2955
- wissenschaftlich nachgewiesen - eine Gaunermasche: 167, 618 , 6700
- Ziel: die Menschen krank zu machen 964
- Zukunft 361, 3892ff, 4507, 6700, 6809, 9130a, 9406
Mediziner 0601 →Ärzte
- Ansehen 2166
- diesen Unsinn lehren sie 6618
- finanzielle Gründe 2144
- gemeine Rhetorik 1204
- Gott hilft besser 748
- Großbetrüger 2289c, 2292c
- Handlanger der Folterknechte 2468c
- junge - dominieren bei Betrugsfällen 2912
- nicht bezahlen 0652
- Risikomediziner 2220
- Sauberkeit 2253
- Suchtrate 5402
- Tierfolterung 4500
- Umweltmediziner 2009
- weiße Götter 2174
Mediziner-Fachzeitschriften 979
Medizinermafia 2511, 3801
Medizinfälschungen 2906
medizinische Erfolge - Etikettenschwindel 1427
medizinische Katastrophen 2228b
medizinische Verfahren: 8090
- nicht geprüft! 320, 6700
medizinische Giftanschlag 9522b
medizinisches Establishment 2183
Medizin-Journalisten 9896
Medizinordinarien - Konkurrenzneid 2456c
Medizin-Rituale - Kosten 2349c
Medizin-Staatsexamen 2029
Medizin-Statistik 1560 →Statistiken
Medizintechnik 2166
Medizin-Wissenschaftler (Medizinforscher) 162, 370, 651, 652, 2188, 9985c
- blind, blind, blind! 488, 2035
- detailbesessen 649

- fälschen, was das Zeug hält 147, 161, 348
- ihre geschickte Argumentation 508, 510
- ihre Tricks 19, 21, 46, 58, 62, 254, 291
- ihre Wortverdrehungen 94
- interessiert Schicksal d. Mensch. nicht 9425
- irren 650, 2035
- können nicht wertfrei denken 650
- Kosten 2349c
- stets fragen: wer profitiert? 652
- stets vorurteilbehaftet 650
- Unehrlichkeit d. -Forscher 488f, 1800ff
- wie Du sie entlarvst 677, 678
- wie sie sich gegenseitig geldbringende Arbeit zuschieben 474
- wie wissenschaftlich, wenn sich alle Jahre ihre Methoden als falsch erweisen? 248
- wissenschaftliches Denken ist für Menschen nicht vorgesehen 832
Medizinmafia 9833
Meeresorganismen gegen Krebs 493
Meeresplankton 9980
Meerrettichwurzeln 9771
Meersalz 777
Meerschweinchenhoden 2315
Mehrfach-Chemo 1416
Mehrfach-Röntgen 2444
Mehrschritt-Sauerstofftherapie 1625
Meilenstein in der MS-Forschung 9405b
Meilenweit... 647
Melanom(e) 1277, 2714
Melatonin: Wunderdroge 1135a-c, 7025
Melissengeist 598f, 3495
Melonen 762, 1172
Mendelsohn 967[1], 2461
Meningoenzephalitis 0765
Meniskus 9415
- Arthroskopie 534
- Operation 282
- Riß 3955
- schäden im Alter 8023
Menopause →Wechseljahre
Mensch(en)
- alle haben HIV-Viren 485
- alle Organe sind auf Urzeit ausgerichtet 289
- alles schlecht von ihnen? 866
- als Müllkippe 1000
- Alter, welches erreichbar? 769
- andere - werden nicht krank 176, 724, 725
- brauchen keine individuelle Ernährungsform 805, 9498
- brauchen kein Salz 620
- brauchen Salz 619, 9458a
- die unheilbare Krankheiten überleben 9957
- das Göttliche lebt in jedem 768
- Dornenkrone der Schöpfung 677
- Dummheit der 6825
- dürfen nicht länger selbstsüchtig sein 189
- Ebenbild Gottes? 677
- entarteten 16
- Entstehungsgeschichte 9707
- erfinden nur Schädliches 505
- Ernährungsunterschiede zu Affenmenschen 392, 9955
- Ersatzteillager 58, 212, 2120b
- Frugivore 8215
- fürchten sich vor Unsichtbarem 467
- geht es wie Vieh 9918
- Glauben der - 480
- Grenze zur Fauna 4009
- haben in ihrer Vergangenheit nur Frisches gegessen 712
- hätten »Heilmittel« nie verdient 591
- ihre Bestimmung: natürlich sein 938
- ist Gewohnheitstier 861
- jeder lebt sich für den besten 869
- keinem anderen glauben 749
- kommen aus den Tropen 732
- können nicht mehr einfach denken 685
- Krankhaltung der - 7013
- lade Dir nicht anderer Probleme auf 946
- lieben, was sie vernichtet 1701
- lebten früher natürlich 173
- machten alles gegen ihre Krankheiten 78, 79

- Millionen unnötig verstümmelt 1427
- Millionenjahre-Prägung 111, 404, 2024
- Nahrung ist ihm genau vorbestimmt 854
- Natur war ihm nicht gut genug 16, 17
- nicht nahestehende wollen Dir nicht gut 208
- normale - 173
- sehnt sich nach Urzeit 414
- Selbstheilungskraft 23, 113, 960, 8236
- sind geprägt von und für die Urzeit 111, 404, 941
- sind mitleidsunfähig 518
- sind nicht geprägt für Krankheiten 60
- sind Primatentiere 382
- sind verführbar 804, 1701
- sind verschieden, bedürfen verschiedener Nahrung? Nein! 965, 967
- strebt nach Urzeit zurück 404, 414
- traue keinem 208
- um deren Sagen nichts geben 1767
- vermissen Urzeit 404, 414
- vorwärtsstrebende 864
- warum in Natur gehen? 937, 938
- was ist sein natürliches Alter? 769
- was ließen sie alles mit sich machen 78
- wieso vertragen die einen so gut Schlechtkost? 725
- Wissenschaftsgläubigkeit 2469
- Wohlgefühle erlangt er nur durch natürliches Leben 403
Menschenaffen →Affenmenschen
Menschenschlachthof 511
Menschenverstand, gesunder →Gesunder Menschenverstand
Menschenversuche an Säuglingen 0784
Menstruation 220, 974[61], 9913
- bei anderen Völkern 6039
- bewegen muß sich frau 898
- bleibt aus bei UrKost? 9611
- macht keine Schmerzen unter UrMedizin 569
- ungesund? 830
- verschwindet oft unter UrMedizin 568
Menstruationsstörung 998
Mesmerismus 171, 0619, 0672
Metalle und Mineralien als Heilmittel 32, 718
Metastasen 122, 1128a/b
- Ärzteratschläge differieren 1203
- durch Behandlung 1128a
- durch Akupunktion 1120
- Haifischzähnepulver gegen Krebs- 314
- im Auge 1232
- Mikrometastasen 1213
- metastasiertes Mamma-Karzinom: keine Heilung 1203
Methadon 3810
Methotrexat 3527
Metzger am Werk 1218
Miere, Vogel- 867
Migräne 336, 998, 1909, 3881a, 5006, 9421, 9635 →Kopfschmerz
- erste Hilfe 3497, 9603
- durch alkoholische Getränke 5400, 5401a
- Fasten beseitigt sie 645
- Mittel 3509, 3803, 3822, 3851, 5005
- nach Schokolade 6358
Mikro-Nährstoffe in Obst und Gemüse 6362
Mikropille 3704c
Mikrowelle 9679
- D-Aminosäuren 9681
- Honig 9683
- Prostata-Behandlung 1614
Mikrowellenherd 9647, 9680
- verzichte drauf! 216, 602, 3518
Milben 9108b
Milch 6204, 6212, 6339, 6344a, 6618, 6628, 8237
- Angstmache 1612c
- Auslöser für Diabetes 6343
- flüssige Krankmachungs-Nahrung für Erwachsene und größere Kinder 613
- gut für Magenkranke? 301
- Husten, Schnupfen, Heuschnupfen 6341

1413

N

- Kalkbedarf · Milchprodukte 6634
- macht Brustkrebs 1236
- Naturprodukt? 614
- pasteurisierte · 6336
- schießt nicht ein 1298
- Trockenmilchherstellung 6916, 9132
- und deren Kalzium 615
- und Eipulver 6222
- Zornausbrüche durch · 9943
Milchfluß unterdrücken 2694
Milchsäure 6126
Milchprodukte 6343
Milchpulver 9132
Milchzähne 3010
Milliardenbeträge für überflüssige Geräte 2465
Millionen Menschen · unnöt. verstümmelt 1427
Millionenjahre Prägung des Menschen 111, 304
Milupa-Produkte 9943
Milz muß raus 3237
Milzoperation 3211
Milzvergrößerung 998
Minderung der Fertilität 9129b
Minerale (Mineralien)
- anorganische, organische 6104
- ihre Wandlung in organische 719
- machen unschädlich 6900
- organische 226, 718
- Pharmaindustrie verbessert sie 790
- sind wichtig? 23, 196, 209, 221, 226
- und Metalle als Heilmittel 32, 718
- zusätzlich einnehmen 2193
Mineralfasern 1113, 9675
Mineraliengehalt 7002
Mineralschäden · Vitamin- und 3552a
Mineralstoffe 6611
Mineralstoffe holen Pflanzen aus unteren Schichten des Bodens 7000
Mineralwasser 6904
- salzhaltiges 6816
- trinken? 715
Minimal-Invasivchirurgie 2472, 9699
- Nutzen nicht erwiesen 2743
Minzöl 6815
Mir kann das alles nicht passieren 177
Mischen von Nahrung 774
Mißbildungen 998
- durch Gen-Nahrung 3882
Mißbrauch der Wissenschaft 9985c
Mißgeburten · Vitamintabletten führen zu 217
Mispel 0649
Mistel 0648, 1564d, 6834b, 7018
- gegen Krebs →Krebs · Mistel hilft?
Mistelextrakt · Blutvergiftung nach Injektion 6844
Mitleid · falsches 518, 219
Mittagspause nutzen 8026
Mittelalterliches Denken in der Medizin von heute 121, 212
Mittelohrentzündung 998, 2220
Möbel · biologische 844, 9883
Mobilat 3556
Modedrogen 226, 5009, 6926
Modische „Heilmittel" 319
Moeller, M.L., ein Medizinprof. ißt roh 521, 848, 965[1], 977, 979, 9731, 9889c, 1855, 974 (60)
Mofa, Moped 526
Mohammed 654
Möhre · Lebenskraft 989
Möhrensaft 718
Molekularbiologie 361, 475
Molière 508
Molkereiprodukte 9735
Molketrinktage 8319
Mönchspfeffer 1568
Mongolismus 217, 5200s
Monsterkinder durch Medikamente und Bestrahlung 217
Montagnier · wirbt um Sponsoren 1705a
Montezumas Rache 6517, 9899
Montessori Schulen 6906
Moorbäder 8224

Moos essen 728, 818
Moral 0582
Morbus Alzheimer 1004, 3674a/b, 3885b, 9410 →Alzheimer
Morbus Crohn 697, 1014, 1618a/b, 3757, 5312, 5323, 6331, 6607, 6712, 8228a, 9944, 2712, 499
Morbus Hodgkin 154, 1058, 1417, 1456, 1460, 1691, 2825, 9521
Morbus Parkinson 2112
Mordmission 9602
Morgendämmerung eines neuen Zeitalters der Krebstherapie 1601
Morgenstern, Christian 1362, 9604
Mörike 963
Mormonenstudie 9108c
Morphin 5104
Morphiumbehandlung 363, 1428, 9121
Motivierung zu Urmedizin 987
motorische Fehlfunktion 998
Moschusverbindungen 9864
Mozart 70, 85, 0607/9, 9451
Mückenstiche 9854
- stören nicht mehr 569
Müde? · Warum? 596
Müdigkeit 998
Mukoviszidose 1911
Müllfraß 0615b
Mueller, ehrl. Arzt 748
Mullis Theorie 1763
Multiple Sklerose 13, 251, 645, 974[8], 0810, 1912, 2182, 3532, 3762, 3895, 6507, 6606, 8227, 8317/8, 8331, 9202, 9405a/b, 9702a, 9983a,b+c
- durch Impfung ausgelöst? 88, 0774
- Erfolge bei Bewegung 8014
- genetischer Einfluß 1918
- Retrovirus 1655
- Selbsthilfegruppen nichts wie weg! 499
Mumien enthielten Nikotin und Kokain-Rückstände 9402
Mumps 88, 0730, 0757
- u. Masern;- Kinder zu Krüppeln geimpft 0779
Mumps-Impfung 0772
Mundgeruch 6217, 6302, 9443
- Erde nimmt ihn 567
- geht weg durch Wildpflanzen 567
Mundhöhlenkarzinome 513
Mund-Rachen-Kehlkopfkrebs 5305
Mundschleimhautentzündung 998
Mundtrockenheit 998
Murmeltierfett 8212
Musik als UrTherapie 947, 961, 998, 3010b, 9043, 9849d
Muskelfaserriß 9453
Muskelkater 868, 888, 900, 9453
Muskelkräfte-Verfall 8115
Muskelkrämpfe 998
Muskellähmung 998
Muskellappentransplantation 9886b
Muskelprellung 9453
Muskel gerissen oder gezerrt 9637
Muskelriß 9922
Muskelschwäche 998
- Krebs 1116
Muskelschwund 998
Muskelstarre 998
Muskelzucken 998
Muskulatur
- innere 759
- Erschütterungen: wichtig 881, 886
Müsli: schlecht 776
Muslime 0643
Mütter (Mutter)
- Amalgam-Füllung 2677a
- Aufbaunährmittel für kranke · 9201
- Babys wollen sie spüren 366, 383
- Eigengeruch 9120
- HIV-positive 1646
- Mutter-Kind-Bindung 9106, 9110
- nicht zum Arzt mit Kind! 57
- rauchende 5303
- stillende 793, 1902

- töchterliche Fürsorge 9201
- Verhaltensweise 3409
- werdende betreuen 9133
Mutter-Kind-Beziehung 1298
Mutterkorn 6012
Muttermilch 1902b, 9106
Muttermilch, Ersatz · Urzeit 793
Muttermundkrebs 1072, 2525
Myelographie 2830
Myome 295
Nabelbrüche 543
Nachahmung: Bedürfnis des Menschen 4200
Nacht-Hygiene 764, 2199, 8215
Nachtblindheit 9865
Nachthemden · rote zur Heilung 44
Nachtluft 079
Nachtschatten, bittersüßer · 867
Nacktsein ist natürlich, nicht anstößig 914
Nägel
- eingewachsene 536
- Farbveränderung 998
Nägelabkauen 9874b
Nagelerkrankung 998
Nährlösung 2073a
Nährstoffe 6362
Nährstoffempfehlungen 6638
Nahrung →Ernährung →UrKost 6709
- bestrahlte 6033a/b, 6902, 6910ff
- (mit Länderangabe) 797, 6910a
- ist dem Menschen vorbestimmt 854, 9498
- kräftig würzen 9423
- lebend frische nötig 769
- .Mensch braucht keine individuelle 9484
- Mischen von 774
- ohne Effekt 6707
- Probleme 6040a
- Tropennahrung 732
Nahrungsergänzungsmittel 718
Nahrungsinstinkt existiert nicht 577, 966, 6415a, 9131b
Nahrungsmittel · Lebenskräfte der 751
Namensgebung der Medizin 0579
Napoleon 0043
Narben durch Operation 260, 261, 2205, 2770a, 3230
Narbenbeschwerden 2118
Narkose 3702
- mit Tubus verletzt 2228b
- Todesfälle 3236
Narrenstein-Operation 21, 22, 0659
Nasenbluten 998, 1775b, 9912
Nasenpolypen 293, 9844a/b
Nasenschleimhautentzündung 998
Nasenentrockenheit 998
Nasenverstopfung 9844b
Natriummangel 693
Natur →Schöpfung →Gott
- Aktiv werden für deren Erhalt 982[9]
- bietet volle Wahrheit 718
- Bio- · worauf achten? 734, 738
- deren Willen nachkommen 481
- Gesetze der · 3016, 9008a
- Griechen standen ihr näher 26
- handelte falsch, ihre Zerstörer mit »Heilmittel« zu versorgen? 591
- hinein in sie 844, 938ff
- Hysterieamache davor 836
- ihr folgen, verspricht keine Profite 627
- ist gleich Gott 939
- ist nicht zu widerlegen 356
- kann Entgegengesetztes bewirken 641
- kann heilen 627, 0658
- kennt keine Kompromisse 963
- machte den Menschen vollkommen 190
- nach ihr leben 566
- natürlich leben 6100
- nicht ausplündern 964
- nicht zu überlisten suchen 749, 9008b
- nichts Unnötiges existiert hier 472
- nur auf sie hören 844
- nur Gesundes ist für sie erhaltenswert 484
- nur sie kann heilen 627, 0658, 0664
- raus in sie! 844
- regelt alles am besten 9677

- Reize der · 9675
- Romantik 9036b
- schadet? 854
- verehre sie 939-941
- vernichtet das Lebensunwerte 459
- Vitalstoffe bietet sie nie isoliert an 9971
- von Menschen prüfen lassen? 967(9)
- war Menschen nicht gut genug 16, 17
- wer sie nicht kennt, hat nie wirkl. gelebt 94
- will Schwaches ausmerzen 333, 453, 481
- Zerstörung 964, 9735
Natural-Hygiene 764, 2199, 8215
Naturarzt 748, 979
Naturärzte 106, 500, 830, 9718
Naturfilmer 4403b
Naturgesetze 9498
- Ärzte pfuschen hinein 92
Naturheilbewegung 8224c, 8335
Naturheilkunde 822, 830, 958, 0603, 1235, 2108a/b. 6635, 6701/5, 6802, 8224c
- Ärzte haben sie noch vor wenigen Jahren hochnäsig abgetan 6700
- Ärzte wenden sich ihr zu 76, 0614, 1425, 1568
- an der Uni? 2108b
- Sinn 9033
Naturheilkundliche Therapieverfahren 8303
Naturheilmittel 181, 3602, 3707
- Ärzte behandeln sich selbst meist nur mit · 370, 45£, 1564d, 8341
- nutzen nicht 6829
- Verbot von 317
Naturheilverfahren 6700, 8339
- Kosten 8234
- Marketing verwirrt 8344a
Naturläden: wann dort kaufen? 734, 777, 693
Natürlich leben 837, 0564
Natürlich Leben Zeitschrift 978
Natürliches vollkommen natürlich lassen 775
Naturromantik 9036b
Naturtraining 900ff
Naturschutz 964
Naturwarenversandhandel 734, 980[2/3]
Naturwissenschaft 9498
»Nebenkasse« Millionen für Ärzte 2302
Nebenärzte 556
Nebeneinkünfte Chefärzte 2326
Nebenhodenentzündung 998(-), 998(4)(5)
Nebenschilddrüse 3650a/b, 998(5)(9)
- auf Beilagezettel 3660
Nebenschilddrüse · Überfunktion 2810
Nebenwirkungen
- Schulmedizin: ohne sie keine Heilung 63
- Schulmedizin: Schäden 181
- UrTherapie hat keine! 567ff
- verharmloste 3645
negatives Gefühlsverhalten 9023b
Neidischsein auf anderen nicht nötig 871
Neophobie 6137
Nerven · aus Bausteinen der Ernährung 9102
Nervenärzte 556
Nervenerkrankungen 3770
Nervengifte 4502
Nervenleiden 998
Nervenschäden nach Mandelentfernung 3234
Nervosität 998
Netz-Freischalt-Automat 9661
Netzhautablösung 998
Netzhautblutung 998
Netzhauterkrankung 998
Netzwerk von Krankmachung 2303
Neu entdeckte Ursachen 1639
Neuraltherapie 215
Neurochirurgie 21, 337, 982(1), 9845
Neurodermitiker 974(26), 9454, 9943
Neurodermitis 198, 493, 1624b, 1685, 1900/1, 2043b, 2191a/b, 3814, 8232, 9449b, 9926, 9943, →Allergien
- hat man fürs Leben 2191a
- Kneipptherapie bei · 6820
Neurodermitis-Klinik 982
Neuroleptika 556
Neurosen 231, 665, 956, 9022/9
Neurotiker 9017

Angstneurotiker 956, 9028
w-Age-Bewegung 215, 0666a
cht behandeln: das Beste 2197
cht-Impfung sei Körperverletzung 0778
chtrauchergesetz - Ärztekammer ist gegen
   3009
ckerchen 9858
ere, künstliche 3710
eren 6038
erenbecken- und Harnleitersteine 1910
erenbeschwerden 327, 597, 1551
erendialyse 494, 998
erenentzündung -Antibiotika führen zu 3665a
erenfunktionsstörungen 998
erenleiden - Trinken 647
erenschäden 998
  durch Aspirin 3750a
  durch Erhöhung des Blutdrucks 9608
  durch Thomapyrin 3761
Senfgenuß 6330
erensteinbildung
erensteine u.a. 998, 2110, 2211
erentransplantation 1670, 2313, 2747,
   3209, 3221a, 3231, 3257
lanach Sonne meiden 2747
Kinder 3221a
Krebsrisiko 3222, 3245a, 3256
Pilzinfektionen 1662
erenversagen - akutes 998
erenzellkarzinom 1605
etzsche 6516, 9791
hilismus 80, 0642
herapeutischer 0505, 1570
hilistische Therapie 0653
hilitis - chronische 2137
kotinwerte im Tabak 5320
ratgehalt 6906, 9972
kritpökelsalz 6325
trit-Inhalantien 1702
obelpreisträger 71, 74, 76, 158
sind Strohpuppen 2281b
ForSmann 157
radrenalin 911
ormalkost: Folgen im Alter 2918
osoden 6846
osokomialinfektionen →Krankenhaus
tfall - 90% falsch 999, 2106, 2235
otfalldienst - Goldgrube 2341a
otfallmedikamente 2106
otfall-Patienten 9523
tigung 2516
ovalis 823, 938, 964, 0667
SAR 3516, 3712/3/6, 3722, 3759,3821, 9463
chtern bleiben 6138
lldiät 2455
isse 6909, 7008
Antiverdauungsenzym (Inhibine) 758
auch ohne Nüsse magert man nicht ab 759
Brasilnüsse 6908
Kenari 6141
Lebensstoffe (Tabelle) 991
nur frisch zu essen 757
wie lagern? 757
ßverdauung 6909
oerschenkelamputation 3236
oerschenkelhalsfrakturen 6310
oerstübchen richtig bei Dir? 936
bjektivität 819a
st
abends keines mehr essen 6417
alte Sorten 3899c
es hassen 6316b
hat zuviel Säure? 763
vertrage ich nicht 702
säurebildend 763
unreifes 760
stbäume 980(8)
stessig 777
stipation 3558
stsäfte möglichst nicht trinken 716, 6854
stsäure 2602c, 2817, 6126
sttage machen nicht satt 579
stvergiftung 6925

Oepen, Prof. 9981
Oestrogen 3650a/b
Offene Beine 5, 46
Offene Wundbehandlung 282, 8222, 8305
Offener Brief der Zeitschrift NL an Prof.
   Moeller 1865
Ohne Totalamputation keine sorgfältige
   Brustkrebsbehandlung 2101
Ohr ausspülen 2279d, 9927b
Ohren
- abstehende 533, 9660
- verstopfte 2279b
Ohrenentzündung 998, 2220
Ohrensausen 166, 645 →Tinnitus
Ohrenschmerzen 998
Ohrgeräusche 998, 3921 →Tinnitus
Ohrschäden (Innenohr) 998
Oku, Dr. Ynkio, XII, 982 (2)
Okkultes 215
Öl
- ätherisches 6811
- kaltgeschlagenes 797
- schlürfen
- Teebaum 8346
Oma belehren 563,1770
Omeprazol 170, 2227, 3785, 3793, 9933
Onanie 380
Operation(en) 2707, 2746, 2760, 3012,
   3213, 3236, 3702 →Transplantation
- abhängig vom Bezahlen 241
- Anzahl abhängig von der Chirurgenzahl
   2063, 2701
- Augen 533, 2012
- Ballondilatation →Ballondilation
- Bandscheibe →Bandscheibe
- Bauchfellentzündung 2748
- Bauchspeicheldrüse 3228
- beabsichtigt: was tun vorher 968, 3243
- bei Gesunden 536
- Bescheinigung 968[2]
- bestimmter Arzt vereinbart 2708a
- Bestrahlung: kontrollierte klinische Versuche
  nie gemacht! 1351
- Blase 246, 1508
- Blinddarm →Blinddarm
- Brust 137ff →Brust...
- Brustkrebs →Brustkrebsoperation
- Bypass →Bypass
- Chaos im OP 2537
- danach das nächste Leiden 1358
- Dicke: Komplikationen 2777
- Drängen der Ärzte darauf 347
- Eileiter 2727, 2764, 5302
- Endoskopie 262, 2537, 2717b
- Fehler und Gefahr bei 3241
- Fußballen 536
- Galle 241 →Galle...
- Gebärmutter →Gebärmutter...
- Gehirn, Laser 337
- gerechtfertigt 3223
- Gesunde an einfachsten 2759, 2763
- Hammerzehe 536
- Hämorrhoiden 2713
- Harnsteine 243
- Herzklappen 337, 349
- Hüftgelenk 290, 9716
- Informationen 2707
- ja oder nein 9833
- jede zweite überflüssig 9985a
- Kiefernhöhle 2431, 3229
- Knochenbruch- 3236
- kosmetische 2770a →Schönheitsoperation
- Krebs 122, 131 →Krebs
- Laparatomie 262, 2232
- Laser- 2805, 3018
- lassen Krankheiten verschwinden ? 3777
- Lymphknoten 136, 1067
- Magen →Magenoperation
- Mandeln 293, 2445
- Meniskus 282
- Milz 3211
- Narben 260, 261, 2205, 2770a, 3230
- nicht die Diät: Das große Geld 2356

- Pelviskopie 3246
- Penis 136
- postoperative Zwischenfälle 2710
- Prostata →Prostata...
- Säuglinge 250
- schädigen 2491a
- Schenkelhalsbruch 9716
- Schönheitsoperation 2770ff, 2775
- Sterilisation 296
Operationen (Fortsetzung)
- Stethoskopie 264
- streuen Krebszellen aus 242
- Tod dadurch 2748
- Tod nach - 2245
- Totaloperation 296, 2264, 2778, 3219
- überflüssig 2732, 9985a
- Unfähigkeitszeugnis 57
- unnötige 1219, 2704
- verpfuscht 2243
- verstreut Zellen 120
- Verweigerung 968
- wann nötig? 533, 537
- Willkür 241, 2226, 2733
Operationsbescheinigung verlangen 969
Operationshäufigkeit bei den Ärzten 2702
Operationsnarbe - neuer Krebs 1202
Operationswunden, Schmerzverletzungen -
   Reißverschluß 9418
Operieren - bevor wir nichts machen 2758
operiert - trotz Mängel 2236
Opiate 1073, 5104
Opiatpumpe erleichtert Tod 362
Oralvakzine 0807
Orangen verlieren nach einer Woche Vitamin-C-
   Gehalt 6901
Orangenhaut 620
- durch Kaffee 6032b
Orangensaft 2110, 6901
Orang-Utan 385ff, 4006
- Erinnerungs- und Lernvermögen 4402
- Paarung 4401
Organe
- ausschlachten 3112
- brauchen Unterstützung Körperglieder 872
- geprägt durch Urzeitmenschen 406
- können sich nicht umstellen 707
- raus mit allen 1350
- sieben fremde verpflanzt 2737
- sind nicht auf Fleisch eingestellt 411f, 742
Organentnahme 2139b, 2529b, 9759, 9849
Organextrakte 1559
Organische Mineralien 226, 718
Organismus ist Totalität 9037
Organ-Mafia 2128, 2291b
Organstörung und Organzerstörung 7
Organtransplantation
- bei 5jähr. Kind fünf Stück 3654b
- Herz-Nieren-Transplantation 494, 3231
- kriegen Osteoporose 3654c
- Kannibalismus 2529b
- Krebstod 2215
- Nebenschäden 1462
- Tumorrisiko 3008, 3245a
- Verbrecher sind beteiligt 2128
Orgasmusfähigkeit verbessern 898
Orientbeule 9949e
Ornish 6644
Orkos 980[2]
Orthomolekulare Ernährungsstoffe 6611
Orthomolekulare Medizin 3780a
Orthopäden
- gut verdienende 2490
- wie sie sich behandeln lassen würden 3300
Osteoklasten entarten 9420
Osteoporose 919, 1907, 2041, 2474a/c,
   2671a, 3768a/b, 3896, 6032a, 6120,
   6340a/b, 6641, 8107, 9420, 9437
- durch Kaffee 617
- durch Milch? 6339, 6344a, 6634
- UrBewegung bekämpft sie 919
Osterluzei 867
Östrogene 540, 1558, 3650a/b, 3769, 3772
- gegen Osteoporose 3768a, 9437

Östrogen-Therapie 3767, 9437
Ovariotomisten 2734
Owen 967[5]
Oxalsäure 6105a, 6127
Ozonschild der Erde 945
Ozontherapie 215, 314, 2059,
   6848, 6848
Paläoanthropologie 0564 ff
Paläopathologie 0565a
Palladium 2663, 2670/6
Palliation 1424
Panazee 0555
Papalagi Seite 1423
Papalagi-Rede 2678b
Papaya 6925
Pap-Abstrich 2430, 6118, 2525
Papst Pius XII. aß Kuhdung 598
Papst Urban VIII. 9938
Paracelsus 34, 35, 60, 62, 0581, 0666b,
   2450, 6804
Paracetamol 3749
Parodontose 2623
Paramedizin 2145
Parcours 977
Parfüm 547
Parkinson 998,0810,2112,3875, 9639
Parkinson-Patienten - Versuchstiere 3106
Passivrauchen 9519c
Parfums 2792
Partnerprobleme
- Ärger über Partner vermeiden 949, 9021
- Frau als Sklavin ? 581
- Kinder und UrKost 581
- sture Partner 581
- Suche danach 950
- wann Trennung ratsam? 949
- zu gemeinsamem Essen kriegen 580
Pasten für Salate 7030
Pasteur 75, 0655
Patient(en) 2016, 3012 →Kranke
- Abkehr von Schulmedizin 6826a, 8316a
- alles wird ausprobiert 3101
- alte 2424
- Alters- Sturzgefahr 2050
- Ärzte kritisieren sie 2016, 3302/5
- außerstande, Qualität der Behandlung
   einzuschätzen 2333
- Beeinflussung nehmen 6612
- Beratung 983
- dankbare 3113b
- Dankeschön vom Klo 974[66]
- gesunde: am leichtesten operierbar 2759
- heißt „Geduldiger" 368
- Herzpatienten 3819
- ein Dreck 2718
- kritischer 9733
- mal aus ärztlicher Sicht 2016
- maximal therapieren: sterben 1500
- montags statt freitags entlassen 2339a
- mündige - verhüten 3309
- muß selbst zur Gesundung beitragen 8105
- nervende - 3311
- nicht wichtig 2145
- Persönlichkeit abgeben 2055
- private sind besser dran 2314
- randalierende - 3407
- Recht 9831/2
- Schnitzel oder Sahnetorte 6623
- sexuell mißbraucht 3331
- Siegeszüge 3528
- sind nicht mündig 3330
- Sklave 7753
- soll sich Beipackzettel vorm Tropf geben
   lassen 249
- stellen unangemessene Forderungen 9975
- Testament 968
- übertherapierte - 2403
- versuchte 3114
- weglaufende zurückgewinnen 8341
- wie man sie produziert 9981
- wie schnell krank geschrieben? 2156
- wie sie gequält werden 9614b

1415

R

- worüber klagen sie am meisten? 3014
- Zwang gegen · 367, 368, 2159, 3400ff
Patientenberatung 983
Patientenerklärung 968[1]
Patientenflucht - Rezepte gegen 2337
Patientengut 3114
Patientenjoch - sich davon befreien 362
Patientennot 9833
Patiententestament 968[1]
Patienten-Willensklärung 255, 971
Pauling, Linus 47, 223, 248, 2183, 6109
Paviane jagen andere Tiere 4012
PCB-Fußboden 9676a
Pellkartoffel - ab und zu 858
Pelviskopie 3246
Penicillin 838, 3665c, 9678, 9771
Penis
- Durchblutung wichtig 865
- Operation 136
Peptide 9449b
Peridural-Anästesie 2228b
Periode 176, 568, 974, 998
- Ausbleiben der 998
- Blutung 9611
- Brustkrebsoperation nach · 1202
- schmerzhafte 998
Peritonitis 2748
Persischer Ehrenpreis 867
Persönlichkeit 2055
Persönlichkeitsstörungen 998
Pertussis →Keuchhusten
Pest 46, 521, 0611a, 0617a
Pestizidbelastung 3795, 6907, 6113
Pettenkofer 463
Pflanzen 9724 →Wildpflanzen
- Aminosäuregehalt 6107
- Eiweiß 6401, 9846
- Extrakte 6814
  - wirkungslos 60
  - giftige 867
- im Winter nicht zu finden 728, 735
- Vergleich der Lebensstoffe
  - a) Urpflanzen 987
  - b) Kulturpflanzen 989
  - c) Tropenpflanzen 988
  - d) Früchte 990
  - e) Nüsse 991
- Übersicht: Was ist eßbar und wann 867ff
- Übersicht: Welche sollen wir nicht essen? 755
- wollen gegessen sein 7026
Pflanzen-Abführmittel 1918c
Pflanzenkost der Affen 6412
Pflanzenerkennungs-Bücher 9724
Pflanzen-Heilmittel 320, 1918b
- wären ungeprüft 320
Pflanzenschutzmittel 3828
Pflanzen-Tee - Krebs durch 1131
Pflaster 1918
Pflegegesetz 6853
Pfleger 2463
Pflücken von Wildpflanzen 794
Pfusch →Ärztepfusch
ph-Wert - Absinken des · 2600
Phantomschmerzen 1238, 9849a
Pharaonen 48, 418
Pharmacon bedeutet: Gift 2514
Pharmadesaster 3820
Pharmafabrik zahlt Ärzten Karibikreise 2503
Pharmaindustrie 250, 348
- Betrügereien 2528
- gewissenlos 2147a
- ihre Tricks 109, 1758
- Interessengemeinschaft mit Ärzten 2518/9
- kauft Mediziner 2501
- Kumpanei mit Ärzten 348, 688, 2500-2537
- rücksichtslos gegen Kinder 549, 557, 559
- skrupellose Praktiken 2513
- Umsätze mit den Antitumor-Medikam. 1562
- verbessere Mineralien 720
Pharmainteressen - Übermacht 2522
Pharmamanager - Haftbefehle gegen · 2289a

Pharmaproduzenten - die größten der Welt 2510
Pharmaskandal 2349c
Pharmazie-Branche - Tricks der · 2532
Pharmazie-Camorra 1722
Phenolsäuren 6142
Phimose 9907
Photodynamische Therapie 164
Photosynthese 221, 719, 945
pH-Wert
- Absinken des 2600
- Blut - pH-Wert 998
- Messung 445, 449, 763, 2817, 9109
Phytopharmaka 0614, 6803, 6812, 9987
Pickel 199, 3815
- kein gelehrter Ausdruck 330
Pille 192, 538, 541, 1103, 1110, 3513, 3666, 3703a/b, 3704a/b, 3774, 3784
- erhöht Brustkrebsrisiko 3673
- greift Zahnfleisch an 3703b
- ihre Nebenwirkungen 3704a
- kann Stimme rauben 3704b
- Nebenschäden der 1103
- Potenz 800, 7025
- Psyche leidet 3666
- Schottische 0610
- vergessene
- Verursacherin kommender Leiden 3703a
Pilzbefall - allgemein 998, 3665b
Pilze 6959
- Candida - durch Rohkost? 1691b
- Kombucha- 312
- nicht essen? 584, 9955
- sind kanzerogen 7012
- tödliche 1676
Pilzerkrankungen 1691a/b
- Antibiotika führen zu · 3659
Pius XII 598
Placebo 0735,3491, 3514, 3525, 9411, 9450
Placeboeffekte 20, 213, 591, 9411
- Antibiotika 3667
- durch Gerätschaft 1550
Plastikendoprothesen 3900
Plastikschneidebretter in der Küche 9677
Plazenta
- essen 997[36/37], 4102, 9134
- wie behandeln? 997[34]
Pleomorphismus 1692
Plötzlicher Kindstod 385
Plutarch 6605
Plutonium injiziert 3006
Pneumonien 1675
Pneumothorax 1415
Po 9526
Pocken 87ff
- Schutzimpfung 0707
- Kuhpocken 0735
Pockenviren genmanipuliert 3879
Poesie als UrTherapie 963, 9045, 9849d
Point of no return 492
Polio →Kinderlähmung
Polioviren 7029
Politik beachten? 946, 9644
Pollen 7022
Polyarthritis →Rheuma 1008, 1673, 2119, 2223, 3527, 3722, 9744
- chronische 8326, 9462
- Fasten bessert Schmerzen 8326 →Rheuma 237ff
Polypen in Nase und Rachen 293, 9844a/b
Ponderax 3808
Popcorn - ungesund 6214
Popp, F.A. 708,767,769,958,9438,9682,9836
Popper 2098, 8226, 9032, 9693
Poppers 1702
Portulak, gelber · 867
Portulak - Omega-3-Fettsäuren 6529a
postmortale Erektion 2073b
postoperative Komplikationen 3243
postoperative Zwischenfälle 2710
Potenz 255, 380, 381, 440, 645, 764, 844, 861, 981, 1402, 3237, 3650a, 3670, 3753, 6528, 6950, 7023, 9930
- Biokost 6528

- keine Rücksicht auf · 1402
- Killer 9519b
- Pille 800, 7025
- steigernde Pflanzen 7023
- Wiesenbärenklau fördert · 7023
Potenzstatus 7023
Prämenstruelles Syndrom (PMS) 569
Prana 9968
Preise an Ärzte 0592
Preiselbeersaft 3522
Preludin 550
Presse
- Berichte von ihr in diesem Buch 168, 199
- Boulevardpresse: zitieren unseriös? 168, 9998
- kuscht unter Schulmedizin 9527
- muß den Lesern Honig schmieren 9964
- schwenkt ein 6822
Priapismus 2738
Prießnitz 830, 0654
Priester sagt zum Mediziner... 970
Priester wollen wie heilen? 52, 53ff
Primärgeschwust - nichts Schlimmes 1458
Primärharn in der Nierenkapsel 6038
Primärtumor
- erfogreiche Behandlung 1454
- unbekannt 1128b
Primaten
- Feldforschung 4002, 4306
- Magen-Darm-Kanal 4007
Privatpatienten 2314
Probleme lösen 787
Probst, K.J., ehrl. Arzt 2749b, 3780b, 999b, 748
Proconsul 405ff
Professoren
- käufliche 2908
- nicht nach Können berufen 2357
- niemand bestechlicher 630
- lügende 1607
- Selbstzufriedenheit 9490b
- unethische 1855
- Verdummungsversuche 9490c
Profitmachungsports 2307
Profit mit neuen Giften 3600
Progesteron 3650b
Prognose 1661
Prometheus 603
Prominenten-Behandlung 2323, 9849a
Prostata 249, 1401, 1550, 2509, 2732, 3664, 8014
- Behandlung mit Mikrowellen 1614
- Carcinom 9977a
- Entfernung 9719a
- Erkrankungen 3790
- Forschung - Arbeitskreis 1552
- Hyperthermie 250
- krankhaft verändert 3664
- Krebsausstreuungs-Behandlung 1121
- Lasertherapie 2491a, 2800a
- Mittel 1918, 8014
- Operation 249, 1214, 1401, 2509, 3300
- Screening 1153a, 9934
- Tektomie - retropubische 9824
- Test 3664
- Therapie 1573a
- Thermoresektion 1551
- Tod durch Alfuzosin (Urion usw.) 1918d
- Tumormarker 1153b
- Vergrößerungen 1908, 3664
- Vorsorgeuntersuchung 1153a
Prostatakarzinom 998a-m, 1125, 1133, 1153a, 1558, 1571, 1576, 2726a, 2834, 3664, 3670, 3875b
- Fleisch 6526
- früh feststellbar 2726b, 3664
- Hormonbehandlung 1554
- Metastasen 1150
- Screening: Vernichtendes Urteil 2449
- Prostatavergrößerung - Brennesselwurzel hemmt angeblich 1596
Prostatektomie 6616d
- verlängert Leben: kein Beweis dafür 1561
- radikale 3670

Prostatitis 2606
Protease-Test erspart Chemotherapie 3019
Prothesen 3010, 3911
Protonenpumpenhemmer 537
Proust, Marcel 9015
Prüfe Dich, Christenmensch 6361
Prügeln 0633
Pseudoallergie 784
Pseudonym 9986
Psoralen 1455
Psychiater 255, 3303, 9458f, 9891
Psychiatrie - Testament 968[5]
psychiatrische Behandlungen - Erfolg: Angstneurotiker 956, 9028, 9458
psychische Störungen 998
Psychoanalyse 956ff, 2199, 9458
Psychologe sieht Krankheitsursache wied. an als d. Religionslehrer 935,2021,9739ff
Psychologie Zeitschrift ich 9993
Psychologie-Zeitschr. Psychologie heute 501
Psychopharmaka 184, 320, 562, 3533, 550 5517, 9027
- an Kinder? 2691, 3515b, 550ff, 5500f, 551
- bringen Asthma 5517
- unkritische Anwendung beklagt 5504
- Einstiegsdroge 553
- erhöhen Herzinfarkt-Risiko 5508
psychosomatische Krankh. 299, 9029, 903
psychosomatische Theorien 9029, 9739, 97
Psycho-Stimulantien - Rauschgiftsucht 551
Psychotherapeut(en) 9011a
- beanspruchen? 956
- heilen sich selbst 935, 9030, 9739
- sei Dein eigener° 937
- wollen wie heilen? 9011a, 9018/9
Psychotherapie
- ist Mystik 9741
- über die Möglichkeiten 9030b
Ptolemäus 633
Pudel
- der Ernährungsprofessor, der meinwertig Fast-food empfiehlt 707, 979c, 2950, 6030, 6222, 6613/5a/9a, 6620, 6636ff 9490c
Punktion 51,84,127, 131, 646, 998, 1120/3 2433
- Knie 2074a/b , 2717c
Puringehalt 6007
Pusteln 3787
PUVA 1119, 1455, 3603
Q 10 2304a/b, 9474
- Mangel 2051, 2304a
- Wunderenzym? 228, 2304b, 9474, 9999
Quallengift abbekommen? 9949
Qi-Gong 8026, 920
Quaddeln - juckende 998
Quälereien - Verstümmelungen - unnötige 24
Quarzuhr 9664
- am Handgelenk 9663
Quecksilber 0669, 2422b, 3253a/b, 61, 68
- Dämpfe 2664
- Haarausfall 2662
- Gewaltkur 3253b
Quecksilberuntersuchung: Speicheltest 266
Quecksilbervergiftung 9408
Querschnittlähmung 3951b
Quinoa - Leichtgetreide 858
Rachenschleimhautentzündung 998
Radfahren macht impotent 8119
Radikale - freie 230, 351
Radio, Radiowecker, Digitaluhr im Schlafzimmer 9637
Radioaktivität - Lehm absorbiert 6955
Radiofrequenz-Hyperthermie 1613
Radiotherapie 1225, 1556, 2423, 2822
- verursacht Hepatitis 2822
Radonbestrahlung 196, 1105, 2815
Raffgier, Intrigen, Größenwahn in Strahlenabteilung 2829
Rangordnung: Symptome 3014
Rassisten 9842
Rattengift 3701
Rattenschwänze zur Heilbehandlung 47

tenvernichtung 6304
ubtierkrebse 2709a
uchen 880, 1171, 5201, 5300, 5331
lkoholmißbrauch und Tabakkonsum 5403
egünstigt Rückenleiden 880
ie zweite Entzugswoche 5315
ntwöhnung erleichtert durch Laufen 885
ntwöhnungshilfe wo? 5325
ördert Einstieg zum Drogenkonsum 5327
iestank von ihnen vertreiben 9902
aut von Rauchern 5308
st Killer Nr. Eins 5304, 5324, 5331
rebs durch- 739
eukämie 9712a
umien enthielten Nikotin und Kokain-
Rückstände 9402
ach Infarkt 5322
assivrauchen 3854, 5316, 9519c
- Kinder bei Eltern 5316
chädigt Spermien 1132
ch schnell abgewöhnen 739
nd Bildungsniveau 5319
nd Darm 5323
rTraining unmöglich dabei 885
erursacht Schuppenflechte 5318
chende Mütter 5303
cher 739, 1171, 5304, 5324
npotenz 5326
tärker krebsgefährdet 5317
erlieren eher ihre Zähne 5331
cherbein 739, 5304, 6307c
uchgiftsucht du. Psycho-Stimulantien 5511
zia in Universitätsklinik 3252
ktionsstörungen 998
irthing 215
chtsanwälte - beste für Arztprozesse 451,
983, 2229, 9851, 9893
chtsfragen 9850a
lakteure 1772, 6807, 9896
l Bull 6322b
uktil 2717d
uktion einer Tumormasse - Fasten 1112a
erenzen
um Buch: Innenseiten, Kap. 0, 979b, 999b,
8339, 9982, 9719b, 9996,
ur Heilerde 975
ur Urzeit-Therapie 974
lexzonen-Massage 8306
lux 2722, 3900
ormhaus 381, 657, 776, 793, 6921
gel 220, 568ff, 644, 974
elschmerz 569, 898 →Menstr.
kitz 9131a
besitzbad 1063
ch, E., Plazenta essen 9134
che Männer und Frauen 2003
ki 215
nheitsgebot - Bier 6912
nigungsblutung 9611
nkarnation 215, 9429
se-Mitbringsel 9949e
sen -Tips 9949e
sen nach Afrika 565
zhusten 998
ßverschluß 9418
ligionsfragen 359, 9732, 9990
ligionsglaube macht stark 359
ligionslehrer sieht Krankheitsursache anders
als der Psychologe 935, 2021, 9739ff
ligiosität 967[10], 3495, 9047, 9990
ligiöses Wirken (z.B. Beten) heilt Krankheit
935, 0676b, 9739
ntenalter nicht zerstören lassen 302
paraturmedizin - seelenlose 2129
sponse 1562
sultate 1217
trovir (AIDS-Heilmittel) 1700b
icht wirksam 1812
troviren 1655, 1751, 1770, 9405a, 9484
efahndet nach 1660
Multiple Sklerose 1655
nter Verdacht 1656, 1660
zepte

- allgemeingültige 9965
- Blutwurst auf Kassenrezept 67, 3554
- keine spezifische Wirkung 2422b
- Naschrezepte 800, 993
- gegen Patientenflucht 2337
- Salatrezept 771, 7030
- Sterben auf Rezept 3821
- Urkost 993
Rheuma →Polyarthritis 998, 1008, 8345, 9740
- Autosuggestionsbehandlung 960ff
- Diät für Rheumatiker 6717a/b, 6640
- durch Fasten weg 632, 8324a
- durch Feuchtigkeit? 419
- durch hohe Absätze 9461
- durch Impfung 96
- Ernährung ohne Einfluß darauf 237, 3499, 3741,6019,6112,6301,6341,6640,6717a
- Fachbuch 3239
- Fleisch ist tabu 6019
- Folgen werden teuer 9463
- Goldbehandlung 40, 0556, 2000, 2223/9
- im Kindesalter 2107
- mit Nierenschwäche verbunden 9461
- PUVA-Therapie 1119, 1455, 3603
- Salbe 3516
- Salben aus Murmeltierfett 3499
- seelische Mitarb. an Gesundung wichtig 960
- Urzeitmensch hatte · 420
- wie UrMedizin wirkt 380
- wieso bekomm. es schon Kinder? 239, 2107
- Wunderwaffe monoklonale Antikörper 8324b
Rheuma-Behandlung
- ist schädlich 1853c
- ist lediglich symptomatisch 9461
- Krebs durch 1119, 1853c
Rheumamittel →Antirheumatika
- Magendurchbruch durch - 3759
- vom Markt genommen 3853
- Sterben auf Rezept 3821
Rheumatiker und Alkohol 5404c
Rheumatologen - aggressive Therapie 3527
Rheuma-Viren Weismacherei 1673
Rinder 9648
Rinderhirnextrakt 3550
Rinderseuche 514, 0735, 1514, 9473b, 9648, 9970
Rindersuppe ohne Fleisch 2043b, 6218
Rinderwahnsinn 745, 0735, 1514, 2043, 9970
Ringtennis 920
Risiko-Kinder 0721b
Risiko-Mediziner 2220
Ritalinverbrauch 5510
Roaccutan 995, 3254, 3503
Rohkost 6509 →UrKost
- Bedarf an Eiweiß 8339
- Erfahrung mit 6504
- Formen der 6534
- ist nicht gleich UrKost 723, 8339
- Kurhaus 982[1]
- Lepra geheilt 521
- Studie Universität Gießen 6409b, 6534b
Rohköstler in Irrenanstalt 9458c
Rokitansky 0505, 0653
Romantische Medizin 823, 0670/1, 9721
Röntgen(-untersuchungen) →Bestrahlungen
- 40.000 Krebstote durch - 2851
- Aufnahmen 2229, 2380, 2812
- überflüssig 2321
- Belastungstabelle 351, 2807
- Blutkrebs-Risiko 2834
- Computertomographie 351
- Fehlerquote 50 % 351
- Fragenkatalog 2696
- Gerät darf nie kalt werden 350, 2444
- Karzinomfälle 2808
- Kinder 2696
- kleinste Dosis schädlich 2819, 2834
- Kontrastmittel 2434, 3736
- Krebsrisiko 2806
- Leukämie durch - 2802
- Mehrfach- 2444

- ohne Schutz - Zahnärzte 446
- Probanden erhielten 1200fache Dosis 2850
- Schäden 351, 1162, 1206, 1227, 1230, 1408, 1455, 1505, 2229, 2802, 2825, 2830, 3237/9
- Schutzvorschriften 9656
- seit 1908 dieser Wahn 0678
- strahlen Schaden 2173
- Strahlenbelastung 2801, 2853
- um die Jahrhundertwende 0678
- unnötig 2814
- verursacht Blutstörungen 2802
- verursacht Diabetes 2802
- verursacht Grauen Star 2802
- verursacht Herzgefäßkrankheiten 2802
- verursacht hoher Blutdruck 2802
- verursacht Schilddrüsenüberfunktion 3736
- verursacht Schlaganfall 2802
- Zahnärzte 350, 351
- Zahnverfall 2817
Röschlaub 0506
Rosenberg 166, 1504, 1564a, 1607, 3765
Röst-Reizstoffe 6321
Rote Farbe im Raum: heilungsfördernd 44
Röteln 93, 0756, 0803, 3612, 9839, 0715
Rotwein 5400
Rousseau 822, 0600, 0673, 8218
Rückenleiden 885, 8235b, 8015
Rückenmark-Verpflanzung 1507
Rückenschmerzen 871, 907, 934, 8015, 9032c, 9935
- akute 8111b
- Hexenschuß 9895b
- Kipp-Gerät gegen 911, 9895, 9942
- Leidende 9886a
- nach Operation 2741
- nicht wissenschaftl. behandeln 9032c
- Nikotin 9712b
Rückenstärken 871, 911, 934
Rückfälle
- Autor hat sie wie Du 860
- Grund 6031
- in bürgerliche Kost 811, 814
- Leser berichten mir darüber 847
- wie ergehts? 860
Rückgang des Tumorgewebes 1562
Rutan, Prof.Dr. 1727, 2954, 9986
Sabalfruchtextrakt 6107
Sabater Pi 0, 385
Saccarose, Fructose, Sorbit und Xylit 6323
Saccharin lädiert Leber 6225
Sadomaso-Riten 1700a
Säfte - Trinken nicht zu empfehlen 715, 716, 6036a, 9844a
Saftpressen 6036a
Sahnepudding essen! 578
Saiblinge 9483
Salat - mit Öl angemacht 7010
- zerschnittener 6411b
Salatrezept 771
Salben 186
- Spezialsalben 3515a
Salbenbehandlung 186, 3556, 9904
Salben, schnelle Heilungserfolge damit? 3556
Salmonellen-Infektion 472, 6202, 1000
Salmonellose 6119
Salvarsan 74
Salz 6207ff, 6626/7, 6710, 9619, 6228
- Ärzte halten es für gesund 691, 6228
- Asthma 6349
- Bedarf bei Wildtieren 9458c
- Befürworter 6702b
- braucht der Mensch 619, 9458a
- für Kinder Gift 6207c
- ist laut Professorenansicht gesund und nötig 621, 691, 6207b, 6616
- ist schädlich und weißes Gift 620
- jodhaltiges Speisesalz 6326a/b, 9489
- macht Schilddrüse krank 621
- mehr - 6616, 6626
- rehabilitiert? 6616
- Sucht danach gibt schlecht Ruhe 811
- verlangt nach Wasser 388

S

- verursacht Knochenschwund 6353
- weniger: stabilere Knochen 9458a
- weniger - 6616, 6642
- Wildtiere nehmen es 692, 9458e
- und Zuckersucht wie begegnen? 812
Salzheringe 6604
Samenleiterentfernung 1124
Samenleiter-Unterbindung (Sterilisation) 1125
Sanatorium für Erkrankte 982[3]
Sandbad 945
Sandbüchsenbaum und seine Giftigkeit 8313
Sanitas Gesundheitshaus 9878
Sapere aude 9498
Saponine 6959
Sapote Amarillo 801
Sättigungsfaktor 6238
Sattwerden 6237
Sauberkeit: nicht übertreiben 901, 0643ff
Sauerampfer 867
Sauerbruch, F. 2055, 6037
Sauerkraut - gesund? 599, 6301
Sauerstoffbehandlung 215
Sauerstoff-Mehrschritt-Therapie 2499a/b
Sauerstoffversorgung 8105
Säuglinge →Baby
- falsche Ernährung: Hirnschäden 6318
- Hüftscreening 2422b
- Milchpulver 6318b
- Operation 250
- Vergiftung 998, 3259
- was essen? 793
Säure-Basen-Gleichgewicht 6130, 753
Säure-Basen-Haushalt 6124, 6130, 6011
säurefreie Ernährung 6022
Säuren 6125, 6126
Säure-Teststreifen 445, 449, 763, 777, 2817, 9109
Säuerungs-Teigmittel 6220
Sauna 252, 1757b
Schadensliste synthet. 2015
Schadensliste synthet. Vitamine 3552b
Schäden - Arbeitskreis 3552c
Schädenliste durch Medikamente und Krankenhaus 998
Schafgarbe 867
Schafsdarm-Verhüterli 9889a
Schalen der Früchte vergiftet 737, 760, 6239a
Schalen wann mitessen 6142
Schanz-Kravatte 2320
Scharbockskraut 381, 728, 799, 867
Scharlatane 0582, 1606b
- das sind sie 0676, 2484, 3527
- wie erkennen? 500
Schaufenster-Krankheit 1428
Scheidenentzündung 998
Scheidensenkung 8630
Scheintod - Angst davor? 2219
Schelling - Naturphilosoph 823, 2039, 9721
Schenkelhalsbruch 3768b, 9716, 8107
Schielen 919, 998
Schierling, geflecktes - 584, 825, 867
Schilddrüse 231, 351, 621, 1914
- arbeitet nicht 961, 2322
- Krebs 871, 2825
- Süd-Nordgefälle 9520
Schilddrüsenentfernung 3263
Schilddrüsen-Hormone 3788, 3669
Schilddrüsenkrebs durch Bestrahlung verursacht 181, 2825
Schilddrüsen-Störungen 96ff, 998
Schilddrüsen-Therapie 621, 897, 961, 2113
Schilddrüsen-Überfunktion 998 (4), 621
- durch Röntgen-Kontrastmittel 3736
- Schwamm – ist auszupressen 897
Schiller 0663
Schimmel 6925
Schimpansen 2147b
- Aufgeschlüsselte Nahrungsarten 4201
- Feldforschung 4200
- Babykannibalen? 4210, 9692
- trösten Trauernde 4208

1417

S

- was essen sie 389, 4201
- Schimpansenfleisch gegessen 9488a
- Schistosomiasis 9988
- Schizophrenie 6109, 9008a
  - durch Fasten weg 625
- Schlachthof 511
- Schlachthofabfall zum Arzneimittelrenner 3554
- Schlachthöfe - Abfall als Medikament 3812
- Schlacke 9601a/b
  - doch im Körper: 649, 9601a, 9611
- Schlaf
  - Bio- 980[4]
  - Fasten 963
  - Einzelschläfer erholen sich besser 9949a
  - Schnarchen 569, 970, 8117, 9434
  - vorbereiten 970, 9858, 9920
  - warum wichtig 9947
- Schlafen 969ff, 9858, 9871, 9920
  - auf Latex 9858b
  - unter Naturdecken und -matratzen 980[4]
  - vor Mitternacht 9871b
- Schlafkissen - richtiges 970
- Schlafmittel 185
  - stachelt Mordlust an 3747
- Schlafrhythmus finden 970
- Schlafstörung 998
  - Folge einer Medikation 8202
  - verursacht Krankheit 1915
- Schlafzeit zurückverlegen 3672
- Schlafzimmer - Digitaluhr 9637
- Schlagaderentzündung 998
- Schlaganfall 971, 998
  - durch Aspirin 3728
  - Behandlung 2487
- Schlaganfall-Risiko 1909
- Schlag-PDT 164, 1420
- Schlagzeilen - lesergewinnende 9964
- Schlankheitskur? 873, 2043c
- Schlankheitsmitteln 6926ff
- Schlankheitspille 3808
- Schlankwerden beginnt im Kopf 876
- Schleckereien 800
- Schlechtkost
  - vertragen manche gut 725
  - welche Stoffe darin beeinflussen davon das Denken? 9949h
- Schleim- und Gallertbeutel 2749b
- Schleinitz 641, 748
- Schlemmen
  - bei Krebs? 241, 6630
- Schlendrian 2233
- Schleudertrauma 2320
- Schlichtungsstellen 9851
- Schliemann, Heinrich 9517b
- Schluckauf 998, 9869, 9925c
- Schluckimpfung - Leukämie durch - 88
- Schluckstörungen 998
- Schlüsselblume, große - 867
- Schlüsselloch-Operation →Endoskopie
- Schmalzrippchen 6140
- Schmelzabschilferung 2603
- Schmerzbekämpfung 2190c, 2496
- Schmerzbetäubung vermeiden 3724a
- Schmerzen
  - Allgemeines 204, 9856
  - bekämpfen mit Autosuggestion 962
  - bestrahlen lassen? 280
  - Erde essen ist dabei erfolgreich 263
  - Fasten bringt sie weg 629
  - Nackenschmerzen 9935
  - sind nicht geprägt 60
  - Sinn 204
  - Schnäpschen bei - 1421
  - unerträgliche - 1502
  - UrMedizin bringt sie weg 567
  - verschwinden bei Krebs 1073
  - Zahn- was tun 443, 444
- Schmerzmittel 3724a/b, 3761, 3820
  - Kopfschmerz 5002
  - müssen abrupt abgesetzt werden 5004b
  - Mißbrauch 5311
  - natürliche 9856

- Schnarchen 569,963, 971, 3494, 8117, 9434
- Schnell-Sex mit tausend Männern 1700a
- Schneuzer ins Essen 568
- Schnuller - machen Babys doof 0784
- Schnupfen 112, 203, 383, 456, 1648, 1670/8b, 3492, 8340, 9870
  - Antihistaminika 1648
  - Autor kriegt ihn 383
  - erfolgloser Forscher 1648c
  - gesteigerte Anfälligkeit 998
  - Milch 6341
  - Viren 9859b
- Schnurrhaare 2218
- Schock (anaphylaktischer) - oft tödlich 998, 0675, 6213
- Schokolade 0661, 5008, 5013, 5401a, 6610
  - als Heilmittel allgemein 60, 6610a
  - als Herzheilmittel 6610b
  - weiße 5006
  - schützt 9985c
  - fördert Darmentzündungen 6331
  - Migräneanfall 6358
  - weiße 6222
- Schokoriegel 6117, 6222
- Schöllkraut, großes - 867, 7013
- Schönheitschirurgie 262, 2246a, 2770ff
- Schönheitsempfinden genetisch verhaftet 874
- Schönheits-Operation 2770ff, 2794
  - Busen 0676
  - Ganglien 2749b
  - nervenkrank 2775
  - tot dadurch 2776
- Schönheitspflege u. -operationen (Kosmetik) 2770ff
- Schonkost - Leber 6714
- Schönsein - auch für Dich erreichbar 872ff

- Schöpfung →Natur
  - .Ehrfurcht vor ihr 9458i
  - handelte falsch, würde sie ihren Mißachter Mensch mit »Heilmitteln« versorgen 589
  - ist vollkommen 332
  - wollte nur Gutes 832
- Schottische Pillen 0610
- Schrebergärten 9956
- Schreckensarzt 5501
- Schriftsteller - verfolgte 967
- Schröpfen 215, 0611c, 3210
- Schrunden u. aufgerissene Hände 9925a
- Schubert, Franz 0609
- Schuhe, Pantoffel, beste 8026, 980(4)
- Schuheinlagen 8024, 9921a
- Schularzt-Schreiben fürs Impfen 968[4]
- Schul- oder Berufsausbildung 2449
- Schüler - wie sich ruinieren 1011
- Schüller, Heidi 566, 2170, 2216/8, 2462
- Schulmedizin →Medizin
- Schulmediziner: Geschäft läuft vorbei 1564d, 2096, 3408
  - lehnen alternative Heilerfolge als lächerlich 9411
- Schulmedizin-Ordinarien opfern alles 2142
- Schulter einrenken 9949h
- Schulterschmerzen 9908
- Schuppen 2787
  - teerhaltiges Shampoo gegen - 2788
- Schuppenflechte 944,1557,2096,3764, 9455
- Schüssler, ehrl. Arzt 748
- Schwächezustand 998
- Schwangerschaft und Geburt 995ff, 4102, 5200, 9106, 9111, 9133, 9481
  - Abnabelung 997[27]
  - als Dicke 9623
  - Ängste sind unnötig 996[20], 997[24]
  - Angstmacher 997[33]
  - Ärzte machen Komplikationen 997[25], 997[38], 2230a, 56, 58, 996f
  - Ärzte sind dabei meist von Übel 56, 58, 996f
  - Baby abhärten 997[35]
  - Babyliebe hervorrufen 997[26]
  - bei Schimpansen 4102

- Beschwerden bei zu wenig Vitaminen 955
- Brustpflege 997[31]
- Dammrisse 995[7]
- Dauer der - 997[37], 2233
- Erbrechen 996 [23]
- Fehlgeburt 9126
  - Risiko bei Koffeinkonsum 9103
- Frühgeburt 217, 3237, 9103
- Geburtserleicherung 996[23]
- Geburtshilfe fürs Baby 995[12]
- Hausgeburt wollen! 995[2]
- Hebamme 995[3], 997[25]
- im Hocken 82, 996ff
- Kaiserschnitterschwernis 996[22]
- Käseschmiere 996[19]
- kein heißes Wasser! 995[9]
- keine Cremes oder Kosmetik 995[15]
- keine Schmerzmittel 995[9],995[12],997[28]
- Krankenhausanordnung 995[13], 997[29]
- Lage des Kindes ändern 995[16]
- Nabelschnur um Hals 995[14]
- Nachgeburt 997[28]
- natürliche Geburt 9106
- Partner 995[5], 998[32], 997[38]
- Pethidin während der - 995[1], 1118
- Plazenta
  - essen 997[36/37], 4102, 9134
  - wie behandeln? 997[34]
- Pressen zur Austreibung 996[18]
- Schmerz 995[1], 996[17], 1118
- Schmerzmittel geben lassen: Verbrechen am Kind 1118
- Schreibaby - warum? 366
- Stellung bei Geburt 996[21], 996[23]
- Stellung bei Wehen 995[16]
- Stillen 997[29], 9106
- Verfasser und - 997[38]
- Vorbereitung der Schwangeren 995[4]
- Wehen: viel herumgehen 995[10]
- wer soll ins Krankenhaus? 997[33]
- Schwebeschaukel 9942
- Schweinegrippe 0764
- Schweiß nicht mehr schlecht riechend 567
- Schwellendosis 2809
- Schwellkörper - Autoinjektionstherapie 9446
- Schwerhörigkeit 998, 5006b
- Schwerstkranke 3813
- Schwimmbad 495, 927, 1913, 8113, 9632
  - Luft im - 8113
- Schwindel 998(4)
- Schwindsucht 0752
- Schwitzen 998
  - kaum noch bei UrKost 567
  - passives 8208
- Screening 1160, 1622, 2449
  - Hüft- Säuglinge 2422b
  - Prostata 1153a, 2449, 9934
  - Überbehandlung 1167, 1622
- Screening-Gen-Untersuchungen 1622
- Sechszehner-Kombination ergibt 40.000 Krankheiten 326
- Seealgen 3604, 3614
- Seeigel 9865b
- Seele (Gefühlsleben) 936, 963
  - Ärger 952, 9014c
  - beeinflußt durch Medikamente 2219b
  - einfachem Leben zuwenden 937ff, 946
  - Ernährung beeinflußt ihren Zustand 936, 938
  - Gesang wichtig für sie 963ff
  - Haß aus ihr entfernen 937
  - ist geprägt von Urzeit 938
  - kann wegfliegen? 21
  - Lebensführung, äußere - wirkt auf sie zurück 302
  - leidet unter UrKost 861, 9430 d
  - Seele beeinflussen 959, 963, 2219b
  - Seelenleben vertiefen 937ff, 9620
  - seelisches Erdfasten 938
  - selbstlos werden 946
  - Sitz derselben 8214
- Seelische Leiden 9000ff, 9429, 9718, 9740
  - abstellen 937
  - AIDS 960

- Asthma 960
- Depressionen 955, 959
- Einfachheit anstreben 937, 946
- entgiften, auch Gefühlsleben 936ff
- Liebeskummer 9042
- Magenleiden 298
- Magersucht 955
- Neurosen 956
- nicht vom Körper zu trennen 935, 951
- Rheuma 960
- sind auch körperliche 935, 951
- Streß 951
- Ursache 935, 936
- weil UrMedizin schwer durchführbar ist? 8
- wie sich gesundmachen? 959ff
- Seetang 3604
- Segelohren richten 9660
- Segment-Massage 8306
- Sehen 9762, 998
- Sehnenersatz 9417
- Sehnenriß 3509
- Sehstörungen 998
- Selbstbelobigungen 9493b
- Selbstachtung nicht weggeben 241
- Selbstheilungskraft des Menschen 23, 113, 960, 8236, 9889b
- Selbsthilfegruppen 1505, 9899
  - Anonyme Alkoholiker 499, 891
  - Morbus Crohn 499
  - Beratungsstellen 977
  - Multiple Sklerose 499
  - UrMethodiker- u. Sonnenköstlergruppen 97
  - wünschen keine wirkliche Heilung 9889b
- Selbstmordratgeber 9699
- Selbstsuggestion 0735
- Selbsttötung, Selbstmord 363
- Selbstvergiftung 9775
- Selbstwertgefühl 9810
- Selen 7002, 7018
- Sellerieöl 381
- Seminare
  - über rohe Ernährung 982
  - des Autors 978
- Semmelweis 81, 84, 0640a, 2252, 9808
- Seneca: Gott - Natur 9667, 781, 951, 966
- Senfgas 3832
- Senfgenuß - Nierenschäden 6330
- Senioren mit Tranquilizern gefüttert 3533
- Sennesblätter u.a. Abführmittel 24, 311, 36
- Serotonin 5008
- Seuchen - durch Wissenschaft gestoppt? 86
- Seuchenarzt 0611
- Sex 6015
  - im Alter 9457
  - und Rauchen 9930
- Sexualhormone 3650b
- Sexualität ausleben 948, 9981c
- Sexualleben kaputt durch Krebs 132
- Sexualtrieb gemäßigt durch UrMedizin 380, 861, 6015
- Sexualtrieb überreizt durch Fleischessen 380
- sexuell abstinent 9445
- Shaw, Bernhard 3800, 9726
- Shelton, H., Repräsentant d. Natural Hygiene 764, 967[5], 2199, 6534, 8215, 9108a, 9116, 9610
- Siddharta Buddha 413, 654, 690
- Sieben-Tage-Adventisten 6515
- Siegeszüge für Patienten 3528
- Signaturlehre 35, 0581
- Silikon
  - Brustimplantate →Brustimplantat
  - Implantate 3908
  - Kissen - Narbenkapsel 2772, 1600
  - Öl 1600
- Silikose 3903
- Simonson, B. 967 (5)
- Simulation 2381
- Singen 961,998,1780, 1790, 3310b, 9043[4] 9849d
- Singen beim Autofahren 963
- Single - Dasein leid? 950
- Sinn allopathischer Behandlung 8213d

1418

zen 894, 8006
√ 1709
oda 0505, 0653
orbut 0659, 3552a
netana 9408b
dbrennen 998
Krebsvorbote 657
jabohnen 6007
gut für Dich? 766
larienlicht 943ff, 9622, 9673
larium 945, 2818, 9672/3
larzellen 9678
matiden 1645
mmer, W. 967[7]
mmerlinde, 867
nnenbäder 2526, 9671
nnenblumenöl 6924
nnenbrände 9672
nnenbräunungsmittel 2793, 3608
nnencreme 9671/2
nnenenergie 918
nnenhut 319, 8242, 3616
nnen-, Roh- u. Instincto-Köstler 9622
nnenkraft 958, 6407
nnenstrahlen
ringen nur Gutes 943, 9004
nemmen Tumorentwicklung 944
sind schädlich? 66, 9622
Solarien als Ersatz 945f, 2818, 9672f
verursachen Hautkrebs? 942
nnenwend-Wolfsmilch 867
rbit 6323
rgerecht 3410
rglosigkeit junger Menschen 8117
ßen für Salate 7030
uvenir 9949
ziales Abseits 781
asmophilie 654
ätschäden 9490
azierengehen - das Wenigste 888, 889
eichelfluß 998
eichelentleerung vor Arzttüren 9992
eisen
kräftig würzen 9432
jeräuchert u. gepökelte 6325
eiseröhreentzündung 998
eiseröhrenkrebs 1134
erma 6528
ermienbildung - langes Sitzen schädigt sie 9129b
ezialisten: genauso dumm 1356, 2494
ezialist für die Wirtschaft 6624
ezialisten irren sich 2417
ezialsalben 3515a
ielregeln des Wissenschaftsbetriebs 9702
ießkornhafer 797
iller, W. 6212
irulina 718, 9439b
itzer, Dr.med 748
itzwegerich 867
litter
iefsitzender 9865a
ntfernen 730, 9565
rechen - beeindruckend unverständlich 9915
itzner, ehrl. Ärztn 748
ritzwut 2069, 3328
ort →UrBewegung
gegen Brustkrebs 8106
gegen Krebs 172, 8012
st keine Lebensruhe 903
kann auch zuviel sein 8110
Mediziner 892, 920
senkt Krebsrisiko 8002
Spitzensport 8110
ortler 8105
Ärzte dopen und spritzen sie zu Tode 2069
wieso trotz Fehlernährung gesund? 892
ortmedizin 8016
ortprominenz 8021
orttreibende Frauen sind weniger anfällig 346, 1211, 8109a/b, 8112
ortverletzungen
Eis-Anwendung 9922

- operieren? 534
Sprache - einfache 1556
Sprechschwierigkeiten 998
Spreizhose 2744b
Spreizschiene 2744b
Sprießkornhafer im Winter 980[9]
Springkraut, drüsiges-, indisches- 867
Spritzen - Einbringen pathogener Keime 2214
Spritzenabzesse 2059
Sprunggelenkbänder, gerissene: keine Operation 9419, 9430
Sprunggelenkpumpe 9612
Spucken ins Essen 233
Spucken: lebensrettend 9992
Spülmittelrückstände führen zu Krebs 9659
Spurenelemente 6611
Staatsinteresse 2470, 9503
Stacheln - wie schnell entfernen 730
Städtebewohner was tun? 736
Star 918, 910
starkes Stück 1799
Stärkenahrung für sich allein essen 773
Statistiken
- allgemeine Aussage darüber 9503/5, 9510/4
- auf amtliche - ist kaum Verlaß 2914
- bereinigte 9511
- gefälscht 0641, 9510/5, 9709, 9503
- Keuchhusten 0801
- Krebs 0806, 9502, 9510-15, 9838
- legitimierter Betrug 9514
- Manipulation 9512
- Medizin-Statistik - so macht man es 1560
- Tricks 9502, 9510 →Tricks
- Tricks bei Krebs 139, 2409, 9512, 9511
- Tuberkulose 0804
- wie sie von Medizinern gefälscht werden 139, 147f, 163, 0641, 2409, 9509, 9512/6, 9502
Staubsaugen 8169
Stechapfel 867
Steiner, Rudolf 6110a/b, 6403, 9494
Steintel, R. 1063
Steinzeit-Hygiene 1666
Steinzertrümmerung 243, 2740
Stents 1051, 3115, 3201/2
- Implantation kann Verengung beschleunigen 2730
- Operation 2725
- setzen →Ballondilatation 341
Sterben →Tod
Sterberate bei Krebs 5, 124, 128, 2250
Sterilisation 296, 1125, 2727
Stethoskopie 265, 0628
Steuerzahler - verdummte 1607
Stevia (Süßgras) 800
Stewardessen bekommen eher Brustkrebs 1210b
Stiche von Insekten 9949i
Stiefmütterchen (Ackerveilchen) 867
Stier als Urbild der Kraft mißbraucht 6925
Stilböstrol 3650a
Stillen →Muttermilch
- allgemein 1902b, 9108a, 9116
- nach Shelton 9108a
- oder Ersatzpulver? 240
- senkt Krebsrate nicht 1240
- verhütet Krebs 995ff
Stiller Tod 3327
Stoffe - unbekannte 9406
Stoffwechsellage - säureüberschüssige 6123
Stottern 952, 9901
Straffällig - wer... 9422a
Strafrechtliche Maßnahmen gegen dieses Werk 9981b
Strahlen →Strahlung
- aus Erde 840
- elektromagnetische →Elektromagnetische Strahlen
- kosmische 842, 896, 3531b
Strahlenabteilung - Raffgier, Intrigen, Größenwahn in 2829
Strahlenbehandlung 2229

Strahlenbelastung bei Langstreckenflügen 3531b
Strahlendosis - zu niedrige bei Krebs 2828a
strahlenkastriert 2803
Strahlenkolitis 8228a
Strahlenschäden - UrKost 7007
Strahlenskandal Hamburger 2840
Strahlentherapie 351, 1117, 2807
- schonende 77, 2837
- Querschnittslähmung 2841
Strahlen-Ulkus 9886b
Strahlungs(Biophotonen)intensität 769
Streiks von Ärzten 2063, 2250, 2701
Streß 327, 9745
- Elektrostreß 9637
- macht nicht krank 9020
- seelisches Leiden 951
- und das Immunsystem 9468
Stromtherapie 1624
Strophantin 344
Strumaprophylaxe 9471
Studien - klinische 3526
Stuhl, stinkender und Blähungen 6313
Stuhlgang 8216b
- Farbveränderung 998
- Form 9857b
- Kinder 9857
- nach Fasten: bestens 634
- nach UrMedizin 569
- schmerzhafter 998
Stutenmilch 315, 793
Stylböstrol (DES) 13, 206, 361, 540, 1115c, 3751
Styropor - wegwerfen 840
Substanz gegen Krebs 2473
Süchte
- Alkohol, Drogen, Rauchen, Bekämpfungsschema 739, 740ff, 5000ff
- Alkohol →Alkoholsucht
- Ausstieg 9717
- bei Angehörigen und Kindern: wie sich verhalten? 747
- bei Kindern wie erkennen? 200, 746
- Drogensucht →Drogensucht
- Einstieg über Zigaretten, Alkohol und Tabletten 9717
- Fettsucht 998
- Freßsucht 1917, 626, 849, 851
- Gelüsten begegnen lernen 431
- Gründe, sie zu bekommen 745
- Kinder von Süchtigen 740
- nicht mehr deren Sklave sein 821
- Rückfälle verhindert Urbewegung 8026b
- Salz 811, 812
- was sind alles Süchte? 431
- wegen zu viel Cholesterin 741
- wie Süchtige erkennen? 746
- wurden alle als Kinder süchtig gemacht 802
- Zuckersucht 812
Suchtrate bei Medizinern 5402
Südfrüchte 760, 801, 980, 990
Suggestion der Medizin 165
Suizidrisiko 1917
Sulfonamid-Komponente 5518
Sulfonamide - stumpfe Waffen 3663
Sumatriptan 3854
Sumatriptan IMIGRAN 5006
Sünden, kleine 5013
Süppchen für Latinkranke 7030
Suprefact 166
Surfactant 3262
Susman, R. L. 4205
Süßholz 540
Süßen ohne Reue und Zahnschäden 800, 400
Süßigkeiten 5008
Süßigkeitsgenuß - Zahnkariesbefall 2604
Süßstoff 440, 6239b
Symbioselenkung 1077, 1658, 9443
Symptome
- Rangordnung 3014
- Vergleich Syphilis 9408
Symptombehandlung durch Schulmedizin 103f, 9488d

T

Symptomlose HIV-Infizierte 1812
Symptom-Unterdrückung 284f, 2075
Syphilis 0558, 9408, 9493
- Tertiärstadium 9493
- Tricks der Ärzte 68ff, 71
Syphilisstadium - alles kommt wieder! 1353
Székely 6361, 9828
Tabak 0633, 9519d
- Nikotinwerte 5320
Tabellen und Übersichten
- Bewegungsarten 900
- Chlorophyll 6009
- Cholesterin 6009
- Gesundheitsgruppen 770
- Gesundheitstest 9918
- Harnsäure 6009
- Laborwert-Überprüfung 998
- Lebensstoffe der Nahrung 987
- Pflanzen-Übersicht: Was ist eßbar und wann 867ff
- Pflanzen-Übersicht: Welche sollen wir nicht essen? 867
- UrBewegung - vereinfachte Übersicht 933
- UrKost nach allen Früchte- und Pflanzenarten 755
- UrNahrung ist was? 755
- Ursachenliste der Krankheiten 998
- Vergleich Kulturpflanze: Wildpflanze 753
- Vitamin C-Gehalt 754, 3552a/b
- Vitamine - Überdosis und Mangel 3552a
Tabu der Forschung 3106
Tagebuch über Essen führen 812
Tai-Chi 920
Talkum ist gefährlich 531, 3903
Tambocor 85, 3802
- Massenkiller 3802
Tamoxifen 1623, 3751
- und Gebärmutterkrebs 3671
Tampon(s) 9903, 9889a
- krank durch - 2864d
Tannin 597
Tanzen 8103
- zu empfehlen 868, 889
Tapferkeit
- fehlende 520
- vom Kranken selbst 172, 523
- von Eltern 523
- wahre 172, 9916b
Tastbefund unkorrekt 2439
Tastuntersuchung - krebsauslösend 1123
Taubenkropf-Leimkraut 867
Taubheit 998
Taubnessel, purpurrote - 867
Taxol 7014a, 7015
Technik 3100, 98, 2140b
Tee 5200, 6308a
- heilt kein bißchen 596
- heißen trinken? 9432
- hemmt Krebs 6907b
- ist ungesund 210,311,596,1131,6235,6818
- Kamillentee 597
- Kindertee 6355
- Kombucha-Tee 312
- Krebs durch Pflanzen-Tee 1131
- Kräutertees 24, 596
- Pestizidbelastung 6907
Teebaum 8362
Teilausräumung 1227
Telefon nicht ans Bett 9637
Temperatur im Rektum 8307b
Temperaturreize 9856
Tennisellbogen 9859c, 9934
Tenside - Detergentien in der Küche 9633
Test - Prüf- 748
Testosteron 3650a
Testprogramm für Medikament 3412
Teststreifen für Säure 445, 449, 763, 777, 2817, 9109
Tetanus 88,94,283, 658, 974[26], 998, 0762, 9515b
Tetanusbazillus 1649
Tetanus-Impfung 0717, 0734

1419

T
Tetanusinjektion 283, 1649, 9515b
Teufel 0553
- der beliebteste Krankheitsschuldige 18, 9602
Textilveredler 9636
Thalidomid 868, 1803, 3523, 3852a
Theobromin 6610
Therapeutischer Nihilismus 80, 0505, 0642, 0653, 1570
therapeutischer Overkill 1570
Therapien
- Alternativ- 3322
- Aroma- 215
- Bach-Blüten- 215
- Chelat- - ein Wahnsinn 195
- Chemo- →Chemotherapie
- Elektroschock 215, 0651b/c
- Farb- 8230
- Frischzellen- 35, 67, 3762
- Gen- →Gentherapie
- Gestalt- 9000, 9019
- Gold- 40, 2000, 2223/9
- Hydro- 8216a, 8238a
- Hydrokolon- 644, 980
- Immun- 1506, 1565
- immunsuppressive - AIDS 1805
- Instinkto- →Instinktotherapie
- Kneipp- 8200ff
- Kombinationen 1816
- Laser- 2800a
- Mehrschritt-Sauerstoff- 1625
- Mistel- 1564d
- mit pflanzlichen Wirkstoffen 6808
- Natur-Therapien 1853
- naturheilkundliche Therapieverfahren 8303
- neue Krebs- 1602ff, 1611
- Neural- 215
- nihilistische - 0653
- Östrogen- 3767, 9437
- Ozon- 215, 314, 2059
- photodynamische - 164
- Psycho- ist Mystik 9741
- Sauerstoff-Mehrschritt - nach Ardenne 2349
- Strom- 1624
- Trends - aktuelle 3005
- Tumor- 6826b
- Urschrei- 9924a
- Verweigerer (Krebs) leben länger 1509
- wirkungslose 1570
- Zell- 35, 67, 314
Therapiebericht Heilerde 8313
Therapiefehler - häufige 2113
Theriak 0552
Thermoresektion 1551
Thesen - verbrecherische 1121
Thomapyrin Nierenschädigung 3761
Thomas von Aquin 954
Thoreau 822, 967[8]
Thorotrast 322, 2433
Thrombose 539, 1579, 2148, 3214, 2205, 3515a, 3613(G), 3621, 6304
Thrombose im Auge 1020
Thymusdrüse 483,914(34),915, 2279f, 6838
Thymusextrakt 6838
Tibeter 946
Tiefe Wahrheiten 738, 9949e
Tiefgefrieren 602
Tiefkühlen 6901
Tierärzte 836
Tierbefreierinnen 9488d
Tierbuch 4003, 9708
Tiere
- als Vorbilder 382ff, 385
- erkranken auch 383
- essen Aaß? 798
- geimpft 0763, 9961
- Menschen ähnlich 2119
- töten 0570
- Verrat der Kirche 9732
- zahlen deren Foltern und Morden heim 236, 9488

- zu Tode gequält 2119
- zum Experimentieren 2027
Tierfolterung 98, 109, 164, 202, 219, 233ff, 284, 400, 421, 494, 511, 570, 647, 906, 2152, 4500/3, 4511, 6213, 9951, 5110
- Erbarme Dich unser, o Mensch 570
- Goethe 4506
- rächen sich am Medikamentennehmer 236, 9488
- sehen Verbrecherärzte als nötig an 235, 9488b-e
Tierkörperverwertungsanstalt 6344b
Tierquäler 4505, 4512, 9951, 0645
Tierversuche 2020, 2152, 4503a/b, 4505/8, 4511, 9488b-e
Tierversuchsgegner-Vereine 9488d
Tigason 995, 3613
Tilden 967[5]
Tinnitus 179, 444, 645, 2057b, 3526, 3721, 3921, 3951a, 9927
- Kaffee weglassen 3797
Tischtennis 930
Titel 2009
Tochter pflegt aufopfernd Mutter 519
Tod
- Ankündigungen 9435, 9444
- auf Intensivstation 248, 364, 1690
- auf Raten 3824
- aus Altersschwäche 364
- baldiger 1013, 9444
- brutaler durch Ärzte 9849b
- durch Fasten 364
- durch mehr Ärzte 0619, 2063
- durch Laufen 886
- durch Zucker 6319
- im Familienkreis 248, 364, 2073a
- Krebs bald häufigste Ursache 1077
- nach Vorschrift 3304
- rasch eintretender 998
- respektieren 3899b
- schneller nach Brustkrebsoperation 1221
- sich erleichtern mit Morphium 363
- regelmäßges 6522
- Sterbender bleibt sauber 3899b
- stiller Tod 3327
- Vorboten 343
- was kann danach passieren? 2073b
Todesfälle steigen an 1053
Todeskampf, schwerer 2833
Todes-Listen 2332
Todesseuche aus dem Dschungel 1853
Tofu 766
Toleranz? 983
Tollkirsche 867
Tollwut-Impfung 0716
Tollwut, Tetanus, Flavonide, Quercetin 1649b
Tomaten 6922
Tonerde → Erde
Topinambur 6356, 699
- Geheimnis der tollen Knolle 9882b
- wer liefert sie? 9882a
- wie lagert man sie? 795
Totalnekrose - nach Mamma-Ca 1420
Totaloperation 296, 2264, 3219
- wie vermeiden? 899
Totenschweiß 2073b
Tote Zähne 2640, 3010
Tötet weder Mensch noch Tier 9102
Totschläger 0651a
Touristen 2497
Toxikologie - Lehrbuch 9695
Trampolinspringen 8109b
Tranquilizer
- an Senioren 3533
- süchtigmachende an Patienten verschrieben, die sie nie gesehen hatten 5512
Transplantation 149, 355, 1463, 1691a, 2128, 3260, 3502, 3620, 3654b/c
→Operation 2158
- Bewegung erspart sie 8000
- Herz 3007, 3231
- Inselzell- 3722
- Kadaver-Empfänger 2747
- Knochenmark 149, 1308, 1507, 3214

- Leber 3221a/b
- Nieren →Nierentransplantation
- Organ
- AIDS-Risiko 3245b
- Herz-Nieren-Transplantation 494, 2737, 3231
- Tumorrisiko 3245a
- Rückenmark-Verpflanzung 1507
- Spätkomplikationen 1691a, 3250
- verursacht Hirnatrophie 9031
- verursacht Osteoporose 3654 b/c
- Vierfachtransplantation 3007
Transplantationschirurgen 3116
Trau keinem Kollegen 2456b
Tremor 998
Trennkost 777, 967[4]
Tricks der Medizin 0629 →Statistiken
- Abrechnungstricks 2042
- altbekannte Leiden zusammenzufassen 1910
- andere zu bewegen 6363
- bei AIDS um Geld zu machen 1800ff
- bei der Erklärung von Nebenwirkungen 181
- der Ärzte 0629, 0643, 0650
- der Ärzte-Pharmazie bei Genen 3875a
- der Pharmaindustrie 109
- der Zahnärzte 450, 2622
- Heilung mit Fünf-Jahres-Frist 163
- Heilungsprozentsätze vorzutäuschen 147, 9502, 9510, 9838
- ihr neuester, übelster Trick 140
- Jagdszenen 4403b
- Krankschreibungstrick 2156
- Operations- bei Blinddarm 2259
- profitbringende der Mediziner 2306
- Taschenspielertricks der Ernährungswissenschaftler, uns zu verdummen 615, 677, 708
Trinken 7012, 9900 →Getränke
- bei Nierenleiden usw. 647
- heißes ist schädlich 596
- ist nicht nötig 715
- regelmäßiges 6522
- von Säften: nicht zu empfehlen 715, 716, 2602d, 6036a, 9844a
Trinkwasser 9630, 1012
- enthält Arznei-Gift 3786
- härte 6208
Trockenfrüchte 761
Trockenkurs - Paprikaschote 2472
Trockenmilchpulver 6222, 6916, 9132
Trockenmilchherstellung 9132
Tropen - als unsere Heimat bestimmt 801
Tropenfrüchte 760, 799ff, 801, 988
- Lebensstoffe der 989
- schadlos essen 9899
- Prägung darauf 980(2)
- Tropenfrüchteversand 9882
Tropeninstitute 9949e
Tropenleiden und -wunden 9949e
- prägung darauf 980(2)
Tryptophan 6342
Tschernobyl 148
Tuberkel-Bazillen 75
Tuberkulin 3775
Tuberkulose 0753b, 0804, 6035
- als iatrogene Krankheit 66
- durch Mangel an gesunder Ernährung 6035
- Statistik 0804
Tuberkulosemittel - alle waren nur schädlich 75
Tulpenzwiebeln: eßbar 6309
Tumor 1104b, 9127
- Antitumormittel 2846
- durch Aspirin 3739
- enthält übermäßig viel Eiweiß 680
- Entwicklung gehemmt durch Sonnenstrahlen 944
- Hühnerfleisch und - 6519
- ist nicht die Krankheit 122
- Rückbildung, trügerische 1510
- Rückbildung des Gewebes 1562
- Schmerzen 1419
- Vorstufen 295
- wächst trotz UrTherapie weiter 137

Tumorkiller 1564a
Tumortherapie 1057
- radikalere gefordert 1115d
- wissenschaftlich begründete 1566b
Turbinen - Zahnarzt 2610
Turnreck zwischen Tür 904
Typhus 80, 88
T-Zellen 9449b
Übelkeit Autofahrer 1775b
Überbein 535
Übergewicht
- im Pennälerater: ernstzunehmen 6316a
- Frauen leiden an 9439a, 2717d
Übergewichtige: erhöhtes Risiko bei Operationen 2777
Übersäuerung 230, 6022
- wie feststellen? 6022
Übersichten →Tabellen
Uhr wenig tragen 427ff, 9672
Ulkus 1659
- durch Antirheumatika 3716
- fort durch Radeln 9452
- doudendi 2013
Ulkus-»Heil«-mittel 3773 →Omazeprol
Ultraschall
- beim Fötus 9652
- begünstigt Linkshändigkeit 9655
- führt zum Zerplatzen 9486/7, 9653/4
- Schlank durch - 9650
- Tennisellenbogen 9658
- Wachstumsstörungen 9112
- welche langfristige Auswirkung? 3333, 96
- zerstört Tumorgewebe 9487
Ultraschallgerät 216, 9652
Ultraschall-Unters. 140, 2422a, 3333, 9109
Umweltgifte 6900, 9630ff, 7001
Umweltmediziner 2009
Umweltzerstörung verhindern 964, 9735
Unbeugsam bleiben bei kranken Kindern 522
unethisches Handeln 2134, 1855
Unfall - weggeschleudert und geheilt im Gras 281, 6522
Unfallverletzte richtig bergen u. lagern
Unfruchtbarkeit 164, 9129a
- durch Antibiotika 3658
Unheilbares
- behandeln 28, 0503, 2210
- behandeln hält ab, selbst tätig zu werden
Uni-Professoren
- deutsche 9490b, 1855
- Wahlspruch 2309
Universalmittel 0579
Universitäten
- Frankfurt 1855
- Gießen 6409b
- Tierversuche 4505
- Willkür und Selbstherrlichkeit 2040
Universitätskliniken - Einnahmen 2308b
Unkraut 752, 7000
Unmenschen 752
unreifes Obst 760
Unruhe
- allgemein 998
- beim Sitzen 998
Unsterblichkeit 9776
Unterbewußtsein 404, 969
Unterkühlung 76
Unterschenkel amputiert 2228b
Unverschämtheit 1799
Unvermögen, absolutes des Behandlers 262
Unwirksamkeit medikamentöser Behandl. 23
Unzivilisierte waren mehr »Kulturmenschen« als wir Heutigen 9025
Urahnen - wie bewegt? 900
UrBewegung →Laufen →Sport 8000f
- atmen - aber richtig 881
- auf der Arbeitsstelle 925, 8115
- auf Reisen 926
- baut Knochenmasse auf 919, 9603
- bei Bettlägerigkeit 923
- bei viel sitzender Tätigkeit 925
- bekämpft
- am besten Depressionen 907

Falten 927
Knochenentkalkung 919
Krebs 881
Osteoporose 919
eifach nötig für Krebskranke 905
schütterungen: wichtig für innere
 Muskulatur und Knochen 881, 886
eschicklichkeit kommt klarem Denken
 zugute 19
esichtsmuskeltraining 927
undidee 881
albkopfstand 880
indetraining 902
ängen« üben 910
t kein Sport, ist naturnotwendig 870
nder mitmachen lassen 924
ppschaukel gegen Rückenschmerzen 911
immzugreck fertigen 904
ufen 879ff, 887ff
acht Dich klug 919
acht Freude 907
t wichtiger als UrKost 867
rtnertraining 921, 8115
ickenschmerz? Spezielle - dagegen 911
hüttet Noradrenalin und Endorphine aus
 911
hwimmen 924
tzen, richtiges 868, 894
ort ist keine - 903
ortmediziner-Einwände 892, 922
gliche 969, 8105
ersicht, vereinfachte, darüber 933
rdauung dadurch 872, 882, 899
rhindert Suchtrückfälle 8026b
rmeidet Totaloperation 899
rher zum Arzt? 905
as sagt Hippokrates dazu? 899
as tun für ältere Menschen 880
bel 708, 0644, 6361, 9828
ichte 9998b
fühle
r Menschen 9013
wecken 954
rmonie ins Leben bringen 947
ase 412, 6122
 0633/6, 0677, 1612b, 2316, 7012,
 9834a/b
jenbehandlung 6828
rbveränderung 998
nken 79, 172, 2316, 9834
n Tieren über Wildpflanzen - pfui 835
drang 6417
alltheorie 6421
ost 379 →Ernährung
ends nichts mehr essen 789
nliche Nahrung 601
n besten sofort darauf umstellen 806
f Balkon ziehen 736
fstellung darüber 755
fteilung 71
sreden, sie nicht zu essen 705, 820
kterien darauf nicht abwaschen 799
nanen nachreifen 6802
friedigt Sättigungsgefühl nicht 767
friedigt, weil man das Richtige tut 752
ilagen dazu 808
kommt Dir nicht? 783
reits früh am Morgen essen 790
seitigt Giftstoffe aus Umwelt 611
tterstoffe 759
ngt Amalgam am sichersten aus dem
 Körper 2682
rm verengt sich 851
r Affenmenschen 391
mmen Einwänden begegnen 704
nstieg, leichterer 803
spart Arbeit, Spülen usw. 601
sensetechnik 826
senszeiten 789
milie macht Schwierigkeiten 802, 809
eren, weil sie kalt ist? 602
sch essen 798
 Menschen mit klarem Kopf 752

· ganze Blätter essen 6411b
· Gerichte 993
· Getreide ist keine · 714
· gibt Gefühl, das rechte zu tun 403
· Gras gehört dazu 731, 7009, 7010, 9956
· Gruppenübersicht 755
· gut kauen 761
· habe Hunger danach 767
· hart, zäh? 826
· Heißhunger abends 790, 857
· hilft Trinkern weg vom Alkohol 740, 7004
· im Winter wo finden? 728
· immer nur lebendig zu essen 711
· ist keine abwechslungsreiche Kost 706
· ist keine Rohkost 723, 8339
· ist auch verseucht 583
· Januskopfiges 647, 658, 727
· Keimen von Getreide? 794
· keine Kraft dafür zu essen? 756
· Kompromisse nach Gesundung (kleine) 857f
· Kompromisse unredlich? 803
· kostet wieviel? 792
· Kurhaus 982[1]
· Laufen stärkt Willen für · 884
· Lagerung von Obst, Samen usw. 795-797,
 988
· langsames Einsteigen 803, 806
· Lebensfreude durch UrKost einbüßen? 665,
 687, 770, 861, 967
· Leckereien 695
· Leitlinie derselben 394
· macht nicht satt? 6237, 858
· macht zu dünn? 765, 786, 9665
· macht zuerst Schwierigkeiten 578, 579
· magerst ab dabei 765, 9665
· Mahlzeiten-Vorschläge - nach Eßmengen 791
· Mahlzeiten-Vorschläge - nach Eßzeiten 789
· Mengen: es nicht so genau nehmen 774
· Menstruation dauert wie davon? 9611
· nach Volumen aufteilen? 774
· nehme ich nicht 816
· nicht zu teuer? 792
· nur sie macht satt 858
· Partnerprobleme 581
· Probleme damit 695
· radioaktiv bestrahlte vermeiden 797
· Rezepte 800, 993, 7030
· sättigt wie? 6237
· schmeckt 6409
· schwer zu finden 730
· Schwitzen - kaum noch 567
· Seele leidet darunter 861
· selbst anpflanzen 701
· Soßen 7030
· soziale Auswirkungen 780ff
· Standard-Gerichte 991
· stets sich dran satt essen 721
· Strahlenschäden 7007
· Tabelle 754
· Tabelle der Nahrungsanteile von · 391
· Technik des Umsteigens 806
· Tropennahrung 732
· Übergang dazu 806
· Übersicht 755
· Unwohlgefühle danach sind natürlich 695,
 783
· vermindert Lebensqualität? 820
· Volumenanteile? 774
· vom Balkon? 736
· wann darauf einsteigen 806
· wann sie essen? 775
· warum sie selbst suchen? 788
· wie andere dazu bewegen? 809
· wie kriege ich Hungergefühle weg? 664, 857
· wie lagern? 795/7, 988
· wie oft täglich essen? 775
· wie sie essen, wenn zäh? 826
· wie zubereiten? 771
· Winter: was dann essen? 728, 736
· wo bekommen? wo finden in den Bergen?
 736, 764
· was finden am Meer? 729

· womit am besten zubereiten? 772
· zu schwer verdaulich? 862
Urkraft für Gelenke: Werbegemeinheit 6925
UrMedizin →UrTherapie
· als nicht zu widerlegende wissenschaftliche
 Methode 9032
· Anweisungen müss. genau befolgt werden 8
· Bakterien: neue These 75
· begrenzte Heilungschancen 7, 12, 13
· Begriffliches 374, 375
· beseitigt Impotenz wie? 380
· Diabetes 380, 8329
· duldet nichts Halbes 822ff, 904
· durchhalten: 12 Wochen bis alle überzeugt
 sind 580
· gegenteilige Wirkungen 721, 647, 658
· gibt neuen Lebensmut 9
· Gründe Intellektueller, sie abzulehnen 705
· heilt ohne Nebenschäden 9, 336
· heilt wann? 6, 11
· heilt was nicht? 7
· hilft nur in Ausnahmefällen 9923
· immunstärkend wie nichts anderes 514
· ist Weltanschauung 3
· kein Wundermittel 7, 12, 13
· klappt nicht 861
· Kritik an 6019
· macht gesund 9
· macht keine Halbheiten 822, 904
· mäßigt Sexualtrieb 380, 861
· Menstruation macht keine Schmerzen 569
· Menstruation verschwindet oft 568, 2159b
· Nachweis d. Wirkung durch pH-Messung
 445, 449, 763, 2817, 9109
· Naturreligion? 359
· Nebenwirkungen, gute 569
· nicht aufgenommen 816
· nicht damit warten, bis Du at alt bist 810
· nur zuerst sichern? 317
· philosophischer Hintergrund 821, 9032
· Rauchen 738f
· Reisen nach Afrika 565
· Rezepte
· Rheuma - wie wirkt sie 380
· Schmerzen bringt sie weg 567
· statt Insulin 189
· Stuhlgang 569
· trotzdem später krank 785
· Untergrabungsversuchen widersetzen 6534
· UrKost als Medizin ausgegeben 377
· Vorurteile 9531
· wann gesundmachend? 374
· wann nicht gesundmachend? 9923
· was heilt sie nicht? 7, 12, 13, 9923
· wie entdeckt? 10
· wie sie auf Krankheiten wirkt 380, 514
· will ich nicht 816
· wirkt nur unter viel Bewegung 877
· wirkt vorbeugend 374
· wirkt auf Krebs wie? 380
· zu schwer, weil Seele leidet? 861, 979c
· zu was sonst noch gut? 567, 568
UrMethodik →UrTherapie
· bedeut. geballte Eingabe v. Abwehrkraft 460
· hilft, Erde zu retten 964
· klappt nicht 861
· stützt sich auf Natur 2119
· Vorteile 951, 952
· Wissenschaftlichkeit 9032a/b
UrMethodiker - Selbsthilfegruppen 976
UrNahrung →UrKost
Urologen - Krankheiten 167
Urpflanzen →Wildpflanzen
Urschrei 959, 9924a
UrTherapie 8226 →UrMedizin
· als Pflichtfach 2852
· Ärzte fürchten UrTherapie 633, 707
· behandelt keine Krankheiten 106
· deshalb anwenden, weil wir auf die Urzeit
 geprägt sind 118
· folgt Hippokrates 30
· gibt uns d. richtigen Verhaltenshinwise 400
· Gründe fürs Nichtgesundwerden mit ihr 814f

· hat nicht geholfen Seite 1454
· klappt nicht 861, 1230, und
 Seite 1454
· macht Dich schön und attraktiv
 872f
· macht Dicke dünn und Dünne
 dick 721
· Medikamente absetzen bei - 9933
· Nebenwirkungen, gute 567ff
· nicht von Dir aufgenommen? 816
· nimmt keine Lehre von Menschen an 749
· philosophische Basis 821
· Treue um Treue 9683
· Tumor wächst trotzdem weiter 137
· Unterschied in der Behandlung zu
 Schulmedizin und 113
· warum man sie ablehnt 633, 707, 868,
 2864c, 6717
· was kann sie nicht 7, 13
· was dabei nicht beachtet? 861
· wie man sie totschweigt 9889b
· wirkt wie auf Blutdruck? 113
· zu schwer für die Kranken? 862
UrTraining →UrBewegung
Urvertrauen zurückgewinnen 962
Urzeit
· Beispiel für deren Länge 401ff
· Ersatzmuttermilch 793
· gab Geborgenheit 951
· Gerichte 991
· Mensch sehnt sich danach 404, 414
· Mensch geprägt von und für - 111, 941
· prägte Seele 938
· sich hinein versetzen 946, 951
· wann begann sie? 401
· wie Zeitraum vorstellbar? 405
Urzeiternährung →UrKost
Urzeitgeburt 995 →Schwangerschaft und Geburt
Urzeitgerichte 982, 991 →UrKost
Urzeitlauf 818, 879 →UrBewegung
Urzeitmenschen
· alle Organe wurden geprägt 406
· Gefühlsleben war einfach 946
· haben nie gehungert 624
· hatten bereits Karies? 839
· hatten Rheuma, Krebs,Arterienverkalk.? 420
· kannten keine schlechten Eigenschaften 415
· Urahn der - 405
· vermißten keinen Komfort 416
· wann fingen sie mit Jagen an? 411
· waren gesund? 418, 839
· waren Jäger? 407
· waren zufriedener als wir? 402, 415
· warum geprägt von Wohlgefühl? 403
· wie bewegten sie sich? 900
· wie lange lebten sie einfach? 404, 405
Urzeit-Parcour einrichten 975[3]
Uterus →Gebärmutter
UVA-Bestrahlung 1455
Vagina - Säurezustand selbst bestimmen 9109
Vakuum-Saugpumpe 9930
Vakuumzylinder 9446
Vakzinationstherapie 8220
Valium 2201
Vasektomie 1125
Vegetarier 9475a/b, 670, 671
· bekommen auch die Blinddarmentzünd. 9475b
· Geschichtliches 9475c
· haben weniger Krebs 408
· keine Spinner 6514
· Mütter bringen damit Baby Gefahr? 694ff
· sind gesünder 408, 9475a
· Todesrate halbiert 6516
· Vergleich 6121, 9475
· wenig Vitamin B12 2279
Verbrecher die Kranke 9830
verbrecherische Werbekampane 6609
Verbrennungen 283, 2237, 9935
Verdauung 8100b
· Akupunktur 8219
· Antiverdauungsenzym (Inhibine) 758
· durch UrBewegung 872, 882, 899
· gute 658, 714, 763

1421

V

- Medikamente verhindern diese 184, 3558
- Verdauungs-Leukozyten 2097b, 6408

W

- Verstopfung 998, 8100a
- Fasten beseitigt sie 645
- Gras essen 8100
- Kinder mit chronischen 6643
- Zerfall der Zellen 958

Verfahren - konservierendes 1426
Verfall - geistiger 998
Verfasser →Autor
Verfolgung von Gesundheitslehrern und -förderern 966, 6701
Verführung
- durch alternative Gesundheitslehrer 805
- einer Unzurechnungsfähigen 9458g
- überfällt uns immer wieder 802, 5013
Vergesslichkeit durch Medikamente 1600
Vergewaltigung - wie vermeiden 381
Vergiftet: sogar Nistkästen für Vögel 9644
Vergiftung
- allgemein 998
- beim Säugling 998
- Blei- 6900
- Blut- 998
- chronische - AIDS
- der Erde: Landwirte 737
- durch Pillenkonsum 5110
- Fasten beseitigt sie 645
- Fisch- 412
- Fleisch- wieso? 412
- Harn- 998
- Krankheiten sind - 104, 2466b
- opfer 2675
- Quecksilber- 9408
- Selbst- 9775
Vergleich
- der Symptome 9408
- Wildpflanzen - Kulturpflanzen 753
Verhaltensstörungen 998
Verhütung (Antibabypille) →Pille
Verhütungsmethoden 192, 9889a
- natürliche 192
Verjährungsfrist med. Schäden 9852
Verkehrsunfall
- ohne ärztliche Hilfe überstanden 6522
- durch Medikamente 3953
Verkrebste
- Gesicht 462
- Verkrebsung von Organen 187
Verlauf tödlich 1155
Verleger 9896
Verletzungen
- Allgemeines 748, 3247
- kleinere 9922
- regen Immunabwehrkräfte an 8211
- Schäden beheben 909
Vermännlichung von Frauen 998
Verordnungen - 40 Prozent sind falsch 2114
Verpilzung 1691a/b
Verrenkung behandeln 1691b
Verschiebung von Symptomen 296, 3217, 3256
Verschleißerscheinungen 289, 8018
Verschreibungsrepertoire 6805
Verschwendung 2537
Verstand
- Leser bestimmt mit ihm weniger über sich als er glaubt 802
- leidet bei Krankheit 9015
- muß zur Heilung bereit sein 8310
- Verständnis für Buch 1435
- Verstauchung (Verrenkung behandeln) 111
Verstoffwechslung 1374a, 6123b
Verstopfte Ohren 9927b
Verstoffwechslung Ballaststoffe/Cellulose 1771
Verstopfung →Verdauung
Versuche 3119
- klinische 3108
Versuchskaninchen 355, 0653, 0784, 1252, 2124, 2134, 2290, 2524, 2839, 3006,

3103, 3105a/c, 3113a/c, 3250
- 4000 Mark kriegt Arzt dafür 3107
- Krebspatienten sind die besten 3105c
- oder Patienten? 3105a
Versuchstiere Parkinson-Patienten 3106
Versuchstierforschung 4503a
Versuchstierkunde - Jahrestagung 4507
Verwachsungen 2247, 2749
Verweigerer ärztl. Therapien leben länger 1509
Verwirrtheitszustände 998
Verwundete - Bauch offen lassen 8305
Verzehr von Fisch 6717a
Veterinärpharmakon für Pferde 3553
Veterinärphysiologie 9730
Viagra 193, 343, 2205, 7025
Vierfachtransplantation 3007
Vierzigtausend Krebstote durch Röntgen 2851
Virchow, R. 69, 75, 0506
Viren →Bakterien
- Krüppel 1772b
- machen dick 9604b
- Papilloma 1652
- warum sie sich vermehren 1670
- Zeichnungen davon sind wertlos 0713
- Virologen sehen Grund der Krankheit in den Viren 2021
Vitalstoffe
- in isolierter Form 9971
- Lagerverluste 795ff, 988
Vitamin(e) 2917, 3552, 3555, 3612, 3817
- Allgemeines 210, 992, 6018
- A 684, 992, 3254, 3780b, 3817
- A (Retinol) enthält Vitamin A? 684
- als Radikal-Fänger 3555
- B_1 hilft bei Suchtaufgabe 744
- B_{12} 2279e, 7017, 9427, 9490a, 9605a/b, 9108b, 695, 694,
- B_{12} nur in Fleisch und Eiern? 694, 3738
- B_{12} - wie kommt die Kuh daran? 694, 9490a, 9650, 3738
- B_{12}-Mangel 9108b, 695
- Bs fördert Tumorwachstum 3779
- Bedarf - Ärzte-Kenntnis gleich null 2196
- beim Erd-Fasten 8321
- Beta-Carotin 3780a
- C - Tagesdosis 3780a, 9970
- D (Sonnenvitamin) 914, 3781
- der Saison 2305
- durch Kochen zerstört? 6359b
- E 3618, 3754, 3780b, 6901, 9460
- E als Radikalenfänger 230
- E, C 6521
- Gefahr der künstlichen Vitamine 223, 3780a, 8347
- in Prävention und Therapie 3796
- K 1111/4
- K für Kinder: macht später Krebs 258
- K-Prophylaxe 3600
- Konservierungsverluste 6958b
- Krebs durch Vitamin 1114
- künstlich hergestellte 6957
- schädigen Organsysteme 3780a
- fördern Krebs 3780b
- Lagerzeit 6114
- Multivitamincocktail 6952
- neue - 6950
- neuestes Vitamin: Sulforaphan 227
- neutralisieren 6900
- nicht entdeckte - was nun? 227
- künstliche bei Schwangerschaft 225
- Orangen verlieren sie 6901
- Ratten stellen es selbst her 222
- synthetische - zusätzlich? 2917, 3254, 3552, 3885, 3612, 3780, 3817
- Übersicht über Überdosis und Mangel 3552a
- Übersicht über Vitamin C-Gehalt 754
- verhindert Aufnahme von Eisen bei Mangel 223
- verkaufen 9969
- Verluste durch Düngung, Lagern usw. werden immer größer 6958
- Verluste durch Kochen 602
Vitaminmangel 754, 998, 3552a

- Vegetarier: B_{12} angeblich
Vitamintabelle 754, 3552a
Vitamintabletten führen zu Mißgeburten 217
- fördern Krebs 3780b
Vivisektion 2120b
Vogelmiere 867
Vögel
- Anatomie 9730
- füttern zweckmäßig? 714
Voight (Chemiker) 6629
Volksglauben 0614
Volksliedergut 961
Volksverdummung 3875a
Volksvermögen erhalten 349
Völlegefühl 998
Vollholzmöbel für die Wohnung! 844, 9883
Vollmond-Gesicht 998
Vollwertkost 6603, 6200 →UrKost
- gesundheitliches Fiasko 6223b
- hilft die Erde zu zerstören
- ist gesund? 6223a
- Nullwertkost 709, 6610
- krank durch Getreideessen 6354
Vorbeugen - den Krankheiten 13, 33, 374
vorbeugend behandelt 374, 1407, 2204
Vorhautverengung 9907
Vorsorgeuntersuchung
- allgemein 140, 1152/4/7/8, 1161/4, 1170, 1214, 1357, 2001a, 2325, 9833
- bedeutet früheres Leid 322, 323
- bedeutet nur Profit für Ärzte 2330a
- für Jugendliche 2690
- Krebs 144ff,164,218,322f,998,1133, 1150ff, 1357, 1622, 2325, 2337, 2690, 9833
- Prostata 1153a
- Prostatakrebs 1151
- was vorher lesen? 1165
- zwecklos 1160
vorsorglich Bein amputieren 1566a
Wachstumshormone 2100, 2422b, 3770
Wachstumshormonspritzung d. Kinderärzte 365
Wachstumsschwierigkeiten 695
Wachstumsstörungen - Ultraschall 9112
Wachstumsverzögerung 998
Wadenkrämpfe 887
Wadenmuskelpumpe trainiert 8011
Waerland 1063
Waffe gegen HIV-Infektionen 3834
Wahnvorstellungen 998
Wahrheit 678, 0577, 0588, 0784, 9496
- des Buches 983, 1855
- intolerant 983
Wald
- Fleisch frißt Wälder 672, 964
- hinein in ihn 844, 938ff
- seine Aura 940
Waldhausen-Verlag Bücher 9890
Waldmeister 867
Waldorf-Schulen 562
Waldrebe, gewöhnliche - 867
Waldsauerklee 867
Waldschadensbericht - Manipulation 9510
Waldsterben 9510
Walker, N.W. 618, 967[7], 6105b, 6416, 9618
Wandel angebl. Heilkräuterwirkungen 7019
Wandern - senkt Cholesterinspiegel 889
Wanderungen 930, 982[4]
Wandmaker, Helmut, 815, 830, 998[2], 965[2], 2954, 3780a
Wärmezone 790, 9868
Wärmeflasche 9862
Warum bin gerade ich krank? 175, 724
Warzen 2790, 9868
Warzenbeseitigung 9868, 9936
Warzenhof 1228
Waschen - nicht zuviel! (Duschen kalt!) 901
- Popo 901
Washington 0609
Wasser →Leitungswasser →Mineralwasser →Trinkwasser→Bier
- chemisch enthärtetes 9467

- destilliertes 637, 6105b, 6209, 6352
- Grundwasser 6903
- Heilen mit Luft und Wasser 196, 3301
- heißes ist schon schlecht 596
- im Gelenk 646
- in Beinen 6, 974[13]
- kalkreiches 9407
- Kur 8203
- Kurwasser trinken 634
- Salz verlangt - 388
- was machen Wasserwerke damit? 635
- welches trinken? 635, 6208/9, 6310, 6 6816, 6904, 6911a
Wasserhärte 9407
Wasserlassen - Schwierigkeiten beim - 998
Wasserschierling 867
Wasser-Schinken 6514
Wassersucht 998
Wechseljahrbeschwerden 538
- Milzpept de gegen - 9008b
Wechseljahre 540, 2159b, 3490, 9977a
Weckamine, Amphetamine 187, 747
Wegener, Bettina 998[3]
Wegerich, Breit-, großer - 867
Wegmalve 867
Wegwarte, gemeine - 867
Weidenröschen, kleinblütiges-, schmalblättriges- 867
Weihrauch
- als Heilmittel 0676, 8350
Wein trinken 1101
Weinblätter - sind eßbar 729
Weinen hilft der Seele 937
Weise, D.O. - 6101, 6534, 6625
Weise Frauen
- ihr Tun mißfällt der Kirche 52, 54
- wie rottete man sie aus 54ff
Weisheit 5001
Weisheit des Schöpfers 0655
Weißbrot 9985c
Weißdorn 318, 590, 867, 6817, 6824, 68
- Extrakt 6833
- gegen Verschleimung, Durchfall 7019
weiße Magier 2420
weiße Schokolade 6222
Weißer Gänsefuß 867
weißer Germer 584
Weißfluß bei Frauen 294
Weißkohl gegen Schmerz 1691, 6814
Weizenkeimöl 381
Wende bringt verachtete Naturheilung wissenschaftlicher Anerkennung 680
Werbung: Höchste Verdummung 6926
Wespenstich 9909, 9949e
Wichtigtuerei 1799
Wick-Vapo-Rub 170
Widerstandskraft der Leber gegen Toxine 8
Wie kommt die Kuh an Vitamin B_{12}? 694
Wiener Schule 80
Wiesen-Bärenklau 7023, S.1426
Wiesenbocksbart 867
Wiesen-Fuchsschwanz 867
Wiesenkerbel 867
Wiesenlabkraut 867
Wiesen-Lieschgras 867
Wiesenlöwenzahn 867
Wiesenschaumkraut 867
Wilde Möhre 867
Wilde, Oscar 687
Wildfrüchte - urzeitliche 980(8), 9998
Wildheit bei Kindern 998
Wildkaninchen 383
Wildkräutersamen 980[8]
Wildnis überleben 754
Wildpflanzen 7006b →Pflanzen
- am Meer gibt's keine 729, 980(3)
- Angst vor Giftpflanzen 825, 584ff
- auf zur Suche 824, 7006
- Bakterien darauf sind nötig 799
- Brennessel 828, 7020
- Bücher darüber 982[4]
- dürfen wir sie essen? 7025
- ebenfalls verseucht? 583

ngerhut 585	
isch halten 7007	
emüse als Ersatz? 774	
oldregen 7021	
ahnenfuß 830	
olunder 678	
nollenblätterpilz →Knollenblätterpilz	
ischen mit Kulturpflanzen 827	
ehmen Mundgeruch 567	
ur sie sättigen richtig 772	
lücken von 794	
alat nicht mit Öl zubereiten 7010	
ammeln in Körbchen 7007	
hicken lassen 980(3d)	
chierling 584, 825	
nd hart und zäh 826	
umpfer Ampfer 829	
belle 967, 987	
aubnessel 587, 728	
erlegenheit (Tabellen) gegenüber Kulturpflanzen 753	
ersicht darüber 867	
gewaschen essen 79, 833, 9490a	
erdaubar 1771	
enig geschätzt 750	
e komme ich auf 20%igen Wildgrünanteil 774	
ie richtig pflücken 794	
ie sie suchen? 728	
ildfrüchte sind besser als Kulturobst? 9991	
nter überdauernde 587	
irken gegen Malaria 3504b	
issen darüber ging zurück 24	
issenschaftliche Begründung 7006c	
pflanzenwanderungen 982[4]	
samen zum Anpflanzen 980[8]	
tiere	
hmen Salz? 692	
anzen sich nur bei Bedarf fort 4020	
nd gesund! 382	
e - gebrochener und Tod 9849b	
en stärken 884, 6363	
enskraft 6133, 6363	
de, Zaun-, Acker- 867	
ter - kein Grün: was tun? 700ff	
R" Medizinerzeitschrift 819, 965[1]	
elsäulenschäden 3704a	
liche Gesundheit 9740	
kungen	
r Arzneimittel nicht vorauszusehen 3508/9	
nd nicht belegt 6713	
sing 1691, 6814	
mut 1105	
sen der Menschen 9032	
kenntnismängel 9021	
hlbarkeit 9032	
hrt in die Irre 51, 837, 1704, 9407	
stets vorläufig (Popper) 9032a/b	
senschaft/Wissenschaftler 8229	
→Medizin-Wissenschaft	
erglaube 2057a	
derte stets Vor-Erkenntnisse 85, 6421	
nthropologische und archäologische 0565b	
tor bedient sich ihrer 9998b	
asis falsch 880	
eindruckendes Geschwafel 1815	
trug 612, 649, 0655, 1700a, 2286, 2900/1, 2922, 9517	
trügerische 2286	
trügt früher wie heute 1700a	
aten 9702	
erglaube 6664	
alysen sinnlos 6409b, 6950b	
ppelt blinde - 9469	
n Geschäft 9489	
pfiehlt schlimmsten Dreck! 628	
ttäuschungen 2953	
akte 9424	
sche Schlüsse 9490a	
scht laufend 9135, 9500ff, 9702	
lschungen 2902, 2910	
rtschritt ? 2951	
eiheit der Lehre? 159, 9492	

- Gefasel 1815, 6030, 6641
- geht's ums Geld 0663, 9489
- Gesundheitswissenschaft 9469
- Irrlehren 2020, 2225
- irrt nie? irrt immer! 248, 628, 1405, 1775
- käuflich? 9702
- Kongreß 2167a
- Krebsberichte gefälscht 9702
- lügen uns frech an 1775
- Medizin leicht zu kaufen 9960
- Methode 2202, 9032a/b
- mißbraucht zu Patientenbetrug und Patientennötigung 1775, 9833
- nicht davor in Knie gehen 618, 9470
- ohne Menschlichkeit 2025
- Ozean des Nichtwissens 837
- ruiniert die Menschheit 964, 9702
- sich selbst so gelehrt ausdrücken 6641
- sind gefährlicher als andere 9702c
- Sprachverfälschungen 46, 74, 94, 163, 383
- Sprachwursterei 1382a, 9963
- stimmt nie 1775
- stoppt Seuchen? 86
- tut sich mit völlig Neuem schwer 832
- verbreitet 9702
- verfolgt bestimmtes Ziel 9611
- warum immer falsch 85, 612ff, 750, 832, 6421, 9032a/b, 9490c
- wer kommt »wissenschaftlich« 1687
- Werbung 2915
- wollen die Menschen verblöden 2950
- Ziel: Zerstörung der Erde 964

Wissenschaftler
→Ernährungswissenschaftler
→Medizinwissenschaftler→Wissenschaft

Wissenschaftliche Untersuchungen gefälscht 1775, 2906ff, 9135, 9702

Wissenschaftsgläubigkeit der Menschen 2469, 9032a/b

Wissenschaftlichkeit 628, 6804

Witwenbuckel 296

Wobe-Mugos 3617

Wobenzym 3617, 6842

Wörner, Dr.med. 748

Wohlgefühl 4511
- nur durch natürliches Leben erreichbar 403

Wohnung 9676a
- Freischalter einbauen 844
- Gifte raus 840, 9634, 9674/6
- Holzschutzmittel 153
- neue Gedanken 843
- Möbel 844, 9883
- PCB-Fußboden 9676a/b
- Staub so entfernen 9955
- was alles sanieren? 843

Wolffsches Gesetz 8115e
Wolfsmilch 867
Wortnebelbildung 1661
Wortverdreherei 46, 74, 94, 163
Wortverfälschungen 383
Woyzeck 3118
Wundbehandlung, offene 282, 1749b, 8222, 8305
Wunden 2723
- aus Tropen 9949e
- offen lassen 278ff, 8222, 8305
- Erde 1688
- Heilerdebehandlung 8224
- nicht Rä??ebehandeln 8116c
Wunder 0627
Wunderdiät 9439b
Wunderdrogen 1135a-c
Wunderglaube 1361
Wunderheiler 8245
Wunderheiler, asiatische 20
wunderliche Heilmethoden 2466b
Wundermittel 319, 6842, 8346
Wundheilung, schlechte 998, 8222, 9949c
Wunden aus Tropen 9949e
Wundpflaster 9873
Wurmfortsatz, gesunder 2761
Würmer 645, 845
Würstchen 5401a
- machen Leukämie 9712b

Wurzelkanalbehandlung 2665d
Wurzelspitzenresektion 2665d
WWF 977
Xenical 9439b, 9476b
Xylit 6323
Yambean-Knollen 6406
Yin/Yang 314, 8209
Yohimbin 5100, 9930
Zahlen - Fakten des Kranksein 178, 3660
Zahnärzte 9884
- empfehlenswerte 981
- fast alle sind Zahnreißer 2600
- gegen Amalgam-Einschränkung 2680
- haben Giftabscheider in der Praxis 427
- handeln kriminell 2622
- in Thailand 2601
- keine Betäubungsspritze geben lassen 2642
- Kostentreibung 2612
- machen auch krank 423, 424, 446
- pfuschen 438, 2622
- Röntgen 350, 351
- röntgen ohne Schutz 446
- täglich 1000 DM nebenbei 2683
- Turbinen 2610
- vernünftige Behandlung 2645b
- Werbezettel 18. Jh. 0616
- wie betrügen sie? 2282, 2622
- Zahnbehandlung - Informationen zur - 2609
Zahnbürste 439
Zähne
- Amalgam raus! 423, 425, 432, 433, 2538, 2600ff, 2682 →Amalgam
- beschliffene 3010
- braune, gefleckte durch Antibiotika 429
- elektrolytische Zersetzung im Mund 426, 2449c
- Fluor schützt? 430, 2669, 2672, 9471
- Fruchtsäure zerstört sie 445, 792, 2602c
- Füllung(en) 2648
  - Keramik 2665a/c
  - Kunststoff (Composite) 432, 2648, 2665b
  - mit Amalgam 423ff, 2660a/b, 2538
  - nachprüfen 425
- Goldinlays 428, 2648, 2665a
- Goldgehämmerte Füllung 2665e
- Implantate 448, 2644a, 2648, 2681, 9884
- in Asien billiger machen lassen 447
- Infrarot statt Röntgen 446
- Kalt- und Warmreaktion 2613b
- Kariesentstehung 423
- Karies beheben T/23
- Karies einfach drinlassen ! 9983b
- Kauen, kräftiges: Kräftigen des - 2600
- Keramikinlays 436, 2665/a
- kieferorthopädische Behandlung 449
- Kronen 436, 2648, 3010
- Löcher am besten drin lassen 432, 2641
- Milchzähne 2648
- neue Bohrer? 434
- nicht reißen lassen 446, 2674c
- pulpatote 2645a
- Putzen nötig? 431, 2674c, 2684
- querliegende 2677a
- Schäden durch Medikamente 2350b
- schiefe 535, 2644b
- Schlechte sind ansteckend 2607
- Schmerzen, was am besten tun? 443, 444
- Sei Dein eigener Zahnarzt Seite 1447
- sofort putzen? 440
- Störfelder 2649
- Süßigkeitsgenuß - Zahnkariesbefall 2604
- tote 2640/8
- tote ziehen lassen 444, 2640
- Tricks der Zahnärzte 450, 2622
- Ultraschall schädigt 2610
- Verfall durch Röntgen 2817
- versiegeln lassen? 431
- wärmeempfindlich 2613
- warum Füllungen schaden 442
- Weisheitszähne
- wo billig? 447
- wurzelbehandelte 2647a
- Zementfüllungen 437

- zerstörte 431
- Zucker zersetzt sofort 440, 2684
Zahnfleisch-Blutung 998
Zahnfleisch-Entzündung 998
zahnfressende Würmer 0650
Zahnherde 2645a
Zahnimplantat-Verfahren unausgereift 2644a
Zahnkranke:Süppchen 7030
Zahnmetallgeschädigten - Rat 2608
Zahnpasta 431,439,2607,2667, 2674c, 2678
Zahnprotese hält nicht 2613, 2648
Zahnpulpa 2660b
Zähneputzen: sinnlos warum? 2684
Zahnputzmittel 2603
Zahnschaden 998
Zahnschmelz 2603, 2674c, 2793
Zahnschmerzen verschwunden 8238b
Zahnsubstanz 2602a
zappeliges Kind - was tun? 561, 992, 5540
Zaunrübe 867
Zaunwinde 867
Zecke 835, 0766, 2443/8, 9617a/b, 9910
- Biß 9928, 9939, 9949e
- entfernen 0766/7, 9617b
- packen 0767
- Jucken 0700
Zeckenbißimpfung 0701, 0773
Zeckenschutzimpfung 0773, 9960b
Zehennägel - Blutgerinnsel darunter 9897a
Zeichnungen (humorige) 1200, 2387, 2705, 3100, 5000, 6534, 6801, 8112, 8342, 9615, 9956
Zeichnungen von Viren, Bakterien sind Fantasie 0713
Zeit fehlt, all das zu tun? 932
Zelle 1639
Zellen - abgestorbene sind Schlacken 9623
Zellforschung 9701
Zellgifte 9522b
Zelltherapie 35, 67, 314
Zelltod 998
Zellularpathologie 69
Zellulose wertlos? 856
Zellulitis 875
Zenker, Chirurgenmeinung 2149b
Zerrung 9453
Zersetzungsprozeß - tierisches Eiweiß 9601a
Zerstörung der Erde 964
Zeugen Jehovas 287
Zeugungsfähigkeit 9128
Ziegenmist 0636
Ziel liegt im Rückschritt 331
zig Jahre falsch behandelt 3004
Zigaretten:
- 300 kosten einen Baum 5325
- Ausgaben für - 5330
Zigarettenqualm ausgesetzt sein 2350
Zigarettenrauch 5009 →Rauchen
- los werden 9902
Zink 3674a
Zinksalbe 46
Zirbeldrüse 3531a, 9004
Zitate, eigene 0566, 0600, 1000, 2120, 2324, 6100, 6135, 9008, 9713, 9923
Zitate, fremde 2097, 2328, 6122, 6174, 6200, 6203, 6345, 6350, 8000, 8302, 8330, 9000, 9407, 9400, 9410,
Zitate aus unseriösen Zeitschriften 168
Zitronensaft tötet Cholera-Erreger 9899
Zitronensäure 6126
Zivilisation
- frustriert uns: 415, 803, 804, 9013
- Lebewesen der Zivilisation leiden nur 383
Zivilisationskost
- nach Gesundung wieder essen? 845ff
- Rückfälle in sie 847
- wieder zurück zu ihr? 845
Zentralnervensystem (ZNS)-Erkrankung 998
Zöliakie 9860
zu dünn 765, 786
Zucker 2605, 6339

XYZ

1423

Z
- als Auslöser des Hyperkinetischen Syndroms 555
- an Zähnen, was bewirkt er? 440
- beeinträchtigt Konzentrationsfähigkeit 6345
- chemischer Giftstoff 6206
- erkrankte Gelenke 2097a
- keine geistige Leistung ohne ihn 422, 6622
- muß man nach Professorenmeinung essen 422, 6622
- schadet nicht 422
- schädlich 2620
- schwächt Immunabwehrkraft 6338
- stoppt Metastasen 8245
- vor Gericht 9024a
- weg davon 422, 698
- wird gebraucht - vor allem zur Verdummung 422
- Tod durch - 6319
- unschädlicher Ersatz Stevia 440
Zuckerindustrie 2508
Zuckerkrank →Diabetes
zu dürr 6140
Zufriedenheit ist Glück 417
Zungenentzündung 998
Zungenkrebs 461
Zungenkuß bei Chimpansen 4200
Zurück zur Natur 6632
Zwang gegen Patienten 367, 368, 3400ff
Zwangsbehandlung 3403, 9017, 9850b
- mit Chemotherapie 3401
- mit Wachstumshormonen 3405
Zwangseinweisung 3404
Zwangsneurosen 9022
Zweite Karriere des Thalidomid 3852b
Zweitkrebs ist schmerzhafter 1405
Zweittumor-Risiko 1462
Zweittumore sind Folge ärztl. Behandlung 84
Zwerchfell - Bestrahlung 2824
Zwerchfellbrüche 535
Zwerchfellmuskel 8214
Zwergschimpansen 387, 390, 4100
Zwiebel 6333
Zyklusstörungen 998
Zysten, gutartige 1574a
Zystitis 3659
Zytostatika (Krebs»heil«mittel) 68, 164, 1202, 1235, 1383, 1408, 1562, 2525, 3708, 3753, 3827
- bloßes Näherkommen an diese schädigt bereits 3827
- Kenntnis äußerst unzureichend 1202
- Resistenz gegen Tumore 1202
- hochdosierte Gabe 1620
- verursachen Langzeitschäden bei Kindern 14

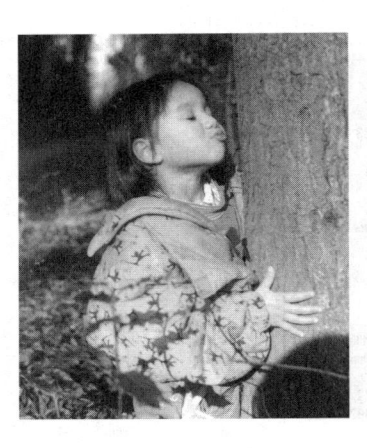

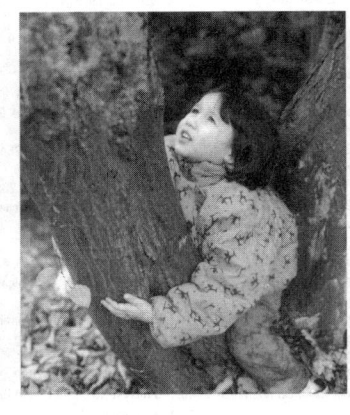

Meinst Du nicht auch, daß De Kind besser und glücklich heranwächst, wenn Du es lehr einen Baum zu umarmen, zu ih zu sprechen und ihm einen K aufzudrücken, statt es dem Tob eines Fernsehers oder der Techn Musik preiszugeben?

So führe ich mein Töchterch Myriam schon früh dazu, die Na und die Erde lieben zu lernen.
Und weiß, daß sie sich spä einmal für deren Schutz einsetz und mein Lebenswerk fortführ wird.

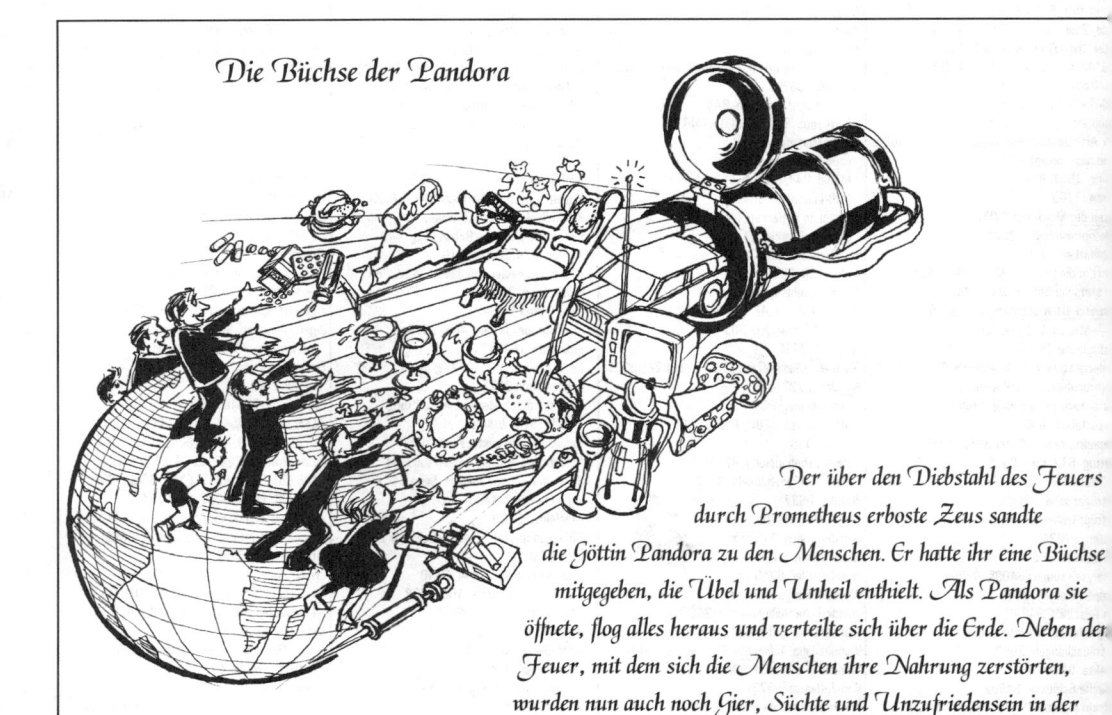

Die Büchse der Pandora

Der über den Diebstahl des Feuers durch Prometheus erboste Zeus sandte die Göttin Pandora zu den Menschen. Er hatte ihr eine Büchse mitgegeben, die Übel und Unheil enthielt. Als Pandora sie öffnete, flog alles heraus und verteilte sich über die Erde. Neben dem Feuer, mit dem sich die Menschen ihre Nahrung zerstörten, wurden nun auch noch Gier, Süchte und Unzufriedensein in der Schöpfung verbreitet. Nur die Hoffnung blieb in der Büchse...

GLANZBILD - TEIL

9.96   Abbildungen

(Rz 867)

Weit verbreitete, meist gutschmeckende Wildkräuter

Blütenfarbe: weiß

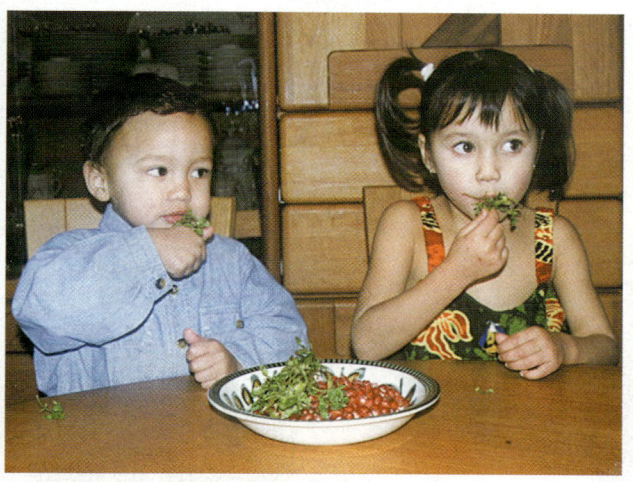

»Mein Lieblingsgrün ist die Vogelmiere zusammen mit Granatapfelkernen und Farn.«

Wiesenkerbel
Anthriscus sylvestris

Der ist überall weit verbreitet. Aber paß auf den gleichmäßig grünen Stengel auf. Ist der braun gefleckt, handelt es sich um den ungenießbaren Schierling.

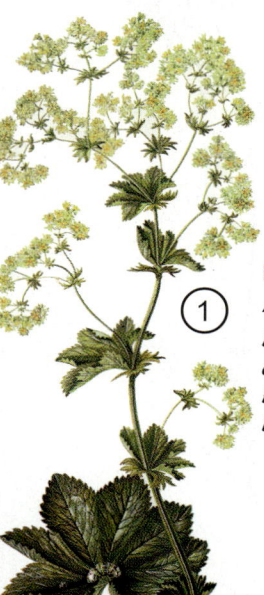

② a

Frauenmantel
Alchemilla vulgaris

①

Der ist etwas trocken zu essen - dafür aber umso herrlicher in der Frühe mit seinen perlenbestickten Rändern anzuschauen.

Engelwurz
Angelica sylvestris

Die schmeckt ein bisserl nach Sellerie - ähnlich dem Giersch.

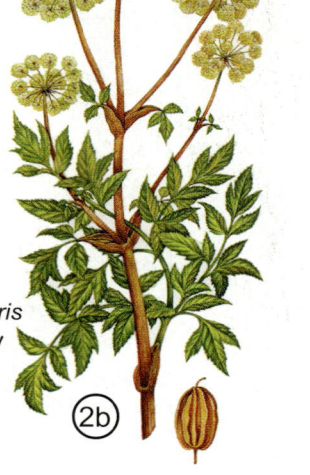

② b

1425

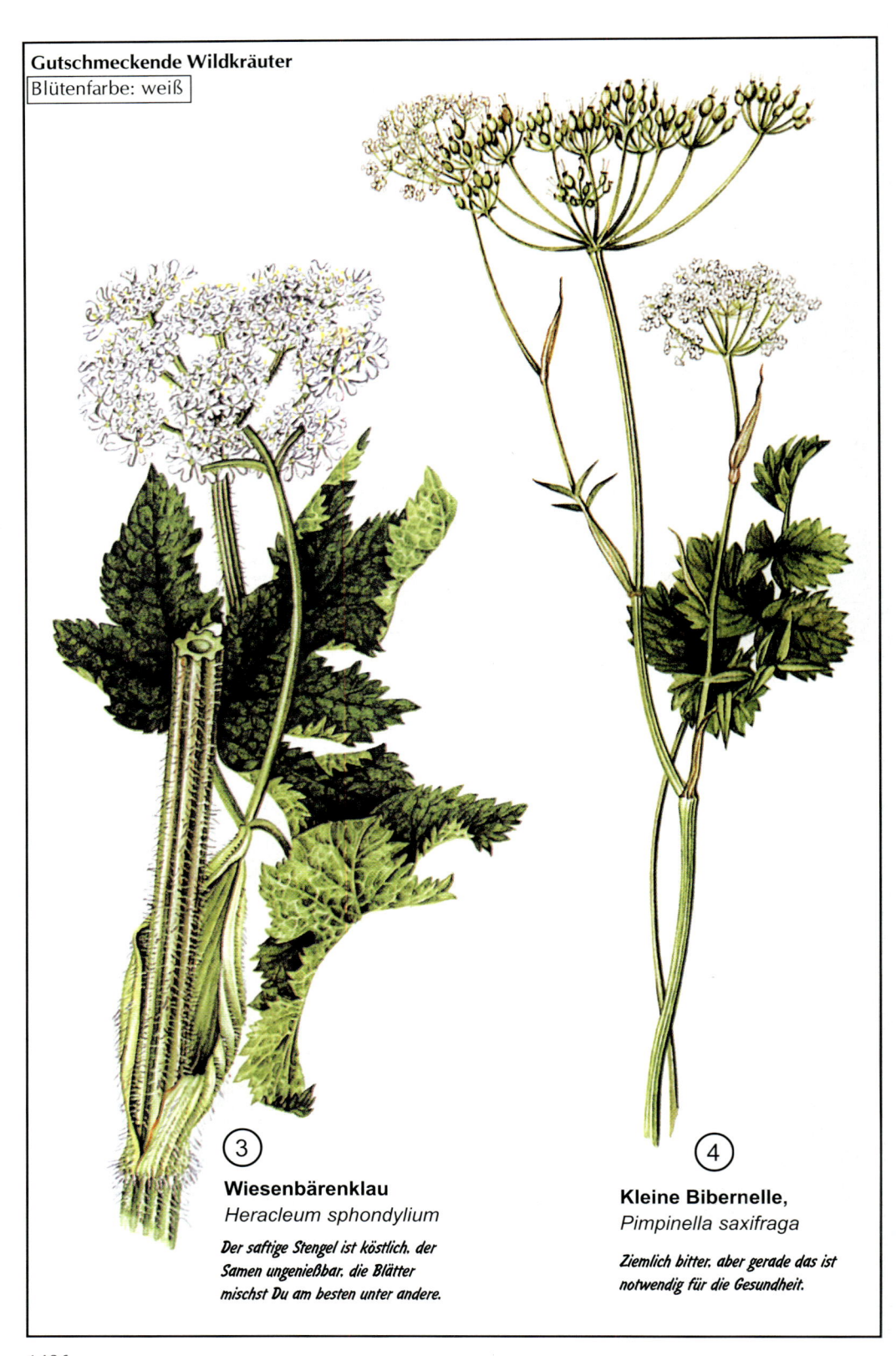

Gutschmeckende Wildkräuter
Blütenfarbe: weiß

③ **Wiesenbärenklau**
Heracleum sphondylium
Der saftige Stengel ist köstlich, der Samen ungenießbar, die Blätter mischst Du am besten unter andere.

④ **Kleine Bibernelle,**
Pimpinella saxifraga
Ziemlich bitter, aber gerade das ist notwendig für die Gesundheit.

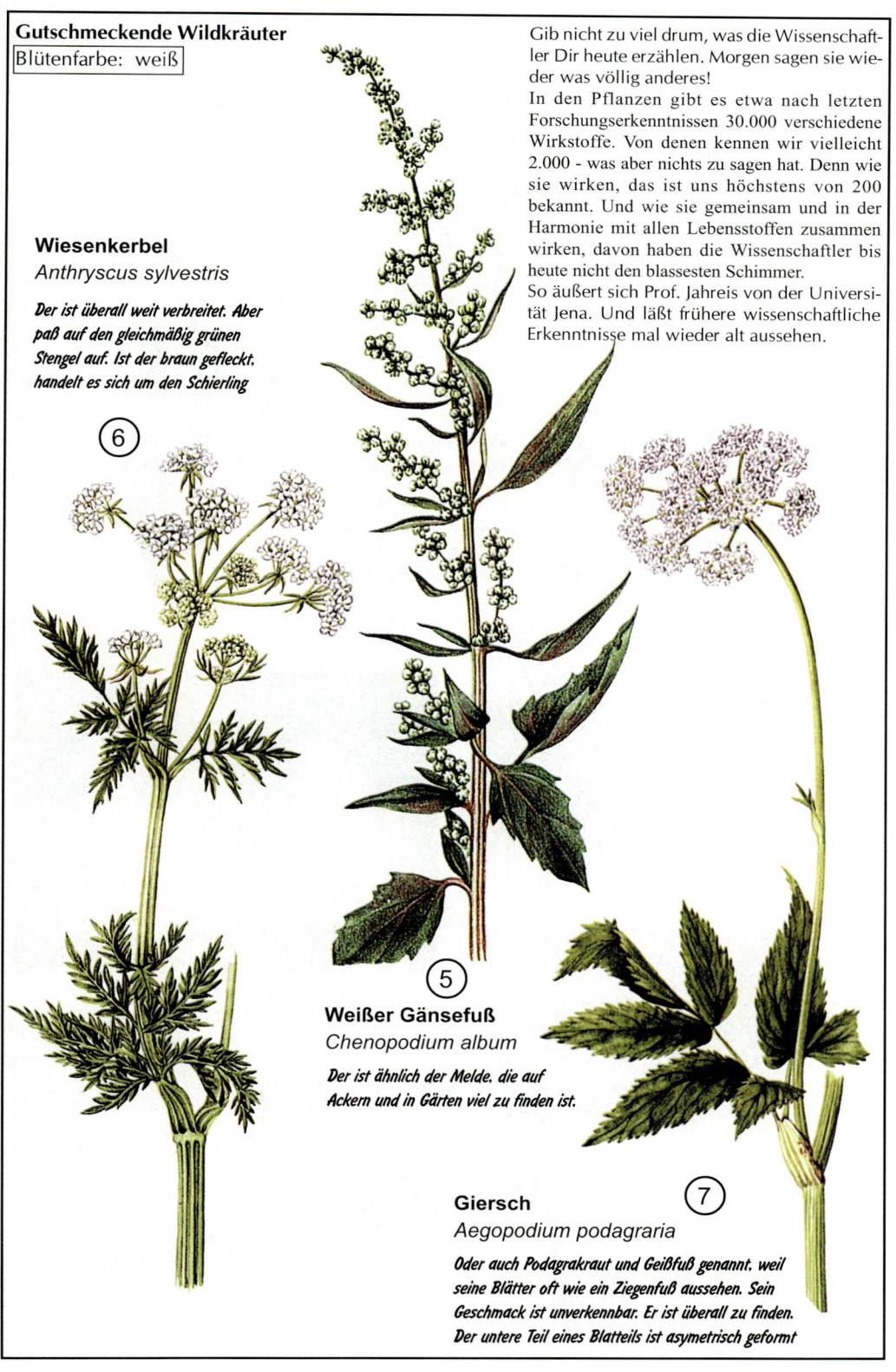

Gutschmeckende Wildkräuter
Blütenfarbe: weiß

Gib nicht zu viel drum, was die Wissenschaftler Dir heute erzählen. Morgen sagen sie wieder was völlig anderes!

In den Pflanzen gibt es etwa nach letzten Forschungserkenntnissen 30.000 verschiedene Wirkstoffe. Von denen kennen wir vielleicht 2.000 - was aber nichts zu sagen hat. Denn wie sie wirken, das ist uns höchstens von 200 bekannt. Und wie sie gemeinsam und in der Harmonie mit allen Lebensstoffen zusammen wirken, davon haben die Wissenschaftler bis heute nicht den blassesten Schimmer.

So äußert sich Prof. Jahreis von der Universität Jena. Und läßt frühere wissenschaftliche Erkenntnisse mal wieder alt aussehen.

Wiesenkerbel
Anthryscus sylvestris

Der ist überall weit verbreitet. Aber paß auf den gleichmäßig grünen Stengel auf. Ist der braun gefleckt, handelt es sich um den Schierling

⑥

⑤

Weißer Gänsefuß
Chenopodium album

Der ist ähnlich der Melde, die auf Äckern und in Gärten viel zu finden ist.

Giersch ⑦
Aegopodium podagraria

Oder auch Podagrakraut und Geißfuß genannt, weil seine Blätter oft wie ein Ziegenfuß aussehen. Sein Geschmack ist unverkennbar. Er ist überall zu finden. Der untere Teil eines Blatteils ist asymetrisch geformt

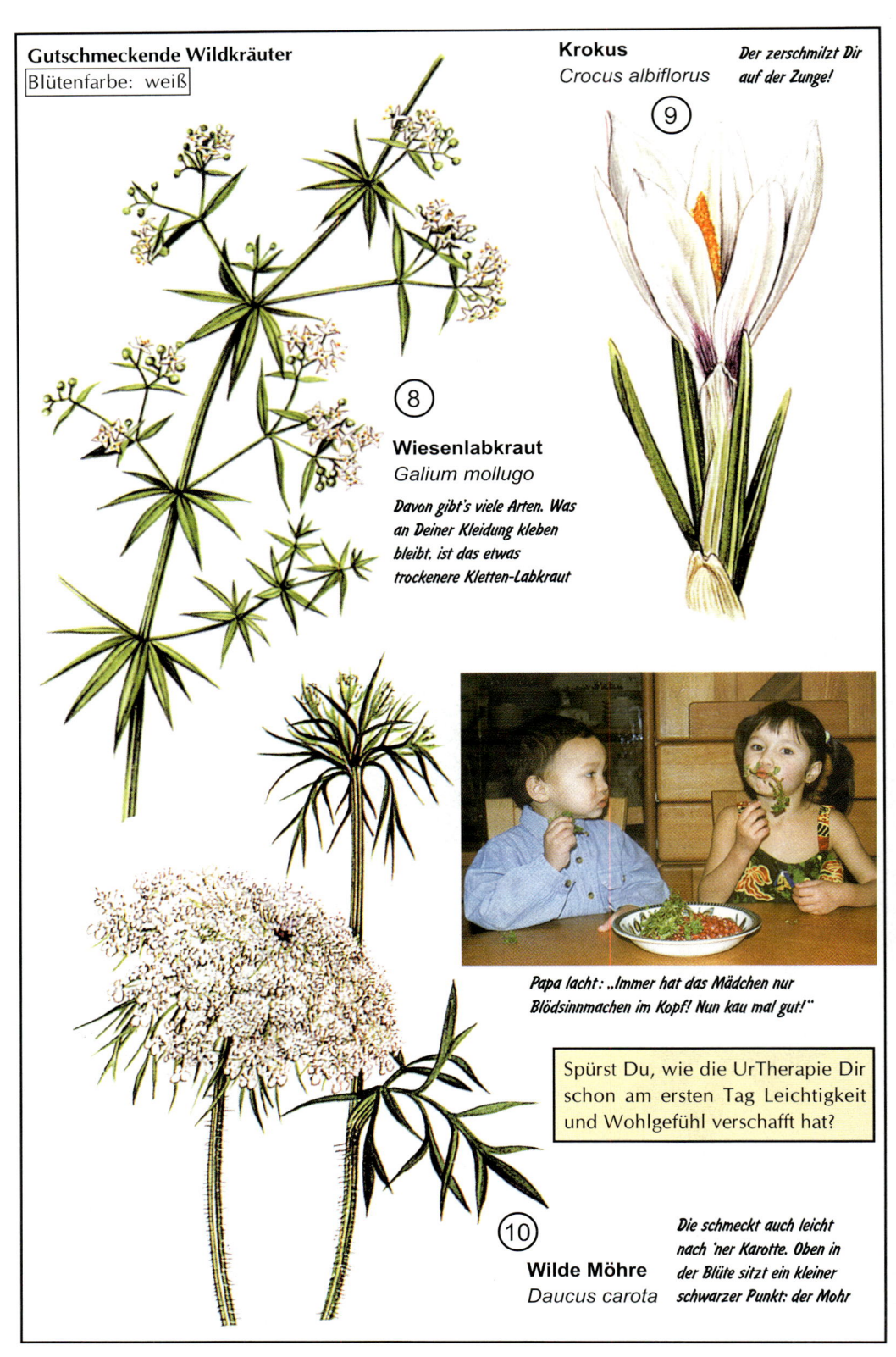

Gutschmeckende Wildkräuter

Blütenfarbe: weiß

Krokus
Crocus albiflorus

Der zerschmilzt Dir auf der Zunge!

⑨

⑧

Wiesenlabkraut
Galium mollugo

Davon gibt's viele Arten. Was an Deiner Kleidung kleben bleibt, ist das etwas trockenere Kletten-Labkraut

Papa lacht: „Immer hat das Mädchen nur Blödsinnmachen im Kopf! Nun kau mal gut!"

Spürst Du, wie die UrTherapie Dir schon am ersten Tag Leichtigkeit und Wohlgefühl verschafft hat?

⑩

Wilde Möhre
Daucus carota

Die schmeckt auch leicht nach 'ner Karotte. Oben in der Blüte sitzt ein kleiner schwarzer Punkt: der Mohr

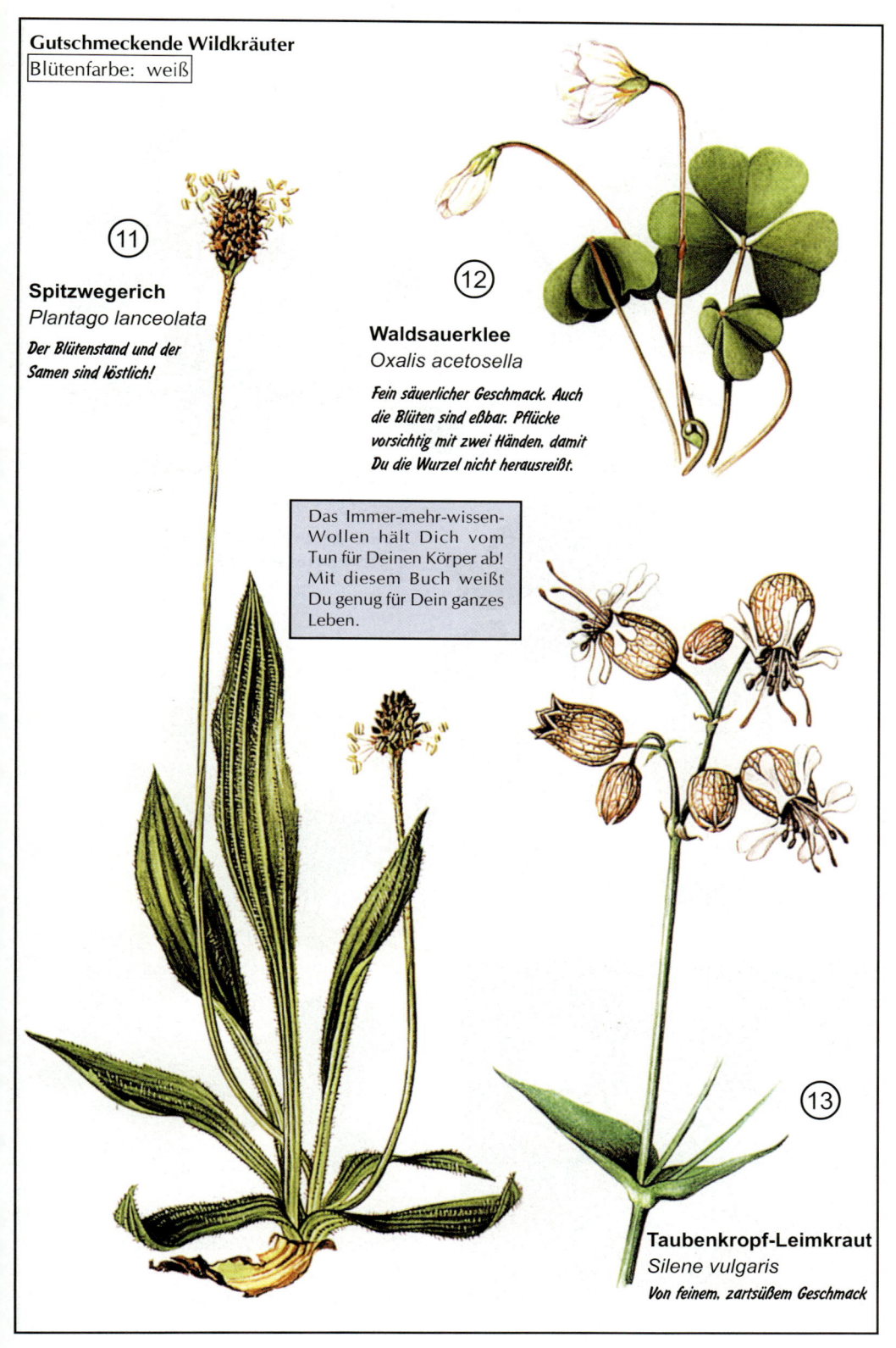

Gutschmeckende Wildkräuter
Blütenfarbe: weiß

⑪
Spitzwegerich
Plantago lanceolata
Der Blütenstand und der Samen sind köstlich!

⑫
Waldsauerklee
Oxalis acetosella
Fein säuerlicher Geschmack. Auch die Blüten sind eßbar. Pflücke vorsichtig mit zwei Händen, damit Du die Wurzel nicht herausreißt.

Das Immer-mehr-wissen-Wollen hält Dich vom Tun für Deinen Körper ab! Mit diesem Buch weißt Du genug für Dein ganzes Leben.

⑬
Taubenkropf-Leimkraut
Silene vulgaris
Von feinem, zartsüßem Geschmack

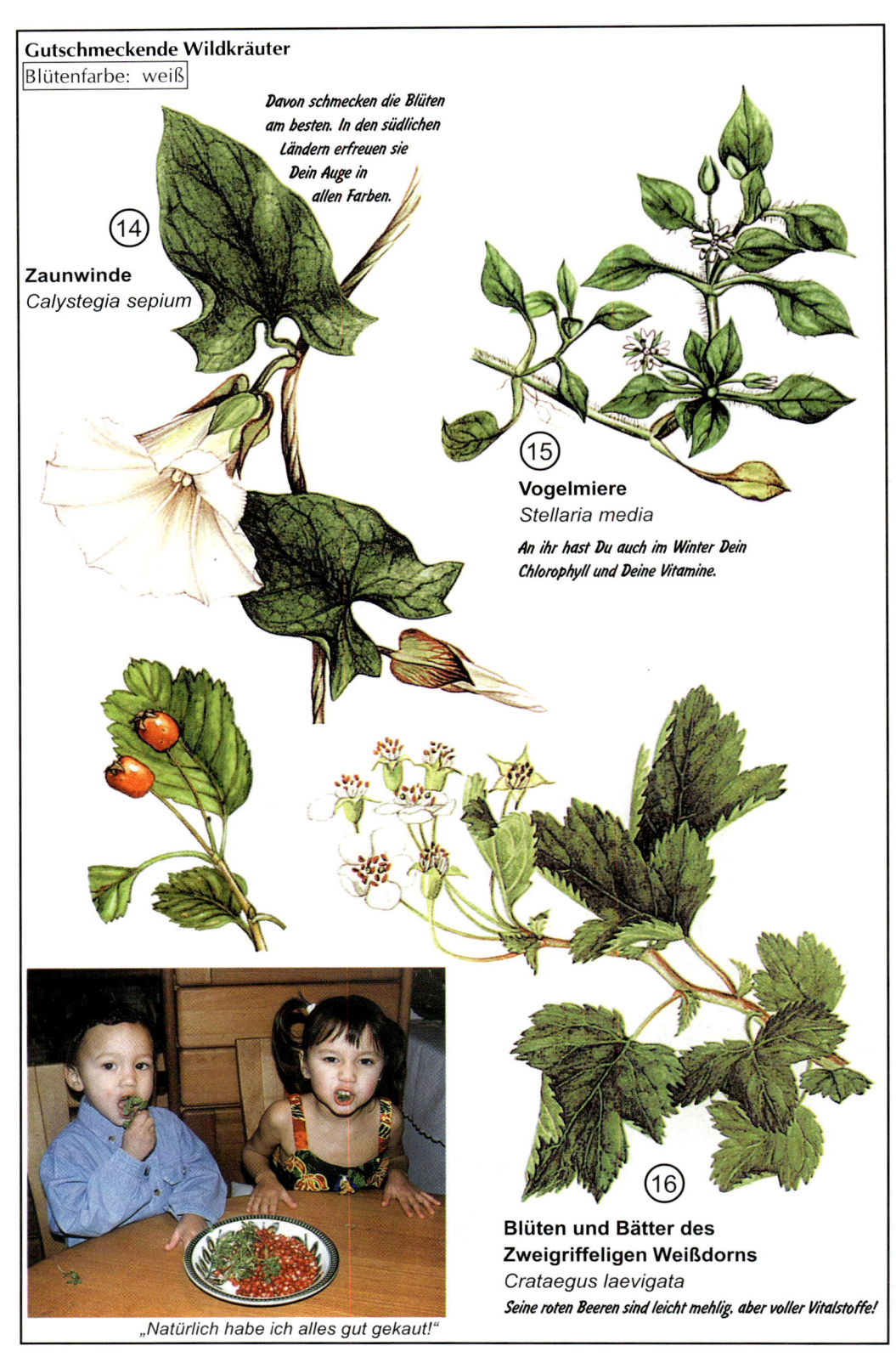

Gutschmeckende Wildkräuter
Blütenfarbe: weiß

Davon schmecken die Blüten am besten. In den südlichen Ländern erfreuen sie Dein Auge in allen Farben.

(14)

Zaunwinde
Calystegia sepium

(15)

Vogelmiere
Stellaria media

An ihr hast Du auch im Winter Dein Chlorophyll und Deine Vitamine.

(16)

Blüten und Bätter des Zweigriffeligen Weißdorns
Crataegus laevigata
Seine roten Beeren sind leicht mehlig, aber voller Vitalstoffe!

„Natürlich habe ich alles gut gekaut!"

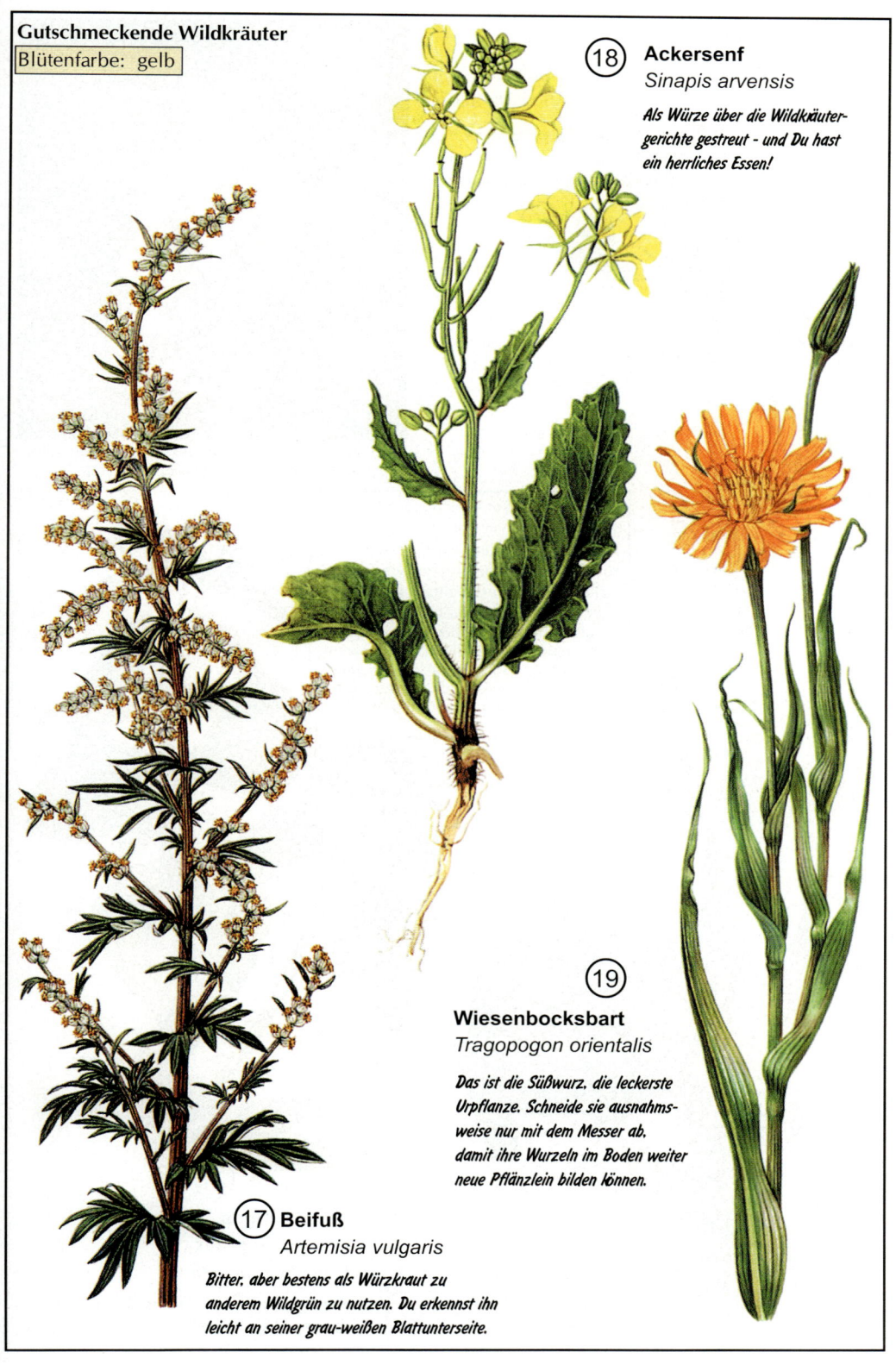

Gutschmeckende Wildkräuter
Blütenfarbe: gelb

(18) **Ackersenf**
Sinapis arvensis

Als Würze über die Wildkräutergerichte gestreut - und Du hast ein herrliches Essen!

(19) **Wiesenbocksbart**
Tragopogon orientalis

Das ist die Süßwurz, die leckerste Urpflanze. Schneide sie ausnahmsweise nur mit dem Messer ab, damit ihre Wurzeln im Boden weiter neue Pflänzlein bilden können.

(17) **Beifuß**
Artemisia vulgaris

Bitter, aber bestens als Würzkraut zu anderem Wildgrün zu nutzen. Du erkennst ihn leicht an seiner grau-weißen Blattunterseite.

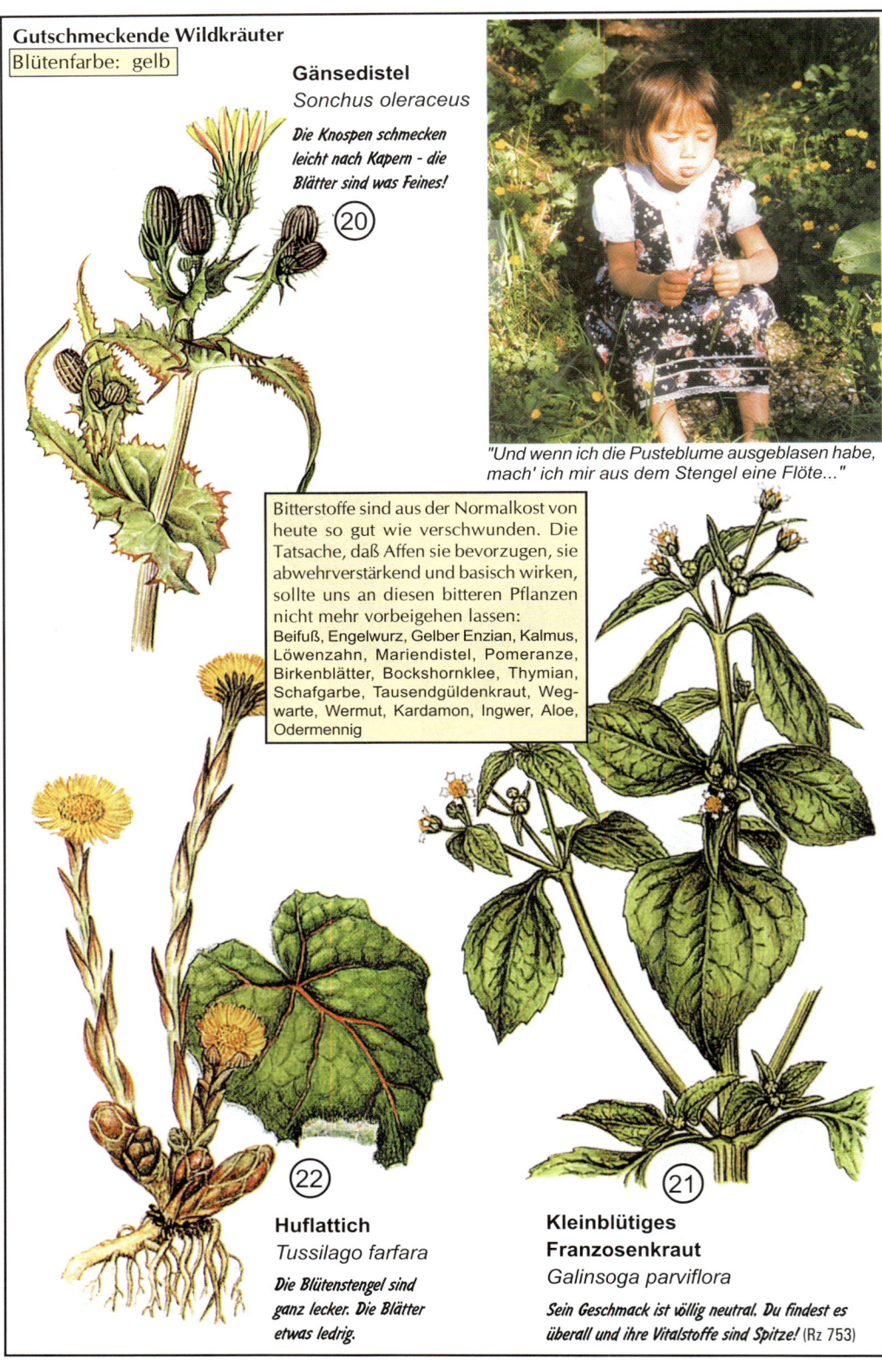

Gutschmeckende Wildkräuter
Blütenfarbe: gelb

Gänsedistel
Sonchus oleraceus

Die Knospen schmecken leicht nach Kapern - die Blätter sind was Feines!

⑳

"Und wenn ich die Pusteblume ausgeblasen habe, mach' ich mir aus dem Stengel eine Flöte..."

Bitterstoffe sind aus der Normalkost von heute so gut wie verschwunden. Die Tatsache, daß Affen sie bevorzugen, sie abwehrverstärkend und basisch wirken, sollte uns an diesen bitteren Pflanzen nicht mehr vorbeigehen lassen:
Beifuß, Engelwurz, Gelber Enzian, Kalmus, Löwenzahn, Mariendistel, Pomeranze, Birkenblätter, Bockshornklee, Thymian, Schafgarbe, Tausendgüldenkraut, Wegwarte, Wermut, Kardamon, Ingwer, Aloe, Odermennig

㉒

Huflattich
Tussilago farfara

Die Blütenstengel sind ganz lecker. Die Blätter etwas ledrig.

㉑

Kleinblütiges Franzosenkraut
Galinsoga parviflora

Sein Geschmack ist völlig neutral. Du findest es überall und ihre Vitalstoffe sind Spitze! (Rz 753)

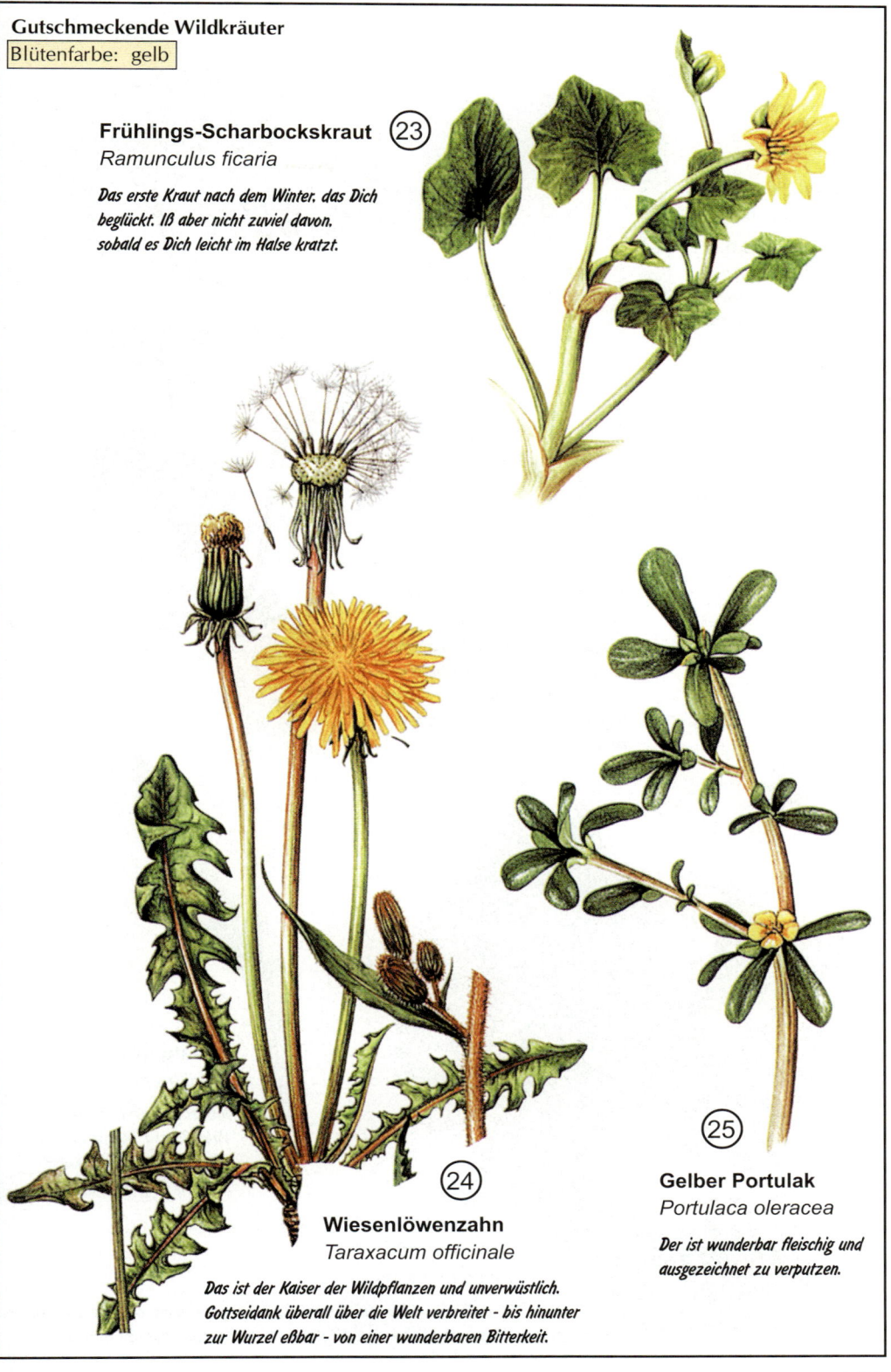

Gutschmeckende Wildkräuter

Blütenfarbe: gelb

Frühlings-Scharbockskraut (23)
Ramunculus ficaria

Das erste Kraut nach dem Winter, das Dich beglückt. Iß aber nicht zuviel davon, sobald es Dich leicht im Halse kratzt.

Wiesenlöwenzahn (24)
Taraxacum officinale

Das ist der Kaiser der Wildpflanzen und unverwüstlich. Gottseidank überall über die Welt verbreitet - bis hinunter zur Wurzel eßbar - von einer wunderbaren Bitterkeit.

Gelber Portulak (25)
Portulaca oleracea

Der ist wunderbar fleischig und ausgezeichnet zu verputzen.

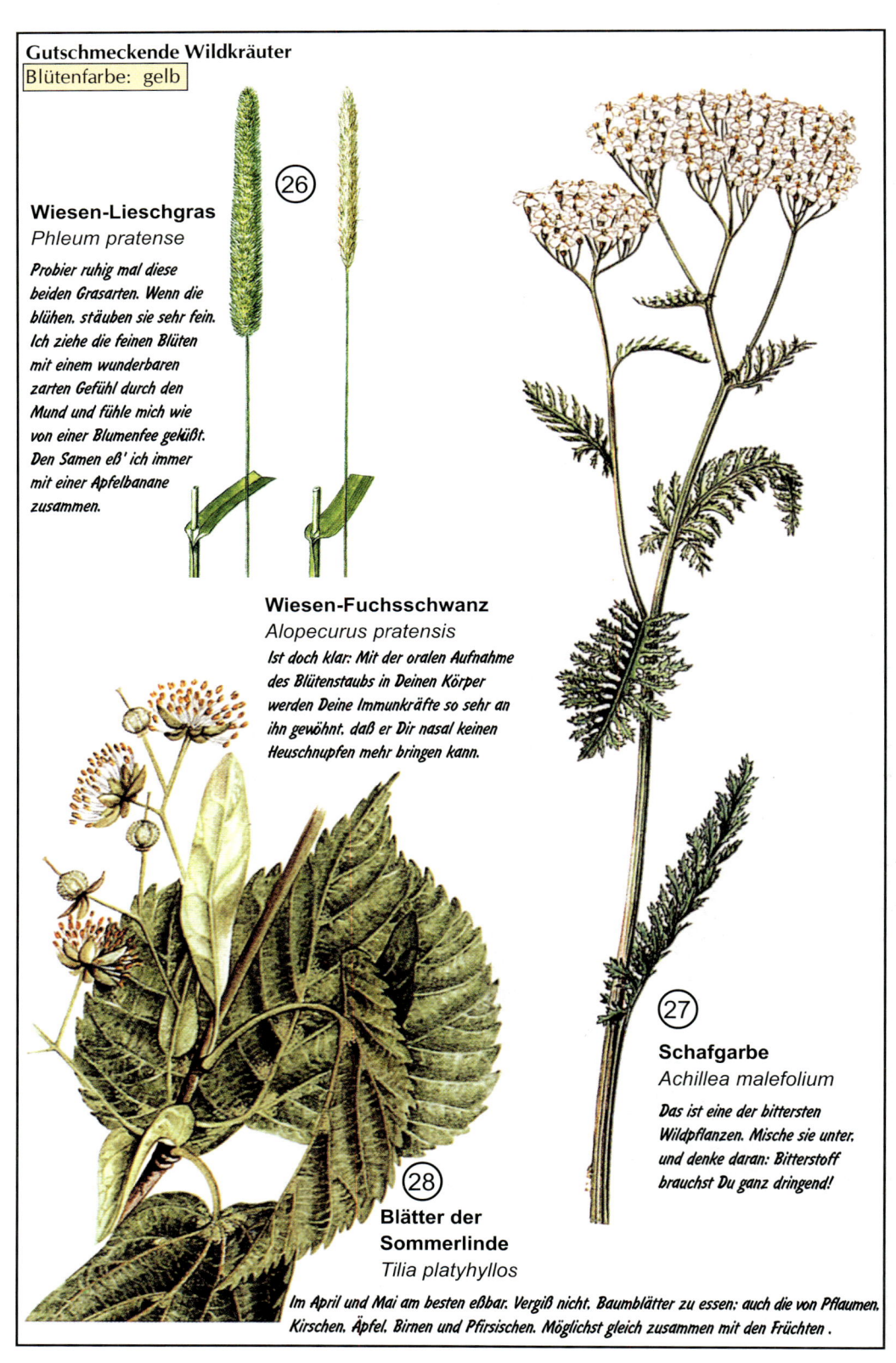

Gutschmeckende Wildkräuter
Blütenfarbe: gelb

Wiesen-Lieschgras
Phleum pratense

Probier ruhig mal diese beiden Grasarten. Wenn die blühen, stäuben sie sehr fein. Ich ziehe die feinen Blüten mit einem wunderbaren zarten Gefühl durch den Mund und fühle mich wie von einer Blumenfee geküßt. Den Samen eß' ich immer mit einer Apfelbanane zusammen.

Wiesen-Fuchsschwanz
Alopecurus pratensis

Ist doch klar: Mit der oralen Aufnahme des Blütenstaubs in Deinen Körper werden Deine Immunkräfte so sehr an ihn gewöhnt, daß er Dir nasal keinen Heuschnupfen mehr bringen kann.

Schafgarbe
Achillea malefolium

Das ist eine der bittersten Wildpflanzen. Mische sie unter, und denke daran: Bitterstoff brauchst Du ganz dringend!

Blätter der Sommerlinde
Tilia platyhyllos

Im April und Mai am besten eßbar. Vergiß nicht, Baumblätter zu essen: auch die von Pflaumen, Kirschen, Äpfel, Birnen und Pfirsischen. Möglichst gleich zusammen mit den Früchten.

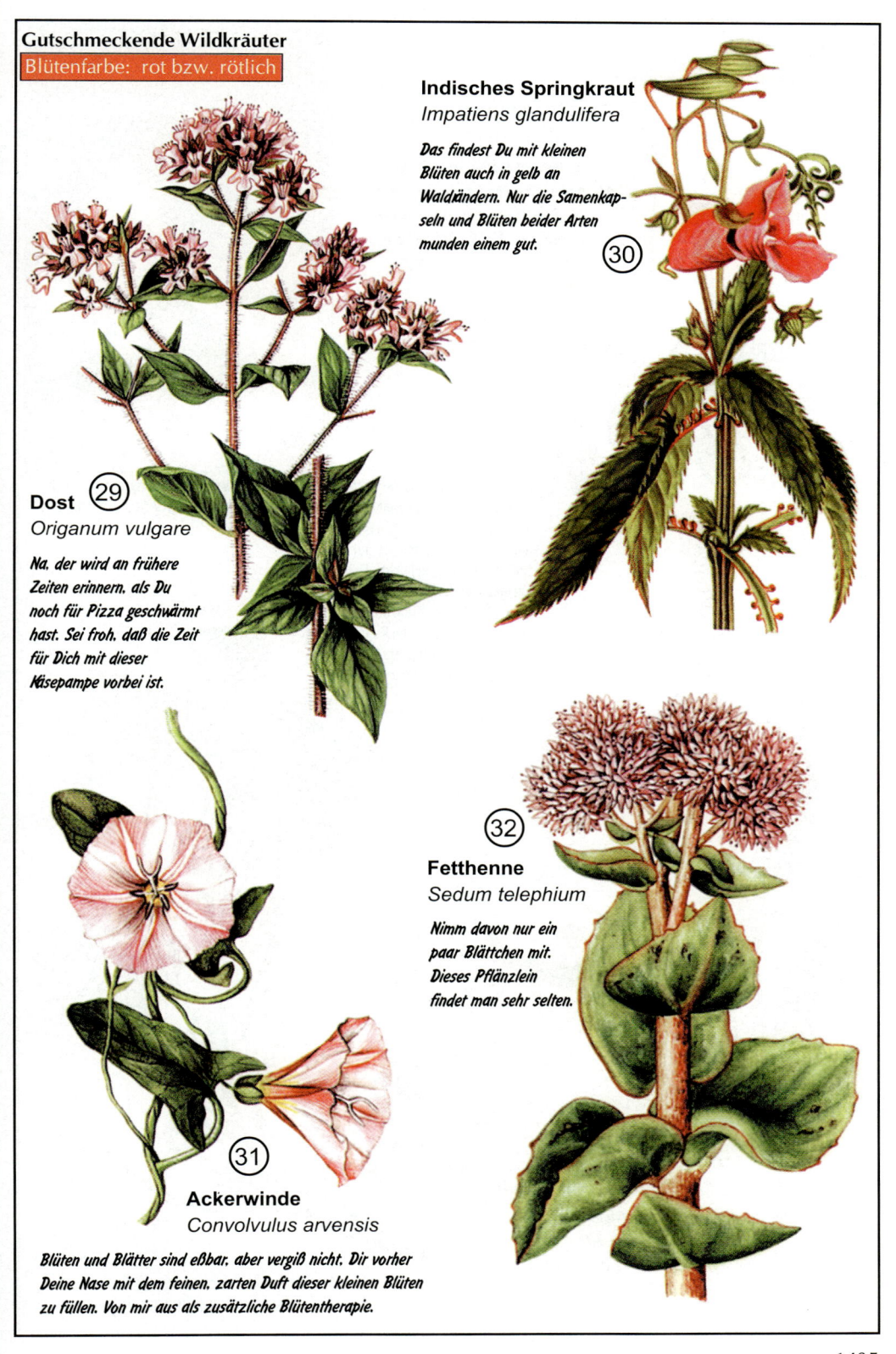

Gutschmeckende Wildkräuter
Blütenfarbe: rot bzw. rötlich

Indisches Springkraut
Impatiens glandulifera

Das findest Du mit kleinen Blüten auch in gelb an Waldrändern. Nur die Samenkapseln und Blüten beider Arten munden einem gut.

(30)

Dost (29)
Origanum vulgare

Na, der wird an frühere Zeiten erinnern, als Du noch für Pizza geschwärmt hast. Sei froh, daß die Zeit für Dich mit dieser Käsepampe vorbei ist.

Fetthenne (32)
Sedum telephium

Nimm davon nur ein paar Blättchen mit. Dieses Pflänzlein findet man sehr selten.

Ackerwinde (31)
Convolvulus arvensis

Blüten und Blätter sind eßbar, aber vergiß nicht, Dir vorher Deine Nase mit dem feinen, zarten Duft dieser kleinen Blüten zu füllen. Von mir aus als zusätzliche Blütentherapie.

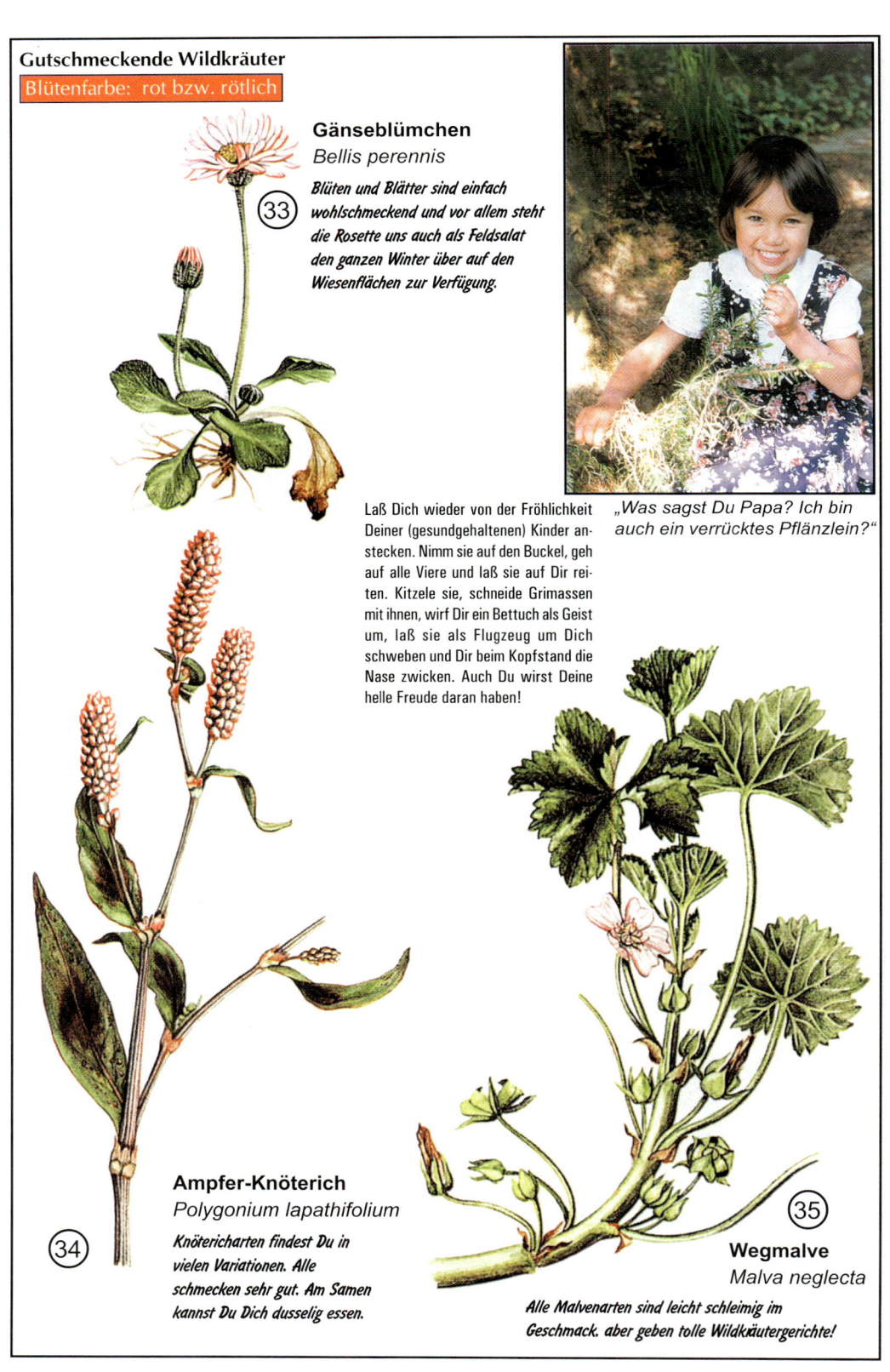

Gutschmeckende Wildkräuter

Blütenfarbe: rot bzw. rötlich

Gänseblümchen
Bellis perennis

Blüten und Blätter sind einfach wohlschmeckend und vor allem steht die Rosette uns auch als Feldsalat den ganzen Winter über auf den Wiesenflächen zur Verfügung.

(33)

Laß Dich wieder von der Fröhlichkeit Deiner (gesundgehaltenen) Kinder anstecken. Nimm sie auf den Buckel, geh auf alle Viere und laß sie auf Dir reiten. Kitzele sie, schneide Grimassen mit ihnen, wirf Dir ein Bettuch als Geist um, laß sie als Flugzeug um Dich schweben und Dir beim Kopfstand die Nase zwicken. Auch Du wirst Deine helle Freude daran haben!

"Was sagst Du Papa? Ich bin auch ein verrücktes Pflänzlein?"

Ampfer-Knöterich
Polygonium lapathifolium

Knötericharten findest Du in vielen Variationen. Alle schmecken sehr gut. Am Samen kannst Du Dich dusselig essen.

(34)

Wegmalve
Malva neglecta

(35)

Alle Malvenarten sind leicht schleimig im Geschmack, aber geben tolle Wildkräutergerichte!

1436

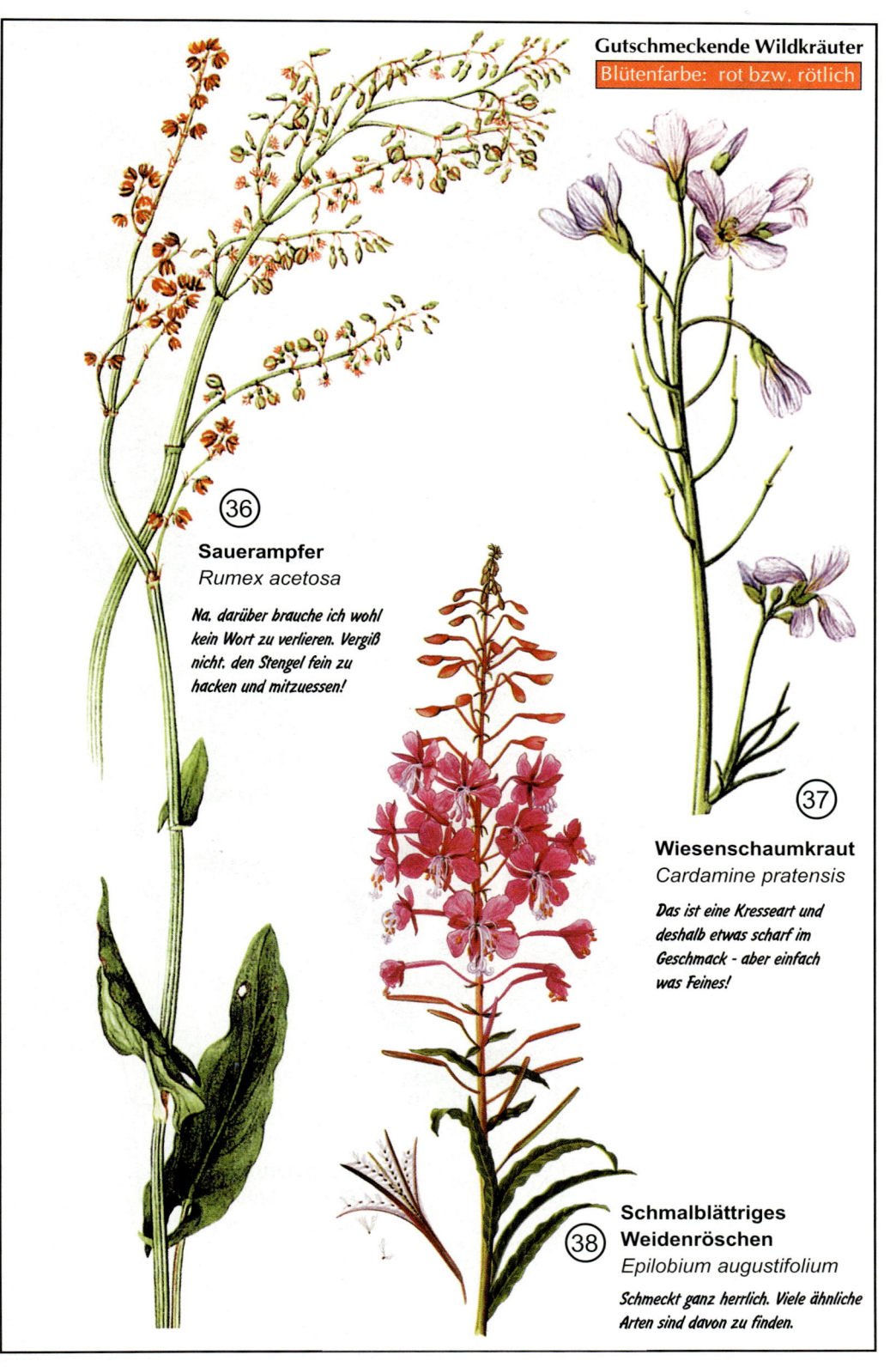

Gutschmeckende Wildkräuter
Blütenfarbe: rot bzw. rötlich

(36) Sauerampfer
Rumex acetosa

Na, darüber brauche ich wohl kein Wort zu verlieren. Vergiß nicht, den Stengel fein zu hacken und mitzuessen!

(37) Wiesenschaumkraut
Cardamine pratensis

Das ist eine Kresseart und deshalb etwas scharf im Geschmack - aber einfach was Feines!

(38) Schmalblättriges Weidenröschen
Epilobium augustifolium

Schmeckt ganz herrlich. Viele ähnliche Arten sind davon zu finden.

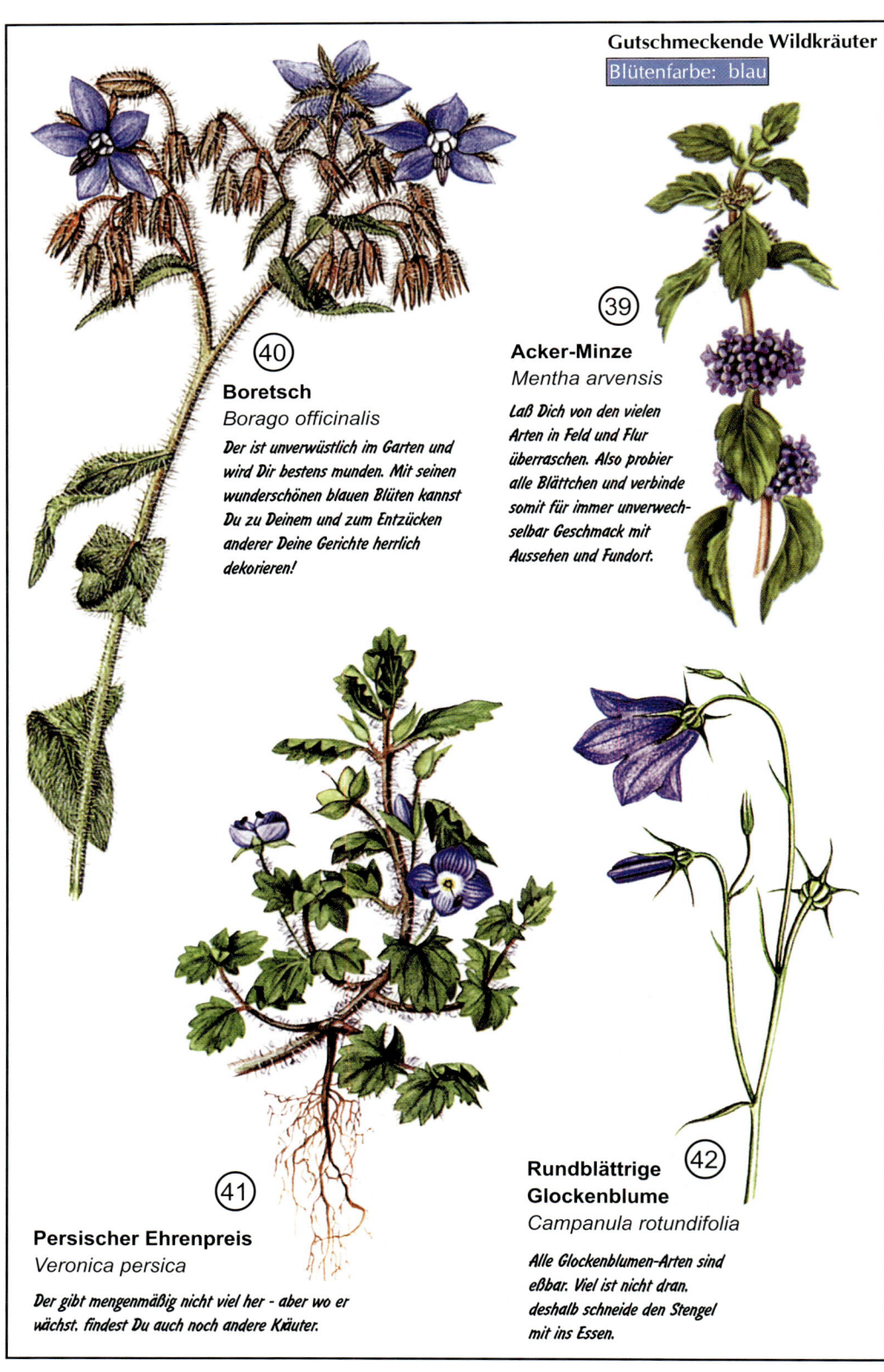

Gutschmeckende Wildkräuter
Blütenfarbe: blau

㊵ Boretsch
Borago officinalis
Der ist unverwüstlich im Garten und wird Dir bestens munden. Mit seinen wunderschönen blauen Blüten kannst Du zu Deinem und zum Entzücken anderer Deine Gerichte herrlich dekorieren!

㊴ Acker-Minze
Mentha arvensis
Laß Dich von den vielen Arten in Feld und Flur überraschen. Also probier alle Blättchen und verbinde somit für immer unverwechselbar Geschmack mit Aussehen und Fundort.

㊶ Persischer Ehrenpreis
Veronica persica
Der gibt mengenmäßig nicht viel her - aber wo er wächst, findest Du auch noch andere Kräuter.

㊷ Rundblättrige Glockenblume
Campanula rotundifolia
Alle Glockenblumen-Arten sind eßbar. Viel ist nicht dran, deshalb schneide den Stengel mit ins Essen.

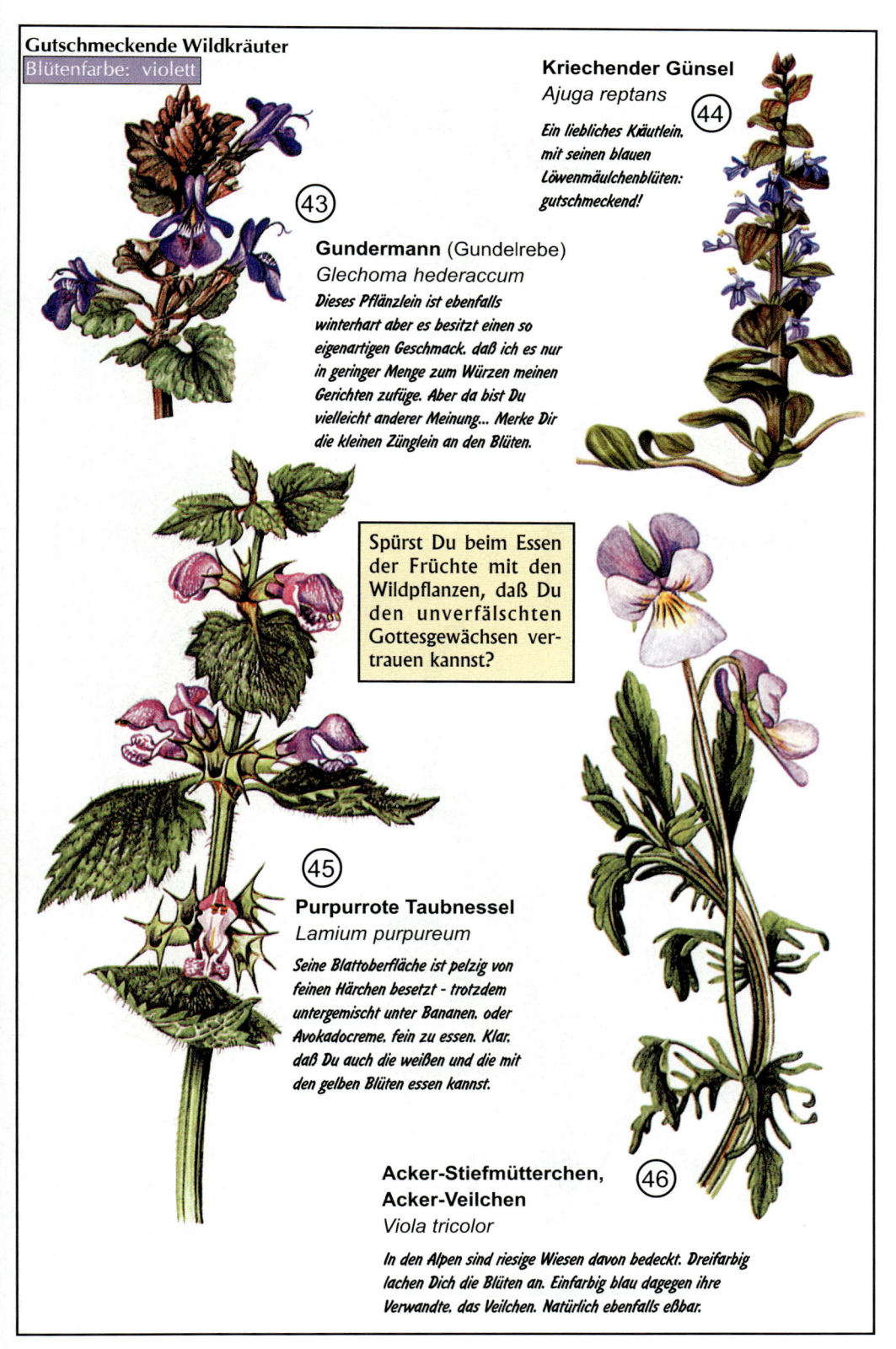

Gutschmeckende Wildkräuter
Blütenfarbe: violett

Kriechender Günsel
Ajuga reptans

㊹

Ein liebliches Kräutlein,
mit seinen blauen
Löwenmäulchenblüten:
gutschmeckend!

㊸

Gundermann (Gundelrebe)
Glechoma hederaccum

Dieses Pflänzlein ist ebenfalls
winterhart aber es besitzt einen so
eigenartigen Geschmack, daß ich es nur
in geringer Menge zum Würzen meinen
Gerichten zufüge. Aber da bist Du
vielleicht anderer Meinung... Merke Dir
die kleinen Zünglein an den Blüten.

Spürst Du beim Essen
der Früchte mit den
Wildpflanzen, daß Du
den unverfälschten
Gottesgewächsen vertrauen
kannst?

㊺

Purpurrote Taubnessel
Lamium purpureum

Seine Blattoberfläche ist pelzig von
feinen Härchen besetzt - trotzdem
untergemischt unter Bananen, oder
Avokadocreme, fein zu essen. Klar,
daß Du auch die weißen und die mit
den gelben Blüten essen kannst.

Acker-Stiefmütterchen, ㊻
Acker-Veilchen
Viola tricolor

In den Alpen sind riesige Wiesen davon bedeckt. Dreifarbig
lachen Dich die Blüten an. Einfarbig blau dagegen ihre
Verwandte, das Veilchen. Natürlich ebenfalls eßbar.

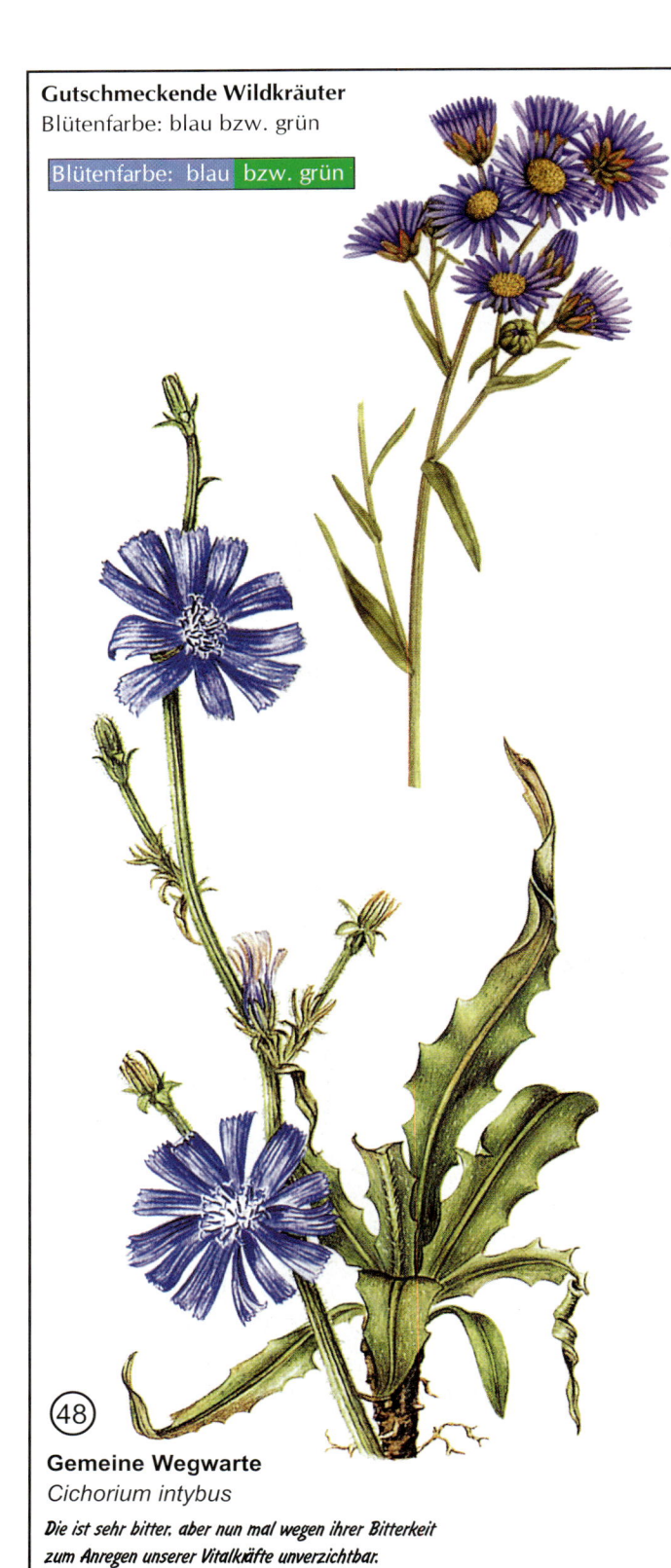

Gutschmeckende Wildkräuter
Blütenfarbe: blau bzw. grün

Blütenfarbe: blau bzw. grün

㊾ Strand-Aster
Aster tripolium

Astern kennst Du nur vom Friedhof? Wenn sie verwildert sind, kannst Du sie gut essen. Auch alle anderen Arten wie die Berg- oder Neubelgische Aster.

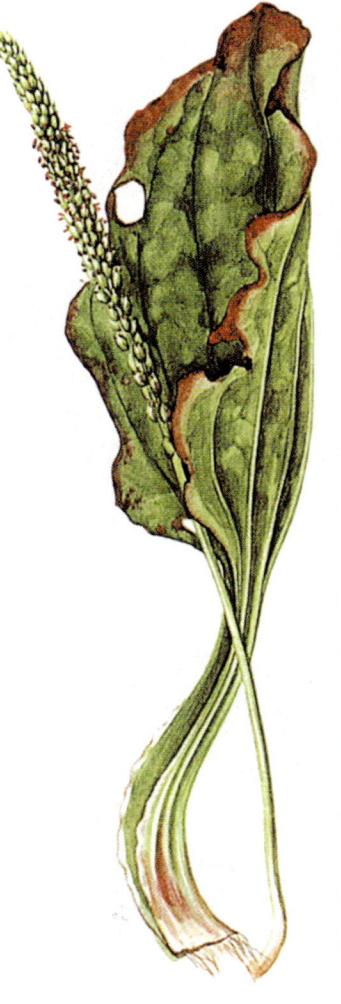

Großer Wegerich ㊼
Plantago major

Ob es der kleine oder große ist - wenn mal gar nichts zu finden ist - der wartet treu auf Dich an jedem Wegesrand. Der Samen schmeckt am allerbesten. Getrocknet kann er als Flohsamen (der richtige kommt aus Indien) genutzt werden.

㊽ Gemeine Wegwarte
Cichorium intybus

Die ist sehr bitter, aber nun mal wegen ihrer Bitterkeit zum Anregen unserer Vitalkräfte unverzichtbar.

9.97 Ungenießbare, dem Menschen nicht zugedachte Wildpflanzen (Rz 867)

Das beste Buch darüber: GESSNER, Otto, Gift- und Arzneipflanzen von Mitteleuropa

Die Klassische Naturheilkunde ist weiter als Hippokrates, der unheilbare Kranke zu behandeln ablehnte.
Die UrTherapie resigniert nicht vor dem Unheilbaren.
Durch Erkennen und striktes Anwenden der Naturgesetze vermag sie es, auch den von der Schulmedizin Austherapierten und angeblich Unheilbaren die Gesundheit zurückzugeben.

„Papa, kann man den Winter-Kriechhahnenfuß essen?"
„Probier doch!"

Laß Dir von den Eierköpfen der Medizin und Wissenschaft nicht ein schlichtes, beglückendes Leben verkomplizieren. Sie können die Natur nicht verbessern.

„Naja, schmeckt nicht besonders... Und was meinst Du vom Roten Fingerhut?"
„Immer alles probieren!"

Dein Leben wird Dir leicht wie eine Daune, wenn Du akzeptierst, daß Du nicht alles haben kannst.
(Der Verfasser)

„Bähh! Wie kannst du als mein Papa nur zulassen, daß ich da reinbeisse!"

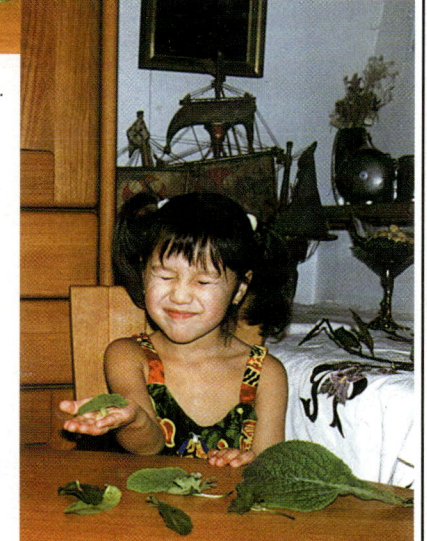

Ungenießbare, gefährlichere Wildpflanzen

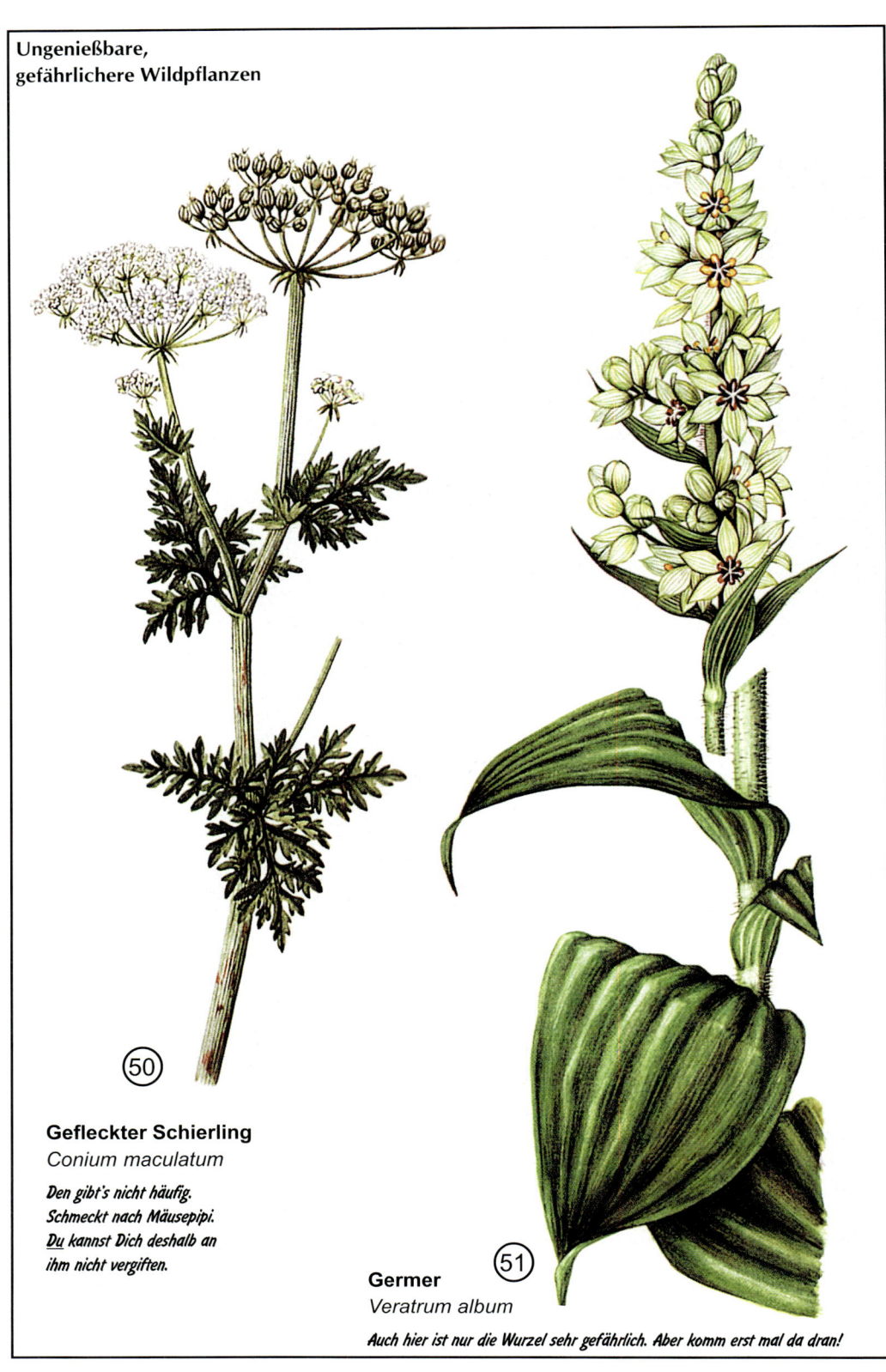

(50)

Gefleckter Schierling
Conium maculatum

Den gibt's nicht häufig.
Schmeckt nach Mäusepipi.
Du kannst Dich deshalb an
ihm nicht vergiften.

Germer (51)
Veratrum album

Auch hier ist nur die Wurzel sehr gefährlich. Aber komm erst mal da dran!

Ungenießbare, gefährlichere Wildpflanzen

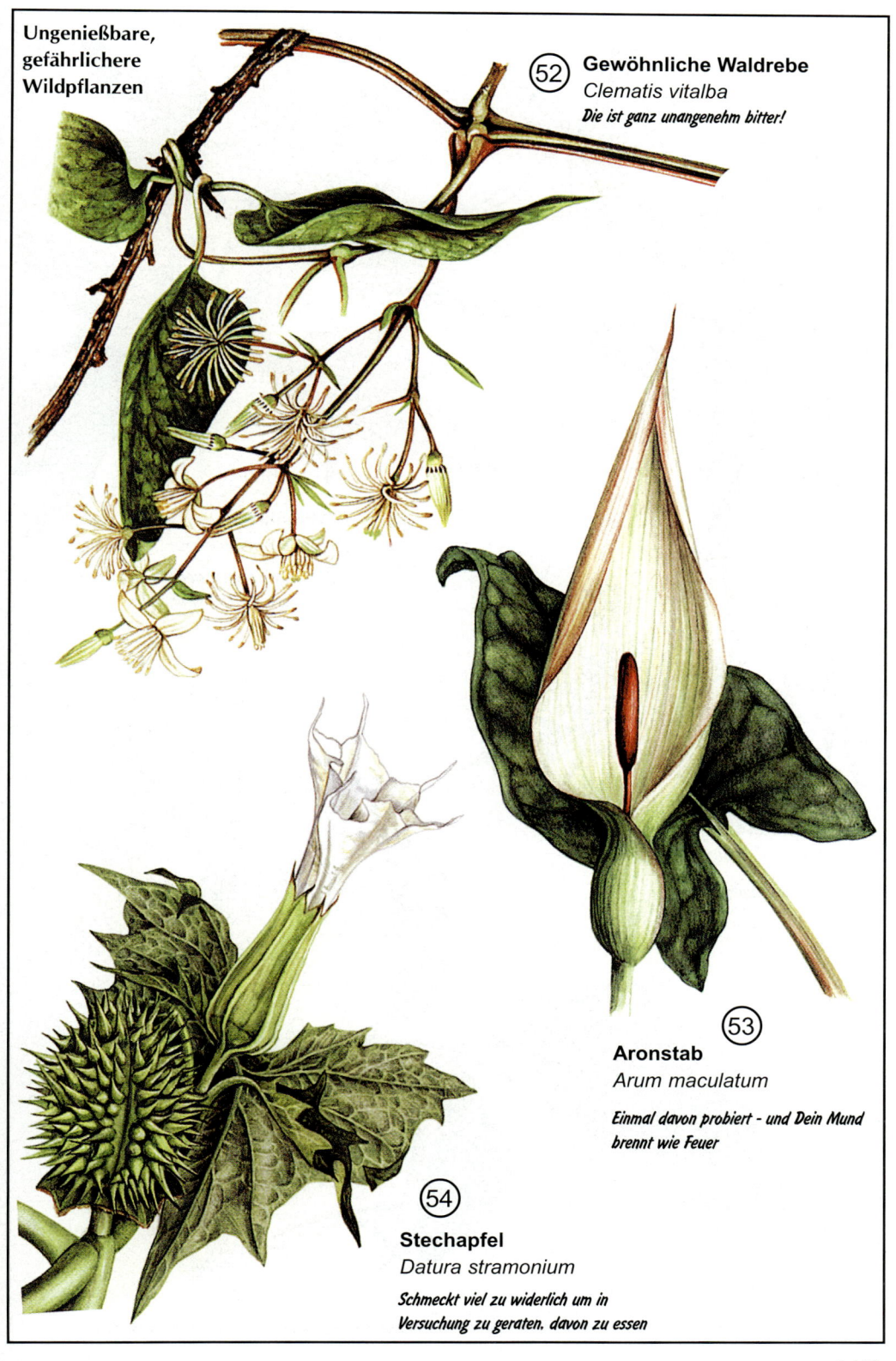

㊷ **Gewöhnliche Waldrebe**
Clematis vitalba
Die ist ganz unangenehm bitter!

㊾ **Aronstab**
Arum maculatum

Einmal davon probiert – und Dein Mund brennt wie Feuer

㊺ **Stechapfel**
Datura stramonium

Schmeckt viel zu widerlich um in Versuchung zu geraten, davon zu essen

Ungenießbare, gefährlichere Wildpflanzen

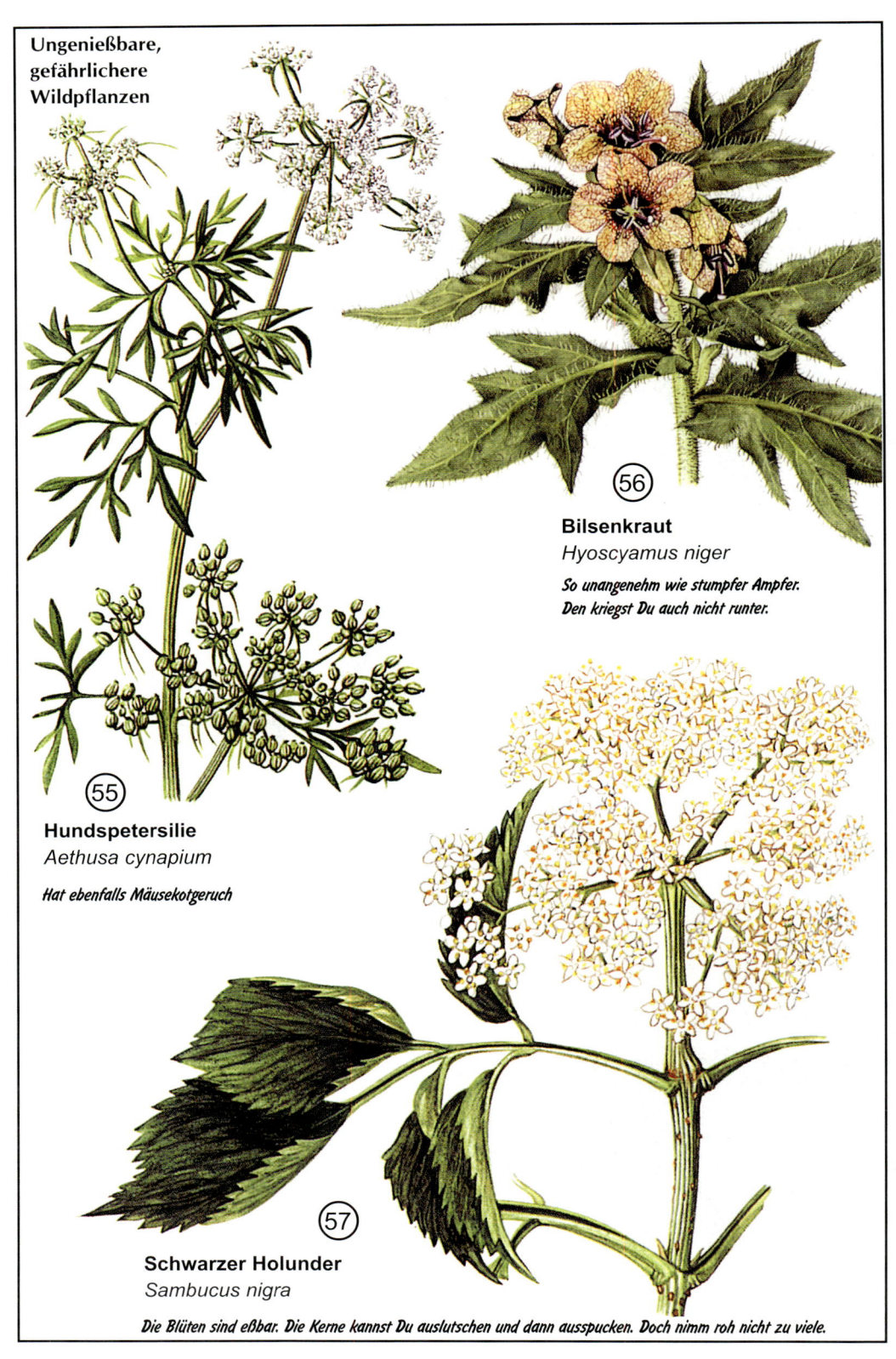

○56

Bilsenkraut
Hyoscyamus niger

So unangenehm wie stumpfer Ampfer.
Den kriegst Du auch nicht runter.

○55

Hundspetersilie
Aethusa cynapium

Hat ebenfalls Mäusekotgeruch

○57

Schwarzer Holunder
Sambucus nigra

Die Blüten sind eßbar. Die Kerne kannst Du auslutschen und dann ausspucken. Doch nimm roh nicht zu viele.

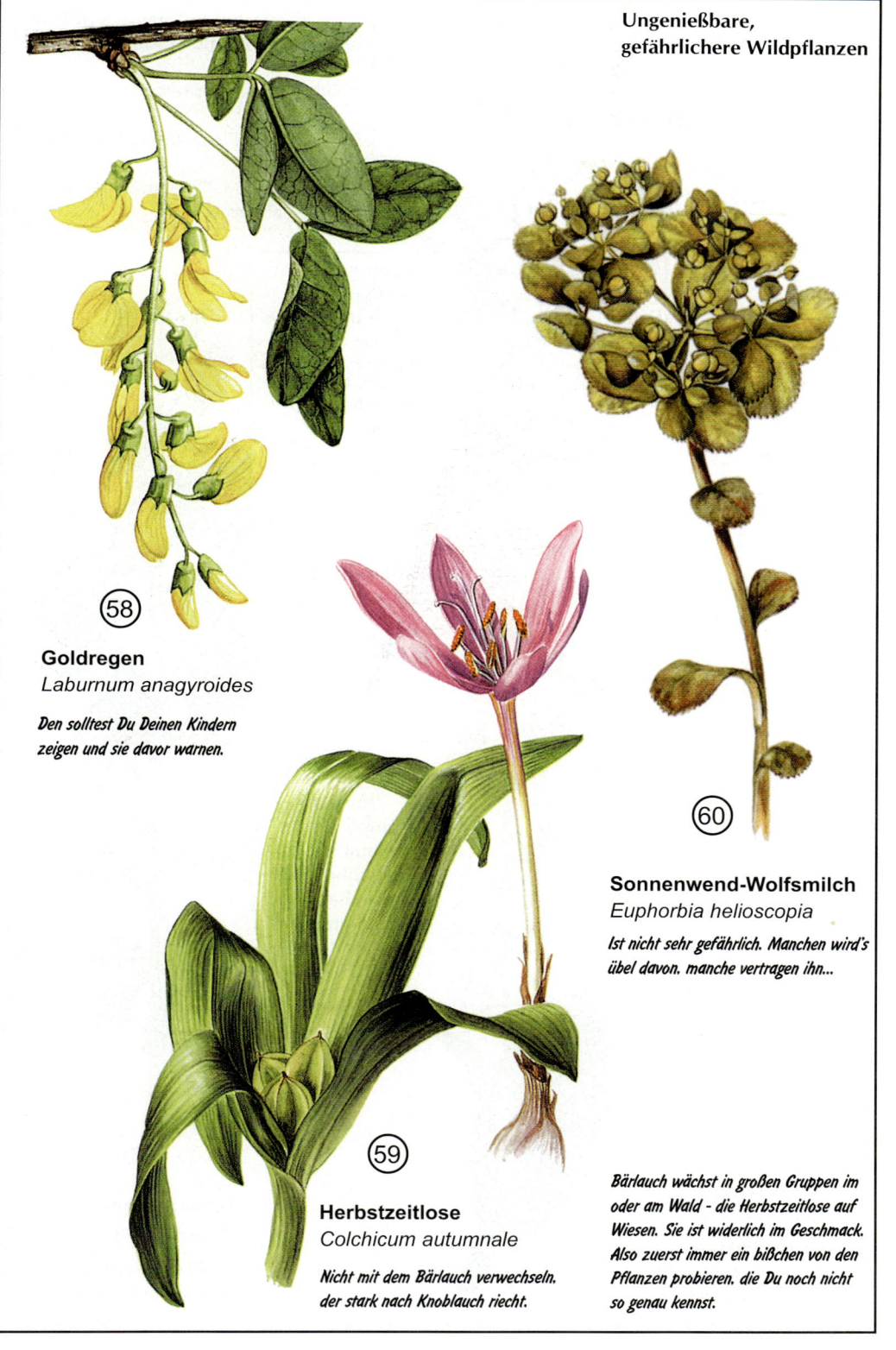

Ungenießbare, gefährlichere Wildpflanzen

58

Goldregen
Laburnum anagyroides

Den solltest Du Deinen Kindern zeigen und sie davor warnen.

60

Sonnenwend-Wolfsmilch
Euphorbia helioscopia

Ist nicht sehr gefährlich. Manchen wird's übel davon, manche vertragen ihn...

59

Herbstzeitlose
Colchicum autumnale

Nicht mit dem Bärlauch verwechseln, der stark nach Knoblauch riecht.

Bärlauch wächst in großen Gruppen im oder am Wald - die Herbstzeitlose auf Wiesen. Sie ist widerlich im Geschmack. Also zuerst immer ein bißchen von den Pflanzen probieren, die Du noch nicht so genau kennst.

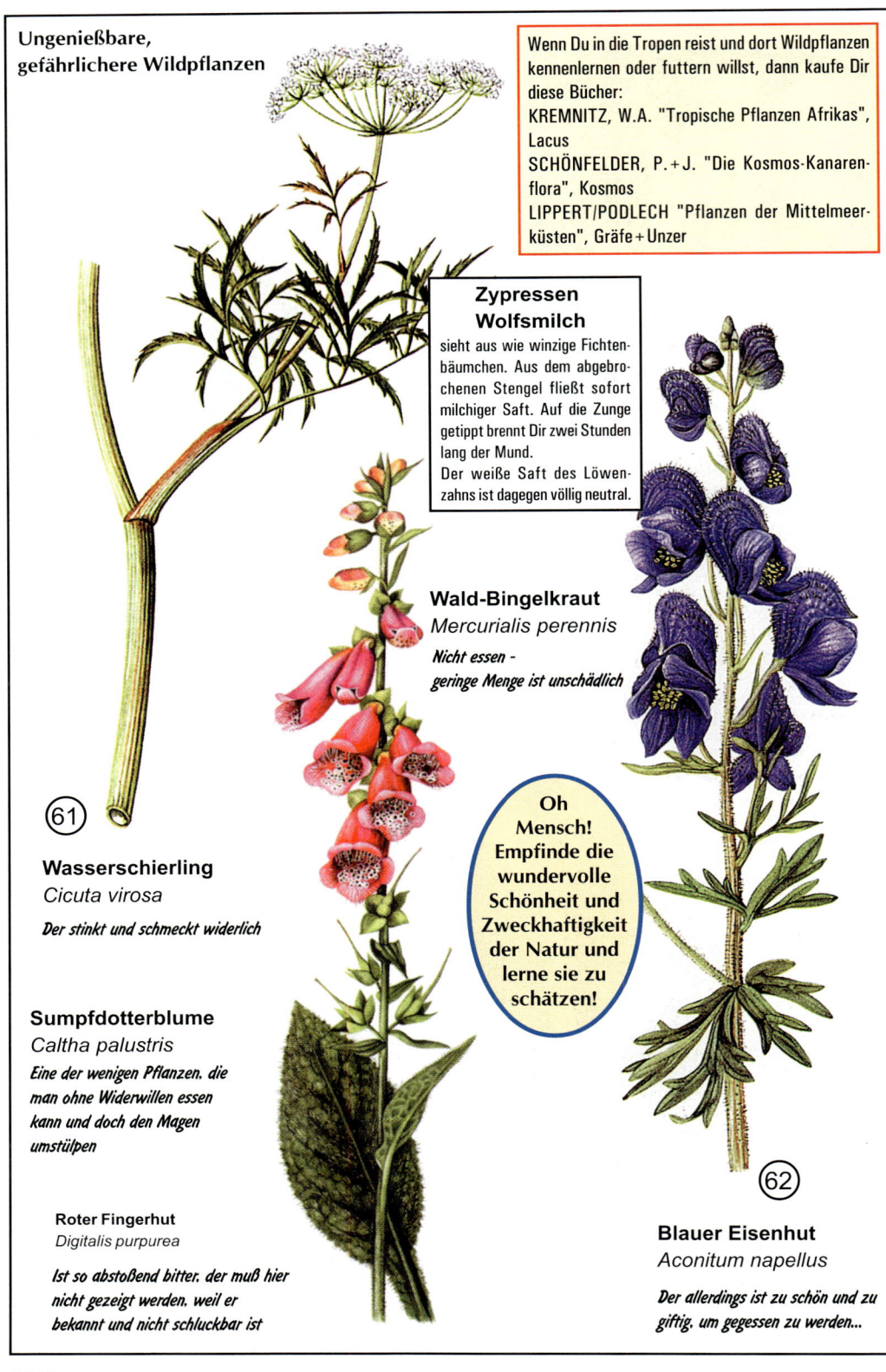

Ungenießbare, gefährlichere Wildpflanzen

Wenn Du in die Tropen reist und dort Wildpflanzen kennenlernen oder futtern willst, dann kaufe Dir diese Bücher:
KREMNITZ, W.A. "Tropische Pflanzen Afrikas", Lacus
SCHÖNFELDER, P.+J. "Die Kosmos-Kanarenflora", Kosmos
LIPPERT/PODLECH "Pflanzen der Mittelmeerküsten", Gräfe+Unzer

Zypressen Wolfsmilch

sieht aus wie winzige Fichtenbäumchen. Aus dem abgebrochenen Stengel fließt sofort milchiger Saft. Auf die Zunge getippt brennt Dir zwei Stunden lang der Mund.
Der weiße Saft des Löwenzahns ist dagegen völlig neutral.

Wald-Bingelkraut
Mercurialis perennis

Nicht essen - geringe Menge ist unschädlich

(61)

Wasserschierling
Cicuta virosa

Der stinkt und schmeckt widerlich

Sumpfdotterblume
Caltha palustris

Eine der wenigen Pflanzen, die man ohne Widerwillen essen kann und doch den Magen umstülpen

Oh Mensch! Empfinde die wundervolle Schönheit und Zweckhaftigkeit der Natur und lerne sie zu schätzen!

Roter Fingerhut
Digitalis purpurea

Ist so abstoßend bitter, der muß hier nicht gezeigt werden, weil er bekannt und nicht schluckbar ist

(62)

Blauer Eisenhut
Aconitum napellus

Der allerdings ist zu schön und zu giftig, um gegessen zu werden...

1446

9.98 Sei auch Dein eigener Zahnarzt!

Du mußt unter Urkost, die ich Dir hier vorstellte, auch nicht mehr zum Zahnarzt. (→9983 b)
Die „bösen" Kariesbakterien wandeln sich dankbar unter ihr wieder in „gute" Aufpasser um. Und die Zähne reparieren die eingetretenen Schäden selbst:

1) Zurückbildung der Karies durch UrMedizin

Vor etwa zwei Jahren, als ich mit der Urtherapie angefangen habe, hatte ich Karies, die eine Zahnärztin behandeln wollte. Gemäß der Anweisung im Buch „DER GROSSE GESUNDHEITS-KONZ" habe ich sie unbehandelt belassen. Man kann in den Bildern erkennen, daß die Karies so gut wie verschwunden ist. Dieses wurde auch von einem Zahnarzt bestätigt.

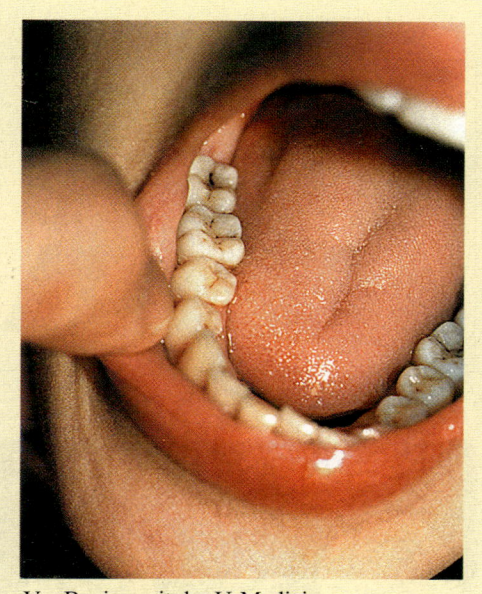

Vor Beginn mit der UrMedizin 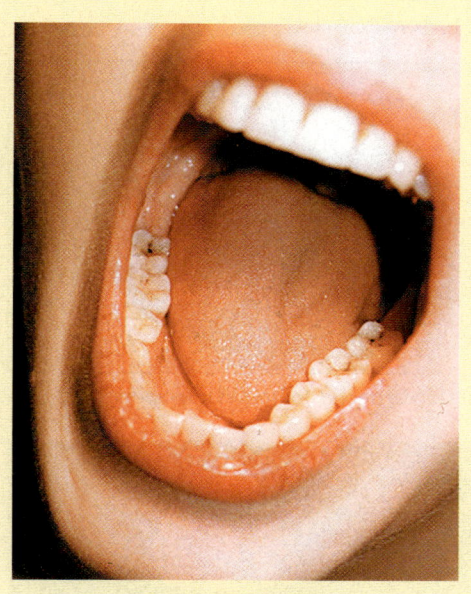   Nach zwei Jahren Urzeitmethode

2) Ein Beweis dafür, daß die Natur besser ist als die neueste Technik:

Ich habe eine Zahnkrone, die vor etwa 30 Jahren aufgesetzt wurde. Wegen ermangelnder Technik wurde damals nicht so viel Zahnschmelz abgeschliffen. Daher gibt es (vom Anfang an) etwa einen 1 mm großen Zwischenraum zwischen der Krone und dem Zahn am Zahnhals.
Mit der heutigen Technik wird der Zahnschmelz so weit abgeschliffen, daß es zu solch einem Zwischenraum nicht kommt.
Eine Zahnkrone, die mit der heutigen Technik gefertigt worden ist, jedoch hält im Durchschnitt nur 8 Jahre. Meine Krone hat 30 Jahre gehalten. Und ich habe noch immer mit dem Zahn kein Problem.

3) Das Wunder der Urmedizin

Ich habe eine Zahnkaries an einem anderen Zahn, die laut Dr. Greiner bei „normalen" Personen (d.h. Personen, die Kochkost essen) wahrscheinlich schon längst Schmerzen verursacht hätte. Ich habe aber überhaupt keine Schmerzen.

Ich stelle immer und immer wieder fest, daß alles stimmt, was in diesem Buch steht. Es ist einfach fantastisch!
Dr. Yukio Oku, Schützenstr. 25, 21244 Buchholz (der japanische Übersetzer dieses Werks)
Dozent an der Universität Dortmund

9.99 Anregungen zu UrKostgerichten

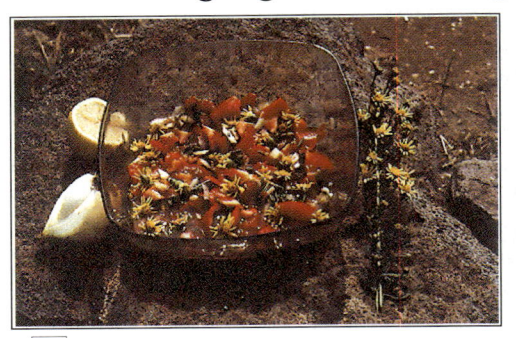

01 Tomatensalat

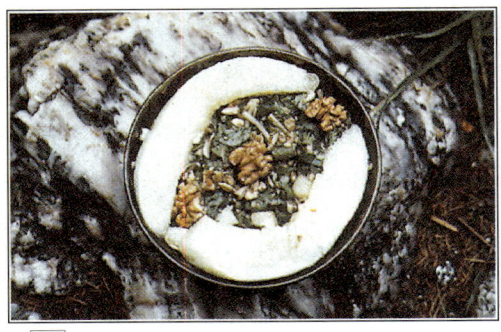

02 Melonenspeise

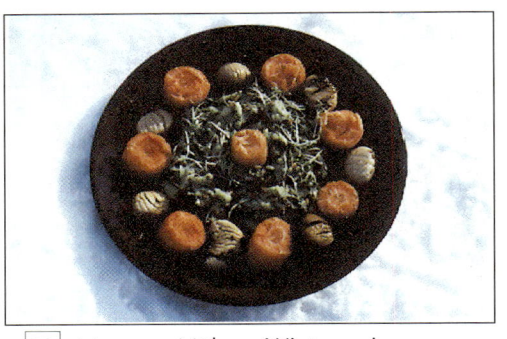

03 Maronen-Möhren-Winterspeise

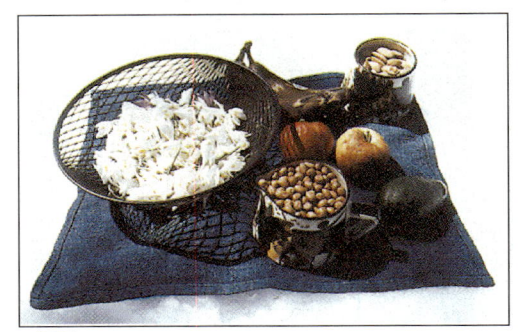

04 Süße Ergötzung für die Kleinen

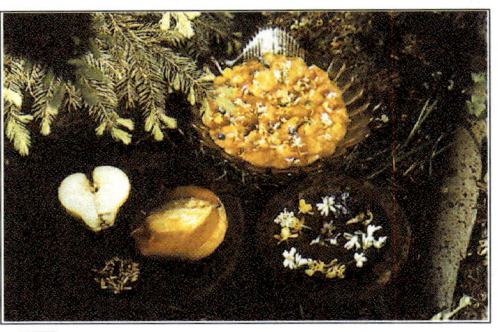

05 Blütensuppe

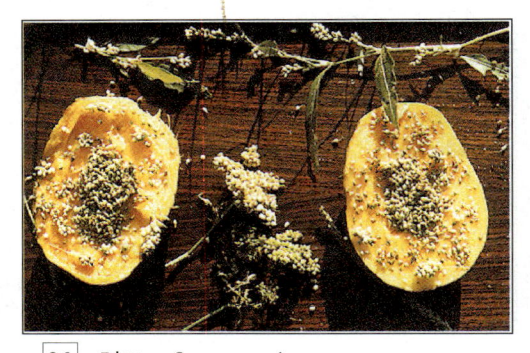

06 Blüten-Samenspeise

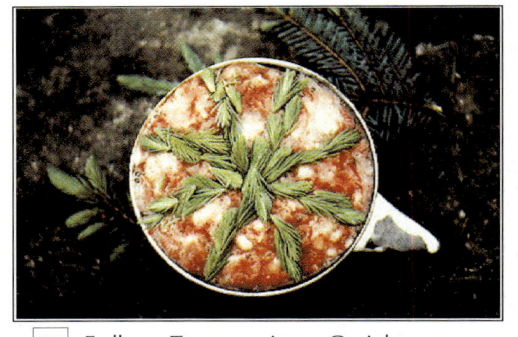

07 Erdbeer-Tannenspitzen-Gericht

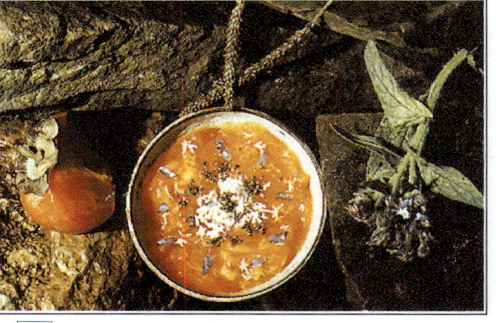

08 Kaki-Breichen fürs Baby

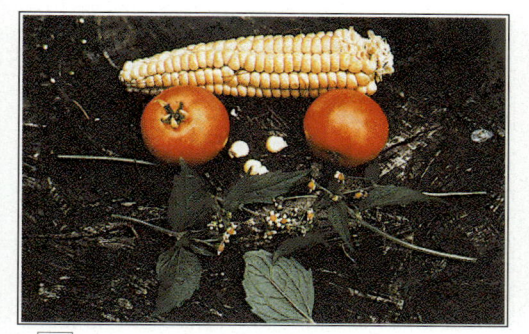

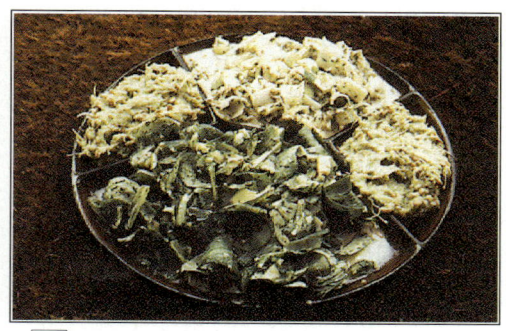

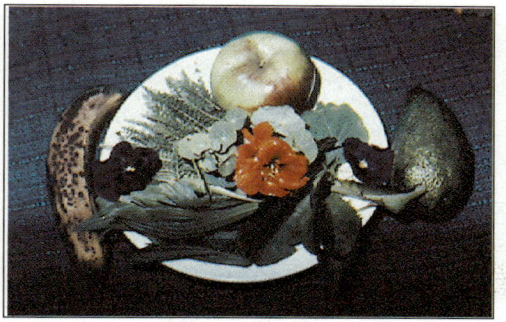

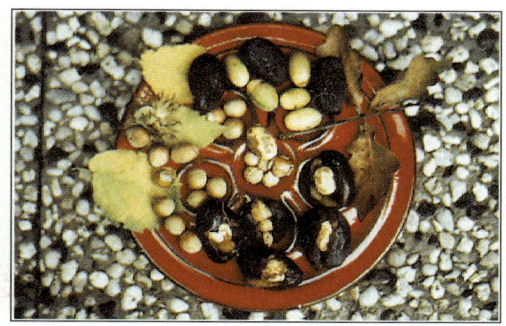

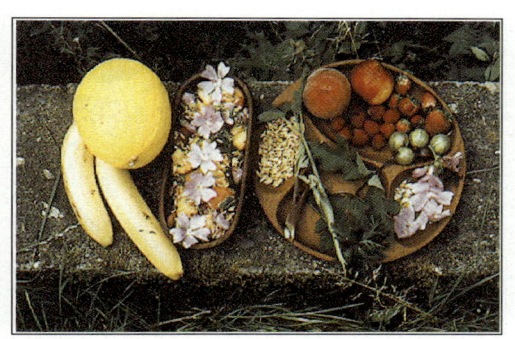

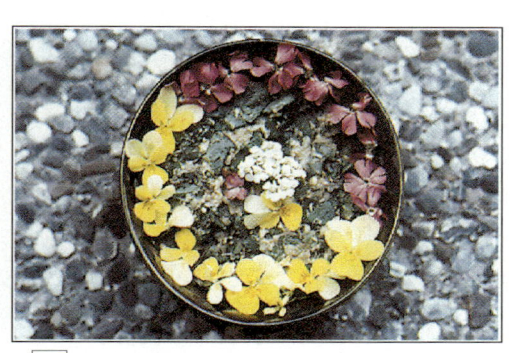

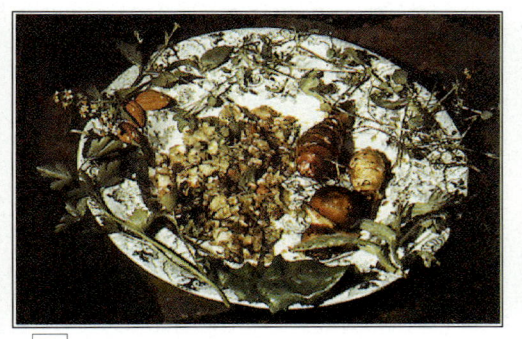

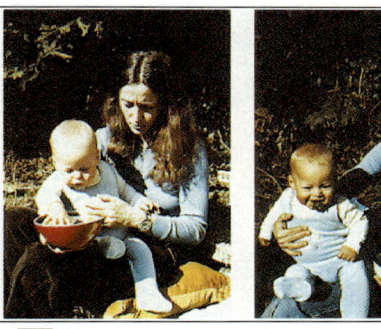

| 09 | Süßmais-Schnellgericht
| 10 | Avocado-Nußspeise
| 11 | Kapuzinerkressemahl
| 12 | Eichel-Nußpflaumenspeise
| 13 | Distel-Mango-Birnen-Mahl
| 14 | Stiefmütterchengericht
| 15 | Erdbirnen zum Näherkennenlernen
| 16 | Mein Söhnchen ist wild aufs wilde Grün

| 17 | Erdbeer-Bananen-Speise | | 18 | Birnenschiffe |

| 19 | Weihnachtsmahl zur Zeit Christi | | 20 | Eibenspeise |

| 21 | Weißkohl, Apfelsinen, Anis-Gericht | | 22 | Kakteenfrüchtemahl |

| 23 | Kaki-Sternmiere-Teller | | 24 | Ananas - Melone |

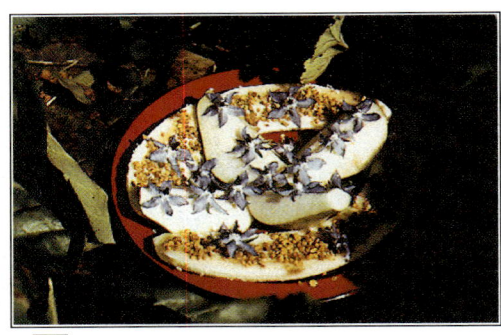

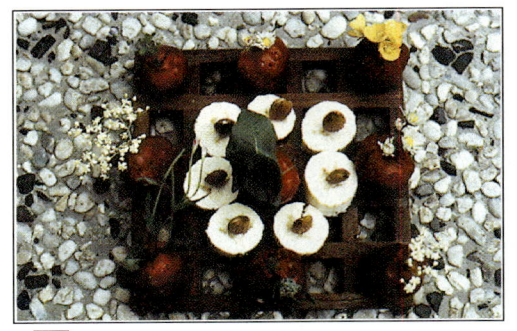

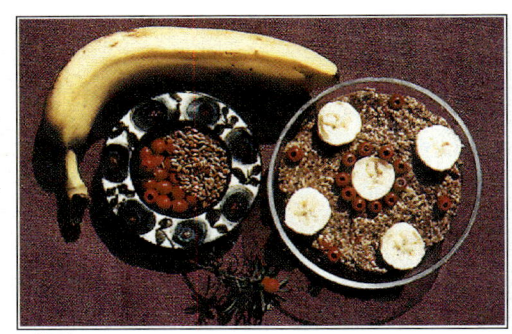

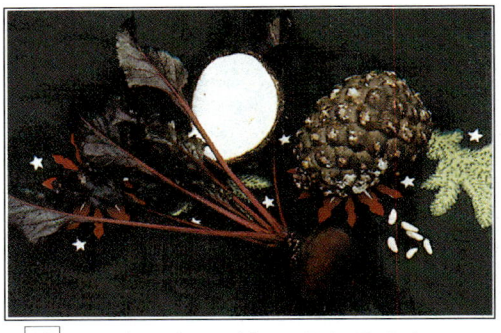

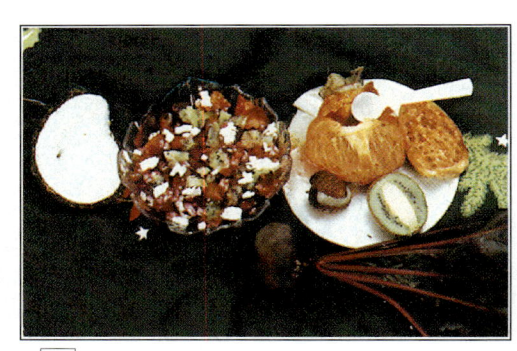

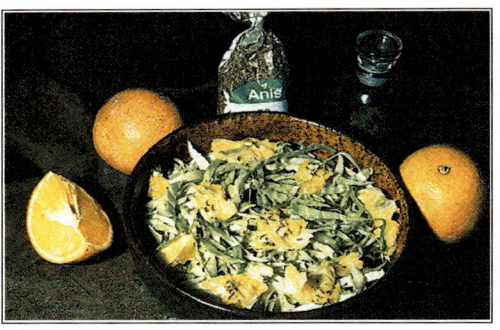

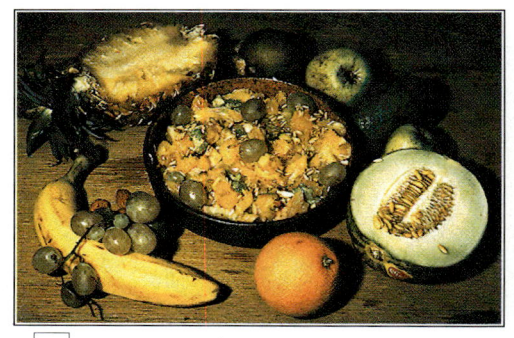

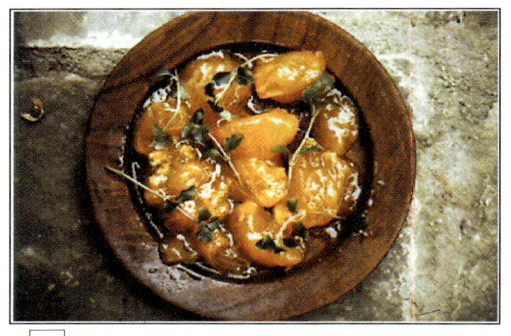

| 25 | frische Datteln

| 26 | Cherimoyas, Litschis

| 27 | Passionsfrüchte, Kaktusfeigen, Papayas und Wasser- oder Honigmelonen

| 28 | Mangustanfrüchte: Sex für die Augen

| 29 | Durian, soeben geöffnet

| 30 | Vogelmiere, Waldengelwurz in Avocadocreme

| 31 | Süßmais mit Kürbisblüten

| 32 | Wildpflanzen zerzupft in Melone

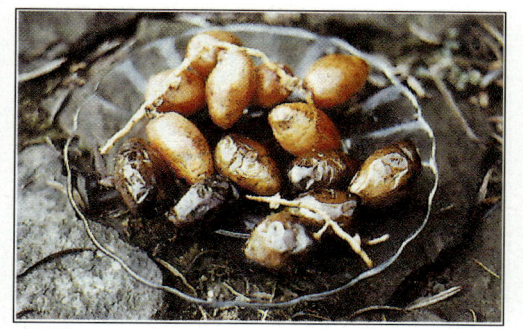

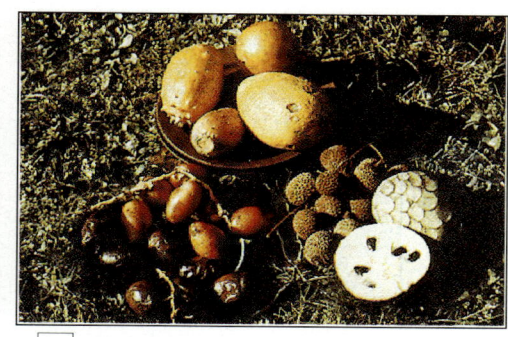

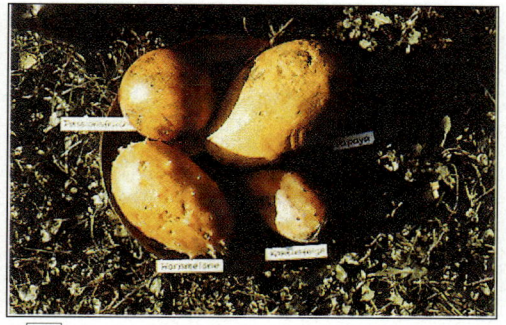

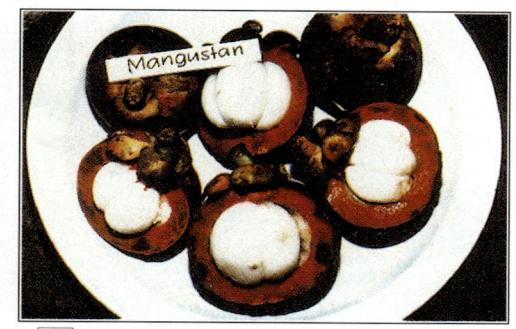

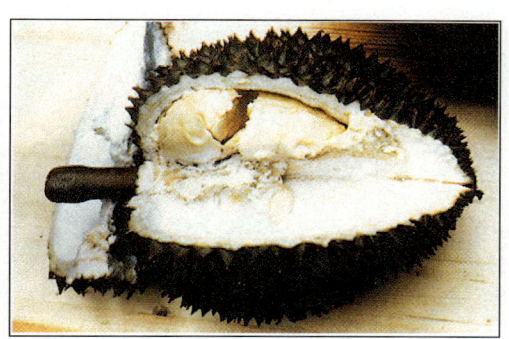

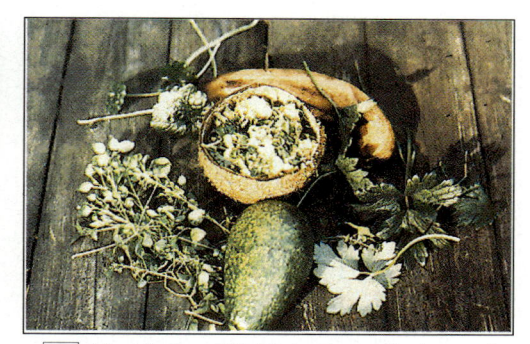

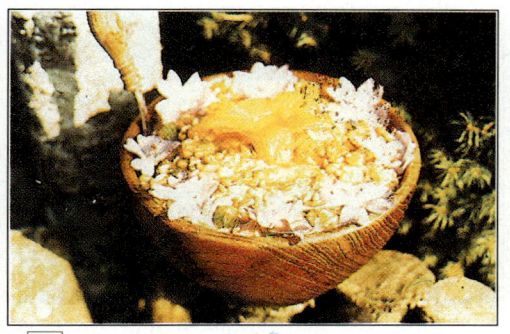

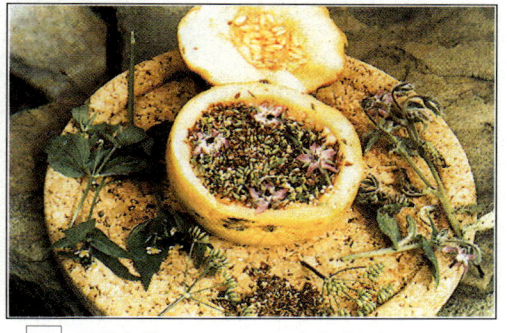

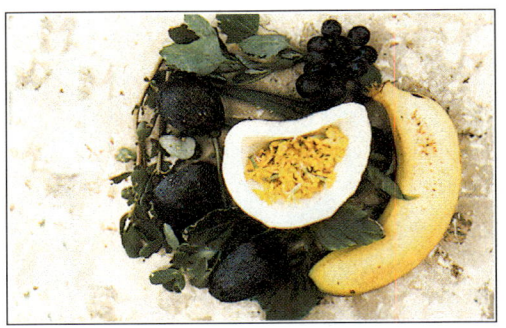

33 Forsythien- oder Schlüsselblumenblüten in Kokosnuß und anderem Obst

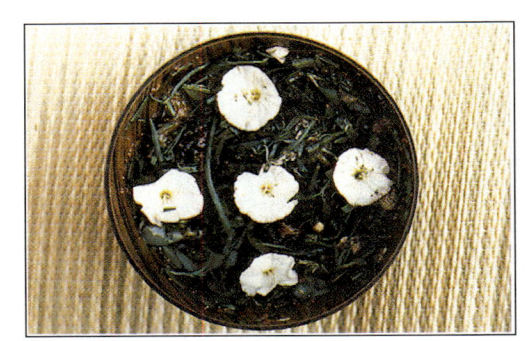

34 Ferien am Meer: Salzkraut, Krähenwegerich, Zaunwinden in frischen Feigen

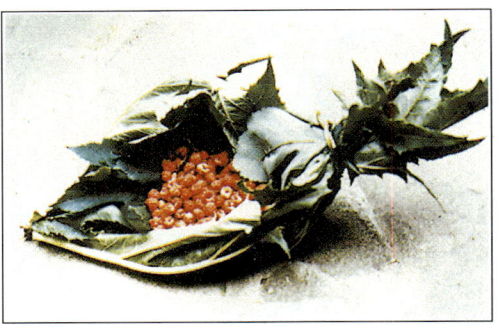

35 Waldhimbeeren gesammelt in Blätterschale aus Pestwurz

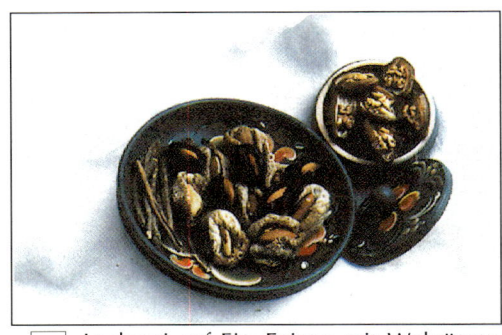

36 Leckerei auf Eis: Feigen mit Walnüssen und Zimtstangen

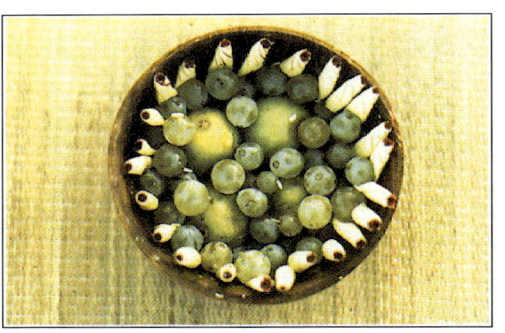

37 Reineclauden mit hellen Trichterwinden aus dem Süden

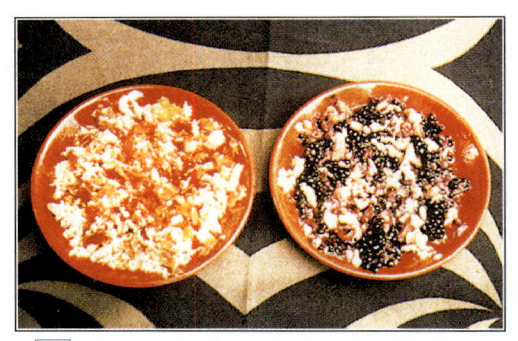

38 Brombeeren mit entkernten Weißdornfrüchten und Kokosflocken

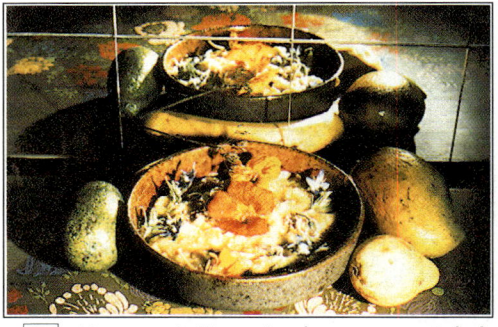

39 Mango mit Kapuzinerkresse, zerstückelter Avocado, Birne und anderen Blüten

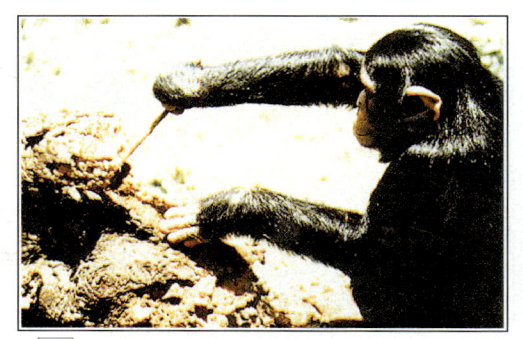

40 Ameisen als Delikatesse zum Abschluß oder Heuschrecken

Myriams NaturTraining mit Mama und Papa

"Bin 'ne Lerche und schwirre hoch im Himmel."

"Ein Männlein steht im Walde auf einem Bein. Mir fehlt nur noch das rote Käppelein."

Das merke Dir:
Wenn Du schon zu träge dafür bist: Dein Kind hat ein Anrecht auf einen schönen, schlanken, fitten Körper in dem es sich wohlfühlen kann! Bei Urkost und Null-Fernsehen ist es geradezu verrückt auf Bewegung.

Lerne Deinem Kind, daß es nichts Schamhaftes oder Peinliches um seinen Körper gibt. Mach eine freie, natürliche Persönlichkeit aus ihm.

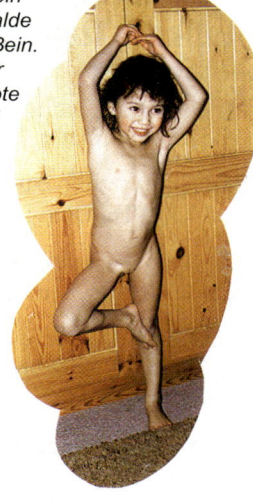

"So kann ich erst gar kein Bäuchlein ansetzen!"

Das trainiert die obere Bauchmuskulatur:
Beine anwinkeln, Füße auf den Boden. Arme locker auflegen. Rumpf nach oben rollen, bis die Schultern vom Boden abheben. Dann wieder senken. Achtung: Nicht schaukeln, da das die Muskeln entlastet. Einatmen beim Absenken, Ausatmen beim Anheben.

Das trainiert die seitliche Bauchmuskulatur:
Eine Kurzhantel in die Hand nehmen. Die andere Hand in die Seite stützen oder an den Kopf legen. Zur Hantelseite neigen. Aufrichten und langsam zur anderen Seite neigen.

Und weiter:
Das linke Bein aufstellen, das rechte ausstrecken. Kopf und rechte Schulter vom Boden heben, den rechten Ellenbogen so weit wie möglich zum linken Knie führen - die Lendenwirbelsäule bleibt am Boden! Für andere Seite wiederholen.

Chronische Schmerzen an der Achillessehne? Du machst zu wenig Naturbewegung.
Auf der Kante einer Treppenstufe mache ohne Schuhe ein paar Sekunden Zehenstand. Danach wippend die Fersen für 2 Minuten nach unten "überhängen lassen". Zehnmal wiederholen.

Diese Bauchmuskelstärkung ist für die Verdauung so wichtig! Der Darm braucht eine kräftige Wand, gegen deren Festigkeit er den Verdauungsbrei rasch weitertreiben kann.

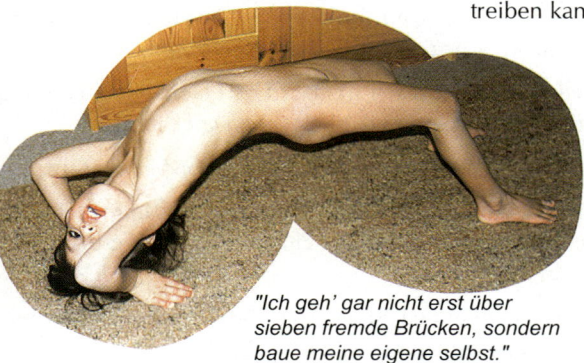

"Ich geh' gar nicht erst über sieben fremde Brücken, sondern baue meine eigene selbst."

"Wenn Papa so auf dem Kopf steht, kneif ich ihn immer schnell in die Nase und renn rasch weg - das macht mir tollen Spaß!"

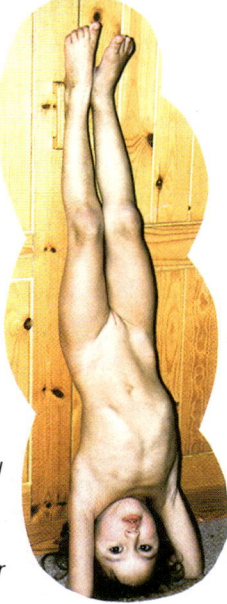

Die Klassische Naturheilkunde hat Dir nicht geholfen? Dann prüfe Dich anhand dieser **Checkliste**

Kästchen bei "Ja" ankreuzen:

❏ Ißt Du <u>ausschließlich</u> reifes Obst, frisches Bio-Gemüse, Möhren, Kohlrabi, Topinambur, frische Wildkräuter, Blattsalate, Nüsse und Samen? Alles ohne Ausnahme ungekocht?

❏ Ißt Du nur wenig, dafür aber mindestens sechsmal am Tag? Und täglich grüne Erde? Und kaust Du Dein Essen 30 bis 50 mal pro Bissen?

❏ Ißt Du ohne angeregte Unterhaltung, möglichst ruhig für Dich und ohne irgend etwas dabei zu lesen, Fernsehen zu sehen oder Sprechtexte im Radio zu hören?

❏ Verzichtest Du bei Salaten und Gemüse auf Öl, Essig, Sojasoße, Salz, Gewürze und Fabrikdressings?

❏ Verzehrst Du nur gelegentlich Bio-Trockenfrüchte?

❏ Beschränkst Du den Verzehr von Nüssen möglichst auf ihre Reife- und kurzfristige Lagerzeit und ißt Du diese maßvoll? In Walderde feucht und luftig gelagert? (Mandeln, kurz angekeimt, magst Du ganzjährig essen.)

❏ Meidest Du konsequent jede unnatürliche Nahrung, auf die Du genetisch nicht programmiert bist? Z.B. getrocknete Algen, synthetische Vitamine, Nahrungsergänzungsmittel.

Schaut nur, liebe Buchleser:
<u>Unsere</u> Lollipops kommen direkt aus dem Himmel vom lieben Gott. Und der schenkt uns nichts, was unsere Zähnchen kaputtmachen würde.

❏ Trinkst Du nichts anderes als reines Wasser (Vittel, Evian usw.), Kokosnuß- oder Palmensaft? Wenn Du überhaupt bei salzloser UrKost einmal Durst bekommst!

❏ Ißt Du wirklich <u>alles</u> salz- und zuckerlos? Und möglichst völlig frisch?

❏ Bekommst Du ausreichend Sonnenstrahlung? In warmer Jahreszeit auf Deinen ganzen Körper?

❏ Verschaffst Du Dir genügend Schlaf (sieben bis acht Stunden)? Schläfst Du bei geöffnetem Fenster? Auch im Winter? Deckst Du Dich mit Naturstoffen zu und ruhst nicht auf Metallfedern?

❏ Weist Dein Schlafplatz keine Störungen auf durch die Hauselektrik (niederfrequente elektrische und magnetische Wechselfelder), durch elektrostatische Aufladungen an Metall- oder Kunststoffmobilar, durch hochfrequente Strahlung aufgrund von Fernseh-, Radio-, Mobil-, Satelliten-, Polizei-, Armee-, Taxi-, Flug- oder Amateurfunk? Für Wohn- und Arbeitsräume gilt entsprechendes. Wohnst Du weitgehend lärmfrei während der Nacht?

❏ Machst Du täglich mindestens 2 Stunden (möglichst bei frischer Luft) Dein NaturTraining? (Spazierengehen in der Stadt reicht nicht aus. Hausfrauenarbeit schon gar nicht)

❏ Meidest Du ohne Ausnahme alle Pharmazeutika? (Griechisch "pharmakon" heißt: Gift.)

❏ Bist Du sicher, daß frühere Medikamente, Röntgen-Bestrahlungen, Szintigramme, Barium- o.a. Kontrastmittel usw., Chemos und Operationen keine Schäden bei Dir verursachten? Diese kann auch die UrTherapie nicht immer beheben.

❏ Trägst Du tagsüber oder nachts keine beengenden Sachen? (Gürtel, Gummis, Strapse, abschnürende Strümpfe usw.) Schläfst Du auf einem niedrigen Nackenkissen?

- Achtest Du auf natürliche Kleidung und Bettmaterialien? Am besten sind Produkte aus Tierhaaren (Wolle). Textilien aus Pflanzenfasern. Baumwollpflanzungen werden oft mit Pestiziden überschüttet, mitunter sogar mit Entlaubungsmitteln geerntet. Wähle ungefärbte Textilien oder ziehe zumindest helle Farben den dunklen vor. Kaufe am besten Textilien in einem Naturbekleidungsgeschäft oder Secondhand-Laden.
- Bist Du sicher, keine giftigen Zahnmetalle mehr im Mund belassen zu haben? Und auch keine giftigen Stoffe, mit denen Inlays eingeklebt wurden?
- Bist Du sicher, keinen Zahnherde zu haben? Tote Zähne können mit ihren Stoffwechselprodukten den Körper vergiften. Nur bei korrekter Arbeit des Arztes kannst Du sie im Kiefer belassen.
- Bist Du sicher, keine Fäulnisherde im Darm zu haben? Der Grad der Fäulnis kann am Geruch des Stuhlgangs erkannt werden: Schon ein kurzes Fasten mit anschließend konsequenter Urkost kann dies beheben.
- Meidest Du konsequent verrauchte Räume? Verzichtest Du selbst auf das Rauchen und alle alkoholischen Getränke? Beschränkst Du Deinen Fernsehkonsum auf ein Mindestmaß? Auf höchstens sechs Stunden wöchentlich?
- Bist Du sicher, daß die Räume, in denen Du Dich aufhältst, nicht durch Gifte belastet sind, die aus Fußbodenbelägen, Spanplattenmöbeln, Baustoffen usw. ausdünsten?

Für Mutti haben wir ein Stück von unseren langen Eiszapfen abgebrochen. Auch Mutti macht das Eiszapfen-Lutschen Spaß. Und weil wir nur essen und trinken, was aus der Natur kommt und wir viel tanzen und lustig herumspringen, müssen wir uns von dieser Checkliste nie befragen lassen.

- Verbringst Du höchstens drei bis vier Stunden am Schreibtisch? Wenn unvermeidbar: Verschaffst Du Dir zwischendurch immer wieder Bewegung durch Isometrik, Klimmzüge an der Tür, Liegestütze, Kniebeugen oder andere Formen des NaturTrainings?
- Hast Du keine ärztliche Praxis aufgesucht, keinen Rat von einem Mediziner oder deren Gehilfen angenommen? Und Dir nichts einreden lassen, was gegen die Lehre der Klassischen Naturheilkunde gerichtet war?
- Hast Du Deine Seele von allem alten Unrat befreit? Hast Du seelischen Frieden gefunden? Bist Du frei von Neid, Mißgunst, Ehrgeiz, Besserwisserei, Habsucht, Ruhmsucht, Eitelkeit, Schwatzsucht und nur materiellem Verhaftetsein?
- Füllst Du die Bedürfnisse Deiner Seele an Freude täglich mit Singen und Musik auf?
- Widmest Du Dich täglich auch anderem schöpferischen Tun? Z.B. Hausmusik, Malen, Zeichnen, plastischem Gestalten, Schreiben, Lektüre guter Literatur, Gartenarbeit, Hobby?
- Stellst Du Dir in Deinem Leben Aufgaben, die über Dich selbst hinausweisen? Versuchst Du, einen Beitrag gegen die Zerstörung unserer Erde zu leisten? Versuchst Du, durch Vorbild-Sein anderen Menschen Denkanstöße zur Gesundung zu geben? Damit sich auch Dein Gewissen wohlfühlen kann.
- Versuchst Du, Menschen und Tieren kein Leid zu verursachen - damit Frieden in Dich einkehren kann? Hast Du das Landleben dem in der Stadt vorgezogen?
- Dein Kind ist kränklich geboren? Hattest Du wirklich in der Schwangerschaft urgesund gelebt? Und während dieser Zeit keinen Arzt oder ein medizinisches Gerät an Dich herangelassen? Hast Du währenddessen auch besonders viel NaturTraining betrieben?

Wenn Du eine einzige Frage nicht mit "Ja" beantworten kannst, so weißt Du, warum Du keinen vollständigen Erfolg mit der UrMedizin erzielt hast. Pack Dich also an Deine eigene Nase.

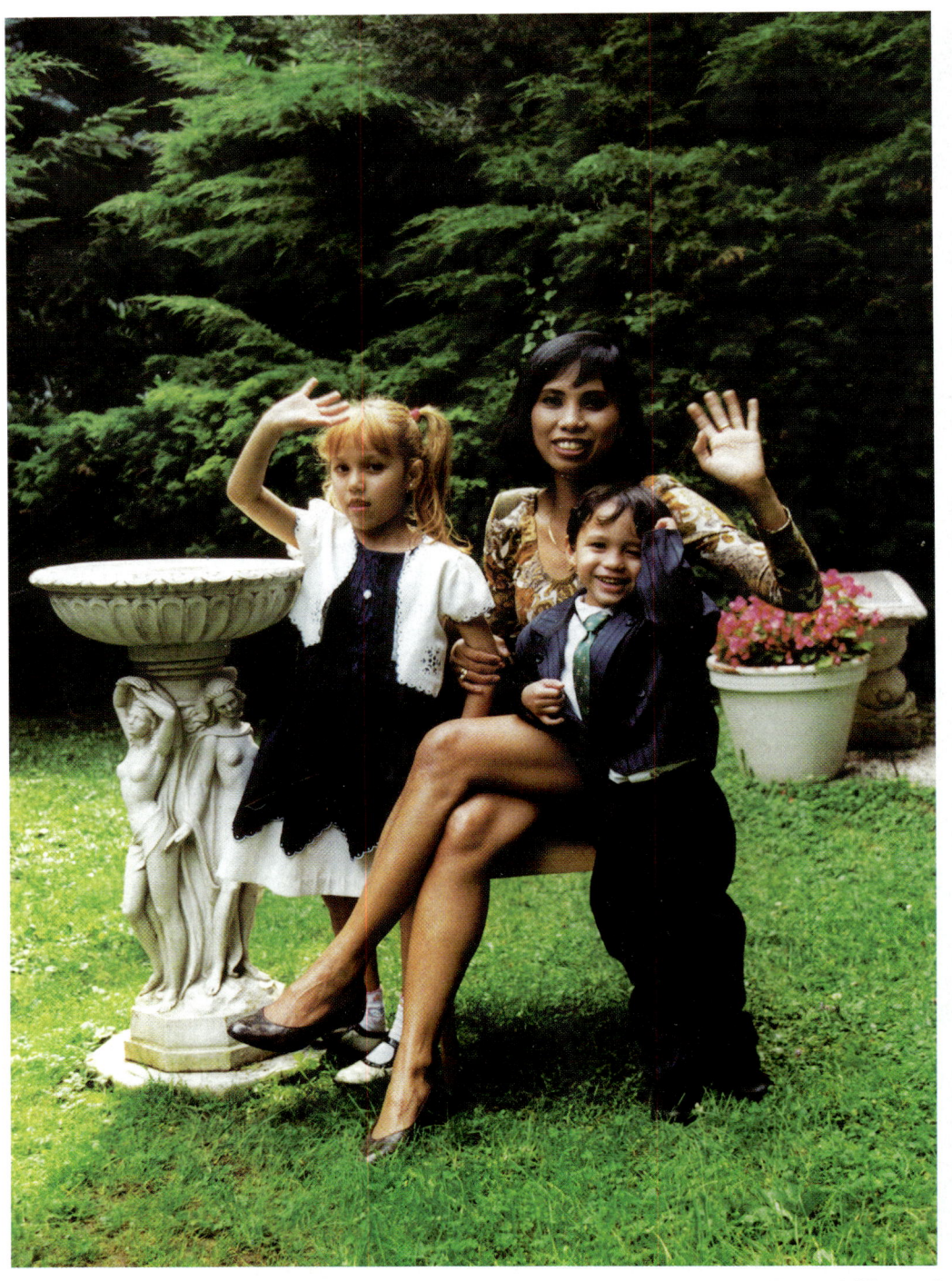

Papa hat sich ja schon von Dir verabschiedet, lieber Leser, aber auch wir wollen Dir noch "Tschüs" sagen. Wir haben auch dabei mitgeholfen, daß Du Freude beim Lesen unseres Buches hattest. Wir wünschen Dir, daß Du durchhältst und so ein schönes Leben gewinnst.

Deine
Delia, Myriam und Florian Konz

Nun bleibt nur noch zu fragen:

> *Was wirst Du
> dazu beitragen,
> die Menschen
> gesund und glücklich
> zu machen?
> Und unsere Mitbrüder,
> die Tiere,
> vor Qualen und unseren
> Erdenstern vor Chemie-
> und Genverseuchung
> zu bewahren?*

Suchst Du nicht schon lange nach dem, für das es sich zu leben lohnt?

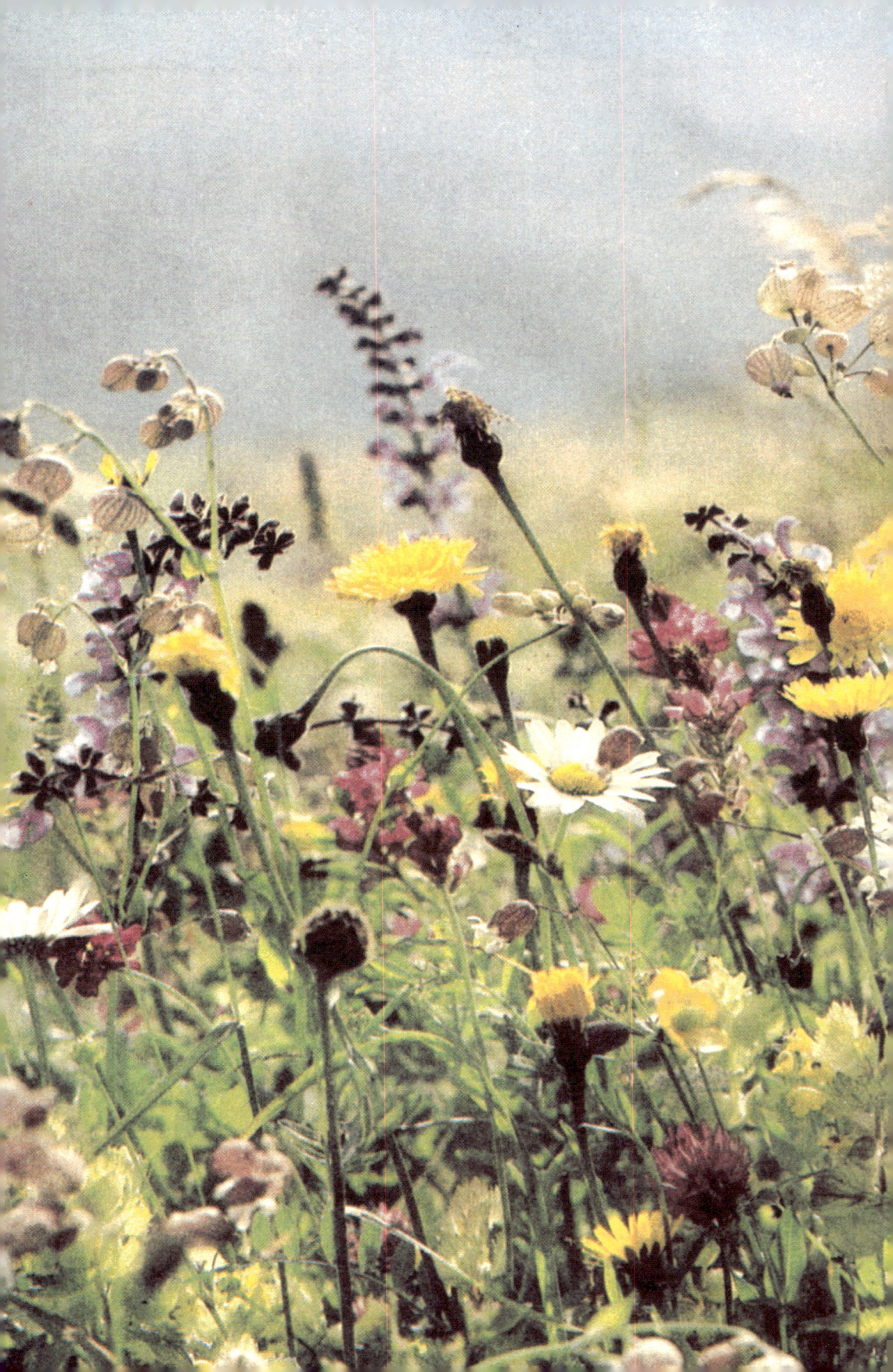